中华人民共和国药典

二部

注 释

（2015 年版）

国家药典委员会 编

中国健康传媒集团
中国医药科技出版社

内容提要

本书是为辅导《中国药典》执行而编写的药典系列配套丛书之一，是以《中国药典》2015年版（二部）药品各论规定的项目为基础，顺序编写的注释。本书以每种原料药为编写单元，制剂注释随原料药后编写。本书对性状、鉴别、检查、含量等项目，除阐述其原理外，亦尽量编写了实践中的经验，以供使用者在实际工作中参考，还列出了制法概要列举药品生产中常用的合成路线或制取过程，便于读者了解生产过程中的杂质等相关信息。为增进对国外药典标准的了解，书中也适当提示了某些国外药典的相应规定。

本书可供药品监管、生产、经营、质量管理从业人员以及科研、教学等有关药学人员参考使用。

图书在版编目（CIP）数据

中华人民共和国药典：二部注释/国家药典委员会编．—2015年版．—北京：中国医药科技出版社，2019.10

ISBN 978－7－5214－0394－7

Ⅰ.①中… Ⅱ.①国… Ⅲ.①药典－注释－中国 Ⅳ.①R921.2

中国版本图书馆CIP数据核字（2018）第196663号

ISBN 978-7-5214-0394-7

责任编辑 蔡 红 何红梅 高雨濛 向 丽 王 梓

美术编辑 陈君杞

版式设计 友全图文

出版 **中国健康传媒集团**｜中国医药科技出版社

地址 北京市海淀区文慧园北路甲22号

邮编 100082

电话 发行：010－62227427 邮购：010－62236938

网址 www.cmstp.com

规格 880×1230 mm 1/16

印张 127 1/4

字数 4388千字

版次 2019年10月第1版

印次 2019年10月第1次印刷

印刷 三河市万龙印装有限公司

经销 全国各地新华书店

书号 ISBN 978－7－5214－0394－7

定价 980.00元

编委会委员名单

前　言

《中华人民共和国药典注释》（简称《中国药典注释》）系我委为配合《中国药典》的制、修订以及执行，帮助相关单位及从业人员了解标准背景、掌握相关知识、正确理解使用而编制的药典配套丛书。

该书自1988年版一经面市，即受到各方面的关注和好评，后经1993年第二次出版，其部分内容沿用至今。但由于种种原因，此后均未有新的注释出版。近年来新的质控理念和检测手段的不断涌现，收载品种不断更新，药典标准也日新月异，历版药典注释已难以满足客观要求。为此，第九届药典委员会要求各药典标准起草单位在起草过程中注意总结和搜集药典编订和执行工作中的经验，在此基础上于2008年12月，我委组建了注释编撰委员会，研究确定了编写细则、任务分工及工作安排，编写历经数年，并经第十届药典委员会不断完善，注释编写工作已于今年结束。我委将出版发行的《中国药典注释》2015年版（二部）分为上、中、下篇，上篇为未修订品种，中篇为修订品种，下篇为新增品种。

本书对药品各论的注释系以《中国药典》2015年版（二部）规定的项目为基础，顺序编写，参照1990年版药典注释的编写格式，以每种原料药为编写单元，制剂注释随原料药后编写。注释中列出的制法概要列举了药品生产中常用的合成路线或制备过程，用以了解生产过程中的杂质等相关信息。本书对性状、鉴别、检查、含量测定等项目，除阐述其原理外，亦尽量编写了实践中的经验，以供使用者在实际工作中参考。为增进对国外药典标准的了解，书中也适当提示了某些国外药典的相应规定。

《中国药典注释》2015年版（二部）的编撰旨在集中反映药典化学药品品种起草的历史沿革和积累的有益经验，并期望为新版药典的制、修订以及药品标准的起草工作提供指导和帮助。

本书可供从事药品生产、经营、质量管理以及科研、教学等有关部门和人员在制定、修订和执行药品标准时参考使用。

由于参加本书编写的人员众多，编写时间跨度较长，错误之处在所难免，欢迎广大读者提出批评指正，以臻完善今后注释编写工作。

国家药典委员会
2019年8月

目　录

上篇　未修订品种

中篇 修订品种

下篇　新增品种

索引

上篇

未修订品种

乙胺嘧啶

Pyrimethamine

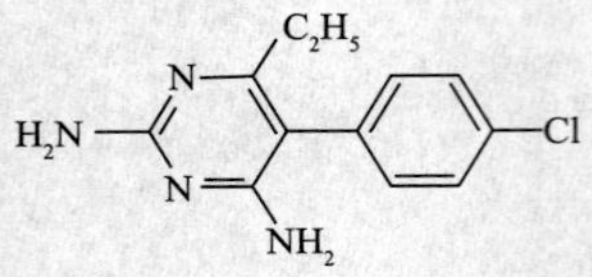

$C_{12}H_{13}ClN_4$　248.71

化学名：2,4-二氨基-5-(对氯苯基)-6-乙基嘧啶

2,4-pyrimidinediamine,5-(4-chlorphenyl)-6-ethyl

英文名：Pyrimethamine(INN)

CAS 号：[58-14-0]

本品为抗疟药，主要用于抗复发治疗和预防疟疾，也用于治疗弓形虫病。乙胺嘧啶是二氢叶酸还原酶的抑制剂，对某些恶性疟及间日疟原虫的红外期有抑制作用，对红内期仅限于未成熟的裂殖体阶段，能抑制滋养体的分裂，能抑制有性体在按蚊内的发育，从而阻断疟疾的传播，是较好的预防药，常与伯喹合用以抗复发[1]。本品的特点是吸收、排泄较缓慢，作用持久。服药后 2～4 小时血药浓度达最高峰，血浆半衰期约为 4 天[2,3]，代谢产物主要由肾脏，亦可通过乳汁排出。

超剂量或连续长期服用，可导致巨幼红细胞性贫血和白细胞减少。本品有高度蓄积性，肾脏功能不全者慎用。

本品于 1951 年由 P. B. Russell 等首先合成；国内 1959 年开始生产。除中国药典(2015)收载外，USP(36)、BP(2013)、Ph. Eur. (7.0)亦有收载。

【制法概要】[4]

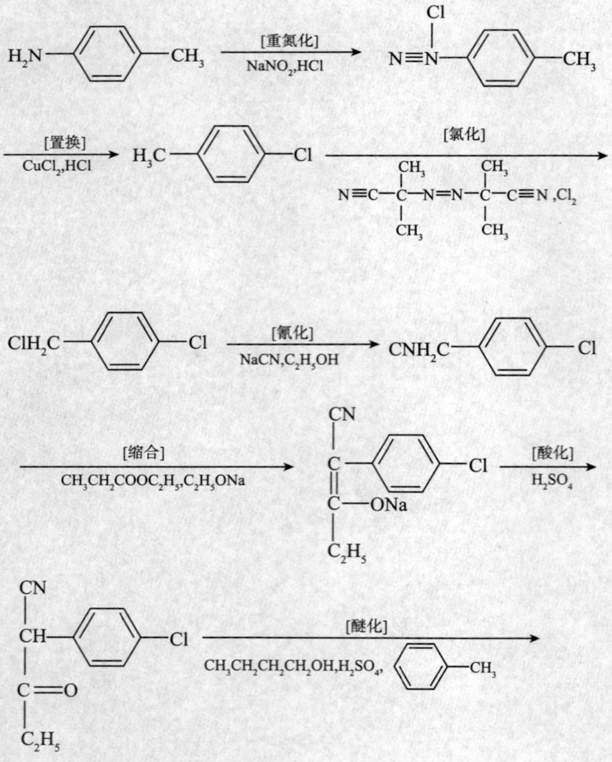

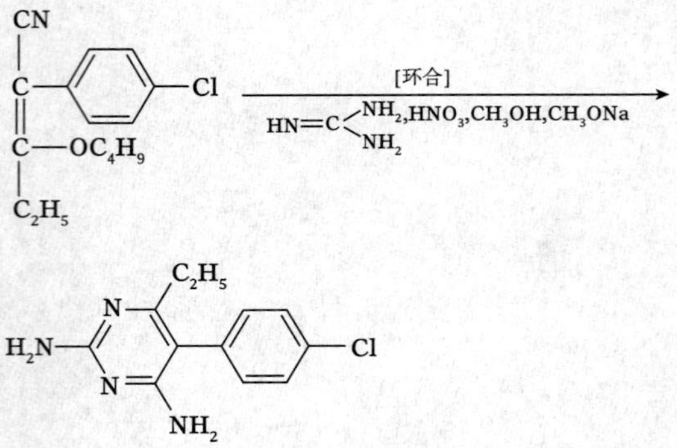

【鉴别】(1)本品在盐酸溶液(0.1mol/L)中，于 272nm 的波长处有最大吸收，于 261nm 的波长处有最小吸收(图 1)。

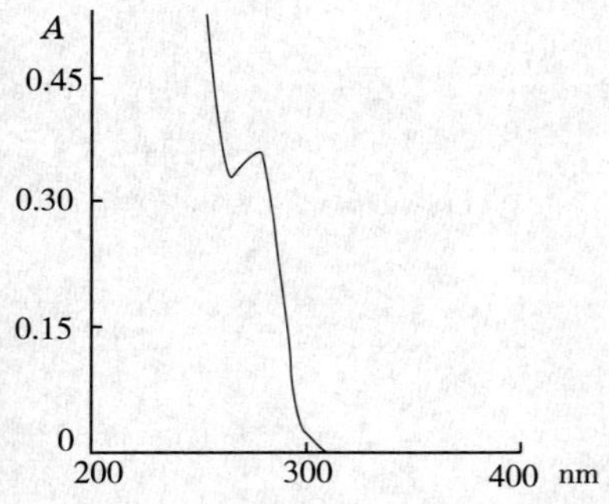

图 1　乙胺嘧啶的紫外吸收图谱

(2)本品的红外光吸收图谱(光谱集 3 图)显示的主要特征吸收如下。

特征谱带（cm^{-1}）	归属	
3460，3300，3140	胺基	ν_{N-H}
1645	胺基	δ_{NH_2}
1625，1595，1575，1510，1440	芳环	$\nu_{C=C}$，$\nu_{C=N}$
830	对位取代苯	γ_{2H}

【检查】酸碱度　控制在醚化、环合工艺过程中残留的酸碱物质。BP(2013)、Ph. Eur. (7.0)采用酚酞和甲基红指示剂检视。

有关物质　采用薄层色谱法。中国药典(1995)开始收载此项检查，中国药典(2010)、(2015)未作修订。用硅胶 GF_{254} 薄层板，以甲苯-冰醋酸-正丙醇-三氯甲烷（25：10：10：2)为展开剂，紫外光灯(254nm)下检视斑点，限度为 0.25%。BP(2013)、Ph. Eur. (6.0)有关物质检查方法及限度与中国药典一致。USP(36)亦采用薄层色谱法，但用硅胶 G 薄层板，以正丙醇-冰醋酸-水（8：1：1）为展开剂，碘铂酸钾试液显色检视斑点，限度为 2.0%。

【含量测定】中国药典(2015)、BP(2013)、Ph. Eur. (7.0)均采用非水溶液滴定法，但对终点观察方法有所不同。BP(2013)、Ph. Eur. (7.0)采用电位指示终点，中国药典(2015)采用喹哪啶红指示剂，终点易判定，经电位法校正，终点时溶液几乎无色。USP(36)采用高效液相色谱法。用苯基键合硅胶为填充剂，以 0.1%磷酸-乙腈(83∶17)为流动相，检测波长 210nm。

【制剂】乙胺嘧啶片(Pyrimethamine Tablets)

除中国药典(2015)收载外，USP(36)、BP(2013)亦有收载。

鉴别　本品的鉴别试验，采用乙胺嘧啶〔鉴别〕项下的(1)、(3)项，并增加杂环类化合物的沉淀反应鉴别法，本品的稀硫酸溶液与碘化汞钾产生络盐沉淀。

含量测定　各国药典均采用紫外可见-分光光度法，BP(2013)与中国药典(2015)相同，均以吸收系数($E_{1cm}^{1\%}$)计算含量，USP(36)采用对照品法，样品需按“有机氮碱盐”提取处理后测定。

本品在水中几乎不溶，据报道[3]，可溶于热的稀盐酸。测定含量时，应注意将供试品研细，并在 80℃以下使乙胺嘧啶充分溶解，否则测定结果会偏低。BP(2013)采用置水浴上加热 10 分钟，再超声 30 分钟使溶解后测定。

参考文献

[1] 国家药典委员会．中华人民共和国药典临床用药须知·化学药与生物制品卷［M］．2005 年版．北京：人民卫生出版社，2005：634.

[2] Florey，Klaus. Analytical Profiles of Drug Substances［M］. vol. 12. New York：Academic Press，1983.

[3] 李大魁，金有豫，汤光，等译．马丁代尔药物大典［M］. 35 版．北京：化学工业出版社，2009：120.

[4] 中华人民共和国卫生部药典委员会．中华人民共和国药典 1990 年版二部药典注释［M］．北京：化学工业出版社，1993.

撰写　孙庚芬　重庆市食品药品检验检测研究院

　　　刘晨曦　湖北省药品监督检验研究院

复核　姜　红　湖北省药品监督检验研究院

乙酰半胱氨酸

Acetylcysteine

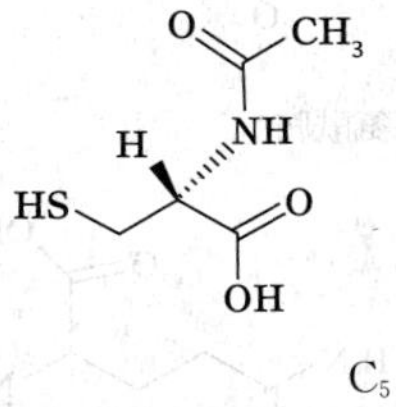

$C_5H_9NO_3S$　163.20

化学名：*N*-乙酰基-L-半胱氨酸

N-acetyl-L-cysteine

英文名：Acetylcysteine (INN)

CAS 号：［616-91-1］

本品为祛痰类药。乙酰半胱氨酸由于化学结构中的巯基(-SH)可使黏蛋白的双硫(-S-S-)键断裂，降低痰黏度，使黏痰容易咳出。临床上适用于痰液黏稠引起的呼吸困难、咳痰困难。本品可引起恶心，吸入本品可造成支气管痉挛，但可被舒张支气管药物解除[1]。

除中国药典(2015)收载外，USP(36)、Ph. Eur. (7.0)、BP(2013)、JP(16)均有收载。

【制法概要】国内于 1966 年开始生产，国内外生产企业采用以半胱氨酸为原料一步直接合成 *N*-乙酰基半胱氨酸[2~4]。

$$HS-CH_2-\underset{NH_2}{CH}-COOH+(CH_3CO)_2O \longrightarrow HSCH_2\underset{NHCOCH_3}{CH}-COOH+CH_3COOH$$

熔点　中国药典(2005)规定限度为 101～107℃，中国药典(2010)参照 Ph. Eur. (6.0)限度修改为 104～110℃。收集到的样品均符合规定。中国药典(2015)未作修订。

比旋度　中国药典(2010)参照 Ph. Eur. (6.0)的比旋度检测方法增订比旋度的检测项目，规定比旋度为＋21.0°至＋27.0°。样品测得结果为＋24.9°至＋25.4°，均符合规定。中国药典(2015)未作修订。

【鉴别】(1)本品被碱加热分解产生硫离子，硫离子与醋酸铅作用生成硫化铅的黑色沉淀。

(2)本品为含有游离巯基的氨基酸，与亚硝基铁氰化钠在碱性条件下反应，有显色反应。

(3)本品的红外光吸收图谱(光谱集 7 图)显示的主要特征吸收如下。

特征谱带 (cm^{-1})	归属
3378	酰胺　ν_{N-H}
2550	巯基　ν_{S-H}
1720	羧基　$\nu_{C=O}$
1585	酰胺(Ⅰ)　$\nu_{C=O}$
1532	酰胺(Ⅱ)　δ_{N-H}

【检查】干燥失重　中国药典(2005)规定在五氧化二磷干燥器内减压干燥 24 小时，减失重量不得过 3.0%。中国药典(2010)参照 Ph. Eur. (6.0)修订为采用五氧化二磷在 70℃减压干燥 3 小时，减失重量不得过 1.0%。样品测得的结果均在 1.0%以下。中国药典(2015)未作修订

热原　本品临床每小时用药最大剂量是静脉注射每千克体重 150mg (中国国家处方集)，BP(2009)收载的乙酰半胱氨酸注射液中热原限值为 300mg/kg，BP(2013)修订为细菌内毒素试验。中国药典(2015)规定本品热原限值为200mg/kg，与临床剂量比较，安全系数为 1.3。

有关物质　中国药典暂未收载此检查项。Ph. Eur. (7.0)、BP(2013)采用高效液相色谱法检测有关物质，控制胱氨酸、半胱氨酸、*N*,*N'*-二乙酰胱氨酸和 *N*,*S*-二乙酰半胱氨酸等相关物质，规定任一杂质不得过 0.5%，总杂质不得过 0.5%。

【含量测定】采用碘量法，原理为氧化还原反应。

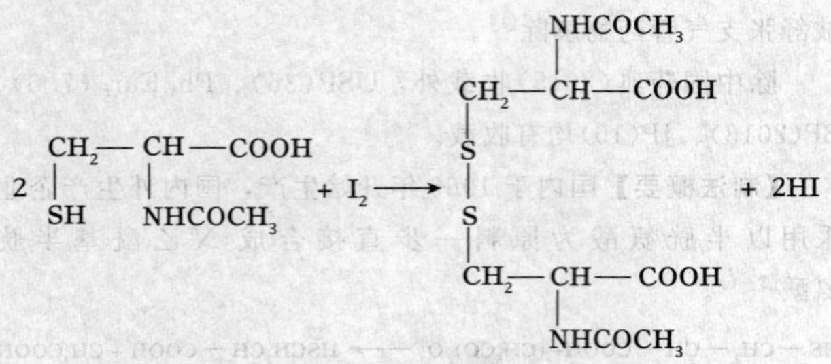

【制剂】（1）乙酰半胱氨酸颗粒（Acetylcysteine Granules）

本品国内各生产企业的处方中，主要辅料有蔗糖、甘露醇、甜菊素、柠檬粉末香精、橙汁颗粒、橙味香精、糖精、日落黄等。

性状　中国药典（2010）描述为“本品为可溶性细颗粒；气芳香，味酸甜”。中国药典（2015）删除“味酸甜”。

检查　有关物质　采用高效液相色谱法测定。因检测波长为205nm，溶剂和辅料均有可能出峰，计算时应予以扣除。

含量测定　采用照高效液相色谱法测定含量。取本品10包的内容物用焦亚硫酸钠溶液（1→2000）溶解并稀释制成供试品溶液。乙酰半胱氨酸在焦亚硫酸钠溶液（1→2000）中的紫外光吸收图谱见图1，样品的最大吸收波长为214nm。

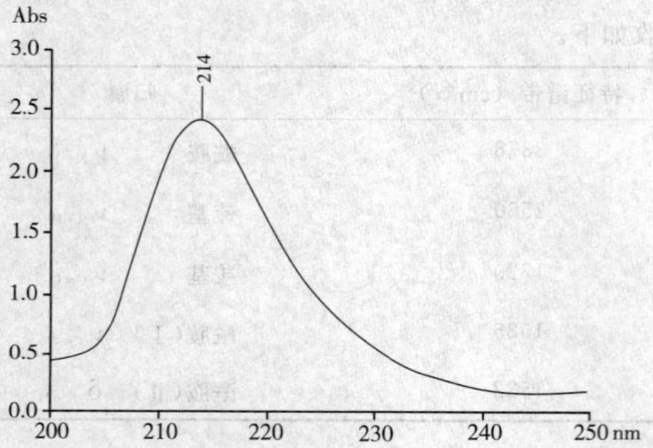

图1　乙酰半胱氨酸在焦亚硫酸钠溶液（1→2000）中的紫外光吸收图谱

（2）喷雾用乙酰半胱氨酸（Acetylcysteine for Spray）

参考文献

[1] 国家药典委员会．中华人民共和国药典临床用药须知·化学药与生物制品卷［M］．2005年版．北京：人民卫生出版社，2005.

[2] 中华人民共和国卫生部药典委员会．中华人民共和国药典1990年版二部药典注释［M］．北京：化学工业出版社，1993.

[3] 周静．*N*-乙酰-L-半胱氨酸的合成及其在医药上的应用［J］．安庆师范学报（自然科学版），1999，5(2)：20-21.

[4] 孔学军．*N*-乙酰-L-半胱氨酸的合成的初步研究［J］．氨基酸和生物资源，1999，21(2)：45-47.

撰写　苏广海　李　玺　何铭新　广州市药品检验所

复核　佟爱东　广州市药品检验所

乙酰谷酰胺

Aceglutamide

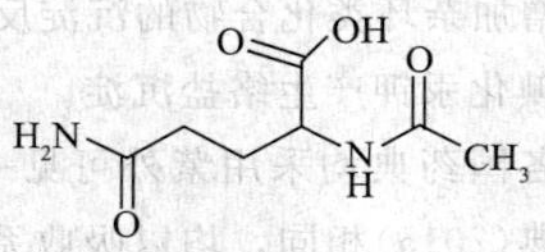

$C_7H_{12}N_2O_4$　188.18

化学名：N^2-乙酰-L-谷氨酰胺

N^2-acetyl-L-glutamine

英文名：Aceglutamide（INN）

异名：醋谷胺[1]

CAS号：［2490-97-3］

本品为精神振奋药，是谷氨酰胺乙酰化的衍生物。体内分布广泛，在脑、肝、肾中浓度较高，在肾小管细胞内分解出氨而变成乙酰谷氨酸，氨经肾小管分泌排出，乙酰谷氨酸被吸收，参与体内代谢。乙酰谷酰胺通过血-脑脊液屏障后分解为谷氨酸、γ-氨基丁酸（GABA）。谷氨酸参与中枢神经系统的信息传递，γ-氨基丁酸具有拮抗谷氨酸兴奋性毒理作用、改善神经细胞代谢作用、维持神经应激能力及降低血氨的作用，改善脑功能。在临床上主要用于肝昏迷、偏瘫、神经外科手术等引起的昏迷、瘫痪及智力减退、记忆障碍等。未见有关不良反应报道。

20世纪80年代初，乙酰谷酰胺作为神经类药物问世。90年代初曾与针灸结合治疗老年痴呆症。乙酰谷酰胺是谷氨酰胺乙酰化的衍生物[2]。乙酰谷酰胺除收载于中国药典（2015）外，USP（36）、BP（2013）与JP（16）均未收载该品种，JP（16）收载了乙酰谷酰胺铝。

【制法概要】本品由L-谷氨酰胺与醋酐通过酰化反应合成而得。

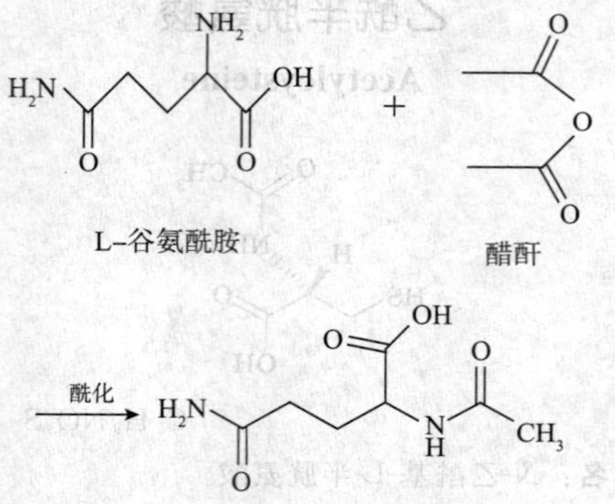

【性状】比旋度　因本品结构中存在不对称碳原子，故具有旋光性。

【鉴别】（1）本品与茚三酮在酸性条件下共热发生氧化、脱氨、脱羧，产生了NH_3，NH_3与茚三酮反应生成蓝紫色化合物。

(2)本品的红外光吸收图谱(光谱集 539 图)显示的主要特征吸收如下。

特征谱带(cm⁻¹)	归属	
3440	乙酰亚氨基	ν_{N-H}
3350～2400	伯胺盐	ν_{NH_3}
1645	酰胺(Ⅰ)	$\nu_{C=O}$
1570，1400	羧碳离子	$\nu_{CO_2^-}$
1525	酰胺(Ⅱ)	δ_{NH}

【检查】有关物质 采用高效液相色谱法进行检查。

因乙酰谷酰胺系用于供静脉注射给药的注射剂的原料药，应严格控制本品的质量，因此设立有关物质检查项。

有关物质与含量测定采用同一高效液相色谱系统进行测定。系统适用性要求为"乙酰谷酰胺峰与L-谷氨酰胺峰的分离度应大于7.0，理论板数按乙酰谷酰胺峰计算应不低于2000"，系统适用性色谱图见图1，有关物质典型色谱图见图2。使用不同的色谱柱 Dikma Diamonal C18 柱(4.6mm×250mm，5μm)与 Agilent Hypersil ODS 柱(4.6mm×250mm，5μm)分别在岛津 LC-2010C 与 Agilent1100 高效液相色谱仪上进行试验，当乙酰谷酰胺和L-谷氨酰胺的分离度大于7.0时，乙酰谷酰胺峰与相邻杂质峰及单个最大杂质与相邻杂质峰均有较好的分离。本方法以3倍噪音($S/N \geqslant 3$)计算检测限为2.5ng。

文献报道[3,4]乙酰谷酰胺的降解产物主要为 *N*-乙酰谷氨酸、谷氨酰胺、谷氨酸、吡咯(型)谷氨酸等。*N*-乙酰谷氨酸、L-谷氨酰胺和谷氨酸其保留时间分别为8.6分钟、3.2分钟和3.3分钟，其中 *N*-乙酰谷氨酸与有关物质供试品溶液的最大单个杂质峰的保留时间8.7分钟(图2)基本一致。

进一步将 *N*-乙酰谷氨酸与乙酰谷酰胺单个最大杂质峰进行 HPLC-MS 分析，*N*-乙酰谷氨酸和不同厂家的两批乙酰谷酰胺分别用水-甲醇(90∶10)配制成10.8μg/ml 和1mg/ml 的溶液进样分析，由 HPLC-MS 的液相色谱图、总离子流图(正离子模式)、子离子扫描图(正离子模式)和子离子扫描图(负离子模式)可知两者的出峰时间、总离子碎片和子离子碎片基本吻合，由此可初步判断有关物质检查中最大单个杂质峰可能为 *N*-乙酰谷氨酸。

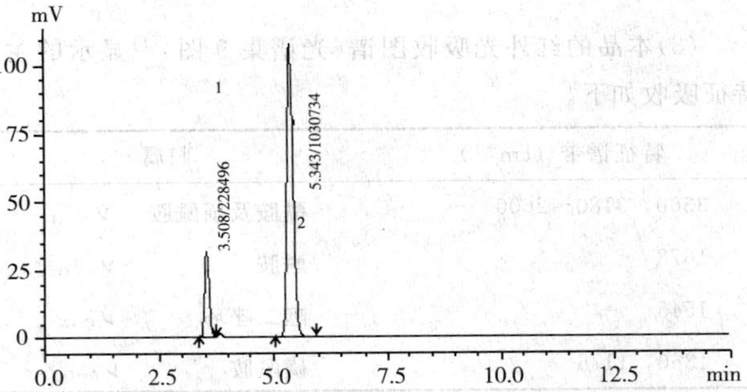

图1 系统适用性色谱图

1. L-谷氨酰胺；2. 乙酰谷酰胺

色谱柱：Dikma Diamonal C18 (4.6mm×250mm，5μm)

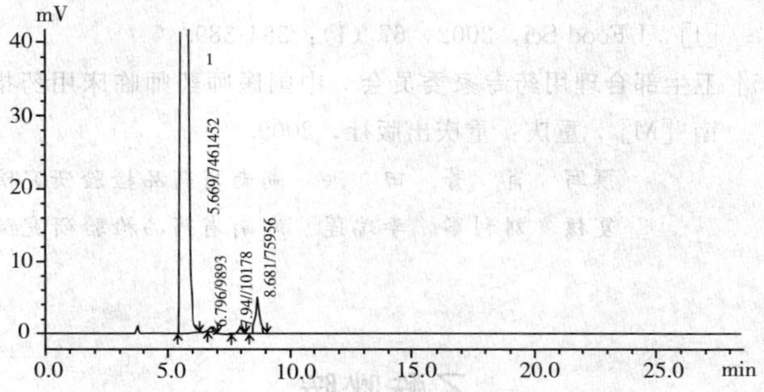

图2 乙酰谷酰胺有关物质典型色谱图

1. 乙酰谷酰胺

色谱柱：Dikma Diamonal C18 (4.6mm×250mm，5μm)

【含量测定】采用高效液相色谱法。

使用了三种不同的色谱柱① Dikma Diamonal C18 柱(4.6mm × 250mm，5μm)、② Agilent Hypersil ODS 柱(4.6mm×250mm，5μm)、③ Agilent Ecilpse XDB-C18 柱(4.6mm×250mm，5μm)分别对酸破坏、碱破坏及热破坏的样品进行测定，乙酰谷酰胺的主峰峰形及主峰与杂质峰间的分离度均较好。乙酰谷酰胺在25.019～250.19μg/ml浓度范围内与其峰面积呈线性关系，线性方程为 $A = 10102C + 38781$，$r = 0.9999(n = 5)$；精密度试验的 RSD 为0.13%($n=6$)；回收率试验80%、100%和120%水平的回收率分别为99.41%、100.52%、98.60%，RSD 分别为0.26%、0.38%和0.21%($n=3$)。

【制剂】乙酰谷酰胺注射液(Aceglutamide Injection)

细菌内毒素 采用凝胶法通过鲎试剂与内毒素产生凝集反应的原理来检测或半定量内毒素的方法。本品临床每小时用药最大剂量是静脉注射每次500mg[5]，内毒素计算限值约为0.60EU/mg，中国药典(2015)规定本品细菌内毒素限值为0.25EU/mg，与内毒素计算值比较，安全系数为2.4。

无菌 经试验验证确定检查方法为：取本品，加0.1%无菌蛋白胨水溶液制成供试液，采用薄膜过滤法处理，每膜用0.1%无菌蛋白胨水溶液100ml 冲洗，以金黄色葡萄球菌为阳性对照菌，依法检查，应符合规定。

参考文献

[1] 中华人民共和国卫生部药典委员会．药品红外光谱集[M]．北京：化学工业出版社，1990：539.

[2] 周昌奎，吴晓华．乙酰谷酰胺研究进展[J]．海峡药学，2005，17(6)：15-17.

[3] Bergana MM，Holton JD，Reyzer IL，et al. NMR and MS analysis of decomposition compounds produced from N-acetyl-L-glutamine at low pH[J]. J Agric Food Chem，2000，48(12)：6003-6010.

[4] Snowden MK，Baxter JH，Mamula M，et al. Stability of N-Acetylglutamine and Glutamine in Aqueous Solution and in a

Liquid Nutritional Product by an Improved HPLC Method [J]. J Food Sci，2002，67 (1)：384-389.

[5] 卫生部合理用药专家委员会．中国医师药师临床用药指南［M］．重庆：重庆出版社，2009.

撰写　肖　菁　田　洪　湖南省药品检验研究院

复核　刘利军　李瑞莲　湖南省药品检验研究院

乙酰唑胺

Acetazolamide

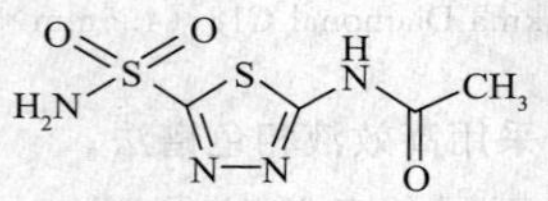

$C_4H_6N_4O_3S_2$　222.25

化学名：*N*-(5-氨磺酰基-1，3，4-噻二唑-2-基)乙酰胺

N-[5-(aminosulfonyl)-1，3，4-thiadiazol-2-yl]-acetamide

英文名：Acetazolamide(INN)，Acetamide，Albox，Diluran，Diurramide，Diamox，Edomox

异名：醋唑磺胺；醋氮酰胺

CAS号：[59-66-5]

本品为碳酸酐酶抑制剂。抑制眼睫状体细胞中的碳酸酐酶，使房水生成减少而降低眼内压，用于治疗青光眼。本品亦用于治疗脑水肿和消化性溃疡病，能减少脑脊液的产生和抑制胃酸分泌，可能也与其抑制碳酸酐酶作用有关。也可用于癫痫大、小发作。用于心源性水肿，但对肾脏性及肝性水肿无效。本品口服后经胃肠道吸收，2小时内开始显效；血中浓度维持6～12小时，并于24小时内以原型经肾脏排泄。由于本品利尿作用不强，长期服用会产生耐药性，现已被噻嗪类利尿药所取代。目前临床上已不用作利尿药，仅用于治疗青光眼。常见不良反应有困倦、面部和四肢麻木感。严重不良反应为粒细胞缺乏症(系过敏反应)，以及由于代谢性酸血症降低尿中枸橼酸盐的排出和碳酸钙沉淀所致的尿结石，故有尿结石病史者不宜应用。长期应用本品需同时加服钾盐，以防血钾过低。应注意纠正代谢性酸血症(高氯血症性酸中毒)。肝昏迷、肾功能及肾上腺皮质功能严重减退、代谢性酸血症以及伴有低钾血症的水肿病人不宜用，亦不宜用于肺心病、心力衰竭病人。可引起肾脏并发症，如肾绞痛、结石症、磺胺尿结晶、肾病综合征等。为预防其发生，除按磺胺类药物预防原则外，尚需加服钾盐、镁盐等。高钙尿病人应进低钙饮食。应避免应用钙、碘及广谱抗生素等可增强碳酸酐酶活性的药物。本品可产生近视和眼调节功能丧失。

国内于1958年开始生产。除中国药典(2015)收载外，Ph. Eur.(7.0)、BP(2013)、USP(36)、JP(16)亦有收载。

【制法概要】

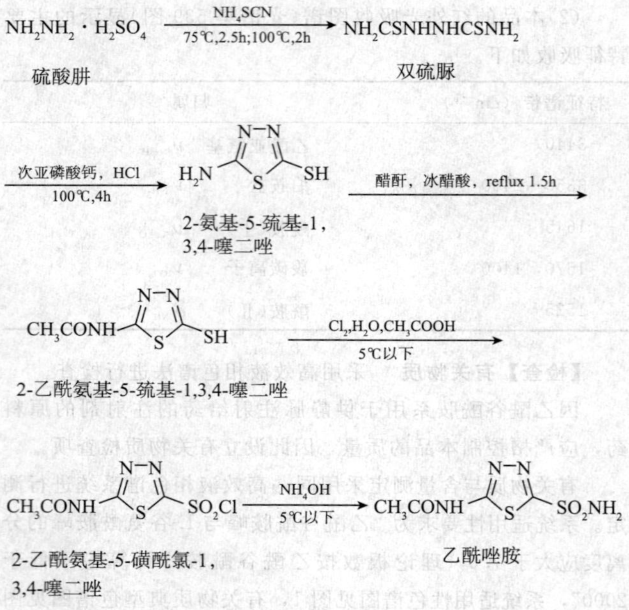

粗品中加入活性炭及焦亚硫酸钠(脱色)，热滤，滤液冷却，析出结晶，滤过，用水洗涤，干燥后得乙酰唑胺。

【鉴别】(1)本品加氢氧化钠试液后生成磺酰胺钠盐。用稀盐酸中和过量的碱后，加硝酸汞试液，即生成白色汞盐沉淀。

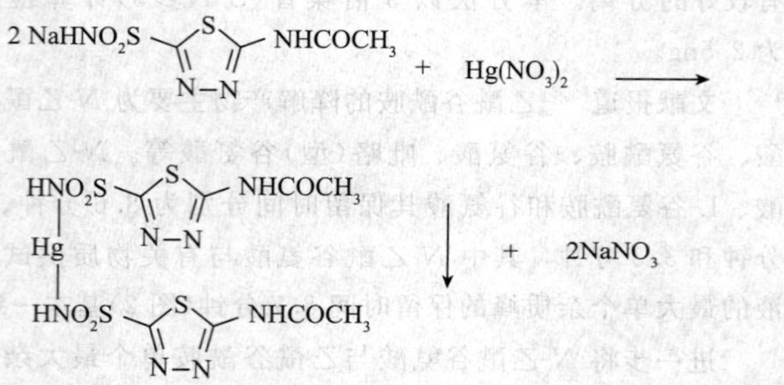

(2)本品与乙醇和硫酸加热，即水解生成乙酸乙酯。系鉴定结构中乙酰胺基团。

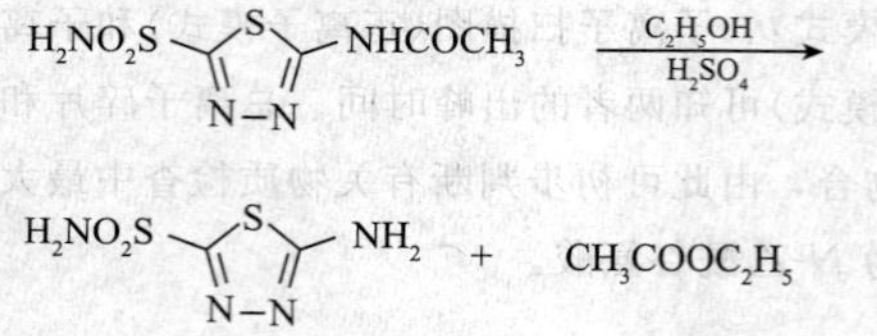

(3)本品的红外光吸收图谱(光谱集9图)[1]显示的主要特征吸收如下。

特征谱带 (cm^{-1})	归属	
3300，3180～2600	酰胺及磺酰胺	ν_{N-H}
1678	酰胺	$\nu_{C=O}$
1545	噻二唑环	$\nu_{C=N}$
1360，1176	磺酰胺	$\nu_{S=O}$

【检查】(1)氯化物　因生产工艺中进行氯化反应及胺化反应，可生成氯化物，故加以控制。

(2)硫酸盐　由精制工序中采用的焦亚硫酸钠引入。

(3)有关物质　HPLC法。用C18柱(Ultimate XB-C18，250mm×4.6mm，5μm)，以0.43%无水醋酸钠溶液-甲醇-乙腈(95∶2∶3，用冰醋酸调节pH值至4.0)为流动相，检测波长为265nm。以主成分自身对照法计算杂质，规定单一杂质不得超过0.5%，杂质总量限量为1.0%。乙酰唑胺的检测限为1.5ng(0.005%)(图1)。

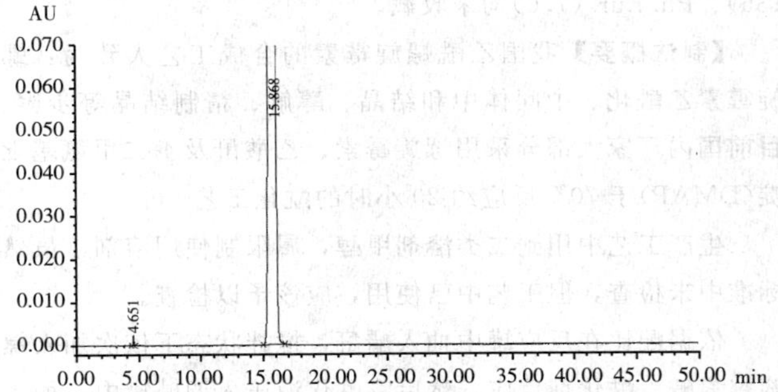

图1　供试品溶液色谱图

Ph. Eur. (7.0)亦采用HPLC法，用Phenomenex Synergi Polar RP色谱柱，以乙腈-0.68%磷酸二氢钾溶液(10∶90)为流动相，检测波长265nm。杂质A、B、C、D、E、F均不得过0.15%，其他单个未知杂质不得过0.10%，杂质总量不得过0.6%(图2)。

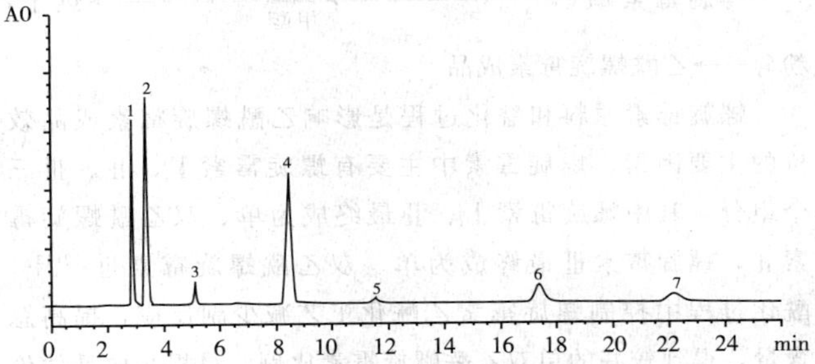

图2　添加杂质A～F的乙酰唑胺溶液的色谱图

1. 杂质E；2. 杂质D；3. 杂质B；4. 乙酰唑胺

5. 杂质C；6. 杂质A；7. 杂质F

杂质结构式分别为

A：*N*-(5-chloro-1,3,4-thiadiazol-2-yl)acetamide

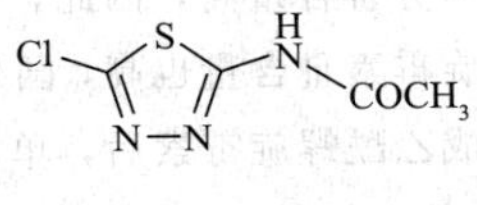

B：*N*-(1,3,4-thiadiazol-2-yl)acetamide

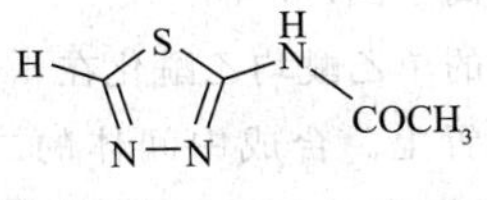

C：*N*-(5-sulphanyl-1,3,4-thiadiazol-2-yl)acetamide

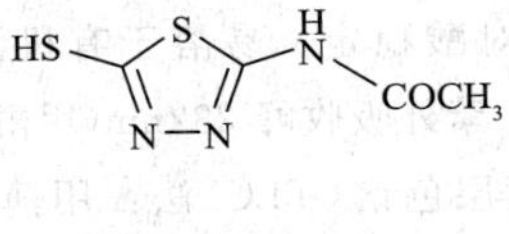

D：5-amino-1,3,4-thiadiazol-2-sulphonamide

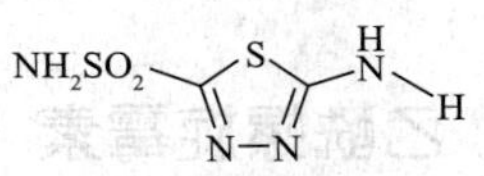

E：5-acetamido-1,3,4-thiadiazole-2-sulphonic acid

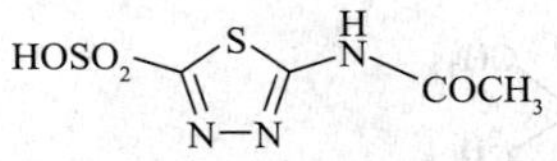

F：*N*-[5-[(5-acetamido-1,3,4-thiadiazol-2-yl)-sulphonyl]sulphamoyl-1,3,4-thiadiazol-2-yl]-acetamide

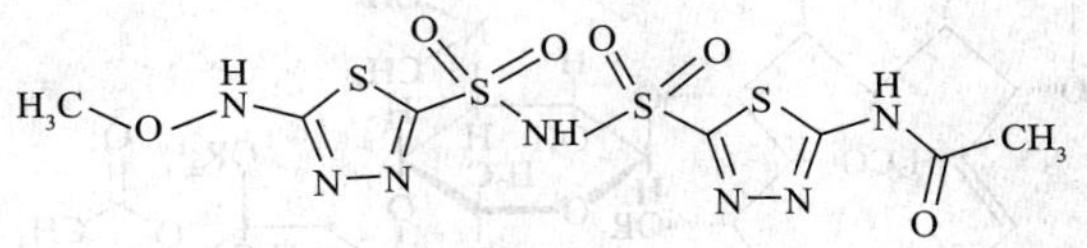

G：5-amino-1,3,4-thiadiazole-2-thiol

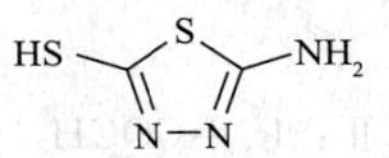

USP(36)规定用TLC法检查有关物质，限量为2%。

(4)银还原物控制合成中的中间体。

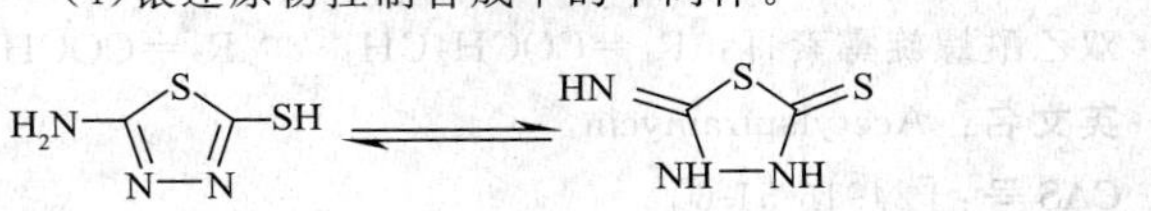

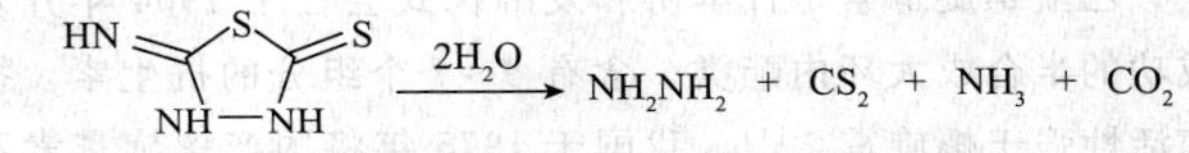

肼还原硝酸银；剩余的硝酸银用硫氰酸铵(0.1mol/L)滴定，以消耗硫氰酸铵液不少于4.8ml为限。

【含量测定】中国药典(2015)和JP(16)均采用分光光度法。USP(36)采用红外分光光度法，Ph. Eur. (7.0)采用非水电位滴定法，以二甲基甲酰胺为溶剂，醇制氢氧化钠溶液(0.1mol/L)为滴定液。

【制剂】乙酰唑胺片(Acetazolamide Tables)

有关物质　HPLC法同原料项下。

含量测定　中国药典(2015)采用分光光度法。BP(2013)采用非水电位滴定。经试验，非水电位滴定与分光光度法测定的结果，准确性相近，但后者较简便快速。

参考文献

[1] 中华人民共和国卫生部药典委员会．中华人民共和国药典1990年版二部药典注释[M]．北京：化学工业出版社，1993：12.

撰写　刘　瑾　潘　悌　上海市食品药品检验所

复核　杨永健　上海市食品药品检验所

乙酰螺旋霉素

Acetylspiramycin

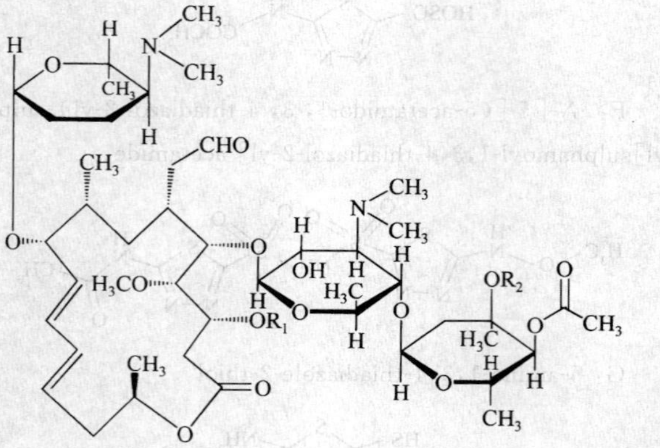

单乙酰螺旋霉素Ⅱ：R_1＝$COCH_3$　　R_2＝H

单乙酰螺旋霉素Ⅲ：R_1＝$COCH_2CH_3$　　R_2＝H

双乙酰螺旋霉素Ⅱ：R_1＝$COCH_3$　　R_2＝$COCH_3$

双乙酰螺旋霉素Ⅲ：R_1＝$COCH_2CH_3$　　R_2＝$COCH_3$

英文名：Acetylspiramycin

CAS号：［24916-51-6］

乙酰螺旋霉素是日本协和发酵株式会社于1964年开发成功的半合成大环内酯类、含有6～7个组分的抗生素，抗菌活性强于螺旋霉素[1]。我国于1975年将国产螺旋霉素乙酰化成乙酰螺旋霉素，后证实和日本合成的乙酰螺旋霉素是同一种物质，均是螺旋霉素乙酰化衍生物即单乙酰螺旋霉素和双乙酰螺旋霉素的混合物。由于国、内外生产菌种的不同，国产乙酰螺旋霉素与日本产品的组分比例和效价有所差异[2,13,14]。临床比较试验结果表明国产和日产两者临床疗效相同[3]。乙酰螺旋霉素的胃溶片已被临床试验证实是安全有效的，且已有数据表明肠溶制剂的血药浓度远低于胃溶制剂，因此原来国内各地自行制订的肠溶制剂没有科学根据，已无存在的必要，仅规定普通胃溶制剂即可[2]。

乙酰螺旋霉素主要是通过抑制细菌蛋白质合成来达到抑菌的效果，较广泛地应用于金黄色葡萄球菌、链球菌、肺炎球菌和大肠埃希菌所致感染而引起的体表化脓性感染、肺炎、支气管炎、尿路炎、中耳炎等炎症，耐受性较好。常用作需氧革兰阳性菌和厌氧球菌等感染的首选药，以及对β-内酰胺类抗生素过敏者的替代品[4~9]。乙酰螺旋霉素对酸稳定，口服吸收良好，迅速分布于体内，有很高的组织浓度，且维持时间长。乙酰螺旋霉素与其他抗生素无交叉耐药性，对各种药剂有耐药性的葡萄球菌也有高度敏感性，对红霉素耐药的葡萄球菌等感染用本药有较好的疗效。乙酰螺旋霉素口服后被迅速吸收，2～3小时后血中浓度即可达到高峰；吸收后迅速分布到除脑组织以外的肺、肝、肾、脾等组织及胆汁、乳、泪液中并维持远较血中浓度为高的浓度；它进入体内即脱乙酰成为螺旋霉素，4小时后分解成抗菌活性很低的新螺旋霉素，乙酰螺旋霉素以其代谢产物螺旋霉素和新螺旋霉素随尿排出体外[1,10]。临床应用后的不良反应少见，可有胃肠道紊乱如恶心、呕吐、食欲不振、稀便、腹泻等现象。

中国药典(2015)收载有乙酰螺旋霉素原料、片剂和胶囊，制剂规格均分别为0.1g和0.2g。

JP(16)收载乙酰螺旋霉素原料；BP(2013)、USP(36)、Ph. Eur.(7.0)均未收载。

【制法概要】我国乙酰螺旋霉素的合成工艺大致为：螺旋霉素乙酰化、中间体中和结晶、醇解、精制结晶等步骤。目前国内厂家大部分采用螺旋霉素、乙酸酐及4-二甲氨基吡啶(DMAP)于70℃反应约20小时的酰化工艺[11]。

生产工艺中用到二类溶剂甲醇，属限制使用溶剂，虽然标准中未检查，但工艺中已使用，应该予以检查。

依据配比在反应罐中抽入醋酐，搅拌状态下依次加入螺旋霉素碱、酰化剂反应。然后将酰化液压入调碱罐中，加入液体烧碱，并保持pH值为10～12，离心甩滤。将得到的乙酰化物滤饼和甲醇加入反应罐中，控制反应温度，反应结束后进行减压蒸馏，蒸去料液中的甲醇。然后抽入纯化水和盐酸配制的磷酸二氢钾缓冲液，调pH值，通过粗滤将料液抽入加有活性炭的脱色罐中进行脱色。最后成品进行烘干，粉碎，包装。

螺旋霉素碱 $\xrightarrow{\text{醋酐，酰化剂}}$ $\xrightarrow{\text{碱化}}$ $\xrightarrow[\text{甲醇}]{\text{醇解}}$ $\xrightarrow{\text{浓缩}}$ $\xrightarrow{\text{炭脱色}}$ 烘干，粉碎 ⟶ 乙酰螺旋霉素成品

螺旋霉素原料和酰化过程是影响乙酰螺旋霉素成品效价的主要因素。螺旋霉素中主要有螺旋霉素Ⅰ、Ⅱ、Ⅲ三个组分，其中螺旋霉素Ⅰ、Ⅱ最终成为单、双乙酰螺旋霉素Ⅱ，螺旋霉素Ⅲ最终成为单、双乙酰螺旋霉素Ⅲ[12,13]。酰化过程中控制螺旋霉素乙酰化工艺减少副反应，提高总含量，得到较好的单双乙酰螺旋霉素比例，是提高成品效价的关键。

国内外乙酰螺旋霉素在组分和双乙酰物及单乙酰物含量不同这两方面存在差别，国内乙酰螺旋霉素以双乙酰为主，国外乙酰螺旋霉素以单乙酰为主。国内外乙酰螺旋霉素组分存在差别的原因实际上是合成原料螺旋霉素组分不同引起的。国内螺旋霉素组分Ⅲ含量高，因此，合成乙酰螺旋霉素后，单、双乙酰螺旋霉素Ⅲ含量也高，国外螺旋霉素Ⅰ组分含量高，因此，合成乙酰螺旋霉素后，单、双乙酰螺旋霉素Ⅱ含量也高[13]。双乙酰螺旋霉素Ⅲ的体外生物活性较高，故我国产品的效价高于国外产品[14]。

国内外产品中的单乙酰均乙酰化在4″位置上，二乙酰是乙酰化在3″、4″位置上。合成中间体的二乙酰是乙酰化在2′、4″位置上，乙酰螺旋霉素脱乙酰时，脱去的都是2′位上的乙酰基[13]。

【性状】本品对酸稳定，易溶于有机溶媒，难溶于水。熔点117～119℃，紫外吸收峰232nm(甲醇)。

【鉴别】(1)薄层色谱(TLC)法：用薄层色谱法将供试

品与标准品进行比较，固定相为硅胶 G，展开剂为：甲苯-甲醇(9：1)，碘蒸气显色。乙酰螺旋霉素分子中含氮，与碘生成褐色乙酰螺旋霉素的复盐($B \cdot I_2 \cdot HI$)，显褐色。供试品溶液所显主斑点的位置和颜色应与标准品溶液的四个主斑点的位置和颜色相同，方法简便，特别适合基层单位操作（图 1）。

图 1　130347－200403 批乙酰螺旋霉素标准品和供试品薄层色谱图

文献[15]用薄层色谱法对同类品种乙酰螺旋霉素、交沙霉素、麦迪霉素、吉他霉素和红霉素进行了分离鉴别，固定相为硅胶 H，展开剂为：三氯甲烷-丙酮-己烷-甲醇(36：4：8：3)，碘蒸气显色，可将 5 种大环内酯类抗生素分离良好，乙酰螺旋霉素显 4 个斑点，可予以参考。

(2) HPLC-UVD 法：主要是利用比较供试品与标准品的色谱保留时间进行鉴别，由于 TLC 法与 HPLC 法鉴别的原理相同，即同一物质应具有相同的色谱保留行为，因此，本标准中规定鉴别试验中可根据实际情况选择 TLC 法或 HPLC 法。

【检查】乙酰螺旋霉素组分测定　乙酰螺旋霉素四个组分熔点相近，紫外 λ_{max}(甲醇)均为 232nm，但其 $E_{1cm}^{1\%}$ 值稍有差异，效价也有差别，乙酰螺旋霉素各组分效价之比为：单乙酰螺旋霉素Ⅱ：单乙酰螺旋霉素Ⅲ：双乙酰螺旋霉素Ⅱ：双乙酰螺旋霉素Ⅲ ＝ 1250：1200：1200：1500。因此乙酰螺旋霉素的总含量、单双组分比例是影响其效价的主要因素[16]。乙酰螺旋霉素产品工艺不同，组分比例差异较大，即使同一生产厂，不同批号的产品，组分比例也有差异[17]，为此，对多组分抗生素需要对其组分加以控制。

中国药典(2005)乙酰螺旋霉素组分测定的标准实施以来，其系统适用性要求不能满足乙酰螺旋霉素组分测定的需要，不同单位采用不同的色谱柱，系统分离情况的差异导致组分结果偏差较大。由于乙酰螺旋霉素组分复杂，为便于标准品和供试品在测定过程中的组分定位以及判断组分之间的分离状况，中国药典(2010)将系统适用性修订为：记录的色谱图应与标准图谱一致 Aglient Zorbax C18、Phenomenex Gemini C18、Aglient Extend C18、Aglient Eclipse XDB C18 和 Aglient Zorbax C18（规格均为 4.6mm×250mm，5μm）色谱柱均可达到系统适用性要求（图 2）。中国药典(2015)未作修订。

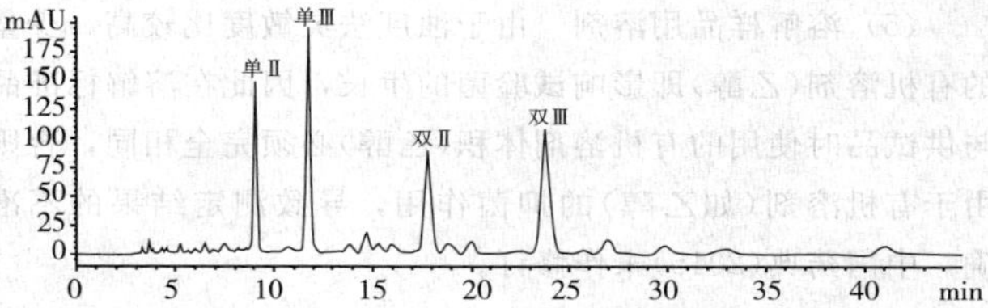

图 2　130347－200403 批乙酰螺旋霉素标准品标准色谱图

【含量测定】文献报道测定乙酰螺旋霉素原料及其制剂的含量方法有：紫外可见-分光光度法[18,19]，一阶导数光谱法[20]，硫酸颜色反应-荧光法[21]，玻碳电极循环伏安法[22]，电化学测定法[23]，毛细管电泳-电喷雾质谱法(ESI-MS)[24]，微生物效价法。其中紫外可见-分光光度法、一阶导数光谱法、硫酸颜色反应-荧光法专属性差，电化学检测器在近几版 EP 与 USP 中已在多个品种中得到应用，但也存在电极需要经常清洗、方法的重复性差、对仪器要求高及仪器使用不普遍等缺点；电喷雾质谱法（ESI-MS）不需标准品，解决了多组分的定性问题，适合于测定复合抗生素中有效成分及杂质，但同时也存在着不能区分同分异构体和需要高精度分析仪器问题。由于乙酰螺旋霉素为多组分抗生素，同时存在与活性成分分子量相同的杂质，且极性较大，一般的化学分析方法或高效液相色谱法均无法测定其含量。微生物效价测定原理恰好与临床应用的要求一致，更能准确直观地反映抗生素的医疗价值，但存在操作步骤繁琐、测定时间长、准确度和专属性不高等缺点。目前对乙酰螺旋霉素的质量控制采用 HPLC 法测定组分，微生物效价法测定总效价。

中国药典（2005）与 JP(15)均采用微生物效价法-管碟法测定乙酰螺旋霉素的效价，实验结果表明乙酰螺旋霉素各组分对枯草芽孢杆菌的抗菌活力基本一致[25]，选择检定菌为枯草芽孢杆菌。中国药典(2015)增加了微生物浊度法，可根据实际情况选择其中一种方法进行测定。

中国药典(2015)增订的浊度法专属性、精密度和准确度良好，方法见通则，测定时应注意：

(1) 结果判定　浊度法以对数生长期内高低浓度剂间比最大时为测量最佳时间(一般为 190～220 分钟)，此时采用连续 5 点测定供试品的效价值误差(RSD)小于 1.0%，在满足吸光度为 0.3～0.7 的条件下，一般采用该时段可靠性检验结果最好的点为试验结果。

(2) 测定方法　USP 规定：在标准曲线法获得线性范围的前提下，日常检验工作可选择二剂量法。参照 USP 规定并结合实验结果，可认为在标准曲线法获得线性范围的前提下，二剂量法比较适合于日常检验工作，更简单易行。

(3) 剂间比　由于浊度法测定乙酰螺旋霉素高低剂量的吸光度相差很大，如果采用二剂量法的剂间比为 2：1 或 4：1，必有 1 个剂量的吸光度(紫外检测器)超过 0.3～0.7 的范围，导致试验误差增大，因而可根据具体情况选择剂间比为如 1.5 或 1.25。

(4) 菌种　试验用菌种的小斜面可在 3 天内使用，不影响试验，但制备成菌悬液宜当天使用，放置时间过长，虽不影响吸光度的大小，但细菌生长杂乱，导致偏离平行较差。

(5) 溶解样品用溶剂　由于浊度法灵敏度比较高，少量的有机溶剂(乙醇)即影响试验菌的生长，因此在溶解标准品与供试品时使用的有机溶剂体积(乙醇)必须完全相同，否则由于有机溶剂(如乙醇)的抑菌作用，导致测定结果的不准确。中国药典(2015)未作修订。

【制剂】(1)乙酰螺旋霉素片（Acetylspiramycin Tablets）

规格 0.1g(10 万单位)、0.2g(20 万单位)。

(2)乙酰螺旋霉素胶囊（Acetylspiramycin Capsules）

规格 0.1g(10 万单位)、0.2g(20 万单位)。

乙酰螺旋霉素片常用辅料为淀粉、羟丙纤维素、硬脂酸镁、羧甲淀粉钠、乳糖、十二烷基硫酸钠、聚山梨酯 80、柠檬黄和薄膜包衣预混剂等。由于乙酰螺旋霉素属难溶性药物，制成口服固体制剂时药物溶出是吸收的限速过程[26]，因此溶出度是其重要考察指标。而乙酰螺旋霉素结构中的甲醛基与明胶中的氨基产生交联反应引起老化，具体表现为胶囊壳内壁出现一层膜状物质，崩解时间延长，溶出速率下降甚至完全不溶。但已发生交联反应的胶囊形成的膜，可以在胃蛋白酶的模拟胃液中溶解，因此对发生交联反应的胶囊应该采用胃蛋白酶的模拟胃液进行体外溶出度实验[27,28]。

参考文献

[1] Inoue A, Deguchi T. The pharmacokinetic studies on spiramycin and acetylspiramycin in rats [J]. Jpn J Antibiot, 1982, 35 (8): 1998-2004.

[2] 中国药品生物制品检定所抗生素室．关于如何制定乙酰螺旋霉素质量标准的几点看法［J］．中国药事，1994，8(3)：175-176.

[3] 薛闻鹏，吴铨．大环内酯类抗生素的质量概况［J］．中国药事，1993，7(6)：363-364.

[4] 四川抗菌素研究所．抗生素及抗感染药物［M］．上海：上海科学技术出版社，1981：213.

[5] Tachibana K, Yamaha M, Takeda T. Clinical use of acetylspiramycin in dermatology [J]. J Antibiot B., 1966, 19 (6): 441-3.

[6] Tanioku K, Fujita S, Arata J, et al. Clinical experience with acetylspiramycin in dermatology [J]. J Antibiot B., 1966, 19 (5): 390-1.

[7] Yo M, Minami R, Masuda K. Clinical experience with acetylspiramycin in surgery [J]. J Antibiot B, 1966, 19 (5): 385-6.

[8] Seika K. Clinical application of acetylspiramycin in gynecology and obstetrics. Summary of clinical results presented at the symposium of Japan Society of Chemotherapy [J]. J Antibiot B, 1966, 19 (6): 438-40.

[9] Ishigami J, Hara S, Sadanobu K. Application of acetylspiramycin in urinary tract infections [J]. J Antibiot B, 1966, 19 (5): 392-4.

[10] 殷乐平．乙酰螺旋霉素之临床药理［J］．医院药学杂志，1981，1(3)：13-15.

[11] 任建强，阎晓文，曹国君．乙酰螺旋霉素合成工艺中影响效价的因素［J］．齐鲁药事，2005，124 (11)：690-691.

[12] 刘岳奇．乙酰螺旋霉素生产中间体质量控制的讨论［J］．中国医药工业杂志，1995，26(3)：100-102.

[13] 唐秋瑾，申玉珍，王维．乙酰螺旋霉素组分研究［J］．抗生素．1987，12(5)：325-355.

[14] 孙成，于如瑕，杨清华，等．乙酰螺旋霉素组分的研究［J］．药学学报，1987，22(6)：445-447.

[15] 刘英慧，韩伶伶，李国香．乙酰螺旋霉素片的薄层色谱鉴别［J］．中国药事，2000，14(4)：261.

[16] 赵厚明，李宝义，刘书香，等．国产乙酰螺旋霉素(AC-779)的组分分析和生物学研究［J］．药物分析杂志，1985 (4)：213-216.

[17] 汪素岩，谢旭一．乙酰螺旋霉素标准品的组份分析［J］．现代应用药学，1988，5(6)：26-27.

[18] 陈俊芳，王环平，方振军．紫外可见-分光光度法测定乙酰螺旋霉素片的含量［J］．中国药事，2002，16(11)：699.

[19] 张彬，黄燕．紫外可见-分光光度法快速测定乙酰螺旋霉素片的含量［J］．中国药品标准，2004，5(4)：30-31.

[20] 郝振芳，朱智甲，张志玲．乙酰螺旋霉素的一阶导数光谱法测定［J］．光谱实验室，1999，16(1)：105-107.

[21] 陈奎，孙旭峰，吴剑鸣，等．硫酸颜色反应用于乙酰螺旋霉素的同步荧光法测定［J］．分析化学，1998，26 (12)：1471-1473.

[22] 杨运发，王斌．药物分子在玻碳电极上的电分析化学研究 Ⅳ乙酰螺旋霉素的伏安测定［J］．分析化学研究简报，1995，23(5)：547-550.

[23] Liu YM, Shi YM, Liu ZL, Tian W. A sensitive method for simultaneous determination of four macrolides by CE with electrochemiluminescence detection and its applications in human urine and tablets [J]. Electrophoresis, 2010, 31 (2): 364-70.

[24] 周国华，罗国安，古卓良．乙酰螺旋霉素活性成分的分析［J］．分析化学研究简报，1998，26(2)：137-140.

[25] 裘晓华，张玫．不同检定菌对乙酰螺旋霉素量-效关系的影响［J］．现代应用药学，1994，11(4)：40-42.

[26] 唐素芳．难溶性药物口服固体制剂的溶出度测定法和体内外相关性的研究进展［J］．天津药学，2007，10(5)：58-61.

[27] 周福生．抑制乙酰螺旋霉素胶囊产生交联反应的工艺探讨周［J］．海峡药学，2008，20(11)：19-20.

[28] 黄雪珍，杨玉富．对乙酰螺旋霉素胶囊溶出度检测方法的探讨［J］．中国药品标准，2004，5(6)：51-52.

撰写　刘　英　河南省食品药品检验所

复核　闻京伟　河南省食品药品检验所

二甲硅油

Dimethicone

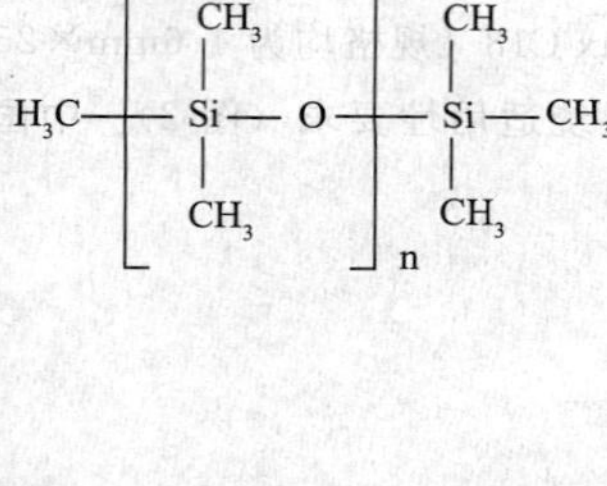

化学名：二甲基硅氧烷聚合物

α-(trimethylsilyl)-ω-methylpoly〔oxy(dimethylsilylene)〕

英文名：Dimethicone(INN);Dimethicones

CAS 号：［9006-65-9］

本品为消泡剂。其表面张力小，口服后能消除肠道中的泡沫，排除被泡沫贮留的气体，缓解胀气效果明显，服药后1小时见效。可用于各种原因引起的胃肠道胀气。但对非气体性胃肠膨胀感(如消化不良)无效。可消除急性肺水肿导致的深呼吸道及肺泡内的泡沫，改善患者因泡沫形成而出现的缺氧状态，故可用于各种原因引起的急性肺水肿的抢救[1]。

表1　标示黏度和黏度、比重、折光率、干燥失重对应关系表(USP33)

标示黏度	黏度		比重		折光率		干燥失重
	Min.	Max.	Min.	Max.	Min.	Max.	Max.
20	18	22	0.946	0.954	1.3980	1.4020	20.0
50	47.5	52.5	0.955	0.965	1.4005	1.4045	2.0
100	95	105	0.962	0.970	1.4005	1.4045	0.3
200	190	220	0.964	0.972	1.4013	1.4053	0.3
350	332.5	367.5	0.965	0.973	1.4013	1.4053	0.3
500	475	525	0.967	0.975	1.4013	1.4053	0.3
1000	950	1050	0.967	0.975	1.4013	1.4053	0.3
12500	11875	13125	—	—	1.4015	1.4055	2.0
30000	27000	33000	0.969	0.977	1.4010	1.4100	2.0

本品还用于胃镜或X射线胃肠气钡双重对比造影检查时消除泡沫，帮助显示胃肠道黏膜表面结构。除中国药典(2015)外，USP(36)、Ph. Eur. (7.0)、BP(2013)等均有收载。USP(36)在NF中列出了标示黏度和黏度、比重、折光率、干燥失重之间相对应的关系(表1)。注明分子式中的聚合度 n 是根据样品相对应的标示黏度(20～30000mm²/s)折算出的一个平均值，而作为API，则以亚甲硅油（simethicone)出现。BP(2013)注明聚合度 n=20～400相对应的标示黏度为20～1300mm²/s。用于口服消泡剂时，选用二甲硅油1000，加入4.5%～8.0%的 SO_2。

【制法概要】[2]

1. 中间体的制备

$$2CH_3Cl + Si \xrightarrow[275\sim295℃]{Cu\text{-}Zn} (CH_3)_2SiCl_2$$

单体水解：

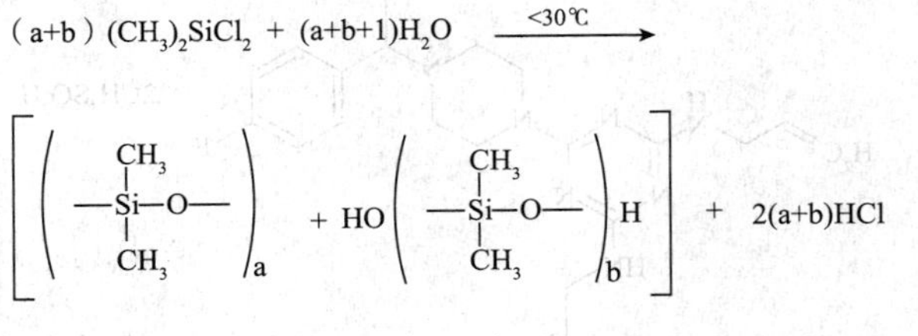

裂解：

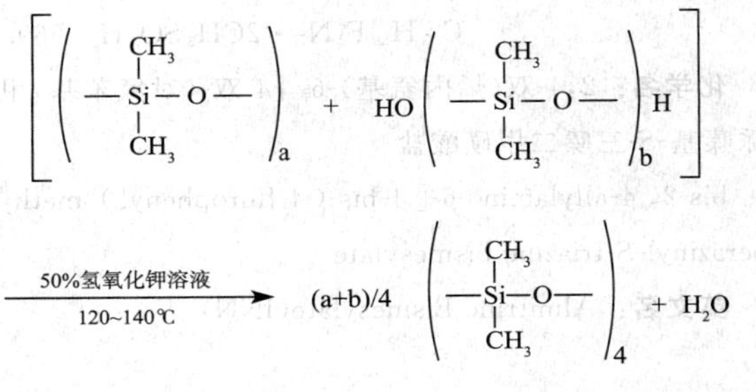

六甲基二硅醚制备：

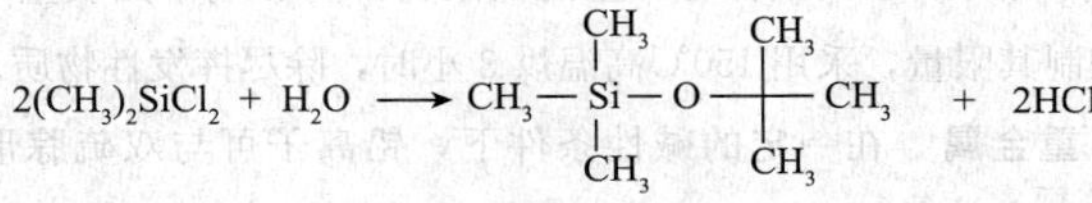

2. 成品的制备

(1)低黏度硅油制备

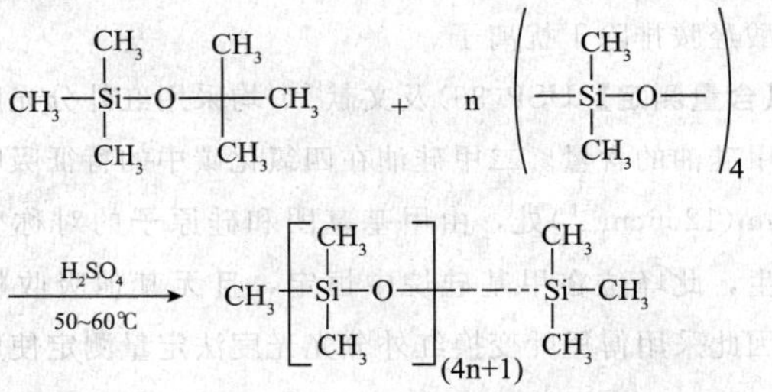

(2)高黏度硅油制备

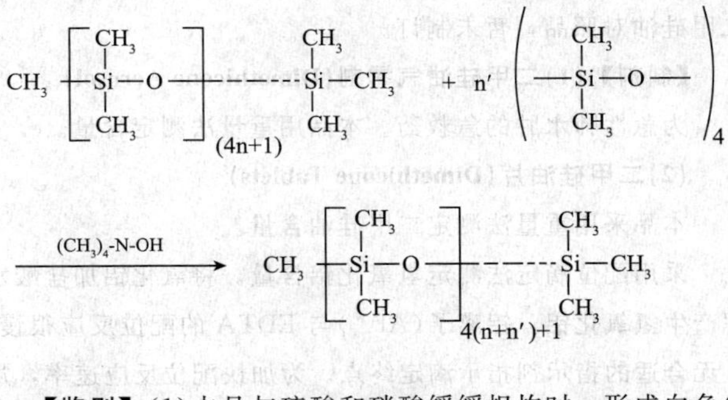

【鉴别】(1)本品与硫酸和硝酸缓缓炽灼时，形成白色纤维状物，最后遗留白色硅氧化合物。

(2)本品的红外光吸收图谱显示的主要特征吸收如下。

特征谱带（cm^{-1}）	归属	
2975，2906	甲基	ν_{C-H}
1266	硅甲基	δ_{CH_3}
1100，1040	硅醚	$\nu_{Si-O-Si}$
800	硅三甲基	$\delta_{Si(CH_3)_3}$

【检查】酸碱度　检查制备中间体二羟基硅烷的副产物盐酸及处理盐酸时引入的碱。在乙醇与三氯甲烷混合液中，加入酚酞指示液，加氢氧化钠滴定液，中和其酸性至微显粉红色；加硫酸滴定液，中和其碱性至粉红色消失。

苯化物　本品现为国内独家品种，参照 Ph. Eur.（7.0）检查方法对本品的苯化物进行测定，在 250～270nm 范围内都有吸收值，且有少数批次超过了 Ph. Eur. 限度要求，为了从严要求，将此项加入标准，进一步考察工作仍在继续。

矿物油　BP(2013)采用 0.1ppm 的硫酸奎宁硫酸溶液作为对照溶液，试验中发现供试液和对照液荧光色系不一致，无法准确比较。由于原料来源不同，无法沿用 BP 的方法进行检查，此次暂不列入标准。

干燥失重　本品制备过程中产生的挥发性物质如：三甲胺、甲醇等，以及聚合时产生的低聚物都将影响本品质量，必须控制其限量，采用 150℃高温烘 3 小时，除尽挥发性物质。

重金属　在一定的碱性条件下，铅离子可与双硫腙形成红色络合物双硫腙铅，溶于三氯甲烷，根据三氯甲烷呈现的颜色与标准比色进行检查。由于双硫腙可与许多金属元素反应，通过加入氨水调节 pH 值到适宜的碱度，并且加入掩蔽剂盐酸羟胺排除干扰离子。

【含量测定】 USP(36)及文献[3,4]均采用红外分光度法测定二甲硅油的含量。二甲硅油在四氯化碳中的特征吸收峰在 7.9 μm($1266cm^{-1}$)处，由甲基基团和硅原子的对称变形振动产生，此峰位在甲基硅烷中恒定，且无其他吸收峰的干扰。因此采用傅里叶变换红外分光光度法定量测定使用此波数[5]，该方法专属性强，为二甲硅油及其制剂的含量测定方法的制订及优化提供了有价值的参考。由于无法获得定量用二甲硅油对照品，暂未制订。

【制剂】(1)二甲硅油气雾剂(Dimethicone Aerosol)

为急性肺水肿的急救药。本品用重量法测定含量。

(2)二甲硅油片(Dimethicone Tablets)

本品采用重量法测定二甲硅油含量。

采用配位滴定法测定氢氧化铝含量。将氧化铝加盐酸水解产生氢氧化铝。铝离子(Al^{3+})与 EDTA 的配位反应很慢，且无合适的指示剂指示滴定终点。为加快配位反应速率，加入过量的 EDTA 二钠液（0.05mol/L），并加热煮沸3～5 分钟，待铝离子（Al^{3+}）与 EDTA 反应完全后，再用锌液（0.05mol/L)回滴剩余的 EDTA，以二甲酚橙为指示剂。

铝离子(Al^{3+})与 EDTA 的配位常数为 $\lg K_{AlY^-}=16.1$，在 pH>4.2 的溶液中滴定才能配位化合完全，故选用 pH 6.0 醋酸-醋酸铵缓冲液。锌(Zn^{2+})与 EDTA 的配位常数为 $\lg K_{ZnY^{2-}}=16.5$，略大于 $\lg K_{AlY^-}$，锌与 EDTA 配位化合迅速，不会置换出已配位化合的铝。

本法的相对误差与铝离子(Al^{3+})的起始浓度、EDTA 的过量程度及指示剂的变色点有关，一般约为－0.03%。

参考文献

[1] 国家药典委员会．中华人民共和国药典临床用药须知·化学药和生物制品卷［M］．2005 年版．北京：人民卫生出版社．2005：319.

[2] 中华人民共和国卫生部药典委员会．中华人民共和国药典 1990 年版二部药典注释［M］．北京：化学工业出版社，1993：15-17.

[3] 徐新元，陈祝康，刘倩，等．傅里叶红外测定西甲硅油滴剂中二甲硅油的含量［J］．药物分析杂志，1999，19(2)：126-127.

[4] 唐素芳，袁雯玮．红外光谱法测定复方硫酸咀嚼片中二甲硅油的含量［J］．天津药学，2000，12(3)：60.

[5] G Torrado，A Garcı'a-Arieta，F de los Rı'os，et al. Quantitative determination of dimethicone in commercial tablets and capsules by Fourier transform infrared spectroscopy and antifoaming activity test［J］. Journal of Pharmaceutical and Biomedical Analysis，1999 (19)：285-292.

撰写　江　燕　刘晓晴　四川省食品药品检验检测院
复核　袁　军　　　　　四川省食品药品检验检测院

二甲磺酸阿米三嗪

Almitrine Mesylate

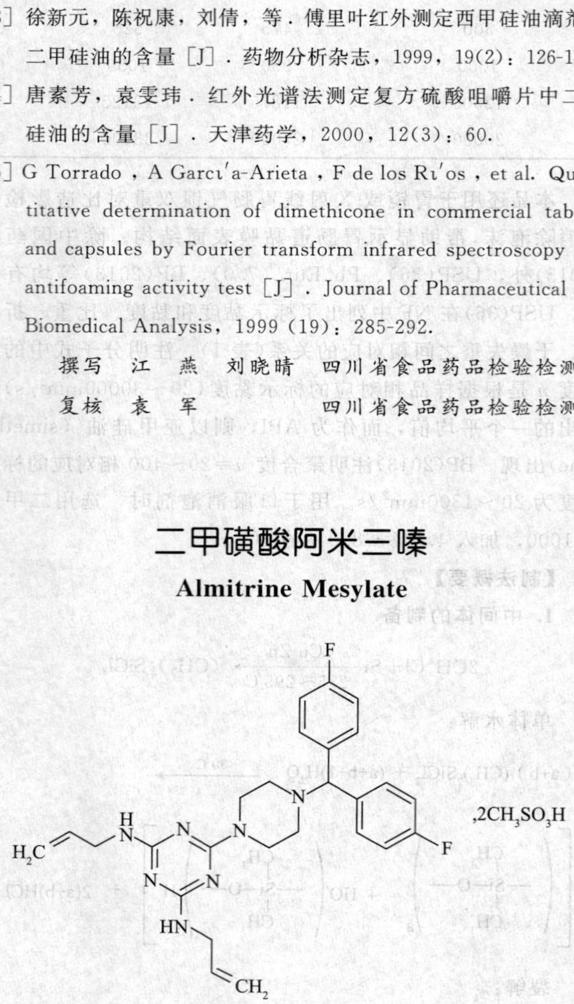

$C_{26}H_{29}F_2N_7 \cdot 2CH_3SO_3H$　669.77

化学名：2,4-双(烯丙氨基)-6-［4-双-(对氟苯基)甲基］-1-哌嗪基-*S*-三嗪二甲磺酸盐

bis-2,4-allylamino-6-［4-bis-(4-flurophenyl) methyl］-l-piperazinyl-*S*-triazine bismesylate

英文名：Almitrine Bismesylate(INN)

异名：二甲基磺酸阿咪三嗪；烯丙哌三嗪二甲磺酸盐；阿米三嗪二甲烷磺酸盐

CAS 号：［29608-49-9］

本品为中枢兴奋药，临床上主要以与萝巴新组成的复方制剂使用，治疗老年人认知和慢性感觉神经损害的有关症状。

本品口服 3 小时后血药浓度达峰值，蛋白结合率很高。本品口服后在胃部不吸收和代谢，37%通过十二指肠吸收[1]；本品主要通过肝脏代谢，代谢产物四羟基阿米三嗪经胆汁排泄：原型药物和代谢物主要通过粪便消除，少量通过尿液以灭活代谢产物的形式消除。本品单次剂量给药后消除半衰期的范围为 40～80 小时，重复剂量给药后半衰期为 30 天。本品 LD_{50} 为 210mg/kg(小鼠，i. v.)，390mg/kg（小鼠，i. p.），＞2g/kg(小鼠，口服)。本品五个代谢产物的结构见下图。

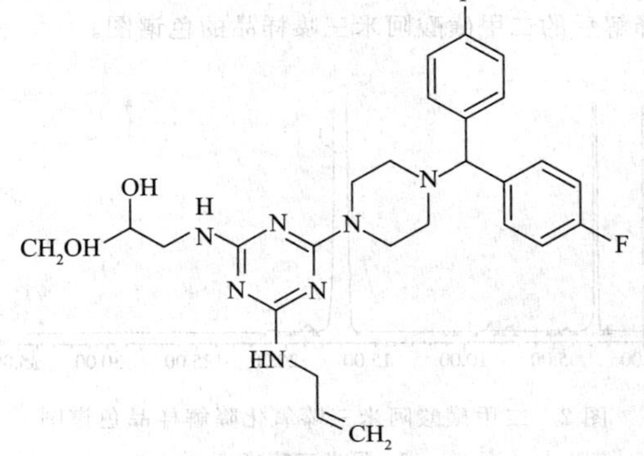

M-1　Dihydroxy almitrine

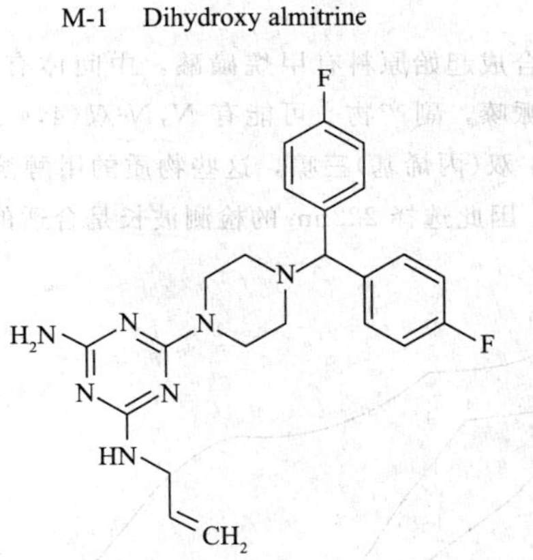

M-2　Monodeallyl almitrine

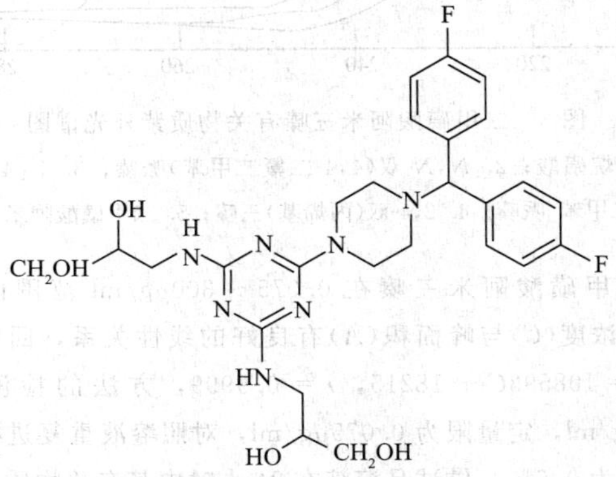

M-3　Tetrahydroxy almitrine

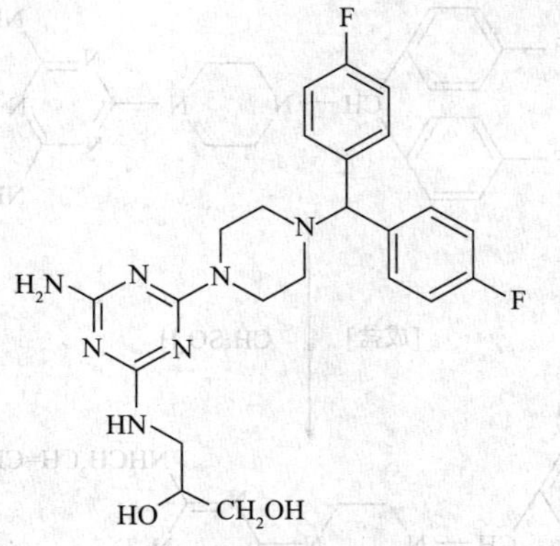

M-4　Monodeallyl dihydroxy almitrine

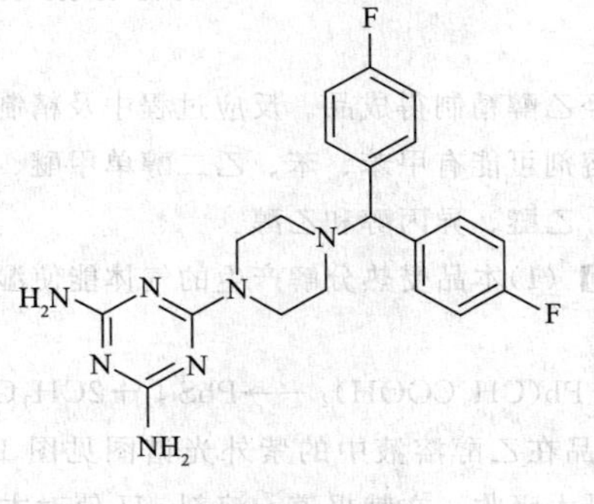

M-5　Bisdeallyl almitrine

本品于 1970 年由 G. Regnier 和 R. Canevari 合成。目前只有中国药典(2015)收载，国外药典均未收载。

【制法概要】本品国内主要合成路线如下：

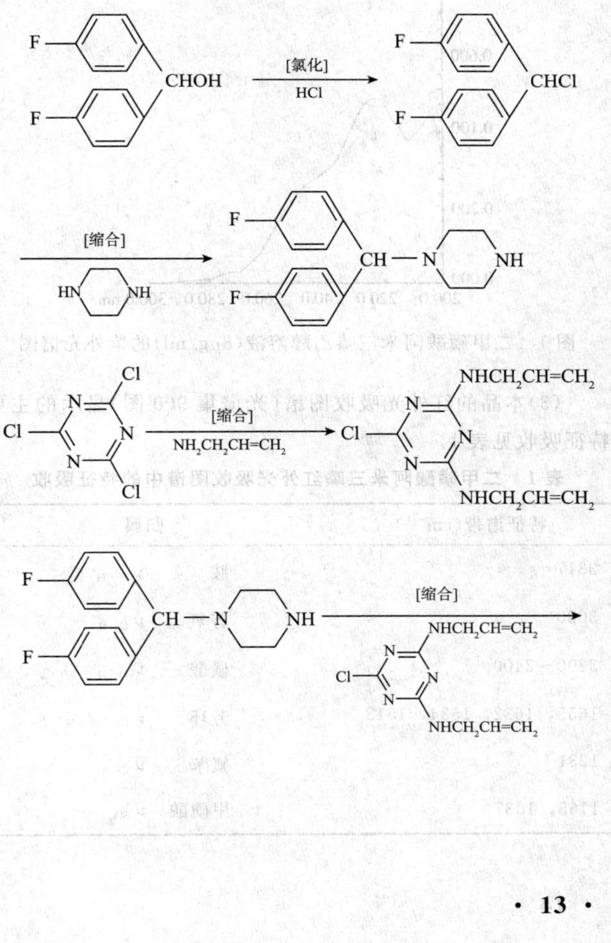

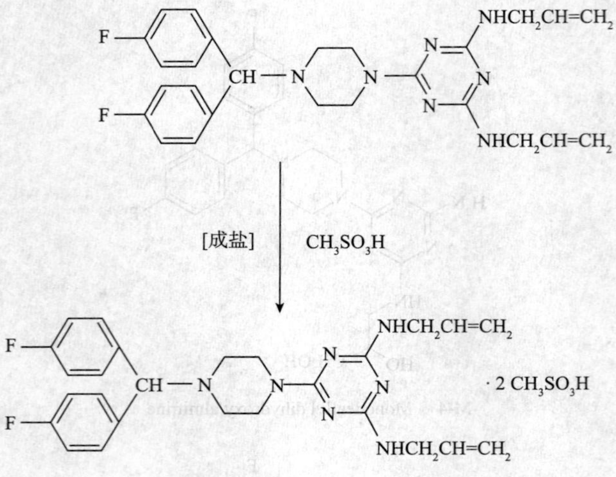

粗品经乙醇精制得成品。反应过程中及精制过程中使用过的有机溶剂可能有甲苯、苯、乙二醇单甲醚、*N*，*N*-二甲基甲酰胺、乙醚、异丙醇和乙醇。

【鉴别】(1)本品受热分解产生的气体能使湿润的醋酸铅试纸变黑。

$$H_2S + Pb(CH_3COOH)_2 \longrightarrow PbS\downarrow + 2CH_3COOH$$

(2)本品在乙醇溶液中的紫外光谱图见图1，在223nm波长处有最大吸收。文献报道[2]溶剂pH值对本品紫外吸收光谱有影响。

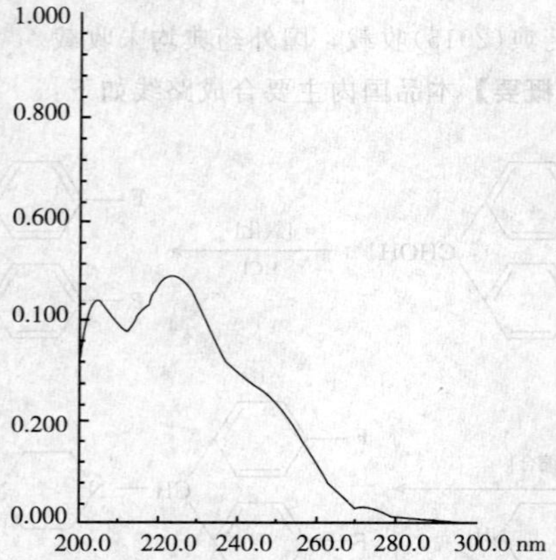

图1　二甲磺酸阿米三嗪乙醇溶液(8μg/ml)的紫外光谱图

(3)本品的红外光吸收图谱(光谱集900图)显示的主要特征吸收见表1。

表1　二甲磺酸阿米三嗪红外光吸收图谱中的特征吸收

特征谱带(cm^{-1})	归属	
3317	胺	ν_{N-H}
3080	芳氢	ν_{C-H}
3200～2400	磺酸	ν_{O-H}
1655，1632，1534，1513	芳环	$\nu_{C=C,C=N}$
1231	氟苯	ν_{C-F}
1165，1037	甲磺酸	ν_{SO_2}

【检查】酸度　检查合成过程中过量的或残留的甲磺酸。本品在水中不溶，因此取本品0.50g，加水50ml，振摇10分钟，滤过，取续滤液依法测定。

含氟量　本品理论含氟量为5.67%，中国药典(2015)规定含氟量应为5.1%～6.3%。

有关物质　中国药典(2015)采用HPLC法代替TLC法检查合成起始原料、中间体、副反应产物，以及在贮存期发生分解而产生的降解产物的含量，色谱条件同含量测定。

经方法学验证，用此色谱条件分析在各种强制降解条件(酸、碱、加热、氧化、光、高湿)下得到的二甲磺酸阿米三嗪样品，结果显示所得色谱图中阿米三嗪峰的峰纯度都很高，表明此色谱条件能将各杂质和降解产物与主峰很好分离，适用于有关物质的检测。实验结果显示二甲磺酸阿米三嗪对酸、碱、光、热、高湿等条件均较稳定，只有在强氧化剂存在情况下才有明显的降解产物出现。图2为用过氧化氢氧化降解后的二甲磺酸阿米三嗪样品的色谱图。

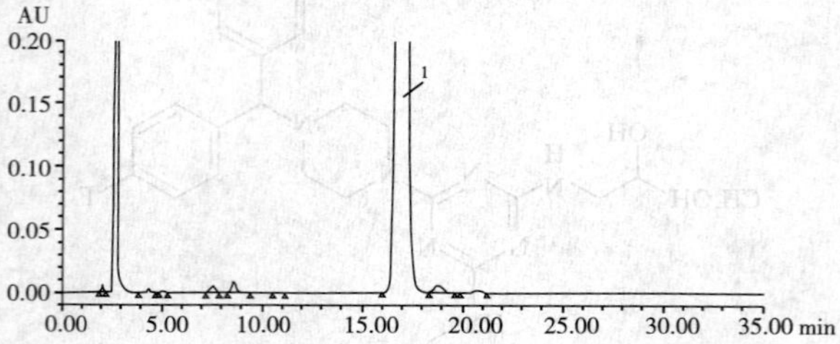

图2　二甲磺酸阿米三嗪氧化降解样品色谱图

1. 阿米三嗪峰

本品合成起始原料有甲烷磺酸，中间体有1-[4,4-二氟二甲苯]哌嗪，副产物[3]可能有*N*,*N*-双(4,4-二氟二甲苯)哌嗪、2,4-双(丙烯基)三嗪，这些物质的甲醇溶液紫外光谱图见图3。因此选择222nm的检测波长是合适的。

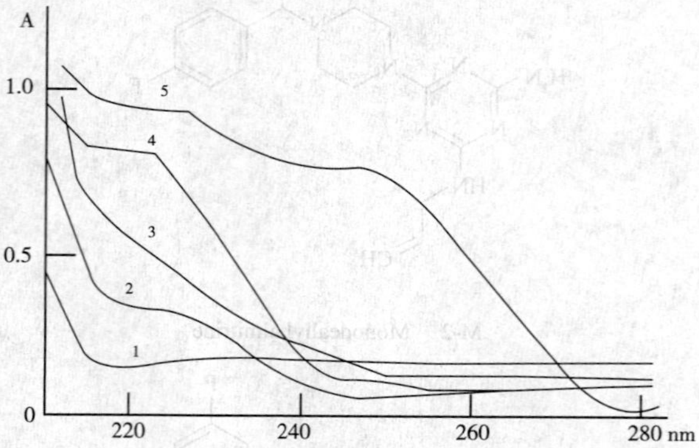

图3　二甲磺酸阿米三嗪有关物质紫外光谱图

1. 甲烷磺酸；2. *N*,*N*-双(4,4-二氟二甲苯)哌嗪；3. 1-[4,4-二氟二甲苯]哌嗪；4. 2,4-双(丙烯基)三嗪；5. 二甲磺酸阿米三嗪

二甲磺酸阿米三嗪在0.075～300μg/ml范围内进样20μl，浓度(*C*)与峰面积(*A*)有良好的线性关系，回归方程为$A = 108593C + 18215$，$r = 0.9999$，方法的检测限为0.03μg/ml，定量限为0.075μg/ml，对照溶液重复进样测定RSD%为0.6%。供试品溶液在24小时内其有关物质的测定

结果稳定，杂质个数未见增加，杂质总峰面积基本不变。

图 4 为二甲磺酸阿米三嗪样品的有关物质检查色谱图及每个色谱峰的光谱图。

两个不同实验室对本方法的耐用性进行了考察，阿米三嗪出峰时间和柱效、杂质检测结果见表 2，结果显示本方法具有较好的耐用性。

表 2　不同实验室方法耐用性考察表

实验地点	仪器	色谱柱	主峰出峰时间(min)	柱效	检测主要杂质数(≥0.05%)	分离度(主峰与主峰后相邻杂质)	检测限(μg/ml)
实验室 1	Waters 2695	菲罗门 luna C18 (4.6mm×250mm，5μm)	12.786	8865	4	2.0	0.03
实验室 2	Waters 2695	汉邦 Lichrospher C18 (4.6mm×150mm，5μm)	17.071	5594	4	3.0	0.01

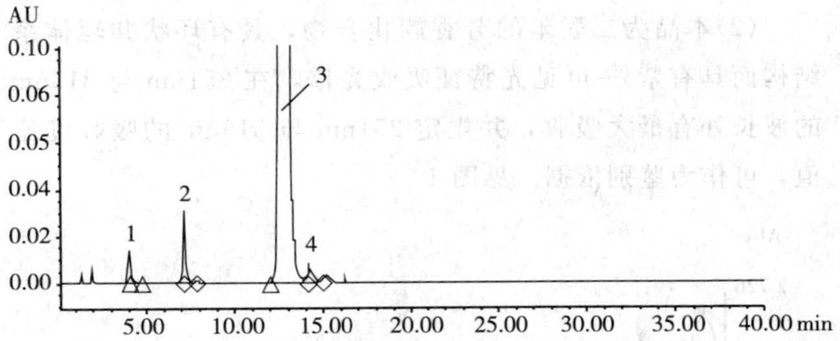

图 4　二甲磺酸阿米三嗪有关物质检查色谱图

1.2.4. 杂质峰；3. 阿米三嗪峰

参考文献

[1] N. Vidon, S. Chaussade, J. Ph. Jeanniot, et al. Almitrine bismesylate disposition in the human digestive tract [J]. Eur J Clin Pharmacol, 1998, 37 (5): 487-491.

[2] 李沽，闻京伟．溶剂 pH 值对二甲磺酸阿米三嗪紫外吸收光谱的影响 [J]．中国药事，2002，16 (1)：42-43.

[3] 刘红霞，张书胜，张广明．阿米三嗪二甲烷磺酸盐的高效液相色谱快速分析 [J]．分析化学，1996，24 (5)：576-578.

撰写　李忠红　江苏省食品药品监督检验研究院

复核　张　玫　江苏省食品药品监督检验研究院

二氟尼柳

Diflunisal

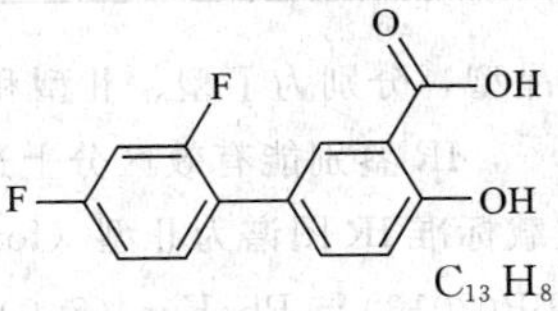

$C_{13}H_8F_2O_3$　250.20

化学名： 2′,4′-二氟-4-羟基-3-联苯羧酸

2′,4′-difluor-4-hydroxy-3-biphenylcarboxylic acid

英文名： Diflunisal (INN)

异名： 氟苯水杨酸

CAS 号： [22494-42-4]

本品为水杨酸衍生物，属非甾体抗炎药，具有镇痛、抗炎及解热作用，其机制是抑制前列腺素合成。本品用于类风湿关节炎、骨性关节炎以及各种轻、中度疼痛。本品口服吸收良好，服药后 2～3 小时可达到血浆峰浓度。本品的血浆蛋白结合率为 99%，表观分布容积为 7.5 L，肾功能中度或严重损害时，其分布容积增加。本品血浆半衰期为 8～12 小时，口服剂量的 90%以两种可溶性葡萄糖苷-酚和酰结合物的形式自尿排出，总清除率为 7.9ml/min[1]。其主要不良反应有恶心、呕吐、腹痛、头昏及皮疹等。

二氟尼柳是美国 Merck Sharp & Dohme 公司以氟尼柳 (flunisal)为先导化合物，从 500 多个水杨酸衍生物中筛选出来的，于 1975 年首次在美国以片剂上市。

除中国药典(2015)收载外，BP(2013)、Ph. Eur. (7.0)、USP(36)等均有收载。

【制法概要】 二氟尼柳的合成工艺较多，生产中常见工艺如下。

(1) 路线 1[2]

该方法为 Merck 方法，即以 2,4-二氟苯胺为原料，经重氮化、偶联反应生成 2,4-二氟联苯，醋酐酰化生成 4′-乙酰基-2,4-二氟联苯，进行 Baeyor-Villiger 重排生成 4′-乙酰氧基-2,4-二氟联苯，碱性水解后，在高压釜中 Kolb 羧基化反应制得二氟尼柳。

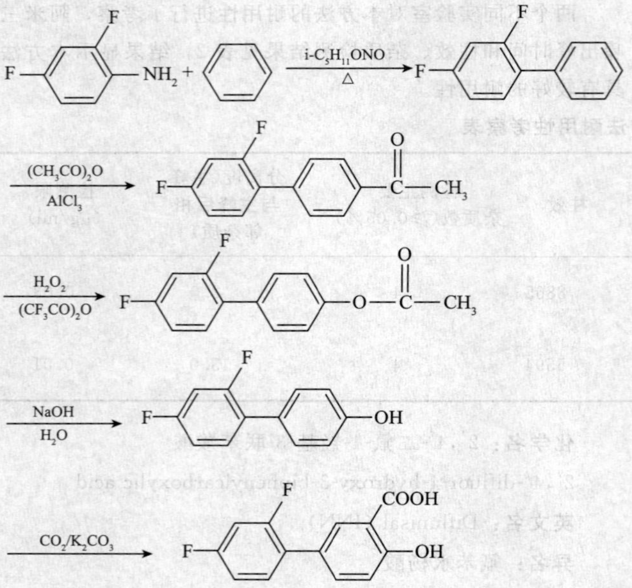

本合成方法为经典方法，但最后一步需 250℃条件下高压反应。

（2）路线 2[3]

该合成路线为郑州大学的专利方法，即以 2,4-二硝基氯苯为起始原料，经氨化，重氮化，缩合，还原，重氮化，加热分解等反应步骤制造得到 2,4-二氟联苯，然后与 Merck 法最后几步相同。

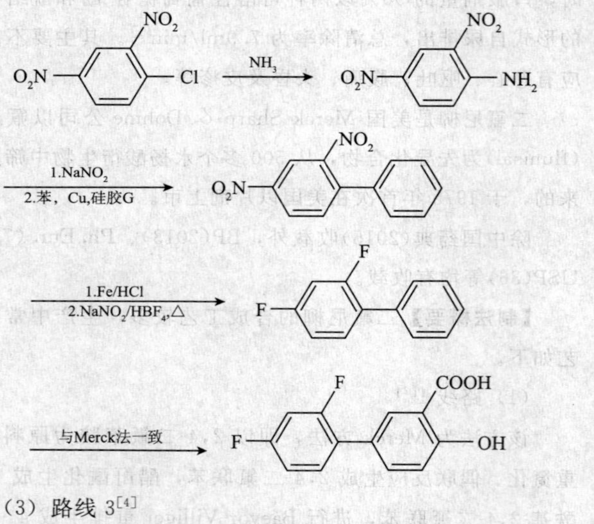

（3）路线 3[4]

以间二氟苯为原料，与水杨酸甲酯偶联，制得氟苯水杨酸甲酯，水解得到二氟尼柳。

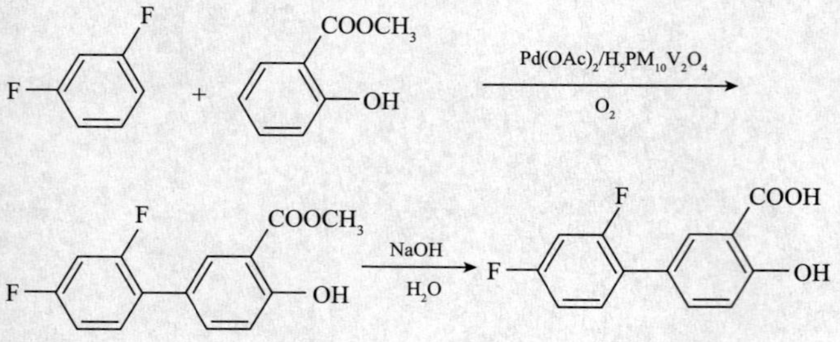

此法反应步骤短，反应选择性好，但偶联反应收率较低。

【性状】本品为白色或类白色的结晶或结晶性粉末。

本品熔点较高，约为 210℃，传温液硅油在此温度下接近沸点，产生烟雾，不利于熔点观察，且有害实验者健康。因此，中国药典(2015)不收载熔点检查。

【鉴别】(1)二氟尼柳是在水杨酸羟基对位导入氟苯基而成，故具有水杨酸盐的特征显示反应，即与三氯化铁试液显深紫色。反应原理如下。

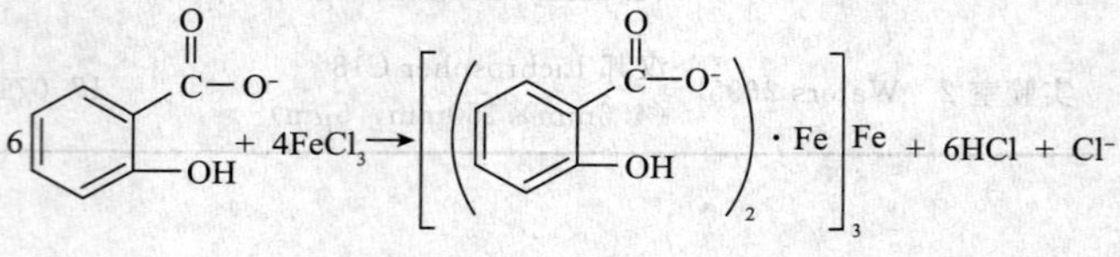

(2)本品为二联苯的芳香族化合物，具有环状共轭体系结构而具有紫外-可见光特征吸收光谱，在 251nm 与 315nm 的波长处有最大吸收，并规定 251nm 与 315nm 的吸收度比值，可作为鉴别依据。见图 1。

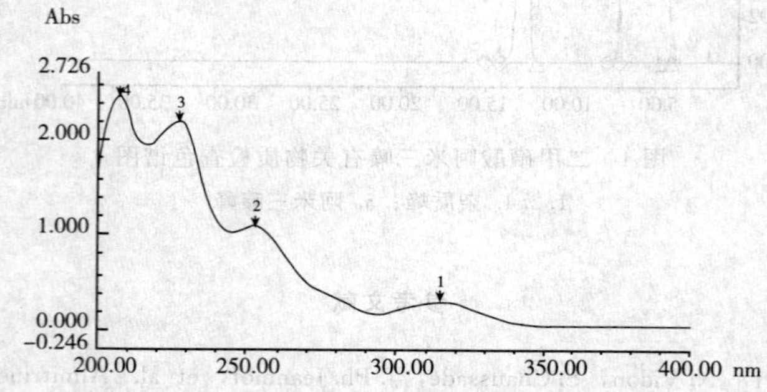

图 1　二氟尼柳紫外吸收特征图谱

峰/谷	波长 (nm)
峰	207、227、251、315
谷	217、245、294

(3)本品的红外吸收光谱（光谱集 901）显示的主要特征吸收如下。

特征谱带 (cm^{-1})	归属	
3300～2500	羟基，羧基	ν_{O-H}
1680	羧基	$\nu_{C=O}$
1620，1592，1520，1490，1455	苯环	$\nu_{C=C}$
1240	氟苯	ν_{C-F}
1213	酚羟基	ν_{C-O}

本品存在多晶型，分别为Ⅰ型、Ⅱ型和Ⅲ型，一般认为Ⅱ型为较好晶型[5]，IR 鉴别能有效区分上述不同晶型[6]。

BP(2013)收载标准 IR 图谱为Ⅱ型（form B），与光谱集 901 图相同。但 BP(2013)与 Ph. Eur. (7.0)均规定"如与对照品图谱不一致，将供试品和对照品均采用 96%乙醇重结晶后测定"。USP(36)规定与对照品一致，未规定重结晶要求。

药品红外光谱集(第三卷)规定可采用无水乙醇重结晶。所附图谱与 BP(2013)一致，认为也是晶型Ⅱ红外光谱图。

【检查】有关物质 USP(36)及 BP(2013)采用不同的方法来控制有关物质。USP(36)采用薄层色谱自身对照法来检查有关物质，并相应用 HPLC 法测定含量；BP(2013)采用薄层色谱自身对照法和液相色谱法配合来测定有关物质，相应用容量分析法测定含量。中国药典(2015)也采用 TLC 法和 HPLC 法相结合的方法控制有关物质。

BP(2013)及 Ph. Eur. (7.0)所附的已知杂质为：

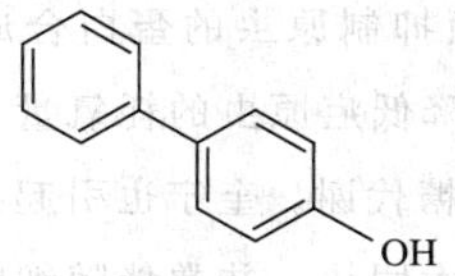

杂质 A：4′-羟基-2,4-联苯(biphenyl-4-ol)

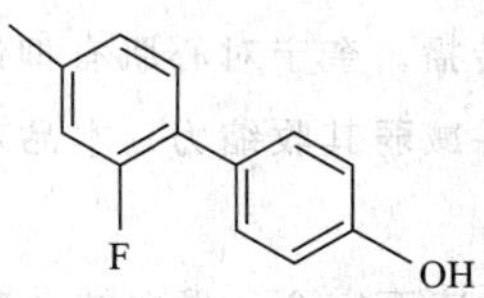

杂质 B：4′-羟基-2,4-二氟联苯

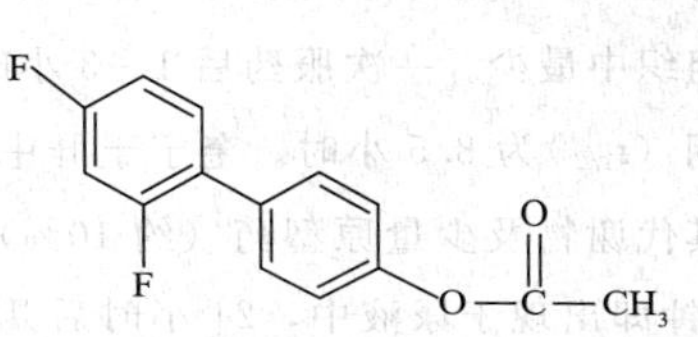

杂质 C：4′-乙酰氧基-2,4-二氟联苯

根据合成工艺，存在的杂质可能还有：

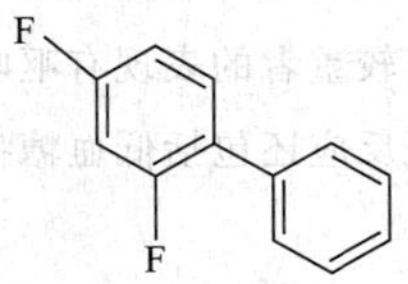

2,4-二氟联苯

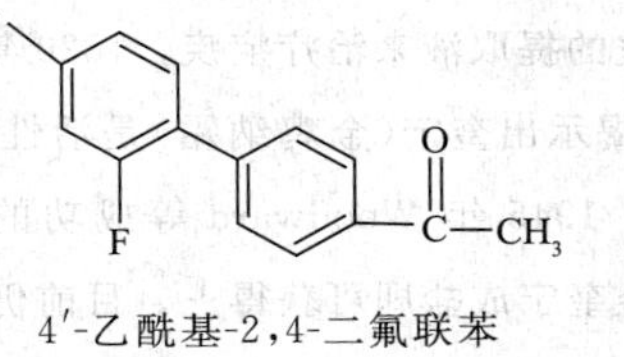

4′-乙酰基-2,4-二氟联苯

有关物质Ⅰ TLC 法，以硅胶 GF_{254} 薄层板，正己烷-二氧六环-冰醋酸（85∶10∶5）为展开剂测定，限度规定为不得过 0.5%。

中国药典(2015) TLC 法色谱条件同 USP(36)，但 USP(36)增加单个杂质限度不得过 0.2%。BP (2013)以二氯甲烷-丙酮-冰醋酸（70∶20∶10）为展开剂，限度规定不得过 0.15%。

经对 USP (36)和 BP (2013)两个展开系统比较，结果 BP (2013)展开系统中二氟尼柳 R_f 约为 0.9，而 USP (36)展开系统中二氟尼柳 R_f 约为 0.5，后者展开系统更有利于杂质分离，故中国药典(2015)选用 USP (36)展开系统。如能获得 4′-羟基-2,4-联苯（biphenyl-4-ol，impurity A），采用已知杂质对照进行控制，结果会更好。

经对中国药典(2015) TLC 法灵敏度考察，最低检出限为 0.075μg(即相当于 0.15%限度浓度)。

有关物质Ⅱ HPLC 法，限度为总杂质不得过 0.5%。

各国药典流动相组成均为水、甲醇、乙腈和冰醋酸，组成比例上略有差异。

(a)专属性考察 本品在酸、碱、热、光照和氧化强制破坏试验条件下，比较稳定，均显现少量降解，降解后的杂质能和主峰进行有效的分离。典型图谱见图 2。

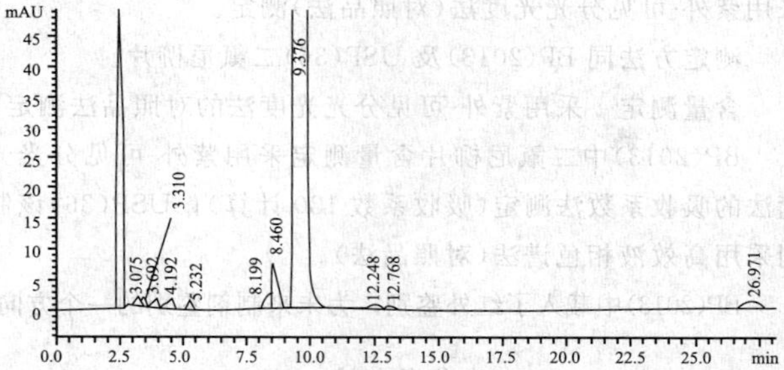

图 2 二氟尼柳有关物质典型色谱图

30%过氧化氢溶液 5ml，60℃水浴 2h 氧化破坏

t_R9.38min 二氟尼柳

色谱柱：Kromasil C18（250mm×4.6mm，5μm）

(b)耐用性考察 Agilent Zorbax C18（250mm × 4.6mm，5μm）、岛津 VP-ODS C18（250mm × 4.6mm，5μm）、Dimonsil C18（250mm × 4.6mm，5μm），Kromasil C18（250mm×4.6mm，5μm)四个不同品牌色谱柱考察，结果二氟尼柳与相邻杂质峰分离度均符合规定。

(c)测定溶液的稳定性 以甲醇为溶剂溶解后，进行溶液稳定性考察，有关物质测定溶液在 12 小时基本稳定，故认为溶液的稳定性能满足测定需要。

USP (36)和 BP (2013)均采用乙腈-水（4∶1)为溶解样品溶剂。

(d)检测限和定量限 本品检测限为 0.30ng (S/N=5.3)，定量限为 0.76ng (S/N=12.0)。

残留溶剂 根据本品制法概要，合成工艺较多，考虑不同生产企业的工艺中采用的有机溶剂不一致，故残留溶剂暂不列入中国药典(2015)中，由生产企业根据自身工艺控制，残留溶剂今后可作为专项课题研究后增加。

干燥失重 以五氧化二磷为干燥剂，在 60℃减压干燥至恒重，减失重量不得过 0.3%。USP(36)、BP(2013)和 EP(7.0)均采用 60℃减压干燥测定。

【含量测定】测定方法同 BP(2013)和 Ph. Eur. (7.0)，采用酸碱滴定法测定。USP(36)采用液相色谱对照品法测定。

【贮藏】中国药典(2015)贮藏条件为“遮光，密封保存”，BP(2013)、Ph. Eur. (7.0)规定本品贮藏条件为“避光保存（Protected form light）”，USP(36)规定本品贮藏条件为“密闭贮藏（preserve in well-closed containers）”。

【制剂】二氟尼柳胶囊（Diflunisal Capsules）

除中国药典(2015)收载外，USP(36)、BP(2013)和JP(16)均未收载。USP(36)和BP(2013)均收载有二氟尼柳片(Diflunisal Tablets)。

本品的内容物为白色或类白色细小颗粒，规格为0.25g。处方中主要辅料有羧甲基淀粉钠、羧甲基纤维素钠、淀粉等。

溶出度　采用溶出度测定法第二法，以0.1mol/L三羟甲基氨基甲烷缓冲液(称取三羟甲基氨基甲烷121g，加水溶解并稀释至9000ml，用25%枸橼酸溶液调节pH值至7.2，并用水稀释至10000ml)900ml为溶剂，转速为每分钟50转，采用紫外-可见分光光度法(对照品法)测定。

测定方法同BP(2013)及USP(36)二氟尼柳片。

含量测定　采用紫外-可见分光光度法的对照品法测定。

BP(2013)中二氟尼柳片含量测定采用紫外-可见分光光度法的吸收系数法测定(吸收系数130计算)；USP(36)该制剂采用高效液相色谱法(对照品法)。

BP(2013)中载入了红外鉴别，为未来制剂鉴别的一个方向。

参考文献

[1] 国家药典委员会．中华人民共和国药典临床用药须知·化学药与生物制品卷［M］．2010年版．北京：中国医药科技出版社，2010.

[2] J Hannah，W V Ruyle，et al. Novel analgesic-antiinflammatory salicylates［J］．J Med Chem，1978，21（11）：1093.

[3] 嵇耀武，黄志新，等．2，4-二氟联苯合成新工艺：河南，CN86100379［P］．1987－07－29.

[4] Dolling，ULF H. Preparation of 5（halophenyl）salicylic acid compounds：US 4237315［P］．1980－12－2.

[5] Giordano，Claudio，et al. Process for the preparation of 5-(2′，4′ difluorophenyl)-salicylic acid in pure form II：US 5183935［P］．1993－2－2.

[6] Meredith L，Cotton，Robert A Hux. Diflunisal［J］．Analytical Profiles of Drug Substances，1985，14：491.

撰写　郑国钢　杨伟峰　殷国真　浙江省食品药品检验研究院
复核　洪利娅　浙江省食品药品检验研究院

二盐酸奎宁

Quinine Dihydrochloride

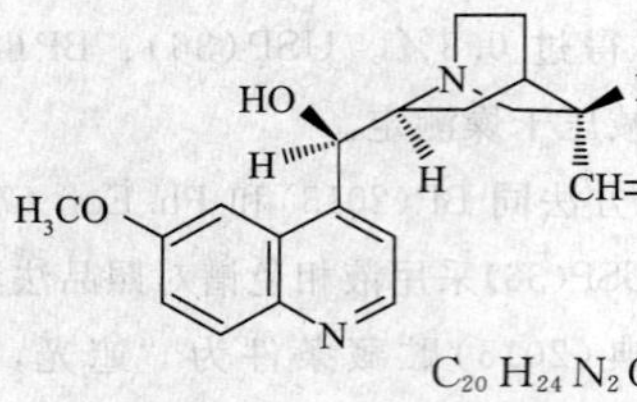

$C_{20}H_{24}N_2O_2 \cdot 2HCl$　397.34

化学名：6′-甲氧基-(8*α*,9*R*)-辛可宁-9-醇的二盐酸盐

6′-methoxy-(8*α*,9*R*)-chinchonan-9-ol dihydrochloride

英文名：Quinine(INN) Dihydrochloride

异名：二盐酸喹宁；奎宁；鸡纳碱；盐酸喹宁

CAS号：［60-93-5］

本品为抗寄生虫药，用于治疗恶性疟。也可用于治疗间日疟。本品为奎宁的盐酸盐，奎宁是喹啉类衍生物，能与疟原虫的DNA结合，形成复合物，抑制DNA的复制和RNA的转录，从而抑制原虫的蛋白合成，作用较氯喹为弱。另外，奎宁能降低疟原虫的耗氧量，抑制疟原虫内的磷酸化酶而干扰其糖代谢。奎宁也引起疟色素凝集，但作用缓慢，很少形成大团块，并常伴随细胞死亡。本品对红外期无效，不能根治疟疾，对恶性疟的配子体亦无直接作用，故不能中断传播。奎宁对心肌有抑制作用，延长不应期，减慢传导，并减弱其收缩力。本品对妊娠子宫有微弱的兴奋作用[1]。

口服后吸收迅速而完全。蛋白结合率约为70%。吸收后分布于全身组织，以肝脏浓度最高，肺、肾、脾次之，骨骼肌和神经组织中最少。一次服药后1～3小时血药浓度达峰值，半衰期（$t_{1/2}$）为8.5小时。奎宁于肝中被氧化分解，迅速失效，其代谢物及少量原型药（约10%）均经肾排出，服药后15分钟即出现于尿液中，24小时后几乎全部排出，故奎宁无蓄积性[1]。

奎宁或其盐类在通常治疗剂量时，可引起一系列症状称为金鸡纳反应，其轻型者有耳鸣、听力障碍、头痛、恶心及视力障碍等特征，其较重者的表现有呕吐、腹痛、腹泻及眩晕。奎宁的其他不良反应还包括低血糖症、低凝血酶原血症及肾功能衰竭[2]。

奎宁是一种生物碱，化学上也称之为金鸡纳碱，它存在于茜草科金鸡纳树皮中，自从17世纪开始印第安人就开始用金鸡纳树皮的提取液来治疗疟疾，1820年P. Jpelletirer和J. Bcaventou揭示出奎宁(金鸡纳霜)是活性成分并且首先提取得到纯品，1945年Woodward等成功的进行了全合成。二盐酸奎宁经奎宁成盐即可获得[1]。目前仍为从天然植物中提取。

除中国药典(2015)收载外，BP(2013)亦有收载。

【制法概要】[2]一法：由金鸡纳属树（chinchona succirubra)等的树皮提取所得奎宁经盐酸化而成。

二法：

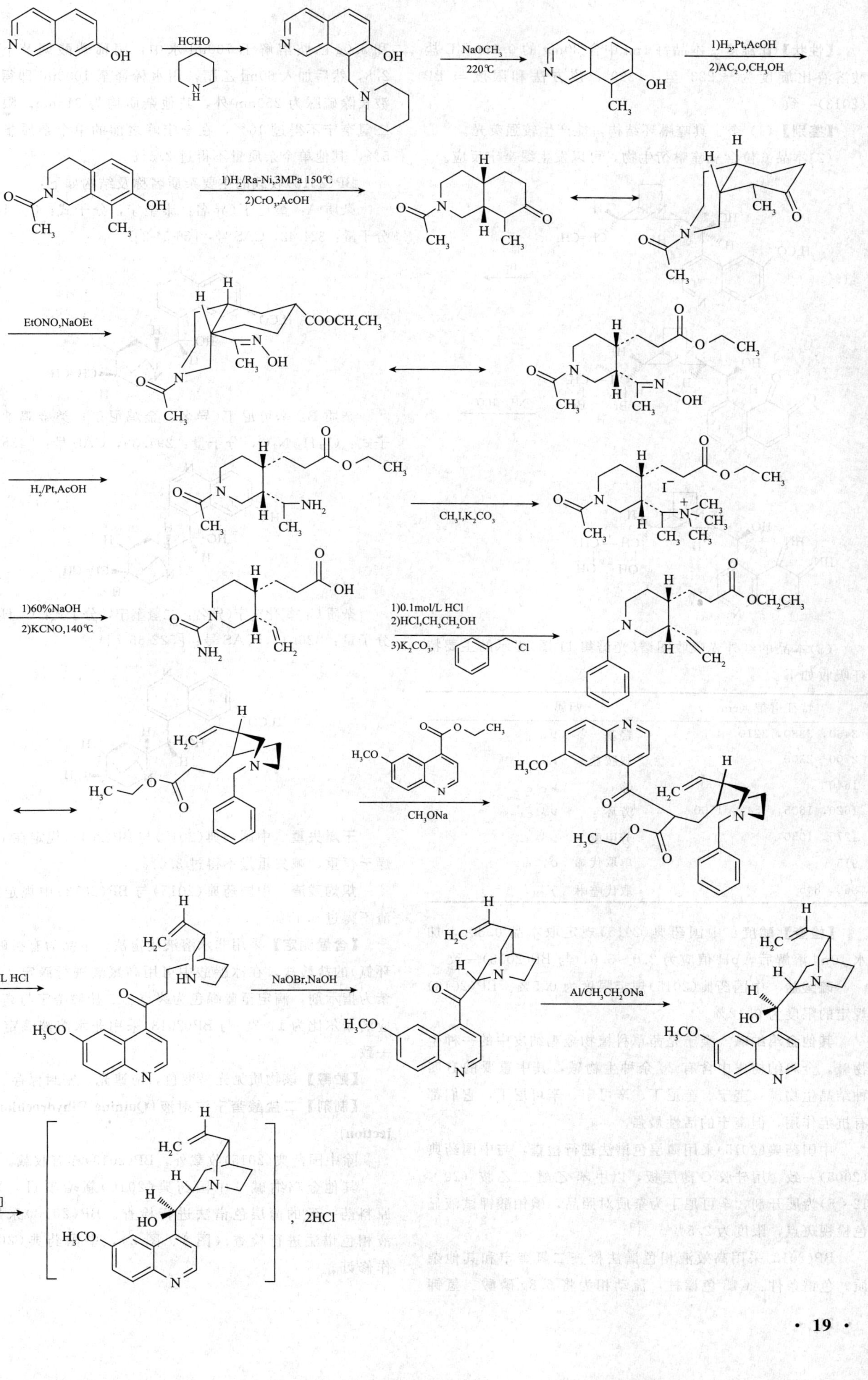
HCHO
NaOCH3
220℃
1)H2,Pt,AcOH
2)AC2O,CH3OH
1)H2/Ra-Ni,3MPa 150℃
2)CrO3,AcOH
EtONO,NaOEt
COOCH2CH3
H2/Pt,AcOH
CH3I,K2CO3
1)60%NaOH
2)KCNO,140℃
1)0.1mol/L HCl
2)HCl,CH3CH2OH
3)K2CO3,
OCH2CH3
CH3ONa
H3CO
6mol/L HCl
NaOBr,NaOH
Al/CH3CH2ONa
[成盐]
HCl
, 2HCl

【性状】比旋度 本品每1ml中含30mg的0.1mol/L盐酸溶液比旋度为－223°至－229°。该方法和限度与BP(2013)一致。

【鉴别】(1)奎宁具喹啉环结构，能产生较强荧光。

(2)本品6位含氧喹啉衍生物，可以发生绿奎宁反应。

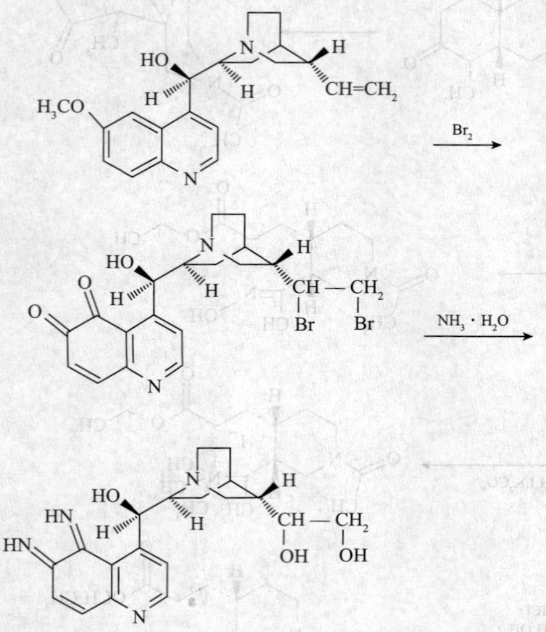

(3)本品的红外光吸收图谱(光谱集11图)显示的主要特征吸收如下。

特征谱带(cm^{-1})	归属	
3460，3380，3210	羟基	ν_{O-H}
2700～2300	叔胺盐	$\nu_{\overset{+}{NH}}$
1640	烯	$\nu_{C=C}$
1620，1605，1546，1500	芳环	$\nu_{C=C,C=N}$
1275，1030	芳甲醚	ν_{C-O-C}
915	单取代烯	$\delta_{C-H(=CH_2)}$
860，845	取代喹啉	γ_{2H}

【检查】酸度 中国药典(2015)规定取本品0.30g，加水10ml溶解后，pH值应为2.0～3.0，与BP(2013)一致。

硫酸盐 中国药典(2015)规定限度为0.5%。BP(2013)规定的限度为0.12%。

其他金鸡纳碱 奎宁是茜草科植物金鸡纳皮中的一种生物碱，金鸡纳树皮中含有20余种生物碱，其中重要的有四种结晶生物碱：奎宁、奎尼丁、辛可宁、辛可尼丁，它们都有抗疟作用，但奎宁的活性最强。

中国药典(2015)采用薄层色谱法进行检查，与中国药典(2005)一致。用硅胶G薄层板，以甲苯-乙醚-二乙胺(20∶12∶5)为展开剂，辛可尼丁为杂质对照品，碘铂酸钾试液显色检视斑点，限度为2.5%。

BP(2013)采用高效液相色谱法检查二氢奎宁和其他杂质。色谱条件：C18色谱柱，流动相为将6.8g磷酸二氢钾和3.0g己胺溶解于700ml水中，用稀磷酸调节pH值至2.8，然后加入60ml乙腈，用水稀释至1000ml即得，检测波长除硫脲为250nm外，其他杂质均为316nm。限度规定二氢奎宁不得过10%，在奎宁峰之前的单个杂质量不得过5%，其他单个杂质量不得过2.5%。

BP(2013)收载的主要杂质名称及结构如下：

杂质A：奎尼丁(异名：康奎宁，分子式：$C_{20}H_{24}N_2O_2$，分子量：324.42，CAS号：[56-54-2])

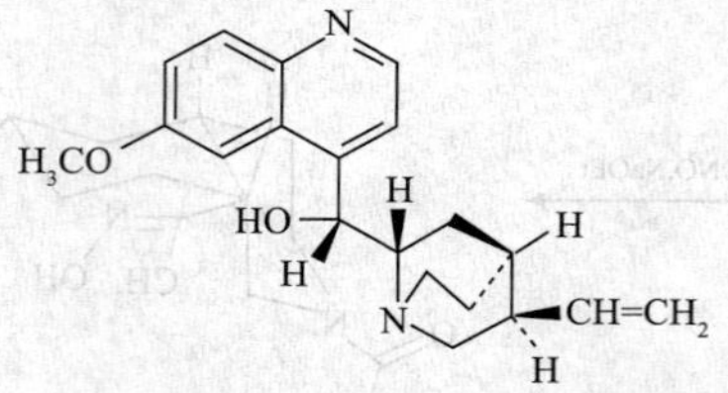

杂质B：辛可尼丁(异名：金鸡尼丁；类金鸡纳碱，分子式：$C_{19}H_{22}N_2O$，分子量：294.39，CAS号：[485-71-2])

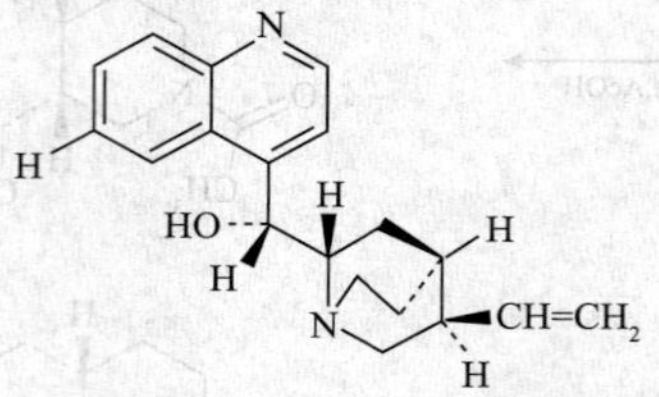

杂质C：氢化奎宁(异名：二氢奎宁，分子式：$C_{20}H_{26}N_2O_2$，分子量：326.44，CAS号：[522-66-7])

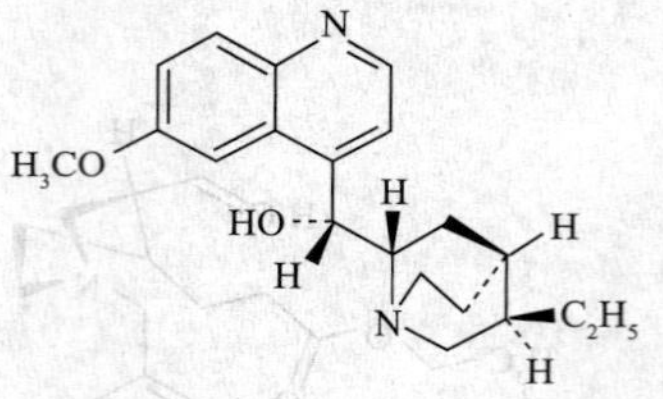

干燥失重 中国药典(2015)与BP(2013)规定在105℃干燥至恒重，减失重量不得过3.0%。

炽灼残渣 中国药典(2015)与BP(2013)中规定遗留残渣不得过0.1%。

【含量测定】采用非水溶液滴定法。本品为有机碱(含杂环氮)的盐酸盐，在冰醋酸中可用高氯酸进行滴定，以结晶紫为指示剂，滴定至蓝绿色为终点。二盐酸奎宁与高氯酸反应的摩尔比为1∶2。与BP(2013)采用非水溶液滴定法基本一致。

【贮藏】该物质见光易变色，应遮光、密封保存。

【制剂】二盐酸奎宁注射液(Quinine Dihydrochloride Injection)

除中国药典(2015)收载外，BP(2013)亦有收载。

其他金鸡纳碱 中国药典(2010)新增项目，采用与原料药一致的薄层色谱法进行检查。BP(2013)采用高效液相色谱法进行检查(图1、图2)，中国药典(2015)未作修订。

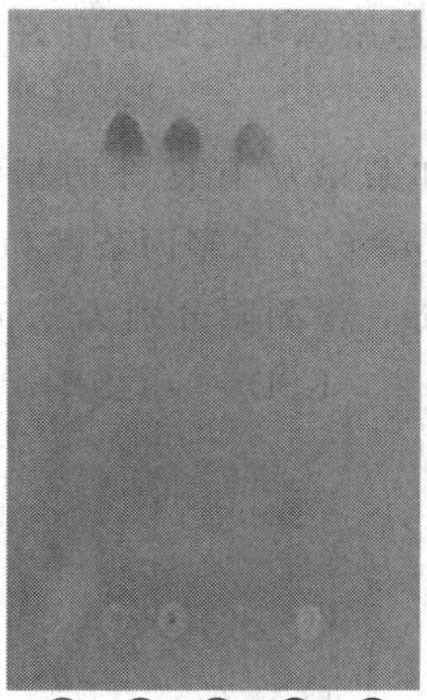
①　②　③　④　⑤

图 1　原料及样品薄层色谱图

①对照品；②样品；③④原料；⑤阴性对照

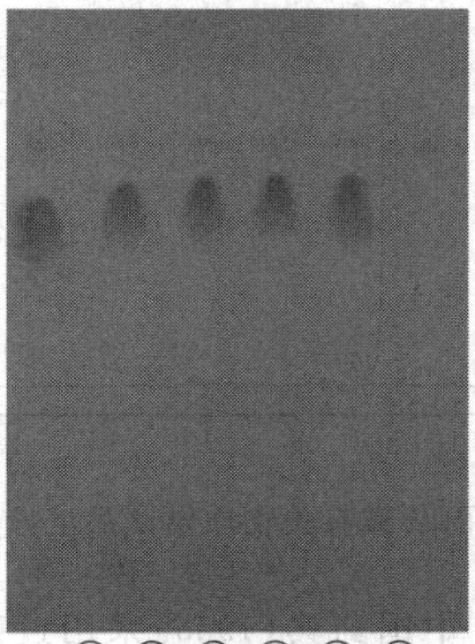
①　②　③　④　⑤　⑥

图 2　破坏性试验薄层色谱图

①酸破坏；②碱破坏；③氧化破坏；④光破坏；⑤热破坏；⑥对照品

细菌内毒素　本品临床每小时用药最大剂量是静脉注射每千克体重 2.5mg（中国药典临床用药须知、中国医师药师临床用药指南、中国国家处方集），内毒素计算限值约为 2.0EU/mg。中国药典(2015)规定本品细菌内毒素限值为 1.0EU/mg，与内毒素计算值比较，安全系数为 2。

含量测定　中国药典(2010)采用非水溶液滴定法，与中国药典(2005)一致。采用氨试液碱化后，经有机溶剂三氯甲烷反复提取完全，蒸去溶剂后，再按原料药方法进行。中国药典(2015)未作修订。有文献报道采用高效液相色谱法测定本品含量[3]。

参考文献

[1] 国家药典委员会．中华人民共和国临床用药须知・化学药与生物制品卷［M］．2005 年版．北京：人民卫生出版社，2005.

[2] 尤启冬．药物化学［M］．北京：化学工业出版社，2004.

[3] 姚枝玉，陈京海．高效液相色谱法测定二盐酸奎宁注射液的含量［J］．药学与临床研究，2007，15（5）：364-366.

撰写　范志佳　江　燕　湖北省药品监督检验研究院

复核　姜　红　湖北省药品监督检验研究院

二羟丙茶碱

Diprophylline

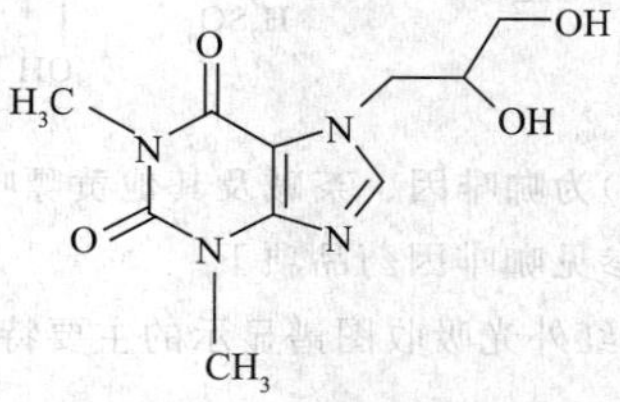

$C_{10}H_{14}N_4O_4$　254.25

化学名：1,3-二甲基-7-(2,3-二羟丙基)-3,7-二氢-1*H*-嘌呤-2,6-二酮

1*H*-puriue-2,6-dione,7-(2,3-dihydroxypropyl)-3,7-dihydro-1,3-dimethyl

英文名：Diprophylline(INN);7-(2,3-dihydroxypropyl)theophylline;dyphylline;glyphylline

CAS 号：［479-18-5］

本品为平滑肌松弛药，是茶碱在 N-7 位接二羟丙基的中性衍生物。药理作用与氨茶碱相似，对血管、支气管平滑肌均有舒张作用，能扩张冠状动脉和支气管，增加冠脉血流量，并兴奋心肌，增加心排血量，有较强的利尿作用。本品平喘作用比茶碱稍弱，心脏兴奋作用仅为氨茶碱的 1/20～1/10，对心脏和神经系统的影响较小。在胃酸中不会产生游离茶碱而引起恶心、呕吐等胃部刺激反应。

本品口服容易吸收，生物利用度为 72%，在体内代谢为茶碱的衍生物。82%～88%以原型随尿排出[1]。

二羟丙茶碱由 Marney 等于 1946 年首先合成。国内于 1966 年试制成功，1967 年正式投产。目前，除中国药典(2015)收载外，Ph. Eur.(7.0)、BP(2013)、USP(36)均有收载，JP(16)未见收载。

【制法概要】[2]本品的合成系由茶碱与氢氧化钠成盐制备茶碱钠，再与 3-氯丙二醇缩合即得。

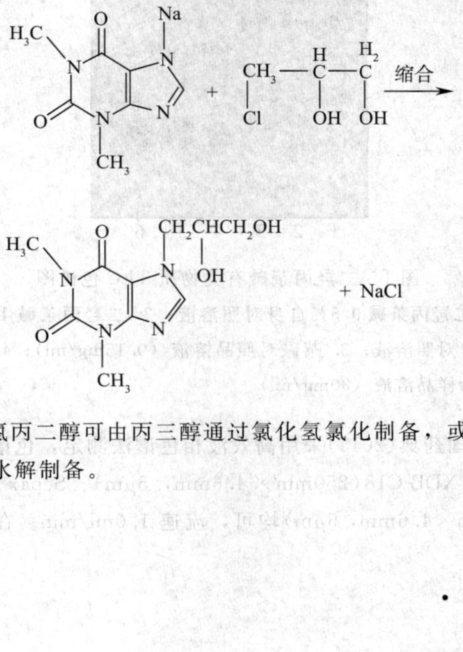

3-氯丙二醇可由丙三醇通过氯化氢氯化制备，或由环氧氯丙烷水解制备。

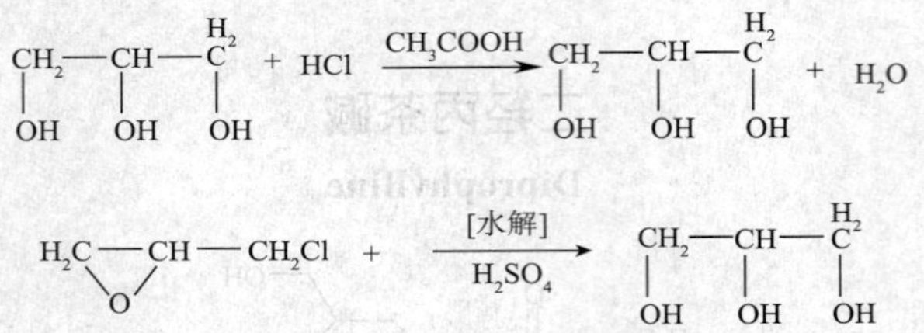

【鉴别】(1)为咖啡因、茶碱及其他黄嘌呤衍生物的紫尿酸铵反应。可参见咖啡因药品项下。

(2)本品的红外光吸收图谱显示的主要特征吸收如下(光谱集12图)。

特征谱带(cm^{-1})	归属	
3460,3335	羟基	ν_{O-H}
3120	咪唑	ν_{C-H}
1702,1655	环酰胺	$\nu_{C=O}$
1602,1553,1482	芳环	$\nu_{C=N,C=C}$
1060	仲醇	ν_{C-O}
1038	伯醇	ν_{C-O}

【检查】**有关物质** 在中国药典(2005)薄层色谱条件与中国药典(2015)高效液相色谱条件下,均发现本品最主要的杂质为茶碱。由于茶碱为本品合成的起始原料,故为反应不完全而残留在最终产物中的杂质。

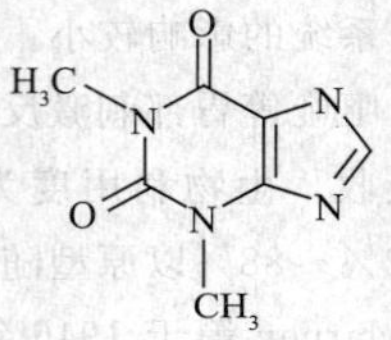

茶碱

中国药典(2005)薄层色谱法的色谱图见图1。

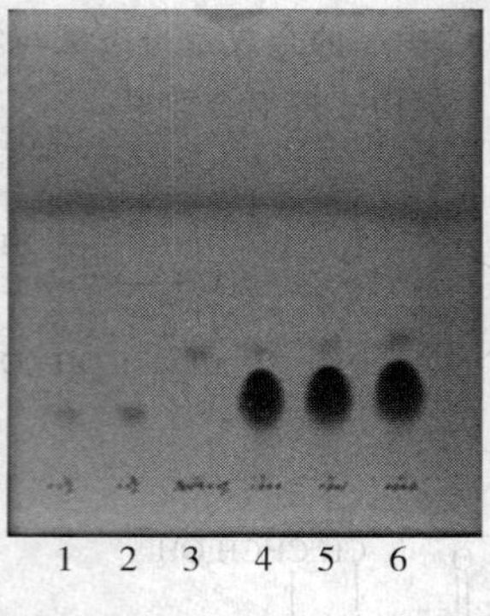

图1 二羟丙茶碱有关物质TLC色谱图

1. 二羟丙茶碱0.5%自身对照溶液;2. 二羟丙茶碱1.0%自身对照溶液;3. 茶碱对照品溶液(0.15mg/ml);4~6. 均为样品溶液(30mg/ml)

中国药典(2015)采用高效液相色谱法测定,色谱柱采用Agilent XDB-C18(250mm×4.6mm,5μm)、Sepax HP-C18(250mm×4.6mm,5μm)均可,流速1.0ml/min。在该色谱条件下,主成分峰与茶碱峰之间有良好的分离度图谱见图2,图3。

二羟丙茶碱和茶碱均有良好的精密度(RSD分别为0.01%和0.06%,$n=6$);二羟丙茶碱和茶碱的定量限分别为1.07ng和0.52ng,检测限分别为0.54ng和0.26ng。茶碱的回收率为99.8%,RSD=0.3%($n=9$)。

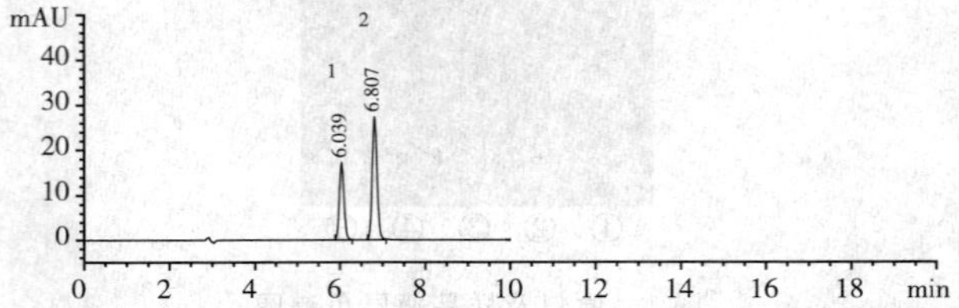

图2 二羟丙茶碱有关物质HPLC系统适用性试验典型色谱图

1. 二羟丙茶碱;2. 茶碱

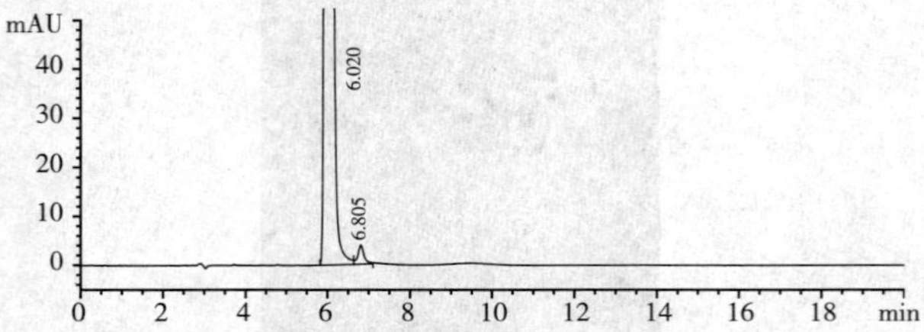

图3 二羟丙茶碱有关物质供试品溶液典型色谱图

【含量测定】中国药典(1985)采用过碘酸盐氧化-碘量法,虽专属性较好(主要杂质缩合物不被测出),但操作较繁。中国药典(1990)起改为非水溶液滴定法,用苏丹Ⅳ指示终点,溶液颜色变为紫色即到终点。Ph. Eur.(7.0)与USP(36)均采用相同的非水溶液滴定法,前者用电位法指示终点,后者用苏丹Ⅳ指示终点。

【制剂】中国药典(2015)收载了二羟丙茶碱片、二羟丙茶碱注射液,USP(36)收载了二羟丙茶碱注射液、二羟丙茶碱口服液、二羟丙茶碱片及二羟丙茶碱的一些复方口服制剂,BP(2013)、JP(16)未见收载制剂。

(1)二羟丙茶碱片(Diprophylline Tablets)

有关物质为中国药典(2010)新增检查项,方法同原料药,中国药典(2015)未作修订。

根据二羟丙茶碱在水中的紫外吸收特征,含量测定采用紫外-可见分光光度法中的吸收系数法。含量还可采用过碘酸盐氧化-碘量法或经提取后用非水溶液滴定法测定,但操作较繁。

(2)二羟丙茶碱注射液(Diprophylline Injection)

肌内注射的局部刺激性较氨茶碱注射液小,几乎无疼痛感。

有关物质为中国药典(2010)新增检查项,方法同原料药,中国药典(2015)未作修订。

细菌内毒素 本品临床每小时用药最大剂量是静脉注射每千克体重12.5mg(中国药典临床用药须知、中国医师药师临床用药指南、中国国家处方集),内毒素计算限值约为0.25EU/mg;USP(36)为0.7 EU/mg;中国药典

(2015)规定本品细菌内毒素限值为 0.30EU/mg，与内毒素计算值比较，安全系数为 0.83，并严于 USP(36)标准。

参考文献

[1] 国家药品审评中心 . MCEDX 药物临床信息参考［M］. 成都：四川科学技术出版社，2008：687.

[2] 中华人民共和国卫生部药典委员会 . 中华人民共和国药典 1990 年版二部药典注释［M］. 北京：化学工业出版社，1993：19-21.

撰写　陆　丹　上海市食品药品检验所
杨正权　湖南省药品检验研究院
复核　杨永健　上海市食品药品检验所

二硫化硒
Selenium Sulfide

SeS_2 143.09

英文名：Selenium Sulfide(INN)

异名：Selenium Sulphide

CAS 号：［7488-56-4］

本品为抗皮脂溢药，具有抗皮脂溢出作用，还具有一定的抗真菌作用。临床上用于去头皮屑、头皮脂溢性皮炎、花斑癣等。1951 年斯林格尔(Slinger)及哈伯德(Hubbard)进行研究，由美国雅培（Abbott)公司开发后用于临床。1954 年，雅培公司成功申请到该品的发用洗剂专利，国内 1990 年投产，除中国药典(2015)收载外，BP(2013)、USP(36)、Ph. Eur. (7.0)均有收载。

【制法概要】

$$2Na_2S + SeO_2 + 4CH_3COOH \longrightarrow SeS_2 + 4CH_3COONa + 2H_2O$$

【性状】本品为橙黄色至橙红色粉末。文献报道[1]，本品的颜色与硒含量及可溶性硒的量有一定的相关性，颜色为淡红棕色时，硒含量为 53.6%～54.8%；颜色为橙黄色时，硒含量为 54.5%～55.5%；颜色为橙红色时，硒含量为 55.2%～55.9%。

本品在合成过程中有硫化氢生成，因此会略有硫化氢的特臭。

【鉴别】(1)硝化后的溶液，加入碘化钾试液，发生氧化还原反应，显淡黄色至橙色，放置后迅速变深。

(2)本品经发烟硝酸硝化后，二硫化硒中的硫被氧化成硫酸根，氯化钡试液与硫酸根反应，生成硫酸钡沉淀。

【检查】可溶性硒化物　可溶性的 Se(Ⅳ)在酸性介质中与盐酸二氨基联苯胺反应，生成黄色苤吖硒脑，甲苯提取后，在 420nm 检查吸光度。

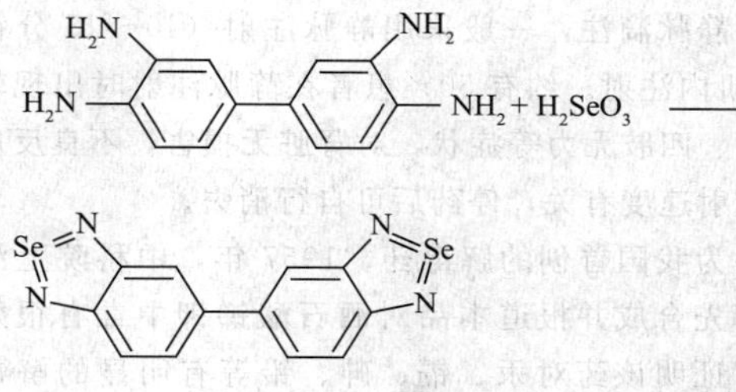

【含量测定】容量法　二硫化硒经发烟硝酸硝化后，硫氧化成硫酸根，硒转化为亚硒酸，加碘化钾使其与亚硒酸作用还原出碘，采用硫代硫酸钠滴定液进行氧化还原滴定。BP(2013)、USP(36)、Ph. Eur. (7.0)与中国药典均采用相同的前处理方法后进行氧化还原滴定。

【制剂】二硫化硒洗剂 (Selenium Sulfide Lotion)

BP(2013)：Selenium Sulphide Scalp Application

USP(36)：Selenium Sulfide Topical Suspension

BP(2013)与 USP(36)均收载该品种，含量测定方法同中国药典，均与二硫化硒方法相同。

参考文献

[1] 莫国搑 . 药用二硫化硒的质量及组分研究［J］. 医药工业，1986，17(11)：43.

撰写　陈德俊　徐志洲　山东省食品药品检验研究院
复核　王　杰　山东省食品药品检验研究院

二巯丁二钠
Sodium Dimercaptosuccinate

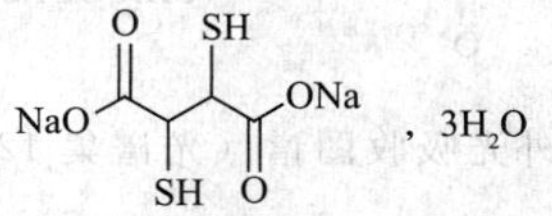

$C_4H_4Na_2O_4S_2 \cdot 3H_2O$　280.23

化学名：2,3-二巯基丁二酸二钠盐三水合物

2,3-dimercaptosuccinic acid disodium salt trihydrate

英文名：Sodium Dimercaptosuccinate

异名：二巯基丁二酸钠，二巯基琥珀酸钠

CAS 号：［71799-86-5］(一钠盐)

本品为金属、类金属解毒药，用于治疗锑、汞、砷、铅、铜等急、慢性中毒及肝豆状核变性（铜代谢障碍）。解毒机理为分子内活泼的双巯基或巯基和羧基与金属离子生成稳定的五元环络合物后经肾脏由尿排出，从而竞争性地解除金属毒物对机体内巯基酶的抑制，也有观点认为它是作为前体药物在体内与半胱氨酸生成二硫物产生生物活性[1,2]。

本药经静脉给药血中半衰期仅 4 分钟，分布以肾为最高，依次为肺、肝、心、肠、脾等，主要经肾排泄。给药后 30 分钟，尿中可排出 40% 的药物及金属络合物，4 小时约排出 80%。应用本药治疗的铅中毒患者最初 8 小时尿中含铅量占 24 小时尿铅总量的 91%。

本品水溶液不稳定，久置可降低药效并产生毒性，因此不能用作静脉滴注，一般采用静脉注射（10～15 分钟注射完毕）或肌内注射。约有 50％患者在静脉注射时出现轻度头昏、头痛、四肢无力等症状，对肾脏无损害，不良反应大多与静脉注射速度有关，停药后可自行消失。

本品为我国首创的解毒药。1957 年，中科院上海药物研究所率先合成并报道本品对酒石酸锑钾中毒有很好的疗效[3]，后证明该药对汞、镉、砷、铅等有明显的解毒促排作用[4]。中国药典(1977)开始收录，现除中国药典(2015)外，USP(36)、BP(2013)以及 JP(16)均未收载。

【制法概要】以二巯丁二酸(制法见二巯丁二酸项下)为起始原料，在乙醇中加热溶解后，加碳酸钠至 pH6～7.5，过滤，滤液冷却结晶即得，反应式如下[5]。

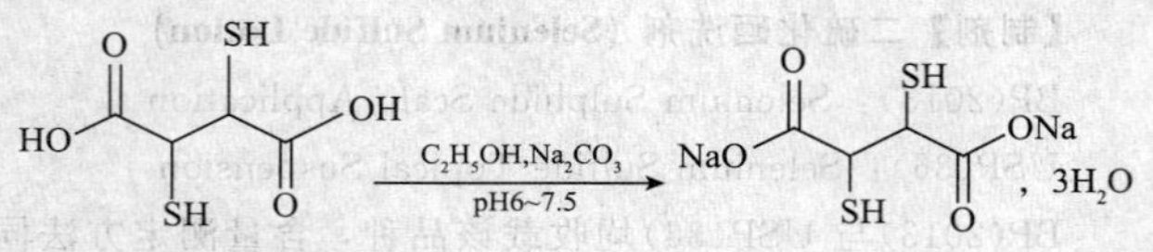

【性状】本品在空气中不稳定，久放或高温后颜色变深，巯基含量减少，贮藏条件严格。

【鉴别】(1)本品含巯基，可与亚硝基铁氰化钠结合生成红色配位化合物，初显紫红至深酒红色，放置色渐变浅[6]。

(2)本品与醋酸铅在 pH 1.0～7.1 条件下反应生成淡黄色的络合物沉淀，在碱性条件下沉淀溶解[2]。

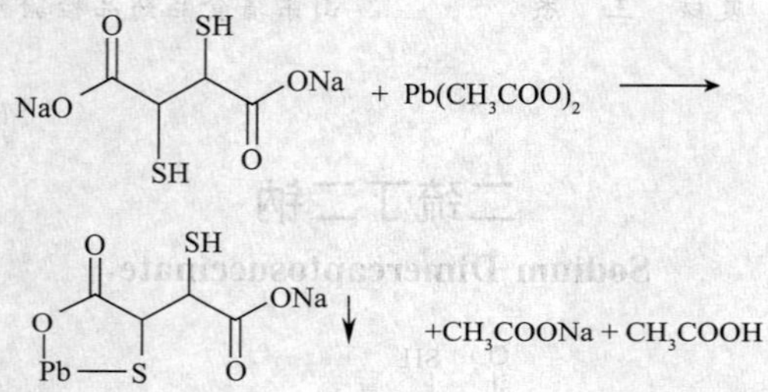

(3) 本品红外光吸收图谱（光谱集 1281）显示的主要特征吸收如下。

特征谱带（cm⁻¹）	归属	
2538	巯基	V_{S-H}
1560，1390	羧酸盐	V_{COO}

【检查】**溶液的颜色**　本品的水溶液不稳定，应在检测前新鲜配制。

干燥失重　理论上含结晶水 19.3%，限度为 18.0%～24.0%。

细菌内毒素　中国药典(2015)暂未增订本检查项。根据本品说明书中“用法用量”项下规定，以成人最大用量 5g/60kg 为临床用量，按药典通则“细菌内毒素检查法”项下限值计算公式计算内毒素限值为 60EU/g，即为本品的内毒素限值。经采用两个厂家的鲎试剂试验，鲎试剂灵敏度为 0.25 EU/ml，干扰试验的无干扰浓度均为 5mg/ml，二批样品细菌内毒素量均小于 60EU/g。

本品性质不稳定，可能存在某些降解产物；而且，本品为二巯丁二酸碱化重结晶制得，因此可能存在二巯丁二酸、碳酸钠、乙醇等杂质，在本版药典中均没有控制，有待于在今后的工作中继续完善，重点考察溶液的澄清度、有关物质、残留溶剂、碳酸盐等指标。

【含量测定】本品 1mol 可与 4mol 硝酸银反应，过量的硝酸银用硫氰酸铵回滴定，生成硫氰酸银沉淀，微过量的硫氰酸铵与铁盐呈微红色指示终点。

$$C_4H_4Na_2O_4S_2 + 4Ag^+ \longrightarrow C_4H_2Ag_2O_4S_2\downarrow + 2H^+ + 2Na^+$$

$$Ag^+ + SCN^- \longrightarrow AgSCN\downarrow$$

【制剂】注射用二巯丁二钠。

参考文献

[1] 国家药典委员会．中华人民共和国药典临床用药须知·化学药与生物制品卷［M］．2005 年版．北京：人民卫生出版社，2005：871-872.

[2] Aposhian HV，Aposhian MM. Meso-2，3-Dimercaptosuccinic Acid：Chemical，Pharmacological and Toxicological Properties of an Orally Effective Metal Chelating Agent［J］．Annu Rev Pharmacol Toxicol，1990，30：279-306.

[3] 梁猷毅，朱巧贞，曾衍霖，等．防治血吸虫病药物的研究Ⅵ.二巯基丁二酸钠及葡萄糖 2,3-二巯基丙基甙对吐酒石的解毒作用［J］．生理学报，1957，21(1)：24-32.

[4] 丁光生，梁猷毅，施觉民，等．二巯基丁二酸钠对多种金属中毒的解毒作用［J］．中华医学杂志，1965，51：304-307.

[5] 国家医药管理总局．全国原料药工艺汇编［M］．1980：1023-1024.

[6] 陈耀祖．半微量有机分析［M］．北京：高等教育出版社，1965：139.

撰写　王麟达　乐　健　　上海市食品药品检验所

复核　陈桂良　　　　　　上海药品审评检查中心

二巯丁二酸

Dimercaptosuccinic Acid

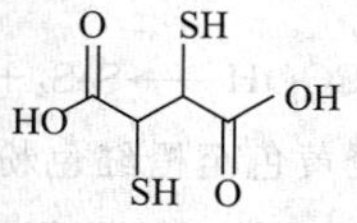

$C_4H_6O_4S_2$　182.22

化学名：2,3-二巯基丁二酸

2,3-dimercaptosuccinic acid

英文名：Succimer(INN)

异名：二巯基琥珀酸

CAS 号：［304-55-2］

本品适用于慢性金属、类金属中毒，还可用于治疗肝豆状核变性。解毒机制与二巯丁二钠类似[1]。本品可特异性的与铅结合，减少铅从胃肠道吸收和滞留，降低血铅浓度。

该药口服易吸收，服药半小时血浓度达高峰，在血中约 95％与血浆蛋白结合，分布容积较小，半衰期 48 小时。主要分布在胃肠道、肝、肾、血液和尿中。铅中毒儿童服用后有肝-肠循环，迅速以原型和代谢物经肾排出。目前，文献报道了高效液相色谱、气相色谱等多种测定生物样品中本品的方法，尤以衍生化后用HPLC荧光检测最为常用，血中的检测限约为0.1mg/L。

服药后，口腔、呼出气、汗、尿和便常带有大蒜样臭味。常见不良反应有恶心、呕吐、腹泻、食欲下降、稀便等胃肠道反应，偶见皮疹，中性粒细胞减少、血清氨基转移酶一过性升高。短时间用药后，易使铅从骨中游离出来重新再分布，引起血铅反跳性升高，故临床应视情况多疗程用药，监测尿铅的排出。经动物急性、亚急性试验证明，对心、肝、肾功能和血常规无明显影响。有动物试验表明，本品可致胎鼠基因畸变和胎鼠毒性，妊娠妇女禁用。

本品分子内含2个手性碳原子，存在2*R*,3*S*、2*R*,3*R*和2*S*,3*S*、2*S*,3*R*四种立体构型。从合成路线看，反应产物应主要为内消旋体，但可能产生外消旋体[2]。动物实验表明，内消旋体和外消旋体的药效和毒性具有一定差异[3,4]，还有研究认为两种构型的化合物与铅的络合物在溶解性和红外光谱等理化性质上均不同[5]。

本品由L. N. Owen于1949年首次合成[2]。国内在1957年最先由谢毓元合成[6]，20世纪80年代研发上市，被中国药典(2000)收载。美国FDA于1991年批准其内消旋体作为治疗儿童铅中毒的药物上市。现除中国药典(2015)外，USP(36)、BP(2013)以及JP(16)均未收载。

【制法概要】 以糠醛为起始原料，氯酸钠为氧化剂，得反式丁烯二酸，再经溴加成得二溴代丁二酸，氢氧化钾或氢氧化钠碱液消除得丁炔二酸钾(钠)，丁炔二酸钾(钠)与硫代乙酸在酸中加成水解，得最终产品，反应式如下。

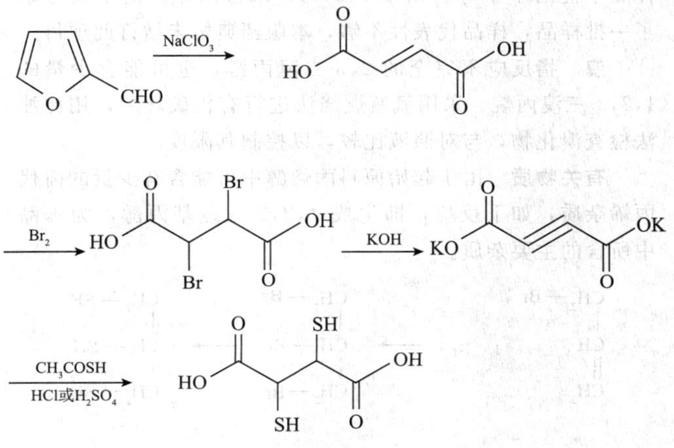

【性状】 本品不溶于水，在空气中稳定。

【鉴别】 (1)和(2)见二巯丁二钠。

(3)本品红外光吸收图谱(光谱集14图)显示的主要特征吸收如下。

特征谱带（cm^{-1}）	归属
3100～2500	羧基 ν_{O-H}
2560，2540	巯基 ν_{S-H}
1700	羧基 $\nu_{C=O}$
930	羧基 δ_{OH}

【检查】 本品可能存在某些反应中间体或试剂（如丁炔二酸、硫代乙酸等）和手性杂质，另外，合成过程中还使用了盐酸或硫酸，在中国药典(2015)中均没有相应的项目予以控制，有待于在今后的工作中继续完善，重点考察有关物质、外消旋体、氯化物、硫酸盐等指标。

【含量测定】 反应原理与二巯丁二钠含量测定类似。

$$C_4H_6O_4S_2 + 4Ag^+ \longrightarrow C_4H_2Ag_2O_4S_2\downarrow + 4H^+$$

$$Ag^+ + SCN^- \longrightarrow AgSCN\downarrow$$

【制剂】二巯丁二酸胶囊(Dimercaptosuccinic Acid Capsules)

有工艺为原料药直接充填胶囊，但由于粉末的流动性差，可能影响制剂装量的稳定。改进的处方通过加入少许二氧化硅，粉末的流动性可大为改善。经试验，空白辅料不干扰检测，含量测定的回收率为99.8%。

参考文献

[1] 梁猷毅，施觉民，陈立信，等. 口服二巯基丁二酸的毒性和对铅、铜、锑、锶、铊、钷的促排作用［J］. 药学学报，1980，15 (6)：335-340.

[2] Owen LN，Sultanbawa MUS. Olefinic Acids. Part Ⅶ. The Addition of Thiols to Propiolic and Acetylenedicarboxylic Acid［J］. J. Chem. Soc.，1949：3109-3113.

[3] Aposhian HV，Hsu CA，Hoover TD. DL- and meso-dimercaptosuccinic acid：In vitro and in vivo studies with sodium arsenite. Toxicol［J］. Appli. Pharmacol.，1983，30：206-213.

[4] Kostial K，Restek-Sarnarzija N，Blanusa M，et al. Combined Oral Treatment with racemic and meso-2，3-Dimercaptosuccinic Acid for Removal of Mercury in Rats［J］. Pharmacol. Toxicol. 1997，81：242-244.

[5] Rivera M，Fernando Q，Aposhian HV. Lead chelates of meso- and racemic-dimercaptosuccinic acid［J］. J. Inorg. Biochem.，1989，37 (4)：283-293.

[6] 谢毓元，章辛，杨行忠，等. 血吸虫病化学治疗的研究Ⅱ——几种巯基羧酸的锑衍生物［J］. 化学学报，1957，23(2)：105-111.

撰写　乐　健　王麟达　　上海市食品药品检验所

复核　陈桂良　　　　　　上海药品审评检查中心

二巯丙醇

Dimercaprol

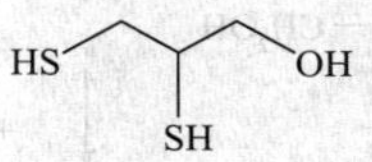

$C_3H_8OS_2$　　124.23

化学名：2,3-二巯基-1-丙醇

2，3-dimercapto-1-propanol

英文名：Dimercaprol (INN)

异名：二巯基丙醇

CAS 号：[59-52-9]

本品为解毒药，在 1945 年由 Peter 首先报导，作为砷、路易斯及亚当毒气等的解毒剂。目前主要用于治疗急性砷、金和汞中毒，还可以用于治疗锑、铋及铊中毒，也可与依地酸钙钠合用于治疗儿童急性铅脑病。

本品含活性巯基，与重金属离子的亲和力较大，为竞争性解毒剂，能夺取已与组织中酶系统结合的金属原子使之配位化合成不易解离的复合物，而使其失去毒性。对镉、铁、硒，因其结合物毒性比原金属大，故应避免应用；甲基汞和其他有机汞化合物中毒时用本品，可使汞进入脑组织，故禁用。肌内注射后，在 30～60 分钟内达到峰浓度。在体内易被氧化，代谢物及二巯丙醇-金属螯合物通过尿和胆汁排泄。单剂量给药后 4 小时内基本完全清除。常见的不良反应依次为恶心、呕吐、头痛、唇和口腔灼热感、咽喉及胸部紧迫感、流泪及多涎、四肢发麻、肌肉痛及肌肉痉挛、结膜炎、盗汗、坐立不安及腹痛。剂量超过 5mg/kg 时出现心动过速、血压升高、抽搐和昏迷等[1,2]。

除中国药典（2015）收载外，BP（2013）、USP（36）、Ph. Eur.（7.0）、JP（16）亦有收载。

【制法概要】 国内袁开基等于 1953 年试制成功，1956 年开始生产。其工艺流程分为溴化→硫代→氨处理→精制等 4 步。

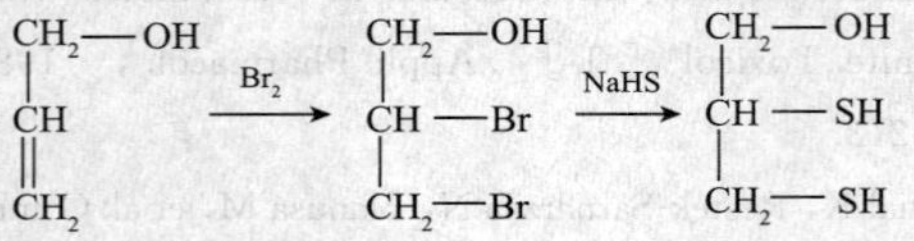

【性状】 本品为无色或几乎无色、易流动的澄明液体；有类似蒜的特臭。BP(2013)中规定本品为无色或微黄色的澄明液体，并收载有溶液的澄清度与颜色项，规定溶液应澄清，颜色不得深于黄色或黄绿色 6 号。

折光率 BP(2013)规定折光率为 1.568～1.574，USP(36) 规定折光率为 1.567～1.573，JP（16）规定折光率为 1.570～1.575。

相对密度 本品的相对密度在 25℃时为 1.235～1.255。JP（16)规定 20℃时应为 1.238～1.248，USP(36)规定应为 1.242～1.244。

【鉴别】 (1)本品与醋酸铅试液产生黄色的硫醇铅盐沉淀。

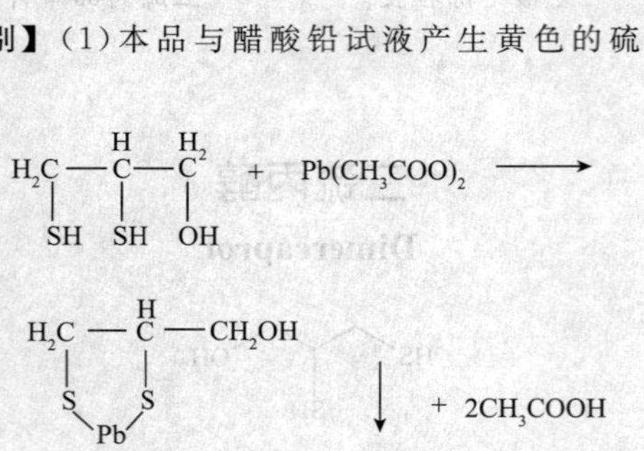

(2)本品与碳酸钠共热，即产生丙烯醛的特臭。

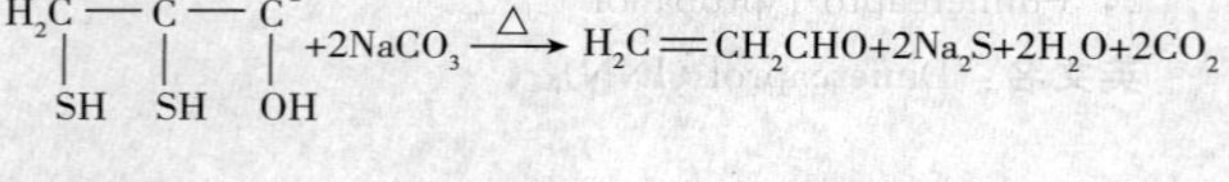

(3) 本品的红外光吸收图谱（光谱集 15 图）显示的主要特征吸收如下。

特征谱带（cm^{-1}）	归属	
3500～3200	羟基	ν_{O-H}
2930，2850	烷基	ν_{C-H}
2550	巯基	ν_{S-H}
1460	亚甲基	δ_{C-H}
1050	羟基	ν_{C-O}

【检查】稳定度 本品性质不稳定，在生产和贮存中均易氧化，水溶液极易分解。

酸度 所收集样品测定结果为 5.4，限度规定应为 5.0～7.0。

重金属 仅 JP(16)收载有重金属检查，规定应不得过 20ppm。

残留溶剂 生产企业提供的工艺资料中显示使用了苯和甲醇，分别为中国药典(2015)通则 0861 规定的一类溶剂和二类溶剂。

用 DB-624 毛细管柱(30m×0.53mm，涂层厚 3μm)；柱温为 40℃，维持 10 分钟，以每分钟 10℃升至 200℃保持 4 分钟；检测器为氢火焰离子化检测器，检测器温度为 300℃；进样口温度为 250℃；载气为氮气。顶空瓶平衡温度为 85℃，平衡时间为 45 分钟；进样针温度为 100℃，传输线温度为 110℃。

考察了生产企业提供的一批样品，按外标法进行计算，样品中检出了甲醇含量 0.0034%，未检出苯。由于仅考察了一批样品，样品代表性不够，本版药典暂未增订此项目。

溴 指反应不完全的 2,3-二溴丙醇，也可能含少量的 1,2,3-三溴丙烷。采用氧瓶燃烧法进行有机破坏后，用比浊法检查溴化物，与对照液比较，以控制其限度。

有关物质 由于起始原料丙烯醇中可能含有少量的卤代丙烯杂质，如下反应，即生成 1,2,3-三巯基丙醇，为本品中所含的主要杂质。

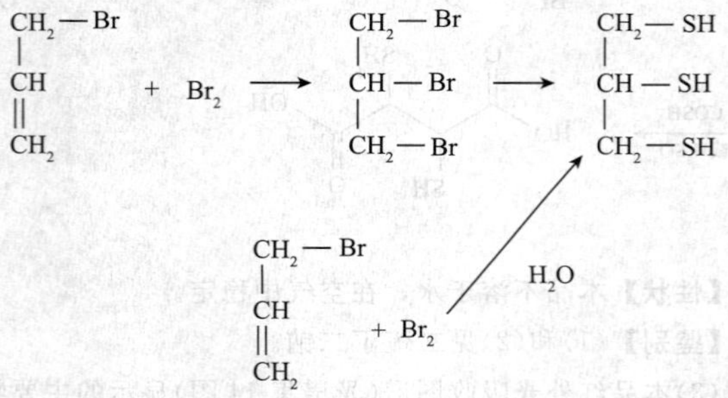

对于样品中可能存在的 1,2,3-三巯基丙醇和其他相关杂质，仅有 USP(36)中采用柱色谱的方法，将相关杂质与主成分进行分离后，采用碘滴定液滴定，测定杂质含量。规定二巯丙醇中应不得过 1.5%，二巯丙醇注射液应不得过 4.5%。但在其他国外药典中均未收载此项目。

试验时装柱时注意要装得结实平整，每次添加后可用玻棒捣结实，装柱时上层保留液体存在，避免气泡的产生。装柱完成后再用流动相将三氯甲烷替换出来，并使液面与吸附剂面平齐。用过的色谱柱无法再生，再次试验必须重新装柱。

【含量测定】采用碘滴定液滴定的方法，每 1ml 的 0.05mol/L 的碘滴定液相当于 6.211mg 的 $C_3H_8OS_2$。反应方程式如下：

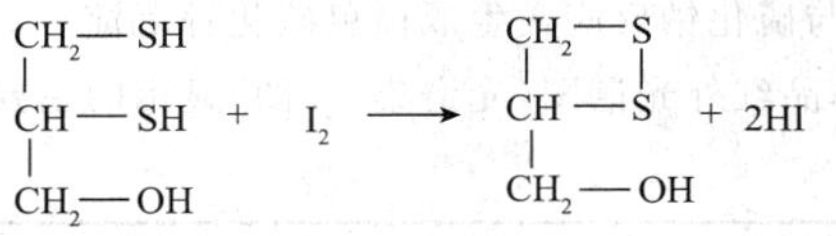

1,2,3-三巯基丙醇也可与碘滴定液反应，每 1ml 的 0.05mol/L 的碘滴定液相当于 4.676mg 的 $C_3H_8S_3$。相同重量的 1,2,3-三巯基丙醇比二巯丙醇多消耗 1.328 倍体积的碘滴定液。USP(36)中计算二巯丙醇含量时，扣除了 1.328 倍的 1,2,3-三巯基丙醇的含量。也就是说，如果样品中含有 1,2,3-三巯基丙醇，其含量测定结果必定高于 100.0%。

中国药典(2015)中规定含 $C_3H_8OS_2$ 不得少于 98.5%。BP(2013)、JP（16）中规定含 $C_3H_8OS_2$ 应为 98.5%～101.5%。USP（36）中规定含 $C_3H_8OS_2$ 应为 97.0%～100.5%，含 1,2,3-三巯丙醇不得多于 1.5%。

【制剂】二巯丙醇注射液（Dimercaprol Injection）

除中国药典（2015）收载外，BP(2013)、USP(36)、JP(16)亦有收载。

由于二巯丙醇在水溶液中不稳定，且易分解，故用植物油作溶剂，并加适量苯甲酸苄酯为助溶剂。注射用植物油本身略带微黄色（规定色泽不得深于黄色 6 号标准比色液），故本版药典规定本品为无色或淡黄色的澄明油状液体。

酸度　参照中国药典(2015)原料药和 BP(2013)注射液中酸度项方法拟定。中国药典(2015) 原料药中规定 pH 值应为 5.0～7.0。BP(2013) 注射液中规定 pH 值应为 4.5～6.5。

按上述方法测定，原料测得值为 5.4，阴性样品测得值为 5.1，2 批二巯丙醇注射液分别为 4.5 和 5.0。结果显示，2 批二巯丙醇注射液 pH 值结果在 BP(2013)规定范围内，1 批样品测定结果在低限处。

细菌内毒素　本品临床每小时用药最大剂量是肌内注射每千克体重 3mg（中国药典临床用药须知、中国医师药师临床用药指南、中国国家处方集），内毒素计算限值约为 1.67EU/mg；国外标准中 USP(36)为 1.0EU/mg。中国药典(2015)规定本品细菌内毒素限值为 1.0EU/mg，与内毒素计算值比较，安全系数为 1.7（供肌内注射安全系数可更大），并与 USP(36)标准相当。

参考文献

[1] 希恩.C.斯威曼．马丁代尔药物大典［M］.35 版．李大魁，金有豫，汤光，等译．化学工业出版社，2009：120.

[2] 国家药典委员会．中华人民共和国药典临床用药须知·化学药与生物制品卷［M］.2005 年版．北京：人民卫生出版社．2005：634.

撰写　胡　敏　　湖北省药品监督检验研究院

谢佑之　周望珍　　武汉药品医疗器械检验所

复核　姜　红　　湖北省药品监督检验研究院

十一烯酸

Undecylenic Acid

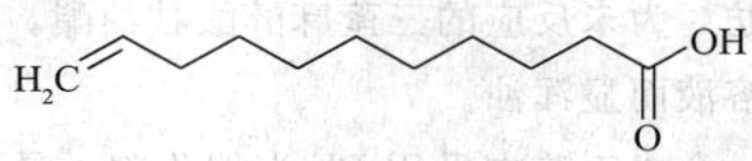

$C_{11}H_{20}O_2$　184.28

化学名：10-十一烯酸

10-undecenoic acid

英文名：Undecylenic Acid

CAS 号：[112-38-9]

本品具有中等强度的杀菌及抑制真菌作用。只有在高浓度、长时间作用下才能杀灭真菌[1]。外用于治疗头癣、体癣、股癣、手足癣等浅表皮肤真菌感染，也可治疗由念珠菌引起的阴道感染[2]。少数患者可出现局部轻度烧灼感、瘙痒感等刺激症状。偶可引起接触性皮炎[1]。

本品由 Krafft 于 1877 年减压蒸馏蓖麻油制得。1937 年正式生产，国内于 1958 年投产。除中国药典（2015）外，Ph. Eur.(7.0)、BP(2013)、USP(36)亦有收载，JP(16)未收载。

【制法概要】[3]

$$C_3H_5(COOC_{17}H_{33}O)_3 \xrightarrow[CH_3OH,\ NaOH]{[裂解]} CH_3(CH_2)_5CH(OH)\text{-}CH(OH)=CH(CH_2)_8COOCH_3 \xrightarrow[540\sim560℃]{Pb} CH_2=CH(CH_2)_8COOCH_3 + CH_3(CH_2)_5CHO \xrightarrow[NaOH,\ 95\sim100℃]{[水解]} CH_2=CH(CH_2)_8COONa \xrightarrow[H_2SO_4]{[酸化]} CH_2=CH(CH_2)_8COOH$$

【性状】本品色泽受光与空气影响。

相对密度　中国药典（2015）规定 25℃时应为 0.910～0.913。USP(36)规定应为 0.910～0.913。

凝点　中国药典（2015）、USP(36)规定为应不低于 21℃。BP(2013)规定应为 21～24℃。

折光率　中国药典（2015）规定 25℃时应为 1.448～1.450。USP(36)规定应为 1.447～1.448。BP(2013)规定 25±0.5℃时应为 1.447～1.450。

碘值　测定不饱和度。中国药典（2015）规定应为 131～140。USP(36)规定应为 131～138。

【鉴别】（1）本品为不饱和脂肪酸，能使高锰酸钾还原褪色。

（2）本品红外光吸收图谱（光谱集 17 图）显示的主要特征吸收如下表。BP(2013)、USP(36)均采用高锰酸钾还原法和本品加苯胺衍生化后提取，乙醇重结晶，酸洗干燥后测定熔点方法。

特征谱带（cm^{-1}）	归属	
3080	烯氢	ν_{C-H}
3100～2500	羧基	ν_{O-H}
1715	羧基	$\nu_{C=O}$
1640	烯	$\nu_{C=C}$
990，912	单取代烯	$\delta_{CH_2=CH}$
723	烷基	$\delta_{(CH_2)_n}$，($n \geqslant 4$)

【检查】水溶性酸　控制本品制备中酸化时用的无机酸或本品裂解过程中产生可溶于水的有机酸类。

中性脂肪　为未反应的三蓖麻醇酸甘油酯。中性脂肪不溶于碳酸钠溶液而显浑浊。

重金属　合成工艺中采用 Pb 为催化剂，易引入重金属残渣。中国药典(2015)、BP(2013)暂未作控制，USP(36)规定限度为 0.001%。

【含量测定】本品在中性乙醇溶液中，用氢氧化钠液滴定，生成十一烯酸钠，以酚酞为指示剂，呈微红色为终点。

【制剂】中国药典(2015)收载了复方十一烯酸锌软膏(Compound Zinc Undecylenate Ointment)，为十一烯酸与十一烯酸锌的复方制剂；USP(36)收载了复方十一烯酸软膏(Compound Undecylenic Acid Ointment)，可使用十一烯酸或十一烯酸锌或其混合物制备软膏。

参考文献

[1] 国家药典委员会．中华人民共和国药典临床用药须知·化学药与生物制品卷［M］.2005 年版．北京：人民卫生出版社，2005：957.

[2] 李大魁，金有豫，汤光，等译．马丁代尔药物大典［M］.35 版．北京：化学工业出版社，2009：432.

[3] 中华人民共和国卫生部药典委员会．中华人民共和国药典 1990 年版二部药典注释［M］．北京：化学工业出版社，1993：24.

撰写　陶宙镕　广西壮族自治区食品药品检验所
　　　黄　伟　湖北省药品监督检验研究院
复核　姜　红　湖北省药品监督检验研究院

十一烯酸锌

Zinc Undecylenate

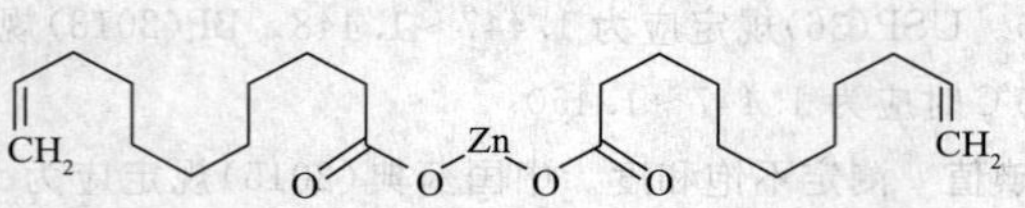

$C_{22}H_{38}O_4Zn$　431.92

化学名：10-十一烯酸锌

10-undecenoic acid, Zincsalt

英文名：Zinc Undecylenate (INN)

CAS 号：［557-08-4］

本品为十一烯酸的锌盐，主要用于预防和局部治疗表浅皮真菌病，尤其脚癣[1]。时常与十一烯酸合用，十一烯酸锌中的锌起收敛作用，可以帮助减轻局部轻度炎症和刺激[2]。用药浓度是 20%。不良反应类似十一烯酸[1]。

除中国药典(2015)收载外，USP(36)、Ph. Eur. (7.0)、BP(2013)亦有收载，JP(16)未收载。

【制法概要】[3]

$$2CH_2{=}CH(CH_2)_8COOH + ZnO \xrightarrow{60\sim85℃} [CH_2{=}CH(CH_2)_8COO]_2Zn + H_2O$$

【鉴别】(1)本品加水和稀硫酸，生成十一烯酸和硫酸锌，用乙醚提取后蒸干，遗留液显十一烯酸鉴别反应。

(2)本品加浓氨试液溶解，生成十一烯酸铵与锌氨配离子。后者与硫化钠反应，生成白色硫化锌沉淀。

(3)本品红外光谱图(光谱集 18 图)显示的主要特征吸收如下。

特征谱带（cm^{-1}）	归属	
3075	烯氢	ν_{C-H}
1638	烯	$\nu_{C=C}$
1530，1395	羧酸离子	ν_{CO_2}
995，914	单取代烯	$\delta_{CH_2=CH}$
725	烷基	$\delta_{(CH_2)_n}$，($n\geqslant4$)

USP(36)采用乙醚提取后，取遗留液 3ml，加苯胺衍生化后提取，乙醇重结晶，酸洗干燥后测定熔点的方法进行鉴别。

【检查】干燥失重　中国药典(2015)规定 105℃干燥至恒重，减失重量不得过 1.0%。相同干燥条件下 BP(2013)规定减失重量不得过 1.5%。USP(36)规定 105℃干燥 2 小时，减失重量不得过 1.25%。

碱金属与碱土金属盐　从原料氧化锌中带入。因主要含钙、镁盐等。可于 800℃±25℃炽灼。

【含量测定】加盐酸液 (1mol/L)10ml 与水 10ml，煮沸，趁热滤过，十一烯酸分离除去，生成的 Zn^{2+} 用配位滴定法测定。

【制剂】与十一烯酸相同。

参考文献

[1] 李大魁，金有豫，汤光，等译．马丁代尔药物大典［M］.35 版．北京：化学工业出版社，2009：432.

[2] 国家药典委员会．中华人民共和国药典临床用药须知·化学药与生物制品卷［M］.2005 年版．北京：人民卫生出版社，2005：957.

[3] 中华人民共和国卫生部药典委员会．中华人民共和国药典 1990 年版二部药典注释［M］．北京：化学工业出版社，1993：25.

撰写　黄　伟　湖北省药品监督检验研究院
　　　陶宙镕　广西壮族自治区药品检验所
复核　姜　红　湖北省药品监督检验研究院

十一酸睾酮

Testosterone Undecanoate

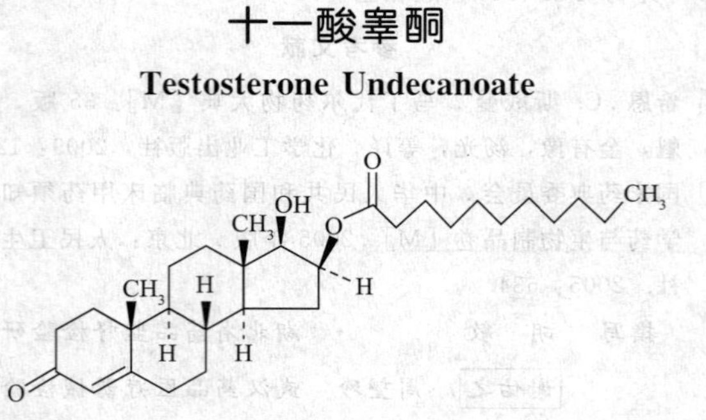

$C_{30}H_{48}O_3$　456.71

化学名：17β-羟基雄甾-4-烯-3-酮十一烷酸酯

17β-hydroxyandrost-4-en-3-one undecanoate

英文名： Testosterone Undecanoate(INN)

异名： 十一酸睾丸素；睾丸酮十一烷酸酯

CAS 号： [5949-44-0]

本品为睾酮的十一酸酯，口服后以乳糜微粒形式在小肠淋巴管被吸收，经胸导管进入体循环，酯键裂解后释出睾酮。这一吸收形式避免了肝脏的首过效应和肝毒性。口服后血清的达峰时间有明显的个体差异，平均约为 4 小时，连续服用后，血清睾酮水平逐渐升高，在 2～3 周后达到稳态。单剂肌内注射后血清睾酮达峰时间约在第 7 天，21 天以后恢复到肌内注射前水平[1]。

十一酸睾酮国外最早报道见于 1957 年，十一酸睾酮收载于中国药典(2015)，其他各国药典未收载该品种。

【制法概要】 本品合成工艺有文献报道如下[2]。

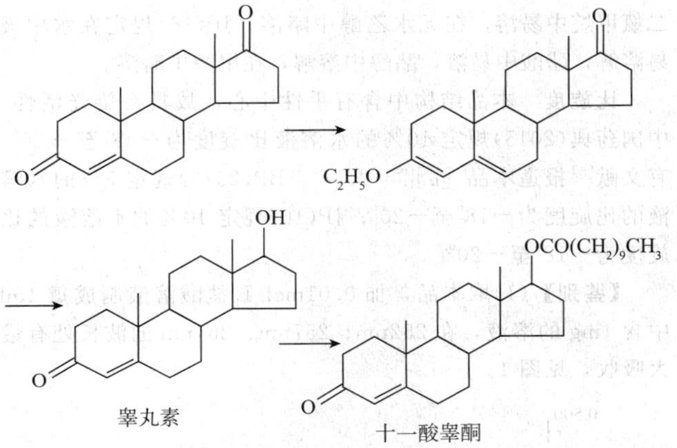

国内主要工艺为在酯化反应罐中放入起始原料睾丸素，滴加酰氯类溶剂和有机碱，调节温度进行保温反应。保温毕，将反应液抽至洗涤罐，分别加盐酸和碳酸钠溶液洗涤，然后用水洗。有机层用无水硫酸钠脱水，脱水毕，减压浓缩，加入乙醇，搅拌溶解，冷却结晶，离心，甩干，得十一酸睾酮湿粗品，再经活性炭脱色、乙醇重结晶，干燥后，制得成品。

【鉴别】 (1)为甾体激素化合物与硫酸呈色反应，系该类化合物的经典鉴别法，应用较广泛。关于浓硫酸与甾体呈色机理，有文献报道认为是质子化的结果[3]。

(2)本品的红外光吸收图谱显示的主要特征吸收如下[2]。

特征谱带 (cm^{-1})	归属
1740	酯 $\nu_{C=O}$
1670	3 位酮 $\nu_{C=O}$
1613	烯 $\nu_{C=C}$
1170	酯 $\nu_{C\text{-}O}$
715	长链烷基 $\delta_{(CH_2)_9}$

【检查】有关物质　采用高效液相色谱法进行检查。

中国药典(2010)的色谱条件与中国药典(2005)基本一致，仅修订了理论板数，增加了对单个杂质的限定，其他未作修订。在中国药典(2010)的色谱条件下，以乙腈-异丙醇-水(40∶40∶20)为流动相，流速 1.0ml/min，分别使用三种品牌色谱柱：SepaxSapphire C18 柱(250mm × 4.6mm，5μm)、Diamensil C18 柱(150mm×4.6mm，5μm)、Diamensil C18 柱(250mm×4.6mm，5μm)，分别在 Agilent 1200 与岛津 LC-2010C 液相色谱仪上进行耐用性试验考察，结果良好。有关物质检查典型色谱图见图 1。中国药典(2015)未作修订。

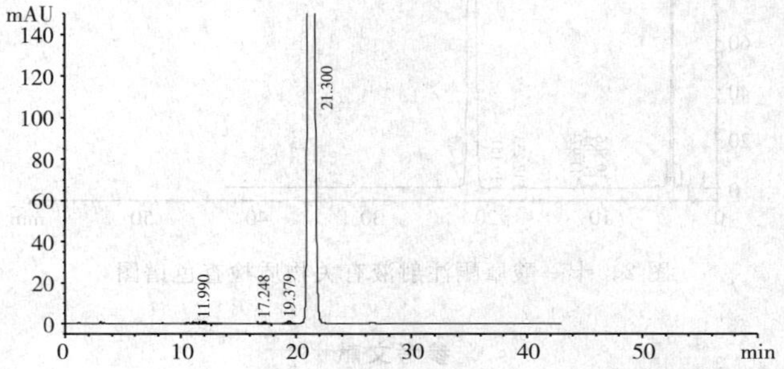

图 1　十一酸睾酮有关物质检查色谱图

【含量测定】 中国药典(2010)采用高效液相色谱法，以外标法定量。色谱条件为：以乙腈-异丙醇-水(43∶43∶14)为流动相，检测波长为 240nm。经线性试验考察，结果表明十一酸睾酮在 0.05～1.0mg/ml 浓度范围内，浓度与峰面积呈良好线性关系。精密度试验 RSD 为 0.2%(n=6)，稳定性试验显示供试品溶液(浓度为 0.5mg/ml)在室温放置 24 小时基本稳定。中国药典 (2015)未作修订。

【制剂】 中国药典(2015)收载了十一酸睾酮软胶囊、十一酸睾酮注射液。

(1)十一酸睾酮软胶囊(Testosterone Undecanoate Soft Capsules)

含量测定　采用高效液相色谱法，中国药典(2010)的色谱条件与中国药典(2005)一致。中国药典(2005)规定胶囊内容物称样量仅约为粒重的 1/8，由于称样量太小，容易对测定结果造成较大偏差，故中国药典(2010)将取样量修改为约相当于十一酸睾酮 50mg，经精密度试验考察，RSD 为 0.3%(n=6)。中国药典(2015)未作修订。

(2)十一酸睾酮注射液(Testosterone Undecanoate Injection)

十一酸睾酮注射液的主要辅料为苯甲酸苄酯和注射用油。

有关物质　为中国药典(2010)增订项目。采用高效液相色谱法，色谱条件与原料药相同。按处方量，取苯甲酸苄酯加甲醇溶解后注入液相色谱仪，确定辅料峰的保留时间。根据色谱图，在十一酸睾酮峰出峰时间约为 20 分钟时，辅料均在相对其保留时间 0.3 之前出峰，故在拟定标准中规定扣除相对保留时间 0.3 之前的辅料峰后再计算杂质量。

供试品溶液典型色谱图见图 2，色谱柱同十一酸睾酮。中国药典(2015)未作修订。

含量测定　采用高效液相色谱法，中国药典(2010)的色谱条件与中国药典(2005)一致，中国药典(2005)采用内标法，但内标溶液是在供试品经提取后再加入的。经试验考察，分别采用内标法与外标法测定同批样品含量，结果一致，故中国药典(2010)修订为外标法。中国药典(2015)未作修订。

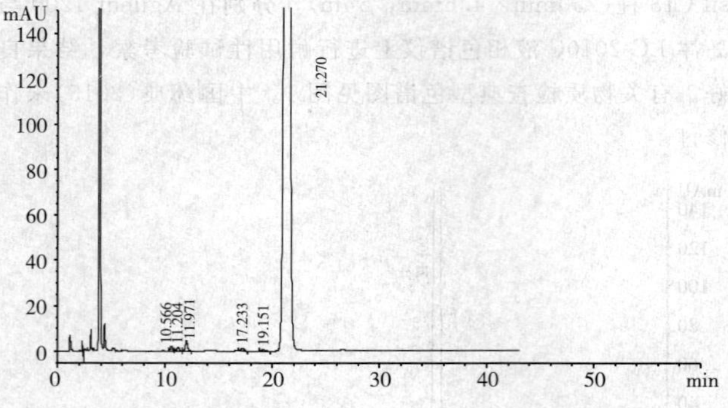

图 2　十一酸睾酮注射液有关物质检查色谱图

参考文献

[1] 国家药典委员会．中华人民共和国药典临床用药须知·化学药与生物制品卷［M］．2005 年版．北京：人民卫生出版社，2005.

[2] 陆导仁，曹雅琴，管向明，等．长效雄性激素——睾丸酮十一烷酸酯的合成［J］．浙江医科大学学报，1983，12(3)：127-128.

[3] 刘文英．药物分析［M］．4 版．北京：人民卫生出版社，1999.

撰写　周健鹏　天津市药品检验研究院

复核　唐素芳　天津市药品检验研究院

丁溴东莨菪碱

Scopolamine Butylbromide

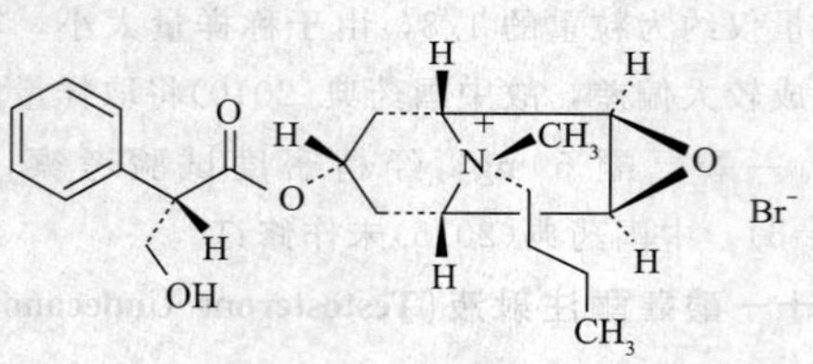

$C_{21}H_{30}BrNO_4$　440.38

化学名：溴化 6β,7β-环氧-3α-羟基-8-丁基-1αH,5αH-托烷(-)托品酸酯

8-butyl-6β,7β,-epoxy-3α-hydroxy-1αH,5αH-tropanium bromide

英文名：Scopolamine butylbromide

异名：Hyoscine butylbromide;Butylscopolamine bromide

CAS 号：[149-64-4]

本品为 M 胆碱受体阻滞药。其外周作用与阿托品相似，仅在作用程度上略有不同：本品对平滑肌解痉作用较阿托品为强，能选择性地缓解胃肠道、胆道及泌尿道平滑肌痉挛和抑制其蠕动，亦可用于解除血管平滑肌痉挛及改善微循环；其对心脏、眼平滑肌(散瞳及调节麻痹)和唾液腺等腺体分泌的抑制作用较阿托品弱。其中枢作用主要有：对呼吸中枢具有兴奋作用；抗眩晕及抗震颤麻痹作用较阿托品强；但对中枢神经系统具有显著的镇静作用，应用较大剂量后多可产生催眠作用。因此，应用本品很少出现类似阿托品引起的中枢神经兴奋、散瞳、抑制唾液分泌等不良反应。

本品口服不易吸收，口服 30 分钟产生药效，静脉注射后 2～4 分钟，皮下或肌内注射 8～10 分钟产生药效，维持时间约 2～6 小时。本品主要随粪便排出，小部分以原型由尿排泄。不良反应可出现口渴、视力调节障碍、嗜睡、皮肤潮红、眩晕、头痛及恶心、呕吐等[1]。

丁溴东莨菪碱原料药除中国药典(2015)收载外，BP(2013)、Ph. Eur.(7.0)、JP(16)亦有收载。

【制法概要】 合成路线专利首次报道于 1952 年，通常从洋金花中提取得到的东莨菪碱为原料成盐得到本品[2]。

东莨菪碱 —溴丁烷→ 丁溴东莨菪碱

【性状】 有报道[3]本品在水中 1∶1，乙醇中 1∶50，三氯甲烷中 1∶5 溶解，几乎不溶于乙醚。BP(2013)规定在水中和二氯甲烷中易溶，在无水乙醇中略溶。JP(16)规定在水中极易溶解，醋酸中易溶，醋酐中溶解，在甲醇中略溶。

比旋度　本品结构中含有手性中心，故具有旋光活性。中国药典(2015)规定 10% 的水溶液比旋度为 −18° 至 −20°。有文献[2]报道本品 $[\alpha]_D^{20}$ −20.8°。BP(2013)规定 5% 的水溶液的比旋度为 −18° 至 −20°；JP(16)规定 10% 的水溶液的比旋度为 −18° 至 −20°。

【鉴别】(1)取本品，加 0.01mol/L 盐酸溶液制成每 1ml 中含 1mg 的溶液，在 252nm、257nm、264nm 的波长处有最大吸收，见图 1。

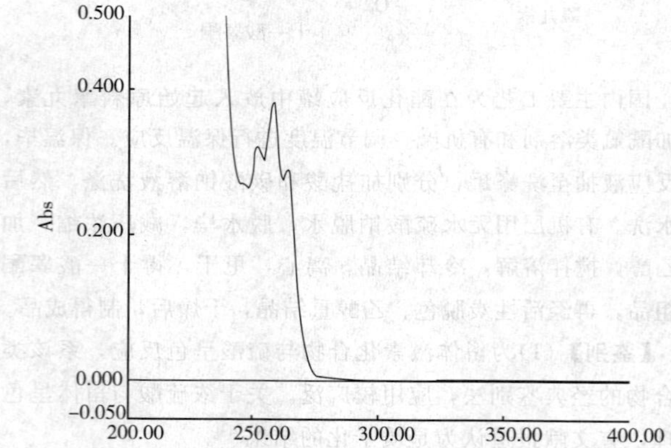

图 1　丁溴东莨菪碱紫外图谱

有记载[4]本品在酸水溶液中，在 252nm、257nm 和 264nm 波长处有最大吸收，$E_{1cm}^{1\%}$ 分别为 3.7、4.6、3.6。JP(16)规定 0.1% 溶液扫描紫外图谱与对照品紫外图谱比较应一致。

(2)中国药典(2015)、JP(16)皆采用溴化钾压片法，其红外图谱(光谱集 21 图)显示的主要特征吸收如下。

特征谱带(cm^{-1})	归属	
3180	羟基	ν_{O-H}
3020	芳氢	ν_{C-H}
1720，1710	酯	$\nu_{C=O}$
1175，1054	酯及醇	ν_{C-O}
710	苯环	$\delta_{环}$

(3)托烷生物碱类的鉴别反应(即 Vitali 反应)：具莨菪酸结构与发烟硝酸共热，即得黄色的三硝基(二硝基)衍生物，冷后，加醇制氢氧化钾少许，即显深紫色。

(4)水溶液中溴化物的鉴别。

$$Br^- + Ag^+ \longrightarrow AgBr \downarrow (淡黄)$$

AgBr 的溶解度比 AgCl 小，在氨试液中只能微溶。$2Br^- + Cl_2 \longrightarrow 2Cl + Br_2 \downarrow$，游离溴溶于三氯甲烷，量少时显黄色，量多时则呈红棕色。

【检查】酸度 取本品 10%的水溶液，pH 值应为 5.5～6.5。BP(2013)规定 5%的水溶液(无二氧化碳水)pH 值应 5.5～6.5；JP (16)规定 10%的水溶液 pH 值应 5.5～6.5。

溶液的澄清度 取本品 0.5g，加水 15ml 溶解后，溶液应澄清。

BP(2013)规定 5%的水溶液(无二氧化碳水)澄清且无色；JP (16)规定 10%的溶液澄清但其颜色浅于颜色对比液。

有关物质 中国药典中制定了以外标法对氢溴酸东莨菪碱进行定量。中国药典(2015)、BP(2013)和 JP(16)都采用 HPLC 法，流动相中加入的离子对试剂均为十二烷基硫酸钠，检测波长 210nm。其中中国药典(2015)规定，除溴离子峰外，氢溴酸东莨菪碱的限度为 0.4%，各杂质峰总和限度为 0.8%；BP(2013)规定已知杂质有 A 的限度为 0.1%，已知杂质 B、C、D、E、F、G 的限度分别为 0.2%，其他任何杂质峰的限度为 0.1%，杂质峰总和限度为 0.4%；JP(16)规定已知杂质东莨菪碱的限度为 0.1%，其他杂质的限度为 0.2%。

系统适用性图谱见图 2，样品图谱见图 3，破坏试验数据见表 1。

干燥失重 中国药典(2015)规定 105℃干燥减失重量不得过 2.5%，与 BP(2013)规定相同，JP(16)规定 105℃干燥 4 小时减失重量不得过 1.0%。

【含量测定】中国药典(2005)采用高氯酸滴定的方法，因体系中加入了醋酸汞试剂等有毒试剂，故 2010 年版修订为用硝酸银(0.1mol/L)滴定液进行电位滴定，本方法参考了 BP(2010)，选择参比电极：银-氯化银电极；指示电极：银-电极，含量限度为不得少于 99.0%，2015 年版未作修订，BP(2013)的含量限度为 98.0%～101.0%；JP(16)采用高氯酸滴定的电位滴定，含量限度为不少于 98.5%。

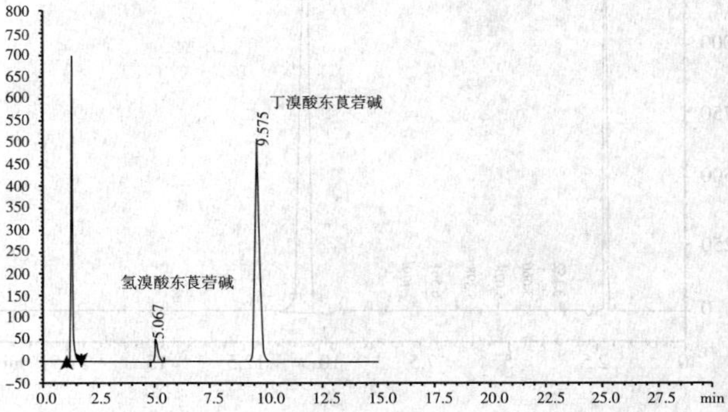

图 2 系统适用性图谱

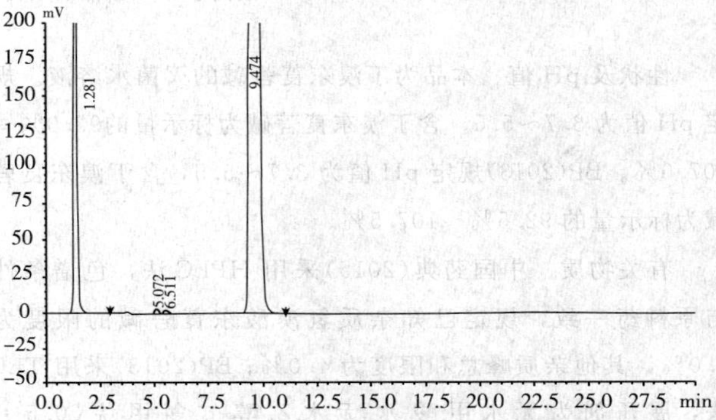

图 3 原料药图谱

【制剂】中国药典(2015)收载了丁溴东莨菪碱注射液和丁溴东莨菪碱胶囊，BP(2013)收载了丁溴东莨菪碱注射液和丁溴东莨菪碱片。

(1)丁溴东莨菪碱注射液(Scopolamine Butylbromide Injection)

表 1 专属性试验结果

项目	主峰(分钟)	其他峰或杂质峰(分钟)	主峰、相临峰间分离度 前	后	主峰理论板数
辅料空白	无	1.279、3.676	—		
未破坏样品	9.474	1.287(溴离子)、5.072(氢溴酸东莨菪碱)、5.551	9.816	—	4530
酸破坏	9.491	1.307(溴离子)、1.699、1.817、2.072、2.736、5.193(氢溴酸东莨菪碱)、5.534	10.194	—	4784
碱破坏	10.00	1.308(溴离子)、1.700、2.091、3.295、3.497、5.614、21.506	17.822	20.424	11440
氧化破坏	9.476	1.286、1.689、5.096(氢溴酸东莨菪碱)、5.518	10.031	—	4685
光照破坏	9.686	1.291、5.148(氢溴酸东莨菪碱)、5.615	9.687	—	4220
高温破坏	9.489	1.287(溴离子)、5.073(氢溴酸东莨菪碱)、5.520	9.739	—	4408

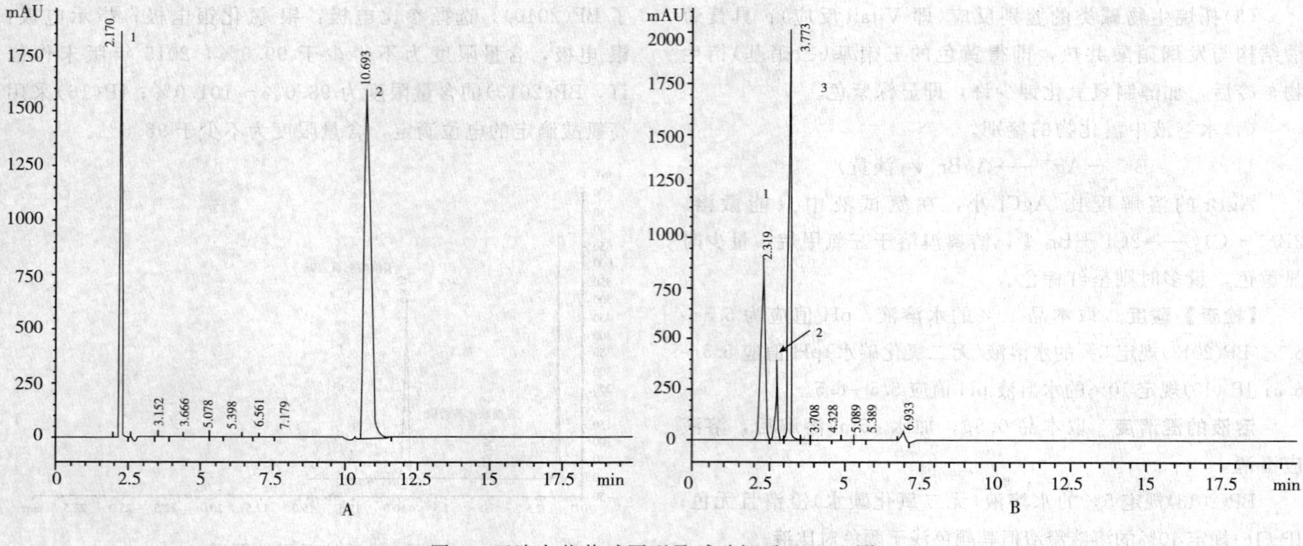

图 4　丁溴东莨菪碱原型及碱破坏后 HPLC 图

A：1. 溴离子；2. 丁溴酸东莨菪碱；B：1. 溴离子；2、3. 降解产物

性状及 pH 值　本品为丁溴东莨菪碱的灭菌水溶液。规定 pH 值为 3.7～5.5，含丁溴东莨菪碱为标示量的93.0%～107.0%。BP(2013)规定 pH 值为 3.7～5.5，含丁溴东莨菪碱为标示量的 92.5%～107.5%。

有关物质　中国药典(2015)采用 HPLC 法，色谱条件与原料药一致，规定已知杂质氢溴酸东莨菪碱的限度为 1.0%，其他杂质峰总和限度为 4.0%；BP(2013)采用 TLC 法，展开剂为无水甲酸-水-无水乙醇-二氯甲烷（0.5：1.5：9：9），显色剂为碘化钾和次硝酸铋混合溶液，规定总杂质量不得过 5.75%。但是 BP(2013)检查项中增加了“莨菪碱”项，采用 HPLC 法，以相同浓度的氢溴酸东莨菪碱和丁溴东莨菪碱做系统适用性实验，要求两者的分离度大于等于 5，并且要求丁溴东莨菪碱注射液供试品溶液中除主峰以外的东莨菪碱峰不得过氢溴酸东莨菪碱对照品溶液的峰面积（0.1%），可见 BP(2013)是采用 HPLC 和 TLC 两种方法相结合将东莨菪碱已知杂质和未知杂质加以控制。

丁溴东莨菪碱性质较为稳定，因分子结构中含有酯键，在强碱条件易水解成酸和醇，笔者在丁溴东莨菪碱的酸、碱、氧化、热、光破坏性研究中也证实了这一点（图 4）。

细菌内毒素　本品临床每小时用药最大剂量是静脉注射每千克体重 0.67mg(中国药典临床用药须知)，内毒素计算限值约为 7.5EU/mg；USP(36)中收载的氢溴酸东莨菪碱为 555EU/mg。中国药典（2015）规定本品细菌内毒素限值为 7.5EU/mg，与内毒素计算值比较，安全系数为 1，并严于 USP 标准。

本品对内毒素检查方法有干扰，最大不干扰参考浓度约为 0.033mg/ml，可采用调节 pH 和用适当灵敏度的鲎试剂经稀释至 MVD 后进行内毒素检查。

无菌　以金黄色葡萄球菌为阳性对照菌，每膜用 300ml 冲洗液分次冲洗，经培养，与对照管比较，含供试品各容器中的试验菌均生长良好，证明本品规定检验量在上述实验条件下，无抑菌作用或抑菌作用可以忽略。

(2)丁溴东莨菪碱胶囊(Scopolamine Butylbromide Capsules)

鉴别　因为丁溴东莨菪碱易溶于三氯甲烷，故先用此溶剂溶解样品，减少水溶性辅料的干扰的同时，三氯甲烷容易被快速蒸干再进行托烷生物碱的鉴别。

有关物质　中国药典(2010)修订为 HPLC 法，且与原料药和注射剂的色谱条件一致，规定已知杂质氢溴酸东莨菪碱的限度为 1.0%，其他杂质峰总和限度为 4.0%。2015 年版未作修订。

含量均匀度　本品规格 10mg/粒，中国药典(2015)规定有含量均匀度项，其检测方法和含量测定项一致。

参考文献

[1] 国家药典委员会．中华人民共和国药典临床用药须知·化学药和生物制品卷［M］．北京：人民卫生出版社，2005：288-289.

[2] 王泽民．当代结构药物全集［M］．北京：北京科技技术出版社，1993：1187.

[3] 安等魁．药物分析［M］．济南：济南出版社，1992：1157.

[4] 王彤彤，朱蓉．高效液相色谱法测定丁溴东莨菪碱有关物质的研究［J］．药物分析杂志，2000，20（6）：392-394.

撰写　武向峰　中国人民解放军总后勤部卫生部药品仪器检验所

复核　靳守东　中国人民解放军总后勤部卫生部药品仪器检验所

丁酸氢化可的松
Hydrocortisone Butyrate

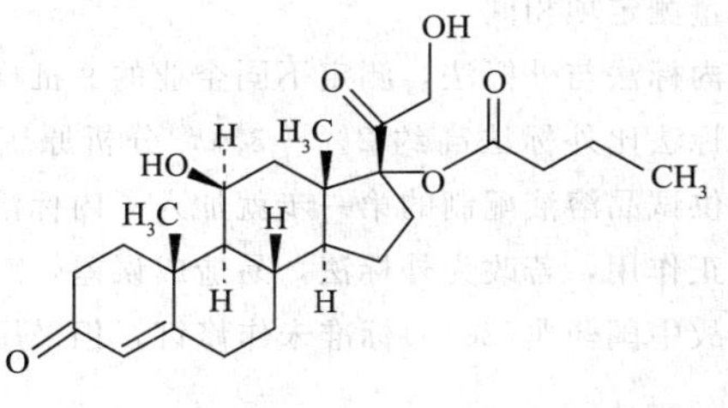

$C_{25}H_{36}O_6$　432.56

化学名：(11β)-11，17，21-三羟基孕甾-4-烯-3，20-二酮-17α-丁酸酯

(11β)-11,17,21-trihydroxypregn-4-ene-3,20-dione-17α-butyrate

英文名：Hydrocortisone Butyrate(INN)

CAS 号：[13609-67-1]

本品为不含氟的中效糖皮质激素。外用可降低毛细血管通透性，抑制角质生成，细胞增殖，具有抗过敏、抗炎的作用。外用适用于对糖皮质激素外用有效的皮肤病，如接触性皮炎、特应性皮炎、脂溢性皮炎、湿疹、神经性皮炎、银屑病等瘙痒性及非感染性炎症性皮肤病。由于化学结构中不含氟，局部外用不良反应发生率低，可适于儿童及面部皮肤的使用[1]。

20 世纪 60 年代末，荷兰 Brocade 药厂实验室利用 Hansch 和 Fujita 的结构-活性关系法，几经改进成功在氢化可的松的 17 位上引入了丁酸酯，即丁酸氢化可的松(HCB)。国内于 1994 年研制开发[2]。除中国药典(2015)收载外，USP(36)，JP(16)中均有收载。

【制法概要】 目前大多数企业采用酯化→水解→精制的工艺路线，国内现有的合成工艺简述如下。

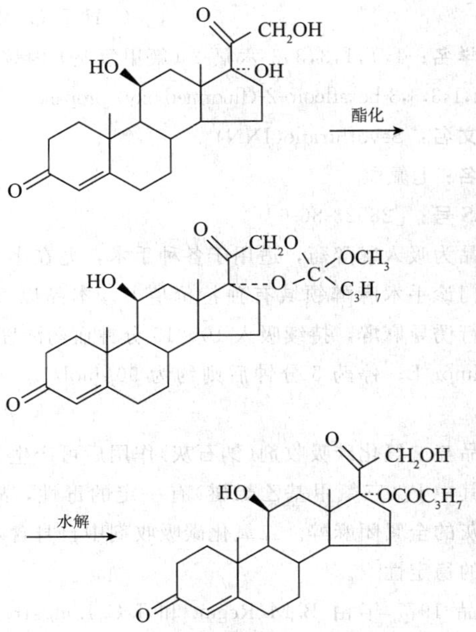

【性状】熔点　中国药典(2005)性状项下规定熔点为 197～208℃，熔融时同时分解，熔距不得超过 4℃。经测定 7 个生产企业的样品，其初熔现象不明显，未见明显液滴；194℃样品上部渐变黄，205℃左右出现液滴，207℃部分液化，有断层，但未透明；210～211℃全熔，熔程较长，因此自中国药典(2010)起删除了熔点项。JP(16)规定熔点约 200℃，熔融时同时分解。

比旋度　本品 10mg/ml 三氯甲烷溶液的比旋度为＋47°至＋54°，与 USP(33)相同；JP(16)规定比旋度应为＋48°至＋52°。

【鉴别】 (1)本品加硫酸显黄色至棕黄色，并带绿色荧光，系甾酮与硫酸的显色反应。有文献[3]论述了其反应机制，认为是酮基的质子化反应，形成正碳离子，然后进行 HSO_4^- 添加。

①质子化

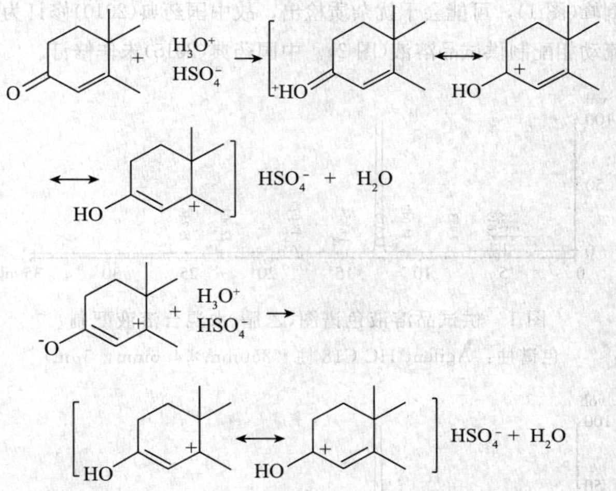

②硫酸氢盐的添加及质子化

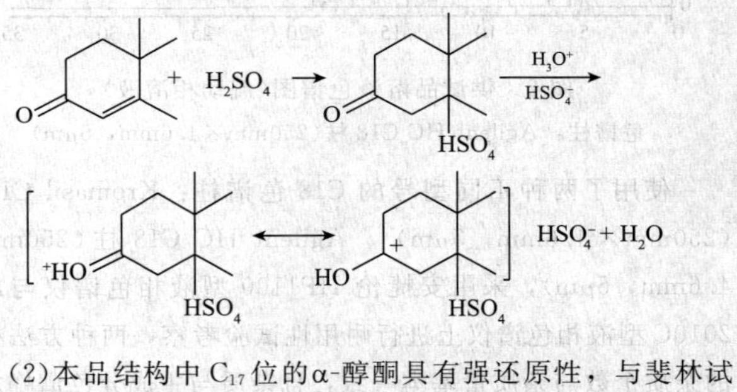

(2)本品结构中 C_{17} 位的α-醇酮具有强还原性，与斐林试剂反应生成红色氧化亚铜沉淀。

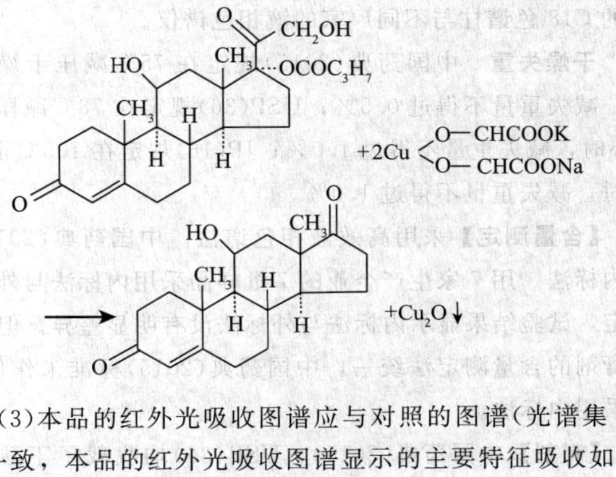

(3)本品的红外光吸收图谱应与对照的图谱(光谱集 585 图)一致，本品的红外光吸收图谱显示的主要特征吸收如下。

特征谱带(cm^{-1})	归属
3400	羟基 $\nu_{O\text{-}H}$
1738	酯 $\nu_{C=O}$
1715	20 位酮 $\nu_{C=O}$
1650	3 位酮 $\nu_{C=O}$
1620	烯 $\nu_{C=C}$
1180	酯 $\nu_{C\text{-}O}$

【检查】有关物质 采用高效液相色谱法，中国药典(2010)与中国药典(2005)色谱条件一致。根据实验结果，标准中增加了检出限以下色谱峰面积可忽略不计的描述，其他未作修订。中国药典(2005)在配制供试品溶液时先用乙腈溶解，再用水稀释至刻度，试验中发现供试品溶液色谱图在约 3 分钟有一较大倒峰(图 1)，可能会干扰杂质检出，故中国药典(2010)修订为用流动相配制供试品溶液(图 2)。中国药典(2015)未作修订。

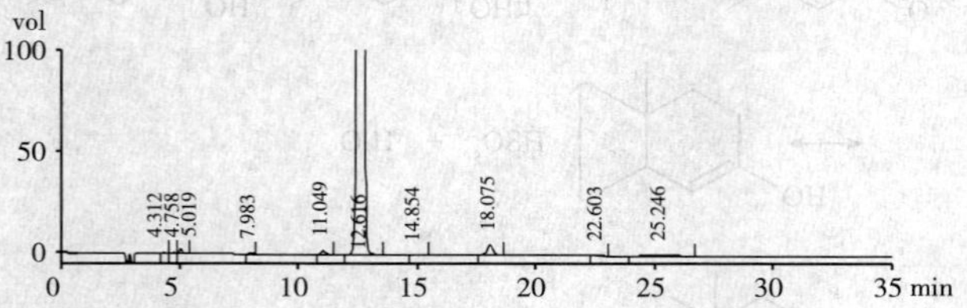

图 1 供试品溶液色谱图(乙腈-水混合溶液配制)

色谱柱：Agilent HC C18 柱（250mm×4.6mm，5μm）

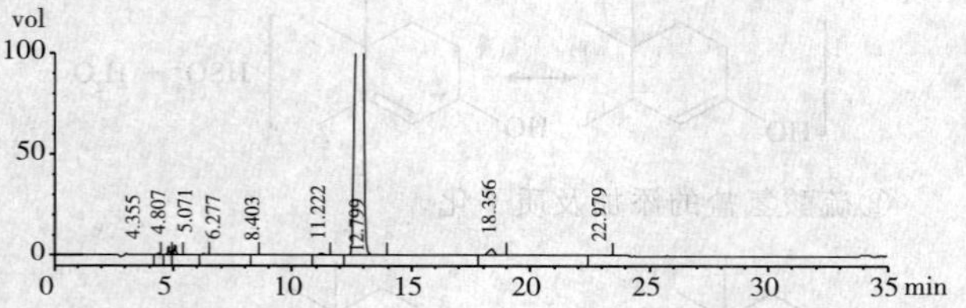

图 2 供试品溶液色谱图(流动相溶液)

色谱柱：Agilent HC C18 柱(250mm×4.6mm，5μm)

使用了两种不同型号的 C18 色谱柱：Kromasil C18 柱(250mm×4.6mm，5μm)、Agilent HC C18 柱(250mm×4.6mm，5μm)，采用安捷伦 HP1100 型液相色谱仪与岛津 2010C 型液相色谱仪上进行耐用性试验考察，两种方法检出的杂质个数与杂质量基本一致，且杂质与主成分色谱峰之间均达到完全分离，证明该方法的粗放度较好，适用于不同型号的 C18 色谱柱与不同厂家的液相色谱仪。

干燥失重 中国药典(2015)规定在 75℃减压干燥至恒重，减失重量不得过 0.5%；USP(36)规定在 78℃减压干燥 3 小时，减失重量不得过 1.0%；JP(16)规定在 105℃干燥 3 小时，减失重量不得过 1.0%。

【含量测定】采用高效液相色谱法。中国药典(2010)采用内标法。用 7 家生产企业的 7 批样品采用内标法与外标法测定，试验结果显示内标法与外标法没有明显差异。但为与乳膏剂的含量测定法统一，中国药典(2015)标准未作修订，仍采用内标法。

【制剂】中国药典(2015)、USP(36)均收载了丁酸氢化可的松乳膏。

丁酸氢化可的松乳膏 (Hydrocortisone Butyrate Cream)

本品为乳剂型基质的白色乳膏，规格为 10g∶10mg，主要辅料有白凡士林、液体石蜡、天然脂肪醇、丙二醇、尼伯金乙酯、枸橼酸、枸橼酸钠等。

含量测定 采用高效液相色谱法，色谱条件与丁酸氢化可的松含量测定项相同。

采用内标法与外标法，测定不同企业的 9 批样品，结果发现，内标法比外标法高约 2%～3%，分析原因可能是内标法是在供试品溶液配制的第一步就加入了内标溶液，起到了系统校正作用，若改为外标法，易造成误差，对测定结果有影响。故中国药典(2015)标准未作修订，仍采用内标法。

参考文献

[1] 国家药典委员会．中华人民共和国药典临床用药须知・化学药与生物制品卷［M］．2005 年版．北京：人民卫生出版社，2005.

[2] 杨从荣，周咏梅，徐涛．丁酸氢化可的松在皮肤科的应用［J］．继续医学教育，2006(33)：59-60.

[3] 中华人民共和国卫生部药典委员会．中华人民共和国药典 1990 年版二部药典注释［M］．北京：化学工业出版社，1993.

撰写 左志辉 天津市药品检验研究院

复核 唐素芳 天津市药品检验研究院

七氟烷

Sevoflurane

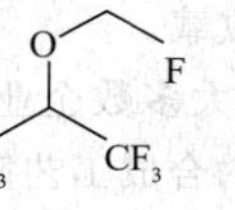

$C_4H_3F_7O$ 200.06

化学名：1,1,1,3,3,3-六氟-2-(氟甲氧基)-丙烷

1,1,1,3,3,3-hexafluoro-2-(fluormethoxy) propane

英文名：Sevoflurane(INN)

异名：七氟醚

CAS 号：［28523-86-6］

本品为吸入麻醉药，适用于各种手术，尤在小儿科、口腔科、门诊手术麻醉领域有独特价值[1]。本品以 2%～4% 浓度进行诱导麻醉，持续吸入 10～15 分钟血药浓度达稳态，约 360μmol/L；停药 5 分钟后则约为 90μmol/L。本品可通过胎盘。

本品与二氧化碳吸收剂(钠石灰)作用后可产生 5 种分解产物，其中 P_1(三氟甲基乙烯醚)有一定的毒性，故不宜使用钠石灰的全紧闭麻醉。二氧化碳吸收剂中自身含水可增加七氟烷的稳定性[2]。

本品 1977 年由 B. M. Regan 和 J. C. Longstreet 合成；1990 年以商品名 Ultane ® 在日本上市。国内于 2004 年开始生产。

除中国药典(2015)收载外，USP(36)、Ph. Eur. (7.0)、BP(2013)、JP(16)也有收载。

【制法概要】本品国内合成路线如下。

(1)

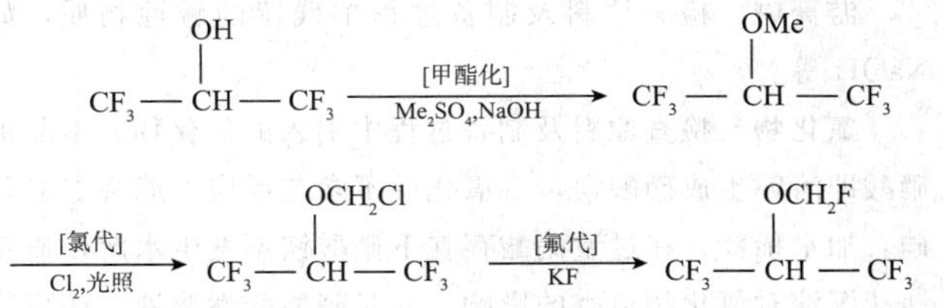

(2)

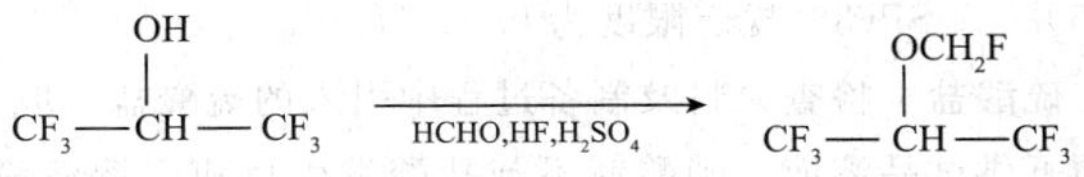

文献报道[3]还有多种生产工艺。

【鉴别】七氟烷的沸点为58.6℃(760mmHg)，常温下为液体，易挥发，采用气体池法测定其红外光吸收图谱。操作时可用滴管吸取七氟烷液体1滴，滴入气体池内，待其挥发为气体后测定红外光吸收图谱。若无气体池装置，可在样品室中放一表面皿，将七氟烷滴入，迅速关闭样品室盖，记录红外光图谱，即可。

本品的红外光吸收图谱(光谱集1108图)显示的主要特征吸收如下。

特征谱带(cm^{-1})	归属
3020	一氟甲基 ν_{C-H}
2930	次甲基 ν_{C-H}
1303	醚 ν_{C-O}
1240	三氟甲基 ν_{C-F}
1040	一氟甲基 ν_{C-F}
695	三氟甲基 δ_{CF_3}

【检查】酸碱度 检查合成过程可能残留的酸或碱。对6批国产样品进行考察，结果水层加溴甲酚紫指示液2滴后均显紫色，滴加0.010mol/L盐酸滴定液至溶液显中性，消耗体积为0.03～0.04ml。

卤化物与游离卤素 对合成过程可能残留的Cl_2、KF或HF进行检查。卤化物在酸性条件下能与硝酸银产生沉淀；游离卤素可与碘化镉发生置换反应生成碘，再与淀粉指示液反应显蓝色。USP(36)仅对氟化物的量进行控制，检查采用电位滴定法，限度为2μg/ml。

有关物质 根据七氟烷的结构和物理性质，采用GC法测定有关物质。在本实验条件下，已知杂质六氟异丙醇(合成七氟烷的起始原料药，USP杂质C)、1,1,1,3,3-五氟异丙基氟甲基醚(USP杂质A)、1,1,1,3,3,3-六氟-2-甲氧基丙烷(USP杂质B)及二氯乙烷(溶剂)、异丙醇(内标物)的分离度色谱图见图1。

经方法学验证：以含内标物的六氟异丙醇或七氟烷溶液，考察两者线性，结果七氟烷在5.004μg/ml～2.286mg/ml范围内，浓度(C)与七氟烷峰与内标物峰面积比值(F)有良好的线性关系，回归方程为$F=0.2102C-0.002132$，$r=0.9993$；已知杂质六氟异丙醇在33.12μg/ml～2.288mg/ml范围内，浓度(C)与六氟异丙醇峰与内标物峰面积比值(F)有良好的线性关系，回归方程为$F=0.05407C-0.002355$，$r=0.999$。

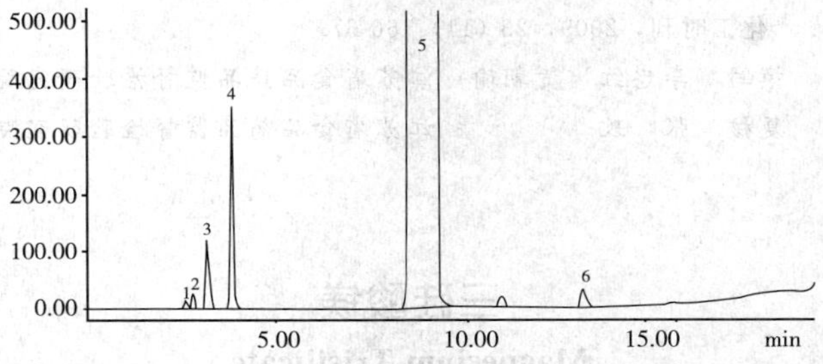

图1 七氟烷及其有关物质分离度色谱图

1. USP杂质A；2. USP杂质B；3. 七氟烷；4. 异丙醇；5. 二氯甲烷；6. 六氟异丙醇

方法的检测限七氟烷为1.6μg/ml，六氟异丙醇为9.9μg/ml；方法的定量限七氟烷为5.0μg/ml，六氟异丙醇为33.1μg/ml。

国内产品中主要的已知杂质有六氟异丙醇(起始原料，同USP杂质C)、六氟-2-甲氧基丙烷(中间体1，同USP杂质B)和六氟-2-(氯甲氧基)丙烷(中间体2)。

USP(36)也采用GC法测定有关物质，并列出了各已知杂质的相对保留时间及相对响应因子以供参考。USP(36)列出的3个已知杂质为：

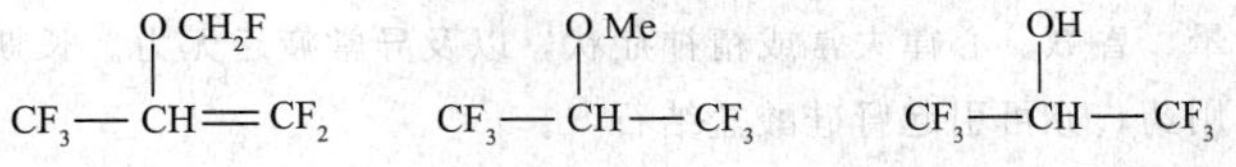

A　　B　　C

A 1,1,1,3,3-pentafluroisopropenyl fluromethyl ether (1,1,1,3,3-五氟异丙烯基氟甲基醚)

B 1,1,1,3,3,3-hexafluoro-2-methoxy-propane(1,1,1,3,3,3-六氟-2-甲氧基丙烷)

C 1,1,1,3,3,3-hexafluoro-2-propanol(1,1,1,3,3,3-六氟异丙醇)

USP(36)还对本品的折光率和所含过氧化物的量进行控制。规定折光率范围为1.2745～1.2760(20℃)。

【含量测定】照有关物质项下测定各杂质总量后，以100.0%减去各杂质总量，即得含量。USP(36)也采用此法测定含量，含量限度规定为99.97%～100.00%。

【制剂】吸入用七氟烷(Sevoflurane for Inhalation)

本品由原料药分装而得。除应符合制剂通则要求外，检测项目及方法同原料药。

参考文献

[1] 国家药典委员会．中华人民共和国药典临床用药须知·化学药和生物制品卷［M］．北京：人民卫生出版社，2005：71.

[2] 李恩有，郑方，杨宝峰，等．二氧化碳吸收剂自身含水对七氟烷分解反应的影响［J］．中华麻醉学杂志，2004，24（2）：141-142.

[3] 王相承，马萌萌，付先哲．七氟烷的合成研究进展［J］．化工时刊，2009，23（11）：66-67.

撰写 李忠红 黄朝瑜 江苏省食品药品监督检验研究院

复核 张 玫 江苏省食品药品监督检验研究院

三硅酸镁

Magnesium Trisilicate

$Mg_2Si_3O_8 \cdot nH_2O$

化学名：硅酸镁水合物

magnesium silicate hydrate

英文名：Magnesium Trisilicate

异名：硅酸镁，三硅酸二镁、三矽酸镁

CAS 号：［39365-87-2］

本品为抗酸药，难溶于水，口服吸收缓慢，因此抗酸作用持久。主要用于治疗胃及十二指肠溃疡，不产生气体。服用后在胃内中和胃酸，反应生成胶状氧化硅，可以覆盖在溃疡表面，对胃黏膜产生保护作用，并且能吸附游离酸。镁离子在肠道内难吸收，但大剂量时由于渗透作用，可引起轻泻，故常与其他制酸药制成复方制剂使用。肾功能不全患者长期大剂量服用可导致高镁血症或其他电解质失调，出现眩晕、昏厥、心律失常或精神症状，以及异常疲乏无力。长期用药，亦可引起肾硅酸盐结石[1]。

除中国药典(2015)收载外，BP(2013)、Ph. Eur.(7.0)及 USP(36)亦有收载。

本品以矿物海泡石，副海泡石(parasepiolite)和海泡石(sepiolite)存在于自然界中。中国药典(2015)收载的本品为组成不定的硅酸镁水合物($Mg_2Si_3O_8 \cdot nH_2O$)，含氧化镁(MgO)不得少于 20.0%，含 SiO_2 不得少于 45.0%；SiO_2 与 MgO 含量的比值应为 2.1～2.3。

【制法概要】本品目前主要由可溶性镁盐和可溶性硅酸盐反应，再经漂洗、过滤、干燥、粉碎得到三硅酸镁成品。反应式如下：

$$2Na_2O\cdot3SiO_2\cdot nH_2O+2MgSO_4 \xrightarrow{NaOH} 2MgO\cdot3SiO_2\cdot nH_2O\downarrow+2Na_2SO_4$$

本品为无定形的粉末，无固定的化学结构式。

【鉴别】(1)磷酸铵钠在铂丝环上熔融，生成偏磷酸钠的透明小球，趁热蘸取本品共熔融，生成磷酸镁钠及二氧化硅，冷却后，二氧化硅呈不透明的网状结构浮结于小球表面。

(2)取本品，加稀盐酸溶解生成氯化镁；溶液显镁盐的鉴别反应。

【检查】制酸力 本品的制酸力会因干燥温度过高，时间过长以及贮藏时间久而降低，从而影响药效，因此需对制酸力进行控制，限度为 140～170ml。USP(36)规定限度为 140～160ml，BP(2013)规定限度为不得少于 100ml。

游离碱 检查原料及制备过程中残留的碱性物质，如 NaOH 等。

氯化物 检查原料及制备过程中引入的氯化物。本品加硝酸即溶解生成硝酸镁，二氧化硅不参与反应，滤去二氧化硅，加水稀释，在过量硝酸存在下硝酸镁不发生水解，避免镁盐沉淀对氯化物检查的影响。同时硝酸酸性溶液，还可防止弱酸银盐及氧化银沉淀的形成而干扰检查，限度为 0.05%。USP(36)规定限度为 0.055%。

硫酸盐 检查原料及制备过程中引入的硫酸盐。取氯化物项下供试品溶液，硝酸镁不与盐酸发生反应，溶液澄清，加入氯化钡后，硝酸镁不与氯化钡反应，避免镁盐沉淀对硫酸盐检查的干扰。同时盐酸酸性溶液，还可防止碳酸钡等沉淀的生成而干扰检查，限度为 0.5%。

可溶性盐类 检查制备过程中残留的硫酸镁及引入的可溶性盐类。

炽灼失重 检查水分及原料中可能带入的碱式碳酸盐及其他挥发性杂质。限度为不得过 30.0%，BP(2013)规定本品炽灼失重限度为 17.0%～34.0%。

重金属 检查由原料引入的杂质。采用硫代乙酰胺法，在规定实验条件下供试液澄清、无色，对检查无干扰。加 0.1mol/L 盐酸溶液，使其与重金属成盐并溶解。由于滤液酸性大，影响金属离子与硫化氢的呈色，故先加氨试液至溶液对酚酞显中性，然后加 0.1mol/L 盐酸溶液进行检查，限度为百万分之二十。USP(36)规定本品重金属限度为 0.003%，BP(2013)限度为 2ppm。

汞 中国药典(2005)未规定汞的检查，BP(2013)及 USP(36)中亦未收载此项。由于本品原料取自于矿山石，有带入汞的可能性，汞在常温下即能挥发，进入人体主要蓄积在肾、肝、脑等组织而且代谢时间缓慢。种类不同的汞及汞盐进入人体后，会蓄积在不同的部位，从而造成这些部位受损。因此，出于用药安全性考虑，中国药典(2010)增订了汞的检查项。采用冷蒸气-原子吸收分光光度法，以含 0.5%硼氢化钠和 0.1%氢氧化钠的溶液(临用前配制)作为还原剂，盐酸溶液(1→100)为载液，氮气为载气，检测波长为 253.6nm。参考 USP(32)中对如下品种汞限度的规定(碳酸钙为 0.00005%，硫酸亚铁为 0.0003%，氧化铁 0.0003%，葡萄糖酸亚铁为 0.0003%，氧化锌为 0.0001%)，综合我国实际生产情况，将汞元素限度规定为 0.00005%，按限度计算汞摄取量为 0.625μg/d，远低于 43μg/d 的安全限度(食品添加剂联合专家委员会规定)[2]，中国药典(2015)未作修订。

砷盐 检查由原料引入的砷盐，采用古蔡氏法(砷斑法)，限度为 0.0005%。USP(36)规定本品砷盐限度为 8ppm，BP(2013)限度为 4ppm。

【含量测定】氧化镁 采用酸碱剩余滴定法。取本品

加硫酸滴定液（0.5mol/L），置水浴上加热，放冷，溶解成硫酸盐。剩余硫酸滴定液（0.5 mol/L）以甲基橙为指示液，用氢氧化钠滴定液（1mol/L）滴定，求得氧化镁的含量。甲基橙变色范围是 pH 3.2～4.4，由红变橙黄，为滴定终点。

BP(2013)采用络合滴定法。

二氧化硅　采用重量法。第一次炽灼后，残渣中除二氧化硅外，尚含有氧化铝、氧化铁等不溶性混合物，因此加氢氟酸与硫酸再行处理、炽灼，目的是利用二氧化硅与氢氟酸可反应生成四氟化硅气体挥发，通过两次炽灼后的重量减失，得出为供试量中含有 SiO_2 的重量。反应式如下。

$$SiO_2 + 4HF \xrightarrow{\Delta} SiF_4\uparrow + 2H_2O$$

参考文献

[1] 国家食品药品监督管理局药品审评中心．药物临床信息参考［M］．2006 版．成都：四川科学技术出版社，2006.

[2] 汪麟，于新颖，刘天扬，等．原子吸收分光光度法测定无机原料药中的有害元素［J］．中国药事，2010，24（5）：496-499.

撰写　汪　麟　麻圜新　黑龙江省食品药品检验检测所

复核　白政忠　张秋生　黑龙江省食品药品检验检测所

干燥硫酸钙

Dried Calcium Sulfate

$CaSO_4 \cdot \frac{1}{2}H_2O$　145.15

化学名：半水硫酸钙

calcium sulfate hemihydrates

异名：熟石膏

英文名：Dried calcium sulfate

CAS 号：［26499-65-0］

本品为骨科用固定剂，分 α 型和 β 型两种。α 型俗称高强度建筑石膏，用作建筑上高强度石膏构件、铸造模型及机械加工时的固定胶凝加工件。β 型俗称熟石膏，用作建筑材料，粉饰石膏构件、石膏塑像、陶瓷器造型、雕塑模型，粉笔及作为胶凝剂、固定剂、牙科医疗材料等。药用一般为 β 型。α 型半水石膏结晶良好、坚实，β 型半水石膏是片状并有裂纹的晶体，结晶很细，比表面积比 α 型半水石膏大得多。

除中国药典(2015)收载外，BP(2013)也有收载。

【制法概要】加压法　生石膏经粉碎成 15～20nm 后加到高压釜内，在加压，温度约 120℃条件下蒸煮约 7 小时，然后在 120～220℃干燥，再经粉碎、筛分，制得 α-半水硫酸钙。

$$2CaSO_4 \cdot 2H_2O \longrightarrow 2\alpha\text{-}CaSO_4 \cdot \frac{1}{2}H_2O + 3H_2O$$

转窑煅烧法　生石膏经粉碎至1～3 mm 后加入间接加热的转窑中煅烧 15 分钟，物料最终温度为 140～150℃（煅烧医用石膏为 115～125℃）。熟料粉碎，经筛选制得 β-半水硫酸钙。

$$2CaSO_4 \cdot 2H_2O \longrightarrow 2\beta\text{-}CaSO_4 \cdot \frac{1}{2}H_2O + 3H_2O$$

【鉴别】本品在稀盐酸中溶解，溶液中硫酸根离子与钙离子，显硫酸盐与钙盐的鉴别反应。

【检查】细度　本品细粉的粒度应小于 180μm(五号筛)，其中粒度小于 150μm 应占 80%以上(六号筛)。

碱度　本品只能呈微弱碱性(约相当于 pH<9.0)，否则易形成熟石灰氢氧化钙，故本品水混悬后的上清液中加酚酞指示液不得显淡红色。

固结度　本品为骨科用固定剂，固结度是药物固结性能的关键指标，与药物中水分含量密切相关。水分过高，难以固结，水分过低，固结后易脱片。

炽灼失重　本品含 1/2 个结晶水，理论含量达 6.2%，故本品炽灼至恒重减失重量大体在 4.5%～8.0%之间。

【含量测定】采用络合滴定法。本品水溶液，加入氢氧化钠试液，用钙紫红素作指示剂，在碱性溶液中，钙紫红素与游离钙离子生成红色络合物，使溶液呈红色，用乙二胺四醋酸二钠滴定，与溶液中游离钙离子形成无色络合物，终点时，溶液中游离钙离子已被全部络合，再加入乙二胺四醋酸二钠滴定液，使夺取与钙紫红素已生成络合物的钙离子，使钙紫红素被游离出来，使溶液由红色转变为纯蓝色。

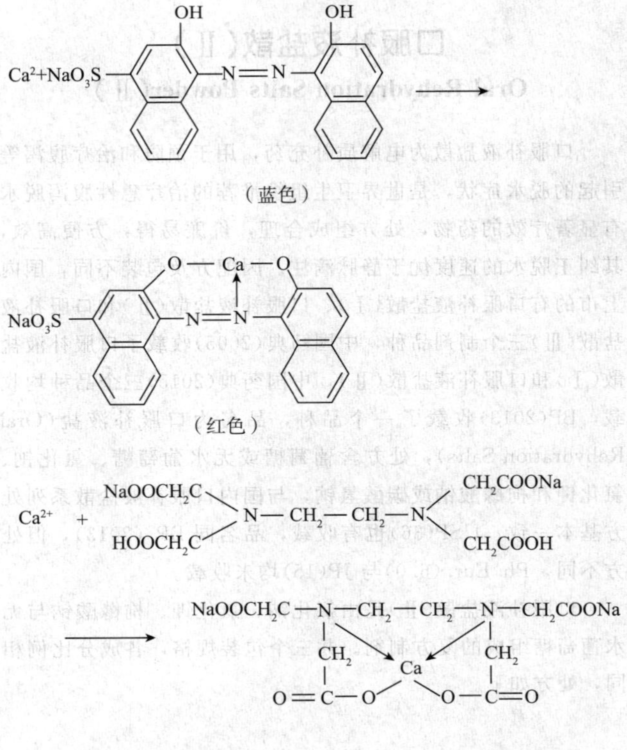

终点时

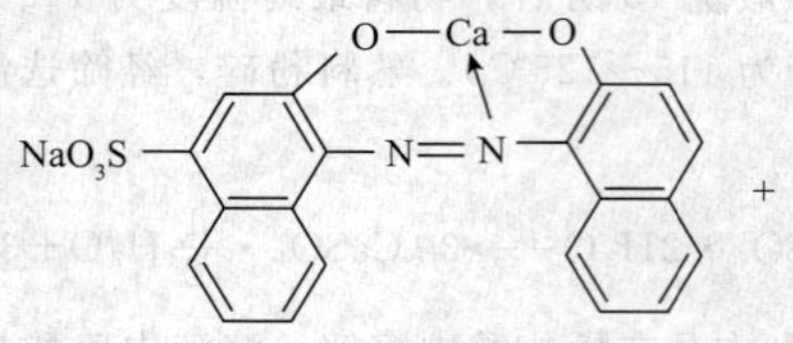

(红色)

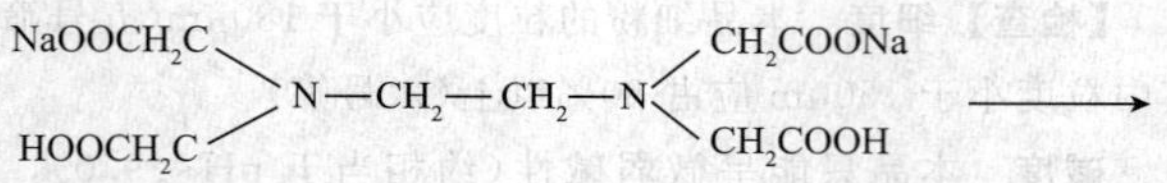

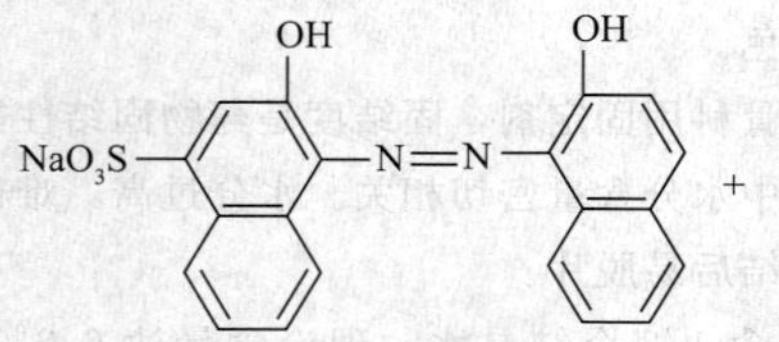

(蓝色)

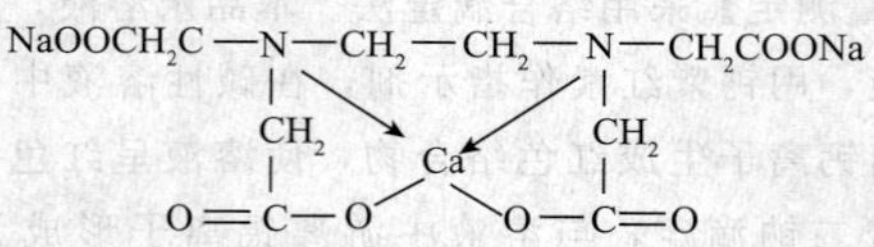

撰写　车　慧　中国人民解放军总后勤部卫生部药品仪器检验所
复核　武向锋　中国人民解放军总后勤部卫生部药品仪器检验所

口服补液盐散(Ⅱ)

Oral Rehydration Salts Powder(Ⅱ)

口服补液盐散为电解质补充药，用于预防和治疗腹泻等引起的脱水症状，是世界卫生组织推荐的治疗急性腹泻脱水有显著疗效的药物，处方组成合理，价廉易得，方便高效，其纠正脱水的速度优于静脉滴注。因配方及包装不同，国内上市的有口服补液盐散(Ⅰ)、口服补液盐散(Ⅱ)和口服补液盐散(Ⅲ)三个制剂品种，中国药典(2005)收载了口服补液盐散(Ⅰ)和口服补液盐散(Ⅱ)，中国药典(2015)三个品种均收载，BP(2013)收载了一个品种，品名为口服补液盐(Oral Rehydration Salts)，处方含葡萄糖或无水葡萄糖、氯化钠、氯化钾和枸橼酸钠或碳酸氢钠，与国内口服补液盐散系列处方基本一致。USP(36)也有收载，品名同 BP (2013)，但处方不同。Ph. Eur. (6.0)与 JP(15)均未收载。

口服补液盐散(Ⅱ)是由氯化钠、氯化钾、枸橼酸钠与无水葡萄糖组成的复方制剂。共三个包装规格，各成分比例相同，处方如下。

包重5.58 g：	氯化钠	700 g
	氯化钾	300 g
	枸橼酸钠	580 g
	无水葡萄糖	4000 g
	制成	1000 包
包重 13.95 g：	氯化钠	1750 g
	氯化钾	750 g
	枸橼酸钠	1450 g
	无水葡萄糖	10000 g
	制成	1000 包
包重 27.9 g：	氯化钠	3500 g
	氯化钾	1500 g
	枸橼酸钠	2900 g
	无水葡萄糖	20000 g
	制成	1000 包

【制法概要】取氯化钠、氯化钾、枸橼酸钠混合、粉碎、干燥，另取无水葡萄糖干燥，与上述混合物混合均匀，分装，即得。

【鉴别】无水葡萄糖　同口服补液盐散(Ⅰ)鉴别项下。

钾盐　钾盐与亚硝酸钴钠试液反应生成黄色沉淀，反应如下：

$$Na_3Co(NO_2)_6 + 3KCl \longrightarrow K_3Co(NO_2)_6\downarrow + 3NaCl$$

【含量测定】总钠　本品总钠含量包括处方中氯化钠和枸橼酸钠中的钠含量的总和，采用原子吸收分光光度法测定。中国药典(2005)的方法中配制氯化钠对照品溶液浓度较高，原子吸收值大于 0.7，且三份对照品溶液中的消电离剂氯化锶的浓度不一致，导致线性关系不好(相关系数为 0.970)。中国药典(2010)对氯化钠对照品溶液的浓度进行了调整，并对消电离剂氯化锶的加入量进行了研究。经方法学验证，钠离子浓度在 0～0.6μg/ml 范围内与吸光度线性关系良好，相关系数 $r=0.9998(n=4)$；进样精密度 RSD 为 0.6%$(n=7)$；平均回收率为 100.8%$(n=9)$；重复性试验 RSD 为 1.8%$(n=6)$。中国药典(2015)未作修订。

在高温火焰中，钾和钠原子易产生电离，这样使得参于原子吸收的基态原子减少。为了克服这一现象，加入易电离的锶作电离缓冲剂(亦称消电离剂)，以增大火焰中的电子浓度，对待测元素的电离起到抑制作用。

玻璃的成分为硅酸钠、硅酸钙和二氧化硅，使用玻璃容量瓶配制样品易吸附或溶出钠离子。为了取得精密度好准确度高的分析结果，对所用玻璃器皿必须认真清洗并分别用硝酸溶液和纯水浸泡，推荐可使用聚四氟乙烯或塑料器皿。对照品溶液与供试品溶液均应临用配制，不宜长期保存在玻璃器皿中。在同一批样品的测定中应使用相同规格和批号的试剂及水进行试验。

钾　中国药典(2005)的方法中配制氯化钾对照品溶液浓度较高，原子吸收值大于 0.7，且三份对照品溶液中的消电离剂氯化锶的浓度不一致，导致线性关系不好(相关系数为 0.981)。自中国药典(2010)开始对氯化钾对照品溶液的浓度进行了调整，并对消电离剂氯化锶的加入量进行了研究。当待测溶液中钾离子浓度为 1.0μg/ml，氯化锶浓度为 0.06%

时，样品吸光度高且稳定，见图1。

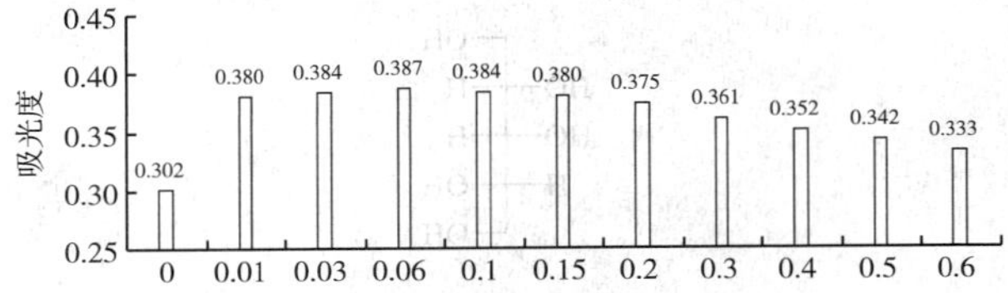

图1 氯化锶不同浓度(%)吸光度示意图

经方法学验证，钾在浓度 0～1.3μg/ml 范围内与吸光度线性关系良好，相关系数 r=0.9994(n=4)；进样精密度 RSD 为 0.9%(n=7)；平均回收率为 100.6%(n=9)；重复性试验 RSD 为 2.4%(n=6)。

总氯 本品总氯含量包括处方中氯化钠和氯化钾中的氯含量的总和，采用银量法进行测定。根据分步沉淀的原理，氯化银溶解度小于铬酸银，在滴定过程中氯化银先沉淀出来，当氯化银沉淀完全后，稍过量的银离子与铬酸根生成砖红色的铬酸银沉淀，指示终点到达。

枸橼酸钠 采用非水溶液滴定法。本品为有机酸的碱金属盐，其电离常数一般在 10^{-7} 以下，有机酸酸性较弱，其共轭碱即枸橼酸根在冰醋酸中显较强的碱性，可在非水溶液中进行酸碱滴定。经对比结晶紫指示剂的变色点与电位滴定法的突跃点，证实其终点应为由紫色变为蓝色。

无水葡萄糖 本品含无水葡萄糖，测定原理同口服补液盐散(Ⅰ)葡萄糖项下。由测得的旋光度乘以 1.8954 即得[1.8954 是按中国药典(2005)葡萄糖标准中的比旋度限度值计算得到]。

撰写 李春盈 广州市药品检验所
复核 严小红 广州市药品检验所

山梨醇
Sorbitol

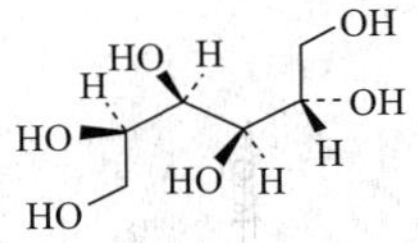

$C_6H_{14}O_6$ 182.17

化学名：D-山梨糖醇

D-glucitol

英文名：Sorbitol

CAS 号：[50-70-4]

本品为利尿脱水药，与甘露醇互为同分异构体，作用与甘露醇相似，但作用较弱。临床上常将本品制成注射液供静脉用，并使用高渗溶液(20%～30%)，其等渗浓度为5.48%。当静脉滴入本品的高渗溶液后，除小部分转化为糖外，大部分以原型经肾排出。因形成血液高渗，可使周围组织脱水，降低颅内压，故适用于治疗脑水肿和青光眼。本品的不良反应较微，偶尔出现头晕或血尿，但滴入量较大或速度较快时可使电解质流失。

山梨醇广泛分布于植物界，存在于许多植物的成熟浆果中，动物体内也有存在。1872 年法国科学家 Boussingault 首先从北欧花楸(*Sorbus aucuparia* L.)中提取获得本品。

除中国药典(2015)收载外，USP(36)、BP(2013)、Ph. Eur.(7.0)和 JP(16)亦有收载。

【制法概要】1936 年 Greighton 电解还原葡萄糖成功地制得了山梨醇和甘露醇。1958 年由 BOYE 等实现工业化生产。我国于 1961 年开始生产本品。工业上主要以淀粉或蔗糖生产出的葡萄糖为原料，经高压氢化或电解还原后通过离子交换树脂处理精制而成[1,2]。

工艺路线：

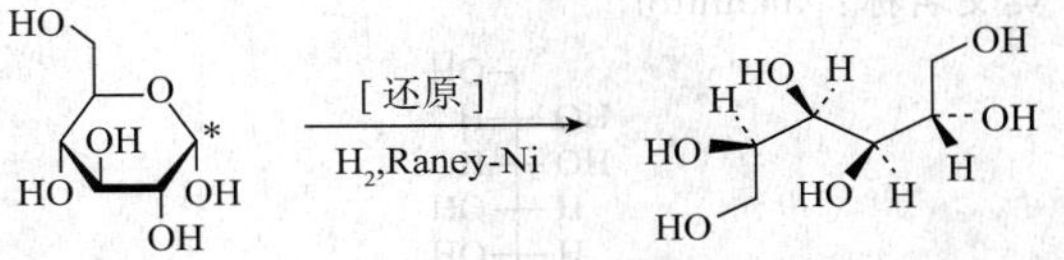

【性状】本品为白色结晶性粉末，有引湿性；味甜，甜度为蔗糖的 0.6 倍。

比旋度 由于本品分子结构中含有不对称碳原子，故具旋光性。20%水溶液的比旋度为－1.5°至－2.5°。为了提高比旋度的绝对值，中国药典(2010)规定在配制供试液中加入硼砂，并规定比旋度为＋4.0°至＋7.0°。硼砂的加入，使旋光度由左旋变为右旋，但比旋度值仍较小。测定方法及限度要求与 BP(2013)一致，USP(36)与 JP(16)未规定该项物理常数检查。

【鉴别】(1)为山梨醇的显色反应。当边振摇边加入硫酸时，由于产热少，显色较淡；若迅速加入硫酸后振摇，或提高供试品的浓度，则显色较深。

(2)本品的红外光吸收图谱(光谱集 26 图)显示的主要特征吸收如下。

特征谱带(cm^{-1})	归属
3500～3200	羟基 ν_{O-H}
1100～1000	羟基 ν_{C-O}

【检查】还原糖 采用重量法测定。本品中主要还原糖类杂质为制备过程中未被氢化还原完全而带入成品中的葡萄糖。检查原理为利用葡萄糖与碱性酒石酸铜试液反应，生成氧化亚铜(Cu_2O)沉淀。规定取样 10.0g 生成的沉淀量不得过 67mg，相当于限量不超过 0.3%。

USP(36)和 BP(2013)均采用碘量法，用硫代硫酸钠滴定液测定还原糖的含量。BP(2013)的限度要求为不得过 0.2%(以葡萄糖计)；USP(36)的限度为不得过 0.3%(以葡萄糖计)。

总糖 总糖为制备过程中未被氢化还原完全的葡萄糖及

葡萄糖原料本身带入的不纯物(糊精，淀粉、其他糖类)，经水解成单糖后的总含糖量。检查原理为将供试品加酸回流，使不纯物水解成单糖(还原糖)后，按上述还原糖项下的方法操作，规定 2.1g 本品生成的沉淀量不得过 50mg，相当于限量不超过 1.0%。

USP(36)和 BP(2013)均无总糖检查项。

有关物质 本品性质相对稳定，可能的有关物质基本为工艺杂质，包括杂质 A 至杂质 G，以及原料本身带入的不纯物质(如糊精、淀粉、其他糖类等)。其中甘露醇、艾杜糖醇、麦芽糖醇由原料中不纯的其他糖类物质经还原引入；葡萄糖为反应原料；木糖醇、L-阿拉伯糖醇、半乳糖醇为山梨醇的结构类似物[1,2]。

各有关物质信息如下。

1. 杂质 A 甘露醇

英文名称：mannitol

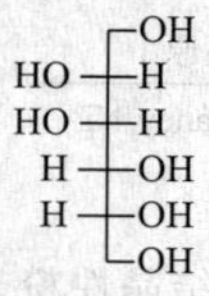

$C_6H_{14}O_6$ 182.17

2. 杂质 B 艾杜糖醇

英文名称：iditol

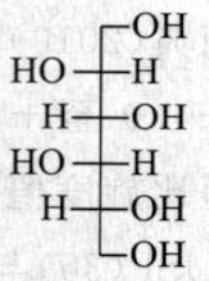

$C_6H_{14}O_6$ 182.17

3. 杂质 C 麦芽糖醇

英文名称：maltol

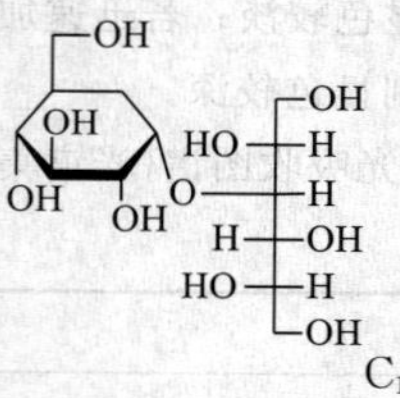

$C_{13}H_{26}O_{10}$ 342.35

4. 杂质 D 葡萄糖

英文名称：glucose

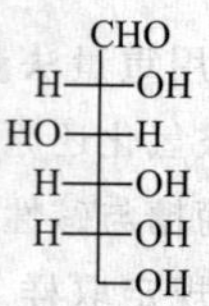

$C_6H_{12}O_6$ 180.16

5. 杂质 E 木糖醇

英文名称：xylitol

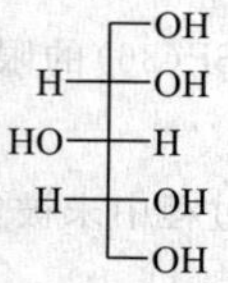

$C_5H_{12}O_5$ 152.15

6. 杂质 F L-阿拉伯糖醇

英文名称：L-arabitol

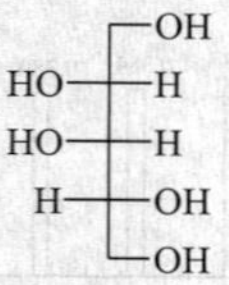

$C_5H_{12}O_5$ 152.15

7. 杂质 G 半乳糖醇

英文名称：dulcitol

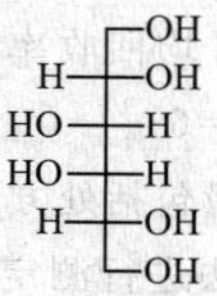

$C_6H_{14}O_6$ 182.17

USP(36)和 JP(16)均无有关物质检查项 Ph. Eur. (7.0)采用高效液相色谱法检查多元醇类杂质。为更好地控制本品质量，中国药典(2010)参照 Ph. Eur. 增订了有关物质检查项，采用磺化交联的苯乙烯二乙烯基苯共聚物为填充剂的强阳离子钙型交换柱(或分离效能相当的色谱柱)，示差折光检测器。规定单个杂质不得过 2.0%，杂质总量不得过 3.0%，与 Ph. Eur. 限度相同。见图 1，图 2。

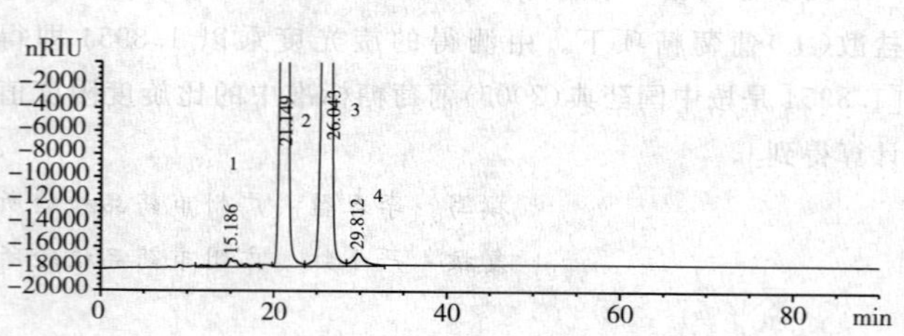

图 1 柱温 78℃时系统适用性溶液色谱图

1. 麦芽糖醇；2. 甘露醇；3. 山梨醇；4. 艾杜糖醇

色谱柱 Phenomenex Rezex RCM-Monsaccharide Ca$^+$

(300mm×7.8mm，8μm)

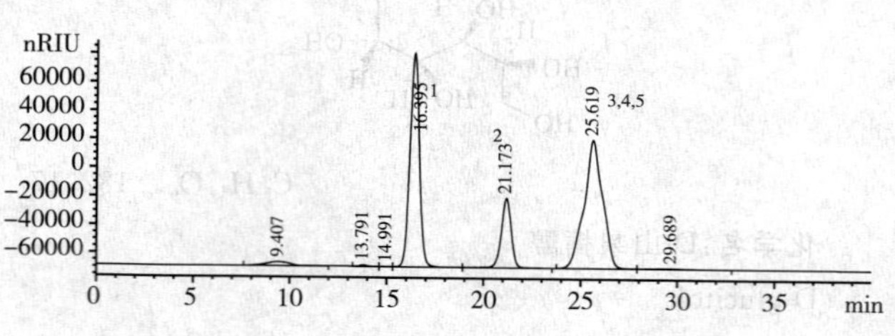

图 2 多元醇混合溶液色谱图

1. L-阿拉伯糖醇；2. 甘露醇；3～5. 半乳糖醇、山梨醇与木糖醇

经采用逐步稀释法测定，山梨醇的最低检出量为 40ng，相当于 0.004%，供试品溶液在 8 小时内稳定。

中国药典(2015)未作修订。

残留溶剂[2] 根据合成工艺和精制方法，山梨醇生产过程中基本不使用有机溶剂。

中国药典(2005)起，收载了氯化物、硫酸盐检查项。

Ph. Eur.(7.0)无这两项，但设立了电导率检查项，控制本品中电解质总量。

镍 由于在合成工艺中使用了镍(Ni)作为还原剂，因此，进一步的质量标准研究工作可增加镍的检查。USP(36)、BP(2013)和JP(16)中分别采用原子吸收或比色法进行控制。

【含量测定】本品为多羟基化合物。该类化合物的含量可采用高碘酸钾(钠)与其发生氧化还原反应再通过间接碘量法-剩余滴定相结合的方法测定。其原理为山梨醇与高碘酸发生定量的氧化还原反应，剩余的高碘酸和反应中生成的碘酸与碘化钾作用，生成游离碘，再用硫代硫酸钠滴定液(0.05mol/L)滴定。化学反应式如下：

$$C_6H_{14}O_6+5HIO_4 \longrightarrow 2HCHO+4HCOOH+5HIO_3+H_2O$$

$$2HIO_4+14KI+7H_2SO_4 \longrightarrow 8I_2+7K_2SO_4+8H_2O$$

$$2HIO_3+10KI+5H_2SO_4 \longrightarrow 6I_2+5K_2SO_4+6H_2O$$

$$I_2+2Na_2S_2O_3 \longrightarrow 2NaI+Na_2S_4O_6$$

由上述反应式可知，1mol $C_6H_{14}O_6$ 相当于 5mol HIO_4，反应生成 5mol HIO_3，即实际相当于 10mol $Na_2S_2O_3$。因此，每1ml的硫代硫酸钠液(0.05mol/L)相当0.9109mg的 $C_6H_{14}O_6$。

【制剂】中国药典(2015)收载了山梨醇注射液，USP(36)、BP(2013)和JP(16)均未收载该剂型。

山梨醇注射液(Sorbitol Injection)

山梨醇口服不吸收，故制成注射液供静脉滴注。注射液为山梨醇的灭菌水溶液，在酸性溶液中(pH=3)加热灭菌时，可失水成2，5-脱水山梨醇[3]，故规定pH值为4.5～6.5。

热原 本品临床每小时用药最大剂量是静脉滴注25% 500ml(2.08g/kg)，内毒素计算限值约为2.4EU/g；USP(36)为4USP EU/g；BP为2.5EU/g。中国药典(2015)规定本品热原限值为2.5g/(10ml·kg)(与2.0EU/g内毒素相当)，与临床剂量比较，安全系数为1.2。

中国药典(2015)收载的山梨醇注射液为100ml与250ml包装规格，因此，应增设渗透压摩尔浓度检查项。

参考文献

[1] Raymond C. Handbook of Pharmaceutical Excipients[M]. 6th ed. London：Pharmaceutical Press，2009：679-682.

[2] Brittain H G. Analytical Profiles of Drug Substances and Excipients[M]. Vol. 26. New York：Academic Press，1999：459.

[3] 顾学裘．药物制剂注解[M]．北京：人民卫生出版社，1981：411.

撰写 郭小洁 王铁松 车宝泉 北京市药品检验所

杜继清 屈学蕴 湖北省药品监督检验研究院

复核 余 立 北京市药品检验所

门冬氨酸

Aspartic Acid

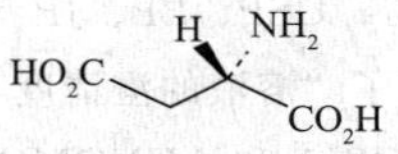

$C_4H_7NO_4$ 133.10

化学名：L-2-氨基丁二酸

(2*S*)-2-aminobutanedioic acid

英文名：Aspartic Acid

异名：天冬氨酸；天门冬氨酸；L-氨基琥珀酸

CAS号：[6899-03-2]，[56-84-8]

本品分子中含两个羧基和一个氨基，属酸性氨基酸，为非必需氨基酸之一，广泛存在于所有蛋白质中。门冬氨酸是草酰乙酸前体，在三羧酸循环、鸟氨酸循环及核苷酸合成中都起重要作用[1]。它对细胞亲和力很强，可作为载体使钾离子、镁离子易于进入胞浆和线粒体内，以维持神经组织、心肌、平滑肌等细胞的正常兴奋性和内环境的稳定；向心肌输送电解质，促进肌细胞去极化，维持心肌收缩能力，同时可降低心肌耗氧量，在冠状动脉循环障碍引起缺氧时，对心肌有保护作用。门冬氨酸参与鸟氨酸循环，促进尿素生成，降低血液中氨和二氧化碳含量，增强肝脏功能。用于心血管疾病的治疗；是合成维生素 B_6 的原料；可经L-门冬氨酸-β-脱羧酶催化脱羧制备L-丙氨酸；是合成甜味剂的原料；常作生化试剂用于细胞培养。

本品中国药典(2015)、BP(2013)、Ph. Eur.(7.0)、USP(36)、JP(16)均收载，各国药典比较表见表1。

【制法概要】国内外生产企业大部分以反丁烯二酸为底物，经含L-门冬氨酸酶的大肠埃希菌发酵，生成L-门冬氨酸[2]，通过活性炭脱色，等电点结晶等得到门冬氨酸粗品，再经脱色、结晶等得到精制品。

【性状】本品的性状描述各国药典基本一致；本品熔点为230℃。在热水中溶解，在水中微溶，水溶性为2.1g/L(0℃)、5g/L(25℃)、8.5g/L(40℃)、28.7g/L(75℃)。在乙醇中不溶，在稀盐酸或氢氧化钠溶液中溶解。

比旋度 本品80mg/ml的6mol/L盐酸溶液的比旋度为+25°。中国药典的限度与BP、USP一致。

【鉴别】(1)薄层色谱鉴别：中国药典(2005)无此项，中国药典(2010)增订。方法按“其他氨基酸”项下的色谱条件。中国药典(2015)未作修订。BP也有此项要求。

(2)BP、USP均有此项规定。本品的红外光吸收图谱(光谱集913图)显示的主要特征吸收如下。

特征谱带(cm^{-1})	归属	
3300～2500	羧酸，胺盐	$\nu_{OH,\overset{+}{N}H_3}$
1690	羧酸	$\nu_{C=O}$
1650，1520	胺盐	$\delta_{\overset{+}{N}H_3}$
1610	羧酸离子	$\nu_{CO_2^-}$

【检查】酸度　本品 5mg/ml 水溶液的 pH 值限度为 2.0～4.0。英美药典均未规定此项。JP(16)规定 4mg/ml 水溶液的 pH 值限度为 2.5～3.5。

溶液的透光度　本品 100mg/ml 的 1mol/L 盐酸溶液透光率不得低于 98.0%。USP、BP、JP 等国外药典均未规定此项。BP 和 JP 规定了"溶液的澄清度与颜色"检查。日本氨基酸生产企业 KYOWA 和 AJINOMOTO 在企业标准中制订此项目，而且 AJINOMOTO 的企业标准中还规定了"溶液的澄清度与颜色"检查，要求配制 1g→1mol/L 盐酸 10ml 的溶液，应澄清和无色。

其他氨基酸　中国药典(2010)中供试品溶液的配制、展开剂均与中国药典(2005)不同，参照 BP(2009)增加了系统适用性试验。系统适用性试验溶液(图 1 中 C)中门冬氨酸与谷氨酸均清晰分离，供试品溶液中添加了 0.5%谷氨酸作为杂质(图 1 中 A)，谷氨酸与门冬氨酸主斑点均能清晰分离。门冬氨酸的最低检测量为 0.1μg，相当于限度 0.2%。中国药典(2005)供试品溶液(10mg/ml，加水微热使溶解)，在展开剂冰醋酸-水-正丁醇(1∶1∶3)中主斑点拖尾严重(图 1(3)中 E)，按中国药典(2010)配制供试品溶液［10mg/ml，加浓氨溶液 2ml 使溶解，系参照 BP(2009)修订］，主斑点清晰(图 1(2)中 D)。中国药典(2015)未作修订。

干燥失重　在 105℃ 干燥 3 小时，减失重量不得过 0.2%。中国药典的控制限度比 BP 和 USP 严格，与日本氨基酸生产企业 KYOWA 和 AJINOMOTO 的企业标准一致。

铵盐、氯化物、硫酸盐、铁盐、重金属、砷盐、炽灼残渣　系控制本品发酵、纯化等工艺过程中的一般杂质。测定方法与限度与英美药典基本一致。

热原　在复方氨基酸注射液中本品临床每小时用药最大剂量是静脉滴注每千克体重约 12mg(按复方氨基酸注射液处方中最大用量和滴注用量估计)，中国药典(2015)热原检查限值为 100mg/kg，与临床剂量比较，安全系数为 8.3。本品水溶液呈酸性，检查时宜缓慢注射。

【含量测定】采用高氯酸非水滴定。按干燥品计算，含 $C_4H_7NO_4$ 应为 98.5%～101.0%。

【制剂】中国药典(2005、2010、2015)、BP(2013)与 USP(36)均未收载本品的制剂。国家药品标准中复方氨基酸注射液(18AA、18AA-Ⅰ、18AA-Ⅱ、18AA-Ⅲ、18AA-Ⅳ、18AA-Ⅴ)、小儿复方氨基酸注射液(18AA-Ⅰ、18AA-Ⅱ)、复方氨基酸注射液(20AA)中均添加有门冬氨酸。

(1)复方氨基酸注射液(Compound Amino Acid Injection)

前述各复方氨基酸注射液中的门冬氨酸量见表 2[3]，含量可由柱前或柱后衍生的氨基酸分析法测定。

(2)门冬氨酸鸟氨酸注射液(Ornithine Aspartate Injection)

规格为 10ml∶5g，可由柱前或柱后衍生的氨基酸分析法或直接采用高效液相色谱法测定门冬氨酸与鸟氨酸的含量。

(3)门冬氨酸钾镁片(Potassium Aspartate and Magnesium Aspartate Tablets)及门冬氨酸钾镁注射液(Potassium Aspartate and Magnesium Aspartate Injection)

门冬氨酸钾镁片：规格为无水门冬氨酸镁 0.140g 和无水门冬氨酸钾 0.158g。门冬氨酸钾镁注射液：规格为 10ml，门冬氨酸镁 400mg 和门冬氨酸钾 452mg。可用离子色谱法分别测定门冬氨酸钾、门冬氨酸镁的含量；或络合滴定测定门冬氨酸镁、重量法测定门冬氨酸钾的含量。

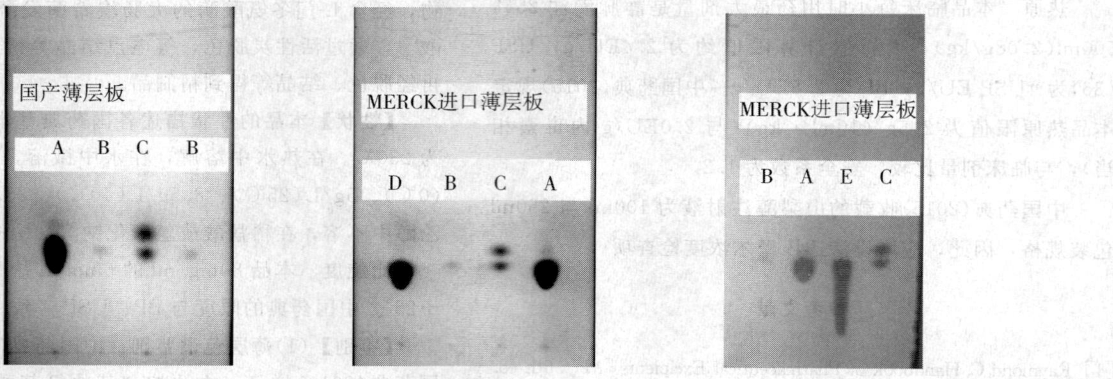

(1)　(2)　(3)

图 1　其他氨基酸的系统适用性试验

(1) 中 R_f：门冬氨酸 0.30、谷氨酸约 0.37；(2) 中 R_f：门冬氨酸 0.26、谷氨酸约 0.31；(3) 中 R_f：门冬氨酸 0.25、谷氨酸约 0.30。图中 A. 供试品溶液，含 0.5%谷氨酸(门冬氨酸 10mg/ml，谷氨酸 0.05 mg/ml)；B. 对照溶液(门冬氨酸 0.05mg/ml)；C. 系统适用性试验溶液(门冬氨酸 0.4mg/ml，谷氨酸 0.4 mg/ml)；D. 供试品溶液［门冬氨酸 10mg/ml，按中国药典(2010)配制］；E. 供试品溶液［门冬氨酸 10mg/ml，按中国药典(2005)配制］。

表 1　门冬氨酸各国药典比较表

项目＼标准	中国药典(2005)	中国药典(2015)	USP(36)	BP(2013)/Ph. Eur. (7.0)
性状	白色结晶或结晶性粉末	白色或类白色结晶或结晶性粉末	白色或几乎白色结晶性粉末或无色结晶	白色或几乎白色结晶性粉末或无色结晶
比旋度	溶剂：6mol/L 盐酸溶液 浓度：80mg/ml 限度：＋24.0°至＋26.0°	溶剂：6mol/L 盐酸溶液 浓度：80mg/ml 限度：＋24.0°至＋26.0°	溶剂：6mol/L 盐酸溶液 浓度：80mg/ml 限度：＋24.0°至＋26.0°	溶剂：盐酸溶液 浓度：80mg/ml 限度：＋24.0°至＋26.0°
鉴别	红外光谱	(1)薄层色谱	红外光谱	(1)比旋度符合规定
	/	(2)红外光谱	/	(2)100mg/ml，强酸性
	/	/	/	(3)红外光谱
	/	/	/	(4)薄层色谱
溶液的澄清度与颜色	/	/	/	50mg/ml，澄清，浅于BY6
pH 值	5mg/ml，2.0～4.0	5mg/ml，2.0～4.0	/	/
溶液的透光率	溶剂：1mol/L 盐酸 浓度：100mg/ml 限度：≥98.0%(430nm)	溶剂：1mol/L 盐酸 浓度：100mg/ml 限度：≥98.0%(430nm)	/	/
氯化物	≤0.02%	≤0.02%	≤0.02%	≤0.02%
硫酸盐	≤0.02%	≤0.02%	≤0.03%	≤0.03%
铵盐	≤0.02%	≤0.02%	/	≤0.02%
其他氨基酸	溶剂：水，微热 供试品浓度：10mg/ml 系统：无 展开剂：正丁醇-水-冰醋酸(2∶2∶1) 限度：0.5%	溶剂：浓氨溶液及水 供试品浓度：10mg/ml 系统：谷氨酸与门冬氨酸分离 展开剂：正丁醇-冰醋酸-水(3∶1∶1) 限度：0.5%	溶剂：水，17%氨溶液 供试品浓度：10mg/ml 系统：谷氨酸与门冬氨酸分离 展开剂：正丁醇-冰醋酸-水(3∶1∶1) 限度：单个杂质≤0.5%，总量≤2.0%	溶剂：浓氨溶液及水 供试品浓度：10mg/ml 系统：谷氨酸与门冬氨酸分离 展开剂：正丁醇-冰醋酸-水(3∶1∶1) 限度：0.5%
干燥失重	条件：105℃3 小时 限度：≤0.2%	条件：105℃3 小时 限度：≤0.2%	条件：105℃3 小时 限度：≤0.5%	条件：105℃恒重 限度：≤0.5%
炽灼残渣	≤0.1%	≤0.1%	≤0.1%	≤0.1%
铁盐	≤0.001%	≤0.001%	≤0.001%	≤0.001%
重金属	≤10ppm	≤10ppm	≤10ppm	≤10ppm
砷盐	≤0.0001%	≤0.0001%	/	/
热原	10mg/ml，每 1kg 注射 10ml	10mg/ml，每 1kg 注射 10ml	/	/
含量测定	限度：干燥品计，≥98.5% 方法：0.1mol/L 高氯酸滴定	限度：干燥品计，≥98.5% 方法：0.1mol/L 高氯酸滴定	限度：干燥品计，98.5%～101.5% 方法：0.1mol/L 氢氧化钠滴定	限度：干燥品计，98.5%～101.5% 方法：0.1mol/L 氢氧化钠滴定

表 2　各复方氨基酸注射液中的门冬氨酸量

	制剂名称	门冬氨酸量(g/1000ml)
平衡型氨基酸注射液	复方氨基酸注射液(18AA，5%)	2.50
	复方氨基酸注射液(18AA，12%)	6.00
	复方氨基酸注射液(18AA-Ⅰ)	4.1
	复方氨基酸注射液(18AA-Ⅱ，5%)	1.5
	复方氨基酸注射液(18AA-Ⅱ，8.5%)	2.5

续表

	制剂名称	门冬氨酸量(g/1000ml)
平衡型氨基酸注射液	复方氨基酸注射液(18AA-Ⅱ，11.4%)	3.3
	复方氨基酸注射液(18AA-Ⅲ)	3.80
	复方氨基酸注射液(18AA-Ⅳ)	1.27
	复方氨基酸注射液(18AA-Ⅴ)	1.15
	小儿复方氨基酸注射液(18AA-Ⅰ)	4.1
	小儿复方氨基酸注射液(18AA-Ⅱ)	1.9
疾病适用型氨基酸注射液	复方氨基酸注射液(20AA)	2.5

参考文献

[1] 陈斌，郁颖佳，段昊天，等.4 种门冬氨酸钾镁注射液的质量及生产工艺分析［J］. 中国新药与临床杂志，2008，27(5)：336-340.

[2] 郑长义，陈泽芳，陈光秀. 聚乙烯醇固定化细胞生产L-天门冬氨酸的研究［J］. 四川大学学报，1995(2)：64-68.

[3] 国家药典委员会. 中华人民共和国药典临床用药须知·化学药和生物制品卷［M］.2005 年版. 北京：人民卫生出版社，2005：765-773.

撰写　陈妙芬　上海市食品药品检验所

复核　陈　钢　上海市食品药品检验所

门冬酰胺

Asparagine

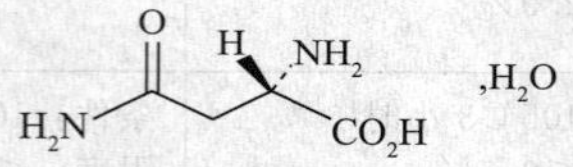

$C_4H_8N_2O_3 \cdot H_2O$　150.13

化学名：(2*S*)-2,4-二氨基-4-氧代丁酸一水合物

(2*S*)-2,4-diamino-4-oxobutanoic acid monohydrate

英文名：Asparagine Monohydrate

CAS 号：［5794-13-8］；无水物［70-47-3］

本品是构成蛋白质的组成之一。天然门冬氨酸为 L 型的 *β*-酰胺。门冬酰胺可用于生物培养基制备、丙烯腈的污水处理等等；作为一种医药中间体，可用于微生物培养、生物化学研究、多肽合成、测转氨酶底物；亦可用作食品添加剂。临床上主要用于乳腺小叶增生的辅助治疗，偶有胃部不适、恶心、头昏等不良反应。

本品中国药典(2015)、BP(2013)、Ph. Eur.(7.0)、USP(36)均收载。各国药典比较表见表 1。

【制法概要】门冬酰胺的生产目前可从天然产物中提取，或生物合成，即以富马酸为起始原料通过酶促反应(L-门冬氨酸酶)，生产 L-门冬氨酸，再通过两步反应：第一步通过添加甲醇和硫酸进行酯化反应，第二步用氨水处理，将其转化成 L-门冬酰胺。杂质和内毒素的去除工艺是生产过程中最关键的步骤。企业一般通过氨基酸色谱方法检查来自原料的潜在杂质。

【性状】本品的性状描述各国药典基本一致。熔点为 233～235℃。本品 20mg/ml 的 3mol/L 盐酸溶液的比旋度为 +31°至 +35°。由于溶剂和配制浓度的差异，各国药典中比旋度的限度范围略有不同。

【鉴别】(1)本品加热后酰胺键断裂产生的氨蒸气使湿润的红色石蕊试纸变蓝色。

(2)*α*-氨基酸与茚三酮一起加热，引起氨基酸氧化脱氨、脱羧反应，最后茚三酮与反应产物——氨和还原茚三酮(Hydrindantin)发生作用，再生成紫色物质。

(3)薄层色谱鉴别　中国药典(2010)增订此项。方法按“其他氨基酸”项下的色谱条件。BP 也设有此项。

【检查】溶液的透光度　BP、Ph. Eur.、USP 等均未规定此项。BP 规定了“溶液的澄清度与颜色”检查。日本氨基酸生产企业 KYOWA 和 AJINOMOTO 在企业标准中制订此项目，而且 AJINOMOTO 的企业标准中还规定了“溶液的澄清度与颜色”检查。

其他氨基酸　中国药典(2010)中供试品溶液的配制、展开剂、限度等均与中国药典(2005)不同，参照 BP(2009)增加了系统适用性试验。系统适用性试验溶液(图 1 中 C 点)中门冬酰胺与谷氨酸分离良好，供试品溶液中如添加了 0.5%谷氨酸作为杂质(图 1 中 A 点)，谷氨酸与门冬酰胺主斑点也能清晰分离。门冬酰胺的最低检测量为 0.38μg，相当于限度 0.3%。中国药典(2015)未作修订。

铵盐　中国药典(2005)无此项。本品结构中的酰胺键在加热后易断裂产生氨气，但按药典(附录Ⅷ K)的常规方法操作会使结果偏高。中国药典(2010)参照 BP(2009)附录 2.4.1 方法 B 增订此项，其中需注意如下几点：①标准氯化铵溶液的配制仍按药典(附录Ⅷ K)；②BP(2009)采用 25ml 的广口瓶，银锰试纸大小为 $5mm^2$，中国药典(2010)采用了直径约 4cm 的称量瓶，因 $5mm^2$ 试纸太小，故剪了边长 5mm 的方形；③重质氧化镁与轻质氧化镁因二者密度和碱性相差较大，不能互相替代；④称量瓶旋转混匀时需小心不能让液体溅到瓶盖，污染试纸(否则试纸立即变黑)。现方法具体反应原理为：溶液中的氨在重质氧化镁的碱性催化下，40℃加热产生氨气，硝酸银和硫酸锰分别与碱作用，前者生成 AgOH 沉淀，立即脱水变成棕黑色的 Ag_2O，后者生成 $Mn(OH)_2$

沉淀，被空气中的 O_2 氧化，生成棕色的 MnO。标准氯化铵溶液 2ppm、4ppm、6ppm、8ppm、10ppm 使试纸变灰黑色的梯度不明显，但空白与 10ppm、20ppm 的标准氯化铵溶液的试纸显色差异明显。供试品加样（加 6ppm、8ppm、10ppm 标准氯化铵溶液）试纸颜色均与 6ppm、8ppm、10ppm 标准氯化铵溶液试纸颜色相当，见图 2。另外上述方法判断时人为因素较多，亦可考虑用高效液相色谱法-柱后衍生-荧光检测器测定铵盐，但尚需进一步做方法验证后才可应用。中国药典(2015)未作修订。

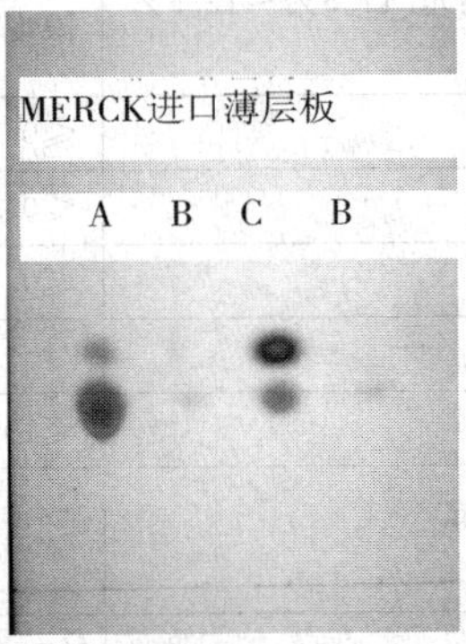

图 1　其他氨基酸的系统适用性试验

A. 供试品溶液，含 0.5%谷氨酸（门冬酰胺 25mg/ml，谷氨酸 0.125mg/ml）；B. 0.5%对照溶液（门冬酰胺 0.125mg/ml）；C. 系统适用性试验溶液（门冬酰胺2.5mg/ml，谷氨酸 2.5 mg/ml）

薄层板：Merck silica gel 60 板；R_f：门冬酰胺约 0.31、谷氨酸约 0.40

干燥失重　本品含一分子结晶水，理论含水量为 12.0%，故将限度订为 11.5%～12.5%。与 USP(36)要求一致。

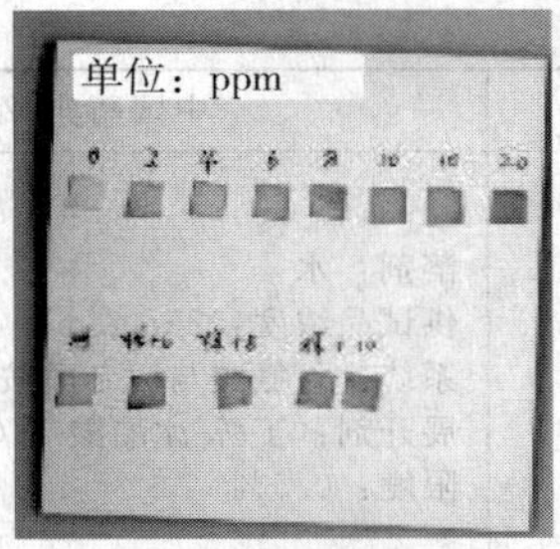

图 2　铵盐试验结果

第一行依次为空白、2ppm、4ppm、6ppm、8ppm、10ppm、20ppm 的标准氯化铵溶液；第二行依次为供试品、供试品加 6ppm、供试品加 8ppm、供试品加 10ppm、供试品加 10ppm 的标准氯化铵溶液

氯化物、硫酸盐、铁盐、重金属、砷盐、炽灼残渣　系控制本品水解或发酵、纯化等工艺过程中的无机杂质。测定方法与限度与 BP 基本一致。

【含量测定】中国药典(2015)采用常量定氮法测定。BP(2013)与 USP(36)均采用 0.1mol/L 高氯酸滴定液滴定。

【制剂】中国药典(2015)收载了门冬酰胺片，临床上用于乳腺小叶增生的辅助治疗。BP(2013)与 USP(36)均未收载本品的制剂。国家药品标准复方氨基酸注射液(20AA)中添加有门冬酰胺[1]。

(1)门冬酰胺片(Asparagine Tablets)

本品规格为 0.25g(按 $C_4H_8N_2O_3$ 计)，〔鉴别〕、〔含量测定〕的方法与原料药一致。

(2)复方氨基酸注射液(20AA)(Compound Amino Acid Injection)

本品中门冬酰胺含量为 0.48g/1000ml，可用柱前或柱后衍生的氨基酸分析法测定含量。

表 1　门冬酰胺各国药典比较表

项目＼标准	中国药典(2015)	USP(36)	BP(2013)/Ph. Eur. (7.0)
性状	白色或类白色结晶或结晶性粉末	白色结晶或结晶性粉末	白色或几乎白色结晶性粉末或无色结晶
比旋度	溶剂：3mol/L 盐酸溶液 浓度：20mg/ml 限度：+31°至+35°	溶剂：6mol/L 盐酸溶液 浓度：10mg/ml 限度：+33.0°至+36.5°	溶剂：盐酸溶液 浓度：100mg/ml 限度：+33.7°至+36.0°
鉴别	(1)石蕊试纸变蓝	(1)红外光谱	(1)比旋度符合规定
	(2)茚三酮显色	/	(2)红外光谱
	(3)薄层色谱	/	(3)薄层色谱
溶液的澄清度与颜色	/	/	20mg/ml，澄清无色
pH 值	/	/	20mg/ml，4.0～6.0
溶液的透光率	溶剂：水 浓度：20mg/ml 限度：≥98.0%	/	/
氯化物	≤0.005%	/	≤0.02%
硫酸盐	≤0.005%	/	≤0.02%

续表

项目＼标准	中国药典(2015)	USP(36)	BP(2013)/Ph. Eur.(7.0)
其他氨基酸	溶剂：水 供试品浓度：25mg/ml 系统：谷氨酸与门冬酰胺分离 展开剂：丁醇-冰醋酸-水(2∶1∶1) 限度：0.5%	溶剂：水 供试品浓度：10mg/ml 系统：无 展开剂：丁醇-冰醋酸-水(3∶1∶1) 限度：单个杂质≤0.5%，总量≤1.0%	溶剂：水 供试品浓度：25mg/ml 系统：谷氨酸与门冬酰胺分离 展开剂：丁醇-冰醋酸-水(2∶1∶1) 限度：0.5%
干燥失重	条件：105℃ 3小时 限度：11.5%～12.5%	条件：130℃ 3小时 限度：≤1.0%(无水物)，11.5%～12.5%(一水物)	条件：130℃ 3小时 限度：10.5%～12.5%
炽灼残渣	≤0.1%	≤0.1%(1.0g)	≤0.1%
铁盐	≤0.001%	/	≤0.001%
铵盐	≤0.1%	/	≤0.1%
铅	/	≤5μg/g	/
重金属	≤10ppm	/	≤10ppm
微生物限度	/	需氧菌总数≤1000cfu/g 真菌数≤100 cfu/g	/
砷盐	≤0.0001%	/	/
含量测定	限度：干燥品计，≥98.0% 方法：常量定氮	限度：干燥品计，98.0%～101.5% 方法：0.1mol/L 高氯酸滴定	限度：干燥品计，99.0%～101.0% 方法：0.1mol/L 高氯酸滴定

参考文献

[1] 国家药典委员会．中华人民共和国药典临床用药须知·化学药和生物制品卷［M］．2005年版．北京：人民卫生出版社，2005：765-773.

撰写　陈妙芬　上海市食品药品检验所
复核　陈　钢　上海市食品药品检验所

己烯雌酚

Diethylstilbestrol

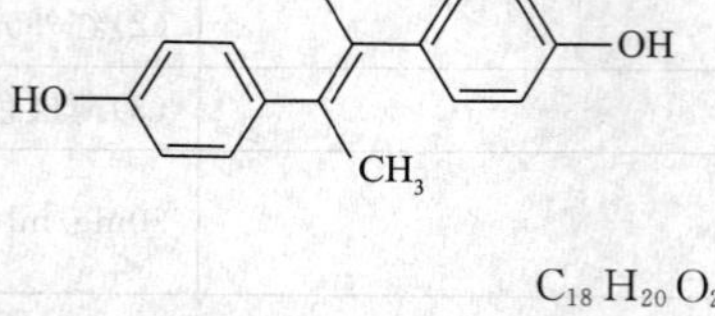

$C_{18}H_{20}O_2$　268.36

化学名：(*E*)-4,4′-(1,2-二乙基-1,2-亚乙烯基)双苯酚
(*E*)-4,4′-(1,2-diethyl-1,2-ethenediyl)bisphenol

英文名：Diethylstilbestrol (INN)

异名：乙芪酚

CAS号：［56-53-1］

本品是一种人工合成的非甾体类雌激素，具有雌激素的各种作用，其临床主要适应证：①补充体内雌激素不足，如绝经后泌尿生殖道萎缩综合征、女性性腺发育不良、绝经期综合征、卵巢切除后、原发性卵巢缺如；②乳腺癌、绝经后及男性晚期乳腺癌不能进行手术治疗者；③前列腺癌不能行手术治疗的晚期患者；④预防产后泌乳。不良反应主要有：孕妇早期服用此药，其女性后代在青春期后宫颈和阴道的腺病及腺癌发生率升高，男性后代生殖道异常和精子异常发生率也增加[1]。

本品于1939年由Dodds首先合成，有顺式和反式两种异构体，且存在着顺反异构转化现象，极性有机溶剂的溶剂化作用可促使顺反异构体的转化。本品为作用强的反式异构体[2]。

我国于20世纪50年代由上海华联制药厂研制成功。除中国药典(2015)收载外，USP(36)、BP(2013)、Ph. Eur.(7.0)均有收载，JP(7)亦曾收载。

【制法概要】本品合成方法较多，主要有以下2种[3]。

(1)以茴香脑为原料制取。将茴香脑溶于苯或甲苯中，于低温(0℃)通入干燥的溴化氢，得茴香脑加成物。低温目的在于防止破坏或产生聚合反应，加成物分次加至含有氨基钠的氨溶液中，生成的中间体与氢氧化钾、乙二醇置封管或高压釜中，于220～224℃加热去甲基，用盐酸中和析出粗品，再在苯中重结晶精制。

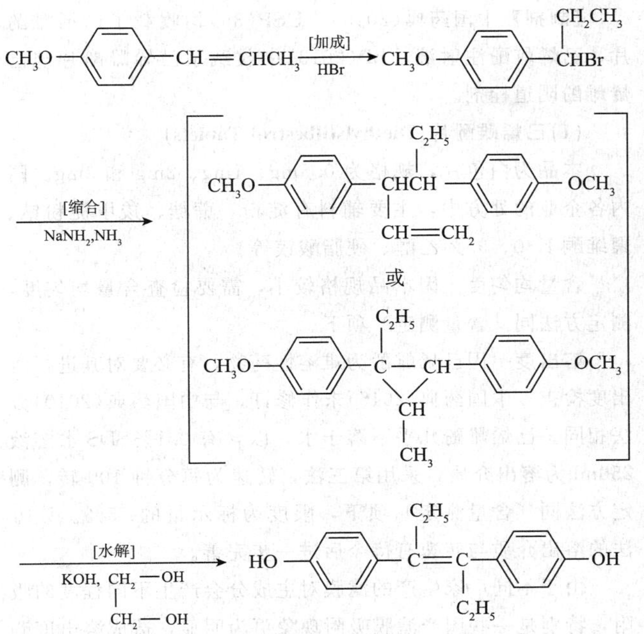

(2)以苯酚为起始原料，以多聚磷酸(PPA)为催化剂，和正丙酸经 Firedel-Crafts 反应制得对羟基苯丙酮，再和乙酐反应，将酚羟基酯化保护，然后在四氢呋喃溶液中用 $TiCl_4$/Zn 还原-耦合，再经氢氧化钾水解，脱去醋酸根，最后经盐酸酸化，即得本品。化学反应式如下。

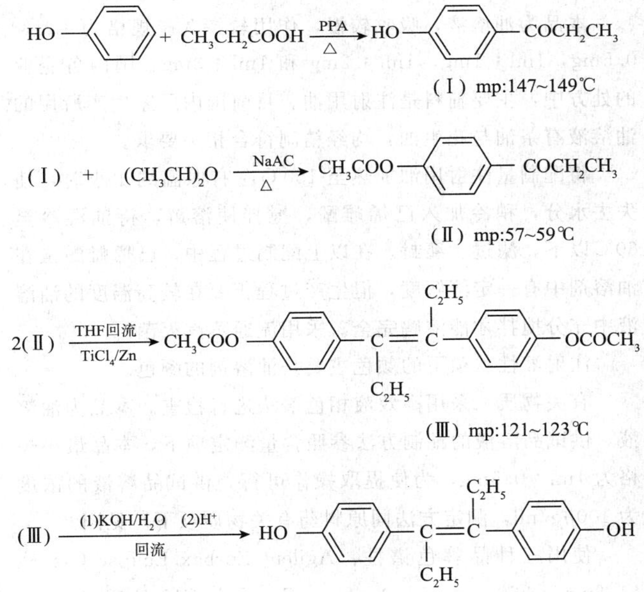

【性状】熔点 中国药典(2015)规定熔点为 169～172℃；BP(2013)、Ph. Eur. (7.0)规定熔点约为 172℃；USP(36)规定熔点为 169～175℃，但熔距不得过 4℃；JP(7)规定熔点为 169～173℃。本品的顺式异构体熔点为140～142℃。

【鉴别】(1)本品加硫酸溶解后，溶液显橙黄色(己烷雌酚为淡黄色，可依此区别)，加水稀释，颜色消失。

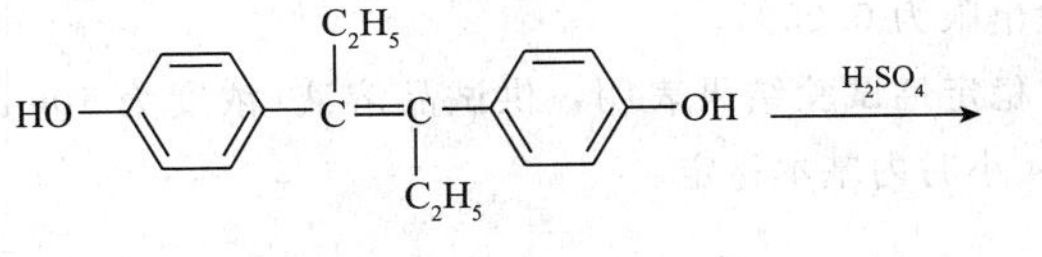

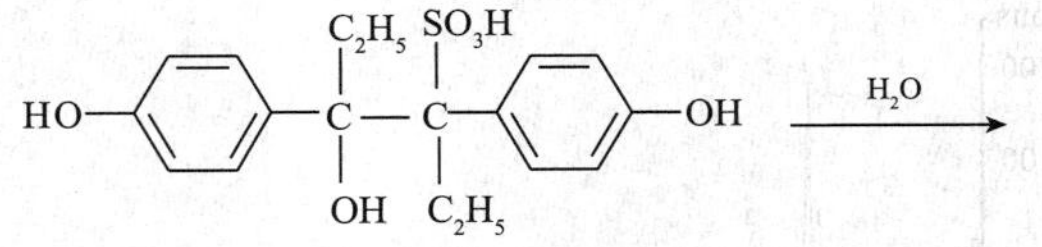

(橙黄色)

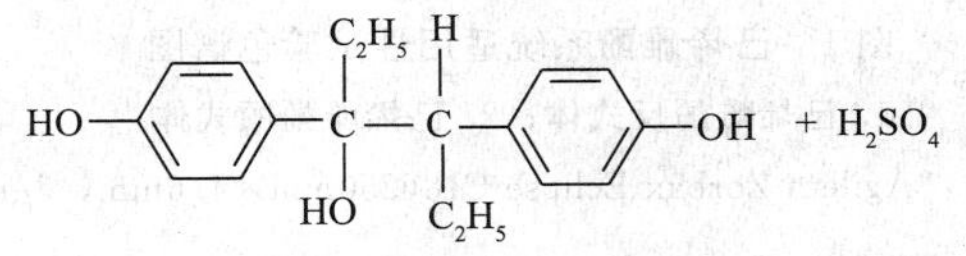

(无色)

(2)本品的红外光吸收图谱(光谱集 28 图)显示的主要特征吸收如下[2]。

特征谱带(cm^{-1})	归属	
3400	羟基	ν_{O-H}
3030	苯环	ν_{C-H}
1608，1590，1510	苯环	$\nu_{C=C}$
1208	酚	ν_{C-O}
830	对位取代苯	γ_{2H}

【检查】酸碱度 根据生产工艺，本品终产品须经盐酸酸化中和，故进行该项检查。中国药典(2015)、USP(36)方法基本一致，均以 70%乙醇适量溶解本品后，溶液遇石蕊试纸应显中性反应。BP(2013)、Ph. Eur. (7.0)未规定该项检查。

有关物质 中国药典(2005)有关物质的检测方法为高效液相色谱法，用十八烷基硅烷键合硅胶柱，以甲醇-水(80：20)为流动相，检测波长为 254nm，在系统适用性试验中，规定己烯雌酚反式体峰与顺式体峰的相对保留时间为 1：1.33 且两峰的分离度应大于 10。

采用 6 根不同规格和品牌的 C18 色谱柱(①Dikma Kromasil C18 柱，4.6mm × 250mm，5μm；② SepaxSapphire C18 柱，4.6mm×250mm，5μm；③ Agilent Zorbax Eclipse C18 柱，4.6mm × 250mm，5μm；④资生堂公司 C18 柱，4.6mm × 150mm，5μm；⑤ Agela Venusil MP C18 柱，4.0mm × 150mm，10μm；⑥ Agela Venusil XBP C18 柱，4.6mm×150mm，5μm)，按中国药典(2005)方法分别试验，均不能同时满足己烯雌酚反式体峰与顺式体峰相对保留时间为 1：1.33 且分离度＞10 的规定。在中国药典(2005)执行过程中，也有多个厂家反映这一问题，认为中国药典(2005)对系统适用性试验条件的要求过于苛刻。

专属性试验结果显示，在上述色谱条件下，当己烯雌酚反式体峰与顺式体峰的分离度达到 5.0 时，各种破坏条件产生的杂质色谱峰均能与主峰有效分离，说明该色谱条件可以满足有关物质检查的测定要求。故中国药典(2010)将色谱系统适用性试验修订为“…己烯雌酚反式体与顺式体峰的分离度应大于 5.0”并不再对两峰的相对保留时间进行限制，而仅对二峰的出峰顺序加以描述。系统适用性试验色谱图见图 1，有关物质典型色谱图见图 2。中国药典(2015)未作修订。

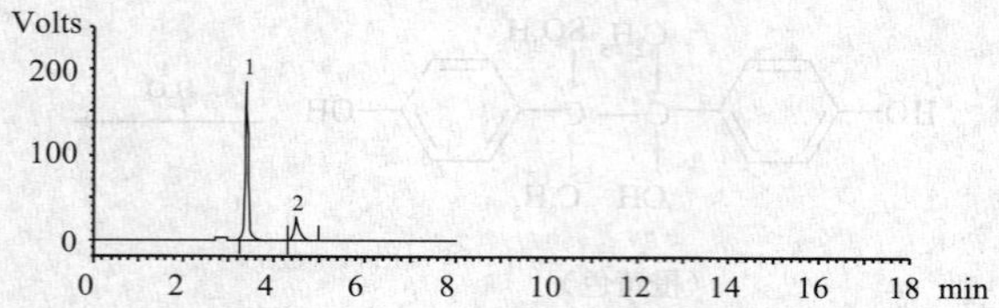

图1 己烯雌酚系统适用性试验色谱图

1. 己烯雌酚反式体；2. 己烯雌酚顺式体

色谱柱：Agilent Zorbax Eclipse C18(250mm×4.6mm，5μm)

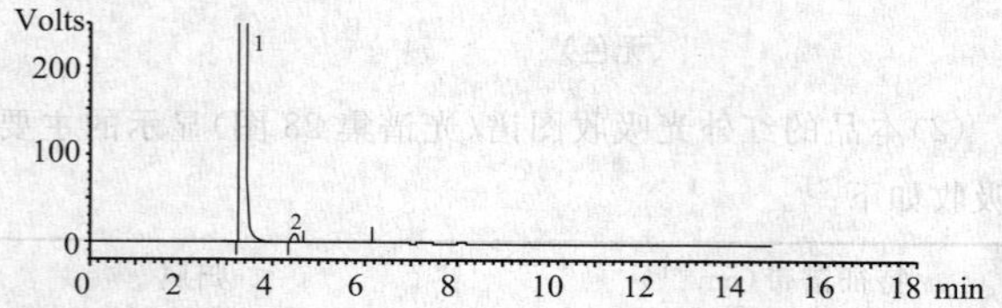

图2 己烯雌酚有关物质典型色谱图

1. 己烯雌酚反式体；2. 己烯雌酚顺式体

谱柱：Agilent Zorbax Eclipse C18(250mm×4.6mm，5μm)

在系统适用性试验中，对照品的三氯甲烷溶液在暗处放置5小时，反式己烯雌酚向顺式己烯雌酚转化的量基本稳定，可以满足试验的测定要求。另外，放置5小时后的对照品溶液应采用低温或在自然流动的空气中挥干三氯甲烷，以避免由于受热而导致顺式己烯雌酚量的减少。

杂质限量计算时，采用不加校正因子的主成分自身对照法，单一杂质的限度为1.0%；杂质总量的限度为1.5%，杂质峰个数不得多于4个。经采用逐步稀释法测定，己烯雌酚的最低检出量为2ng，最低检出限为0.04%($S/N=3$)。

BP(2013)、Ph. Eur.(7.0)采用紫外-可见分光光度法检查4,4′-二羟基芪和相关醚，采用薄层色谱法检查甲基和二甲基醚。

干燥失重 本品为无水物，中国药典(2015)、BP(2013)、Ph. Eur.(7.0)均规定在105℃干燥至恒重，USP(36)规定在105℃干燥2小时，减失重量均不得过0.5%。

炽灼残渣 中国药典(2015)、BP(2013)、Ph. Eur.(7.0)限度均为不得过0.1%、USP(36)限度为不得过0.05%。

【含量测定】采用HPLC外标法测定，系统适用性试验中规定己烯雌酚反式体峰与顺式体峰的分离度应大于5.0，方法有较好的准确性及重现性。

USP(36)采用高效液相色谱法，用十八烷基硅烷键合硅胶柱，以甲醇-水(3：1)为流动相，检测波长为254nm，在系统适用性试验中规定己烯雌酚反式体峰与顺式体峰的相对保留时间应为1：1.33且两峰的分离度应不少于4.0。

BP(2013)、Ph. Eur.(7.0)采用紫外-可见分光光度法测定。取供试品及对照品的磷酸氢二钾溶液在低压、短波、2～20W的汞灯下照射，以获得最大吸收度(约为0.7)，在418nm波长处测定，以水为参比溶液。该方法对实验操作有较高要求。

【制剂】中国药典(2015)、USP(36)均收载了己烯雌酚片、己烯雌酚注射液，BP(2013)中收载了己烯雌酚片与己烯雌酚阴道栓剂。

(1)己烯雌酚片(Diethylstilbestrol Tablets)

本品为白色片，规格为0.5mg、1mg、2mg和3mg。国内各企业的处方中，主要辅料有淀粉、蔗糖、羧甲淀粉钠、聚维酮K30、95%乙醇、硬脂酸镁等。

含量均匀度 因本品规格较小，需要检查含量均匀度，测定方法同〔含量测定〕项下。

溶出度 因己烯雌酚为难溶性药物，有必要对其进行溶出度检查。中国药典(2015)未作修订，与中国药典(2010)方法相同。己烯雌酚几乎不溶于水，以含有0.1%SDS水溶液250ml为溶出介质，采用第三法，转速为每分钟100转，测定方法同〔含量测定〕项下，限度为标示量的75%。该方法的溶出介质与转速有待今后进一步完善。

由于不同厂家生产的滤膜对主成分会产生不同程度的吸附，特别是一些国产滤膜吸附现象更为明显，造成溶出度测定结果偏低。因而，试验前应首先确认滤膜对主成分的吸附是否符合要求，建议使用进口滤膜(如Millipore Millex-HV Hydrophilic PVDF 0.45μm滤膜)。

含量测定 采用高效液相色谱法，色谱条件与己烯雌酚〔含量测定〕项下方法相同。

(2)己烯雌酚注射液(Diethylstilbestrol Injection)

本品为油溶液，吸收较慢，作用较持久。规格为1ml：0.5mg，1ml：1mg，1ml：2mg和1ml：3mg。国内各企业的处方中，主要辅料是注射用油。目前国内厂家生产所用的油溶液有茶油与花生油，均经精制符合相关要求。

将配制量注射用油加热至150℃左右保温约1小时，使失去水分，稍冷加入己烯雌酚，搅拌使溶解，待油温冷至60℃以下，滤过、灌封。在以上配制过程中，己烯雌酚虽在油溶剂中有一定溶解度，但生产过程仍要在较高温度的油溶液中充分搅拌才能溶解完全。采用流通蒸汽灭菌。

注射液性状项下的颜色主要是油溶剂的颜色。

有关物质 采用高效液相色谱法进行检查。本品为油溶液，供试品溶液的配制方法参照含量测定项下，本品最小规格为1ml：0.5mg，为使提取操作可行，供试品溶液的浓度为100μg/ml，测定方法同原料药有关物质项下。见图3。

使用三种品牌色谱柱：Agilent Zorbax Eclipse C18柱(4.6mm×250mm，5μm)、SepaxSapphire C18柱(4.6mm×250mm，5μm)、Ameritech Accurasil C18柱(4.6mm×250mm，5μm)分别在岛津LC-2010C液相色谱仪上进行耐用性试验考察，结果良好。

杂质限量计算时，采用不加校正因子的主成分自身对照法，单一杂质量限度为1.0%，杂质总量限度为2.0%。经采用逐步稀释法测定，己烯雌酚的最低检出量为0.5ng，最低检出限为0.05%。

稳定性试验结果表明，供试品溶液(浓度为100μg/ml)在24小时内基本稳定。

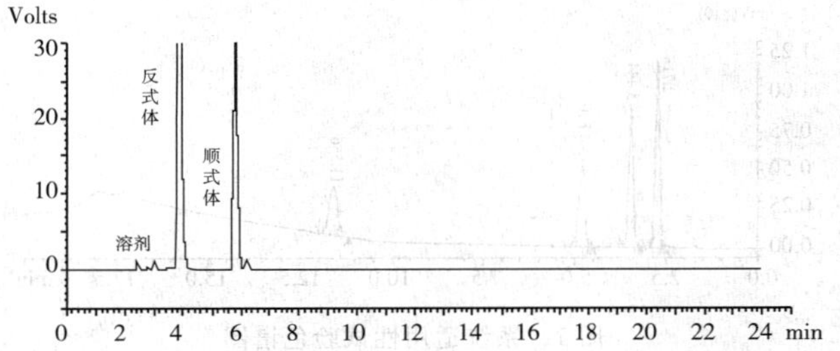

图 3　己烯雌酚注射液有关物质典型色谱图

色谱柱：SepaxSapphire(250mm×4.6mm，5μm)

细菌内毒素　本品为灭菌油溶液，临床使用说明书中的给药途径为肌内注射。鉴于本品在生产工艺中经过了相应处理，不溶于水，同时又是肌注品种，故质量标准中不增加细菌内毒素检查项。

含量测定　采用高效液相色谱法，色谱条件与己烯雌酚〔含量测定〕项下方法相同。

参考文献

[1] 国家药典委员会．中华人民共和国药典临床用药须知·化学药和生物制品卷［M］．2005 年版．北京：人民卫生出版社，2005：406.

[2] 中华人民共和国卫生部药典委员会．中华人民共和国药典 1990 年版二部药典注释［M］．北京：化学工业出版社，1993.

[3] 楼岳年，王伟土．己烯雌酚合成新工艺［J］．宁波师院学报，1997，15(2)：36-38.

撰写　王　昕　天津市药品检验研究院
何铭新　广州市药品检验所
复核　唐素芳　天津市药品检验研究院

己酮可可碱

Pentoxifylline

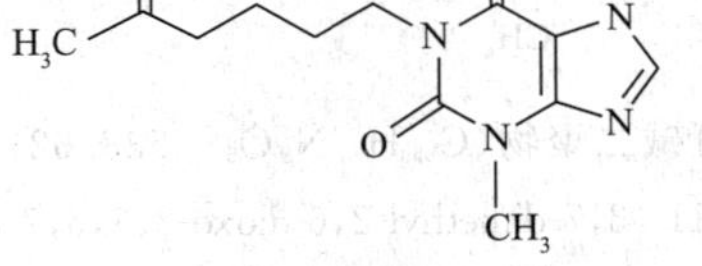

$C_{13}H_{18}N_4O_3$　278.31

化学名：3，7-二氢-3，7-二甲基-1-(5-氧代己基)-1*H*-嘌呤-2，6-二酮

3，7-dihydro-3，7-dimethyl-1-(5-oxohexyl)-1*H*-purine-2，6-dione

英文名：Pentoxifylline(INN)

异名：己酮可可豆碱；oxpentifylline；vazofirin[1]

CAS 号：[6493-05-6]

本品为外周血管扩张剂，可降低外周阻力，改善脑和四肢的血液循环，增加动脉及毛细血管的血流量，已作为血管扩张剂用于各种血管性疾病的治疗[2,3]。己酮可可碱有类似于可可碱、咖啡因和茶碱的特性[4]，通过抑制磷酸二酯酶，升高细胞内三磷酸腺苷，能增加细胞内 cAMP，具有免疫调节[5]和抗纤维化[6]等药理作用。

口服吸收快，t_{max}＜1 小时。本品有首过作用，系统生物利用度仅 20%～30%。在肝脏迅速代谢生成多种代谢产物，从尿中排除，极少量原型药物从尿中排出。$t_{1/2}$ 约 0.4～0.8 小时，代谢产物的 $t_{1/2}$ 约 1～1.6 小时。临床试验表明多次给药后未见蓄积作用。少数有恶心、头晕、心悸及胃部不适的不良反应。

1878 年首先从可可树种子中提取出可可碱，不久之后赫尔曼·埃米尔·费歇尔完成了可可碱的合成。己酮可可碱是可可碱与氯代己酮加成制得的一种甲基黄嘌呤衍生物。

除中国药典(2015)收载外，USP(36)、BP(2013)与 Ph. Eur.(7.0)均有收载。

【制法概要】

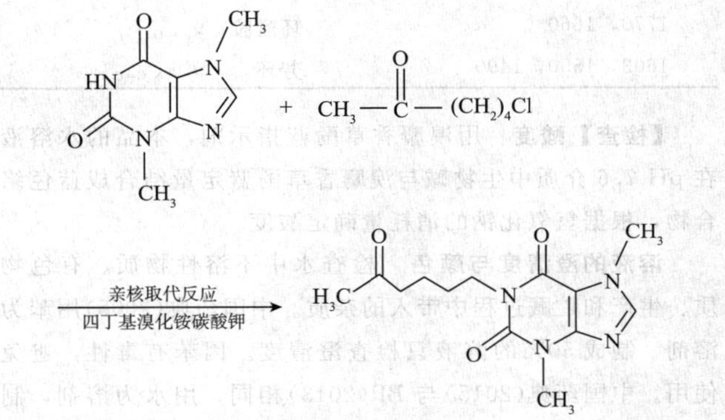

【鉴别】(1)己酮可可碱加盐酸与氯酸钾，在水浴上蒸干，遇氨气即生成四甲基紫脲酸铵，显紫色，加氢氧化钠试液，紫色即消失[7]。

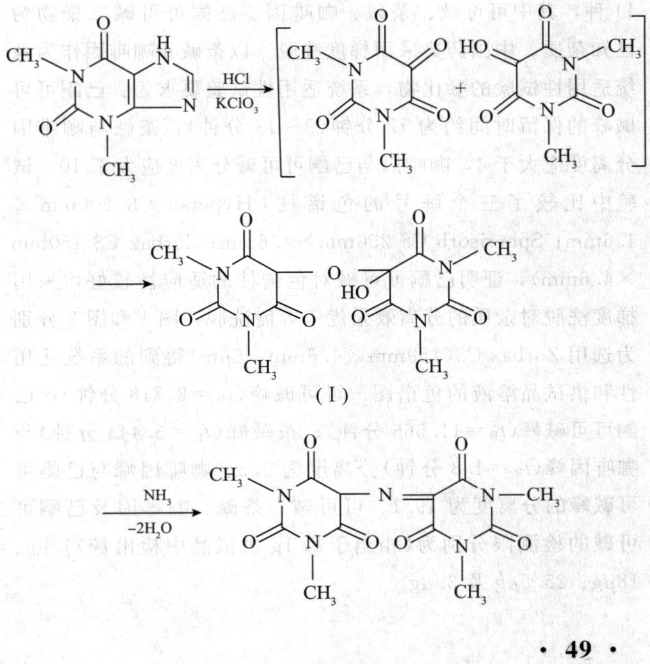

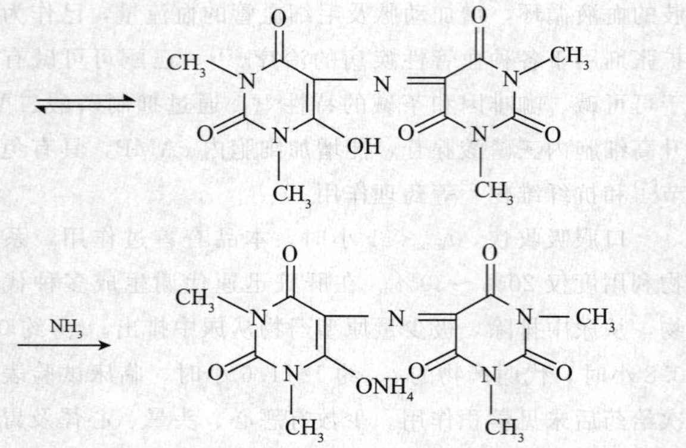

(Ⅱ)

(2)生物碱的鉴别方法。样品的稀硫酸溶液与碘试液反应生成棕红色沉淀为生物碱存在的阳性反应。

(3)本品的红外光吸收图谱(光谱集 29 图)显示的主要特征吸收如下[8]。

特征谱带(cm^{-1})	归属	
3120	芳氢	ν_{C-H}
1720	酮	$\nu_{C=O}$
1770, 1660	环酰胺	$\nu_{C=O}$
1602, 1550, 1490	芳环	$\nu_{C=N,C=C}$

【检查】酸度 用溴麝香草酚蓝指示剂，本品的水溶液在 pH 7.6 介质中生物碱与溴麝香草酚蓝定量结合成蓝色络合物，根据氢氧化钠的消耗量确定酸度。

溶液的澄清度与颜色 检查水中不溶性物质、有色物质、生产和贮藏过程中带入的杂质。中国药典(2005)用苯为溶剂，制成 50% 的溶液只检查澄清度。因苯有毒性，避免使用。中国药典(2015)与 BP(2013)相同，用水为溶剂，制成 2% 的溶液检查澄清度与颜色。

溴化物 由于工艺使用了四丁基溴化铵，应检查可能残留的溴化物。

有关物质 按 BP(2009)收载的己酮可可碱有关物质有 11 种，其中可可碱、茶碱、咖啡因、己酮可可碱二聚物为已知杂质。中国药典采用梯度洗脱。以茶碱和咖啡因作为系统适用性试验的参比物，系统适用性试验要求为：己酮可可碱峰的保留时间约为 12 分钟(9～13 分钟)，茶碱与咖啡因分离度应大于 4，咖啡因与己酮可可碱分离度应大于 10。试验中比较了三个牌号的色谱柱(Hypersil C8 200mm×4.6mm；Spherisorb C8 250mm×4.6mm；Zorbax C8 150mm×4.6mm)，证明己酮可可碱对色谱柱的适应性较好，采用梯度洗脱对杂质的分离效果优于等度洗脱，图 1 和图 2 分别为选用 Zorbax C8(150mm×4.6mm，5μm)得到的系统适用性和供试品溶液的色谱图。可可碱峰(t_R=2.718 分钟)；己酮可可碱峰(t_R=11.566 分钟)；茶碱峰(t_R=3.444 分钟)与咖啡因峰(t_R=4.8 分钟)分离度为 5.3、咖啡因峰与己酮可可碱峰的分离度为 19.1。可可碱、茶碱、咖啡因及己酮可可碱的检测限分别为(相当于每 1g 供试品中检出量)17μg、18μg、25.5μg 及 39μg。

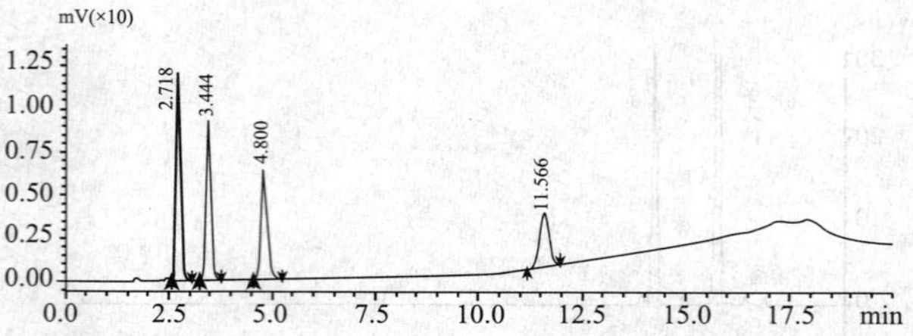

图 1 系统适用性试验色谱图

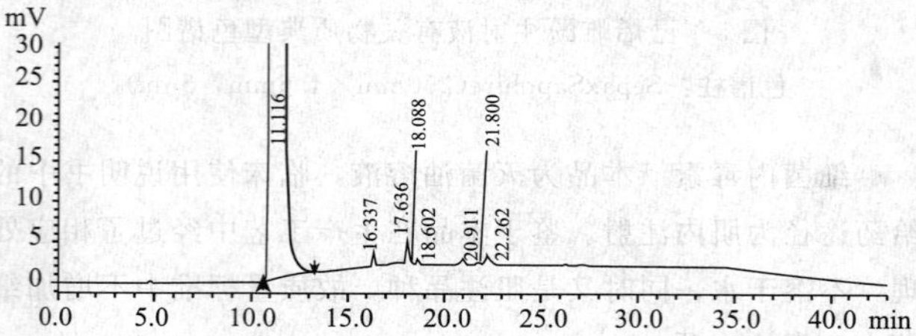

图 2 供试品溶液色谱图

已知杂质的结构及来源如下。

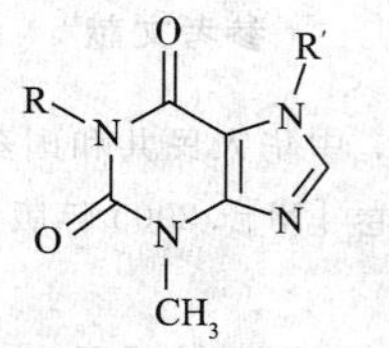

可可碱(R=H，R′=CH_3 $C_7H_8N_4O_2$ 180.16)，是合成工艺中使用的原料。

茶碱(R=CH_3，R′=H $C_7H_8N_4O_2$ 180.16)是可可碱的同分异构体。

咖啡因(R=CH_3，R′=CH_3 $C_8H_{10}N_4O_2$ 194.19)，属可可碱的同系物，少量的咖啡因也存在于可可树中，因此从可可树种子中提取出可可碱时可能引入咖啡因。

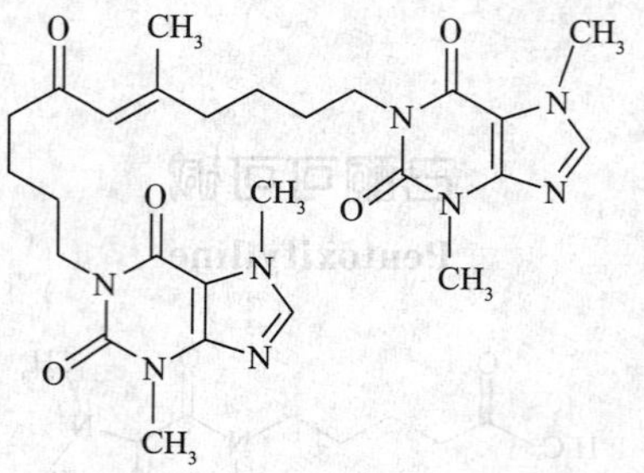

己酮可可碱二聚物($C_{26}H_{34}N_8O_5$ 538.62)

1-[(5*E*)-11-(3,7-dimethyl-2,6-dioxo-2,3,6,7-tetrahydro-1*H*-purin-1-yl)-5-methyl-7-oxoundec-5-enyl]-3, 7-dimethyl-3, 7-dihydro-1*H*-purine-2,6-dione。在一定的条件下，两分子己酮可可碱可能会产生氧/硫的亲电取代反应，脱水后自身缩合而成。

目前国内外有不少文献用 HPLC 法对己酮可可碱及其制剂的有关物质进行测定[9,10]，但缺乏对己酮可可碱已知杂质进行研究的报道。Danica Agbaba[11] 等提出 HPTLC 方法定性与定量检测己酮可可碱及已知杂质，有效控制其生产工艺，为研究工艺杂质提供了新的可供参考的检验方法。

【含量测定】本品为弱碱性药物。中国药典(2005)采用

UV 吸收系数法，中国药典(2015)为非水滴定法，以冰醋酸与醋酐为溶剂，电位指示终点。方法的精密度为 RSD=0.1%($n=6$)。含量限度随方法的改变而提高。

UV 吸收系数法［中国药典(2005)］、高效液相色谱法(USP36)、非水滴定法［中国药典(2015)］的比较结果见表1。

表1　不同含量测定方法结果比较

样品编号	滴定法(%)	HPLC 法(%)	UV 法(%)
1	100.1	99.9	98.5
2	100.0	99.8	98.4
3	99.9	99.4	98.6

【制剂】(1)己酮可可碱注射液(Pentoxifylline Injection)

本品为己酮可可碱的灭菌水溶液。

本品为中国药典(2015)收载，国外药典未收载。

有关物质　限度为各单个杂质(已知和未知)不得过0.2%；杂质总量不得过1.0%。

细菌内毒素　本品临床每小时用药最大剂量是静脉注射每次300mg(中国药典临床用药须知，中国医师药师临床用药指南)，内毒素计算限值约为1.0EU/mg。中国药典(2015)规定本品细菌内毒素限值为3.0EU/mg，与内毒素计算值比较，安全系数为0.33，与葡萄糖或氯化钠组成的复方输液内毒素限值按输液内毒素要求规定为0.5EU/ml。

本品对内毒素检查方法有干扰，不干扰参考浓度约为0.085mg/ml，可采用调节pH值或用适当灵敏度的鲎试剂经稀释至MVD后进行内毒素检查。

含量测定　中国药典(2005)含量测定方法为紫外-可见分光光度法，用吸收系数计算。中国药典(2015)为HPLC法。色谱条件参考有关物质检查的方法，由梯度洗脱改为等度洗脱。系统适用性试验规定为咖啡因峰与己酮可可碱峰的分离度大于5，理论板数按己酮可可碱峰计算不低于2000。在设定的色谱条件下，主峰保留时间约5.2分钟。

本品在每1ml中含25～75μg的浓度范围内，有良好的线性关系，$r=0.9999$($n=5$)。精密度试验RSD为0.4%。平均回收率为99.9%；RSD为0.8%($n=9$)。

(2)己酮可可碱葡萄糖注射液(Pentoxifylline and Glucose Injection)

本品为己酮可可碱的灭菌水溶液(100ml以上输液)，加有葡萄糖调节等渗。

本品仅中国药典(2015)收载。

有关物质　方法同己酮可可碱的有关物质方法。限度为各单个杂质(已知和未知)不得过0.2%；杂质总量不得过1.0%。

5-羟甲基糠醛　色谱条件按有关物质检查项下，测定波长为284nm，5-羟甲基糠醛不得过葡萄糖标示量的0.02%。5-羟甲基糠醛在每1ml中含5～40μg的浓度范围内，有良好的线性关系，$r=0.99972$($n=5$)。精密度试验RSD为0.4%。

比较了梯度洗脱方法和等度洗脱方法(参见国家药品标准新药转正标准第36册收载的己酮可可碱葡萄糖注射液)，用等度洗脱方法5-羟甲基糠醛峰与可可碱峰重叠，上一次进样的主峰后面尚未洗脱出的杂质峰有可能与第二次进样的样品中的5-羟甲基糠醛峰重叠，可能引起测定误差，故采用梯度洗脱方法，待5-羟甲基糠醛出峰后，快速提高流动相洗脱强度，使主峰及其杂质快速洗脱，并且以5-羟甲基糠醛峰与可可碱峰分离度作为系统适用性试验要求。

含量测定　同己酮可可碱注射液。

(3)己酮可可碱氯化钠注射液(Pentoxifylline and Sodium Chloride Injection)

本品为己酮可可碱的灭菌水溶液(100ml以上输液)，加有氯化钠调节等渗。

本品仅中国药典(2015)收载。

有关物质　方法按己酮可可碱。限度为各单个杂质(已知和未知)不得过0.2%；杂质总量不得过1.0%。

含量测定　同己酮可可碱注射液。

(4)己酮可可碱缓释片(Pentoxifylline Extended-Release Tablets)

本品中国药典(2015)收载，USP(36)有收载，其他各国药典均未收载。

(5)己酮可可碱肠溶片(Pentoxifylline Enteric-coated Tablets)

本品仅中国药典(2015)收载。

参考文献

[1] 李荣凌，李国英．己酮可可碱应用研究进展［J］．医药导报，1993，12(3)：146-147.

[2] 杨丽红．己酮可可碱治疗急性脑梗塞58例［J］．中国药业，2007，16(1)：58.

[3] 国家药典委员会．中华人民共和国药典临床用药须知·化学药和生物制品卷［M］．2005年版．北京：人民卫生出版社，2005.

[4] Ward A，Clissold SP. Pentoxifylline. A review of its pharmacodynamic and pharmacokinetic properties，and its therapeutic efficacy［J］. Drug，1987，34(1)：50.

[5] 徐剑铖，毛宝龄，钱桂生，等．己酮可可碱对内毒素肺损伤大鼠炎性细胞因子变化的干预作用［J］．第三军医大学学报，2004，26(10)：845-847.

[6] 王东盛，刘倩，寇妍．己酮可可碱对大鼠胰腺纤维化的影响［J］．山东大学学报(医学版)，2006，44(5)：504-507.

[7] 毛文仁．药品检定方法原理［M］．成都：西南交通大学出版社，1989.

[8] 王宗明等．实用红外光谱学［M］．北京：石油化学工业出版社，1977.

[9] 尹德忠，吴雄国，赵红侠．注射用己酮可可碱中己酮可可碱含量及有关物质的高效液相色谱法测定［J］．分析仪器，2007，4：54-56.

[10] Jia Woei Wong，Kah Hay Yuen，Kok Khiang Peh. Simple

high-performance liquid chromatographic method for determination of pentoxifylline in human plasma [J]. Journal of Chromatography B，1998(716)：387-391.

[11] Olivera Grozdanovic，Dusan Antic，Danica Agbaba. Development of a HPTLC method for in-process purity testing of pentoxifylline [J]. Journal of Separation Science，2005，28：575-580.

撰写　杜碧莹　广州市药品检验所
复核　潘锡强　广州市药品检验所

马来酸麦角新碱

Ergometrine Maleate

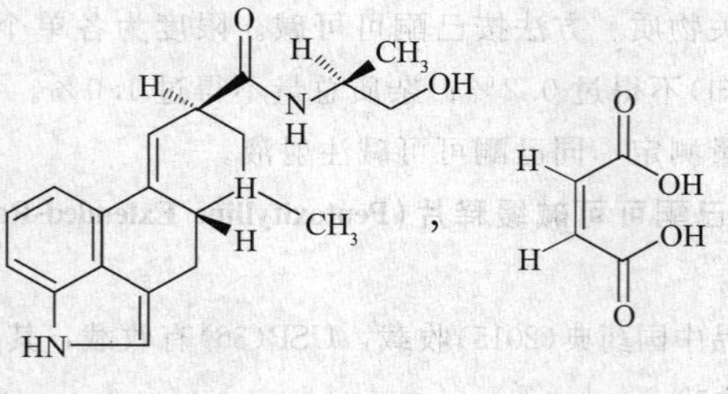

$C_{19}H_{23}N_3O_2 \cdot C_4H_4O_4$　441.48

化学名：9,10-二脱氢-*N*-[(*S*)-2-羟基-1-甲基乙基]-6-甲基麦角灵-8*β*-甲酰胺马来酸盐

6-methylergoline-*N*-[(*S*)-2-hydroxy-1-methylethyl]-9,10-didehydro-8*β*-carboxamide maleate(1∶1)(salt)

英文名：Ergometrine (INN) Maleate

异名：Ergonovine Maleate (USP)

CAS 号：[129-51-1]

本品为子宫收缩药、止血药。直接作用于子宫平滑肌，作用强而持久。大剂量可使子宫肌强直收缩，能使胎盘种植处子宫肌内血管受到压迫而止血。主要用在产后或流产后预防和治疗由于子宫收缩无力或缩复不良所致的子宫出血，加速子宫复原[1]。

本品口服或肌内注射后吸收快而完全，口服约 6～15 分钟，肌内注射 2～3 分钟，宫缩开始生效，作用持续 3 小时，静脉注射立即见效，作用约 45 分钟，节律性收缩可持续 3 小时。本品在肝内代谢，经肾脏随尿排出[1]。

药物的某些不良反应较其他麦角生物碱少见，但静脉给药时，可出现头痛、头晕、耳鸣、腹痛、恶心、呕吐、胸痛、心悸、呼吸困难、心率过缓；也有可能突然发生严重高血压[1]。

1935 年 Dudley，Moir 首先发现本品，并命名为 Ergometrine(麦角新碱)。之后，相继又发现了 Ergobasine、Ergostetrine、Ergotocine 等，但经证明它们与麦角新碱为同一物质。麦角新碱为麦角生物碱中的非肽型胺类生物碱[2]，也是重要的生理活性物质，在麦角中含量甚少，仅为 0.01%～0.03%。

国内于 1963 年开始生产。除中国药典(2015)收载外，USP(32)、BP(2013)、Ph. Eur.(7.0)和 JP(16)等均有收载。

【制法概要】由于野生麦角的生长受自然环境影响很大，其产量不稳定，各国现多采用麦角菌进行生物合成来大量制取麦角生物碱。化学全合成的方法 1956 年由 Kornfeld，Woodward 等完成[3]。本品的半合成方法是以麦角生物碱的水解产物 D-麦角酸为原料，通过连接烷基侧链而得到的。其中一个较高产率的合成路线如下[3]。

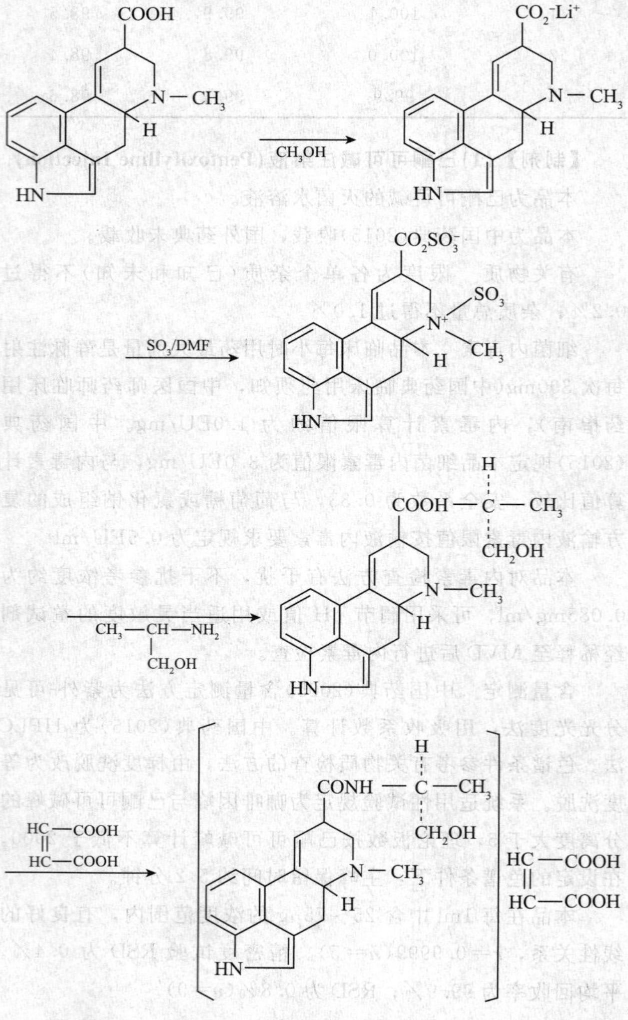

目前生产上是用拂子茅菌(Claviceps micrqce Mala [Waler] Tul)aez 菌系，发酵，经提练后，与马来酸成盐而得。工艺路线如下。

发酵液 —[离心分离]→ 滤液 —[树脂交换]/[吸附]→ 饱和树脂 —[抽滤脱水]/CH_3OH→ 脱水相 —[解吸]/$NH_3 \cdot H_2O$→ 解吸树脂 —[洗脱]/$C_2H_4Cl_2$-CH_3OH→ 洗脱液 —[真空浓缩]→ 浓缩液 —[冷却]/[过滤]→ 游离新碱 —[真空干燥]→ 干品 —[脱色]/CH_3COCH_3，C→ 脱色液 —[成盐]/马来酸丙酮溶液→ 碱基盐液 —[冷却]/[过滤]→ 碱基盐结晶 —[真空干燥]/P_2O_5→ 马来酸麦角新碱

【性状】经 X 射线衍射分析未见多晶型。用差热分析法

测定本品熔融并同时分解的温度为 186～196℃(在氮气中)[3]。

因本品分子结构中含有吲哚核，核上氮原子的未共享电子对与杂环呈 p-π 共轭，使环上碳原子的 π 电子云密度增高，故易被氧化。特别是遇光和空气易变质，使颜色变深，因此应避光，密闭，贮存于冷处。

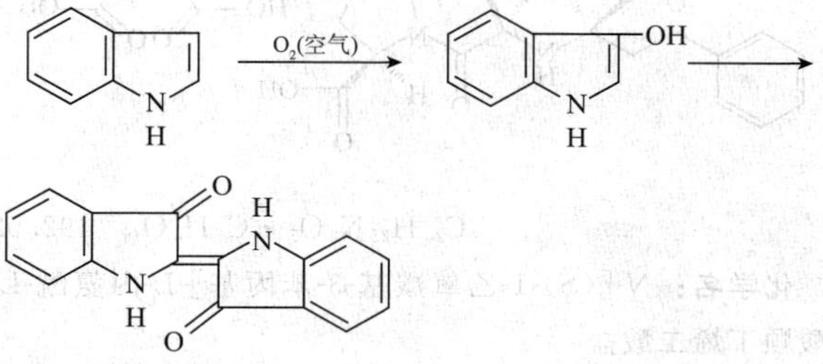

靛蓝(Indigo)

比旋度 本品浓度为 1.5%时，溶液微浑浊，影响测定。试验结果以浓度为 1.07%水溶液，结果稳定。比旋度范围：中国药典(2015) $[\alpha]_D^{20}=+53°\sim+56°$(浓度为 10mg/ml 水溶液) USP (36) $[\alpha]_D^{25}=+51°\sim+56°$(浓度为 5mg/ml 水溶液) Ph. Eur. (7.0)和 BP(2013) $[\alpha]_D^{20}=+50°\sim+56°$(浓度为 10mg/ml 水溶液)；JP(16) $[\alpha]_D^{20}=+48°\sim+57°$(浓度为 10mg/ml 水溶液)。

【鉴别】(1) 麦角生物碱盐类的水溶液均有强烈的蓝色荧光。

本品的荧光光谱，文献已报道，激发光波长为 325nm[3]。

本品的乙醇溶液在 311nm 波长处有最大吸收，在 269nm 波长处有最小吸收，在 237nm 波长处有一拐点(图 1)，与文献报道[3]一致。

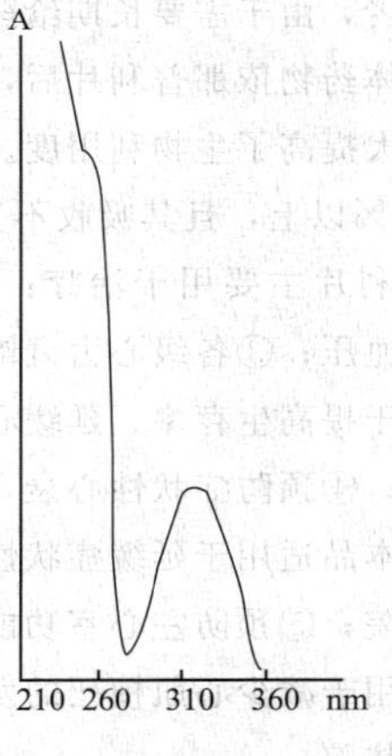

图 1　马来酸麦角新碱乙醇溶液(20μg/ml)紫外吸收图谱

(2)本品遇对二甲氨基苯甲醛试液呈深蓝色，为吲哚类生物碱的反应。

(3)本品的红外光吸收图谱应与对照的图谱(光谱集 32 图)一致，本品的红外光吸收图谱显示的主要特征吸收如下[4]：

特征谱带(cm^{-1})	归属
3500～3200	羟基　ν_{O-H}
3100～2400	铵盐　$\nu_{NH_2^+, NH_3^+}$
1650	酰胺(Ⅰ)　$\nu_{C=O}$
1615	芳环　$\nu_{C=C}$
1570，1350	羧酸离子　$\nu_{CO_2^-}$

【检查】有关物质　采用薄层色谱法，主要检查异麦角新碱(Ⅰ)、麦角酸(Ⅱ)、异麦角酸(Ⅲ)及其他麦角生物碱等杂质。麦角生物碱类都是麦角酸及其差向异构体异麦角酸(C_8位上的游离羧基在 α 位)的酰胺衍生物，在酸或碱中易于异构化而相互转变。更强的酸、碱可导致水解生成麦角酸或异麦角酸和 L-2-氨基丙醇(Ⅳ)[3]。

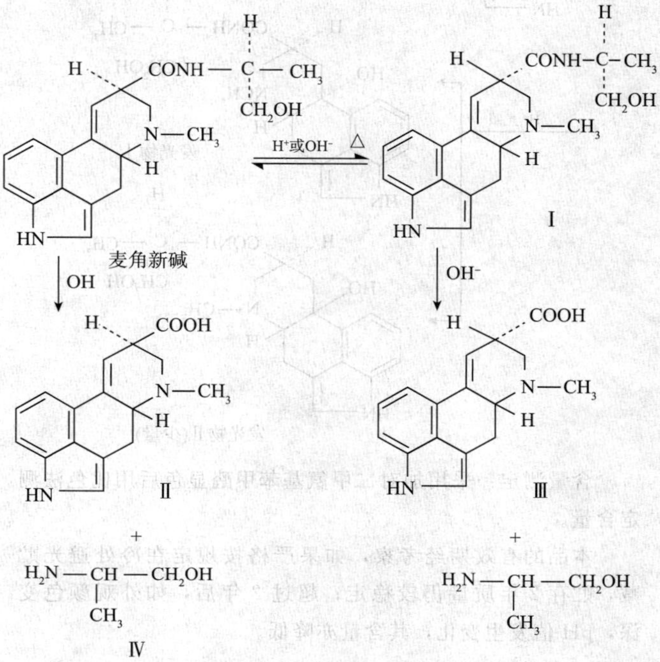

按药典规定的色谱条件，本品的 R_f 值约 0.7，另外还分出 2～3 个杂质斑点(图 2)。

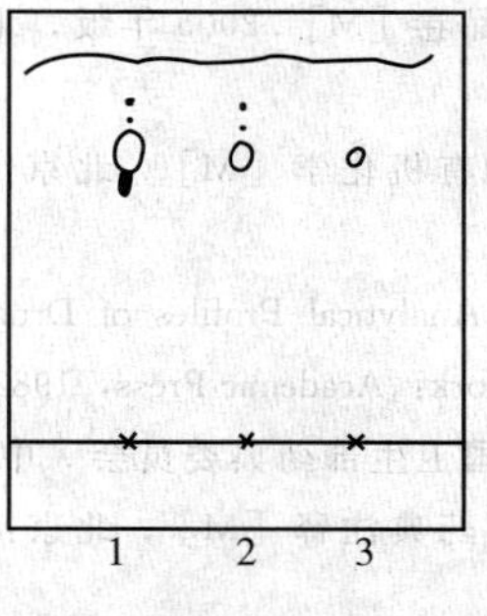

图 2　马来酸麦角新碱薄层图谱

1. 样品量为 100μg；2. 样品量为 50μg；3. 样品量为 2μg

USP(36)、BP(2010)和 JP(16)也采用薄层色谱法进行有关物质检查。

干燥失重 本品为酰胺类，较高温度下会加速消解，故用五氧化二磷干燥器进行干燥。

【含量测定】采用非水测定法，终点指示采用结晶紫指示剂，一分子 $C_{19}H_{23}N_3O_2 \cdot C_4H_4O_4$ 消耗两分子 $HClO_4$。

【制剂】马来酸麦角新碱注射液(Ergometrine Maleate Injection)

本品在酸性溶液中遇光，易生成麦角新碱的发光物Ⅰ和Ⅱ[3]而变质失效，故安瓿内应充氮。贮藏时需遮光。

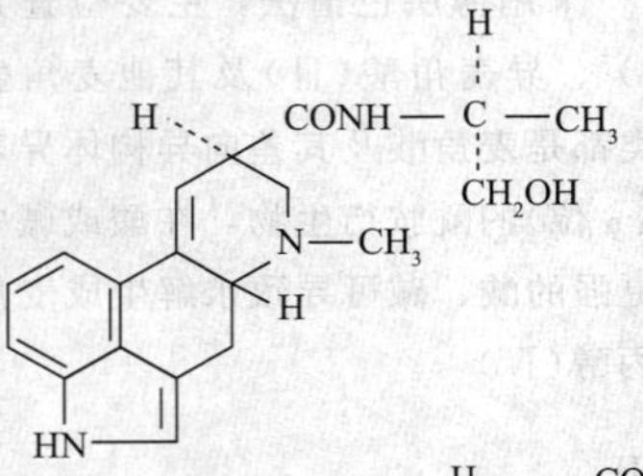

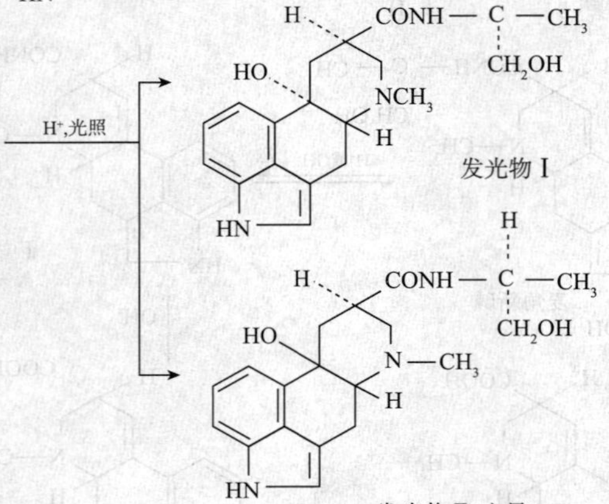

发光物Ⅰ

发光物Ⅱ(少量)

含量测定 采用加对二甲氨基苯甲醛显色后用比色法测定含量。

本品的有效期经考察，如果严格按规定在冷处避光贮藏，贮存 2 年质量仍较稳定；超过 2 年后，如外观颜色变深，pH 值发生变化，其含量亦降低。

参考文献

[1] 国家药典委员会．中华人民共和国药典临床用药须知·化学药和生物制品卷［M］．2005 年版．北京：人民卫生出版社，2005.

[2] 邢其毅．基础有机化学［M］．北京：高等教育出版社，1983：1067.

[3] Florey，Klaus. Analytical Profiles of Drug Substances［M］. 11th ed. New York：Academic Press，1982：273-307.

[4] 中华人民共和国卫生部药典委员会．中华人民共和国药典1990 年版二部药典注释［M］．北京：化学工业出版社，1993：37.

撰写 武国芳 河北省药品检验研究院
毛杏飞 广东省药品检验所
复核 罗卓雅 广东省药品检验所

马来酸依那普利

Enalapril Maleate

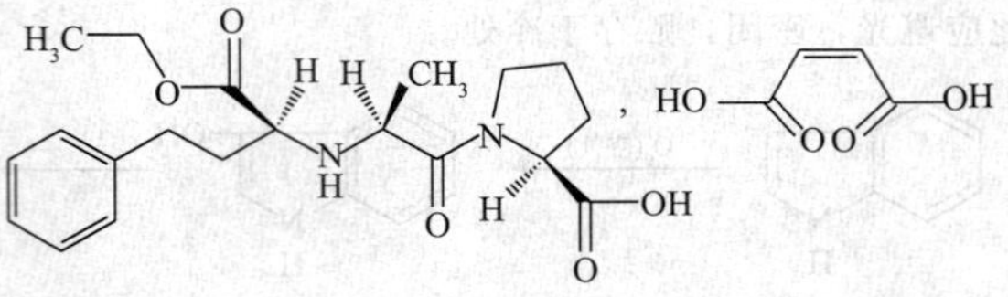

$C_{20}H_{28}N_2O_5 \cdot C_4H_4O_4$ 492.52

化学名： *N*-［(*S*)-1-乙氧羰基-3-苯丙基］-L-丙氨酰-L-脯氨酸顺丁烯二酸盐

(*S*)-1-［*N*-［1-(ethoxycarbonyl)-3-phenylpropyl］-L-alanyl］-L-proline，(*Z*)-2- butenedioate (1：1)

英文名： Enalapril Maleate

CAS 号：［76095-16-4］

本品为抗高血压药，是第二代血管紧张素转化酶抑制剂(Angiotension Converting Enzyme Inhibitors，简称 ACEI)，是一种不含巯基的长效口服 ACEI。不过依那普利本身不是一个活性药物，而是作为一种前体药物在肝脏中代谢为活性药物依那普利拉(Enalaprilat)后发挥其长效 ACEI 的作用。依那普利为依那普利拉的乙酯化物，口服给药后，在体内通过乙酯的水解，生成具有抑制 ACE 活性的依那普利拉。依那普利拉主要通过抑制 ACE，从而使血管紧张素Ⅰ(ANGⅠ)不能转变为血管紧张素Ⅱ(ANGⅡ)，由此引起全身血管的舒张，最终达到降低血压的作用。依那普利拉口服吸收率很低，一般只做成注射液供高血压急症解救时静脉给药。而对于一般高血压患者，由于需要长期给药，静脉注射极不方便，因此制成其前体药物依那普利片后，不但解决了其给药途径的问题，还大大提高了生物利用度。马来酸依那普利片口服吸收率可达 60%以上，且其吸收不受食物的影响。

马来酸依那普利片主要用于治疗：①各期原发性高血压；②肾血管性高血压；③各级心力衰竭，对于症状性心衰病人，本品也适用于提高生存率、延缓心衰的进展、减少因心衰而导致的住院；④预防症状性心衰，对于无症状性左心室功能不全病人，本品适用于延缓症状性心衰的进展、减少因心衰而导致的住院；⑤预防左心室功能不全病人冠状动脉缺血事件，本品适用于减少心肌梗死的发生率、减少不稳定型心绞痛所导致的住院。

已证明一般情况下本品耐受性良好。在临床研究中，本品不良反应的总发生率与安慰剂相似。大多数不良反应均性质轻微而短暂，不须终止治疗。

下述不良反应与应用本品有关：晕眩和头痛是较常报告的不良反应。2%～3%的病人报告感觉疲乏和虚弱。少于2%的病人报告发生其他不良反应，包括低血压、直立性低血压、晕厥、恶心、腹泻、肌肉痉挛、皮疹和咳嗽。肾功能障碍、肾衰和少尿罕见。

本品于 1985 年由美国默克公司开发研制成功，并获美国食品药品管理局批准上市。1990 年，我国上海医药工业研究院成功研制出马来酸依那普利，并于当年由常州制药厂获得生产批准文号后在国内生产上市。

除中国药典(2015)收载外，BP(2013)、Ph. Eur. (7.0)、USP(36)和 JP(16)均有收载。

【制法概要】合成路线有以下两种。

(1)

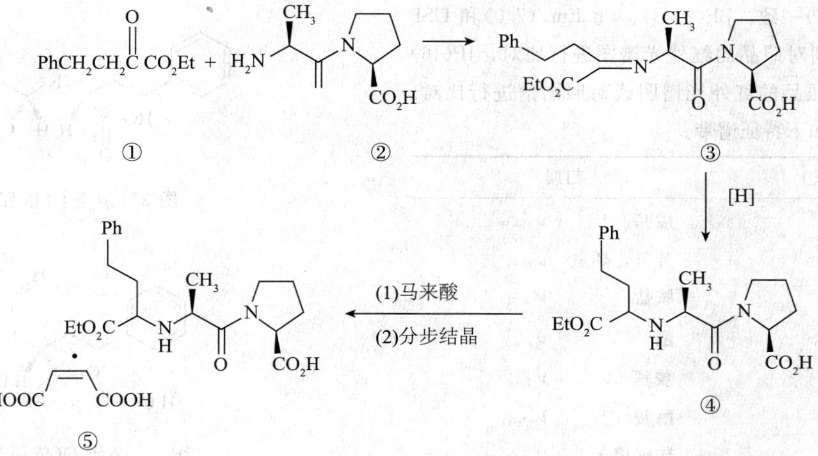

(2)

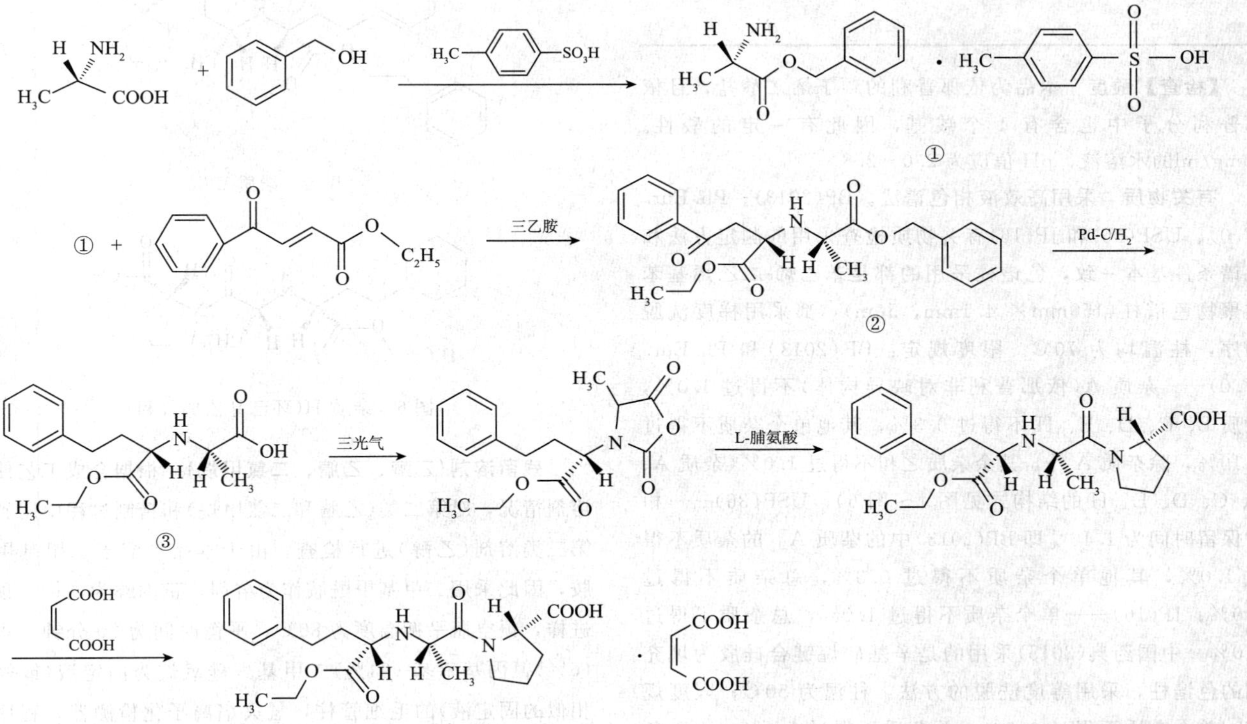

【性状】本品为白色或类白色结晶性粉末；无臭，略有引湿性。本品在甲醇和二甲基甲酰胺中易溶，在水中略溶，在乙醇或丙酮中微溶，在二氯甲烷和三氯甲烷中几乎不溶，可溶于稀碱溶液。

熔点　BP(2013)和 Ph. Eur. (7.0)均规定本品的熔点约为 144℃，JP(16)规定本品的熔点约为 145℃，熔融分解，The Merk Index 描述本品的熔点为143～144.5℃。按照中国药典(2015)四部通则 0612 熔点测定法的规定，升温速率可以为 1.0℃/min 和 1.5 ℃/min。在这两种条件下测得马来酸依那普利的熔距有一定的差别(约 2℃)，所以中国药典(2015)没有规定本品的熔点。

比旋度　本品有三个手性中心，为 SSS 构型，具有旋光性。测量时的溶剂不同、浓度不同、测定温度不同，所测得的比旋度结果也不相同。比旋度范围：BP(2013) $[\alpha]_D^{20}=-48°\sim-51°$(浓度为 10 mg/ml 的水溶液)；Ph. Eur. (7.0) $[\alpha]_D^{20}=-48°\sim-51°$(浓度为 10 mg/ml 的水溶液)；USP(36) $[\alpha]_D^{25}=-41.0°\sim-43.5°$(浓度为 10mg/ml 的甲醇溶液)；JP(16) $[\alpha]_D^{20}=-41.0°\sim-43.5°$(浓度为 10 mg/ml 的甲醇溶液)；中国药典

(2015) $[\alpha]_D^{20}=-41.0°\sim-43.5°$(浓度为 50 mg/ml 的甲醇溶液)。

【鉴别】(1)本品为顺丁烯二酸盐，加稀硫酸能使其游离出来，滴加高锰酸钾试液后，能使高锰酸钾紫红色消退，系烯烃类的特征反应。

(2)中国药典(2015)规定，本品的红外光吸收图谱应与对照的图谱(光谱集 587 图)一致。BP(2013)、Ph. Eur. (7.0)和 USP (36)与马来酸依那普利对照品的红外光谱图进行比对，JP(16)与马来酸依那普利对照品的红外光谱图或对照图谱进行比对。本品的红外光谱显示如下特征谱带。

特征谱带(cm^{-1})	归属	
3220	羧基	ν_{O-H}
3060，3030	芳氢，烯氢	ν_{C-H}
3100～2300	胺盐	ν_{NH_2}
1753	酯	$\nu_{C=O}$
1730	羧基	$\nu_{C=O}$
1650	酰胺	$\nu_{C=O}$
1576，1380	羧碳离子	$\nu_{CO_2^-}$
1190，1000	酯	ν_{C-O-C}
750	取代苯	γ_{5H}
700	苯环	$\delta_{环}$

【检查】酸度 本品为依那普利的顺丁烯二酸盐，且依那普利分子中也含有 1 个羧基，因此有一定的酸性。10mg/ml的水溶液，pH 值应为 2.0～2.8。

有关物质 采用高效液相色谱法。BP(2013)、Ph. Eur. (7.0)、USP(36)和 JP(16)有关物质检查采用的测定方法和色谱条件基本一致，色谱柱采用的都是苯乙烯-二乙烯基苯共聚物色谱柱(150mm× 4.1mm，5μm)，都采用梯度洗脱程序，柱温均为 70℃。限度规定：BP(2013)和 Ph. Eur. (7.0)——杂质 A(依那普利非对映异构体)不得过 1.0%，杂质 B、C、D、E、H 不得过 0.3%，其他单个杂质不得过 0.10%，除杂质 A 外，其余杂质之和不得过 1.0%(杂质 A、B、C、D、E、H 的结构式见图 1～图 6)；USP(36)——相对保留时间为 1.10 [即 BP(2013)中的杂质 A] 的杂质不得过 1.0%，其他单个杂质不得过 0.3%，总杂质不得过 2.0%；JP(16)——单个杂质不得过 1.0%，总杂质不得过 2.0%。中国药典(2015)采用的是辛基硅烷键合硅胶为填充剂的色谱柱，采用等度洗脱的方法，柱温为 50℃；限度规定：单个杂质不得过 0.3%，总杂质不得过 1.0%。由于色谱柱的原因，中国药典(2015)色谱条件下检不出杂质 A。中国药典(2015)系统适用性试验中用到的杂质对照品为依那普利拉和依那普利双酮。

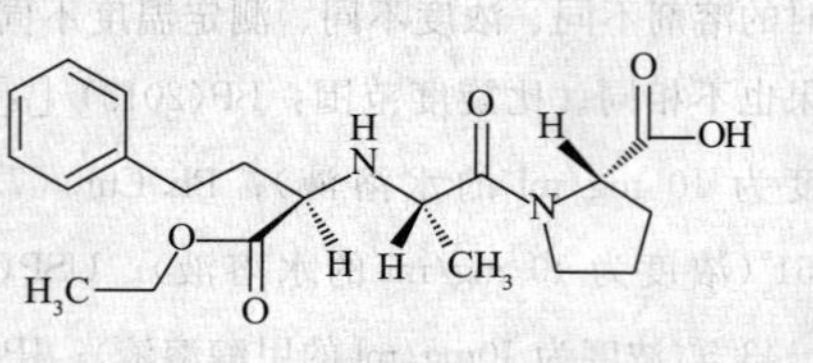

图 1 杂质 A(依那普利非对映异构体)

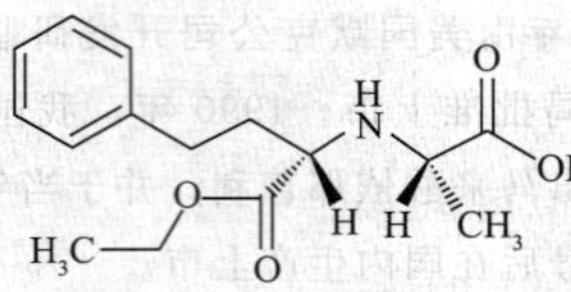

图 2 杂质 B

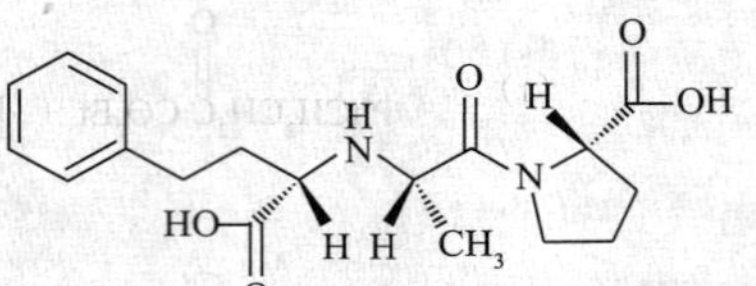

图 3 杂质 C(依那普利拉)

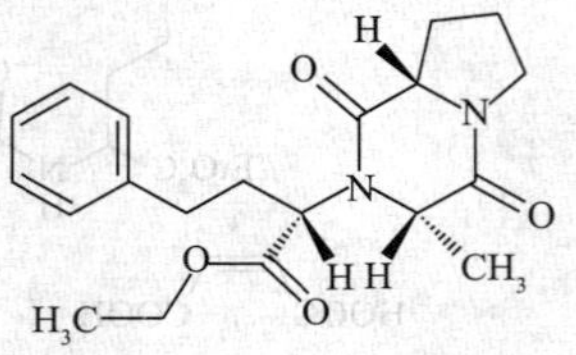

图 4 杂质 D(依那普利双酮)

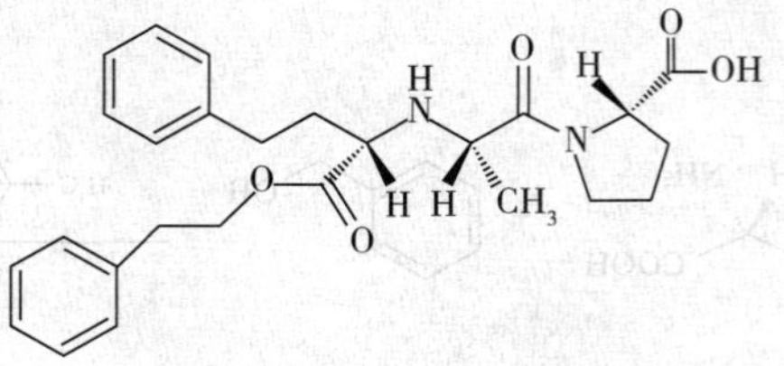

图 5 杂质 E

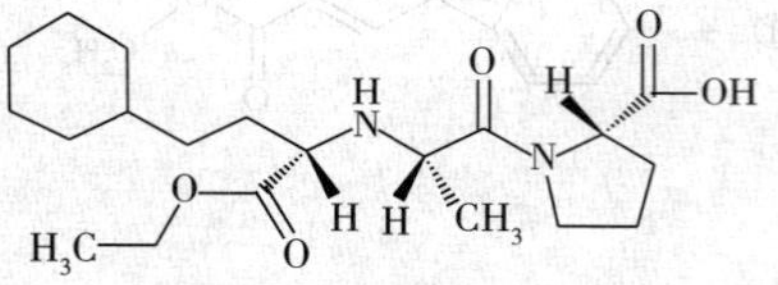

图 6 杂质 H(环己基依那普利)

残留溶剂(乙醇、乙腈、二氯甲烷) 根据合成工艺使用溶剂情况，对第二类(乙腈和二氯甲烷)和精制过程中用到的第三类溶剂(乙醇)进行检查。由于本品易溶于二甲基甲酰胺，因此采用二甲基甲酰胺作为溶剂，正丙醇为内标，顶空进样，顶空瓶平衡温度为 80℃，平衡时间为 20 分钟。采用(6%)氰丙基苯基-(94%)二甲基聚硅氧烷为固定液(或极性相似的固定液)的毛细管柱，氢火焰离子化检测器，程序升温，初始温度 35℃保持 7 分钟，以每分钟 20℃的升温速率升至 200℃，保持 5 分钟；进样口温度为 220℃，检测器温度为 220℃。对照品溶液色谱图中，乙醇、乙腈、二氯甲烷、内标溶剂正丙醇和溶剂二甲基甲酰胺依次出峰，各色谱峰之间的分离度均符合要求。按内标法以峰面积计算，应符合规定。

干燥失重 本品熔点约为 144℃，故采用 60℃减压干燥至恒重，减失重量不得过 0.5%。BP(2013)和 Ph. Eur. (7.0)采用 105℃干燥 3 小时，减失重量不得过 1.0%；USP

(36)和 JP(16)采用 60℃真空干燥 2 小时，减失重量不得过 1.0%。

炽灼残渣　中国药典(2015)规定不得过 0.1%；BP(2013)和 Ph. Eur.(7.0)规定不得过 0.1%(硫酸盐灰分)；USP(36)和 JP(16)规定不得过 0.2%。

重金属　中国药典(2015)、BP(2013)、Ph. Eur.(7.0)、JP(16)和 USP(36)均规定含重金属不得过百万分之十。

【含量测定】本品的含量测定，USP(36)和 JP(16)采用的是液相色谱法，BP(2016)和 Ph. Eur.(7.0)采用电位滴定法。中国药典(2015)采用非水滴定法，因为本品已经采用液相色谱法进行有关物质检查，杂质可严格控制，所以，中国药典(2015)采用注重方法准确性的容量法来测定本品的含量。

Ph. Eur.(7.0)和 BP(2013)采用氢氧化钠(0.1mol/L)电位滴定法测定本品含量时，根据本品的分子结构，会出现两个拐点，同时对仪器的精度要求也很高，且会造成含量测定结果偏高的现象。中国药典(2015)采用高氯酸(0.1mol/L)非水滴定法进行含量测定，以结晶紫为指示剂，滴至溶液显纯蓝色为终点，操作简便，终点颜色变化明显，准确性好。此外，各国药典由于含量测定方法的不同，规定的含量限度不同。USP(36)和 JP(16)限度为 98.0%～102.0%，BP(2013)和 Ph. Eur.(7.0)限度为 98.5%～101.5%，中国药典(2015)限度为不得少于 98.5%(即 98.5%～101.0%)。

【制剂】中国药典(2015)收载马来酸依那普利片和马来酸依那普利胶囊，BP(2013)、USP(36)和 JP(16)只收载马来酸依那普利片。

(1)马来酸依那普利片(Enalapril Maleate Tablets)

(2)马来酸依那普利胶囊(Enalapril Maleate Capsules)

含量限度　中国药典(2015)和 USP(36)一致，均为 90.0%～110.0%，BP(2013)为 95.0%～105.0%，JP(16)为 93.0%～107.0%。

鉴别　相比马来酸依那普利，由于含量测定采用高效液相色谱法，马来酸依那普利片〔鉴别〕项下增加了液相色谱鉴别法。

有关物质　测定方法和色谱条件同马来酸依那普利有关物质。马来酸依那普利片的测定方法和色谱条件与 BP(2013)、USP(36)和 JP(16)基本一致。杂质的限度规定有所不同：中国药典(2015)中依那普利拉不得过 1.5%，依那普利双酮不得过 1.0%，其他单个杂质不得过 0.5%，总杂质不得过 3.0%；BP(2013)中依那普利拉不得过 1.5%，依那普利双酮不得过 0.5%，其他单个杂质不得过 0.3%，除依那普利拉和依那普利双酮外，其他杂质之和不得过 1.0%；JP(16)中依那普利拉不得过 2.0%，依那普利双酮不得过 1.0%，未规定其他单个杂质和总杂质的限度；USP(36)中总杂质不得过 5.0%，未规定单个杂质的限度。杂质的计算方法不尽相同：中国药典(2015)中依那普利拉、依那普利双酮、其他单个杂质和总杂质的计算均采用主成分自身对照法；BP(2013)中依那普利拉和依那普利双酮的计算采用杂质对照品外标法，其他单个杂质和总杂质采用主成分自身对照法；USP(36)中依那普利拉的计算采用加转换因子的杂质对照品外标法，依那普利双酮采用加转换因子和响应因子的主成分对照品外标法，其他单个杂质采用主成分对照品外标法，总杂质为各杂质之和；JP(16)中依那普利拉和依那普利双酮的计算均采用主成分自身对照法。

含量均匀度　测定方法和色谱条件同〔含量测定〕。

溶出度　色谱条件同含量测定。中国药典(2015)采用篮法，溶出介质为 500 ml 水，转速为每分钟 100 转，30 分钟取样，限度为 75%。BP(2013)、USP(36)和 JP(16)均采用桨法，转速均为每分钟 50 转。其中 BP(2013)溶出介质为 900 ml 水，取样时间为 45 分钟，限度(Q)为 75%(实为 80%)；USP(36)溶出介质为 900 ml 的 pH 6.8 磷酸盐缓冲液，取样时间为 30 分钟，限度(Q)为 80%(实为 85%)；JP(16)溶出介质为 900 ml 水，取样时间为 15/30 分钟(2.5 mg，5 mg/10 mg)，限度为 85%。

中国药典(2015)中马来酸依那普利胶囊的质量标准与马来酸依那普利片的质量标准在检测方法和限度规定上基本一致，因剂型不同导致操作方法稍有不同。

撰写　余振喜　中国食品药品检定研究院
复核　程奇蕾　中国食品药品检定研究院

马来酸氯苯那敏

Chlorphenamine Maleate

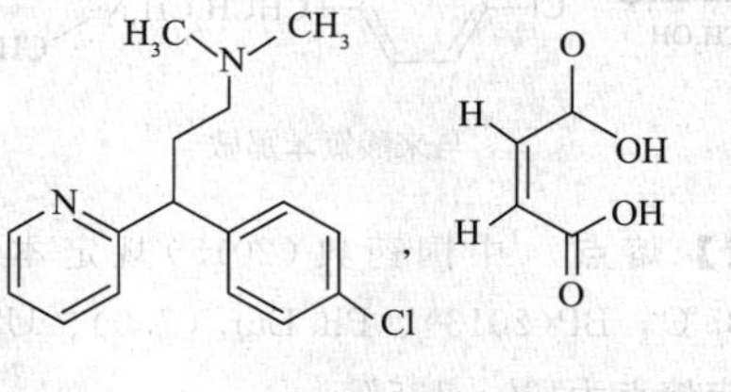

$C_{16}H_{19}ClN_2 \cdot C_4H_4O_4$　390.87

化学名：2-[对-氯-α-[2-(二甲氨基)乙基]苯基]吡啶马来酸盐

英文名：Chlorphenamine Maleate

异名：Chlorpheniramine Maleate (USP，JP)

CAS 号：[113-92-8]

本品为烷基胺类抗组胺药。可与组胺竞争性拮抗 H_1 受体，从而抑制组胺介导的过敏反应。另外还具有抗 M 胆碱受体作用。适用于过敏性鼻炎、荨麻疹及各种过敏性皮肤病。

本品可口服或注射给药。口服吸收迅速完全，生物利用度 25%～50%，血浆蛋白结合率为 72%。口服起效时间为

15～60分钟，肌内注射起效时间为5～10分钟。消除相半衰期（$t_{1/2\beta}$）为12～15小时，作用可维持4～6小时。本品主要经肝脏代谢，其代谢物经尿液、粪便、汗液排泄。本品也可随乳汁分泌。

本品不良反应主要有嗜睡、疲劳、口干、咽干、咽痛，少见有皮肤瘀斑及出血倾向、胸闷、心悸。少数患者会出现药疹。个别患者有烦躁、失眠等中枢兴奋症状，甚至可能诱发癫痫[1]。

除中国药典(2015)收载外，BP(2013)、Ph. Eur.(7.0)、USP(36)、JP(16)也有收载。

【制法概要】本品由司帕伯(Sperber)于1947年合成，美国先灵(Schering)公司生产，1949年首次上市。我国于1959年开始生产。马来酸氯苯那敏生产工艺路线如下。

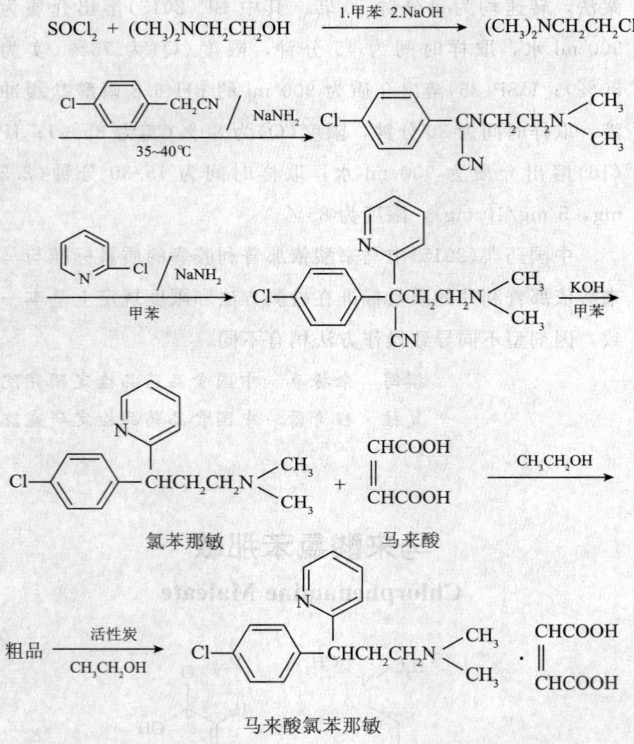

【性状】熔点 中国药典(2015)规定本品的熔点为131.5～135℃，BP(2013)、Ph. Eur.(7.0)、USP(36)与JP(16)均规定熔点为130～135℃。

吸收系数 本品加盐酸溶液(稀盐酸1ml加水至100ml)制成的每1ml中约含20μg的溶液在264nm的波长处有最大吸收，吸收系数应为212～222。

【鉴别】(1)氯苯那敏结构中有叔胺结构，与枸橼酸醋酐试液在水浴上加热，呈红紫色。

(2)顺丁烯二酸的还原反应 马来酸结构中有不饱和双键，与高锰酸钾在稀硫酸中反应，成二羟基丁二酸(酒石酸)，红色褪去。

(3)本品的红外光吸收图谱应与对照图谱(光谱集61图)一致，本品的红外光吸收图谱显示的主要特征吸收如下。

特征谱带(cm^{-1})	归属	
3090～3010	芳氢，烯氢	ν_{C-H}
2700～2300	叔胺盐	ν_{NH}
1705	羧基	$\nu_{C=O}$
1620	烯	$\nu_{C=C}$
1590，1380	羧酸离子	$\nu_{CO_2^-}$
1580，1490，1475	芳环	$\nu_{C=C,C=N}$
768	取代吡啶	γ_{4H}

BP(2013)、Ph. Eur.(7.0)收载了比旋度鉴别方法，规定其水溶液(0.1mg/ml)的比旋度应为－0.10°至＋0.10°。JP(16)则收载了UV、TLC鉴别方法。

【检查】有关物质 采用高效液相色谱法进行检查。

中国药典(2005)与USP(32)有关物质的检查方法均为气相色谱法，方法基本相同，均采用玻璃填充柱，以3%[苯基(50%)甲基聚硅氧烷]为固定相，白色硅藻土为担体，中国药典(2005)规定杂质限度为1.0%，USP(32)杂质限度为2.0%。本法对非挥发性或热不稳定性杂质均不能检出，且玻璃填充柱分离效能、检测灵敏度均较低，不能有效检出杂质。

BP(2013)、Ph. Eur.(7.0)与JP(16)采用高效液相色谱法，以十八烷基硅烷键合硅胶为填充剂，检测波长为225nm，流动相基本相同，为乙腈-磷酸二氢铵缓冲液(20∶80)。从BP(2013)列出的4种马来酸氯苯那敏有关物质(氯苯那敏杂质A、B、C、D)结构式可知，其中氯苯那敏杂质A、B、C均为反应副产物，而氯苯那敏杂质D则为反应中间体二缩合物，可见采用HPLC法可有效检测马来酸氯苯那敏生产过程中产生的有关物质。

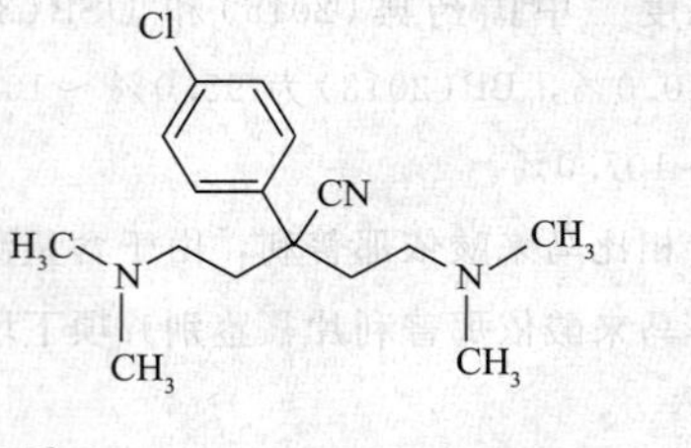

氯苯那敏杂质A

2-(4-chlorophenyl)-4-(dimethylamino)-2-[2-(dimethylamion)ethyl]butaneniteile

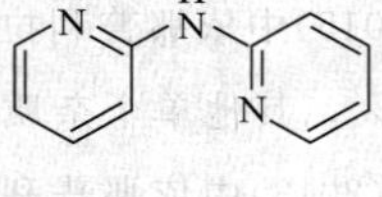

氯苯那敏杂质B

N-(pyridin-2-yl)pyridin-2-amine(2,2′-dipyridylamine)

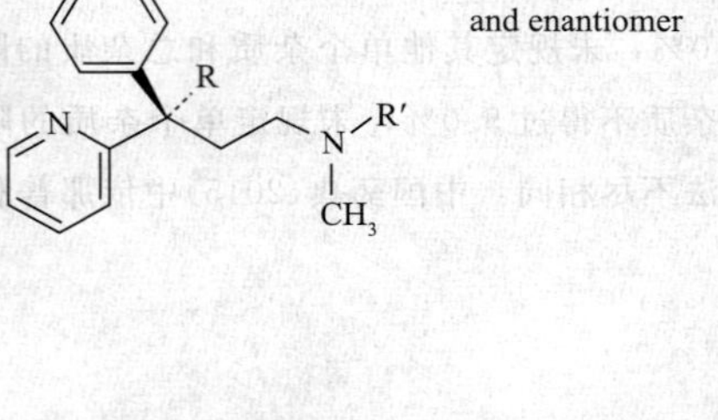

氯苯那敏杂质 C

R = R′ = H：(3*RS*)-3-(4-chlorophenyl)-*N*-methyl-3-(pyridin-2-yl)propan-1-amine

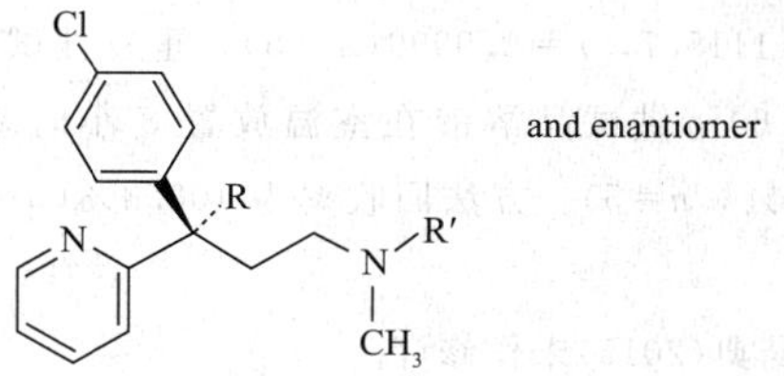

氯苯那敏杂质 D

R= CN，R′ = CH_3：(2*RS*)-2-(4-chlorophenyl)-4-(dimethylamino)-2-(pyridin-2-yl)butanenitrile

中国药典(2010)参照 BP(2013)、Ph. Eur.(7.0)与 JP(16)有关物质检查方法建立梯度洗脱高效液相色谱法进行有关物质检查，以十八烷基硅烷键合硅胶为填充剂，以 11.5 g/L 磷酸二氢铵溶液为流动相 A，乙腈为流动相 B，检测波长为 225nm，显著改善了各杂质峰与马来酸峰和氯苯那敏峰的分离效果。

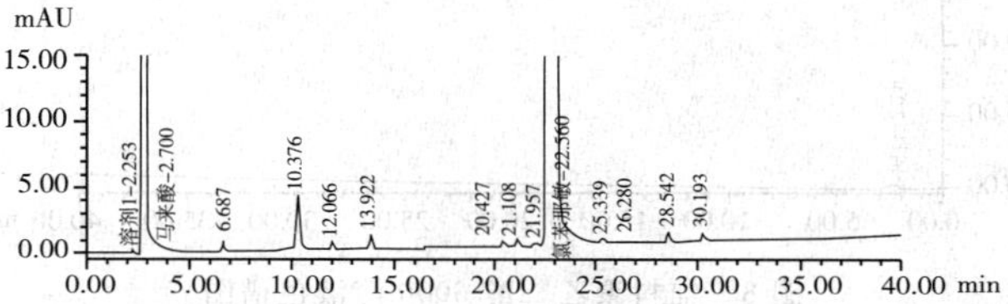

图 1　马来酸氯苯那敏有关物质典型色谱图

色谱柱：Phenomenex Luna C18 (4.6mm×250mm，5μm)

使用四种品牌色谱柱：Phenomenex Luna C18 柱(4.6mm × 250mm，5μm)、Gracesmart C18 柱(4.6mm × 250mm，5μm)、Alltima C18 柱(4.6mm×250mm，5μm)、Diamonsil C18 柱(4.6mm×250mm，5μm)进行耐用性试验考察，结果杂质峰与马来酸、氯苯那敏的分离度均能达到 1.5 以上，分离效果良好。为配合时间梯度程序，建议色谱柱柱长为 250mm。

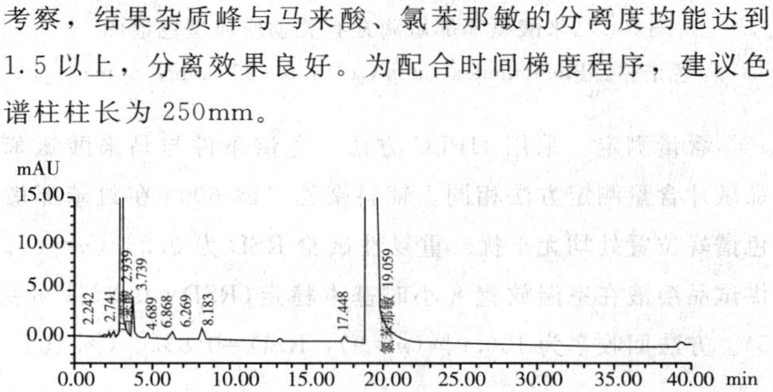

图 2　Gracesmart C18(4.6mm×250mm，5μm)色谱柱谱图

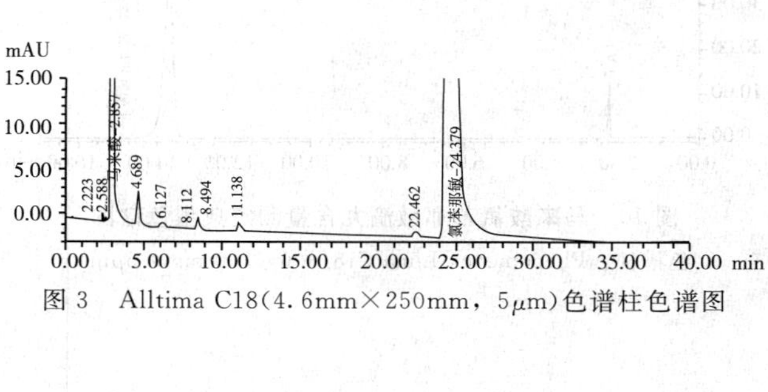

图 3　Alltima C18(4.6mm×250mm，5μm)色谱柱色谱图

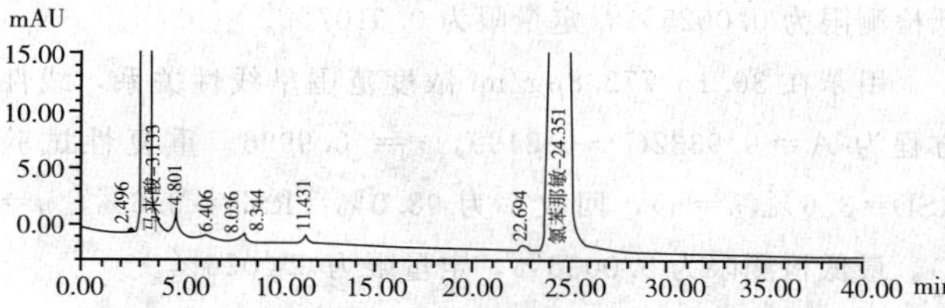

图 4　Diamonsil C18(4.6mm×250mm，5μm)色谱柱色谱图

采用逐步稀释法测定，马来酸氯苯那敏最低检出量为 0.32ng(S/N=3)。

经溶液稳定性试验考察，供试品溶液在 15 小时内稳定(RSD=0.14%，n=5)。

BP(2013)与 JP(16)均对马来酸氯苯那敏的有关物质做出严格的规定；BP(2013)规定氯苯那敏杂质 A 不得过 0.2%，其他单个杂质不得过 0.1%，杂质总量不得过 0.5%；JP(15)规定单个杂质不得过 0.2%，杂质总量不得过 0.3%。中国药典(2010)有关物质限度为：单个杂质不得过 0.3%，杂质总量不得过 0.9%。

中国药典(2015)未作修订。

残留溶剂　采用顶空毛细管气相色谱法进行检查。

中国药典(2005)采用填充柱气相色谱法，直接进样，以苯为内标物对马来酸氯苯那敏中四氢呋喃、二氧六环、吡啶和甲苯的残留量进行检查，存在各溶剂间分离效果不佳，检测灵敏度低等问题。中国药典(2010)建立了顶空毛细管气相色谱法对四氢呋喃、二氧六环、吡啶和甲苯进行测定，按外标法进行计算。见图 5。

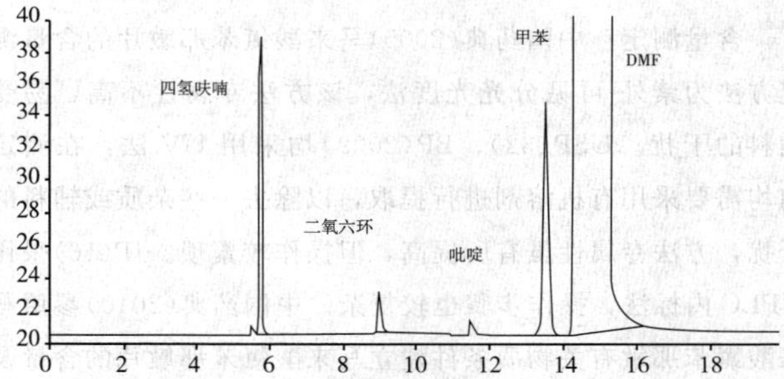

图 5　马来酸氯苯那敏残留溶剂对照品溶液色谱图

四氢呋喃在 30.9～772.8μg/ml 浓度范围呈线性关系，线性方程为 A=0.5469C−0.3199，r=0.9997。重复性试验 RSD=2.8%(n=6)。回收率为 91.5%(RSD=2.6%，n=9)。最低检测限为 0.0004%，定量限为 0.0014%。

1,4-二氧六环在 16.7～417.7μg/ml 浓度范围呈线性关系，线性方程为 A=0.2385C−0.0906，r=0.9996。重复性试验 RSD=3.7%(n=6)。回收率为 97.6%(RSD=3.3%，n=9)。最低检测限为 0.0016%，定量限为 0.0061%。

吡啶在 7.9～903.3μg/ml 浓度范围呈线性关系，线性方程为 A=0.2667C−0.5815，r=0.9987。重复性试验 RSD=4.7%(n=6)。回收率为 95.7%(RSD=6.9%，n=9)。最

低检测限为 0.0025%，定量限为 0.0107%。

甲苯在 36.1～772.8μg/ml 浓度范围呈线性关系，线性方程为 $A=0.9332C-0.3199$，$r=0.9996$。重复性试验 RSD=3.6%($n=6$)，回收率为 98.0%（RSD=3.6%，$n=9$)。最低检测限为 0.0006%，定量限为 0.0026%。

中国药典(2015)未作修订。

【制剂】中国药典(2015)收载了马来酸氯苯那敏片、马来酸氯苯那敏注射液与马来酸氯苯那敏滴丸，BP(2013)、USP(36)、JP(16)也收载了马来酸氯苯那敏片及注射液。

(1)马来酸氯苯那敏片(Chlorphenamine Maleate Tablets)

本品为白色片，规格为 1mg 与 4mg，国内各企业的处方中，主要辅料有淀粉、糊精、蔗糖、预胶化淀粉、羟丙纤维素、硬脂酸镁、95%乙醇、羧甲淀粉钠、微晶纤维素、十二烷基硫酸钠、滑石粉等。

参照马来酸氯苯那敏原料有关物质的 HPLC 测定方法进行试验，上述混合辅料溶液的色谱图中检测出的色谱峰较多，对样品测定干扰较大，因此难以进行有关物质测定，故马来酸氯苯那敏片未制定有关物质检查项。见图 6。

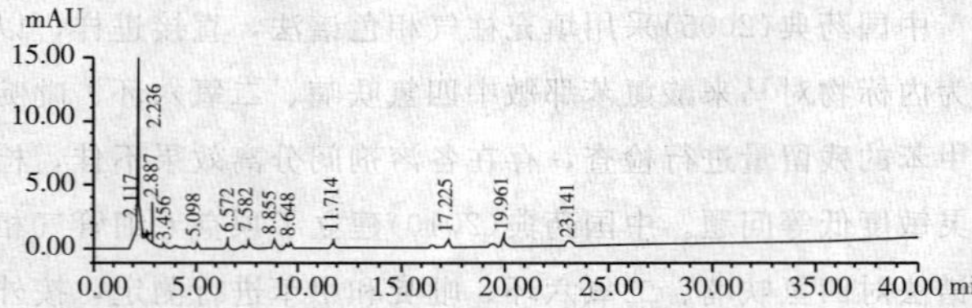

图 6　马来酸氯苯那敏片混合辅料溶液色谱图

含量测定　中国药典(2005)马来酸氯苯那敏片的含量测定方法为紫外-可见分光光度法，该方法专属性不高，易受辅料的干扰。USP(32)、BP(2009)均采用 UV 法，在测定前均需要采用有机溶剂进行提取，以除去一些杂质或辅料的干扰，方法专属性虽有所提高，但操作较繁琐。JP(16)采用 HPLC 内标法，操作步骤也较复杂。中国药典(2010)参照马来酸氯苯那敏有关物质条件建立马来酸氯苯那敏片的含量及含量均匀度的 HPLC 测定方法，为缩短测定时间，在保证氯苯那敏色谱峰与相邻杂质色谱峰分离的前提下，将色谱条件定为等度洗脱。见图 7。

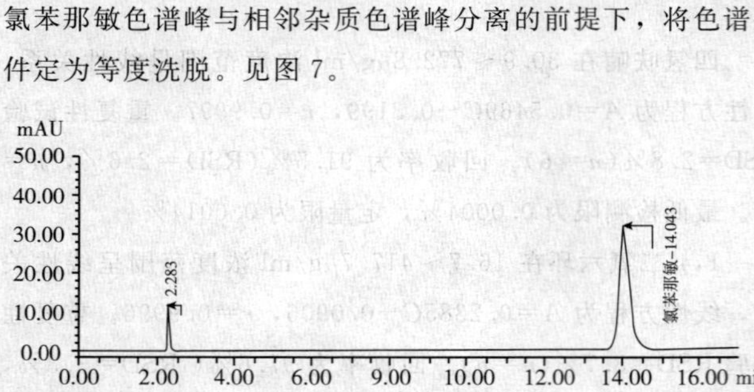

图 7　马来酸氯苯那敏片含量测定典型色谱图

色谱柱：Phenomenex Luna C18(4.6mm×250 mm，5μm)

中国药典(2010)马来酸氯苯那敏片的含量测定方法以外标法定量。马来酸氯苯那敏在 262nm 处有最大吸收，选用 262nm 作为测定波长。空白辅料在氯苯那敏色谱峰位置处均无干扰。马来酸氯苯那敏进样量在 0.08158～6.5264μg 范围内，峰面积与进样量呈良好的线性关系，线性方程为：$y=774244x-1115.7$，$r=0.9999(n=5)$。重复性试验 RSD 为 0.2%($n=6$)。供试品溶液在室温放置 8 小时基本稳定(RSD=0.2%，$n=5$)。方法回收率为 100.3%($n=9$)，RSD=0.7%。

中国药典(2015)未作修订。

(2)马来酸氯苯那敏滴丸(Chlorphenamine Maleate Pills)

本品为白色或类白色的丸剂，规格为 2mg 与 4mg，国内各企业的处方中，主要辅料为聚乙二醇 6000。

有关物质　参照马来酸氯苯那敏质量标准有关物质检查的方法建立马来酸氯苯那敏滴丸的有关物质检查方法，采用 HPLC 方法，色谱条件与马来酸氯苯那敏有关物质检查方法相同，但在计算有关物质峰面积时需扣除辅料聚乙二醇 6000 的峰面积。(图 8、图 9)

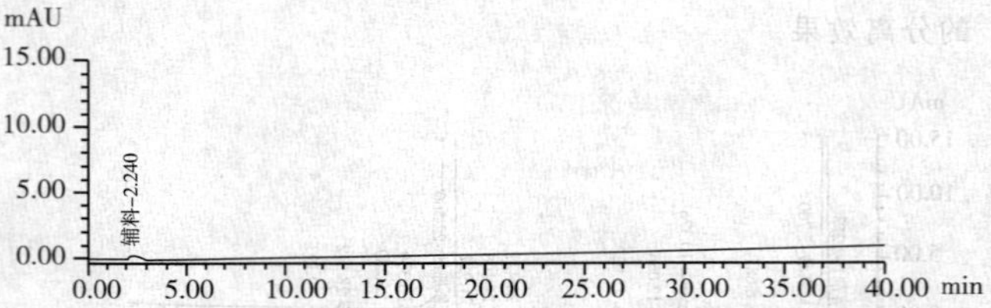

图 8　辅料聚乙二醇 6000 溶液色谱图

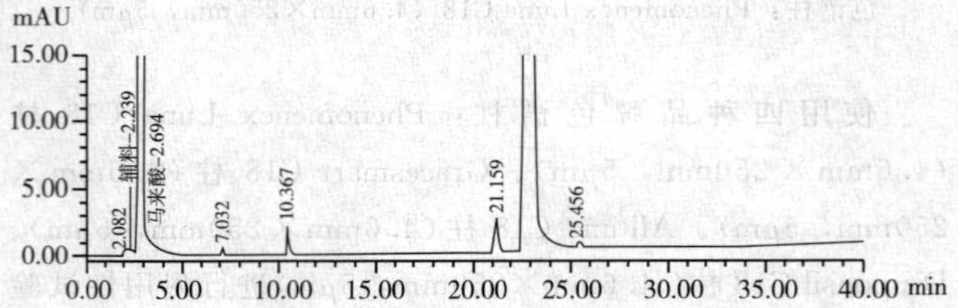

图 9　马来酸氯苯那敏滴丸有关物质典型色谱图

色谱柱：Phenomenex Luna C18(4.6×250 mm，5μm)

含量测定　采用 HPLC 方法，色谱条件与马来酸氯苯那敏片含量测定方法相同。辅料聚乙二醇 6000 在氯苯那敏色谱峰位置处均无干扰。重复性试验 RSD 为 0.2%($n=6$)。供试品溶液在室温放置 8 小时基本稳定(RSD=0.3%，$n=5$)。方法回收率为 100.9%($n=9$)，RSD=0.8%。(图 10)

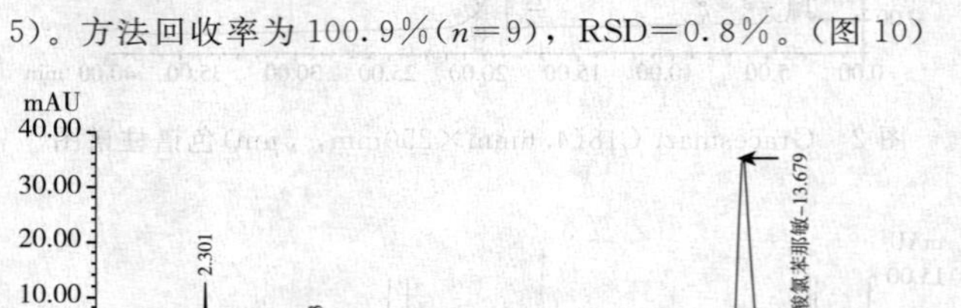

图 10　马来酸氯苯那敏滴丸含量测定典型色谱图

色谱柱：Phenomenex Luna C18(4.6×250 mm，5μm)

参考文献

[1] 国家药典委员会．中华人民共和国药典临床用药须知·化学药和生物制品卷［M］．2010 年版．北京：中国医药科技出版社，2011：1028．

撰写　戴向东　李丹凤　广西壮族自治区食品药品检验所

复核　赵　庄　　　　　广西壮族自治区食品药品检验所

马来酸噻吗洛尔

Timolol Maleate

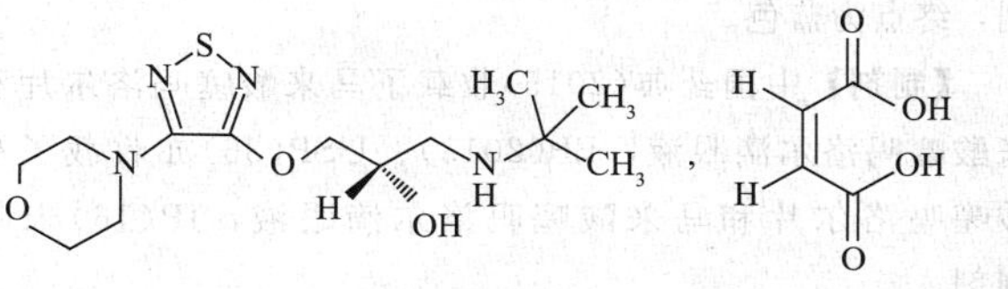

$C_{13}H_{24}N_4O_3S \cdot C_4H_4O_4$　432.49

化学名：(－)-1-(叔丁氨基)-3-[(4-吗啉基-1，2，5-噻二唑-3-基)氧]-2-丙醇马来酸盐

(－)-1-(*tert*-butylamino)-3-[4-(morpholino-1，2，5-thiadiazol-3-yl)oxy]-2 -propanol maleate(1∶1)(salt)

英文名：Timolol (INN) Maleate

CAS 号：[26921-17-5]

本品为β肾上腺素受体阻断药，作用强度约为普萘洛尔的 8 倍，无选择性及膜稳定作用，无内源性拟交感活性，无直接抑制心脏作用，有明显降低眼压的作用，降低眼内压的确切机制尚不清楚，眼压描记和房水荧光光度研究提示本品的降眼压作用与减少房水生成有关。

口服 2 小时后血药浓度达峰值，血浆半衰期约 5 小时，临床用于治疗高血压、心绞痛、心动过速及青光眼。对轻、中度高血压疗效较好，无明显副作用，可与利尿剂合用，USP(36)中收载了与利尿剂合用的制剂：马来酸噻吗洛尔氢氯噻嗪片(Timolol Maleate and Hydrochlorothiazide Tablets)

本品由 Weinstock 等于 1970 年合成，1978 年美国 FDA 正式批准用于临床，国内于 1980 年研制成功，1982 年正式生产，除中国药典(2015)收载外，USP(36)、BP(2013)、Ph. Eur. (7.0)、JP(16)均有收载。

【制法概要】本品合成有两种方法，一种为合成消旋体再拆分，但拆分工艺复杂，收率低；另一种是预先合成旋光性侧链，然后与主环缩合得到左旋体产物，国内主要采取该法进行生产，合成方法是以 D-甘露醇为起始原料，1，2，5，6 位羟基用丙酮保护后，经高碘酸钠氧化裂解成 R-甘油醛缩丙酮，然后与叔丁胺反应成 Schiff 碱，把炭氢化，水解得到叔丁氨基丙二醇，再用苯甲醛保护，最后在叔丁醇钾存在下与3-氯-4-吗啉基-1，2，5-噻二唑缩合，水解，成盐，得最终产物。

(1)主环的合成

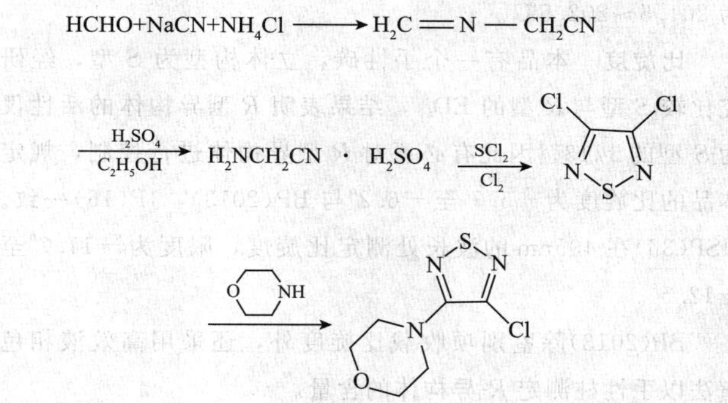

(2)侧链的合成

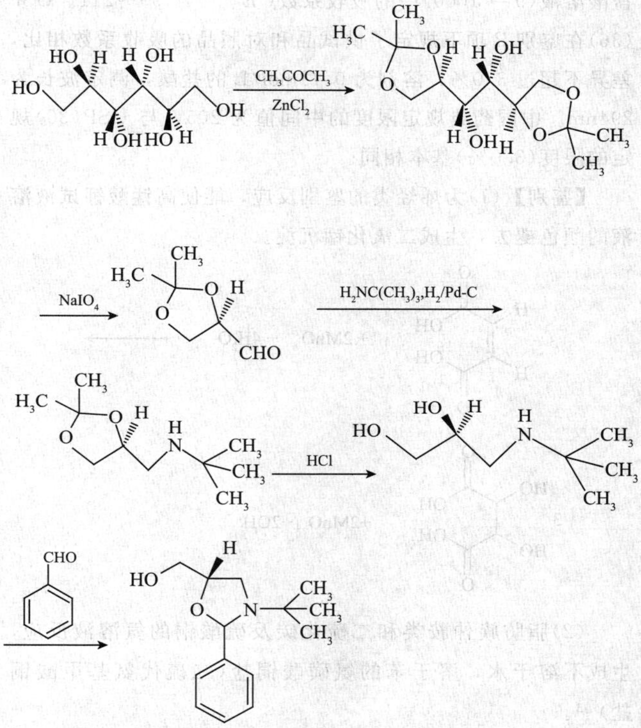

(3)主环与侧链缩合

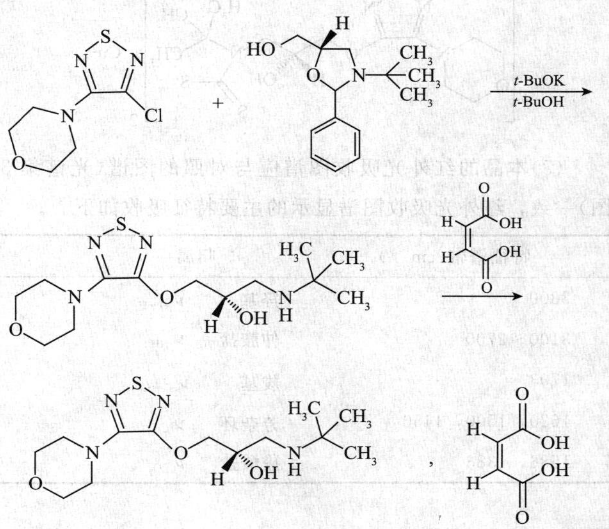

【性状】熔点 药典规定本品的熔点为199～203℃，熔融时同时分解，有文献报道，以乙醇重结晶所得本品的熔点为201.5～202.5℃。

比旋度 本品有一个手性碳，立体构型为*S*型，经研究比较*S*型与*R*型的ED_{50}，结果表明*R*型异构体的活性仅为*S*型的1/13。因此有必要对*R*型异构体进行控制，规定本品的比旋度为－5.7°至－6.2°与BP(2013)，JP(16)一致。USP(36)在405nm的波长处测定比旋度，限度为－11.7°至－12.5°。

BP(2013)除鉴别项收载比旋度外，还采用高效液相色谱法以手性柱测定*R*-异构体的含量。

吸收系数 中国药典(2015)规定本品在295nm波长处、盐酸溶液(9→1000)中的吸收系数($E_{1cm}^{1\%}$)为199～211。USP(36)在鉴别B项下规定了供试品和对照品的吸收系数相比，差异不超过3.0%，溶剂为0.12mol/L的盐酸，测定波长为294nm。中国药典规定限度的中间值为205，与USP(36)规定的限度(3.0%)基本相同。

【鉴别】(1)为烯烃类的鉴别反应，能使高锰酸钾试液溶液的颜色褪去，生成二氧化锰沉淀。

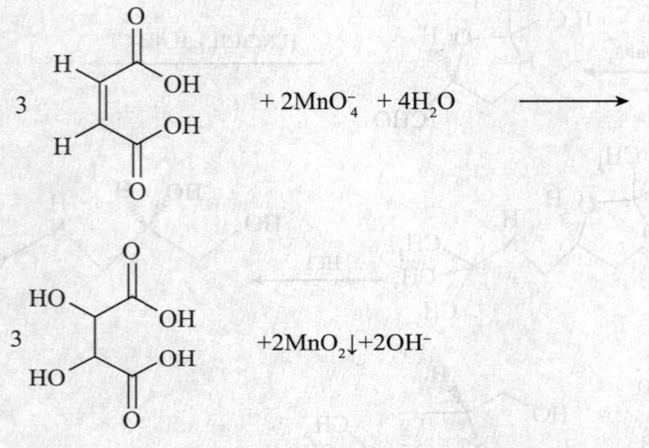

(2)脂肪族仲胺类和二硫化碳及硫酸铜的氨溶液反应，生成不溶于水，溶于苯的氨磺酸铜盐(二硫代氨基甲酸铜盐)[1]。

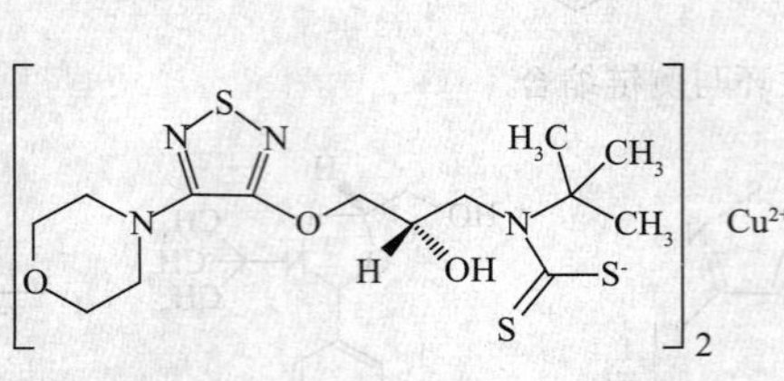

(3)本品的红外光吸收图谱应与对照的图谱(光谱集33图)一致，红外光吸收图谱显示的主要特征吸收如下[2]。

特征谱带(cm^{-1})	归属
3300	羟基 ν_{O-H}
3100～2700	仲胺盐 $\nu_{\dot{N}H_2}$
1703	羧基 $\nu_{C=O}$
1620，1500，1450	芳杂环 $\nu_{C=C}$
1586，1383	羧酸盐 $\nu_{CO_2^-}$

【检查】有关物质 中国药典(2015)采用薄层色谱法测定有关物质，JP(16)采用液相色谱法对强力破坏溶液进行考察，薄层色谱法与液相色谱法各有优缺点，TLC法对氧化产物的检查灵敏度较高，HPLC法对其他强力破坏产物的检查灵敏度较高，而从强力破坏结果可知，本品易氧化。同时实验比较JP(16)原料药有关物质检查的HPLC法与BP(2013)马来酸噻吗洛尔滴眼液有关物质检查的HPLC法，JP(16)采用苯基柱，检测波长为280nm，BP(2013)采用C18柱，检测波长为295nm。比较各种强力破坏试验所得产物的检验结果，JP(16)方法优于BP(2013)方法。

【含量测定】本品化学结构中含有吗啉环，在非水溶剂中显碱性，故采用非水溶液滴定法测定含量，以结晶紫为指示剂，终点为蓝色。

【制剂】中国药典(2015)收载了马来酸噻吗洛尔片和马来酸噻吗洛尔滴眼液，BP(2013)、USP(36)亦收载了马来酸噻吗洛尔片和马来酸噻吗洛尔滴眼液，JP(16)未收载制剂。

(1)马来酸噻吗洛尔片(Timolol Maleate Tablets)

含量测定 中国药典(2015)采用紫外-可见分光光度法，以盐酸溶液(9→1000)为溶剂，在295nm的波长处测定吸光度，按马来酸噻吗洛尔的吸收系数为205计算。

BP(2009)采用紫外-可见分光光度法，在pH9.7的碳酸盐缓冲液中以甲苯提取游离碱后，再以0.05mol/L的硫酸溶液自甲苯中提取，在295nm的波长处测定吸光度，按马来酸噻吗洛尔的吸收系数为204计算含量。

USP(36)采用HPLC法，检测波长为295nm。

(2)马来酸噻吗洛尔滴眼液(Timolol Maleate Eye Drops)

含量测定 中国药典(2015)采用紫外-可见分光光度法，以盐酸溶液(9→1000)为溶剂，在295nm的波长处测定吸光度，按马来酸噻吗洛尔的吸收系数为205计算，结果乘以0.7316，即为样品中噻吗洛尔的含量。

BP(2016)采用紫外-可见分光光度法，在pH9.7的碳酸盐缓冲液中以甲苯提取游离碱后，再以0.05mol/L的硫酸溶液自甲苯中提取，在295nm的波长处测定吸光度，以噻吗洛尔的吸收系数为279计算含量。

USP(36)采用HPLC法，检测波长为295nm。

参考文献

[1] 郑海龙，陈金媛，沈文郁，等．仲胺量测定的新方法[J]．浙江农业大学学报，1993，9(1)：71-75.

[2] 孙毓庆．分析化学[M]．4版．北京：人民卫生出版社，2001：100.

撰写 范积芬 天津市药品检验研究院

陈德俊 徐志洲 山东省食品药品检验研究院

复核 王 杰 山东省食品药品检验研究院

木 糖 醇

Xylitol

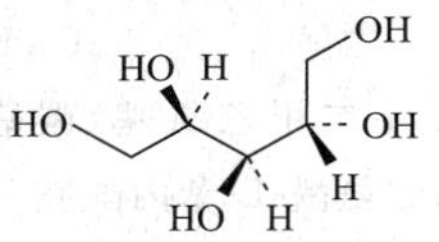

$C_5H_{12}O_5$　152.15

化学名： 1,2,3,4,5-戊五醇

xylo-pentane-1,2,3,4,5-pentol

英文名： Xylitol

CAS 号： [87-99-0]

木糖醇为一营养药，口服能够补充热量，改善人体血糖代谢。木糖醇为五碳糖醇，是人类和动物在碳水化合物代谢过程中的中间产物，在许多水果、植物和蔬菜中都可以找到，因此口服本品安全性良好。木糖醇甜度基本与蔗糖相等，高于葡萄糖，水溶液对热稳定性高于葡萄糖，在药物制剂方面主要作为甜味剂或包衣成分、稀释剂等辅料使用，另外，它还不被口腔中的细菌利用，在代谢时所需胰岛素的量极少，因此适用于保护牙齿以及糖尿病人作为蔗糖或葡萄糖的替代品。如果药物中含有可与还原糖类中的羰基起反应的基团，也可用木糖醇代替糖类制备药物制剂[1]。木糖醇大量口服会导致腹泻和胀气，静脉输注会发生高尿酸血症、肝功能改变以及酸中毒(包括乳酸中毒)[2]。

除中国药典(2015)收载外，BP(2013)、Ph. Eur. (7.0)、JP(16)以及 USP(36)亦有收载。

【制法概要】 1890 年德国化学家 Fischer 和法国化学家 Bertrand 首先发现并合成出了木糖醇，我国在 20 世纪 70 年代开始生产。木糖醇的生产方法有木聚糖水解氢化法、葡萄糖转化还原法和木糖微生物发酵法三类，目前国内外普遍使用的是第一种方法[3]，即以玉米芯、甘蔗渣等富含木聚糖的农副产品为原料，在酸性条件下水解得到木糖粗品，再经脱色、离子交换等步骤纯化木糖，随后催化加氢将木糖还原为木糖醇，最后经离子交换纯化、结晶得到成品。

【性状】 本品对热稳定，但有吸湿性，其细粉和特定级别的颗粒长期放置有结块现象；20℃在水中的溶解度为 64.2g/100ml，在甲醇中的溶解度为 6.0g/100ml，在乙醇中的溶解度为 1.2g/100ml。

熔点　中国药典(2015)规定为 91.0～94.5℃，BP(2013)、Ph. Eur. (7.0)规定为 92～96℃，JP(16)规定为 93.0～95.0℃，Merck Index(14)规定为 93～94.5℃。

【鉴别】 中国药典(2015)收载了化学鉴别反应，以及专属性较强的红外光谱鉴别试验，其红外光吸收图谱(光谱集 1088 图)显示的主要特征吸收如下。

特征谱带(cm^{-1})	归属
3450～3000	羟基　ν_{O-H}
1125，1090，1065，1020	羟基　ν_{C-O}

【检查】镍盐　在催化加氢的生产过程中，镍作为催化剂，可能残留在最终的产品中，因此对镍盐进行限度检查。在氧化剂(溴试液)存在下，于碱性(氨试液)介质中，镍与丁二酮肟可形成红褐色络合物，将供试品溶液与镍对照溶液进行目视比较，颜色不得深于对照液。Ph. Eur. (7.0)采用原子吸收分光光度法进行测定，限度为不得过百万分之一。JP(16)方法基本同中国药典(2015)，但不需配制对照溶液，要求供试品溶液加入丁二酮肟试液后不得有红色显现。

有关物质　由于本品不被绝大多数微生物利用，故储运过程通常不会出现发酵和酸败引入新杂质的情况[3]，因此本品中可能的有关物质基本属于工艺杂质，包括 Ph. Eur. 列出的杂质 A 至杂质 F 和原料引入的其他糖类物质。其中 L-阿拉伯糖醇、内消旋半乳糖醇、甘露醇、山梨醇由原料中杂质经反应引入；木糖为合成原料；艾杜糖醇为结构类似物。

中国药典(2015)收载了还原糖与总糖检查项，其他多元醇检查尚未确立简便成熟的方法，有待进一步研究。JP(16)仅控制总糖量。BP(2013)、Ph. Eur. (7.0)以及 USP(36)均控制还原糖量，并采用气相色谱法检查多元醇等杂质。

中国药典(2015)还收载了氯化物、硫酸盐检查项。EP(7.0)设立了电导率检查项，控制本品中电解质总量。

各有关物质信息如下。

(1)杂质 A　L-阿拉伯糖醇

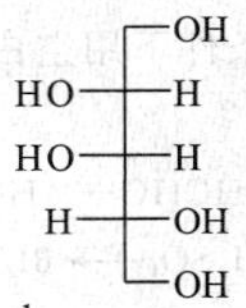

英文名称：L-arabitol　$C_5H_{12}O_2$　152.15

(2)杂质 B　内消旋半乳糖醇

英文名称：*meso*-galactitol

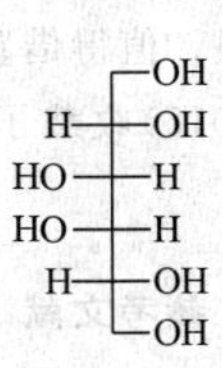

$C_6H_{14}O_6$　182.17

(3)杂质 C　甘露醇

英文名称：mannitol

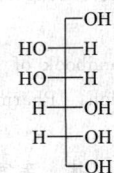

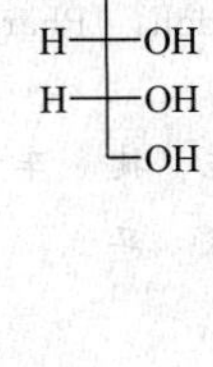

$C_6H_{14}O_6$　182.17

(4)杂质 D　山梨醇

英文名称：sorbitol

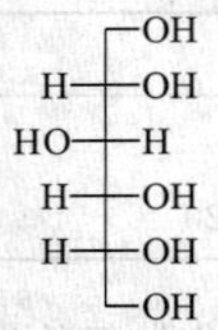

$C_6H_{14}O_6$　182.17

(5)杂质 E　艾杜糖醇

英文名称：iditol

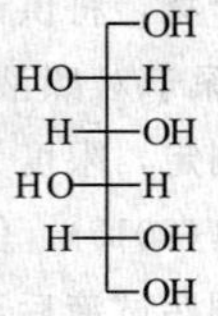

$C_6H_{14}O_6$　182.17

(6)杂质 F　木糖

英文名称：xylose

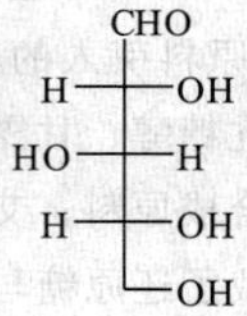

$C_6H_{14}O_6$　150.13

残留溶剂　根据合成工艺和精制方法，木糖醇生产过程中基本不使用有机溶剂。

【含量测定】本品为多羟基类化合物，其含量可采用高碘酸钾(钠)与其发生氧化还原反应再通过间接碘量法-剩余滴定相结合的方法测定。本品与高碘酸根离子反应生成的碘酸根离子，在酸性条件下与碘离子作用生成碘，再用硫代硫酸钠滴定液滴定碘。同条件下用空白试验校正，计算本品的含量。化学反应式如下。

$$C_5H_{12}O_5+5HIO_4 \longrightarrow HCHO+4HCOOH+5HIO_3+H_2O$$

$$2HIO_4+14KI+7H_2SO_4 \longrightarrow 8I_2+7K_2SO_4+8H_2O$$

$$2HIO_3+10KI+5H_2SO_4 \longrightarrow 6I_2+5K_2SO_4+6H_2O$$

$$I_2+2Na_2S_2O_3 \longrightarrow 2NaI+Na_2S_4O_6$$

BP(2015)、Ph. Eur. (7.0)以及 USP(36)均采用气相色谱法测定含量，专属性强，值得借鉴。

【制剂】中国药典(2015)收载了木糖醇颗粒，JP(16)收载了木糖醇注射液。

参考文献

[1] 王关斌，赵光辉．木糖醇的生产与发展趋势［J］．浙江化工，2005，36(2)：27-28，44.

[2] Martindale. The Complete Drug Reference［M］. 35th ed, 2007：1833.

[3] Raymond C，et al. Handbook of Pharmaceutical Excipients［M］. 6th ed. London：Pharmaceutical Press，2009：786-789.

撰写　施　捷　车宝泉　北京市药品检验所

复核　余　立　　　　　北京市药品检验所

五肽胃泌素

Pentagastrin

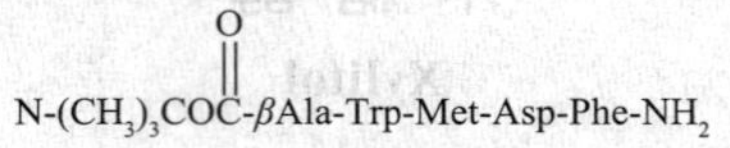

$C_{37}H_{49}N_7O_9S$　767.9

化学名：N-[(1,1-二甲乙氧基)羰基]-β-丙氨酰-L-色氨酰-L-甲硫氨酰-L-门冬氨酰-L-苯丙酰胺

L-phenylalaninamide，N-[(1，1-dimethylethoxy) carbonyl]-β-alanyl-L-tryptophy-L-methionyl-L-aspartyl

英文名：Pentagastrin (INN)

异名：五肽促胃液素

CAS 号：[5534-95-2]

本品为诊断用药，系人工合成五肽，能促进胃酸、胃蛋白酶及内因子的分泌，其促胃酸分泌作用相当于内源性胃泌素的1/4，但强于磷酸组胺和盐酸氨乙吡唑，作用可持续10～40分钟。五肽胃泌素临床用于胃炎、溃疡病、胃癌、卓-艾综合征，以及肝、胆、胰疾病的诊断，并可判断溃疡病的手术指征，选择手术方式。预测手术效果等。本品不良反应为可引起恶心、腹部痉挛、头痛、头晕、嗜睡及低血压[1]。

英国 ICI 厂于1966年首先合成本品[2]，国内于1985正正式投产。除中国药典(2015)收载外，BP(2013)有收载。

【制法概要】

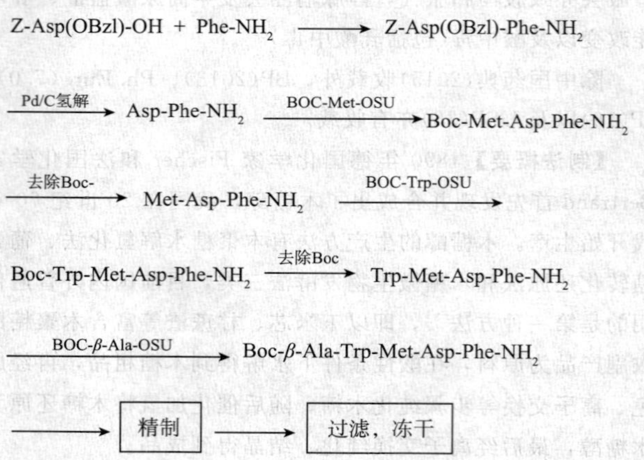

胃泌素是胃窦部黏膜分泌的17肽激素，其分子结构中，C端的四肽具胃泌素的全部生理作用。本品现可人工合成，由胃泌素C端的四肽加上一个β-丙氨酸即成。本品中 Met 氧化后活性丧失。羧末端的酰胺键也很关键，—$CONH_2$ 的一个氢原子被—CH_3 取代，活性可以保持，但若酰胺基变为游离—COOH 则导致活性丧失[3]

【鉴别】(1)本品氨溶液(0.01mol/L)在280nm 及288nm 波长处有最大吸收，在275nm 的波长处有转折点。

(2)中国药典(2015)采用氨基酸分析法对本品的盐酸水解物中的氨基酸进行鉴别，BP(2013)采用薄层色谱法，三块板三种展开剂分别展开，显五肽胃泌素主斑点。

【检查】氨基酸比值　本品经酸水解后采用适宜的氨基

酸分析法，测定五肽结构中的四种氨基酸组成，中国药典(2015)各种氨基酸限度范围分别为 β-丙氨酸 11.0%～12.2%，门冬氨酸 16.4%～18.2%，甲硫氨酸 18.4%～20.4%，苯丙氨酸 20.4%～22.6%。

吸光度比值 用于控制样品的纯度。中国药典(2015)及BP(2013)限度均为 1.12～1.22。

有关物质 本品存在的有关物质包括合成工艺中的中间体、降解产物以及原料中带入的杂质。采用薄层色谱法检查，斑点显色原理为埃利希(Ehrlich)反应。即在盐酸存在条件下五肽胃泌素与对二甲氨基苯甲醛甲醇溶液发生显色反应。采用自身对照品法控制有关物质限度为 2.0%。经试验，五肽胃泌素在贮藏期间降解产物有增加趋势。

【含量测定】 采用紫外-可见分光光度法，以氨溶液(0.01mol/L)为溶剂，在 280nm 波长处测定吸光度，按吸收系数($E_{1cm}^{1\%}$)为 70 计算结果。

【制剂】五肽胃泌素注射液(Pentagastrin Injection)

pH 值 由于本品溶解于稀氨溶液中，故注射液偏碱性。

有关物质 参照 BP(2013)方法采用薄层色谱法检查，限度修订为 5%。

热原 本品临床每小时用药最大剂量是静脉注射每千克体重 6μg(化学品说明书汇编 4-439)，中国药典(2015)规定本品热原限值为 0.40mg/(2ml·kg)，与临床剂量比较，安全系数为 66。

参考文献

[1] 张瑶华，李端．中国常用药品集［M］．上海：上海交通大学出版社，2006：1151.

[2] 肖树东．五肽胃泌素研制成功［J］．上海医学，1979，2(3)：70.

[3] 林晋闽，张文，杨斌盛．五肽胃泌素与金属离子作用的荧光光谱研究［J］．山西大学学报(自然科学版)，1994，17(1)：42-45.

撰写 邵 泓 上海市食品药品检验所

复核 陈 钢 上海市食品药品检验所

五氟利多
Penfluridol

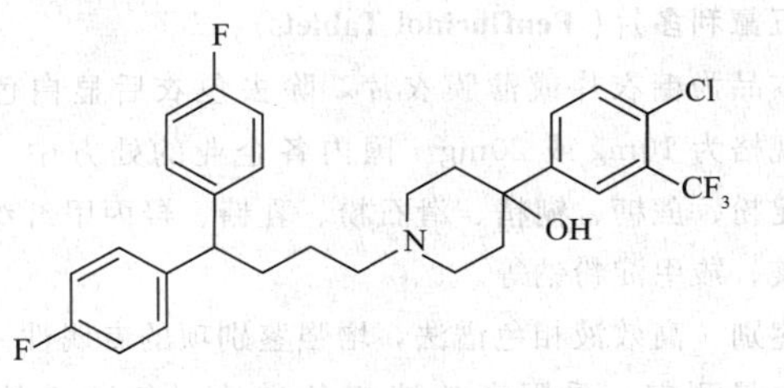

$C_{28}H_{27}ClF_5NO$ 523.97

化学名：1-[4,4-双(4-氟苯基)丁基]-4-[4-氯-3-(三氟甲基)苯基]-4-哌啶醇

4-piperidinol, 1-[4, 4-bis (4-fluorophenyl) butyl]-4-[4-chloro-3-(trifluoromethyl)phenyl]

英文名：Penfluridol(INN)

CAS 号：[26864-56-2]

本品为口服非镇静性长效抗精神病药。抗精神病作用与其阻断脑内多巴胺受体有关，还可阻断神经系统 α-肾上腺素受体，抗精神病作用强且持久，口服一次可维持数天至一周，亦有镇吐作用，但镇静作用较弱，对心血管功能影响较轻。口服后由胃肠道吸收，口服吸收缓慢，8～16 小时血药浓度达峰值，7 日后仍可自血中检出。吸收后贮存于脂肪组织，缓慢释放，逐渐透入脑组织。大部分以原型从粪便中排出，少量经尿排出。本品最低毒性量为 160mg/kg，最低有效量为 0.16mg/kg。常见不良反应主要为锥体外系反应，如静坐不能、急性肌张力障碍和类帕金森病。长期大量使用可发生迟发性运动障碍。亦可发生嗜睡、乏力、口干、月经失调、溢乳、焦虑或抑郁反应等。偶见过敏性皮疹、心电图异常、粒细胞减少及恶性综合征。

1969 年本品由比利时 Janssen 研究所首先研制，国内于 1979 年试制成功，1980 年正式投入生产[1]。

除中国药典(2015)收载外，USP(36)、BP(2013)、Ph. Eur.(7.0)、JP(16)均未见收载。

【制法概要】 本品的合成路线如下[1]。

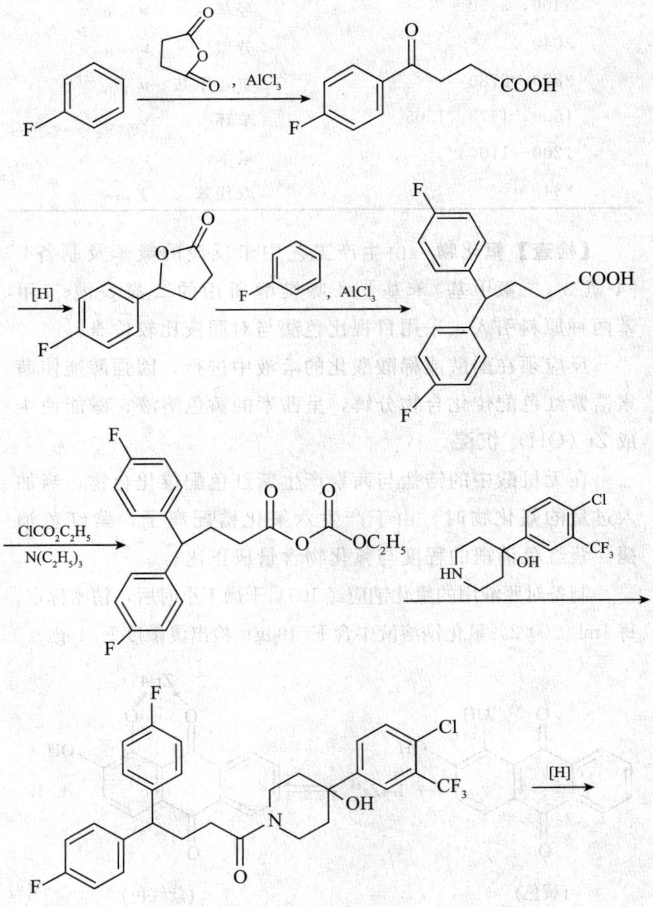

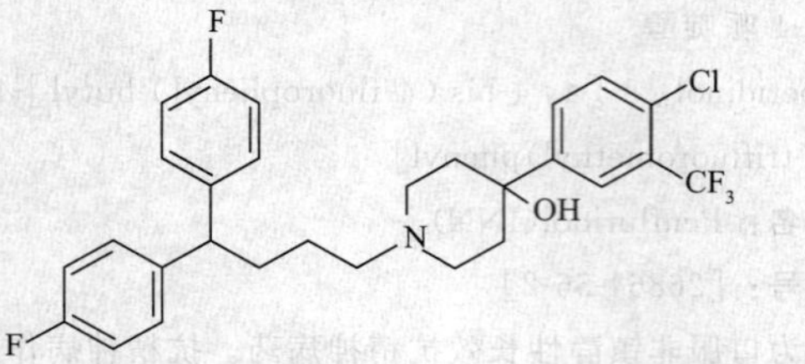

【性状】本品在水中几乎不溶，易溶于有机溶剂。高度的亲脂性，使本品具有长效治疗特性。

【鉴别】(2)本品的乙醇溶液(0.1mg/ml)在267nm与273nm的波长处有最大吸收，在240nm与270nm的波长处有最小吸收，见图1。

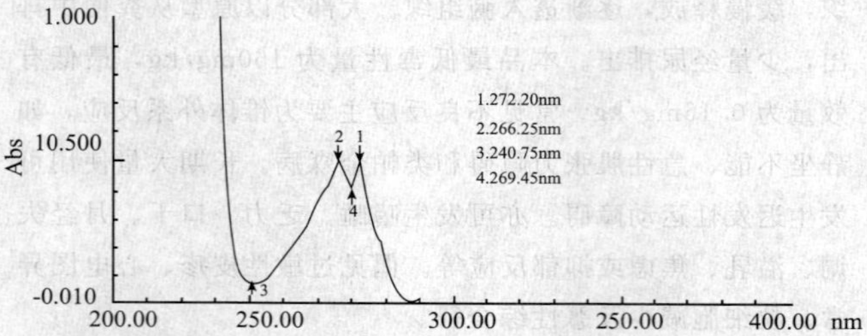

图1　0.1mg/ml五氟利多乙醇溶液的紫外吸收光谱

(3)本品的红外光吸收图谱应与对照的图谱(光谱集41图)一致，本品的红外光吸收图谱显示的主要特征吸收[2]如下。

特征谱带(cm^{-1})	归属	
3400，3150	羟基	ν_{O-H}
3040	芳氢	ν_{C-H}
2820，2780	氮亚甲基	ν_{C-H}
1600，1570，1505	苯环	$\nu_{C=C}$
1200～1100	氟苯	ν_{C-F}
834	取代苯	γ_{2H}

【检查】氟化物　由生产工艺中未反应的氟苯及制备4-[4-氯-3-(三氟甲基)苯基]-4-哌啶醇所用的2-氯-5-溴-三甲苯两种原料引入，采用目视比色法与对照液比较检查。

反应须在醋酸或稀酸酸化的溶液中进行，因强酸能使茜素锆紫红色配位化合物分解，呈茜素的黄色溶液；碱能使生成Zr $(OH)_4$沉淀。

在无机酸中的锆盐与茜素产生紫红色配位化合物；当加入过量的氟化物时，由于产生六氟化锆配离子，紫红色消褪。紫红色消褪的程度与氟化物含量成正比。

制备对照液用的氟化钠应经105℃干燥1小时后，精密称定。每1ml 0.0022%氟化钠溶液中含F^- 10μg；检出灵敏度F^- 1μg。

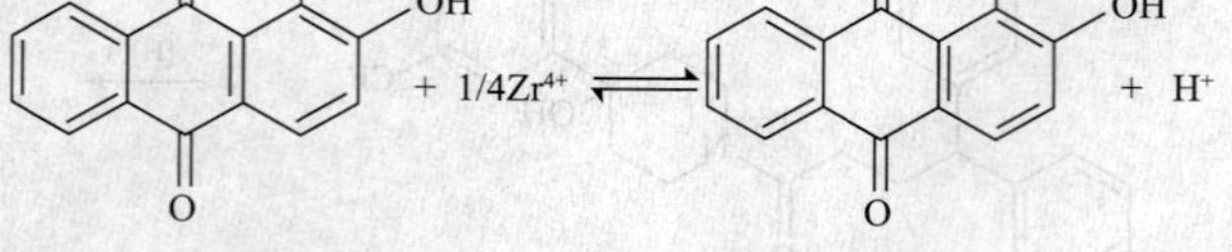

(黄色)　　(紫红色)

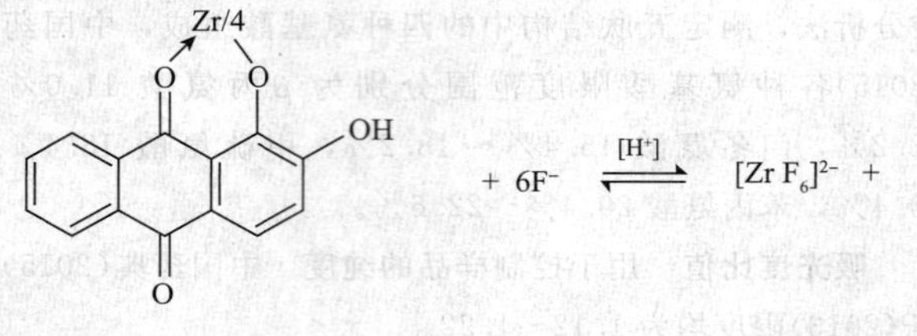

(紫红色)

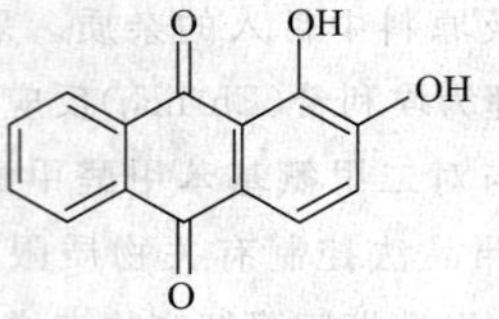

(黄色)

有关物质　采用高效液相色谱法检查。

中国药典(2005)有关物质的检测方法为薄层色谱法，试验发现，该方法灵敏度不高，展开剂出现分层现象，并且用到毒性试剂苯，故中国药典(2010)采用高效液相色谱法进行有关物质检查。用十八烷基硅烷键合硅胶柱，以0.2%三乙胺溶液(用磷酸调pH值至2.5)-甲醇(30∶70)为流动相，检测波长为219nm。该色谱条件下五氟利多出峰时间约为9分钟，拖尾因子为1.03，理论板数为4975。经方法学验证，五氟利多对酸、碱、热及光较稳定，易被氧化破坏，所产生的降解产物在该色谱条件下能与主峰有效的分离(图2)；最低检出量为4.98ng。中国药典(2015)未作修订。

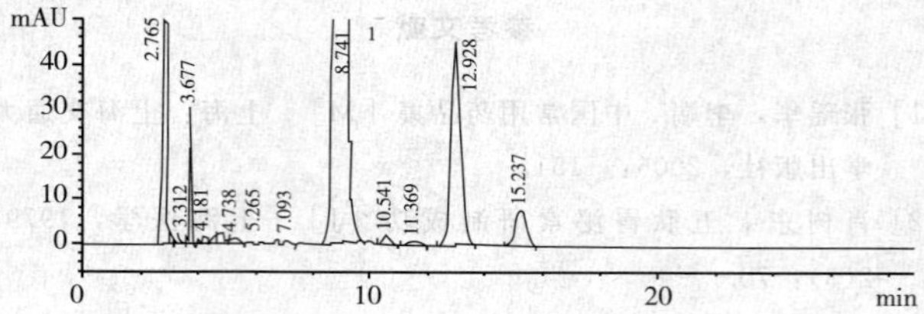

图2　五氟利多有关物质氧化破坏HPLC图

1.五氟利多

色谱柱：Welchrom^{TM}C18(4.6mm×250mm，5μm)

【含量测定】采用电位滴定法。

本品结构中具有哌啶环，呈碱性，可用盐酸滴定液(0.025mol/L)滴定；电位突跃点在pH4.9～5.4。

【制剂】中国药典(2015)收载了五氟利多片，USP(36)、BP(2013)、Ph. Eur.(7.0)、JP(16)均未收载制剂品种。

五氟利多片(Penfluridol Tablets)

本品为糖衣片或薄膜衣片，除去包衣后显白色或类白色；规格为10mg或20mg。国内各企业的处方中，主要辅料有淀粉、蔗糖、糊精、滑石粉、乳糖、羟丙甲纤维素、硬脂酸镁、羧甲淀粉钠等。

鉴别　高效液相色谱法，增强鉴别项的专属性。

含量测定　采用高效液相色谱法，色谱条件与有关物质检查项相同。该方法操作简便快捷，经方法学验证，在 4.842～193.68μg/ml 范围内浓度与峰面积有良好的线性关系，回归方程 $A=21.678C+0.7298$，$r=0.9999$（$n=7$），方法回收率为 99.9%，RSD%为 0.5%（$n=9$），确定供试液浓度为 0.05mg/ml，重复性试验 RSD%为 0.4%（$n=6$）。

参考文献

[1] 中华人民共和国卫生部药典委员会．中华人民共和国药典 1990 年版二部药典注释［M］．北京：化学工业出版社，1990：51-53.

[2] 王宗明，等．实用红外光谱学［M］．北京：石油工业出版社，1982.

撰写　兰　文　邓静文　湖南省药品检验研究院

复核　刘利军　李瑞莲　湖南省药品检验研究院

比沙可啶
Bisacodyl

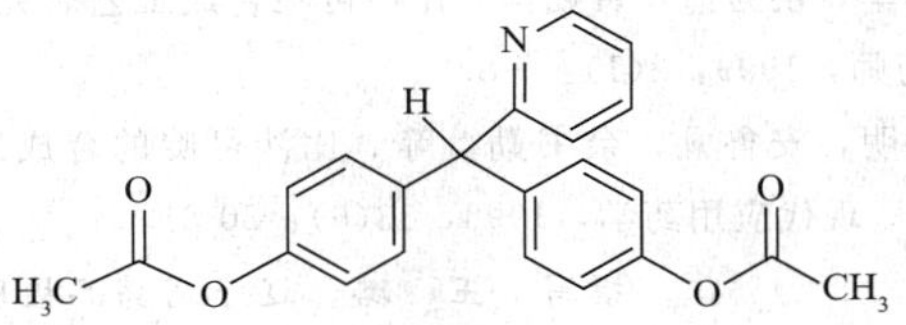

$C_{22}H_{19}NO_4$　361.40

化学名：4,4′-(2′-吡啶亚甲基)-二苯酚双醋酸酯

phenol,4,4′-(2-pyridinylmethylene)bis-,diacetate(easter)

4,4′-(2- pyridinylmethylene)diphenol diacetate(easter)

英文名：Bisacodyl(INN)

异名：便塞停

CAS 号：［603-50-9］

本品为接触性导泻药，通过接触大肠黏膜或黏膜下神经丛刺激神经末梢，兴奋副交感神经，引起正常的反射性蠕动增强而导致排便，另外，本品也可作用于肠黏膜，通过减少水分和离子的吸收增加直肠水分和离子的集聚，软化大便，从而进一步提高通便的效果[1]。临床上主要用于治疗急、慢性便秘，习惯性便秘，以及手术前后腹部放射检查的排空等[2]。口服后，可被肠道和细菌的酶迅速转化成有活性的去乙酰基代谢物而起作用[3]。口服一般约 6 小时（就寝期间约 8～12 小时）产生药效，在治疗剂量下不被吸收或少量被吸收，在肝脏可与葡萄糖醛酸结合，经尿排出，约 30% 10 小时后经胆汁排出，其余未吸收的药物以原型从粪便排出[4]。治疗剂量的不良反应较小，偶有腹痛、恶心及胃痉挛的症状。

本品 20 世纪 50 年代由国外研制。

除中国药典（2015）收载外，BP（2013）、USP（36）、Ph. Eur.（7.0）、JP(16)均有收载。

【制法概要】[5,6]

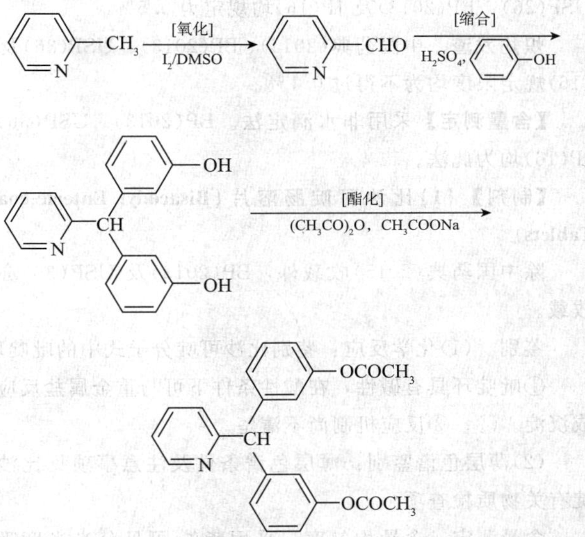

【性状】 本品在酸碱溶液中不易分解，但易被氧化。

【鉴别】（1）本品的 0.1mol/L 甲醇制氢氧化钾溶液在 248nm 的波长处有最大吸收（图 1）。JP(16)此项鉴别为对照品法。

（2）本品的红外光谱吸收图谱与对照的图谱（光谱集 35 图）一致。其红外光吸收图谱显示的主要特征吸收如下。

特征谱带（cm⁻¹）	归属	
3050，3005	芳氢	ν_{C-H}
1760	酯	$\nu_{C=O}$
1610，1587，1570，1505，1465	芳环	$\nu_{C=C,C=N}$
1210	酯	ν_{C-O}
855	取代苯	γ_{2H}
750	取代吡啶	γ_{4H}

【检查】酸碱度　中国药典（2015）采用样品溶解后直接测定 pH 值的方法，溶剂为除去 CO_2 的水。BP（2013）的方法为：将样品溶解后，加 0.01mol/L 氢氧化钠和甲基红指示液 0.1ml，用 0.01mol/L 盐酸溶液滴定，消耗的盐酸体积不得过 0.4ml；USP(36)与 JP(16)未规定酸碱度检查。

有关物质　本品在合成及贮藏过程中不易产生杂质，经试验，其遇酸碱较稳定，氧化条件下易分解。

中国药典（2015）与 BP（2013）采用 TLC 自身对照法，色谱条件为：采用硅胶 GF_{254} 薄层板，以二甲苯-丁酮（1∶1）为展开剂，紫外光灯（254nm）检视。JP（16）亦为 TLC 法，但展开剂与中国药典（2015）略有差异。USP 无有关物质检查。

在系统适用性试验中，应准确加入 30%过氧化氢溶液的量，不宜过量，否则会因产生杂质的量较大，展开后在薄层色谱图中，比沙可啶的斑点较小，与杂质斑点分离度较差。实验室内湿度较大时展开剂不易挥干，薄层板在紫外光灯（254nm）下呈一片黑色状，看不到斑点，因此，应控制实验室内的湿度在 30%左右，使薄层板完全挥干。

干燥失重　中国药典（2005）规定限度为不得过 1.0%，

中国药典(2010)修订为0.5%，中国药典(2015)未作修订。USP(36)、BP(2013)及JP(16)均规定为0.5%。

炽灼残渣 中国药典(2015)、BP(2013)、USP(36)及JP(16)规定限度均为不得过0.1%。

【含量测定】 采用非水滴定法。BP(2013)、USP(36)及JP(16)均为此法。

【制剂】(1)比沙可啶肠溶片(Bisacodyl Enteric-coated Tablets)

除中国药典(2015)收载外，BP(2013)及USP(36)亦有收载。

鉴别 (1)化学反应：鉴别比沙可啶分子式中的吡啶环。①吡啶环具有碱性，在酸性条件下可与重金属盐反应生成沉淀。②、③反应机制尚不清楚。

(2)薄层色谱鉴别：薄层色谱条件及注意事项见比沙可啶有关物质检查项。

含量测定、含量均匀度 采用紫外-可见分光光度吸收系数法(图2)。

(2)比沙可啶栓(Bisacodyl Suppositories)

本品有水溶性基质和脂肪性基质的栓剂，除中国药典(2015)收载外，BP(2013)，USP(36)及JP(16)亦有收载。其鉴别与比沙可啶肠溶片基本相同，含量测定为紫外-可见分光光度对照品对照法，溶剂为1mol/L的盐酸溶液，测定波长为264nm(图3)。USP(36)及JP(16)均采用HPLC法测定含量。

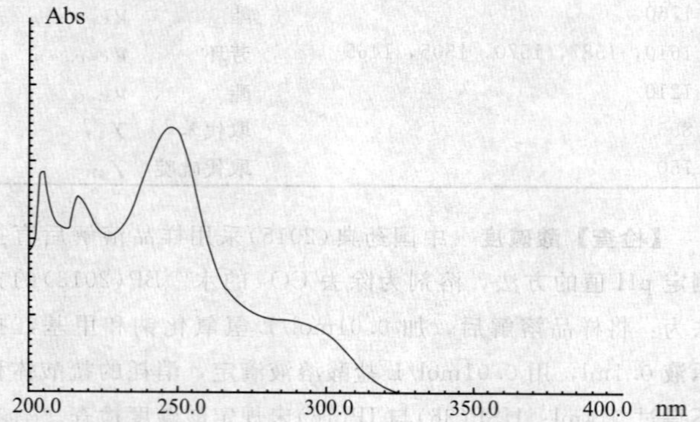

图1 比沙可啶原料药紫外吸收图谱

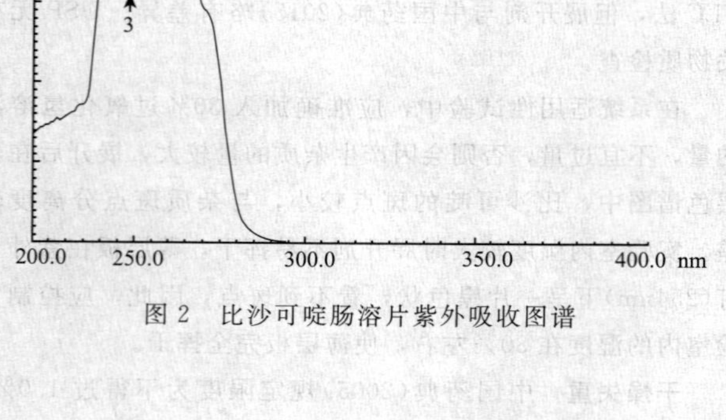

图2 比沙可啶肠溶片紫外吸收图谱

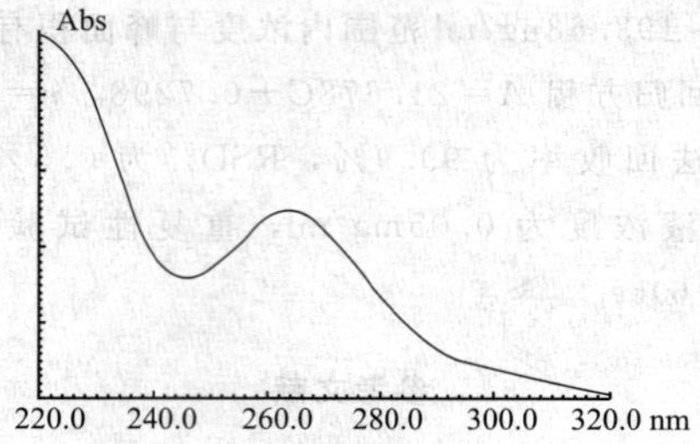

图3 比沙可啶栓紫外吸收图谱

参考文献

[1] Ronald Arky, MD, Charles S. Physicians Desk Reference [M]. 52 th ed. Montvale: Medical Economics Company Inc., 1998.

[2] 徐文跃，曹纪兴，陈幼亭．优良缓泻剂——比沙可啶[J]．药物不良反应杂志，2000，2(2)：20.

[3] 杨藻宸，江明性．医用药理学[M]．3版．北京：人民卫生出版社，1997：617.

[4] 杨玉，敖忠芳，陈家伟．新药临床应用指南[M]．南京：东南大学出版社，1997：306-307.

[5] 张奕华，侯秀清，黄赐福．比沙可啶合成工艺研究[J]．中国药师，1999，2(1)：7-8.

[6] 单世明，安鲁凡，余书勤，等．比沙可啶的合成工艺改进[J]．现代应用药学，1996，13(6)：30-31.

撰写 王璐 辽宁省药品检验检测院

复核 潘阳 辽宁省药品检验检测院

贝诺酯

Benorilate

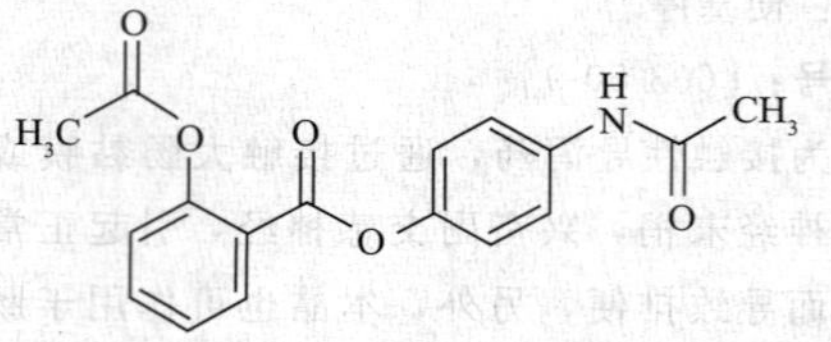

$C_{17}H_{15}NO_5$ 313.31

化学名：4-乙酰氨基苯基乙酰水杨酸酯

4-acetamidophenyl salicylate, acetate

英文名：Benorilate

CAS号：[5003-48-5]

贝诺酯主要用于发热、头痛、神经痛、牙痛及手术后轻中度疼痛等的治疗，属非甾体类抗炎解热镇痛药，其作用机制主要通过抑制前列腺素的合成而产生镇痛抗炎和解热作用。口服后以原型吸收，吸收后很快代谢成为水杨酸和对乙酰氨基酚。原型药的 $t_{1/2}$ 约为1小时。进一步在肝中代谢，主要以水杨酸及对乙酰氨基酚的代谢产物自尿中排出，极小量从粪便排出。

除中国药典(2015)收载外，BP(2013)亦有收载。

【制法概要】国内厂家的生产工艺多采用酰氯化然后成酯的工艺路线。

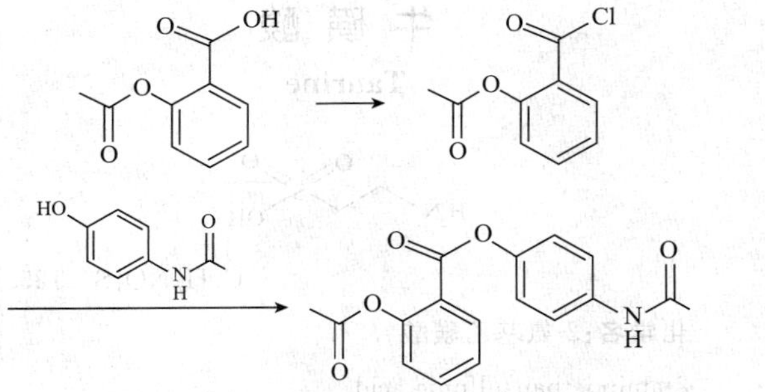

【性状】熔点　中国药典(2015)规定为177～181℃。BP(2013)规定为178～181℃。

吸收系数　本品的无水乙醇溶液在240nm波长处有最大吸收，吸收系数($E_{1cm}^{1\%}$)为730～760。见图1。

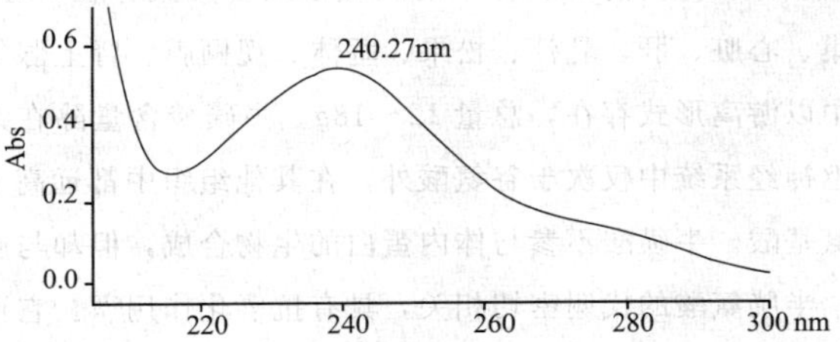

图1　贝诺酯紫外吸收图谱

【鉴别】(1)本品在碱性条件下水解，生成对乙酰氨基酚，后者的酚羟基与三氯化铁试液反应，生成蓝紫色(紫堇色)络合物。

(2)本品的红外光吸收图谱(光谱集42图)显示的主要特征吸收如下。

特征谱带(cm^{-1})	归属	
3315，3210，3150	酰胺	ν_{N-H}
3080	芳氢	ν_{C-H}
1770，1740	酯	$\nu_{C=O}$
1670	酰胺(Ⅰ)	$\nu_{C=O}$
1620，1610，1510	苯环	$\nu_{C=C}$
1560	酰胺(Ⅱ)	δ_{NH}
1260，1190，1060	酯	ν_{C-O-C}
815	取代苯	γ_{2H}
760	取代苯	γ_{4H}
700	取代苯环	$\delta_{环}$

(3)本品加稀盐酸煮沸水解后，生成盐酸对氨基酚，加亚硝酸钠试液，生成重氮盐，再加碱性β-萘酚试液，偶合生成红色偶氮化物，此为芳香第一胺类的鉴别反应。

【检查】氯化物，硫酸盐　主要由制备工艺中引入。中国药典(2015)规定氯化物限度为0.01%，硫酸盐限度为0.02%。

对氨基酚　为制备工艺中引入或贮存过程的水解产物，毒性较大，应严格控制。中国药典(2015)采用向供试品的甲醇溶液中加碱性亚硝基铁氰化钠试液，遇对氨基酚，则生成蓝色络合物。BP(2013)采用对氨基酚标准溶液同法比色，控制其限度不得过20ppm。

游离水杨酸　中国药典(2015)控制游离水杨酸限度为0.1%。水杨酸与稀硫酸铁铵溶液反应生成紫堇色的水杨酸铁络合物。BP(2013)采用水杨酸标准溶液加入三氯化铁同法比色，控制其限度不得过0.1%。

有关物质　采用高效液相色谱法进行检查。

中国药典(2005)和BP(2013)有关物质的检测方法为薄层色谱法，中国药典(2010)改为高效液相色谱法，控制了对乙酰氨基酚、其他杂质和杂质总量。用十八烷基硅烷键合硅胶柱，以甲醇-水(磷酸调pH 3.5)(56：44)为流动相，检测波长240nm，此条件下贝诺酯与对乙酰氨基酚峰分离度达到了16，相邻杂质峰分离度大于1.6，其理论板数约为6000。通过贝诺酯在酸、碱、光、氧化、热破坏下的苛刻性实验，证明降解产物均能在主峰保留时间的2.5倍内出峰，并与主峰基线分离。系统适用性试验图谱见图2。有关物质典型色谱图见图3。中国药典(2015)未作修订。

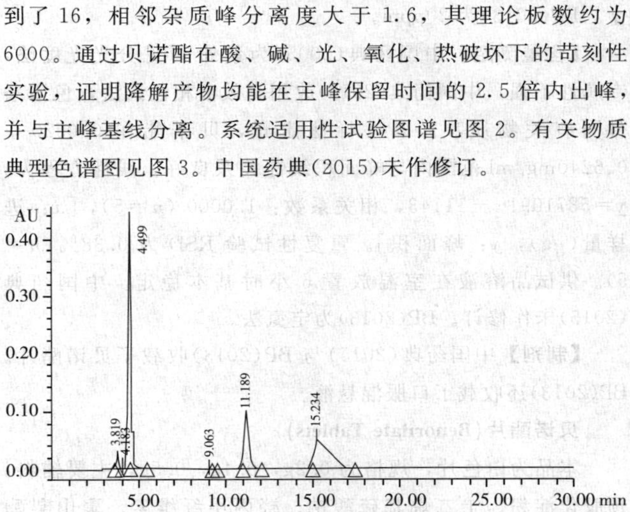

图2　贝诺酯系统适用性试验色谱图

主峰：11.189分钟；主要降解峰：4.499分钟(对乙酰氨基酚)，15.234分钟

色谱柱：Xterra C18柱(250mm×4.6mm，5μm)

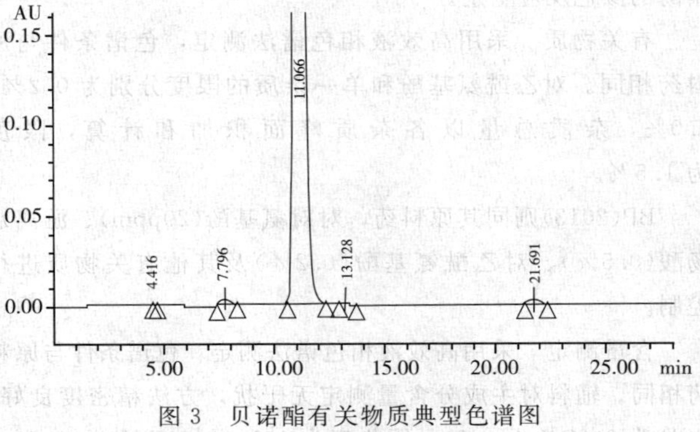

图3　贝诺酯有关物质典型色谱图

色谱柱：Xterra C18柱(250mm×4.6mm，5μm)

对乙酰氨基酚(以对照品溶液定位)和其他单一杂质的量均采用不加校正因子的主成分自身对照法，限度分别为0.1%与0.5%，杂质总量以各杂质峰面积加和计算，限度

为1.0%。对乙酰氨基酚最低检山量为0.515ng，最低检出限为0.01%($S/N=3$)。贝诺酯的最低检出量为1.248ng，最低检出限为0.03%($S/N=3$)。

耐用性试验：采用2种色谱柱：①Xterra C18(250mm×4.6mm，5μm)，②Tigerkin C18(200mm×4.6mm，5μm)；采用两台Waters 2695系列高效液相色谱仪，测定同一批样品，结果峰形和柱效均良好，测定结果基本一致。

稳定性考察：按照拟定方法制备供试品溶液，分别在0小时、2小时、4小时、6小时测定，归一化杂质含量结果分别为0.19%、0.260%、0.35%、0.59%，说明测定溶液6小时内杂质总量呈上升趋势，故供试品溶液应临用新制。

干燥失重、炽灼残渣 中国药典(2015)与BP(2013)一致，限度分别为0.5%，0.1%。

重金属 中国药典(2015)规定重金属限度为百万分之十，BP(2013)为20ppm。

【含量测定】中国药典(2005)为紫外-可见分光光度法，专属性不强，中国药典(2010)改用高效液相色谱法，色谱条件同有关物质项。以外标法定量，贝诺酯在0.0520～0.6240mg/ml范围内与峰面积线性关系良好。线性方程为：$y=5871091x-11143$，相关系数：1.0000 ($n=5$)，[x：进样量(μg)，y：峰面积]。重复性试验RSD为0.38%($n=5$)。供试品溶液在室温放置6小时基本稳定。中国药典(2015)未作修订。BP(2013)为定氮法。

【制剂】中国药典(2015)与BP(2013)收载了贝诺酯片。BP(2013)还收载了口服混悬液。

贝诺酯片(Benorilate Tablets)

本品为白色片，规格为0.2g，0.4g，0.5g，主要辅料：预胶化淀粉、十二烷基硫酸钠、羟丙甲纤维素、聚山梨酯80、乙醇、淀粉、硬脂酸镁、羧甲淀粉钠。

鉴别 化学鉴别(1)与芳香第一胺类的鉴别(3)同原料药，增加HPLC鉴别，照含量测定项下的色谱图保留时间。BP(2013)则从片粉提取主成分，进行红外、熔点与碱性α-萘酚的颜色反应鉴别。

有关物质 采用高效液相色谱法测定，色谱条件与原料药相同。对乙酰氨基酚和单一杂质的限度分别为0.2%，1.0%，杂质总量以各杂质峰面积加和计算，限度为1.5%。

BP(2013)则同其原料药，对对氨基酚(20ppm)、游离水杨酸(0.5%)、对乙酰氨基酚(0.2%)及其他有关物质进行控制。

含量测定 采用高效液相色谱法测定，色谱条件与原料药相同。辅料对主成分含量测定无干扰，方法精密度良好，RSD为0.88% ($n=5$)，回收率为101.1%，RSD为0.28% ($n=9$)。

BP(2013)采用UV法(240nm)。

撰写 张 蕾 四川省食品药品检验检测院
复核 袁 军 四川省食品药品检验检测院

牛磺酸

Taurine

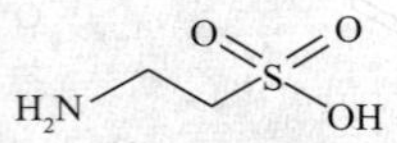

$C_2H_7NO_3S$ 125.15

化学名:2-氨基乙磺酸

2-aminoethansulfonic acid

英文名：Taurine

CAS号：[107-35-7]

牛磺酸最早由牛黄中分离出来，故得名。它是一种磺基氨基酸，在体内能与胆汁中的胆碱以结合形式存在，在脑、卵巢、心脏、肝、乳汁、松果、垂体、视网膜、肾上腺等组织中以游离形式存在，总量12～18g。牛磺酸含量除在人体中枢神经系统中仅次于谷氨酸外，在其他组织中都远高于其他氨基酸。牛磺酸不参与体内蛋白的生物合成，但却与胱氨酸、半胱氨酸的代谢密切相关，具有抗氧化作用[1]。它可由必需氨基酸甲硫氨酸和非必需氨基酸半胱氨酸等在人体内从含硫氨基酸经一系列酶促反应合成，但人体内合成牛磺酸的半胱氨酸亚硫酸羧酶(CSAD)活性较低[2]，所以人体需要的牛磺酸主要依靠从膳食中直接获得。

牛磺酸在许多生理功能上起重要作用，对于神经系统、消化系统、循环系统、免疫系统、生殖系统、运动系统及其他(如视网膜)具有广泛的生物学效应，是人体健康必不可少的一种营养素，国内临床口服用药，主要用于治疗感冒、发热、神经痛、扁桃体炎、支气管炎、风湿性关节炎等。牛磺酸滴眼液临床主要用于各种类型的白内障，也可用于急性结膜炎、疱疹性结膜炎、病毒性结膜炎的辅助治疗。

牛磺酸主要从尿中排出，肾脏根据膳食中牛磺酸含量调节其排出量，以保持体内牛磺酸含量的相对稳定，在正常情况下，每天摄入6g以下的牛磺酸不会引起不良反应。

除中国药典(2015)收载外，USP(36)、JP(16)亦有收载。

【制法概要】牛磺酸的制备方法有生物提取法、发酵法和化学合成方法。牛磺酸在水产动物体内含量丰富，且以游离形式存在，提取一般自牡蛎、蛤蜊等中分离天然牛磺酸[3]。自1950年开始，世界各国开始进行人工合成研究，目前化学合成方法是制备牛磺酸普遍采用的方法。其中合成路线主要有以下几种。

(1)以丙烯腈为原料合成法

$H_2C=CHCN \longrightarrow NaO_3SCH_2CH_2CN \longrightarrow$

$NaO_3SCH_2CH_2CONH_2 \longrightarrow NH_2CH_2CH_2SO_3H$

(2)2-巯基乙胺氧化法

$H_2NCH_2CH_2SH \longrightarrow NH_2CH_2CH_2SO_3H$

(3)2-硝基乙基磺酸还原法

$NO_2CH_2CH_2SO_3H \longrightarrow NH_2CH_2CH_2SO_3H$

(4)二氯乙烷法

$ClCH_2CH_2Cl \longrightarrow ClCH_2CH_2SO_3Na \longrightarrow NH_2CH_2CH_2SO_3Na \longrightarrow NH_2CH_2CH_2SO_3H$

(5)环氧乙烷

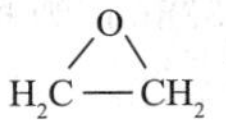 $\longrightarrow HOCH_2CH_2SO_3Na \longrightarrow NH_2CH_2CH_2SO_3Na \longrightarrow NH_2CH_2CH_2SO_3H$

(6)乙醇胺法

$H_2NCH_2CH_2OH \longrightarrow H_2NCH_2CH_2OSO_3H \longrightarrow NH_2CH_2CH_2SO_3H$

(7)乙撑亚胺法

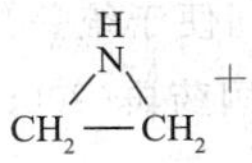 $+SO_2+H_2O \longrightarrow NH_2CH_2CH_2SO_3H$

【性状】本品纯品为无色或白色斜状晶体，无臭，但由于工艺的不同，特别是烘干方式不同，如烘箱式烘干、沸腾式烘干、流化床式烘干和喷雾式烘干，使国内产品外观存在一定差异，颜色为白色至类白色，形态有结晶，也有结晶性粉末。

【鉴别】(1)中国药典(2005)的鉴别(1)为化学反应鉴别的方法，该法相对于光谱法和色谱法来说，简便快速但专属性不强，还需使用属于毒品试剂管理的二氯化汞试液，对于实验的安全性及环境方面也有一定隐患，所以中国药典(2010)改用色谱条件与有关物质检查项相同的薄层色谱法，中国药典(2015)未作修订。

(2)本品的红外光吸收图谱(光谱集44图)显示的主要特征吸收如下[3]。

特征谱带(cm^{-1})	归属	
3300～2500	胺盐	$\nu_{NH_3}^{+}$
1617，1510	胺盐	$\delta_{NH_3}^{+}$
1215，1036	磺酸根	$\nu_{S=O}$

【检查】溶液的透光率　通过在430nm波长处测定溶液的透光率，间接控制本品中有色杂质的含量，也可一并反映溶液的澄清度情况。

有关物质　此项为中国药典(2010)增订项目。因本品无紫外吸收，故采用TLC方法检测。经比较优化试验，确定了色谱条件与显色剂。见图1。中国药典(2015)未作修订。

图1　典型薄层色谱图

斑点自左向右依次为：

1. 供试品溶液斑点(浓度为20mg/ml)
2. 对照溶液斑点(浓度为40μg/ml)
3. 牛磺酸-丙氨酸(1∶1)等体积混合溶液斑点(1mg/ml)

固定相：硅胶；点样量：5μl；点样方式：条带状；点样宽度：3mm；显色剂：茚三酮的丙酮溶液(1→50)

由于丙氨酸分子大小、性质与牛磺酸较为接近，且易得、无毒，作为分离度测试指标性物质较为适宜，因此以牛磺酸与丙氨酸的等浓度混合溶液作为系统适用性试验用溶液。因该方法采用的显色剂主要成分为茚三酮丙酮溶液，仅对含氨基的化合物显色，故此方法检测出的杂质仅为茚三酮阳性杂质，如其他种类的氨基酸等。

氯化物与硫酸盐　中国药典(2010)将中国药典(2005)的限度进行了提高，并根据新的限度将供试品溶液浓度、取用量和标准氯化钠溶液的使用量进行了相应调整。中国药典(2015)未作修订。

铁盐　中国药典(2010)增订此项。中国药典(2015)未作修订。

有机溶剂残留量　USP(31)设立了有机挥发性杂质检查项。因国内厂家大多使用水作为溶剂，未使用任何有机溶剂，且本品干燥失重检查采用的是105℃干燥4小时，USP(31)干燥3小时，JP(15)干燥2小时，所以如有挥发性杂质也会在干燥失重检查结果中有所体现，故中国药典(2010)、(2015)均未增加此项检查。

【含量测定】中国药典(2005)采用中和滴定法，需要两次调节pH值，操作较繁琐，终点判断具有主观性。USP(31)为定氮法，同样繁琐且试验周期较长。JP(15)采用自动电位滴定法，相对操作简便，终点判断客观准确。在试验过程中发现由于牛磺酸的酸性较弱，滴定曲线较平坦，突跃不明显。加入少量甲醛溶液可以使突跃变得明显。经反复试验证明，不加甲醛，电位滴定仪基本无法自动判断终点；而由于甲醛的加入量较大，使得空白消耗滴定液体积较大，对结果有一定影响，使结果偏高。所以通过精密加入中性甲醛溶液可显著降低空白消耗滴定液的体积，从而保证准确的试验结果。中性甲醛应对酚酞显微粉红色，如果颜色偏深，会使测定结果偏低。试验还发现，在仪器参数设定中定量添加模式要比动态添加模式更易判断终点。推荐仪器参数“滴定剂定量添加模式：$\triangle V=0.08$ml；平衡控制测量模式：$\triangle E=1.0$mV，$\triangle t=1.0$s，$t_{min}=3.0$s，$t_{max}=20.0$s”。建议根据实际情况优化仪器参数。

另外，牛磺酸分子量为 125.15，中国药典(2005)规定其滴定度为 12.51 mg/ml，根据修约规则并参照 JP(16)，中国药典(2010)将其改为 12.52 mg/ml。中国药典(2015)未作修订。

【制剂】中国药典(2015)收载了牛磺酸片、胶囊、散、颗粒和滴眼液，Ph. Eur. (7.0)、USP(36)和 JP(16)中均未收载牛磺酸制剂。

(1) 牛磺酸片(Taurine Tablets)、牛磺酸胶囊(Taurine Capsules)与牛磺酸散(Taurine Powder)

牛磺酸片、胶囊与牛磺酸散的标准可考虑在下述几个方面进一步研究、提高：①目前仅有一个针对氨基的化学显色鉴别反应，可研究增订专属性强的光谱法或色谱法鉴别试验；②研究建立有关物质检查方法，考察产品质量现状；③可参考牛磺酸颗粒或滴眼液，对含量测定方法进行完善。

(2)牛磺酸颗粒(Taurine Granules)

鉴别　中国药典(2005)仅有一个针对氨基的化学显色鉴别反应，专属性不强，中国药典(2010)增订 HPLC 法试验，提高了专属性。中国药典(2015)未作修订。

溶出度　采用经研究建立并通过验证的牛磺酸颗粒溶出度检查方法对国内样品进行考察，结果显示各厂产品的溶出曲线近似，在溶出 20 分钟后均趋于平稳，溶出量均达到标示量的 85%以上，从 30 至 60 分钟之间基本为一平台区，20 分钟左右为溶出曲线的拐点，这也说明颗粒剂(特别是可溶颗粒)在溶出过程中，接触溶出介质的比表面积较大，同时没有片剂、胶囊等制剂的崩解等过程，溶出过程相对较短。因此，可溶颗粒溶出度检查项的意义相对也小，故在中国药典(2015)中未增订溶出度检查项。

含量测定　中国药典(2005)含量测定采用与原料药相同的中和法，该法专属性较差，颗粒剂辅料较多，各企业产品处方也不相同。中国药典(2010)经实验研究建立了专属性较强的 HPLC 法。牛磺酸本身无紫外吸收，所以采用柱后衍生的方法，并采用自动在线衍生。主要研究内容如下。

衍生方法的选择：伯胺类化合物有多种衍生剂可供选择，其中比较常用的有 2,4-二硝基氟苯、异硫氰酸苯酯、邻苯二甲醛(OPA)和 9-芴甲基氯甲酸酯(FMOC)。考虑衍生剂的毒性和易获得性的因素，本实验采用 OPA 作为衍生剂。并根据 OPA 衍生剂所适用的反应条件配制 OPA 试液(取氢氧化钠 24g、硼酸 43.2g 溶于约 2700ml 水中，用硫酸调节 pH 值至 4.0，加入 2-巯基乙醇 2ml 和 8%的邻苯二醛乙醇溶液 10ml，加水至 3000ml)。

衍生条件的考察：对衍生温度、衍生时间(反应管长度及衍生剂流速)及衍生剂用量均进行了考察，结果表明，衍生温度、衍生时间及衍生剂用量对牛磺酸的测定均有影响，当衍生温度为 60℃，反应管为 40cm，衍生试剂流速 0.5ml/min，OPA 浓度为 2.5mg/ml 时，牛磺酸衍生物的峰面积不再增加，即反应达到完全，可以准确测定牛磺酸的含量。

检测波长的确定：采用二极管阵列检测器，得到供试品的紫外图谱。结果供试品溶液在 338nm 波长处有最大吸收。空白溶液在 338nm 无紫外吸收，因此确定 338nm 为检测波长。

色谱条件的选择：经查阅文献[4,5]，本品 HPLC 法测定较为常用的流动相为磷酸缓冲液-乙腈-水或醋酸钠缓冲液-乙腈-水三元体系，与中国药典(2005)牛磺酸滴眼液的流动相“磷酸盐缓冲液(pH7.0)-乙腈-水(70∶15∶15)”大同小异，经对不同流动相所记录的色谱图进行比较(根据保留时间、理论板数、与相邻色谱峰的分离度)，考虑到便于统一规范的因素，中国药典(2010)确定流动相选用中国药典(2005)牛磺酸滴眼液的流动相。见图 2。

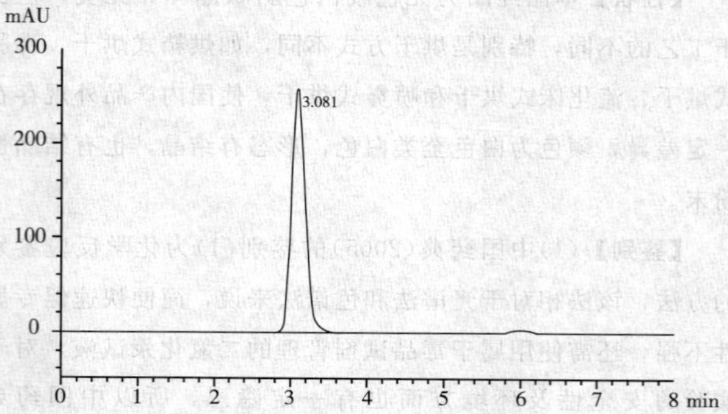

图 2　典型高效液相色谱图

经线性关系考察，结果表明：牛磺酸在 40～400μg/ml 的范围内，其溶液浓度与峰面积呈良好的线性关系。线性回归方程为 $y=1.931\times 107x+9286$，相关系数 $r=0.9996$。

由于各厂家处方有差异，所以综合各处方称取各辅料适量进行回收率考察，结果平均回收率为 101.2%，3 种溶液浓度的 9 点测定值 RSD 为 1.83%，表明方法的准确度良好，同时也表明方法的重复性良好，符合定量分析的要求。

经考察，当溶液浓度为 1.6μg/ml(标准中供试品溶液浓度为 150μg/ml)时，记录的色谱图信噪比仍不低于 10，定量限大于 16ng，完全可以满足本品含量测定试验的需要。

经对溶剂及按各厂的处方组合出的一个代表性较强的各辅料集合(蔗糖、淀粉、葡萄糖、CMC-Na)制得的辅料对照溶液，分别进行衍生及测定，考察溶剂及辅料的干扰情况，结果溶剂和辅料溶液均无色谱峰出现，不干扰主成分的测定。

经溶液的稳定性考察，证明供试品溶液在室温条件下放置 20 小时能保持稳定，可满足实验的需要。

另外，在衍生过程中应注意邻苯二甲醛(OPA)溶液应临用新制，长期存放的OPA溶液变黄，不能使用。OPA推荐使用进口试剂(如SIGMA)，国产试剂应注意有无氧化或其他外观可见的变化。柱后衍生装置可以商购，也可以自制，主要由聚四氟乙烯管和控温装置(如柱温箱、水浴)组成，应保证衍生温度在设定值的±1℃范围内。

(3)牛磺酸滴眼液(Taurine Eye Drops)

鉴别　中国药典(2005)使用两个化学方法进行鉴别，专属性不强，〔鉴别〕(1)需使用按毒品试剂管理的二氯化汞试液，在实验的安全及环境方面有一定隐患，所以中国药典(2010)将其替换为HPLC法，列为〔鉴别〕(2)，将保留的针对氨基的化学鉴别方法列为〔鉴别〕(1)，提高了鉴别的专属性。

检查　渗透压摩尔浓度　滴眼剂的渗透压应与人的泪液等渗，若使用高渗滴眼液，可使患者眼内角膜失去水分，致使眼组织干燥而产生不适感觉。低渗的滴眼液能使患眼角膜胀大而产生刺激，这些让眼部不适的刺激感还会使患者泪液增加而迅速稀释或冲去药液，从而降低药品的生物利用度。人泪液的渗透压为749.805kPa(286mOsmol/kg)，与0.91%氯化钠溶液渗透压相当[6]，通常眼部对相当于0.8%～1.2%氯化钠溶液的渗透压感觉较为舒适，耐受范围可至相当于0.6%～1.5%氯化钠溶液的渗透压(约为177 mOsmol/kg至445mOsmol/kg)。因牛磺酸滴眼液药典收载的浓度规格为5%，经测定，不含任何其他成分的5%牛磺酸水溶液的毫渗透压摩尔浓度就已达到385mOsmol/kg，由于滴眼液中还要添加一些必需的辅料，所以中国药典(2010)将本品毫渗透压摩尔浓度规定为350～450mOsmol/kg。

防腐剂　经调研，本品不同厂家使用的防腐剂不同，至少有4种防腐剂，即使是使用了相同种类的防腐剂，使用浓度也会有差异，应进一步进行标准完善工作。

含量测定　中国药典(2005)以2,4-二硝基氟苯为衍生试剂经与牛磺酸定量反应生成稳定的2,4-二硝基苯牛磺酸，再用高效液相色谱(HPLC)法对2,4-二硝基苯牛磺酸进行分离测定，从而间接测定牛磺酸的含量。但此法存在以下不足：①2,4-二硝基氟苯衍生后，在主峰前有很大的衍生试剂色谱峰，有时会干扰牛磺酸的准确定量；②该方法对色谱柱要求较高，需要质量较好，柱效较高的色谱柱才能获得较满意的分离度；③样品较多时，衍生化试剂长时间流过色谱柱后，柱效会很快明显下降，缩短了色谱柱使用寿命；④2,4-二硝基苯作为衍生化试剂毒性较大；⑤衍生反应需要60℃加热回流1小时，操作繁琐，耗时长。所以，中国药典(2010)将牛磺酸滴眼液的含量测定方法与牛磺酸颗粒含量测定方法一并研究，建立了柱后衍生化测定法。主要研究内容部分参见牛磺酸颗粒项下。见图3。

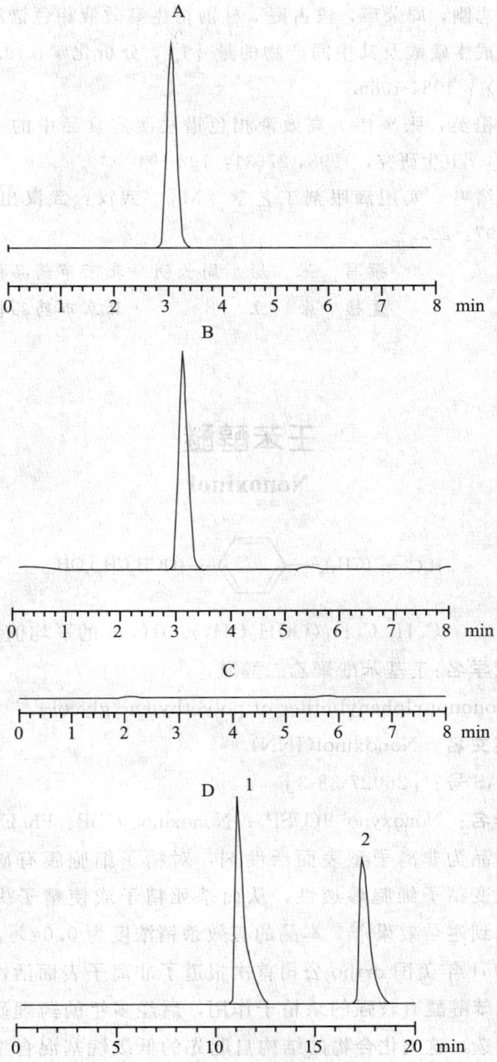

图3　典型高效液相色谱图

A. 牛磺酸对照品色谱图；

B. 牛磺酸颗粒样品色谱图；

C. 空白辅料色谱图；

D. 用中国药典(2005)方法测定的对照品色谱图(峰1. 衍生剂；峰2. 牛磺酸)

另外，该法连续进样5次其峰面积的RSD为0.7%；供试品溶液在室温条件下20小时内稳定；重复性良好，RSD为0.97%($n=5$)；3种溶液浓度的9点平均回收率为98.32%，RSD为0.87%，表明方法符合定量分析的要求。

参考文献

[1] 国家药典委员会．中华人民共和国药典临床用药须知·化学药和生物制品卷［M］．2005年版．北京：人民卫生出版社，2005：995.

[2] Huxtable RJ, Chubb J, Azari J. Physiological and experimental regulation of taurine content in the heart［J］. Fed Proc, 1980, 39: 2685-2690

[3] 王瑞芳，张凌晶，翁凌，等．天然牛磺酸提取新工艺研究［J］．食品科学，2009，30(04)：111-113.

[4] 汤志刚，周荣琪，段占庭．柱前衍生高效液相色谱法检测合成牛磺酸及其中间产物的量［J］．分析化学，1999，27（9）：1084-1086.

[5] 杨祖英，张平伟．高效液相色谱法测定食品中的牛磺酸［J］．卫生研究，1998，27(3)：192-194.

[6] 胡绪鸣．实用滴眼剂工艺学［M］．武汉：武汉出版社，1997：29.

撰写　张　彤　周长明　北京市药品检验所
复核　余　立　　　　　北京市药品检验所

壬苯醇醚

Nonoxinol

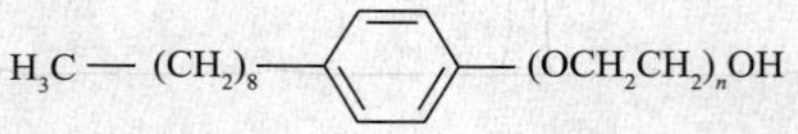

$C_9H_{19}C_6H_4(OCH_2CH_2)_nOH$，$n$ 的平均值为 9

化学名:壬基苯酚聚乙二醇醚

mononony lphenyl ether of polyethylene glycol

英文名: Nonoxinol(INN)

CAS 号:［26027-38-3］

异名: Nonoxynol 9(USP)；Nonoxinol 9(BP、Ph. Eur.)

本品为非离子型表面活性剂，对精子细胞膜有破坏作用，改变精子细胞渗透性，从而杀死精子或使精子失去活力，达到避孕效果[1]。本品的有效杀精浓度为 0.04%。

1951 年美国 ortho 公司首次报道了非离子表面活性剂化合物烷苯醇醚有较强的杀精子作用，后经多年的药理研究和临床筛选，这类化合物的结构自起先的低级烷基混合型逐步发展为高级九碳型，即壬苯醇醚-9。我国从 1975 年起着手研究壬苯醇醚的合成路线，1988 年开始生产。中国药典(2015)收载的壬苯醇醚即为壬苯醇醚-9。目前除中国药典(2015)收载外，USP(36)、BP(2013)、Ph. Eur.(7.0)均有收载。

【制法概要】目前国内的合成路线主要为壬基苯酚在氢氧化钠催化作用下与环氧乙烷聚合生成，然后经过精制得到，生产过程中没有使用其他有机溶剂，合成路线如下。

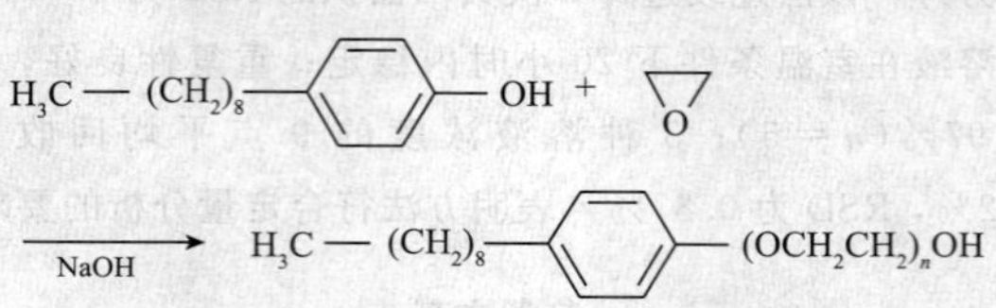

有文献报道用氢氧化锶作为催化剂以提高反应得率[2]。壬苯醇醚的合成还有以壬醇或三聚丙烯为原料的路线[3]。

【性状】国内产品的稳定性考察材料显示本品放置 36 个月，外观性状有逐步变黄趋势，同时考察的其他各项指标均没有变化。

浊点　为控制壬苯醇醚纯度的重要参数。中国药典(2015)与 USP(36)规定浊点范围为 52～56℃，BP(2013)与 Ph. Eur.(7.0)规定浊点范围为 52～58℃。

酸值　中国药典(2015)与 USP(36)规定酸值为≤0.2，BP(2013) 与 Ph. Eur.(7.0)无酸值检查项，代之以酸碱度检查。

【鉴别】(2)本品的红外光吸收图谱收录于光谱集(43图)，显示的主要特征吸收如下。

特征谱带(cm^{-1})	归属
3400	羟基　ν_{O-H}
1610，1580，1510	苯环　$\nu_{C=C}$
1100	醚　ν_{C-O}
820	对位取代苯　γ_{2H}

【检查】聚乙二醇　用重量法检查合成过程中可能产生副产物聚乙二醇的残留量，规定其限度为 1.6%。USP(36)规定其限度为 1.0%，BP(2013) 与 Ph. Eur.(7.0)未作此项要求。

二氧六环　用气相色谱法检查合成过程中可能产生的副产物二氧六环的残留量，本实验条件下典型的气相色谱图见图 1[4]。

游离环氧乙烷　用气相色谱法检查环氧乙烷的残留量。鉴于气相色谱法中毛细管色谱柱目前应用日益广泛，中国药典(2010)将填充柱法修订为毛细管色谱方法。经方法学验证，壬苯醇醚中添加环氧乙烷的浓度在 0.5～10.0μg/g 范围内，环氧乙烷浓度与环氧乙烷响应值 A(峰面积)呈良好的线性，线性回归方程为 $A=60188C-5273.7$，$r=0.9996$；取壬苯醇醚中添加环氧乙烷 1μg/g 溶液 6 份，连续分别顶空进样检测，RSD 为 1.5%；方法检测限为 0.01μg/g，所以拟订限度 1μg/g，符合检测灵敏度要求。此实验条件下环氧乙烷与乙醛的分离度为 7，标准中规定应大于 1.5。环氧乙烷与乙醛的分离度和壬苯醇醚添加环氧乙烷的气相色谱图见图 2、图 3。

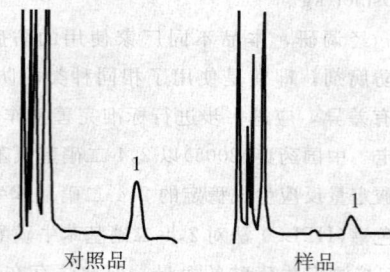

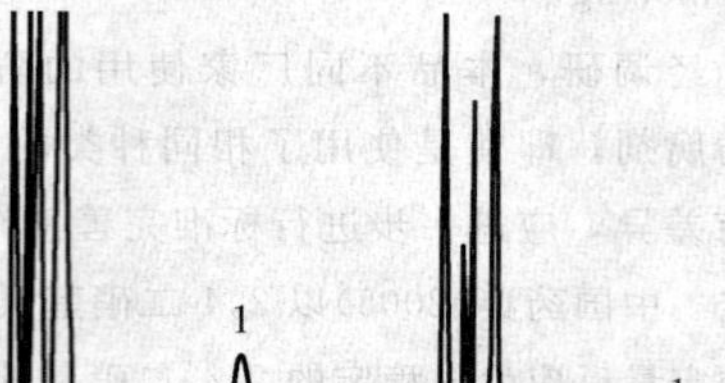

图 1　壬苯醇醚二氧六环检查项下对照品与样品色谱图

1. 二氧六环，Rt 11.3 分钟

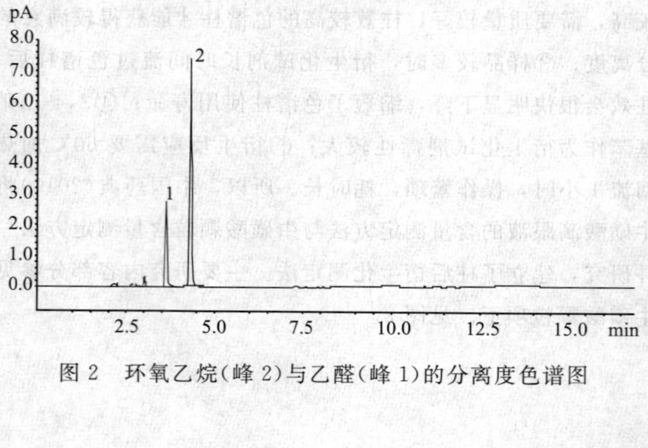

图 2　环氧乙烷(峰 2)与乙醛(峰 1)的分离度色谱图

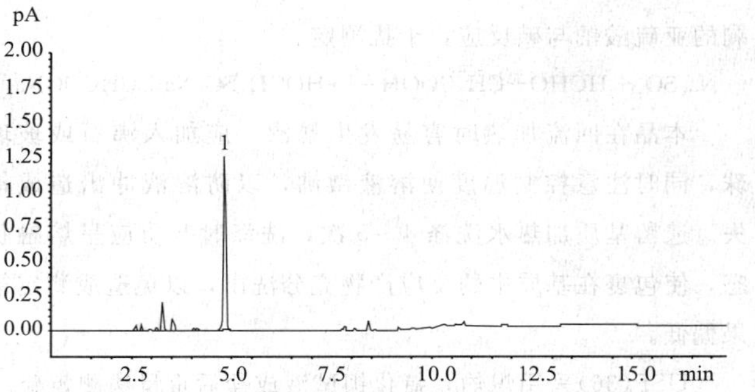

图3　壬苯醇醚添加环氧乙烷 1μg/g 对照品溶液色谱图
峰 1. 环氧乙烷

中国药典(2010)对环氧乙烷对照品贮备液的配制与标定方法做了修订，根据环氧乙烷的比重为 0.887g/ml，标准中给出制备的环氧乙烷贮备液的大概浓度为“44mg/ml”，以便于检验者标定准确浓度时作参考；标定时，将加氯化镁 40mg 修改为 40g，第二次加的 0.05mol/L 盐酸乙醇溶液 10ml 修改为 0.5mol/L 盐酸乙醇溶液 10ml，使反应完全，并明确规定以 10ml 异丙醇进行空白试验校正；因环氧乙烷是沸点为 10.4℃的低沸点化合物，在环氧乙烷贮备液配制与标定过程中使用的用具和试液，使用前均需置冰浴冷却，使用过程中也需注意冷却；在环氧乙烷对照品溶液制备操作过程中也需控制低温条件，以防其挥发而影响对照品溶液浓度；在环氧乙烷对照品溶液制备项下增加“置冰浴充分振摇混匀”的明确规定，以减少测定误差；对经 150℃挥发 3 小时的壬苯醇醚增加“按以下气相色谱法测定，不得检出环氧乙烷”的规定，以确保样品中的环氧乙烷不对测定结果产生影响。

中国药典(2010)提高了游离环氧乙烷检查限度，规定为 1μg/g，与国外药典限度一致。

中国药典(2015)未作修订。

水分　国内产品的稳定性研究结果显示由于壬苯醇醚易吸湿，样品的水分在长期存放后有的批号会超过标准限度，而水分的增多不影响其稳定性，即其他检测项目基本没有变化。

BP(2013)与 Ph. Eur. (7.0)还收载了羟值、重金属与灰分的检查。

【含量测定】由于本品为混合物，其主要成分为聚合度为 9 的壬基苯酚聚乙二醇醚，因此规定主成分含量限度范围为 90.0%～110.0%。中国药典(2015)采用 HPLC 法测定含量，方法与 USP(36)相同。

BP(2013)与 Ph. Eur. (7.0)未收载含量测定项。

【制剂】中国药典(2015)收载壬苯醇醚膜(Nonoxinol Pellicles)、壬苯醇醚栓(Nonoxinol Suppositories)、壬苯醇醚阴道片(Nonoxinol Vaginal Tablets)。

(1)壬苯醇醚膜 (Nonoxinol Pellicles)

中国药典(2010)增加了该制剂的其他检查项，同时将重量差异和微生物限度检查并入其中。

中国药典(2015)未作修订。

(2)壬苯醇醚栓 (Nonoxinol Suppositories)

中国药典(2010)增加了混合型基质栓剂。

性状　虽然本品可为脂溶性基质、水溶性基质和混合型基质三种基质的栓剂，但基于本标准对不同基质的栓剂，其融变时限检查项控制相同，因此标准性状项下色、形之前不加入基质类别说明。

酸度　不同基质栓剂的酸度检查，pH 值范围规定一致。

参考文献

［1］国家药典委员会．中华人民共和国药典临床用药须知·化学药和生物制品卷［M］. 2005 年版．北京：人民卫生出版社，2005：947-948.

［2］吴苏敏，盛汝萍，顾天明，等．窄分布壬苯醇醚的合成［J］. 化学世界，1997，(7)：356-357.

［3］胡宜彰，郭启栋，朱吉锦，等．壬苯醇醚-9 的研制［J］. 中国医药工业杂志，1994，25(3)：102-103.

［4］蒋海松，关大卫，刘利群，等．壬苯醇醚中二噁烷的限量检查方法［J］. 中国医药工业杂志，2000，31(9)：413-414.

撰写　李忠红　蔡　梅　江苏省食品药品监督检验研究院
复核　张　玫　江苏省食品药品监督检验研究院

升华硫

Sublimed Sulfur

S　32.06

化学名：硫

sulfur

英文名：Sublimed　Sulfur

CAS 号：［7704-34-9］

本品为杀虫剂。有杀细菌、杀真菌和杀虫的作用。用于痤疮、脂溢性皮炎、酒渣鼻、单纯糠疹、疥疮、头癣等。硫可引起过敏。长期大量局部用药，有刺激作用。硫在自然界分布很广，常存在于火山附近，称为天然硫。硫的药用历史已久，神农本草经(公元 2 世纪)列为中品；明代《本草纲目》中也有收载。

除中国药典(2015)收载外，USP(36)，JP(16)均有收载。

【制法概要】[1](1)一法：用天然硫制备升华硫。将天然硫置于铁甑内加热熔化，重的杂质沉于甑底；液体硫流入砖制的炉内，硫蒸气凝附于砖制室壁上，即为升华硫，洗涤，烘干，过筛，即得。

(2)二法：用黄铁矿加热分解制备硫。

$$FeS_2 \xrightarrow{\Delta} FeS + S$$

或 $3FeS_2 \xrightarrow{\Delta} Fe_3S_4 + 2S$

【性状】本品有砂性感，微臭；溶于二硫化碳的类似的非极性溶剂中。熔点约为 115℃，沸点为 444.6℃。

【鉴别】(1)本品燃烧时火焰为蓝色，氧化生成有刺激性的二氧化硫。

$$3S+4O_2 \longrightarrow SO_2\uparrow+2SO_3\uparrow$$

(2)中国药典(2005)鉴别(2)在试验过程中，由于加热的温度不易掌握，颜色为渐变，不易观察，因此自中国药典(2010)删去该项鉴别。中国药典(2015)鉴别(2)利用亚硝基铁氰化钠试液可与醛类、酮类、锌、二硫化物和碱金属硫化物等发生显色反应的原理。硫加氢氧化钠试液加热溶解后，与1%的亚硝基铁氰化钠溶液显蓝紫色。本法与JP(16)收载的硫的化学鉴别反应相同。

【检查】**酸度** 检查本品水溶液的酸度间接反映可能存在的氧化物的量，从而控制硫的纯度。

细度 硫的疗效与细度有关。用细度符合规定的硫制成的硫软膏质地细腻，刺激性小。

砷盐 硫单体常与砂土共存，常含有微量硫化砷。加氨试液后，与供试品内的砷生成亚砷酸铵及硫代亚砷酸铵而溶解。滤液蒸干后加硝酸再蒸干，即被氧化成五价砷，依法检查。

$$As_2S_3+6NH_3+3H_2O \longrightarrow (NH_4)_3AsO_3+(NH_4)_3AsS_3$$

【含量测定】采用氧瓶燃烧法。方法原理如下。

$$2S+3O_2 \longrightarrow 2SO_3$$

$$SO_3+H_2O \longrightarrow H_2SO_4$$

$$H_2SO_4+2NaOH \longrightarrow Na_2SO_4+2H_2O$$

试验结果表明，该方法简便、快速、准确度好，精密度好(RSD=0.1%，n=5)。

USP(36)亦采用氧瓶燃烧法。有文献报道，采用紫外-可见分光光度法测定硫含量。

在试验过程中应注意燃烧瓶内供试品燃烧完毕后，应立即置入冰浴中，并时时振摇，使生成的烟雾被全部吸收；用氢氧化钠滴定液滴定前，应将供试品溶液煮沸2分钟，除去二氧化碳的干扰。

【制剂】中国药典(2015)收载了硫软膏10%，USP(36)亦有收载。

硫软膏 (Sulfur Ointment)

本品为黄色软膏，有硫的特臭。

中国药典(2015)收载两项化学鉴别反应。

鉴别 (1)同升华硫。

(2)硫软膏加热熔融，产生刺激性臭气，硫能使润湿的醋酸铅试纸变黑。

$$S+Pb^{2+} \xrightarrow{\Delta} PbS$$

以黄凡士林、甘油、液体石蜡和聚山梨酯80作为辅料空白同法试验，结果表明对上述两个化学反应无干扰。

含量测定 采用碘量法。加入亚硫酸钠溶液共沸，生成硫代硫酸钠而溶解，用碘滴定溶液滴定。

$$S+Na_2SO_3 \xrightarrow{\Delta} Na_2S_2O_3$$

$$2Na_2S_2O_3+I_2 \longrightarrow Na_2S_4O_6+2NaI$$

过量的亚硫酸钠加入甲醛与醋酸生成加合物，以避免过剩的亚硫酸钠与碘反应，干扰测定。

$$Na_2SO_3+HCHO+CH_3COOH \longrightarrow HOCH_2SO_3Na+CHCOONa$$

本品在回流加热时容易发生暴沸，应加入沸石或玻璃珠，同时注意控制温度使溶液微沸，以防溶液冲出造成损失。遗留基质加热水洗涤4～5次，洗涤时基质应呈熔融状态，使包裹在基质中的反应产物充分洗出，以免造成测定结果偏低。

USP(36)采用炽灼，氯化钡试液成盐后重量法测定硫。

参考文献

[1] 中华人民共和国卫生部药典委员会．中华人民共和国药典1990年版二部药典注释［M］．北京：化学工业出版社，1993.

撰写　陈宗岱　朱淑芳　陈　红　成都市食品药品检验研究院
复核　朱　蓉　成都市食品药品检验研究院

乌司他丁
Ulinastatin

英文名： Ulinastatin

本品为蛋白酶抑制药，是从新鲜人尿中分离纯化得到的一种糖蛋白，由143个氨基酸经糖基化组成，分子量约为40000(SDS-PAGE测定)，具有多种特殊的药理作用，对胰蛋白酶、α-糜蛋白酶等丝氨酸蛋白酶及粒细胞弹性蛋白酶、玻璃酸酶、巯基酶、纤溶酶等多种酶有抑制作用。Beuer和Reich于1909年在人类尿液中发现的一种蛋白酶抑制剂，能有效、广谱地抑制多种蛋白酶，同时还能抑制由于不良刺激所引起的炎症因子的释放，保护机体重要脏器的功能。本品1985年由日本首先开发上市，在日本已作为急性胰腺炎、急性循环衰竭的治疗药物在临床上得到广泛应用。我国于1999年正式上市。

目前我国乌司他丁原料有粉末及溶液两种类型，其中粉末由乌司他丁溶液冻干而成，两种类型均收载于中国药典(2015)，JP(16)中仅收载乌司他丁溶液型原料。

【制法概要】工艺流程如下。

新鲜男性尿 $\xrightarrow{\text{吸附剂吸附}}$ $\xrightarrow{\text{盐溶液洗脱}}$ 洗脱液 $\xrightarrow{\text{硫酸铵沉淀}}$ 粗品 $\xrightarrow{\text{水溶解}}$ 溶解液 $\xrightarrow{\text{乙醇分级沉淀}}$ 沉淀溶解 $\xrightarrow{\text{层析柱纯化}}$ $\xrightarrow{\text{60℃加热(去病毒)}}$ $\xrightarrow{\text{层析柱纯化}}$ $\xrightarrow{\text{膜过滤}}$ 成品(溶液) $\xrightarrow{\text{冻干}}$ 成品(粉末)

【性状】乌司他丁是一种糖蛋白，其溶液在冷藏时可保持数月，冻干制剂在阴凉处贮藏时可稳定数年不变。

【鉴别】(1)糖的鉴别　乌司他丁是一糖蛋白，根据糖在硫酸作用下，脱水生成的糠醛或羟甲基糠醛能与苯酚缩合生成橙黄色化合物，该反应不受蛋白质的影响。

(2)胰蛋白酶能专一水解底物(苯甲酰-L-精氨酸-*p*-对硝基苯胺盐酸盐)生成黄色的对硝基苯胺。乌司他丁完全抑制胰蛋白酶后，底物不能被水解产生黄色产物。

(3)乌司他丁是一糖蛋白，其水溶液在277nm的波长处有最大吸收。紫外图谱见图1。

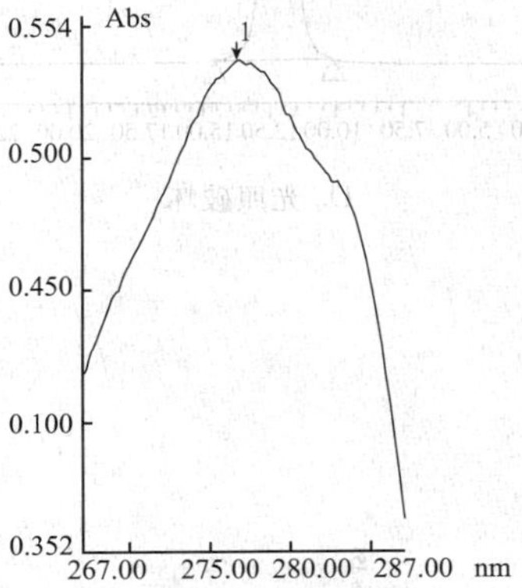

图1　供试品溶液紫外图谱

(4)乌司他丁是从人尿中提取的精制蛋白质，为确定其同源性，特制订此项指标以鉴别其是否来源于人尿。本方法也收载于JP(16)乌司他丁溶液鉴别试验中。采用乌司他丁免抗血清免疫双扩散试验对乌司他丁产品进行鉴别，同源性试验结果应成立。免疫双扩散试验典型结果见图2。

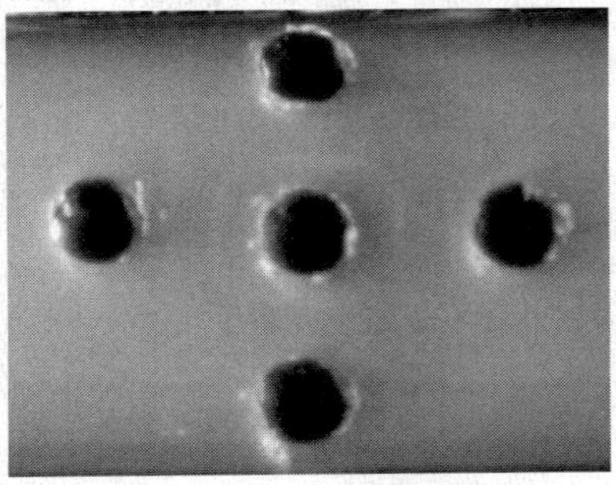

图2　免疫双扩散试验典型结果

【检查】酸碱度　乌司他丁是一酸性蛋白质，碱性条件下会引起蛋白变性，pH 6.0～7.5时最稳定。

溶液的澄清度与颜色　溶液浑浊和颜色的产生原因之一是由于杂质的存在，本品作为灌装静脉注射剂的原料药，纯度要求较高，因此将本品每1ml含20 000单位的溶液制订为澄清且颜色不超过黄色1号标准液。

激肽原酶物质　由于乌司他丁从人尿中提取，因此含有很多人体分泌的蛋白类物质，激肽原酶就是其中的一种。如果乌司他丁中残留激肽原酶，临床应用时将会有血压下降的可能，因此在乌司他丁产品中应严格控制激肽原酶物质的量。JP(15)中的乌司他丁项下也将激肽原酶作为控制指标之一。激肽原酶为蛋白水解酶，具有水解酯类物质的作用，能专一性水解底物S-2266(相当于H-D-Val-Leu-Arg-PNA·2HCl)产生黄色的对硝基苯胺，在405nm处有最大吸收。通过对乌司他丁产品中进行人尿激肽原酶测定方法的适用性验证，此测定方法能有效控制人尿激肽原酶在乌司他丁中的含量。因此将此检查项制订为每1ml含50 000单位的溶液，与底物反应后在405nm的吸收值应不超过0.03。

分子量　乌司他丁为糖蛋白，糖基化程度约为40%，即总的氨基酸分子量约为16 000，糖分子量约为14 000，故乌司他丁的分子量约为30 000[1]。中国药典(2015)采用电泳法，限度为40 000±3000，与理论分子量值有一定差距，是因为电泳条件下，分子空间结构可能有亚单位产生，故导致分子量测定的误差。

在JP(16)中采用分子排阻色谱法测定，分子量规定为67 000±5000，因无法获得对应的分子排阻色谱法用标准品，故采用经典的蛋白质分子量测定方法——SDS-PAGE电泳法。SDS-PAGE电泳法测得的乌司他丁分子量为40 000±3000，与HPLC方法测得结果不同，但与文献[2]报道一致(约为40 000)，现拟订为SDS-PAGE电泳法。采用标准蛋白质(上海PROMEGA，Lot5235S，分子量分别为97 400、66 200、42 700、31 000、14 400)作为对照。电泳结果见图3。

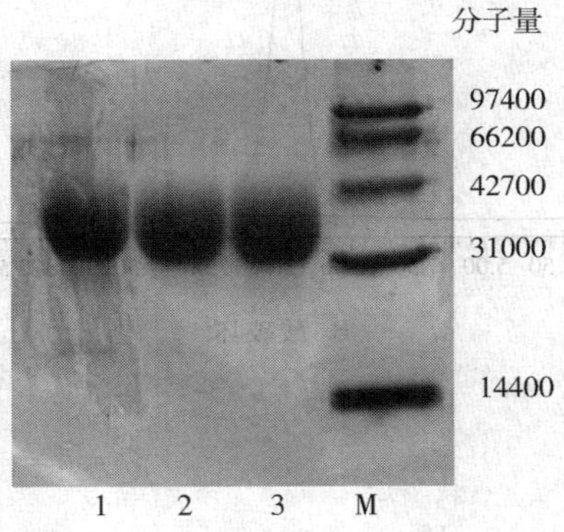

图3　电泳结果

1. 批号61070301；2. 批号61061005；3. 批号61061001；M. 标准蛋白质

有关物质　乌司他丁是一种高分子量蛋白质，在生产或贮存过程中可能产生更大分子量或小分子量的杂质。JP(16)采用SDS-PAGE电泳法，通过比较供试品中杂质色斑与对照品色斑的强度来判断杂质含量是否低于规定的限度。此方法的缺陷在于：结果的判断受到染色剂的选择及染色和脱色效果的影响，当杂质含量低时可能没有明显的色斑出现。现中国药典(2015)采用分子排阻色谱法。

破坏试验及系统适用性试验色谱图见图4。

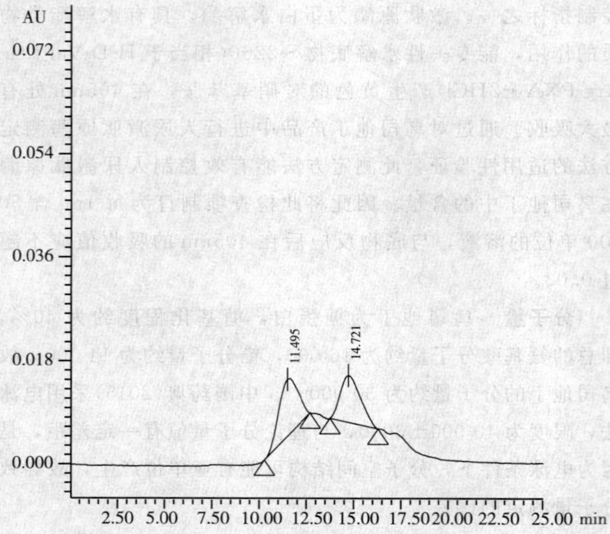

A. 碱破坏

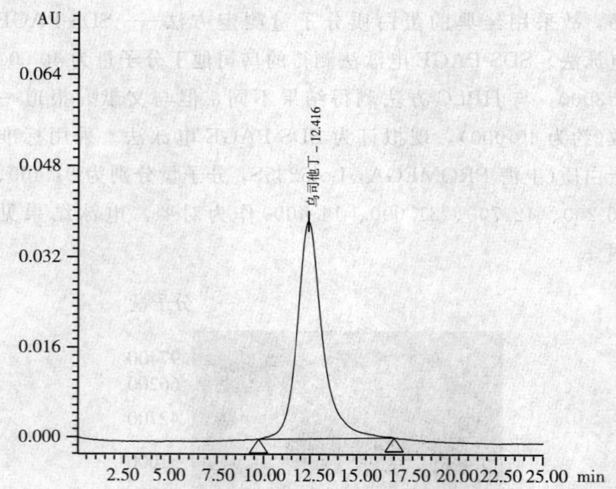

B. 酸破坏

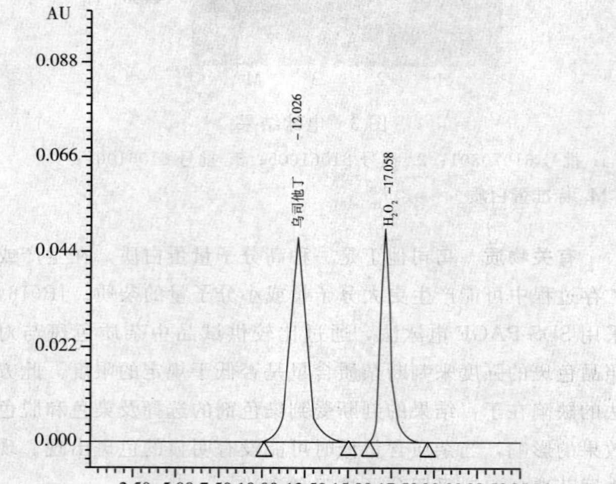

C. 氧化破坏

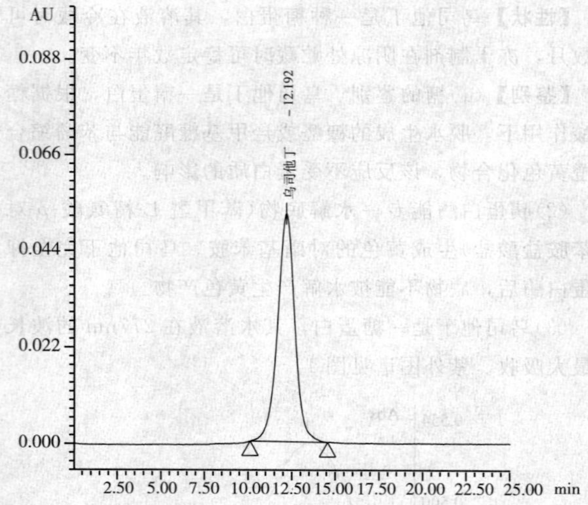

D. 光照破坏

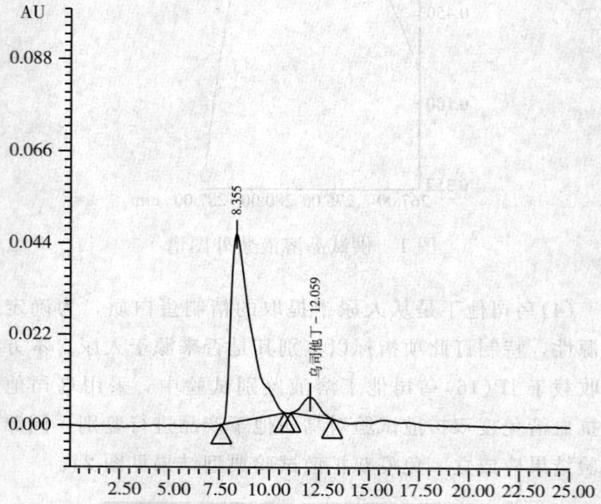

E. 加热破坏

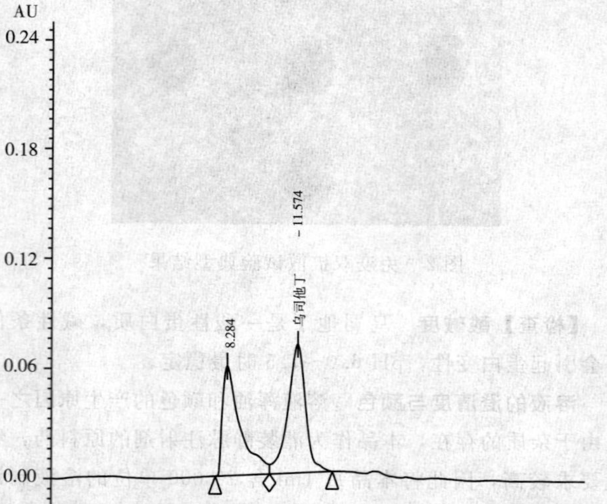

F. 系统适用性试验色谱图

图 4 破坏试验及系统适用性试验色谱图

乙肝表面抗原 乌司他丁作为一种人尿来源的蛋白质，存在潜在风险。中国药典(2010)参照BP(2010)及Ph. Eur.(6.0)“尿激酶”项下规定，在标准中增加对病毒的控制，采用酶联免疫法测定。

异常毒性 本品所用原料系从人尿中提取的蛋白酶抑制剂，生产过程中有可能污染未知急性毒性杂质。中国药典(2015)规定供试品浓度为45000单位/ml，限值剂量为112.5万单位/kg，为临床剂量的675倍。

细菌内毒素 乌司他丁来源于尿液，必须控制细菌内毒素，内毒素的剂量随临床用量而定。乌司他丁的临床用药剂量通常为30万单位，根据中国药典规定，注射剂的细菌内毒素限值最大可接受的剂量为5EU/(kg·h)，由此计算出乌司他丁细菌内毒素限值为10EU/万单位，为提高产品的安全性，将细菌内毒素限值订为1.25EU/万单位。

凝血质样活性物质 乌司他丁是静脉注射剂的原料药，为避免注射后由于凝血样杂质引起的不良反应，参照中国药典(2015)、BP(2013)及Ph. Eur.(7.0)尿源性产品“尿激酶”项下的相关安全性指标规定，制订该指标。参照BP(2013)及Ph. Eur.(7.0)，采用兔血浆实验，并将氯化钙溶液浓度定为0.37%。根据实际情况，用3.8%枸橼酸钠溶液作为抗凝剂。

【效价测定】 比活力是表示本品纯度的一项重要指标，由效价测定和蛋白质含量二项结果相除即得。蛋白质含量测定采用中国药典收载的半微量凯氏定氮法。

根据乌司他丁抑制胰蛋白酶，而胰蛋白酶能专一水解底物(苯甲酰-L-精氨酸-*p*-对硝基苯胺盐酸盐)生成黄色的对硝基苯胺，在405nm波长处有最大吸收的特性。通过测定剩余胰蛋白酶水解底物产生的黄色产物在405nm波长处吸光度的变化，与标准品进行比较测定乌司他丁的活性。

【制剂】注射用乌司他丁

本品为加适量稳定剂和赋形剂制成的无菌冻干品。稳定剂有磷酸盐，赋形剂有甘露醇。

(1)过敏反应 乌司他丁作为一种人尿来源的蛋白质，会含有未除尽的人的其他杂蛋白，可能引起具有极端过敏体质的机体的过敏反应。JP(16)中将其作为原料药质量控制指标。为避免乌司他丁作用于人体后可能引起的过敏反应，现在制剂标准中引入此项检查。中国药典(2015)规定供试品浓度为3000单位/ml，激发限值剂量约为1万单位/kg，为临床剂量的6倍。

(2)无菌 采用薄膜过滤法处理，以金黄色葡萄球菌为阳性对照菌，依法检查。

参考文献

[1] Puqia MJ, Lott JA. Pathophysiology and diagnostic value of urinary trypsin inhibitors [J]. Clin Chem Lab Med, 2005, 43(1): 1-16.

[2] Balduyck M, Hayem A, kerckaert JP, et al. Isolation of human urinary trypsin inhibitor [J]. biochemical and biophysical research communications, 1982, 109(4): 1247-1255.

撰写 陈 华 梁蔚阳 广东省药品检验所

复核 罗卓雅 广东省药品检验所

乌苯美司

Ubenimex

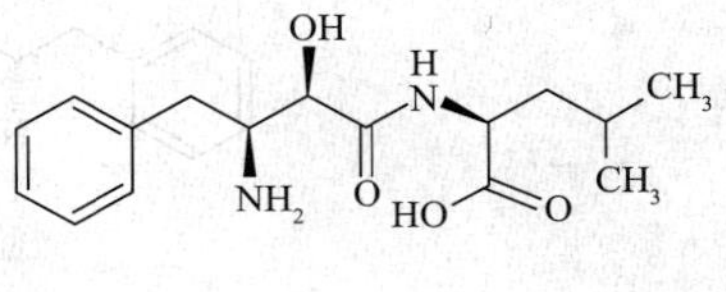

$C_{16}H_{24}N_2O_4$ 308.37

化学名： *N*-[(2*S*,3*R*)-3-氨基-2-羟基-4-苯基丁酰]-L-亮氨酸

N-[(2*S*,3*R*)-3-amino-2-hydroxy-4phenylbutanoyl]-L-leucine

英文名： Ubenimex

CAS号： [58970-76-6]

本品为链霉菌属培养液中提取的小分子二肽化合物，可竞争性抑制氨基肽酶N及亮氨酸肽酶和半胱天冬酶，增强T细胞功能，使NK细胞的杀伤活力增强，且可使集落刺激因子合成增加而刺激骨髓细胞的再生及分化。本品能干扰肿瘤细胞代谢，抑制肿瘤细胞增生，促使肿瘤细胞凋亡，并激活人体细胞免疫功能，刺激细胞因子的生成和分泌，促进抗肿瘤效应细胞的产生和增殖。据文献报道[1,2]，单次口服乌苯美司30mg，1～2小时后达到血药浓度峰值，α和β相的半衰期分别为0.98～1.50小时和5.37～4.42小时；24小时后，乌苯美司几乎从血清中消失。本品的主要代谢产物为对羟基乌苯美司，其血药浓度在服药后2～3小时达到峰值，消除半衰期为1.75～2.39小时。长期每日口服乌苯美司30mg，连服2～9周，服药后24小时(下一次服药前)血药浓度有所增加，但未见半衰期延长。乌苯美司主要由尿排泄，单次口服乌苯美司后，24小时尿中原药占给药剂量的67%～73%，代谢物(2*S*, 3*R*)-4-苯基-3-氨基-2-羟基丁酸和对羟基乌苯美司分别占9%～25%和2%～5%。

除中国药典(2015)收载外，JP(16)亦有收载。

【制法概要】 本品由梅泽滨夫于1976年从橄榄网状链霉菌的培养液中分离得到[3]，国内于1996年开始生产。乌苯美司有多条合成路线，目前主要采用溴化→成盐→水解/酰化→缩合→还原→拆分→水解→酰化→缩合→还原的工艺路线[4]。

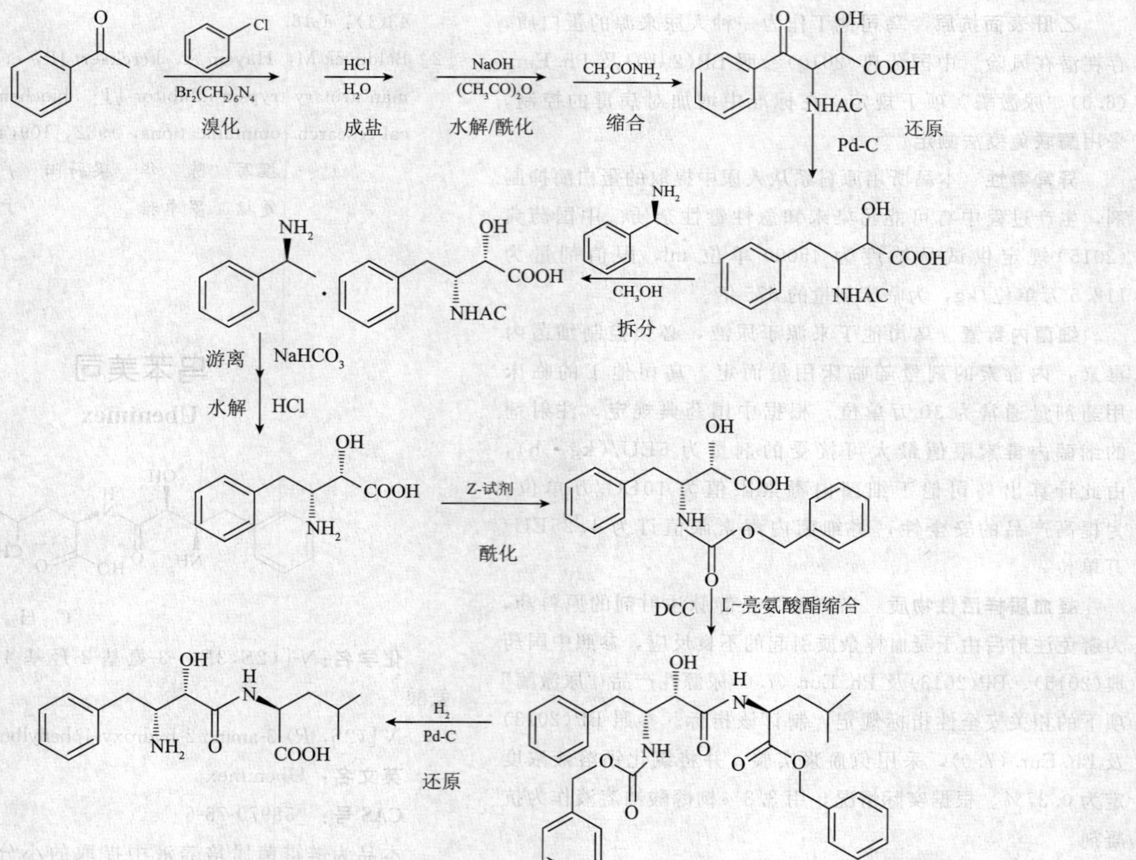

【性状】熔点 JP(16)规定本品熔点约 230℃，熔融时同时分解。因本品熔点太高，传温液甲基硅油在此温度下起雾，既不易观察，亦影响实验者身体健康，故未订入质量标准。

比旋度 乌苯美司含多个手性碳，为手性化合物。中国药典(2015)和 JP(16)均采用比旋度控制本品的立体结构特征。两国药典比旋度测定的溶剂分别为 0.1mol/L 盐酸溶液和 1mol/L 盐酸溶液，浓度均为 10mg/ml，限度分别为－15.0°至－18.0°和－15.5°至－17.5°。

【鉴别】(1)本品结构中含有氨基醇，与氢氧化钠溶液和硫酸铜试液产生双缩脲反应，生成深蓝色配位化合物。

(2)本品为二肽化合物，与茚三酮在弱酸性溶液中共热，反应后经失水脱羧生成氨基茚三酮，再与水合茚三酮反应生成紫红色，渐显蓝紫色，最终为蓝色物质。

(3)HPLC 保留时间鉴别。

(4)本品的红外光吸收图谱应与对照的图谱一致(光谱集 911 图)，显示的主要特征吸收如下。

特征谱带(cm^{-1})	归属	
3310，3190	氨基，羟基	$\nu_{O-H,N-H}$
3080，3050，3020	芳氢	ν_{C-H}
3000～2500	羧	ν_{O-H}
1698	羧基	$\nu_{C=O}$
1650	酰胺(Ⅰ)	$\nu_{C=O}$

续表

特征谱带(cm^{-1})	归属	
1615，1500	苯环	$\nu_{C=C}$
1550	胺	δ_{NH_2}
1535	酰胺(Ⅱ)	δ_{NH}
1130	仲醇	ν_{C-O}
700	单取代苯环	$\delta_{环}$

【检查】有关物质 中国药典(2015)采用 HPLC 等度洗脱法测定有关物质，检测波长 254nm，使用 30%醋酸溶液作为溶剂，供试品溶液浓度为 10mg/ml，限度为杂质总量不得过 1.0%。实验过程中发现，30%醋酸溶液存在很多溶剂峰，且不同批次的醋酸，溶剂峰的个数不一致，每次试验均需取溶剂进样分析，进行空白扣除，消除干扰。JP(16)采用 HPLC 梯度洗脱法对乌苯美司进行有关物质检查，检测波长 220nm，限度为单个杂质不得过 0.5%，杂质总量不得过 1.0%。见图 1～图 3。

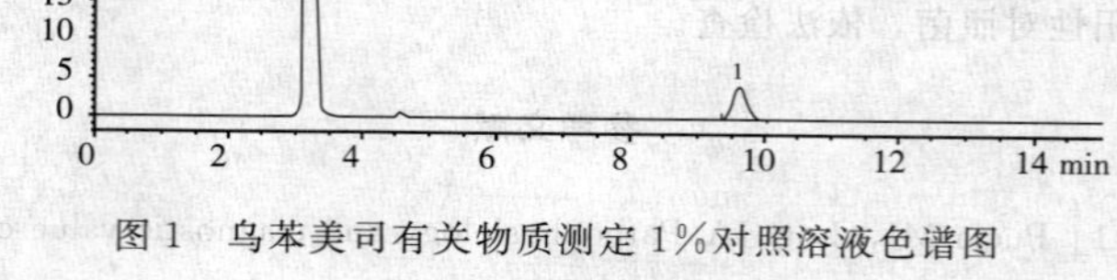

图 1 乌苯美司有关物质测定 1%对照溶液色谱图

1. 乌苯美司

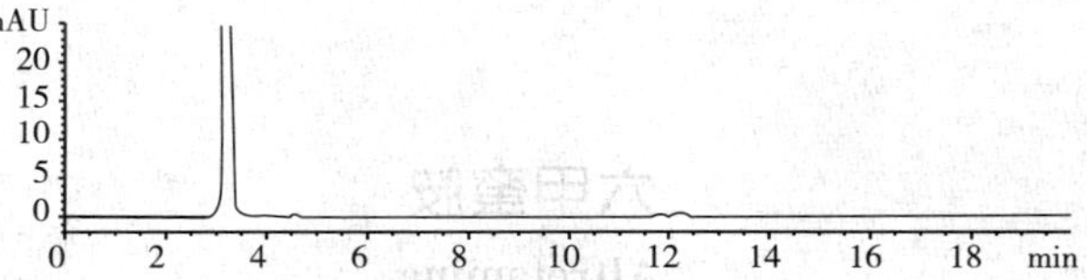

图 2　乌苯美司有关物质测定溶剂色谱图

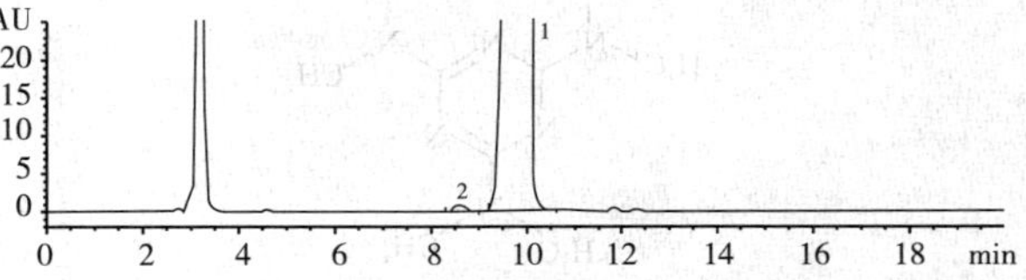

图 3　乌苯美司有关物质测定样品色谱图

1. 乌苯美司　2. 杂质

残留溶剂　本品合成工艺中未使用到一类溶剂，后三步合成工艺中使用到的有机溶剂有四氢呋喃、乙酸乙酯、石油醚和丙酮，按原料质量控制规定，残留溶剂应符合药典要求。

干燥失重　中国药典(2015)规定在105℃干燥至恒重；JP (16) 规定在 80℃ 减压干燥 4 小时，限度均为不得过0.5%。

炽灼残渣、重金属　用于控制本品生产过程中可能带入的重金属等杂质。

【含量测定】采用非水溶液滴定法，用高氯酸滴定液滴定，电位法指示终点。

【制剂】乌苯美司胶囊(Ubenimex Capsules)

规格有10mg和30mg两种。

中国药典(2015)和JP (16)均收载了乌苯美司胶囊。

含量均匀度　取胶囊内容物(10mg规格)倾入10ml量瓶后，若用溶剂17%醋酸溶液洗涤囊壳，囊壳立即软化并溶解，因此使用甲醇洗涤囊壳，用17%醋酸溶液溶解样品。

溶出度　采用小杯法，中国药典(2005)采用75转/分的转速，经实验考察，中国药典(2010)将转速修改为50转/分，中国药典 (2015) 未作修订。

含量测定　HPLC对照品外标法。

由于乌苯美司溶解度差异影响，如在盐酸溶液(稀盐酸24ml到1000ml)中微溶，在17%醋酸溶液中略溶。含量均匀度和含量测定的供试品溶液浓度均为1mg/ml，以17%醋酸溶液作为溶解用溶剂为好。溶出度测定时溶出液中乌苯美司的浓度为0.1mg/ml (10mg规格)和0.15mg/ml(30mg规格)，能在盐酸溶液(稀盐酸24ml到1000ml)中达到漏槽条件，且盐酸溶液的挥发性较小，以盐酸溶液(稀盐酸24ml到1000ml)作为溶出介质更合适。

参考文献

[1] Koyama M, Hashimoto M, Asakawa N, et al. Simultaneous determination of bestatin and p-hydroxybestatin, a major metabolite, in human serum by gas chromatography mass spectrometry [J]. Biomedical Mass Spectrometry, 1980, 7 (9): 372-376.

[2] Umezawa H. Small colecular immunomodifiers of microbial origin [M]. Tokyo: Japan Scientific Societies Press, 1981: 217-219.

[3] Umezawa H, Aoyagl T, Suda H, et al. Bestatin, an inhibitor of aminopeptidase B, produced by actinomycetes [J]. Antibiotics, 1976, 29: 97-101.

[4] Nishizawa R, Saino T, Suzuki M, et al. A Facile Synthesis of Bestatin [J]. Antibiot, 1983, 36 (6): 695-699.

撰写　郑金琪　杨伟峰　殷国真　浙江省食品药品检验研究院
复核　陶巧凤　浙江省药品化妆品审评中心

乌洛托品

Methenamine

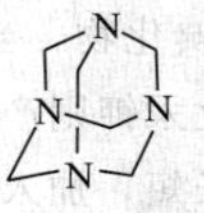

$C_6H_{12}N_4$　140.19

化学名：六亚甲基四胺

1,3,5,7-四氮杂三环[3.3.1.1^{3,7}]癸烷

hexamethylenetetramine

1,3,5,7-Tetraazatricyclo[3.3.1.1^{3,7}]decane

英文名：Methenamine(INN)

异名：优洛拖品；Urotopin[1]

CAS号：[100-97-0]

本品属于抗菌剂，用于预防慢性尿路感染和尿路感染的复发。本品在酸性尿中分解释放出甲醛而起到抗菌作用。在pH值大于6，尤其是碱性条件下，本品无抗菌作用[2]。口服后经胃肠道吸收，24小时内以原型由肾脏排出。本品对肠胃有刺激性，可引起无尿、尿结晶、血尿和肝酶升高。

本品于1860年由Butlerow合成，1894年Nicolaier用于临床治疗尿路感染。除中国药典(2015)收载外，BP(2013)、USP(36)和Ph. Eur. (7.0)均有收载。

【制法概要】一法[1]：

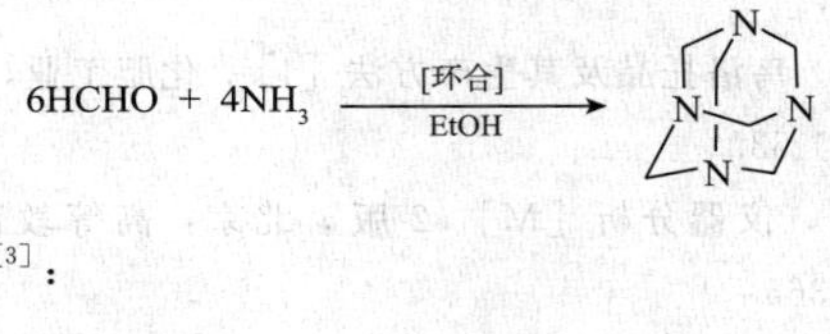

二法[3]：

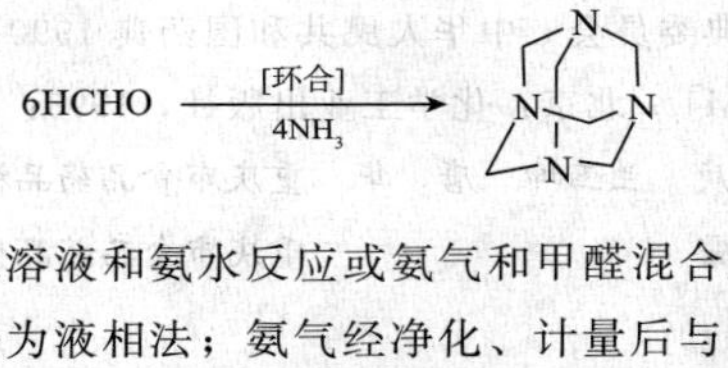

将甲醛水溶液和氨水反应或氨气和甲醛混合反应制得乌洛托品，此法为液相法；氨气经净化、计量后与甲醛气一起进入反应釜，与釜内的循环母液发生缩合反应生成乌洛托

品，此法为气相法。药厂生产多采用液相法[3]。

【鉴别】(1)本品与稀硫酸加热即分解生成甲醛和硫酸氢铵，故具甲醛特臭，遇氨制硝酸银试纸生成金属银。溶液加氢氧化钠试液碱化后产生氨臭，能使红色石蕊试纸变成蓝色。

$C_6H_{12}N_4 + 4H_2SO_4 + 6H_2O \longrightarrow 6HCHO\uparrow + 4NH_4HSO_4$

$HCHO + 2Ag(NH_3)_2OH \longrightarrow HCOONH_4 + 2Ag\downarrow + 3NH_3\uparrow + H_2O$

$NH_4HSO_4 + 2NaOH \longrightarrow NH_3\uparrow + Na_2SO_4 + 2H_2O$

(2)本品的红外光吸收图谱应与对照的图谱(光谱集 45 图)一致，本品的红外光吸收图谱显示的主要特征吸收[4]。

特征谱带(cm^{-1})	归属	
2930，2850	亚甲基	ν_{-CH_2}
1450～1460，1370	亚甲基	δ_{-CH_2}
810	亚甲基	γ_{-CH_2}
1240，1010	碳-氮键	ν_{C-N-C}

【检查】**铵盐与三聚甲醛**[5] 铵盐与碱性碘化汞钾反应生成红棕色的米龙盐基碘化物，当铵盐量少时，溶液显黄色；三聚甲醛遇碱性碘化汞钾则产生白色浑浊。经试验，供试液配制后放置时间的长短，加入碱性碘化汞钾试液的量和反应温度均对测定结果有影响。

$$2HgI_4^{2-} + 4OH^- + NH_4^+ \rightleftharpoons \left[O\begin{matrix} Hg \\ \\ Hg \end{matrix}NH_2 \right]I\downarrow + 7I^- + 3H_2O$$

干燥失重 限度为 1.5%。USP(36)与 BP(2013)限度均为 2.0%。

【含量测定】中国药典(2015)和 BP(2013)采用高氯酸电位滴定。USP(36)采用的是中和滴定法，加硫酸生成铵盐和甲醛，煮沸除去甲醛，用显色剂来判断甲醛是否除尽。中和法的缺点是为使反应进行完全，必须将甲醛除尽，否则会使测定结果偏低。

参考文献

[1] 王泽民．当代结构药物全集［M］．北京：北京科学技术出版社，1997：407-408.

[2] JENKINS RICHARD B. Medicament having coated methenamine Combined with acidifier：US 2006198886［P］．2006－09－07.

[3] 李广林．乌洛托品及其生产方法［J］．化肥工业，1997，24(4)：51-53.

[4] 朱明华．仪器分析［M］．2 版．北京：高等教育出版社，1995：366.

[5] 国家药典委员会．中华人民共和国药典 1990 年版二部药典注释［M］．北京：化学工业出版社，1993：56.

撰写 周长庚 兰玉坤 唐 华 重庆市食品药品检验检测研究院

复核 王白露 重庆市食品药品检验检测研究院

六甲蜜胺

Altretamine

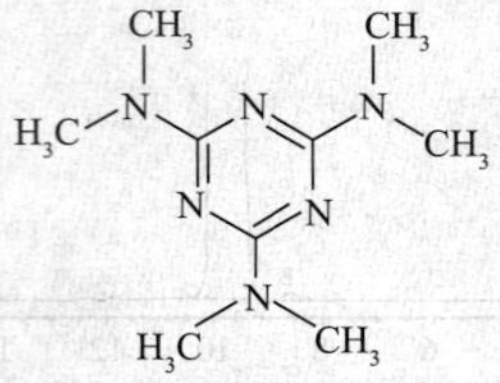

$C_9H_{18}N_6$ 210.28

化学名：2,4,6-三(二甲氨基)均三嗪

2,4,6-tris(dimethylamino)-*s*-triazine

英文名：Altretamine(INN)

异名：六甲三聚氰胺

CAS 号：［645-05-6］

本品为嘧啶类抗代谢药物，主要治疗卵巢癌，也可用于治疗支气管肺癌、乳腺癌和恶性淋巴瘤等。本品抗肿瘤作用机制仍不清楚，化学结构与烷化剂三乙烯三聚氰胺(三乙撑蜜胺，TEM)相似，与烷化剂无交叉抗药性，类似抗代谢类药物作用，抑制 DNA、RNA 和蛋白质合成。本品口服后吸收快，生物利用度个体差异大，脑脊液中浓度是血浆浓度的 6%，在肝脏微粒体混合功能氧化酶作用下迅速去甲基化形成一类 *N*-去甲基代谢物，主要经尿排出，尿中无原型药存在，代谢物更易进入脑脊液中，这可能与神经毒性有关。本品骨髓抑制较轻，胃肠道和神经系统毒性与剂量有关，其毒副作用是可逆的，停药后可恢复[1]。

本品由法国 Roger Bellon 药厂研制，1979 年上市，除中国药典(2015)收载外，USP(36)亦收载。

【制法概要】本品合成路线有数条，国内采用的概括起来有两条[2,3]：①以含二甲胺的丙酮液与三氯聚氰反应制得；②以盐酸二甲胺与三氯聚氰经缩合制得。目前国内多采用后一制法。

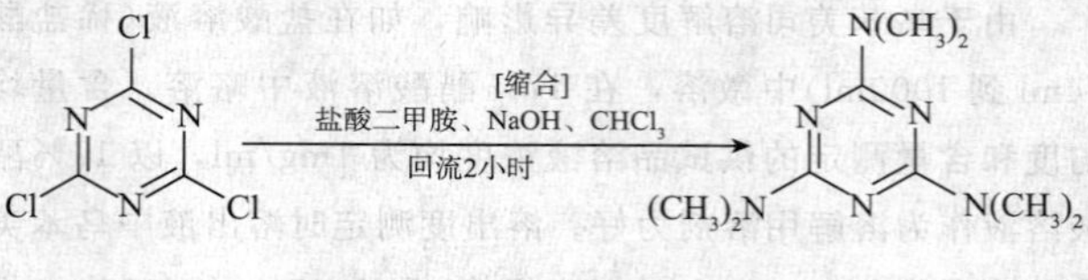

【性状】**熔点** 中国药典(2015)规定为 170～174℃；USP(36)未对熔点进行规定。《默克索引》第 13 版记载从乙醇中得到的针状结晶熔点为 172～174℃。

【鉴别】本品加无水乙醇制成 2μg/ml 的溶液测紫外吸收，在 227nm 的波长处有最大吸收，紫外吸收图谱如图 1。

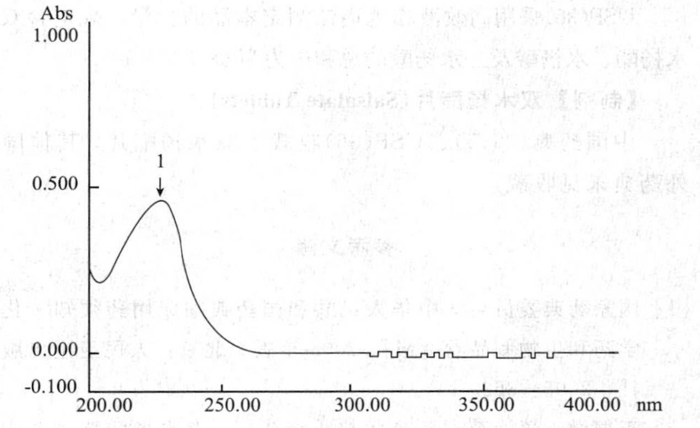

图1　六甲蜜胺紫外吸收图谱

本品或其升华物的红外光吸收图谱应与对照的图谱（光谱集692图）一致，本品的红外光吸收图谱显示的主要特征吸收如下。

特征谱带（cm^{-1}）	归属	
2770	氮甲基	$\nu_{C\text{-}H}$
1630，1535	三嗪环	$\nu_{C=N}$
1390	芳胺	$\nu_{C\text{-}N}$

【检查】含氯化合物　采用氧瓶燃烧法对本品进行有机破坏后，对合成工艺中使用并可能残存在终产品的含氯化合物进行检查。

水分　中国药典（2005）采用105℃干燥至恒重，减失重量不得过0.5%。由于本品具有升华性，在此温度下少量物质会慢慢升华，导致供试品难以恒重，故采用加热干燥法测定不甚合适。采用室温减压干燥法（以 P_2O_5 为干燥剂）和水分测定法分别测定，后者的测定结果高于前者，结果更为准确，故中国药典（2010、2015）采用水分测定法，限度仍为0.5%。USP（36）亦采用水分测定法，限度为1%。

炽灼残渣　中国药典（2015）、USP（36）限度均为不得过0.1%。

【含量测定】本品为含氮杂环化合物，具有碱性基团，采用非水酸碱滴定法测定本品含量，按无水物计算，限度为不得少于98.5%。USP（36）采用高效液相色谱法测定，按无水物计算，限度为98.0%～102.0%。

【制剂】（1）六甲蜜胺片（Altretamine Tablets）

本品为白色片，规格为50mg和100mg。国内各企业的处方中，主要辅料有淀粉、低取代羟丙纤维素、聚山梨酯80、滑石粉、羧甲淀粉钠等。

六甲蜜胺为难溶性药物，有必要对其进行溶出度检查。中国药典（2010、2015）收载的本品溶出度方法及限度与中国药典（2005）一致。

中国药典（2005）采用非水酸碱滴定法测定含量，为减少辅料等的影响，增加方法专属性，参考USP（33）原料药标准，中国药典（2010）修订为HPLC法测定含量，中国药典（2015）保持不变。六甲蜜胺在12.56～75.35μg/ml浓度范围内与其峰面积呈良好线性关系，方法回收率为100.3%（$n=9$），RSD为0.5%，精密度与重复性均较好。

（2）六甲蜜胺胶囊（Altretamine Capsules）

本品内容物为白色或类白色粉末，规格为50mg、100mg和200mg。国内各企业的处方中，主要辅料有淀粉、硬脂酸镁等。

中国药典（2010、2015）收载的本品溶出度方法及限度与中国药典（2005）一致。含量测定同片剂修订为高效液相色谱法。六甲蜜胺在12.56～75.35μg/ml浓度范围内与其峰面积呈良好线性关系，方法回收率为99.8%（$n=9$），RSD为0.7%，精密度与重复性均较好，中国药典（2010、2015）未作修订。

USP（36）收载了六甲蜜胺胶囊。

参考文献

［1］国家药典委员会．中华人民共和国药典临床用药须知·化学药和生物制品卷［M］．2005年版．北京：人民卫生出版社，2005：406.

［2］王卫，徐砚珂．抗代谢药六甲蜜胺的合成研究［J］．山东医药工业，1997，16（4）：10-11.

［3］田德海，常广林．六甲蜜胺合成工艺研究［J］．黑龙江医药科学，2000，23（1）：67.

撰写　王　昕　天津市药品检验研究院

复核　唐素芳　天津市药品检验研究院

双水杨酯

Salsalate

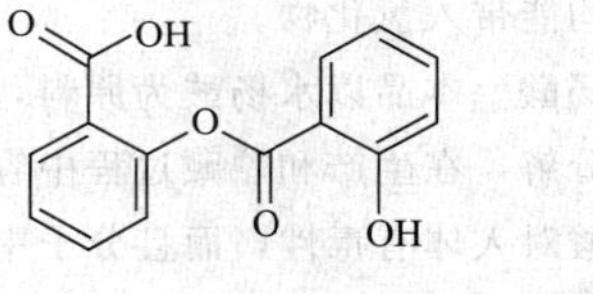

$C_{14}H_{10}O_5$　258.22

化学名：2-羟基苯甲酸-2-羧基苯酯

2-(2-hydroxybenzoyl)oxybenzoic acid

英文名：Salsalate

CAS号：［552-94-3］

本品为消炎镇痛非甾体抗炎药，属非乙酰化水杨酸，用于缓解各种疼痛，包括头痛、牙痛及神经痛等中等度疼痛。对各类急、慢性关节炎和软组织风湿亦有一定疗效[1]，抗炎、镇痛作用类似阿司匹林，但不具有抑制血小板聚集的作用。本品口服后不溶于胃液，但溶于小肠液中，并在肠道内逐渐分解出二分子水杨酸而起治疗作用。抗炎剂量时体内的生物转化达饱和程度，一般每日2次即可维持血药浓度10～30mg/dl（12小时内），最后一次给药后，治疗血浓度可维持16小时。大约13%以结合物排泄。

除中国药典（2015）收载外，USP（36）有收载。

【制法概要】[2]（1）制法一：用水杨酸在甲苯、苯或吡啶等无水惰性溶媒中，以三氯氧磷、氯化亚砜或光气等为缩合剂缩合成再经水解而成。

（2）制法二：用乙酰水杨酸与水杨酸反应得乙酰水杨酰水杨酸酯，然后在盐酸中进行水解后分离。

（3）制法三：用水杨酸先分别制成水杨酸苄醚（Ⅰ）和苄基水杨酸酯（Ⅱ），以三氟醋酸酐为缩合剂缩合成酯后再经脱苄而成。

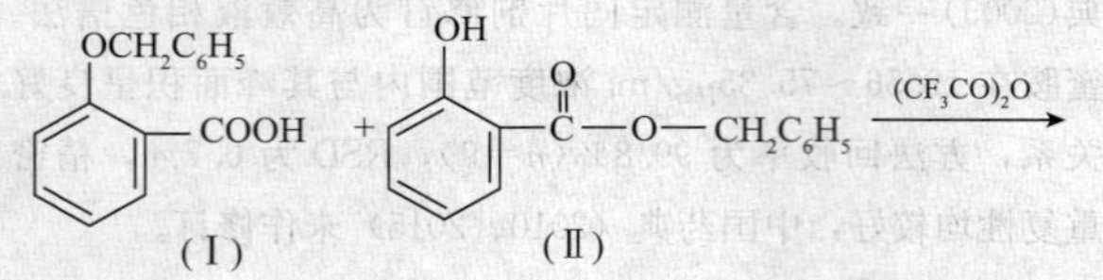

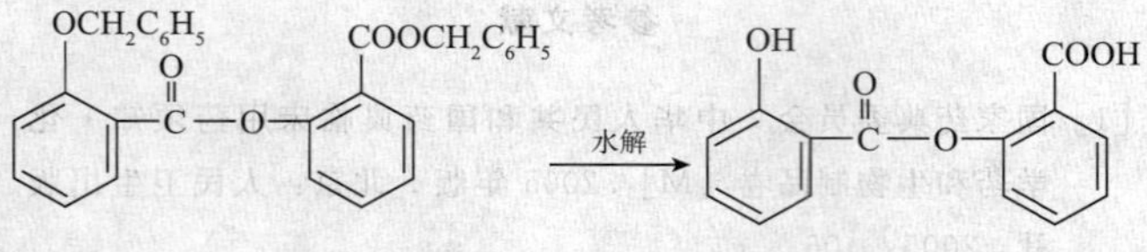

【鉴别】双水杨酯在碱性条件下加热水解生成水杨酸盐，显水杨酸盐的鉴别反应。

（1）水杨酸及其盐在中性或弱酸性条件下，与三氯化铁试液反应，生成紫堇色配位化合物。

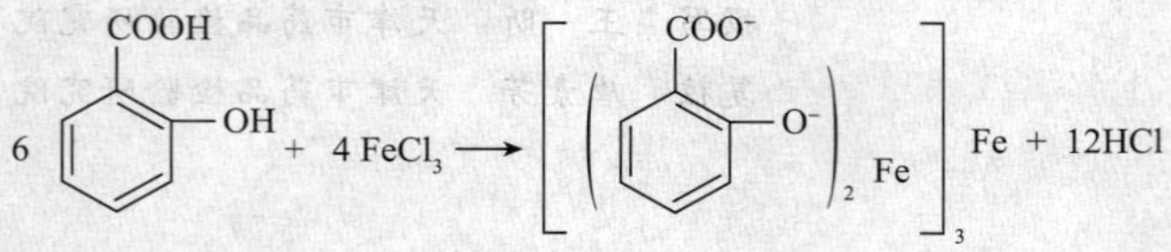

（2）在稀盐酸的酸性条件下水杨酸呈游离状态，不溶于水，析出白色水杨酸沉淀。分离沉淀后，水杨酸溶于醋酸铵试液。

【检查】氯化物　制法一以氯化物为缩合剂，制法二要使用盐酸，均能带入氯化物。

游离水杨酸　本品以水杨酸为原料，且芳酸及其酯类药物易水解和分解，在生产和贮藏过程中容易引入水解产物水杨酸，水杨酸对人体有毒性，而且分子中酚羟基在空气中被逐渐氧化成一系列醌型有色物质，如淡黄、红棕甚至深棕色，使成品变色。水杨酸有酚羟基，与高铁反应生成紫堇色，与一定量水杨酸对照液生成的色泽按照紫外-可见分光光度法在530nm的波长处进行比较，控制水杨酸限量。

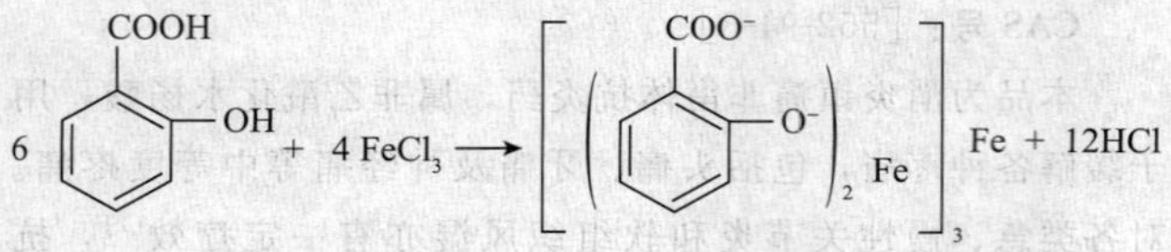

干燥失重　本品在水中几乎不溶，但芳酸及其酯类药物易水解，在生产和贮藏过程中有水分会水解生成水杨酸。

【含量测定】采用酸碱中和滴定法。双水杨酯具有游离羧基，具有酸性，溶于乙醇后以标准碱滴定液直接滴定。供试品加乙醇溶解后，加酚酞指示液，用氢氧化钠滴定液滴定，并将滴定的结果用空白试验校正，根据滴定液使用量，计算双水杨酯的含量。每1ml氢氧化钠滴定液（0.1ml/L）相当于25.82mg的$C_{14}H_{10}O_5$。

$$C_{14}H_{10}O_5 + NaOH \longrightarrow C_{14}H_9O_5Na + H_2O$$

USP(36)采用高效液相色谱法测定本品的含量，规定含双水杨酯、水杨酸及三水杨酸的总和应为为98.0%～102.0%

【制剂】双水杨酯片(Salsalate Tablets)

中国药典(2015)、USP(36)收载了双水杨酯片，其他国外药典未见收载。

参考文献

[1] 国家药典委员会．中华人民共和国药典临床用药须知·化学药和生物制品卷［M］．2005年版．北京：人民卫生出版社，2005：362.

[2] 王德激，蒋焕葆．消炎解热止痛药——双水杨酸酯的合成［J］．医药工业，1980，(04)：15-16.

撰写　晏　亮　江西省药品检验检测研究院

复核　程奇珍　江西省药品检验检测研究院

双羟萘酸噻嘧啶

Pyrantel Pamoate

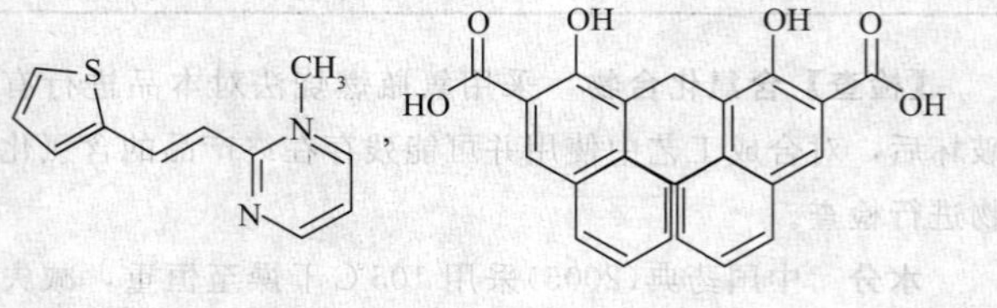

$C_{11}H_{14}N_2S \cdot C_{23}H_{16}O_6$　594.68

化学名：(*E*)-1,4,5,6-四氢-1-甲基-2-[2-(2-噻吩基)乙烯基]嘧啶-4,4′-亚甲基-双[3-羟基-2-萘甲酸盐]

(*E*)-1, 4, 5, 6-tetrahydro-1-methyl-2-[2-(2-thienyl) ethenyl] pyrimidine-4, 4′-methylene-bis [3-hydroxy-2-naphthalenecarboxylic acid (1∶1)]

英文名：Pyrantel (INN) Pamoate; Pyrantel Embonate

异名：噻嘧啶

CAS号：[22204-24-6]

本品为广谱驱肠虫药。结构中有顺、反式异构体，因顺式体药效仅为反式体的1/60，故临床上用其反式体盐。中国药典收载亦为其反式体盐。本品对寄生虫的神经肌有阻滞作用，能麻痹虫体使之止动，安全排出体外，不致引起胆道梗阻或肠梗阻。对蛔虫、蛲虫、钩虫或混合感染均有较好疗效，对鞭虫也有一定疗效。

本品口服后在胃、肠液中溶解度很小，很少被吸收，从而使药物有效地到达结肠，使用较安全。原型药物在血浆中的含量低，服药后1～3小时血药浓度即可达到高峰（0.05～0.13μg/ml），约有50%以上的药物是以原型由粪便中排出，而尿液中发现的原型药物及其代谢物仅为7%左右。本品在治疗剂量内没有毒性，不良反应轻微而短暂，主要是胃肠道症状。

本品于1965年合成，1969年始用于临床。国内于1973年投产，自中国药典（1977）开始收载外，USP（36）、BP（2013）、Ph. Eur.（7.0）和JP（16）亦有收载。

【制法概要】

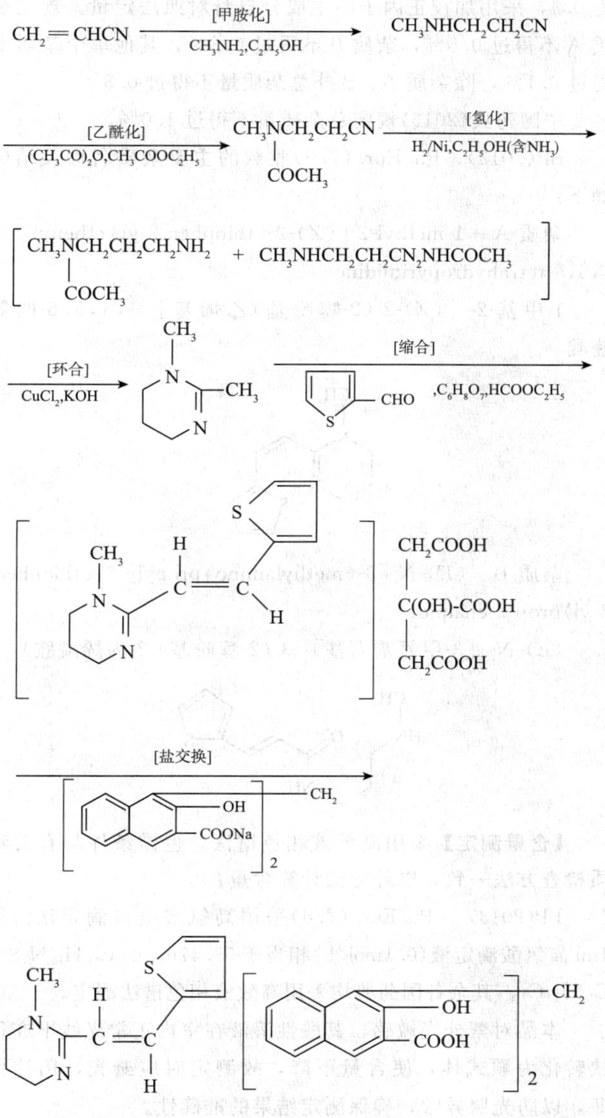

合成过程如不经枸橼酸盐交换，而直接加双羟萘酸制得的产品，含杂质较多。通过精制可除去未完全反应的噻吩醛、二甲基四氢嘧啶等杂质。

【性状】噻嘧啶具有光照异构化的性质，对紫外光敏感，反式体（Ⅰ）遇紫外光能转化为驱虫效果极弱的顺式体（Ⅱ），其紫外最大吸收波长亦由 311nm 移至 268nm；遇碱可使其环开裂而生成仲胺结构的碱性降解产物（*E*）-*N*-（3-甲氨基丙基）-2-噻吩丙烯酰（Ⅲ）。

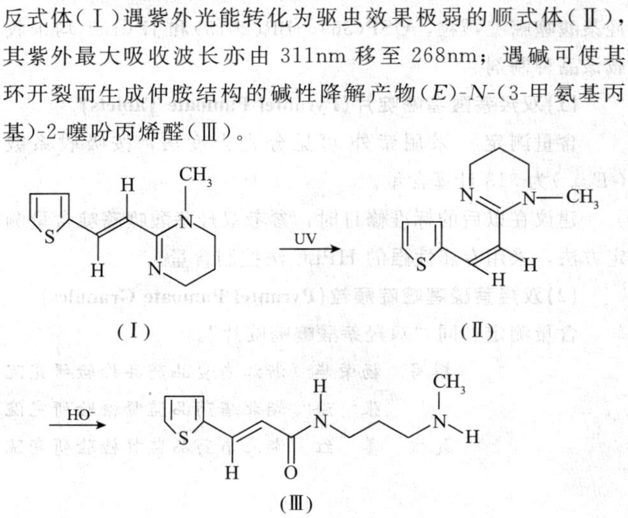

（Ⅰ）　（Ⅱ）　（Ⅲ）

碱性降解产物紫外吸收与反式噻嘧啶相似（图 1），故本品贮存时应避光，防止与碱接触。

熔点　本品（反式体）熔点为 262～266℃（熔融同时分解）；顺式体为 241.5～242.5℃（分解）。产品中若存在顺式体等杂质，其熔点将有所下降，中国药典（2000）起未收载该项检查，JP（16）规定熔点为 256～264 ℃（熔融时同时分解）。

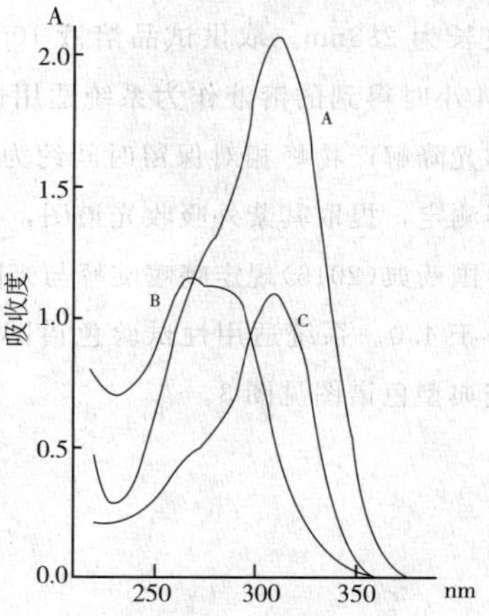

图 1　酒石酸噻嘧啶及其降解产物的紫外吸收光谱

A. 反式酒石酸噻嘧啶（20μg/ml）；

B. 光化异构体——顺式酒石酸噻嘧啶（20μg/ml）；

C. 碱性降解产物（10μg/ml）

条件：以 0.1mol/L HCl 为溶剂，2cm 吸收池

【鉴别】（1）本品在二氧六环-氨混合溶液中溶解后，加入稀盐酸使成噻嘧啶盐酸盐而溶解，同时析出黄色的双羟萘酸。本品在二氧六环-氨的混合溶液中能迅速溶解，但当二氧六环接触空气久贮，能缓缓生成过氧化物，影响本品溶解度，使之溶解缓慢或不能完全溶解，应予注意。

（2）本品加硫酸后显色，是鉴别噻吩的一般反应。

（3）根据同一物质应具有相同的色谱保留行为，取对照品进行 HPLC 法鉴别。

（4）本品的红外光吸收图谱（光谱集 51 图）显示的主要特征吸收如下。

特征谱带（cm^{-1}）	归属
3420～2400	羧酸，酚羟基　ν_{O-H}
1650	羧酸　$\nu_{C=O}$
1613	烯　$\nu_{C=C}$
1600，1510，1445	芳环　$\nu_{C=N,C=C}$
1200	酚羟基　ν_{C-O}
960	反式烯　δ_{C-H}
750，730	1,2-取代苯　γ_{4H}
710	1,2-取代苯环　$\delta_{环}$

【检查】含氯化合物　以一般方法检查，氯化物反应不明显，以氧瓶燃烧法破坏后显氯化物反应，说明氯是以有机结合状态而存在。

双羟萘酸　双羟萘酸为非活性基团，中国药典(2015)采用含量测定项下的色谱条件以外标法计算，规定限度应为63.4%～67.3%，与中国药典(2010)一致。

有关物质　中国药典(2015)采用高效液相色谱法。以硅胶为填充剂；乙腈-水-醋酸-二乙胺(92.8：3：3：1.2)为流动相；检测波长为288nm。取供试品溶液10ml，于2000lx条件下光照24小时得到的溶液作为系统适用性溶液。紧邻噻嘧啶峰后的光降解产物峰相对保留时间约为1.3，用二极管阵列检测器测定，提取其紫外吸收光谱图，与顺式体光谱行为一致。中国药典(2015)规定噻嘧啶峰与光降解产物峰的分离度应不小于4.0。系统适用性试验色谱图见图2，样品有关物质检查典型色谱图见图3。

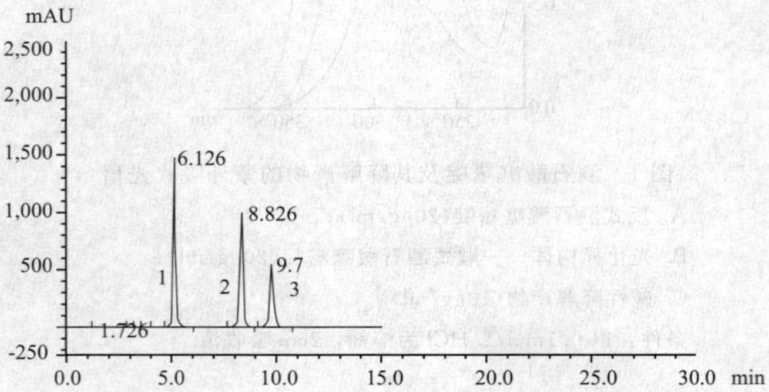

图2　双羟萘酸噻嘧啶系统适用性试验色谱图

1. 双羟萘酸；2. 噻嘧啶；3. 光降解主要杂质

色谱柱：Alltech Apollo Silica(4.6mm×250mm，5μm)

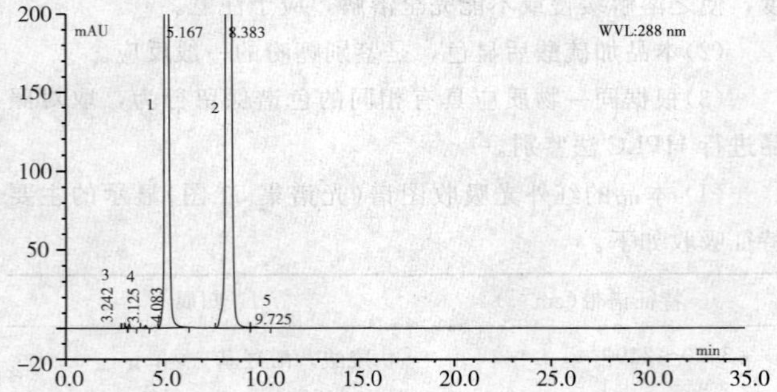

图3　样品有关物质检查色谱图

1. 双羟萘酸；2. 噻嘧啶；3，4，5. 杂质

色谱柱：Alltech Apollo Silica(4.6mm×250mm，5μm)

BP(2013)、Ph. Eur. (7.0)亦采用高效液相色谱法，以C18(4.6mm×0.25mm，5μm)为固定相，混合溶剂-乙腈(72：928)为流动相［混合溶剂：冰醋酸：水：二乙胺(5：5：2)］，流速为1.0ml/min，检测波长为288nm。以噻嘧啶和杂质A对照品之间的分离度进行系统适用性试验应大于4.0。杂质A采用杂质对照品外标法定量，杂质B校正因子为0.4，采用加校正因子的主成分自身对照法定量。规定杂质A不得过0.5%，杂质B不得过0.2%，其他单个杂质不得过0.1%，除杂质A、B外总杂质量不得过0.3%。

中国药典(2015)规定总杂质量不得过1.0%。

BP(2013)、Ph. Eur. (7.0)收载的主要杂质名称及结构如下：

杂质A　1-methyl-2-[(*Z*)-2-(thiophen-2-yl)ethenyl]-1,4,5,6-tetrahydropyrimidine

1-甲基-2-［(*Z*)-2-(2-噻吩基)乙烯基］-1,4,5,6-四氢嘧啶

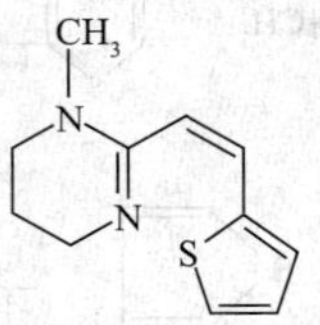

杂质B　(*E*)-*N*-[3-(methylamino)propyl]-3-(thiophen-2-yl)prop-2-enamide

(*E*)-*N*-［3-甲氨基丙基］-3-(2-噻吩基)-2-丙烯酰胺)

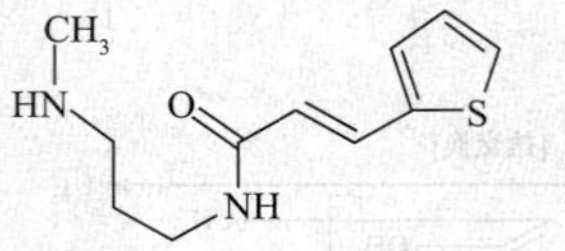

【含量测定】采用高效液相色谱法。色谱条件与有关物质检查方法一致，以外标法计算含量。

BP(2013)、Ph. Eur. (7.0)采用高氯酸电位滴定法。每1ml高氯酸滴定液(0.1mol/L)相当于59.47mg的$C_{11}H_{14}N_2S \cdot C_{23}H_{16}O_6$。其余各国药典均采用高效液相色谱法测定。

本品对紫外光敏感，其酸性溶液在室内正常光线下亦很快转化为顺式体，使含量下降，故测定时应避光，用棕色瓶，以防光照异常，确保测定结果的准确性。

【贮藏】由于噻嘧啶具有光照异构化的性质，对紫外光敏感，光照会促使生成药理活性极低的顺式体，故需避光密封保存。

【制剂】中国药典(2015)收载了双羟萘酸噻嘧啶片和双羟萘酸噻嘧啶颗粒，USP(36)、BP(2013)和JP(16)均未收载该品种制剂。

(1)双羟萘酸噻嘧啶片(Pyrantel Pamoate Tablets)

含量测定　采用紫外-可见分光光度法，按吸收系数($E^{1\%}_{1cm}$)为313计算含量。

建议在以后的标准修订时，参考双羟萘酸噻嘧啶含量测定方法，采用专属性强的HPLC法控制含量。

(2)双羟萘酸噻嘧啶颗粒(Pyrantel Pamoate Granules)

含量测定　同“双羟萘酸噻嘧啶片”。

撰写　杨荣华　浙江省食品药品检验研究院
张　浩　湖北省药品监督检验研究院
复核　姜　红　湖北省药品监督检验研究院

双氯非那胺

Diclofenamide

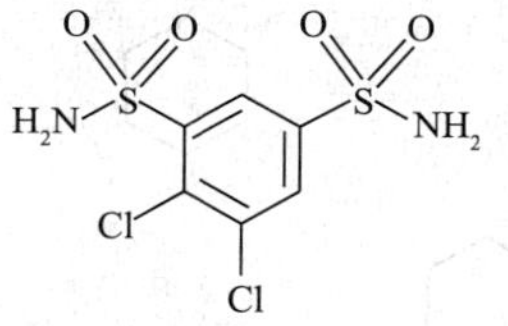

$C_6H_6Cl_2N_2O_4S_2$　305.15

化学名:4,5-二氯间苯二磺酰胺

4,5-dichloro-1,3-benzenedisulfonamide

英文名：Dichlofenamide (INN)；Dichlorphenamide

CAS 号：[120-97-8]

本品为碳酸酐酶抑制药[1]，化学结构中含有 2 个磺酰胺基团，对碳酸酐酶抑制较强，除抑制钠、钾离子再吸收外，也增加氯离子的排出。可减少 39%的房水生成量，从而使眼压下降，适用于治疗各型青光眼，对慢性肺源性心脏病引起的二氧化碳麻醉症也有一定疗效。口服吸收迅速。长期使用可引起代谢酸血症及低血压。副作用有眩晕、厌食、恶心、嗜睡、手足麻木感等。

本品由 Schultz 等于 1958 年首次合成，专利授让 Merck & Co [US 2835702]。

除中国药典(2015)收载外，JP(16)亦有收载。

【制法概要】 制法一

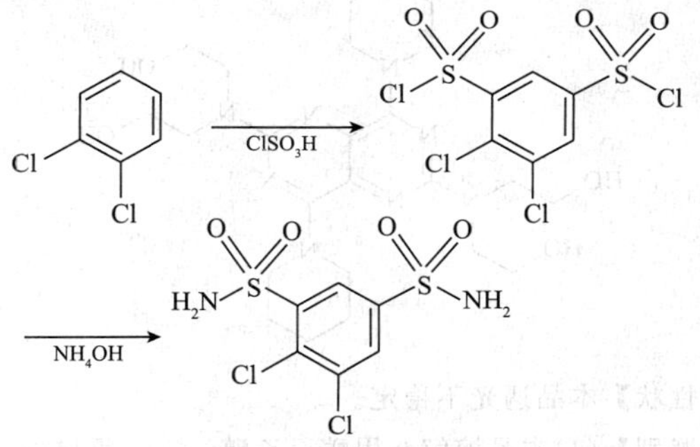

制法二 [US 2835702]

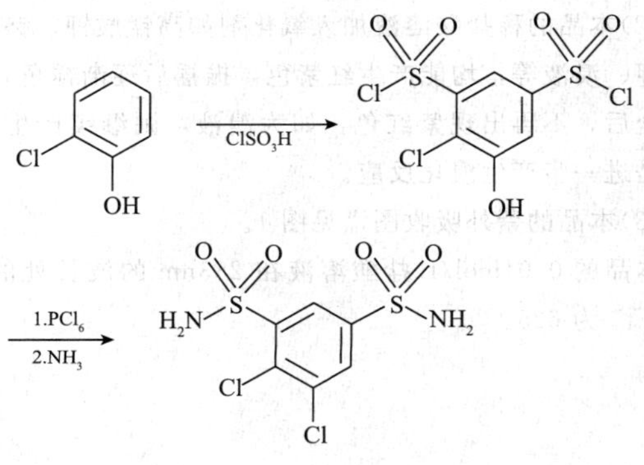

【鉴别】 (1)本品加碳酸钠或氢氧化钠熔融，磺酰胺分解产生氨气，能使红色石蕊试纸变蓝。继续加热灰化，残渣呈氯化物和硫酸盐的反应。

(2)本品用氢氧化钠液(0.1mol/L)制成 0.01%的溶液，用分光光度法测定，在 284nm、294nm 波长处有最大吸收。JP(15)采用与对照品的紫外吸收光谱相一致作鉴别。

(3)本品的红外光吸收图谱（光谱集 54 图）显示的主要特征吸收如下表[2]。

特征谱带(cm^{-1})	归属
3375，3260	磺酰胺　ν_{N-H}
3080	苯环　ν_{C-H}
1550	磺酰胺　δ_{NH_2}
1340，1165	磺酰胺　$\nu_{S=O}$

【检查】 **碱性溶液的澄清度**　检查合成工艺中可能引入的邻二氯苯或砜类化合物，在氢氧化钠试液中显浑浊。

氯化物　在合成工艺中由二氯磺酰氯氨解时产生的氯化氨，如未用水洗净，即会有氯化物存在。

有关物质　增订项目。参照 JP(16)，采用反相高效液相色谱法，采用主成分自身对照法，规定杂质总量不得过 2.0%。

干燥失重　JP(16)以 100℃真空干燥 5 小时，中国药典(2015)规定 105℃干燥至恒重。

重金属　本品难溶于稀酸但能溶解于碱性水溶液，因此按重金属第三法检查。

【含量测定】 采用氮测定法。JP(16)采用反相高效液相色谱法(色谱条件同中国药典有关物质检查)，以羟苯丁酯为内标物。

【制剂】 **双氯非那胺片(Dichlofenamide Tablets)**

JP(16)有收载。

含量测定　采用分光光度法。在 0.4%氢氧化那溶液中于 284nm 波长处测定，$E_{1cm}^{1\%}$ 为 43.4。JP(16)采用反相高效液相色谱法，按内标法测定，波长 280nm。

参考文献

[1] 国家药典委员会. 中华人民共和国药典临床用药须知·化学药和生物制品卷 [M]. 2005 年版. 北京：人民卫生出版社，2005：986.

[2] 中华人民共和国卫生部药典委员会. 中华人民共和国药典 1990 年版二部药典注释[M]. 北京：化学工业出版社，1993：60.

撰写　侯美琴　江文明　上海市食品药品检验所

复核　杨永健　上海市食品药品检验所

双嘧达莫

Dipyridamole

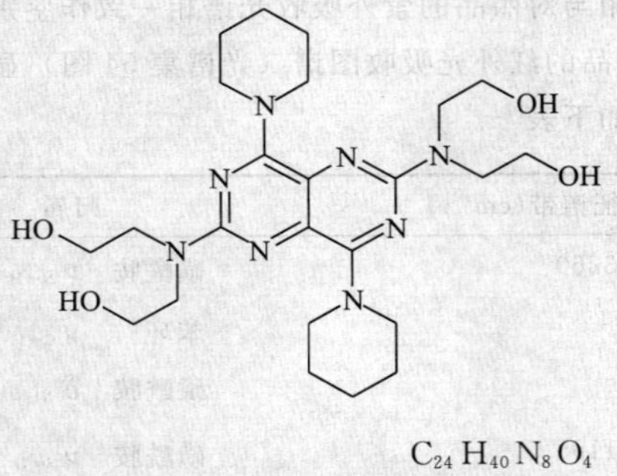

$C_{24}H_{40}N_8O_4$　504.63

化学名：2,2′,2″,2‴-[(4,8-二哌啶基嘧啶并[5,4-*d*]嘧啶-2,6-二基)双次氮基]-四乙醇

2,2,2,2-[(4,8-di-1-piperidinylpyrimido[5,4-*d*]pyrimidine-2,6-diyl)dinitrilo]tetrakisethanol

英文名：Dipyridamole (INN)

异名：双嘧啶胺醇；潘生丁；哌醇定

CAS号：[58-32-2]

本品是20世纪60年代作为冠状动脉扩张药而出现的，现主要用于抗血小板凝集，预防血栓形成，动脉硬化以及心肌梗死复发等，但不适用于急性心绞痛。

本品最早收载于DAB(7-DDR)。国内自20世纪70年代开始生产。除中国药典(2015)收载外，USP(36)、BP(2013)均有收载。

【制法概要】

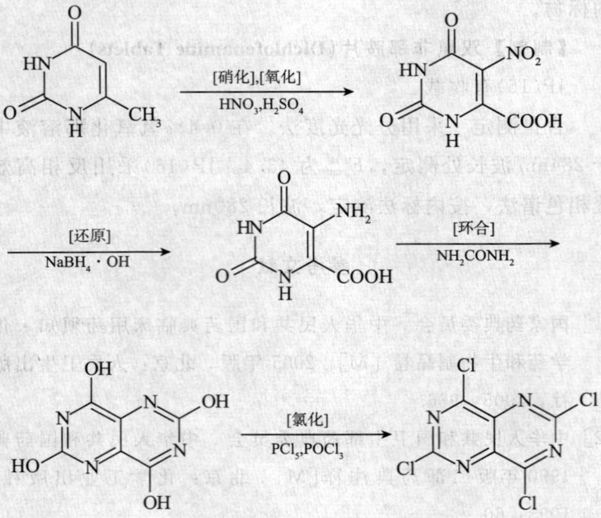

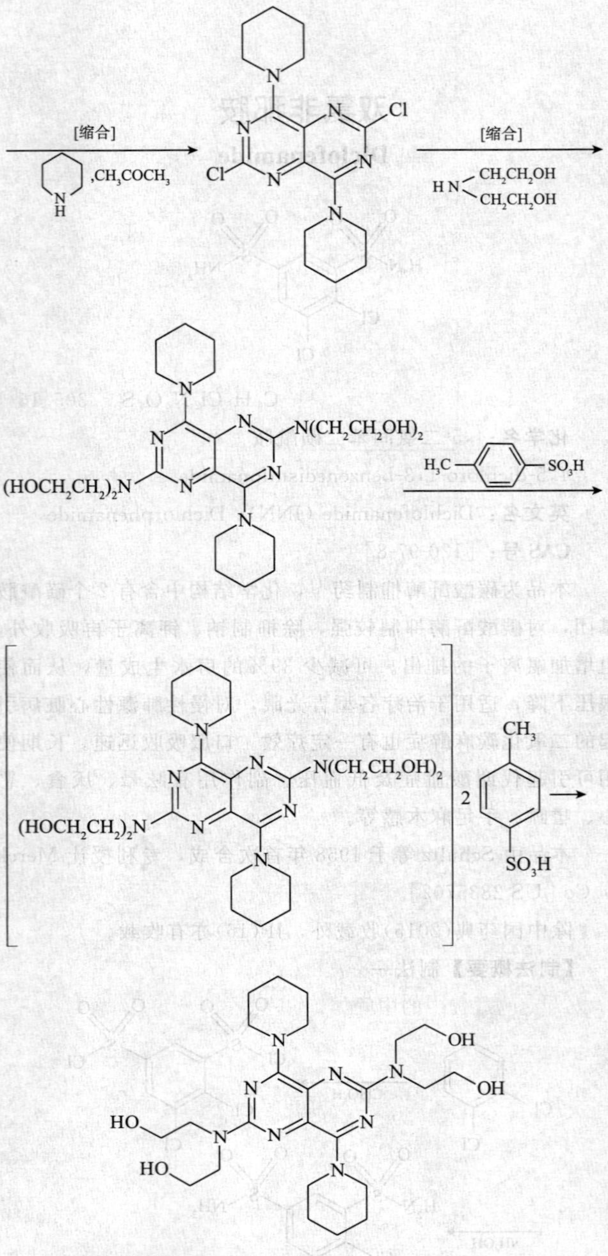

【性状】本品遇光不稳定。

【鉴别】(1)本品溶解在甲醇、乙醇、三氯甲烷中，溶液显强烈荧光，加酸后荧光消失，为本品的特殊反应。

(2)本品的稀盐酸溶液加入氧化剂如高锰酸钾、铬酸钾、溴酸钾、溴液等，均能产生红紫色，振摇后逐渐褪色，当氧化完全后，不再出现紫红色，如为溴液，则继续产生黄色，可能是进一步产生溴化反应。

(3)本品的紫外吸收图谱见图1。

本品的0.01mol/L盐酸溶液在283nm的波长处的吸收系数 $E_{1cm}^{1\%}$ 为625。

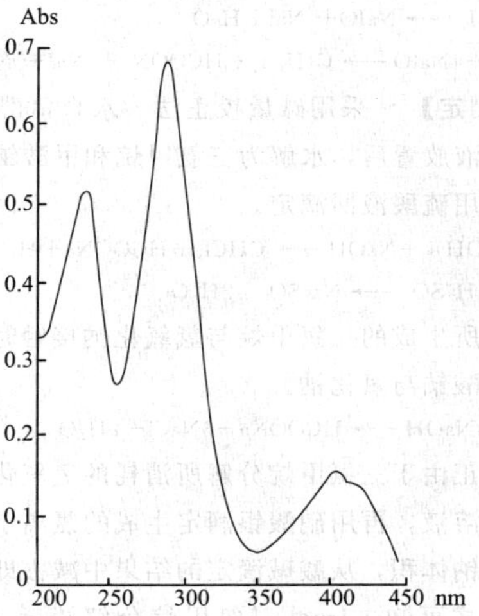

图 1　双嘧达莫的紫外吸收图谱

(4)本品的红外光吸收图谱(光谱集 557 图)显示的主要特征吸收如下[1]。

特征谱带(cm^{-1})	归属	
约 3380	羟基	ν_{O-H}
1535	嘧啶环	$\nu_{C=N,C=C}$
1216	芳胺	ν_{C-N}
1015	伯醇羟基	ν_{C-O}

【检查】含氯化物合物　含氯化合物大多数为含氯中间体，在制备过程中由于缩合反应不完全而带入成品中，因此应进行控制。

有关物质　采用高效液相色谱法，经测定，有关物质大多数为反应过程中的中间体，如下。

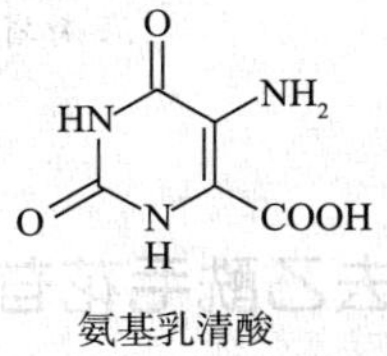

氨基乳清酸

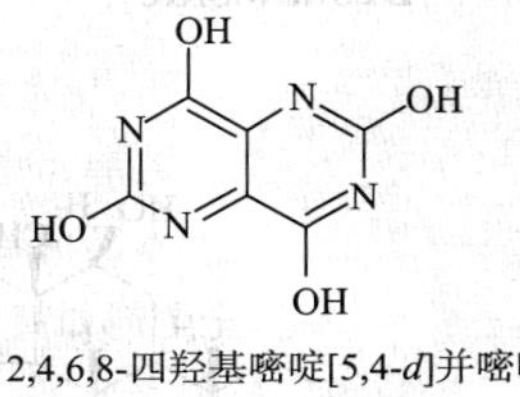

2,4,6,8-四羟基嘧啶[5,4-*d*]并嘧啶

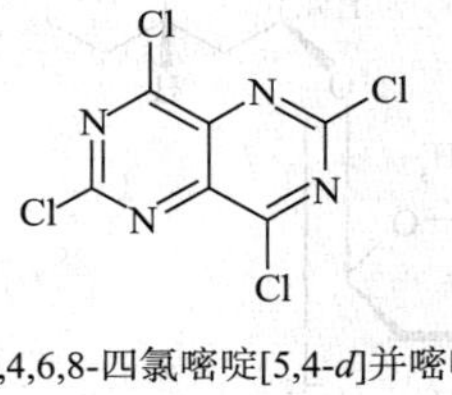

2,4,6,8-四氯嘧啶[5,4-*d*]并嘧啶

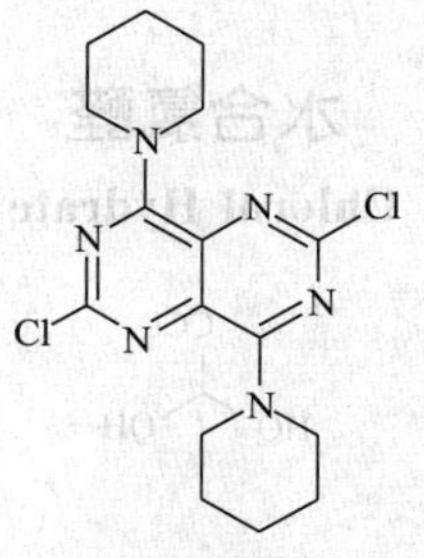

2,6-二氯-4,8-二哌啶基嘧啶[5,4-*d*]-并嘧啶

残留溶剂　综合国内主要生产企业的生产工艺，双嘧达莫原料在生产中使用了甲醇、乙酸乙酯、丙酮三种有机溶剂。甲醇为第二类溶液，其他两种溶剂均属第三类溶剂。采用 DB-624 毛细管柱，选择二甲基甲酰胺溶解样品，顶空进样。

【含量测定】本品在酸性溶液中为黄色，当溴酸钾液滴入时即产生红紫色，振摇，红紫色即退去，溶液仍为黄色；至近终点时，一滴溴酸钾溶液所产生的红紫色很淡，摇匀后能逐渐消退；当最后一滴不再产生红紫色，则表示终点已到。其计算因子为分子量的 1/2。

【制剂】(1)双嘧达莫片(Dipyridamole Tablets)

USP(36)和 BP(2013)有收载。

含量均匀度、溶出度　均采用紫外-可见分光光度法，于 283nm 的波长处测定。含量测定采用 HPLC 法，方法回收率为 99.9%。以上采用的方法均与 USP(36)一致。

(2)双嘧达莫注射液(Dipyridamole Injection)

USP (36) 有收载。

细菌内毒素　本品临床每小时用药最大剂量是静脉注射每千克体重 0.57mg(中国国家处方集)，内毒素计算限值约为 8.8EU/mg；国外标准中 USP (36) 为 8.8EU/mg。中国药典(2015)规定本品细菌内毒素限值为 8.8EU/mg，与内毒素计算值比较，安全系数为 1，并与 USP (36) 标准相当。

本品对内毒素检查方法有干扰，最大不干扰参考浓度约为 0.025mg/ml，可采用调节 pH 和用适当灵敏度鲎试剂经稀释至 MVD 后进行内毒素检查。

(3)双嘧达莫缓释胶囊(Dipyridamole Sustained-release Capsules)

本品仅中国药典 (2015) 与 BP(2013)收载。

参考文献

[1] 四川医学院．药物化学 [M]. 北京：人民卫生出版社，1979：172.

[2] 姚新生．有机化合物波谱分析 [M]．北京：中国医药科技出版社，2004.

撰写　张　旋　广东省药品检验所
张顺妹　上海市食品药品检验所
复核　罗卓雅　广东省药品检验所

水合氯醛

Chloral Hydrate

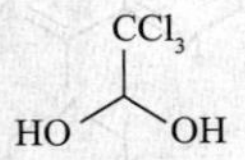

$C_2H_3Cl_3O_2$　165.40

化学名称：2,2,2-三氯-1,1-乙二醇

2,2,2-trichloroethane-1,1-diol

英文名称：Chloral Hydrate

CAS 号：[302-17-0]

本品为催眠、镇静、抗惊厥药。其中枢性镇静作用被认为是由于它的代谢产物三氯乙醇所致，但其作用机制尚未清楚，可能与巴比妥类相似。口服或直肠给药均能迅速吸收，吸收后大部分在肝脏和其他组织内很快被乙醇脱氢酶作用成为具有活性的三氯乙醇。二氯乙醇的蛋白结合率为 35%～40%。血浆 $t_{1/2}$ 约为 7～10 小时。口服水合氯醛 30 分钟内即能入睡，作用持续时间为 4～8 小时。三氯乙醇进一步与葡糖醛酸结合而失活，并经肾脏排出，无滞后作用和蓄积性。不良反应偶有发生过敏性皮疹或荨麻疹，精神错乱、幻觉、异常兴奋[1]。

本品对皮肤黏膜有刺激性，并有特臭，常配成糖浆剂并加入适当矫味剂供口服或灌肠。

本品由 Liebig 于 1832 年首先合成。由 Liebreich 于 1869 年作为催眠药用于临床。除中国药典(2015)收载外，USP(36)、BP(2013)和 JP(16)均有收载。

【制法概要】[2] 本品由乙醇与氯作用生成氯醛，再与水化合制得。

$CH_3CH_2OH + 4Cl_2 \longrightarrow CCl_3CHO + 5HCl$

$CCl_3CHO + H_2O \longrightarrow CCl_3CH(OH)_2$

【性状】本品属二元醇类，且两个羟基连在同一碳原子，通常此类化合物性质都不稳定。但水合氯醛具有一定的稳定性，因其结构上有负电性较大的氯原子通过诱导效应降低了碳氢键的极性，故较少发生脱水反应；另一方面氢键的存在也可能是其稳定性较好的另一个原因。但本品长期放置也可缓慢分解成盐酸、三氯乙酸及二氯乙醛。

$2CCl_3CH(OH)_2 \longrightarrow CHCl_2CHO + CCl_3COOH + HCl + H_2O$

【鉴别】本品水溶液与氢氧化钠作用，生成三氯甲烷，使溶液浑浊，加热后分为澄明的水和三氯甲烷两层。

$CCl_3CH(OH)_2 + NaOH \longrightarrow CHCl_3 + HCOONa + H_2O$

【检查】酸度　本品为多氯代醇类，有一定的酸性。10% (*W*/*V*)溶液测得的 pH 值在 4.3 以上。另外，水合氯醛在空气中易潮解，放置时徐徐分解生成盐酸，产生盐酸的多少与分解程度有关。

醇合三氯乙醛　为制备的中间产物，可用碘仿反应来检查。本品加水和氢氧化钠试液生成三氯甲烷、甲酸钠和乙醇，滤去三氯甲烷，滤液中加入碘试液。如有黄色的碘仿结晶性沉淀析出，表示含有醇合三氯乙醛。

$CCl_3CH(OH)OC_2H_5 + NaOH \longrightarrow CHCl_3 + HCOONa + C_2H_5OH$

$2NaOH + I_2 \longrightarrow NaIO + NaI + H_2O$

$C_2H_5OH + 4NaIO \longrightarrow CHI_3\downarrow + HCOONa + NaI + NaOH + H_2O$

【含量测定】[2] 采用碱量校正法。水合氯醛加入过量的氢氧化钠溶液放置后，水解为三氯甲烷和甲酸钠。剩余的氢氧化钠溶液用硫酸液回滴定。

$CCl_3CH(OH)_2 + NaOH \longrightarrow CHCl_3 + HCOONa + H_2O$

$2NaOH + H_2SO_4 \longrightarrow Na_2SO_4 + 2H_2O$

但反应所生成的三氯甲烷与氢氧化钠接触时，亦能进一步分解成甲酸钠与氯化钠。

$CHCl_3 + 4NaOH \longrightarrow HCOONa + 3NaCl + 2H_2O$

为了校正由于三氯甲烷分解所消耗的氢氧化钠液，将酸碱滴定后的溶液，再用硝酸银滴定生成的氯离子，折算成相当的氢氧化钠体积，从酸碱滴定的结果中减去即可。

由反应式可知，1mol 三氯甲烷分解消耗 4mol 氢氧化钠，生成 3mol 氯化钠；1mol 氯化钠消耗 1mol 硝酸银。每 1mol 硝酸银(0.1mol/L)与 $1\times\frac{4}{3}\times\frac{1}{10}=\frac{2}{15}$ml 的氢氧化钠液(1mol/L)相当。

USP(36)、BP(2013)采用以过量的氢氧化钠(1mol/L)水解 2 分钟后，立即用硫酸溶液(1mol/L)回滴，直接以此消耗的碱来计算其含量的方法。两种方法测定的结果，精密度均较理想，两种方法测定的平均差值均不大于 0.11%。

参考文献

[1] 中华人民共和国卫生部药典委员会．中华人民共和国药典 1990 年版二部药典注释［M］．北京：化学工业出版社，1993：64.

撰写　徐蕙卿　　　　　山东省食品药品检验研究院
　　　傅　俊　陈赞民　海南省药品检验所
复核　鲁秋红　　　　　海南省药品检验所

去乙酰毛花苷

Deslanoside

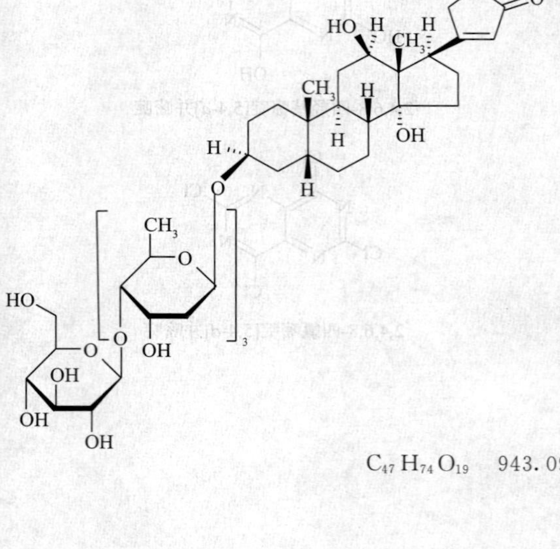

$C_{47}H_{74}O_{19}$　943.09

化学名：3-[[*O*-*β*-D-葡吡喃糖基-(1→4)-*O*-2,6-二脱氧-*β*-D-核-己吡喃糖基-(1→4)-*O*-2,6-二脱氧-*β*-D-核-己吡喃糖基-(1→4)-*O*-2,6-二脱氧-*β*-D-核-己吡喃糖基]氧代]-12,14-二羟基-心甾-20(22)-烯内酯

3-[[*O*-*β*-D-glucopyranosyl-(1→4)-*O*-2,6-dideoxy-*β*-D-ribo-hexopyranosyl-(1→4)-*O*-2,6-dideoxy-*β*-D-ribo-hexopyranosyl-(1→4)-*O*-2,6-dideoxy-*β*-D-ribo-hexopyranosyl]oxy]-12,14-dihydroxy-3*β*,5*β*,12*β*-card-20(22)-enolide.

英文名：Deslanoside(INN)

异名：去乙酰毛花苷丙；Deslanosidum

CAS号：[17598-65-1]

本品为强心药，系由玄参科(Scrophulariaceae)植物毛花洋地黄(Digitalis Lanata Ehrh)叶中提取的毛花洋地黄苷C(lanatoside C)经去乙酰基而成；其分子结构与地高辛的区别，仅是糖质部分为*β*-葡糖基三洋地黄毒糖，而地高辛为3*β*-三洋地黄毒糖，故两者化学性质极相似。可加强心肌收缩力，减慢心率，抑制心脏传导。主要用于充血性心力衰竭。其作用较洋地黄、地高辛快，但比毒毛花苷K稍慢，排泄较快，蓄积性小。用药不当易引起中毒，该品是通过体内释放地高辛起作用，故中毒与否是通过测地高辛的量来判断。

国内于1968年开始生产。除中国药典(2015)收载外，USP(36)、BP(2013)、JP(16)均有收载。

【制法概要】[1,2]本品可以从毛花洋地黄叶中提取，系一种原生苷。也可由毛花洋地黄苷C在碱性条件下水解，除去乙酰基制得。工业上采用乙醇法提取，经三氯甲烷及强碱溶液处理去除杂质，再进一步分离，得纯品。

取毛花洋地黄叶粗粉，加乙醇渗漉，渗滤液用三氯甲烷提取，回收三氯甲烷，残留物加甲醇水溶液提取得混合总苷，再用甲醇-三氯甲烷-水混合液反复提取，用甲醇重结晶制得毛花洋地黄苷C。

将毛花洋地黄苷C去乙酰基，采用氢氧化钙或碳酸钾，按苷C-甲醇-氢氧化钙-水(1g：33ml：70mg：33ml)的配比，先将苷C溶于甲醇中，氢氧化钙溶于水中，分别滤清，再混合均匀，静置过夜。使水溶液呈弱碱性。水解完毕，用1%的盐酸调至中性。滤过，滤液减压浓缩至约20%的体积，放置过夜，滤过得到粗结晶，用甲醇重结晶即得纯品(mp.265～268℃)。

【性状】本品有引湿性，应密封保存。

【鉴别】(1)强心苷分子中含有*α*-去氧糖，因此，在三氯化铁的冰醋酸溶液中呈现靛蓝色，称Keller-Kiliani反应。

(2)呈Kedde反应，在甾体强心苷元的C_{17}上含有五元环不饱和内酯，在碱性乙醇溶液中与二硝基苯甲酸作用显红紫色。

(3)薄层色谱法，中国药典(2005)采用硅藻土G作为吸附剂的分配色谱检查。分离强心苷类分配色谱效果较好，所得色点清晰、集中，薄层上能承载的样品量也较大，因此样品量稍大时，也不会拖尾。在薄层上难于分离的一些极性较大的多糖苷，用分配薄层也能很好地分离。但分配薄层在色谱前需预先往薄层上加固定相，展开后，在显色或测定以前又往往将它除去，因为有些固定相能与显色剂或定量试剂产生干扰，操作上比吸附薄层麻烦一些。中国药典(2010)采用硅胶G为吸附剂的吸附色谱法检查，以二氯甲烷-甲醇-水(84：15：1)为展开剂，其中少量水可以减少强心苷的拖尾现象，该系统下主成分的R_f值适中，分离效果也较中国药典(2005)有关物质项下方法得到改善。中国药典(2015)未作修订。

(4)HPLC-UV法，通过比较供试品与对照品的色谱保留时间进行鉴别，由于TLC法与HPLC法鉴别的原理相同，即同一物质应具有相同的色谱保留行为，因此，本标准中规定鉴别实验中可根据实际情况选择一项。

【检查】有关物质　本品属于甲型强心苷，该类强心苷元在C_{17}位上连接的是一个*α*，*β*-不饱和五元内酯，临床常用去乙酰毛花苷、洋地黄毒苷和地高辛三个品种。它们在结构上相近，地高辛与去乙酰毛花苷仅相差与3个洋地黄毒糖相连的一个葡萄糖分子，而洋地黄毒苷与地高辛在R1和R2的结构上略有不同。几种甲型强心苷的结构见图1。

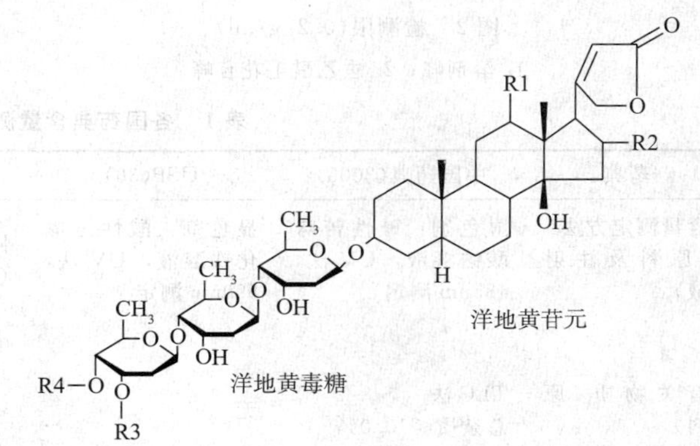

名称	R1	R2	R3	R4
洋地黄毒苷(digitoxin)	H	H	H	H
羟基毛地黄毒苷(gitoxin)	H	OH	H	H
吉他洛辛(gitaloxin)	H	OCHO	H	H
异羟基毛地黄毒苷(digoxin，地高辛)	OH	H	H	H
去乙酰毛花苷(deslanoside)	OH	H	H	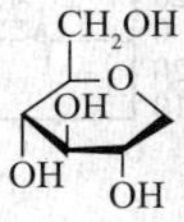
毛花洋地黄苷C(lanatoside C)	OH	H	$COCH_3$	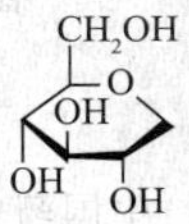

图1　六种甲型强心苷的结构

中国药典(2010)采用HPLC-UV法测定有关物质[3,4]，色谱条件为梯度洗脱，较中国药典(2005)的薄层色谱检查法灵敏度高。采用UV检测器和ELSD检测器同时对同一份溶液进行检测，比较发现在UV检测条件下的杂质峰的个数和量均比ELSD检测条件下的多(ELSD检测主要考虑无紫外吸收的杂质的检出)。采用DAD全波长检测本品，对杂质进行光谱提取分析，结果为它们的光谱行为与去乙酰毛花苷类似，均在220nm有最大吸收，若采用低波长(200nm或195nm)检查时，有关物质的色谱峰峰个数和量明显减少，195nm下检测，注射液的辅料有较大的末端吸收峰，原料在约3分钟处有杂质峰，但在ELSD检测条件下，该杂质的响应很小，几

乎检测不到［小于千分之二的自身对照溶液主峰面积(检出限)］，说明该杂质量很小，低波长条件下无法得到该杂质准确的量，为控制大多数杂质，仍采用220nm波长检测本品，在HPLC该流动相梯度洗脱系统下，去乙酰毛花苷与其他同类杂质均能良好分离，检测限见图2。各国药典有关物质限度见表1。

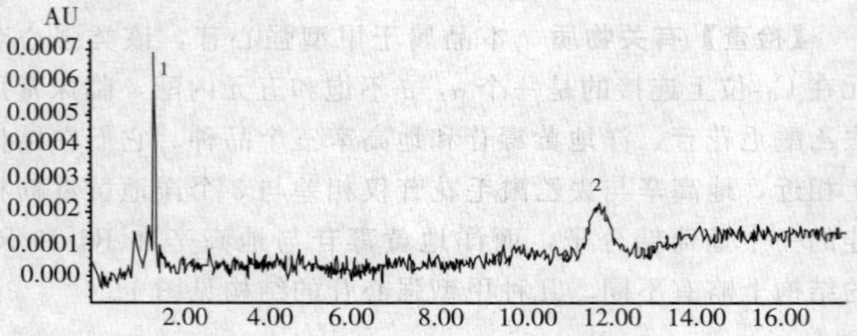

图2　检测限(0.2μg/ml)

1. 溶剂峰；2. 去乙酰毛花苷峰

对去乙酰毛花苷中的有关物质进行了系统研究，按中国药典(2010)的色谱条件，采用HPLC-MS^{n}的方法，供试品溶液中洗脱出的7个杂质峰，即杂质A、B、C、D、E、F、G(图3)进行结构推定，并用制备的方法得到了杂质A、C、E，通过NMR、MS、IR、UV波谱技术对三者的结构进行了确证，结果显示，杂质A、C、E均为降解杂质，杂质B、D、F、G为原料引入的杂质。

中国药典(2015)未作修订。

【含量测定】中国药典(2005)标准及各国药典含量测定均采用试剂显色后紫外-可见分光光度法测定吸收值，只是显色剂略有差异(表1)。由于显色剂对主药及相关杂质(同类别的强心苷类)均能显色，专属性较差，且要严格控制试验时间，因而显色法结果影响因素较多，准确性低。

表1　各国药典含量测定方法和有关物质限度比较

药典	中国药典(2005)	USP(36)	BP(2013)	Ph. Eur.(7.0)	JP(16)	中国药典(2015)
含量测定方法(原料及注射液)	显色剂：碱性苦味酸钠溶液，UV法，485nm测定	显色剂：酸性三氯化铁溶液，UV法，590nm测定	同中国药典(2005)	同中国药典(2005)	同中国药典(2005)	HPLC法
有关物质(原料)	TLC法 总杂质≤10.0%	无	TLC法 最大杂质≤2.5% 大于1.0%的杂质≤2个	TLC法 最大杂质≤2.5% 大于1.0%的杂质≤2个	TLC法 总杂质≤10.0%	HPLC法 最大杂质≤2.5% 总杂质≤5.0%
有关物质(注射液)	无	无	未收载注射液	未收载注射液	无	HPLC法 最大杂质≤3.5% 总杂质≤8.0%

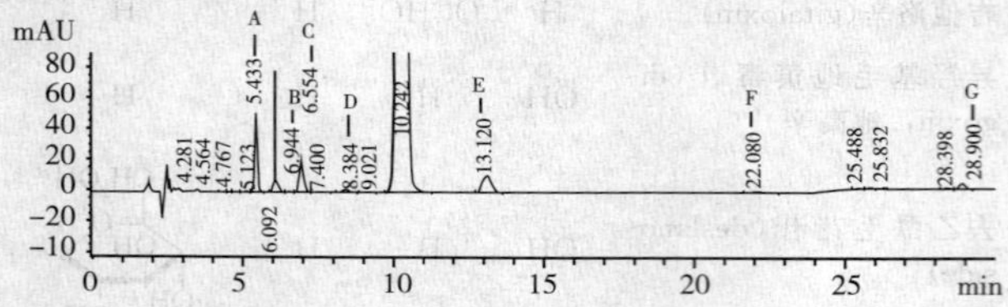

图3　去乙酰毛花苷注射液供试品溶液中主要杂质典型色谱图

中国药典(2010)采用HPLC法，注意事项见有关物质，采用等度洗脱，外标法测定主成分的含量，经面积归一化可见，对照品纯度达99.5%以上。该法能准确测定主药成分。中国药典(2015)未作修订。

【制剂】去乙酰毛花苷注射液(Deslanoside Injection)

本品的注射液为去乙酰毛花苷加10%乙醇制成的灭菌溶液。规格为2ml∶0.4mg。目前中国药典(2015)、USP(36)、JP(16)收载了去乙酰毛花苷注射液的质量标准。

有关物质　本品注射液的浓度低(0.2mg/ml)，TLC法检查有关物质难以达到检测限，各国药典均没有制定该制剂的有关物质检查项，中国药典(2010)增订的HPLC法，可以提高检查的灵敏度，注意事项同原料项下，实验中发现注射液的有关物质的量明显高于原料，随着放置时间的增长，有关物质总量明显增加，其中杂质A、C、E(为降解产物)的量与制剂工艺中高温灭菌过程及放置时间呈现明显的正相关性。见图4。中国药典(2015)未作修订。

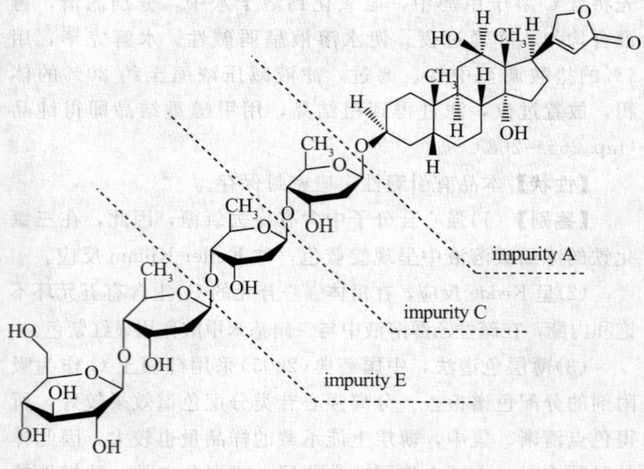

图4　去乙酰毛花苷杂质降解途径示意图

细菌内毒素　本品临床每小时用药最大剂量是静脉注射每千克体重0.025mg(中国药典临床用药须知)，内毒素计算限值约为200EU/mg。中国药典(2015)规定本品细菌内毒素限值为 200EU/mg，与内毒素计算值比较，安全系数为 1。

异常毒性、溶血与凝聚　本品所用原料系植物来源提取物，由于其治疗剂量与副作用剂量比较近，如污染未知毒性杂质和致溶血与凝聚成分会增加不良反应。中国药典(2015)规定异常毒性限值为 0.25mg/kg，并以原液进行溶血与凝聚检查。

无菌　选用金黄色葡萄球菌、大肠埃希菌、枯草芽孢杆菌对该品种进行无菌检查方法学验证。取本品规定量(规格：2ml：0.4mg)，采用薄膜过滤法，每张滤膜上的载药量为 10 支，冲洗液选用 pH7.0 无菌氯化钠-蛋白胨缓冲液。每膜不冲洗时，金黄色葡萄球菌、枯草芽孢杆菌与对照管比较生长微弱；当冲洗液用量为 50、100、150ml/膜时，各试验菌均能生长良好。

参考文献

[1] 中华人民共和国卫生部药典委员会．中华人民共和国药典 1990 年版二部药典注释［M］．北京：化学工业出版社，1990.

[2] 王强．中药分析［M］．北京：中国医药科技出版社，2005：177.

[3] 臧友维，马冰如．强心苷的高效液相色谱方法［J］．白求恩医科大学学报，1988，14(6)：578.

[4] 朱霁虹，李维庸．十三种洋地黄属强心苷成分的反相高效液相分离［J］．药学学报，1987，22(7)：520.

撰写　侯玉荣　江苏省食品药品监督检验研究院
於园兰　浙江省食品药品检验研究院
复核　张　玫　江苏省食品药品监督检验研究院

甘　油

Glycerol

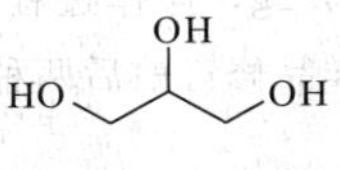

$C_3H_8O_3$　92.09

化学名：1,2,3-丙三醇

1,2,3-propanetriol

英文名：Glycerol (INN) Glycerin

CAS 号：［56-81-5］

甘油是一种三元醇，在自然界中主要以甘油酯的形式广泛存在于动植物体内，由瑞典化学家 K. W. Scheele 于 1779 年发现，于 1811 年由法国 Chevreul 命名为甘油。目前甘油被大量用于工业生产，医药、化妆品和食品等制造业。本品在临床上外用能使局部组织软化，可防止冬季皮肤干燥皲裂；本品溶液注射给药可提高血浆渗透压而产生脱水作用，降低颅内压与眼压，特别适用于心肾功能不全的高颅压患者；本品还可润滑并刺激肠壁，软化大便，便秘时可用本品栓剂或 50% 溶液灌肠。本品口服有轻微副作用，如头痛、咽部不适、口渴、恶心、呕吐、腹泻及血压轻微下降等，高浓度(30% 以上)静脉滴注可引起溶血和血红蛋白尿，直肠给药有引起直肠黏膜坏死的危险[1]。

除中国药典(2015)收载外，BP(2013)、Ph. Eur.(7.0) USP(36)及 JP(16)亦有收载。

【制法概要】甘油的生产以天然法和合成法为主，也有发酵法。天然法是以天然油脂为原料皂化或水解，一般来自肥皂生产和油脂裂解的副产品。合成法有以丙烯为原料的丙烯氯化法、丙烯氧化法、丙烯过醋酸法等。目前国外以合成法为主，国内以油脂水解法制备的天然甘油与合成甘油几乎各占 50%[2,3]。

天然甘油油脂水解法工艺路线为：油脂→皂化水解→盐酸调 pH 至 4 并滤除脂肪酸→中和后加 $FeCl_3$ 至 pH 值为 3.8 并滤除凝聚的杂质→氢氧化钠调 pH 值为 8～9 沉淀过量铁离子→浓缩滤液滤除析出的氯化钠→粗品甘油→减压蒸馏→脱色→离子交换精制→成品甘油

合成甘油丙烯氯化法的工艺路线如下。

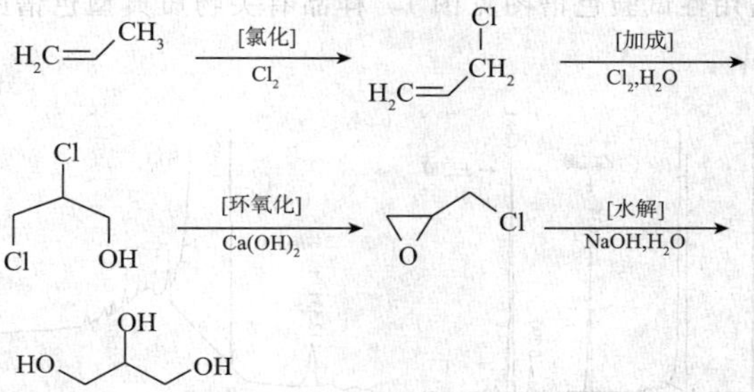

【性状】本品吸湿性强；遇冷能析出结晶块，稍加温，复溶；遇明火、高热可燃；熔点为 18.17℃，沸点 290℃(分解)。

相对密度　甘油浓度主要由相对密度来确定。其相对密度与浓度的关系如下。

纯度	100	99	98	97	96
相对密度 d_{25}^{25}	1.2621	1.2595	1.2569	1.2543	1.2517

【鉴别】本品采用红外鉴别，其红外光吸收图谱(光谱集 77 图)显示的主要特征吸收如下。

特征谱带(cm^{-1})	归属
3500～3300	羟基　ν_{O-H}
1110	仲醇羟基　ν_{C-O}
1040	伯醇羟基　ν_{C-O}
770～450	缔合羟基　δ_{OH}

【检查】本品可能的有关物质包括杂质 A 至杂质 E。其中杂质 A 为生产纯化甘油的脱水产物；杂质 B、C 分别为油脂水解工艺的原料和中间产物；杂质 D、E 分别为发酵工艺的原料和副产物。

各有关物质如下。

1. 杂质 A　丙烯醛

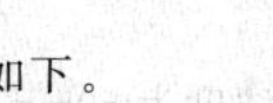

C_3H_4O　56.06

2. 杂质B　脂肪酸

3. 杂质C　酯类物质

4. 杂质D　葡萄糖

5. 杂质E　铵盐

6. 杂质F　二甘醇

7. 杂质G　乙二醇

8. 杂质H　丙二醇

中国药典规定检查脂肪酸与酯类，丙烯醛、葡萄糖与铵盐，以及二甘醇、乙二醇与其他杂质。USP规定检查脂肪酸、酯类和二甘醇。BP规定检查糖类、二甘醇、乙二醇、丙二醇和酯类。JP规定检查铵盐、丙烯醛、葡萄糖、脂肪酸和酯类。

乙二醇、二甘醇两种物质均为甘油的同系物，乙二醇容易转化为二甘醇，二甘醇有一定毒性，中国药典(2010)参照USP(32)增订了乙二醇、二甘醇和其他杂质检查项，采用气相色谱法，参考USP(32)选择的色谱条件。系统适用性试验色谱图见图1，样品有关物质典型色谱图见图2。

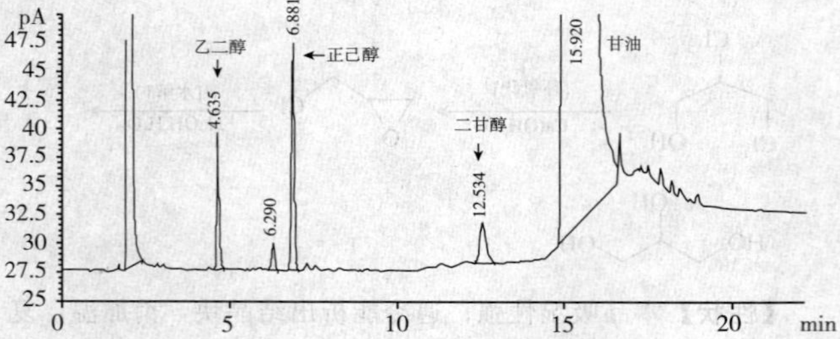

图1　系统适用性试验色谱图

DB-624(30m×0.53mm，3.0μm)

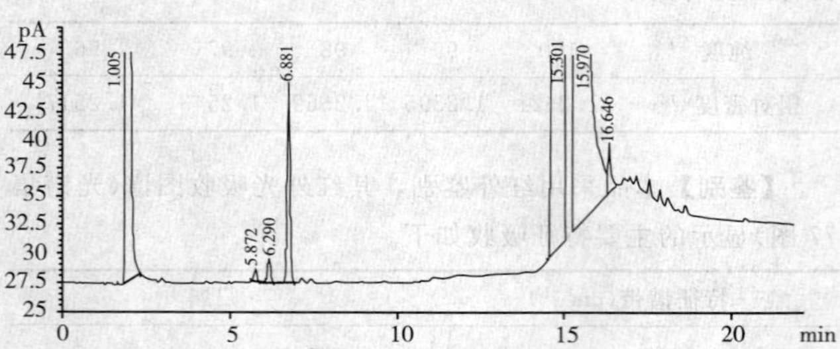

图2　甘油样品典型色谱图

DB-624(30m×0.53mm，3.0μm)

USP(32)标准中所使用的内标为2,2,2-三氯乙醇，该内标不是常用的色谱标准品。实验中考察了正丙醇、异丙醇、正丁醇、异丁醇、叔丁醇、丙二醇、正己醇等醇类物质的分离情况，发现正己醇的出峰时间在乙二醇和二甘醇峰之间，并且与两者分离度均大于3，因此将内标物质定为正己醇。

USP(32)标准中样品溶液浓度为50mg/ml，对照溶液中二甘醇与乙二醇浓度均为0.025mg/ml，比限度浓度0.0125mg/ml大了1倍。由于在该条件下二甘醇无法出峰，并且若降低分流比则会导致样品溶液中甘油峰与二甘醇峰无法分离，因此，最终确定样品溶液浓度为400mg/ml，对照溶液中二甘醇与乙二醇浓度均为0.1mg/ml，与限度浓度一致，分流比仍为10：1，分离效果良好。

使用不同规格色谱柱：DB-624（30m×0.53mm，3.0μm）、DB-624(60m×0.53mm，3.0μm)，分别在气相色谱仪上进行耐用性试验考察，结果良好。测得二甘醇与乙二醇的最低检出量均为4ng(S/N>3)。

根据各国药典有关物质的限度，并结合样品测定结果，检查限度规定为样品中含二甘醇与乙二醇均不得过0.025%；单个未知杂质不得过0.1%；杂质总量(包含二甘醇、乙二醇)不得过1.0%。

脂肪酸与酯类　甘油粗品中含有不挥发的脂肪酸盐，在蒸馏过程中可能水解，产生游离脂肪酸；较低分子的脂肪酸容易被蒸出，少部分为甘油所酯化，致使成品中含有脂肪酸与酯类[4]。采用滴定法检查。

丙烯醛、葡萄糖与铵盐　甘油在生产过程中若受高热，能脱水生成丙烯醛。碱、有机物或无机物的存在，均起催化作用。

$$C_3H_5(OH)_3 \xrightarrow{\Delta} CH_2{=}CHCHO + 2H_2O$$

葡萄糖为发酵法生产的原料，铵盐由发酵时引入。

丙烯醛与葡萄糖遇氢氧化钾共热时呈黄色；铵盐则与氢氧化钾反应释出氨臭。

易炭化物　在生产过程中，可能带入的有机物质，遇浓硫酸即炭化呈色。

铁盐　由生产用的试剂或生产用具引入。

【含量测定】采用容量法测定。

甘油是黏度较大的液态样品，称样时需按加重法称定。中国药典(2005)称样量为0.1g，USP(32)中为0.4g，JP(15)中为0.2g，而BP(2009)中为0.075g。经过考察称样量对结果的影响，以及操作过程中的各个环节，最终参照JP(15)将称样量确定为0.2g，操作过程中所有试剂用量均增加1倍。进行了几批样品修订前后两种方法的实验比对，结果一致。

本方法实验原理为：加入一定量的高碘酸钠作为氧化剂，将1分子的甘油氧化成1分子的甲酸，再加入乙二醇消耗完过量的高碘酸钠，最后用氢氧化钠滴定液滴定甲酸。

该方法重点在于必须将所有的甘油转化为甲酸，并用乙二醇将过量的高碘酸钠完全消耗，因此称样量必须控制在0.18～0.22g以内，以保证实验结果准确可靠。

【制剂】　**甘油栓(Glycerol Suppositories)**

中国药典(2015)收载了甘油栓，规格为1.82g。

质量标准无含量测定项，并且不控制融变时限，进一步研究可增订含量测定并考察是否可增订融变时限项目。

参考文献

[1] 国家药典委员会. 中华人民共和国药典临床用药须知·化学药和生物制品卷［M］. 2005年版. 北京：人民卫生出版社，2005.

[2] 樊利民，等．甘油生产方法研究进展［J］．浙江化工，2009，40（6）：22-25.

[3] 王远德．药用甘油生产新工艺［J］．专利技术，2009，16（2）：74.

[4] 中华人民共和国卫生部药典委员会．中华人民共和国药典1990年版二部药典注释［M］．北京：化学工业出版社，1993.

撰写 陈安东 车宝泉 北京市药品检验所

傅佩佩 浙江省食品药品检验研究院

复核 余 立 北京市药品检验所

甘油磷酸钠

Sodium Glycerophosphate

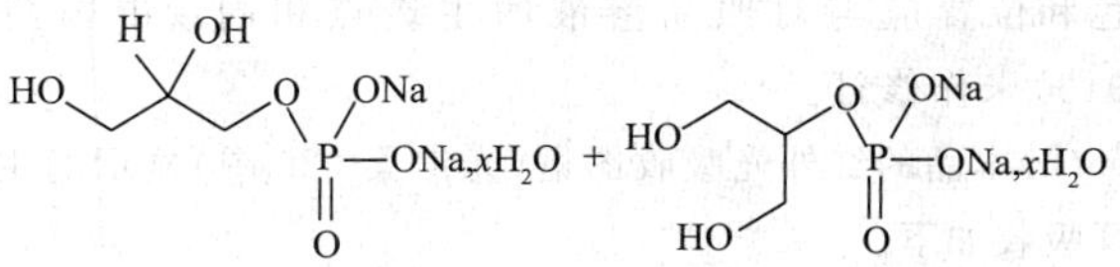

$C_3H_7Na_2O_6P$，xH_2O　216.0（按无水物计算）

化学名：（2*RS*）-2,3-二羟基丙基磷酸钠与2-羟基-1-（羟甲基）乙基磷酸钠的混合物

mixture of variable proportions of sodium (2*RS*)-2,3-dihydroxypropyl phosphate and sodium 2-hydroxy-1-(hydroxymethyl)ethyl phosphate

英文名：Sodium Glycerophosphate

CAS号：α-甘油磷酸钠CAS号［17603-42-8］；β-甘油磷酸钠CAS号［819-83-0］；其五水合物CAS号［13408-09-8］

本品是α-甘油磷酸钠与β-甘油磷酸钠的混合物，为营养药，是静脉磷补充剂，用于低磷血症的预防和治疗，以满足人体每天对磷的需要。肾脏为调节磷平衡的主要器官，磷约90％由肾排泄，10％经粪便排泄。常见不良反应主要为长期用药可引起血磷、血钙浓度变化。

本品收载于中国药典（2015），BP（2013）及Ph. Eur.（7.0）亦有收载。

【制法概要】

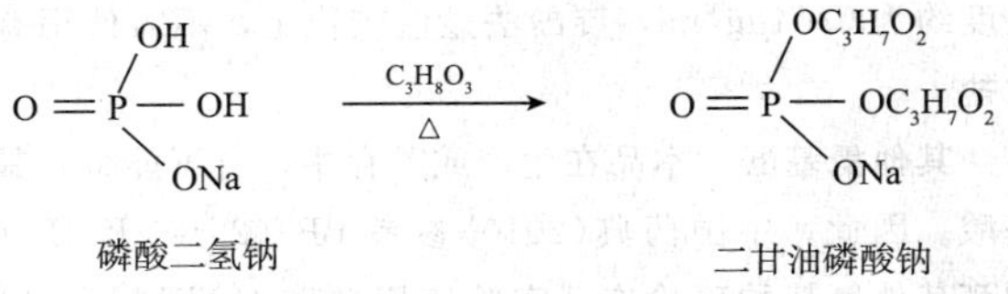

磷酸二氢钠　　二甘油磷酸钠

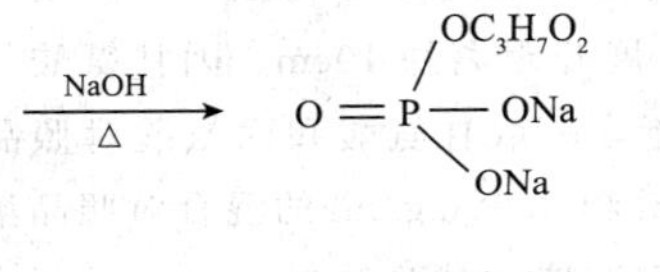

甘油磷酸钠

【鉴别】（1）验证甘油的存在。

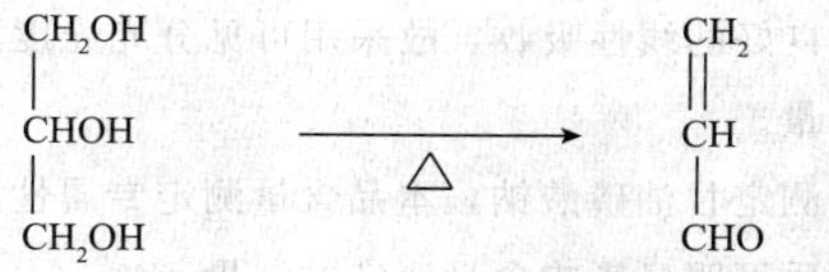

丙烯醛（可燃性刺激气体）

BP(2013)方法为将产生的丙烯醛气体导入品红试液，水浴上加热30分钟，颜色由紫红色变为紫色。

【检查】游离磷酸盐　反应原理：磷酸盐在酸性溶液中与钼酸铵作用，生成黄色钼磷酸，其反应如下。

$$PO_4^{3-}+12MoO_4^{2-}+27H^+\longrightarrow H_7[P(Mo_2O_7)_6]+10H_2O$$

该种黄色化合物遇到还原剂，如$SnCl_2$、对苯二酚、抗坏血酸等，可被还原成钼蓝配合物，使溶液呈深蓝色。蓝色的深浅与磷的含量成正比。

水分　中国药典(2005)为“干燥失重”检查，在150℃干燥至恒重，经实验发现，本品在150℃下融化，冷却后结成块状，不利于干燥至恒重。参考BP(2009)中甘油磷酸钠质量标准，中国药典(2010)修改为费休水分测定法。中国药典(2015)未作修订。

【含量测定】采用酸碱电位滴定法。

反应原理：

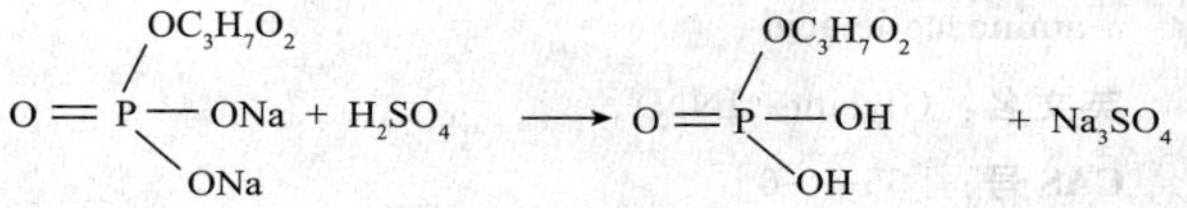

由于合成工艺中引入了游离碱，亦可能消耗一定量的酸液，造成含量结果偏高，故供试品溶液先以酚酞指示液为显色剂，用硫酸滴定液(0.05mol/L)滴至恰使溶液显无色，消除游离碱的干扰，再照电位滴定法，用硫酸滴定液(0.05mol/L)滴定至终点。

【制剂】中国药典(2015)收载了甘油磷酸钠注射液，BP(2013)中未收载制剂品种。

甘油磷酸钠注射液(Sodium Glycerophosphate Injection)

本品为甘油磷酸钠的灭菌水溶液，含磷(P)应为28.80～33.14mg/ml，含钠(Na)应为43.68～48.28mg/ml。国内各企业的处方中，主要采用10％稀盐酸或10％柠檬酸调节注射液pH值。

细菌内毒素　本品临床每小时用药最大剂量是静脉注射每次10ml(36mg/kg)（中国药典临床用药须知），内毒素计算限值约为30EU/ml(0.14EU/mg)。中国药典(2015)规定本品细菌内毒素限值为16EU/ml(0.074/mg)，与内毒素计算值比较，安全系数为1.9。

含量测定　钠　采用原子吸收分光光度法测定甘油磷酸钠中钠元素，加入氯化铯起到消除电离干扰的作用，所配制的溶液不宜在钠钾玻璃容器中长时间放置，建议使用塑料容器。

磷　采用灼烧法对样品中的甘油磷酸钠进行有机破坏，定量生成磷酸盐，磷酸盐与显色试剂作用生成深蓝色的溶液，在可见光区有良好的线性吸收，故采用可见分光光度法测定溶液中的磷含量。

由于不是直接测定甘油磷酸钠，本品含量测定专属性不强，含磷、钠的杂质可明显影响含量测定的结果。

参考文献

[1] 闫荣哲，齐志良．钼蓝法测定维生素C磷酸酯镁的含量[J]．河北化工，2007，11：74-75.

撰写　兰　文　　　湖南省药品检验研究院
复核　刘利军　李瑞莲　湖南省药品检验研究院

甘氨酸

Glycine

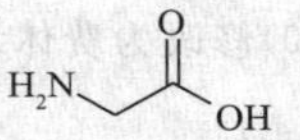

$C_2H_5NO_2$　75.07

化学名：氨基乙酸

α-aminoacetic acid

英文名：Glycine（INN）

CAS号：［56-40-6］

本品为氨基酸类药。在体内能转变成多种重要生理活性物质，如嘌呤碱（核酸及核苷酸成分）、肌酸（组织中储能物质）、卟啉（血红蛋白、细胞色素等的辅基）、结合胆汁酸（促进脂类消化吸收），也可在体内通过氨基化或转氨基变为其他非必需氨基酸。由于甘氨酸是两性氨基酸，因而具有缓冲、制酸作用，氨基能中和胃酸中过多的盐酸，防止药物对胃黏膜的侵害[1]。可作为非必需氨基酸的氮源，在复方氨基酸注射液中使用。近年有研究发现[2]，本品还具有抗炎、免疫调节和细胞保护等作用。动物实验表明，它在缺血再灌注损伤、休克、乙醇性肝炎、肝硬化、关节炎、急性坏死性胰腺炎、肿瘤和药物中毒等多种疾病中发挥有效的治疗作用。

甘氨酸在氨基酸类中结构是最简单的化合物，我国生产起始于20世纪70年代末80年代初，起步较晚，生产方法几乎全部采用氯乙酸氨解法。除中国药典（2015）外，USP（36）、BP（2013）、Ph. Eur.（7.0）及JP（16）均收载该品种。

【制法概要】文献报道[3]甘氨酸生产工艺路线很多，目前国内主要有氯乙酸氨解法、施特雷克法，也有氢氰酸法合成甘氨酸。国外有采用生物合成法制备。

1. 氯乙酸氨基化法

$$ClCH_2COOH \xrightarrow[45\sim55℃]{(胺化)\ NH_4HCO_3,\ NH_4OH} 粗品1 \xrightarrow{(精制)\ 95\%乙醇} 甘氨酸粗品$$

取甘氨酸粗品，加入纯化水，加热溶解，调节pH值，活性炭脱色，冷却后，结晶并干燥，得到甘氨酸精品。

2. 施特雷克法

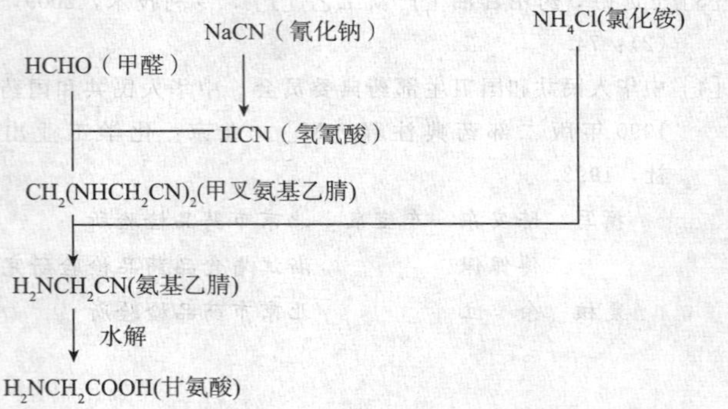

【鉴别】（1）薄层色谱鉴别：中国药典（2010）增订薄层色谱鉴别法，使用硅胶G板作为薄层板，照其他氨基酸项下的色谱条件试验，规定：供试品溶液所显主斑点的颜色和位置应与对照品溶液的主斑点相同。中国药典（2015）未作修订。

（2）本品的红外光吸收图谱（光谱集929图）显示的主要特征吸收如下。

特征谱带（cm^{-1}）	归属
3200～2400	伯胺盐　$\nu_{\dot{N}H_3}$
1620，1412	羧酸离子　$\nu_{CO_2^-}$
1520	胺盐　$\delta_{\dot{N}H_3}$
1420	亚甲基　ν_{CH_2}

【检查】溶液的透光率　目前我国生产甘氨酸的工艺为化学合成法。其中氯乙酸氨解法及施特雷克法，因合成反应时间及工艺路线较长，其副产物氯化铵等无机盐类物质难以除去。同时甘氨酸在贮藏过程中也有可能有其他有色杂质产生。故样品溶液在430nm波长处测定透光率，可控制其药物中有色杂质的含量；透光率高，说明含有色杂质的量越少。

铵盐　本版药典采用碘化汞钾法即奈氏法检查铵盐。用奈氏法检查铵盐时，在很微量的情况下，得到的为黄色溶液；若含量很高时，则得到的为红棕色的碘化氧二汞铵沉淀。奈氏法检测灵敏度为0.1μg/ml。目前也有采用靛酚法检查铵盐，如谷氨酸进口药品复核标准（X20010329）[4]，灵敏度约为0.04μg/ml，靛酚法显色较稳定，不需使用有毒的汞盐[5]。

其他氨基酸　本品在生产或贮存中，有可能带入其他氨基酸。因此，中国药典（2010）参考BP（2010）及JP（15），增订其他氨基酸项检查。实验使用硅胶G薄层板，以正丙醇-氨水（7∶3）为展开剂，展开距离约10cm。因甘氨酸与丙氨酸分子量及等电点相近，故取甘氨酸和丙氨酸对照品适量，用水制成含10mg/ml和0.05mg/ml的混合对照品溶液，作为系统适用性试验用溶液。试验结果，应显示两个清晰分离的斑点。以0.05mg/ml的供试品溶液作为对照溶液，试验结果：应显一个明显的斑点。如图1所示。中国药典（2015）未作修订。

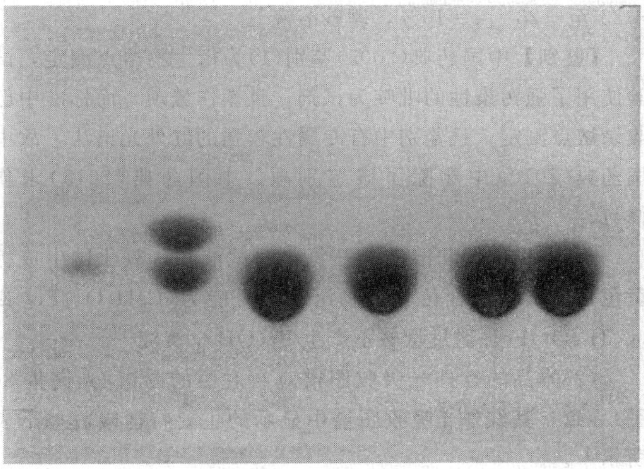

图1 薄层色谱典型图谱

由左开始：对照溶液(0.05mg/ml)、甘氨酸/丙氨酸(10mg/ml/0.05mg/ml)、对照品溶液(10mg/ml)、样品1、样品2、样品3

因薄层色谱检查，其灵敏度较低，可考虑在下一版药典中使用离子色谱分析的方法测定其他氨基酸的残留量。

铁盐 因原料在生产中使用试剂及设备等都有可能带入铁盐，故需要进行该项检查。本品系非环状结构，并在水中易溶，故可不经炽灼残渣即可进行检查。

砷盐 采用古蔡氏法，根据药物中微量的砷盐在酸性溶液中与锌粉产生的新生态氢生成具有挥发性的砷化氢，遇溴化汞试纸产生黄色至棕黑色的砷斑，与一定量的标准砷溶液在同样的条件下生成的砷斑比较，以判断砷盐量。反应液的酸度相当于2mol/L的盐酸溶液，碘化钾的浓度为2.5%，氯化亚锡浓度为0.3%，加入锌量为2g。反应中尽可能保持干燥及避免强光，反应完毕后应立即与标准砷斑比较。

细菌内毒素 在复方氨基酸中本品临床每小时用药最大剂量是静脉滴注每千克体重约36.5mg(按复方氨基酸注射液处方中最大用量和每分钟2ml滴注用量估计)，内毒素计算限值约为137EU/g。中国药典(2000)热原检查限值为0.25g/kg。中国药典(2015)规定本品细菌内毒素限值为20EU/g，与内毒素计算值比较，安全系数为6.8，并与热原标准相当。

【含量测定】本品为有机弱碱，采用非水电位滴定法测定本品含量。一般使用电位滴定仪，玻璃-饱和甘汞电极系统。用无水甲酸溶解本品。在搅拌的条件下，使用0.1mol/L高氯酸滴定液滴定样品。滴定样品时的温度与标定高氯酸滴定液时的温度应不超过10℃，否则应重新标定高氯酸滴定液。USP(36)版采用非水滴定法，用结晶紫做指示剂测定含量。

【贮藏】氨基酸类原料药物，贮存2年内，透光率有降低的趋势。故遮光，密封保存。

【制剂】甘氨酸冲洗液(Glycine Irrigation Solution)

本品为甘氨酸的水溶液。它是一种非离子性制剂，作为泌尿系内窥镜手术中配套的无菌冲洗剂。临床上用于泌尿外科腔内手术的冲洗，如经尿道前列腺电切术、经尿道膀胱肿瘤电切术、尿道内切手术、经尿道前列腺激光切除术等的冲洗。本品具有透明度好、不黏稠、不导电的特点，满足泌尿系内窥镜手术的基本要求[6]。

本品除中国药典(2015)收载外，BP(2013)、USP(36)亦有收载。

据文献报道，本品为泌尿外科腔内手术的冲洗液，使用后基本排出体外，仅有少量吸收入血液，对使用本品的患者手术后多项生理、生化指标进行检测，均未发现异常。

性状 本品常温性质较稳定，甘氨酸($C_2H_5NO_2$)含量为1.5%。

鉴别 (1)该鉴别反应主要是鉴别甘氨酸中的α-氨基。反应液中，盐酸与亚硝酸钠反应生成亚硝酸。甘氨酸含有α-氨基，在常温下与亚硝酸反应生成氮气。其反应式如下[7]。

$$NH_2CH_2COOH + HNO_2 \longrightarrow HOCH_2COOH + N_2 + H_2O$$

(2)采用薄层色谱法鉴别其中的甘氨酸成分，中国药典(2005)无此项，中国药典(2010)增订。方法按甘氨酸的“其他氨基酸”项下的色谱条件。中国药典(2015)未作修订。

含量测定 本方法是依据氨基酸的甲醛滴定原理[7]来测定的。向甘氨酸溶液中加入过量的甲醛，用标准的氢氧化钠滴定时，由于甲醛与氨基酸中的$—NH_2$作用形成$—NHCH_2OH$，$—N(CH_2OH)_2$等羟甲基衍生物，降低了氨基的碱性，相对增加了$—\overset{+}{N}H_3$的酸性解离，使滴定终点移至pH9附近，可用指示剂指示滴定终点。

参考文献

[1] 华东化工学院. 生化药物[M]. 上海：上海科学技术出版社，1984：24.
[2] 谷俊朗，马涛，王宇. 甘氨酸保护作用机制与相关疾病探讨[J]. 北京医学，2005，(9)：560-563.
[3] 许伟民，程长平. 甘氨酸的生产与应用[J]. 发酵科技通讯，2007，(3)：36-38.
[4] 中国药品生物制品检定所. 进口药品复核标准汇编(2001年)(下). 2001，873.
[5] 刘德蔚. 靛酚法与奈氏法在药品铵盐检查中的比较研究[J]. 中国医药工业杂志，2000，31(12).
[6] 张美娟. 1.5%甘氨酸冲洗液-泌尿系内窥镜术中的新型冲洗剂[J]. 上海医药，1999，20(5)：34.
[7] 沈同，王镜岩. 生物化学(上册)[M]. 2版. 北京：高等教育出版社，1990：93-94.

撰写 隋玉荣 黄哲甦 天津市药品检验研究院
何素婷 上海市食品药品检验所
复核 高立勤 天津市药品检验研究院
陈钢 上海市食品药品检验所

甘露醇

Mannitol

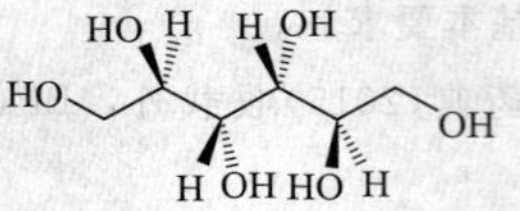

$C_6H_{14}O_6$　182.17

化学名:D-甘露糖醇

D-mannitol

英文名：Mannitol

CAS 号：[69-65-8]

本品为脱水药，也可作为术前肠道准备或冲洗剂使用。甘露醇口服不吸收，在人体内几乎不被代谢，经肾小球滤过后在肾小管内甚少被重吸收，起到渗透利尿作用。具有扩细胞外液容积的作用，静脉注射后，能使血浆渗透压升高，将细胞间液中的水迅速移入血管内，从而使组织脱水。其常见的不良反应为水和电解质紊乱。

甘露醇是一种右旋已六醇单糖，广泛存在于植物界中，主要天然来源为海藻类植物海带。其 5.07% 的水溶液与血浆等渗。临床常用 20% 的注射剂(高渗)，化学性质较稳定，其渗透压约为正常血浆的 3.6 倍。

除中国药典(2015)收载外，BP(2013)、Ph. Eur. (7.0)、USP(36)、JP(16)均有收载。

甘露醇与山梨醇互为同分异构体，山梨醇也是中国药典(2015)收载的脱水药。

【制法概要】目前，世界上工业化生产甘露醇的方法主要以下有二种。

1. 提取法

本法是以海带为原料，将提碘后的海带水浸液，用碱和酸调至适宜的 pH 值，经反复浓缩得甘露醇粗品，将粗品溶于水中，再经活性炭脱色，以离子交换法去除杂质，蒸发浓缩，冷却、结晶，即得。

2. 化学合成法

本法是以果糖和葡萄糖为原料，加水溶解后，用酸调至适宜的 pH 值，在特定催化剂存在下，加热进行水解及异构化反应，得甘露糖；经活性炭脱色、过滤去除颗粒催化剂、离子交换法去除杂质，然后用碱调至适宜 pH 值，在特定催化剂存在下，加热进行氢化反应制得甘露醇与山梨醇混合物，再经活性炭脱色、过滤去除颗粒催化剂、离子交换法去除杂质，以水为溶剂，反复重结晶得甘露醇。

【性状】熔点　中国药典(2015)规定本品的熔点为 166～170℃；USP(36) 为 164～169℃；BP(2013) 和 Ph. Eur. (7.0) 为 165～170℃；JP(16)为 166～169℃。

比旋度　为了区分甘露醇与山梨醇，中国药典(2010)增订本项，采用 USP(32)和 JP(15)方法测定，规定本品的比旋度为 +137° 至 +145°(c=4%，酸性钼酸铵溶液)；BP(2009) 和 Ph. Eur. (6.0) 为本品在规定条件下的旋光度为 +23°至 +25° [c=10%，硼砂溶液]。

【鉴别】中国药典(2005)鉴别(1)为衍生物熔点测定，试验使用了强污染性的吡啶为试剂，且操作繁琐，而标准中已收录熔点测定，且鉴别中有专属性较强的红外光谱法，故中国药典(2010)中删除了该鉴别项。中国药典(2015)未作修订。

(1)本品的饱和溶液遇三氯化铁试液和氢氧化钠生成棕黄色甘露醇-铁配位化合物沉淀，可能为$(C_6H_8O_6)Fe_2$ 或 $(C_6H_{11}O_6)Fe$，遇过量碱不产生 $Fe(OH)_3$ 沉淀[1]。

(2)本品的红外光吸收图谱应与对照的图谱(光谱集 84 图)一致，其红外光吸收图谱中显示的主要特征吸收如下表所示[2]。

特征谱带(cm^{-1})	归属
3391，3280	羟基　ν_{O-H}
1086	仲羟基　ν_{C-O}
1026	伯羟基　ν_{C-O}
700	羟基　δ_{OH}

【检查】本品具较强化学稳定性，不易降解，工艺可能带入杂质为无机盐类与有机糖类，主要杂质是其同分异构体山梨醇。中国药典(2005)收载了多种无机盐类及炽灼残渣、重金属、砷等检查，但未收载有关物质检查项。参照各国药典，中国药典(2010)新增了有关物质和还原糖两项检查。中国药典(2015)未作修订。

有关物质　参考 BP(2009)收载方法建立有关物质 HPLC 测定系统，色谱柱为强阳离子交换树脂柱(钙型)(选用 Phenomenex Rezex RCM-Monosaccharide Ca^+，300mm×7.8mm，8μm)(柱温设置为：80℃)，采用自身对照法进行测定，见图 1～2。

研究试验表明，本品能耐受酸、碱、热、光照破坏，记录的色谱图中均未产生杂质峰；仅在氧化破坏试验中产生少量杂质，在该色谱系统中能与主峰基线分离，说明该色谱系统能有效检测杂质。本方法的最低检出限为 25ng，定量限为 75ng。

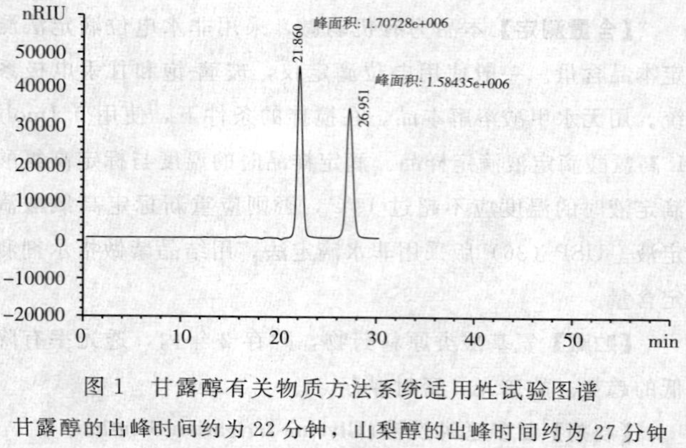

图 1　甘露醇有关物质方法系统适用性试验图谱

甘露醇的出峰时间约为 22 分钟，山梨醇的出峰时间约为 27 分钟

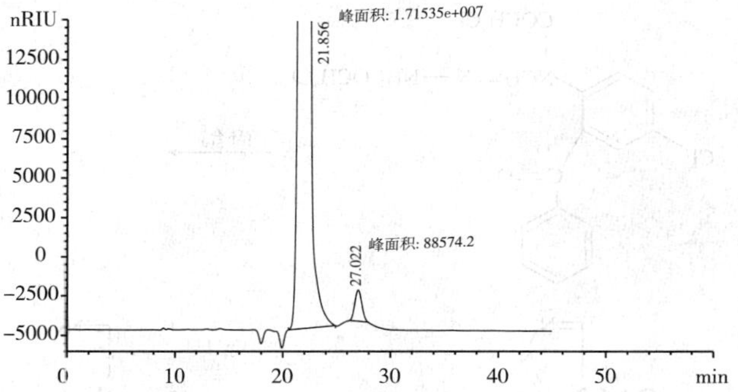

图 2　甘露醇有关物质检查色谱图

本方法的溶液稳定性良好，供试品溶液 150 小时内稳定。由于检查方法采用的色谱柱相对比较特殊，方法学研究中未能采用多种牌号色谱柱进行试验（仅交换使用过 2 根同为 Phenomenex Rezex RCM-Monosaccharide Ca^+，300mm×7.8mm，8μm 的色谱柱）。在标准起草和复核过程中发现，该方法对色谱柱的分离能力要求较高。由于检测方法采用示差折光检测器，基线噪音比较明显，参照 BP（2009）与 EP（6.0），规定"供试品溶液色谱图中任何小于对照溶液主峰面积 0.05 倍的峰可忽略不计"。

中国药典（2010）收载方法的限度与 BP（2009）和 Ph. Eur.（6.0）一致，限度为 2.0%。中国药典（2015）未作修订。

还原糖　为控制生产过程中未被氢化还原完全而带入的糖类副产物，中国药典（2010）增定此项，参照 BP（2009）中还原糖的检测方法建立本方法。方法原理为在供试品溶液中先加入定量的碘滴定液，与其中的还原糖类发生定量的氧化还原反应，再用硫代硫酸钠滴定液滴定剩余的碘溶液。本方法已换算成直接以硫代硫酸钠滴定液（0.05mol/L）的消耗体积数来控制。还原糖的控制限度为 0.2%（以葡萄糖计）。

草酸盐　草酸盐在氨碱性条件下与氯化钙试液生成草酸钙沉淀，反应受温度和加热时间影响较大。在 20℃ 以下，30 分钟难以生成沉淀，加热至 70℃ 以上，保温 15 分钟，即可反应完全，故规定在水浴中加热 15 分钟后测定[1]。

砷盐　本品为多羟基化合物，与砷形成配位化合物，影响砷的检测。用硫酸与溴化钾溴试液进行破坏处理后，再依法检查[1]。

【含量测定】中国药典（2005）方法为容量分析法。BP（2009）、Ph. Eur.（6.0）、USP（32）方法为 HPLC 法，JP（15）采用的是容量分析法。中国药典（2010）本品标准起草工作中，按本品有关物质项下的 HPLC 方法进行了含量测定的方法学验证，方法可行。由于本品为原料药，标准中已建立了专属性的多个检查项目，容量分析法经验证也准确可行。故中国药典（2010）仍采用容量分析方法。中国药典（2015）未作修订。

反应原理[1]：甘露醇与高碘酸发生定量氧化还原反应，剩余的高碘酸及生成的碘酸钾再与碘化钾作用，生成游离碘，再用硫代硫酸钠滴定液滴定。

$$CH_2OH(CHOH)_4CH_2OH + 5HIO_4 \longrightarrow 2HCHO + 4HCOOH + 5HIO_3 + H_2O$$

$$2HIO_4 + 14KI + 7H_2SO_4 \longrightarrow 8I_2 + 7K_2SO_4 + 8H_2O$$

$$2HIO_3 + 10KI + 5H_2SO_4 \longrightarrow 6I_2 + 5K_2SO_4 + 6H_2O$$

$$I_2 + 2Na_2S_2O_3 \longrightarrow 2NaI + Na_2S_4O_6$$

测定时加热时间不能少于 15 分钟，否则反应不完全。

【制剂】甘露醇注射液（Mannitol Injection）

本品为甘露醇的灭菌水溶液，处方中无其他辅料，制备时使用活性炭脱色、盐酸（或氢氧化钠溶液）调节 pH 值和高温灭菌过程。

中国药典（2015）收载了甘露醇注射液，USP（36）、JP（16）均有收载。

本品为过饱和溶液，存放一定时间易析出结晶，使用前可用水浴加热助溶。

中国药典（2010）中删除了熔点鉴别项（同原料药），新增了专属性强的 HPLC 鉴别。

检查　细菌内毒素　本品临床每小时用药最大剂量是静脉注射每千克体重 3g（中国药典临床用药须知、中国国家处方集），内毒素计算限值约为 1.67EU/g；国外标准中 USP 为 40EU/g（≤10%）、2.5EU/g（>10%）、输液 0.5EU/ml（10%，5EU/g）；BP 为 4.0EU/g（≤10%）、2.5EU/g（>10%）；JP 为 0.5EU/ml（10% 为 5Eu/g，20% 为 2.5EU/g）。中国药典（2010）规定本品细菌内毒素限值为 1.25EU/g，与内毒素计算值比较，安全系数为 1.3，并严于 USP、BP 和 JP 标准。

本品对内毒素检查方法有干扰，最大不干扰浓度约为 100mg/ml，应采用适当灵敏度的鲎试剂经稀释至 MVD 后进行内毒素检查。

甘露醇注射液在中国药典（2005）中已收载细菌内毒素检查项，为每 1g 甘露醇中含内毒素的量应小于 2.5EU。根据临床推荐剂量，计算细菌内毒素的限值为 2.5EU/g（按每小时每公斤体重用药 2g/kg BW.h 计），$L=\frac{K}{M}=\frac{5.0EU/(kg/h)}{2g/(kg\cdot h)}=2.5(EU/g)$

甘露醇注射液属脱水、利尿药，临床常用量为 1～2g/kg，临床上使用时根据尿量来调整使用剂量（一般用 20% 溶液 250ml 静脉滴注，并调整剂量使尿量维持在每小时 30～50ml），也就是临床上特殊情况下有可能超过 2g/kg 使用。为保证临床用药的安全可靠，从严制定标准的原则，将原标准的限值提高一倍，即为每 1g 甘露醇中含内毒素的量应小于 1.25EU。

中国药典（2005）含量测定方法为与原料药一致的容量分析法。中国药典（2010）本品标准起草工作中，按原料药有关物质项下 HPLC 方法的色谱条件，进行了 HPLC 含量测定的方法学验证，方法可行。中国药典（2010）含量测定方法修订为 HPLC 法，进样量在 50～300μg 范围内，线性良好，相关系数 $r=1.0000(n=6)$。重复性试验 RSD=0.16%，中间精密度试验 RSD=0.17%。供试品溶液 150 小时内稳定。

中国药典（2015）未作修订。USP（36）收载甘露醇注射液含量测定方法为 HPLC 法，JP（16）收载甘露醇注射液含量测定方法为与原料药一致的容量分析法。

参考文献

[1] 中华人民共和国卫生部药典委员会．中华人民共和国药典 1990 年版二部药典注释［M］．北京：化学工业出版社，1993：95-97.

[2] 李发美．分析化学［M］．6 版．北京：人民卫生出版社，1996.

撰写　徐　燕　周振兴　张丽宏　四川省食品药品检验检测院
　　　徐蕙卿　　　　　　　　山东省食品药品检验研究院
复核　袁　军　　　　　　　　四川省食品药品检验检测院

艾司唑仑

Estazolam

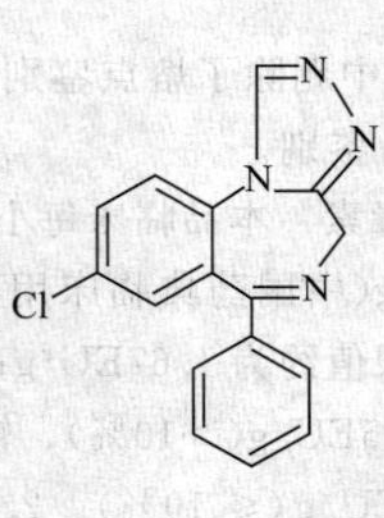

$C_{16}H_{11}ClN_4$　294.74

化学名：6-苯基-8-氯-4*H*-[1,2,4]-三氮唑[4,3-*a*][1,4]苯并二氮杂䓬

6-phenyl-8-chloro-4*H*-[1,2,4]triazolo-[4,3-*a*][1,4]benzodiazepine

英文名：Estazolam（INN）

异名：舒乐安定

CAS 号：[29975-16-4]

本品为抗焦虑药。具有较强的镇静、安眠、抗惊厥、抗焦虑作用和较弱的中枢性骨骼肌松弛作用[1]。本品口服或静脉给药后，吸收分布在全身各组织中，以肝、脑、血液中药浓度最高，本品口服吸收迅速，1～2 小时后血药浓度达高峰，半衰期为 24 小时，其主要通过肝脏代谢。大部分代谢物经尿、粪便排出体外，24 小时排出总量为 78%，其 LD_{50} (mg/kg)，经眼、口，小鼠（雄）746、小鼠（雌）830；大鼠（雄）3200、大鼠（雌）2500。

本品的临床应用毒副作用很小，对心、脑、骨髓、血、尿、肾功能均无损害，对血压、脉搏、体温无不利影响，仅有个别患者用量过大会出现口干、乏力、思睡等感觉，减少剂量可以自行消除[2]。

本品由日本武田药厂于 1968 年开发，国内于 1978 年开始生产。除中国药典（2015）收载外，JP（16）亦有收载。

【制法概要】[3]

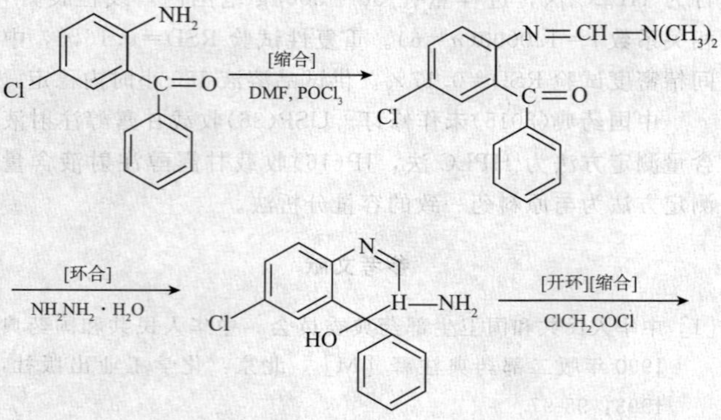

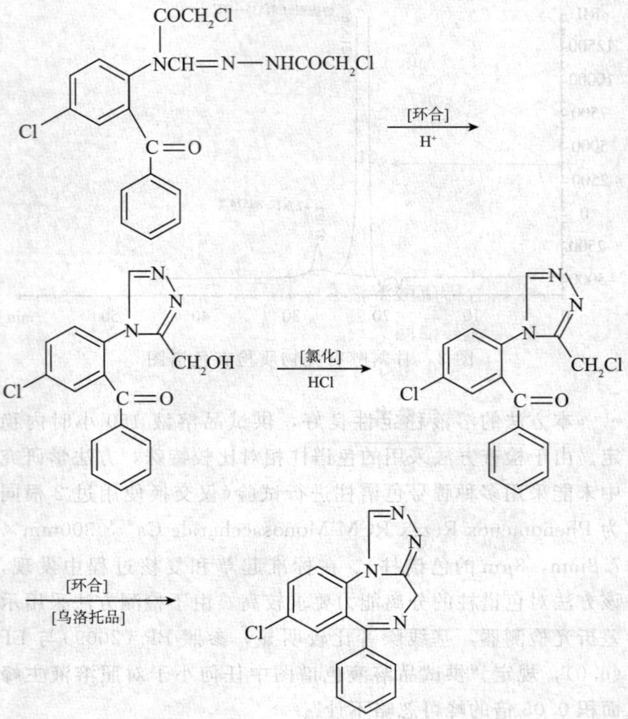

【性状】 本品的晶型不同，决定药品是否具引湿性，从而影响本品的红外光谱图。对 2 个不同厂家不同晶型的样品进行引湿性实验，结果如表 1。

表 1

批号	放置时间（底部为饱和的氯化铵溶液）	增重百分率	结论
080102	24 小时	4.3%	具引湿性
080102	48 小时	4.8%	具引湿性
200803021	24 小时	0.0%	不具引湿性
200803021	48 小时	0.0%	不具引湿性

因此在工艺中应注意晶型对本品引湿性的影响。

【鉴别】（1）本品经酸水解后，生成 5-氯-2-氨基-二苯甲酮，显芳香第一胺类的鉴别反应。

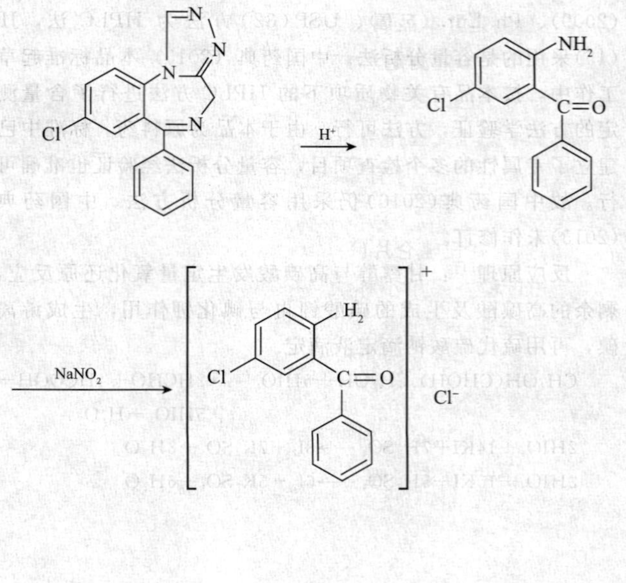

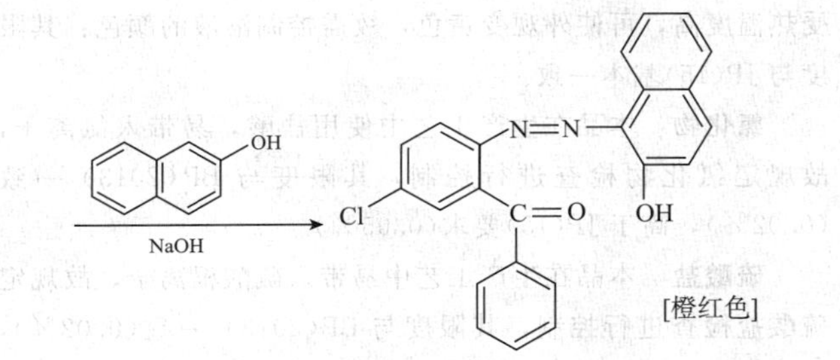

（2）本品的稀硫酸溶液在紫外光灯（365nm）下显天蓝色荧光，可区别于其他同类药物。JP(16)规定取供试品 10mg，加硫酸 3ml，在紫外光灯下检视显黄绿色荧光。见表 2。

表 2 常见苯并二氮杂䓬药物的荧光反应

	艾司唑仑	氯氮䓬	地西泮	奥沙西泮	硝基安定
加稀硫酸，在紫外光灯（365nm）下检视	天蓝色	紫色	黄色	淡黄绿色	蓝绿色

（3）本品的红外光吸收图谱（光谱集 63 图）显示的主要特征吸收如下。

特征谱带（cm^{-1}）	归属	
3100，3070，3050，3030	芳环	ν_{C-H}
1618，1570，1528，1498，1442	芳环	$\nu_{C=N,C=C}$
830，745	取代苯	$\gamma_{2H,5H}$
696	苯环	$\delta_{环}$

如果红外光谱图与对照的图谱不一致，可在甲醇中进行重结晶。

【检查】有关物质 采用高效液相色谱法。

本品主要中间体为甲脒艾司唑仑、双氯艾司唑仑和重排艾司唑仑。将 3 种主要中间体溶于流动相中，进行紫外光谱扫描，均在 223nm 处有最大吸收，因此选择 223nm 作为测定波长。艾司唑仑最低检测量为 4.0ng[4]。

研究发现本品有 3 个主要杂质，其中一个确定为地西泮，另外 2 个 LC/MS 确定分子量为 283、270，结构有待于进一步研究确定。

【含量测定】本品属有机弱碱，在醋酐中碱性增强，可用高氯酸非水溶液测定法测定含量。以结晶紫为指示剂，在滴定过程中颜色由紫→蓝→蓝绿→绿→黄绿→黄。因第一等当点突跃不明显，选择第二等当点为滴定终点，经点位法测试，当滴定至黄色时有最大电位突跃，故终点颜色应为黄色。

【制剂】艾司唑仑片（Estazolam Tablets）

溶出度检查采用小杯法，用紫外-可见分光光度吸收系数（$E_{1cm}^{1\%}$）法计算溶出量。研究中对 3 家不同生产企业提供的样品改用篮法，高效液相色谱法测定溶出量，并采用 4 种不同 pH 的溶出介质对溶出曲线进行了考察。结果 3 家生产企业溶出曲线有较大的区别，说明不同的处方配比和生产工艺条件下生产出的艾司唑仑片，有效成分的释放有较大的差异。

含量测定采用紫外-可见分光光度法，按吸收系数（$E_{1cm}^{1\%}$）为 352 计算含量。

参考文献

[1] 上海医药工业研究院．药品集·第 9 分册·神经系统药物［M］．上海：上海科学出版社，1985：174.
[2] 吕植孝．舒乐安定的药理及临床应用［J］．中国医院药学杂志，1989，9(Ⅱ)：565-566.
[3] 中华人民共和国卫生部药典委员会．中华人民共和国药典 1990 年版二部药典注释［M］．北京：化学工业出版社，1993：956.
[4] 江燕．高效液相色谱法检查艾司唑仑及片剂中的有关物质［J］．中国医院药学杂志，2004，24(10)：651-652.

撰写 艾玉锁 刘 君 湖北省药品监督检验研究院
复核 姜 红 湖北省药品监督检验研究院

丙戊酸钠

Sodium Valproate

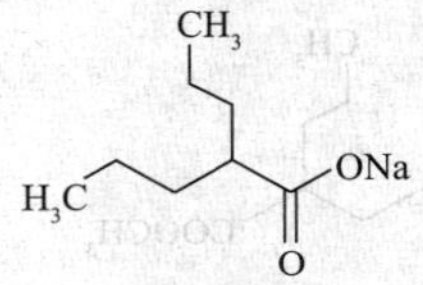

$C_8H_{15}NaO_2$ 166.20

化学名：2-丙基戊酸钠

sodium 2-propylpentanoate

英文名：Sodium Valproate

异名：2-丙基缬草酸钠；二丙基乙酸钠

CAS 号：［1069-66-5］

本品为广谱抗癫痫药，多用于其他抗癫痫药无效的各型癫痫、Lennox-Gastaut 综合性及热性惊厥，也用于偏头痛及双相精神病。本品能抑制 γ-氨基丁酸（GABA）的代谢，抑制痫性冲动的扩散，从而发挥抗癫痫作用[1]。本品口服吸收快而完全，各种剂型的生物利用度近 100%。本品分布于细胞外液，主要经肝脏代谢，包括葡萄糖醛酸化和某些氧化过程。本品常见的副作用有恶心、呕吐、厌食等胃肠道反应，偶有淋巴细胞增多、血小板减少、肝功能异常、嗜睡等不良反应。

除中国药典（2015）收载外，BP(2013)、Ph. Eur.（7.0）、JP(16)均有收载，USP（36）未收载丙戊酸钠，收载了丙戊酸。

【制法概要】本品最早由 Oberreit 在 1896 年合成，直到 1963 年才发现其具有抗癫痫作用，于 1964 年首次报告了临床应用，20 世纪 70 年代起广泛应用于临床。本品有多种合成方法，我国于 1978 年开始生产，最初使用氰乙酸乙酯（工艺路线一）或丙二酸二乙酯为原料，后因为成本偏高，大部分厂家改为使用工艺路线二进行生产。

工艺路线一：

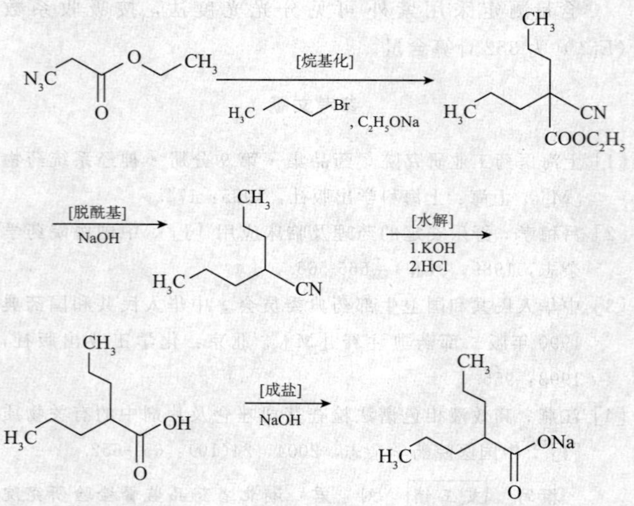

工艺路线二：[2]

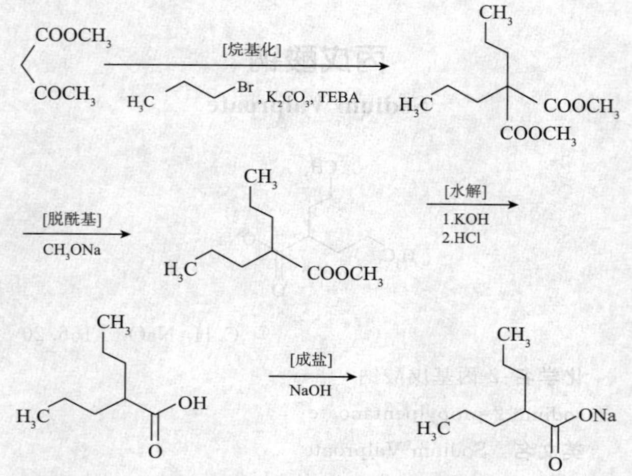

【性状】本品吸湿性极强，在20℃、75%相对湿度条件下放置14天，吸湿后重量可增加70%，因此应在干燥处密封保存[3]。

【鉴别】(1) 采用气相色谱法，供试品溶液主峰的保留时间应与对照品溶液主峰的保留时间一致。

(2) 本品的红外光吸收谱图应与对照的图谱(光谱集65图)一致，图谱显示的主要特征吸收如下表[4]。

特征谱带(cm^{-1})	归属
2955，2930，2870	烷基 ν_{C-H}
1560，1412	羧酸离子 $\nu_{CO_2^-}$

(3) 本品结构中有钠离子，故显钠盐的鉴别反应。可直接采用火焰反应进行鉴别。

【检查】**碱度** 丙戊酸是弱酸，pK_a 值为4.6[4]；5%水溶液用0.1mol/L氢氧化钠溶液中和，其等当点的pH值为8.1。故本品5%水溶液的pH值规定为7.5～9.0。

溶液的澄清度与颜色 本品在生产工艺中可能有少量正戊酸副产物以及丙戊酸前体带入成品中，溶液往往不完全澄明，故规定浊度标准进行控制；又因干燥时如受热时间长或受热温度高，可使外观变黄色，故需控制溶液的颜色：其限度与JP(15)基本一致。

氯化物 本品在生产工艺中使用盐酸，易带入氯离子，故规定氯化物检查进行控制，其限度与BP(2013)一致(0.02%)，高于JP(15)要求(0.05%)。

硫酸盐 本品在生产工艺中易带入硫酸根离子，故规定硫酸盐检查进行控制，其限度与BP(2013)一致(0.02%)，高于JP(15)要求(0.048%)。

酸中不溶物 本品在乙醇中易溶，其不溶物主要为成盐工序所用氢氧化钠原料带入成品中的碳酸钠杂质。经试验，无水乙醇10ml中含碳酸钠1.25mg，则产生沉淀。结合目前生产实际，控制不允许有不溶物，即含碳酸盐不超过0.0125%。

有关物质 本品性质稳定，固体在日光下暴晒30天，在110℃加热10天，以及在水、1.0mol/L盐酸、1.0mol/L氢氧化钠溶液中回流3个小时均不发生降解。本品可能的有关物质包括正戊酸、2-乙基-正戊酸、2-异丙基-正戊酸、2,2-二丙基-正戊酸、正戊酰胺、2-丙基-正戊酰胺、2,2-二丙基-正戊酰胺、正戊腈、2-丙基-正戊腈、2,2-二丙基-正戊腈、2-丙基-正戊酸乙酯、2-丙基-正戊酸共12种。其中2-丙基-正戊腈和2-丙基-正戊酸乙酯为合成中间体，2-丙基-正戊酸为最后一步原料，其余均为合成反应副产物。

各有关物质结构如下。

(1)杂质A 正戊酸

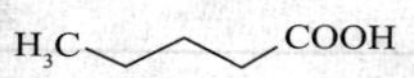

$C_5H_{10}O_2$ 102.13

(2)杂质B 2-乙基-正戊酸

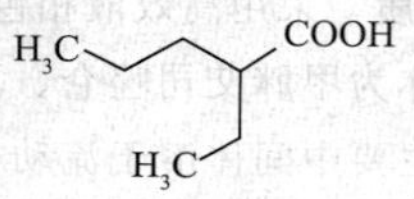

$C_7H_{14}O_2$ 130.17

(3)杂质C 2-异丙基-正戊酸

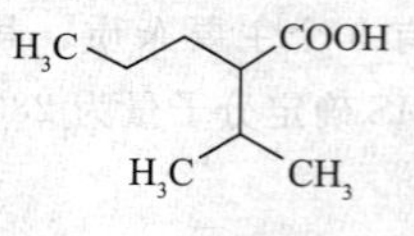

$C_8H_{16}O_2$ 144.22

(4)杂质D 2,2-二丙基-正戊酸

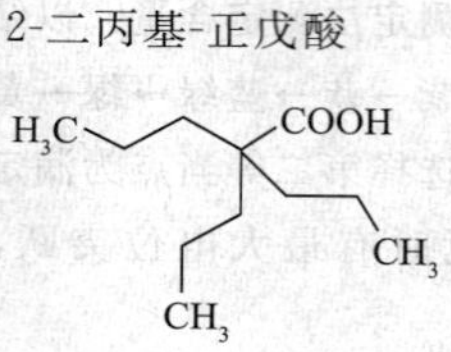

$C_{11}H_{22}O_2$ 186.30

(5)杂质E 正戊酰胺

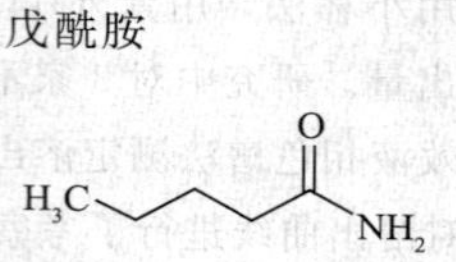

$C_5H_{11}NO$ 101.15

(6)杂质 F　2-丙基-正戊酰胺

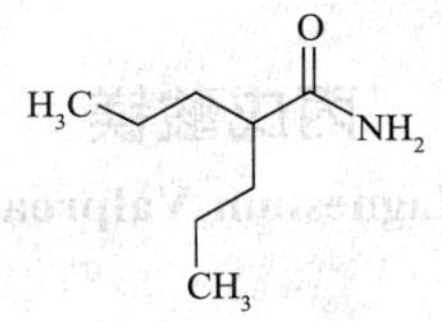

$C_8H_{17}NO$　143.23

(7)杂质 G　2,2-二丙基-正戊酰胺

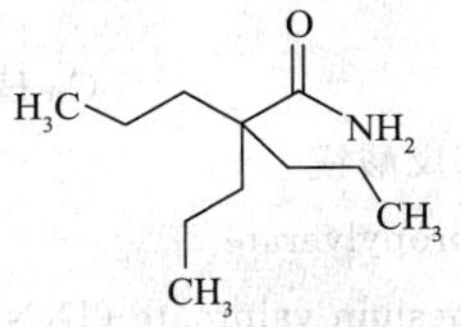

$C_{11}H_{23}NO$　185.31

(8)杂质 H　正戊腈

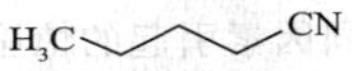

C_5H_9N　83.13

(9)杂质 I　2-丙基-正戊腈

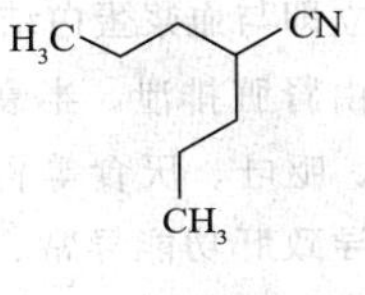

$C_8H_{15}N$　125.22

(10)杂质 J　2,2-二丙基-正戊腈

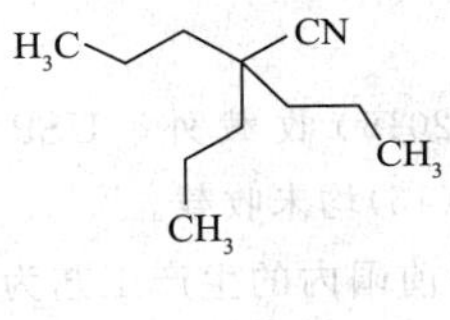

$C_{11}H_{21}N$　167.30

(11)杂质 K　2-丙基-正戊酸乙酯

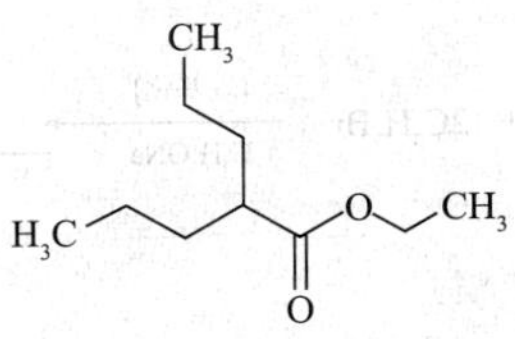

$C_{10}H_{20}O_2$　172.27

(12)杂质 L　2-丙基-正戊酸

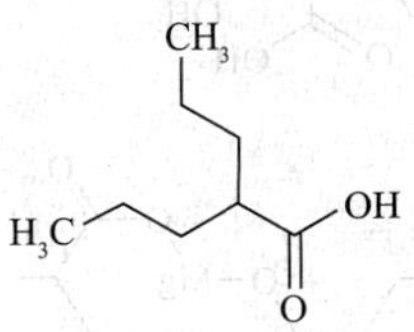

$C_8H_{16}O_2$　144.22

中国药典(2010)增订了有关物质检查项目，由于本品的有关物质均为小分子化合物，没有紫外吸收，但多有挥发性，因此采用气相色谱法进行检查。参考 BP(2009) 选择的色谱条件为：以聚乙二醇为固定液，载气为氮气，流速为 8ml/min；检测器为氢火焰离子化检测器；进样口温度为 220℃；检测器温度为 220℃；柱温采用程序升温，起始温度为 130℃，保持 20 分钟，然后以每分钟 5℃的速度升温至 200℃，保持 15 分钟。

BP(2009) 选用 2-(1-甲基乙基) 戊酸作为系统适用性试验分离度参照物，考虑到此化合物不易得到，经试验 2-苯乙醇的保留时间与 2-(1-甲基乙基) 戊酸的保留时间相近，因此选择用 2-苯乙醇配制系统适用性试验溶液，当 2-苯乙醇峰与丙戊酸峰的分离度应大于 3.0 时，所有杂质均可获得良好分离。系统适用性试验色谱图见图 1，样品有关物质典型色谱图见图 2。

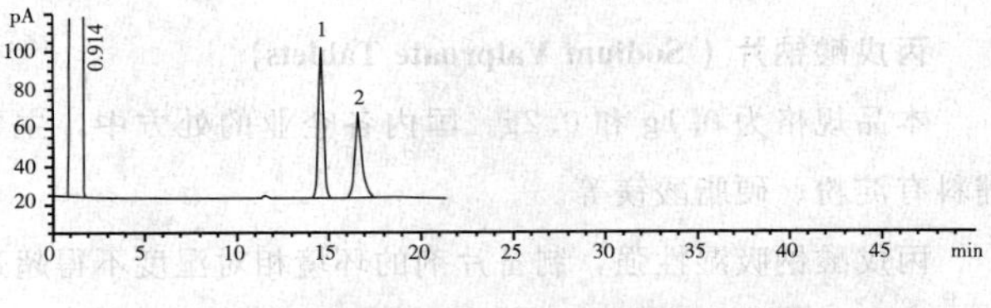

图 1　丙戊酸钠系统适用性试验色谱图

1. 2-苯乙醇　2. 丙戊酸

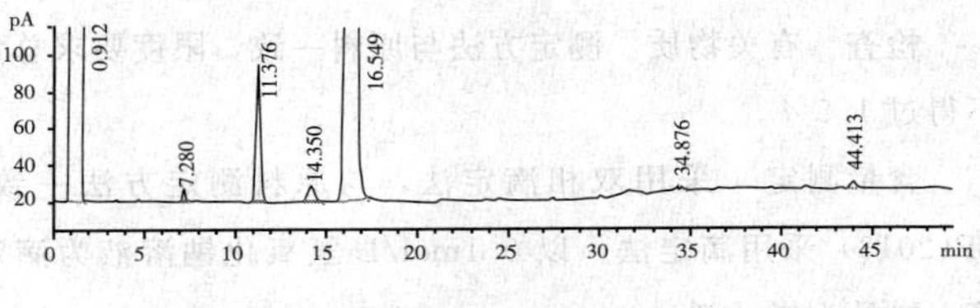

图 2　丙戊酸钠原料有关物质典型色谱图

使用不同品牌色谱柱：Innowax，30m × 0.53mm × 1.0μm（流速为 8ml/min）、Dikma DM-WAX，30m × 0.32mm×0.25μm(流速为 2ml/min)，分别在气相色谱仪上进行耐用性试验考察，结果良好。测得丙戊酸钠的最低检出量为 2ng ($S/N>3$)。经稳定性考察，供试品溶液(浓度为 5mg/ml) 放置 8 小时后杂质量逐渐增加，故规定需临用新制。

杂质限度：BP(2009) 列出了杂质 A 至 J，但未指定检查已知杂质，限度为单个杂质不得过 0.1%，杂质总量不得过 0.3%。JP(15、16)也未指定检查已知杂质，限度为杂质总量不得过 0.5%。

根据各国药典有关物质的限度，并结合国内样品的测定结果，中国药典(2010)有关物质的限度规定为总量不得过 1.0%。中国药典(2015)未作修订。

干燥失重　本品受热时间长，外观易变黄色，故应控制加热时间。经试验，第一次干燥3小时，第二次再干燥1小时能达到恒重，外观也能保持不变。

【含量测定】采用双相滴定法，用盐酸液(0.1mol/L)滴定其钠盐部分，在水相中加入与水不相混溶的有机溶剂乙醚，但在滴定过程中反应生成的丙戊酸在水中溶解度小，而在乙醚中溶解度大，可使丙戊酸不断地随着滴定而萃取到乙醚中，减少丙戊酸在水中的浓度，经测定，混合溶液的pH值与分层后的水溶液基本一致，到达等当点时pH值为4.5，说明滴定反应进行完全。为保证滴定完全，在滴定过程中应充分搅拌，近终点时应缓缓滴定。

BP(2013)与JP(16)均采用非水溶液滴定法，以0.1mol/L高氯酸溶液为滴定液，用电位指示终点，结果一致。

【制剂】中国药典(2015)收载了丙戊酸钠片，注射用丙戊酸钠。BP(2013)中收载丙戊酸钠片、肠溶片、口服溶液等。

丙戊酸钠片(Sodium Valproate Tablets)

本品规格为0.1g和0.2g。国内各企业的处方中，主要辅料有淀粉、硬脂酸镁等。

丙戊酸钠吸湿性强，制备片剂的环境相对湿度不得超过41%，否则难以进行。文献报道[3]，在丙戊酸(VPA)钠中加入少量有机酸(如硬脂酸、枸橼酸等)，生成VPA-VPA·Na复合物，可明显改善其吸湿性。

检查　有关物质　测定方法与原料一致，限度要求总量不得过1.5%。

含量测定　采用双相滴定法，与原料测定方法一致。BP(2013)采用滴定法，以0.1mol/L氢氧化钠溶液为滴定液，酚酞为指示剂。

参考文献

[1] 乐卫尔，等. 国外药学(合成药、生化药、制剂分册)[M]. 国家药学编辑部，1983，4(3)，10.
[2] 周启群，桑海婴，欧加保，等. 丙戊酸钠合成工艺改进[J]. 中国医药工业杂志，1993，24(8)：347-348.
[3] 林南松，等. 国外药学(合成药、生化药、制剂分册)[M]. 国家药学编辑部，1988，9(6)：377.
[4] Florey K. Analytical Profiles of Drug Substances [M]. Vol. 8. New York: Academic Press, 1979: 531.

撰写　张　喆　王铁松　车宝泉　沈文楣　北京市药品检验所
复核　周立春　北京市药品检验所

丙戊酸镁

Magnesium Valproate

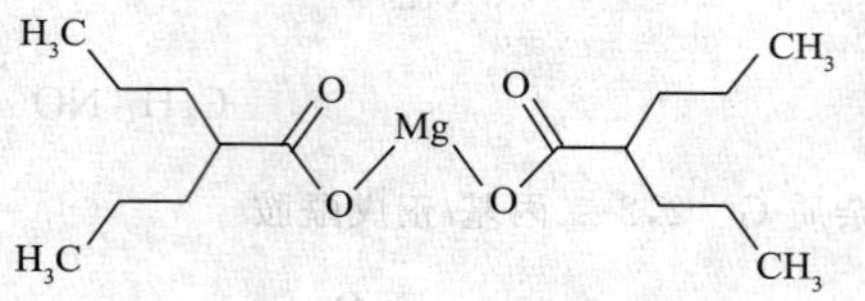

$C_{16}H_{30}MgO_4$　310.71

化学名:2-丙基戊酸镁

magnesium 2-propylverate

英文名：Magnesium valproate (INN)

CAS号：[62959-43-7]

本品为抗癫痫与抗躁狂药。抗癫痫作用与竞争性抑制γ-氨基丁酸转移酶，使其代谢减少而提高脑内γ-氨基丁酸的含量有关。对各种不同因素引起的惊厥均有不同程度的对抗作用。主要用于治疗各型癫痫。也可用于治疗双相情感障碍的躁狂发作。1989年批准用于抗癫痫，1996年批准用于抗躁狂。本品口服几乎全部迅速吸收，在体内主要分布在细胞外间隙，进入血液后立即与血浆蛋白结合。主要经肝脏代谢，与葡萄糖醛酸结合后由肾脏排泄。半衰期为9～18小时。常见的不良反应有恶心、呕吐、厌食等胃肠道反应；嗜睡、头晕等精神症状；也可导致肝功能异常、胰腺炎等；偶见过敏性皮疹、血小板减少或血小板聚集抑制引起异常出血、白细胞减少或中毒性肝损害。此外，丙戊酸对动物有胚胎毒性。

丙戊酸早在1896年由Oberreit合成。国内于1989年开始生产。

除中国药典(2015)收载外，USP(36)、BP(2013)、Ph. Eur.(7.0)、JP(16)均未收载。

【制法概要】目前国内的生产工艺为先将丙二酸二乙酯烷基化，水解，脱羧，再与氧化镁脱水即得。

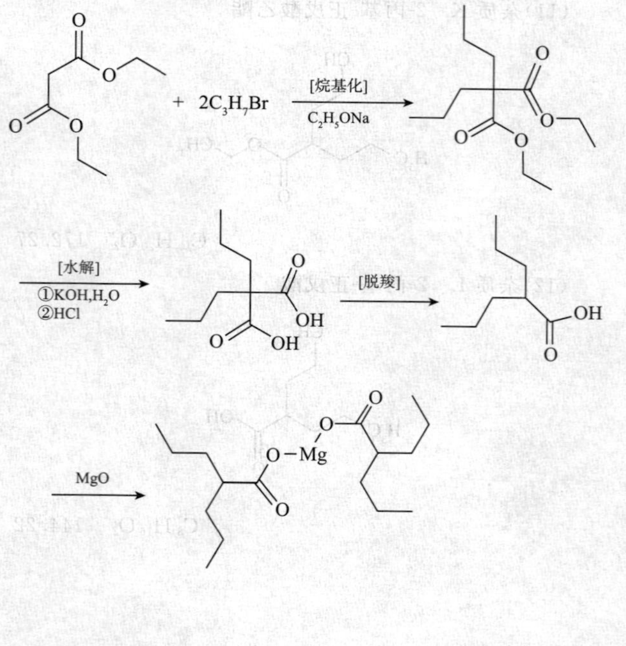

【性状】本品性状较为稳定，高温可使其颜色由白变黄。

【鉴别】(1) 为丙戊酸的鉴别，采用气相色谱法，主峰的保留时间与对照品一致。

(2) 本品的红外光吸收图谱应与对照的图谱（光谱集1114图）一致，本品的红外光谱图显示的主要特征吸收[1]如下表。

特征谱带(cm^{-1})	归属
2960，2926，2860	烷基 ν_{C-H}
1594，1542，1423	羧酸盐 $\nu_{CO_2^-}$

(3) 因本品水溶液中的丙戊酸离子干扰镁离子的鉴别，故需用乙醚将丙戊酸从水溶液中提取分离后再进行镁离子的鉴别。

【检查】碱度　丙戊酸是弱酸，pK_a 为 4.6[2]，氢氧化镁为中强碱，本品水溶液呈碱性，故规定本品5%水溶液的pH值为8.0～10.0。

有关物质　采用气相色谱法。

由于本品紫外吸收处波长末端，不挥发，沸点高，故将本品溶解酸化用乙醚提取，取乙醚提取物用气相色谱法测定有关物质[3]。

根据丙戊酸镁的合成工艺，本品中可能含有少量的正戊酸副产物。由于样品处理过程是将样品溶于水酸化后用乙醚提取，如若丙戊酸镁中含有正戊酸镁，则乙醚层挥干后的残留液为丙戊酸与少量的正戊酸。用正戊酸做杂质对照，试验结果杂质峰中有正戊酸峰，正戊酸镁为丙戊酸镁的杂质之一。以聚乙二醇(PEG-20M)为固定液的毛细管柱，为使各组分能够很好地分离且节约时间，故采用程序升温法。

水分　用干燥失重法测定丙戊酸镁的水分难以恒重，差热与热重实验资料显示丙戊酸镁中有结合水，干燥失重法在105℃下不能除去结合水，因此采用卡尔-费休法测定水分，限度为不得过4.5%。

重金属　由于本品水溶液在pH值为3.5的情况下丙戊酸会游离出来，而丙戊酸又不溶于水，干扰重金属的测定。故需要将丙戊酸从水溶液中用乙醚提取分离后再进行重金属的测定。

【含量测定】采用双相滴定法。用盐酸滴定液(0.1mol/L)滴定其镁盐部分，生成丙戊酸及氯化镁，由于丙戊酸不溶于水，故加一定量的乙醚使其转溶于乙醚中，使反应完全终点明显。滴定过程应充分搅拌，近终点时滴定速度应放缓。方法回收率大于98.5%，精密度好。

【贮藏】本品在相对湿度大于70%的条件下放置具有吸湿性，故为密封包装，在干燥处保存。

【制剂】中国药典(2015)收载了丙戊酸镁片，BP(2013)、USP(36)均未收载丙戊酸镁剂品种。

丙戊酸镁片(Magnesium Valproate Tablets)

本品为白色片，规格为0.20g。国内企业的处方中，主要辅料有羟丙基甲基纤维素、乙基纤维素、硬脂酸、乙醇、硬脂酸镁等。

鉴别　溶解本品时加热会增加辅料的溶解，干扰红外光谱的测定，故冷水搅拌溶解可避免制剂中辅料干扰。

溶出度　本品溶出量测定方法为EDTA-2Na滴定法，溶液的pH值应为10左右，酸度高稳定性差，pH值大于12时则生成氢氧化镁沉淀。测定中加入适量维生素C是为络合辅料中可能含有的铁离子，避免制剂中辅料的干扰。

参考文献

[1] 王宗明，等. 实用红外光谱学[M]. 北京：石油工业出版社，1982.

[2] Florey，K. Analytical Profiles of Drug Substances [J]. Vol. 8. Academic Press，1979：529.

[3] 唐敦立. 二丙基乙酸及其盐类的气象色谱分析[J]. 药物分析杂志，1986，6(5)：297.

撰写　李　琦　易必新　湖南省药品检验研究院

复核　刘利军　李瑞莲　湖南省药品检验研究院

丙谷胺

Proglumide

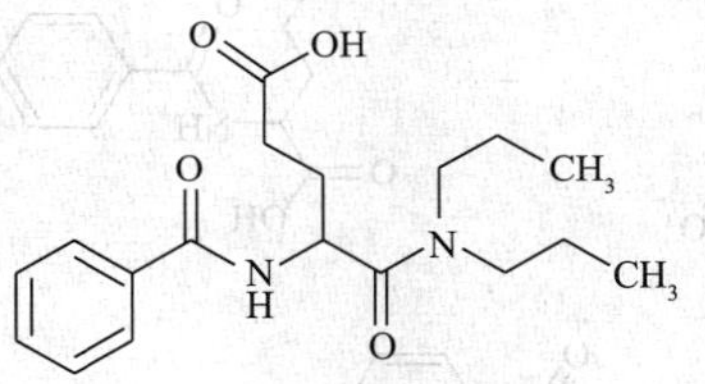

$C_{18}H_{26}N_2O_4$　334.42

化学名：(±)-4-苯甲酰氨基-*N*,*N*-二丙基戊酰胺酸

(±)-4-benzamido-*N*,*N*-dipropylglutaramic acid

英文名：Proglumide

异名：二丙谷酰胺

CAS号：[6620-60-6]

本品为抑酸药，是胃泌素受体的拮抗剂，化学结构与胃泌素(G-17)及胆囊收缩素(CCK)二种肠激肽的终末端化学结构相似。其功能基团酰胺基能特异性和胃泌素竞争壁细胞上胃泌素受体，因而能明显抑制胃泌素引起的胃酸和胃蛋白酶的分泌，对组胺和迷走神经刺激引起的胃酸分泌作用不明显。能增加胃黏膜氨基己糖的含量，促进糖蛋白合成，对胃黏膜有保护和促进愈合作用，能改善消化性溃疡的症状和促使溃疡愈合，但临床疗效差于H_2受体阻断剂，已较少用于治疗溃疡病。

本品口服吸收迅速，生物利用度为60%～70%，2小时血药浓度达峰值，最小有效血浓度为2μg/ml，$t_{1/2}$为3.3小时，主要分布于胃肠道、肝、肾，经肾、肠道排出。本品的不良反应有便秘、腹泻、头痛及口干等，不影响继续用药。

本品由意大利的Rotta实验室在1964年首先提出合成方法，为其在1967年开发的一种新型的消化性溃疡治疗药，目前已有近60个国家上市，我国于1980年12月在上海通过国产“丙谷胺”的鉴定。

除中国药典(2015)收载外，国外药典中仅有JP(16)有收载。

【制法概要】本品制备的工艺路线为以消旋谷氨酸为起始原料，经与苯甲酰氯反应得*N*-苯甲酰谷氨酸，然后与乙酸酐反应得*N*-苯甲酰谷氨酸酐，再与二丙胺进行胺化反应即得丙谷胺。合成路线如下。

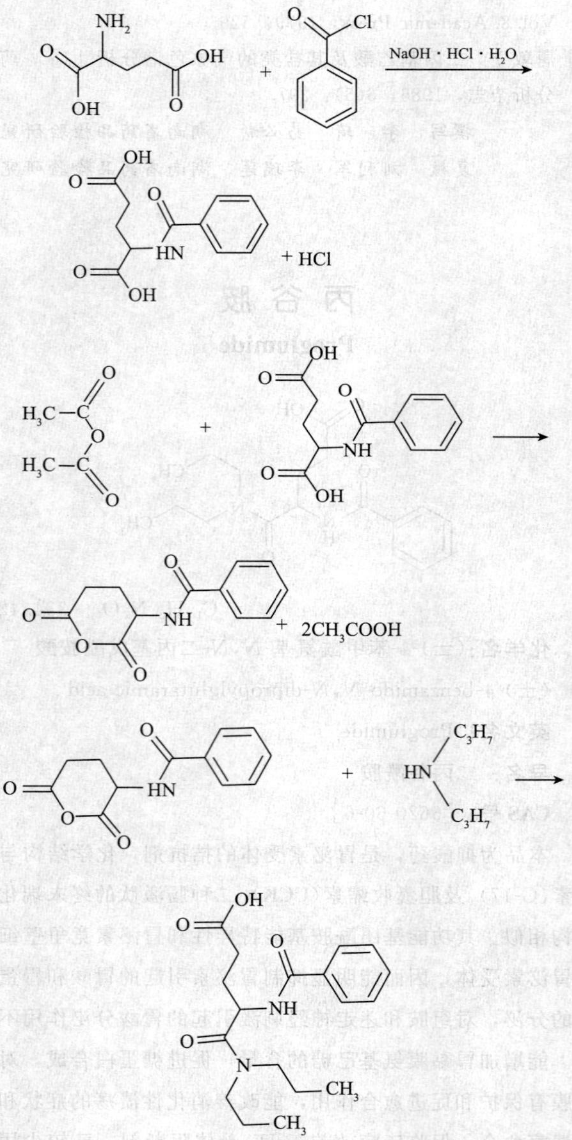

【性状】熔点　中国药典(2015)采用直接测定的方法，规定熔点为148.5～152℃。JP(16)则将本品在酸性条件下使酰氨基水解，取水解产物苯甲酸结晶干燥后进行熔点测定，虽说该方法具有更好的专属性，但操作较为繁琐。

【鉴别】本品的红外光吸收图谱（光谱集67图）显示的主要特征吸收如下表。

特征谱带(cm^{-1})	归属	
3325	酰胺	ν_{N-H}
3100～2500	羧基	ν_{O-H}
1705	羧基	$\nu_{C=O}$
1660	叔酰胺	$\nu_{C=O}$
1610	仲酰胺	$\nu_{C=O}$
1580，1490	苯环	$\nu_{C=C}$
1530	仲酰胺(Ⅱ)	δ_{NH}
1235	芳酰胺	ν_{C-N}
695	苯环	$\delta_{环}$

【检查】有关物质　采用高效液相色谱法进行检查。

该项目为中国药典(2010)新增检验项目，中国药典(2015)未作修订，JP(16)采用的方法为薄层色谱法，其方法的灵敏度与专属性都较HPLC法有一定的差距，在结果判断上，液相方法较薄层方法更易给出准确的判断。

方法采用十八烷基硅烷键合硅胶为填充剂；流动相为甲醇-乙腈-2%乙酸铵溶液（30：10：60），检测波长为240nm，不加校正因子的主成分自身对照法。出于对色谱柱的保护以及减少峰拖尾的影响，故选用2%乙酸铵起缓冲作用。实验表明，丙谷胺结构较为稳定，贮存过程中降解产生杂质的可能性较小，杂质的主要来源应为合成过程或提取工艺中引入，其杂质总量均未超过0.5%。为提高杂质的检出率，选择最大检出杂质的最大吸收波长为检测波长。见图1。

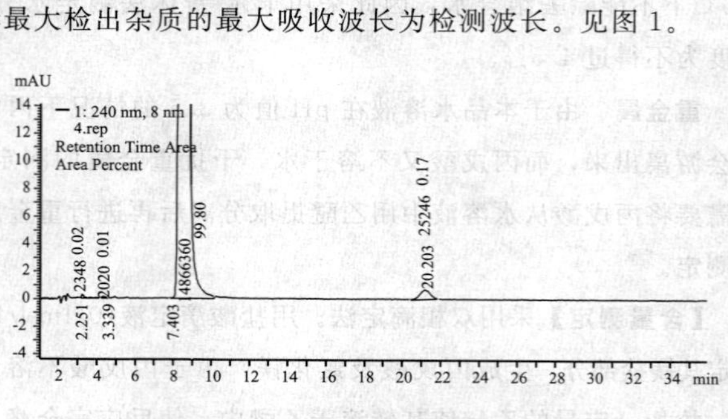

图1　有关物质液相色谱图

【含量测定】采用酸碱滴定法。

本品在水中几乎不溶，但易溶于乙醇，故采用中性乙醇溶解后，用NaOH(0.1mol/L)滴定液滴定，滴定时应避免空气中的CO_2的干扰。

【制剂】中国药典(2015)收载了丙谷胺片与丙谷胺胶囊。

国外药典均未收载。

(1)**丙谷胺片(Proglumide Tablets)**

本品为白色片，规格为0.2g，主要辅料为淀粉、糊精、硬脂酸镁、羧甲基淀粉钠等。

红外鉴别　本品经乙醇提取后测定红外光吸收谱图，辅料未见明显干扰。见图2。

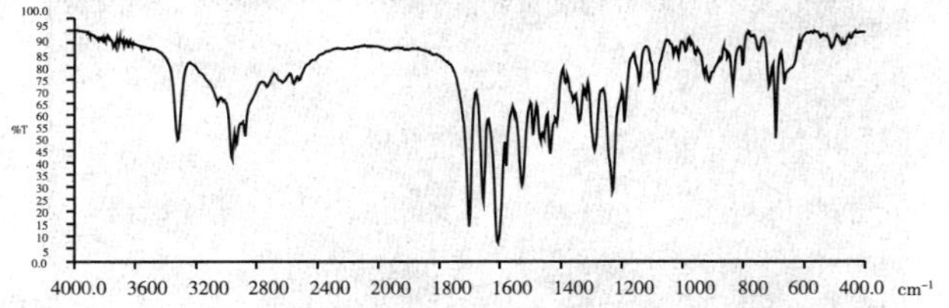

图2　丙谷胺片红外光谱图

含量测定　采用高效液相色谱法。色谱条件与原料药有关物质测定条件相同，方法灵敏度高、专属性强，辅料对测定未见干扰。线性范围12.51～200.2μg/ml，线性回归方程为$C=0.0244\times A-0.0528$，相关系数$r=1.0000$；重复性试验RSD为0.4%；方法回收率为100.2%，RSD为0.4%。见图3。

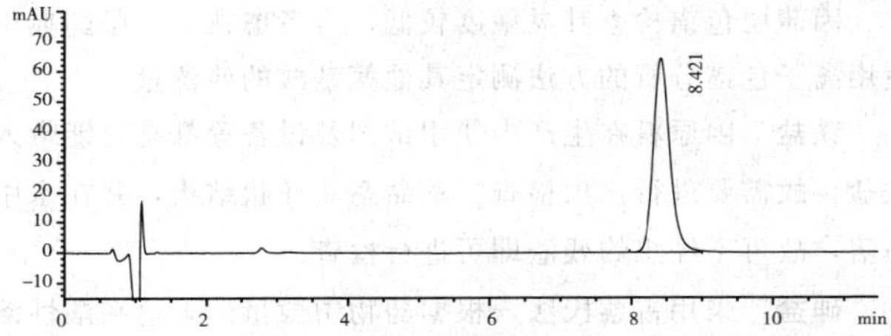

图3　丙谷胺片液相色谱图

(2)**丙谷胺胶囊(Proglumide Capsules)**

本品内容物为白色粉末，但由于在研究过程中的样品较少，故未对性状做明确要求。规格为0.2g。

红外鉴别　方法同丙谷胺片。有个别样品在$3800cm^{-1}$附近出现较弱的吸收，但不影响总体判断，可以忽略。

溶出度　本品属于水中难溶品种，有必要进行溶出度检查。由于丙谷胺紫外最大吸收波长在低波长处，且不同厂家生产使用的胶囊壳质量和成分存在一定的差异，也会对采用紫外-可见分光光度法测定结果产生干扰，因此选择高效液相色谱法测定溶出度，方法条件同含量测定。见图4。

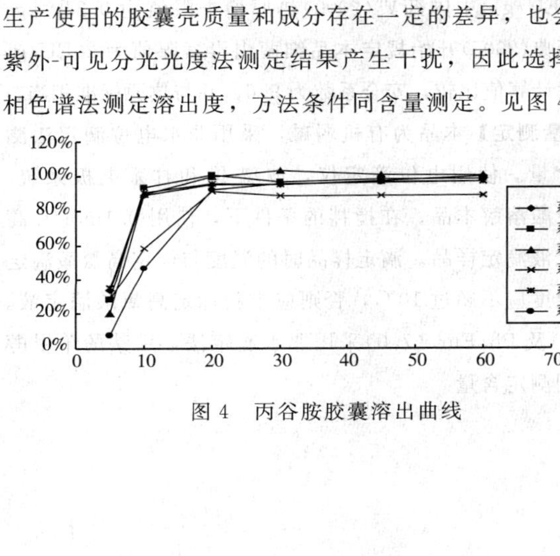

图4　丙谷胺胶囊溶出曲线

含量测定　采用高效液相色谱法。方法条件同丙谷胺片。

撰写　多　凯　　黑龙江省食品药品检验检测所

复核　白政忠　张秋生　黑龙江省食品药品检验检测所

丙氨酸

Alanine

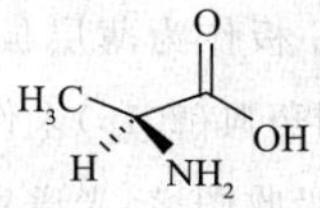

$C_3H_7NO_2$　89.09

化学名：L-2-氨基丙酸

L-2-aminopropionic acid

英文名：Alanine(INN)

CAS号：[56-41-7]

本品为氨基酸类药，属于中性氨基酸，在复方氨基酸注射液中作为其中的原料之一。有报道，本品在治疗肝病引起的蛋白质合成紊乱、糖尿病、急慢性肾功能衰竭以及对维持危急患者的营养、抢救患者的生命方面起到了积极作用。本品同时是一种潜在胰高血糖分泌的刺激剂，已应用于急性和慢性胰腺炎患者的高血糖素的研究中[1]。本品于1901年首先从丝绸水解液中分离得到，除中国药典(2015)外，USP(36)、BP(2013)及Ph. Eur.(7.0)均收载该品种。

本品结构中含有α-不对称碳原子，具有光学异构性，为L型；D型-丙氨酸是生产维生素B_6的原料，有一定的生理活性。

【制法概要】近年来，国内生产主要采用酶转化法。

酶转化法：应用酶工程技术，以延胡索酸为原料，经天冬氨酸酶和天冬氨酸-β-脱羧酶作用生产丙氨酸[2](微生物为德阿昆哈假单胞菌、水稻黄单胞菌)。

延胡索酸 —固定化天冬氨酸酶(转化)，37℃，pH8.5→ 转化液 —固定化天冬氨酸-β-脱羧酶(脱羧)，37℃，pH6.0→ 脱羧液 —浓缩、结晶，减压，5℃→ 丙氨酸粗品

粗品经纯化水溶解，用冰醋酸或氢氧化钠溶液调节pH值后，经活性炭脱色、结晶等步骤，即得丙氨酸精品。

【性状】中国药典(2010)增加了在1mol/L盐酸溶液中的溶解性，应易溶。中国药典(2015)未作修订。

比旋度　因本品结构中的α-碳原子是不对称碳原子，有

立体异构体，故具有旋光性。由于在不同的 pH 条件下，氨基和羧基的解离状态不同，而影响旋光性。本版药典规定以 1mol/L 盐酸溶液为溶剂，供试品浓度为 50mg/ml，比旋度值应为 ＋14.0°至 ＋15.0°。BP(2013)及 Ph. Eur. (7.0)规定以 25%(W/V) 盐酸溶液为溶剂，样品浓度为 100mg/ml，比旋度值应为 ＋13.5°至 ＋15.5°；USP(36)规定以 6mol/L 盐酸溶液为溶剂，样品浓度为 100mg/ml，比旋度值应为 ＋13.7°至 ＋15.1°。

【鉴别】(1)薄层色谱鉴别：中国药典(2010)增订薄层色谱鉴别法，使用硅胶 G 板作为薄层板，照其他氨基酸项下的色谱条件试验。中国药典(2015)未作修订。

(2)本品的红外光吸收图谱(光谱集 915 图) 显示的主要特征吸收如下。

特征谱带(cm^{-1})	归属
3200～2400	伯胺盐 $\nu_{NH_3^+}$
1625	伯胺盐 $\delta_{NH_3^+}$
1596	羧酸离子 $\nu_{CO_2^-}$

【检查】溶液的透光率 目前生产丙氨酸的工艺多为酶转化法。因而在转化过程不仅有目的产物丙氨酸，而且还有菌体、残糖、色素等一些其他杂质，同时在生产过程中有色杂质也可能被引入，在贮藏过程中也有可能有其他有色杂质产生。对样品溶液在 430nm 波长处测定透光率，可控制其药物中有色杂质的含量。透光率高，说明含有色杂质的量越少。

铵盐 中国药典(2010)采用碘化汞钾法即奈氏法检查铵盐。用奈氏法检查铵盐时，在很微量的情况下，得到的为黄色溶液；若含量很高时，则得到的为红棕色的碘化氧二汞铵沉淀。奈氏法检测灵敏度为 0.1μg/ml。目前也有采用靛酚法检查铵盐，如谷氨酸进口药品复核标准(X20010329)，灵敏度约为 0.04μg/ml，靛酚法显色较稳定，不需使用有毒的汞盐[3]。中国药典(2015)未作修订。

其他氨基酸 在制备丙氨酸的生产中会含有一些其他氨基酸等副产物，在精制后，其他氨基酸也不会完全被除尽。因此，中国药典(2010)采用薄层色谱的方法，检查其他氨基酸。以正丁醇-水-冰醋酸(3∶1∶1) 为展开剂，同时建议使用青岛海洋化工厂生产的硅胶 G 板试验。因丙氨酸与甘氨酸分子量及等电点相近，故取丙氨酸和甘氨酸对照品适量，加水制成含 25mg/ml 和 0.125mg/ml 的混合对照品溶液，作为系统适用性试验溶液。试验结果，应显示两个完全分离的斑点。以 0.125mg/ml 的供试品溶液作为对照溶液，试验结果：应显一个清晰的斑点。如图 1。中国药典(2015)未作修订。

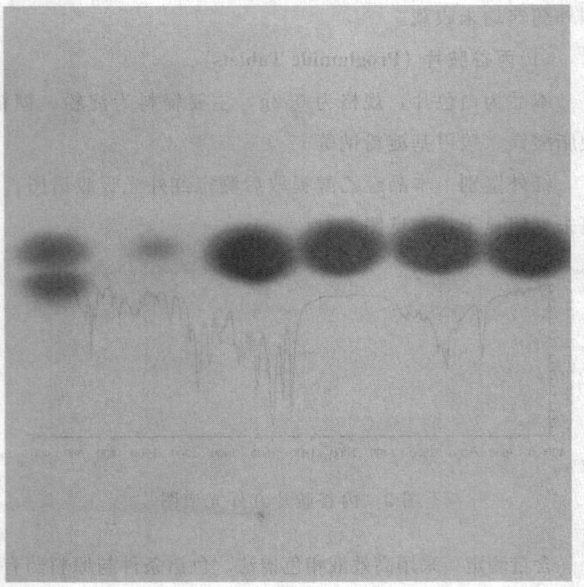

图 1 薄层色谱典型色谱图

(青岛海洋化工厂生产的硅胶 G 板)

从左开始：系统适用性试验、对照品溶液(0.125mg/ml)、对照品溶液(10mg/ml)、样品 1、样品 2、样品 3

因薄层色谱检查其灵敏度较低，可考虑在下一版药典中使用离子色谱分析的方法测定其他氨基酸的残留量。

铁盐 因原料在生产中使用试剂及设备等都有可能带入铁盐，故需要进行该项检查。本品系非环状结构，并在水中易溶，故可不经炽灼残渣即可进行检查。

砷盐 采用古蔡氏法，根据药物中微量的砷盐在酸性溶液中与锌粉产生的新生态氢生成具有挥发性的砷化氢，遇溴化汞试纸产生黄色至棕黑色的砷斑，与一定量的标准砷溶液在同样的条件下生成的砷斑比较，以判断砷盐量。反应液的酸度相当于 2mol/L 的盐酸溶液，碘化钾的浓度为 2.5%，氯化亚锡浓度为 0.3%，加入锌量为 2g。反应中尽可能保持干燥及避免强光，反应完毕后应立即与标准砷斑比较。

细菌内毒素 在复方氨基酸中本品临床每小时用药最大剂量是静脉滴注每千克体重约 26mg(按复方氨基酸注射液处方中最大用量和每分钟 2ml 滴注用量估计)，内毒素计算限值约为 192EU/g。中国药典(2000)热原检查限值为 0.25g/kg。自中国药典(2005)开始规定本品细菌内毒素限值为 20EU/g，与内毒素计算值比较，安全系数为 9.6，并与热原标准相当。

【含量测定】本品为有机弱碱，采用非水电位滴定法测定本品含量。使用电位滴定仪，玻璃-饱和甘汞电极系统。用无水甲酸溶解本品。在搅拌的条件下，使用 0.1mol/L 高氯酸滴定液滴定样品。滴定样品时的温度与标定高氯酸滴定液时的温度应不超过 10℃，否则应重新标定高氯酸滴定液。BP(2013)及 Ph. Eur. (7.0)采用非水滴定法，用萘酚苯甲醇做指示剂测定含量。

【贮藏】氨基酸类原料药物，因防止吸潮，故密封保存。

参考文献

[1] 王雪根，朱建良，欧阳平凯，等. L-丙氨酸的应用 [J]. 南京化工大学学报，1998，1.

[2] 李良铸. 最新生化药物制备技术 [M]. 北京：中国医药科技出版社，2001：47.

[3] 刘德蔚. 靛酚法与奈氏法在药品铵盐检查中的比较研究 [J]. 中国医药工业杂志，2000，31(12)：551-552.

撰写　隋玉荣　黄哲甦　天津市药品检验研究院

复核　高立勤　天津市药品检验研究院

丙硫异烟胺

Protionamide

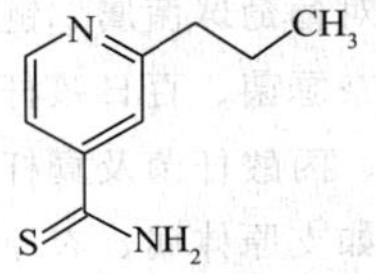

$C_9H_{12}N_2S$　180.28

化学名：2-丙基硫代异烟酰胺

2-propylthioisonicotinamide

英文名：Protionamide (INN)

CAS 号：[14222-60-7]

本品为抗结核药，为异烟酸的衍生物，其作用机制不明，可能对肽类合成具有抑制作用。本品仅对分枝杆菌有效，抑制结核杆菌分枝菌酸的合成。对结核分枝杆菌的作用取决于感染部位的药物浓度，低浓度时仅具有抑菌作用，高浓度具杀菌作用。与其他抗结核药联合用于结核病经一线药物(如链霉素、异烟肼、利福平和乙胺丁醇)治疗无效者。本品与乙硫异烟胺有部分交叉耐药现象[1]。

除中国药典(2015)收载外，JP(15 改正)亦有收载。

【制法概要】国内于 1971 年开始生产。国内生产厂家较少，工艺流程如下。

工艺流程：

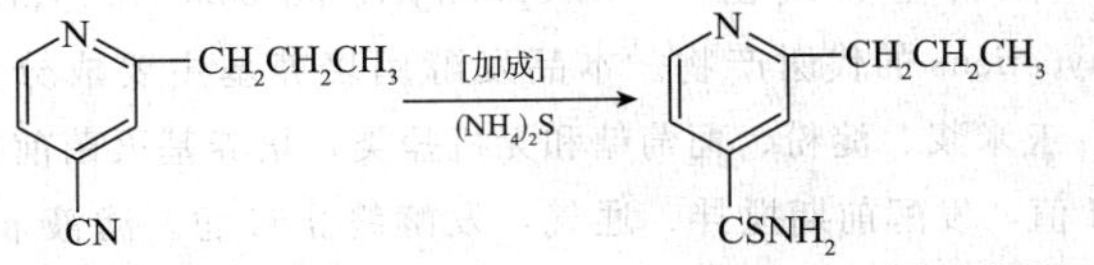

【性状】本品稳定性较好。但在光照条件下，本品的颜色变深，故本品需避光保存。

【鉴别】(2)本品 0.002%乙醇溶液在 291nm 波长处有最大吸收(图 1)。

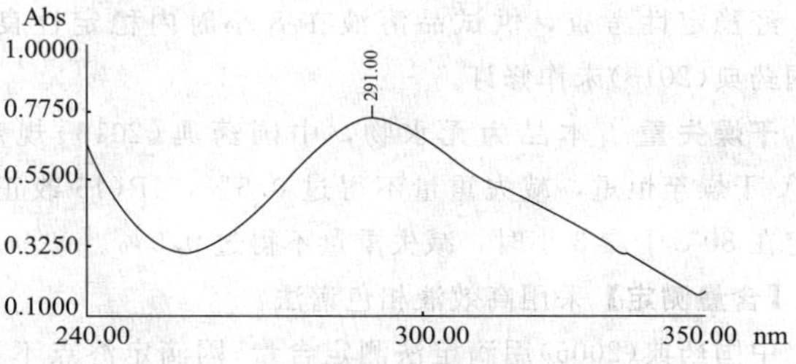

图 1　丙硫异烟胺 0.002%乙醇溶液的紫外吸收图谱

(3)本品的红外光吸收图谱与对照的图谱(光谱集 69 图)一致。本品的红外吸收图谱显示的主要特征吸收如下表。

特征谱带(cm^{-1})	归属	
3260	硫酰胺	ν_{N-H}
1595，1550	吡啶环	$\nu_{C=C,C=C}$
1150	硫羰基	$\nu_{C=S}$
825	取代吡啶	γ_{2H}

【检查】**酸度**　用乙醇溶解释放出可能包裹的酸性杂质，加水将丙硫异烟胺析出，再用氢氧化钠滴定液(0.1mol/L)滴定，以控制在制造过程中引入的酸性杂质。

有关物质　采用高效液相色谱法进行检查。

中国药典(2005)有关物质的检测方法为薄层色谱法。以三氯甲烷-甲醇(90：10)为展开剂，置紫外光灯(254nm)下检视。

中国药典(2010)建立了 HPLC 法用于有关物质检查。用十八烷基硅烷键合硅胶柱，以 0.2 mol/L 磷酸二氢钠溶液(用磷酸调节 pH 至 3.0)-乙腈(80：20)为流动相，检测波长为 282nm，杂质与主峰均能有效分开。有关物质典型色谱图谱见图 2。

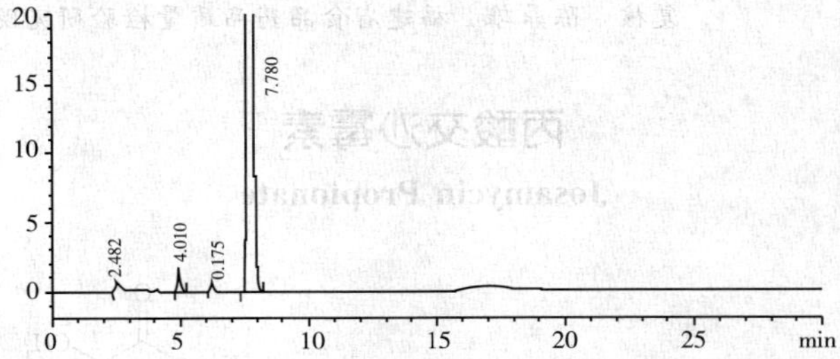

图 2　丙硫异烟胺有关物质典型色谱图

色谱柱：Phenomenex Gemimi C18(250mm×4.6mm)

使用 4 种品牌色谱柱，Welch matenals XB-C18(250mm×4.6mm)、Phenomenex Gemimi C18(250mm×4.6mm)、Thermo ODS-2 Hypersil(250mm×4.6mm，5μm)、依利特 Hypersil ODS-2(250mm×4.6mm，5μm)，分别在岛津 LC-2010、LC-20A、Agllent 1100 液相色谱仪上进行耐用性试验考察，结果良好。

经采用逐步稀释法测定，丙硫异烟胺的检测限为 23.55ng/ml(S/N=3)，定量限为 78.50ng/ml(S/N=10)。

经稳定性考查，供试品溶液在 8 小时内稳定性良好。中国药典(2015)未作修订。

干燥失重 本品为无水物，中国药典(2015)规定在105℃干燥至恒重，减失重量不得过 0.5%，JP(15 改正版)规定在 80℃干燥 3 小时，减失重量不得过 0.5%。

【含量测定】采用高效液相色谱法。

中国药典(2005)用滴定法测定含量，因滴定终点不易判断，中国药典(2010)修订为外标法，丙硫异烟胺在 10.36～103.59μg/ml 浓度范围内与其峰面积呈线性关系，线性方程为 $A=45638C-899.47$，$r=0.99998$($n=6$)。重复性 RSD 为 0.5%($n=6$)。经稳定性考查，供试品溶液在 8 小时内稳定性良好。中国药典(2015)未作修订。

【贮藏】本品在光照条件下，颜色稍变深，故密封避光保存。

【制剂】中国药典(2015)收载了丙硫异烟胺肠溶片，JP(15 改正)中未收载制剂品种。

丙硫异烟胺肠溶片(Protionamide Enteric-coated Tablets)

本品为肠溶衣片，除去包衣后显黄色，规格为 0.1g。国内各企业的处方中，主要辅料有硬脂酸镁、糊精、淀粉等。

释放度 因本品为肠溶衣片，主药丙硫异烟胺几乎不溶于水，有必要对其进行释放度检查。

含量测定与有关物质 均采用高效液相色谱法测定，色谱条件与原料药相同。辅料对主成分含量测定无干扰，方法回收率为 100.3%($n=9$)，RSD 为 0.38%。

参考文献

[1] 国家药典委员会．中华人民共和国药典临床用药须知·化学药和生物制品卷［M］．2005 年版．北京：人民卫生出版社，2005.

撰写 郑莉莉 福建省食品药品质量检验研究院
复核 陈鼎雄 福建省食品药品质量检验研究院

丙酸交沙霉素

Josamycin Propionate

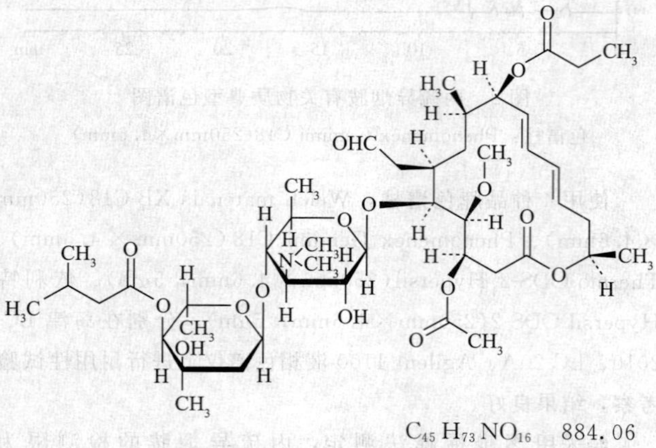

$C_{45}H_{73}NO_{16}$ 884.06

化学名：(4*R*,5*S*,6*S*,7*R*,9*R*,10*R*,11E,13E,16*R*)-4-(乙酰氧基)-6-〔〔3,6-二脱氧-4-*O*-〔2,6,-二脱氧-3-*C*-甲基-4-*O*-(3-甲基丁酰基)-*α*-L-核-己吡喃糖基〕-3-(二甲氨基)-*β*-D-吡喃型葡萄糖基〕氧〕-5-甲氧基-9,16-二甲基-7-(2-氧代乙基)-10-(丙二酰氧)氧杂环十六烷-11,13-二烯-2-酮的丙酸酯

(4*R*,5*S*,6*S*,7*R*,9*R*,10*R*,11E,13E,16*R*) -4-(acetyloxy)-6-[[3,6-dideoxy-4-*O*-[2,6-dideoxy-3-*C*-methyl-4-*O*-(3-methylbutanoyl)-*α*-L-ribo-hexopyranosyl]-3-(dimethylamino)-*β*-D-glucopyranosyl]oxy]-10-hydroxy-5-methoxy-9,16-dimethyl-7-(2-oxoethyl)oxacyclohexadeca-11,13-dien-2-one]. propionate

英文名：Josamycin Propionate(INN)

异名：Josamycin-10-Propionate [51016-68-3]；Josacine

丙酸交沙霉素为大环内酯类抗生素，系链霉菌 *Streptomyces narbonensis* var. Josamyceticus 产生的一种大环内酯类抗生素交沙霉素的丙酸酯衍生物。本品作用于敏感菌核糖体 50S 亚基，从而阻碍细菌蛋白质合成(详见交沙霉素)，本品属于生长期抑制剂。对葡萄球菌属、链球菌属的抗菌作用较红霉素略差，脑膜炎奈瑟菌、百日咳杆菌对本品敏感；对消化球菌、消化链球菌、丙酸杆菌及真杆菌等厌氧菌具良好抗菌作用；胞内病原体如支原体属、衣原体属、军团菌亦对本品敏感。目前，尚未见本品诱导葡萄球菌对大环内酯类药物产生交叉耐药性，故为非诱导型抗生素。

本品为交沙霉素的酯化物，不易受胃酸的影响而损失效价。主要特点是口服吸收迅速，体内分布快而广，组织和脏器中浓度高。特别在气管痰液和胆汁中有较高的浓度，以交沙霉素及其代谢物的形式经尿排泄。使用较安全，不良反应小。临床用于上述敏感菌所致的感染，如咽喉炎、扁桃体炎、支气管炎、肺炎、支原体肺炎、牙周炎、副鼻窦炎、皮肤和软组织感染。

【制法概要】日本于 1969 年 12 月批准山之内制药公司生产交沙霉素，并于 1970 年上市销售，在临床上应用广泛，但是由于味苦，儿童用药有困难，遂由山之内制药公司研究所又推出其衍生物丙酸交沙霉素，本品因无苦味，可制成颗粒，安全有效。已于 1975 年 1 月批准该公司生产，并于当年获准上市。

本品由微生物发酵法制取，产生菌为日本微生物化学研究所的梅沢浜夫等人于 1967 年从日本高知县土壤中分离得到的一株新型放线菌——*Streptomyces narbonensis* var. Josamyceticus 的代谢产物。本品发酵用培养基主要成分为豆粉、玉米浆、淀粉、葡萄糖和无机盐类，培养基灭菌前控制 pH 值，发酵前期搅拌、通气，发酵终止过滤。滤液 pH 呈弱酸性，用乙酸乙酯分离提取，提取液 50℃减压浓缩，浓缩液转提入盐酸提取液，继而用氢氧化钠调为中性条件下加入乙酸乙酯提取，反复转提 2 次，减压蒸干，制得交沙霉素。然后进行化学合成，获得丙酸交沙霉素。

【性状】各国药典性状描述比对见表 1。

表1　各国药典性状描述比对

检测项目	BP (2013)	Ph. Eur. (7.0)	JP(16)	中国药典(2015)
性状	为白色或微黄色结晶；略有引湿性；易溶于甲醇和二氯甲烷，能溶于丙酮，几乎不溶于水	为白色或微黄色结晶；略有引湿性；易溶于甲醇和二氯甲烷，能溶于丙酮，几乎不溶于水	为白色或微黄色结晶性粉末；极易溶于乙腈；易溶于甲醇和乙醇，能溶于丙酮，几乎不溶于水	本品为白色至淡黄色结晶性粉末，略有引湿性，在甲醇或乙醇中易溶，在乙醚中微溶，在水中几乎不溶

本品外观为白色至淡黄色粉末，在光学显微镜下呈现晶体光学性质，但晶型不规则，见图1，中国药典(2015)规定为结晶性粉末。

将本品置于25℃、盛有硫酸铵饱和溶液的干燥器中，放置24小时，其增重为1.57%，表明其有引湿性。

本品在甲醇或乙醇中易溶，在乙醚中微溶，在水中几乎不溶，见表2。

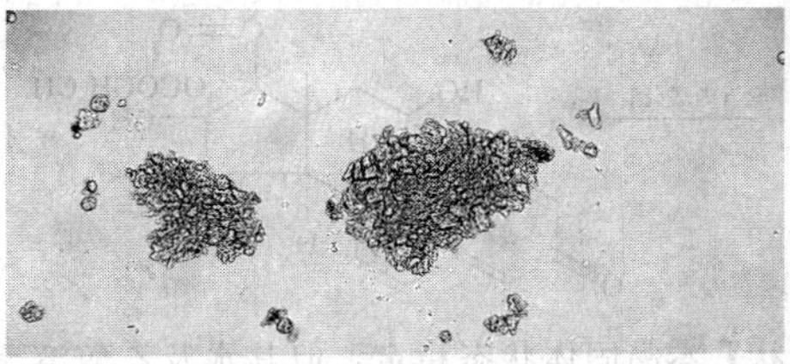

图1　丙酸交沙霉素显微照片

表2　溶解度测定结果(室温25℃)

供试品(g)	1.00	1.00	0.1	0.05
溶媒	甲醇	乙醇	乙醚	水
样品(g)/溶媒(ml)	1∶8	1∶8	1∶80	1∶10000
结果	溶解	溶解	溶解	未溶
结论	易溶	易溶	略溶	不溶

【鉴别】 参考国内外现行药典标准中收载该品种的UV吸收光谱鉴别方法，采用甲醇作为溶剂，在231m波长处有最大吸收，见图2。

【检查】有关物质　室温(20℃)情况下，测试溶液放置12小时，随着放置时间的延长，杂质的量逐渐增加。

残留溶剂　中国药典(2015)控制甲醇、异丙醇和二氯甲烷，但由于丙酸交沙霉素前体交沙霉素在菌丝液洗脱之后的提炼工艺过程中使用到甲醇、乙酸乙酯、正丁醇及少量的苯，故企业应对中国药典(2015)该项未规定检查的残留溶剂进行验证检查。原进口注册标准顶空进样时间为15分钟，经考察将顶空进样时间调整为20分钟后，RSD值减小、重现性良好且峰面积无明显改变，故将顶空进样时间定为20分钟。

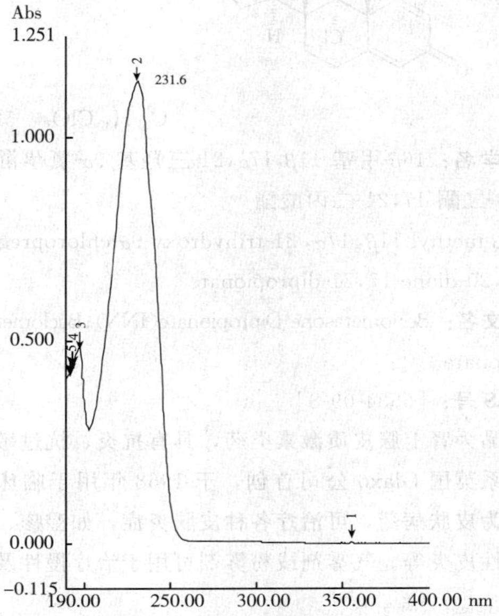

图2　UV最大吸收图

试验时室温应不大于30℃，以保证达到标准中规定的"柱温30℃"要求，使分离完全；载气流速需严格执行2ml/min，否则分离度不符合要求。

干燥失重　中国药典(2010)修订为减压干燥法，3小时即可达到恒重。中国药典(2015)未作修订。

【含量测定】 采用管碟法或浊度法。

浊度法　考察了抗生素贮备溶液和测定溶液在放置不同时间的稳定性，以确定存放时间和条件(溶液测完后需冰箱4℃存放)，考察结果表明本品贮备浓溶液放置冰箱保存可稳定3天，可满足实验需要。

【制剂】丙酸交沙霉素颗粒(Josamycin Propionate Granules)

曾用名：丙酸交沙霉素干糖浆

撰写　韩　彬　河北省药品检验研究院

复核　杨　梁　河北省药品检验研究院

丙酸倍氯米松

Beclometasone Dipropionate

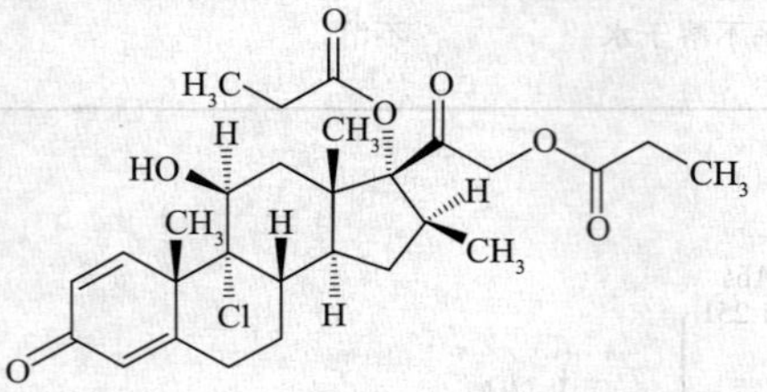

$C_{28}H_{37}ClO_7$　521.05

化学名：16β-甲基-11β,17α,21-三羟基-9α-氯孕甾-1,4-二烯-3,20-二酮-17,21-二丙酸酯

16β-methyl-11β,17α,21-trihydroxy-9α-chloropregna-1,4-diene-3,20-dione-17,21-dipropionate

英文名：Beclometasone Dipropionate(INN)；Beclomethasone Dipropionate

CAS 号：[5534-09-8]

本品为肾上腺皮质激素类药，具有抗炎、抗过敏和止痒作用。系英国 Glaxo 公司首创，于 1968 年用于临床，开始时只作为皮肤病药，可治疗各种皮肤炎症，如湿疹、牛皮癣和神经性皮炎等。气雾剂或粉雾剂可用于治疗慢性及过敏性哮喘。

国内于 1981 年开始生产。除中国药典(2015)收载外，USP(36)、BP(2013)和 JP(16)均有收载。

【制法概要】

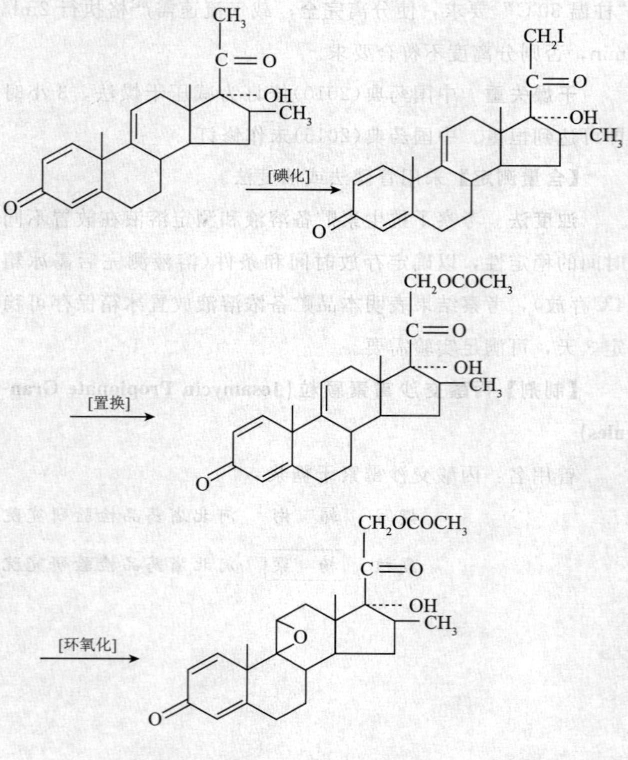

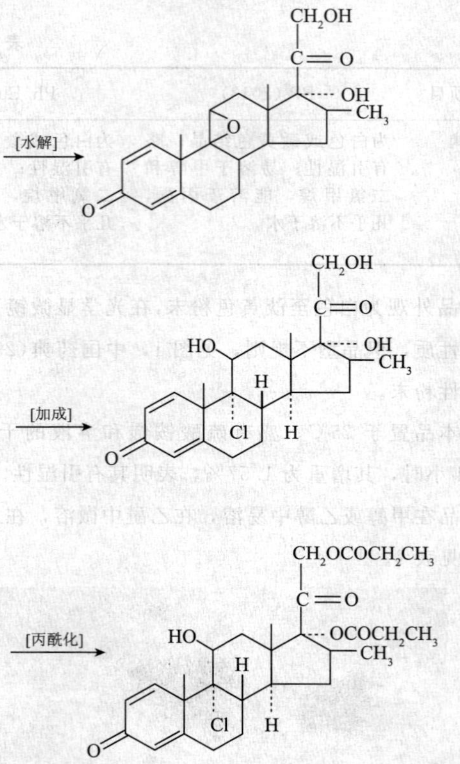

【性状】本品固体状态稳定，但其水及乙醇溶液在碱性条件下，侧链 α-醇酮基易氧化，发生分子重排和降解。其乙醇溶液在紫外光照射下 A 环易降解[1]。

【鉴别】(1) 本品的乙醇溶液(20μg/ml)，在 239nm 波长处有最大吸收，吸光度为 0.57～0.60，在 239nm 与 263nm 的波长处的吸光度比值为 2.25～2.45(图 1)。[2]

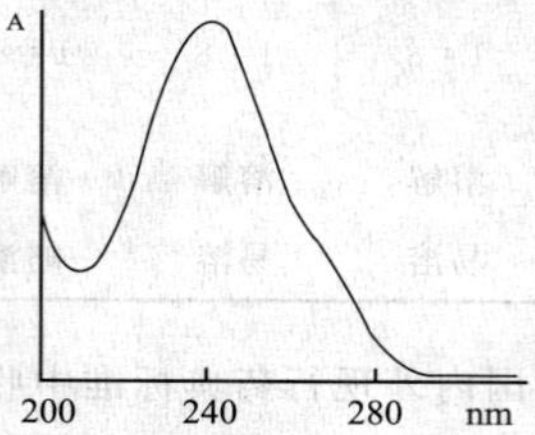

图 1　丙酸倍氯米松紫外吸收图谱

(2) 本品的红外吸收图谱(光谱集 71 图)显示的主要特征吸收如下[3,4]。

特征谱带(cm⁻¹)	归属	
3270	羟基	ν_{O-H}
1758	酯	$\nu_{C=O}$
1730	酯和 20 位酮	$\nu_{C=O}$
1660	3 位酮	$\nu_{C=O}$
1615，1610	烯	$\nu_{C=C}$
1185	酯	ν_{C-O}

【检查】有关物质　采用 TLC 自身对照法检查其他甾体，同 JP(16)。USP(36) 不进行有关物质检查，BP(2013) 采用 HPLC 法，其控制的特定杂质如下。

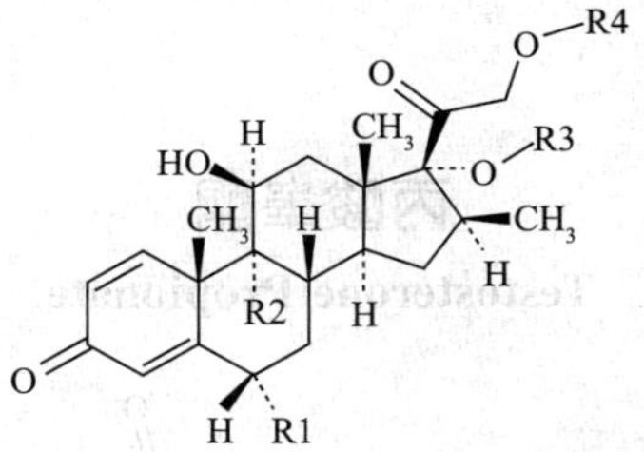

A. R1＝R3＝ H，R2 ＝ Cl，R4＝ CO－C_2H_5

9-chloro-11*β*，17-dihydroxy-16*β*-methyl-3，20-dioxopregna-1，4-dien-21-yl propanoate（beclometasone 21-propionate）

B. R1 ＝ H，R2 ＝ Cl，R3 ＝ CO－C_2H_5，R4＝ CO－CH_3

21-（acetyloxy）-9-chloro-11*β*-hydroxy-16b-methyl-3，20-dioxopregna-1，4-dien-17-yl propanoate（beclometasone 21-acetate 17-propionate）

C. R1＝ H，R2＝ Cl，R3 ＝ CO－C_2H_5，R4＝ CO－CH_2－CH_2－CH_3

9-chloro-11*β*-hydroxy-16*β*-methyl-3，20-dioxo-17-（propanoyloxy）-pregna-1，4-dien-21-yl butanoate（beclometasone 21-butyrate 17-propionate）

D. R1 ＝ H，R2 ＝ Br，R3 ＝ R4＝ CO－C_2H_5

9-bromo-11*β*-hydroxy-16*β*-methyl-3，20-dioxopregna-1，4-diene-17，21-diyl dipropanoate

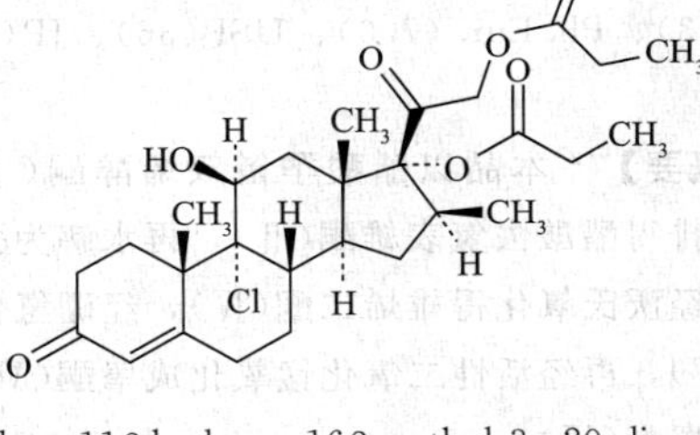

L. 9-chloro-11*β*-hydroxy-16*β*-methyl-3，20-dioxopregn-4-ene-17，21-diyl dipropanoate

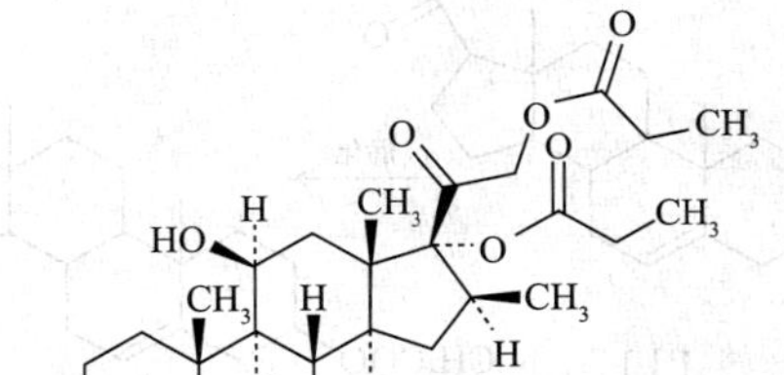

M. 9-chloro-11*β*-hydroxy-16*β*-methyl-3，20-dioxopregna-4，6-diene-17，21-diyl dipropanoate

【含量测定】在规定的色谱条件下，进样量为记录仪满量程的 2 倍时，能分离出 3～4 个杂质峰，主峰保留时间约 12 分钟，杂质峰的保留时间分别约为 7 分钟、10 分钟、16 分钟及 18 分钟，其中 10 分钟、16 分钟的杂质峰较大（图 2），为排除其干扰，规定丙酸倍氯米松峰与内标物质峰的分离度应大于 4.0（图 3）。7 分钟左右的杂质峰可能与内标物质峰部分重叠，但其含量约在 0.1％～0.5％之间，有的供试品无此杂质峰，故认为其对内标物质峰的干扰可以忽略不计。

本品进样量在 0.18～0.9μg，内标物质 0.3μg 时，本品含量与内标含量的比值与其相应的峰面积的比值呈良好线性，r＝1.0000。测定的相对标准偏差为 0.38％（n＝6）。

该法能分离本品中其他甾体化合物，故能较准确地反映本品的含量。

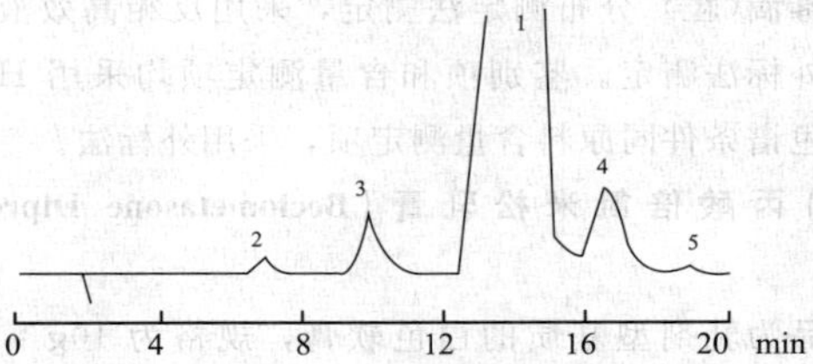

图 2　丙酸倍氯米松高效液相色谱图

1. 丙酸倍氯米松峰；2，3，4，5. 杂质峰

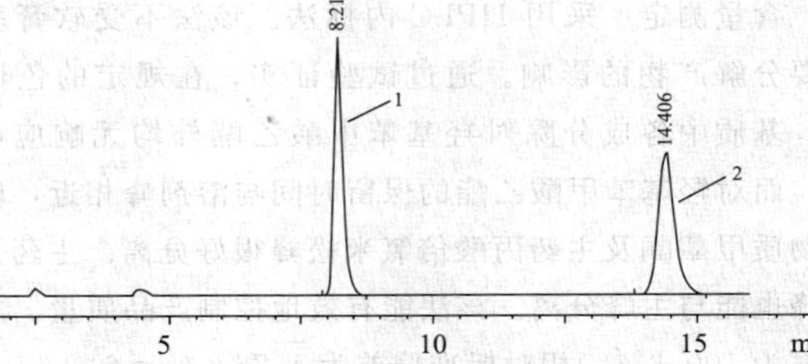

图 3　以甲睾酮为内标的高效液相色谱图

1. 甲睾酮峰（内标）；2. 丙酸倍氯米松峰

【制剂】（1）丙酸倍氯米松吸入粉雾剂（Beclometasone Dipropionate Powders for Inhalation）

自 1974 年以来，本品的吸入气雾剂被誉为防治哮喘的一大进展，但气雾剂因含有抛射剂氟里昂，使用受到了限制。粉雾剂是综合了粉体工学的知识发展起来的新剂型，不含抛射剂，不污染环境，药物主动吸入，无使用时的协同困难，尤其适合老人和儿童使用，药物以单剂量给药，无过量危险。本品为微粉化丙酸倍氯米松（0.5～10μm）和适宜的辅料装入胶囊制成的吸入用粉雾剂，置于专用装置中，由患者主动吸入雾化药物至肺部。

鉴别　本品的乙醇溶液，在 238nm 波长处有最大吸收。

含量均匀度　本品规格为 0.1mg 或 0.2mg，属于小规格制剂，应制订含量均匀度检查项，且本品为胶囊型粉雾剂，限度为±20％。采用紫外-可见分光光度法测定。

雾滴（粒）分布　本品为吸入粉雾剂，在吸入时，要求粉末能随吸入气流自胶囊内释出，药物粒子能从载体上分离或解聚，进入呼吸道深部，发挥作用。粉雾剂中的药物粒子即使非常微细（＜ 5μm），亦仅有 1％～20％的药物能在有效部位沉积，发挥疗效，故应对吸入粉雾剂进行体外模拟试验[5]。照吸入粉雾剂雾滴（粒）分布测定法测定，采用反相高效液相色谱法，按外标法测定。

含量测定　采用反相高效液相色谱法，按内标法测定，检测波长 240nm。丙酸倍氯米松与内标物质（丙酸睾丸）峰的分离度应大于 3。

(2) 丙酸倍氯米松吸入气雾剂（Beclometasone Dipropionate Inhalation Aerosol）

本品有关物质在原料中已做控制，故在制剂中不再检查。BP(2013)采用TLC法进行有关物质的检查。由于本品是气雾剂，产品质量的最重要的参数为从吸入器中释出雾滴（粒）的大小分布，所以增加雾滴（粒）分布检查项。照吸入气雾剂雾滴（粒）分布测定法测定，采用反相高效液相色谱法，按外标法测定。鉴别项和含量测定项均采用HPLC法测定，色谱条件同原料含量测定项，采用外标法。

(3) 丙酸倍氯米松乳膏（Beclometasone Dipropionate Cream）

本品为乳剂型基质的白色软膏，规格为10g：2.5mg，在生产及贮存期间易水解，基质中或包装管材料中的金属离子能促使水解反应加速进行，致使含量下降，故生产时应加入适宜的稳定剂。

含量测定　采用HPLC内标法。该法不受软膏基质及主要分解产物的影响。通过试验证实，在规定的色谱条件下，基质中各成分除对羟基苯甲酸乙酯外均无响应，不出峰。而对羟基苯甲酸乙酯的保留时间与溶剂峰相近，能与内标物质甲睾酮及主药丙酸倍氯米松峰很好分离。主药分解产物峰也能与主峰分离。该法能有效地控制产品质量。方法回收率为100.3%，相对标准偏差为1.76%（$n=6$）。

BP（2013）采用HPLC法测定含量，色谱条件为：Spherisorb ODS 1柱，柱温60℃，甲醇-水（70：30）为流动相，流速2ml/min，甲睾酮为内标物质，检测波长238nm。样品处理分别为：0.025%乳膏加90%热甲醇及2,2,4-三甲基戊烷，放冷，振摇，滤取甲醇层，2,2,4-三甲基戊烷层再用80%甲醇提取2次；0.5%乳膏系用80%甲醇，水浴加热提取。

参考文献

[1] Florey, K. Analytical Profiles of Drug Substances [M]. Vol. 1. New York: Academic Press, 1972: 411.
[2] 中华人民共和国卫生部药典委员会. 中华人民共和国药典1990年版二部药典注释 [M]. 北京: 化学工业出版社, 1990: 83.
[3] 王宗明, 何欣翔, 孙殿卿. 实用红外光谱学 [M]. 2版. 北京: 石油工业出版社出版, 1990.
[4] 荆煦瑛, 陈式棣, 么恩云. 红外光谱实用指南 [M]. 天津: 天津科学技术出版社, 1992.
[5] 顾浩琦, 杨珲珲, 金方, 等. 丙酸倍氯米松粉雾剂质量控制的研究 [J]. 中国医药工业杂志, 2000, 31(9): 402-404.

撰写　严全鸿　广东省药品检验所
王　祥　天津市药品检验研究院
复核　罗卓雅　广东省药品检验所

丙酸倍氯米松吸入粉雾剂

撰写　江文明　上海市食品药品检验所
复核　杨永健　上海市食品药品检验所

丙酸睾酮
Testosterone Propionate

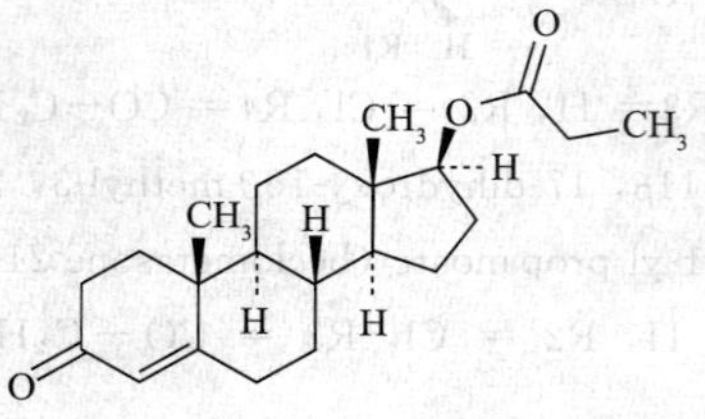

$C_{22}H_{32}O_3$　344.49

化学名：17β-羟基雄甾-4-烯-3-酮丙酸酯
(17β)-17-hydroxyandrost-4-en-3-one

英文名：Testosterone Propionate(INN)

异名：丙酸睾丸素

CAS号：[57-85-2]

本品为雄性激素类药，用于原发性、继发性男性性功能减低；绝经女性晚期乳腺癌姑息性治疗及男性青春发育滞缓。本品98%与血浆蛋白结合，$t_{1/2}$约10～20分钟，大部分在肝内代谢转化成活性较弱的雄酮及无活性的5β-雄酮，并与葡糖醛酸或硫酸结合，由尿排出[1]。

本品国内于1959年开始生产，除中国药典（2015）收载外，BP(2013)、Ph. Eur.(7.0)、USP(36)、JP(16)中均有收载。

【制法概要】[2] 本品以醋酸孕甾双烯醇酮（Ⅰ）为原料，经肟化、重排得醋酸去氢表雄酮（Ⅱ），再水解为去氢表雄酮（Ⅲ），然后经沃氏氧化得雄烯二酮（Ⅳ），经硼氢化钾氢化为雄甾二醇（Ⅴ），再经活性二氧化锰氧化成睾酮（Ⅵ），最后丙酰化得丙酸睾酮（Ⅶ）。

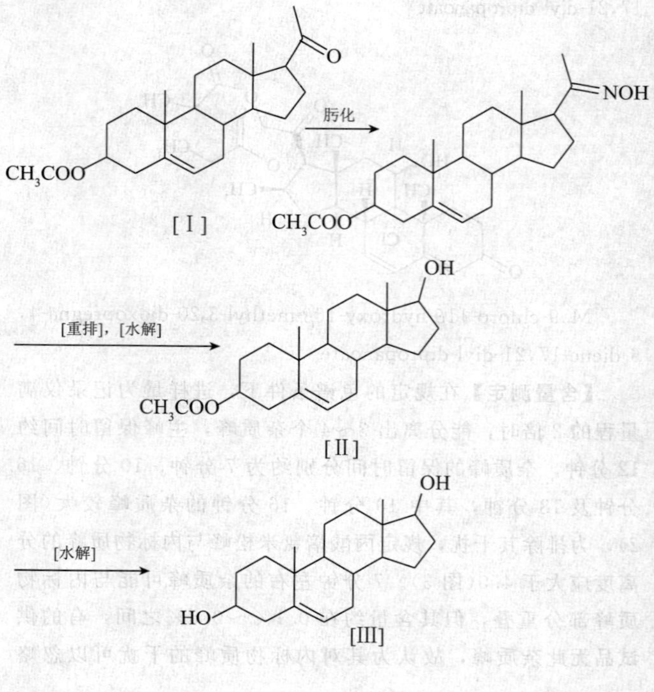

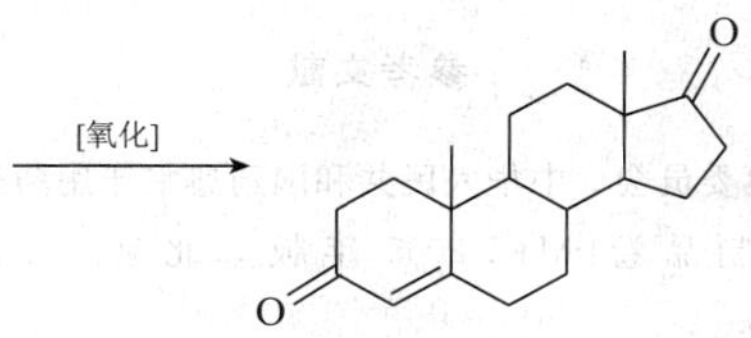

[Ⅳ]

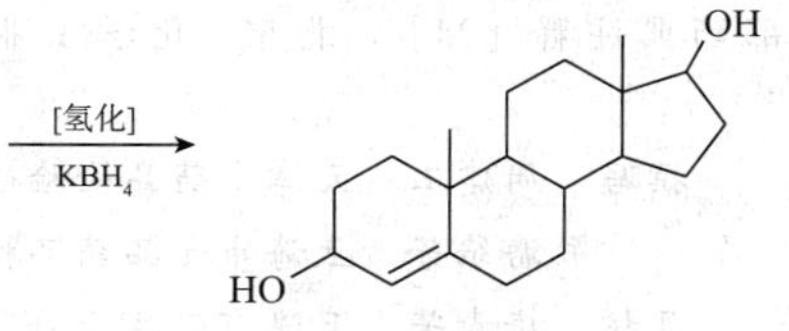

[Ⅴ]

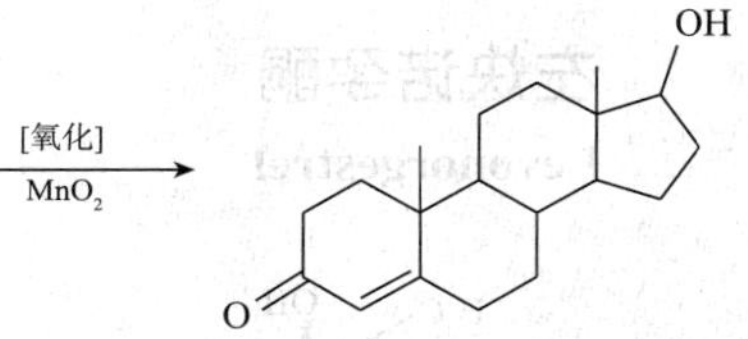

[Ⅵ]

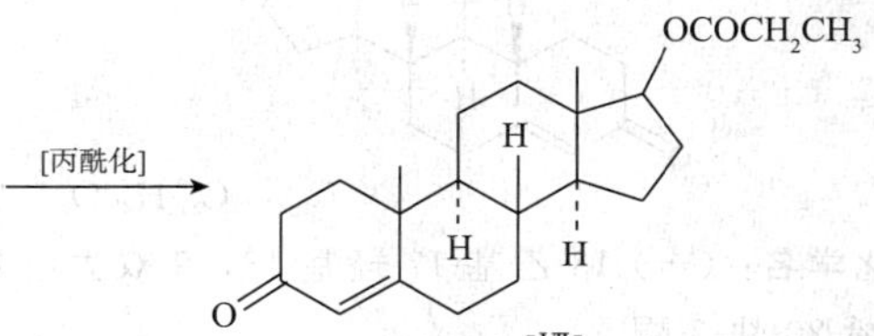

[Ⅶ]

【性状】熔点 中国药典(2015)规定熔点为118～123℃，与USP(36)、JP(16)相同，BP(2013)未规定熔点。

比旋度 本品10mg/ml乙醇溶液的比旋度为＋84°至＋90°；JP(16)与BP(2013)取干燥品测定，JP(16)规定比旋度为＋83°至＋90°；BP(2013)限度同中国药典。USP(36)规定20mg/ml的二氧六环溶液的比旋度为＋83°至＋90°。

【鉴别】(1)本品的红外光吸收图谱应与对照的图谱(光谱集72图)一致，本品的红外光吸收图谱显示的主要特征吸收如下表[2]。

特征谱带(cm^{-1})	归属
3030	烯氢 ν_{C-H}
1730	酯 $\nu_{C=O}$
1670	酮 $\nu_{C=O}$
1615	烯 $\nu_{C=C}$
1242，1080	酯 ν_{C-O-C}

【检查】有关物质 采用高效液相色谱法进行检查。中国药典(2010)的色谱条件与中国药典(2005)一致，中国药典(2010)中增加了碱降解产物制备分离度溶液的操作，完善了系统适用性试验。在中国药典(2010)色谱条件下，使用3种品牌色谱柱Agilent Zorbax Eclipse XDB-C18柱(250mm×4.6mm，5μm)，Kromasil C18色谱柱(250mm×4.6mm，5μm)及Venusil XBP C18色谱柱(150mm×4.6mm，5μm)分别在Aglient 1200型高效液相色谱仪与岛津LC-2010C液相色谱仪上进行耐用性试验考察，结果良好。

系统适用性试验色谱图见图1，有关物质典型色谱图见图2。中国药典(2015)未修订。

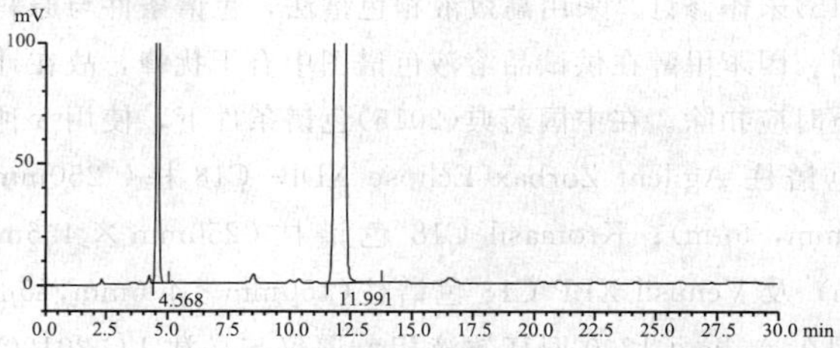

图1 丙酸睾酮有关物质系统适用性试验色谱图

主峰t_R＝11.991分钟，降解物t_R＝4.568分钟

色谱柱：Agilent ZORBAX Eclipse XDB-C18

(250mm×4.6mm，5μm)

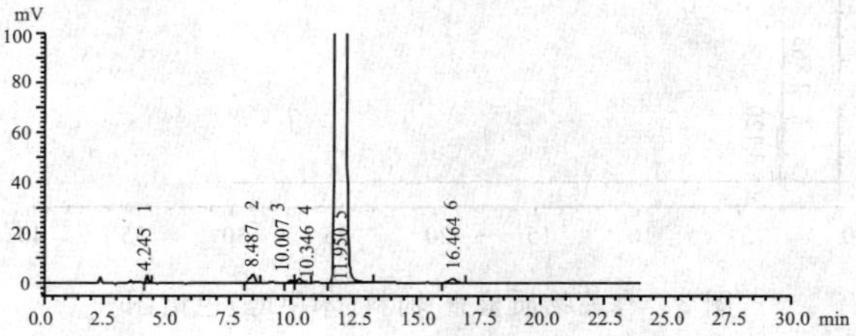

图2 丙酸睾酮有关物质典型色谱图

色谱柱：Agilent Zorbax Eclipse XDB-C18

(250mm×4.6mm，5μm)

BP(2013)采用高效液相色谱法，用C18柱，以水-甲醇(20∶80)为流动相，检测波长为254nm，以杂质B的峰谷比来进行系统控制；JP(16)采用薄层色谱法，供试液为20mg/ml的乙醇溶液，展开剂为三氯甲烷-二乙胺(19∶1)，在紫外光灯(254nm)下检视。国外药典杂质限度与中国药典一致。

USP(36)未规定有关物质检查。

干燥失重 本品不含结晶水，中国药典(2015)与BP(2013)规定在105℃干燥，减失重量不得过0.5%；USP(36)规定硅胶为干燥剂，真空干燥4小时，限度为0.5%。

【含量测定】采用高效液相色谱法，中国药典(2010)的色谱条件与中国药典(2005)一致，中国药典(2005)采用内标法(内标物为苯丙酸诺龙)，经试验研究，将内标法修订为外标法，并将进样量由5μl修订为10μl，与有关物质测定项下进样量统一。经试验，丙酸睾酮在0.05～0.6mg/ml浓度范围内与其峰面积呈线性关系，精密度试验RSD为0.5%(n＝6)。供试品溶液(浓度为200μg/ml)在室温放置24小时基本稳定。经试验考察，分别采用内标法与外标法测定同批样品含量，结果一致。中国药典(2015)未作修订。

【制剂】中国药典(2015)收载了丙酸睾酮注射液，USP(36)、JP(16)及BP(2013)也均收载了注射液。

丙酸睾酮注射液(Testosterone Propionate Injection)

为无色至淡黄色的澄明油状液体，辅料为注射用油，部分企业处方中有苯甲醇。规格为1ml∶10mg；1ml∶25mg；

1ml：50mg；1ml：100mg。

有关物质　为中国药典(2010)增订项目。中国药典(2015)未作修订。采用高效液相色谱法，色谱条件与原料药相同。因苯甲醇在供试品溶液色谱图中有干扰峰，故在计算杂质时应扣除。在中国药典(2015)色谱条件下，使用3种品牌色谱柱 Agilent Zorbax Eclipse XDB- C18 柱(250mm×4.6mm，5μm)；Kromasil C18 色谱柱(250mm×4.6mm，5μm)及 Venusil XBP C18 色谱柱(150mm×4.6mm，5μm)分别在 Aglient 1200 型高效液相色谱仪与岛津 LC-2010C 液相色谱仪上进行耐用性试验考察，结果良好。有关物质检查典型色谱图见图3～图5。

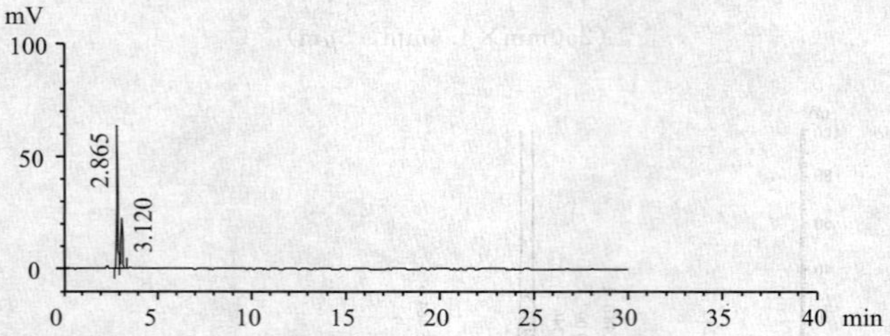

图3　有关物质检查-辅料(苯甲醇)色谱图

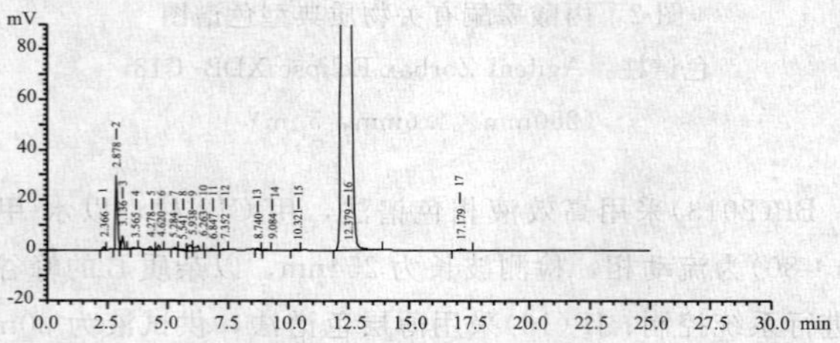

图4　丙酸睾酮注射液(含苯甲醇)有关物质色谱图

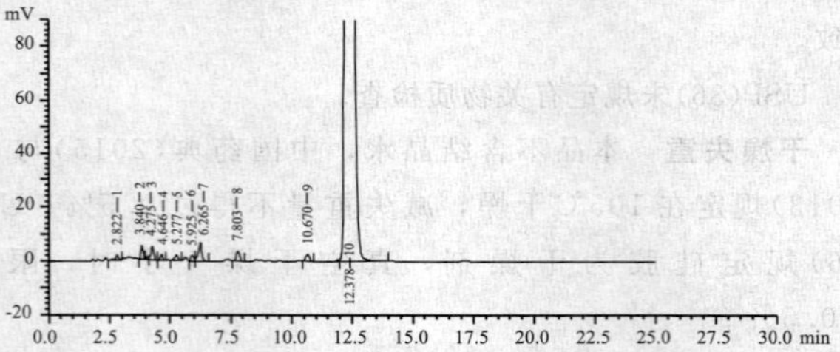

图5　丙酸睾酮注射液(不含苯甲醇)有关物质色谱图

含量测定　采用高效液相色谱法测定，中国药典(2005)的色谱条件为甲醇-水(70：30)，检测波长254nm。本品为油状溶液，供试品制备时需先用内容量移液管精密量取本品后，用乙醚洗涤并定容后，再精密量取置温水浴中使乙醚挥尽后，用甲醇将丙酸睾酮从植物油中提取出来。因制备供试品溶液和对照品溶液所用的溶剂以及浓度均与原料药含量测定法相同，且试验研究中未发现辅料干扰，所以，中国药典(2010)标准的流动相与原料药统一，即以甲醇-水(80：20)为流动相，另为满足有关物质检查的需要，经 DAD 检测，检测波长修订为241nm，并将内标法修订为外标法。中国药典(2015)未作修订。

参考文献

[1] 国家药典委员会. 中华人民共和国药典临床用药须知·化学药和生物制品卷[M]. 2005年版. 北京：人民卫生出版社，2005.

[2] 中华人民共和国卫生部药典委员会. 中华人民共和国药典1990年版二部药典注释[M]. 北京：化学工业出版社，1993.

撰写　周建玉　天津市药品检验研究院
　　　潘维芳　上海市食品药品检验所
复核　唐素芳　天津市药品检验研究院

左炔诺孕酮

Levonorgestrel

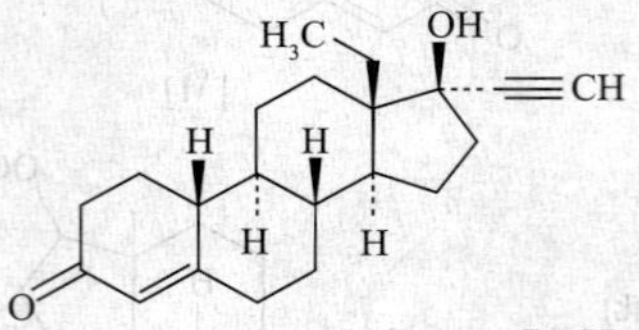

$C_{21}H_{28}O_2$　312.47

化学名：(−)-13-乙基-17-羟基-18，19-双去甲基-17α-孕甾-4-烯-20-炔-3-酮

D (-)-13-ethyl-17β-hydrxy-18，19-dinor-17α-pregn-4-en-20-yn-3-one

英文名：Levonorgestrel(INN)

异名：左旋甲炔诺酮；*d*-甲炔诺酮；*d*-Norgestrel

CAS号：[797-63-7]

本品为孕激素类药。具有强效孕激素作用，并有雄激素、雌激素和抗雌激素活性。主要作用于下丘脑和垂体，使月经中期的促卵泡激素和促黄体生成激素水平高峰降低或消失，使卵巢不能排卵。本品是在炔诺酮的基础上发展起来的，其抗排卵作用较炔诺酮强，口服吸收后，生物利用度极好(87%～99%)，比炔诺酮(70%)大。同时还能抑制子宫内膜发育、改变宫颈黏液稠度，使精子不易进入宫腔，而达到避孕目的。本品为炔诺孕酮的异构体，是炔诺孕酮的生物活性有效成分，右旋异构体无效，故其活性比炔诺孕酮强1倍，所以其使用剂量可减少一半。本品与雌激素配伍是目前国内外应用较广泛的短效口服避孕药之一。

本品于1963年由史密斯(Smith)合成，于1971年上市并用于临床，除中国药典(2015)外，BP(2013)和USP(36)均有收载。

【制法概要】

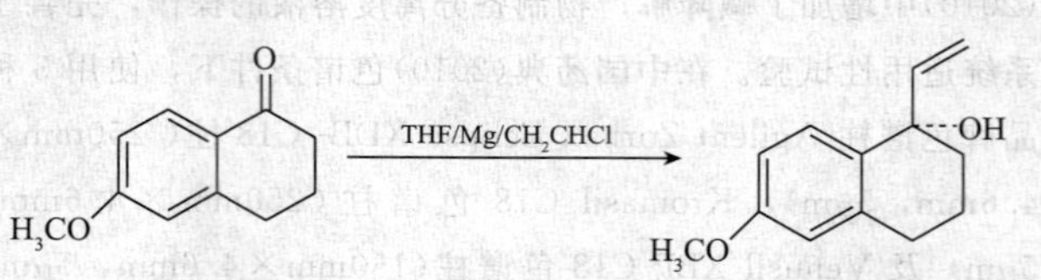

$C_{11}H_{12}O_2$　Mol.Wt.:176.21　萘满酮

$C_{13}H_{16}O_2$　Mol.Wt.:204.26　萘满烯醇

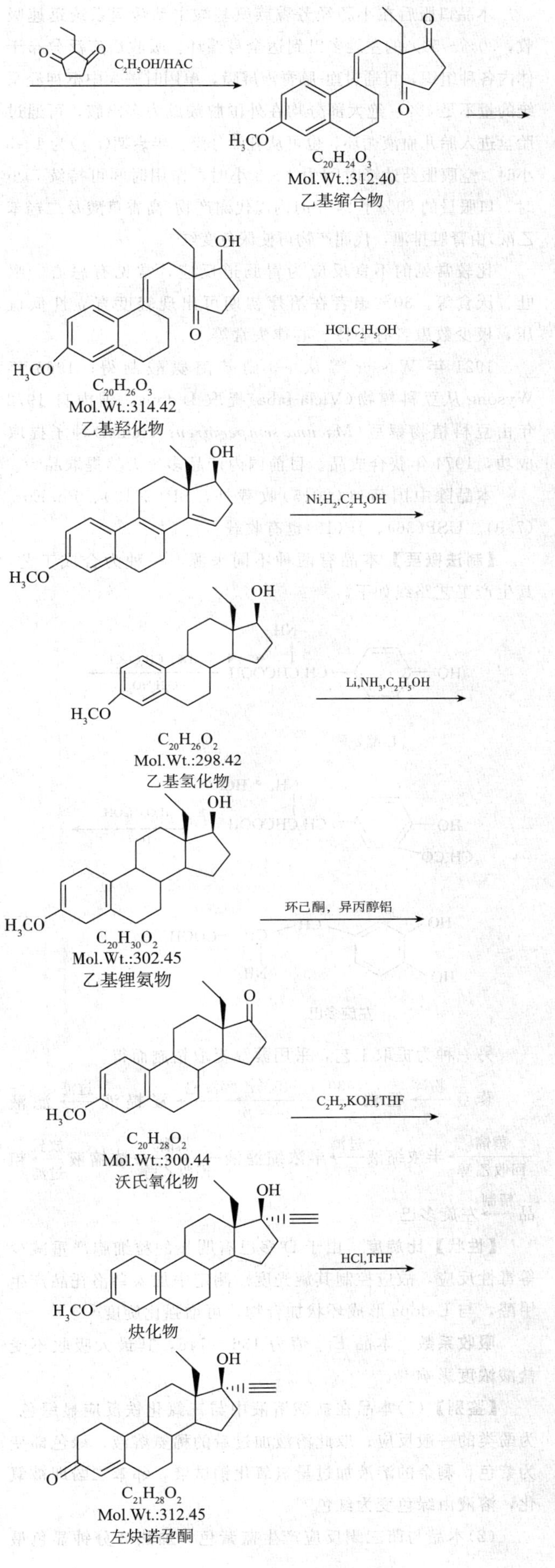

【性状】本品为炔诺孕酮的左旋体，中国药典（2015）规定本品的 20mg/ml 三氯甲烷溶液，比旋度应为 −30°至 −35°，与 BP（2013）和 USP（36）的规定一致。但 USP（36）的测定温度为 25℃，与中国药典（2015）和 BP（2008）的测定温度（20℃）有区别。

【鉴别】红外鉴别　本品为左旋异构体，红外光吸收图谱与消旋体炔诺孕酮的对照图谱（光谱集 726 图）一致。

本品的红外光吸收图谱显示的主要特征吸收如下。

特征谱带（cm^{-1}）	归属
3340	羟基　ν_{O-H}
3260	炔氢　ν_{C-H}
1650	酮　$\nu_{C=O}$
1614	烯　$\nu_{C=C}$
1068	羟基　ν_{C-O}

【检查】乙炔基　本品溶于四氢呋喃中，加 5%硝酸银溶液，使与乙炔基的活泼氢作用，生成乙炔银化合物，同时生成一分子硝酸，用氢氧化钠液（0.1mol/L）滴定，电位指示终点。

$$R-C\equiv CH + AgNO_3 \longrightarrow R-C\equiv CAg + HNO_3$$

$$HNO_3 + NaOH \longrightarrow NaNO_3 + H_2O$$

有关物质　本品合成路径较长，工艺过程中引入较多的杂质。用 HPLC 控制合成中间体。系统适用性试验中左炔诺孕酮与醋酸甲地孕酮的分离度应满足要求（大于 1.5）。

左炔诺孕酮的检测限为 0.5ng（$S/N=3.5$）；定量限为 5ng（$S/N=11.3$）。

【含量测定】采用 HPLC 外标法，系统适用性图谱见图 1，本法专属性良好，空白辅料不干扰主成分测定，精密度良好（RSD=1.1%，$n=9$），准确度高（回收率 99.2%，$n=9$）。

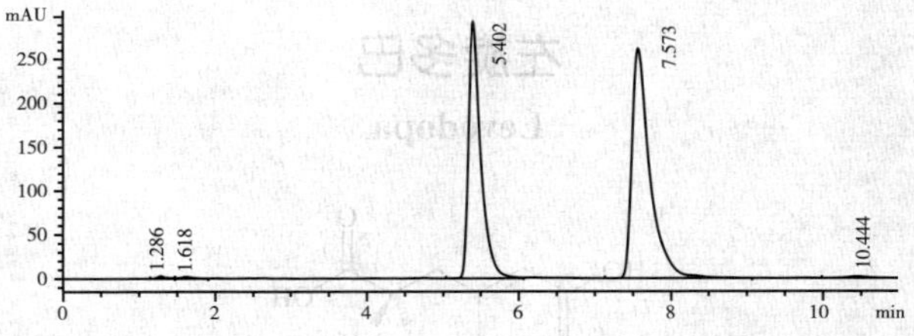

图 1　有关物质 HPLC 系统适用性图谱

1. 左炔诺孕酮峰（5.4 分钟）；2. 醋酸甲地孕酮峰（7.6 分钟）

BP（2013）采用容量法测定本品的含量，测定原理同"乙炔基"项下。USP（36）采用紫外-可见分光光度法测定含量。

【制剂】中国药典（2015）收载了左炔诺孕酮片、左炔诺孕酮炔雌醚片、左炔诺孕酮炔雌醇（三相）片；BP（2013）收载了左炔诺孕酮片和左炔诺孕酮炔雌醇片；USP（36）收载了左炔诺孕酮炔雌醇片。

（1）左炔诺孕酮片（Levonorgestrel Tablets）

含量均匀度　本品为小剂量片剂（0.75mg 和 1.5mg），为确保产品的质量均一性，用含量均匀度控制产品质量。测定方法同含量测定。

含量测定　采用 HPLC 外标法。在 3 种不同的色谱柱上［Gemini C18（150mm×4.6mm，5μm）；Kromasil C18（200mm× 4.6mm，5μm）；Diamonsil C18（200mm× 4.6mm，5μm）］的回收率分别为：98.3%(RSD＝0.8%，n＝9)；99.2%(RSD＝1.4%，n＝9)；99.1%(RSD＝1.2%，n＝9)。进样精密度良好(RSD＝0.06%，n＝6)。

(2)左炔诺孕酮炔雌醚片（Levonorgestrel and Quinestrol Tablets）

有关物质　本品为复方制剂，用 TLC 法控制有关物质，有学者提出了对本品有关物质控制的思路[1]，可作为有关物质控制方法的参考。

含量均匀度　本品为小剂量片剂(0.75mg 和 1.5mg)，用含量均匀度控制产品的质量均一性。测定方法同含量测定。

溶出度　本品两个成分均难溶于水，适当加入表面活性剂可改善溶出，曾尝试用 0.5%十二烷基磺酸钠做溶出介质，结果很不理想；选用 0.8%十二烷基磺酸钠，左炔诺孕酮的限度为标示量的 60%，炔雌醚的限度为标示量的 80%。

含量测定　采用 HPLC 外标法。左炔诺孕酮的回收率为 98.8%(RSD 为 1.0%，n＝9)；炔雌醚的回收率为 99.2%(RSD 为 1.1%，n＝9)。

参考文献

[1] 张启明，等．现有国家药品标准中复方制剂杂质控制的现状和思考［J］．中国药品标准，2009，10(4)：259.

撰写　陈　英　广东省药品检验所
复核　罗卓雅　广东省药品检验所

左旋多巴

Levodopa

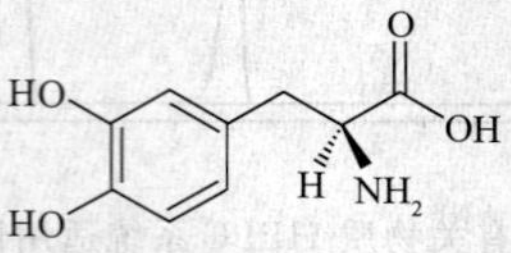

$C_9H_{11}NO_4$　197.19

化学名：(－)-3-(3,4-二羟基苯基)-L-丙氨酸

3-hydroxy-L-tyrosine

英文名：Levodopa

CAS 号：［59-92-7］

本品为抗震颤麻痹药，为体内合成去甲肾上腺素、多巴胺的前体之一。本品可通过血-脑脊液屏障进入脑中，被多巴胺能神经元摄取，在多巴脱羧酶作用下脱羧转化成多巴胺(DA)而产生抗帕金森病的作用；被去甲肾上腺素能神经元摄取，先脱羧成为多巴胺，然后 β-羟化生成去甲肾上腺素(NA)，使去甲肾上腺素能神经传递功能恢复。适用于帕金森病和帕金森综合征、急性肝功能衰竭引起的肝昏迷的治疗[1]。

本品口服后在小肠经芳香族氨基酸主动转运系统迅速吸收，30%～50%的左旋多巴到达全身循环。吸收后广泛分布于体内各种组织，可通过血-脑脊液屏障，单用时进入中枢神经系统的量不足 1%，绝大部分均在外围脱羧成为多巴胺，可通过胎盘进入胎儿血液循环，也可从乳汁分泌。半衰期($t_{1/2}$)为 1～3 小时。空腹服药达峰时间为 1～3 小时，作用时间可持续 5 小时。口服量的 80%于 24 小时内以代谢产物(高香草酸及二羟苯乙酸)由肾脏排泄，代谢产物可使尿色变红[1]。

比较常见的不良反应为胃肠道反应，常见有恶心、呕吐、厌食等。30%患者在治疗初期可出现轻度直立性低血压，极少数患者有心悸、心律失常等[1]。

1921 年 Wasser 等从 e-3-硝基酪氨酸制得；1966 年 Wysong 从豆科植物(Vicia-faba)提取 L-dopa。国内自 1972 年由豆科植物藜豆(*Macuna sempervirens* Hemsi)种子提取成功，1974 年获合成品。目前国内产品多为天然提取品[2]。

本品除中国药典(2015)收载外，BP(2013)、Ph. Eur.(7.0)、USP(36)、JP(16)也有收载。

【制法概要】本品有两种不同来源，一种为合成工艺，其生产工艺路线如下。

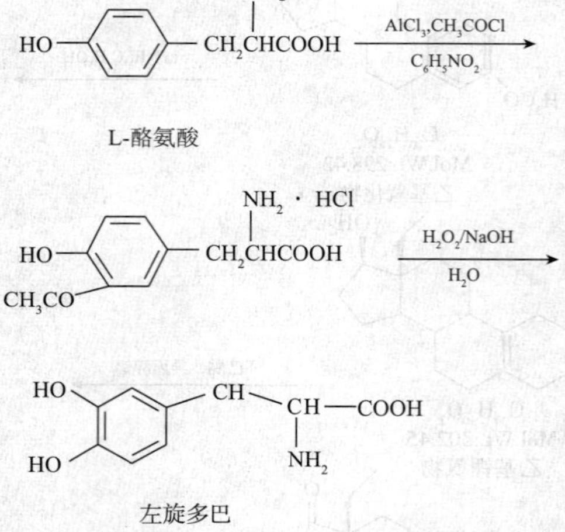

另一种为提取工艺，采用藜豆提取精制而得。

藜豆 —粉碎→ 粗粉 —30%～45%乙醇浸泡，2～3 次→ 浸提液 —过滤→ 滤液 —蒸馏，回收乙醇→ 半浓缩液 —过滤→ 半浓缩滤液 —蒸馏，回收乙醇→ 浓缩液 —放置，过滤→ 粗品 —精制→ 左旋多巴

【性状】比旋度　由于 D-多巴有明显的粒细胞严重减少等毒性反应，故应控制其旋光度。测定中加入乌洛托品产生甲醛，与 L-dopa 形成环状加合物，可增强比旋度[2]。

吸收系数　本品 $E_{1cm}^{1\%}$ 值为 136～146，其最大吸收不受盐酸浓度影响[2]。

【鉴别】(1)本品在盐酸溶液中与三氯化铁反应显绿色，为酚类的一般反应；取此溶液加过量的稀氨溶液，绿色即变为紫色，剩余的溶液加过量氢氧化钠试液，邻苯二酚即被氧化，溶液由绿色变为红色[2]。

(2)本品与茚三酮反应产生蓝紫色，加热 3 分钟显色最

强，为 α-氨基酸类共同的鉴别反应[2]。

(3)本品的红外光吸收图谱应与对照的图谱(光谱集 87 图)一致，本品的红外光吸收图谱显示的主要特征吸收如下表[2]。

特征谱带(cm^{-1})	归属	
3390，3210	羟基	ν_{O-H}
3100～2500	胺基	$\nu_{NH_3^+}$
1660	胺盐	$\delta_{NH_3^+}$
1610，1596，1530，1500	苯环	$\nu_{C=C}$
1570，1410	羧酸离子	$\nu_{CO_2^-}$
1123	酚羟基	ν_{C-O}
820	取代苯	ν_{C-H}

【检查】溶液的澄清度与颜色　控制药品中组分不明的杂质，本品结构中二酚羟基在潮湿空气中易氧化成黑色素，受光照射邻位羟基成半醌阴离子(*o*-semiquinone anion)产生颜色[2]。

其他氨基酸　本品经 HPLC 试验，含有酪氨酸。文献报道，合成品含 3-(3,4,6-三羟基苯基)丙氨酸与 3-甲氧基酪氨酸。采用 TLC 法检查，用微晶纤维素薄层板(10cm×20cm)，载体量 3g，加水 15ml 研磨 30 分钟(充分溶胀)后涂布，厚度约为 0.4mm，分离较好，若厚度 0.25mm 分离不理想而且有拖尾。限量为 1.0%[2]。

BP(2013)、Ph. Eur. (7.0) 及 USP(36) 均采用 HPLC 法对左旋多巴的有关物质进行控制，BP(2013) 和 Ph. Eur. (7.0) 还对其手性异构体——右旋多巴(D-dopa)采用 HPLC 法进行检查，规定 D-dopa 含量不得过 0.5%。BP(2013) 列出了 4 种左旋多巴有关物质(左旋多巴杂质 A、B、C、D)。

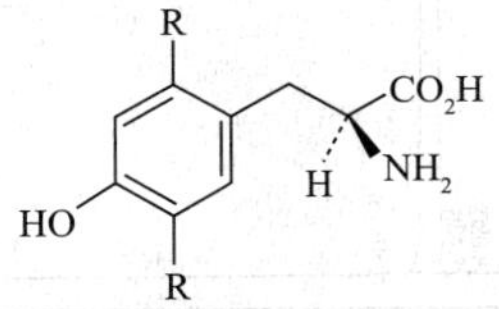

左旋多巴杂质 A、B

A. R = OH：(2*S*)-2-amino-3-(2,4,5-trihydroxyphenyl) propanoic acid

B. R = H：(2*S*)-2-amino-3-(4-hydroxyphenyl) propanoic acid (tyrosine)

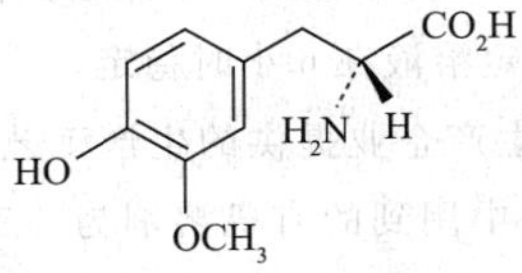

and enantiomer

左旋多巴杂质 C

C. (2*RS*)-2-amino-3-(4-hydroxy-3-methoxyphenyl) propanoic acid (3-methoxy-DL-tyrosine)

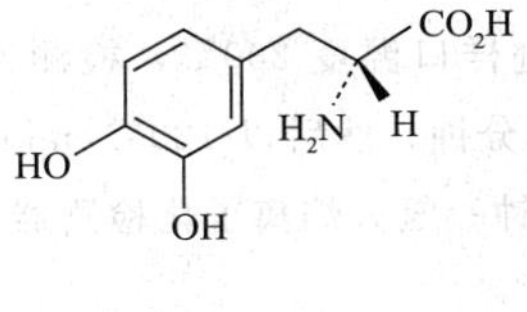

左旋多巴杂质 D(右旋多巴)

D. (2*R*)-2-amino-3-(3,4-dihydroxyphenyl) propanoic acid (D-dopa)

【含量测定】采用非水滴定法。本品在冰醋酸中显碱性，先加无水甲酸溶解，不加醋酐，避免乙酰化[2]。

【制剂】左旋多巴片(Levodopa Tablets)

左旋多巴胶囊(Levodopa Capsules)

中国药典(2005)仅收载了 2 项化学鉴别，专属性不强。故中国药典(2010)左旋多巴片与胶囊增加红外光谱鉴别。样品经处理后绘制的红外光吸收图谱均与对照的图谱(光谱集 87 图)一致。中国药典(2015)未作修订。

左旋多巴片与胶囊含量测定均采用紫外-可见分光光度法。经用精制品复核 $E_{1cm}^{1\%}$ 值为 141.03[2]。

左旋多巴片和左旋多巴胶囊在 BP(2013)、USP(36)也有收载。

参考文献

[1] 国家药典委员会. 中华人民共和国药典临床用药须知·化学药和生物制品卷［M］. 2010 年版. 北京：中国医药科技出版社，2011：52-53.

[2] 中华人民共和国卫生部药典委员会. 中华人民共和国药典 1990 年版二部药典注释［M］. 北京：化学工业出版社，1993：107.

撰写　戴向东　陶宙镕　广西壮族自治区食品药品检验所

复核　许杨彪　广西壮族自治区食品药品检验所

石杉碱甲

Huperzine A

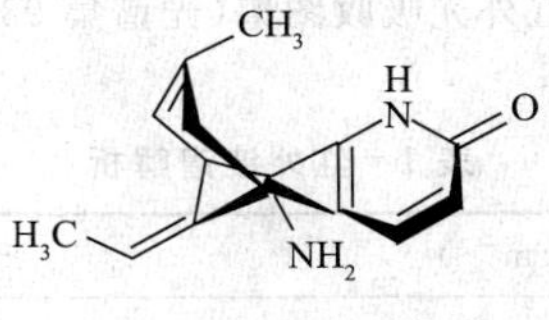

$C_{15}H_{18}N_2O$　242.32

化学名：(5*R*,9*R*,11*E*)-5-氨基-11-亚乙基-5,8,9,10-四氢-7-甲基-5,9-亚甲基环辛四烯并[*b*]吡啶-2-(1*H*)-酮

(5*R*,9*R*,11*E*)-5-amino-11-ethylidene-5,8,9,10-tetrahydro-7-methyl-5,9-methanocycloocteno[*b*]pyridin-2(1*H*)-one

英文名：Huperzine A

CAS 号：［102518-79-6］

本品是一种可逆性胆碱酯酶抑制药。本品临床上用于良性记忆障碍及阿尔茨海默症、血管性痴呆和脑器质性病变引起的记忆障碍。本品易通过血-脑脊液屏障。对脑内胆碱酯酶有较强的抑制作用，能明显提高脑内乙酰胆碱水平。本品口服吸收快而完全，生物利用度(*F*)为 96.9%，原型药物和代谢产物从尿排泄[1]。

本品为我国首创，是从石杉属植物千层塔 *Huperzia serrata*(Thunb.) Trev. 中分离到的一种生物碱。目前除中国药典(2015)收载外，USP(36)、Ph. Eur. (7.0)、BP(2013)和 JP(16)均未收载。

【制法概要】石杉碱甲可经过化学合成得到[2~5]，但合成工艺路线复杂、成本较高，尚未用于实际生产。

石杉碱甲的制备工艺为从石杉科石杉属植物蛇足石杉(千层塔)中提取、分离得到。蛇足石杉为我国特有的植物种类，生于林荫下湿地或沟谷石上，主要分布在浙江。该品为干燥全草植物，色暗绿，有光，石杉碱甲含量≥0.3%。

(1) 工艺路线 A[6]

工艺流程：千层塔干粗粉→石杉碱甲粗提物酚性碱(三氯甲烷流浸膏总碱)→氨水溶液萃取除杂→活性炭脱色→重结晶→成品

工艺特点：生产周期短，成本稍低，但在萃取除杂时，容易产生乳化现象，难以消除，影响收率，得到的成品杂质含量相对较高。

(2) 工艺路线 B

工艺流程：千层塔干粗粉→石杉碱甲粗提物酚性碱(三氯甲烷流浸膏总碱)→三氯甲烷洗脱柱层析→丙酮重结晶→成品

工艺特点：工艺周期长，收率低，但成品纯度较高。部分企业采用该工艺生产。

【性状】本品置 25℃，RH 80%(饱和氯化铵溶液)干燥器中，放置 24 小时，引湿增重约 3%，表明本品有引湿性。

【鉴别】(1) 本品乙醇溶液加碘化铋钾试液生成橙黄色沉淀。本品结构中有吡啶环具有叔胺结构，故可与生物碱沉淀剂发生沉淀反应。

(2) 高效液相色谱法鉴别试验，专属性强，可与含量测定一并进行。

(3) 本品的红外光吸收图谱(光谱集 936)，显示的主要特征吸收如表 1[7]。

表 1　红外波谱解析

特征谱带(cm^{-1})	归属
3480，3330，3250，3170	胺、酰胺 ν_{N-H}
1648	酰胺 $\nu_{C=O}$
1612	烯 $\nu_{C=C}$
1550	胺 δ_{NH_2}

【检查】酸性溶液的澄清度　石杉碱甲在碱性条件下呈游离状态，提取工艺采用游离状态下石杉碱甲易于溶于有机溶剂性质，采用三氯甲烷提取。利用酸性溶液的澄清度控制上述工艺中提取的酸中不溶性杂质的含量。

有关物质　采用 HPLC 测定有关物质，色谱条件同中国药典(2005)。中国药典(2010) 与原地方标准上升国家标准第十册［标准编号：WS-10001-(HD-0931)-2002］(以下简称“地升国”) 两个色谱条件比较，见表 2。

表 2　色谱条件比较

标准来源	中国药典(2010，2015)	WS-10001-(HD-0931)-2002
色谱柱	C18 柱	C18 柱
流动相	乙腈-磷酸盐缓冲液(取磷酸二氢钾 2.72g，加水 1000ml 溶解，用磷酸调节 pH 值至 2.5)(14∶86)	甲醇-水-二乙醇胺(60∶40∶0.02)
溶剂	0.01mol/L 盐酸溶液	流动相
测定波长	310nm	310nm
记录时间	记录色谱图至主成分色谱峰保留时间的 2 倍	记录色谱图至主成分色谱峰保留时间的 3 倍
限定	不得过 2.5%	不得过 4.0%

两个色谱条件中最大区别为中国药典(2010)流动相呈酸性，而地升国标准中流动相呈碱性。经比对，杂质分离基本一致，但在碱性流动相条件下，主峰峰形对称性差，理论板数低，故中国药典(2010)依旧采用中国药典(2005)色谱条件。中国药典(2015)未作修订。

(1) 专属性考察　本品在酸、碱和氧化强制破坏试验条件下，均显现一定程度的降解，其中经氧化强制破坏降解明显；本品在热、光照破坏试验条件下稳定。各降解后的杂质均能和主峰进行有效的分离。典型图谱见图 1。

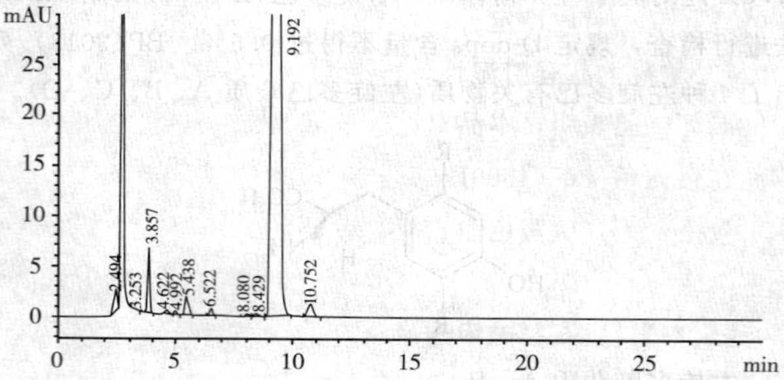

图 1　石杉碱甲氧化破坏(30% H_2O_2，室温放置 6 小时) HPLC 色谱图(t_R 9.19 分钟石杉碱甲)

色谱柱：迪马 C18 柱(250mm×4.6mm，5μm)

(2) 最低检出限及溶液的稳定性　本品最低检出浓度为 52.7ng/ml (1.1ng)，测定溶液在 6 小时稳定。

残留溶剂　根据各生产企业提供的生产工艺(柱层析工艺)，石杉碱甲生产工艺中用到的有机溶剂为：三氯甲烷和丙酮。上述 2 种溶剂可选择顶空进样的方法进行实验。

本品在水中不溶，采用顶空进样法测定溶剂选择二甲基甲酰胺(DMF)，为了提高检测灵敏度，采用 80% DMF 作溶剂。

色谱条件：进样口温度 200℃，检测器温度 250℃，柱温 40℃，保持 10 分钟，然后以 120℃/min 的升温速率升至 200℃，保持 3 分钟；氢火焰离子化检测器(FID)。氮气为载气(柱流量 1.0ml/min)。顶空瓶加热温度 105℃，瓶平衡时间 30 分钟，进样 1.0ml。

气相色谱图如图 2 所示。

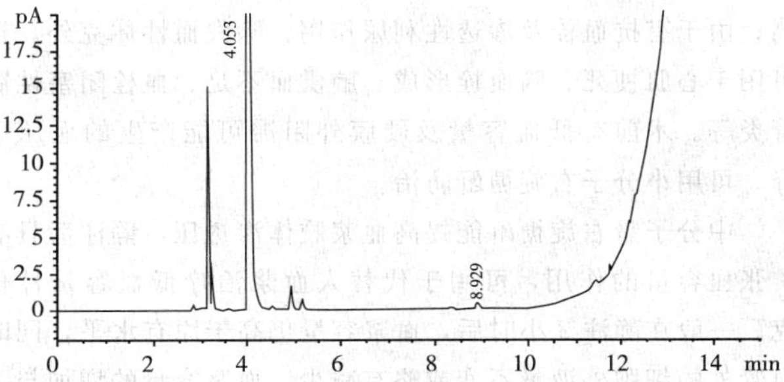

图 2　残留溶剂系统适用性溶液的色谱图

1. 丙酮(4.05 分钟)；2. 三氯甲烷(8.93 分钟)

色谱柱：HP-Innowax 毛细管柱(30m×0.32mm，0.25μm)

三氯甲烷检测最好采用电子俘获检测器(electron capture detector，ECD)检测。

干燥失重　地升国标准中干燥失重测定温度为 105℃，干燥后样品变成微黄色，故将干燥温度降为 80℃，减压干燥。因本品有引湿性，故将限度规定为不得过 4.0%。

【含量测定】采用与有关物质检查相同色谱条件的高效液相色谱法，使用对照品外标法测定。经方法学验证：在 20～60μg/ml 的浓度范围内，线性关系良好($A=41.16C+1.83$，$r=1$)；重现性和中间精密度 RSD 均小于 0.5%；测定溶液在 6 小时内稳定。

【贮藏】本品有引湿性，应密封保存。经有关物质试验中光破坏试验表明，本品对光较稳定。但影响因素试验显示本品在强光条件下(4500Lx) 放置 10 天，颜色加深(由“类白色”改变为“微黄色”)，故贮藏条件规定为“遮光，密封保存”。

【制剂】(1)石杉碱甲注射液(Huperzine A Injection)

目前除中国药典(2015)收载外，USP(36)、BP(2013)和 JP(16)均未收载。

本品为无色的澄明液体，规格 1ml：0.2mg。

有关物质　色谱条件同原料药有关物质测定，根据样品测定和稳定性考察结果，限度规定为 2.5%，同原料药一致。

(2) 石杉碱甲片(Huperzine A Tablets)

目前除中国药典(2015)收载外，USP(36)、BP(2013)和 JP(16)均未收载。

本品为白色片，规格为 50μg。

有关物质　采用 HPLC 法，色谱条件与原料药相同，限度规定为不得过 4.0%。因测定浓度较低，增加进样量至 50μl。

含量均匀度　本品规格极小，且本品不溶于水，为防止样品分布不均及投料混合不均，对样品进行含量均匀度检查。参照含量测定色谱条件测定。

溶出度　因石杉碱甲为难溶性药物，故对其进行溶出度检查。以 0.1mol/L 盐酸溶液 100ml 为溶出介质，采用第三法，转速为每分钟 50 转，限度为标示量的 80%。参照含量测定色谱条件，以 HPLC 法测定。

含量测定　采用 HPLC 法，色谱条件与原料药相同。因测定浓度较低，增加进样量至 50μl。

(3) 石杉碱甲胶囊(Huperzine A Capsules)

目前除中国药典(2015)收载外，USP(36)、BP(2013)和 JP(16)均未收载。

本品内容物为白色或类白色颗粒或粉末，规格为 50 μg。

有关物质和含量均匀度　同石杉碱甲片。

溶出度　除转速为每分钟 35 转，其余同石杉碱甲片。

测定时如采用铁丝和铜丝作为捆绑材料，导致石杉碱甲溶出液迅速降解，因此不能采用上述材质的捆绑材料沉降胶囊测定；铂丝为捆绑材料时，石杉碱甲的溶出度稳定。通过对胶囊沉底和漂浮的溶出曲线的考察，结果为采用为铂丝为捆绑材料时，胶囊粉沉于溶出杯底部，石杉碱甲溶出较漂浮溶出慢，考虑到本品不能采用铁、铜丝等常用捆绑材料，而铂丝昂贵，故选择胶囊漂浮(直接)测定溶出度。

含量测定　采用 HPLC 法，色谱条件与原料药相同。因测定浓度较低，增加进样量至 50μl。

参考文献

[1] 国家药典委员会．中华人民共和国药典临床用药须知・化学药生物制品卷［M］．2010 年版．北京：中国医药科技出版社，2010.

[2] Xia Y，Kozikowski A P. A practical synthesis of the Chinese，“nootropic” agent huperzine A：A possible lead in the treatment of Alzheimers disease［J］．J Am Chem Soc，1989，111(11)：4116.

[3] Qian L，Ji R. A total synthesis of(±) -huperzine A［J］．Tetrahedron Lett，1989，30 (16) ：2089.

[4] Yamada F，Kozikowski A. P，et al. A route to optically pure (−)-huperzine A Molecular modeling and invitro pharmacology［J］．J Am Chem Soc，1991，113 (12)：4695.

[5] Sun L. Q，Kozikowski A P，et al. A palladium-catalyzed route to huperzine-A and its analogues and their anticholinesterase activity［J］．J Org Chem，1993，58(27)：7660.

[6] 沈生荣，于海宁，等．石杉碱甲提取工艺研究［J］．浙江大学学报(农业与生命科学版)，2002，28(6)：591.

[7] 谢晶曦．红外光谱在有机化学和药物化学中的应用［M］．北京：科学出版社，1987：39.

撰写　郑国钢　杨伟峰　殷国真　浙江省食品药品检验研究院

复核　洪利娅　浙江省食品药品检验研究院

右旋糖酐 20、右旋糖酐 40、右旋糖酐 70

Dextran 20，Dextran 40，Dextran 70

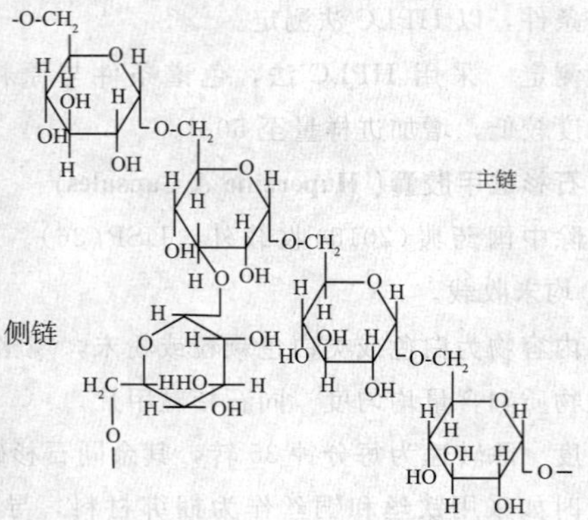

化学结构中葡萄糖间大多以 α(1→6)连接，少数以 α(1→3)、α(1→4)连接。

英文名： Dextran（INN）

CAS 号：［9004-54-0］

本品系由蔗糖经 L. M. 1226 号菌(Leuconostoc mesenteroides)发酵生成的高分子葡聚糖[1]。该菌种发现于 1822 年。Vanquelin 发现，在液体甘蔗汁中可以形成固体黏稠物。其后由 Pasteur，Scheibler 等人研究获知此黏稠物由微生物作用而产生，其结构为葡聚糖无水聚合物，与糊精及淀粉相近，命名为 Asco-Cocua mesenteroides。此微生物在显微镜下，因其外形似一种“绿藻”，故称为 Leuconostoc mesenteroides，即肠膜状明串珠菌。经进一步纯化分离后，分成 L. dextranicum，L. citrovorum，L. mesenteroides。其中第一、第三两种菌可使蔗糖生成右旋糖酐。1945 年，瑞典 Gronwell 和 Jngelman 首次报道使用右旋糖酐注射液代替人血浆，并取得了满意的临床效果。20 世纪 60 年代，各国开始自行筛选新菌种。现瑞典、英国、日本、苏联等国均采用各自的新菌种生产右旋糖酐。分子结构中 α（1→6）链率均在 95%～96%的水平。

国内曾采用 L. M. 2 号肠膜状明串珠菌，20 世纪 60 年代经筛选，后改用 L. M. 1226 号肠膜状明串珠菌生产右旋糖酐。分子结构中主链 α（1→6）链率大于 95%，少数侧链为 α（1→3)连接。

从 1970 年开始，国内对菌种保存条件进行了研究，结果表明，菌种晾干后在不同温度下保存均能存活。L. M. 菌种在生产使用过程中常出现生长缓慢，发酵时间延长，产率下降的现象。经试验研究，认为与水中某些微量元素和蛋白胨所含的游离氨基酸等因素有关。

本品根据其平均分子量的不同而分为中分子、低分子及小分子右旋糖酐。右旋糖酐一般指中分子右旋糖酐(分子量为 7 万)。本品水溶液系胶体液，其黏度和胶体渗透压随分子量的加大而增高。

国产右旋糖酐自 1957 年应用于临床。1963 年国内又试制成功低分子右旋糖酐。右旋糖酐是目前世界上公认的代血浆首选药物[2]，主要用于治疗低血容量性休克以增加血浆容量，维持血压，供出血性休克急救用。低分子右旋糖酐(分子量为 4 万）及小分子右旋糖酐(平均分子量 1 万）又具有改善微循环血流灌注的作用，使静脉回流量和心搏出量增高；由于有抗血栓及渗透性利尿作用，除失血性休克外，还可用于心肌梗死、脑血栓形成、脑供血不足、血栓闭塞性脉管炎等。术前有低血容量及硬膜外阻滞可能产生的血压下降，可用小分子右旋糖酐防治。

中分子量右旋糖酐能提高血浆胶体渗透压，静注后具有扩张血容量的作用，可用于代替人血浆治疗低血容量性休克。一般在静注 2 小时后，血浆容量仍高于原有水平，同时血管外的细胞外液量不变或略有减少。血浆容量的增加与右旋糖酐的输入量有关，24 小时后细胞外液容量可无增减，而血浆容量仍可保持不变，与输血浆后的情况相类似。低分子及小分子量右旋糖酐可引起红细胞解聚，降低血液黏度，改善微循环和组织灌注。但低分子及小分子量右旋糖酐排泄较快，维持血压的时间不长，仅 3 小时左右，小分子量右旋糖酐要防止渗血现象的出现。

不同分子量的右旋糖酐均有抗血栓作用。将其输入体内，不仅可使血栓中的纤维蛋白结构发生变化，使之易于被纤溶活性物质溶解而且还可通过Ⅷ因子中 Ristocetin 辅助因子(Ⅷ R： VW)抑制血小板的粘附、膨胀，干扰血栓的形成。

纤维蛋白溶解系统反应简图如图 1。

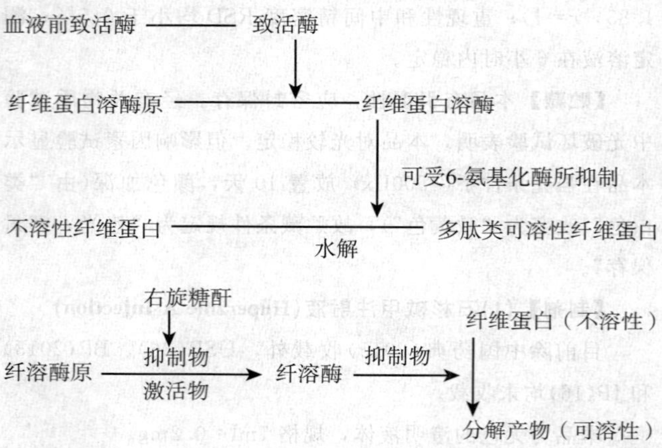

图 1　纤维蛋白溶解系统反应简图

本品的不良反应主要包括“类过敏或过敏反应”（dextran inducedanaphylactoid/anaphylactic reaction，DIAR）和红细胞的聚集作用。“类过敏或过敏反应”的临床表现为皮肤红晕，也可表现为呼吸、循环衰竭以致死亡。发生率为 0.03%～4.7%，严重 DIAR 可达 0.008%～0.6%。一般认为 DIAR 的发生与分子量有关。分子量越高，DIAR 发生率越高。在红细胞的聚集作用中随着右旋糖酐的分子量加大，红细胞聚集更加多而明显。当分子量减少近 4 万时，反而出现红细胞解聚作用。

重度休克时，如大量输注右旋糖酐，而未同时输血，由于短时间内血液过度稀释，不仅影响血液凝固，出现低蛋白血症，而且组织供氧不足。所以重度休克患者应同时给予一定数量的全血或少浆红细胞，以维持血液携带氧的功能。中分子右旋糖酐对一般休克患者，每日用量以 1500ml 为宜。有充血性心力衰竭及出血性疾病患者，右旋糖酐应慎用。如果治疗目的主要在补充血容量，宜采用中分子右旋糖酐。如用于改善微循环，增加局部微循环血流量，则宜用小分子右旋糖酐。右旋糖酐有增加血浆容量的作用，但是不能用于代替全血。

自中国药典（1977）收载右旋糖酐及其葡萄糖和氯化钠注射液，中国药典(1985)开始根据分子量大小将本品分为右旋糖酐 40、70 及相关剂型。中国药典(2000)增加了右旋糖酐 20 及相关剂型。本品原料药目前收载情况为：中国药典(2015)收载了右旋糖酐 20、40 和 70，JP(16)收载了右旋糖酐 40 和 70，USP(36)收载了右旋糖酐 1、40 和 70，BP(2013)收载了右旋糖酐 1、40、60 和 70。

【制法概要】

蔗糖 $\xrightarrow{[\text{L. M. 1226 发酵}]}$ 右酐粗粉 $\xrightarrow{[\text{盐酸水解}]}$ 水解液 $\xrightarrow{[\text{乙醇分级}]}$ 划分液 $\xrightarrow{[\text{乙醇沉淀}]}$ 右旋糖酐

【性状】本品 1g 能溶解在 1ml 热水中，在室温下溶解较慢，在乙醇中不溶。

比旋度 不对称碳原子的存在使糖类具有旋光性，一切糖类都有旋光性，旋光性是鉴定糖的一个重要指标。本品种中，同一菌种不同菌株和不同制造方法可影响右旋糖酐的比旋度值。药典标准中 JP(16)对该项没有规定，中国药典(2015)、USP(36)和 BP(2013)规定的限度差别不大，分别为＋190°至＋200°、＋195°至＋203°和＋195°至＋201°，USP(36)和 BP(2013)右旋糖酐 1 的比旋度为＋148°至＋164°。

【鉴别】本品为多羟基化合物，水溶液加氢氧化钠试液及硫酸铜试液，反应生成淡蓝色沉淀，加热后变为棕色沉淀。反应原理如下。

$$CuSO_4 + 2NaOH \longrightarrow Cu(OH)_2 \downarrow + Na_2SO_4$$

$$2Cu(OH)_2 + [RCHO(\text{还原糖})] \longrightarrow \underset{(\text{砖红色})}{Cu_2O \downarrow} + RCOOH + 2H_2O$$

中国药典（2015）采用该鉴别法，USP（36）和 BP(2013)采用红外鉴别，结果判定标准是跟对照品的红外图谱一致。

【检查】氯化物 本品生产工艺中引入盐酸水解的步骤，故应进行氯化物限度检查，限度为 0.25%。JP(16)的限度为 0.018%，严于中国药典(2015)。USP(36)和 BP(2013)右旋糖酐 1 的限度为 1.5%，其他规格无该项检查。

氮 本品为细菌发酵产物，氮含量反映制品含异性蛋白的多少，对控制临床应用产生副反应和过敏反应有重要的作用。供试品经硫酸消化，使有机氮全部转化为$(NH_4)_2SO_4$，用碱中和释放出 NH_3；NH_3 和碱性碘化汞钾反应，显色后与标准液比较测定。

$$2K_2HgI_4 + 2NH_3 \longrightarrow NH_2HgI_3 + 4KI + NH_4I$$

经试验，消化时的剩余硫酸量，中和时用的氢氧化钠溶液浓度及溶液保持温度，均对显色有影响，应严格控制。该方法简便、准确，重现性好。中国药典(2015)规定氮含量为 0.007%，JP(16)、USP(36)和 BP(2013)的限度分别为 0.010%、0.010%和 110ppm。

干燥失重 本品容易吸潮，于 105℃干燥 4 小时后，即可恒重。中国药典(2015)和 JP(16)规定"105℃干燥 6 小时不得过 5.0%"，限度稍严于 USP(36)和 BP（2013）(105℃干燥 5 小时不得过 7.0%)。USP(36)和 BP(2013)右旋糖酐 1 规定该项为 105℃干燥 5 小时不得过 5.0%。

炽灼残渣 中国药典(2015)、JP(16)和 BP(2013)均规定该项检查，限度规定分别为"不得过 0.5%、0.1%和 0.3%"，USP(36)无该检查项。

重金属 中国药典(2015)、USP(36)、JP(16)和 BP(2013)的限度规定分别为"不得过百万分之八、5 μg/g、20ppm 和 10ppm"。

分子量与分子量分布 中国药典(2000)开始采用凝胶渗透压色谱法来控制该品种的分子量与分子量分布。该方法利用了分子筛原理，在本品的质控过程中具有简便、准确、快速、重现性好、结果可靠的优点。之前中国药典采用特性黏数测定分子量，只能测定平均分子量，无法得到分子量分布信息，并且结果受温度等实验条件影响，准确性和可靠性差。目前，JP(16)仍采用特性黏数法，但对大分子和小分子部分的黏度值进行了规定。USP(36)和 BP(2013)采用凝胶渗透压色谱法。典型色谱图如图 2～4。

有机残留 USP(36)和 BP(2013)规定了乙醇等有机残留检查，中国药典(2015)暂无该规定。

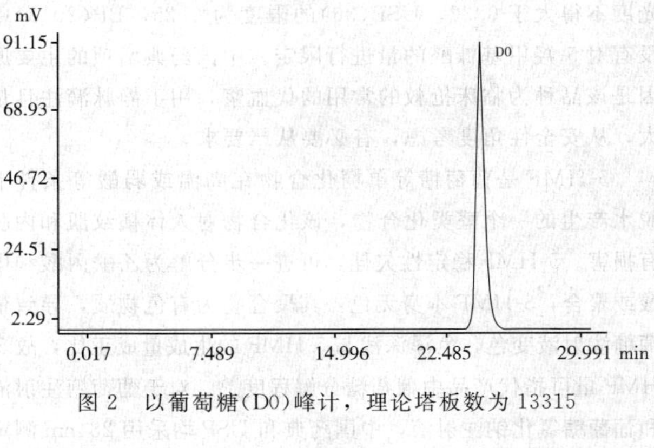

图 2 以葡萄糖(D0)峰计，理论塔板数为 13315

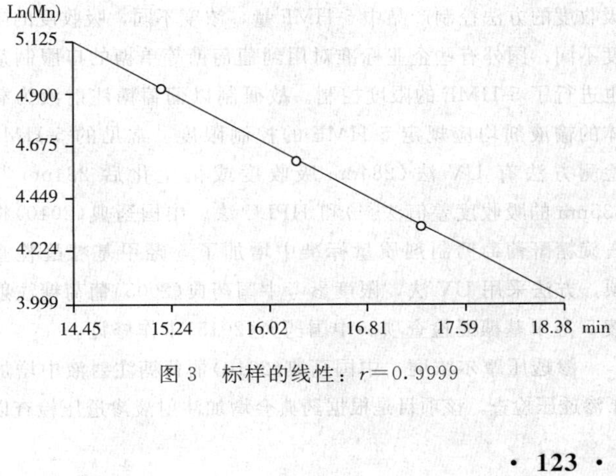

图 3 标样的线性：r＝0.9999

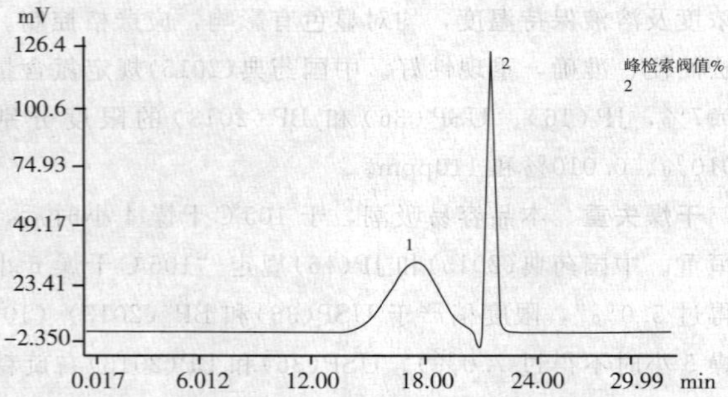

图 4　右旋糖酐样品分子量检查色谱图

1. 右旋糖酐；2. 杂质峰

【制剂】本品制剂目前收载情况为：中国药典(2015)收载了右旋糖酐 20、40 和 70 葡萄糖及氯化钠注射液，JP(16)只收载了右旋糖酐 40 氯化钠注射液，USP(36)、BP(2013)均收载了右旋糖酐 40 和 70 的葡萄糖及氯化钠注射液。

(1) 右旋糖酐葡萄糖注射液 (Dextran Glocuse Injection)

性状　中国药典(2015)性状项下规定本品为无色、稍带黏性的澄明液体，有时显轻微的乳光。USP(36)规定本品以水为空白在 375nm 下测其吸光值应不大于 0.06(右旋糖酐 40 葡萄糖注射液)和 0.05(右旋糖酐 70 葡萄糖注射液)。

检查　pH 值　中国药典(2015)规定本品 pH 值为 3.5～6.5，USP(36)规定该范围为 3.0～7.0(右旋糖酐 40 葡萄糖注射液)和 3.5～7.0(右旋糖酐 70 葡萄糖注射液)，BP(2013)中对酸度进行了规定。

5-羟甲基糠醛　中国药典(2010)葡萄糖注射液中增加了 5-羟甲基糠醛(简称 5-HMF)检查，限度规定 284nm 处的吸光度不得大于 0.32，USP(36)的限度为 0.25，BP(2013)中没有对 5-羟甲基糠醛的量进行限定。中国药典增项的主要原因是该品种为临床抢救的常用的代血浆，用于静脉滴注且量大，从安全性角度考虑，有必要从严要求。

5-HMF 是葡萄糖等单糖化合物在高温或弱酸等条件下脱水产生的一个醛类化合物，该化合物对人体横纹肌和内脏有损害。5-HMF 稳定性欠佳，可进一步分解为乙酰丙酸和甲酸或聚合，5-HMF 本身无色，其聚合物为有色物质，导致葡萄糖注射液变色，色泽深浅与 5-HMF 的生成量成正比，故 5-HMF 量可指代产品中葡萄糖分解程度[3]。对于葡萄糖注射液和葡萄糖氯化钠注射液，中国药典和 USP 均采用 284nm 测定吸收度的方法控制产品中 5-HMF 量，浓度不同，吸收度的限度不同；国外有些企业标准对用到葡萄糖等单糖的口服制剂也进行了 5-HMF 的限度控制。故研制以葡萄糖注射液为载体的输液剂均应规定 5-HMF 的控制限度。常见的 5-HMF 检测方法有 UV 法(284nm 吸收度或衍生化后 284nm 与 335nm 的吸收度差值法[3])和 HPLC 法。中国药典(2010)将右旋糖酐葡萄糖制剂质量标准中增加了 5-羟甲基糠醛检查项。方法采用 UV 法，限度参考中国药典(2005)葡萄糖注射液 5-羟甲基糠醛检查项。中国药典(2015)未作修订。

渗透压摩尔浓度　中国药典(2010)葡萄糖注射液中增加了渗透压检查，该项目是根据药典会增加注射液渗透压检查以提高质量标准的要求制定的。依据多批样品测定结果(289～299mOsm/kg)，并参考国内外药典其他品种渗透压限度，规定该品种的渗透压范围为 265～325mOsm/kg。虽然 BP(2013)、USP(36)和 JP(16)中该系列产品均无该检查项，但是该品种作为临床抢救的常用的代血浆，用于静脉滴注且量大，从安全性考虑，有必要增加渗透压检查。中国药典(2015)未作修订。

异常毒性　本品所用原料系微生物发酵液提取物，有可能污染未知急性剧毒杂质。由于注射液本身急性毒性较低，中国药典(2015)规定限值为每只小鼠静脉注射原液 0.5ml。

细菌内毒素　本品临床每小时用药最大剂量是按静脉滴注每次 500ml(中国药典临床用药须知)，中国药典(2015)按复方输液细菌内毒素的限值要求规定本品限值为 0.50EU/ml。

右旋糖酐 40 葡萄糖(氯化钠)注射液国外标准中 USP(36) 原料和复方注射液为 1.0EU/ml(10%)；BP (2013) 原料为 10EU/g，输液为 1.25EU/ml；JP (16) 原料为 2.5EU/g，10%注射液内毒素限值为 0.50EU/ml。中国药典(2015)限值严于 BP (2013) 标准，与 USP (36) 和 JP (16) 标准相当。

右旋糖酐 70 葡萄糖(氯化钠)注射液国外标准中 USP(36)原料和复方注射液为 0.5EU/ml(6%)；BP(2013)原料为 16EU/g，输液为 1.21EU/ml；JP(16)原料为 6%浓度 10ml/kg 剂量热原检查。中国药典(2015)限值严于 BP(2013)标准，与 USP(36)和 JP(16)标准相当。

过敏反应　本品所用原料系微生物发酵液提取物，有可能污染异源蛋白等过敏原。由于注射液本身对豚鼠急性毒性较低，中国药典(2015)规定致敏和激发限值剂量为每只豚鼠 0.5ml 和 1.0ml。

右旋糖酐 40、70 葡萄糖(氯化钠)注射液与 USP(36)对该品种原料进行“抗原性杂质”项的要求基本相当(激发剂量 0.2ml)。

JP 中，右旋糖酐 40 葡萄糖(氯化钠)注射液分别采用 10%原料溶液以 1.0ml 剂量给 4 只豚鼠致敏和激发(同时以马血清为阳性对照)的方法，与中国药典过敏反应检查方法略有差别。

含量测定　本品中右旋糖酐的含量测定曾采用重量法和旋光法。对重量法与旋光法进行对比试验，认为两法都较为准确，测得结果基本一致。

中国药典(2015)中葡萄糖的含量测定采用碘量法，用该法测定时应控制加碱速度；如加碱液时速度太快，会使碱液局部过浓，次碘酸钠来不及氧化葡萄糖，而变成没有氧化能力的碘酸钠，使葡萄糖氧化不完全，酸化后碘酸钠与生成的碘化钠又重新结合为碘，因而使测定结果偏低。

$$3NaIO \longrightarrow NaIO_3 + 2NaI$$

$$NaIO_3 + 5NaI + 3H_2SO_4 \longrightarrow 3I_2 + 3Na_2SO_4 + 3H_2O$$

碘量法测定原理为：

$$RCHO + I_2 + 3NaOH \longrightarrow RCOONa + 2NaI + 2H_2O$$

$$2Na_2S_2O_3 + I_2 \longrightarrow Na_2S_4O_6 + 2NaI$$

USP(36)葡萄糖的测定采用 HPLC 法，右旋糖酐 40 的测定采用旋光法，BP(2013)葡萄糖的测定采用碘量法，右旋糖酐 40 的测定采用旋光法。

(2)右旋糖酐氯化钠注射液（Dextran Sodium Chloride Injection）

检查　渗透压摩尔浓度　同右旋糖酐葡萄糖注射液，中国药典(2010)增加了渗透压摩尔浓度检查，限度亦等同于右旋糖酐葡萄糖注射液。中国药典(2015)未作修订。

分子量和分子量分布　中国药典(2015)的规定同原料药。JP(16)和 BP(2013)分别规定本品的特性黏度为 0.16～0.19、0.16～0.20。

异常毒性、细菌内毒素与过敏反应　均见右旋糖酐葡萄糖注射液。

含量测定　中国药典(2015)中，本品的右旋糖酐含量测定采用旋光法，氯化钠的含量用银量法。USP(36)的方法同中国药典(2015)，JP(16)和 BP(2013)的工艺是将右旋糖酐 40 加入 0.9%氯化钠注射液中，不再控制氯化钠含量；右旋糖酐含量亦采用旋光法。

贮藏　有文献报道[4]在右旋糖酐 70 氯化钠注射液中，氯化钠含量在各种实验条件下没有变化，而右旋糖酐 70 在高温和加速实验中含量有所下降，但在药典规定的限度内，故本品的制剂应在阴凉处保存，有效期暂定 2 年。

参考文献

[1] 李良铸，李明晔．最新生化药物制备技术［M］．北京：中国医药科技出版社，2001：299-302.

[2] 刘晓风，周剑平，魏甲乾，等，玉米浆对肠膜状明串珠菌菌株成链和右旋糖酐产量的影响［J］．兰州理工大学学报，2009，(35)2：67-69.

[3] 何伍，凌霄．含葡萄糖注射液中 5-羟甲基糠醛限度的检测方法［J］．中国医药工业杂志，2008，1(39)：47-49.

[4] 王波，赵莲，王字玲，等．高渗氯化钠右旋糖酐 70 注射液稳定性研究［J］．中国药学杂志，2007，5(42)：368-370.

撰写　宋玉娟　俞如英　中国食品药品检定研究院
复核　范慧红　中国食品药品检定研究院

右旋糖酐铁

Iron Dextran

英文名：Iron Dextran (INN)

CAS 号：［9004-66-4］

本品为常用抗贫血药，是低分子右旋糖酐(平均分子量 5000～7500)与氢氧化铁络合形成的配位化合物，为深褐色粉末，给药途径为口服或注射。临床主要用于治疗缺铁性贫血症，通过直接向体内补充铁(Ⅲ)以改善因铁缺乏而引起的贫血。右旋糖酐铁静脉滴注后，能被网状内皮系统细胞摄取，特别是在肝脏和脾脏中，铁能缓慢地释放并结合于蛋白。6～8 周后可观察到造血功能增强。循环铁的血浆半衰期为 5 小时，总铁(结合的和循环的)半衰期为 20 小时。肌内注射后，右旋糖酐铁从注射部位被吸收入毛细血管和淋巴系统。循环铁被网状内皮系统细胞吞噬，将分解成铁和右旋糖酐。铁能立即与蛋白结合形成血铁黄素或铁蛋白，还有少部分形成转铁蛋白。这种铁在生理调节下可补充血红蛋白和消耗铁储备。肌内注射右旋糖酐铁，大部分在 72 小时内被吸收，大多数剩余的铁在随后的 3～4 周被吸收。铁不易从机体中被清除，过量蓄积可能会有毒性。少量的铁能通过尿液和粪便清除。右旋糖酐可以被代谢和消除。无证据表明本品对生殖能力有毒性作用、致畸、致突变和致癌作用。

右旋糖酐铁的主要不良反应为过敏反应，可在给药后的几分钟内发生。任何右旋糖酐铁的肠道外给药都可能引起致命性的过敏反应。对药物有过敏史的患者这种可能性会增加。右旋糖酐铁只能在可立即采取紧急措施的情况下给药。给有自身免疫性疾病或有炎症的患者用药，可能会引起Ⅲ型变态反应。对有感染的儿童可能会产生不利影响。静注过快可能引起低血压。

国内于 1971 年开始生产，中国药典(1977)开始收载右旋糖酐铁注射液，因药物不良反应原因，中国药典(1995)未收载，中国药典(2000)增加了右旋糖酐铁原料和片剂，并对其原料和注射液的分子量进行严格控制，以消除不良反应。目前除中国药典(2015)收载其原料药、注射剂和片剂外，USP(36)和 BP(2013)也收载了注射剂。

【制法概要】

纯化水 —[升温至 90～100℃]（右旋糖酐）→ [盐酸水解] → [碱中和] → [三氯化铁络合] → [100℃，60 分钟，老化] → [静置] → [过滤] → [超滤浓缩] → [喷雾干燥] → 右旋糖酐铁

【性状】中国药典(2015)本品在热水中的溶解度为“易溶”，较之中国药典(2005)中的“略溶”有提高，可能与企业使用进口可控制一定分子量的固体超滤膜改进工艺有关。

【鉴别】(1)本品为配位化合物，水溶液中游离铁离子浓度低，与氨试液不生成氢氧化铁沉淀。本品与盐酸煮沸，配位化合物分解，铁盐游离，加氨试液即反应生成红棕色氢氧化铁沉淀；滤取沉淀，加盐酸溶解生成三氯化铁，显铁盐的鉴别反应。

(2)本品稀溶液与蒽酮的硫酸溶液共热，即分解生成葡萄糖。葡萄糖脱水生成羟甲基呋喃甲醛，再与蒽酮反应，溶液显绿色，后转变为蓝绿色。

【检查】游离铁　为了控制右旋糖酐和氢氧化铁的络合程度，设该项检查。原理同鉴别(1)。

氯化物　本品生产过程中引入氯离子，故应进行氯化物限度检查。

分子量与分子量分布　本品应是平均分子量 5000～7500 的低分子右旋糖酐与铁的络合物，故有必要对本品右旋糖酐的分子量进行控制。高效凝胶渗透色谱法(HPGPC)用于分子量控制具有简便、快速和重现性好等优点，该法

用于控制本品的分子量最早由范慧红等[1]建立起来，被中国药典(2000)收载，对本品的分子量起到了很好的质控作用。中国药典(2010)中该项的分布系数由原来的2.0提高到1.8，主要原因是企业淘汰了传统的乙醇沉淀筛分，使用进口可控制一定分子量的固体超滤膜，使产品的分子量和分子量分布再一次得到有效的控制。典型色谱图如图1～3。

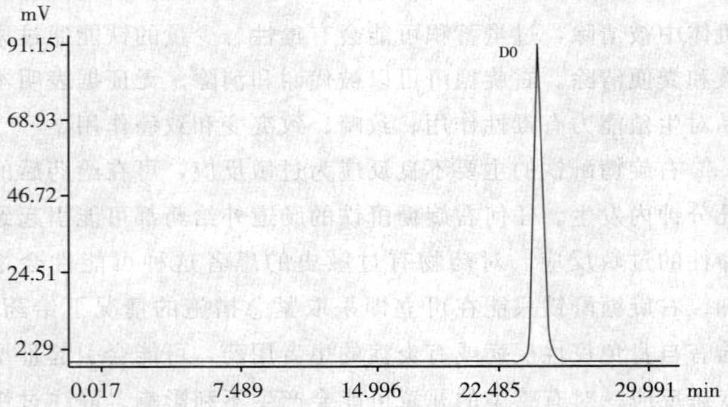

图1　以葡萄糖(D0)峰计，理论塔板数为12570

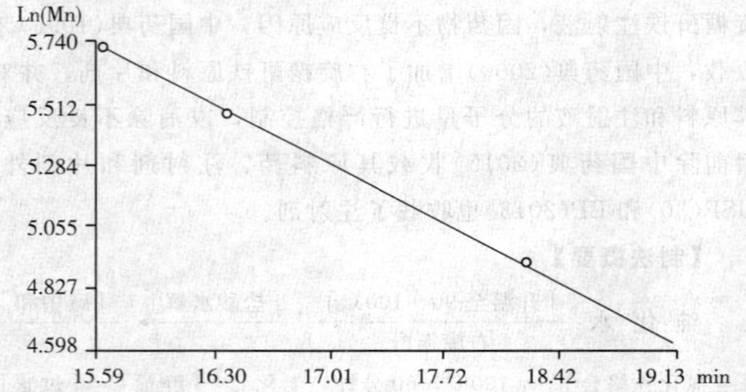

图2　标样的线性关系(r=0.9992)

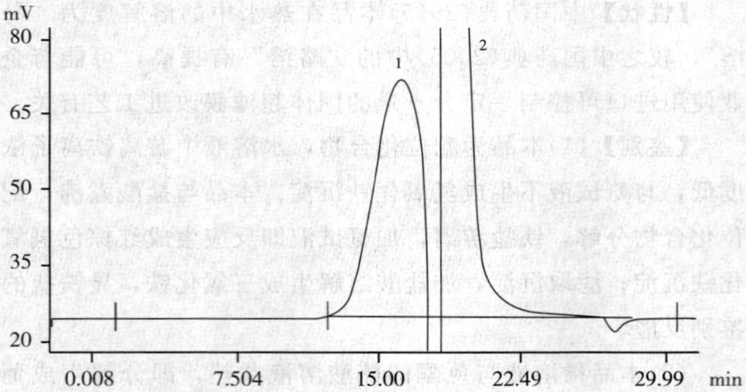

图3　右旋糖酐铁样品解离后分子量检查色谱图

1. 右旋糖酐；2. 杂质峰

重金属　本品加硝酸、硫酸进行有机破坏后，用盐酸转化为氯化物。用乙酸异丁酯提取除去三氯化铁后，水溶液浓缩，加酚酞指示液，用氨水中和后依法检查。

砷盐　本品加氢氧化钙加热灰化破坏有机物后，再用盐酸溶解，加酸性氯化亚锡，并蒸馏分离出三氯化砷后依法检查。

【含量测定】采用碘量法。本品加水与硫酸，加热至溶液显橙黄色，滴加高锰酸钾试液，使亚铁氧化为高铁。加盐酸和碘化钾试液，高铁氧化碘化物生成碘，用硫代硫酸钠液滴定。

$$5Fe^{2+}+KMnO_4+4H_2SO_4 \longrightarrow 5Fe^{3+}+MnSO_4+4H_2O+K^++3SO_4^{2-}$$

$$2Fe^{3+}+2KI \longrightarrow 2Fe^{2+}+I_2+2K^+$$

$$I_2+2Na_2S_2O_3 \longrightarrow 2NaI+Na_2S_4O_6$$

国内有报道[2]认为，本品含量测定方法采用原子吸收法与碘量法比较，操作简便、快速，准确可靠。

【制剂】(1)右旋糖酐铁注射液(Iron Dextran Injection)

鉴别　中国药典(2015)鉴别(1)和(2)均同原料，USP(36)只有鉴别(1)，BP(2013)的鉴别(1)同中国药典(2015)鉴别(1)。BP(2013)的鉴别(2)的反应为本品铁盐为配位化合物时，与碱性酒石酸铜试液不生成红色沉淀，该配位化合物与盐酸煮沸分解，游离铁盐与碱性酒石酸铜试液反应生成红色沉淀。

检查　pH值　中国药典(2015)与BP(2013)规定限度均为5.2～6.5，USP(36)规定为4.5～7.0。

氯化物　中国药典(2015)规定限度为小于0.5%，USP(36)与BP(2015)均规定为0.8%～1.1%。

分子量与分子量分布　中国药典(2015)该项的规定同原料药，USP(36)和BP(2013)无该项检查。

铁的吸收　由于本品中右旋糖酐与铁配位化合的牢度各批间常有差异，注入体内后，会影响吸收与疗效。BP(2013)、USP(36)均设立铁的吸收检查项，方法基本相似，但结果观察的指标不同。USP(32)规定观察股内肌不得有未吸收物黑色铁化合物沉积，仅允许稍显色。而BP(2016)则规定取出股内肌消化后与硫代乙醇胺显色后于530nm波长处测定吸收度，从铁的标准曲线中求得未吸收的铁残余量，不得大于注射量的20%。中国药典(1990)尚未收载该项检查。中国药典(2015)规定注射部位肌肉不能有暗褐色沉积，沿筋膜板不能有渗迹，如有上述现象，则判为不符合规定；注射部位肌肉有轻微着色的则依BP(2013)法进行试验，限度亦等同于BP(2013)的规定。

异常毒性　本品所用原料(右旋糖酐)系微生物发酵液提取物，有可能污染未知急性剧毒杂质。中国药典(2015)规定限值为小鼠静脉注射250mg/kg，5日内动物死亡不得超过3/10或10/30，USP(36)则采用测定小鼠静脉注射"急性毒性"的方法，以5只小鼠静脉注射200mg/kg剂量后48小时内无死亡和毒性反应症状为合格，否则应采用40只小鼠分4组给予规定剂量观察7天的方法求得半数致死量，该LD_{50}应不小于500mg/kg。两者比较，方法有所不同，毒性要求差异并不显著。

细菌内毒素　本品临床每小时用药最大剂量是静脉注射每次200mg(中国药典临床用药须知)，内毒素计算限值约为1.5EU/mg；国外标准中USP(36)为0.50EU/mg。中国药典(2015)规定本品细菌内毒素限值为0.50EU/mg(按铁计)，与内毒素计算值比较，安全系数为3，与USP标准相当。

含量测定　中国药典（2015）测定方法同原料药，USP（36）采用原子吸收法测定铁含量，BP（2013）采用邻二氮菲为指示剂，用硫酸铈滴定液（0.1mol/L）滴定。

(2)右旋糖酐铁片(Iron Dextran Tablets)

检查　游离铁　原料已有该项检查，故中国药典（2010）删除该项。

溶出度　口服制剂在胃酸存在的环境中溶出值的高低，直接影响药物的疗效，故中国药典（2010）增加该项检查。本实验所需对照品采用国家对照品铁单元素标准溶液，方法采用原子吸收分光光度法，限度根据企业数据及复核实验结果定为标示量的80%。中国药典（2015）未作修订。

参考文献

[1] 范慧红，刘金秀，徐康森．高效凝胶渗透色谱法在右旋糖酐铁质控中的应用［J］．药物分析杂志，2000，4（20）：254.

[2] 唐棣．原子吸收分光光度法测定右旋糖酐铁注射液的含量［J］．中国兽药杂志，2004，4（38）：17-18.

撰写　宋玉娟　中国食品药品检定研究院

沈丽清　上海市食品药品检验所

复核　范慧红　中国食品药品检定研究院

布美他尼
Bumetanide

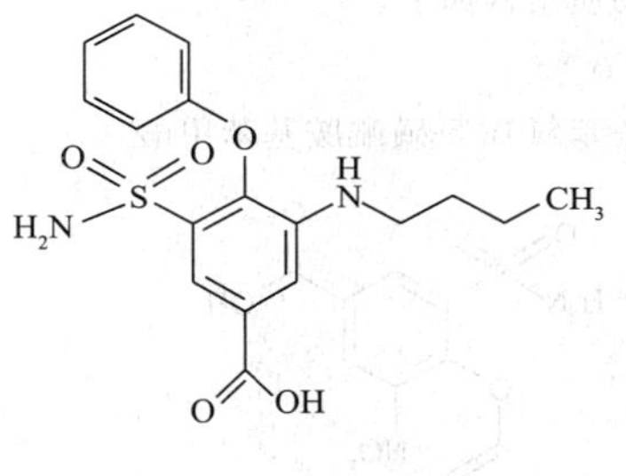

$C_{17}H_{20}N_2O_5S$　364.42

化学名： 3-丁氨基-4-苯氧基-5-磺酰基苯甲酸

3-(butylamino)-4-phenoxy-5-sulphamoylbenzoic acid

英文名： Bumetanide (INN)

CAS 号： ［28395-03-1］

本品为高效利尿药，作用于髓袢升支粗段髓质部和皮质部。通过抑制该部位钠、氯的运转和对钠的重吸收，以及对近端肾小管的抑制作用而利尿。其利尿作用为呋塞米的20～60倍。口服几乎完全迅速吸收，生物利用度为80%～95%，血浆蛋白结合率为94%～96%。口服和静脉注射的开始时间分别为30分钟和数分钟，作用达峰时间为1～2小时和15～30分钟，作用时间为4小时和3.5～4小时，半衰期为60～90分钟，用药量的77%～85%经尿排泄，其中45%为原型，15%～23%由胆汁和粪便排泄，本药经肝脏代谢较少，长期或大量使用可能引起脱水、低血压、代谢性碱中毒、低血钾症等不良反应。

除中国药典（2015）收载外，BP（2013）、USP（36）、JP（16）亦有收载。

【制法概要】 1968年丹麦利奥制药有限公司（LEO PHARM PROD LTD）首先合成本品，国内20世纪70年代中期开始研制生产；此外桂林制药厂还在1986年申请一条新的合成路线并于1991年获中国专利[1]。本品有多种合成方法[2]，其中具有代表性的合成工艺如下。

工艺路线1：

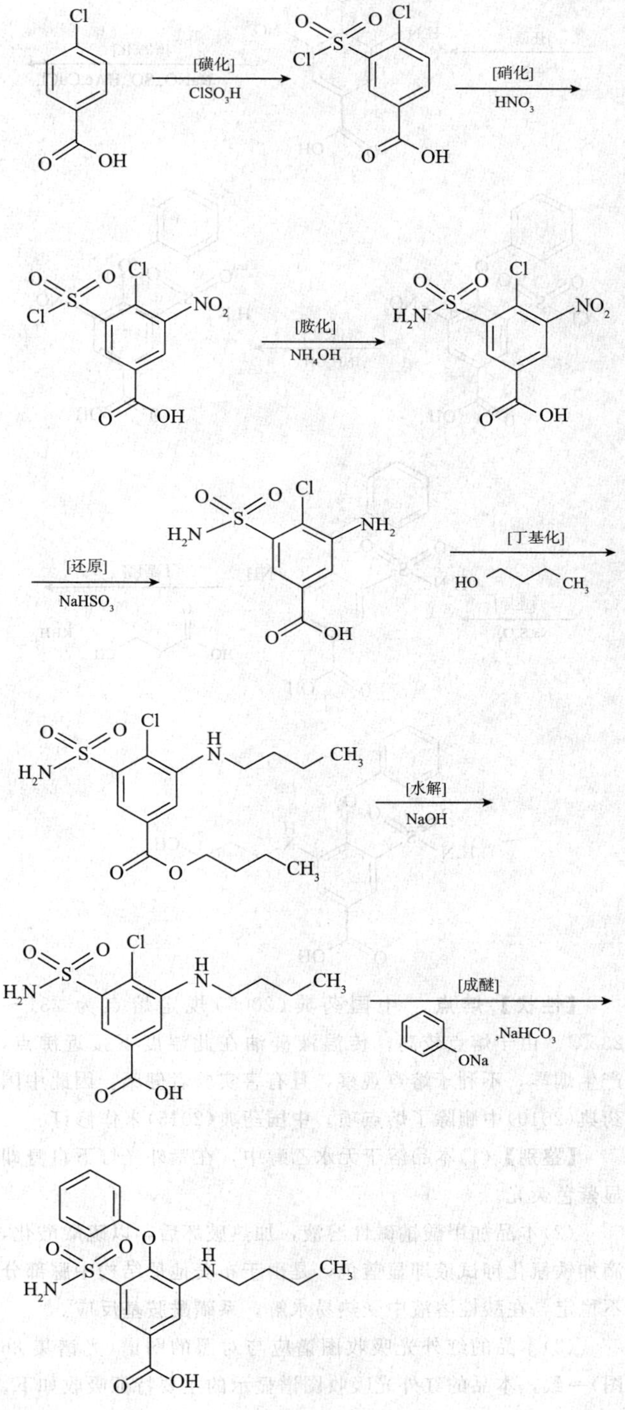

工艺路线2：

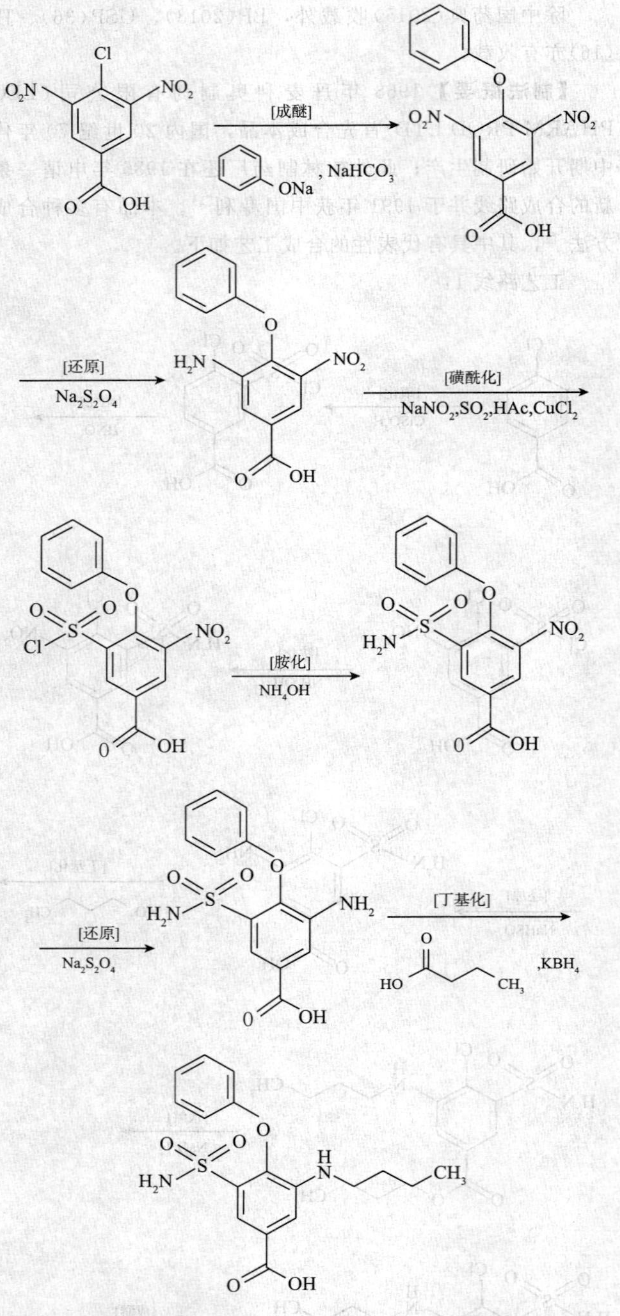

【性状】**熔点**　中国药典（2005）规定熔点为231～235℃。由于熔点较高，传温液硅油在此温度下接近沸点，产生烟雾，不利于熔点观察，且有害实验者健康。因此中国药典(2010)中删除了熔点项。中国药典(2015)未作修订。

【鉴别】(1)本品溶于无水乙醇中，在紫外光灯下自身即显紫色荧光。

(2)本品加甲酸钠碱性溶液，加热破坏后，以硫酸酸化，滴加铁氰化钾试液即显蓝色，是由于布美他尼结构中脲部分不稳定，在酸性溶液中受热易水解，系磺酰胺基反应。[3]

(3)本品的红外光吸收图谱应与对照的图谱（光谱集86图）一致，本品的红外光吸收图谱显示的主要特征吸收如下。

特征谱带（cm^{-1}）	归属	
3410，3300	胺及磺酰胺	ν_{N-H}
3100～2500	羧酸	ν_{O-H}
3070	芳氢	ν_{C-H}
2959，2932，2872	烷基	ν_{C-H}
1700	羧基	$\nu_{C=O}$
1610，1590，1496	苯环	$\nu_{C=C}$
1350，1160	磺酰胺	ν_{SO_2}
750	单取代苯	γ_{5H}
690	单取代苯环	$\delta_{环}$

【检查】**溶液的澄清度与颜色**　本品为氨苯磺胺衍生物，遇光变色，为了保证产品的质量，需要对溶液的颜色加以控制。

氯化物　本品的合成路线中使用到了氯化物，需检查氯化物。

芳香第一胺　中国药典(2015)收录了芳香第一胺，并指定用显色反应法检查。主要是检查合成工艺中的中间体（3-胺基-4-苯氧基-5-磺酰胺基苯甲酸），限度为不得过0.5%；BP(2013)通过有关物质的方法控制该杂质，限度为不得过0.1%，USP(36)及JP(16)均未作规定。

有关物质　本品可能的有关物质包括杂质A至杂质E共5种。其中杂质A、B、C、E为不同合成工艺的中间体，杂质D为反应副产物。此外杂质B还是本品在酸性条件下的降解产物，应重点检查。

各有关物质结构如下。

(1)杂质A

3-硝基-4-苯氧基-5-磺酰胺基苯甲酸

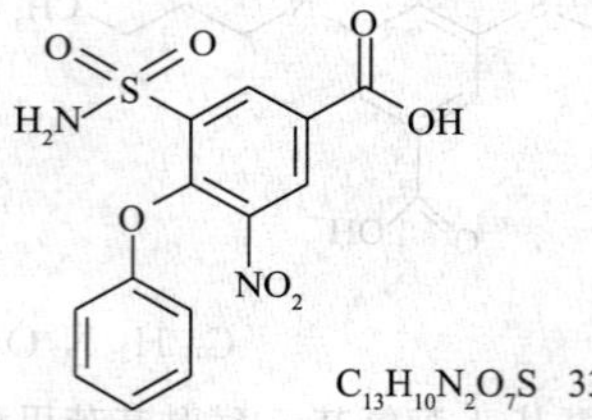

$C_{13}H_{10}N_2O_7S$　338.30

(2)杂质B(芳香第一胺)

3-胺基-4-苯氧基-5-磺酰胺基苯甲酸

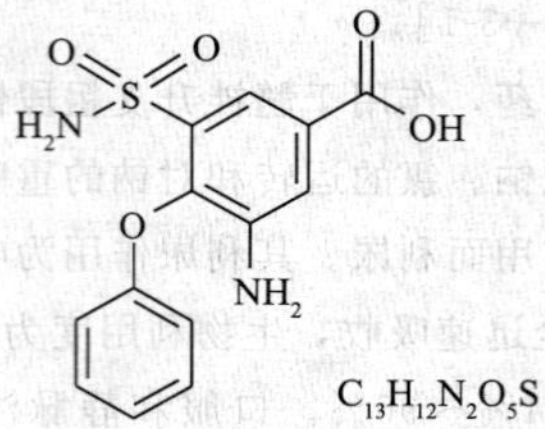

$C_{13}H_{12}N_2O_5S$　308.31

(3)杂质C

3-正丁氨基-4-苯氧基-5-氨基磺酰基苯甲酸丁酯

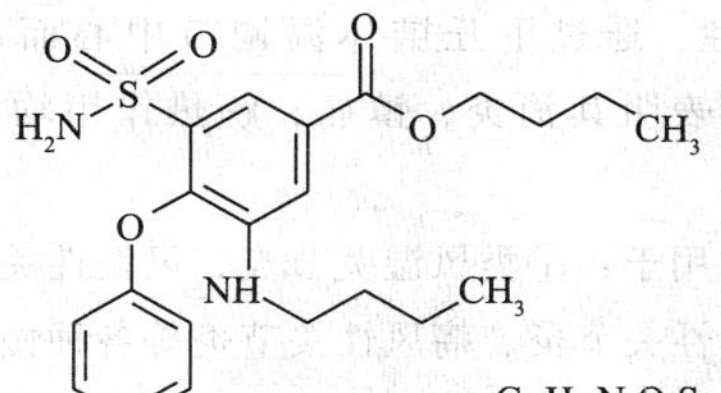

$C_{21}H_{28}N_2O_5S$ 420.53

(4)杂质 D

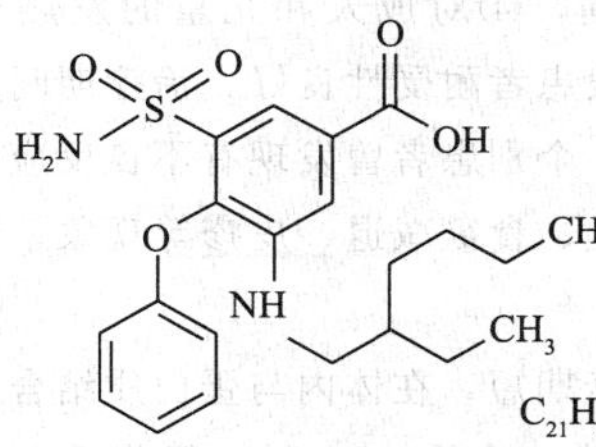

$C_{21}H_{28}N_2O_5S$ 420.53

(5)杂质 E

3-正丁氨基-4-氯-5-氨基磺酰基苯甲酸

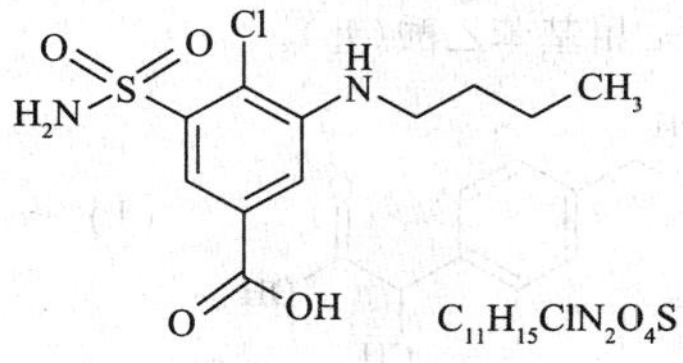

$C_{11}H_{15}ClN_2O_4S$ 306.77

BP（2013）收录了杂质 A～D。USP（36）指定了 3 个有关物质，其中一个为杂质 C，另两个未给出具体结构。JP 未指定具体有关物质。BP(2013)采用高效液相色谱法，用十八烷基硅烷键合硅胶柱，以甲醇-水-27.2g/L 的磷酸二氢钾溶液(70：25：5)，用 280g/L 的氢氧化钾溶液调节 pH 值至 7.0，加溴化四丁基氢胺使溶液浓度为 2.17g/L，作为流动相，检测波长为 254nm，进行杂质控制。USP(36)及 JP(16)均采用薄层色谱法。

中国药典(2005)有关物质的检测方法为薄层色谱法，中国药典(2010、2015)采用了新的 HPLC 系统用于有关物质检查。用十八烷基硅烷键合硅胶柱，以甲醇-0.1%三氟乙酸溶液(58：42)为流动相，检测波长为 220nm。有关物质典型色谱图见图 1。

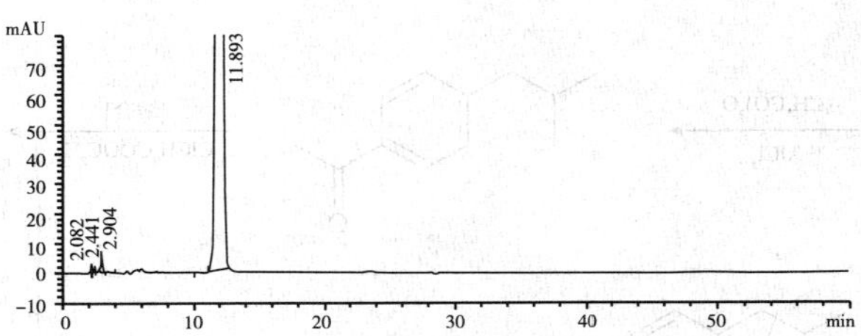

图 1　布美他尼有关物质典型色谱图

色谱柱：Capcell PAK ug120 C18 柱(150mm×4.6mm，5μm)

使用 3 种品牌色谱柱：Capcell PAK ug120 C18 柱(150mm×4.6mm，5μm)、Venusil mp-c18 C18 柱(150mm×4.6mm，5μm)、LichroCART C18 柱(250mm×4.6mm，5μm)，在 HP1100 液相色谱仪上进行耐用性试验考察，结果良好。

杂质限量计算时，其他单一杂质的量采用不加校正因子的主成分自身对照法，限度为 0.2%；杂质总量限度为 0.4%。

布美他尼的最低检出量均为 0.4ng($S/N=3$)。

供试品溶液放置 8 小时后杂质无明显增加，溶液稳定。

重金属　合成工艺中使用到了氯化铜，需要控制重金属，中国药典(2015)与 JP(16)一致，规定含重金属不得过百万分之十；USP(36)规定含重金属不得过百万分之二十。

砷盐　药物生产过程中所使用的无机试剂可能引入砷盐，故中国药典(2015)要求进行检查。规定限度为 0.0002%。JP(16)同样规定为 0.0002%，其他各国药典未作要求。

残留溶剂[2~4]　合成工艺和精制过程可能涉及到的溶剂，主要有丁醇、丁酸、甲苯、乙醇、三氯甲烷。

【含量测定】由于布美他尼结构中含磺酰氨基，具酸性，因此可采用酸碱滴定法，用氢氧化钠滴定液进行含量测定，采用甲酚红为指示剂。另外本品为苯甲酸衍生物，其在水中的溶解度较小，但可溶于中性乙醇中，故采用中性乙醇为溶剂。BP(2013)、USP(36)和 JP(16)均采用酸碱滴定法，只是指示剂不同，采用酚红为指示剂，由于未用中性乙醇，因此需要进行空白试验校正。

【制剂】中国药典(2015)收载了布美他尼片与注射液，USP(36)以及 BP(2013)中同样收载了布美他尼片与注射液。

(1)布美他尼片(Bumetanide Tablets)

本品为白色片，规格为 1mg。国内各企业的处方中，主要辅料有糊精、淀粉、蔗糖、硬脂酸镁等。

检查　溶出度　中国药典(2005)标准溶出度采用荧光分光光度法测定，磷酸盐缓冲液(pH 7.8～8.0)为溶出介质，采用第一法，转速为每分钟 100 转，限度为标示量的 80%。

由于本品规格较小，故中国药典(2010)选择高效液相色谱法测定溶出量，色谱条件与含量测定相同，溶出液的色谱图见图 2。辅料对主成分溶出度测定无干扰，方法回收率为 101.0%($n=9$)，RSD 为 0.6%。滤膜吸附试验结果表明，在弃去初滤液 5ml 后，滤膜对主成分无吸附。中国药典(2015)未作修订。

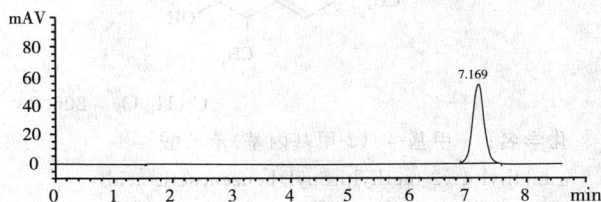

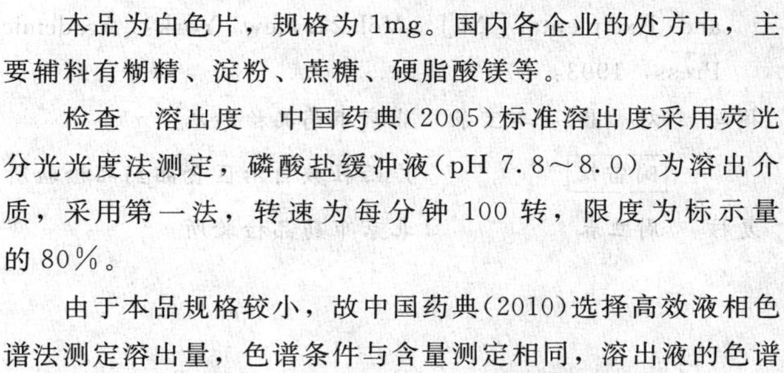

图 2　布美他尼片溶出液色谱图

色谱柱：Capcell PAK ug120 C18 柱(150mm×4.6mm，5μm)

有关物质　采用高效液相色谱法测定，色谱条件与原料药有关物质项下相同。杂质限度比原料药宽松，单一杂质限度为 0.5%；杂质总量限度为 1.0%。

含量均匀度　本品每片含布美他尼1mg，应控制含量均匀度。方法同含量测定。

含量测定　采用高效液相色谱法测定，色谱条件与原料药有关物质项下相同。辅料对主成分含量测定无干扰，方法回收率为100.7%(n=9)，RSD为1.0%。

(2) 布美他尼注射液(Bumetanide Injection)

本品为无色的澄明液体。规格为2ml：0.5mg。

检查　有关物质　采用高效液相色谱法测定，色谱条件与原料药有关物质项下相同。杂质限度为其他单一杂质限度不得过0.5%；杂质总量不得过1.0%。

细菌内毒素　本品临床每小时用药最大剂量是静脉注射每次5mg(中国药典临床用药须知)，内毒素计算限值约为60EU/mg；国外标准中USP为350EU/mg。中国药典(2015)规定本品细菌内毒素限值为60EU/mg，与内毒素计算值相当，严于USP标准。

含量测定　采用高效液相色谱法测定，色谱条件与原料药有关物质项下相同。辅料对主成分含量测定无干扰，方法回收率为99.6%(n=9)，RSD为0.39%。

参考文献

[1] 上海医药工业研究院技术情报站．有机药物合成手册[M]．上海：上海医药工业研究院，1976：860-863.
[2] 费格尔．有机分析点滴实验[M]．北京：燃料化学工业出版社，1972：176.
[3] Brittain，H. G. Analytical Profiles of Drug Substances and Excipients [M]．Vol. 22. New York：Academic Press，1993：107.

撰写　刘　晶　车宝泉　北京市药品检验所
陶宙镕　广西壮族自治区食品药品检验所
复核　周立春　北京市药品检验所

布洛芬

Ibuprofen

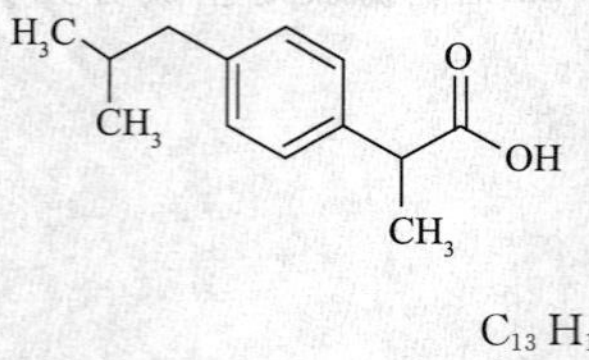

$C_{13}H_{18}O_2$　206.28

化学名：α-甲基-4-(2-甲基丙基)苯乙酸

α-methyl-4-(2-methylpropyl) benzeneactic acid

英文名：Ibuprofen(INN)

异名：异丁苯丙酸

CAS号：[15687-27-1]

本品为丙酸类非甾体抗炎药，具消炎、镇痛、解热作用。其作用机制是通过对环氧酶的抑制而减少前列腺素的合成，由此减少前列腺素引起的组织充血、肿胀，降低周围神经痛觉的敏感性。通过下丘脑体温调节中心而起解热作用[1]。动物试验表明其消炎、镇痛、解热作用均大于阿司匹林[2]。

临床上广泛用于：①类风湿关节炎、风湿性关节炎、脊柱性关节炎、骨性关节炎、痛风性关节炎等各种慢性关节炎的急性发作期或持续性的关节肿痛症状，无病因治疗及控制病程的作用。②治疗非关节性的各种软组织风湿性疼痛。③急性的轻、中度疼痛。④对成人和儿童的发热有解热作用[1]。长期服用，一般患者耐受性良好，治疗期间血液常规及生化值均未见异常。个别患者曾发现有不良反应，主要为胃灼烧感、恶心或呕吐、食欲减退、皮疹等现象，停药后即恢复，无需特殊处理。

本品吸收快、半衰期短，在体内与蛋白质结合率高，在血浆中为99%，在滑膜腔中为97.5%。用药后血药浓度变化大。服药后24小时，70%成为代谢物从尿中排泄。其代谢物经红外及NMR确认，分别为异丁醇基-α甲基苯乙酸(Ⅰ)及对异丁基-α甲基苯乙酸(Ⅱ)。

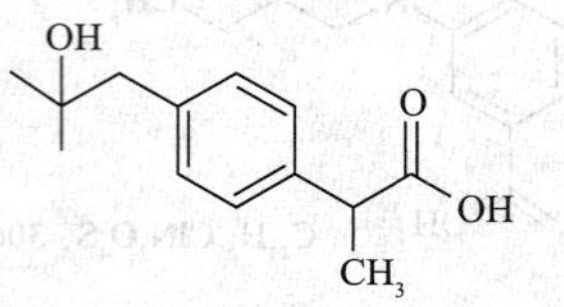

(Ⅰ)

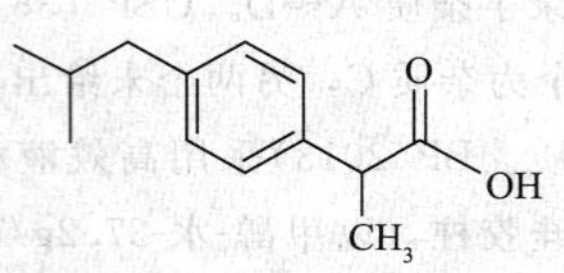

(Ⅱ)

本品由Nicholson等人于1964年首先制成。国内于1979年开始生产。除中国药典收载外，BP(2013)/USP(36)及JP(16)均有收载。

【制法概要】一法：

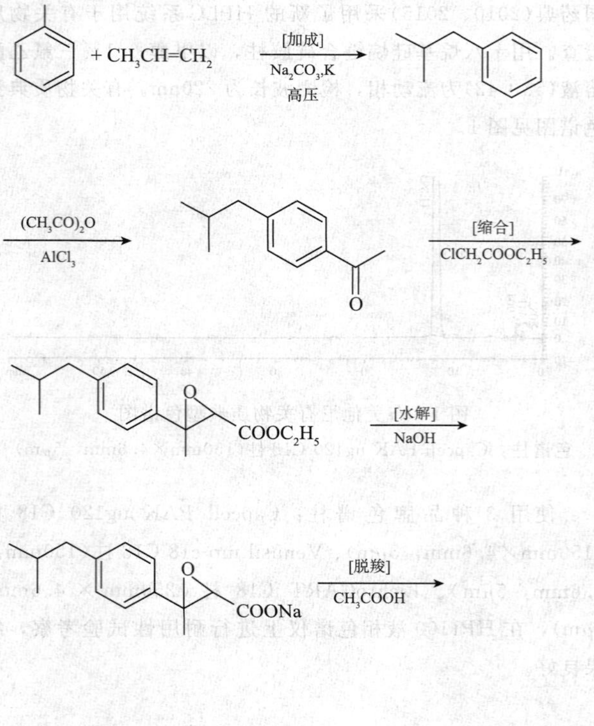

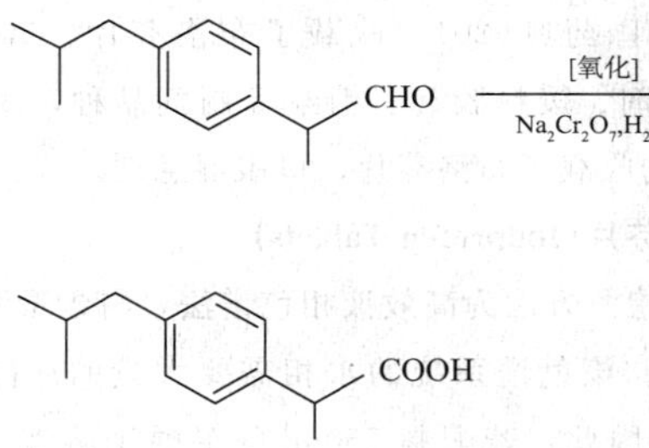

二法：前段工艺同上

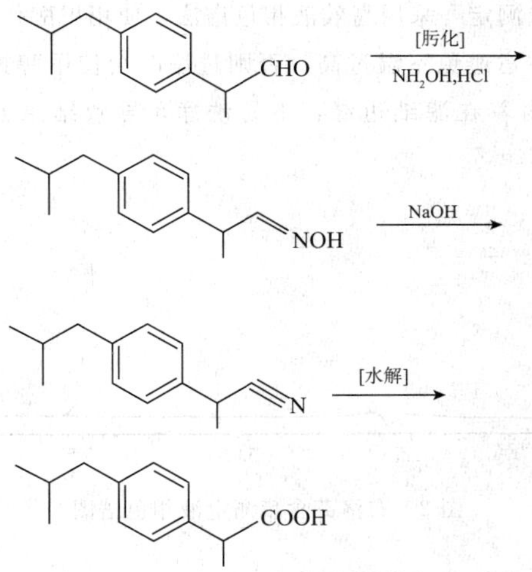

三法：

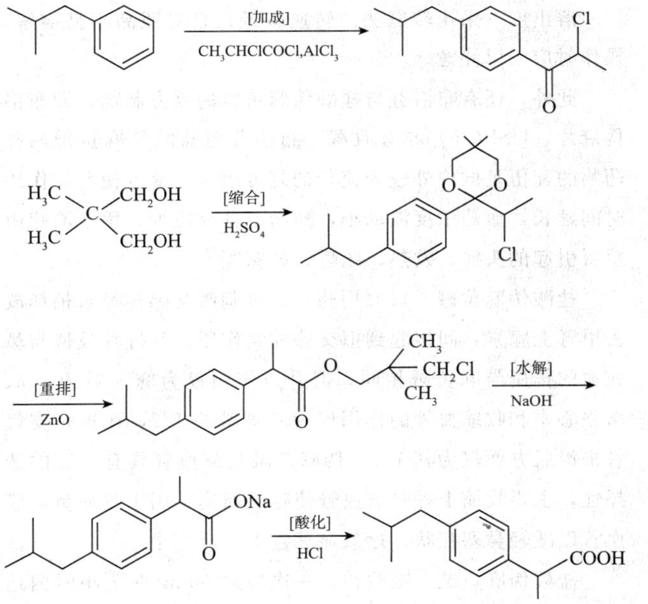

【性状】本品为白色结晶性粉末，稍有特异臭。经X射线粉末衍射分析，用$\lambda_{cu\lambda}$(或$Cuk_{\alpha}\lambda$) 特征辐射单色波，2θ在6°～60°间扫描，表明粉末晶面间距基本一致，未观察到多晶现象[5]。粉体力学试验表明，布洛芬粒子直径小于20μm时，吸收速率并不随粒径进一步变小而加快。

【鉴别】(1) 本品的0.25mg/ml的0.4%氢氧化钠溶液在265nm与273nm的波长处有最大吸收，在245nm与271nm的波长处有最小吸收，在259nm处有一肩峰，为取代苯在极性溶剂中的特征峰。JP(16)规定供试品溶液的紫外光谱图应与对照图谱一致。BP(2013) 规定在264nm与272nm的波长处有最大吸收，在258nm的波长处有一肩峰，在264nm与258nm的吸光度的比值为1.20～1.30，272nm与258nm的吸光度的比值为1.00～1.10。USP(36) 规定供试品与对照品在264nm与273nm波长处的吸光度比较(按干燥品计算)，偏差不得过3.0%。供试液配制后立即测定，吸收度不够稳定。若将供试液配制后放置20分钟以上，则峰值稳定性及重现性均好。如图1所示。

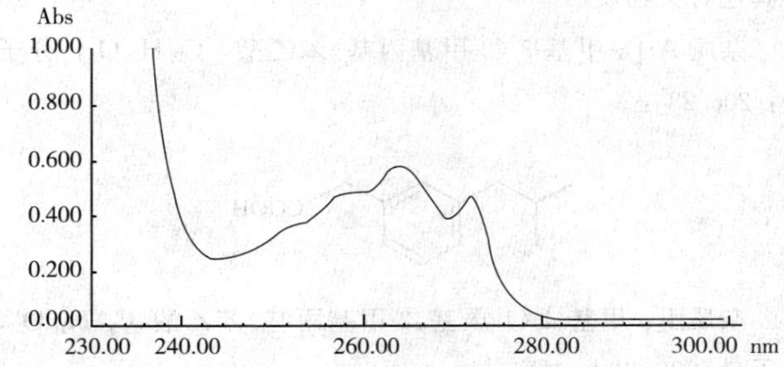

图1 布洛芬紫外图谱

(2) 本品的红外光吸收图谱应与对照的图谱(光谱集943图)一致，其红外光吸收图谱显示的主要特征吸收如下。

特征谱带(cm^{-1})	归属	
3300～2600	羧基	ν_{O-H}
1723	羧基	$\nu_{C=O}$
1510	苯环	$\nu_{C=C}$
940	羧基	δ_{OH}
783	对位取代苯	γ_{2H}

此外，BP(2013) 还收载两种鉴别方法：①熔点测定。②TLC法。硅胶H板，供试品与对照品均为5ml/ml的二氯甲烷溶液，展开剂为无水醋酸-乙酸乙酯-正己烷(5：235：75)，点样5μl，展开后，在120℃加热30分钟，喷以10g/L的高锰酸钾溶液，在120℃加热20分钟，在UV灯(365nm)下检视，供试品与对照品主斑点的颜色、位置与大小一致。

USP(36) 收载了高效液相色谱法鉴别。

【检查】我国布洛芬的生产以合成工艺中的第三法为主，这决定了标准中检查项的设置有别于其他国家。

氯化物 由于本品的精制工艺是用盐酸中和后石油醚提取分离，故应控制氯化物。并且操作时应严防氯化物污染。

有关物质 中国药典(2015) 及JP(16)采用薄层色谱法，主要检查工艺中可能带入的杂质。本法最小检出量为5μg，操作应在20～30℃的室温下进行。

USP(32) 采用高效液相色谱法，使用C18色谱柱，柱温为30℃±0.2℃，水(用磷酸调节pH至2.5)-乙腈(1340：680) 为流动相，检测波长为214nm。

4-异丁基苯基乙酮作为已知杂质。照含量测定项下液相方法测定。

4-异丁基苯基乙酮($C_{12}H_{16}O$，分子量：176.25)：

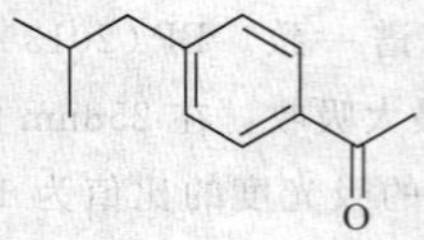

BP(2013) 收载了杂质 A、F、J、N 为特定杂质。采用高效液相色谱法，使用 C18 色谱柱(15cm×4.6mm，5μm)，磷酸-乙腈-水(0.5：340：660) 和乙腈为流动相梯度洗脱，流速 2ml/min，检测波长 214nm，用于控制杂质 A、J、N 和其他有关物质。

杂质 A［α-甲基-3-(2-甲基丙基)苯乙酸，$C_{13}H_{18}O_2$，分子量：206.28］：

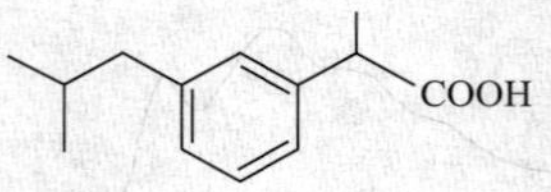

杂质 J［α-甲基-4-(1-羰基,2-甲基丙基)苯乙酸，$C_{13}H_{16}O_3$，分子量：220.26］：

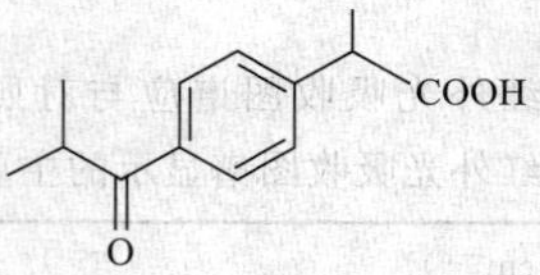

杂质 N［α-甲基-4-(乙基)苯乙酸，$C_{11}H_{15}O_2$，分子量：179.23］：

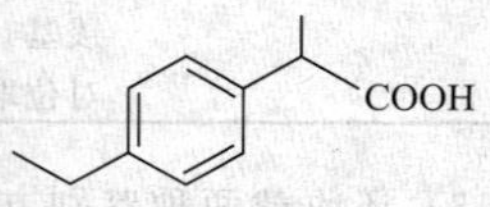

另采用气相色谱法，控制杂质 F。

杂质 F［4-(2-甲基丙基)苯丙酸，$C_{13}H_{18}O_2$，分子量：206.28］：

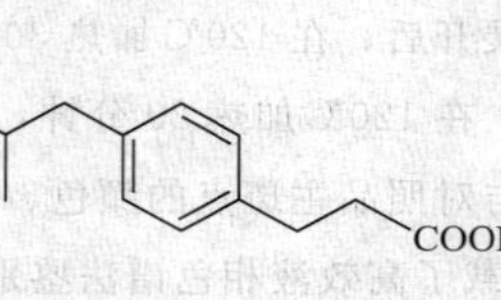

中国药典(2015)延用了中国药典(2010) 的 TLC 法，经与英美两国药典收载的 HPLC 法比较，结果基本一致。

【含量测定】本品在水中几乎不溶，但易溶于乙醇，故采用中性乙醇溶解后，以氢氧化钠液(0.1mol/L) 滴定。滴定时应避免空气中 CO_2 的影响。反应式如下。

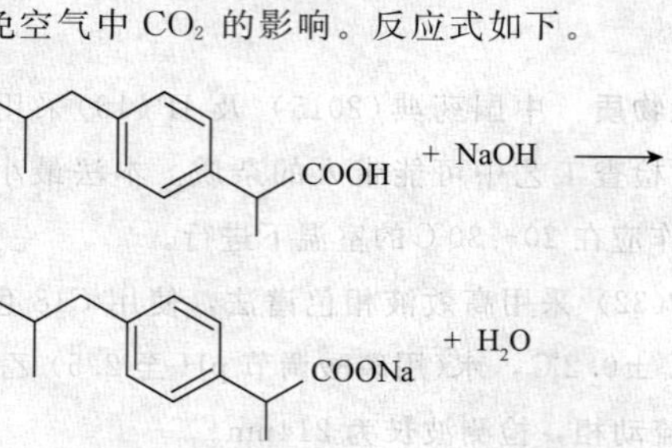

【贮藏】本品在密封条件下可稳定保存。曾有人对一批布洛芬原料进行了 6 年的稳定性考察，结果表明质量基本稳定。

【制剂】中国药典(2015)收载了布洛芬片、口服溶液、胶囊、混悬滴剂、缓释胶囊、糖浆等制剂品种，BP(2013) 及 USP(36) 均收载了布洛芬片、口服混悬剂。

(1) 布洛芬片(Ibuprofen Tablets)

溶出度　检测方法为高效液相色谱法，与含量测定使用同一色谱系统。该色谱系统的水相需要大量的冰醋酸调节 pH 值至 2.5，因此，若配制 750ml 的醋酸钠溶液，可酌情预先加入冰醋酸 240ml，再调节 pH 值。

含量测定　采用高效液相色谱法，使用甲醇作为溶剂，因此应注意避免室温过高，否则过滤时会使甲醇挥散，使布洛芬附着在滤纸边缘，不易洗净，导致结果偏低。见图 2。

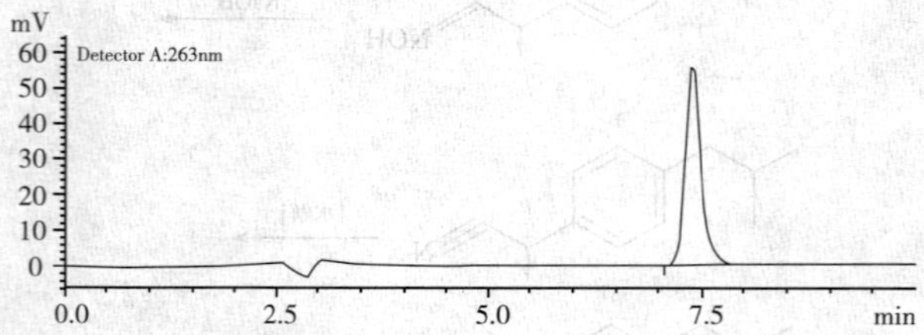

图 2　布洛芬含量测定液相色谱图

(2) 布洛芬缓释胶囊 (Ibuprofen Sustained-release Capsules)

溶出度　采用转篮法。转速较低；且对照品不易溶解。操作时应予以注意。

此外，还有布洛芬与盐酸伪麻黄碱的复方制剂，即布洛伪麻片。USP(36) 亦有收载。布洛芬与盐酸伪麻黄碱两种药物的配伍是国内外较为流行的复方组成，复方使药物作用时间延长，血药浓度波动小，药物不良反应少，用于治疗由感冒引起的头痛、发热、咳嗽、鼻塞等[2]。

盐酸伪麻黄碱[3]口服用药，通过刺激交感神经末梢释放去甲肾上腺素，间接起到拟交感神经作用，其抗呼吸道与鼻充血的作用与麻黄碱相同，但升压作用仅为麻黄碱的 1/5，增强心率和收缩血管的作用仅为麻黄碱的 1/2，在扩张支气管平滑肌方面仅为其 1/2。伪麻黄碱收缩血管具有一定的选择性，主要收缩上呼吸道血管使呼吸通畅，用于收缩鼻黏膜血管以减轻鼻塞症状，疗效显著且不良反应小。

盐酸伪麻黄碱[3]吸收快，一次口服 60mg 在 1 小时内达高峰，0.5～2 小时之间平均血药浓度为 274μg/ml±33μg/ml，平均半衰期($t_{1/2}$) 为 4.35 小时，分布于全身各种体液。约有 55%～75% 以原型从尿中排出，其余由肝脏代谢。盐酸伪麻黄碱口服后在肠内易吸收，皮下注射吸收较口服为快。吸收后在体内仅少量经脱氨氧化，约 60%～75% 以原型从尿排泄。由于麻黄碱在体内不易被破坏，所以其作用时间较肾上腺素为长，一般可维持 3～6 小时。口服后可进入脑脊液。

本品溶出度与含量测定的检测方法均为高效液相色谱法，

使用同一色谱系统。

参考文献

[1] 国家药典委员会．中国药典临床用药须知化学药和生物制品卷［M］．2005年版．北京：人民卫生出版社，2005.

[2] 高淑华．布洛伪麻软胶囊人体内药代动力学及含量测定研究［D］．沈阳：沈阳药科大学，2007.

[3] 辛伟．盐酸伪麻黄碱缓释微丸的研制［D］．沈阳：沈阳药科大学，2007.

撰写　曲建国　辽宁省药品检验检测院

张乃吉　山东省食品药品检验研究院

复核　潘　阳　辽宁省药品检验检测院

戊四硝酯粉

Powdered Pentaerithrityl Tetranitrate

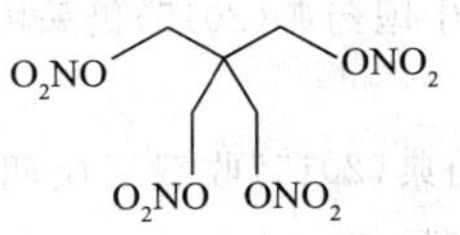

$C_5H_8N_4O_{12}$　316.14

化学名： 四硝酸季戊四硝酯

2,2-bis[(nitrooxy)methyl]-1,3-propanediol dinitrate

英文名： Pentaerithrityl Tetranitrate(INN)

异名： Pentaerythrityl Tetranitrate; Pentanitrol

CAS号：［1978-11-5］

因本品具有与硝酸甘油类似的爆炸性，因此一般以四硝酸季戊四硝酯1份、乳糖3份与淀粉1份的混合物形式存放。其中主药戊四硝酯为有机硝酸酯类抗心绞痛药，药理作用与硝酸甘油类似，主要通过释放一氧化氮(NO)刺激鸟苷酸环化酶，使平滑肌和其他组织内的环鸟苷酸(cGMP)增多，导致血管扩张。四硝酸季戊四硝酯以扩张静脉为主，减低前负荷，兼有较轻的动脉扩张作用，使心肌氧耗量减少，同时也可直接扩张冠状动脉，故可用于各型心绞痛。本品口服给药，作用缓慢持久，口服后0.5～1.5小时起效，可持续2～5小时。常见的不良反应有：由体位性低血压引起的眩晕、头晕、昏厥、面颊和颈部潮红；严重时可出现持续的头痛、恶心、呕吐、心动过速、烦躁；皮疹、视力模糊，口干则少见。逾量时的临床表现按发生率的多少，依次为：口唇指甲青紫、眩晕欲倒、头胀、气短、高度乏力，心跳快而弱，发热，甚至抽搐。

除中国药典(2015)收载外，Ph. Eur.(7.0)、BP(2013)亦有收载。

【制法概要】 本品由美国杜邦公司于1943年合成，国内于1972年开始生产[1]。国内外生产工艺基本一致，其工艺路线如下。

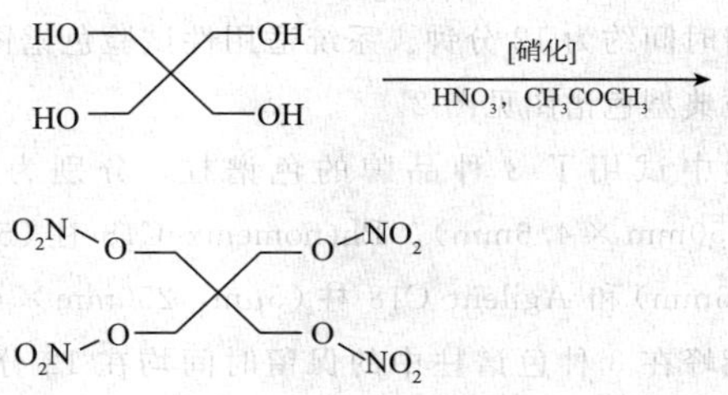

【鉴别】(1)本品采用测定衍生物熔点的鉴别方法，限度为139～143℃。

由于本品有爆炸性，药典标准对此进行了安全提示，操作时应严格遵守。

(2) 鉴别(1)项下的残渣中含有衍生化后游离出来的硝酸根离子(NO_3^-)，可以通过加入硫酸与水的混合液后，沿壁加硫酸亚铁试液，在二液面接界处产生棕色环的方法对硝酸根离子(NO_3^-)进行鉴别。

$NO_3^- + 3Fe^{2+} + 4H^+ = 3Fe^{3+} + NO\uparrow + 2H_2O$

$Fe^{2+} + NO + SO_4^{2-} = Fe(NO)SO_4$(棕色)

【检查】有关物质　本品可能的有关物质包括杂质A至D。各有关物质结构如下。

(1)杂质A　硝酸根离子　NO_3^-

(2)杂质B　戊四醇三硝酸酯

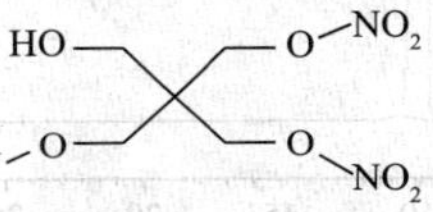

$C_5H_9N_3O_{10}$　271.14

(3)杂质C

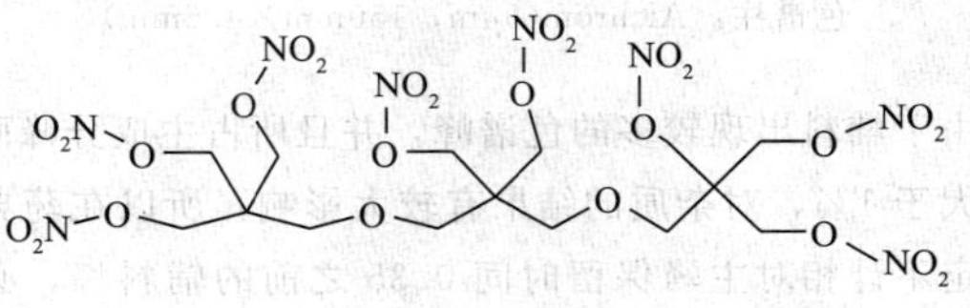

$C_{15}H_{24}N_8O_{26}$　732.40

(4)杂质D

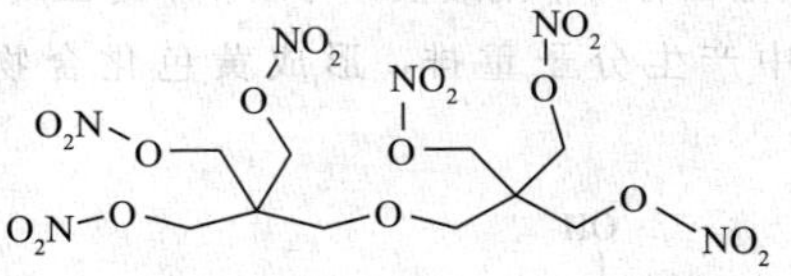

$C_{10}H_{16}N_6O_{19}$　524.27

BP (2013) 中仅收载了本品的制剂，标出A、B、C、D四个已知杂质，采用TLC法测定杂质A，采用液相色谱法测定其他有关物质。

中国药典(2010)以甲醇-水(54∶46)(用磷酸调节pH值至3.0)为流动相；流速为1.0ml/min。取供试品溶液与硝酸甘油对照品适量配制了系统适用性试验溶液，要求硝酸甘油峰与戊四硝酯峰的分离度达到2.0，并规定理论板数不低于3000。因方法中需要按相对保留时间扣除辅料峰，所以规定主峰保留时间约为12分钟。系统适用性试验色谱图见图1，有关物质典型色谱图见图2。

实验中试用了3种品牌的色谱柱，分别为Aichrom（5μm，150mm×4.6mm）、Phenomenix C18柱（5μm，150mm×4.6mm）和Agilent C18柱（5μm，250mm×4.6mm），戊四硝酯峰在3种色谱柱中的保留时间均在12分钟左右，辅料峰的相对保留时间也在0.35以内，方法耐用性良好。经采用逐步稀释法测定，戊四硝酯的最低检出量为2.4ng，最低检出限为0.012%（$S/N=3$）。

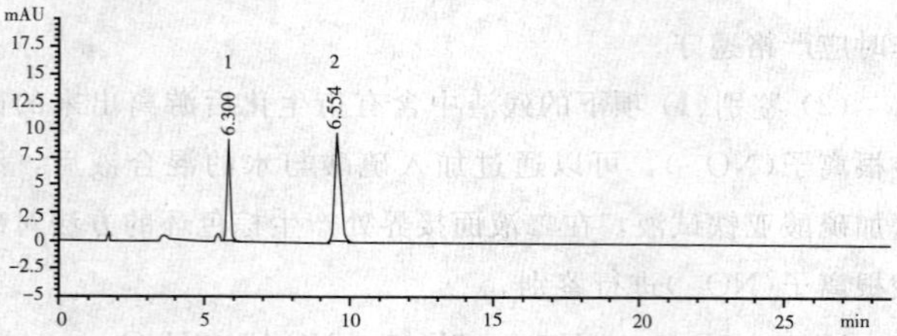

图1 系统适用性试验图谱

1. 硝酸甘油峰；2. 戊四硝酯峰

色谱柱：Aichrom（5μm，150mm×4.6mm）

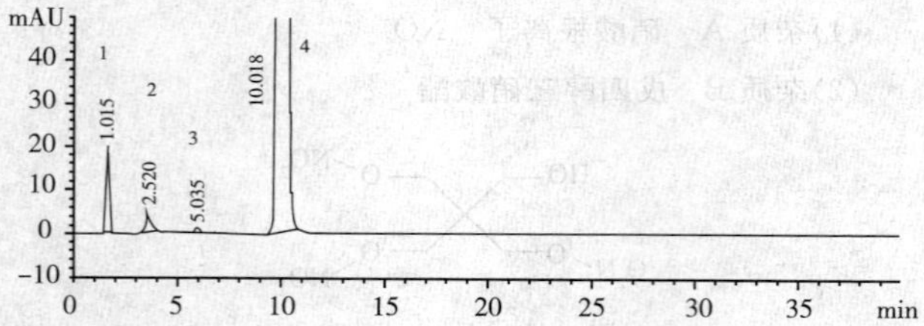

图2 有关物质典型色谱图谱

1、2. 辅料峰；3. 硝酸甘油峰；4. 戊四硝酯峰

色谱柱：Aichrom（5μm，150mm×4.6mm）

由于辅料出现较多的色谱峰，并且所占主成分峰面积的比例大于1%，对杂质的结果有较大影响，所以在药典标准中规定不计相对主峰保留时间0.35之前的辅料峰，必要时建议与辅料进行对比进行扣除。

【含量测定】本品采用经典的苯酚二磺酸比色法测定含量。戊四硝酯含有4个硝酸根，可以和苯酚二磺酸作用，在碱性溶液中产生分子重排，形成黄色化合物而被定量测定。[2,3]

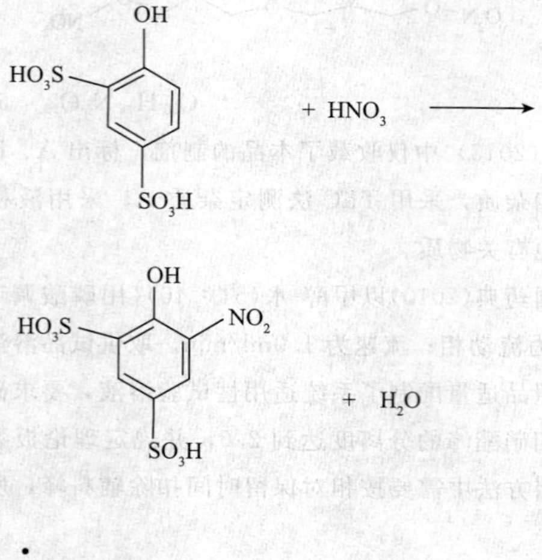

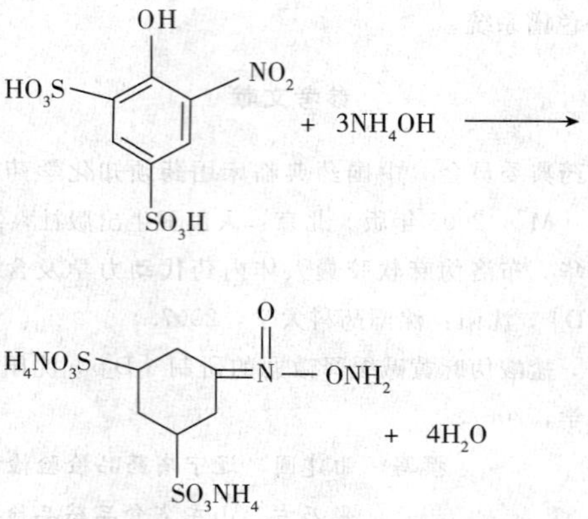

本法需注意在操作时不可引入水，否则会影响测定结果。另外，冰醋酸或样品中如果存在乙醇、丙酮等有机溶剂时会显现其他颜色，也会对结果造成严重干扰。

自中国药典（1995）以来一直采用该方法进行测定，由于比色法操作稍显繁复，BP采用液相色谱法测定。但因本品具有爆炸性，难以得到戊四硝酯对照品，而比色法用硝酸钾为对照品，因此，中国药典（2015）仍采用间苯二磺酸比色法测定含量。

【制剂】中国药典（2015）收载了戊四硝酯片，其他药典中仅BP（2000）有收载。

戊四硝酯片（Pentaerithrityl Tetranitrate Tablets）

本品规格为10mg，所有项目原理基本与戊四硝酯粉一致。

参考文献

[1] 上海医药工业研究院技术情报站．有机药物合成手册[M]．上海：上海医药工业研究院，1976：472.

[2] 丁超然，张锦昌．窑尾废气中NO的测定［J］．水泥，1984（11）：24-27.

[3] 刘玉真，聂新永．反相高效液相色谱二极管阵列检测器对戊四硝酯粉质量的研究［J］．分析化学，2006(3)：365-366.

撰写　陈安东　车宝泉　北京市药品检验所

复核　余　立　北京市药品检验所

戊酸雌二醇

Estradiol Valerate

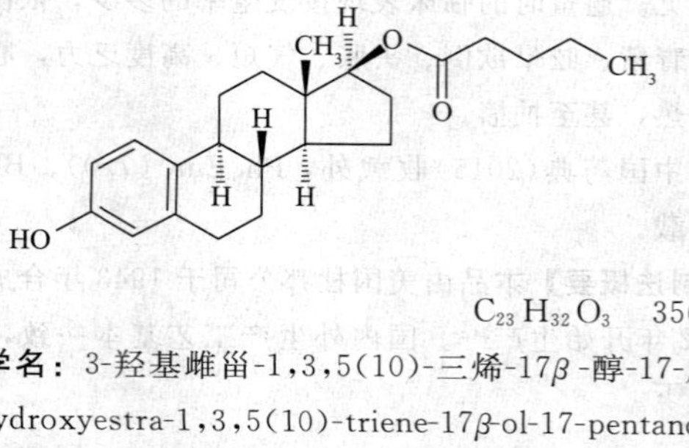

$C_{23}H_{32}O_3$　356.51

化学名： 3-羟基雌甾-1,3,5(10)-三烯-17β-醇-17-戊酸酯

3-hydroxyestra-1,3,5(10)-triene-17β-ol-17-pentanoate

英文名： Estradiol Valerate (INN)

异名：雌二醇戊酸酯

CAS 号：[979-32-8]

本品为雌激素类药，用于补充雌激素不足，如萎缩性阴道炎、女性性腺的功能不良、更年期综合征等，亦可用于晚期前列腺癌治疗，与孕激素类药合用，能抑制排卵，用作避孕药。口服被胃肠道吸收后，在肝内代谢分解成雌二醇和戊酸，口服戊酸雌二醇后约有 3%的雌二醇被生物利用，必须注射给药。本品采用 17β-戊酸酯可以延长作用时间，比同类产品苯甲酸雌二醇的作用更持久[1]。

本品国内于 1965 年正式生产。除中国药典(2015)收载外，BP(2013)、Ph. Eur.(7.0)及 USP(36)亦有收载。

【制法概要】[2]

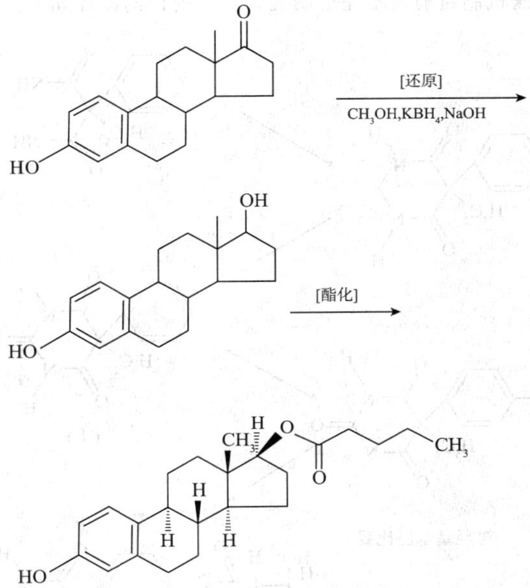

【性状】熔点 本品熔点为 145～150℃，BP(2013)约为 145℃，而 USP(36)为 143～150℃。

比旋度 中国药典(2015)与 USP(36)均以二氧六环为溶剂，样品测定浓度分别为 10mg/ml、25mg/ml；BP(2013)为 25mg/ml 的甲醇溶液。比旋度限度均为＋41°至＋47°。

【鉴别】(2)本品的红外光吸收图谱应与对照的图谱(光谱集 90 图)一致，本品的红外光吸收图谱显示的主要特征吸收如下[2]。

特征谱带(cm^{-1})	归属	
3420	羟基	ν_{-OH}
3020	芳氢	ν_{C-H}
1700	酯	$\nu_{C=O}$
1620，1580，1500	苯环	$\nu_{C=C}$
1250，1100	酯，酚	ν_{C-O}

【检查】甲醇溶液的澄清度与颜色 参考 BP(2010)，中国药典(2010)增订了“甲醇溶液的澄清度与颜色”检查项，以控制本品在甲醇溶液中不溶物及有色杂质。中国药典(2015)未作修订。

有关物质 采用高效液相色谱法进行检查。中国药典(2005)采用 C18 柱，以甲醇-水(85：15)为流动相，检测波长为 281nm，并以戊酸雌二醇与醋酸甲地孕酮的分离度进行系统适用性试验。经试验研究发现，中国药典(2005)的检测波长为主成分戊酸雌二醇的最大吸收波长，在该色谱条件下检出杂质的个数和杂质量少，不适合本品杂质的有效控制。

中国药典(2010)参考 BP(2010)，建立了新的 HPLC 系统用于有关物质检查。用 C18 柱，以乙腈-水(40：60)为流动相 A，乙腈为流动相 B 进行梯度洗脱，检测波长为 220nm。根据本品生产工艺，雌二醇为工艺杂质之一，经试验，雌二醇峰(保留时间约 2.7 分钟)与戊酸雌二醇峰(保留时间约 9.7 分钟)相距较远，不适宜以二者分离度进行系统适用性控制。在进行专属性考察的试验中，发现戊酸雌二醇在高温破坏后，紧邻主峰之前(相对保留时间约为 0.92)的杂质峰增加较为明显，故中国药典(2010)采用戊酸雌二醇降解法制备系统适用性溶液。结果表明，与中国药典(2005)的色谱系统相比，该色谱系统检出的杂质多，分离效果好。使用两种品牌色谱柱：Agilent Eclipse XDB C18 柱(250mm×4.6mm，5μm)、Agilent Extend C18 柱(250mm×4.6mm，5μm)，分别在 Agilent HP1200 与岛津 LC-2010C 液相色谱仪上进行耐用性试验考察，结果良好。中国药典(2015)未作修订。

有关物质检查典型色谱图见图 1、图 2。

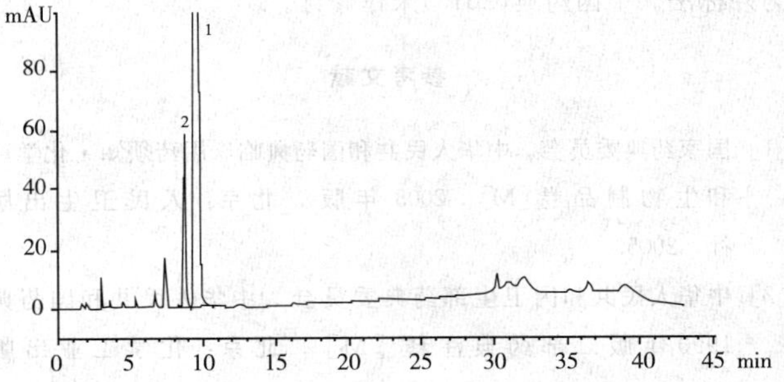

图 1 有关物质系统适用性色谱图

1. 戊酸雌二醇 t_R＝9.466 分钟；2. 热降解物 t_R＝8.723 分钟

色谱柱：Agilent Eclipse XDB C18(250mm×4.6mm，5μm)

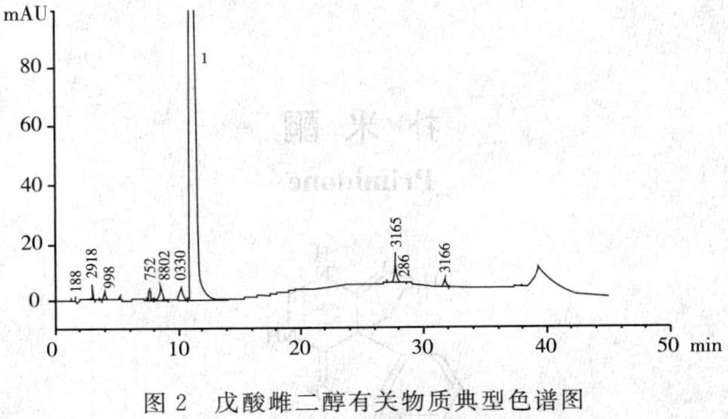

图 2 戊酸雌二醇有关物质典型色谱图

色谱柱：Agilent Eclipse XDB C18(250mm×4.6mm，5μm)

对照溶液及供试品溶液在室温放置不同时间后依法测定，观察主峰及各杂质峰面积的变化。试验结果表明对照溶液及供试品溶液在 24 小时内基本稳定。

干燥失重 本品不含结晶水，在 105℃干燥至恒重，限度为 0.5%。BP(2013)与中国药典(2015)方法基本一致，限度为 1.0%；USP(36)采用卡氏水分测定法，限度为 0.1%。

【含量测定】 采用高效液相色谱法。中国药典(2010)与中国药典(2005)色谱条件一致，中国药典(2010)将内标法修订为外标法，经对内标法与外标法测定结果进行了比较，试验结果显示没有显著差异。中国药典(2015)未作修订。

BP(2013)采用紫外吸收系数法，采用乙醇溶液在 280nm 波长处的吸收系数($E_{1cm}^{1\%}$)为 58.0，进行计算。USP(36)采用高效液相法-内标法测定，色谱柱为 C18 柱，内标为苯甲酸睾酮，检测波长为 280 nm，流动相为 0.8g 硝酸铵溶于 300ml 水与 700ml 乙腈混合即得。

【制剂】 中国药典(2015)与 USP(33)均收载了戊酸雌二醇注射液。

戊酸雌二醇注射液（Estradiol Valerate Injection）

本品为灭菌澄明油溶液，规格为 1ml：5mg；1ml：10mg。

含量测定 采用高效液相色谱法。中国药典(2010)与中国药典(2005)色谱条件一致，中国药典(2005)为内标法，经斟酌后，认为标准中内标物是在提取操作结束后加入的，删除内标不会影响检测结果，故中国药典(2010)将内标法修订为外标法。中国药典(2015)未作修订。

参考文献

[1] 国家药典委员会．中华人民共和国药典临床用药须知·化学药和生物制品卷[M]．2005 年版．北京：人民卫生出版社，2005.

[2] 中华人民共和国卫生部药典委员会．中华人民共和国药典 1990 年版二部药典注释［M］．北京：化学工业出版社，1993.

撰写 田 勇 天津市药品检验研究院
傅佩佩 浙江省食品药品检验研究院
复核 唐素芳 天津市药品检验研究院

扑米酮

Primidone

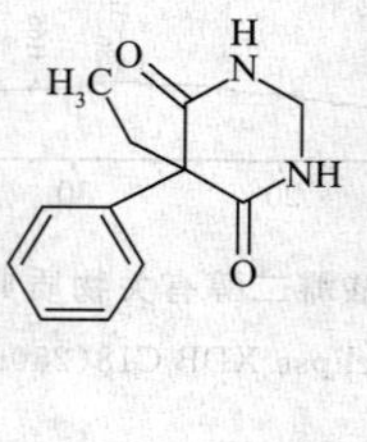

$C_{12}H_{14}N_2O_2$ 218.26

化学名：5-乙基-5-苯基-二氢-4,6(1*H*，5*H*) 嘧啶二酮
5-ethyl-5-phenyl-1，3-diazinane-4，6-dione

英文名：Primidone (INN)

CAS 号：［125-33-7］

异名：扑痫酮

本品为抗癫痫药。主要用于癫痫大发作和精神运动性发作，且有催眠作用。不良反应有眩晕、呕吐和嗜睡（儿童），偶见水肿、白细胞减少和巨细胞性贫血。本品毒性较苯巴比妥为低[1]。口服易吸收，3～4 小时后血药浓度达高峰；半衰期为(6.5±1.0) 小时；血药有效浓度为 10～20μg/ml。其抗癫痫作用除在体内转化为活性代谢产物苯巴比妥（Ⅰ）和苯基乙基丙二酰胺（Ⅱ）以外，本品自身也有作用。但其抗癫痫机制目前尚不完全明确。其体内代谢途径如下[2]。

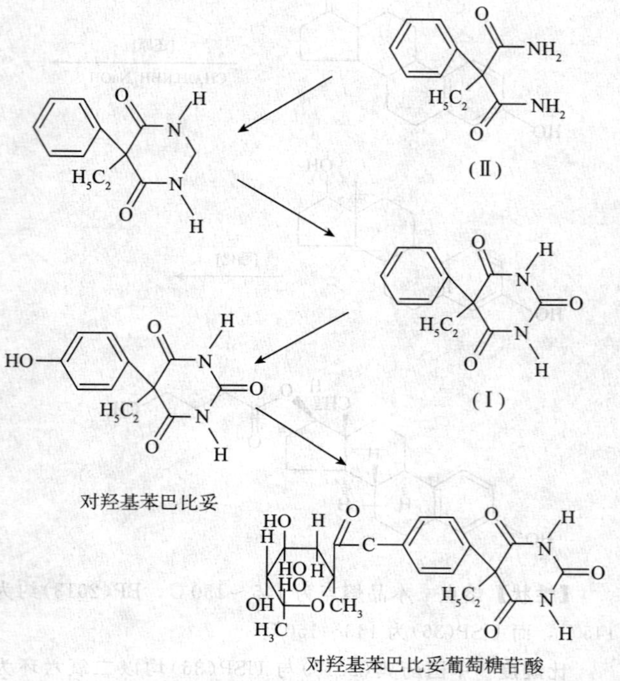

本品于 1949 年由苯巴比妥还原而得。国内于 1966 年开始生产。目前已不再是一线用药，全球各地生产减少或停止生产。除中国药典（2015）收载外，BP（2013）、Ph. Eur.(7.0)、USP(36) 和 JP(16)均有收载。

【制法概要】 按苯巴比妥的合成法，先制得乙基苯基丙二酸二乙酯，再经缩合和还原反应制得本品。

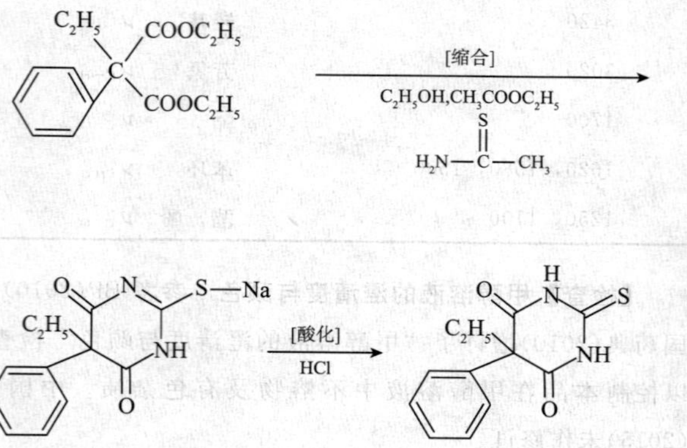

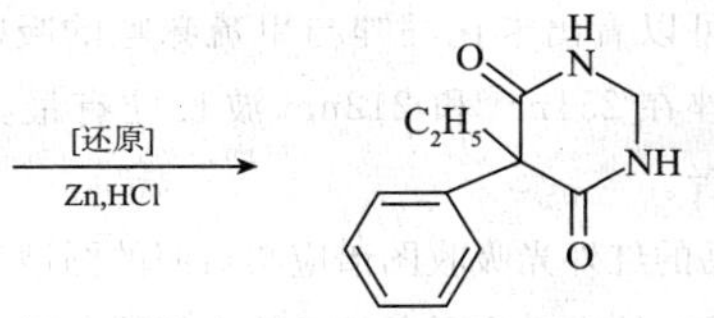

【性状】本品有Ⅰ型和Ⅱ型两种晶型。本品溶于95%乙醇，在室温蒸发，得Ⅰ型。热水或熔融而得者为Ⅱ型。国内产品晶型为Ⅰ型，其红外吸收图谱与文献报道一致。

熔点 中国药典(2015)规定为280～284℃，JP(16)规定为279～284℃。

【鉴别】(1)本品遇酸分解，生成甲醛，再与变色酸作用，使溶液显紫色。

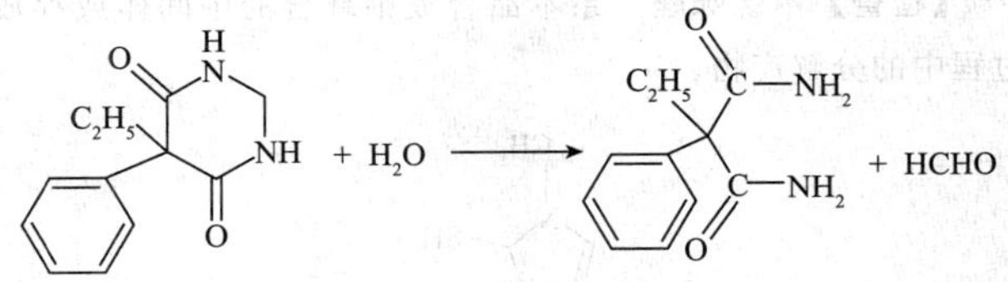

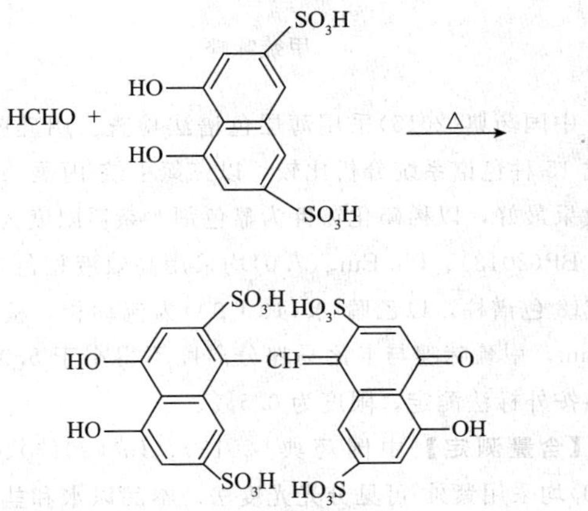

(2)本品与无水碳酸钠经强热，分解生成氨，能使湿润的红色石蕊试纸变蓝。

(3)本品的红外光吸收图谱(光谱集62图)显示的主要特征吸收如下。

特征谱带(cm^{-1})	归属
3200	酰胺 ν_{N-H}
1710，1670	环酰亚胺 $\nu_{C=O}$
1598，1580，1490，1450	苯环 $\nu_{C=C}$
760	单取代苯 γ_{5H}
700	苯环 $\delta_{环}$

【检查】**溶液的澄清度与颜色** JP(16)规定为取本品0.10g，溶于10ml *N*,*N*-二甲基甲酰胺，溶液应澄清无色。中国药典(2010)增加了此项，方法与JP(15)相同，但浓度较低。中国药典(2015)未作修订。

锌盐 生产过程的最后一步用锌粉及盐酸还原脱硫的副产物。锌盐在酸性溶液中与亚铁氰化钾反应生成不溶性亚铁氰化锌而产生浑浊。

BP(2009)和Ph. Eur. (7.0)采用高效液相色谱法检查有关物质，JP(16)采用气相色谱法检查2-乙基-2-苯基-丙二酰胺。中国药典(2015)未收载相应检查内容。

【含量测定】中国药典(2015)采用氮测定法。

BP(2013)、Ph. Eur. (7.0)和JP(16)均采用紫外-可见分光光度法测定含量。USP(36)采用HPLC法。

BP(2013)和Ph. Eur. (7.0)在257nm的波长处测定吸度。JP(16)在254nm、261nm和257nm的波长处测定吸光度。该法可排除物质的干扰，但尚有一些杂质的紫外吸收峰位置与主成分相近，吸收系数较小，当这些杂质含量较多时，将会产生干扰[2]。

氮测定法尚属简便，如严格掌握操作，误差较小，曾与紫外法进行比较，结果基本一致。但此法专属性较差。

【制剂】中国药典(2010)收载了扑米酮片，BP(2013)和USP(36)除扑米酮片外还收载了扑米酮口服混悬液。

扑米酮片(Primidion Tablets)

含量测定 中国药典(2005)采用氮测定法，专属性较差。参考BP(2009)和USP(32)，中国药典(2010)修订为GC法测定含量，以*N*-苯基咔唑为内标。

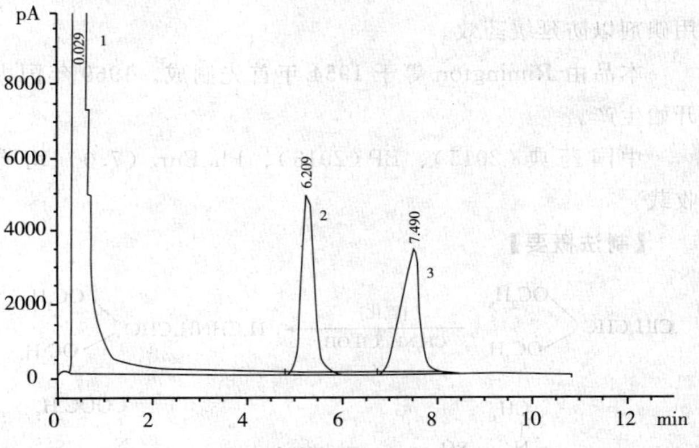

图1 典型含量测定图谱

1. 溶剂；2. *N*-苯基咔唑；3. 扑米酮

参考文献

[1] Martindale. The Extra Pharmacopeia [M]. 28th ed. The Pharmaceutical Press，1982：1253.

[2] Florey，K. Analytical Profiles of Drug Substances [M]. Vol. 2. New York：Academic Press，1978：409.

撰写 冯彦利 武汉药品医疗器械检验所
杭行嘉 苏州市药品检验检测研究中心
复核 聂小春 武汉药品医疗器械检验所

卡比马唑

Carbimazole

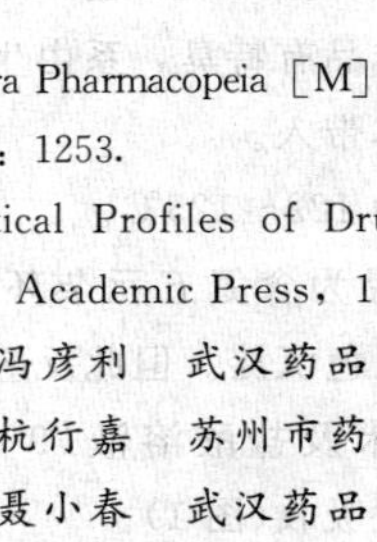

$C_7H_{10}N_2O_2S$ 186.23

化学名：3-甲基-2-硫代咪唑啉-1-羧酸乙酯

2,3-dihydro-3-methyl-2-thioxo-1*H*-imidazole-1-carboxylic acid ethyl ester

英文名：Carbimazole(INN)

CAS 号：[22232-54-8]

本品为抗甲状腺药物。其主要作用是减少二碘酪酯氨酸和甲状腺素的形成，因而可降低基础代谢速度，并可使甲状腺降低对无机碘的吸收。常用于甲状腺功能亢进及甲状腺危象的治疗。口服后由肠道吸收，在体内游离出甲巯咪唑。口服后 20～30 分钟开始生效，约 2 小时可达血药浓度峰值，广泛分布于全身各组织，在甲状腺内较富集，胎盘、乳汁中浓度也较高，故哺乳期妇女不宜服用，孕妇慎用。本品主要通过肝脏代谢，约 60% 被分解破坏，其余以结合形式随尿排泄。4 小时内几乎全部排出体外。不良反应主要是引起白细胞减少和粒细胞缺乏症，还可以引起过敏反应。如果用药过量会引起甲状腺肿大及甲状腺功能低下。在用药前避免服用碘剂以防延缓药效。

本品由 Rimington 等于 1954 年首先制成。1969 年国内开始生产。

中国药典（2015）、BP（2013）、Ph. Eur.（7.0）均有收载。

【制法概要】

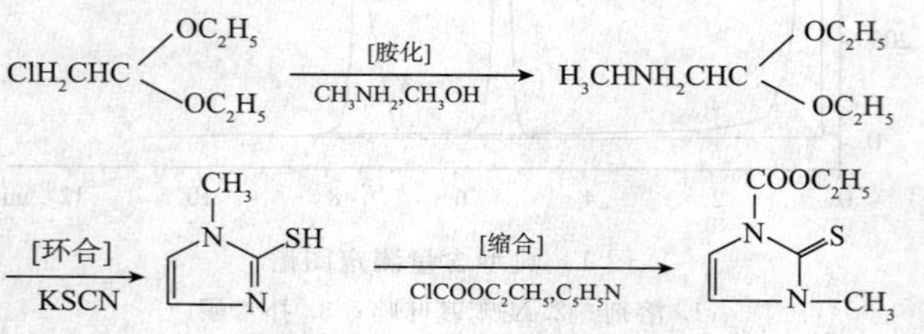

【性状】本品应为白色或类白色结晶性粉末，但存放日久色泽即加深，严重时变为粉红色。用乙醇精制后，外观呈白色鳞片状结晶。本品有特臭，系由生产过程中的甲胺、胺化物等原料或中间体带入。

熔点　熔点约为 122～125℃。

【鉴别】(1) 本品为含氮五元杂环化合物，可与稀碘化铋钾反应，生成猩红色沉淀。但此反应专属性较差。

(2) 本品溶于水及盐酸溶液(9→100)，在 227nm 及 292nm 波长处有最大吸收(图 1)。

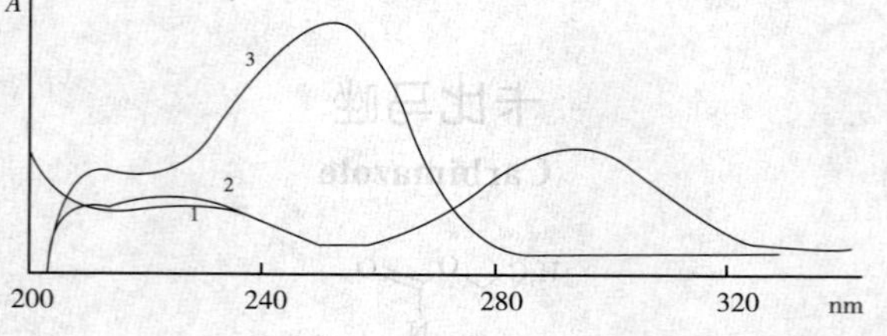

图 1　卡比马唑紫外吸收光谱

1. 水及盐酸溶液(9→100) 9∶1 的溶液为溶剂；2. 水为溶剂；3. 甲巯咪唑(0.05mol/L 硫酸液)

从图 1 可以看出卡比马唑与甲巯咪唑的吸收曲线完全不同。甲巯咪唑在 251nm 和 212nm 波长处有最大吸收，藉此可以区别两者。

(3) 本品的红外光吸收图谱应与对照的图谱(光谱集 95 图)一致。本品的红外光吸收图谱显示的主要特征吸收如下。[1]

特征谱带(cm^{-1})	归属
3200～3000	芳氢　$\nu_{=C-H}$
1735	酯　$\nu_{C=O}$
1600～1500	芳环　$\nu_{C=C,C=N}$
1280	酯　ν_{C-O}

【检查】甲巯咪唑　系本品合成中环合的中间体或存放过程中的分解产物。

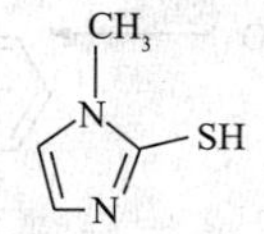

甲巯咪唑

中国药典(2015)采用薄层色谱法检查。用硅胶薄层板，通过 15 种色谱系统分析比较，以三氯甲烷-丙酮(4∶1)的分离效果最好，以稀碘化铋钾为显色剂。杂质限度为 0.5%。

BP(2013)、Ph. Eur.(7.0)均采用高效液相色谱法测定，用 C18 色谱柱，以乙腈-水(10∶90)为流动相，检测波长为 254nm，甲巯咪唑与卡比马唑分离度不得小于 5.0，采用对照品按外标法测定，限度为 0.5%。

【含量测定】中国药典(2015)、BP(2013)、Ph. Eur.(7.0)均采用紫外-可见分光光度法。本品以水和盐酸溶液(9→100) 按 9∶1 配制的溶液为溶剂，在 292nm［中国药典(2015)］或 291nm［BP(2013)、Ph. Eur.(7.0)］波长处测定吸光度。按吸收系数($E_{1cm}^{1\%}$)为 557 计算含量。

【制剂】卡比马唑片(Carbimazole Tablets)

本品除中国药典(2015)收载外，BP(2013)亦有收载。

甲巯咪唑　由于本品在生产和贮存过程中不够稳定，因此应检查其分解产物甲巯咪唑。中国药典(2015)测定方法同原料药，规定限度为 1.0%。

BP(2013)采用高效液相色谱法测定，以碱性-去活性十八烷基硅烷键合硅胶为填充剂，5%乙腈为流动相 A，以 20%乙腈为流动 B，进行梯度洗脱，检测波长为 254nm，甲巯咪唑与卡比马唑分离度不得小于 5.0，采用对照品按外标法测定，甲巯咪唑限度为 1.0%，其他单个杂质不得过 0.5%。

含量测定　中国药典(2015)采用紫外-可见分光光度法，按吸收系数($E_{1cm}^{1\%}$)为 557 计算含量。BP(2013)采用高效液相色谱法测定，色谱条件同有关物质项下；另有文献[2]报道，以甲醇-水(80∶20) 为流动相进行测定。

参考文献

[1] 国家药典委员会．药品红外光谱集(第一卷)［M］．北京：化学工业出版社，1996：95.

[2] 陈博，梁芳慧，牛艳秋，等．高效液相色谱法测定卡比马唑片中卡比马唑的含量［J］．中外医疗，2009(35).

撰写　方潞锡　天津市药品检验研究院
　　　王芳侠　陈赞民　海南省药品检验所
复核　鲁秋红　海南省药品检验所

卡巴胆碱

Carbachol

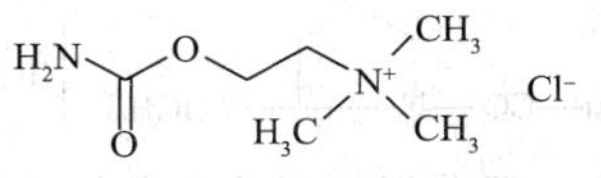

$C_6H_{15}ClN_2O_2$　182.65

化学名：氯化 2-氨甲酰氧基-*N*,*N*,*N*-三甲基乙铵

2-[(aminocarbonyl)oxy]-*N*,*N*,*N*-trimethylethanaminium chloride

英文名：Carbachol(INN)

异名：氨甲酰胆碱；碳酸胆碱；Carbocholine；Carbamylcholine Chloride；Choline Chloride Carbamate

CAS 号：[51-83-2]

本品为人工合成的拟胆碱药，能直接作用于瞳孔括约肌产生即刻的缩瞳效果，同时具有抗胆碱酯酶作用，能维持较长的缩瞳时间。其滴眼剂能够增加房水的排出，从而降低眼压。其注射剂注射到前房，能预防人工晶体植入、白内障摘除等眼科手术后眼内压的升高。

本品为快速强力缩瞳剂，眼科手术中前房注射 2 秒钟后瞳孔即开始缩小，2～5 分钟内达到最大缩瞳效果，缩瞳作用可持续 24～28 小时[1]。

本品可引起较强的调节痉挛及由此引起的暂时性视力下降和头痛等不良反应，还可见结膜充血、泪腺分泌增多以及眼睑瘙痒、抽动，并可增加虹膜及睫状体的血流。较少引起全身不良反应[2]。

除中国药典(2015)收载外，BP(2013)、Ph. Eur. (7.0)与 USP(36)均有收载。

【制法概要】

$$H_2SO_4 + CCl_4 \longrightarrow COCl_2$$

发烟硫酸　四氯化碳　光气

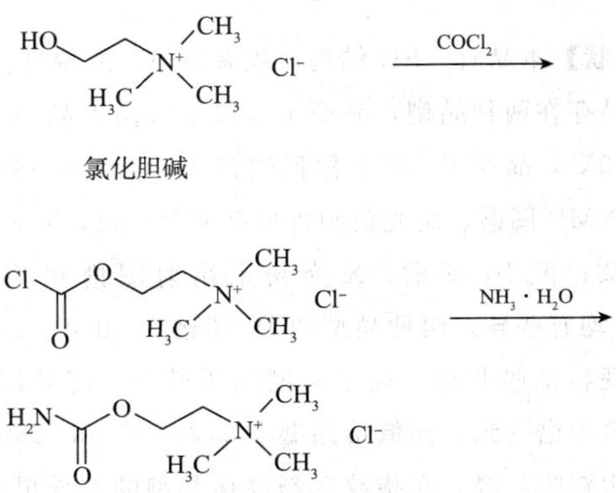

氯化胆碱

卡巴胆碱

【鉴别】(1)本品与乙醇制氢氧化钾试液在加热的条件下发生醇解，生成氨气与不溶于乙醇的碳酸钾白色沉淀；沉淀与盐酸反应生成二氧化碳气体。

(2)本品的红外光吸收图谱应与对照品的图谱一致，红外光吸收图谱见光谱集 1117 图。

红外光吸收图谱显示的主要特征吸收如下[3]。

特征谱带(cm^{-1})	归属
3350，3230，3150	酰胺 ν_{NH_2}
1735	酯 $\nu_{C=O}$
1605	δ_{NH_2}

【检查】干燥失重　中国药典(2015)规定在 105℃干燥至恒重，减失重量不得过 2.0%；BP(2013)与 Ph. Eur. (7.0)规定在 105℃干燥 2 小时，减失重量不得过 1.0%；USP(36)规定在 105℃干燥 2 小时，减失重量不得过 2.0%。

炽灼残渣　不得过 0.1%。限度同 BP(2013)、Ph. Eur. (7.0)与 USP(36)。

溶液的澄清度与颜色　BP(2013)与 Ph. Eur. (7.0)规定溶液应澄清无色。

有关物质　中国药典(2015)参照 BP(2013)，采用薄层色谱法，对生产过程中可能引入的已知杂质氯化胆碱与氯化乙酰胆碱进行检测，采用微晶纤维素薄层板，以水-甲醇(10∶90)为展开剂，碘化铋钾试液为显色剂，采用对照品法对已知杂质进行控制，限度为 1.0%。该方法与限度同 BP(2013)及 Ph. Eur. (7.0)。USP(36)采用硅胶 GF_{254} 薄层板，以乙醇为展开剂，0.5%碘的三氯甲烷溶液为显色剂，采用对照品法对杂质总量进行控制，限度为 2.0%。氯化胆碱与氯化乙酰胆碱的最低检出量均为 4μg。

氯化胆碱

结构式：

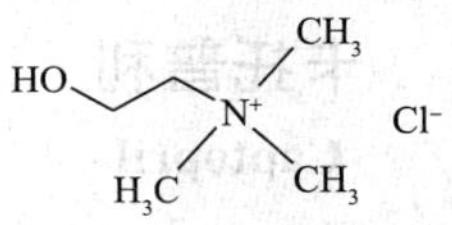

分子式：$C_5H_{14}ClNO$

分子量：139.62

化学名：氯化 2-羟基-*N*,*N*,*N*-三甲基乙铵

氯化乙酰胆碱

结构式：

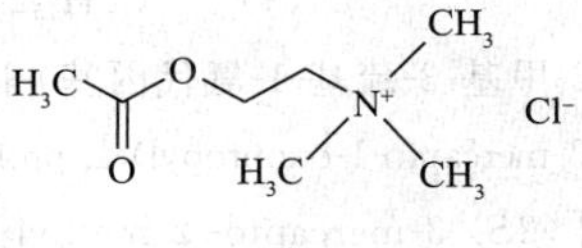

分子式：$C_7H_{16}ClNO_2$

分子量　181.66

化学名：氯化 2-乙酰氧基-*N*,*N*,*N*-三甲基乙铵

残留溶剂　目前国内生产工艺中使用的溶剂有四氯化碳、三氯甲烷、乙醇、异丙醇，因此本品可能存在的残留溶

剂为四氯化碳、三氯甲烷、乙醇、异丙醇。

【含量测定】中国药典（2015）采用电位滴定法。BP(2013)与 Ph. Eur.（7.0）均采用电位滴定法，方法与中国药典（2015）相同，按干燥品计算，含 $C_6H_{15}ClN_2O_2$ 应为 99.5%～101.5%；USP(36)采用非水溶液滴定法，将样品溶于冰醋酸与醋酸汞试液中，用高氯酸滴定液（0.1mol/L）滴定，结晶紫指示液指示终点，按干燥品计算，含 $C_6H_{15}ClN_2O_2$ 应为99.0%～101.0%。

【制剂】卡巴胆碱注射液（Carbachol Injection）

除中国药典（2015）收载外，BP(2013)、USP(36)与 JP(16)均未收载。

鉴别　为化学反应鉴别，六硝基二苯胺在氢氧化钠溶液的作用下脱氢生成氮负离子，与本品季铵盐形成中性离子对，使本品脂溶性增加，易被二氯甲烷提取显深琥珀色。

本品为眼用制剂，中国药典（2010）增加渗透压摩尔浓度检查项，限度为 0.9～1.1。中国药典（2015）未作修订。

含量测定　采用紫外-可见分光光度法之比色法。

参考文献

[1] 国家药典委员会．中华人民共和国药典临床医药须知化学药和生物制品卷［M］．2005 年版．北京：人民卫生出版社，2005：979.

[2] 四川美康医药软件研究开发有限公司．药物临床信息参考［M］．成都：四川出版集团四川科学技术出版社，2007：1543.

[3] 孙毓庆．分析化学［M］．4 版．北京：人民卫生出版社，2001：100.

撰写　郑　静　徐志洲　　山东省食品药品检验研究院

复核　王　杰　　　　　　山东省食品药品检验研究院

卡托普利

Captopril

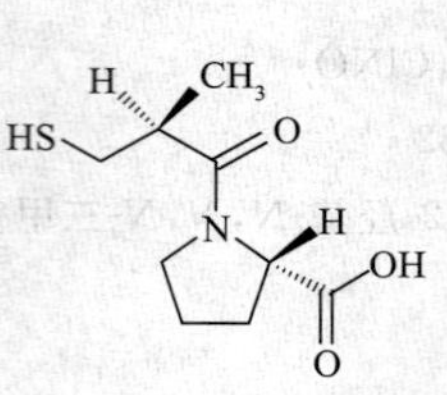

$C_9H_{15}NO_3S$　217.29

化学名：1-(2-甲基-3-巯基-1-氧代丙基)-L-脯氨酸

1-(2-methyl-3-mercapto-1-oxopropyl)-L-proline

L-proline,1-[(2S)-3-mercapto- 2-methyl propionyl]-

英文名：Captopril（INN）

异名：巯甲丙脯酸

CAS 号：［62571-86-2］

本品为抗高血压药；是竞争性血管紧张素转换酶抑制剂。本品与转化酶结合后，使血管紧张素Ⅰ转化血管紧张素Ⅱ的过程受到抑制，从而降低外周血管阻力，并通过抑制醛固酮分泌，减少水钠潴留。同时还可通过干扰缓激肽的降解扩张外周血管，因而产生降压作用。对心力衰竭患者，卡托普利也可降低肺毛细血管楔压及肺血管阻力，增加心输出量及运动耐受时间[1]。本品有轻微不良反应，如头晕、乏力和纳差等；少数患者出现皮疹、白细胞减少或血清谷丙转氨酶轻度升高，停药后即恢复。

本品易由胃肠道吸收，约 30%与血浆蛋白结合，少量转至乳房中，大量以原药、二硫化物

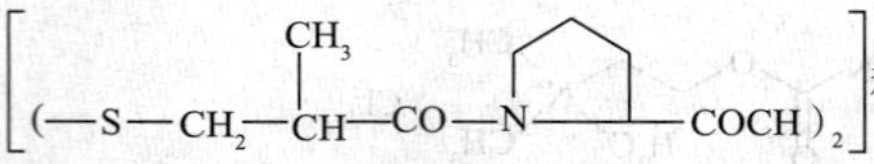

和其他代谢物从尿中排出。在血液中原药平均吸收参数达峰时间为（0.93±0.08）小时，血药峰浓度为（800±76）ng/ml。

本品于 1977 年由 M. A. Ondetti 等人合成，国内于 1984 年开始生产。中国药典（2015）、USP(36)、Ph. Eur.（7.0）、BP(2013)及 JP(16)均有收载。

【制法概要】

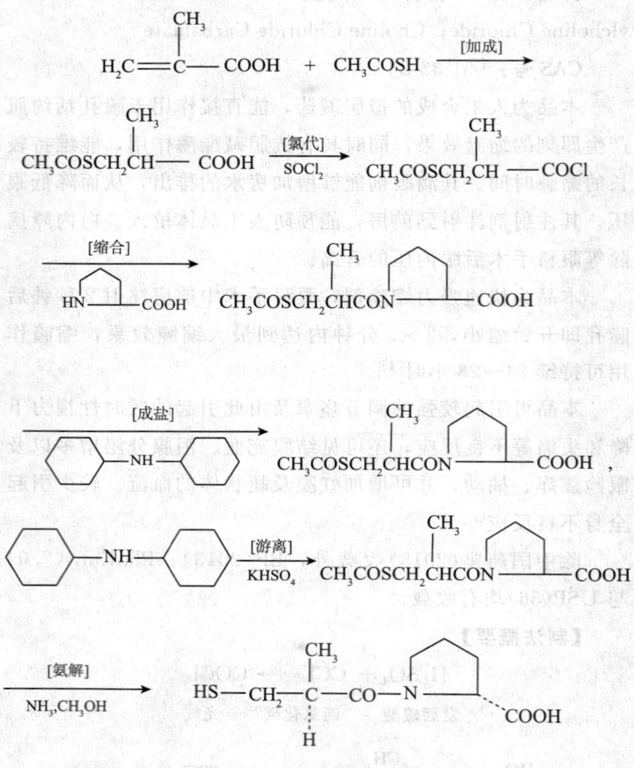

【性状】本品具—SH 结构，故有类似蒜的特臭。

本品存在两种晶型，晶型Ⅰ（以下称高熔晶型）熔点为 104～110℃，晶型Ⅱ（以下称低熔晶型）熔点为 84～86℃，两者的 NMR 图谱、旋光值和含量都完全一致，TLC 所示斑点亦一致；但 IR 图谱、X 光粉末衍射图谱和差热分析（DTA）均有些异。两种晶型的 IR 图谱在 3000～1500cm^{-1} 内均出现特征吸收峰，高熔晶型的图谱与《药品红外光谱集》所载图谱一致；而低熔晶型在 1720cm^{-1} 和 1580cm^{-1} 处分别产生双吸收峰，在指纹区与高熔晶型的差异更为明显。两种晶型的 X 光衍射图谱无共同吸收谱线。DTA 结果表示，

高熔晶型在105℃有一尖锐的吸热峰，熔点为105℃，而低熔晶型分别在105℃和85℃出现两个吸热峰，熔点分别为105℃和85℃[2]。低熔晶型经DTA测定后，使其再凝固，重复DTA，发现在85℃处吸热峰消失，在105℃有一吸热峰，说明高熔晶型是稳定的[3]。合成品是高熔晶型。由于少量低熔晶型的存在，使本品熔点降低，熔距增长，IR图谱不符合要求。经试验，低熔晶型在醋酸丁酯中加热回流，几乎能定量地转化成高熔晶型[4]。

本品结构中有两个不对称碳原子，呈左旋，为*SS*-构型，比旋度规定为－126°至－132°。生产初期，比旋度有时不符合规定，发现是由于少量*RS*-卡托普利的存在所引起，通过GLC法可以检出[3]。*SS*-卡托普利与*RS*-卡托普利的比旋度$[\alpha_D^{25}]$分别为－127.8°和＋5°。现改进了合成过程，缩合后加二环己基胺成盐，利用*RS*-异构体在硫酸氢钾溶液中溶解度不同，过滤除去。

本品水溶液易氧化，生成二硫化物，使其溶液pH降低；增大浓度、加螯合剂和抗氧剂等可延缓氧化[3]。

【鉴别】本品中含－SH基团，能与亚硝酸作用，生成亚硝酰硫醇酯，呈红色，反应式如下[5]。

$$2NaNO_2 + H_2SO_4 \longrightarrow 2HNO_2 + Na_2SO_4$$

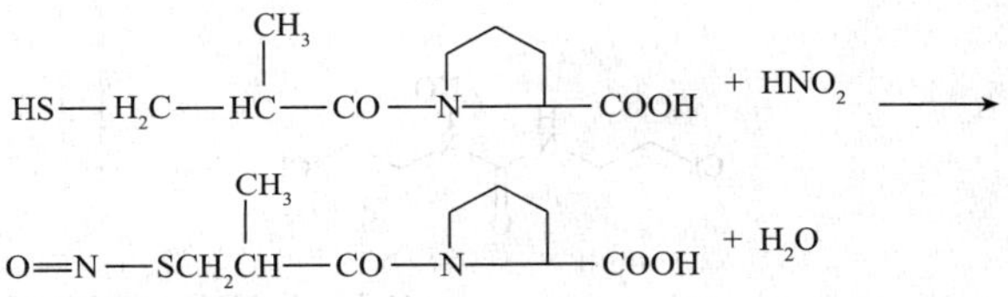

本品的红外光吸收图谱（光谱集96图）显示的主要特征吸收如下。

特征谱带（cm^{-1}）	归属
3100～2500	羧酸 ν_{O-H}
2560	巯基 ν_{S-H}
1746	羧酸 $\nu_{C=O}$
1590	酰胺 $\nu_{C=O}$

本品在紫外区于（205±2）nm的波长处有最大吸收，但溶剂无水乙醇在该波长处也有吸收，加上仪器误差，对最大吸收有较大影响，故不宜用作鉴别。

【检查】硫酸盐 在合成过程中加入硫酸氢钾溶液，以分离*RS*型异构体，故控制硫酸盐。

干燥失重 本品熔点为104～110℃，故用60℃减压干燥至恒重。

锌盐 在合成过程中最后用锌粉和盐酸还原副产物二硫化物，使生成卡托普利，故需检查锌盐。采用亚铁氰化钾目视比浊法检查，与原子吸收分光光度法比较，两法测定结果基本一致。反应式如下：

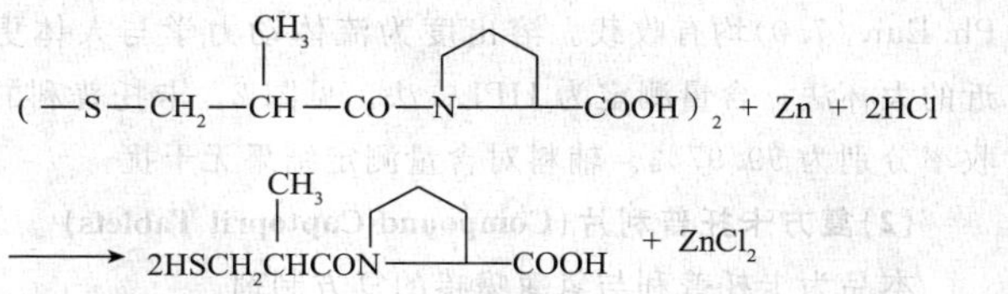

$$2ZnCl_2 + K_4[Fe(CN)_6] \longrightarrow 4KCl + Zn_2[Fe(CN)_6]\downarrow(白)$$

有关物质 卡托普利二硫化物 卡托普利在合成和贮藏过程中易氧化为二硫化物，卡托普利显酸性和还原性，在碱性条件和氧化条件下可降解生成卡托普利二硫化物。并随贮存时间延长而增多。控制卡托普利降解是保证卡托普利含量的关键。中国药典（2015）采用HPLC法测定卡托普利中二硫化物的含量。见图1。

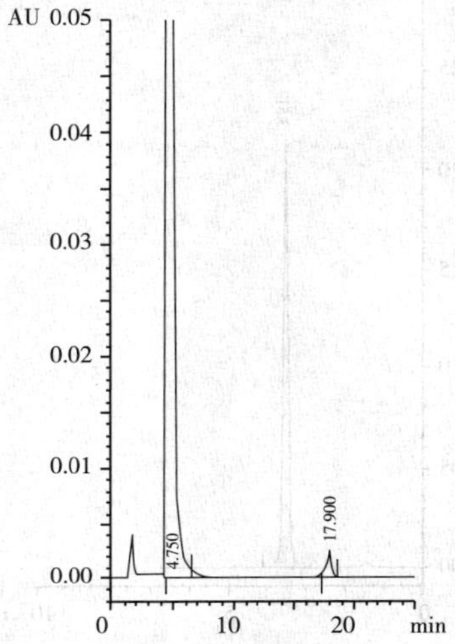

图1 卡托普利有关物质HPLC色谱图

【含量测定】置换碘量法。本品在碘酸钾和硫酸溶液中，用碘酸钾液滴定，至终点时过量的碘酸钾液氧化碘化钾生成碘，遇淀粉指示液显微蓝色。反应式如下。

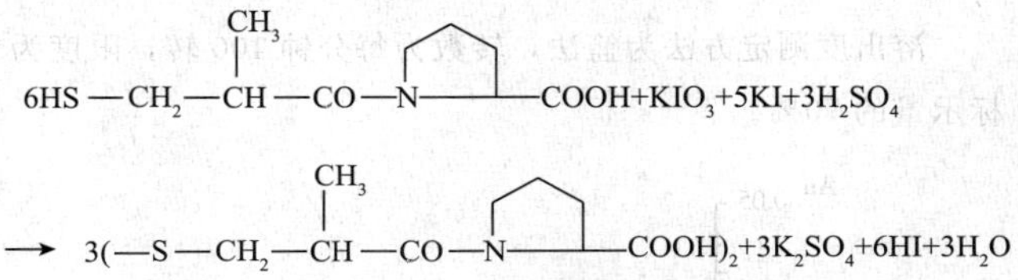

由式中看出，卡托普利与碘酸钾的摩尔系数为6∶1，滴定度为每1ml的碘酸钾液（0.01667mol/L）相当于21.73mg的$C_9H_{15}NO_3S$。在不同温度（10，15，20和25℃）下测定本品含量，测定结果基本一致，说明温度变化对本法含量测定无显著影响。中国药典（2015）规定按干燥品计算不得少于97.5%。曾用碱量法和直接碘量法分别测定本品中羧基和巯基，发现用直接碘量法测定巯基时，因温度不同含量有所改变，USP（36）和Ph. Eur.（7.0）亦用置换碘量法测定本品含量，限度分别为97.5%～102.0%和98.0%～101.5%。

【制剂】

（1）卡托普利片（Captopril Tablets）

卡托普利片中国药典（2015），USP（36），BP（2013）和

Ph. Eur.(7.0)均有收载。溶出度为流体动力学与人体更接近的大杯法；含量测定为 HPLC 法。见图 2。卡托普利的回收率分别为 99.97%。辅料对含量测定结果无干扰。

(2)复方卡托普利片(Compound Captopril Tablets)

本品为卡托普利与氢氯噻嗪的复方制剂。

氢氯噻嗪通过利尿排钠，使血浆与细胞外液容量减少，血容量及心排血量降低，因而血压降低；在持久给药时，血容量及心排血量可恢复原来水平，但总外周血管阻力降低，血压仍可降低。[1]

卡托普利和氢氯噻嗪联合应用，可减轻或防止利尿剂引起的低血钾及糖、脂肪代谢紊乱，增强疗效。

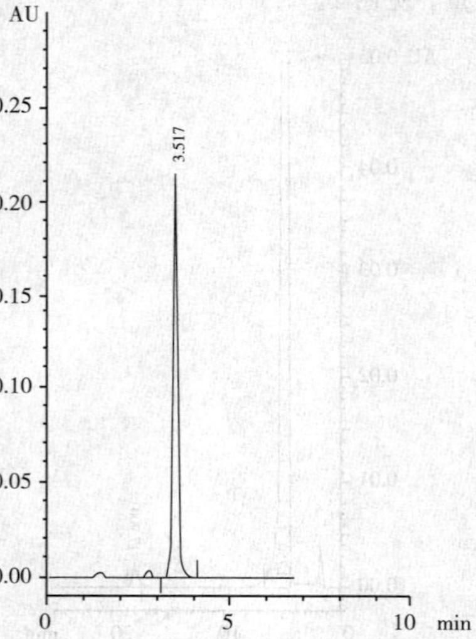

图 2　卡托普利片 HPLC 色谱图

复方卡托普利片 USP(36)有收载。中国药典(2015)设立化学鉴别和专属性较强的 HPLC 法。含量测定和含量均匀度为 HPLC 法，见图 3。卡托普利和氢氯噻嗪的回收率分别为 99.65%和 100.13%。辅料对含量测定结果无干扰。

溶出度测定方法为篮法，转数为每分钟 100 转，限度为标示量的 70%。

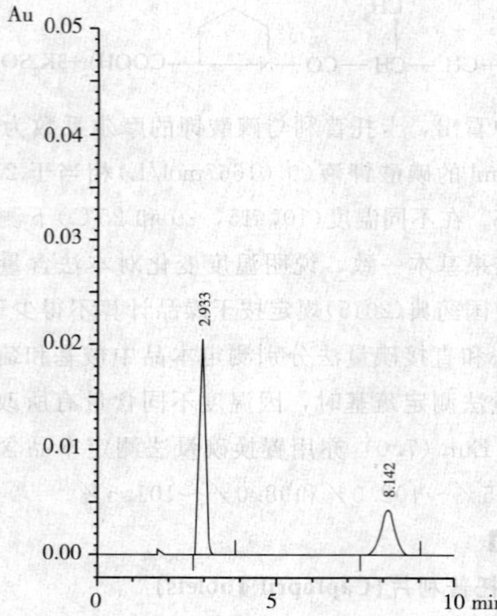

图 3　复方卡托普利片 HPLC 色谱图

参考文献

[1] 国家药典委员会．中华人民共和国药典临床用药须知·化学药和生物制品卷［M］．2005 年版．北京：人民卫生出版社，2005.

[2] 何浩明，朱奎礼．巯甲丙脯酸的多晶型现象［J］．药学学报，1985，20(8)：623.

[3] Florey，K. Analytical Profiles of Drug Substances［M］. Vol. 11. New York：Academic Press，1982：80-129.

[4] 何浩明．巯甲丙脯酸的晶型转换［J］．医药工业，1987，18(2)：75.

[5] 陈耀祖．有机分析［M］．北京：高等教育出版社，1981：370.

撰写　姚桂棣　江苏省食品药品监督检验研究院

朱　莹　辽宁省药品检验检测院

复核　潘　阳　辽宁省药品检验检测院

卡莫司汀

Carmustine

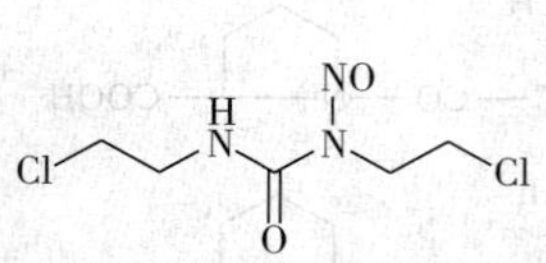

$C_5H_9Cl_2N_3O_2$　214.05

化学名： 1,3-双(2-氯乙基)-1-亚硝基脲

urea, *N*, *N′*-*bis*(2-chloroethyl)-*N*-nitroso-; 1, 3-*bis*(2-chloroethyl)-1-nitrosourea

英文名： Carmustine

CAS 号： [154-93-8]

本品为亚硝脲类烷化剂，属细胞周期非特异性抗癌药。用于恶性淋巴瘤及绒毛膜上皮癌，也可用于急性白血病、乳腺癌、肺癌等。本药的特点是抗瘤谱较广、显效快、脂溶性高，与其他烷化剂之间又不完全的交叉耐药性。静脉注射，进入血液循环后迅速分解，血浆半衰期为 15～30 分钟。本品由于脂溶性好，可通过血-脑屏障。主要在肝脏代谢，代谢物可在血浆中停留数日，仍有抗癌作用，且与蛋白结合后缓慢释放，作用持久。可能有肝肠循环。主要以代谢物形式由肾排出(占代谢物的 60%～70%，原型药物低于 1%)，10%以二氧化碳形式由呼吸道排出，1%由粪便排出。可产生迟发性骨髓抑制、恶心、呕吐等不良反应，对肝肾均有影响，肝脏损害常可恢复，肾脏毒性可见氮质血症，功能减退，肾脏缩小。本品有继发白血病的报道。亦有致畸胎的可能性。可抑制睾丸或卵子功能，引起闭经或精子缺乏。

Johnston 于 1963 年发表了卡莫司汀的合成路线[1]。除中国药典(2015)收载外，Ph. Eur.(7.0)，BP(2013)和 USP

(36)亦有收载。

【制法概要】合成路线：①以乙烯亚胺为原料，经与光气缩合生成双(β-氯乙基)脲，再经亚硝化制得。②以脲为原料，经缩合、开环、氯化及亚硝化而得。③以乙醇胺为原料，经与方法二相似的步骤制得。

第一种方法只需两步操作就可得到产品，但使用的原料乙烯亚胺及光气均为极毒品，劳动保护和生产设备要求很高。第二种方法原料易得，操作也较方便。

【性状】本品为无色至微黄或微黄绿色的结晶或结晶性粉末，熔点为30～32℃，熔融时同时分解。在酸中或pH大于7的溶液中迅速分解，在石油醚或pH 4的水溶液中稳定。

【鉴别】(1)在碱溶液中加热水解后，将溶液调节至酸性，显氯离子鉴别反应。

(2)本品分子中含亚硝基结构，在酸性条件下生成亚硝酸根，与磺胺的芳伯胺基发生重氮化反应，再与酸性偶合试剂*N*-(甲萘基)盐酸二氨基乙烯(即盐酸萘乙二胺)发生偶合反应，生成红色的偶氮化合物。第一步重氮化反应时必须在酸性溶液中进行，以保证亚硝酸根的生成。

(3)本品的无水乙醇溶液在230nm波长处有最大吸收(图1)。

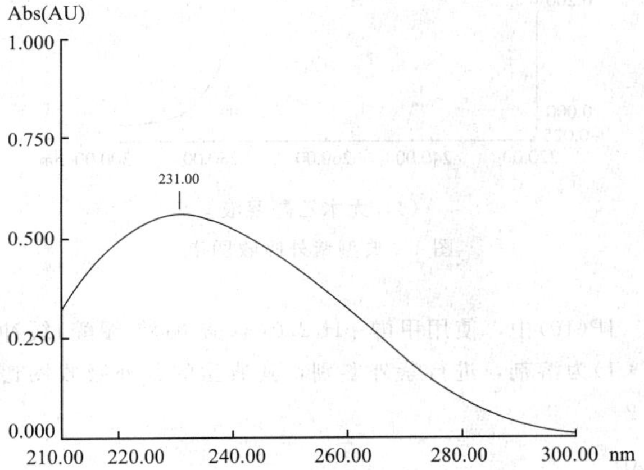

图1　卡莫司汀在无水乙醇中的紫外光吸收图谱(20μg/ml)

【检查】干燥失重　置五氧化二磷干燥器减压干燥至恒重，规定减失重量不得过0.5%。

Ph. Eur. (7.0) 采用水分测定，规定含水量不得过1.0%。

Ph. Eur. (7.0) 采用TLC法对杂质1,3-bis(2-chloroethyl) urea(结构见图2)进行检查。用硅胶G薄层板，以甲醇-二氯甲烷(10∶90)为展开剂。展开后，晾干，喷以二乙胺，在125℃加热10分钟，放冷，再喷以硝酸银溶液，置紫外光灯(365nm)下，直至出现棕色至黑色的斑点后检视。1,3-bis(2-chloroethyl) urea不得过1%。

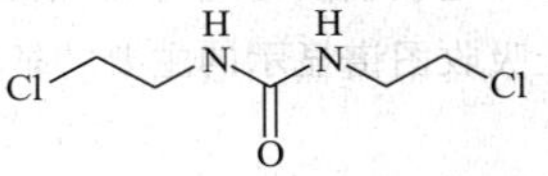

图2　1,3-*bis*(2-chloroethyl) urea 结构式

【含量测定】采用紫外-可见分光光度法测定，以无水乙醇为溶剂，按在230nm波长处的吸收系数($E_{1cm}^{1\%}$)为270计算含量。本试验在操作过程中应保持温度在20℃以下，并在30分钟内完成，以免卡莫司汀分解(紫外光吸收图谱详见图2)。

【制剂】卡莫司汀注射液(Carmustine Injection)

本品系以聚乙二醇为溶剂的注射液，多采用聚乙二醇400为辅料。使用时溶于5%葡萄糖注射液或0.9%氯化钠注射液中快速静脉滴注。

【贮藏】原料和制剂贮藏时均应考虑到卡莫司汀的稳定性，需遮光、密闭，并在冷处保存。

参考文献

[1] Johnston TP, McCaleb GS, Montgomery JA. The synthesis of antineoplastic agents. XXXII. Nitrosoureas. I [J]. J. Med. Chem., 1963, 6: 669-681.

撰写　彭　茗　彭兴盛　上海市食品药品检验所
复核　杨永健　上海市食品药品检验所

卡莫氟

Carmofur

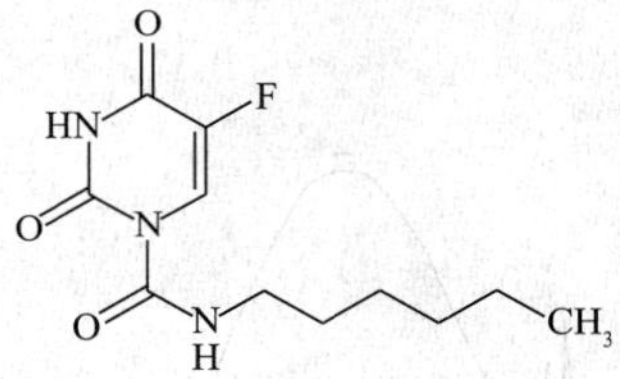

$C_{11}H_{16}FN_3O_3$　257.26

化学名：*N*-己基-5-氟-3,4-二氢-2,4-二氧代-1(2*H*)-嘧啶甲酰胺

5-fluoro-*N*-hexyl-314-dihyolro-2, 4-dioxo-1 (2*H*)-prinidine carboxamide

英文名：Carmofur(INN)

CAS号：[61422-45-5]

本品为抗肿瘤药。英文缩写HCFU，是氟尿嘧啶的第3代产品，为嘧啶代谢拮抗类抗肿瘤药，通过在体内逐渐转变为氟尿嘧啶而发挥抗代谢作用。较氟尿嘧啶、呋喃氟尿嘧啶FT-207具有更强的抗肿瘤作用，主要经肾脏排泄。适用于消化系统癌，如胃癌、大肠癌、肝癌等，特别对结、直肠癌有效率较高。亦适用于乳腺癌和肺癌。口服后吸收迅速，除缓慢转变成氟尿嘧啶外，在体内的代谢产物还有CPEFU、CPRFU、OHCFU和HHCFU。

1975年由日本的尾崎庄太郎合成，1976年首先报道，1978年临床试用，1981年正式批准上市。除中国药典(2015)收载外，JP(16)亦收载。

【制法概要】

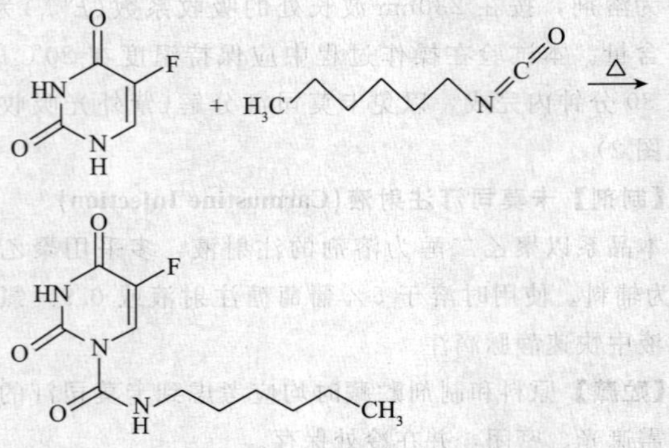

【性状】本品以乙醇重结晶的熔点为 110～111℃；有文献报道以乙醚重结晶的熔点为 283℃（熔融时同时分解）[1]；JP(16)规定本品的熔点为约 111℃，熔融时同时分解；中国药典(2015)规定熔点为 110～114℃，熔融时同时分解。

【鉴别】(1)本品为有机氟化物，遇强氧化剂三氧化铬的饱和硫酸溶液，产生氟化氢，腐蚀玻璃表面，造成溶液流动不畅而类似油垢不能均匀涂于管壁。

(2)本品的三氯甲烷溶液在 258nm 的波长处有最大吸收，文献报道本品在此处的摩尔吸收系数为 $\varepsilon=1.16\times10^4$。本品在三氯甲烷、甲醇、乙醇和无水乙醇溶液中的典型紫外吸收图谱见图 1。

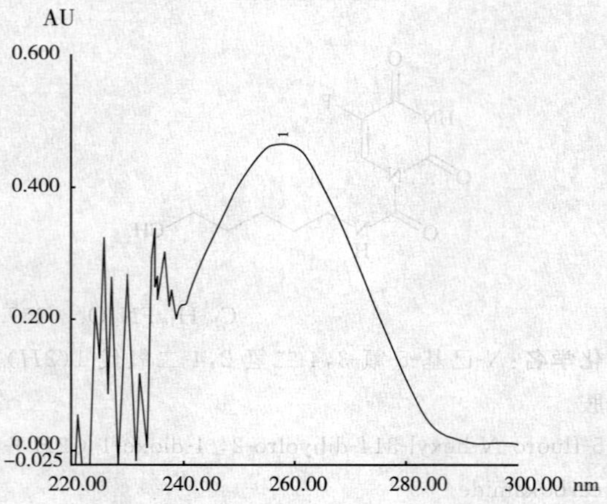

(1)三氯甲烷溶液

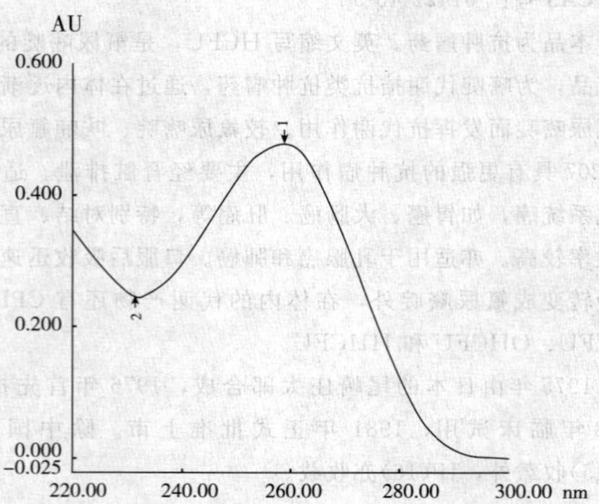

(2) 甲醇溶液

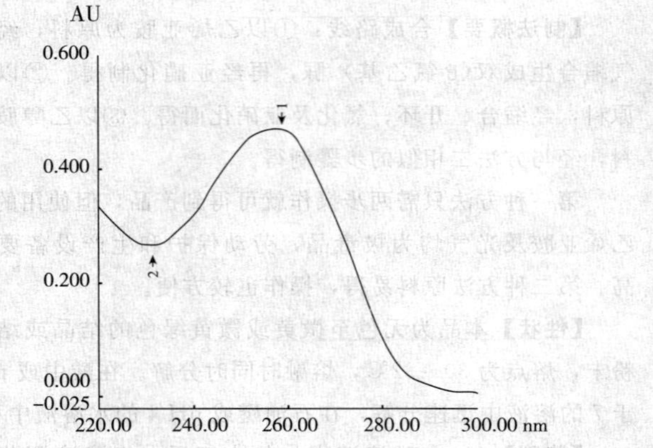

(3) 乙醇溶液

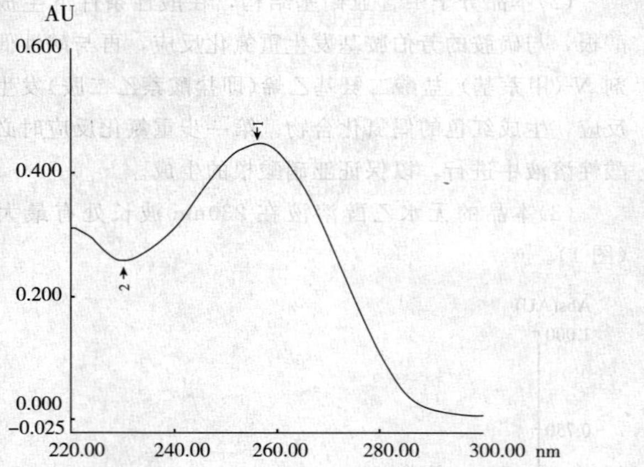

(4) 无水乙醇溶液

图 1　典型紫外吸收图谱

JP(16)中，使用甲醇-pH 2.0（磷酸-醋酸-硼酸）缓冲液(9∶1)为溶剂，进行紫外鉴别，其典型的紫外吸收图谱见图 2。

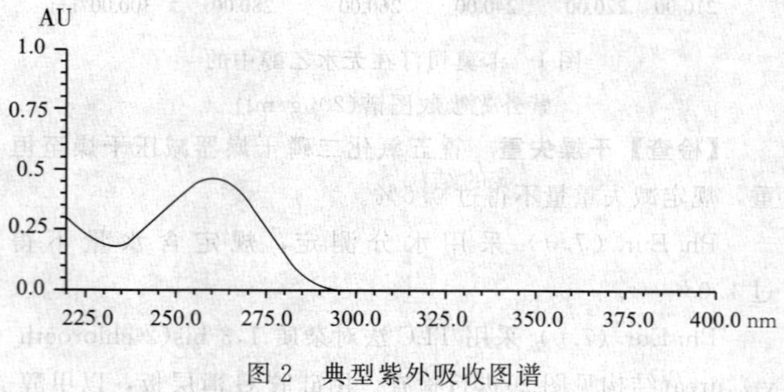

图 2　典型紫外吸收图谱

由上述各种溶剂中的紫外吸收图谱及特征数据可见，本品的三氯甲烷溶液中仅可辨认最大吸收，而甲醇及乙醇溶液中既有最大吸收，亦有最小吸收。

(3)本品的红外光吸收图谱应与对照的图谱（光谱集 713 图）一致，红外光吸收图谱显示的主要特征吸收如下[2]。

特征谱带(cm^{-1})	归属	
3323，3231	仲酰胺	ν_{N-H}
3080	烯氢	ν_{C-H}
1750，1725	环酰亚胺	$\nu_{C=O}$
1690	酰胺(Ⅰ)	$\nu_{C=O}$
1670	环内双键	$\nu_{C=C}$
1520	酰胺(Ⅱ)	δ_{NH}
1270	氟代环	ν_{C-F}

【检查】含氟量 本品的理论含氟量为7.39%，中国药典(2015)规定本品的含氟量为6.6%～7.4%。JP(16)未收载该检查项，仅在鉴别(1)项下采用氧瓶燃烧法进行氟鉴别。

有关物质 用薄层色谱法检查工艺中可能带入的杂质或分解产物，如氟尿嘧啶等。由于部分杂质没有紫外吸收，故参照JP(16)的方法，在紫外灯下检视后，将薄层板置溴蒸气中放置30秒，喷以荧光黄的乙醇溶液(1→12500)，日光下检视。卡莫氟的检出限在紫外灯下和显色剂条件下均为0.15μg(0.05%)。有关物质检查典型TLC图谱见图3。

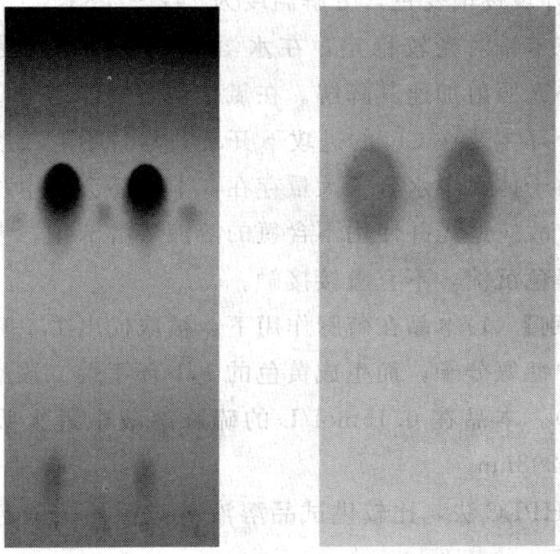

254nm下检视　　荧光黄显色剂显色

图3 有关物质检查典型TLC图谱

降解产物氟尿嘧啶的结构式、分子式、分子量和化学名如下：

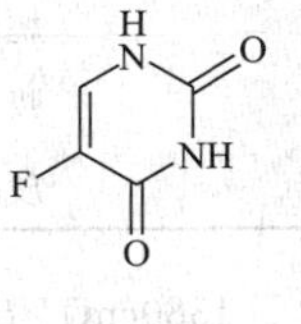

分子式：$C_4H_3FN_2O_2$

分子量：130.08

化学名：5-氟-2,4(1*H*,3*H*)-嘧啶二酮

【含量测定】采用非水滴定法，以二甲基甲酰胺为溶剂，增强3位氢的酸性，以氢氧化四丁基铵滴定液滴定，方法与JP(16)相似，以0.3%麝香草酚蓝的无水甲醇溶液为指示剂，并用空白试验校正。

【制剂】卡莫氟片(Carmofur Tablets)

仅中国药典(2015)收载，BP(2013)、USP(36)与JP(16)均未收载。

卡莫氟片辅料为倍他环糊精、淀粉、十二烷基硫酸钠、羧甲基淀粉钠、羟丙纤维素、微粉硅胶和磷酸二氢钾。

溶出度　采用HPLC法测定溶出量。溶出介质为稀盐酸-乙醇水溶液，乙醇占21%。日本相关文献[1]报道，以氯化钠的盐酸溶液(取氯化钠2g，加盐酸7ml，加水至1000ml)1000ml为溶出介质，照溶出度与释放度测定法(通则0931第一法)，转速为每分钟100转，依法操作，经60分钟时取样滤过，HPLC法测定溶出量。

含量测定　采用HPLC法。用十八烷基硅烷键合硅胶为填充剂，以甲醇-0.25%醋酸(80∶20)为流动相，检测波长为258nm，并以降解产物氟尿嘧啶和卡莫氟对照品混合制成系统适用性试验溶液，经试验验证，该系统分离效果良好，卡莫氟在0.00768～0.06912mg/ml浓度范围内与其峰面积呈线性，重复性试验RSD为0.72%($n=6$)。回收率为100.1%。供试品溶液在室温放置10小时内稳定。典型的系统适用性图谱见图4。

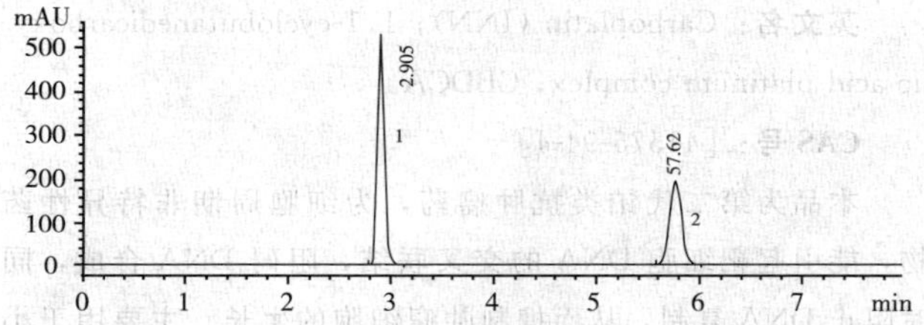

色谱柱：SHIMADZU VP-ODS(250mm×4.6mm，5μm)

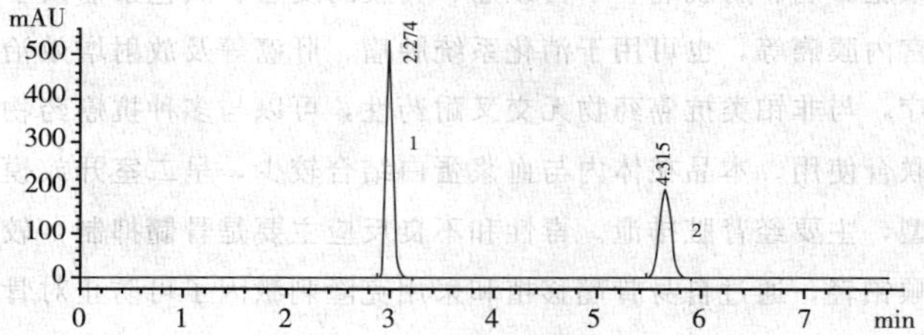

图4 系统适用性图谱

1. 氟尿嘧啶；2. 卡莫氟

色谱柱：Agilent Extend-C18(250mm×4.6mm，5μm)

制剂的稳定性较差，随放置时间的增加，降解产物氟尿嘧啶的含量增大明显，采用含量测定项下的色谱条件，氟尿嘧啶在0.1565～2.3475μg/ml浓度范围内与其峰面积呈线性，线性方程为$A=61.7103C-0.2127$，$r=1.0000(n=7)$，供试品溶液在室温放置9小时内稳定，采用逐步稀释法测定，氟尿嘧啶的最低检测浓度为7.78ng/ml，专属性试验表明，溶剂和辅料对样品测定无干扰。

参考文献

[1] Shoichiro Ozaki，Kamakura，Haruki Morl，yokohama. 1-Car-

bamoyl-5- fluorouracil derivatives. US, 4071519 [P].

[2] 孙毓庆. 分析化学 [M]. 4版. 北京：人民卫生出版社，2001：100.

撰写　陈德俊　徐志洲　山东省食品药品检验研究院

复核　王　杰　　　山东省食品药品检验研究院

卡　铂

Carboplatin

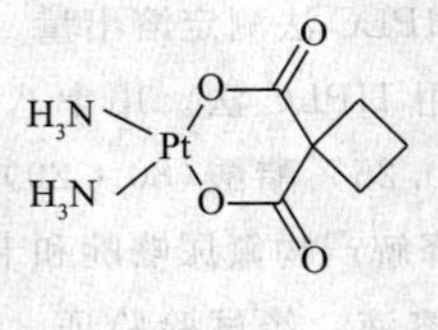

$C_6H_{12}N_2O_4Pt$　371.26

化学名：顺式-1，1-环丁烷二羧酸二氨铂

platinum，diammine[1，1-cyclobutanedicarboxylato(2-)-*O*,*O'*]-，(*SP*-4-2)

cis-diammine(1，1-cyolobutane-d-dicarboxyl-axo)platinum

英文名：Carboplatin (INN)；1，1-cyclobutanedicarboxylic acid platinum complex；CBDCA

CAS号：[41575-94-4]

本品为第二代铂类抗肿瘤药，为细胞周期非特异性药物，能引起靶细胞DNA的交叉联结，阻碍DNA合成，同时阻止DNA复制，从而抑制肿瘤细胞的生长。主要用于小细胞肺癌、卵巢癌、睾丸肿癌、头颈部鳞癌等，可用于非小细胞肺癌、膀胱癌、子宫颈癌、胸膜间皮瘤、黑色素瘤及子宫内膜癌等，也可用于消化系统肿瘤、肝癌等及放射增效治疗，与非铂类抗癌药物无交叉耐药性，可以与多种抗癌药物联合使用。本品在体内与血浆蛋白结合较少，呈二室开放模型，主要经肾脏排泄。毒性和不良反应主要是骨髓抑制，较顺铂轻，通过自身骨髓移植和采用克隆刺激因子可防止对骨髓的毒性和不良反应。

本品由Clear于1980年发现，由美国Squibb Bristol Myer、英国癌症研究所和Johnson Matthey公司合作开发，1986年首先在英国上市，美国FDA 1989年批准上市，应用逐渐推广。我国1990年批准生产。本品易溶解，不需水化利尿，使用方便。除中国药典(2015)收载外，USP(36)、Ph. Eur. (7.0)、BP(2013)及JP(16)亦有收载。

【制法概要】本品的合成主要采用二步法，亦有采用一步法的，克服了二步法产率低、反应历程长的缺点。

制法一：

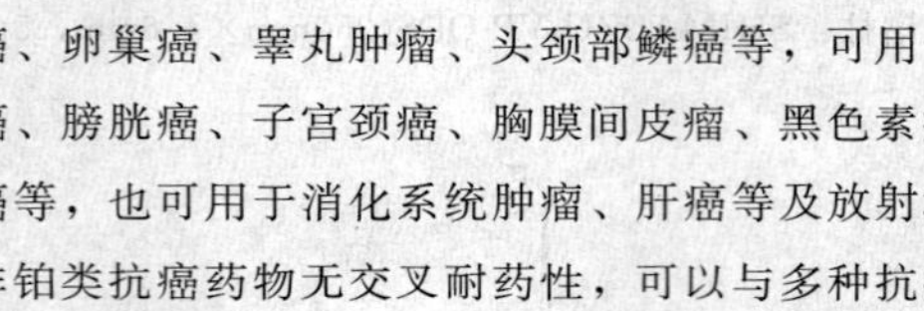

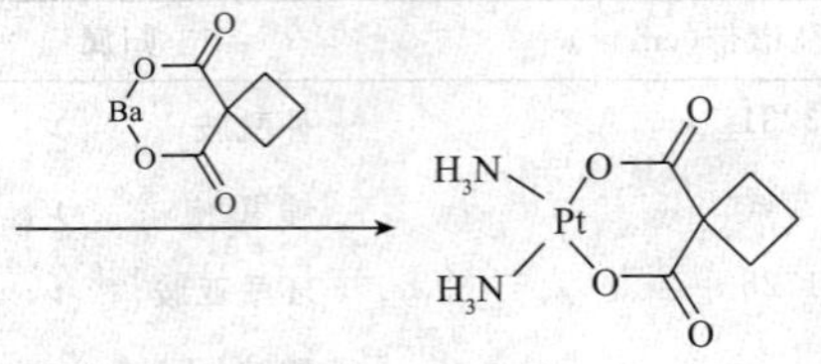

制法二：

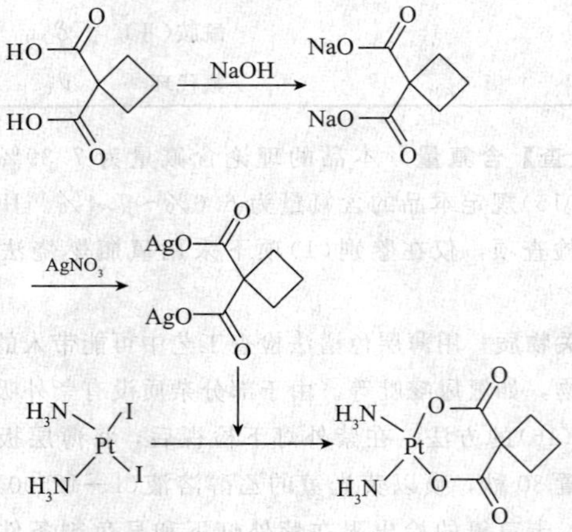

【性状】本品为白色粉末或结晶性粉末。温度高于120℃时外观逐渐变色，分解温度为247～258℃。

固态卡铂对光较稳定，在水溶液中不稳定，易发生降解，紫外光照射加速其降解。在氯化钠溶液体系中，卡铂的六元螯合环主要在Cl^-的进攻下开环，1，1-环丁二羧酸根被取代，由于体系中水分子大量存在，卡铂还会发生缓慢的水合反应。故应避光并使用不含氯的溶液溶解卡铂。卡铂与铝可产生黑色沉淀，不宜直接接触。

【鉴别】(1)本品在硫脲作用下，被取代出1，1-环丁二羧酸根和中性氨分子，而生成黄色的1，1-环丁烷二羧酸四硫脲合铂(Ⅱ)。本品在0.15mol/L的硫脲溶液中最大吸收波长为295～298nm。

(2)HPLC法，比较供试品溶液与对照品溶液色谱峰的保留时间。

(3)本品的红外光吸收图谱(光谱集593图)显示的主要特征吸收如下。

特征谱带(cm^{-1})	归属	
3280	氨	ν_{N-H}
2980、2950、2850	烷烃	ν_{C-H}
1640	胺	δ_{NH_3}
1605，1380	羧酸盐	$\nu_{CO_2^-}$

在波数1350cm^{-1}、1380cm^{-1}出现裂峰，说明两个$-NH_3$处于顺位。

【检查】含铂量　本品的理论含铂量为52.5%，限度订为52.0%～53.0%。取本品，在400℃炽灼至恒重(在整个实验过程中不添加硫酸)，所得残渣即为铂，根据残渣的重量可以计算出本品的含铂量。USP(36)采用水合肼衍生化后炽灼的方法测定，该法操作较繁琐耗时；Ph. Eur. (7.0)中含量测定项采用重量法，通过含铂量折算出本品含量，炽灼温度为800℃。

1,1-环丁烷二羧酸 1,1-环丁烷二羧酸为合成起始原料，中国药典(2005)未对此做规定。BP(2013)收载的卡铂注射液中采用HPLC法检查1,1-环丁烷二羧酸，以外标法计算，规定限度为含1,1-环丁烷二羧酸不得过1.0%；USP(36)收载的卡铂原料采用HPLC法对已知杂质1,1-环丁烷二羧酸进行检查，以外标法计算，限度为含1,1-环丁烷二羧酸不得过0.5%。

中国药典(2010)采用HPLC法，参照USP(31)卡铂1,1-环丁烷二羧酸项下的色谱条件，采用加校正因子的主成分自身对照法计算本品中1,1-环丁烷二羧酸的量。用十八烷基硅烷键合硅胶为填充剂(Ultimate XB-C18，25cm×0.46cm，5μm)，卡铂峰与1,1-环丁烷二羧酸峰能够达到完全分离(图1)，分离度为34，强破坏产生的降解产物与1,1-环丁烷二羧酸峰均能达到完全分离。检出限为100ng。稳定性试验结果表明，供试品溶液中1,1-环丁烷二羧酸的峰面积在12小时内不断增大，溶液稳定性差，需要临用新制，及时测定。结合USP(31)相关规定及供试品的测定结果，1,1-环丁烷二羧酸限度订为不得过0.5%。1,1-环丁烷二羧酸峰保留时间约为卡铂峰保留时间的3.4倍。中国药典(2015)未作修订。

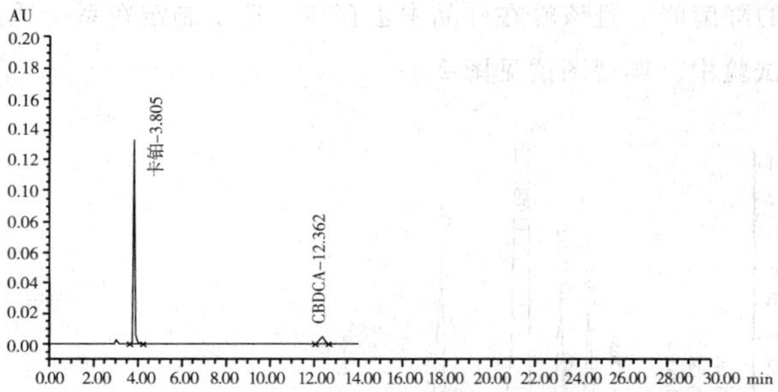

图1 1,1-环丁烷二羧酸系统适用性试验色谱图

有关物质 采用HPLC法，1,1-环丁烷二羧酸在此系统中不出峰，以自身对照法计算，规定杂质总量不得过2.0%。Ph. Eur.(7.0)和USP(36)均采用HPLC法检查未知杂质，规定单个未知杂质不得过0.25%，未知杂质总量不得过0.5%。

酸溶性钡盐 本品的合成过程中使用过1,1-环丁烷二羧酸钡，会有酸溶性钡盐存在。

银 由于在合成过程使用过银盐作为催化剂，Ph. Eur.(7.0)采用原子发射光谱测定，含银不得过10ppm，中国药典(2010，2015)未制订此项检查。

残留溶剂 目前国内生产工艺中使用的溶剂有乙醚与乙醇，因此本品可能存在的残留溶剂为乙醚与乙醇。

【含量测定】中国药典(2005)采用HPLC法测定本品含量，以尿苷为内标计算。中国药典(2010)将其修订为外标法，其他测定条件均保持不变。用十八烷基硅烷键合硅胶为填充剂(Ultimate XB-C18，25cm×0.46cm，5μm)，以水为流动相；检测波长为229nm，因此，需用能够用于纯水相的色谱柱。稳定性试验结果表明，供试品溶液在15小时内基本稳定。中国药典(2015)未作修订。Ph. Eur.(7.0)采用重量法，USP(36)采用HPLC法测定含量，限度均为98.0%～102.0%。

【制剂】中国药典(2015)收载了卡铂注射液。USP(36)收载了注射用卡铂。

参考文献

[1] 国家药典委员会．中华人民共和国药典临床用药须知·化学药和生物制品卷[M]．2005年版．北京：人民卫生出版社，2005：652.

[2] 陈启蒙．抗癌药卡铂的临床应用进展[J]．中国药师，2000，2(9)：540-541.

[3] Zaki，A. M. Harrison，R. C，et al. An efficient route for the preparation of highly soluble platinum (Ⅱ) antitumor agents [J]. Inorg Chim Acta，1980，46(1)：15-16.

[4] 金宜纫，杨一昆．国产卡铂化学结构的确证研究[J]．中国现代应用药学，1993，10(2)：1-4.

撰写 江文明 陈 阳 上海市食品药品检验所
复核 杨永健 上海市食品药品检验所

卡维地洛

Carvedilol

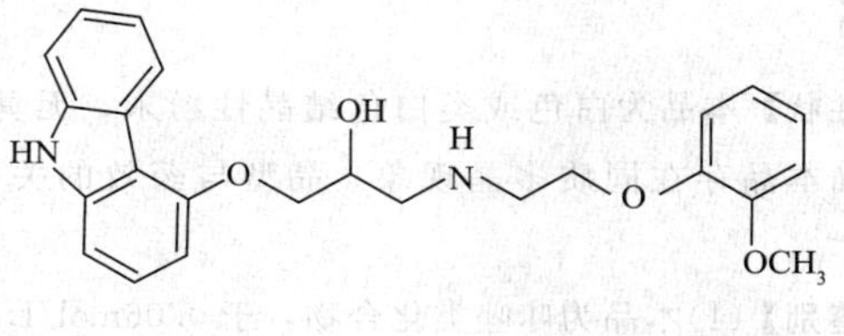

$C_{24}H_{26}N_2O_4$ 406.48

化学名：(±)-1-(9*H*-4-咔唑基氧基)-3-[2-(2-甲氧基苯氧基)乙氨基]-2-丙醇

(2*RS*)-1-(9*H*-carbazol-4-yloxy)-3-[[2-(2-methoxyphenoxy)ethyl]amino]propan-2-ol

英文名：Carvedilol

CAS号：[72956-09-3]

本品为α、β受体阻断剂，阻断受体的同时具有舒张血管作用，用于治疗轻度及中度高血压或伴有肾功能不全、糖尿病的高血压患者。本品无内在拟交感活性，阻滞突触后膜α_1受体，从而扩张血管、降低外周血管阻力；阻滞β受体，抑制肾脏分泌肾素，阻断肾素-血管紧张素-醛固酮系统，产生降压作用。卡维地洛口服后易于吸收，与血浆蛋白结合率大于98%，代谢完全，其代谢产物先经胆汁再通过粪便排出，不到2%以原型随尿液排出。本品口服后经过立体选择性首过代谢，健康受试者体内卡维地洛右旋体的血浆水平是左旋体的2～3倍。偶有轻度头晕、头痛和疲乏，易出现在治疗开始时。个别病例可出现情绪抑郁和失眠。

卡维地洛由德国勃林格般格翰公司开发，1991年在美国上市，商品名为Kredex[1]。除中国药典(2015)版收载外，BP(2013)、Ph. Eur.(7.0)、JP(16)、USP(36)亦有收载。

【制法概要】目前一般采用1,3-环己二酮与苯肼生成1,3-环己二酮单苯腙→咔唑酮→4-羟基咔唑→环氧咔唑，再与卡维胺生成卡维地洛的工艺路线。

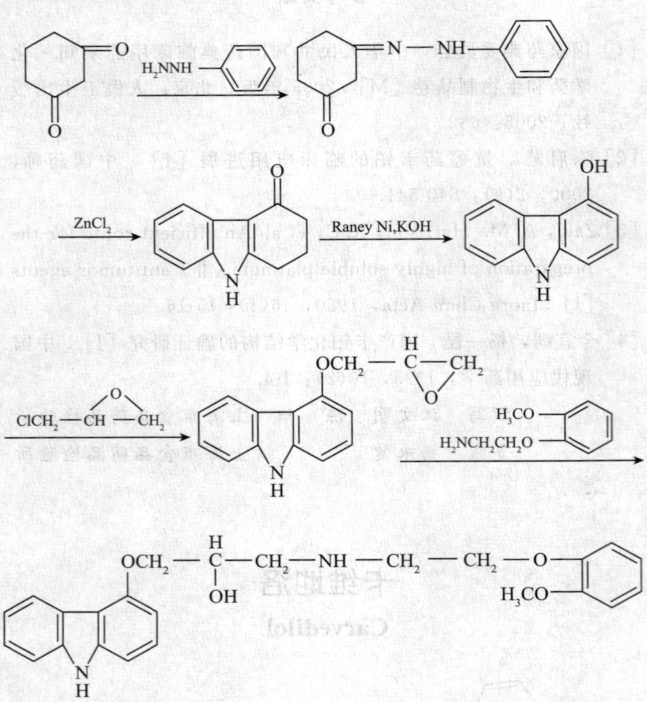

【性状】本品为白色或类白色结晶性粉末，无臭。EP、BP明确本品存在同质多晶现象。晶型与药效的关系未见报道。

【鉴别】(1)本品为咔唑类化合物，于0.06mol/L醋酸溶液中在285nm、319nm与331nm的波长处有最大吸收，在331nm和285 nm的吸光度比值应为0.40～0.44。该品于0.1 mol/L盐酸溶液中在240nm波长处有最大吸收，见图1。

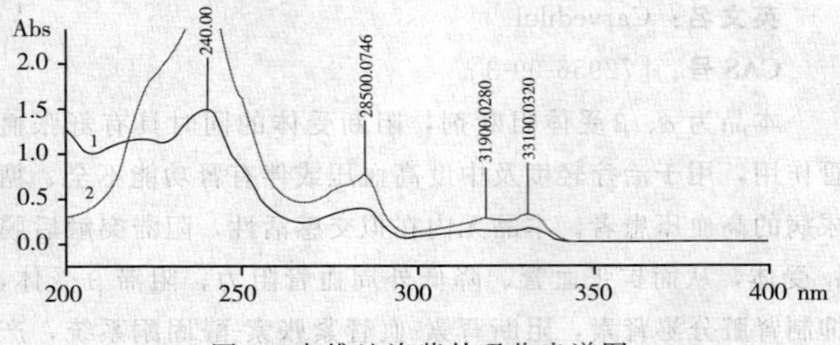

图1　卡维地洛紫外吸收光谱图

1号光谱图为20μg/ml供试品溶液(0.06mol/L醋酸溶液)；

2号光谱图为20μg/ml供试品溶液(0.1mol/L盐酸溶液)

(2)本品的红外光吸收图谱(光谱集714图)显示的主要特征吸收如下。

特征谱带(cm^{-1})	归属	
3390, 3300, 3160	羟基，胺基	$\nu_{O-H,N-H}$
3060, 3040	芳氢	ν_{C-H}
2830	甲氧基	ν_{C-H}
1630, 1610, 1590, 1510	芳环	$\nu_{C=C,C=N}$
1255, 1100	芳醚	$\nu_{\varphi-O-C}$
750	取代苯	γ_{3H}
740	取代苯	γ_{4H}
715	取代苯环	$\delta_{环}$

Ph. Eur.、BP规定红外光谱图若与卡维地洛Ph. Eur.的参照图谱不一致时，可采用异丙醇重结晶后制图比较。Ph. Eur.未收载卡维地洛参照图谱，无法比较Ph. Eur.参照图谱与中国药典卡维地洛对照图谱的区别。

【检查】有关物质　采用高效液相色谱法检查。

卡维地洛氧化破坏、热破坏、光照破坏均难得到明显降解产物，而酸破坏、碱破坏能产生保留时间相同的降解峰，通过酸破坏、碱破坏不同浓度、不同破坏温度、不同破坏时间的摸索可知以酸破坏同时加热能够得到峰面积明显且较稳定的降解峰，且该峰在样品中也存在，适于制定在系统适用性试验中。典型图谱见图2。

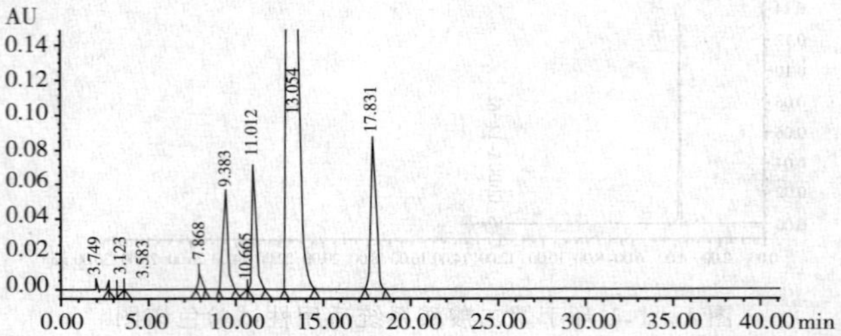

图2　5mol/L盐酸酸解3小时样品典型图谱

AlltimaC18柱(250mm×4.6 mm)

17.831分钟降解产物峰与主峰分离度为6.56

上述破坏试验中，样品用5mol/L盐酸于95℃酸解3小时，样品产生的最大降解产物峰位于主峰之后，峰面积较大且比较稳定，可操作性强，通过三种品牌色谱柱：Alltima C18柱(250 mm×4.6 mm，5μm)、Agilent C18柱(250mm×4.6mm，5μm)、迪马(钻石)C18柱(250 mm×4.6 mm，5μm)的考察，虽然不同的色谱柱上相对保留时间并不固定，但主要降解产物峰与主峰分离度不小于6.5时，紧邻主峰的杂质峰与主峰的分离度可符合药典规定。

经稳定性考察，供试品溶液放置12小时测定，归一化杂质含量结果均为0.17%，说明供试品溶液12小时内稳定。

经测定各生产厂家样品及经破坏试验的样品，发现样品中实际存在的杂质与强制破坏的降解产物均在主峰保留时间的3.5倍内出峰，故确定测定时间为主峰保留时间的3.5倍。

残留溶剂 国内不同的合成工艺采用不同的有机溶剂，需用到的有机溶剂有乙醚、丙酮、四氢呋喃、乙酸乙酯、甲醇、苯、三氯甲烷、甲苯、二氧六环、1,2-二氯乙烷。对溶解供试品的溶剂进行考察，醋酸浓度为低于20%时，样品不能很好溶解；浓度太高则对色谱柱具较大伤害。若用二甲基亚砜溶解供试品，虽然供试品能很好溶解，但在苯、1,2-二氯乙烷等出峰的位置上也出现杂质峰，不适用。经考察，20%的醋酸溶液为最佳溶剂。

【含量测定】采用高氯酸非水溶液滴定法。电位法指示终点，冰醋酸为溶剂，可获得明显突跃。Ph. Eur.、BP均采用非水滴定的电位法。

【制剂】中国药典(2015)收载了卡维地洛片、卡维地洛胶囊，JP(16)和USP(36)收载了片剂。

(1)卡维地洛片(Carvedilol Tablets)

本品为白色、类白色片或薄膜衣片，薄膜衣片除去包衣后显白色或类白色，有4种规格，为6.25mg、10mg、12.5mg、20mg。国内各企业的处方中，主要辅料有乳糖、淀粉、微晶纤维素、羟丙甲纤维素、硬脂酸镁、胃溶欧巴代、羟甲淀粉钠、微粉硅胶等。

有关物质 规定单个杂质不得过0.5%，杂质总量不得过1.0%。

溶出度 考虑到6.25mg、12.5mg两个规格，本版药典明确了供试品溶液及对照品溶液的浓度约为5μg/ml，吸光度值约为0.5。

含量测定 采用高效液相色谱法测定，色谱条件与有关物质检查的条件相同。辅料对主成分含量测定无干扰，方法回收率为100.7%(n=9)，RSD为0.77%。

(2)卡维地洛胶囊(Carvedilol Capsules)

本品内容物为白色粉末。主要辅料为淀粉、羟甲基淀粉钠。

有关物质 同卡维地洛片。

经考察，转速为每分钟100转时，在20分钟左右出现明显拐点，溶出量基本达80%以上。溶出度测定方法学研究表明：辅料对测定无干扰；弃去初滤液2ml后滤膜对主药无吸附；空胶囊壳对溶出度测定约有3%的干扰，故规定溶出度测定时应同时取空胶囊壳做空白校正。

参考文献

[1] 顾来仪. 抗高血压药——卡维地洛(Carvedilol)[J]. 国外医药·合成药(生化药、制剂分册)，1992，13(6)：361.

撰写 谢 华 四川省食品药品检验检测院
复核 袁 军 四川省食品药品检验检测院

甲地高辛
Metildigoxin

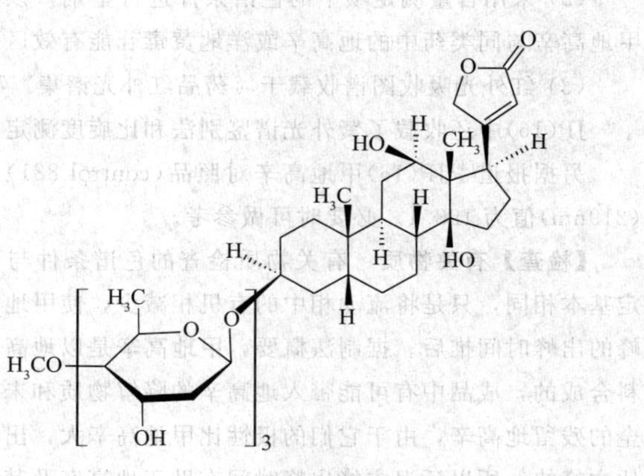

$C_{42}H_{66}O_{14}$ 794.98

化学名：3β-{[O-2,6-二脱氧-4-O-甲基-β-D-核-己吡喃糖基-(1→4)-O-2,6-二脱氧-β-D-核-己吡喃糖基-(1→4)-2,6-二脱氧-β-D-核-己吡喃糖基]氧代}-12β,14-二羟基-5β,14β-心甾-20(22)烯内酯

3β-{[O-2,6-dideoxy-4-O-methyl-β-D-ribo-hexopyranosyl-(1→4)-O-2,6-dideoxy-β-D-ribo-hexopyranosyl-(1→4)-2,6-dideoxy-β-D-ribo-hexopyranosyl]oxy}-12β,14-dihydroxy-5β,14β-card-20(22)-enolide

英文名：Metildigoxin (INN)

英文异名：β-Methyldigoxin; Medigoxin

CAS：[30685-43-9]

甲地高辛是强心苷类药，有正性肌力作用。与地高辛作用类似，可用于某些心律失常和心力衰竭的治疗，可口服或静脉给药[1]。

甲地高辛快速完全从胃肠道吸收，达到稳态后半衰期为36~47.5小时。脱甲基化成为地高辛。口服或静脉给药后超过7天的时间内，约60%原型药和代谢产物从尿液排泄。

甲地高辛比地高辛发挥作用要快。口服甲地高辛后5~20分钟就可见效，对心肌的最大效应出现在15~30分钟。作用持续时间与地高辛相似或稍久；治疗量的血浆浓度也相近。在病情稳定的患者，300μg甲地高辛与500μg地高辛的效应相同。

本品在国内首先由杭州第一制药厂仿制生产，其质量标准收载于《浙江省药品标准》[2]，自中国药典(1995)起，历版药典均收载，JP(15、16)也有收载。

【制法概要】甲地高辛为地高辛末端糖基4位的羟基被甲氧基取代的衍生物。以地高辛为原料，以硫酸二甲酯或重氮甲烷为甲基化试剂，在惰性介质中进行选择性甲基化，再经吸附分离、混合液分配萃取、重结晶等一系列分离纯化处理，即得[3]。

JP(16)收载的甲地高辛是用丙酮重结晶制得的，因而其成品中每个分子的甲地高辛含有半分子丙酮，所以其化学结构式、分子式与分子量均与中国药典有差异。

【鉴别】(1)本反应为α-去氧糖的显色反应，通称Keller-Kiliani(K-K)反应，中国药典中的强心苷类药均采用此鉴别。操作中应注意沿管壁缓缓加入硫酸 1ml，使成两液层，以利于观察接界处和冰醋酸层的颜色变化。

(2) 采用含量测定项下的色谱条件进行鉴别，该条件下甲地高辛与同类药中的地高辛或洋地黄毒苷能有效区分。

(3) 红外光吸收图谱收载于《药品红外光谱集》728 图。JP(16)中还收载了紫外光谱鉴别法和比旋度测定。

另据报道[4] JP(16)甲地高辛对照品(control 881)的 $E_{1cm}^{1\%}$ (219nm)值为 193.1。必要时可做参考。

【检查】有关物质 有关物质检查的色谱条件与含量测定基本相同，只是将流动相中的有机相减少，使甲地高辛主峰的出峰时间推后。据制法概要，甲地高辛是以地高辛为原料合成的，成品中有可能带入地高辛的降解物质和未反应完全的残留地高辛，由于它们的极性比甲地高辛大，出峰时间比主峰快，所以延迟主峰出峰时间有助于地高辛及其降解物质的分离、检出[5]。

在检测方法中强调要“记录色谱图至主成分峰保留时间的 3 倍”，是由于合成中可能生成甲地高辛的异构体、二甲基地高辛 1 和二甲基地高辛 2，除甲地高辛异构体的色谱行为未见文献报道外，其余在同一反相高效液相色谱中的出峰时间远慢于甲地高辛[6]，其化学结构式如下。

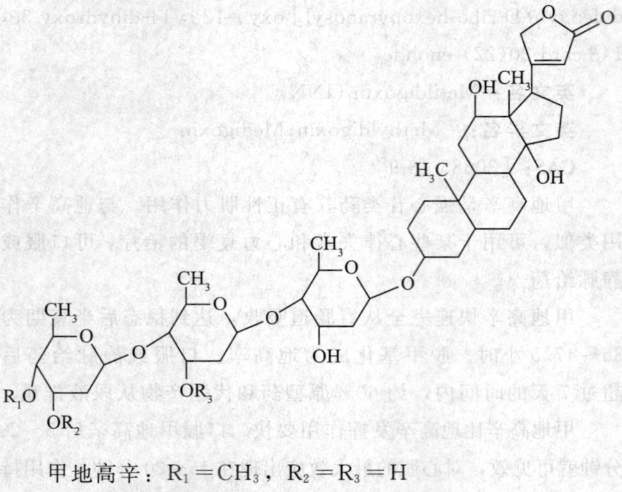

甲地高辛：$R_1=CH_3$，$R_2=R_3=H$

甲地高辛异构体：$R_2=CH_3$，$R_1=R_3=H$

二甲基地高辛 1：$R_1=R_3=CH_3$，$R_2=H$

二甲基地高辛 2：$R_1=R_2=CH_3$，$R_3=H$

干燥失重 本品不含结晶水，也不含 1/2 丙酮。因此规定以五氧化二磷为干燥剂，减压干燥至恒重(以除去挥发性物质和水分)，减失重量不得过 1.0%。与 JP(16)要求分别测定丙酮(2.0%～5.0%)和水分(≤3.0%)不同。

【含量测定】采用高效液相色谱法测定，以洋地黄毒苷对照品为内标，供试品溶液的浓度为 20μg/ml[7]。

JP(16)采用与三硝基苯酚在碱性溶液中显色的可见分光光度法，检测波长为 495nm 处，必要时可参考。

【制剂】甲地高辛片(Metildigoxin Tablets)

溶出度 因本品的规格为每片含 0.1mg，故规定照溶出度测定法(第三法)，溶出介质为 0.1mol/L 盐酸溶液 100ml，并采用荧光分析法(提高检测灵敏度)测定每片的溶出量。有关本测定法中各种条件(如测定液的放置时间、激发波长与发射波长的选定等)的设定，可参见参考文献[8]。

“含量均匀度”与“含量测定” 均与甲地高辛原料药含量测定项下的方法相同，仅增加了供试品溶液必要的预处理。另据报道[7]，片剂的含量测定如采用紫外-可见分光光度法[2]，则因不能排除辅料的干扰而使测定结果偏高。

参考文献

[1] 李大魁，等译. 马丁代尔药物大典［M］. 原著第 35 版. 北京：化学工业出版社，2009：1047.

[2] 浙江省卫生厅. 浙江省药品标准［M］. 1993 版. 杭州：浙江科学技术出版社，1993.

[3] 顾馥恩. β-甲基狄戈辛的合成［J］. 医药工业，1983，(5)：7-8.

[4] Tanaka M, et al. Methyldigoxin Reference Standard (Control 881) of National Institute of Hygienic Sciences［J］.［Article in Japanese］衛生試験所報告，1990，(108)：162-165.

[5] 殷国真. β-甲基地高辛药物中有关物质的检测［J］. 色谱，1996，14(4)：308-309.

[6] Youchi Fujii, et al. Micro High-Performance Liquid Chromatographic Determination of Cardiac Glycosides in β-Methyldigoxin and Digoxin Tablets［J］. J Chromatogr. 1988，448：157-164.

[7] 殷国真. HPLC 法测定甲地高辛及其片剂的含量［J］. 西北药学杂志，1996，11(2)：53.

[8] 殷国真，等. 荧光分光光度法测定 β-甲基地高辛片的含量均匀度［J］. 药物分析杂志，1986，6(4)：222-223.

撰写 乔 戈 武汉药品医疗器械检验所

复核 聂小春 武汉药品医疗器械检验所

甲芬那酸

Mefenamic Acid

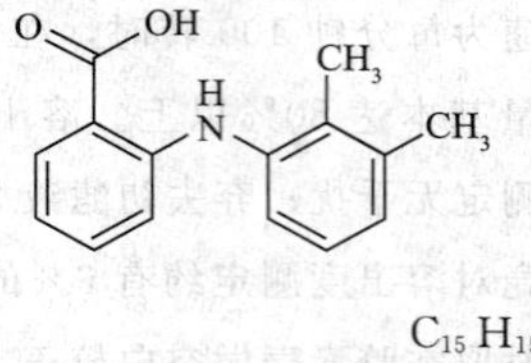

$C_{15}H_{15}NO_2$ 241.29

化学名：*N*-2,3-二甲苯基邻氨基苯甲酸

N-[(2,3-dimethyl-phenyl)amino]-benzoic acid

英文名：Mefenamic Acid(INN)

异名：甲灭酸，扑湿痛，*N*-(2,3-xylyl) Anthranilic Acid

CAS 号：［61-68-7］

本品为邻氨基苯甲酸类非甾体抗炎药，具有中枢性镇痛作用和末梢性抗炎作用。其镇痛作用大于阿司匹林和氨基比林，抗炎作用为阿司匹林的 5 倍、氨基比林的 4 倍，

解热作用的持续时间也较长。临床上用于治疗头痛、牙痛、术后疼痛、痛经和风湿性及类风湿关节炎，但不良反应较多。主要是胃肠道障碍，如恶心、呕吐、腹泻、食欲不振；血液反应，如血小板减少、溶血性贫血和粒性白细胞缺乏症等；过量使用甚至会引起肾衰竭，长期使用要进行血细胞计数和肝、肾功能监测[1,2]。口服首剂量为500mg，之后每6小时250mg，连续给药一般不超过7天。本品现已较少应用。

本品由美国派德药厂(PARKE DAVIS&CO) 于1960年合成，国内于20世纪70年代开始生产。

除中国药典(2015)收载外，BP(2013)、Ph. Eur.(7.0)、USP(36)、JP(16)均有收载。

【制法概要】本品合成工艺路线如下。

工艺路线1：

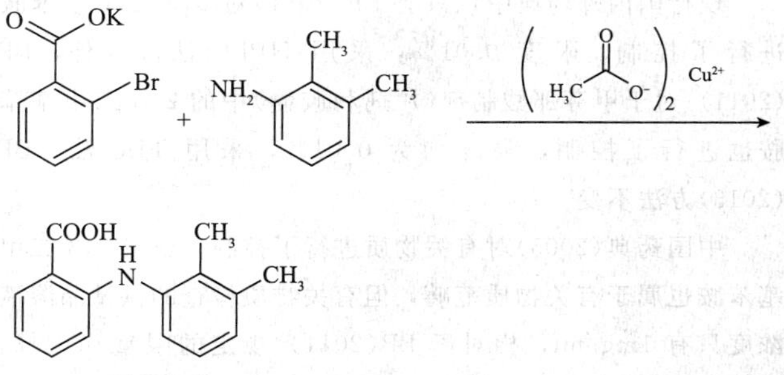

甲芬那酸

工艺路线2：

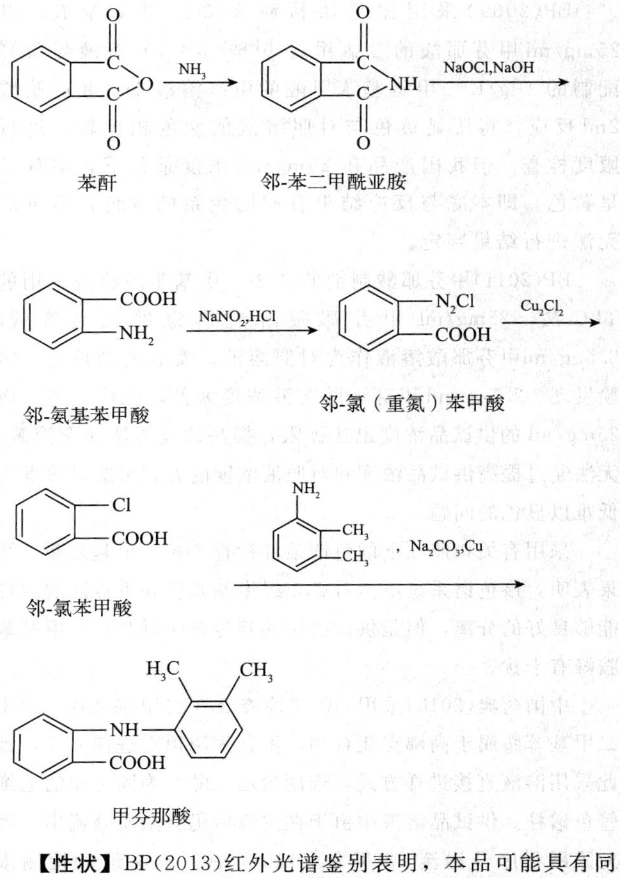

【性状】BP(2013)红外光谱鉴别表明，本品可能具有同质多晶性，存在Ⅰ和Ⅱ两种晶型，在不同条件不同溶剂中，晶型Ⅰ和晶型Ⅱ可以相互转换，搅拌与过饱和的程度尤其会影响晶体形态[3]。晶型Ⅱ在许多溶剂中的溶解度高于晶型Ⅰ，因此晶型Ⅱ在适当溶剂中过饱和可转化成晶型Ⅰ，晶型Ⅰ加热可转化为晶型Ⅱ[4]。上述生产工艺中，使用有机溶剂可能得到多晶型的甲芬那酸。

【鉴别】(1) 本品是一种溶于三氯甲烷的荧光物质，其0.16%的三氯甲烷溶液在254nm紫外光灯下显强烈的绿色荧光。

(2)本品在酸性条件下被重铬酸钾氧化，溶液显深蓝色，随即变为棕绿色。

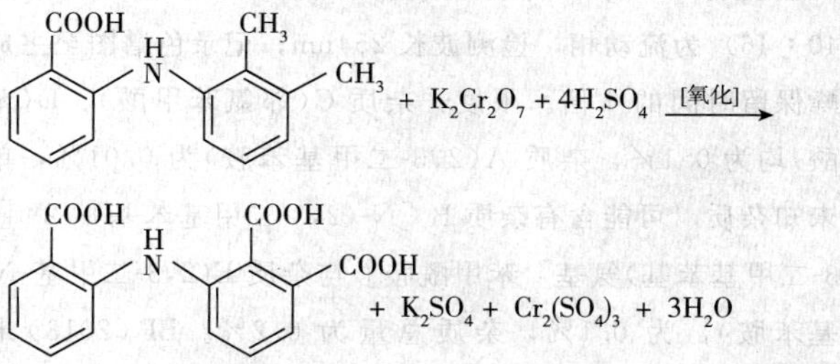

(3)紫外光谱　本品20μg/ml的1mol/L盐酸溶液-甲醇(1：99)溶液在279nm与350nm的波长处有最大吸收，其吸光度分别为0.69～0.74与0.56～0.60。(图1)

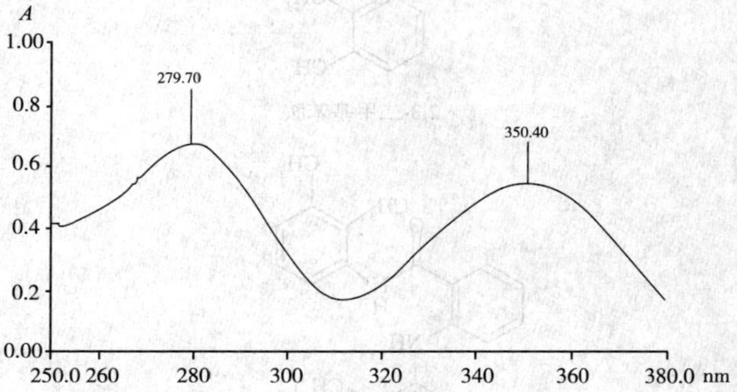

图1　甲芬那酸的紫外光吸收图谱

溶剂为1mol/L盐酸溶液-甲醇(1：99)

(4) 本品的红外光吸收图谱应与对照的图谱(光谱集730图)一致，红外光吸收图谱显示的主要特征吸收如下[5]。

特征谱带(cm^{-1})	归属	
3330，3300	仲胺	ν_{NH}
3100～2400	羧酸	ν_{O-H}
1660	羧基	$\nu_{C=O}$
1600，1580，1505	苯环	$\nu_{C=C}$
1260	羧基，芳胺	$\nu_{C-O,C-N}$
775，755	取代苯	$\gamma_{3H,4H}$

【检查】铜　铜盐(Cu^{2+})为本品合成中的催化剂，作为特定的重金属杂质，采用原子吸收分光光度法检测。

有关物质　采用高效液相色谱法检查。

本品可能的有关物质有 2,3-二甲基苯胺和 *N*-(2,3-二甲基苯基)-2-[(2,3-二甲基苯基)氨基]苯甲酰胺，其中 2,3-二甲基苯胺为合成原料。工艺路线显示，在邻氯苯甲酸的羧基成盐不完全时，易与 2,3-二甲基苯胺生成上述苯甲酰胺物质。

USP(36)和 JP(16)均未指定检查的具体有关物质，USP(36) 采用 HPLC 法，JP(16)采用 TLC 法。BP(2009) 列出了以上两个杂质，用比色法检查 2,3 -二甲基苯胺，用 TLC 法检查有关物质。BP(2011) 改用 HPLC 法，球形 C18 柱，四氢呋喃-5.75g/L 磷酸二氢胺溶液（pH 7.5）-乙腈（14∶40∶46）为流动相，检测波长 254nm；记录色谱图至主成分峰保留时间的 4 倍。限度：杂质 C(邻氯苯甲酸)、D(苯甲酸)均为 0.1%，杂质 A(2,3-二甲基苯胺)为 0.01%，单个未知杂质｛可能含有杂质 B［*N*-(2,3-二甲基苯基) -2-［(2,3-二甲基苯基)氨基］苯甲酰胺］与杂质 E(2,3-二甲基-*N*-苯基苯胺)｝为 0.1%，杂质总量为 0.2%。BP(2013)未作修订。

有关物质结构如下。

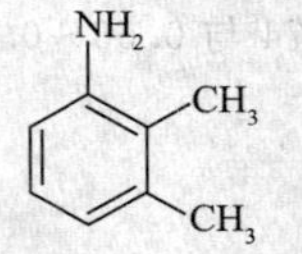

2,3-二甲基苯胺

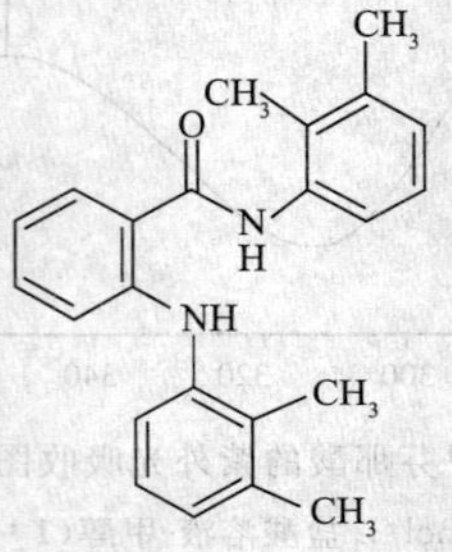

N-(2,3-二甲基苯胺)-2-[(2,3-二甲基苯基)氨基]苯甲酰胺

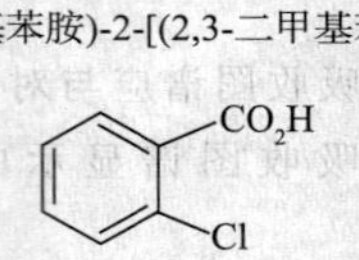

邻氯苯甲酸

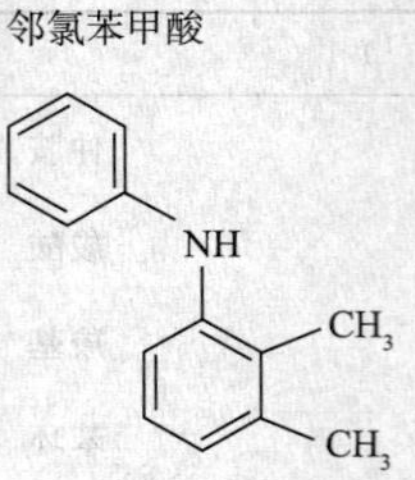

2,3-二甲基-*N*-苯基苯胺

甲芬那酸在常温条件下非常稳定，长期稳定性试验表明 5 年没有变化。强破坏试验表明，甲芬那酸对酸、稀碱、热、光、氧化均较稳定，对强碱不稳定，在 1mol/L 氢氧化钠溶液中破坏 0.5 小时即完全降解 。见图 2。

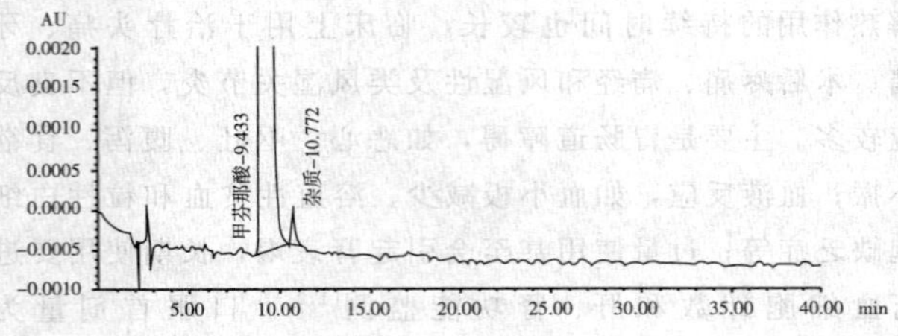

图 2　甲芬那酸有关物质典型图谱

色谱柱：Alltima C18(4.6 mm×250mm，5μm)

2,3-二甲基苯胺　采用气相色谱法检查。

2,3-二甲基苯胺是生产甲芬那酸的原料，毒性较大，在人体内形成高铁血红蛋白，造成组织缺氧，引起中枢神经系统、心血管系统和其他脏器损害。其中对中枢神经系统及肝脏损害较强，对血液作用较弱，也可引起皮炎。

现行国内外药典中，只有 BP(2011)对 2,3-二甲基苯胺进行了控制，限度 0.01%，采用 HPLC 法；另外，BP(2011) 对于甲芬那酸制剂(片剂和胶囊)中的 2,3-二甲基苯胺也进行了控制，限度均为 0.01%，采用 TLC 法。BP(2013)方法不变。

中国药典(2005)对有关物质进行了控制，虽然 2,3-二甲基苯胺也属于有关物质范畴，但有关物质检查的供试品溶液浓度只有 1mg/ml，相对于 BP(2011) 规定的限量 0.01%，检测浓度远远不够。因此参照 BP(2011)，中国药典(2010)单独检测特殊杂质——2,3-二甲基苯胺。

BP(2009) 采用比色法检测 2,3-二甲基苯胺，以 25mg/ml 甲芬那酸的二氯甲烷-甲醇（3∶1）溶液与新鲜配制的 10g/L 二甲氨基苯甲醛的甲醇溶液 1ml 和冰醋酸 2ml 反应，将所显黄色与对照溶液的颜色相比较，进行限度检查。但我国产品在 25mg/ml 浓度条件下，本身已呈黄色，即本底与反应结果有相同色系的颜色，显色后无法进行结果判定。

BP(2011)甲芬那酸制剂的 2,3-二甲基苯胺检查采用的 TLC 法，25mg/ml 甲芬那酸溶液作为供试品溶液，2.5μg/ml甲芬那酸溶液作为对照溶液，喷显色剂显色。实验发现，2.5μg/ml 甲芬那酸溶液浓度太低，无法显色，而 25mg/ml 的供试品浓度也达极限，提高浓度无法完全溶解，无法通过提高供试品浓度和对照液浓度的方式来解决浓度太低难以显色的问题。

采用有关物质项下的色谱条件检查 2,3-二甲基苯胺，结果表明，该色谱系统虽然对 2,3-二甲基苯胺和甲芬那酸主峰能够良好的分离，但是供试品中的其他杂质对 2,3-二甲基苯胺峰有干扰。

中国药典(2010)采用 GC 法检查 2,3-二甲基苯胺。2,3-二甲基苯胺属于高沸点化合物，不宜采用顶空进样方式，因此采用溶液直接进样方式，选用聚乙二醇[6]为固定相的毛细管色谱柱。供试品溶液中由于在主峰后仍有杂质峰流出，因此采用程序升温至 220℃ 保持 20 分钟。本法最低检测限为 0.002%。

方法在 HP-INNOWAX（30m×0.25mm，0.25μm）毛细管色谱柱和 CP-WAX52CB（30m×0.32mm，1.2μm）毛细管色谱柱上耐用性良好。对照品色谱图见图 3，供试品色谱图见图 4。中国药典(2015)未作修订。

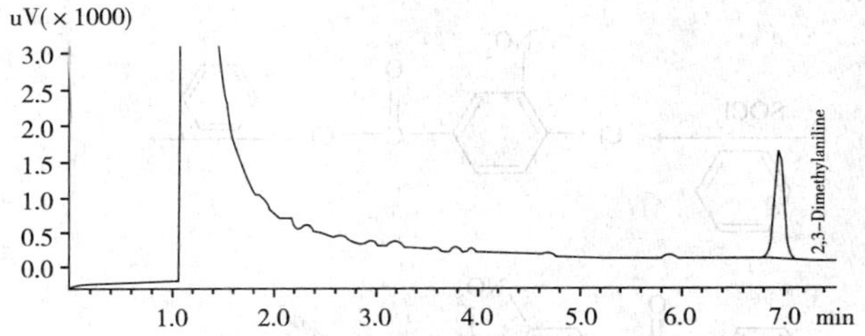

图 3　2,3-二甲基苯胺对照品溶液色谱图

色谱柱：HP-INNOWAX(30m×0.25mm，0.25μm)

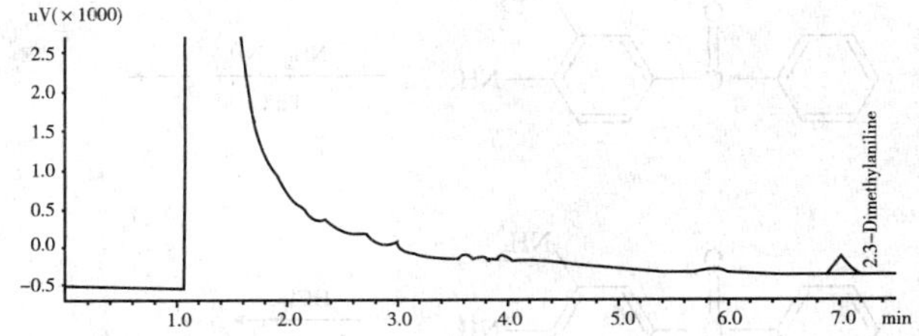

图 4　2,3-二甲基苯胺供试品溶液色谱图

色谱柱：HP-INNOWAX(30m×0.25mm，0.25μm)

【含量测定】中国药典(2015)、BP(2013)与 JP(16)均采用酸碱滴定法。USP(36) 采用 HPLC 法。

由于甲芬那酸在水中不溶，故采用无水中性乙醇作为溶剂，其中“中性”是对中和法所用的指示剂而言。乙醇久置后遇空气中的氧可能部分氧化为乙酸，使乙醇对指示剂显酸性，在滴定过程中亦要消耗一部分碱，影响滴定结果的准确性。

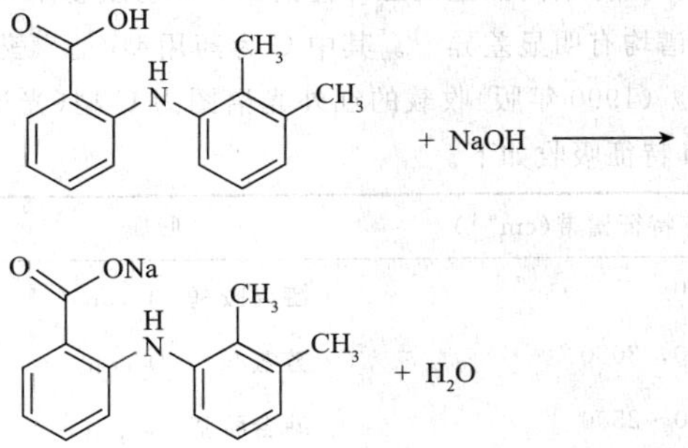

【制剂】中国药典(2015)和 BP(2013)收载了甲芬那酸片和甲芬那酸胶囊，USP(36)收载了甲芬那酸胶囊，JP(16)未收载制剂品种。

(1) 甲芬那酸片(Mefenamic Acid Tablets)

本品为白色或类白色片，规格为 0.25g。

溶出度　因甲芬那酸为难溶性药物，有必要对其进行溶出度检查。

中国药典(2015)以含有 5%乙醇的磷酸盐缓冲液(pH 8.0) 800ml 为溶出介质，采用桨法，转速为每分钟 75 转，限度为标示量的 60%。

BP(2013) 未收载溶出度检查，采用崩解时限 15 分钟控制产品质量。USP(36) 未收载甲芬那酸片，但收载了甲芬那酸胶囊，其溶出介质使用了较高浓度的生化试剂三羟甲基氨基甲烷(0.6%) 和表面活性剂十二烷基硫酸钠(1.7%) 助溶，pH 值达到 9.0，使用篮法，每分钟 100 转，限度为 75%。

在中国药典(2015)溶出条件下平均溶出度为 75%的国内产品，采用 USP(36) 甲芬那酸胶囊的溶出条件，其平均溶出度可以达到 90%以上。说明溶出条件对甲芬那酸片溶出度的影响很大，因此未对 60%的溶出限度做修订。

含量测定　采用高效液相色谱法。

色谱系统同甲芬那酸原料的有关物质检查项下的色谱条件。以外标法定量，甲芬那酸在 0.02～2mg/ml 浓度范围内与其峰面积呈线性关系，线性方程为 $A=1.2391\times10^{7}\ C-6.8595\times10^{4}$，$r=0.99997$ ($n=6$)。典型色谱图见图 5。

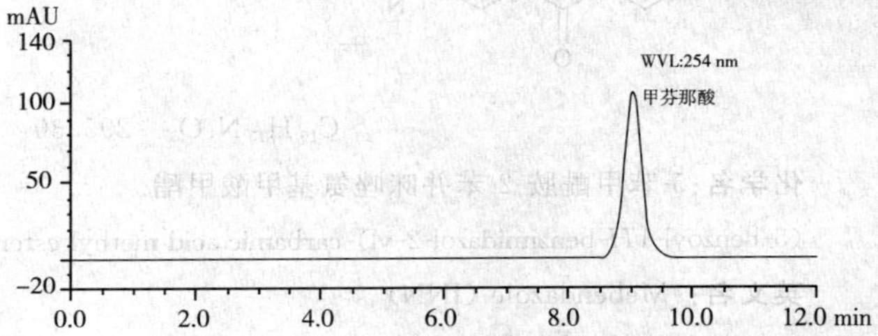

图 5　甲芬那酸片含量测定典型色谱图

色谱柱：Diamonsi I™C18，4.6 mm×250mm，5μm

(2) 甲芬那酸胶囊(Mefenamic Acid Capsules)

溶出度　溶出条件同甲芬那酸片。中国药典(2005) 规定的限度为标示量的 50%，USP(36) 的限度为 75%。试验表明，相同的产品在中国药典和 USP 的溶出条件下平均溶出度基本一致，而四分之三的产品平均溶出度能达到 70%以上，故中国药典(2010)将溶出限度修订为 70%。中国药典(2015)未作修订。

含量测定　同甲芬那酸片。

参考文献

[1] 郑虎．药物化学[M]．北京：人民卫生出版社，2007：38.

[2] Sean C Sweetman，Martindale. The Complete Drug Reference [M]. 36th Edition. London. Chicago：Pharmaceutical Press，2009：80.

[3] Trinus FP，Mokhort NA，Yagupol LM，et al. Mefenamic acid-A nonsteroid antiinflammatory agent [J]. Pharmaceutical Chemistry Journal，1977，11：1706-1711.

[4] Panchagnula R，Sundaramurthy P，Pillai O，et al. Solid-state

characterization of mefenamic acid [J]. J Pharm Sci. 2004, 93(4): 1019-29.

[5] Fumie K, Makoto O, Yoshihisa M. Kinetic study of the transformation of mefenamic acid polymorphs in various solvents and under high humidity conditions [J]. Int J Pharm. 2006, 321: 18-26.

[6] 唐光传，陈章旭. 2,3-二甲基苯胺的气相色谱法检测[J]. 浙江化工，2000，31 (3)：53-54.

撰写　刘　敏　深圳市药品检验研究院

复核　杨　敏　深圳市药品检验研究院

甲苯咪唑

Mebendazole

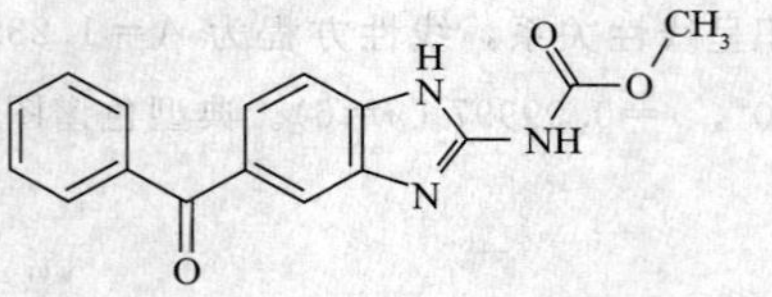

$C_{16}H_{13}N_3O_3$　295.30

化学名:5-苯甲酰胺-2-苯并咪唑氨基甲酸甲酯

(5-benzoyl-1*H*-benzimidazol-2-yl)-carbamic acid methyl ester

英文名：Mebendazole (INN)

异名:甲苯达唑

CAS 号：[31431-39-7]

本品为广谱驱肠虫药，可抑制肠道寄生虫对葡萄糖的摄取，导致虫体内的糖原耗竭，但并不影响宿主体内葡萄糖水平，使虫体三磷酸腺苷形成减少，使寄生虫无法生存及繁殖，且有显著抑制虫卵发育的作用。对蛔虫、钩虫、蛲虫、鞭虫、绦虫以及其他肠道圆虫均有良好的驱虫效果[1]。口服后仅5%～10%由胃肠道吸收，24小时内大部分以原药形式或以氨基代谢物形式随粪便排泄，仅5%～10%随尿排泄。由于口服吸收少，排泄快，故不良反应少，极少数患者有胃肠刺激症状，如恶心、腹部不适、腹痛、腹泻等，尚可出现乏力、皮疹。偶见剥脱性皮炎、全身性脱毛症、粒细胞或血小板减少，多可自行恢复正常。

本品由比利时 Janssen 公司首先研制生产，有三种不同的晶型，据有关药理驱虫试验结果证明[2]：C 型为有效晶型，A 型为无效晶型，B 型目前数据不详。国内于 1984 年开始生产。除中国药典（2015）收载外，USP（36）、BP（2013）、Ph. Eur.（7.0）均有收载。

【制法概要】以对氯苯甲酸为起始原料，经硝化、氯化、酮化、氨解、还原、环合、转晶 7 步反应完成C型甲苯咪唑的制备[2]。

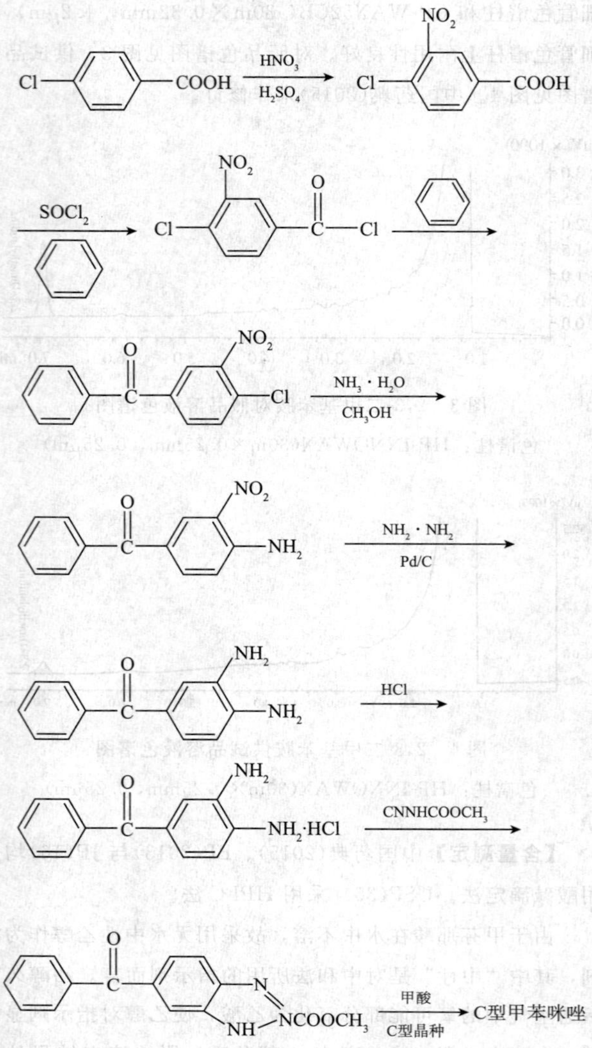

【性状】本品可有 A、B、C 三种晶型。不同的晶型可相互转化。三种不同晶型的红外光谱图、X 射线粉末衍射、热分析图谱均有明显差异[3]。其中 C 为药用型[3]。《药品红外光谱集》（1990 年版）收载的红外光谱图为 C 型（光谱集 101 图），其特征吸收如下。

特征谱带(cm^{-1})	归属	
3410	游离胺基	ν_{N-H}
3080，3030	芳氢	ν_{C-H}
3000～2500	缔合胺基	ν_{N-H}
1720	酯	$\nu_{C=O}$
1650	酮	$\nu_{C=O}$
1600，1520	芳环	$\nu_{C=C,C=N}$
1280，1095	酯	ν_{C-O-C}

三种不同的晶型除在 ν_{N-H} 3370（A），3330（B）、3410（C）和 $\nu_{C=O}$ 1735（A）、1695（B）、1720（C）cm^{-1} 有差别外，在 500～1000cm^{-1} 的波段更有明显区别。如图 1 所示。

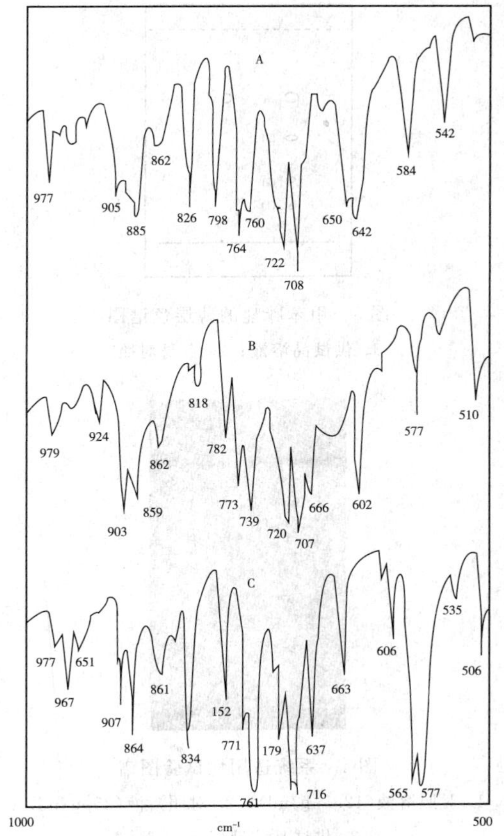

图 1　甲苯咪唑 A、B、C 三种晶型的红外光吸收图谱 500～1000cm^{-1} 波段的区别

本品的熔点约为 290℃，与 USP(36)相同，Merk Index 中熔点为 288.5℃，从中国药典(1990)开始未订入标准。

吸收系数　本品在甲酸中易溶，测定时，先用甲酸溶解，再用异丙醇稀释至指定浓度，在 247nm 和 313nm 波长处分别有最大吸收；在 228nm 和 278nm 的波长处有最小吸收；由于 247nm 波长处吸收平坦，216nm 为末端吸收，中国药典(2010)规定在 312nm 波长处测定吸收度，吸收系数($E_{1cm}^{1\%}$)为 485～505。中国药典(2015)未作修订。

【鉴别】(1)UV 鉴别。本品在规定实验条件下，在 312nm 的波长处应有最大吸收。如图 2 所示。

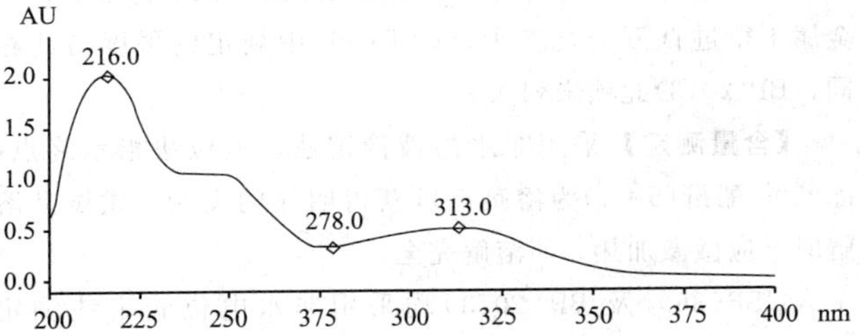

图 2　甲苯咪唑在甲酸-异丙醇溶液中的紫外吸收图谱

(2)本品的红外光吸收图谱应与对照的图谱(光谱集 101 图)一致，显示的主要特征谱带归属见上述性状项下。

【检查】A 晶型　在甲苯咪唑三种晶型中，C 晶型为有效晶型，A 晶型为无效晶型，B 晶型的疗效有待证明。国内产品为 C 晶型，其中存在的混晶主要是 A 晶型。中国药典(2015)规定含 A 晶型应在 10%以下。

对 A 晶型的检查采用红外分光光度法。由于用溴化钾压片过程中有可能改变晶型，故采用石蜡糊法绘制供试品的红外光谱图，用基线法求出供试品中在 662cm^{-1} 波数处校正吸收度及在 640cm^{-1} 波数处校正吸收度的比值，与含 C 晶型为 90%的对照品在同样条件下测得的比值进行比较，不得大于对照品的比值。

由于红外光谱法测定误差较大，为尽量减小误差，供试品与对照品的取样量要基本一致，并应控制在(25±0.5) mg 以内。液状石蜡要准确加入，研磨均匀。在 803cm^{-1} 波数处，供试品与对照品的透光率要调到相同的高度。

有关物质　甲苯咪唑合成过程中有可能产生下述杂质：还原反应生成物 3,4-二氨基二苯甲酮(1)、副反应产物 α-氨基-1*H*-苯并咪唑-5-苯甲酮(2)、α-羟基-1*H*-苯并咪唑-5-苯甲酮(3)；BP(2013)列出了杂质 A、B、C、D、E、F、G 的结构，其中杂质 A 即副反应产物 α-氨基-1*H*-苯并咪唑-5-苯甲酮(2)；杂质 B 即副反应产物 α-羟基-1*H*-苯并咪唑-5-苯甲酮(3)。

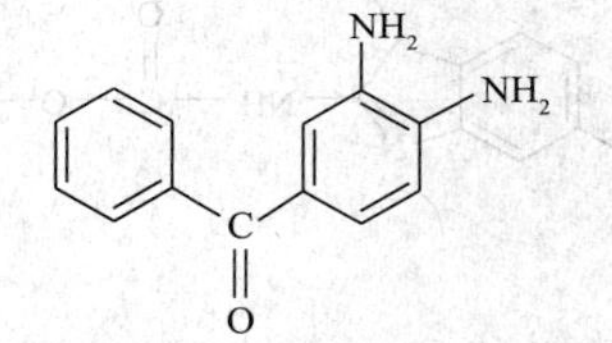

(1) 杂质(1)

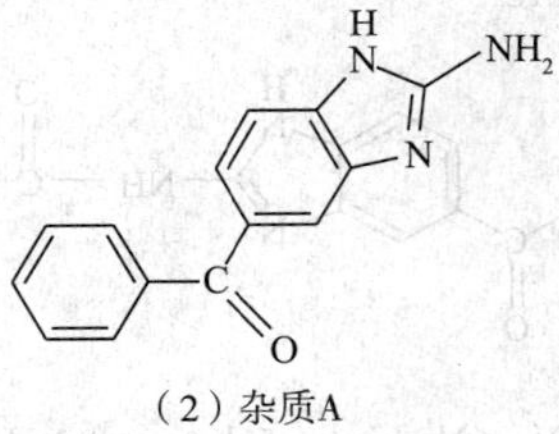

(2) 杂质A

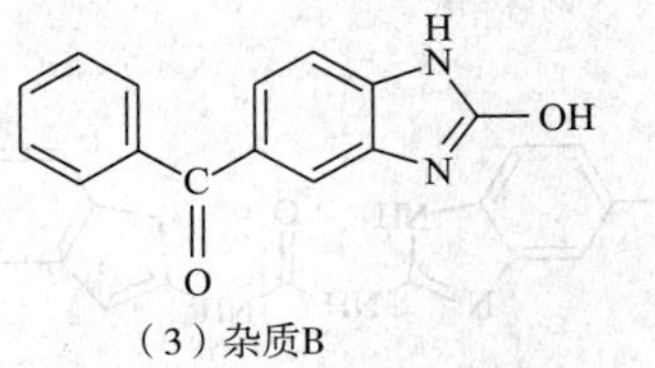

(3) 杂质B

BP(2013)收载的主要杂质名称及结构如下。

杂质 A：(2-amino-1*H*-benzimidazol-5-yl)phenylmethanone

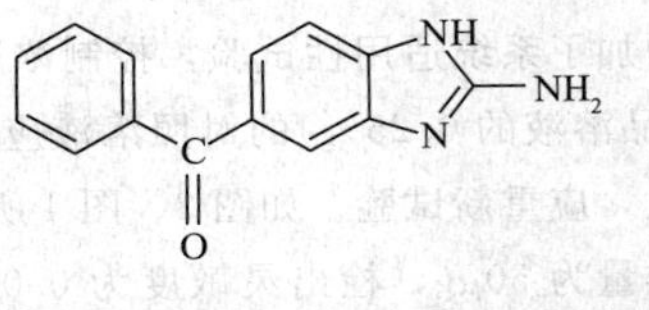

杂质 B：(2-hydroxy-1*H*-benzimidazol-5-yl)phenylmethanone

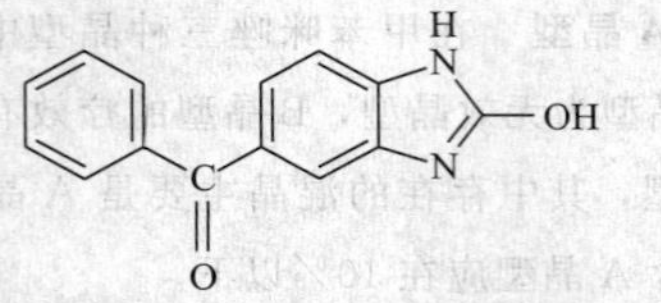

杂质 C：2-amino-1-methy-1*H*-benzimidazol-5-yl） phenyl-methanone

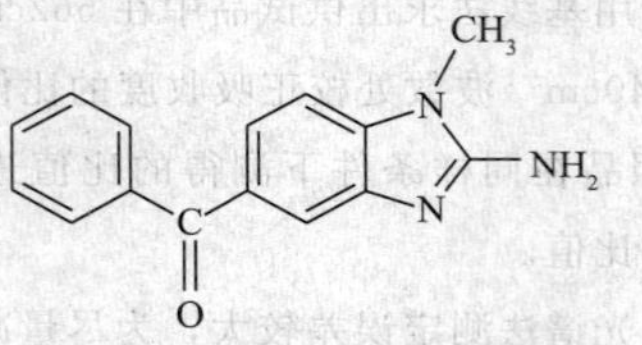

杂质 D：methyl（5-benzoyl-1-methyl-*H*-benzimidazol-2-yl） carbamate

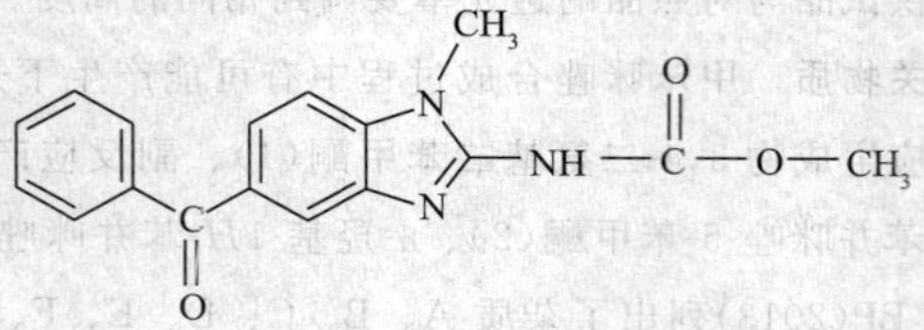

杂质 E：ethyl（5-benzoyl-1*H*-benzimidazol-2-yl） carbamate

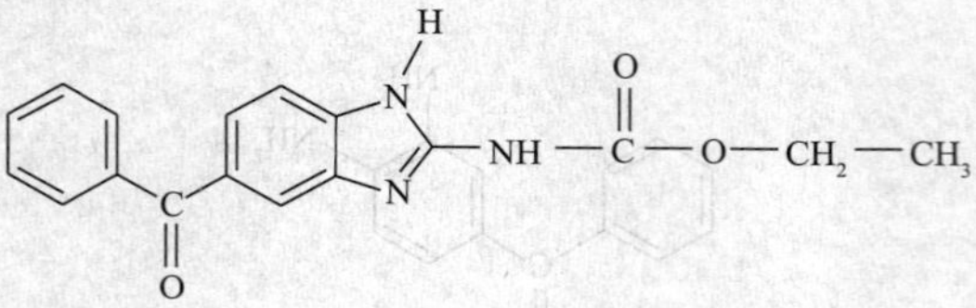

杂质 F：methyl ［5-（4-methylbenzoyl） -1*H*-benzimidazol-2-yl］ carbamate

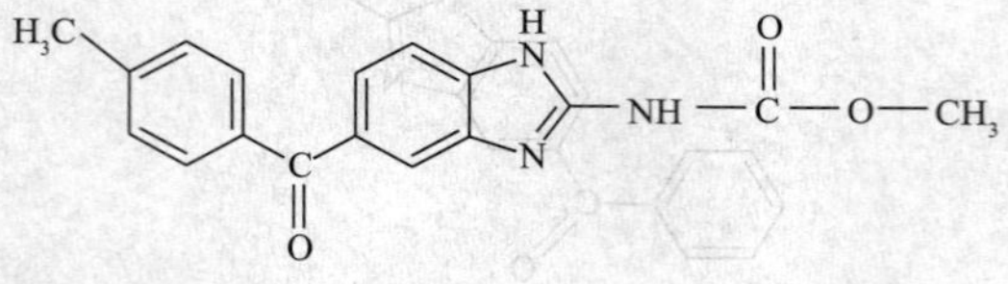

杂质 G：*N*，*N′*-bis （5-benzoyl-1*H*-benzimidazol-2-yl） urea

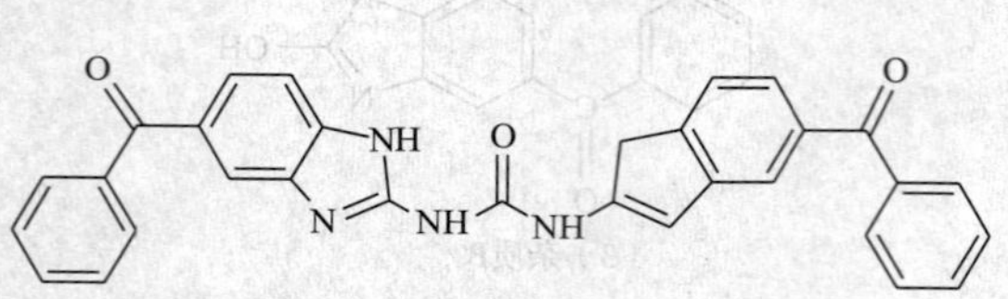

中国药典(2015)采用 TLC 法检查有关物质，为增加方法的可靠性，避免因薄层板的差异引起结果的差异，在中国药典(2015)增加了系统适用性试验，控制浓度为 12.5μg/ml（相当于供试品溶液的 0.25%）的对照溶液应显一明显斑点，否则试验无效，应重新试验。如图 3、图 4 所示。

本品点样量为 50μg，检出灵敏度为 0.05μg，如甲苯咪唑与其杂质的检出灵敏度相同，含杂质 0.1%即可检出。

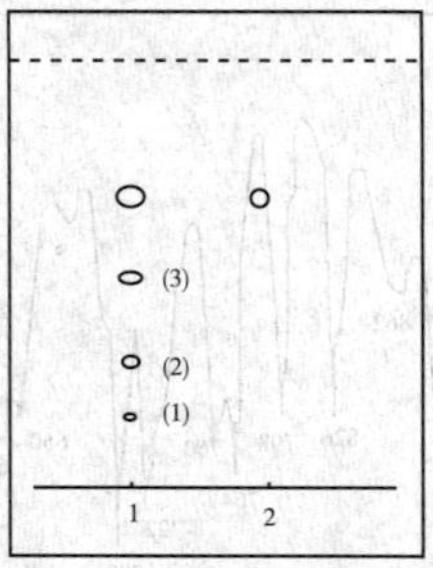

图 3　甲苯咪唑的薄层色谱图

1. 供试品溶液；2. 自身对照

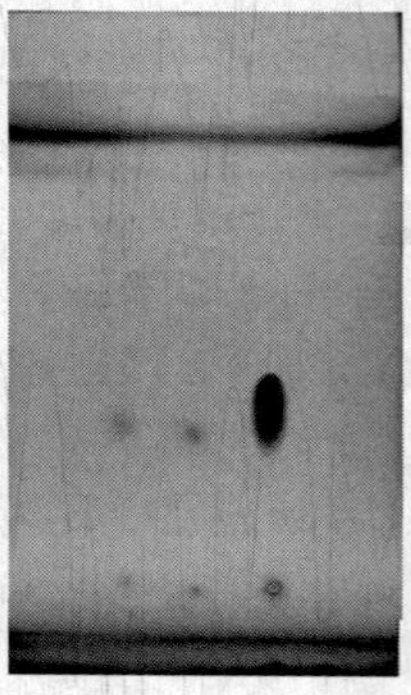

图 4　系统适用性试验图谱

1. 对照溶液(12.5μg/ml)；2. 对照溶液(25μg/ml)；3. 供试品溶液(5mg/ml)

供试品溶液配制时，所用甲酸宜选用无水甲酸或者甲酸浓度在 98%以上，否则溶液易分层，影响检测结果的准确性。

BP(2013)采用梯度洗脱的 HPLC 法检查有关物质，采用加校正因子的主成分自身对照法控制各杂质；USP(36)采用与中国药典相同的 TLC 法检查有关物质。

干燥失重　取本品，在 105℃干燥至恒重，减失重量不得过 0.5%；USP(36)及 BP(2013)为 105℃干燥 4 小时，减失重量不得过 0.5%。

炽灼残渣　取本品 1.0g，依法检查，遗留残渣不得过 0.1%。USP(36) 及 BP(2013) 中规定的限度与此相同。

重金属　取炽灼残渣项下遗留的残渣，依法检查，含重金属不得过百万分之二十。USP(36)中规定的限度与此相同，BP(2013)此项未列入。

【含量测定】采用非水溶液滴定法，电位法指示终点，冰醋酸-醋酐(5∶1)为溶剂，可获得明显的突跃。供试品溶解时，应微微加热，使溶解完全。

USP(36) 及 BP(2013) 均采用非水电位滴定法测定含量。

【制剂】中国药典(2015)收载了甲苯咪唑片和复方甲苯咪唑片，USP(36) 收载了甲苯咪唑片和甲苯咪唑口服混悬液；BP(2013)未收载制剂。

(1)甲苯咪唑片(Mebendazole Tablets)

本品为白色或类白色片或着色片，有 0.1g 和 0.2g 两个规格。

溶出度　本品不溶于水，溶出介质为加入了表面活性剂十二烷基硫酸钠的0.1mol/L盐酸溶液，由于辅料干扰，采用HPLC法测定，所用色谱柱为氨基柱，限度为标示量的75%。建议参考复方甲苯咪唑片溶出度测定方法，对本品的溶出度测定方法进行优化。

含量测定　采用紫外-可见分光光度法，在312nm波长处测定，以$E_{1cm}^{1\%}$值计算含量。可考虑参考复方甲苯咪唑片含量测定方法，采用专属性强的HPLC法控制含量。

(2)复方甲苯咪唑片(Compound Mebendazole Tablets)

本品是由甲苯咪唑和盐酸左旋咪唑组成的复方制剂，每片含甲苯咪唑0.1g，盐酸左旋咪唑0.025g；国内于1984年开始生产。

本品临床用于治疗肠道寄生虫病，左旋咪唑抗蛔虫作用较好，能使蛔虫肌肉麻痹，抑制虫体肌肉中的琥珀酸脱氢酶，减少能量生成，甲苯咪唑能抑制虫体对葡萄糖的吸收作用，两者合用后，可克服单用甲苯咪唑偶有吐虫及作用较慢，或因蛔虫游走引起的腹痛现象，显效快，无明显不良反应。

除中国药典(2015)收载外，国外药典均未收载。

溶出度　中国药典(2005)甲苯咪唑片标准中溶出度采用第二法，溶出介质为1%十二烷基硫酸钠的0.1mol/L盐酸溶液900ml，转速为每分钟75转，经120分钟取样。在此基础上，通过溶出介质中加或不加十二烷基硫酸钠后甲苯咪唑的溶解情况比较，发现溶出介质中完全不加十二烷基硫酸钠，样品中甲苯咪唑不易溶出，但加入1%十二烷基硫酸钠，甲苯咪唑溶出较为迅速，15分钟能达到溶出拐点，溶出条件较为宽松，为有效区分不同制剂工艺之间的差别，中国药典(2010)选择溶出介质为0.5%十二烷基硫酸钠的0.1mol/L盐酸溶液。当转速为每分钟75转时，溶出时间较长，提高转速，溶出量显著提高，通过比较选择转速为100转/分，经45分钟取样。中国药典(2015)未作修订。

由于本品为复方制剂，选择高效液相色谱法同时检测盐酸左旋咪唑和甲苯咪唑的溶出量，色谱条件与含量测定相同。由于溶剂的极性对峰形影响较大，样品溶出后的溶液如直接注入色谱仪，盐酸左旋咪唑的峰形较差，所以对样品溶出后的溶液须经甲醇稀释后进样。

含量测定　采用HPLC法。

中国药典(2005)中采用提取非水溶液滴定法测定盐酸左旋咪唑含量，采用紫外-可见分光光度法测定甲苯咪唑含量，测定方法的专属性均较差。中国药典(2010)采用高效液相色谱法同时测定盐酸左旋咪唑与甲苯咪唑的含量，用十八烷基硅烷键合硅胶为填充剂，流动相为0.05 mol/L磷酸二氢钾溶液-甲醇(40∶60)，检测波长为230nm。中国药典(2015)未作修订。

盐酸左旋咪唑在210nm处有最大吸收，甲苯咪唑分别在212nm、248nm和312nm波长处有最大吸收(图5)。选择两成分的等吸收点230nm作为检测波长。

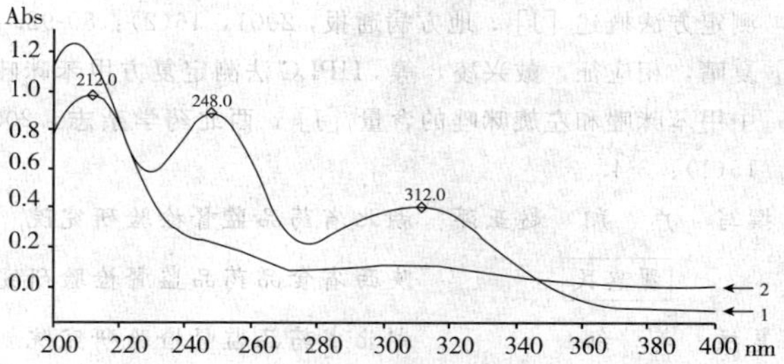

图5　甲苯咪唑和盐酸左旋咪唑的紫外吸收

1. 甲苯咪唑；2. 盐酸左旋咪唑

盐酸左旋咪唑在水中易溶，甲苯咪唑在水中不溶，在甲酸中易溶，故首先选择甲酸作为溶解溶剂[4]，样品中加入甲酸，超声后用流动相稀释，溶解较好。但色谱图显示甲酸对盐酸左旋咪唑峰形影响较大，不适宜作为样品溶解的溶剂。样品中加入1%盐酸甲醇超声溶解后用流动相稀释，溶解也较好，而且该溶剂对盐酸左旋咪唑峰形影响不大，适合作为样品溶解的溶剂。

在中国药典(2015)色谱条件下，甲苯咪唑峰和盐酸左旋咪唑峰分离度较好，系统适用性色谱图见图6。

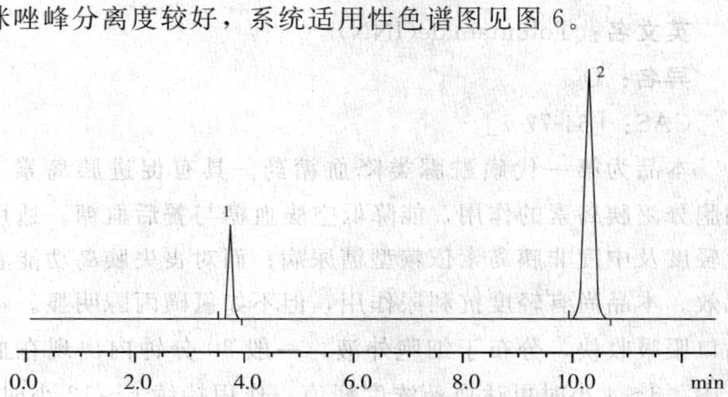

图6　复方甲苯咪唑片含量测定系统适用性色谱图

1. 盐酸左旋咪唑；2. 甲苯咪唑

使用两种品牌的色谱柱：AichromBond AQ C18(250mm×4.6mm，5μm)色谱柱与Agela Technologies Venusil ASB C18(250mm×4.6mm，5μm)色谱柱进行耐用性试验考察，结果良好。分别以外标法计算甲苯咪唑和盐酸左旋咪唑的含量，甲苯咪唑在42.24～168.96μg/ml的浓度范围内，与峰面积呈良好的线性关系，回归方程为$A=44.005C+19.711$，相关系数$r=0.9998(n=7)$；盐酸左旋咪唑在10.56～42.24μg/ml的浓度范围内，与峰面积呈良好的线性关系，回归方程为$A=30.116C+5.0143$，相关系数$r=0.9996(n=7)$。辅料对主成分的测定无影响，该方法甲苯咪唑的回收率为100.5%($n=9$)，RSD为1.59%；盐酸左旋咪唑的回收率为99.4%($n=9$)，RSD为1.48%。

参考文献

[1] 刘祥宜，朱建民．C型甲苯咪唑的合成与制备［J］．江苏化工，2002，30(3)：35.

[2] 马建华，华丹宇．甲苯咪唑多晶型鉴别方法［J］．药物分析杂志，1986，6(5)：267-269.

[3] 程雪梅，王长虹，孙殿甲．甲苯咪唑制剂及体内药物含量

测定方法概述［J］. 地方病通报，2001，16(2)：89-92.

［4］夏晴，相应征，戴兴凌，等. HPLC法测定复方甲苯咪唑片中甲苯咪唑和左旋咪唑的含量［J］. 西北药学杂志，2000，15(1)：3-4.

撰写　卢　翔　赵亚萍　湖北省药品监督检验研究院

　　　翟惠民　　　　　陕西省食品药品监督检验研究院

复核　姜　红　　　　　湖北省药品监督检验研究院

甲苯磺丁脲

Tolbutamide

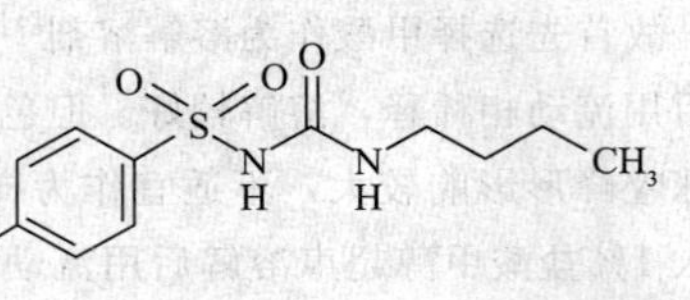

$C_{12}H_{18}N_2O_3S$　270.35

化学名：1-丁基-3-(对甲苯基磺酰基)脲素

1-butyl-3-(*p*-tolylsulfonyl)urea

英文名：Tolbutamide(INN)

异名：D_{860}

CAS：［64-77-7］

本品为第一代磺酰脲类降血糖药。具有促进胰岛素B细胞分泌胰岛素的作用，能降低空腹血糖与餐后血糖。适用于轻度及中度非胰岛素依赖型糖尿病；而对丧失胰岛功能者无效。本品尚有轻度抗利尿作用，但不如氯磺丙脲明显。本品口服吸收快，分布于细胞外液，一般30分钟内出现在血液中，3～4小时可达血药浓度峰值，作用持续6～12小时。本品蛋白结合率很高，约90%，半衰期为4.5～6.5小时，在肝脏氧化代谢而失活，24小时内大部分以羧基苯磺丁脲形式由尿排出。不良反应一般以胃肠道反应为多见。临床应用时应定期检查患者的血糖水平，随时调整剂量[1]。

本品由M. Janbon于1942年首先制成，国内于1959年开始生产[2]。除中国药典（2015）收载外，BP（2013）、Ph. Eur.（7.0）、USP(36)以及JP(16)均有收载。

【制法概要】

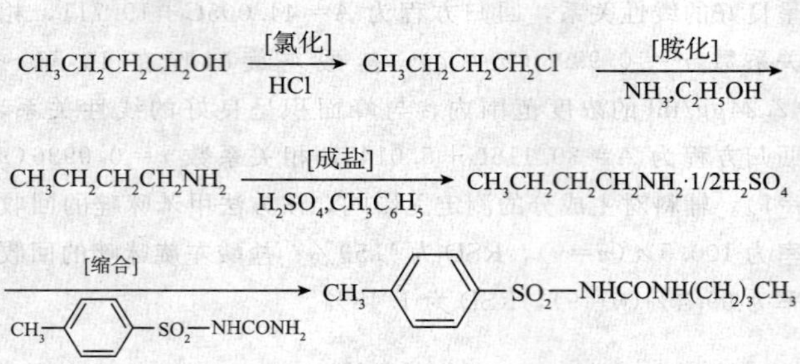

【性状】吸收系数　本品的甲醇溶液在229nm波长处有最大吸收，吸收系数$E_{1cm}^{1\%}$为475～500。

熔点　中国药典(2015)为126～130℃，USP(36)相同，JP(16)熔点为126～132℃。

【鉴别】(1) 本品加硫酸溶液，加热回流水解，析出对甲苯磺酰胺，用水重结晶后，依法测定熔点约为138℃。

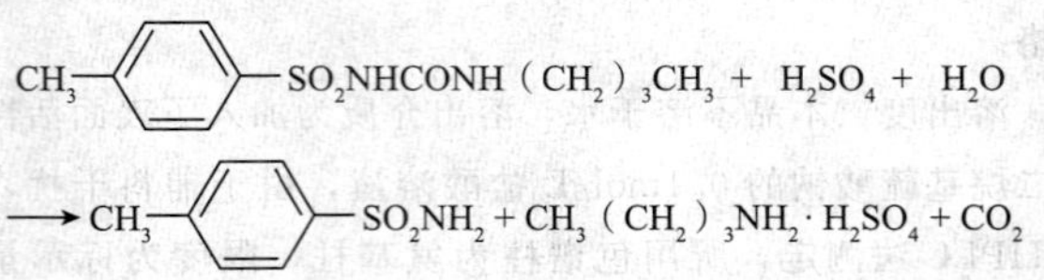

(2) 上项试验滤液中的硫酸正丁胺加氢氧化钠溶液后，加热，正丁胺游离，具特臭。

(3) 本品的红外光吸收图谱应与对照的图谱（光谱集102图）一致，主要特征吸收如下[2]。

特征谱带(cm^{-1})	归属	
3300，3100	脲	ν_{N-H}
1663	酰胺(Ⅰ)	$\nu_{C=O}$
1550	酰胺(Ⅱ)	δ_{N-H}
1338，1162	磺酰胺	ν_{SO_2}
816	对位取代苯	γ_{2H}

【检查】酸度　检查合成中带入的游离酸。

有关物质　在Ph. Eur. 和BP中，甲苯磺丁脲中含有的已知杂质为对甲苯磺酰胺。为验证中国药典原料药有关物质检查方法的可行性，选用甲苯磺丁脲片和对甲苯磺酰胺对照品进行了方法学研究。

在各种破坏条件下，样品的降解产物均与主成分色谱峰能良好分离。在酸水解条件下，甲苯磺丁脲可部分生成已知杂质对甲苯磺酰胺，与主成分峰的分离度在12.0以上。中国药典的色谱系统能满足有关物质检查的要求，有关物质典型色谱图见图1、图2。

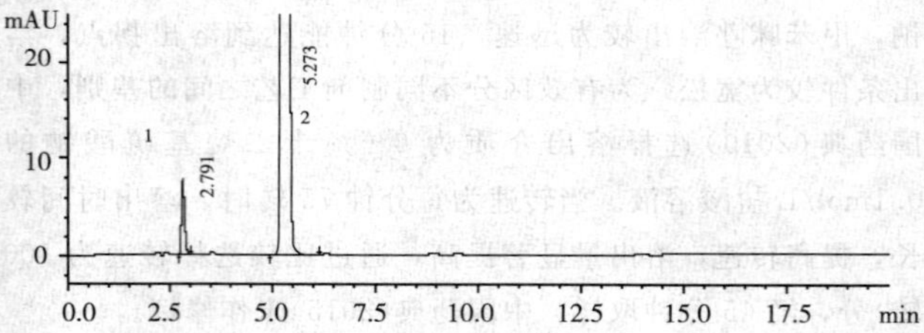

图1　系统适用性色谱图

1. 对甲苯磺酰胺；2. 甲苯磺丁脲

色谱柱：Agilent Extend-C18(250mm×4.6mm，5μm)

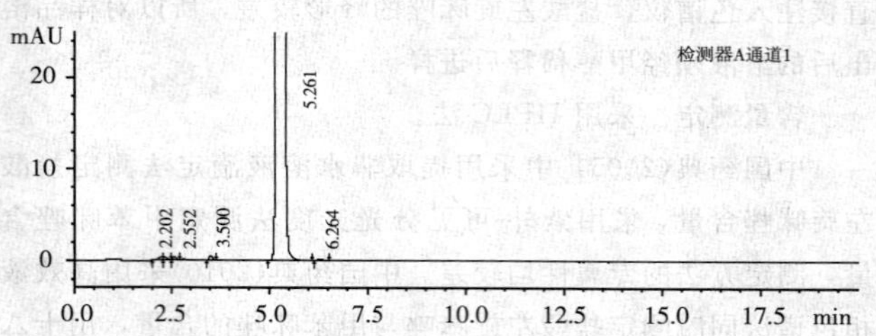

图2　供试品溶液色谱图

碱中不溶物　本品的中间体对甲苯磺酰胺若不纯，可能有碱中不溶物存在。

【含量测定】采用酸碱滴定法。本品在水中几乎不溶，但溶于乙醇，采用中性乙醇溶解后，以氢氧化钠液(0.1mol/L)滴定。

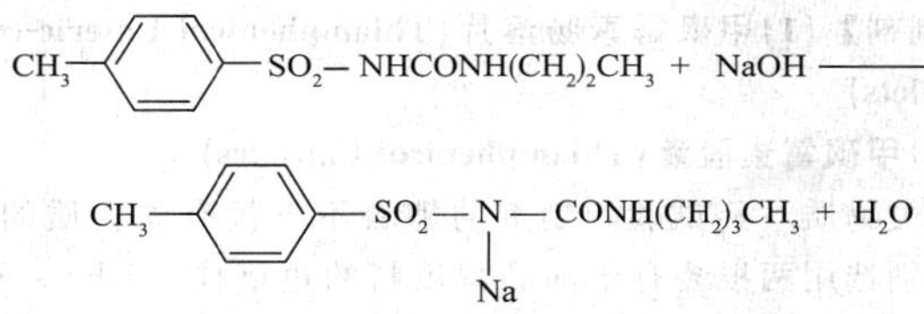

JP(16)、BP(2013)均为容量法，USP(36)采用高效液相色谱法。

【**制剂**】中国药典(2015)、USP(36)、JP(16)、BP(2013)均收载了甲苯磺丁脲片。

甲苯磺丁脲片(Tolbutamide Tablets)

中国药典(2015)未作修订。

参考文献

[1] 国家药典委员会．中华人民共和国药典临床用药须知·化学药和生物制品卷[M]．2005年版．北京：人民卫生出版社，2005.

[2] 中华人民共和国卫生部药典委员会．中华人民共和国药典1990年版二部药典注释[M]．北京：化学工业出版社，1993.

撰写 华 莲 天津市药品检验研究院

陈宗兰 辽宁省药品检验检测院

复核 唐素芳 天津市药品检验研究院

甲砜霉素

Thiamphenicol

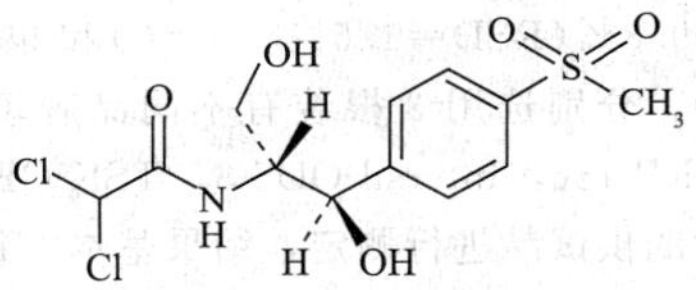

$C_{12}H_{15}Cl_2NO_5S$ 356.23

化学名：[*R*-(*R**，*R**)]*N*-[1-(羟基甲基)-2-羟基-2-[4-(甲基磺酰基)苯基]乙基]-2,2-二氯乙酰胺

[*R*-(*R**，*R**)]*N*-[1-(hydroxymethyl)-2-hydroxy-2-[4-(methylsulphonyl)phenyl]ethyl]-2,2-dichloroacetamide

CAS号：[15318-45-3]

本品为全合成类抗菌药物，抗菌谱和抗菌作用与氯霉素相似，在体外具广谱抗微生物作用，包括需氧革兰阴性菌及革兰阳性菌、厌氧菌、立克次体属、螺旋体和衣原体属。对下列细菌具杀菌作用：流感杆菌、肺炎链球菌和脑膜炎奈瑟球菌；对以下细菌仅具抑菌作用：金黄色葡萄球菌、化脓性链球菌、草绿色链球菌、B组链球菌、大肠埃希菌、肺炎克雷伯菌、奇异变形杆菌、伤寒沙门菌、副伤寒沙门菌、志贺菌属、脆弱拟杆菌等厌氧菌。本品在肝内不与葡萄糖醛酸结合，因此体内活性较高。本品与氯霉素间呈完全交叉耐药。

本品的作用机制同氯霉素，可通过弥散进入细菌细胞内，并可逆性地结合在细菌核糖体的50S亚基上，使肽链增长受阻(可能由于抑制了转肽酶的作用)，因此抑制肽链的形成，从而阻止蛋白质的合成。

本品口服后吸收迅速而完全，口服0.4g后血药达峰时间为2小时。吸收后在体内组织广泛分布，以肾、脾、肝、肺等器官中的含量较多。血消除半衰期为1.5小时。本品主要以原型药自肾排泄，24小时自尿中排出给药量的70%～90%，部分自胆汁排泄。

本品用于敏感菌如流感杆菌、大肠埃希菌、沙门菌属等引起的呼吸道、尿路、肠道等感染。

本品的不良反应包括腹痛、腹泻、恶心、呕吐等消化道反应，其发生率在10%以下。偶见皮疹等过敏反应。本品可引起造血系统的毒性反应，主要表现为可逆性的红细胞生成抑制，白细胞和血小板减少，发生再生障碍性贫血者罕见。中枢神经系统反应主要表现为头痛、嗜睡、头晕和周围性神经炎。

本品由Cutler等于1952年制得，国内于1975年开始生产。中国药典(2015)收载原料、肠溶片和胶囊，BP(2013)仅收载原料。

【**制法概要**】本品可采用对甲砜基苯甲醛同甘氨酸缩合得对甲砜基苯丝氨酸或其铜盐，再经酯化、拆分、还原及二氯乙酰化而得[1]。

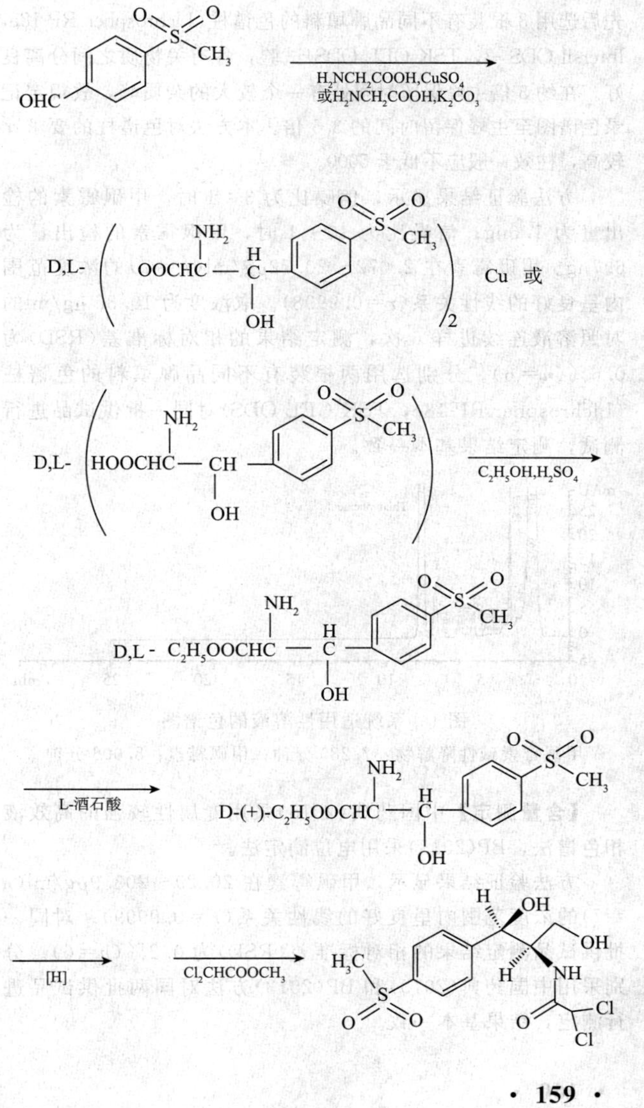

【性状】本品有Ⅰ型和Ⅱ型两种晶型，可用红外光吸收图谱加以区分。用差示扫描热量法(DSC)测定(升温速度10℃/min)，本品在163℃有吸热峰(熔化)[1]。

吸收系数　本品的水溶液在较高浓度(＞100μg/ml)时分别在266nm和273nm波长处有最大吸收，在较低浓度(≤100μg/ml)时在224nm波长处有最大吸收，均为酰胺发色团(n→π)所致[1]。

【鉴别】本品的红外光吸收图谱(光谱集594图)显示的主要特征吸收如下[1]。

特征谱带(cm^{-1})	归属	
3490，3470，3260	羟基，酰胺	$\nu_{O-H,N-H}$
3080，3020	芳氢	ν_{C-H}
1692	酰胺(Ⅰ)	$\nu_{C=O}$
1563	酰胺(Ⅱ)	δ_{NH}
1280，1146	砜	ν_{SO_2}
1070，1044	醇羟基	ν_{C-O}
695	苯环	$\delta_{环}$

【检查】**有关物质**　采用高效液相色谱法。取本品经强酸、强碱、氧化、高热或光照破坏后进样测试，甲砜霉素及各有关物质之间分离良好，与甲砜霉素相邻的杂质峰为其碱性降解物。先后选用3根装有不同品牌填料的色谱柱(Lichrospher RP-18e，Intersil ODS-3，TSK GEL ODS)试验，各有关物质之间分离良好。在约3倍主峰保留时间处有一个较大的杂质峰，故规定记录色谱图至主峰保留时间的3.5倍。本方法对色谱柱的要求比较高，柱效一般应不低于5000。

方法验证结果显示，信噪比为3∶1时，甲砜霉素的检出量为1.6ng；信噪比为10∶1时，甲砜霉素的检出量为6.7ng。甲砜霉素在2.072～20.72μg/ml($n=7$)的浓度范围内呈良好的线性关系($r=0.9998$)。取浓度为10.36 μg/ml的对照溶液连续进样6次，测定结果的相对标准差(RSD)为0.6%($n=6$)。分别选用两根装有不同品牌填料的色谱柱(Lichrospher RP-18e，TSK GEL ODS)对同一批供试品进行测试，测定结果基本一致。

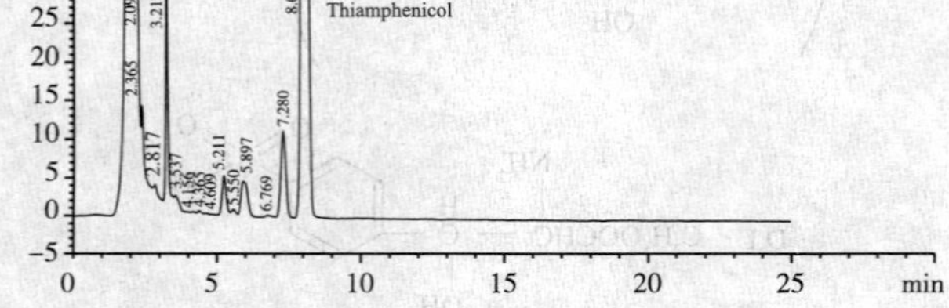

图1　系统适用性溶液的色谱图

甲砜霉素碱性降解物：7.280分钟；甲砜霉素：8.006分钟

【含量测定】中国药典(2015)采用专属性较强的高效液相色谱法，BP(2013)采用电位滴定法。

方法验证结果显示，甲砜霉素在20.29～203.9μg/ml($n=7$)的浓度范围内呈良好的线性关系($r=0.9999$)。对同一批供试品测定结果的相对标准差(RSD)为0.2%($n=6$)。分别采用中国药典(2015)和BP(2013)方法对同两批供试品进行测定，结果基本一致。

【制剂】(1)**甲砜霉素肠溶片(Thiamphenicol Enteric-coated Tablets)**

(2)**甲砜霉素胶囊(Thiamphenicol Capsules)**

有关物质　经试验，制剂的辅料不干扰有关物质的检测。分别选用两根装有不同品牌填料的色谱柱(Lichrospher RP-18e，TSK GEL ODS)对同一批胶囊和片的供试品进行测试，测定结果基本一致。

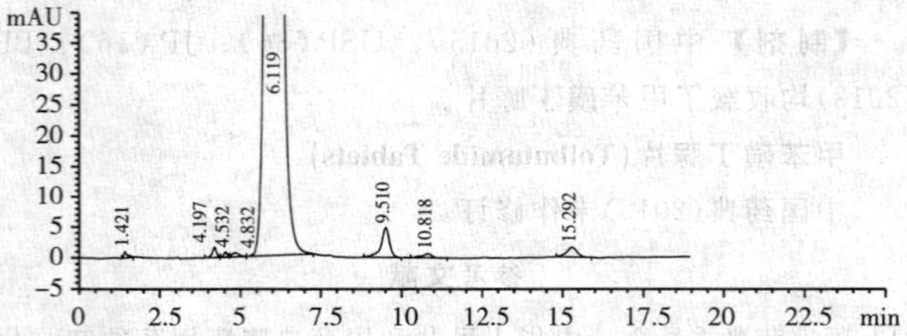

图2　甲砜霉素胶囊供试品溶液的色谱图

甲砜霉素碱性降解物：4.832分钟；甲砜霉素：6.119分钟

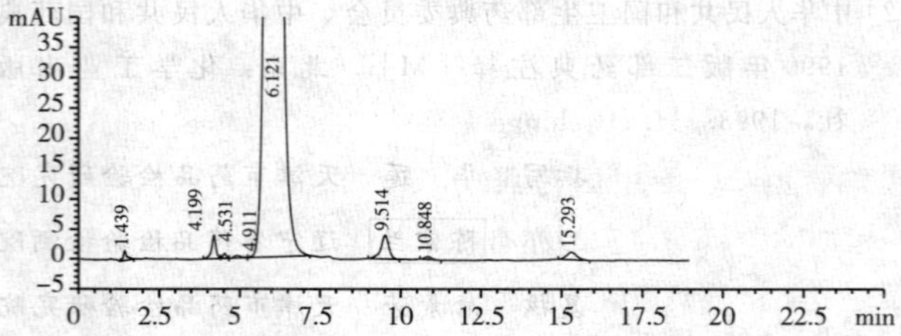

图3　甲砜霉素片的供试品溶液的色谱图

甲砜霉素碱性降解物：4.911分钟；甲砜霉素：6.121分钟

含量测定　分别对同一批胶囊和片的供试品进行测定，结果的相对标准差(RSD)分别为0.5%($n=6$)和0.3%($n=6$)。胶囊和片在50%、100%和150%水平的回收率的测定结果分别为99.8%(RSD=1.5%，$n=9$)和99.1%(RSD=1.8%，$n=9$)。分别选用3根装有不同品牌填料的色谱柱(Lichrospher RP-18e，Intersil ODS-3，TSK GEL ODS)对同一批胶囊和片的供试品进行测定，结果基本一致。分别采用中国药典(2015)和BP(2013)方法对同7批胶囊和3批片剂供试品进行测定，结果基本一致。

参考文献

[1] Brittain HG. Analytical Profiles of Drug Substances [M]. Vol. 22. New York: Academic Press, 1993: 461-488.

撰写　刘　浩　秦　峰　上海市食品药品检验所

复核　刘　浩　上海市食品药品检验所

甲氧苄啶

Trimethoprim

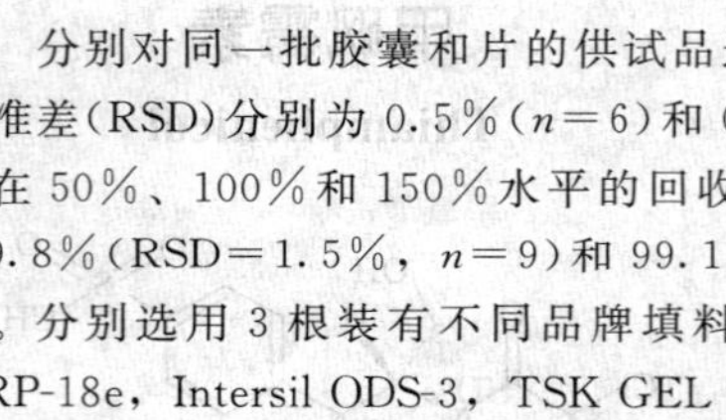

$C_{14}H_{18}N_4O_3$　290.32

化学名：5-[(3,4,5-三甲氧基苯基)甲基]-2,4-嘧啶二胺

5-[(3,4,5-Trimethoxyphenyl)methyl]-2,4,-pyrimidine-diamine

英文名：Trimethoprim (INN)

异名：甲氧苄氨嘧啶

CAS号：[738-70-5]

本品属抗菌药。主要为选择性抑制细菌的二氢叶酸还原酶的活性，从而干扰细菌叶酸的代谢，阻止了细菌核酸和蛋白质的合成。本品与磺胺药的合用可使细菌的叶酸合成代谢遭到双重阻断，使磺胺药抗菌活性增强。可用于对其呈现敏感的大肠埃希菌、奇异变形杆菌、肺炎克雷伯菌和某些肠杆菌属和腐生葡萄球菌等细菌所致的急性单纯性尿路感染初发病例。口服吸收完全，约可吸收给药量的90%以上，达峰时间为1～4小时，口服0.1g血药峰浓度约为1mg/L（图1）。主要不良反应为白细胞及血小板减少或正铁血红蛋白性贫血。

本品由G. H. Hitchings等于1959年合成。国内于1972年开始生产。除中国药典(2015)收载外，USP(36)、BP(2013)、Ph. Eur. (7.0)亦有收载，JP(16)未收载，USP(36)中还收载了硫酸甲氧苄啶。

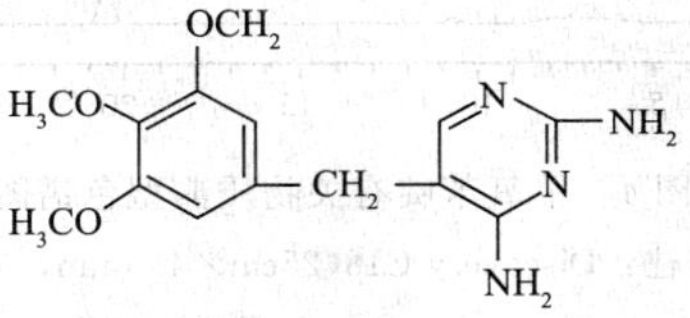

甲氧苄氨嘧啶

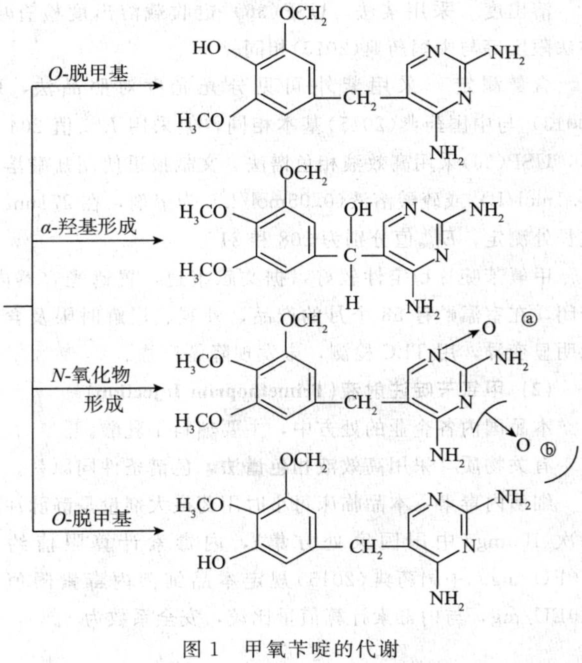

图1 甲氧苄啶的代谢

【制法概要】

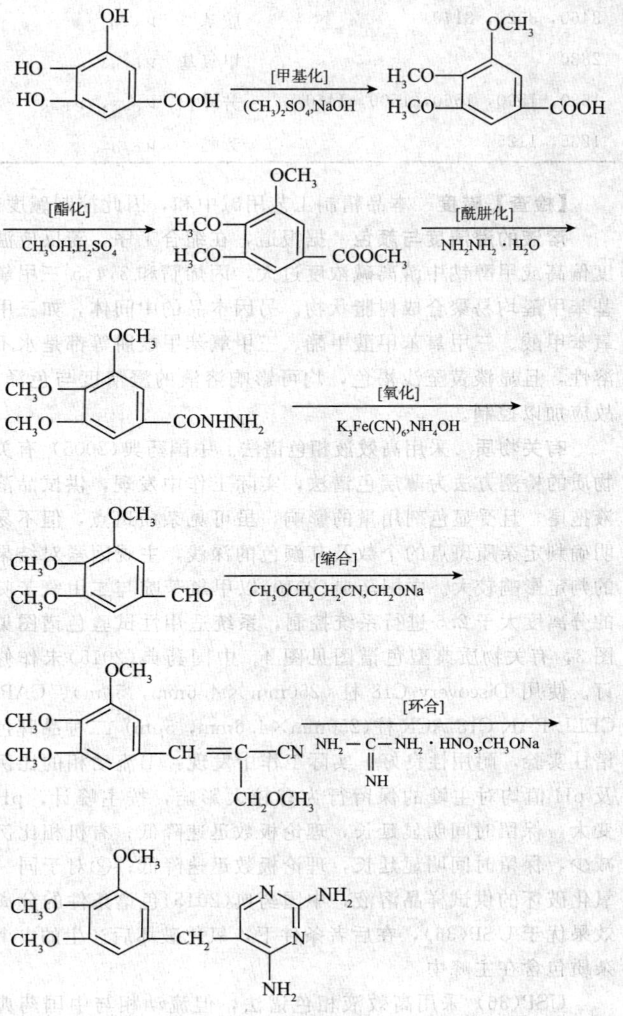

【鉴别】(1)氮杂环类化合物沉淀反应。

(2)本品结构中具有嘧啶环，环上有助色团$-NH_2$基取代，产生红移，故本品的氢氧化钠溶液(0.1mol/L)，在287nm的波长处有最大吸收，见图2。

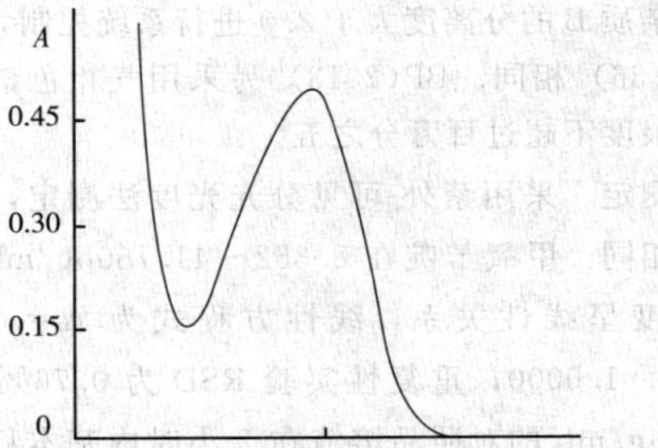

图2 甲氧苄啶的紫外吸收图谱

(3)本品的红外光吸收图谱应与对照的图谱(光谱集103图)一致，红外光吸收图谱显示的主要特征吸收如下。

特征谱带(cm^{-1})	归属
3460，3320，3140	胺基　ν_{N-H}
2830	甲氧基　ν_{C-H}
1630，1590，1560，1500，1460	芳环　$\nu_{C=C}$，$\nu_{C=N}$
1235，1125	芳醚　ν_{C-O-C}

【检查】 碱度　本品精制工艺用碱中和，因此控制碱度。

溶液的澄清度与颜色　据报道，在缩合工序，若反应温度偏高或甲醇钠中游离碱浓度过大，丙烯腈和3,4,5-三甲氧基苯甲醛均易聚合成树脂状物。另因本品的中间体，如三甲氧苯甲酸、三甲氧苯甲酸甲酯、三甲氧苯甲酰肼等都是水不溶性，且显淡黄至浅褐色，均可影响溶液的澄清度与色泽，故应加以控制。

有关物质　采用高效液相色谱法。中国药典(2005) 有关物质的检测方法为薄层色谱法，实际工作中发现，供试品溶液拖尾，且受显色剂用量的影响，虽可见杂质斑点，但不易明确判定杂质斑点的个数及其颜色的深浅，主观因素对结果的判定影响较大。中国药典(2010)以甲氧苄啶与二甲氧苄啶的分离度大于2.5进行系统控制，系统适用性试验色谱图见图3，有关物质典型色谱图见图4。中国药典(2015)未作修订。使用 Discovery C18 柱(250mm×4.6mm，5μm)、CAPCELL PAK C18 ACR 柱(250mm×4.6mm，5μm) 二种品牌色谱柱实验，耐用性良好。实际工作中发现：①流动相的比例及pH值均对主峰的保留行为有较大影响，按主峰计，pH变大，保留时间明显延长，理论板数迅速降低；有机相比例减少，保留时间明显延长，理论板数迅速降低；②对于同一氧化破坏的供试样品溶液，中国药典(2015)色谱条件的分离效果优于USP(36)，在后者条件下，氧化破坏后产生的1个杂质包含在主峰中。

USP(36) 采用高效液相色谱法，但流动相与中国药典(2015)不同，以甲氧苄啶与二甲氧苄啶分离度大于2.5进行系统控制，单个杂质不超过0.1%，总杂质不超过0.2%。BP(2013) 采用两种高效液相色谱条件分别控制包括10个已知杂质在内的有关物质，色谱条件A及其系统控制与USP(36) 基本一致，色谱条件B为另一个色谱系统，以甲氧苄啶与杂质B的分离度大于2.0进行系统控制，杂质限度均与USP(36) 相同。BP(2013) 另采用气相色谱法测定杂质苯胺，限度不超过百万分之五。

含量测定　采用紫外-可见分光光度法测定，与甲氧苄啶片基本相同。甲氧苄啶在8.352～41.760μg/ml浓度范围内与吸光度呈线性关系，线性方程式为 A＝0.0199C＋0.0086，r＝1.0000；重复性实验RSD为0.76%（n＝6）；浓度为20μg/mL的对照品溶液在2小时内基本稳定；辅料对成分含量测定无干扰，方法回收率为100.8%（n＝9），RSD为0.7%。

【含量测定】 采用高氯酸非水滴定法，以结晶紫为指示剂，终点易观察。经电位滴定法比对，终点为溶液显蓝色。国外药典均采用非水滴定的电位法。

【制剂】 中国药典(2015)收载的单方制剂有甲氧苄啶片与甲氧苄啶注射液，USP(36) 中收载了甲氧苄啶片，BP(2013) 中收载了甲氧苄啶片和甲氧苄啶口服混悬剂。

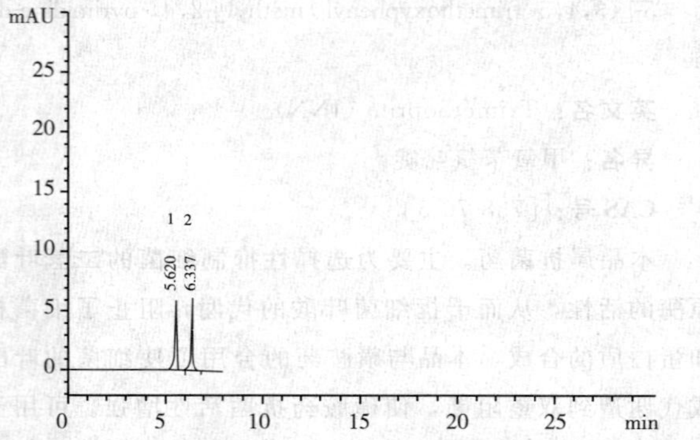

图3　甲氧苄啶系统适用性试验色谱图

1. 二甲氧苄啶；2. 甲氧苄啶

色谱柱：Discovery C18(25cm×4.6mm，5μm)

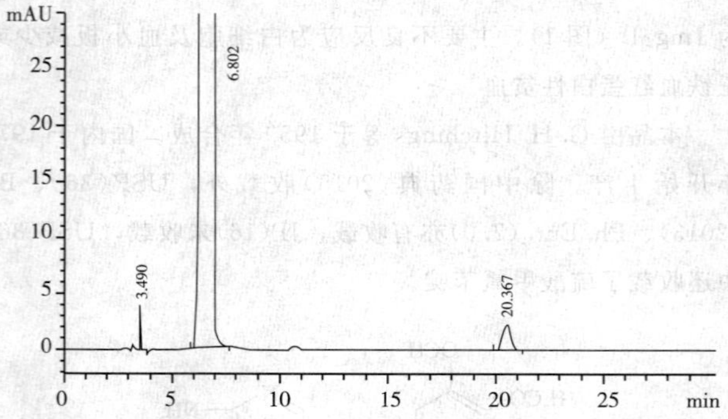

图4　甲氧苄啶有关物质典型色谱图

色谱柱：Discovery C18(25cm×4.6mm，5μm)

(1) 甲氧苄啶片(Trimethoprim Tablets)

溶出度　采用桨法，USP(36) 也收载溶出度检查项，方法限度等与中国药典(2015)相同。

含量测定　采用紫外-可见分光光度对照品法，BP(2013) 与中国药典(2015)基本相同，但采用 $E_{1cm}^{1\%}$ 值204计算，USP(36)采用高效液相色谱法。文献报道使用盐酸溶液(0.1mol/L) 或硫酸溶液(0.05mol/L) 为溶剂，在271nm的波长处测定，$E_{1cm}^{1\%}$ 值分别为208和212。

甲氧苄啶片稳定性较好，据文献报道，置遮光容器内，密闭，在室温贮存58个月的产品，外观、崩解时限及含量无明显变异，用TLC检测，未发现降解产物。

(2) 甲氧苄啶注射液(Trimethoprim Injection)

本品国内各企业的处方中，主要辅料是乳酸。

有关物质　采用高效液相色谱法，色谱条件同原料。

细菌内毒素　本品临床每小时用药最大剂量是静脉注射每次100mg(中国国家处方集)，内毒素计算限值约为3.0EU/mg。中国药典(2015)规定本品细菌内毒素限值为3.0EU/mg，与内毒素计算值量比较，安全系数为1。

参考文献

[1] 国家药典委员会．中华人民共和国药典临床用药须知·化学药和生物制品卷［M］．北京：人民卫生出版社，

2005：555.

[2] Florey K. Analytical Profiles of Drug Substances [M]. Vol. 7. New York：Academic Press，1978：463.

[3] 中华人民共和国卫生部药典委员会. 中华人民共和国药典1990年版二部药典注释 [M]. 北京：化学工业出版社，1993：131-135.

[4] 许志忠. 化学制药工艺学 [M]. 北京：化学工业出版社，1980：120.

[5] Dibbern H. W. UV and IR spectra of some important drugs [M]. 1st ed. Cantor Aulendorf Ravensburg，1978：935.

[6] Clake，E. G. C. Isolation and Indentification of Drugs [M]. London：The Pharmaceutical Press，1969：586.

撰写　陈新善　中国人民解放军总后勤部卫生部药品仪器检验所
　　　潘　悌　上海市食品药品检验所
　　　孙庚芬　重庆市食品药品检验检测研究院
复核　武向锋　中国人民解放军总后勤部卫生部药品仪器检验所

甲氧氯普胺

Metoclopramide

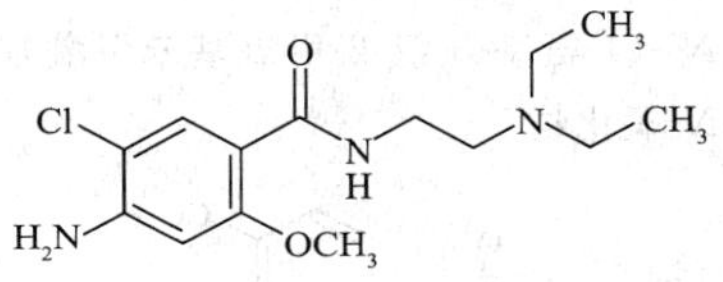

$C_{14}H_{22}ClN_3O_2$　299.80

化学名：*N*-[(2-二乙氨基)乙基]-4-氨基-2-甲氧基-5-氯-苯甲酰胺

N-[2-(diethylamino)-ethyl]-4-amino-5-chloro-2-methoxy-benzamide

英文名：Metoclopramide (INN)

异名：胃复安；灭吐灵

CAS号：[364-62-5]；[54143-57-6] 盐酸盐

本品为苯甲酰胺的衍生物，系多巴胺 D_2 受体拮抗剂，同时还具有 $5\text{-}HT_4$ 受体激动效应，对 $5\text{-}HT_3$ 受体有轻度抑制作用。可作用于延髓催吐化学感受区(CTZ)中多巴胺受体而提高CTZ的阈值，具有强大的中枢性镇吐作用。其适应症广泛，用于各种病因所致恶心、呕吐、消化不良、胃部胀满等症状的治疗，也可用于治疗反流性食管炎、胆汁反流性胃炎、功能性胃滞留、胃下垂等，以及残胃排空延迟症、迷走神经切除后胃排空延缓、糖尿病性胃轻瘫、尿毒症、硬皮病等胶原疾患所致胃排空障碍等。本品自胃肠道吸收，进入血液循环后，13%～22%与血浆蛋白(主要为白蛋白)结合。经肝脏代谢。半衰期一般为4～6小时，根据用量大小有别。口服30～60分钟后开始作用，持续时间一般为1～2小时。经肾脏排泄，口服量约有85%以原型及葡萄糖醛酸结合物随尿排出。较常见的不良反应有昏睡、烦躁不安、疲怠无力；大剂量长期应用可能因阻断多巴胺受体，使胆碱能受体相对亢进而导致锥体外系反应(特别是年轻人)，可出现肌震颤、发音困难、共济失调等。本品有潜在致畸作用，孕妇不宜应用，哺乳期少乳者可短期用于催乳；小儿不宜长期应用；老年人不能长期大量应用，否则容易出现锥体外系症状。

甲氧氯普胺由Thominet于1962年首先合成。国内于1967年试制，1970年正式生产。

本品开始收载于中国药典(1977)。目前，除中国药典(2015)收载本品外，BP(2013)、Ph. Eur. (7.0)、JP(16)亦有收载；BP(2013)、Ph. Eur. (7.0)、USP(36)还均收载了盐酸甲氧氯普胺。

【制法概要】[1]

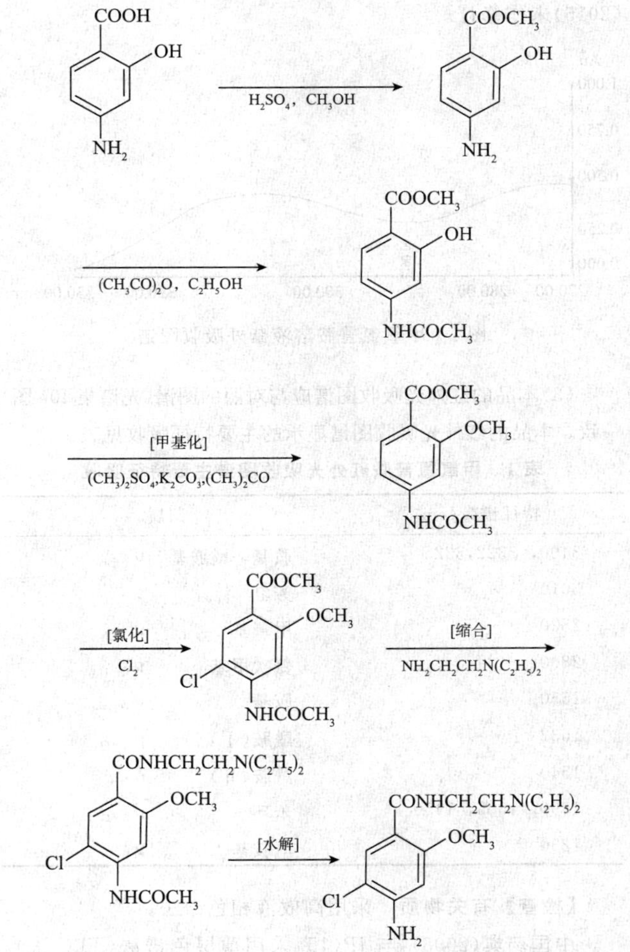

【性状】本品应为白色结晶性粉末并具有多晶现象。中国药典(2015)的熔点为147～151℃；BP(2013)与Ph. Eur. (7.0)则规定为白色或类白色粉末，呈多晶现象，其熔点为145～149℃；而JP(16)则规定为白色结晶或结晶性粉末，熔点为146～149℃。

根据《The Merck Index》第14版，序号6143(1058～1059页)的描述，本品的熔点为146～148℃。本品还有单盐酸一水合物与双盐酸一水合物，单盐酸一水合物为白色结晶性粉末，溶于水，熔点为182.5～184℃。双盐酸一水合物为结晶，145℃分解。而《Remingtons Parmaceutical Science》Vol. 17则只提及单盐酸一水合物而且注明185℃分解。

【鉴别】(2)中国药典(2005)采用草酸三氢钾标准缓冲液作为溶剂，配制供试品溶液，测定紫外吸收。因草酸三氢钾在275nm附近的吸光度值较大，它的吸收叠加在供试品

275nm 吸收峰上，影响供试品的测定，因此供试品的草酸三氢钾溶液在 275nm 附近的吸收峰每次测定不能完全重复，约有±2nm 的变化。中国药典(2010)采用 0.1mol/L 盐酸溶液作为溶剂，经测定不同厂家不同批号的样品，均在 308nm 的波长处有最大吸收，290nm 的波长处有最小吸收，见图 1。JP(15)鉴别(3)为紫外鉴别，方法为：取甲氧氯普胺，用 1mol/L 盐酸溶液 1ml 溶解，再用水稀释制成 10μg/ml 的溶液，测定紫外图谱和对照品图谱比较。经测本品在 272nm 与 308nm 的波长处有最大吸收，在 251nm 与 290nm 的波长处有最小吸收，在 230nm 的波长处有一肩峰。中国药典(2015)未作修订。

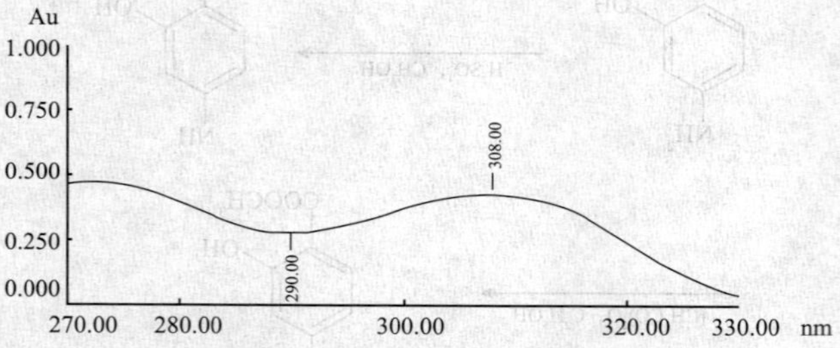

图 1　甲氧氯普胺溶液紫外吸收图谱

(3)本品的红外光吸收图谱应与对照的图谱(光谱集 107 图)一致。本品的红外光吸收图谱显示的主要特征吸收见表 1。

表 1　甲氧氯普胺红外光吸收图谱主要特征吸收

特征谱带(cm^{-1})	归属	
3400，3322，3225	胺基，酰胺基	ν_{N-H}
3010	芳氢	ν_{C-H}
2820	甲氧基	ν_{C-H}
2800	氮次甲基	ν_{C-H}
1650	胺基	ν_{N-H_2}
1632	酰胺(Ⅰ)	$\nu_{C=O}$
1540	酰胺(Ⅱ)	δ_{NH}
1590，1505，1450	苯环	$\nu_{C=C}$
1250	酰胺基	ν_{C-N}

【检查】有关物质　采用高效液相色谱法。

中国药典(2005) 与 JP(15)采用薄层色谱法(TLC 法)，限度为 0.5%。经实验发现，方法灵敏度低，难以有效控制药品的质量。

BP(2010)与 Ph. Eur. (6.0)则采用高效液相色谱法，用辛烷基硅烷键合硅胶柱，以乙腈-磷酸二氢钾溶液(用稀磷酸溶液调节 pH 值至 4.0)(20∶80)为流动相，检测波长为 254nm。标准中列出下列八种已知结构的杂质。

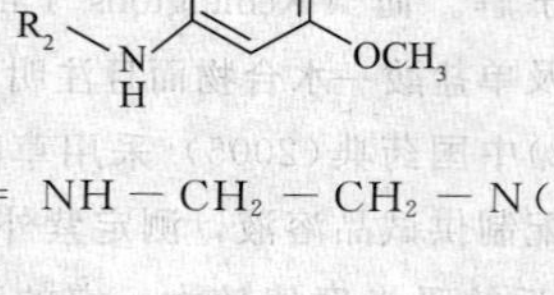

杂质 A：$R_1 = NH-CH_2-CH_2-N(C_2H_5)_2$，$R_2 = CO-CH_3$，$R_3 = Cl$

4-乙酰氨基-5-氯-*N*-[2-(二乙氨基)乙基]-2-甲氧基苯甲酰胺

杂质 B：$R_1 = OCH_3$，$R_2 = CO-CH_3$，$R_3 = Cl$

4-乙酰氨基-5-氯-2-甲氧基苯甲酸甲酯

杂质 C：$R_1 = OH$，$R_2 = H$，$R_3 = Cl$

4-氨基-5-氯-2-甲氧基苯甲酸

杂质 D：$R_1 = OCH_3$，$R_2 = CO-CH_3$，$R_3 = H$

4-乙酰氨基-2-甲氧基苯甲酸甲酯

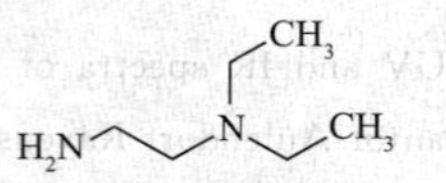

杂质 E：*N*,*N*-二乙基-1,2-二胺

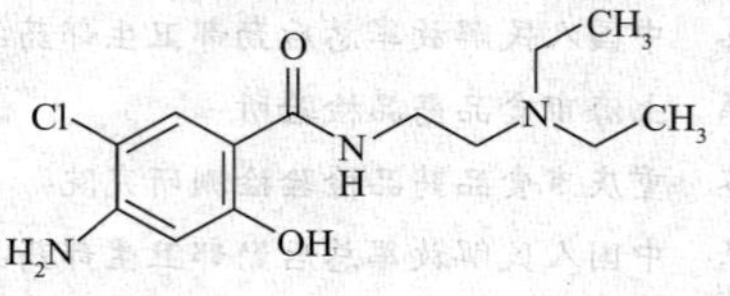

杂质 F：4-氨基-5-氯-*N*-[2-(二乙氨基)乙基]-2-羟基苯甲酰胺

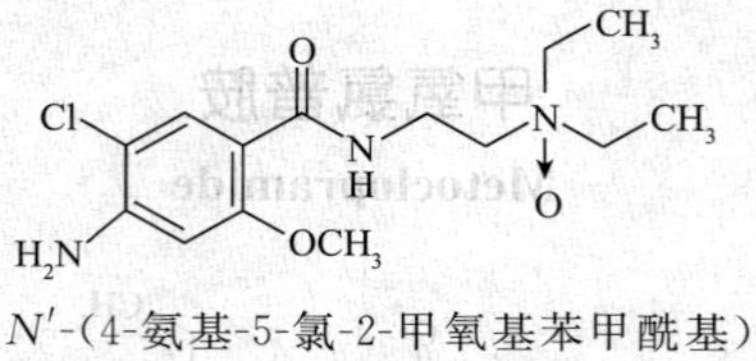

杂质 G：*N'*-(4-氨基-5-氯-2-甲氧基苯甲酰基)-*N*,*N*-二乙基-1,2-二胺 *N*-氧化物

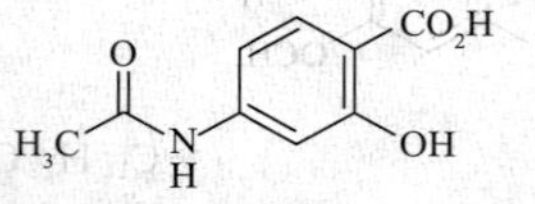

杂质 H：4-(乙酰氨基)-2-羟基苯甲酸

中国药典(2010)参考相关文献[2,3]建立了新的 HPLC 系统用于有关物质检查。用十八烷基硅烷键合硅胶为填充剂，以乙腈-0.02mol/L 磷酸溶液(用三乙胺调节 pH 值至 4.0)(19∶81)为流动相，检测波长为 275nm。与 BP(2013)、Ph. Eur. (7.0)的色谱系统相比，该系统色谱峰峰形正常，保留时间适中，检出的杂质多，分离效果良好。中国药典(2015)未作修订。有关物质色谱图见图 2。

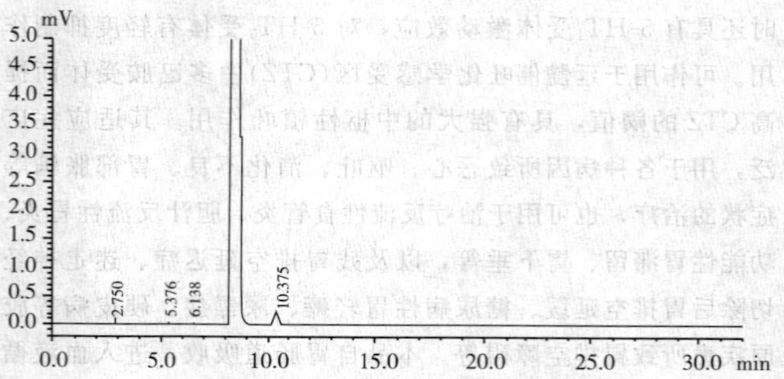

图 2　甲氧氯普胺样品溶液的有关物质色谱图

经稳定性考察，供试品溶液(浓度为 0.25mg/ml)在 24 小时内稳定。经采用逐步稀释法测定，甲氧氯普胺的最低检出量为 0.3ng。

根据甲氧氯普胺的溶解性，其在水中几乎不溶，在酸性溶液中溶解，且依据酸破坏试验结果，甲氧氯普胺在酸中较稳定。因此，在配制供试品溶液时，先用 0.1mol/L 盐酸溶液溶解，再用流动相稀释。加入的 0.1mol/L 盐酸溶液 2ml 可使甲氧氯普胺完全溶解。

采用三种不同品牌、不同规格的色谱柱（Diamonsil C18 4.6mm×200mm，Agela C18 4.6mm×250mm，VP-ODS 4.6mm×150mm）进行耐用性试验，结果良好。

样品检测中可有效检出5个杂质，其结构与来源，有待进一步研究。

【含量测定】根据本品含有芳伯氨基结构，采用重氮化法测定含量，并以永停滴定法确定终点，终点敏锐。

该法原理系利用芳伯氨基在酸性溶液中，与亚硝酸钠定量地进行重氮化反应而生成重氮盐，用亚硝酸钠滴定液在酸性溶液中进行滴定，以永停滴定法指示终点。

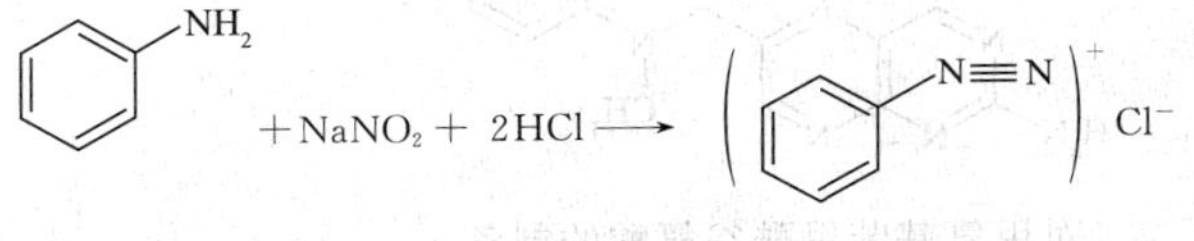

$+NaCl+2H_2O$

BP（2013）、Ph. Eur.（7.0）与 JP(16)均采用非水滴定法测定含量。

【贮藏】破坏实验表明，本品在强氧化条件下不稳定，对酸、碱、高温及强光较稳定。经稳定性考察，本品稳定性良好。

【制剂】中国药典(2015)收载了甲氧氯普胺片、盐酸甲氧氯普胺注射液；BP(2013)收载了甲氧氯普胺注射液、甲氧氯普胺口服溶液、甲氧氯普胺片；USP(36)收载了甲氧氯普胺注射液、甲氧氯普胺口服溶液、甲氧氯普胺片；JP(16)收载了甲氧氯普胺片；Ph. Eur.（7.0）未收载该品种制剂。

(1)甲氧氯普胺片(Metoclopramide Tablets)

本品为白色片，规格为 5mg、10mg。辅料为淀粉、蔗糖、乳糖、糊精、预胶化淀粉、微晶纤维素、磷酸氢钙、羧甲淀粉钠、乙醇、硬脂酸镁、十二烷基硫酸钠、聚维酮 K30 等。

根据甲氧氯普胺原料的有关物质检测方法，采用高效液相色谱法测定甲氧氯普胺片的有关物质，辅料不干扰测定。经考察各生产厂家不同批次的样品，片剂的有关物质含量较少，基本未过 0.1%，且样品稳定性良好，因此片剂的有关物质检查项未列入标准中。

含量测定与含量均匀度　均采用高效液相色谱法测定，色谱条件与甲氧氯普胺原料项下有关物质的色谱条件相同，辅料不干扰主成分的测定，见图 3。方法的线性范围为 12.0～120.0μg/ml，$r=0.9999$；平均回收率为 100.6%（$n=9$），RSD 为 0.44%。

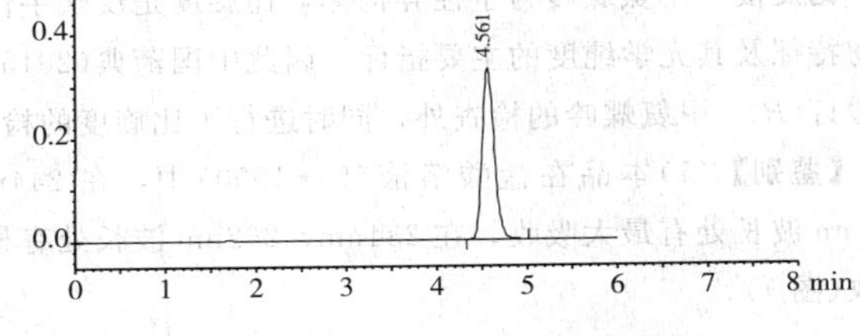

图 3　甲氧氯普胺片含量测定色谱图

(2)盐酸甲氧氯普胺注射液(Metoclopramide Dihydrochloride Injection)

本品为无色的澄明液体。规格为 1ml：10mg。辅料为盐酸、无水醋酸钠、亚硫酸氢钠。

有关物质　根据甲氧氯普胺原料有关物质检测方法，采用高效液相色谱法测定盐酸甲氧氯普胺注射液的有关物质，辅料不干扰测定，见图 4。

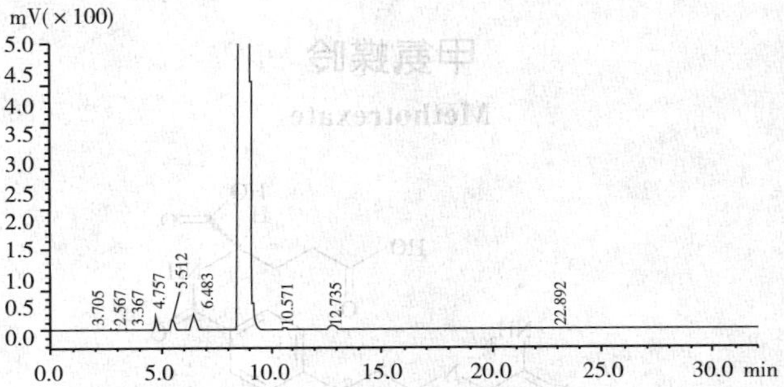

图 4　盐酸甲氧氯普胺注射液有关物质色谱图

细菌内毒素　本品临床每小时用药最大剂量是静脉注射每次 20mg（中华人民共和国药典临床用药须知），内毒素计算限值约为 15EU/mg；国外标准中 USP（36）为 2.5 EU/mg。中国药典（2015）规定本品细菌内毒素限值为 10EU/mg，与内毒素计算值比较，安全系数为 1.5。

无菌　取本品，经薄膜过滤法处理，以金黄色葡萄球菌为阳性对照菌，依法检查(通则 1101)，应符合规定。

含量测定　采用高效液相色谱法测定，色谱条件与甲氧氯普胺原料项下有关物质的色谱条件相同。辅料不干扰主成分的测定，见图 5。方法的线性范围为 12.4～124.0μg/ml，$r=0.9999$；精密度的 RSD 为 0.79%（$n=6$）；重现性的 RSD 为 0.69%（$n=5$）；平均回收率为 100.6%（$n=9$），RSD 为 0.34%；供试品溶液在 24 小时内稳定性良好。

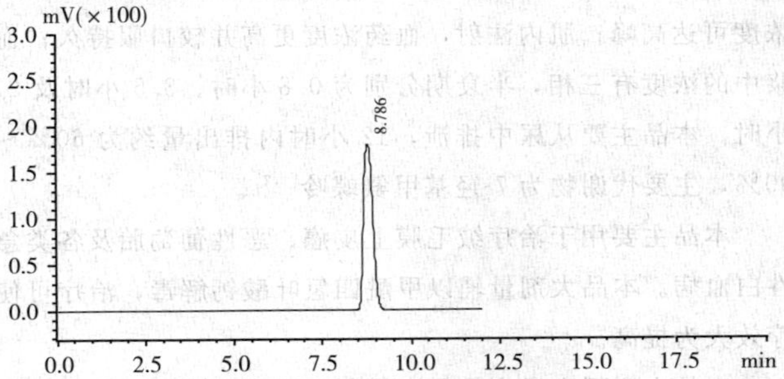

图 5　盐酸甲氧氯普胺注射液含量测定色谱图

参考文献

[1] 中华人民共和国卫生部药典委员会．中华人民共和国药典 1990 年版二部药典注释［M］．北京：化学工业出版社，1993.

[2] 陈钧，江文明，蒋新国．甲氧氯普胺鼻腔喷雾剂的 HPLC 测定［J］．中国医药工业杂志，2004，35(1)：47-48.

[3] 王琳，程刚，邹海娟．反相高效液相色谱法测定家犬体内

甲氧氯普胺的血药浓度[J]. 药物分析杂志，2005，25（4）：432-435.

撰写　田　兰　河北省药品检验研究院
王维思　河南省食品药品检验所
复核　杨　梁　河北省药品检验研究院

甲氨蝶呤

Methotrexate

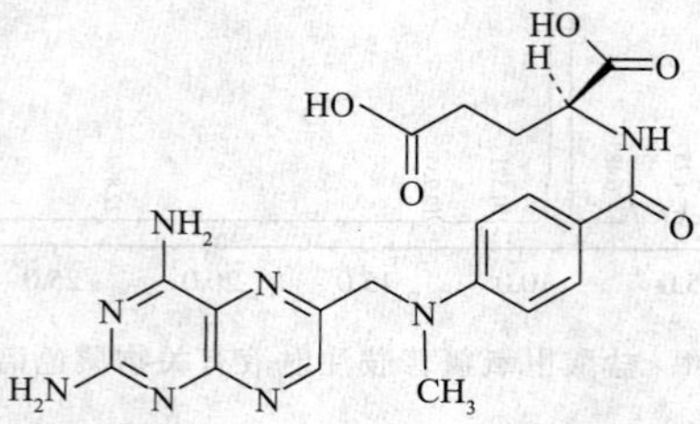

$C_{20}H_{22}N_8O_5$　454.45

化学名：L-(＋)-*N*-[4-[[(2,4-二氨基-6-蝶啶基)甲基]甲氨基]苯甲酰基]谷氨酸

L-(＋)-*N*-[*p*-[[(2, 4-diamino-6-pteridinyl) methyl] methylamino] benzoyl]-glutamic acid

N-[4-[[(2,4-diamino-6-pteridinyl) methyl] methylamino] benzoyl L-glutamic acid

英文名：Methotrexate (INN)

异名：MTX

CAS 号：[59-05-2]

甲氨蝶呤为抗肿瘤药。本品通过抑制二氢叶酸还原酶而影响四氢叶酸的生成，从而阻止嘌呤环和胸腺嘧啶脱氧核苷酸的合成。抑制 DNA 和 RNA 的生成。口服 1～2 小时血药浓度可达高峰；肌内注射，血药浓度更高并较口服持久；血浆中的浓度有三相，半衰期分别为 0.8 小时、3.5 小时及 27 小时。本品主要从尿中排泄，12 小时内排出量约为 60%～90%，主要代谢物为 7-羟基甲氨蝶呤[1,2]。

本品主要用于治疗绒毛膜上皮癌、恶性葡萄胎及各类急性白血病。本品大剂量辅以甲酰四氢叶酸钙解毒，治疗可使疗效大为提高。

本品主要不良反应是骨髓抑制、消化道反应、全身反应(发热、皮疹、脓毒等)以及肺、肝、肾毒性等。

Seeger 等于 1949 年首次合成，国内于 1964 年研制成功，1969 年投产。除中国药典（2015）收载外，Ph. Eur.(7.0)、BP(2013)、USP(36) 与 JP(16)均有收载。

【制法概要】

方法 1：

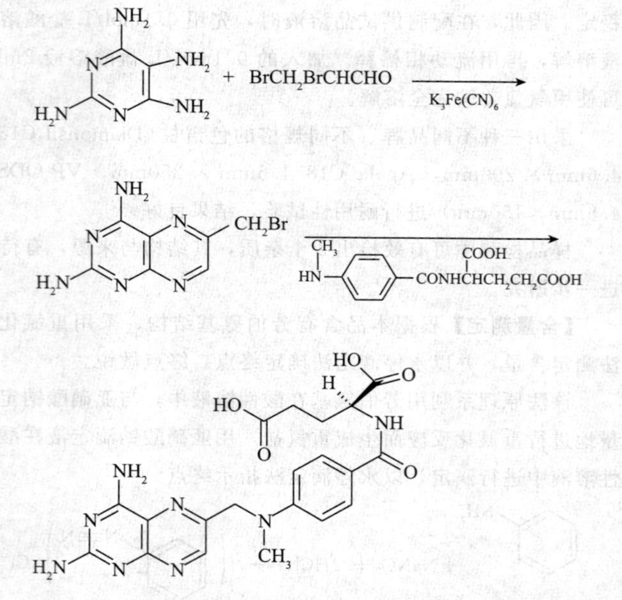

对甲氨基苯甲酰谷氨酸的制备：

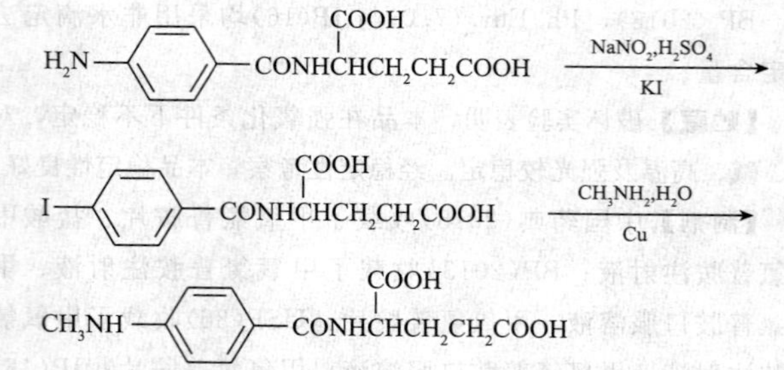

二溴丙醛的制备：

$$CH_2=CHCHO \xrightarrow{Br_2} CH_2BrCHBrCHO$$

方法 2：

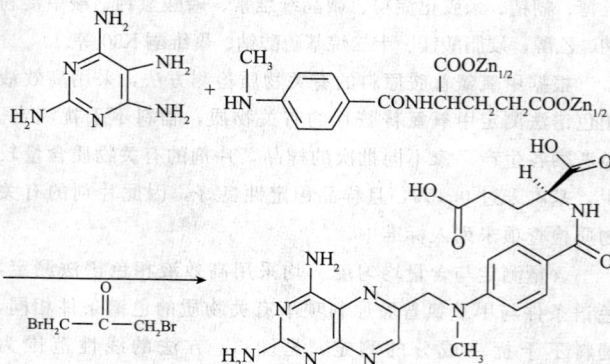

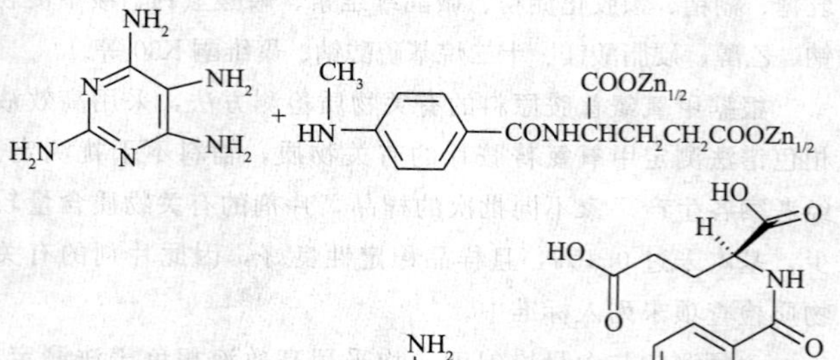

【性状】本品为橙黄色结晶性粉末，在稀碱溶液中易溶，但易分解。

比旋度　甲氨蝶呤为手性异构体，比旋度是反映手性化合物特征及其光学纯度的主要指标。因此中国药典(2015)中除增订(*R*) -甲氨蝶呤的检查外，同时进行了比旋度的检查。

【鉴别】(1)本品在盐酸溶液(9→1000)中，在 244nm、306nm 波长处有最大吸收，在 234nm、262nm 波长处有最小吸收(图 1)。

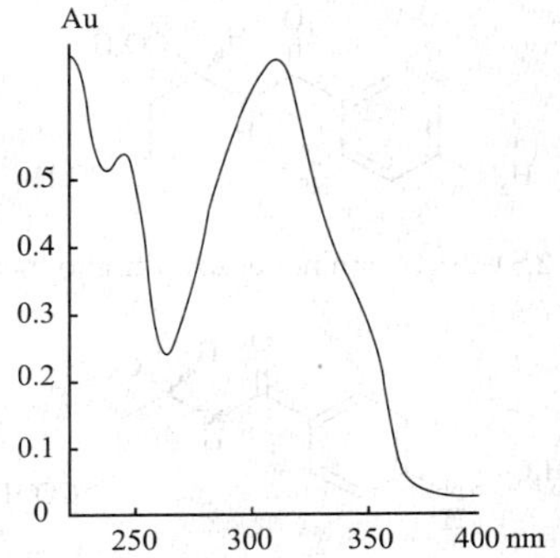

图 1　甲氨蝶呤在盐酸溶液(9→1000)中的紫外吸收图谱

(2)本品的红外光吸收图谱(光谱集 108 图)显示的主要特征吸收如下。

特征谱带(cm^{-1})	归属
3500～2500	胺，酰胺，羧基　ν_{N-H}，ν_{O-H}
1640	酰胺(Ⅰ)　$\nu_{C=O}$
1605，1510	芳环　$\nu_{C=N,C=C}$
1550	酰胺(Ⅱ)　δ_{N-H}
832	对位取代苯　γ_{2H}

【检查】(*R*)-甲氨蝶呤　甲氨蝶呤为手性分子。在中国药典(2015)中(*R*)-甲氨蝶呤进行检查。采用 HPLC 法，用牛血清白蛋白键合硅胶柱(EC 150/4，RESOLVOSIL，BSA-7，15cm×4.0mm)进行分离，试验中需用到消旋甲氨蝶呤进行系统适用性试验，色谱峰的出峰顺序为(*S*)-甲氨蝶呤、(*R*)-甲氨蝶呤，见图 2。甲氨蝶呤的检出限为 0.7ng。

牛血清白蛋白键合硅胶柱平时需低温保存。

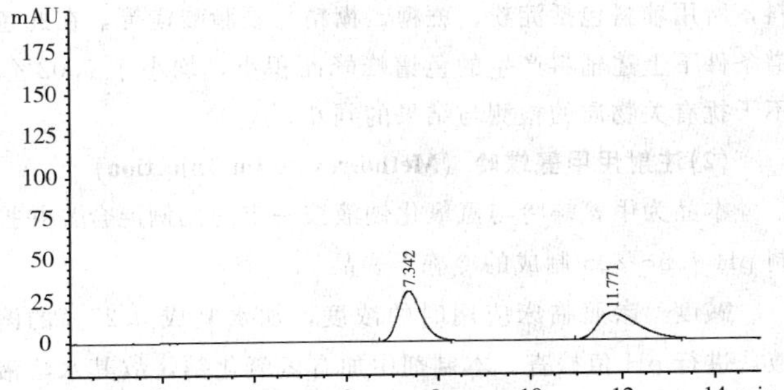

图 2　(*R*)-甲氨蝶呤系统适用性试验图谱

(*S*)-甲氨蝶呤 7.342 分钟；(*R*)-甲氨蝶呤 11.771 分钟

有关物质　甲氨蝶呤的主要杂质为氨蝶呤与甲蝶呤，结构式见图 3、图 4。采用含量测定项下的色谱条件，色谱柱为 Aglient Zorbax Eclipse XDB-C18 (25cm×0.46cm，5μm)，氨蝶呤、甲蝶呤与甲氨蝶呤能有效地进行分离，色谱图见图 5。

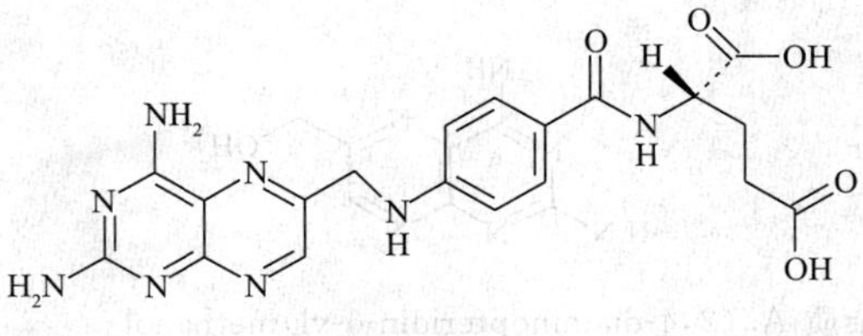

图 3　氨蝶呤结构式

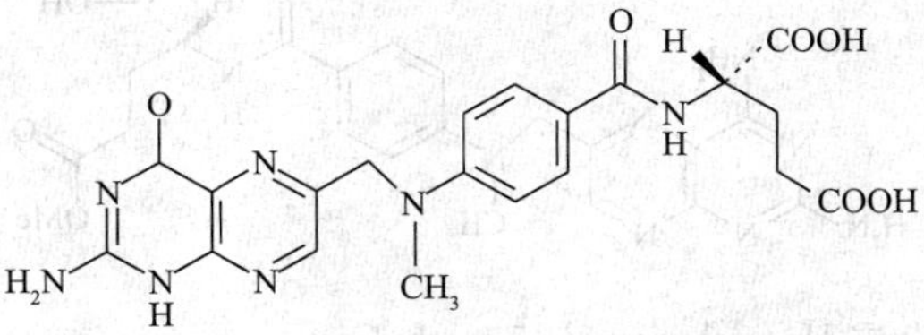

图 4　甲蝶呤结构式

采用氨蝶呤对照品、甲蝶呤对照品与甲氨蝶呤对照品进行试验，三者的响应因子基本一致，因此标准中采用主成分自身对照法进行检测。经试验，甲氨蝶呤的浓度在 0.1125～28.1192 μg/ml 范围时(相当于供试品浓度的 0.01%～2.8%)，其峰面积与浓度呈良好线性关系。甲氨蝶呤的检出限为 0.1ng。

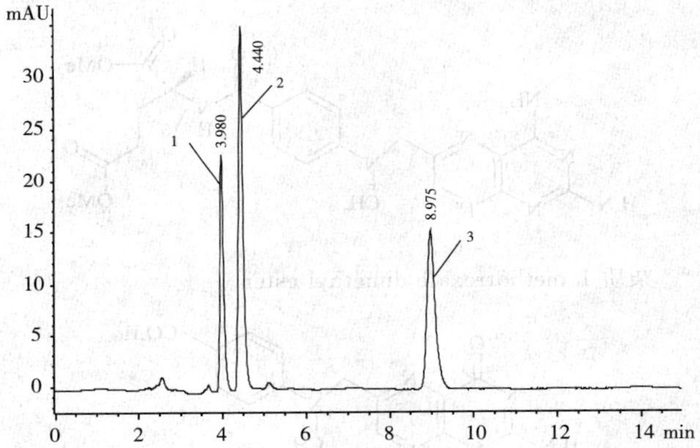

图 5　有关物质系统适用性试验图谱

1. 氨蝶呤；2. 甲蝶呤；3. 甲氨喋呤

Ph. Eur.(7.0)用 C18 柱(Hypersil BDS 25cm×0.4cm，5μm)，梯度洗脱检测有关物质，除控制甲蝶呤与氨蝶呤外，还列出了一些可能检测到的杂质，结构式如下。

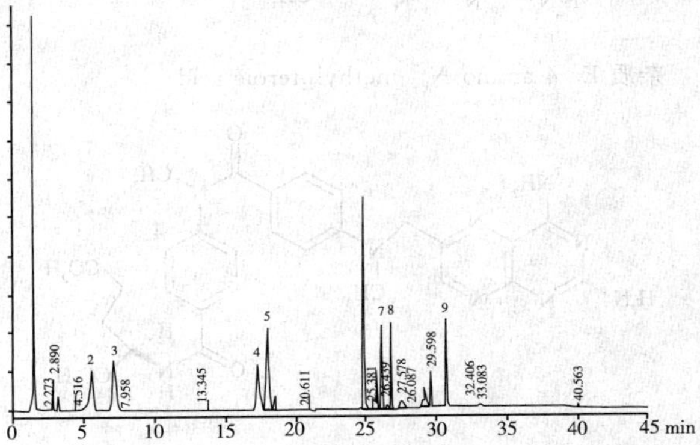

图 6　混合杂质色谱图

1. 杂质 A；2. 杂质 B；3. 杂质 C；4. 杂质 D；5. 甲氨蝶呤；6. 杂质 E；7. 杂质 I；8. 杂质 H；9. 杂质 J

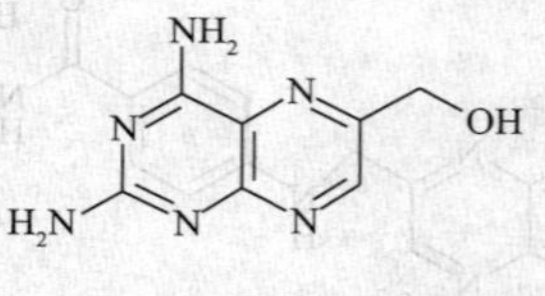

杂质 A. (2,4-diaminopteridin-6-yl)methanol

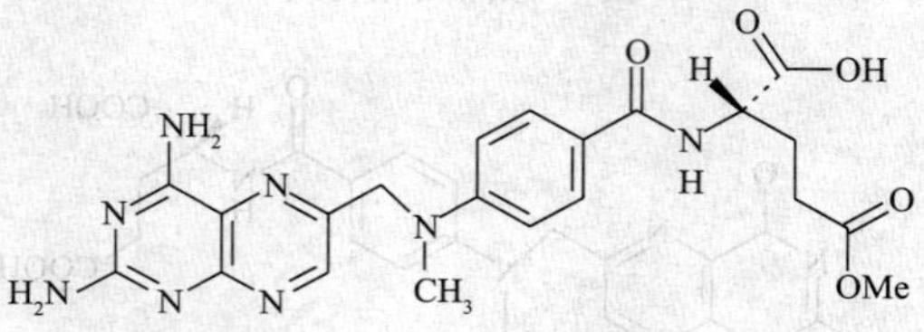

杂质 H. methotrexate 5-methyl ester

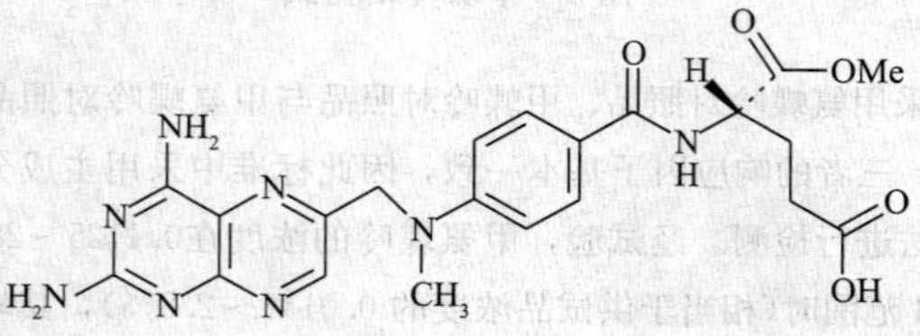

杂质 I. methotrexate 1-methyl ester

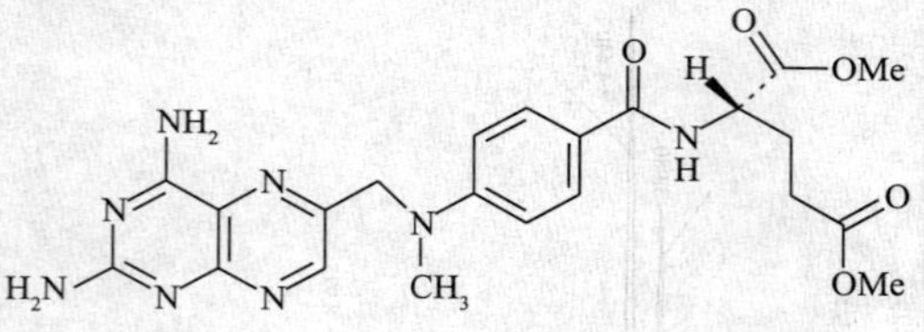

杂质 J. methotrexate dimethyl ester

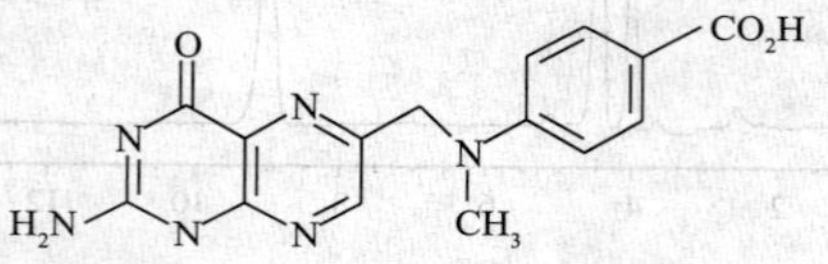

杂质 D. N^{10}-methylpteroic acid

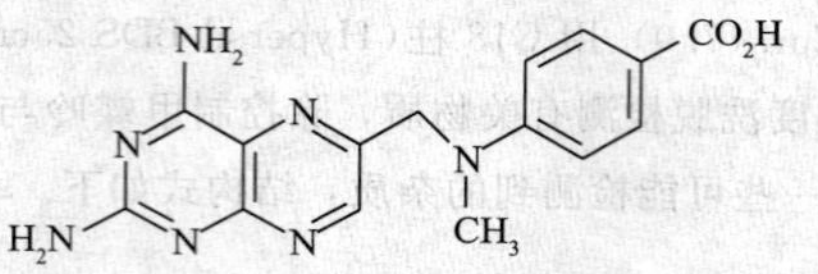

杂质 E. 4-amino-N^{10}-methylpteroic acid

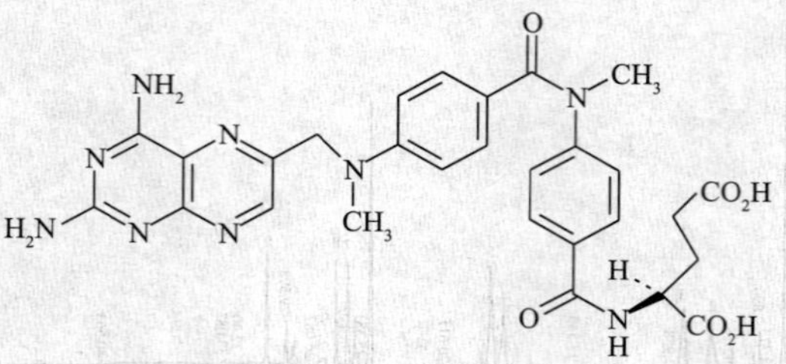

杂质 G. (2*S*)-2-[[4-[[4-[[(2, 4-diaminopteridin-6-yl) methyl]methylamino] benzoyl] methylamino] benzoyl] amino] pentanedioic acid

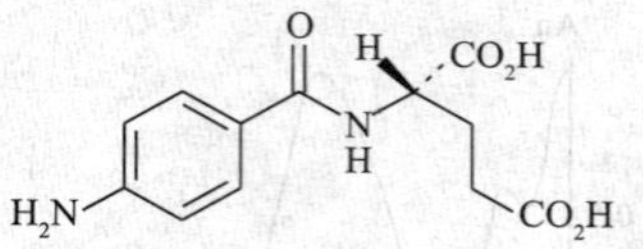

杂质 K. (2*S*)-2-[(4-aminobenzoyl)amino]pentanedioic acid

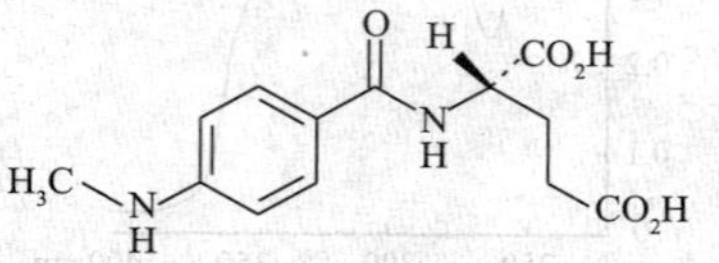

杂质 L. (2*S*)-2-[[4-(methylamino) benzoyl] amino] pentanedioic acid

甲氨蝶呤在强酸性水溶液条件下，氨基水解，产生 N^{10}-甲基-4-氨基-4-脱氧蝶酸与谷氨酸。在强碱性水溶液条件下，尤其在高温下，主要的降解产物为 N^{10}-甲基叶酸，N^{10}-甲基蝶酸与谷氨酸[3]。

水分 文献报道，本品含一分子结晶水或两个半分子结晶水，相当于 3.8%或 9.5%。Ph. Eur. (7.0)、USP(36) 与 JP(16) 均采用卡氏水分测定，Ph. Eur. (7.0) 限度为 13.0%，USP(36) 与 JP(16)限度均为 12.0%。经试验，甲氨蝶呤的水分测定值均高于干燥失重测定值，考虑到甲氨蝶呤减压干燥所失水分可能不完全，中国药典(2015)参照另两国药典将干燥失重检查修订为水分检查。限度维持 12.0%。

【含量测定】采用 HPLC 法，色谱条件同有关物质检查项。

【贮藏】因本品对热、光不稳定，易分解，故需遮光，在阴凉处保存。

【制剂】中国药典(2015)收载有甲氨蝶呤片和注射用甲氨蝶呤，USP(36)也收载有这两种制剂。

(1)甲氨蝶呤片(Methotrexate Tablets)

有关物质 采用甲氨蝶呤项下的条件检测。根据相关资料，所用辅料包括淀粉、蔗糖、糊精与硬脂酸镁等，在此色谱条件下上述辅料产生的色谱峰峰面积小，均小于 0.02%，不干扰有关物质的检测与结果的判断。

(2)注射用甲氨蝶呤 (Methotrexate for Injection)

本品为甲氨蝶呤与氢氧化钠液按一定的比例混合，并控制 pH 7.5～8.5 制成的冷冻干燥品。

碱度 参照临床应用时的浓度，加水制成 0.25%的溶液，进行 pH 值检查。本制剂中加有氢氧化钠，故其水溶液呈碱性；但由于在 pH 值高的情况下不稳定，容易氧化生成 7-羟基甲氨蝶呤，故应控制碱度。pH 值范围定为 7.0～9.0[3]。

溶液的澄清度 参照临床应用时的浓度(规格为 1g 的，取本品 1 瓶，加水 10ml 使溶解)进行澄清度检查。根据有关研究报告[4,5]，造成溶液澄清度不好的原因是胶塞中存在的抗氧剂 BHT 在冻干过程中迁移到样品中，而 BHT 的水溶性较差。应关注包装材料对澄清度的影响。

有关物质 本品辅料主要为氯化钠和甘露醇，在上述色谱条件下均不产生色谱峰，不干扰有关物质的检测。

干燥失重　如前所述，本品在碱性水溶液中易分解，为控制稳定性，干燥失重不得过5.0%。

细菌内毒素/热原　本品临床每小时用药最大剂量是静脉注射每平方米体表面积1.25g，鞘内注射每次15mg（中国药典临床用药须知），内毒素计算限值约为0.24EU/mg，鞘内为0.8EU/mg；国外标准中USP为0.40EU/mg。中国药典(2015)规定本品细菌内毒素限值为0.20EU/mg，与内毒素计算值比较，安全系数为1.2，并严于USP标准。

参考文献

[1] Katzung, B., Basic and Clinical Pharmacology [M]. 2nd ed. Los Altos: Lange Medical Publication, 1948: 685.

[2] Florey, K. Analytical Profiles of Drug Substances [M]. Vol. 5. New York: Academic press, 1976: 284.

[3] 何晓东，沈佐君，王宁玲．毛细管区带电泳法拆分氨甲蝶呤手性对映体 [J]．检验医学与临床，2002，2(1)：1-2.

[4] 王晓露．高效液相色谱法测定甲氨蝶呤的稳定性 [J]．现代医药卫生，2006，22 (12)：1897-1898.

[5] 姚蕾，顾立素，胡昌勤．2005年监督抽验的54批国产注射用头孢哌酮钠舒巴坦钠的质量评价 [J]．药品评价，2006，3 (4)：282-285.

[6] 赵霞，金少鸿．药用丁基胶塞与头孢曲松钠的相容性研究 [J]．中国协和医科大学博士研究生学位论文，2006.

撰写　宋冬梅　朱耀华　上海市食品药品检验所

复核　杨永健　上海市食品药品检验所

甲　酚

Cresol

C_7H_8O　108.14

化学名：甲酚(邻甲酚，对甲酚，间甲酚)

A mixture of 4-methylphenol, 3-methylphenol, 2-methylphenol

英文名：Cresol

异名：甲苯酚；甲基酚

CAS号：[1319-77-3]

本品为消毒药，系从煤焦油中得到的各种甲酚异构体及酚类的混合物。用于消毒手、器械、环境和处理排泄物等。可使蛋白质变性、沉淀而起到杀菌或抑制细菌生长的作用。酚的分子中引入烃基可使杀菌作用增强；烃基的碳原子作用较苯酚约强3倍，而毒性及刺激作用减小，其中尤以间位甲酚抗菌作用最强。甲酚只能杀死一般细菌，临床应用的浓度对芽孢无效。

本品由Wiliamson于1857年从煤焦油中发现[1]。1887年开始在医疗方面应用。除中国药典(2015)收载外，BP(2013)、USP(36)、JP(16)均有收载。

【制法概要】煤焦油经脱水加热至380～400℃，由蒸馏塔分取160～205℃的馏分(酚油)，用氢氧化钠溶液提取其中的酚，生成酚钠转入水层，取水层加硫酸溶液使酚游离，即得粗酚。再经精馏分取混合甲酚。

【性状】本品新制得时，几乎是无色的澄明液体；置空气或日光下，逐渐氧化变成淡红或更深的颜色。其变色原理与苯酚相同。

本品中的邻位、间位及对位甲酚的沸点分别为191℃、202.8℃及202℃[2]，中国药典(2015)规定馏程为190～205℃，馏出量不得少于85%(*V/V*)；BP(2013)为195～205℃，不得少于80%(*V/V*)，并规定馏程低于188℃的馏出量不得过2%(*V/V*)。USP(36)为195～205℃，不得少于90%；JP(16)为196～206℃，不得少于90%(*V/V*)。

本品在水中溶解度较小，制成甲酚皂溶液，加水稀释后供使用。

【鉴别】(1)本品与三氯化铁试液作用生成易消失的紫蓝色配位化合物，以对甲酚为例[1]。

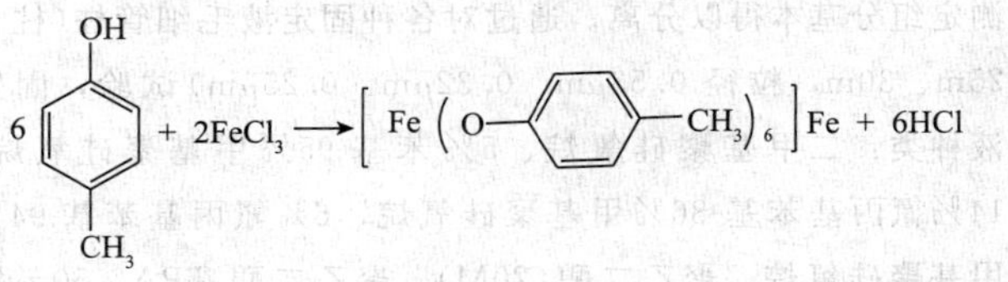

(2)本品的饱和水溶液与溴试液作用生成淡黄色絮状沉淀，但各种异构体加成溴的位置有所不同[1]。

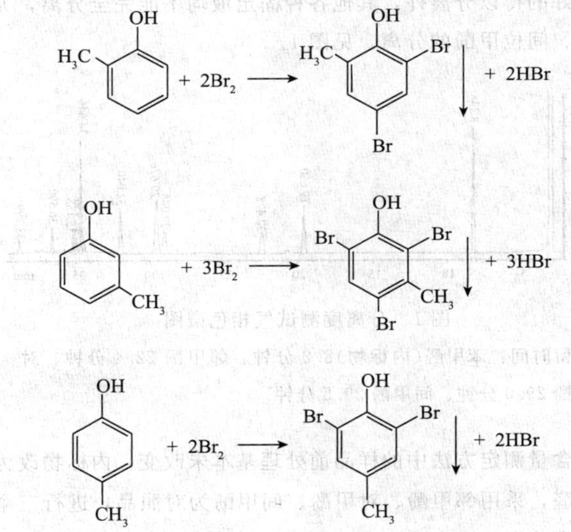

【检查】烃类　从煤焦油中制取并分馏甲酚时，可带入烃类物质。利用烃类化合物在水中不溶的性质，产生浑浊，用氯化钡与硫酸制成的对照液比较，以控制烃类物质的限度。中国药典(2015)与USP(36)、JP(16)的方法和限度相同；而BP(2013)规定的方法与限度不同于中国药典(2015)，其规定烃油不得大于0.15%(*V/V*)。

另外，本品还含有其他酚类物质[3]，USP(36)对其规定限度检查，不得大于5.0%。

甲酚的制剂(甲酚皂溶液)采用气相色谱法对其三种异构体总含量进行测定及规定含量范围，甲酚原料暂未控制含量测定项目。

【制剂】甲酚皂溶液 (Saponated Cresol Solution)

制法　取氢氧化钠加水溶解后，加入植物油均匀乳化，再加热使其完全皂化，趁热加甲酚搅拌至皂块全溶，放冷，添加水适量定容。

检查　本品加水混匀，溶液应澄清，由于原料、辅料和生产工艺过程等原因，可能有未完全皂化现象，致使加水混合，产生浑浊。所以对未皂化物进行检查。

含量测定　中国药典(2005)规定本品含量测定方法为填充柱气相色谱法，以 2%磷酸的己二酸乙二醇聚酯为固定液，涂布浓度 4%～10%，柱温 145℃。水杨醛作为内标物，以邻甲酚为对照品，计算校正因子，再求得对甲酚、间甲酚的含量，计算三种成分的总量。由于甲酚中成分较多，应用上述色谱条件不能使各种组分充分分离，无法准确测定甲酚中三种成分的含量。中国药典(2010)修改为毛细管柱，使被测定组分基本得以分离。通过对各种固定液毛细管柱(柱长 25m、30m，粒径 0.53μm、0.32μm、0.25μm)试验，固定液种类：二甲基聚硅氧烷、5%苯基-95%甲基聚硅氧烷、14%氰丙基苯基-86%甲基聚硅氧烷、6%氰丙基苯基-94%甲基聚硅氧烷、聚乙二醇(20M)、聚乙二醇 TPA、50%氰丙基苯基-二甲基聚硅氧烷。除 50%氰丙基苯基-二甲基聚硅氧烷柱在柱温 110℃时对邻、对、间位甲酚及其他各种成分能较好的得以分离外，其他各种固定液均不能完全分离，尤其对、间位甲酚的分离。见图 1。

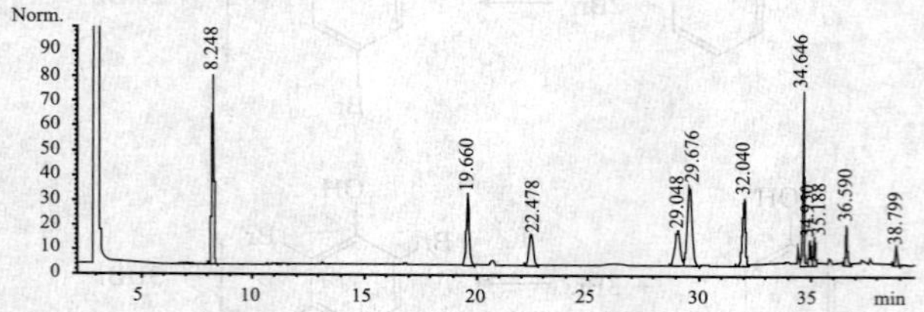

图 1　分离度测试气相色谱图

保留时间：苯甲醛(内标物)8.2 分钟、邻甲酚 22.4 分钟、对甲酚 29.0 分钟、间甲酚 29.5 分钟

含量测定方法中的样品前处理基本未改变，内标物改为苯甲醛，采用邻甲酚、对甲酚、间甲酚为对照品，进行三个成分准确定位和定量测定，根据原料甲酚中三种成分含量各不同，配制对应浓度的对照品溶液。内标法计算邻甲酚、对甲酚、间甲酚的总含量。中国药典(2015)未作修订。

甲酚皂溶液 JP(16)有收载，其处方与中国药典(2015)基本相同，含量测定采用蒸馏法，规定含量范围42%～52%(*V/V*)。

参考文献

[1] 中华人民共和国卫生部药典委员会．中华人民共和国药典 1990 年版二部药典注释．北京：化学工业出版社，1993：140-141.

[2] 王箴．化工辞典［M］．第四版．北京：化学工业出版社，2000.

[3] 于大海，苏佳妍，李庆民．毛细管柱气相色谱法测定甲酚及甲酚皂溶液的含量［J］．药物分析杂志，2009，29(11)：1867.

撰写　李庆民　金素芝　辽宁省药品检验检测院

复核　孙苓苓　　辽宁省药品检验检测院

甲硝唑

Metronidazole

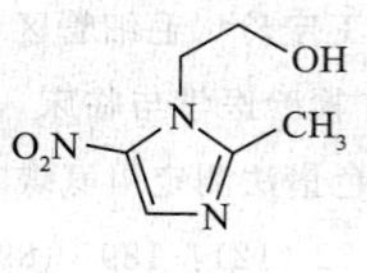

$C_6H_9N_3O_3$　171.16

化学名：2-甲基-5-硝基咪唑-1-乙醇

2-methyl-5-nitroimidazole-1-ethanol

英文名：Metronidazole (INN)

CAS 号：［443-48-1］

异名：甲硝基羟乙唑

本品为硝基咪唑类药物。自 1955 年 Nakamura 发现氮霉素(Azomycin)，即 2-硝基咪唑，1956 年经 Horie 证实它有杀滴虫作用以来，合成许多种硝基咪唑化合物，但只有本品抗滴虫作用最强。1959 年至 1960 年相继报道其合成方法和药理实验结果。

本品原为抗滴虫病药，继又发现对阿米巴也有较强作用，对肠内外阿米巴病都有显著疗效。在培养基中，每 1ml 内含本品 1～2μg 时，可在数小时内使阿米巴滋养体明显变形，24 小时内全部杀死。本品现已为最常用的抗阿米巴病与抗滴虫病的药物。20 世纪 70 年代以来，本品亦用于抗厌氧菌的感染，并被世界卫生组织(WHO) 列入抗感染的基本药物。

本品主要不良反应有恶心、不适感、倦睡和暂时性细胞减少症，但不显著。妊娠 3 个月内及哺乳期的妇女禁用。

本品口服吸收良好，服药 2 小时血药浓度达最高峰。从尿中排出的产物有未转变的甲硝唑(Ⅰ) 及其代谢产物 1-(2-羟乙基)-2-羟甲基-5-硝基咪唑(Ⅱ)，以及与之相对应的葡糖醛苷(Ⅲ，Ⅳ)，次级代谢产物为 1-乙酸-2-甲基-5-硝基咪唑(Ⅴ) 和 1-(2-羟乙基)-2-羟基-5-硝基咪唑(Ⅵ)，其代谢途径见图 1[1]。

国内于 1964 年试制成功。目前，除中国药典(2015)收载外，BP(2013)、Ph. Eur. (7.0)、USP(36)及 JP(16)均

收载。

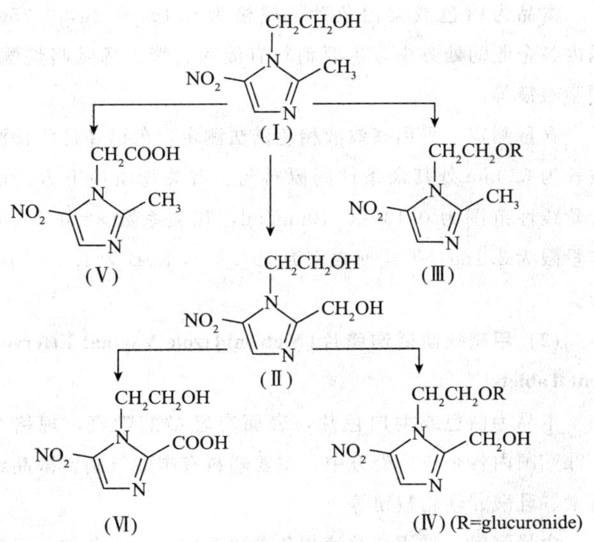

图1 甲硝唑的代谢

【制法概要】[2]

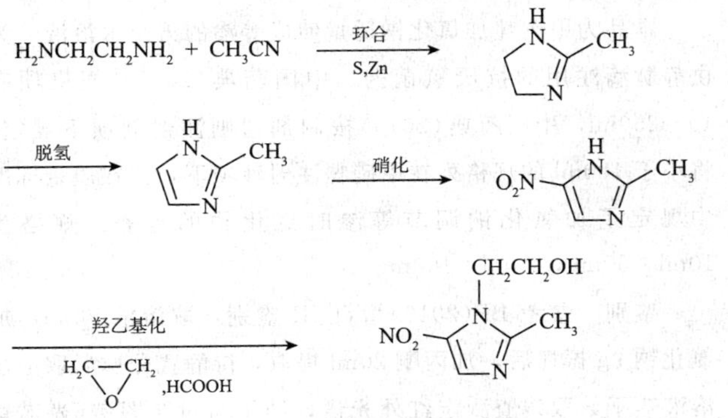

有报道[3]采用乙二醛合成2-甲基咪唑后，再按上述方法制成甲硝唑。

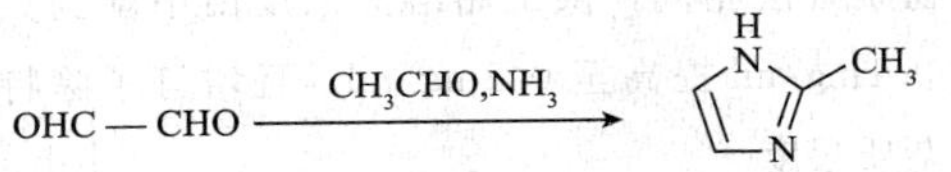

【性状】吸收系数 本品13μg/ml的盐酸溶液(0.1mol/L)在277nm的波长处有最大吸收，吸收系数($E_{1cm}^{1\%}$)为365～389，Ph. Eur.(7.0)取本品20μg/ml的盐酸溶液(0.1mol/L)在277nm的波长处有最大吸收，吸收系数($E_{1cm}^{1\%}$)为365～395。

【鉴别】(1) 为芳香性硝基化合物的一般反应。

(2) 本品因系含氮的杂环化合物，可与三硝基苯酚试液产生黄色沉淀。

(3) 本品的盐酸溶液(0.1mol/L)在277nm的波长处有最大吸收，在241nm的波长处有最小吸收。

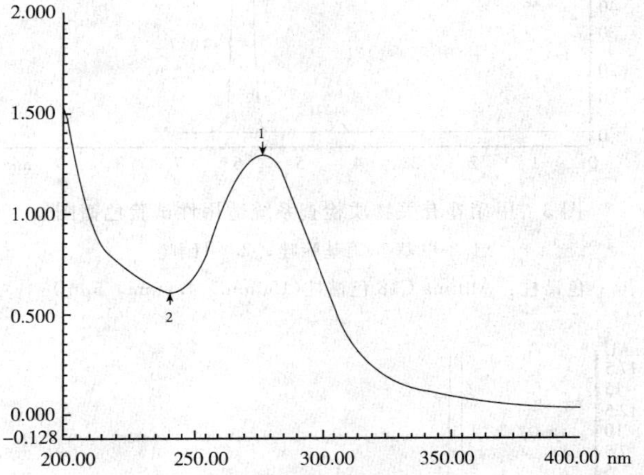

图2 甲硝唑在盐酸溶液(0.1mol/L)中紫外光吸收图谱

(4) 本品的红外光吸收图谱(光谱集112图)显示的主要特征吸收如下：

特征谱带(cm^{-1})	归属
3230	羟基 ν_{-OH}
3110	咪唑 ν_{-CH}
1538，1372	硝基 ν_{-NO_2}
1495，1480，1433	咪唑 $\nu_{C=C,C=N}$
1078	羟基 ν_{C-O}
830	硝基 ν_{C-N}

【检查】有关物质 采用高效液相色谱法进行检查，中国药典(2005)仅对2-甲基-5-硝基咪唑进行检查，用十八烷基硅烷键合硅胶为填充剂，以甲醇-水(20∶80)为流动相，检测波长为300nm，含2-甲基-5-硝基咪唑不得过1.0%。实际工作中发现杂质限度过宽，不利于控制产品质量。USP(33)采用高效液相色谱法，用十八烷基硅烷键合硅胶为填充剂，以甲醇-水(20∶80)为流动相，检测波长为319nm；Ph. Eur.(7.0)、BP(2010)采用高效液相色谱法，用十八烷基硅烷键合硅胶为填充剂，以甲醇-1.36g/L磷酸二氢钾溶液(30∶70)为流动相，检测波长为315nm；JP(15)采用薄层色谱法，硅胶GF_{254}板，展开剂为丙酮-水-乙酸乙酯(80∶10∶10)。中国药典(2010)将检测波长改为315nm，甲硝唑峰与2-甲基-5-硝基咪唑峰的分离度应大于2.0。结果表明，与中国药典(2005)的色谱系统相比，结果在315nm波长下甲硝唑与2-甲基-5-硝基咪唑的响应明显大于300nm波长响应，利于杂质的检出，故将波长定为315nm。系统适用性试验色谱图见图3，有关物质典型色谱图见图4。

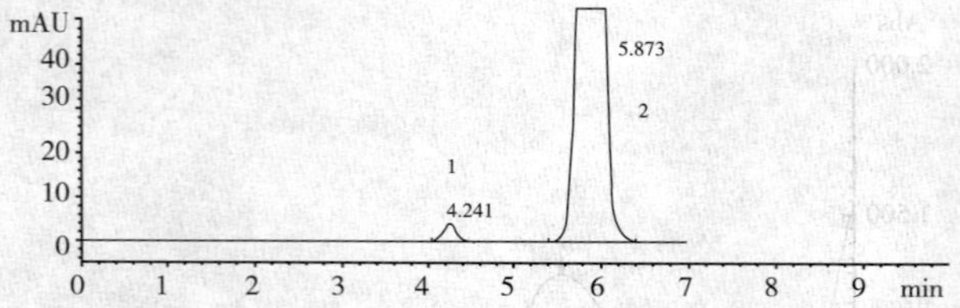

图 3　甲硝唑有关物质检查系统适用性试验色谱图

1. 2-甲基-5-硝基咪唑；2. 甲硝唑

色谱柱：Alltima C18 色谱柱(150mm×4.6mm，5μm)

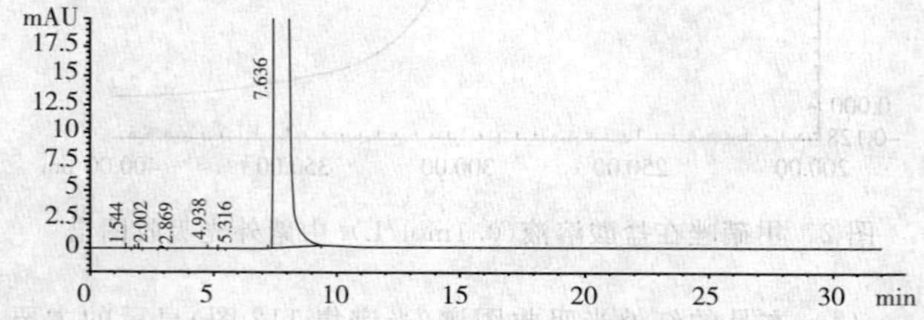

图 4　甲硝唑有关物质典型色谱图

色谱柱：迪马 C18 色谱柱(250mm×4.6mm，5μm)

取 2-甲基-5-硝基咪唑对照品与甲硝唑对照品适量，照上述液相色谱条件试验计算校正因子，结果 2-甲基-5-硝基咪唑与甲硝唑的响应值的校正因子为 1.09，故认为可以参考 Ph. Eur. (7.0)与 BP(2010)标准，但以 2-甲基-5-硝基咪唑定位特定杂质，特定杂质和总杂质均以甲硝唑的峰面积进行自身对照计算。限度定为 2-甲基-5-硝基咪唑不得过 0.1%，杂质总量不得过 0.2%。

经稳定性考察，本品供试品溶液在光照下有轻微降解，故增订试验条件为避光操作。

中国药典(2015)未作修订。

【含量测定】本品为环内胺，系叔胺，溶解于冰醋酸中碱性增强，故可用高氯酸非水溶液滴定法测定含量。中国药典(2015)采用萘酚苯甲醇为指示剂，被滴定溶液的颜色变化由几乎无色变为绿色。经电位法测定，刚产生绿色时为等当点。

USP(36)采用 HPLC 对照品法测定，Ph. Eur. (7.0)、BP(2013)均采用高氯酸非水滴定法电位指示终点，JP(16)采用高氯酸非水滴定法、以萘酚苯甲醇为指示剂指示终点。

上述实验中，若采用结晶紫为指示剂，滴定过程中有一段较长的蓝紫色，终点容易混淆；以醋酐为溶剂，孔雀绿为指示剂时，则醋酐的刺激性较大；以萘酚苯甲醇为指示剂，终点明确，颜色易于判断，且结果与电位法一致。

【制剂】中国药典(2015)收载了甲硝唑片、甲硝唑阴道泡腾片、甲硝唑注射液、甲硝唑栓、甲硝唑胶囊、甲硝唑葡萄糖注射液、甲硝唑氯化钠注射液、甲硝唑凝胶；USP(36)收载了甲硝唑片、甲硝唑注射液、甲硝唑胶囊、甲硝唑凝胶；BP(2013)收载了甲硝唑片、甲硝唑静脉输注液、甲硝唑栓、甲硝唑凝胶、甲硝唑口服混悬液；JP(16)收载了甲硝唑片。

(1) 甲硝唑片(Metronidazole Tablets)

本品为白色或类白色片，规格为 0.1g，0.2g，0.25g。国内各企业的处方中，主要辅料有淀粉、聚乙烯吡咯烷酮、硬脂酸镁等。

含量测定　采用高效液相色谱法测定，色谱条件除检测波长为 320nm 外其余条件同原料药。有关物质项下方法的定量线性范围为 0.13～0.40mg/ml，相关系数 $r=1.0000$；定量限为 3.1ng；平均回收率为 101.3%，RSD 为 1.3%($n=9$)。

(2) 甲硝唑阴道泡腾片(Metronidazole Vaginal Effervescent Tabiets)

本品为白色或类白色片，表面有轻微的隐斑，规格为 0.2g。国内各企业的处方中，主要辅料有碳酸氢钠、微晶纤维素、乳酸、硬脂酸镁等。

含量测定　采用高效液相色谱法测定，色谱条件与甲硝唑片相同。方法的平均回收率为 100.1%，RSD 为 1.0%($n=9$)。

(3) 甲硝唑注射液(Metronidazole Injection)

本品为甲硝唑加氯化钠适量使成等渗的灭菌水溶液，为供静脉滴注用的抗厌氧菌药。中国药典(2005)规格项有 10～250ml，中国药典(2010)按制剂通则注射剂项下规定，将小于 100ml 的规格列在甲硝唑注射液项下，并在质量标准中规定了加氯化钠调节等渗时氯化物的检查。规格为 10ml：50mg，20ml：100mg。

鉴别　参考 BP(2010)增订 IR 鉴别，取溶液 20ml，加氯化钠 9g 振摇后，加丙酮 20ml 提取，待静置分层后取上层溶液蒸干，取残渣测定红外光谱，结果与对照图谱(光谱集 112 图)比较应一致。

有关物质　采用高效液相色谱法测定，色谱条件与原料药有关物质方法相同，供试品溶液浓度由中国药典(2005)规定的 0.1mg/ml 提高至 0.2mg/ml，且增订了除特定杂质外其他杂质限度。

氯化物　在氯化钠检查项下规定，取甲硝唑注射液的量为 10ml，用银量法测定，消耗硝酸银滴定液（0.1mol/L）应为 13.2～14.6ml，即为 10ml 甲硝唑注射液中含氯化钠 0.082g 的 95%～105%的允许范围。因甲硝唑注射液在配制过程中不需要盐酸调节 pH 值，故可用银量法检查其氯化钠含量。

细菌内毒素　本品临床每小时用药最大剂量是静脉注射每次 1g（中国药典临床用药须知），内毒素计算限值约为 0.30EU/mg(如以 70kg 计算为 0.35EU/mg)；国外标准中 USP 为 0.35USP EU/mg，BP 为 0.70EU/mg。中国药典(2010)规定本品细菌内毒素限值为 0.35EU/mg，与内毒素计算值比较，安全系数为 0.86，并严于 BP 标准，与 USP 标准相当。甲硝唑与葡萄糖或氯化钠组成的复方按要求确定限值为 0.50EU/ml。

本品对内毒素检查方法有干扰，最大不干扰浓度约为 1.47mg/ml，应采用适当灵敏度的鲎试剂经稀释至 MVD 后进行内毒素检查。

含量测定　采用高效液相色谱法测定，色谱条件与甲硝唑片含量测定方法相同。本法的平均回收率为 99.1%，RSD 为 0.8%（n=9）。

本品中国药典（2015）未作修订。

(4) 甲硝唑栓（Metronidazole Suppositories）

本品为乳白色至淡黄色脂溶性栓，规格为 0.5g，1g。

含量测定　采用高效液相色谱法测定，色谱条件与甲硝唑片含量测定方法相同。本法的平均回收率为 99.2%，RSD 为 1.4%（n=9）。

(5) 甲硝唑胶囊（Metronidazole Capsules）

本品内容物为白色至微黄色的粉末。

含量测定　采用高效液相色谱法测定，色谱条件与甲硝唑片含量测定方法相同。

(6) 甲硝唑葡萄糖注射液（Metronidazole and Glucose Injection）

本品为甲硝唑与葡萄糖的灭菌水溶液，为静脉滴注用的抗厌氧菌药。本品为无色至微黄色的澄明液体。规格为 100ml：甲硝唑 0.2g 与葡萄糖 5g，250ml：甲硝唑 0.5g 与葡萄糖 12.5g。

有关物质　采用高效液相色谱法测定，色谱条件与原料药有关物质方法相同，供试品溶液浓度由中国药典（2010）规定的 0.1mg/ml 提高至中国药典（2010）规定的 0.2mg/ml，且增订了除特定杂质外其他杂质限度，中国药典（2015）未作修订。

5-羟甲基糠醛　5-羟甲基糠醛是葡萄糖等单糖化合物在高温或弱酸等条件下脱水产生的一个醛类化合物。采用高效液相色谱外标法测定，除检测波长为 284nm 外其余色谱条件与有关物质方法相同，5-羟甲基糠醛与 2-甲基-5-硝基咪唑的分离度应符合规定。

含量测定　采用高效液相色谱法测定，色谱条件与甲硝唑注射液含量测定方法相同。本法的平均回收率为 100.0%，RSD 为 0.5%（n=9）。

(7) 甲硝唑氯化钠注射液（Metronidazole and Sodium Chioride Injection）

本品为甲硝唑与氯化钠的灭菌水溶液，为静脉滴注用的抗厌氧菌药。本品为无色至微黄色的澄明液体。规格为 100ml：甲硝唑 0.5g 与氯化钠 0.8g，100ml：甲硝唑 0.5g 与氯化钠 0.9g，250ml：甲硝唑 0.5g 与氯化钠 2.25g，250ml：甲硝唑 1.25g 与氯化钠 2.0g。中国药典（2005）中名称为甲硝唑注射液，因本品为大体积的静脉输液，故中国药典（2010）起命名为甲硝唑氯化钠注射液，明确了本品含甲硝唑和氯化钠。根据范霍夫公式计算得出 0.2911mol/L 的非电解质溶液，与泪液（或血浆）渗透压相等[4]。甲硝唑的分子量为 171.16，即甲硝唑的等渗浓度为 0.2911×171.16（g/L）≈5%（g/ml）。由于甲硝唑在水中的溶解度较小（微溶于水）不能配制成 5%的等渗溶液，药用浓度常制成 0.5%的溶液，即为等渗浓度的 1/10。根据溶液的渗透压等于溶液中各溶质产生的渗透压之和，而氯化钠的等渗浓度为 0.9%，在 100ml 甲硝唑注射液中，加入氯化钠的量为 100×（1－1/10）×0.9%＝0.81（g）。收载规格中氯化钠有 0.8%和 0.9%，故将渗透压摩尔浓度范围规定为 260～340mOsmol/kg，较正常人体血液的渗透压摩尔浓度范围 285～310mOsmol/kg 略宽。

鉴别　参考 BP（2010）增订 IR 鉴别，取溶液适量，加氯化钠振摇后，加丙酮提取，待静置分层后取上层溶液蒸干，取残渣测定红外光谱，结果与对照图潽（光谱集 112 图）比较。

含量测定　采用高效液相色潜法测定，色谱条件与甲硝唑注射液含量测定方法相同。本法的平均回收率为 98.6%，RSD 为 0.7%（n=9）。

参考文献

［1］Florey，K. Analytical Profiles of Drug Sudstances［M］. Vol. 5. New York：Academic Press，1976：327.

［2］刘纪寿，王珏．2-甲基咪唑的合成［J］．中国医药工业杂志，1989，20（5），237.

［3］何浩明．甲硝唑合成工艺研究［J］．中国医药工业杂志，1989，20（8），337.

［4］南京药学院药剂教研组．药剂学［J］．北京：人民卫生出版社，1960：561.

撰写　陈雪帆　李会林　殷国真　浙江省食品药品检验研究院

曾宪华　湖北省药品监督检验研究院

复核　陶巧凤　浙江省药品化妆品审评中心

甲硫氨酸

Methionine

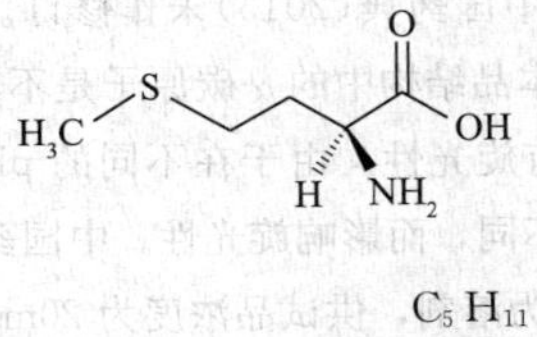

$C_5H_{11}NO_2S$　149.21

化学名： L-2-氨基-4-（甲硫基）丁酸

L-2-amino-4-（methylthio）butyric acid

英文名： Methionine（INN）

异名： 蛋氨酸

CAS 号［63-68-3］

本品为氨基酸类药，是人体生长不可缺少的八种必需氨基酸之一，临床上除作为复方氨基酸注射液中的主要组分之一外，还具有营养、抗脂肪肝和抗贫血作用。本品是人体内合成胆碱的甲基供给体，具有增加内源性胆碱的作用。通常脂肪肝患者的肝中磷脂酰胆碱含量减少，甲硫氨酸能促进磷脂酰胆碱合成，从而达到防治脂肪肝和肝硬化的功效。临床上用于治疗慢性肝炎及由砷剂、巴比妥类药物引起的中毒性肝炎，但过量会促使肝脏纤维化及诱发脂肪肝。静脉注射会产生恶心、轻度胸热、头痛和头重。长期大剂量使用，可使意识模糊和精神错乱。甲硫氨酸在肠道中经细菌作用释放氨，由肠道吸收，可使血氨升高，故忌用于肝昏迷患者[1]。目前除中国药典(2015)外、USP(36)、BP(2013)及 Ph. Eur. (7.0)均收载该品种。

【制法概要】L-甲硫氨酸的生产方法国内主要是化学合成法，国外有采用发酵法生产[2]。

化学合成法：

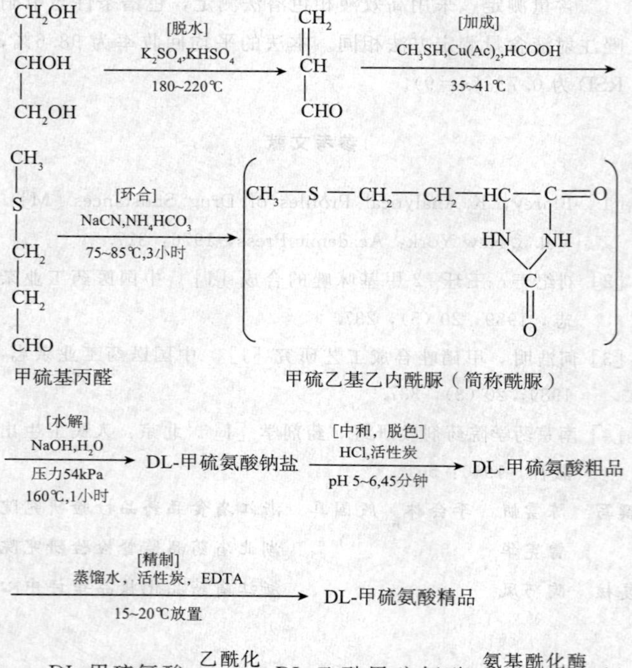

DL-甲硫氨酸 $\xrightarrow{\text{乙酰化}}$ DL-乙酰甲硫氨酸 $\xrightarrow{\text{氨基酰化酶}}$ 拆分 ⟶ L-甲硫氨酸粗品，取粗品，加入纯化水，加热溶解，调节 pH 值，活性炭脱色，冷却后，结晶并干燥，得精品。

【性状】中国药典(2010) 修订本品在乙醇中的溶解性，应为几乎不溶，中国药典(2015)未作修订。

比旋度 因本品结构中的 α-碳原子是不对称碳原子，有立体异构体，故具有旋光性。由于在不同的 pH 条件下，氨基和羧基的解离状态不同，而影响旋光性。中国药典(2015) 规定以 6mol/L 盐酸溶液为溶剂，供试品浓度为 20mg/ml，比旋度值应为＋21.0°至＋25.0°。BP(2013)及 Ph. Eur. (7.0)规定以 25%(*W*/*V*)盐酸溶液为溶剂，样品浓度为 20mg/ml，比旋度值应为＋22.5°至＋24.0°；USP(36) 规定以 6mol/L 盐酸溶液为溶剂，样品浓度为 20mg/ml，比旋度值应为＋22.4°至＋24.7°。

【鉴别】(1)因本品结构中含有硫基，加入氢氧化钠溶液后，滴加新制的亚硝基铁氰化钠溶液，置 40℃水浴中温热 10 分钟，冰浴后，加稀盐酸，溶液显红色。

(2)薄层色谱鉴别：中国药典(2010) 增订薄层色谱鉴别法，使用硅胶 G 板作为薄层板，照其他氨基酸项下的色谱条件试验。中国药典(2015) 未作修订。

(3)本品的红外光谱图(光谱集 1045 图)显示的主要特征吸收如下：

特征谱带(cm^{-1})	归属	
3200～2400	伯胺盐	ν_{NH_3}
1620，1520	伯胺盐	δ_{NH_3}
1580，1410	羧酸离子	ν_{CO_2}

【检查】溶液的透光率 目前生产甲硫氨酸的工艺为化学合成法，因而在生产过程中以及最后的粗品精制都有可能引入有色杂质，同时在贮藏过程中也可能有其他有色杂质产生。对样品溶液在 430nm 波长处测定透光率，可控制其药物中有色杂质的含量。透光率高，说明含有色杂质的量越少。

铵盐 中国药典(2015)采用碘化汞钾法即奈氏法检查铵盐。用奈氏法检查铵盐时，在很微量的情况下，得到的为黄色溶液；若含量很高时，则得到的为红棕色的碘化氧二汞铵沉淀。奈氏法检测灵敏度为 0.1μg/ml。目前也有采用靛酚法检查铵盐，靛酚法显色较稳定，不需使用有毒的汞盐[3]。

其他氨基酸 在制备甲硫氨酸的生产中会含有一些其他氨基酸等副产物，在精制后，其他氨基酸也不会完全被除尽。因此，中国药典(2015)采用薄层色谱的方法，检查其他氨基酸。以正丙醇-冰醋酸-水(4：1：5) 为展开剂，同时建议使用青岛海洋化工厂生产的硅胶 G 板试验，因甲硫氨酸与丝氨酸的等电点相近，故取甲硫氨酸和丝氨酸对照品适量，用水制成含 10mg/ml 和 0.1mg/ml 的混合对照品溶液，作为系统适用性试验溶液。试验结果，应显两个完全分离的斑点。以 0.05mg/ml 的供试品溶液作为对照溶液，试验结果：应显一个清晰的斑点。

因薄层色谱检查其灵敏度较低，可考虑在下一版药典中使用离子色谱分析的方法测定其他氨基酸的残留量。

铁盐 因在生产中使用试剂及设备等都有可能带入铁盐，故需要进行该项检查。本品系非环状结构，并在水中易溶，故可不经炽灼残渣即可进行检查。

砷盐 采用古蔡氏法，根据药物中微量的砷盐在酸性溶液中与锌粉产生的新生态氢生成具有挥发性的砷化氢，遇溴化汞试纸产生黄色至棕黑色的砷斑，与一定量的标准砷溶液在同样的条件下生成的砷斑比较，以判断砷盐量。反应液的酸度相当于 2mol/L 的盐酸溶液，碘化钾的浓度为 2.5%，氯化亚锡浓度为 0.3%，加入锌量为 2g。反应中尽可能保持干燥及避免强光，反应完毕后应立即与标准砷斑比较。

细菌内毒素 在复方氨基酸注射液中本品临床每小时用

药最大剂量是静脉滴注每千克体重约17.6mg(按复方氨基酸注射液处方中最大用量和每分钟2ml滴注用量估计)，内毒素计算限值约为284EU/g。中国药典(2000)热原检查限值为0.20g/kg。中国药典(2015)规定本品细菌内毒素限值为25EU/g，与内毒素计算值比较，安全系数为11，并与热原标准相当。

【含量测定】本品为有机弱碱，采用非水电位滴定法测定本品含量。使用电位滴定仪，玻璃-饱和甘汞电极系统。用无水甲酸溶解本品，样品溶液可在超声状态下溶解，应溶解完全。在搅拌的条件下，使用0.1mol/L高氯酸滴定液滴定样品。滴定样品时的温度与标定高氯酸滴定液时的温度应不超过10℃，否则应重新标定高氯酸滴定液。

【贮藏】氨基酸类原料药物，因防止吸潮，故密封保存。

【制剂】甲硫氨酸片（Methionine Tablets）。

参考文献

[1] 华东化工学院．生化药物［M］．上海：上海科学技术出版社，1984：30.

[2] 李良铸．最新生化药物制备技术［M］．北京：中国医药科技出版社，2001：62.

[3] 刘德蔚．靛酚法与奈氏法在药品铵盐检查中的比较研究［J］．中国医药工业杂志，2000，31(12)：551-552.

撰写　章婷婷　黄哲甦　天津市药品检验研究院

复核　高立勤　天津市药品检验研究院

甲硫酸新斯的明

Neostigmine Methylsulfate

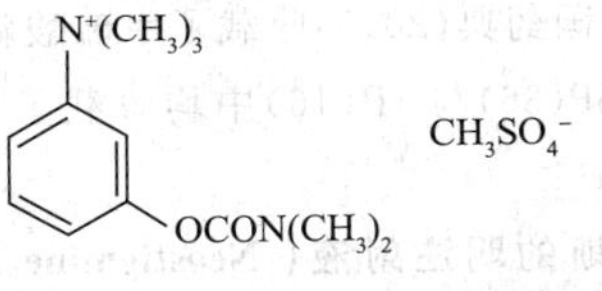

$C_{13}H_{22}N_2O_6S$　334.39

化学名：N,N,N-三甲基-3-[(N,N-二甲氨基)甲酰氧基]苯铵硫酸单甲酯盐

3-[[(dimethylamino)carbonyl]oxy]-N,N,N-trimethylbenzenaminium methylsulfate

英文名：Neostigmine Methylsulfate(INN)

CAS号：[51-60-5]

本品为抗胆碱酯酶药。为可逆性胆碱酯酶活性抑制剂，通过血-脑屏障，对中枢神经系统的不良反应较毒扁豆碱直接激动骨骼肌细胞膜上的N胆碱受体，对骨骼肌作用较强，缩瞳、降低眼内压、心率减慢及兴奋胃肠道平滑肌等作用较弱。皮下或肌内注射时，用药量的80%以上随尿排出，其中原型药物占给药量的50%。本品的血清蛋白结合率为15%～25%，但进入中枢神经系统的药量很少。临床多用于重症肌无力及腹部手术后的肠麻痹，亦用于外伤及炎症后引起的运动障碍。本品超剂量可引起恶心、呕吐、腹泻、流泪、流涎等。癫痫、心绞痛、室性心动过速、机械性肠梗阻及哮喘患者忌用[1]。

新斯的明由Aeschlimann于1933年首先合成。国内1958年开始生产。除中国药典(2015)收载外，BP(2013)、USP(36)及JP(16)均有收载。

【制法概要】[2]

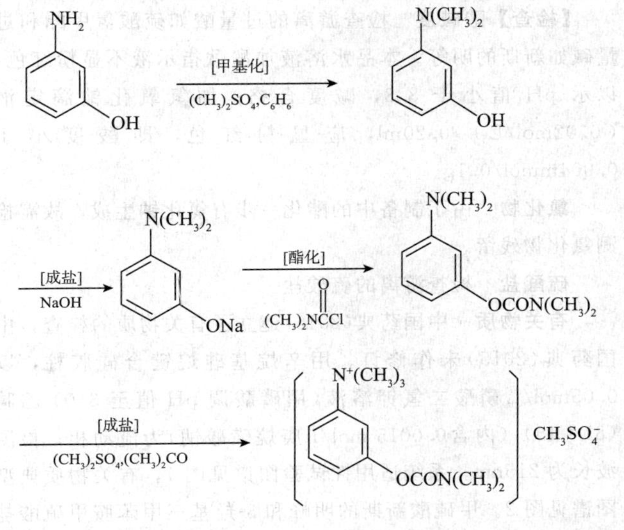

【鉴别】(1) 本品与氢氧化钠溶液加热至干，再提高温度加热约半分钟，先水解生成氢氧化羟苯三甲胺的钠盐(Ⅰ)，进一步生成间-二甲氨基苯酚钠(Ⅱ)。再与重氮苯磺酸试液偶合，生成红色偶氮化合物(Ⅲ)[3]。

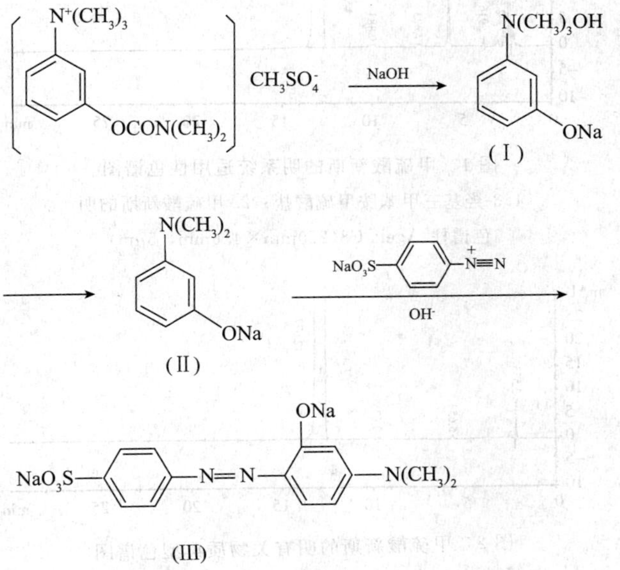

(2) 本品红外光吸收图谱(光谱集110图)显示的主要特征吸收如下。

特征谱带(cm^{-1})	归属	
3070，3035	芳氢	ν_{C-H}
1720	氨基甲酸酯	$\nu_{C=O}$
1600，1490	苯环	$\nu_{C=C}$
1220，1010	酯	ν_{C-O-C}
1160	硫酸甲酯	$\nu_{S=O}$

(3) 本品在碱性条件下与过氧化氢溶液煮沸，氧化生成硫酸钠，显硫酸盐的反应。加稀盐酸酸化，可防止生成碳酸钡沉淀。

【检查】酸碱度 检查游离的过量酸如硫酸氢甲酯和过量碱如新斯的明等。本品水溶液加酚酞指示液不显粉红色，以示 pH 值小于 8.3，碱度合格；加氢氧化钠滴定液(0.02mol/L) 0.20ml，应显粉红色，即酸度小于 0.004mmol/0.1g。

氯化物 由于制备中的酯化一步有氯化钠生成，故需检测氯化物残留。

硫酸盐 检查游离的硫酸盐。

有关物质 中国药典(2010)建立了有关物质的检查，中国药典(2015)未作修订。用辛烷基硅烷键合硅胶柱，以 0.05mol/L 磷酸二氢钾溶液(用磷酸调 pH 值至 3.0)-乙腈(87∶13)(内含0.0015 mol/L庚烷磺酸钠)为流动相；检测波长为 215nm。系统适用性试验图谱见图 1，有关物质典型图谱见图 2。甲硫酸新斯的明峰和 3-羟基三甲苯胺甲硫酸盐峰与其他杂质峰完全分离，最低检出量约为 2ng。

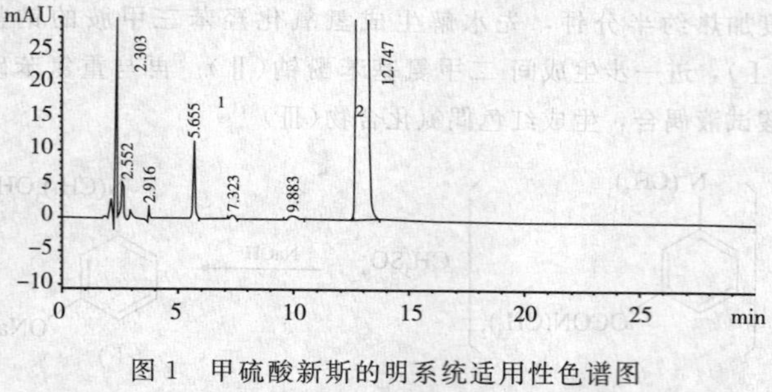

图 1 甲硫酸新斯的明系统适用性色谱图

1. 3-羟基三甲苯胺甲硫酸盐；2. 甲硫酸新斯的明

色谱柱 Agela C8(250mm×4.6mm，5μm)

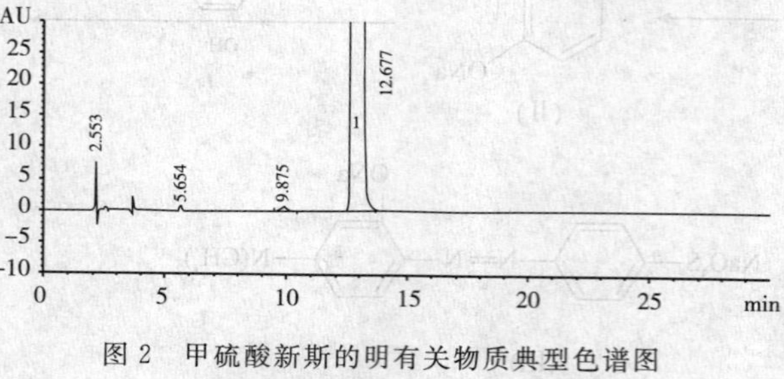

图 2 甲硫酸新斯的明有关物质典型色谱图

1. 甲硫酸新斯的明

色谱柱 Agela C8(250mm×4.6mm，5μm)

杂质吸光度 本品加碳酸钠溶液制成5.0mg/ml 的溶液，检查其游离的 3-羟基苯三甲基铵盐。该杂质在 294nm 波长处有吸收。其吸光度一般小于 0.1；但本品在碱性条件下可能水解，而使测得的吸光度值增高，故规定为不得过 0.15。

易氧化物 主要检查制备中的中间体，如二甲氨基苯酚等。

干燥失重 中国药典(2015)规定 105℃干燥恒重，减失重量不得过 1.0%；BP(2013)规定 105℃干燥恒重，减失重量不得过 0.5%；USP(36)与 JP(16)均规定 105℃干燥 3 小时，减失重量不得过 1.0%。

【含量测定】 采用酸碱滴定法。本品水溶液加氢氧化钠试液，加热水解，生成二甲胺，蒸馏，将馏出液导入硼酸溶液中，生成硼酸二甲胺，用硫酸滴定，生成硫酸二甲胺和硼酸，同时做空白试验。

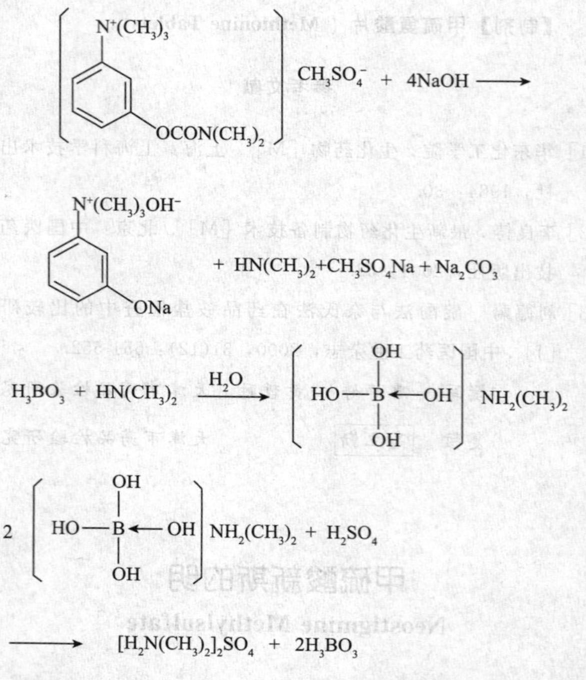

【制剂】 中国药典(2015)收载了甲硫酸新斯的明注射液，BP(2013)、USP(36)与 JP(16)中均收载了甲硫酸新斯的明注射液。

甲硫酸新斯的明注射液(Neostigmine Methylsulfate Injection)

国内各企业的处方中，均为甲硫酸新斯的明加水，调节 pH 值后制成。

有关物质 实验条件下辅料不干扰杂质的测定，典型图谱见图 3。

细菌内毒素 本品临床每小时用药最大剂量是静脉注射每次 5mg(中国药典临床用药须知、中国医师药师临床用药指南)，内毒素计算限值约为 60EU/mg。中国药典(2010)规定本品细菌内毒素限值为 50EU/mg，中国药典(2015)未作修订，与内毒素计算值比较，安全系数为 1.2。

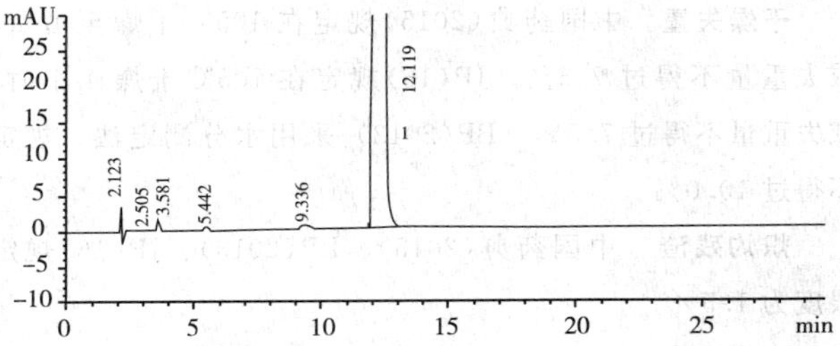

图 3　甲硫酸新斯的明注射液有关物质典型色谱图

1. 甲硫酸新斯的明

色谱柱 Agela C8(250mm×4.6mm，5μm)

参考文献

[1] 国家药典委员会. 中华人民共和国药典临床用药须知·化学药和生物制品卷［M］. 2010 年版. 北京：中国医药科技出版社，2011：104-138.

[2] 王泽民. 当代结构药物全集［M］. 北京：北京科学技术出版社，1993：1131-1132.

[3] 毛文仁. 药品检定方法原理［M］. 成都：西南交通大学出版社，1989.

撰写　武向锋　中国人民解放军总后勤部卫生部药品仪器检验所

潘德敏　陕西省食品药品监督检验研究院

复核　靳守东　中国人民解放军总后勤部卫生部药品仪器检验所

甲　紫

Methylrosanilinium Chloride

化学名：氯化四甲基副玫瑰苯胺、氯化五甲基副玫瑰苯胺与氯化六甲基副玫瑰苯胺的混合物

英文名：Methylrosanilinium Chloride (INN)

异名：龙胆紫；结晶紫

本品为消毒防腐药。因其阳离子能与细菌蛋白质的羟基结合影响细菌的代谢而具有一定的杀菌作用。甲紫对革兰阳性菌，特别是葡萄球菌、白喉杆菌作用较强，对白色念珠菌等真菌及铜绿假单胞菌也具较好的抗菌作用。它还能与坏死组织结合形成保护膜而起到一定的收敛作用，所以，临床上常将甲紫用于皮肤和黏膜的感染、溃疡与鹅口疮的局部治疗等。常以 1% 溶液外用于皮肤黏膜，对创伤、湿疹、溃疡、皮肤癣症均有效。但革兰阴性菌对本品不敏感[1]。

本品除中国药典(2015)收载外，BP(2013)、JP(16)、USP(36)亦有收载。

BP(2013) 列出的化学结构式、分子式与分子量如下。

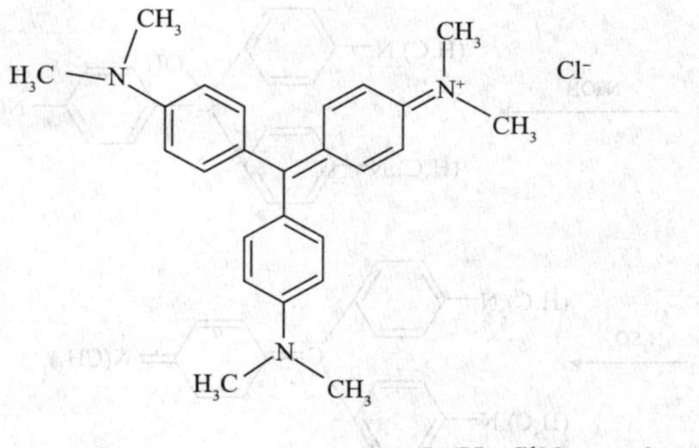

$C_{25}H_{30}ClN_3$　408.0

CAS 号：［548-62-9］

JP(16)未列出结构式，分子式同 BP(2013)，分子量为 407.98，USP(36)化学结构式、分子式同 BP(2013)，分子量则同 JP(16)。

【制法概要】药用甲紫为盐基青莲的精制品。

盐基青莲(碱性紫)生产工艺如下：将二甲苯胺、氯化亚铜、氯化钠及水混合，在加热下进行氧化及缩合反应，生成五甲基对玫瑰苯胺(杂有六甲基对玫瑰苯胺及四甲基对玫瑰苯胺)的氯化亚铜的配位化合物，以碱分解，与硫酸形成硫酸盐，盐析得本品[2]。

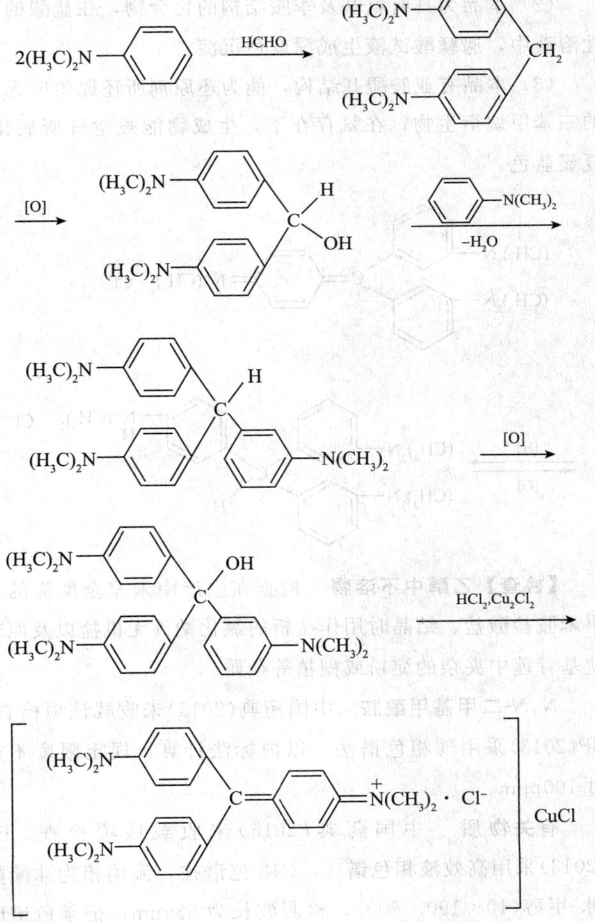

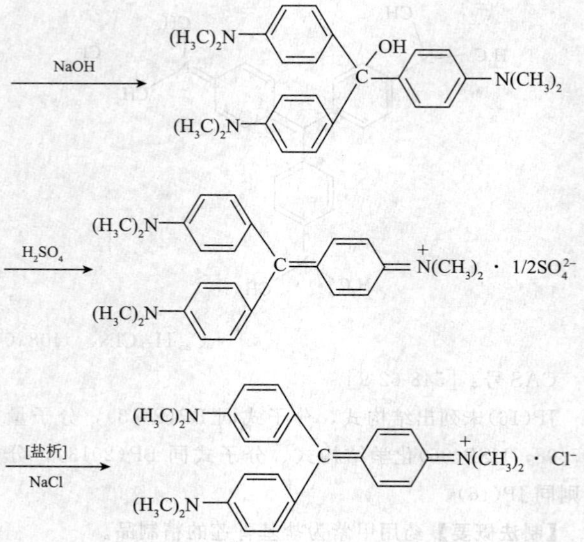

【鉴别】(1) 本品溶于硫酸中呈橙黄色或棕红色，加水稀释即变成棕色，渐变为绿色，最后成蓝色。这是因为加水量不同引起硫酸浓度的不同，使 pH 值不相同，故呈现不同的颜色。pH 值在 0.15 以下呈黄色至橙黄色，pH 值 3.2 以上呈紫色，介于此二值间呈绿色至蓝色。

(2) 本品为具有氨基及季胺结构的化合物，在盐酸的酸性溶液中，遇鞣酸试液生成深蓝色沉淀。

(3) 本品有亚胺醌基结构，能为还原剂所还原生成无色的三苯甲烷衍生物；在氨存在下，生成物能被空气所氧化，复显蓝色。

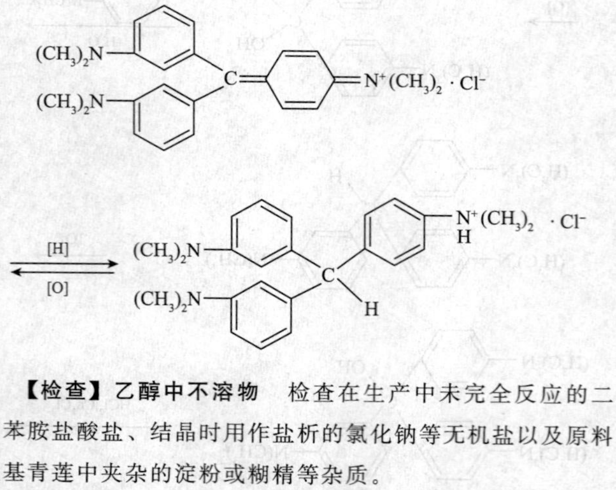

【检查】乙醇中不溶物 检查在生产中未完全反应的二甲苯胺盐酸盐、结晶时用作盐析的氯化钠等无机盐以及原料盐基青莲中夹杂的淀粉或糊精等杂质。

***N,N*-二甲基甲酰胺** 中国药典(2015)未收载该项检查。BP(2013)采用气相色谱法，以内标法计算，规定限度不得过 100ppm。

有关物质 中国药典(2015)未收载该项检查。BP(2013)采用高效液相色谱法，C18 色谱柱，流动相为冰醋酸-水-甲醇(10∶190∶800)，检测波长为 589nm，记录色谱图至主成分峰保留时间的 2.5 倍。限度规定为杂质 A(相对保留时间为 0.7) 不得过 1.0%，其他单个杂质不得过 0.1%，其他杂质总和不得过 1.0%。

干燥失重 中国药典(2015)规定在 105℃干燥至恒重，减失重量不得过 7.5%。JP(16)规定在 105℃干燥 4 小时，减失重量不得过 7.5%。BP(2013) 采用水分测定法，规定不得过 10.0%。

炽灼残渣 中国药典(2015)、BP(2013)、JP(16)规定限度为 1.5%。

重金属 中国药典(2015)规定限度不得过百万分之五十。JP(16)规定限度不得过百万分之三十，BP(2013) 未收载该项检查。

砷盐 中国药典(2015)规定限度不得过 0.001%。JP(16)规定限度为百万分之五。BP(2013) 未收载该项检查。

【含量测定】本品经薄层色谱法分离得 5 个明显的斑点，经精制后分离得到 3 个主要成分；通过红外、紫外、质谱及核磁共振测定分析，证实 3 个主要成分为氯化四甲基副玫瑰苯胺、氯化五甲基副玫瑰苯胺及氯化六甲基副玫瑰苯胺。其重量比大致为 29.6∶37.4∶38.4，故中国药典(2015)规定甲紫为上述氯化四甲基副玫瑰苯胺、氯化五甲基副玫瑰苯胺与氯化六甲基副玫瑰苯胺的混合物。

国内产品为混合物，未规定含量限度。

BP(2013) 采用紫外-可见分光光度法，检测波长为 589nm，按吸收系数($E_{1cm}^{1\%}$) 为 2605 计算含量。JP(16)采用钛量法测定含量。

【贮藏】本品需避光，尤其在直射光下可使甲紫粉末逐渐由绿紫色变为暗褐色，变化原理不清。

【制剂】甲紫溶液(紫药水)(Methylrosanilinium Chloride Solution)

含量测定 采用重量法，因本品为稀乙醇溶液，不含其他药物，经挥发驱去溶剂后，留下的固形物即为甲紫。

据文献报道[3]，可采用紫外-可见分光光度法，以水为溶剂，检测波长为 585nm。甲紫溶液浓度在 0.5～4mg/L 范围内，吸光度与浓度呈良好线性关系(相关系数 $r=0.998$)。方法平均回收率 98.56% ($n=5$)，RSD 为 3.57%。

参考文献

[1] 国家药典委员会. 中华人民共和国药典临床用药须知·化学药和生物制品卷[M]. 2005 年版. 北京：人民卫生出版社，2005.

[2] 中华人民共和国卫生部药典委员会. 中华人民共和国药典 1990 年版二部药典注释 [M]. 北京：化学工业出版，1993：153-155.

[3] 王长云，肖珏. 分光光度法测定甲紫溶液含量的再探讨[J]. 安徽医药，2001，5(3)，229.

撰写 孔春霞 湖北省药品监督检验研究院
徐蕙卿 山东省食品药品检验研究院
复核 姜 红 湖北省药品监督检验研究院

甲睾酮

Methyltestosterone

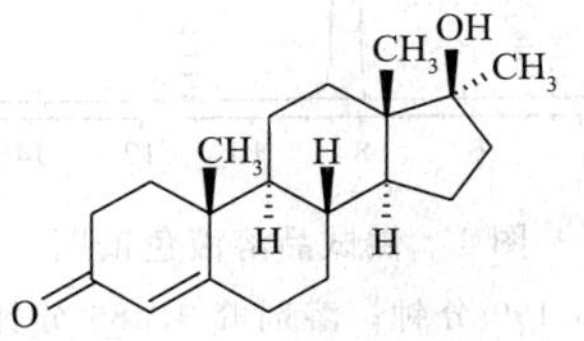

$C_{20}H_{30}O_2$　302.46

化学名：17α-甲基-17β-羟基雄甾-4-烯-3-酮

(17β)-17-hydroxy-17-methylandrost-4-en-3-one

英文名：Methyltestosterone(INN)

CAS 号：[58-18-4]

本品为雄性激素类药物，能促进男子性器官的发育并维持其正常功能。适用于男性无睾或类无睾、发育迟缓、性腺功能减退所引起的各种病症，亦用于治疗女性泌乳旺盛、月经过多、功能性子宫出血、痛经等。本品特点为可供口服，在肠道中不被破坏，能充分发挥其疗效[1]。

雄激素作用与蛋白同化作用之比为 1∶1。本品经胃肠道和口腔黏膜吸收，口服 10mg 后 1～2 小时血药浓度达高峰，半衰期约为 2.2～3.5 小时，在体内代谢较睾酮慢。舌下含用的疗效比口服高 2 倍。

化学结构式中的 17α-烷基的雄激素，长期大剂量应用易致胆汁淤积性肝炎，出现黄疸，尤其口服用药时间长久。舌下给药可致口腔炎，表现为疼痛、流涎等症状。

国内于 1959 年正式生产，除中国药典(2015)收载外，USP(36)、Ph. Eur. (7.0)、BP(2013)、JP(16)等均有收载。

【制法概要】(1)本品以去氢表雄酮醋酸酯为原料，经格氏反应、水解得甲基雄烯二醇，再经沃氏反应，氧化得到甲睾酮。

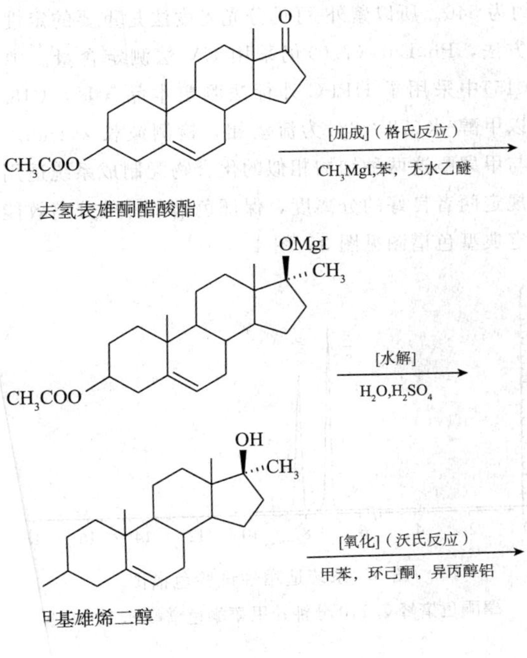

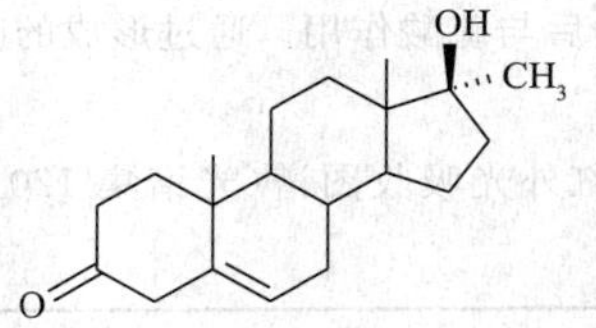

(2)由雄甾-4-烯-3,17-二酮进行合成，经 17-氰化、乙二醇保护三酮基、去 17-氰基及格氏加成等反应得到甲睾酮[2]。

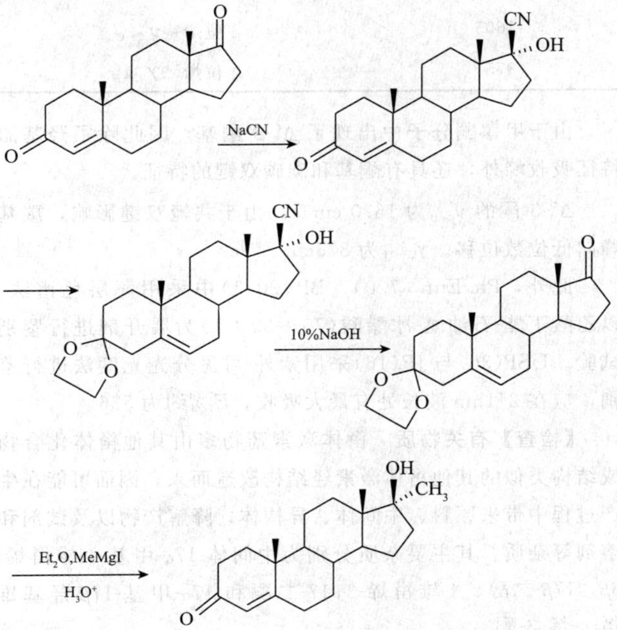

(3)用雄甾-4-烯-3,17-二酮，对 3-酮基直接烯醚醇化保护后，17-酮基格氏加成反应制得[3]。

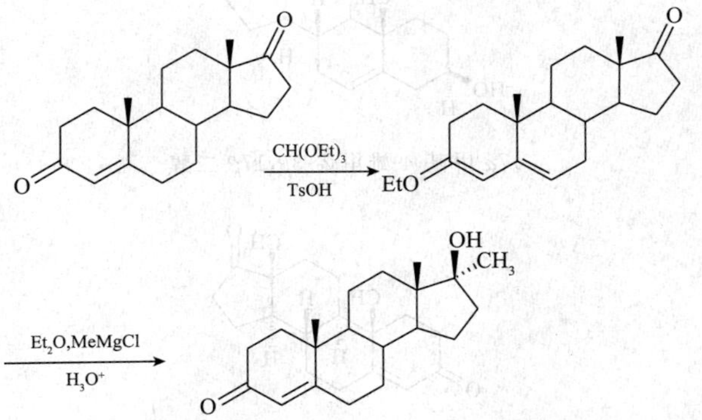

所得粗品中可能混入的杂质可经乙酸乙酯重结晶除去。

【性状】本品见强光色泽有所加深。环境的相对湿度对本品有一定影响。

熔点　中国药典(2015)中熔点的限度为 163～167℃；在其他药典中的规定限度分别为：Ph. Eur. (7.0) 162～168℃、USP(36) 162～167℃、JP(16)163～168℃。

比旋度　各国药典比旋度的测定方法一致，溶剂为乙醇，浓度为 10mg/ml，限度为＋79°至＋85°。有文献报道，用二氧六环作为溶剂，比旋度的范围为＋69°至＋75°。

【鉴别】(1)为甾体激素化合物与硫酸呈色反应，系经典鉴别反应，应用较广泛。关于浓硫酸与甾体呈色机制有人认为是质子化的结果[4]。浓硫酸与甾体的酮基质子化反应，形成正碳离子，然后与硫酸作用。通过形成的颜色或荧光的不同而相互区别。

(2)本品的红外光吸收图谱(光谱集120图)显示的主要特征吸收如下。

特征谱带(cm^{-1})	归属
3420	羟基 ν_{O-H}
1660	3位酮 $\nu_{C=O}$
1605	4位烯 $\nu_{C=C}$
875	4位烯 γ_{C-H}

由于甲睾酮分子中出现了Δ^4-3-酮基，因此除了羟基的特征吸收峰外，还具有酮基和碳碳双键的特征。

Δ^4-3-酮的$\nu_{c=o}$为1670 cm^{-1}，由于共轭双键影响，羰基峰向低位数位移。γ_{C-H}为875cm^{-1}[6]。

此外，Ph. Eur.(7.0)、BP(2013)中采用薄层色谱法，以乙酸丁酯-石油醚-冰醋酸(70∶30∶1)为展开剂进行鉴别试验。USP(36)与JP(16)采用紫外-可见分光光度法进行鉴别，应在241nm波长处有最大吸收，$E_{1cm}^{1\%}$约为536。

【检查】有关物质 甾体激素药物多由其他甾体化合物或结构类似的其他甾体激素经结构改造而来，因而可能在生产过程中带来原料、中间体、异构体，降解产物以及试剂和溶剂等杂质。其主要杂质分别为中间体17α-甲基-4-雄甾烯-3β，17β-二醇、4-雄甾烯-3，17-二酮和17α-甲基-17β-羟基雄甾-4-烯-3-酮。

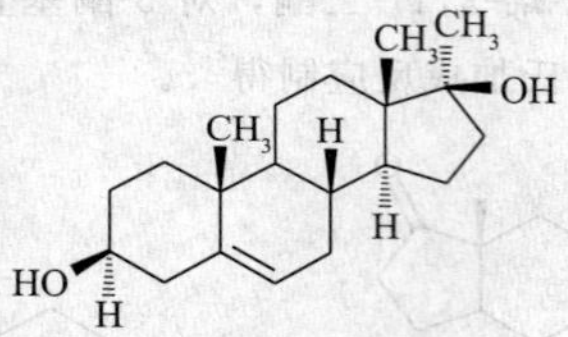

17α-甲基-4-雄甾烯-3β，17β-二醇

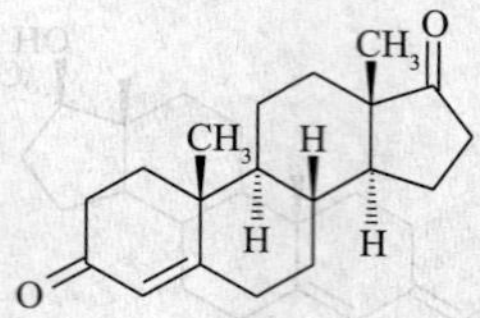

4-雄甾烯-3，17-二酮

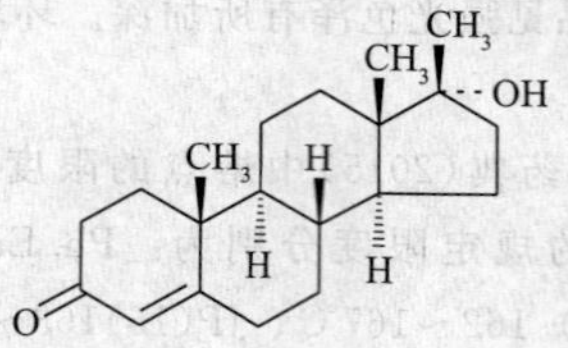

17β-甲基-17α-羟基雄甾-4-烯-3-酮

(EP杂质A)

中国药典(2015)中采用含量测定项下的液相色谱条件进行试验，单个杂质与杂质总量限度分别为1.0%与1.5%。有关物质检查典型色谱图见图1。

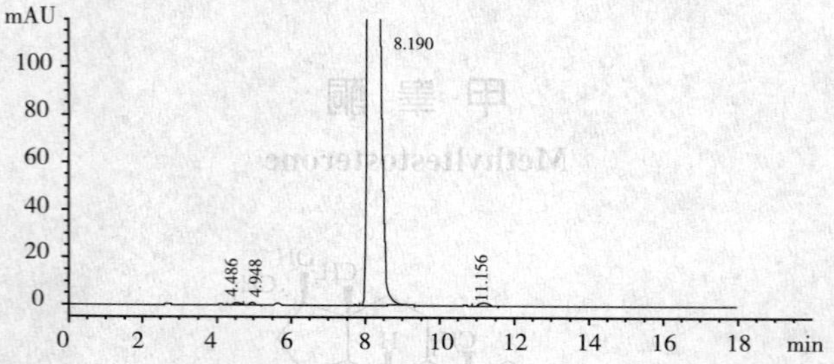

图1 供试品溶液色谱图

甲睾酮峰8.190分钟；溶剂峰4.486分钟；未知杂质峰4.948分钟与11.156分钟

Ph. Eur.(6.1)、BP(2008)与JP(15)均采用薄层色谱法测定，前者采用乙酸丁酯-石油醚-冰醋酸(70∶30∶1)为展开剂，后者则用三氯甲烷-二乙胺(19∶1)为展开剂。杂质均不得过1%。在Ph. Eur.(6.2)中有关物质检测已修改为HPLC法(色谱柱：Hypersil 5 C18，Spherisorb ODS 2 and Novapak C18)，与USP(31)的方法相似，均采用水与甲醇梯度洗脱的方法进行，杂质总量限度为1%。

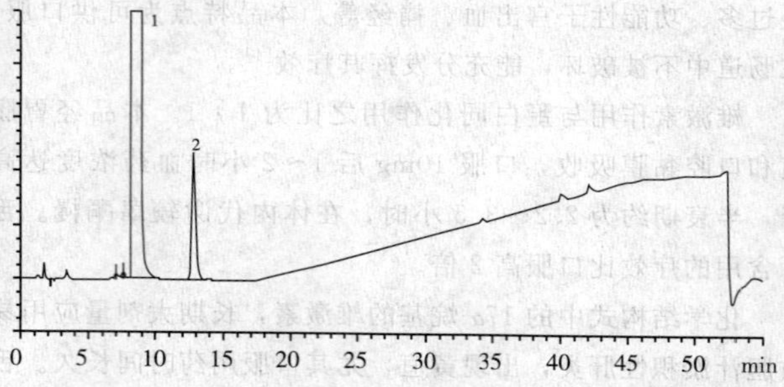

图2 EP(6.2)色谱条件下的典型色谱图

1. 甲睾酮；2. 杂质A

USP(36)、Ph. Eur.(7.0)未作修订，BP(2013)仅修订了色谱柱规格。

【含量测定】 由于甲睾酮分子中存在C=C—C=O共轭系统，在紫外光区有特征吸收，最大吸收波长约240nm，$E_{1cm}^{1\%}$约为540。所以紫外-可见分光光度法是重要的定性与定量的方法，Ph. Eur.(7.0)仍采用UV法测定含量。中国药典(2015)中采用了HPLC外标法测定本品含量，C18色谱柱，以甲醇-水(72∶28)为流动相，检测波长241nm。采用睾酮与甲睾酮这两种结构相似的化合物配制成系统适用性溶液，规定两者良好的分离度，保证色谱条件的分离效能。含量测定典型色谱图见图3、图4。

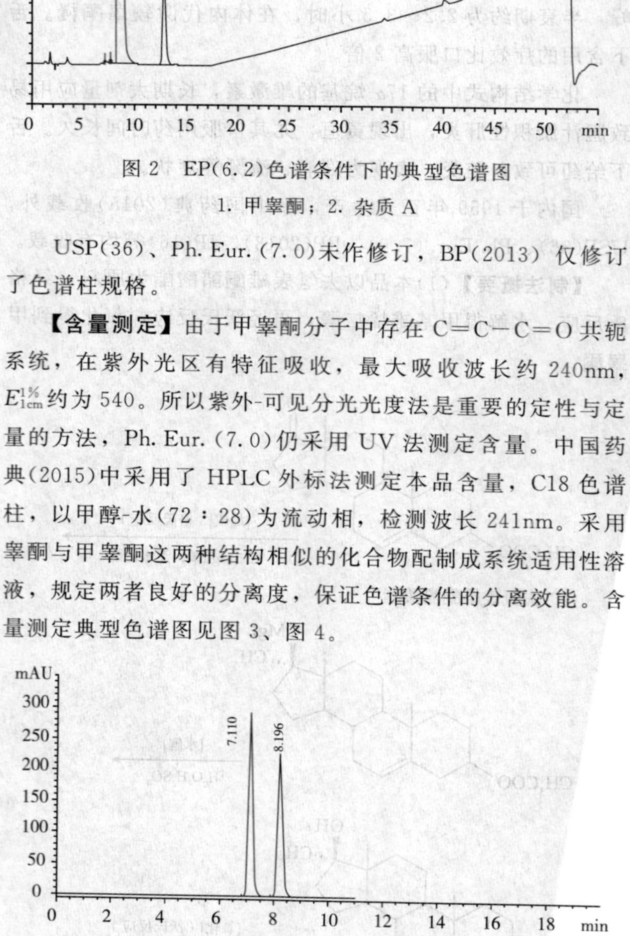

图3 系统适用性试验色谱图

睾酮色谱峰7.110分钟；甲睾酮色谱峰8.196分钟

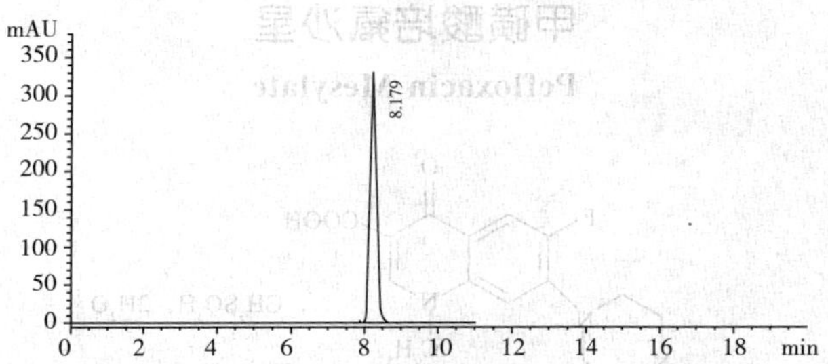

图 4　供试品溶液色谱图

甲睾酮色谱峰 8.179 分钟

在实验中采用了不同的十八烷基硅烷键合硅胶色谱柱(Phenomenex Gemini 或 UltimateXB-C18 均可)，方法有良好的精密度，RSD＝0.52%(n＝6)；有良好的重复性，RSD＝0.90%(n＝6)。定量限为 0.3ng。

【制剂】甲睾酮片(Methyltestosterone Tablets)

甲睾酮片的鉴别项，采用乙醇进行提取后蒸干，取残渣照原料项下的方法进行鉴别。目前国内生产的甲睾酮片，不同厂家所用的辅料与工艺各有差异，用乙醇提取时会溶解一部分辅料，使得到的残渣中甲睾酮的纯度有差异，在测定红外光谱时会发现图谱与对照图谱不完全一致。若发生这种情况时可改用三氯甲烷进行提取后试验，能够得到较好的结果。

由于本品含主药量小，每片仅 5mg，故增加含量均匀度检查，方法采用含量测定项下的方法。根据不同厂家的辅料配比进行回收试验，回收率均在 99.0%～101.0%，不同的辅料均对测定无干扰。

参考文献

[1] 国家药典委员会．中华人民共和国药典临床用药须知·化学药和生物制品卷［M］．2005 年版．北京：人民卫生出版社，2005.

[2] 刘泺，郑虎，翁玲玲，等．甲睾酮的合成［J］．中国医药工业杂志，2005，36(7)：385-386.

[3] 张继峰，胡长坤，吴文格．甲睾酮的合成［J］．化学工程与装备，2009(9)：136.

[4] 安登魁．药物分析［M］．2 版．北京：人民卫生出版社，1986.

撰写　潘维芳　陆　丹　上海市食品药品检验所

复核　杨永健　上海市食品药品检验所

甲醛溶液

Formaldehyde Solution

CH_2O　30.03

英文名：Formaldehyde(INN) Solution；Formalin

异名：蚁醛溶液；福尔马林

CAS 号：［50-00-0］

本品为消毒防腐药。因能与菌体蛋白质中氨基结合，使其变性而发挥作用，同时也溶解类脂质，故有强大的杀菌作用。对细菌、真菌和许多病毒均有效，但对细菌芽孢和抗酸杆菌作用缓慢，也有硬化组织和止汗作用。临床用于器械、手套、标本及尸体的防腐，也用于治疗汗脚。本品 15ml 加水 20ml，加热蒸发，可消毒空气 $1m^3$(4 小时)，稀释 10 倍，可用于生物标本的防腐，5%～10%溶液用于止汗及表面消毒等。与蛋白质的结合可减低其对微生物的活力，增加温度可加速其杀芽孢菌的功能，在相对湿度 75%时，甲醛气体对微生物的作用最显著[1]。

本品少量自皮肤和黏膜吸收，在组织液特别是肝和红细胞中迅速代谢成甲酸，然后转化为二氧化碳和水排泄，或以甲酸盐从肾排泄。接触可使皮肤变白、变硬和过敏，發生接触性皮炎。甲醛蒸气强烈刺激眼和呼吸道引起流泪、咳嗽，甚至结膜炎、鼻炎和气管炎，误服本品可刺激口腔、咽喉和消化道黏膜，引起疼痛、呕吐和腹泻等，大量吸收可出现中枢神经系统症状，意识丧失或惊厥，致中枢抑制，导致死亡。

甲醛由 Allyn 等于 1957 年制得[2]。国内甲醛工业始建于 20 世纪 50 年代。除中国药典(2015)收载外，BP(2013)、USP(36)、Ph. Eur.(7.0)、JP(16)等均有收载。

【制法概要】目前，甲醛在工业上是由甲醇的催化氧化制备，将甲醇蒸气和空气的混合物在 600～700℃下通过银催化剂，生成的甲醛和未作用的甲醇用水吸收，从溶液中蒸去一部分甲醇后，即得甲醛的水溶液，其中含甲醛 36.0%～38.0%(W/W)、甲醇 10%～12%(V/V)。若将含甲醇蒸气 5%～10%(V/V)的空气通过氧化铁-氧化钼催化剂，得到的甲醛基本不含甲醇。

BP(2013)收载的本品含甲醛 34.5%～38.0%(W/W)、甲醇 9.0%～15.0%(V/V)，USP(36)收载的本品含甲醛不得低于 34.5%(W/W)、甲醇 9.0%～15.0%(V/V)，JP(16)收载的本品含甲醛 35.0%～38.0%(W/W)、甲醇 5%～13%(V/V)。

【性状】本品在冷处久置易发生浑浊，是因为本品在低温时形成三聚合甲醛或多聚甲醛沉淀[3]，所以产品中含一定比例的甲醇，以防止聚合。

【鉴别】(1)本品具有还原性，显银镜反应[4]。

$$HCHO + 2Ag(NH_3)_2^+OH^- \longrightarrow HCOONH_4 + 2Ag\downarrow + 3NH_3\uparrow + H_2O$$

(2)本品与品红亚硫酸发生反应，经重排反应后生成的醌盐为红色[5]。

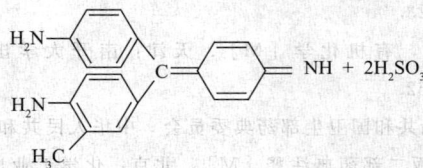

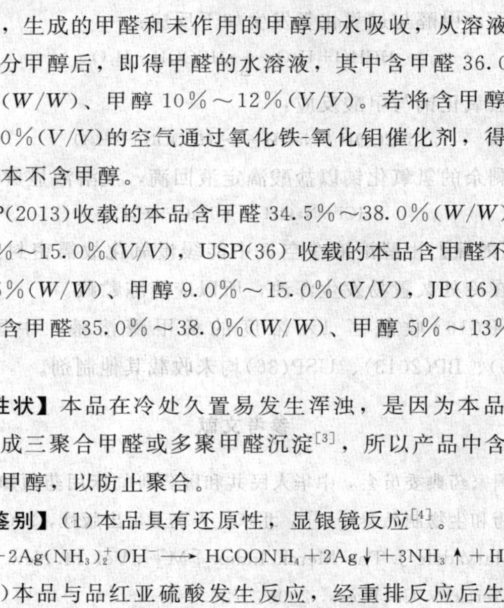

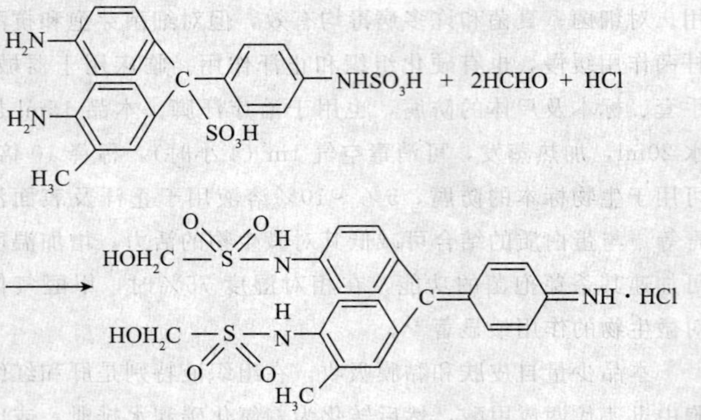

【检查】酸度　本品为中性，在空气中能缓慢氧化产生少量甲酸而呈弱酸性，所以酸度主要检查成品中的甲酸含量，用氢氧化钠滴定液滴定，酚酞作指示剂。

$$HCOOH + NaOH \longrightarrow HCOONa + H_2O$$

中国药典(2015)在本品来源中规定含甲醇 10%～12%(*V*/*V*)，但目前未设置甲醇量检查项，BP(2013)、USP(36)均收载了甲醇含量的检查控制项。

【含量测定】采用酸碱滴定法。指示剂为溴麝香草酚蓝，其变色范围为 pH 值 6.0～7.6，颜色由黄变蓝，加氢氧化钠滴定液使溶液显蓝色，是为中和本品中已被氧化而产生的少量甲酸杂质，再精密加入氢氧化钠滴定液，加热反应，在此条件下，甲醛与过氧化氢发生如下反应：

$$HCHO + H_2O_2 \xrightarrow{\Delta} HCOOH + H_2O$$

氢氧化钠与甲酸反应：

$$HCOOH + NaOH \longrightarrow HCOONa + H_2O$$

剩余的氢氧化钠以盐酸滴定液回滴，至溶液显黄色：

$$HCl + NaOH \longrightarrow NaCl + H_2O$$

【贮藏】甲醛溶液在空气中能缓慢氧化故需密封避光保存。在冷处久置易发生浑浊，所以应防冻贮藏。

JP(16)收载了 1% 浓度的稀甲醛溶液，中国药典(2015)、BP(2013)、USP(36)均未收载其他制剂。

参考文献

[1] 国家药典委员会．中华人民共和国药典临床用药须知·化学药和生物制品卷［M］．北京：人民卫生出版社，2005：861.

[2] Maryadele J. The Merck Index［M］. Vol. 14. New Jersey：Merck & Co. Press，2006：726.

[3] 王礼琛．有机化学［M］．北京：中国医药科技出版社，2006：323.

[4] 王积涛．有机化学［M］．天津：南开大学出版社，2003：362.

[5] 中华人民共和国卫生部药典委员会．中华人民共和国药典 1990 年版二部药典注释［M］．北京：化学工业出版社，1993：969.

撰写　王丽娜　吉林省药品检验所

复核　秦桂莲　吉林省药品检验所

甲磺酸培氟沙星

Pefloxacin Mesylate

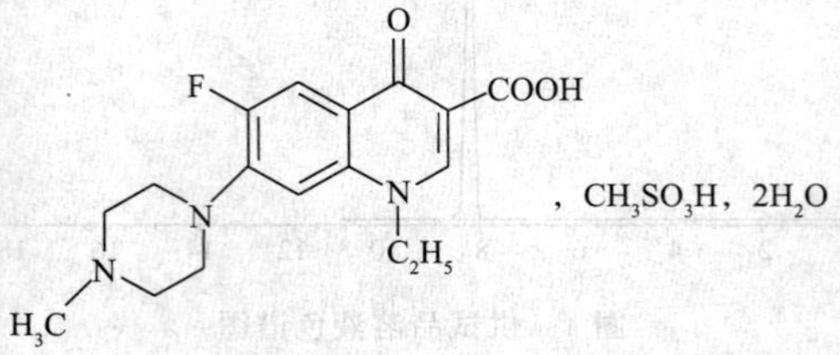

$C_{17}H_{20}FN_3O_3 \cdot CH_4SO_3H \cdot 2H_2O$　465.49

化学名：1-乙基-6-氟-7-[4-甲基哌嗪-1-基]-4-氧代-1,4-二氢喹啉-3-羧酸甲磺酸二水合物

1-ethyl-6-fluoro-7-(4-methylpiperazin-1-yl)-4-oxo-1,4-dihydroquinoline-3-carboxylic acid methanesulphonate dihydrate

英文名：Pefloxacin(INN) Mesylate

异名：甲氟哌酸

CAS 号：［70458-95-6］

培氟沙星为氟喹诺酮类抗菌药物，甲磺酸培氟沙星为培氟沙星的甲磺酸二水合物，抗菌作用同培氟沙星。甲磺酸培氟沙星为杀菌剂，具有广谱抗菌作用，通过作用于细菌 DNA 螺旋酶的 A 亚单位，抑制细菌 DNA 的合成和复制而起到杀菌作用。具有吸收快，血药浓度高，分布广泛，半衰期长等特点，主要用于治疗上呼吸道感染、外科、泌尿系统感染等。本品体外抗菌作用较诺氟沙星差，但体内活性优于诺氟沙星。半衰期($t_{1/2}$)较长，约 10～13 小时，体内分布广泛，在支气管、肺、肝、肾、肌肉、前列腺等组织和胆汁、胸、腹腔液中均能达有效浓度。此外尚可透过炎症脑膜进入脑脊液中。主要在肝内进行代谢，本品及其代谢物主要经肾排泄。不良反应与环丙沙星相似，主要表现在胃肠道反应、中枢神经系统反应、光毒性或光敏反应等，且与环丙沙星比较均明显多见；同时本品静脉给药时可致静脉炎。

甲磺酸培氟沙星由法国 Rogar Bellon 公司于 1985 年首先在法国开发上市，国内于 1991 年生产。除中国药典(2015)收载外，USP(36)、JP(16)均未收载，BP(2013)、Ph. Eur.(7.0)仅收载了原料。

【制法概要】制法一：

以诺氟沙星为原料，与甲醛、甲酸进行甲基化反应生成甲基物(培氟沙星)，再与甲磺酸在乙醇溶液中进行成盐反应生成甲磺酸培氟沙星。现在国内厂家大多采用此路线。

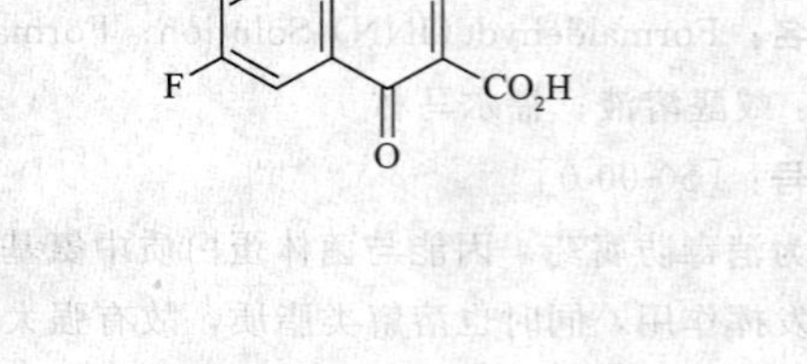

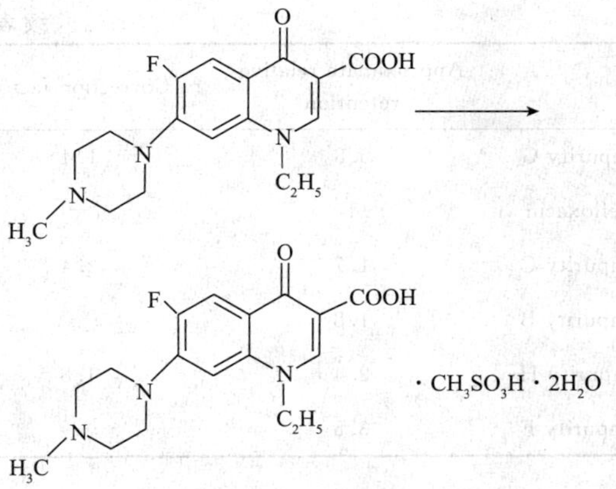

制法二：

由诺氟沙星中间体硼螯合物②与 *N*-甲基哌嗪和三乙胺反应一起回流，再碱性水解，酸化至 pH＝7.2，得培氟沙星，再加入甲磺酸水溶液中成盐，乙醇精制即得[1,2]。该路线不必制成诺氟沙星，但需另行制备 *N*-甲基哌嗪，割除了甲醛、甲酸对设备有腐蚀的甲基化反应，所得粗品不需精制，直接进行下步反应，成盐在水中进行。

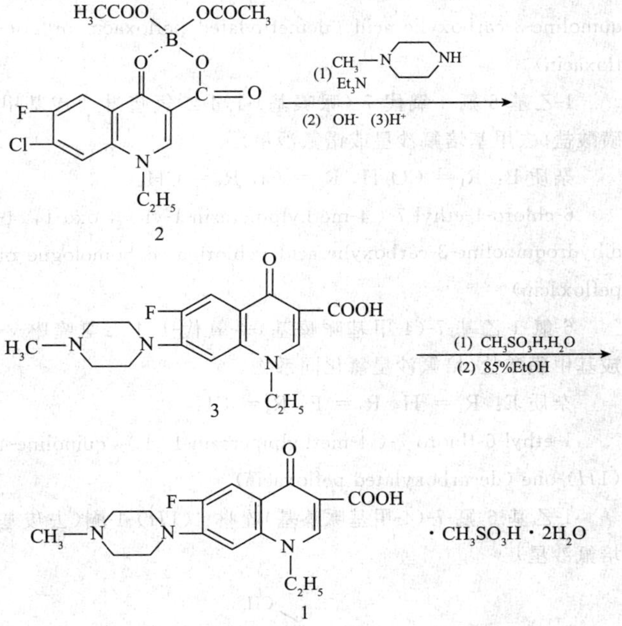

【生产要求】必须对生产工艺进行评估以确定具有潜在基因毒性的甲磺酸烷基酯的形成可能，特别是当反应溶媒含低级醇时，很可能会出现这些杂质。必要时，需对生产工艺进行验证以说明在成品中未检出甲磺酸烷基酯。

【性状】本品对光敏感，长时间光照易变色，在空气中易氧化降解。

粉末 X-射线衍射图谱显示，本品为结晶性粉末。有文献资料[3]显示，本品采用不同的溶剂或在不同的条件下结晶成盐时，可得到不同的晶粒，其理化性质和稳定性均有较大差异。从晶型上观察，质量好而稳定的为类白色或微黄色有光泽的结晶颗粒，晶体大，流动性好；质量差的为白色无光泽的细小结晶性粉末，质轻、流动性差，对光、水分及空气敏感，易变为黄红色。

本品文献报道其熔点为 282～286℃，DSC 分析显示在 290.9℃熔解。

本品结构中含有苯并氧代吡啶共轭体系，具有紫外光吸收特征，其乙醇溶液中最大吸收在 283～284nm；0.1 mol/L 盐酸溶液中最大吸收在 277nm；0.1mol/L 氢氧化钠溶液中最大吸收在 272～273nm，水溶液中最大吸收在 276～277nm。另外，在 322nm 附近有较宽的最大吸收峰，此峰为苯环的 B 吸收带。供试液稳定(图 1～图 4)。

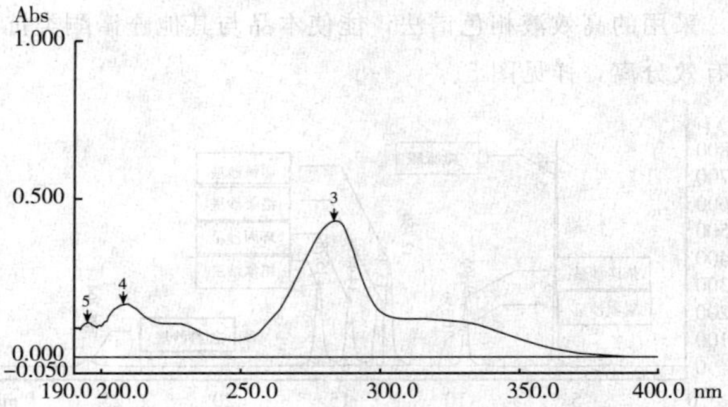

图 1　甲磺酸培氟沙星乙醇溶液紫外光谱图

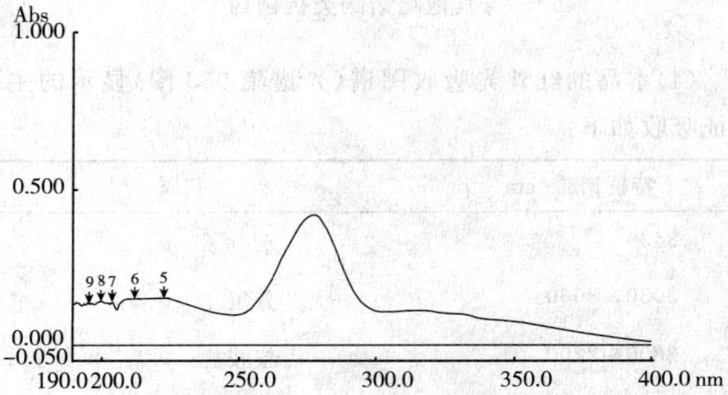

图 2　甲磺酸培氟沙星 0.1mol/L 盐酸溶液紫外光谱图

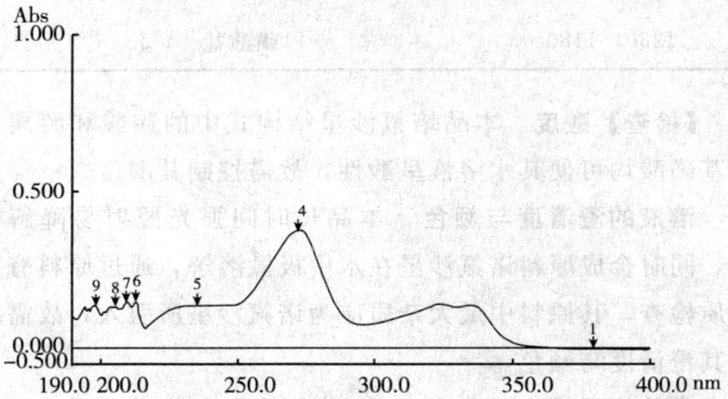

图 3　甲磺酸培氟沙星 0.1mol/L 氢氧化钠溶液紫外光谱图

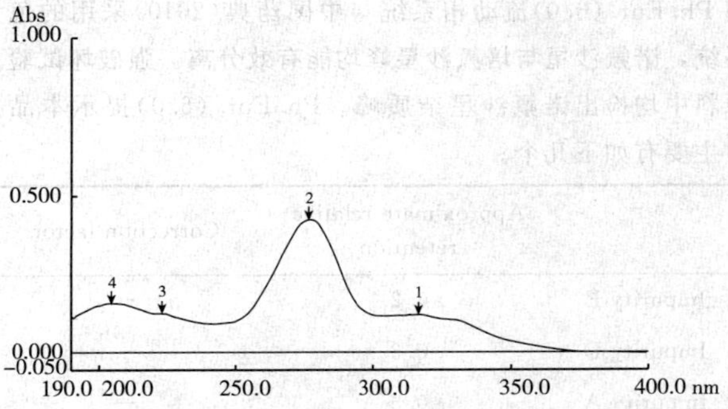

图 4　甲磺酸培氟沙星水溶液紫外光谱图

【鉴别】(1)本品加氢氧化钠生成甲磺酸钠，加热熔融破坏，有亚硫酸钠生成，加水和过量的稀盐酸、温热，即产生二氧化硫气体，为甲磺酸的鉴别反应。

(2)采用薄层色谱法，以培氟沙星对照品与氧氟沙星对照品两斑点能清晰分辨作为系统控制。

(3)采用含量测定项下的色谱图，供试品溶液主峰的保留时间应与对照品溶液主峰的保留时间一致。

采用的高效液相色谱法，能使本品与其他喹诺酮类抗菌药有效分离，详见图5。

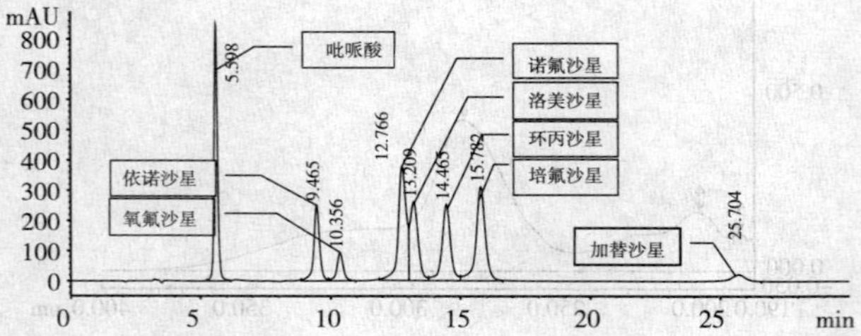

图5 高效液相色谱法有效分离甲磺酸培氟沙星与其他喹诺酮类抗菌药

(4)本品的红外光吸收图谱(光谱集933图)显示的主要特征吸收如下：

特征谱带(cm^{-1})	归属	
3430	水	ν_{O-H}
3030，3000	芳氢	ν_{C-H}
2800～2200	叔胺盐	ν_{NH}
1720	羧基	$\nu_{C=O}$
1629	酮式酮	$\nu_{C=O}$
1230，1180	磺酸盐	$\nu_{SO_3^-}$

【检查】**酸度** 本品培氟沙星结构式中的羧酸和游离的甲基磺酸均可使其水溶液呈酸性，故需控制其酸度。

溶液的澄清度与颜色 本品长时间强光照射易降解变色，同时合成原料诺氟沙星在水中极微溶解，通过原料有关物质检查，其原料中最大杂质应为诺氟沙星所引入，故需控制其澄清度与颜色。

有关物质 中国药典(2005)色谱条件的流动相系统，诺氟沙星与培氟沙星峰几乎在同一位置出峰，不能分离，而采用Ph. Eur. (6.0)流动相系统与中国药典(2010)采用的色谱系统，诺氟沙星与培氟沙星峰均能有效分离。强破坏试验及原料中均检出诺氟沙星杂质峰。Ph. Eur. (6.0)提示本品杂质主要有如下几个。

	Approximate relative retention	Correction factor
Impurity E	0.2	—
Impurity D	0.3	—
Impurity A	0.5	—
Impurity G	0.8	1.4
Pefloxacin	1	—
Impurity C	1.7	2.4
Impurity B	1.8	—
Impurity H	2.4	1.8
Impurity F	3.5	—

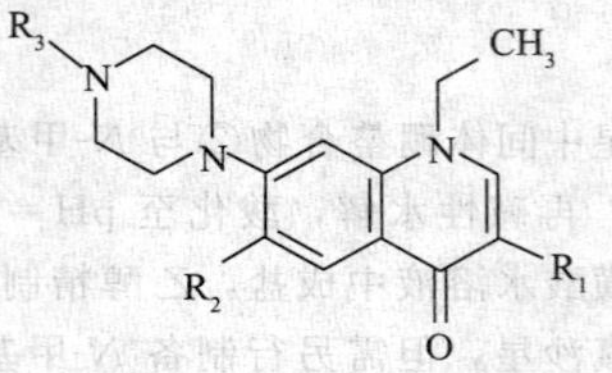

杂质A：$R_1 = CO_2H$，$R_2 = F$，$R_3 = H$；

1-ethyl-6-fluoro-4-oxo-7-(piperazin-1-yl)-1, 4-dihydroquinoline-3-carboxylic acid (demethylated pefloxacin or norfloxacin)

1-乙基-6氟-4氧代-7-(哌嗪基)-1,4-二氢喹啉-3-羧基甲磺酸盐(去甲基培氟沙星或诺氟沙星)

杂质B：$R_1 = CO_2H$，$R_2 = Cl$，$R_3 = CH_3$

6-chloro-1-ethyl-7-(4-methylpiperazin-1-yl)-4-oxo-1, 4-dihydroquinoline-3-carboxylic acid (chlorinated homologue of pefloxacin)

6-氯-1-乙基-7-(4-甲基哌嗪基)-4-氧代-1,4-二氢喹啉-3-羧基甲磺酸盐(培氟沙星氯化同系物)

杂质E：$R_1 = H$，$R_2 = F$，$R_3 = CH_3$

1-ethyl-6-fluoro-7-(4-methylpiperazin-1-yl) quinoline-4(1*H*)-one (decarboxylated pefloxacin)

1-乙基-6-氟-7-(4-甲基哌嗪基)喹啉-4(1*H*)-1酮(去羧基培氟沙星)

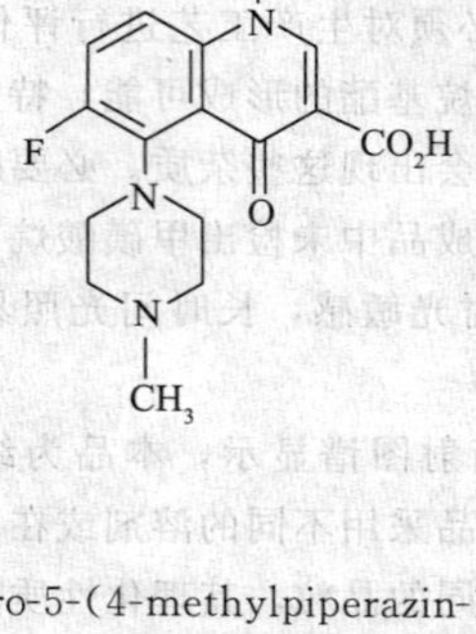

杂质C

1-ethyl-6-fluoro-5-(4-methylpiperazin-1-yl)-4-oxo-1,4-dihydroquinoline-3-carboxylic acid (isopefloxacin)

1-乙基-6-氟-5-(4-甲基哌嗪基)-4-氧代-1,4-二氢喹啉-3-羧基甲磺酸盐(异培氟沙星)

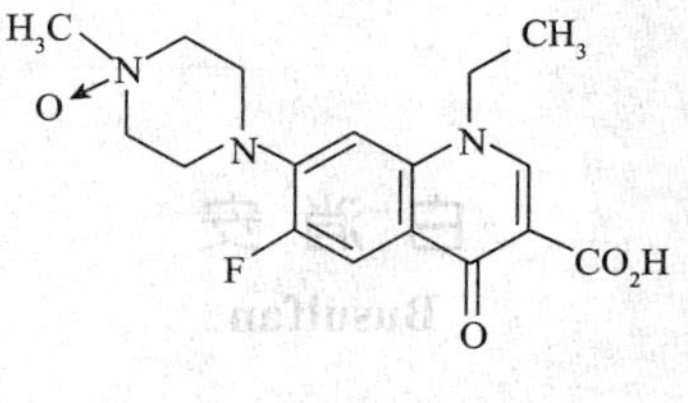

杂质 D

4-(3-carboxy-1-ethyl-6-fluoro-4-oxo-1,4-dihydroquinolin-7-yl)-1-methylpiperazine 1-oxide (*N*-oxide of pefloxacin)

4-(3-羧基-1-乙基-6-氟-4 氧代-1,4-二氢喹啉)-1-甲基哌嗪基-1-氧化物(*N*-培氟沙星氧化物)

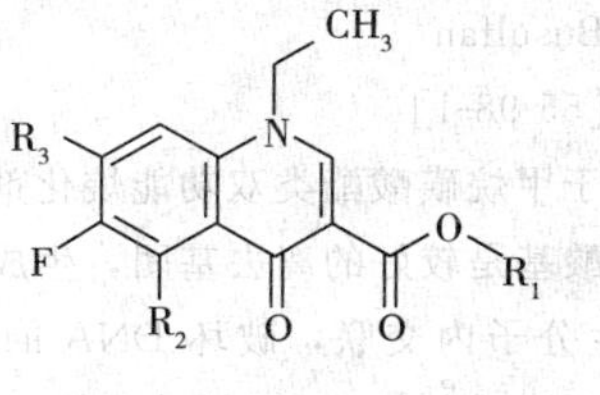

杂质 F：$R_1 = R_2 = H$，$R_3 = Cl$

7-chloro-1-ethyl-6-fluoro-4-oxo-1,4-dihydroquinoline-3-carboxylic acid (*N*-ethyl acid) (norfloxacin impurity A)

7-氯-1-乙基-6-氟-4 氧代-1,4-二氢喹啉-3-羧基甲磺酸盐(*N*-乙酸)(诺氟沙星杂质 A)

杂质 G：$R_1 = C_2H_5$，$R_2 = H$，$R_3 = Cl$：ethyl

7-chloro-1-ethyl-6-fluoro-4-oxo-1,4-dihydroquinoline-3-carboxylate (*N*-ethyl ester)

7-氯-1-乙基-6-氟-4 氧代-1,4-二氢喹啉-3-羧基甲磺酸酯(*N*-乙酯)

杂质 H：$R_1 = R_3 = H$，$R_2 = Cl$

5-chloro-1-ethyl-6-fluoro-4-oxo-1,4-dihydroquinoline-3-carboxylic acid (iso-*N*-ethyl acid)

5-氯-1-乙基-6-氟-4 氧代-1,4-二氢喹啉-3-羧基甲磺酸盐(异-*N*-乙酸)

Ph. Eur.(6.0)有关物质测定方法中的色谱系统用到硫二甘醇试剂，该试剂国内现无生产，由于本品与盐酸作用可制造生化武器芥子气，目前已限制进口。

中国药典(2010)采用的色谱系统是在中国药典(2005)色谱系统流动相的基础上通过调节 pH 来实现培氟沙星与诺氟沙星的分离，结果当 pH 调整至 4.0 时，培氟沙星可与诺氟沙星达到良好分离，与其他同系物也能较好分离，图谱详见鉴别项下。系统的适用性图谱和样品的色谱图如图 6、图 7。

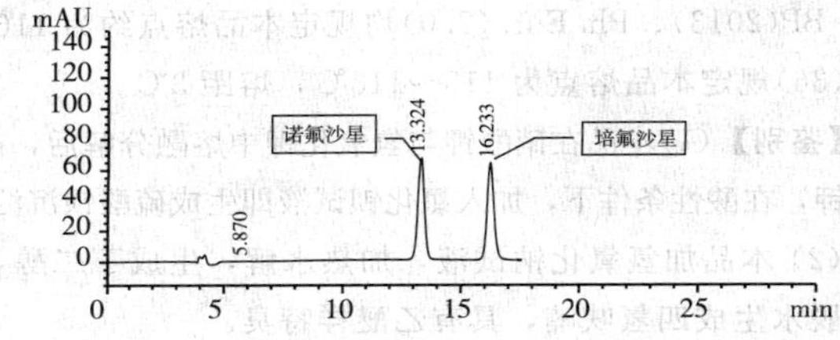

图 6　系统适用性试验色谱图

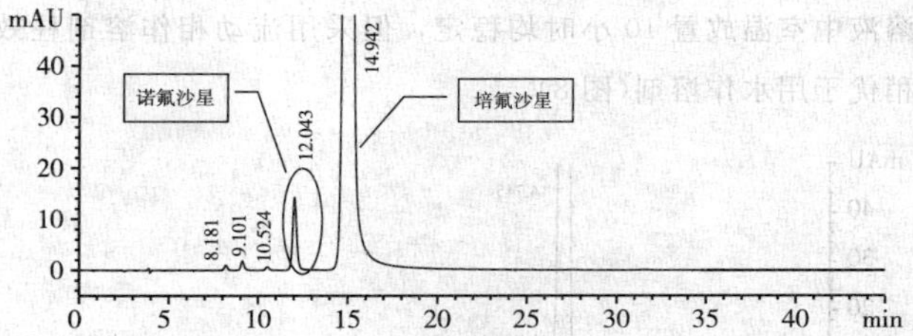

图 7　供试品溶液的色谱图

中国药典(2005)中的检测波长为 277nm，Ph. Eur.(6.2)中的检测波长有两个，分别为 273nm 和 258nm。经比较，本品在波长 277nm 和 273nm 下检测，其峰的响应值没有明显的差别，在 258nm 波长处，峰的响应值较低，大约为上述两个波长的1/4。经紫外扫描，原料及各种处方的制剂在流动相和水中的最大吸收均在 273nm 处，258nm 为其波谷，各辅料在 273nm 波长处几乎无吸收；同时 Ph. Eur.(6.2)上收载的质量标准中，258nm 波长处主要检测培氟沙星主峰以后出峰的杂质，而经强破坏试验可知，采用 Ph. Eur. 流动相系统只有酸破坏样品在主峰后检出一杂质，而其余强破坏样品在主峰后均未检出杂质峰，故中国药典(2010)最终确定检测波长为 273nm。

本品检测限为 0.01989ng($S/N=3$)。

本品对热、酸、碱均较稳定，易氧化，在长时间光照或紫外光照射下，稳定性较差，但普通实验条件下，光对测定结果无影响，可不必避光操作。

中国药典(2015)、BP(2013)均未作修订。

水分　本品含有 2 个结晶水，理论含水量为 7.73%，采用费休水分测定法测定水分。但由于本品含羰基，活泼的羰基化合物可与甲醇作用形成缩醛或缩酮与水；同时有机酸也能与甲醇起酯化反应，干扰滴定，故采用甲醇-二氯甲烷(1∶5)混合溶液为溶剂溶解样品，同时须快速滴定。

重金属　中国药典(2005)规定限度为 20ppm，但有资料[3]显示，重金属影响其稳定性，在生产过程中，应避免使用重金属容器，并且其重金属含量应控制在 10ppm 以下为好。中国药典(2010)将限度规定为 10ppm，中国药典(2015)未作修订。

细菌内毒素　本品临床每小时用药最大剂量是静脉注射每千克体重 6.7mg(中国药典临床用药须知)，内毒素计算限值约为 0.75EU/mg，中国药典(2010)规定本品细菌内毒素限值为 0.75EU/mg，与内毒素计算值相当。中国药典(2015)未作修订。

本品对内毒素检查方法有抑制性干扰，最大不干扰浓度约为 0.67mg/ml。

【含量测定】采用高效液相色谱法，色谱系统同有关物质项下。培氟沙星定量线性范围为 17.18～85.90μg/ml，定量限为 0.08517ng($S/N=10$)。本品在水溶液和流动相两种溶液中室温放置 10 小时均稳定，但采用流动相作溶剂柱效稍优于用水作溶剂(图 8)。

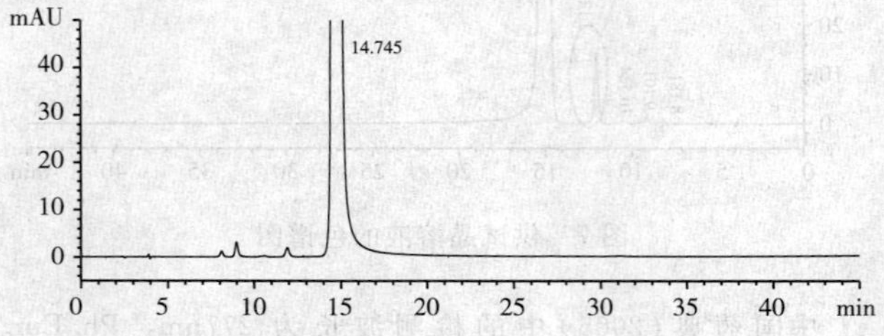

图 8 供试品溶液色谱图

BP(2013)含量测定采用非水滴定法。

【贮藏】本品长时间强光照射易降解，同时易氧化，需遮光、密封保存。

【制剂】(1) 甲磺酸培氟沙星片(Pefloxacin Mesylate Tablets)

检查 溶出度 本品在 0.1mol/L 盐酸溶液中的最大吸收在 277nm，故将其作为检测波长。

含量测定 辅料对测定无干扰。

(2) 甲磺酸培氟沙星注射液(Pefloxacin Mesylate Injection)

检查 不溶性微粒 样品溶液摇匀后静置 2 分钟和 5 分钟的结果相对较为接近，静置 10 分钟的检测数据明显减小。直接取样法和多支内容物合并法相比，测定结果并无非常显著的差异，但合并法结果相对于直接法稍高。

无菌 经试验，本品敏感菌株为大肠埃希菌，对白色念珠菌、黑曲霉无抑菌作用。本品在培养基中加入适量的硫酸锰溶液可减少冲洗剂的用量，降低其抑菌作用，但钝化剂硫酸锰溶液用量必须适量，当 0.5mol/L 硫酸锰溶液的用量达到 4ml 时，金黄色葡萄球菌生长迟缓，对其他菌株生长无影响。

含量测定 辅料对测定无干扰。

(3) 甲磺酸培氟沙星胶囊(Pefloxacin Mesylate Capsules)

检查 溶出度 同片剂，采用 277nm 作为检验波长。

含量测定 辅料对测定无干扰。

参考文献

[1] 赵国君. 甲磺酸培氟沙星合成工艺改进 [J]. 中国医药工业杂志，1997，28(1)：12.

[2] 马明华，纪秀珍. 甲磺酸培氟沙星合成工艺改进 [J]. 中国医药工业杂志，1995，27(3)：100-101.

[3] 赵国君，唐桂霞，安文源，等. 培氟沙星重结晶条件的探讨 [J]. 中国医药工业杂志，1997，28(10)：446.

撰写 李 霞 重庆市食品药品检验检测研究院
复核 王白露 重庆市食品药品检验检测研究院

白消安
Busulfan

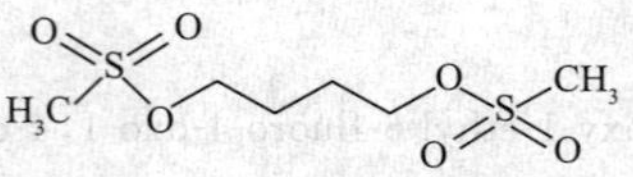

$C_6H_{14}O_6S_2$ 246.29

化学名：1,4-丁二醇二甲磺酸酯

1,4－butanediol dimethanesulfonate

英文名：Busulfan

CAS 号：［55-98-1］

白消安属于甲烷磺酸酯类双功能烷化剂，具有很强的烷化功能。甲磺酸基是较好的离去基团，生成的正碳离子可与 DNA 结合产生分子内交联，破坏 DNA 的结构和功能，毒害肿瘤细胞。1953 年由 Haddow 与 Timmis 首次报道，对粒细胞系统有选择性抑制作用。临床上用于治疗慢性骨髓性白血病，缓解率高；放射治疗无效时，应用本品仍可见效。亦可用于真性红细胞增多症、原发性血小板增多症及骨髓纤维化等。本品口服吸收良好并迅速分布到各组织，部分可与血浆蛋白结合，药物代谢主要以甲磺酸代谢物的形式由尿排出，24 小时约排出三分之一[1]。

本品常见的不良反应是骨髓抑制。色素沉着也是常见的皮肤反应。少数病例长期用药可引起进行性呼吸困难、广泛性肺纤维化或钙化，如合并感染会出现危险。也有胃肠反应及荨麻疹、红斑、脱发等，但比较少见[2]。

除中国药典(2015)收载外，BP(2013)、Ph. Eur.(7.0)与 USP(36)亦有收载。

【制法概要】本品可从 1,4-丁二醇原料出发，经缩合工艺合成。工艺路线如下[3]：

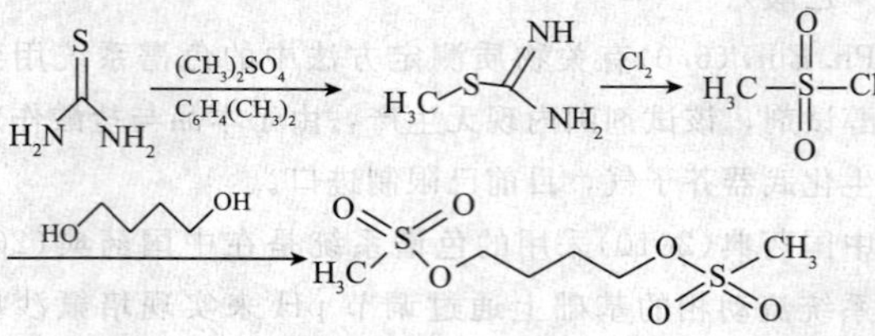

【性状】中国药典(2015)规定本品在丙酮中溶解，在水或乙醇中微溶。BP(2013)、Ph. Eur.(7.0)均规定本品在丙酮或乙腈中易溶，在乙醇或水中极微溶解。

熔点 中国药典(2015)规定熔点为 114～118℃，熔距 4℃。BP(2013)、Ph. Eur.(7.0)均规定本品熔点约为 116℃。USP(36)规定本品熔点为 115～118℃，熔距 3℃。

【鉴别】(1)本品在硝酸钾与氢氧化钾中熔融分解后，产生硫酸钾，在酸性条件下，加入氯化钡试液即生成硫酸钡沉淀。

(2) 本品加氢氧化钠试液，加热水解，生成丁二醇，丁二醇脱水生成四氢呋喃，具有乙醚样特臭。

$$C_6H_{14}O_6S_2 + 2NaOH \longrightarrow 2CH_3SO_3Na + HO(CH_2)_4OH$$

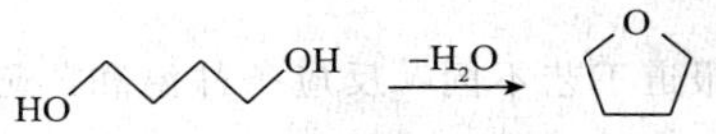

溶液加入高锰酸钾试液 1 滴，高锰酸钾被还原，溶液由紫变蓝，最后为翠绿色。

$$HO(CH_2)_4OH + 8KMnO_4 + 10NaOH \longrightarrow \begin{matrix} CH_2COONa \\ | \\ CH_2COONa \end{matrix} + 4K_2MnO_4 + 4Na_2MnO_4 + 8H_2O$$

MnO_4^{-2} 为绿色。该反应需在较强碱性条件下进行。如为酸性条件，即溶液中加入稀硫酸再加入高锰酸钾试液，则溶液紫色不变[4]。

(3)本品的红外光吸收图谱(光谱集 935 图)显示的主要特征如下[5]。

特征谱带(cm^{-1})	归属
2960～3060	烷基 ν_{C-H}
1352，1180	磺酸酯 ν_{SO_2}

BP(2013)、Ph. Eur. (7.0)列有两项化学反应鉴别，同时规定了红外鉴别与薄层鉴别并分成两组鉴别，可供选择；薄层色谱的条件是使用硅胶 G 薄层板，展开剂为甲苯-丙酮(1∶1)，展开，晾干检视。USP(36)化学反应鉴别项与中国药典(2015)鉴别项一致，但未收载红外鉴别。

【检查】干燥失重　本品不含结晶水，中国药典(2015)规定在 P_2O_5 干燥器中，60℃减压干燥至恒重，减失重量不得过 0.5%。BP(2013)、Ph. Eur. (7.0)与 USP(36)规定在 60℃真空干燥至恒重，减失重量不得过 2.0%。

酸度　生产工艺中使用的硫酸二甲酯和反应中间体甲磺硫酰均呈酸性；BP(2013)、Ph. Eur. (7.0)规定与中国药典(2015)规定一致。USP(36)无此项检查。

BP(2013)、Ph. Eur. (7.0)有溶液澄清度与颜色检查项，规定 0.25g 药物，加入 20ml 乙腈溶解，加水至 25ml，立即检视，颜色不深于标准溶液 B_7。

有关物质　中国药典(2015)、BP(2013)与 USP(36)均未收载有关物质检查项。

【含量测定】采用酸碱滴定法。本品加水加热回流，水解生成甲磺酸与丁二醇，以酚酞为指示剂，用氢氧化钠滴定液滴定，终点为粉红色。

$$C_6H_{14}O_6S_2 + 2H_2O \longrightarrow 2CH_3SO_3H + HO(CH_2)_4OH$$

$$CH_3SO_3H + NaOH \longrightarrow CH_3SO_3Na + H_2O$$

【制剂】中国药典(2015)收载了白消安片，规格为：①0.5mg；② 2mg。BP(2013)、USP(36)均收载了白消安片。

白消安片(Busulfan Tablets)

本品为糖衣片，除去包衣后显白色。BP(2013)规定为包衣片。

鉴别　中国药典(2015)无化学鉴别，规定了熔点测定，丙酮提取后，残渣熔点为 113～118℃，熔距 5℃。USP(36)无化学鉴别，规定了熔点测定，丙酮提取后，残渣熔点约为 115℃。BP(2013)、Ph. Eur. (7.0)规定了红外鉴别与 GC 鉴别；无化学鉴别与熔点测定。

含量均匀度　本品为小规格制剂，应检查含量均匀度，因在工作中未收集到样品，因此中国药典（2015）标准中暂无含量均匀度项。BP(2013)规定了含量均匀度项，测定方法为 GC 内标法。条件是玻璃柱(1.5m×4mm)，酸洗硅藻土载体(80～100 目)，固定液为 3%(*W*/*W*)苯基甲基硅氧烷(50%)（OV-17 适合)，柱温 140℃，ECD 检测，内标为 1,5-二碘代戊烷的丙酮溶液。

含量测定　采用酸碱滴定法。因本品主药含量少，辅料量多，辅料干扰测定，故需提取后测定。提取后残渣加水加热回流，水解生成甲磺酸与丁二醇，以酚酞为指示剂，用氢氧化钠滴定液滴定，终点为粉红色。USP(36)与中国药典(2015)方法一致。BP(2013)为 GC 内标法，与其标准的含量均匀度项下方法一致。中国药典(2015)规定含量限度为 90.0%～110.0%，USP(36)规定含量限度为 93.0%～107.0%，BP(2013)规定含量限度为 90.0%～115.0%。

参考文献

[1] 潘学田．中国进口药品实用手册［M］．北京：科学技术出版社，1997：227.

[2] 张建藩．进口医药商品手册［M］．北京：中国医药科技出版社，1990：432-433.

[3] 上海医药工业研究院科技情报室．有机药物合成手册[M]．上海：上海医药工业研究院出版社，1976：396-397.

[4] 中华人民共和国卫生部药典委员会．中华人民共和国药典 1990 年版二部药典注释［M］．北京：化学工业出版社，1993：160-161.

[5] Klaus Florey. Analytical Profiles of Drug Substances［M］. Volume 16. cademic Press Inc.，1987：55-83.

撰写　李　云　王巧荣　王维恩　河南省食品药品检验所
复核　闻京伟　河南省食品药品检验所

他扎罗汀

Tazarotene

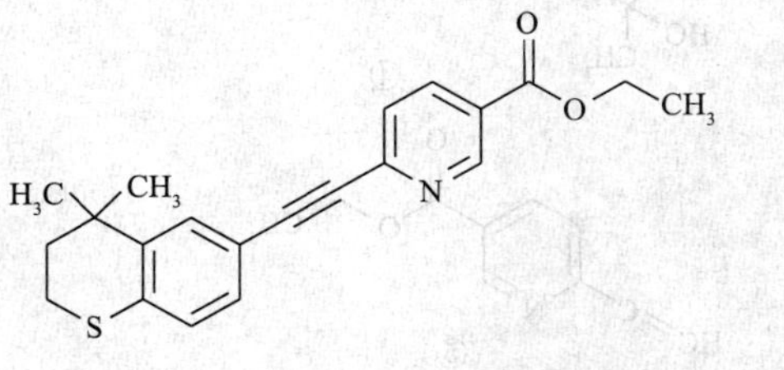

$C_{21}H_{21}NO_2S$　351.46

化学名：6-［(3,4-二氢-4,4-二甲基-2*H*-1-苯并噻喃-6-基)乙炔基］-3-吡啶羧酸乙酯

6-［2-(3,4-dihydro-4,4-dimethyl-2*H*-1-benzothiopyran-6-yl) ethynyl］pyridine-3-carboxylic acid ethyl ester

英文名：Tazarotene

异名：乙炔维 A 酸；Acetylenic Retinoid

CAS号：[118292-40-3]

本品为抗皮肤角化异常药。选择性是源于本体独特的化学结构[1]，本品可作用于银屑病的三个主要致病因素：①抗角元细胞异常分化；②抗增生作用；③减少炎症标志物的表达[2]。本品为外用药，进入血液循环少，氧化灭活快，代谢产物不易被吸入全身深部组织蓄积。本品的主要不良反应为皮肤反应，主要表现为瘙痒、灼热、刺痛、红斑、刺激感、皮肤疼痛、湿疹、脱屑、皮炎、开裂、水肿、脱色、出血和干燥等。有生殖毒性，临床禁用于孕妇、哺乳期和准备怀孕的妇女。

本品为美国Allergan公司发明的治疗牛皮癣的新一代乙炔类受体选择性维A酸类药物。1996年在德国首次上市，1997年在英国和美国上市。我国于2001年开始生产，目前仅有重庆华邦胜凯制药有限公司一家生产。除中国药典(2015)收载外，国外药典均未收载。

【制法概要】合成工艺如下：

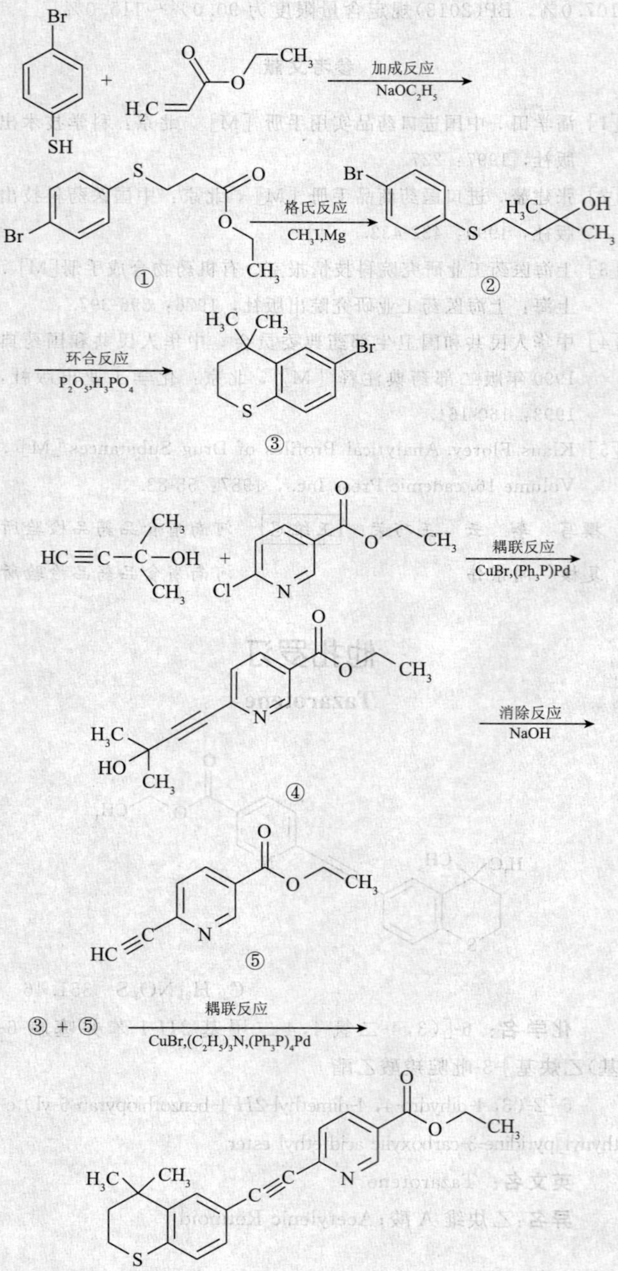

与国外报道工艺不同，反应条件温和，避免了-78℃超低温反应。

【鉴别】(1)本品因硫酸质子化而呈颜色反应。

(2)设置了液相色谱鉴别，与薄层色谱鉴别选择使用。

(3)本品的甲醇溶液在259nm与351nm处有最大吸收，在365nm紫外灯下显黄绿色荧光。他扎罗汀酸紫外吸收光谱图见图1，他扎罗汀紫外吸收光谱见图2。

(4)本品薄层色谱的 R_f 值约为0.85～0.90，薄层色谱图见图3。

(5)本品的红外光吸收图谱应与对照的图谱(光谱集1116图)一致，本品的红外光吸收图谱显示的主要特征吸收如下[3]。

特征谱带(cm⁻¹)	归属	
3040	芳氢	ν_{C-H}
2200	炔基	$\nu_{C\equiv C}$
1718	酯	$\nu_{C=O}$
1582、1555、1480	芳环	$\nu_{C=C}$
1270、1030	酯	ν_{C-O-C}
852	取代芳环	γ_{1H}
828、780	取代芳环	γ_{2H}

【检查】有关物质　采用高效液相色谱法，色谱条件同含量测定项下。本品的降解产物主要为他扎罗汀酸，该杂质在325nm附近有最大吸收，选择该波长作为测定波长。理论板数按他扎罗汀峰计算不低于5000，在此条件下，各种破坏反应所得杂质均能达到基线分离的要求。他扎罗汀的检测限为8.4ng/ml；定量限为28.1ng/ml，供试品溶液在10小时内稳定，典型色谱图见图4。

杂质结构式：

他扎罗汀酸
6-[(4,4-dimethylthiochroman-6-yl) ethynyl] nicotinic acid
(Tazarotenic Acid)
$C_{19}H_{17}NO_2S$　323.41

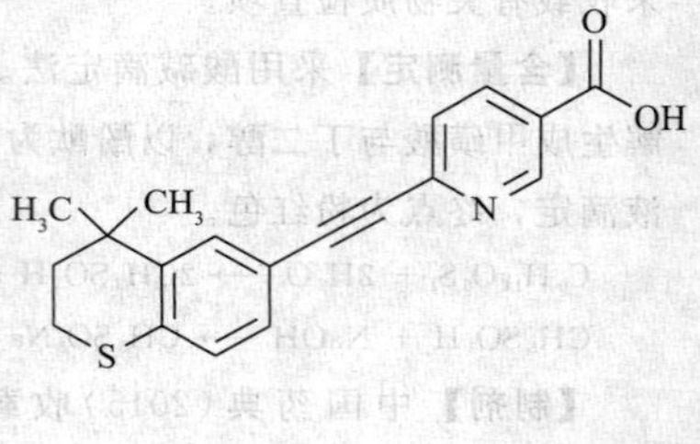

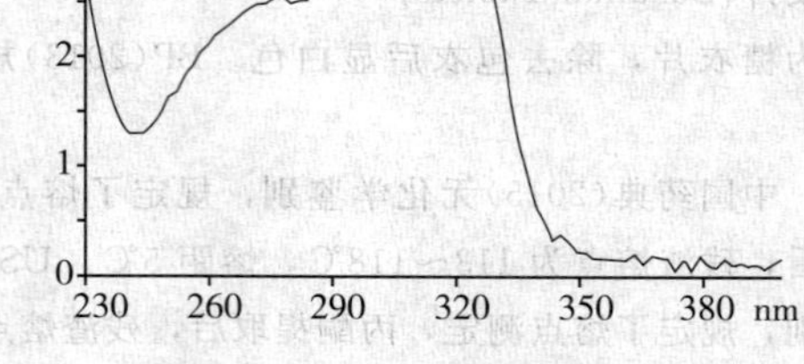

图1　他扎罗汀酸紫外吸收光谱图

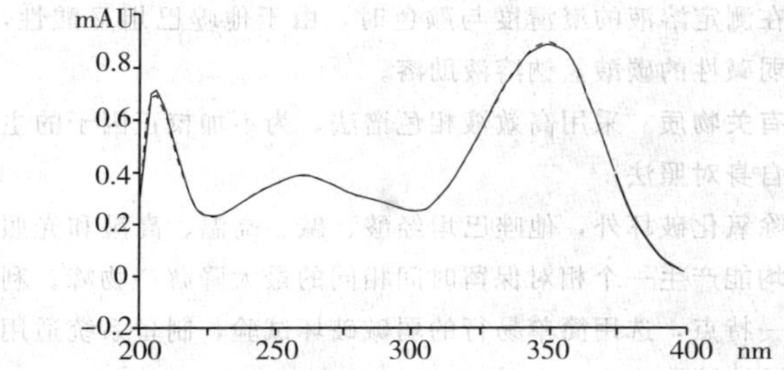

图 2　他扎罗汀紫外吸收光谱图

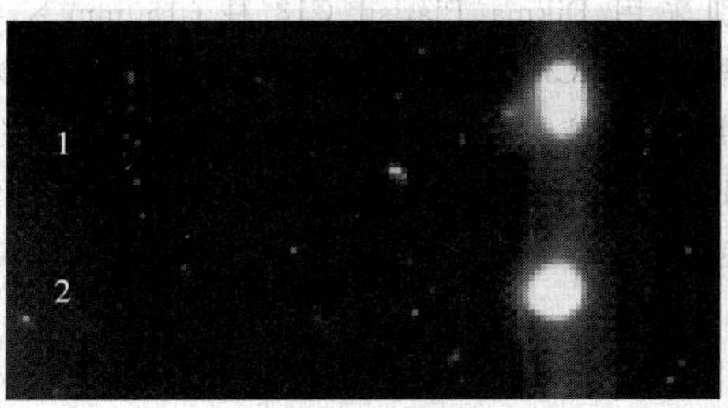

图 3　他扎罗汀鉴别薄层色谱图

1. 对照品；2. 样品（紫外光灯，365nm）

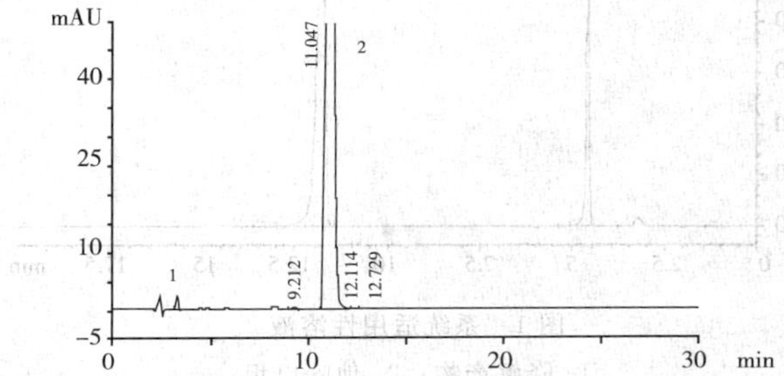

图 4　他扎罗汀有关物质检查色谱图

1. 他扎罗汀酸；2. 他扎罗汀

色谱柱：Eclipse ECB-C18，4.6mm×250mm，5μm

干燥失重　本品熔点为 102～105℃，由 DSC 图知本品在 60℃下无分解，故规定在 60℃真空干燥至恒重。

【含量测定】采用高效液相色谱法，方法与有关物质相同，定量线性范围为 2～80μg/ml，回归方程为 $y=2.92x-4.21\times10^{-3}$，$r=0.9999$（$n=6$）。重复性试验 RSD=0.22%（$n=6$）。供试品溶液在室温下 10 小时内稳定。

在实验的过程中，因本品不溶于水，不宜调整流动相各组分的比例过大，防止样品析出。同时，因采用乙腈作为溶剂，实验过程中，应考虑温度差异对溶剂体积膨胀的影响，否则，易出现较大的误差。

【制剂】他扎罗汀凝胶(Tazarotene Gel)

含量测定与有关物质检查方法均与原料相同。

参考文献

[1] R. A. S. Chandraratna. Tazarotene—first of a new generation of receptor-selective retinoids [J]. British Journal of Dermatology, 1996, 135: 18-25.

[2] Roshantha A. S. Chandraratna, PhD *Irvine*, *California*. Tazarotene: The first eceptor-selective topical retinoid for the treatment of psoriasis [J]. Journal of the American Academy of Dermatology, 1997, 37: 12-17.

[3] 朱明华. 仪器分析 [M]. 2 版. 北京：高等教育出版社，1995：366.

撰写　兰玉坤　罗立骏　重庆市食品药品检验检测研究院

复核　王白露　　　　　重庆市食品药品检验检测研究院

他唑巴坦

Tazobactam

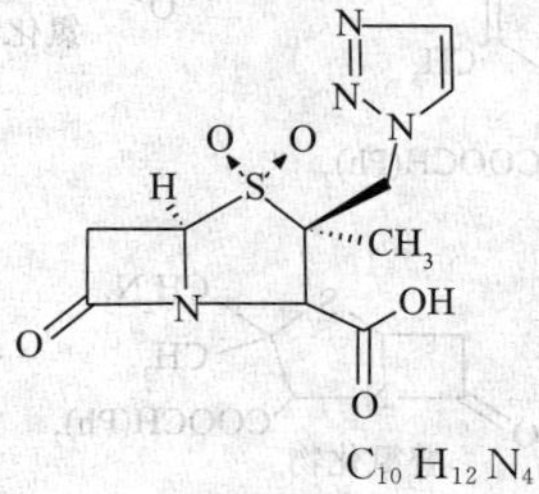

$C_{10}H_{12}N_4O_5S$　300.29

化学名：(2*S*,3*S*,5*R*)-3-甲基-7-氧代-3-(1*H*-1,2,3-三氮唑-1-甲基)-4-硫杂-1-氮杂双环-[3.2.0]庚烷-2-羧酸-4,4-二氧化物

(2*S*,3*S*,5*R*)-3-methyl-7-oxo-3-(1*H*-1,2,3- triazol-1-ylethyl)-4-thia-1-azabicyclo[3.2.0]heptane-2-carboxylic acid-4,4-dioxide

英文名：Tazobactam(INN)

CAS 号：[89786-04-9]

他唑巴坦是日本大鹏制药公司开发的 β-内酰胺酶抑制剂。最早由 Hall T. W 等人用 6-氨基青霉烷酸(6-aminopenicillianic aicd，6-APA)合成制得，其结构是在舒巴坦上增加一个三氮唑环，以提高抑酶效果，被认为是目前临床效果最好的 β-内酰胺酶抑制剂。1992 年，他唑巴坦的复方制剂他唑巴坦/哌拉西林(1∶8)首次在法国上市应用。国内于 1999 年开始生产。

他唑巴坦在水中微溶，通常制成钠盐用于临床。他唑巴坦钠与哌拉西林钠等头孢类抗生素联合使用，用于治疗多种细菌感染，其不良反应的报道较少见。目前我国已经批准的他唑巴坦制剂均为复方制剂。

他唑巴坦原收载于国家食品药品监督管理局《新药转正标准》第 37 册，USP(31)首次收载，USP(36)仍有收载，JP(16)亦已收载，BP、Ph. Eur. 均未收载。

【制法概要】主要有三条合成路线，分别以 6-氨基青霉烷酸(6-APA)、舒巴坦和青霉素 G 钾盐为起始原料。目前我国生产工艺多以 6-氨基青霉烷酸(6-APA)为起始原料，合成路线如下：

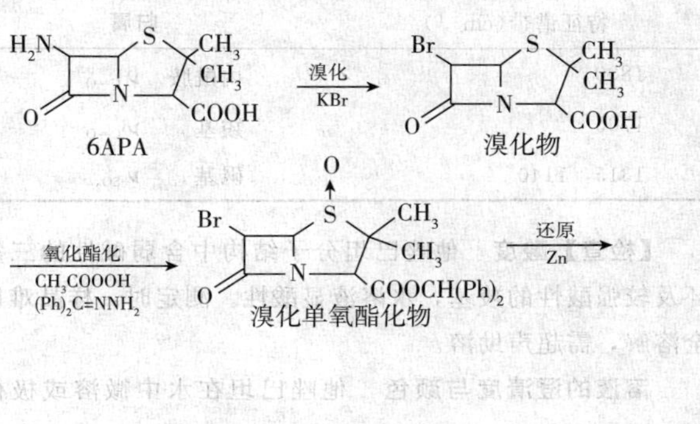

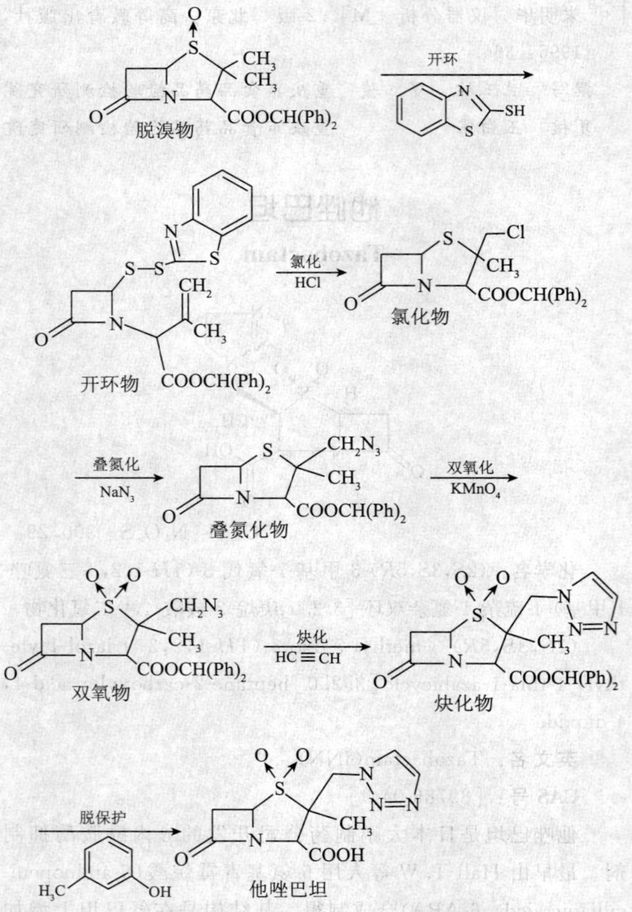

有学者对本品的结晶水情况进行了研究[1]，中国药典和JP收载的他唑巴坦不含结晶水，USP(35)增订他唑巴坦半分子水合物，同时保留不含结晶水的他唑巴坦。

【性状】由于生产工艺不同，产品可为结晶或粉末。

按中国药典(2015)四部通则9103“药物引湿性试验指导原则”，以干燥器盛放氯化铵饱和溶液，置于25℃、相对湿度为78%条件下，测得本品引湿增重0.5%～0.6%，显示略有引湿性。

比旋度 他唑巴坦分子结构中有3个手性碳原子，具有旋光性，呈右旋。

中国药典(2015)使用甲醇-水(1∶1)作为溶剂，溶液的浓度为每1ml中含10mg，比旋度为+127°至+139°；USP(32)使用二甲基甲酰胺作为溶剂，溶液的浓度为每1ml中含10mg，20℃时，比旋度为+160°至+167°。

【鉴别】他唑巴坦红外光谱解析如下。

特征谱带(cm^{-1})	归属	
1800	内酰胺	$\nu_{C=O}$
1705	羧基	$\nu_{C=O}$
1315，1140	砜基	ν_{SO_2}

【检查】酸度 他唑巴坦分子结构中含弱碱性的三氮唑环及较强酸性的羧基，水溶液显酸性。测定时，样品难以完全溶解，需超声助溶。

溶液的澄清度与颜色 他唑巴坦在水中微溶或极微溶解，在测定溶液的澄清度与颜色时，由于他唑巴坦显酸性，使用弱碱性的碳酸氢钠溶液助溶。

有关物质 采用高效液相色谱法，为不加校正因子的主成分自身对照法。

除氧化破坏外，他唑巴坦经酸、碱、高温、高湿和光照破坏均能产生一个相对保留时间相同的最大降解产物峰。利用这一特点，选用简单易行的弱碱破坏试验，制备系统适用性试验溶液。

分别采用Dikma Platisil C18柱(150mm×4.6mm，5μm)和资生堂ACR C18柱(250mm×4.6mm，5μm)测定系统适用性试验溶液，最大降解产物峰与他唑巴坦峰的分离度分别为11、27，分离度均在10以上，如图1(资生堂ACR C18柱色谱)。

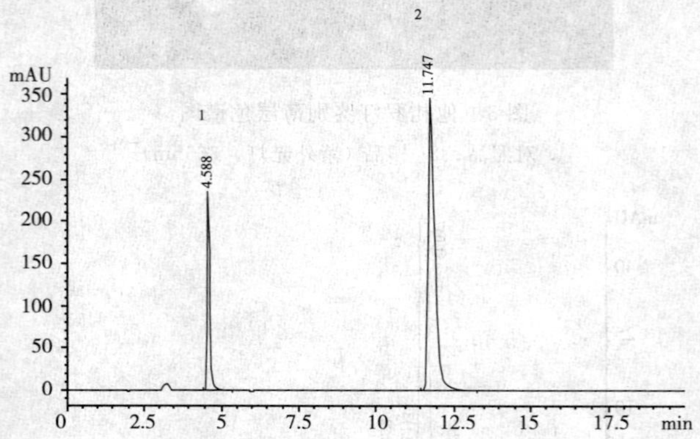

图1 系统适用性溶液

1. 降解产物；2. 他唑巴坦

有些产品在主峰保留时间约2.5倍处可见一杂质峰，因此色谱图记录时间为主成分峰保留时间的3倍，如图2(资生堂ACR C18柱色谱)。

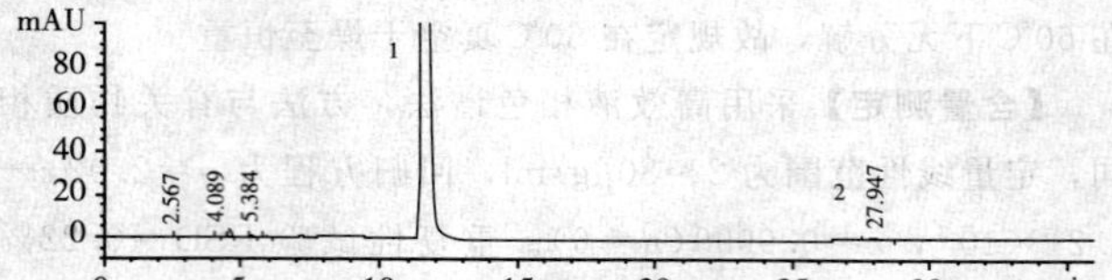

图2 供试品溶液色谱图

1. 他唑巴坦；2. 杂质

USP(36)有关物质检查法为：使用C18柱；流动相为磷酸二氢铵-水-乙腈，pH值2.5；系统适用性溶液他唑巴坦与L-苯基丙氨酸的分离度不得小于6.0；使用他唑巴坦有关物质A对照品定位，采用峰面积归一化法计算：有关物质A不得过1.0%，其他任何单个杂质不得过0.1%，其他总杂质不得过0.3%(任何与空白相应的色谱峰忽略不计)。

由于他唑巴坦经酸、碱、高温、高湿和光照破坏，均在相同的保留时间处出现最大单个降解产物峰，提示可能为同一杂质；该杂质与USP(36)的有关物质A是否为同一物质，有待进一步研究。

USP(36)的有关物质A［(2S,3S)-2-amino-3-methyl-3-sulfino-4-(1*H*-1,2,3-triazol-1-yl)butyric acid，$C_7H_{12}N_4O_4S$，248.26)]

结构式：

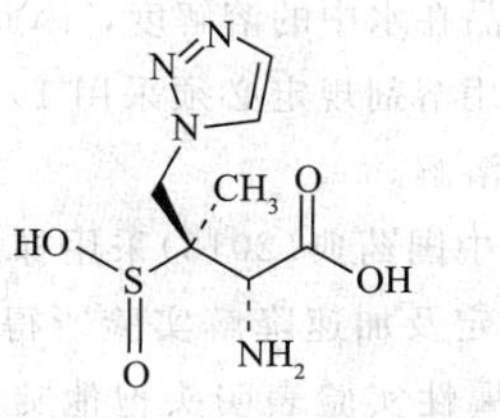

【含量测定】采用高效液相色谱法外标法，色谱条件同有关物质。

【贮藏】稳定性研究结果，他唑巴坦经酸、碱、氧化、高温、高湿和强光等影响因素试验，均产生不同程度的降解，提示他唑巴坦在生产、贮藏和使用过程应注意这些因素的影响。

参考文献

[1] 袁耀佐，胡昌勤，金少鸿．他唑巴坦中结晶水的研究［J］．药学学报，2002，37(2)：144-147.

撰写　魏嘉陵　广东省药品检验所
复核　罗卓雅　广东省药品检验所

头孢他啶

Ceftazidime

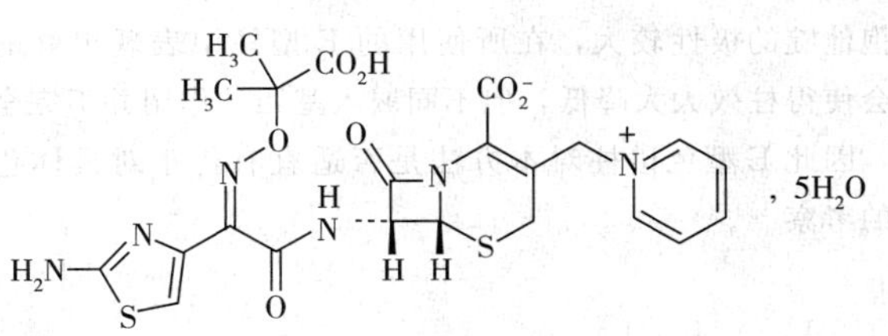

$C_{22}H_{22}N_6O_7S_2 \cdot 5H_2O$　636.65

化学名：(6*R*,7*R*)-7-[[(2-氨基-4-噻唑基)-[(1-羧基-1-甲基乙氧基)亚氨基]乙酰基]氨基]-2-羧基-8-氧代-5-硫杂-1-氮杂双环[4.2.0]辛-2-烯-3-甲基吡啶鎓内盐五水合物

1-[[(6*R*, 7*R*)-7-[2-(2-amino-4-thiazolyl) glyoxylamido]-2-carboxy-8-oxo-5-thia-1-azabicyclo [4.2.0] oct-2-en -3-yl] methyl] pyridinium hydroxide, inner salt 7^2-(*Z*)-[*O* (1-carboxy-1-methylethyl)oxime], pentahydrate [78439-06-2]

英文名：Ceftazidime(INN)

异名：Ceftazidime Pentahydrate

本品为半合成第三代头孢菌素类抗生素。其作用特点是对革兰阴性杆菌产生的β-内酰胺酶高度稳定，故而对革兰阴性杆菌抗菌作用强，明显超过第一代和第二代头孢菌素，但对革兰阳性球菌抗菌作用则不如第一代和部分第二代头孢菌素。其对铜绿假单胞菌等假单胞菌属、大肠埃希菌、克雷伯菌属、吲哚阳性及阴性变形杆菌、普鲁威登菌、沙门菌属、沙雷菌属和志贺菌属等以及小肠结肠炎耶尔森菌等革兰阴性杆菌均具有高度抗菌活性；部分枸橼酸菌属、流感杆菌、卡他莫拉菌和萘瑟菌属、葡萄球菌和链球菌属也对本药敏感。但耐甲氧西林葡萄球菌、肠球菌属和单核细胞增多性李斯特菌、大多数脆弱拟杆菌和艰难梭菌对本品耐药[1]。

本品的作用机制为与细菌细胞膜上的青霉素结合蛋白(PBPs)结合，使转肽酶酰化，从而抑制细菌中隔和细胞壁的合成，影响细胞壁黏肽成分的交叉连结，使细胞分裂和生长受到抑制，细菌形态变长，最后导致其溶解和死亡。

本品口服不吸收，静脉或肌内注射后可迅速广泛分布于内脏组织、皮肤、肌肉、骨、关节、痰液、腹腔积液、胸腔积液、羊水、脐带血、胆汁、子宫附件、心肌中；本药能透过胎盘屏障，也能分布至房水、乳汁中；本品难以通过正常的血-脑屏障，但当脑膜受损或发炎时，可透过受损脑膜进入脑脊液中。健康成人肌内注射本品 0.5g 或 1g 后，1～1.2 小时血药浓度达峰值，分别为 22.6mg/L 和 38.3mg/L。静脉注射和静脉滴注本品 1.0g 后的血药峰值浓度分别为 120.5mg/L 和 105.7mg/L。本品的血药浓度与剂量无关，血清蛋白结合率为 10%～17%，血浆半衰期为 2 小时，正常人反复给药未见蓄积作用。肾功能不全者、新生儿、早产儿药物排泄时间延长，血浆半衰期较健康成人延长 2.0～2.5 倍，药物可在体内蓄积。本品在体内几乎不发生代谢，主要以高度活性的原型药物随尿液排泄，给药 24 小时内近 80%～90%的给药量随尿液排泄，另有少于 1%的剂量可通过胆汁排泄，故尿液中药物浓度很高，肠道中药物溶液极微[1]。

头孢他啶由葛兰素公司 1983 年率先推出，我国于 2002 年开始生产。除中国药典（2015）收载外，BP（2013）、Ph. Eur.（7.0）、USP（36）及 JP（16）均有收载。

【制法概要】企业提供的目前国内采用的工艺为：在 7-ACA 的 C-3 位甲基上引入吡啶，与活性酯反应生成头孢他啶酯，再经水解、纯化得到头孢他啶。其工艺流程如下：

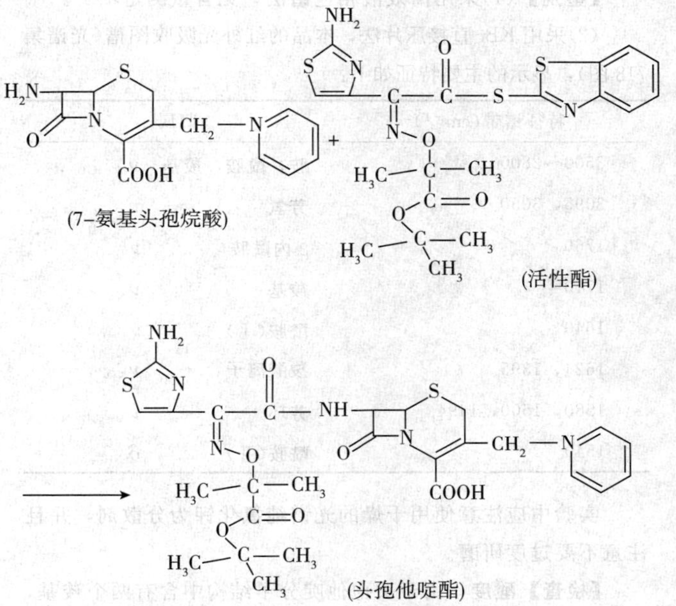

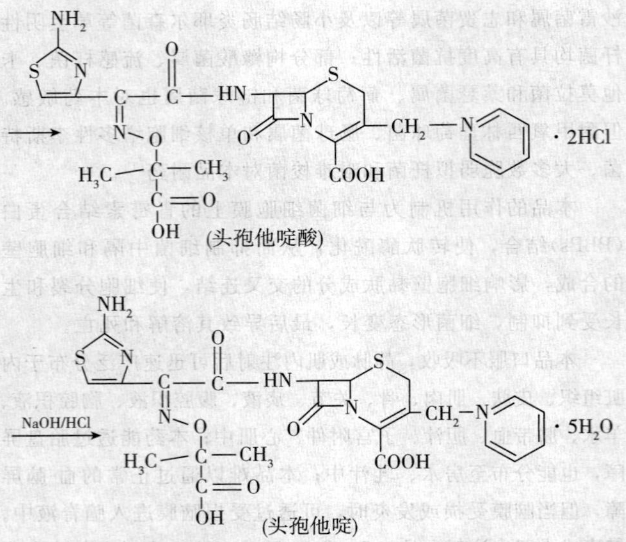

(头孢他啶酸)

(头孢他啶)

该工艺并未使用一类有机溶剂，合成后三步所涉及的有机溶剂有丙酮、二氯甲烷、甲醇、甲酸，虽标准中未设置该项，仍应该检查。

【性状】经实验考查，国产本品多为结晶性粉末。本品1g约溶于150ml水中。

头孢他啶对照品的典型紫外吸收光谱图显示：本品的磷酸盐缓冲液（pH 6.0）溶液在257nm左右有最大吸收，在225nm处有最小吸收，最大吸收与最小吸收处吸光度之比为1.2左右，最大吸收波长257nm处的吸收系数为$E_{1cm}^{1\%}$为420左右。

本品于暗处37℃贮存1年后，效价约损失2%，31℃贮存一年后，效价损失约1%。同其他头孢菌素一样，其溶液稳定性也差，含本品40mg/ml的水溶液室温下贮存，能保持24小时稳定。另有文献报道，本品溶液于25℃±2℃贮存24小时后，效价损失11%，冷藏比较稳定，28天后效价损失小于10%，冷冻贮存则可稳定42天[2]。

【鉴别】(1)采用高效液相色谱法，见含量测定项下。

(2)采用KBr直接压片法，本品的红外光吸收图谱（光谱集718图），显示的主要特征如下：

特征谱带(cm^{-1})	归属	
3500～2800	胺，酰胺，羧基	$\nu_{N-H,O-H}$
3095，3050	芳氢	ν_{C-H}
1760	β-内酰胺	$\nu_{C=O}$
1710	羧基	$\nu_{C=O}$
1640	酰胺(Ⅰ)	$\nu_{C=O}$
1624，1395	羧酸离子	$\nu_{CO_2^-}$
1580，1500，1494	芳环	$\nu_{C=C,C=N}$
1540	酰胺(Ⅱ)	δ_{NH}

实验中应注意使用干燥的光谱纯氯化钾为分散剂，并且注意不要过度研磨。

【检查】酸度 由于头孢他啶分子结构中含有两个羧基，所以其水溶液呈酸性。

溶液的澄清度与颜色 鉴于本品在水中仅能微溶，故而各国生产的本品注射用粉针中通常加入碳酸钠或精氨酸做助溶剂，以增加本品在水中的溶解度，因此本品的溶液的澄清度与颜色检查所用溶剂规定必须采用1%的碳酸钠溶液，以利于头孢他啶的溶解。

有关物质 中国药典（2015）采用梯度洗脱-高效液相色谱法[3]。本项测定及加速降解实验所得典型样品溶液的色谱图见图1，专属性实验表明头孢他啶的主要杂质（Δ-3异构体、7-ACA）、头孢他啶溶液的酸、碱降解物及其固体在湿热条件下的降解物均不干扰主成分的测定，且诸杂质彼此间可以得到较好的分离。系统适用性溶液选用酸降解溶液，主峰k'约为5.9，理论塔板数按头孢他啶计算不低于3000，头孢他啶和其相邻降解物色谱峰的分离度不小于1.5；梯度洗脱部分，在基本不改变梯度变化率（$\Delta CB/\Delta t_G$）[4]的情况下，头孢他啶主峰后的3个主要酸降解杂质和其相邻杂质的分离度符合规定。其典型的系统适用性实验色谱图见图1B。按信噪比$S/N=3$计算，头孢他啶的检出限为0.7ng。耐用性实验表明，根据对ODS色谱柱的分类[5]，发现Alltima C18色谱柱（B型色谱柱）较为适宜本法应用。采用Hypersil BDS C18色谱柱（A型色谱柱）时，头孢他啶主峰的出峰时间较快，分离出的杂质数量仅有5种，且主峰前延现象严重（拖尾因子为0.877）；调节流动相也无法达到B型色谱柱的分离效果。E型色谱柱因其在十八烷基中嵌入极性基团（embedded polar groups，如甲酰胺基、二醇基等）使填料亲水性增加，并使其具有独特的选择性。虽然头孢他啶的极性较大，在所使用的E型柱中表现出峰的延展会使得柱效大大降低，但不同嵌入基团的作用并不完全相同，因此E型色谱柱对本方法是否适宜有待于对具体色谱柱的考察[3]。

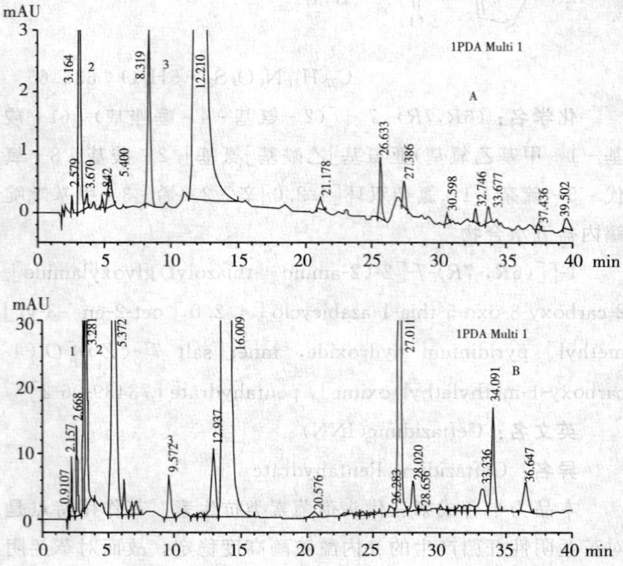

图1 头孢他啶(A)及其酸降解产物(B)的典型色谱图

1. 7-ACA；2. 吡啶；3. Δ³-异构体

色谱柱：CAPCELL C18，150mm × 4.6mm，5μm

头孢他啶在酸、碱和酶的作用下，β-内酰胺环易开环形成开环物，并可进一步发生脱羧反应；在较高 pH 值或加热时，氢化噻嗪环的双键可异构(Δ-异构)化产生 Δ^3-异构体等；在储存过程中，头孢他啶 3 位侧链上的杂环取代基脱落后可形成吡啶；并在一定条件下可以聚合形成聚合物；在光照条件下，头孢他啶的甲氧氨键会产生 *E*-异构体。其在生产和储存过程中形成的各类降解物和聚合物，使原有的抗菌活性降低甚至消失，并可能引发不良反应[4]。BP(2009)可能存在的头孢他啶有关物质的分子结构式如下，BP(2013)增至 7 个有关物质，并将 BP(2009)部分杂质结构进行了修订。

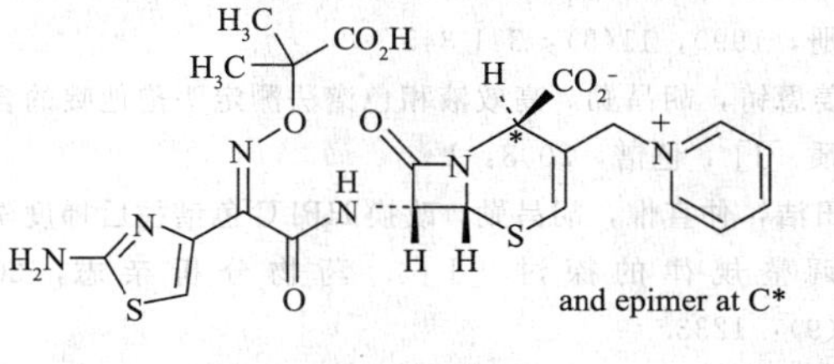

A. Δ^2-头孢他啶

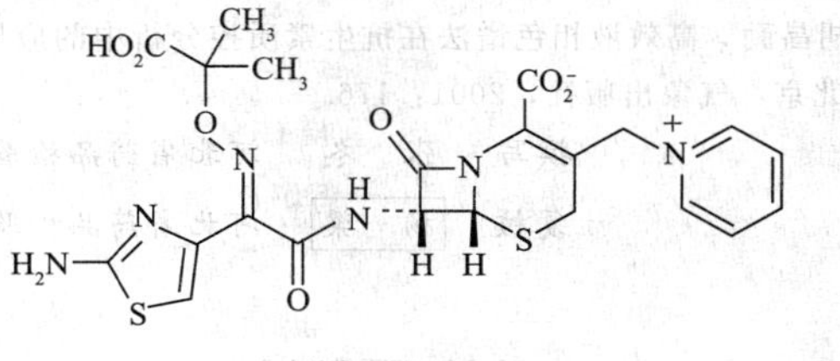

B. (6*R*,7*R*)-7-[[(2*E*)-2-(2-氨基-4-噻唑基)-2-[(1-羧基-1-甲基乙氧基)亚氨基]乙酰基]氨基]-8-氧代-3-[(1-吡啶)甲基]-5-硫杂-1-氮杂双环[4.2.0]辛-2-烯-2-羧酸盐

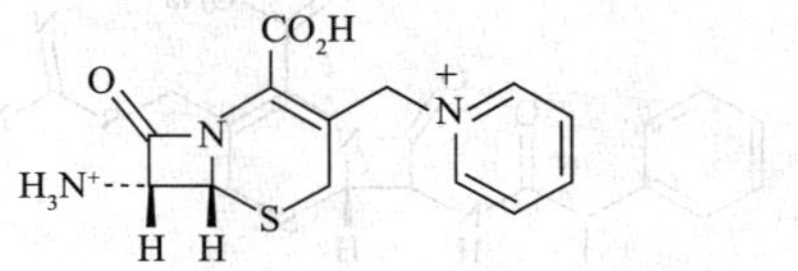

C. (6*R*,7*R*)-7-氨基-8-氧代-3-[(1-吡啶)甲基]-5-硫杂-1-氮杂双环[4.2.0]辛-2-烯-2-羧酸盐

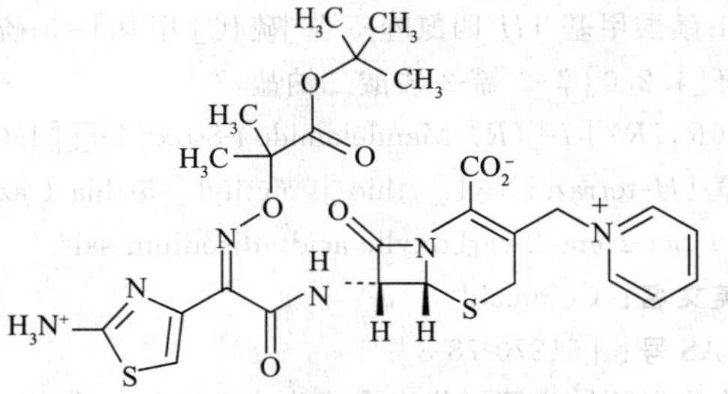

E. (6*R*,7*R*)-7-[[(2*Z*)-2-(2-氨基-4-噻唑基)-2-[[2-(1,1-二甲基乙氧基)-1,1-二甲基-2-氧代乙氧基]亚氨基]乙酰基]氨基]-8-氧代-3-[(1-吡啶)甲基]-5-硫杂-1-氮杂双环[4.2.0]辛-2-烯-2-羧酸盐

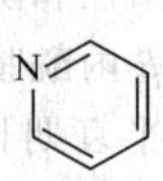

F. 吡啶

头孢他啶聚合物 β-内酰胺类抗生素是临床中最常用的基本药物，同时也是较易发生不良反应的药物之一。多年来的研究业已证明，抗生素所致的过敏反应并非药物本身所致，而是与药物中存在的高分子杂质有关，此外，一些抗菌药物中的高分子杂质还与药物的毒性反应有关，因此，对β-内酰胺类抗生素中高分子杂质进行控制有着重要的意义[6]。中国药典在该项目控制方面较为领先，但具体检验方法尚有待进一步改进。

吡啶 头孢他啶生产过程中所产生的杂质，中国药典(2015)采用高效液相色谱法对其进行限量控制。实验过程中，吡啶出峰时间较快，可适当减少流动相中乙腈的比例以达到有效分离的目的。样品溶液高效液相色谱图见图 2。

干燥失重 本品含有 5 分子结晶水，干燥失重的理论值为 14.1%。

可见异物 规范了每瓶检验量的浓度，以制剂最大规格量 3.0g 实验。

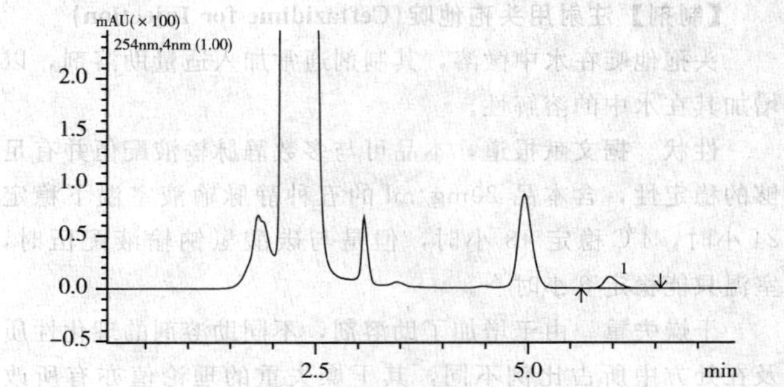

图 2　吡啶检查中样品溶液高效液相色谱图

1. 吡啶

色谱柱：Diamonsil™（钻石）C18，

200mm×4.6mm，5μm

不溶性微粒 影响光阻法测定结果的因素主要有样品溶液的浓度、静置时间、是否开启搅拌及搅拌的时间与速度等。样品溶液浓度对不溶性微粒检测结果有一定的影响。不溶性微粒数量与样品溶液浓度不呈比例，不同浓度的样品溶液，每毫升溶液中测得的微粒数差别并不大，但在计算每个容器中微粒数时需乘以样品的稀释倍数，造成计算结果差别较大，浓度小的微粒数多，浓度大的微粒数少，因此配制样品溶液时浓度不宜过稀或过浓。本品的样品溶液测定浓度为 30mg/ml。

细菌内毒素 每 1mg 本品中含有细菌内毒素的量不得过 0.10EU。

无菌 取本品，加无菌碳酸钠溶液(1→100)溶解并用 0.9%无菌氯化钠溶液稀释成每 1ml 中约含 30mg 的溶液，经薄膜过滤法处理，用 0.1%灭菌蛋白胨水溶液至少冲洗 4 次，每次 100ml，以大肠埃希菌为阳性对照菌。

【含量测定】 采用高效液相色谱法。BP(2013)、USP(36)、JP(16)亦采用高效液相色谱法。JP(16)所载方法与其他三国药典略有不同，采用内标法，且减少了流动相中缓冲盐的浓度。中国药典(2015)所载方法实验所得典型样品溶液高效液相色谱图见图 3。

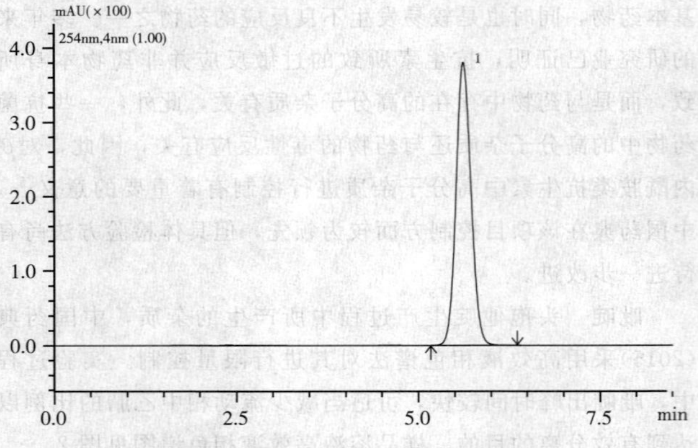

图 3　样品溶液含量测定高效液相色谱图

色谱柱：CAPCELL C18，150mm × 4.6mm，5 μm

【贮藏】本品为β-内酰胺类抗生素，稳定性较差，应密封并于凉暗处保存。

【制剂】注射用头孢他啶(Ceftazidime for Injection)

头孢他啶在水中微溶，其制剂通常加入适量助溶剂，以增加其在水中的溶解性。

性状　据文献报道，本品可与多数静脉输液配伍并有足够的稳定性，含本品 20mg/ml 的五种静脉输液室温下稳定 24 小时，4℃稳定 48 小时，但是与碳酸氢钠输液配伍时，室温只能稳定 6 小时[2]。

干燥失重　由于增加了助溶剂，不同助溶剂的理化性质及在处方中所占比例不同，其干燥失重的理论值亦有所改变，含精氨酸的制剂减失重量不得过 12.5%，含碳酸钠的制剂减失重量不得过 13.5%。

不溶性微粒　以碳酸钠为助溶剂的制剂不同浓度样品溶液不溶性微粒检测结果基本与以精氨酸为助溶剂的制剂检查趋势相同，样品溶液浓度为 0.1g/ml。静置时间对以精氨酸为助溶剂的制剂测定结果影响不大，但对以碳酸钠为助溶剂的制剂影响很大。由于制剂中加入了一定量的碳酸钠，振摇溶解时会产生较多气泡，建议至少静置 1 小时。搅拌时间对二者均有一定的影响，样品溶液达到一种相对均一的状态需要一定的搅拌时间，搅拌时间过短，有可能影响测定结果的客观性，故测定时开启搅拌时间不宜过短。

含量测定　采用原料项下方法测定 10 瓶的平均含量。碳酸钠及精氨酸系注射用头孢他啶中的助溶剂，中国药典(2015)设置两者的测定，USP(36)、JP(16)亦收载，BP(2013)尚未收载。

碳酸钠　采用原子吸收分光光度法。实验表明分析谱线为 330.3nm 时，操作简便，测定结果稳定，重现性优于分析谱线为 589.0nm 时的检测结果。方法学验证结果为：钠在 56.7470～425.5980μg/ml 浓度范围内线性关系良好。$A = 0.0019155\ C + 0.0377$，$r = 0.9994$；平均回收率为 101.36%，RSD 为 3.2%；测定同一样品溶液 6 次，RSD 为 1.4%；检出限为 3.2μg/ml。

精氨酸　采用 HPLC 法，色谱柱为二羟基丙基硅烷键合硅胶。方法学验证结果表明，该法在 0.04～1.19mg/ml 浓度范围内，线性关系良好，相关系数为 1.0000；平均回收率为 99.5%，RSD 为 1.0%；重复性试验的 RSD% 为 1.2%，中间精密度试验的 RSD 均小于 2%。样品溶液的稳定性试验表明，10 小时内峰面积无显著性差异，样品溶液稳定。精氨酸的定量限为 0.4μg。分别用默克公司及汉邦公司生产的 Diol 柱检测注射用头孢他啶样品，结果表明，汉邦公司生产的 Diol 柱检测结果略高于默克公司生产的 Diol 柱的检测结果，但相对偏差值均在 1.5%以内。

参考文献

[1] 张象麟．药物临床信息参考［M］．成都：四川科学技术出版社，2003，794-796.

[2] 温玉麟．头孢类抗生素的稳定性［J］．国外医药抗生素分册，1990，11(5)：341-345.

[3] 姜恩铸，胡昌勤．高效液相色谱法测定头孢他啶的含量及杂质［J］．色谱，2008：1.

[4] 田洁，仲宣惟，胡昌勤．改换 HPLC 色谱柱后梯度洗脱程序调整规律的探讨［J］．药物分析杂志，2006，26(9)：1233.

[5] 中国药品生物制品检定所．中国药品检验标准操作规范［M］．2005 年版．北京：中国医药科技出版社，2005，92.

[6] 胡昌勤．高效液相色谱法在抗生素质控分析中的应用［M］．北京：气象出版社，2001：176.

撰写　张　冬　河北省药品检验研究院

复核　杨　梁　河北省药品检验研究院

头孢尼西钠

Cefonicid Sodium

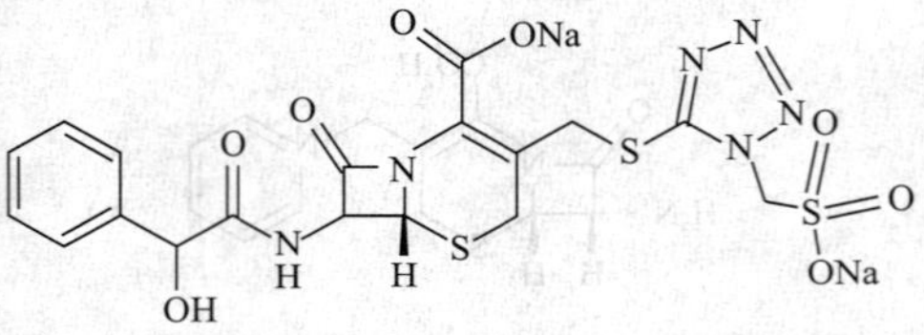

$C_{18}H_{16}N_6Na_2O_8S_3$　586.53

化学名：(6*R*，7*R*)-7-［(*R*)-α-羟基苯乙酰氨基］-8-氧代 3-[[［1-磺酸甲基-1*H*-四氮唑-5-基］硫代］甲基］-5-硫杂-1-氮杂双环[4.2.0]辛-2-烯-2-羧酸二钠盐

(6*R*,7*R*)-［7-［(*R*)-Mandelamido］-8-oxo-3-[[［1-(sulfomethyl)-1*H*-tetrazol-5-yl］thio］methyl］-5-thia-1-azabicyclo［4.2.0］oct-2-ene-2-carboxylic acid，disodium salt

英文名：Cefonicid

CAS 号：［61270-78-8］

头孢尼西钠为第二代半合成头孢菌素类抗生素。易穿过细菌细胞壁，与靶位青霉素结合蛋白(PBPs)、转肽酶及D-丙氨酸羧肽酶结合，抑制细菌细胞壁合成过程中黏肽链的交叉连接，从而抑制肽聚糖的合成，使不能形成完整的细胞壁而导致细菌死亡。对革兰阳性和阴性菌以及一些厌氧菌均有抗菌作用。具有对大多数β-内酰胺酶稳定、广谱长效、不良反应小等特点。头孢尼西半衰期长，给予 1g 头孢尼西能维持 24 小时对敏感菌达到治疗浓度。头孢尼西钠的作用机制、抗菌谱及抗药性皆与头孢孟多相似，体外试验表明头孢尼西钠对需氧革兰阴性菌的抗菌作用优于第一代头孢菌素，对大

肠埃希菌、奇异变形菌、克雷白菌、变异枸橼酸杆菌和脑膜炎球菌等有效，对淋球菌和流感杆菌(包括产β-内酰胺酶的菌株)亦有良好的抗菌作用。适用于敏感菌引起的下呼吸道感染、尿路感染、败血症、皮肤软组织感染、骨和关节感染，也可用于手术预防感染。该药一般耐受性良好。常见不良反应与其他头孢菌素及青霉素相同。有轻至中度注射部位疼痛、过敏反应，嗜酸细胞、血小板和肝功能检查偶有异常[1,2]。

本品由英国 Glaxo Smith Kline 公司研发，于 1984 年以“monicid”商品名首先在美国上市，而后相继在比利时、西班牙、意大利上市。国内于 1997 年进口注射用头孢尼西钠(美国 SmithKline Beecham)，于 2001 年进口头孢尼西钠原料(意大利 ACS Dobfar S. P. A 公司)，自 2005 年起国内厂家获得头孢尼西钠原料的生产批件。

除中国药典(2015)收载外，USP(36)亦有收载，Ph. Eur.(7.0)、BP(2013)、JP(16)等均未收载。

【制法概要】本品以 7-氨基头孢烷酸(7-ACA)为原料，由 7-ACA 与 5-巯基-1-磺酸甲基四唑钠盐(3-TSA)反应，制得(6*R*，7*R*)-7-氨基-3-［［(1-磺酸甲基-1*H*-四唑-5-基)硫基］甲基］头孢霉烷酸(7-SACA)，再反应制得甲酰基头孢尼西，进而水解得到头孢尼西酸，再成盐得到头孢尼西钠[3]。

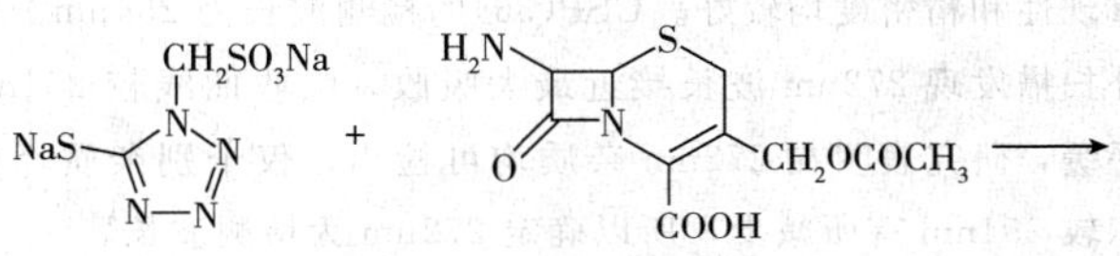

3-TSA　　7-ACA

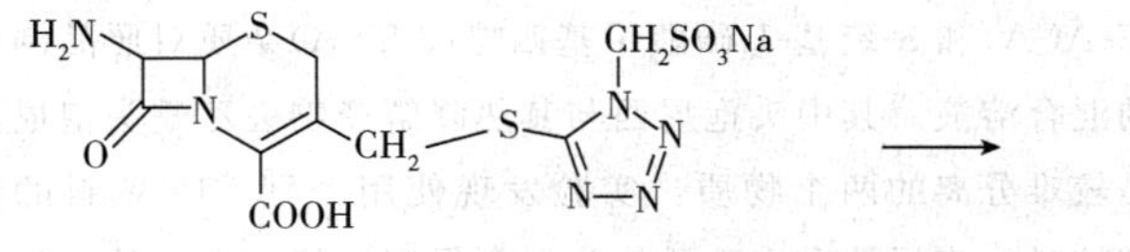

7-SACA

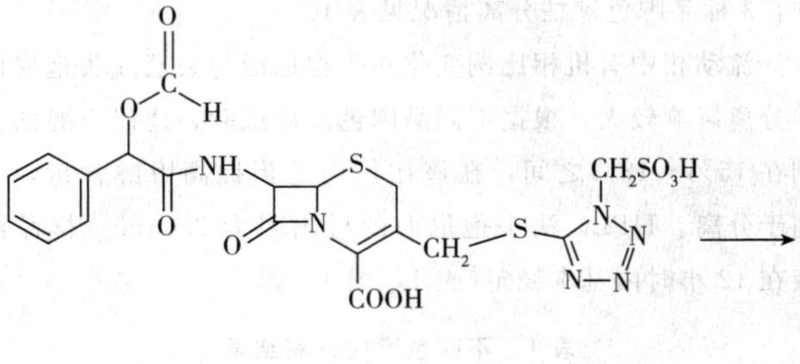

甲酰基头孢尼西

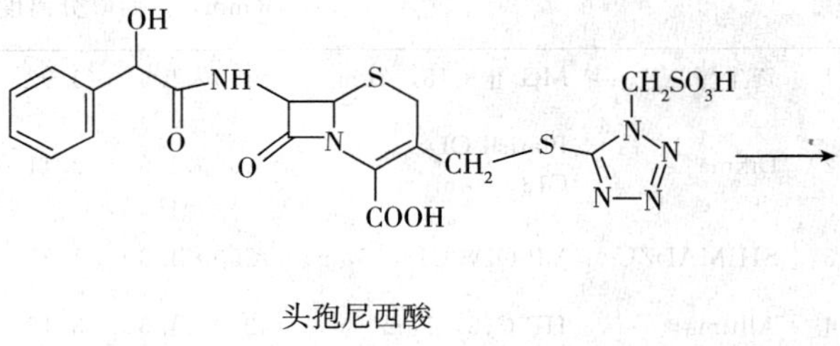

头孢尼西酸

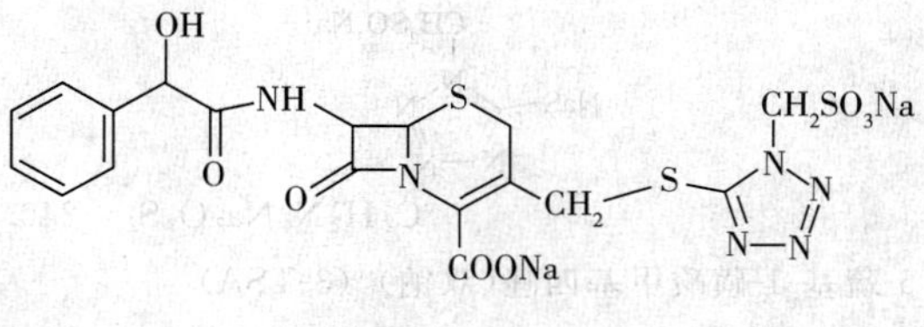

头孢尼西钠

【性状】头孢尼西钠为非结晶型或结晶型，且极具引湿性。结构中含手性碳原子，具旋光性，供试品溶液为每 1ml 中含 10mg 的甲醇溶液，比旋度应为－37°至－47°，与 USP(36)规定一致。

【鉴别】(1)采用高效液相色谱法，可与含量测定一并进行，详见含量测定项下所得典型色谱图。

(2)本品的红外光吸收图谱(光谱集 1121 图)显示的主要特征如下：

特征谱带(cm^{-1})	归属	
3500～2900	氨基、羟基	$\nu_{NH,OH}$
3050		$\nu_{=CH}$
2950	烷基	ν_{CH_3,CH_2}
1760	β-内酰胺	$\nu_{C=O}$
1676	仲酰胺(Ⅰ)	$\nu_{C=O}$
1604，1396	羧酸离子	ν_{COO^-}
1522	仲酰胺(Ⅱ)	δ_{NH}
1235、1188、1047	磺酸盐	$\nu_{SO_3^-}$
759	单取代苯	γ_{5H}
698	苯环	$\delta_{环}$

(3)本品为钠盐，具钠盐火焰反应。

【检查】有关物质　采用含量测定项下使用的 HPLC 等度洗脱方法，USP(36)头孢尼西钠质量标准中无有关物质检查项，部分国外进口厂商和进口注册标准采用 HPLC 梯度洗脱法，经实验比较杂质的分离情况，结果表明在等度条件下记录色谱图至头孢尼西峰保留时间的 5 倍，可检测到的杂质个数与梯度方法一样，且分离较好，基线平稳。根据生产工艺可能引入成品中的杂质有 5-巯基-1-磺酸甲基四唑(双钠)(3-TSA)、7-氨基头孢烷酸(7-ACA)和甲酰基头孢尼西。标准中对合成原料 7-ACA 及主要降解杂质 3-TSA 作为特定质单独控制。同时对其他单个杂质的量和总杂质的量也进行了控制。本品在酸、碱、加热和光照破坏时均会产生降解杂质 3-TSA。进行有关物质检查时，由于 3-TSA 在色谱条件下保留时间较短，注意要使其与溶剂峰充分分离。杂质甲酰基头孢尼西大约在头孢尼西保留时间的 4.5 倍左右的时间出峰，由于甲酰基头孢尼西在溶液中即逐渐降解，溶液放置后该峰逐渐变小。采用自身对照法测定杂质含量，RSD% 在 5% 以内，头孢尼西检出限为 2.04ng。从样品稳定性看，样品在有效期内，3-TSA、其他单个杂质和杂质总量都略有增加(图 1)。

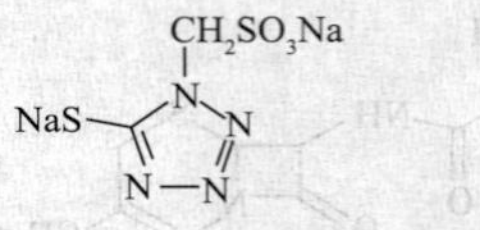

$C_2H_2N_4Na_2O_3S_2$　240.17

5-巯基-1-磺酸甲基四唑（双钠）（3-TSA）

5-mercapto-1*H*-tetrazole-1-methanesulfonic acid disodium salt

CAS 号：66242-82-8

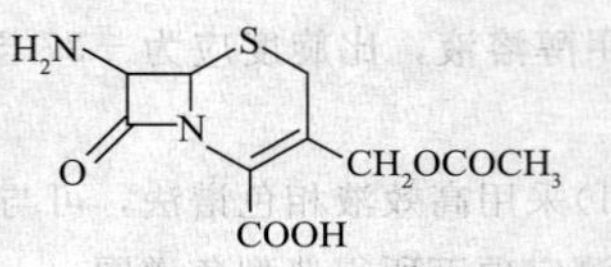

$C_{10}H_{12}N_2O_5S$　272.28

7-氨基头孢烷酸（7-ACA）

7-Aminocephalosporanic acid

CAS：957-68-6

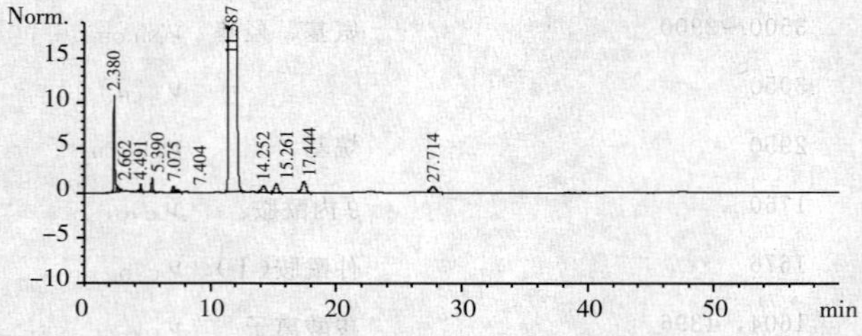

图 1　头孢尼西钠样品有关物质检查液相色谱图

头孢尼西聚合物　头孢尼西钠为β-内酰胺类抗生素，不同生产厂家和不同批次间其高分子杂质的量均有较显著差异，为了控制质量，采用葡聚糖凝胶 G-10（40～120μm）为填充剂的玻璃柱以分子排阻色谱法测定。实验发现对照品浓度若超过 140μg/ml，则不呈线性，提示浓度过高缔合不好，配制对照溶液时需注意浓度不宜过高，同时样品溶液需临用新配，尽快进样。该方法测定结果的重现性（RSD%）在 2%以内（图 2）。中国药典在该项目控制方面较为领先，但具体检验方法尚有待进一步改进。

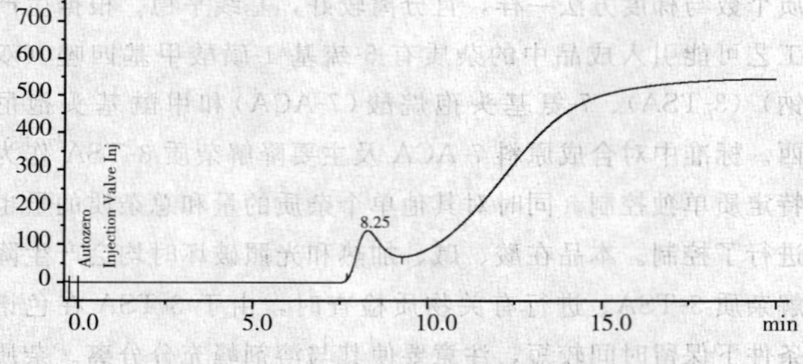

图 2　头孢尼西钠样品聚合物色谱图

残留溶剂　根据不同生产工艺，应控制的残留溶剂有甲醇、乙醇、乙腈、丙酮、乙酸乙酯、四氢呋喃和二氯甲烷。采用以二甲基聚硅氧烷（或极性相近的固定液）的毛细管柱为色谱柱的顶空程序升温气相色谱法测定残留溶剂。在该色谱条件下注意使乙醇、乙腈、丙酮色谱峰间达到完全分离（图 3）。

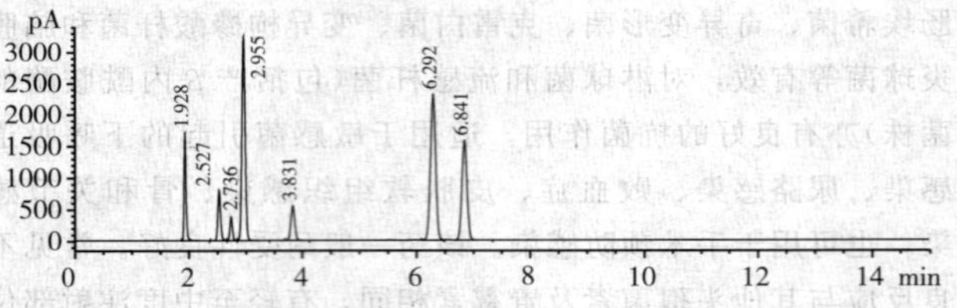

图 3　头孢尼西残留溶剂分离色谱图

溶剂按出峰顺序：甲醇、乙醇、乙腈、丙酮、二氯甲烷、乙酸乙酯、四氢呋喃

不溶性微粒　由于不溶性微粒光阻法测定结果与一定浓度范围内供试品溶液成正比关系，供试品溶液浓度过稀或过浓，都会造成结果计算差别较大，经实验确定本品测定浓度为 40mg/ml。

水分　采用卡氏水分测定法，本品极具引湿性，测定时需注意环境湿度的控制。

细菌内毒素　头孢尼西浓度在 2.5mg/ml 或以下浓度时对细菌内毒素检查无干扰作用，限度参照 USP（36）制订。

无菌　试验是采用封闭式薄膜过滤器和中国食品药品检定研究院提供的青霉素酶进行方法验证。

【含量测定】采用高效液相色谱法测定，方法专属性、重现性和精密度均较好。USP（36）的检测波长为 254nm，紫外扫描发现 272nm 波长接近最大吸收，吸收曲线较 254nm 平缓，研究表明在 272nm 杂质均可检出，仅个别杂质峰面积较 254nm 有所减少，所以确定 272nm 为检测波长。

系统适用性溶液采用将头孢尼西溶液，置 70℃水浴 40 分钟，降解产生去乙酰头孢尼西，再加入 7-氨基头孢烷酸（7-ACA）和 5-巯基-1-磺酸甲基四唑（3-TSA）杂质对照品制成的混合溶液。其中头孢尼西与其热降解产物去乙酰头孢尼西是较难分离的两个物质，实验发现使用个别 C18 填料的色谱柱时头孢尼西和去乙酰头孢尼西保留时间完全一致，仅出一个色谱峰。试验时需注意选择适宜 C18 填料的液相色谱柱，3 种品牌色谱柱分离情况见表 1。

流动相中有机相比例变化对头孢尼西与去乙酰头孢尼西的分离影响较大，根据不同品牌色谱柱试验，建议甲醇的比例在 15%～18%之间，在该比例内适当提高甲醇含量，有利于分离。HPLC 法头孢尼西的检出限为 2.04ng，样品溶液在 12 小时内基本稳定（表 1，图 4，图 5）。

表 1　不同色谱柱分离结果

编号	品牌	填料	规格（mm）	与去乙酰头孢尼西峰分离度
1	资生堂	MG Ⅱ C18，5μm	250×4.6	3.92
2	Dikma	Platisil ODS C18，5μm	250×4.6	2.11
3	SHIMADZU	VP-ODS C18，5μm	250×4.6	1.87
4	Alltima	HP C18，5μm	250×4.6	3.18

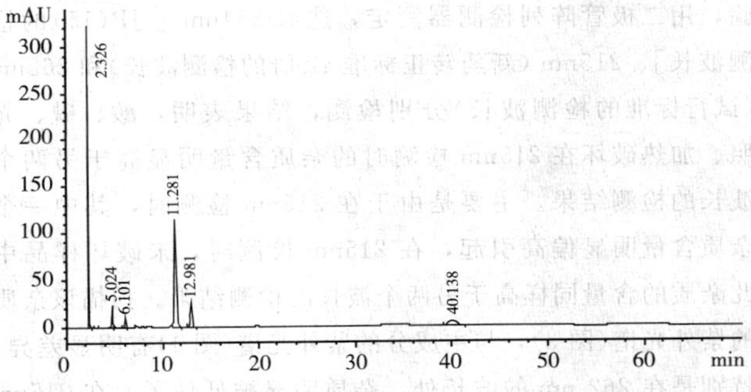

图 4　头孢尼西钠系统适用性色谱图

出峰顺序：3-TSA(2.326min)；7-ACA(5.024min)；
头孢尼西(11.281min)；去乙酰头孢尼西(12.981min)

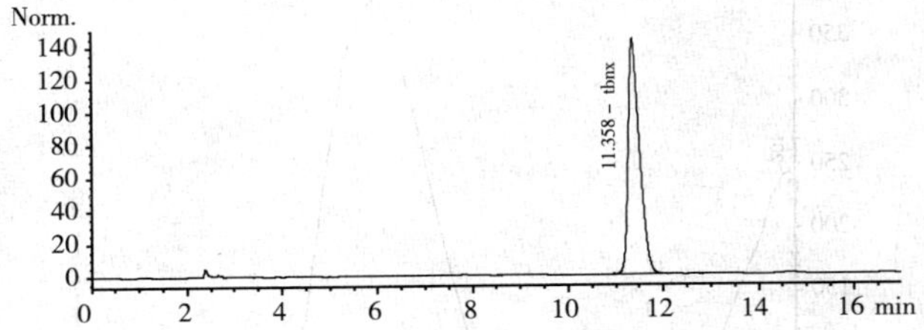

图 5　头孢尼西含量测定液相色谱图

【贮藏】本品极具引湿性，尤其注意环境湿度的控制。应在密封，阴凉干燥处保存。

【制剂】注射用头孢尼西钠（Cefonicid Sodium for Injection）

除中国药典(2015)和 USP(36)收载外，Ph. Eur. (7.0)、BP(2013)、JP(16)等均未收载。

注射用头孢尼西钠有 0.5g、1.0g 和 2.0g 三个规格，均由头孢尼西钠原料直接分装制成，无辅料加入。质量标准除未制订残留溶剂外，其余均与原料标准一致，可参见原料注释。

参考文献

[1] Saltiel E，吴树荣．头孢尼西的抗菌活性、药理学性质及其应用［J］．国外药学——抗生素分册，1987，8(6)：413-414.

[2] Saltiel E，et al. Cefonicid. A review of its antibacterial activity，pharmacological properties and therapeutic use［J］. Drugs，1986，32(3)：222-259.

[3] 陈晓峰，郑国钧．头孢尼西钠的合成研究［J］．化学试剂，2008，30(11)：857-858.

撰写　洪建文　广东省药品检验所
复核　罗卓雅　广东省药品检验所

头孢地嗪钠

Cefodizime Sodium

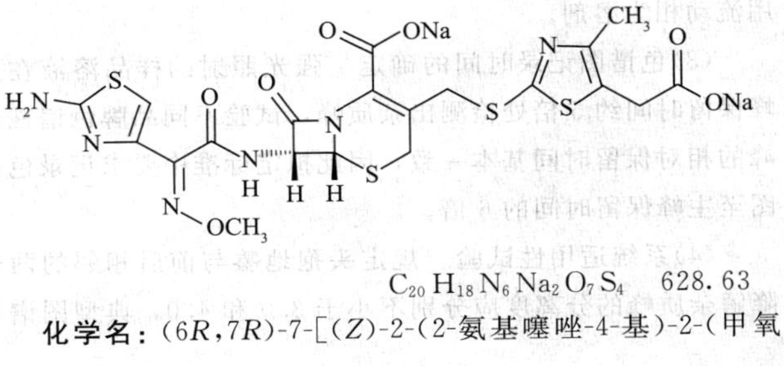

$C_{20}H_{18}N_6Na_2O_7S_4$　628.63

化学名：(6*R*,7*R*)-7-［(*Z*)-2-(2-氨基噻唑-4-基)-2-(甲氧亚氨基)乙酰氨基］-3-［(5-羧甲基-4-甲基噻唑-2-基)硫甲基］-8-氧代-5-硫杂-1-氮杂双环［4.2.0］辛-2-烯-2-甲酸二钠盐

Disodium (6*R*，7*R*)-7-［(*Z*)-2-(2-aminothiazol-4-yl)-2-(methoxyimino) acetylamino］-3-［(5-carboxylatomethyl-4-methylthiazol-2-yl) sulfanylmethyl］-8-oxo-5-thia-1-azabicyclo［4.2.0］oct-2-ene-2-carboxylate

CAS 号：［86329-79-5］

英文名：Cefodizime (INN) Sodium

头孢地嗪钠为第三代头孢菌素类抗生素。由德国赫斯特公司和法国罗赛尔公司合作研发，1981 年赫斯特日本分公司和大鹏制药有限公司共同对其进行了基础临床研究，并于 1990 年 3 月在日本获批上市，国内于 2002 年开始生产。

头孢地嗪钠化学结构与头孢噻肟和头孢唑肟等相似，但在头孢烯核 3′位上有硫噻唑取代基，此基团使其性质独特，既具有广谱抗菌性和安全性，且对大多数细菌产生的*β*-内酰胺酶稳定，具有优良的药代动力学性质，更具有免疫调节活性，对机体免疫活性有恢复增强作用。本品对多种革兰阳性菌和阴性菌及厌氧菌有效，特别是对链球菌属(除肠球菌外)、肺炎球菌、淋球菌、大肠埃希菌、克雷伯菌、流感嗜血菌等也有效，主要用于治疗泌尿道感染、下呼吸道感染、淋病等；本品半衰期长，向体液和组织转运良好，单次静脉注射和静注本药 0.5～2g 后，平均高峰血药浓度分别可达 133～394mg/L，肌注后生物利用度可达 90%～100%，平均半衰期为 2.5 小时，蛋白结合率为 81%～88%。头孢地嗪钠在体内不被代谢，主要以原型从尿中排出。不良反应主要包括过敏反应和对胃肠道、肝功能、血液系统及肾脏的影响等。

目前除中国药典(2015)收载外，JP(16)中也有收载。

【制法概要】以 7-氨基头孢烷酸(7-ACA)为原料，通过下面工艺合成而得(图 1)。

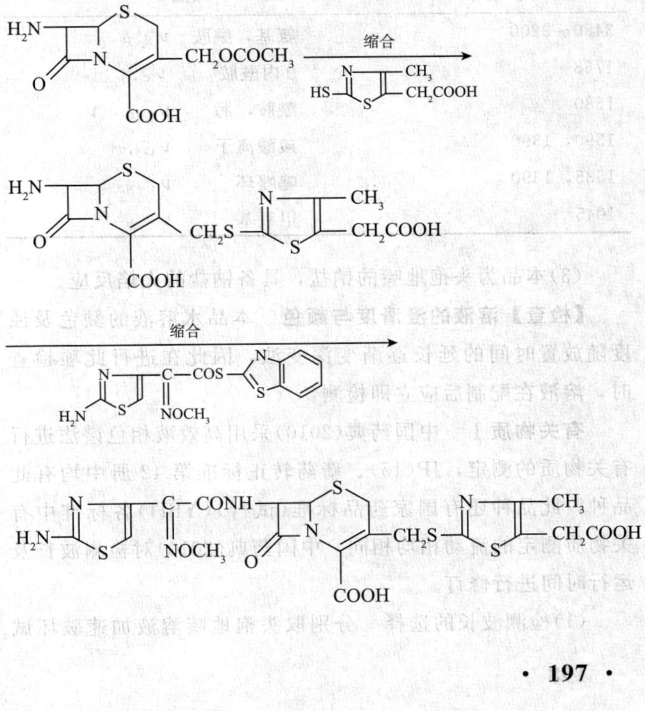

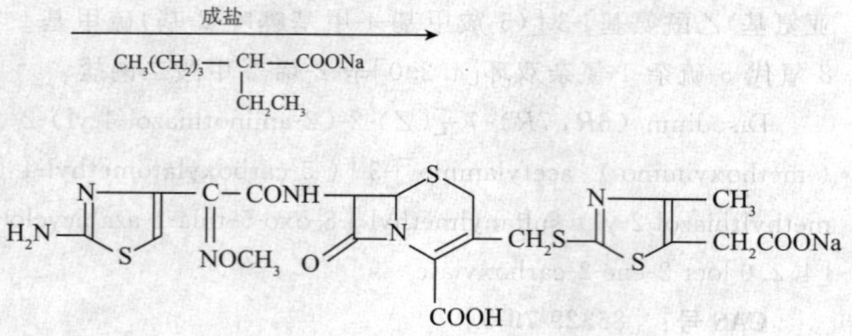

图 1 生产工艺流程图

【性状】比旋度 本品 10mg/ml 水溶液的比旋度为 −55°至 −62°，JP(16)限度为 −56°至 −62°，其他相同。

吸收系数 本品的水溶液(20μg/ml)在 260nm 波长附近有最大吸收，此为 7-ACA 的特征吸收峰，但吸收较为平缓(图 2)。

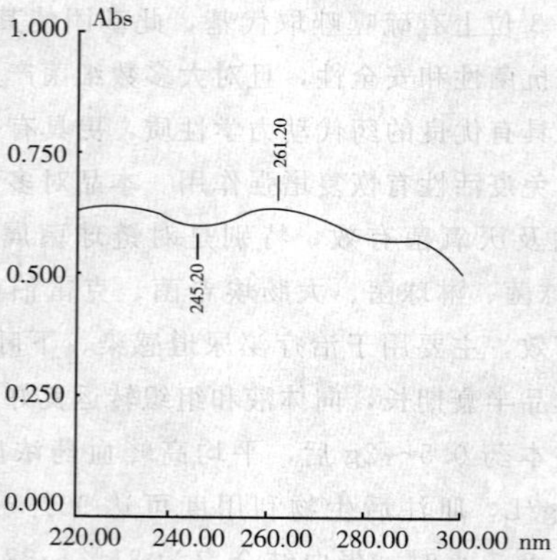

图 2 头孢地嗪水溶液的紫外光谱图

【鉴别】(1)液相鉴别 利用比较供试品与对照品的色谱保留时间进行鉴别。

(2)本品的红外光吸收图谱（光谱集 922 图）显示的主要特征如下[1~3]：

特征谱带(cm^{-1})	归属
3450～3200	氨基，酰胺 ν_{N-H}
1768	β-内酰胺 $\nu_{C=O}$
1680	酰胺，肟 $\nu_{C=O}$，$\nu_{C=N}$
1590，1390	羧酸离子 ν_{COO^-}
1535，1390	噻唑环 $\nu_{C=N,C=C}$
1045	甲氧基 ν_{C-O}

(3)本品为头孢地嗪的钠盐，具备钠盐的火焰反应。

【检查】溶液的澄清度与颜色 本品水溶液的颜色及浊度随放置时间的延长逐渐变深变浊，因此在进行此项检查时，溶液在配制后应立即检测。

有关物质Ⅰ 中国药典(2010)采用高效液相色谱法进行有关物质的测定，JP(15)、新药转正标准第 42 册中均有此品种，此品种还有国家药品标准(试行)(YBH)各标准中有关物质测定的流动相均相同，中国药典(2010)对检测波长及运行时间进行修订。

(1)检测波长的选择 分别取头孢地嗪溶液加速破坏试验，用二极管阵列检测器测定，选取 254nm［JP(15)的检测波长］、215nm（新药转正标准 42 册的检测波长）和 262nm（试行标准的检测波长）分别检测，结果表明，酸、碱、光照、加热破坏在 215nm 检测时的杂质含量明显高于另两个波长的检测结果。主要是由于在 215nm 检测时，其中一个杂质含量明显偏高引起，在 215nm 检测时，未破坏样品中此杂质的含量同样高于另两个波长的检测结果。扫描该杂质的紫外光谱(图 3)，与主成分的紫外光谱(图 4)有明显差异，特别是在 262 nm 的波长处，杂质明显被低估了，在 215nm 的波长处，紫外吸收比较接近，故检测波长定为 215nm。

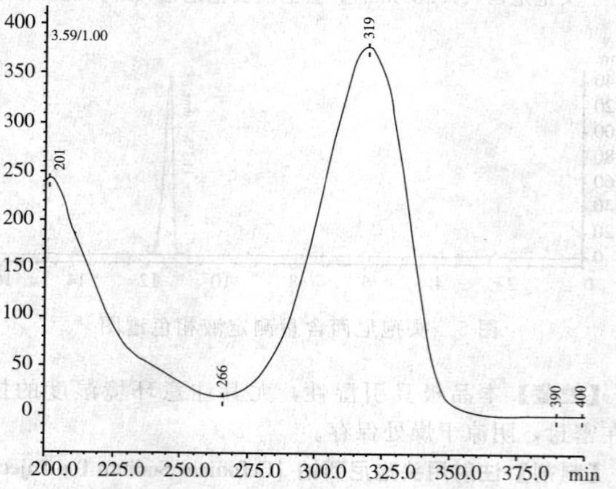

图 3 有关物质Ⅰ——某固定杂质的 UV 光谱图

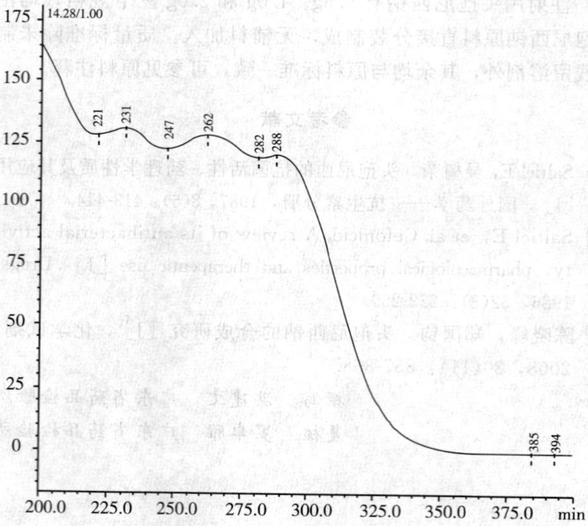

图 4 有关物质Ⅰ——头孢地嗪的 UV 光谱图

(2)溶剂的选择 由于用水做溶剂时有溶剂峰，因此选用流动相为溶剂。

(3)色谱图记录时间的确定 强光照射的样品溶液在主峰保留时间约 5 倍处检测出杂质峰，试验不同品牌色谱柱此峰的相对保留时间基本一致，因此拟定标准中要求记录色谱图至主峰保留时间的 6 倍。

(4)系统适用性试验 规定头孢地嗪与前后相邻的两个降解杂质峰的分离度应分别不小于 3.0 和 4.0，典型图谱见

图 5。使用几个厂家的色谱柱(表 1)进行了耐用性试验，结果良好。

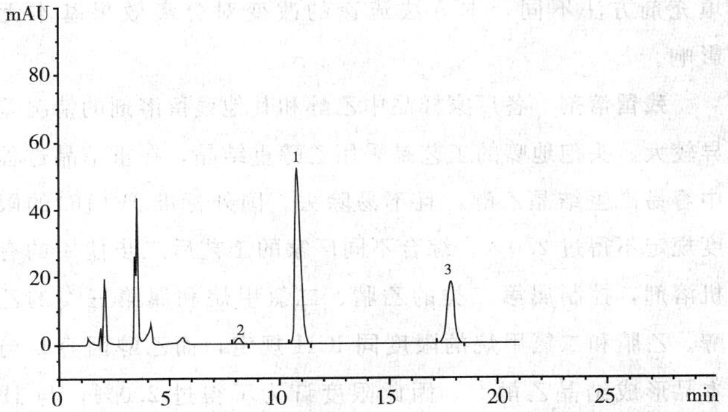

图 5　系统适用性试验色谱图

1. 头孢地嗪；2，3. 与头孢地嗪前后相邻的两个降解杂质

色谱柱：YMC-Pack ODS-AM，150mm×4.6mm，5μm

(5)溶液的稳定性　经试验，供试品溶液不稳定，应临用新制。

(6)限度的确定　根据目前国内产品的质量情况，并参照国内外标准原料的相关限度，定为单个杂质不得过 1.0%，杂质总量不得过 1.5%。JP(15)的检测波长为 254nm，限度规定单个杂质不得过 1%，杂质总量不得过 3%。中国药典(2010)的杂质总量限度更为严格。中国药典(2015)未作修订。

有关物质Ⅱ　β-内酰胺类化合物由于其自身结构中含有β-内酰胺环，非常容易造成分子间和分子内的聚合，而研究显示这类聚合物是β-内酰胺类化合物造成过敏的主要原因，因此对聚合物即高分子杂质的控制是较为重要的检测项目。本检查项为测定与致敏反应相关的头孢地嗪高分子杂质[4]，采用高效分子排阻色谱法。

表 1　不同品牌色谱柱的系统适用性试验结果

色谱柱	与前面相邻降解杂质峰之间的分离度	与后面相邻降解杂质峰之间的分离度	头孢地嗪峰理论板数
YMC-Pack ODS-AM(150mm×4.6mm，5μm)	6.16	13.36	8810
资生堂 CAPCELL PAK C18 UG80 (250mm×4.6mm，5μm)	4.29	17.29	8387
Waters XBridge Shield RP18 (250mm×4.6mm，5μm)	3.30	14.32	8232
Alltech Alltima HP C18(150mm×4.6mm，5μm)	4.55	9.29	5663
Phenomenex Luna C18(2) (150mm×4.6mm，3μm)	4.62	19.42	11235
Welch Materials AQ-C18(150mm×4.6mm，5 μm)	5.77	7.96	2854

中国药典(2005)中头孢类药物的聚合物测定均采用交联葡聚糖凝胶(Sephadex)为分离柱。以水和磷酸盐缓冲液分别进行洗脱，前者进行对照品的测定，后者进行样品的测定。以葡聚糖 2000 作为系统适用性试验的标志物，以葡聚糖 2000 峰的理论板数、拖尾因子，和其在两套系统中的保留时间比值，以及该峰与对照品溶液峰和供试品溶液聚合物峰的保留时间比值作为系统适用性试验的主要指标。由于中压液相系统会造成样品溶液中主成分峰的严重扩散，使自身对照法计算杂质准确度及灵敏度下降。

为使聚合物的测定更准确，也使测定方法更多样性[5]，中国药典(2010)经大量试验建立了全新的 HPSEC 法测定聚合物，中国药典(2015)未作修订：

(1)检验项目名称的确定　本项目重点检查高分子杂质，但一些小分子杂质由于其结构的特殊性，也在头孢地嗪主峰前出峰，故本项目名称定为“有关物质Ⅱ”。

(2)色谱柱的选择　采用分子排阻方式的色谱柱(TSK-gel G2000SW_{XL}，7.8mm × 30cm，5μm)，分子量范围在 1000～10000。其他与之类似的色谱柱也可使用。

(3)流动相的选择　经试验，选择 pH 7.0 的 0.005mol/L 磷酸盐缓冲液-乙腈(95∶5)为流动相，头孢地嗪峰前的高分子杂质峰与头孢地嗪峰之间的分离效果最好(图 6)。

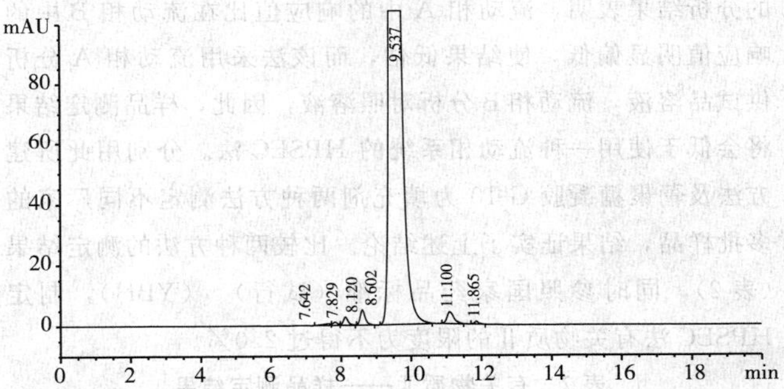

图 6　有关物质Ⅱ——供试品溶液的色谱图

(4)检测波长的选择和专属性试验　用二极管阵列检测器测定供试品溶液，采集到主峰前各高分子杂质峰的紫外光谱图基本一致，其中响应值最大色谱峰的光谱图见图 7，其最大吸收在 231nm，在这个位置头孢地嗪钠也有与之相当的吸收，详见图 2，因此选择检测波长为 231nm；按头孢地嗪钠国家药品标准（试行）(YBH) 方法，以流动相 A 为流动相，取供试品溶液 200μl，注入液相色谱仪，接收高分子杂质流出液，用 HPSEC 法、二极管阵列检测器进行分析，检测到高分子杂质峰的保留时间和紫外光谱图均与前面供试品溶液中主峰前高分子杂质峰的保留时间和紫外光谱图一致，表明两种方法测定的是相同的高分子杂质。

(5)加速破坏试验　分别取头孢地嗪溶液进行加速破坏(酸、碱、氧化、强光、加热)，结果产生的主峰前高分子杂质峰均能与主成分峰充分分离，其保留时间与未破坏供试品溶液色谱图中的高分子杂质峰一致，而破坏产生的主峰后降解产物峰则不干扰高分子杂质的测定。

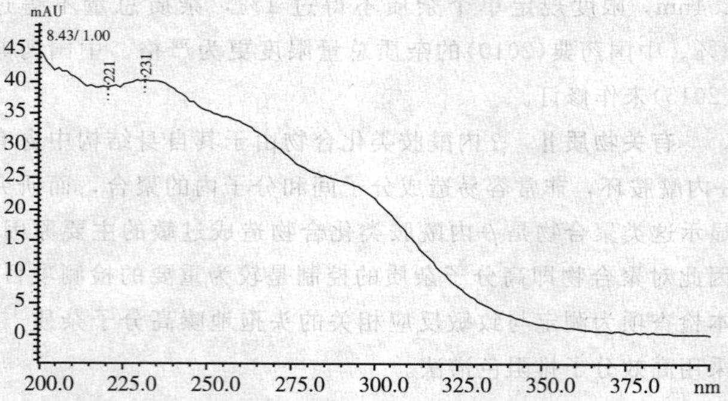

图7　有关物质Ⅱ——高分子杂质的紫外光谱图

(6)方法学验证结果　头孢地嗪在0.001007～0.02517mg/ml的浓度范围内与峰面积呈良好的线性关系($r=1.000$)；以头孢地嗪计的有关物质Ⅱ总量在1.288×10^{-4}～0.05116mg/ml的浓度范围内与峰面积呈良好的线性关系($r=0.9996$)。精密度试验RSD为0.07%，重复性试验RSD为1.29%；头孢地嗪的检测限为0.01ng；头孢地嗪有关物质Ⅱ的定量限，以头孢地嗪计为1.8ng。

(7)溶液的稳定性　头孢地嗪对照品溶液在12小时内稳定。供试品溶液不稳定，应临用新制。

(8)限度的制定　用葡聚糖凝胶G-10为填充剂方法[6]进行试验，同一份蓝色葡聚糖2000溶液在两种流动相系统中的分析结果表明，流动相A中的响应值比在流动相B中的响应值明显偏低，使结果低估，而该法采用流动相A分析供试品溶液，流动相B分析对照溶液，因此，样品测定结果将会低于使用一种流动相系统的HPSEC法。分别用此所建方法及葡聚糖凝胶G-10为填充剂两种方法测定不同厂家的多批样品，结果证实了上述结论。比较两种方法的测定结果(表2)，同时参照国家药品标准（试行）（YBH），制定HPSEC法有关物质Ⅱ的限度为不得过2.0%。

表2　有关物质Ⅱ——样品测定结果

样品	测定结果	
生产厂家	HPSEC法(%)	葡聚糖凝胶G-10(%)
Ⅰ	2.5	0.62
	1.3	0.26
	1.0	0.22
Ⅱ	0.6	0.08
	0.6	0.07
	0.6	0.08
Ⅲ	0.3	0.04
	0.4	0.08
	0.4	0.04

(9)色谱柱使用注意　因凝胶色谱柱不能承受过高的压力，试验时也可适当降低流速。与葡聚糖凝胶G-10为填充剂方法不同，本方法流速的改变对分离效果基本无影响。

残留溶剂　各厂家样品中乙醇和其他残留溶剂的情况差异较大。头孢地嗪的工艺是采用乙醇重结晶，在重结晶过程中容易产生结晶乙醇，且不易除去。国外标准JP(16)的限度规定不得过2.0%。综合不同厂家的工艺后三步使用的有机溶剂，控制属第二类的乙腈、二氯甲烷和属第三类的乙醇。乙腈和二氯甲烷的限度同ICH规定，而乙醇因容易与本品形成结晶乙醇[7]，因此限度订为不得过2.0%，与JP(16)相同。

水分　中国药典(2015)规定不得过4.0%(费休氏测定法)与JP(16)相同。

【含量测定】采用高效液相色谱法，采用对照品外标法测定，色谱条件同有关物质Ⅰ。JP(16)亦采用此法。日抗基(2000)采用微生物效价测定法与高效液相色谱法并列。

【贮藏】本品β-内酰胺类抗生素，稳定性较差，应密封，在凉暗干燥处保存。在此条件下放置24个月的样品，含量基本无变化。

【制剂】注射用头孢地嗪钠(Cefodizime Sodium for Injection)

本品为头孢地嗪钠不含辅料的无菌分装制剂。因此，质控的项目和限度与原料基本一致，所不同有以下几点：①残留溶剂是原料中带来的，在原料的质量标准中已经控制，在制剂中不再设置该项。②β-内酰胺类抗生素在储存过程中也可产生高分子杂质[8]，根据目前国内产品的质量情况，并参考原料的相关限度，将有关物质Ⅱ的限度定为不得过2.5%。③根据制剂特点进行装量差异等注射剂通则项下相关试验。

参考文献

[1] 国家药典委员会．药品红外光谱集．第三卷[M]．北京：化学工业出版社，2005.

[2] 谢晶曦．红外光谱在有机化学和药物化学中的应用[M]．北京：科学出版社．1987.

[3] 荆煦瑛．红外光谱实用指南[M]．天津：天津科学技术出版社．1992.

[4] 金少鸿，胡昌勤．β-内酰胺类抗生素过敏反应研究进展[J]．中国新药杂志，1994，3(4)：38-41.

[5] 胡昌勤．β-内酰胺类抗生素聚合物分析技术的展望[J]．中国新药杂志，2008，17(24)：2098-2102.

[6] 陈晶．注射用头孢地嗪钠聚合物的检查[S]．中国药品标准，2006.7(6)：60-62.

[7] 李爱军，周雪琴，李巍，等．头孢地嗪钠的合成研究 [J]．中国抗生素杂志，2005，30(6)：335-335.

[8] 胡昌勤．抗菌药中高分子杂质的特性及抗菌过敏反应（上）[J]．中国药师，2006，9(3)：238-240.

撰写　王成刚　王俊秋　北京市药品检验所

复核　周立春　　　　北京市药品检验所

头孢西丁钠

Cefoxitin Sodium

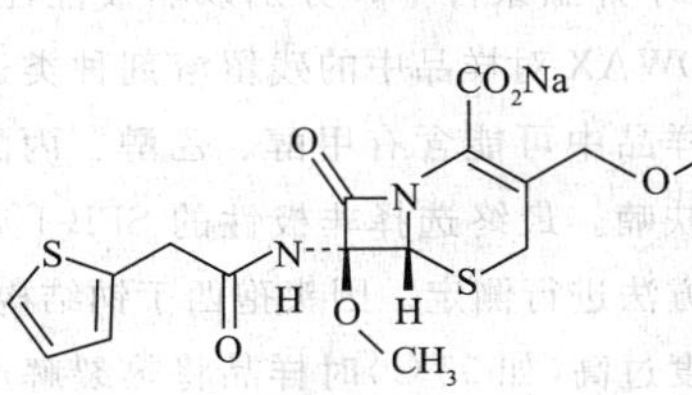

$C_{16}H_{16}N_3NaO_7S_2$　449.43

化学名：(6*R*，7*S*)-3-(氨基甲酰氧甲基)-7-甲氧基-8-氧代-7-[2-(2-噻吩基)乙酰氨基]-5-硫杂-1-氮杂双环[4.2.0]辛-2-烯-2-羧酸钠盐

Sodium(6*R*,7*S*)-3-[(carbamoyloxy) methyl]-7-methoxy-8-oxo-7-[[(thiophen-2-yl) acetyl] amino]-5-thia-1-azabicyclo [4.2.0]oct-2-ene-2-carboxylate

英文名：Cefoxitin (INN) Sodium

CAS 号：[33564-30-6]

头孢西丁(Cefoxitin)由美国 Merck 公司研制，于 1974 年上市，为头霉素类半合成抗生素。因其化学结构与头孢菌素相似，抗菌活性与抗菌谱均与第二代头孢菌素相同，多归于第二代头孢菌素。头孢西丁对革兰阴性菌有较强的抗菌作用，对厌氧菌特别是脆弱拟杆菌的作用更强，而且对 *β*-内酰胺酶稳定。临床主要用于敏感菌所致的呼吸道感染、心内膜炎、腹膜炎、肾盂肾炎、尿路感染、败血症以及骨、关节、皮肤和软组织等感染[1,2]。

本品在体内分布良好，在胸腔液、关节液和胆汁中可达有效浓度；耐受性良好，最常见的不良反应为静脉注射或肌内注射后局部反应，静注后可发生血栓性静脉炎，肌注局部疼痛、硬结[3]。

除中国药典(2015)二部收载该品种外，Ph. Eur. (7.0)、BP(2013)和 USP(36)亦有收载。

【制法概要】目前头孢西丁钠的合成路线主要有三条：①以头孢噻吩酸或钠盐为原料，先修饰 C_3 位上的侧链，然后修饰 C_7 位氨基侧链[2,4]；②以头孢噻吩酸或钠盐为原料，先修饰 C_7 位氨基侧链，然后修饰 C_3 位上的侧链[2,5,6]；③以 7-MAC(7*α*-甲氧基-7*β*-氨基头孢烷酸)为原料，先修饰 C_7 位氨基侧链，然后修饰 C_3 位上的侧链[2,7]。可能的残留溶剂有：甲醇、乙醇、乙腈、丙酮、乙酸乙酯、四氢呋喃等。

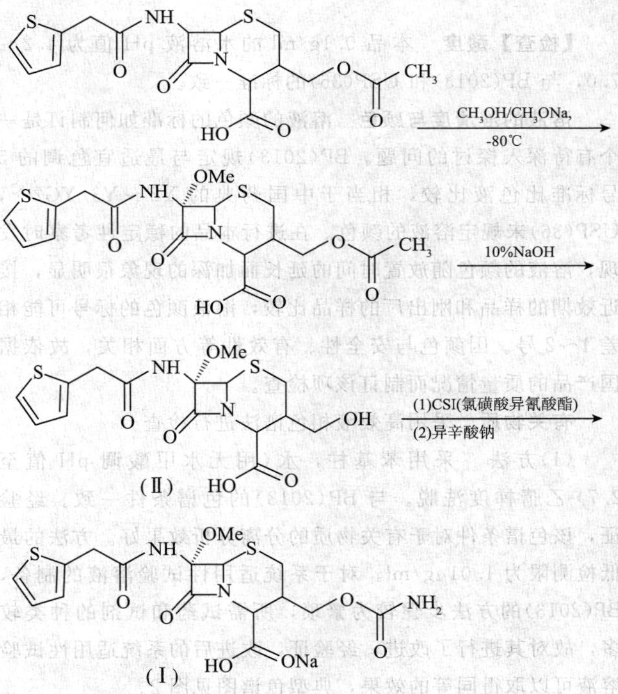

【性状】本品有引湿性。

比旋度　本品 10mg/ml 的甲醇溶液的比旋度为＋206°至＋214°。与 BP(2013) 和 USP(36) 的标准一致。

吸收系数　配制本品 1mg/ml 的水溶液，取 2.0ml 用碳酸氢钠溶液(42g→1000ml)稀释至 100ml，该溶液在 262nm 处的吸收系数在 190～210。与 BP(2013)的标准一致，USP(36)未规定吸收系数。头孢西丁钠的紫外吸收图谱见图 1。

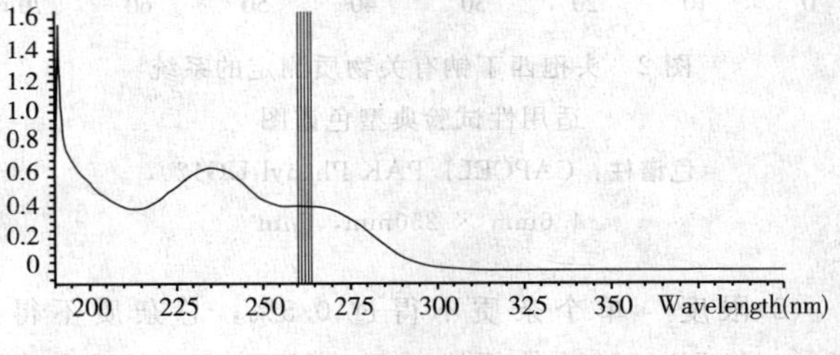

图 1　头孢西丁钠的紫外吸收图谱

【鉴别】采用 HPLC 法、IR 法和钠盐的火焰反应鉴别。BP(2013)采用 IR 法和钠盐的火焰反应鉴别，USP(36)采用 HPLC 法、UV 法和钠盐的鉴别。头孢西丁钠的红外光吸收图谱(光谱集 1123 图)显示的主要特征如下：

特征谱带(cm^{-1})	归属[8]	
3480，3285	酰胺	ν_{-H}
3110	噻吩	ν_{C-H}
2825	甲氧基	ν_{C-H}
1768	*β*-内酰胺	$\nu_{C=O}$
1720	酯	$\nu_{C=O}$
1685	仲酰胺(Ⅰ)	$\nu_{C=O}$
1602，1404	羧酸离子	$\nu_{CO_2^-}$
1524	仲酰胺(Ⅱ)	δ_{NH}
1090	醚	ν_{C-O}

【检查】酸度　本品 0.1g/ml 的水溶液 pH 值为 4.2～7.0，与 BP(2013)和 USP(36)的标准一致。

溶液的澄清度与颜色　溶液的颜色的标准如何制订是一个有待深入探讨的问题。BP(2013)规定与最适宜色调的 5 号标准比色液比较，相当于中国药典的 Y2～Y3/YG2[8]，USP(36)未规定溶液的颜色。在进行本品的稳定性考察时发现，溶液的颜色随放置时间的延长而加深的现象很明显，接近效期的样品和刚出厂的样品比较，溶液颜色的标号可能相差 1～2 号。因颜色与安全性、有效性等方面相关，故依据国产品的质量情况而制订该项检查。

有关物质　采用高效液相色谱法进行检查。

(1)方法　采用苯基柱，水(用无水甲酸调 pH 值至 2.7)-乙腈梯度洗脱。与 BP(2013)的色谱条件一致。经验证，该色谱条件对于有关物质的分离分析效果好。方法的最低检测限为 1.01μg/ml。对于系统适用性试验溶液的制备，BP(2013)的方法步骤较为繁琐，所需试药和试剂的种类较多，故对其进行了改进，经验证，改进后的系统适用性试验溶液可以取得同等的效果，典型色谱图见图 2。

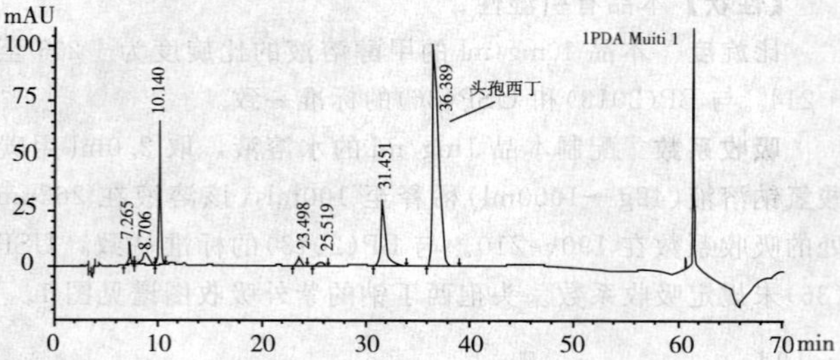

图 2　头孢西丁钠有关物质测定的系统适用性试验典型色谱图

色谱柱：CAPCELL PAK Phenyl UG120，4.6mm × 250mm，5μm

(2)限度　单个杂质不得过 0.5%，总杂质不得过 4.0%。与 BP(2013)的标准一致，USP(36)未规定有关物质。

BP(2013)头孢西丁钠中结构已知的杂质有：

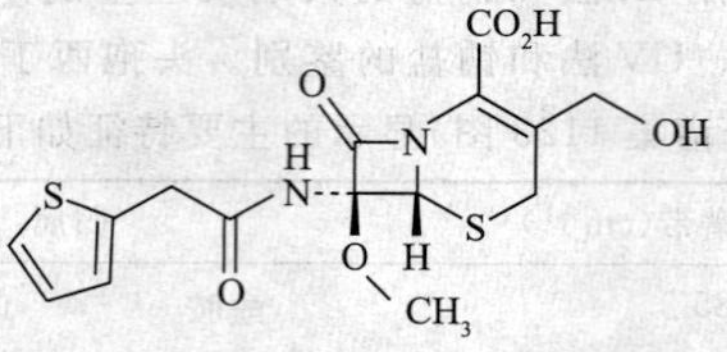

去氨甲酰基头孢西丁

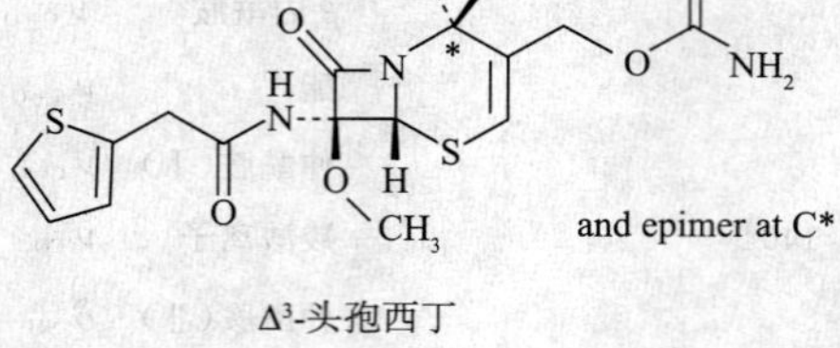

and epimer at C*

Δ3-头孢西丁

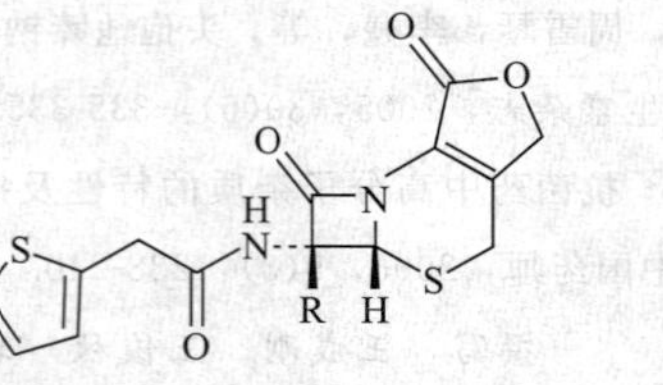

R = H　头孢噻吩内酯
R = OCH_3　头孢西丁内酯

残留溶剂　结合本品的生产工艺，对样品中的残留溶剂进行测定。

(1)色谱系统的选择　应用“药品残留溶剂测定知识库”，在推荐的程序升温条件下，分别以非极性柱 SPB-1 和极性柱 HP-INNOWAX 对样品中的残留溶剂种类进行初筛。初筛结果表明，样品中可能含有甲醇、乙醇、丙酮、乙腈、乙酸乙酯和四氢呋喃。最终选择非极性的 SPB-1 毛细管柱，采用顶空进样的方法进行测定。因头孢西丁钠结构中含有甲氧基，当顶空温度过高(如 95℃)时样品将热裂解产生甲醇，导致甲醇的测定结果偏高，因此为保证测定结果的准确性，应将顶空温度控制在 70℃。

(2)定量方法的选择　在使用丁酮作为内标测定时发现，相同浓度的丁酮在对照品溶液和供试品溶液中的峰面积相差较大，说明样品存在基质效应，因此为保证测定结果的准确性，采用标准加入法进行定量。

(3)限度　各残留溶剂的限度均与 ICH 的相关规定一致。

BP(2013)未规定残留溶剂，USP(36)仅规定检查丙酮和甲醇。

水分　采用 K-F 水分测定法，选择乙二醇-吡啶(3∶1)为溶剂，限度不得过 1.0%。与 USP(36)的标准一致。

重金属　本品含重金属不得过百万分之二十。与 USP(36)的标准一致，BP(2013)未规定重金属。本品在合成工艺中有接触重金属的可能，因此需要控制重金属。

细菌内毒素　每 1mg 本品中含有细菌内毒素的量不得过 0.10EU，与 BP(2013)标准一致，USP(36)规定为不得超过 0.13 USP EU。本品临床使用的每日最大剂量不超过 6g。本品在合成工艺中有污染细菌内毒素的可能，因此需要控制细菌内毒素。

无菌　本品供无菌分装用时，需进行无菌检查。具体操作为：取本品，全部溶解于 500ml 0.9%无菌氯化钠溶液中，照薄膜过滤法，滤过，以 0.1%无菌蛋白胨水为冲洗液，约冲洗 400ml/膜，以大肠埃希菌为阳性对照菌。经方法学验证，检查方法可以有效控制细菌数量。USP(36)规定该品为无菌粉末时，则检查无菌，BP(2013)未单列无菌，贮藏项下规定“如系无菌原料，其包装应无菌”。

【含量测定】采用高效液相色谱法进行测定。

(1)方法　采用 ODS 柱，水-乙腈-冰醋酸(81∶19∶1)为流动相。与 BP(2013)的色谱条件一致，USP(36)的色谱条件的流动相比例略有不同，为水-乙腈-冰醋酸(84∶16∶1)。在使用多根 ODS 柱进行分析时均发现，头孢西丁主峰的峰形对称性不好，呈现不同程度的拖尾现象。主要原因是该色谱条件的流动相 pH 值接近中性，ODS 柱上的硅醇基大多以游离形式存在，容易与样品中的酸性基团发生次级相互作用从而导致色谱峰拖尾。因此系统适用性试验要求头孢西丁峰的拖尾因子应不大于 1.8。系统适用性试验的典型色谱图见图 3。

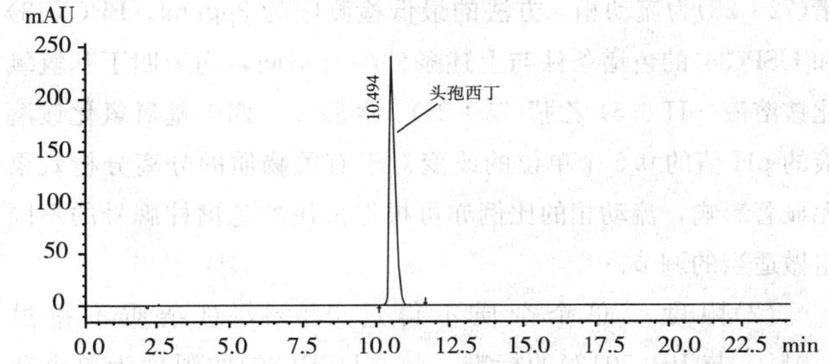

图 3　头孢西丁钠含量测定的系统适用性试验典型色谱图

色谱柱：TSK-GEL ODS-100V(3)，4.6mm × 150mm，5μm

(2) 限度　按无水、无溶剂物计算，含头孢西丁 ($C_{16}H_{17}N_3O_7S_2$) 不得少于 90.1%。

含量限度如何制订是继溶液的颜色的标准如何制订后的又一个有待深入探讨的问题。BP(2013) 和 USP(36) 均为以头孢西丁钠计，前者限度为 95.0%～102.0%，折合成头孢西丁为 90.1%～96.8%，后者限度为 97.5%～102.0%，折合成头孢西丁为 92.5%～96.8%。在进行本品的稳定性考察时发现，样品不稳定，放置后含量下降较快。因此，结合国产品的生产实际，含量下限与 BP(2013) 的标准［BP(2013) 和 USP(36) 中较低者］一致，且对含量上限暂不作规定。抗生素含量如以活性部分计，严格来说，应制定上限，待今后统一考虑。

【制剂】注射用头孢西丁钠(Cefoxitin Sodium for Injection)

除中国药典(2015)二部收载该品种外，USP(36) 亦有收载。BP(2013) 和 USP(36) 亦收载头孢西丁钠注射液。

本品为头孢西丁钠的无菌粉末，有 1.0g 和 2.0g 两种规格。按无水物计算，含头孢西丁 ($C_{16}H_{17}N_3O_7S_2$) 不得少于 89.5%；按平均装量计算，含头孢西丁 ($C_{16}H_{17}N_3O_7S_2$) 应为标示量的 90.0%～110.0%。本品为制剂，USP(36) 的含量限度以标示量计为 90.0%～120.0%。考虑到国产品的原料生产企业与制剂生产企业大多不一致的现状，为严格控制制剂质量，增加制剂的纯度控制。结合国产品的生产实际及原料的纯度限度，下限规定为 89.5%。

参考文献

[1] 刘彬，马莉莉，刘冰弥，等．注射用头孢西丁钠的不良反应考察［J］．中国药业，2007，16(9)：4-5.

[2] 赵振华，杜海生，汤沸，等．头孢西丁钠的合成［J］．山东化工，2008，37(12)：18-19.

[3] 国家药典委员会．中华人民共和国药典临床用药须知·化学药和生物制品卷［M］．北京：人民卫生出版社，2005.

[4] 卢红代，王超，魏曾光，等．头孢西丁钠的制备方法：中国，101235045 A［P］．2008-08-06.

[5] Deshpande P B，Khadangale B P. Process for the preparation of cefoxitin：US 2006252928［P］．2006-11-09.

[6] Manca A（IT），Monguzzi R（IT），ZenoniM（IT），et al. Process for preparing cefoxitin：EP 1748049 A2［P］．2007-01-31.

[7] 谭端明，张黎辉，叶澄海．抗菌药物头孢西丁的合成：中国，101007812 A［P］．2007-08-01.

[8] 肖慧，洪健文，彭洁，等．国产注射用头孢西丁钠质量评价［J］．中国抗生素杂志，2017，42(6)：470-475.

撰写　薛　晶　中国食品药品检定研究院
复核　胡昌勤　中国食品药品检定研究院

头孢克肟
Cefixime

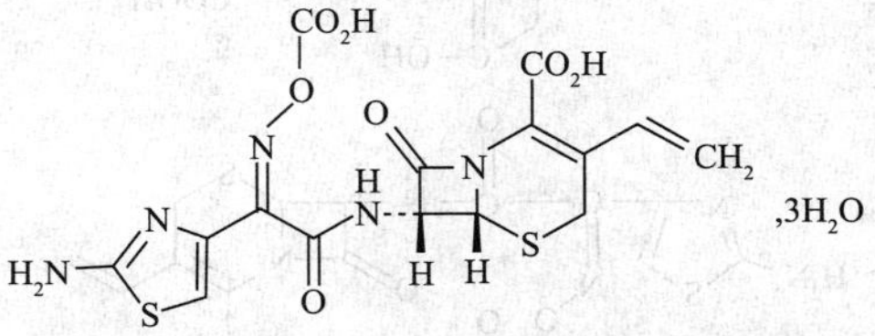

$C_{16}H_{15}N_5O_7S_2 \cdot 3H_2O$　507.50

化学名：(6*R*,7*R*)-7-[[(*Z*)-2-(2-氨基-4-噻唑基)-2-[(羧甲氧基)亚氨基]乙酰基]氨基]-3-乙烯基-8-氧代-5-硫杂-1-氮杂双环[4.2.0]辛-2-烯-2-羧酸三水合物

(6*R*,7*R*)-7-[[(*Z*)-2-(2-aminothiazol-4-yl)-2-[(carboxymethoxy)imino]acetyl]amino]-3-ethenyl-8-oxo-5-thia-1-azabicyclo[4.2.0]oct-2-ene-2-carboxylic acid trihydrate

英文名：Cefixime (INN)

CAS 号：［79350-37-1］

头孢克肟是第三代口服头孢菌素，由日本藤泽药品工业株式会社首次开发上市。本品抗菌谱广、抗菌作用强、有效浓度持续时间长，具有对 β-内酰胺酶稳定、体内分布广、口服生物利用度高的特点，用于泌尿系统、胆道系统、淋病、猩红热、中耳炎、副鼻窦炎的治疗，是国际上销量仅次于阿莫西林的 β-内酰胺类抗生素，为美国性疾病传播中心和世界卫生组织推荐淋病首选治疗药物，且对治疗泌尿系统及呼吸道系统疾病也有特效[1~3]。

口服后约 40%～50% 吸收，口服片剂 200mg 和 400mg 后血药峰浓度分别为 2mg/L 和 3.7mg/L，达峰时间为 2～4 小时。体内分布良好，不良反应大多短暂而轻微[4]。

除中国药典 (2015) 二部收载该品种外，JP (16)、Ph. Eur. (7.0)、BP(2013) 和 USP(36) 亦有收载。

【制法概要】头孢克肟的合成路线主要有 2 条：①以甲基为侧链酸羧基保护基，经活化后与 7-氨基-3-乙烯基头孢烷酸 (7-AVCA) 经酰胺化、碱性水解脱除甲基保护基得到[5,6]；②用叔丁基保护侧链酸的羧基，制备其活性硫酯，再与 7-AVCA 酰胺化、酸性水解脱除叔丁基制备[5,7]。可能的残留溶剂有：甲醇、乙醇、乙醚、丙酮、异丙醇、二氯甲烷、异丙醚、乙酸乙酯、四氢呋喃、乙酸异丙酯、吡啶、苯甲醚等。

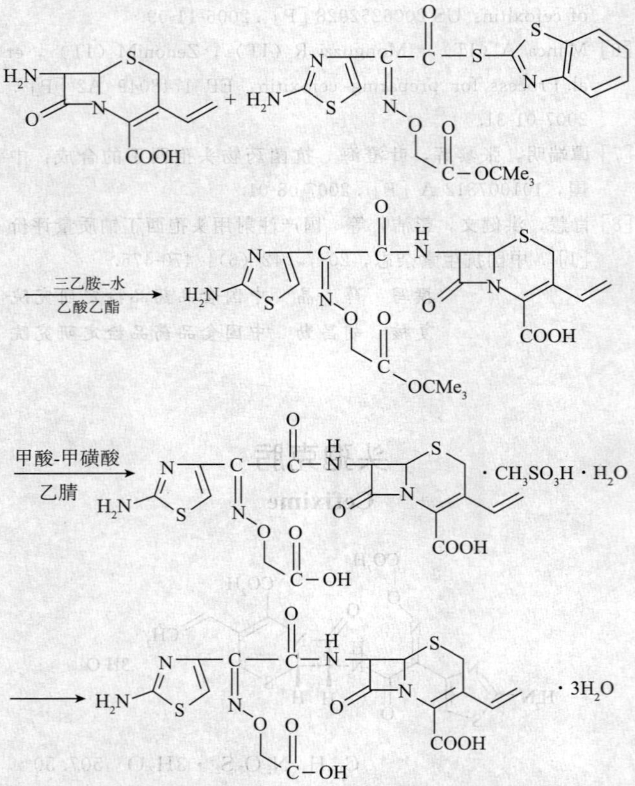

【性状】比旋度　本品 10mg/ml 的碳酸氢钠溶液（2→100）的比旋度为－75°至－88°。与 USP(36)的标准一致，BP(2013)未规定比旋度。

【鉴别】采用 HPLC 法和 IR 法鉴别。BP(2013)和 USP(36)均采用 IR 法鉴别。

本品为结晶性粉末，样品有可能因晶型与对照品不同而导致其红外光吸收图谱与对照品的图谱不一致。此时可采用甲醇溶解，挥干溶剂的转晶方法使样品与对照品具有一致的晶型，再行测定。头孢克肟的红外光吸收图谱见图 1，主要特征如下：

特征谱带(cm^{-1})	归属[8]
3297	羟基 ν_{O-H}
3400～2500	胺盐 $\nu_{\dot{N}H_3}$
1771	β-内酰胺 $\nu_{C=O}$
1668	酰胺（Ⅰ） $\nu_{C=O}$
1550	酰胺（Ⅱ） δ_{N-H}
1590，1385	羧酸离子 ν_{COO^-}

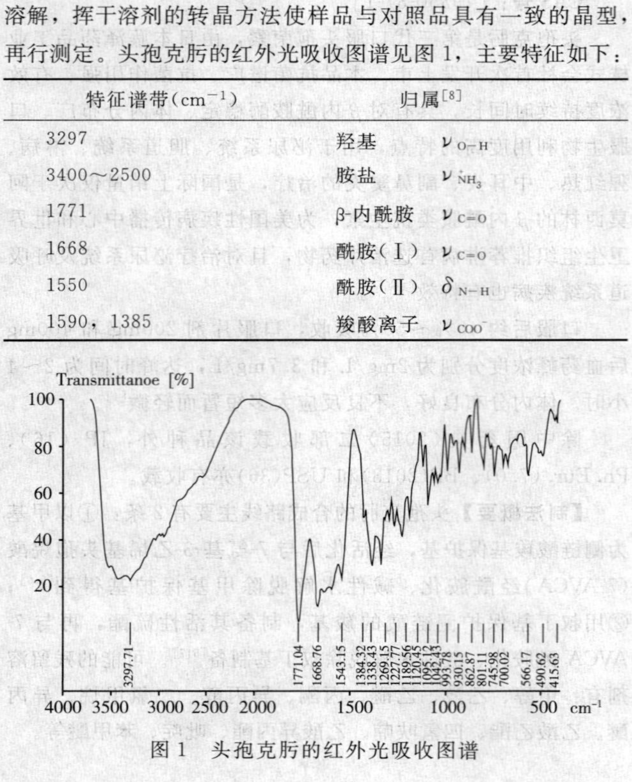

图 1　头孢克肟的红外光吸收图谱

【检查】酸度　本品 0.7mg/ml 的混悬液 pH 值为 2.6～4.1。与 BP(2013)和 USP(36)的标准一致。

有关物质　采用高效液相色谱法进行检查。

（1）方法　采用 ODS 柱，四丁基氢氧化铵溶液（pH 7.0）-乙腈（72∶28）为流动相。方法的最低检测限为 3μg/ml。BP(2013)和 USP(36)的色谱条件与上述条件略有不同，均为四丁基氢氧化铵溶液（pH 6.5）-乙腈（75∶25）。经验证，四丁基氢氧化铵溶液的 pH 值的 0.5 个单位的改变对于有关物质的分离分析效果无显著影响，流动相的比例亦可根据采用的色谱柱牌号的不同略做适当的调节。

（2）限度　单个杂质不得过 0.5%，总杂质不得过 3.0%。与 BP(2013)的标准一致。USP(36)的限度为单个杂质不得过 1.0%，总杂质不得过 2.0%。

本品所含杂质较多，将 BP(2013)收载的 6 种主要杂质的对照品混合，得到的头孢克肟杂质的典型色谱图见图 2。

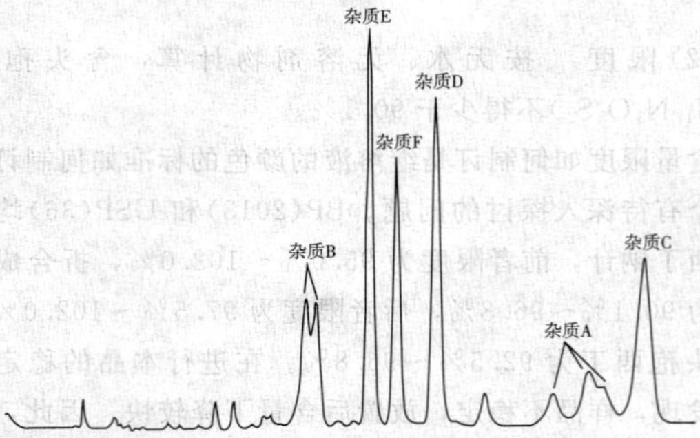

图 2　头孢克肟杂质的典型色谱图

色谱柱：Kromasil 100-5 C18，4.6mm × 250mm，5μm

6 种主要的杂质结构如下：

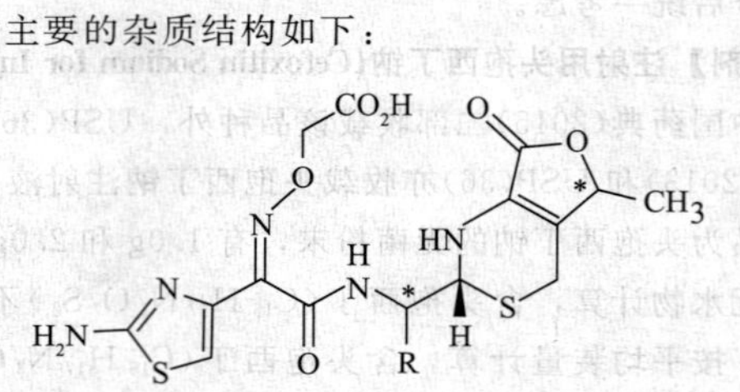

杂质A：R = COOH
杂质B：R = H

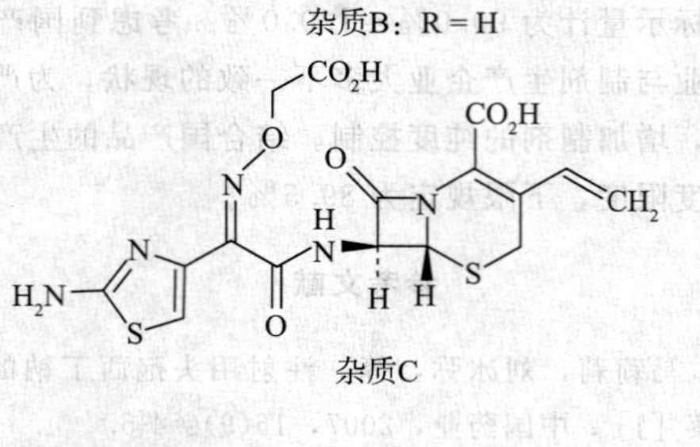

杂质C

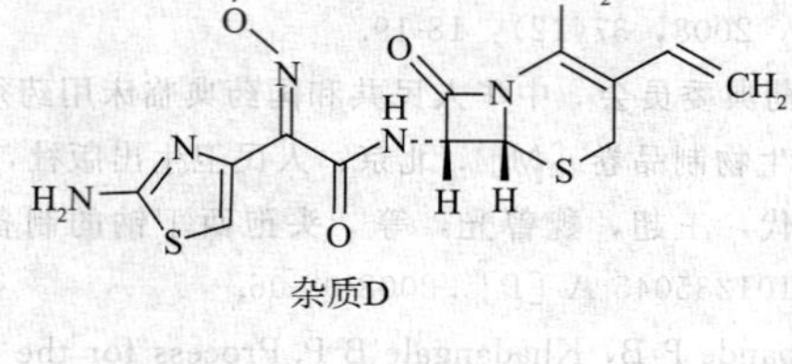

杂质D

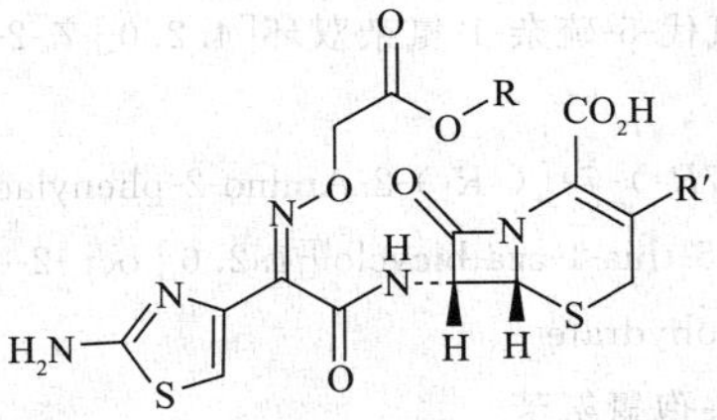

杂质E：R = H，R′= CH_3
杂质F：R = C_2H_5，R′= CH=CH_2

残留溶剂 结合本品的生产工艺，对样品中的残留溶剂进行测定。

(1)色谱系统的选择 应用“药品残留溶剂测定知识库”，在推荐的程序升温条件下，分别以非极性柱 SPB-1 和极性柱 HP-INNOWAX 对样品中的残留溶剂种类进行初筛。本品在生产工艺中接触的二类溶剂和使用较多的溶剂为甲醇、二氯甲烷、四氢呋喃、异丙醚、苯甲醚和乙醚。综合双柱初筛和工艺考察的结果，最终确定需要测定的残留溶剂有甲醇、乙醇、乙醚、丙酮、异丙醇、二氯甲烷、异丙醚、乙酸乙酯、四氢呋喃、乙酸异丙酯、吡啶与苯甲醚。最终选择中等极性的 DB-624 毛细管柱，采用顶空进样的方法进行测定。

(2)测定步骤的确定 因本品所含的残留溶剂种类较多，在实际操作中，为简化对照品溶液的配制，测定时依照如下步骤进行：先配制并进样供试品溶液，通过计算色谱图中各残留溶剂相对于内标物的相对调整保留时间(RART)预测出供试品中可能含有的残留溶剂种类，再有目标地配制并进样对照品溶液，最后采用内标法计算含量。

(3)限度 各残留溶剂的限度均与 ICH 的相关规定一致。

BP(2013)仅规定检查乙醇，USP(36)未规定残留溶剂。

水分 采用 K-F 水分测定法，含水分应为 9.0%～12.0%。与 BP(2013)和 USP(36)的标准一致。

炽灼残渣 遗留残渣不得过 0.2%。与 BP(2013)的标准一致，USP(36)未规定炽灼残渣。

重金属 本品含重金属不得过百万分之二十。本品在合成工艺中有接触重金属的可能，因此需要控制重金属。BP(2013)和 USP(36)均未规定重金属。

【含量测定】采用高效液相色谱法进行测定。

(1)方法 参见“有关物质”检查项。

(2)限度 按无水物计算，含头孢克肟($C_{16}H_{15}N_5O_7S_2$)不得少于 95.0%。BP(2013)的限度为 95.0%～101.0%，USP(36)的限度为 95.0%～103.0%。结合国产品的生产实际，对含量上限暂不做规定。

【制剂】(1)头孢克肟片(Cefixime Tablets)

除中国药典(2015)二部收载该品种外，USP(36)亦有收载。

本品为类白色片或薄膜衣片，除去薄膜衣后显白色至淡黄色，规格为 0.1g。

水分 采用 K-F 水分测定法，含水分不得过 10.0%。与 USP(36)的标准一致。

溶出度 根据药物的生物药剂分类系统(BCS)，该品种属于第Ⅳ类，即低溶解性、低渗透性。采用第一法(转篮法)测定，溶出介质为磷酸盐缓冲液(pH 7.2)900ml，转速为 100 转/分钟。方法与 USP(36)的方法一致。样品的溶出曲线见图 3。

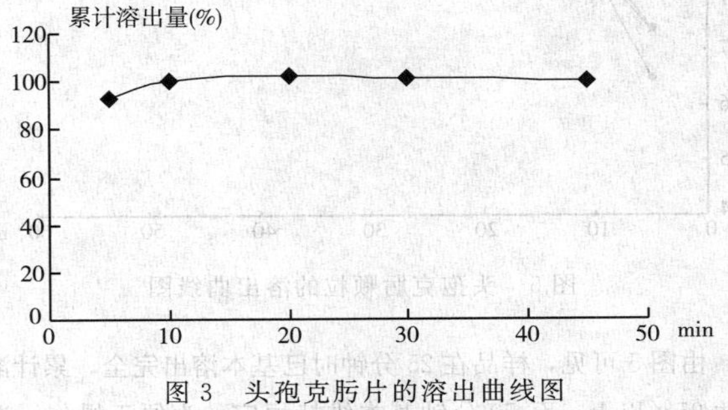

图 3 头孢克肟片的溶出曲线图

由图 3 可见，样品在 20 分钟时已溶出完全，累计溶出量约 100%，至 45 分钟基本维持恒定。为便于操作，选取 30 分钟作为取样时间点，限度规定为标示量的 80%。USP(36)的取样时间为 45 分钟，限度为标示量的 75%。

(2)头孢克肟胶囊(Cefixime Capsules)

该品种除收载于中国药典(2015)二部外，JP(16)亦有收载。

本品为胶囊剂，内容物为白色至淡黄色粉末，有 50mg 和 100mg 两种规格。

水分 采用 K-F 水分测定法，含水分不得过 12.0%。

溶出度 根据药物的生物药剂分类系统(BCS)，该品种属于第Ⅳ类，即低溶解性、低渗透性。采用第一法(转篮法)测定，溶出介质为磷酸盐缓冲液(pH 7.2)900ml，转速为每分钟 100 转。考察五个厂家的样品的溶出曲线见图 4。

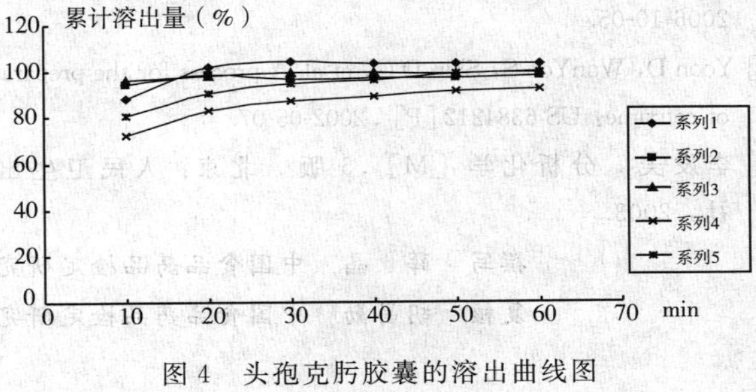

图 4 头孢克肟胶囊的溶出曲线图

由图 4 可见，五个厂家的样品在 20 分钟时累计溶出量均已达到 80%以上，至 60 分钟基本维持恒定。为便于操作，选取 30 分钟作为取样时间点，限度规定为标示量的 80%。

(3)头孢克肟颗粒(Cefixime Granules)

该品种仅收载于中国药典(2015)二部。

本品为混悬颗粒，规格为 50mg。

水分 采用 K-F 水分测定法，含水分不得过 2.0%。

溶出度 按照中国药典的相关要求，口服制剂需进行溶出度检查。根据药物的生物药剂分类系统(BCS)，该品种属于第Ⅳ类，即低溶解性、低渗透性。参考该品种片剂和胶囊的检查方法，制订了颗粒的检查方法。在建立的方法下，样品的溶出曲线见图5。

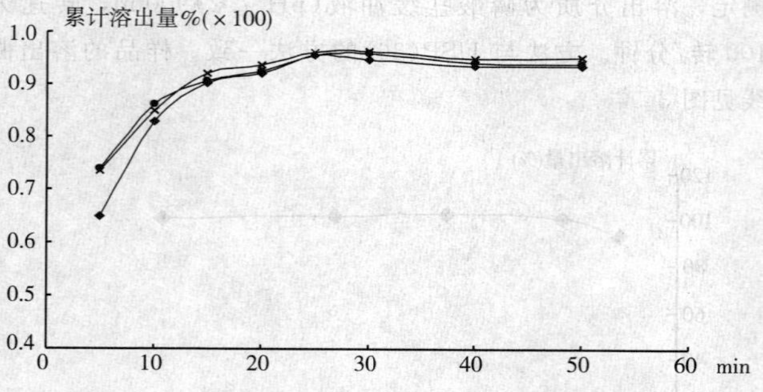

图5　头孢克肟颗粒的溶出曲线图

由图5可见，样品在25分钟时已基本溶出完全，累计溶出量达95%以上，至50分钟基本维持恒定。为便于操作，选取30分钟作为取样时间点，限度规定为标示量的80%。

参考文献

[1] 左双燕，李素芳，谭清钟，等．头孢克肟合成工艺的进展[J]．河北化工，2010，33(6)：27-28.

[2] 朱红．头孢克肟的作用机制［J］．国外医药抗生素分册，2001，22(4)：158-160.

[3] 于守泛．头孢克肟［J］．国外医药抗生素分册，1995，16(5)：339-343，351.

[4] 国家药典委员会．中华人民共和国药典临床用药须知·化学药和生物制品卷［M］．北京：人民卫生出版社，2005.

[5] 付德才，刘立英，李志伟，等．头孢克肟的合成工艺研究[J]．中国抗生素杂志，2010，35(5)：357-358，387.

[6] Parthasaradhi R B, Rathnakar R K, Raji R R, et al. An improved process for the preparation of cefixime: WO, 2006/103686［P］. 2006-10-05.

[7] Yoon D, WonYoo S, Shin D G, et al. A process for the preparation of cefixime: US 6384212［P］. 2002-05-07.

[8] 李发美．分析化学［M］．5版．北京：人民卫生出版社，2003.

撰写　薛　晶　中国食品药品检定研究院

复核　胡昌勤　中国食品药品检定研究院

头孢克洛

Cefaclor

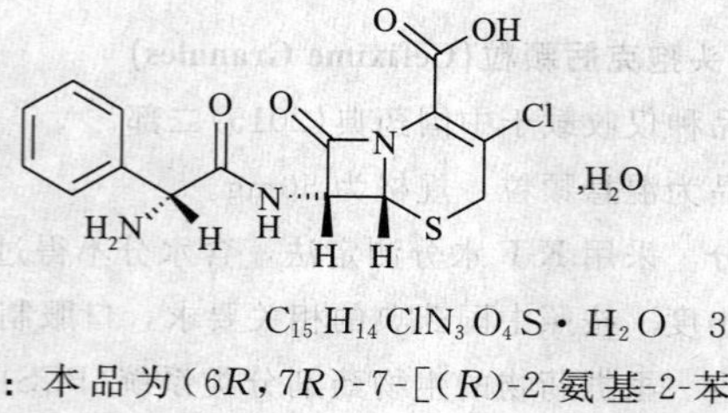

$C_{15}H_{14}ClN_3O_4S \cdot H_2O$　385.82

化学名： 本品为(6*R*,7*R*)-7-[(*R*)-2-氨基-2-苯乙酰氨基]-3-氯-8-氧代-5-硫杂-1-氮杂双环[4.2.0]辛-2-烯-2-甲酸一水合物

(6*R*, 7*R*)-7-[(*R*)-2-Amino-2-phenylacetamido]-3-cholro-8-oxo-5-thia-1-aza-bicyclo[4.2.0]oct-2-ene-2-carboxylic acid monohydrate

异名： 头孢氯氨苄

CAS号： [56238-63-2]

头孢克洛为第二代口服头孢菌素衍生物，是Lilly公司在1975年报道的新药，1979年获FDA批准，1982年在美国上市，1994年国内将头孢克洛以商品名"新达罗"推向市场。

头孢克洛具有广谱抗革兰阳性菌和革兰阴性菌的作用，其作用机制与其他头孢菌素相同，其对β-内酰胺酶具有高度稳定性，不为细菌所分解。口服吸收迅速而完全，1小时达到峰值浓度。

头孢克洛原料粉末在干燥状态相当稳定，一水物稳定期为二年，逾期粉末略有变黄，效价稍下降。头孢克洛在pH 4.5以下的水溶液中稳定，在pH 2.5～4.5的缓冲液，4℃，72小时至少有90%的活性[1]。

除中国药典(2015)收载外，USP(36)、BP(2013)和JP(16)中也均有收载。

【制法概要】 许思忠报道[2]，头孢克洛合成路线有三条，即Lilly路线、盐野义路线和Ciba-Geiy路线，杨晓章[3]在其硕士论文中综述部分对这三条路线也有详细的表述。上述合成路线或通过青霉素扩环，或通过对7-氨基头孢烷酸(7-aminocephalosporanic acid，7-ACA)改造，得到C_3-氯代头孢母核(7-ACCA)后，在侧链上缩合苯甘氨酸而得。

但从部分生产企业提供的合成工艺来看，目前国内头孢克洛合成路线主要是以C_3-氯代头孢母核(7-ACCA)为起始原料，工艺流程详见下页。

【性状】比旋度　JP(16)的比旋度测定与中国药典(2015)相同，BP(2013)采用10g/L的盐酸溶解样品，供试品溶液浓度为10mg/ml，限度规定为+101°～+111°，USP(36)未规定检查比旋度。

吸收系数　中国药典(2015)规定头孢克洛的吸收系数($E_{1cm}^{1\%}$)为230～255，该吸收系数具有一定的专属性，在一定程度上能起到控制样品的真伪及纯度的目的，国外药典无此规定。

【鉴别】 (1)为操作简便、专属性较强的薄层色谱(TLC)。

(2)为专属性强的HPLC法。

(3)为红外鉴别。根据实验的条件，鉴别(1)和(2)可选做一项。

各国药典本品鉴别项目有所区别，尤其是JP(16)已应用磁共振的氢谱技术对本品进行鉴别：以3-三甲基硅烷化丙烷磺酸钠(sodium 3-trimethylpropanesulfonate)为内标，用重水(加入一滴氘代盐酸)制备的约80mg/ml的溶液直接测定氢谱，在δ 3.7ppm(信号A)处有一组AB型四重偶合峰，在δ7.6ppm(信号B)处出现单峰或尖锐的多重峰，信号A和信号B的强度积分面积比约为2∶5。

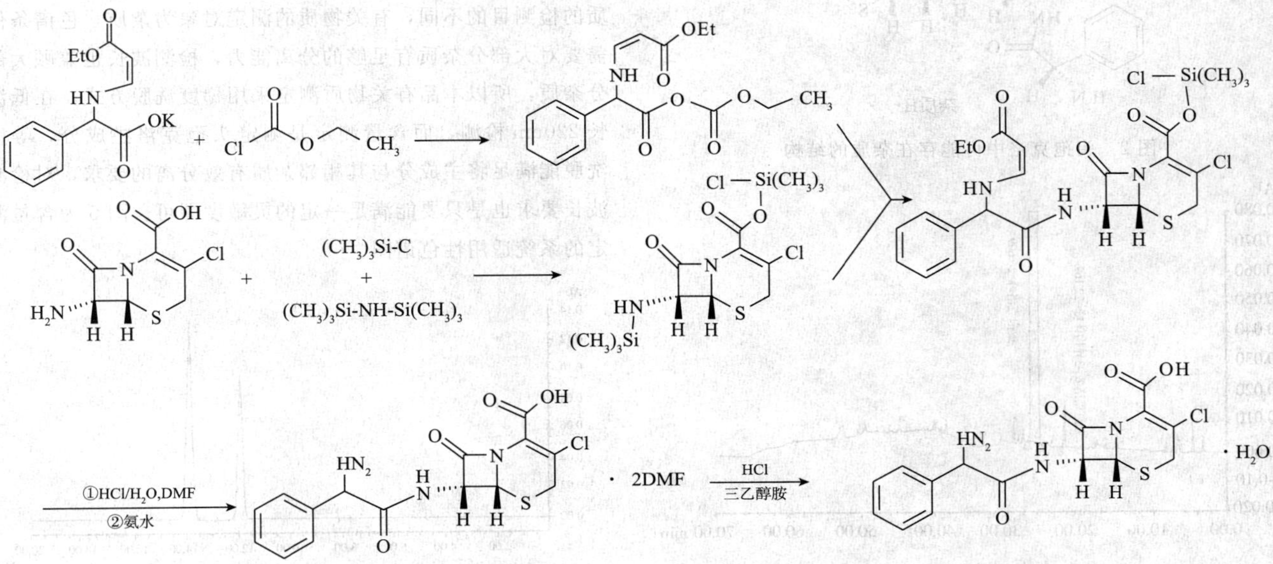

对0.2%醋酸铵-乙腈溶液中的头孢克洛的ESI-MS/MS进行了考察，其一级质谱出现四个离子峰：m/z 735、368、426及191，m/z 735为$[2M+H]^+$、m/z 368为$[M+H]^+$、m/z 426为($[M+NH_3+CH_3CN+H]^+$)，m/z 191为其裂解碎片，m/z 368的二级质谱如图1所示。

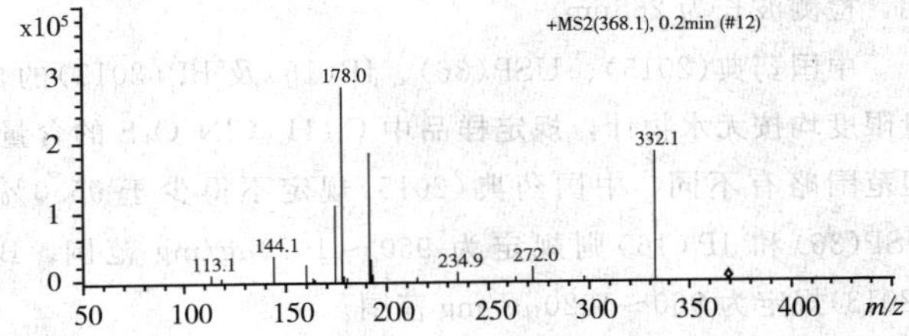

图1 头孢克洛的ESI-MS/MS图谱

【检查】结晶性 USP(36)中规定检查其结晶性。Lilly公司1997年曾报道[4]，在对头孢克洛胶囊稳定性研究时发现，内容物中无定型头孢克洛含量多少与产品的稳定性有关，无定型部分量越大，产品稳定性越差，中国药典(2015)、JP(16)和BP(2013)均未检查该项。

酸度 中国药典(2015)、USP(36)、JP(16)和BP(2013)均规定酸度检查，供试品溶液为每1ml中含25mg的混悬液，要求酸度值在3.0～4.5范围。

有关物质 中国药典(2015)、USP(36)、BP(2013)、JP(16)均采用HPLC方法进行有关物质检查，流动相组成、检测波长、梯度设置均一致，控制限度也一致，图2为BP(2013)中列出的头孢克洛中可能存在的杂质结构，图3为有关物质检查典型的色谱图。Lilly公司对头孢克洛的杂质谱[5]和固体状态下的主要降解物结构[6]有详细的报道。

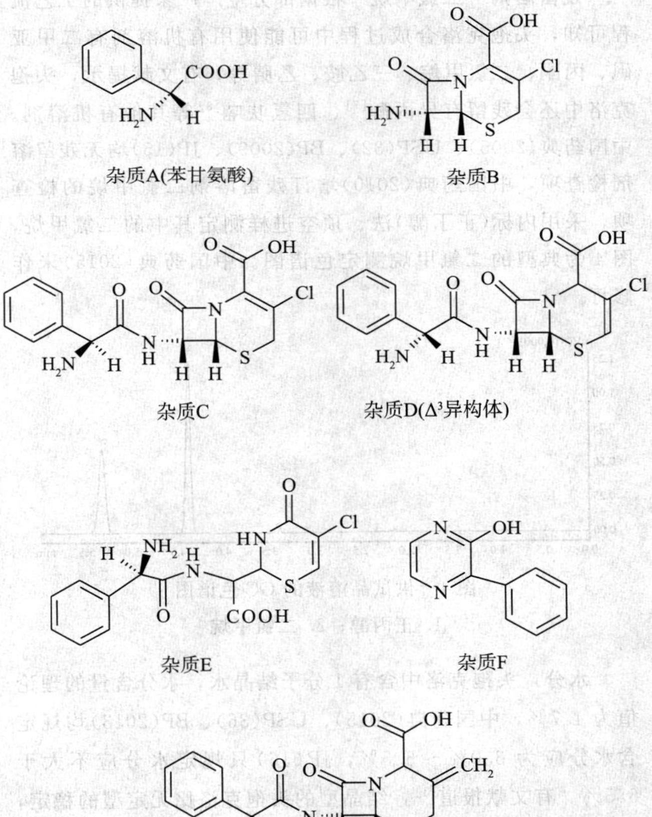

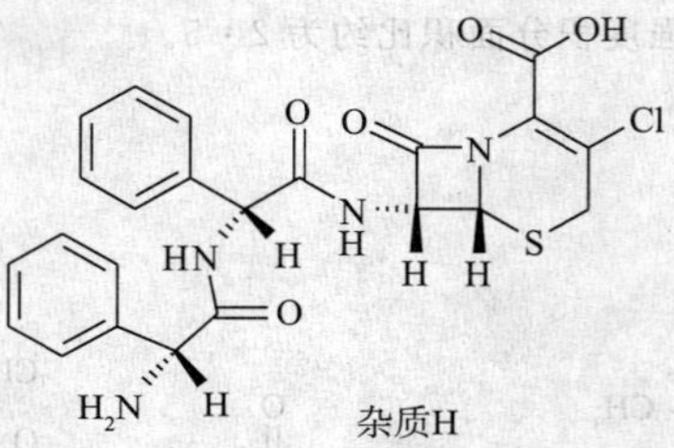

杂质H

图 2　头孢克洛中可能存在杂质的结构

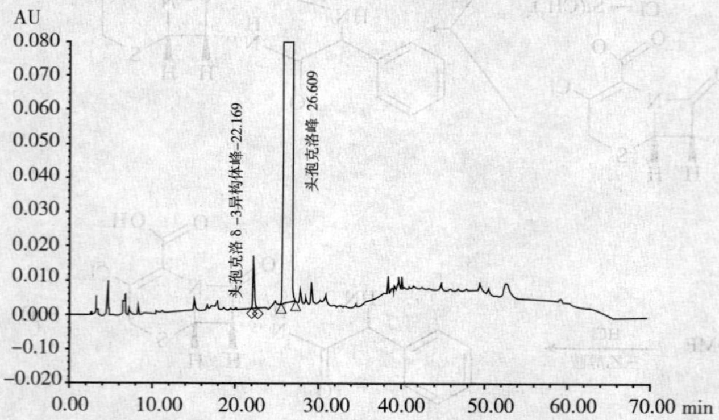

图 3　有关物质测定典型的色谱分离图

残留溶剂　二氯甲烷　根据部分生产厂家提供的工艺流程可知，头孢克洛合成过程中可能使用有机溶剂有二甲亚砜、丙酮、二氯甲烷、三乙胺、乙腈等，有文献提示，头孢克洛中还会残留有异丙醇[7]、四氢呋喃[8]等其他有机溶剂。中国药典(2005)、USP(32)、BP(2009)、JP(15)均无残留溶剂检查项，中国药典(2010)增订残留溶剂二氯甲烷的检查项，采用内标(正丁醇)法、顶空进样测定其中的二氯甲烷，图 4 为典型的二氯甲烷测定色谱图。中国药典(2015)未作修订。

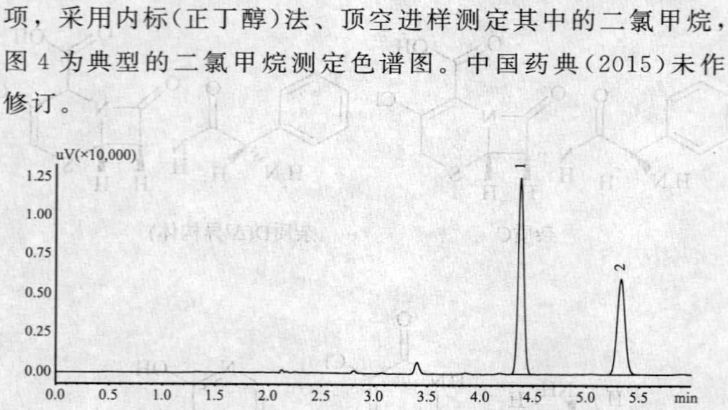

图 4　供试品溶液的 GC 色谱图

1. 正丙醇；2. 二氯甲烷

水分　头孢克洛中含有 1 分子结晶水，水分含量的理论值为 4.7%，中国药典(2015)、USP(36)、BP(2013)均规定含水分应为 3.0%～6.5%，JP(16)只规定水分应不大于 6.5%。有文献报道[3]，结晶型的头孢克洛比无定型的稳定，将水分控制在一定范围更合理。

重金属　USP(36)无该检查项，中国药典(2015)、BP(2013)均规定含重金属不得过百万分之三十，JP(16)规定含重金属不得过百万分之二十。

【含量测定】中国药典(2015)采用 HPLC 法测定头孢克洛的含量。其色谱条件与有关物质测定不完全一致，含量测定的流动相为磷酸二氢钾溶液(6.8→1000，pH 3.4)-乙腈(92∶8)，盐浓度和 pH 值均有改变，等度洗脱，检测波长也由 220nm 变为 254nm。其原因是由于含量测定和有关物质的检测目的不同，有关物质的测定对象为杂质，色谱条件需要对大部分杂质有足够的分离能力，检测波长也兼顾大部分杂质，所以本品有关物质测定采用梯度洗脱方式，在低波长 220nm 检测，而含量测定是测定头孢克洛主成分，等度洗脱能满足将主成分与其相邻杂质有效分离的要求，对检测波长要求也是只要能满足一定的灵敏度即可。图 5 为含量测定的系统适用性色谱图。

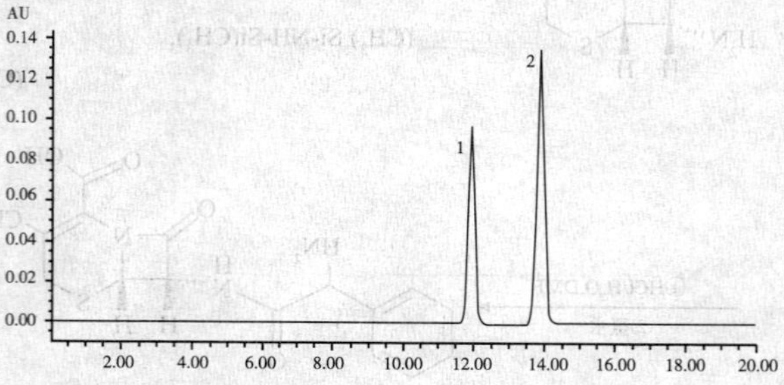

图 5　含量测定系统适用性色谱分离图

1. δ-3-异构体；2. 头孢克洛

USP(36)、BP(2013)、JP(16)也均采用 HPLC 法测定含量，色谱柱填料均为 C18，JP(16)与中国药典(2015)的测定条件一致，USP(36)、BP(2013)均采用戊烷磺酸钠(1→780，pH 值 2.5±0.1)-三乙胺-甲醇(780∶10∶220)为流动相，检测波长为 265nm。

中国药典(2015)、USP(36)、JP(16)及 BP(2013)的含量限度均按无水物计，规定样品中 $C_{15}H_{14}ClN_3O_4S$ 的含量，但范围略有不同，中国药典(2015)规定不得少于 95.0%，USP(36)和 JP(16)则规定为 950～1020μg/mg 范围，BP(2013)规定为 960～1020μg/mg 范围。

【制剂】国内头孢克洛有片剂、胶囊剂、颗粒剂、分散片、咀嚼片、缓释片、干混悬剂、缓释胶囊等。中国药典(2015)只收载干混悬剂、片、胶囊和颗粒；BP(2013)收载干混悬剂和胶囊；USP(36)收载干混悬剂、咀嚼片、缓释片(extended release tablets)、胶囊，JP(16)收载胶囊、复方颗粒(compound granules)和细粒剂(fine granules)。

(1)头孢克洛干混悬剂

有关物质　四国药典中，有关物质测定条件均与原料一致，均对单个杂质和总杂质的限度进行控制，采用不加校正因子的主成分自身对照法测定杂质量，均要求各杂质峰面积和不得大于对照溶液主峰面积的 3 倍，中国药典(2015)规定单个杂质峰面积不得大于对照溶液主峰面积的 2 倍，USP(36)、BP(2013)规定单个杂质峰面积不得大于对照溶液主峰面积。

溶出度　头孢克洛在水中微溶(1～10g/L，25℃)，属于难溶性药物，有必要检查其口服制剂溶出度，考虑本品多种单剂量规格(0.125～0.75g)，溶出度检查项下溶出浓度约为 0.14～0.83g/L，37℃，能满足溶出度测定所需的漏槽条件。测定条件参考 JP(16)头孢克洛细粒剂(fine granules)溶出度检查方法，以水 900ml 作为溶出介质，选择桨法，转速选择 50 转/分。因辅料在 257nm 波长处有最大吸收，干扰头孢克洛主成分的测定(头孢克洛最大吸收波长 264nm)，故采用 HPLC 法测定溶出量，在上述条件下考察多批样品的溶出曲线，结果表明在 30 分钟时取样，头孢克洛干混悬剂的溶出量均能达到 85%，图 6 为部分样品的溶出曲线图，故确定取样时间为 30 分钟。

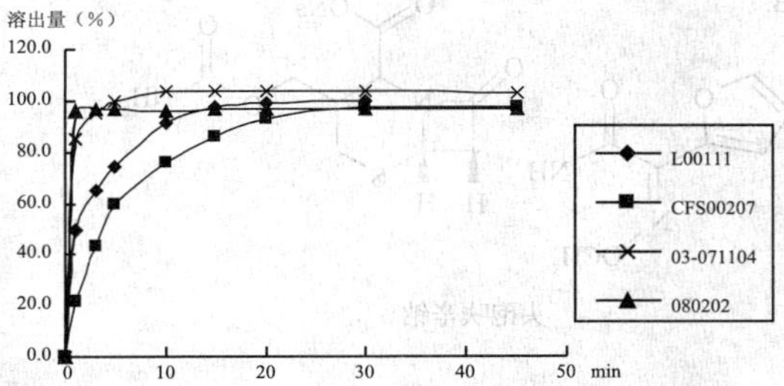

图 6　部分头孢克洛干混悬剂的溶出曲线图

含量测定　中国药典(2015)规定含头孢克洛为标示量的 90.0%～110.0%；USP(36)规定含头孢克洛为标示量的 90.0%～120.0%；BP(2013)规定含头孢克洛为标示量的 80.0%～120.0%。

(2)头孢克洛胶囊　质量标准中主要指标均参照 USP(36)制定。

溶出度　中国药典(2010)、USP(32)、BP(2009)和 JP(15)的测定方法均一致，桨法，水为溶出介质，900ml，UV 法测定(264nm 或 265nm)，均采用对照品法计算溶出量，中国药典(2005)中曾采用主成分自身对照法计算溶出量，考虑到本品为单一成分，对照品由中检所提供，来源明确，中国药典(2010)修订为对照品法，限度均为标示量的 80%，取样时间除 JP(15)为 15 分钟外，其余均为 30 分钟。中国药典(2015)未作修订。

有关物质　中国药典(2015)、USP(36)、BP(2013)和 JP(16)测定方法均一致，但控制限度略有不同，中国药典(2015)、USP(36)及 BP(2013)均将单个杂质控制在不得过 0.5%，四国药典中均规定总杂质不得过 2.0%，考察了部分国内产品，最大单个杂质为 0.4%，最大总杂质为 1.6%，质量满足药典标准要求。

含量测定　四国药典中，中国药典(2015)和 JP(16)规定含头孢克洛为标示量的 90.0%～110.0%；USP(36)规定含头孢克洛为标示量的 90.0%～120.0%；BP(2013)规定含头孢克洛为标示量的 95.0%～105.0%。

(3)头孢克洛片　该剂型为中国药典特有，其质量标准主要参照胶囊制定。

(4)头孢克洛颗粒剂　颗粒剂的质量标准主要参照干混悬剂制定。

参考文献

[1] 关倩明．头孢克洛含量测定方法(综述)［J］．广东药学，1997，(2)：6-7.

[2] 杨晓章．头孢克洛的合成［D］．浙江大学硕士学位论文．2007.

[3] 许思忠．头孢克洛的合成．国外医药抗生素分册[J]．1994，15(6)：414-418.

[4] Bernard A Olsen，Fred M Perry，Sharon V Snorek.，et al. Accelerated conditions for stability assessment of bulk and formulated cefaclor monohydrate［J］. Pharmaceutical Development and Technology，1997，2 (4)：303-312.

[5] B A，Olsen，S W Baertschi，et al. Multidimensional evaluation of impurity profiles for generic cephalexin and cefaclor antibiotics［J］. Journal of Chromatography，1993，648：165-173.

[6] D. E. Dorman，L J Lorenz，J L Occolowitz，et al. Isolation and structure elucidation of the major degradation products of cefaclor in the solid state［J］. Journal of Pharmaceutical Sciences，1997，86(5)：540-549.

[7] 周大力，周淑清．GC 法测定头孢克洛中异丙醇含量［J］．黑龙江医药，2007，20(5)：430.

[8] 陈荣宏，朱美容．头孢克洛有机溶剂残留量测定法［J］．广东药学，2005，15(3)：21-23.

撰写　袁耀佐　江苏省食品药品监督检验研究院

复核　张　玫　江苏省食品药品监督检验研究院

头孢呋辛酯

Cefuroxime Axetil

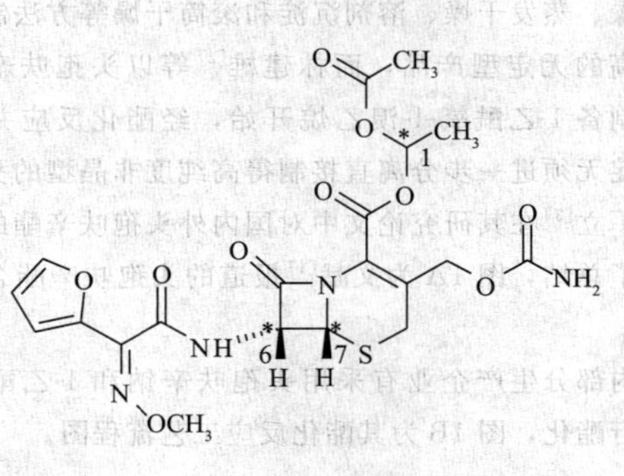

$C_{20}H_{22}N_4O_{10}S$　510.48

化学名：(6*R*，7*R*)-7-[2-呋喃基(甲氧亚氨基)乙酰氨基]-3-氨基甲酰氧甲基-8-氧代-5-硫杂-1-氮杂双环[4.2.0]辛-2-烯-2-羧酸，(1*RS*)-1-乙酰氧基乙酯

Cefuroxime axetil is a mixture of (*RS*)-1-Hydroxyethyl (6*R*,7*R*)-7-[2 (2-furyl) gly-oxylamido]-3-(hydroxymethyl)-8-oxo-5-thia-1-axabicyclo[4.2.0] oct-2-ene-2-carboxylate，7^2-(Z)-(O-methyloxime)，1-acetate 3-carbamate

CAS 号：［64544-07-6］

头孢呋辛酯是头孢呋辛的前体药物，为头孢呋辛的乙酰氧基乙酯，由葛兰素史克公司原研，1988 年首次在美国上市，1996 年专利到期。

头孢呋辛为第二代头孢菌素，耐 β-内酰胺酶，对革兰阳性、革兰阴性和厌氧菌具有广谱活性，但其在生理 pH 值时易解离，脂溶性差，口服不吸收，只能制备成钠盐进行肌肉和静脉注射，在胃肠道中却与头孢呋辛一样很难被吸收，并且在尿液中的浓度也很低，不能用于口服。在其 C_1 位上羧基引入酯基制成头孢呋辛酯后，提高了其亲酯性，增加口服吸收率，头孢呋辛酯摄入后，在非特异性酯酶的作用下，分解为头孢呋辛、乙醛和乙酸，分解出的头孢呋辛发挥抗菌作用，弥补了头孢呋辛不能口服的缺陷[1]。国内除生产头孢呋辛酯原料外，口服制剂有普通片剂、胶囊剂、颗粒剂、分散片和干混悬剂等剂型。

头孢呋辛酯在中国药典(2015)及 USP(36)、BP(2013)和 JP(16)中均有收载。

【制法概要】报道的头孢呋辛酯的制备工艺路线很多，一般以头孢呋辛钠(或头孢呋辛酸)、1-乙酰氧-1-溴乙烷为起始原料，经过酯化、萃取、浓缩、结晶得头孢呋辛酯结晶，再经过粉体制备得无定型样品。

1980 年英国格兰素公司报道以头孢呋辛酸为原料，以二甲基乙酰胺(DMA)为溶剂，以碳酸钾为碱，在 20℃下，加入 1-乙酰氧-1-溴乙烷的 DMA 溶液，进行酯化反应，其后，为减少杂质，提高收率或简化反应条件，国内外学者对酯化反应的条件进行改进，原料仍以头孢呋辛酸为主，也有采用头孢呋辛钠或头孢呋辛的正丁胺盐，溶剂均为二甲基乙酰胺，碱的种类、反应温度均有改变；酯化反应溶液通常加水和有机溶剂进行萃取，有机溶剂一般为乙酸乙酯，含有头孢呋辛酯有机溶剂真空浓缩到一定程度，再加入反溶剂，可析出头孢呋辛酯，过滤洗涤得头孢呋辛酯结晶，结晶再通过喷雾干燥、蒸发干燥、溶剂沉淀和滚筒干燥等方法制成生物利用度高的无定型产品，而林建雄[2]等以头孢呋辛钠为原料，从制备 1-乙酰氧-1-溴乙烷开始，经酯化反应并在该溶剂中沉淀无须进一步分离直接制得高纯度非晶型的头孢呋辛酯。张军立[3]在其研究论文中对国内外头孢呋辛酯的合成工艺进行了总结，图 1A 为文献[4]报道的头孢呋辛酯合成工艺流程图。

国内部分生产企业有采用头孢呋辛钠和 1-乙酰氧-1-溴乙烷进行酯化，图 1B 为其酯化反应工艺流程图。

A.

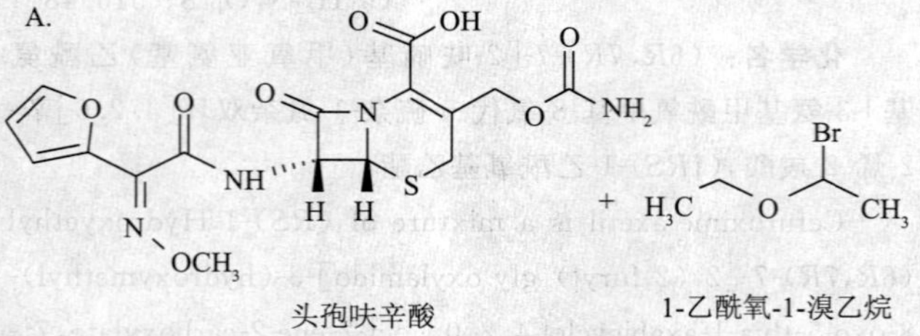

头孢呋辛酸　　1-乙酰氧-1-溴乙烷

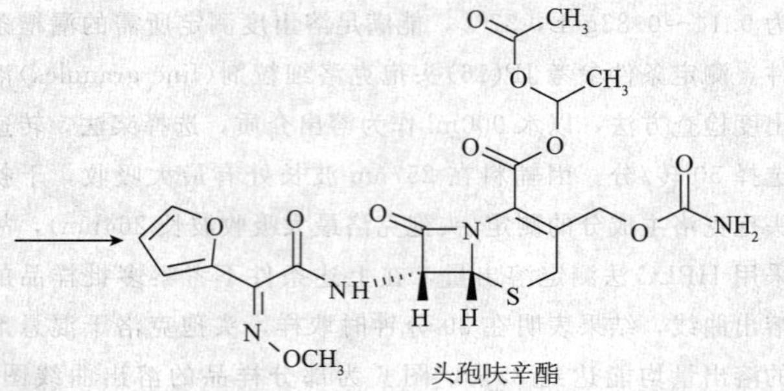

头孢呋辛酯

B.

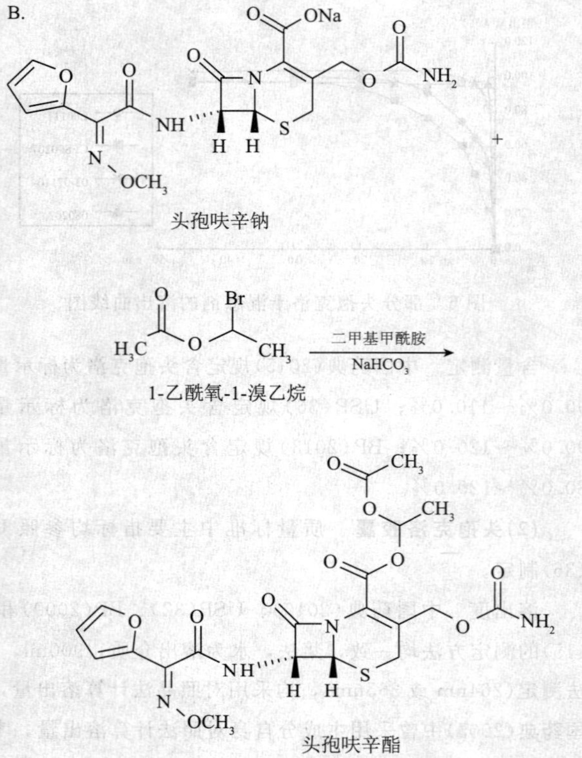

图 1　头孢呋辛酯酯化反应流程图

A. 文献报道的工艺流程；B. 某企业提供的工艺流程

【性状】国内本品均为无定型粉末，但因工艺的差异，可能导致溶解性、热分析、粉末 X 射线衍射等理化性质的差异。美国药典规定在包装上注明产品为无定型还是结晶型，对其溶解情况各国药典的描述不完全相同，如英国药典规定其在丙酮、乙酸乙酯、甲醇中易溶，在乙醇中略溶，在水中不溶；日本药局方规定为在二甲亚砜中易溶，在甲醇中溶解，在乙醇中略溶，在水中不溶；而美国药典对其无定型和结晶型的溶解度均有描述：无定型在丙酮中易溶，在三氯甲烷、乙酸乙酯和甲醇中溶解，在无水乙醇中略溶，在乙醚和水中不溶。

JP(16)规定头孢呋辛酯的比旋度为＋41°至＋47°(甲醇为溶剂，供试品溶液的浓度为 10mg/ml)。

【鉴别】(1)为 HPLC 法。目前上市产品均为无定型的头孢呋辛酯(*R*，*R*，*R*)和(*R*，*R*，*S*)非对映异构体的混合物，两者比例约为 1∶1，故色谱图中应出现两个面积相近的主峰，典型的头孢呋辛酯含量测定色谱图如图 2 所示。

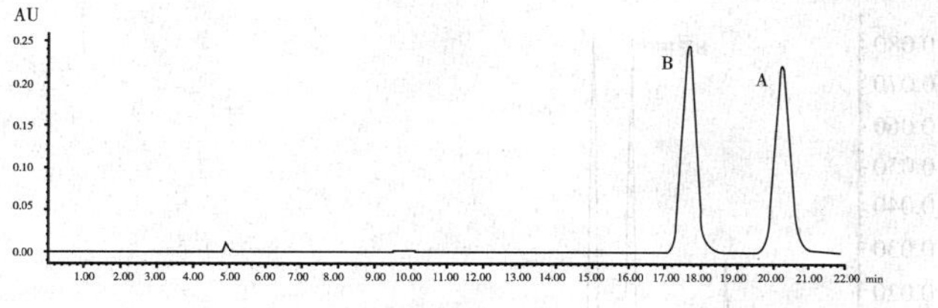

图 2 HPLC 法鉴别头孢呋辛酯的典型色谱图
A. A 异构体；B. B 异构体

(2)为红外鉴别，规定红外光吸收图谱应与对照的图谱一致(光谱集 923 图)，对照图谱是采用含两种非对映异构体的无定型的对照品测得，其主要吸收峰归属见表 1。

表 1 头孢呋辛酯红外吸收图谱中主要吸收峰的归属

特征谱带(cm^{-1})	归属	
3481，3364	酰胺	ν_{N-H}
3052	芳氢	ν_{C-H}
1786	β-内酰胺	$\nu_{C=O}$
1730	酯	$\nu_{C=O}$
1684	酰胺，肟	$\nu_{C=O}$，$\nu_{C=N}$
1601，1541，1395	呋喃环	$\nu_{C=C}$
1080	酯	ν_{C-O}
754	取代呋喃	γ_{3H}

(3)质谱特征 崇小萌[5]等曾对本品的 ESI-MS/MS 进行了考察，并对其二级质谱裂解规律进行了总结，经验证，在 0.2%醋酸铵-乙腈溶液中，两主成分的一级质谱均出现三个离子峰：*m/z* 528、533、549，分别为头孢呋辛酯 NH_4^+、Na^+ 和 K^+ 的加合峰，其中，*m/z* 528 的二级质谱如图 3 所示。

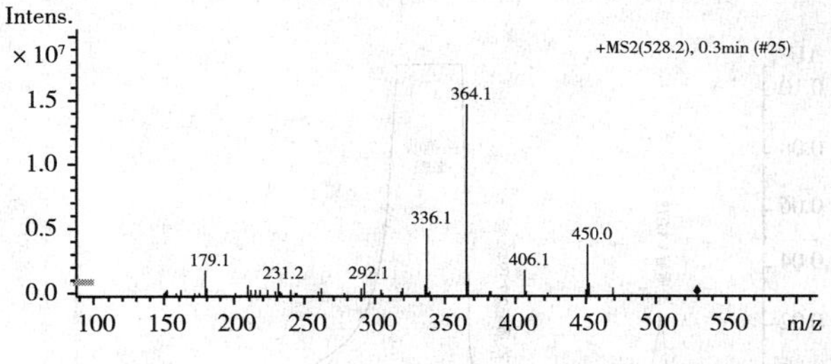

图 3 头孢呋辛酯 $[M+NH_4]^+$ 的 ESI-MS/MS 图谱

(4)磁共振 JP(16)在鉴别中还采用 UV 和 ^{1}H-NMR 方法，UV 法是采用与对照品图谱比对的方法，^{1}H-NMR 方法为：用氘代二甲亚砜为溶剂，以四甲基硅烷为内标，测定其氢谱，在 δ1.5 ppm 处出现一个或一对双重峰(信号 A)，δ2.1 ppm 处出现一单峰(信号 B)，δ3.9 ppm 处出现一单峰(信号 C)，A、B、C 的信号强度比约为 1∶1∶1，头孢呋辛酯代表性 ^{1}H-NMR 图谱如图 4 所示。

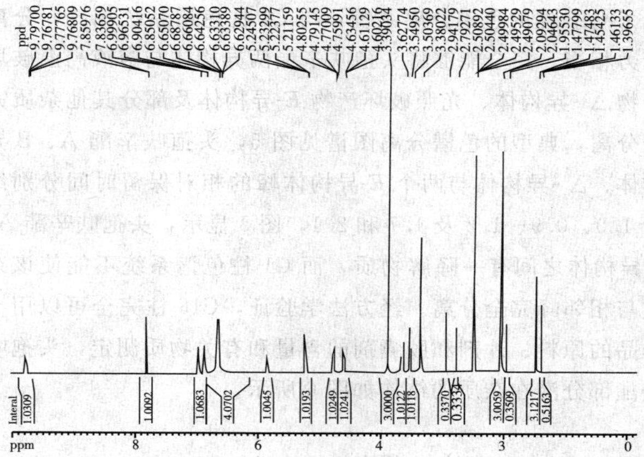

图 4 头孢呋辛酯的 ^{1}H-NMR 图谱

【检查】结晶性 中国药典(2015)规定，本品应无消光位和双折射现象。

Crisp 等报道[6]，无定型头孢呋辛酯的生物利用度要远高于结晶型，专利产品系将原料喷雾干燥制备成无定形中空球状颗粒，然后添加亲水性辅料用以改善头孢呋辛酯的溶出[7]，国内学者柯学等[8]尝试用结晶性头孢呋辛酯原料，采用固态分散技术制备固态分散体，也能显著改善其溶出，为此，四国药典中，除 USP 允许无定型和结晶型原料共存外，其余均规定其药用原料为无定型。

文献报道[9]，头孢呋辛酯存在低熔点 α 晶型和高熔点 β 晶型，郑传奇等[10]研究发现，报道中这两种晶型并非严格意义上的同质多晶，高熔点 β 晶型就是结晶型的(*R*，*R*，*S*)异构体，而 α 晶型则是两种异构体不同含量的混合物。

异构体 头孢呋辛酯含有三个手性碳原子，C_6、C_7 位上碳原子的绝对构型都为 R，是头孢呋辛在构建 β-内酰胺环的时候形成的，而 C_1 上的不对称碳原子则是头孢呋辛在酯化时由酯化基团带进结构中，具有 *R* 和 *S* 两种不同的构型。因此，头孢呋辛酯存在(*R*，*R*，*R*)和(*R*，*R*，*S*)两种非对映异构体。Tejchman 等的实验表明[11]，头孢呋辛酯(*R*，*R*，*R*)异构体不仅具有较大的溶解度，其在胃肠道环境下被酯酶水解速率也远低于(*R*，*R*，*S*)异构体。

目前上市产品均为无定型的头孢呋辛酯(*R*，*R*，*R*)和(*R*，*R*，*S*)非对映异构体的混合物，其中(*R*，*R*，*R*)和(*R*，*R*，*S*)非对映异构体的比例约为 1∶1，因此规定"头孢呋辛酯 A 异构体峰面积与 A、B 异构体峰面积和之比应为0.48～0.55"。各国药典均将两主成分命名为 A 异构体和 B 异构体，但它们的空间构型并未指明。

有关物质 除 USP(32)无有关物质检查项外，中国药典(2005)、BP(2009)、JP(15)均采用 HPLC 方法进行有关物质检查，流动相的组成一致，均为等度洗脱方式，但色谱柱有区别：中国药典(2005)采用 C18 柱，BP(2009)和 JP(15)均采用 C1 柱(trimethylsilyl silica gel)，USP(32)含量测定方法中也采用 C1 柱(L13)。

由于 C1 柱通用性较差，填料易降解，一般不宜选用，中国药典(2000)在国内生产企业提供的测定条件基础上，建立了C18柱的色谱分离系统，与C1柱色谱系统相比，分离能力相当，完全能够将头孢呋辛酯两异构体与溶液高温破坏产物Δ^3-异构体、光照破坏产物*E*-异构体及部分其他杂质完全分离，典型的色谱分离图谱见图5，头孢呋辛酯A、B异构体、Δ^3-异构体与两个*E*-异构体峰的相对保留时间分别约为1.0、0.9、1.2及1.7和2.1，图5显示，头孢呋辛酯A、B异构体之间有一降解物质，而C1柱色谱系统不能使该杂质与相邻峰完全分离。经方法学验证，C18柱完全可以用于本品的原料、片剂和胶囊剂的含量和有关物质测定，头孢呋辛酯部分潜在杂质的结构如图6所示。

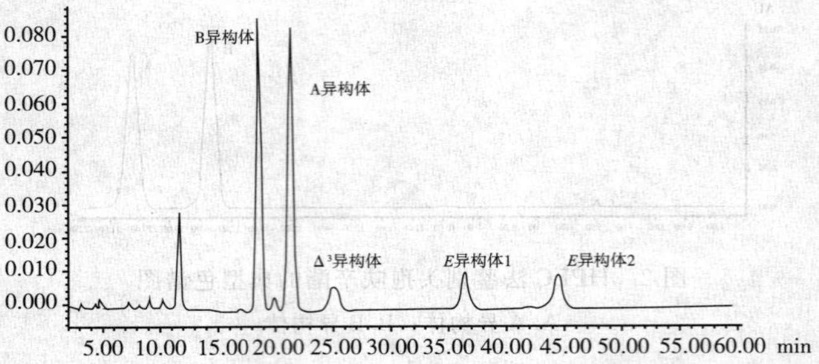

图5 头孢呋辛酯原料紫外照射72小时后配制溶液的色谱分离图

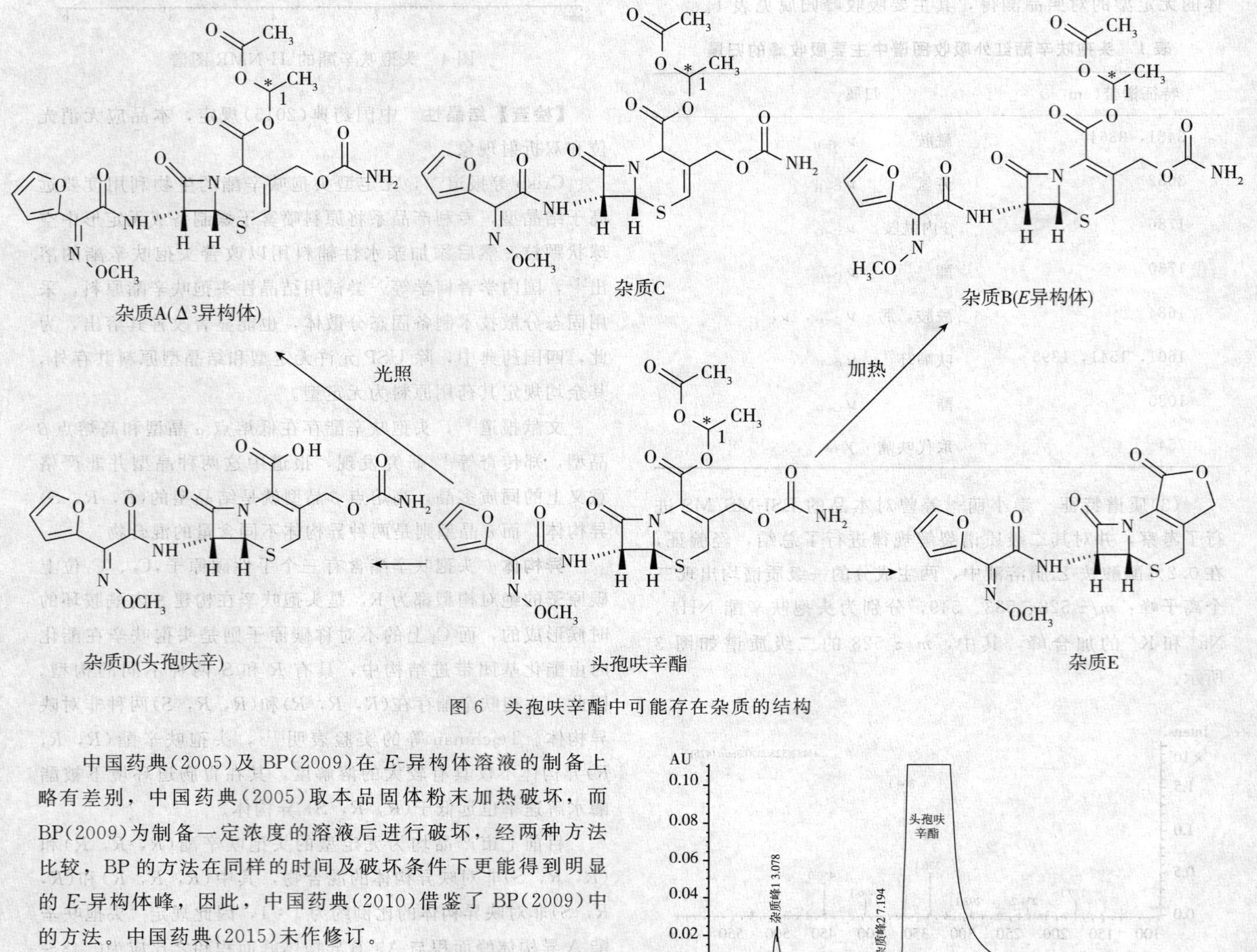

图6 头孢呋辛酯中可能存在杂质的结构

中国药典(2005)及BP(2009)在*E*-异构体溶液的制备上略有差别，中国药典(2005)取本品固体粉末加热破坏，而BP(2009)为制备一定浓度的溶液后进行破坏，经两种方法比较，BP的方法在同样的时间及破坏条件下更能得到明显的*E*-异构体峰，因此，中国药典(2010)借鉴了BP(2009)中的方法。中国药典(2015)未作修订。

头孢呋辛酯聚合物 聚合物检查是中国药典中对*β*-内酰胺类抗生素质量控制的一个特色项目，但由于本品脂溶性强，而现有通用的聚合物测定方法均针对水溶性物质，故中国药典(2015)未对本品设该检查项；利用价格便宜的国产高分子填料的排阻型色谱高效液相柱，尝试测定头孢呋辛酯中的聚合物，并采用LC-MS法测定其杂质的分子量，证明流出时间先于主峰的杂质峰为高分子杂质(二聚体)和小分子杂质(头孢呋辛等)的混合物，见图7。该方法简单、快速，但由于色谱柱的商品化等问题，本版药典暂未收载。

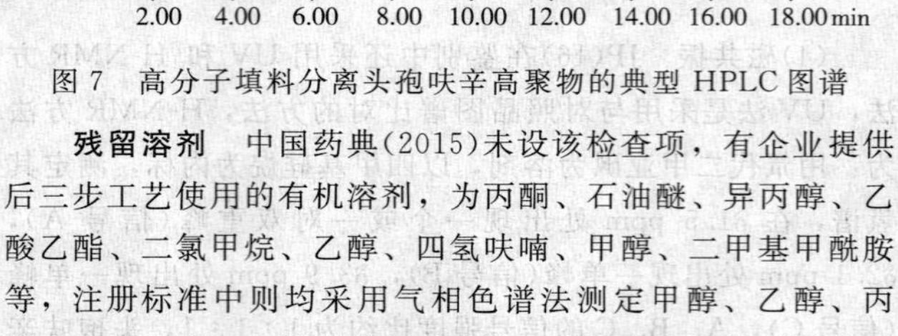

图7 高分子填料分离头孢呋辛高聚物的典型HPLC图谱

残留溶剂 中国药典(2015)未设该检查项，有企业提供后三步工艺使用的有机溶剂，为丙酮、石油醚、异丙醇、乙酸乙酯、二氯甲烷、乙醇、四氢呋喃、甲醇、二甲基甲酰胺等，注册标准中则均采用气相色谱法测定甲醇、乙醇、丙酮、乙酸乙酯、二氯甲烷和环己烷，部分残留溶剂对照品溶液+供试品溶液的GC色谱图如图8，BP(2013)及JP(16)中也均规定采用气相色谱法测定丙酮的残留，BP(2013)规定丙酮的残留不得过1.1%，JP(16)规定丙酮的残留不得过1.3%。

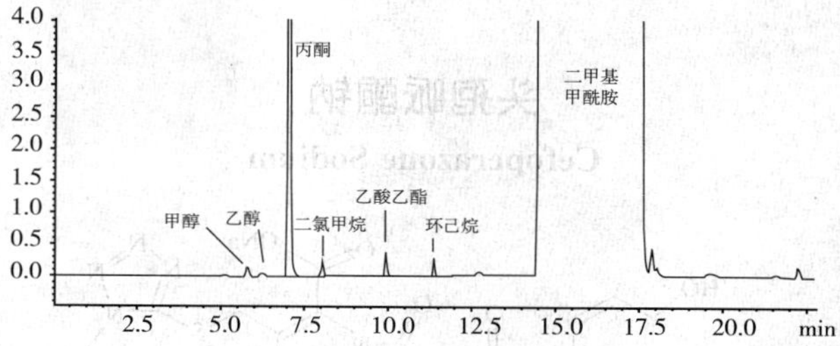

图8 部分残留溶剂对照品溶液+供试品溶液的GC色谱图

【含量测定】采用HPLC的外标法进行含量测定。本品为头孢呋辛酯的非对映异构体的混合物，两异构体均计为有效成分，各国药典计算含量的方法不完全一致，其中中国药典(2015)、USP(36)及BP(2013)均按无水物计算，JP(16)按无水无丙酮物计算；中国药典(2015)、USP(36)及JP(16)以有效成分头孢呋辛计算含量，而BP(2013)则按头孢呋辛酯计，见表1。

表1 各国药典计算含量的方法

	USP(36)	BP(2013)	JP(16)	中国药典(2015)
含量限度	以无水物计算，每1mg含头孢呋辛745～875μg	以无水物计算，每1mg含头孢呋辛酯96.0%～102.0%	以无水无丙酮物计算，每1mg含头孢呋辛800～850μg	按无水物计，含头孢呋辛不少于75.0%

【制剂】头孢呋辛酯剂型主要为口服制剂，国内有生产文号的剂型包括片剂(含分散片)、胶囊、颗粒及干混悬剂，中国药典(2015)收载了片剂和胶囊，USP(36)收载了片剂和口服干混悬剂，BP(2013)收载了片剂，JP(16)未收载制剂。

(1)头孢呋辛酯片(Cefuroxime Axetil Tablets)

鉴别 USP(36)和中国药典(2015)均采用HPLC方法进行，BP(2013)中除采用HPLC方法外，还通过二氯甲烷提取主成分测定IR进行鉴别。

溶出度 中国药典(2010)的溶出度方法是在中国药典(2005)基础上参照BP和USP的标准进行修订的，对溶出介质、转速和计算方法均进行了调整，将溶出量的计算方法由自身对照法修订为对照品法。本品15分钟、45分钟两点取样的规定同USP，多批国产样品的溶出度测定结果显示，15分钟取样点的溶出达85%以上，由于样品的来源问题，未对USP样品与国产样品溶出曲线进行比较，是否存在差异。但USP规定本品需要在标签(Labelling)上注明样品中无定型和结晶型样品的比例，而且USP项下规定本品的溶出度有两种方法，可见，溶出度测定方法及与制剂工艺相关性还需要进一步的研究。中国药典(2015)未作修订。

(2)头孢呋辛酯胶囊(Cefuroxime Axetil Capsules)

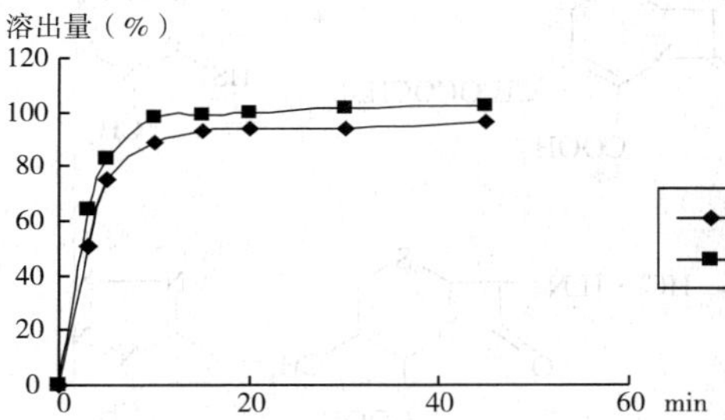

图9 头孢呋辛酯胶囊加沉降篮和不加沉降篮的溶出曲线对比图

溶出度 中国药典(2010)参照BP(2009)和USP(32)的标准进行修订，方法与片剂一致(桨法)，与片剂不同的是，有企业反映测定过程中，部分胶囊会浮于液面，影响溶出，建议在胶囊外加沉降篮，对比研究结果显示，加沉降篮比不加沉降篮溶出量略低，但在15分钟的溶出均大于60%，不影响测定结果。图9为一批胶囊加沉降篮和不加沉降篮溶出曲线图。中国药典(2015)未作修订。

参考文献

[1] 杨旭.头孢呋辛钠和头孢呋辛酯制备工艺的研究[D].北京化工大学，2001.

[2] 林建雄，洪晓云，肖秋书.头孢呋辛酯制备工艺的改进[J].广东药学院学报，2002，18(3)：180-181.

[3] 张军立.头孢呋辛酯制备工艺研究[D].天津大学化工学院，2006.

[4] 张军立，白鹏.头孢呋辛酯制备工艺研究[J].河北工艺科技，2006，23(6)：328-329.

[5] 崇小盟.β-内酰胺粉针剂NIR鉴别模型及其ESI-MS质谱库的建立[D].中国药品生物制品检定所，2006.

[6] Crisp HA，Clayton JC. Amorphous form of cefuroxime ester：US4562181[P].1985-12-31.

[7] Harold Alfred Crisp，John Charles Clayton，Leonard Godfrey Elliott，et al. Amorphous cefuroxime axetil：GB 2127401A[P].1984-04-11.

[8] 柯学，平其能，施爱明.头孢呋辛酯固态分散体形成和增加溶出的机制[J].中国药学杂志，2001，36(2)：106-108.

[9] 李振华，平其能，朱颖，等.头孢呋新酯的多晶型研究[J].中国药科大学学报，1997，28(1)：23-27.

[10] 郑传奇.头孢呋辛酯异构体的分离、表征及晶型转化[D].中山大学，2005.

[11] B. Tejctiman，M. Jarominska，M. Horodeeka，et al. Esters of Cephalosporins，Part Ⅳ，Hydrolysis of 1-Acetoxyethyl Ester of Cefuroxime in Vitro and in vivo[J].Acta Pol. Pharm.，1995，52(6)：477-482.

撰写 袁耀佐 江苏省食品药品监督检验研究院
复核 张 玫 江苏省食品药品监督检验研究院

头孢哌酮钠

Cefoperazone Sodium

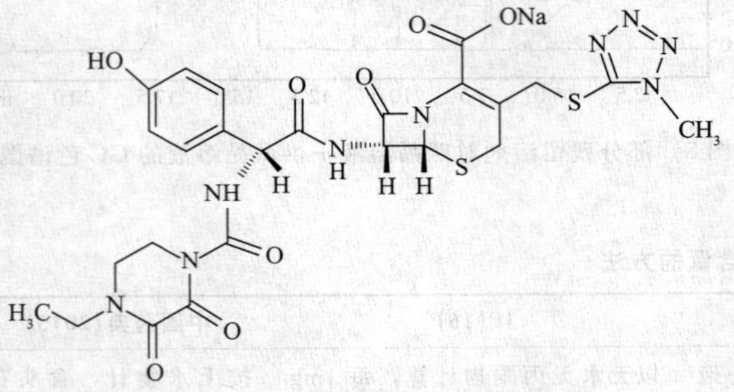

$C_{25}H_{26}N_9NaO_8S_2$　667.66

化学名：(6*R*，7*R*)-3-[[(1-甲基-1*H*-四唑-5-基)硫]甲基]-7-[(*R*)-2-(4-乙基-2,3-二氧代-1-哌嗪碳酰氨基)-2-对羟基苯基-乙酰氨基]-8-氧代-5-硫杂-1-氮杂双环[4.2.0]辛-2-烯-2-甲酸钠盐。

Sodium (6*R*,7*R*)-7-[(*R*)-2-(4-ethyl-2,3-dioxo-1-piperazine carboxamido)-2-(*p*-hydro xyphenyl) acetamido-3-[[(1-methyl-*H*-tetrazol-5-yl) thio] methyl]-8-oxo-5-thia-1-azabicyclo[4.2.0] oct-2-ene-2-carboxylate

英文名：Cefoperazone (INN) Sodium

异名：头孢氧哌唑；先锋必素；先锋必；头孢必

CAS 号：[62893-20-3]

本品为第三代广谱半合成头孢菌素，其主要作用机制是抑制细菌的细胞壁合成。本品的抗菌谱与头孢噻肟相仿，抗菌活性除铜绿假单胞菌外，较头孢噻肟或拉氧头孢差，但对金黄色葡萄球菌的抗菌活性与头孢噻肟相仿，对化脓性链球菌、无乳链球菌、草绿色链球菌和肺炎链球菌均有抗菌活性。耐甲氧西林金黄色葡萄球菌、肠球菌属和李斯特菌属对本品耐药。本品对多数广谱β-内酰胺酶的稳定性较差；能不同程度地为质粒和染色体介导的β-内酰胺酶水解灭活。目前本品被广泛用于治疗由铜绿假单胞菌、大肠埃希菌等致病菌所致的呼吸道感染、腹膜炎、肝胆系统感染和其他腹腔内感染；皮肤、软组织感染和尿路感染以及淋病奈瑟球菌、链球菌属、大肠埃希菌、梭菌属、拟杆菌属和厌氧革兰阳性球菌所致的盆腔炎、子宫内膜炎和其他女性生殖道疾病。本品可供肌内注射、静脉注射或静脉滴注，成人一般感染的常用量为一次 1～2g，每 12 小时 1 次；严重感染可增加至一次 2～3g，每 8 小时 1 次。正常成人肌内注射本品 1g 后，1～2 小时达血药峰浓度(C_{max})，血药峰浓度为 52.9mg/L，其血清蛋白结合率为 90%，$t_{1/2}$ 为 0.5 小时左右。吸收后广泛分布在组织和体液中，均能达到治疗浓度。本品在体内不代谢，主要经胆汁排泄，胆汁中浓度是血清浓度的 100 倍左右，严重肝功能损害或有胆道梗塞者，尿中排泄量可达 90%[1]。

头孢哌酮钠首先由日本富山化学工业公司研制发现，1981 年上市，在国外通过辉瑞公司销售。国内于 20 世纪 90 年代开始生产。目前，中国药典(2015)、USP(36)、Ph. Eur. (7.0)和 JP(16)均收载了头孢哌酮钠原料药标准。另外，中国药典(2015)还收载了头孢哌酮原料药的质量标准，其仅作为制备头孢哌酮钠的前体，合成工艺及质量控制均与头孢哌酮钠相同。

【制法概要】常见的合成方法为：首先合成 7-ACT 盐酸盐，再进行 7-位氨基的酚化反应，合成得到头孢哌酮酸，然后成钠盐即得头孢哌酮钠[2]。

3-位侧链 1-甲基-5-巯基四氮唑(MMTZ)制备方法：以二硫化碳和甲胺为原料，经过硫化、氧化、环合、酸化、精制等五步反应。

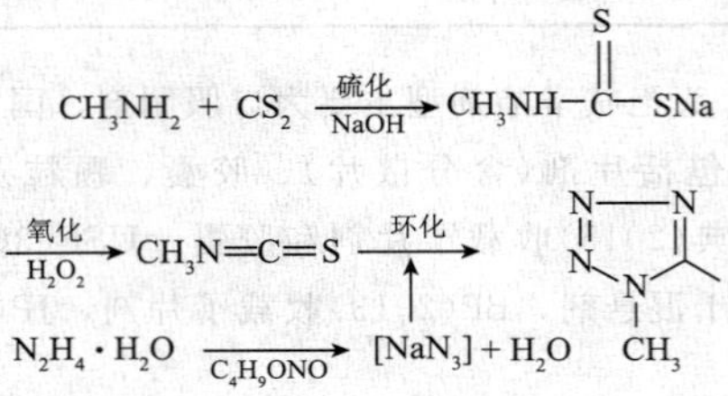

7-位侧链 D-(—)-2-(4-乙基-2.3-二氧代 1-哌嗪羰酰胺基)-2-对羟基苯基乙酸(羟基 EPCP)的合成以 4-乙基-2,3-二氧代哌嗪-1-甲酸为原料，经过酰氯化、再与对 D-对羟基苯甘氨酸酰化合成。

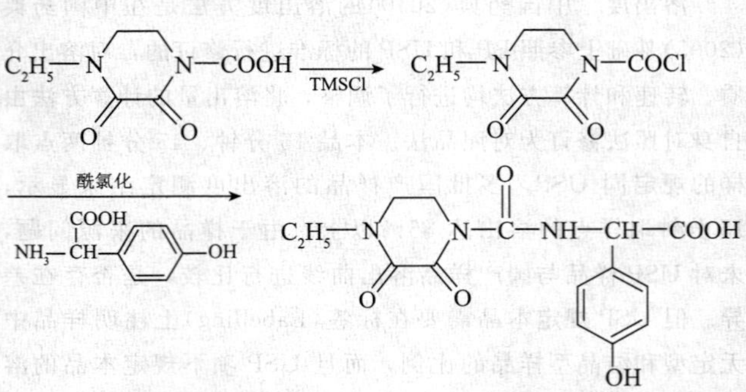

7-ACT 盐酸盐的合成文献报道有弱碱催化法，三氟化硼催化法，浓硫酸催化法，三甲基硅碘催化法。

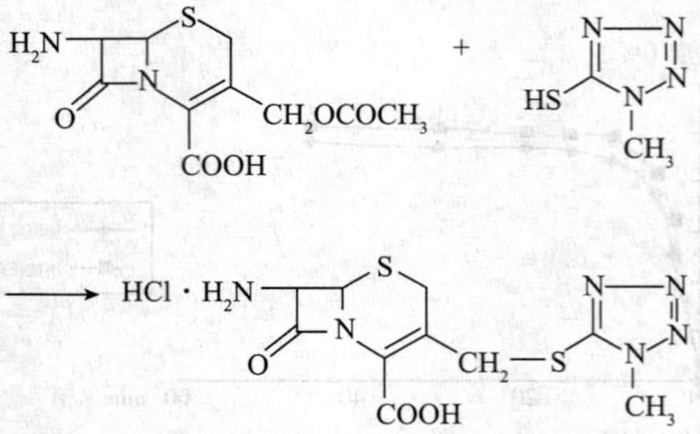

7-ACT · HCl

头孢哌酮酸的合成方法，文献报道较多，大致有：混合酸酐法、酰氯方法、硫酯法和 7-氨基取代基分步缩合法。目前大多数企业都采用酰氯方法进行头孢哌酮钠的工业化生产，生产工艺相对较为成熟，且后处理较为简单，收率

60%～70%，质量比较可靠。

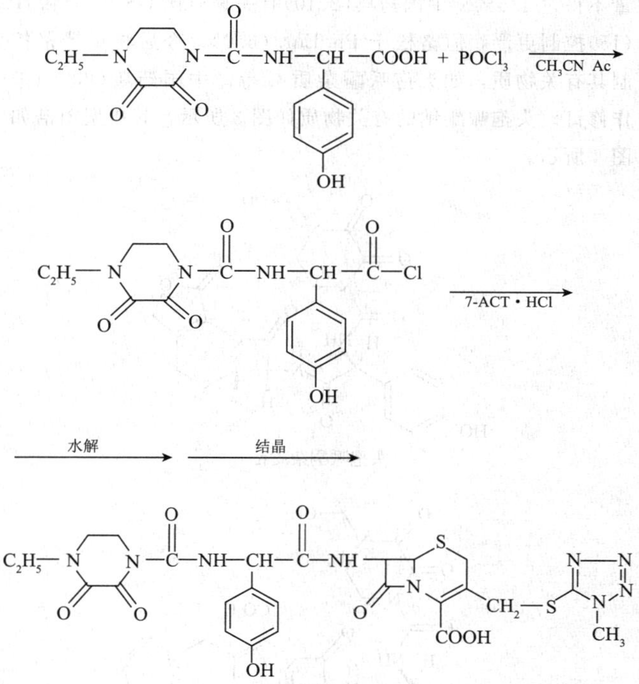

cefoperazonc (头孢哌酮)

关于头孢哌酮钠制备，根据文献报道[2]，成盐一般有3种制备法：冻干法、反应结晶法和溶媒法；冻干法采用水为溶剂，再进行冻干，产品含量低，容易降解；反应结晶法系将头孢哌酮酸溶于含水丙酮中，滴加甲醇钠丙酮溶液，直接析出头孢哌酮钠结晶，此法收率低；溶媒法又包括异辛酸钠法和碳酸氢钠法，具体如下：

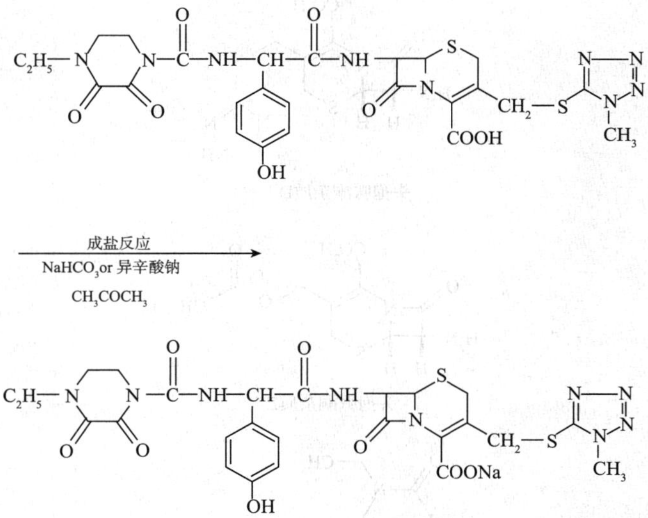

cefoperazone sodium (头孢哌酮钠)

【性状】 本品根据结晶工艺不同，其性状可分为白色至微黄色粉末或结晶性粉末。冻干法生产头孢哌酮钠为无定型粉末(图1)，杂质多，产品稳定性较差；反应结晶法生产得到头孢哌酮钠晶体颗粒小；溶析结晶法收率高、产品质量好，为结晶型粉末(图2)，稳定性较高[3~5]。我国在头孢哌酮钠生产初期时大多数厂家采用冻干法，目前仍有些厂家在使用。

本品具有引湿性，并对热不稳定，在密封状态下于15℃以下保存30个月，仍较稳定；室温保存时颜色变深，含量在24个月后约降低10%。溶解后加速破坏，水溶液对光不稳定；浓度越低、温度越高越不稳定。pH 4～6时较稳定；pH 3以下以及pH 8以上均迅速破坏；水溶液中降解物有酸降解杂质A、碱降解杂质C等；在生产和贮藏中还产生高聚物。

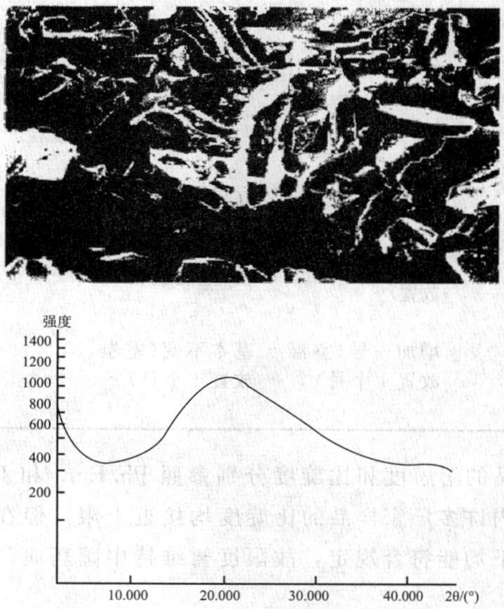

图1 无定型头孢哌酮钠的电镜(×1000)及粉末X-射线衍射图

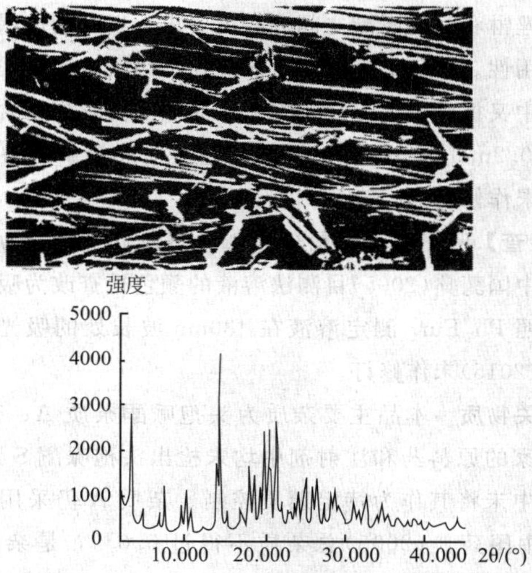

图2 溶媒结晶型头孢哌酮钠的电镜(×800)及粉末X-射线衍射图

表 1　头孢哌酮钠冻干粉与结晶粉性能的比较

品种	冻干粉	结晶粉（溶析法）	结晶（反应法）
晶型	无定型	针对晶体	晶体
澄清度	一般	较好	好
溶液 pH 值	＞4.8	适中（近中性）	＞4.8
溶解性	较差（易受溶剂 pH 值及环境温度影响）	好（不受溶剂 pH 值及环境温度影响）	较好
含量	较低（＞91.5%），10d 后含量下降 10%以上[4]	高（＞93.0%），10d 后含量下降小于 5%[4]	较低
稳定性	较差	好	—
有效期	较短（室温放置）	长（室温放置）	—
颜色	增加一号（室温放置 1 个月）	基本不变（室温放置 1 个月）	—

本品的溶解度和比旋度分别参照 Ph. Eur. 和 JP 制订。虽然国内许多厂家样品的比旋度均接近上限，但在严格操作前提下均能符合规定，故限度暂维持中国药典（2005）的规定。

【鉴别】为了满足基层快速鉴别需要，中国药典（2010）在原有 HPLC、IR、钠盐鉴别的基础上增加了薄层色谱鉴别，实验者可以根据自身情况加以选择。薄层色谱鉴别增加了头孢唑啉和头孢哌酮之间分离度要求，以判别薄层色谱的系统适用性。由于头孢哌酮对照品在水中极微溶解，而钠盐在乙醇中又极微溶解，故头孢哌酮对照品要求先用含量测定项下的 0.2mol/L pH 7.0 的磷酸盐缓冲液溶解。中国药典（2015）未作修订。

【检查】吸光度　中国药典（2010）为了去除人为实验误差，将中国药典（2005）目测法溶液的颜色检查改为吸光度检查，参照 Ph. Eur. 测定溶液在 430nm 波长处的吸光度。中国药典（2015）未作修订。

有关物质　本品主要杂质为头孢哌酮杂质 A、杂质 C。多数厂家的原料药和注射剂中均未检出头孢哌酮 S 异构体，故标准中未将其作为特定杂质控制。杂质 A 仍采用外标法计算，中国药典（2005）总杂质不得过 5.0%，是杂质 A 与其他各杂质的和，二种不同计算方法结果相加不科学，故修改为“杂质 A 用外标法计算不得过 3.0%，其他各杂质峰面积的和不得过对照溶液峰面积的 3.0%”。USP（33）未进行杂质的控制，而 Ph. Eur.（6.0）和 JP（15）均采用自身对照法进行杂质控制。其中 JP（15）规定相对保留时间 0.9 和 0.75 的杂质Ⅰ、Ⅱ分别不得过 5.0%和 1.5%，杂质总量不得过 7.0%。Ph. Eur.（6.0）规定单个杂质不得过 1.5%，杂质总量不得过 4.5%。中国药典（2010）有关物质比 USP（33）和 JP（15）控制更严，但略松于 Ph. Eur.（6.0），今后将更严格控制其有关物质，如头孢哌酮杂质 C 等。中国药典（2015）未作修订。头孢哌酮钠的有关物质如图 3 所示，其典型图谱如图 4 所示。

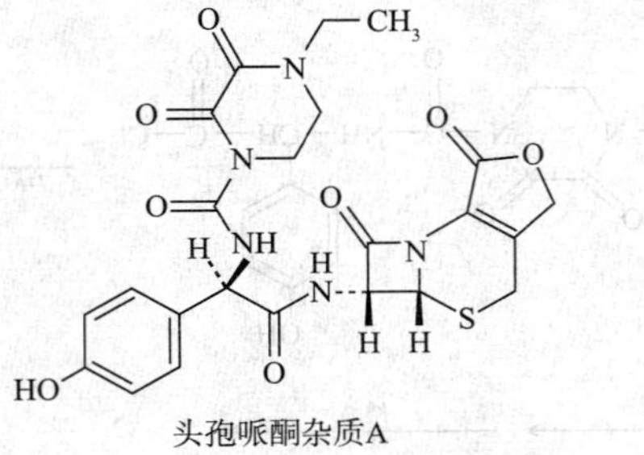

头孢哌酮杂质A

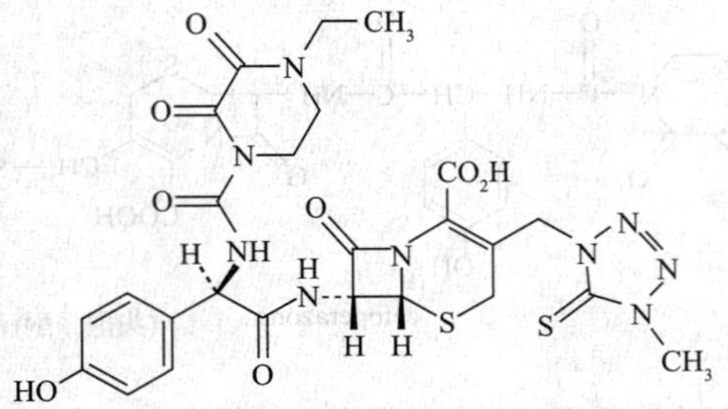

头孢哌酮杂质B

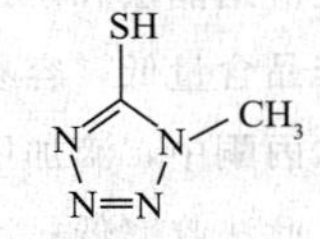

头孢哌酮杂质C

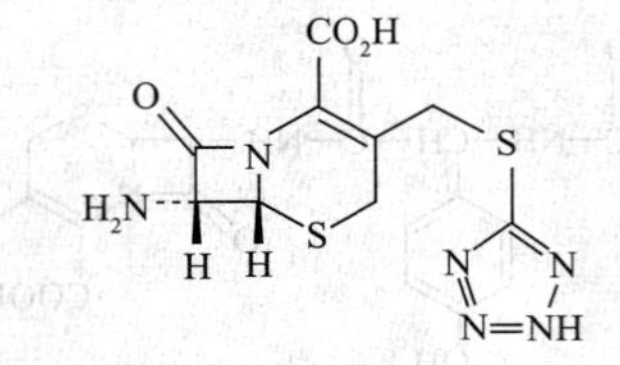

头孢哌酮杂质D

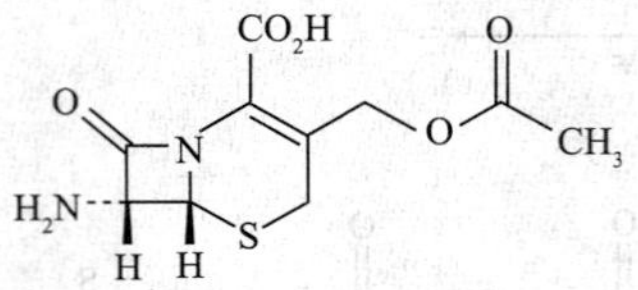

头孢哌酮杂质E

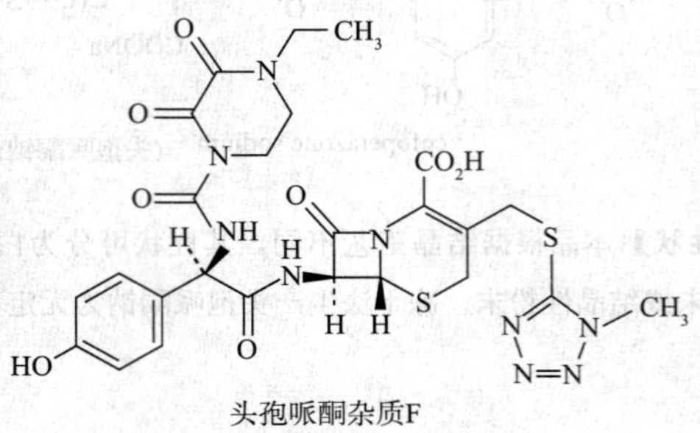

头孢哌酮杂质F

图 3　头孢哌酮钠的有关物质

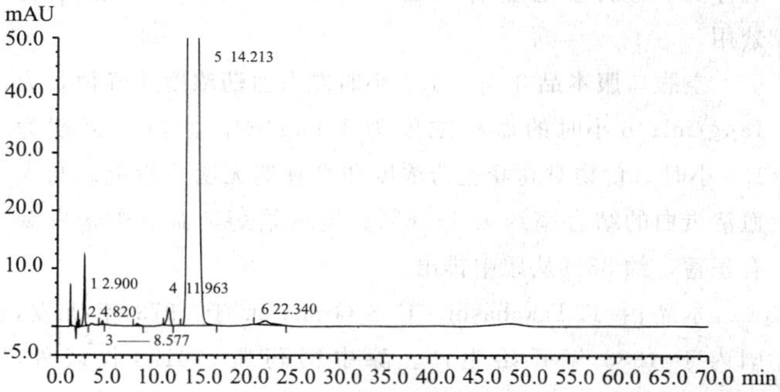

图 4 头孢哌酮钠有关物质检查的典型图谱

色谱柱：Diamasil C18，150mm×4.6mm，5μm；流速 1.0ml/min；头孢哌酮杂质 A 的保留时间为 11.963min；头孢哌酮的保留时间为 14.213min

头孢哌酮聚合物 多年来的研究表明 β-内酰胺类抗生素药物本身只是半抗原，药物中存在的高分子聚合物才会引发速发型过敏反应，控制高聚物含量意义重大。中国药典采用 sephadex G10 凝胶色谱自身对照法进行控制。中国药典(2005)采用内径为 1.3～1.6cm 的 G10 凝胶柱测定，测定时间较长，中国药典（2010）将玻璃柱的内径要求改为 1.0～1.4cm，柱床体积随之缩小，缩短了分析时间。方法学考察表明，当磷酸盐缓冲液的浓度为 0.1mol/L 时分离效果最好，检测灵敏度最高，故予以采用。据药典通则 0514 分子排阻色谱法规定，高分子杂质检查时，某些药物分子单体与其聚合体不能达到基线分离时，其分离度计算公式为：R＝高聚体的峰高/单体与高聚体之间的谷高＞2.0。由于高分子聚合物的对照品不易获得，而样品中的高聚物又极少，因此在配制分离度溶液时，适当地加入蓝色葡聚糖 2000，使聚合物的峰增大，一般要求蓝色葡聚糖 2000 的加入量是使聚合物峰面积达到规定限度的 1～2 倍。故系统适用性溶液规定为“取头孢哌酮钠约 200mg 置 10ml 量瓶中，用 1mg/ml 的蓝色葡聚糖溶液溶解并稀释至刻度”，测得该溶液的高聚物含量为 0.2%(规定限度为 0.15%)，符合要求。典型的分离度实验图谱如图 5 所示。采用小柱法测定结果与按中国药典(2005)中大柱法检测结果基本一致。中国药典(2015)未作修订。

该法仍然存在分析时间较长，重现性较差，分离度不佳等缺点，有待与其他类型凝胶色谱、高效液相柱切换等技术进行比较，以进一步完善和提高质量标准。

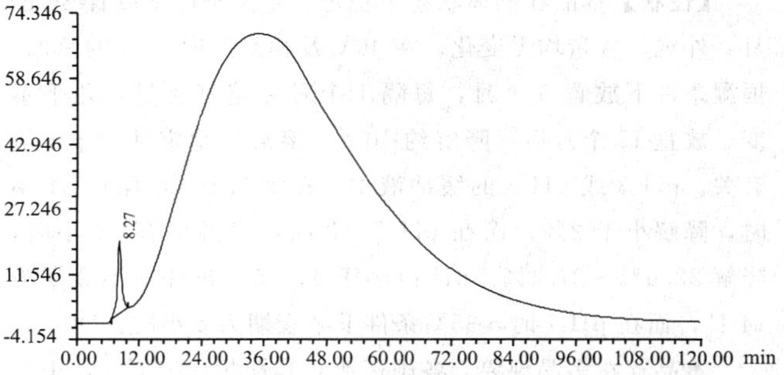

图 5 头孢哌酮钠高分子聚合物分离度测定的典型图谱

重金属 由于本品供注射用，为了保证用药安全，中国药典(2010)增加了该检查项，限度参照欧洲药典制订。中国药典(2015)未作修订。

无菌 经方法学验证，当检验数量为出厂检验最大值，检验量为每瓶样品的全量，样品溶液浓度为 40mg/ml 时，采用薄膜过滤法，冲洗液选用 pH 7.0 无菌氯化钠-蛋白胨缓冲液，当每膜冲洗量达到 500ml，且分次冲洗时，除金黄色葡萄球菌和枯草芽孢杆菌外，其他 5 种试验菌均能生长良好。调整样品溶液浓度至 20mg/ml，其他条件不变，上述 2 种试验菌均能正常生长。根据上述验证结果，将阳性对照菌选择为金黄色葡萄球菌。故最终无菌检查方法为：取本品，加 0.9%无菌氯化钠溶液使溶解(溶液浓度以头孢哌酮计为 20mg/ml)，用薄膜过滤法处理，冲洗量不少于 500ml/膜，分次冲洗后，依法检测(通则 1101)，应符合规定。

可见异物和不溶性微粒 本品原料药可直接用于无菌分装，亦可用于无菌冻干品，当用于直接分装，则需进行该项检查。

细菌内毒素 同样，考虑到本品原料药可直接用于无菌分装，亦可用于无菌冻干品，故中国药典(2010)增加该项检查。进行干扰预试验，结果表明头孢哌酮钠对灵敏度为 0.25EU/ml 的两个厂家鲎试剂均有干扰，对灵敏度为 0.03EU/ml 的两个厂家的鲎试剂，头孢哌酮钠的最大不干扰浓度为 1.2～5mg/ml，不同厂家生产的样品干扰情况有所不同；但在对应于有效稀释浓度的 2 倍浓度 1.2 mg/ml 及以下时，各厂家生产的头孢哌酮钠均无干扰。干扰确证试验使用了两个厂家的鲎试剂，用 1.2 mg/ml 的样品浓度，结果 Et/Es 均在 0.5～2.0 范围内，确认头孢哌酮钠对细菌内毒素检查法无干扰。因此限值为 0.05EU/mg，在样品浓度为 1.2mg/ml 及以下时，头孢哌酮钠可用细菌内毒素检查法。

【含量测定】采用高效液相色谱法，外标法测定，与 USP(36)和 Ph. Eur. (7.0)一致，头孢哌酮和头孢哌酮 *S* 异构体分离完全，见图 6。

图 6 含量测定系统适用性的典型色谱图

1. 头孢哌酮杂质 A；2. 头孢哌酮；3. 头孢哌酮 *S* 异构体

色谱柱：Agela Technologies venusil XBP C18，250×4.6mm，5μm，流速为 1.5 ml/min

【制剂】注射用头孢哌酮钠

本品为头孢哌酮钠的无菌粉末或无菌冻干品。除中国药典(2015)外，USP(36)、Ph. Eur. (7.0)和 JP(16)均有收载。中国药典(2015)质量标准参照原料药，将溶液的颜色检查改为吸光度检查项，对不溶性微粒检查项进行明确规定。另外，根据目前临床实际用药情况，在规格项下增加 1.5g、3.0g 规格。

参考文献

[1] 国家药典委员会．中华人民共和国药典临床用药须知·化学药和生物制品卷［M］．2005 年版．北京：人民卫生出版社．

[2] 金石．第三代头孢菌素头孢哌酮钠的合成工艺研究［D］．沈阳药科大学硕士论文，2002.

[3] 魏瑞萍，胡昌勤，侯秉章，等．头孢哌酮钠结晶工艺改进［J］．中国医药工业杂志，2007，38(9)：645-647.

[4] 李艳斌，王永丽，王静康，等．头孢哌酮钠结晶工艺的进展［J］．中国抗生素杂志，2004，29(1)：58-62.

[5] 杨利红，成双红，胡昌勤．国产注射用头孢哌酮钠的质量现状［J］．中国药事，2001，15(4)：256-257.

撰写　陈贵斌　杨伟峰　殷国真　浙江省食品药品检验研究院
复核　洪利娅　浙江省食品药品检验研究院

头孢羟氨苄

Cefadroxil

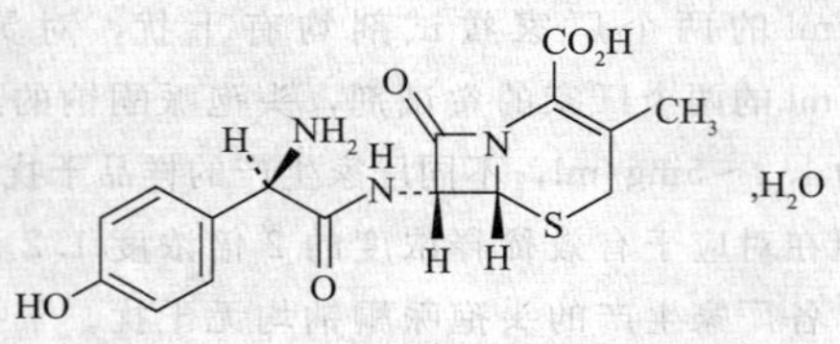

$C_{16}H_{17}N_3O_5S \cdot H_2O$　381.41

化学名：(6*R*,7*R*)-3-甲基-7-［(*R*)-2-氨基-2-(4-羟基苯基)乙酰氨基］-8-氧代-5-硫杂-1-氮杂双环［4.2.0］辛-2-烯-2-甲酸一水合物

5-thia-1-azabicyclo［4.2.0］oct-2-ene-2-carboxylic acid，7-［［amino(4-hydroxyphenyl)acetyl］amino］-3-methyl-8-oxo-，monohydrate，［6*R*-［6*α*，7*β*(*R**)］］

英文名：Cefadroxil(INN)

CAS 号：［66592-87-8］

本品为口服半合成头孢菌素类抗生素。分子中含有 *β*-内酰胺结构，有一个游离羧基和酰胺基侧链，C_3 为甲基取代，此为非极化基团[1]，可促使药物口服后吸收良好，在体内稳定。与头孢氨苄抗菌作用相似。本品对 *β*-内酰胺酶稳定，作用机制在于抑制细菌细胞壁的合成。

本品适用于多种细菌感染性疾病，如呼吸系统感染(急性气管炎、肺炎、肺脓肿等)，泌尿系统感染(肾盂肾炎、膀胱炎等)，耳鼻喉科、胃肠道及各种感染性疾病(急性化脓性扁桃体炎、扁桃体周围脓肿、痢疾、急性蜂窝织炎、伤口并发感染、急性乳腺炎等)，国内临床发现对骨髓炎疗效显著，对化脓性脑膜炎也有较好的治疗作用。

本品给药方便，无严重不良反应，副作用轻而短暂，主要副作用有：皮疹、恶心、头晕、胃部不适，个别病例有转氨酶升高现象，总反应发生率约为 4%～7%。一般不需停药。但肾功能显著减退者，和青霉素有交叉过敏者禁用。

空腹口服本品 0.5g，1.5 小时左右血药浓度达峰值，为 18μg/ml；6 小时的血药浓度为 1.9μg/ml。血清半衰期为 1.5 小时。食物对高峰血药浓度和半衰期无明显影响。与人血清蛋白的结合率约为 11.6%。连续给药，血清中未发现有积蓄，约 88%从尿中排出。

本品由 T. Takahashi、E. S. Granatek 于 1973 年研发，国内于 1983 年开始生产。除中国药典(2015)收载外，Ph. Eur. (7.0)、BP(2013)、USP(36)及 JP(16)均有收载。

【制法概要】

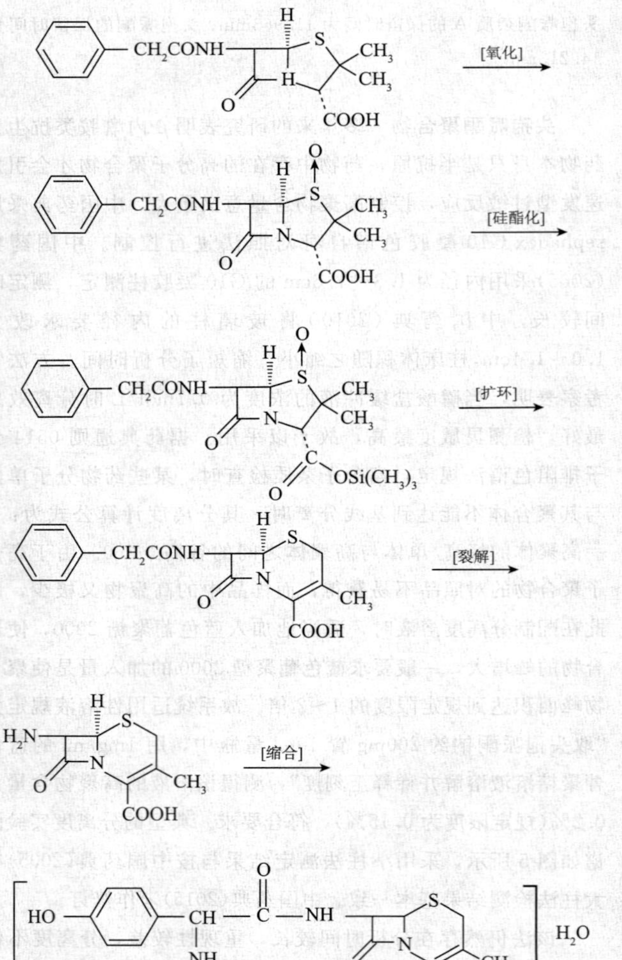

【性状】本品在固体状态下稳定。室温条件下放置 36 个月，外观、含量均无变化。在 40℃及相对湿度 81%的恒温、恒湿条件下放置 6 个月，每隔 1 个月测定其含量，几乎不变；放置 12 个月后，降解约 10%。溶液的稳定性与 pH 值有关。pH 3 或 pH 5 的缓冲液中，在室温或 3℃保存 24 小时，降解小于 2%；而在 pH 7～8 时，室温保存 24 小时，降解 22.6%～27.4%。pH 值小于 4，35℃条件下半衰期为 14 日，而在 pH 7 时，35℃条件下半衰期为 6 小时。

本品存在多晶现象。各国药典对其性状规定不一，中国药典自收载以来一直规定为一水物，BP(2013)规定为白色或类白色粉末、JP(16)则规定为白色至淡黄色粉末，二者临床效果的优劣，尚有待进一步研究。

比旋度 本品 6mg/ml 水溶液，比旋度为＋165°至＋178°。

BP(2013)、USP(36)对比旋度亦有规定，限度为＋165°至＋178°，JP(16)限度则为＋164°至＋182°。

【鉴别】(1) 制备每 1ml 约含头孢羟氨苄 12.5mg 的溶液，该溶液与三氯化铁试液反应显棕黄色。本反应为酚羟基类药物的三氯化铁呈色反应。

(2) 高效液相色谱法鉴别试验可与含量测定一并进行，详见含量测定项下所得典型色谱图。

(3)本品的红外光吸收图谱应与对照图谱（光谱集 596 图）一致。

应使用干燥的光谱纯溴化钾为分散剂，采用压片法制样。

本品的红外光谱法鉴别所得红外吸收图谱显示的主要特征吸收如下：

特征谱带(cm^{-1})	归属
3510，3415，3180	酰胺及羟基 $\nu_{N-H,O-H}$
3100～2300	胺盐 $\nu_{\overset{+}{N}H_3}$
1753	β-内酰胺 $\nu_{C=O}$
1680	仲酰胺(Ⅰ) $\nu_{C=O}$
1610，1455	苯环 $\nu_{C=C}$
1560，1395	羧酸离子 $\nu_{CO_2^-}$
1517	仲酰胺(Ⅱ) δ_{N-H}
1230	酚羟基 ν_{C-O}

此外，国外药典还采用 UV 法、薄层色谱法、磁共振法进行鉴别。

【检查】酸度 中国药典(2015)规定测试溶液的浓度为每 1ml 中约含头孢羟氨苄 5mg。JP(16)与此相同。而 USP(36)和 BP(2013)规定测试溶液的浓度为每 1ml 中约含头孢羟氨苄 50mg。

有关物质 中国药典(2005)采用 HPLC 等度洗脱法测定有关物质，方法同含量测定项下。中国药典(2010)修订为 HPLC 梯度洗脱法，与 Ph. Eur. (6.0)和 BP(2010)有关物质测定方法相同，JP(15)和 USP(33)则均采用 TLC 法测定有关物质，且对杂质限值的要求略有不同，Ph. Eur. (6.0)和 BP(2010)对 7-ADCA 不作为特定杂质控制。

中国药典(2005)二部头孢羟氨苄有关物质检查方法中流动相为 0.05mol/L 磷酸二氢钾溶液(用 10mol/L 氢氧化钠溶液调节 pH 值为 5.5)-乙腈(96：4)；在此条件下，系统适用性试验要求 7-氨基去乙酰氧基头孢烷酸对照品和头孢羟氨苄对照品的保留时间比值不小于 2.0，较难达到，并且中国药典(2005)流动相中磷酸二氢钾溶液的浓度较高，易析出晶体，堵塞色谱柱乃至损伤柱塞泵的密封性，故而中国药典(2010)对此进行了修订，修订后的流动相中磷酸二氢钾溶液的浓度得到降低，7-氨基去乙酰氧基头孢烷酸对照品和 α-对羟基苯甘氨酸对照品的分离度能较易达到大于 5.0，头孢羟氨苄主峰与其他杂质峰分离完全，峰纯度较好，且各杂质峰均能有效检出(图 1、图 2)。

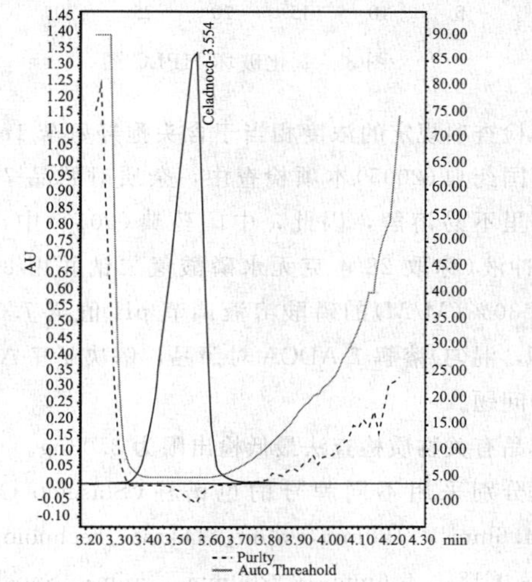

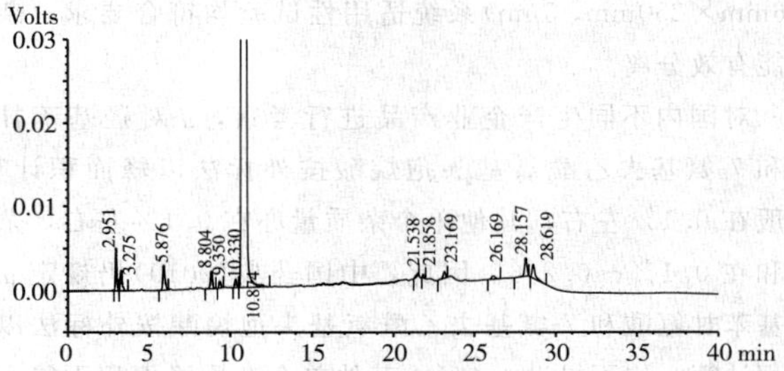

图 1 中国药典(2010)方法供试品有关物质 HPLC 图

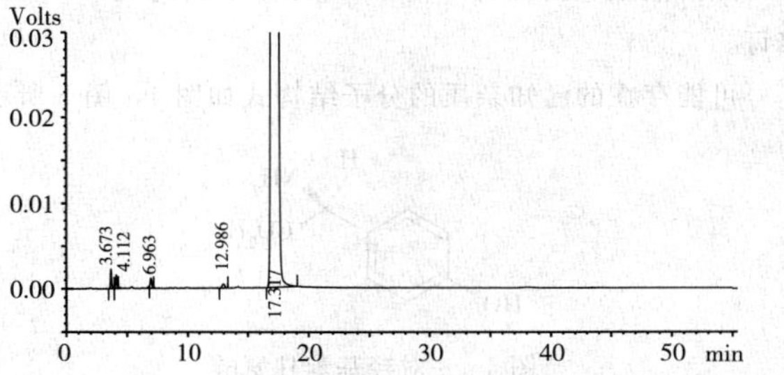

图 2 中国药典(2005)供试品有关物质 HPLC 图

对样品进行热、酸、碱、光以及氧化强制破坏试验研究表明，氧化、酸和碱破坏的样品均能产生较多降解物，其主要杂质峰位于主峰之前。同时利用 DAD 检测器的全波长扫描，在 215～254nm 波长范围内选取不同波长，对主要杂质的 HPLC 的色谱图进行比较。为了保证主要杂质的检出及最大量的检出杂质，选择 220nm 为测定波长，在此波长处色谱峰信息较多，且各峰分离良好。

本品有关物质检查的 HPLC 图见图 1，氧化破坏试验后杂质测定的典型色谱图见图 3。

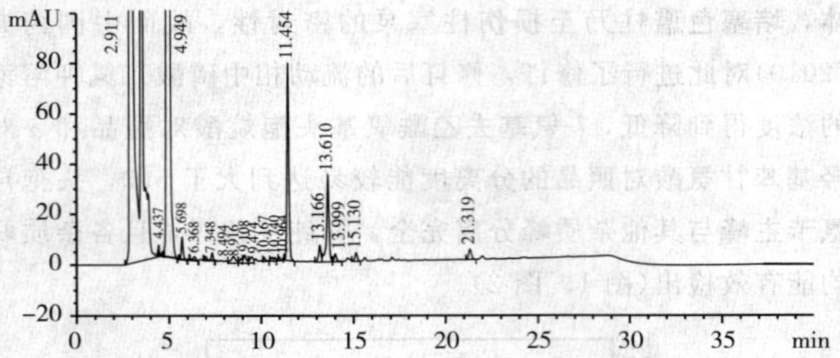

图 3　氧化破坏 HPLC 图

本检查项规定的浓度相当于含头孢羟氨苄 1mg/ml。由于在中国药典(2005)本项检查中，杂质对照品 7-ADCA 在流动相里不易溶解，因此，中国药典(2010)中，选择 pH 7.0 缓冲液(称取 28.4 克无水磷酸氢二钠并用 800ml 水溶解，用 30%(*M*/*M*)的磷酸溶液调节 pH 值至 7.0，稀释至 1000ml，混匀)溶解 7-ADCA 对照品，解决了 7-ADCA 不易溶解的问题。

本品有关物质检查法最低检出限为 3.03ng。

经分别采用不同牌号的色谱柱(Shiseido Capcell Pak C18，4.6mm × 150mm，5μm；Dikma Technologies，Diamonsil，C18，4.6mm × 200mm，5μm；Supelco，C18，4.6mm×250mm，5μm)系统适用性试验均符合要求，杂质均能有效分离。

对国内不同生产企业产品进行考察，α-对羟基苯甘氨酸和 7-氨基去乙酰氧基头孢烷酸按外标法以峰面积计算，一般在 0.1%左右；其他单个杂质量亦在 0.1%左右，杂质总和在 0.1%～0.2%。因此，中国药典(2010)仍规定 α-对羟基苯甘氨酸和 7-氨基去乙酰氧基头孢烷酸按外标法以峰面积计算，均不得过 1.0%；其他单个杂质峰面积不得大于对照溶液主峰面积(1.0%)；其他各杂质峰面积之和不得大于对照溶液主峰面积的 3 倍(3.0%)。中国药典(2015)未作修订。

可能存在的已知杂质的分子结构式如图 4，图 5 所示：

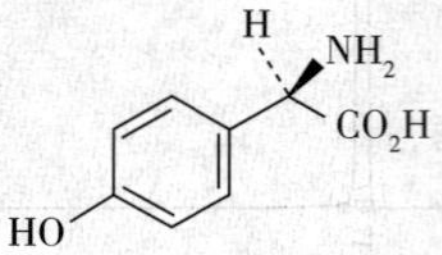

图 4　α-对羟基苯甘氨酸

A. (2*R*)-2-amino-2-(4-hydroxyphenyl)acetic acid

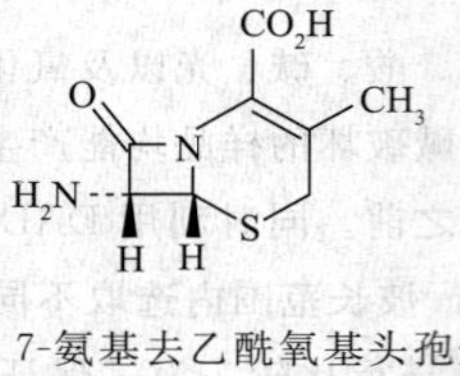

图 5　7-氨基去乙酰氧基头孢烷酸

B. (6*R*,7*R*)-7-amino-3-methyl-8-oxo-5-thia-1-azabicyclo [4.2.0] oct-2-ene-2-carboxylic acid

水分　采用费休法测定。含水分应为 4.2%～6.0%。

中国药典(2015)中规定头孢羟氨苄为一水合物，其水分的理论值则为 4.7%。

采用本法，考察了多家药厂生产的头孢羟氨苄原料水分，水分值基本在 5.00%～5.12%。BP(2013)含水分定为 4.0%～6.0%，USP(36)、Ph. Eur. (7.0)、JP(16)等药典均将水分定为 4.2%～6.0%。

【含量测定】采用 HPLC 法测定，定量线性范围为 0.0508～1.2084mg/ml，相关系数为 0.9998。加样回收率为 99.30%，定量限为 9.08ng。

【制剂】(1) 头孢羟氨苄片(Cefadroxil Tablets)

中国药典(2015)中鉴别同头孢羟氨苄原料项下的鉴别实验(1)、(2)。

中国药典(2010)中检查项下溶出度的检查中由中国药典(2005)的自身对照检查法修订为头孢羟氨苄对照品对照法，进一步提高方法的准确性。中国药典(2010)中未规定检查水分，USP(33)中规定水分检查项不得过 8.0%。中国药典(2015)未作修订。

有关物质检查及含量测定同头孢羟氨苄原料项下的方法。经辅料干扰试验和酸、碱及氧化等破坏试验后进行 HPLC 分析，均对有关物质检查和含量测定不产生干扰。

(2) 头孢羟氨苄胶囊(Cefadroxil Capsules)

中国药典(2015)中鉴别同头孢羟氨苄片剂。

中国药典(2010)中检查项下溶出度的检查中由中国药典(2005)的自身对照法修订为头孢羟氨苄对照品对照法，进一步提高方法的准确性。水分检查项中国药典(2010)同 USP(33)、Ph. Eur. (6.0)、JP(15)，规定不得过 8.0%；BP(2010)规定不得过 7.0%。中国药典(2015)未作修订。

有关物质检查及含量测定同头孢羟氨苄原料项下的方法。经辅料干扰试验和酸、碱及氧化等破坏试验后进行 HPLC 分析，均对有关物质检查和含量测定不产生干扰。

(3) 头孢羟氨苄颗粒(Cefadroxil Granules)

中国药典(2015)中鉴别同头孢羟氨苄片剂，中国药典(2015)中检查项下，采用干燥失重法检查水分。

有关物质检查及含量测定同头孢羟氨苄原料项下的方法。经辅料干扰试验和酸、碱及氧化等破坏试验后进行 HPLC 分析，均对有关物质检查和含量测定不产生干扰。

参考文献

[1] Reynolds, J. E. F. Martindale: The Extra Pharmacopoeia [M]. 28th ed. Lodon: The Pharmaceutical Press, 1982: 1116.

撰写　刘　云　蔡大玉　河北省药品检验研究院

复核　杨　梁　河北省药品检验研究院

头孢替唑钠
Ceftezole Sodium

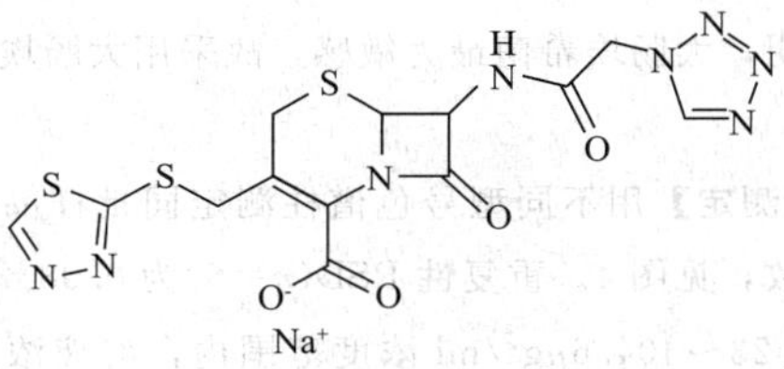

$C_{13}H_{11}N_8O_4S_3$ 462.47

化学名：（6*R*，7*R*）-3-[[（1，3，4-噻二唑-2-基）硫]甲基]-7-[（1*H*-四唑-1-基）乙酰氨基]-8-氧代-5-硫杂-1-氮杂二环[4.2.0]辛-2-烯-2-甲酸钠盐

（6*R*，7*R*）-3-[[（1，3，4-thiadiazol-2-yl）thio] methyl]-7-[（1*H*-tetrazol-l-yl）acetamido]-8-oxo-5-thia-1-azabicyclo[4.2.0]oct-2-ene-2-carboxylic acid sodium salt

CAS号：[41136-22-5]

头孢替唑钠为半合成的第一代头孢菌素类药，其作用机制是通过抑制细菌细胞壁的合成而发挥抗菌活性。头孢替唑钠对甲氧西林敏感金葡菌（MSSA）、表皮葡萄球菌（MSSE）、肺炎链球菌、β-溶血性链球菌、草绿色链球菌、白喉棒状杆菌及梭状芽孢杆菌具有较强抗菌活性；对少数革兰阴性菌如大肠埃希菌、奇异变形杆菌、沙门菌属志贺菌属、脑膜炎奈瑟球菌和淋病奈瑟球菌均具有抗菌活性；对铜绿假单胞菌、黏质沙雷菌和普通变形杆菌抗菌活性差。

本品口服不吸收。肌内注射1g，达峰时间约为2小时，血药峰浓度约为22.5mg/L，消除半衰期约为1.5小时。静脉注射后15分钟的血药浓度约为30mg/L，消除半衰期约为0.41～0.64小时。蛋白结合率为68%～86%，给药后在体液、组织液内分布好，在各脏器都保持较高的浓度，但不能透过血-脑屏障。

本品主要经肾脏排泄，24小时内经尿液以原型排出给药量的87%[1]。

头孢替唑钠最先由日本藤泽公司研究开发，1978年转让给中外制药并以商品名“Falomesin”上市。同时，赫斯特公司的头孢替唑钠也以商品名“Celoslin”首先在日本上市。1995年韩国新丰制药株式会社的注射剂在我国获得上市批准。随后，其原料药也在我国注册。2002年，哈药集团总厂、天津新丰制药获得SFDA颁发的生产批文。

除中国药典（2015）收载外，JP（16）亦有收载。

【制法概要】目前国内头孢替唑主要是以7-氨基头孢（7-ACA）烷酸为起始物合成来生产[2]。

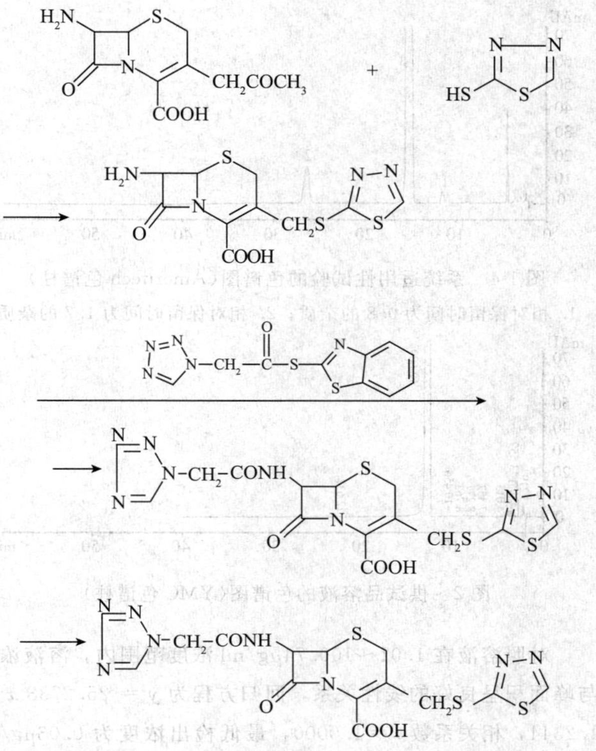

【检查】有关物质 本品在酸破坏、光破坏、热破坏和氧化破坏后相对稳定，碱破坏试验有降解杂质产生，主要杂质在头孢替唑峰相对保留时间0.8与1.7处，故以碱降解溶液作为分离度测试溶液。用不同型号色谱柱测定同批样品有关物质，结果一致。表明本方法对不同色谱柱耐用性良好（图1、图2）。

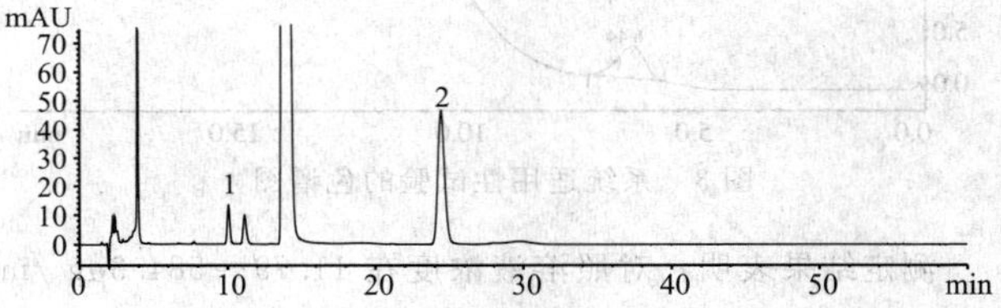

图1-1 系统适用性试验的色谱图（YMC色谱柱）

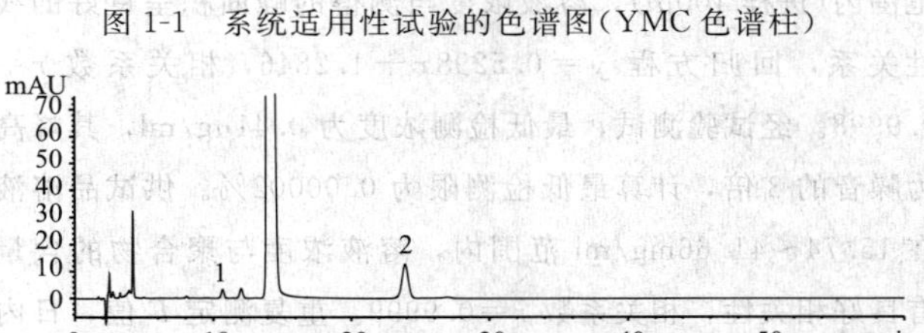

图1-2 系统适用性试验的色谱图（安捷伦TC色谱柱）

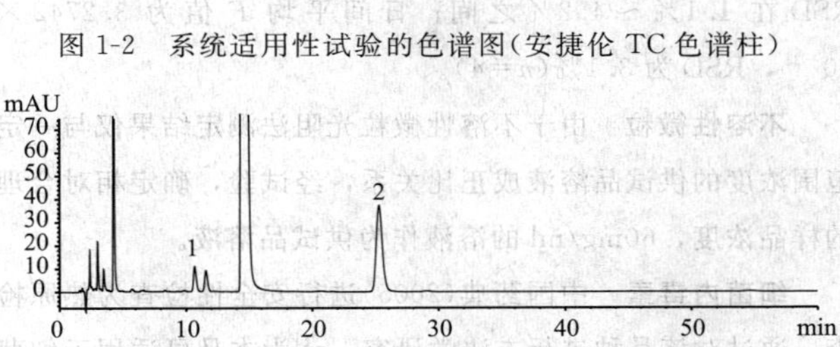

图1-3 系统适用性试验的色谱图（TSK-GEL色谱柱）

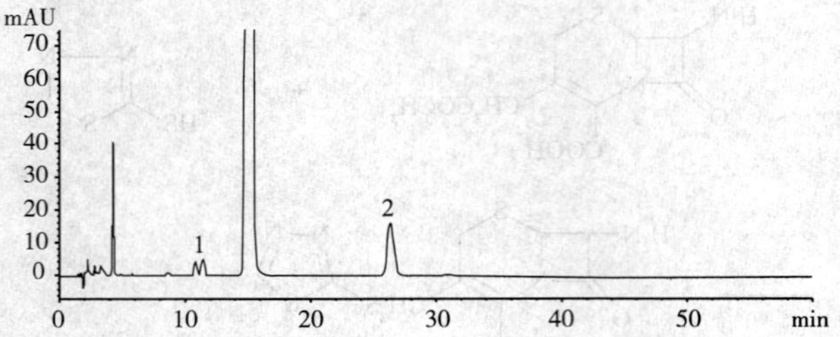

图 1-4 系统适用性试验的色谱图(Ameritech 色谱柱)

1. 相对保留时间为 0.8 的杂质；2. 相对保留时间为 1.7 的杂质

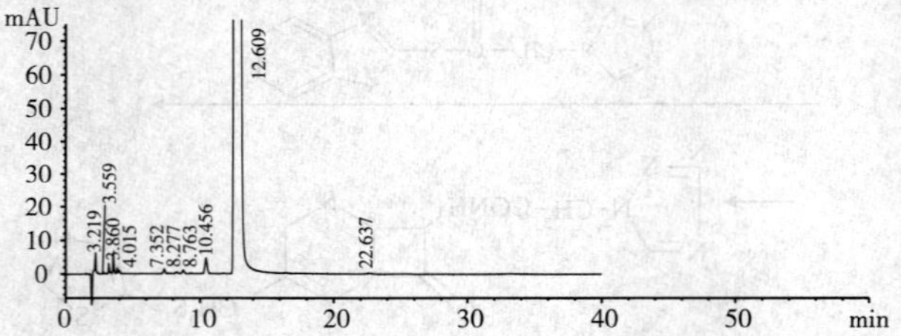

图 2 供试品溶液的色谱图(YMC 色谱柱)

对照溶液在 1.01～100.74μg/ml 浓度范围内，溶液浓度与峰面积呈良好的线性关系，回归方程为 $y = 25.2738x + 1.2344$，相关系数 $r = 1.0000$，最低检出浓度为 0.03μg/ml (最低检出限为 0.003%)。

头孢替唑聚合物 参照中国药典(2015)同类品种，采用分子排阻色谱法测定（图 3）。

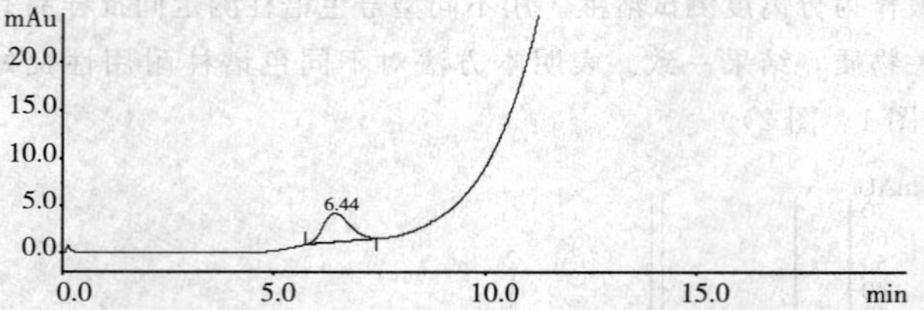

图 3 系统适用性试验的色谱图

测定结果表明：对照溶液浓度在 11.79～584.3μg /ml 范围内(进样 100μl)，溶液浓度与测得的峰面积呈良好的线性关系，回归方程 $y = 0.5298x + 1.2846$，相关系数 $r = 0.9998$。经试验测试，最低检测浓度为 0.41μg/ml，其峰高为噪音的 3 倍，计算最低检测限为 0.00002%。供试品溶液在 15.74～41.66mg/ml 范围内，溶液浓度与聚合物的含量有良好相关性，相关系数 $r = 0.9999$。重复测定 F 值，日内 RSD 在 1.1%～4.2%之间；日间平均 F 值为 3.2742×10^{-31}，RSD 为 3.1%($n=4$)。

不溶性微粒 由于不溶性微粒光阻法测定结果仅与一定范围浓度的供试品溶液成正比关系，经试验，确定相对合理的样品浓度，60mg/ml 的溶液作为供试品溶液。

细菌内毒素 中国药典(2005)进行安全性检查为热原检查。通过对该品种进行方法学研究，认为本品可适用于细菌内毒素检查法。

无菌 取本品，加 0.1%无菌蛋白胨水溶液 500ml 溶解，用薄膜过滤法处理后，方法一：用 1800ml 0.1%无菌蛋白胨水溶液分次冲洗后，注入规定的培养基；方法二：以 0.1%蛋白胨水溶液 600ml 冲洗，注入每 100ml 培养基中加入 20 万单位的头孢菌素酶的培养基，依法检查。按上述方法进行阳性菌的验证试验，经验证，各菌种的验证结果均符合要求。金黄色葡萄球菌和大肠埃希菌不同冲洗量的比较试验结果表明，大肠埃希菌最为敏感，故采用大肠埃希菌为阳性对照菌。

【含量测定】用不同型号色谱柱测定同批样品含量，结果基本一致，见图 4。重复性 RSD($n=6$)为 0.08%。供试品溶液在 20.23～404.6μg /ml 浓度范围内，溶液浓度与峰面积呈良好的线性关系，回归方程为：$y = 23.7595x + 32.2104$，相关系数 $r = 1.0000$。

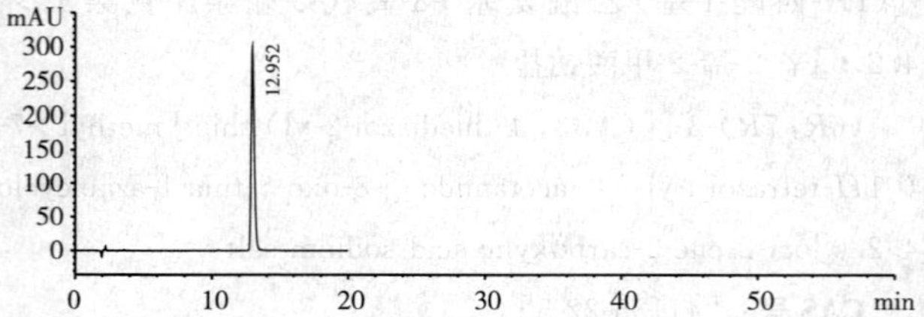

图 4 供试品溶液的色谱图(YMC 色谱柱)

【贮藏】本品为 β-内酰胺类抗生素，稳定性较差，要求密封，在凉暗干燥处保存。

【制剂】注射用头孢替唑钠(Ceftezole Sodium for Injection)

本品为不含辅料的无菌制剂。

参考文献

[1] 国家药典委员会. 中华人民共和国药典临床用药须知 · 化学药和生物制品卷 [M]. 北京：人民卫生出版社，2005：479.

[2] 余江河，李雯，章亚冬，等. 头孢替唑钠合成路线图解 [J]. 南阳师范学院学报，2006，5(9).

撰写 杜 旭 天津市药品检验研究院

复核 邵建强 天津市药品检验研究院

头孢噻吩钠

Cefalotin Sodium

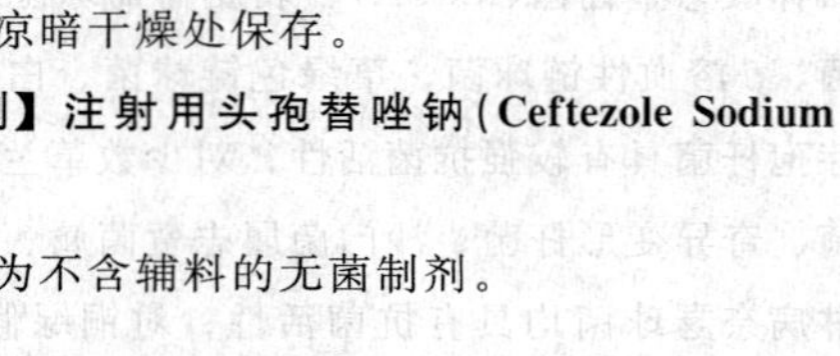

$C_{16}H_{15}N_2NaO_6S_2$ 418.43

化学名：(6R,7R)-3-[(乙酰氧基)甲基-7-[2-(2-噻吩基)乙酰氨基)-8-氧代-5-硫杂-1-氮杂双环[4.2.0]辛-2-烯-2-甲酸钠盐

(6*R*, 7*R*)-3-[(acetyloxy) methyl]-7-[2-(thiophen-2-ylacetyl)amino]-8-oxo-5-thia-1-azabicyclo[4.2.0]oct-2-ene-2-carboxylate, monosodium salt

异名：先锋霉素Ⅰ号（cephalosporin Ⅰ）

CAS 号：[58-71-9]

本品为半合成头孢菌素类抗生素。抗菌谱较广，对革兰阳性菌活性较强，对革兰阴性菌作用则较差；除肠球菌外，其余革兰阳性球菌对本品均甚敏感，不良反应较轻，偶有过敏性休克发生，与青霉素有交叉过敏反应[1]。

本品由 Chauvette 等于 1962 年制得，是第一个应用于临床（1964 年）的头孢菌素类抗生素。国内于 1971 年开始生产，除中国药典（2015）收载外，USP（36）、BP（2013）和 JP（16）均有收载，但 BP（2013）和 JP（16）未收载本品的制剂。

【制法概要】本品可以发酵产物头孢菌素 C 水解所得 7-氨基头孢烷酸（7-ACA）为原料，与噻吩乙酰氯缩合，所得产物经醋酸丁酯提取，活性炭脱色，再加醋酸钠（或 2-乙基己酸钠）成盐、结晶，即得[2]。

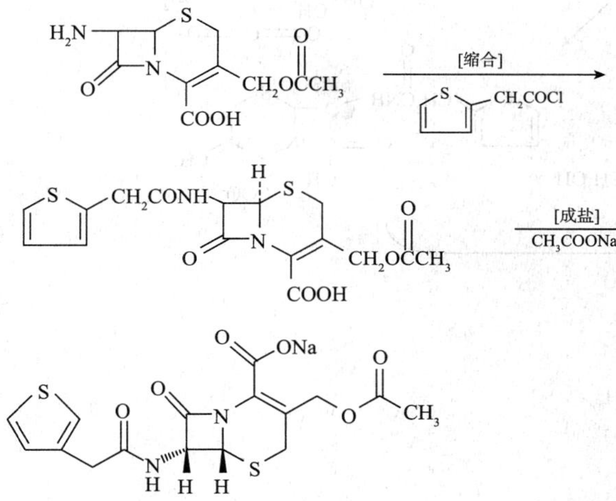

【性状】用热重量分析法（TGA）测定，供试品加热到 154℃后即随温度增加而逐步分解，于 220℃有放热峰（升温速度 20℃/min）[3]。用差示扫描热量法（DSC）测定，本品无熔点峰，在 260℃有放热峰（升温速度 5℃/min），热降解活化能约为 167.3kJ/mol（40kcal/mol）[4]。

本品微有引湿性，引湿增重<1%。

干燥粉末密封保存于 25℃可贮存 3 年以上，但其水溶液于 25℃放置 24 小时活性约损失 8%，在 pH 3.0～7.0 时较稳定[3]。酸、碱介质、β-内酰胺酶、胺类（包括氨、氨基酸、羟胺等）均能促使本品降解。本品在水溶液中可缓慢水解成去乙酰基头孢噻吩，在弱酸性溶液中可降解为头孢噻吩内酯，在 pH 8.0 以上的碱性溶液中于室温放置可快速降解，β-内酰胺环在强酸溶液中的稳定性强于其在强碱溶液中的稳定性[3]。本品降解的可能途径如图 1 所示[5~8]。

比旋度　采用 BP（2010）规定的溶液浓度和中国药典（2010）通常采用的测定温度（20℃）。中国药典（2005）规定的溶液浓度和测定温度分别为 10mg/ml 和 25℃，测定结果较采用 BP（2010）方法的测定结果高约 2°～3°。中国药典（2015）未作修订。

【鉴别】本品的红外光吸收图谱（光谱集 129 图）显示的主要特征吸收如下[3]：

特征谱带（cm^{-1}）	归属	
3290	酰胺	ν_{N-H}
3040	噻酚	ν_{C-H}
1755	β-内酰胺	$\nu_{C=O}$
1730	酯	$\nu_{C=O}$
1660	酰胺（Ⅰ）	$\nu_{C=O}$
1620，1410	羧酸离子	ν_{COO^-}
1530	酰胺（Ⅱ）	δ_{NH}
1243	酯	ν_{C-O}

【检查】溶液的澄清度与颜色　本品水溶液颜色随放置时间的延长会逐渐变深，因此在进行溶液色级检查时，应在溶液配置后立即检测。

吸光度　据报道[8]，本品精制品在 237nm 波长处摩尔吸收系数为 15700，即本品 20μg/ml 的水溶液吸光度为 0.75。237nm 的吸收特征是噻吩乙酰基产生的，产品在精制过程中如未有效地去除噻吩乙酸，则会导致吸光度上升；另外若有部分产品降解，则吸光度下降。因此规定本品吸光度的上下限幅度，可在一定程度上控制产品的质量。亦有文献记载 237nm 的吸光度与 265nm 吸光度之比值可以反映产品的质量情况[2]。因为 265nm 吸收特征是 7-ACA 产生的，产品的降解导致 265nm 吸光度下降，使 237nm 吸光度与 265nm 吸光度比值上升。

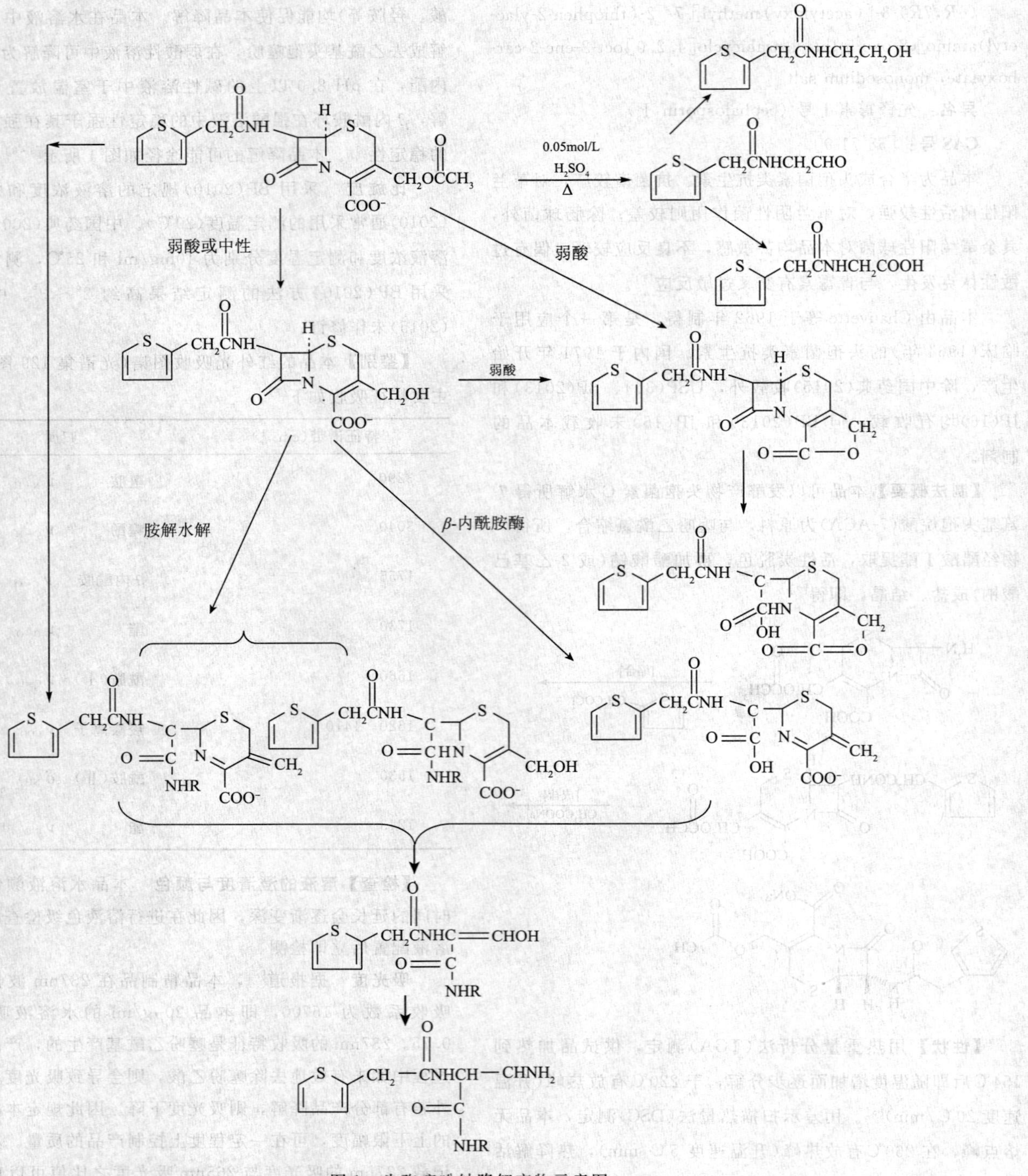

图1 头孢噻吩钠降解产物示意图

有关物质 中国药典(2010)参考 BP (2010)制订。色谱系统采用线性梯度洗脱，检测波长为 220nm。BP(2010)规定，取本品的酸性降解液(头孢噻吩降解主要产生杂质 D)进样分析，主峰的相对保留时间约为 0.2、0.7、0.9 和 0.96 处的杂质峰分别应为杂质 C、杂质 B、杂质 D 和杂质 A(图 2)。分别选择三种不同品牌的填料(Symmetry C18，Diamonsil C18，LiChrospher 100 RP-18e)进行测试，结果显示杂质 C、杂质 B、杂质 D 和杂质 A 在三根色谱柱上的相对保留时间均约为 0.2、0.7、0.9 和 0.96。另用 Ph. Eur. (6.0)提供的头孢噻吩杂质 B 对照品进行实验，证实了在相对保留时间为 0.7 处的色谱峰为杂质 B 峰。

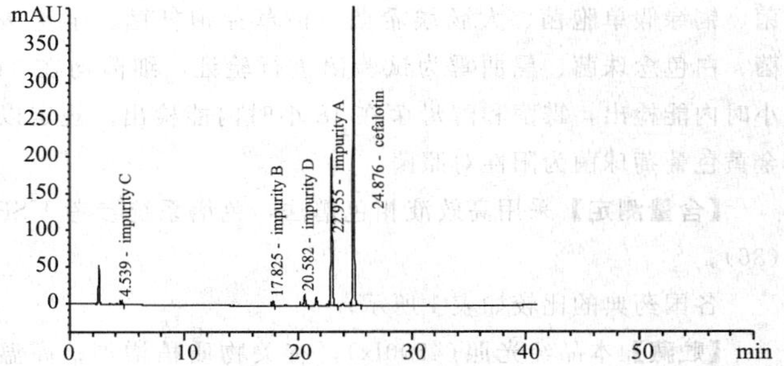

图 2　系统适用性试验溶液的色谱图

杂质 A. 22.956min；杂质 B. 17.825min；杂质 C. 4.539min；

杂质 D. 20.582min；头孢噻吩 . 24.86min

配制流动相宜采用梯度级超纯水，否则，空白溶剂(水)的色谱图在 20～26 分钟之间可能出现数个干扰峰，干扰杂质 A 和杂质 D 的检测。其原因在于：采用梯度洗脱并在短波长处检测，配制流动相的水、无机盐以及调节 pH 值的酸均应选择纯度较高者，尤其是比例较高的水的纯度至关重要，否则梯度洗脱过程中随着洗脱剂的洗脱强度逐渐增强，以弱洗脱剂平衡色谱柱过程中吸附在柱头的来源于水、无机盐和酸的杂质将被洗脱下来并出现在色谱图中，干扰来源于供试品的有关物质的检测。

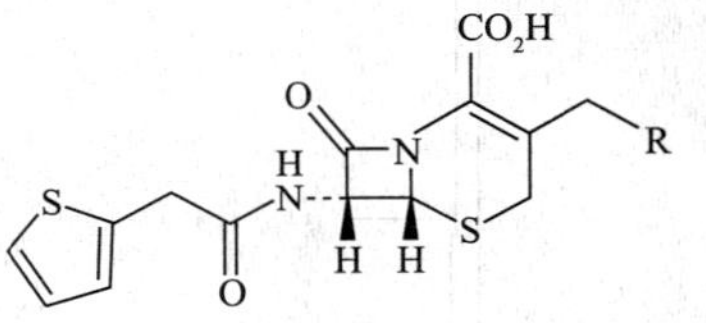

杂质 A：R＝H

(6*R*,7*R*)-3-甲基-8-氧代-7-［-(2-噻吩基乙酰基)氨基］-5-硫杂-1-氮杂双环［4.2.0］辛-2-烯-2-羧酸(去乙酸基头孢噻吩)

杂质 B：R＝OH

(6*R*,7*R*)-3-(羟甲基)-8-氧代-7-［-(2-噻吩基乙酰基)氨基］-5-硫杂-1-氮杂双环［4.2.0］辛-2-烯-2-羧酸(去乙酰基头孢噻吩)

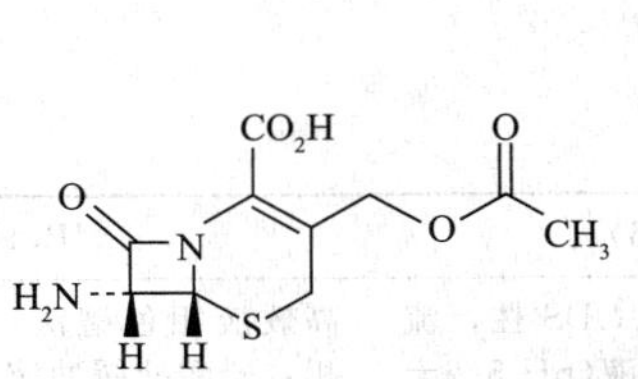

杂质 C：(6*R*,7*R*)-3-［(乙酰氧基)甲基］-7-氨基-8-氧代-5-硫杂-1-氮杂双环［4.2.0］辛-2-烯-2-羧酸(7-ACA)

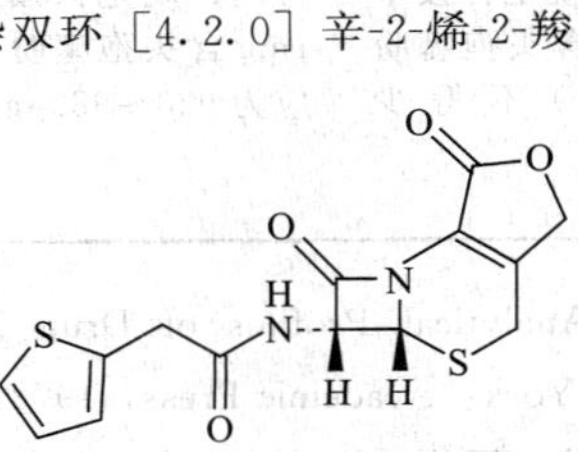

杂质 D：(5a*R*,6*R*)-6-［(噻吩基乙酰基)氨基］-5a,6-二氢-3*H*,7*H*-氮杂环丁烷并［2,1-*b*］呋喃并［3,4-*d*］［1,3］噻嗪-1,7(4*H*)-二酮(头孢噻吩内酯)

本品的大多数产品中未检出杂质 A，但采用某些品牌的填料(非欧洲药典建议的品牌：Spherisorb ODS2、Kromasil C18 和 ACE C18)如 Symmetry C18，在头孢噻吩前可部分分离出一未知杂质，该杂质含量介于 0.20%～0.25%之间，接近药典对未知杂质含量规定的上限(0.25%)。

降低流动相 A 中的乙腈浓度，结果显示，仅有 Symmetry C18 和 Gemini C18 填料可将该未知杂质与头孢噻吩进行基线分离，但后者非中国药典规定的十八烷基硅烷键合硅胶(图 3、图 4)。

色谱柱	未知杂质与头孢噻吩的分离效果
Symmetry C18，5μm，150mm×4.6mm	基线分离
Gemini C18，5μm，250mm×4.6mm	基线分离
Kromasil 100-C18，5μm，250mm×4.6 mm	部分分离
Diamonsil C18，5μm，250mm×4.6mm	几乎同时洗脱
LiChrospher RP-18e，5μm，250mm × 4.6 mm	几乎同时洗脱
Luna C18，5μ m，250mm×4.6 mm	几乎同时洗脱

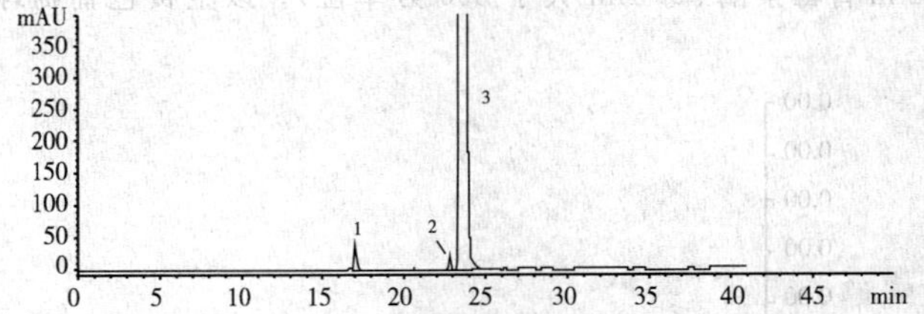

图 3　供试品溶液的色谱图(Symmetry C18)

1. 杂质 B；2. 未知杂质；3. 头孢噻吩

国内某企业采用中国药典规定的流动相和 Diamonsil C18(2)、Luna C18、Gemini C18、Alltima C18 等填料实验，也只能将该未知杂质与头孢噻吩部分分离。

国内某企业根据 BP(2010)提供的杂质结构，合成了杂质 B 和杂质 A 并对所合成的杂质 A 分别采用 IR、H-NMR 和 C-NMR 进行了结构确认。经初步实验，确认该公司合成的杂质 A 与上述未知杂质同时洗脱，其相对保留时间与 BP(2010)的规定不符，故杂质 A 和上述未知杂质的确认有待作进一步的研究。中国药典(2015)未作修订。

头孢噻吩聚合物　以 0.01mol/L 磷酸盐缓冲液(pH 7.0)为流动相未能分离出头孢噻吩聚合物峰，磷酸盐缓冲液改为 0.02mol/L 则可使头孢噻吩聚合物与头孢噻吩之间分离良好。流速分别为 0.8、1.0、1.2ml/min，头孢噻吩聚合物峰与头孢噻吩峰之间的分离度分别 1.8、1.8 和 1.2，故流速可选择为 0.8～1.0ml/min。对同一批供试品分别在 3 天内每天测定 3 次，测定结果的 RSD 为 2.4%～2.7%(n＝3)。对同一批供试品分别在 9 天内连续进行测定，测定结果的 RSD 为 4.1%(n＝9)。

2-乙基己酸　参照 BP(2013)附录Ⅷ O 收载的 2-乙基己酸的测定方法，采用 Agilent DB-WAX 毛细管柱测定本品中含 2-乙基己酸的含量，限度规定为不得过 0.5%。按相当于供试品溶液浓度 0.1%、0.3%、0.5%进行加样回收试验，得平均回收率为100.9%，RSD=0.7%（$n=9$）。当信噪比为10∶1时，2-乙基己酸的定量限为1.2ng，相当于供试品溶液浓度的0.0004%。

残留溶剂 采用毛细管气相色谱法测定本品的残留溶剂。采用标准加入法可避免基质效应的影响。国内产品中一般可检出乙醇和丙酮。乙醇的检测限为5μg/ml，定量限为1.8μg/ml；丙酮的检测限为0.06μg/ml，定量限为0.2μg/ml。

细菌内毒素 方法及限度均参照BP(2013)制订，但限度（每1mg头孢噻吩中含内毒素的量应小于0.10EU）较BP(2013)的限度（每1mg本品中含内毒素的量应小于0.13EU）为严。USP(36)和JP(16)未规定检查细菌内毒素。

无菌 按中国药典(2010)进行方法验证试验，取规定量供试品转移至500ml的0.9%无菌氯化钠溶液中，混匀，按薄膜过滤法，使用一次性全封闭薄膜过滤器，每滤膜用0.1%无菌蛋白胨水溶液300ml冲洗，每次冲洗100ml，共做7个供试品滤筒，在相应的硫乙醇酸盐流体培养基中加入2ml青霉素酶（每1ml大于300万单位）。以金黄色葡萄球菌、铜绿假单胞菌、大肠埃希菌、枯草芽孢杆菌、生孢梭菌、白色念珠菌、黑曲霉为试验菌进行验证，细菌均在24小时内能检出，霉菌和酵母菌在48小时内能检出。规定以金黄色葡萄球菌为阳性对照菌。

【含量测定】采用高效液相色谱法，色谱系统参考USP(36)。

各国药典的比较如表1所示。

【贮藏】本品经光照（4500lx），有关物质稍增加；高温（60℃）10天，有关物质稍增加，含量降低约1.5%；在20℃、相对湿度95%的条件下放置10天，水分增加约1%；在40℃、相对湿度75%的条件下放置6个月，溶液的颜色增加2个色级，水分和有关物质均增加约0.3%，含量降低1.0%～1.2%。在温度25℃±2℃、相对湿度60%±10%的条件下放置24个月，有关物质增加0.4%～0.5%。故宜严封，在凉暗干燥处保存。

【制剂】注射用头孢噻吩钠(Cefalotin for Injection)

本品为不含辅料的无菌制剂。中国药典(2015)细菌内毒素的限度(0.10EU)较USP(36)的限度(0.13EU)为严。

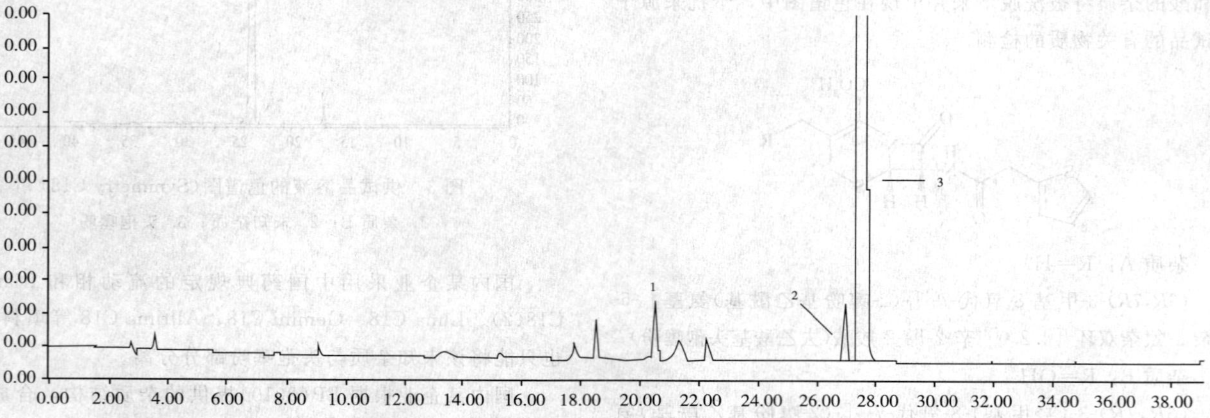

图4 供试品溶液的色谱图(Gemini C18)

1. 杂质B；2. 未知杂质；3. 头孢噻吩

表1 各国药典的比较

中国药典(2015)	BP(2013)	USP(36)	JP(16)
高效液相色谱法：ODS柱，流动相：醋酸盐缓冲液(pH 5.9±0.1)-乙腈-乙醇(790∶150∶70)，254nm检测；规定：按无水物计算，含头孢噻吩($C_{16}H_{16}N_2O_6S_2$)不得少于90.0%	高效液相色谱法：ODS柱，流动相：乙腈-6.967g/L磷酸氢二钾溶液(pH 6.0)(14∶86)，260nm检测；规定：按无水物计算，含头孢噻吩应为96.0%～102.0%	高效液相色谱法：ODS柱，流动相：醋酸盐缓冲液(pH 5.9±0.1)-乙腈-乙醇(790∶150∶70)，254nm检测；规定：按干燥品计算，每1mg含头孢噻吩($C_{16}H_{16}N_2O_6S_2$)不得少于850μg	高效液相色谱法：ODS柱，流动相：醋酸盐缓冲液(pH 5.9±0.1)-乙腈-乙醇(790∶150∶70)，254nm检测；规定：按无水物计算，每1mg含头孢噻吩($C_{16}H_{16}N_2O_6S_2$)应为920～980μg

参考文献

[1] 金少鸿．半合成抗生素的质量分析［J］．抗生素，1985，10(4)：234.

[2] 中华人民共和国卫生部药典委员会．中华人民共和国药典1990年版二部药典注释［M］．北京：化学工业出版社，1993：175.

[3] Florey K. Analytical Profiles of Drug Substances [M]. Vol. 1. New York: Academic Press, 1972: 319-338.

[4] 郑颉，张建芳．用差示扫描量热法测定头孢菌素类药物的热降解稳定性［J］．药学学报，1987，22(4)：278.

[5] Sullivan, McMahon RE. Metakolism of oral cephalothin and related cephalosporins in the rat [J]. Biochem. J., 1967, 102: 976.

[6] Yamana T, Tsuji A. Comparative stability of cephalosporins in aqueous solution: kinetics and mechanisms of degradation [J]. Pharm Sci, 1976, 65 (11): 1566.

[7] Tsuji A, Miyamoto E, Yamana T. Chemical teactions in cephalosporin allergy: high-pressure liquid chromatographic analysis of cephalosporin aminolysis kinrtics [J]. Pharm Sci, 1979, 68 (5): 617.

[8] Hamilton-Milier JM, Newton GG, Abraham EP. Products of aminolysis and enzymic hydrolysis of the cephalosporins [J]. Biochem J, 1970, 116: 371.

撰写　刘　浩　陈　燕　仇士林　上海市食品药品检验所

复核　刘　浩　上海市食品药品检验所

司可巴比妥钠

Secobarbital Sodium

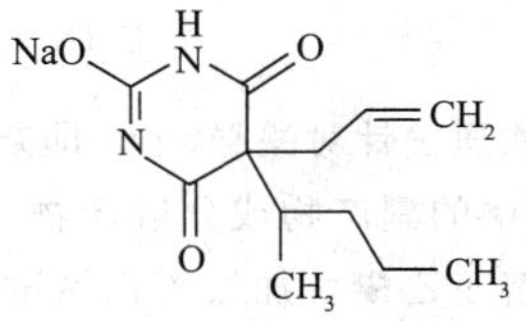

$C_{12}H_{17}N_2NaO_3$　260.27

化学名：5-(1-甲基丁基)-5-(2-丙烯基)-2,4,6-(1*H* 3*H* 5*H*)-嘧啶三酮钠盐

2,4,6-(1*H*,3*H*,5*H*)-Pyrimidinetrione,5-(l-methylbutyl)-5-(2-propenyl)-,monosodium salt

英文名：Secobarbital(INN) Sodium

异名：Meballymal Sodium; Secobarbitone Sodium; Saluble Secobarbital; Quinalbarbitone Sodium

CAS 号：[309-43-3]；司可巴比妥 CAS 号为 [76-73-3]

本品为短效巴比妥类催眠药。服用后 15 分钟即可起效。由于本品结构中的侧链有分枝和不饱和键，在体内较不稳定，作用时间一般持续约 3 小时。司可巴比妥口服易由胃肠道吸收，脂溶性较高，易透过血-脑屏障进入脑组织，发挥作用快，为短程、速效催眠。常用给药途径为口服，也可肌内或静脉注射。临床主要用于不易入睡的失眠患者，也可用于抗惊厥(破伤风)及麻醉前给药。本品不良反应同其他巴比妥类药，主要有对此类药过敏的患者可出现皮疹，严重者发生剥脱性皮炎（Stevens-Johnson 综合征），并可能致死。

除中国药典(2015)收载外，USP(36)亦有收载，USP(36)还同时收载了司可巴比妥。

【制法概要】 本品由礼来公司(Eli Lilly&Co.)于 1930 年合成并在 1934 年获得美国专利，国内于 1966 年开始生产。国内外的生产工艺基本一致[1,2]，其工艺路线如下：

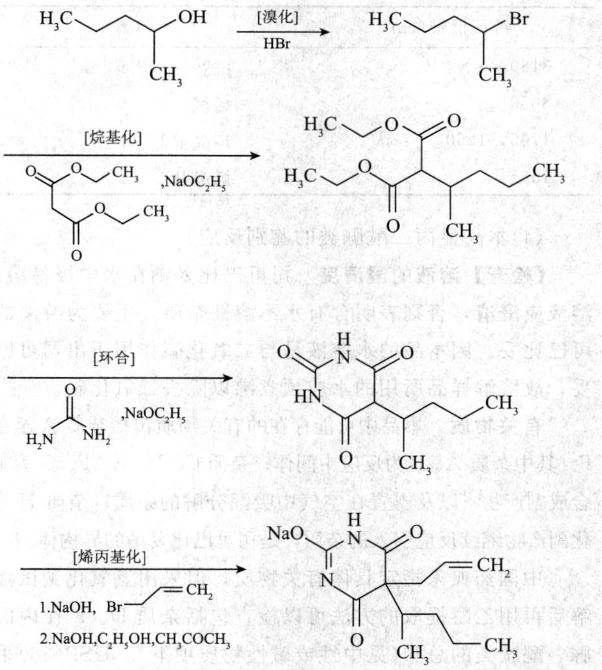

本品为丙二酰脲的衍生物，能互变异构形成烯醇型，呈弱酸性，可与强碱生成水溶性盐类，可供配制注射剂用，也可利用此性质测定其含量。

【性状】 本品及其水溶液易与空气中二氧化碳作用，析出司可巴比妥。水溶液呈碱性，能水解成无效物质。因此，本品以口服固体制剂(如胶囊)为宜，注射剂也应以注射用无菌粉末为宜。

【鉴别】 (1)本品遇醋酸析出游离的司可巴比妥，熔点约为 97℃。

(2)不饱和键的反应。本品分子中含有丙烯基，能与碘液(或溴液)起加成反应而使碘(或溴)的颜色消褪。此性质也可用于含量测定。

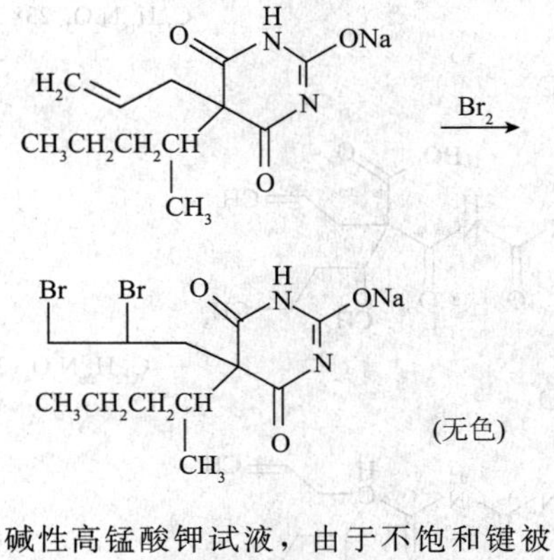

也可加碱性高锰酸钾试液，由于不饱和键被氧化断裂，试剂本身被还原而使反应液由紫色变为棕色。

(3)本品的红外光吸收图谱(光谱集 137 图)显示的主要特征吸收如下[3]。由于烯醇盐可异构化，故 C－O⁻ 单键具有双键性。

特征谱带(cm⁻¹)	归属
3180	酰胺 ν_{N-H}
3050	烯氢 ν_{C-H}
1705，1660	环酰亚胺 $\nu_{C=O}$
1565	烯醇盐 ν_{C-O^-}

(4)本品显丙二酰脲类的鉴别反应。

【检查】溶液的澄清度 司可巴比妥钠在水中极易溶解，溶液应澄清，否则表明含有水不溶性杂质，主要为游离的司可巴比妥。因本品的水溶液易与二氧化碳作用析出司可巴比妥，故溶解样品所用的水应预煮沸以除去二氧化碳。

有关物质 本品中可能存在的有关物质包括杂质A至杂质F。其中杂质A、B为反应中间体；杂质C、D、E、F、G为本品合成副产物[3]以及露置在空气中吸潮分解的杂质；杂质H为溴化副产物继续反应引入的杂质，是司可巴比妥钠的异构体。

中国药典未指定具体有关物质，但采用氢氧化钠试液溶解后再用乙醚提取的方法可以检查包括杂质D、E在内的酰脲、酰胺类的总和(见中性或碱性物质项下)。USP(36)采用高效液相色谱检查有关物质。

杂质A

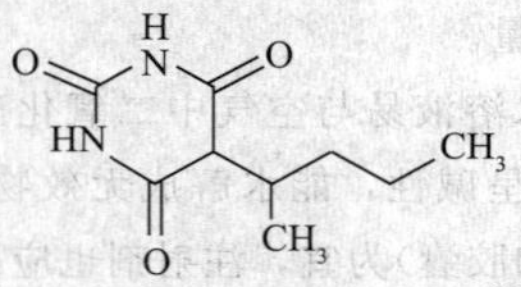

$C_9H_{14}N_2O_3$ 198.22

杂质B 司可巴比妥

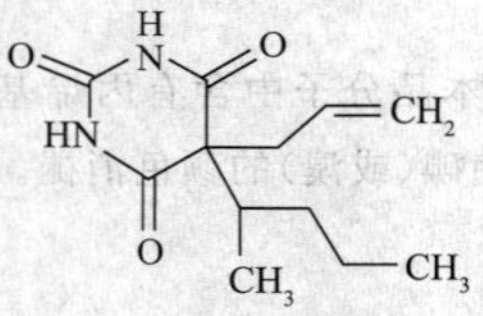

$C_{12}H_{18}N_2O_3$ 238.29

杂质C

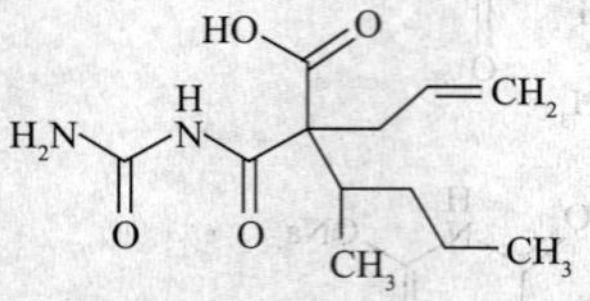

$C_{12}H_{20}N_2O_4$ 256.30

杂质D

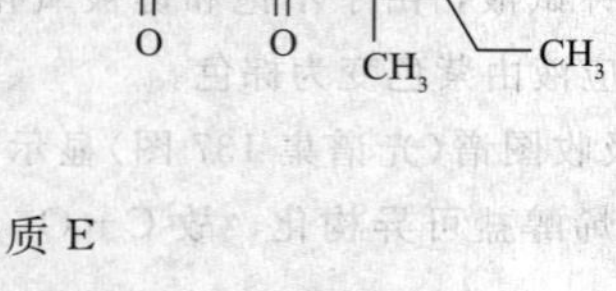

$C_{11}H_{20}N_2O_2$ 212.29

杂质E

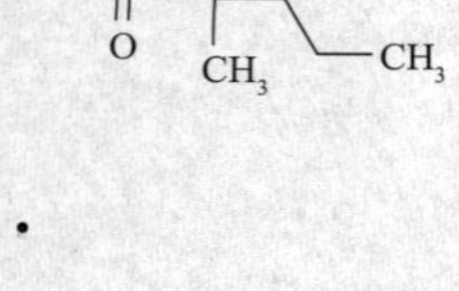

$C_{10}H_{19}NO$ 169.27

杂质F

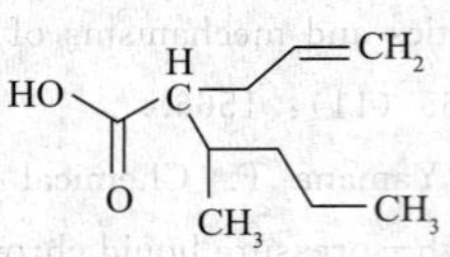

$C_{10}H_{18}O_2$ 170.25

杂质G

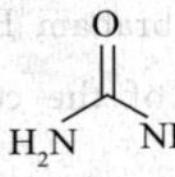

CH_4N_2O 60.06

杂质H：司可巴比妥钠异构体

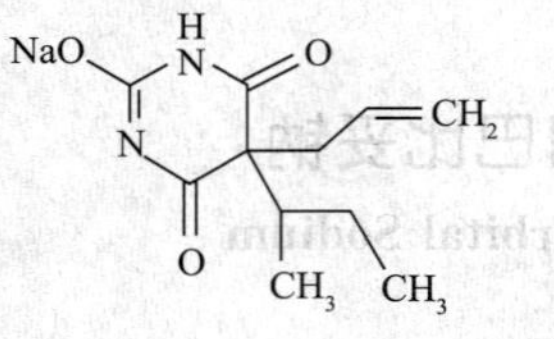

$C_{12}H_{17}N_2NaO_3$ 260.27

中性或碱性物质 针对酰脲(Ⅰ，即杂质D)、酰胺(Ⅱ，即杂质E)类制备中的副产物或分解产物，这类杂质不溶于氢氧化钠试液而溶于乙醚，加氢氧化钠试液使本品溶解后，用乙醚提取，称重，计算其限量。

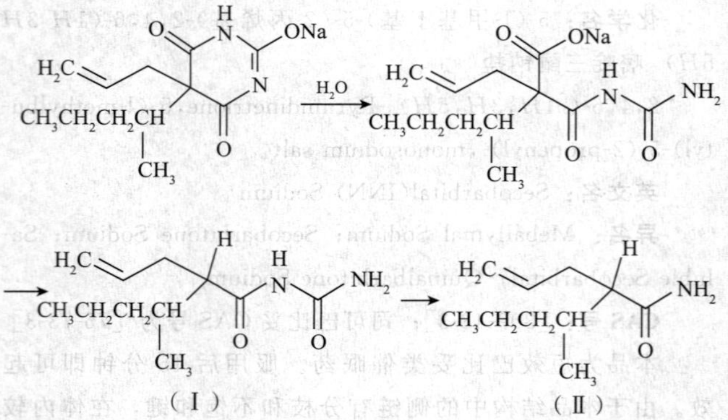

(Ⅰ) (Ⅱ)

干燥失重 因本品具引湿性，且能在吸湿情况下水解，故应控制水分。

残留溶剂[1~3] 根据合成工艺和精制方法，可能涉及到的残留溶剂主要为乙醇、丙酮，此外个别厂家的产品还可能涉及烯丙基溴、苯或甲苯。

【含量测定】采用溴量法。本法操作简便，专属性强，针对结构中具双键的特点，可与其他巴比妥类药物区别。在盐酸的酸性条件下，本品与溴生成二溴司可巴比妥。反应完全后，过量的溴与碘化钾作用生成碘，用硫代硫酸钠液滴定。为消除溴、碘挥发等带来的误差，滴定结果用空白试验校正。

【制剂】中国药典(2015)收载了司可巴比妥钠胶囊，除此以外，USP(36)还收载了司可巴比妥钠注射液、注射用司可巴比妥钠、司可巴比妥口服溶液以及复方司可巴比妥钠异戊巴比妥钠胶囊。

司可巴比妥钠胶囊(Secobarbital Sodium Capsules)

规格为0.1g。

USP(36)对胶囊剂还进行溶出度、含量均匀度检查，采用紫外-可见分光光度法测定，中国药典(2015)未进行相应的控制，进一步的标准研究工作可考虑借鉴其所用方法增加相应项目。

含量测定 中国药典(2015)采用与原料药相同的溴量法，USP(36)采用气相色谱法，专属性更强。

参考文献

[1] 上海医药工业研究院技术情报站．有机药物合成手册［M］．上海：上海医药业研究院，1976，623；625.

[2] 王汝龙，原正平．化工产品手册——药物［M］．3版．北京：化学工业出版社，1999：316.

[3] Florey, K. Analytical Profiles of Drug Substances［M］. New York: Academic Press, 1972: 343.

撰写 施 捷 车宝泉 王薇萌 北京市药品检验所
复核 余 立 北京市药品检验所

司坦唑醇

Stanozolol

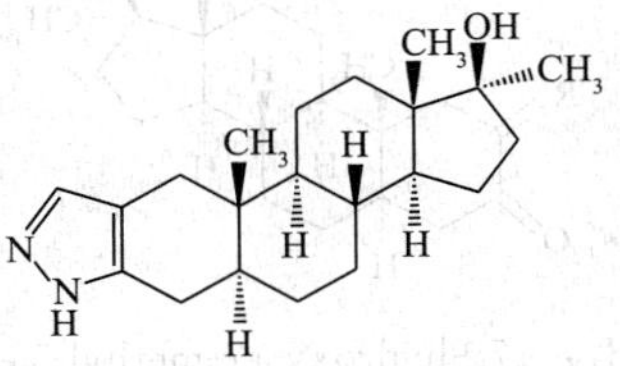

$C_{21}H_{32}N_2O$ 328.50

化学名： 17-甲基-2′*H*-5α-雄甾-2-烯-[3,2-*c*]吡唑-17β-醇

17β-Hydroxy-17-methyl-5α-androstano[3,2-*c*] pyrazole

英文名： Stanozolol

CAS 号：［10418-03-8］

本品为蛋白同化激素，适用于遗传性血管神经性水肿的预防和治疗；严重创伤、慢性感染、营养不良等消耗性疾病；再生障碍性贫血等难治性贫血；骨质疏松症的辅助治疗。本品的雄激素活性约为甲睾酮的25%，蛋白同化作用比甲睾酮强30倍。本品长期使用可能引起黄疸，停药后可消失，也有导致女性男性化作用。

司坦唑醇可促进Ⅰ型肌纤维体积增长，运动员通过锻炼，促进Ⅰ型肌纤维转化为Ⅱ肌纤维，可提高运动成绩[1]。

司坦唑醇与抗凝血药物合用，可延长后者的作用时间，原因是司坦唑醇可能影响维生素K依赖的凝血因子在体内的合成储备[2]。

司坦唑醇在体内很快代谢成其单羟基或双羟基衍生物，这些衍生物主要与葡萄糖醛酸结合而排出体外，但是，经尿液排泄的司坦唑醇代谢物水平很低，只占总给药量的3%～5%左右。有数据称司坦唑醇在停药3～4天后才被完全从体内排出，这揭示出其单羟基代谢衍生物的最大排出率在口服给药后大约8～17小时，这一排除率与给药剂量密切相关[3~5]。人类尿液中含量最高的四种司坦唑醇代谢衍生物如下图所示。

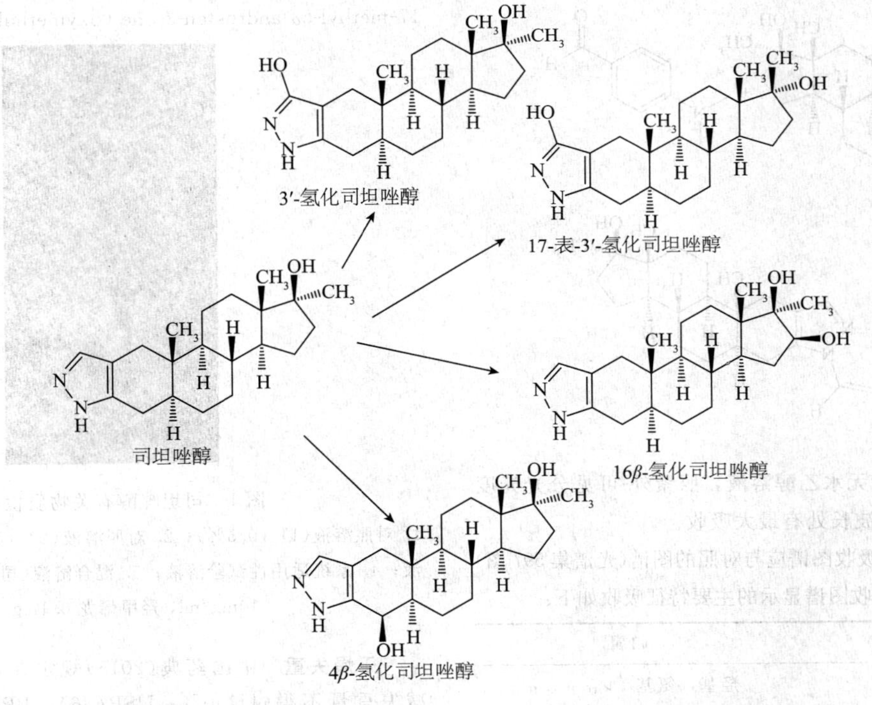

各国药典收载情况：除中国药典(2015)收载外，BP(2013)、Ph. Eur.(7.0)、USP(36)均有收载。

【制法概要】 司坦唑醇最早在1959年由R. O. Clinton等人合成[6]，以美雄诺龙(Mestanolone)为原料，与甲酸乙酯反应得到羟甲烯龙(Oxymetholone)，再与水合肼发生缩合反应，得到司坦唑醇。目前仍沿用该合成工艺。

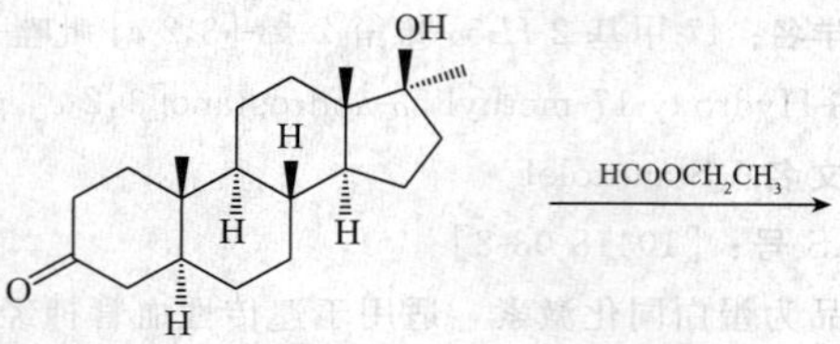

Mestanolone 美雄诺龙

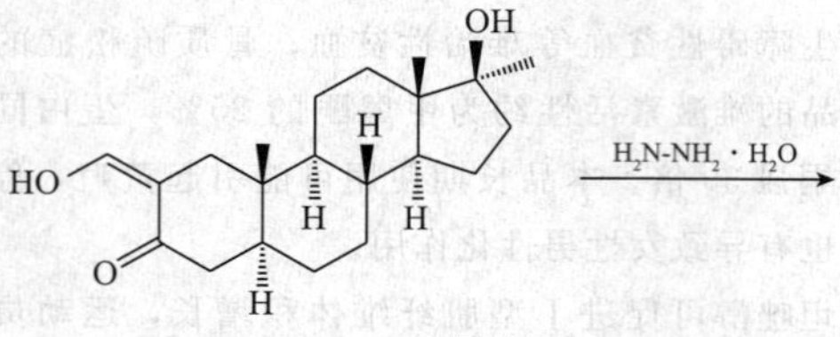

Oxymetholone 羟甲烯龙

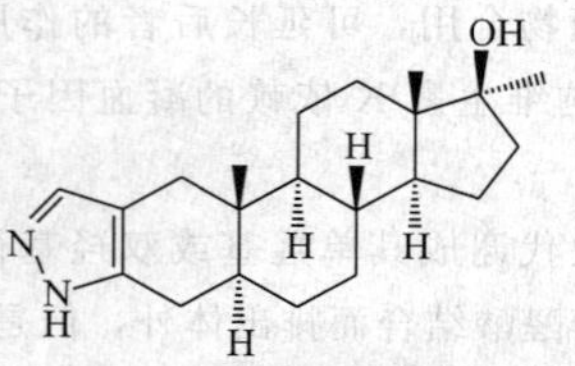

Stanozolol 司坦唑醇

【性状】比旋度 本品 20mg/ml 无水乙醇溶液的比旋度为＋34°至＋40°，Ph. Eur.（7.0）和 USP(36)均规定本品 10mg/ml 三氯甲烷溶液的比旋度为＋34°至＋40°。

【鉴别】(1)本品吡唑环上仲胺 N 原子与对二甲氨基苯甲醛的醛羰基反应，生成有色化合物，该化合物具有较大的共轭结构，在紫外灯下可被激发出荧光。可能的反应机制如下。

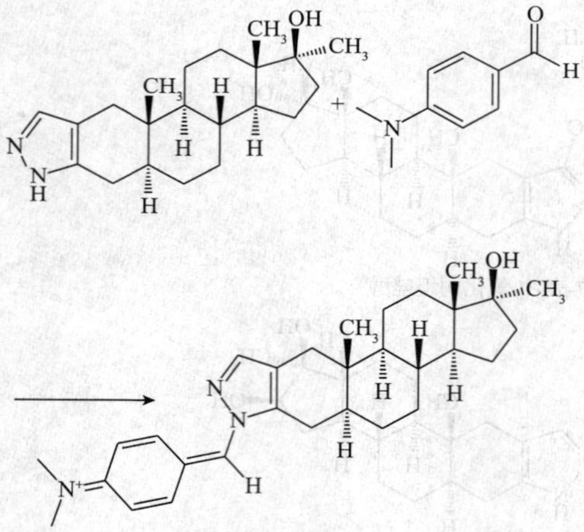

(2)本品 40μg/ml 无水乙醇溶液，照紫外-可见分光光度法测定，在 224nm 的波长处有最大吸收。

(3)本品的红外光吸收图谱应与对照的图谱(光谱集 597 图)一致，本品的红外光吸收图谱显示的主要特征吸收如下：

特征谱带(cm^{-1})	归属
3200	羟基，氨基 $\nu_{O-H,N-H}$
1595，1565，1445	吡唑环 $\nu_{C=C,C=N}$
1085	醇羟基 ν_{C-O}

【检查】有关物质 采用薄层色谱法进行检查。

各国药典均对司坦唑醇有关物质制定了检查方法，且检查方法均为 TLC 法。中国药典(2010)增加了系统适用性试验的方法，改变了供试品溶液制备溶剂、斑点检视方法，提高了限度标准，使方法更便于操作，提高了检测灵敏度，可严格、有效地控制司坦唑醇的有关物质。

BP(2009)提供了两个杂质的结构信息，分别为司坦唑醇杂质 A（美雄诺龙，Mestanolone）与羟甲烯龙（Oxymetholone)，均为司坦唑醇生产工艺的前体，而羟甲烯龙在合成路线上比美雄诺龙更为接近司坦唑醇。BP(2009)司坦唑醇有关物质检查项中以司坦唑醇和司坦唑醇杂质 A 在薄层板上完全分离作为系统适用性条件。经试验，在多个色谱系统中，美雄诺龙与羟甲烯龙均可与司坦唑醇完全分离，但美雄诺龙与羟甲烯龙的 R_f 值均很接近，不能分离；羟甲烯龙因纯度低呈现两个斑点，且主斑点拖尾，而美雄诺龙斑点形状较好。故中国药典(2010)采用美雄诺龙和司坦唑醇的混合溶液作为系统适用性试验溶液，在薄层板上应显两个清晰分离的斑点（图 1）。

中国药典(2015)未作修订。

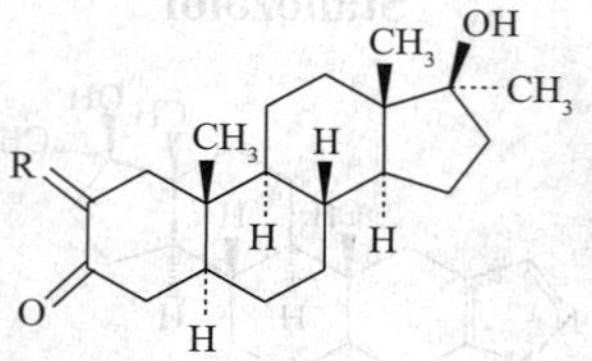

A. R ＝ H_2：17β-hydroxy-17-methyl-5α-androstan-3-one (mestanolone，美雄诺龙)；

B. R ＝ CH-OH：17β-hydroxy-2-(hydroxymethylene)-17-methyl-5α-androstan-3-one (oxymetholone，羟甲烯龙)

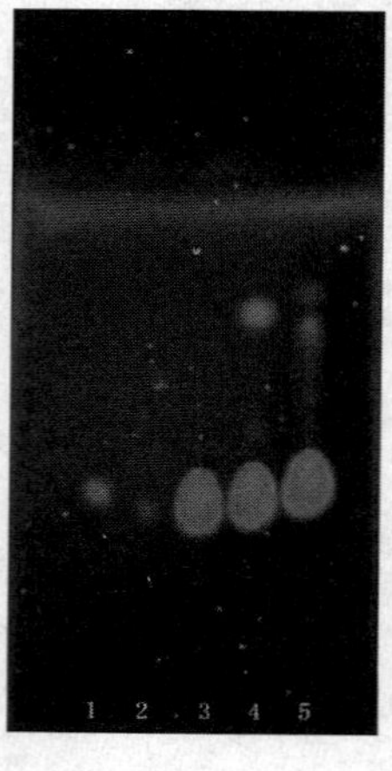

图 1 司坦唑醇有关物质检查图

1. 对照溶液(1)（0.5%）；2. 对照溶液(2)（0.1%）；3. 供试品溶液；4. 系统适用性试验溶液；5. 混合溶液(司坦唑醇 10mg/ml，羟甲烯龙 0.1mg/ml)

干燥失重 中国药典(2015)规定在 105℃干燥至恒重，减失重量不得过 1.0%；USP(36)、BP(2013)和 Ph. Eur.(7.0)均为 100℃减压干燥至恒重，减失重量不得过 1.0%。

经试验，取本品分别在 100℃减压干燥与 105℃干燥至恒重，结果差异不大。

炽灼残渣 除中国药典(2015)有要求外，USP(36)、

BP(2013)和 Ph. Eur. (7.0)均未作规定。

【含量测定】中国药典(2015)、USP(36)、BP(2013)和 Ph. Eur. (7.0)均采用非水滴定法测定本品含量，中国药典(2015)规定司坦唑醇含量不得低于 98.0%；USP(36)规定的限度为 98.0%～100.5%，BP(2013)和 Ph. Eur. (7.0)规定的限度为 98.5%～101.0%。

【制剂】中国药典(2015)收载了司坦唑醇片，USP(36)亦有收载，而 BP(2013)和 Ph. Eur. (7.0)均未收载制剂品种。

司坦唑醇片(Stanozolol Tablets)

本品为白色片，规格为 2mg/片。国内各企业的处方中，主要辅料有：淀粉、乳糖、羧丙甲纤维素、硬脂酸镁、微晶纤维素、羧甲基淀粉钠等。

溶出度　中国药典(2015)采用 HPLC 法测定溶出量，色谱条件与含量测定相同，辅料对主成分溶出度测定无干扰；USP(36)采用紫外-比色法；两者均规定 45 分钟溶出量限度应为标示量的 75%。

溶出溶液在室温放置 25 小时内稳定。

含量测定与含量均匀度　中国药典(2015)采用 HPLC 法；USP(36)采用差示 UV 法。辅料对主成分测定无干扰；含量测定的色谱图见图 2。

含量测定的溶剂为无水乙醇，供试液过滤时应快速滤过以防止溶剂挥发。

以外标法定量。司坦唑醇进样量在 0.091～9.11μg 范围内线性关系良好，方程为 $y = 428.04x + 3.6509$，$r = 0.9999$($n=5$)。重复性试验 RSD 为 1.4%($n=9$)。供试品溶液 36 小时内稳定。

试验了三根不同品牌填料的色谱柱：Agilent Eclipse XDB-C18 柱(5μm，150mm×4.6mm)、TSK gel ODS-100S 柱(5μm，250mm×4.6mm)、YWG C18 柱(10μm，250mm×4.6mm)，结果显示方法的耐用性较好（图 2）。

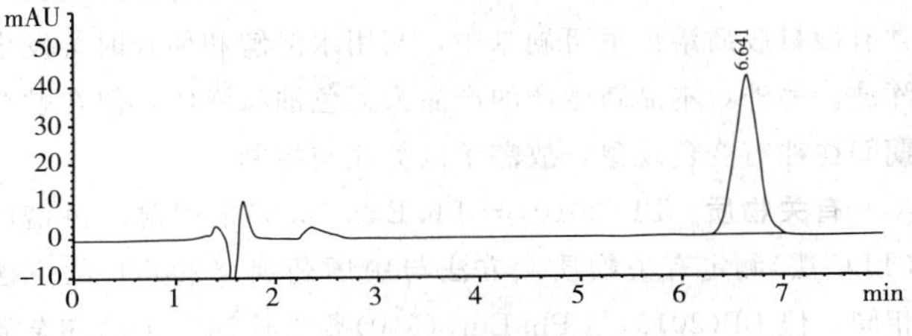

图 2　司坦唑醇片含量测定色谱图

1. 司坦唑醇

色谱柱：Zorbax Eclipse XDB-C18，150mm×4.6mm，5μm

理论板数约为 3900

参考文献

[1] Janice L Hosegood，Antony J Franks. Response of human skeletal muscle to the anabolic steroid stanozolol [J]. J. BMJ，1988，297(6655)：1028-1029.

[2] Howard CW，Hanson SG，Wahed MA. Anabolic steroids and anticoagulant [J]. J. BMJ，1977，1(6077)：1659-1660.

[3] Massé R，Ayotte C，Bi HG，et al. Studies on anabolic steroids. III. Detection and characterization of stanozolol urinary metabolites in humans by gas chromatography-mass spectrometry [J]. J. Chromatogr. B，1989，497：17-37.

[4] Schänzer W，Opfermann G，Donike M. Metabolism of stanozolol：identification and synthesis of urinary metabolite [J]. J. Steroid Biochem，1990，36(1-2)：153-174.

[5] S. Poelmans，K. De Wasch，H. F. De Brabander，et al. Analytical possibilities for the detection of stanozolol and its metabolites [J]. J. Anal. Chim. Acta，2002，473(1-2)：39-47.

[6] R. O. Clinton，A. J. Manson，F. W. Stonner，et al. Steroidal [3，2-c] pyrazoles [J]. J. Am. Chem. Soc，1959，81 (6)：1513-1514.

撰写　鲁毅翔　刘向红　广西壮族自治区食品药品检验所

复核　戴向东　广西壮族自治区食品药品检验所

尼可刹米

Nikethamide

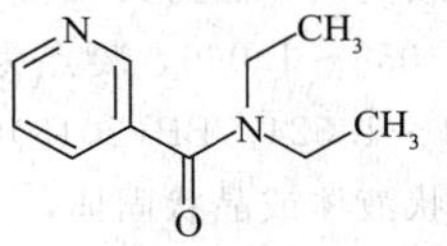

$C_{10}H_{14}N_2O$　178.23

化学名：N,N-二乙基烟酰胺

N,N-diethylpyridine 3-carbox-amide，N,N-diethylnicotinamide

英文名：Nikethamide (INN)

异名：可拉明；Coramine

CAS 号：[59-26-7]

本品为呼吸中枢兴奋药，用于中枢性呼吸功能不全、各种继发性的呼吸抑制、慢性阻塞性肺疾患伴有高碳酸血症。对肺心病引起的呼吸衰竭及阿片类药物中毒的解救有效，对巴比妥类中毒者效果较差。目前认为临床上用于轻症或可显示疗效，重症常无效。本品能直接兴奋延髓呼吸中枢，使呼吸加深加快，也可通过刺激颈动脉窦和主动脉体化学感受器，反射性地兴奋呼吸中枢，并提高呼吸中枢对二氧化碳的敏感性。对大脑皮质、血管运动中枢及脊髓也有较弱的兴奋作用，对其他器官无直接兴奋作用，剂量过大可引起惊厥。本品口服及注射均易吸收，作用时间短暂，一次静注只能维持作用 5～10 分钟。这可能是因为药物进入机体后迅速分布至全身各部位的结果。本品先是在体内代谢为烟酰胺，再被甲基化成为 N-甲基烟酰胺，然后经尿排出。本品的不良反应较少，较大剂量可出现多汗、恶心、喷嚏、呛咳、面部潮红及全身瘙痒；血压升高、脉搏快、甚至心律失常。

尼可刹米于 1922 年获得美国专利。

目前，除中国药典(2015)收载本品外，BP(2013)、Ph. Eur. (7.0)亦有收载。

【制法概要】[1]一法：

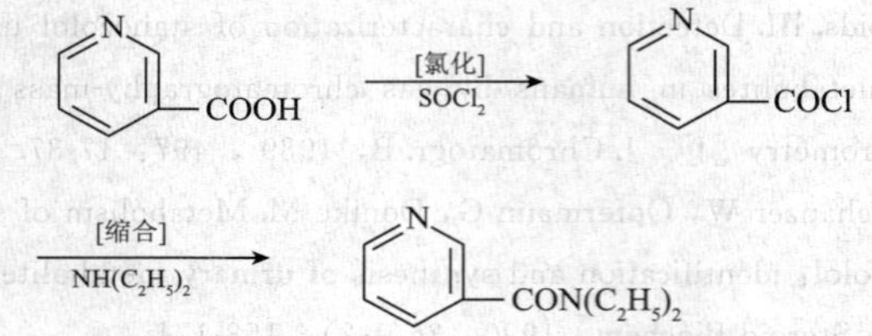

二法：

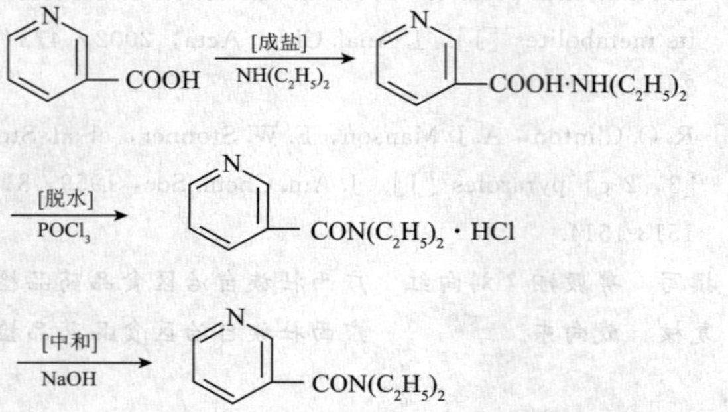

【性状】本品为无色至淡黄色的澄清油状液体，放置冷处，即成结晶，微有特异的香气，有引湿性。水溶液几乎无色，有稀薄的二乙胺臭。中国药典(2015)规定了本品的相对密度在25℃时为1.058～1.066，凝点为22～24℃，折光率在25℃时为1.522～1.524。BP(2013)与Ph. Eur.(7.0)一致，规定本品为油状液体或晶状固体，无色或微黄色，能与水、乙醇任意混合。折光率在20℃时为1.524～1.526。而《The Merck Index》则将本品描述为微有色液体，沸点为119～120℃，折光率(20℃)为1.525，能与水、乙醚、三氯甲烷、丙酮或乙醇任意混合。

凝点 本品需在约－10℃时才能较快凝固，一般冷却条件下不易凝固，故本品的凝点测定，宜用在供试品中加入少量母晶的方法较好。测定时，也可将规定的凝点视作近似凝点，先使内管中供试品的温度较近似凝点约低5℃，依法装妥，再置于较近似凝点约低5℃的冷却液中，加入少量母晶，搅拌至供试品开始凝结。

【鉴别】(1)本品与氢氧化钠溶液共热，水解成烟酸钠和二乙胺，后者有类似氨的臭气，并对石蕊试纸显碱性。

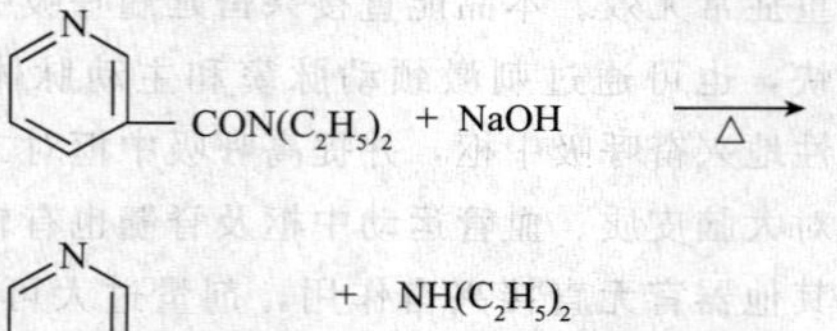

(2)为戊烯二醛反应(Konig反应)。当溴化氰作用于吡啶环，使环上氮原子由3价转变成5价，吡啶环水解形成戊烯二醛，再与芳伯胺(苯胺)缩合，形成黄色的戊烯二醛衍生物。

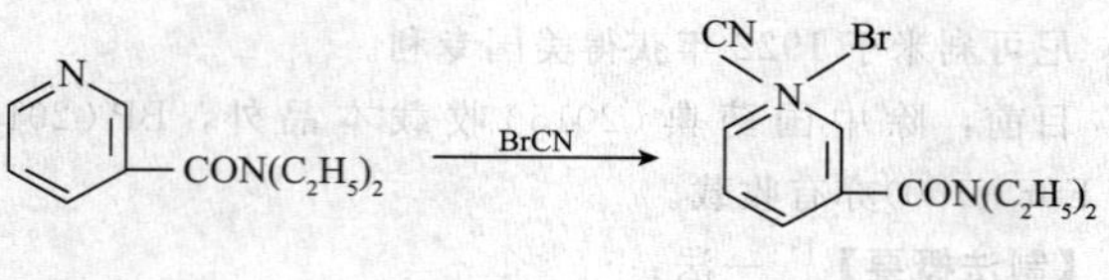

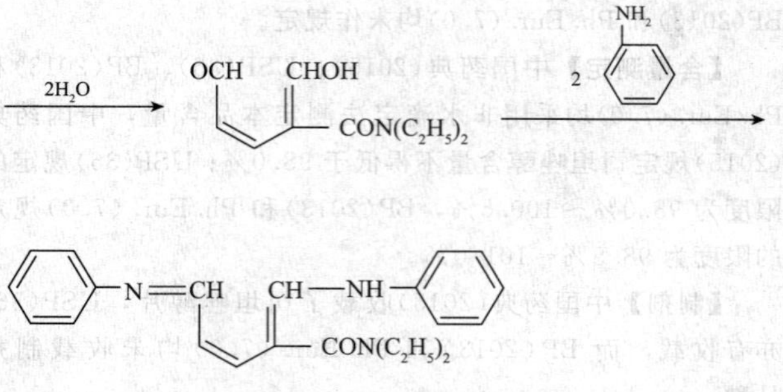

(黄色)

(3)本品水溶液与硫酸铜及硫氰酸铵作用生成草绿色配位化合物沉淀。

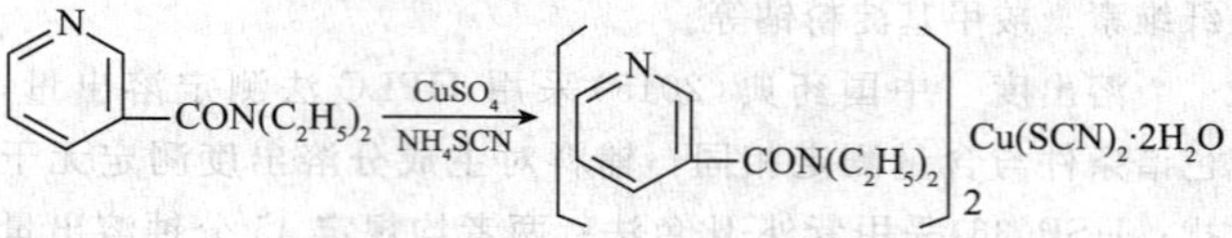

(4)本品的红外光吸收图谱应与对照的图谱(光谱集135图)一致。本品的红外光吸收图谱显示的主要特征吸收见表1。[2]

表1 尼可刹米红外光吸收图谱主要特征吸收

特征谱带(cm^{-1})	归属
3030	芳氢 ν_{C-H}
1630	酰胺 $\nu_{C=O}$
1590，1570	吡啶环 $\nu_{C=C,C=N}$

【检查】**酸碱度** 本品新生产的产品，其pH值一般在7.0～7.5，但在贮存期间pH值会逐渐下降。中国药典(2015)规定25%的水溶液pH值为6.5～7.8。BP(2013)与Ph. Eur.(7.0)一致，规定25%的水溶液pH值为6.0～7.8。

溶液的澄清度与颜色 本品在生产过程中，主要质量控制的关键环节在最后的蒸馏工序，此时如与橡胶用具接触，常有微量胶质溶入尼可刹米中，当用水溶解和稀释时会发生浑浊。另外，本品新生产的产品为无色油状液体，但在贮存期间往往有变色现象，故需予以关注与控制。

有关物质 BP(2010)与Ph. Eur.(6.0)采用薄层色谱法(TLC法)测定有关物质，方法与中国药典(2005)的方法相同，但BP(2010)与Ph. Eur.(6.0)要求检测一个已知杂质乙基烟酰胺，限度规定为，乙基烟酰胺不得过1.0%，其他杂质不得过0.1%。

乙基烟酰胺：

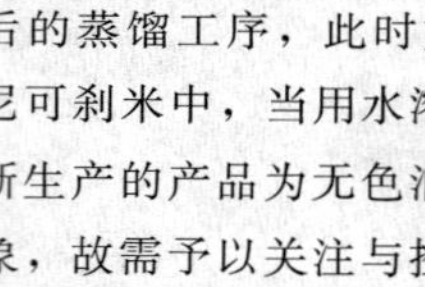

分子式：$C_8H_{10}N_2O$

分子量：150.18

化学名：*N*-乙基-3-吡啶甲酰胺

中国药典(2010)采用高效液相法检测有关物质。有关物质典型图谱见图1，中国药典(2015)未作修订。

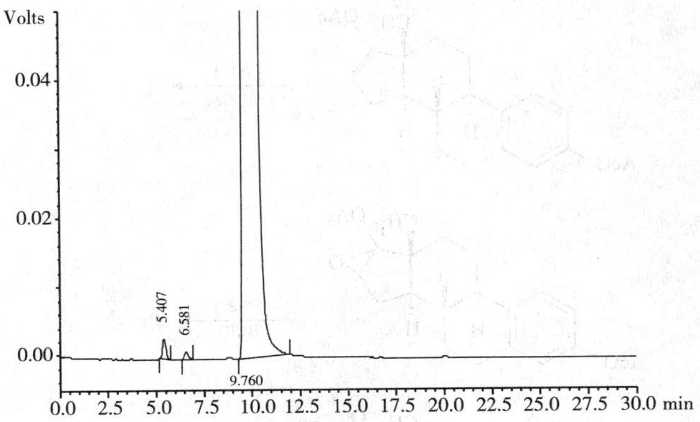

图 1 尼可刹米样品溶液的典型有关物质色谱图

经采用逐步稀释法测定，尼可刹米的最低检出量为 2ng。

由于尼可刹米与水可以任意混合，分别选择水与流动相作为溶剂试验，结果显示用水作为溶剂的色谱峰对称性好，而用流动相作为溶剂的色谱峰其峰形对称性稍差、容易拖尾，故选择用水作为溶剂。

采用三种不同品牌、不同规格的色谱柱进行耐用性试验，结果良好。见表 2。

表 2 耐用性试验的色谱柱

色谱柱型号	色谱柱规格
Diamonsil C18	4.6mm×200mm
Inertsil ODS-3	4.6mm×250mm
Phenomenex	4.6mm×150mm

经稳定性考察，供试品溶液(浓度为 4mg/ml)在 24 小时内稳定。

采用不加校正因子的主成分自身对照法计算杂质量，杂质限量规定不得过 0.5%。

本品的主要杂质是相对保留时间约为 0.6 的杂质，经 LC-MS 检测，$[M+H]^+$ 为 151，$[M-H]^-$ 为 149，推测分子量为 150，初步判定其与乙基烟酰胺的分子量相同，经考察，其在国产本品中的含量为 0.1%～0.2%。

易氧化物 主要来自两个方面，一是生产过程中如与橡胶接触，可能有少量橡胶溶于尼可刹米，二是原料二乙胺中含有少量乙胺，在本品合成过程中产生乙基烟酰胺。上述杂质可还原高锰酸钾而使其颜色变浅。

水分 尼可刹米能溶于二硫化碳，而水不溶于二硫化碳，当尼可刹米的含水量达到一定程度时，加入二硫化碳就会出现浑浊。在中国药典(2015)规定的条件下，本法水分的最低检出量约为 1%。由于尼可刹米与水能任意混合，故在中国药典(2015)规定的条件下，如增加尼可刹米的取样量，则水溶于尼司刹米而在二硫化碳中不易反映出来，以致降低本法检出水分的灵敏度。因本品有较强的引湿性，而取样量又少，易受环境湿度的影响，故操作宜快。BP(2013)与 Ph. Eur.(7.0)一致，规定，取样品 2.00g，照半微量检测法测定，水分不得过 0.3%。

【含量测定】本品结构中的吡啶环具有弱碱性，溶解于冰醋酸中碱性增强，可采用以高氯酸为滴定液，以结晶紫为指示剂的非水滴定法测定其含量。

BP (2013)与 Ph. Eur.(7.0)一致，亦均采用非水滴定法测定含量。

【制剂】中国药典(2015)收载了尼可刹米注射液；BP (2013)亦收载了尼可刹米注射液。

尼可刹米注射液(Nikethamide Injection)

本品为无色的澄明液体。规格为(1)1.5ml：0.375g；(2)2ml：0.5g。无其他辅料，配制时仅用冰醋酸调节 pH 值。

pH 值 中国药典(2015)规定应为 5.5～7.8。BP(2013)规定应为 6.0～8.0。

有关物质 根据尼可刹米原料有关物质检测方法，采用高效液相色谱法测定尼可刹米注射液的有关物质，经方法学验证所得表明，所用辅料不干扰测定（图 2)。

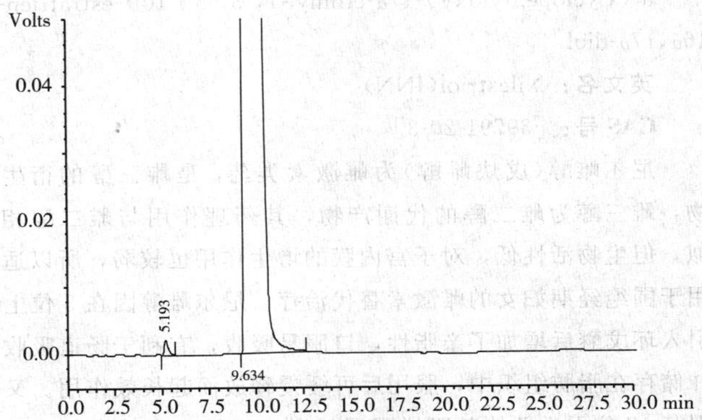

图 2 尼可刹米注射液典型样品的有关物质色谱图

细菌内毒素 本品临床每小时用药最大剂量是静脉注射每千克体重 20mg(中国药典临床用药须知)，中国药典(2015)尚未规定本品细菌内毒素检查项，有待经试验研究后增订。

含量测定 采用紫外分光光度法，以 0.5%硫酸溶液为溶剂，在 263nm 波长处测定吸光度，按吸收系数($E_{1cm}^{1\%}$)为 292 计算含量。BP(2013)也采用紫外分光光度法，以盐酸溶液为溶剂，在 263nm 波长处测定吸光度，按吸收系数($E_{1cm}^{1\%}$)为 282 计算含量。

尼可刹米酰胺部分虽可能被水解，但在一般条件下较稳定，25%水溶液在 pH 3～7.5 时，经高压灭菌或存放一年，均无明显水解。注射液应为无色澄明液体，变色或析出沉淀即不可供药用。

参考文献

[1] 中华人民共和国卫生部药典委员会. 中华人民共和国药典 1990 年版二部药典注释 [M]. 北京：化学工业出版社. 1993.
[2] 于如嘏 . 分析化学 [M] .2 版. 北京：人民卫生出版

社，1985.

撰写　田　兰　刘　珠　河北省药品检验研究院
张宝霖　安徽省食品药品检验研究院
复核　杨　梁　河北省药品检验研究院

尼尔雌醇
Nilestriol

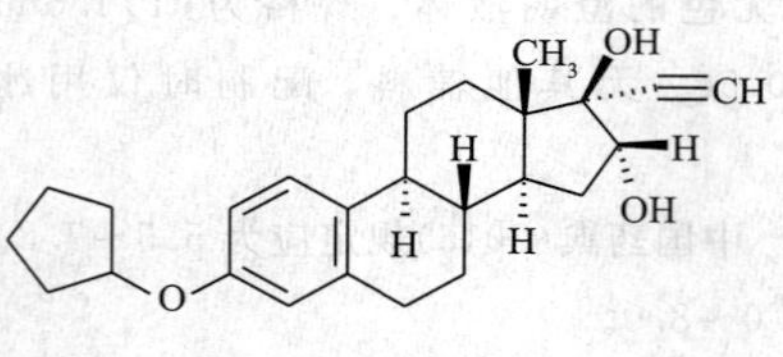

$C_{25}H_{32}O_3$　380.53

化学名：3-(环戊基氧基)-19-去甲-17-孕甾-1,3,5(10)-三烯-20-炔-16α,17α-二醇

3-(Cyclopentyloxy)-17α-ethinyl-1,3,5(10)-estratrien-16α,17α-diol

英文名：Nilestriol(INN)

CAS 号：[39791-20-3]

尼尔雌醇（戊炔雌醇）为雌激素类药，是雌三醇的衍生物，雌三醇为雌二醇的代谢产物，其药理作用与雌二醇相似，但生物活性低，对子宫内膜的增生作用也较弱，所以适用于围绝经期妇女的雌激素替代治疗。尼尔雌醇因在3位上引入环戊醚后增加了亲脂性，口服易吸收，有利于肠道吸收并储存在脂肪组织中，服用后可缓慢释放而起长效作用。又因其17位引入乙炔基而增强了雌激素活性，皮下注射时其活性为炔雌醚的3倍，是雌三醇环戊醚的19倍，口服时其活性是雌三醇环戊醚的30倍。在体内多功能氧化酶作用下，去3位上的环戊醚基团形成炔雌三醇，以后在酶作用下去掉17位乙炔基而形成雌三醇，活性即减低。雌三醇的半衰期为20小时左右，主要经肾脏排泄，以原型、炔雌三醇和雌三醇三种形式由尿中排出。不良反应有轻度胃肠道反应、突破性出血、高血压等。

本品由礼来公司(Eli Lilly&Co.)于1974年获得美国专利，国内于1985年开始生产[1]。本品仅在中国药典(2015)中收载，BP(2013)、USP(36)及JP(16)均未收载。

【**制法概要**】本品的合成路线如下。

工艺路线1

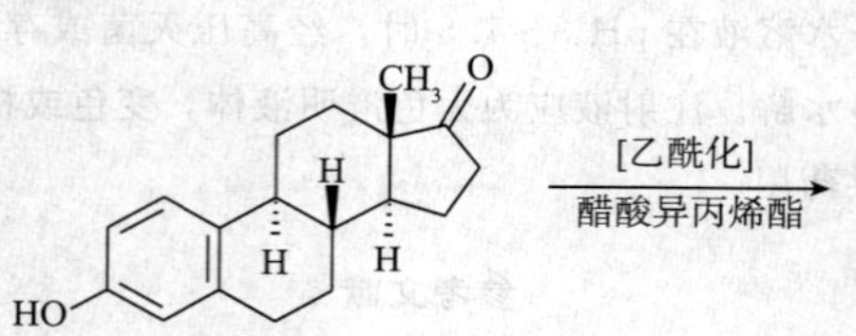

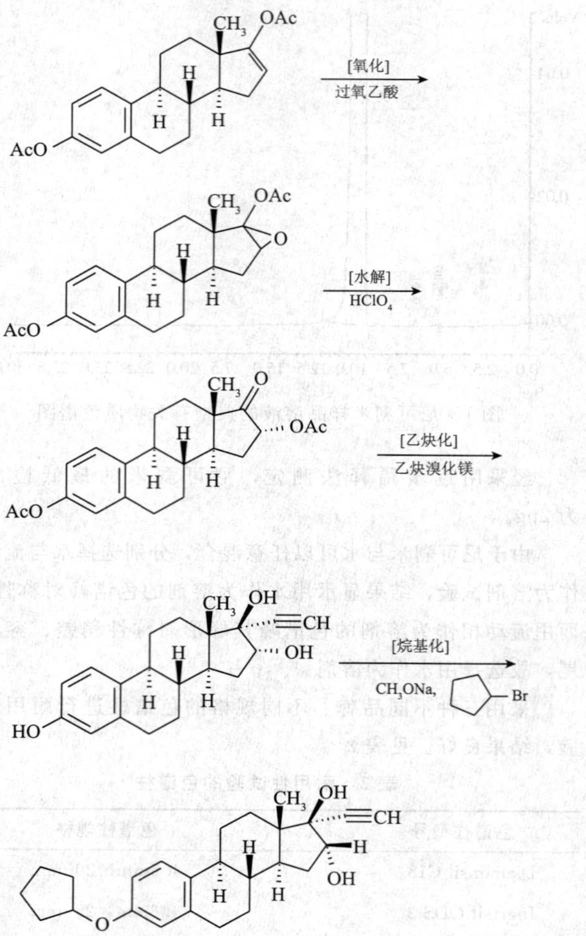

工艺路线2

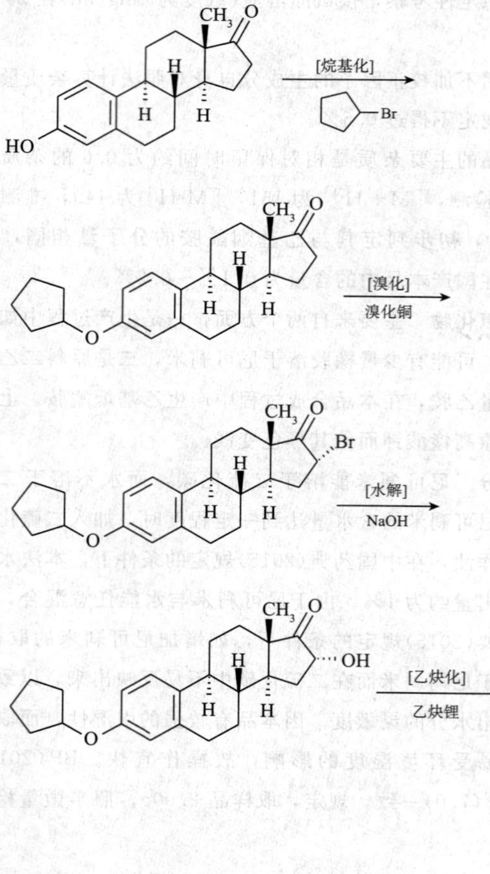

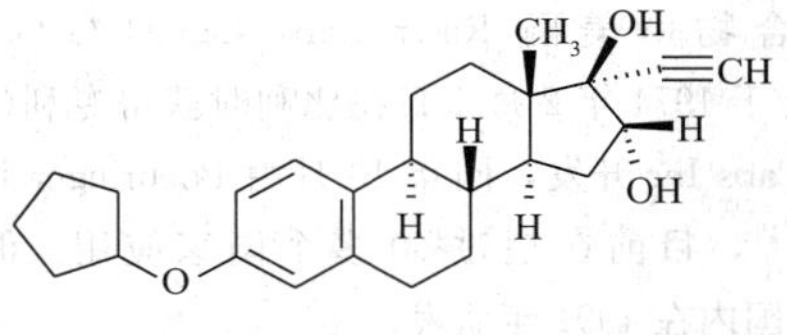

【鉴别】(1) 化学显色反应。尼尔雌醇与硫酸的呈色反应是甾体激素的特征反应，灵敏度高。反应机制是酮基先发生质子化，形成正碳离子，然后与 HSO_4^- 作用呈色。

(2) HPLC 法鉴别。

(3) 本品的红外光吸收图谱应与对照的图谱(光谱集 136 图)一致，本品的红外光吸收图谱显示的主要特征吸收如下：

特征谱带(cm^{-1})	归属
3410，3280	羟基 ν_{O-H}
2110	炔基 $\nu_{C\equiv C}$
1614，1570，1500，1450	苯环 $\nu_{C=C}$
650	炔氢 δ_{C-H}

【检查】有关物质　尼尔雌醇对高温不稳定，研究表明 105℃干燥 4 小时降解约 10.5%，80℃干燥 4 小时降解约 2.7%。本品可能的有关物质包括杂质 A 至杂质 F。其中杂质 A 为尼尔雌醇的立体异构体，由工艺路线 1 乙炔化的副产物经继续反应引入；杂质 B 为工艺路线 1 最后一步反应的副产物；杂质 C、D、E 分别为两条路线最后一步反应的原料。杂质 F 为尼尔雌醇加热分解产物。

各有关物质结构如下：

杂质 A

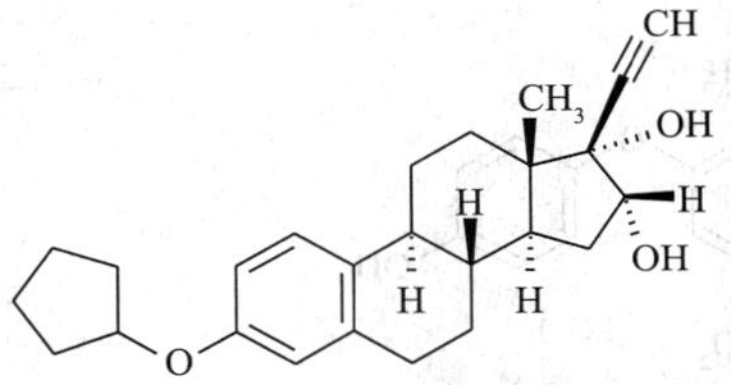

$C_{25}H_{32}O_3$　380.53

杂质 B

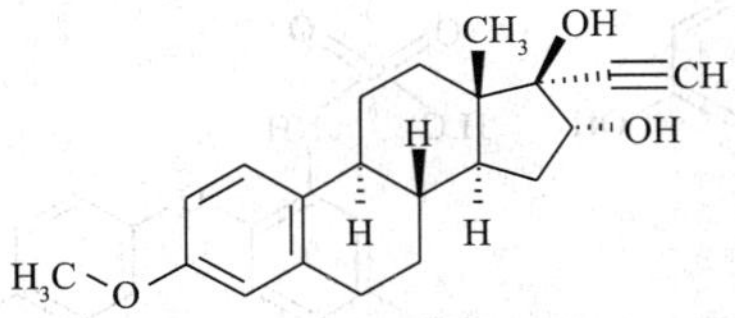

$C_{21}H_{26}O_3$　326.44

杂质 C

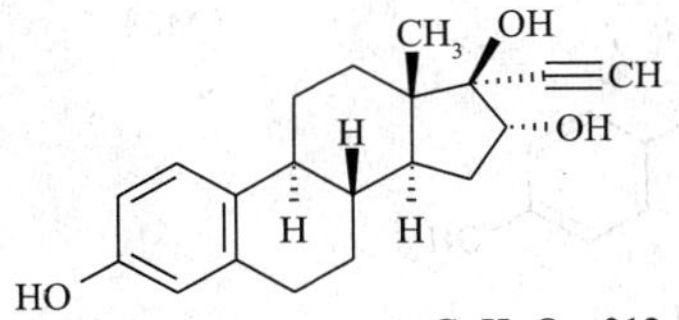

$C_{20}H_{24}O_3$　312.41

杂质 D

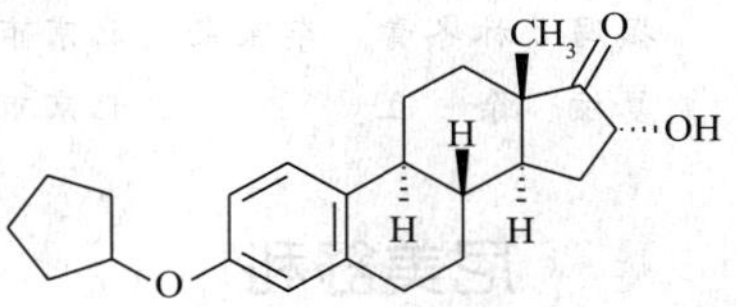

$C_{23}H_{30}O_3$　354.49

杂质 E

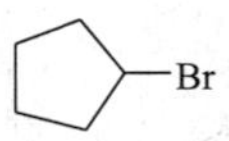

C_5H_9Br　149.03

杂质 F　尼尔雌醇热分解产物

因为本品杂质中有的在 UV 波长区域检测不灵敏，中国药典(2015)采用薄层色谱法进行检查，在紫外光灯(365nm)下检视，但 TLC 法不能准确定量杂质，且含量测定已采用液相色谱方法测定，进一步研究可参考含量测定用液相色谱条件分离定量检查大多数有关物质。

残留溶剂[1]　根据各种合成工艺和精制方法，可能涉及到的残留溶剂主要为重结晶溶剂乙醇，此外还可能有甲醇、四氢呋喃、乙酸乙酯、石油醚、*N*，*N*-二甲基甲酰胺。进一步的标准研究可考虑增订残留溶剂检查项。

【含量测定】采用高效液相色谱法测定。

【制剂】尼尔雌醇片(Nilestriol tablets)

中国药典(2015)收载了尼尔雌醇片。规格为：1mg、2mg、5mg。

鉴别　(1) 所采用的化学显色反应与原料药标准相同，但因片剂规格很小，所以需要用三氯甲烷提取主成分，再水浴蒸除三氯甲烷后试验。

检查　溶出度　中国药典(2005)为小杯法，转速 100 转/分钟。小杯法 100 转/分钟的转速过快，因本品最小规格仅为 1mg，如用大杯法溶出液峰面积较低，因此未试验大杯法。中国药典(2010)将转速降为 50 转/分钟，仍用 HPLC 法测定。样品典型溶出曲线见图 1。

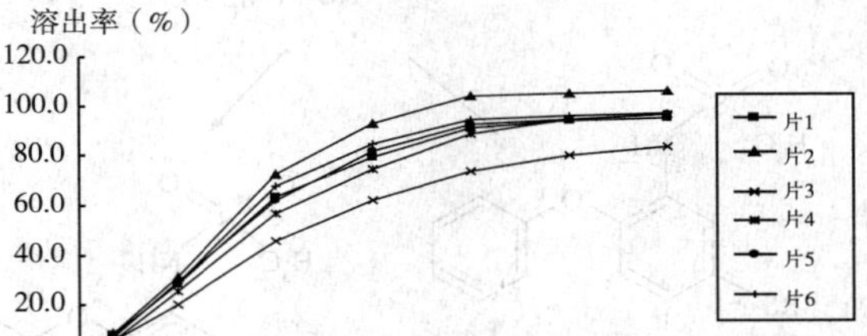

图 1　尼尔雌醇片溶出曲线

根据溶出曲线结果，样品在 60 分钟时溶出量达到平台期，因此将取样时间修订为 60 分钟。中国药典(2015)未作修订。

含量测定　采用紫外-可见分光光度法测定。

参考文献

[1] 陈铁兰，王志清，等．尼尔雌醇干燥失重条件的选择 [J]．

军事医学科学院刊，1992，16(2)，157：158.

撰写　林冬青　车宝泉　北京市药品检验所
复核　余　立　　　　　北京市药品检验所

尼美舒利
Nimesulide

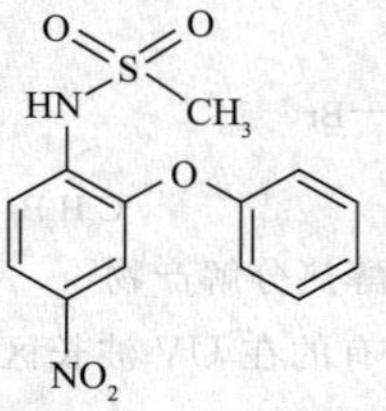

$C_{13}H_{12}N_2O_5S$　308.31

化学名：4′-硝基-2′-苯氧基-苯甲磺酰胺

N-(4-Nitro-2-phenoxyphenyl)methanesulphonamide

英文名：Nimesulide

异名：Aulin (Boehringer, Manner); Mesulid (LPB); Fansidol (Brocchieri); Flogovital (Bago); Nidol (Tosi); Nisulid (Wyeth)

CAS 号：[51803-78-2]

该化合物由美国 Riker Labs Inc 的 G. G. I. Moore 和 J. K. Harring 于 1974 年 2 月 1 日在比利时获得专利(BE801812)，后由 Riker Labs Inc 开发，同年 10 月由 Boehringer Biochemia 在意大利上市[1]，目前在超过 50 多个国家应用，但未获美国 FDA 批准。国内在 1991 年研发。

本品为非甾体抗炎药、选择性环氧合酶(COX-2)抑制剂。本品具有抗炎、镇痛、解热、降低黏液的黏度、抗癌、抗凝血等作用。主要用于治疗类风湿关节炎(RA)和骨关节炎(OA)、急慢性疼痛及预防和治疗乳腺癌、肺癌、胃癌、前列腺癌、胰腺癌、结肠癌等恶性肿瘤。

本品口服后吸收迅速完全，健康志愿者口服 100mg 后，平均血浆浓度为 2.86～4.58mg/L，达峰时间为 1.22～3.83 小时，$t_{1/2}$ 约为 2～3 小时，其吸收速率和程度不受食物影响，99%与血红蛋白结合，药物吸收后主要分布在细胞外液，分布容积是 0.19～0.39L/kg，主要在肝脏代谢，到现在已经有 9 种代谢产物被发现：M1～M9，代谢产物 M7 有三种同分异构体存在，其中主要代谢产物为 4′-羟基-尼美舒利(M1)和 2-(4′-羟苯氧基)-4-*N*-乙酰氨基-甲烷磺酰苯胺(M5)，M1 可在血液及尿液中发现，具有消炎作用，但其效力远不如尼美舒利；M5 可在血液及粪便中发现。其他代谢产物量较少，且只在尿液中发现。而代谢产物约 70%由尿液排出，约 20%由粪便排出，只有 1%～3%以原型由尿液排出[2~4]，代谢情况及代谢产物如下。

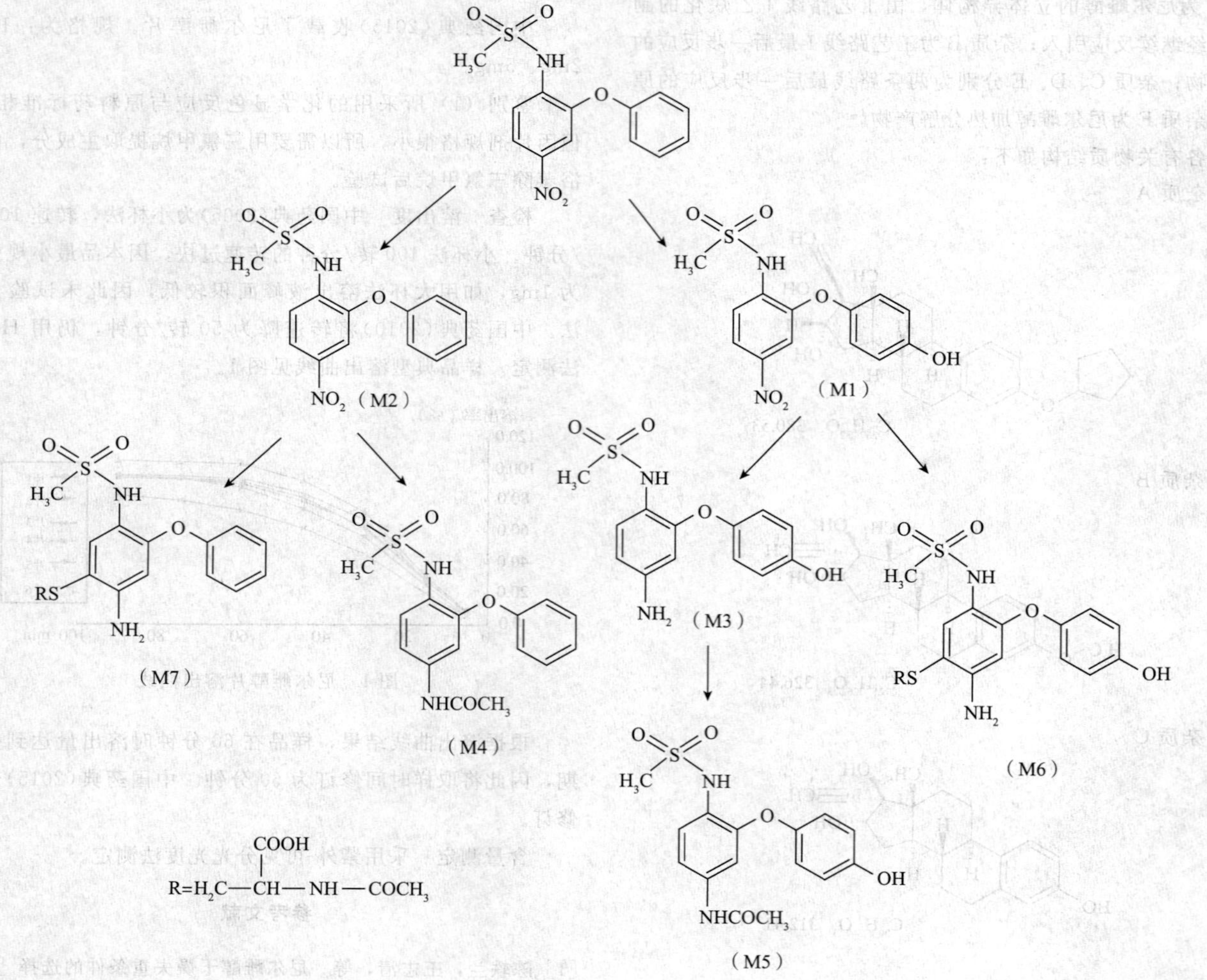

R=H_2C—CH(COOH)—NH—$COCH_3$

尼美舒利自上市以来，由于其胃肠道副作用较小，曾被认为是安全性好，有良好发展前景的非甾体抗炎药，但近几年国外报道了多例严重的肝毒性反应、肾功能衰竭及其他不良反应，欧洲一些国家包括芬兰、西班牙、土耳其在2002年停止了该药的销售[5]；葡萄牙在1999年暂停了在儿科使用该药；欧洲药品管理局（EMEA）于2007年9月21日得出结论：使用尼美舒利利大于弊，对其使用必须加以限制，以使患者发生肝损害的风险控制在最低程度[6]。据报道，我国上市以来，肝不良反应发生率并不明显高于其他常用的非甾体抗炎药[7]。有学者研究认为其严重肝毒性是由于在肝P450酶氧化作用下生成了有毒的中间体二亚胺基醌[4]。

目前除中国药典（2015）收载外，BP（2013）及Ph. Eur.（7.0）亦有收载，但其制剂未见国外药典收载。

【制法概要】

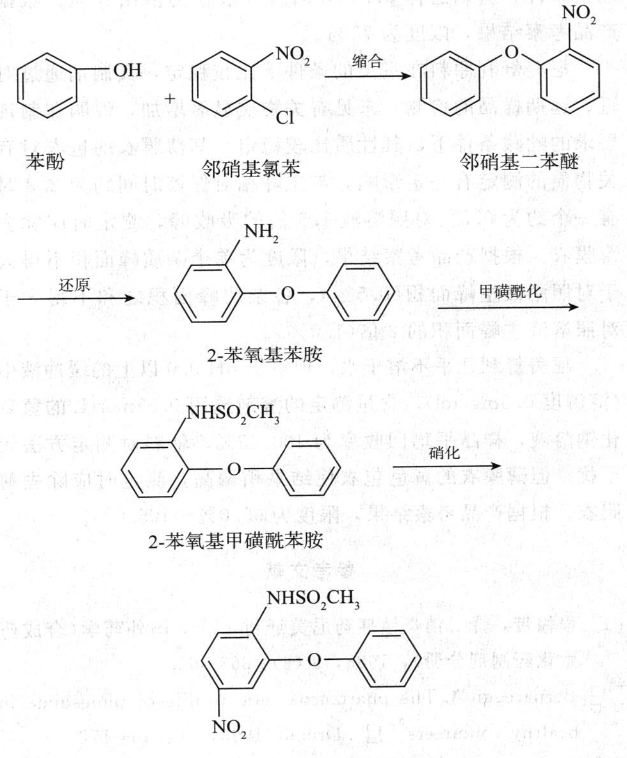

【性状】本品为淡黄色的结晶或结晶性粉末，pK_a为6.5，在电子扫描电镜（SEM）下为片状、柱状结晶形态。

【鉴别】（1）尼美舒利磺酰胺基上的氢原子比较活泼，具有酸性，在氢氧化钠溶液中可以和金属离子（Cu^{2+}、Ag^{+}、Co^{2+}等）生成难溶性沉淀。

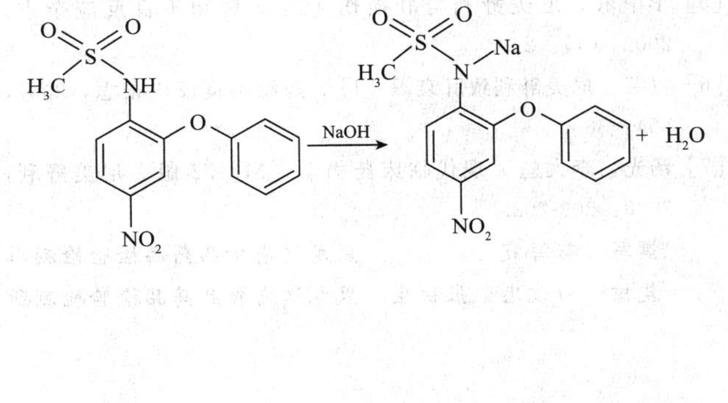

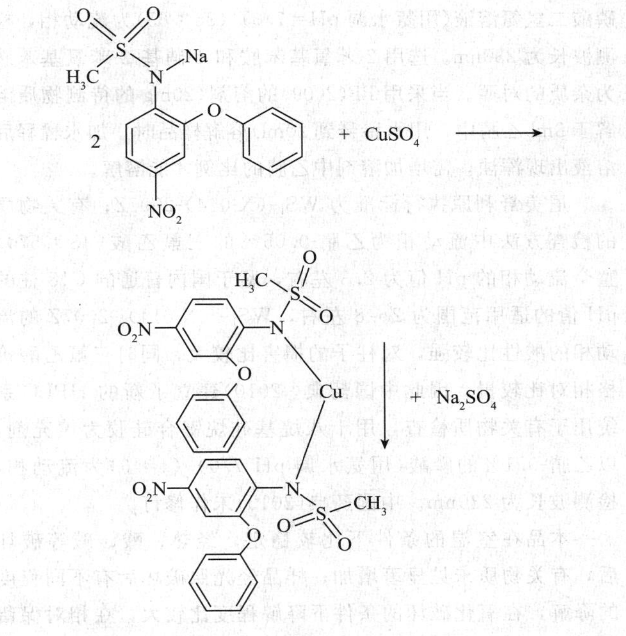

（2）本品的红外光吸收图谱（光谱集598图），显示的主要特征吸收如下。

特征谱带（cm^{-1}）	归属	
3288	磺酰胺	ν_{N-H}
1600，1588，1500	苯环	$\nu_{C=C}$
1525，1340	硝基	ν_{NO_2}
1340，1150	磺酰胺	ν_{SO_2}
805，741	取代苯	$\gamma_{2H,4H}$
698	取代苯环	$\delta_{环}$

BP（2013）的鉴别项只采用了红外吸收光谱的一种鉴别方法，规定为本品的红外光吸收图谱应与对照品图谱一致。

【检查】吸光度 作为化合物鉴别和纯度检测指标，照紫外-可见分光光度法，在450nm的波长处测定吸光度，限度为吸光度值不得大于0.50。此项和英国药典一致。

酸度 本品磺酰胺基上的氢原子比较活泼，具有酸性，根据产品考察结果，pH值为5.0～7.0。

氯化物 根据合成工艺路线，本品所含的氯化物可能来源于工艺过程中使用的邻氯硝基苯、甲烷磺酰氯和盐酸。根据产品考察，未检测到邻氯硝基苯，说明在此合成路线条件下，可以认为邻氯硝基苯不会给本品带来含氯量的增加。而另外两种含氯化物甲烷磺酰氯和盐酸易溶于水，且甲烷磺酰氯易水解出氯，二者引进本品中的氯均以游离氯离子形式存在。尼美舒利几乎不溶于水，但溶于pH 9.0以上的缓冲液中，本品在氢氧化钠溶液中溶解，滴加酸后，样品由淡黄色溶液变为无色，尼美舒利析出，滤过后，产品中的氯化物都转移到滤液中，呈离子状态存在，然后再进行氯化物的检测，根据产品考察结果，限度为0.07%。

有关物质 采用高效液相色谱法进行检查。

BP（2009）采用高效液相色谱法，用长度为0.125m、内径为4.0mm的十八烷基硅烷键合硅胶色谱柱，以乙腈-1.15g/L

磷酸二氢氨溶液(用氨水调 pH=7.0)(35∶65)为流动相，检测波长为230nm。选用2-苯氧基苯胺和4-硝基-2-苯氧基苯胺为杂质的对照。当采用BP(2009)的溶剂(20mg 的待测物质溶解于8ml乙腈中，用水稀释到20ml)溶解样品时，加水稀释后溶液出现浑浊，需增加溶剂中乙腈的比例才能溶解。

尼美舒利原执行标准为 WS_1-(X-014)-2007Z；有关物质的检查方法中流动相为乙腈-0.05%的三氟乙酸(43∶57)，整个流动相的pH值为2.3左右，鉴于国内普通的C18柱的pH值的适用范围为2～8左右，WS_1-(X-014)-2007Z的流动相的酸性比较强，对柱子的损害比较大，同时三氟乙酸价格相对比较贵，因此中国药典(2010)建立了新的HPLC系统用于有关物质检查，用十八烷基硅烷键合硅胶为填充剂，以乙腈-0.1%的磷酸(用氨水调pH 7.0)(4∶6)为流动相，检测波长为230nm。中国药典(2015)未作修订。

本品在室温的条件下比较稳定，经热、酸、碱等破坏后，有关物质未见显著增加；样品经光照破坏后有不同程度的降解，在氧化破坏的条件下降解程度比较大，在相对保留时间6.2倍处时出现一个特别大的杂质峰，经考察确认，在新建方法和英国药典方法色谱条件下主峰的保留时间一致。

由生产工艺带来的有关物质主要来源是合成的中间体：硝化反应生成2-苯氧基苯胺和甲磺酰化反应生成2-苯氧基甲烷磺酰苯胺。本品为难溶的化合物，需超声处理增加其溶解性，鉴于保留时间比较长，在保证分离度合适时，应选用较短的色谱柱，如Waters Symmertry 4.6mm×150mm的C18柱。合成中间体与尼美舒利图谱见图1，保留时间为7分钟、14分钟、19分钟的分别为尼美舒利、2-苯氧基甲基磺酰苯胺与2-苯氧基苯胺。

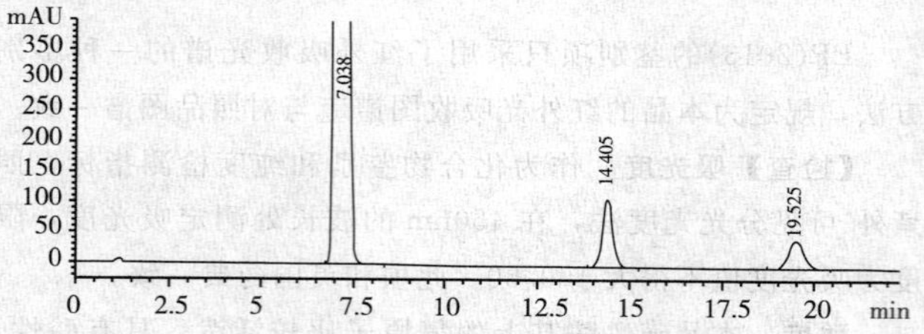

图1　尼美舒利、2-苯氧基甲基磺酰苯胺与2-苯氧基苯胺分离度图谱

色谱柱：Waters Symmertry C18，150mm×4.6mm，5μm

使用三种品牌的色谱柱：Agela Venusil MP-C18(4.6mm×250mm，5μm)、Waters Symmertry(4.6mm×150mm，5μm)和Hypersil ODS(4.6mm×200mm，5μm)，分别在安捷伦1100、Waters1525-2487液相色谱仪上进行耐用性试验考察，结果良好。

经采用逐步稀释法测定，尼美舒利、2-苯氧基苯胺与2-苯氧基甲基磺酰苯胺的检测限分别为0.2ng、4ng、3ng。经稳定性考察，供试品溶液(浓度为1mg/ml)于室温下放置17小时，峰面积未发生显著变化，表明本品溶液较稳定。

铁盐　本品的合成工艺中使用了铁粉为还原剂，根据产品考察结果，限度为0.001%。

【含量测定】尼美舒利磺酰胺基上的氢原子比较活泼，具有酸性，可以和碱发生中和反应，生成尼美舒利钠盐和水。反应式见鉴别(1)的第一个反应方程式。尼美舒利在丙酮中易溶，几乎不溶于水，用丙酮作溶剂，因丙酮中的氢受羰基的吸电的影响，显弱酸性，所以需将结果用空白校正。该方法与BP(2013)基本一致。

【制剂】中国药典(2015)收载了尼美舒利片。

尼美舒利片(Nimesulide Tablets)

溶出度　尼美舒利为难溶性物质，对于难溶性药物，USP对适当的漏槽条件的定义是至少3倍饱和体积的介质，在已知标准的尼美舒利片其溶出介质主要有三种：pH 9.0的三羟甲基氨基甲烷缓冲液、pH 8.8的磷酸盐缓冲液和pH 7.8～8.0的磷酸盐缓冲液，通过试验测得，pH 9.0的三羟甲基氨基甲烷缓冲液和pH 8.8的磷酸盐缓冲液能满足3倍饱和体积的介质，pH 7.8～8.0的磷酸盐缓冲液则不能满足漏槽条件，所以选择pH 8.8的缓冲液作为溶出介质。根据产品考察结果，限度为75%。

尼美舒利原料在室温的条件下比较稳定，其制剂通过对近、远期样品的检测，未见有关物质显著增加，说明在制剂要求的贮藏条件下，其性质比较稳定。其薄膜衣的包衣对有关物质的测定有一定影响，与主峰相对保留时间约为2.3时有一个约为0.5%对照溶液1.5倍的吸收峰，测定时应除去薄膜衣。根据产品考察结果，限度为单个杂质峰面积不得大于对照溶液主峰面积(0.5%)，各杂质峰面积之和不得大于对照溶液主峰面积的2倍(1.0%)。

尼美舒利几乎不溶于水，但溶于pH 9.0以上的缓冲液中(溶解度0.5mg/ml)，含量测定的溶剂选用0.05mol/L的氢氧化钠溶液，样品平均回收率为100.45%，辅料对测定方法无干扰，但薄膜衣的黄色包衣使结果稍偏高，测定时应除去薄膜衣。根据产品考察结果，限度为95.0%～105.0%。

参考文献

[1] 程翰带，译．消炎镇痛药尼美舒利［J］．国外药学(合成药生化药制剂分册)，1988，9(6)：363-364.

[2] Bernareggi. A. The pharmacokinetie profile of nimesulide in healthy volunteers［J］. Drugs，1993，46：164-172.

[3] Davis R.，Brogden RN.，et al. Nimesulide An update of its pharmacodynamic and pharmacokinetic properties and therapeutic efficacy［J］. Drugs，1994，48(1)：431-454.

[4] Fengping Li，Mahendra D. Chordia，et al. In Vitro Nimesulide Studies toward Understanding Idiosyncratic Hepatotoxicity：Diiminoquinone Formation and Conjugation［J］. Chem. Res. Toxicol. 2009，22，72-80.

[5] 李中东．尼美舒利与肝损伤［J］．药物不良反应杂志，2002，(4)：230.

[6] 宣芸．尼美舒利致肝衰竭［J］．药物不良反应杂志，2007，(5)：380.

[7] 汤光，李大魁．现代临床药物学［M］．2版．尼美舒利，2008：202-203.

撰写　苗海霞　　　　黑龙江省食品药品检验检测所
复核　白政忠　张秋生　黑龙江省食品药品检验检测所

尼莫地平

Nimodipine

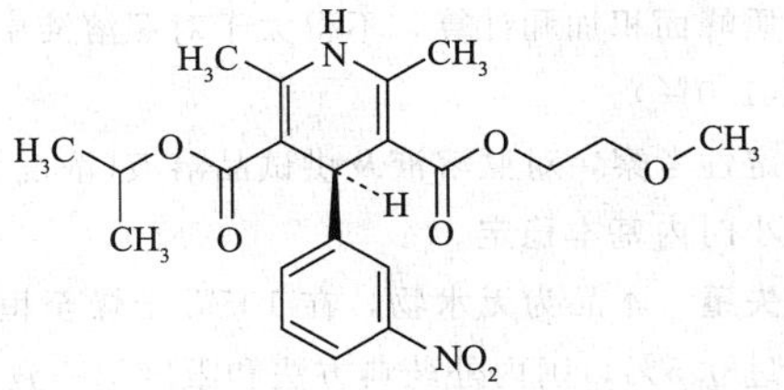

$C_{21}H_{26}N_2O_7$　418.45

化学名：2,6-二甲基-4-(3-硝基苯基)-1,4-二氢-3,5-吡啶二甲酸-2-甲氧乙酯异丙酯

3,5-pyridinedicarboxylic acid,1,4-dihydro-2,6-dimethyl-4-(3- nitro -phenyl)-2-methoxyethyl-1-methylethyl ester

英文名：Nimodipine(INN)

CAS 号：[66085-59-4]

本品属双氢吡啶类钙拮抗剂，容易通过血脑屏障而作用于脑血管及神经细胞。药理特性是选择性扩张脑血管，而无盗血现象，在增加脑血流量的同时而不影响脑代谢。可拮抗 K^+、5-HT、花生四烯酸、过氧化氢、TXA2、DGF2a 和蛛网膜下腔出血所致脑血管痉挛。本品口服吸收快，t_{max} 为 1 小时，生物利用度仅为 13%，$t_{1/2}$ 约为 1～2 小时。当每日口服 4 次，连续 7 天后血中没有明显蓄积。血浆蛋白结合率超过 95%，结合浓度分别在 10ng/ml～10μg/ml 之间。口服后大部分以代谢产物的形式从尿中排出，不到 1%为原型药物[1]。

本品首先由德国拜耳公司合成并于 1985 年 5 月上市，国内天津中央药厂和山东新华药厂相继仿制成功。除中国药典(2015)收载外，BP(2013)、Ph. Eur.(7.0)、USP(36)亦有收载。

【制法概要】目前国内各家的生产工艺基本一致，合成路线如下。

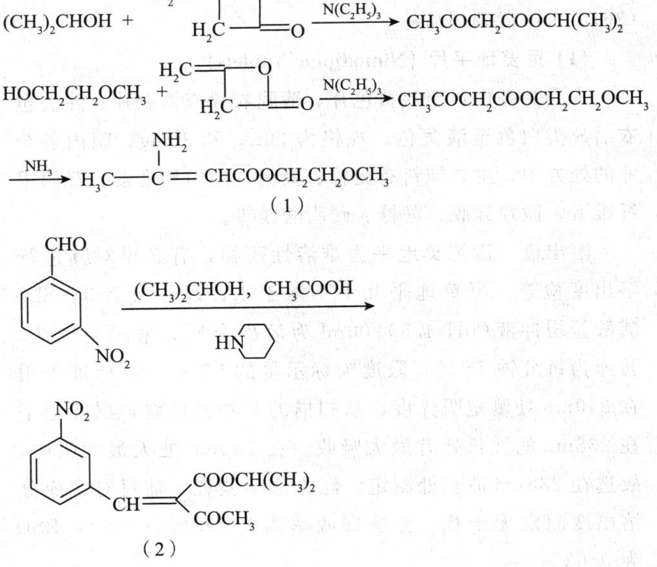

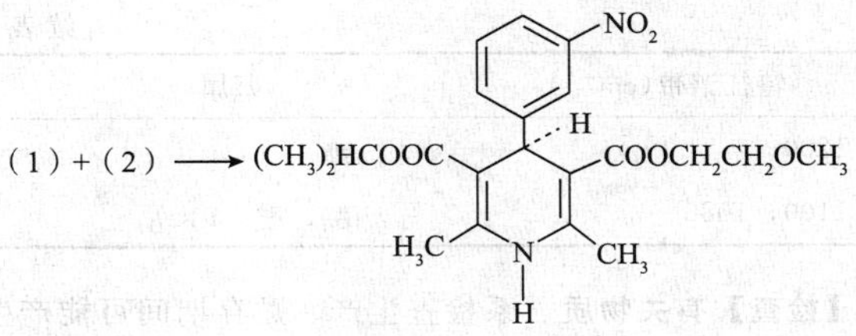

【性状】本品为淡黄色结晶性粉末或粉末。

文献报道[2]，尼莫地平存在多晶现象。按熔点高低分为 H、L 型。尼莫地平 H 晶型熔点为 124～125℃，L 晶型的熔点为 112～114℃。一般认为，熔点高的晶型，化学稳定性好，但溶解度和溶出速率却最低。实验表明，尼莫地平的低熔点晶型在常温下的溶解度均大于高熔点晶型的溶解度，从而提示了二者生物利用度上的差异。

本品遇光极不稳定，分子内部发生光化学歧化作用，降解为杂质Ⅰ：2,6-二甲基-4-(3-硝基苯基)-3,5-吡啶二甲酸-2-甲氧乙基-(1-甲乙基)酯。故在生产、贮存以及检验过程中均应注意避光。

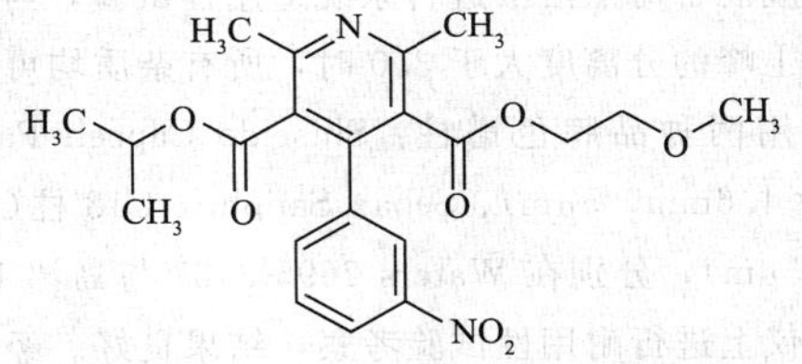

旋光度　本品为手性化合物，因光学对映体同时存在而为外消旋体，中国药典(2015)制定了旋光度的检查，以丙酮为溶剂，溶液浓度为 50mg/ml，旋光度应为 −0.10°至 +0.10°。

【鉴别】(1)本品具有吡啶环的结构，可与重金属盐类反应生成配位化合物沉淀。

(2)本品的乙醇溶液在 237nm 的波长处有最大吸收(图 1)。

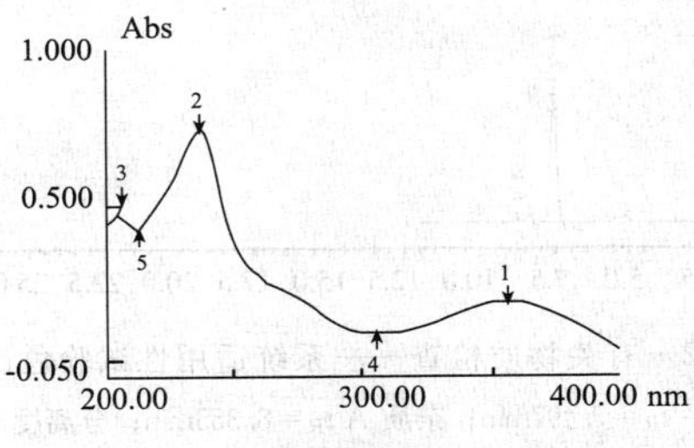

图 1　尼莫地平原料药 UV 图谱

(3)本品的红外光吸收图谱(光谱集 599 图)，显示的主要特征如下。

特征谱带(cm^{-1})	归属	
3330	胺	ν_{N-H}
1700	酯	$\nu_{C=O}$
1650，1620，1500	芳环	$\nu_{C=N,C=C}$
1528，1350	硝基	ν_{NO_2}

续表

特征谱带(cm^{-1})	归属
1200	酯　ν_{C-O}
1100，1085	酯，醚　ν_{C-O}

【检查】有关物质　系检查生产、贮存期间可能产生的上述光分解物及其他杂质，国内外药典均采用高效液相色谱法进行检查。

BP(2013) 和 USP(36)均采用 C18 柱，以甲醇-四氢呋喃-水(20∶20∶60)为流动相，检测波长为 235nm，以杂质 A 与尼莫地平的分离度大于 1.5 进行系统控制。规定杂质 A 不得过 0.1%，其他单个杂质不得过 0.2%，杂质总量不得过 0.5%。

杂质Ⅰ(杂质 A)为尼莫地平光降解产物，因该杂质无药理活性，且结构上与具有肝肾毒性的尼莫地平体内代谢物相似，故中国药典(2015)单独对其含量进行控制。

尼莫地平主要降解产物为杂质Ⅰ，故选择以杂质Ⅰ与尼莫地平制成混合对照溶液进行系统适用性试验，当尼莫地平峰与杂质Ⅰ峰的分离度大于 3.0 时，所有杂质均可获得良好分离。使用两种品牌色谱柱：Shiseido Capcell Pak C18 柱(250mm×4.6mm，5μm)、Sepax Sapphire C18 柱(250mm×4.6mm，5μm)，分别在 Waters 2695-2487 与岛津 LC-2010C 液相色谱仪上进行耐用性试验考察，结果良好。经试验，尼莫地平和杂质Ⅰ在 0.1～4μg/ml 浓度范围内呈现良好的线性关系(对应杂质限度为 0.05%～2.0%)，其线性方程分别为 $A=7.276\times10^4C+1.62\times10^1$，相关系数 $r=0.9999$($n=6$)和 $A=4.082\times10^4C-4.905\times10^2$，相关系数 $r=0.9999$($n=6$)。

有关物质检查的典型色谱图见图 2、图 3。

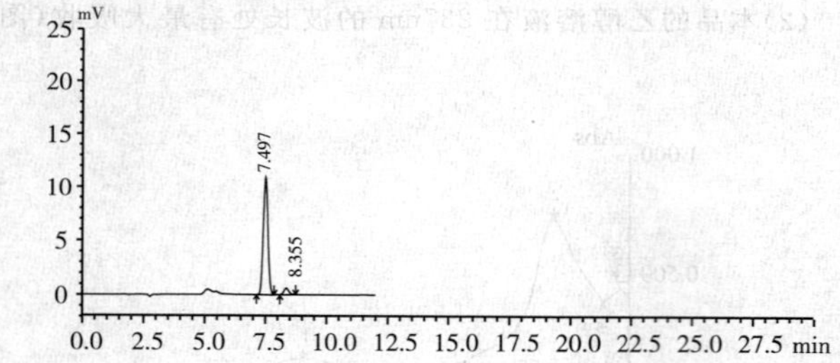

图 2　有关物质检查——系统适用性试验色谱图

尼莫地平 t_R=7.497min；杂质 A t_R=8.355min；分离度 Rs=3.4

色谱柱：Shiseido Capcell Pak，250mm×4.6mm，5μm

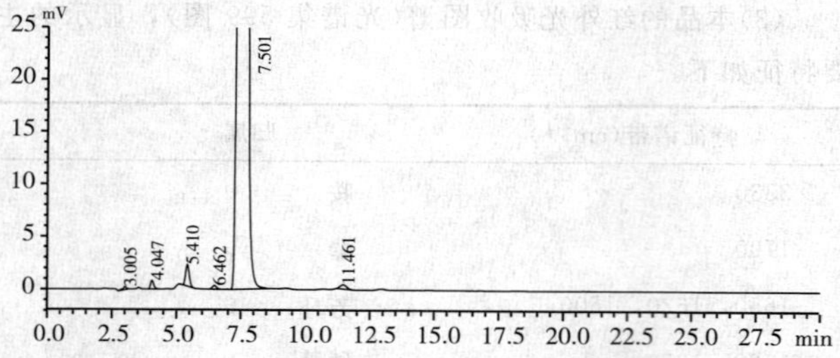

图 3　尼莫地平有关物质典型色谱图

色谱柱：Shiseido Capcell Pak，250mm×4.6mm，5μm

杂质限量计算时，杂质Ⅰ采用外标法进行计算，规定不得过 0.1%；其他单一杂质采用不加校正因子的主成分自身对照法，限度为 0.5%；杂质总量计算时，由于杂质Ⅰ的响应较低，因此，杂质Ⅰ的峰面积乘以校正因子 1.78，再与其他各杂质峰面积加和计算，不得大于对照溶液中尼莫地平的峰面积(1.0%)。

经稳定性考察，对照溶液及供试品溶液(浓度为 0.2mg/ml)在 24 小时内基本稳定。

干燥失重　本品为无水物，在 105℃ 干燥至恒重，减失重量不得过 0.5%，国内外药典方法和限度均一致。

【含量测定】采用铈量法进行含量测定。用硫酸铈滴定液(0.1mol/L)滴定至溶液由橙红色变为浅黄绿色，并将滴定结果用空白试验校正。硫酸铈溶液较稳定，但四价铈是强氧化剂，须在酸性环境中使用以防其水解。硫酸铈溶液有颜色，既可采用邻二氮菲亚铁为指示剂，也可以不加指示剂，终点敏锐，且能在强酸溶液中使用。本反应为氧化还原反应，Ce^{4+} 离子被还原成 Ce^{3+} 离子，终点时，微过量的 Ce^{4+} 离子将指示剂中的亚铁离子氧化成铁离子而使指示剂变色。1 分子尼莫地平与 2 分子硫酸铈发生反应。

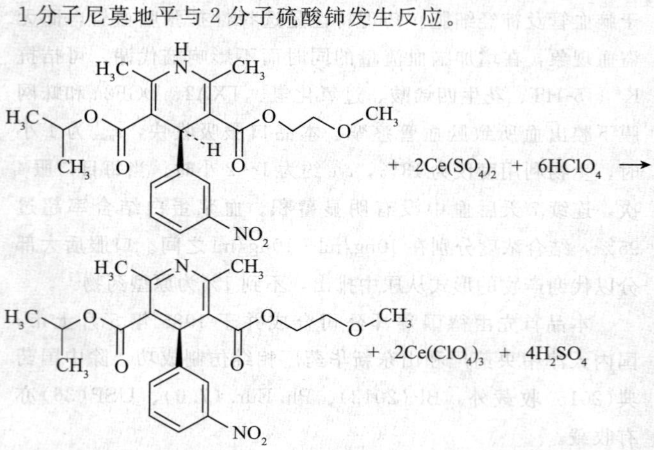

【制剂】中国药典(2015)收载了尼莫地平片、尼莫地平分散片、尼莫地平软胶囊、尼莫地平胶囊、尼莫地平注射液，BP(2013)中收载了尼莫地平片和尼莫地平注射液，USP(36)中未收载制剂品种。

(1) 尼莫地平片(Nimodipine Tablets)

本品为类白色至淡黄色片、薄膜衣片或糖衣片；除去包衣后显类白色至淡黄色。规格为 20mg 和 30mg。国内各企业的处方中，主要辅料有淀粉、糊精、羟丙纤维素、羟丙甲纤维素、微粉硅胶、蔗糖、硬脂酸镁等。

溶出度　因尼莫地平为难溶性药物，有必要对其进行溶出度检查。尼莫地平几乎不溶于水，以含有 0.3% SDS 醋酸盐缓冲液(pH 4.5)900ml 为溶出介质，采用第二法，转速为每分钟 75 转，限度为标示量的 85%。BP 标准采用在 340nm 处测定吸光度，从扫描的紫外光谱看，尼莫地平在 238nm 的波长处有最大吸收。在 340nm 处无最大吸收，故选在 238nm 波长处测定。经方法学验证，辅料对主成分溶出度测定无干扰，方法回收率为 99.99%($n=9$)，RSD 为 0.63%。

三家不同企业产品的溶出曲线见图 4。

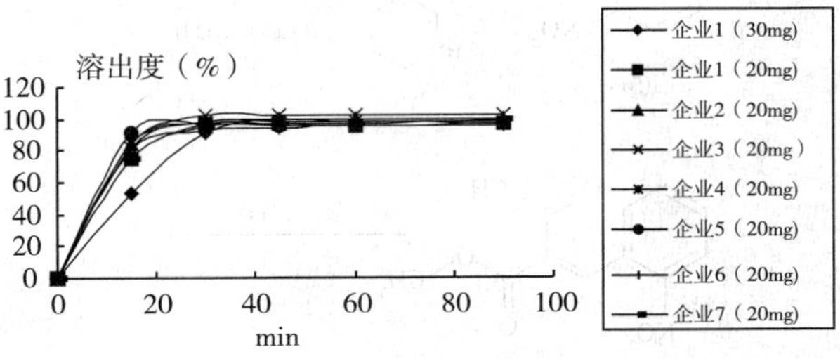

图 4　尼莫地平片溶出曲线图

有关物质　中国药典(2015)对降解产物杂质Ⅰ进行控制，色谱条件同原料药。限度为杂质Ⅰ不得过 0.5%，其他单个杂质不得过 1.0%，杂质总量不得过 2.0%。有关物质典型色谱图见图 5。

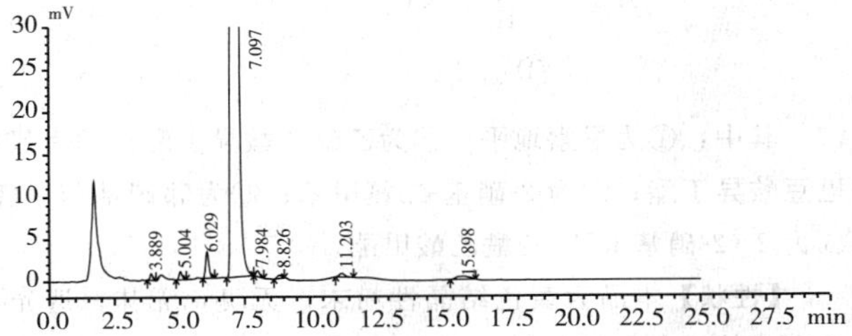

图 5　有关物质检查——尼莫地平片供试品溶液色谱图

尼莫地平 $t_R=7.097$；杂质Ⅰ $t_R=7.984$

含量测定与含量均匀度　均采用高效液相色谱法测定，色谱条件与原料药有关物质项相同。以外标法定量，尼莫地平在 4.2～42.0μg/ml 范围内与峰面积呈良好线性关系，其回归方程为 $y=326.45x+5.6940$，$r=0.999998(n=6)$。重复性试验 RSD 为 0.9%($n=6$)。辅料对主成分含量测定无干扰，方法回收率为 101.1%($n=9$)，RSD 为 0.62%。供试品溶液(浓度为 20μg/ml)在室温放置 24 小时基本稳定。

中国药典(2015)含量测定项下检测波长与有关物质项下一致，亦采用 235nm 波长测定，同时对 20mg 规格的样品进行含量均匀度检查，测定方法与含量测定法相同。

(2)尼莫地平分散片(Nimodipine Dispersible Tablets)

本品为微黄色至淡黄色片，国外药典未收载该剂型。

有关物质　与尼莫地平片相同。

含量均匀度　20mg 规格样品进行含量均匀度检查，测定方法与含量测定法相同。

含量测定　与尼莫地平片相同。

(3) 尼莫地平胶囊(Nimodipine Capsules)

本品内容物为微黄色至淡黄色颗粒和粉末，规格为 20mg，国外药典未收载该剂型。

溶出度　方法与尼莫地平片相同，两家不同企业产品的溶出曲线见图 6。

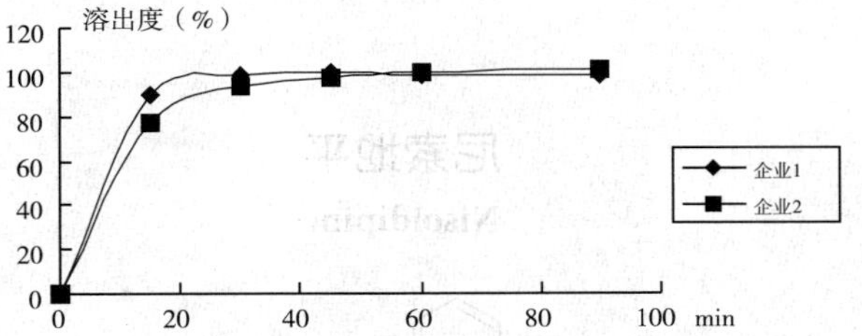

图 6　尼莫地平胶囊溶出曲线图

有关物质　与尼莫地平片相同。

含量均匀度　20mg 规格样品进行含量均匀度检查，测定方法与含量测定法相同。

含量测定　与尼莫地平片相同。

(4) 尼莫地平注射液(Nimodipine Injection)

BP(2013)亦有收载。

尼莫地平注射液以尼莫地平为原料，按照处方量加入枸橼酸、枸橼酸钠、聚乙二醇 400 用注射用水溶解，加处方量的乙醇、尼莫地平使之完全溶解后，加注射用水至全量，充分搅拌均匀，药液经砂芯过滤至澄明，预检性状、pH 值、含量合格后，再灌封、灭菌、灯检、印字、包装、成品、检验、入库。

有关物质　与尼莫地平片相同，有关物质典型色谱图见图 7。

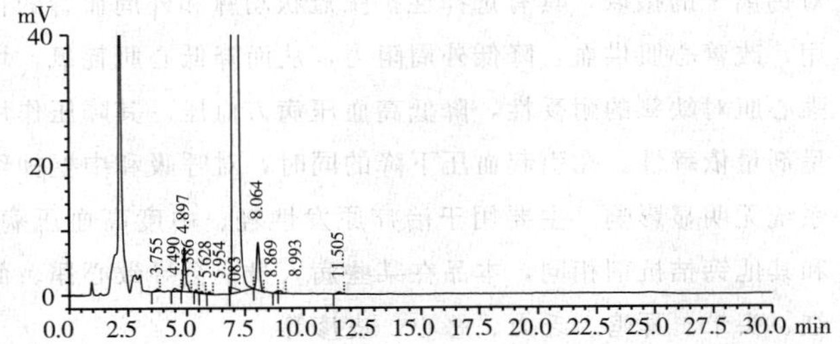

图 7　有关物质检查——尼莫地平注射液色谱图

尼莫地平 $t_R=7.083$；杂质Ⅰ $t_R=8.064$

含量测定　与尼莫地平片相同。

热原　本品临床每小时用药最大剂量是静脉注射每次 25mg(中国药典临床用药须知)，内毒素计算限值约为 12EU/mg；国外标准中 BP 为 5EU/ml。中国药典(2015)规定本品热原限值为缓慢注射 2.5ml(0.5mg)/kg(与2.0EU/ml 内毒素相当)，与临床剂量比较，安全系数约为 1.2，并严于 BP 标准。

参考文献

[1] 国家药典委员会. 中华人民共和国药典临床用药须知·化学药和生物制品卷［M］. 2005 年版. 北京：人民卫生出版社，2005.

[2] 王晋，张汝华，孙淑英. 尼莫地平多晶型的研究［J］. 药学学报，1995，30(6)：443-448.

撰写　郝桂明　天津市药品检验研究院

复核　唐素芳　天津市药品检验研究院

尼索地平
Nisoldipine

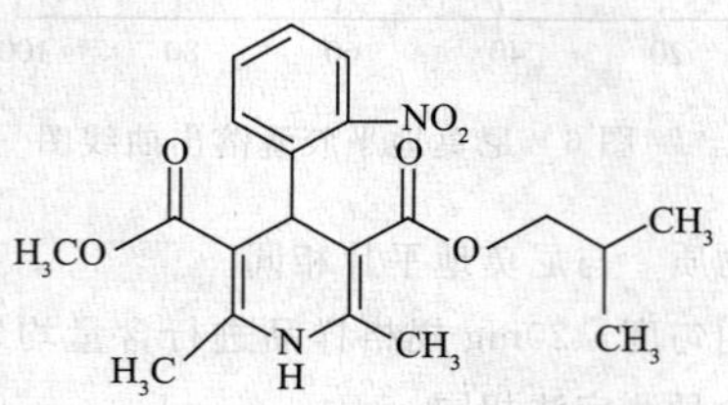

$C_{20}H_{24}N_2O_6$　388.41

化学名：(±)-2,6-二甲基-4-(2-硝基苯基)-1,4-二氢-3,5-吡啶二甲酸甲酯异丁酯

(±)-2,6-dimethyl-4-(2-nitrophenyl)-1,4-dihydro-3,5-pyridinedicarboxylic ethyl methylester

英文名：Nisoldipine

异名：硝苯异丙啶

CAS 号：[63675-72-9]

本品为二氢吡啶类钙拮抗剂，能阻止心肌和血管平滑肌对钙离子的摄取，具有选择性扩张冠状动脉和外周血管的作用，改善心肌供血，降低外周阻力，从而降低心肌耗氧，增强心肌对缺氧的耐受性，降低高血压病人血压。其降压作用呈剂量依赖性。在引起血压下降的同时，对呼吸和中枢神经系统无明显影响。主要用于治疗原发性轻、中度高血压病。和其他钙拮抗剂相同，本品在某些病人身上会导致心悸、面红、头晕、耳鸣、乏力、恶心、皮疹等。

除中国药典(2015)收载外，国外药典均未收载。

【制法概要】本品由德国 Bayer 公司研制开发，1990 年首次在日本上市。目前已为欧美 20 个国家批准临床应用。国内主要生产厂家的化学反应过程及工艺流程图如下。

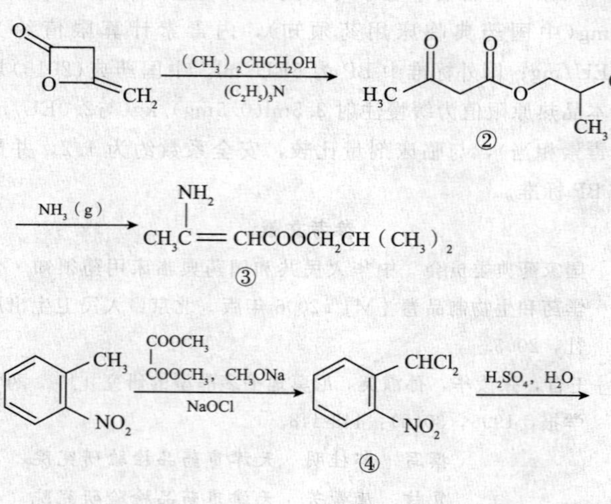

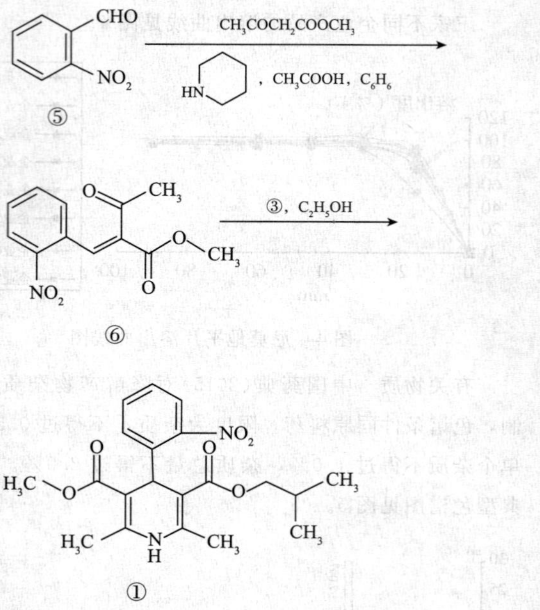

其中：①为尼索地平；②为乙酰乙酸异丁酯；③为氨基巴豆酸异丁酯；④为 2-硝基-二氯甲苯；⑤为邻硝基苯甲醛；⑥为 2-(2-硝基苄叉)乙酰乙酸甲酯。

【性状】本品为黄色结晶性粉末；无臭，无味；遇光不稳定。其熔点为 148～152℃。

【鉴别】(1) 本品显芳香性硝基化合物的一般反应，尼索地平的丙酮溶液中加入氢氧化钠溶液即成橙红色的溶液；滴加稀盐酸使呈酸性后即变成黄色；若再加氢氧化钠溶液，又呈橙红色。

(2)本品的无水乙醇溶液在 237nm 的波长处有最大吸收，紫外吸收图谱如下。

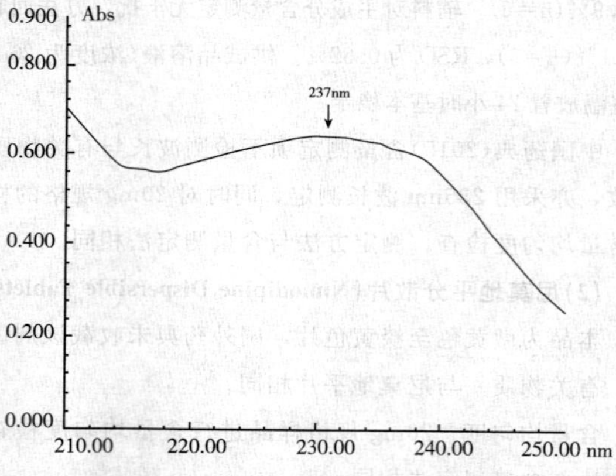

(3)本品的红外光吸收图谱(光谱集 1127)，显示的主要特征如下。

特征谱带(cm^{-1})	归属
3322，3240	胺基 ν_{N-H}
3090	芳氢 ν_{C-H}
1706，1660	酯 $\nu_{C=O}$

续表

特征谱带(cm^{-1})	归属	
1606，1580	苯环	$\nu_{C=C}$
1532，1351	硝基	$\nu_{N=O}$
1218，1120，1020	酯	ν_{C-O-C}
750	取代苯	γ_{4H}

【检查】有关物质　采用高效液相色谱对照品比较法和主成分自身对照法测定各有关物质。尼索地平见光易降解为杂质Ⅰ和杂质Ⅱ。两种杂质均为无活性的吡啶衍生物，其紫外吸收图谱均与尼索地平有较大差别（见各杂质二极管阵列检测器紫外扫描图谱），应采用对照品测定含量，而其余未知杂质在236nm处均有最大吸收，且紫外光谱与尼索地平相似，因此可采用主成分自身对照法测定含量。选用Waters Xterra C18(4.5mm×150 mm，5 μm)色谱柱采集得典型色谱图。杂质Ⅰ、杂质Ⅱ在0.4～1.2μg/ml浓度范围内呈良好的线性关系 $y=-1.4636\times10^{-2}+4.4428\times10^{-5}x$，$r=0.996(n=5)$。实验中应注意避光操作，防止供试品降解产生杂质Ⅰ和杂质Ⅱ。

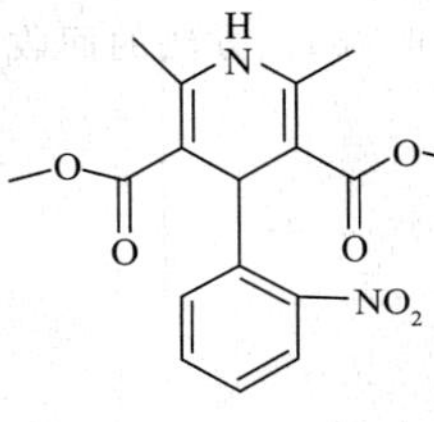

尼索地平

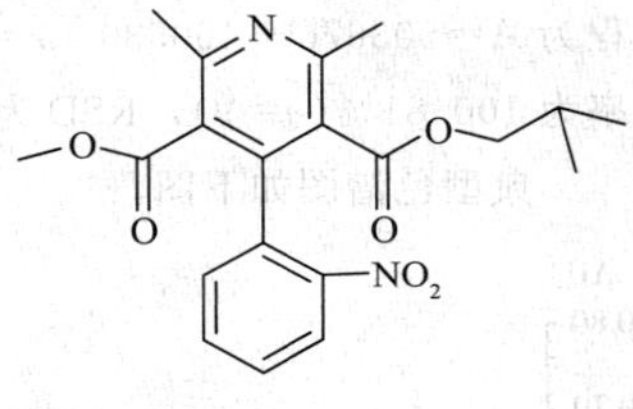

杂质 Ⅰ

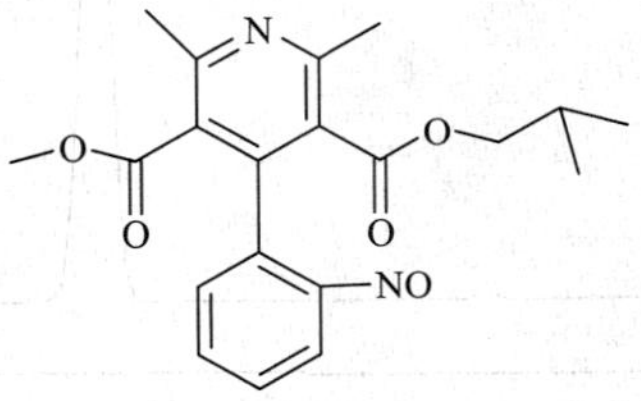

杂质 Ⅱ

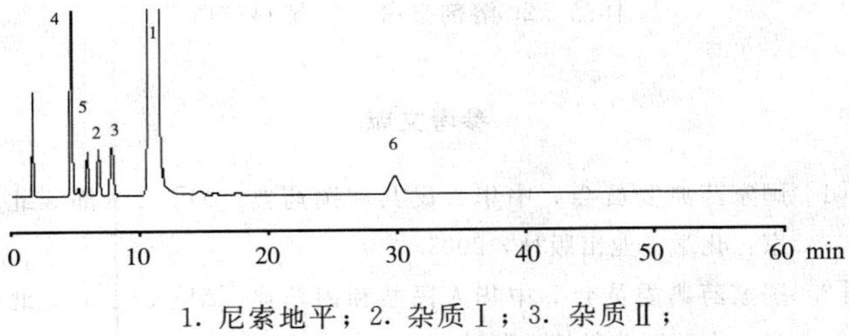

1. 尼索地平；2. 杂质Ⅰ；3. 杂质Ⅱ；
4，5，6. 未知杂质

各杂质二极管阵列检测器紫外扫描图谱如下。

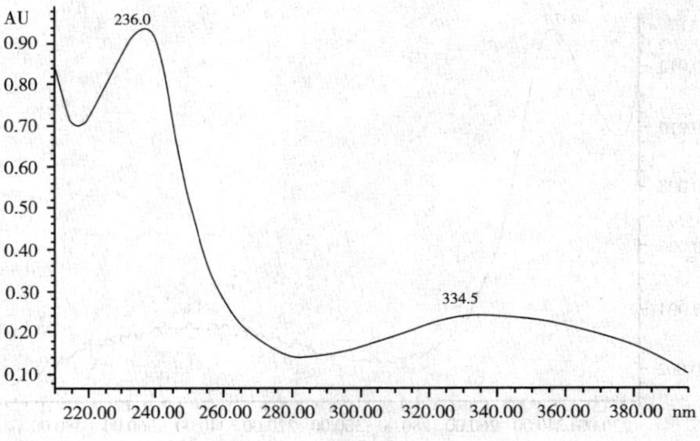

1. 尼索地平

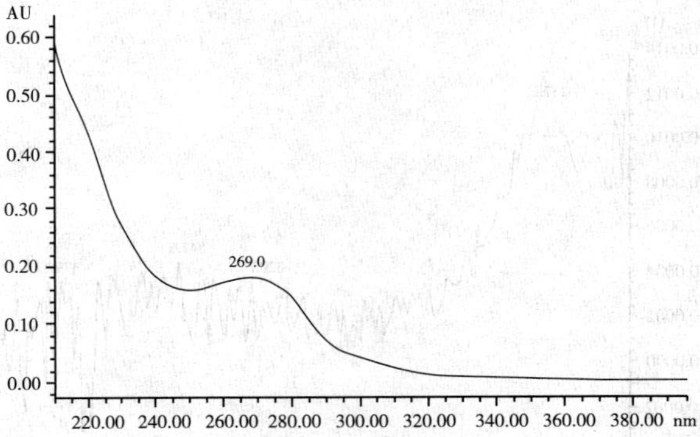

2. 杂质Ⅰ

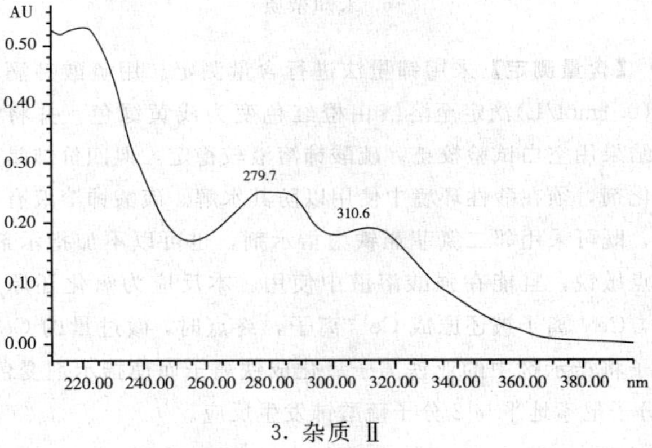

3. 杂质Ⅱ

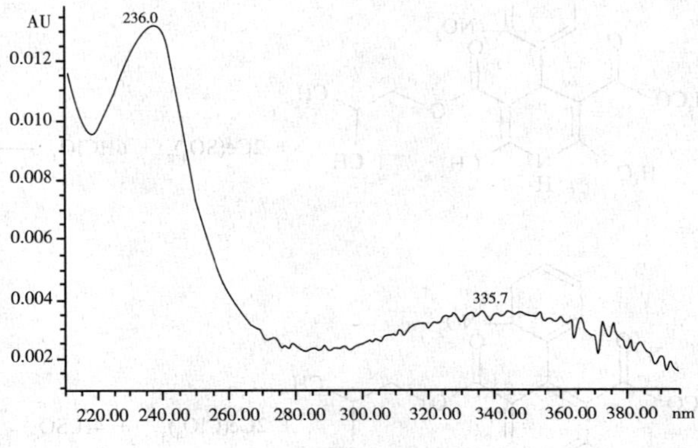

4. 未知杂质

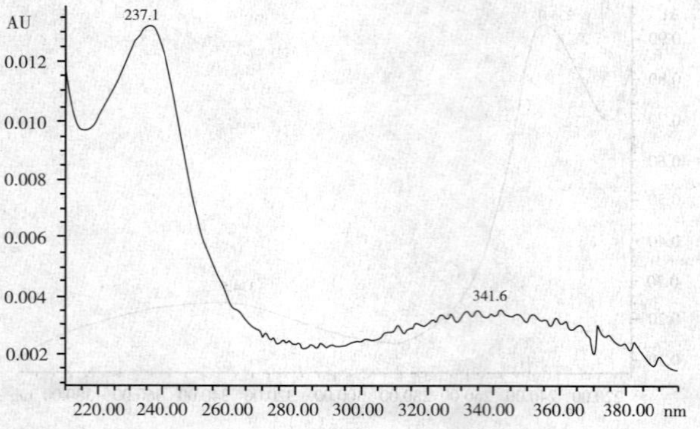

5. 未知杂质

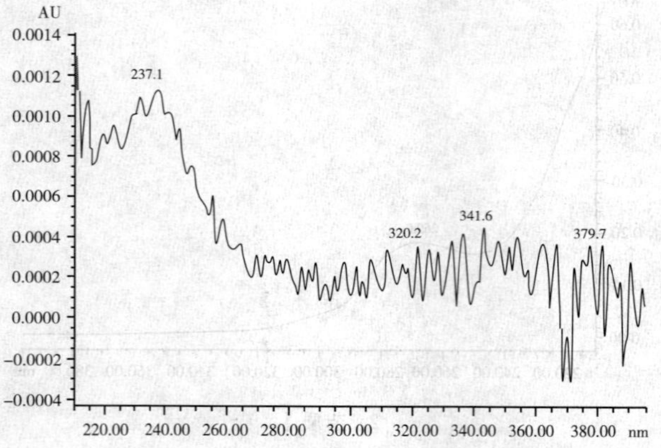

6. 未知杂质

【含量测定】 采用铈量法进行含量测定。用硫酸铈滴定液(0.1mol/L)滴定至溶液由橙红色变为浅黄绿色，并将滴定结果用空白试验校正。硫酸铈溶液较稳定，但四价铈是强氧化剂，须在酸性环境中使用以防其水解。硫酸铈溶液有颜色，既可采用邻二氮菲亚铁为指示剂，也可以不加指示剂，终点敏锐，且能在强酸溶液中使用。本反应为氧化还原反应，Ce^{4+}离子被还原成Ce^{3+}离子，终点时，微过量的Ce^{4+}离子将指示剂中的亚铁离子氧化成铁离子而使指示剂变色。1分子尼索地平与2分子硫酸铈发生反应。

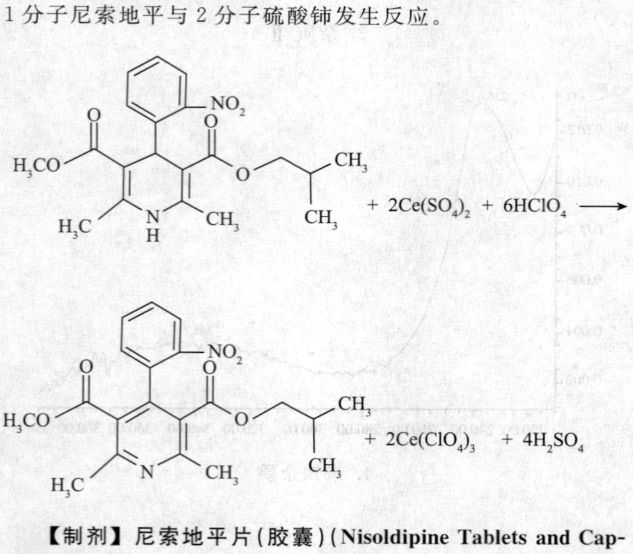

【制剂】尼索地平片(胶囊)(Nisoldipine Tablets and Capsules)

尼索地平片以尼索地平为原料，按照处方量称取磷酸氢钙、碳酸钙、羟丙纤维素、羧甲基淀粉钠辅料，混匀，加入聚维酮K30无水乙醇液(内加尼索地平)制粒、烘干、整粒，加入硬脂酸镁、十二烷基硫酸钠，混匀，压片，包装。

尼索地平胶囊以尼索地平为原料，将硬脂酸镁过60目筛。尼索地平、乳糖混匀，干压，微粉粉碎，加入十二烷基硫酸钠，加入乙醇适量，制粒，干燥，加入硬脂酸镁，整粒，混匀，胶囊充填，包装。

溶出度　采用篮法，以0.3%十二烷基硫酸钠溶液900ml为溶出介质，转速为每分钟50转，45分钟取样，限度为标示量的75%。

采用本品含量测定项下的色谱条件测定样品的溶出量。辅料对主成分溶出度测定无干扰，尼索地平片方法的回收率为102.30%(n=9)，RSD为2.77%；尼索地平胶囊方法的回收率为102.33%(n=9)，RSD为2.61%。滤膜对主成分吸附试验表明，玻璃膜、纤维素膜、聚四氟乙烯滤头对主成分无吸附。

含量均匀度和含量测定　均采用高效液相色谱法测定，辅料对主成分含量测定无干扰，尼索地平在50～300μg/ml的浓度范围内浓度与峰面积成良好的线性关系，线性回归方程为$A=50367C+460530$，$r=0.9992$(n=6)。方法的回收率为100.81%(n=9)，RSD为1.60%。

典型色谱图如下图。

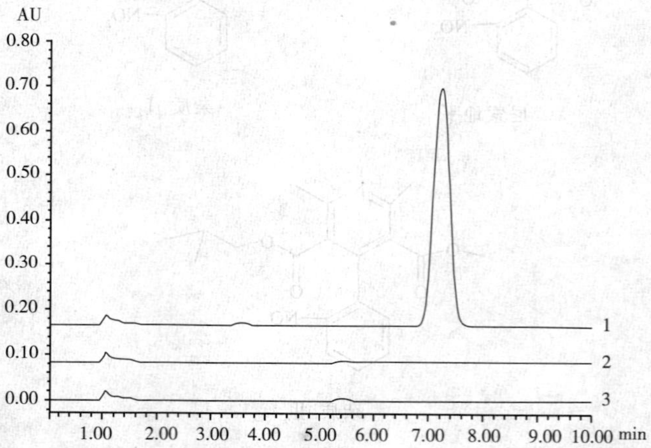

1. 样品　2. 溶剂空白　3. 辅料空白

参考文献

[1] 国家药典委员会．中华人民共和国药典［M］．二部．北京：化学工业出版社，2005.
[2] 国家药典委员会．中华人民共和国药典［M］．二部．北京：中国医药科技出版社，2010.
[3] 南京药学院．分析化学［M］．北京：人民卫生出版社，170-176.

撰写　吴少平　罗　晶　陕西省食品药品检验研究院
复核　徐长根　刘海静　陕西省食品药品检验研究院

尼群地平

Nitrendipine

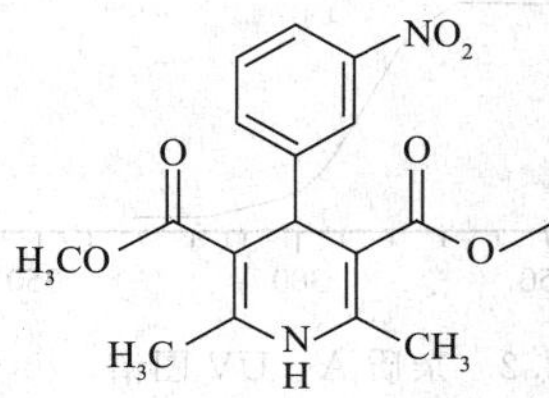

$C_{18}H_{20}N_2O_6$　360.37

化学名：2,6-二甲基-4-(3-硝基苯基)-1,4-二氢-3,5-吡啶二甲酸甲酯乙酯

2,6-dimethyl-4-(3-nitrophenyl)-1,4-dihydropyridine-3,5-dicarboxylic acid ethyl methvl ester

英文名：Nitrendipine(INN)

CAS 号：[39562-70-4]

本品为二氢吡啶类钙通道阻滞剂。能抑制血管平滑肌和心肌的跨膜钙离子内流，但以血管作用为主，故其血管选择性较强。本品能够引起冠状动脉、肾小动脉等全身血管的扩张，从而产生降压作用。本品口服吸收良好，达90%以上。蛋白结合率大于90%。口服后30分钟收缩压开始下降，60分钟后舒张压开始下降，降压作用在1～2小时时最大，可持续6～8小时。本品口服后约1.5小时血药浓度达峰值。生物利用度约为30%。$t_{1/2}$为2小时。本品在肝内广泛代谢，其代谢产物70%经肾脏排泄，8%随粪便排出[1]。

本品由拜耳公司 Meyer 等于1976年首次合成，于1985年上市销售。除中国药典(2015)收载外，BP(2013)、Ph. Eur. (7.0)及JP(16)均有收载。

【制法概要】 本品合成路线如下。

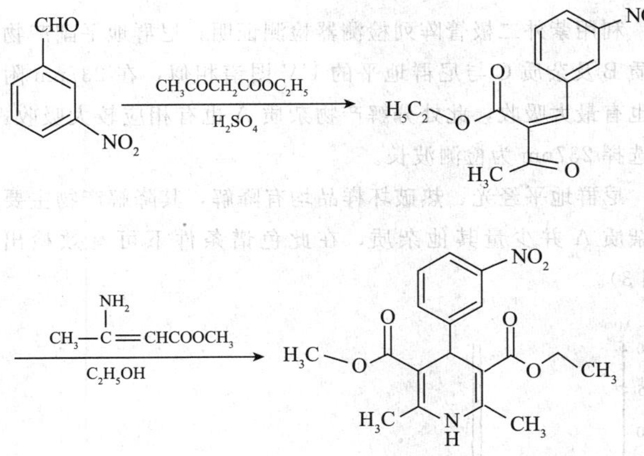

【性状】 本品为黄色结晶或结晶性粉末。据文献报道[2,3]本品具有Ⅰ、Ⅱ、Ⅲ 3种晶型，动物试验研究表明3种晶型的生物利用度不同[4]。单晶X-结晶学等研究表明，本品具有苯环平面与二氢吡啶环平面为几乎相互垂直的构象，此构象为药效构象[5]。

本品化学结构中存在不对称碳中心，因而存在光学异构体。各国药典收载的均为外消旋体。BP(2010)及EP(6.0)规定本品2%的丙酮溶液的旋光度应在−10°至+10°，JP(15)规定2%的乙腈溶液不显示旋光性。

本品遇光易变质，降解为2,6-二甲基-4-(3-硝基苯基)吡啶-3,5-二甲酸甲乙酯(杂质A)。

【鉴别】(1)本品的丙酮溶液与氢氧化钠试液反应后，呈橙红色，反应灵敏。

(2)本品的无水乙醇溶液在236nm与353nm的波长处有最大吸收，在303nm的波长处有最小吸收，在353nm与303nm的波长处的吸光度比值应为2.1～2.3。见图1。

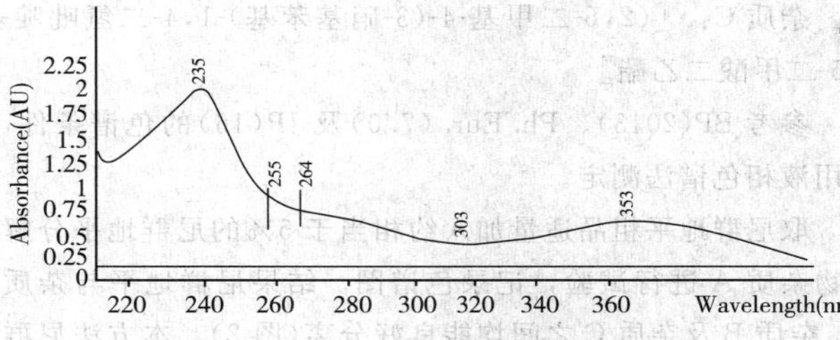

图1　尼群地平无水乙醇溶液紫外图谱

(3)本品的红外光吸收图谱(光谱集600图)，显示的主要特征如下。

特征谱带(cm^{-1})	归属	
3320，3250	胺	ν_{N-H}
1704	酯	$\nu_{C=O}$
1650，1490	二氢吡啶环，酯	$\nu_{C=C,C=O}$
1531，1350	硝基	ν_{NO_2}
1213	酯	ν_{C-O}
754	间位取代苯	γ_{3H}
704	间位取代苯	$\delta_{环}$

【检查】有关物质　尼群地平在合成的过程中主要产生两个副产物，即副产物杂质B及副产物杂质C，本品遇光易降解，主要分解为杂质A(药典中杂质Ⅰ)。

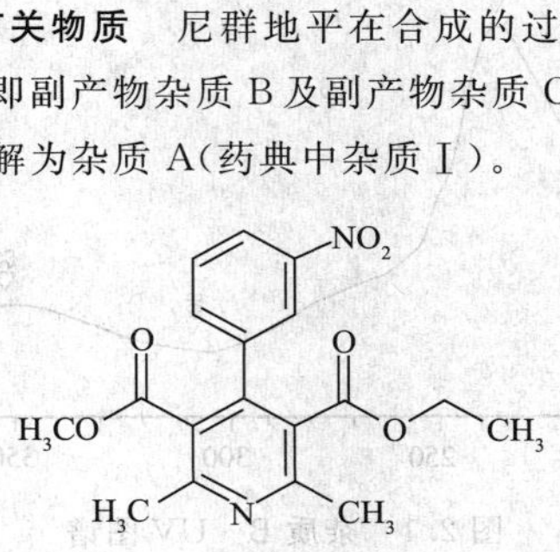

杂质 A ：[2,6-二甲基-4-(3-硝基苯基)吡啶-3,5-二甲酸甲乙酯]

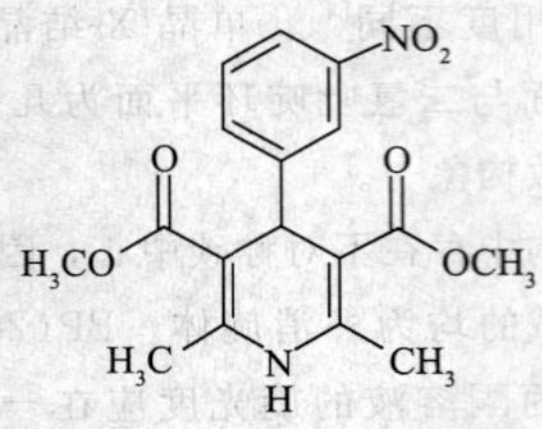

杂质 B：[2,6-二甲基-4-(3-硝基苯基)-1,4-二氢吡啶-3,5-二甲酸二甲酯]

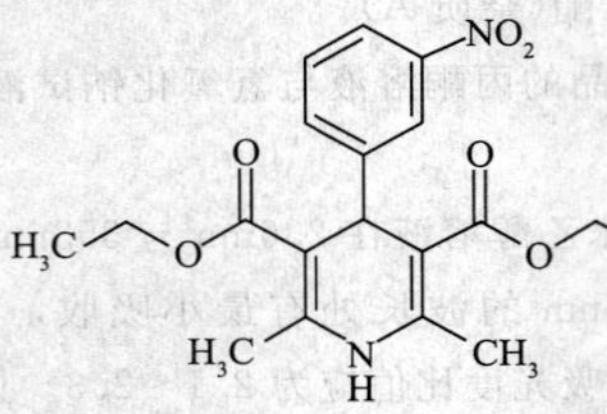

杂质 C：[(2,6-二甲基-4-(3-硝基苯基)-1,4-二氢吡啶-3,5-二甲酸二乙酯]

参考 BP(2013)、Ph. Eur. (7.0)及 JP(16)的色谱条件，采用液相色谱法测定。

取尼群地平粗品适量加入约相当于 5%的尼群地平分解产物杂质 A 进行试验，记录色谱图。结果尼群地平与杂质 A、杂质 B 及杂质 C 之间均能良好分离(图 2)，本方法尼群地平的最低检出量约为 0.5ng。

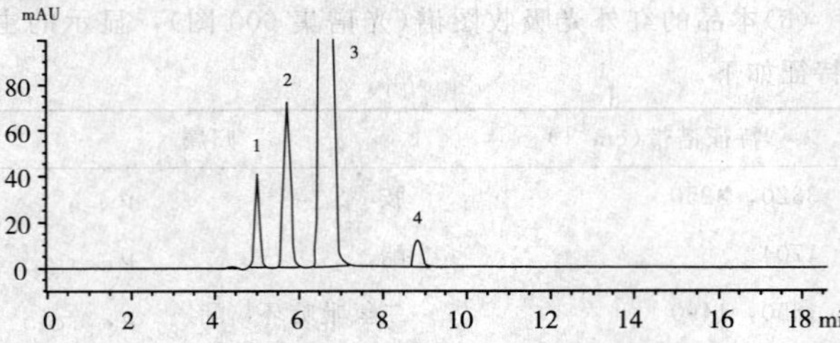

图 2　尼群地平粗品＋杂质 A 色谱图

1. 杂质 B；2. 杂质 A；3. 尼群地平；4. 杂质 C

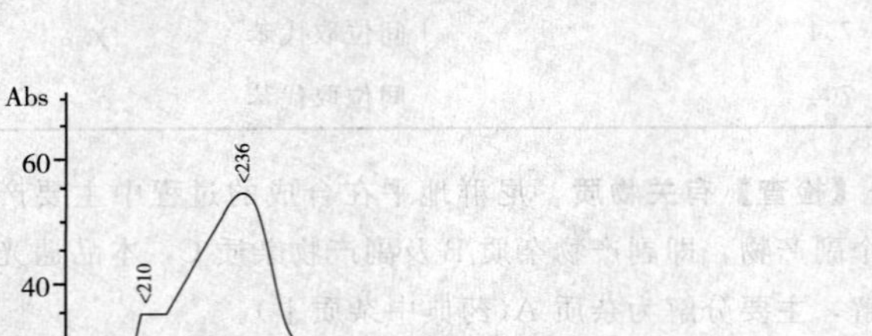

图 2.1　杂质 B　UV 图谱

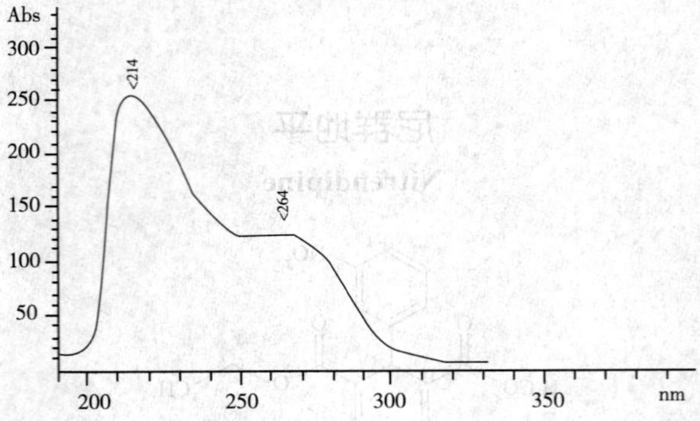

图 2.2　杂质 A　UV 图谱

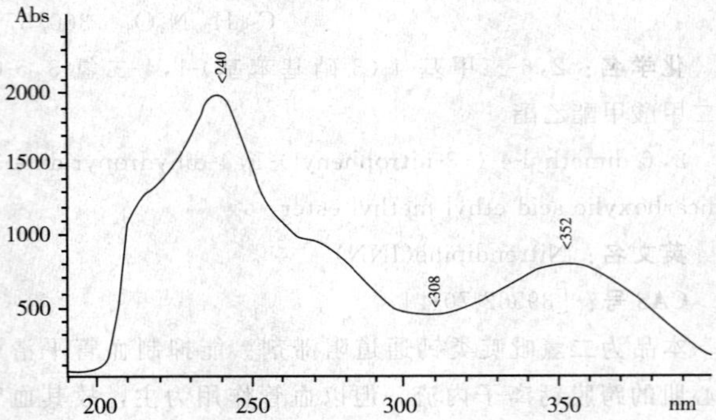

图 2.3　主峰　UV 图谱

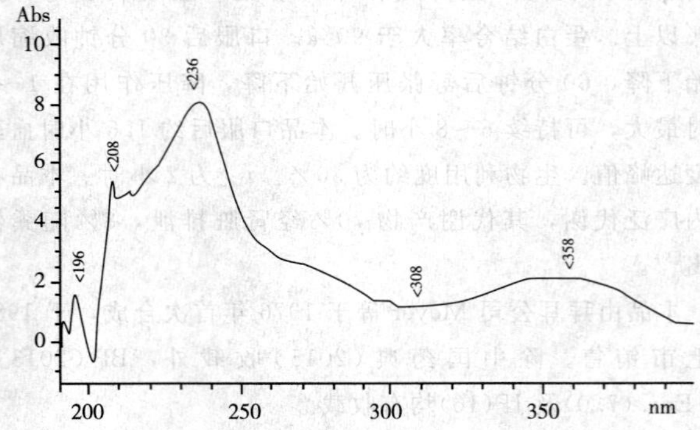

图 2.4　杂质 C　UV 图谱

利用紫外二极管阵列检测器检测证明，尼群地平副产物杂质 B 及杂质 C 与尼群地平的 UV 图谱相似，在 237nm 附近也有最大吸收，此处分解产物杂质 A 也有相应较大吸收，故选择 237nm 为检测波长。

尼群地平经光、热破坏样品均有降解，其降解产物主要是杂质 A 并少量其他杂质，在此色谱条件下可有效检出(图 3)。

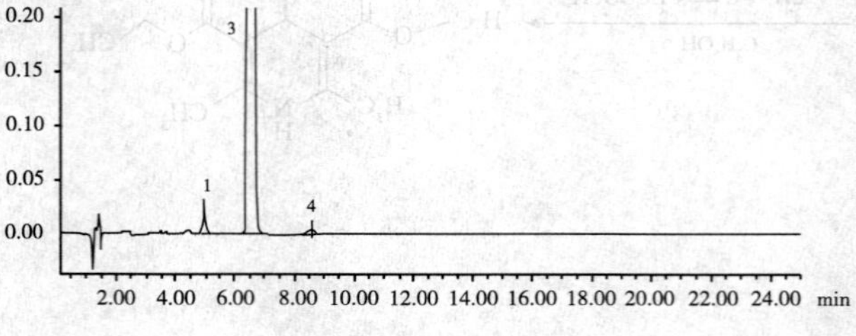

图 3　原料未破坏

选用不同品牌不同型号的色谱柱进行试验，结果见下表。

色谱柱	主峰 R_t	主峰板数	主峰与杂质（A）之间 R	杂质（B）R_t 与主峰 R_t 之比	杂质（A）R_t 与主峰 R_t 之比	杂质（C）R_t 与主峰 R_t 之比
Shimazu/250×4.6	12.5	4300	2.7	0.75	0.85	
Shimazu/150×4.6	9.0	2700	1.8	0.78	0.87	1.3
Agilent/150×4.6	6.5	4000	2.4	0.77	0.88	1.3
AGT/150×4.6	14.4	10000	3.9	0.74	0.86	1.4

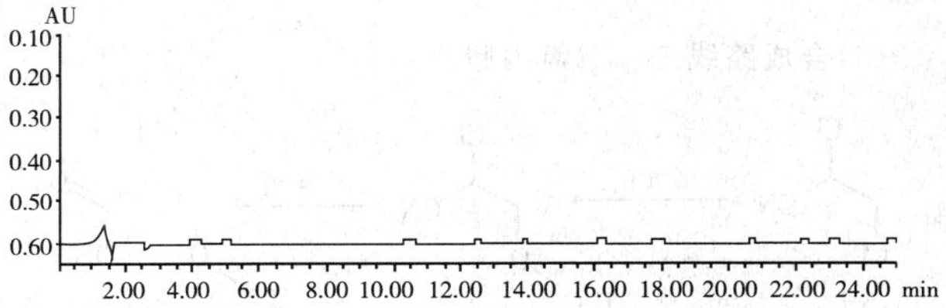

图 3.1　片剂空白辅料

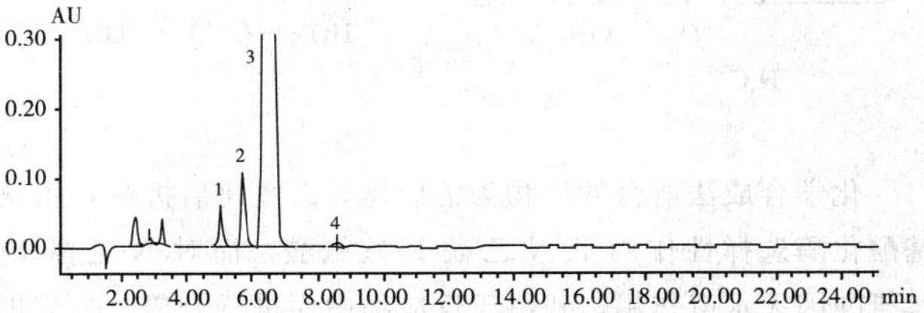

图 3.2　光照破坏

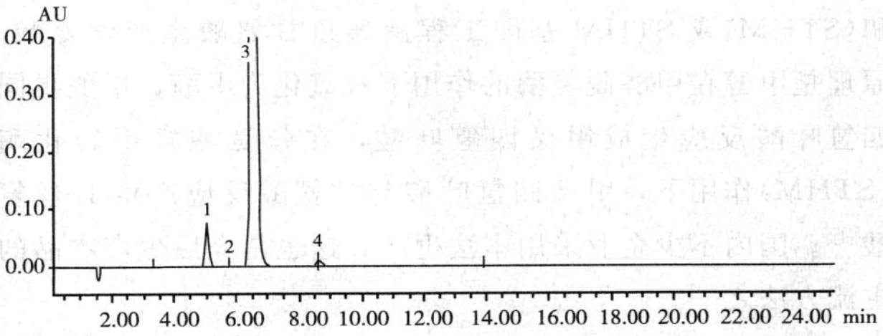

图 3.3　热破坏

【含量测定】采用铈量法进行含量测定[6]。用硫酸铈滴定液（0.1mol/L）滴定至溶液由橙红色变为浅黄绿色，并将滴定结果用空白试验校正。硫酸铈溶液较稳定，但四价铈是强氧化剂，须在酸性环境中使用以防其水解。硫酸铈溶液有颜色，既可采用邻二氮菲亚铁为指示剂，也可以不加指示剂，终点敏锐，且能在强酸溶液中使用。本反应为氧化还原反应，Ce^{4+} 离子被还原成 Ce^{3+} 离子，终点时，微过量的 Ce^{4+} 离子将指示剂中的亚铁离子氧化成铁离子而使指示剂变色。1 分子尼群地平与 2 分子硫酸铈发生反应。

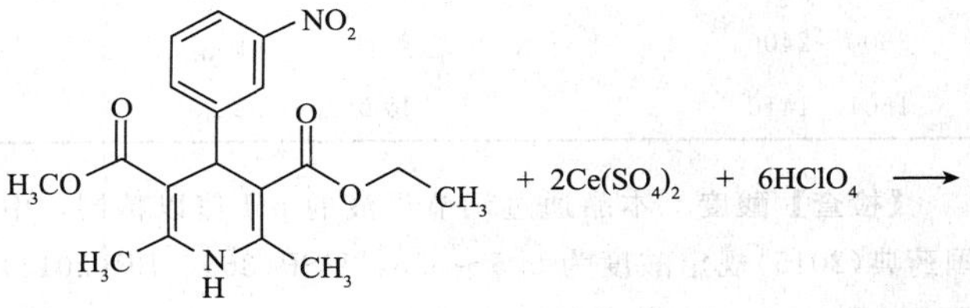

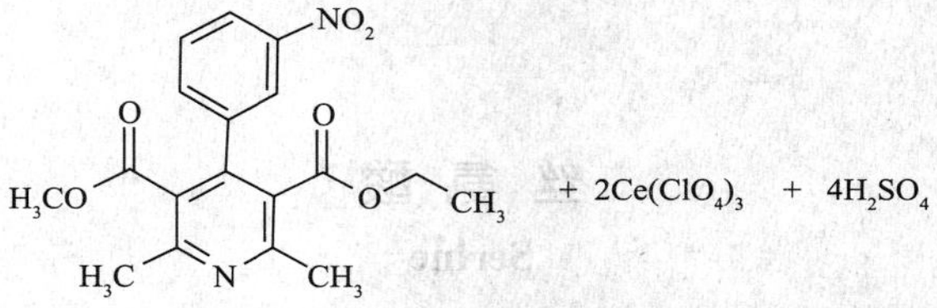

BP(2013)、Ph. Eur.(7.0)及 JP(16)亦均为铈量法。

【制剂】中国药典（2015）收载了尼群地平片和尼群地平软胶囊，JP(16)收载了尼群地平片。

(1)尼群地平片(Nitrendipine Tablets)

本品为淡黄色片，规格为 10mg。辅料主要有蔗糖、淀粉、羧甲淀粉钠、硬脂酸镁等。

溶出度　本品为难溶性药物，为了增加其溶解性，以 0.1mol/L 盐酸溶液-乙醇（70∶30）900ml 为溶出介质，采用第二法，转速为每分钟 100 转，经 60 分钟时取样，照紫外-可见分光光度法，在 237nm 的波长处测定吸光度，另取尼群地平对照品同时测定，限度为标示量的 75%。

JP(16)加入聚山梨酯 80 增加本品的溶解性，采用与原料药有关物质项下相同的 HPLC 法测定溶出量，但检测波长改为 356nm。

含量均匀度及含量测定　均采用与原料有关物质一致的 HPLC 法。试验证明辅料无干扰，尼群地平在 0.025～0.175mg/ml（0.5～3.5μg）的浓度范围内，浓度与峰面积呈良好的线性关系，进样精密度为 0.2%（n=6），回收率为 99.9%（RSD=0.7%，n=9），供试品溶液在避光状态下 12 小时内稳定（RSD=0.7%，n=7）。

JP(16)采用与原料药有关物质项下相同的 HPLC 法测定，以对羟基苯酸为内标物质。

(2)尼群地平软胶囊(Nitrendipine Soft Capsules)

本品为软胶囊，内含黄色黏稠液体，规格为 10mg。

含量均匀度及含量测定　均采用紫外-可见分光光度法，在 237nm 的波长处测定吸光度。

参考文献

[1] 国家药典委员会．中华人民共和国药典临床用药须知·化学药和生物制品卷［M］．北京：人民卫生出版社，2005.

[2] 袁恒杰，陈大为，范立君．尼群地平多晶型化学稳定性影响因素考察［J］．中国医院药学杂志，2004，24(11)：15.

[3] 袁恒杰，陈大为，任耘等．尼群地平晶型转变条件及其影响因素的确定［J］．化学学报，2008，66(21)：2429-2433.

[4] 袁恒杰，陈大为，范桾等．尼群地平多晶型家兔体内药动学

及生物利用度研究［J］．中国医院药学杂志，2009，29(1)：29.

[5] 李仁利．药物构效关系［M］．北京：中国医药科技出版社，2004：163-165.

[6] 马玉荣，朱代舜．尼群地平片剂的铈量法测定［J］．中国医药工业杂志，1995，26(9)：410-411.

撰写　马玉荣　河北省药品检验研究院

复核　杨　梁　河北省药品检验研究院

丝氨酸

Serine

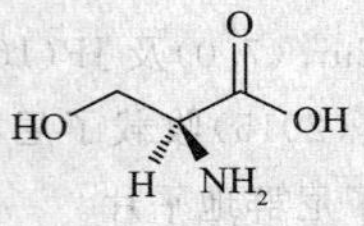

$C_3H_7NO_3$　105.09

化学名： L-2-氨基-3-羟基丙酸

L-2-amino-3-hydroxypropionic acid

CAS 号：［56-45-1］

本品是一种非必需氨基酸。L-丝氨酸参与磷脂的合成，在细胞膜和包围神经细胞的鞘的形成中都发挥着作用；磷脂酰丝氨酸是磷脂之一，可用来治疗年老引发的痴呆症和正常的老年记忆损失[1]；L-丝氨酸在丝氨酸蛋白酶系（如糜蛋白酶、凝血因子 X、凝血酶、纤维蛋白溶酶、补体蛋白 C1r 和 C1s、乙酰胆碱酯酶）中作为活性部位存在，在消化、凝血、补体系统和神经系统等方面起重要作用。丝氨酸在体内可由 D-甘油酸作为前体经生物合成而得，苏氨酸、甘氨酸也可转化为本品。

1865 年首次从丝胶的硫酸水解液中分离获得本品，1902 年 E. Fischer 合成了丝氨酸消旋体并确认结构。1907 年确认了其光学构型为 L 型。除中国药典（2015）收载外，USP(36)、BP(2013)、Ph. Eur. (7.0) 均有收载。

【制法概要】 本品的生产方法主要有蛋白水解法、化学合成法、生物酶法和发酵法。现在蛋白质水解提取法已较少使用，化学合成法以及生物酶法是目前较常用的方法。与其他氨基酸相比，利用糖质原料直接发酵生产本品十分困难，至今研究的大多是以甘氨酸、甘氨酸三甲内盐或甘油酸为前体的发酵法。目前也有报道直接利用糖原发酵生产的菌种[2]。

化学合成法目前有 3 种工业化合成路线[3]，分别以甘氨酸和甲醛为原料、以丙烯腈和以二氯丙腈为原料，日本三井主要采用丙烯腈法生产丝氨酸。三种合成路线如下。

(1) 合成路线一　甘氨酸铜法

甘氨酸 $\xrightarrow{Cu^{2+}}$ 甘氨酸铜 $\xrightarrow{HCHO}$ 丝氨酸铜 $\xrightarrow{H^+/Na_2S}$ DL-丝氨酸

(2) 合成路线二　丙烯腈法

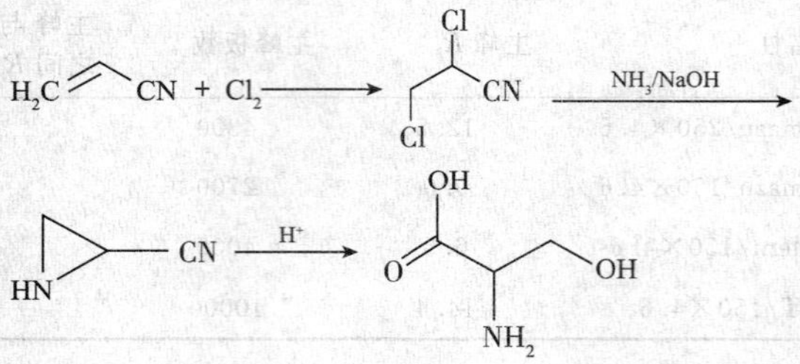

(3) 合成路线三　二氯丙腈法

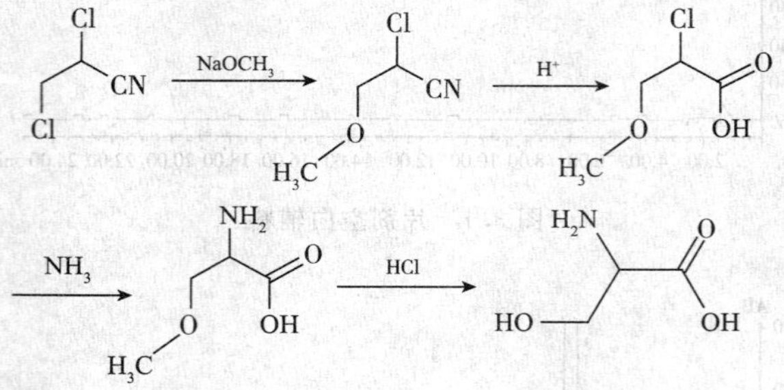

化学合成法所得的产物为消旋体，乙酰化后拆分，用氨基酰化酶选择性作用于 N-乙酰-L-丝氨酸，而对 N-乙酰-D-丝氨酸因无水解作用，残留于反应物中而进行分离。分离出的 D-丝氨酸用化学方法消旋后可再拆分制得本品。

生物酶法是目前较好的合成方法，采用丝氨酸羟甲转化酶（STHM）或 STHM 基因工程菌通过甘氨酸生产丝氨酸。原理是甲醇在甲醇脱氢酶的作用下被氧化为甲醛，甲醛再同四氢叶酸反应生成甲叉四氢叶酸，在丝氨酸羟甲转化酶（STHM）作用下，甲叉四氢叶酸与甘氨酸反应产生 L-丝氨酸[4]。国内不少企业采用本法生产，这也是今后生产本品的主流方法之一。

【性状】熔点　本品熔点为 222℃，熔融时同时分解[5]。

比旋度　本品具旋光性，中国药典（2005）规定其 0.1 g/ml 的水溶液比旋度为＋14.0°至＋16.0°。2010 年版药典修订为＋14.0°至＋15.6°，中国药典（2015）未作修订，与 USP(36) 一致。BP(2013)、Ph. Eur. (7.0) 规定为＋14.0°至＋16.0°。

【鉴别】 (1) 采用薄层色谱法，使供试品与对照品进行比较，所显主斑点的位置和颜色应相同。方法详见其他氨基酸检查项。

(2) 本品的红外光吸收图谱（光谱集 917 图）显示的主要特征吸收如下。

特征谱带（cm^{-1}）	归属
3466	羟基　ν_{OH}
3300～2400	胺盐　$\nu_{NH_3^+}$
1601，1410	羧酸离子　$\nu_{CO_2^-}$

【检查】酸度　本品通过调节母液的 pH 值以精制，中国药典（2015）规定酸度为 5.5～6.5，USP(36)、BP(2013) 和 Ph. Eur. (7.0) 未收载该项检查。

溶液的透光率　控制溶液的澄清度和颜色。本品粗品溶液常呈现黄色。中国药典(2015)规定本品水溶液在430nm波长处的透光率不得低于98.0%。USP(36)未收载该项检查。BP(2013)和Ph. Eur.(7.0)采用比色法，取2.5g本品溶于蒸馏水50ml中与标准黄绿色6号(BY_6)比色液比较。

氯化物 控制在生产中加入盐酸调节pH值和离子交换柱洗脱时引入的氯离子。采用比浊法检查。中国药典(2015)、BP(2013)、Ph. Eur.(7.0)规定限度为0.02%。USP(36)规定限度为0.05%。

硫酸盐 控制硫酸根离子的残留量，采用比浊法测定。中国药典(2015)规定限度为0.02%。BP(2013)、Ph. Eur.(7.0)、USP(36)规定限度为0.03%。

胺盐 控制在生产中加入氨水调节pH值和离子交换柱洗脱时引入的铵离子，采用比浊法检查。中国药典(2015)、BP(2013)、Ph. Eur.(7.0)规定限度为0.02%。USP(36)未收载该项检查。

其他氨基酸 采用薄层色谱法检查有关物质。

本品易溶于水，极性大，采用硅胶G薄层色谱检查。展开剂为正丁醇-水-冰醋酸(3∶1∶1)。采用茚三酮作为显色剂。

中国药典(2010)增加了系统适用性试验。要求0.1mg/ml(相当于供试品溶液的0.5%)的对照溶液应显一明显斑点。参考BP(2009)采用甲硫氨酸作为特殊杂质用于考察系统适应性，要求浓度均为0.4mg/ml的丝氨酸和甲硫氨酸混合溶液应显两个完全分离的斑点，否则试验无效。本品点样量为5μl，样品最低检出限约为0.4μg。见图1。2015年版未作修订。

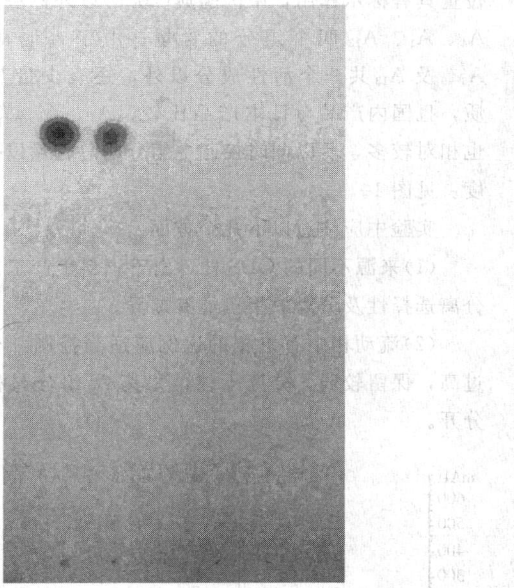

1　2　3　4　5　6

图1　丝氨酸最低检出限薄层色谱图

1. 丝氨酸(40μg)；2. 丝氨酸(20μg)；

3. 丝氨酸和甲硫氨酸混合溶液(0.4μg)；

4. 甲硫氨酸(未检出，0.2μg)；

5. 甲硫氨酸(未检出，0.12μg)；

6. 甲硫氨酸(未检出，0.04μg)

干燥失重 中国药典(2015)与USP(36)相同，在105℃干燥3小时检查，规定减失重量不得过0.2%，BP(2013)、Ph. Eur.(7.0)规定为0.5%。

铁盐 控制生产工艺中引入的铁离子。铁离子的存在会影响制剂的质量，必须加以控制。中国药典(2015)、BP(2013)、Ph. Eur.(7.0)规定限度为0.001%。USP(36)规定限度为0.003%。

细菌内毒素 在复方氨基酸中本品临床每小时用药最大剂量是静脉滴注每千克体重约15mg(按复方氨基酸注射液处方中最大用量和滴注用量估计)，内毒素计算限值约为330EU/g。中国药典(2000)热原检查限值为0.25g/kg，进口标准为0.4g/kg。中国药典(2005)规定本品细菌内毒素限值为12.5EU/g。中国药典(2010)规定本品细菌内毒素限值为12EU/g，与内毒素计算值比较，安全系数为27.5，中国药典(2015)未作修订。

【含量测定】 采用非水电位滴定法测定含量。加甲酸是为了增加溶解度和提高非水溶剂提供质子的能力增加丝氨酸的碱性。丝氨酸只有1个氨基，因此滴定度为每1ml高氯酸滴定液(0.1mol/L)相当于10.51mg的$C_3H_7NO_3$。

参考文献

[1] 刘平．磷脂酰丝氨酸的药理及临床应用研究进展［J］．国外医学：药学分册，1991，18(4)：207-210.

[2] 张晓梅，窦文芳，许泓瑜，等．产L-丝氨酸菌株SYPS-062的鉴定及碳源对发酵的影响［J］．微生物学通报，2009，36(6)：789-793.

[3] 柴多里，祁秋景，基木格，等．丝氨酸的研究进展［J］．化工科技市场，2006，29(5)：17-19.

[4] 张炳荣．氨基酸生产技术讲座［J］．中国调味品，1986，22(10)：28-32.

[5] 黎新．丝氨酸热分解机理的研究［J］．化学物理学报，2003，16(3)：232-235.

撰写　郭鹏程　湖北省药品监督检验研究院

复核　姜　红　湖北省药品监督检验研究院

吉他霉素

Kitasamycin

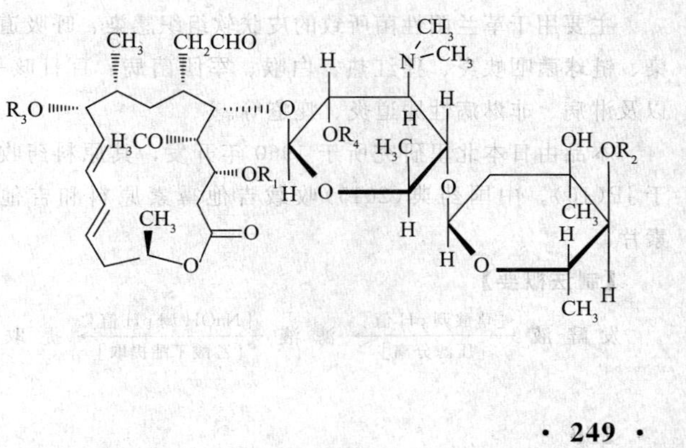

吉他霉素 A_1：R_1=H　R_2=$COCH_2CH(CH_3)_2$
R_3=H　R_4=H

吉他霉素 A_3：R_1=$COCH_3$　R_2=$COCH_2CH(CH_3)_2$
R_3=H　R_4=H

吉他霉素 A_4：R_1=H　R_2=$COCH_2CH_2CH_3$
R_3=H　R_4=H

吉他霉素 A_5：R_1= $COCH_3$　R_2= $COCH_2CH_2CH_3$
R_3=H　R_4=H

吉他霉素 A_6：R_1=H　R_2=$COCH_2CH_3$
R_3=H　R_4=H

吉他霉素 A_7：R_1=$COCH_3$　R_2=$COCH_2CH_3$
R_3=H　R_4=H

吉他霉素 A_8：R_1=$COCH_3$　R_2= $COCH_3$
R_3=H　R_4=H

吉他霉素 A_9：R_1=H　R_2= $COCH_3$
R_3=H　R_4=H

吉他霉素 A_{13}：R_1=H　R_2=$COCH_2CH_2CH_2CH_2CH_3$
R_3=H　R_4=H

异名：杜晶白霉素(Leucomycin)

CAS 号：[1392-21-8]

本品为由北里链霉菌(*S. kitasatoensis*)发酵所产生的多组分十六元大环内酯类抗生素。目前国内外生产的产品主要含 A 族(A_1、A_3～A_9、A_{13})组分，其中 A_1 和 A_5 的抗菌活性最强。其基本结构由 16 元内酯环、碳霉糖和碳霉氨糖等组成，各组分间的差别仅为 16 元环内酯环上 3 位的酰基和碳霉氨糖部分 4 位的酰基(R_2)不同。酰基基团越大，极性越小；反之，则极性越大，—$COCH_3$ 的极性大于—$COCH_2CH(CH_3)_2$。

吉他霉素能与细菌核蛋白的 50S 亚基结合，抑制转肽作用和抑制信使核糖核酸(mRNA)的移位，从而阻碍细菌的蛋白质合成起到抑菌作用。抗菌谱与红霉素相似，但对大多数革兰阳性菌的抗菌活性略差，部分耐红霉素的金黄色葡萄球菌仍对吉他霉素敏感，对白喉杆菌、破伤风杆菌、淋病奈瑟菌、百日咳杆菌、立克次体属和沙眼衣原体也有相当活性。

口服后吸收良好。单剂量口服 400mg 后 0.5 小时血药浓度达峰值(C_{max})为 0.69mg/L。在脏器内分布广泛，肝和胆汁中浓度尤高，在肺、肾、肌肉等组织中浓度也较血药浓度为高。主要经肝胆系统排泄。

主要用于革兰阳性菌所致的皮肤软组织感染、呼吸道感染、链球菌咽峡炎、猩红热、白喉、军团菌病、百日咳等，以及淋病、非淋病性尿道炎、痤疮等。

本品由日本北里研究所于 1960 年开发，其原料药收载于 JP(16)。中国药典(2015)收载吉他霉素原料和吉他霉素片。

【制法概要】

发酵液 —[草酸调 pH 值]/[压滤分离]→ 滤液 —[NaOH 调 pH 值]/[乙酸丁酯提取]→ 提取液 —[水]/[高速离心]→ 乙酸丁酯相 —[缓冲液提取]→ 提取液 —[活性炭脱色]/[压滤分离]→ 脱色液 —[除乙酸丁酯味]/[结晶]→ 结晶液 —[离心脱水]→ 湿晶 —[湿晶粉碎]/[减压干燥]→ 成品

【性状】 吉他霉素组分复杂，各组分呈现不同的晶状体，其中 A_1、A_2 为白色结晶，A_3、A_4、A_5、A_6、A_8、A_9 为白色柱状结晶，A_7 为白色针状结晶。均呈碱性，在中性及弱碱性条件下稳定。甲醇、乙醇、丙酮、三氯甲烷、乙醚中极易溶解，水中极微溶解(溶解度<0.1%)。熔点为 125～137℃。

【鉴别】 JP(16)采用紫外光谱鉴别，专属性不强。中国药典(2015)采用两种鉴别方法：(1)为遇硫酸的呈色反应；(2)为高效液相色谱法，该法专属性强。

【检查】 **碱度**　JP(16)未对吉他霉素碱度进行控制。

水分　中国药典(2015)和 JP(16)均采用费休水分测定法。

炽灼残渣　JP(16)对此未做要求。

吉他霉素组分　吉他霉素各组分具有不同的生物学活性及不同的毒性作用，为保证药物的疗效和用药安全，更好地控制药品质量，有必要对药物中各组分的含量进行控制[1]。吉他霉素起源于日本，但是由于我国菌种与日本菌种存在差异，我国生产的吉他霉素的各组分含量与日本吉他霉素有所不同。JP(16)收载了吉他霉素 A_1、$A_{3\sim9}$ 及 A_{13} 共 9 个活性成分，日本吉他霉素产品以 A_5、A_4、A_1 三个组分为主，JP(16)以 HPLC 相对峰面积控制 A_5、A_4、A_1 三个组分的相对含量。目前国内产品也均以 A_5、A_4、A_1 三个组分为主要成分，国内产品与日本产品比较，A_{13} 组分含量相对较高，且在中国药典(2015)色谱系统中，A_{13} 为最后洗脱的组分，峰位置具有标示作用，中国药典(2015)以外标法分别控制 A_5、A_4、A_1、A_{13} 四个组分的含量；由于吉他霉素除了 A_1、$A_{3\sim9}$ 及 A_{13} 共 9 个活性成分以外，还有少量其他组分或杂质，且国内产品与日本产品比较，A_3、$A_{6\sim9}$ 等小组分的量也相对较多，所以同时控制主组分的总含量以确定其相对纯度。见图 1。

实验中应注意以下几个方面。

(1)来源不同的 ODS 柱，由于填料生产工艺的差异，其分离选择性及分离效果可能有差异。

(2)流动相中有机相的比例应适当控制。有机相的浓度过高，保留较弱，分离不佳，尤其 A_5 组分与相邻杂质难以分开。

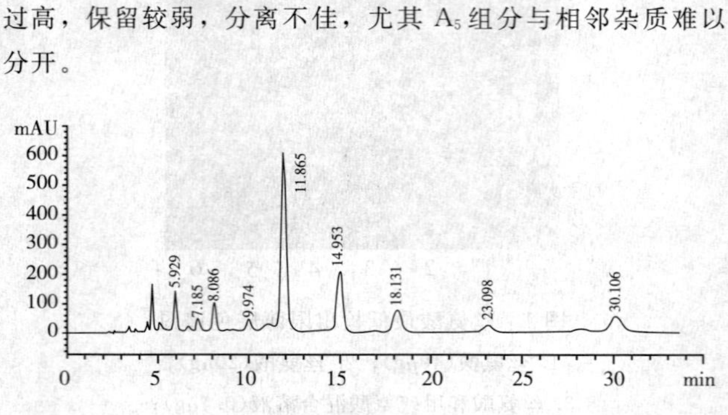

图 1　供试品溶液的典型色谱图

洗脱顺序依次为 A_9、A_8、A_7、A_6、A_5、A_4、A_1、A_3、A_{13}

【含量测定】采用微生物检定法。JP(16)规定含量以无水物计，每1mg效价为1450～1700吉他霉素单位，采用管碟法。中国药典(2015)规定含量以无水物计算，每1mg的效价不得少于1300吉他霉素单位，采用管碟法或浊度法。

(1)管碟法　为提高检测灵敏度和重现性，培养基中可加0.3%葡萄糖，并调节pH8.0～8.2，以改善抑菌圈不清晰或有双圈的现象。

(2)浊度法　实验中应注意以下几个方面。

① 实验菌的稳定性是影响实验的重要因素，因此在菌悬液制备过程中，需严格控制菌种斜面的质量和菌种培养的温度与时间。培养温度为37℃时，时间应不少于22小时，以使实验菌形态大小一致，洗下的菌液呈金黄色，质细腻，分散度好；菌液配制后当天使用，不宜在冰箱中久置，否则会使实验数据混乱。

② 比浊测定时，应控制菌液浓度，其吸收度在0.3～0.7范围内可获得较准确的结果。加菌量过少，则测定时可利用的浓度范围窄。抗生素高低浓度之间的吸收度差值在0.1以上为佳，可通过预试验来确定加菌量。

管碟法为传统方法，耗时长，操作时影响因素多；浊度法具有耗时短、干扰因素少、灵敏度高、测定结果可信限率更小等优点，但该方法前期准备工作要求较多，如需制备标准曲线等，可根据实际需求及实验条件选择其一种方法测定。

【制剂】吉他霉素片(Kitasamycin Tablets)

溶出度　由于吉他霉素为多组分抗生素，组分复杂，没有单一对照品，吉他霉素片溶出度测定采用自身对照法计算溶出量。

微生物限度　根据吉他霉素片微生物限度检查方法验证结果，确定检查方法：取本品10g，加pH 7.0无菌氯化钠-蛋白胨缓冲液100ml，制成1∶10供试液，采用常规法测定霉菌及酵母菌数，采用薄膜过滤法处理后测定细菌数和检查控制菌(大肠埃希菌)。

参考文献

[1] 祝仕清，朱长群．吉他霉素中各组分的LC-MS研究［J］．中国抗生素杂志，2007，32(8)：478．

撰写　周　颖　李晓燕　上海市食品药品检验所
复核　李瑞莲　杨汉初　上海市食品药品检验所

吉非罗齐

Gemfibrozil

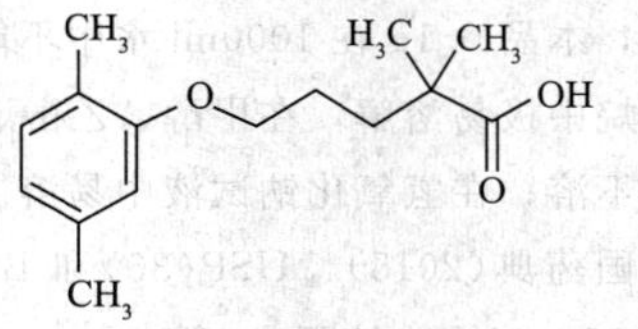

$C_{15}H_{22}O_3$　250.34

化学名：2,2-二甲基-5-(2,5-二甲苯氧基)-戊酸
2,2-dimethyl-5-(2,5-xylyloxy)valeric acid

英文名：Gemfibrozil(INN)

CAS号：［25812-30-0］

吉非罗齐为非卤化的氯贝丁酯类降血脂药物，能显著地降低血中三酰甘油和胆固醇含量，并能显著降低极低密度脂蛋白(VLDL)，升高高密度脂蛋白(HDL)，但对低密度脂蛋白影响不大。临床可用于所有类型脂质代谢障碍病人，如原发性和继发性高脂蛋白血症、高胆固醇血症、高甘油三酯、混合型高脂血症以及糖尿病引起的脂代谢障碍等，还可用于预防心肌梗死[1]。

除中国药典(2015)收载了该品种外，该品种在USP(36)和BP(2013)均有收载。

1962年，首次发现氯贝丁酯(Clofibrate)有降低TG和VLDL作用，继Clofibrate后又研制了非卤代苯氧戊酸衍生物，并在其中发现了降脂效果较好的吉非罗齐(Gemfibrate)，国内首研单位是湖南千金湘江药业股份有限公司。

【制法概要】本品合成路线如下。

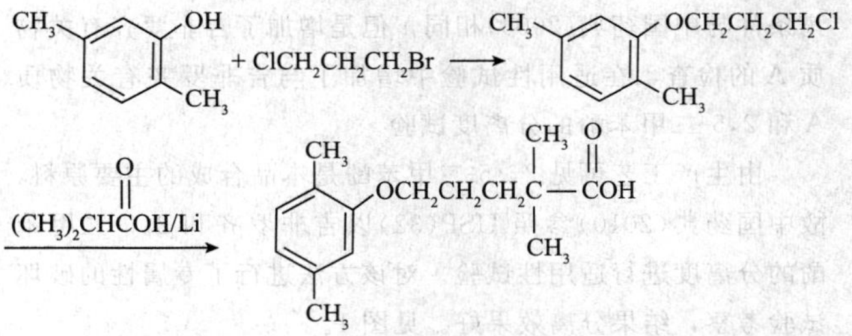

国内各家生产工艺基本一致。

【代谢】苯环或苯甲基氧化为—COOH，与葡萄糖醛酸成酯经尿排出。

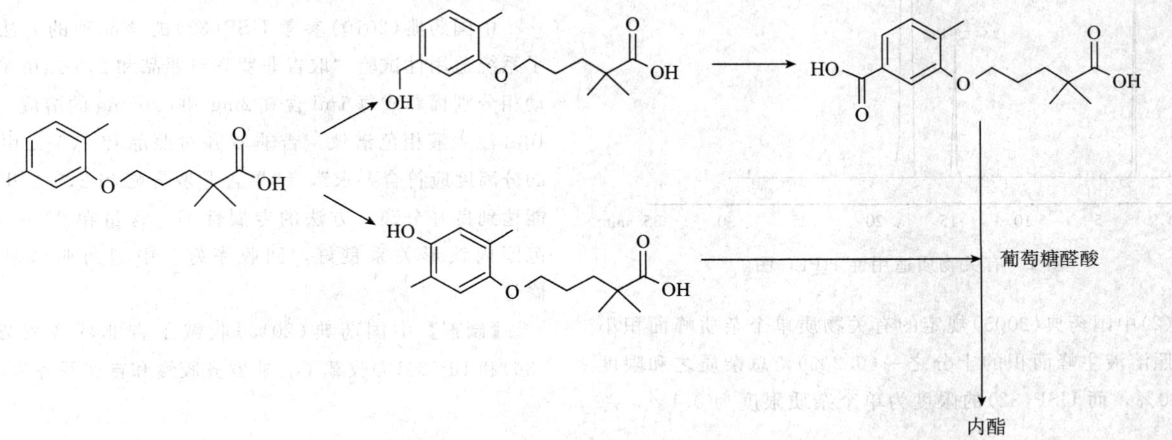

【**性状**】本品为白色结晶性粉末；无臭，无味。

溶解性　经试验，本品 1g 能溶于 1ml 三氯甲烷中，本品 1g 分别在 10ml 的甲醇、乙醇、丙酮、己烷和氢氧化钠试液中都能溶解，本品 0.1g 在 1000ml 水中不能全部溶解，故本品在三氯甲烷中极易溶解，在甲醇、乙醇、丙酮或己烷中易溶，在水中不溶；在氢氧化钠试液中易溶。

熔点　中国药典(2015)、USP(36) 和 BP(2013) 中，本品的熔点均为 58～61℃。熔距为 3℃。

【**鉴别**】(1)由于本品为有机酸，与碘化钾和碘酸钾反应，会生成 I_2，与淀粉反应，显蓝色。

(2)在含量测定项下的色谱图中，供试品溶液主峰的保留时间应与对照品溶液主峰的保留时间一致。

(3)本品的红外光吸收图谱(光谱集 601 图)，显示的主要特征如下[2]。

特征谱带(cm^{-1})	归属	
3100～2500	羧酸	ν_{O-H}
1710	羧酸	$\nu_{C=O}$
1615，1586，1516	苯环	$\nu_{C=C}$
1215、1050	醚	ν_{C-O-C}
805	邻位取代苯	γ_{2H}

【**检查**】　**有关物质**　采用高效液相色谱法检查。

(1)中国药典(2005)有关物质检查方法为高效液相色谱法，采用含量测定项下的色谱条件：用十八烷基硅烷键合硅胶为填充剂；以甲醇-水-冰醋酸(75∶24∶1)为流动相；检测波长为 276nm；USP(32)也采用的是高效液相色谱法，色谱条件与中国药典(2005)相同，但是增加了吉非罗齐有关物质 A 的检查，在适用性试验中增加了与吉非罗齐有关物质 A 和 2,5-二甲苯酚的分离度试验。

由生产工艺可见 2，5-二甲苯酚是本品合成的主要原料，故中国药典(2010)参照 USP(32)以吉非罗齐和 2,5-二甲苯酚的分离度进行适用性试验。对该方法进行了专属性的破坏试验考察，结果分离效果好。见图 1。

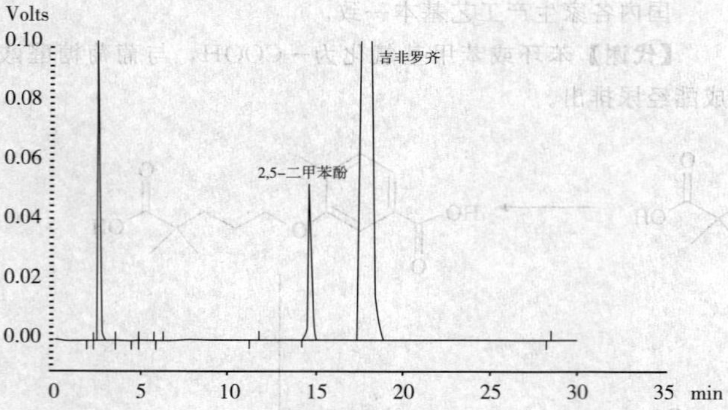

图 1　有关物质适用性 HPLC 图

(2)中国药典(2005)规定的有关物质单个杂质峰面积小于对照溶液主峰面积的十分之一(0.2%)，总杂质之和限度为 2.0%，而 USP(32)的限度为单个杂质限度为 0.1%，总杂质限度为 0.5%，对提供的样品进行了有关物质检查，结果单个杂质均不过 0.2%，杂质总量均不过 1.0%。根据检验结果，中国药典(2010)将杂质之和的限度调整为 1.0%。中国药典(2015)未作修订。

甲酸乙酯、正己烷、四氢呋喃、甲基环己烷、甲苯　采用气相色谱法。

经查阅资料和生产企业的工艺调查，吉非罗齐原料工艺中可能用到的有机溶剂有：甲酸乙酯、四氢呋喃、乙醇、甲苯、正己烷、甲基环己烷和二甲基亚砜七种。USP(36)、BP(2013)、Ph. Eur.(7.0)、及 JP(16)均未收载。

参照《化学药物残留溶剂研究的技术指导原则》及中国药典残留溶剂测定法，对生产企业提供的吉非罗齐原料中可能残留的有机溶剂乙醇、甲酸乙酯、正己烷、四氢呋喃、甲基环己烷、甲苯和二甲基亚砜进行了方法学考察。考察结果表明检测方法操作简便，重现性好，结果准确可靠。见图 2。

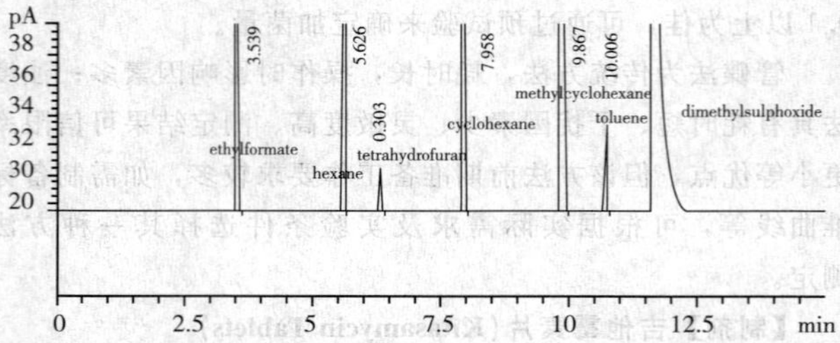

图 2　残留溶剂系统适应性 GC 图

水分　由于该化合物熔点低，采用干燥失重法不适宜。中国药典(2015)、BP(2013)以及 USP(36)均采用水分测定法测定，限度均为 0.25%。

炽灼残渣　中国药典(2015)中遗留残渣不得过 0.1%，BP(2013)中限度也为 0.1%。

重金属　中国药典(2015)限度为不得过百万分之二十，与 USP(36)和 BP(2013)一致。

【**含量测定**】照高效液相色谱法测定。

中国药典(2005)采用高效液相色谱法：以甲醇-水-冰醋酸(75∶24∶1)为流动相；检测波长为 276nm。

USP(32)采用的流动相为甲醇-水-冰醋酸(80∶19∶1)，检测波长为 276nm。

中国药典(2010)参考 USP(32)的该品种的方法，增加了系统适用性试验“取吉非罗齐对照品和 2,5-二甲苯酚用流动相分别稀释成每 1ml 含 0.2mg 和 0.05mg 的溶液，依法取 10μl 注入液相色谱仪，吉非罗齐对照品和 2,5-二甲苯酚峰的分离度应符合要求”，结果吉非罗齐峰和 2,5-二甲苯酚峰能达到良好分离，方法的专属性强。含量在 20～240mg/L 范围内线形关系良好，回收率好。中国药典(2015)未作修订。

【**制剂**】中国药典(2015)收载了吉非罗齐胶囊；USP(36)和 BP(2013)收载了吉非罗齐胶囊和吉非罗齐片。

吉非罗齐胶囊(Gemfibrozil Capsules)

处方及工艺：

处方　各企业处方相差不大，一般以淀粉、糊精、微晶纤维素作为填充剂，崩解剂常采用淀粉和微晶纤维素，个别企业加有聚山梨酯80，润滑剂常用硬脂酸镁。

工艺　原辅料→烘干→粉碎→制粒→总混→灌装→包装→外包装，各企业工艺基本一致。

性状　内容物为白色粉末。

鉴别(1)由于该化合物易溶于乙醇，故用乙醇溶解，滤过，滤液参照原料方法。

鉴别(2)同原料项下。

鉴别(3)本品主成分为有机酸，与氢氧化钠中和反应，成盐，溶解，滤过，滤液加硫酸酸化，析出吉非罗齐，参照原料方法，进行红外光谱扫描。

溶出度　由于吉非罗齐为水不溶性药物，故需进行溶出度检查，中国药典(2015)采用的检测方法是紫外-可见分光光度法，与高效液相色谱法比较，测定结果基本一致。

①检测波长选择　取样品溶出溶液依法在220～300nm波长范围内扫描，结果在276nm波长处有最大吸收。见图3。

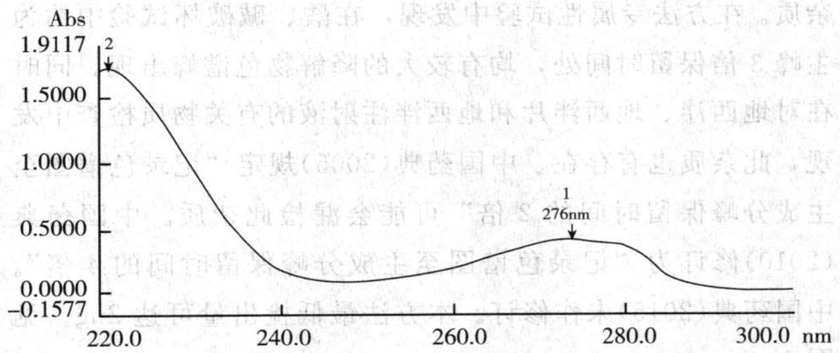

图3　样品溶液紫外扫描图

②干扰试验结果表明，空胶囊对本方法干扰均小于2%，可忽略不计。

③线性试验表明在20～120mg/L范围内，方法线性良好。

含量测定　采用高效液相色谱法，色谱条件与原料项下相同，涉及到的辅料对样品的含量测定结果无干扰，回收率良好。

参考文献

[1] 国家药典委员会．中华人民共和国药典临床用药须知·化学药和生物制品卷［M］．北京：人民卫生出版社，2005．

[2] 卢瀼泉，邓振华．实用红外光谱解析［M］．北京：电子工业出版社，1989：8．

撰写　陈　煜　　山西省食品药品检验所

复核　李青翠　郭景文　山西省食品药品检验所

地西泮

Diazepam

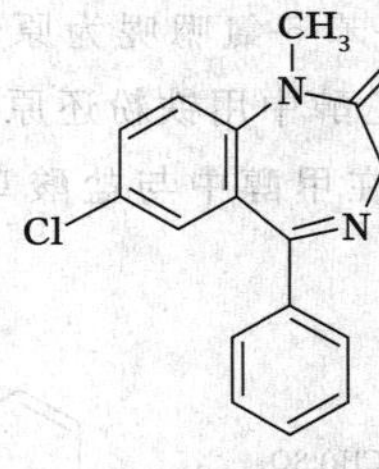

$C_{16}H_{13}ClN_2O$　284.74

化学名：1-甲基-5-苯基-7-氯-1，3-二氢-2*H*-1，4-苯并二氮杂䓬-2-酮

1-methyl-5-phenyl-7-chloro-1，3-dihydro-2*H*-1，4-benzodiazpin-2-one

英文名：Diazepam(INN)

异名：安定；苯甲二氮䓬

CAS号：［439-14-5］

本品为抗焦虑药、抗惊厥药。作用和氯氮䓬相近。主要用于焦虑、恐惧、失眠、肌肉痉挛、癫痫及惊厥等。本类药物中首先用于临床的是意外发现的氯氮䓬(Chlordiazepoxide，利眠灵)。由于Chlordiazepoxide较少巴比妥类的不良反应，安全范围大，受到人们的重视。在Chlordiazepoxide的结构改造中，人们发现结构中二氮䓬环上的氮氧化和脒基的结构不是活性的必要部分，经结构简化后得到Diazepam。其抗焦虑作用和肌肉松弛作用较氯氮䓬强5倍，抗惊厥作用强10倍。常见的不良反应为嗜睡、头昏、乏力等；大剂量偶有共济失调、手颤。口服吸收迅速，1小时血药浓度可达高峰。肌内注射较口服吸收慢；静脉注射后可迅速进入中枢而生效，但很快转移至其他组组织，因而作用时间维持较短。本品主要在肝脏代谢，代谢途径为*N*-1位去甲基，*C*-3位的氧化，代谢产物仍有活性。形成的3-羟基化的代谢产物以与葡萄糖醛酸结合的形式排出体外，见图1。本品的代谢产物因有活性，被开发成药物使用，即为奥沙西泮(Oxazepam)和替马西泮(Temazepam)。这两个药物的催眠作用较弱，副作用小，半衰期较短，适宜于老年人和肝肾功能不良者使用[1]。

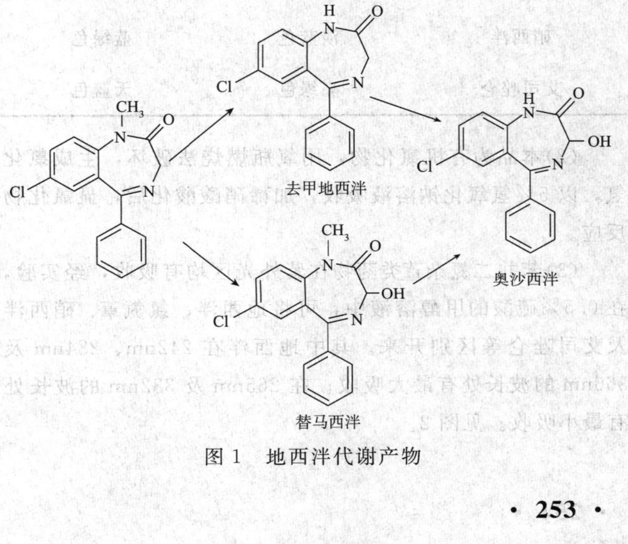

图1　地西泮代谢产物

本品由 Sternbach 等于 1961 年首先合成。国内于 1964 年投产。除中国药典(2015)收载外，USP(36)、BP(2013)、Ph. Eur. (7.0)、JP(16)亦有收载。

【制法概要】以 3-苯-5-氯嗯呢为原料，在甲苯中以硫酸二甲酯甲基化，在乙醇中用铁粉还原，再在环己烷中与氯乙酰氯反应，最后在甲醇中与盐酸乌洛托品作用而得本品[2]。

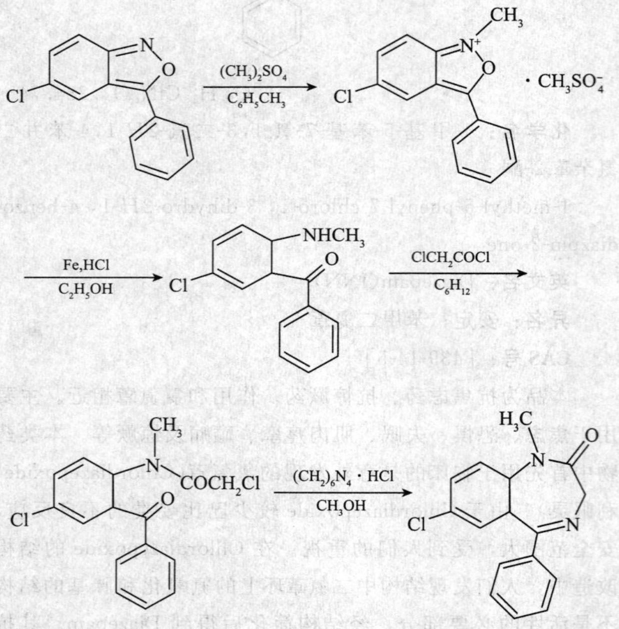

【性状】本品酸性水溶液不稳定，放置或加热即分解产生黄色的 2-甲氨基-5-氯二苯酮，但 0.5%硫酸的甲醇溶液则较稳定[3]。

【鉴别】(1)苯并二氮杂䓬类药物溶于硫酸后在紫外光灯(365nm)下呈现不同颜色的荧光，且在浓硫酸中荧光的颜色与在稀硫酸中的颜色不同。见表 1。

表 1　常见苯并二氮杂䓬类药物的荧光反应

药物名称	浓硫酸中颜色	稀硫酸中
地西泮	黄绿色	黄色
氯氮䓬	黄色	紫色
硝西泮	淡蓝色	蓝绿色
艾司唑仑	亮绿色	天蓝色

(2)本品为有机氯化物，用氧瓶燃烧法破坏，生成氯化氢，以 5%氢氧化钠溶液吸收，加稀硝酸酸化后，显氯化物反应。

(3)苯并二氮杂䓬类药物在紫外光区均有吸收，经实验，在 0.5%硫酸的甲醇溶液中，可将地西泮、氯氮䓬、硝西泮及艾司唑仑等区别开来。其中地西泮在 242nm、284nm 及 366nm 的波长处有最大吸收；在 265nm 及 332nm 的波长处有最小吸收。见图 2。

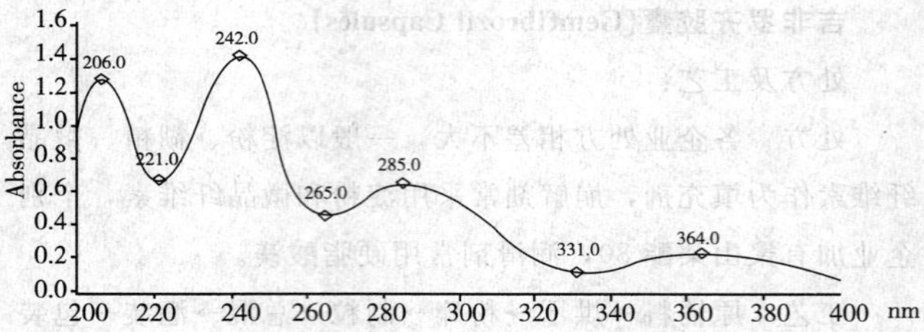

图 2　地西泮的紫外吸收图谱

(4)本品的红外光吸收图谱(光谱集 138 图)显示的主要特征如下。

特征谱带(cm⁻¹)	归属	
3075，3060，3030	芳氢	ν_{C-H}
2840	氮甲基	ν_{C-H}
1690	酰胺	$\nu_{C=O}$
1610，1572，1560，1490	苯环	$\nu_{C=C}$
890，840，740	取代苯	$\gamma_{1H,2H,5H}$
710	苯环	$\delta_{环}$

【检查】有关物质　采用高效液相色谱法。

本品在合成过程中因副反应，可能引入 *N*-去甲基苯甲二氮䓬等杂质；亦有可能分解产生 2-甲氨基-5-氯二苯酮等杂质。在方法专属性试验中发现，在酸、碱破坏试验中约为主峰 3 倍保留时间处，均有较大的降解物色谱峰出现。同时在对地西泮、地西泮片和地西泮注射液的有关物质检查中发现，此杂质也有存在。中国药典(2005)规定“记录色谱图至主成分峰保留时间的 2 倍”可能会漏检此杂质。中国药典(2010)修订为“记录色谱图至主成分峰保留时间的 4 倍”。中国药典(2015)未作修订。本方法最低检出量可达 2ng。见图 3。

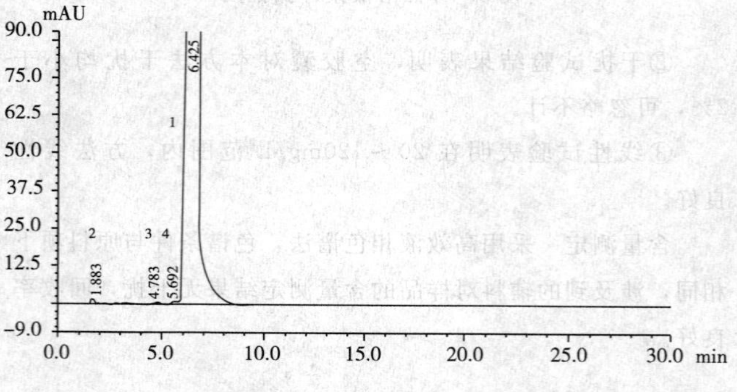

图 3　地西泮样品有关物质检查色谱图

1. 地西泮；2，3，4. 杂质

USP(36)亦采用高效液相色谱法。检查杂质 A、杂质 B、去甲地西泮和未知杂质。按外标法分别计算杂质 A、B 和去甲地西泮含量，规定杂质 A 不得过 0.01%，杂质 B 不得过 0.1%，去甲地西泮不得过 0.3%，其他单个杂质不得过 0.1%，总杂质不得过 1.0%。

BP(2013)、Ph. Eur. (7.0)亦采用高效液相色谱法。检查杂质 A、B、E 和未知杂质。杂质 A、B、E 相对保留时间为 0.8、1.3、0.7。限度规定为杂质 A、B、E 分别不得过 0.1%，其他杂质不得过 0.1%，总杂质不得过 0.2%。其收载的主要杂质名称及结构如下：

杂质 A：7-chloro-5-phenyl-1,3-dihydro-2*H*-1,4-benzodiazepin -2-one(nordazepam)

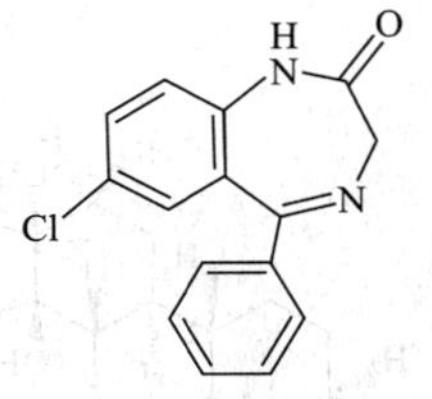

杂质 B：2-chloro-*N*-(4-chloro-2-benzoylpheny1)-*N*-methylacetamide

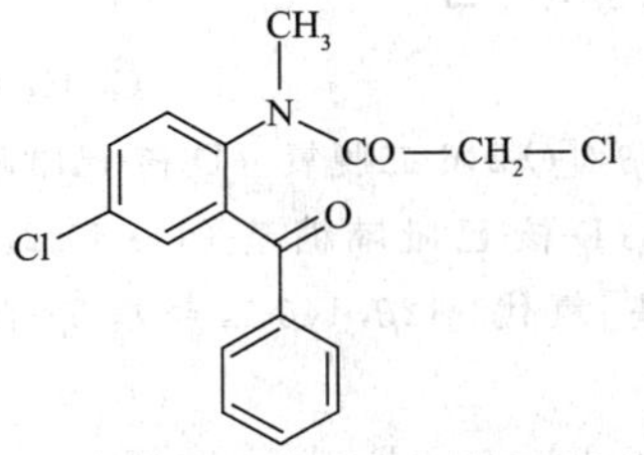

杂质 E：6-chloro- 1-methyl-4-phenylquinazolin-2(1*H*)-one

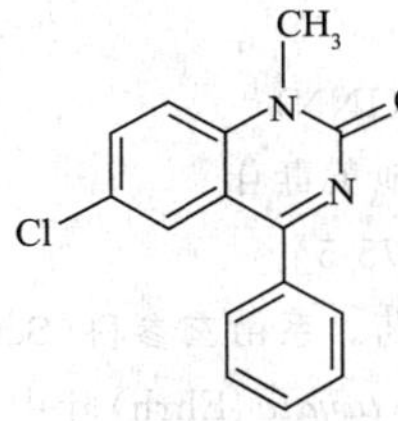

干燥失重 本品于 105℃干燥 2 小时后，可达到恒重，但干燥后供试品的颜色加深(变成微黄色)，这可能是因为在加热过程中有微量分解所致。但干燥前后对含量测定的结果几乎没有影响[3]。

【含量测定】本品为有机弱碱，在冰醋酸-酸酐溶液中碱性增强，可用高氯酸非水溶液滴定法测定含量，用结晶紫指示终点。实验表明，以结晶紫作指示剂，当电位滴定出现突越时，指示剂变为绿色，即为终点。

【制剂】(1)地西泮片(Diazepam Tablets)

除中国药典(2015)收载外，USP(36)、BP(2013)亦有收载。

有关物质 中国药典(2005)采用薄层色谱法，中国药典(2010)修订为高效液相色谱法，检查方法与原料药一致。限度规定为 0.5%。中国药典(2015)未作修订。见表 2、图 4。

表 2 地西泮片有关物质检查结果比较

供试品编号	TLC 法	HPLC 法
1(企业 1)	未检出	未检出
2(企业 2)	未检出	杂质个数 2，杂质总量 0.1%
3(企业 3)	未检出	杂质个数 2，杂质总量 0.1

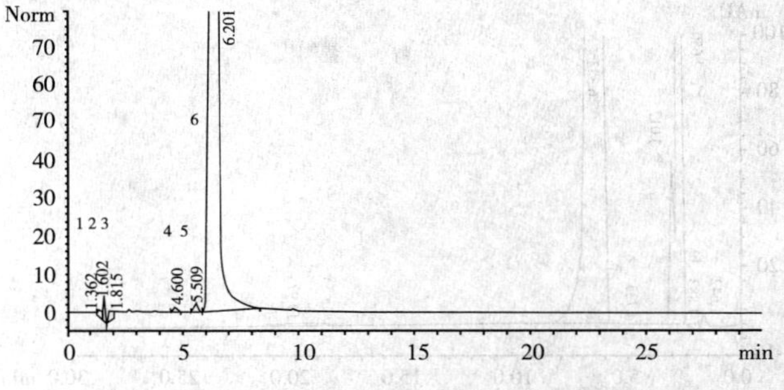

图 4 地西泮片样品有关物质检查典型色谱图
1，2，3. 辅料；4，5. 杂质；6. 地西泮

含量测定 中国药典(2005)采用紫外-可见分光光度法，中国药典(2010)修订为高效液相色谱法，检查方法与原料药有关物质检查方法一致。空白辅料对测定无干扰，定量线性范围为 20.5～409.2μg/ml，相关系数 $r=0.9999$，溶液在 8 小时内稳定，方法重复性好；方法平均回收率 100.8%($n=9$)，RSD 为 0.5%。中国药典(2015)未作修订。

USP(36)含量测定采用高效液相色谱法，与中国药典(2015)一致。BP(2013)仍采用紫外-可见分光光度法。以 0.5%硫酸甲醇溶液为溶剂，在 284nm 的波长处测定，按吸收系数($E_{1cm}^{1\%}$)为 450 计算含量，限度规定为含 $C_{16}H_{13}ClN_2O$ 应为标示量的 92.5%～107.5%。

(2)地西泮注射液(Diazepam Injection)

本品为地西泮的灭菌水溶液，用于肌内或缓慢静脉注射。处方中加入丙二醇、苯甲醇、苯甲酸钠等作助溶剂及抑菌剂。除中国药典(2015)收载外，USP(36)、BP(2013)亦有收载。

有关物质 中国药典(2005)采用高效液相色谱法。在方法专属性试验中发现，在各强制降解条件下，在主峰的前面有降解峰出现。同时根据生产企业提供的处方，配制样品溶液和阴性样品溶液，结果样品溶液所显示的图谱中除去溶剂峰和辅料峰，在主峰前也有杂质峰出现。中国药典(2005)规定只计算主峰后的杂质峰可能造成漏检。中国药典(2010)修订为“供试品溶液的色谱图中如有杂质峰，各杂质峰面积的和不得大于对照溶液主峰面积(0.5%)”。见表 3，图 5。中国药典(2015)未作修订。

表 3 地西泮注射液有关物质修订前后检查结果比较

供试品编号	修改前		修改后	
	杂质总量	杂质数	杂志总量	杂质数
1(企业 2)	0.01	1	0.06	3
2(企业 2)	0.01	1	0.04	2
3(企业 2)	0.09	2	0.12	3
4(企业 4)	0.02	1	0.02	1
5(企业 4)	0.10	2	0.23	5
6(企业 5)	0.11	1	0.13	2
7(企业 6)	0.02	1	0.03	2
8(企业 6)	0.02	1	0.03	2

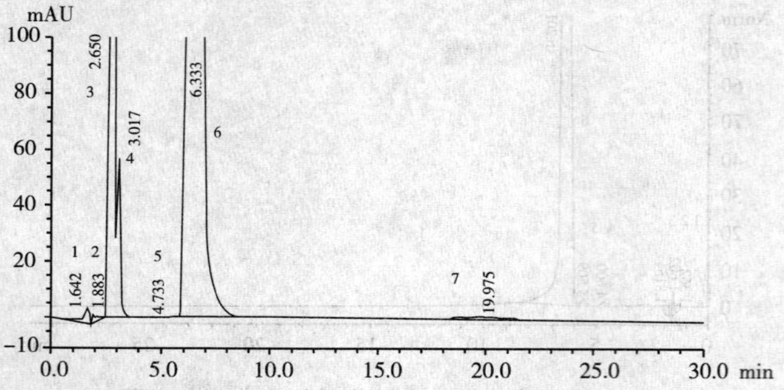

图5 地西泮注射液样品有关物质检查典型色谱图

1，2，3，4. 辅料；5，7. 杂质；6. 地西泮

细菌内毒素　本品临床每小时用药最大剂量是静脉注射50mg（中国药典临床用药须知、中国医师药师临床用药指南、中国国家处方集），内毒素计算限值约为6.0EU/mg；国外标准中USP(36)为11.6USP EU/mg。中国药典(2015)尚未规定本品细菌内毒素检查项，有待研究后考虑增补。

含量测定　中国药典(2005)采用高效液相色谱法，以内标法计算含量，中国药典(2010)修订为外标法，与地西泮片含量测定方法一致。将两种方法进行比较，无显著差别。见表4。中国药典(2015)未作修订。

表4　地西泮注射液含量测定内标法与外标法测定结果比较

供试品编号	含量测定（标示量%）	
	内标法	外标法
1(企业2)	101.3	101.4
2(企业4)	97.5	97.6
3(企业5)	97.8	97.4

USP(36)含量测定采用高效液相色谱法，C18色谱柱，流动相为甲醇-水(65∶35)，检测波长为254nm。内标物为甲苯甲醛，以内标法计算含量。BP(2013)采用三氯甲烷提取后紫外-可见分光光度法。以0.05M硫酸甲醇溶液为溶剂，在368nm的波长处测定，按吸收系数($E_{1cm}^{1\%}$)为151计算含量。

参考文献

[1] 郑虎．药物化学［M］．第六版．北京：人民卫生出版社，2003：18-19.

[2] 仉文升，李安良．药物化学［M］．第五版．北京：高等教育出版社，130.

[3] 中华人民共和国卫生部药典委员会．中华人民共和国药典1990年版二部药典注释［M］．北京：化学工业出版社，1993：227-231.

撰　写　孔春霞　江　燕　刘万忠　　湖北省药品监督检验研究院
复　核　姜　红　　　　　　　　　　湖北省药品监督检验研究院

地高辛

Digoxin

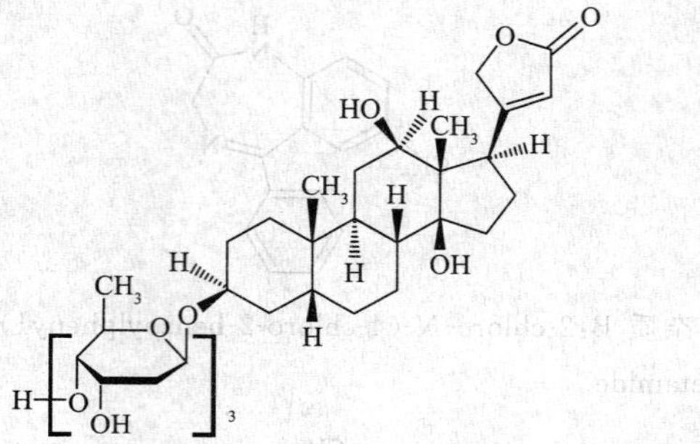

$C_{41}H_{64}O_{14}$　780.95

化学名： 3β-{[O-2,6-二脱氧-β-D-核-己吡喃糖基-(1→4)-O-2,6-二脱氧-β-D-核-己吡喃糖基-(1→4)-2,6-二脱氧-β-D-核-己吡喃糖基]氧代}-12β,14β-二羟基-5β-心甾-20(22)烯内酯

3β-{[O-2,6-dideoxy-β-D-ribo-hexopyranosyl-(1→4)-O-2,6-dideoxy-β-D-ribo-hexopyranosyl-(1→4)-2,6-dideoxy-β-D-ribo-hexopyranosyl] oxy} -12β, 14β-dihydroxy-5β-card-20(22)-enolide

英文名： Digoxin(INN)

异名： 异羟基洋地黄毒苷

CAS号： [20830-75-5]

本品为强心苷类药。系由玄参科(Scrophulariaceae)植物毛花洋地黄(*Digitalis lanata* Ehrh)叶中提取得到的一种强心苷，由糖和特异的配基结合而成。配基是一个固醇核（甾核）和一个不饱和五元环内酯，在17β位结合而成，与洋地黄毒苷结构的区别在12β位上增加一位羟基[1]，可加强心肌收缩力，减慢心率，抑制心脏传导。主要用于充血性心力衰竭。

中国药典(2015)、Ph. Eur.(7.0)、USP(36)、JP(16)均有收载。

【制法概要】

毛花洋地黄叶粉 —[发酵]→ 发酵物 —[浸渍 / C_2H_5OH]→ 浸渍液 —[提取 / $CHCl_3$]→ 三氯甲烷提取液 —[回收三氯甲烷]→ 抽松状物或油状物 —[丙酮溶解 / 结晶]→ 地高辛粗品 —[回流 / C_2H_5OH]→ 回流液 —[脱色]→ 滤液 —[浓缩至刚出现结晶 / 放置过夜 / 滤过]→ 结晶 —[水洗][醇洗] / [重结晶]→ 地高辛

【比旋度】 各国药典比旋度测定方法对比见下表。

中国药典（2015）	USP(36)	JP(16)	Ph. Eur. (7.0)
＋9.5°至＋12.0°，溶剂为吡啶，浓度为 20mg/ml	/	＋10.0°至＋13.0°（按干燥品计），溶剂为无水吡啶，浓度为 20mg/ml	＋13.9°至＋15.9°（按干燥品计），溶剂为甲醇-二氯甲烷（1∶1），浓度为 20mg/ml

【鉴别】(1)本反应为 α-去氧糖的显色反应，通称 Keller-Kiliani(K-K)反应，我国药典中的强心苷类药均采用此鉴别。操作中应注意沿管壁缓缓加入硫酸 1ml，使成两液层，以利于观察接界处和冰醋酸层的颜色变化。

(2)本品红外光吸收图谱应与对照的图谱(光谱集 139 图)一致，显示的主要特征吸收如下。

特征谱带(cm^{-1})	归属	
3445	羟基	ν_{O-H}
3090	烯氢	ν_{C-H}
1720	内酯	$\nu_{C=O}$
1620	共轭烯	$\nu_{C=C}$
1150～1000	醚，醇	ν_{C-O}

【检查】有关物质　提取分离过程中可能带入洋地黄毒苷、羟基洋地黄毒苷、地高辛双毒糖苷以及尚未确证的杂质。采用高效液相色谱法分离测定，色谱条件中采用梯度洗脱，能将地高辛与洋地黄毒苷、羟基洋地黄毒苷及各未知杂质(主要是降解产物)完全分离[2]（图 1）。洋地黄毒苷以杂质对照品按外标法测定计算，羟基洋地黄毒苷与其他未知杂质均按主成分自身对照法测定计算。典型色谱图见图 2。

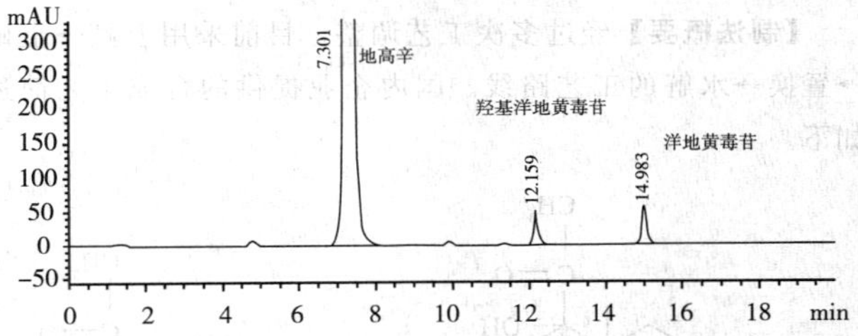

图 1　地高辛、洋地黄毒苷与羟基洋地黄毒苷的分离色谱图

1. 地高辛(7.3 分钟)；2. 羟基洋地黄毒苷(12.2 分钟)；3. 洋地黄毒苷(15.0 分钟)

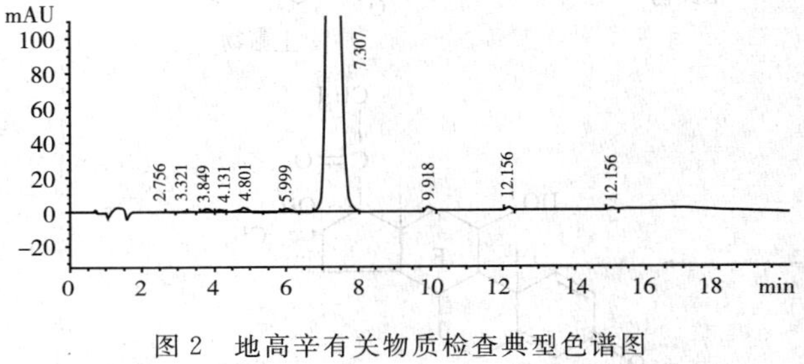

图 2　地高辛有关物质检查典型色谱图

1. 未知杂质(2.7 分钟、3.3 分钟、3.8 分钟、4.1 分钟、4.8 分钟、6.0 分钟、9.9 分钟)；2. 地高辛(7.3 分钟)；3. 羟基洋地黄毒苷(12.2 分钟)；4. 洋地黄毒苷(15.0 分钟)

杂质结构式见图 3。

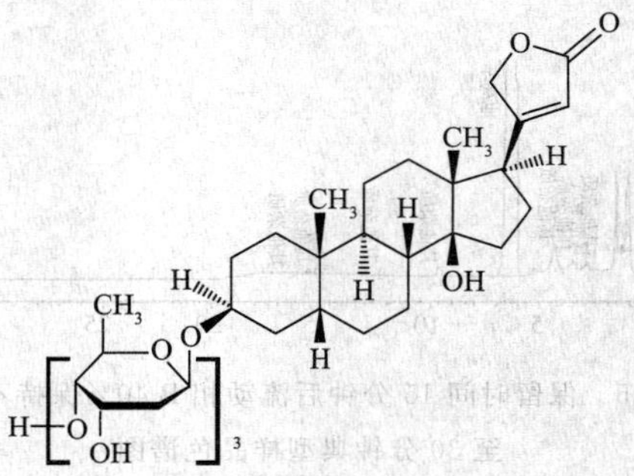

洋地黄毒苷(Digitoxin)

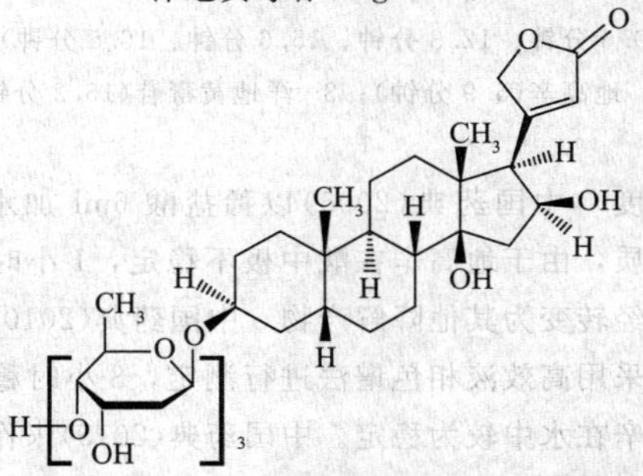

羟基洋地黄毒苷(Gitoxin)

图 3　杂质结构式图

【含量测定】采用高效液相色谱法分离测定，色谱条件采用梯度洗脱，能将地高辛与洋地黄毒苷、羟基洋地黄毒苷及各未知杂质(降解产物)完全分离(图 2)，地高辛在 0.012～1mg/ml 范围内呈线性关系。

【制剂】(1)地高辛片

本品每片含量仅为 0.25mg，由于其治疗量与中毒量较接近，故应检查含量均匀度与溶出度。

有关物质　采用地高辛项下有关物质的液相色谱条件测定，相对于主峰保留时间 0.25 之前的峰为辅料峰。在规定的色谱条件下，有部分辅料可能会保留在色谱柱上，测定完毕后应用甲醇冲洗至少 2 小时，以减少色谱柱污染。若在梯度洗脱中，流动相 B 改变至 100%后，仍然保持不变至 30 分钟，在保留时间 20～25 分钟之间出现的色谱峰则为辅料峰。见图 4，图 5。

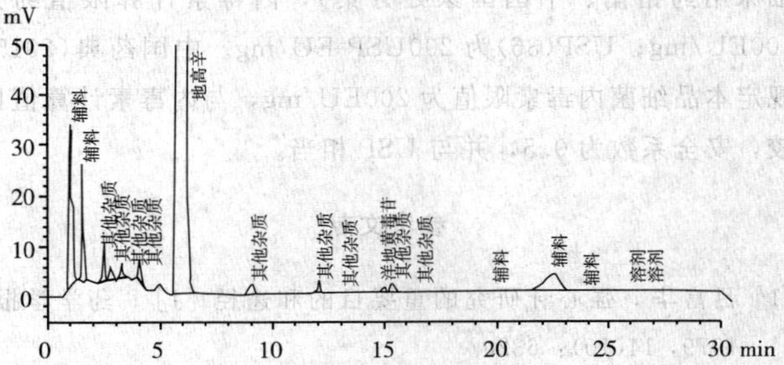

图 4　保留时间 15 分钟后流动相 B 100%保持不变至 30 分钟典型样品色谱图

1. 辅料(1.0 分钟、1.5 分钟、19.9 分钟、22.5 分钟、23.8 分钟)；2. 未知杂质(2.5 分钟、2.8 分钟、3.3 分钟、3.5 分钟、3.9 分钟、4.1 分钟、9.1 分钟、12.1 分钟、13.1 分钟、15.4 分钟、16.3 分钟)；3. 地高辛(5.9 分钟)；4. 洋地黄毒苷(15.0 分钟)；5. 溶剂(26.0 分钟、26.6 分钟)

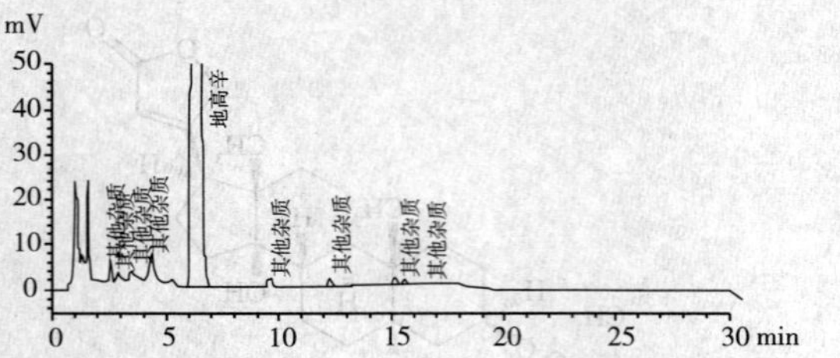

图 5　保留时间 15 分钟后流动相 B 40%保持不变至 30 分钟典型样品色谱图

1. 未知杂质(2.6 分钟、3.8 分钟 、3.9 分钟、4.3 分钟、9.6 分钟、12.3 分钟、15.6 分钟、16.5 分钟)；
2. 地高辛(5.9 分钟)；3. 洋地黄毒苷(15.2 分钟)

溶出度　中国药典(2005)以稀盐酸 6ml 加水至 250ml 为溶出介质，由于地高辛在酸中极不稳定，1 小时内大部分地高辛已经转变为其他降解产物。中国药典(2010)以水为溶出介质，采用高效液相色谱法进行测定，8 小时稳定性试验表明地高辛在水中较为稳定。中国药典(2015)未作修订。

含量测定　采用高效液相色谱法分离测定，选用的色谱条件可获得合适的保留时间，见图 6。地高辛在 0.012～1mg/ml 范围内呈线性关系。

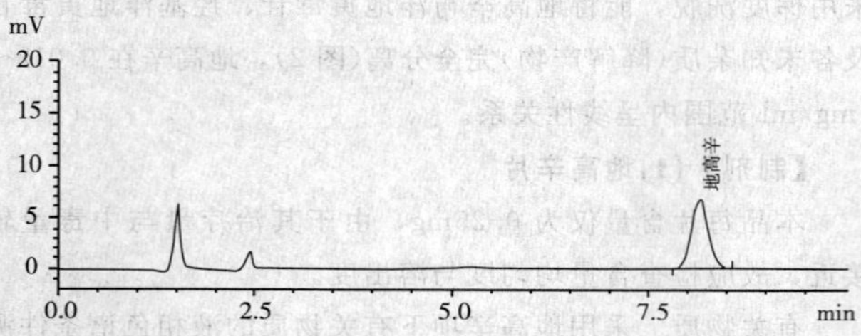

图 6　地高辛片含量测定色谱图

(2)地高辛注射液

鉴别与含量测定同地高辛片。

细菌内毒素　本品临床每小时用药最大剂量是静脉注射每千克体重 0.05mg(中国药典临床用药须知、中国医师药师临床用药指南、中国国家处方集)，内毒素计算限值约为 100EU/mg；USP(36)为 200USP EU/mg。中国药典(2015)规定本品细菌内毒素限值为 200EU/mg，与内毒素计算值比较，安全系数为 0.5，并与 USP 相当。

参考文献

[1] 吕富华．强心苷研究的重要目的和途径 [J]．药学学报，1979，14(10)：632.

[2] 宋敏，李苗．高效液相色谱法测定地高辛原料药中各杂质及主药含量 [J]．药物分析杂志，2004，(3)：331.

撰写　宋　敏　武汉药品医疗器械检验所
於国兰　浙江省食品药品检验研究院
复核　聂小春　武汉药品医疗器械检验所

地塞米松

Dexamethasone

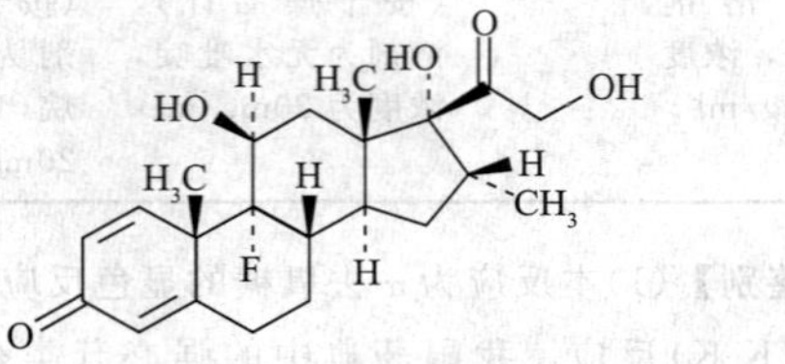

$C_{22}H_{29}FO_5$　392.47

化学名： 16α-甲基-11β,17α,21-三羟基-9α-氟孕甾-1,4-二烯-3,20-二酮

9-fluoro-11β, 17, 21-trihydroxy -16α-methylpregna-1, 4-diene-3,20-dione

英文名： Dexamethasone(INN)

异名： 氟美松；德萨美松

CAS 号： [50-02-2]

本品为肾上腺皮质激素类药[1]。主要用于过敏性与自身免疫性炎症性疾病，还可用于预防新生儿呼吸窘迫综合征、降低颅内高压、缓解肿瘤所致脑水肿及柯兴综合征的诊断与病因鉴别诊断。本品极易自消化道吸收，其血浆 $t_{1/2}$ 为 190 分钟，组织 $t_{1/2}$ 为 3 日，肌内注射地塞米松磷酸钠或地塞米松醋酸酯后分别于 1 小时和 8 小时达血药浓度峰值。本品血浆蛋白结合率较其他皮质激素类药物为低，易于通过多种屏障。本品 0.75mg 的抗炎活性相当于 5mg 泼尼松龙。

本品由 Arth 与 Oliveto 等分别于 1958 年合成。除中国药典(2015)收载外，USP(36)、BP(2013)、Ph. Eur. (7.0)、JP(16)亦有收载。

【制法概要】 经过多次工艺调整，目前采用上氟→上碘→置换→水解的工艺路线。国内企业提供的合成工艺简述如下。

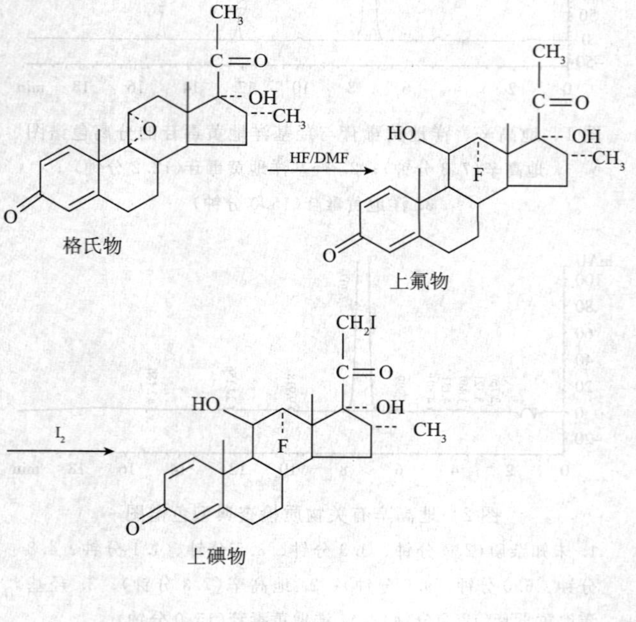

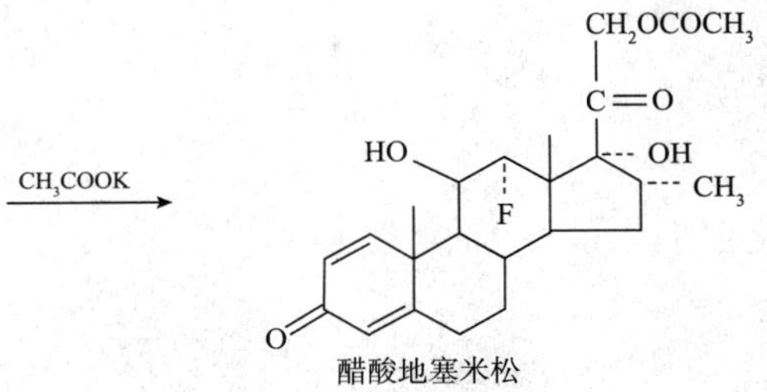

醋酸地塞米松

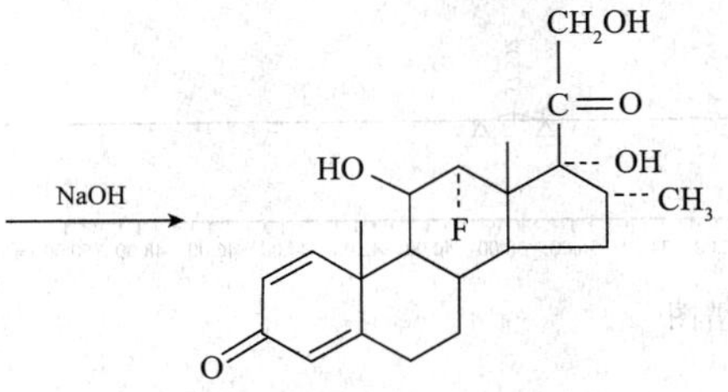

地塞米松

【性状】熔点 中国药典(2005)性状项下规定熔点为254～264℃，熔融时同时分解。本品熔距不得超过4℃，经试验，由于熔点较高，传温液硅油在此温度下接近沸点，产生烟雾，不利于熔点观察，且有害实验者健康。因此，自中国药典(2010)中删除了熔点项。中国药典(2015)未作修订。

比旋度 本品10mg/ml二氧六环溶液的比旋度为+72°至+80°，BP(2010)在相同条件下规定比旋度为+75°至+80°。BP(2013)规定无水乙醇溶液中的比旋度为+86°至+92°。

吸收系数 本品的乙醇溶液在240nm的波长处有最大吸收，吸收系数($E_{1cm}^{1\%}$)为380～410。紫外吸收图谱见图1。

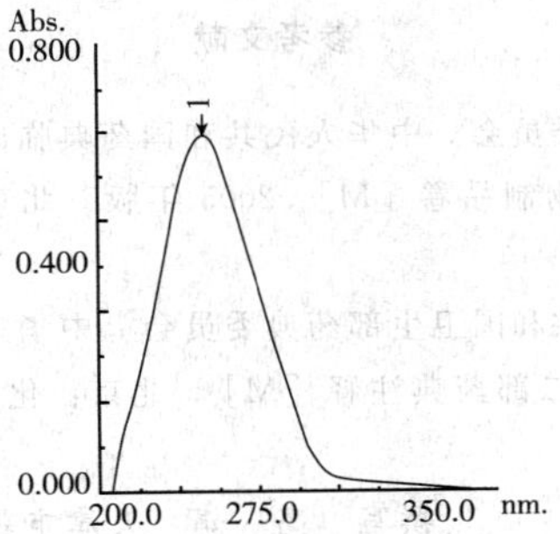

图1 地塞米松紫外吸收图谱

【鉴别】(1)系甾酮与硫酸的显色反应，文献报道其反应机制，认为是酮基的质子化反应，形成正碳离子，然后进行HSO_4^-添加[2]。

(2)本品的红外光吸收图谱，显示的主要特征如下。

特征谱带(cm^{-1})	归属	
3400	羟基	ν_{-OH}
1704	20位酮	$\nu_{C=O}$
1662	3位酮	$\nu_{C=O}$
1618，1603	1,4二烯	$\nu_{C=C}$

(3)本品结构中9α位有氟，故显有机氟化物的鉴别反应。

【检查】有关物质 采用高效液相色谱法进行检查。中国药典(2005)采用苯基柱，以乙腈-0.02mol/L甲酸铵缓冲液(pH 3.6)(22∶78)为流动相，检测波长为254nm，并以甲泼尼龙与地塞米松的混合溶液进行系统适用性试验。经对合成工艺调研，倍他米松为生产工艺中易引入的杂质。由于苯基柱价格较高，另外流动相中的缓冲盐成分对色谱柱的寿命有影响，中国药典(2010)参考BP(2010)同品种项下乙腈-水的梯度洗脱色谱系统，经试验研究与验证，建立了新的HPLC系统用于有关物质检查。用C18柱，以乙腈-水(28∶72)为流动相，检测波长为240nm。结果表明，与中国药典(2005)的色谱系统相比，该系统检出的杂质多，分离效果好。已知杂质倍他米松采用外标法计算，其他单个杂质采用不加校正因子的主成分自身对照法。中国药典(2015)未作修订。

有关物质检查典型色谱图见图2、图3。

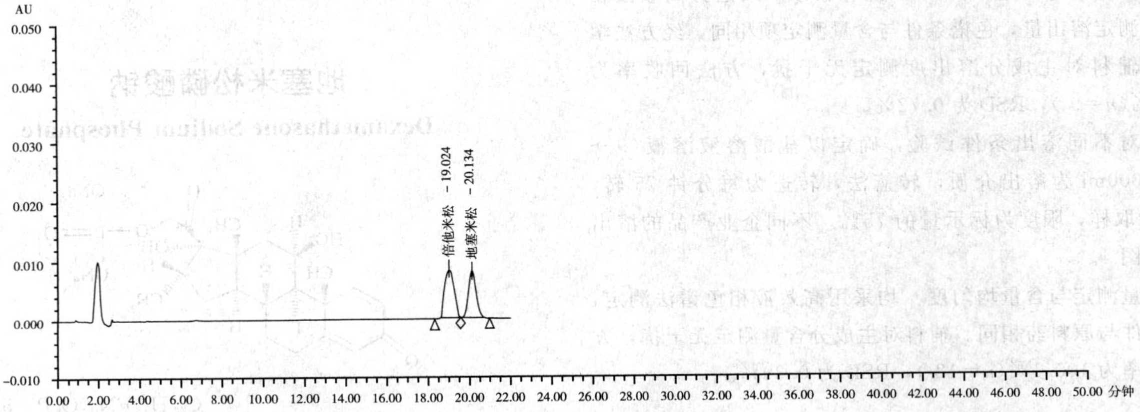

图2 系统适用性试验色谱图

倍他米松 t_R=19.024分钟；地塞米松 t_R=20.134分钟；Rs=1.6

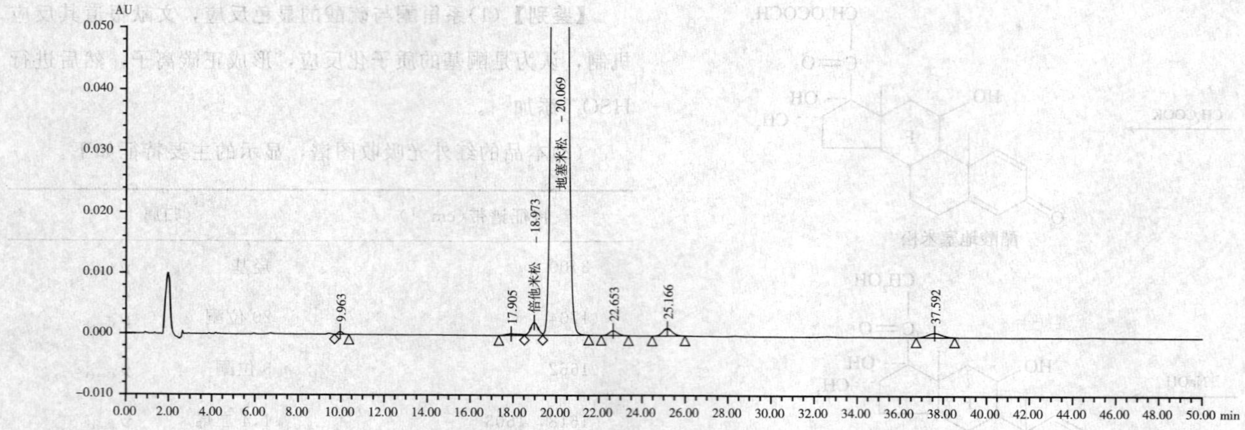

图 3　有关物质——供试品溶液色谱图

经稳定性考察，地塞米松供试品溶液在 24 小时内基本稳定。

【含量测定】采用高效液相色谱法，色谱条件与有关物质项下相同。以外标法定量，经方法学验证，地塞米松在 0.075～3.75μg/ml 浓度与其峰面积呈良好的线性关系，线性方程为 $A=4.45\times10^4C-8.43\times10^2$，$r=0.99995(n=5)$，精密度试验 RSD 为 0.54％($n=6$)。

【制剂】中国药典(2015)中仅收载了地塞米松片，USP(36)中还收载了地塞米松口服溶液、眼用混悬液、注射液、凝胶、局部用喷雾剂等 7 个剂型。

地塞米松片(Dexamethasone Tablets)

本品为白色片，规格为 0.75mg。国内各企业的处方中，主要辅料有糊精、淀粉、硬脂酸镁等。

溶出度　因醋酸地塞米松为难溶性药物，中国药典(2010)增订了溶出度检查，中国药典(2015)继续沿用。USP(36)采用溶出介质是 1％盐酸溶液 500ml，转篮法，转速为 100 转/分，45 分钟取样，溶出液用三氯甲烷提取四次后蒸干，残渣溶于无水乙醇后用碱性四氮唑蓝试液显色后，紫外对照品法测定。

地塞米松几乎不溶于水，为达到漏槽条件，参照国外药典选择大杯法，由于本品规格较小，供试品溶出液无法直接用紫外方法进行测定，而 USP 操作繁琐，故选择高效液相色谱法测定溶出量，色谱条件与含量测定项相同，经方法学考察，辅料对主成分溶出度测定无干扰，方法回收率为 100.2％($n=9$)，RSD 为 0.72％。

经对不同溶出条件试验，确定以盐酸溶液溶液(9→1000)1000ml 为溶出介质，转篮法，转速为每分钟 75 转，45 分钟取样，限度为标示量的 75％。不同企业产品的溶出曲线见图 4。

含量测定与含量均匀度　均采用高效液相色谱法测定，色谱条件与原料药相同。辅料对主成分含量测定无干扰，方法回收率为 100.1％($n=12$)，RSD 为 0.39％。

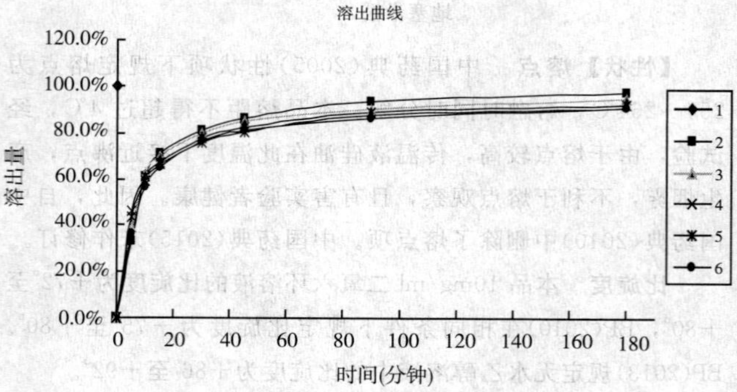

图 4　地塞米松片溶出曲线

参考文献

[1] 国家药典委员会．中华人民共和国药典临床用药须知·化学药和生物制品卷［M］．2005 年版．北京：化学工业出版社．

[2] 中华人民共和国卫生部药典委员会．中华人民共和国药典 1990 年版二部药典注释［M］．北京：化学工业出版社，1993．

撰写　高　娟　天津市药品检验研究院

复核　唐素芳　天津市药品检验研究院

地塞米松磷酸钠

Dexamethasone Sodium Phosphate

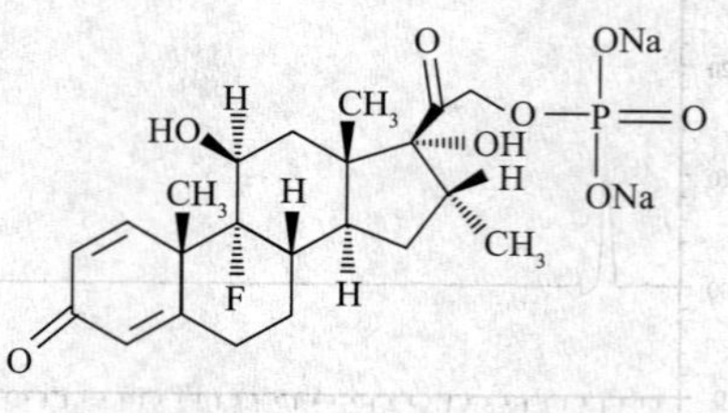

$C_{22}H_{28}FNa_2O_8P$　516.41

化学名：16α-甲基-11β-17α,21-三羟基-9α-氟孕甾-1,4-二烯-3,20-二酮-21-磷酸酯二钠盐

pregna-1，4-diene-3，20-dione，9-fluoro-11，17-dihydroxy-16-methyl-21-(phosphonooxy)-，disodium salt，(11β-16α)-9-fluoro-11β，17α，21-trihyroxy-16α-methyl pregna-1，4-dinen-3，20-dione-21-dihydrogen phosphate，disodium salt

英文名： Dexamethasone(INN) Sodium Phosphate

异名： 氟美松磷酸钠

CAS 号：［2392-39-4］

本品为肾上腺皮质激素类药。有影响糖代谢、抗炎、抗过敏、抗毒素等作用。用于感染性和过敏性休克、严重的肾上腺皮质功能减退症、结缔组织病等。皮质激素类药的作用机制认为是通过对靶细胞有特异的选择性而发挥药理作用的。而本品属糖皮质激素类长效药物，其靶细胞分布更为广泛，所以其药理作用强于氢化可的松，而钠潴留等副作用明显减少[1]。其糖代谢、钠潴留、血浆半衰期及生物半衰期分别为氢化可的松的 20、0.1、25.5 及 4.5 倍[2]。

本品 1960 年首先由美国 Merck 公司采用美国专利 2939873 生产；1962 年荷兰 ORGANON 药厂生产其注射剂。我国于 1965 年开始生产原料药，1967 年生产注射液。目前，除中国药典(2015)收载外，USP(36)、BP(2013)及 Ph. Eur.(7.0)均已收载。

【制法概要】[3]

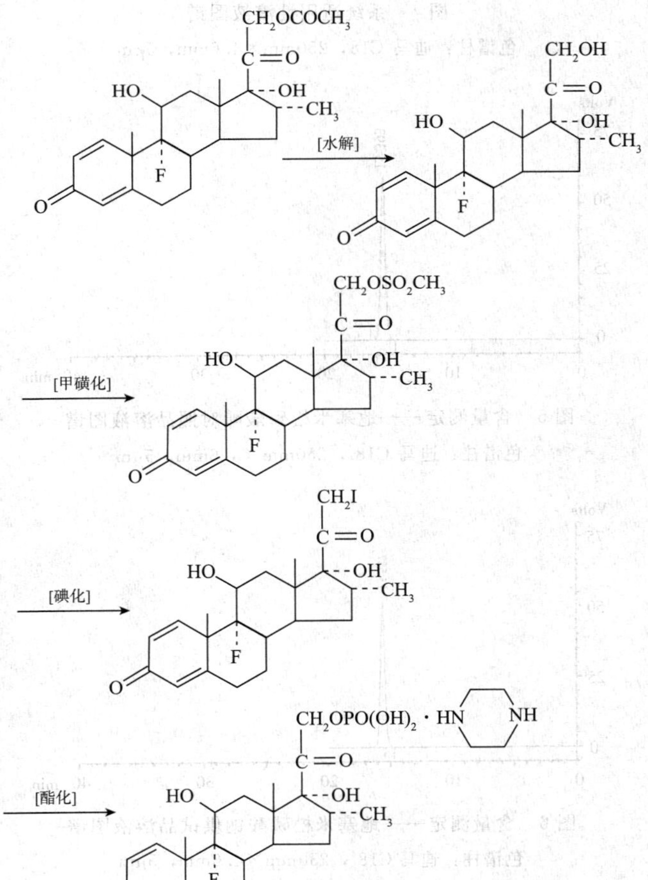

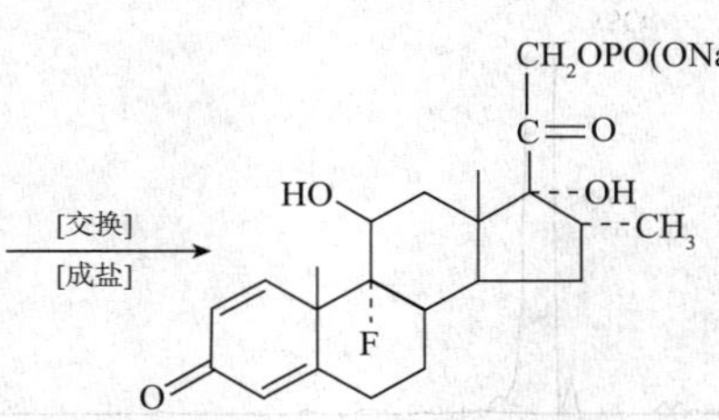

【性状】 本品为白色至微黄色粉末；有引湿性。

比旋度 本品 10mg/ml 水溶液的比旋度为＋72°至＋80°。USP(36)规定为＋74°至＋82°(水，10mg/ml)；BP(2013)规定为＋75°至＋83°(水，10mg/ml)。

【鉴别】(1)本品的红外光吸收图谱，显示的主要特征如下。

特征谱带(cm^{-1})	归属	
3400	羟基	ν_{O-H}
1718	20 位酮	$\nu_{C=O}$
1662	3 位酮	$\nu_{C=O}$
1620，1603	1,4-二烯	$\nu_{C=C}$
1200～1050	磷酸盐	$\nu_{P=O,C-O}$
980	磷酸盐	ν_{P-O}

(2)本品结构中 9α 位有氟原子，故显有机氟化物的鉴别反应。

(3)本品为地塞米松的磷酸酯二钠盐，故经有机破坏后，显钠盐与磷酸盐的鉴别反应。

【检查】碱度 中国药典(2005)取干燥品测定，pH 值应为 7.5～10.5。自中国药典(2010)开始，修订为取本品直接测定，限度仍为 7.5～10.5(水，5mg/ml)。USP(36)规定 pH 值应为 7.5～10.5(水，10mg/ml)；BP(2013)规定为 7.5～9.5(水，10mg/ml)。

溶液的澄清度与颜色 本品在生产过程中，若干燥时受热时间过长或温度过高，其外观变黄或黄色加深。本品生产过程中最后一个前体(哌嗪盐)不溶于水；如此前体不能完全转化成钠盐而存留于成品中，将会影响成品的澄清度。

游离磷酸盐 本法利用在酸性溶液中磷酸盐与钼酸铵作用生成磷钼酸铵，再经还原形成磷钼酸蓝(钼蓝)，通过比色法，控制终产品中的游离磷酸盐。国外药典的方法与限度均与中国药典相同。

有关物质 采用高效液相色谱法测定其他甾体物质(图 1)。中国药典(2015)的色谱条件与中国药典(2005)相同。本品中主要杂质为地塞米松。中国药典(2015)规定地塞米松不得过 0.5%，其他单个杂质不得过 0.5%，其他杂质总量不得过 2.0%。

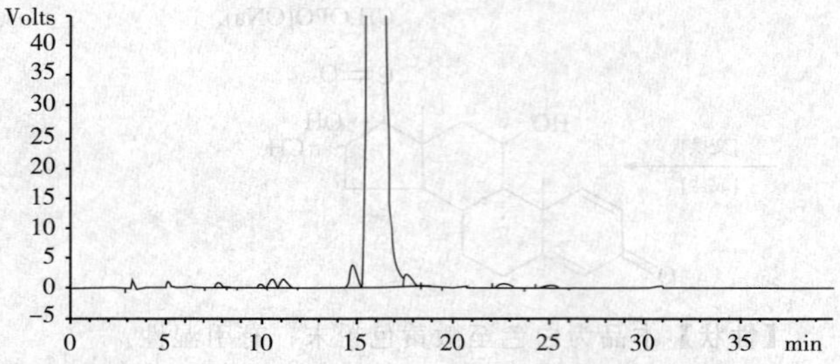

图 1　有关物质检查供试品溶液典型图谱

色谱柱：迪马 C18，250mm×4.6mm，5μm

残留溶剂　根据本品的生产工艺，终产品中可能残留的溶剂有甲醇、乙醇和丙酮。中国药典(2005)采用填充柱，以正丙醇为内标测定甲醇与丙酮的残留量。中国药典(2010)根据国内工艺情况，对残留溶剂测定法进行了修订，采用 DB-624(6%氰丙基苯基-94%二甲基聚硅氧烷)毛细管柱，程序升温，顶空进样，以正丙醇为内标，测定甲醇、乙醇和丙酮的残留量。中国药典(2015)未修订。方法学试验结果表明，本法的专属性、准确性及精密度均较好，甲醇的回收率为 100.7%，乙醇的回收率为 101.1%，丙酮的回收率为 100.8%。系统适用性试验色谱图见图 2，残留溶剂典型色谱图见图 3。

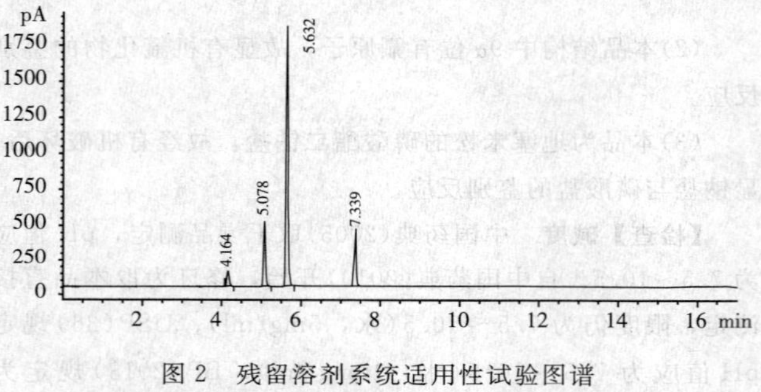

图 2　残留溶剂系统适用性试验图谱

甲醇 t_R=4.164；乙醇 t_R=5.078；丙酮 t_R=5.632；

正丙醇 t_R=7.339

色谱柱：DB-624，30m×0.3mm，1.8μm

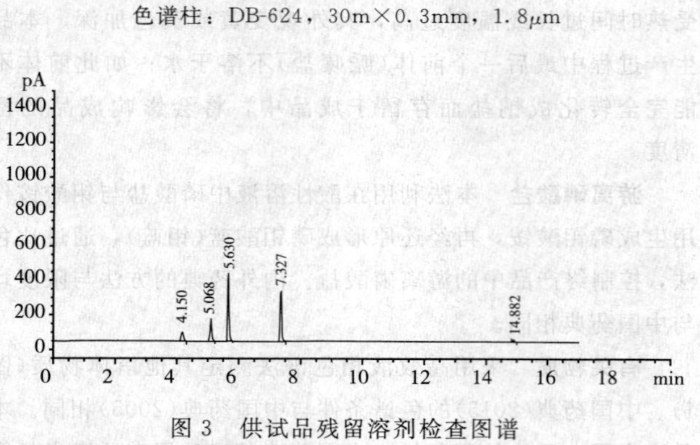

图 3　供试品残留溶剂检查图谱

甲醇 t_R=4.150；乙醇 t_R=5.068；丙酮 t_R=5.630；

正丙醇 t_R=7.327

色谱柱：DB-624，30m×0.3mm，1.8μm

水分　中国药典(2005)规定在 100℃减压干燥至恒重，测定水分和可挥发性物质，减失重量不得过 16.0%。因地塞米松磷酸钠易吸湿且热不稳定性，中国药典(2010)修订为水分测定，扣除残留溶剂后，限度修订为不得过 15.0%。中国药典(2015)未修订。

【含量测定】采用高效液相色谱法，中国药典(2010)的色谱条件与中国药典(2005)相同。在中国药典(2005)标准中，以地塞米松磷酸钠(以下简称地钠)为对照品测定含量，由于地钠具引湿性，对照品本身在存放过程中纯度易发生变化，故中国药典(2010)参照 USP(33)，采用地塞米松磷酸酯(以下简称地酯)为对照品测定含量。经方法学验证，地酯对照品在 8～80μg/ml 浓度范围内与其峰面积均呈良好线性关系，方法准确度和精密度良好。根据分子量表计算，地酯分子量为 472.44，地钠与地酯分子量的比值为 1.0931，以此作为换算因子。同批样品经采用地钠对照品和地酯对照品分别测定，含量结果一致。见图 4～图 6。中国药典(2015)未作修订。

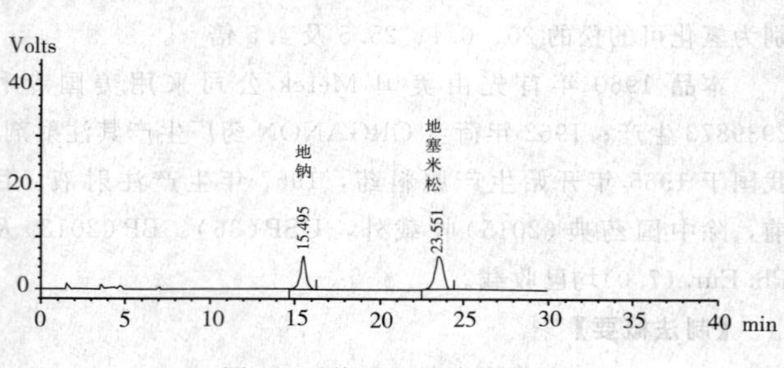

图 4　系统适用性溶液图谱

色谱柱：迪马 C18，250mm×4.6mm，5μm

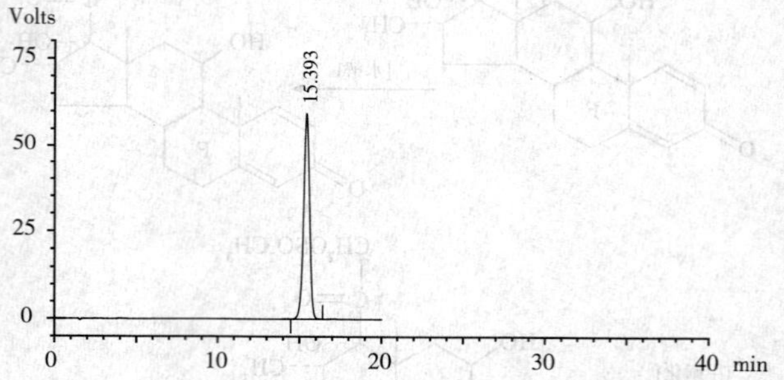

图 5　含量测定——地塞米松磷酸酯对照品溶液图谱

色谱柱：迪马 C18，250mm×4.6mm，5μm

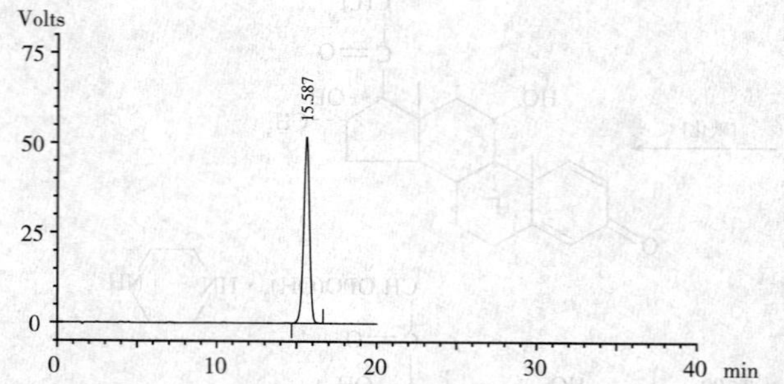

图 6　含量测定——地塞米松磷酸钠供试品溶液图谱

色谱柱：迪马 C18，250mm×4.6mm，5μm

【制剂】中国药典(2015)收载了地塞米松磷酸钠注射液与地塞米松磷酸钠滴眼液。USP(36)收载了地塞米松磷酸钠吸入气雾剂、地塞米松磷酸钠乳膏、地塞米松磷酸钠注射液、地塞米松磷酸钠眼膏剂与地塞米松磷酸钠滴眼液。BP(2013)收载了地塞米松磷酸钠注射液、滴眼液和口服溶液。

(1)地塞米松磷酸钠注射液(Dexamethasone Sodium Phosphate Injection)

本品为无色的澄明液体。规格为1ml：1mg；1ml：2mg；1ml：5mg。国内各企业的处方中主要辅料有丙二醇、乙二胺四乙酸二钠、焦亚硫酸钠等抗氧剂等。

检查　有关物质　中国药典(2005)注射液项下未收载有关物质检查。中国药典(2010)参照地塞米松磷酸钠项下有关物质检查法，对注射液有关物质进行了研究，并根据研究结果制订了限度。试验结果表明：地塞米松磷酸钠注射液中除已知杂质地塞米松外，在与主峰相对保留时间0.25左右有一较大的未知杂质(杂质Ⅰ)，不同企业的产品中该杂质的含量差异较大。经较深入的试验研究，原料药质量与杂质Ⅰ的产生没有相关性，排除杂质Ⅰ由原料药引入的可能性。经对同批号注射液灭菌前后有关物质检查，结果表明杂质Ⅰ的产生与灭菌过程无关。经对处方中各辅料与主成分进行配伍研究，初步发现某些抗氧剂(如焦亚硫酸钠、亚硫酸氢钠)与杂质Ⅰ的产生及主成分含量下降有密切相关性，但其产生原因尚待进一步研究。国内已有部分厂家对工艺进行了改良。中国药典(2015)未作修订。

地塞米松磷酸钠注射液典型色谱图见图7。

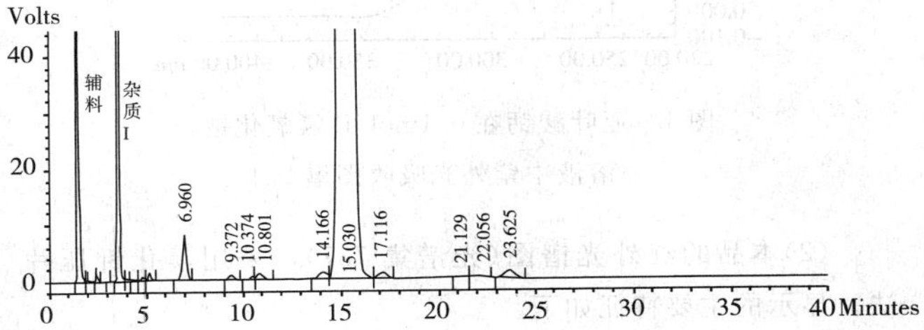

图7　地塞米松磷酸钠注射液有关物质典型色谱图
色谱柱：迪马C18，250mm×4.6mm，5μm

细菌内毒素　本品临床每小时用药最大剂量是静脉注射每千克体重0.83mg(中国药典临床用药须知、中国医师药师临床用药指南、中国国家处方集)，内毒素计算限值约为6EU/mg；国外标准中USP(36)为31.3USP EU/mg。自中国药典(2010)开始，规定本品细菌内毒素限值为1.2EU/mg，与内毒素计算值比较，安全系数为5，并严于USP标准。

本品对内毒素检查方法有干扰，最大不干扰参考浓度约为0.05～0.4mg/ml，应采用适当灵敏度的鲎试剂经稀释至MVD后进行内毒素检查。

含量测定　采用高效液相色谱法，同原料药的修订，以地塞米松磷酸酯为对照品测定地塞米松磷酸钠注射液的含量，方法学试验结果表明，方法准确度和精密度良好。同批样品分别采用地塞米松磷酸钠对照品和地塞米松磷酸酯对照品分别测定，含量结果一致。

(2)地塞米松磷酸钠滴眼液(Dexamethasone Sodium Phosphate Eye Drops)

本品为无色的澄明液体。规格为5ml：1.25mg。国内企业处方中主要辅料包括：乙二胺四乙酸二钠、硼酸、硼砂、硫代硫酸钠、羟苯乙酯、磷酸二氢钠、磷酸氢二钠及氯化钠等。

检查　渗透压摩尔浓度　中国药典(2005)未设定该项目，本品为等渗滴眼剂，根据眼用制剂通则的要求，中国药典(2010)设定渗透压摩尔浓度比为0.9～1.1。中国药典(2015)未作修订。

含量测定　采用高效液相色谱法，同原料药的修订，以地塞米松磷酸酯为对照品测定地塞米松磷酸钠滴眼液的含量，方法学试验结果表明，方法准确度和精密度良好。同批样品分别采用地塞米松磷酸钠对照品和地塞米松磷酸酯对照品测定，含量结果一致。

参考文献

[1] 国家药典委员会．中华人民共和国药典临床用药须知·化学药和生物制品卷[M]．2005年版．北京：人民卫生出版社，2005.

[2] 杨藻宸．医用药理学[M]．2版．北京：人民卫生出版社，1982：578.

[3] 中华人民共和国卫生部药典委员会．中华人民共和国药典1990年版二部药典注释[M]．北京：化学工业出版社，1993.

撰写　安　彦　顾秀秋　胡雅斐　　天津市药品检验研究院
复核　唐素芳　　天津市药品检验研究院

亚叶酸钙

Calcium Folinate

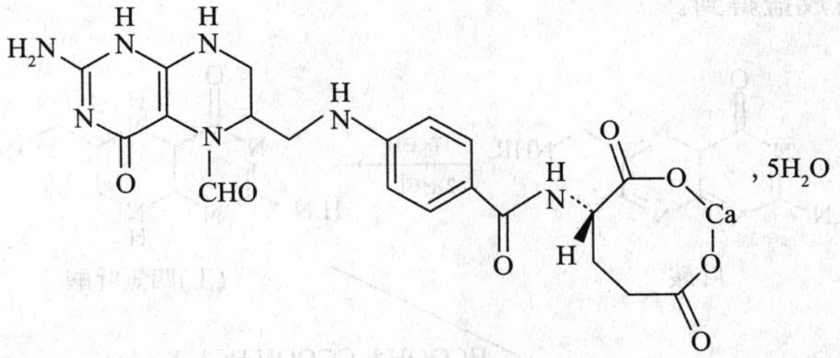

$C_{20}H_{21}CaN_7O_7 \cdot 5H_2O$　601.61

化学名： *N*-[4-[(2-氨基-5-甲酰基-1,4,5,6,7,8-六氢-4-氧代-6-蝶啶基)甲基]氨基]苯甲酰基-L-谷氨酸钙盐五水合物。

N-[4-[[(2-amino-5-formyl-1,4,5,6,7,8-hexahydro-4-oxo-6-pteridinyl)methyl]amino]benzoyl]-L-Glutamic acid calcium salt(1∶1)pentahydrate

英文名： Calcium Folinate(INN)

异名： Leucovorin Calcium

CAS号： [6035-45-6]

亚叶酸钙是叶酸的活性形式，在体内不需要叶酸还原酶的作用而直接起效，药理作用同叶酸。亚叶酸钙具有对抗叶酸拮抗剂(如甲氨蝶呤、乙胺嘧啶和甲氧苄氨嘧啶等药)毒性的作用，并能治疗由于叶酸缺乏，引起的巨幼细胞性贫血，促进骨髓造血细胞的分化、成熟和释放。常用作叶酸拮抗剂如甲氨蝶呤过量时的解毒剂，抗贫血药；与氟尿嘧啶联用，用于抗肿瘤如晚期结肠及直肠癌的治疗。

本品口服易吸收，口服后 1.72 小时±0.8 小时达峰值，肌内或静脉注射后 0.6～0.8 小时达峰值。$t_{1/2}$ 为 3.5～6.2 小时，作用持续 3～6 小时，经肝作用后代谢成 5-甲基四氢叶酸，80%～90%经肾排泄，5%～8%随粪便排出。

本品由 Pohland 等于 1951 年合成并做了结构鉴定，我国于 1995 年正式生产。目前除中国药典(2015)收载外，BP(2013)、Ph. Eur. (7.0)、USP(36)、JP(16)等均收载。BP(2013)、Ph. Eur. (7.0)在结构式和分子式中均以 XH_2O 表述本品为水合物，但分子量和 CAS 号均为无水物；USP(36)、JP(16)的结构式和分子式均以不含结晶水的无水物表达。无水物的分子式为 $C_{20}H_{21}CaN_7O_7$，分子量为 511.50，CAS 号：[1492-18-8]。BP(2013)、Ph. Eur. (7.0)还收载左亚叶酸钙(Calcium Levofolinate Pentahydrate)，分子式为 $C_{20}H_{21}CaN_7O_7 \cdot 5H_2O$，分子量以无水物计为 511.50，CAS 号[80433-71-2]，其化学结构式如下。

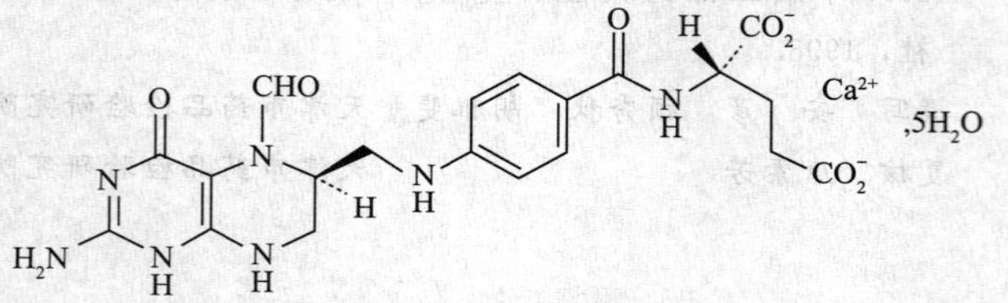

【制法概要】合成的方法是以叶酸为起始原料，通过加氢还原为 5,6,7,8-四氢叶酸，然后甲酰化、环合得到环合物：[5，10-二亚甲基]-四氢叶酸盐酸盐，再由环合物水解后成盐得到。

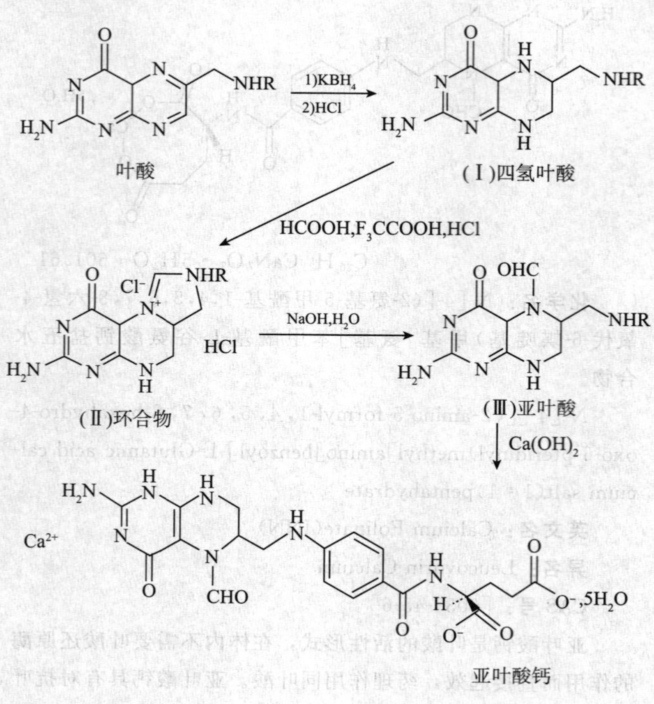

其中

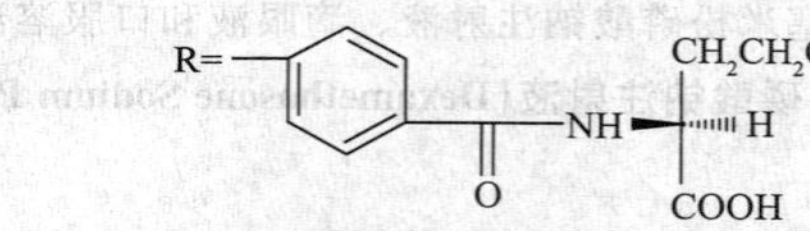

【性状】本品为钙盐，且具有两性化合物特性，其溶解性为：在水中易溶，在乙醇或乙醚中几乎不溶，在 0.1mol/L 盐酸溶液和氢氧化钠溶液中易溶。

比旋度 亚叶酸钙分子中在谷氨酸部分有一个不对称碳原子，具有一定旋光性，BP(2013)和 Ph. Eur. (7.0)均采用比旋度表征本品中 L-谷氨酸，限度均为＋14.4°至＋18.0°。BP(2013)和 Ph. Eur. (7.0)收载的左亚叶酸钙，其比旋度为－10°至－15°。中国药典(2015)与 USP(36)未对结构中含 L-谷氨酸的比旋度进行控制。

【鉴别】(1)本品具有烯键和羰基结构而具有紫外可见光特征吸收光谱，在 282nm 的波长处有最大吸收，在 241nm 的波长处有最小吸收，可作为鉴别依据。见图 1。

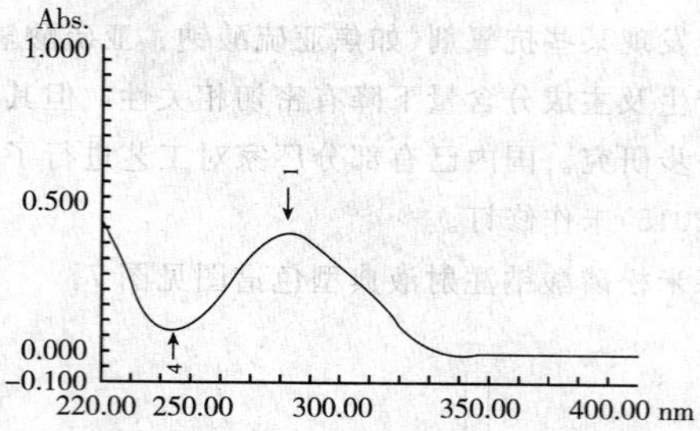

图 1　亚叶酸钙在 0.1mol/L 氢氧化钠溶液中紫外光吸收图谱

(2)本品的红外光谱图(光谱集 737)，采用溴化钾压片法。显示的主要特征如下。

特征谱带(cm⁻¹)	归属	
3500～3250	氨基	－NH$_2$，－NH－
2937	亚甲基	C－H
1635	羰基	C＝O
1458，1448	烯键	C＝C
1562	碳氮双键	C＝N
1375	碳氮单键	C－N
1327，1192	羧基	H－O－C＝O
1277	碳酰胺基	O＝C－N

因本品有不同晶型，BP(2013)和 Ph. Eur. (7.0)规定图谱不一致时应进行重结晶处理后再测红外光谱。

【检查】 **酸碱度** 中国药典(2015)与 BP(2013)、Ph. Eur. (7.0)测定方法一致，限度范围均为 6.8～8.0。

有关物质 采用 HPLC 法对单个杂质控制不得过 1.0%，总杂质控制不得过 2.5%。

BP、Ph. Eur. 亦采用 HPLC 法，用亚叶酸钙与甲酰叶酸(formylfolic acid)的分离度作系统适用性试验考察。流动相也用甲醇-缓冲液(pH＝7.8)系统，缓冲液配制方法略有不同，杂质限度均控制为：单个杂质不得过 1.0%（BP、Ph. Eur. 除规定单个未知杂质，还控制 7 个特殊杂质，结构见图 2）；总杂质不得过 2.5%。亚叶酸钙样品有关物质典型图谱见图 3。

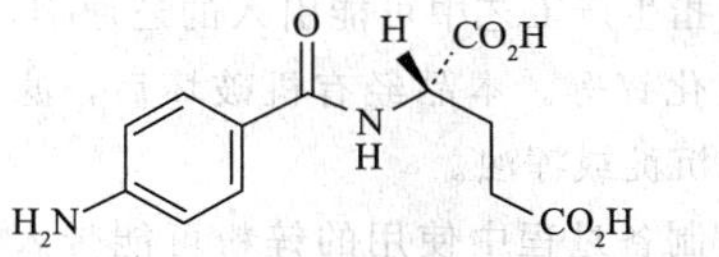

A. (2S)-2［(4-氨基苯甲酰基)氨基］戊二酸

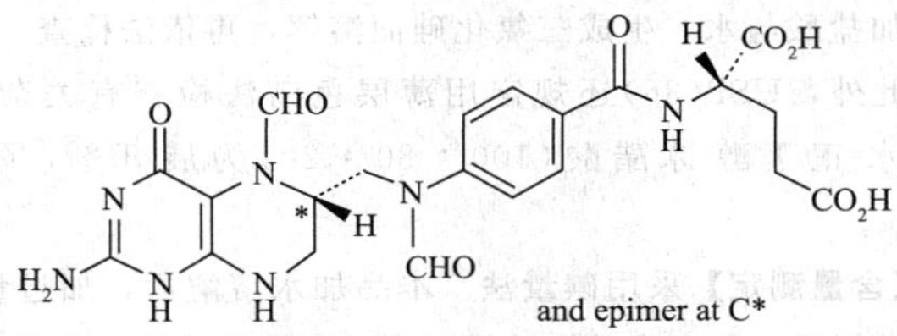

B. 5，10-二甲酰四氢叶酸

C. 叶酸

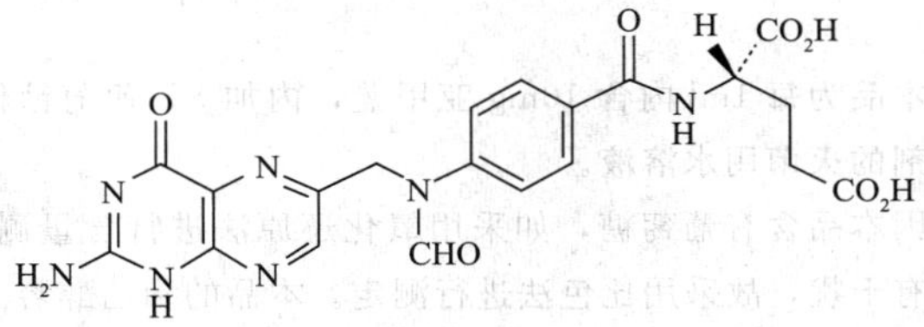

D. 10-甲酰叶酸

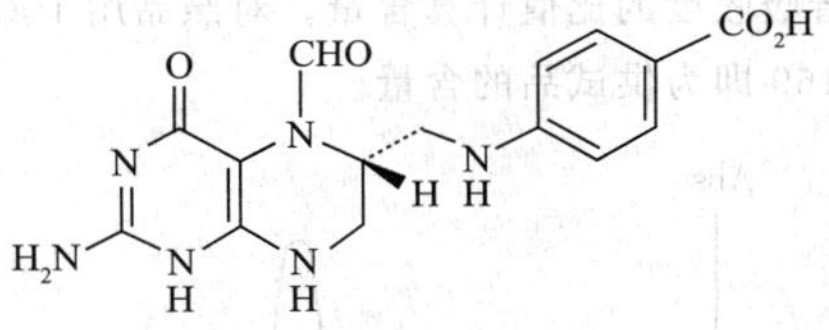

E. 5-甲酰四氢蝶酸

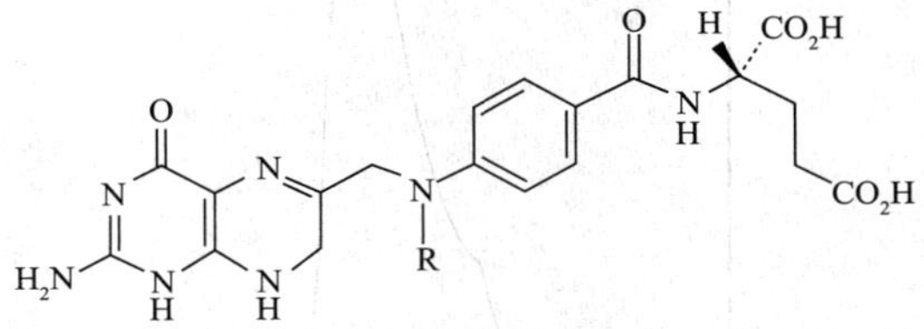

F. R＝CHO：10-甲酰基四氢叶酸

G. R＝H：二氢叶酸

图 2　杂质结构式

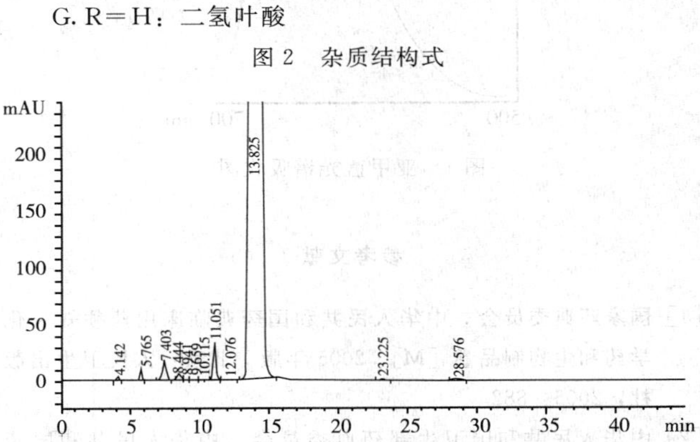

图 3　亚叶酸钙有关物质典型色谱图（Rt＝13.8 分钟，亚叶酸）

色谱柱：VP-ODS 柱，250mm×4.6mm，5μm

水分　本品含 5 个结晶水，理论值为 15.0%，采用水分测定法测定，限度为不得过 16.0%。

残留溶剂　BP 与 Ph. Eur. 均检测甲醇、乙醇、丙酮，国内企业合成工艺中使用到乙醇、甲醇、乙醚。采用气相色谱法，用水做溶剂，顶空进样。考虑到乙醚为低毒溶剂，仅将甲醇与乙醇订入标准中。由于本品对热不稳定，生产过程中有机溶剂如重结晶溶剂乙醇不易除尽，有一定量残留。将乙醇限度订为不得过 1.0%，甲醇符合药典规定（不得过 0.3%）；BP(2013)乙醇限度为 3.0%，甲醇为 0.5%。

【制剂】 中国药典(2015)收载了亚叶酸钙片、亚叶酸钙注射液、亚叶酸钙胶囊，规格均以亚叶酸计。BP(2013)收载了亚叶酸钙片、亚叶酸钙注射液，USP(36)中收载了亚叶酸钙片、亚叶酸钙注射液，规格亦均以亚叶酸计。

(1)亚叶酸钙片(Calcium Folinate Tablets)

(2)亚叶酸钙注射液(Calcium Folinate Injection)

贮藏　本品需冷处保存。样品贮藏控温不妥，杂质会明显增加。

(3)亚叶酸钙胶囊(Calcium Folinate Capsules)

撰写　韩加怡　　　　浙江省食品药品检验研究院
复核　杨伟峰　殷国真　浙江省食品药品检验研究院
　　　陶巧凤　　　　浙江省药品化妆品审评中心

亚甲蓝

Methylthioninium Chloride

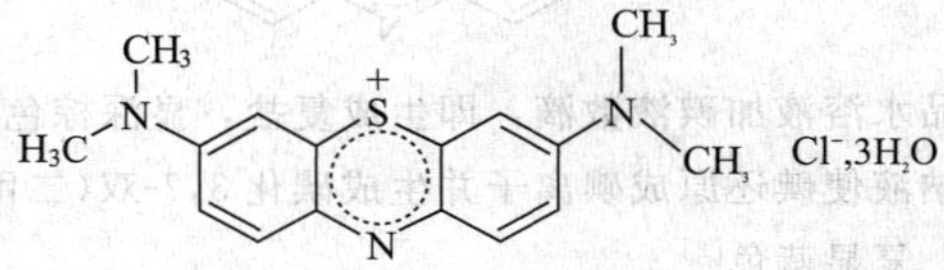

$C_{16}H_{18}ClN_3S \cdot 3H_2O$　373.90

化学名：氯化 3,7-双(二甲氨基)吩噻嗪-5-鎓三水合物

phenothiazin-5-ium3，7-*bis*（dimethylamino）chloridetrihydrate

英 文 名：Methylene Blue；Methylthioninium Chloride (INN)

异名：次甲基蓝

CAS 号：［7220-79-3］

本品为氧化-还原剂，小剂量用于治疗亚硝酸盐等引起的高铁血红蛋白血症，大剂量用于治疗氰化物中毒[1]。

国内于 1960 年开始生产注射液。本品除中国药典(2015)收载外，USP(36)、BP(2013)、Ph. Eur. (7.0)亦有收载。

【制法概要】[2]

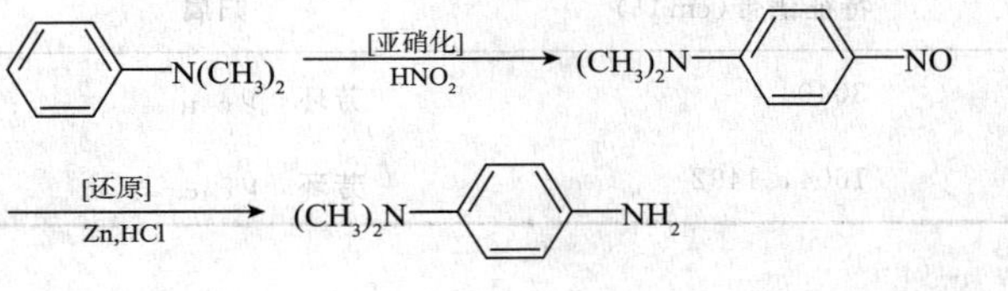

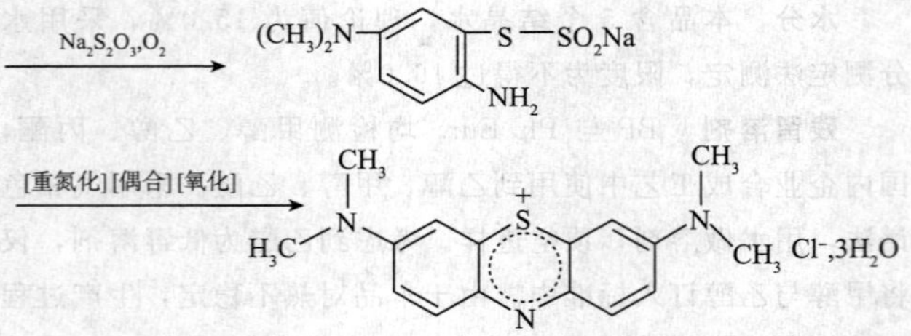

【性状】本品 1g 能溶于水约 25ml，乙醇约 65ml，溶于三氯甲烷，不溶于乙醚。能与多数无机盐生成复盐。

【鉴别】(1)本品水溶液加稀硫酸及锌，使亚甲蓝还原而蓝色消失，过滤，除去过量锌粉，滤液被空气或过氧化氢试液氧化，又生成亚甲蓝而复显蓝色[2]。

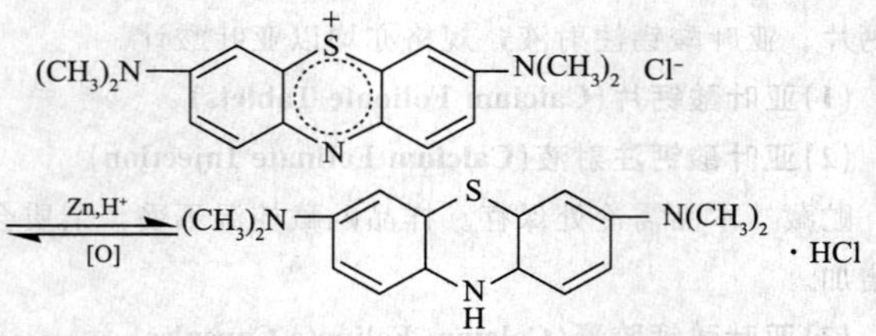

本品水溶液与碘化钾试液反应生成碘化 3,7-双(二甲氨基)吩噻嗪，为绒毛状沉淀，因微溶于水，故上层溶液显淡蓝色[2]。

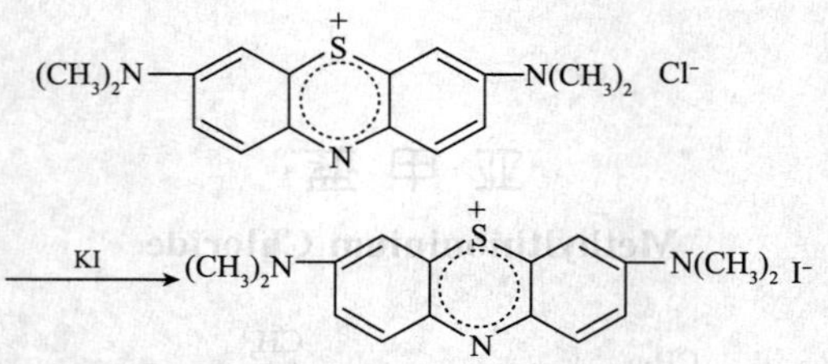

本品水溶液加碘液数滴，即生成复盐，显深棕色，加硫代硫酸钠液使碘还原成碘离子并生成碘化 3,7-双(二甲氨基)吩噻嗪，复显蓝色[2]。

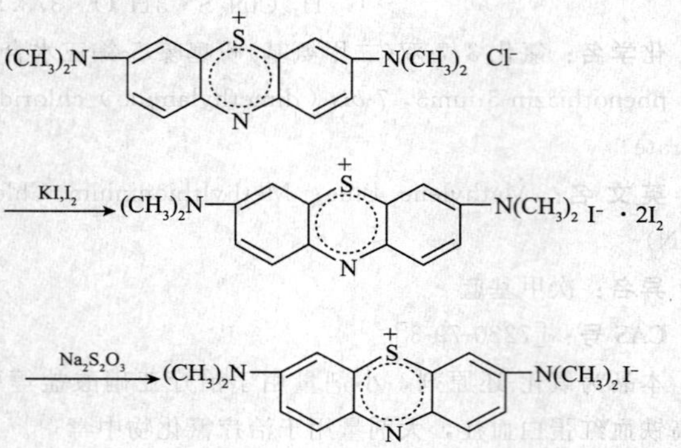

(2)本品的红外光吸收图谱(光谱集 143 图)，显示的主要特征如下[2]。

特征谱带(cm^{-1})	归属
3040	芳环 ν_{C-H}
1604，1492	芳环 $\nu_{C=C,C=N}$

【检查】干燥失重　本品含有三分子结晶水，理论含水量为 14.4%，在 105℃干燥 4 小时，减失重量可达 18%，其中包括游离水。USP(36)规定在 75℃减压干燥 4 小时，减失重量应为 8.0%～18.0%。

锌盐　指生产工艺中可能引入的还原剂，如 Zn 粉及配位沉淀剂氧化锌等。本品经有机破坏后，滤液加硫化铵试液，不得有沉淀或浑浊。

砷盐　制备过程中使用的锌粉可能带入的杂质。检查时，加氢氧化钙炽灼灰化，使砷盐生成不挥发性的亚砷酸钙，加盐酸与水，生成三氯化砷而溶解，再依法检查。

此外，USP(36)还规定用薄层色谱法检查有关杂质，采用水-正丁醇-冰醋酸（100∶80∶20）为展开剂，限量为 1%。

【含量测定】采用碘量法。本品加水溶解后，加过量的重铬酸钾液，即生成重铬酸盐沉淀，过量的重铬酸钾用碘量法测定。

【制剂】亚甲蓝注射液(**Methylthioninium Chloride Injection**)

本品为每 1ml 内含 10mg 亚甲蓝，内加 5%葡萄糖作为稳定剂的灭菌用水溶液。

因本品含有葡萄糖，如采用氧化还原法进行含量测定，结果有干扰，故采用比色法进行测定。本品的稀乙醇溶液在 661nm 波长处有最大吸收(图 1)。供试品和对照品同时测定，以二者吸收度的比值计算含量。对照品用干燥品，将结果乘以 1.169 即为供试品的含量。

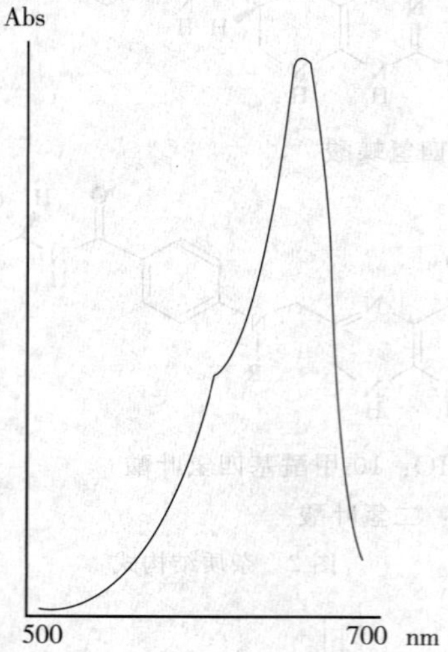

图 1　亚甲蓝光谱吸收图

参考文献

[1] 国家药典委员会．中华人民共和国药典临床用药须知·化学药和生物制品卷［M］．2005 年版．北京：人民卫生出版社，2005：882.

[2] 中华人民共和国卫生部药典委员会．中华人民共和国药典 1990 年版二部药典注释［M］．北京：化学工业出版社，

1993：203.

撰写　忻美娟　上海市食品药品检验所
肖贵南　广东省药品检验所
复核　罗卓雅　广东省药品检验所

亚硝酸钠

Sodium Nitrite

$NaNO_2$　69.00

化学名：亚硝酸钠

Sodium Nitrite

英文名：Nitrous acid，sodium salt

CAS 号：[7632-00-0]

本品为亚硝酸的钠盐，为氧化剂，解毒药。能使血红蛋白氧化为高铁血红蛋白。高铁血红蛋白对氰基有很大的亲和力，结合成氰化高铁血红蛋白，再与硫代硫酸钠结合，使氰基(包括游离和已与高铁血红蛋白结合的)变为无毒的硫氰化合物随尿排出体外。用于氰化物(包括苦杏仁)中毒的解救。本品亦有血管扩张作用，能缓解冠状动脉痉挛，但效果不可靠，且易产生耐药性，故现已基本不用。目前仅用作解毒药。

除中国药典(2015)收载外，BP(2013)、USP(36)均有收载。国内于 20 世纪 60 年代开始生产。

【制法概要】(1)由氨气氧化产生氧化氮气体，用氢氧化钠或碳酸钠溶液吸收制得。

$$2NH_3 + 3O_2 \longrightarrow N_2O_3\uparrow + 3H_2O$$

$$N_2O_3 + 2NaOH \longrightarrow 2NaNO_2 + H_2O$$

(2)由硝酸钠与铅共热生成氧化铅，用热水萃取后通入二氧化碳使生成碳酸铅沉淀，过滤，取滤液用稀硝酸准确中和、蒸发、浓缩、结晶，并进一步重结晶制得。

$$Pb + NaNO_3 \longrightarrow PbO + NaNO_2$$

产物 PbO 不溶于水，将反应后混合物溶于热水中，过滤、重结晶，得到白色晶状的亚硝酸钠。

【鉴别】(1)本品在醋酸酸性条件下，与硫酸亚铁试液发生氧化反应，生成硫酸高铁和一氧化氮，后者与硫酸亚铁反应生成 $[Fe(NO)]SO_4$，显棕色。

$$NaNO_2 + CH_3COOH \longrightarrow CH_3COONa + HNO_2$$

$$3HNO_2 \longrightarrow HNO_3 + H_2O + 2NO\uparrow$$

$$FeSO_4 + NO \longrightarrow [Fe(NO)]SO_4\text{(棕色)}$$

(2)本品水溶液与稀矿酸生成不稳定的亚硝酸，加热，即生成硝酸，同时放出一氧化氮，后者与空气中的氧反应，生成二氧化氮。

$$2NaNO_2 + H_2SO_4 \longrightarrow 2HNO_2 + Na_2SO_4$$

$$3HNO_2 \longrightarrow HNO_3 + H_2O + 2NO\uparrow$$

$$2NO + O_2 \longrightarrow 2NO_2\text{(红棕色)}$$

【检查】溶液的颜色　本品为供注射用的原料，性状的描述为"无色或白色至微黄色的结晶"，此项检查协同性状项对本品中有色氧化物杂质进行控制，BP(2013)也收载此项检查。

【含量测定】亚硝酸钠溶液与酸性高锰酸钾溶液反应，亚硝酸钠被定量氧化成硝酸钠，剩余的高锰酸钾溶液使碘化钾氧化析出碘，用硫代硫酸钠液滴定。由于亚硝酸钠遇酸成为亚硝酸易分解散失，故将移液管尖端插入液面下，缓缓加入，以保证供试品能定量地与高锰酸钾反应。

$$5NaNO_2 + 2KMnO_4 + 3H_2SO_4 \longrightarrow 5NaNO_3 + K_2SO_4 + 2MnSO_4 + 3H_2O$$

$$2KMnO_4 + 10KI + 8H_2SO_4 \longrightarrow 2MnSO_4 + 6K_2SO_4 + 5I_2 + 8H_2O$$

$$I_2 + 2Na_2S_2O_3 \longrightarrow 2NaI + Na_2S_4O_6$$

撰写　何铭新　邱　娟　广州市药品检验所
复核　潘锡强　广州市药品检验所

亚硫酸氢钠甲萘醌

Menadione Sodium Bisulfite

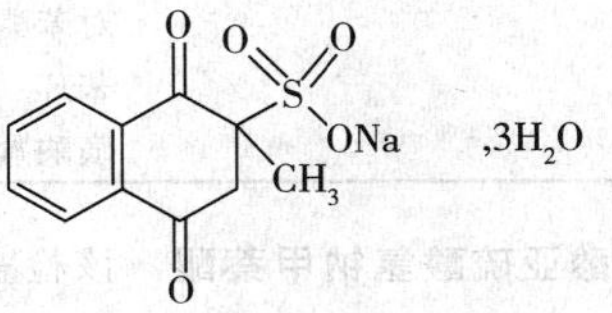

$C_{11}H_9NaO_5S \cdot 3H_2O$　330.30

本品为亚硫酸氢钠甲萘醌与亚硫酸氢钠的混合物。

化学名：1，2，3，4-四氢-2-甲基-1，4-二氧代-2-萘磺酸钠盐三水合物

2-naphthalenesulfonicacid -1，2，3，4-tetrahydro-2-methyl-1，4-dioxo-，sodium salt，trihydrate

英文名：Menadione sodium bisulfite

异名：维生素 K_3

CAS 号：[6147-37-1]；[130-37-0]（无水物）

本品为人工合成的维生素 K_3，在体内经烷基化转化后生成维生素 K_2(结构见图 1)。本品为防治缺乏凝血酶原症的特效药。用于治疗新生儿吸收障碍或药物引起的维生素缺乏症和蚕豆素类抗凝血药所致的低凝血酶原血症。为水溶性维生素，口服可吸收，不依赖于胆汁。吸收后随 β 脂蛋白转运，在肝内被利用，但需数日才能使凝血酶原达到正常水平。以葡萄糖醛酸和硫酸结合物形式经肾及胆道排泄。有恶心、呕吐等胃肠道反应，较大剂量用药可致新生儿(特别是早产儿)高胆红素血症、溶血性贫血、黄疸。

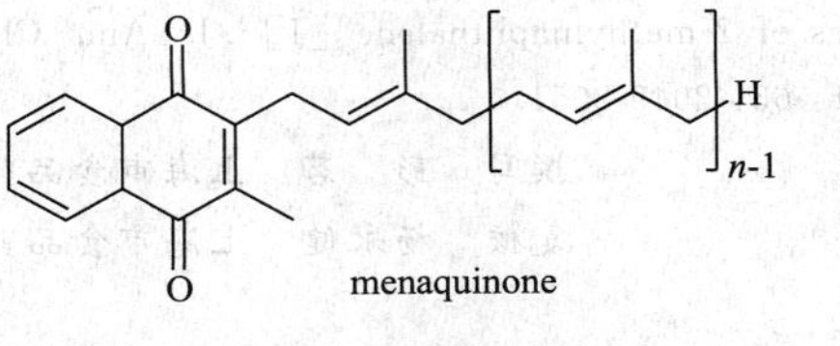

图 1　维生素 K_2 结构式

国外1941年首次发表了其合成方法[1]。目前仅中国药典(2015)收载，USP(20)有收载，此后版本不再收载。

【制法概要】 2-甲基-1,4-萘醌(甲萘醌)和亚硫酸氢钠在乙醇的水溶液中，在氮气、二氧化碳、氩气等气体保护下，以表面活性剂OP-10和SDO为催化剂，进行加成反应，然后用乙醇重结晶精制制得。

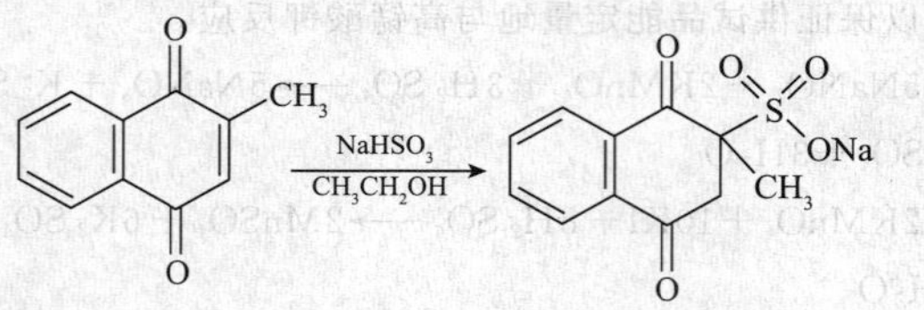

【性状】 本品为白色结晶性粉末，有特殊刺激气味，有引湿性，遇光易分解变色。本品1g可溶于约2ml的水中。

【鉴别】 (1)亚硫酸氢钠甲萘醌在碱溶液中生成鲜黄色的甲萘醌沉淀。

(2)亚硫酸氢钠在稀盐酸中微热，即生成二氧化硫。

(3)本品红外光吸收图谱显示的主要特征如下表。

特征谱带(cm^{-1})	归属	
3070	芳氢	ν_{C-H}
1690	对苯醌	$\nu_{C=O}$
1640，1590	苯环	$\nu_{C=C}$
1210，1035	磺酸盐	ν_{SO_3}

【检查】磺酸亚硫酸氢钠甲萘醌 该检查项系对本品的合成杂质磺酸亚硫酸氢钠甲萘醌的检查。经查USP(15)，其中的2-methyl-1,4-naphthohydroquinone-3-sulfonate检查项与本检查项方法完全一致，均为取本品水溶液(20mg/ml)5ml，加邻二氮菲试液2滴，不得发生沉淀。

【含量测定】 亚硫酸氢钠含量测定采用硫代硫酸钠滴定法。

亚硫酸氢钠甲萘醌的含量测定则用三氯甲烷提取甲萘醌，再采用紫外-可见分光光度法测定含量，以甲萘醌为对照，结果需乘以1.918，系甲萘醌(M_w 172.18)与亚硫酸氢钠甲萘醌分子量的换算因数。

【制剂】亚硫酸氢钠甲萘醌注射液(Menadione Sodium Bisulfite Injection)

注射液中常用的辅料为亚硫酸氢钠、焦亚硫酸钠和氯化钠，并用盐酸调节pH值(要求在2.0～4.0之间)。本品遇光易分解，应遮光、密闭保存。根据稳定性数据，本品的pH值和含量在贮藏的过程中不断下降。

参考文献

[1] Moor MB. The Antihemorrhagic Activity of Sulfonated Derivatives of 2-methylnaphthalene [J]. J. Am. Chem. Soc., 1941, 63: 2049-2051.

撰写 彭 茗 上海市食品药品检验所

复核 杨永健 上海市食品药品检验所

西地碘含片
Cydiodine Buccal Tablets

本品药用成分为β-环糊精包裹的碘，是口腔、咽喉局部消毒抗感染药物。临床用于治疗慢性咽喉炎、白色念珠菌感染性口炎、口腔溃疡、慢性牙龈炎、牙周炎症及糜烂型扁平苔藓等。

本品仅收载于中国药典(2015)，USP(36)、BP(2013)和JP(16)均未收载。

本品规格1.5mg。国内各企业处方中，主要辅料有薄荷脑、硬脂酸镁、蔗糖、羟丙甲纤维素等。

【鉴别】 该显色反应是基于碘与淀粉、水能形成一种蓝色胶体溶液，其颜色对热不稳定，煮沸蓝色即消失，放冷蓝色复出；但较长时间煮沸后碘挥发完全，则蓝色不再出现。本反应最低检出量为1μg[1]。

中国药典(2005)还有鉴别(2)试验，为取细粉用乙醇萃取后，再用三氯甲烷提取，规定三氯甲烷层应显紫堇色。显色实际为碘的颜色，经试验，实验中难以观察到紫堇色；将乙醇用甲醇取代，反应色泽与紫堇色也有差异。此项鉴别专属性不强，且提取溶剂三氯甲烷为二类毒性溶剂，故中国药典(2010)删去此鉴别，中国药典(2015)未作修订。

【检查】 本品规格仅为1.5mg，故进行含量均匀度检查，方法与含量测定方法相同，限度为±20%。

【含量测定】 采用硫代硫酸钠滴定液滴定，使碘还原为碘化钠。加碘化钾的目的是为提高碘的释放速度。由于本品规格小，含量均匀度每片消耗滴定液仅1.2ml左右，并且由于反应较慢，颜色回返情况严重，因此采用回滴定方式，先用过量的硫代硫酸钠滴定液与样品充分反应，反应方程式如下。

$$I_{2(样品)} + 2Na_2S_2O_{3(过量)} \longrightarrow Na_2S_4O_6 + 2NaI$$

再用碘滴定液滴定剩余的硫代硫酸钠滴定液，反应原理相同。

参考文献

[1] 毛文仁．药品检定方法原理［M］．四川：西南交通大学出版社，1989：379.

撰写 高 青 车宝泉 北京市药品检验所

复核 余 立 北京市药品检验所

西咪替丁
Cimetidine

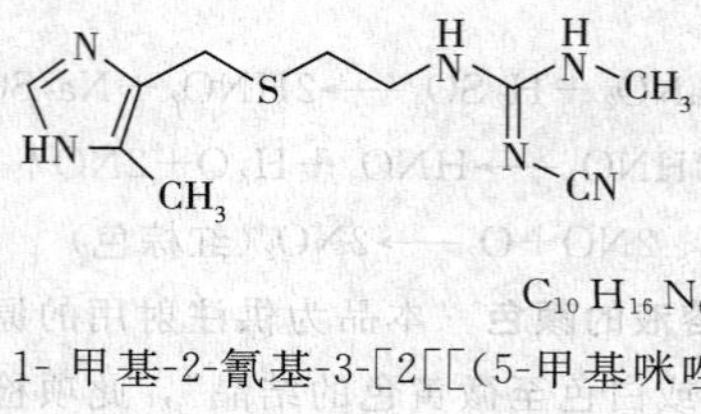

$C_{10}H_{16}N_6S$ 252.34

化学名：1-甲基-2-氰基-3-[2[[(5-甲基咪唑-4-基)甲基]

硫代]乙基]胍

guanidine, *N*-cyano-*N*′-methyl-*N*″-[2[[(5-methyl-1*H*-imidazol-4-yl)methyl]thio]ethyl]

英文名：Cimetidine(INN)

异名：甲氰咪胍

CAS 号：[51481-61-9]

本品是第一个上市的 H_2 受体拮抗剂药物，能抑制组胺或五肽促胃泌素刺激引起的胃酸分泌。主要用于治疗十二指肠溃疡、胃溃疡及上消化道出血等。西咪替丁分子具有较大的极性，脂水分配系数小，pK_a 值为 6.8，在酸性条件下，主要以质子化形式存在。本品口服吸收良好，生物利用度为静脉注射量的 70%，服用药物的大部分以原型随尿排出。服药后 12 小时排出 40%～50%。主要的代谢产物为硫氧化物，也有少量咪唑环上甲基被氧化为羟甲基的产物。

本品的主要不良反应有腹泻、头痛、头晕、怠倦、血清转氨酶轻度升高等；用药剂量加大时，可引起男性乳房发育，停药后即可消失。

本品由 Durant 等于 1974 年合成，国内于 1979 年开始生产。

除中国药典(2015)收载外，BP(2013)、USP(36)、JP(16)和 Ph. Eur. (7.0)均有收载，其中 BP(2013)与 Ph. Eur. (7.0)内容一致。

【制法概要】国内的合成工艺中，部分用 4-甲基咪唑作为起始原料，通过一缩反应和二缩反应合成二缩物，经胺化、制得西咪替丁粗品；但大部分直接用二缩物作为起始原料，通过一步胺化反应制得西咪替丁粗品。以下是以 4-甲基咪唑为原料的合成路线。

(1)一缩反应

①羟甲基化反应

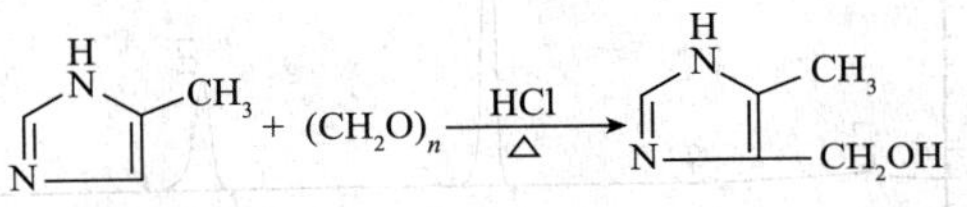

②缩合反应

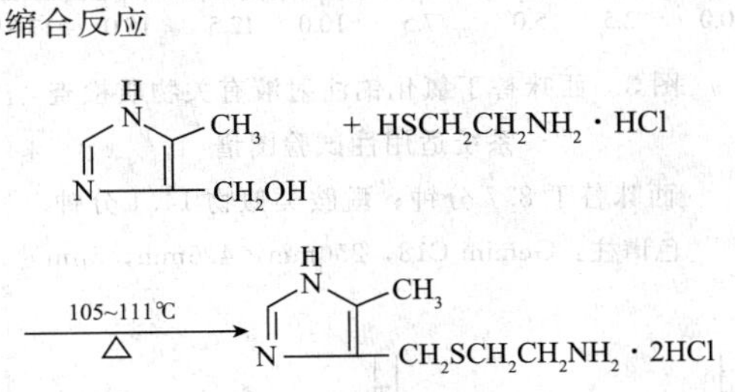

(2)二缩反应

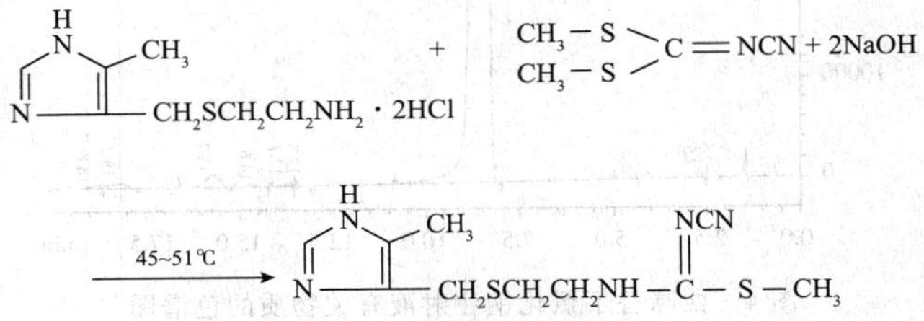

(3)胺化反应

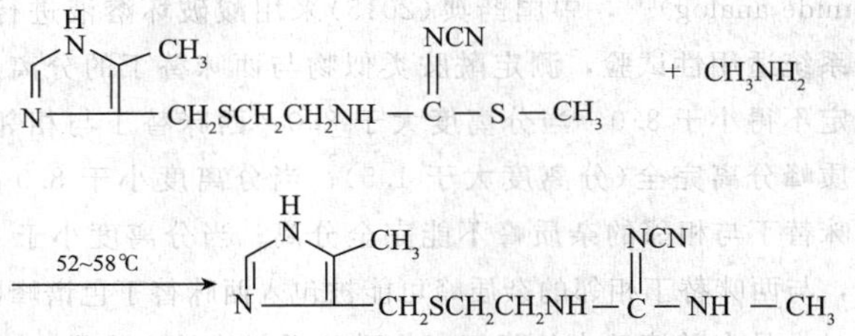

【性状】本品对湿、热稳定，在过量的稀盐酸中，氰基缓慢水解，生成氨甲酰胍，加热则进一步水解成胍。

本品具多晶型现象，晶型与工艺条件及结晶时采用的溶剂有关。根据文献报道[1,2]，本品多个晶型均具有抗溃疡药理活性。尚未见本品的无效晶型报道。

据报道[3]和市场考察结果，我国目前主要生产和使用 A 晶型、B 晶型和 AB 混合晶型。

本品不同的晶型在溶剂中的溶解度不同。A 晶型在水和稀盐酸中的溶解性明显优于 B 晶型，在甲醇、乙醇和异丙醇中的溶解性略优于 B 晶型。不同晶型的熔点也有一定差别，从水中结晶物的熔点较自有机溶剂中结晶物的熔点高。

【鉴别】(1)本品与铜离子结合生成蓝灰色沉淀，可与一般胍类化合物相区别。

(2)本品为含硫化合物，经炽灼后，分解产生硫化氢气体，与醋酸铅反应生成黑色的硫化铅沉淀，使试纸显黑色。

$$(CH_3COO)_2Pb + H_2S \longrightarrow PbS\downarrow + 2CH_3COOH$$

(3)本品的红外光吸收图谱(光谱集 142 图)，显示的主要特征如下[4]。

特征谱带(cm^{-1})	归属	
3220，3130	咪唑及胍基	ν_{N-H}
3030	咪唑	ν_{C-H}
2180	氰基	$\nu_{C\equiv N}$
1620	胍	$\nu_{C=N}$
1600，1585，1500，1450	咪唑环	$\nu_{C=C}$，$\nu_{C=N}$

本品存在多晶型，当红外图谱因遇晶型不同而与对照图谱(光谱集 142 号)不一致时，用异丙醇进行转晶处理后测定。

【检查】酸性溶液的澄清度与颜色　控制本品在酸性溶液中的不溶性杂质及有色杂质，此类杂质与生产工艺中胺化条件有关。

氯化物　大部分样品加稀硝酸溶液后仍浑浊，须过滤后检查，注意完全洗涤滤纸和滤器，避免因此导致结果偏低，限度控制为 0.008%。

有关物质　本品在合成过程中会引入较多的杂质，A 晶型产品是在 B 晶型或 AB 混晶的基础上，经有机溶剂乙醇等重结晶制得，在重结晶的过程中，样品得到进一步纯化，因此 A 晶型的有关物质量明显小于 B 晶型。

本品的杂质较多，经实验研究，采用 HPLC 法比采用 TLC 法有较好的分离和定量效果。

本品在盐酸溶液中加热，可破坏生成一个酰胺类似物(amide analog)[4]，中国药典(2015)采用酸破坏溶液进行色谱系统适用性试验，测定酰胺类似物与西咪替丁的分离度，规定不得小于8.0。当分离度大于8.0，西咪替丁与相邻的杂质峰分离完全(分离度大于1.5)；当分离度小于8.0时，西咪替丁与相邻的杂质峰不能完全分离；当分离度小于4.0时，与西咪替丁相邻的杂质峰可能被包入西咪替丁色谱峰内。

本品在酸溶液中的降解产物酰胺类似物的生成量与酸破坏程度相关，为保证系统适用性溶液中同时含有主成分西咪替丁和降解产物酰胺类似物，需注意酸破坏加热时间不可过长，一般控制水浴加热时间不超过2分钟，否则西咪替丁全部降解，在色谱图上西咪替丁色谱峰消失。色谱系统适用性试验的典型色谱图见图1。原料有关物质色谱图见图2。

经方法学试验，HPLC法最低检测限为80ng，定量限为400ng。

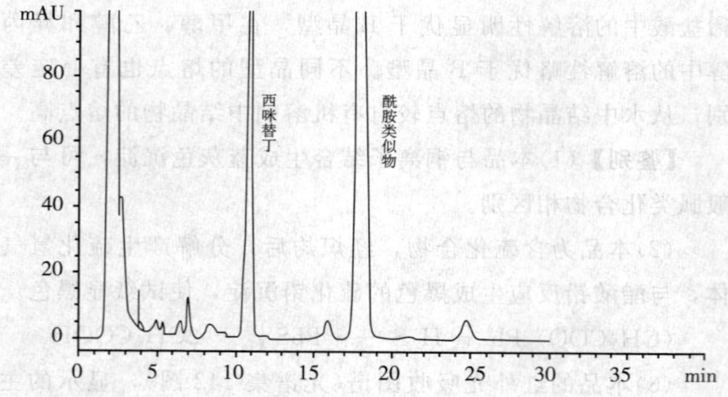

图1 西咪替丁有关物质检查的系统适用性试验图谱

西咪替丁10.5分钟；酰胺类似物18.6分钟

色谱柱：Kromasil C18，250mm×4.6mm，5μm

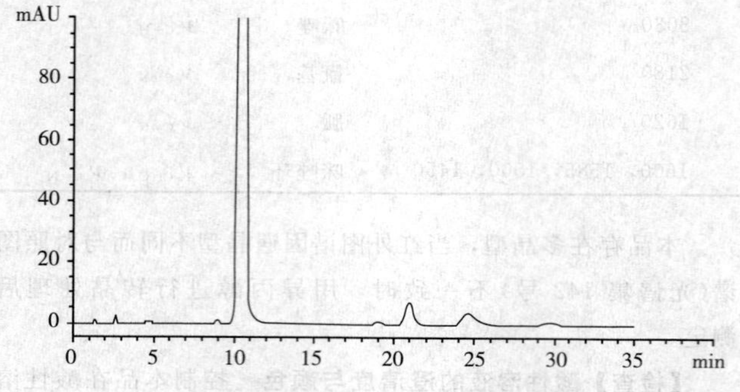

图2 西咪替丁原料有关物质的色谱图

色谱柱：Kromasil C18，250mm×4.6mm，5μm

干燥失重 105℃干燥至恒重，减失重量不得过0.5%。A晶型样品经有机溶剂重结晶制得，干燥失重普遍低于B晶型样品。

【含量测定】采用非水溶液滴定法。用结晶紫为指示剂，经电位法验证，滴定终点为蓝色。

测定时，不宜加温溶解样品，否则会导致结果偏高。据报道[4]，采用加温助溶测得的含量较室温溶解者高0.75%～1.62%。为促进样品的溶解，冰醋酸的用量可适当加大，并注意同时做空白试验。当室温高于30℃时，宜使冰醋酸稍冷后，逐份溶解样品后测定。

【制剂】中国药典(2015)收载了西咪替丁片、西咪替丁胶囊、西咪替丁氯化钠注射液；USP(36)收载了西咪替丁片和注射液；BP(2013)收载了西咪替丁片、西咪替丁注射液、西咪替丁口服液、西咪替丁口服混悬液。

(1)西咪替丁片(Cimetidine Tablets)、西咪替丁胶囊(Cimetidine Capsules)

溶出度 以盐酸溶液(0.9→1000)为溶出介质，采用转篮法，转速为100转/分，片剂15分钟取样，胶囊剂20分钟取样，溶出量用UV-吸收系数法测定。限度均为标示量的75%。

USP(36)的溶出度实验条件与中国药典(2015)相同，溶出量采用UV-对照品法测定，限度为标示量的80%。

含量测定 采用UV-吸收系数法测定。USP(36)用HPLC法，BP(2013)用UV-对照品法测定。

(2)西咪替丁氯化钠注射液(Cimetidine and Sodium Chloride Injection)

有关物质 西咪替丁在酸溶液中不稳定，西咪替丁氯化钠注射液的处方中加入盐酸作为pH值调节剂，并须经高温灭菌，易降解产生酰胺类似物。标准中控制最大单个杂质不得过0.5%，总杂质不得过1.5%。见图3、图4。

细菌内毒素 本品临床每小时用药最大剂量是静脉注射每千克体重10mg(中国药典临床用药须知)，内毒素计算限值约为0.50EU/mg；国外标准中USP为0.5USP EU/mg。中国药典(2015)按复方输液要求规定本品细菌内毒素限值为0.50EU/ml。

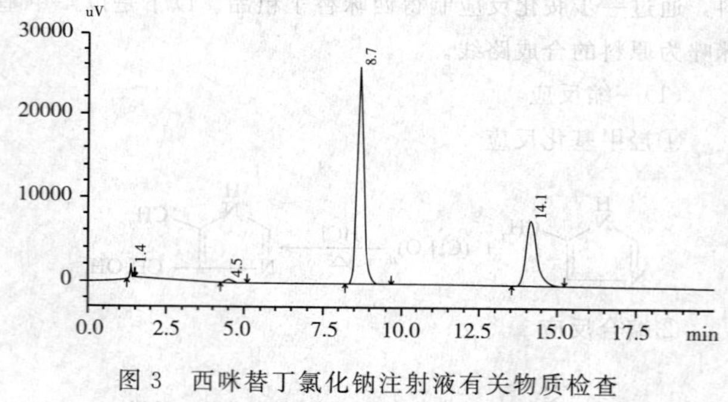

图3 西咪替丁氯化钠注射液有关物质检查系统适用性试验图谱

西咪替丁8.7分钟；酰胺类似物14.1分钟

色谱柱：Gemini C18，250mm×4.6mm，5μm

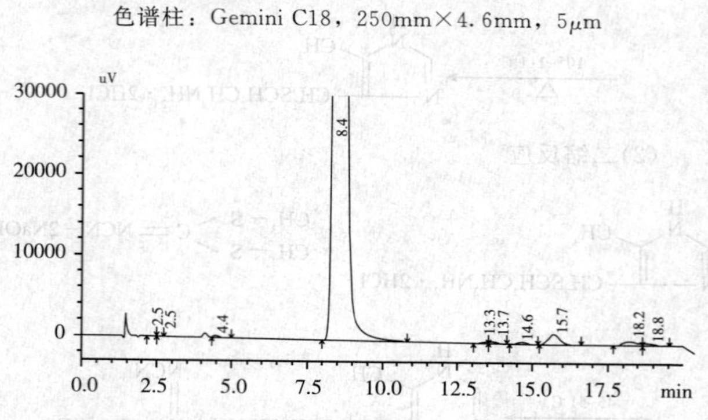

图4 西咪替丁氯化钠注射液有关物质的色谱图

色谱柱：Gemini C18，150mm×4.6mm，5μm

渗透压摩尔浓度　本品为注射用输液，处方中加入氯化钠调节等渗。控制本品的渗透压摩尔浓度为 260～320mOsmol/kg。

参考文献

[1] Megumi Shibata, Hiromasa Kokubo, Kazuhiro Morimoto. X-ray structural studies and physicochemical properties of cimetiding polymorphism [J]. J Pharm Sci, 1983, 72(12): 1436.

[2] Hiromasa Kokubo, Kazuhiro Morimoto, Toshimasa Ishida, et al. Bioavailability and inhibitory effect for stress ulcer of cimetidine polymorphism in rats [J]. Int J Pharm, 1978, 35(1-2): 181.

[3] 尹华等，西咪替丁的晶型研究［J］. 药物分析杂志，2001，21(1)：39.

[4] 中华人民共和国卫生部药典委员会. 中华人民共和国药典 1990 年版二部药典注释［M］. 北京：化学工业出版社，1993：207.

撰写　陈　英　广东省药品检验所

孙庚芬　重庆市食品药品检验检测研究院

复核　罗卓雅　广东省药品检验所

达 那 唑

Danazol

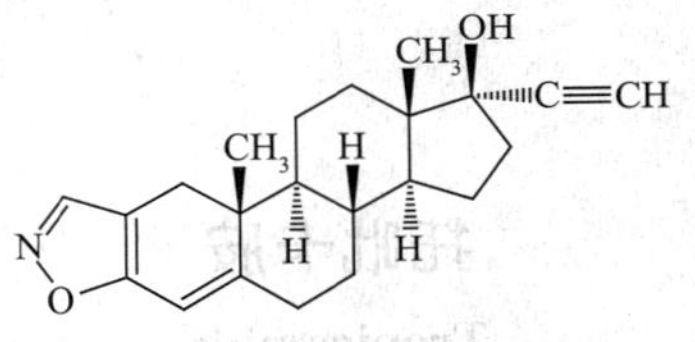

$C_{22}H_{27}NO_2$　337.46

化学名：17*α*-孕甾-2,4-二烯-20-炔并［2,3-*d*］异噁唑-17*β*-醇

(17α)-Pregna-2,4-dien-20-yno[2,3-*d*]isoxazol-17-ol

英文名：Danazol(INN)

CAS 号：［17230-88-5］

本品为促性腺激素抑制药[1,2]，是一种人工合成的17*α*-乙炔睾丸酮的异噁唑衍生物。由于引入了异噁唑环，故男性激素活性较弱，而具有选择性抑制促性腺激素的释放，临床上首先用于子宫内膜异位症治疗，后用于其他妇科疾病及血液病等。达那唑治疗多种疾病所需的疗程较长，副作用较多，但其疗效比较肯定。本品口服易从胃肠道吸收，在肝内代谢，从肾脏排泄，半衰期为 4.5 小时，其代谢物为 *α*-羟甲基乙炔睾酮和乙炔睾酮，乙炔睾酮也为促性腺激素抑制药。

国外于 1962 年合成(GB Patent 905844)，国内于 1985 年开始生产。除中国药典(2015)收载外，USP(36)亦有收载。

【制法概要】

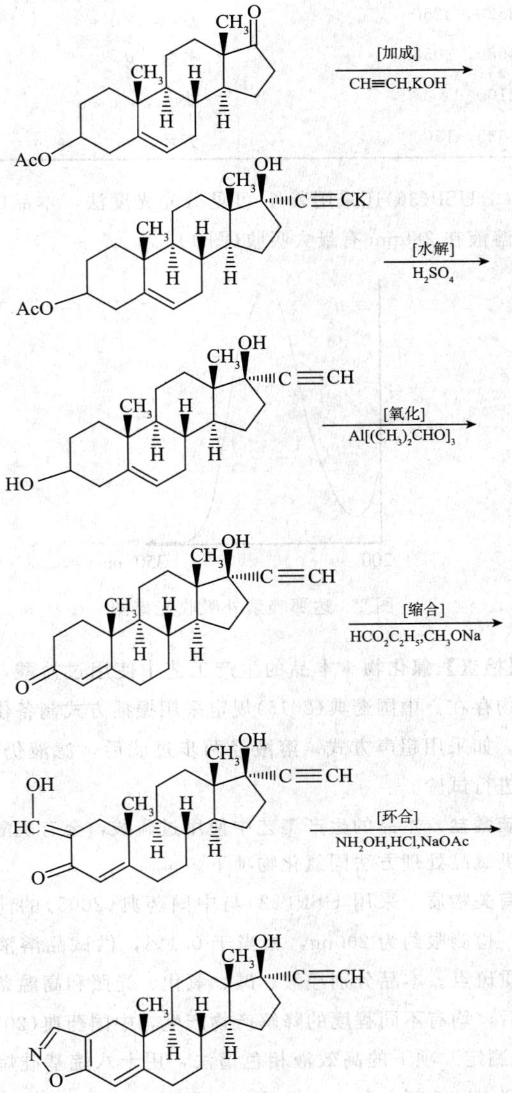

【性状】比旋度　本品具有旋光性，中国药典(2015)规定本品在三氯甲烷中的比旋度为＋21°至＋27°。文献报道，本品在三氯甲烷中的 $[\alpha]_D^{25}$ 为＋21.9°，乙醇溶液中的 $[\alpha]_D^{25}$ 为＋7.5°。

【鉴别】(1)本品在乙醇中溶解后，与硝酸银试液反应，即生成白色的炔银沉淀。

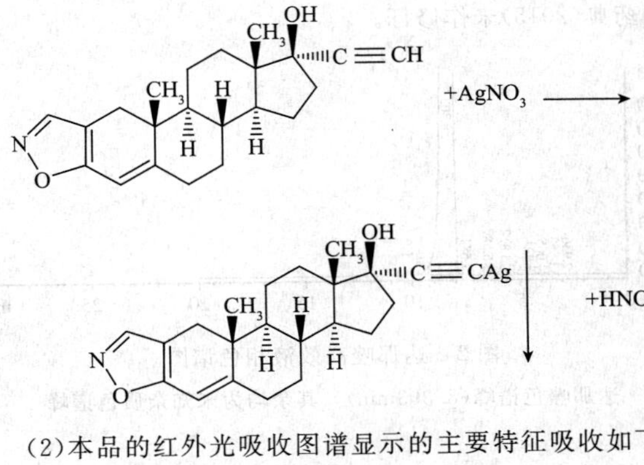

(2)本品的红外光吸收图谱显示的主要特征吸收如下。

特征谱带(cm^{-1})	归属
3520，3260	羟基 ν_{O-H}
3080，3058	芳氢 ν_{C-H}
2100	炔 $\nu_{C\equiv C}$
1635，1600	芳环 $\nu_{C=N,C=C}$

(3)USP(36)还采用紫外-可见分光光度法，本品的无水乙醇溶液在286nm有最大吸收(图1)。

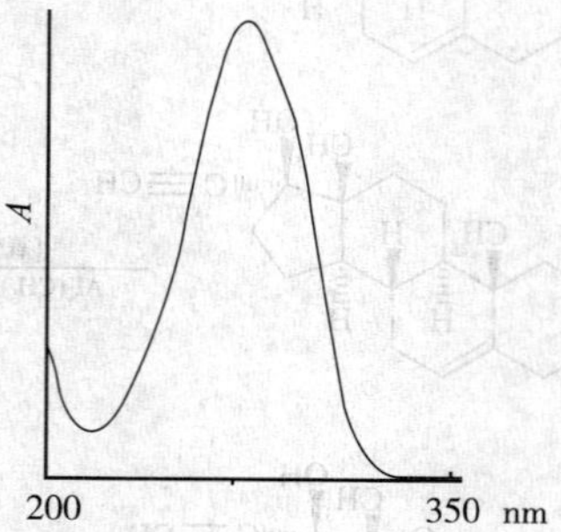

图1 达那唑紫外吸收光谱图

【检查】氯化物 本品的生产工艺中使用过盐酸，会有氯化物存在。中国药典(2015)规定采用振摇方式制备供试品溶液。如采用超声方式，溶液经两步过滤后，滤液仍浑浊，无法进行试验。

硫酸盐 本品的生产工艺中使用过硫酸，会有硫酸盐存在。供试品处理方法同氯化物项下。

有关物质 采用USP(32)与中国药典(2005)的薄层色谱法，检测限约为200ng，相当于0.1%，供试品溶液未检出杂质斑点。本品分别经酸、碱、氧化、光照和高温条件强破坏后，均有不同程度的降解产物产生，中国药典(2010)用〔含量测定〕项下的高效液相色谱法，用十八烷基硅烷键合硅胶为填充剂(Zorbax eclipse XDB，150mm×4.6mm，5μm)，以乙腈-甲醇-水(4∶4∶3)为流动相，均能与主成分峰达到较好分离(图2)。检测限约为0.4ng，相当于供试品测定浓度的0.002%。从TLC法与HPLC法的检出限试验及样品测定结果可得出，HPLC法的灵敏度较TLC法高，且专属性强。根据样品测定结果，并参照USP(32)，将限度订为：单个杂质不得过0.5%，杂质总量不得过1.0%。中国药典(2015)未作修订。

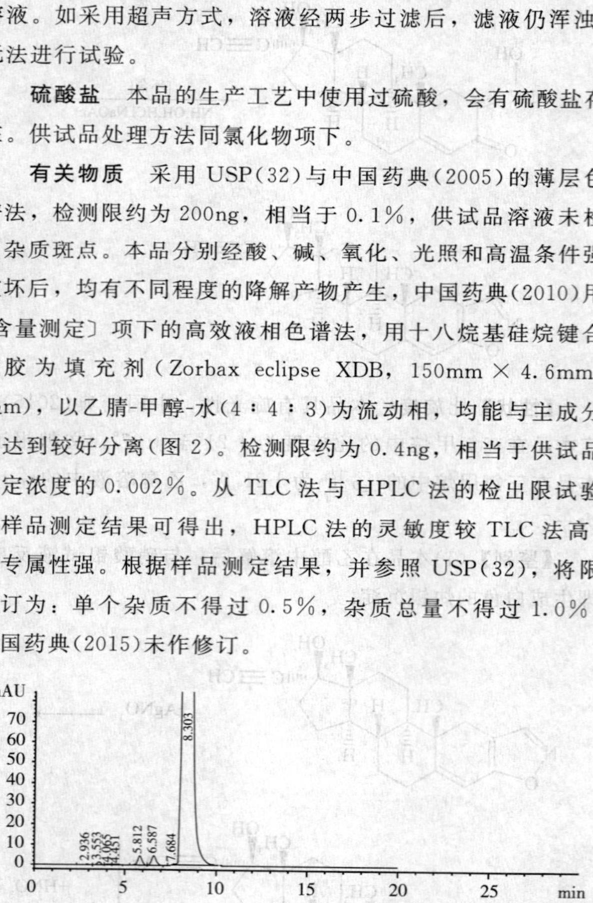

图2 达那唑高效液相色谱图

达那唑色谱峰(8.303min)，其余均为未知杂质色谱峰

干燥失重 为防止本品分解，采用低温减压干燥。

【含量测定】 采用高效液相色谱法，检测波长270nm，按外标法计算。USP(36)采用紫外分光光度法。

【制剂】达那唑胶囊(Danazol Capsules)

有关物质 照达那唑原料的色谱条件，辅料对测定无干扰。单杂不得过0.75%，杂质总量不得过1.5%。

溶出度 采用紫外－可见分光光度法，在286nm与对照品同时测定。USP(36)以0.75%十二烷基硫酸钠为溶出介质，限度为标示量的75%。

含量测定 考虑到原料的含量测定方法为HPLC法，为与原料统一，将制剂的含量测定方法修改为与原料一致的高效液相色谱法，检测波长270nm，按外标法计算。各处方中的主要辅料乳糖、微晶纤维素、硬脂酸镁和淀粉，对测定无干扰，不同生产企业样品的平均回收率在100.1%～100.5%($n=9$)。

参考文献

[1] 国家药典委员会．中华人民共和国药典临床用药须知·化学药和生物制品卷［M］．2005年版．北京：人民卫生出版社，2005：414.

[2] 杨永革，王虎军，夏卫华．达那唑的多种临床应用［J］．河北医学，2003，9(5)：472-473.

撰写 朱耀华 江文明 上海市食品药品检验所

复核 杨永健 上海市食品药品检验所

托吡卡胺

Tropicamide

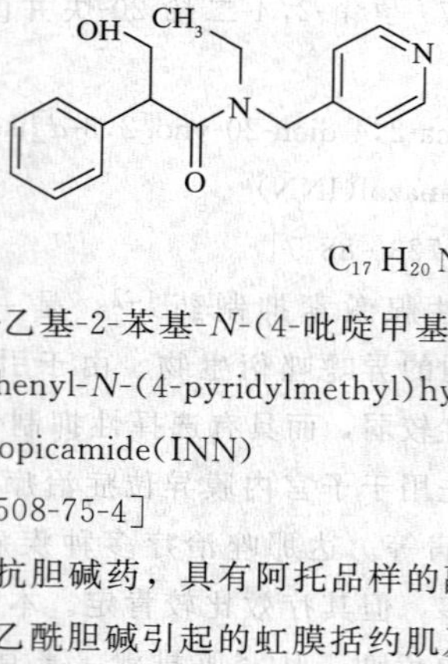

$C_{17}H_{20}N_2O_2$ 284.36

化学名： *N*-乙基-2-苯基-*N*-(4-吡啶甲基)羟丙酰胺

N-ethyl-2-phenyl-*N*-(4-pyridylmethyl)hydracrylamide

英文名： Tropicamide(INN)

CAS号： ［1508-75-4］

本品是一种抗胆碱药，具有阿托品样的副交感神经抑制作用，能阻滞由乙酰胆碱引起的虹膜括约肌及睫状肌的兴奋作用[1]。用0.5%溶液可使瞳孔散大，1%溶液可使睫状肌麻痹及瞳孔散大[2]。临床上用于散瞳检查眼底和散瞳验光。本品系托品酸的合成衍生物，具有较低的解离常数，绝大部分是具有脂溶性的未解离型分子，因而眼内通透性良好，组织扩散力强，故起效迅速，维持时间短。滴眼后15分钟起

效，20～30分钟内散瞳及调节麻痹作用达峰值，约4～6小时后瞳孔开始恢复正常。本品分子结构中含有一个手性碳，其左旋异构体的抗胆碱作用是右旋异构体的50～75倍[3]，临床上应用的均为外消旋体。本品不良反应罕见，1%溶液可能产生暂时性刺激症状。因本品为类似阿托品的药物，故可使闭角型青光眼眼压轻度升高，也可能激发未被诊断的闭角型青光眼。婴幼儿对本品极为敏感，滴眼液吸收后可引起眼部皮肤潮红、口干等。高龄者容易产生类阿托品样毒性反应[4]。

本品1961年首先在美国合成[5]，1982年FDA批准上市。除中国药典(2015)收载外，BP(2013)、USP(36)、Ph. Eur.(7.0)和JP(16)均有收载。

【制法概要】生产企业提供合成工艺，以托品酸为起始原料，在氯化亚砜中经乙酰氯酰氯化，然后在氢氧化钾存在下在三氯甲烷中与*N*-乙基-甲基吡啶发生取代反应，生成托吡卡胺。

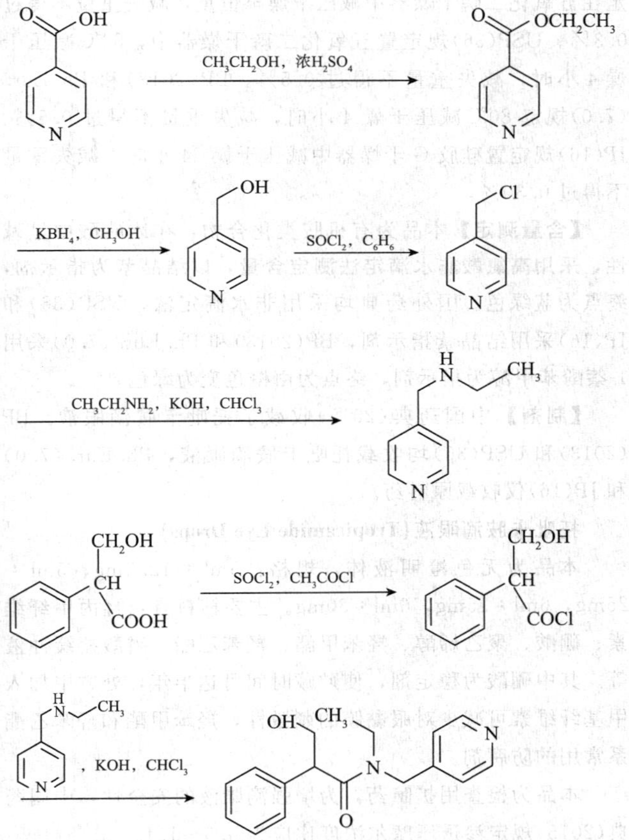

【性状】熔点　中国药典(2015)和USP(36)规定为96～100℃，BP(2013)和Ph. Eur.(7.0)规定为95～98℃，JP(16)规定为96～99℃。

旋光度　本品为外消旋体，左旋或右旋异构体的比例偏高均有增加毒副作用的风险，中国药典(2015)、BP(2013)和Ph. Eur.(7.0)均规定旋光度限度为−0.1°至+0.1°，USP(36)和JP(16)未规定旋光度检查。

吸收系数　本品25μg/ml的0.05mol/L硫酸溶液在254nm的波长处有最大吸收，吸收系数为167～177。JP(16)规定本品25μg/ml的2mol/L盐酸溶液在255nm波长处的吸收系数为166～180。BP(2013)和Ph. Eur.(7.0)在鉴别项下规定了吸收系数为170～190。USP(36)未规定吸收系数检查。

【鉴别】(1)本反应属吡啶环的开环反应[6]，与2,4-二硝基氯苯结合生成的衍生物，在碱的作用下使吡啶环开裂，产生色性胶烯酸的衍生物，最后显红紫色。反应式如下：

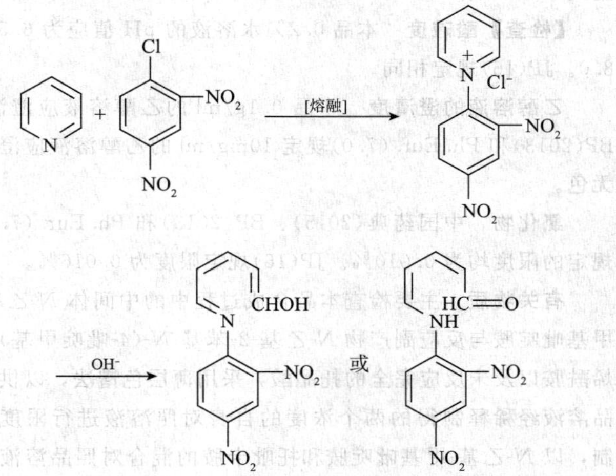

(2)本品以0.1mol/L硫酸溶液为溶剂制成每1ml中含25μg的溶液，照紫外-可见分光光度法在220～350nm范围内测定，仅在254nm的波长处有最大吸收，紫外吸收图谱见图1。

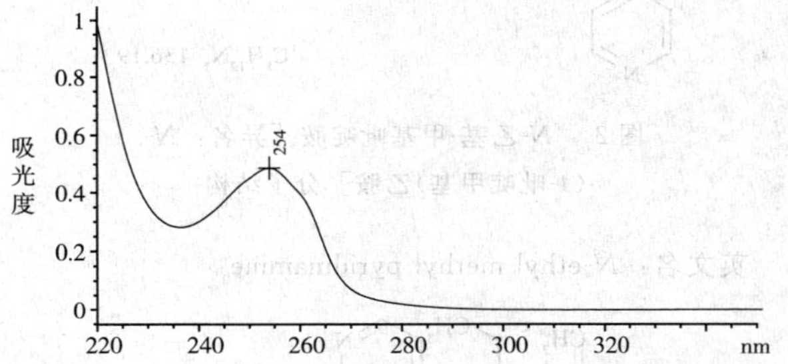

图1　托吡卡胺的紫外吸收图谱

(3)本品的红外光吸收图谱应与对照的图谱(光谱集746图)一致。本品的红外光吸收图谱显示的主要特征吸收[7]如下：

特征谱带(cm^{-1})	归属	
3400	羟基	ν_{O-H}
3080，3050	芳氢	ν_{C-H}
1630	酰胺	$\nu_{C=O}$
1600，1580，1560	苯环	$\nu_{C=C}$
1075	羟基	ν_{C-O}
760	单取代苯环	γ_{5H}
702	单取代苯环	$\delta_{环}$

USP(36)收载了红外光谱和紫外光谱两项鉴别，其中

紫外光谱以 3mol/L 盐酸配制成 25μg/ml 的溶液，采用对照品比较法。BP(2013)和 Ph. Eur.(7.0)收载了熔点、薄层色谱、红外光谱、紫外光谱和化学反应五项鉴别，其中紫外鉴别以 0.1mol/L 盐酸溶液配制成 40μg/ml 的溶液，在 254nm 处有最大吸收，吸收系数为 170～190，化学鉴别系采用醋酐-冰醋酸(9：1)溶解后加柠檬酸，置水浴上加热后显淡红黄色。JP(16)收载两项化学鉴别：其一是加钒酸铵的硫酸溶液，加热后显蓝紫色；其二与中国药典(2015)中鉴别(1)相同。

【检查】酸碱度　本品 0.2%水溶液的 pH 值应为 6.5～8.0。JP(16)规定相同。

乙醇溶液的澄清度　本品 0.1g/ml 的乙醇溶液应澄清。BP(2013)和 Ph. Eur.(7.0)规定 10mg/ml 的乙醇溶液应澄清无色。

氯化物　中国药典(2015)、BP(2013)和 Ph. Eur.(7.0)规定的限度均为 0.010%。JP(16)规定限度为 0.016%。

有关物质　主要检查本品合成过程中的中间体 *N*-乙基-甲基吡啶胺与反应副产物 *N*-乙基-2-苯基-*N*-(4-吡啶甲基)丙烯酰胺以及未反应完全的托品酸，采用薄层色谱法，以供试品溶液经稀释制得的两个浓度的自身对照溶液进行限度控制，以 *N*-乙基-甲基吡啶胺和托吡卡胺的混合对照品溶液作为系统适用性溶液，最低检出浓度为 10μg/ml。限度为只能有一个杂质超过 0.2%，且不得过 0.5%。

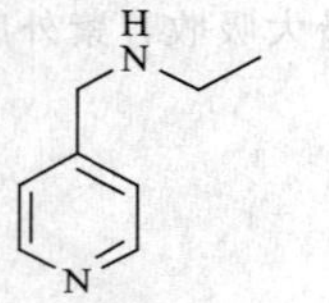

$C_8H_{12}N_2$ 136.19

图 2　*N*-乙基-甲基吡啶胺［异名：*N*-(4-吡啶甲基)乙胺］分子结构

英文名：*N*-ethyl-methyl pyridinamine

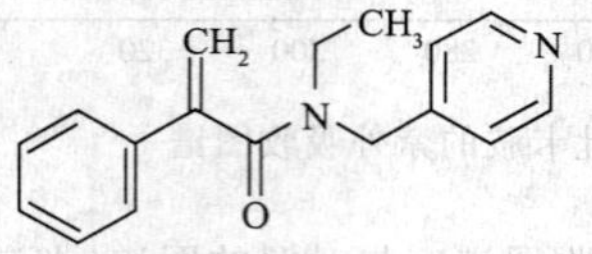

$C_{17}H_{18}N_2O$ 266.34

图 3　*N*-乙基-2-苯基-*N*-(4-吡啶甲基)丙烯酰胺分子结构

英文名：*N*-ethyl-2-phenyl-*N*-(4-pyridylmethyl)propenamide

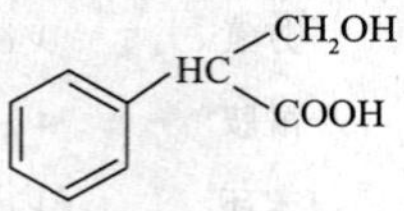

$C_9H_{10}O_3$ 166.17

图 4　托品酸分子结构

英文名：3-hydroxy-2-phenylpropanoic acid(tropic acid)

本品有关物质检查所得典型薄层色谱图如下。

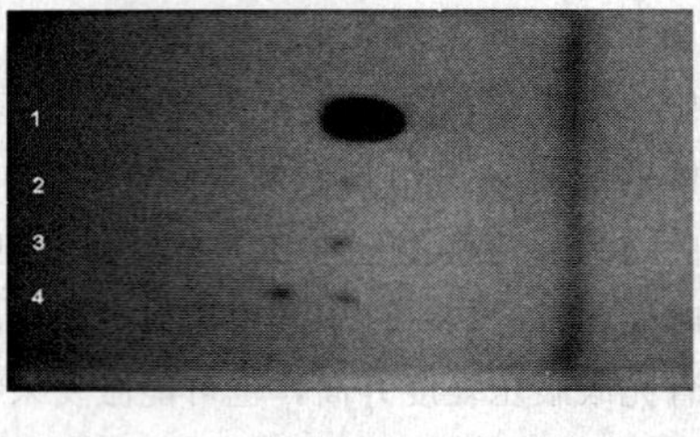

图 5　托吡卡胺有关物质薄层色谱图

1. 供试品溶液；2. 对照溶液(1)(0.2%)；3. 对照溶液(2)(0.5%)；4. 系统适用性溶液

BP(2013)和 Ph. Eur.(7.0)均收载有关物质检查，采用高效液相色谱法控制杂质 A、B、C、D 及总杂。

N-乙基-甲基吡啶胺　*N*-乙基-甲基吡啶胺是托吡卡胺合成过程中的中间体，可与亚硝基铁氰化钠生成蓝色配位化合物，该反应灵敏度高。JP(16)亦收载有此项检查，方法与中国药典(2015)相同。

干燥失重　本品在空气中不易吸湿，干燥失重极微。规定在五氧化二磷干燥器中减压干燥至恒重，减失重量不得过 0.3%。USP(36)规定置五氧化二磷干燥器中，80℃减压干燥 4 小时，减失重量不得过 0.5%。BP(2013)和 Ph. Eur.(7.0)规定 80℃减压干燥 4 小时，减失重量不得过 0.5%。JP(16)规定置硅胶 G 干燥器中减压干燥 24 小时，减失重量不得过 0.30%。

【含量测定】本品为有机胺类化合物，在冰醋酸中呈碱性，采用高氯酸非水滴定法测定含量，以结晶紫为指示剂，终点为蓝绿色。国外药典均采用非水滴定法，USP(36)和 JP(16)采用结晶紫指示剂，BP(2013)和 Ph. Eur.(7.0)采用 1-萘酚苯甲醇为指示剂，终点为由橙色变为绿色。

【制剂】中国药典(2015)收载了托吡卡胺滴眼液。BP(2013)和 USP(36)均收载托吡卡胺滴眼液，Ph. Eur.(7.0)和 JP(16)仅收载原料药。

托吡卡胺滴眼液(Tropicamide Eye Drops)

本品为无色澄明液体，规格：5ml：12.5mg，5ml：25mg，6ml：15mg，6ml：30mg。主要辅料有：羟丙甲纤维素、硼酸、聚乙烯醇、羟苯甲酯、羟苯乙酯、磷酸盐缓冲液等。其中硼酸为稳定剂，使贮藏时间可达半年，处方中加入甲基纤维素可减少对眼黏膜的刺激性，羟苯甲酯和羟苯乙酯系常用的防腐剂。

本品为检查用扩瞳药，为增强滴眼液的安全性，中国药典(2015)规定渗透压摩尔浓度比应为 0.9～1.1。

含量测定　采用高效液相色谱法，用羟苯甲酯、羟苯乙酯及托吡卡胺对照品的混合溶液作为系统适用性溶液，按外标法计算含量。定量线性范围为 25.26～353.6μg/ml，相关系数 r=0.9999；检测限为 1.141ng，定量限为 3.803ng；重复性试验 RSD=0.56%(n=6)；方法回收率为 100.31%(n=9)，RSD=0.31%，辅料无干扰。USP(36)采用提取后紫外分光光度法，以对照品比较法计算含量。BP(2013)亦采用提取后紫外-可见分光光度法，以 E 值为 172 按吸收系数法计算含量。

参考文献

[1] 俞惠玲．托吡卡胺和阿托品对儿童散瞳验光应用价值的对比研究［J］．眼视光学杂志，2009，11(5)：393-397.

[2] Manny RE，Hussein M，Scheiman M，et al. Tropicamide (1%)：an effective cycloplegic agent for myopic children ［J］．Investigative Ophthalmology & Visual Science，2001，42(8)：1728-1735.

[3] Patil PN. Antimuscarinic effects of stereoisomers of tropicamide on rabbit iris sphincter ［J］．Investigative Ophthalmology & Visual Science，1978，17(1)：65-68.

[4] 陈新歉，金有豫，汤光．新编药物学［M］．16 版．北京：人民卫生出版社，2007：338，848.

[5] Gettes BC. Tropicamide，a New Cycloplegic Mydriatic ［J］．Arch Ophthalmol，1961，65(5)：632-635.

[6] 安登魁．药物分析［M］．济南：济南出版社，1992，965.

[7] 姚新生．有机化合物波谱分析［M］．北京：中国医药科技出版社，2004.

撰写　杨　林　重庆市食品药品检验检测研究院

复核　罗　萍　重庆市食品药品检验检测研究院

过氧苯甲酰

Benzoyl Peroxide

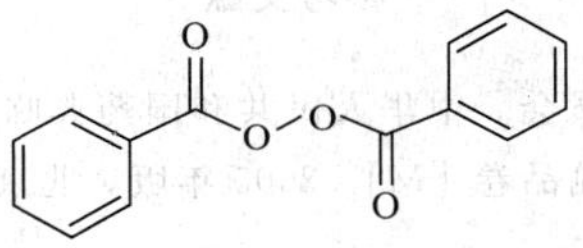

$C_{14}H_{10}O_4$　242.23

化学名：过氧化二苯甲酰

Peroxide dibenzoyl

英文名：Benzoyl Peroxide[INN]；Dibenzoyl Peroxide；Perkadoxl Diphenylperoxyanhydride

异名：过氧化苯酸

CAS 号：[94-36-0]

本品为消毒防腐药，用于治疗痤疮。本品是一种氧化剂，外用于皮肤后，能缓慢释放出新生态氧，可杀灭痤疮丙酸杆菌，并有使皮肤干燥和脱屑作用[1]。本品可能引起接触性皮炎，皮肤烧灼感，瘙痒，发红，肿胀，皮肤干燥，脱屑等。本品与肥皂、清洁剂、痤疮制剂（如含有间苯二酚、硫磺、维 A 酸等），或含有乙醇的制剂，药用化妆品等同用，会增加刺激或干燥作用。本药经皮肤吸收后代谢为苯甲酸，然后以苯甲酸从尿中排出。

除中国药典(2015)收载外，Ph. Eur. (7.0)、BP(2013)与 USP(36)均有收载。

【制备概要】将原料苯甲酰氯(BzCl)滴加入配制好的一定浓度的氢氧化钠和过氧化氢溶液中，搅拌，并保持反应在一定的温度下(约为 0℃左右)进行，待反应基本完成后，将析出的过氧苯甲酰过滤，并以三氯甲烷、甲醇等有机溶剂重结晶得产品[2]。

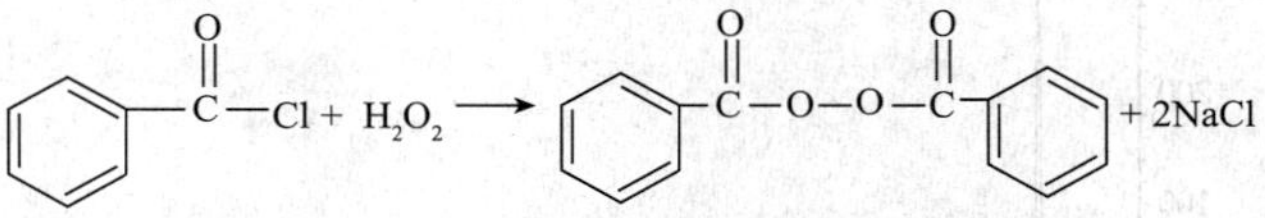

【性状】本品稍有苯甲醛气味，有苦杏仁气味。干燥状态下受撞击、摩擦或加热可能引发爆炸。贮存时以水为稳定剂，一般含水 30%左右。

【鉴别】(1)本品的乙醇溶液在 235nm 波长处有最大吸收(图 1)。

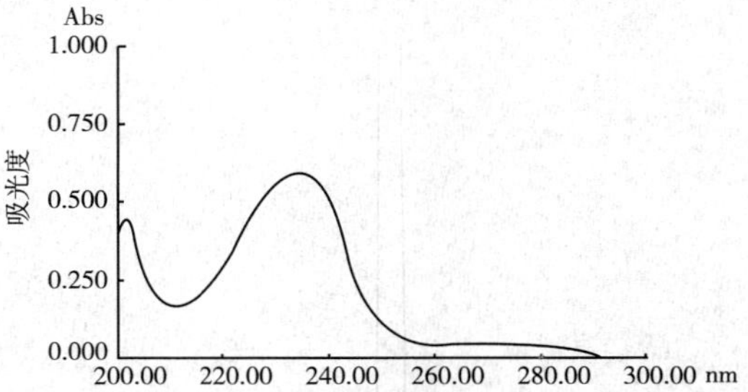

图 1　过氧苯甲酰的紫外吸收图谱

Ph. Eur. (7.0)规定在 235nm 及 274nm 有最大吸收，在 282nm 有肩峰，两个最大吸收波长处的吸光度比值为 1.17～1.21。

(2)本品的红外光吸收图谱(光谱集 602 图)，显示的主要特征吸收如下。

特征谱带(cm^{-1})	归属	
3060	芳氢	ν_{C-H}
1790，1760	苯甲酰	$\nu_{C=O}$
1600，1580，1550，1480，1450	苯环	$\nu_{C=C}$
1224，1000	过氧苯甲酰	ν_{C-O-O}
710，698	苯环	$\delta_{环}$

【检查】氯化物　由于本品合成制备中有副产物氯化钠生成，故应控制氯化物。Ph. Eur. (7.0)规定为 0.4%。

有关物质　中国药典(2005)采用薄层色谱法对杂质总量进行控制，中国药典(2010)采用 HPLC 法测定，控制合成中的副反应产物和降解物质苯甲酸、苯甲醛与苯甲酸乙酯(图 2，图 3)，结构式如下：

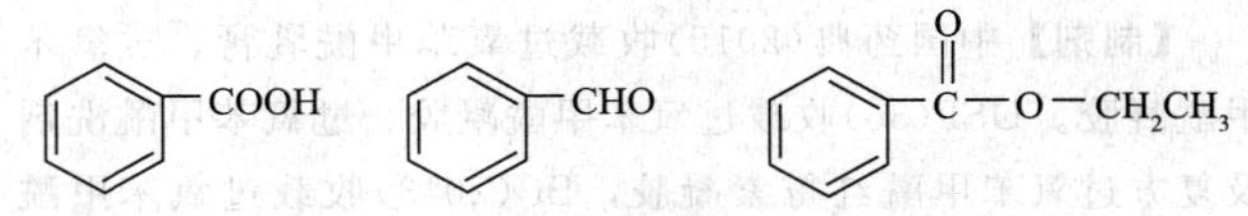

苯甲酸　　苯甲醛　　苯甲酸乙酯

过氧苯甲酰、苯甲酸、苯甲醛、苯甲酸乙酯的检测限分别为 0.5ng (0.001%)、0.1ng (0.0002%)、0.1ng (0.0002%)、0.1ng(0.0002%)。中国药典(2015)未作修订。

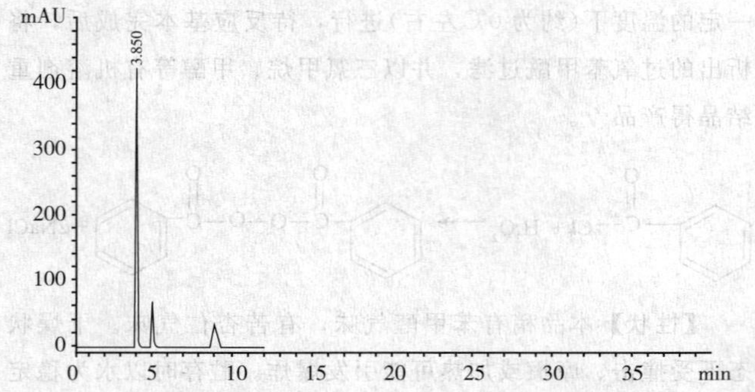

图 2　对照品溶液色谱图

苯甲酸 3.850min，苯甲醛 4.915min，苯甲酸乙酯 8.821min

色谱柱：SUPELCO discovery C18，4.6mm×250mm，5μm

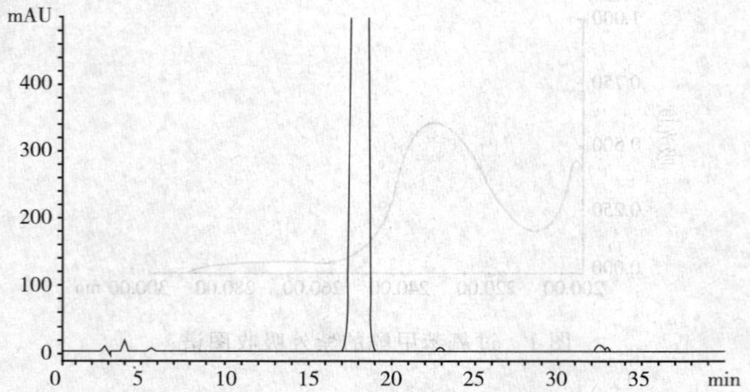

图 3　供试品溶液色谱图

苯甲酸 3.845min，过氧苯甲酰 18.635min，其余均为未知杂质色谱峰

色谱柱：SUPELCO discovery C18，4.6mm×250mm，5μm

Ph. Eur.(7.0)、BP(2013)检测方法及限度同中国药典(2015)，USP(36)采用 HPLC 法，梯度洗脱，按面积归一化法计算，单个杂质及总杂质量限度分别为 1.5%和 2.0%。

【含量测定】无水过氧苯甲酰　采用间接碘量法。在丙酮浴液中，过氧苯甲酰与碘化钾试液反应生成游离碘，然后用硫代硫酸钠滴定液滴定。

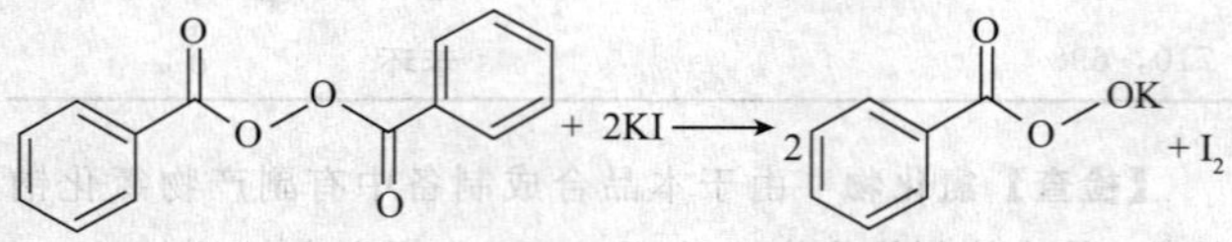

$$I_2 + 2Na_2S_2O_3 \longrightarrow 2NaI + Na_2S_4O_6$$

水分　用 Karl Fischer 水分测定法测得的水分结果，加上无水过氧苯甲酰含量测定结果与 0.0744 的乘积，即得水的百分含量，与 BP(2013)收载方法相同，USP(36)不控制水分的含量。

【制剂】中国药典(2015)收载过氧苯甲酰乳膏、过氧苯甲酰凝胶。USP(36)收载过氧苯甲酰凝胶、过氧苯甲酰洗剂及复方过氧苯甲酰红霉素凝胶，BP(2013)收载过氧苯甲酰乳膏、过氧苯甲酰凝胶、过氧苯甲酰洗剂。

(1)过氧苯甲酰乳膏(Benzoyl Peroxide Cream)

鉴别采用薄层色谱法，置紫外光灯(365nm)下检视，BP(2013)置紫外光灯(254nm)下检视。

BP(2013)收载有关物质检查，规定限度为苯甲酸 10%、苯甲醛 1.0%、苯甲酸乙酯 1.0%。

含量测定同原料项下的间接碘量法，与 BP(2013)相同。

(2)过氧苯甲酰凝胶(Benzoyl Peroxide Gel)

有关物质同原料项下的 HPLC 法，计算时扣除羟苯乙酯辅料峰（图 4）。USP(36)收载有关物质检查，规定限度为苯甲酸 25%、苯甲醛 1%、苯甲酸乙酯 1%。BP(2013)未收载有关物质检查。

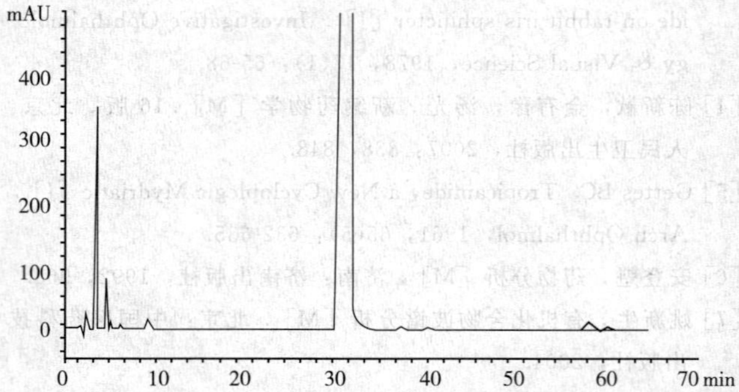

图 4　供试品溶液有关物质检查色谱图

过氧苯甲酰 31.037min，苯甲酸 3.604min，羟苯乙酯 4.806min，其余均为未知杂质色谱峰

含量测定同原料项下的间接碘量法，与 BP(2013)相同。USP(36)采用 HPLC 内标法。

参考文献

[1] 国家药典委员会．中华人民共和国药典临床用药须知·化学药和生物制品卷［M］．2005 年版．北京：人民卫生出版社，2005：950.

[2] 朱洪法．精细化工常用原材料手册［M］．北京：金盾出版社，2003：623-624.

撰写　刘　瑾　吴　颖　上海市食品药品检验所

复核　杨永健　上海市食品药品检验所

曲安西龙

Triamcinolone

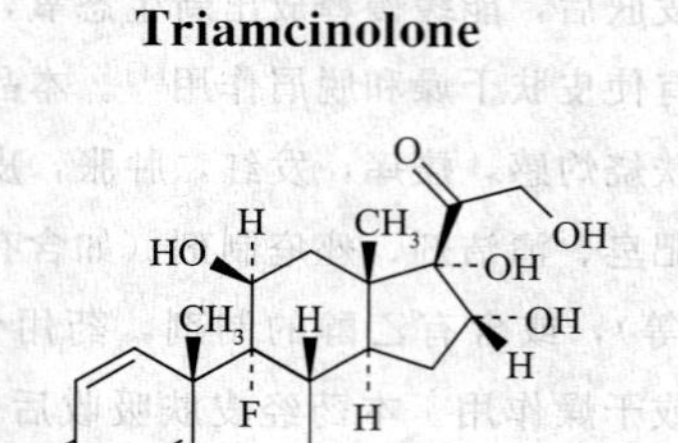

$C_{21}H_{27}FO_6$　394.44

化学名：9α-氟-11β，16α，17α，21-四羟基孕甾-1，4-二烯-3，20-二酮

9α-Fluoro-11β，16α，17α，21-tetrahydroxypregn-1，4-diene-

3,20-dione

英文名： Triamcinolone(INN)

CAS 号：［124-94-7］

本品为肾上腺皮质激素类药，主要用于过敏性与自身免疫性、炎症性疾病。由于本品的潴钠作用较弱，一般不用作肾上腺皮质功能减退的替代治疗。本品口服易吸收。血浆 $t_{1/2}$ 为 300 分钟，血浆白蛋白结合率低[1]。

本品由美国氰氨公司 Leoderle 实验室于 1957 年研制成功，国内 1996 年批准生产。

除中国药典(2015)收载外，BP(2013)、Ph. Eur. (7.0)、USP(36)、JP(16)亦有收载。

【制法概要】 国内企业提供的合成工艺简述如下：

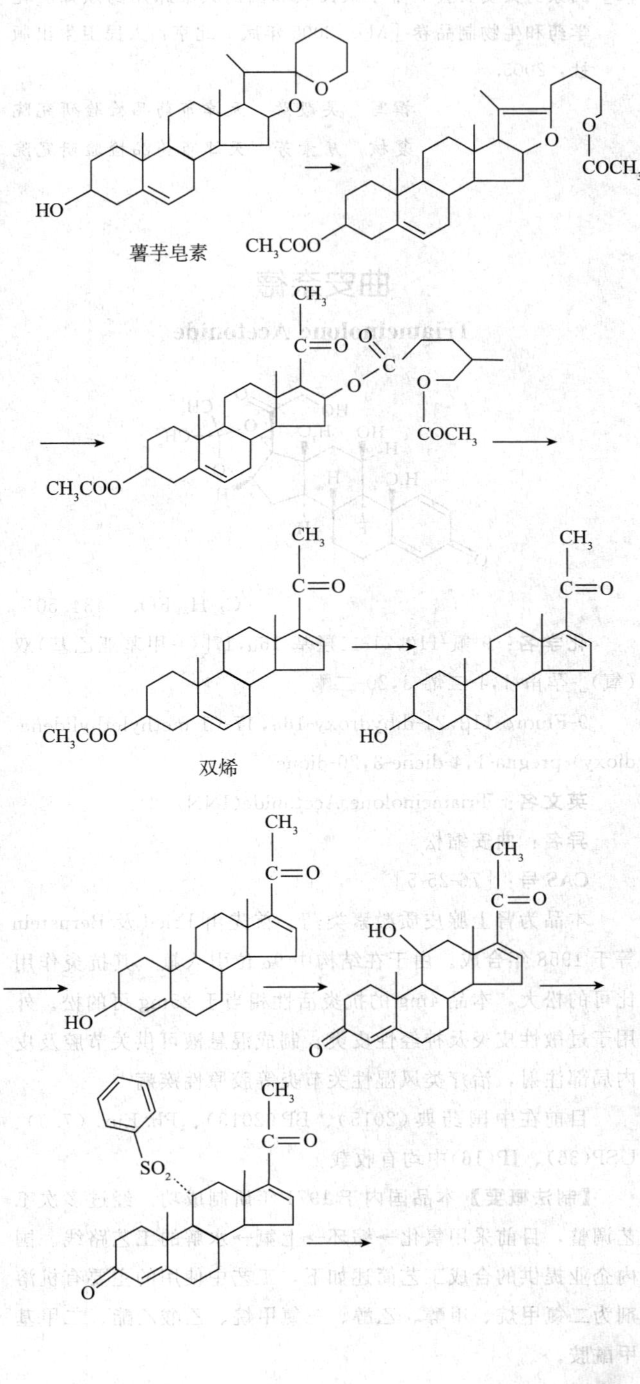

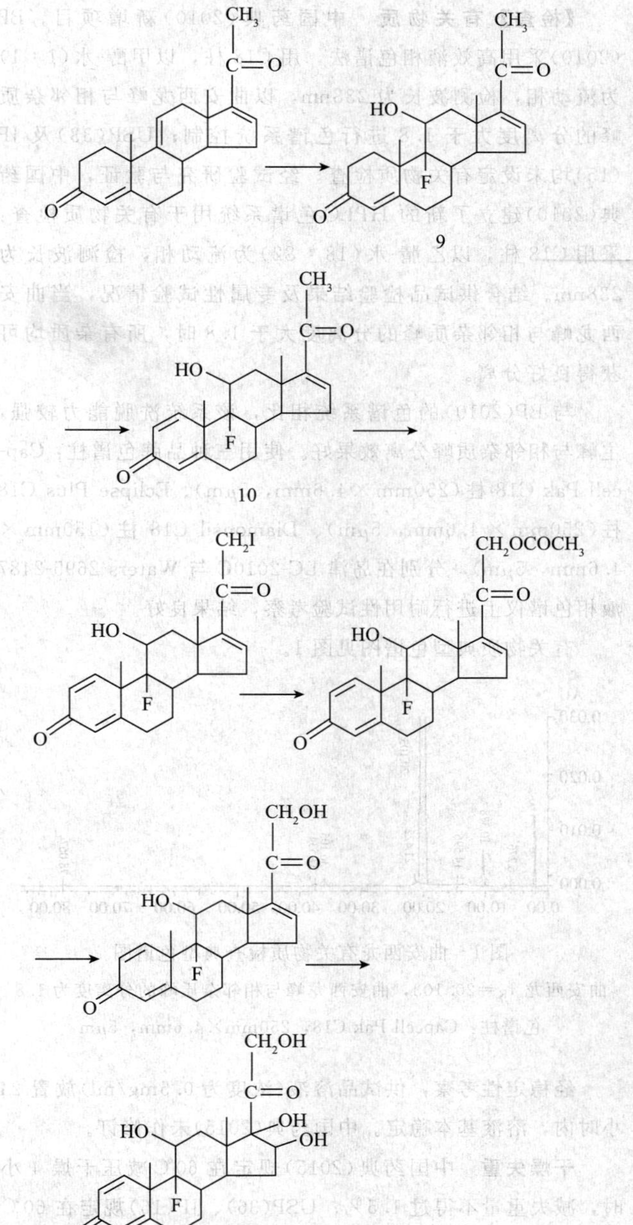

【性状】比旋度 本品 2mg/ml 二甲基甲酰胺溶液的比旋度为＋65°至＋72°，JP(16)在相同条件下规定比旋度为＋65°至＋71°。BP(2013)、Ph. Eur. (7.0)、USP(36)与中国药典一致。

【鉴别】 本品的红外光吸收图谱应与对照的图谱(光谱集747 图)一致，本品的红外光吸收图谱显示的主要特征吸收如下。

特征谱带(cm⁻¹)	归属	
3400	羟基	ν_{-OH}
1708	20 位酮	$\nu_{C=O}$
1662	3 位酮	$\nu_{C=O}$
1623，1606	1，4-二烯	$\nu_{C=C}$
1060	羟基	ν_{C-O}

【检查】有关物质　中国药典(2010)新增项目。BP(2010)采用高效液相色谱法，用C18柱，以甲醇-水(1∶1)为流动相，检测波长为238nm，以曲安西龙峰与相邻杂质峰的分离度大于1.8进行色谱系统控制；USP(33)及JP(15)均未设定有关物质检查。经试验研究与验证，中国药典(2010)建立了新的HPLC色谱系统用于有关物质检查：采用C18柱，以乙腈-水(18∶82)为流动相，检测波长为238nm。结合供试品检验结果及专属性试验情况，当曲安西龙峰与相邻杂质峰的分离度大于1.8时，所有杂质均可获得良好分离。

与BP(2010)的色谱系统相比，该系统洗脱能力较强，主峰与相邻杂质峰分离效果好。使用三种品牌色谱柱：Capcell Pak C18柱(250mm×4.6mm，5μm)、Eclipse Plus C18柱(250mm×4.6mm，5μm)、Diamonsil C18柱(150mm×4.6mm，5μm)，分别在岛津LC-2010C与Waters 2695-2487液相色谱仪上进行耐用性试验考察，结果良好。

有关物质典型色谱图见图1。

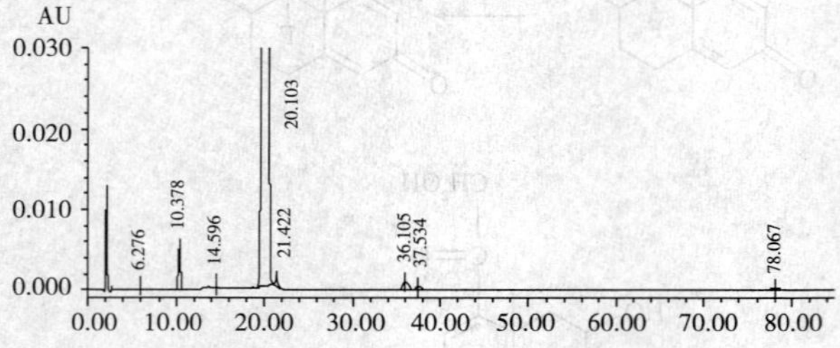

图1　曲安西龙有关物质检查典型色谱图

曲安西龙 t_R=20.103，曲安西龙峰与相邻杂质峰的分离度为1.8

色谱柱：Capcell Pak C18，250mm×4.6mm，5μm

经稳定性考察，供试品溶液(浓度为0.5mg/ml)放置24小时内，溶液基本稳定。中国药典(2015)未作修订。

干燥失重　中国药典(2015)规定在60℃减压干燥4小时，减失重量不得过1.5%；USP(36)、JP(16)规定在60℃减压干燥4或3小时，减失重量不得过2.0%；BP(2013)/Ph. Eur.(7.0)采用水分测定法，不得过1.0%。

重金属　中国药典(2015)规定重金属不得过10ppm；USP(36)、JP(16)分别规定重金属不得过25ppm和30ppm；BP(2013)/Ph. Eur.(7.0)未作规定。

【含量测定】采用高效液相色谱法，色谱条件同有关物质项下。中国药典(2015)以外标法定量，曲安西龙在0.0016～0.16mg/ml浓度范围内与其峰面积呈良好线性关系，线性方程为 $A=3.72\times10^4C+2.48\times10^4$，$r=0.9999$ ($n=5$)。精密度试验RSD为0.77%($n=6$)。

【制剂】中国药典(2015)、BP(2013)及USP(36)均收载了曲安西龙片，JP(16)中未收载制剂。

曲安西龙片(Triamcinolone Tablets)

本品为白色片，规格为4mg。

溶出度　因曲安西龙为难溶性药物，有必要对其进行溶出度检查。曲安西龙几乎不溶于水，以盐酸溶液(9→1000)500ml为溶出介质，采用第一法，转速为每分钟100转，供试品溶出液直接用紫外分光光度法进行测定，限度为标示量的75%。

含量测定与含量均匀度　均采用高效液相色谱法测定，色谱条件与原料药相同。经方法学验证，辅料对主成分含量测定无干扰，方法回收率为98.9%($n=12$)，RSD为0.43%。

参考文献

[1] 国家药典委员会. 中华人民共和国药典临床用药须知·化学药和生物制品卷[M]. 2005年版. 北京：人民卫生出版社，2005.

撰写　吴毅彦　天津市药品检验研究院

复核　唐素芳　天津市药品检验研究院

曲安奈德

Triamcinolone Acetonide

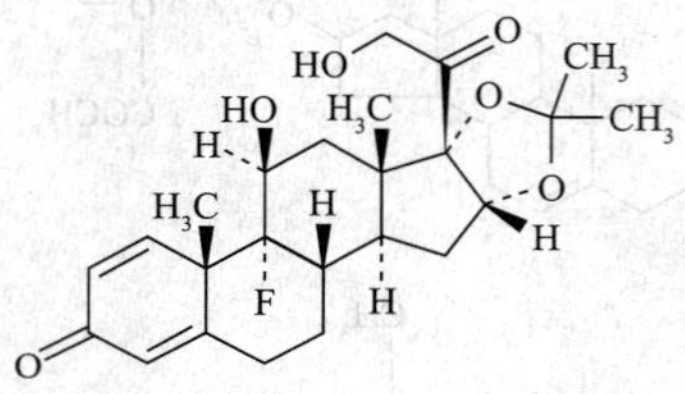

$C_{24}H_{31}FO_6$　434.50

化学名：9-氟-11β,21-二羟基-16α,17[(1-甲基亚乙基)双(氧)]-孕甾-1,4-二烯-3,20-二酮

9-Fluoro-11β,21-dihydroxy-16α,17-(1-methylethylidenedioxy)-pregna-1,4-diene-3,20-dione

英文名：Triamcinolone Acetonide(INN)

异名：曲安缩松

CAS号：[76-25-5]

本品为肾上腺皮质激素类药。首先由Fried及Bernstein等于1958年合成。由于在结构中9α位引入氟，其抗炎作用比可的松大，本品4mg的抗炎活性相当于25mg可的松。外用于过敏性皮炎及神经性皮炎。制成混悬液可供关节腔及皮内局部注射，治疗类风湿性关节炎等胶原性疾病[1]。

目前在中国药典(2015)、BP(2013)、Ph. Eur.(7.0)、USP(36)、JP(16)中均有收载。

【制法概要】本品国内于1971年研制成功。经过多次工艺调整，目前采用氧化→缩环→上氟→水解的工艺路线。国内企业提供的合成工艺简述如下，工艺中使用的主要有机溶剂为二氯甲烷、甲醇、乙醇、三氯甲烷、乙酸乙酯、二甲基甲酰胺。

（1）氧化

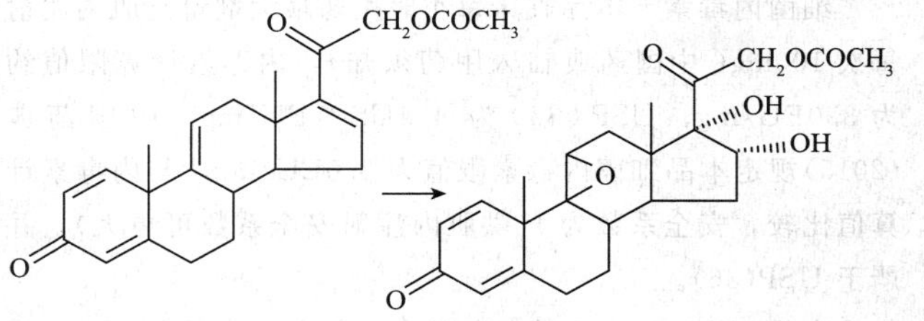

$C_{23}H_{26}O_4$ 366.45　　$C_{23}H_{28}O_7$ 416.46

四烯物　　氧化物

（2）缩环

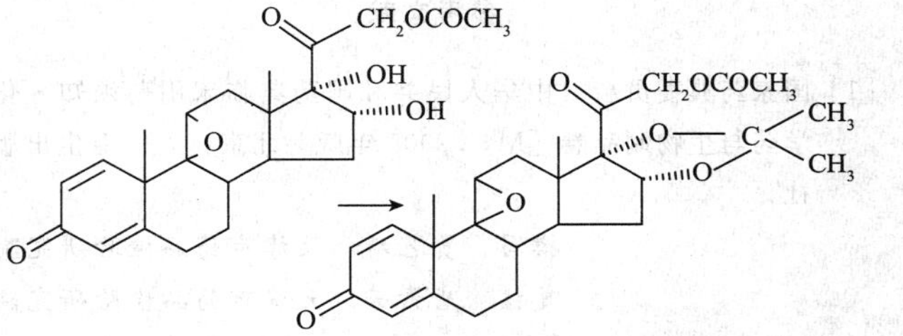

$C_{23}H_{28}O_7$ 416.46　　$C_{26}H_{32}O_7$ 456.52

氧化物　　缩环物

（3）上氟

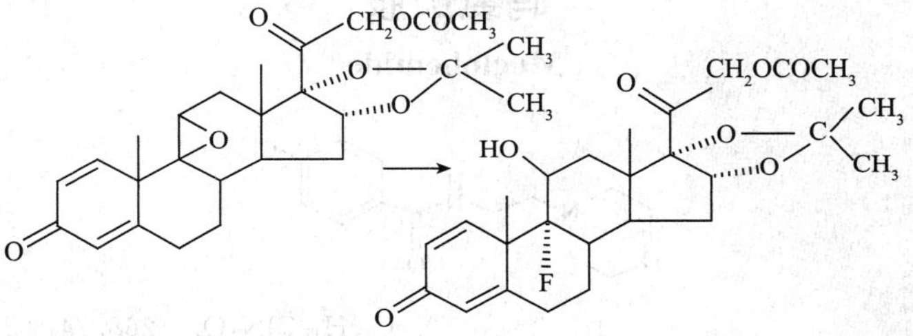

$C_{26}H_{32}O_7$ 456.52　　$C_{26}H_{33}FO_7$ 476.54

缩环物　　上氟物

（4）水解

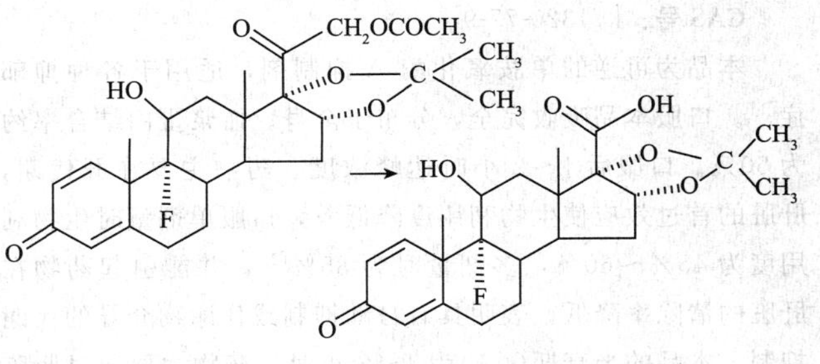

$C_{26}H_{33}FO_7$ 476.54　　$C_{26}H_{31}FO_6$ 434.50

醋酸曲安奈德　　曲安奈德

【性状】比旋度　本品 10mg/ml 的二氧六环溶液，比旋度应为＋101°至＋107°。USP(36)以二甲基甲酰胺为溶剂，比旋度应为＋118°至＋130°。BP(2013)/Ph. Eur. (7.0)，JP(16)与中国药典一致。

本品乙醇溶液在紫外光照射下 A 环易降解。

吸收系数　本品的乙醇溶液在 239nm 的波长处有最大吸收(图 1)，吸收系数($E_{1cm}^{1\%}$)为 340～370。

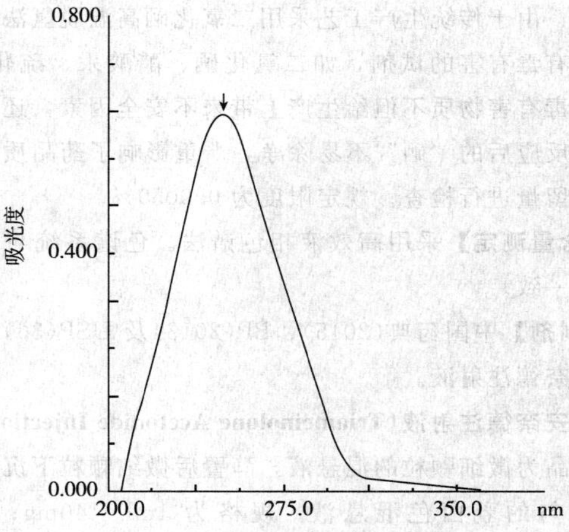

图 1　曲安奈德紫外吸收图谱

【鉴别】本品的红外光吸收图谱应与对照的图谱(光谱集 603 图)一致，本品的红外光吸收图谱显示的主要特征吸收如下。

特征谱带(cm^{-1})	归属	
3400	羟基	ν_{-OH}
1710	20 位酮	$\nu_{C=O}$
1660	3 位酮	$\nu_{C=O}$
1610，1603	1,4-二烯	$\nu_{C=C}$
1060	醚及醇羟基	ν_{C-O}

【检查】氟　本品理论含氟量为 3.99%，中国药典(2015)规定含氟量为 4.0%～4.75%。

有关物质　采用高效液相色谱法进行检查。中国药典(2005)除有关物质检测波长为 240nm 之外，其他色谱系统与欧洲药典基本一致，但单个杂质限度及总杂质限度要求低于欧洲药典。根据检验结果及生产单位提供的稳定性数据，参照 USP(33)限度，中国药典(2010)将单个杂质限度修订为 0.3%，总杂质限度仍为 0.8%。中国药典(2015)未作修订。

本品有关物质典型色谱图见图 2。

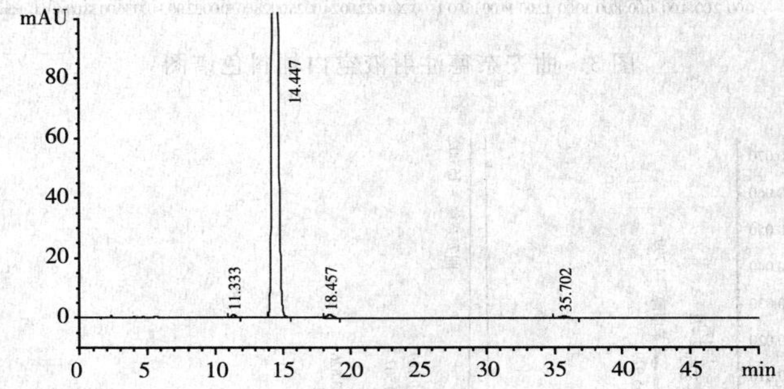

图 2　曲安奈德有关物质典型色谱图

曲安奈德 t_R＝14.4471min，n＝11856

色谱柱：Kromasil C18，250mm×4.6mm，5μm

硒 由于传统生产工艺采用二氧化硒高温脱氢法，需使用多种有毒有害的试剂，如二氧化硒、醋酸汞、硫化钠等，这些有毒有害物质不但给生产上带来不安全因素，还污染环境，且反应后的“硒”不易除净，严重影响了药品质量，故对其残留量进行检查。规定限度为0.0050%。

【含量测定】采用高效液相色谱法。色谱系统与有关物质项下一致。

【制剂】中国药典(2015)、BP(2013)及USP(36)均收载了曲安奈德注射液。

曲安奈德注射液(Triamcinolone Acetonide Injection)

本品为微细颗粒的混悬液，静置后微细颗粒下沉，振摇后成均匀的乳白色混悬液。规格为1ml：40mg；2ml：80mg。国内企业的处方中，主要辅料有苯甲醇、羧甲基纤维素钠、氯化钠、聚山梨酯-80。

粒度 本品为混悬液，中国药典(2005)增补本增订了粒度检查，采用显微镜法，检查3个视野，颗粒均应小于15μm，其中5μm以下的颗粒不得少于70%，10μm以下的颗粒不得少于97%。中国药典(2010、2015)均未作修订。

有关物质 中国药典(2005)未设定有关物质检查法，中国药典(2010)根据原料药研究结果，并经实验，建立了曲安奈德注射液有关物质检查法。按处方量配制空白辅料溶液，同法测定，色谱图中有苯甲醇峰，在供试品溶液色谱图中苯甲醇峰与相邻杂质分离良好。为避免在计算杂质量时误将苯甲醇峰作为杂质峰，故标准规定应扣除苯甲醇峰。经使用了三种品牌色谱柱(Shiseido、Agilent、Kromasil)，两台液相色谱仪(Waters 2695、岛津LC-2010C)进行粗放度考核，结果表明，该系统检出的杂质多，分离效果好。中国药典(2015)未作修订。

空白辅料图见图3，有关物质典型色谱图见图4。

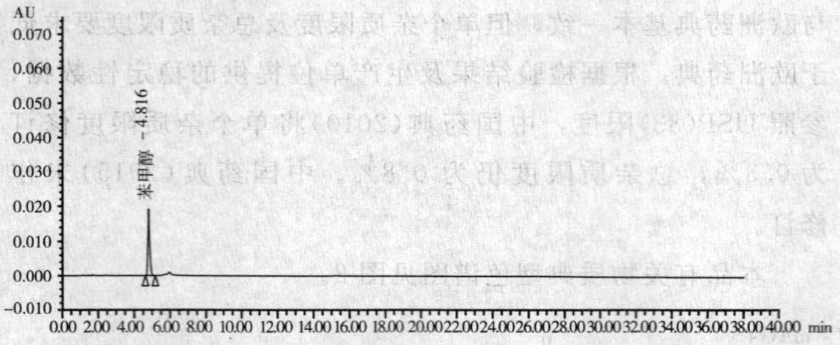

图3 曲安奈德注射液空白辅料色谱图

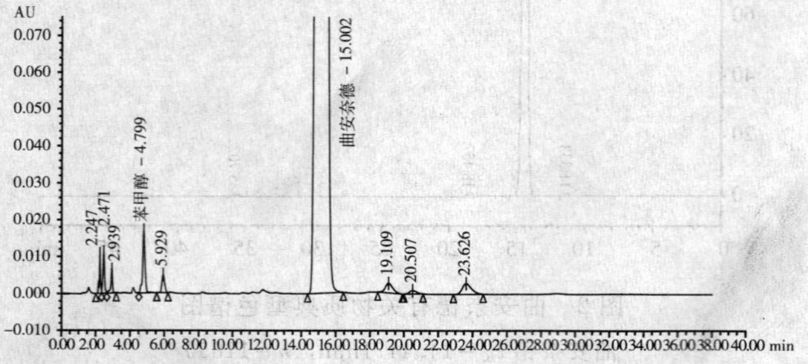

图4 曲安奈德注射液有关物质典型色谱图

色谱柱：Kromasil C18，250mm×4.6mm，5μm

经稳定性考察，供试品溶液在24小时内基本稳定。

细菌内毒素 本品临床每小时用药最大剂量是肌内注射每次100mg(中国药典临床用药须知)，内毒素计算限值约为3.0EU/mg；USP(36)为4.4USP EU/mg。中国药典(2015)规定本品细菌内毒素限值为3.0EU/mg，与内毒素计算值比较，安全系数为1(供肌内注射安全系数可更大)，并严于USP(36)。

本品0.172mg/ml对内毒素检查方法未见干扰。

含量测定 采用高效液相色谱法，色谱系统与原料药一致。

参考文献

[1] 国家药典委员会．中华人民共和国药典临床用药须知·化学药与生物制品卷[M]．2005年版．北京：人民卫生出版社．

撰写 贾艺琦 天津市药品检验研究院
复核 唐素芳 天津市药品检验研究院

吗氯贝胺

Moclobemide

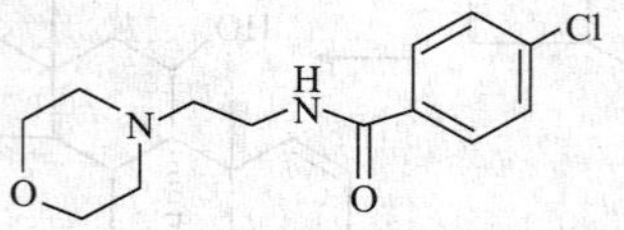

$C_{13}H_{17}ClN_2O_2$ 268.74

化学名：4-氯-*N*-[2-(4-吗啉基乙基)]苯甲酰胺

4-chloro-*N*-[2-(4-morpholinoethyl)]benzamide

英文名：Moclobemide(INN)

CAS号：[71320-77-9]

本品为可逆的单胺氧化酶A抑制剂，适用于各种抑郁症[1]。口服本品吸收完全，分布于全身。血浆蛋白结合率约为50%。口服后1～2小时达峰浓度。药物主要在肝代谢，肝脏的首过效应使生物利用度降低[2]，口服单剂量时生物利用度为45%～60%，多剂量时为85%[3]，并能引起药物在肝脏的清除率降低，表明具有自动抑制或代谢物介导的代谢抑制。本品的半衰期($t_{1/2}$)为1～2小时。药物主要通过肾脏排出体外，虽然药物的吸收和清除动力学并不因高龄和肾功能障碍而显著改变，然而肝功能障碍或与西咪替丁配伍用药会引起系统清除率降低。少量药物可通过乳汁分泌。本品LD_{50}为707mg/kg(大鼠，口服)。

本品由W. Burkard和P. C. Wyss于1977年制得。国内于1999年开始生产。除中国药典(2015)收载外，国外药典均未收载。

【制法概要】本品目前国内合成路线主要有以下3条。

（1）

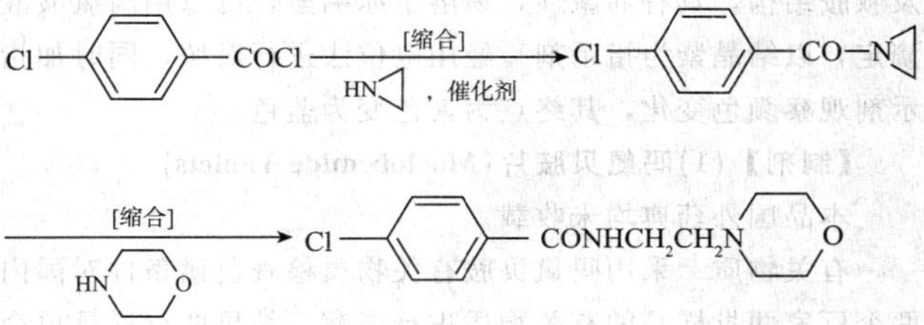

（2）

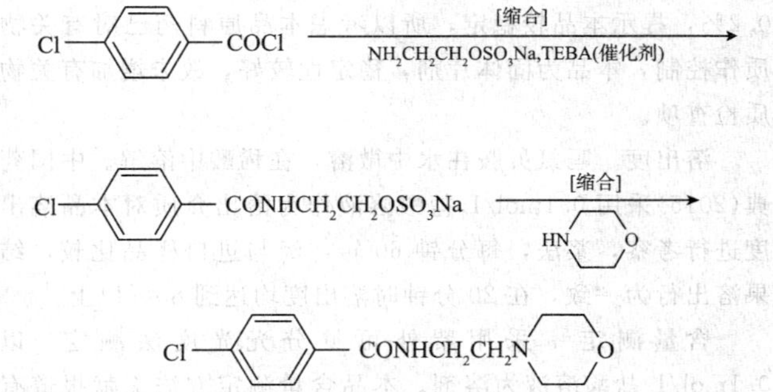

（3）

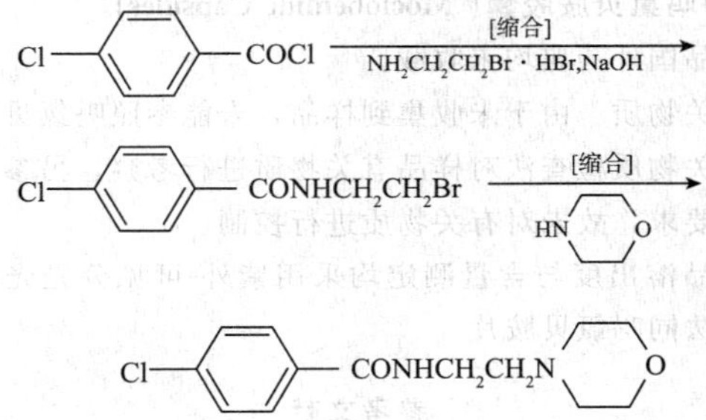

本品的合成路线还有多篇文献报道[4~10]可供参考。本品合成中可能使用到的溶剂有甲苯、丙酮、乙醇。

【性状】本品的0.1mol/L盐酸溶液（10μg/ml）紫外光谱图见图1，在240nm的波长处有最大吸收，在214nm的波长处有最小吸收；在240nm波长处吸收系数（$E_{1cm}^{1\%}$）为557～591。

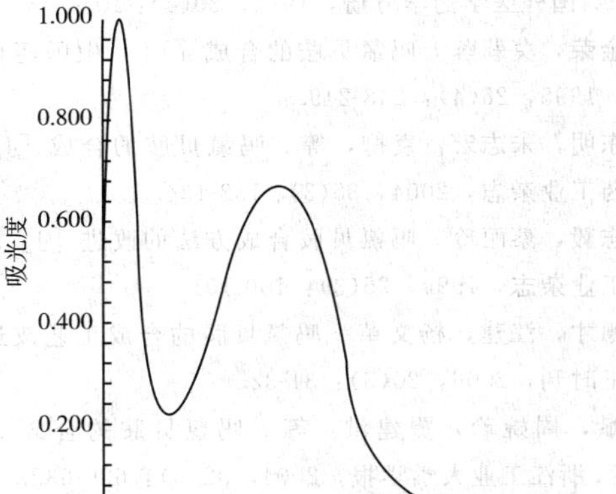

图1　吗氯贝胺紫外吸收图谱

本品从异丙醇中结晶的成品熔点为137℃。

【鉴别】（1）本品在盐酸溶液中与碘化铋钾试液反应，生成橙红色沉淀，为生物碱反应。

（2）本品的红外光吸收图谱（光谱集740图）显示的主要特征吸收如下。

特征谱带（cm^{-1}）	归属	
3270	酰胺	ν_{N-H}
3080	芳氢	ν_{C-H}
2850	OCH_2	ν_{C-H}
2800	NCH_2	ν_{C-H}
1635	酰胺（Ⅰ）	$\nu_{C=O}$
1595，1480	苯环	$\nu_{C=C}$
1550	酰胺（Ⅱ）	δ_{NH}
1120	氯苯	ν_{C-Cl}
860，840	对位取代苯	γ_{2H}
1140	叔胺	ν_{C-N}
880	苯环	δ_{C-H}
735		ν_{C-Cl}

【检查】碱度　本品为酰胺类药物，合成生产过程中的酯化、酰胺化反应使用较大量的酸、碱，所以中国药典（2010）增加碱度检查项以控制酸、碱污染。因本品在水中微溶，所以制成过饱和混悬液后过滤，取滤液测定，测定结果的稳定性、重现性较为适宜。中国药典（2015）未作修订。

有关物质　中国药典（2015）仍采用液相色谱法进行有关物质的检查，只是对流动相中有机相比例略作调整，以使实验时间在保证杂质峰与主峰分离良好的情况下适当缩短，提高检验效率，在使用4.6mm×250mm，5μm规格的色谱柱时主峰保留时间约为10～15分钟。实验中应根据所用的各色谱柱具体情况，对流动相中有机相比例进行适当调整。

在本实验条件下吗氯贝胺有关物质检查色谱图见图2，各种破坏实验后的典型图谱见图3。实验所用色谱柱为Agilent CN柱（4.6mm×250mm，5μm）。本品的检出限为1ng/ml，定量限为3.5ng/ml，供试品溶液在室温下24小时内稳定。国内产品有关物质检测单个最大杂质量为0.07%～0.28%，总杂质量为0.14%～0.86%。

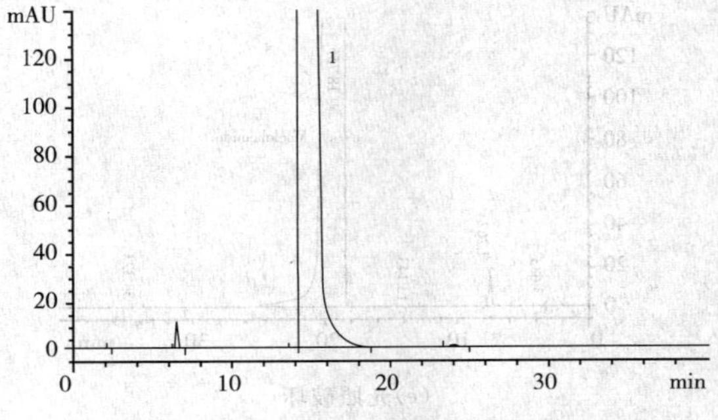

图2　吗氯贝胺有关物质检查色谱图

1. 吗氯贝胺峰

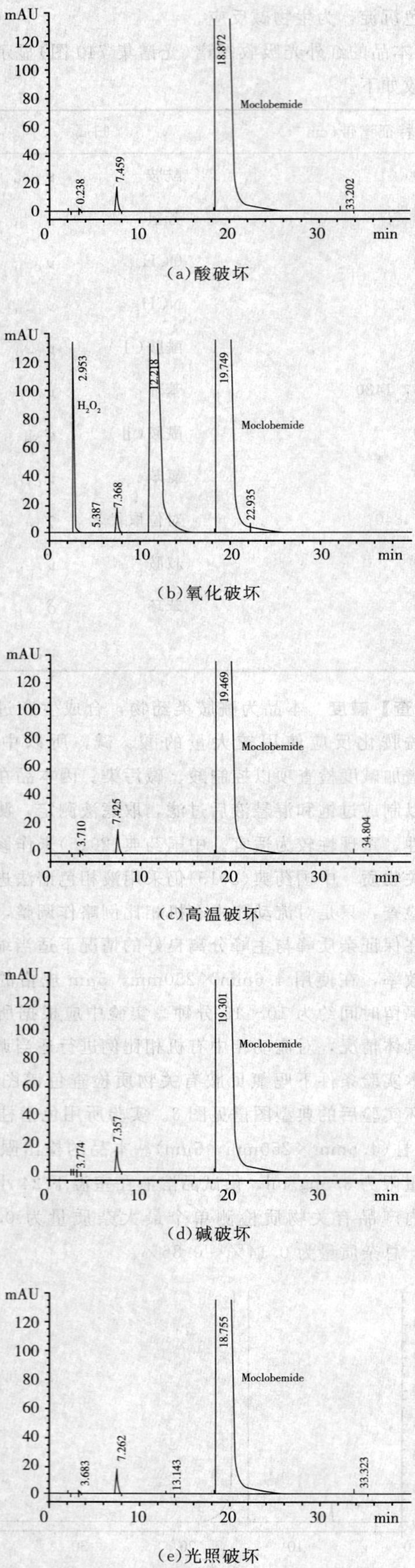

图 3　吗氯贝胺破坏实验后的典型色谱图

【含量测定】采用非水溶液滴定法。本品分子中有酰胺及叔胺结构，具有弱碱性，易溶于冰醋酸，可以用高氯酸液滴定，以结晶紫为指示剂。经用电位法进行对照，同时加指示剂观察颜色变化，其终点为紫色变为蓝色。

【制剂】(1)吗氯贝胺片(Moclobemide Tablets)

本品国外药典均未收载。

有关物质　采用吗氯贝胺有关物质检查色谱条件对国内两个厂家两批样品的有关物质进行考察，结果两批样品单个最大杂质量仅为 0.04%～0.1%，总杂质量仅为 0.1%～0.2%，提示本品较稳定，所以考虑本品原料药已对有关物质作控制，本品为固体片剂，稳定性较好，故未增加有关物质检查项。

溶出度　吗氯贝胺在水中微溶，在稀酸中溶解。中国药典(2015)采用 0.1mol/L 盐酸溶液作为溶出介质对本品溶出度进行考察，桨法，每分钟 60 转，经与进口样品比较，结果溶出行为一致，在 20 分钟时溶出度均达到 80%以上。

含量测定　采用紫外-可见分光光度法测定，以 0.1mol/L 盐酸溶液为溶剂。本品含量测定方法文献报道有 HPLC 法可供参考[11～13]。

(2)吗氯贝胺胶囊(Moclobemide Capsules)

本品国外药典均未收载。

有关物质　由于未收集到样品，未能参照吗氯贝胺原料药的有关物质检查法对样品有关物质进行考察，另参照片剂的质量要求，故未对有关物质进行控制。

本品溶出度与含量测定均采用紫外-可见分光光度法测定，方法同吗氯贝胺片。

参考文献

[1] 国家药典委员会．中华人民共和国药典临床用药须知·化学药和生物制品卷［M］．2005 年版．北京：人民卫生出版社，2005，131.

[2] Sean C. Sweetman. Martindale［M］. 35th ed. London：The Pharmaceutical Press，2008，370-371.

[3] FittonA，et al. 吗氯贝胺的药理性质及其用于抑郁症治疗［J］．国外医学药学分册，1993，20(2)：104-106.

[4] 芦金荣，莫莉蓉．吗氯贝胺的合成［J］．中国药科大学学报，1995，26(4)：248-249.

[5] 彭东明，朱志宏，袁柳，等．吗氯贝胺的合成［J］．中国医药工业杂志，2004，35(3)：133-134.

[6] 成志毅，蔡丽玲．吗氯贝胺合成方法的改进［J］．中国医药工业杂志，1994，25(3)：100-101.

[7] 王德才，江建，杨文革．吗氯贝胺的合成工艺改进［J］．化工时刊，2006，20(3)：31-32.

[8] 陈斌，周婉珍，贾建洪，等．吗氯贝胺的合成工艺研究［J］．浙江工业大学学报，2004，32(6)：629-632.

[9] 陈晶，陶秀娥，宋国梁，等．抗抑郁药吗氯贝胺的合成工艺［J］．河北化工，2008，31(4)：45-46.

[10] 龚大春，仇敏，李啸，等．新型单胺氧化酶抑制剂吗氯贝胺的合成［J］．湖北化工，2001，(3)：16-17.

[11] 陆敏丽．吗氯贝胺及片剂的 HPLC 测定［J］．中国医药工业杂志，1998，29(12)：557-559.

[12] 王守箐，徐斌．HPLC法测定吗氯贝胺片含量［J］．齐鲁药事，2004，23(2)：20-21.

[13] 许根英，陈桂良．HPLC法测定吗氯贝胺片的含量［J］．药物分析杂志，1997，17(6)：373-375.

撰写　李忠红　杨清清　江苏省食品药品监督检验研究院

复核　张　玫　江苏省食品药品监督检验研究院

钆喷酸葡胺注射液

Gadopentetate Dimeglumine Injection

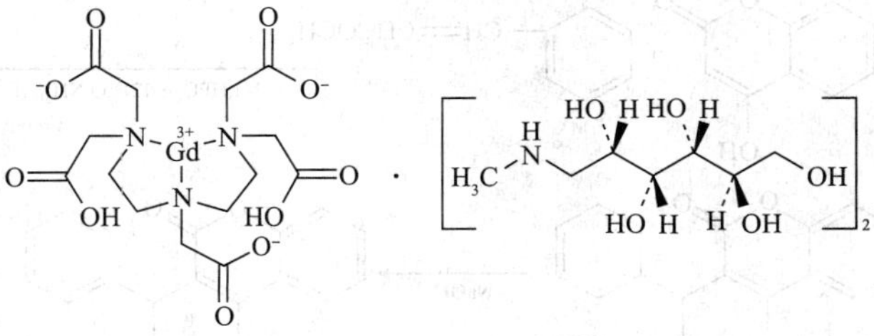

$C_{14}H_{20}GdN_3O_{10}\cdot 2C_7H_{17}NO_5$　938.01

化学名：二乙三胺五醋酸钆双葡甲胺

[bis[2-[(carboxylatomethyl)(carboxymethyl)amino]ethyl]amino]acetate 1-deoxy-1-(methylamino)-D-glucitol(1∶2)

英文名：Gadopentetate Dimeglumine Injection

CAS号：[86050-77-3]

本品是一种用于磁共振成像的顺磁性造影剂，是第一个应用于临床核磁共振成像诊断中的对比增强剂，进入体内后能缩短组织中质子的弛豫时间，从而增强图像的清晰度和对比度。本品用于中枢神经(脑脊髓)、腹、盆腔、四肢等人体脏器和组织的磁共振成像[1]。不良反应有偶见恶心，呕吐，头痛，头晕，心悸，短暂甜味觉，注射部位轻度热、痛感。个别患者有支气管痉挛、喉头水肿，休克、皮疹等过敏反应。禁忌证：肾功能不全及孕妇慎用；对本品过敏者禁用，磁共振检查禁忌者禁用。使用时注意事项：①本品的有效增强时间为45分钟，当静脉注射后应立即进行MRI检查。②本品需在临用时抽入注射器，一次检查后余下药液应弃去。③如对检查的病灶有较大疑问时，必要时可在第一次注射后30分钟内再重复原用剂量一次，以提高MRI的检查效果。

本品于1981年由德国先灵公司的Gries H等首先合成。第一军医大学龚彦德教授等人在1991年研制成功并投入生产。本品在中国药典(2015)、USP(36)有收载。

【制法概要】本品为喷替酸与钆离子生成钆喷酸络合物，再与两分子葡甲胺成盐。

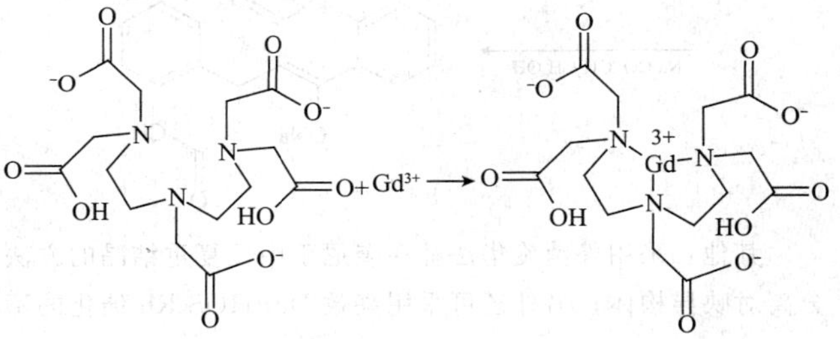

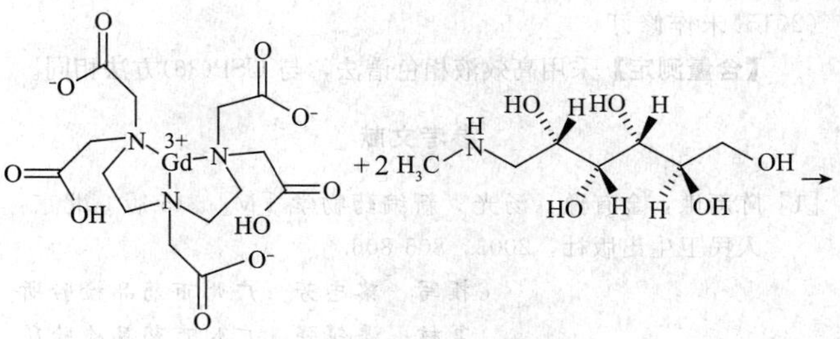

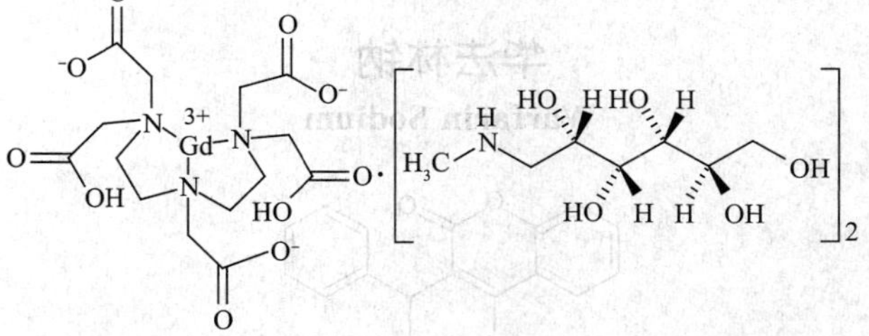

【鉴别】(1)薄层色谱鉴别葡甲胺，葡甲胺的R_f值约为0.15。

(2)薄层色谱鉴别钆喷酸，钆喷酸R_f值约为0.6。

(3)高效液相色谱法鉴别钆喷酸。此项与鉴别(2)均为钆喷酸的鉴别，因此可选做其中一项。

(4)本品的水溶液在275nm波长处有最大吸收，供试液稳定，当测定狭缝调节到0.5nm或以下时，仪器的灵敏度不同会有不同的紫外吸收光谱(图1，图2)。

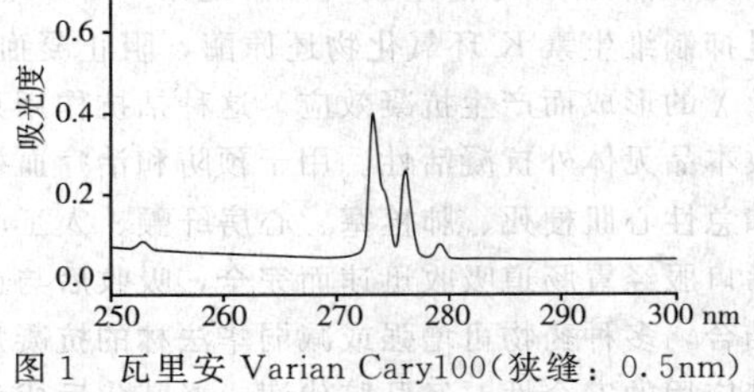

图1　瓦里安 Varian Cary100(狭缝：0.5nm)

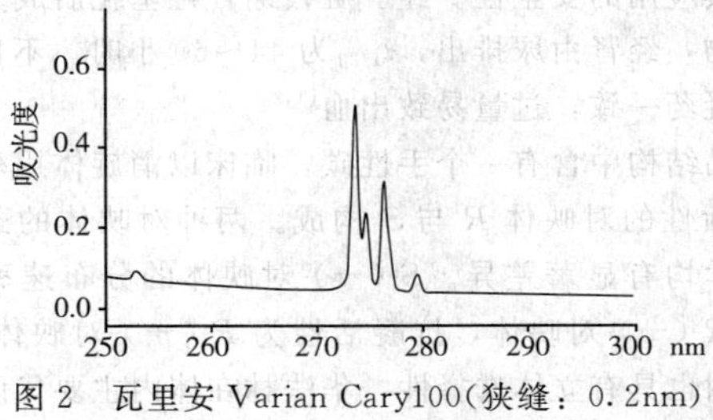

图2　瓦里安 Varian Cary100(狭缝：0.2nm)

【检查】颜色　本品有时略呈黄绿色或黄色，因此规定与黄绿色或黄色4号标准比色液比较，颜色不得更深。

葡甲胺　与钆喷酸成盐以增加溶解度并作为pH值调节剂，葡甲胺在二乙三胺五醋酸钆双葡甲胺中所占比例为41.6%，因此控制葡甲胺含量在40.2%～47.1%。

喷替酸　为合成原料同时也是一种氨羧络合剂，工艺过程中是有意使喷替酸稍过量，以防止钆游离。

重金属　钆喷酸葡胺在酸性条件下不稳定，会游离出喷替酸和钆，通常在中性或偏碱性条件下稳定，游离钆对测定有影响。本测定采用第三法，在碱性条件下测定。

细菌内毒素　中国药典(2005)检查热原，进口注册标准和USP(31)检查细菌内毒素。进口注册标准限度为0.5EU/ml；USP(31)限度为25EU/ml。中国药典(2010)起草时，7批样品均低于0.5EU/ml，限度定为3EU/ml。中国药典

(2015)未作修订。

【含量测定】 采用高效液相色谱法，与USP(36)方法相同。

参考文献

[1] 陈新谦，金有豫，汤光．新编药物学［M］．15版．北京：人民卫生出版社，2003，805-806.

撰写　黎志芳　广州市药品检验所
复核　潘锡强　广州市药品检验所

华法林钠
Warfarin Sodium

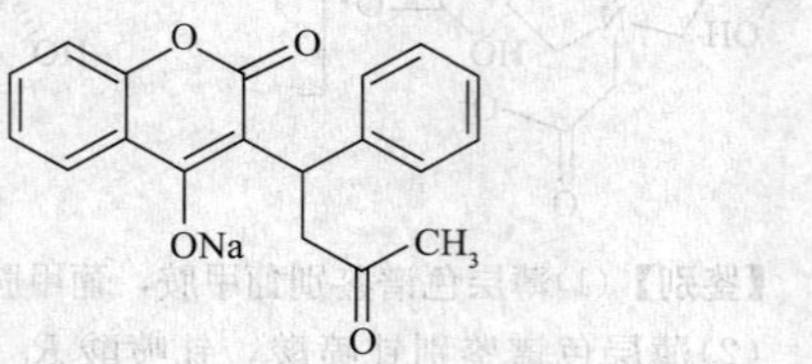

$C_{19}H_{15}NaO_4$　330.31

化学名： 3-(α-丙酮基苄基)-4-羟基香豆素钠盐

3—(*X*—acetonylbenzyl,4—hydroxycoumanisodium salt)

英文名： Warfarin(INN)Sodium

CAS号： [129-06-6]

本品为双香豆素的衍生物[1~3]，是第一个口服抗凝血药，通过抑制维生素K环氧化物还原酶，阻止凝血因子Ⅱ、Ⅶ、Ⅸ及Ⅹ的形成而产生抗凝效应。这种拮抗作用只在体内发生，故本品无体外抗凝活性。用于预防和治疗血栓栓塞性疾病，如急性心肌梗死、肺栓塞、心房纤颤、人工心脏瓣膜等。本品口服经胃肠道吸收迅速而完全，吸收后与血浆白蛋白高度结合，多种药物可增强或减弱华法林的抗凝疗效，同时影响其应用的安全性。经肝脏代谢，羟基化后成为无活性的化合物，经肾由尿排出，$t_{1/2\beta}$为44～60小时。不良反应与口服抗凝药一致，过量易致出血[1,2]。

本品结构中含有一个手性碳，临床以消旋体用药，由具有光学活性的对映体*R*与*S*构成。两种对映体的药效和药代动力学均有显著差异。*S*-(－)-对映体的分布速率常数明显大于*R*-(＋)-对映体，抗凝活性为*R*-(＋)-对映体的2～5倍。代谢也具有立体选择性，华法林在体内主要代谢为*S*-7-OH华法林，而*R*-华法林则主要代谢为*R*-6-OH华法林，还可发生侧链酮基的还原[4]。

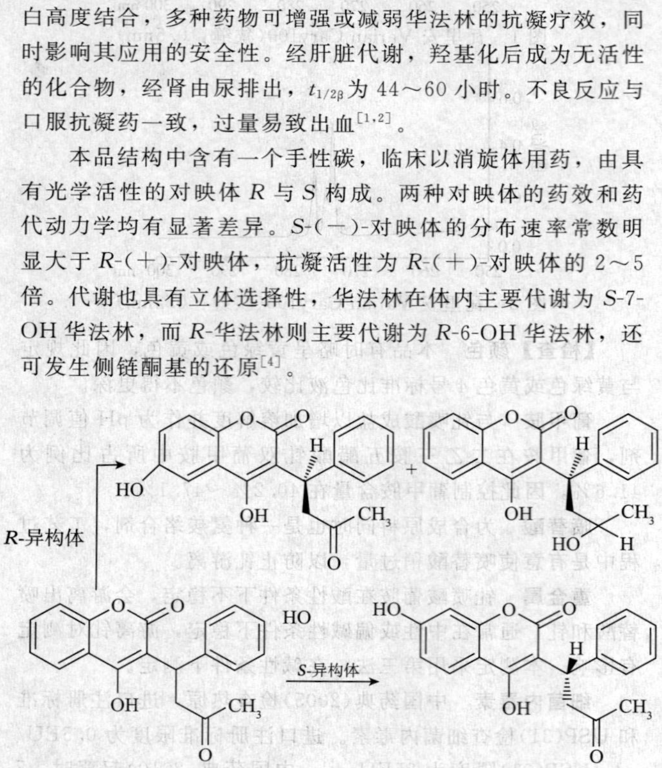

1947年，Mark等人首次将亚苄基丙酮与4-羟基香豆素反应得到了华法林。20世纪70年代，Hermason等人为了进一步阐明华法林的药理性质，还合成出了华法林的苯酚代谢物，明确了其在治疗血栓栓塞性疾病方面的作用。国内于1979年开始生产。除中国药典（2015）收载外，Ph. Eur.(7.0)、BP(2013)、USP(36)亦有收载。

【制法概要】 制法一：由4-羟基香豆素与亚苄基丙酮在磷酸氢二钠、浓氨水条件下反应形成华法林，再加氢氧化钠形成钠盐，在异丙醇中结晶，形成笼架结构的华法林钠、异丙醇和水的包含物。

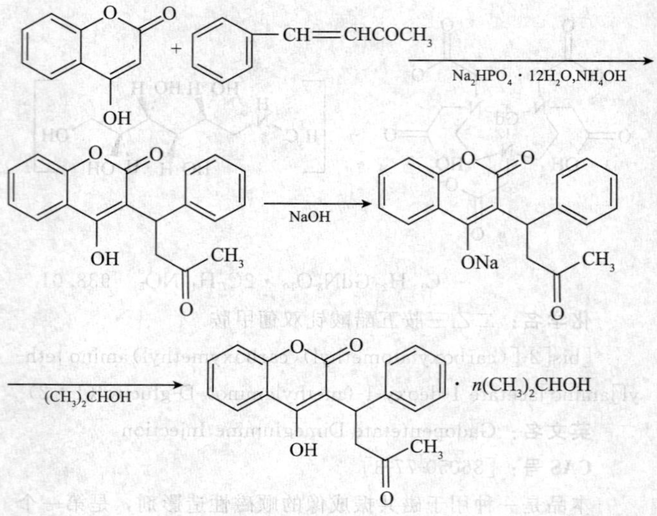

制法二[3]：将4-羟基香豆素和亚苄基丙酮在无水乙醇中回流12小时，缩合成缩酮，减压蒸出溶剂后，残渣于丙酮和盐酸中水解得到华法林。将华法林与弱碱碳酸钠在无水乙醇中反应，室温搅拌3小时后，过滤得到华法林钠。

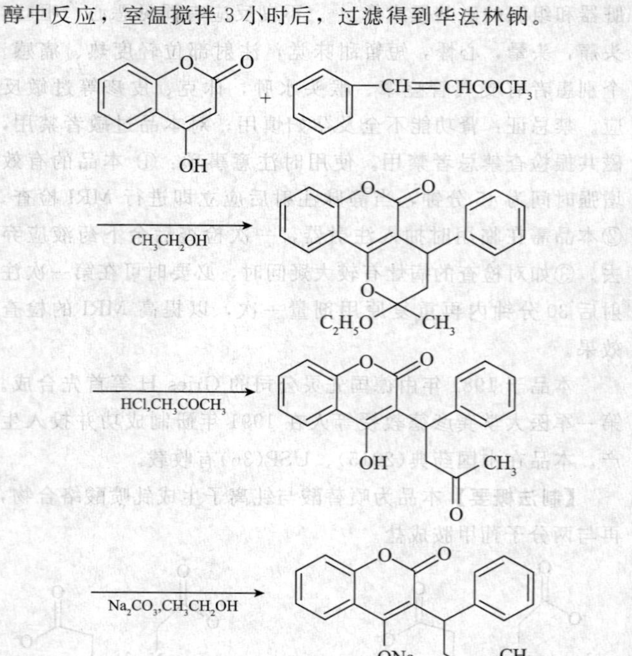

其他：采用外消旋华法林在奎尼丁中反复重结晶的方法分离对映异构体；另外还可采用高效DuPHOS-Rh催化的不

对称合成法等来得到单一的异构体。

【性状】本品与异丙醇、水形成的包含物是白色结晶性粉末，其中华法林钠、异丙醇和水的分子比在8∶4∶0与8∶2∶2之间变动[5]；非包含物的华法林钠为无定形粉末。见光易变色。本品具有引湿性，在空气中易吸潮而成胶状物。

【鉴别】(1)本品包含物中的异丙醇被重铬酸钾氧化后显淡绿蓝色。

(3)本品溶解于异丙醇中，经加热使包含物解体，从而释放出华法林钠，其红外光吸收图谱（光谱集152图）显示的主要特征吸收如下[6]。

特征谱带(cm^{-1})	归属	
3060，3020	苯环	ν_{C-H}
1710	酮	$\nu_{C=O}$
1640	内酯	$\nu_{C=O}$
1600	苯环	$\nu_{C=C}$
760	取代苯	$\gamma_{4H,5H}$
700	单取代苯	$\delta_{环}$

【检查】碱度　本品生产是用华法林加碱成盐，因此需控制碱度。

溶液的澄清度　主要是限制本品中不溶于水的特殊杂质(反应中间体、游离华法林)的量。

酚酮　本品的碱性溶液在配制后15～25分钟是稳定的，故要求在15分钟内进行试验。

有关物质　BP(2008)收载的华法林钠原料采用TLC法检查本品的有关物质，规定限度为单个杂质不得过0.1%；USP(31)收载的华法林钠原料采用HPLC法检查，规定限度为单个杂质不得过0.3%，杂质总量不得过1.0%。Ph. Eur.(6.0)收载的华法林钠原料亦采用HPLC法检查，规定限度为单个杂质不得过0.1%，杂质总量不得过0.3%。中国药典(2005)采用TLC法，该方法灵敏度低，且未规定系统适用性试验以保证方法的有效性，故中国药典（2010）改用HPLC法，USP(31)和Ph. Eur.(6.0)均以氰基硅烷键合硅胶为填充剂，考虑到氰基柱不如C18柱常用，故参照BP(2008)收载的华法林钠片含量测定项下的色谱条件，用十八烷基硅烷键合硅胶为填充剂(Agilent Zorbax SB-C18，150mm×4.6mm，5μm)，以乙腈-水-冰醋酸(55∶45∶1)为流动相，282nm作为检测波长。在该色谱条件下，4-羟基香豆素峰、亚苄基丙酮峰与华法林钠峰均能达到良好分离，强破坏产生的降解产物与华法林钠主峰均能达到完全分离。检出限为0.8ng。结合样品的测定结果，同时参照国外药典的相关规定，将限度订为单个杂质不得过0.1%，杂质总量不得过0.5%。中国药典(2015)未作修订。

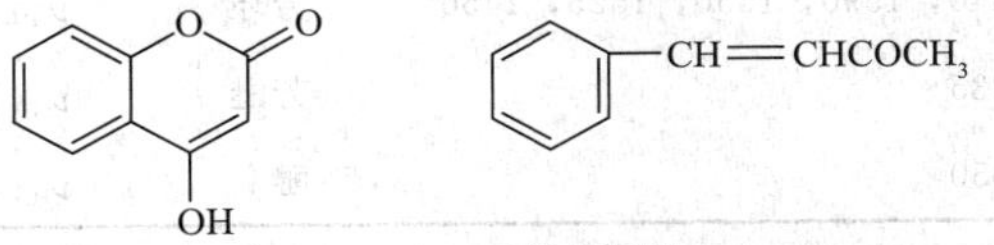

4-羟基香豆素　　亚苄基丙酮

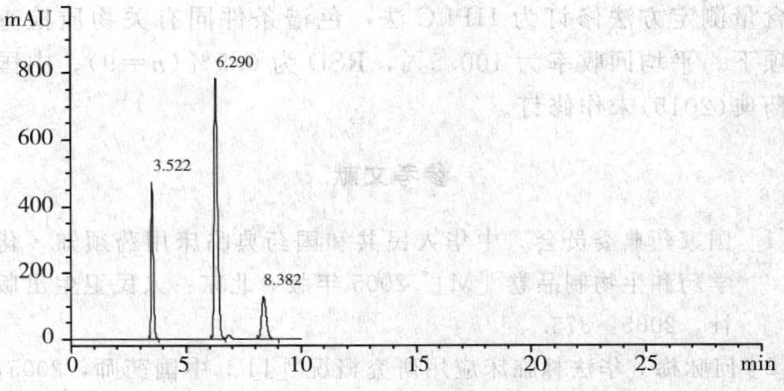

图1　系统适用性试验溶液色谱图

4-羟基香豆素3.522min，亚苄基丙酮6.290min，华法林钠8.382min

异丙醇　结晶型的华法林钠中华法林钠与异丙醇的分子比为8∶4。据此控制异丙醇的量为7.5%～8.5%。

水分　采用费休氏法测定，限度为2.0%。Ph. Eur.(7.0)的限度为4.0%，USP(36)规定无定形华法林钠中含水分不得过4.5%，结晶性的包含物华法林钠中含水分不得过0.3%。

【含量测定】采用高效液相色谱法，色谱条件同有关物质项下，含量限度参照Ph. Eur.(7.0)，规定为：按无水、无异丙醇物计算，含$C_{19}H_{15}NaO_4$应为98.0%～102.0%。Ph. Eur.(7.0)采用UV法，USP(36)则采用HPLC法。

【制剂】中国药典(2015)、USP(36)及BP(2013)均收载有华法林钠片。

华法林钠片(Warfarin Sodium Tablets)

有关物质　照华法林钠原料的色谱条件试验，用十八烷基硅烷键合硅胶为填充剂(Agilent Zorbax SB -C18，25cm×0.46cm，5μm)。经试验，供试品色谱图中3分钟前均出现一组辅料峰。根据各厂家提供的处方工艺，取所用辅料分别定位。结果表明，糊精与预胶化淀粉色谱图中均出现一组明显的色谱峰(辅料峰)，两者保留时间接近，且均与供试品溶液色谱图中的辅料峰保留时间一致，其余辅料色谱图中则未出现上述辅料峰。为尽可能消除空白辅料对测定的干扰，选用糊精制备辅料溶液后单独进样，由得到的糊精峰对供试品溶液色谱图中的辅料峰进行定位，以便在计算时对辅料峰予以扣除。供试品溶液中可能存在的杂质在华法林钠峰保留时间的5倍分析时间内均能流出，故质量标准中规定“记录色谱图至华法林钠峰保留时间的5倍”。根据样品的测定结果，将限度订为杂质总量不得过1.0%。

含量均匀度　本品规格为2.5mg和5mg，属于小规格制剂，中国药典（2015）采用HPLC法检查含量均匀度。USP(36)和BP(2013)收载的华法林钠片均规定该项检查，测定方法均为HPLC法。

溶出度　采用高效液相色谱法，以磷酸盐缓冲液(pH6.8)500ml为溶出介质，限度为标示量的70%。BP(2013)采用紫外分光光度双波长法，以磷酸盐缓冲液(pH6.8)900ml为溶出介质，限度为标示量的70%。USP(36)采用高效液相色谱法，以水900ml为溶出介质，限度为标示量的80%。

含量测定　中国药典(2005)采用UV法(吸收系数法)测定含量，实验过程包含多步提取操作，繁琐费时，影响方法的准确度，且专属性差，所用试剂毒性大不利于环保。USP(31)和BP(2008)均采用HPLC法。故中国药典（2010）将含量测定方法修订为 HPLC 法，色谱条件同有关物质检查项下。平均回收率为 100.5%，RSD 为 0.5%($n=9$)。中国药典(2015)未作修订。

参考文献

[1] 国家药典委员会．中华人民共和国药典临床用药须知·化学药和生物制品卷［M］．2005 年版．北京：人民卫生出版社，2005：375.

[2] 何咏梅．华法林临床应用研究概况［J］．中国药师，2005，8(2)：160-162.

[3] 申东升，刘小帆，杨广照．香豆素类抗凝血药及其类似物的合成［J］．应用化学，2005，22(10)：1158.

[4] 仇文升，李安良．药物化学［J］．北京：高等教育出版社，1999：58.

[5] 王仲山，李昭暄．包含化合物及其在药学中的用途［J］．国外医学(药学分册)，1981，8(3)：152.

[6] Clarke E G C. Isolation and Identification of drugs［M］. London：The pharmaceutical Press，1969：596.

撰写　江文明　陈亚美　上海市食品药品检验所

复核　杨永健　　　　　上海市食品药品检验所

伊曲康唑

Itraconazole

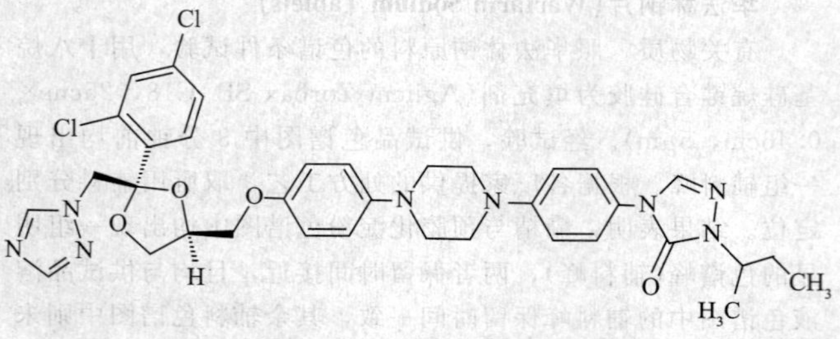

$C_{35}H_{38}Cl_2N_8O_4$　705.63

化学名：(±)-1-仲丁基-4-[4-[4-[4-[[(2R*,4S*)2-(2,4-二氯苯基)-2-(1*H*-1,2,4-三氮唑基-1-甲基)-1,3-二氧环戊-4-基]甲氧基]苯基]-1-哌嗪基]苯基]-Δ^2-1,2,4-三氮唑-5-酮

4-[4-[4-[4-[[cis-2-(2,4-dichlorophenyl)-2-(1*H*-1,2,4-triazol-1-ylmethyl)-1,3-dioxolan-4-yl]methoxy]phenyl]piperazin-1-yl] phenyl]-2-[(1*RS*)-1-methylpropyl]-2, 4-dihydro-3*H*-1,2,4-triazol-3-one

英文名：Itraconazole(INN)

CAS 号：［84625-61-6］

本品为三唑类广谱抗真菌药，对深部真菌及浅表真菌均有抗菌作用。通过干扰细胞色素 P450 的活性，从而抑制真菌细胞膜主要固醇生物类麦角固醇的合成，从而损伤真菌细胞膜和改变其通透性，致细胞内重要物质外漏而使真菌死亡。

本品胶囊剂口服吸收差，餐后服用，吸收可增加，单次空腹或餐后服 100mg 后，c_{max} 分别为 0.038mg/L 和 0.13mg/L；AUC 各为 0.722mg·h/L 和 1.899mg·h/L，血浆蛋白结合率为 99.8%，在体内主要通过 CYP3A4 代谢为多种代谢物，主要为羟基伊曲康唑，该药以原型自粪便中排出给药量的 3%～18%，<0.03%的给药量以药物原型自尿排出，给药量的 40%自尿中以无活性的代谢物形式排出，单次给药后本品的 $t_{1/2}$ 为 15～20 小时，多次给药后可延长至30～40 小时。伊曲康唑口服液的吸收较其胶囊剂有改善，绝对生物利用度为 55%。与胶囊剂不同，空腹服用可达最高血浓度，餐后服用吸收减少，因此口服液不宜与食物同服。伊曲康唑注射液在 HIV 感染患者中的药动学研究资料显示，伊曲康唑注射液 200mg，一日 2 次，共 2 日，然后 200mg，一日 1 次，共 5 日，随后口服该药胶囊每次 200mg，一日 2 次，其稳态浓度在第 4 剂量时到达，羟基伊曲康唑在第 7 剂量时到达，c_{max} 各为 2.86±0.87(mg·h)/L 和 1.91±0.61(mg·h)/L.[1]。

伊曲康唑由比利时杨森制药公司于 1980 年研制合成，1982 年其胶囊剂试用于临床，于 1988 年 9 月在墨西哥首次上市，1992 年在美国获得 FDA 批准，1993 年 2 月在我国上市。

本品在 BP(2013)、Ph. Eur. (7.0)、USP(36)、JP(16)有收载。

【制法概要】 依据各生产企业提供的生产工艺资料表明，目前国内伊曲康唑合成方法主要是先合成甲磺酸酯和三氮唑酮两条支链，由两条支链合成伊曲康唑。

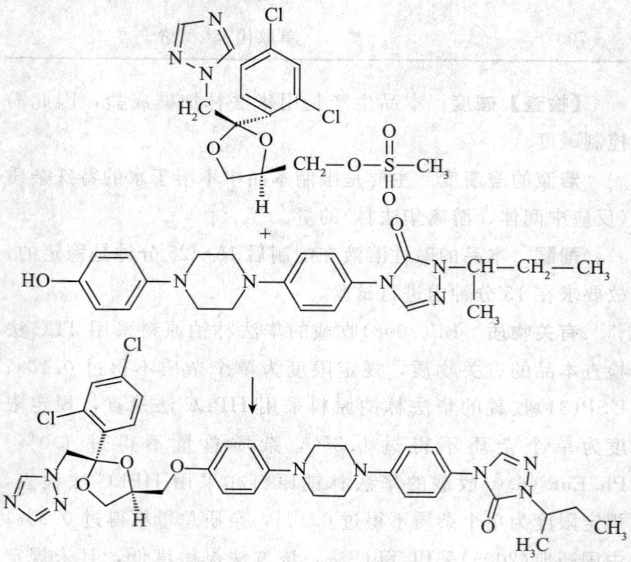

【性状】溶解度　本品溶解度实验结果在二氯甲烷中易溶，在四氢呋喃中略溶，在水、甲醇或乙醇中几乎不溶。在乙醇中的溶解行为与 BP(2013)/Ph. Eur. (7.0)的规定(在乙醇中极微溶解)不一致，根据样品实测结果，作相应修订。

熔点　根据实验结果，将限度定为 165～169℃。

【鉴别】 (1)高效液相色谱　采用含量测定项下系统，供试品溶液主峰的保留时间应与对照品溶液主峰的保留时间一致。

(2)本品的红外光吸收图谱应与对照品的图谱一致，本品的红外光吸收图谱显示的主要特征吸收如下。

特征谱带(cm^{-1})	归属	
3120，3070	芳氢	ν_{C-H}
1700	内酰胺	$\nu_{C=O}$
1640，1590，1550，1525，1450	芳环	$\nu_{C=C,C=N}$
1235	芳醚	ν_{C-O}
1050	醚	ν_{C-O}

(3)本品含有机氯离子，与碳酸钠高温灼烧后生成氯化钠，用稀硝酸溶解过滤后，滤液显氯化物鉴别反应。

【检查】二氯甲烷溶液的澄清度与颜色　溶液的澄清度与颜色作为药品的纯度检查之一，以控制微量不溶性杂质和呈色的物质。根据本品在不同溶剂中的溶解性能，并参照Ph. Eur.(7.0)，BP(2013)采用二氯甲烷作为溶剂。

有关物质　采用高效液相色谱法进行检查。

1. 色谱系统的选择和优化　Ph. Eur.(6.0)列出了本品的7个已知杂质，见图1。

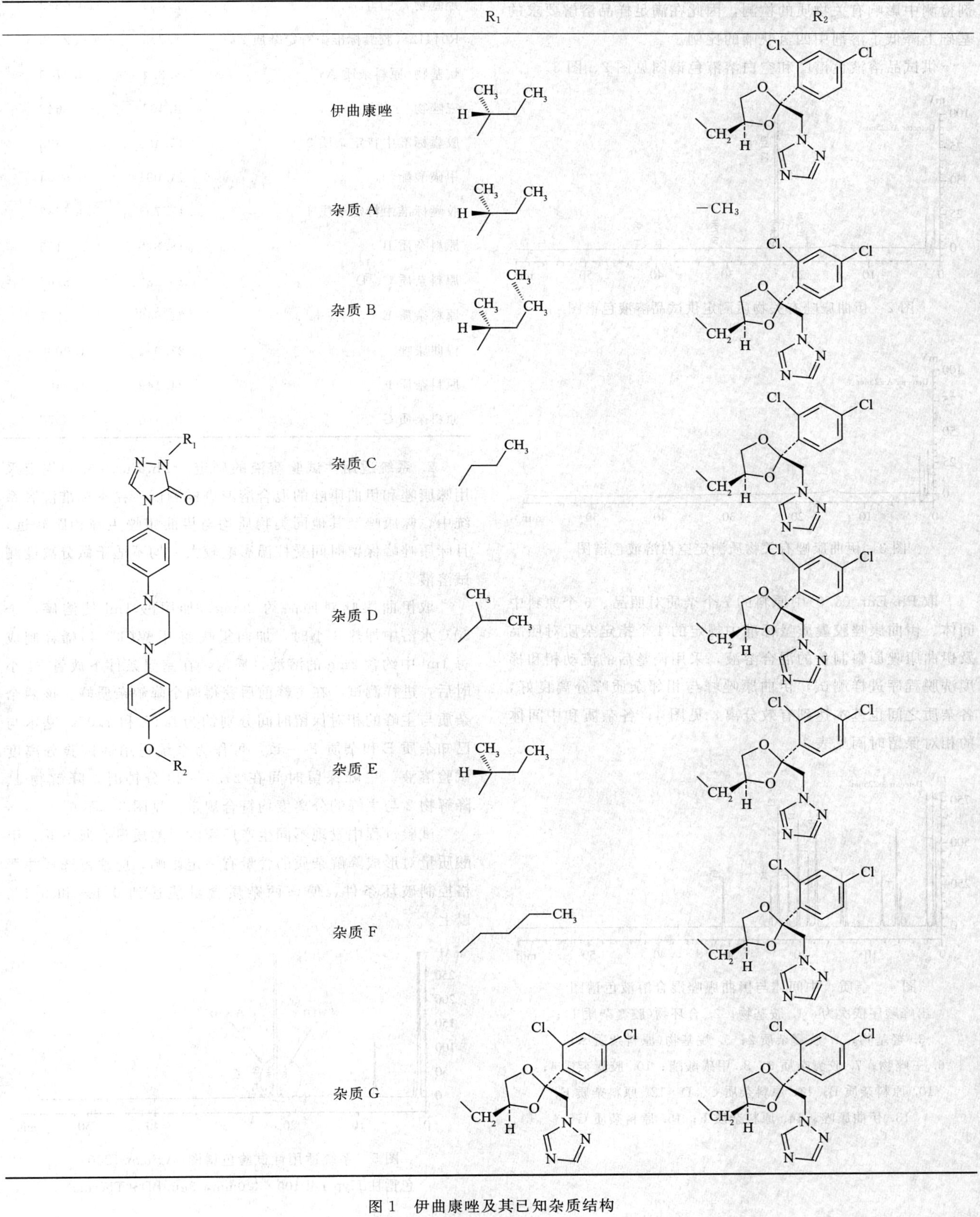

图1　伊曲康唑及其已知杂质结构

中国药典(2010)在 Ph. Eur. (6.0)方法的基础上进行了优化，在满足检测灵敏度要求的基础上降低了供试品溶液的浓度和流动相中盐浓度。为保证杂质分离，对梯度洗脱程序进行了相应调整。中国药典(2015)未作修订。

高浓度四氢呋喃对多数常用材质的滤膜有兼容性，在制剂检测中影响有关物质的检测，因此在满足样品溶解要求的基础上降低了溶剂中四氢呋喃的比例。

供试品溶液色谱图和空白溶液色谱图见图 2、图 3。

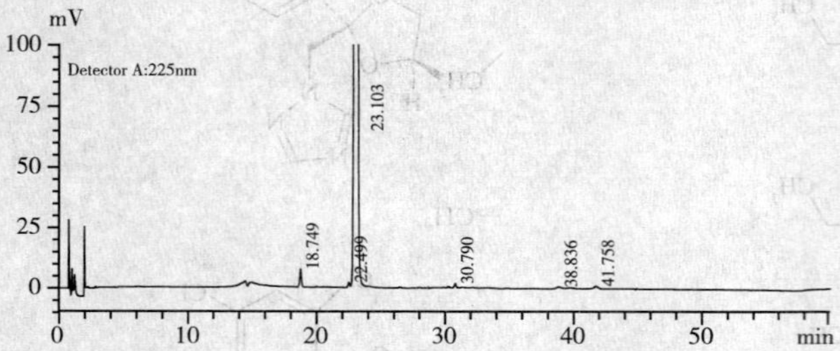

图 2　伊曲康唑有关物质测定供试品溶液色谱图

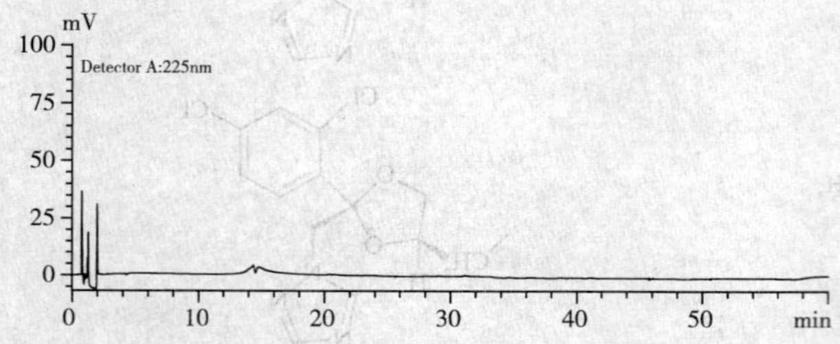

图 3　伊曲康唑有关物质测定空白溶液色谱图

取 Ph. Eur. (6.0)中原料的 7 个杂质对照品、6 个原料中间体、伊曲康唑胶囊质量标准中规定的 4 个指定杂质对照品及伊曲康唑原料制备的混合溶液，采用调整后的流动相和梯度洗脱程序进样测试，伊曲康唑峰与相邻杂质峰分离良好，各杂质之间也基本达到有效分离，见图 4；各杂质和中间体的相对保留时间见表 1。

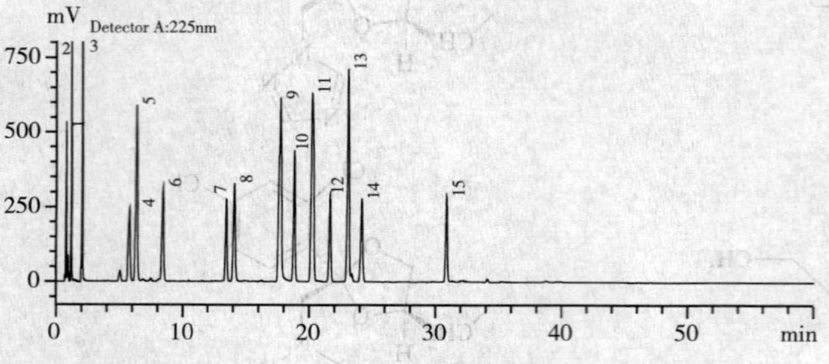

图 4　杂质、中间体与伊曲康唑混合溶液色谱图

出峰顺序依次为：1. 胺基物；2. 合环物(胶囊杂质 1)；3. 羟基物；4. 胶囊杂质 2；5. 烷基物(原料杂质 A)；6. 三唑物；7. 胶囊杂质 3；8. 甲磺酸酯；10. 胶囊杂质 4；10. 原料杂质 B；11. 原料杂质 C、D；12. 原料杂质 E；13. 伊曲康唑；14. 原料杂质 F；15. 原料杂质 G

表 1　各已知杂质和中间体的相对保留时间表

名称	保留时间	相对保留时间
胺基物	0.763	0.0331
合环物(胶囊标准中特定杂质 1)	1.172	0.0508
羟基物	2.039	0.0883
R044125(胶囊标准中特定杂质 2)	5.775	0.2502
烷基物(原料杂质 A)	6.324	0.2740
三唑物	8.407	0.3642
胶囊标准中特定杂质 3	13.465	0.5833
甲磺酸酯	14.091	0.6104
胶囊标准中特定杂质 4	17.734	0.7682
原料杂质 B	18.825	0.8155
原料杂质 C、D	20.233	0.8765
原料杂质 E	21.646	0.9377
伊曲康唑	23.084	1.0000
原料杂质 F	24.149	1.0461
原料杂质 G	30.880	1.3377

2. 系统适用性试验溶液的确定　Ph. Eur. (6.0)规定采用咪康唑和伊曲康唑的混合溶液进样测试，在本标准洗脱系统中，咪康唑及其他同类物质均与伊曲康唑主峰相距较远，且咪康唑峰保留时间受柱温影响较大，均不适于做分离度测试溶液。

取伊曲康唑对照品约 20mg，加甲酸 1ml 使溶解，于 60℃水浴中加热 3 小时，加四氢呋喃-甲醇(1∶4)稀释制成每 1ml 中约含 2mg 的溶液，摇匀，在室温条件下放置 24 小时后，进样测试，在主峰前后获得两个降解杂质峰。该两个杂质与主峰的相对保留时间分别约为 0.97 和 1.05，基本与已知杂质 E 和杂质 F 一致，可作为系统适用性试验分离度试验溶液。主峰保留时间在 21.5～23 分钟时，降解物 1、降解物 2 与主峰的分离度均符合规定。见图 5、图 6。

试验过程中发现不同生产厂家的甲酸质量有所不同，甲酸质量对形成降解杂质的含量有一定影响，应注意选择并严格控制破坏条件，使该两杂质含量能达到 0.1% 和 0.4% 以上。

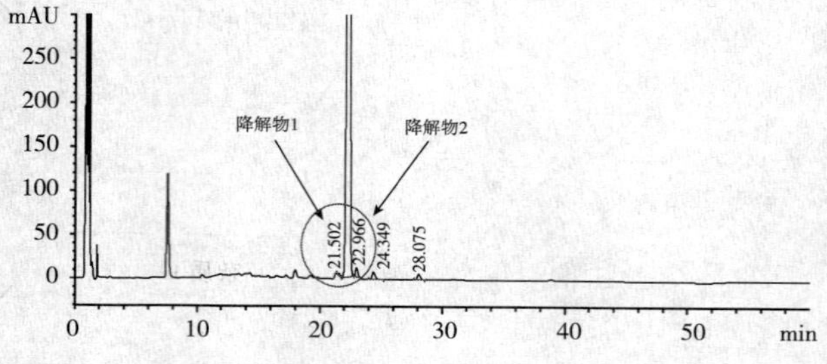

图 5　系统适用性试验色谱图(Agilent 1200)

色谱柱 Hypersil 100×4.0mm，3μm BDS(Thermo)

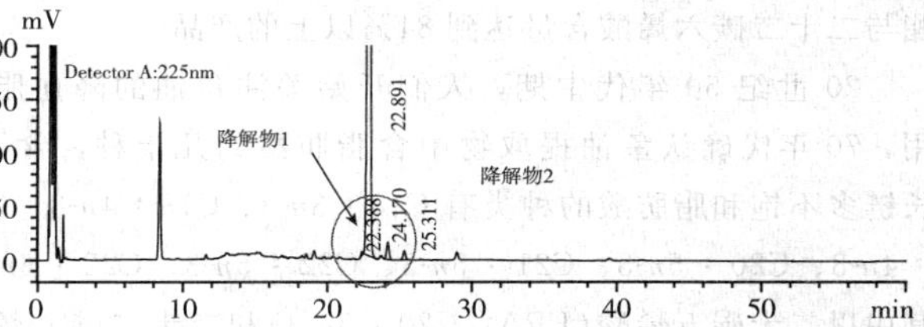

图 6　系统适用性试验色谱图(岛津 LC-20A)

色谱柱 Hypersil 100×4.6mm，3μm BDS(Alltech)

3. 方法验证结果　伊曲康唑最低检出限为 0.02%。在 2.03～101.6μg/ml 浓度范围内，峰面积与样品浓度呈良好的线性关系，$y=1.742\times10^4x+5.73\times10^3$，$r=1.0000$。

供试品溶液在室温条件放置 8 小时内稳定。在 1.6～2.4mg/ml 范围内，溶液的浓度与有关物质含量测定结果有良好的相关性。

由于本品为有机碱性化合物，且杂质个数较多，保留时间接近，对柱效要求较高，以 BDS 3μm 色谱柱为宜。

残留溶剂　伊曲康唑在合成过程中使用了甲醇、乙醇、二氯甲烷、正丁醇、乙酸乙酯、甲苯、*N*,*N*-二甲基甲酰胺、2-甲氧基乙醇和三氯甲烷。根据要求采用气相色谱法对以上残留溶剂进行检查。

甲醇、乙醇、二氯甲烷、正丁醇、乙酸乙酯　采用 DB-624(30m×0.53mm，3μm)色谱柱，FID 检测器，以正丙醇为内标，*N*,*N*-二甲基甲酰胺为溶剂进行检查。其他待测溶媒在此系统下不干扰测定。甲醇、乙醇、二氯甲烷、乙酸乙酯和正丁醇的最低检出限分别为 30ppm、68ppm、22ppm、50ppm 和 50ppm。

甲苯和 *N*,*N*-二甲基甲酰胺　采用 DB-624(30m×0.53mm，3μm)色谱柱，FID 检测器检测，以乙酸丁酯为内标，二氯甲烷(进口色谱纯)为溶剂进行检查。其他待测溶媒在此系统下不干扰测定。甲苯和 *N*,*N*-二甲基甲酰胺的最低检出限分别为 10ppm 和 19ppm。

2-甲氧基乙醇　采用 FFAP(25m×0.32mm，0.52μm)色谱柱，FID 检测器，以二氯甲烷(进口色谱纯)为溶剂进行检查。其他待测溶媒在此系统下不干扰测定。2-甲氧基乙醇最低检出限为 4.2 ppm。

三氯甲烷　采用 DB-624(30m×0.53mm，3μm)色谱柱，电子捕获检测器(ECD)测定。三氯甲烷的最低检出限为 6ppm。

【含量测定】采用电位滴定法进行。

参照 Ph. Eur. (6.0)方法以非水溶液电位滴定法测定样品含量。以第二个突跃为滴定终点，滴定曲线见图 7。Ph. Eur. (6.0)限度为："按干燥品计，含 $C_{35}H_{38}Cl_2N_8O_4$ 应为 98.5%～101.5%"。Ph. Eur. (7.0)已修订为 98.5%～101.0%。按中国药典凡例要求，原料含量上限未做规定时，系指不超过 101.0%，中国药典(2010)限度为"按干燥品计，不得少于 98.5%"。中国药典(2015)未作修订。

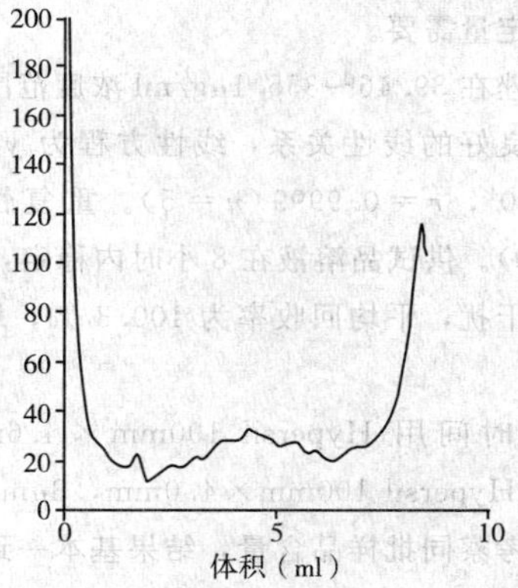

图 7　伊曲康唑含量测定滴定曲线

【制剂】中国药典(2015)收载了伊曲康唑胶囊。

伊曲康唑胶囊(Itraconazole Capsules)

本品内容物为类白色至淡黄色丸状颗粒。规格为 0.1g。各生产企业的处方中，生产过程中所用到的辅料及溶剂主要有空白基丸、羟丙基甲基纤维素、聚乙二醇 400、二氯甲烷、无水乙醇和聚乙二醇 20000 等。

鉴别　(1)高效液相色谱　采用含量测定项下系统，供试品溶液主峰的保留时间应与对照品溶液主峰的保留时间一致。辅料对主成分含量测定无干扰。

(3)本品含有机氯离子，与碳酸钠高温灼烧后生成氯化钠，用稀硝酸溶解过滤后，滤液显氯化物鉴别反应。各生产企业辅料均不干扰该项鉴别。

检查　有关物质　方法同原料项下。

综合各厂家的处方，按处方中的最大量配制辅料溶液，进样测试。结果表明，辅料不干扰有关物质的检查。

在原料拟定标准限度的基础上，有关物质的限度订为："单个杂质峰面积不得大于对照溶液主峰面积(0.5%)，各杂质峰面积的和不得大于对照溶液主峰面积的 3 倍(1.5%)"。

二氯甲烷　本品在制剂过程中使用了二氯甲烷，故采用气相色谱法，以三氯甲烷为内标物进行测定。二氯甲烷与三氯甲烷依次出峰，两者分离度良好。二氯甲烷最低检出限为 0.002%；在 4～20μg/ml 浓度范围内，二氯甲烷峰面积与浓度呈良好线性关系，$y=2.238\times10^{-1}x+6.67\times10^{-4}$，r = 0.9990。二氯甲烷的平均回收率为 100.0%，RSD 为 1.3 %(n=9)。

溶出度　伊曲康唑为难溶性药物，有必要对其进行溶出度检查。采用桨法，75 转/分钟，以盐酸溶液(9→1000)为溶出介质，溶液采用紫外分光光度法进行测定。在 0.008～0.0243μg/ml 浓度范围内，吸收值与溶液浓度线性关系良好，$y=3.011\times10^1x-3.197\times10^{-4}$，相关系数 r = 0.9999。溶液在 8 小时内稳定，空白辅料对主成分溶出度测定无干扰，平均回收率为 100.0 %，RSD 为 0.14%(n=9)。

含量测定　采用高效液相色谱法测定。

参照有关物质色谱系统建立了高效液相色谱法测定本品含量。以 225nm 为检测波长，供试品溶液的浓度采用 0.2mg/ml，为有关物质检查项中供试品溶液浓度的十分之一，可满足定量需要。

伊曲康唑在39.46～355.1μg/ml浓度范围内，峰面积与溶液浓度成良好的线性关系，线性方程为 $y=1.758\times10^7x+1.656\times10^4$，$r=0.9999(n=5)$。重复性试验RSD为0.42%($n=9$)。供试品溶液在8小时内稳定，辅料对主成分含量测定无干扰，平均回收率为100.3%，RSD为0.95%($n=9$)。

在不同时间用Hypersil 100mm×4.6mm，3μm BDS(Alltech)和Hypersil 100mm×4.0mm，3μm BDS(Thermo)两根色谱柱考察同批样品含量，结果基本一致。

参考文献

[1] 国家药典委员会．中华人民共和国药典临床用药须知·化学药和生物制品卷[M]. 2005年版．北京：人民卫生出版社，560.

撰写　张　琳　曹晓云　天津市药品检验研究院
复核　袁雯玮　天津市药品检验研究院

多烯酸乙酯

Ethyl Polyenoate

主要成分1：二十碳五烯酸乙酯

英文名：Eicosapentaenoic acid ethyl ester(简称：EPA-E)

化学名：全顺式-5,8,11,14,17-二十碳五烯酸乙酯

cis-5,8,11,14,17-eicosapentaenoic acid ethyl ester

结构式：

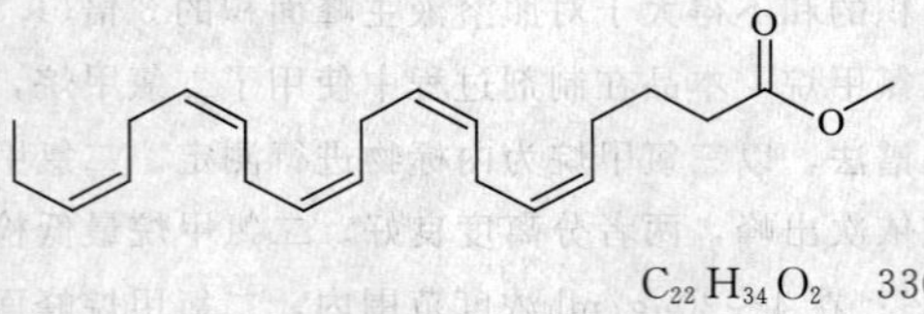

$C_{22}H_{34}O_2$　330.50

主要成分2：二十二碳六烯酸乙酯

英文名：Docosahexaenoic acid ethyl ester(简称：DHA-E)

化学名：全顺式-4,7,10,13,16,19-二十二碳六烯酸乙酯

cis-4,7,10,13,16,19-docosahexaenoic acid ethyl ester

结构式：

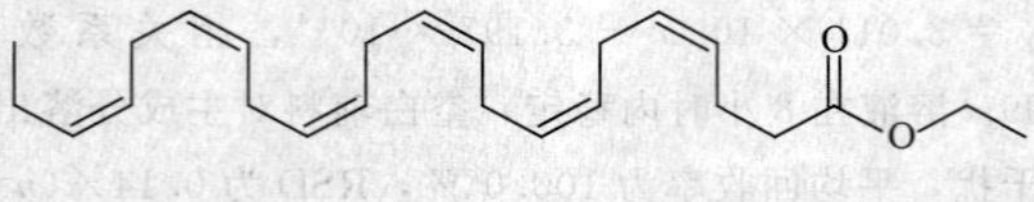

$C_{24}H_{36}O_2$　356.55

多烯酸乙酯系多组分降血脂生化药。它是从鲭鱼、沙丁鱼、马面鱼、鳀鱼、金枪鱼等无毒海洋鱼类中提取的鱼油，经乙酯化、精制提纯，使两种主要有效成分二十碳五烯酸乙酯与二十二碳六烯酸含量达到84%以上的产品。

20世纪50年代中期，人们开始关注鱼油的降血脂作用，70年代确认鱼油提取物中含脂肪酸约几十种，含ω-3长链多不饱和脂肪酸的种类有C18：3*n*-3、C18：4*n*-3、C20：4*n*-3、C20：5*n*-3、C21：5*n*-3、C22：5*n*-3、C22：6*n*-3，其中以二十碳五烯酸(EPA，C20：5*n*-3)和二十二碳六烯酸(DHA，C22：6*n*-3)的含量比例较高，为主要的生理活性物质，随后出现了各种鱼油产品。由于游离型脂肪酸类鱼油制剂有效成分EPA、DHA含量低(仅约为20%～30%)、杂质多，甚至含有化学污染物，致使临床疗效不明显、不良反应大，不能真正作为处方药使用，所以又研发出了高纯度多不饱和脂肪酸乙酯化产品——多烯酸乙酯。

多烯酸乙酯有较强的调整血脂作用，具有降低血清甘油三酯和总胆固醇的作用，临床适用于高脂血症。作用机制可能为抑制酰基辅酶A：1,2-甘油二酯酰基转移酶，促进肝脏线粒体和过氧化物酶体的β-氧化，抑制肝内脂质及脂蛋白合成，增加血浆脂蛋白脂肪酶活性，促进中性或酸性胆固醇排出，从而降低血浆中甘油三酯、总胆固醇、低密度脂蛋白胆固醇，升高高密度脂蛋白胆固醇。另尚有抑制血小板聚集、扩张血管及抗血栓形成作用[1,2]。本品口服给药，目前制剂形式为软胶囊。

我国于1980年开始生产药用鱼油制剂——鱼肝酸胶丸。其后又出现了鱼油降脂丸、多烯康、脉乐康等收载于地方药品标准中的产品。2000年，多烯酸乙酯收载在国家药品标准《化学药品地方标准上升国家标准》第16册上，标准号为WS_1-XG-022-2000，规定EPA-E与DHA-E的含量总和不少于55.0%。2003年，多烯酸乙酯标准修订为国家药品标准WS_1-XG-022-2000-2003，其中EPA-E与DHA-E的含量总和大幅度提高至不少于84.0%，使本品在质量和疗效控制方面有了一定的保证。

多烯酸乙酯为中国药典(2010)新增品种，国外药典未收载，但Ph. Eur.(7.0)、BP(2013)和USP(36)中有同类品种，如Ph. Eur.(7.0)和BP(2013)中的Omega-3-Acid Ethyl Esters 60和Omega-3-Acid Ethyl Esters 90以及USP(36)中的Omega-3-Acid Ethyl Esters等。多烯酸乙酯的中国药典(2010)标准的制订参考了本品原国家药品标准WS_1-XG-022-2000-2003和上述国外同类品种标准，并结合了本品生产工艺以及对收集到的4个厂家11批产品进行的实验考察结果。原国家药品标准与中国药典(2010)标准比较如表1。中国药典(2015)未作修订。

【制法概要】

多烯酸乙酯制备工艺为：首先从海洋鱼中得到粗提鱼油，精制以去除其他脂肪酸及非脂肪酸类杂质，得到精制鱼油，对其中的多不饱和脂肪酸进行乙酯化，得到多烯酸乙酯粗品，精制，得到成品。精制工艺有皂化法、低温真空精馏法、尿素包合法、分子蒸馏法和超临界流体萃取法等。

海洋鱼 $\xrightarrow{[提取]}$ 粗提鱼油 $\xrightarrow{[精制]}$ 精制鱼油 $\xrightarrow{[乙酯化]}$ 多烯酸乙酯粗品 $\xrightarrow{[精制]}$ 多烯酸乙酯成品

【性状】由于工艺和质量的差异，可导致本品颜色深浅差异较大，与黄色标准比色液比较，色浅的产品为黄色2号，色深的产品则可深于黄色10号，初步的考察研究显示：颜色与质量稳定性相关度较大。因为提取自不同种类的鱼，精制工艺与精制程度也不同，所以产品残留的鱼腥气味也有大有小，一般而言，鱼的种类相同时，纯度越高，鱼腥气味越小。

相对密度　反映药品纯度与组成的指标之一。因本品为提取制备的多组分生化药，采用分离分析手段对所有成分进行定量监控还较为困难，故此项可间接反映批间成分组成差异。根据对国内纯度符合规定的产品进行考察，并参考原国家药品标准，确定限度范围为0.905～0.920。Ph. Eur.(7.0)、BP(2013)和USP(36)中没有对相对密度进行规定。

折光率　也是反映药品纯度与组成的指标之一，检查目的同相对密度检查项。根据对国内纯度符合规定的产品进行考察，并参考原国家药品标准，确定限度范围为1.480～1.495，Ph. Eur.(7.0)、BP(2013)和USP(36)中均未对折光率进行规定。

酸值　制备本品的起始原料鱼油中含多种游离脂肪酸，为便于提纯和增加稳定性，将游离脂肪酸进行乙酯化得到本品，因此，此项既可体现主要活性成分EPA和DHA的乙酯化工艺程度，也可反映出本品降解或其他游离脂肪酸杂质的含量水平。经对国内产品进行考察，确定限度为不得过2.0，与Ph. Eur.(7.0)、BP(2013)和USP(36)中相应品种项下的标准规定相同。

碘值　利用碘与本品中的双键进行加成反应，根据本品充分卤化时所需要的碘量(g)，可判断本品分子结构的不饱和程度，而本品分子的不饱和度又与生理活性密切相关，故碘值是一个重要的特征指标。经对国内产品进行考察并参考原国家药品标准WS_1-XG-022-2000-2003将本品的碘值限度确定为不得低于300。Ph. Eur.(7.0)、BP(2013)和USP(36)中相应品种标准未设立此项。

【鉴别】采用含量测定用气相色谱法检查两主峰保留时间并与二十碳五烯酸乙酯和二十二碳六烯酸乙酯对照品峰的保留时间进行相应比较，均应一致。该鉴别项与Ph. Eur.(7.0)、BP(2013)和USP(36)中相应品种项下的标准规定相同。

【检查】**过氧化值**　本品有较多不饱和烯键，在生产、贮存过程中易被氧化，产生的过氧化物对人体有害，因此需要对其进行监控。本品被氧化的程度可用过氧化值表达，过氧化值越高，说明样品被氧化的程度越严重。这些具有氧化能力的过氧化物可使碘化钾生成游离碘，通过用硫代硫酸钠标准溶液对游离碘进行滴定，根据消耗硫代硫酸钠标准溶液的体积，即可计算出供试品的过氧化值。

本品较易氧化，应取用新开启包装的供试品进行本项检查。Ph. Eur.(7.0)、BP(2013)和USP(36)中相应品种标准也设立了此项，限度均为不得过10.0。因标准起草时考察国内样品的批次有限，且结果差异较大，故限度维持原国家药品标准WS_1-XG-022-2000-2003水平，为不得过15.0。

不皂化物　因本品活性成分为酯类，可被碱水解成酸并溶于水。所以，此项检查主要针对非酯类、与碱不发生作用、不溶于水的杂质，采用重量法。经对国内产品进行考察，确定限度为不得过3%。

甲氧基苯胺值　因本品中含有不饱和脂肪酸，在生产和贮藏过程中易被氧化，初级氧化产物一般不稳定，又可进一步生成醛类等化合物，而甲氧基苯胺值(也称*p*-茴香胺值)就是ISO推荐的一种对此类降解产物进行评价的手段，Ph. Eur.(7.0)、BP(2013)和USP(36)中的附录中均收载了此测定方法。本品的甲氧基苯胺值越高，说明其劣变程度越严重。本品甲氧基苯胺值的测定方法参照Ph. Eur.(7.0)、BP(2013)和USP(36)质量标准所采用的方法，Ph. Eur.(7.0)和BP(2013)的限度均为不得过20，USP(36)的限度为不得过15，中国药典(2015)中的限度定为不得过20。

表1　原国家药品标准与中国药典(2010)比较

	WS_1－XG－022－2000－2003	中国药典(2010)
性状	淡黄色的透明油状液体，略有鱼腥味	微黄色至黄色的澄清油状液体，略有鱼腥味
相对密度	0.905～0.920	0.905～0.920
折光率	1.480～1.495	1.480～1.495
酸值	不得过2.0	不得过2.0
碘值	应为300以上	不得低于300
鉴别	GC法：供试品溶液两主峰的保留时间应分别与相应对照品峰一致	GC法：供试品溶液两主峰的保留时间应分别与相应对照品峰一致
过氧化值	消耗硫代硫酸钠滴定液不得过1.5ml	本品的过氧化值不得过15.0
不皂化物	残渣不得过3%	残渣不得过3%
甲氧基苯胺值		不得过20
砷盐	不得过0.0001%	不得过0.0001%
多烯酸乙酯的比值		EPA-E：DHA-E应为0.4～1.0
含量测定	含二十碳五烯酸乙酯($C_{22}H_{34}O_2$)和二十二碳六烯酸乙酯($C_{24}H_{36}O_2$)的总和不得少于84.0%，二十碳五烯酸乙酯与二十二碳六烯酸乙酯含量的比值应为0.4～1.0	含二十碳五烯酸乙酯($C_{22}H_{34}O_2$)和二十二碳六烯酸乙酯($C_{24}H_{36}O_2$)的总和不得少于84.0%

该方法的测定原理为：甲氧基苯胺与醛反应生成醇胺，醇胺脱水生成的醛亚胺可采用紫外-可见分光光度法在350nm波长处测定。

甲氧基苯胺试剂为无色结晶，具有一定毒性，使用时应避免接触皮肤，一旦失误，需用水冲洗15分钟以上。甲氧基苯胺的冰醋酸溶液不稳定，需当天配制使用。以异辛烷作空白做基线校正时，如果测得的甲氧基苯胺冰醋酸溶液的吸光度超过了0.2，则需重新配制试剂[3]。

本试验结果受水分影响较大，样品及试剂中水分的存在会导致反应不完全，测定值偏低，故当样品中水分含量超过0.1%时，可按10g样品加1～2 g无水硫酸钠的比例脱除水分后测定。供试品溶液中加入0.25%的4-甲氧基苯胺冰醋酸溶液后应注意避光，溶液在350nm波长处的吸光度随着时间的延长而缓慢增加，故要准确放置10分钟后测定吸光度，尽量减小误差。另外，应注意取用新开启包装的供试品进行本项检查。

砷盐 由于本品系从海洋鱼类中提取精制而得，为控制海产品中砷的污染，故设立本检查项。无机砷与有机砷的毒性相差很大，有机砷毒性很小，检查和控制无机砷意义更大，但两者的分离较为繁琐费时，先将供试品进行有机破坏后对总砷量进行测定。经对国内产品进行考察，样品的总砷量均小于百万分之一，故将限度定为0.0001%。

多烯酸乙酯的比值 不同海域、不同季节、不同鱼种、不同工艺等因素，使得产品中二十碳五烯酸乙酯与二十二碳六烯酸乙酯的含量比例有所不同，本品临床疗效除与两个活性成分总量水平有关系外，两个活性成分的含量比例也与疗效有一定相关度，多中心、随机、开放、GISSI-Prevenzione试验证明：服用高纯度EPA-E、DHA-E(1∶2)一段时间后，心梗患者的总死亡率和心源性猝死率明显下降。因此，经对国内产品进行考察，将限度定为两者的比值应为0.4～1.0。

【含量测定】 原国家药品标准WS_1-XG-022-2000-2003采用填充柱气相色谱外标法，2010年版药典为改善方法的准确性和提高色谱系统的分离能力，经实验摸索修改为毛细管气相色谱内标法，并试验了以下两种色谱条件，第一种色谱条件所用色谱柱应用较为普遍，分离度和峰对称性也较好，为药典标准所采用。两种色谱条件经方法学验证其结果均可满足两活性成分定量分析的需要(表2)。含量测定方法与Ph. Eur.(7.0)、BP(2010)和USP(34)中相应品种项下的标准规定基本类似。中国药典(2015)未作修订。

表2 两种色谱条件比较

气相色谱柱型号	色谱柱规格	检测器	柱升温程序	保留时间(分钟)	回收率
1. Agilent DB-WAX	30m×0.25mm，0.25μm	FID	初始190℃保持4分钟，以2℃/min升至230℃，保持15分钟；流速4ml/min；分流比为3∶1	内标：29.377 EPA-E：31.7 DHA-E：36.5	101.8% 101.6%
2. Agilent DB-23	30m×0.25mm，0.25μm	FID	初始100℃2分钟，以5℃/min升至150℃，保持5分钟，以3℃/min升至225℃，保持5分钟，流速4ml/min；分流比为3∶1	内标：13.927 EPA-E：16.2 DHA-E：22.9	100.8% 100.4%

(1)对内标物的选择 分别试用十九烷酸甲酯、二十一烷酸甲酯和二十四烷酸甲酯为内标进行定位测试。结果十九烷酸甲酯峰保留时间在EPA-E峰之前，会与两侧小峰重叠，可能会干扰测定准确性；用二十四烷酸甲酯作内标，其峰保留时间在EPA-E和DHA-E两峰之间，也会与两峰间的小峰相重叠；用二十一烷酸甲酯作内标，其峰保留时间在EPA-E峰之前，分离度较好并且与其两侧小峰分离度也较好，没有干扰。

(2)重现性与测试溶液的稳定性考察 EPA-E峰面积的RSD为0.0894%($n=6$)，DHA-E的RSD为0.1503%($n=6$)。对照品溶液及供试品溶液均在24小时内稳定。

(3)线性范围考察 EPA-E溶液浓度在0.41～2.57×10^3 μg/ml的范围内与峰面积呈线性相关，线性回归方程为$y=1576x+13.493$，相关系数$r=0.9999$($n=9$)。

DHA-E溶液浓度在0.88～5.48×10^3 μg/ml的范围内与峰面积呈线性相关，线性回归方程为$y=1510x+23.83$，相关系数$r=0.9999$($n=9$)。

(4)定量限 根据信噪比为10时供试品溶液浓度计算的定量限EPA-E为4.1 ng，DHA-E为1.7 ng。

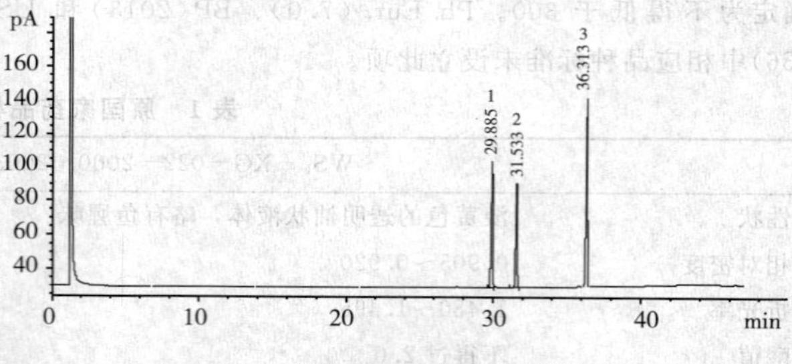

图1 典型对照品溶液色谱图

1. 内标物；2. EPA-E；3. DHA-E

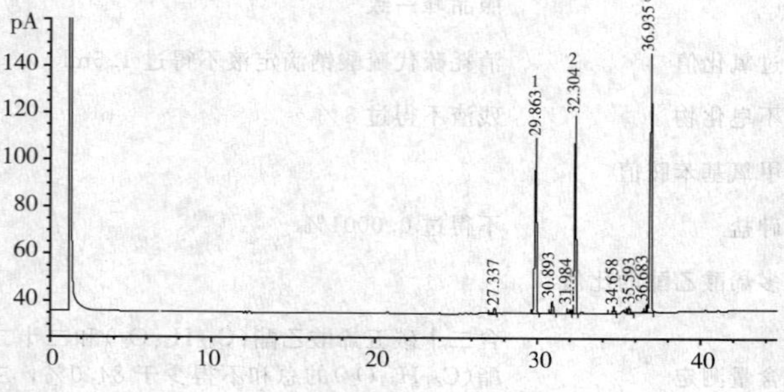

图2 典型供试品溶液色谱图

1. 内标物；2. EPA-E；3. DHA-E

【贮藏】本品由于其脂肪酸的特性易受光、氧、热等因素的影响，易氧化，因此贮藏中应注意遮光、密封，在凉处保存，也可充氮低温保存。

2015年版药典标准与国外药典中类似品种的标准比较，缺少吸光度和低聚物的检查。Ph. Eur.（7.0）和BP（2013）标准中233nm下吸光度的限度为“不得超过0.60”（0.24mg/ml），USP（36）标准中的限度为“不得超过0.55”（0.24mg/ml），而国内产品有些产品在233nm波长处的吸光度值较高。此外国外药典中均对低聚物、胆固醇进行检查，2015年版药典缺少此项。这两项测定方法的结果与药品质量的关系，以及国内外产品质量现状等还需要进一步深入的研究，各生产厂家及研究单位也应对这两项质控指标给与关注。

【制剂】多烯酸乙酯软胶囊（Ethyl Polyenoate Soft Capsules）

为防止多烯酸乙酯氧化，软胶囊制剂中常添加适量维生素E作为稳定剂，浓度为0.5%～1.0%。

制剂的酸值限度由原国家药品标准的5.0提高为3.0。

制剂的甲氧基苯胺值限度为不得过30。

由于本品胶囊所用原料明胶的质量不同等原因，囊壳有时可与内容物的氧化产物发生反应，延迟胶囊的崩解。

本品辅料对两个活性成分的含量测定结果不产生干扰，经验证，EPA-E的回收率为100.8%，RSD为0.77%（$n=9$）；DHA-E的回收率为100.4%，RSD为0.85%（$n=9$）。

参考文献

[1] Tavazzi L. Effect of *n*-3 polyunsaturated fatty acids in patients with chronic heart failure（the GISSI-HF trial）：a randomised，double-blind，placebo-controlled trial［J］. The Lancet，2008，372（9645）：1231-1239.

[2] Roberto Marchioli. GISSI-Prevenzione trial［J］. The Lancet，1999，354（9189）：1556.

[3] 栾霞，等. 食用油脂中*p*-茴香胺值的测定［J］. 中国油脂，2006，31，（11），38-40.

撰写　李　群　周长明　北京市药品检验所

复核　余　立　　　　　北京市药品检验所

色氨酸

Tryptophan

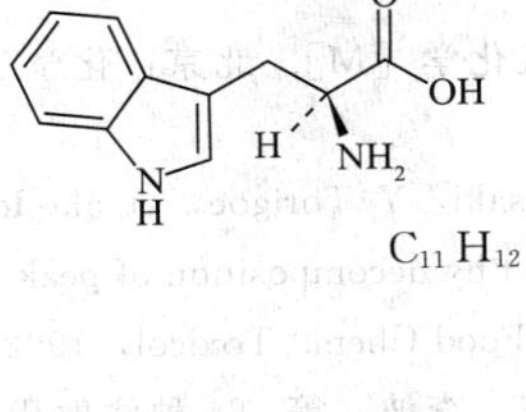

$C_{11}H_{12}N_2O_2$　204.23

化学名：L-2-氨基-3（β-吲哚）丙酸

L-2-amino-3（indol-3-yl）propionic acid

英文名：Tryptophan（INN）

CAS号：［73-22-3］

本品为氨基酸类药。L-色氨酸在体内代谢复杂，其代谢产物有重要生化功能。L-色氨酸在体内羟化酶作用下代谢为5-羟色氨酸，再经脱羧酶转化为5-羟色胺，最终产物主要为5-羟吲哚乙酸和犬尿酸。色氨酸口服后在肠道吸收，2小时内血药浓度明显升高，60分钟达最高峰，半衰期为15.8小时。静脉注射后，95%与白蛋白结合，能透过血脑屏障，经肝脏代谢后随尿排出[1]。L-色氨酸是人体必需氨基酸。用于复合氨基酸的制剂有：复方氨基酸注射液、口服氨基酸溶液、氨基酸片等，可改善患者的营养状况，促进康复。也可单独应用，用于治疗抑郁症和精神分裂症等神经精神障碍[2]。

除中国药典（2015）收载外，USP（36）、BP（2013）、JP（16）、Ph. Eur.（7.0）均有收载。

【制法概要】本品由Hopkins和Cole于1901年发现并分离，于1907年由Ellingov和Flamand用吲哚甲醛和苯甲酰胺乙酸合成，国内于1959年开始生产。早期主要依靠化学合成法和蛋白质水解法。蛋白质水解法以毛发、血粉、废蚕丝等为原料，通过酸、碱或酶水解成氨基酸混合物，再分离纯化获得。目前工业化生产有微生物发酵法、化学合成法、生物酶法[3]。

（1）微生物发酵法　以葡萄糖或甘蔗糖蜜等作为碳源，用优良的L-色氨酸生产菌种来生产。可分直接发酵法和前体添加发酵法。使用葡萄糖作为碳源，同时添加合成L-色氨酸所需的前体物（如氨茴酸、吲哚、L-丝氨酸等），利用微生物的色氨酸合成酶系转化前体来合成L-色氨酸，然后分离、精制而得。此法为国内外大部分厂家所采用。

（2）化学合成法　以吲哚为原料或在合成过程中生成吲哚环，经一系列反应生成无光学活性的*N*-乙酰-DL-色氨酸，再经过氨基酰化酶水解得到L-色氨酸。

（3）生物酶法　利用微生物中的L-色氨酸合成酶系的催化功能生产。

【性状】本品在碱液中较稳定，强酸分解[4]。

比旋度　本品结构中的α-碳原子是不对称碳原子，有立体异构体，故具有旋光性。本品1%水溶液的比旋度为－31.5°；中国药典（2015）同2010年版，规定为－30.0°至－32.5°；USP（36）规定为－29.4°至－32.8°；BP（2013）、Ph. Eur.（7.0）、JP（16）规定比旋度为－30.0°至－33.0°。

【鉴别】（1）本品为α-氨基酸，与水合茚三酮一起加热时，能生成蓝紫色的化合物[5]。

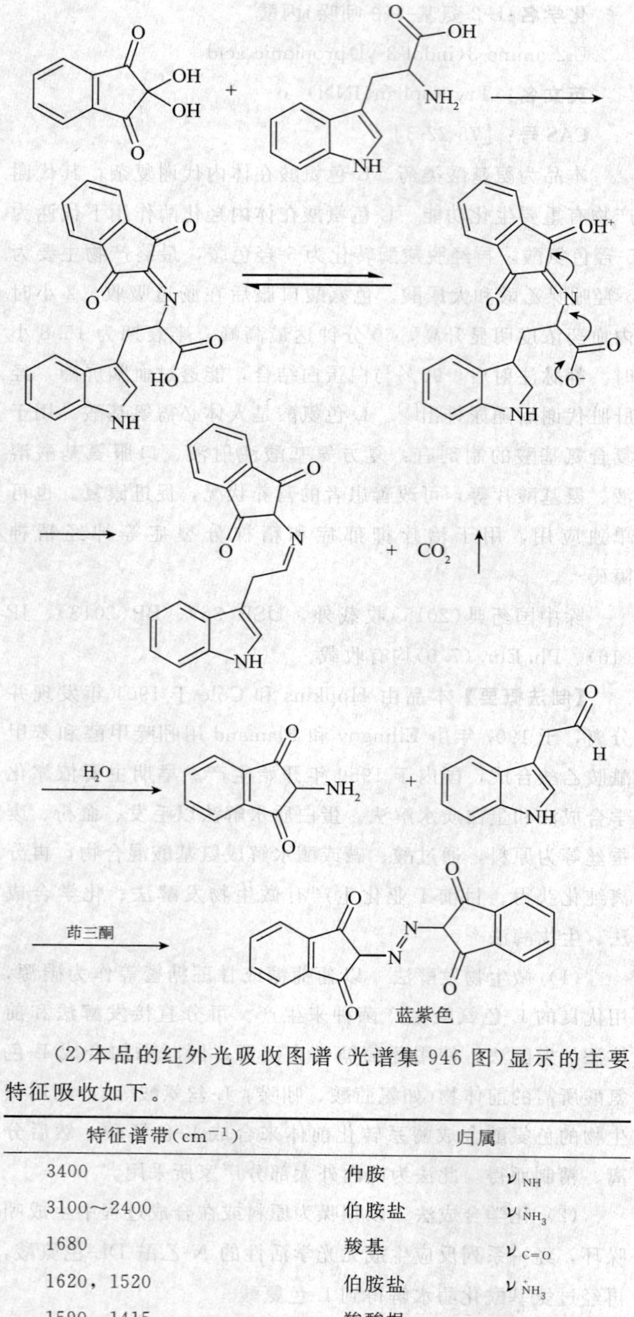

（2）本品的红外光吸收图谱（光谱集946图）显示的主要特征吸收如下。

特征谱带（cm^{-1}）	归属	
3400	仲胺	ν_{NH}
3100～2400	伯胺盐	ν_{NH_3}
1680	羧基	$\nu_{C=O}$
1620，1520	伯胺盐	ν_{NH_3}
1590，1415	羧酸根	$\nu_{CO_2^-}$
750	邻位取代苯环	γ_{4H}

【检查】其他氨基酸 中国药典（2005）、BP（2009）、Ph. Eur.（6.0）、JP（15）均采用薄层色谱法检查，所用展开系统也相同。中国药典（2010）同中国药典（2005）采用主成分自身对照，单个限度为不得过0.5%；增加了系统适用性试验。采用酪氨酸与色氨酸的混合溶液作为系统适用性试验的对照溶液，以保证色谱系统的有效性。试验结果表明，用手涂板试验，酪氨酸与色氨酸分离效果不好，样品显单一斑点。用预制板试验，酪氨酸与色氨酸显两个清晰分离的斑点，样品除主斑点外，有一杂质斑，颜色浓度相当于0.4%。将供试品溶液分别稀释成相当于限度为0.5%、0.4%、0.3%、0.2%、0.1%的对照溶液进行灵敏度试验，结果表明限度为0.1%的斑点仍清晰可见（最低检出量0.03μg），见图1。中国药典（2015）未作修订。

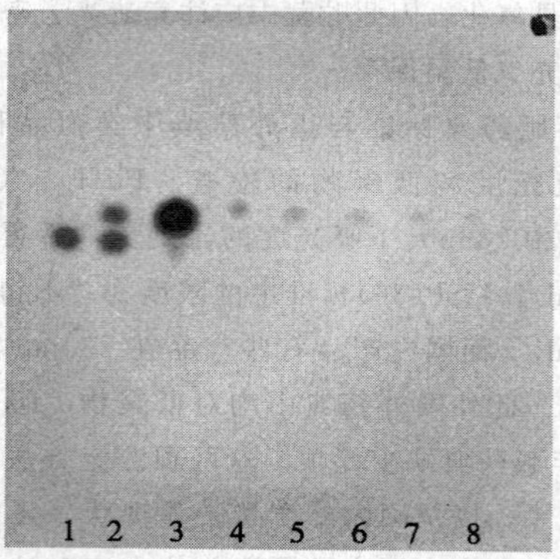

图1 其他氨基酸检查薄层色谱图

1. 酪氨酸溶液（0.4mg/ml，2μl）；2. 酪氨酸与色氨酸溶液（各0.4mg/ml，2μl）；3. 供试品溶液（15mg/ml，2μl）；4、5、6、7、8. 自身对照溶液（0.075、0.060、0.045、0.03、0.015mg/ml，2μl）

BP（2009）还采用液相色谱法进行1,1′-亚乙基二色氨酸（1,1′-ethylidenebistryptophan）及相关物质的检查。目前已证实1,1′-亚乙基二色氨酸与色氨酸引起的不良反应——嗜酸性粒细胞增多-肌痛综合征（EMS）有关[6]。

细菌内毒素 中国药典（2010）同中国药典（2005）对供注射用的色氨酸原料规定进行细菌内毒素检查，限度为每1g色氨酸中含内毒素的量应小于50EU[7]。在复方氨基酸中本品临床每小时用药最大剂量是静脉滴注每千克体重约4mg（按复方氨基酸注射液处方中最大用量和滴注用量估计），内毒素计算限值约为1250EU/g。中国药典（2000）热原检查限值为0.1g/kg。中国药典（2010）规定本品细菌内毒素限值为50EU/g，与内毒素计算值比较，安全系数为25，并与热原标准相当。中国药典（2015）未作修订。

【含量测定】 本品的氨基在强质子介质-冰醋酸中，显碱性，与高氯酸反应，以电位法指示终点。取干燥后样品，加无水甲酸溶解后，再加冰醋酸测定。USP（36）、JP（16）含量测定方法与中国药典一致；BP（2013）、Ph. Eur.（7.0）采用萘酚苯（naphtholbenzein）作为指示剂进行非水滴定。

参考文献

[1] 翁辉廉，周路德．色氨酸的临床应用［J］．临床用药，1990(3)：49-50.

[2] 宋文霞，王瑞明．L-色氨酸的研究［J］．农产品加工·学刊，2005(3)：18-20.

[3] 焦庆才，赵根海，刘均忠，刘茜．L-色氨酸工业化技术研究进展［J］．发酵科技通讯，2010，39(4)：44-46.

[4] 唐任天．色氨酸的分析测定［J］．氨基酸杂志，1983，(4)：39-43.

[5] 颜朝国．有机化学［M］．北京：化学工业出版社，2009：618.

[6] J Ito，Y Hosaki，Y Torigoe，et al. Identification of substances formed by decomposition of peak E substance in tryptophan［J］．Food Chem. Toxicol，1992，(1)：71-81.

[7] 蔡彤，张国来，李波，等．84种注射用药品细菌内毒素检

查法的方法学研究［J］. 中国药学杂志，2010，（2）：151-155.

撰写　谢少斐　广州市药品检验所
复核　佟爱东　广州市药品检验所

米非司酮
Mifepristone

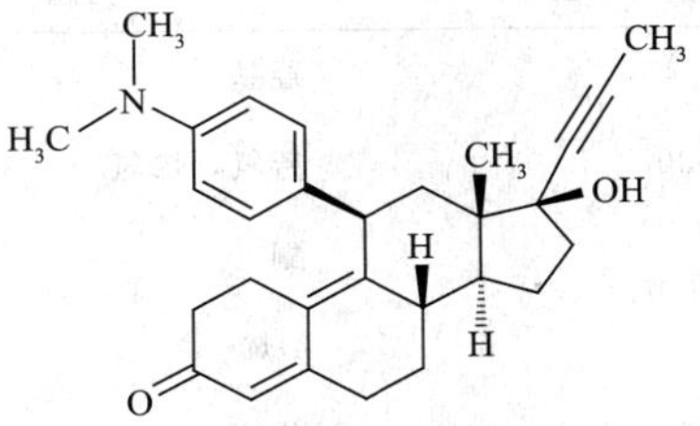

$C_{29}H_{35}NO_2$　429.61

化学名： 11β-［4-（*N*，*N*-二甲氨基）-1-苯基］-17β-羟基-17α-（1-丙炔基）-雌甾-4，9-二烯-3-酮

11β-（4-dimethylaminophenyl）-17β-hydroxy-17α-prop-1-ynylestra-4，9-dien-3-one

英文名： Mifepristone（INN）

CAS 号：［84371-65-3］

本品为抗早孕药，口服给药，与前列腺素序贯联用，用于终止停经 49 天内的妊娠，还可用于紧急避孕。抗早孕机制主要是通过与孕酮竞争受体，使孕酮维持蜕膜发育的作用受到抑制，胚囊从蜕膜剥离。米非司酮口服吸收极为迅速，平均血药达峰时间在 1～2 小时内，但有明显个体差异，体内消除缓慢，（$t_{1/2\beta}$）约 20～34 小时。有明显首过效应，生物利用度为 40%。不良反应为部分孕妇有恶心、呕吐、眩晕、乏力和下腹痛，个别妇女可出现一过性肝功能异常，偶可有皮疹。

本品由法国罗素-优克福（Russel Uclaf）公司于 20 世纪 70 年代合成，作为有效的抗早孕药物，我国在 1985 年开始对本品进行研究，并作为"七·五"计划攻关药品成功生产。中国药典（2015）收载，其他药典均无收载。

【制法概要】 本品的生产主要分为全合成与半合成两种方法[1]。

（1）半合成路线

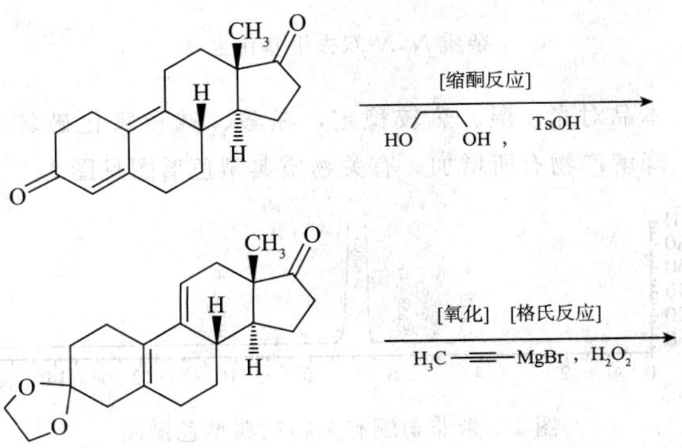

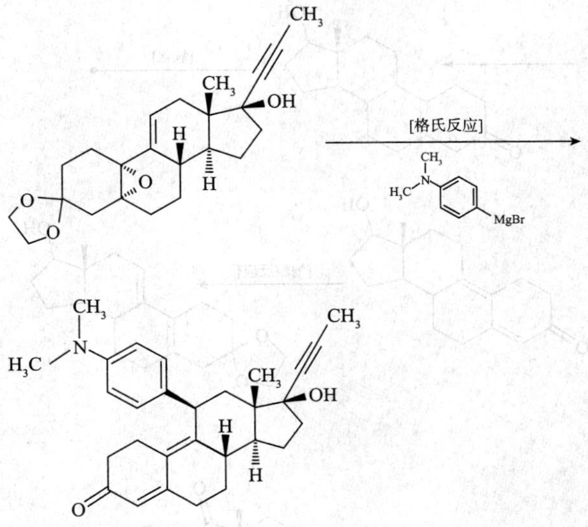

（2）全合成路线

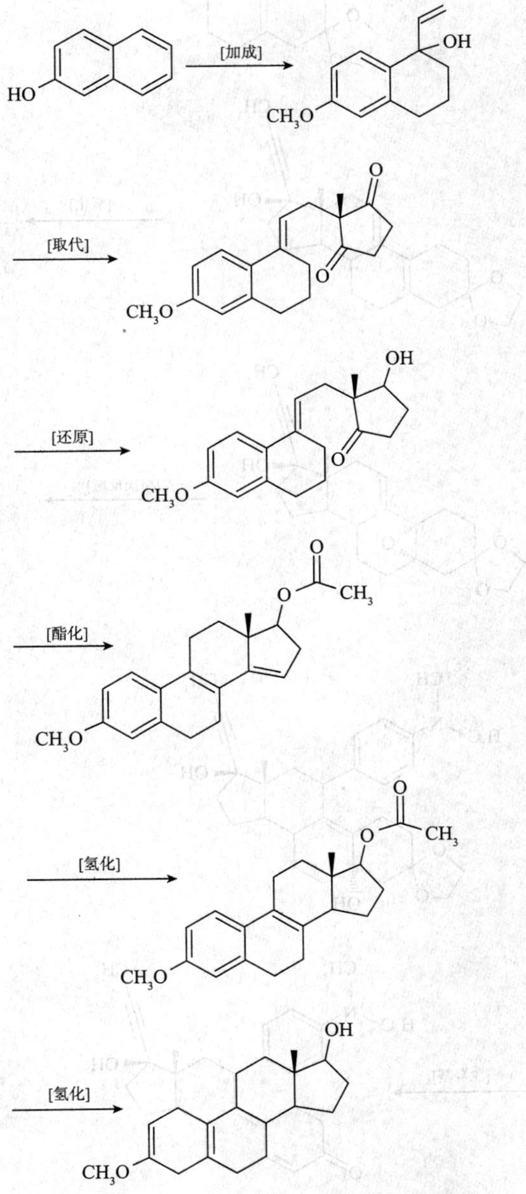

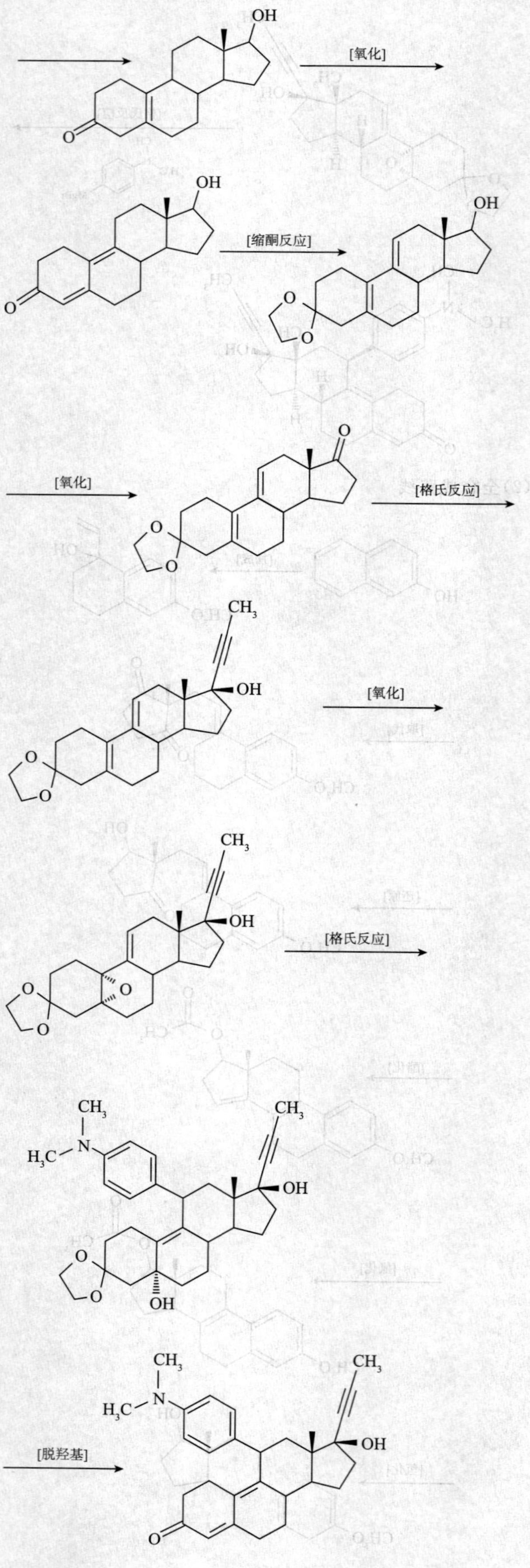

【性状】**比旋度** 本品5mg/ml二氯甲烷溶液的比旋度为+124°至+129°，Merck Index(14版)提供的数据为5mg/ml三氯甲烷溶液的比旋度为+138.5°。

【鉴别】(1)本品10μg/ml乙醇溶液在304nm与260nm的波长处有最大吸收，其中304nm吸收峰为4,9-二烯-3-酮甾体化合物K吸收带，260nm吸收峰为苯环B吸收带。

(2)本品的红外光吸收图谱(光谱集1141图)显示的主要特征吸收如下[1]。

特征谱带(cm^{-1})	归属	
3460	羟基	ν_{O-H}
3080，3030	芳氢，烯氢	ν_{C-H}
1660	酮	$\nu_{C=O}$
1615	4-烯	$\nu_{C=C}$
1590，1560，1520	苯环	$\nu_{C=C}$
1040	醇羟基	ν_{C-O}
820	1，4-二取代苯	γ_{2H}

【检查】**有关物质** 采用高效液相色谱法进行检查。本品的主要已知有关物质为*N*-单去甲基化合物和*N*,*N*-双去甲基化合物，均为降解产物[2~4]，结构如下。中国药典(2015)未规定特定杂质。

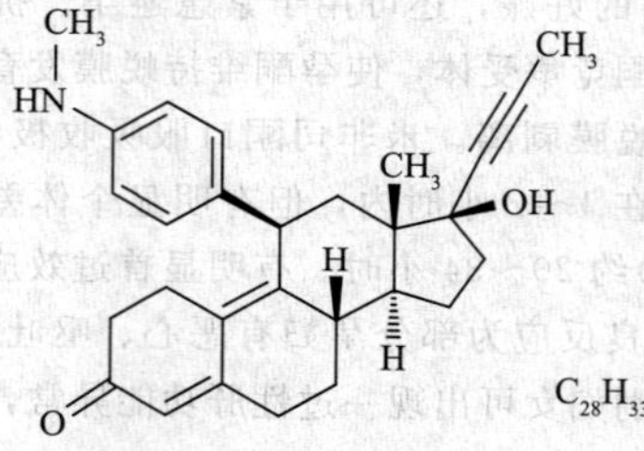

$C_{28}H_{33}NO_2$ 415.58

杂质*N*-单去甲基化合物

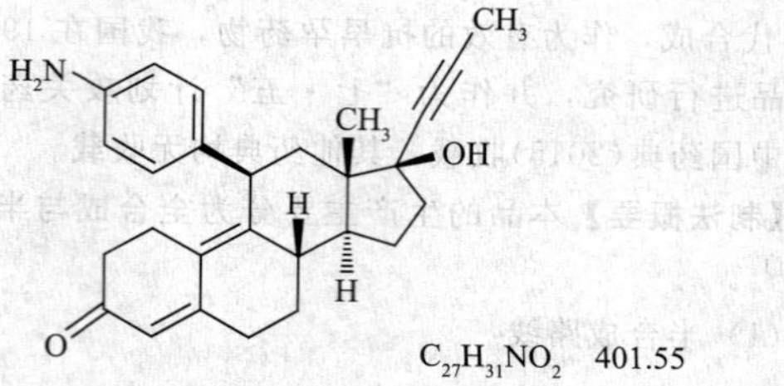

$C_{27}H_{31}NO_2$ 401.55

杂质*N*,*N*-双去甲基化合物

本品对光、湿、热较稳定，在酸、碱和氧化破坏条件下，降解产物有所增加。有关物质典型色谱图见图1。

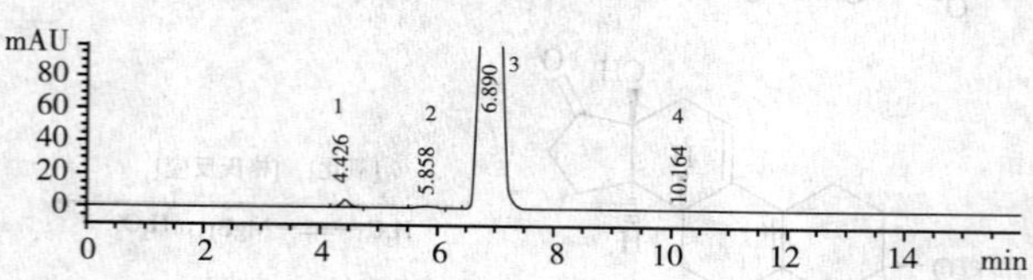

图1 米非司酮有关物质典型色谱图

1. 推测为*N*-单去甲基化合物；2. 其他杂质；3. 米非司酮；4. 其他杂质

米非司酮在强氧化破坏条件下，在主峰相对保留时间约0.36处产生一个很大的降解产物峰，推测为*N*,*N*-双去甲基化合物，色谱图见图2。

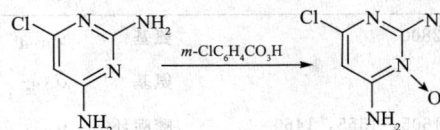

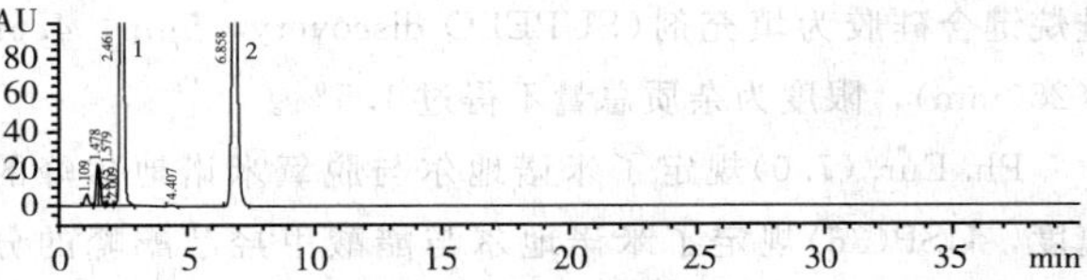

图2　米非司酮经氧化破坏后色谱图

1. 推测为*N*,*N*-双去甲基化合物；2. 米非司酮

谱柱均为CAPCELL PAK C18，MGⅡ，4.6mm×150mm，5μm

残留溶剂　根据各种合成工艺和精制方法，可能涉及到的残留溶剂包括乙酸乙酯、四氢呋喃、丙酮、正己烷、二氯甲烷。本版药典未设立该项，进一步的标准研究工作可对残留溶剂进行考察。

【含量测定】采用非水溶液滴定法。以冰醋酸为溶剂，米非司酮与冰醋酸形成醋酸盐，再用高氯酸滴定液滴定，并以结晶紫指示液指示终点，终点明显。

【制剂】中国药典(2015)收载了米非司酮片(Mifepristone tablets)。

本品为10mg、25mg和0.2g。不同生产厂家所用辅料不尽相同，主要包括淀粉、预胶化淀粉、羧甲基淀粉钠、乳糖、糊精、硫酸钙、微晶纤维素、羟丙纤维素、聚维酮K30、硬脂酸镁等。

有关物质　采用与原料药色谱条件相同的高效液相色谱法进行检查。经专属性考察，认为辅料在本色谱条件下对有关物质的测定无干扰。通过实验确定了适宜的供试品溶解方式及溶解时间。供试品溶液浓度为0.5mg/ml，自身对照溶液浓度为10μg/ml，为检测限(0.2ng)的500倍。

溶出度　因米非司酮在水中几乎不溶，因此设立溶出度检查项。因米非司酮分子上的二甲氨基可与盐酸溶液形成盐酸盐溶于水，而0.1mol/L盐酸溶液与人的胃液近似，故采用0.1mol/L盐酸溶液900ml作为溶出介质，测定方法与含量测定相同。

含量均匀度与含量测定　均采用紫外-可见分光光度法，检测波长为310nm，米非司酮在0.1mol/L盐酸溶液中的吸收系数($E_{1cm}^{1\%}$)为463。辅料对测定无干扰。

参考文献

[1] 陈连植，盛时，方秀如，等.11β-[4-(*N*,*N*-二甲氨基)苯基]-17α-(丙炔-1)Δ-4，9-雌甾二烯-17β-羟-3-酮(RU-486)的合成[J].南京药学院学报，1986，17(4)：282-285.

[2] 李明华，张文.米非司酮中杂质的HPLC分析[J].现代应用药学，1994，11(5)：20-21.

[3] 王瑞斌，丁惟培，管瑞琴，等.RU486代谢物和微量杂质的合成与鉴定[J].中国药物化学杂志，1992，2(2)：22-27.

[4] 武秀娟，宋育文.米非司酮中杂质的分离和鉴定[J].药学学报，1992，27(10)：796-799.

撰写　施　捷　车宝泉　北京市药品检验所

复核　余　立　　　　　北京市药品检验所

米诺地尔

Minoxidil

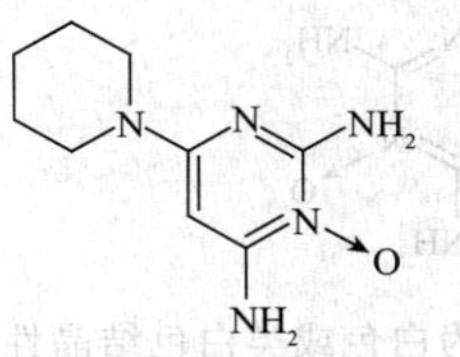

$C_9H_{15}N_5O$　209.25

化学名：6-(1-哌啶基)-2,4-嘧啶二胺,3-氧化物

2,4-pyrimidinediamine, 6-(1-piperidinyl)-, 3-oxide

英文名：Minoxidil(INN)

CAS号：[38304-91-5]

本品为抗高血压药，为钾通道开放剂，能直接松弛血管平滑肌，有强大的小动脉扩张作用，使外周阻力下降，血压下降，而对静脉血管无影响，故能促进静脉回流。同时，由于反射性调节作用和正性频率作用，可使心输出量及心率增加，但不引起体位性低血压。常见的不良反应有：心率加快、心律失常、皮肤潮红、体重增加、下肢水肿、毛发增生等。为减少这些不良反应宜与利尿药或β受体阻断药合用[1]。

本品由普强(Upjohn)公司在20世纪60年代率先推出，本来是用于控制高血压的，后被发现本品可使毛发增生，外用可治疗脱发症。1987年，美国FDA批准Upjohn公司生产的2%米诺地尔溶液在美国上市。除中国药典(2015)收载外，Ph. Eur.(7.0)、BP(2013)和USP(36)亦有收载。

【制法概要】以4-氯-2，6-二氨基嘧啶为原料，经间-氯过氧苯甲酸氧化、与哌啶缩合即可得到米诺地尔[2]。

制法一：

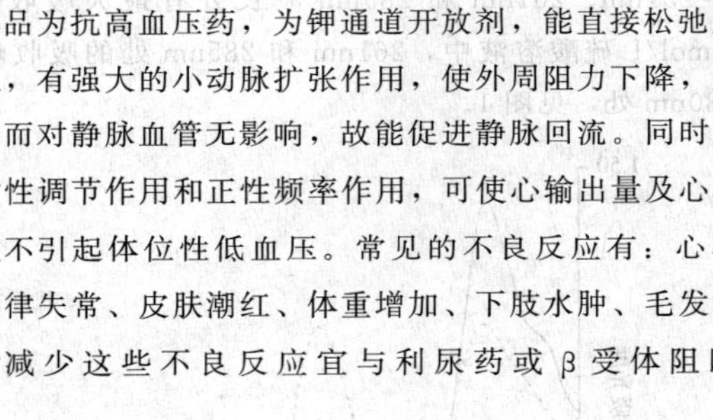

制法二：

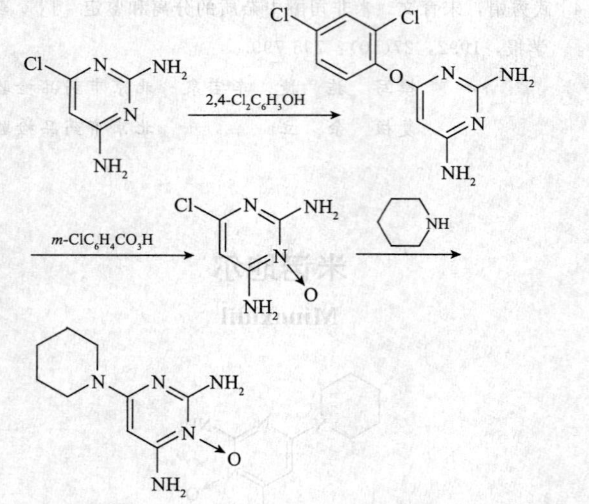

【性状】本品为白色或类白色结晶性粉末，常温下稳定，温度超过 200℃，逐渐转化为去氧米诺地尔[3]。本品在水溶液中的稳定程度与溶液 pH 值有关，在 pH 7 时的降解速率常数为 9.464×10^{-3}/d，在 pH 5 时，溶液最稳定。

【鉴别】(1)本品的甲醇、乙醇和 0.01mol/L 氢氧化钾溶液，在 200nm 至 350nm 的紫外扫描图谱一致，均在 230～231nm、261nm 和 285nm 波长处有最大吸收[3]，在 0.01mol/L 硫酸溶液中，261nm 和 285nm 处的吸收峰位移至 280nm 处，见图 1。

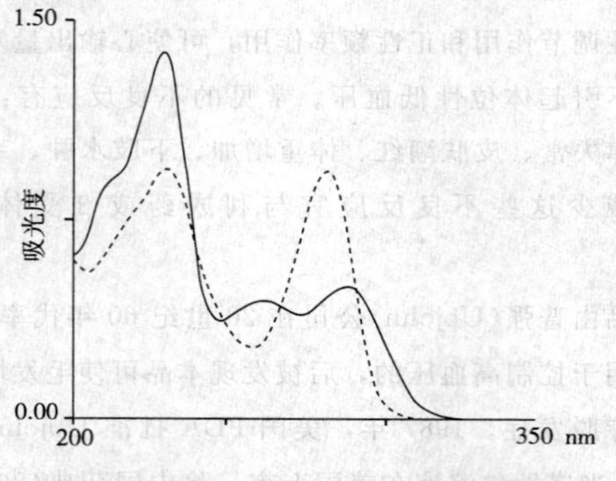

图 1　米诺地尔紫外吸收扫描光谱图

—. 0.01mol/L 氢氧化钾溶液；…. 0.01mol/L 硫酸溶液

(2)本品的红外光吸收图谱（光谱集 608 图）显示的主要特征吸收如下[3]。

特征谱带(cm^{-1})	归属	
3450～2800	氨基	ν_{N-H}
1615	氨基	δ_{NH_2}
1640，1605，1555，1460	嘧啶环	$\nu_{C=C,C=N}$
1230		$\nu_{N\rightarrow O}$

Ph. Eur. (7.0)还列有薄层色谱法和化学鉴别方法，即取 10mg/ml 的甲醇溶液，加硫酸铜溶液 0.1ml，显绿色，再加入稀盐酸溶液 0.1ml，溶液变黄绿色。

【检查】**含氯化合物**　检查合成过程中含氯的反应原料和中间体，经氧瓶燃烧法进行有机破坏，照氯化物检查法检查，不得过 0.2%。

有关物质　限度为杂质总量不得过 1.0%。USP(36)和 Ph. Eur. (7.0)均采用相同的 HPLC 色谱条件，用十八烷基硅烷键合硅胶为填充剂(SUPELO discovery，5μm，4.6mm×250mm)，限度为杂质总量不得过 1.5%。

Ph. Eur. (7.0)规定了米诺地尔与脱氧米诺地尔峰的分离度，USP(36)规定了米诺地尔与醋酸甲羟孕酮峰的分离度，由于脱氧米诺地尔不易获得，参照 USP(36)，选用醋酸甲羟孕酮进行系统适用性试验。在该色谱条件下，米诺地尔与醋酸甲羟孕酮峰的分离度为 5.6，强破坏产生的降解产物与米诺地尔主峰均能达到完全分离。检出限为 0.75ng。

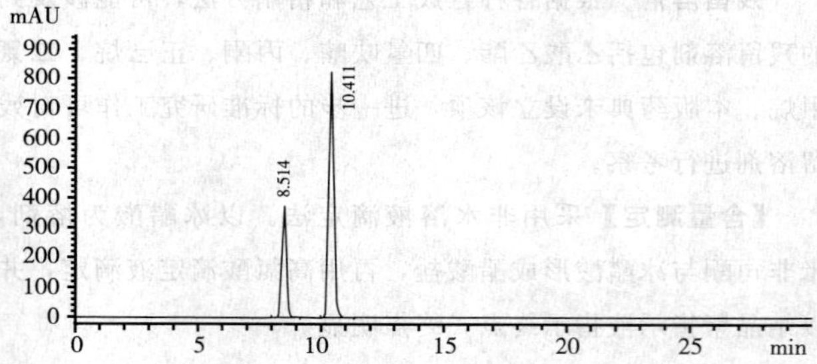

图 2　系统适用性试验色谱图

醋酸甲羟孕酮 8.514min，米诺地尔 10.411min

炽灼残渣　不得过 0.15%。Ph. Eur. (7.0) 限度为 0.1%，而 USP(36)限度为 0.5%。

【含量测定】本品的 pK_a为 4.61，采用非水溶液滴定法。照中国药典(2005)的方法，滴定终点不明显，无法准确判断终点，加入醋酐后，可以改善终点突跃，但结果偏低。中国药典(2005)中本品的取样量为 0.2g，理论消耗高氯酸滴定液(0.1mol/L)约为 9.6ml，为使方法更为合理，将取样量减少为 0.15g，理论消耗高氯酸滴定液(0.1mol/L)约为 7.2ml。中国药典(2010)将含量测定方法修订为电位滴定法。方法的重复性良好，RSD 为 0.14%($n=6$)。中国药典(2015)未作修订。

【制剂】**米诺地尔片(Minoxidil Tablets)**

鉴别　本品结构中含有叔胺基团，与枸橼酸醋酐试液在水浴上加热，呈红色。

本品在酸性溶液中，最大吸收波长为 230nm 和 280nm[3]。

含量均匀度　本品规格为 2.5mg，应进行含量均匀度检查。测定方法同含量测定项下。

含量测定　采用紫外分光光度法。USP(36)采用反相高效液相色谱法，按内标法测定，检测波长为 254nm。

参考文献

[1] 国家药典委员会．中华人民共和国药典临床用药须知·化学药和生物制品卷［M］．2005 年版．北京：人民卫生出版社，2005，209.

[2] Castaner J，Sungurbey J. Minoxidil［J］．Drugs Fut，1977，2(6)：383.

[3] Dennis K J. Gorecki. Analytical Profiles of Drug Substances [M]. vol. 17. New York: Academic Press, 1988: 185.

撰写　江文明　梅　妮　上海市食品药品检验所
复核　杨永健　　　　　上海市食品药品检验所

安钠咖注射液
Caffeine and Sodium Benzoate Injection

本品为咖啡因与苯甲酸钠等量混合物的灭菌水溶液。能兴奋呼吸中枢及血管运动中枢，用于中枢性呼吸及循环功能不全[1]。

除中国药典(2015)收载外，USP(36)亦有收载，与中国药典相比，美国药典增加了细菌内毒素检查。

【鉴别】(1)为紫脲酸胺反应。本品加盐酸与氯酸钾，在水浴蒸干，遇氨气即生成四甲基紫脲酸铵显紫色；加氢氧化钠试液，紫色即消失。

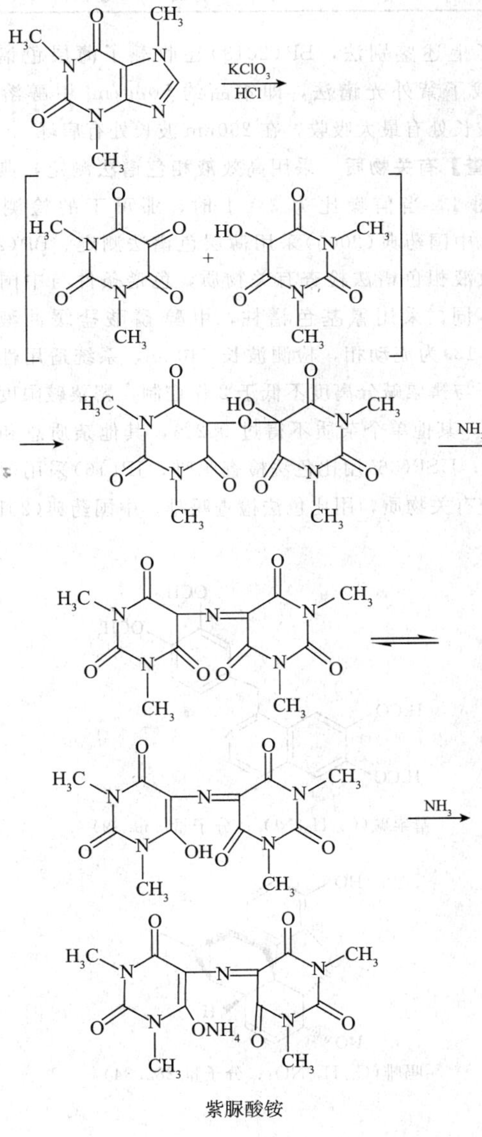

紫脲酸铵

【检查】pH值　由于苯甲酸钠呈弱碱性，对pH值进行控制有利于控制游离苯甲酸或碳酸钠。

【含量测定】咖啡因　采用剩余碘量法。在酸性溶液中，供试品(咖啡因)与过量的碘定量地发生氧化还原反应，待碘与咖啡因反应完全后，用硫代硫酸钠滴定液滴定剩余的碘，同时在相同条件下进行空白试验，以便计算出咖啡因所消耗的碘，求出咖啡因含量。

$$I_2(\text{定量过量}) + \text{还原性物质} \longrightarrow 2I^- + I_2(\text{剩余})$$

$$I_2(\text{剩余}) + 2S_2O_3^{2-} \longrightarrow S_4O_6^{2-} + 2I^-$$

试验中应注意的问题：

(1)由于游离碘极易挥发，故操作过程中必须注意密闭，应采用碘瓶进行试验，防止碘逸散。

(2)由于I^-见光或受热会氧化影响滴定结果。因此试验应在暗处放置，避免阳光直射，且反应一般应在25℃以下进行，避免高温下试验。

(3)淀粉指示剂应在近终点时加入，以防加入过早，使淀粉表面吸附碘，致使终点反应迟钝，造成误差。

苯甲酸钠　采用双相滴定法。

苯甲酸钠为有机酸的碱金属盐，由于苯甲酸钠碱性较弱，直接滴定有困难，故采用双相滴定测定含量。在水相中加入与水不相混溶的有机溶剂乙醚，但在滴定过程中反应生成的苯甲酸在水中溶解度小，而在乙醚中溶解度大，可使苯甲酸不断地随着滴定而萃取到乙醚中，减少苯甲酸在水中的浓度，直到水层显持续的橙红色，说明滴定反应进行完全。为保证滴定完全，在滴定过程中应充分振摇。

参考文献

[1] 国家药典委员会．中华人民共和国药典临床用药须知·化学药和生物制品卷[M]．2005年版．北京：人民卫生出版社，2005.

撰写　段永生　车宝泉　北京市药品检验所
复核　周立春　　　　　北京市药品检验所

那可丁
Noscapine

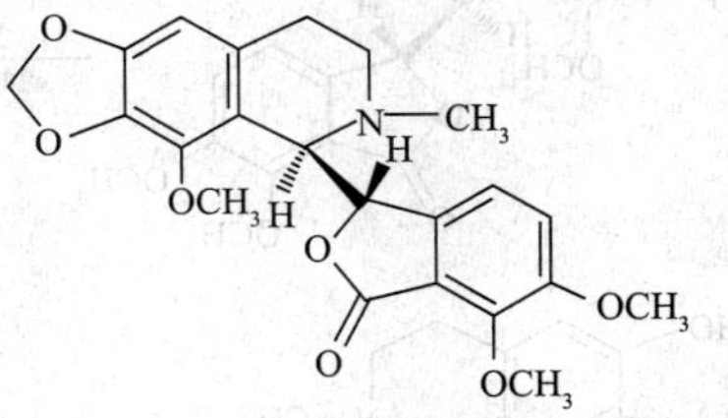

$C_{22}H_{23}NO_7$　413.43

化学名：[*S*-(*R**，*S**)]-6,7-二甲氧基-3-(5,6,7,8-四氢-6-甲基-4-甲氧基-1,3-二氧杂环戊烯[4,5-g]-5-异喹啉基)-1(3*H*)-异苯并呋喃酮

1(3*H*)-isobenzofuranone, 6, 7-dimethoxy-3 -(5, 6, 7, 8-

tetrahydro-4-methoxy-6-methyl-l,3-diox010[4,5-g]isoquinol-in-5-yl),[*S*-(*R**,*S**)]-narcotine

英 文 名： Noscapine[INN]； Narcotine； Coscopine； Coscotabs；Detursso；Gnoscopine；Longatin

异名： 乐咳平；诺司咳平

CAS 号：[128-62-1]

[912-60-7]（盐酸那可丁）

[6035-40-1]（外消旋那可丁）

本品属镇咳药。具有兴奋呼吸中枢的作用，可抑制肺牵张反射引起的咳嗽，用作外周性镇咳药。近年来发现其具有抗肿瘤活性。镇咳作用一般维持 4 小时。镇咳作用与可待因相似，无成瘾性。不良反应可有嗜睡、眩晕等[1]。

本品于 1817 年由 Robiquet 从罂粟属植物阿片中分离制得，1911 年 Perkin W. H. 等对其结构进行研究并首次人工合成。1971 年 Kerekes 合成外消旋体。本品除中国药典(2015)收载外，Ph. Eur.(7.0)、BP(2013)、USP(36)、JP(16)均有收载，BP(2013)、JP(16)还收载了盐酸那可丁不同的水合物。

【制法概要】 将阿片加水与生石灰加热，溶解，滤过，滤液加氯化铵后用有机溶剂提取。提取液加氢氧化钠溶液提出吗啡，石灰渣溶解，酸洗，蒸馏，乙醇溶解析出粗品，再用乙醇精制即得。

【性状】熔点 本品熔点为 174～177℃，外消旋体熔点为 232℃。

比旋度 本品理论上具有两对对映异构体。从罂粟属植物阿片中制得天然物左旋(−)-α-那可丁，属苯并异喹啉类生物碱。大多数生物碱呈左旋光性，有少数生物碱在中性溶液或有机溶剂中呈左旋性，在酸性溶液中则变为右旋性。由于本品在水中几乎不溶，所以中国药典(2015)、Ph. Eur.(7.0)、BP(2013)、USP(36)、JP(16)均收载了本品在 0.1mol/L 盐酸溶液中的比旋度，均为＋42°至＋48°。

【鉴别】(1)本品加硫酸后，五元环醚开环，生成黄绿色的邻苯二酚类化合物与甲醛，温热，反应物继续与甲醛，硫酸(Marquis 试液)发生 Marquis 反应，经脱水、氧化等形成具有醌式结构的紫色化合物。本反应灵敏度为 0.05μg。

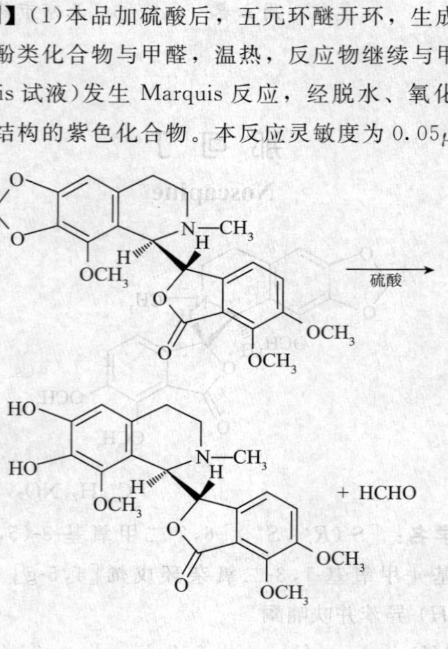

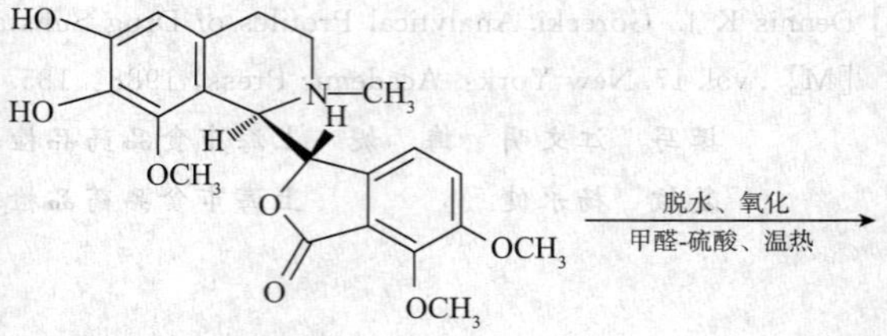

醌式紫色化合物

(2)本品加钼硫酸试液后，发生 Frohde 反应，先显深绿色，加热后变成紫红色，本反应灵敏度为 0.05μg。

(3)本品的红外光吸收图谱(光谱集 609 图)，显示的主要特征如下。

特征谱带(cm^{-1})	归属
2840	甲氧基 ν_{C-H}
2800	氮甲基 ν_{C-H}
1760	γ-内酯 $\nu_{C=O}$
1620，1595，1500，1480	苯环 $\nu_{C=C}$
1280，1040，1010	芳醚 ν_{C-O-C}

除了上述鉴别法，BP(2013)还收载了薄层色谱，JP(16)收载了紫外光谱法，即本品约 50μg/ml 甲醇溶液在 310nm 波长处有最大吸收，在 290nm 波长处有肩峰。

【检查】有关物质 采用高效液相色谱法测定，典型色谱图见图 1，当信噪比为 3：1 时，那可丁的检测限为 14.6ng。中国药典(2005)采用薄层色谱法测定。BP(2009)采用高效液相色谱法检查有关物质，色谱条件与中国药典(2010)不同，采用氰基色谱柱，甲醇-磷酸盐缓冲液(pH 6.0)(7：13)为流动相，检测波长 240nm，系统适用性试验以那可丁与罂粟碱分离度不低于 2 作控制，罂粟碱限度不得过 0.5%，其他单个杂质不得过 0.2%，其他杂质总和不得过 0.5%；USP(36)用比色法检查吗啡；JP(16)采用薄层色谱法检查有关物质，用比色法检查吗啡。中国药典(2015)未作修订。

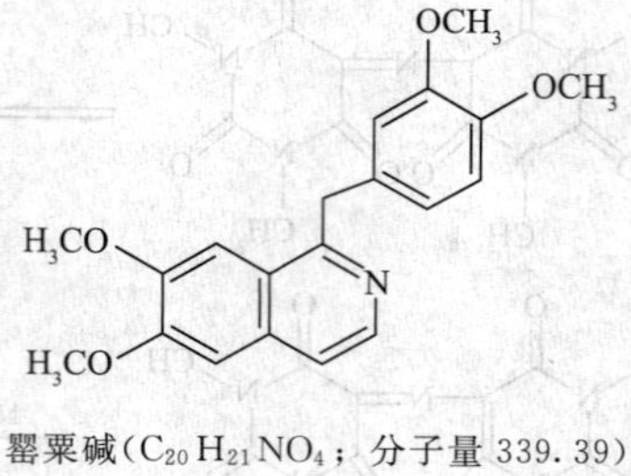

罂粟碱($C_{20}H_{21}NO_4$；分子量 339.39)

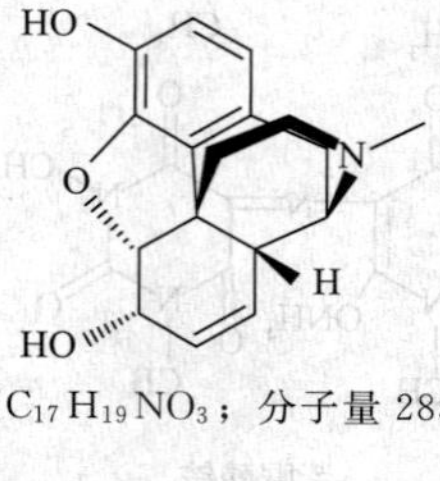

吗啡($C_{17}H_{19}NO_3$；分子量 285.34)

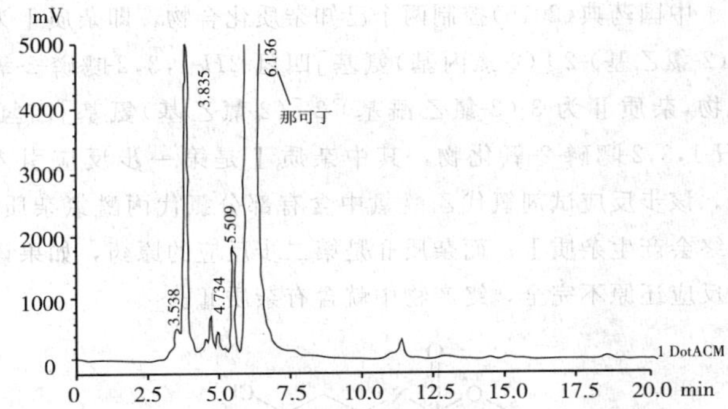

图 1 那可丁有关物质检查供试品溶液色谱图

Shim-pack VP-ODS，4.6mm×250mm，5μm

【含量测定】采用非水滴定法，以结晶紫为指示剂。国外药典均采用非水滴定法。

【制剂】除中国药典(2015)收载了那可丁片外，国外药典均未收载制剂。

那可丁片(Noscapine Tablets)

含量均匀度采用紫外-可见分光光度法，含量测定采用三氯甲烷提取后非水滴定法，两者测定方法不同，而且含量测定方法操作繁琐、专属性差、污染环境，将来可考虑采用高效液相色谱法进行制剂的含量均匀度及含量的测定。

因那可丁水中几乎不溶，可考察建立适宜的溶出度检查方法。

参考文献

[1] 国家药典委员会．中华人民共和国药典临床用药须知·化学药和生物制品卷［M］．2005年版．北京：人民卫生出版社，2005，240.

撰写 王 燕 刘春志 青海省药品检验检测院

复核 姜世贤 青海省药品检验检测院

异环磷酰胺

Ifosfamide

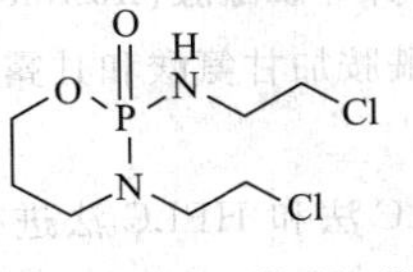

$C_7H_{15}Cl_2N_2O_2P$ 261.09

化学名：3-(2-氯乙基)-2-［(2-氯乙基)氨基］四氢-2*H*-1,3,2-氧氮杂磷杂-2-氧化物

3-(2-chloroethyl,2-［2-chloroethyl) amino］tetra hydro-2*H*-1,3,2-oxazaphosphorine-2-oxide

英文名：Ifosfamide(INN)；Isoendoxan；Isophosphamide

CAS号：［3778-73-2］

异环磷酰胺属于抗肿瘤药，是环磷酰胺的同分异构体。分子上的一个氯乙基，连接到噁唑磷酰胺环的氮原子上[1]。这一结构的差异使其溶解度增加，代谢活性增强。异环磷酰胺作为一种前药，代谢前无抗肿瘤作用，活化必须依赖肝中的细胞色素P450氧化成4-羟基环磷酰胺，开环后生成磷酰胺氮芥及丙烯醛才显出活性。该药是一种细胞周期非特异性药物，其细胞毒性在于可以与DNA链发生不可逆交联，干扰DNA链的合成。

静脉注射异环磷酰胺，药物在人体内的药代动力学行为显示了相当大的个体差异，并且与剂量有关。一次静注3.8～5.0g/m^2，血药浓度呈双相分布，终末消除半衰期大约为15小时；而每日一次静注1.6～2.4g/m^2，血药浓度呈单指数级衰退，半衰期大约7小时。重复给药后，半衰期下降，可能与药物代谢自身诱导作用有关[2]。一次静注5.0g/m^{2}本品(用^{14}C标记)，70%～86%经尿液排出，其中61%为原型药；而一次静注1.2～2.4g/m^2，72小时内仅12%～18%以原型排出。本品用于治疗睾丸癌、卵巢癌、乳腺癌、肺癌、肉瘤和恶性淋巴瘤等。不良反应有骨髓抑制、胃肠道反应、泌尿道反应和中枢神经系统毒性等。

本品于20世纪60年代中期由瑞典Astra合成，1976年首次在德国上市。从1971年起在美国经过17年临床验证，于1988年12月获FDA批准上市，商品名为IFEX。由于异环磷酰胺在较高剂量时可引起出血性膀胱炎，采用与尿路保护剂巯乙磺酸钠(美司钠Mesna，Mes)联合用药。美司钠在肾中能与异环磷酰胺产生的尿毒性代谢物结合，形成稳定的非毒性化合物[2]。国内于1995年首次获得药品批准文号，2003年投产。除中国药典(2015)收载外，USP(36)、BP(2013)、Ph. Eur.(7.0)亦有收载。

【制法概要】美国专利US4684742用2-亚乙基氨基-2-氧代-3-(2-氯乙基)1,3,2-噁磷与盐酸溶液直接加成反应得到异环磷酰胺。该方法合成路线反应步骤少，但反应时间较长、收率低，起始原料很难获得，生产成本高，不宜工业化生产。

目前以2-［(2-氯乙基)-氨基］四氢-2*H*-1,3,2-噁磷-2-氧化物与氯代乙酰氯发生取代反应，得到的化合物再经乙硼烷还原得到异环磷酰胺。该反应条件温和，操作简单，收率高，减少了三废排放量，更易于大生产[3]。

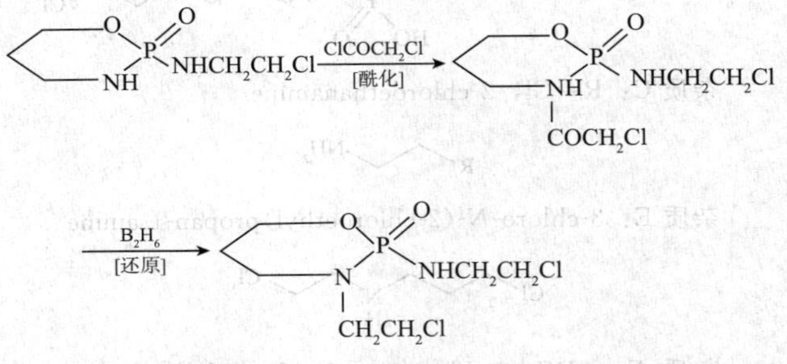

【性状】室温下，本品外消旋体可从甲基环己烷中结晶得到两种晶型，放置24小时后，其中一种转化成了另一种热力学稳定晶型[4]。

本品粉末在过了保质期后的3～5年仍然没有降解，本品水溶液在pH 7、40℃时可以稳定存在至少12小时，在

pH 4 或 pH 10、37℃时仅降解 1%[5]。本品在水中的降解符合一级速率方程，是特殊酸碱催化反应。

【鉴别】本品的红外光吸收图谱（光谱集 1138 图）显示的主要特征吸收如下。

特征谱带（cm^{-1}）	归属
3230	ν_{N-H}
1120	$\nu_{P=O}$
1035，1060	ν_{P-O}
799	ν_{C-Cl}

【检查】酸度 异环磷酰胺因为氨基附近有较强的吸电子基团，导致氮原子的电子密度降低，异环磷酰胺的 pK_a 大约为 3.5～4，所以显酸性，取 1.0g，加水 10ml 溶解，立即测定，pH 值应为 4.0～7.0。BP(2013) 则采用容量分析法，以甲基红和酚酞为指示剂，分别用 0.01mol/L 盐酸溶液和 0.01mol/L 氢氧化钠溶液滴定，控制本品的酸碱度。

溶液的澄清度与颜色 本品制剂有注射用异环磷酰胺，原料水溶液的澄清度和浊度与原料的纯度直接有关，根据本品在水中易溶及稳定的特性，每 1ml 中含 100mg 的水溶液应澄清无色。

有关物质 USP(36) 采用 GC 法测定已知杂质 2-氯乙胺盐酸盐；BP(2013) 则采用 TLC 法以两个不同的色谱系统分别对已知杂质 A、B、C、E、F 进行检查，其中杂质 C 即为 2-氯乙胺盐酸盐。

杂质 A：3-［(2-chloroethyl) amino］ propyl dihydrogen phosphate

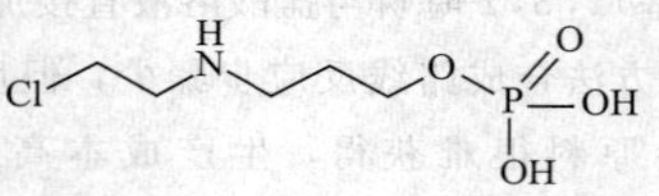

杂质 B：*bis*［3-［(2-chloroethyl) amino］ propyl dihydrogen diphosphate

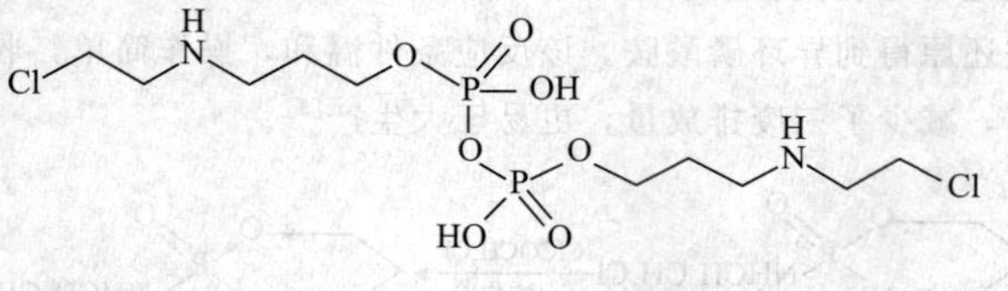

杂质 C：R=Cl，2-chloroethanamine

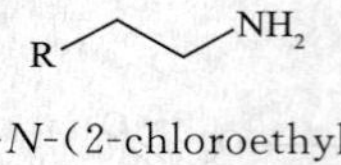

杂质 E：3-chloro-*N*-(2-chloroethyl)propan-1-amine

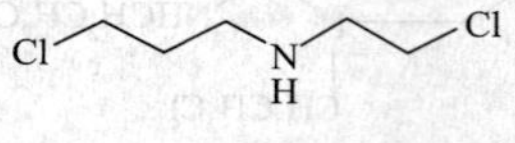

杂质 F：(*RS*)-2-chloro-3-［2-chloroethyl］-1,3,2-oxazaphosphinane 2-oxide

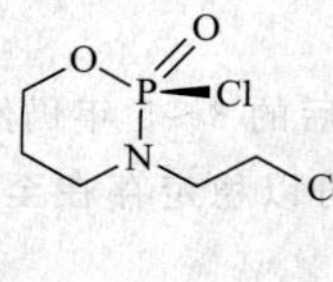
and enantiomer

中国药典（2015）控制两个已知杂质化合物，即杂质Ⅰ为 3-(2-氯乙基)-2-[(2-氯丙基)氨基]四氢-2*H*-1,3,2-嗯磷-2-氧化物，杂质Ⅱ为 3-(2-氯乙酰基)-2-[(2-氯乙基)氨基]四氢-2*H*-1,3,2-嗯磷-2-氧化物，其中杂质Ⅰ是第一步反应引入的，该步反应试剂氯代乙酰氯中含有部分氯代丙酰氯杂质，最终会产生杂质Ⅰ；而杂质Ⅱ是第二步反应的原药，如果该步反应还原不完全，终产物中就含有杂质Ⅱ。

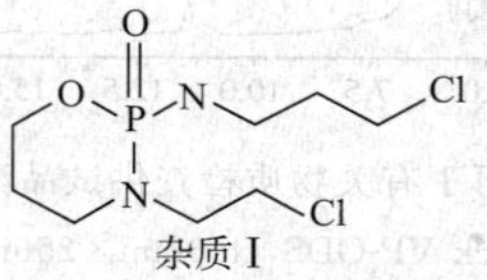
杂质Ⅰ

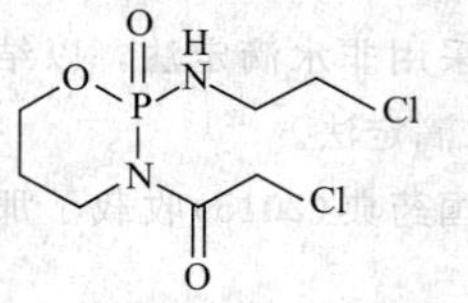
杂质Ⅱ

氯离子 采用电位滴定法，用硝酸银滴定液(0.01mol/L)滴定原料中游离氯化物，限度规定为 0.018%，BP(2013) 则采用氯化物检查法，通过目测比色进行定量测定，限度为不得过 0.01%。

含磷量 测定本品不溶于三氯甲烷的含磷量，过氧化氢将不溶于三氯甲烷的磷含氧化物氧化成磷酸，加入钼酸铵，可与磷酸反应生成磷钼酸铵，后者在水中氧化为磷钼蓝，显蓝色，采用比色法计算出含磷量，限度为 0.0415%。USP(36) 采用比色法测定本品中不溶于三氯甲烷的磷含量，限度相同。

【含量测定】中国药典（2015）采用外标法测定，在此色谱条件下进行的线性和精密度等试验均得到良好的结果，供试品测定溶液放置 6 小时后基本稳定。USP(36)、BP(2013) 均采用 HPLC 法测定本品含量，以对羟基苯甲酸己酯作为内标物质。

【贮藏】本品具有较强的引湿性，置相对湿度 75%下即从粉末变成无色液体；又本品熔点低仅为 39～41℃，故本品宜遮光，密封，在冷处保存。

【制剂】注射用异环磷酰胺（Ifosfamide for Injection）

本品为异环磷酰胺加甘氨酸和甘露醇适量制成的无菌冻干品。

鉴别 采用 TLC 法和 HPLC 法进行定性鉴别，辅料对测定无干扰，USP(36) 也同时采用 TLC 与 HPLC 进行鉴别。

有关物质 同原料药有关物质项下检测方法和限度规定。本品处方中辅料甘露醇和甘氨酸的吸收峰会对测定结果判定存在干扰，为消除辅料的干扰，标准中取甘露醇，配制成辅料溶液进样进行定位，以便扣除供试品溶液色谱图中相应的辅料峰。

细菌内毒素 本品临床每小时用药最大剂量是静脉注射每平方米体表面积 2.5g（中国医师药师临床用药指南、中国国家处方集），内毒素计算限值约为 0.074EU/mg；USP(36) 为 0.125USP EU/mg。中国药典（2015）规定本品细菌内毒素限值为0.10EU/mg，与内毒素计算比较，安全系数为0.74，并略严于USP标准。

含量测定　同原料含量测定项下的方法和色谱条件，测得平均回收率为100.5%，RSD为0.3%($n=9$)，辅料对测定无干扰，配制的供试品溶液在16小时内基本稳定。USP(36)收载同品种采用HPLC内标法测定含量，以对羟基苯甲酸己酯作为内标物质。

参考文献

[1] 唐仲进，朱铨英，虞家麟．国产异环磷酰胺的抗肿瘤作用[J]．实用癌症杂志，1994，9(4)：220-222.

[2] Sean C. Sweetman. Martidale [M]. 35th. London：The Phamaceutical Press，2008. 579.

[3] 汪敏，薛克亮．抗癌药物异环磷酰胺的合成 [J]．山东医药工业，1993，12(1)：31-32.

[4] Tadeusiak EzJ，Olejniczak S，Ciesielski W. ^{13}C and ^{31}P High Resolution Solid State NMR Studies of Cyclophosphamide and Its Analogues [J]. Heteroatom Chemistry，2004，15(5)：388-394.

[5] Gilard V，Martino R，Malet-Martino M，et al. Stability of Commercial Formulations and Aqueous Solutions of Ifosfamide [J]. Drug Metabolism and Disposion，1997，25(8)：927-931.

撰写　王　彦　上海市食品药品检验所

复核　林　梅　上海市食品药品检验所

异氟烷

Isoflurane

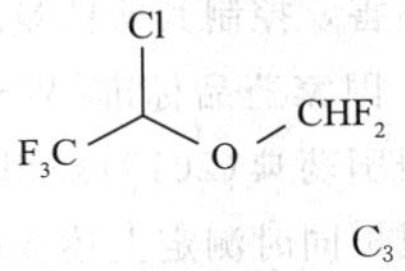

$C_3H_2ClF_5O$　184.49

化学名： 2-氯-2-(二氟甲氧基)-1,1,1-三氟乙烷

2-chloro-2-(difluoromethoxy)-l,1,l-trifluoroethane

英文名： Isoflurane(INN)

异名： 异氟醚

CAS号： [26675-46-7]

异氟烷是恩氟烷的异构体，是目前临床上应用最广泛的吸入性全身麻醉剂。异氟烷具有氟烷和恩氟烷的所有优点，而且摄取迅速，消除也快，生物转化少(肝肾毒性作用小)，能抗惊厥，对中枢神经系统缺血有保护作用，不使心脏对儿茶酚胺过于敏感，很少发生异位节律，对血流动力抑制程度也轻。异氟烷引起周围血管扩张，可反射性刺激交感神经系统活动以维持或增加心排血量和心率。异氟烷的降血压作用比氟烷或恩氟烷弱[1~5]。

本品药理学性质与恩氟烷相似。具有良好的麻醉作用，诱导麻醉及苏醒均较快。在体内很少被分解，以原型由呼吸道排出。成人诱导麻醉时吸入气体内浓度一般为1.5%～3%；维持麻醉时气体内浓度为1%～1.5%。麻醉较深时对循环及呼吸系统均有抑制作用。骨骼肌松弛作用亦较好。术后恶心、呕吐的发生率较低。可用于各种手术的麻醉。

本品的肺泡气最低有效浓度(MAC)与年龄、体温及合并用药等因素有关。正常体温的中年人为1.15%。随年龄增长，MAC降低。体温每降低1℃，MAC大约降低5%。长期嗜酒可使MAC大约增加40%，妊娠可使MAC大约减少40%。由于本品在血中的溶解度较低。因此具有诱导快、可准确调节和控制麻醉深度、麻醉后恢复迅速等特点。

本品抑制呼吸的作用与剂量有关，大剂量时可使通气量受到严重抑制，从而增加动脉血二氧化碳分压。本品对心脏的安全性大于其他吸入麻醉剂。与其他吸入麻醉剂相比，本品可有效地限制大脑血流增加，因此对头颅部手术十分有利。本品具有较强的肌肉松弛作用，尤其具有增强非去极化肌松药的作用，因此可减少肌松药以及拮抗药的用量。本品对重症肌无力的患者以及肝、肾功能衰竭的患者更为适用。本品对组胺和5-羟色胺无影响，血糖和生长激素呈中度增高，血浆内非结合性甲状腺素水平明显升高。对糖尿病、甲状腺功能亢进的患者，应谨慎使用本品。

由于本品的化学性质稳定，在体内代谢转化的量极微，因此对肝脏、肾脏产生的毒性很小。长时间麻醉后血清尿素氮、肌酸酐或尿酸无明显增加。本品与其他麻醉药一样，可降低肾血流、肾小球滤过率和尿量。未发现本品有致癌、致畸、诱变作用。由于异氟烷在组织和血液中的溶解度较低，肺泡内和动脉血内麻醉气体的分压很容易达到动态平衡，所以进入和排出身体都很迅速。与其他吸入麻醉剂相比，异氟烷代谢产物的数量仅仅是恩氟烷的1/10，是氟烷或甲氧氟烷的1%。Stevens等指出受试者用异氟烷麻醉数小时后，血清中氟化物的增加并不能测出。而用恩氟烷麻醉后，血清氟化物比异氟烷麻醉后高10倍左右。异氟烷的最终代谢产物为三氟乙酸和无机氟化物[6]。

异氟烷1965年由美国Ohio Medical Products公司的Ross C. Terrell首先合成。1981年在美国和加拿大最先应用于临床[7~9]，1983年1月上市。

异氟烷原收载于国家药品标准新药转正标准第三十八册[10]，除中国药典(2015)收载外，BP(2013)、Ph. Eur.(7.0)、USP(36)及JP(16)均对该品种有收载。

【制法概要】 根据国内外的相关报道[11~14]，目前异氟烷可有以下两条合成路线。

合成路线一：

$$CF_3CH_2OH + (CH_3)_2SO_4 \xrightarrow[\text{[加热]}]{KOH(NaOH)} CF_3CH_2OCH_3$$

$$\xrightarrow[\text{[光照]}]{Cl_2} CF_3CHClOCHCl_2 \xrightarrow{HF,\ SbCl_5} CF_3CHClOCHF_2$$

$$\xrightarrow[\text{[萃取精馏]}]{\text{DMF or Acetone}} CF_3CHClOCHF_2\text{(成品)}$$

合成路线二：

$$CF_3CH_2OH + CHClF_2 \xrightarrow[\text{[加热]}]{KOH(NaOH),\ N\text{-甲基吡咯烷酮}}$$

$$CF_3CH_2OCHF_2 \xrightarrow[\text{[光照]}]{Cl_2} CF_3CHClOCHF_2 \xrightarrow[\text{[萃取精馏]}]{DMF\ or\ Acetone}$$

$CF_3CHClOCHF_2$（成品）

【性状】 本品为无色的澄明液体；易挥发，具有轻微气味。

相对密度 国家药品标准[WS_1-(X-176)-2003Z]中，相对密度的范围为1.495～1.498，多批进口和国产样品的实测值为1.503～1.506，均超出了此范围，JP(15)的限度为1.500～1.520，结合国外药典情况和样品的实测值，中国药典(2010)将异氟烷的相对密度范围定为：1.495～1.510。中国药典(2015)未作修订。

馏程 BP(2013)，Ph. Eur. (7.0)的限度为大约48℃，JP(16)的限度为47～50℃，经实测多批样品馏程均在48.0～49.0℃之间，故限度定为47～50℃。

折光率 USP(36)折光率为1.2990～1.3005，JP(16)为约1.30，结合多批进口和国产样品的实测值将限度定为1.2990～1.3005。

【鉴别】(1)本品的红外光吸收图谱(光谱集744图)，显示的主要特征如下[15]。

特征谱带(cm^{-1})	归属	
3040，2995	卤代次甲基	ν_{C-H}
1295，1275	醚	ν_{C-O}
1250～1050	三氟甲基，二氟甲基	ν_{C-F}

(2)本品分子结构中的甲氧基和乙基上均连有氟原子，所以采用氧瓶燃烧法进行有机破坏后即显氟元素的鉴别反应。其反应原理为[16]：有机氟化物经氧瓶燃烧法破坏，被碱性溶液吸收成无机氟化物，与茜素氟蓝、硝酸亚铈在pH 4.3溶液中形成蓝紫色络合物，其反应式如下。

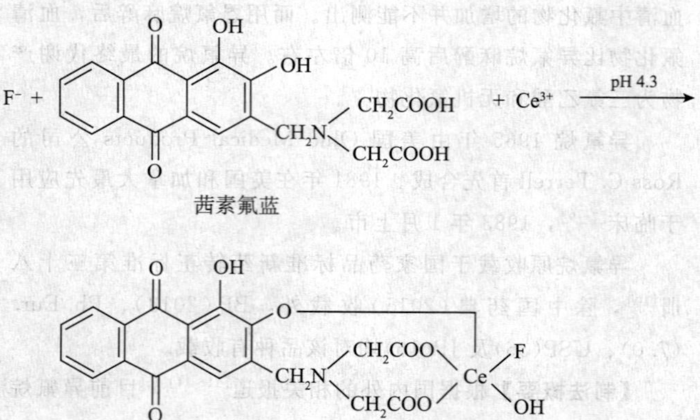

茜素氟蓝

蓝紫色

【检查】酸碱度 为了防止合成过程中引入的和贮藏过程中可能分解产生的卤素和氢卤酸，以确保本品临床使用的安全有效，中国药典(2015)采用酸碱度、氯化物和氟化物三者结合的检查法，对其加以控制。

中国药典(2015)测定方法与BP(2013)和Ph. Eur. (7.0)一致。

氯化物 中国药典(2015)与USP(36)、BP(2013)、Ph. Eur. (7.0)的限度一致，均为0.001%，JP(16)的限度为0.0003%。

氟化物 中国药典(2015)与USP(36)、BP(2013)、Ph. Eur. (7.0)、JP(16)的测定方法均为氟电极测定法，中国药典(2015)与USP(36)、BP(2013)、Ph. Eur. (7.0)的限度一致，均为0.001%，JP(16)的限度为0.0002%。

有关物质 控制本品中可能含有的电负性挥发性杂质。USP(36)、BP(2013)、Ph. Eur. (7.0)、JP(16)均采用气相色谱内标法，固定相为PEG-20M，检测器为FID；中国药典(2015)采用气相色谱面积归一化法，固定相为FFAP，检测器为ECD，限度为0.5%。

USP(36)控制杂质A($C_3HCl_2F_5O$，1-chloro-2，2，2-trifluoroethylchlorodifluoromethyl ether)、杂质B($C_3H_3F_5O$，2，2，2-trifluoroethyldifluoromethyl ether)和丙酮三个已知杂质和其他杂质的含量，BP(2013)、Ph. Eur. (7.0)控制丙酮和其他杂质的含量，JP(16)控制单杂与总杂的含量。

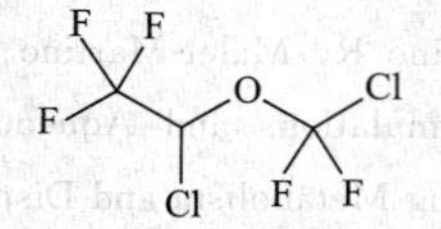

USP(36)杂质A

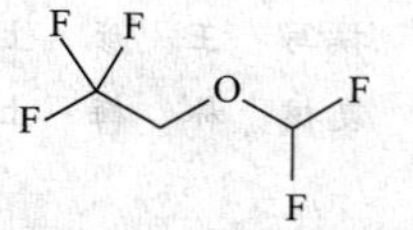

USP(36)杂质B

残留溶剂 丙酮、*N*，*N*-二甲基甲酰胺、*N*-甲基吡咯烷酮 异氟烷在合成工艺中要用*N*-甲基吡咯烷酮作助溶剂，丙酮或*N*，*N*-二甲基甲酰胺作萃取剂。这3种溶剂会对人体健康和环境造成危害，控制其残留量对保证药品质量和用药安全有重要意义。国家药品标准[WS_1-(X-176)-2003Z]只对丙酮进行测定，中国药典(2015)采用毛细管气相色谱法，以环己烷为溶解介质，同时测定上述3种溶剂。

N，*N*-二甲基甲酰胺和*N*-甲基吡咯烷酮沸点较高，而异氟烷沸点很低且不溶于水，不宜采用顶空进样方式。异氟烷易溶于有机溶剂，不溶于水，采用高沸点的二甲亚砜作溶解介质，其不能与*N*，*N*-二甲基甲酰胺和*N*-甲基吡咯烷酮完全分离；而选择沸点较低的甲醇作溶解介质，其又不能与沸点较低的丙酮和异氟烷完全分离，所以选择沸点和极性适中的环己烷作溶解介质，经试验，环己烷与上述3种待测溶剂和异氟烷分离良好，不干扰测定[17]，见图1。

异氟烷在该色谱条件下有较强响应，应考察其与上述3种有机溶剂(主要是丙酮)的分离度。

BP(2013)、Ph. Eur. (7.0)及USP(36)残留溶剂丙酮与有关物质同时测定。不测定*N*，*N*-二甲基甲酰胺、*N*-甲基吡咯烷酮两种有机溶剂。

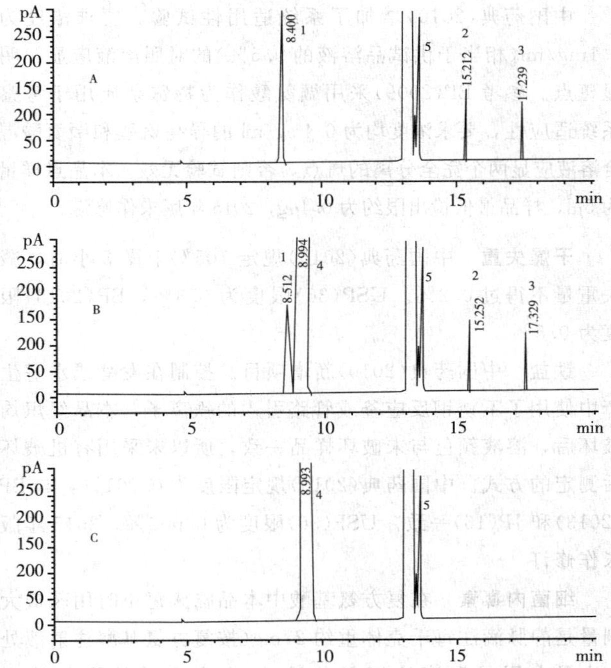

图 1　残留溶剂气相色谱图

A. 对照品溶液；B. 加异氟烷(100.1mg/ml)的对照品溶液；C. 供试品溶液

1. 丙酮；2. *N*，*N*-二甲基甲酰胺；3. *N*-甲基吡咯烷酮；4. 异氟烷；5. 环己烷

不挥发物　控制本品中可能含有的不挥发性杂质。

中国药典(2015)与USP(36)、BP(2013)、Ph. Eur.(7.0)的限度一致，均为2.0mg/10ml，JP(16)的限度为1.0mg/65ml。

水分　控制本品中可能含有的水分。

中国药典(2015)与USP(36)、BP(2013)、Ph. Eur.(7.0)、JP(16)的限度一致，均为0.1%。

装量　本品原料装入一定容器中即为制剂，所以应对其装量进行检查。

【含量测定】 中国药典(2015)、BP(2013)、Ph. Eur.(7.0)均无含量测定项；USP(36)以有关物质项下异氟烷的面积百分比作为含量；JP(16)采用气相色谱内标法测定含量。

【贮藏】 遮光，密封，在阴凉处保存。

参考文献

[1] 马汉祥，刘红．吸入麻醉剂最低肺泡有效浓度的研究进展[J]．宁夏医学院学报，2005，27(3)：239-242.

[2] Carl C Hug，Jr.，丁强．有关麻醉剂的新见解[J]．国外医学外科学分册，1989，15(4)：223-224.

[3] 吴畏，杨天德．异氟烷对内毒素大鼠急性肺损伤影响的实验研究[J]．基础研究，2005，9(3)：104-105.

[4] 宗酉明，方芬．异氟烷吸入麻醉时药代动力学模型的建立及临床测评[J]．浙江临床医学，2002，4(5)：232-333.

[5] 陈祥东．吸入麻醉剂异氟烷与围麻醉期间对心肌冠状血流的影响[J]．中国临床医学研究，2004，2(9)：76.

[6] 李泉，李大勇，冉大强，等．异氟烷综述[J]．山东医药工业，2002，21(1)：31-32.

[7] 张晓友．异氟烷[J]．国外医药-合成药、生化药、制剂分册，1986，5：111-112.

[8] 腾永徹，钟秋元．异氟烷(Isoflurane)新的吸入麻醉药[J]．江西畜牧兽医杂志，1989，4：53.

[9] 刘春然．异氟烷在脊髓水平的镇痛作用及其相关机制研究[D]．第四军医大学博士学位论文，2009：11-13.

[10] 国家食品药品监督管理局．国家药品标准新药转正标准[S]．第三十八册．2004：153-155.

[11] Ross C. T.，Louise S，Alex JS，et al. General anesthetics. 3. Fluorinated methyl cthyl ethers as anesthetic agents[J]．J Med Chem，1972，15(6)：604-606.

[12] Ross C. T.，Louise S，Alex JS，et al. General anesthetics. l. Halogenated methyl cthyl ethers as anesthetic agents[J]．J. Med. Chem，1971，14(6)：517-519.

[13] 姜合田．异氟烷的合成工艺研究[D]．华东理工大学硕士学位论文，2006：6-21.

[14] 赵志全．异氟烷的制备方法[P]．鲁南制药股份有限公司专利，2005.

[15] Florey K．Analytical Proflles of Drug Substances[M]．Vol. 1. New York：Academic Press，1972：120-144.

[16] 刘文英．药物分析[M]．5版．北京：人民卫生出版社，2003：16-17.

[17] 宋更申，张毅，姜建国．毛细管气相色谱法测定异氟烷中的有机溶剂残留量[J]．中国药房，2010，21(17)：1595-1596.

撰写　宋更申　河北省药品检验研究院

复核　杨　梁　河北省药品检验研究院

异亮氨酸

Isoleucine

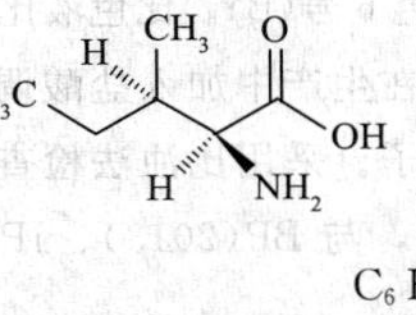

$C_6H_{13}NO_2$　131.17

化学名：L-2-氨基-3-甲基戊酸

L-2-amino-3-methylvaleric acid

英文名：Isoleucine(INN)

CAS号：[73-32-5]

本品为支链氨基酸，是人体必需的8种氨基酸之一，具有促进蛋白质合成和抑制其分解的效果，在体内为合成人体激素、酶类的原料。含有支链氨基酸(缬氨酸、亮氨酸、异亮氨酸)的溶液对纠正肝性脑病患者的氮平衡、改善患者的肝功能损害和蛋白营养不良有效[1]，临床上用于纠正血中支

链氨基酸和芳香族氨基酸的比值[2]。

本品由 Ehrlich 于 1904 年首次从甜菜糖浆中分离出来，其化学组成虽与亮氨酸相同，但理化性质各异，故命名为异亮氨酸[3]。异亮氨酸有 4 种光学异构体，自然界中存在的仅为 L-异亮氨酸。除中国药典(2015)有收载外，BP(2013)、Ph. Eur. (7.0)、USP(36)均有收载。

【制法概要】L-异亮氨酸的生产方法主要有水解提取法、化学合成法、发酵法。水解提取法以 6mol/L 盐酸水解毛发或其他蛋白质后，采用离子交换树脂法分离提取而得，生产过程中的废酸需要处理，容易污染环境。微生物发酵法生产 L-异亮氨酸具有原料成本低，反应条件温和，容易大规模生产等优点[4]。发酵法常用的原料为甘蔗或甜菜制糖后的废糖蜜、淀粉水解液等廉价糖质原料。

【性状】熔点　本品 168～170℃升华，284℃时分解。

比旋度　本品有光学异构体。中国药典(2015)规定比旋度为＋38.9°至＋41.8°，与 USP(36)一致。BP(2013)为＋40.0°至＋43.0°，JP(16)为＋39.5°至＋41.5°。

【鉴别】(1)采用薄层色谱法，使供试品与对照品进行比较，所显主斑点的位置和颜色应相同。方法详见其他氨基酸检查项。

(2)本品的红外光吸收图谱(光谱集 894 图)显示的主要特征如下。

特征谱带(cm^{-1})	归属	
3200～2600	胺盐	$\nu_{\overset{+}{N}H_3}$
1615，1513	胺盐	$\delta_{\overset{+}{N}H_2}$
1590，1395	羧酸离子	$\nu_{CO_2^-}$

【检查】酸度　中国药典(2015)规定酸度为 5.5～6.5，与 JP(16)一致。本品在水中略溶，操作时需要加热溶解放冷后测定。USP(36)规定酸度为 5.5～7.0。

溶液的透光率　控制溶液的澄清度和颜色。操作时，需要加热溶解放冷后测定。本品粗品溶液常呈现黄色。规定 430nm 波长处的透光率不得低于 98.0%，与 JP(16)一致。BP(2013)和 Ph. Eur. (7.0)采用比色法，取本品 0.5g，溶于 1mol/L 盐酸溶液 10ml 中与标准黄绿色 6 号(BY_6)比色液比较。

氯化物　控制在生产中加入盐酸调节 pH 和离子交换柱洗脱时引入的氯离子。采用比浊法检查。中国药典(2015)规定的限度为 0.02%，与 BP(2013)、JP(16)一致。USP(36)限度为 0.05%。

硫酸盐　控制硫酸根离子的残留量，采用比浊法测定。中国药典(2015)规定的限度为 0.02%，与 JP(16)一致。BP(2013)、USP(36)限度为 0.03%。

铵盐　控制在生产中加入氨水调节 pH 和离子交换柱洗脱时引入的铵离子，采用比浊法检查。中国药典(2015)规定的限度为 0.02%，与 BP(2013)、JP(16)一致。

其他氨基酸　采用薄层色谱法进行检查。

本品极性大，采用薄层色谱法(硅胶 G)检查。展开剂为正丁醇-水-冰醋酸(3∶1∶1)。采用茚三酮作为显色剂。

中国药典(2010)增加了系统适用性试验。要求浓度为 0.1mg/ml(相当于供试品溶液的 0.5%)的对照溶液应显一明显斑点。参考 BP(2009)采用缬氨酸作为特殊杂质用于考察系统适应性，要求浓度均为 0.4mg/ml 的异亮氨酸和缬氨酸混合溶液应显两个完全分离的斑点，否则试验无效。本品点样量为 5μl，样品最低检出限约为 0.4μg，2015 年版未作修订。

干燥失重　中国药典(2015)规定 105℃干燥 3 小时，减失重量不得过 0.2%。USP(36)限度为 0.3%，BP(2013)限度为 0.5%。

铁盐　中国药典(2010)新增项目。控制在发酵或水解生产中使用了不锈钢反应釜或管路引入的铁离子。本品经炽灼破坏后，溶液颜色与未破坏样品一致，所以未采用有机破坏后测定的方式。中国药典(2010)规定限度为 0.001%，与 BP(2013)和 JP(16)一致。USP(36)限度为 0.003%。2015 年版未作修订。

细菌内毒素　在复方氨基酸中本品临床每小时用药最大剂量是静脉滴注每千克体重约 27mg(按复方氨基酸注射液处方中最大用量和滴注用量估计)，内毒素计算限值约为 180EU/g。中国药典(2000)热原检查限值为 0.25g/kg。中国药典(2015)规定本品细菌内毒素限值为 20EU/g，与内毒素计算值比较，安全系数为 9，并与热原标准相当。

【含量测定】采用非水滴定测定法，加甲酸是为了增加溶解度和提高非水溶剂提供质子的能力，增加异亮氨酸的碱性。异亮氨酸只有 1 个氨基，因此滴定度为每 1ml 高氯酸滴定液(0.1mol/L)相当于 13.12mg 的 $C_6H_{13}NO_2$。

参考文献

[1] Fischer JE, Rosen HM, Ebeid AM, et al. The effect of normalization of plasma amino acids on hepatic encephalopathy in man [J]. Surgery, 1976, 80(1): 77-91.

[2] 国家药典委员会. 中华人民共和国药典临床用药须知·化学药和生物制品卷［M］. 2005 年版. 北京：人民卫生出版社，2005：770.

[3] Ehrlich, F. über die Bedingungen der Fuselölbildung und über ihren Zusammenhang mit dem Eiweissaufbau der Hefe [J]. Ber. Dtsch. Chem. Ges, 1907, 40: 1027-1047.

[4] 李光霞，李宗伟，陈林海，等. 发酵法生产 L-异亮氨酸的研究进展［J］. 食品与发酵工业，2006，32(1)：57-61.

撰写　郭鹏程　湖北省药品监督检验研究院

复核　姜　红　湖北省药品监督检验研究院

异烟肼

Isoniazid

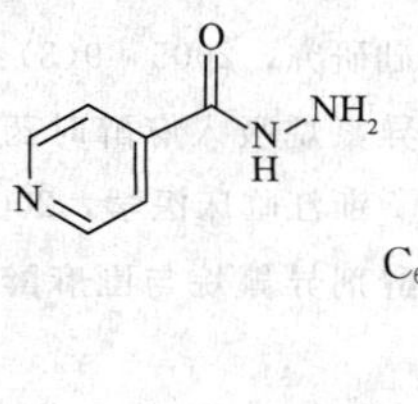

$C_6H_7N_3O$　137.14

化学名：4-吡啶甲酰肼

4-Pyridinecarboxylic acid hydrazide

英文名：Isoniazid(INN)

CAS 号：[54-85-3]

本品为抗结核药。对结核杆菌有抑制和杀灭作用，其特点为疗效好、用量小、易于口服，广泛用于各种结核病的治疗。多与链霉素、卡拉霉素或对氨基水杨酸钠合用，减少结核菌耐药性的产生；由于协同作用，可提高疗效。口服吸收快而完全，1～2 小时血药浓度达峰值，广泛分布于全身体液和组织，包括脑脊液和胸水中。穿透力强，可渗入关节腔，胸、腹水以及纤维化或干酪化的结核病灶中，也易透入细胞内作用于已被吞噬的结核杆菌。本品较易通过血脑屏障，无链霉素损害听觉的副作用，故成为治疗结核性脑膜炎的主要药物。异烟肼主要在肝内代谢，由乙酰化酶乙酰化为乙酰异烟肼和异烟酸等，最后与少量原型药一同从肾排出。由于乙酰化酶的表现型与人种有明显关系，异烟肼的代谢分为快、慢两种代谢型。前者尿中乙酰化异烟肼较多，后者尿中的游离异烟肼较多。

除中国药典(2015)收载外，BP(2013)、Ph. Eur. (7.0)、USP(36)、JP(16)亦有收载。

【制法概要】本品于 1898 年首次合成。国内于 1955 年开始生产。由异烟酸与水合肼缩合而得。

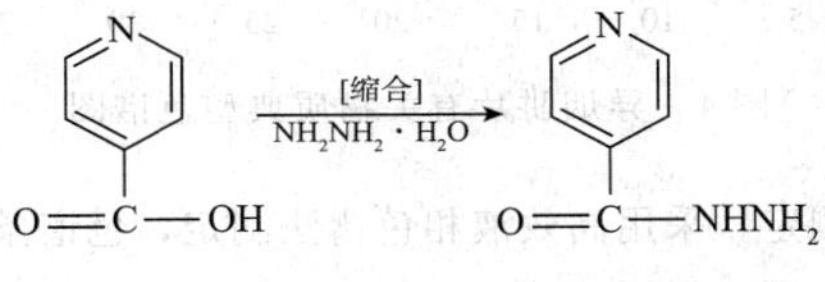

4-吡啶甲酸　　　4-吡啶甲酰肼

【鉴别】中国药典(2005)鉴别(1)项下规定衍生后熔点为 228～231℃，熔融时同时分解。由于熔点较高，传温液硅油在此温度下接近沸点，不利于熔点观察，且有害实验者健康。因此，中国药典(2010)中删除了鉴别项下的测定衍生后异烟腙的熔点。中国药典(2015)未修订。

(1)本品结构中的肼基具还原性，当与氨制硝酸银试液作用，即被氧化成异烟酸铵，并生成氮和金属银，在管壁有银镜生成。

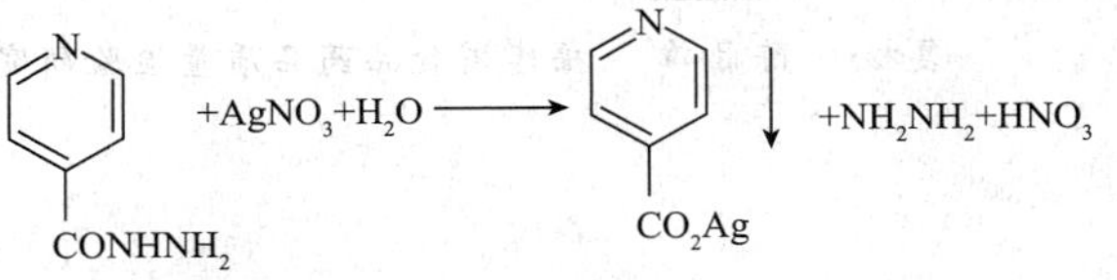

$$NH_2NH_2 + 4AgNO_3 \longrightarrow 4Ag\downarrow + N_2\uparrow + 4HNO_3$$

(2)本品的红外光吸收图谱(光谱集 166 图)，显示的主要特征如下。

特征谱带(cm^{-1})	归属	
3330～2800	肼	ν_{N-H}
1670	酰胺(Ⅰ)	$\nu_{C=O}$
1630	肼	δ_{NH_2}
1600，1490	吡啶环	$\nu_{C=C,C=N}$
1555	酰胺(Ⅱ)	δ_{NH}
845	对位取代吡啶	γ_{2H}

【检查】酸碱度　本品为中性，在制造过程中如有杂质混入，或有游离肼的水合物存在，则呈碱性，影响溶液的 pH 值。

溶液的澄清度与颜色　由于不溶性副产物如双异烟酰肼等的存在，易氧化变色，影响本品溶液的澄清度与颜色。

游离肼　由制备时原料引入。中国药典(2015)、BP(2009)均采用薄层色谱法检查。经比较中国药典(2005)、BP(2009)此项中使用的溶剂及展开剂，综合考察后，以丙酮-水(1∶1)为溶剂样品的溶解度优于以水为溶剂。本法以异丙醇-丙酮(3∶2)为展开剂得到的分离度优于 BP(2009)以水-丙酮-甲醇-乙酸乙酯(10∶20∶20∶50)为展开剂得到的分离度。异烟肼经显色后呈棕橙色的清晰斑点，R_f 值约为 0.56，游离肼呈鲜黄色，R_f 值约为 0.75，肼的检出灵敏度为 0.2μg。通过采用硅胶 G 预置板、自制板以及不同比例的展开剂对样品进行检测，展开后得到的系统适用性均能符合规定，耐用性良好(图 1、图 2)。

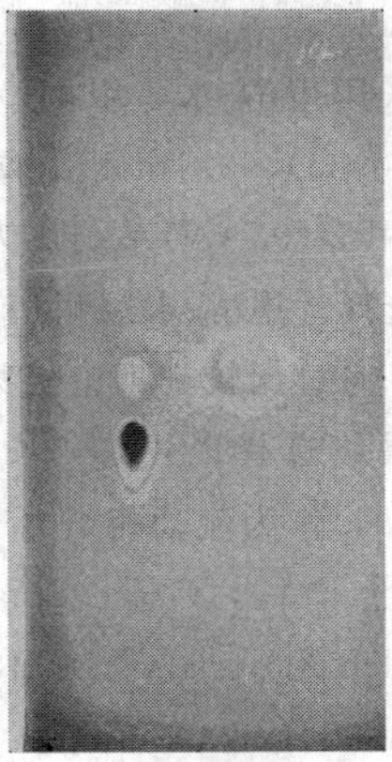

图 1　游离肼系统适用性

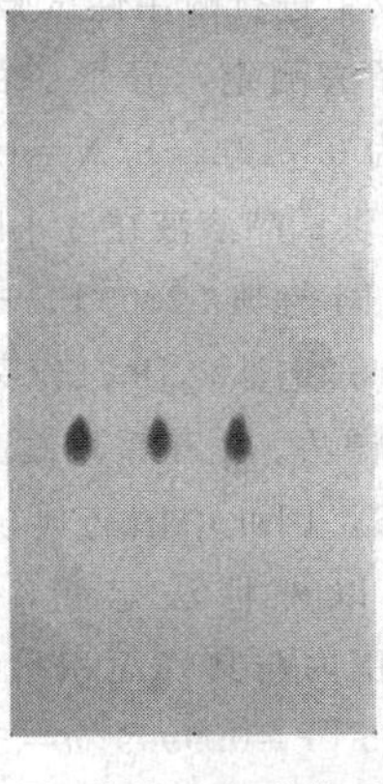

图 2　异烟肼的游离肼典型色谱图

JP(16)采用样品中加水杨醛的乙醇溶液观察浑浊的方法。肼与水杨醛反应生成不溶性的水杨肼，呈现浑浊。中国药典(1963)曾采用此法，方法虽简单，但专属性较差。

USP(36)未收载此项目。

有关物质 采用高效液相色谱法进行检查。

中国药典(2005)有关物质未检测，BP(2009)采用薄层色谱法检查同时检测异烟肼和有关物质。USP(36)、JP(16)未收载此项目。

中国药典(2015)采用 HPLC 系统用于有关物质检查。用十八烷基硅烷键合硅胶为填充剂；以 0.02mol/L 磷酸氢二钠溶液(用磷酸调 pH 值至 6.0)-甲醇(85∶15)为流动相；检测波长为 262nm。理论板数按异烟肼峰计算大于 4000，杂质与主峰均能分开。典型色谱图见图 3。

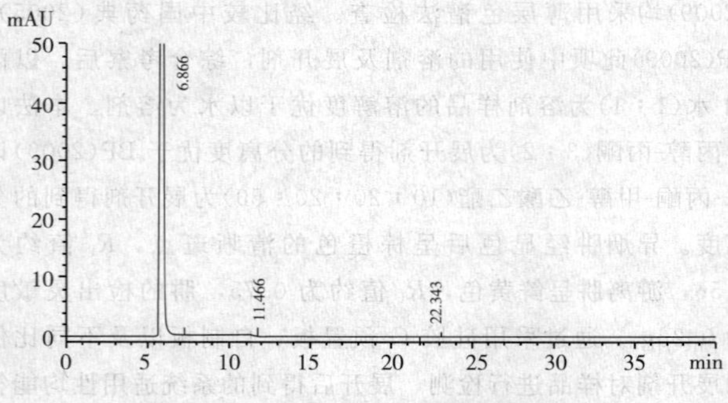

图 3　异烟肼有关物质典型色谱图

色谱柱　Luna C18(2)，250mm×4.6mm，5μm

实验过程主要采用甲醇-水、甲醇-0.02mol/L 磷酸氢二钠溶液(pH 6.0)(15∶85)、0.1mol/L 磷酸二氢钾溶液(用三乙胺调 pH 为 6.9)-甲醇(95∶5)系统作为流动相以及使用不同的柱子进行比较选择。甲醇-水因耐用性差被排除，剩余 2 个系统各有优缺点，通过比较其理论板数、分离度和拖尾因子及杂质峰个数，最终选择以甲醇-0.02mol/L 磷酸氢二钠溶液(pH 6.0)(15∶85)作为流动相。

使用三种品牌色谱柱，Grace Smart RP18(250mm×4.6mm，5μm)、Welch Materials XB-C18(250mm×4.6mm，5μm)、Luna C18(2)(250mm×4.6mm，5μm)，分别在 LC-2010AHT 型(岛津公司)、岛津 LC-20A、HP-1100 型(Agilent 公司)液相色谱仪上进行耐用性试验考察，结果良好。

经采用逐步稀释法测定，异烟肼的检测限为 0.223ng($S/N=3$)，定量限为 0.712ng($S/N=10$)。

经稳定性考查，供试品溶液在 8 小时内稳定性良好。

【含量测定】 中国药典(2005)、BP(2009)、Ph. Eur.(6.0)均采用溴酸钾滴定法，JP(15)采用高氯酸滴定法，USP(32)采用液相色谱法。由于采用溴酸钾滴定液时要控制溶液温度在 18～25℃，因此中国药典(2015)含量测定采用高效液相色谱法，以外标法定量，异烟肼在 60.46～141.08μg/ml 浓度范围内与其峰面积呈线性关系，线性方程为 $A=18064C-14095$ [$r=0.9999(n=5)$]。重复性 RSD 为 0.4%($n=6$)。供试品溶液在 8 小时内基本稳定。

【制剂】 中国药典(2015)收载了异烟肼片与注射用异烟肼，BP(2013)收载了异烟肼片、注射液、口服溶液。USP(36)收载了异烟肼片、注射液、口服溶液。JP(16)收载了异烟肼片及异烟肼注射液。

(1)异烟肼片(Isoniazid Tablets)

本品为白色或类白色片。规格为 50mg、100mg、300mg、500mg。国内各企业的处方中，主要辅料有淀粉、淀粉浆、硬脂酸镁、羧甲淀粉钠、枸橼酸、微晶纤维素等。

红外鉴别　经乙醇提取处理后的样品的红外光吸收图谱与对照的图谱(光谱集 166 图)一致。

游离肼　采用薄层色谱法，色谱条件与原料药游离肼项下相同。

有关物质　采用高效液相色谱法测定，色谱条件与原料药有关物质项下相同。其中辅料枸橼酸有出峰(在水溶剂峰之前)，但峰面积很小，可忽略不计(图 4)。

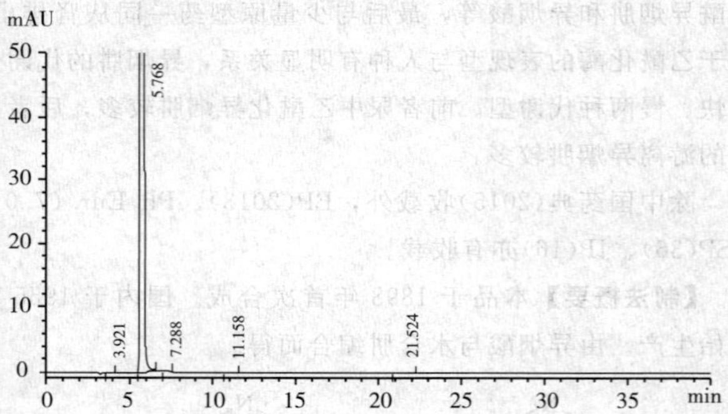

图 4　异烟肼片有关物质典型色谱图

含量测定　采用高效液相色谱法测定，色谱条件与原料药含量测定项下相同。辅料对主成分含量测定无干扰，方法回收率为 100.1%($n=9$)，RSD 为 0.45。

参考文献

[1] 国家药典委员会. 中华人民共和国药典临床用药须知·化学药和生物制品卷 [M]. 2005 年版. 北京：人民卫生出版社.

[2] 中华人民共和国卫生部药典委员会. 中华人民共和国药典 1990 年版二部药典注释 [M]. 北京：化学工业出版社.

撰写　林　敏　福建省食品药品质量检验研究院

宋德裕　北京市药品检验所

复核　陈鼎雄　福建省食品药品质量检验研究院

异烟腙

Ftivazide

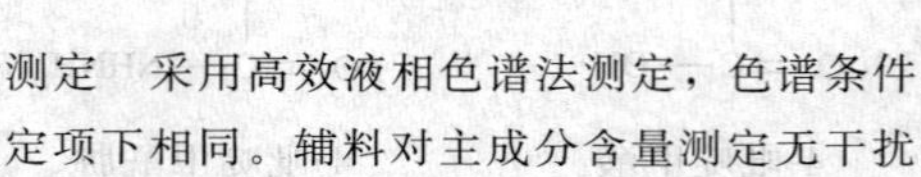

$C_{14}H_{13}N_3O_3 \cdot H_2O$　289.29

化学名： 为 N-(3-甲氧-4-羟基苯亚甲基)-N′-异烟酰肼

一水合物

N-(3-methoxy-4-hydroxybenzylidene)-*N′*- isoniazide monohydrate

英文名： Ftivazide(INN)

CAS 号：［149-17-7］

本品为抗结核病药，是异烟肼衍生物，其作用机制与异烟肼相似，但抗菌作用稍差(最低抑菌浓度为 0.13mg/L)。结核分枝杆菌对本品和异烟肼有交叉耐药性。本品为二线抗结核药，当用异烟肼产生不良反应时可改用本品。口服后吸收慢，血药浓度低。本品毒性比异烟肼小，不良反应和异烟肼相似，但较少见[1]。

本品自中国药典(1995)收载后历版中国药典均有收载，BP(2013)、Ph. Eur. (7.0)、USP(36)和 JP(16)均无收载。

【鉴别】 本品与 2,4-二硝基氯苯在碱性条件下，生成鲜红色。

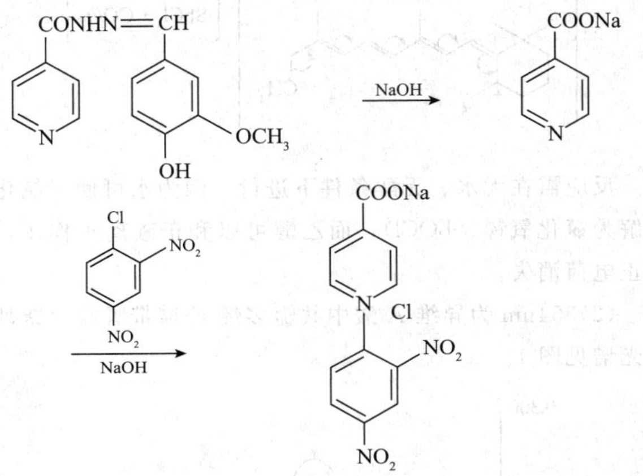

鲜红色

【检查】酸度 用氢氧化钠滴定液(0.1mol/L)滴定以控制在制造过程中引入的酸性杂质。

游离异烟肼 由未完全反应或氧化分解而引入。

干燥失重 本品分子结构中含 1 分子结晶水，理论含水量为 6.22%，规定不得过 7.0 %。

【含量测量】 采用非水溶液滴定法，电位法指示终点，冰醋酸-醋酐(1∶1)为溶剂，可获得明显的突跃。供试品溶解时，应微微加热，使完全溶解。

【制剂】 中国药典(2015)收载了异烟腙片，其他国家药典均未收载该品种。

异烟腙片(Ftivazide Tablets)

有 50mg 和 100mg 两个规格。

参考文献

[1] 国家药典委员会. 中华人民共和国药典临床用药须知·化学药和生物制品卷［M］. 2005 年版. 北京：人民卫生出版社.

撰写　陈秀琳　福建省食品药品质量检验研究院

复核　陈鼎雄　福建省食品药品质量检验研究院

异维 A 酸

Isotretinoin

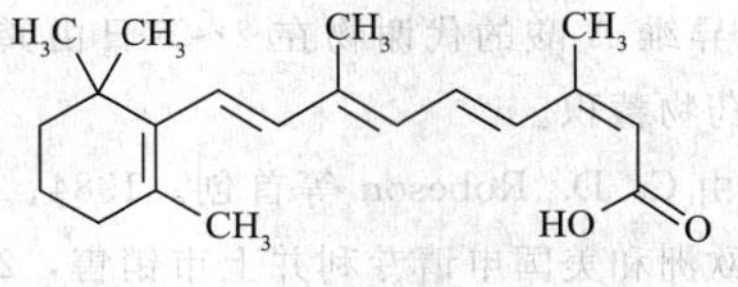

$C_{20}H_{28}O_2$　300.44

化学名： 3,7-二甲基-9-(2,6,6-三甲基-1-环己烯基)-2 顺-4 反-6 反-8 反-壬四烯酸

(2*Z*,4*E*,6*E*,8*E*)-3,7-dimethyl-9-(2,6,6-trimethylcyclohex-1-enyl)nona-2,4,6,8-tetraenoic acid

英文名： Isotretinoin(INN)

异名： 13-顺-视黄酸；2-顺-维 A 酸；异维甲酸

CAS：［4759-48-2］

异维 A 酸是一种用于治疗中度至重度痤疮的药物。因为它能够杀死迅速分裂的细胞，同时也作为一种治疗肿瘤，癌症的化疗药物使用。这种药物的影响是系统性的和非选择性的，在某些情况下，也用来治疗先天性鱼鳞病。它源于维生素 A，并少量天然存在于人体。

异维 A 酸的药物改变 DNA 的转录，这种药可减小皮脂腺的大小和减少皮脂的分泌[1]，同时它也可以稳定角质，使那些脱落的皮脂腺细胞较少黏性，因此抑制粉刺的形成。异维 A 酸以一种剂量依赖方式抑制人角朊细胞株 Cde-16 细胞株的体外增殖和 DNA 合成；减少角朊细胞肿瘤坏死因子 α (TNF-α)和白细胞介素-6(IL6)的产生，对角朊细胞超微结构有直接损伤作用，并抑制角朊细胞角蛋白表达[2]。最近的研究表明，药物通过增加中性粒细胞明胶酶相关的脂质运载蛋白在皮肤上产生的数量，从而诱导细胞凋亡而降低皮脂腺分泌皮脂，同时对痤疮丙酸杆菌有抑菌作用，从而达到抗炎的目的[3]。

异维 A 酸诱导肿瘤细胞分化的机制类似类固醇激素作用，即异维 A 酸与其受体结合后，运输到核内，修改转录基因，影响细胞增殖或分化。异维 A 酸对基因表达的调控是直接的，而不是因为细胞增殖抑制后的结果[4]。

异维 A 酸被用于严重的囊性痤疮的治疗[5,6]，同时对化脓性汗腺炎和严重痤疮酒渣鼻也有效[6]，它也可以用来帮助治疗先天性鱼鳞病，以减轻角化病。异维 A 酸已被用来治疗极为罕见的条件性骨化性肌炎。它也可用于治疗神经母细胞瘤(脑肿瘤的一种形式)。

异维 A 酸口服后很快被吸收，在 2～3 小时内即达峰值，随即迅速降低。正常人每次口服 4mg，1 小时后血药浓度达 100mg/ml，3～6 小时后约为 200mg/ml。口服异维 A 酸后，如食用高脂肪食物会提高该药的血药浓度。在交叉研究中发现，食用高脂肪餐后与禁食组相比血浆峰值浓度增加了一倍以上。异维 A 酸主要(99.9%)与血浆蛋白结合。各患者服用 25mg 异维 A 酸后半衰期有明显区别，平均为10～20 小时，异维 A 酸在肝脏中氧化并与葡萄糖醛酸结合，主要代谢产物为羧酸，口服异维 A 酸至少有三个代谢物在人血浆中已经发现。分别是 4-氧代异维 A 酸，视黄酸和 4-氧代维 A 酸。异维 A 酸同时会被氧化，不可逆的转变为 4-氧代维 A 酸。异维 A 酸的代谢物在 2～5 日由粪尿中全部排泄，不导致药物蓄积。

1955 年由 C. D. Robeson 等首创。1984、1985 年罗氏公司分别在欧洲和美国申请专利并上市销售，2002 年 2 月，罗氏公司的专利到期，国内于 20 世纪 90 年代初由上海第六制药厂和上海延安制药厂联合研制并生产。欧洲药典、英国药典及美国药典有收载。

【制法概要】

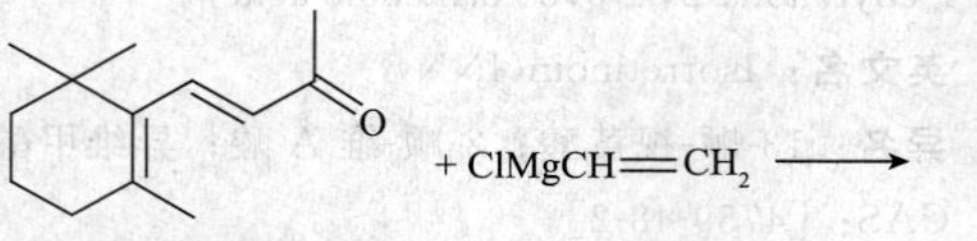

β-紫罗兰酮

化学名：E-4-(2,6,6-三甲基-1-环己烯-1-基)-3-丁烯-2-酮

CAS号：14901-07-6

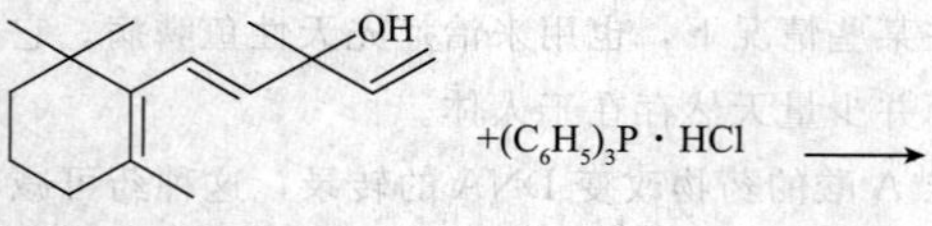

乙烯基-β-紫罗兰醇

化学名：E-4-(2,6,6-三甲基-1-环己烯-1-基)-2-羟基-2-乙烯基-3-丁烯

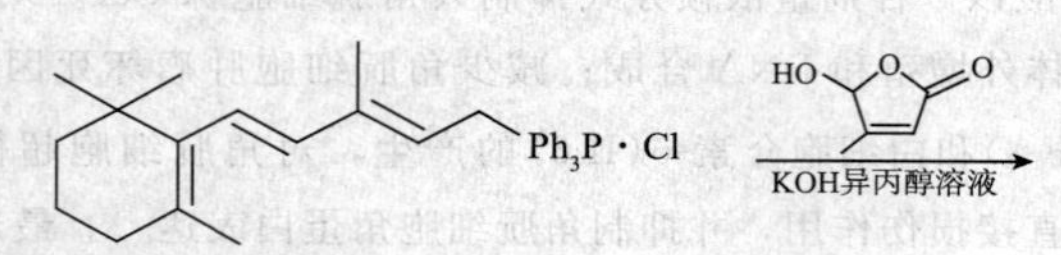

C_{15}-氯化三苯基磷

化学名：3-甲基-5-(2,6,6-三甲基-1-环己烯-1-基)-2反-4反-戊二烯基三苯基磷

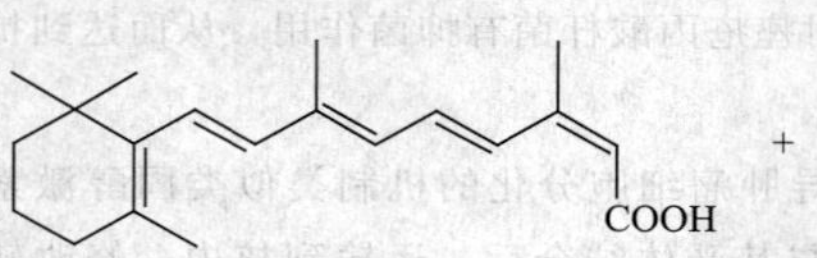

异维A酸

化学名：3,7-二甲基-9-(2,6,6-三甲基-1-环己烯-1-基)-2顺-4反-6反-8反-壬四烯酸

CAS：4759-48-2

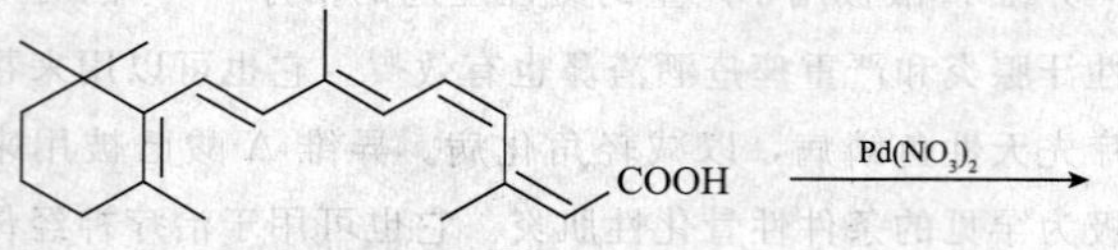

11,13-二顺维A酸

化学名：3,7-二甲基-9-(2,6,6-三甲基-1-环己烯-1-基)-2顺-4顺-6反-8反-壬四烯酸

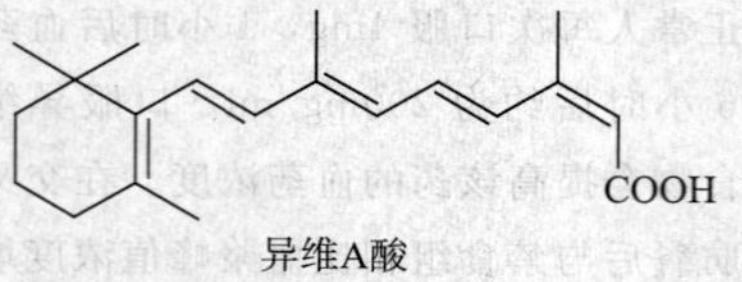

异维A酸

化学名：3,7-二甲基-9-(2,6,6-三甲基-1-环己烯-1-基)-2顺-4反-6反-8反-壬四烯酸

CAS：4759-48-2

【性状】本品在空气、受热及光照条件下易降解，特别在溶液中更易降解。异维 A 酸易被氧化产生 4-氧-异维 A 酸和 4-氧-维 A 酸，在受到热、光照或制成溶液时较容易产生顺反结构的改变，其产生的最主要的为 9,13-二顺维 A 酸、9-顺维 A 酸、全反式维 A 酸和 11,13-二顺维 A 酸。

本品熔点为 174～175℃。

【鉴别】(1)异维 A 酸与氯化锑中存在的亲电试剂氯化高锑作用形成不稳定的正碳离子。

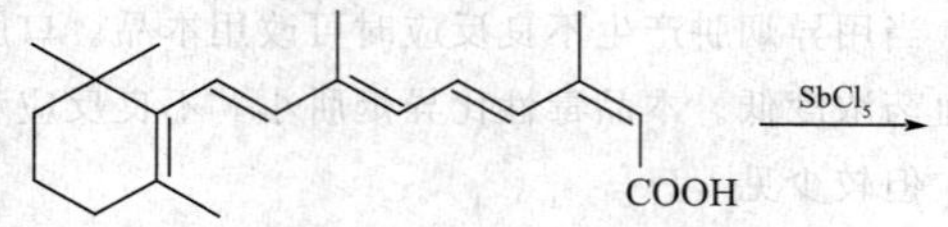

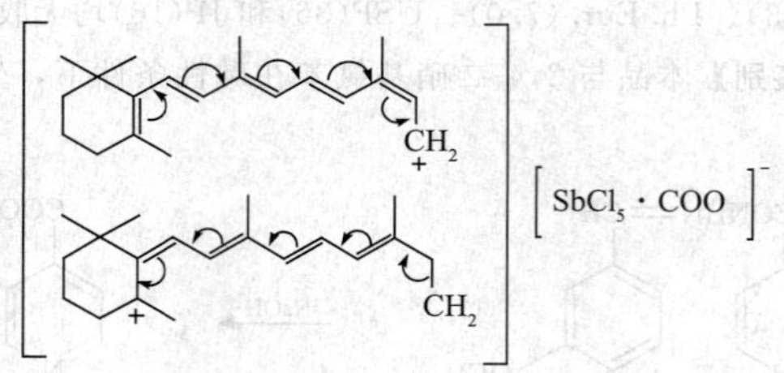

反应需在无水、无醇条件下进行。因为水可使三氯化锑水解为氯化氧锑(SbOCl)，而乙醇可以和正碳离子作用，使其正电荷消失。

(2)354nm 为异维 A 酸中共轭多烯 K 谱带吸收。紫外吸收光谱见图 1。

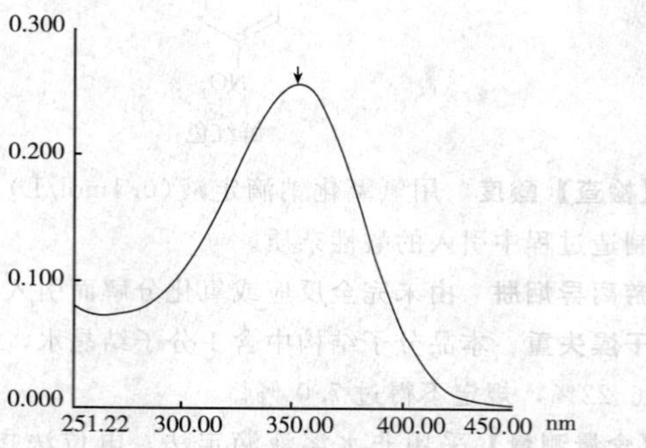

图 1　异维 A 酸紫外吸收光谱图

(3)本品的红外光吸收图谱(光谱集 944 图)。本品不稳定，因此操作时应避光，并尽快测定。显示的主要特征如下表。

特征谱带(cm^{-1})	归属	
3050	烯烃	ν_{C-H}
3000～2500	羧基	ν_{C-H}
1685	羧基	$\nu_{C=O}$
1600，1565，1555	烯	$\nu_{C=C}$
1250	羧基	ν_{C-O}
980	反式烯氢	δ_{C-H}

【检查】残留溶剂 现有的生产工艺中均未使用到一类溶剂，后三步有机溶剂包括：甲醇、乙酸乙酯、乙腈、异丙醇、正己烷、石油醚、四氢呋喃。

有关物质 BP 收载的主要杂质如下。

A. 3,7-二甲基-9-(2,6,6-三甲基环己烯-1-基)-2 反,4 反,6 反,8 反-四烯酸(全反式维 A 酸)

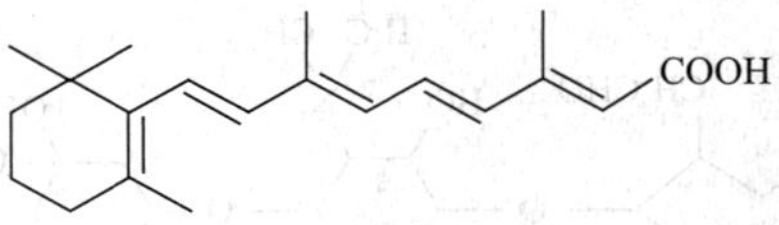

B. 3,7-二甲基-9-(2,6,6-三甲基环己烯-1-基)-2 顺,4 反,6 顺,8 反-四烯酸(9,13-二顺维 A 酸)

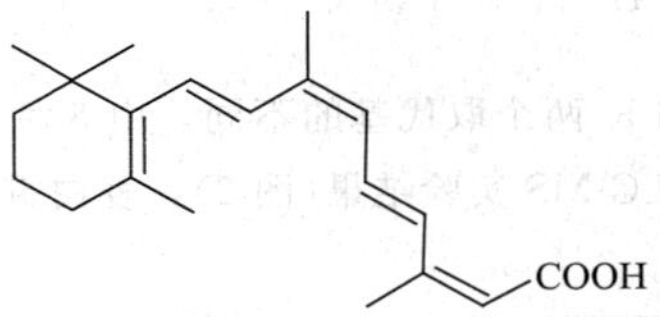

C. 3,7-二甲基-9-(2,6,6-三甲基环己烯-1-基)-2 顺,4 顺,6 反,8 反-四烯酸(11,13-二顺维 A 酸)

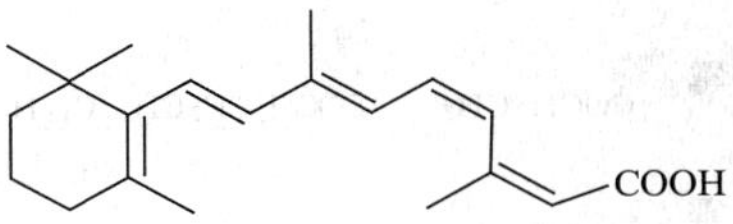

D. 3,7-二甲基-9-(2,6,6-三甲基环己烯-1-基)-2 反,4 反,6 顺,8 反-四烯酸(9-顺维 A 酸)

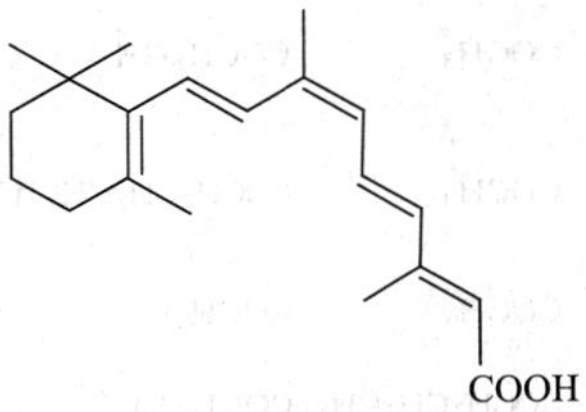

E. 异维 A 酸氧化产物

国内产品杂质来源：国内的生产工艺表明，异维 A 酸的主要工艺杂质为 11,13-二顺维 A 酸[3,7-二甲基-9-(2,6,6-三甲基-1-环己烯-1-基)-2 顺-4 顺-6 反-8 反-壬四烯酸] 和维 A 酸。异维 A 酸在储藏及加工过程中主要降解产物为光降解产物。

因异维 A 酸光降解产物纯品不易获得，故选择以异维 A 酸溶液光破坏后制成的溶液进行系统适用性试验，所有杂质均可获得良好分离。使用 3 种品牌色谱柱进行耐用性试验考察，结果 Phenomenex Luna C18 100Å，150mm×4.6mm，3μm、Shiseido Capcell Pak C18，UG120 150mm×4.6mm，3μm 分离效果良好，Waters Symmetry C18，150mm×3.9mm，5μm 的色谱柱分离效果较差，不能实现基线分离。由于异维 A 酸降解产物的结构与异维 A 酸的结构非常相似，其极性差异较小，故普通的常规十八烷基硅烷键合硅胶为填充剂的色谱柱较难得到良好的分离分析效果，推荐使用粒径为 3μm 的十八烷基硅烷键合硅胶为填充剂的色谱柱。图 2 为系统适应性试验色谱图，图 3 为维 A 酸典型色谱图，图 4 为异维 A 酸有关物质典型色谱图。

分别在 Agilent 1010 与岛津 LC-2010C 液相色谱仪上进行耐用性试验考察，结果良好。

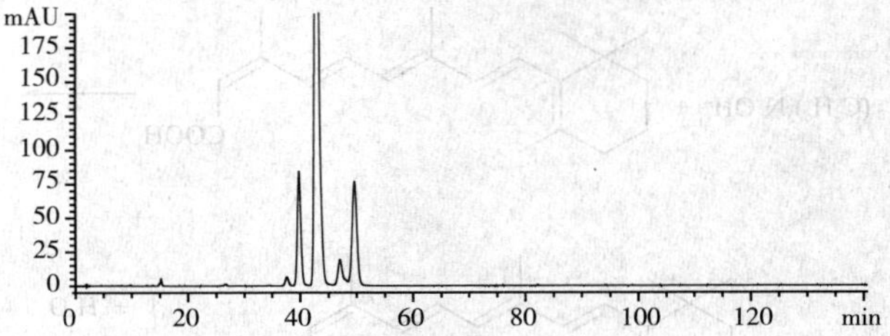

图 2 系统适用性试验色谱图

样品溶液光照 30 分钟后色谱图

色谱柱：Phenomenex Luna C18 100Å，150mm×4.6mm，3μm

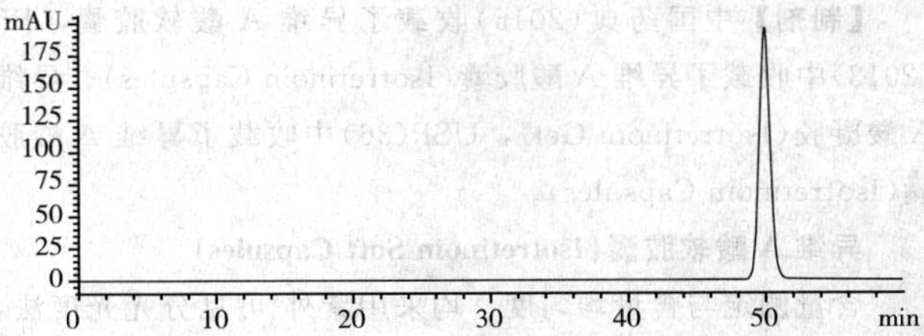

图 3 维 A 酸典型色谱图

色谱柱：Phenomenex Luna C18 100Å，150mm×4.6mm，3μm

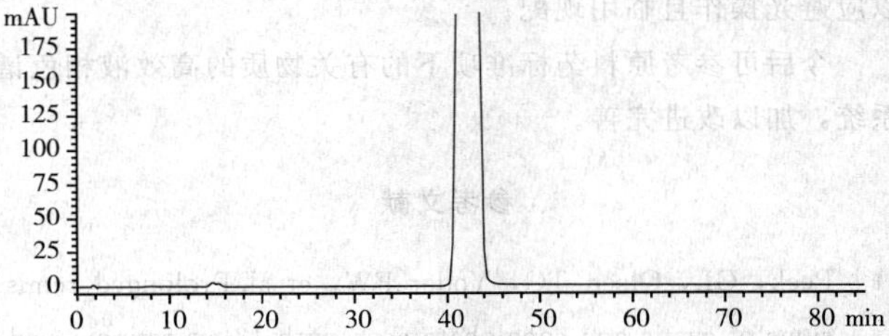

图 4 异维 A 酸有关物质典型色谱图

色谱柱：Phenomenex Luna C18 100Å，150mm×4.6mm，3μm

杂质限量计算时，已知杂质维 A 酸的量采用外标法计算，经采用逐步稀释法测定，维 A 酸在浓度从 5.55～177.48μg/ml 的范围内，线性关系良好 $r=1.0000$，按 3 倍信噪比计算维 A 酸的最低检测限，为 4.9ng/ml。规定的对照液的浓度 10μg/ml 是最低检测限(4.9ng/ml)的 2000 倍以上。

经稳定性考察，供试品溶液光照放置 0.5 小时后杂质量逐渐增加，故标准规定“避光操作”且应临用现制。

干燥失重 中国药典(2015)规定在 105℃干燥 3 小时，减失重量不得过 0.5%。BP(2013)，Ph. Eur.(7.0)和 USP(36)规定在室温下真空干燥 16 小时，减失重量不得过 0.5%。

炽灼残渣 中国药典(2015)与 BP(2013)，Ph. Eur.(7.0)和 USP(36)均规定遗留残渣不得过 0.1%。

重金属 中国药典(2015)与 BP(2013)，Ph. Eur. (7.0)和 USP(36)均规定含重金属不得过百万分之二十。

【含量测定】参照了 BP(2007)中异维 A 酸的质量标准，改用电位滴定法，丙酮溶解后，用氢氧化四丁基铵滴定液(0.1mol/L)测定异维 A 酸的量。

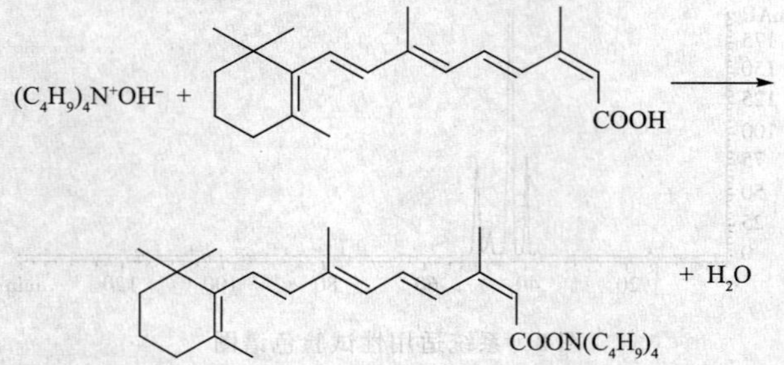

异维 A 酸在从 28.49～1040.10 mg 的范围内，线性关系良好 $r=0.9998$。

【制剂】中国药典(2015)收载了异维 A 酸软胶囊，BP(2013)中收载了异维 A 酸胶囊(Isotretinoin Capsules)、异维 A 酸凝胶(Isotretinoin Gel)，USP(36)中收载了异维 A 酸胶囊(Isotretinoin Capsules)。

异维 A 酸软胶囊(Isotretinoin Soft Capsules)

含量测定与含量均匀度 均采用紫外-可见分光光度法，辅料对主成分含量测定无干扰。

紫外-可见分光光度法专属性不强，容易受到其降解产物及杂质的干扰，由于异维 A 酸不稳定，光降解较快，所以应避光操作且临用现配。

今后可参考原料药标准项下的有关物质的高效液相色谱系统，加以改进完善。

参考文献

[1] Peck, GL, Olsen TG, Yoder FW, et al. Prolonged remissions of cystic and conglobate acne with 13-cis-retinoic acid: evaluation of sebum production and the clinical response in a multiple-dose trial [J]. New England Journal of Medicine, 1979, 300 (7): 329-333.

[2] 魏志平，等. 维甲酸对角阮细胞体外增殖分化影响的研究[J]. 徐州医学院学报，1996，16(1)：30.

[3] Nelson AM, Zhao W, Gilliland KL, et al. Neutrophil gelatinase-associated lipocalin mediates 13-cis retinoic acid-induced apoptosis of human sebaceous gland cells [J]. J. Clin Invest., 2008, 118(4): 1468-78.

[4] 张华等. 维甲酸抗肿瘤研究进展 [J]. 中国医院药学杂志，1994，16(6)：27.

[5] Rossi S. Australian medicines handbook [M]. Aust: Australian Medicines Handbook Pty Ltd, 2006.

[6] Klasco RK. Drugdex system [M]. vol. 128. Greenwood Village(CO): Thomson icromedex, 2006.

撰写 孙 煌 黑龙江省食品药品检验检测所
复核 白政忠 张秋生 黑龙江省食品药品检验检测所

麦白霉素

Meleumycin

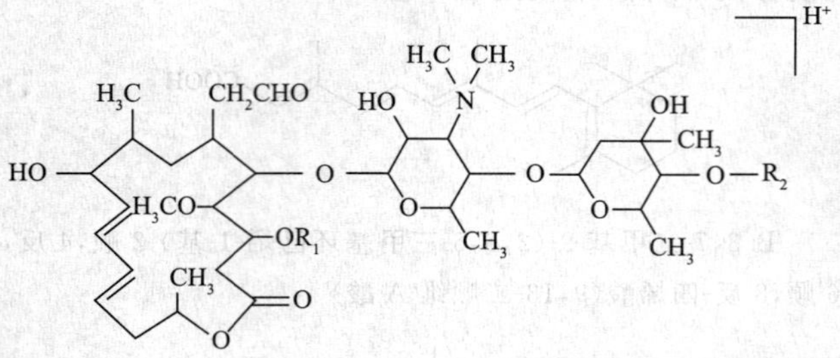

根据 R_1 和 R_2 两个取代基的不同，由 8 种主要组分组成(图 1)。根据 LC-MS 实验结果(图 2)，麦白霉素中主要组分的结构见下表。

色谱图中峰号	组分	R_1	R_2	结构式	分子量
5	麦迪霉素 A_1	$COCH_2CH_3$	$COCH_2CH_3$	$C_{41}H_{67}NO_{15}$	813
8	麦迪霉素 A_2	$COCH_2CH_3$	$COCH_2CH_2CH_3$	$C_{42}H_{69}NO_{15}$	827
3	麦迪霉素 B_2	$COCH_2CH_3$	$COCH_3$	$C_{40}H_{65}NO_{15}$	799
1	麦迪霉素 D	$COCH_2CH_3$	H	$C_{38}H_{63}NO_{14}$	757
4	吉他霉素 A_6	$COCH_3$	$COCH_2CH_3$	$C_{40}H_{65}NO_{15}$	799
6	吉他霉素 A_4	$COCH_3$	$COCH_2CH_2CH_3$	$C_{41}H_{67}NO_{15}$	813
2	吉他霉素 A_8	$COCH_3$	$COCH_3$	$C_{39}H_{63}NO_{15}$	785
7	X_4	$COCH_2CH_2CH_3$	$COCH_2CH_3$	$C_{42}H_{69}NO_{15}$	827

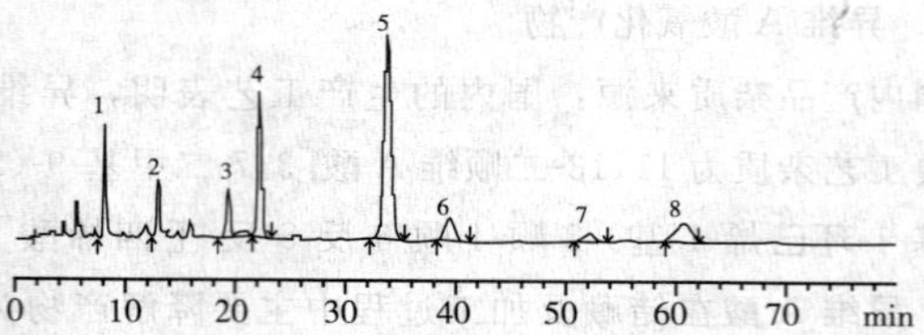

图 1 高效液相色谱法分析麦白霉素的典型色谱图

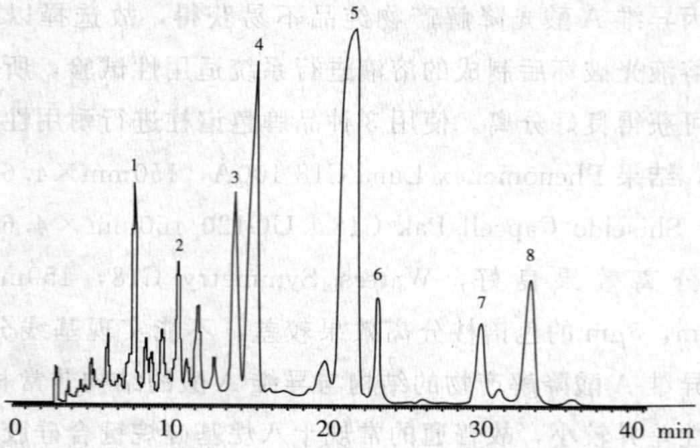

图 2 LC-MS 分析麦白霉素标准品的质谱总离子流色谱图

本品为大环内酯类抗生素，是麦迪霉素 A_1 及吉他霉素 A_6 两个组分为主的多组分混合物。1974 年我国科研人员分别从广东和四川土壤中分离到生米加链霉菌 1748（*S. mycarofaciens* 1748）与生米加链霉菌四川变种 74-10204（*S. mycarofaciens* var. *Sichuanensis* Yan），两种链霉菌发酵培养产生的抗生素经质谱、核磁共振、抗菌活性、色谱和光学活性研究，证明该两株菌产生的主要组分与国外报导的 Midecamycin 相同，因此曾定名为麦迪霉素。此后菌种经诱变处理以及发酵条件的改变，其中各组分的相对含量有了变化，同时分析手段也在不断提高，1986 年金文藻等对生米加链霉菌 1748 产生的麦迪霉素组分进行分析，发现本品除麦迪霉素 A_1 外，吉他霉素 A_6 含量稍大，其他成分含量较低。因此 1986 年将国产麦迪霉素改名为麦白霉素。

曾有研究者对其中两个主组分 A_1 和 A_6 的抗菌活性进行了微生物效价测定和体外抗菌试验的比较，结果 A_6 的效价要比 A_1 低 20%～30%，A_1 的体外抗菌活性也比 A_6 高。据报道，由于生产菌株不同，各厂产品的两个组分的比例也有所不同。

虽然麦白霉素组分中主要成分的含量与麦迪霉素有所不同，但其抗菌特点基本相同。本品的作用机制是抑制蛋白质合成，其作用点在 50s 核糖体亚基的转肽化作用上，为一典型抑菌药。对红霉素敏感的金葡菌和表皮葡萄球菌有较好的抗菌作用，其抗菌活性与麦迪霉素相当，略低于红霉素。抗菌作用仅次于红霉素，对部分红霉素耐药菌亦有效，对几种临床常见致病菌如细小链球菌、化脓链球菌、肺炎链球菌、淋病奈瑟球菌及厌氧菌也有与麦迪霉素相同的抗菌活性。

本品很易进入皮下软组织，在组织中的浓度明显地高于血浓度，尤以肝、脾、肺最高。给药 96 小时后几乎 100%由尿和大便排出。代谢物为去酰基化合物。本品毒性低，小白鼠口服 LD_{50} 为 7200mg/kg，比红霉素小，为吉他霉素的 1/6。不良反应为食欲减退、胃不适、恶心、呕吐、腹泻及皮疹等。曾有报导有引起神经血管性水肿的过敏病例。

本品最早收载于《卫生部药品标准》抗生素药品第一册（1989），后中国药典（2005）首次将其原料和片剂收载。目前除中国药典（2015）收载外，国外药典均无收载。

【制法概要】

发酵液 —[调 pH 酸化][过滤]→ 滤液 —[碱化]→ 碱化液 —[有机溶剂提取][离心分离]→ 有机溶剂提取液 —[调 pH][水提取]→ 水提取液 —[碱化][有机溶剂提取]→ 有机溶剂提取液 —[调 pH][水提取]→ 水提取液 —[除去有机溶剂]→ 结晶液 —[调 pH][过滤、抽干]→ 湿成品 —[干燥]→ 成品

【性状】本品在水中溶解极微，且随水的温度升高而溶解度降低。室温下稳定。

【鉴别】（1）采用麦迪霉素 A_1、A_2 与吉他霉素 A_4、A_6、A_8 组分检查项下的色谱图，供试品溶液应出现五个与麦白霉素标准品溶液中 A_8、A_6、A_1、A_4、A_2 峰保留时间一致的色谱峰。

（2）由于其分子中存在着共轭系统，故本品的无水乙醇溶液的紫外吸收图谱在 232nm 的波长处有最大吸收（图 3）。

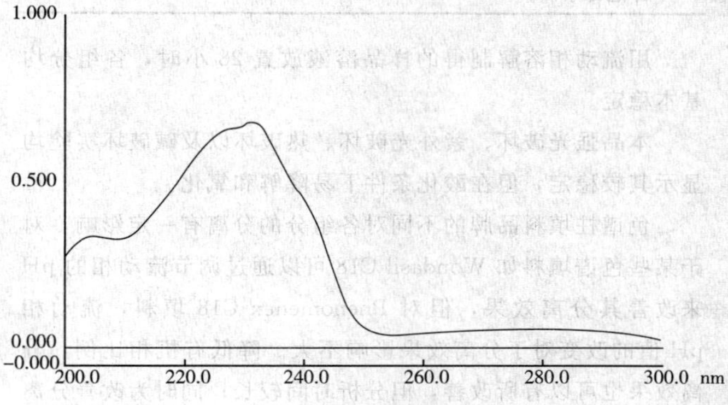

图 3　麦白霉素紫外光谱图

【检查】有关物质　将除 A 系列组分以外的其他已知结构的麦迪霉素 D 和 X_4 组分以及其他未知结构的小组分作为有关物质进行控制，含量均以麦迪霉素 A_1 计。

由于不同分离效能柱子间的差异较大，实际检测过程中存在着许多难以积分的小峰，故标准中对有关物质（其他组分）峰的计算时，可忽略计算供试品溶液中任何小于麦迪霉素 A_1 主峰面积 0.05%的峰。

干燥失重　采用在 105℃干燥至恒重的方法。曾用费休水分测定法测定水分，结果略偏高，可能由于麦白霉素结构中含活泼羰基可与甲醇反应形成缩醛或缩酮和水。

炽灼残渣　结晶工艺用氢氧化钠调节 pH，用无盐水洗涤，如洗不干净就可能存在较高量的钠离子，直接影响测定结果的准确性。

麦迪霉素 A_1、A_2 与吉他霉素 A_4、A_6、A_8 组分　麦白霉素 A_1 组分与吉他霉素 A_6 组分结构上的区别在于前者 C－3 位上为丙酰基，而后者为乙酰基。

经抗菌活性试验表明，吉他霉素 A_6 的微生物管碟法结果低于麦迪霉素 A_1 约 20%～30%，试管二倍稀释法结果表明麦迪霉素 A_1 的抗菌活性略高于吉他霉素 A_6。有资料显示，在麦白霉素发酵培养基中加入一定量能提供丙酰基的前体物质可以提高麦白霉素 A_1 含量。前体添加量在 0.05%～0.3%范围内，加量越高，麦白霉素 A_1 组分含量越高，但麦白霉素发酵效价下降的幅度也越大，故为保证产品的质量，有必要同时控制其组分含量和效价含量。

采用高效液相色谱法进行组分测定，将 A 系列组分作为有效组分进行控制。由于麦迪霉素与吉他霉素在流动相中的紫外响应因子基本一致，故对麦白霉素中的诸组分进行定量时，可采用麦迪霉素 A_1 组分对照品测定。麦白霉素线性范围为 0.4166～4.166mg/ml；吉他霉素 A_4、A_6、A_8 和麦迪霉素 A_1、A_2 的定量限及检测限见下表。

组分	检出限(μg)	定量限(μg)
麦迪霉素 A_1	0.22	0.62
麦迪霉素 A_2	2.2	7.7
吉他霉素 A_4	2.4	8.6
吉他霉素 A_6	0.44	1.37
吉他霉素 A_8	1.2	4.05

用流动相溶解制得的样品溶液放置 28 小时，各组分均基本稳定。

本品强光破坏、紫外光破坏、热破坏以及碱破坏实验均显示其较稳定，但在酸化条件下易降解和氧化。

色谱柱填料品牌的不同对各组分的分离有一定影响，对于某些色谱填料如 Wondasil C18 可以通过调节流动相的 pH 来改善其分离效果，但对 Phenomenex C18 填料，流动相 pH 值的改变对于分离效果影响不大。降低有机相比例，分离效果也可以有所改善，但分析时间较长；同时为改善分离效果，流动相的 pH 值偏碱较好。

【含量测定】本品可用微生物管碟法和比浊法进行效价测定。由于本品是多组分抗生素，检定菌的选择很重要。曾有报道采用二剂量法分别对 A_1 和 A_6 进行微生物效价测定，发现以 A_1 为标准品，A_6 为样品进行效价测定，以枯草芽孢杆菌为检定菌，A_6 为 75%；以藤黄微球菌为检定菌，A_6 为 80%；以蜡样芽孢杆菌为检定菌，A_6 为 73%；以短小芽孢杆菌为检定菌，A_6 为 75%。后有研究者用藤黄微球菌与枯草芽孢杆菌为检定菌对麦白霉素的效价进行了对比测定，由于吉他霉素 A_6 对藤黄微球菌的抗菌活性比芽孢杆菌敏感，结果采用藤黄微球菌测得的效价结果比用枯草芽孢杆菌测得的效价高约 5%，故卫生部药品标准(1989)将本品管碟法的检定菌定为枯草芽孢杆菌。

麦白霉素在 pH 4～7 的溶液中室温放置 96 小时，效价并无明显降低，在 pH 2 的溶液中则不稳定，每天效价下降 20%～30%；另有文献报道，pH 值对麦白霉素的体外抗菌活性影响较大，在酸性条件下完全失去抗菌活性，在偏碱条件下活性较高，活性随 pH 值升高而增加，故管碟法所用培养基的 pH 值为 8.0～8.2，缓冲液 pH 值为 7.8，均略微偏碱。同时为了得到清晰的抑菌圈，培养基及磷酸盐缓冲液的 pH 也宜偏碱些为好。

随着对比浊法研究的深入，越来越多的品种也逐渐采用了比浊法进行效价的测定，也有不少报道采用比浊法进行麦白霉素效价测定的研究。曾有文献报道了对麦白霉素比浊法效价测定试验菌株的筛选研究，对大肠埃希菌、金黄色葡萄球菌与肺炎克雷伯菌与不同抗生素浓度的生长曲线及在不同抗生素浓度下吸光度值的变化研究，结果发现大肠埃希菌对麦白霉素不敏感，对不同浓度的麦白霉素培养后菌液吸光度值相差很小，且菌株生长曲线无明显的对数生长期；麦白霉素对肺炎克雷伯菌抑制作用较强，但对不同浓度的麦白霉素培养后菌液吸光度差值较小，且菌生长缓慢；金黄色葡萄球菌对麦白霉素敏感，对不同浓度的麦白霉素培养后菌液吸光度值差值较合适，菌株生长曲线也有较好的对数期，因而试验菌株选择金黄色葡萄球菌。

采用浊度法进行效价测定，麦白霉素在 0.32～0.78u/ml 浓度范围内，高低剂量间的浊度无明显差别；在 3.2～7.81u/ml 浓度范围内，吸光度与浓度的对数不成线性关系；在 1.28～3.12u/ml 浓度范围内吸光度与浓度的对数线性关系良好。样品溶液室温放置 48 小时稳定。

有资料显示，麦白霉素在甲醇溶液中不稳定，1mg/ml 的麦白霉素甲醇溶液，放置不同时间进行高效液相色谱法测定，发现麦迪霉素 A_1 随放置时间的延长，峰面积不断减少，这可能是麦迪霉素 A_1 中的羰基与甲醇发生缩合所致。而本品用乙醇溶解后的水溶液在 4℃ 放置一个月，效价基本不下降，故本品效价测定所用助溶剂为乙醇。

本品每 1mg 的效价不得少于 850 麦白霉素单位(按干燥品计)。

【贮藏】本品易氧化，应密封，在干燥处保存。

【制剂】(1)麦白霉素片 (2)麦白霉素胶囊

干燥失重 对胶囊剂水分与含量的关系考察结果显示，水分对胶囊剂的稳定性有一定影响，应进行控制。

溶出度 由于本品属大环内酯类抗生素，在贮存过程中主药易与囊壳发生胶链反应，故溶出介质采用盐酸溶液(稀盐酸 24ml 加水至 1000ml)加 1% 胃蛋白酶。该溶出介质配制后溶液较为混浊，经紫外扫描，结果在 235nm 有最大吸收，最大吸收度约为 1.8，过滤后吸收度有所降低，约为 1.1，但使用前过滤与否对溶出度的测定结果影响不大。麦白霉素的溶出介质溶液在 5.06～30.35μg/ml 范围内呈良好线性关系，溶液在 8 小时内放置稳定。温度对酶活性有一定的影响，建议配制温度在 60℃ 以下。经试验，囊壳对测定结果基本无干扰，但滤材对其测定结果影响较大。滤纸吸附量较大时可达 3.87%，而用 0.45μm 或 0.8μm 滤膜则吸附量分别为 1.73% 和 1.78%(图 4、图 5)。

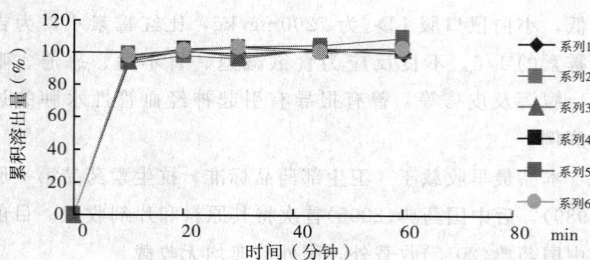

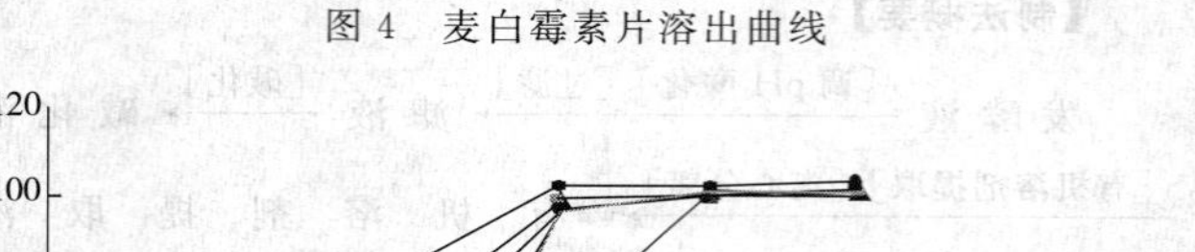

图 4 麦白霉素片溶出曲线

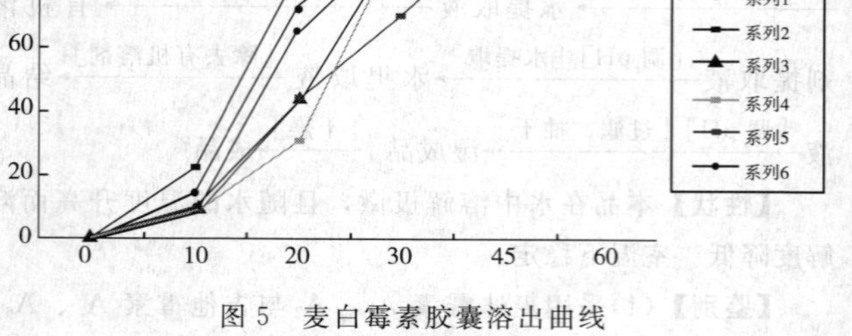

图 5 麦白霉素胶囊溶出曲线

麦迪霉素 A_1、A_2 与吉他霉素 A_4、A_6、A_8 组分　由于本品制剂的标示量均按效价单位计，故进行制剂的组分测定，按标示量计算时应将称取标准品的重量换算成效价单位，具体计算公式如下：

麦迪霉素 A_1（A_2）、吉他霉素 A_4（A_6、A_8）% = $A_T W_S$×平均装量×P×标准品效价/$A_S W_T$×标示量×100%

式中，A_T 为供试品色谱图中麦迪霉素 A_1（A_2）、吉他霉素 A_4（A_6、A_8）的峰面积；

A_S 为标准品色谱图中麦迪霉素 A_1 的峰面积；

W_T 为供试品的重量；

W_S 为标准品的重量；

P 为标准品中麦迪霉素 A_1 的百分含量。

参考文献

[1] 金文藻，张鸿．生米加链霉菌 1748 产生的麦迪霉素的组分分析［J］．中国抗生素杂志，1986，11(2)：120.

[2] 杨亚莉，李娅萍，文玉辉，等．麦白霉素的组分分析与质量控制［J］．药物分析杂志，2008，28(3)：341-344.

[3] 潘建英，雷学慧，凌大奎．国产麦迪霉素组分的分离和分析——Ⅰ．生米加链霉菌 1748 产生的麦迪霉素的试验研究［J］．中国抗生素杂志，1984，9(5)：389.

[4] 赵霞芬，裘晓华，时娟，等．麦迪霉素组分的高效液相色层分离［J］．中国抗生素杂志，1984，9(5)：420.

[5] 四川抗菌素工业研究所，四川医学院药理教研室．国产麦迪霉素的药理研究［J］．抗菌素，1978，3(1)：5.

[6] 王铁良，王诚德，吴铨，等．麦白霉素与麦迪霉素及其组分的体内外生物活性分析与比较［J］．中国抗生素杂志，1986，18(1)：42.

[7] 李寨，魏瑾，侯平，等．国产麦白霉素体外抗菌作用的再评价［J］．中国新药杂志，1994，3(6)：52-57.

[8] 刘淑奎，谢丽芳，王欣荣．提高麦白霉素发酵效价及有效 A1 组分产量的研究［J］．中国抗生素杂志，2001，26(4)：301-303.

[9] 刘英，崔春英，席德荣，等．比浊法自动测定麦白霉素制剂的效价［J］．中国药学杂志，2007，42(16)：1251-1254.

[10] 胡昌勤．高效液相色谱法在抗生素质控分析中的应用（下册）［M］．北京：气象出版社，2001：93.

撰写　李　霞　重庆市食品药品检验检测研究院

复核　王白露　重庆市食品药品检验检测研究院

芬布芬

Fenbufen

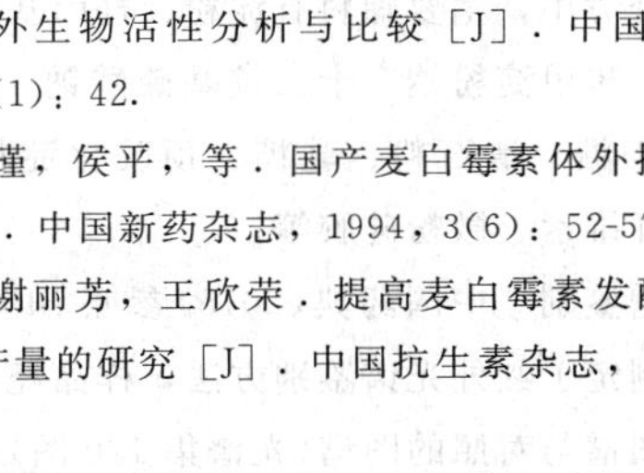

$C_{16}H_{14}O_3$　254.28

化学名：3-(4-联苯基羰基)丙酸

3-(4-diphenyly lcarbonyl)propionic acid

英文名：Fenbufen

CAS 号：［36330-85-5］

本品为一种长效的非甾体类抗炎药。本身属前体药，口服进入体内经肝脏代谢为联苯乙酯后具有抑制环氧酶的活性，能抑制前列腺素的合成，这是芬布芬抗炎作用的重要机制。广泛用于类风湿关节炎、风湿性关节炎、骨性关节炎、脊柱关节病、痛风性关节炎的痛肿治疗，还可用于牙痛、手术后疼痛及外伤性疼痛的止痛。

动物实验表明，本品的抗炎镇痛作用比吲哚美辛弱，但比阿司匹林强。本品口服后 2 小时左右 80% 被吸收，活性物质的血浓度在 6～8 小时达峰值。半衰期（$t_{1/2}$）较长，约 7 小时，但 72 小时仍在血中可以测到浓度。98%～99% 与血浆蛋白结合。66% 由尿排出，10% 由呼吸带出体外，10% 由粪便排出。

本品的不良反应主要为胃肠道反应，表现为胃痛、胃烧灼感、恶心，少数出现严重不良反应包括胃溃疡、出血甚至穿孔。头晕、皮疹、白细胞数轻度下降、氨基转移酶微升等较少见[1]。

除中国药典（2015）收载外，BP（2013）、Ph. Eur.（7.0）、JP（16）也有收载。

【制法概要】 本品由美国氰氨公司 Leoderle 实验室研制成功，1976 年在意大利首次上市。我国于 1982 年开始研究生产。芬布芬生产工艺路线如图 1。

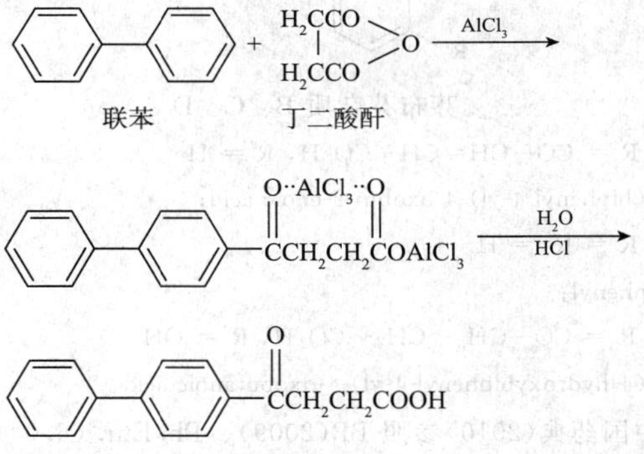

图 1　芬布芬生产工艺

【性状】熔点　中国药典（2015）规定本品的熔点为 185～188℃，BP（2013）、Ph. Eur.（7.0）规定熔点为 186～189℃，JP（16）规定约为 188℃。

【鉴别】（1）芬布芬在硫酸作用下脱水，生成其相应的酸酐，显橙红色；加水稀释，其酸酐又转变成芬布芬，芬布芬在水中几乎不溶，故呈白色固体析出。

（2）芬布芬在其乙醇溶液中存在酮式烯醇式互变，其烯醇式与三氯化铁形成复杂的络合物而显色（具体结构不明）。

（3）本品的红外光吸收图谱（光谱集 170 图），显示的主要特征如下：

特征谱带(cm^{-1})	归属
3100～2500	羧基 ν_{O-H}
1710	羧基 $\nu_{C=O}$
1675	酮基 $\nu_{C=O}$
1605，1585，1560，1490	芳环 $\nu_{C=C}$
835	取代苯 γ_{2H}
772	取代苯 γ_{5H}
698	苯环 $\delta_{环}$

【检查】有关物质 采用高效液相色谱法进行检查。

中国药典(2005)与 JP(16)有关物质的检查方法均为 TLC 法，中国药典(2005)规定杂质限度为 2.0%，JP(16)杂质限度为 1.0%。本法分离效能、检测灵敏度均较低，不能有效检出杂质。BP(2013)、Ph. Eur.(7.0)均采用高效液相色谱法，以十八烷基硅烷键合硅胶为填充剂，检测波长均为 254nm，流动相为冰醋酸-水-乙腈系统，梯度洗脱。BP(2013)列出了 4 种芬布芬有关物质(芬布芬杂质 A、B、C、D)。

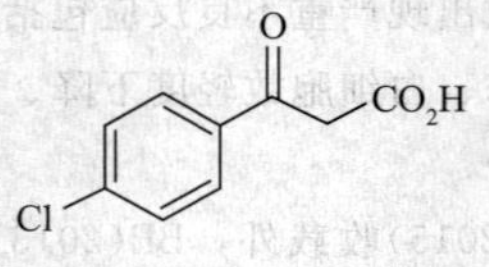

芬布芬杂质 A

3-(4-chlorophenyl)-3-oxopropanoic acid；

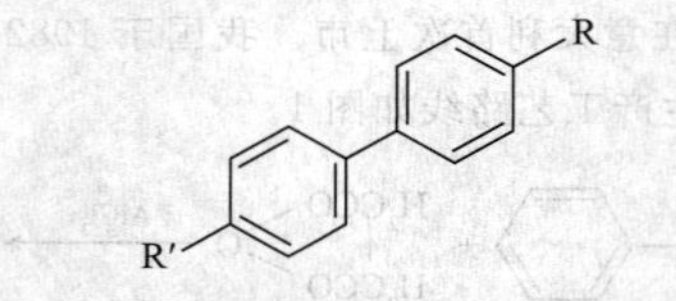

芬布芬杂质 B、C、D

B. R = CO—CH=CH—CO_2H，R′ = H

4-(biphenyl-4-yl)-4-oxobut-2-enoic acid；

C. R = R′ = H

biphenyl；

D. R = CO—CH_2—CH_2—CO_2H，R′ = OH

4-(4-hydroxybiphenyl-4-yl)-4-oxobutanoic acid

中国药典(2010)参照 BP(2009)、Ph. Eur.(6.0)的方法建立了梯度洗脱高效液相色谱法进行有关物质检查，以十八烷基硅烷键合硅胶为填充剂，以 1.8%冰醋酸溶液为流动相 A，乙腈为流动相 B，检测波长为 283nm，显著改善了各杂质与芬布芬的分离效果(图 2)。中国药典(2015)未修订。

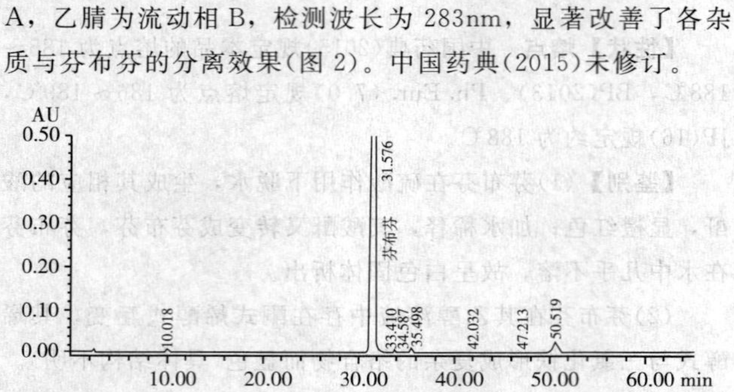

图 2 芬布芬有关物质典型色谱图

色谱柱：Inertsil ODS-3，4.6mm×250mm，5μm

使用四种品牌色谱柱：Inertsil ODS-3 柱(4.6mm×250 mm，5μm)、Gracesmart RP C18 柱(4.6mm × 250 mm，5μm)、Nucleodur C18 Gravity 柱(4.6mm×250 mm，5μm)、Xterra MS C18 柱(4.6mm×250 mm，5μm)进行耐用性试验考察，结果杂质峰与芬布芬峰的分离情况基本相似，系统适用性溶液中酮洛芬与芬布芬的分离度达到 5.0 以上，符合 BP(2009)的规定，杂质峰与芬布芬峰分离度均能达到 1.5 以上，且检出的杂质总量大致相同。为配合时间梯度程序，建议色谱柱柱长为 250mm。

采用逐步稀释法测定，芬布芬最低检测限为 0.004ng (S/N=3)。

经溶液稳定性试验考察，供试品溶液在 24 小时内稳定。

BP(2009)与 JP(15)均对芬布芬的有关物质做出严格的规定：BP(2009)规定单个杂质不得过 0.1%，杂质总量不得过 0.5%；JP(15)规定单个杂质不得过 1.0%，没有规定杂质总量；中国药典(2005)规定单个杂质不得过 2.0%，没有规定杂质总量，但由于 JP(15)、中国药典(2005)检测方法为 TLC 法，难以与 HPLC 法测定结果进行比较。中国药典(2010，2015)有关物质限度定为：单个杂质不得过 1.0%，杂质总量不得过 2.0%。

【制剂】中国药典(2015)和 BP(2013)均收载了芬布芬片、芬布芬胶囊，JP(16)中未收载制剂品种。

(1)芬布芬片(Fenbufen Tablets)

本品为白色片或类白色片，规格为 0.15g 与 0.3g，国内各企业的处方中，主要辅料有淀粉、羟丙基纤维素、硬脂酸镁、糊精、羧甲淀粉钠、十二烷基硫酸钠、聚山梨酯 80、二氧化硅、蔗糖、滑石粉、乳糖、预胶化淀粉、微晶纤维素、羟丙甲纤维素、微粉硅胶等。

红外光谱鉴别　中国药典(2015)参照 BP(2013)的样品前处理方法制定了红外光谱鉴别方法，样品经处理后绘制的红外光吸收图谱与对照的图谱(光谱集 170 图)一致。

有关物质　参照芬布芬质量标准有关物质检查的方法建立芬布芬片的有关物质检查方法，采用 HPLC 方法，色谱条件与芬布芬有关物质检查方法相同，空白辅料无干扰，供试品溶液在 24 小时内稳定(RSD=1.0%，n=8)。

含量测定　中国药典(2005)芬布芬片的含量测定方法为容量法，专属性不强，经实验发现，因辅料的干扰，在近终点时，酚酞显的粉红色褪色较快，即使要控制粉红色在 30 秒内不褪也较难确定终点。因此参照 BP(2013)的 HPLC 条件，中国药典(2015)芬布芬片的含量测定方法以外标法定量，等度洗脱。芬布芬在 283nm 处有最大吸收，考虑 BP(2009)的条件，选用 280nm 作为测定波长。空白辅料在芬布芬色谱峰位置处均无干扰。芬布芬进样量在 0.023～1.166μg 范围内，峰面积与进样量呈良好的线性关系，线性方程为：$y=5208423x-233$，$r=1.0000$(n=6)。重复性试验 RSD 为 1.3%(n=6)。供试品溶液在室温放置 15 小时基本稳定（RSD＝0.4％，n＝6）。方法回收率为 100.3％（n＝9，RSD＝0.2％）。

（2）芬布芬胶囊（Fenbufen Capsules）

本品内容物为白色或类白色粉末，规格为 0.15g，国内各企业的处方中，主要辅料为淀粉、滑石粉、硬脂酸镁、羧甲淀粉钠、十二烷基硫酸钠、糊精、乳糖、交聚维酮、羟丙甲纤维素、羟丙基纤维素、二氧化硅、蔗糖、聚山梨酯 80、低取代羟丙纤维素等。

红外光谱鉴别　同芬布芬片。

有关物质　参照芬布芬质量标准有关物质检查的方法建立芬布芬胶囊的有关物质检查方法，采用 HPLC 方法，色谱条件与芬布芬有关物质检查方法相同，空白辅料无干扰，供试品溶液在 24 小时内稳定（RSD＝2.7％，n＝8）。

含量测定　采用 HPLC 方法，色谱条件与芬布芬片含量测定方法相同。辅料在芬布芬色谱峰位置处均无干扰。重复性试验 RSD 为 0.3％（n＝6）。供试品溶液在室温放置 18 小时基本稳定（RSD＝0.4％，n＝5）。方法回收率为 101.1％（n＝9），RSD＝0.6％。

参考文献

[1] 国家药典委员会．中华人民共和国药典临床用药须知·化学药和生物制品卷［M］．2010 年版．北京：中国医药科技出版社，2011：977.

撰写　戴向东　刘庄蔚　广西壮族自治区食品药品检验所
复核　赵　庄　广西壮族自治区食品药品检验所

苄达赖氨酸

Bendazac Lysine

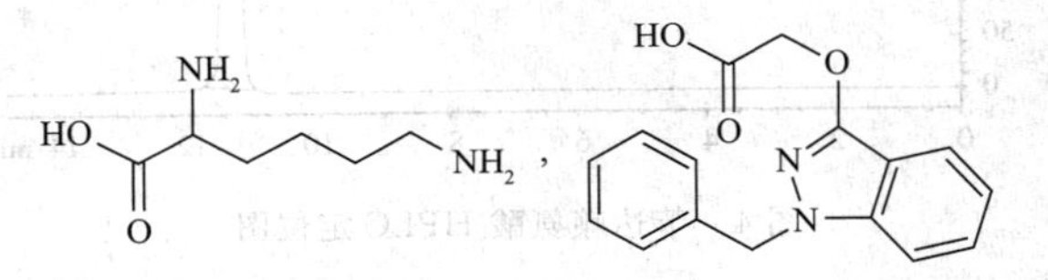

$C_6H_{14}N_2O_2 \cdot C_{16}H_{14}N_2O_3$　428.49

化学名： L-赖氨酸（1-苄基-1*H*-吲哒唑-3-氧基）乙酸盐

L-lysine-（1-benzyl-1*H*-indazol-3-yloxy）acetic acid

英文名： Bendazac Lysine（INN）

CAS 号：［81919-14-4］

本品为眼科用药。苄达赖氨酸（简称 BDZL）作为醛糖还原酶抑制剂，对晶状体醛糖还原酶具有抑制作用，通过局部滴眼使苄达赖氨酸进入眼组织和房水，并在晶状体内浓集，从而抑制眼内醛糖还原酶活性，达到预防和治疗白内障的目的。最近的临床研究证明，苄达赖氨酸有延缓老年性白内障发展的作用。家兔静脉注射后，在眼组织和血浆中能测得原药及其代谢物 5-羟苄达酸（5-BDZ），其中虹膜浓度最高，其他依次为睫状体、视网膜、角膜、泪液、房水、玻璃体和晶状体。血浆和房水、玻璃体、睫状体、视网膜的消除半衰期（$t_{1/2\beta}$）分别为 2.47、4.56、3.59 和 3.22 小时，而晶状体中 $t_{1/2\beta}$ 为 17.1 小时，明显长于其他组织。兔眼滴入 0.5％^{14}C-BDZL 滴眼液 0.05ml 后，眼部各组织中均可检测到药物，在晶状体中停留时间最长。

不良反应主要有一过性灼烧感、流泪等反应。眼外伤及严重感染时，暂不使用。部分病例出现一过性刺激感，如灼热感、刺痛等，但不影响使用。[1]

苄达赖氨酸首先由 Angelini 制药集团于 1983 年在意大利上市。国内于 1997 年正式生产。目前除中国药典（2015）收载原料及滴眼剂外，国外药典均未收载。

【制法概要】 苄达赖氨酸的制备方法主要是化学合成法[2]。合成路线如下：

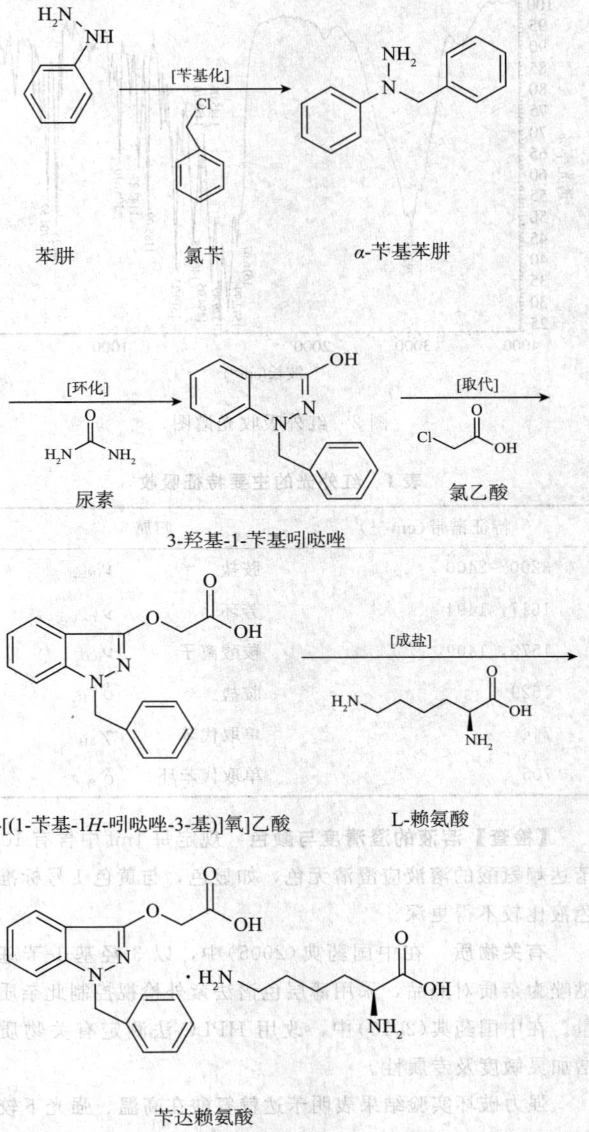

【鉴别】（1）本品因具有苯环结构而具有紫外可见光特征吸收光谱，本品的水溶液在 307nm 的波长处有最大吸收，在 272nm 的波长处有最小吸收，可作为鉴别依据（图 1）。

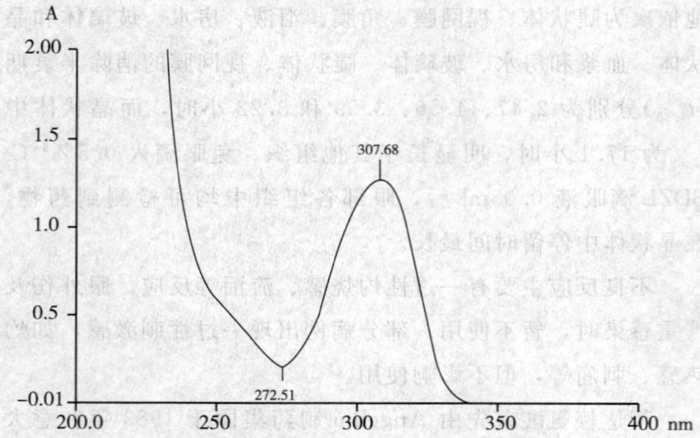

图 1　苄达赖氨酸紫外吸收特征图谱

(2)本品的红外光吸收图谱见图 2，显示的主要特征吸收见表 1。

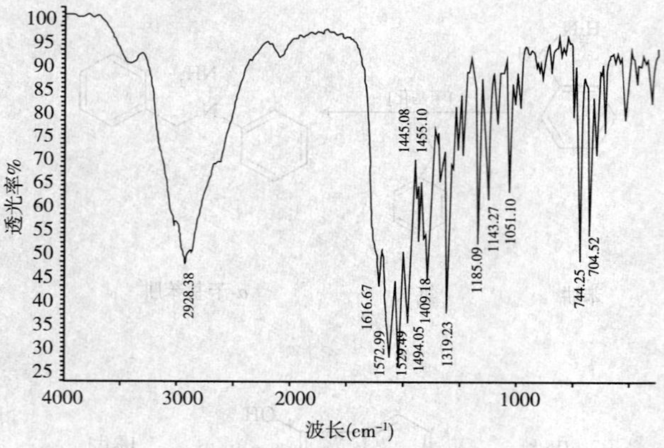

图 2　红外吸收光谱图

表 1　红外光的主要特征吸收

特征谱带(cm^{-1})	归属	
3200～2400	胺盐	ν_{NH_3}
1617，1494	芳环	$\nu_{C=C,C=N}$
1573，1409	羧酸离子	ν_{CO_2}
1529	胺盐	δ_{NH_3}
744	单取代苯	γ_{5H}
705	单取代苯环	$\delta_{环}$

【检查】溶液的澄清度与颜色　规定每 1ml 中含有 10mg 苄达赖氨酸的溶液应澄清无色，如显色，与黄色 1 号标准比色液比较不得更深。

有关物质　在中国药典(2005)中，以 3-羟基-1-苄基吲哒唑为杂质对照品，采用薄层色谱法紫外检视控制此杂质的量。在中国药典(2010)中，改用 HPLC 法测定有关物质以增加灵敏度及专属性。

强力破坏实验结果表明苄达赖氨酸在高温、强光下较稳定，在酸、碱、氧化环境下有不同程度的分解，降解产物与主峰能明显分离(图 3)，成品的贮存或使用过程中应避免酸性、碱性和氧化环境。

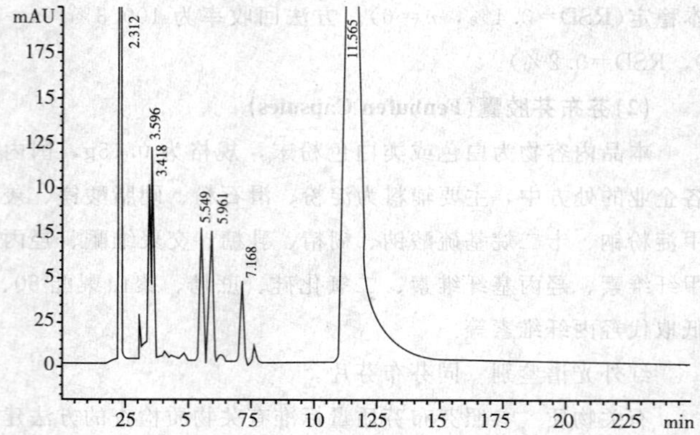

图 3　苄达赖氨酸氧化破坏 HPLC 图

色谱柱：Alltima C18 柱(4.6mm×250mm，5μm)

分别选用 3 根不同型号、规格的色谱柱，进行耐用性试验，苄达赖氨酸及杂质 A(3-羟基-1-苄基吲哒唑)的保留时间见表 2，色谱图见图 4、图 5。结果杂质 A 与苄达赖氨酸峰之间的分离度符合规定。且从强力破坏实验的图谱中可以看出，苄达赖氨酸主峰与产生的杂质均能良好分离。还考察了 30℃、35℃、40℃不同柱温条件下，分离度均符合规定。

表 2　各成分的 HPLC 保留时间

色谱柱	苄达赖氨酸	3-羟基-1-苄基吲哒唑
Kromasil C18 柱	8.64	6.14
Dimonsil C18 柱	10.15	7.06
Alltima C18 柱	11.58	7.67

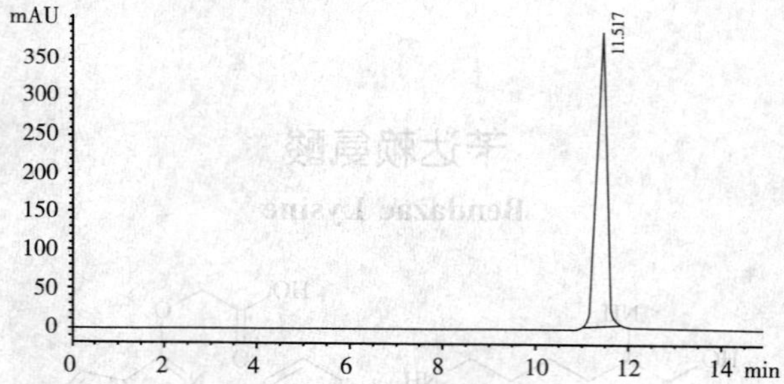

图 4　苄达赖氨酸 HPLC 定位图

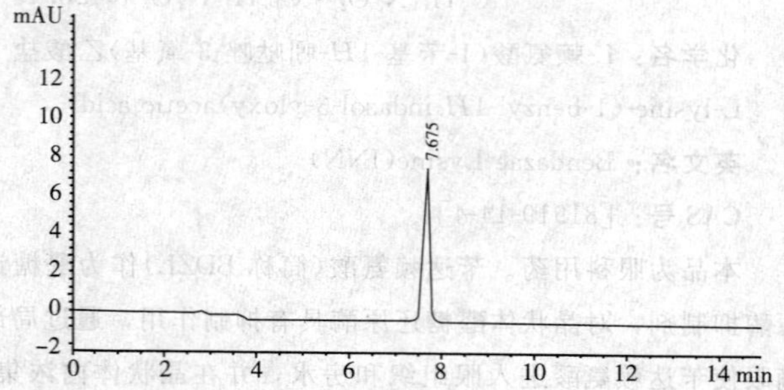

图 5　3-羟基-1-苄基吲哒唑 HPLC 定位图

中国药典(2010)采用 HPLC 的方法替代 TLC 法控制杂质的量，限度为不得过 1.0%。2015 年版未作修订。在将来的研究中，可以继续用 HPLC 法控制合成中间体 3-羟基-1-苄基吲哒唑及 α-［(1-苄基-1*H*-吲哒唑-3-基)］氧］乙酸的量以更好地控制产品质量。

干燥失重 本品高温下较为稳定，采用在 105℃干燥，减失重量不得过 1.0%。

【含量测定】采用高氯酸的非水滴定法。

重复性实验 RSD 为 0.16%(n=4)。

【制剂】苄达赖氨酸滴眼液(Bendazac Lysine Eye Drops)

本品为无色或几乎无色的澄明液体。规格为 5ml：25mg；8ml：40mg。

不同厂家的处方有所不同，主要体现在使用的抑菌剂品种及用量的不同。目前采用的抑菌剂主要为苯扎氯铵、羟苯乙酯等，硫柳汞逐步淘汰。

渗透压 眼用溶液的渗透压应尽量和泪液等渗，定为渗透压比应为 0.9～1.1。

含量测定 采用紫外-可见分光光度法。

以 E 值法计算，苄达赖氨酸在 20～60μg/ml 浓度范围内与吸光度呈线性关系，线性方程为 $A=0.0129C+0.0045$，$r=1.0000(n=5)$。重复性试验 RSD 为 0.35%(n=5)。供试品溶液(浓度为 40μg/ml)在室温放置 24 小时基本稳定。鉴于该法专属性相对较差，有待进一步研究，拟采用 HPLC 法进行测定。

参考文献

[1] 国家药典委员会．中华人民共和国药典临床用药须知·化学药和生物制品卷［M］．2005 年版．北京：人民卫生出版社，2005：996.

[2] 李燕艳，王德才．苄达赖氨酸的合成［J］．化工时刊，2006，20(4)：38-39.

撰写 吴 薇 浙江省食品药品检验研究院

复核 洪利娅 倪维芳 殷国真 浙江省食品药品检验研究院

苄星青霉素

Benzathine Benzylpenicillin

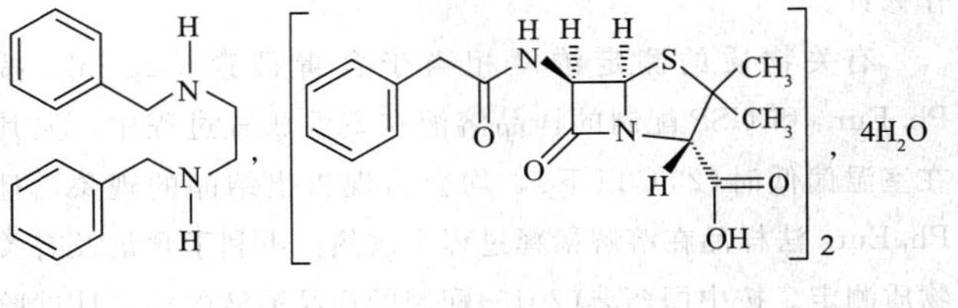

$(C_{16}H_{18}N_2O_4S)_2 \cdot C_{16}H_{20}N_2 \cdot 4H_2O$ 981.18

化学名：(2*S*,5*R*,6*R*)-3,3-二甲基-7-氧代-6-(2-苯乙酰氨基)-4-硫杂-1-氮杂双环[3.2.0]庚烷-2-甲酸-*N*,*N*′-二苄基乙二胺盐四水合物

(2*S*,5*R*,6*R*)-3,3-dimethyl-7-oxo-6-(2-phenylacetamide)-4-thia-l-azabicyclo[3.2.0]heptane-2-carboxylic acid compound with *N*，*N*′-dibenzylethylenediamine，tetrahydrate

异名：长效西林

CAS 号：［41372-02-5］(四水物)；［1538-09-6］(无水物)

本品为半合成β-内酰胺类抗生素，系青霉素的二苄基乙二胺盐。苄星青霉素为长效青霉素，肌注后自局部缓慢释出，水解成青霉素 G。血药浓度峰值低于同剂量可溶性青霉素，达峰时间晚但持续时间长[1]。主要用以预防风湿热，治疗各期梅毒，也可用以控制链球菌感染。

本品的药理作用及其机制、体内分布代谢、不良反应与青霉素基本相同。

本品的抗菌活性成分为青霉素。青霉素对溶血性链球菌等链球菌属、肺炎链球菌和不产青霉素酶的葡萄球菌具有良好抗菌作用。对肠球菌有中等度抗菌作用。淋病奈瑟菌、脑膜炎奈瑟菌、白喉棒状杆菌、炭疽芽孢杆菌、牛型放线菌、念珠状链杆菌、李斯特菌、钩端螺旋体和梅毒螺旋体对本品敏感。本品对流感嗜血杆菌和百日咳鲍特菌亦具一定抗菌活性。本品对梭状芽孢杆菌属、消化链球菌和产黑色素拟杆菌等厌氧菌具良好抗菌作用，对脆弱拟杆菌抗菌作用差。青霉素通过抑制细菌细胞壁合成而发挥杀菌作用。

肌内注射苄星青霉素后，青霉素缓慢释放并被吸收。成人肌内注射 240 万单位后，14 天的血药浓度为 0.12mg/L；青霉素血清蛋白结合率为 60%，在组织和体液中分布良好。青霉素主要通过肾小管分泌排泄，新生儿和肾功能不全患者中本品经肾小管排泄会减少。

不良反应：①过敏反应：青霉素所致的过敏反应在应用本品时均可能发生，其中以皮疹等过敏反应为多见，白细胞减少、间质性肾炎、哮喘发作和血清病型反应等少见，严重者如过敏性休克偶见；过敏性休克一旦发生，必须就地抢救，予以保持气道畅通、吸氧及使用肾上腺素、糖皮质激素等治疗措施。②二重感染：可出现耐青霉素金葡菌、革兰阴性杆菌或念珠菌二重感染。

青霉素国际标准品(1952 年)青霉素 G 钠称重 0.5998μg 为 1 单位，即 1mg=1670 单位。通过分子量折算，青霉素 G 的理论效价为每 1mg 相当于 1780 青霉素单位，苄星青霉素的理论效价为每 1mg 相当于 1211 青霉素单位，其无水物的理论效价为每 1mg 相当于 1309 青霉素单位。由于青霉素类的原料药和制剂仍习惯采用效价单位标示纯度或规格，故本品的含量限度同时规定了青霉素的百分含量和效价限度。

本品由 Szabo 等于 1951 年合成，国内于 1960 年开始生产。除中国药典(2015)收载外，Ph. Eur.(7.0)、BP(2013)、USP(36)和 JP(16)均对该品种亦有收载。

【制法概要】本品是由青霉素钾与二苄基乙二胺二乙酸盐的溶液混合得到的晶体经洗涤、干燥、磨粉和混粉制得。

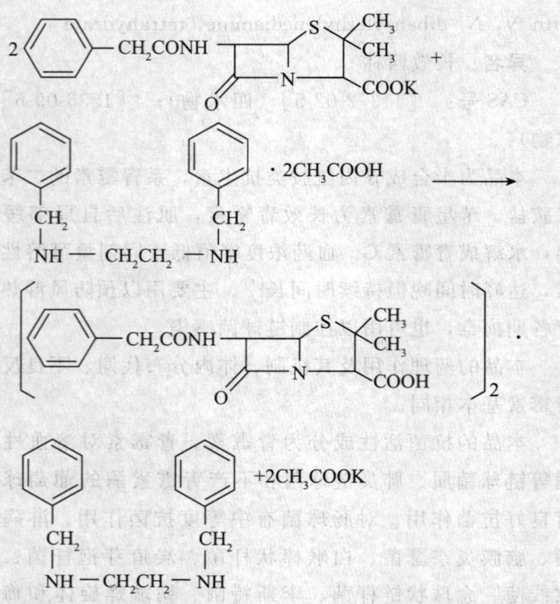

在制备注射用苄星青霉素时，需添加适量缓冲剂(枸橼酸三钠、磷酸氢二钠)及助悬剂(卵磷脂、聚山梨酯80)。为便于粉针剂的直接分装，一般在原料药的洗晶过程中加入卵磷脂、聚山梨酯80等助悬剂。中国药典在苄星青霉素原料药标准中也注明可加入适量的缓冲剂和助悬剂。卵磷脂无毒，每日允许摄入量未作限制性规定(FDA/WHO，1980年)，一般公认是安全的(FDA，184.1400，1985年)；聚山梨酯80，一般公认是安全的(FDA，1985年)，ADI 0～25mg/kg(FDA/WHO，2001年)，LD_{50} 37mg/kg(小鼠，经口)[2]。国产本品中卵磷脂的加入量约为1%，聚山梨酯80的加入量约为0.2%～1.0%。由于辅料溶液在晶体浸泡洗涤后被抽滤，因此成品中的上述辅料残留量很低。

【性状】据文献报道[3]和实验考查，晶体的形状及其粒度分布对于混悬均匀和注射给药后的安全颇具影响。在制备过程中，应避免形成针状结晶，并使其制成平均粒径约为150μm的片状结晶为佳(图1)。

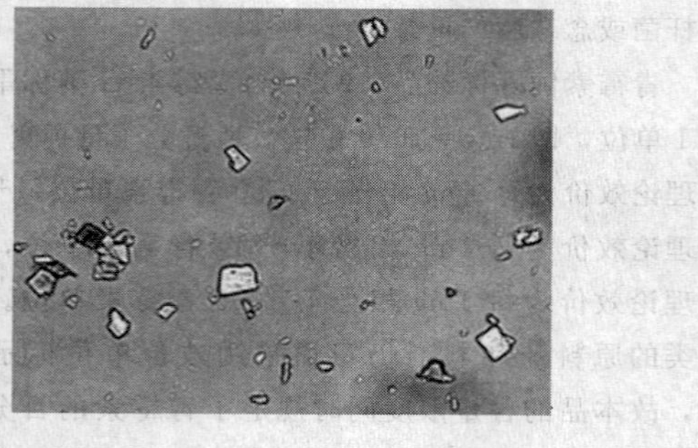

图1　晶体形状呈片状并粉碎至平均粒径150μm的苄星青霉素偏光显微照片

在23℃时的溶解度(mg/ml)：水0.15；苯0.38；乙醇5.2；丙酮1.5；甲酰胺28.0。苄星青霉素的甲酰胺溶液(c=0.105)的比旋度 $[\alpha]_D^{25}=+206°$。从甲酰胺中析出的晶体熔点为123～124℃。

【鉴别】在国际上，各部药典分别采用了薄层、红外、紫外、显色、熔点等鉴别方法，亦可作为检验工作中的参考。通常采用的鉴别法分别简介如下。

TLC法：供试品和对照品的甲醇溶液，采用硅胶G薄层板，丙酮-2mol/L乙酸铵溶液(pH7.0)(30∶70)为展开剂，展开后碘蒸气中显色，供试品所显两个主斑点的位置和颜色、大小应与对照品主斑点一致。

IR法：供试品采用KBr压片，红外光吸收图谱应与对照品或对照的图谱一致。供试品残留的辅料很少，基本不影响主药的定性鉴别。苄星青霉素的红外光吸收图谱收载于光谱集172图，其红外光吸收图谱显示的主要特征吸收如下：

特征谱带(cm^{-1})	归属	
3358，3240	酰胺	ν_{N-H}
3100～2300	胺盐	$\nu_{NH_2^+}$
3060，3030	芳氢	ν_{C-H}
1766	β-内酰胺	$\nu_{C=O}$
1660	酰胺(Ⅰ)	$\nu_{C=O}$
1620，1610，1500	苯环	$\nu_{C=C}$
1566，1335	羧酸离子	$\nu_{CO_2^-}$
1520	酰胺(Ⅱ)	δ_{NH}
755	取代苯	γ_{5H}
698	苯环	$\delta_{环}$

UV法：USP(36)采用对照品比较法测定苄星青霉素的甲醇溶液在263nm的吸光度。JP(16)分别配制苄星青霉素供试品和对照品的甲醇溶液(1→2000)，以同一吸收波长处的吸收强度为鉴定依据，核对其一致性。最大吸收波长处的吸光度比值为：$A_{252nm}/A_{258nm}/A_{264nm}/A_{267nm}=2.0:2.0:1.4:1.0$。

呈色反应：利用青霉素与硫酸-甲醛溶液水浴加热呈红棕色的反应进行鉴别。

熔点：利用游离后的二苄基乙二胺提取物的呈色反应以及重结晶产物的熔点进行鉴别。

【检查】有关物质　中国药典(2005)未控制有关物质。Ph. Eur.、BP和JP则分别采用HPLC梯度洗脱法测定有关物质。中国药典(2010)采用HPLC法。中国药典(2015)未作修订。

有关物质的测定浓度相当于含青霉素1mg/ml。按Ph. Eur.和USP配制的样品溶液在室温放置过程中，尤其在室温偏低时(20℃以下)，均会出现析出结晶的现象；且Ph. Eur.法样品在溶解稀释过程中放热，不利于含量及有关物质测定。按中国药典(2015)配制的样品溶液的稳定性试验结果表明，溶液在8小时内两峰面积变化不大，而Ph. Eur.法的溶液在8小时内两峰面积均下降约10%，除因析出造成峰面积明显降低外，还增加了新的杂质峰。样品在溶解稀释过程中的吸热与放热总体变化不大。样品溶液室温(约22℃)放置1周未见晶体析出。Ph. Eur.法的对照溶液系采用对照品溶液用流动相A稀释而成，试验发现样品在流动相 A 中不稳定。根据青霉素溶液在 pH6～6.8 降解最慢，中国药典采用磷酸盐缓冲液（pH 值约为 5.9）作为自身对照溶液的溶剂，简便且溶液较稳定。供试品溶液随放置时间的增加，杂质数目及杂质量会有所增加，故应临用前现配。

经对热、酸、碱、光、氧化强力破坏试验的样品测试结果表明，降解产物峰与主峰分离良好，各降解产物峰之间也有较好的分离。分别按卵磷脂和聚山梨酯的最大加入量制备辅料溶液，结果均未检出辅料峰。信噪比 S/N 为 3 时，二苄基乙二胺的检测限为 2.5ng，青霉素的检测限为 0.6ng。分别采用 Waters 2695、岛津 LC-2010C、岛津 LC-20AT 和 Agilent 1100 四种型号高效液相色谱仪以及 SinoChrom、Venusil XBP、Luna、Discovery 四种品牌色谱柱对破坏样品和样品进行测试，结果两个主峰与相邻杂质峰以及杂质峰之间均有较好的分离。如采用 SinoChrom ODS-AP（4.6mm×250mm，5μm）分析热破坏样品，二苄基乙二胺和青霉素与相邻杂质的分离度分别为 3.5 和 4.6，优于 Ph. Eur. 法；二苄基乙二胺峰和青霉素峰的理论板数分别为 6879 和 64096，较 Ph. Eur. 法高，故有利于微量杂质的检出，杂质数目或杂质量会有所增加，有关物质测定结果较 Ph. Eur. 法略高。以酸破坏的溶液作为系统适用性试验溶液（图 2～图 5）。

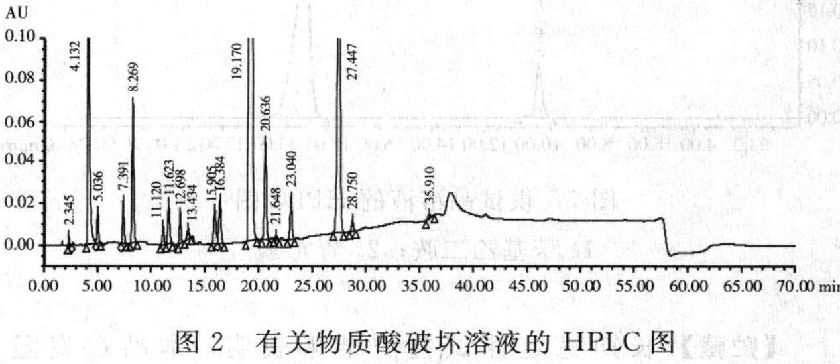

图 2　有关物质酸破坏溶液的 HPLC 图

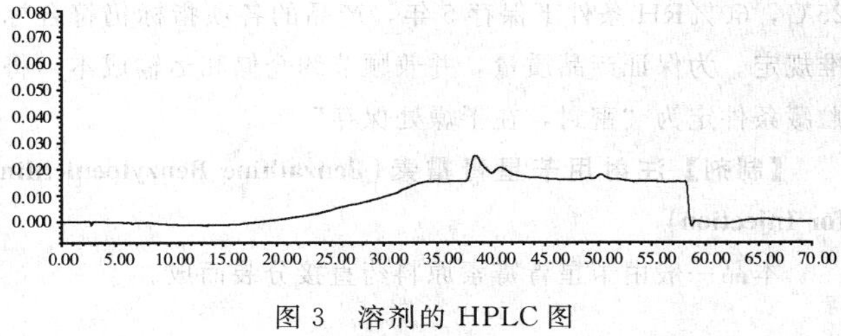

图 3　溶剂的 HPLC 图

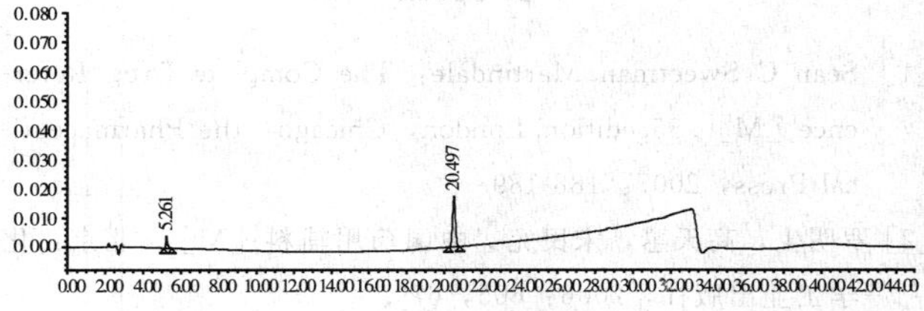

图 4　对照溶液的 HPLC 图

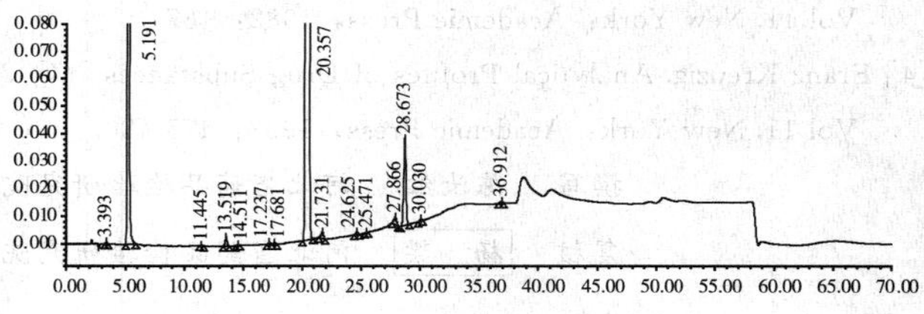

图 5　供试品溶液的 HPLC 图

国内不同企业产品的最大杂质量和杂质总量相差较大。如某生产企业的产品室温留样 8 年仍在合格范围内，提示本品的杂质可能主要在生产过程中引入。在规定条件下贮藏的干燥品比较稳定。已建议生产厂家调整工艺条件，以控制杂质的来源。Ph. Eur. 和 BP 分别列出了供试品中可能存在且能被检出的 6 种已知杂质。

（1）monobenzylethylenediamine（单苄基乙二胺）

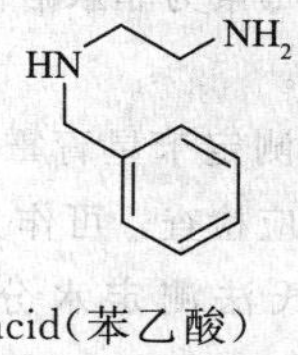

（2）phenylacetic acid（苯乙酸）

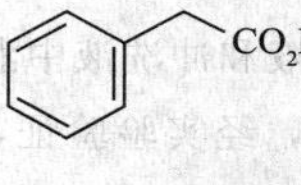

（3）benzylpenicilloic acid benzathide（苄星青霉酸）

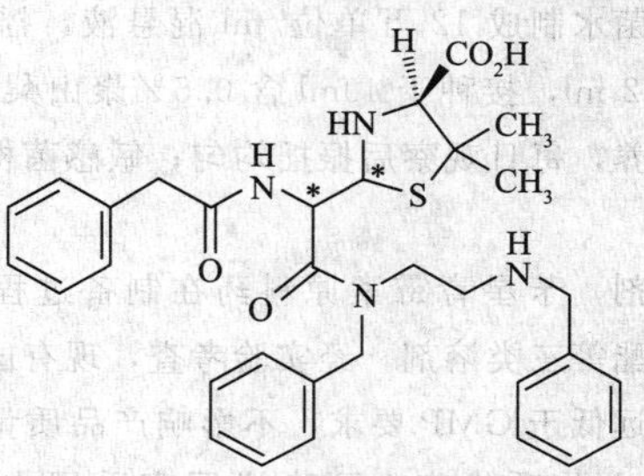

（4）(3*S*,7*R*,7a*R*)-5-benzyl-2,2-dimethyl-2,3,7,7a-tetrahydroimidazo[5,1-b]thiazole-3,7-dicarboxylic acid（penillic acid of benzylpenicillin，青霉二酸）

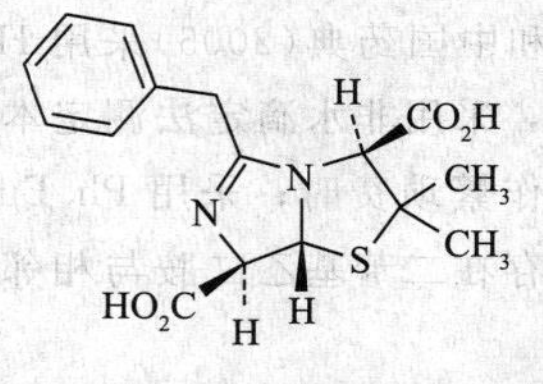

（5）(4*S*)-2-[carboxy[(phenylacetyl)amino]methyl]-5,5-dimethylthiazolidine-4-carboxylic acid（penicilloic acids of benzylpenicillin，青霉裂解酸）

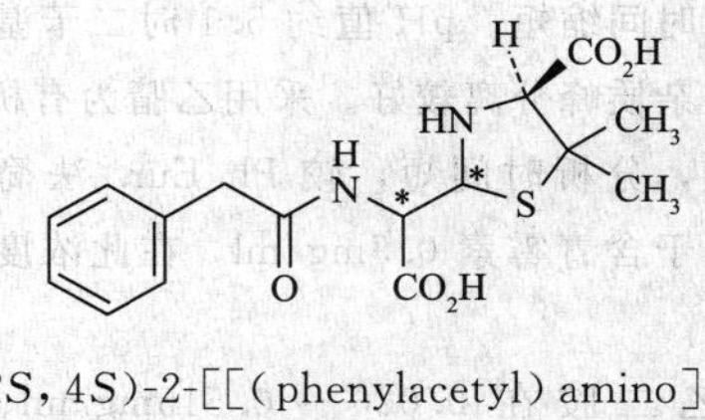

（6）(2*RS*,4*S*)-2-[[(phenylacetyl)amino]methyl]-5,5-dimethylthiazolidine-4-carboxylic acid（penilloic acids benzylpenicillin，脱羧基青霉裂解酸）

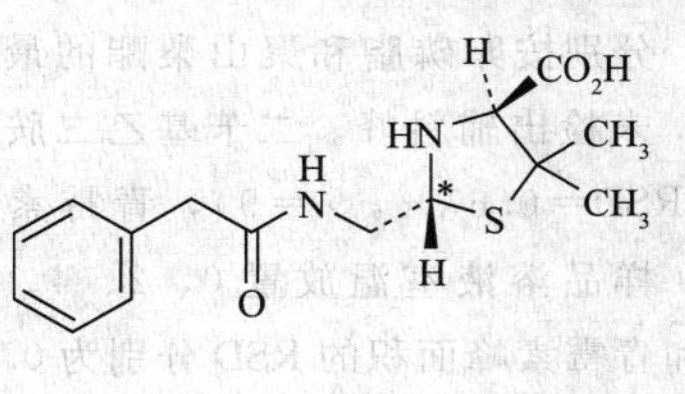

和立体异构体（C*）

抽针试验 本品临床使用前须加适量灭菌注射用水使成混悬液。为防止临床使用时针头被堵塞及肌注后由于颗粒太大引起局部组织红肿等刺激性反应，应进行抽针试验检查。如针头堵塞，则可能与晶粒的形状、大小、分布不匀、晶粒之间的静电引力和凝聚等有关，因此应注重洗涤、磨粉等工艺控制，以制备适宜的结晶性粉末，确保临床使用的安全有效。

可见异物 苄星青霉素为非水溶性药物，经试验，选定易溶溶剂二甲基甲酰胺。

酸碱度 国外药典测定苄星青霉素乙醇溶液的pH值，或用普鲁士蓝的显色反应检查，可作为检验工作中的参考。

水分 采用费休氏法测定水分法，限度为5.0%～8.0%。

无菌 本品在稀释液和冲洗液中混悬，无法进行薄膜过滤，故采用直接接种法，经实验验证，具体试验方法如下：取规定量的本品，加入4倍于样品标示单位的无菌青霉素酶，再加灭菌水制成12万单位/ml混悬液，摇匀，静置30分钟后，取2 ml，接种于40ml含0.5%聚山梨酯80培养基中摇匀，培养，每日观察后振摇均匀；敏感菌株为枯草芽孢杆菌。

残留溶剂 苄星青霉素原料药在制备过程中使用了乙醇、乙酸乙酯等三类溶剂，经实验考查，现有国产样品的溶剂残留量均远低于GMP要求，不影响产品质量，因此质量标准中未列入此项检查，已建议厂家采用内控标准进行控制。

【含量测定】各国药典和文献报道曾采用碘量法、非水滴定法、紫外法、比色法、微生物法和HPLC法等测定含量[4]。USP(33)和中国药典(2005)采用HPLC法测定本品中的青霉素含量，采用非水滴定法测定本品中的二苄基乙二胺的含量，操作繁琐费时；采用Ph. Eur. 法对破坏样品进行分离，同样存在二苄基乙二胺与相邻峰分离不理想的不足。

中国药典(2010)采用HPLC法。二苄基乙二胺与青霉素使色谱行为对流动相的pH值比较敏感，二苄基乙二胺为有机碱，pH值增大，保留时间延长，青霉素为有机酸，pH值增大，保留时间缩短。pH值约5.1时二苄基乙二胺与青霉素峰分别与杂质峰分离较好。采用乙腈为有机相，峰形较窄，柱压较低，分析时间短，较Ph. Eur. 法简便。含量的测定浓度相当于含青霉素0.5mg/ml，在此浓度下样品不易从溶液析出。

二苄基乙二胺在0.026～0.515mg/ml、青霉素在0.072～1.449mg/ml范围内，分别与峰面积呈良好的线性关系。样品经热、酸、碱、光、氧化强力破坏产生的降解产物峰与主峰分离较好。分别按卵磷脂和聚山梨酯的最大加入量制备的辅料溶液，未检出辅料峰。二苄基乙二胺的平均回收率为100.1%（RSD＝0.67%，n＝9），青霉素的平均回收率为100.1%，样品溶液室温放置0、2、4、6、8小时，二苄基乙二胺和青霉素峰面积的RSD分别为0.62%和0.15%。

二苄基乙二胺峰的易于拖尾，应选用经“封尾”技术处理的填料。对10个品牌的填料进行了考察，较适用的有：Discovery、Amethyst、Venusil XBP、XTerra、CAPCELL、SinoChrom、Luna、SHIMADZU VP；不适用的有：BDS HYPERSIL(二苄基乙二胺保留较强)、Diamonsil(二苄基乙二胺峰展宽)。前7种色谱柱的理论板数均在3000以上，峰型柱效较好。采用Discovery C18(25cm×4.6mm，5μm)色谱柱，二苄基乙二胺峰和青霉素峰的理论板数分别为7330和5827。

以酸破坏溶液作为系统适用性试验溶液(图6、图7)。

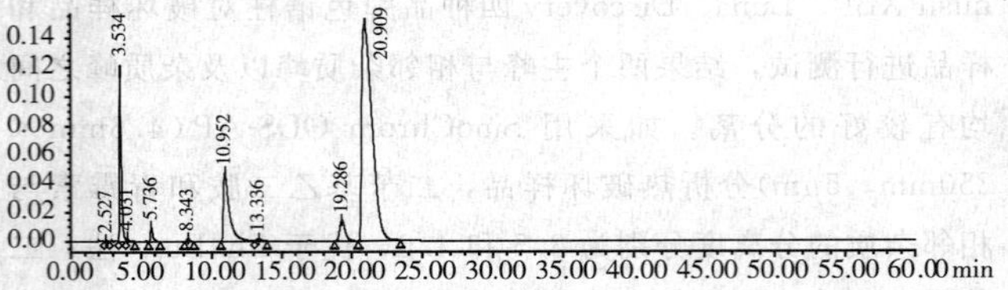

图6 酸破坏溶液的HPLC图

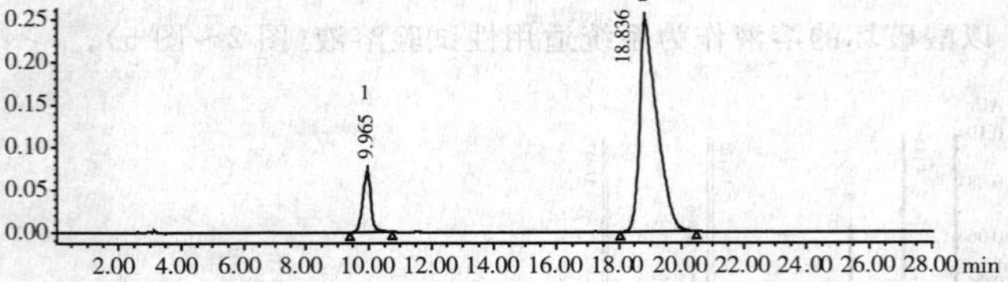

图7 供试品溶液的HPLC图

1. 苄基乙二胺；2. 青霉素

【贮藏】长期稳定性试验的结果表明，本品在室温25℃，60%RH条件下保存5年，产品的各项指标仍符合标准规定。为保证产品质量，并兼顾节约仓储和运输成本，将贮藏条件定为“密封，在干燥处保存”。

【制剂】注射用苄星青霉素(Benzathine Benzylpenicillin for Injection)

本品一般由苄星青霉素原料药直接分装而成。

参考文献

[1] Sean C Sweetman. Martindale: The Complete Drug Reference [M]. 35 edition. London, Chicago: the Pharmaceutical Press, 2007: 188-189.

[2] 罗明生，高天惠，宋民宪. 中国药用辅料 [M]. 北京：化学工业出版社，2006：605，679.

[3] Franz Kreuzig. Analytical Profiles of Drug Substances [M]. Vol 11. New York: Academic Press, 1982: 467.

[4] Franz Kreuzig. Analytical Profiles of Drug Substances [M]. Vol 11. New York: Academic Press, 1982: 475-480.

撰写 陈汝红 河北省药品检验研究院

复核 杨梁 河北省药品检验研究院

苄氟噻嗪

Bendroflumethiazide

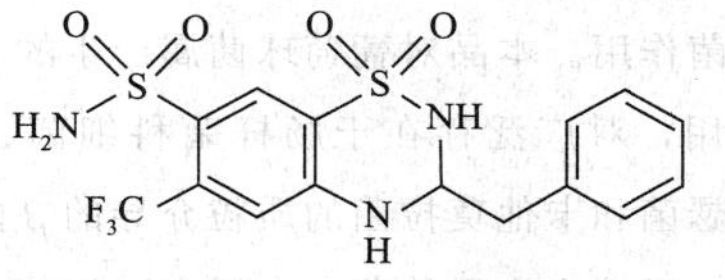

$C_{15}H_{14}F_3N_3O_4S_2$　421.41

化学名：3-苄基-6-三氟甲基-7-磺酰氨基-3，4-二氢-2*H*-1，2，4-苯并噻二嗪-1，1-二氧化物。

3-(phenylmethyl)-6-(trifluoromethyl)-7-sulphonamide-2*H*-1，2，4-benzothiadiazine-3，4-dihydro-1，1-dioxide

英文名：Bendroflumethiazide(INN)；Bendrofluazide

CAS：[73-48-3]

本品为利尿药。由 Holdrege 等于 1959 年首先合成，1960 年由 Lund 等和 Kennedy 等同时发现其利尿作用。作用机制为抑制髓袢升支皮质部对钠和氯的再吸收，从而促进肾脏对氯化钠的排泄而产生利尿作用。同时有较多的钠运至远曲小管与钾离子交换而导致失钾。长期服用可引起低钠血症、低氯血症和低钾性碱血症。适当补充钾盐可防血钾过低。本品亦有降压作用，特别适用于伴有肾功能减退的高血压患者。利尿作用较氢氯噻嗪强而且持久。口服后约 1 小时，即开始显效，6～12 小时达高峰，作用可持续 24～36 小时。

国内于 1966 年开始试制，1969 年投产。除中国药典(2015)收载外，BP(2013)、USP(36)及 Ph. Eur.(7.0)均有收载。

【制法概要】

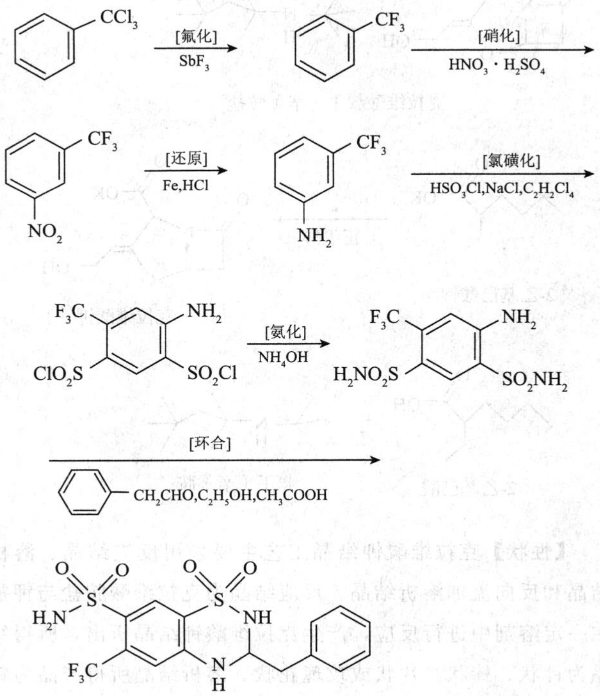

【性状】熔点较高，文献值为 220～228℃，但分解点不明显。

本品性质较稳定，置 60℃条件下，2 周后无变化；但其乙醇溶液(1mg/ml)于 60℃条件下 2 周后约分解 25%；其水混悬液在同样条件下 1 周后几乎全部分解为双磺酰胺(Ⅰ)。在碱性溶液中(pH 12)中，35℃ 1 小时全部分解为(Ⅰ)。在酸性溶液中也不稳定。

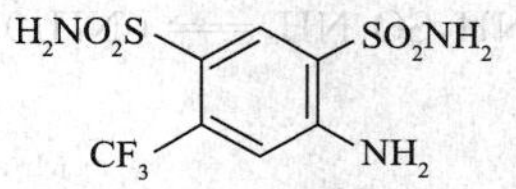

双磺酰胺(Ⅰ)

【鉴别】(1)本品加硫酸使成酸性后，加高锰酸钾溶液并加热，即发生氧化分解，生成带有刺激性特臭的苯乙醛。

(2)本品用直火缓缓加热至炭化，结构中的磺酰胺即分解，释放出具刺激性特臭的二氧化硫。

(3)本品以氢氧化钠溶液(0.01mol/L)制成每 1ml 中含 15μg 的溶液，在 274nm 与 329nm 的波长处有最大吸收，其吸光度分别约为 0.62 与 0.12。溶液放置 16 小时，吸收图谱不变。甲醇溶液与乙醇溶液在 208、272.5 与 326nm 波长处有最大吸收。

(4)本品的红外光吸收图谱(光谱集 173 图)，显示的主要特征如下。

特征谱带(cm^{-1})	归属	
3430，3380，3300，3260	胺及磺酰胺	ν_{N-H}
3120，3080，3050，3030	芳氢	ν_{C-H}
1612，1560，1510	苯环	$\nu_{C=C}$
1340，1150	磺酰胺	$\nu_{S=O}$
750	单取代苯	γ_{5H}

【检查】芳香第一胺　主要是生产过程中带入的前体双磺酰胺(Ⅰ)。检查原理是利用苄氟噻嗪及(Ⅰ)均溶于丙酮中，在盐酸酸性条件下与亚硝酸钠进行重氮化生成重氮盐，与二盐酸萘基乙二胺偶合显红色，在 518nm 波长处测定吸光度，吸光度不得超过 0.11。由于重氮化反应中过剩的亚硝酸与二盐酸萘基乙二胺亦产生红色，干扰测定，故先加入氨基磺酸铵以除去过量的亚硝酸。

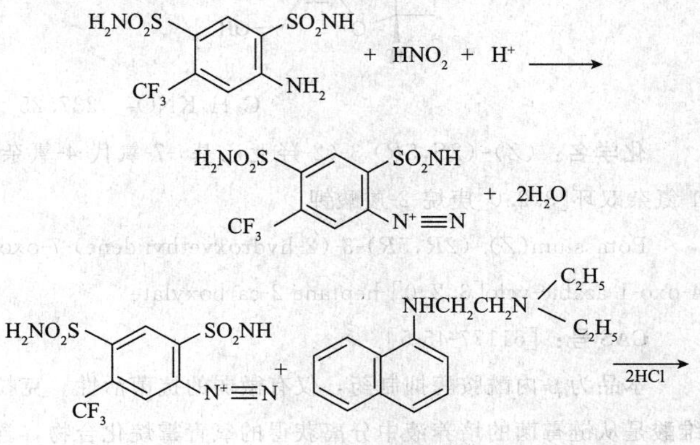

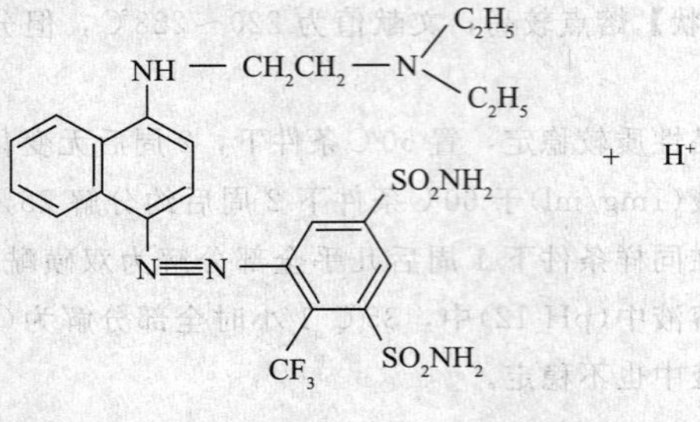

$2HNO_2 + 2NH_2SO_3NH \rightleftharpoons (NH_4)_2SO_4 + H_2SO_4 + 2H_2O + 2N_2\uparrow$

因无对照品同时测定，所以温度控制极为重要。同批供试品在相同温度下检测 2 次，结果误差不大，但如温度过高，测得的吸光度往往超过规定值，因此，整个操作均应在20℃进行。

USP(36)把 2,4-二氨磺酰-1,5-三氟甲基苯胺项列入检查项，采用 HPLC 法，限度为 1.5%。BP(2013)有关物质检查采用薄层色谱法。

【含量测定】采用非水溶液滴定法。用二甲基甲酰胺为溶剂，偶氮紫为指示剂，在氮气流中用甲醇钠液(0.1mol/L)滴定，生成苄氟噻嗪钠。微过量的甲醇钠液使偶氮紫显蓝色，提示为滴定终点。

【制剂】苄氟噻嗪片(Bendrofluazide Tablets)

含量均匀度　测定方法采用含量测定项下的紫外-可见分光光度法。

含量测定　采用紫外-可见分光光度法。

撰写　王　祥　天津市药品检验研究院
张　晴　福建省食品药品质量检验研究院
复核　陈鼎雄　福建省食品药品质量检验研究院

克拉维酸钾

Clavulanate Potassium

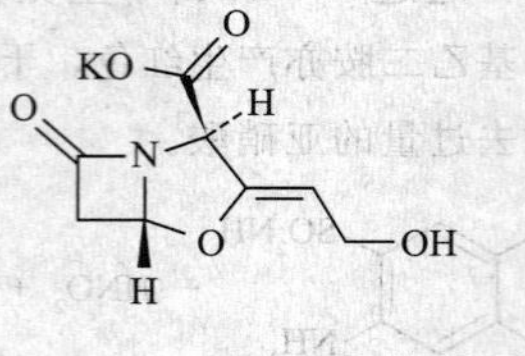

$C_8H_8KNO_5$　237.25

化学名：(*Z*)-(2*S*,5*R*)-3-(2-羟亚乙基)-7-氧代-4-氧杂-1-氮杂双环[3.2.0]庚烷-2-羧酸钾

Potassium(*Z*)-(2*R*,5*R*)-3-(2-hydroxyethylidene)-7-oxo-4-oxo-1-azabic-yclo[3.2.0] heptane-2-carboxylate

CAS 号：[61177-45-5]

本品为 *β*-内酰胺酶抑制药，仅有微弱的抗菌活性。克拉维酸是从链霉菌的培养液中分离获得的氧青霉烷化合物，含一个 *β*-内酰胺环。本品只有微弱的抗菌活性，但具强大广谱 *β*-内酰胺酶抑制作用，因而可保护不耐酶的 *β*-内酰胺类抗生素，使之不被细菌产生的 *β*-内酰胺酶水解灭活，加强了上述抗生素的抗菌作用。本品对葡萄球菌属产生的 *β*-内酰胺酶有强大抑制作用，对广泛存在于肠杆菌科细菌、流感嗜血杆菌、淋病奈瑟菌和卡他莫拉菌的质粒介导的 *β*-内酰胺酶有强大抑制作用，对肺炎克雷伯菌、奇异变形杆菌、普通变形杆菌和脆弱拟杆菌所产生的染色体介导的 *β*-内酰胺酶也有快速抑制作用，对摩根菌属、普罗菲登菌、沙雷均属、肠杆菌属和铜绿假单胞菌等产生的染色体介导的 *β*-内酰胺酶的抑酶作用则甚差。此外，克拉维酸与大肠埃希菌 PBP2 的亲和力强，可使细菌变为球形。

正常人口服克拉维酸 125mg，t_{max} 为 1 小时，C_{max} 为 3.4mg/L，其吸收不受进食、牛奶或氢氧化铝抗酸剂的影响。静脉滴注后迅速分布至全身组织体液中，静脉给药 200mg 的 C_{max} 为 11mg/L。蛋白结合率为 22%～30%，$t_{1/2}$ 为 0.76～1.4 小时，8 小时尿排出率为 46%。

克拉维酸每次 250mg，每日 3 次，可发生腹泻，亦可出现恶心[1]。

本品单独应用无效。常与青霉素类药物联合应用以克服微生物产 *β*-内酰胺酶而引起的耐药性，提高疗效。

本品除中国药典(2015)收载外，BP(2013)、USP(36)、JP(16)、Ph. Eur. (7.0)均有收载。

【制法概要】

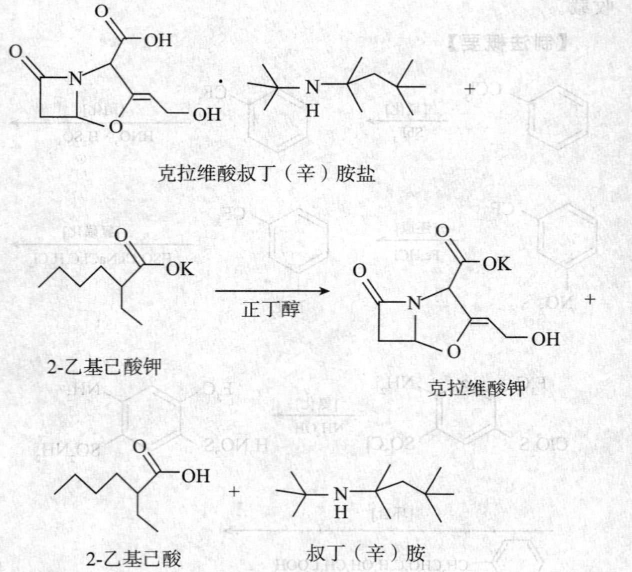

【性状】克拉维酸钾结晶工艺主要采用反应结晶、溶析结晶和反向流加溶析结晶。反应结晶为克拉维酸胺盐与钾盐在一定溶剂中进行反应，产生克拉维酸钾结晶析出，所得结晶为针状、棒状、片状或玫瑰花状。溶析结晶所得产品为针状结晶。所用溶剂为水和醇、水和酮或水和酯等混合溶剂。溶析结晶工艺系将溶析剂慢慢滴入溶有一定量的克拉维酸钾

的混合溶液中，使克拉维酸钾结晶析出。反向流加溶析所得产品为玫瑰花状或其他形式的晶簇，所用溶剂和溶析剂基本与溶析结晶相同，只是流加顺序恰与溶析结晶相反，即将溶有一定量的克拉维酸钾的混合溶液逐渐滴入溶析剂中[2]。

比旋度 比旋度受温度影响较大，测定温度相差1℃，其比旋度值差约0.52°，故测定时必须严格控制温度。

【鉴别】本品的红外光吸收图谱显示的主要特征如下。

特征谱带(cm^{-1})	归属	
3330	羟基	ν_{O-H}
1800	β-内酰胺	$\nu_{C=O}$
1705	烯	$\nu_{C=C}$
1604，1390	羧酸离子	ν_{COO^-}

【检查】吸光度 吸光度随放置时间增加而增大，故需称样后立即溶解并测定(图1)。

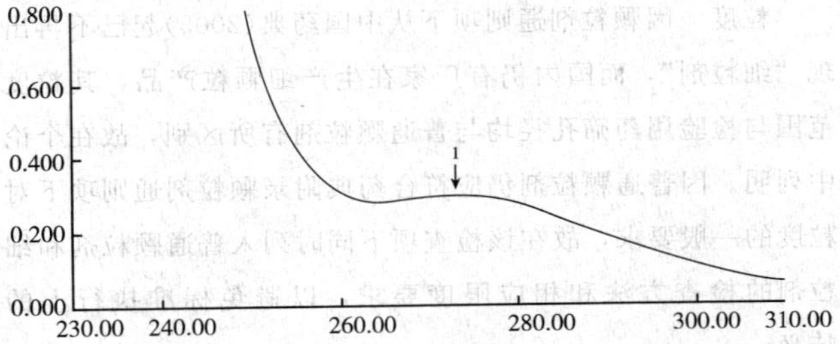

图1 克拉维酸钾吸光度测定的供试品图谱

水分 采用费休测定法，中国药典(2005)与USP(32)限度均为不得过1.5%，而BP(2010)规定不得过0.5%。根据测定结果，国内样品水分均达到了BP(2010)所定限度，中国药典(2010)修订为不得过0.5%，中国药典(2015)未修订。

重金属 国外药典均未收载该项检查。

2-乙基己酸 2-乙基己酸(异辛酸)为克拉维酸钾生产工艺生成的副产物之一，须控制其残留量(图2)。中国药典(2015)参照BP(2008)制订。

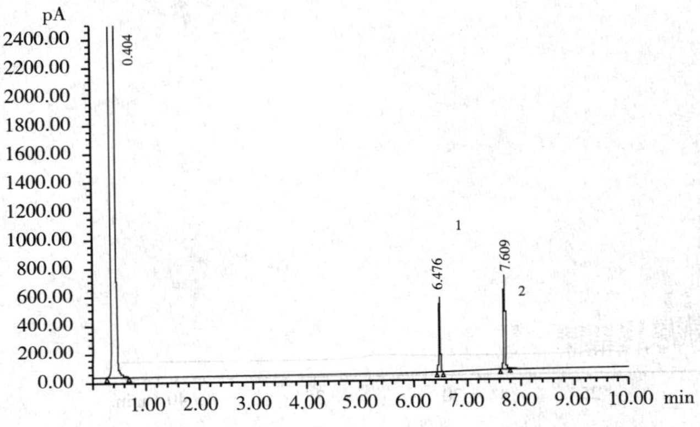

图2 对照图谱

1. 2-乙基己酸；2. 3-环己丙酸

残留溶剂 中国药典(2015)参照中国药典(2005)残留溶剂测定法，并考虑到国内各厂家生产工艺不同，所用有机溶剂不同，采用毛细管色谱顶空进样法测定其中有机溶剂残留量。通过所收集到的企业提供的生产工艺信息及对其样品进行实际考察，采用非极性的HP-1柱和极性的HP-FFAP柱两种色谱系统，最终确定除企业提及的丙酮、异丙醇和正丁醇外，在数家企业产品中实际检测到甲苯，推断可能是生产过程中使用甲苯。因甲苯为ICH规定的药品生产中应该限制使用的第二类溶剂，因此同样在质量标准中进行控制。因本品对热不稳定，用水溶解时，在气化过程中本品也被气化，干扰了所测的残留溶剂。故在样品中加入氯化钠，并用1mol/L的氢氧化钠溶液溶解。结合各企业产品的实际含量，参考中国药典(2005)及BP(2008)制订溶剂残留限度。质量标准最终选用HP-FFAP毛细管色谱柱测定(图3)。

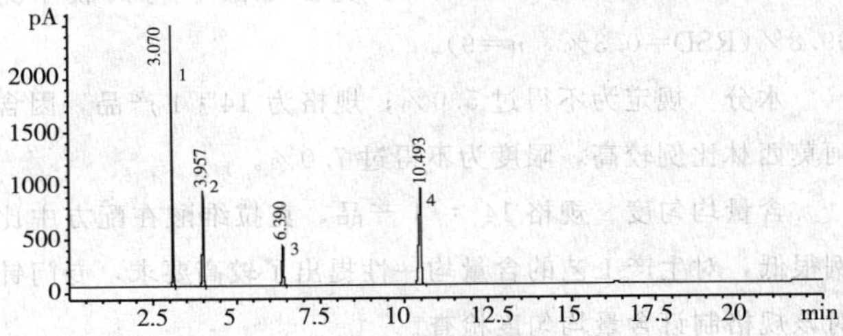

图3 克拉维酸钾残留溶剂测定对照溶液的色谱图

1. 丙酮；2. 异丙醇；3. 甲苯；4. 正丁醇

无菌 取规定量全部溶解于500ml的0.9%无菌氯化钠溶液中，制成每1ml中含20mg的溶液，用薄膜过滤法处理，以0.1%蛋白胨水溶液为冲洗液，每膜用量不少于300ml，分次冲洗，结果显示对枯草芽孢杆菌、金黄色葡萄球菌、铜绿假单胞菌、大肠埃希菌、生孢梭菌、白色念珠菌和黑曲霉没有抑菌性，故试验时以金黄色葡萄球菌为阳性对照菌。

【含量测定】采用高效液相色谱法，中国药典(2005)未规定其含量测定的上限，USP(32)规定按无水物计算，含克拉维酸($C_8H_9NO_5$)应为75.5%～92.0%；BP(2010)规定按克拉维酸钾计算(无水物)，96.5%～102.0%(每1mg克拉维酸相当于1.191mg克拉维酸钾)，折算为按无水物计算，含克拉维酸($C_8H_9NO_5$)应为81.0%～85.6%。根据测定结果，限度参照BP(2010)定为：按无水物计算，含克拉维酸($C_8H_9NO_5$)应为81.0%～85.6%(图4)，中国药典(2015)未修订。

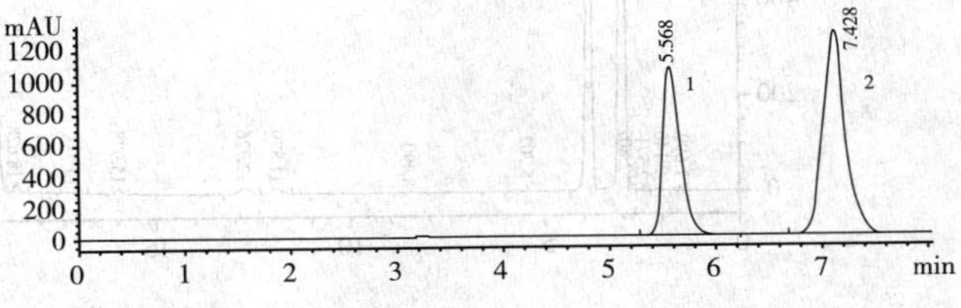

图4 克拉维酸钾含量测定系统适用性图谱

1. 克拉维酸；2. 阿莫西林

【制剂】(1)阿莫西林克拉维酸钾干混悬剂(Amoxicillin and Clavualate Potassium for Suspension)

含量限度　鉴于克拉维酸在复杂剂型中稳定性不够好，生产厂家有必要适当提高投料比，标准也应相应提高含量上限至标示量的125.0%。

溶出度　根据本品两个主药在水中的溶解性，选择水为溶出介质。由于工艺的不同，干混悬剂投入溶出介质后有两种不同的表现，一种是很快下沉、分散，利于较快溶出，一种是漂浮在液面上或部分粘结在溶出仪桨杆或桨叶上。

线性关系：阿莫西林溶出液浓度为标示量的4.4%～112.5%范围内，浓度与峰面积均呈良好的线性关系；克拉维酸溶出液浓度为标示量的5.5%～130.4%范围内，浓度与峰面积呈良好的线性关系。阿莫西林平均回收率为100.0%(RSD＝0.3%，n＝9)；克拉维酸平均回收率为99.8%(RSD＝0.3%，n＝9)。

水分　规定为不得过5.0%；规格为14∶1产品，因含阿莫西林比例较高，限度为不得过7.0%。

含量均匀度　规格14∶1产品，克拉维酸在配方中比例很低，对生产工艺的含量均一性提出了较高要求，专门针对该规格制订含量均匀度检查。

微生物限度　本品为干混悬剂，制成供试液后，有少量难以溶解的颗粒存在，需要采用低速离心加以去除。离心后的上层液经稀释后，能够通过滤膜。每膜冲洗液用量为500ml，需分5次冲洗。经方法验证，所有细菌的回收率均达到70%以上，同时控制菌检查试验组能够有效检出大肠埃希菌。本品对霉菌和酵母菌无抑制作用，可采用平皿法直接检测，经方法验证，两种真菌的回收率能达到90%以上。

(2)阿莫西林克拉维酸钾片(Amoxicillin and Clavualate Potassium Tablets)

(3)阿莫西林克拉维酸钾分散片(Amoxicillin and Clavualate Potassium Dispersible Tablets)

溶出度　水为溶出介质，阿莫西林溶出液浓度为标示量的4.4%～112.5%范围内，浓度与峰面积均呈良好的线性关系；克拉维酸溶出液浓度为标示量的5.5%～130.4%范围内，浓度与峰面积呈良好的线性关系。阿莫西林平均回收率为100.0%(RSD＝0.3%，n＝9)；克拉维酸平均回收率为99.8%(RSD＝0.3%，n＝9)。

(4)阿莫西林克拉维酸钾颗粒(Amoxicillin and Clavualate Potassium Granules)

含量限度　鉴于克拉维酸在复杂剂型中稳定性不够好，生产厂家有必要适当提高投料比，标准也应相应提高含量上限至标示量的120.0%。

水分　将两个较大规格产品的水分限度进行统一，修订为不得过5.0%；至于0.15625g(4∶1)规格产品，因其原国家标准限度更为严格(不得过2.0%)并执行多年无异议，故未予修订。

粒度　因颗粒剂通则项下从中国药典(2005)起已不再出现“细粒剂”，而国内仍有厂家在生产细颗粒产品，其粒度范围与检验用药筛孔径均与普通颗粒剂有所区别，故在个论中列明。因普通颗粒剂仍应符合药典附录颗粒剂通则项下对粒度的一般要求，故在该检查项下同时列入普通颗粒剂和细粒剂的检查方法和相应限度要求，以避免标准执行上的歧义。

(5)注射用阿莫西林钠克拉维酸钾(Amoxicillin Sodium and Clavualate Potassium for Injection)

薄层色谱　由于头孢克洛与阿莫西林物质较难分离，适于考察色谱系统的分离性能，故选用头孢克洛、阿莫西林和克拉维酸混合物做系统适用性试验。薄层色谱展开完毕后，板应充分晾干，最好在室温下放置过夜，否则对各主斑点在365nm波长下的显影效果有较大影响。

有关物质　阿莫西林混合杂质对照品为主要考察对象，在修订的有关物质检查方法中增订了系统适用性试验要求(图5)。

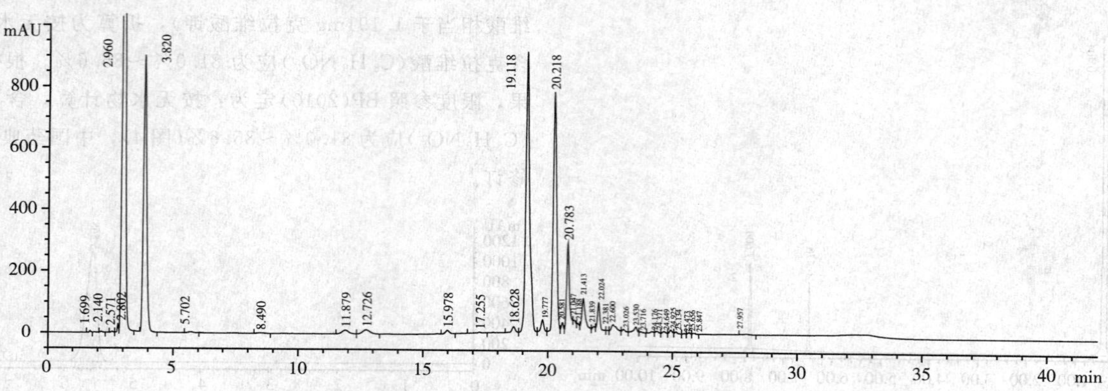

阿莫西林混合杂质对照品

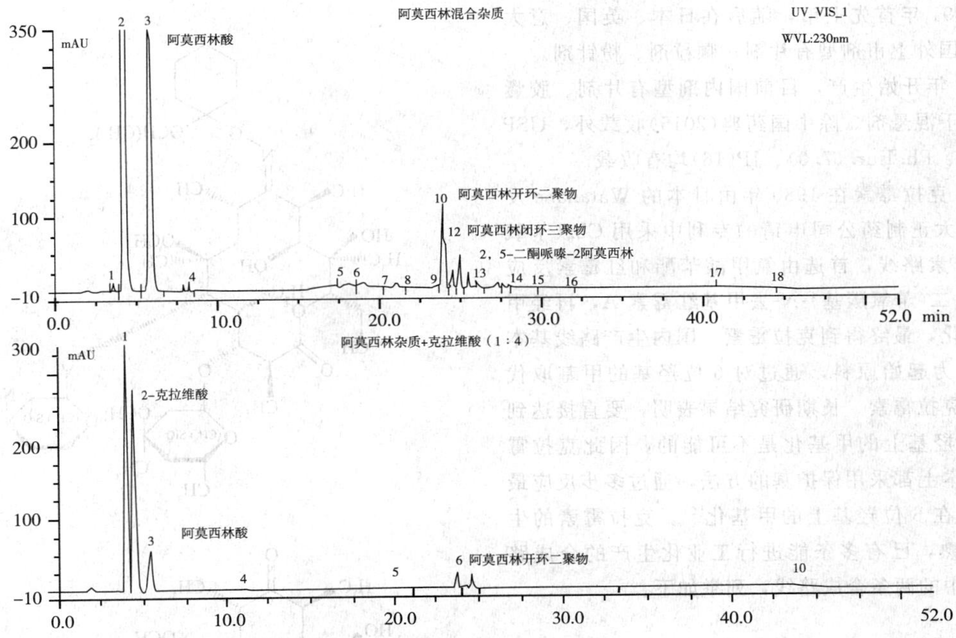

阿莫西林混合杂质对照品＋克拉维酸对照品

图5　系统适用性试验溶液的典型色谱图

无菌　经验证，当检验数量为出厂检验最大值，检验量为每瓶样品的全量，样品溶液浓度为48mg/ml时，采用薄膜过滤法，冲洗液选用pH 7.0无菌氯化钠-蛋白胨缓冲液，当每膜冲洗液用量达到500ml，且分次冲洗时，除枯草芽孢杆菌外，其他6种试验菌（包括大肠埃希菌）均能生长良好。调整样品溶液浓度至24mg/ml，其他条件不变，枯草芽孢杆菌能够正常生长。根据上述验证结果，将阳性对照菌选择为金黄色葡萄球菌。

含量测定　用阿莫西林混合杂质对照品（内含阿莫西林噻唑酸杂质）在三种常用的十八烷基硅烷键合硅胶柱上进行试验，发现阿莫西林噻唑酸与阿莫西林较难达到基线分离，故规定了阿莫西林噻唑酸与阿莫西林之间的分离度要求。

参考文献

[1] 国家药典委员会．中华人民共和国药典临床用药须知·化学药和生物制品卷［M］．2005版．北京：人民卫生出版社．2005.

[2] 刘宝树，王静康，龚俊波，等．克拉维酸钾反应结晶研究［J］．中国抗生素杂志，2005，30(11)：656-698.

撰写　付晓丽　　山西省食品药品检验所

复核　史　岑　郑　台　周晓溪　　山西省食品药品检验所

克拉霉素

Clarithromycin

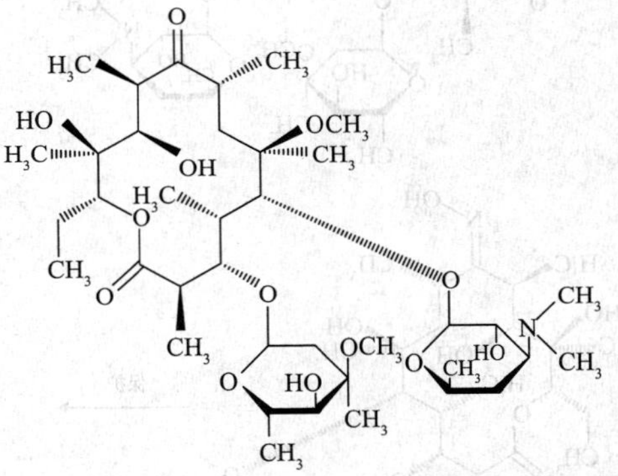

$C_{38}H_{69}NO_{13}$　747.96

化学名： 6-*O*-甲基红霉素

6-*O*-Methylerythromycin

异名： 甲基红霉素；克拉红霉素；6-甲基红霉素

CAS号：［81103-11-9］

本品为大环内酯类抗生素，是第二代红霉素产品，由红霉素分子中6位的羟基被甲氧基取代而成。本品的抗菌作用是红霉素的1～2倍，对革兰阳性菌如金黄色葡萄球菌、链球菌、肺炎球菌等有抑制作用；对部分革兰阴性菌如流感嗜血杆菌、百日咳杆菌、淋病奈瑟菌、嗜肺军团菌和部分厌氧菌如脆弱拟杆菌、消化链球菌、痤疮丙酸杆菌等也有抑制作用；此外对支原体也有抑制作用[1]。本品还对分枝杆菌具有明显的抑制作用，是治疗艾滋病患者分枝杆菌感染的首选药物[2,3]。与红霉素相比，克拉霉素对胃酸更稳定，并降低了胃肠道的不良反应，具有生物利用度高、组织穿透力强、抗菌谱广和半衰期长的优点[4,5]。

克拉霉素最早由日本大正株式会社研究，美国AB-

BOTT公司于1991年首先上市，随后在日本、英国、意大利等国家上市。国外上市剂型有片剂、颗粒剂、粉针剂。

国内于2002年开始生产，目前国内剂型有片剂、胶囊剂、颗粒剂以及干混悬剂。除中国药典(2015)收载外，USP(36)、BP(2013)、Ph. Eur. (7.0)、JP(16)均有收载。

【制法概要】克拉霉素在1980年由日本的Watanabe发现，1982年日本大正制药公司申请的专利中采用Cbz(苄氧羰基)合成克拉霉素路线，首选由氯甲酸苄酯和红霉素反应制得2′-*O*-,3′-*N*-二(苄氧羰基)-*N*-去甲基红霉素A，再经甲基化，还原甲基化，最终得到克拉霉素。国内生产路线基本上都以红霉素A为起始原料，通过对6位羟基的甲基取代反应而最终得到克拉霉素。长期研究结果表明，要直接达到红霉素A在6位羟基上的甲基化是不可能的，因此克拉霉素的合成过程基本上都采用保护基的方法，通过多步反应最终完成红霉素A在6位羟基上的甲基化[6]。克拉霉素的生产工艺已日臻成熟，已有多条能进行工业化生产的合成路线。本文选取其中的两条合成路线，列举如下：

一法[7]：

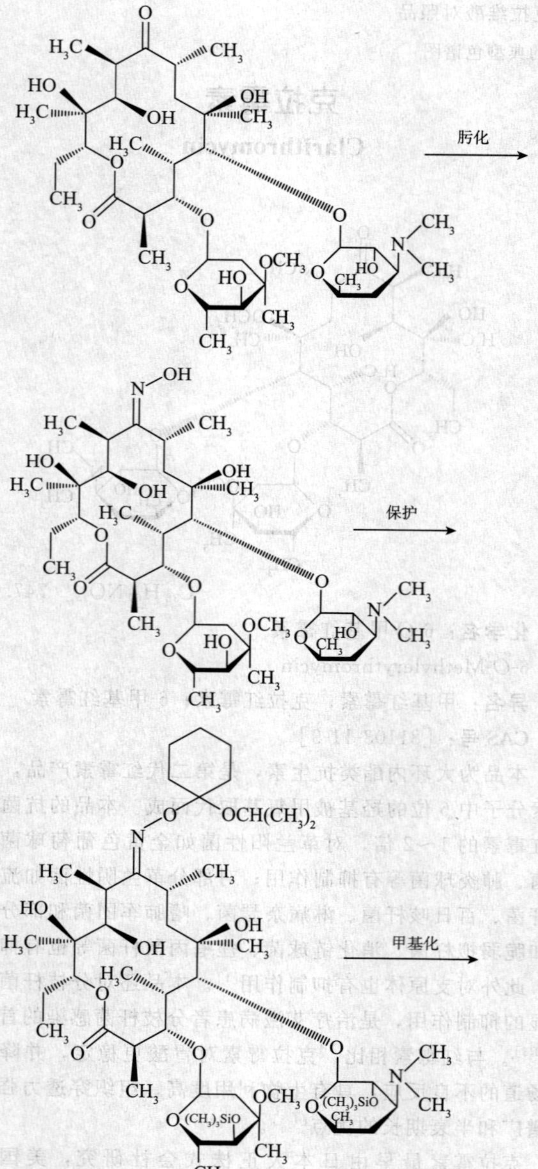

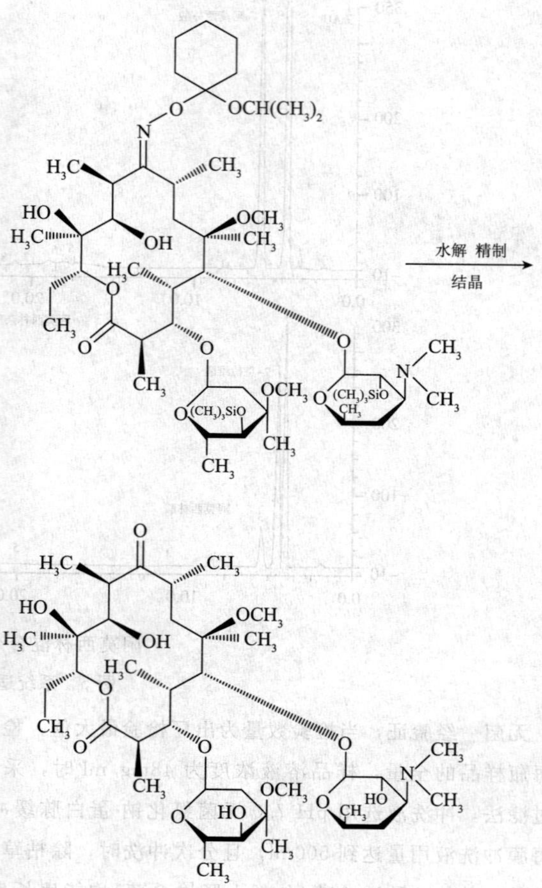

二法[8]：

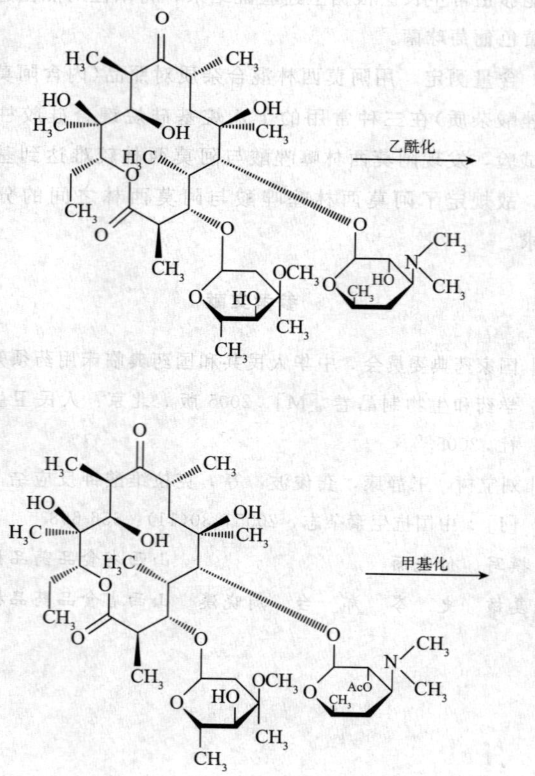

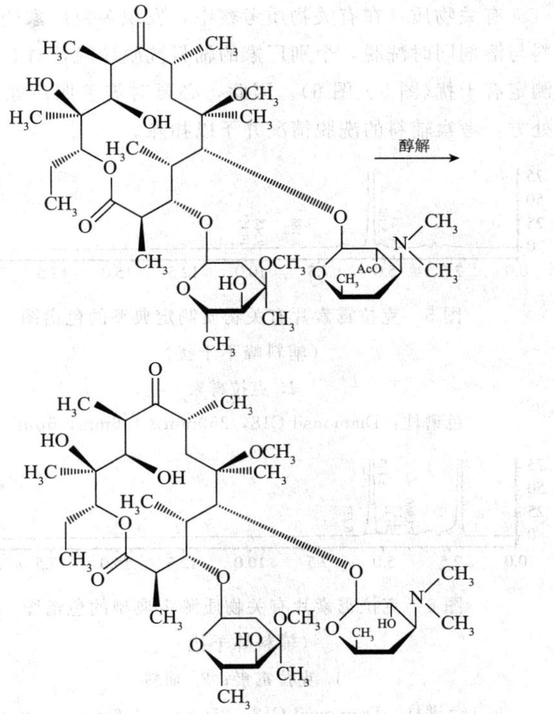

【性状】本品为白色或类白色结晶性粉末，对酸稳定，易溶于三氯甲烷，在水中不溶[9]。

本品存在同质多晶现象，主要有三种晶型，晶型O、晶型Ⅰ和晶型Ⅱ。克拉霉素的溶剂型化合物即晶型O可以在50℃左右干燥脱去溶剂生成晶型Ⅰ，在100℃以上真空干燥生成晶型Ⅱ。晶型Ⅱ热稳定性最好，也是市售产品的重要成分。目前已有研究证实，不同类型的盐以及不同的溶剂对克拉霉素的晶型制备均具有较大影响，选择合适的制备条件使克拉霉素常压下60℃干燥即可得到晶型Ⅱ[10]。

本品结构中含有多个手性中心，具有旋光性，采用不同溶剂测得的旋光值有明显差异。中国药典(2015)规定本品以三氯甲烷为溶剂，浓度为10mg/ml时比旋度为－89°至－95°，JP(16)在相同条件下规定本品比旋度为－87°至－97°。BP(2013)、Ph. Eur.(7.0)和USP(36)规定本品以二氯甲烷为溶剂，浓度为10mg/ml时比旋度为－94°至－102°。

【鉴别】本品的红外光谱图显示的主要特征如下[11]。

特征谱带(cm^{-1})	归属	
3470	羟基	ν_{O-H}
2830	甲氧基	ν_{C-H}
2770	氮甲基	ν_{C-H}
1735	内酯	ν_{C-O}
1690	环酮	$\nu_{C=O}$
1170	内酯	ν_{C-O}

【检查】有关物质　中国药典(2015)采用HPLC法等度洗脱，检测波长210nm，单个杂质不得过2.5%，总杂质不得过6.0%。JP(16)同样采用HPLC法等度洗脱，检测波长210nm，单个杂质不得过2.0%，杂质总量不得过5.0%。BP(2013)、Ph. Eur.(7.0)、USP(36)均采用HPLC法梯度洗脱，检测波长205nm，并列出了16种已知杂质的相对保留时间，单个杂质不得过1.0%，且超过0.4%的杂质峰不得多于4个，杂质总量不得过3.5%(图1、图2)。

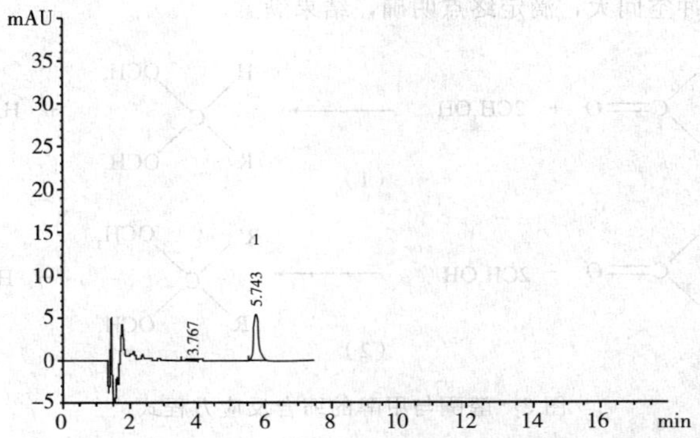

图1　克拉霉素有关物质测定系统适用性色谱图

1. 克拉霉素

色谱柱：Diamonsil C18，250mm×4.6mm，5μm

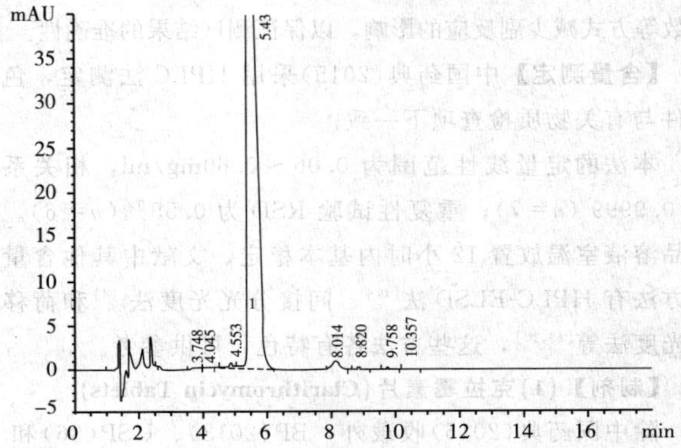

图2　克拉霉素有关物质测定典型的色谱图

1. 克拉霉素

色谱柱：Diamonsil C18，250mm×4.6mm，5μm

中国药典(2015)规定理论板数按克拉霉素峰计算不低于3000，拖尾因子不得过2.0；克拉霉素峰与相邻杂质峰的分离度应符合要求。克拉霉素属于碱性化合物，易与色谱柱填料中的硅羟基等强活性点作用，造成色谱峰拖尾，因此在选择色谱柱时应尽量避免选用硅羟基活性较高的A型色谱柱[12]。由于不同厂家色谱柱填料的表面理化性质的差异，其柱效及分离效果也存在差异，实验中曾用过下列色谱填料，均能满足系统适用性要求：①ZORBAX SB-C18，②Diamonsil C18，③CAPCELL PAK-C18。

水分　克拉霉素分子中含有羰基(—C＝O)，而甲醇可与结构中含活泼羰基的有机物发生醇醛缩合反应(1)或醇酮缩合反应(2)并生成水，使样品的水分测定值偏高，甚至会出现测定无终点的现象(图3)。因此，中国药典(2015)采用含10%咪唑的无水甲醇溶液为溶剂，因为咪唑在一定程度上能够抑制该反应的发生。与吡啶相比，咪唑无毒无刺激性气味，能够使反应速度更快、滴定结果更为准确[13]。另外，酸碱度对整个水分测定过程也会产生影响[14]，因此对反应中生成的酸需要合适的碱与之中和，构成缓冲体系，使反应在合适的pH范围内进行[15]。E. Scholz[16]曾分别用吡啶和咪唑试剂测试丙酮和苯甲醛中的水分，结果用吡啶测试的结果不好，甚至出现测试无终点的现象，而用咪唑构成的 pH 缓冲空间大，滴定终点明确，结果满意。

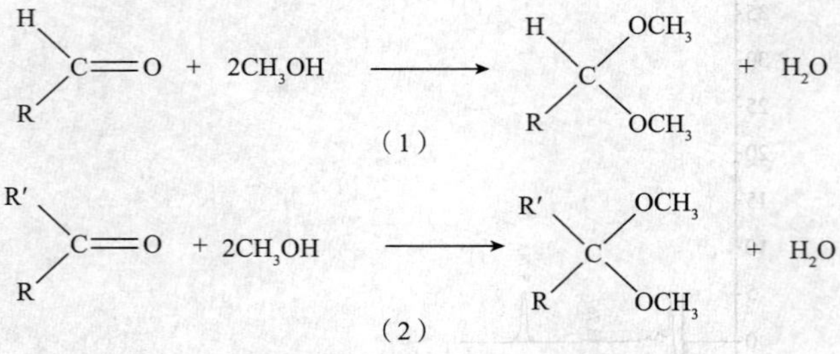

图 3　醛酮与甲醇的缩合反应方程式

由于在测定醛酮类样品中的水分时，无法完全杜绝副反应的发生，随着测定时间的延长，副反应的作用愈显突出，从而导致测试结果产生偏离。因此，测定样品时可以通过适当减少样品量、缩短滴定前搅拌时间、及时更换溶剂和优化仪器参数等方式减少副反应的影响，以保证测试结果的准确性。

【含量测定】 中国药典(2015)采用 HPLC 法测定，色谱条件与有关物质检查项下一致。

本法的定量线性范围为 0.06～0.60mg/ml，相关系数 $r=0.9999$ ($n=7$)；重复性试验 RSD 为 0.55%($n=6$)。供试品溶液室温放置 12 小时内基本稳定。文献中其他含量测定方法有 HPLC-ELSD 法[17]、间接分光光度法[18]和荷移分光光度法等[19,20]，这些方法各有特色，可供参考。

【制剂】(1)克拉霉素片(Clarithromycin Tablets)

除中国药典(2015)收载外，BP(2013)、USP(36)和 JP(16)均有收载。

溶出度　中国药典(2005)采用硫酸显色法检测，该检测方法存在专属性差、操作繁琐以及容易腐蚀仪器设备等缺点，故中国药典(2010)修订为 HPLC 法，色谱条件同含量测定，辅料与溶剂对主成分测定无干扰，方法平均回收率为 99.3%($n=9$)；重复性试验的 RSD 为 0.75%($n=6$)；滤膜吸附试验结果表明，滤膜对主成分无吸附。中国药典(2015)未作修订。

由于溶出液浓度较低，为保证进样量能够满足检测要求，故增加进样体积为 50μl(图 4)。

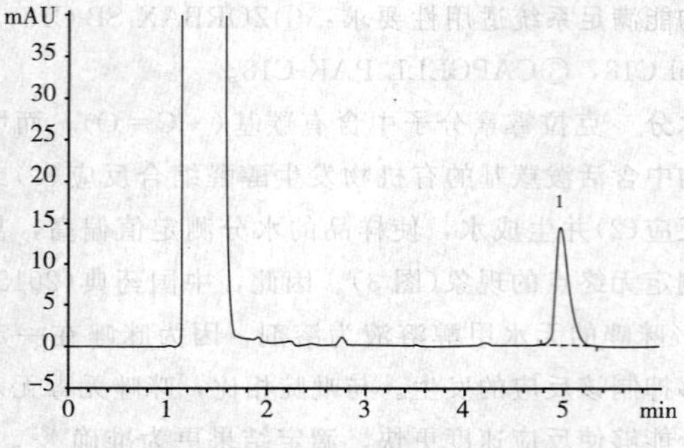

图 4　克拉霉素片溶出液 HPLC 色谱图

1. 克拉霉素

色谱柱：ZORBAX SB-C18，150mm×4.6mm，5μm

有关物质　在有关物质考察中，发现多数厂家产品的辅料与溶剂同时洗脱，个别厂家的辅料洗脱较晚，对有关物质测定有干扰(图 5、图 6)。因此，必要时需参照厂家提供的处方，考察辅料的洗脱情况并予以扣除。

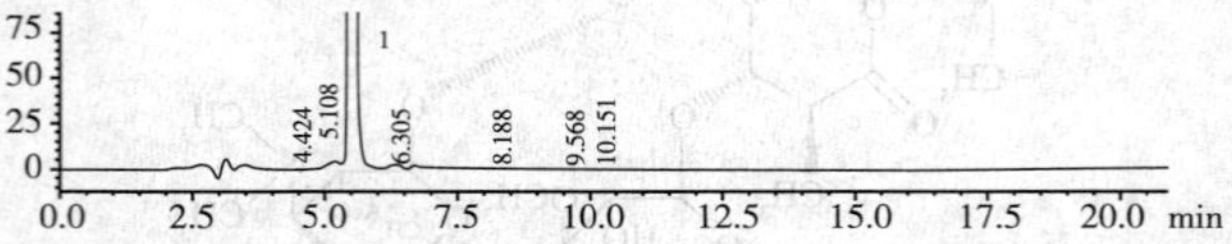

图 5　克拉霉素片有关物质测定典型的色谱图

(辅料峰不干扰)

1. 克拉霉素

色谱柱：Diamonsil C18，250mm×4.6mm，5μm

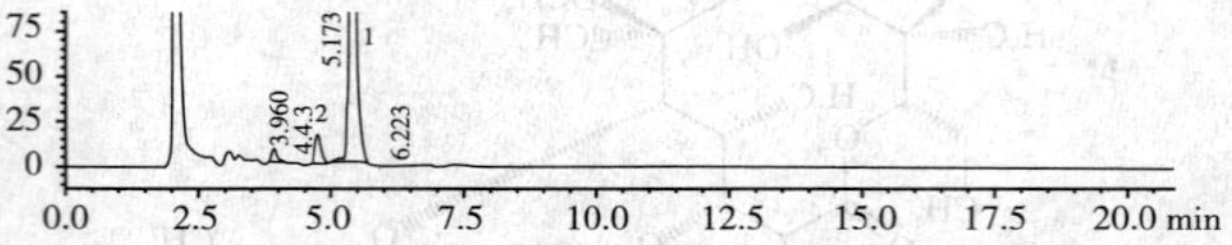

图 6　克拉霉素片有关物质测定典型的色谱图

(辅料峰干扰)

1. 克拉霉素；2. 辅料

色谱柱：Diamonsil C18，250mm×4.6mm，5μm

(2)克拉霉素胶囊(Clarithromycin Capsules)

除中国药典(2015)收载外，USP(36)、JP(16)和 BP(2013)均未收载。

溶出度　同片剂项下，中国药典(2015)将检测方法修订为 HPLC 法，辅料与溶剂对主成分测定无干扰。

有关物质　同片剂。

(3)克拉霉素颗粒(Clarithromycin Granules)

除中国药典(2015)收载外，USP(36)、JP(16)和 BP(2013)均未收载。

参考文献

[1] Hardy DJ. Extent and spectrum of the antimicrobial activity of clarithromycin [J]. J. Pediatr Infeet Dis, 1993, 12: 99-103.

[2] Chaisson RE, Benson CA, Dube MP, et al. Clarithromycin therapy for bacteremic Mycobacterium avium complex disease: A randomized, double-blind, dose-ranging study in patients with AIDS. AIDS Clinical Trials Group Protocol 157 Study Team [J]. Ann Intern Med, 1994, 121: 905-900.

[3] Jamal MA, Maeda S, Nakata N, et al. Molecular basis of clarithomycin-resistance in Mycobacterium avium-intracellulare complex [J]. Tubercle and Lung Disease, 2000, 80 (1): 1-4.

[4] Nightingale CH. Pharmacokinetics and pharmacodynamics of newer macrolides [J]. J. Pediatr Infect Dis, 1997, 16: 438-443.

[5] Sunil K. Macrolides: Clarithromycin and Azithromycin [J]. Seminars in Pediatric Infectious Diseases, 1999, 10 (1): 23-30.

[6] 孙京国，梁建华，邓志华，等．克拉霉素的合成进展［J］．有机化学，2002，22(12)：951-963.

[7] 廖国礼，张桂平，何铁塔．克拉霉素的合成［J］．中国抗生素杂志，2002，27(3)：148-150.

[8] 王志娅，郭朝奎．克拉霉素合成［J］．山东医药工业，2001，20(2)：1-2.

[9] 李正化．药物化学［M］.3 版．北京：人民卫生出版社，2000：429-431.

[10] 梁建华，单春燕，甘强．克拉霉素的晶型及转换［J］．北京：北京理工大学学报，2007，27(4)：374-376.

[11] Avramov Ivic ML，Petrovic SD，Vonmoos F，et al. The qualitative electrochemical determination of clarithromycin and spectroscopic detection of its structural changes at gold electrode［J］. Electrochemistry Communications，2007，9：1643-1647.

[12] 中国药品生物制品检定所．中国药品检验标准操作规范（2005 年版）［M］．北京：中国医药科技出版社，2005.

[13] 孔红春．适用于醛酮样品的卡尔·费休试剂的研究［J］．化学试剂，2003，25(1)：17-19.

[14] Farazmand M，Miran Beigi AA，Torkestani K，et al. Construction of a pyridine-free Karl Fischer reagent for trance determination of water in non-aqueous media by coulo-metric detection［J］. Anal. Lett.，2003，36(5)：933-954.

[15] 杨铁金，魏光成，朱仕毅，等．卡尔·费休库仑法测定醛类样品中的水分［J］．化学试剂，2006，28(3)：169-171.

[16] Scholz E. Karl Fischer titrations of aldehydes and ketones［J］. Anal. Chem.，1985，57(14)：2965-2971.

[17] 袁步娟，郜顺章．HPLC-ELSD 测定克拉霉素胶囊的含量［J］．中国实用医药，2009，4(25)：3-4.

[18] 陆本乐，方薇，刘玲．间接分光光度法测定克拉霉素胶囊含量［J］．安徽医药，2002，6(3)：40-41.

[19] 李华侃，王巧峰，赵燕．荷移分光光度法测定克拉霉素［J］．第四军医大学学报，2004：25(23)：2206-2208.

[20] 李华侃，柳越，王玉华．克拉霉素与醌茜素的荷移反应及其测定［J］．光谱实验室，2005，22(2)：356-359.

撰写　王维剑　山东省食品药品检验研究院
复核　王　杰　山东省食品药品检验研究院

克罗米通
Crotamiton

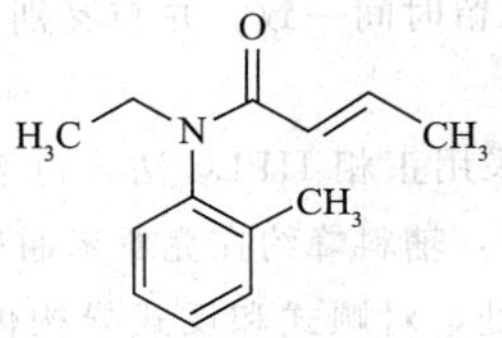

$C_{13}H_{17}NO$　203.28

化学名： *N*-乙基-*N*-(2-甲基苯基)-2-丁烯酰胺

N-ethyl-*N*-(2-methylphenyl)-2- butenamide

英文名： Crotamiton(INN)

异名： 克罗他米通

CAS 号：［483-63-6］

本品为抗疥螨药，具有局部麻醉作用。可治疗各型瘙痒症，并有特异性杀灭疥螨作用，可作用于疥螨的神经系统，从而使疥螨麻痹死亡。另外，对链球菌和葡萄球菌的生长也有抑制作用。它易于透入皮肤，作用迅速，可持续作用 6 小时[1]。

除中国药典（2015）收载外，USP（36）、BP（2013）、Ph. Eur.（7.0）、日本药局方外医药品规格 1997 年版（中册）均有收载。

【制法概要】 本剂在国外 20 世纪 50 年代已被合成，供应市场，当时主要用于治疗肛门瘙痒症，70 年代已被广泛应用于治疗疥疮，国内于 80 年代初期开始生产。

据文献报道，克罗米通合成方法有几种[2~5]，起草标准时收集到的样品合成路线如下：

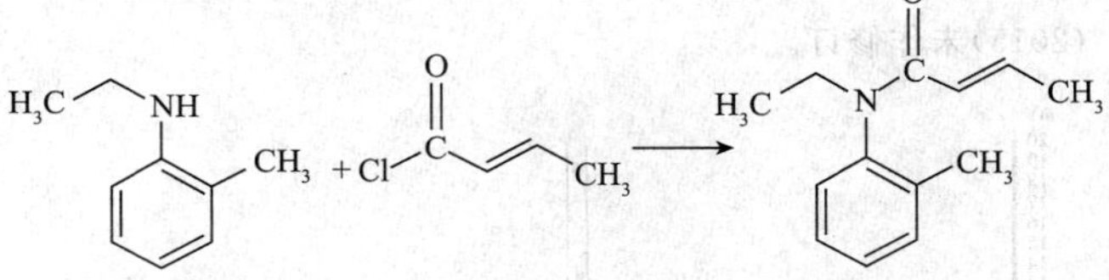

【性状】相对密度　中国药典(2015)和 USP(36)规定克罗米通相对密度为 1.008～1.011，Ph. Eur.（7.0）和 BP(2013)规定 1.006～1.011。

【鉴别】（1）烯烃的氧化反应。水中的克罗米通与高锰酸钾反应，先生成环状锰酸酯中间体，该中间体水解生成棕色的二氧化锰沉淀。

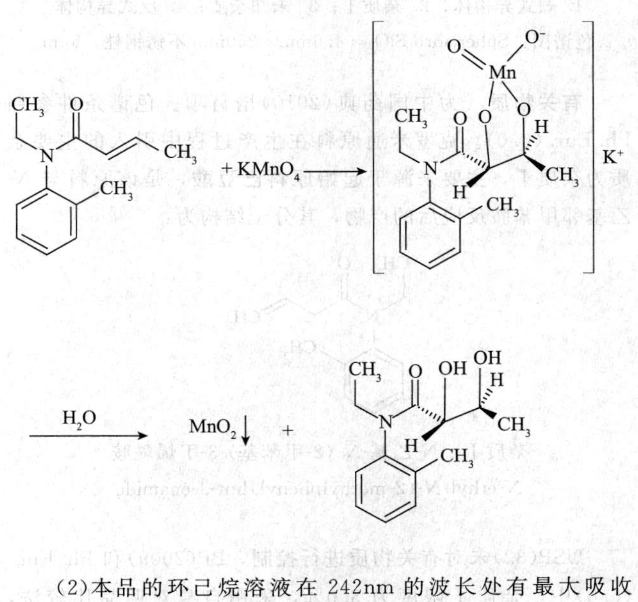

（2）本品的环己烷溶液在 242nm 的波长处有最大吸收（图 1）。

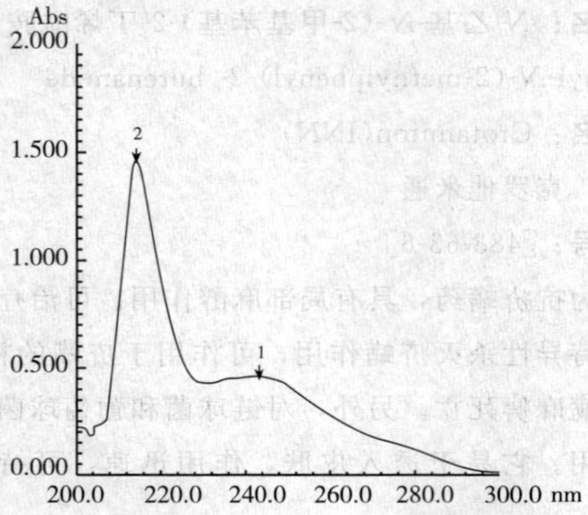

图 1　克罗米通的紫外吸收图谱

(3)采用含量测定项下的色谱图，供试品溶液主峰的保留时间应与对照品溶液主峰的保留时间一致。

【检查】顺式异构体　中国药典(2005)采用 GC 法，Ph. Eur. (7.0)和 BP(2013)采用与含量测定方法相同的 HPLC 法进行测定，标准起草时经实验比较，同一样品，用 GC 法未检出顺式异构体，用 HPLC 法测定结果达到 1.3%，故参照 Ph. Eur. (7.0)和 BP(2013)，将方法改为在用 HPLC 法测定含量时同时测定。典型图谱见图 2。中国药典(2015)未作修订。

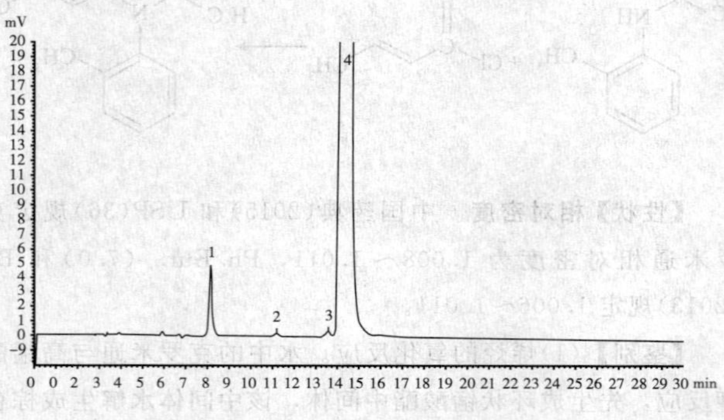

图 2　克罗米通供试品典型色谱图

1. 顺式异构体；2. 杂质Ⅰ；3. 未知杂质；4. 反式异构体

色谱图：Spherisorb SiO_2，4.6mm×250mm 不锈钢柱，5μm

有关物质　为中国药典(2010)增订项。色谱条件参照 Ph. Eur. (6.0)。克罗米通原料在生产过程中引入的主要杂质为杂质Ⅰ，主要来源于起始原料巴豆酸，是该原料与 *N*-乙基邻甲苯胺反应后的产物，其分子结构为：

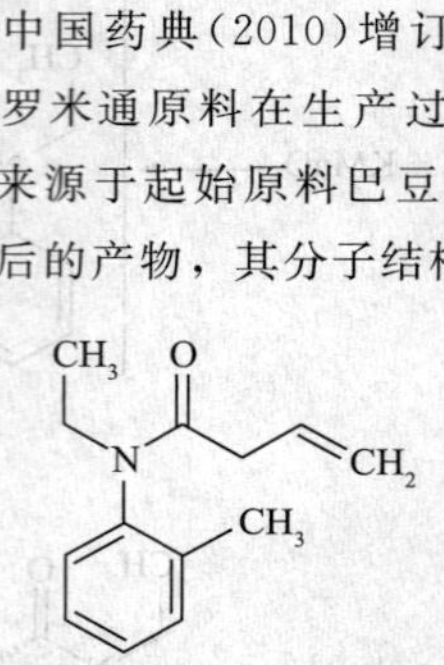

杂质Ⅰ：*N*-乙基-*N*-(2-甲苯基)-3-丁烯酰胺

N-ethyl-*N*-(2-methylphenyl)but-3-enamide

USP(32)未对有关物质进行控制，BP(2009)和 Ph. Eur. (6.0)中，杂质Ⅰ限度为 3.0%，采用自身对照品比较法，按外标法进行计算；其他未知杂质采用主成分自身对照法，按外标法计算，限度为未知杂质总量不得过 1.0%。因为杂质Ⅰ对照品国内无商业供应，进口价格昂贵，因此在标准起草时将杂质Ⅰ的计算方法修改为加校正因子的主成分自身对照法。试验中使用杂质Ⅰ对照品计算出其相对于克罗米通反式异构体的相对保留时间(0.7～0.8)及校正因子(根据实验结果，将校正因子确定为 4.0)，限度采用 Ph. Eur. (6.0)的规定(3.0%)。结果判定应为：供试品溶液中如有杂质Ⅰ，其峰面积与校正因子 4.0 相乘后，不得过对照溶液中顺、反式异构体峰面积总和(1.0%)的 3 倍。这种叙述太过繁琐，经简化后修改为：供试品溶液中如有杂质Ⅰ，其峰面积不得过对照溶液中顺、反式异构体峰面积总和的 0.75 倍，实际限度与 BP(2009)和 Ph. Eur. (6.0)一致，其他杂质限度与 BP(2009)和 Ph. Eur. (6.0)相同。

试验中，按照中国药典(2005)二部附录ⅪⅩ中分析方法验证试验部分，对采用的方法进行了方法学验证。经验证，本法能有效的分离克罗米通顺、反式异构体，杂质Ⅰ和其他相关杂质，专属性较强，检测灵敏度较高，实验中用克罗米通及杂质Ⅰ对照品经多次稀释后，测定检测限分别为 25ng 和 97ng，定量限分别为 0.085μg 和 0.32μg，完全可以满足实验要求。由于顺式异构体是工艺中带进的杂质，所以在样品的色谱图中固定出现，通过规定其相对保留时间和与主峰分离度的方式，确定系统适用性的可行性。中国药典(2015)未作修订。

氯化物　用于检查克罗米通中可能含有的残留原料巴豆酰氯。

游离胺　检查克罗米通中可能含有的游离胺类。游离胺可能来源于几个方面：①起始原料 *N*-乙基邻甲苯胺；②*N*-乙基邻甲苯胺中可能含有的部分胺类杂质，如邻甲苯胺等，以及这些胺类杂质与巴豆酰氯缩合的产物；③在合成克罗米通过程中，产生的部分伯胺和仲胺类副产物；④小部分的克罗米通降解产物。

【含量测定】采用与有关物质检查相同的测定方法，与 BP(2009)和 Ph. Eur. (6.0)比较增加了系统适用性试验要求，将各杂质实现有效分离后，使测得的含量更加准确。

【制剂】中国药典(2015)、USP(32)和 BP(2009)均收载了克罗米通乳膏，另外 BP(2009)还收载了克罗米通洗液。

克罗米通乳膏

本品为白色乳膏，规格为(1)10g∶1g；(2)30g∶3g。主要辅料有硬脂酸、单硬脂酸甘油酯、甘油、尼泊金乙酯等。

鉴别　在中国药典(2005)基础上增加了鉴别(3)，采用含量测定项下的色谱图，供试品溶液主峰的保留时间应与对照品溶液主峰的保留时间一致。并与鉴别(2)TLC 法可任选其一。

含量测定　采用正相 HPLC 法，色谱条件与原料药相同。在测定条件下，辅料峰约在克罗米通反式异构体相对保留时间 0.7～0.8 处，对顺式和反式异构体峰均无干扰。方法回收率为 98.8%($n=9$)，RSD 为 0.6%。

参考文献

[1] 陈新谦，金有豫，汤光．新编药物学［M］．16版．北京：人民卫生出版社，2007：1，838.

[2] 芦金荣，蔡惠明，杨桢祥．*N*-乙基-*N*-(2-甲基苯基)-2-丁烯酰胺(Ⅲ)合成工艺的改进［J］．中国药科大学学报，1991，22(1)：56.

[3] 高益令．*N*-乙基邻甲苯胺的合成与应用［J］．精细化工，1993，10：27～30.

[4] 盛生昌．优乐散的合成［J］．医药工业，1983，(2)：9.

[5] 高学民．优乐散合成改进［J］．医药工业，1985，16(2)：30.

撰写　牛玉娟　赵迎春　　大连药品检验所

复核　毕秀玲　　　　　　大连药品检验所

克霉唑

Clotrimazole

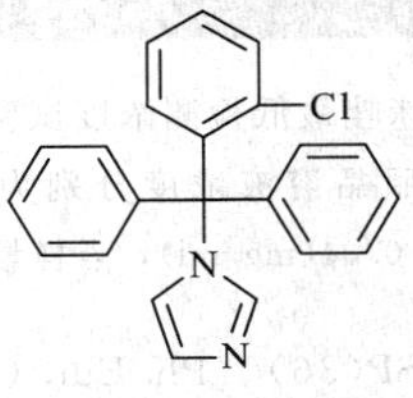

$C_{22}H_{17}ClN_2$　344.84

化学名：1-[(2-氯苯基)二苯甲基]-1*H*-咪唑

1-[(2-chlorophenyl)diphenylmethyl]-1*H*-imidazole

英文名：Clotrimazole

CAS号：[23593-75-1]

本品属咪唑类广谱抗真菌药。系1969年德国拜尔中央研究所开发。根据国外报道及国内药理研究和临床使用的结果，对假丝菌、新型隐球菌、粗球囊菌、红色毛癣菌、石膏样毛癣菌、曲菌、藻菌和白色念珠菌等都有较好的抗菌作用[1,2]，但其体内抗菌作用较差，因此，临床上主要用于治疗皮肤和黏膜真菌感染。克霉唑主要通过竞争性抑制真菌羊毛甾醇14α-去甲基化酶($P450_{14DM}$)，氮唑环上的3位氮原子上的孤对电子与$P450_{14DM}$血红素辅基Fe原子形成配位键结合，使血红蛋白失去了与氧原子结合的机会，阻碍底物羊毛固醇同$P450_{14DM}$接触，从而抑制其催化活力，阻断了底物羟基化反应，使真菌体内羊毛甾醇或其他14α-甲基化的甾醇大量蓄积，麦角甾醇合成缺乏，导致膜通透性和膜上许多酶活力改变，破坏真菌质膜完整性，达到抑制真菌生长繁殖的目的[3]。克霉唑的毒性反应主要是对肾上腺皮质和肝脏的损害，基于真菌和哺乳类动物的P450具有交叉重复性，克霉唑对真菌起作用的同时也会对哺乳类动物的细胞产生毒性作用，其引起细胞损伤的机制目前认为有两点：①通过抑制$P450_{14DM}$的活力，使哺乳动物细胞膜的重要组成成分胆固醇的前体物质羊毛甾醇和7-烯胆(甾)烷醇C-14位或C-4位的去甲基化过程受阻，导致胆固醇缺乏，从而使细胞膜的结构和功能发生改变；②与$P450_{14DM}$的作用，阻止了细胞色素C在线粒体膜上分解过氧化酶的能力，细菌内过氧化氢和氧化剂堆积，引起细胞内稳态失调，细胞发生变性而坏死[4]。克霉唑对肝药酶有诱导作用，长期用药后会加速其母体药物在体内的代谢，半衰期变短，这一点与其他大多数咪唑类药物不同。克霉唑含服或吞服后吸收甚少，含于口腔或口腔黏膜可缓慢释放，唾液中药物浓度可抑制大部分念珠菌属生长，作用可持续3小时，局部应用后可渗入表皮，但仅微量吸收至全身。克霉唑外用后偶可引起皮疹、皮肤烧灼感、瘙痒或其他皮肤刺激症状，使用阴道制剂患者少数可发生局部烧灼感等刺激症状[5,6]，含服后可出现上腹或腹部不适或疼痛、腹泻、恶心或呕吐，实验室检查可出现血清氨基转氨酶升高，偶见过敏反应。克霉唑含服难以用于小儿，故5岁以下小儿不推荐用此剂型。

本品国内于1977年开始生产。除中国药典(2015)收载外，BP(2013)、USP(36)、Ph. Eur.（7.0）、JP(16)均有收载。

【制法概要】一法[7]：

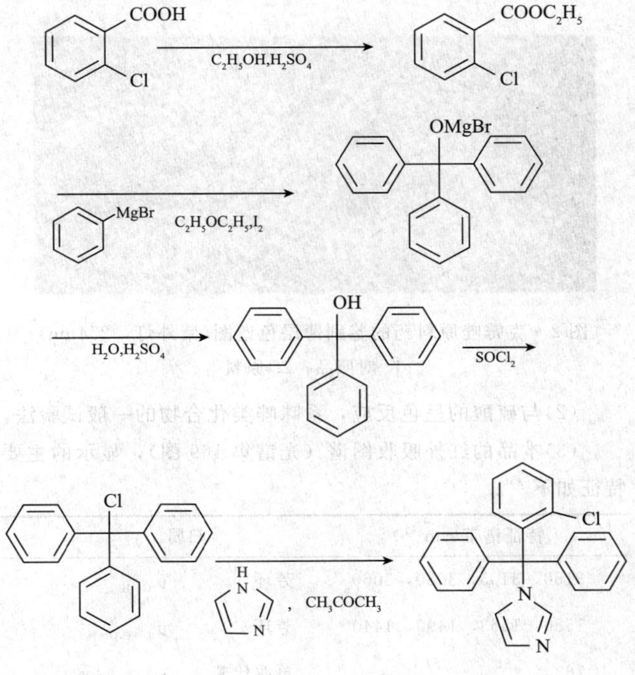

二法[7]：

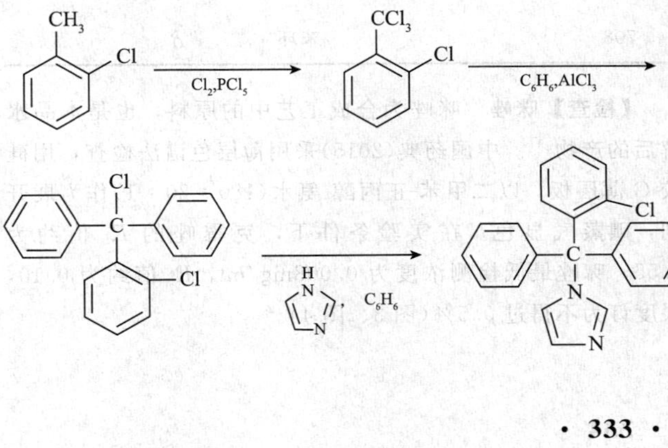

【性状】熔点　中国药典(2015)、BP(2013)和 Ph. Eur. (7.0)规定为 141～145℃，JP(16)规定为 142～145℃。

【鉴别】(1)中国药典(2015)中原料与制剂统一采用二氯甲烷配制样品溶液，采用异丙醚为展开剂，硅胶 G 薄层板，碘蒸气显色，薄层色谱图见图 1。BP(2013) 和 Ph. Eur. (7.0)采用 96%乙醇溶液配制供试品溶液，以浓氨溶液-正丙醇-甲苯(0.5：10：90)为展开剂，硅胶 GF_{254} 薄层板，于紫外灯(254nm)下检视，薄层色谱图见图 2。USP(36)采用三氯甲烷配制样品溶液，采用二甲苯-正丙醇-氨水(180：20：1)作为展开剂，硅胶 G 薄层板，碘蒸气显色。

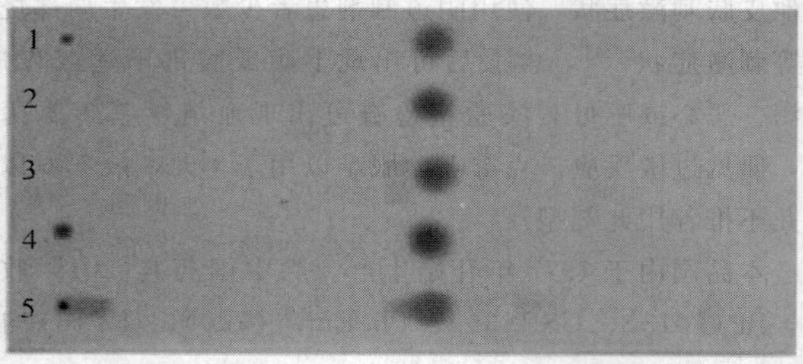

图 1　克霉唑及其制剂的鉴别薄层色谱图(碘蒸气显色)

1. 药膜；2. 原料；3. 对照品；4. 乳膏；5. 复方乳膏

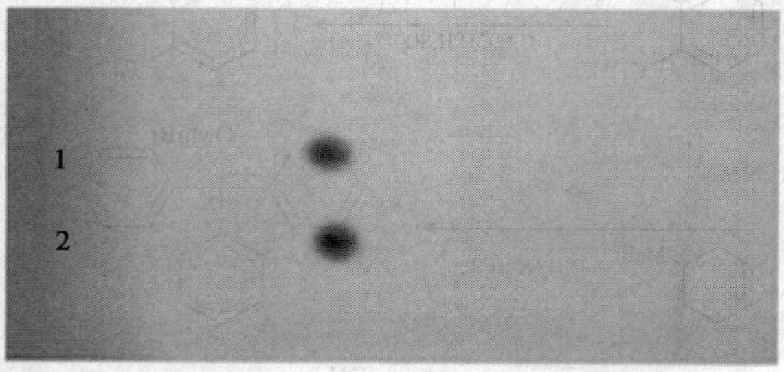

图 2　克霉唑原料药的鉴别薄层色谱图(紫外灯，254nm)

1. 对照品；2. 原料

(2)与硫酸的呈色反应，系咪唑类化合物的一般试验法。

(3)本品的红外吸收图谱（光谱集 169 图），显示的主要特征如下[8]。

特征谱带(cm^{-1})	归属	
3160，3105，3080，3060	芳环	ν_{C-H}
1580，1563，1490，1440	芳环	$\nu_{C=C,C=N}$
763	单取代苯	ν_{C-H}，γ_{5H}
750	邻取代苯	γ_{4H}
708	苯环	$\delta_{环}$

【检查】咪唑　咪唑为合成工艺中的原料，也是本品水解后的产物[9]。中国药典(2015)采用薄层色谱法检查，用硅胶 G 薄层板，以二甲苯-正丙醇-氨水(180：20：1)作为展开剂，碘蒸气显色。在实验条件下，克霉唑的 R_f 值约为 0.55，咪唑最低检测浓度为 0.008mg/ml，R_f 值约为 0.10，限度订为不得过 0.5%(图 3、图 4)。

杂质结构式：

咪唑
Imidazole
$C_3H_4N_2$　68.08

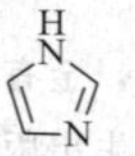

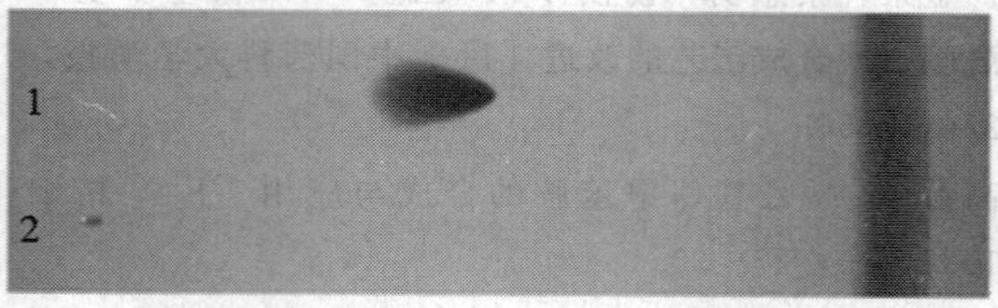

图 3　咪唑检查薄层色谱图

1. 原料；2. 咪唑对照品

图 4　咪唑最低检测浓度试验色谱图

1～5：咪唑对照品溶液浓度分别为 0.008、0.016、0.024、0.032、0.04(mg/ml)，点样量均为 10μl

BP(2013)、USP(36)、Ph. Eur. (7.0)、JP(16)均有咪唑的检查，除 BP(2009)采用梯度洗脱高效液相色谱法检查咪唑等 5 个已知杂质和其他未知杂质外，其余均用 TLC 法，但实验条件及限度各不相同。BP(2013) 和 Ph. Eur. (7.0)规定限度为 0.2%，USP(36)和 JP(16)规定限度 0.5%。

有关物质　二苯基-(2-氯苯基)甲醇为本品合成的中间体和水解产物[8]。采用高效液相色谱法，同时也可测定并控制其他未知杂质的含量，用十八烷基硅烷键合硅胶柱，以 0.05mol/L 的磷酸二氢钾-甲醇(3：7，用稀磷酸调 pH 值为 5.7～5.8)为流动相，检测波长为 215nm。用杂质对照品按外标法计算二苯基-(2-氯苯基)甲醇的量，限度为不得过 0.3%，其他单一杂质的量采用不加校正因子的主成分自身对照法，限度为 0.25%。二苯基-(2-氯苯基)甲醇的检测限和定量限分别为 0.03μg/ml、0.1μg/ml。稳定性考察结果显示，供试品溶液放置 10 小时内稳定(图 5、图 6)。

杂质结构式：

二苯基-(2-氯苯基)甲醇
(2-chlorophenyl)diphenylmethanol
$C_{19}H_{15}ClO$　294.78

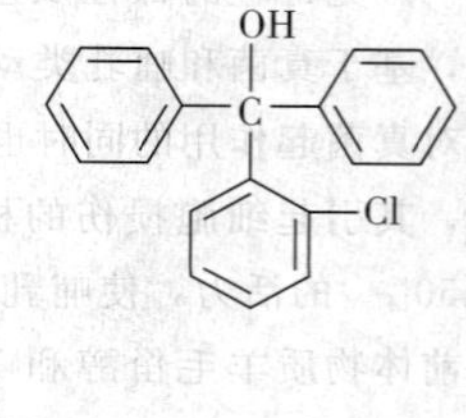

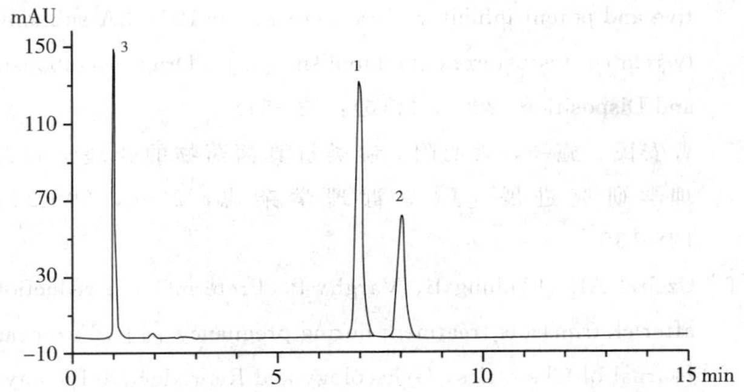

图 5　系统适用性试验色谱图

1. 克霉唑；2. 二苯基-(2-氯苯基)甲醇；3. 咪唑

色谱柱：Waters SunFire C18，4.6mm×150mm，5μm；

检测波长 215nm

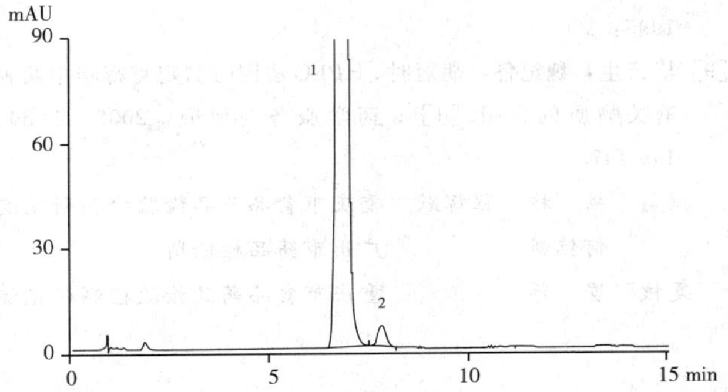

图 6　克霉唑有关物质检查色谱图

1. 克霉唑；2. 二苯基-(2-氯苯基)甲醇

色谱柱：Waters SunFire C18，4.6mm×150mm，5μm；

检测波长 215nm

BP(2013)也采用高效液相色谱法，用磷酸二氢钾和四丁基硫酸氢铵溶液-乙腈梯度洗脱，用辛烷基硅烷键合硅胶柱，检测波长为 210nm。USP(36)亦采用高效液相色谱法，用十八烷基硅烷键合硅胶为填充剂，以磷酸盐溶液(取磷酸二氢钾 4.35g，用水适量溶解并稀释至 1000ml)-甲醇(1∶3)为流动相，检测波长为 254nm。Ph. Eur. (7.0)和 JP(16)采用薄层色谱法检查。

干燥失重　中国药典(2015)、BP(2013)和 Ph. Eur. (7.0)规定在 105℃干燥至恒重，减失重量不得过 0.5%；USP(36)、JP(16)规定在 105℃干燥 2 小时，减失重量不得过 0.5%。

炽灼残渣　中国药典(2015)、USP(36)和 JP(16)规定限度为 0.1%。

重金属　中国药典(2015)规定不得过百万分之二十；USP(36)和 JP(16)规定不得过百万分之十。

【含量测定】采用非水滴定法，经用电位法校正，结晶紫指示剂终点颜色为蓝绿色。BP(2013)和 Ph. Eur. (7.0)也采用非水滴定法，但用 1-萘酚苯甲醇作为指示剂，终点颜色由棕黄色变为绿色。JP(16)亦采用非水滴定法，以电位法指示终点。USP(36)采用高效液相色谱法，用十八烷基硅烷键合硅胶为填充剂，以磷酸盐溶液(取磷酸二氢钾 4.35g，用水适量溶解并稀释至 1000ml)-甲醇(1∶3)为流动相，检测波长为 254nm。

【制剂】中国药典(2015)收载了克霉唑口腔药膜、克霉唑阴道片、克霉唑乳膏、克霉唑药膜、克霉唑栓、克霉唑喷雾剂、克霉唑溶液、克霉唑倍他米松乳膏、复方克霉唑乳膏。BP(2013)收载了克霉唑乳膏和克霉唑阴道栓，USP(36)收载了克霉唑乳膏、克霉唑洗液、克霉唑锭、局部用克霉唑溶液、克霉唑阴道栓和克霉唑倍他米松乳膏。

(1)克霉唑口腔药膜(Clotrimazole Oral Pellicles)、克霉唑药膜(Clotrimazole Pellicles)

均为白色片状薄膜，克霉唑口腔药膜规格为 4mg，克霉唑药膜规格为 50mg。主要辅料有聚乙烯醇、甘油等。二苯基-(2-氯苯基)甲醇检查、含量测定与含量均匀度均采用高效液相色谱法，色谱条件与原料药有关物质项下相同。克霉唑口腔药膜含量测定取 10 片分别测定，求得 10 片的平均含量作为含量测定结果。

(2)克霉唑乳膏(Clotrimazole Cream)、复方克霉唑乳膏(Compound Clotrimazole Cream)

克霉唑乳膏为白色乳膏，中国药典(2015)收载了 1%和 3%两个规格。复方克霉唑乳膏为白色至微黄色乳膏，处方为克霉唑 15.0g、尿素 150g 与基质适量制成 1000g。

所用辅料主要有单硬脂酸甘油酯、白凡士林、液状石蜡、甘油、硬脂酸、聚山梨酯 80、羊毛脂等。二苯基-(2-氯苯基)甲醇检查和克霉唑含量测定均采用高效液相色谱法，色谱条件与原料药有关物质项下相同。由于基质中含多种脂溶性成分，样品处理采用 70%甲醇为溶剂水浴加热溶解法，供试品溶液经 0.45μm 微孔滤膜滤过后常显乳混，置冰浴中冷却 2 小时基质沉淀析出后滤过，可得到澄清透明的供试品溶液，放至室温后进样，辅料对测定无干扰。克霉唑乳膏含量测定加样回收率 100.11%($n=9$)，RSD=0.89%。复方克霉唑乳膏中克霉唑含量测定加样回收率 100.69%($n=9$)，RSD=0.66%，尿素含量测定采用对二甲氨基苯甲醛显色后紫外-可见分光光度法测定。

(3)克霉唑倍他米松乳膏(Clotrimazole and Betamethasone Dipropionate Cream)

本品为白色乳膏，处方为克霉唑 10g、二丙酸倍他米松 0.643g(相当于倍他米松 0.5g)与基质适量制成 1000g，所用主要辅料同克霉唑乳膏。二苯基-(2-氯苯基)甲醇检查采用高效液相色谱法，色谱条件与原料药有关物质项下相同。含量测定采用高效液相色谱法同时测定克霉唑和二丙酸倍他米松的含量，除检测波长采用 240nm 外，其他色谱条件与原料药有关物质项下相同。加样回收率分别为 100.34%($n=9$)，RSD=0.77%和 100.34%($n=9$)，RSD=0.95%。相关色谱见图 7、图 8。

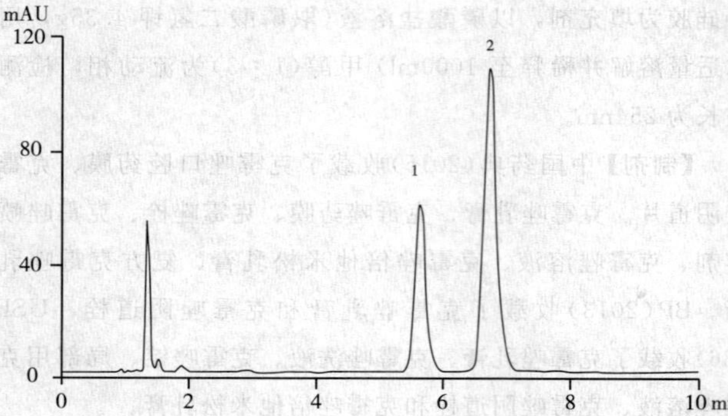

图 7 克霉唑倍他米松乳膏含量测定色谱图

1. 倍他米松；2. 克霉唑

色谱柱：Waters C18，4.6mm×150mm，5μm；测定波长 240nm

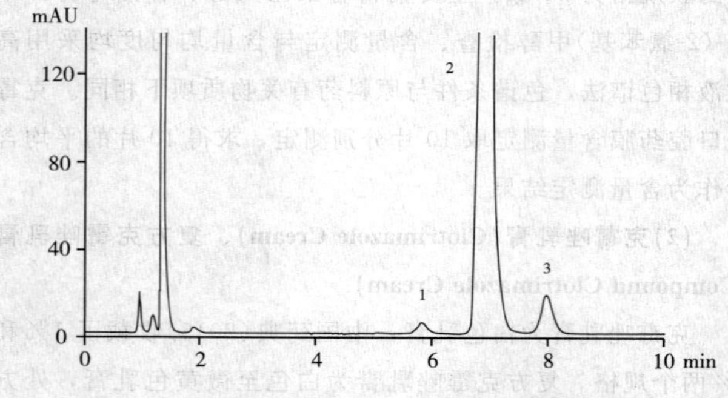

图 8 克霉唑倍他米松乳膏有关物质检查色谱图

1. 倍他米松；2-克霉唑；3. 二苯基-(2-氯苯基)甲醇

色谱柱：Waters C18，4.6mm×150mm，5μm；检测波长 215nm

(4)克霉唑栓(Clotrimazole Suppositories)、克霉唑溶液(Clotrimazole Solution)

克霉唑栓为乳白色至微黄色的栓，规格 0.15g，主要辅料有聚山梨酯 80、甘油、羊毛脂、混合脂肪酸甘油酯、石蜡等。克霉唑溶液为无色至微黄色的澄清液体，主要辅料有二甲基亚砜、乙酸丁酯、乙醇、丙酮等。二苯基-(2-氯苯基)甲醇检查与含量测定均采用高效液相色谱法，色谱条件与原料药有关物质相同。

参考文献

[1] Bork S，Yokoyama N，Matsuo T，et al. Clotrimazole，ketoconazole，and clodinafop-propargyl as potent growth inhibitors of equine Babesia parasites during *in vitro* culture［J］. Journal of Parasitology，2003，89(3)：604-606.

[2] Del-Palacio A，Ortiz FJ，Perez A，et al. A double-blind randomized comparative trial：eberconazole 1% cream versus clotrimazole 1% cream twice daily in Candida and dermatophyte skin infections［J］. Mycoses，2001，44(5)：173-180.

[3] 季海涛，张万年，周有骏. 抗真菌药物作用靶酶羊毛甾醇 14α 去甲基化酶研究［J］. 生物化学与生物物理进展，1999，26：108-113.

[4] Turan VK，Mishin VM，Thomas PE. Clotrimazole is a selective and potent inhibitor of rat cytochrome P450 3A subfamily-related testosterone metabolism［J］. Drug Metabolism and Disposition，2001，29(6)：837-842.

[5] 曹安民，施畅，廖明阳. 唑类抗真菌药物的药理学和毒理学研究进展［J］. 毒理学杂志，2006，20(2)：128-130.

[6] Czeizel AE，Fladung B，Vargha P. Preterm birth reduction after clotrimazole treatment during pregnancy［J］. European Journal of Obstetrics，Gynecology and Reproductive Biology，2004. 116(2)：157-163.

[7] 中华人民共和国卫生部药典委员会. 中华人民共和国药典 1990 年版二部药典注释［M］. 北京：化学工业出版社，1993：240.

[8] 朱明华. 仪器分析［M］. 2 版. 北京：高等教育出版社，1995：366.

[9] 毕云生，魏纪鲁，胡冠时. HPLC 法同时测定克霉唑中两种有关物质的含量［J］. 药学服务与研究，2006，6(2)：146-147.

撰写 杨 林 程辉跃 重庆市食品药品检验检测研究院
何铭新 广州市药品检验所
复核 罗 萍 重庆市食品药品检验检测研究院

苏氨酸

Threonine

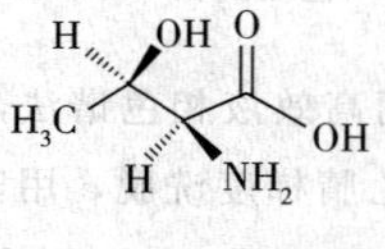

$C_4H_9NO_3$ 119.12

化学名：L-2-氨基-3-羟基丁酸

L-2-amino-3- hydroxy-butanoic acid

英文名：Threonine(INN)

CAS 号：［72-19-5］

本品为氨基酸类药，是维持机体生长发育的必需氨基酸，在体内能促进磷脂质合成和脂肪酸氧化，具有抗脂肪肝作用。由于在谷类等植物蛋白质中含量甚少(仅次于赖氨酸)，人体对食物蛋白质苏氨酸的利用率又较低，故苏氨酸是与赖氨酸同样重要的营养剂。每天需自食物中摄取本品的最低限量为 0.5g，安全摄取量为 1g，本品缺乏会引起食欲不振、体重减轻、脂肪肝、睾丸萎缩、脑垂体前叶细胞染色性变化及影响骨骼发育，补充苏氨酸后可恢复正常。本品可作为氨基酸注射液和多种滋补剂成分。苏氨酸和铁的螯合物具有良好的抗贫血作用，兼有苏氨酸的营养效果，且稳定，吸收快，效果好[1]。本品是 1935 年由 Mecoy. Meyer 从水解酪蛋白中分离得到。20 世纪 50 年代日本采用添加前体的方法发酵生产苏氨酸[2]。目前除中国药典(2015)外，USP

(36)、BP(2013)、Ph. Eur. (7.0)及JP(16)均已收载该品种。

【制法概要】L-苏氨酸的生产方法主要有化学合成法、微生物发酵法及蛋白质水解法。近年来，国内生产主要采用发酵法和化学合成法[3,4]。

(1)发酵法　在灭菌的发酵罐中加入细菌成长所需的碳源、氮源、维生素、矿物质等，用能生成L-苏氨酸的微生物菌株(黄色短杆菌、乳酸发酵短杆菌、谷氨酸棒状杆菌等)接种，并通入无菌空气。在一定温度下进行发酵，调节发酵液的pH值，经过膜过滤、离子交换、反渗透、浓缩、脱色、离心等步骤，得到L-苏氨酸。取粗品，加入纯化水，加热溶解，活性炭脱色，调节pH值，冷却后，结晶并干燥，得到L-苏氨酸精品[4]。

(2)化学合成法

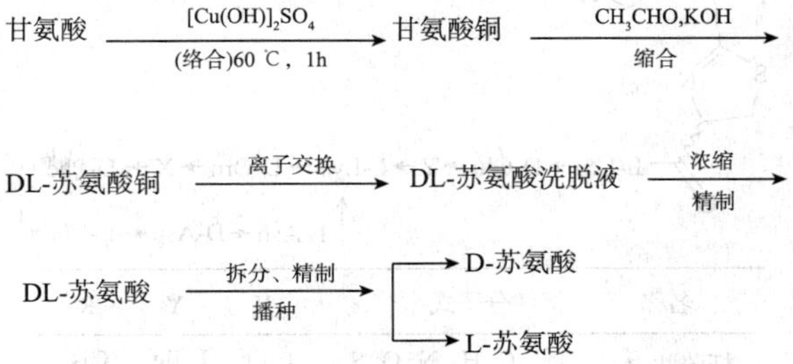

【性状】中国药典(2010)增订了在乙醇中的溶解性，订为在乙醇中几乎不溶。

比旋度　因本品结构中的α-碳原子是不对称碳原子，有立体异构体，故具有旋光性。由于在不同的pH条件下，氨基和羧基的解离状态不同，而影响旋光性。规定以水为溶剂，供试品浓度为60mg/ml，比旋度值应为－26.0°至－29.0°；USP(36)规定以水为溶剂，样品浓度为60mg/ml，比旋度值应为－26.7°至－29.1°；BP(2013)规定以水为溶剂，样品浓度为60mg/ml，比旋度值应为－27.6°至－29.0°。

【鉴别】(1)本品结构中含有羟基，与高碘酸钠溶液氧化反应生成醛基，加入哌啶和亚硝基铁氰化钠溶液即显蓝色。放置数分钟后，溶液变为黄色。

(2)中国药典(2010)增订薄层色谱鉴别法，使用硅胶G板作为薄层板，以水为溶剂，供试品和对照品的浓度分别为10mg/ml。照其他氨基酸项下的色谱条件试验，规定：供试品溶液所显主斑点的位置和颜色应与对照品溶液的主斑点相同。

(3)本品的红外光吸收图谱(光谱集957图)显示的主要特征如下。

特征谱带(cm^{-1})	归属	
3190	羟基	ν_{O-H^+}
3100～2400	伯胺盐	$\nu_{NH_3^+}$
1630，1410	羧酸离子	$\nu_{CO_2^-}$
1480	伯胺盐	$\delta_{NH_3^+}$

【检查】溶液的透光率　目前生产苏氨酸的工艺多为发酵法和化学合成法，因而在生产过程中以及最后的粗品精制都有可能引入有色杂质，同时在贮藏过程中也可能有其他有色杂质产生。对样品溶液在430nm波长处测定透光率，可控制该药品中有色杂质的含量。透光率高，说明含有色杂质的量越少。

铵盐　中国药典(2015)采用碘化汞钾法即奈氏法检查铵盐。用奈氏法检查铵盐时，在很微量的情况下，得到的为黄色溶液；若含量很高时，则得到的为红棕色的碘化氧二汞铵沉淀。奈氏法检测灵敏度为0.1μg/ml。目前也有采用靛酚法检查铵盐，如谷氨酸进口药品复核标准(X20010329)[5]，灵敏度约为0.04μg/ml，靛酚法显色较稳定，不需使用有毒的汞盐[6]。

其他氨基酸　在制备苏氨酸的生产中无论是使用发酵法还是化学合成法，都会带有一些其他氨基酸等副产物，在精制后，其他氨基酸也不会完全被除尽。因此，中国药典(2015)采用薄层色谱的方法，检查其他氨基酸。以正丁醇-冰醋酸-水(6∶2∶2)为展开剂，同时建议使用青岛海洋化工厂生产的硅胶G板试验。因苏氨酸与脯氨酸分子量相近，等电点相近(分别为6.53和6.30)，故取苏氨酸和脯氨酸对照品适量，用水溶解并稀释制成每1ml中分别含10mg和0.1mg的混合对照品溶液，作为系统适用性试验溶液。试验结果，应显两个完全分离的斑点。以0.05mg/ml的供试品溶液作为对照溶液，试验结果：应显一个清晰的斑点(图1、图2)。

炽灼残渣　用于控制药物中存在的非挥发性无机杂质。鉴于残渣同时用作重金属检查的样品，以铅为代表的重金属在高温下容易挥发，故炽灼温度必须控制在500～600℃之间。

重金属　因本品在水中溶解度小，如用稀盐酸溶解，则溶液酸度又太强，会影响测定时硫化物的生成，故用炽灼后的残渣进行检查。

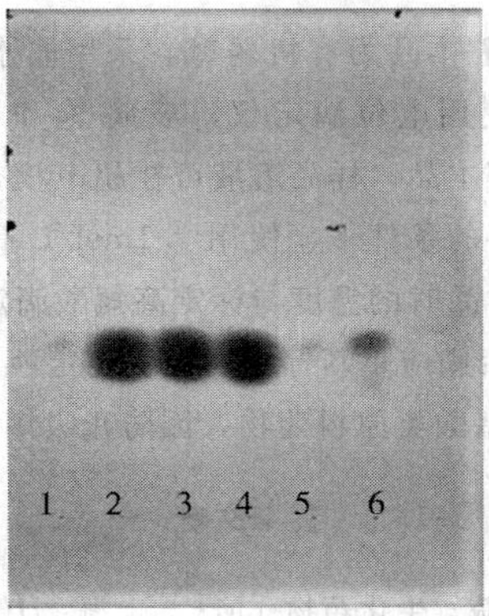

图1　薄层色谱图(采用青岛海洋化工厂生产的硅胶G板)

从左至右斑点分别为：1. 对照溶液0.05mg/ml；2. 供试品溶液10mg/ml；3. 苏氨酸对照品溶液10mg/ml；4. 供试品溶液10mg/ml；5. 对照溶液0.05mg/ml；6. 系统适用性试验溶液含苏氨酸和脯氨酸各0.4mg/ml

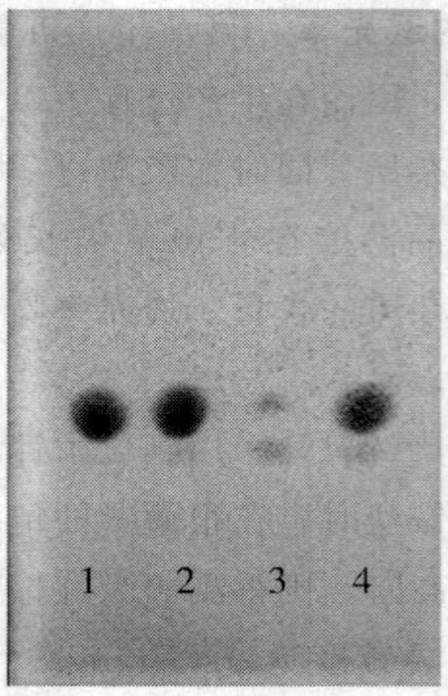

图 2　薄层色谱图(采用青岛海洋化工厂生产的硅胶 G 板)

从左至右斑点分别为：1. 苏氨酸 10mg/ml＋脯氨酸 0.02mg/ml；2. 苏氨酸 10mg/ml＋脯氨酸 0.1mg/ml；3. 苏氨酸 0.4mg/ml＋脯氨酸 0.4mg/ml；4. 苏氨酸 10mg/ml＋脯氨酸 0.4mg/ml

砷盐　采用古蔡氏法，根据药物中微量的砷盐在酸性溶液中与锌粉产生的新生态氢生成具有挥发性的砷化氢，遇溴化汞试纸产生黄色至棕黑色的砷斑，与一定量的标准砷溶液在同样的条件下生成的砷斑比较，以判断砷盐量。反应液的酸度相当于 2mol/L 的盐酸溶液，碘化钾的浓度为 2.5%，氯化亚锡浓度为 0.3%，加入锌量为 2g。反应中尽可能保持干燥及避免强光，反应完毕后应立即与标准砷斑比较。

细菌内毒素　在复方氨基酸中本品临床每小时用药最大剂量是静脉滴注每千克体重约 13mg(按复方氨基酸注射液处方中最大用量和每分钟 2ml 滴注用量估计)，内毒素计算限值约为 385EU/g。中国药典(2000)热原检查限值为 0.4g/kg。中国药典(2015)规定本品细菌内毒素限值为 12EU/g，与内毒素计算值比较，安全系数为 32，并与热原标准相当。

本品对内毒素检查方法有干扰，最大不干扰参考浓度约为 20mg/ml，可用适当灵敏度鲎试剂稀释至 MVD 后检查内毒素。

【含量测定】本品为有机弱碱，采用非水电位滴定法测定本品含量。使用电位滴定仪，玻璃-饱和甘汞电极系统。用无水甲酸溶解本品，样品溶液可在超声状态下溶解，应溶解完全。在搅拌的条件下，使用 0.1mol/L 高氯酸滴定液滴定样品。滴定样品时的温度与标定高氯酸滴定液时的温度应不超过 10℃，否则应重新标定高氯酸滴定液。

【贮藏】氨基酸类原料药物，因防止吸潮，故密封保存。

参考文献

[1] 华东化工学院．生化药物 [M]．上海：上海科学技术出版社出版，1984：57.

[2] 冯美卿，瞿超进．L-苏氨酸制备方法评述 [J]．河北工业科技，1999，4.

[3] 李良铸．最新生化药物制备技术 [M]．北京：中国医药科技出版社，2001：55.

[4] 陈宁．氨基酸工艺学 [M]．北京：中国轻工业出版社，2007：5.

[5] 中国药品生物制品检定所．进口药品复核标准汇编[M]．2001(下)：873.

[6] 刘德蔚．靛酚法与奈氏法在药品铵盐检查中的比较研究 [J]．中国医药工业杂志，2000，31(12)：551-552.

撰写　覃婷婷　黄哲甦　天津市药品检验研究院

复核　高立勤　天津市药品检验研究院

杆菌肽

Bacitracin

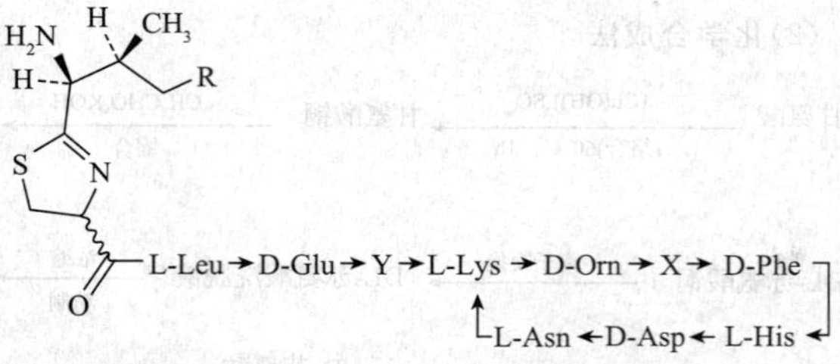

名称	分子式	X	Y	R
杆菌肽 A	$C_{66}H_{103}N_{17}O_{16}S$	L-Ile	L-Ile	CH_3
杆菌肽 B_1	$C_{65}H_{101}N_{17}O_{16}S$	L-Ile	L-Ile	H
杆菌肽 B_2	$C_{65}H_{101}N_{17}O_{16}S$	L-Val	L-Ile	CH_3
杆菌肽 B_3	$C_{65}H_{101}N_{17}O_{16}S$	L-Ile	L-Val	CH_3

Leu—亮氨酸；Glu—谷氨酸；

Lys—赖氨酸；Orn—鸟氨酸；

Phe—苯丙氨酸；Asn—天冬酰胺；

Asp—天门冬氨酸；His—组氨酸；

Ile—异亮氨酸；Val—缬氨酸

杆菌肽是由多种氨基酸结合而成的多肽类抗生素，是含有 A、A′、B、C、D、E、F_1、F_2、F_3 及 G 等 10 种组分组成的混合物，其中杆菌肽 A 为主要活性组分，分子式：$C_{66}H_{103}N_{17}O_{16}S$，分子量 1422，[1405-87-4]。本品抗菌谱与青霉素类似，主要是对肺炎双球菌、葡萄球菌、淋球菌、脑膜炎双球菌及螺旋体有抑制作用。其作用机制主要为特异性地抑制细菌细胞壁合成阶段的脱磷酸化作用，影响磷脂的转运和向细胞壁支架输送粘肽，从而抑制细胞壁的合成。杆菌肽也影响细菌原生质体，对胞浆膜也有损坏作用，影响其渗透性。本品用于金葡菌、溶血性链球菌和肺炎球菌等敏感菌所致的皮肤软组织及眼部感染。

由于本品的严重肾毒性反应，现已不作全身用药，仅局部应用。通常情况下本品局部应用并无明显吸收，但在应用较大剂量灌注入体腔或用于较大手术创面时可有微量吸收。口服本品后自胃肠道吸收亦不明显。其常见不良反应有：①本品局部用于腹腔手术或灌注于感染体腔用药量较大时，可有微量吸收，有引致肾毒性发生的可能。②过敏反应，皮肤局部瘙痒、皮疹、红肿或其他刺激现象，一般反应轻微。偶有局部用药后发生严重全身过敏反应者。本品全身应用时，可引起严重肾毒性反应，受损部位以肾小管为最明显，肾小球的滤过功能也受到抑制，尿的异常发现于给药的第3～4日，至5～7日达高峰，以后虽继续用药，情况有时反见改善。随着蛋白尿、管型尿等的出现，肾功能也显示减退，严重者可发生急性肾小管坏死和死亡。由于它的毒性大，且存在其他具有同样疗效的低毒性抗生素，故目前本品仅供局部使用。局部应用软膏时也有极少数病人产生过敏反应。

杆菌肽是在1945年由美国的B. H. Johnson从患者创伤中分离出的枯草杆菌中发现的，1949年由英国的A. Arriagada于地衣芽孢杆菌(*B. licheniformis*)中发酵制得，国内于1967年开始生产。

按杆菌肽A($C_{66}H_{103}N_{17}O_{16}S$)的生物效价计，1国际单位相当于0.01351mg杆菌肽国际标准品杆菌肽锌，即1mg含74国际单位。日抗基(2000)规定杆菌肽A标准品1mg含42单位。

本品在中国药典(2015)以及国外药典USP(36)、Ph. Eur.(7.0)、BP(2013)、JP(16)和日抗基(2000)中均有收载。

【制法概要】本品由地衣芽孢杆菌(*B. licheniformis*)发酵制取，以淀粉、低温粕粉为主要碳、氮源，经发酵培养生物合成杆菌肽。

杆菌肽发酵液 —加锌络合→ —喷雾干燥/添加辅料→ 一定含量的杆菌肽锌预混剂

杆菌肽发酵液 —酸化/过滤→ 酸性滤液 —加碱中和→ 杆菌肽原液 —树脂纳滤浓缩→ —脱色→ —喷雾干燥→ 杆菌肽锌原粉

【性状】本品在室温下稳定，水溶液在5℃时可保持稳定8～12个月，在pH 7.0的磷酸盐缓冲液中室温保存6日将降低活性25%，在pH 4.4的溶液中较为稳定。

【鉴别】本品采用TLC法鉴别，其R_f值约为0.6，藉此可与氨基糖苷类抗生素相区别(图1)。

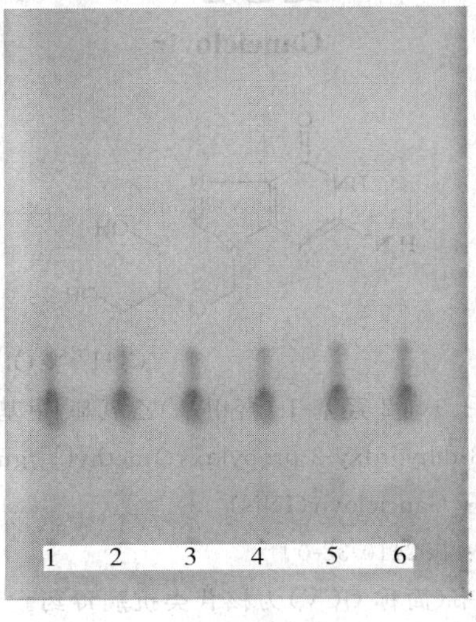

图1 杆菌肽样品及对照品的鉴别TLC色谱图

1、2、3、4、5. 不同厂家不同批次杆菌肽原料；6. 为杆菌肽标准品

【检查】干燥失重 国外典均采用60℃减压干燥3小时。中国药典(2005)采用105℃干燥至恒重，但本品由类白色粉末变为淡黄色粉末；采用中国药典(2010)方法，本品的性状没有明显变化，两种方法所测得结果基本一致。中国药典(2015)未作修订。

【含量测定】中国药典(2005)和国外药典均采用抗生素微生物检定法中的管碟法测定其效价。中国药典(2005)、JP(15)和USP(32)均选定藤黄微球菌ATCC 10240为试验菌，采用pH 6.0的磷酸盐缓冲溶液。中国药典(2005)选择抗生素检定培养基Ⅱ号(pH 6.5～6.6)为测定用培养基，采用二剂量法测定，样品溶液浓度范围为2.0～12.0u/ml。JP(15)选择抗生素检定培养基(1)3)iii 6.5～6.6为测定用培养基，采用二剂量法测定，样品溶液浓度为0.5和2u/ml。USP(32)选择MEDIUM5；6.6±0.1为测定用培养基，采用二剂量法测定，样品溶液浓度为1.0u/ml。

Ph. Eur.(6.0)和BP(2009)采用管碟法(三剂量)测定，选定藤黄微球菌NCTC 7743 CIP 53.160 ATCC 10240为试验菌，选择抗生素检定培养基(A-pH7.0)为测定用培养基，采用pH 7.0磷酸盐缓冲液。

中国药典(2010)采用的管碟法为二剂量法，样品溶液浓度范围采用2.0～12.0u/ml，选定藤黄微球菌CMCC(B)28001，选择抗生素检定培养基Ⅱ号(pH 6.5～6.6)为测定用培养基。中国药典(2015)未作修订。

日抗基(2000)中管碟法有二剂量法和标准曲线法，采用二剂量法测定时，样品溶液浓度为0.5和2u/ml；采用标准曲线法测定时，标准品溶液的浓度为：1.4、1.2、1.0、0.8、0.6u/ml，中心浓度为1.0u/ml。选定藤黄微球菌为试验菌，选择Ⅰ2(1)①iii；6.5～6.6为测定用培养基。

日抗基(2000)中有关于杆菌肽比浊法测定效价的方法叙述。选定金黄色葡萄球菌ATCC 10537为试验菌。选择金黄色葡萄球菌ATCC 10537用培养基pH 6.5～6.6为测定用培养基。采用pH 6.0的磷酸盐缓冲溶液。中国药典(2010)采用标准曲线法测定，标准品溶液的浓度为：0.398、0.282、0.20、0.141、0.1u/ml；样品溶液浓度为0.2u/ml。中国药典(2015)未作修订。

根据中国药典(2005)附录抗生素微生物检定法，建立了对杆菌肽效价进行测定的浊度法。选定金黄色葡萄球菌(*Staphylococcus aureus*)CMCC(B)26003为试验菌。选择抗生素检定培养基Ⅲ号(pH 7.0～7.2)为测定用培养基。采用pH 6.0的磷酸盐缓冲溶液。培养温度：37℃±0.5℃；培养时间：3～4小时；培养管：均为大小、质地一致的石英管。本法的线性范围为0.06～0.30u/ml，回归方程为$y=-479.262x+73.384$，相关系数$r=0.9985$(图2、图3)。

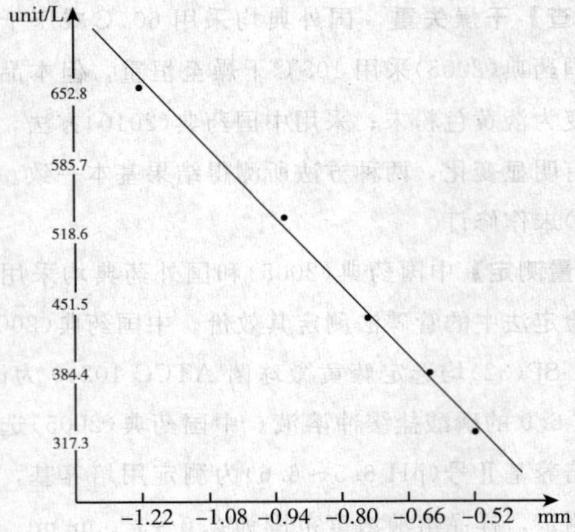

图 2　杆菌肽的 A-log$C$ 线性方程

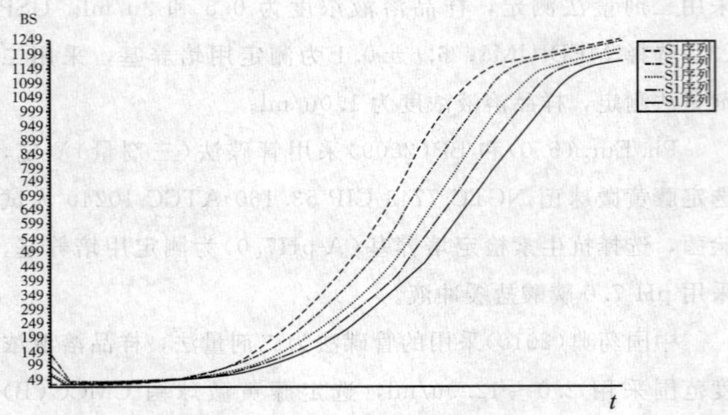

图 3　不同抗生素浓度下 A-t 生长曲线

浊度法一般选择金黄色葡萄球菌，由于金黄色葡萄球菌繁殖生长速度恰好在实验所需的时间之内，且金黄色葡萄球菌较稳定，试验用金黄色葡萄球菌为无毒变株，可用于微生物检定菌种，选择在 5 代内，以保证试验菌对抗生素的一定敏感度，使试验菌繁殖生长能在抗生素浓度范围内受抗生素影响。菌液必须每次于实验前新鲜培养制备，以保证试验菌的数量、活性和灵敏性。比浊法测定时，控制菌液浓度吸光度在 0.3～0.7 范围内，可获得较正确的结果，各抗生素各浓度之间的吸光度差值在 0.1 以上为佳[1]。中国药典(2005)先将试验菌接种至营养琼脂培养基上，所得菌液 D_{530} 差值小。本品试验研究表明，将菌直接接种至培养基Ⅲ中，所得的菌液不但生长旺盛，且均匀易分散，菌体活性和灵敏性较高，标准曲线各相邻浓度的吸光度差值大于 0.1，线性关系良好，结果稳定。

试验菌生长的速度在没有外加抑制物的情况下，受培养基的成分、pH、培养温度、通气条件以及细菌内在合力能力的影响。浊度法测定用的培养基必须保证试验菌能在短时间内快速生长的要求，pH 不仅能影响试验菌生长而且能影响抗生素的抗菌活性，一般在 pH(7.1±0.1)。

浊度法灵敏度高，所用的玻璃仪器必须用硬质中性玻璃，软质易吸附抗生素。清洁要求高，在稀释的移液过程中最好用一根移液管，以消除误差，保证试验平行操作。

温度对试验结果影响很大，培养箱内各管受热如不够均匀，则平行实验的结果不好。比浊法培养基温度不宜过高，否则易使细菌被杀死或受损，使温度充分平衡均匀是测定的关键。

样品测定时一般采用标准曲线法、二剂量法。标准曲线法中标准品溶液的浓度为：0.06、0.12、0.18、0.24、0.30u/ml，供试品溶液的浓度为：0.18 u/ml。满足回归系数的显著性检验。二剂量法测定标准品溶液与供试品溶液的高低浓度分别为：0.10、0.20u/ml 或 0.15、0.30u/ml。满足可靠性检验结果。

照本法测定，测得结果平均加样回收率为 100.42%，本品的浓溶液和点样用稀溶液放置 4℃冰箱保存，分别可稳定 14 天和 5 天，完全可以满足实验的需要。

【制剂】(1)杆菌肽软膏(Bacitracin Ointment)

USP(36)对该品种有收载，日抗基(2000)中只有杆菌肽片、杆菌肽-硫酸新霉素复合软膏和杆菌肽-硫酸新霉素散剂的收载，Ph. Eur. (7.0)、BP(2013)和 JP(16)均未收载该品种。

(2)杆菌肽眼膏(Bacitracin Eye Ointment)

USP(36)对该品种有收载，JP(2000)中只有杆菌肽片、杆菌肽-硫酸新霉素复合软膏和杆菌肽-硫酸新霉素散剂的收载，Ph. Eur. (7.0)、BP(2013)和 JP(16)均未收载该品种。

参考文献

[1] 张治锬. 抗生素药品检验［M］. 北京：人民卫生出版社，1991：80.

撰写　王茉莉　杨荣枫　河北省药品检验研究院
复核　杨　梁　河北省药品检验研究院

更昔洛韦

Ganciclovir

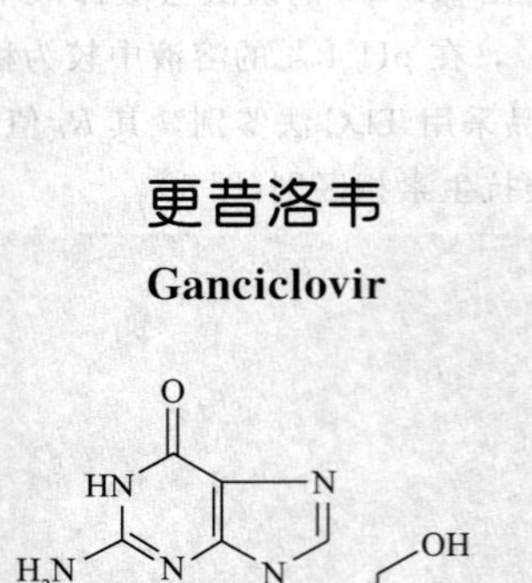

$C_9H_{13}N_5O_4$　255.21

化学名： 9-［［2-羟基-1-(羟甲基)乙氧基］甲基］鸟嘌呤

9-［［1,3-dihydroxy-2-propyloxy)methyl］］guanine

英文名： Ganciclovir(INN)

CAS 号：［82410-32-0］

更昔洛韦(简称 GCV)为核苷类抗病毒药。当其进入病毒感染的细胞时迅速被磷酸化为一磷酸 GCV，随后又被细胞内激酶磷酸化为三磷酸 GCV，后者可与脱氧鸟苷三磷酸二钠竞争性结合 DNA 多聚酶的结合位点，抑制其与 DNA 聚合酶的结合，掺入病毒及宿主细胞的 DNA 中，从而抑制

DNA合成[1~2]。本品临床上用于治疗免疫缺陷巨细胞病毒患者感染和轮状病毒肠炎、婴儿巨细胞病毒肝炎、疱疹性口炎、疱疹性咽峡炎、儿童病毒性脑炎、眼带状疱疹、小儿水痘、风疹、毛细支气管炎、小儿流行性腮腺炎合并脑膜炎、小儿腺病毒肺炎、儿童传染性单核细胞增多症等，亦可用于使用免疫抑制剂的器官移植病人[3]。本品最常见的不良反应是中性粒细胞或血小板减少，还有恶心、呕吐、胃肠道及肝功能异常等消化系统损伤，精神异常、昏迷、头昏、头痛等神经系统损伤，此外还可能引起发热、皮疹、注射部位静脉炎等[4~5]。

本品由美国Syntex公司研发，1988年6月首次于英国上市。除中国药典收载外，USP(36)也有收载。另外，国内外还研发出更昔洛韦钠，化学名称为9-(1,3-二羟基-2-丙氧甲基)-鸟嘌呤钠；英文名称为Ganciclovir sodium，CAS号：107910-75-8，易溶于水。

【制法概要】目前国内多数企业采用的工艺为：以鸟嘌呤核苷为起始原料，经乙酰化，得到双乙酰鸟嘌呤。4-羟甲基-1,3-二氧戊环经醋酐开环，与前者缩合，分离异构体，水解得到更昔洛韦。

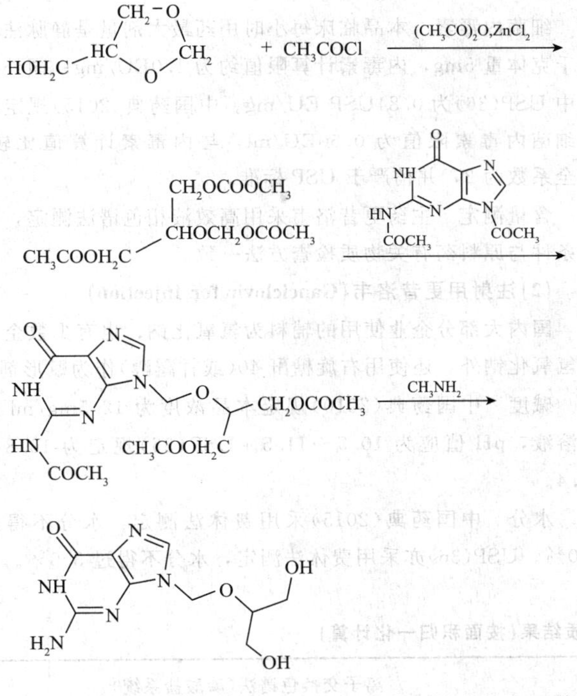

【性状】熔点 本品熔点为250℃。由于熔点较高，传温液硅油在此温度下聚合变黏稠、冒烟、变黑，故中国药典(2005)、中国药典(2010)及中国药典（2015）均未收载该项检查。USP(36)亦无此项检查。

吸收系数 本品的水溶液(10μg/ml)在252nm的波长处有最大吸收。国家药品标准新药转正标准(第二十四册)规定吸收系数($E_{1cm}^{1\%}$)范围为516～548。中国药典(2015)未收载该项检查。USP(36)亦无此项检查。

【鉴别】(1)紫外吸收鉴别 本品水溶液在252nm的波长处有最大吸收；在222nm的波长处有最小吸收。由于本品在水中微溶，实际操作可取本品约10mg，加水稀释至1000ml，可采用振摇、隔水加热、超声等方法加快溶解过程，以上处理方法不影响结果。需要注意是如果溶剂中含有某些离子，测得的波长可能会发生位移。USP(36)也收载了紫外吸收鉴别项，使用的介质为甲醇(图1)。

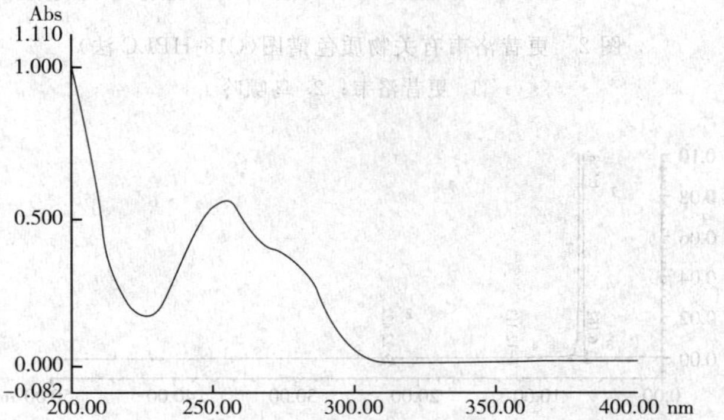

图1 更昔洛韦的紫外吸收图谱

(2)红外光吸收鉴别 本品因生产过程中精制方法不一致，产品存在着不同晶型。当供试品图谱与对照图谱（光谱集1266）有差异时，可采用水进行重结晶后测定。其红外光吸收图谱显示的主要特征吸收如下。

特征谱带(cm^{-1})	归属	
3430，3166，2707	羟基，胺基	$\nu_{O-H,N-H}$
1691	环酰胺	$\nu_{C=O}$
1634	胺基	δ_{NH_2}
1609，1577，1541，1472	嘌呤	$\nu_{C=C,C=N}$
1109，1091	醚	ν_{C-O-C}
1014	羟基	ν_{C-O}

【检查】有关物质 中国药典(2010，2015)与中国药典(2005)方法相同，色谱条件均为采用十八烷基硅烷键合硅胶为填充剂，以甲醇-水(5∶95)为流动相，检测波长为252nm；理论板数按更昔洛韦峰计算不低于3000。

本品为生物碱类化合物，USP(32)采用离子交换色谱法，色谱柱填料为强酸性阳离子交换键合全多孔不规则形硅胶(L9)，流动相为乙腈-0.05%三氟乙酸溶液(1∶1)，检测波长254nm，以更昔洛韦峰与更昔洛韦杂质A峰［化学名称为(*RS*)-2-氨基-9-(2,3-二羟基-2-丙氧甲基)-1,9-二氢-6-单嘌呤］之间的分离度不小于1.4进行系统适用性控制。在对USP(32)方法考察中发现，由于流动相的pH值较低，连续进样后各成分峰保留时间重复性较差，改用磷酸盐系统的流动相可以有效解决此问题。采用离子交换色谱法检查我国部分企业生产的本品，结果均在主峰相对保留时间0.9处有明显色谱峰，分离度可通过调节流动相pH值或离子强度达到1.4以上，杂质检出数量较中国药典(2005)方法多2～3个(表1)。虽然USP(32)方法对杂质的检出能力强于中国药典方法，但由于离子交换色谱法对色谱柱的要求高，中国药典(2015)暂维持中国药典(2005)方法。

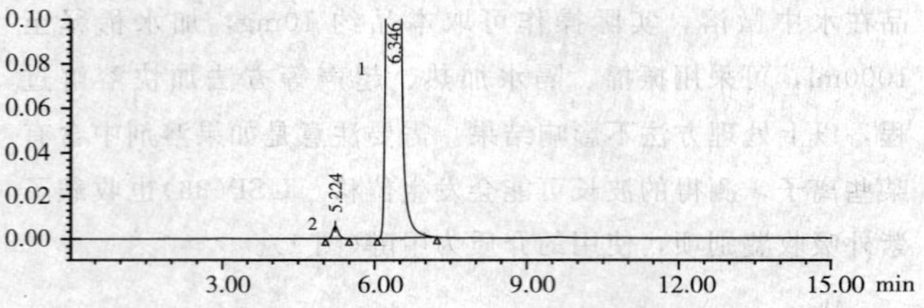

图 2 更昔洛韦有关物质色谱图(C18-HPLC 法)
1. 更昔洛韦；2. 鸟嘌呤

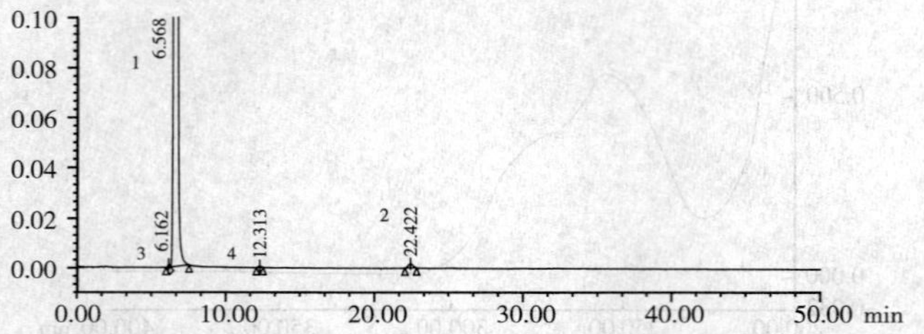

图 3 更昔洛韦有关物质色谱图(离子交换色谱法)
1. 更昔洛韦；2. 鸟嘌呤；3，4. 未知杂质

干燥失重 中国药典(2015)规定在 105℃干燥至恒重，减失重量不得过 6.0%。由于本品具有引湿性，在检验操作中应加以注意。USP(36)采用费休法测定，水分不得过 6.0%。

炽灼残渣 中国药典(2015)与 USP(36)均规定炽灼残渣不得过 0.1%。

重金属 中国药典(2015)规定本品含重金属不得过百万分之十。USP(36)规定为不得过 0.002%。经对我国部分企业生产的本品进行检查，均能达到中国药典(2015)要求。

残留溶剂 生产企业提供的工艺资料显示本品制备的后三步中各生产企业使用的有机溶剂种类有二氯甲烷、甲苯、乙醇、甲醇、乙酸乙酯、DMF、甲胺、二氧六环、三甘醇二甲醚等。参照 USP(36)收载的该项检查方法，采用标准加入法，以氢氧化钠溶液制备供试品溶液，并按外标法以峰面积进行计算，对国内部分企业生产的样品中的乙醇、二氯甲烷、甲苯、二氧六环等进行溶剂残留检查，结果均未检出。中国药典(2015)暂未增订此项检查。

【含量测定】 因本品为生物碱类化合物，结构中含有一个氨基，故中国药典(2015)采用高氯酸非水滴定法测定其含量。由于本品具有引湿性，样品可能含较高水分，应注意操作，以减少实验误差。USP(36)采用高效液相色谱法进行测定，色谱条件与其有关物质检查方法一致。

【制剂】 中国药典(2015)收载了更昔洛韦氯化钠注射液和注射用更昔洛韦；USP(36)收载有注射用更昔洛韦和更昔洛韦口服混悬剂。截至 2015 年底，国内批准的更昔洛韦口服制剂有分散片和片剂。

(1)更昔洛韦氯化钠注射液(Ganciclovir and Sodium Chloride Injection)

根据国内各企业的处方，本品主要辅料均为氢氧化钠，且制备工艺基本一致。

有关物质 采用高效液相色谱法检查，色谱条件同原料药项下。试验时发现：由于制剂所用氯化钠的质量不同，在记录的供试品溶液色谱图中，有时可在保留时间 2 分钟左右有明显色谱峰出现。中国药典(2015)注明可扣除氯化钠峰后再进行结果判定。因氯化钠本身在 252nm 检测波长处是不会有色谱峰出现，如有峰出现也属氯化钠中杂质所致，因此，今后的标准提高工作可对该峰成因进行研究，确定是否需要扣除。

细菌内毒素 本品临床每小时用药最大剂量是静脉注射每千克体重 5mg，内毒素计算限值约为 1.0EU/mg；国外标准中 USP(36)为 0.84USP EU/mg。中国药典(2015)规定本品细菌内毒素限值为 0.50EU/ml，与内毒素计算值比较，安全系数为 2，并稍严于 USP 标准。

含量测定 主药更昔洛韦采用高效液相色谱法测定，色谱条件与原料药有关物质检查方法一致。

(2)注射用更昔洛韦(Ganciclovir for Injection)

国内大部分企业使用的辅料为氢氧化钠；也有少数企业除氢氧化钠外，还使用右旋糖酐 40(或甘露醇)作为赋形剂。

碱度 中国药典(2010)规定本品浓度为 12.5mg/ml 的水溶液，pH 值应为 10.5～11.5。USP(36)规定为 10.8～11.4。

水分 中国药典(2015)采用费休法测定，水分不得过 6.0%。USP(36)亦采用费休法测定，水分不得过 3.0%。

表 1 不同方法测定更昔洛韦有关物质结果(按面积归一化计算)

供试品编号	中国药典(2010)			离子交换色谱法(磷酸盐系统)		
	杂质数	鸟嘌呤	总杂质	杂质数	鸟嘌呤	总杂质
1(企业 1)	1	0.24%	0.24%	3	0.21%	0.31%
2(企业 1)	1	0.43%	0.43%	4	0.37%	0.47%
3(企业 2)	2	0.26%	0.32%	5	0.20%	0.62%
4(企业 2)	3	0.22%	0.38%	5	0.19%	0.43%
5(企业 3)	1	0.57%	0.57%	3	0.54%	0.60%
6(企业 4)	3	0.30%	0.35%	6	0.24%	0.63%

细菌内毒素　本品临床每小时用药最大剂量是静脉注射每千克体重 5mg，内毒素计算限值约为 1.0EU/mg；国外标准中 USP(36)为 0.84USP EU/mg。中国药典(2015)规定本品细菌内毒素限值为 0.50EU/mg，与内毒素计算值比较，安全系数为 2，并稍严于 USP 标准。

含量测定　采用高效液相色谱法进行测定。

中国药典(2015)采用十八烷基硅烷键合硅胶为填充剂，以甲醇-水(5∶95)为流动相，检测波长为 252nm；USP(36)采用离子交换色谱法，色谱柱填料为强酸性阳离子交换键合全多孔不规则形硅胶(L9)，流动相为 0.14%磷酸二氢铵(*W/V*)和 0.2%磷酸(*W/V*)的混合溶液(pH 值为 2.0，流速为 1.2ml/min)、以次黄嘌呤为内标物质的内标法。经验证及对国内部分生产企业产品进行平行测定，两种方法测定结果无显著性差异。

参考文献

[1] 陈新谦，金有豫，汤光．新编药物学［M］.16 版．北京：人民卫生出版社，2003：130.

[2] Balfour HH. Drug therapy. Antiviral drugs［J］. N Engl J Med，1999，340：1255-1268.

[3] 傅绍军，朱利民，洪枫．抗巨细胞病毒药物——更昔洛韦［J］. 国外医药——抗生素分册，2004，25(6)：282-286.

[4] 徐浩．临床用药须知［M］．北京：人民卫生出版社，2005：1378-1379.

[5] 国家药典委员会．中华人民共和国临床用药须知化学药和生物制品卷［M］.2005 年版．北京：人民卫生出版社，2005：603.

撰写　陈　鄂　胡远华　湖北省药品监督检验研究院

复核　姜　红　　　　湖北省药品监督检验研究院

来氟米特

Leflunomide

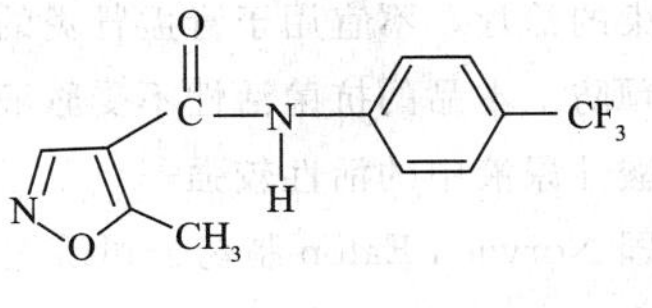

$C_{12}H_9F_3N_2O_2$　270.20

化学名： *N*-(4-三氟甲基苯基)-5-甲基异噁唑-4-甲酰胺

α,α,α-trifluoro-5-methyl-4-isoxazolecarboxy-*p*-toluidine

英文名： Leflunomide

CAS 号：［75706-12-6］

本品为抗炎镇痛药，免疫调节剂，临床上主要用于治疗类风湿性关节炎。比较常见的不良反应主要有腹泻、瘙痒、可逆性肝脏酶(ALT 和 AST)升高、脱发、皮疹等。

本品由德国 Hoeschst 公司于 20 世纪 70 年代末合成，并于 1979 年在欧美申请了专利保护。1998 年美国正式完成来氟米特治疗类风湿性关节炎的临床试验，并于同年 9 月，批准在美国上市。1999 年我国食品药品监督管理局(SFDA)批准来氟米特(商品名：爱诺华)作为“国家一类新药”在中国上市，正式将其广泛应用于类风湿性关节炎的治疗领域，成为 FDA 有史以来批准的首个治疗类风湿性关节炎的病程改善药。

除中国药典(2015)收载外，USP(36)、BP(2013)和 Ph. Eur.(7.1)亦有收载。

【制法概要】 合成工艺如下。

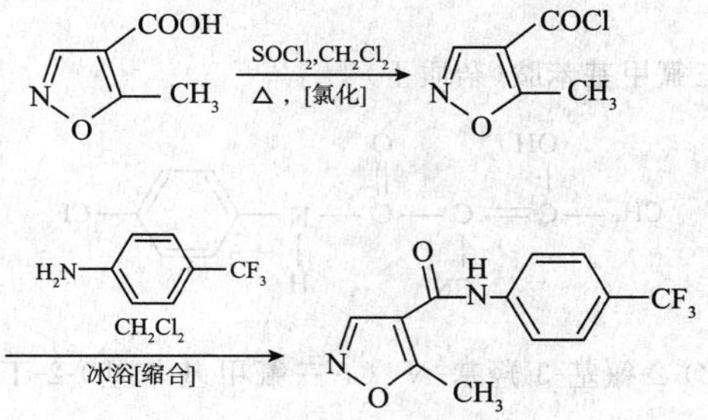

【性状】 本品的水溶液(几乎不溶于水，故需先加有机溶剂溶解后再用水稀释)不稳定，异噁唑环易水解开环，产生(2*Z*)-2-氰基-3-羟基-*N*-［4-(三氟甲基)苯基］丁-2-烯-酰胺(杂质Ⅱ)。相关文献[1]表明常温状态下，来氟米特在 pH 值 2.85～4.56 的范围内较稳定。而且随着温度升高，来氟米特稳定存在的 pH 值逐渐降低。

【鉴别】 本品的红外光吸收图谱(光谱集 954 图)显示的主要特征吸收如下。

特征谱带(cm^{-1})	归属	
3320	酰胺	ν_{N-H}
3110，3060	芳氢	ν_{C-H}
1692	酰胺(Ⅰ)	$\nu_{C=O}$
1610，1545，1487	芳环	$\nu_{C=C,C=N}$
1525	酰胺(Ⅱ)	δ_{NH}
1325	三氟甲基	ν_{C-F}
855	取代苯	γ_{2H}

【检查】有关物质　各国药典均采用高效液相色谱法，虽色谱条件不尽相同，但色谱行为差异不大。本品在合成过程中可能引入 4-三氟甲基苯胺(杂质Ⅰ)、5-甲基-异噁唑-4-羧酸和 *N*-(4-三氟甲基苯基)-3-甲基异噁唑-4-甲酰胺(杂质Ⅲ)；亦有可能因降解产生(2*Z*)-2-氰基-3-羟基-*N*-(4-三氟甲基苯基)-2-丁烯酰胺(杂质Ⅱ)。杂质Ⅰ为来氟米特的起始合成原料，有毒物质；杂质Ⅱ为来氟米特在体内的代谢产物，也是它的活性形式；杂质Ⅲ为来氟米特的 3-甲基异构体，与来氟米特较难分离(图 1)。

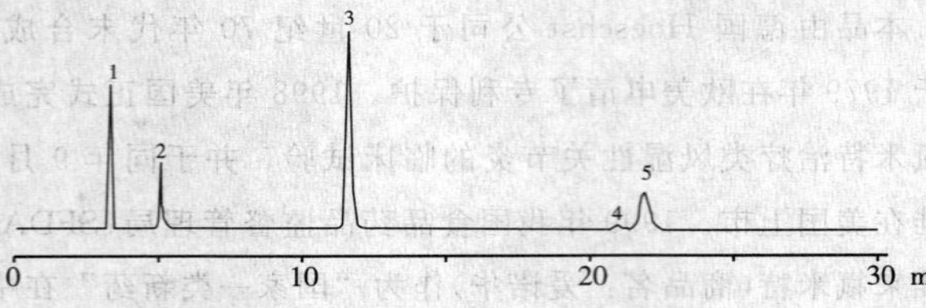

图 1 来氟米特与其杂质分离色谱图

1. 5-甲基-异噁唑-4-羧酸；2. 杂质Ⅱ；3. 杂质Ⅰ；4. 杂质Ⅲ；5. 来氟米特

己知杂质结构式如下。

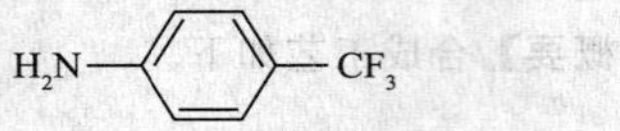

4-三氟甲基苯胺(杂质Ⅰ)

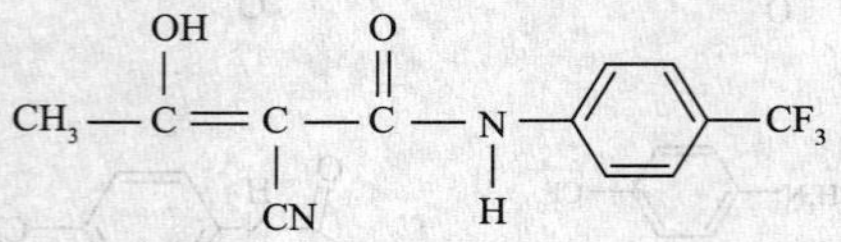

(2*Z*)-2-氰基-3-羟基-*N*-(4-三氟甲基苯基)-2-丁烯酰胺(杂质Ⅱ)

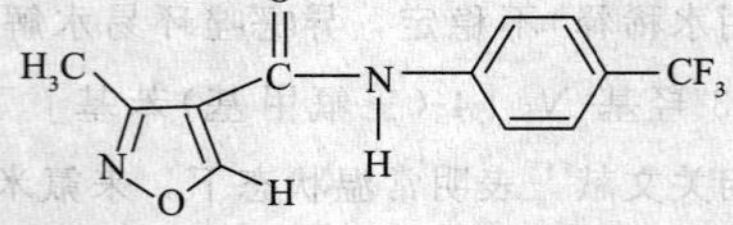

N-(4-三氟甲基苯基)-3-甲基异噁唑-4-甲酰胺(杂质Ⅲ)

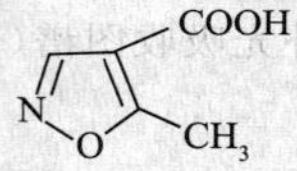

5-甲基-异噁唑-4-羧酸

残留溶剂 本品在生产工艺中使用了二氯甲烷、甲苯和乙醇，因此中国药典(2015)规定将其作为溶剂残留量检查。

炽灼残渣 本品结构式中含有氟，试验中最好采用铂金坩埚。

【含量测定】各国药典均采用高效液相色谱法。在规定的色谱条件下，使用柱效较高的色谱柱，才能保证来氟米特峰与杂质Ⅲ峰的分离度符合要求。

【制剂】来氟米特片(Leflunomide Tablets)

来氟米特片除中国药典(2015)收载外，USP(36)亦有收载。

来氟米特片规格有 5mg、10mg 和 20mg，故检查项下规定含量均匀度检查，其方法与溶出度测定的方法相同，均采用紫外-可见分光光度法，60%乙醇溶液在 261nm 波长处有最大吸收(图 2)。

来氟米特片溶出度检查的溶出条件还有待进一步优化。

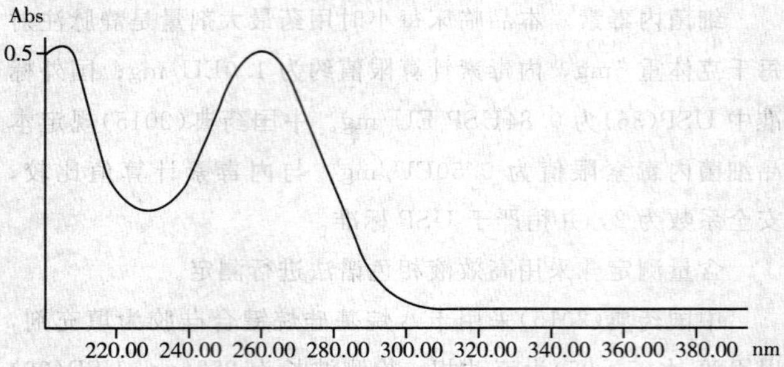

图 2 来氟米特紫外吸收谱图

参考文献

[1] 朱全刚，胡晋红，孙花君．来氟米特水溶液化学稳定性的研究［J］．第二军医大学学报，1999，20(4)：9-11.

撰写 李 婕 中国食品药品检定研究院

复核 宁保明 中国食品药品检定研究院

呋喃妥因

Nitrofurantoin

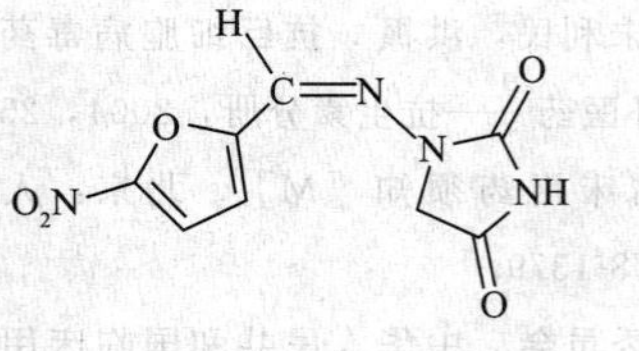

$C_8H_6N_4O_5$ 238.16

化学名：1-［(5-硝基呋喃亚甲基)氨基］乙内酰脲

1-［［(5-nitro-2-furanyl) methylene］amino］-2，4-imidazolidinedione

英文名：Nitrofurantoin(INN)

异名：呋喃坦啶[1]；Furadantin

CAS 号：［67-20-9］；［17140-81-7］(一水合物)

本品为硝基呋喃类抗菌药，适用于敏感大肠埃希菌、克雷伯菌属、肠杆菌属、变形杆菌属、肠球菌属、金黄色葡萄球菌、腐生葡萄球菌所致的急性单纯性下尿路感染、反复发作性下尿路感染的治疗，不宜用于肾盂肾炎的治疗，尚可用于尿路感染的预防。本品的抗菌活性不受脓液及组织分解产物的影响，在酸性尿液中的活性较强[2]。

本品由美国 Norwich Eaton 制药公司研发，1953 年在美国上市[3]。国内于 1960 年开始生产。除中国药典(2015)收载外，Ph. Eur. (7.0)亦有收载，USP(36)收载无水物和一水化合物。

【制法概要】根据厂家提供的生产工艺及相关文献资料[4]，目前国内均采用硝基呋喃甲醛酸酯与 1-氨基乙内酰脲缩合制得。

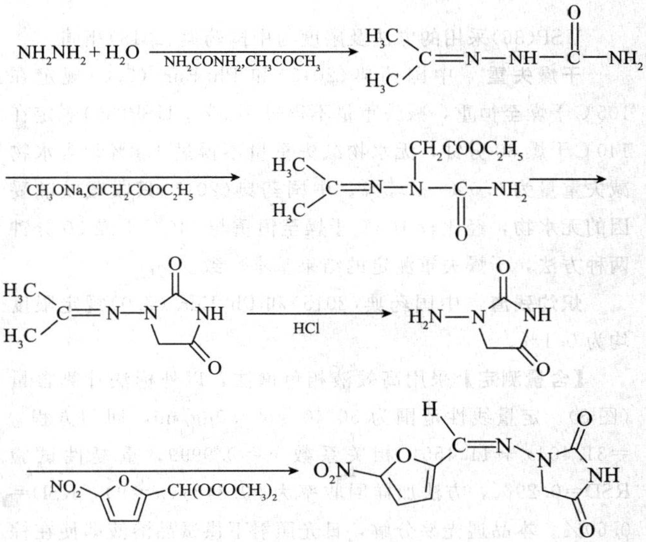

硝基呋喃甲醛酸酯的制备：

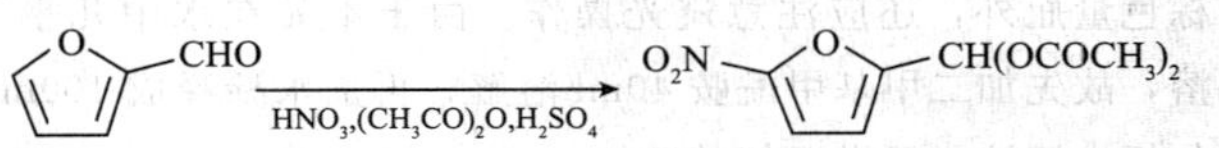

【性状】本品为黄色结晶性粉末；无臭，味苦。遇光色渐变深，与金属接触能发生分解(不锈钢与铝除外)。

【鉴别】(1)本品结构中具有硝基，加碱后颜色变深，加水与氢氧化钠试液显深橙红色，此为硝基呋喃类药物的共性反应[5]。

(2)本品分子中具有乙内酰脲基团，在氨试液中能形成铵盐而溶解，遇硝酸银试液即发生黄色的银盐沉淀。可与呋喃西林和呋喃唑酮相区别，因后两者均不发生沉淀[5]。

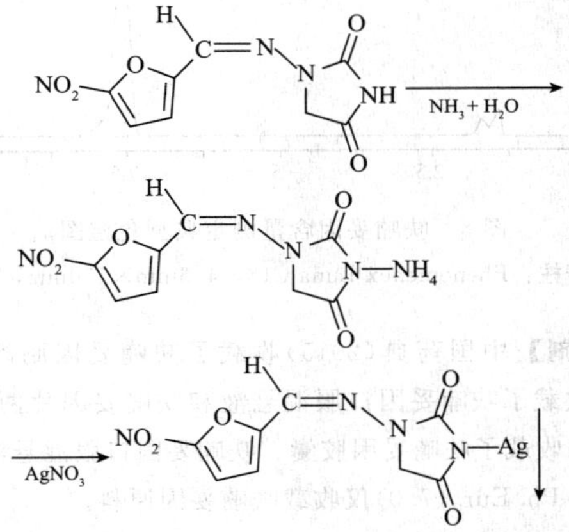

(3)本品的红外光谱吸收受干燥条件影响较大，因此需用进行干燥失重检查后的样品测定。本品的红外光吸收图谱应与对照的图谱(光谱集 181 图)一致，本品的红外光吸收图谱显示的主要特征吸收如下[6]。

特征谱带(cm^{-1})	归属	
3296	酰亚胺	ν_{N-H}
3150	呋喃环	ν_{C-H}
1784，1729	酰亚胺	$\nu_{C=O}$
1610，1566，1490	呋喃环	$\nu_{C=C}$
1520，1340	硝基	ν_{NO_2}

Ph. Eur.(7.0)收载了紫外光谱鉴别，以二甲基甲酰胺为溶剂，在 266nm 和 367nm 处有最大吸收，两波长处吸收度比值为 1.36～1.42；USP(36)收载了高效液相色谱和红外光谱法两个鉴别项，其样品在 140℃ 干燥 30 分钟后进行红外光谱实验。

【检查】酸度 本品在水中几乎不溶，酸度检查是为了控制产品的水洗程度，检查附着于成品表面的酸性物质，同时还可起到间接控制氯化物与硫酸盐的作用。经验证，在 pH 5.5 以上时，氯化物的限度可控制在 0.014%以下，硫酸盐则在 0.04%以下，故规定 pH 值应为 5.5～7.0。

有关物质 主要检查最后一步缩合反应中带入的硝基呋喃甲醛二醋酸酯(结构式见图 1)。采用薄层色谱法进行限度控制(图 2、图 3、图 4)，以供试品溶液稀释液作自身对照，最低检出浓度为 0.1mg/ml，限度为 1.0%。

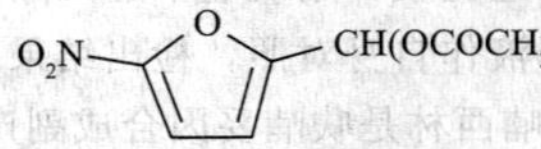

Nitrofurfural Diacetate $C_9H_9NO_7$ 243.17

图 1 硝基呋喃甲醛二醋酸酯结构式

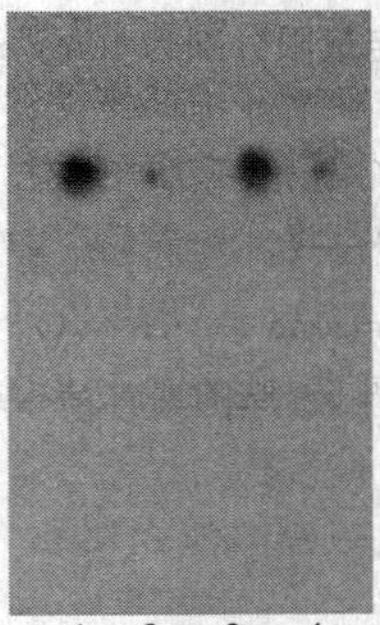

1 2 3 4

图 2 呋喃妥因原料及肠溶片有关物质薄层色谱图(显色剂显色)

1. 原料样品；2. 原料对照；
3. 肠溶片样品；4. 肠溶片对照

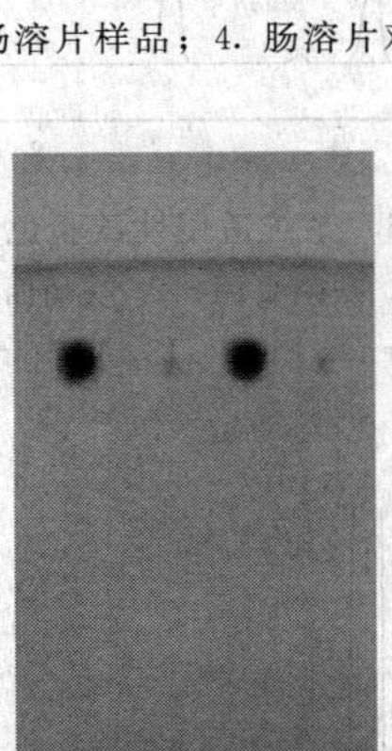

1 2 3 4

图 3 呋喃妥因原料及肠溶片有关物质薄层色谱图(紫外灯 254nm 下检视)

1. 原料样品；2. 原料对照；
3. 肠溶片样品；4. 肠溶片对照

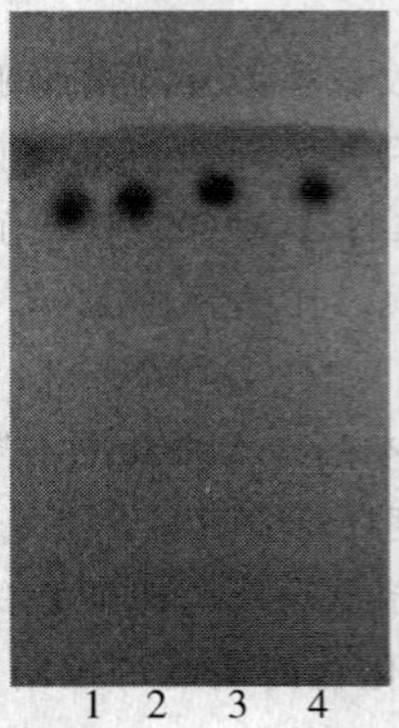

图 4 呋喃妥因最低检出量

薄层色谱图（紫外光灯 254nm 检视）

1～4. 溶液浓度依次为 0.1、0.125、0.15、0.175（mg/ml）

USP(36)采用的薄层色谱法中以硝基呋喃甲醛二醋酸酯对照品作为对照，经比较，用呋喃甲醛二醋酸酯作对照品与用供试品溶液稀释液作自身对照，检出结果一致。

呋喃西林 呋喃西林是呋喃妥因合成副产物(结构式见图5)，也是呋喃妥因降解产物，且毒性较大，仅供外用，因此有必要对呋喃西林进行控制。现采用高效液相色谱法，用杂质对照品以外标法计算呋喃西林的量(图6、图7)，限度为不得过 0.01%。呋喃西林的检测限和定量限分别为 10ng/ml 和 33ng/ml。

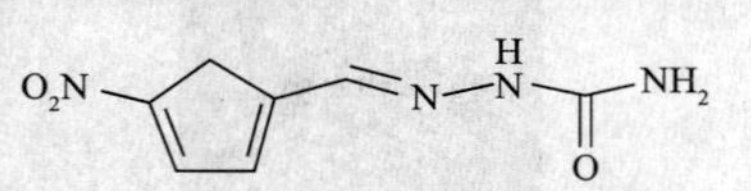

Nitrofurazone　$C_6H_6N_4O_4$　198.14

图 5 呋喃西林结构式

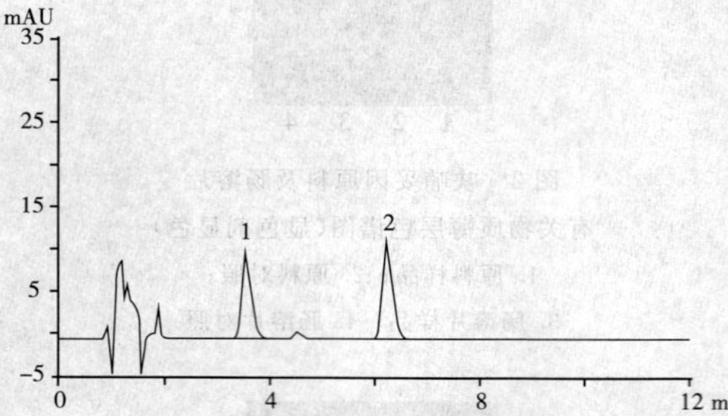

图 6 系统适用性试验色谱图

1. 呋喃妥因；2. 呋喃西林

色谱柱：Phenomenex Luna C18，4.6mm×150 mm，5μm

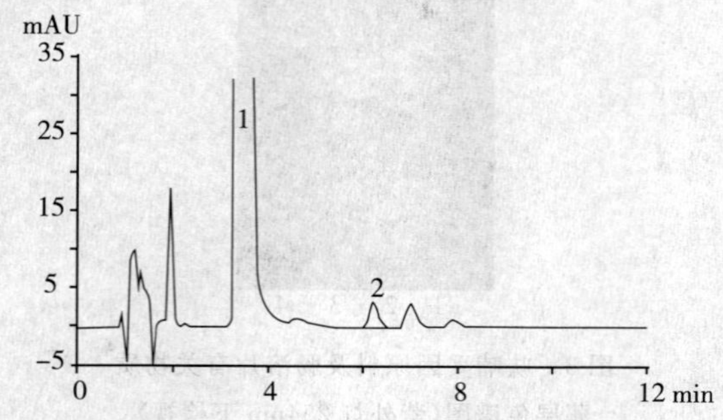

图 7 样品溶液色谱图

1. 呋喃妥因 2. 呋喃西林

谱柱：Phenomenex Luna C18，4.6mm×150 mm，5μm

USP(36)采用的方法及限度与中国药典(2015)相同。

干燥失重 中国药典(2015)和 Ph. Eur.(7.0)规定在105℃干燥至恒重，减失重量不得过 1.0%；USP(36)规定在140℃干燥 30 分钟，无水物减失重量不得过 1.0%，含水物减失重量为 6.5%～7.5%。中国药典(2015)只收载呋喃妥因的无水物，经比较 105℃干燥至恒重与 140℃干燥 30 分钟两种方法，干燥失重测定的结果基本一致。

炽灼残渣 中国药典(2015)和 Ph. Eur.(7.0)规定限度均为 0.1%。

【含量测定】采用高效液相色谱法，以外标法计算含量(图8)。定量线性范围为 50.40～504.0μg/ml，回归方程 $y=31.404x+11.455$，相关系数 $r=0.9999$，重复性试验 RSD=0.29%，方法加样回收率为 99.84%($n=9$)，RSD=0.60%。本品遇光易分解，日光照射下供试品溶液即使在棕色量瓶中含量亦迅速下降，故含量测定时，除应按规定使用棕色量瓶外，还应注意避光操作。由于本品在水中几乎不溶，故先加二甲基甲酰胺 40ml 溶解，再加水稀释成 100ml，如析出沉淀，可微温使其溶解。

USP(36)亦采用的高效液相色谱法测定含量，色谱条件与中国药典(2015)相同，但使用乙酰苯胺作为内标物以内标法计算含量。Ph. Eur.(7.0)采用紫外-可见分光光度法，按吸收系数为 765 计算含量。

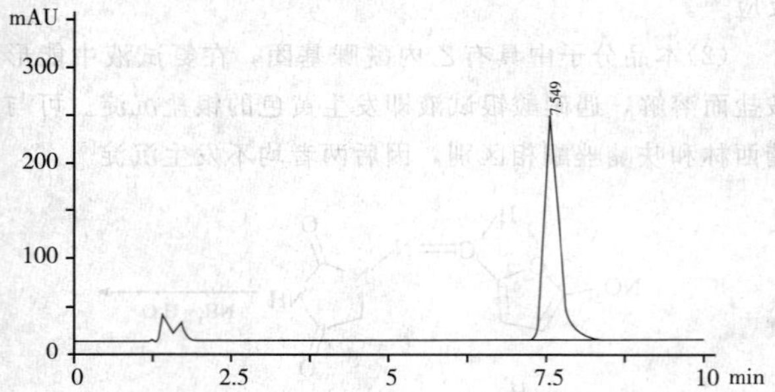

图 8 呋喃妥因含量测定典型色谱图

色谱柱：Phenomenex Luna C18，4.6mm×150mm，5μm

【制剂】中国药典(2015)收载了呋喃妥因肠溶片，BP(2013)收载了呋喃妥因口服混悬液和呋喃妥因片两种制剂，USP(36)收载了呋喃妥因胶囊、呋喃妥因口服混悬液和呋喃妥因片，Ph. Eur.(7.0)仅收载呋喃妥因原料。

呋喃妥因肠溶片(Nitrofurantoin Enteric-coated Tablets)

由于呋喃妥因对胃壁有较强的刺激作用，故制成肠溶片，以减少恶心、呕吐等不良反应。规格为 50mg，主要辅料有：淀粉、糊精、羧甲淀粉钠、硬脂酸镁、聚丙烯酸酯Ⅱ、聚山梨酯 80、蓖麻油、邻苯二甲酸二乙酯、蔗糖、滑石粉、明胶、乙醇等。经验证辅料对有关物质、呋喃西林检查和含量测定均无干扰。

由于呋喃妥因是难溶性药物，有必要对肠溶片的释放度进行控制。释放度采用紫外-可见分光光度法在 375nm 下测定，按吸收系数为 753 计算释放度，限度为 70%。辅料对主成份测定无干扰，供试品溶液在弃去初滤液 5ml 后，滤液对主成分无吸附。含量测定采用与原料相同的高效液相色谱法，方法加样回收率为 99.30%($n=9$)。

中国药典(2015)收载了有关物质和呋喃西林检查，方法均与原料相同。有关物质检查见图 2、图 3。BP(2013)收载了有关物质检查，USP(36)收载了呋喃西林检查。

参考文献

[1] 王泽民．当代结构药物全集［M］．北京：北京科学技术出版社，104-105.

[2] 国家药典委员会．中华人民共和国药典临床用药须知·化学药和生物制品卷［M］．2005 年版．北京：人民卫生出版社，2005：571.

[3] 吴修良，高瑞银，陈进，等．呋喃妥因的合成新工艺［J］．齐鲁药事，2007，26(1)：43-44.

[4] 郭舜民，齐一萍，林绥，等．呋喃托因的合成［J］．海峡药学，2008，12(20)：147-149.

[5] 中华人民共和国卫生部药典委员会．中华人民共和国药典 1990 年版二部药典注释［M］．北京：化学工业出版社，1993：254-255.

[6] 姚新生．有机化合物波谱分析［M］．北京：中国医药科技出版社，2004.

撰写　杨　林　杨必勇　重庆市食品药品检验检测研究院

屈学蕴　湖北省药品监督检验研究院

复核　罗　萍　重庆市食品药品检验检测研究院

呋塞米

Furosemide

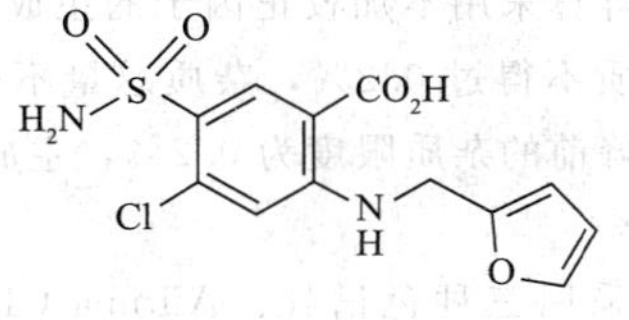

$C_{12}H_{11}ClN_2O_5S$　330.75

化学名： 2-[(2-呋喃甲基)氨基]-5-(氨磺酰基)-4-氯苯甲酸

5-(aminosulfonyl)-4-chloro-2-[(2-furanylmethyl)amino]-benzoic acid

英文名： Furosemide(INN)

异名： 呋喃苯胺酸；Frusemide

CAS 号：［54-31-9］

本品为一种作用迅速、强力而作用持续时间较短的强效利尿药，主要作用于髓袢升支髓质部，能增加水、钠、氯、钾、钙、镁、磷酸盐等的排泄；并能抑制前列腺素分解酶的活性，使前列腺素 E_2 的含量升高，具有扩张血管的作用。本品临床上用于治疗水肿性疾病，包括心脏性水肿、肾性水肿、肝硬化腹水、功能障碍或血管障碍引起的周围性水肿，以及用于治疗高血压、高钾血症及高钙血症、抗利尿激素分泌过多症和预防急性肾功能衰竭。

本品口服吸收迅速但不完全，生物利用度约为 50%～70%。口服后 30～60 分钟起效，1～2 小时达高峰，作用持续 6～8 小时。肌内注射达峰时间为 30 分钟左右，作用持续 4～6 小时左右；静脉注射约 5 分钟起效，作用持续 2 小时左右。吸收后的药物主要分布在细胞外液。本品 88%以原型经肾脏排泄，12%经肝脏(为葡糖醛酸结合物)代谢后随胆汁排泄。24 小时后本品在组织内无明显滞留。

本品由 K. Stürm 等于 1962 年首次合成制得，国内于 1969 年开始生产。除中国药典(2015)收载外，BP(2013)、Ph. Eur.(7.0)、USP(36)、JP(16)亦有收载。

【制法概要】

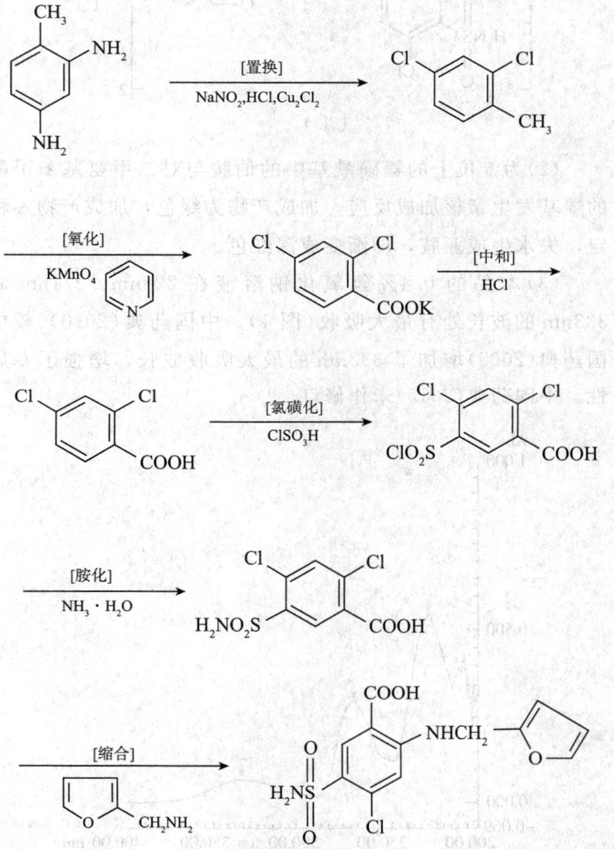

【性状】 本品的水溶液温度升高可加速分解，溶液的 pH 值愈低，愈不稳定。其分解产物为 2-氨基-4-氯-5-氨磺酰基苯甲酸和呋喃甲醇。

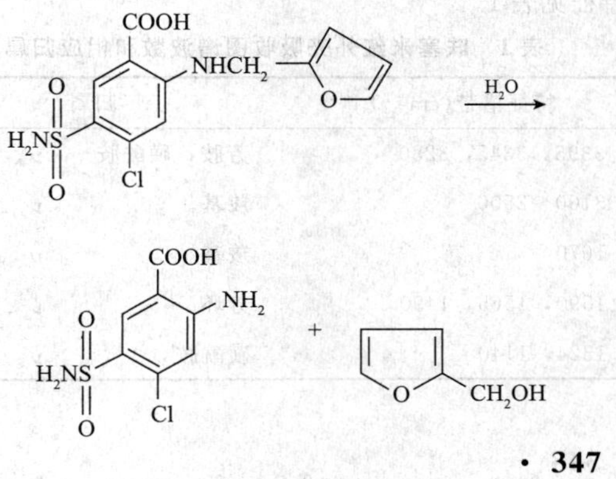

溶液中加入山梨醇或甘油可增加稳定性。

熔点 中国药典(2005)性状项下规定熔点为206～210℃，熔融时同时分解。初终熔温度点设定偏低，日常检验常有超出的情况。故中国药典(2010)规定限度为208～213℃，熔融时同时分解。Ph. Eur. (7.0)熔点项为“约为210℃，熔融时同时分解”，JP(16)熔点项为“约为205℃，熔融时同时分解”。中国药典(2015)未作修订。

吸收系数 本品的0.4%氢氧化钠溶液在271nm的波长处有最大吸收，吸收系数($E_{1cm}^{1\%}$)为565～595。

【鉴别】(1)本品加水后滴加氢氧化钠试液使恰溶解，与硫酸铜试液反应，产生绿色呋喃苯胺酸酮盐(Ⅰ)沉淀。

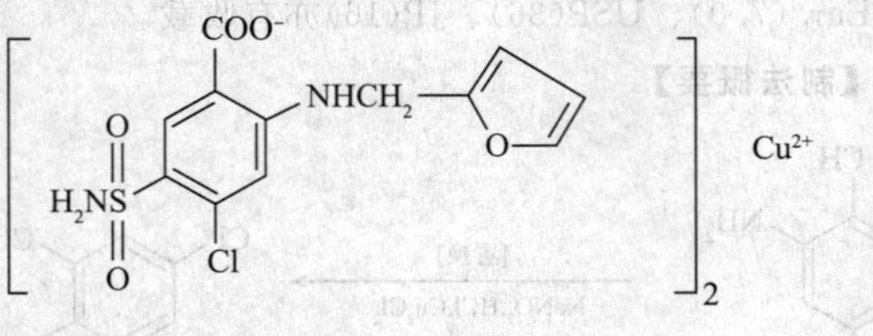

(Ⅰ)

(2)为5位上的氨磺酰基中的伯胺与对二甲氨基苯甲醛的羰基发生亲核加成反应，加成产物为绿色，加成产物不稳定，失水生成亚胺，即渐变成深红色。

(3)本品的0.4%氢氧化钠溶液在228nm、271nm和333nm的波长处有最大吸收(图1)。中国药典(2010)较中国药典(2005)增加了333nm的最大吸收波长，增强了专属性。中国药典(2015)未作修订。

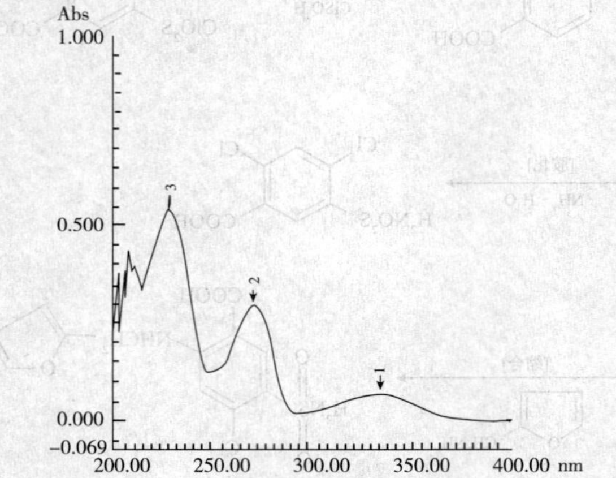

图1 呋塞米紫外吸收图谱

(4)本品的红外光吸收图谱(光谱集184图)，显示的主要特征见表1。

表1 呋塞米红外光吸收图谱波数和相应归属

特征谱带(cm⁻¹)	归属	
3395，3345，3280	芳胺，磺酰胺	ν_{N-H}
3100～2500	羧基	ν_{O-H}
1670	羧基	$\nu_{C=O}$
1590，1565，1490	芳环	$\nu_{C=C}$
1324，1140	磺酰胺	$\nu_{S=O}$

【检查】有关物质 采用高效液相色谱法进行检查。

中国药典(2005)采用检查芳香第一胺来控制有机杂质。国外药典均采用高效液相色谱法，其中USP(33)用十八烷基硅烷键合硅胶柱，以水-四氢呋喃-冰醋酸(70∶30∶1)为流动相，检测波长为272nm和254nm，系统适用性为考察呋塞米和USP呋塞米有关物质A之间的分离度；JP(15)用十八烷基硅烷键合硅胶柱，以水-四氢呋喃-冰醋酸(70∶30∶1)为流动相，检测波长为272nm，系统适用性无特殊要求。而Ph. Eur. (6.0)用辛烷基键合硅胶柱，以正丙醇-磷酸盐缓冲溶液(30∶70)为流动相，检测波长为238nm。

中国药典(2010)删去了芳香第一胺的检查项，参照JP(15)和USP(33)的高效液相系统建立了有关物质检查方法。用十八烷基硅烷键合硅胶柱，以水-四氢呋喃-冰醋酸(70∶30∶1)为流动相，检测波长选用272nm。USP(33)采用272nm控制2-氨基-4-氯-5-氨磺酰基苯甲酸(有关物质B)，254nm控制其他杂质。经对呋塞米降解产物的研究，发现272nm在杂质检出方面较254nm更有优势，故选择272nm进行测定。有关物质典型色谱图见图2。中国药典(2015)未作修订。

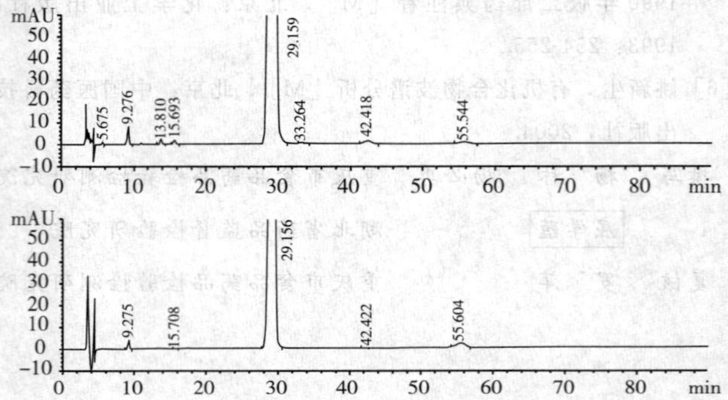

图2 呋塞米有关物质典型色谱图

色谱柱：Kromasil C18柱 250mm×4.6mm，5μm

杂质限量计算采用不加校正因子的主成分自身对照法，限度为单个杂质不得过0.2%，杂质总量不得过1.0%。JP(16)对主成分峰前的杂质限度为0.2%，主成分峰后的杂质限度为0.125%。

本试验共采用三种色谱柱：Alltima C18柱(250mm×4.6mm，5μm)，Dikma C18柱(250mm×4.6mm，5μm)和Agilent Eclipse XDB C18柱(250mm×4.6mm，5μm)，分别在Waters2695-2996与Agilent 1100液相色谱仪上进行耐用性试验考察，结果良好。

从强制破坏试验结果来看，供试品溶液对光不稳定，并综合USP(36)对测定的要求，供试品溶液配制及检测时需避光。

【含量测定】采用酸碱中和滴定法。以乙醇为溶剂，同时作空白试验。本品结构上的羧基呈酸性，用甲酚红和麝香草酚蓝混合指示液进行中和滴定，终点为紫红色。国外药典亦采用酸碱中和滴定法，但以二甲基甲酰胺为溶剂，主要考虑了呋塞米的溶解性。

【制剂】中国药典(2015)收载了呋塞米片、呋塞米注射液和复方呋塞米片。呋塞米片在BP(2013)、USP(36)和JP(16)亦有收载，呋塞米注射液在USP(36)和BP(2013)有收载，复方呋塞米片在BP(2013)有收载。

(1)呋塞米片(Furosemide Tablets)

BP(2013)和USP(36)采用高效液相色谱法外标定量控制杂质2-氨基-4-氯-5-氨磺酰基苯甲酸，限度为0.8%；JP(16)采用衍生后紫外-可见分光光度法控制杂质。中国药典(2015)未设置有关物质检查项。

含量测定　中国药典(2015)采用紫外-可见分光光度吸收系数法，与BP(2013)方法相同。USP(36)采用高效液相色谱法，JP(16)采用紫外分光光度对照品法。

(2)呋塞米注射液(Furosemide Injection)

中国药典(2015)采用高效液相色谱法增订了有关物质检查项，色谱条件与原料药有关物质项下一致。研究发现样品杂质量与处方中是否加入抗氧剂及抗氧剂的种类有直接关系：处方中含甲醛合次硫酸氢钠的样品杂质总量均超过10%，处方中含亚硫酸钠和亚硫酸氢钠的样品杂质总量在1.0%～3.4%，处方中不加抗氧剂的样品杂质总量在0.8%～1.6%。杂质限度计算时采用不加校正因子的主成分自身对照法，单个杂质不得过1.5%，杂质总量不得过3.0%。国外药典亦采用高效液相色谱法控制有关物质，USP(36)和BP(2013)采用外标法控制2-氨基-4-氯-5-氨磺酰基苯甲酸，限度为1.0%。

含量测定　中国药典(2005)为紫外-可见分光光度吸收系数法，专属性不强，中国药典(2010)采用高效液相色谱法，色谱条件与有关物质项一致，以外标法定量，呋塞米在0.01～0.15mg/ml浓度范围内与其峰面积呈线性关系，线性方程为$A=7289.6C-65939$，$r=0.9994$。本品所用到辅料为氢氧化钠，盐酸，氯化钠，亚硫酸钠，亚硫酸氢钠，丙二醇，聚山梨酯80，甲醛合次硫酸氢钠，对测定均无干扰，加样回收率为100.3%($n=6$，RSD=0.4%)。中国药典(2015)未作修订。USP(36)采用高效液相色谱法，BP(2013)采用紫外-可见分光光度法。

(3)复方呋塞米片(Compound Furosemide Tablets)

本品为呋塞米和盐酸阿米洛利组成的复方制剂。溶出度、含量均匀度和含量测定均采用高效液相色谱法，未设置有关物质项。本品在BP(2013)的名称为Co-amilofruse Tablets，未设置溶出度检查，采用薄层色谱控制有关物质，含量测定采用高效液相色谱法，色谱条件与中国药典(2015)有所不同。

参考文献

[1] 中华人民共和国卫生部药典委员会．中华人民共和国药典1990年版二部药典注释［M］．北京：化学工业出版社，1993：257-259.

[2] 谢晶曦，常俊标，王绪明．红外光谱在有机化学和药物化学中的应用［M］．修订版．北京：科学出版社出版，2001.

撰写　王　峰　　浙江省食品药品检验研究院

闫明瑞　　辽宁省药品检验检测院

复核　杨伟峰　殷国真　　浙江省药品化妆品审评中心

陶巧凤　　浙江省药品化妆品审评中心

吡拉西坦

Piracetam

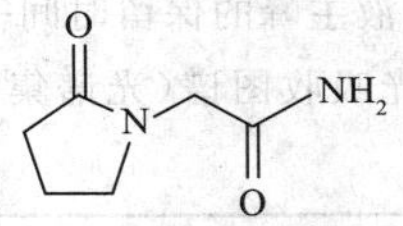

$C_6H_{10}N_2O_2$　142.16

化学名：2-氧代-1-吡咯烷基乙酰胺

2-(2-oxopyrrolidin-1-yl)acetamide

英文名：Piracetam(INN)

CAS号：［7491-74-9］

吡拉西坦属于γ-氨基丁酸的环化衍生物，为脑代谢改善药，具有激活、保护和修复大脑神经细胞的作用。能促使脑内二磷酸腺苷(ADP)转化为三磷酸腺苷(ATP)，改善脑内代谢能量供应状况；能影响胆碱能神经元兴奋传递，促进乙酰胆碱合成。可以抵抗物理因素和化学因素所致的脑功能损害，改善学习、记忆和回忆能力；可以改善由缺氧所造成的逆行性遗忘。口服易吸收，30～40分钟后血药浓度达到峰值。清除半衰期4～6小时，易透过血脑屏障，到达脑和脑脊液，口服后不被代谢，不能由肝脏分解，以原型药物从尿和粪便中排泄[1]。

本品适用于由衰老、脑血管病、脑外伤、一氧化碳中毒等引起的记忆和轻中度脑功能障碍。亦可用于儿童发育迟缓[1]。不良反应偶见口干、食欲差、呕吐、荨麻疹和失眠等，停药后可消失；锥体外系疾病、Huntington舞蹈病者禁用本品，以免加重病情；在接受抗凝治疗的患者中，同时应用吡拉西坦时应特别注意凝血时间，防止出血危险，并调整抗凝治疗的药物剂量和用法[1]。本品易通过胎盘屏障，故孕妇禁用。

1976年，吡拉西坦作为第一个促记忆新药被临床认可[2]。本品除中国药典(2015)收载外，BP(2013)、Ph. Eur.(7.0)也有收载。

【制法概要】本品采用化学合成法，合成路线明确。一般如下[3]。

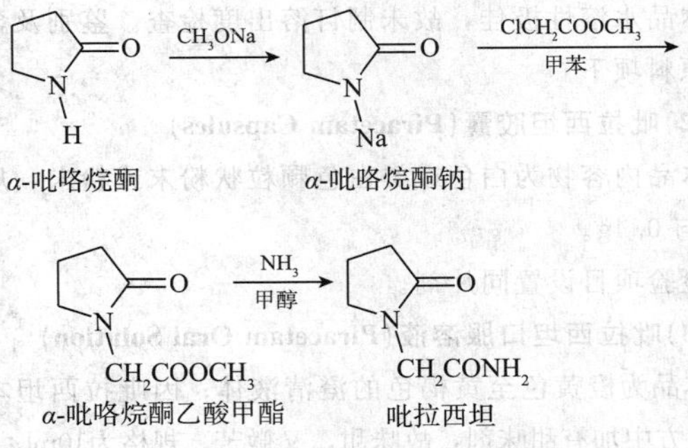

【性状】本品为白色或类白色的多晶型粉末。

本品在水中易溶，在乙醇中略溶，故在生产过程中有将乙醇作为本品的精制用溶剂。

【鉴别】(1)吡拉西坦分子中的羰基在碱性条件下呈还原性，将高锰酸钾还原成锰酸钾，故溶液的颜色从紫红色逐渐转变成绿色。

(2)采用含量测定项下的色谱图，供试品溶液主峰的保留时间应与对照品溶液主峰的保留时间一致。

(3)本品的红外光吸收图谱(光谱集185图)显示的主要特征吸收如下。

特征谱带(cm^{-1})	归属
3340，3160	酰胺　ν_{N-H}
1692	γ-内酰胺　$\nu_{C=O}$
1658	伯酰胺　$\nu_{C=O}$

考虑到本品属多晶型，故必要时可将供试品与对照品在乙醇中重结晶后再予测定。

【检查】有关物质　中国药典(2015)采用高效液相色谱法。BP(2013)以乙腈-0.1%磷酸氢二钾溶液(pH 6.0)(10：90)为流动相，并记录色谱图至主峰保留时间的8倍；中国药典(2015)以甲醇-水(10：90)为流动相，并记录色谱图至主峰保留时间的3倍。BP(2013)所需控制的杂质C(α-吡咯烷酮乙酸乙酯)与吡拉西坦的相对保留时间为6.3，国内企业所用生产工艺采用氯乙酸甲酯为合成原料，基本不可能生成杂质C，故色谱图记录时间至主峰保留时间的3倍。

残留溶剂　本品最后三步工艺使用的有机溶剂一般为甲苯、甲醇、异丙醇或乙醇。其中甲苯用于酯化反应，甲醇用于氨化反应，异丙醇或乙醇等类似溶剂为精制用溶剂。残留溶剂检查可按中国药典四部通则0861残留溶剂测定法进行。

本品有注射剂和口服制剂，另按常规设定溶液的澄清度与颜色、酸度、干燥失重、炽灼残渣、重金属等检查项。

【含量测定】本品化学结构中无共轭体系且含氮，故早期卫生部药品标准(第三册)采用氮测定法测定含量，现采用HPLC法，色谱条件同有关物质检查项。

【制剂】中国药典(2015)收载了吡拉西坦片、胶囊、口服溶液、注射液，BP(2013)中未收载吡拉西坦制剂。

(1)吡拉西坦片(Piracetam Tablets)

本品为白色或类白色片，规格为0.4g。

本品水溶性极佳，故未制订溶出度检查。鉴别及含量测定同原料项下。

(2)吡拉西坦胶囊(Piracetam Capsules)

本品内容物为白色或类白色颗粒状粉末或粉末，规格为0.2g与0.4g。

检验项目设置同片剂。

(3)吡拉西坦口服溶液(Piracetam Oral Solution)

本品为橙黄色至黄褐色的澄清液体；因吡拉西坦本身味苦，处方中加有甜味剂，故味甜，又微苦。规格为10ml：0.8g。

考虑到本品为液体制剂，故收订了有关物质检查，其他项目按常规设置。

(4)吡拉西坦注射液(Piracetam Injection)

本品为吡拉西坦的灭菌水溶液，规格为5ml：1g，20ml：4g和20ml：8g。

按常规收订了pH值、细菌内毒素、有关物质检查。有关物质检查色谱条件同含量测定项下。

细菌内毒素　本品临床每小时用药最大剂量是静脉注射每千克体重100mg(中国药典临床用药须知)，内毒素计算限值约为0.05EU/mg。中国药典(2015)规定本品细菌内毒素限值为0.04EU/mg，与内毒素计算值比较，安全系数为1.25。吡拉西坦氯化钠注射液按复方输液要求规定内毒素限值为0.50EU/ml。

(5)吡拉西坦氯化钠注射液(Piracetam and Sodium Chloride Injection)

本品为吡拉西坦与氯化钠的灭菌水溶液，规格为250ml：吡拉西坦8g与氯化钠2.25g。

因含氯化钠，收订了重金属检查与氯化钠含量测定。其他项目设置同吡拉西坦注射液。

参考文献

[1] 陈新谦，金有豫，汤光．新编药物学［M］．16版．北京：人民卫生出版社，2007：311.

[2] 张士善，张力，张丹参．脑内Glu/GABA学习记忆调节系统［J］．药学学报，1997，32(8)：638-640.

[3] 徐云根，杨春，华维一．吡拉西坦的一步合成新方法［J］．中国医药工业杂志，1996，27(2)：54.

撰写　周明昊　浙江省食品药品检验研究院
复核　李会林　殷国真　浙江省药品化妆品审评中心
　　　陶巧凤　浙江省药品化妆品审评中心

吡哌酸

Pipemidic Acid

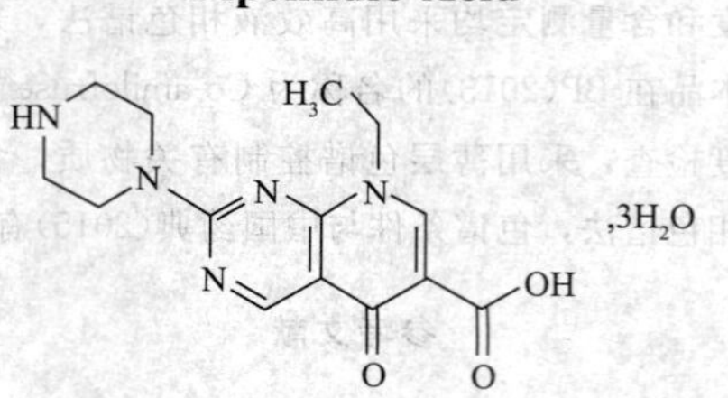

$C_{14}H_{17}N_5O_3\cdot 3H_2O$　357.36

化学名：8-乙基-5-氧代-5，8-二氢-2-(1-哌嗪基)吡啶并[2，3-d]嘧啶-6-羧酸三水合物

8-ethyl-5-oxo-2-(piperazin-1-yl)-5，8-dihydropyrido[2，3-*d*]pyrimidine-6-carboxylic acid trihydrate

CAS号：［72571-82-5］(三水物)；［51940-44-4］(无水物)

本品为喹诺酮类抗菌药，主要作用于细菌细胞的DNA旋转酶(gyrase)，干扰细菌DNA的合成而引起细菌死亡。本品的适应症为敏感菌(主要为革兰阴性杆菌，如大肠埃希

菌、产气肠杆菌、奇异变形杆菌、志贺菌属、铜绿假单胞菌等)所致的尿路感染和肠道感染。

本品口服部分吸收，单次空腹口服 0.5g 和 1.0g，服药后 1～2 小时血药浓度达峰值，分别为 3.8mg/L 和 5.4mg/L。血浆蛋白结合率为 30%，消除半衰期约为 3～5 小时。吸收后广泛分布于体内各组织和体液中，除脑及脑脊液外，可分布至肾、肝等组织，胆汁中浓度超过血浓度。主要自肾排泄，给药后 24 小时自尿中排出给药量的 58%～68%，约 20%自粪便中排出，少量药物在体内代谢。

国内于 1976 年投产。中国药典(2015)收载。JP(16)、Ph. Eur. (7.0)和 BP(2013)均已收载，USP 未收载。

【制法概要】国内主要生产厂家合成路线如下。

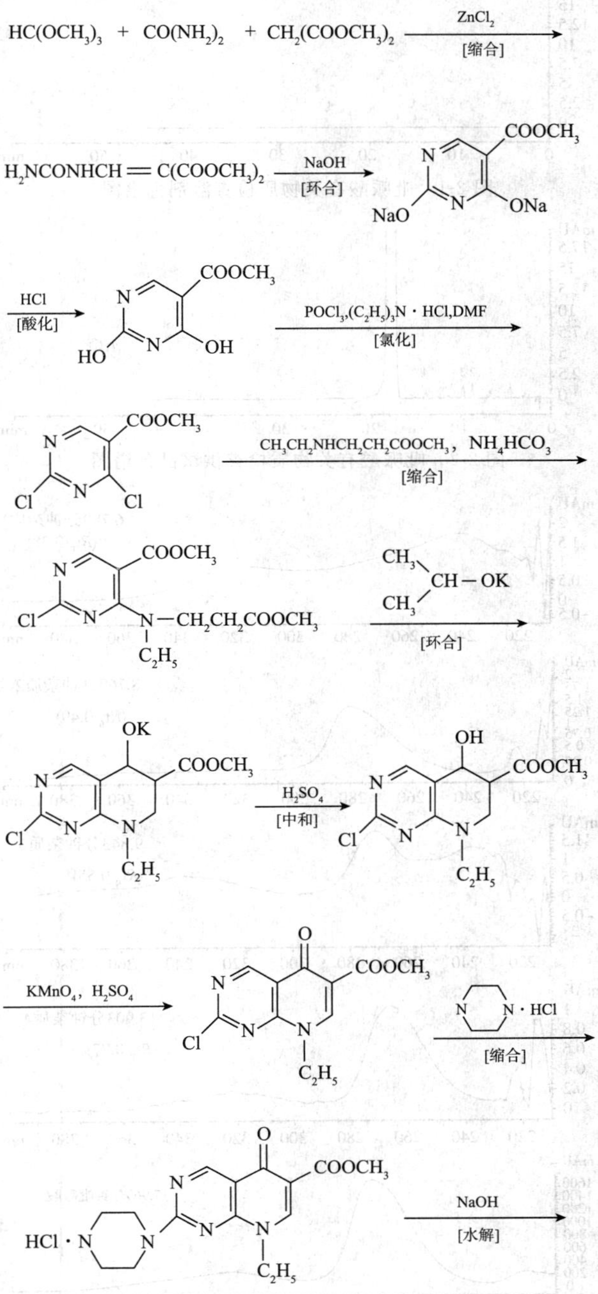

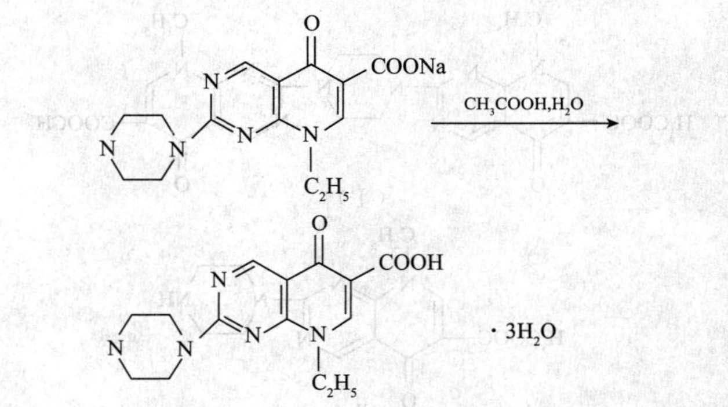

【性状】溶解度 本品在乙醇中不溶解，而 JP(16)规定在乙醇中极微溶解，中国药典(2015)按实测结果描述。

【鉴别】(1)高效液相色谱 照有关物质项下的色谱条件测定。

(2)紫外光谱 考虑制剂溶出度与含量测定均采用紫外-可见分光光度法，溶剂均为 0.01mol/L 盐酸溶液，故本鉴别项以此为溶剂(图 1)。

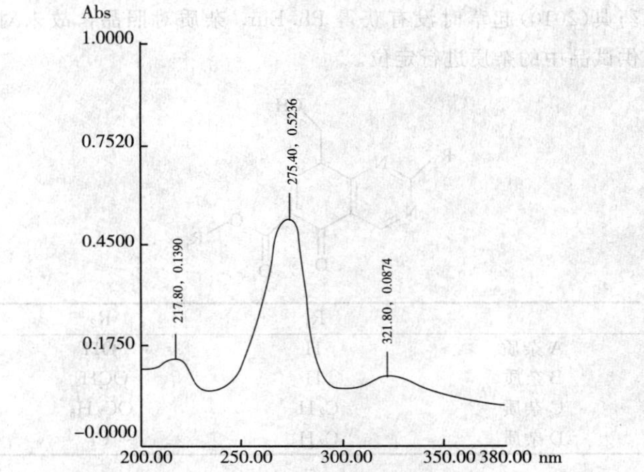

图 1 吡哌酸的 0.01mol/L 盐酸溶液($3\mu g/ml$)紫外吸收图谱

(3)红外光谱 本品的红外光吸收图谱(光谱集 189 图)，显示的主要特征如下。

特征谱带(cm^{-1})	归属	
3450	水	ν_{O-H}
3030	芳氢	ν_{C-H}
3100～2400	胺盐	ν_{NH_2}
1640	酮	$\nu_{C=O}$
1615，1360	羧酸离子	ν_{CO_2}
1578，1536，1510	芳环	$\nu_{C=C,C=N}$
1470	C=C	$\nu_{C=C}$
1360	$-CH_3$	$\delta^{S}_{CH_3}$
1250	C-C	ν_{C-C}
750	C-H	ν_{C-H}

【检查】碱性溶液的澄清度 本品在碱溶液(氢氧化钠试液)中易溶，而本品中可能带入的双吡哌酸甲酯(Ⅰ)或吡哌酸甲酯(Ⅱ)，均为碱中不溶物，本检查项可控制这两种杂质。

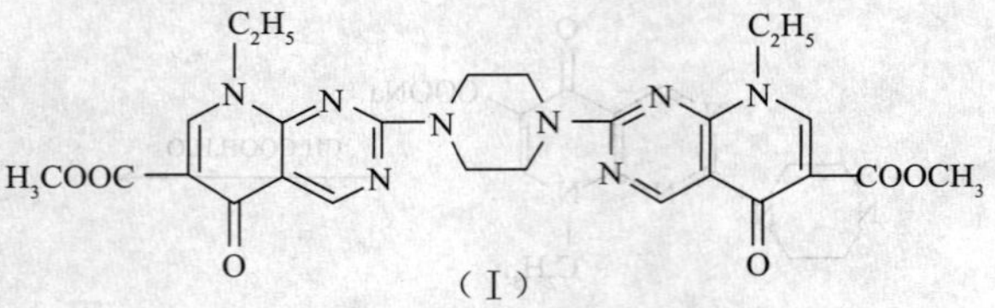

（Ⅰ）

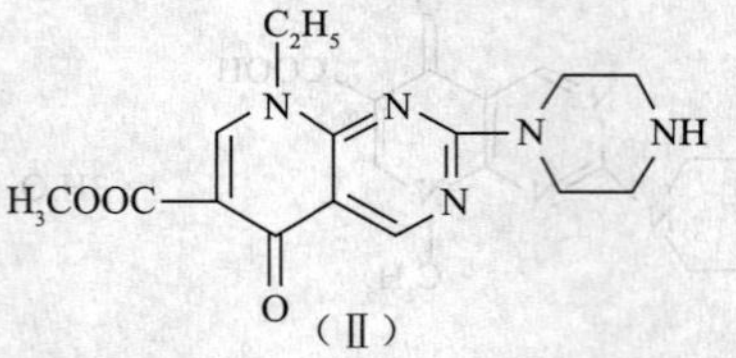

（Ⅱ）

吡哌酸甲酯是生产工艺中水解反应不完全而带来的。

经试验，（Ⅰ）和（Ⅱ）均不溶于氢氧化钠试液，（Ⅱ）放置后，可逐渐溶解，故应立即观察。

有关物质 中国药典(2005)和JP(15)均采用薄层色谱法检查有关物质，而Ph. Eur. (6.0)和BP(2008)采用液相色谱法测定有关物质。

Ph. Eur. (6.0)列出了本品的6个已知杂质。由于中国药典(2010)起草时没有获得Ph. Eur. 杂质对照品，故未对供试品中的杂质进行定位。

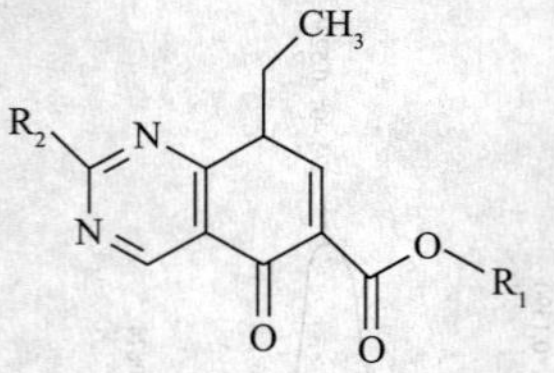

	R_1	R_2
A杂质	H	OH
B杂质	H	OCH_3
C杂质	C_2H_5	OC_2H_5
D杂质	C_2H_5	Cl

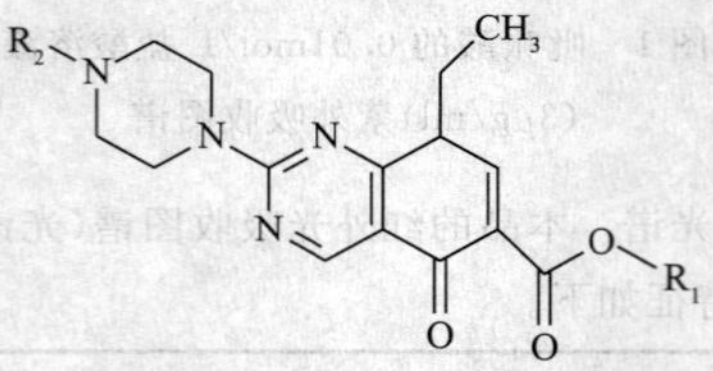

	R_1	R_2
E杂质	C_2H_5	H
F杂质	H	$CO-CH_3$

中国药典(2010)为提高杂质检出灵敏度，在Ph. Eur. (6.0)和BP(2008)的基础上进行了优化，增大了供试品溶液的浓度，并对系统适用性试验方法中分离度试验进行了修改。

(1)流动相组成的选择 Ph. Eur. (6.0)/BP(2008)的流动相为枸橼酸癸烷磺酸钠溶液-乙腈-甲醇(60：20：20)，其枸橼酸癸烷磺酸钠混合盐溶液pH值为2.8，枸橼酸为0.02mol/L，癸烷磺酸钠为0.027 mol/L。经试验比较，该流动相分离效果是最好的。故本标准采用的流动相与Ph. Eur. (6.0)/BP(2008)的流动相一致。

(2)溶液浓度的选择 Ph. Eur. (6.0)/BP(2008)的供试品溶液浓度为0.1mg/ml；在保证吡哌酸溶解的前提下，为提高杂质检出灵敏度，将供试品溶液浓度提高为0.3mg/ml。

(3)溶剂的选择 以0.01mol/L盐酸溶液或水-乙腈-甲醇(60：20：20)为溶剂，两种溶剂峰均对测定有一定干扰。而按Ph. Eur. (6.0)/BP(2008)以流动相为溶剂对测定无干扰。

(4)检测波长的选择 以Zorbax Eclipse XDB C18 (150mm×4.6 mm，5μm)为色谱柱，对吡哌酸原料进行分析(图2)，并用DAD检测器对图2中标示的吡哌酸杂质1、杂质2、杂质3和杂质4进行全波长扫描(图3)，结果表明以吡哌酸最大吸收波长275nm为检测波长，杂质1、杂质2、杂质3和杂质4在此波长下也均有较大响应。

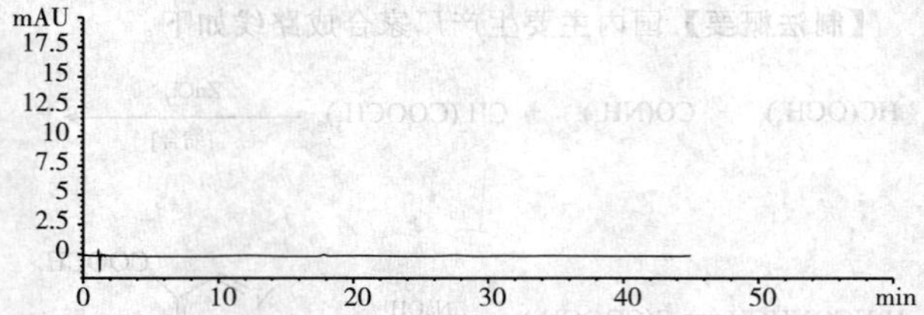

图2-1 吡哌酸有关物质检查溶剂色谱图

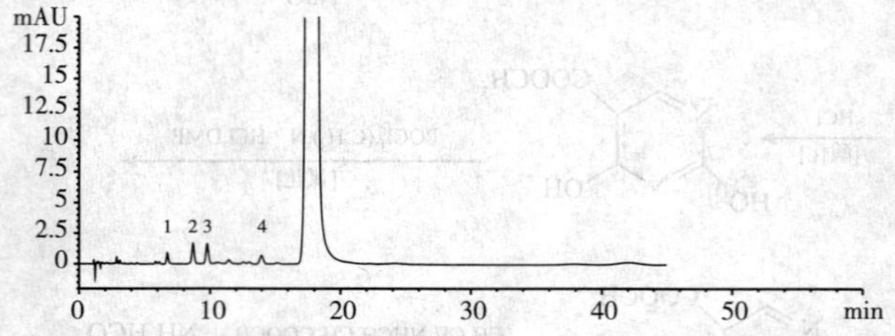

图2-2 吡哌酸有关物质检查供试品色谱图

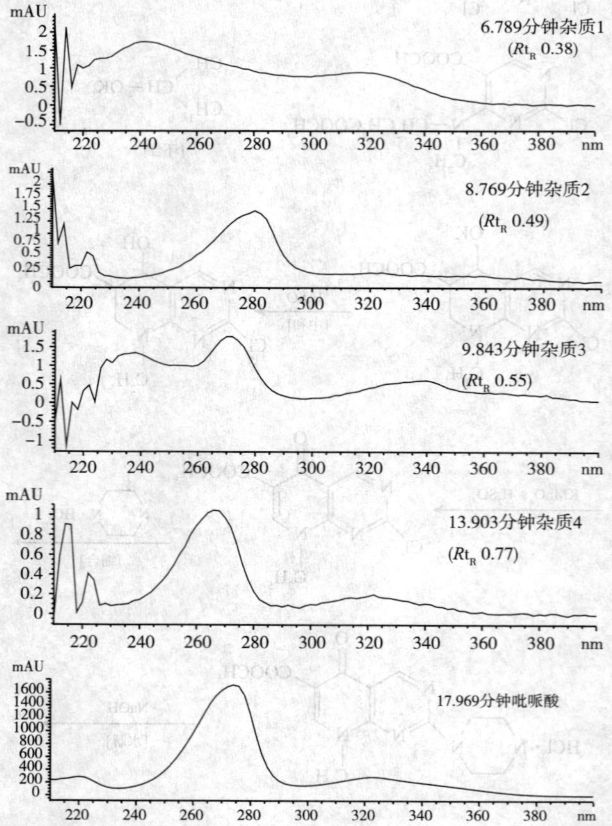

图3 吡哌酸及主要杂质全波长吸收图谱

表 1　不同色谱柱分离度测试溶液测试色谱参数结果

	吡哌酸主峰		杂质 A				杂质 B			
	t_R	柱效 N	t_R	Rt_R	含量	与主峰 R	t_R	Rt_R	含量	与主峰 R
Zorbax Eclipse XDB C18	17.848min	8256	13.978min	0.78	0.6%	5.41	21.609min	1.21	0.8%	4.71
TSK-GEL ODS-80Ts	18.153min	8598	14.255min	0.79	0.1%	5.68	21.370min	1.18	0.1%	4.07
Agilent TC- C18	17.799min	8080	14.278min	0.80	0.2%	4.92	20.627min	1.16	0.1%	3.64

(5)色谱图记录时间的确定　Ph. Eur. (6.0)规定为记录至主峰保留时间的 2.5 倍，对样品考察的记录至主峰保留时间的 2 倍时，在主峰后基本无杂质流出，故本标准规定为记录至主峰保留时间的 2 倍。

(6)系统适用性试验条件　Ph. Eur. (6.0)/BP(2008)以吡哌酸与对羟基苯甲酸乙酯混合溶液进行系统适用性试验，要求两者分离度应不低于 4.0。经实验，两者保留时间分别为 11.1 分钟和 16.9 分钟，分离度为 10.8。为保证本色谱条件下杂质得以良好分离，经不同条件的破坏试验，筛选出以紫外灯 254nm 光照 3～6 小时的供试品溶液作为分离度测试溶液(图 3)。图中标示的与主峰紧邻的杂质 a(相对保留时间 0.85，与主峰分离度为 4.3)和杂质 b(相对保留时间 1.13，与主峰分离度为 5.6)峰面积分别为主峰面积的 0.003%和 0.007%，虽在规定范围内可显现出来，但其含量极低，不适宜作为分离度测试对照峰；图中标示的主峰前后与主峰相邻的较大杂质 A 和 B，相对保留时间分别为 0.8 和 1.2，作

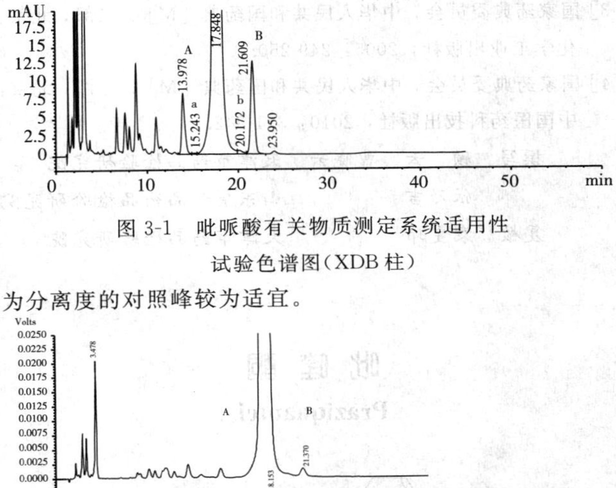

图 3-1　吡哌酸有关物质测定系统适用性试验色谱图(XDB 柱)

为分离度的对照峰较为适宜。

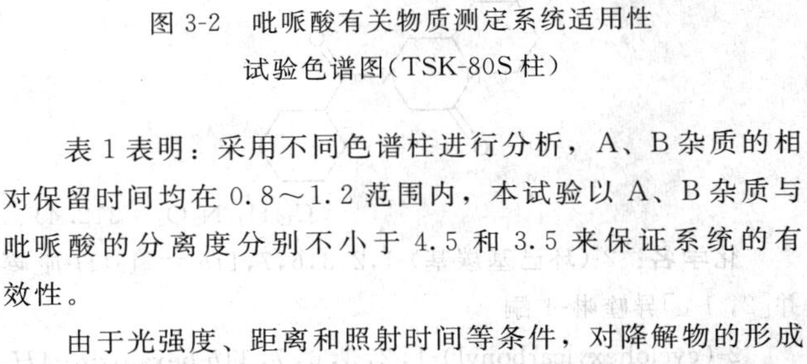

图 3-2　吡哌酸有关物质测定系统适用性试验色谱图(TSK-80S 柱)

表 1 表明：采用不同色谱柱进行分析，A、B 杂质的相对保留时间均在 0.8～1.2 范围内，本试验以 A、B 杂质与吡哌酸的分离度分别不小于 4.5 和 3.5 来保证系统的有效性。

由于光强度、距离和照射时间等条件，对降解物的形成有一定影响，因此分离度溶液光降解时应注意：应置敞口玻璃容器中，在紫外光下(254nm)5cm 处照射，30W 灯照射 3 小时或 15W 灯照射 6 小时，得到吡哌酸与其降解杂质的混合溶液，其中与主峰相对保留时间 0.8 和 1.2 处杂质的量均应不少于 0.2%。

(7)方法验证　供试品溶液在 0.0627～3.7608μg/ml 浓度范围内，溶液浓度与峰面积呈良好的线性关系，回归方程为：$y=198466x+540.43$，相关系数 $r=1.0000$。最低检出浓度为 0.013μg/ml(相当于供试品溶液的 0.04%)。

不同型号色谱柱：①Agilent Eclipse XDB C18(150mm×4.6mm，5μm)② TSK-GEL ODS-80Ts (150mm × 4.6mm，5μm)③Agilent TC-C18(150mm×4.6mm，5μm)测定样品有关物质。结果基本一致，本方法对不同色谱柱耐用性良好。供试品溶液室温放置 24 小时内稳定。中国药典(2015)未作修订。

干燥失重　吡哌酸分子结构中含 3 个结晶水，理论含水量为 15.1%。BP(2009)、JP(15)和中国药典(2005)均采用 105℃干燥失重法测定，限度略有不同。用干燥失重和水分测定法(第一法 A)测定进行比较，后者的结果略大于干燥失重法的结果。中国药典(2015)采用干燥失重法。

炽灼残渣　中国药典(2005)、JP(16)和 Ph. Eur. (7.0)/BP(2013)均有此项检查，中国药典(2005)限度为 0.2%，国外药典限度均为 0.1%。由于本标准增加了重金属检查，因此对炽灼残渣的温度进行了考察，结果表明两检查项目的炽灼温度不能统一，故规定本法炽灼温度在 700～800℃，样品置铂金坩埚内炽灼。考虑国内产品的生产工艺所限，限度仍和中国药典(2005)一致。见表 2。

表 2　不同温度测定的炽灼残渣的结果

批号	炽灼温度 600℃	炽灼温度 700℃
0802118	0.24%	0.19%
0802120	0.29%	0.21%
0802121	0.18%	0.18%
标准规定	不得过 0.2%	

重金属　中国药典(2005)未定此项，中国药典(2010)参考 JP(15)和 Ph. Eur. (6.0)/BP(2008)标准中的规定，炽灼温度规定在 500～600℃，依法检查(通则 0821 第二法)，根据样品检验结果，限度定为含重金属不得过百万分之二十。中国药典(2015)未作修订。

【含量测定】 中国药典(2015)、JP(16)和 Ph. Eur. (7.0)/BP(2013)均采用非水滴定法。

【贮藏】本品具引湿性，宜密封保存。

【制剂】中国药典(2015)收载了吡哌酸片和吡哌酸胶囊。国外药典均未收载本品制剂。

(1)吡哌酸片(Pipemidic Acid Tablets)

吡哌酸含量测定以 $C_{14}H_{17}N_5O_3$ 计算，溶出度和含量测定项计算时应注意换算。

鉴别　同吡哌酸项下的鉴别(1)和(2)项试验。辅料无干扰。

检查　有关物质　方法同原料项下。辅料无干扰。见图4、图5。

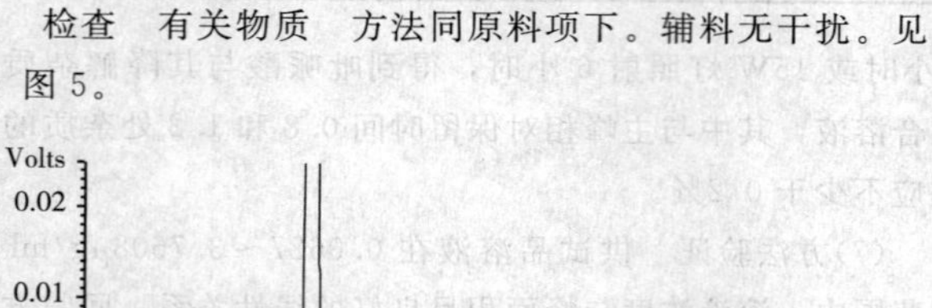

图4　吡哌酸素片有关物质色谱图(批号：0708201)

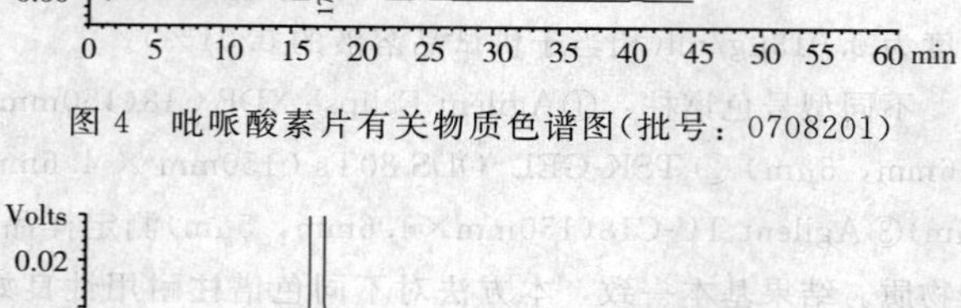

图5　吡哌酸薄膜衣片有关物质色谱图(批号：0705083)

溶出度　中国药典(2005)采用吸收系数法测定溶出液的含量，且溶出介质为稀盐酸加水至1000ml，而稀释溶剂为0.04%氢氧化钠溶液，两者不一致。

中国药典(2015)采用对照品法测定溶出液的含量。用900ml的0.01 mol/L盐酸溶液为溶出介质。见图6、图7。

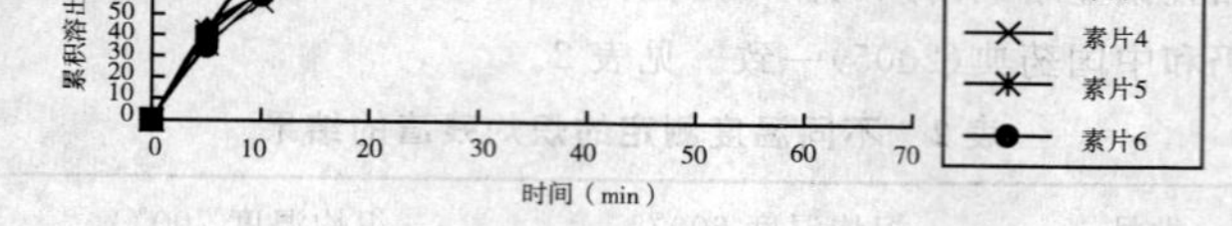

图6　吡哌酸素片溶出度曲线

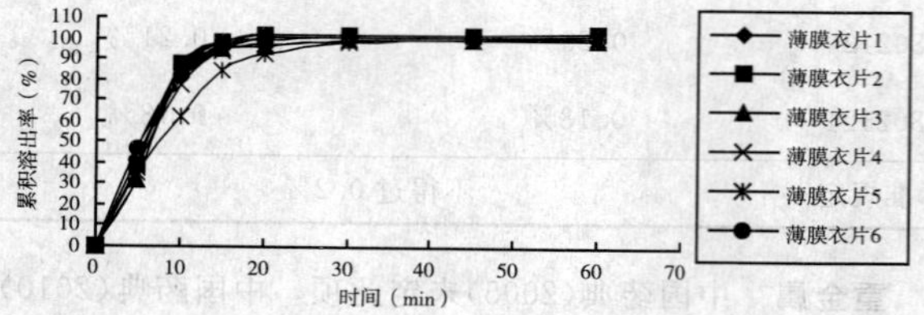

图7　吡哌酸薄膜衣片溶出度曲线

采用紫外-可见分光光度法进行测定，溶液在8小时内稳定。在0.5045～6.054μg/ml浓度范围内，浓度与吸收值呈良好的线性关系，回归方程为：$y=0.1596x+0.0136$，相关系数 $r=1.0000$。空白辅料对主成分溶出液测定无干扰；滤膜对溶出液测定无干扰。平均回收率：素片为99.71%，RSD为0.43%；薄膜衣片为99.86%，RSD为0.70%($n=9$)。

含量测定　中国药典(2005)的溶剂为0.04%氢氧化钠溶液。为与溶出度项下的溶出介质统一，用0.01 mol/L盐酸溶液作溶剂并用对照品法来替代吸收系数法。

方法验证：在2.4140～5.6152μg/ml浓度范围内，浓度与吸收值呈良好的线性关系，回归方程为：$y=0.1534x+0.0154$，相关系数 $r=0.9999$。空白辅料对主成分含量测定无干扰。平均回收率为99.62%，RSD为0.76%($n=9$)。重现性良好，RSD为0.08%($n=9$)。

取一批素片、二批薄膜衣片进行比较。结果表明：两种方法含量测定的结果基本一致，且中国药典(2015)的溶解方式更简单、方便。

(2)吡哌酸胶囊(Pipemidic Acid Capsules)

有关物质方法和限度同吡哌酸项下；鉴别、溶出度含量测定方法同吡哌酸片。

参考文献

[1] 国家药典委员会．中华人民共和国药典临床用药须知·化学药和生物制品卷［M］．2005年版．北京：人民卫生出版社，2005：557.

[2] 中华人民共和国卫生部药典委员会．中华人民共和国药典1990年版二部药典注释［M］．北京：化学工业出版社，1993：259-262.

[3] 国家药典委员会．中华人民共和国药典［M］．二部．北京：化学工业出版社，2005：249-250.

[4] 国家药典委员会．中华人民共和国药典［M］．二部．北京：中国医药科技出版社，2010：341-342.

撰写　顾　云　曹晓云　天津市药品检验研究院
张乃吉　山东省食品药品检验研究院
复核　袁雯玮　天津市药品检验研究院

吡喹酮

Praziquantel

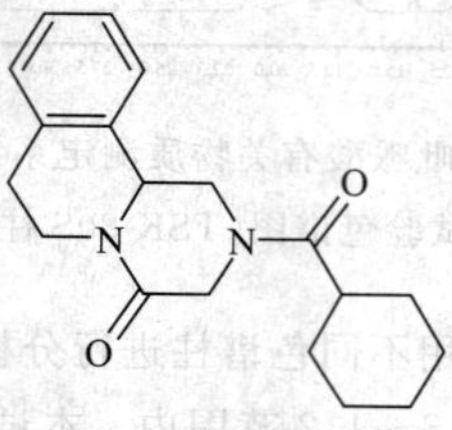

$C_{19}H_{24}N_2O_2$　312.41

化学名：2-(环己基羰基)-1,2,3,6,7,11*b*-六氢-4*H*-吡嗪并[2，1-α]异喹啉-4-酮

2-(cyclohexylcarbonyl)-1，2，3，6，7，11*b*-hexahydro-4*H*-pyrazino-[2，1-α] isoquinolin-4-one

英文名：Praziquantel(INN)

CAS 号：[55268-74-1]

本品为广谱抗吸虫和绦虫药物。适用于各种血吸虫病、华支睾吸虫、并殖吸虫病、姜片虫病以及绦虫病和猪囊尾蚴病。一方面吡喹酮增加虫体细胞膜的通透性，使细胞内钙离子丧失，引起虫体收缩与瘫痪；另一方面损害虫体皮层，暴露虫体的体表抗原，使之受到宿主的免疫攻击。口服后 1 小时左右血药浓度达峰值，80%以上的药物可从肠道吸收。进入肝脏很快代谢，主要形成羟基代谢物，仅少量以原药进入体循环。半衰期($t_{1/2}$)为 0.8～1.5 小时，其代谢物的半衰期为 4～5 小时。主要由肾脏以代谢物形式排出[1]。

本品于 1975 年由 Seubert 等人首先合成，德国 E-Merck 和 Bayer 两药厂成功开发出该种药品。我国于 1977 年合成吡喹酮并开始应用于临床试验，1982 年正式投放市场。吡喹酮是世界上治疗血吸虫病等多种寄生虫病的首选药物[2,3]。

目前，除中国药典（2015）收载外，USP（36）、BP（2013）、Ph. Eur.（7.0）亦有收载。JP(16)未收载该品种。

【制法概要】吡喹酮于 1975 年由 Seubert 等人首先合成。我国目前是以此种方法合成，即异喹啉为起始原料，经 Reissert 反应、催化氢化、氯乙酰化、环合、水解以及酰化制得吡喹酮。

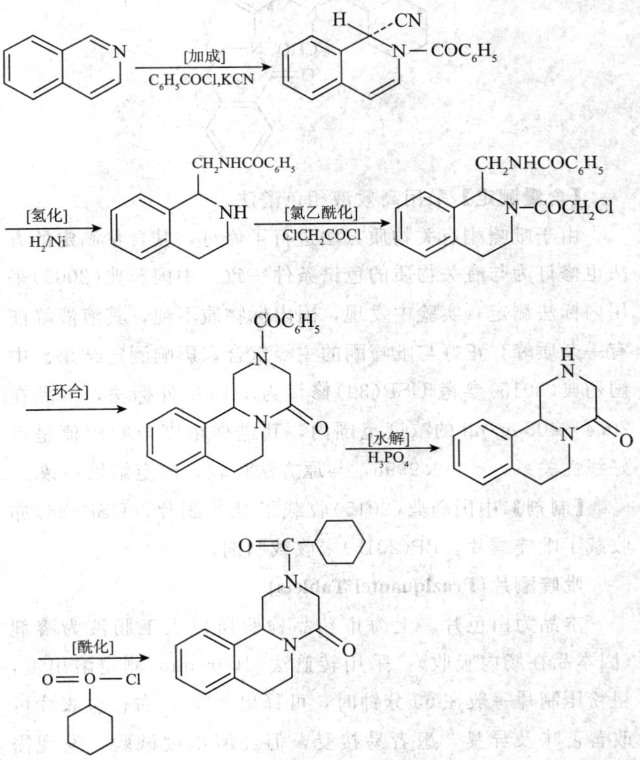

【性状】本品为白色或类白色结晶性粉末；几乎无臭，有时有特殊异臭，可能含环己甲酸杂质所致；味苦，有引湿性。在正常情况下稳定。本品的熔点为：136～140℃，136～139℃（分解）。通过差热分析（DTA）和热重量分析（TGA），本品在 138℃有明显吸热峰，但在 138℃附近未见重量变化，说明 138℃是本品熔点而不是分解点。

本品具有一个不对称碳原子，药用合成品为外消旋体。本品通过光谱法，用三醋酸纤维素吸附剂，可以几乎完全拆分；通过 CD 光谱确证左旋和右旋吡喹酮分别为 *R*-与 *S*-构型；左旋吡喹酮生物活性比其外消旋体强。

【鉴别】(1)本品的乙醇溶液在 264nm 与 272nm 的波长处有最大吸收(图 1)，两波长处峰形尖锐，但吸收系数小。

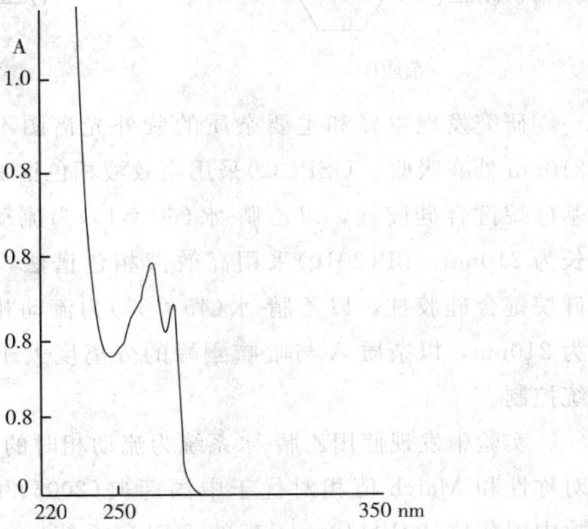

图 1　0.05%吡喹酮乙醇溶液紫外光吸收图谱

(2)本品的红外光吸收图谱(光谱集 190 图)显示的主要特征如下。

特征谱带(cm^{-1})	归属	
3060，3020	芳氢	ν_{C-H}
1646，1622	酰胺	$\nu_{C=O}$
1500	苯环	$\nu_{C=C}$
768	邻位取代苯	γ_{4H}

【检查】酸度　由于合成过程中酰化剂(环已甲酰氯)易水解生成环已甲酸，合成过程中还可能残留酸和酰氯等酸性杂质，因此规定本品 1g 中允许存在的酸性杂质应在 0.002mmol 以下。如以环已甲酸($C_7H_{12}O_2=128.17$)计算，本品含环已甲酸量小于 0.026%。

有关物质　中国药典(2005)有关物质采用高效液相色谱法，用十八烷基硅烷键合硅胶柱，以甲醇-水(100∶40)为流动相，检测波长为 263nm，并以吡喹酮峰和内标物质峰(α-细辛醚)分离度进行系统适用性试验。以自身对照法来计算。吡喹酮合成路线易产生一个主要杂质。按中国药典(2005)检测，该杂质往往超过 2%，经 MS 结构推断及对照品验证，证明该杂质是 2-(环已甲酰基)-2，3，6，7-四氢-4*H*-吡嗪并[2,1-*a*] 异喹啉-4-酮，即美国药典与欧洲药典中的杂质 B，含杂质 B 的吡喹酮粗品通过催化氢化法可转化为含量合格的吡喹酮[4]。实验证明，吡喹酮和杂质 B 具有不同的紫外光谱行为，同时在规定的检测波长 263nm 处，杂质 B 具有较强的紫外吸收，按主成分自身对照法测定杂质 B 含量时，结果较杂质对照品法高得多。由校正因子测定结果看，主成分和杂质 B 在 210nm 处的紫外吸收相差不大。无须采用杂质对照法和加校正因子的主成分自身对照法，采用不加校正因子的主成分自身对照法即可，所得结果能比较真实地反映吡喹酮中的杂质含量[5,6]。

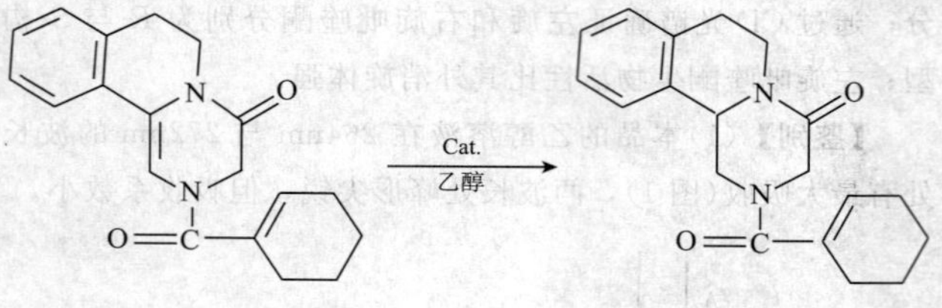

杂质B　　　　　　吡喹酮

研究发现主峰和主要杂质的紫外光谱图不同，但均在210nm处有吸收。USP(32)采用高效液相色谱法，用十八烷基硅烷键合硅胶柱，以乙腈-水(60∶40)为流动相，检测波长为210nm；BP(2010)采用高效液相色谱法，用十八烷基硅烷键合硅胶柱，以乙腈-水(45∶55)为流动相，检测波长为210nm，以杂质A与吡喹酮峰的分离度大于3.0进行系统控制。

实验中发现使用乙腈-水系统为流动相时的主峰的板数、对称性和Match值相对优于中国药典(2005)甲醇-水系统。故中国药典(2010)建立了新的HPLC系统，用十八烷基硅烷键合硅胶柱，以乙腈-水(60∶40)为流动相，检测波长为210nm，当理论板数大于3000时，主峰与相邻峰的分离度大于1.5，检出杂质总量较多。最低检出限0.4ng，有关物质限度为1.0%。有关物质检查典型色谱图见图2。中国药典(2015)未作修订。

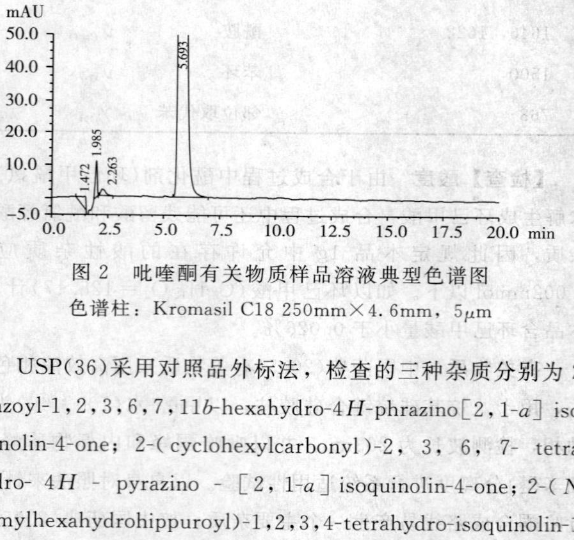

图2　吡喹酮有关物质样品溶液典型色谱图

色谱柱：Kromasil C18 250mm×4.6mm，5μm

USP(36)采用对照品外标法，检查的三种杂质分别为2-benzoyl-1,2,3,6,7,11*b*-hexahydro-4*H*-phrazino[2,1-*a*] isoquinolin-4-one；2-(cyclohexylcarbonyl)-2，3，6，7-tetrahydro-4*H*-pyrazino-[2，1-*a*] isoquinolin-4-one；2-(*N*-formylhexahydrohippuroyl)-1,2,3,4-tetrahydro-isoquinolin-1-one(USPRS A,B,C)。每个杂质的限度不得过0.2%。

Ph. Eur.(7.0)采用主成分对照品法，规定任何单个杂质不得过0.5%，超过0.2%的杂质不得多于1个，杂质总量不得过0.5%。Ph. Eur.(7.0)收载的主要杂质名称及结构如下：

杂质A：2-苯甲酰基-1,2,3,6,7,11*b*-六氢-4*H*-吡嗪并[2，1-*α*]异喹啉-4-酮

(11*bRS*)-2-benzoyl-1，2，3，6，7，11*b*-hexahydro-4*H*-pyrazino[2,1-*α*]isoquinolin-4-one

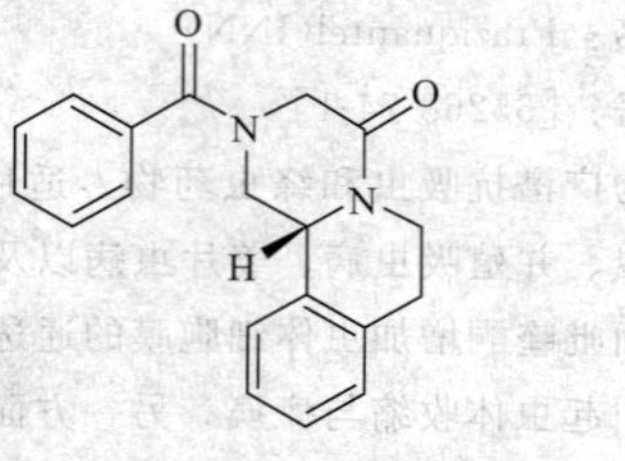

杂质B：2-环己基甲酰基-2,3,6,7-四氢-4*H*-吡嗪并[2,1-*α*]异喹啉-4-酮

2-(cyclohexylcarbonyl)-2,3,6,7-tetrahydro-4*H*-pyrazino[2,1-*α*]isoquinolin-4-one

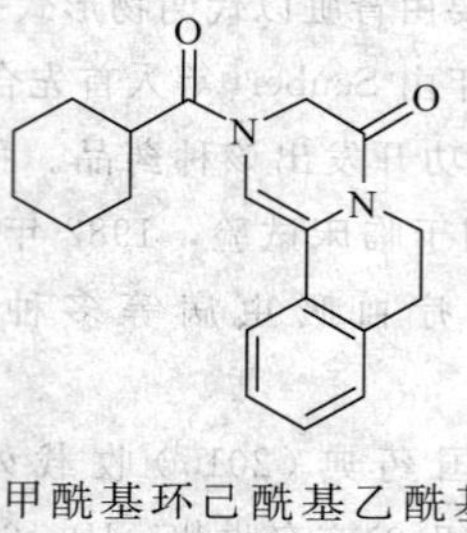

杂质C：2-(*N*-甲酰基环己酰基乙酰基)-1,2,3,4-四氢-异喹啉-1-酮

N-formyl-*N*-[2-oxo-2-(1-oxo-3，4-dihydroisoquinolin-2(1*H*)-yl)ethyl]cyclohexanecarboxamide

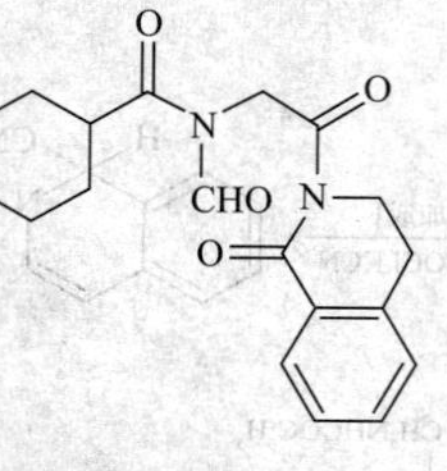

【含量测定】采用高效液相色谱法。

由于吡喹酮有关物质方法进行了修订，其含量测定的方法也修订为与有关物质的色谱条件一致。中国药典(2005)采用内标法测定，实验中发现，因内标物质不纯，其溶液峰前有一杂质峰，正好与吡喹酮的主峰重合，影响测定结果。中国药典(2015)参考USP(32)修订为HPLC外标法，本品在20.4～408μg/ml的浓度范围内，其进样浓度与响应值呈良好线性关系，$r^2=0.9996$，与原方法比较，测定结果一致。

【制剂】中国药典(2015)收载了吡喹酮片，USP(36)亦收载了吡喹酮片，BP(2013)未收载制剂。

吡喹酮片(Praziquantel Tablets)

本品为白色片。上海市药品检验所以人工肠液为溶剂(因本品在肠内吸收)，采用转篮法(100r/min)测定溶出度，粗粉压制片一般在60分钟时，可释出60%左右；包衣片可改善苦味及异臭，患者易接受，但经溶出度试验，发现需120分钟才能达到与压制片60%相近的结果[7]。

本品含量测定与原料药相同。测定结果平均回收率为100.1%，变异系数为0.62%($n=9$)。

参考文献

[1] 国家药典委员会．中华人民共和国药典临床用药须知·化

学药和生物制品卷 [M]．2005 年版．北京：人民卫生出版社，2005：632-633.

[2] 王东升．吡喹酮合成研究进展 [J]．化学世界，2008，4：249-251.

[3] 李欣．吡喹酮抗血吸虫作用机制研究进度 [J]．中国血吸虫病防治杂志，2008，20(1)：78-79.

[4] 包如胜，唐子英，金美春，等．吡喹酮杂质的研究 [J]．中国医药工业杂志，2004，35(6)：358.

[5] 徐嘉凉，易大年，严杏珍，等，吡喹酮中主要杂质的鉴定及分析方法的研究 [J]．药物分析杂志，1989，9(3)：132-135.

[6] 孙莉．吡喹酮有关杂质测定方法的探讨 [J]．医药工业杂志，1997，28(6)：261-262.

[7] 中华人民共和国卫生部药典委员会．中华人民共和国药典 1990 年版二部药典注释 [M]．北京：化学工业出版社，1993：265.

撰写　张　浩　湖北省药品监督检验研究院

姚桂棣　江苏省食品药品监督检验研究院

复核　姜　红　湖北省药品监督检验研究院

吲达帕胺

Indapamide

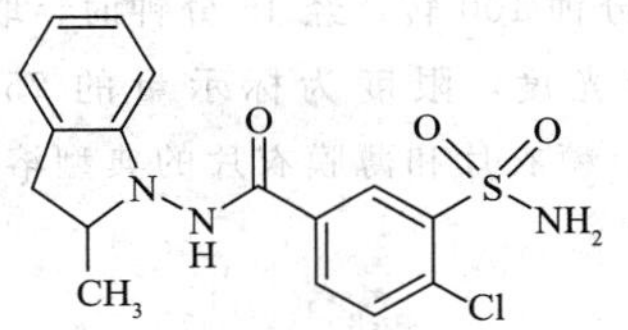

$C_{16}H_{16}ClN_3O_3S$　365.83

化学名： *N*-(2-甲基-2,3-二氢-1*H*-吲哚基)-3-氨磺酰基-4-氯-苯甲酰胺

benzamide, 3-(aminosulfonyl)-4-chloro-*N*-(2, 3-dihydro-2-methyl-1*H*-indol-1-yl)-

英文名： Indapamide

CAS 号： [26807-65-8]

吲达帕胺是一种具有降压、利尿双重作用的新型药物，是非噻嗪类衍生物。小剂量有明显降压作用，较大剂量有利尿作用，还可与其他降压药协同使用。它的显著特点是降压效果好，作用时间长，一般情况每日服药一次，每次 2.5mg 可达到安全有效的降压，另外，它还具有副作用小，可长期使用等优点。1974 年，它作为一种抗高血压药，首先在欧洲得到了应用，1983 年，它作为一种利尿药和抗高血压药，在美国得到了正式批准。目前，吲达帕胺已广泛应用于一百多个国家，使用该药的总人数超过了 150 万[1]。

本品口服吸收快而完全，生物利用度达 93%，不受食物影响。口服后 1～2 小时血药浓度达高峰。口服单剂后约 24 小时达高峰降压作用；多次给药约 8～12 周达高峰作用，作用维持 8 周。$t_{1/2}$ 为 14～18 小时。在肝内代谢，产生 19 种代谢产物，约 70%经肾排泄，其中 7%为原型，23%经胃肠道排出[2]。

除中国药典（2015）收载外，USP（36）、BP（2013）、Ph. Eur.（7.0）均收载了该品种。

【制法概要】 国内企业提供的合成工艺简述如下。

（1）

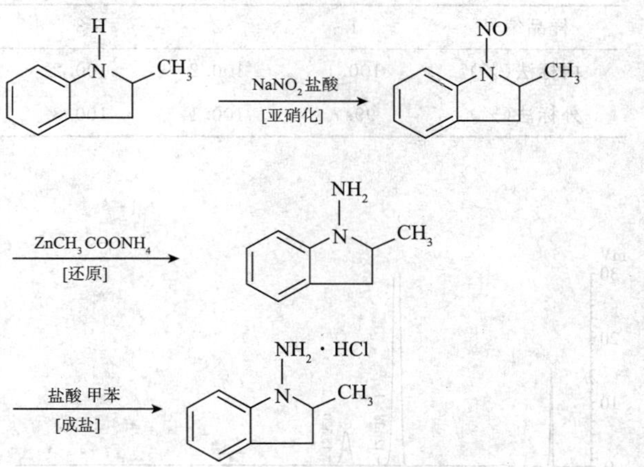

（2）

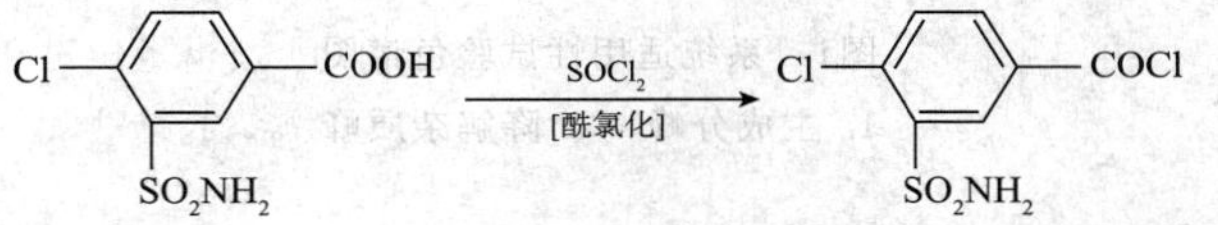

（3）

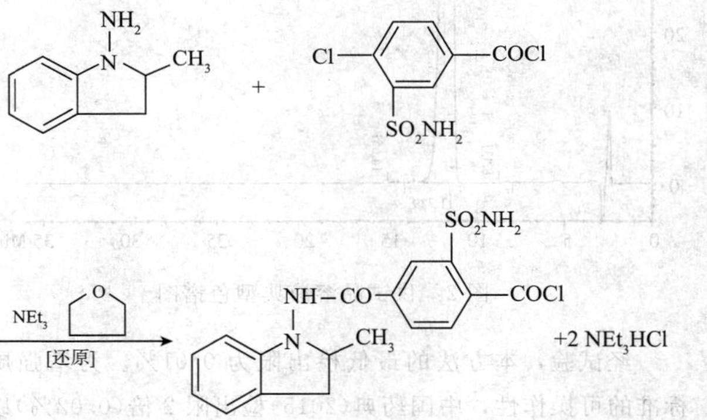

【鉴别】 (1)本品的钠盐溶液加硫酸铜试液，生成土黄色或棕色沉淀，用于鉴别结构中的氨磺酰基。

(2)本品的红外光吸收图谱（光谱集 192 图）显示的主要特征如下[3]。

特征谱带(cm^{-1})	归属	
3500～3000	酰胺，磺酰胺	ν_{N-H}
1660	酰胺(Ⅰ)	$\nu_{C=O}$
1610，1600，1480	芳环	$\nu_{C=C}$
1540	酰胺(Ⅱ)	δ_{NH}
1340，1173	磺酰胺	ν_{SO_2}
760	取代苯	γ_{4H}

【检查】有关物质　采用高效液相色谱法进行检查。

用十八烷基硅烷键合硅胶柱，以甲醇-水-冰醋酸（45：55：0.1）为流动相，检测波长为240nm。吲达帕胺在酸、碱降解后，产生相对保留时间约为1.26的杂质，该杂质化学名为3-氨磺酰基-4-氯-*N*-(2-甲基-吲哚)苯甲酰胺［BP(2013)和Ph. Eur. (7.0)中称为杂质B］。故以碱破坏来制备色谱系统适用性溶液，以满足吲达帕胺及片剂有关物质测定的要求，色谱图中吲达帕胺峰与相对保留时间约为1.26的降解产物峰的分离度应大于6.0。在中国药典（2015）色谱条件下，使用三种品牌色谱柱：Agilent Extend C18柱（250mm×4.6mm，5μm）、Sepax Sapphire C18柱（250mm×4.6mm，5μm）、Diamonsil C18柱（250mm×4.6mm，5μm），在岛津LC-2010C液相色谱仪上进行耐用性试验考察，结果良好。典型色谱图见图1、图2。

样品编号	1	2	3	4	5	6	7	8	9
内标法（%）	100.1	100.2	100.2	100.1	100.3	99.2	99.2	99.4	98.5
外标法（%）	99.7	100.1	100.3	100.0	100.4	98.6	98.7	99.4	98.7

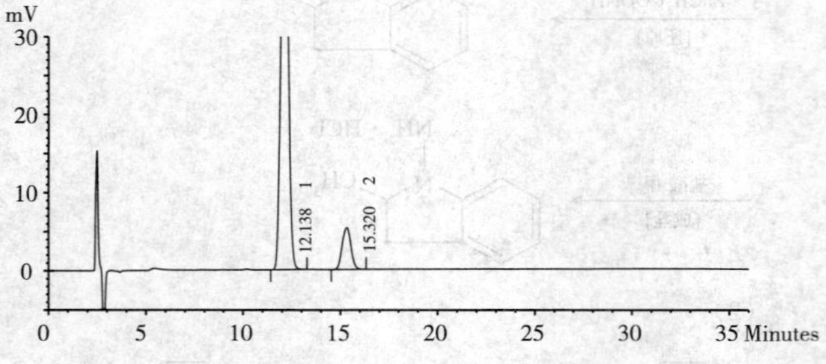

图1　系统适用性试验色谱图

1. 主成分峰；2. 降解杂质峰

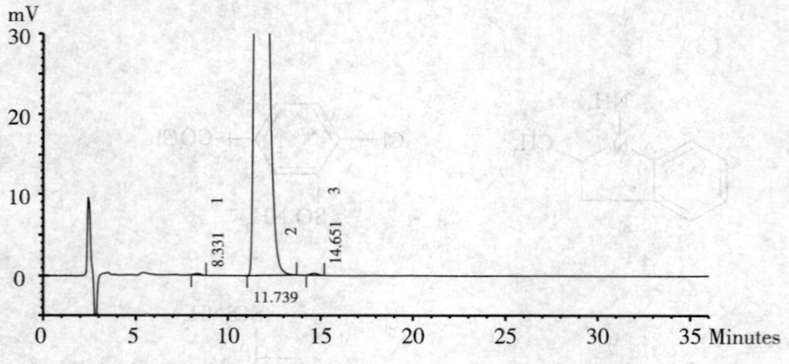

图2　供试品溶液典型色谱图

经试验，本方法的最低检出限为0.01%。为增强质量标准的可操作性，中国药典（2015）检出限2倍（0.02%）以下色谱峰面积可忽略不计的描述。并且根据国外药典及目前国内对药品杂质检测的要求，增加了对单个杂质的限定。

USP(36)有关物质采用TLC法，限度为单个杂质不得过0.5%，杂质总量不得过2.0%。BP(2013)采用HPLC法，C18柱，流动相为冰醋酸-乙腈-甲醇-0.2g/L EDTA-Na（0.1：17.5：17.5：65），检测波长254nm，限度为杂质B不得过0.3%，其他单个杂质不得过0.1%，杂质总量不得过0.5%。

干燥失重　本品不含结晶水，中国药典（2015）规定在105℃干燥至恒重，减失重量不得过2.4%；USP(33)规定在105℃干燥4小时，限度为3.0%，BP(2013)采用半微量水分测定，限度不得过3.0%。

【含量测定】采用高效液相色谱法。

中国药典（2005）采用内标法测定吲达帕胺的含量，经试验，主峰的保留时间约为11.9分钟，内标乙酰苯胺的保留时间约为5.8分钟，二者的分离度达19.7。试验结果显示内标法与外标法没有明显差异，见上表，故中国药典（2010）将内标法修订为外标法。中国药典（2015）未作修订。

【制剂】中国药典（2015）、USP(36)和BP(2013)均收载了吲达帕胺片，中国药典（2015）收载吲达帕胺胶囊。

吲达帕胺片（Indapamide Tablets）

本品为糖衣片或薄膜衣片，规格为2.5mg。国内各企业的处方中，主要辅料有糊精、淀粉、蔗糖、硬脂酸镁等。

溶出度　中国药典（2005）的溶出介质中含有乙醇，与人体体液差别较大。中国药典（2010）对溶出度测定法进行了修订，采用篮法，以磷酸盐缓冲液（pH 6.8）900ml为溶出介质，转速为每分钟100转，经45分钟时，取样，在240nm波长处测定吸光度，限度为标示量的75%。中国药典（2015）未修订。糖衣片和薄膜衣片的典型溶出曲线如图3、图4。

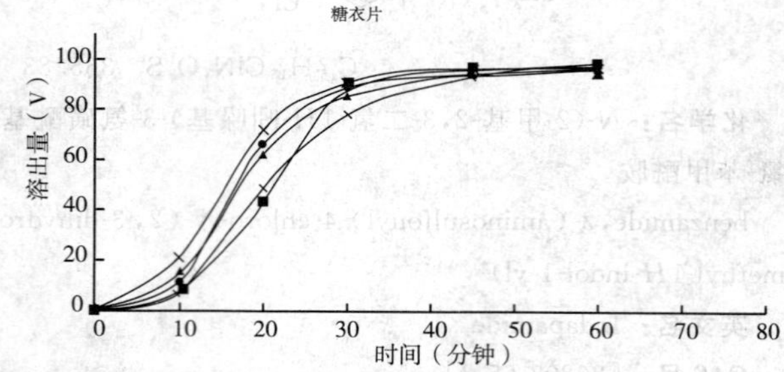

图3　糖衣片的溶出曲线图

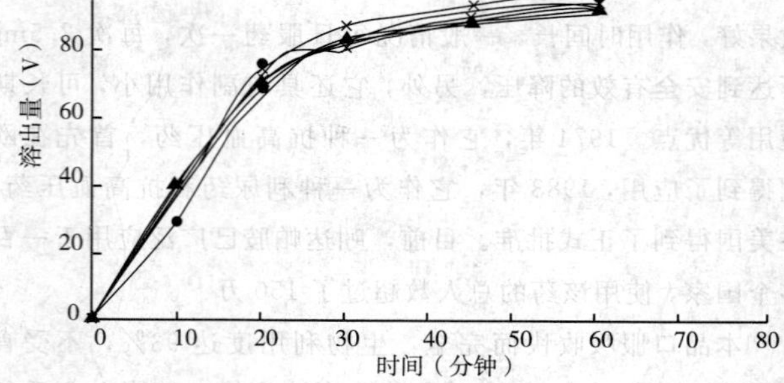

图4　薄膜衣片的溶出曲线图

溶出液直接用紫外-可见分光光度法进行测定，辅料对主成分溶出度测定无干扰，糖衣片平均回收率为 99.1%，RSD 为 0.68%($n=9$)，薄膜衣片平均回收率为 99.5%，RSD 为 0.99%($n=9$)。滤膜吸附试验结果表明，在弃去初滤液 6ml 后，滤膜对主成分无吸附。吲达帕胺对照品溶液和供试品溶出液，在 24 小时内稳定。

溶出曲线的形状可以区分出不同的生产工艺和剂型。从溶出曲线图可以看出糖衣片与薄膜衣片的溶出行为差异较大，糖衣片在 10 分钟时的溶出量很低，而且 6 片之间的 RSD 值较大，由于其工艺上的特点，在最初 10 分钟的溶出量取决于糖衣层的厚薄和糖衣的均匀性，如果生产工艺不好，溶出量就存在很大差异，而薄膜衣均一性较好。

参考文献

[1] 徐志，李翔，邓家伦，等．吲哒帕胺的合成进展［J］．精细化工中间体，2005，10(35)：10-11.

[2] 国家药典委员会．中华人民共和国药典临床用药须知·化学药和生物制品卷［M］．2005 年版．北京：人民卫生出版社，2005：180.

[3] 余丹，李翔，刘小成，等．吲哒帕胺的合成研究［J］．化学与生物工程，2007，24(2)：22-24.

撰稿　赵　喆　天津市药品检验研究院

复核　唐素芳　天津市药品检验研究院

吲哚美辛

Indometacin

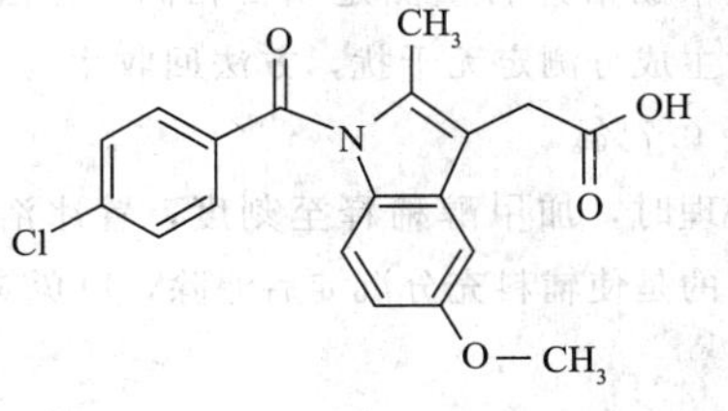

$C_{19}H_{16}ClNO_4$　357.79

化学名：2-甲基-1-(4-氯苯甲酰基)-5-甲氧基-1*H*-吲哚-3-乙酸

1-(4-chlorobenzoyl)-5-methoxy-2-methyl-1*H*-indol-3-acetic acid

英文名：Indometacin(INN)；Indomethacin

异名：消炎痛

CAS 号：[53-86-1]

本品为吲哚乙酸类非甾体抗炎药，对炎症性疼痛作用显著。适用于关节炎、急性痛风性关节炎的疼痛和炎症，还可用于偏头痛、痛经和创伤后痛的镇痛。本品口服后，在胃肠道吸收迅速而完全，1～4 小时血药浓度达到高峰，90%与血浆蛋白结合，部分经肝脏代谢去甲氧基，也有少部分转变为*N*-脱酰基的代谢物。排泄甚速。本品副作用较多，常见的不良反应有胃肠道反应、头痛、白细胞或血小板减少、过敏反应等。

本品由默克公司(Merck & CO INC)于 1963 年合成，国内于 1968 年研制成功，1970 年开始生产。

除中国药典(2015)收载外，BP(2013)、USP(36)、JP(16)亦有收载。

【制法概要】本品有多种合成方法，国内代表性工艺路线如下[1,2]。

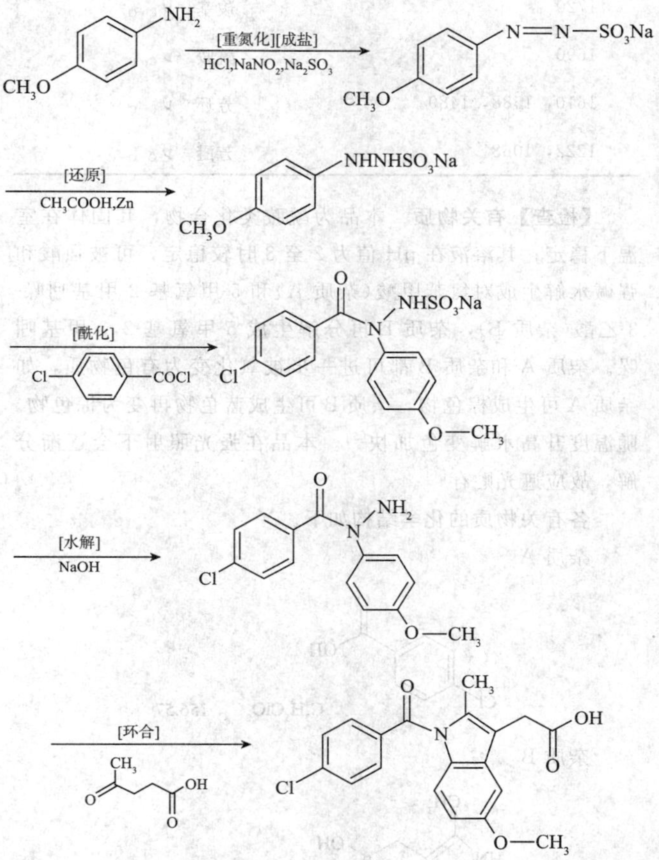

【性状】本品为类白色至微黄色结晶性粉末；几乎无臭，无味。

本品具有多晶型。文献报道有 α、β、γ 三种晶型或者更多晶型[3]。其中 β 晶型不稳定[4]，易转换为 α 或 γ 晶型，所以普遍认为存在的晶型为 α 和 γ，由于 α 晶型的毒性大于 γ 晶型，所以国外规定 γ 晶型供药用。

熔点　文献报道[3]，各晶型之间熔点存在差异。α 型熔点 154.5～155.5℃；β 型熔点 158～160.5℃；γ 型熔点 160～161.5℃。另据 Mankhouse 等人的测定，α 和 γ 两种晶型的熔点分别为 152℃ 和 158℃。中国药典(2015)和 BP(2013)均规定熔点为 158～162℃；通过熔点的控制，也可以达到避免使用 α 晶型的目的。JP(16)规定为155～162℃。

吸收系数　本品的磷酸盐缓冲液(pH 7.2)溶液在 320nm 的波长处有最大吸收，吸收系数($E_{1cm}^{1\%}$)为185～200。

【鉴别】(1)本品的稀碱溶液加重铬酸钾溶液，加热至沸，使酰胺键水解，加硫酸置水浴上加热，则显紫色。如加亚硝酸钠溶液，加热至沸，加盐酸显绿色，放置后，渐变黄色，可能是水解生成5-甲氧基-2-甲基吲哚-3-乙酸钠，再与硝酸钠及盐酸作用，生成*N*-亚硝基化合物[4]。

(2)本品的红外光吸收图谱（光谱集193图），显示的主要特征如下。

特征谱带(cm^{-1})	归属
3200～2500	羧基 ν_{O-H}
3020	芳氢 ν_{C-H}
1720	羧基 $\nu_{C=O}$
1690	酰胺 $\nu_{C=O}$
1610，1588，1480	芳环 $\nu_{C=C}$
1222，1068	芳醚 ν_{C-O-C}

【检查】有关物质　本品为酰胺类化合物，其固体在室温下稳定；其溶液在pH值为2至8时较稳定，可被强酸和强碱水解生成对氯苯甲酸（杂质A）和5-甲氧基-2-甲基吲哚-3-乙酸（杂质B），杂质B再分解生成5-甲氧基-2,3-甲基吲哚。杂质A和杂质B都可进一步被氧化变为有色物质，如杂质A可生成棕色物，杂质B可生成蓝色物再变为棕色物。随温度升高水解变色加快[5]。本品在强光照射下会逐渐分解，故应遮光贮存[4]。

各有关物质的化学结构如下。

杂质A

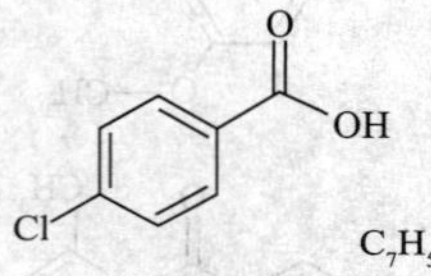

$C_7H_5ClO_2$　156.57

杂质B

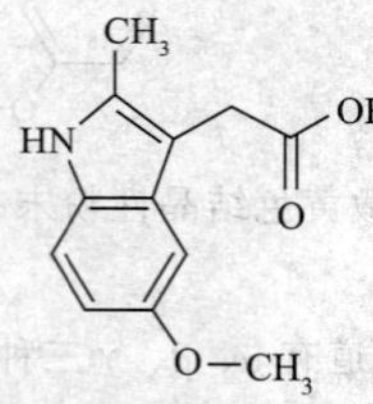

$C_{12}H_{13}NO_3$　219.24

中国药典(2015)采用HPLC法检查有关物质；BP(2013)、JP(16)采用TLC法；USP(36)，没有此项检查。

【残留溶剂】[1,2,3]根据各种合成工艺和精制方法，可能涉及到的残留溶剂有丙酮、甲苯、甲醇、石油醚，此外少数厂家的产品还可能有*N*,*N*-二甲基甲酰胺、二氧六环。中国药典(2015)没有收载残留溶剂检查项。

【含量测定】由于本品结构中含有游离羧基，故含量测定可采用中和滴定法。各国药典所用溶剂不同，中国药典(2015)采用乙醇，JP(16)采用甲醇，BP(2013)采用丙酮作为溶剂。

本品结构中具有酰胺键，滴定时应操作迅速，以免因水解和溶解空气中CO_2而引入误差。

【制剂】中国药典(2015)收载了吲哚美辛肠溶片、乳膏、贴片、栓、胶囊、搽剂；BP(2013)收载了吲哚美辛胶囊及栓；USP(36)收载了吲哚美辛缓释胶囊、凝胶、栓、口服混悬液及注射液；JP(16)收载了吲哚美辛胶囊及栓。

(1)吲哚美辛肠溶片(Indometacin Enteric-coated Tablets)

本品为肠溶包衣片，规格为25mg。

有关物质　中国药典(2015)参照吲哚美辛原料项下方法，增订了有关物质项目，液相色谱法测定。样品色谱图见图1。

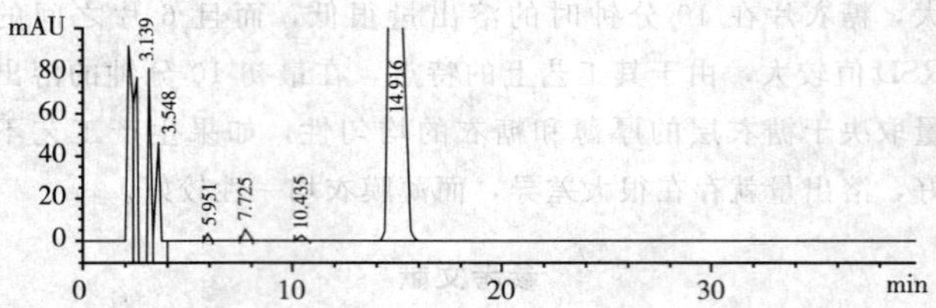

图1　供试品溶液有关物质色谱图

使用了两种品牌的色谱柱：Phenomenex Luna C18柱(4.6mm×250mm，10μm) Alltech Alltima C18柱(4.6mm×150mm，5μm)进行耐用性考察，结果良好。吲哚美辛最低检出量为2ng，供试品溶液在12小时内稳定。

单一杂质采用不加校正因子的主成分自身对照法计算，限度为1.0%；杂质总量为2.0%。

含量测定　中国药典(2015)采用液相色谱法，色谱条件与有关物质项目相同。方法线性关系良好，辅料对主成分测定无干扰，方法回收率为99.6%(n=9)，RSD为0.5%。

(2)吲哚美辛乳膏(Indometacin Cream)

规格为10g∶100mg。

含量测定　中国药典(2015)采用液相色谱法，色谱条件与吲哚美辛肠溶片含量测定项目相同。方法线性关系良好，辅料对主成分测定无干扰，方法回收率为101.1%(n=9)，RSD为0.7%。

样品处理时，加甲醇稀释至刻度，置冰浴中放置1小时，主要目的是使辅料充分沉淀后滤除，以免对色谱柱产生不良影响。

(3)吲哚美辛胶囊(Indometacin Capsules)

规定为25mg。溶出度采用桨法100r/min，英国药典转速为50r/min。

(4)吲哚美辛栓(Indometacin Suppositories)

规格为25mg，50mg，100mg。

参考文献

[1] 朱宝泉，李安良，杨光中，等．新编药物合成手册（上下册）[M]．北京：化学工业出版社，2003：796-804.

[2] 上海医药工业研究院技术情报站．有机药物合成手册[M]．上海：上海医药工业研究院，1976：728-730.

[3] Florey K. Analytical Profiles of Drug Substances [J], vol. 13. New York: Academic Press, 1984: 211.

[4] 中华人民共和国卫生部药典委员会．中华人民共和国药典1990年版二部药典注释[M]．北京：化学工业出版

社，1993.
[5] 南京药学院．药物化学［M］．北京：人民卫生出版社，1978.

撰写　林冬青　车宝泉　北京市药品检验所
白玉芬　河北省药品检验检测院
复核　周立春　北京市药品检验所

吲哚洛尔

Pindolol

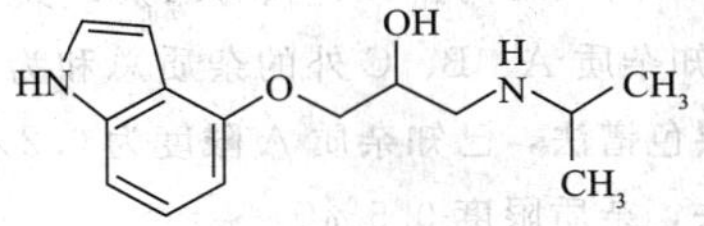

$C_{14}H_{20}N_2O_2$　248.32

化学名： 3-(异丙胺基)-1-(1*H*-吲哚-4-氧基)-2-丙醇

1-(indol-4-yloxy)-3-(isopropylamino)-2-propanol

英文名： Pindolol(INN)

CAS 号［13523-86-9］

本品为非选择性β-受体阻断药，作用较强，其对心肌β_1受体阻断作用比普萘洛尔强 10～20 倍，而局麻作用及奎尼丁样作用较小，约为普萘洛尔的 1/10。可用于窦性心动过速，阵发性室上性心动过速、心绞痛、高血压的治疗；滴眼液可用于治疗青光眼；亦有报道用于治疗抑郁症。本品几乎完全从胃肠道吸收，口服后 1～2 小时达到血浆浓度峰值。表观分布容积 2.0mg/L，约 40%～60%结合于血浆蛋白，并具有中等程度的脂溶性。本品分泌到乳汁中，仅有少量肝脏代谢，大部分以原型或代谢产物的形式从尿液里排出[1]。

除中国药典(2015)收载外，BP(2013)、USP(36)、JP(16)等亦有收载。

【制法概要】(1)方法一：

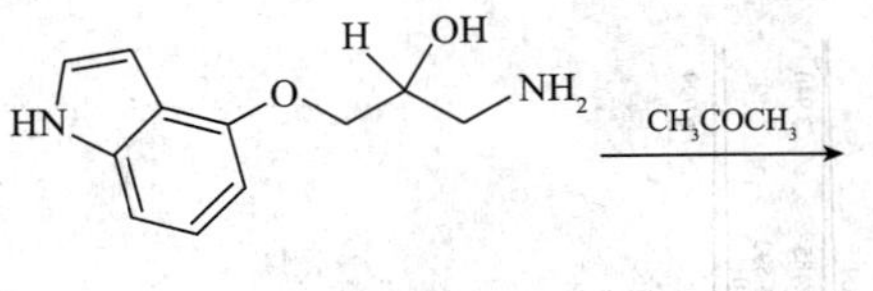

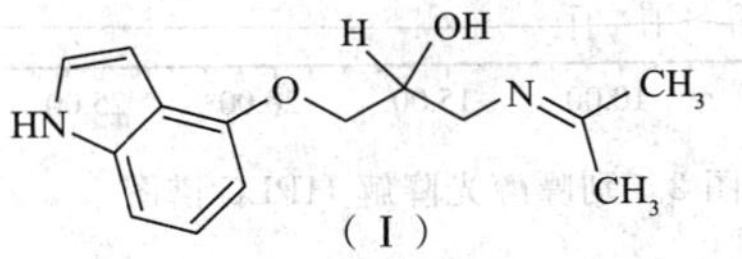

(Ⅰ)

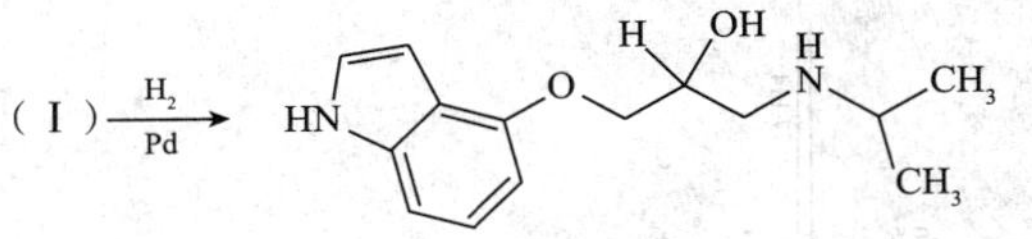

(2)方法二：

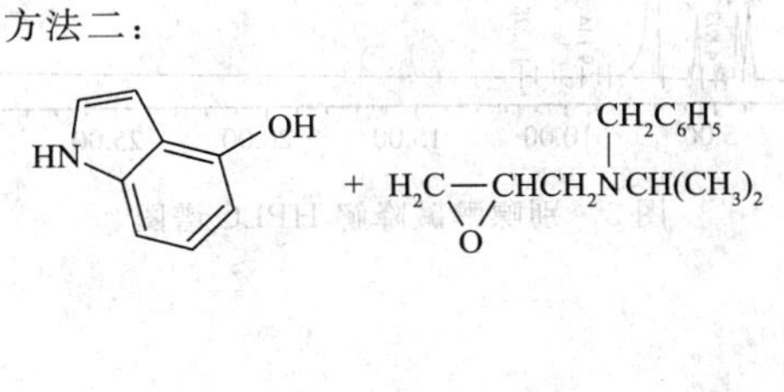

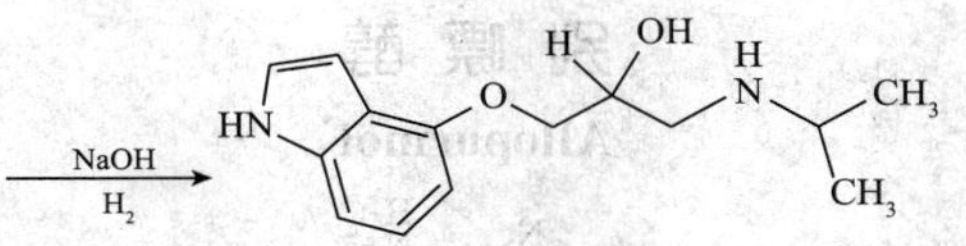

【性状】 中国药典(2015)规定本品为白色或类白色结晶性粉末，略有异臭。在甲醇或乙醇中微溶，在水或苯中几乎不溶，在冰醋酸中易溶。JP(16)为白色结晶性粉末，略有特异性气味，在甲醇中略溶，乙醇中微溶，在水和二乙醚中不溶。BP(2013)也规定为白色或类白色结晶性粉末，在水中不溶，甲醇中微溶，在稀酸中溶解。

熔点　中国药典(2015)规定为 167～171℃，BP(2013)规定为 169～174℃，USP(36)规定为 169～173℃，JP(16)规定为 169～173℃。

【鉴别】(1)紫外光谱鉴别　本品的无水乙醇溶液在 265nm 与 288nm 波长处有最大吸收。BP(2013)用含 0.085%盐酸的甲醇溶液为溶剂，在 230～320nm 波长扫描，应在 264nm 和 287nm 波长处有最大吸收，在 275nm 波长处有肩峰。

(2)本品的红外光吸收图谱(光谱集 610 图)显示的主要特征如下[2]。

特征谱带(cm^{-1})	归属	
3404～2500	羟基，胺	$\nu_{N-H,O-H}$
3136，3100，3050	芳氢	ν_{C-H}
1617，1587，1505	芳环	$\nu_{C=C}$
1090	醚，羟基	ν_{C-O}
760	取代苯	γ_{3H}

【检查】重金属　中国药典(2015)规定不得过百万分之十，BP(2010)、USP(32)和 JP(15)均为百万分之二十。

【含量测定】 本品的含量测定采用非水滴定法，用结晶紫做为指示剂。含量限度为不得少于 99.0%。USP(36)采用高效液相色谱法，用氰基键合硅烷为填充剂，以 0.05mol/L 的醋酸钠缓冲液(用冰醋酸调节 pH 值至 5.0)-乙腈(65∶35)为流动相，检测波长 219nm，含量的限度为 98.5%～101.0%。BP(2013)和 JP(16)均采用电位滴定法，BP(2013)和我国限度一致，JP(16)限度为不得少于 98.5%。

【制剂】 中国药典(2015)无本品种制剂，BP(2013)和 USP(36)收载有吲哚洛尔片，JP(16)未收载此品种制剂。

参考文献

[1] 国家药典委员会．中华人民共和国药典临床用药须知·化学药和生物制品卷［M］．北京：人民卫生出版社，2005.
[2] 李发美．分析化学［M］．5 版．北京：人民卫生出版社，243-274.

撰写　刘红莉　河北省药品检验研究院
复核　杨　梁　河北省药品检验研究院

别嘌醇

Allopurinol

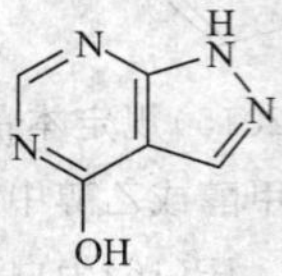

$C_5H_4N_4O$ 136.11

化学名：1*H*-吡唑并[3,4-*d*]嘧啶-4-醇

1*H*-pyrazolo [3. 4-d] pyrimidin-4-ol

英文名：Allopurinol

CAS号：[315-30-0]

本品为抗痛风药。有抑制黄嘌呤氧化酶的作用，可阻断次黄嘌呤及黄嘌呤生成尿酸的过程，使尿酸合成减少，并可使血和尿中的尿酸含量降低到溶解度以下，防止尿酸形成结晶沉积在关节及其他组织内，也有助于痛风病人组织内的尿酸结晶重新溶解。

本品口服易吸收，在肝脏内代谢为有活性的氧嘌呤醇，两者都不能与蛋白结合。本品半衰期为14～28小时，与黄嘌呤醇均最后缓慢从肾脏排出。

本品不良反应为偶有胃肠道不适、低热、暂时性转氨酶增高等。

本品于1956年由Robins Schmidt等合成。国内于1976年开始生产。

除中国药典（2015）收载外，BP（2013）、USP（36）、JP（16）均有收载。

【制法概要】本品的合成路线如下。

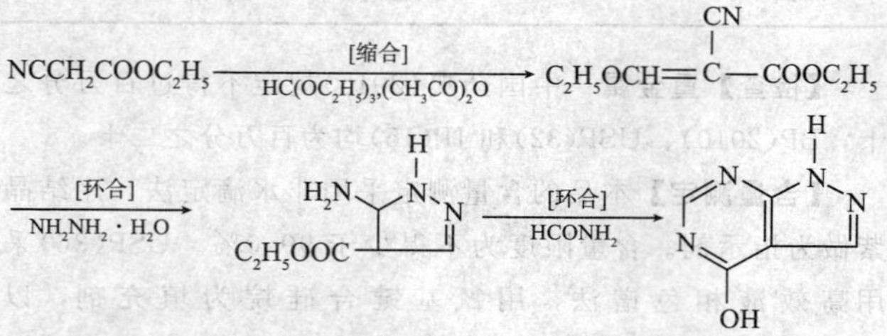

【性状】本品在水或乙醇中极微溶解，在三氯甲烷或乙醚中不溶；在0.1mol/L氢氧化钠或氢氧化钾溶液中易溶。据文献报道[1]，本品水溶液pH值为3.1～3.4时稳定性最好，pH值高时即迅速分解。本品2%的混悬液，当pH值为9.5时，在25℃可贮存约5年。

【鉴别】（1）取含量测定项下的溶液，照紫外-可见分光光度法（通则0401）测定，在250nm的波长处有最大吸收，在231nm的波长处有最小吸收（图1）。

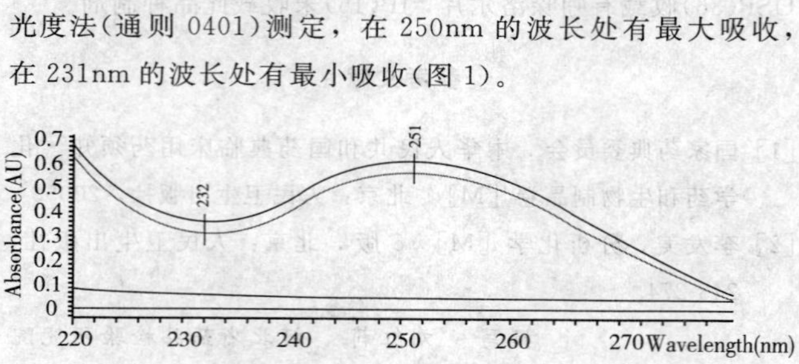

图1 别嘌醇紫外扫描图

（2）本品的红外光吸收图谱应与对照的图谱（光谱集194图）一致，本品的4位羟基可异构化为酮式异构体，故显示的主要特征吸收如下。

特征谱带（cm^{-1}）	归属	
3200～2600	胺基	ν_{N-H}
1705	酮基	$\nu_{C=O}$
1590，1484	嘧啶和嘌呤	$\nu_{C=C,C=N}$

【检查】有关物质 主要检查制备中引入的中间体。中国药典（2005），采用薄层色谱法，杂质限度0.2%。BP（2009）高效液相色谱，已知杂质A、B、C、D、E限度分别为0.2%、0.1%、0.1%、0.1%、0.1%；其他单个杂质0.1%；除已知杂质A、B、C外的杂质总和为0.3%。USP（32）采用薄层色谱法，已知杂质A限度为0.2%。JP（15）采用薄层色谱法，杂质限度0.5%。

据报道[1]，本品在酸、碱性溶液中的主要分解产物为3-氨基吡唑-4-羧酰胺。BP（2009）、USP（32）均采用杂质对照品，即5-aminopyrazole-4-carboxamide hemisulfate和3-amino-4-carboxamidopyrazole hemisulfate，二者实为互变异构体[2]。

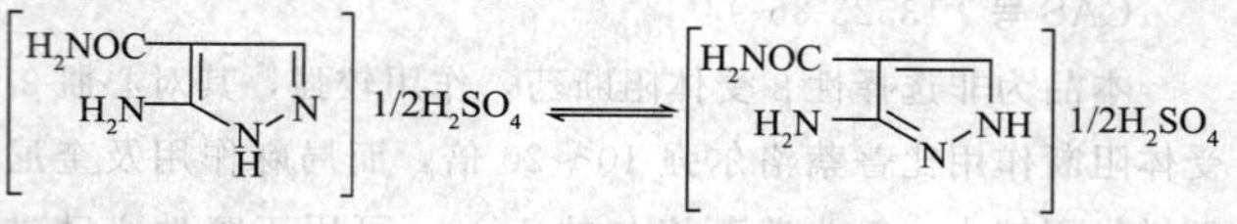

中国药典（2015）将有关物质检查方法由原来的薄层色谱法改为高效液相色谱法，方法学研究结果表明：该方法测定别嘌醇的有关物质专属性强、检测灵敏度较高、能使主成分峰与各杂质得到有效分离。检测限为0.6ng，薄层色谱法报道最低检出量为0.1μg；别嘌醇在29.12～349.44μg/ml浓度范围内呈良好的线性关系，溶液在4小时内稳定性良好，本品在酸、碱及氧化下均可产生杂质，杂质峰与别嘌醇峰均能达到良好的分离。由于无法得到已知杂质对照品，故采用不加校正因子的主成分自身对照法计算杂质量。见图2～图4。

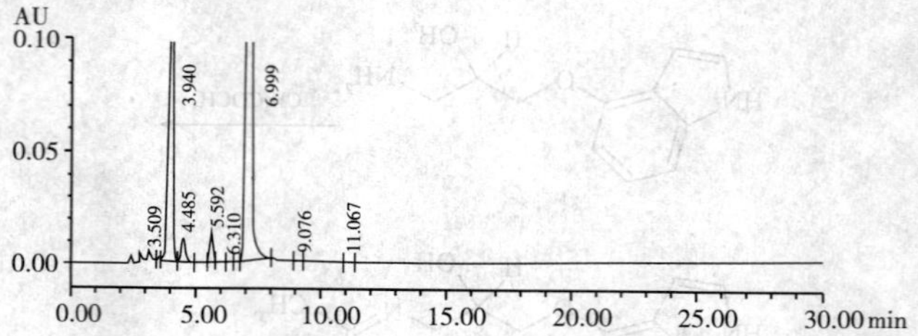

图2 别嘌醇光降解HPLC谱图

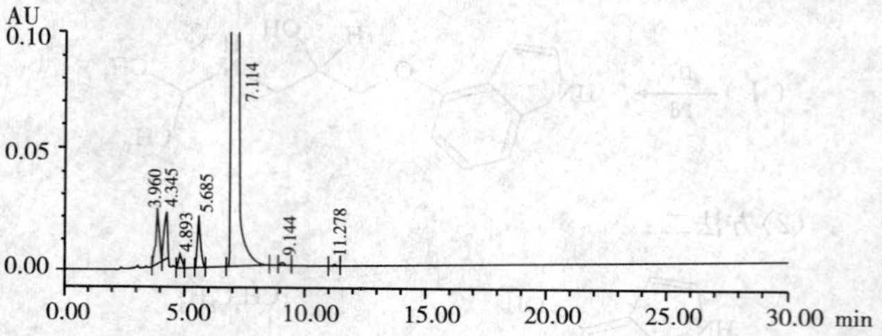

图3 别嘌醇碱降解HPLC谱图

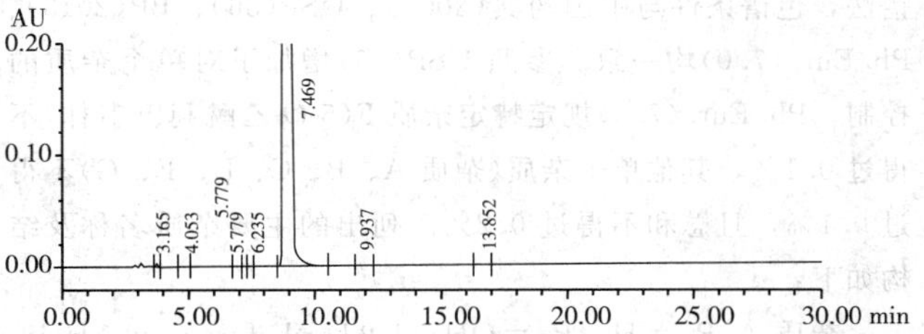

图4　别嘌醇 HPLC 谱图

【含量测定】采用紫外-可见分光光度法。

USP(36)、BP(2013)采用高效液相色谱法，JP(16)采用氢氧化四丁基铵滴定法。

用氢氧化四丁基铵滴定法测定别嘌醇含量，氢氧化四丁基铵滴定液(0.1mol/L)标定结果相对偏差(RSD)为 1.6%($n=6$)，样品测定结果相对偏差(RSD)为 4.7%($n=5$)，该方法在滴定液的配制及标定和样品的测定过程中，影响因素较多，为避免空气中二氧化碳的影响，试验全过程均需通氮气保护，操作繁琐，滴定液的标定和样品测定结果的相对偏差均不能满足要求，因此，中国药典(2015)未采用此方法。高效液相色谱法方法专属性好，准确度高，因无别嘌醇对照品亦未采用此方法。

【制剂】别嘌醇片(Allopurinol Tabletas)

有关物质　照原料有关物质方法测定。辅料在0.06%～0.08%，基本无干扰，经对三个生产企业留样两年的样品试验，结果单个最大杂质量在 0.1%～0.3%，杂质总量在 0.3%～0.5%；片剂与原料相比，杂质的量无明显变化。

溶出度　采用桨法，溶出介质为盐酸溶液(9→1000)，测定方法为紫外分光吸收系数法。照此方法对几家生产企业的样品进行了溶出速率的考察，结果不同生产厂家的产品溶出情况差异较大，但均能在 45 分钟时达到完全溶出。辅料不干扰测定。

含量测定　采用紫外-可见分光光度吸收系数法测定。BP(2013)采用同法，USP(36)采用高效液相色谱法。

参考文献

[1] Florey K. Analytical Profiles of Drug Substances [J]. New York: Academic Press, 1978, 7: 1.

[2] 袁开基. 有机杂环化学 [M]. 北京: 人民卫生出版社, 1984: 57.

撰写　吴川彦　成都市食品药品检验研究院
　　　孙庚芬　重庆市食品药品检验检测研究院
复核　朱　蓉　成都市食品药品检验研究院

利巴韦林
Ribavirin

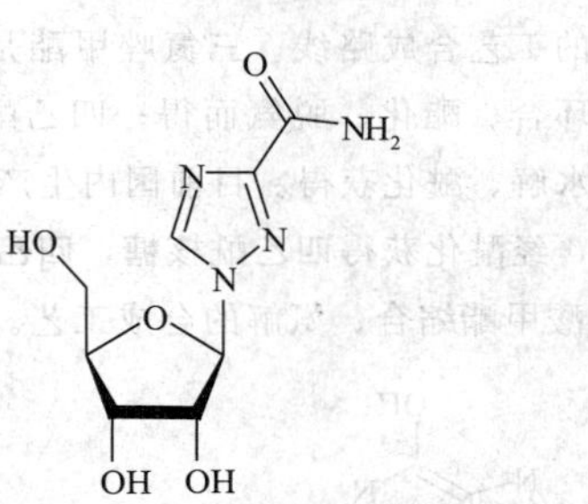

$C_8H_{12}N_4O_5$　244.21

化学名：1-β-D-呋喃核糖基-1*H*-1,2,4-三氮唑-3-羧酰胺
1-β-D-ribofuranosyl-1*H*-1,2,4-triazole-3-carboxamide

英文名：Ribavirin(INN)

异名：三氮唑核苷；病毒唑

CAS 号：[36791-04-5]

本品为抗病毒药。临床用于单纯疱疹病毒性角膜炎(眼部给药)；婴幼儿呼吸道合胞病毒所致细支气管炎及肺炎的严重住院患者(气雾剂)，治疗拉沙热或流行性出血热(具肾脏综合征或肺炎表现者)(静脉滴注或口服)，还可用于慢性丙型肝炎的治疗(口服本品联合干扰素 α-2b)。本品体外具有抑制呼吸道合胞病毒、流感病毒、甲肝病毒、腺病毒等多种病毒生长的作用。本品进入被病毒感染的细胞后可迅速磷酸化，其产物作为病毒合成酶的竞争性抑制剂，抑制肌苷单磷酸脱氢酶、流感病毒 RNA 聚合酶和 mRNA 鸟苷转移酶，从而引起细胞内三磷酸鸟苷的减少，损害病毒 RNA 和蛋白质合成，使病毒的复制与传播受抑。利巴韦林口服吸收快，t_{max}为 1.5 小时。F 为 45%，少量可经气溶吸入。单次口服600mg 后 C_{max} 约 1～2mg/L。小儿每日以面罩吸药 2.5 小时共 3 天，C_{max} 为 0.2mg/L，每日吸药 20 小时共 5 天，C_{max} 为1.7mg/L，与血浆蛋白几乎不结合。呼吸道、分泌道中药物浓度大多高于血浓度。药物能进入红细胞内，且积蓄量大。长期用药后脑脊液内药物可以达同期血浓度的 67%。可透过胎盘进入胎儿血液循环，也能通过乳汁分泌。在肝内代谢。口服和静脉给药时 $t_{1/2}$ 约为 0.5～2 小时，吸入给药时为9.5 小时。本品主要经肾排泄，72～80 小时尿排泄量为给药量的 30%～55%。72 小时粪便内药物排泄量约 15%。药物在红细胞内可积蓄数周。本品吸入用药几无毒性反应。静脉或口服给药后较常见的不良反应有溶血、血红蛋白减低及贫血、乏力等，停药后可消失。较少见不良反应有疲倦、头疼、失眠等，多见于应用大剂量者，以及食欲减退，恶心等。静脉推注可引起寒战。吸入用药时偶见皮疹、医护人员可发现头疼、皮肤痒、皮红、眼周水肿等[1]。

本品于 1970 年由 ICN Pharmaceuticals 最先发明[2]，1972 年由美国加州核酸研究所首先报道，美国 ICN 公司首先以鸟氨酸为起始原料经水解、苯乙酰化、缩合、氨解等反应制得利巴韦林。除中国药典(2015)收载外，USP(36)、BP(2013)、Ph. Eur. (7.0)亦有收载。

【制法概要】本品合成工艺较多，除化学反应合成外，还有酶法、发酵法[3]。20世纪80年代，由于肌苷原料较难获得，生产工艺主要是以三氮唑甲酯和四乙酰核糖催化缩合、氨解的工艺合成路线。三氮唑甲酯是以石灰氮为原料，经肼解、环合、酯化、脱氨而得；四乙酰核糖由5′-鸟嘌呤核苷酸经水解、酰化获得。目前国内生产企业主要采用以肌苷为原料，经酰化获得四乙酰核糖，四乙酰核糖与1,2,4-三氮唑-3-羧酸甲酯缩合、氨解的合成工艺。

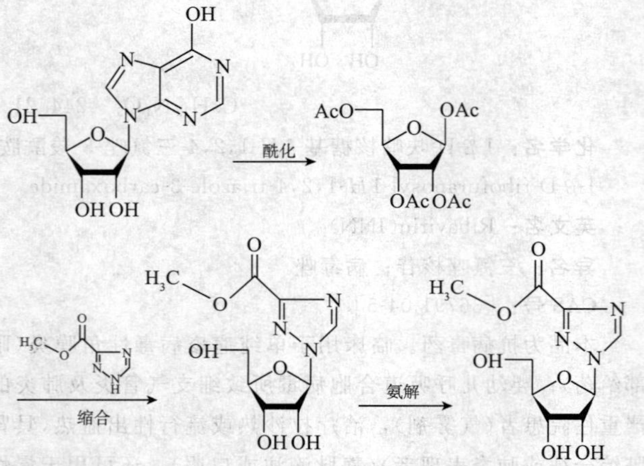

【性状】比旋度　本品每1ml中含40mg的水溶液比旋度为−35.0°至−37.0°。USP(36)规定为−33.5°至−37.0°。BP(2010)规定为−33°至−37°。

【鉴别】(1)酰胺的水解反应。本品与氢氧化钠试液在加热条件下反应，产生的氨气可使红色石蕊试纸变蓝。USP(36)、BP(2013)和Ph. Eur. (7.0)均未收载该项化学鉴别。

(2)高效液相色谱法鉴别。USP(36)采用薄层色谱法进行鉴别。

(3)本品的红外光吸收图谱应与对照图谱(光谱集22图)一致，显示的主要特征吸收如下。

特征谱带(cm^{-1})	归属	
3450～2700	羟基，酰胺	$\nu_{O-H,N-H}$
3120	芳氢	ν_{C-H}
1655	酰胺	$\nu_{C=O}$
1620，1500	芳环	$\nu_{C=N}$

【检查】酸度　中国药典(2005)采用本品的水溶液直接测定pH值，但在测定时，仪器读数不易稳定。中国药典(2015)与USP(33)一致，采用在供试品溶液中加入饱和的氯化钾后测定，仪器读数能够迅速稳定。两法测定结果基本一致。

溶液的澄清度与颜色　中国药典(2015)要求供注射用的原料药检查此项。供试品溶液为50mg/ml，浓度与注射剂一致。溶液发生浑浊的原因可能与不溶性杂质有关，不适宜的内包装材料也会引起本品溶液浑浊。USP(36)、BP(2013)、Ph. Eur. (7.0)均未设立本项检查。

有关物质　中国药典(2015)采用离子交换-高效液相色谱法，色谱条件与中国药典(2005)、USP(36)、BP(2013)、Ph. Eur. (7.0)均一致。参照USP(36)增加了对单个杂质的控制。Ph. Eur. (7.0)规定特定杂质F(5-*O*-乙酰利巴韦林)不得过0.1%，其他单个杂质(杂质A、B、C、D、E、G)不得过0.1%，且总和不得过0.2%。列出的主要杂质名称及结构如下：

杂质A. R_1＝H，R_2＝OH：1-*β*-D-ribofuranosyl-1*H*-1,2,4-triazole-3-carboxylic acid

杂质E. R_1＝CO－C_6H_5，R_2＝NH_2：1-(5-*O*-benzoyl-*β*-D-ribofuranosyl)-1*H*-1,2,4-triazole-3- Carboxamide (5′-*O*-benzoylribavirin)

杂质F. R_1＝CO－CH_3，R_2＝NH_2：1-(5-*O*-benzoyl-*β*-D-ribofuranosyl)-1*H*-1,2,4-triazole-3- Carboxamide (5′-*O*-acetylribavirin)

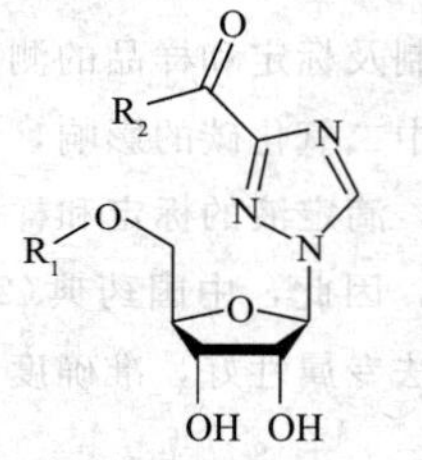

杂质B. 1-*α*-D-ribofuranosyl-1*H*-1,2,4-triazole-3-carboxamide(anomer)

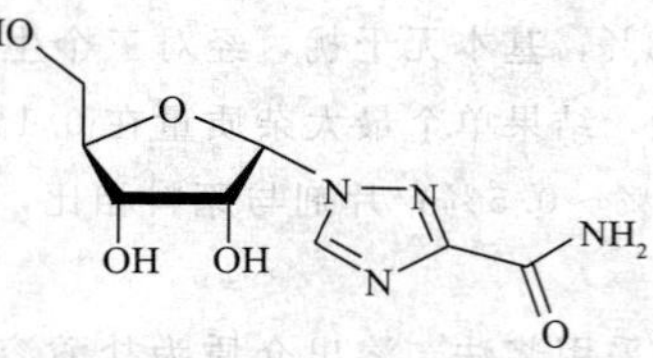

杂质C. R＝OH：1*H*-1,2,4-triazole-3-carboxylic acid

杂质D. R＝NH2：1*H*-1,2,4-triazole-3-carboxamide

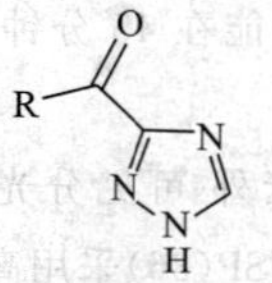

杂质G. 1-*β*-D-ribofuranosyl-1*H*-1,2,4-triazole-3-carboxamide(N-isomer)

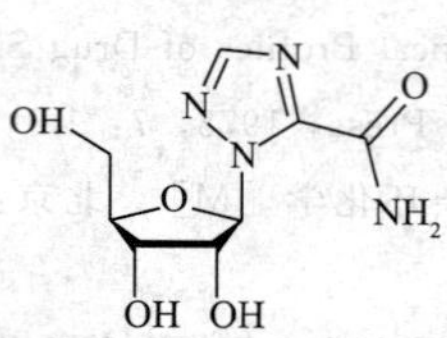

残留溶剂　根据生产企业提供资料，本品合成工艺最后三步中均未使用一类有机溶剂，使用的溶剂有甲醇或乙醇。经对3个生产企业提供的9批样品进行考察，采用气相色谱法，以水作为溶剂，用外标法以峰面积计算有机溶剂的含量，结果均符合附录的相关规定。中国药典(2015)暂未增订该项检查。

【含量测定】采用离子交换-高效液相色谱法。中国药典(2005)系统适用性试验中规定理论板数按利巴韦林峰计算不低于 3000。经试验，理论板数在 1600 时，利巴韦林峰形对称，重复性仍较好，故中国药典(2010)将其修改为“理论板数按利巴韦林峰计算不低于 2000”。中国药典（2015)未作修订。

【制剂】中国药典(2015)收载了利巴韦林口服溶液、利巴韦林片、利巴韦林含片、利巴韦林注射液、利巴韦林胶囊、利巴韦林颗粒、利巴韦林滴眼液、利巴韦林滴鼻液、利巴韦林葡萄糖注射液、利巴韦林氯化钠注射液、注射用利巴韦林。USP(36)收载了利巴韦林片、利巴韦林吸入溶液(为冻干型无菌利巴韦林，用注射用水制成规定体积后吸入使用)，BP(2010)收载了利巴韦林喷雾溶液、喷雾用利巴韦林。

(1)利巴韦林口服溶液(Ribavirin Oral Solution)

含量测定　经试验，如采用原料药的色谱条件，即离子交换-高效液相色谱法测定含量，空白辅料在主峰附近有干扰，故中国药典(2015)仍沿用中国药典(2005)反相-HPLC方法测定。见图 1、图 2。

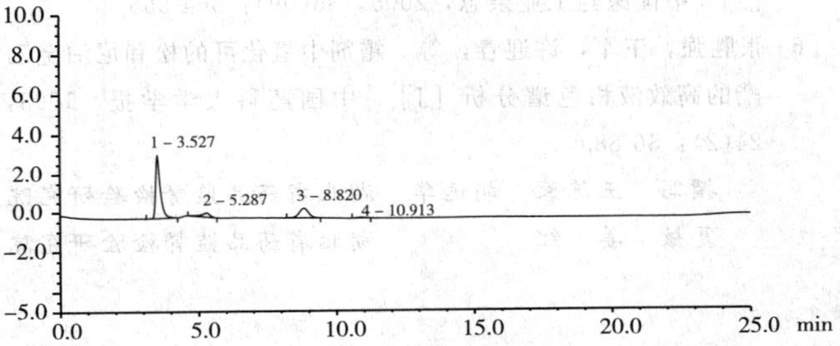

图 1　利巴韦林口服溶液空白辅料(阴性对照)离子交换-高效液相色谱图

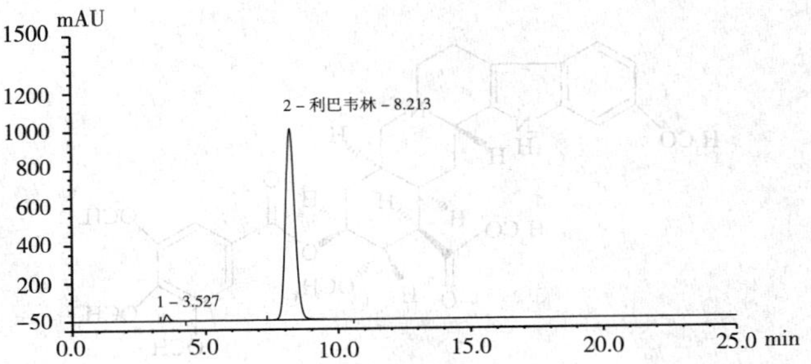

图 2　利巴韦林口服溶液对照品离子交换-HPLC 高效液相色谱图

(2)利巴韦林片(Ribavirin Tablets)

有关物质　采用原料药有关物质的测定方法，对 2 家生产企业提供的 4 批样品进行考察，结果空白辅料有色谱峰出现，扣除辅料峰，4 批样品有关物质均未过 0.5%，过效期产品的有关物质也仅为 0.45%。用二极管阵列检测器对样品的色谱图进行扫描分析，证明结果正确。鉴于样品中有关物质含量远低于 1.0%，有效期内本品质量较稳定，中国药典(2015)未增订本项。见图 3、图 4。

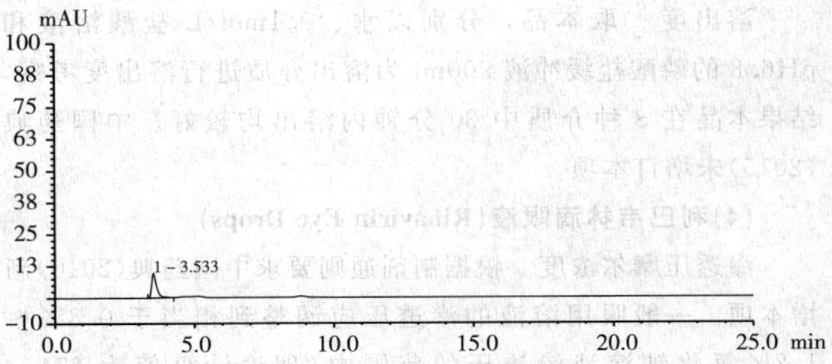

图 3　利巴韦林片空白辅料典型色谱图

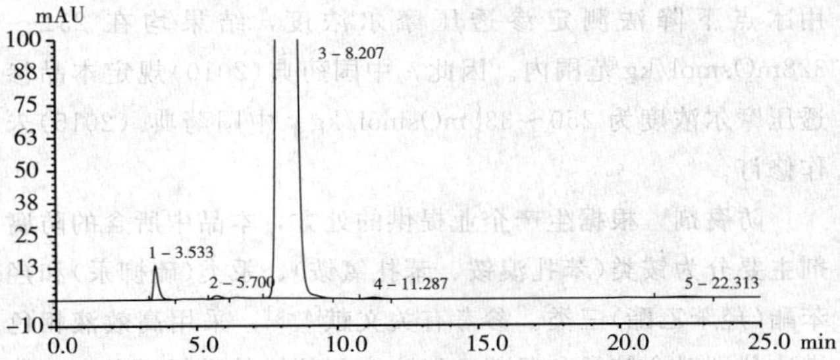

图 4　利巴韦林片样品有关物质检查典型色谱图

溶出度　取本品，分别以水、0.1mol/L 盐酸溶液和 pH 6.8 的磷酸盐缓冲液 900ml 为溶出介质进行溶出度考察，结果本品在 3 种介质中 15 分钟内溶出均较好。故中国药典(2015)未增订本项。

(3)利巴韦林胶囊(Ribavirin Capsules)

有关物质　采用原料药有关物质的测定方法，对 1 家生产企业提供的 3 批样品进行考察，结果空白辅料有色谱峰出现，扣除辅料峰，3 批样品有关物质均未过 0.1%。用二极管阵列检测器对样品的色谱图进行扫描分析，证明结果正确。中国药典(2015)未增订本项。见图 5、图 6。

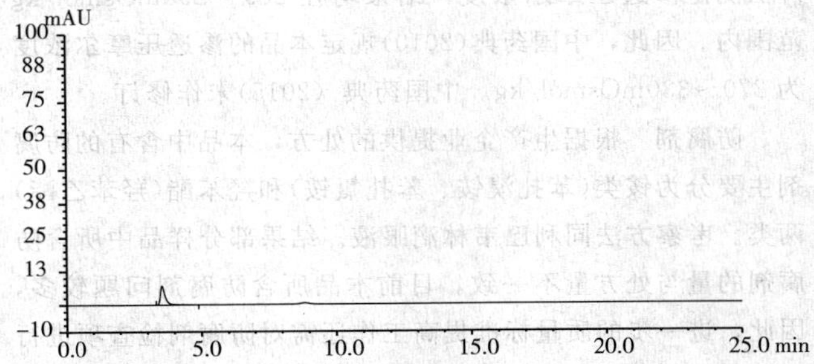

图 5　利巴韦林胶囊空白辅料色谱图

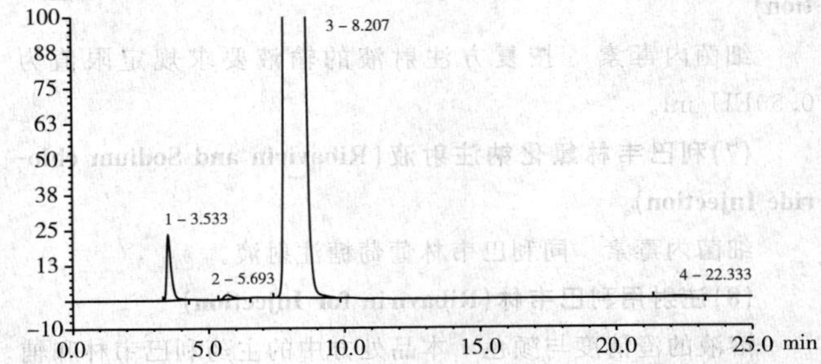

图 6　利巴韦林胶囊样品有关物质检查色谱图

溶出度　取本品，分别以水、0.1mol/L 盐酸溶液和 pH6.8 的磷酸盐缓冲液 900ml 为溶出介质进行溶出度考察，结果本品在 3 种介质中 30 分钟内溶出均较好。中国药典(2015)未增订本项。

(4)利巴韦林滴眼液(Ribavirin Eye Drops)

渗透压摩尔浓度　根据制剂通则要求中国药典(2010)新增本项。一般眼用溶液的渗透压应调整到相当于 0.8%～1.2%氯化钠溶液渗透压的范围内(理论计算值为 274～411mOsmol/kg)。经对收集到的 6 家生产企业的 15 批样品用冰点下降法测定渗透压摩尔浓度，结果均在 251～328mOsmol/kg 范围内。因此，中国药典(2010)规定本品渗透压摩尔浓度为 250～330mOsmol/kg。中国药典 (2015)未作修订。

防腐剂　根据生产企业提供的处方，本品中所含的防腐剂主要分为铵类(苯扎溴铵、苯扎氯铵)、汞类(硫柳汞)和羟苯酯(羟苯乙酯)三类。参考有关文献[4～6]，采用高效液相色谱法分别对含铵类和羟苯乙酯防腐剂的样品进行了考察。检查铵类防腐剂的色谱条件为 C18 色谱柱，流动相为乙腈-0.01mol/L 磷酸二氢钾溶液(加 0.04%三乙胺，用磷酸调 pH 值至 3.0)(20∶80)，检测波长为 262nm。检查羟苯乙酯的色谱条件为 C18 色谱柱，流动相为甲醇-水(60∶40)，流速 0.8ml/min；柱温 35℃，检测波长 256nm。结果部分样品中所含防腐剂的量与处方量不一致。目前本品所含防腐剂问题较多，因此，进一步的质量标准提高工作还需对防腐剂检查项进行更全面的研究。

(5)利巴韦林滴鼻液(Ribavirin Nasal Drops)

渗透压摩尔浓度　根据制剂通则要求，中国药典(2010)新增本项。经对收集到的 2 家生产企业的 6 批样品用冰点下降法测定渗透压摩尔浓度，结果均在 289～298mOsmol/kg 范围内。因此，中国药典(2010)规定本品的渗透压摩尔浓度为 270～330mOsmol/kg。中国药典 (2015)未作修订。

防腐剂　根据生产企业提供的处方，本品中含有的防腐剂主要分为铵类(苯扎溴铵、苯扎氯铵)和羟苯酯(羟苯乙酯)两类。考察方法同利巴韦林滴眼液。结果部分样品中所含防腐剂的量与处方量不一致。目前本品所含防腐剂问题较多，因此，进一步的质量标准提高工作还需对防腐剂检查项进行更全面的研究。

(6)利巴韦林葡萄糖注射液(Ribavirin and Glucose Injection)

细菌内毒素　按复方注射液的输液要求规定限值为 0.50EU/ml。

(7)利巴韦林氯化钠注射液(Ribavirin and Sodium chloride Injection)

细菌内毒素　同利巴韦林葡萄糖注射液。

(8)注射用利巴韦林(Ribavirin for Injection)

溶液的澄清度与颜色　本品处方中的主药利巴韦林和辅料甘露醇均易溶于水，如果其溶液出现澄清度不合格问题，主要与利巴韦林原料及使用的胶塞质量有关。

细菌内毒素　本品临床每小时用药最大剂量是静脉滴注首剂 2g(中国药典临床用药须知)，内毒素计算限值约为 0.15EU/mg。中国药典(2015)规定本品细菌内毒素限值为 0.15EU/mg，与内毒素计算值比较，安全系数为 1。利巴韦林和葡萄糖或氯化钠组成的复方注射液按复方输液的要求规定限值为 0.50EU/ml。

参考文献

[1] 国家药典委员会．中华人民共和国药典临床用药须知·化学药和生物制品卷［M］．2005 年版．北京：人民卫生出版社，2005：610.
[2] Witkowski JT，Robins RK. Design，synthesis and broad spectrum antiviral activity of 1-β-D-ribofuranosyl -1*H*-1，2，4-triazole-3-carboxamide and related nucleosides［J］．J Medicinal Chemistry，1972，15(11)：1150-1154.
[3] 龙潭，汤芝平，廖洪，等．利巴韦林合成概述［J］．广州化学，2008，33(3)：56-60，66
[4] 丁小静．反相离子对高效液相色谱法测定消毒剂中苯扎溴铵［J］．第十四次全国色谱学术报告会，2003：14.
[5] 陈秋芬，王小琳．氧氟沙星滴眼液中苯扎溴铵的 HPLC 测定［J］．中国医药工业杂志，2005，36(09)：564-566
[6] 张胜强，王军，许迎春，等．霜剂中氢化可的松和尼泊金乙酯的高效液相色谱分析［J］．中国药科大学学报，1993，24(2)：86-88.

撰写　王德蓉　胡远华　湖北省药品监督检验研究院
复核　姜　红　湖北省药品监督检验研究院

利血平
Reserpine

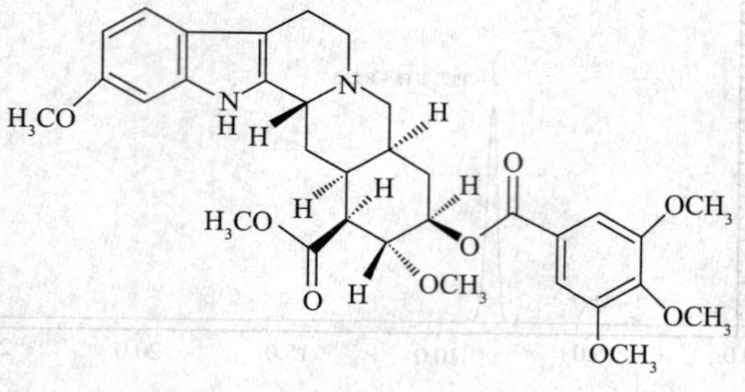

$C_{33}H_{40}N_2O_9$　608.69

化学名： 18β-[(3,4,5-三甲氧基苯甲酰氧基)-11,17α-二甲氧基-3β,20α-育亨烷-16β-甲酸甲酯

methyl18β-[(3,4,5-trimethoxybenzoyl)oxy]-11,17α-dimethoxy-3β,20α-yohimban-16β-carboxylate

英文名： Reserpine(INN)

异名： 蛇根碱

CAS 号： [50-55-5]

本品为抗高血压药。是肾上腺素能神经元阻断性抗高血压药。能使周围交感神经末稍组织内递质(如去甲肾上腺素)

的贮存耗竭，也使心、脑及其他组织中的儿茶酚胺和5-羟色胺的贮存耗竭，达到抗高血压、减慢心率和抑制中枢神经系统的作用。降压作用主要通过减少心输出量和降低外周阻力、部分抑制心血管反射实现。本品降压作用温和徐缓，对轻、中度的早期高血压疗效显著，但对晚期患者疗效较差。胃及十二指肠溃疡患者用本品后可能引起出血，故应禁用。

本品口服后吸收快，平均3.5小时血药浓度达峰值，迅速分布到主要脏器，包括脑组织，生物利用度约为50%，起效缓慢，数天至3周降压起效，3～6周达高峰，停药后作用持续1～6周。半衰期α与半衰期β分别为4.5小时与45～168小时，无尿时消除半衰期87～323小时。静脉注射后血药浓度下降，平均半衰期33小时。约96%与血浆蛋白结合，主要在肝内代谢。60%以上口服药以原药形式于给药3～4天后从粪便排出，8%从尿中排出，其中不到1%为原型药。

本品由R. B. Woodward等于1956年首先合成。国内生产利血平始于20世纪70年代初期。除中国药典(2015)收载外，BP(2013)、USP(36)、Ph. Eur.(7.0)、JP(16)等均有收载。

【制法概要】国内生产利血平多从夹竹桃科植物催吐萝芙木中提取分离而得。采取以三氯甲烷萃取本品原料的酸性乙醇浸渍液后转成硝酸盐，再在弱碱性溶液中以丙酮萃取，并经精制而得。由于本品极易氧化变质，整个生产过程均须避光进行。

此外，本品亦可采用化学法制取。

【性状】本品遇光亦氧化变质，色渐变深。它在一些有机溶剂(三氯甲烷、甲醇等)中遇光和热亦极不稳定，生成氧化产物。

文献报道本品熔点约为265℃[1]。由于加热时不断分解，颜色逐渐加深，由淡黄、黄至棕黄，熔融时几乎呈黑棕色，难以观察，故药典未作此项测定。

比旋度 本品结构中3、15、16、17、18、20位为不对称碳原子，呈左旋性。

【鉴别】(1)为生物碱与钼硫酸试液的呈色反应。

(2)本品加新制的香草醛试液显玫瑰红色，为吲哚类生物碱的显色反应。

(3)在冰醋酸及硫酸存在下，遇二甲氨基苯甲醛显绿色，再加冰醋酸即变为红色，为吲哚衍生物的颜色反应[2]。

(4)本品的红外光吸收图谱(光谱集195图)显示的主要待征如下。

特征谱带(cm^{-1})	归属	
3430	胺	ν_{N-H}
2830	甲氧基	ν_{C-H}
1730	酯	$\nu_{C=O}$
1712	共轭酯	$\nu_{C=O}$
1625，1587，1500	芳环	$\nu_{C=C}$
1330，1226，1125	酯及醚	ν_{C-O}

【检查】氧化产物 利血平纯品几乎无荧光。但本品在生产或贮存过程中，光照和有氧存在下均易氧化变质。先氧化成黄色的3,4-二去氢利血平(Ⅰ)，具有黄绿色荧光，继而氧化成3,4,5,6-四去氢利血平(Ⅱ)，显蓝色荧光。光氧化产物无降压作用，故有控制必要。

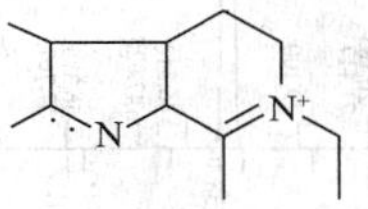

3,4-二去氢利血平(Ⅰ)

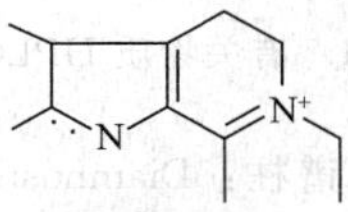

3,4,5,6-四去氢利血平(Ⅱ)

有关物质 利血平原料药中含有其他生物碱及杂质，JP(16)利血平原料药中规定了有关物质检查方法及限度，用十八烷基硅烷键合硅胶为填充剂；以乙腈-0.05mol/L磷酸二氢钾溶液(用磷酸调pH值至3.0)(65：35)为流动相，检测波长为268nm。

用十八烷基硅烷键合硅胶为填充剂；以乙腈-1%乙酸铵溶液(46：54)为流动相；检测波长为268nm。该法与JP(16)中的方法比较，检出的杂质峰个数多于JP(16)的方法，检出的杂质总量高于JP(15)的方法。有关物质典型色谱图见图1。

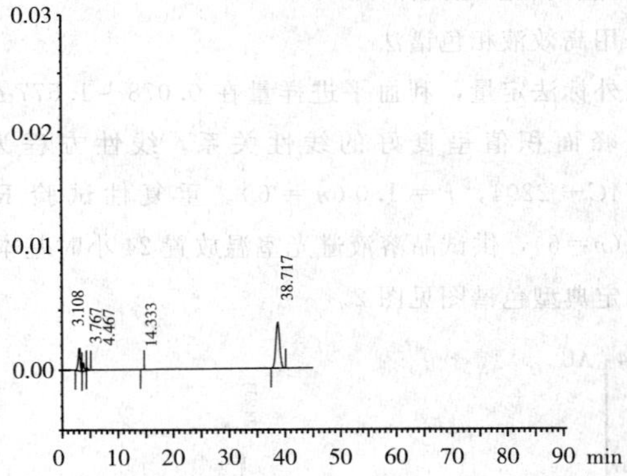

自身对照

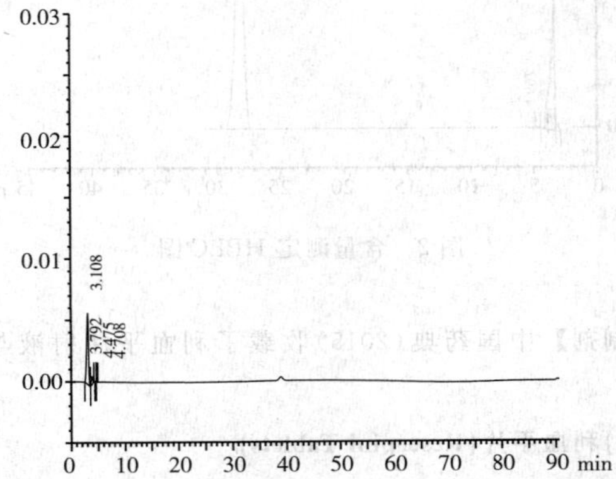

溶剂

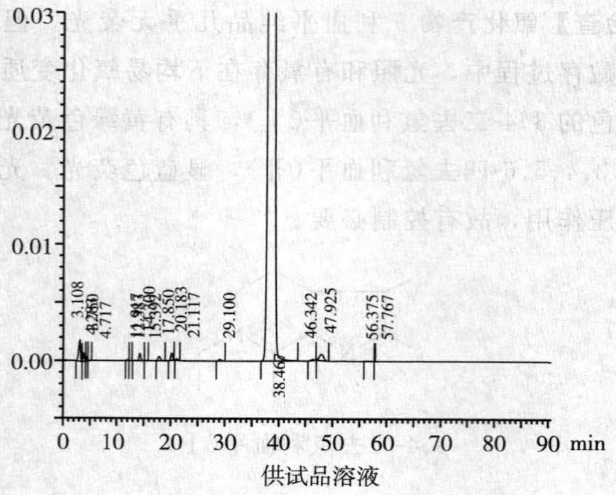

图1　有关物质 HPLC 图

使用三种品牌色谱柱：Diamnosil ® C18 柱(4.6mm×250mm，5μm)、Agilent TC-C18 柱（4.6mm × 250mm，5μm)、Brava BDS C18 柱(4.6mm×250mm，5μm)进行耐用性试验考察，结果良好。

杂质限量计算时采用自身对照法，记录色谱图至主成分峰保留时间的 2 倍，供试品溶液色谱图中如有杂质峰，各杂质峰面积的和不得大于对照溶液主峰面积的 1.5 倍(1.5%)。

经采用逐步稀释法测定，利血平的最低检出量为 0.16ng。

干燥失重　利血平遇热不稳定，故在 60℃ 减压干燥至恒重，减失重量不得过 0.5%。

炽灼残渣　不得过 0.15%。

【含量测定】 避光操作。

采用高效液相色谱法

以外标法定量，利血平进样量在 0.078～1.577μg 范围内，与峰面积值呈良好的线性关系，线性方程为 $A=1615274C+2204$，$r=1.0(n=6)$。重复性试验 RSD 为 0.57%$(n=6)$，供试品溶液避光室温放置 24 小时基本稳定。含量测定典型色谱图见图 2。

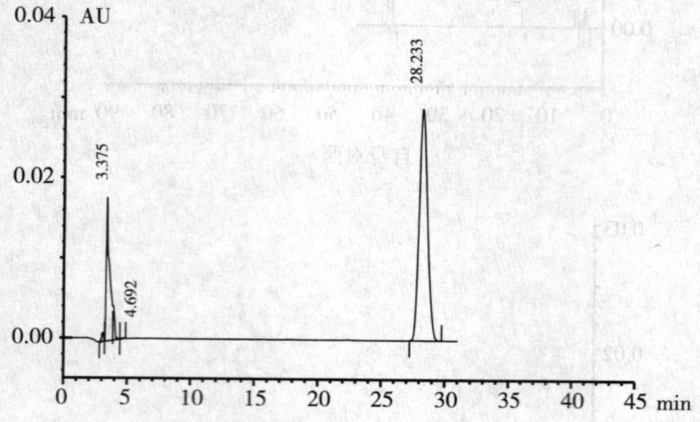

图2　含量测定 HPLC 图

【制剂】 中国药典(2015)收载了利血平注射液与利血平片

(1)利血平片(Reserpini Tablets)

本品为着色片或糖衣片。除去包衣后显白色或淡黄褐色。规格为(1)0.1mg(2)0.25mg。

溶出度　因利血平为难溶性药物，几乎不溶于水，以 0.1mol/L 的醋酸溶液 900ml 为溶出介质，采用第二法，转速为每分钟 100 转，限度为标示量的 70%。

由于本品规格较小，供试品溶出液、含量测定及含量均匀度测定无法用紫外-可见分光光度法直接测定，采用供试品溶液中加入五氧化二钒后，与利血平反应生成荧光物质，采用荧光分析法测定。

(2)利血平注射液(Reserpini Injection)

本品为利血平的灭菌水溶液，为微黄绿色带荧光的澄明液体，遇光色渐变黄，荧光逐渐加强，产生光氧化产物。

鉴别　新增高效液相色谱法　规定“在含量测定项下记录的色谱图中，供试品溶液主峰的保留时间应与对照品溶液主峰的保留时间一致。”

检查　有关物质　参照原料药采用高效液相色谱法进行检查。

杂质限量计算时采用自身对照法，记录色谱图至主成分峰保留时间 的 2 倍。供试品溶液色谱图中如有杂质峰，各杂质峰面积的和不得大于对照溶液主峰面积的 3 倍(3.0%)。注意避光操作。

本品最低检测限 1.02ng

含量测定　避光操作。

采用高效液相色谱法 采用利血平对照品，按外标法测定含量。

色谱条件与利血平〔含量测定〕相同，利血平峰与相邻杂质峰能得到很好的分离。

本品进样量在 0.102～0.816μg 范围内，与峰面积值呈良好的线性关系，$r=1.0$。本法精密度较好，测定的相对标准偏差为 0.1%$(n=6)$。平均加样回收率为 99.7%，RSD=0.4%$(n=6)$。

细菌内毒素　本品临床每小时用药最大剂量是肌内注射每次 1mg(中国药典临床用药须知)，内毒素计算限值约为 300EU/mg；国外标准中 USP 为 71.5EU/mg。中国药典(2015)规定本品细菌内毒素限值为 71EU/mg，与内毒素计算值比较，安全系数为 4.2，并与 USP 标准相当。

参考文献

[1] Florey，K. Analytical Profiles of Drug Substances［M]. vol. 4. New York：Academic Press，1975：386.

[2] 林启寿．中草药成分化学［M]．北京：科学出版社，1977：776.

撰写　殷岱宗　周进军　云南省食品药品监督检验研究院

王丽娜　吉林省药品检验所

复核　田国贺　吉林省药品检验所

谷氨酸

Glutamic Acid

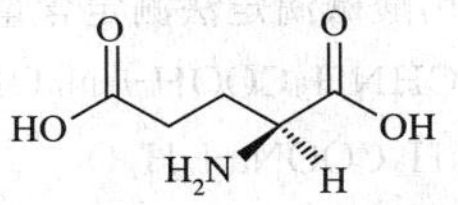

$C_5H_9NO_4$　147.13

化学名：L-2-氨基戊二酸

L-2-aminopentandioic acid

英文名：Glutamic acid(INN)

异名：L-麸氨酸；Glutacid；Glutaminic Acid

CAS 号：[56-86-0]

本品为氨基酸类药。在机体的氮代谢过程中起着主要作用，能激活二羧酸循环，促进γ-氨酪酸生成利血氨下降。在ATP供能情况下，氨与谷氨酸结合为对机体无害的谷氨酰胺，再运至肾，水解放出氨，排出体外，是机体解氨毒的途径之一。有研究提示，谷氨酸是脑营养剂，是消耗最大的一种氨基酸，能促进神经细胞兴奋，对大脑功能和中枢神经系统的正常活动具有重要意义，用于治疗小儿神经发育落后、神经衰弱和提高智力等。临床上用于防治肝昏迷及神经系统疾病的辅助用药，同时作为复方氨基酸注射液制剂中的主要成分之一，该制剂在临床上具有特殊用途，是肝、肾及癌症等多种危重患者不可缺少的急救、治疗和补充营养的重要制剂[1]。

本品最初是由德国化学家里豪森于1866年经用硫酸水解小麦面筋分离得到。1890年沃尔大利用α-酮戊酸经溴化后合成了DL-谷氨酸。日本池田菊苗在探索海带汁的鲜味时提取了谷氨酸，并在1908年开始生产并用作食品添加剂，取名为“味之素”。用水解法生产了将近50年，20世纪50年代研究出微生物发酵法，60年代实现了化学合成法生产，并开发了酶生物合成法。国内原用水解法，1965年开始采用发酵法[2]。除中国药典(2015)外，BP(2013)及Ph. Eur.(7.0)均有收载。

本品结构中含有α-不对称碳原子，具有光学异构性。L-谷氨酸具有生物活性；D-谷氨酸是许多药物、生物活性物质以及聚合体的重要前体和中间体[3]。在人体内含量较少。

【制法概要】发酵法　在灭菌的发酵罐中加入细菌成长所需的碳源、氮源、维生素、矿物质等，用能生成L-谷氨酸的微生物菌株(棒状杆菌、短杆菌、北京杆菌等)接种，并通入无菌空气。在一定温度下进行发酵，调节发酵液的pH值，进入离子交换树脂，取收集液，浓缩并干燥，得到L-谷氨酸粗品。取粗品，加入纯化水，加热溶解，活性炭脱色，调节pH值，冷却后，结晶并干燥，得到L-谷氨酸精品[4]。

目前我国生产L-谷氨酸的方法主要为发酵法。

【性状】比旋度　因本品结构中的α-碳原子是不对称碳原子，有立体异构体，故具有旋光性。由于在不同的pH值条件下氨基和羧基的解离状态不同，而影响旋光性。酸度增加，旋光性向正向偏移。本药典规定以2mol/L盐酸溶液为溶剂，供试品浓度为70mg/ml，比旋度值应为+31.5°至+32.5°。BP(2010)及Ph. Eur.(6.0)规定以1mol/L盐酸溶液为溶剂，样品浓度为100mg/ml，比旋度值为+30.5°至+32.5°。

【鉴别】(1)薄层色谱鉴别　中国药典(2010)增订了薄层色谱鉴别法，使用硅胶G板作为薄层板，照其他氨基酸项下的色谱条件试验，规定：供试品溶液所显主斑点的颜色和位置应与谷氨酸对照品溶液的主斑点相同。中国药典(2015)未作修订。

(2)本品的红外光谱图与对照图谱(光谱集958图)一致。显示的主要特征吸收如下。

特征谱带(cm^{-1})	归属	
3100～2400	伯胺盐	ν_{NH_3}
1662，1508	伯胺盐	δ_{NH_3}
1635，1355	羧酸离子	ν_{CO_2}

【检查】溶液的透光率　目前我国生产谷氨酸的工艺大多为发酵法[5]。发酵液中不仅有发酵目的产物谷氨酸，而且还有菌体、残糖、色素、胶体物质以及其他发酵副产物。从外观上看，发酵结束时整个发酵液呈浅黄色浆状[6]。因而，在生产过程中有色杂质可能被引入，同时谷氨酸在贮藏过程中也有可能有其他有色杂质产生。对样品溶液在430nm波长处测定透光率，可控制其药物中有色杂质的含量。透光率高，说明含有色杂质的量越少。

铵盐　本版药典采用碘化汞钾法即奈氏法检查铵盐。用奈氏法检查铵盐时，在很微量的情况下，得到的为黄色溶液；若含量很高时，则得到的为红棕色的碘化氧二汞铵沉淀。奈氏法检测灵敏度为0.1μg/ml。目前也有采用靛酚法检查铵盐，如谷氨酸进口药品复核标准(X20010329)[7]，灵敏度约为0.04μg/ml，靛酚法显色较稳定，不需使用有毒的汞盐[8]。

其他氨基酸　制备谷氨酸的发酵液中会含有一些发酵副产物。氨基酸类有门冬氨酸、丙氨酸、缬氨酸、脯氨酸、异亮氨酸、亮氨酸、甘氨酸、组氨酸和谷氨酰胺等。在精制后，其他氨基酸也不会完全被除尽。因此，本版药典采用薄层色谱的方法，检查其他氨基酸。以正丁醇-水-冰醋酸(2∶1∶1)为展开剂，同时建议使用青岛海洋化工厂生产的硅胶G板试验，因门冬氨酸与谷氨酸同为酸性氨基酸，等电点相近(分别为2.77和3.32)，故取谷氨酸和门冬氨酸对照品适量，加0.5mol/L盐酸溶液制成含10mg/ml和0.05mg/ml的混合对照品溶液，作为系统适用性试验用溶液。试验结果，应显示两个清晰分离的斑点。以0.05mg/ml的供试品溶液作为对照溶液，试验结果：应显一个清晰的斑点。见图1。

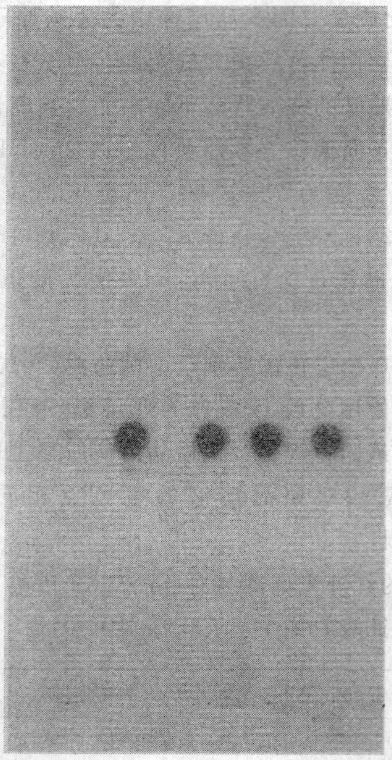

图1　典型的薄层色谱图

从左至右斑点分别为：对照溶液、系统适用性试验用溶液，样品1～3

本版药典规定的薄层色谱检查方法，由于其方法灵敏度所限，如果样品中含有丙氨酸和苏氨酸则可能与谷氨酸均不能达到有效的分离。有关文献[9,10]报道，可使用微乳液薄层色谱法可改善分离结果。另可考虑在下一版药典中使用离子色谱分析的方法测定其他氨基酸的残留量。

炽灼残渣　用于控制药物中存在的非挥发性无机杂质。鉴于残渣用作重金属检查的样品，以铅为代表的重金属在高温下容易挥发，故炽灼温度必须控制在500～600℃之间。

铁盐　因原料在生产中使用试剂及设备等有可能带入铁盐，故需要进行该项检查。本品系非环状结构，并能溶于热水，故可不经炽灼残渣即可进行检查。同时本品结构上含有氨基消耗部分盐酸，因此制备供试品溶液时需加入稀盐酸6ml，以使其后依法测定时与标准管溶液pH值接近，在最佳条件下显色，易于观察，避免误差。

重金属　因本品在水中溶解度小，如用稀盐酸溶解，则溶液酸度又太强，会影响测定时硫化物的生成，故用炽灼后的残渣进行检查。

砷盐　采用古蔡法，根据药物中微量的砷盐在酸性溶液中与锌粉产生的新生态氢生成具有挥发性的砷化氢，遇溴化汞试纸产生黄色至棕黑色的砷斑，与一定量的标准砷溶液在同样的条件下生成的砷斑比较，以判断砷盐量。反应液的酸度相当于2mol/L的盐酸溶液，碘化钾的浓度为2.5%，氯化亚锡浓度为0.3%，加入锌量为2g。反应中尽可能保持干燥及避免强光，反应完毕后应立即与标准砷斑比较。

热原　在复方氨基酸中本品临床每小时用药最大剂量是静脉滴注每千克体重约22mg(按复方氨基酸注射液处方中最大用量和每分钟2ml滴注用量估计)，内毒素计算限值约为227EU/g。中国药典(2015)规定本品热原检查限值为200mg/kg，与临床剂量比较，安全系数为9.1。

【含量测定】本品为酸性氨基酸，采用酸碱滴定法测定。反应生成的谷氨酸钠为弱酸强碱盐，滴定终点时溶液的pH值约7.4，故选用溴麝香草酚蓝为指示剂。BP(2013)及Ph. Eur.(7.0)均采用酸碱滴定法测定含量。

$$HOOC(CH_2)_2CHNH_2COOH + NaOH \longrightarrow HOOC(CH_2)_2CHNH_2COONa + H_2O$$

【贮藏】氨基酸类原料药物，贮存2年内，透光率有降低的趋势。故遮光，密封保存。

【制剂】谷氨酸片(Glutamic Acid Tablets)

鉴别(1)为氨基酸类的茚三酮反应，反应溶液显蓝至紫蓝色。

鉴别(2)为薄层色谱鉴别：为避免辅料等杂质斑点的影响，提取结晶后试验。首先取样品，加碱溶解后，滤过，取滤液用盐酸中和后，制备结晶。使用硅胶G板作为薄层板，照原料的色谱条件试验，规定：供试品溶液所显主斑点的位置和颜色应与对照品溶液的主斑点相同。

溶出度　本品为口服固体制剂，其原料在水中微溶，故应进行溶出度检查。本版药典规定以第二法(即桨法)测定本品的溶出度。本品的pK_1(α—COOH)和pK_2(γ—COOH)分别为2.19和4.25。为了模拟其在体内的环境，使其接近体液的pH值，故以磷酸盐缓冲液(pH7.2)作为溶出介质。利用谷氨酸可与茚三酮反应生成蓝紫色产物的性质，并使用谷氨酸对照品比较，在水浴中加热20分钟并放冷后，可使溶液的吸光度值得到稳定。谷氨酸的反应溶液在567nm波长处有最大吸收，以此作为检测波长。照紫外-可见分光光度法，测定其每片的溶出含量。

含量测定　方法同原料，采用酸碱法测定。本法平均回收率为100.1%，相对标准偏差为0.023%($n=10$)。

参考文献

[1] 李良铸．最新生化药物制备技术［M］．北京：中国医药科技出版社，2001：39.

[2] 陈宁．氨基酸工艺学［M］．北京：中国轻工业出版社，2007：5.

[3] 栗更新，许文松，王蓓，等．L-谷氨酸的消旋研究及DL-谷氨酸的制备［J］．化学世界，2006，7：433.

[4] 陈思杰．稳定提高谷氨酸发酵生产水平的几点做法［J］．现代食品科技，2006，22(3)：171.

[5] 武履青．我国氨基酸原料药的发展现状及未来［J］．中国制药信息，1998，14(9)：8-10.

[6] 陈宁．氨基酸工艺学［M］．北京：中国轻工业出版社，2007：131-132.

[7] 中国药品生物制品鉴定所．进口药品复核标准汇编［M］．北京：化学工业出版社，2001：873.

[8] 刘德蔚．靛酚法与奈氏法在药品铵盐检查中的比较研究［J］．中国医药工业杂志，2000，31(12)：551-552.

[9] 张秋霞，郭航鸣．薄层色谱法对几种氨基酸鉴定实验的改进［J］．金华职业技术学院学报，2001，3：45-46.

[10] 田人昕，但悠梦，王辉，等．十二烷基硫酸钠/正丁醇/正己烷/水微乳液在氨基酸薄层色谱中的应用［J］．应用化学，2001，18(4)：329-331

撰写　黄志东　　　天津市药品检验研究院
　　　沈云骊　　　浙江省食品药品检验研究院
　　　张秀钦　　　广州市药品检验所
复核　黄哲甦　高立勤　天津市药品检验研究院

谷氨酸钠

Sodium Glutamate

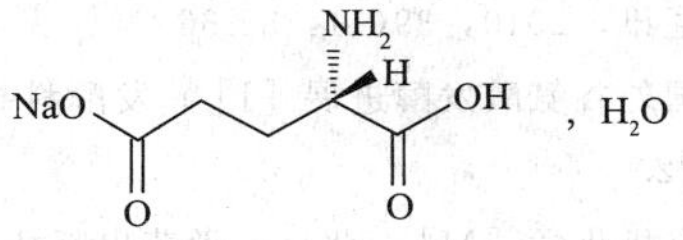

$C_5H_8NNaO_4 \cdot H_2O$　187.13

化学名：L-2-氨基戊二酸单钠盐一水合物
sodium L-2-aminopentanedioate monohydrate

英文异名：Monosodium L-Glutamate Monohydrate

CAS 号：［6106-04-3］；［142-47-2］（无水物）

本品为氨基酸类药。临床用于防治肝昏迷及神经系统疾病的辅助用药。本品静脉滴注后，与血中过多的氨结合成为对机体无害的谷氨酰胺，由尿排出，可减轻肝昏迷状态；本品还参与脑内蛋白质和糖代谢，促进氧化过程，从而改善脑病症状；与癫痫药合用，治疗癫痫小发作；本品为碱性，亦可用于纠正酸血症。本品静脉滴注时宜缓慢，否则可引起流涎、潮红、呕吐等不良反应[1~3]。

除中国药典(2015)收载外，USP(36)亦有收载。

【制法概要】 1908 年日本池田菊(Kikunae Ikeda)发现并在海带中提取出谷氨酸钠。20 世纪 20 年代我国化学工程师吴蕴初采用面筋水解法生产出作为调味剂使用的谷氨酸钠(味精)，1965 年起我国采用微生物发酵法生产[4,5]。国外(20 世纪 60 年代至 70 年代)还以丙烯为原料进行化学合成[6]。

【性状】　**比旋度**　本品 100mg/ml 2mol/L 盐酸溶液的比旋度为＋24.8°至＋25.3°，与 USP(36)相同。

【鉴别】　(1)本品为 α-氨基酸，与水合茚三酮一起加热时，能生成蓝紫色的化合物[7]。

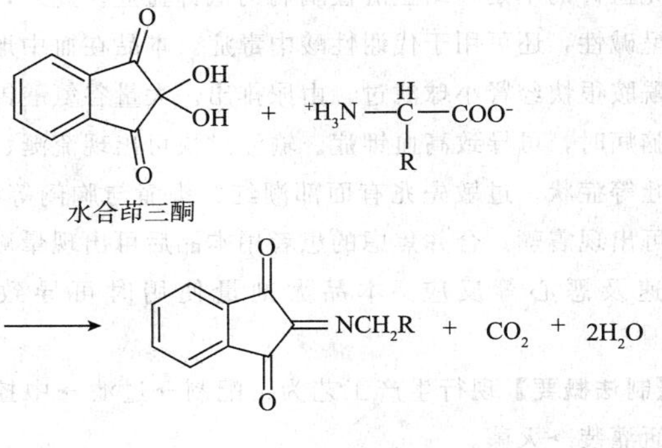

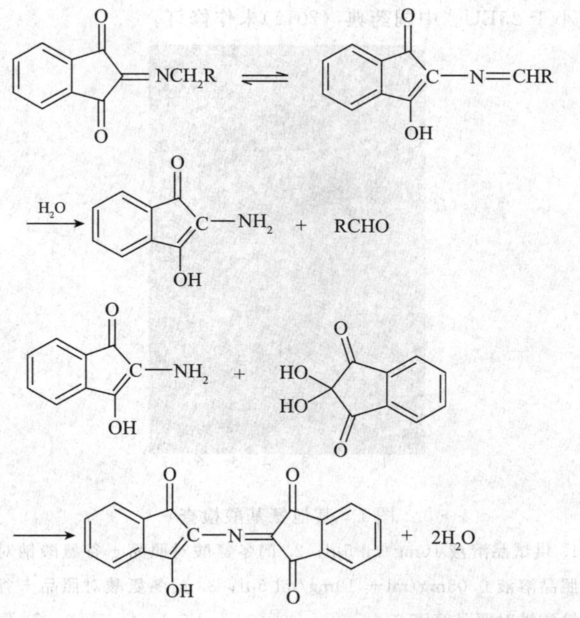

紫色

(2)本品的红外光吸收图谱应与对照的图谱(光谱集 959 图)一致，显示的主要特征吸收如下。

特征谱带(cm^{-1})	归属	
3409	结晶水	ν_{OH}
3200～2500	胺盐	ν_{NH_3}
1688	游离羧基	$\nu_{C=O}$
1626，1572～1518	伯胺盐	δ_{NH_3}
1607，1400	羧酸离子	ν_{CO_2}

【检查】　**酸碱度**　谷氨酸有两个羧基，一个氨基，形成单钠后的谷氨酸钠，5％的水溶液 pH 值为 6.8，3％的水溶液 pH 值为 7.0。中国药典(2015)按中国药典(2010)规定，10％水溶液 pH 值应为 6.7～7.2。USP(36)为 5％水溶液 pH 值应为 6.7～7.2。

溶液的透光率　检查溶液的颜色与澄清度，在 430nm 的波长处测定透光率，不得低于 98.0％。USP(36)采用目测法比较溶液澄清度和颜色。

其他氨基酸　用薄层色谱法检查。中国药典(2005)采用主成分自身对照，限度为不得过 0.5％，点样量 100μg，实验结果显示斑点偏大。中国药典(2010)减少了点样量，点样量为 50μg，并用谷氨酸钠与门冬氨酸作分离度系统适应性试验。将供试品溶液分别稀释成相当于限度为 0.5％、0.25％、0.125％、0.0625％的对照溶液进行灵敏度试验，结果表明限度为 0.06％的斑点仍清晰可见(最低检出量 0.03μg)，见图 1。中国药典 (2015)未作修订。

干燥失重　本品为一水合物，中国药典规定在 97～99℃干燥 5 小时，干燥吸附水，减失重量不得过 0.1％。USP(36)规定在 100℃干燥 5 小时，减失重量不得过 0.5％。

细菌内毒素　中国药典(2005)对供注射用的谷氨酸钠原料规定进行热原检查，中国药典(2010)改为细菌内毒素检查，规定同谷氨酸钠注射液：每 1g 谷氨酸钠中含内毒素量应小于 25EU。中国药典（2015）未作修订。

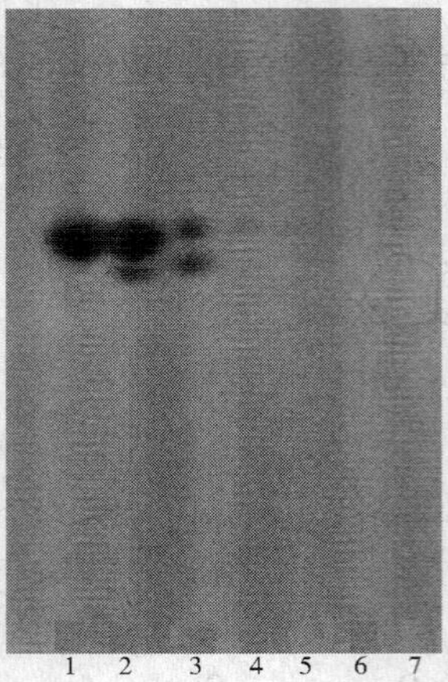

图 1　其他氨基酸检查

1. 供试品溶液 10mg/ml 5μl；2. 门冬氨酸对照品＋谷氨酸钠对照品溶液 0.05mg/ml＋ 10mg/ml 5μl；3. 门冬氨酸对照品＋谷氨酸钠对照品溶液 0.4mg/ml＋0.4mg/ml 5μl；4，5，6，7. 供试品溶液 0.05、0.025、0.0125、0.00625mg/ml 5μl

【含量测定】本品的氨基在强质子介质——冰醋酸中，显碱性，与高氯酸反应，以电位法指示终点。按干燥品折算后计算含量。

【制剂】谷氨酸钠注射液(Sodium Glutamate Injection)

中国药典(2015)收载了谷氨酸钠注射液，BP(2013)、USP(36)、JP(16)均未收载制剂品种。

中国药典(2005)本品描述为本品系由谷氨酸加氢氧化钠适量制成。现企业多采用谷氨酸钠直接配制生产，故中国药典（2010）制法增加了“本品为谷氨酸钠的灭菌水溶液”的描述。

检查　细菌内毒素　本品临床每小时用药最大剂量是静脉注射每次 11.5g(中国药典临床用须知)，内毒素计算限值约为 26EU/g。中国药典(2000)热原检查限值为0.2g/kg，中国药典(2010)规定本品细菌内毒素限值为25EU/g，与内毒素计算值比较，安全系数为1，与热原限值相当。中国药典(2015)未作修订。

无菌　该品种无抑菌作用。取本品，加稀释液制成供试品溶液，采用薄膜过滤法处理，以金黄色葡萄球菌为阳性对照菌，依法检查应符合规定。

含量测定　采用旋光法测定。按谷氨酸钠($C_5H_8NNaO_4$)的标示量计算含量。测定时必须控制溶液的浓度、酸度及温度。测试溶液中谷氨酸钠的浓度为8.625%。其计算式中 11.972 的来源：

每 100ml 注射液中含谷氨酸钠的量(g)

$$=\frac{\alpha\times100}{32.0\times1\times\frac{15}{30}}\times\frac{169.11}{147.13}=\alpha\times11.972$$

式中　32.0—谷氨酸 20℃时的比旋度；

169.11—谷氨酸钠分子量；

147.13—谷氨酸分子量；

1—测定管长(1dm)。

参考文献

[1] 国家药典委员会．中华人民共和国药典临床用药须知·化学药和生物制品卷［M］．北京：人民卫生出版社，2001：361.

[2] 陈新谦，金有豫，汤花．新编药物学［M］.15 版．北京：人民卫生出版社，2003：468.

[3] 陶润智．谷氨酸钠在食品和生理上的作用［J］．中国调味品，1983，(06)：3-5.

[4] 左旭初．味精大王与我国第一件味精商标［J］．中国发明与专利，2010，(6)：60-66.

[5] 杨久芳．浅谈我国味精发酵生产技术的发展和趋势［J］．发酵科技通讯，2010，39(1)：35-36.

[6] 冯容保．国外谷氨酸发酵进展［J］．发酵科技通讯，1982，(04)：29-32.

[7] 江佩芬．有机化学［M］．北京：学苑出版社，1996：460.

撰写　龙焰君　佟爱东　广州市药品检验所

复核　董顺玲　广州市药品检验所

谷氨酸钾注射液

Potassium Glutamate Injection

谷氨酸钾注射液为谷氨酸加氢氧化钾适量制成的灭菌水溶液，属于氨基酸类药物，本品主要成份为谷氨酸。其化学名称为：L-2-氨基戊二酸的单钾盐。中国药典(1995)、中国药典(2000)、中国药典(2005)、中国药典(2010)及中国药典(2015)二部均有收载，国外 BP、USP、Ph. Eur.、JP 目前均未收载。

经查国家药监局网站，谷氨酸钾注射液目前共有 3 个企业有批准文号，其产品规格均为 20ml：6.3g。

本品适用于以血氨增高为主的肝性脑病，以及低血钾血症，常与谷氨酸钠合用，以维持电解质平衡。谷氨酸钾由静脉输注入血液后，谷氨酸即进入三羧酸循环，在 ATP 供能的情况下与体内氨结合成无毒的谷氨酰胺而降低血氨，从而改善肝性脑病的症状，有利于肝性脑病的恢复。同时钾离子可补充血钾的不足，纠正肝性脑病的低钾血症。此外，谷氨酸钾呈碱性，还可用于代谢性酸中毒症。本品在血中形成的谷氨酰胺很快经肾小球滤过，由尿排出。大量谷氨酸钾治疗肝性脑病时，可导致高血钾症。输注过快可出现流涎、脸红与呕吐等症状。过敏先兆有面部潮红、头痛与胸闷等症状。小儿可出现震颤。合并焦虑的患者用本品后可出现晕厥、心动过速及恶心等反应。本品大剂量使用时可导致心律失常[1]。

【制法概要】现行生产工艺为：配制→过滤→中控检验→安瓿灌装→灭菌。

处方：	谷氨酸	5.0kg
	氢氧化钾	1.9kg
	注射用水加至	20L
	共制成	1000支

【性状】 本品为无色至微黄色或微黄绿色的澄明液体。

【鉴别】 (1)本品中的谷氨酸与水合茚三酮在弱酸性条件下共热时发生氧化、脱氨、脱羧，并进一步生成蓝紫色物质。

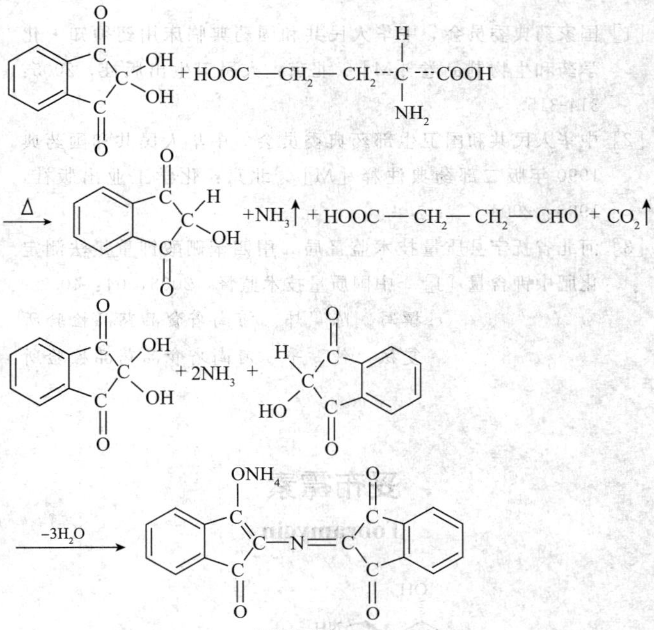

（蓝紫色）

反应最后生成的蓝紫色实际上为多种反应生成物所形成，除上述物质外还有双-1,3-二酮基茚(*bis*-1′,3-diketoindene)。最低检出量为0.7μg[2]。

(2)因其他α-氨基酸及脂肪族伯胺和仲胺的衍生物亦有上述化学反应，故中国药典(2010)增加了谷氨酸的薄层色谱鉴别。其色谱条件同有关物质项下。结果见图1。中国药典(2015)未作修订。

(3)本品为谷氨酸加氢氧化钾适量制成的灭菌水溶液，故应具有钾盐的鉴别反应。

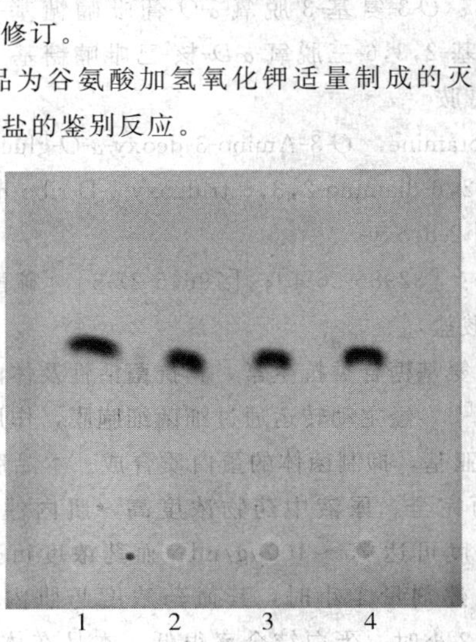

1　　2　　3　　4

图1　典型薄层色谱图

1. 谷氨酸对照溶液(10mg/ml)；2. 供试品溶液(1)；3. 供试品溶液(2)；4. 供试品溶液(3)

【检查】 pH值、颜色、细菌内毒素、其他，同中国药典(2005)二部原标准，未作修订。

中国药典（2010）时为提高标准要求，标准〔检查〕项下增加了有关物质(薄层色谱法)的检查。采用中国药典(2005)二部谷氨酸品种项下的色谱系统对24种氨基酸进行研究并用薄层色谱对国内厂家提供的谷氨酸钾注射液进行质量考察。结果：中国药典(2005)二部中谷氨酸品种项下的色谱系统能较好分离各氨基酸，谷氨酸的R_f值为0.52，检测灵敏度为0.04mg/ml。显色加热时，注意主斑点显色后应再加热一会，杂质斑点才会显色。中国药典（2015)未作修订。

(1)采用中国药典(2010)色谱系统，用0.5mol/L的盐酸溶液配制谷氨酸对照品溶液，浓度分别为0.2 mg/ml，0.1 mg/ml，0.08 mg/ml，0.06 mg/ml，0.04 mg/ml，0.02mg/ml，分别点样5μl，结果见图2。

6　5　4　3　2　1

图2　薄层色谱图

1. 0.2 mg/ml；2. 0.1 mg/ml；3. 0.08 mg/ml；4. 0.06 mg/ml；5. 0.04 mg/ml；6. 0.02mg/ml

(2)为保证分离效能，参考BP(2013)谷氨酸质量标准的其他氨基酸项下的系统适用性试验条件，采用谷氨酸与门冬氨酸对照品，制备谷氨酸与门冬氨酸浓度为每1ml中各含0.4mg的混合溶液，点样5μl，该溶液展开后应显示两个完全清晰的分离斑点，以此控制分离效能。

结果见图3(两个斑点的R_f值分别是0.49和0.52)。

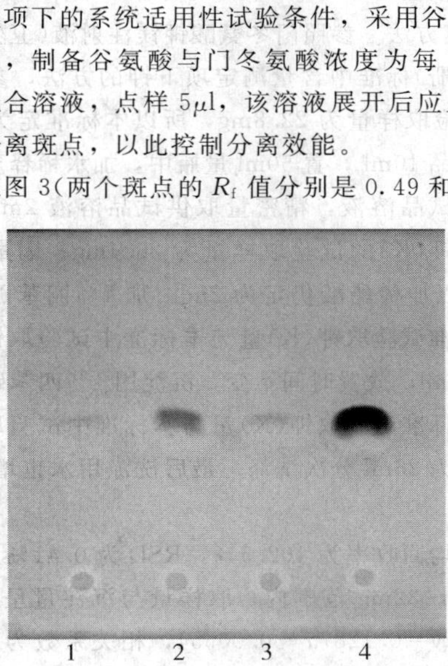

1　　2　　3　　4

图3　薄层色谱图

1. 最低检出限(0.04mg/ml)；2. 谷氨酸与门冬氨酸混合液(各0.4mg/ml)；3. 对照溶液；4. 供试品溶液

无菌 按中国药典(2005)二部要求，20ml 注射液可采用薄膜过滤法或直接接种法进行验证复核，经复核单位提议由直接接种法改为薄膜过滤法。

细菌内毒素 本品临床每小时用药最大剂量是静脉注射每次 6.3g(中国药典临床用药须知)，内毒素计算限值约为 47.6EU/g。中国药典(2000)热原限值为 0.75ml(0.236g)/kg。2005 年版、2010 年版及 2015 年版规定本品细菌内毒素限值为 12EU/g，与内毒素计算值比较，安全系数为 4，严于热原限值。

【含量测定】 1. 谷氨酸钾(旋光法)测定方法同中国药典(2005)二部原标准。因为 2005 年版沿用的还是旋光管长度为 2dm，计算结果为测得的旋光度“与 6.557 相乘”。当旋光管长度为 1dm 时，其计算公式为：

每 100ml 注射液中含谷氨酸钾的量(g)

$$=\frac{[\alpha]_D^t\times 100}{32.0\times\frac{15}{50}}\times\frac{185.22}{147.13}$$

$$=[\alpha]_D^t\times 13.113$$

测定时必须控制溶液的浓度、酸度及温度。因本品结构中的 α-碳原子是不对称碳原子，故具有旋光性。由于在不同的 pH 条件下氨基和羧基的解离状态不同，从而影响比旋度。酸度增加，旋光度向右旋偏移。测试溶液中谷氨酸的浓度为 7.5%。广州市药品检验所按中国药典（1990）所述的实验条件测得谷氨酸的 $[\alpha]_D^{20}$ 平均值为 +32.0°。

2. 由于谷氨酸钾注射液临床上用于低血钾症，鉴于钾离子浓度高会导致心律失常，为有效控制药品质量，保证用药安全有效，〔含量测定〕项下增加钾的含量测定(四苯硼钠沉淀法)。

(1)限度的规定 按注射液中每支谷氨酸钾的含量计算，每支注射液中含钾的理论量为 66.5mg/ml，故按理论值的 ±10%定其限度为 60～73mg/ml。

(2)测定方法 参照门冬氨酸钾镁注射液(卫生部药品标准二部第五册)标准中含量测定项下钾的方法，参照标准中钾(K)的试验取样量为 22.8mg，所以本标准定为取样量为精密量取本品 10ml，置 50ml 量瓶中，加水稀释至刻度，摇匀，作为供试品溶液，精密量取供试品溶液 2ml 置锥形瓶中，相当于钾(K)的试验取样量为 26.4mg。因最终试验量为 2ml，所以加稀醋酸仍定为 2ml，加 1%四苯硼钠溶液的量按参照标准试验取钾(K)量与本标准中试验取钾(K)量的比例定为 35ml，放置时间不变，沉淀用 1%四苯硼钠溶液洗涤量按参照标准试验取钾(K)量与本标准中试验取钾(K)量的比例，定为 25ml 分次洗涤，最后洗涤用水也增加为 25ml 分次洗涤。

本法平均回收率为 102.5%，RSD 为 0.41%。在钾(K)的取量为 21～32mg 范围内，取样量与沉淀量呈线性关系，线性方程为 $y=0.1287x-0.00654$，相关系数为 $r=0.9994$ ($n=5$)。重复性试验 RSD 为 0.07%($n=6$)

(3)测定原理 在弱酸性介质中，以四苯硼钠溶液沉淀剂沉淀试样溶液中的钾离子，生成白色的四苯硼钾沉淀，将沉淀过滤、洗涤、干燥、称重。根据沉淀质量计算供试品中钾的含量。反应式为：

$$K^+ + Na[B(C_6H_5)_4] \longrightarrow K[B(C_6H_5)_4]\downarrow + Na^+$$ [3]

(4)测定注意事项 四苯硼钠溶液配制若出现浑浊，应过滤后使用，且不宜久放。用四苯硼钠溶液沉淀剂沉淀时，应缓慢滴加并剧烈搅拌，防止四苯硼钾形成过饱和溶液而不能及时析出沉淀。

参考文献

[1] 国家药典委员会．中华人民共和国药典临床用药须知·化学药和生物制品卷［M］．北京：人民卫生出版社，2005：314-315.

[2] 中华人民共和国卫生部药典委员会．中华人民共和国药典 1990 年版二部药典注释［M］．北京：化学工业出版社，1990：290.

[3] 河北省抚宁县质量技术监督局．用四苯硼酸钾重量法测定化肥中钾含量［J］．中国质量技术监督，2008，04：40.

撰写 陈 炜 河南省食品药品检验所

复核 仲 平 河南省食品药品检验所

妥布霉素

Tobramycin

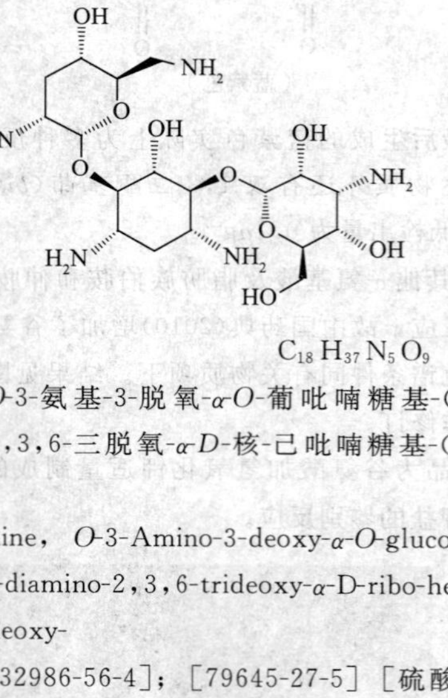

$C_{18}H_{37}N_5O_9$ 467.52

化学名： *O*-3-氨基-3-脱氧-α-*O*-葡吡喃糖基-(1→6)-*O*-[2,,6-二氨基-2,3,6-三脱氧-α-*D*-核-己吡喃糖基-(1→4)]-2-脱氧-D-链霉胺

D-streptamine，*O*-3-Amino-3-deoxy-α-*O*-glucopyranosyl-(1→6)-*O*-[2,6-diamino-2,3,6-trideoxy-α-D-ribo-hexopyranosyl-(1→4)]-2-deoxy-

CAS 号：［32986-56-4］；［79645-27-5］［硫酸妥布霉素(五分子硫酸盐)］

本品为氨基糖苷类抗生素，其抗菌活性及体内过程与庆大霉素相似[1]，经主动转运通过细菌细胞膜，作用于细菌的 30S 核糖体亚基，抑制菌体的蛋白质合成。本品肌内注射后吸收迅速而完全。尿液中药物浓度高，肌内注射 1mg/kg 后，尿中浓度可达 75～100μg/ml；血药浓度可达 4μg/ml；静脉滴注上述剂量 1 小时，其血药浓度与肌内注射相似。$t_{1/2}$ 1.9～2.2 小时，蛋白结合率很低。本品在体内不代谢，经肾小球滤过排出。24 小时内排出给药量的 85%～93%。

天津河北制药厂与中国科学院海新技术联合开发中心协作，于 1986 年初试制成功广谱抗生素妥布霉素，产品质量符合英、美最新药典标准并投入临床试验。1987年8月13日经国家卫生部批准，取得新药生产证书。从1988年1月份起，河北制药厂生产的妥布霉素已通过史克公司销往美国[2]。

除中国药典(2015)收载外，BP(2013)、Ph. Eur.(7.0)、USP(36)和JP(16)均有收载。

【制法概要】本品由美国礼来公司于1967年发现[3]，我国科技工作者于1976年从安徽土壤中分离到一株黑暗链霉菌，经过多次诱变处理，获得变株用于工业生产妥布霉素[4]。妥布霉素直接来源于发酵，经过多次工艺调整，目前工艺为将发酵液中加入树脂静态交换3小时，分出树脂，水洗涤后用氨水洗脱出活性组分，洗脱液浓缩除去NH_3。浓缩液用水稀释后通入分离色谱柱，梯度洗脱，依次洗脱出各组分[5]。国内各家的生产工艺基本一致。

【鉴别】(1)薄层色谱法鉴别。在中国药典(2005)基础上，参照Ph. Eur.(6.0)增加卡那霉素、新霉素与妥布霉素的分离度试验，结果混合溶液呈现三个明显分离的紫色斑点(图1)。

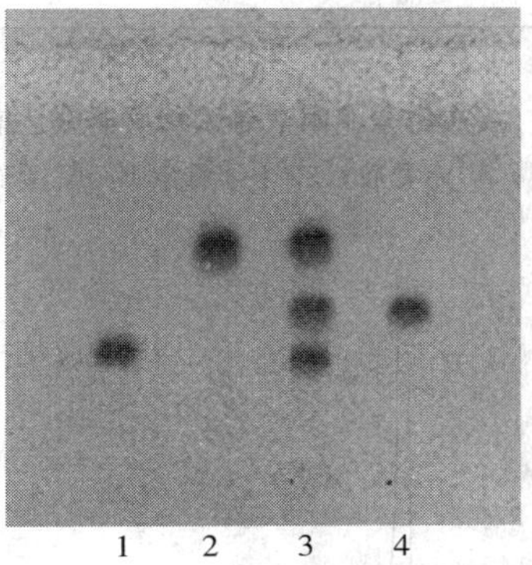

图1　TLC的色谱图

1. 新霉素；2. 妥布霉素；3. 混合对照；4. 卡那霉素

(2)高效液相色谱法鉴别，色谱条件同有关物质项下。

(3)中国药典(2005)规定红外光吸收图谱应与妥布霉素标准品的图谱一致。妥布霉素有多晶型现象，用红外分光光度法作为鉴别需严格控制重结晶条件后才能测定，方法比较烦琐，且国外药典均未采用此方法，因此，中国药典(2015)中删除了红外光谱鉴别项。

【检查】有关物质　采用高效液相色谱-蒸发光散射检测器进行检查。中国药典(2005)无有关物质检查项。JP(16)和USP(36)均采用TLC法，Ph. Eur.(7.0)和BP(2013)均采用高效液相色谱-电化学检测器。见图2、图3。

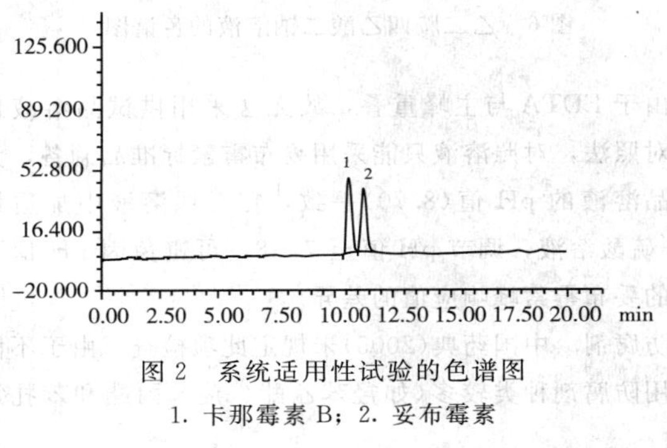

图2　系统适用性试验的色谱图

1. 卡那霉素B；2. 妥布霉素

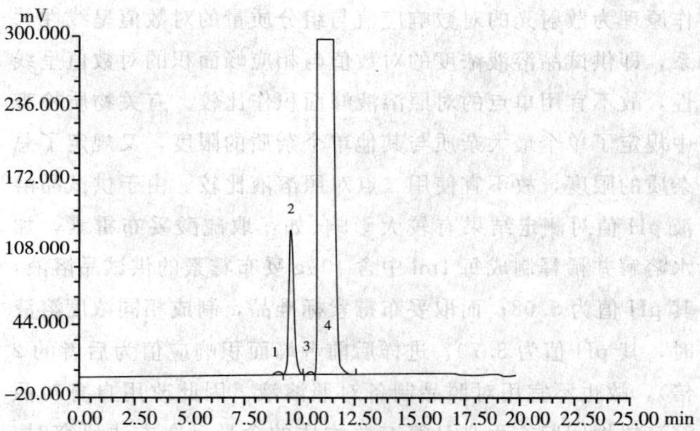

图3　供试品的典型色谱图

1. 新霉胺；2. 暗霉胺；3. 卡那霉素B；4. 妥布霉素

卡那霉素B　4-*O*-(3-amino-3-deoxy-α-D-glucopyranosyl)-2-deoxy-6-*O*-(2,6-diamino-2,6-dideoxy-α-D-glucopyranosyl)-L-streptamine

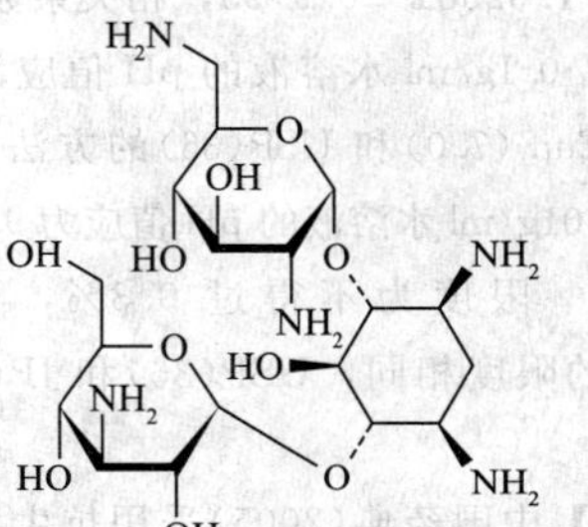

暗霉胺　R＝H：2-deoxy-4-*O*-(2,6-diamino-2,3,6-trideoxy-α-D-ribo-hexopyranosyl)-D-streptamine

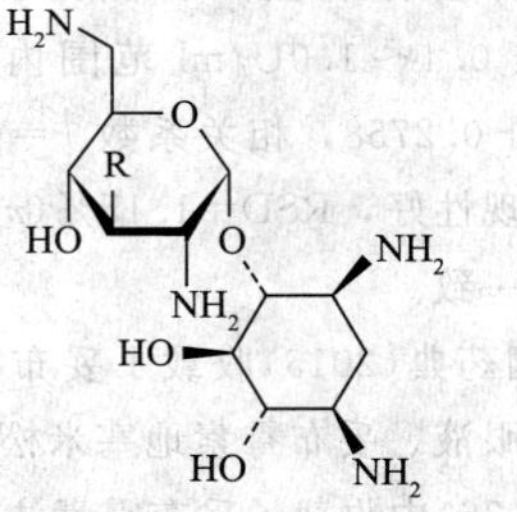

新霉胺　R＝OH：2-deoxy-4-*O*-(2,6-diamino-2,6-dideoxy-α-D-glucopyranosyl)-D-streptamine

国内企业的生产工艺表明，妥布霉素中可能存在的有关物质有卡那霉素B、新霉胺及暗霉胺，因卡那霉素B与妥布霉素保留时间最为接近，且卡那霉素B对照品容易获得，故选择卡那霉素B用来作为系统适用性试验中测定分离度的参照物，洗脱顺序依次为新霉胺、暗霉胺、卡那霉素B和妥布霉素。

使用三种品牌色谱柱：Phenomenex Gemini C18(5μm，250mm×4.6mm)、Hypersil C18(5μm，125mm×4mm)、Gemini-NX C18(5μm，250mm×4.6mm)；三种品牌蒸发光散射检测器：Alltech ELSD 2000ES、SofTA Corpoeration Model 300s、SEDEX 75分别进行耐用性试验考察，结果良好。

本方法采用的蒸发光散射检测器为质量型检测器，其工作原理为散射光的对数响应值与组分质量的对数值呈线性关系，即供试品溶液浓度的对数值与相应峰面积的对数值呈线性，故不宜用单点的对照溶液峰面积作比较。有关物质检查中规定了单个最大杂质与其他单个杂质的限度，又规定了总杂质的限度，故不宜使用二点对照溶液比较。由于供试品溶液 pH 值对测定结果有较大影响（如：取硫酸妥布霉素，加水溶解并稀释制成每 1ml 中含 40μg 妥布霉素的供试品溶液，其 pH 值为 5.08；而取妥布霉素标准品，制成相同浓度溶液时，其 pH 值为 8.70，进样后前者峰面积响应值为后者的 2 倍），故也不宜用对照品制备对照溶液。因此改用自身对照溶液线性回归方程来计算有关物质的含量。在方法研究时，对妥布霉素以及已知杂质卡那霉素 B、暗霉胺进行了校正因子的测定，结果表明：卡那霉素 B 与暗霉胺的校正因子分别为 1.0081 与 0.9972，因此本方法计算时可不加校正因子。

本方法的检测限为 58ng，即溶液的浓度相当于供试品溶液浓度的 0.14%（$S/N=3$）。线性范围为 20～120μg/ml，回归方程为 $y=1.6258x+0.9735$，相关系数 $r=0.9997$。

碱度　本品 0.1g/ml 水溶液的 pH 值应为 9.0～11.0，与 BP(2013)、Ph. Eur. (7.0) 和 USP(36) 的方法和限度一致，JP(16) 规定本品 0.01g/ml 水溶液的 pH 值应为 9.5～11.5。

炽灼残渣　限度为不得过 0.3%，与 BP(2013) 和 Ph. Eur. (6.0) 的限度相同，USP(36) 和 JP(16) 均规定不得过 1.0%。

【含量测定】 中国药典(2005)采用抗生素效价测定管碟法。管碟法测定抗生素效价影响因素较多，培养时间较长，国外药典均收载了比浊法，中国药典(2005)附录已收载该方法。本标准通过方法学研究后，采用比浊法作为含量测定方法，溶液浓度在 0.4～1.0U/ml 范围内，线性关系良好，$A=-0.95\log C+0.2758$，相关系数 $r=0.9956$，剂距比为 1.5：1，结果重现性好，RSD=1.15%（$n=5$），与原杯碟法比较，结果基本一致。

【制剂】 中国药典(2015)收载了妥布霉素滴眼液、妥布霉素地塞米松滴眼液、妥布霉素地塞米松眼膏、硫酸妥布霉素注射液，USP(36)中收载了妥布霉素注射液、注射用妥布霉素、妥布霉素眼膏、妥布霉素吸入溶液、妥布霉素滴眼液、妥布霉素地塞米松眼膏、妥布霉素地塞米松眼用混悬液、妥布霉素氟米龙醋酸酯眼用混悬液，BP(2013)中收载了妥布霉素注射液。

(1)妥布霉素滴眼液(Tobramycin eye drops)

国内各企业的处方中，主要辅料有硼酸、硼砂、氯化钠、乙二胺四乙酸二钠、玻璃酸钠、羟苯乙酯、羟苯丙酯、苯扎氯铵等。

有关物质　色谱条件同原料项下。妥布霉素保留时间约为 12 分钟。按处方配比对主要辅料进行考察。结果表明：羟苯丙酯、硼酸和苯扎氯铵在规定浓度下均未检出，羟苯乙酯、氯化钠、硼砂和玻璃酸钠的保留时间均约为 8 分钟，上述 7 种辅料的相对保留时间均小于 0.7，而妥布霉素的杂质一般均在相对保留时间 0.7 以后洗脱，乙二胺四乙酸二钠出现两个色谱峰，保留时间分别约为 8 分钟和 12 分钟，保留时间为 12 分钟处的色谱峰与妥布霉素峰重叠，峰面积约是妥布霉素色谱峰峰面积的 1/3，严重干扰了妥布霉素色谱峰的测定，因此不能通过自身对照线性回归方程来计算有关物质的含量。又考虑到妥布霉素原料进行了有关物质控制，故滴眼液有关物质检查中仅规定了单个最大杂质的限度和其他总杂质的限度，可使用二点对照品溶液比较法进行计算。参照原料及注射液的规定并结合样品实测结果规定了杂质的限度，且仅对与主峰相对保留时间大于 0.7 的杂质峰进行计算。见图 4～图 6。

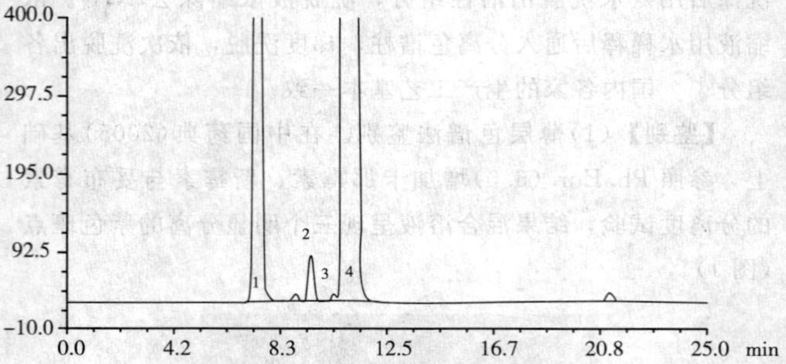

图 4　妥布霉素滴眼液有关物质典型色谱图

1. 辅料；2. 暗霉胺；3. 卡那霉素 B；4. 妥布霉素

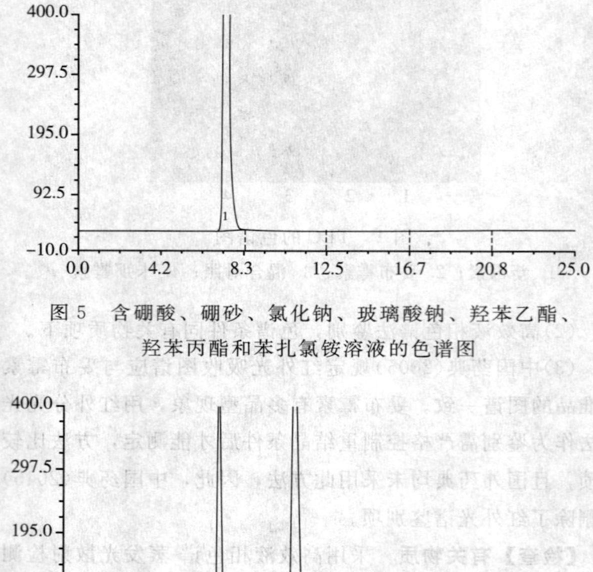

图 5　含硼酸、硼砂、氯化钠、玻璃酸钠、羟苯乙酯、羟苯丙酯和苯扎氯铵溶液的色谱图

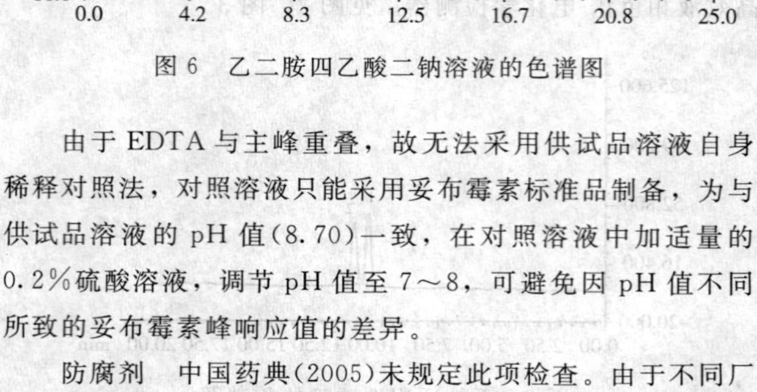

图 6　乙二胺四乙酸二钠溶液的色谱图

由于 EDTA 与主峰重叠，故无法采用供试品溶液自身稀释对照法，对照溶液只能采用妥布霉素标准品制备，为与供试品溶液的 pH 值（8.70）一致，在对照溶液中加适量的 0.2% 硫酸溶液，调节 pH 值至 7～8，可避免因 pH 值不同所致的妥布霉素峰响应值的差异。

防腐剂　中国药典(2005)未规定此项检查。由于不同厂家所用防腐剂种类较多（如羟苯乙酯、羟苯丙酯和苯扎氯铵等），处方量均有较大差异，又因标准制定时征集的样品生产厂家有限，故仅对羟苯乙酯、羟苯丙酯、苯扎氯铵三种防腐剂进行了控制。

凡中国药典（2015）未列入的防腐剂种类，均应进行检查。国内还可能有生产厂使用苯扎溴铵作为防腐剂。苯扎氯铵为氯化二甲基苄基烃铵的混合物，苯扎溴铵为溴化二甲基苄基烃铵的混合物，二者分别为二甲基苄基烃铵的盐酸盐和溴酸盐。在水溶液中，苯扎氯铵和苯扎溴铵均发生解离，二者均以二甲基苄基烃铵离子的形式存在。厂家实际使用时，苯扎氯铵和苯扎溴铵很少同时使用，故本标准也可用于苯扎溴铵的检测。见图7。

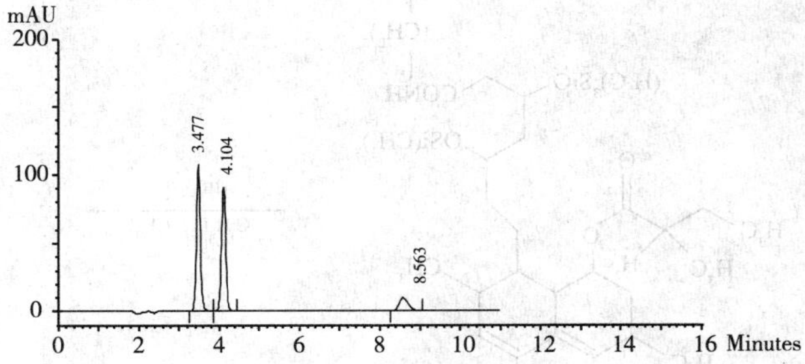

图7　对照品溶液的色谱图

羟苯乙酯（3.477分钟）；羟苯丙酯（4.104分钟）；

苯扎氯铵（8.563分钟）

〔含量测定〕同原料项下，辅料无干扰，平均回收率为99.6%（RSD=1.5%，$n=9$）。

（2）硫酸妥布霉素注射液

国内各企业的处方中，主要辅料有亚硫酸氢钠和乙二胺四乙酸二钠等。

有关物质　色谱条件同原料项下。妥布霉素的保留时间约为12分钟，按处方配比，对主要辅料进行考察，结果表明：硫酸的保留时间约为7分钟、亚硫酸氢根和乙二胺四乙酸的保留时间均约为8分钟，辅料与硫酸根的相对保留时间均小于0.6。由于本品处方中乙二胺四乙酸用量较少（约为妥布霉素滴眼液处方中用量的1/10），保留时间为12分钟处的色谱峰未检出，故辅料对测定无干扰，可通过自身对照线性回归方程来计算有关物质的含量。杂质限度参照BP（2009）妥布霉素注射液的限度（单个杂质不得过2%）并根据样品实际测定结果制订。见图8、图9。

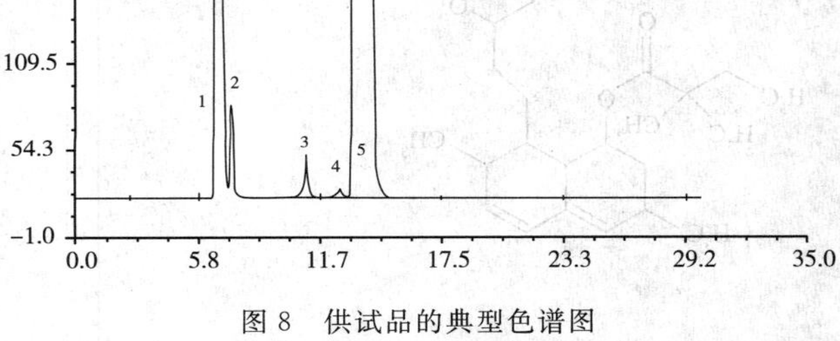

图8　供试品的典型色谱图

1. 硫酸；2. 辅料；3. 暗霉胺；4. 卡那霉素B；5. 妥布霉素

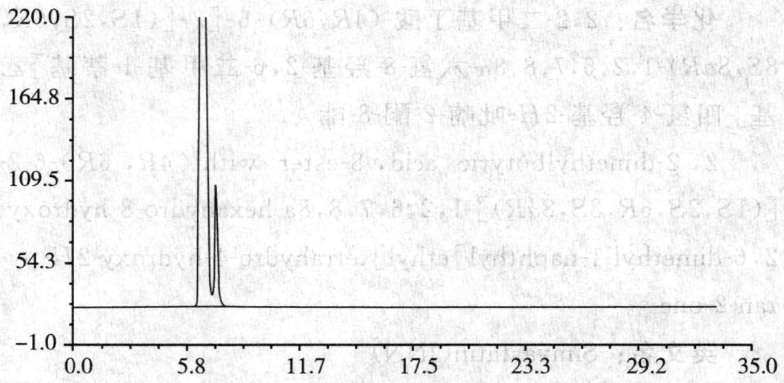

图9　含亚硫酸氢钠、乙二胺四乙酸二钠和硫酸溶液的色谱图

无菌　按照中国药典（2010）的规定，取本品30支，经薄膜过滤法处理，每膜冲洗液用量为300ml，分次冲洗，依法进行无菌检查。取样品10支，按上述方法进行每一菌种的验证试验，各验证菌的验证结果均符合药典要求。金黄色葡萄球菌和大肠埃希菌不同冲洗量的比较试验结果表明，以大肠埃希菌最为敏感，故采用大肠埃希菌为阳性对照菌。

含量测定　方法同妥布霉素原料。方法的平均回收率为100.2%（RSD=2.4%）。

参考文献

［1］王岳，方金瑞．抗生素［M］．北京：科学出版社，1988：289.

［2］倪钟．天津河北制药厂生产的妥布霉素已向美国出口［J］．中国抗生素杂志，1988，（6）：452.

［3］Koch KF，Merkel KE，O' Connor SC，et al. Structures of some of the minor aminoglycoside factors of the nebramycin fermentation［J］. J Org Chem，1978，43：1207.

［4］万山红．妥布霉素的疗效及毒副作用［J］．黑龙江医药，2002，15(5)：406.

［5］修风华．拖普霉素 Tobramycin 研究概况［J］．微生物学杂志，1989，9(3)：64.

撰写　张亚红　天津市药品检验研究院

复核　米亚娴　天津市药品检验研究院

辛伐他汀

Simvastatin

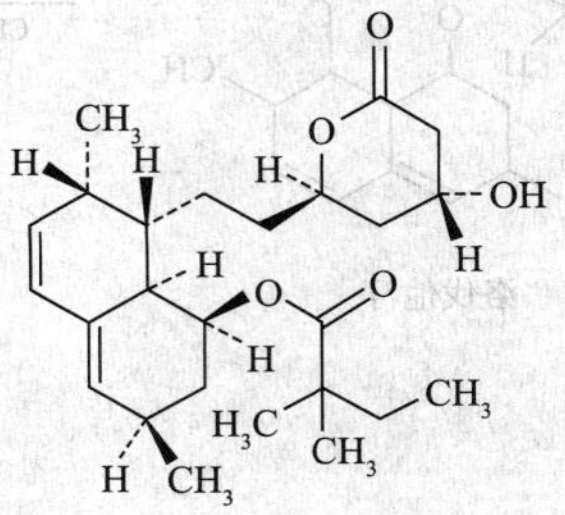

$C_{25}H_{38}O_5$　418.57

化学名：2,2-二甲基丁酸-(4*R*,6*R*)-6-[2-[(1*S*,2*S*,6*R*,8*S*,8*aR*)-1,2,6,7,8,8α-六氢-8-羟基-2,6-二甲基-1-萘基]乙基]-四氢-4-羟基-2*H*-吡喃-2-酮-8-酯

2,2-dimethylbutyric acid, 8-ester with (4*R*, 6*R*)-6-2-[(1*S*,2*S*,6*R*,8*S*,8*aR*)]-1,2,6,7,8,8a-hexahydro-8-hydroxy-2,6-dimethyl-1-naphthyl]ethyl]tetrahydro-4-hydroxy-2*H*-pyran-2-one

英文名：Simvastatin(INN)

CAS 号：[79902-63-9]

辛伐他汀为降血脂药。1986 年由 Hoffmann 将洛伐他汀经化学改造得到。本品为羟甲基戊二酰辅酶 A(HMG-CoA)还原酶抑制剂，抑制体内胆固醇的合成，使血清胆固醇下降，用于高胆固醇血症、混合型高脂血症、冠心病和脑中风的防治。本品由美国默克公司开发，1988 年首先在瑞典上市，1991 年 12 月获美国 FDA 批准。

本品属非活性内酯类前体药物，口服吸收后在体内(主要肝内)水解为相应的 β-羟基酸结构[1]，此结构与 HMG-CoA 还原酶相似，通过竞争性抑制作用，使 HMG-CoA 还原酶活性显著降低，抑制肝 HMG-CoA 还原酶催化的 HMG-CoA 向甲羟戊二酸转化，从而降低此酶活性，阻止内源性胆固醇的合成，并刺激肝细胞表面低密度脂蛋白胆固醇(LDL-C)受体数目和活性代偿性增加，使血浆中 LDL-C 的消除加速，最终使血清总胆固醇水平下降，为血脂调节剂[2]。

本品对肝脏具有高度的选择性，大部分在肝脏中水解为相应的 β-羟基酸结构而具有活性，只有大约口服剂量的 5%以活性形式进入体内循环，而其中 95%与血浆蛋白结合。60%以上经胆汁和粪便排出，13%的药物从尿中排出。

本品耐受性良好，大部分不良反应轻微且为一过性。在临床对照研究中，与药物有关且发生率≥1%的不良反应有腹痛、便秘和胃肠胀气，发生率在 0.5%～0.9%的不良反应有疲乏无力和头痛。

目前除中国药典(2015)收载外，BP(2013)、Ph. Eur.(7.0)、USP(36)等均收载。国内于 1999 年批准生产[3]。

【制法概要】[4](1)甲基化法

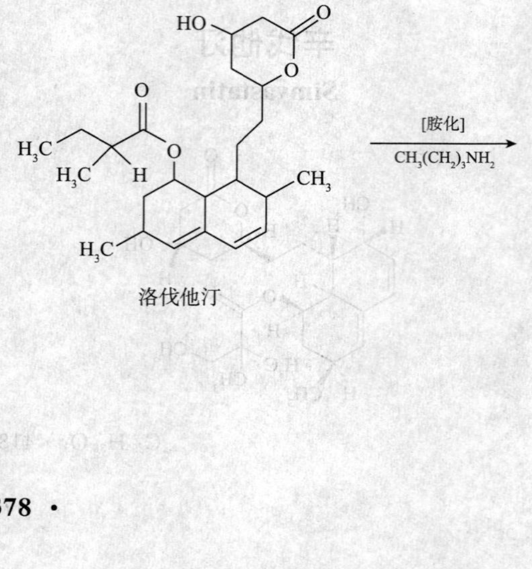

洛伐他汀

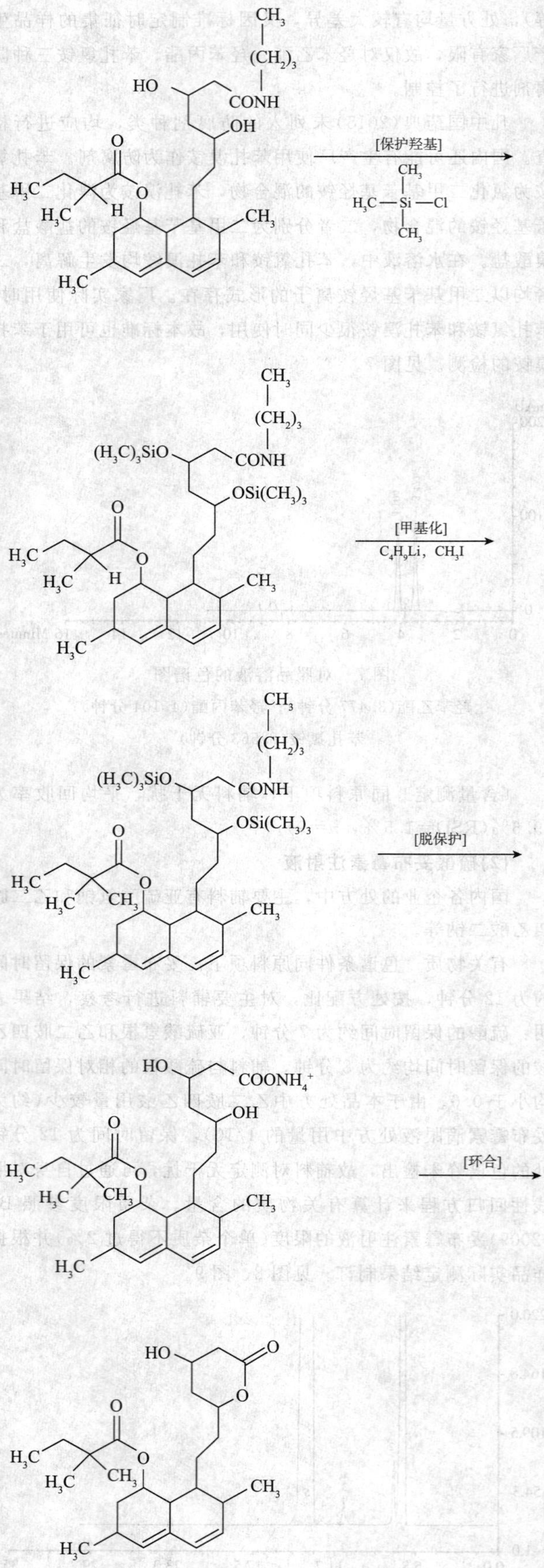

(2)碱水解法

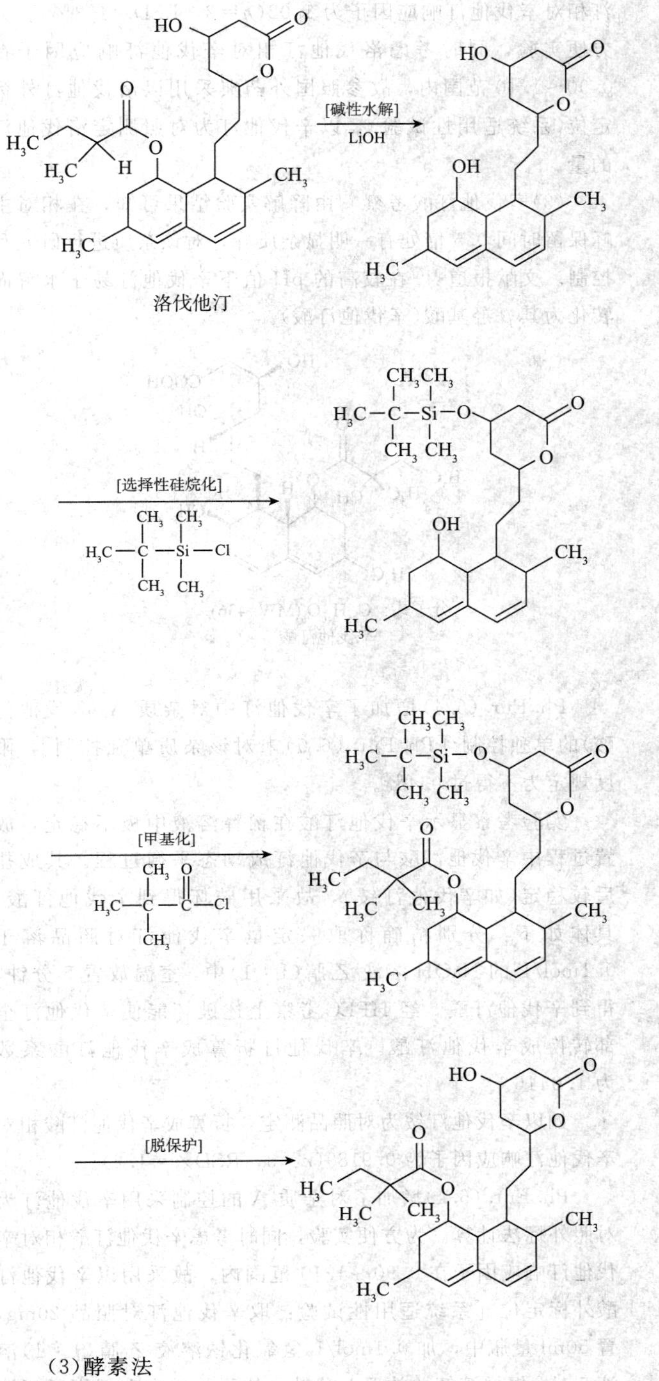

(3)酵素法

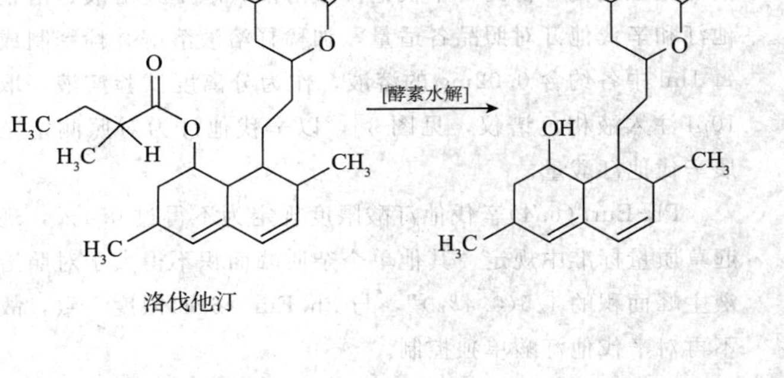

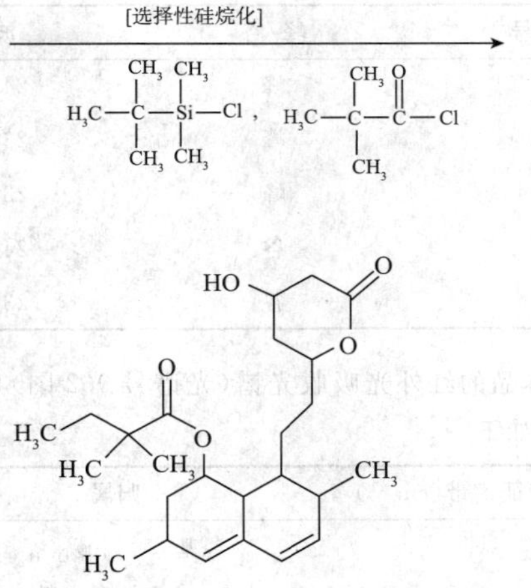

另有文献报道[5]采用生物合成法合成辛伐他汀，但尚处于研究阶段。目前工业上主要采用甲基化法生产，亦有厂家采用市售辛伐他丁铵盐一步酯化反应合成辛伐他汀。酵素法具有高专一性、高反应性、低成本、低污染等特性，使得这种利用微生物、酵素的半合成法成为未来生产药物的潮流方向，但目前受到发酵水平低的限制，难以实现大规模工业化生产。

【性状】本品为白色或类白色粉末或结晶性粉末。因分子中具有烯键结构而具有还原性，在贮藏过程中，内酯环上羟基易发生氧化反应而产生二酮吡喃衍生物，色渐变黄；其水溶液，尤其在酸、碱条件下内酯环能迅速水解产生羟基酸。

比旋度　辛伐他汀含多个手性碳，为手性化合物。各国药典均采用比旋度控制本品的立体结构特征。各国药典比旋度测定的溶剂和浓度均一致，BP(2013)和Ph. Eur.(7.0)限度为+285°至+300°，USP(36)和中国药典(2015)限度为+285°至+298°。

【鉴别】(1)中国药典(2015)通过HPLC的保留时间比较进行鉴别。

(2)本品因具有烯键和羰基结构而具有紫外光特征吸收光谱，在247nm，238nm与231nm的波长处有最大吸收，可作为鉴别依据。见图1。

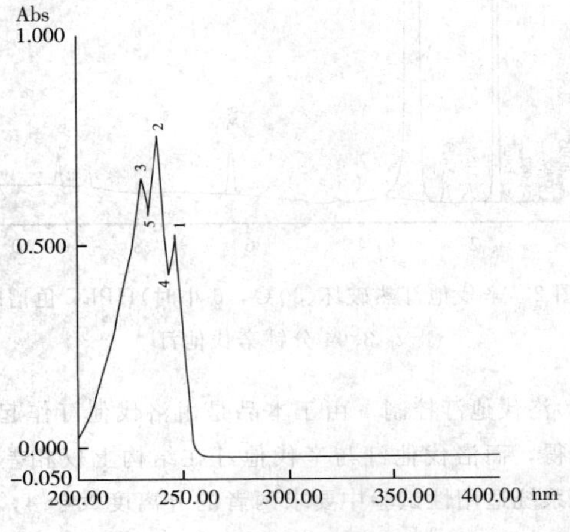

图1　辛伐他汀紫外吸收特征图谱

编号	峰/谷	波长
1	峰	247nm
2	峰	238nm
3	峰	231nm
4	谷	244nm
5	谷	234nm

(3)本品的红外光吸收光谱(光谱号 962 图)显示的主要特征吸收如下[6]。

特征谱带(cm^{-1})	归属	
3540	羟基	ν_{O-H}
3000	烯氢	ν_{C-H}
1745～1698	酯	$\nu_{C=O}$
1650，1620	共轭烯	$\nu_{C=C}$
1170	酯	ν_{C-O}

【检查】溶液的澄清度与颜色 本品为易氧化物质，BP(2013)和 Ph. Eur. (7.0)规定了溶液的澄清度与颜色检查。本品一般均采用充氮防氧化保存，根据多个生产厂家室温留样 2 年样品考察，溶液的澄清度与颜色均未发生改变。

有关物质 BP(2013)、Ph. Eur. (7.0)和 USP(36)均采用 HPLC 梯度洗脱测定有关物质。经 HPLC 梯度洗脱法与国家标准［国家药品标准新药转正标准(第 34 册)，标准编号分别为 WS_1-(X-064)-2003Z 和 WS_1-(X-064-2)-2003Z］HPLC 等度法测定有关物质比较，测得的杂质个数和杂质总量均明显提高，故采用梯度洗脱更合理。

(1)专属性考察 本品在酸、碱、热、光照和氧化强制破坏试验条件下，均显现一定程度的降解，其中辛伐他汀经酸、碱和热强制破坏试验，结果出现明显的降解峰，经分析鉴定，最大杂质为辛伐他汀酸，提示本品在贮存过程中或制剂过程中应避免酸性、碱性和高温环境。降解后的杂质能和主峰进行有效的分离。典型图谱见图 2。

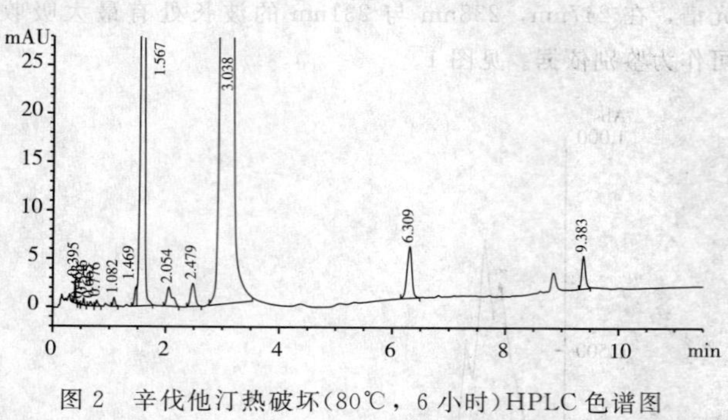

图 2 辛伐他汀热破坏(80℃，6 小时)HPLC 色谱图

t_R 3.04 分钟辛伐他汀

(2)洛伐他汀控制 由于本品是由洛伐他汀作起始原料合成而得，而洛伐他汀与辛伐他汀在结构上仅相差一个甲基，故系统适用性试验中要求两者的分离度大于 4，且要控制洛伐他汀量。

国家标准采用外标法测定杂质洛伐他汀量，国外药典均采用以辛伐他汀为对照测定杂质洛伐他汀量。经测定洛伐他汀相对辛伐他汀响应因子为 1.02(n=3，RSD=1.3%)。为方便实验，同时考虑洛伐他汀相对辛伐他汀响应因子在 0.90～1.10 范围内，故参照国外药典采用以洛伐他汀外标定位(系统适用性试验)，以辛伐他汀为对照测定洛伐他汀的量。

(3)辛伐他汀酸考察 由降解实验结果可知，在相对主峰保留时间 0.5 倍处有一明显杂质峰，对该杂质进行研究和控制。文献报道[1,7]在较高的 pH 值下辛伐他汀易于水解而转化为其 β-羟基酸(辛伐他汀酸)。

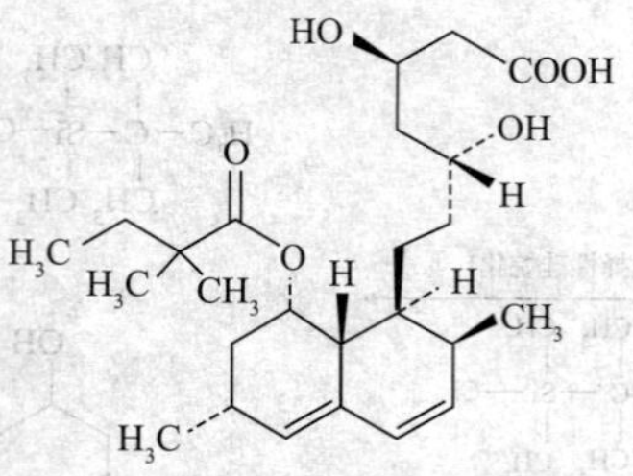

分子式：$C_{25}H_{40}O_6$(MW=436)

辛伐他汀酸

Ph. Eur. (6.4)增加了辛伐他汀中对杂质 A(辛伐他汀酸)的单独控制［Ph. Eur. (6.0)未对该杂质单独控制］，限度规定为不得过 0.4%。

实验考察显示辛伐他汀酸在稀释溶液中极不稳定，放置过程中辛伐他汀酸与辛伐他汀成动态平衡过程。其成盐后较稳定(如辛伐他汀铵)，故采用破坏得到辛伐他汀酸。具体如下：分别精确称取一定量辛伐他汀对照品溶于 0.1mol/L 的 NaOH 溶液-乙腈(1∶1)中，室温放置 5 分钟，得到辛伐他汀酸。经 HPLC 考察上述破坏能使辛伐他汀全部转换成辛伐他汀酸。辛伐他汀折算成辛伐他汀酸系数为 1.0416。

如以辛伐他汀铵为对照品测定，折算成辛伐他汀酸相对辛伐他汀响应因子为 0.9189(n=3，RSD%=1.2)。

Ph. Eur. (6.4)增加了对杂质 A 的控制采用辛伐他汀为对照外标法计算。为方便实验，同时考虑辛伐他汀酸相对辛伐他汀响应因子在 0.90～1.10 范围内，故采用以辛伐他汀酸外标定位［系统适用性试验：取辛伐他汀对照品 20mg，置 50ml 量瓶中，加 0.1mol/L 氢氧化钠溶液-乙腈(1∶1)溶液 5ml，振摇溶解并放置 5 分钟，加稀盐酸中和后用稀释溶液稀释至刻度，得到含辛伐他汀酸溶液，取上述溶液、洛伐他汀和辛伐他汀对照品各适量，加稀释溶液溶解并稀释制成每 1ml 中各约含 0.02mg 的溶液，作为分离度试验溶液，取 10μl 注入液相色谱仪，见图 3］，以辛伐他汀为对照测定杂质辛伐他汀酸量。

Ph. Eur. (6.4)辛伐他汀酸限度规定为不得过 0.4%，现起草质量标准中规定“其他单个杂质峰面积不得大于对照溶液主峰面积的 4/5(0.4%)”，与 Ph. Eur. (6.4)限度一致，故不再对辛伐他汀酸单独控制。

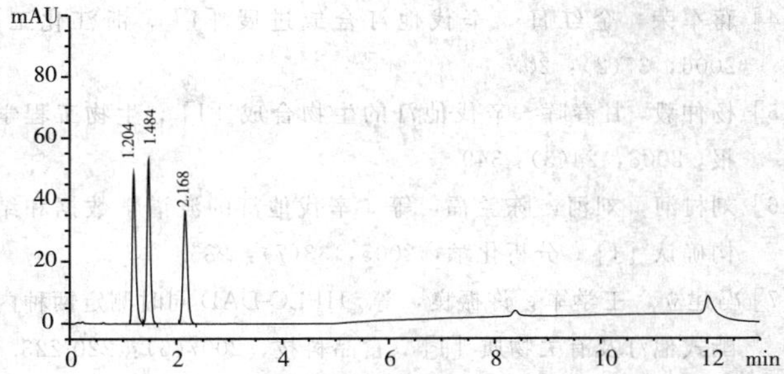

图 3 系统适用性溶液 HPLC 色谱图

出峰顺序分别为辛伐他汀酸、洛伐他汀和辛伐他汀

(4)耐用性考察 Luna、Supelco、Inertsil 三个不同品牌色谱柱考察，洛伐他汀与辛伐他汀分离度分别为 6.4、5.2、5.0；辛伐他汀酸与辛伐他汀分离度均约为 2.5。USP(32)和 Ph. Eur.(6.4)规定洛伐他汀与辛伐他汀分离度分别为不少于 3.0 和 4.0，结合上述实际结果，规定辛伐他汀酸与辛伐他汀分离不少于 1.5，洛伐他汀与辛伐他汀分离度不少于 4.0。

(5)测定溶液的稳定性 以稀释溶液［乙腈-0.01mol/L 磷酸二氢钾溶液(pH 4.0)(60：40)］溶解后，进行溶液稳定性考察，有关物质测定溶液在 5 小时基本稳定，因采用短柱检测，分析周期为 13 分钟，故认为溶液的稳定性基本能满足测定需要。

限度规定为洛伐他汀不得过 0.5%，除洛伐他汀外的单个杂质不得过 0.4%，总杂质不得过 1.0%。有关物质测定的供试品溶液在 4℃下能稳定保存 3 天；室温下保存随着放置时间的延长有关物质有明显上升(24 小时增加约 15%)，提示供试品溶液配制后应尽快测定。

残留溶剂 本品合成工艺中使用到的有机溶剂有甲醇、乙醇、丙酮、乙醚、二氯甲烷、正己烷、四氢呋喃、苯、环己烷、甲苯、吡啶和二甲基甲酰胺(DMF)。考虑溶剂的挥发性，DMF 和吡啶采用直接进样法测定，其他溶剂采用顶空进样法测定。见图 4。

由于本品在水中不溶，采用顶空进样法测定溶剂选择二甲亚砜(DMSO)，为了提高检测灵敏度，采用 80% DMSO 作溶剂。甲醇、乙醇、丙酮、乙醚、二氯甲烷、正己烷、四氢呋喃、苯、环己烷、甲苯在非极性色谱柱系统中能完全分离(SPB-1，30m × 0.32mm×1μm)，而在极性色谱柱系统中(HP-FFAP，25m × 0.32mm×0.52μm)分离较差，部分溶剂色谱峰重叠，因此采用非极性色谱柱系统测定。

顶空进样色谱条件 检测器：FID，检测器温度：250℃，进样器温度：200 ℃，柱温：30℃(7 分钟)，每分钟 8℃升温至 100℃(15 分钟)，流速：每分钟 2.0ml，分流比：1：1，载气为 N_2。

顶空自动进样器条件 顶空温度：80℃，热平衡时间：30 分钟，充样时间：0.2 分钟，进样时间：1 分钟。

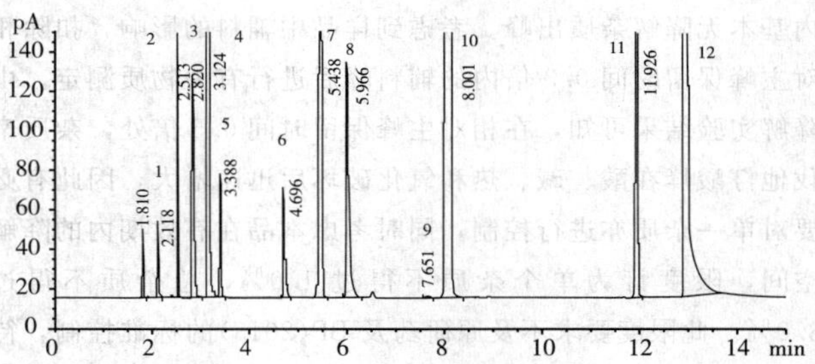

图 4 辛伐他汀残留溶剂气相色谱图

1. 甲醇；2. 乙醇；3. 丙酮；4. 乙醚；
5. 二氯甲烷；6. 丁酮(IS)；7. 正己烷；8. 四氢呋喃；
9. 苯；10. 环己烷；11. 甲苯；12. DMSO

实验发现在保留时间为 1.786 分钟(相对丁酮保留时间 0.38)左右，有一样品降解所产生的色谱峰。通过采用不同的顶空瓶加热温度和不同的加热时间得到证明，确系降解引起，而非残留有机溶剂。

本次实验发现在极性色谱柱系统实际测定的各组分相对保留时间(RRT)值与药典附录提供的参考值有一定差异，但在非值极性色谱柱系统得出的相对保留时间(RRT)值与药典附录提供的参考值基本吻合。

采用直接进样测定 DMF 和吡啶。

极性毛细管色谱柱：HP-FFAP(30m × 0.32mm × 0.52μm)。

检测器：FID，检测器温度：250℃，进样器温度：200 ℃，柱温：70℃(7 分钟)，每分钟 10℃升温至 150℃(20 分钟)；流速：每分钟 2.0ml；分流比：20：1，载气为 N_2。

干燥失重 本品易氧化或水解，且受热不稳定，故采取 60℃减压干燥 3 小时，减失重量不得过 0.5%。

【含量测定】采用与有关物质检查相同色谱条件的高效液相色谱法，使用对照品外标法测定。

USP(36)、BP(2013)和 Ph. Eur.(7.0)等均采用此方法测定。有报道采用硫酸铈滴定法测定[6]。

【贮藏】本品易被氧化水解，在高温处不稳定，应密封、充氮、凉暗处保存。

【制剂】本品制剂均为口服固体制剂，中国药典(2015)收载有辛伐他汀片和辛伐他汀胶囊。

(1)辛伐他汀片(Simvastatin Tablets)

辛伐他汀中含有烯键和 4-羟基-6-氧合-2*H*-吡喃环等不稳定基团，容易被氧化或水解，在生产和贮存过程中亦可能产生降解物质，因而一般在处方中加入抗氧剂［常用的是叔丁基-4-羟基茴香醚(BHA)、2，6-二叔丁基对甲酚(BHT)、枸橼酸和抗坏血酸］以增加辛伐他汀的稳定性。

有关物质 因为辛伐他汀是易氧化水解物质，多数生产厂家在处方中加入抗氧剂以增加辛伐他汀的稳定性，为更好地控制辛伐他汀片的质量，参考辛伐他汀的有关物质测定方法，建立了辛伐他汀片的有关物质测定方法。研究结果表明，辅料出峰时间基本在相对主峰保留时间 0.3 倍内；同时辛伐他汀的降解实验结果表明，在相对主峰保留时间 0.3 倍内基本无降解杂质出峰。考虑到样品中辅料的影响，扣除相对主峰保留时间 0.3 倍内的辅料峰后进行有关物质测定。由降解实验结果可知，在相对主峰保留时间 0.5 倍处，杂质辛伐他汀酸峰在酸、碱、热和氧化破坏后迅速增大，因此有必要对单一杂质亦进行控制，同时考虑本品在有效期内的降解空间，限度订为单个杂质不得过 1.0%，总杂质不得过 3.0%。此限度要求不及原研药及 BP(2013)的标准控制，待后续考察更多样品后进一步完善。

有文献[8]使用正交试验法筛选辛伐他汀片中的抗氧剂，抗氧化作用的顺序为叔丁基-4-羟基茴香醚(BHT)＞柠檬酸＞硫脲＞抗坏血酸，结果表明合用 0.3%叔丁基-4-羟基茴香醚和 0.2%柠檬酸或使用 0.5%叔丁基-4-羟基茴香醚的抗氧化效果最好。同时指出烘箱温度不宜超过 50℃。

溶出度　国家标准中溶出度的测定以磷酸二氢钾缓冲液(取磷酸二氢钾 1.36g，加水 900ml 溶解，用 1mol/L 盐酸或 1mol/L 氢氧化钠溶液调节 pH 值至 4.5，再加水稀释至 1000ml，即得)-正丙醇(2∶1)900ml 为溶出介质，考虑到有机溶剂正丙醇对环境的污染大，对人体的危害大，且有机溶剂的使用不能很好反映样品之间溶出度的差异，参考 USP(32)标准，使用含 0.5%十二烷基硫酸钠的 0.01mol/L 磷酸二氢钠缓冲液(用 50%氢氧化钠溶液调节 pH 值至 7.0)作为溶出介质，革除了有机溶剂，亦更好地模拟了人体胃液对本品的溶出行为。USP(36)和 BP(2013)中规定辛伐他汀片的溶出度限度为标示量的 75%。

(2)辛伐他汀胶囊(Simvastatin Capsules)

有关物质　同辛伐他汀片。研究发现，同片剂相比，胶囊剂的有关物质结果普遍偏高，个别厂家的单个杂质和总杂质均超过了 10%，可能与处方中的抗氧剂品种和用量有关，亦可能是因为胶囊剂制备工艺中的湿法制粒和干燥工艺引起了有关物质的增加，建议生产厂家进一步研究以掌握辛伐他汀的降解途径对制剂过程中各种破坏因素的敏感程度，以便在生产贮藏过程中能有的放矢避开敏感因素对产品质量的破坏；对原辅料进行进一步的质量控制，以达到提高本品质量的目的。

溶出度　使用含 0.5%十二烷基硫酸钠的 0.01mol/L 磷酸二氢钠缓冲液(用 50%氢氧化钠溶液调节 pH 值至 7.0)作为溶出介质，革除了有机溶剂，亦更好地模拟了人体胃液对本品的溶出行为。

参考文献

[1] Yang D J, Hwang L S. Study on the conversion of three natural statins from lactone forms to their corresponding hydroxy acid forms and their determination in Pu- Erh tea [J]. J Chromatogr B, 2006, 1119(1-2): 277.

[2] Todd PA, Goa KL. Simvastatin: A review of its phermacological properties and therapentic potential in hypercholesterolemia [J]. Drug, 1990, 40: 583.

[3] 孙忠实．辛伐他汀的评价［J］．中国药学杂志，2003，38(9)：711.

[4] 蒋军荣，金红日．辛伐他汀合成进展［J］．浙江化工，2006，37(2)：20.

[5] 杨仲毅，甘春晖．辛伐他汀的生物合成［J］．生物工程学报，2008，24(3)：349.

[6] 刘村河，刘河，陈兰福，等．辛伐他汀的波谱学数据和结构确认［J］．分析化学，2005，33(7)：985.

[7] 冯建立，王学军，许振良，等．HPLC-DAD 同时测定两种内酯式他汀及有关物质［J］．食品科技，2007(6)：220-223.

[8] 王永军．辛伐他汀片中抗氧剂的选用［J］．山东医药化工，2000，19(5)：34.

撰写　郑国钢　郑全琪　杨伟峰　殷国真

浙江省食品药品检验研究院

复核　陶巧凤　　浙江省药品化妆品审评中心

间苯二酚
Resorcinol

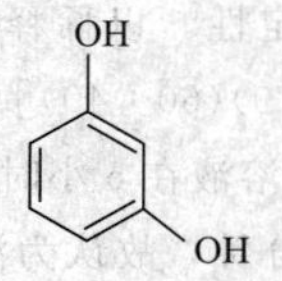

$C_6H_6O_2$　110.11

化学名：1,3-二羟基苯

benzene-1,3-diol；1,3-benzenediol

英文名：Resorcinol；Resorcine；*m*-Dihydroxybenzene

异名：雷琐辛；雷锁酚

CAS 号：［108-46-3］

本品为消毒防腐药。具有抗细菌、抗真菌和角质促成作用，低浓度有促进角质增生作用，高浓度有角层剥离作用。外用于脂溢性皮炎、痤疮、浅部皮肤真菌感染、花斑癣、鸡眼、寻常疣的治疗。可经皮肤或溃疡面吸收[1]。可引起接触性皮炎。长期使用时可出现皮肤萎缩、色素沉着以及继发感染。急性中毒与苯酚类似，引起头痛、头昏、烦躁、嗜睡、紫绀、抽搐、心动过速、呼吸困难、体温及血压下降，甚至死亡。

本品于 1864 年用波斯树脂(galbanum)与氢氧化钾熔融制成[2]。中国药典自 1953 年版开始收载，目前除中国药典(2015)收载外，USP(36)、Ph. Eur. (7.0)、BP(2013)亦有收载，JP(16)未收载。

【制备概要】(1)一法　磺化碱熔法[3,4]

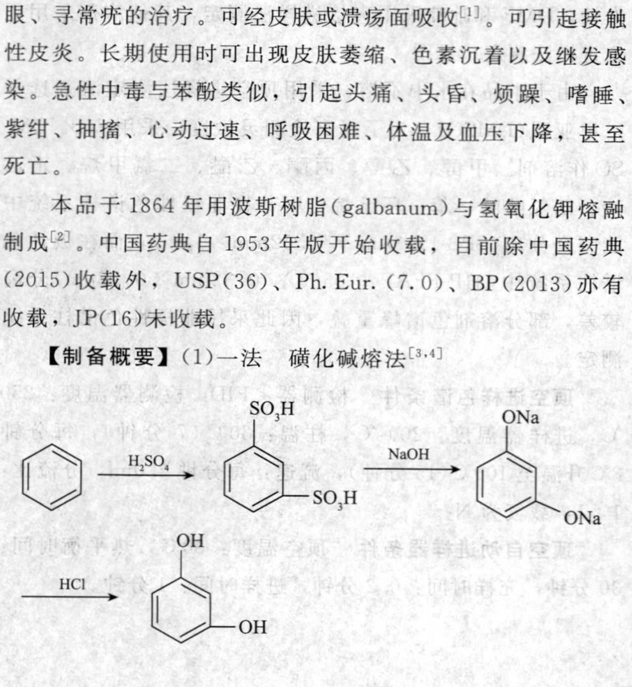

(2)二法

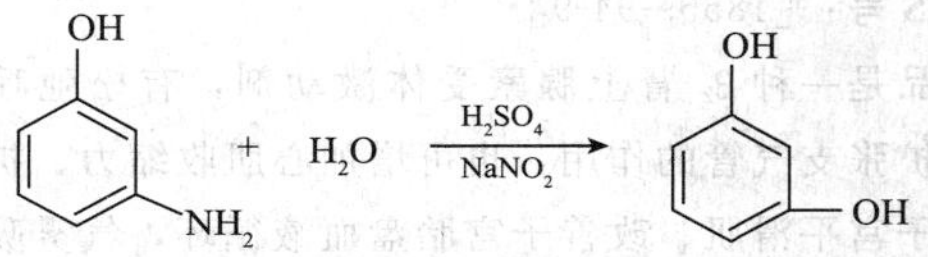

(3)三法　间二异丙苯氧化法[4]，由苯(或异丙苯)与丙烯在催化剂作用下进行烷基化反应生成间位或对位二异丙苯混合物，经蒸馏分离出间位二异丙苯后，在80～90℃弱碱条件下进行氧化反应生成过氧化氢间二异丙苯，用硫酸或磷酸作用得间苯二酚。

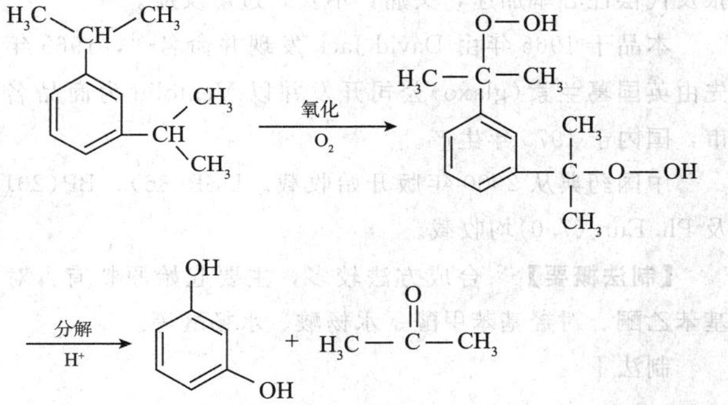

(4)四法　间苯二酚和苯酚联产法，以苯或苯磺酸为原料，用过量磺化剂发烟硫酸磺化得到由间苯二磺酸、苯磺酸和磺化剂组成的反应混合液，向该混合液中通入苯蒸汽进行气相磺化，然后进行碱熔、酸化得间苯二酚和苯酚。

(5)五法　间二硝基苯加氢制得间二苯胺，再由间二苯胺经重氮化水解制得。

【性状】本品晶型随重结晶所用溶剂而异，从苯中得到针状结晶，从水中得片状结晶；味初甜，后苦；易挥发；色泽受日光、空气影响，易缓缓变化成粉红色；遇铁亦变粉红色。水溶液呈弱酸性，在18℃时，$K_a=3.6\times10^{-10}$。

为防止水溶液变色，可加0.5%～1%抗坏血酸作稳定剂。

【鉴别】(1)本品具有酚羟基，其水溶液与三氯化铁试液作用生成紫蓝色配位化合物；加入氨试液后，配位化合物分解而使溶液变成棕黄色。

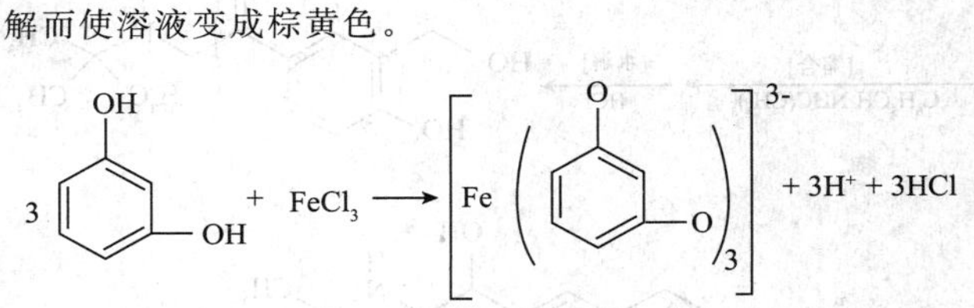

(2)本品加氢氧化钠试液溶解后，加三氯甲烷加热即显深红色；再加微过量的盐酸，即变为淡黄色。

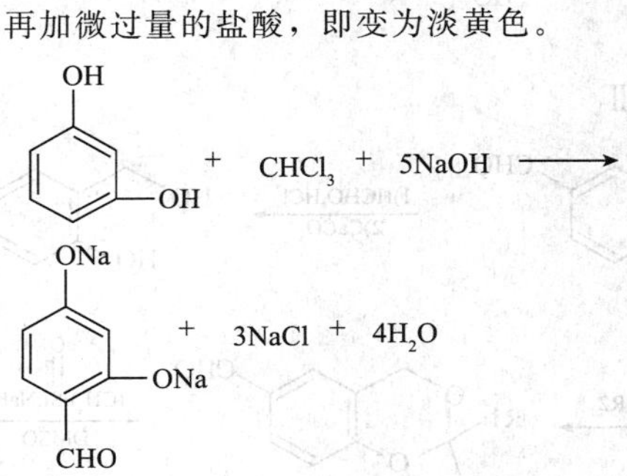

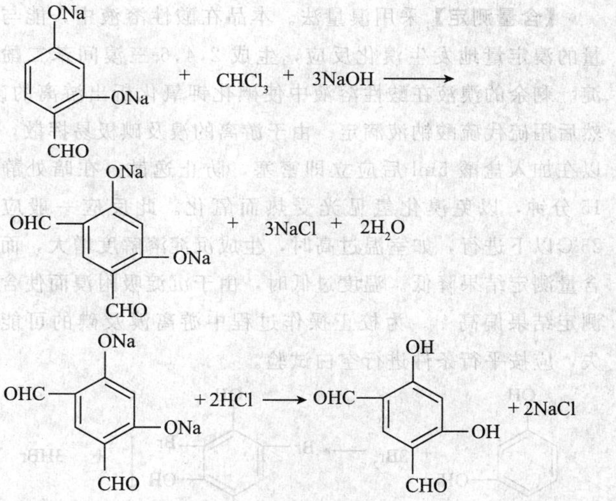

(3)本品的红外光吸收图谱(光谱集206图)显示的主要特征吸收如下。

特征谱带(cm^{-1})	归属	
3257	酚羟基	ν_{C-O}
1602，1486	苯环	$\nu_{C=C}$
1150	酚羟基	ν_{C-O}
778	取代苯	γ_{3H}
682	取代苯环	$\delta_{环}$

【检查】邻苯二酚　由合成时引入的杂质。如有邻苯二酚存在，在醋酸酸性条件下，与醋酸铅反应，生成白色沉淀；本反应为邻苯二酚的特征反应。间苯二酚不与醋酸铅发生沉淀反应。

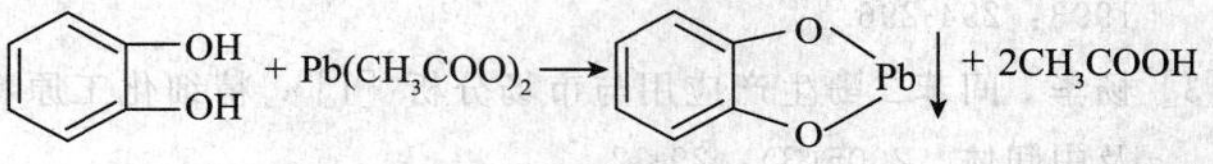

有关物质　采用薄层色谱法检查。主斑点 R_f 值约为0.5。检测限为0.05μg(0.1%)。见图1。

Ph. Eur. (7.0)和USP(36)均采用薄层色谱法检查，限度分别为0.5%和1.0%。

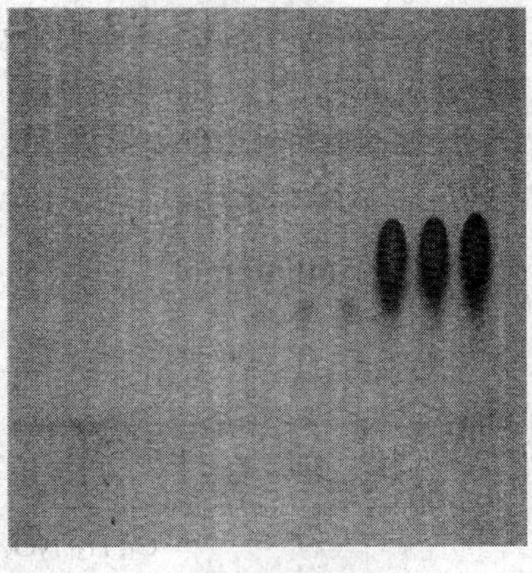

1,2,3,4,5,6,7,8,9,10,11

图1　间苯二酚有关物质检查薄层色谱图

1. 溶剂甲醇；2～8. 自身对照0.1%，0.2%，0.3%，0.4%，0.5%，1.0%，1.5%；9～11. 供试品色谱图

【含量测定】采用溴量法。本品在酸性溶液中，能与过量的溴定量地发生溴化反应，生成2,4,6-三溴间苯二酚沉淀。剩余的溴液在酸性溶液中使碘化钾氧化析出游离的碘，然后用硫代硫酸钠液滴定。由于游离的溴及碘极易挥散，所以在加入盐酸5ml后应立即密塞，防止逸散。在暗处静置15分钟，以免溴化氢见光受热而氧化。此反应一般应在25℃以下进行，如室温过高时，生成沉淀溶解度增大，而使含量测定结果降低。温度过低时，由于沉淀吸附溴而使含量测定结果偏高[2]。为校正操作过程中游离溴及碘的可能逸失，应按平行条件进行空白试验。

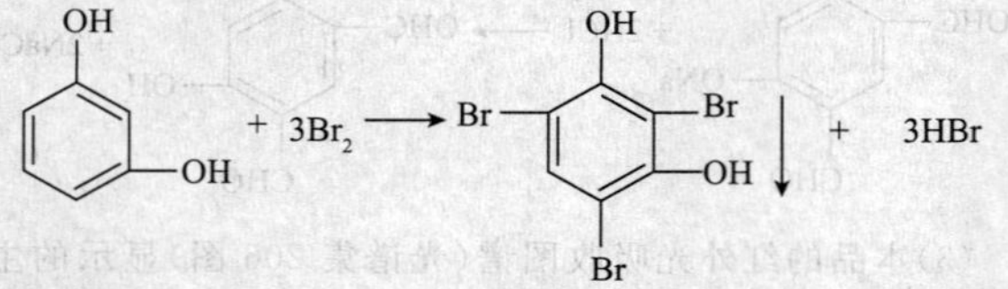

$$Br_2 + 2KI \longrightarrow I_2 + 2KBr$$

$$I_2 + 2Na_2S_2O_3 \longrightarrow Na_2S_4O_6 + 2NaI$$

【制剂】中国药典(2015)、BP(2013)、JP(16)均未收载制剂。USP(36)收载了复方间苯二酚软膏、间苯二酚硫磺局部用混悬剂。

参考文献

[1] 国家药典委员会．中华人民共和国药典临床用药须知·化学药和生物制品卷［M］．北京：人民卫生出版社，2005：951.

[2] 中华人民共和国卫生部药典委员会．中华人民共和国药典1990年版二部药典注释［M］．北京：化学工业出版社，1993：294-296.

[3] 杨华．间苯二酚生产应用与市场分析［J］．精细化工原料及中间体，2005(3)：29-32.

[4] 韩朝魁，王奎，赵伟．间苯二酚产业现状与技术进展［J］．化工中间体，2006(5)：4-7.

撰写 刘 瑾 上海市食品药品检验所
李智勇 国家药典委员会
复核 杨永健 上海市食品药品检验所

沙丁胺醇
Salbutamol

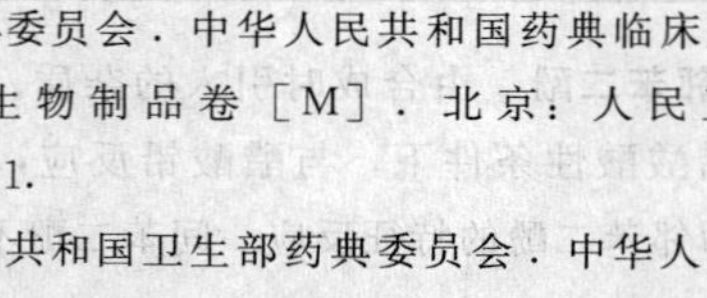

$C_{13}H_{21}NO_3$ 239.31

化学名：1-(4-羟基-3-羟甲基苯基)-2-(叔丁氨基)乙醇

1-(4-hydroxy-3-hydroxymethylphenyl)-2-(tert-butylamino)ethanol

英文名：Salbutamol(INN)，Albuterol

异名：舒喘宁；嗽必妥[1]

CAS号：［18559-94-9］

本品是一种β_2肾上腺素受体激动剂，有松弛呼吸道平滑肌、扩张支气管的作用，也可增加心肌收缩力、扩血管以及松弛子宫平滑肌、改善子宫胎盘血液循环，气雾吸入时对心脏的兴奋作用较小。临床用于治疗支气管哮喘、喘息型支气管炎、慢性阻塞性肺病等伴有支气管痉挛的呼吸道疾病。本品气雾剂在吸入3～4小时达峰浓度，平均半衰期为4.6小时，48小时从尿排出77.5%～96.8%，代谢物和原型物各半。不良反应少见，少数病例可见肌肉震颤，外周血管舒张及代偿性心率加速，头痛，不安，过敏反应。

本品于1966年由David Jack发现并命名[2]，1969年首先由英国葛兰素(glaxo)公司开发并以Ventolin为商品名上市，国内于1975年生产。

中国药典从2000年版开始收载。USP(36)、BP(2013)及Ph. Eur.(7.0)均收载。

【制法概要】[3]合成方法较多，主要起始原料有：对羟基苯乙酮、对羟基苯甲醛、水杨酸、水杨醛等。

制法Ⅰ

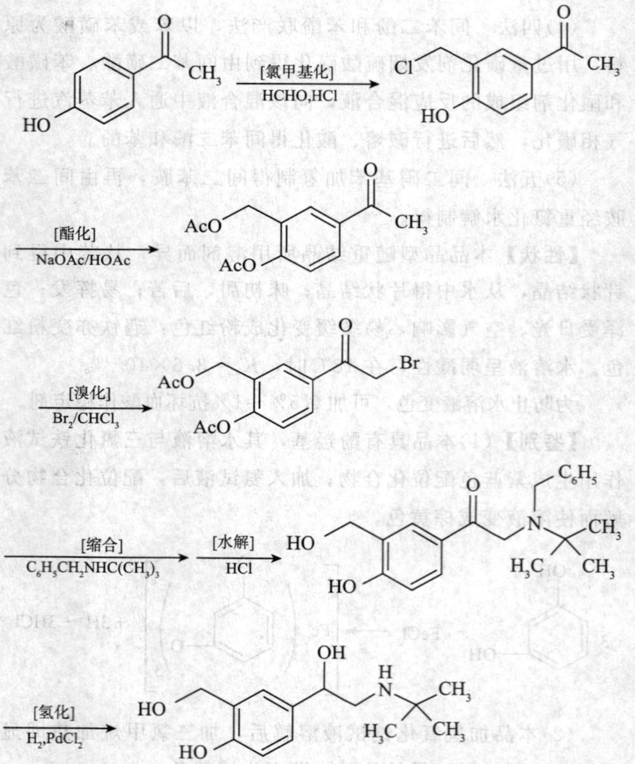

制法Ⅱ

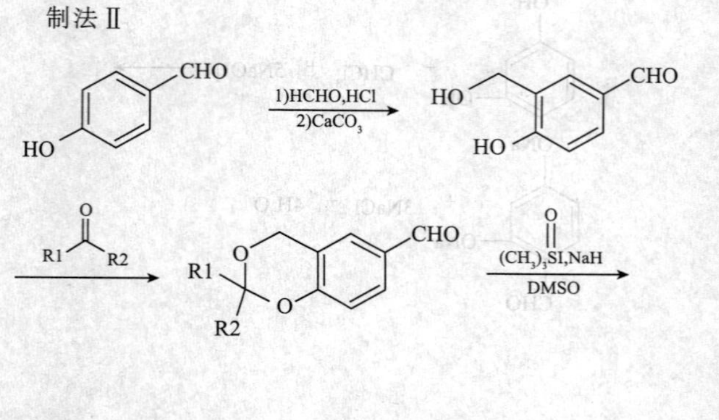

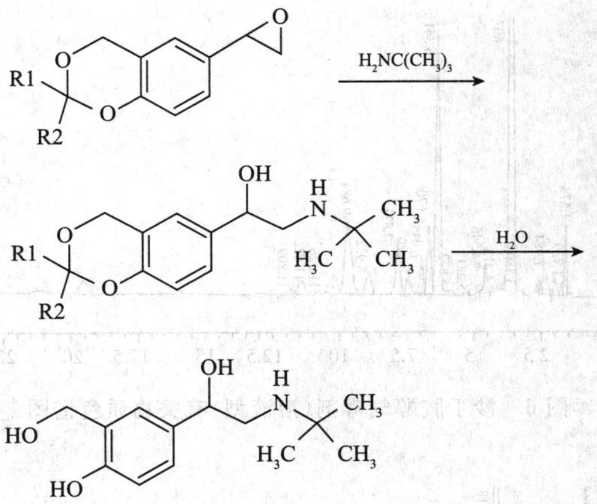

制法Ⅲ

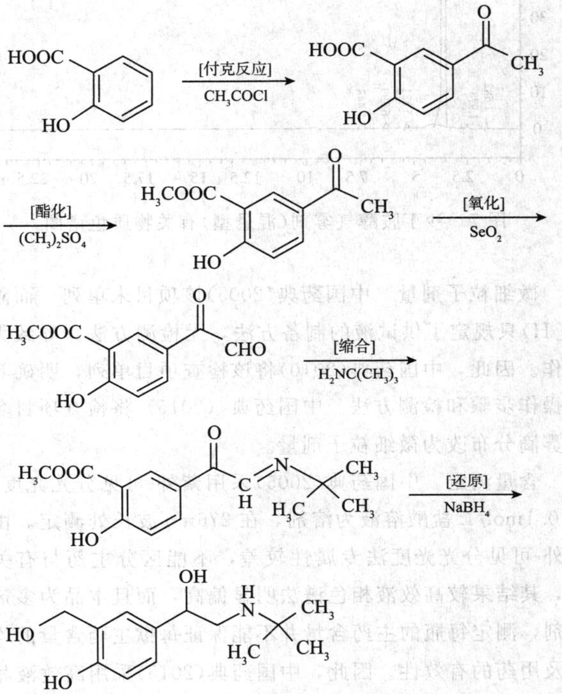

【鉴别】(1)酚羟基与高价铁盐形成有色络合物[4]。

(2)本品的 0.1mol/L 盐酸溶液在 276nm 波长处有最大吸收(图 1)

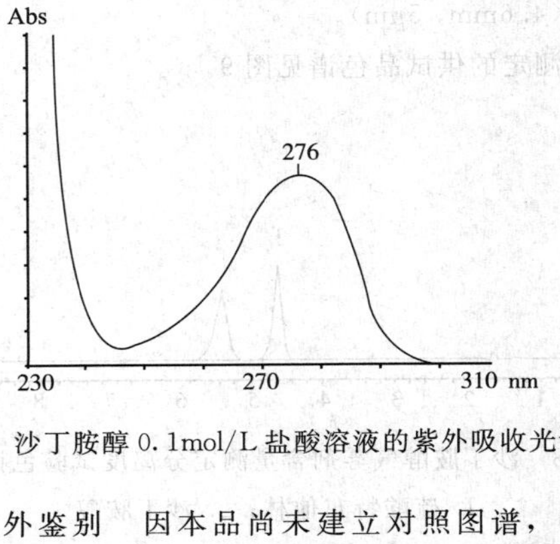

图 1 沙丁胺醇 0.1mol/L 盐酸溶液的紫外吸收光谱图

(3)红外鉴别 因本品尚未建立对照图谱，中国药典(2015)规定应与对照品的图谱(图 2)一致。

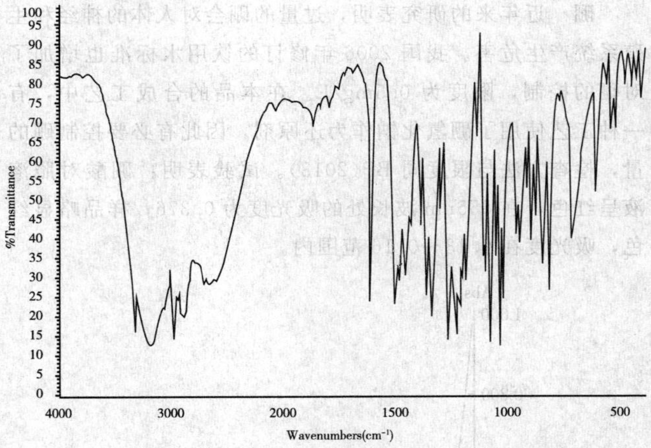

图 2 沙丁胺醇对照品红外光谱图

本品的红外光吸收图谱显示的主要特征吸收如下表。

特征谱带(cm^{-1})	归属	
3315	仲胺	ν_{N-H}
3184	酚羟基	ν_{O-H}
1610，1505	苯环	$\nu_{C=C}$
1271	酚羟基	ν_{C-O}
1041	醇羟基	ν_{C-O}
822	取代苯	γ_{2H}

【检查】**旋光度** 本品为消旋化合物，控制旋光度在±0.10°之间，以与左旋沙丁胺醇区别。

有关物质 中国药典(2005)采用薄层色谱法。酚类化合物可在碱性条件下与重氮盐偶合生成偶氮染料，展开后置二乙胺饱和气流中，再喷以重氮对硝基苯胺试液使显色，但检测灵敏度不及液相色谱法。BP(2013)、Ph. Eur.(7.0)均采用 HPLC 法，以庚烷磺酸钠为离子对试剂。中国药典(2015)采用高效液相色谱法，检出浓度为 0.1μg/ml，相当于0.005%。

供试品溶液稳定性考察的结果显示，12 小时内基本稳定，有一杂质略有增加，但增加速率较缓。鉴于本品有关物质检查需记录色谱图至主峰保留时间的 25 倍，分析时间较长，因此注明供试品溶液在制备后 12 小时内进样。

系统适用性试验选用与沙丁胺醇在化学结构上极为相近的硫酸特布他林来考察分离度(图 3)。色谱柱可选用 Agela Venusil XBP C8 柱(250mm×4.6mm，5μm)、Zorbax Eclipse XDB C8 柱(150mm×4.6mm，5μm)。

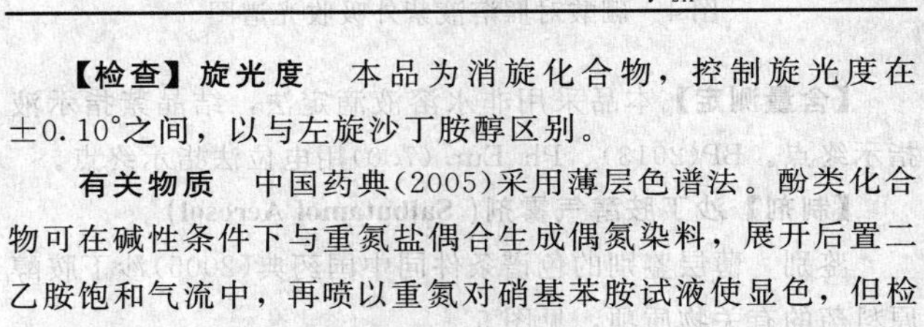

图 3 分离度试验色谱图，R=2.2

1. 沙丁胺醇；2. 硫酸特布他林

硼 近年来的研究表明，过量的硼会对人体的神经和生殖系统产生危害。我国2006年修订的饮用水标准也增加了对硼的控制，限度为0.5mg/L。在本品的合成工艺中，有一种工艺使用了硼氢化钠作为还原剂，因此有必要控制硼的量，检查方法与限度同BP(2013)。试验表明：硼酸对照溶液呈红色，在555nm波长处的吸光度为0.376；样品略显红色，吸光度在0.13～0.16范围内。

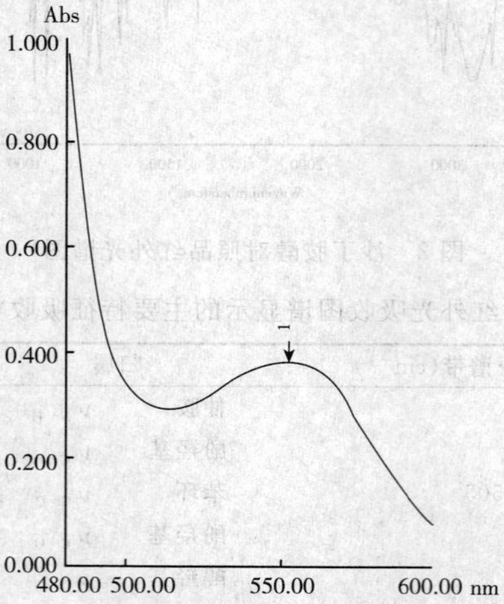

图4 硼酸对照溶液紫外吸收光谱图

【含量测定】本品采用非水溶液滴定法，结晶紫指示液指示终点。BP(2013)、Ph. Eur.(7.0)用电位法指示终点。

【制剂】沙丁胺醇气雾剂(Salbutamol Aerosol)

鉴别 薄层鉴别的色谱条件同中国药典(2005)沙丁胺醇原料药的有关物质项，见图5。

图5 薄层鉴别色谱图

1.对照品；2.供试品

有关物质 方法同原料药。沙丁胺醇气雾剂分为溶液型和混悬型，溶液型样品的杂质较多(图6)，混悬型的样品见图7。

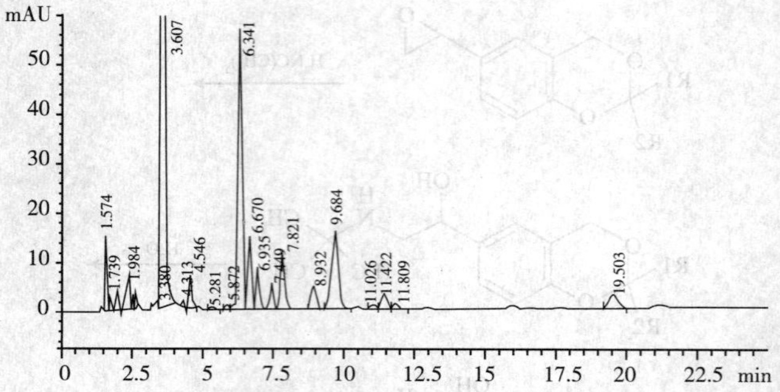

图6 沙丁胺醇气雾剂(溶液型)有关物质色谱图

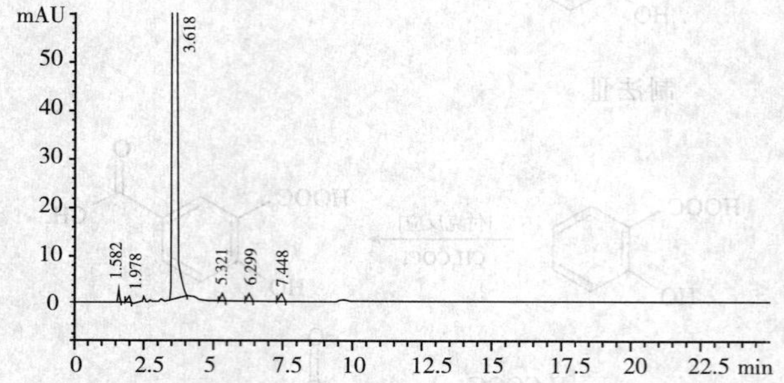

图7 沙丁胺醇气雾剂(混悬型)有关物质色谱图

微细粒子剂量 中国药典(2005)该项目未单列，而附录(ⅩH)只规定了供试液的制备方法，无检测方法，导致无法操作。因此，中国药典(2010)将该检查项目单列，明确具体的操作步骤和检测方法。中国药典(2015)将检查项目名称由雾滴分布改为微细粒子剂量。

含量测定 中国药典(2005)采用紫外-可见分光光度法，以0.1mol/L盐酸溶液为溶剂，在276nm波长处测定。由于紫外-可见分光光度法专属性较差，不能区分主药与有关物质，其结果较高效液相色谱法明显偏高，而且本品为多剂量制剂，测定每瓶的主药含量并不能保证每揿主药含量的均匀性及用药的有效性。因此，中国药典(2015)采用高效液相色谱法，含量测定结果改用前、中、后各10揿的平均每揿主药含量表示。

系统适用性试验要求沙丁胺醇与硫酸特布他林的分离度应大于1.5(图8)。色谱柱选用Waters spherisorb ODS1柱(150mm×4.6mm，5μm)。

含量测定的供试品色谱见图9。

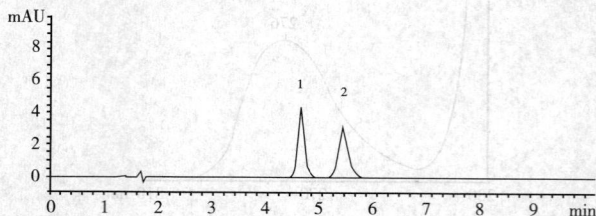

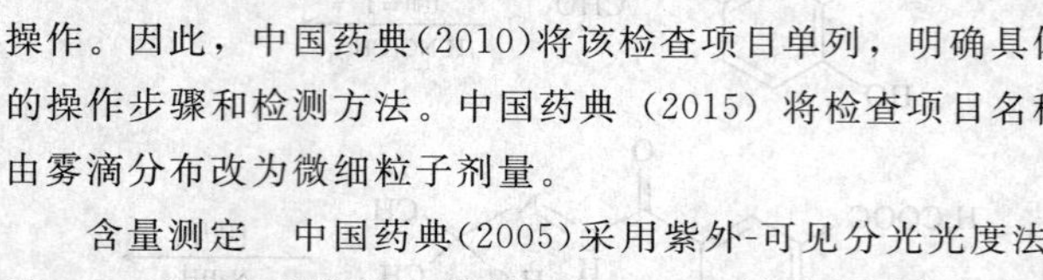

图8 沙丁胺醇气雾剂含量测定分离度试验色谱图

1.硫酸特布他林；2.沙丁胺醇

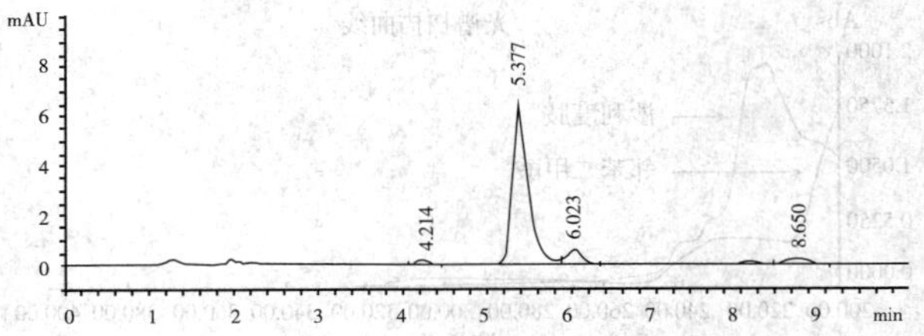

图 9　沙丁胺醇气雾剂含量测定供试品色谱图

参考文献

[1] 王泽民. 当代结构药物全集［M］. 北京：北京科学技术出版社，1993：1633-1634.

[2] Takuji Hara. Innovation in the pharmaceutical industry: the process of drug discovery and development［M］. Edward Elgar Publishing Limited，2003：65-66.

[3] 秦红，何伍，罗宣德. 沙丁胺醇合成路线图解［J］. 中国医药工业杂志，1997，28(4)：189-190.

[4] 安登魁. 药物分析［M］. 济南：济南出版社，1992：585-586，1147-1148.

撰写　薛敏华　江苏省食品药品监督检验研究院

复核　张　玫　江苏省食品药品监督检验研究院

沙利度胺

Thalidomide

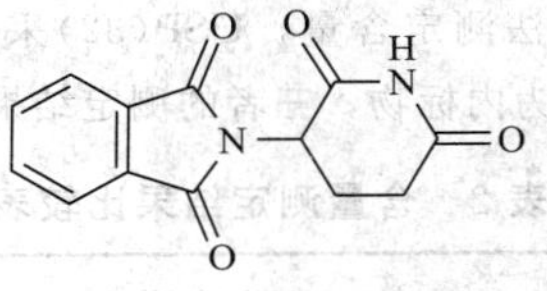

$C_{13}H_{10}N_2O_4$　258.23

化学名：(±)-*N*-(2,6-二氧代-3-哌啶基)-邻苯二甲酰亚胺

1*H*-isoindole-1，3(2*H*)-dione，2-(2，6-dioxo-3piperidinyl)-，(±)-(±)-*N*-(2,6-dioxo-3-piperidyl)phthalimide

英文名：Thalidomide

CAS 号：［50-35-1］

本品为谷氨酸衍生物，对麻风病无治疗作用，与抗麻风病药同用以减少麻风反应，治疗各型麻风反应[1]，如淋巴结肿大、结节性红斑、发热、关节痛及神经痛等疗效较好。1998 年美国 FDA 批准沙利度胺可以用于结节性红斑(ENL)型麻风病。随后，进一步研究发现沙利度胺对 HIV 感染、肿瘤引起的恶液质、卡波西肉瘤、口腔溃疡以及慢性移植物抗宿主反应病等有疗效。

沙利度胺口服经胃肠道吸收缓慢，蛋白结合率 55%～66%，人类平均血浆半衰期为 5～7 小时。主要在肝脏经细胞色素 P450 系统代谢，肾脏排泄非常少，主要经肾外系统排泄[2]。进一步研究发现，沙利度胺在患者和健康者中药代动力学特点不同，Celgene[3]的研究表明，每日口服 400mg 沙利度胺的最大血药浓度、达最大血药浓度的时间以及曲线下面积在麻风病患者中要明显高于同龄健康者。沙利度胺是 TNF-α 抑制剂，同时刺激 T 细胞和 IL-12 增殖，抑制中性粒细胞趋化作用，降低单核细胞的吞噬作用，也能抑制血管生成。其对 TNF-α 的抑制呈剂量依赖性，至少达 4mg/ml 时才表现出降低 TNF-α 水平的作用[4,5]。沙利度胺在大剂量时也无呼吸抑制和引起动作失调的不良作用[6]。I. D. Fratta 等研究表明沙利度胺具有致畸作用，主要发生于妇女妊娠期间，对胎儿的四肢发育有影响，除了致畸性，还包括轻度便秘、中度便秘、疲劳、嗜睡、各种周围神经病变、直立性低血压，部分患者可发生红疹、水肿、甲状腺功能不足和中性白细胞减少。

本品即为 20 世纪 60 年代引起“海豹胎事件”的“反应停”。1953 年由瑞士诺华制药的前身 Ciba 药厂首先合成，本打算开发一种新型抗菌药物，但是药理试验显示，沙利度胺没有任何抑菌活性，Ciba 便放弃了对它的进一步研究。在 Ciba 放弃沙利度胺的同时，联邦德国药厂 Chemie Grünenthal 开始投入人力物力研究沙利度胺对中枢神经系统的作用，并且发现该化合物具有一定的镇静催眠作用，还能够显著抑制孕妇的妊娠反应(止吐等反应)，1957 年 10 月反应停(沙利度胺，只要服用了妊娠反应就停了，所以叫做反应停)正式投放欧洲市场，随后引发“反应停”事件。后来因发现沙利度胺对麻风结节性红斑患者有快速的抗炎作用以及疗效，此结论也随之被证实对 90%麻风结节性红斑患者有效。在 1998 年沙利度胺通过了美国 FDA 审查并推荐应用于麻风结节性红斑。在 2006 年，美国 FDA 又审查并且通过了沙利度胺可以治疗 Multiple myeloma(简称 MM，又叫多发性骨髓瘤或骨髓瘤)。

本品中国药典(2015)、USP(36)有收载。

【制法概要】生产企业提供合成工艺。

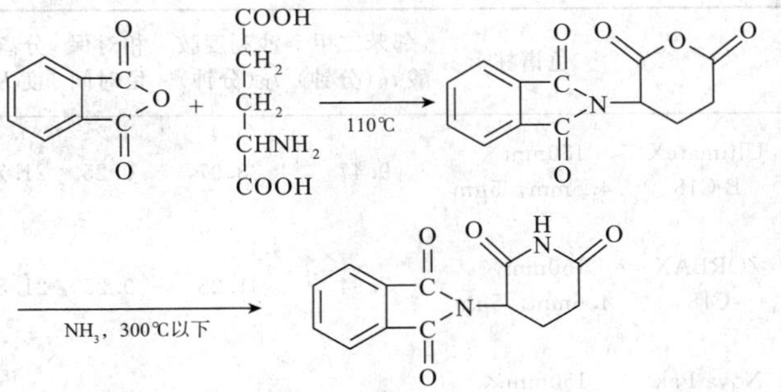

【性状】本品为白色至类白色粉末；无臭无味。

【鉴别】(1)本品在碱性条件下水解产生具有 α-氨基类的结构和氨气，氨气有可鉴别的臭气，α-氨基类结构可与茚三酮缩合，生蓝色化合物[7]。

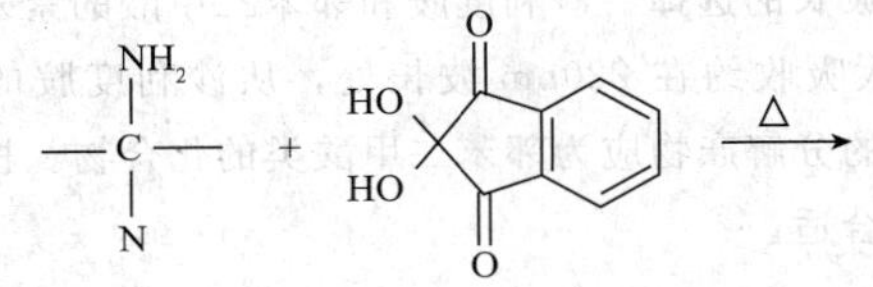

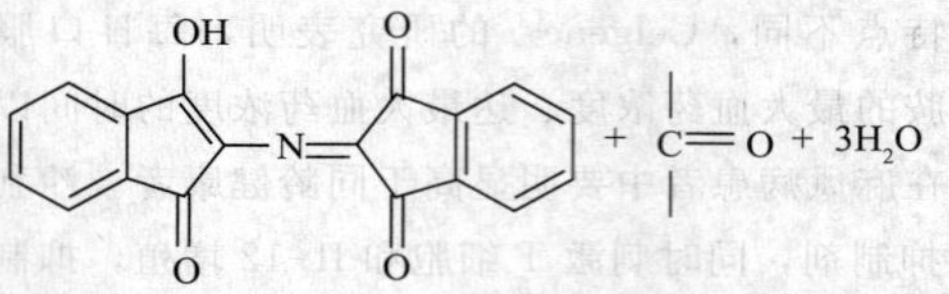

(2)本品的红外光吸收图谱(光谱集 1149 图)显示的主要特征吸收如下[8,9]。

特征谱带(cm^{-1})	归属	
3250，3190，3090	环酰胺	ν_{N-H}
1780，1715	环酰胺	$\nu_{C=O}$
1612	苯环	$\nu_{C=C}$
730	邻取代苯	γ_{4H}

【检查】有关物质 用高效液相色谱法测定。本品合成原料为邻苯二甲酸酐和谷氨酸，在偏酸性条件下较稳定，在中性或偏碱性条件下易分解，主要分解产物为邻苯二甲酸类化合物，系统适用性试验和杂质的计算也以邻苯二甲酸作为参照物。系统适用性试验色谱图见图 1，t_R 4.520 分钟为邻苯二甲酸峰，t_R 14.469 分钟为沙利度胺峰。邻苯二甲酸最低检出限为 6ng/ml；沙利度胺最低检出限为 45ng/ml。

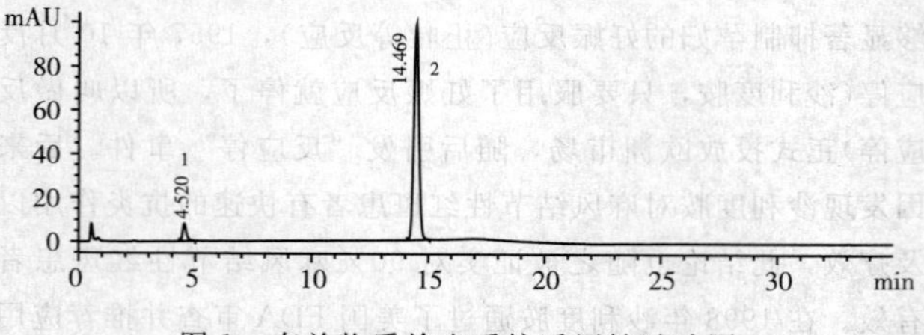

图 1 有关物质检查系统适用性试验图

色谱柱的选择 本品对色谱柱有一定的选择性，经比较 3 个牌号的色谱柱(表 1)，以 Nova-Pak C18(150mm×3.9mm，4μm)柱合适。

表 1 色谱柱选择

	色谱柱	邻苯二甲酸 t_R(分钟)	沙利度胺 t_R(分钟)	相对保留时间	分离度 R
UltimateX B-C18	150mm×4.6mm，5μm	9.47	38.07	0.25	21.7
ZORBAX C18	150mm×4.6mm，5μm	7.94	31.26	0.25	21.8
Nova-Pak C18	150mm×3.9mm，4μm	4.48	14.49	0.31	25.6
Diamonsil C18	150mm×4.6mm，5μm	9.89	39.58	0.25	14.68

检测波长的选择 沙利度胺和邻苯二甲酸的紫外光谱见图 2，最大吸收约在 220nm 波长处，从沙利度胺的结构分析，主要的分解产物应为邻苯二甲酸类的化合物。检测波长 218nm 应合适。

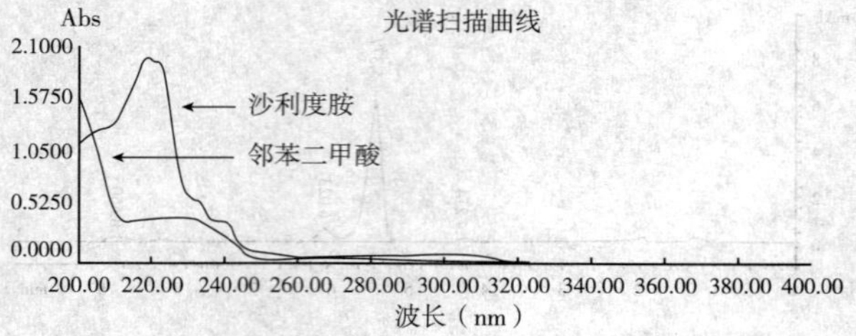

图 2 沙利度胺和邻苯二甲酸的紫外光谱图

残留溶剂 本品在生产过程中使用了乙醚、乙醇、吡啶和二甲基甲酰胺 4 种有机溶剂，经考查 3 批样品，均未检出乙醚、乙醇、吡啶，但检出二甲基甲酰胺，二甲基甲酰胺为第二类限制使用的有机溶剂，因此增订二甲基甲酰胺检查项。

干燥失重 本版药典采用 105℃干燥 4 小时，减失重量不得过 0.5%。USP(36)采用库仑滴定法测定，限度同样为不得过 0.5%。按照 USP 方法，需使用无水二甲基亚砜为溶剂，其含水量不大于 0.001%，国内试剂未能达到此要求。使用色谱纯的二甲基亚砜，含水量为 0.002%，试验中发现沙利度胺在二甲基亚砜中的溶解性并不理想，配制成 10%的溶液测定，结果重现性差。采用卡尔-费休法测定，样品在溶剂中的溶解性也较差，故未采用水分测得法。

【含量测定】采用高效液相色谱法。本品在 10.055～150.825μg/ml 范围内呈线性关系，线性方程为 $A=4.70\times10^4C-5.73\times10^3$，$r=1$ ($n=6$)。精密度试验 RSD 为 0.1% ($n=6$)。按 $S/N=10$ 计算最低定量限为 65ng/ml。国家药品标准用氮测定法测定含量，USP(32)采用内标法测定含量，非那西丁作为内标物，三者的测定结果(表 2，图 3)。

表 2 含量测定结果比较表

批号	氮测定方法	液相色谱法(外标法)	液相色谱法(内标法)
080301	100.2%	100.8%	99.7%
080302	100.1%	100.7%	99.7%
080303	100.0%	100.7%	99.5%

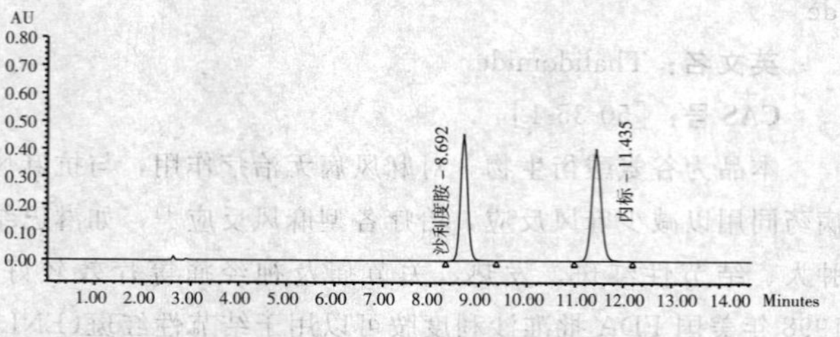

图 3 内标法含量测定系统适用性图

色谱柱：Waters Nova-Pak C18

【制剂】沙利度胺片(Thalidomide Tablets)

本品中国药典(2015)有收载，USP(32)收载胶囊剂。

有关物质 方法与限度与沙利度胺有关物质相同。

溶出度 沙利度胺在水中极微溶解，方法设计参照 USP(32)收载的胶囊剂。

含量测定　液相色谱法同沙利度胺，直接回收法，按处方配制 3 个浓度 9 份溶液，计算得平均回收率为 100.76%，RSD 为 0.2%。

参考文献

[1] 国家药典委员会．中华人民共和国药典临床用药须知·化学药和生物制品卷［M］．2005 年版．北京：人民卫生出版社，2005：973.

[2] Chen TL，Vogelsang GB，Petty BG，et al. Plasma pharmacokinetics and urinary excretion of thalidomide after oral dosing in healthy male volunteers［J］. Drug Metab Dispos，1989，17：402-405.

[3] Celgene Pharmaceuticals Inc. Thalidomide package insert［J］. Warren，NJ，1999.

[4] Moreira AL，Sampaio EP，Zmuidzinas A，et al. Thalidomide exerts its inhibitory action on tumor necrosis factor-alpha by enhancing mRNA degradation［J］. J Exp Med，1993，177：1675-1680.

[5] Sampaio EP，Sarno EN，Galilly R，et al. Thalidomide selectively inhibits tumor necrosis factor a production by stimulated human monocytes［J］. J Exp Med，1991，173：699-703.

[6] Somers GF. Pharmacological properties of thalidomide(alpha-phthalimidoglutarimide)，a new sedative hypnotic drug［J］. Br J Pharmacol，1960，15：111-116.

[7] 刘文英．药物分析［M］．北京：人民卫生出版社，2006.

[8] 董庆年．红外光谱法［M］．北京：石油化学工业出版社，1977.

[9] 王宗明．实用红外光谱学［M］．北京：石油化学工业出版社，1978.

撰写　邱　娟　广州市药品检验所

复核　潘锡强　广州市药品检验所

泛昔洛韦

Famciclovir

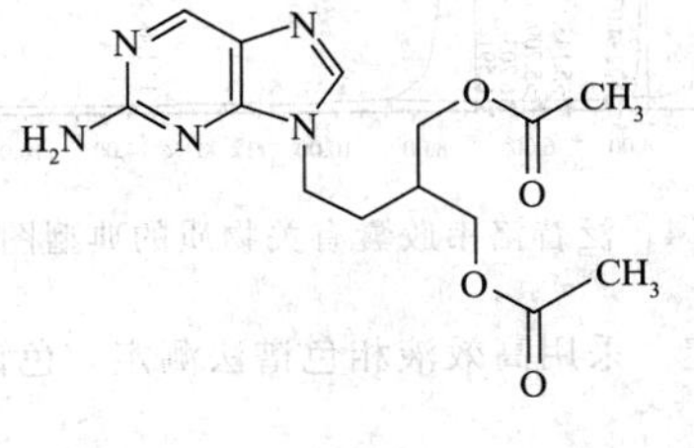

$C_{14}H_{19}N_5O_4$　321.34

化学名： 2-［2-［9-2-氨基-9*H*-嘌呤基)］乙基］-1,3-丙二醇二乙酸酯

2-［2-(2-amino-9*H*-purin-9-yl) ethyl］-1,3-propanediol diacetate(ester)

英文名： Famciclovir(INN)

CAS 号：［104227-87-4］

本品是第二代开环核苷酸类抗病毒药，是喷昔洛韦(penciclovir)的 6-脱氧衍生物的二乙基酰脂，属前体药物，口服给药经肠壁吸收后迅速去乙酰化并氧化为有抗病毒活性的喷昔洛韦。其作用机制为喷昔洛韦首先经病毒的胸苷激酶转变单磷酸喷昔洛韦，继而在细胞内经细胞激酶的作用转变为三磷酸喷昔洛韦，后者为病毒 DNA 多聚酶的竞争性抑制剂，因而抑制了病毒的 DNA 的合成，对水痘-带状疱疹病毒、单纯疱疹病毒Ⅰ型和Ⅱ型和 HBV 均有较强的抑制作用。临床可用于治疗带状疱疹和原发性生殖器疱疹[1~3]。

本品易溶于水，口服后血药浓度在 0.5～1.5 小时达到峰值，生物利用度为 77%，血液中半衰期为 2～3 小时，体内分布广，喷昔洛韦约 70%以原型经肾小球滤过和肾小管分泌排出，约 30%由肾外途径(主要是粪便)排出。血浆蛋白结合率小于 20%，可经血液透析清除。失去活性的代谢物有 6-去氧喷昔洛韦、单乙酰喷昔洛韦和 6-去氧乙酰喷昔洛韦等，每种都少于服用量的 0.5%。2 年的大鼠和小鼠致癌实验证实：雌性大鼠接受 600mg/(kg·d)(相当于人类推荐剂量 500mg 的 1.5 到 9 倍)，乳腺癌的发生率增加；雄性大鼠、小鼠和狗服用本品后，发现睾丸毒性；雌性大鼠服用本品 1000mg/(kg·d)未见生殖毒性。怀孕大鼠和家兔服用本品后对其胎仔发育未见异常。大鼠实验证实本品的前体喷昔洛韦在乳汁中的浓度高于血浆浓度。

本品常见不良反应是头痛和恶心。与丙磺舒或其他由肾小管主动排泄的药物合用时，可能导致血浆中喷昔洛韦浓度升高，与其他由醛类氧化酶催化代谢的药物可能发生相互作用。

本品由 Harnden 于 1985 年合成[2,3]，英国 Smithkline Beecham 为原研公司，1993 年首先在英国上市，1994 年获得 FDA 批准，我国 1999 年获准生产。中国药典(2005)开始收载，国外尚无药典收载。

【制法概要】 国内各生产厂家的工艺基本一致，以 6-氯鸟嘌呤为起始原料，经缩合、脱羧、还原、酯化、氢化加成而成[4]。

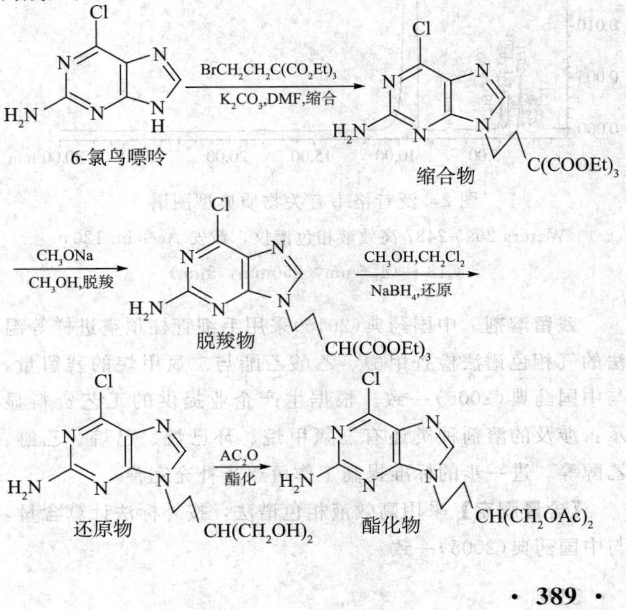

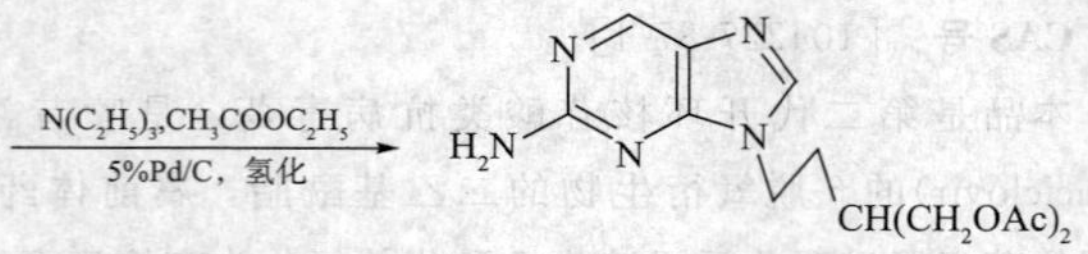

【鉴别】本品 10μg/ml 水溶液的紫外吸收图谱如图 1。在 221nm、243nm 与 305nm 的波长处有最大吸收。

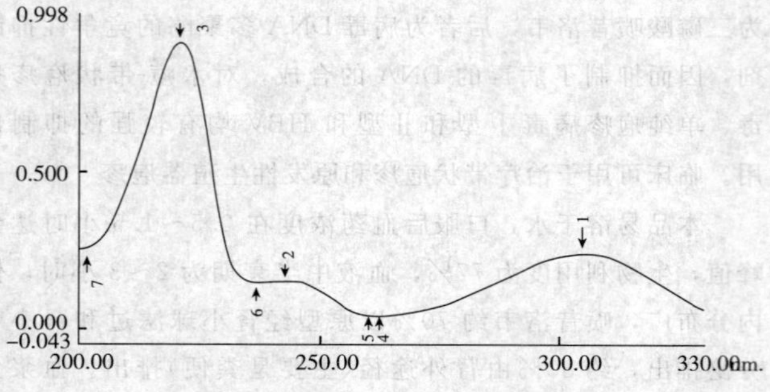

图 1　泛昔洛韦溶液的紫外吸收图谱

本品的红外光吸收图谱（光谱集 956 图）显示的主要特征吸收如下表。

特征谱带（cm^{-1}）	归属	
3330，3160	胺基	ν_{NH_2}
3110	芳氢	ν_{C-H}
1730，1750	酯	$\nu_{C=O}$
1650，1620，1580，1530	嘌呤	$\nu_{C=N,C=C}$
1252，1246，1050，1040	酯	ν_{C-O-C}

【检查】**有关物质**　中国药典（2015）采用高效液相色谱法检查有关物质。本品在热、光中较稳定，在酸、碱中极不稳定。另有文献报道[5]还可使用流动相为甲醇-0.02mol/L 磷酸二氢钾（0.3%三乙胺，用磷酸调节 pH 值至 2.5）（30∶70）的色谱系统测定泛昔洛韦及有关物质。

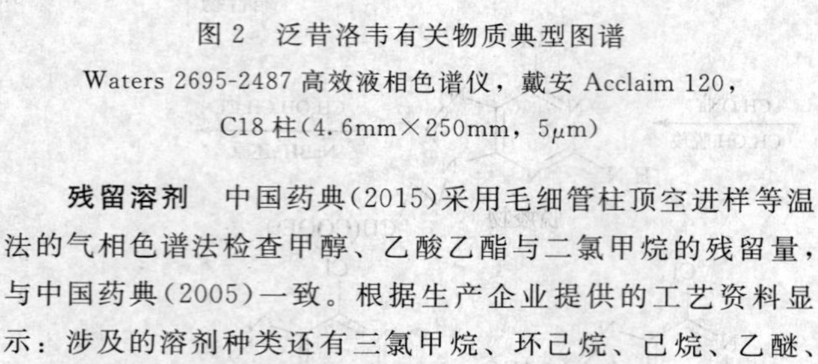

图 2　泛昔洛韦有关物质典型图谱

Waters 2695-2487 高效液相色谱仪，戴安 Acclaim 120，C18 柱（4.6mm×250mm，5μm）

残留溶剂　中国药典（2015）采用毛细管柱顶空进样等温法的气相色谱法检查甲醇、乙酸乙酯与二氯甲烷的残留量，与中国药典（2005）一致。根据生产企业提供的工艺资料显示：涉及的溶剂种类还有三氯甲烷、环己烷、己烷、乙醚、乙醇等。进一步的标准提高工作可逐步补充完善。

【含量测定】采用高效液相色谱法，按外标法计算含量，与中国药典（2005）一致。

【制剂】**（1）泛昔洛韦片（Famciclovir Tablets）**

中国药典（2005）开始收载，国外尚无药典收载。

溶出度　与中国药典（2005）一致。实验结果显示：本品在水、0.1mol/L 盐酸溶液和 pH6.8 磷酸盐缓冲液三种溶出介质中 15 分钟时的溶出度分别为 100%、51%和 96%。

有关物质　在中国药典（2010）起草过程中，采用与原料药一致的有关物质检查方法，对 4 家生产企业提供的 6 批样品进行了考察。结果单个杂质量均低于 0.5%，总杂质量均低于 1.0%。由于测定波长在 220nm，辅料对测定会产生一定干扰，本版药典暂未设立此项。今后的标准提高工作可研究建立此项（图 3）。

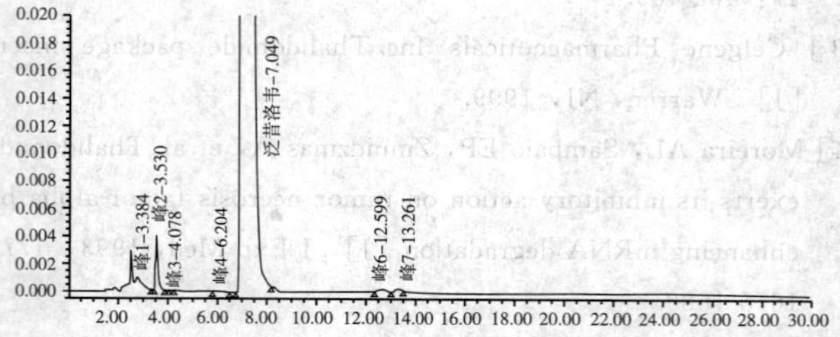

图 3　泛昔洛韦片有关物质的典型图谱

含量测定　采用高效液相色谱法测定，色谱条件与原料药一致。

（2）泛昔洛韦胶囊（Famciclovir Capsules）

中国药典（2005）开始收载，国外尚无药典收载。

溶出度　检查方法与泛昔洛韦片相同。实验结果显示：本品在水、0.1mol/L 盐酸溶液和 pH6.8 磷酸盐缓冲液三种溶出介质中 15 分钟时的溶出度分别为 98%、49%和 96%。

有关物质　在中国药典（2010）起草过程中，采用与原料药一致的有关物质检查方法，对部分生产企业的样品进行了考察。结果有些样品单个杂质含量大于 0.5%，杂质总量大于 1.0%。由于测定波长在 220nm，辅料对测定会产生干扰，本版药典暂未设立此项。今后的标准提高工作可研究建立此项。（图 4）

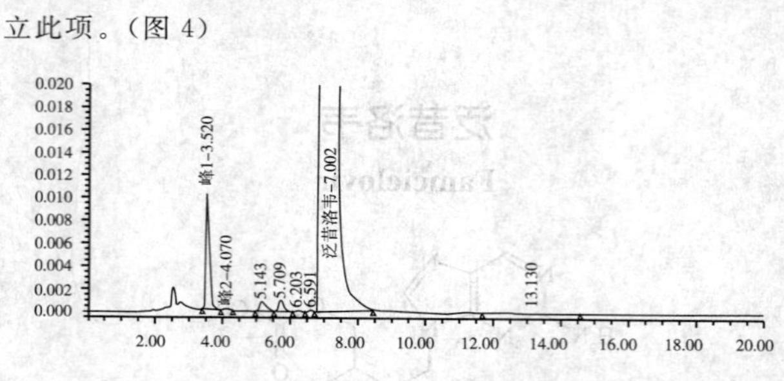

图 4　泛昔洛韦胶囊有关物质的典型图谱

含量测定　采用高效液相色谱法测定，色谱条件与原料药一致。

参考文献

[1] 国家药典委员会．中华人民共和国药典临床用药须知·化学药与生物制品卷［M］．北京：人民卫生出版社，2005：606-607.

[2] 历士旺，莫晓东．泛昔洛韦的临床应用［J］．华西医学，

2004，19(2)：324.
[3] 蔡德山．泛昔洛韦的开发与展望［J］．中国制药信息，2001,17(8)：17-19.
[4] 陈文华．泛昔洛韦的合成［J］．化学试剂，2006，28(3)：185-186.
[5] 陈龙珠，陈珏．高效液相色谱法测定泛昔洛韦有关物质［J］．江苏药学与临床，2000，8(3)：21-22.

撰写　胡远华　杨　娟　湖北省药品监督检验研究院
复核　姜　红　湖北省药品监督检验研究院

尿　素

Urea

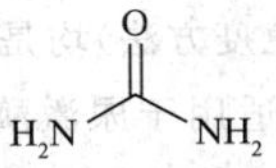

CH_4N_2O　60.06

化学名：碳酰二胺
Carbonyldiamide

英文名：Urea

异名：脲；Carbamide

CAS 号［57-13-6］

本品为利尿药与脱水药。用于降低颅内压、眼内压，防治早期急性肾功能不全。亦用于皮肤角化症、湿疹等疾患。用于鱼鳞病、手足皲裂、皲裂性湿疹、老年皮肤骚痒及掌趾角化症。1773 年，伊莱尔·罗埃尔(Hilaire Rouelle)在尿中发现尿素。1818 年 Prout 确定了它的组成，1828 年弗里德里希·维勒(Whole)第一次用合成法(即蒸发氰酸铵水溶液的方法制得尿素)。

除中国药典(2015)收载外，BP(2013)、USP(36)、JP(16)、Ph. Eur.(7.0)亦收载。

【制法概要】工业上，尿素主要采用氨与二氧化碳在高温高压下合成制得[1]。其化学反应式如下：

$$CO_2+2NH_3 \longrightarrow H_2N-CO-NH_2+H_2O$$

供药用的尿素多以化学工业第一步先合成氨，而后再合成的尿素为原料，再用重结晶法进行精制而成。

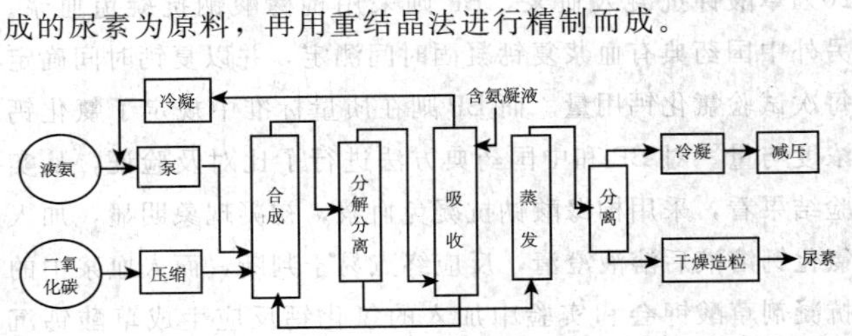

工业尿素合成工艺流程图

【性状】本品为无色或白色结晶或结晶性粉末；有氨臭，味咸凉；热稳定性差，易分解为双缩脲、氨和三聚氰酸。

【鉴别】(1)本品加热至稍高于其熔点(132～135℃)时，则发生双分子缩合而生成缩二脲并放出氨。缩二脲不溶于水，能溶于碱；在其碱溶液中加微量硫酸铜时显紫色。

$$2H_2N-CO-NH_2 \xrightarrow{加热} H_2N-CO-NH-CO-NH_2+NH_3\uparrow$$

(2)本品具有微弱的碱性，其水溶液不能使石蕊变色，但能与强酸成盐。在其水溶液中加硝酸，则产生硝酸脲的白色沉淀。

$$H_2N-CO-NH_2+HNO_3 \longrightarrow H_2N-CO-NH_2\cdot HNO_3\downarrow$$

(3)本品的红外光吸收图谱(光谱集 210 图)显示的主要特征吸收如下表。

特征谱带(cm^{-1})	归属
3440，3340	ν_{N-H}
1680	$\nu_{C=O}$
1630，1605	δ_{NH_2}
1460，1160	ν_{N-C-N}

【检查】铵盐与双缩脲　本版药典尚未控制本品中的铵盐与双缩脲，尚待进一步考察后予以完善。

【含量测定】采用氮测定法。中国药典(2010)、BP(2010)、Ph. Eur.(6.0)采用盐酸为滴定液；USP(32)、JP(15)采用硫酸液为滴定液。

【制剂】中国药典(2015)收载了尿素乳膏和尿素软膏；BP(2013)收载了尿素乳膏；其他药典均未收载该品种制剂。

尿素乳膏(Urea Cream)

含量测定　中国药典(2015)采用乙醇提取后与对照品定量溶解按紫外-可见分光光度法，测定波长为 420nm。实验证明，该法测定结果稳定。BP(2013)含量测定采用水提取后用紫外-可见分光光度法，但测定波长为 665nm。

参考文献

[1] 大连工学院．气提法尿素生产工艺［M］．北京：石油化学工业出版社，1978：24.

撰写　黄　静　冯砚明　河北省药品检验研究院
陈小冰　湖南省药品检验研究院
复核　杨　梁　河北省药品检验研究院

尿激酶

Urokinase

酶的编号：EC 3.4.21.73

CAS 号：［9039-53-6］

本品是由新鲜人尿(主要是男性尿液)中分离提取的一种碱性蛋白酶[1]。Vonbriicke 于 1861 年发现尿中有溶解蛋白的活性物质，Sahli. W. 1885 年报道了此活性物具有溶解纤维蛋白凝块的功能，1952 年 Sobel 等人将人尿中纤维蛋白溶酶原的激酶命名为尿激酶，基于尿激酶的主要作用为激活体内纤维蛋白溶酶原使其成为有活性的纤维蛋白溶酶，从而解聚血纤维蛋白，溶解血栓，在临床上主要用于心脑血管血栓性疾病、急性心肌梗死静脉或冠状动脉溶栓治疗。静注本品可迅速经肝脏清除，血浆半衰期约为 20 分钟[2]。由于无抗原性且副作用小，临床应用广泛，但急性大剂量使用要防止出血倾向。

20 世纪 60 年代起国外将尿激酶纳入正式药品，WHO 于 1968 年颁发了第一次国际标准品，美国 1965 年制定出临床安全用药尿激酶规格标准，我国 1974 年开始研制，1980 年收载于卫生部部颁标准。中国药典（1995）起收载，除中国药典收载外，BP（2013）、Ph. Eur.（7.0）和 JP（16）均有收载。

【制法概要】尿激酶为肾脏产生的一种蛋白质，可从尿中提取，也可以经人类肾细胞组织培养技术制成[2]。以下是从尿中提取的工艺流程。

新鲜男性尿液⟶树脂或硅藻土吸附⟶收集洗脱液⟶盐析滤过⟶粗品⟶浓缩⟶离心⟶纯化⟶成品

尿激酶提取工艺稳定。主要以吸附，离子交换，超滤，亲和层析等生化分离技术制备。现有的生产工艺可保持高分子量尿激酶在 90% 以上，并可除去尿激酶以外的生物杂蛋白[3]。

制法要求　本品由健康人群的尿中提取，整个生产过程应符合现行版《药品生产质量管理规范》要求。生产过程中需经 60℃加热 10 小时，以使病毒灭活。

【性状】本品为白色或类白色状粉末。易溶于水。等电点在 8.6 附近。尿激酶能间接水解血纤维蛋白，作用于纤维蛋白溶酶原的赖氨酸或精氨酸键使其裂解成纤维蛋白溶酶，并还具有酯酶活性和水解胺类底物的能力。尿激酶稳定性与温度、浓度和 pH 值有关，其溶液在低温保存较稳定，浓度高则在 4℃可保存数月，而稀溶液不稳定，尿激酶在酸性 pH 下不稳定，会引起大分子降解[4]，如提高温度至 70℃，pH 值大于 9，则活性下降。冻干品在有稳定剂存在下低温可保存数年不变。

【鉴别】尿激酶可以激活牛纤维蛋白溶酶原，激活的溶酶原可以将纤维蛋白凝块溶解，并直接用汽泡上升法判断之。

【检查】分子组分比　本品主要有高分子尿激酶（H-UK）分子量为 54000，和低分子尿激酶（L-UK）分子量为 34000 两种，前者为天然存在形式，后者为 H-UK 的降解产物。现已证明两种尿激酶分子的结构和氨基酸成分不同，这两种 UK 均有生物活性，但从体外进行的酶动力学试验和临床表明，H-UK 比 L-UK 更有效[3]，因此要控制低分子尿激酶的量。测定分子量的方法有凝胶过滤、SDS-聚丙酰胺凝胶电泳法（SDS-PAGE）、HPLC 法、黏度法、渗透压法、光散射法等多种，中国药典（2010）采用 SDS-PAGE 法。其测定原理为蛋白与阴离子表面活性剂十二烷基硫酸钠（SDS）按重量比结合成复合物，使蛋白分子所带负电荷远远超过蛋白本身具有的负电荷，消除了不同蛋白分子的电荷效应，使蛋白分子相对迁移率的大小完全取决于分子量的高低，可从已知分子量的的标准蛋白对数和相对迁移率所做的标准曲线中求出分子量。中国药典（2010）规定 H-UK 不得少于 90%。2015 年版未作修订。

干燥失重　本品吸湿性较强，且不耐热，以五氧化二磷为干燥剂，在 60℃减压干燥至恒重，减失重量控制在不得大于 5.0%。

乙肝表面抗原　尿激酶为人尿中提取制备的，2010 年版中国药典增订了乙肝表面抗原（HbsAg）的检测。HbsAg 国内最常使用的测定方法有酶联免疫吸附试验（ELISA）、放射免疫试验（RIA）。ELISA 简单、方便、快速，进口试剂盒可测到的血清 HbsAg 最低浓度为 0.2ng/ml，国产试剂盒目前能达到 0.5ng/ml。中国药典（2010）检测浓度按临床用药须知人用最大剂量规定。由于目前市场上能获得的乙肝表面抗原检测试剂盒（酶联免疫方法）均是用来检测血浆或血清中的乙肝表面抗原，是否适用于尿激酶的检测需要进行验证。2015 年版未作修订。

异常毒性　本品所用原料系人尿中提取的溶栓酶，有可能污染未知毒性杂质。中国药典（2010）规定供试品浓度为 5000 单位/ml，限值剂量为 12.5 万单位/kg，为临床剂量的 5 倍。

细菌内毒素　本品临床每小时用药最大剂量是静脉注射每千克体重 2.5 万单位（中国药典临床用药须知），内毒素计算限值约为 2EU/1 万单位；国外标准中 BP 热原限值为 2 万单位/kg。中国药典（2010）规定本品细菌内毒素限值为 1.0EU/1 万单位，与内毒素计算值比较，安全系数为 2，并略严于标准。

凝血质样活性物质　人尿中含有凝血质样物质，提取制备时可能有残留。（试验证明，当尿激酶在低比活、低剂量使用时）该物质的存在会使血中暂时复钙时间缩短，使血液呈短暂高凝状态，不利血栓病患者，易并发脑血栓意外。

尿激酶原料在 BP、Ph. Eur. 和中国药典（2005）中均建有凝血质样物质检测。BP 方法其原理与中国药典相同，试验操作略有差别。其主要区别在于中国药典（2005）采用 20% 草酸钾抗凝人血浆，BP 则采用枸橼酸钠抗凝兔血浆。另外中国药典有血浆复钙凝固时间测定，并以复钙时间确定每次试验氯化钙用量。而 BP 则在质量标准中规定了氯化钙浓度与量。对 BP 和中国药典方法进行了比对及验证，从实验结果看，采用枸橼酸钠抗凝兔血浆，初凝现象明显，加入氯化钙溶液后溶液澄清，反应终点易于判断，而人血浆中的抗凝剂草酸钾会和实验中加入的氯化钙反应生成草酸钙沉淀，影响实验结果的判断。根据氯化钙体积、离子浓度与复钙时间考察，氯化钙浓度低于 20mmol/ L 或高于 70mmol/L 时凝固时间出现延迟或抑制，浓度在 20～70mmol/L 之间复钙时间变化不明显，属正常波动范围。血浆凝固是一个复杂的过程，钙离子作为血浆凝固中不可缺少的因素之一，由实验发现钙离子的浓度对血浆凝固时间有直接的影响，钙离子浓度过低或过高均可使复钙时间延长，氯化钙浓度一定时，体积在 0.1～0.2ml 范围，抗凝兔血浆复钙时间无明显变化。选择 3.8%柠檬酸钠为抗凝剂，在温度 2～8℃范围或低温；时间 10～20 分钟；转速每分钟 5000～60000 转进行离心或采用低温沉降再离心制备抗凝兔血浆，试验结果如表 1、表 2 和图 1、图 2。

表 1　尿激酶凝血质样物质测定数据(2005 年版)

U/ml	10000	5000	2500	1250	625	312
logC	4.000	3.6990	3.3979	3.0969	2.7959	2.4949
Δt	177.6	146.6	115	71	40	14.6
b	2.4096					
y	256.8 U/ml					
r	0.998					

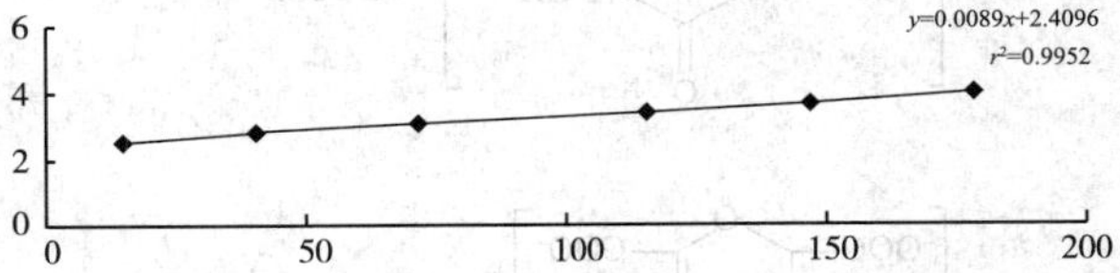

图 1　尿激酶标准曲线图谱(ChP)

表 2　尿激酶凝血质物质测定数据(BP)

U/ml	5000	2500	1250	625	312
logC	3.6990	3.3979	3.0969	2.7959	2.4949
Δt	149	118	70	40	20
b	2.3983				
y	250U/ml				
r	0.991				

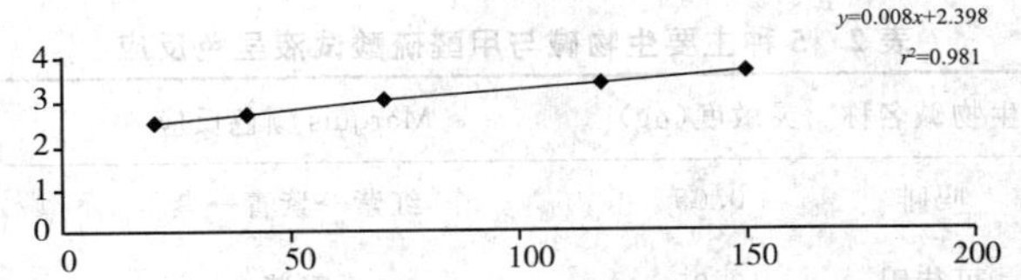

图 2　尿激酶标准曲线图谱(BP)

实验显示：采用制备的抗凝兔血浆用 BP 与中国药典(2005)法试验结果基本一致。反应终点判断灵敏。空白值在 7～9 分钟；线性在 3.3～8 分钟范围，时间梯度差约30～40 秒变化。

考虑到兔血浆的来源、制备及可操作性，且国外药典也使用抗凝兔血浆，中国药典(2010)将凝血质样物质测定方法进行相应修订，采用 3.8%枸橼酸兔血浆，用前 25℃融化。氯化钙浓度为 33mmol/L，尿激酶浓度定为 5000、2500、1250、625、312(IU/ml)与国外药典一致，且简化试验步骤，终点利于判断。以供试品溶液的浓度对数为纵坐标，以凝固缩短时间(秒)为横坐标，绘图，连接不同稀释度的供试品各点，应成一直线，此直线外延至纵轴，与纵轴的交点即表示供试品浓度，也是凝血质样活性为零值时的供试品酶活力，按每 1ml 中供试品的单位表示，每 1ml 应大于 150 单位。

试验中测定小管应选择洁净、内壁光滑、口径一致的，否则影响凝固的时间，凝固终点的判断应一致。

【效价测定】尿激酶效价测定有多种方法，如纤维蛋白平板法、CTA 纤维素试管法、气泡上升法和合成底物法等。目前各国药典收载的尿激酶活性测定方法从原理上分为 2 种，一种是溶栓机制的生物测定法[中国药典(2005)气泡上升法和 BP 方法]，另一种为合成底物法(JP 法)。中国药典(2010)使用气泡上升法测定尿激酶效价，此法终点明显，易于判断。气泡上升法原理为尿激酶激活纤维蛋白溶酶原，使其转化成纤维蛋白溶酶，纤维蛋白溶酶具有较强的蛋白水解能力，而纤维蛋白原在凝血酶作用下，转变成纤维蛋白凝块，此凝块在纤维蛋白溶酶作用下，水解为可溶性小分子多肽，纤维蛋白凝块溶解，使含在此凝块中的空气释放而产生气泡。

尿激酶效价需要三种试剂参与反应，这三种试剂为纤维蛋白溶酶原(P)、纤维蛋白原(F)和凝血酶(T)，三种试剂以牛血为原料进行精制和统一标化，有纯度或单位数。三种试剂是尿激酶效价测定的关键物质，也是影响实验的主要因素，首次测定时应进行试剂配比调试，在各试管中加(F)溶液和混合液(不加尿激酶)置 37℃水浴中，溶液应在 30～45 秒凝结，否则重新调整(T)(P)液的浓度，使凝固时间达到要求。标准品低剂量组(0.1ml)反应终点时间控制在 15 分钟内，若反应时间延长应调整混合液中的(P)液，标准曲线斜率要大于 0.3，否则重新调配或更换(P、T)。以尿激酶浓度为横坐标，终点时间为纵坐标，以双对数计算回归方程，在纤维蛋白溶酶原过量情况下，尿激酶浓度的对数与纤维蛋白凝块的溶解时间的对数呈线性，相关系数应大于 0.998。标准曲线应重复测定两次，所得标准曲线应基本重合。4 个不同剂量供试品管的测定单位数 RSD%应小于 10%，样品之间的测定误差 RSD%应小于 5%[5]。标准品、供试品和三种试剂应新鲜配制，溶液在试验过程中均应置冰浴中放置，以防失活。加入混合液后要用力振摇试管使溶液产生均匀适量气泡，便于终点的判断。所用试管长度及内径应一致，减少测定误差。

蛋白含量　通常采用紫外-可见分光光度法、Folin 微量法及凯氏定氮法测定较纯物质的蛋白含量，中国药典(2015)采用凯氏定氮法得到氮的量乘以 6.25 为蛋白含量，计算每 1mg 中含蛋白的毫克数。

比活力　表示尿激酶纯度的一种重要指标，由活力单位和蛋白含量相除得到。

【制剂】中国药典(2015)收载了注射用尿激酶，各国药典均未收载制剂品种。

注射用尿激酶(Urokinase for Injection)

本品为白色或类白色的冻干块状物或粉末。国内各企业的处方为人血白蛋白、右旋糖酐等。其效价应为标示量的85.0%～120.0%。

注射用尿激酶规格有(1)1万单位；(2)5万单位；(3)10万单位；(4)20万单位；(5)25万单位；(6)50万单位；(7)100万单位；(8)150万单位。

参考文献

[1] 范亚平．尿激酶的生化性质、药理与临床应用及其体内过程［J］．医药工业，1986，17(9)：32-35.

[2] 国家药典委员会．中华人民共和国药典临床用药须知·化学药和生物制品卷［M］．北京：人民卫生出版社，2005：383.

[3] 李惠雄．尿激酶的研究进展［J］．国外医学．分子生物学分册．1983，5(3)：113-118.

[4] 陶蓉．尿激酶纯化新工艺的探讨［J］．中国生化药物杂志，1998，19(4)：191-192.

[5] 卫生部药政局，中国药品生物制品检定所．中国药品检验标准操作规范［M］．北京：中国医药科技出版社，1996：365-369.

撰写　郝苏丽　中国食品药品检定研究院

复核　范慧红　中国食品药品检定研究院

阿　片

Opium

异名：Gum Opium；Raw Opium

阿片是从罂粟(*Papaver somniferum* L.)或白花罂粟(Papaver somniferum L. van. album D. C.)未成熟的蒴果用刀划痕后渗出的乳汁，经干燥而成的棕黑色膏状物。含有多种生物碱，已知有25种以上，通称为阿片生物碱，主要为异喹啉衍生物，按化学结构分为吗啡喃类(morphine)和1-苯甲基异喹啉类[1,2]。阿片中几乎所有生物碱均与罂粟酸、硫酸及乳酸结合为盐类。

阿片中总生物碱含量一般为15%～20%，但因产地不同，含量也有差异，其中以吗啡(morphine)最为重要，含量也高，为6%～12%。4%左右为那可丁(narcotine)、0.6%～2%为可待因(codeine)、0.3%～21%为蒂巴因(thebaine)、约0.2%为罂粟碱(papaverine)。其他还有东罂粟碱(oripavine)、尼奥品(neopine)、那碎因(narceine)、隐品碱(cryptopine)、罂粟壳碱(narcotoline)等三十多种微量生物碱。主要的阿片生物碱见表1。阿片除含有生物碱外，还含有蛋白质、树脂、脂肪、色素、树酸、糖类和罂粟素等。阿片品质的好坏即以吗啡含量的多少来衡量[3～5]。

吗啡喃类衍生物包括吗啡、可待因、蒂巴因等。它们大多能够作用于中枢神经，产生先兴奋后抑制的效用，对平滑肌亦有兴奋作用。

1-苯甲基异喹啉类衍生物包括罂粟碱、那可丁和那碎因等。它们对中枢神经作用极微，但对平滑肌有解痉作用。

【性状】罂粟未成熟蒴果经划痕后流出乳白色渗出物，遇空气后变色，经干燥加工而成棕色或暗棕色膏状物，即为阿片。新鲜品略柔软，存放日久，则变坚硬或脆。臭特殊，味极苦。

【鉴别】(1)本品加水加热浸渍后，滤过，滤液内含罂粟酸，加三氯化铁试液生产罂粟酸铁，显紫红色。阿片中含有的吗啡能与三氯化铁作用显紫色，加稀盐酸或二氯化汞试液是为排除吗啡引起变色的影响[1]。

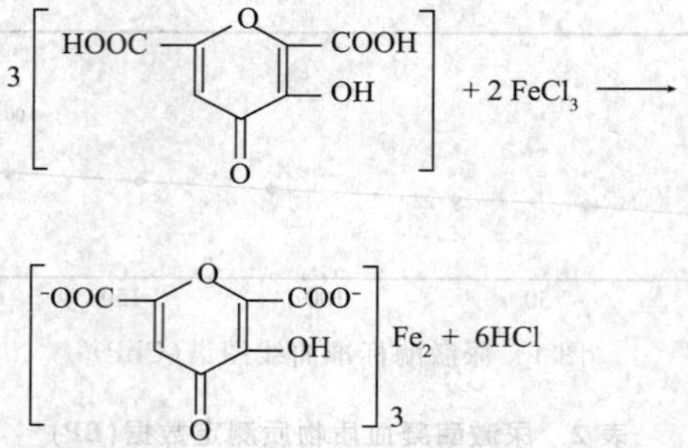

(2)取本品，加三氯甲烷与氨试液数滴后，阿片内的吗啡等生物碱在氨碱性条件下游离而转溶于三氯甲烷中；将三氯甲烷蒸干，残留物为灰白色结晶；此结晶加甲醛硫酸试液，即显深红色，此反应称为Marquis反应[1]。

阿片所含的5种主要生物碱皆与甲醛硫酸试液有呈色反应，见表2。

表2　5种主要生物碱与甲醛硫酸试液呈色反应

生物碱名称	灵敏度(μg)	Marquis颜色反应
吗啡	0.05	红紫→紫青→紫
可待因	0.05	青紫
蒂巴因	0.05	橙红
那可丁	0.10	红紫→橄榄绿→蓝绿
罂粟碱		淡黄→深玫瑰红→紫色

(3)取阿片适量，先加水与氨试液，研匀，碱化，使生物碱溶解游离出来，然后移至分液漏斗中，加三氯甲烷-乙醇(1∶1)混合溶剂溶解萃取，将提取液蒸干，采用薄层色谱法分离鉴别；薄层板为硅胶G，展开后碘化铋钾试液显色检视。

【含量测定】测定阿片中吗啡的含量，采用固相萃取-高效液相色谱色测定[6,7]，规定本品含吗啡按无水吗啡($C_{17}H_{19}NO_3$)计算，不得少于9.5%。

表 1　主要的阿片生物碱

中文名称	英文名称	分子式	熔点(℃)	旋光度 $[\alpha]_D$
吗啡	morphine	$C_{17}H_{19}O_3N$	254	−131°(MeOH)
那可丁	narcotine	$C_{22}H_{23}O_7N$	176	−200°($CHCl_3$)
可待因	codeine	$C_{18}H_1O_3N$	157	−137°(EtOH)
蒂巴因	thebaine	$C_{19}H_{21}O_3N$	193	−219°(EtOH) −229°($CHCl_3$)
东罂粟碱	oripavine	$C_{18}H_{19}O_3N$	201	−212°($CHCl_3$)
尼奥品	neopine(β-codeine)	C18$H_{21}O_3N$	127	−28°($CHCl_3$)
罂粟碱	papaverine	$C_{20}H_{21}O_4N$	148	0°
那碎因	narceine	$C_{23}H_{27}O_3N$	145	0°
隐品碱	cryptopine	$C_{21}H_{23}O_5N$	221	0°
罂粟壳碱	narcotoline	$C_{21}H_{21}O_7N$	202	−189°($CHCl_3$)
鸦片黄碱	papavcraldine(xanthaline)	$C_{20}H_{19}O_5N$	210	0°
劳丹辛	laudabosinc	$C_{21}H_{21}O_4N$	89	+52°($CHCl_3$) +100°(EtOH)
劳丹宁	laudanidine(tritopine)	$C_{20}H_{25}O_4N$	184	−94°($CHCl_3$)

固相萃取(SPE)的简要过程：

(1)柱的预处理和活化　取固相萃取柱，依次用甲醇-水(3：1)15ml与水5ml冲洗，再用pH值约为9的氨水溶液冲洗至流出液pH值约为9。

(2)加样和清洗　取样品适量，用5%醋酸溶液将待测物从其蛋白质结合物中解离出来，并沉淀蛋白质。超声处理30分钟使吗啡等待测物溶解。取上清液加样于固相萃取柱上，滴加氨试液适量使柱内溶液pH值约为9，摇匀，待溶剂滴尽后，用水20ml清洗，洗去水溶性杂质，流速应控制在2～4ml/min，流速快可将待测物洗脱，影响回收率。

(3)洗脱　用含20%甲醇的5%醋酸溶液洗脱。

USP(36)是将阿片供试液通过三根硅藻土柱分离处理后，采用紫外分光光度法测定含量。BP(2013)是先将阿片供试液经硅藻土色谱柱(150mm×30mm)进行柱层析，然后通过装有预柱的高效液相色谱柱进行分离测定。JP(15)仍采用石灰法测定含量。

【制剂】(1)阿片粉(Powderde Opium)

阿片粉系将阿片经70℃以下干燥、研细，加乳糖或其他稀释剂制成。本品易吸潮结块，须密封保存。本品的鉴别、含量测定同阿片。阿片粉也可用于制备阿片酊、阿片片、阿桔片和复方甘草片。

(2)阿片酊(Opium Tincture)

制剂复方樟脑酊中使用本品。

阿片酊处方见表3。

表 3　阿片酊处方

原辅料名称	处方量
阿片(10%)	100g
乙醇(95%)	460ml
石蜡	50g
纯化水加至	1000ml

(3)阿片片(Opium Tablets)

本品为阿片粉压制片。鉴别、含量测定方法同阿片。

(4)阿桔片(Compound Platycodon Tablets)

本品为淡棕色片，是阿片粉和桔梗的复方制剂，为镇咳祛痰药。鉴别、含量测定同阿片。

参考文献

[1] 中华人民共和国卫生部药典委员会．中华人民共和国药典1990年版二部药典注释[M]．北京：化学工业出版社，1993：303-306.

[2] 林启寿．中草药化学［M］．北京：科学出版社，1977：722.

[3] 徐任生，陈仲良．中草药有效成分的提取和分离［M］．2版．上海：上海科学出版社，1983.

[4] 徐任生．天然产物化学［M］．北京：科学出版社，1993：121-124.

[5] 姚新生．天然药物化学［M］．北京：人民卫生出版社，2001.

[6] 李永庆，陈蕾，赵文，等．中国药典中阿片系列品种吗啡含量测定方法的研究与建立［J］．中国药品标准，2003，4(6)：9-11.

[7] 李永庆，陈蕾，赵文，等．中国药典中阿片系列品种吗啡含量测定方法的研究与建立［J］．中国药品标准，2004，5(1)：18-21.

撰写　董海彦　姜世贤　何毓襄　郑鸿英

青海省药品检验检测院

阿司匹林

Aspirin

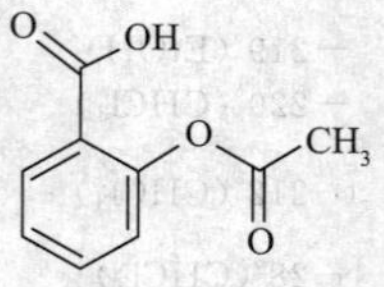

$C_9H_8O_4$　180.16

化学名：2-(乙酰氧基)苯甲酸

2-(acetyloxy) benzoic acid

英文名：Aspirin(INN)；Acetylsalicylic Acid

CAS 号：[50-78-2]

本品为临床应用较早的解热、镇痛药。1899 年 3 月 6 日德国拜耳获得了阿司匹林的注册商标，我国于 1958 年开始生产。到目前为止，已应用百年，成为医药史上三大经典药物之一，至今仍是世界上应用最广泛的解热、镇痛、抗炎药，也是作为比较和评价同类药物的标准制剂。

药理作用：①镇痛作用，主要是通过抑制前列腺素及其他能使痛觉对机械性或化学性刺激敏感的物质(如缓激肽、组胺)的合成，属于外周性镇痛药，但不能排除中枢镇痛(可能作用于下视丘)的可能性。②抗炎作用，确切的机制尚不清楚，可能由于本品作用于炎症组织，通过抑制前列腺素或其他能引起炎性反应的物质(如组胺)的合成而起抗炎作用。抑制溶酶体酶的释放及白细胞趋化性等也可能与其有关。③解热作用，可能通过作用于下视丘体温调节中枢引起外周血管扩张，皮肤血流增加，出汗，使散热增加而起解热作用。此种中枢性作用可能与前列腺素在下视丘的合成受到抑制有关。④抗风湿作用，本品抗风湿的机制，除解热、镇痛作用外，主要在于抗炎作用。⑤抑制血小板聚集的作用，是通过抑制血小板的环氧酶，减少前列腺素的生成而起作用[1]。

临床主要用于治疗发热、疼痛、风湿病等症，成人一次 300～600mg，一日 3 次或必要时服；临床另一主要用途为抗血栓治疗，特别是预防心脑血管疾病方面应用广泛，疗效确切，每天最佳剂量为 75～150mg。

本品口服易吸收，服后 2 小时血药浓度达峰值，在肝脏代谢，主要以代谢物形式自尿排出。不良反应损伤胃黏膜细胞，长期服用可出现不同程度的胃肠道反应。

除中国药典(2015)收载外，USP(36)、BP(2013)、JP(16)亦有收载。

【制法概要】目前我国阿司匹林生产企业采用的合成路线基本相同[2]。

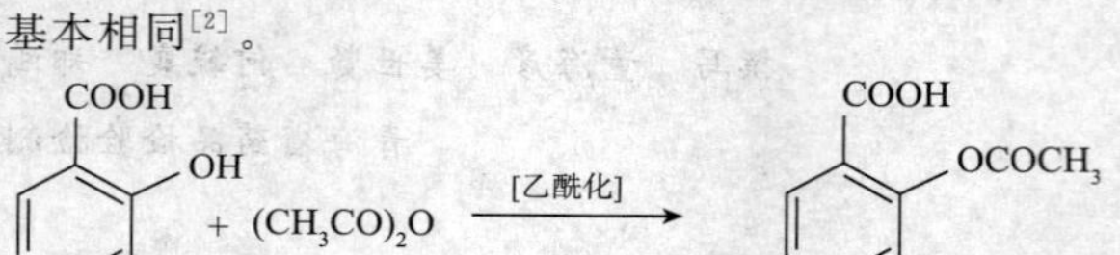

【性状】本品属单斜晶系[3～5]，外观为白色结晶或结晶性粉末；无臭或微带醋酸臭，味微酸；因其为低级脂肪的酚酯，遇湿气即缓缓水解为水杨酸和醋酸。

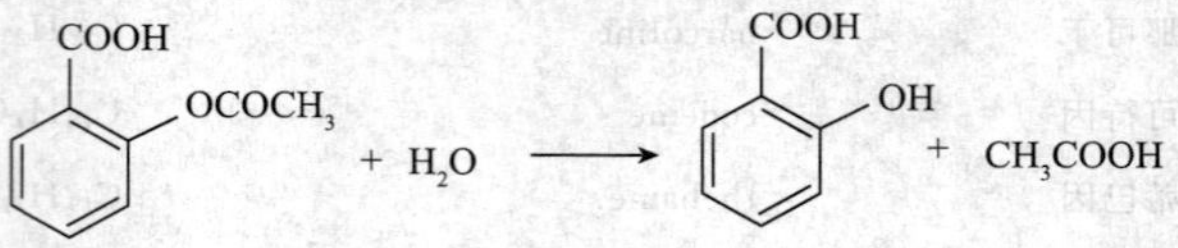

【鉴别】(1)阿司匹林加热水解后生成水杨酸，水杨酸的酚羟基在中性或弱酸性条件下与三氯化铁试液反应，生成紫堇色配位化合物。反应适宜的 pH 值为 4～6，在强酸性溶液中配位化合物会分解。

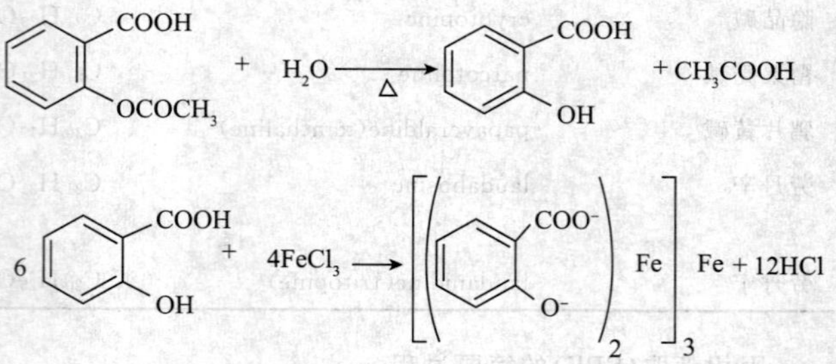

(2)本品与碳酸钠试液加热水解，得水杨酸钠及醋酸钠，酸化后，水杨酸析出，滤液有醋酸臭。

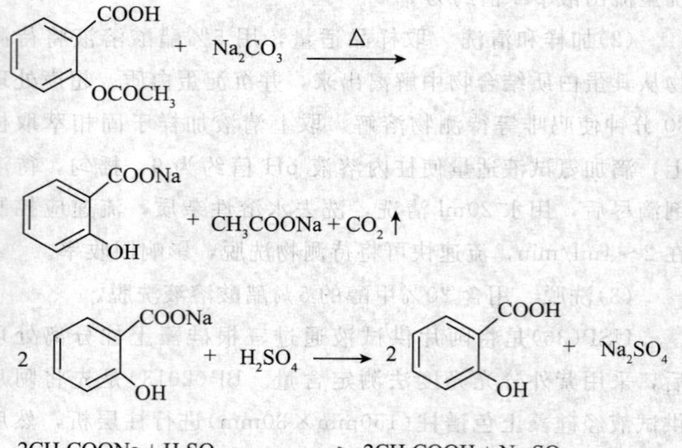

(3)本品的红外光吸收图谱(光谱集 5 图)显示的主要特征吸收如下表[6]。

特征谱带(cm^{-1})	归属	
1760	酯	$\nu_{C=O}$
1695	羧基	$\nu_{C=O}$
1610，1580，1485	苯环	$\nu_{C=C}$
1310	羧基	ν_{C-O}
1220，1190	酯	ν_{C-O-C}
755	取代苯	γ_{4H}
705	苯环	$\delta_{环}$

【检查】溶液的澄清度　检查本品在碳酸钠试液中的不溶物，如原料水杨酸中可能带入的酚类物质(如苯酚)以及工

艺过程中的副产物醋酸苯酯。利用水杨酸苯酯等不溶于碳酸钠试液，而阿司匹林可溶解的特性，控制本品质量。

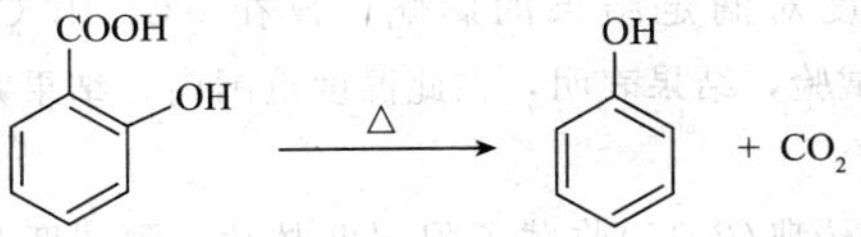

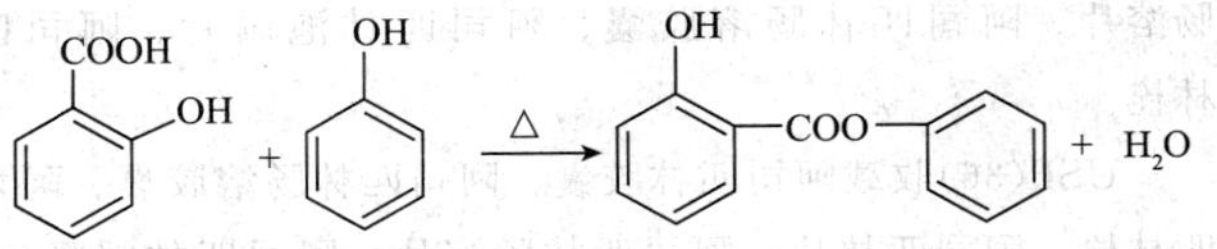

游离水杨酸 生产过程中乙酰化不完全或贮藏期中阿司匹林水解产生水杨酸，由于其结构式中带有酚羟基在空气中逐渐被氧化成一系列醌型有色物质，如淡黄、红棕甚至深棕色，故可使阿司匹林变色。

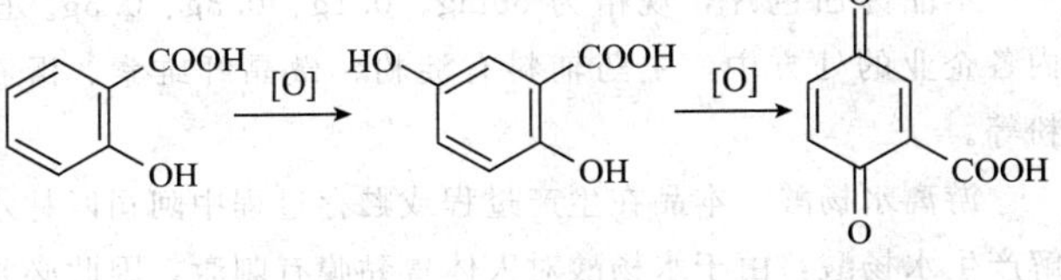

(黄色)

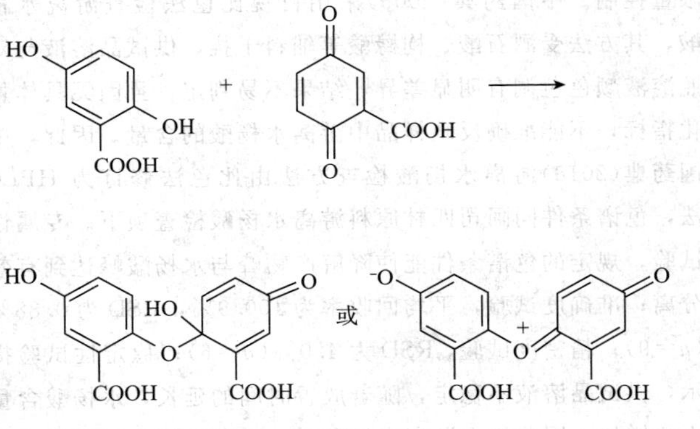

(蓝色至黑色)

中国药典(2005)采用比色法检查水杨酸，由于制剂中的酒石酸、枸橼酸对比色法有干扰，为了与制剂中游离水杨酸检查法统一及提高测量的准确性，中国药典(2010)建立了HPLC法。经对方法学进行验证，水杨酸溶液(以流动相为溶剂)在303nm处有最大吸收，见图1；专属性试验，本法的色谱条件能使降解产物峰与水杨酸峰达到有效分离；线性试验中，水杨酸进样量在48.7～243.6ng范围内，进样量(x)与水杨酸峰面积(y)成良好的线性关系，线性方程为 $y=392.7x-0.4669$，$r=0.9999$；准确度试验，平均回收率为100.3%，RSD为0.87%($n=9$)；精密度试验，RSD为4.7%($n=6$)；稳定性试验提示，供试品溶液不稳定，随着放置时间的延长，降解的水杨酸含量不断增加，因此游离水杨酸检查时，供试品溶液配制后应立即进样。阿司匹林原料项下的水杨酸检查中，供试品浓度为10mg/ml，水杨酸对照品浓度10μg/ml，典型的色谱图见图2、图3。中国药典(2015)未修订。

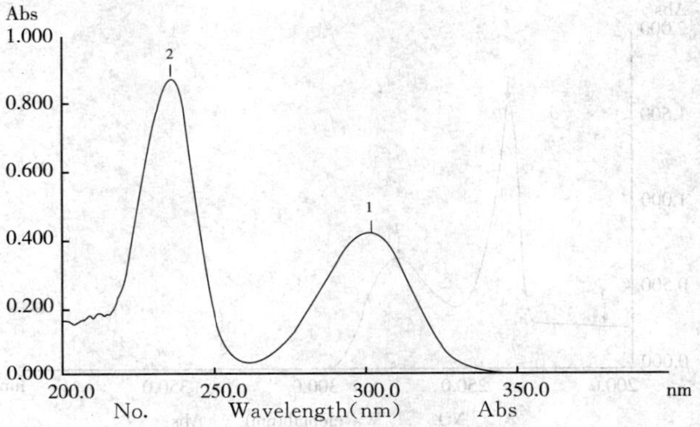

No.	Wavelength(nm)	Abs
1	303.00	0.417
2	239.40	0.770

图1 水杨酸在流动相溶液中的紫外吸收光谱图

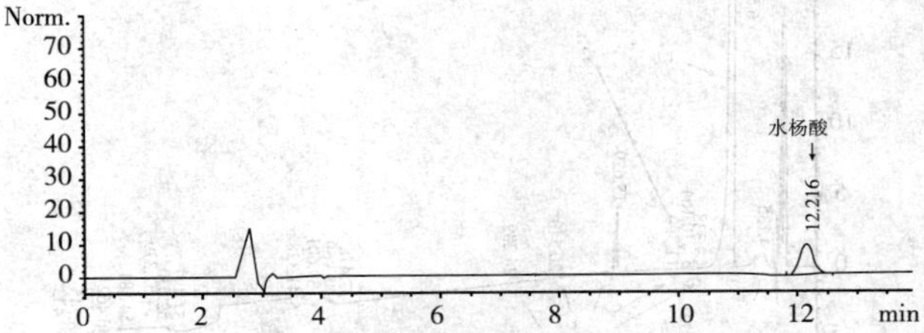

图2 游离水杨酸检查项下的水杨酸对照品色谱图

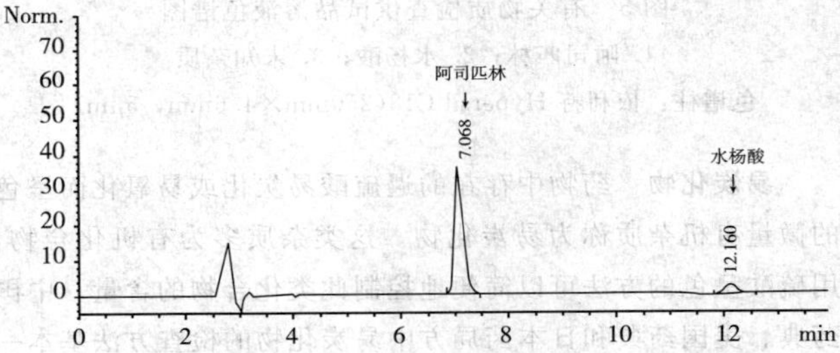

图3 游离水杨酸检查项下供试品溶液色谱图

色谱柱：依利特 Hypersil C18(250mm×4.6mm，5μm)

有关物质 中国药典(2005)仅规定检查游离水杨酸，未对其生产过程中可能带入的苯酚、醋酸苯酯、水杨酸苯酯、乙酰水杨酸苯酯等副产物及降解物进行控制。鉴于阿司匹林现已用于复方注射剂，因此，有必要控制其有关物质。中国药典(2010)建立了有关物质检查的HPLC法，经对方法进行验证：阿司匹林溶液(流动相为溶剂)在276nm波长处有最大吸收，见图2；专属试验，阿司匹林峰的保留时间约为8分钟，理论板数按阿司匹林峰计算为约8000，本品经酸、碱、热、光及氧化等破坏试验，降解产物峰均与主成分峰达到有效分离；溶液的稳定性试验结果表明，供试品溶液在21小时内稳定(除水杨酸杂质外)；重现性试验结果表明，本法重现性好、方法可行，见图4、图5。中国药典(2015)未修订。

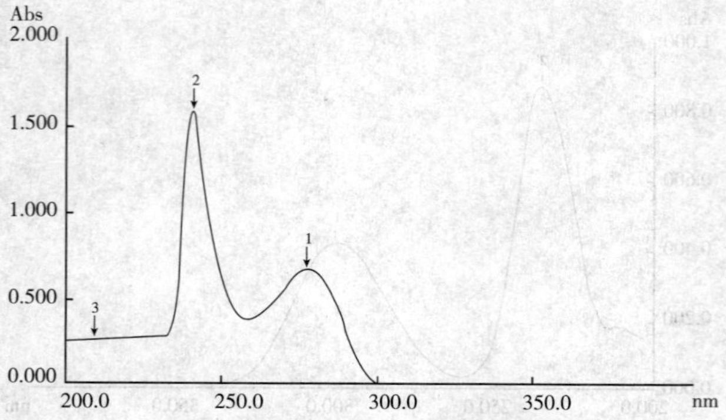

NO.	Wavelength(nm)	Abs
1	276.00	0.670
2	240.00	2.391

图 4　阿司匹林在流动相溶液中的紫外吸收光谱图

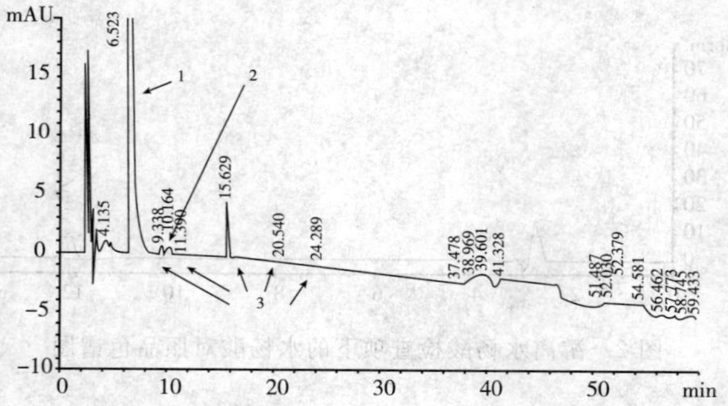

图 5　有关物质检查供试品溶液色谱图

1. 阿司匹林；2. 水杨酸；3. 未知杂质

色谱柱：依利特 Hypersil C18(250mm×4.6mm，5μm)

易炭化物　药物中存在的遇硫酸易炭化或易氧化而呈色的微量有机杂质称为易炭化物。这类杂质多为有机化合物，用硫酸呈色的方法可以简便地控制此类化合物的含量。中国药典、美国药典和日本药局方中易炭化物的检查方法基本一样，均采用目视比色法。

干燥失重　阿司匹林吸湿后极不稳定，故需对水分进行控制。目前美国药典、英国药典、日本药局方中均采用干燥失重检查水分。中国药典(2015)参照英国药典采用减压干燥法。

【含量测定】采用酸碱滴定法。利用阿司匹林游离羧基的酸性以标准碱液直接滴定。

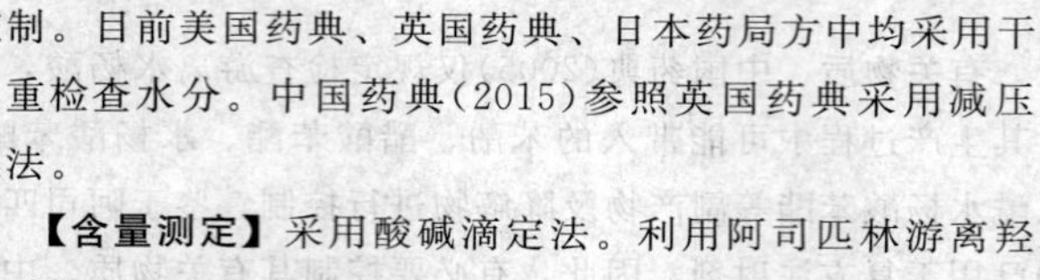

阿司匹林含有酯的结构，为了防止酯键滴定时水解而使结果偏高，故在中性乙醇溶液中滴定。

滴定时应在不断振摇下稍快进行，以防止局部碱度过大而促使水解。

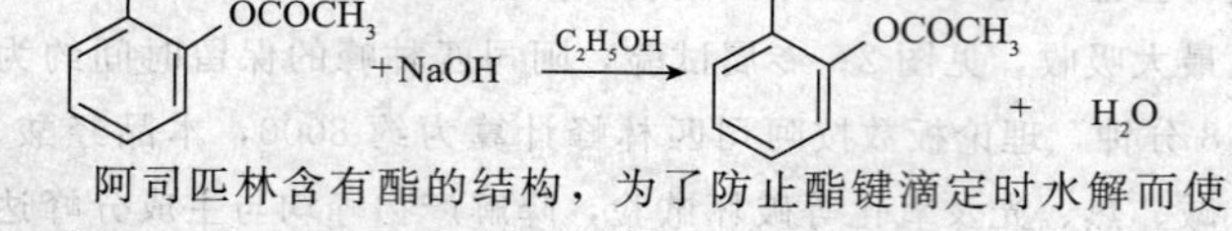

本品显弱酸性，用强碱滴定，等当点偏碱性，所以选择在碱性变色的酚酞指示剂。

为了考察温度对滴定结果的影响，曾在 0℃、10℃、20℃、40℃进行试验，结果表明，在此温度范围内，结果几乎无影响。

【制剂】中国药典(2015)收载了阿司匹林片、阿司匹林肠溶片、阿司匹林肠溶胶囊、阿司匹林泡腾片、阿司匹林栓。

USP(36)收载阿司匹林胶囊、阿司匹林肠溶胶囊、阿司匹林栓、阿司匹林片、阿司匹林肠溶片、阿司匹林缓释片、阿司匹林泡腾片等剂型。

BP(2013)中收载了阿司匹林片、阿司匹林分散片、阿司匹林泡腾片、阿司匹林肠溶片。

(1) 阿司匹林片(Aspirin Tablets)

本品为白色片，规格为 50mg、0.1g、0.3g、0.5g。国内各企业的处方中，主药辅料有淀粉、微晶纤维素、滑石粉等。

游离水杨酸　本品在生产过程或贮存过程中阿司匹林水解产生水杨酸，由于水杨酸对人体胃黏膜有刺激，因此必须限量控制。中国药典(2005)采用目视比色法检查游离水杨酸，其方法受酒石酸、枸橼酸等辅料干扰，供试品溶液与对照溶液颜色色调有明显差异，结果不易判定，且因无具体量化指标，不能准确反映样品中游离水杨酸的含量。因此，中国药典(2010)游离水杨酸检查方法由比色法修订为 HPLC 法，色谱条件同阿司匹林原料游离水杨酸检查项下。专属性试验，规定的色谱条件能使降解产物峰与水杨酸峰达到有效分离；准确度试验，平均回收率为 100.9%，RSD 为 0.88% ($n=9$)；精密度试验，RSD 为 4.0%($n=6$)；稳定性试验提示，供试品溶液不稳定，随着放置时间的延长，水杨酸含量不断增加，因此检查游离水杨酸时，供试品溶液配制后应立即进样。中国药典 (2015)未作修订。

溶出度　阿司匹林在水中微溶，有必要对其进行溶出检查。溶出方法按中国药典(2005)未作修订，采用溶出度第一法，以盐酸溶液(稀盐酸 24ml，加水至 1000ml)为溶出介质，转速为 100 转，时间为 30 分钟，限度为标示量的 80%。由于紫外法测定溶出量时，辅料干扰大，中国药典(2010)修订为 HPLC 法，色谱条件同含量测定项。考虑到阿司匹林在溶出度检查过程中部分发生水解，质量标准中通过测定水解后的水杨酸含量，并乘以 1.304 再加上阿司匹林溶出量即得本品溶出量(阿司匹林分子量为 180.16，水杨酸分子量为 138.12，校正因子为 1.304)。经方法学验证，准确度试验的回收率为 100.0%，RSD 为 1.5%($n=9$)；线性试验，进样量在 105.44～5024.0ng 范围内，进样量(x)与峰面积(y)呈良好的线性关系，线性方程为 $y=407.919x+38336.2$，$r=0.9996$：精密度试验的 RSD 为 2.1%($n=6$)；稳定性试验，供试品溶出溶液在 12 小时内稳定。中国药典 (2015)未作修订。

含量测定　中国药典(2005)采用容量法，中国药典

(2010)修订为 HPLC 法。方法学验证试验表明，准确度试验的回收率为100.1%，RSD 为0.55%($n=9$)；精密度试验RSD为0.88%($n=6$)；线性试验中，阿司匹林进样量在0.52～1.56μg 范围内，其峰面积(y)与进样量(x)呈良好的线性关系，回归方程为 $y=435.3x-11.91$，$r=0.9993$；稳定性试验，供试品溶液在6小时内稳定。中国药典（2015）未作修订。

(2)阿司匹林肠溶片（Aspirin Enteric-coated Tablets）

本品为肠溶包衣片，共有5个规格，分别为25mg、40mg、50mg、100mg、300mg。国内各企业处方中主要辅料有：淀粉、枸橼酸(或酒石酸)、微晶纤维素等；包衣材料主要有：聚丙烯酸树脂Ⅱ、聚丙烯酸树脂Ⅲ、包衣粉、聚山梨酯80、蓖麻油或市售肠溶型薄膜包衣预混剂等。

游离水杨酸　修订理由同阿司匹林片，测定方法同阿司匹林原料项下。

溶出度　本品为肠溶制剂，质量标准订人溶出度检查，测定方法中国药典(2005)选用释放度第二法(采用溶出度第一法装置)，转速为100转/分钟，先在0.1mol/L 盐酸溶液中释放2小时、再在pH 6.8磷酸盐缓冲液中释放45分钟，在酸液中的限度为不得过标示量的10%，在磷酸盐缓冲液中的限度为标示量的70%。溶出量测定方法 UV 法因受辅料干扰大、且不同规格样品溶液浓度差异大，故中国药典(2010)建立了 HPLC 法，色谱条件同含量测定项下。中国药典(2015)未修订。

阿司匹林在溶出度检查过程中水解部分也作为释放部分进行测定、合并计算溶出量。酸中溶出量的阿司匹林对照品溶液是按标示量的10%的限度制备，鉴于样品在酸中限度较低，其水解产生的水杨酸含量很小，故对酸液中的水杨酸不进行测定；磷酸盐缓冲液中，阿司匹林对照品溶液是按标示量的70%的限度制备，水杨酸对照品溶液浓度是按阿司匹林对照品溶液浓度的10%制备，分别测定溶出液中的水杨酸与阿司匹林含量，合并计算溶出量。经方法学验证，准确度试验的平均回收率（25mg，40mg，50mg，0.1g，0.3g）分别为100.0%、100.0%、101.3%、100.0%和101.0%，RSD分别为1 .2%、0.96%、0.30%、0.72%和0.43%($n=9$)；线性试验的进样量在105.44～5024.0ng 范围内，进样量(x)与峰面积(y)呈良好的线性关系，线性方程为 $y=407.919x+38336.2$，$r=0.9996$；精密度试验的RSD(25mg，40mg，50mg，0.1g，0.3g)分别为3.0%、0.36%、0.50%、0.25%、0.69($n=6$)；稳定性试验，供试品溶出溶液在16小时内稳定。

含量测定　修订理由同阿司匹林片，测定方法同阿司匹林片项下。

规格　经检索国家食品药品监督管理局国内药品数据库，有生产批准文号的规格有300mg、100mg、50mg、40mg及25mg。中国药典(2005)仅收载0.3g 规格，中国药典(2010，2015)按国家局批准文号规格收载25mg、40mg、50mg、100mg、300mg 规格。

(3)阿司匹林肠溶胶囊(Aspirin Enteric Capsules)

本品为胶囊剂，共有3个规格，分别为75mg、100mg、150mg。主要辅料有：空白基丸、淀粉、蔗糖、酒石酸、丙烯酸树脂Ⅱ号、聚山梨酯80、聚滑石粉。

游离水杨酸　修订理由同阿司匹林片，测定方法同阿司匹林片项下。

溶出度　阿司匹林肠溶胶囊溶出度方法与肠溶片方法相同。方法验证结果表明，准确度试验的平均回收率为99.0%，RSD 为 0.40%（$n=9$）；精密度试验，RSD 为0.77%；线性试验，进样量在105.44～5024.0ng 范围内，进样量(x)与峰面积(y)呈良好的线性关系，线性方程为 $y=407.919x+38336.2$，$r=0.9996$。

含量测定　同阿司匹林片。

规格　经检索国家食品药品监督管理局国内药品数据库，有生产批准文号的规格有0.5g、0.3g、0.15g 及75mg，0.1g 规格没有生产批准文号。中国药典(2005)收载0.1g 规格，国家药品标准 WS_1-(X-394)-2004Z 收载了75mg、0.1g、0.15g 规格，0.5g、0.3g 规格未检索到质量标准。因此，中国药典(2010)仅收载75mg、100mg、150mg 规格。中国药典（2015)未作修订。

(4)阿司匹林泡腾片（Aspirin Effervescent Tablets）

本品为泡腾片，共有2个规格，分别为0.1g、0.5g。主要辅料有聚乙烯吡咯烷酮 K_{25}、玉米淀粉、碳酸钙(低铁)、无水柠檬酸、胶体二氧化硅等。

制法：将阿司匹林、胶体二氧化硅、玉米淀粉混合，加入用乙醇制备的聚乙烯吡咯烷酮 K_{25} 制粒溶液，制粒，干燥，测定水分，干磨过筛，再按处方比例加入糖精钠粉、桔子香精混合，压片，包装，即得。

检查　游离水杨酸　修订理由同阿司匹林片，测定方法同阿司匹林片项下。

含量测定　修订理由同阿司匹林片，测定方法同阿司匹林片项下。

(5)阿司匹林栓(Aspirin Suppositories)

本品为栓剂，共有5个规格，分别为0.1g、0.15g、0.3g、0.45g、0.5g。

检查　游离水杨酸　修订理由同阿司匹林片，测定方法同阿司匹林片项下。

含量测定　修订理由同阿司匹林片，测定方法同阿司匹林片项下。

参考文献

[1] 国家药典委员会．中华人民共和国药典临床用药须知·化学药和生物制品卷［M］．2005年版．北京：人民卫生出版社，2005：698.

[2] 中华人民共和国卫生部药典委员会．中华人民共和国药典二部药典注释[M]．1990年版．北京：化学工业出版社，1993：5.

[3] NI Wei-hua(倪维骅)．阿司匹林的晶型和晶态的测定［J］．

Pharmaceutical Industry(医药工业)，1983，3：21.

[4] FU Yi-ke(傅贻柯). 阿司匹林的理化性质与血药浓度的关系 [J]. Chinese Pharmaceuticl Journal(药学通报)，1981，16(1)：50.

[5] FU Yi-ke(傅贻柯). 阿司匹林的理化性质与其血药浓度的关系 [J]. Chinese Pharmaceuticl Journal(药学通报)，1982，17(8)：17－20.

[6] 盛龙生，何丽一，徐连连，等. 药物分析 [M]. 北京：化学工业出版社，2003，482.

撰写　潘正斐　陈赞民　海南省药品检验所
复核　鲁秋红　海南省药品检验所

阿苯达唑
Albendazole

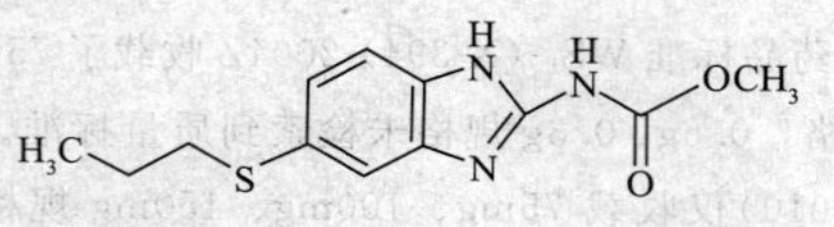

$C_{12}H_{15}N_3O_2S$　265.34

化学名：*N*-(5-丙硫基-1*H*-苯并咪唑-2-基)氨基甲酸甲酯 [5-(propylthio)-1*H*-benzimidazol-2-yl] carbamic acid methyl ester

英文名：Albendazole(INN)

异名：丙硫咪唑

CAS 号：[54965-21-8]

本品为广谱驱虫药。具有广谱、高效、低毒等特点。临床可用于驱蛔虫、蛲虫、绦虫、鞭虫、钩虫、粪圆线虫等。对多种寄生虫均有高度活性，它在体内迅速代谢为亚砜、砜醇和 2-胺砜醇。对肠道线虫选择性及不可逆性地抑制葡萄糖摄取，导致虫体糖原耗竭，和(或)抑制延胡索酸还原酶系统，阻碍 ATP 的产生，致使寄生虫无法生存和生育。本品引起虫体肠细胞胞浆微管变性，引起虫体死亡。本品有完全杀死钩虫卵、鞭虫卵及部分杀死蛔虫卵的作用。

本品不溶于水，在肠道内吸收缓慢，原药在肝脏内转化为丙硫苯咪唑-亚砜。口服后 2.5～3 小时血药浓度达峰值，血液中半衰期为 8.5～10.5 小时，在 24 小时内可有 87%的药物从尿中排出，13%随粪便排出，在体内无积蓄作用。小鼠一次口服阿苯达唑的 LD_{50} 为 6012mg/kg，大鼠为 1043mg/kg，大鼠和犬每日口服 30mg/kg，连服 3 个月，无毒副作用。

本品可引起脑炎综合征，多为迟发型反应，过敏体质、肝肾功能不全、孕妇及 2 岁以下儿童禁用[1,2]。

本品由 R. J. Gyurik 等于 1975 年研制成功，国内 1981 年开始投产[3]。

除中国药典（2015）收载外，USP（36）、BP（2013）、Ph. Eur.（7.0）亦有收载。

【制法概要】经工艺调整和改进，目前均以邻硝基苯胺为合成起始原料，国内各家的生产工艺基本一致，4-丙硫基邻苯二胺为重要的合成中间体。

合成线路一：

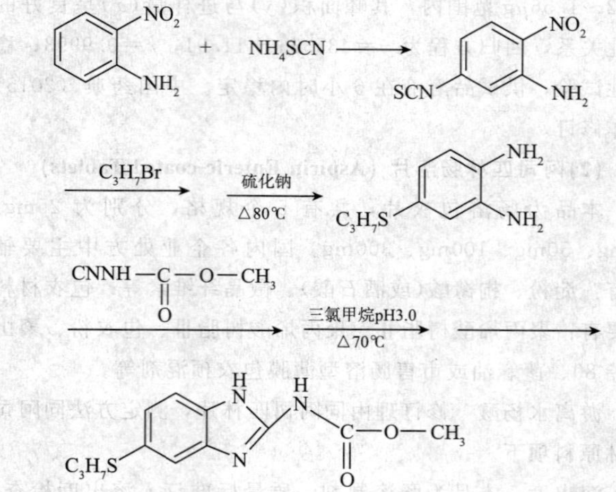

合成线路二：

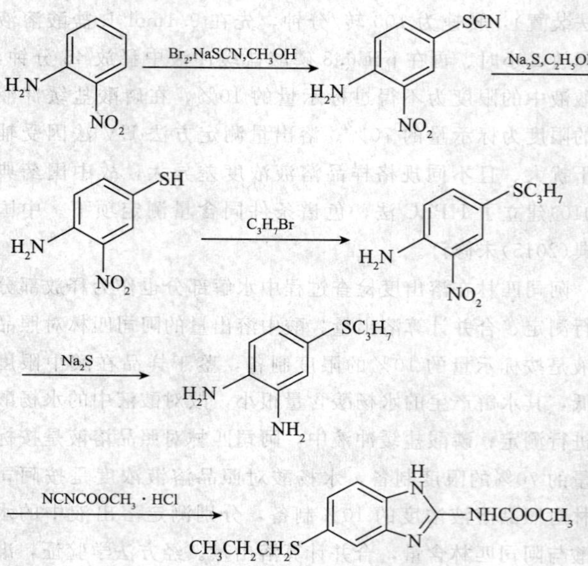

阿苯达唑

【性状】**吸收系数**　本品在丙酮或三氯甲烷中微溶，在乙醇中几乎不溶，在水中不溶，在冰醋酸中溶解，故先用冰醋酸溶解后，再用乙醇稀释，在 295nm 的波长处有最大吸收，吸收系数($E_{1cm}^{1\%}$)为 430～458。

【鉴别】(1)本品结构中含有丙硫基，炽灼后产生硫化氢气体，可使醋酸铅试纸变黑。

(2)本品为苯并咪唑结构的化合物，含有叔氮基，可以与生物碱沉淀剂碘化铋钾形成红棕色不溶性沉淀。

(3)本品在 295nm 处有最大吸收，277nm 波长处有最小吸收。

(4)本品的红外光吸收图谱应与对照的图谱（光谱集 1092 图）一致；本品的红外光谱集 212 图采用 KBr 压片法，1092 图采用石蜡糊法，如在波数 1380cm^{-1} 处吸收峰与对照图谱不一致，则用无水乙醇重结晶并减压干燥后测定。

本品红外光吸收图谱显示的主要特征吸收如下表。

特征谱带(cm^{-1})	归属	
3350	胺基	ν_{N-H}
1715	酯	$\nu_{C=O}$
1635	酰胺(Ⅰ)	$\nu_{C=O}$
1625，1590	苯并咪唑	$\nu_{C=O,C=N}$
1530	酰胺(Ⅱ)	δ_{NH}
1270，1100	氨基甲酸甲酯	ν_{C-O-C}

【检查】有关物质 中国药典(2005)采用薄层色谱法检查有关物质，展开剂为三氯甲烷-乙醚-冰醋酸(30∶7∶3)，以三氯甲烷-冰醋酸(9∶1)为溶剂，供试品溶液浓度为5mg/ml，杂质限度为1.5%，无系统适用性试验要求。实际工作中发现：由于采用的薄层板不同(如不同的手工板和预制板)等差异，可能导致检测的灵敏度不同，因此中国药典(2010)增加了系统适用性要求，并将样品浓度修订为10mg/ml，杂质限度修订为1.0%。中国药典(2015)未作修订。

经试验，当采用硅胶G薄层板，点样体积为5μl时，在主斑点的下方有一明显的杂质斑点，两者可以有效分离(图1)，主斑点与杂质斑点在紫外光灯(254nm)下检视，均显蓝色荧光。

样品所显的斑点容易消失，应立即检视。

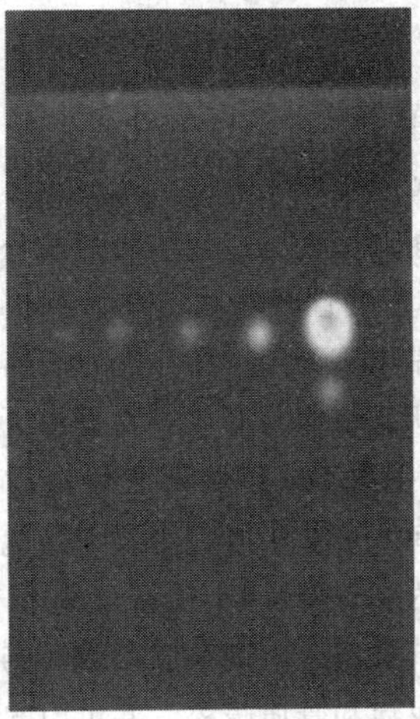

图1 从左至右：10μg/ml(0.1%)、20μg/ml(0.2%)、30μg/ml(0.3)、100μg/ml(1%)、10mg/ml(供试品溶液)

USP(36)采用硅胶G薄层板检查本品有关物质，杂质限度为0.5%，展开剂同中国药典(2015)，但比例不同，三氯甲烷-乙醚-冰醋酸(60∶10∶10)，溶剂为冰醋酸。

BP(2013)和Ph. Eur.(7.0)采用高效液相色谱法，用十八烷基硅烷键合硅胶柱，以甲醇-1.67g/L磷酸二氢铵溶液(300∶700)为流动相，检测波长为254nm，流速为0.7ml/min，以奥苯达唑和阿苯达唑的分离度大于3.0作为系统控制，以主成分自身对照(0.5%)法计算各杂质，并列出了杂质A、B、C、D、E、F的结构，以相对保留时间确定各杂质。相对保留时间：杂质D＝约0.40；杂质B和C＝约0.43；杂质E＝约0.47；杂质F＝约0.57；杂质A＝约0.80。限度分别为：杂质A，B，C，D，E，F：每个杂质的峰面积不得大于0.75%。杂质总和不得大于1.5%。

文献报道[3]：本品如采用乙醇-盐酸回流精制，乙醇在酸性条件下容易发生酯交换生成结构如下的杂质：

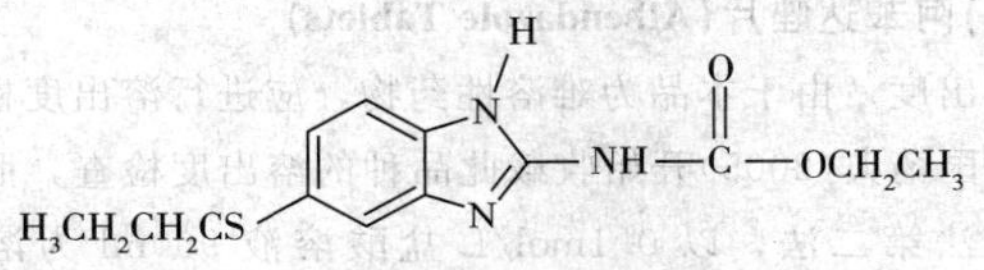

如采用丙酮-盐酸和甲醇-盐酸回流精制，则不会产生上述杂质。

Ph. Eur.(7.0)列出的杂质结构：

杂质A：5-(propylsulphanyl)-1*H*-benzimidazol-2-amine

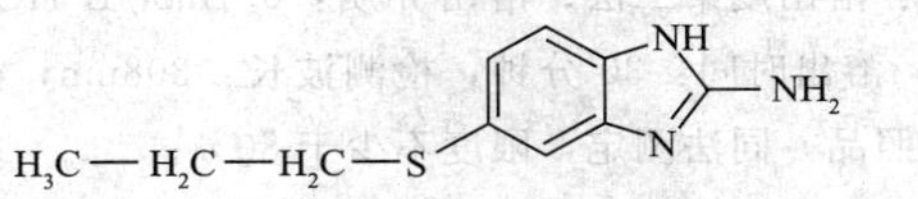

杂质B：methyl[5-(propylsulphonyl)-1*H*-benzimidazol-2-yl]carbamate

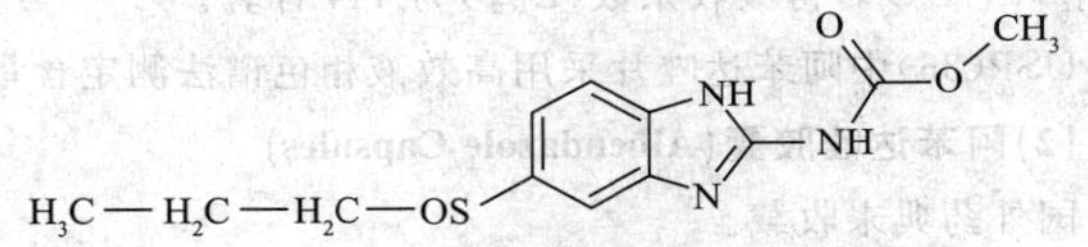

杂质C：methyl[5-(propylsulphonyl)-1*H*-benzimidazol-2-yl]carbamate

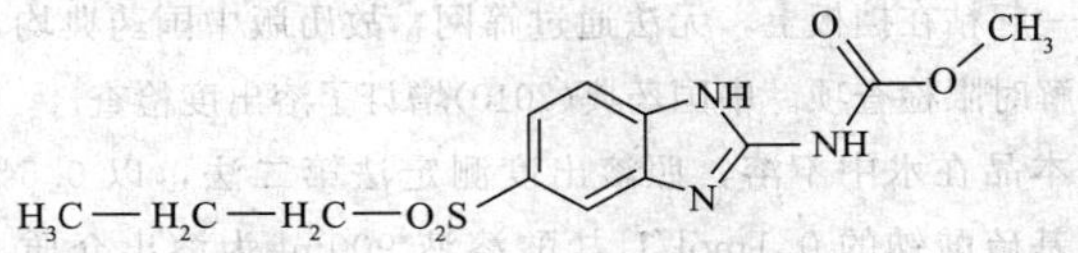

杂质D：5-(propylsulphanyl)-1*H*-benzimidazol-2-amine

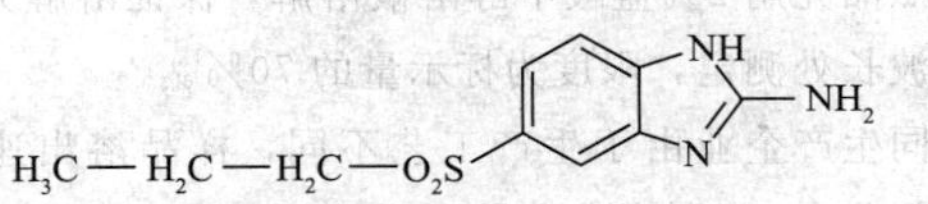

杂质E：methyl(1*H*-benzimidazol-2-yl)carbamate

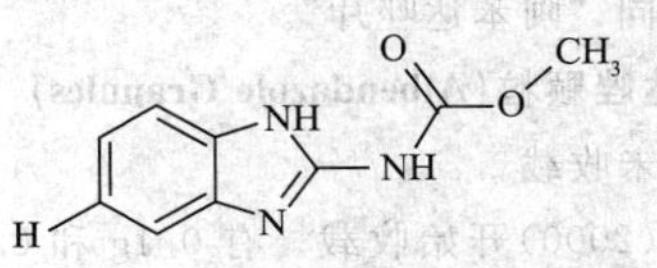

杂质F：methyl[(5-(methylsulphanyl)-1*H*-benzimidazol-2-yl]carbamate

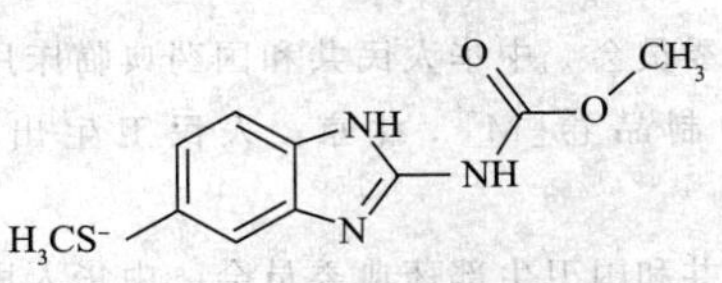

【含量测定】本品为碱性含氮杂环咪唑类化合物，采用

非水碱量法测定，以结晶紫为指示剂，经电位法校正，终点为绿色。各国药典均采用该方法测定含量。

【制剂】中国药典(2015)收载了阿苯达唑片、阿苯达唑胶囊和阿苯达唑颗粒，USP(36)收载了阿苯达唑片和阿苯达唑口服混悬液；BP(2013)收载了阿苯达唑口服混悬液。

(1)阿苯达唑片(Albendazole Tablets)

溶出度　由于本品为难溶性药物，应进行溶出度检查。

中国药典(2005)开始收载此品种的溶出度检查，照溶出度测定法第二法，以 0.1mol/L 盐酸溶液 900ml 为溶出介质，转速每分钟 75 转，溶出时间为 45 分钟；阿苯达唑对照品先用 2%盐酸甲醇溶液溶解，以保证溶解完全，在 308nm 波长处测定，限度为标示量的 65%。中国药典(2015)未作修订，标准与中国药典(2005)相同。USP(32)中溶出度测定方法为：溶出度第二法；溶出介质：0.1mol/L HCl；转速：50rpm，溶出时间：30 分钟，检测波长：308nm，另取阿苯达唑对照品，同法测定，限度不少于 80%。

含量测定　中国药典(2015)采用吸收系数法的紫外-可见分光光度法测定含量。由于阿苯达唑在乙醇中几乎不溶，故先用冰醋酸溶解，再用乙醇稀释，在 295nm 波长处测定，按 $C_{12}H_{15}N_3O_2S$ 得吸收系数($E_{1cm}^{1\%}$)为 444 计算。

USP(36)中阿苯达唑片采用高效液相色谱法测定含量。

(2)阿苯达唑胶囊(Albendazole Capsules)

国外药典未收载。

本品多为将原料药直接装入胶囊壳，不含辅料。由于本品不溶于水，在进行崩解时限检查时，如不加挡板，囊壳破碎后，内容物结成小块漂浮在水面上；如加挡板，囊壳溶胀后，和内容物一起粘在挡板上，无法通过筛网，故历版中国药典均未收载崩解时限检查项。中国药典(2010)增订了溶出度检查。

本品在水中不溶，照溶出度测定法第二法，以 0.5%十二烷基硫酸钠的 0.1mol/L 盐酸溶液 900ml 为溶出介质，转速为每分钟 100 转，依法操作，溶出时间为 45 分钟；阿苯达唑对照品先用 2%盐酸甲醇溶液溶解，保证溶解完全，在 308nm 波长处测定，限度为标示量的 70%。

不同生产企业由于生产工艺不同，样品溶出速率有差异，大部分在 45 分钟溶出量可以达到标示量的 70%以上，个别企业低于 70%。中国药典(2015)将限度规定为 70%。

含量测定同“阿苯达唑片”。

(3)阿苯达唑颗粒(Albendazole Granules)

国外药典未收载。

中国药典(2000)开始收载。有 0.1g 和 0.2g 两个规格。中国药典(2015)未作修订，标准与中国药典(2010)一致。

参考文献

[1] 国家药典委员会．中华人民共和国药典临床用药须知·药学和生物制品卷[M]．北京：人民卫生出版社，2005：329-630.

[2] 中华人民共和国卫生部药典委员会．中华人民共和国药典 1990 年版二部药典注释[M]．1990 年版．北京：化学工业出版社，1993.

[3] 李安良，许爱霞．阿苯达唑中杂质的检测[J]．中国医药工业杂志，1991，22(8)：360-362.

撰写　赵亚萍　那硕俐　湖北省药品监督检验研究院

复核　姜　红　湖北省药品监督检验研究院

阿法骨化醇

Alfacalcidol

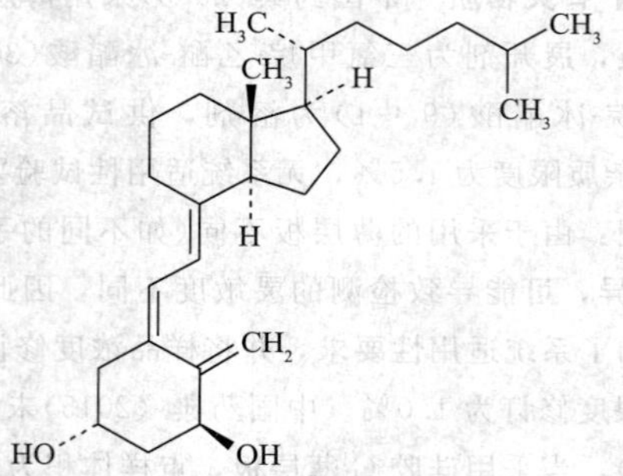

$C_{27}H_{44}O_2$　400.65

化学名：(5Z,7E)-9,10-开环胆甾-5,7,10(19)-三烯-1α,3β-二醇

(5Z, 7E)-9, 10-Secocholesta-5, 7, 10 (19)-trienne-1α, 3β-diol

英文名：Alfacalcidol

异名：1α-羟基骨化醇；1α-羟化维生素 D_3

CAS 号：[41294-56-8]

本品为钙代谢调节药，适用于骨质疏松症，可改善维生素 D 代谢异常(见于慢性肾功能不全、甲状旁腺功能低下和抗维生素 D 佝偻病和骨软化症)所致的低钙血症、抽搐、骨痛及骨损害等症状。口服易吸收，在肝脏、成骨细胞内转化为 1α，25-二羟维生素 D_3(即骨化三醇)从而发挥药理活性，血药浓度达峰时间 8～12 小时，主要以骨化三醇形式经肾排出体外，半衰期约 2～4 日。小剂量(1 日小于 1μg)单独给药一般无不良反应，长期、大剂量服用或与钙剂合用，可引起高钙血症、高钙尿症和骨质疏松，并可引起厌食、恶心、呕吐、便秘和皮疹等症。

国外自 1973 年起分别对从胆固醇的半合成和全合成路线进行了研究。除中国药典(2015)收载外，Ph. Eur. (7.0)与 BP(2013)亦有收载。

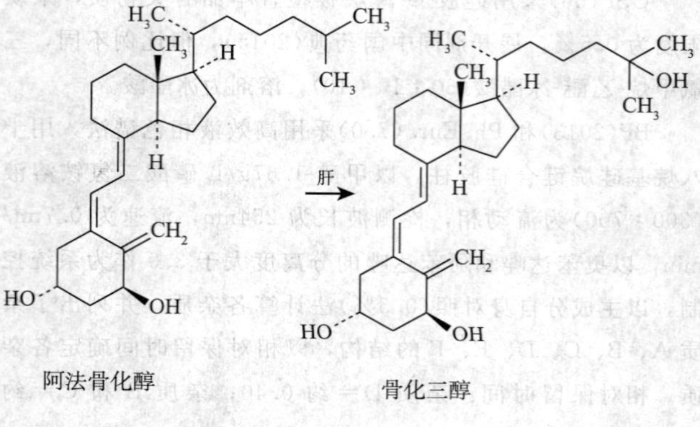

阿法骨化醇　　骨化三醇

【制法概要】

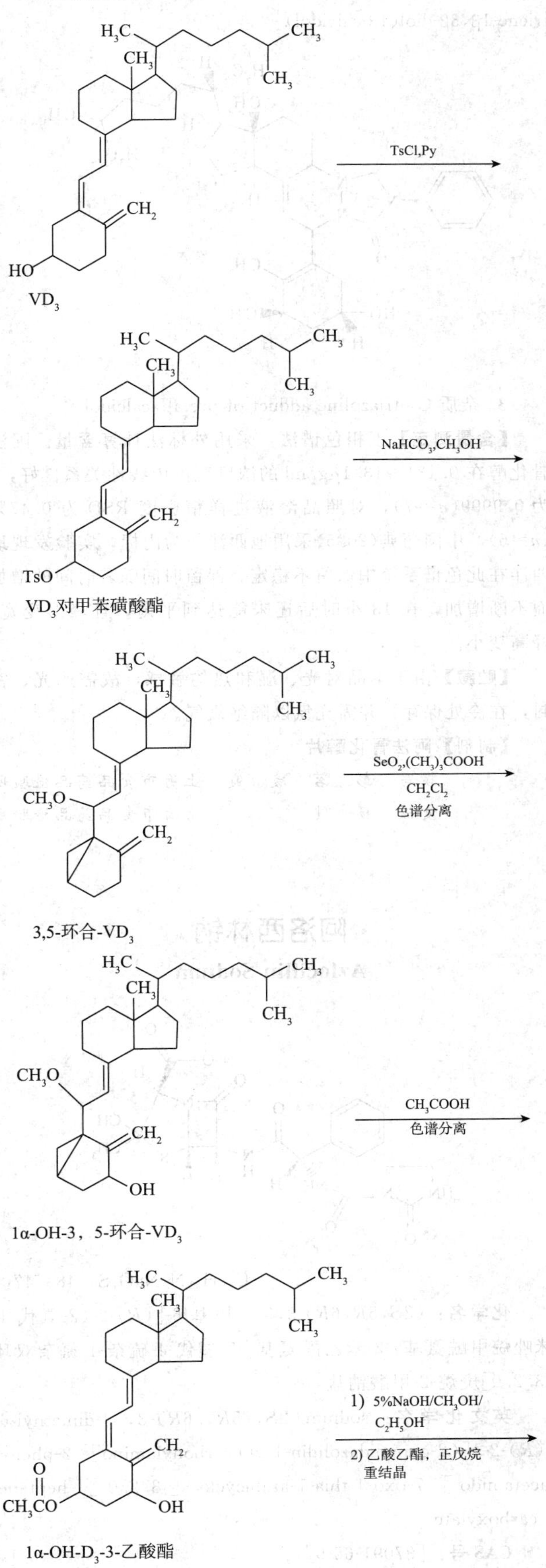

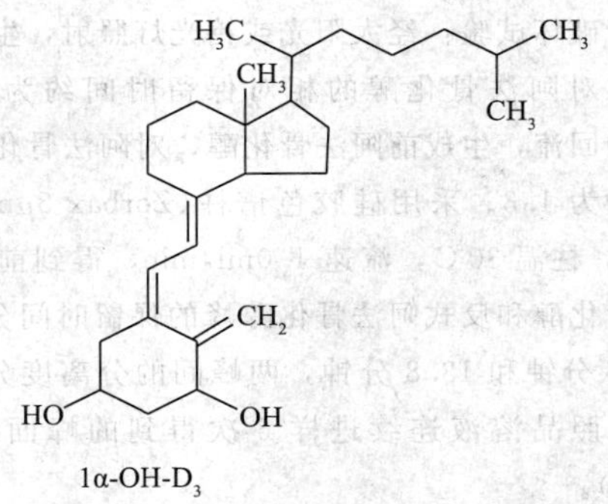

【性状】本品对光、湿和热均敏感。在溶液中根据温度和时间的不同，可发生可逆的异构化反应，生成前阿法骨化醇。本品的药理活性包括了阿法骨化醇与其前体作用之和。

本品在无水乙醇中的最大吸收波长为265nm（图1），吸收系数（$E_{1cm}^{1\%}$）为420～447。

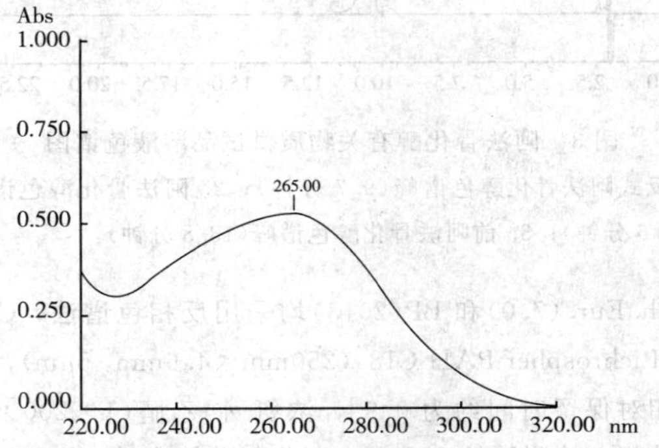

图1 阿法骨化醇在无水乙醇中的紫外光吸收图谱（10μg/ml）

【鉴别】（1）本品与醋酸-浓硫酸反应，显甾体特有的呈色反应，初显黄色，瞬间变红色，渐成黄绿色。

（2）本品经KBr压片，其红外光吸收图谱应与对照品图谱一致。典型光谱图见图2。特征吸收如下表。

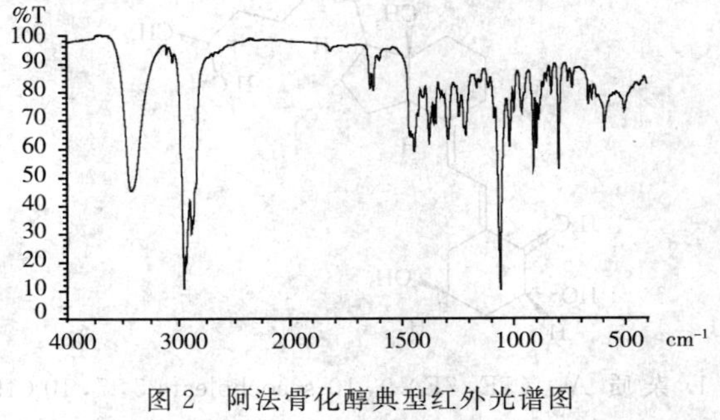

图2 阿法骨化醇典型红外光谱图

特征谱带（cm^{-1}）	归属
3400	羟基 ν_{O-H}
3100，3050	烯氢 ν_{C-H}
1640，1620	烯 $\nu_{C=C}$
1606	羟基 ν_{C-O}

【检查】有关物质　采用含量测定项下的色谱条件，自身对照法计算杂质的量，限度控制为除前阿法骨化醇外，单个杂质不得过0.5%，杂质总量不得过1.0%。将供试品溶

液分别进行破坏试验：经太阳光或钨光灯照射，生成反式阿法骨化醇，对阿法骨化醇的相对保留时间约为 0.92；经 80℃水浴中回流，生成前阿法骨化醇，对阿法骨化醇的相对保留时间约为 1.3。采用硅胶色谱柱（Zorbax 5μm，4.6mm ×250mm），柱温 30℃，流速 1.0ml/min，得到前阿法骨化醇、阿法骨化醇和反式阿法骨化醇峰的保留时间分别为 9.7 分钟、10.6 分钟和 13.8 分钟，两峰间的分离度分别为 2.1 和 6.5。对照品溶液连续进样 6 次得到的峰面积 RSD＝0.3％(图 3)。

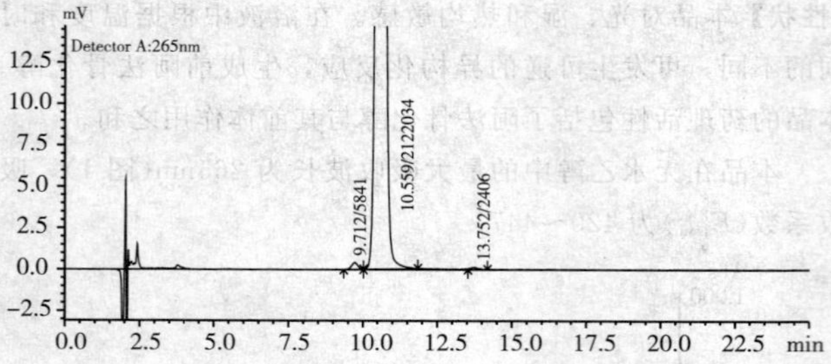

图 3　阿法骨化醇有关物质供试品溶液色谱图

1. 反式阿法骨化醇色谱峰(9.7 分钟)；2. 阿法骨化醇色谱峰(10.6 分钟)；3. 前阿法骨化醇色谱峰(13.8 分钟)

Ph. Eur. (7.0)和 BP(2013)均采用反相色谱法，C18 色谱柱[Lichrospher PAH C18 (250mm×4.6mm，5μm)，杂质 A 的相对保留时间约为 0.9]，浓氨-水-乙腈(1∶200∶800)为流动相，检测波长 265nm。在此色谱条件下，前阿法骨化醇对阿法骨化醇的相对保留时间约为 1.3，规定两峰的分离度大于 4.0。按面积归一化法计算，规定单个杂质 A(反式阿法骨化醇)、B 和 C 均不得过 0.5％，杂质总量不得过 1.0％，前阿法骨化醇峰不计入内。

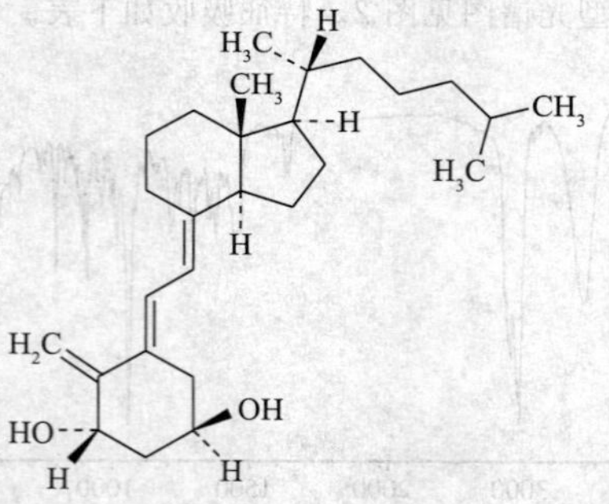

1. 杂质 A：(5E，7E)-9，10-secocholesta-5，7，10(19)-triene-1α，3β-diol(trans-alfacalcidol)

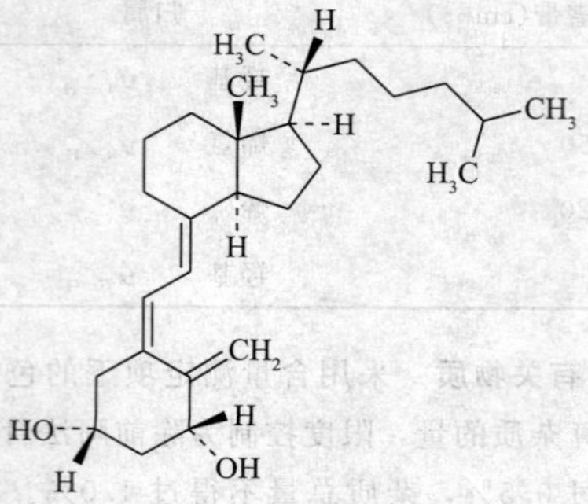

2. 杂质 B：(5Z，7E)-9，10-secocholesta-5，7，10(19)-triene-1β，3β-diol(1β-calcidol)

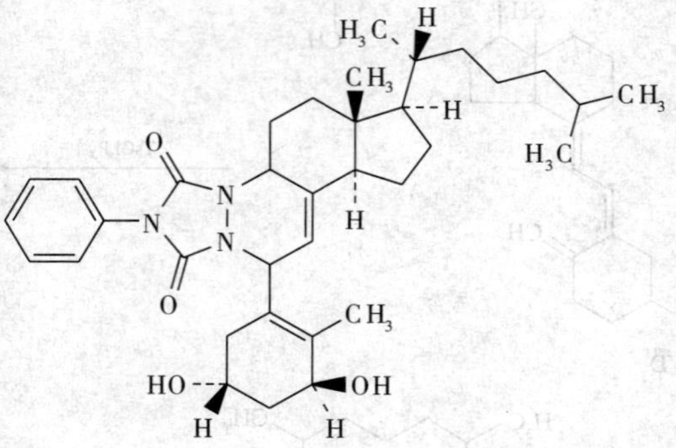

3. 杂质 C：triazoline adduct of pre-alfacalcidol

【含量测定】正相色谱法，采用外标法计算含量。阿法骨化醇在 0.131～13.1μg/ml 的浓度范围内线性关系良好，r 为 0.9999(n＝7)，对照品溶液进样精密度 RSD 为 0.47％(n＝6)。中国药典(2005)采用地西泮作为内标，实验发现地西泮在此色谱系统中保留不稳定，保留时间随着时间的增加而不断增加，在 13 小时后还未能达到平衡，且峰形变宽，峰高变小。

【贮藏】由于本品对光、湿和热均敏感，故需遮光、密封，在冷处保存，并需充氮以隔绝氧气。

【制剂】阿法骨化醇片

撰写　彭　茗　凌　霞　　上海市食品药品检验所

复核　杨永健　　上海市食品药品检验所

阿洛西林钠

Azlocillin Sodium

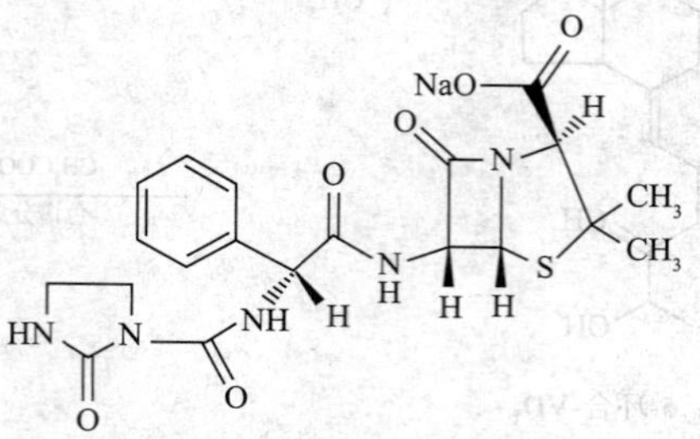

$C_{20}H_{22}N_5NaO_6S$　483.47

化学名：(2S,5R,6R)-3,3-二甲基-6-[(R)-2-(2-氧代-1-咪唑烷甲酰氨基)-2-苯乙酰氨基]-7-氧代-4-硫杂-1-氮杂双环[3.2.0]庚烷-2-甲酸钠盐

英文化学名：sodium(2S，5R，6R)-3，3-dimethyl-6-[(R)-2-[(2-oxoimidazolidin-1-yl) carbonylamino] -2-phenylacetamido] -7-oxo-4-thia-1-azabicyclo [3.2.0] heptane-2-carboxylate

CAS 号：[37091-65-9]

[37091-66-0] 阿洛西林

本品为第三代广谱半合成青霉素，对革兰阳性球菌、革兰阴性杆菌（包括铜绿假单胞菌）及厌氧菌有效，其抗菌谱类似美洛西林，但作用强于美洛西林、羧苄西林及替卡西林[1]，主要用于敏感的革兰阴性菌及阳性菌所致的各种感染。本品不耐金葡菌的青霉素酶和肠杆菌科细菌所产生的β-内酰胺酶。铜绿假单胞菌对本品的耐药性发展较快，其耐药机理主要为质粒介导的青霉素酶对阿洛西林钠的水解失活作用[2]。氨基糖苷类与本品联合应用可加强对铜绿假单胞菌和其他一些革兰阴性菌的作用。

本品口服不吸收，注射后广泛分布于组织和体液中。静脉注射 1g 阿洛西林，血药达峰浓度为 100～200mg/L，与血清蛋白结合率很低，仅为 30%～40%左右，很少部分经代谢降解，代谢产物（青霉噻唑酸盐）量不到原口服剂量的 15%，尿排泄为 50%～70%，胆汁排泄为 5.3%[3]。剂量与药代动力学参数之间呈非线性关系。血消除半衰期（$t_{1/2}$）约为 1 小时，肾功能不全患者血消除半衰期（$t_{1/2}$）约为 2～6 小时，新生儿中的半衰期（$t_{1/2}$）可延长至 2.6 小时。

其不良反应类似青霉素，主要为过敏反应（如瘙痒、荨麻疹等），其他反应有腹泻、恶心、呕吐、发热，个别病例可见出血时间延长、白细胞减少等，电解质紊乱（高钠血症）则较少见。

阿洛西林钠最早由德国拜耳公司于 20 世纪 80 年代研制成功，现已在美国、日本、欧洲等几十个国家获得广泛的临床应用。我国于 2002 年 7 月首次批准生产，现我国有 23 家生产企业拥有阿洛西林钠原料药的批准文号。国外现行版药典均未收载，仅在 BP（1998）、BP（2000）以及 USP（21）、USP（22）、USP（23）中有过收载。

【制法概要】制法 1

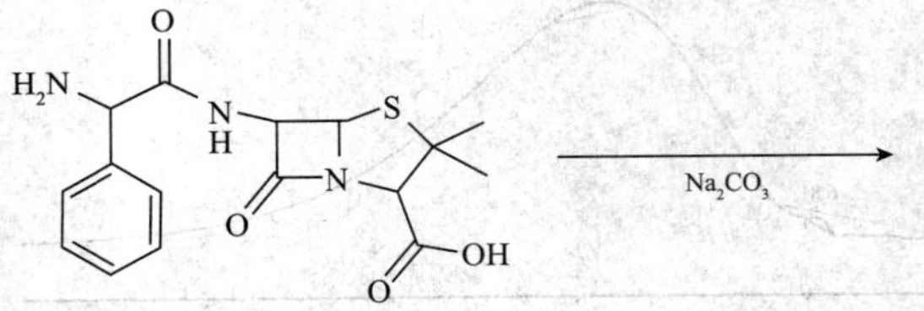

氨苄西林

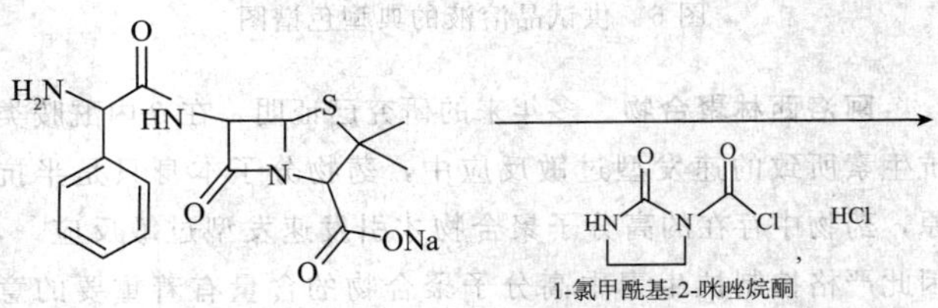

氨苄西林钠　　1-氯甲酰基-2-咪唑烷酮

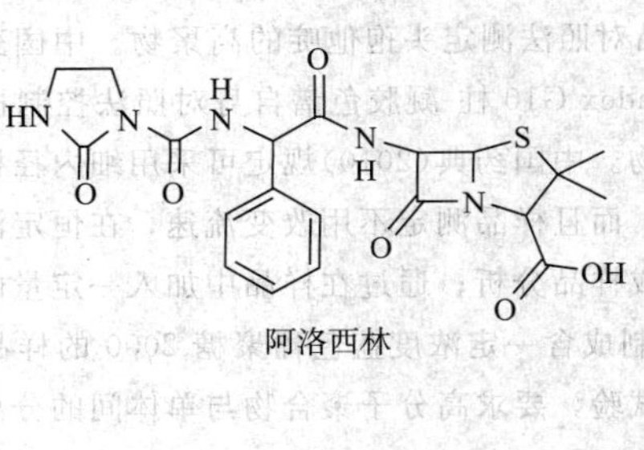

阿洛西林

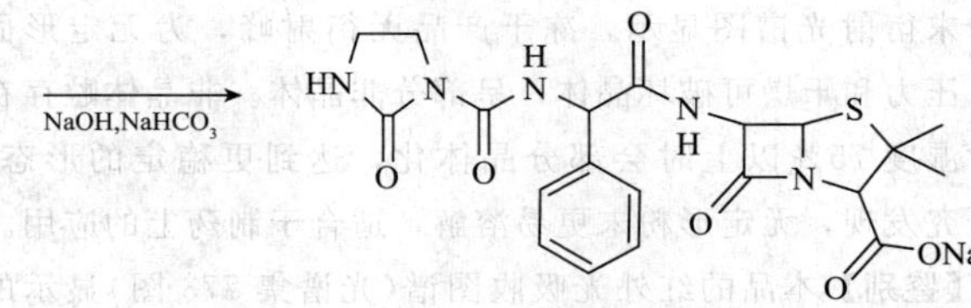

阿洛西林钠

制法 2

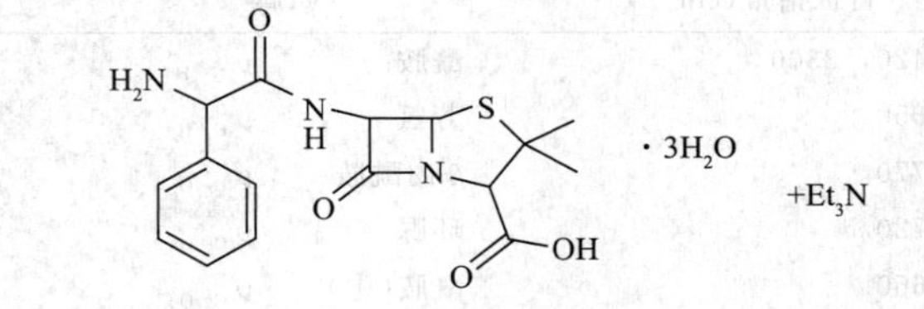

氨苄西林三水合物　　三乙胺

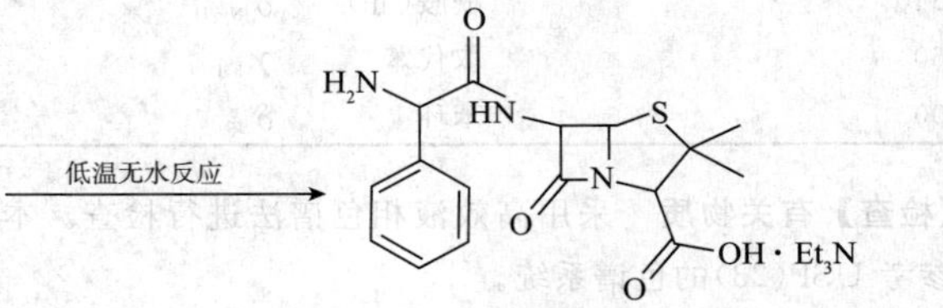

氨苄西林胺盐

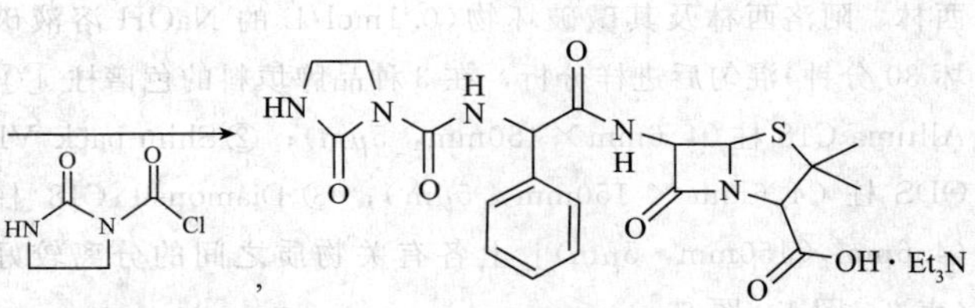

1-氯甲酰基-2-咪唑烷酮　　阿洛西林胺盐

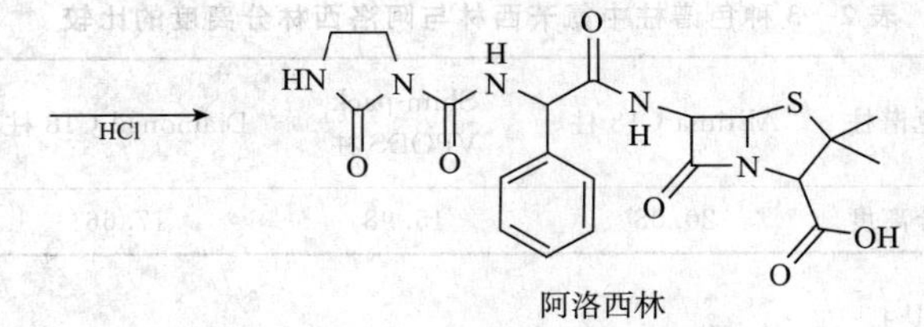

阿洛西林

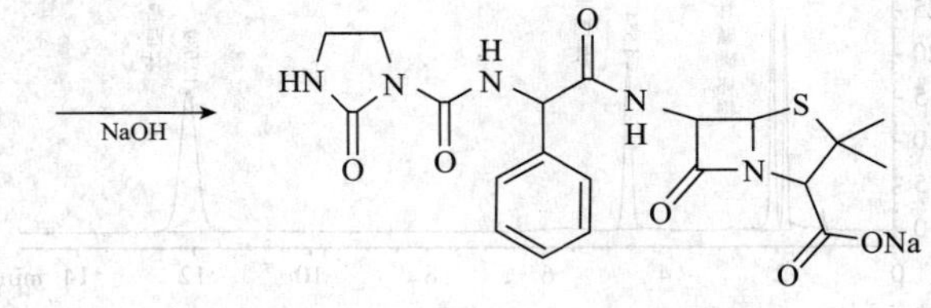

阿洛西林钠

【性状】阿洛西林钠在 35℃、pH4.9～10.3 水溶液中的降解动力学为表观一级反应，并受酸、碱催化，水溶液在 pH5.5 时最稳定[4]。在与 10%葡萄糖注射液配伍使用时发现，当葡萄糖注射液 pH 小于 3.40 时阿洛西林钠将析出，产生沉淀[5]。

阿洛西林钠可采用水溶液结晶、冷冻干燥以及喷雾干燥等方法制得，此三种方法制得的产品其^{1}HNMR 图谱和 TLC 行为一致[6]。冻干粉及结晶产品的石蜡糊法红外光谱有明显差异，但用标准的 KBr 法测得的红外光谱则无差异。X-射线粉末衍射光谱图显示，冻干产品无衍射峰，为无定形固体。压力和干燥可破坏晶体，呈部分非晶体。非晶体贮存在相对湿度75%以上时会部分晶体化，达到更稳定的形态。经研究发现，无定形粉末更易溶解，适合于制药上的应用。

【鉴别】本品的红外光吸收图谱（光谱集773图）显示的主要特征吸收如表1。

表1　阿洛西林钠的红外光谱

特征谱带（cm^{-1}）	归属	
3420，3300	酰胺	ν_{N-H}
3050	芳氢	ν_{C-H}
1770	β-内酰胺	$\nu_{C=O}$
1720	环脲	$\nu_{C=O}$
1660	酰胺（Ⅰ）	$\nu_{C=O}$
1605，1405	羧酸离子	ν_{CO_2}
1540	酰胺（Ⅱ）	δ_{N-H}
760	取代苯	γ_{5H}
700	苯环	$\delta_{环}$

【检查】有关物质　采用高效液相色谱法进行检查。本方法参考USP(23)的色谱系统。

阿洛西林可能含有氨苄西林及其开环物等杂质。将氨苄西林、阿洛西林及其碱破坏物（0.1mol/L的NaOH溶液破坏30分钟）混匀后进样分析，在3种品牌填料的色谱柱［①Alltima C18柱（4.6mm×150mm，5μm）；②Shim-pack VP ODS柱（4.6mm×150mm，5μm）；③Diamonsil C18柱（4.6mm×150mm，5μm）］上各有关物质之间的分离较好（表2、图1～图6）。

表2　3种色谱柱中氨苄西林与阿洛西林分离度的比较

色谱柱	Alltima C18柱	Shim-pack VPODS柱	Diamonsil C18柱
分离度	20.08	15.98	17.66

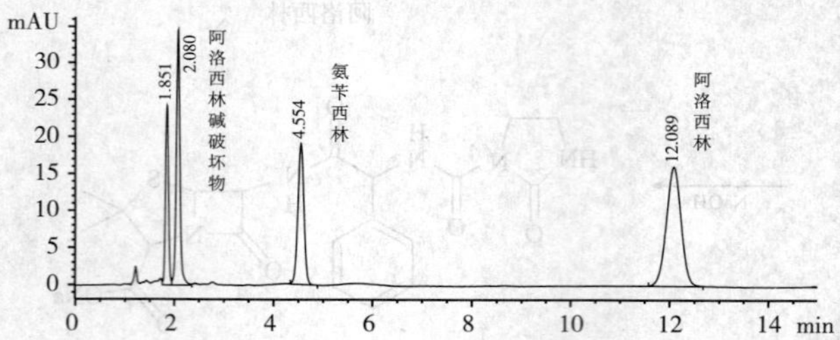

图1　Alltima C18柱系统适用性实验图谱

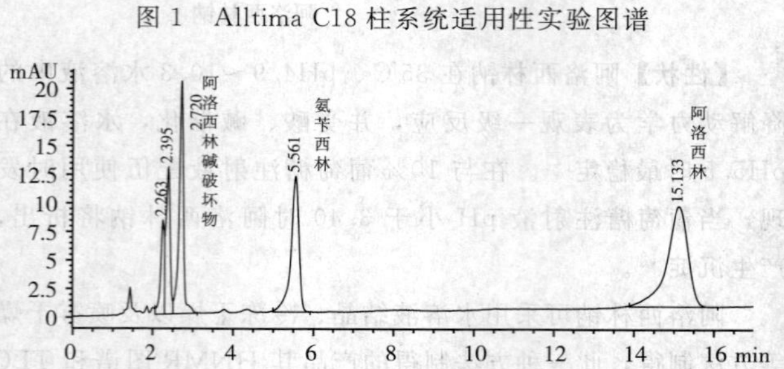

图2　Shim-pack VPODS柱系统适用性实验图谱

在此色谱系统中，因不同厂家样品相邻杂质不同，故无法用相对保留时间限定相邻杂质。鉴于碱破坏物先于氨苄西林洗脱，故仅对氨苄西林和阿洛西林的分离度进行要求，并规定分离度应大于10.0。

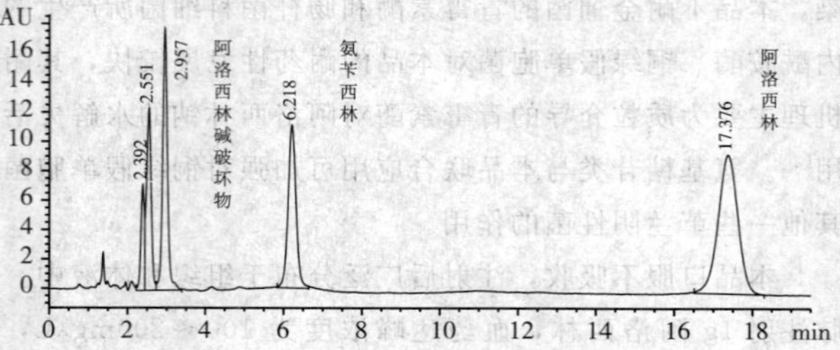

图3　Diamonsil C18柱系统适用性实验图谱

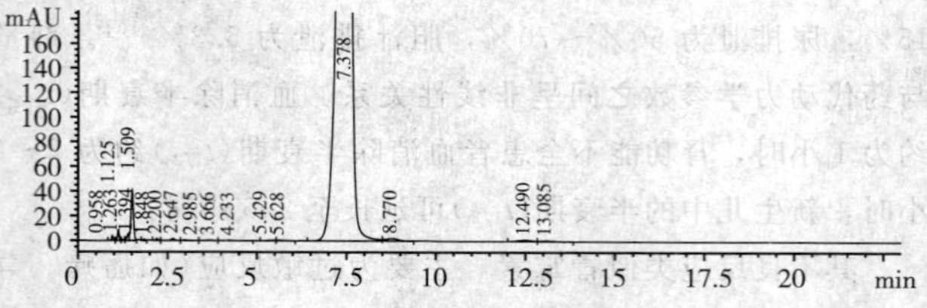

图4　供试品溶液的典型色谱图

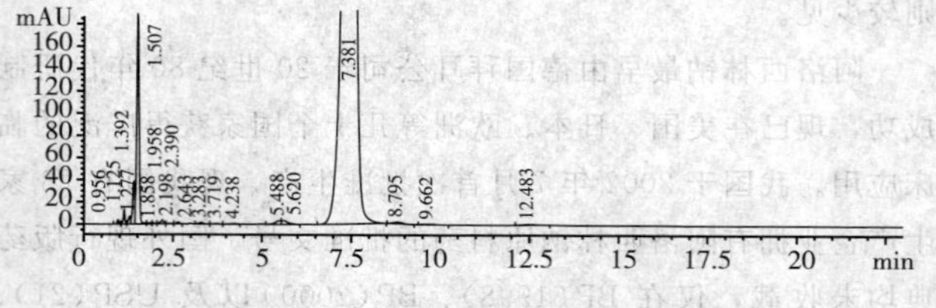

图5　不合格供试品溶液的典型色谱图

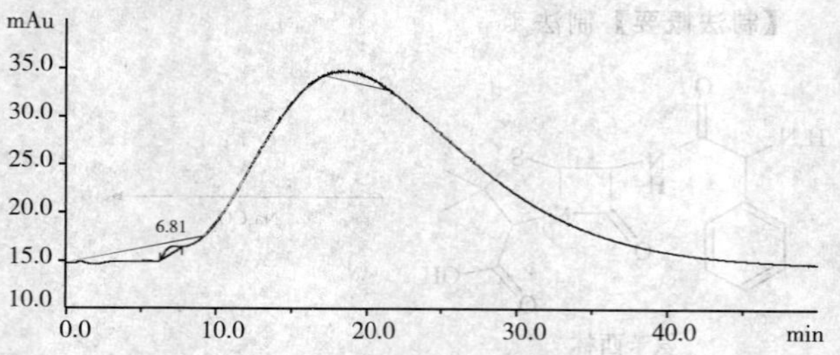

图6　供试品溶液的典型色谱图

阿洛西林聚合物　多年来的研究已证明，在β-内酰胺类抗生素所致的速发型过敏反应中，药物分子本身只是半抗原，药物中存在的高分子聚合物才引发速发型过敏反应[7]，因此严格控制抗生素中高分子聚合物的含量有着重要的意义。USP(22)和USP(23)收载了TSK PW凝胶柱（乙烯共聚物）-对照品对照法测定头孢他啶的高聚物。中国药典(2010)采用Sephadex G10柱-凝胶色谱自身对照法控制抗生素中高分子聚合物。中国药典(2010)规定可采用细内径柱，减少了分析时间，而且样品测定不用改变流速，在恒定流速下1小时内能完成样品分析；通过在样品中加入一定量的蓝色葡聚糖2000，制成含一定浓度蓝色葡聚糖2000的样品溶液来进行分离度试验，要求高分子聚合物与单体间的分离度达到要求，以保证结果的准确。

中国药典(2015)未作修订，但该法仍存在分析时间较长、重现性较差和分离度不佳等缺点，有待进一步完善和提高。

残留溶剂 据上报资料，国内厂家在阿洛西林钠原料药的生产工艺中涉及5种溶剂。其中，第二类溶剂1种：二氯甲烷；第三类溶剂4种：乙醇、丙酮、异丙醇和乙酸乙酯。从获得的资料来看，使用溶剂情况大致分为以下几种，但不仅限于此：①仅使用乙酸乙酯；②仅使用丙酮；③使用乙酸乙酯和乙醇；④使用异丙醇和二氯甲烷。中国药典(2015)为以丁酮为内标物质的顶空进样毛细管柱测定法，可同时测定该5种残留溶剂。

分别选用：① HP-Innowax 型石英毛细管柱（Agilent 19091N-113；30.0m×0.32mm，0.25μm）；② HP-1 型石英毛细管柱（Agilent 19091Z-233；30.0m × 0.25mm，1.00μm）；③ HP-FFAP 型石英毛细管柱（Agilent 19091F-112；25.0m，0.32mm，0.5μm）3种毛细管柱进行试验，结果发现在② HP-1 型石英毛细管柱上该5种溶剂和内标物（丁酮）均能较好分离，故建议选用该类色谱柱（图7）。

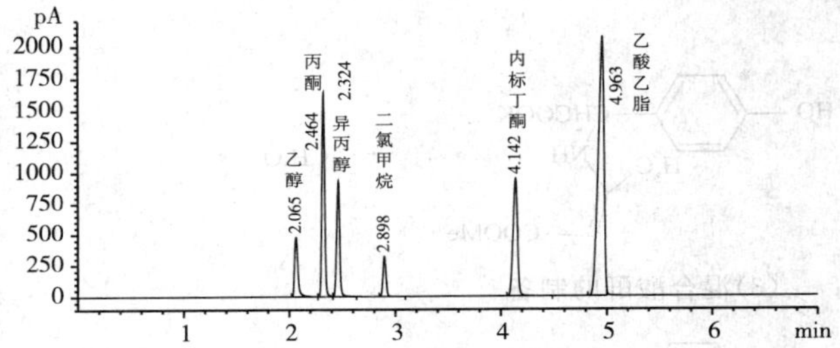

图7 对照品溶液的图谱

因样品测定结果显示，样品中乙酸乙酯的残留量普遍较高，用 HP-FFAP 型色谱柱重新测定，结果一致，故可确定该方法在测定乙酸乙酯残留时不受阿洛西林钠降解物的干扰。（表3）

表3 方法学验证测定结果

溶剂	浓度范围(μg/ml)	线性方程	r	平均回收率(%)
乙醇	5.05～1009.92	y=0.000706x+0.001611	1.0000	114.5
丙酮	5.06～1012.48	y=0.002146x+0.003372	1.0000	102.7
异丙醇	5.03～1006.08	y=0.001281x+0.002457	1.0000	111.9
二氯甲烷	0.59～118.81	y=0.004891x−0.006847	0.9998	96.3
乙酸乙酯	5.05～1009.12	y=0.006028x+0.000853	1.0000	98.9

水分 测定时，样品易产生沉淀，需勤换溶剂确保测定结果准确。

无菌 阿洛西林钠对敏感的革兰阳性菌有较强作用，验证实验发现，除金黄色葡萄球菌和枯草芽孢杆菌外，其他试验菌都能够在最大检验量、样品溶液浓度为0.02g/ml、冲洗液用量为500ml/膜、且不加酶的情况下生长良好。上述两种敏感试验菌的实验条件为：样品溶液的浓度为0.01g/ml，每膜冲洗液用量达到1000ml。且分次冲洗（分次冲洗方式为：50ml/次，共6次；100ml/次，共7次），同时在硫乙醇酸盐流体培养基种加入1ml的β-内酰胺酶。鉴于以上情况，将两种敏感菌的实验条件确定为本品的无菌检查方法，同时以金黄色葡萄球菌为阳性对照菌。

【含量测定】采用与有关物质检查相同色谱条件的高效液相外标法（图8）。

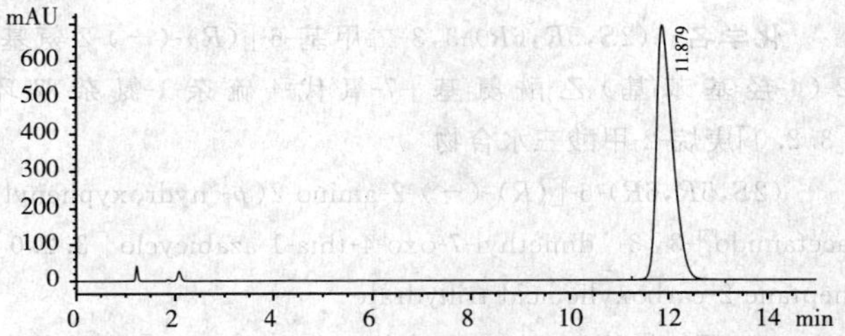

图8 供试品溶液的典型色谱图

Alltima C18(4.6mm×150mm，5μm)

【贮藏】抗生素的不恰当干燥或贮存会引起含水量的变化，产品应贮存在空间尽可能小的密封容器内并置于干燥处[6]。

【制剂】注射用阿洛西林钠（Azlocillin Sodium for Injection）

本品为阿洛西林钠的无菌粉末或无菌冻干品。国外现行版药典均未收载，仅在BP(1998)、BP(2000)以及USP(21)、USP(22)、USP(23)中有过收载。

参考文献

[1] 钱元恕，王其南．阿洛西林的抗菌作用及临床药理［J］．中国抗生素杂志，1990，15(6)：463-472.

[2] 周红，王浴生．国产新抗生素阿洛西林的抗菌作用及耐药机制研究［J］．四川生理科学杂志，1989：4.

[3] Singlas E，Haegel C. Clinical pharmacokinetics of azlocillin［J］. Presse Med，1984，13(13)：788-796.

[4] 陆润钟．阿洛西林钠水溶液的降解动力学［J］．中国抗生素杂志，1989，14(3)：168-173.

[5] 叶建林，殷建忠．阿洛西林钠与10%葡萄糖注射液配伍产生浑浊原因探讨［J］．临床和实验医学杂志，2007，6(4)：105.

[6] Pavlova AV，Atanasova TK，Ivanova ZT，et al. Crystal and noncrystal forms of azlocillin sodium［J］. Pharmazie，1988，43(5)：363.

[7] 霍秀敏．β-内酰胺类抗生素高分子杂质的研究［J］．药品评价，2005，2(5)：324-326.

撰写 阮 昊 浙江省食品药品检验研究院

复核 洪利娅 杨伟峰 殷国真

浙江省食品药品检验研究院

阿莫西林

Amoxicillin

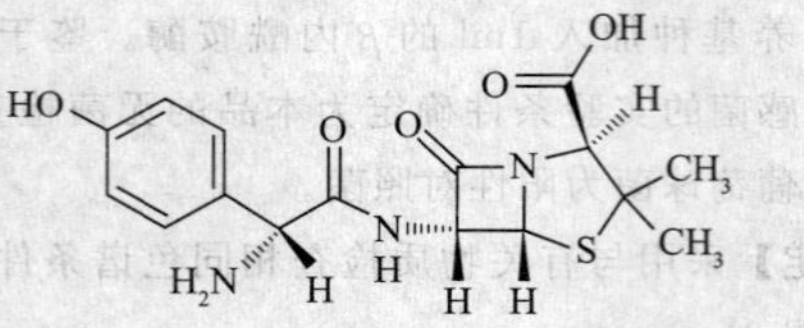

$C_{16}H_{19}N_3O_5S \cdot 3H_2O$　419.46

化学名：(2*S*,5*R*,6*R*)-3,3-二甲基-6-[(*R*)-(－)-2-氨基-2-(4-羟基苯基)乙酰氨基]-7-氧代-4-硫杂-1-氮杂双环[3.2.0]庚烷-2-甲酸三水合物

(2*S*,5*R*,6*R*)-6-[(*R*)-(－)-2-amino-2(*p*-hydroxyphenyl)acetamido]-3,3-dimethyl-7-oxo-4-thia-1-azabicyclo[3.2.0]heptane-2-carboxylic acid trihydrate

CAS号：[61336-70-7](三水物)；[26787-78-0](无水物)

本品为抗生素类药物，系半合成广谱青霉素。抗菌谱及抗菌活性与氨苄西林基本相同，但其耐酸性较氨苄西林强，其杀菌作用优于氨苄西林，但不能用于脑膜炎的治疗。对大多数致病的G^+菌和G^-菌(包括球菌和杆菌)均有强大的抑菌和杀菌作用。常用于敏感菌所致的呼吸道、消化道、尿路和胆道感染以及伤寒等[1]。

阿莫西林口服后吸收迅速，约75%～90%可经胃肠道吸收。口服0.25、0.5和1.0g后的血药峰浓度分别为5.1、10.8和20.6μg/ml，达峰时间约为2小时。药物吸收后分布广泛，分布容积为0.41L/kg。本药可透过胎盘，脐带血中浓度为母体血药浓度的1/4～1/3，乳汁、汗液和泪液中药物浓度极低。肺炎或慢性支气管炎急性发作者口服本药500mg，2～3小时或6小时后的痰中平均药物浓度分别为0.52μg/ml和0.53μg/ml，同期的血药浓度分别为11μg/ml和3.5μg/ml。慢性中耳炎儿童口服1.0g，1～2小时后中耳液中药物浓度为6.2μg/ml。结核性脑膜炎患者口服1.0g，2小时后脑脊液中药物浓度为0.1～1.5μg/ml，相当于同期血药浓度的0.9%～21.1%。本药蛋白结合率为17%～20%，半衰期为1.0～1.3小时，严重肾功能不全者可延长至5～20小时。单次口服250mg和500mg后，分别有24%和33%的给药量在肝内代谢。约60%的口服药量于6小时内以原形经肾小球滤过和肾小管分泌，随尿液排出；20%的口服量则以青霉噻唑酸的形式随尿液排泄；另有部分药物可经胆汁排泄。血液透析能清除部分药物，但腹膜透析不能清除本药。

常见的不良反应主要有皮肤反应、过敏性休克、肾功能损害等[2]；不常见的不良反应有幻视抑郁、药物型肝炎、自身免疫性溶血性贫血等[3]。

青霉素类于2、5、6位上的碳原子绝对构型分别为*S*、*R*、*R*。10位上连接苯环的碳原子具*R*构型称为D(－)。曾合成6个碳10位上的同分异构体，即*R*、*S*立体异构体分别连接到邻位、间位和对位羟基的苯环，其中体外活性最大的2个碳10位*R*构型上连间位和对位羟基苯环化合物，而体内血药浓度最高的是*R*构型对位羟基苯环异构体，即本品[4]。

阿莫西林于1962年被设计和合成，国内于1979年开始生产。除中国药典(2015)收载外，BP(2013)、USP(36)、Ph. Eur.(7.0)和JP(16)均有收载。

【制法概要】根据国内各生产厂家提供的资料，阿莫西林的生产工艺主要经羟邓盐及6-APA缩合、水解，最后结晶生成阿莫西林三水合物。

1. 合成混合酸酐

(1)对羟基苯甘氨酸钾盐的制备

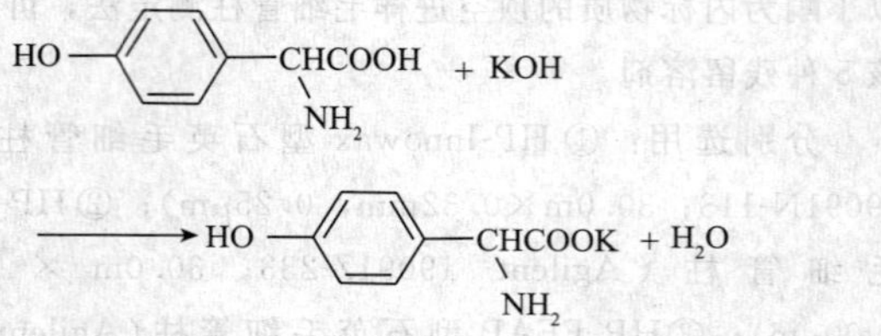

(2)羟邓盐的制备

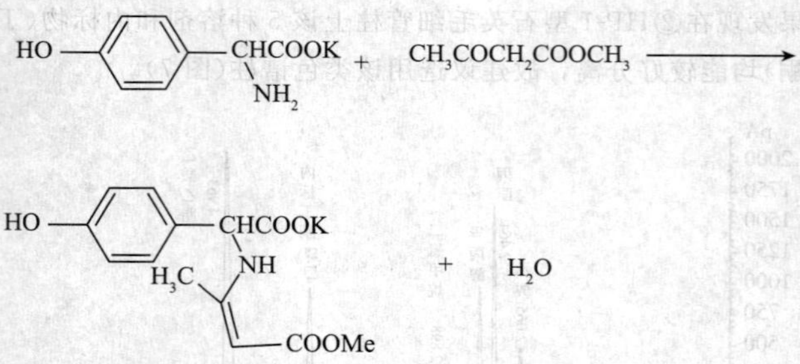

(3)混合酸酐的制备

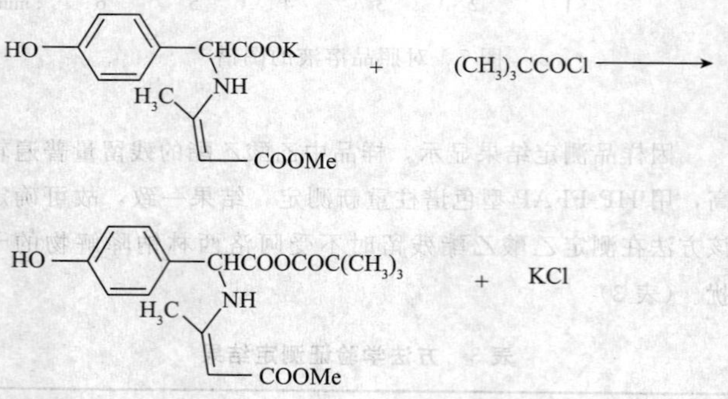

2. 缩合反应

将混合酸酐和6-APA及三乙胺盐在－45～－28℃的条件下，反应数小时，得到具有阿莫西林母环结构的中间产物。

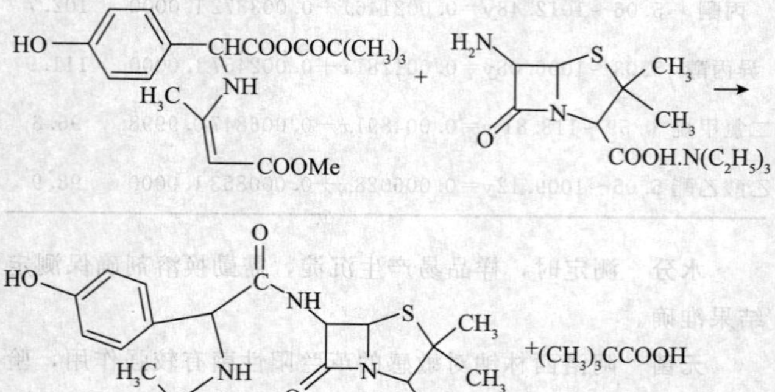

3. 水解反应

得到的阿莫西林中间产物在盐酸存在的条件下，水解生成阿莫西林。

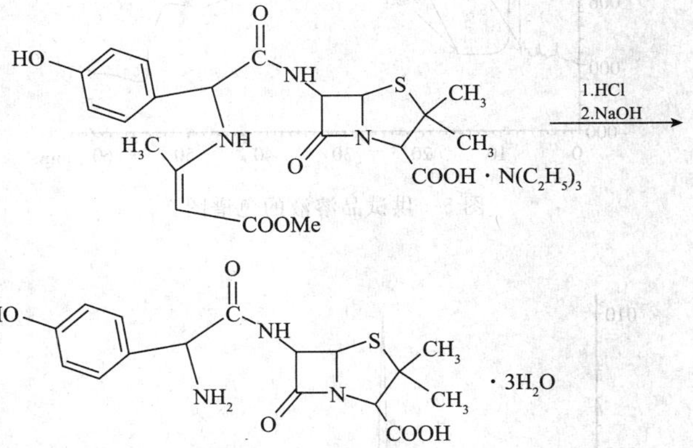

【性状】阿莫西林在显微镜下呈双折射和消光位现象，其晶体呈针状，完整规则(图 1)。X 射线粉末衍射试验结果显示，样品呈晶体的衍射图谱(图 2)。本品有青霉素类的特殊臭味，易溶于 pH8.0 的磷酸盐缓冲液，较难溶于水。室温下溶解度为 0.4%。水中溶解度随 pH 而异，pH 4～8 时，可由 4.2mg/ml 增加到 9.0mg/ml。其 125mg/ml 和 250mg/ml的口服水乳剂于室温或 4℃保存 2 周后，活性仍不低于 90%；于 pH6 时溶解度为 4.2mg/ml，室温保存 7 天失活 50%，而 4℃时活性不下降。其口服剂型如胶囊、散剂贮存 5 年效价仍稳定，但国内现有口服制剂的有效期一般定为 2 年。

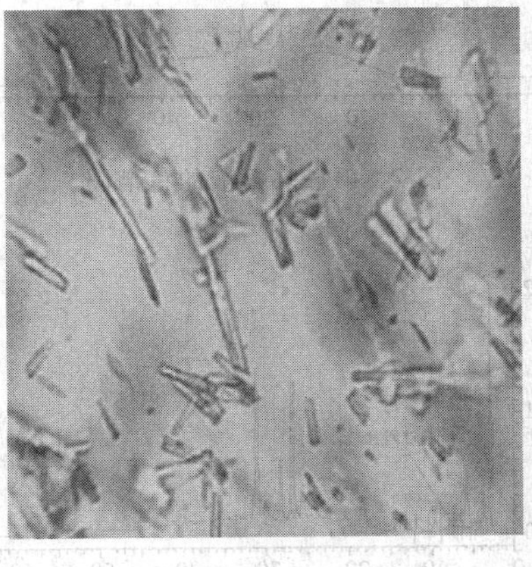

图 1　阿莫西林的光学显微镜下照片

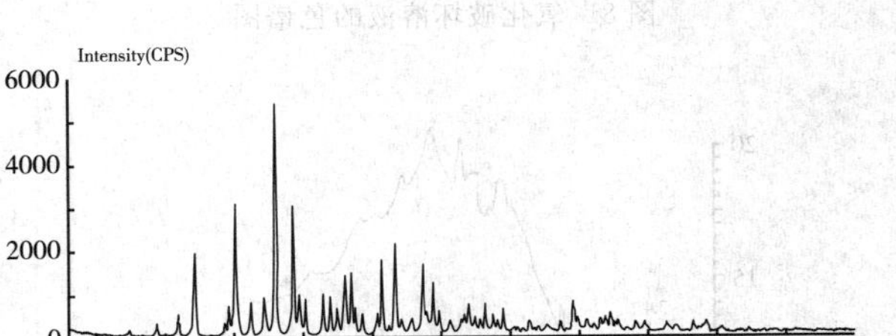

图 2　阿莫西林的 X 射线粉末衍射图

本品在碱性溶液中，β-内酰胺首先开环生成青霉噻唑酸，最终失去 CO_2 形成青霉醛；在酸性溶液中，先水解形成羟氨苄青霉烯酸，再降解为青霉素酸、青霉醛酸、青霉胺，最后生成青霉醛。降解产物中无 6-APA，以青霉酰胺酶降解可得 6-APA。

【鉴别】(1)本品的红外光吸收图谱(光谱集 441 图)显示的主要特征吸收如下表。

特征谱带(cm^{-1})	归属	
3470，3180	酚羟基，酰胺	$\nu_{O-H,N-H}$
3100～2600	胺盐	ν_{NH_3}
1760	β-内酰胺	$\nu_{C=O}$
1690	仲酰胺(Ⅰ)	$\nu_{C=O}$
1620	苯环	$\nu_{C=C}$
1585，1400	羧酸离子	ν_{CO_2}
1520	仲酰胺(Ⅱ)	δ_{NH}
1250	酚羟基	ν_{C-O}
850	取代苯	γ_{2H}

(2)薄层色谱法　本方法选择与阿莫西林结构相近的头孢唑林、头孢克洛作为指标物，乙酸乙酯-丙酮-冰醋酸-水(5∶2∶2∶1)作为展开剂，考虑阿莫西林微溶于水，溶剂选用 4.6%(*W*/*V*)碳酸氢钠溶液。结果表明阿莫西林与头孢唑林、头孢克洛分离良好(图 3)。由于头孢唑林与阿莫西林的薄层色谱行为最为接近，最终确定头孢唑林作为系统分离度的指标物。

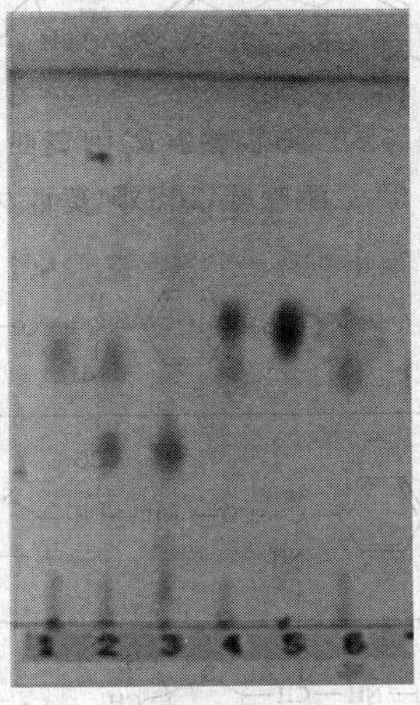

图 3　薄层色谱图

1. 阿莫西林对照品；2. 头孢克洛与阿莫西林；
3. 头孢克洛；4. 头孢唑林与阿莫西林；
5. 头孢唑林；6. 阿莫西林原料

【检查】酸度　阿莫西林为弱酸，室温下溶解度为 4mg/ml，按照中国药典(2005)制成每 1ml 中含 5mg 的水溶液时，需要 50℃水浴助溶。从方法操作的简便性考虑，中国药典(2015)将溶液浓度改为每 1ml 中含 2mg 的水溶液，限度范围仍为 3.5～5.5。

溶液的澄清度　阿莫西林微溶于水，在其合成过程和贮藏过程中可能引入或产生少量弱酸或弱碱性杂质，为反映其精制程度和降解变化情况，选择 0.5mol/L 盐酸溶液和 2mol/L氨溶液两种溶剂，制备溶液，对其澄清度进行检查。

有关物质 阿莫西林在生产、贮藏和运输过程中，可能引入多种有关物质，其中 4-羟基苯甘氨酸、6-氨基青霉烷酸为生产中反应残留的原料；阿莫西林噻唑酸是在结晶时调节 pH 时引入的；二酮哌嗪阿莫西林、阿莫西林开环聚合物和阿莫西林闭环聚合物等杂质一般为储存时引入(图 4)。

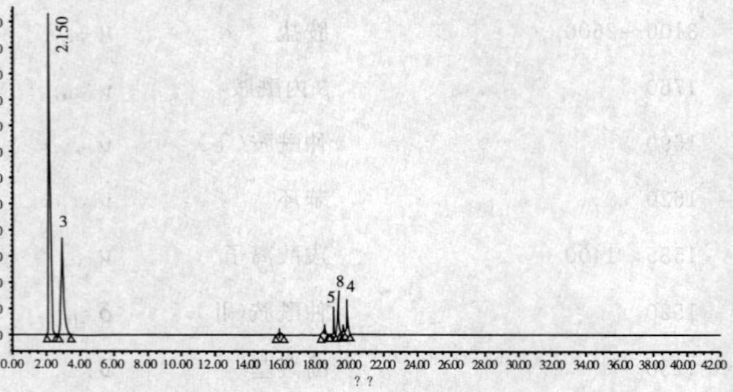

图 4 杂质色谱图

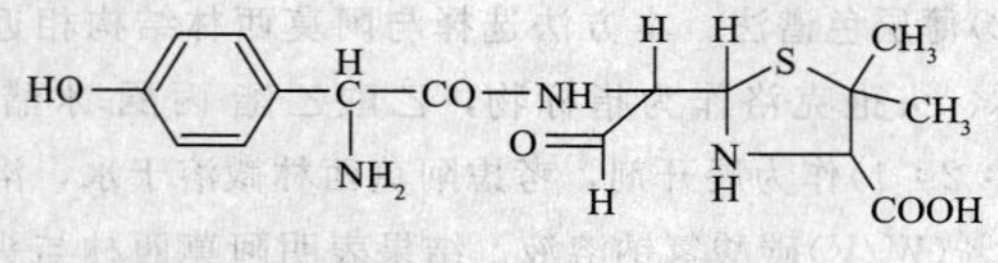

杂质 3：阿莫西林噻唑酸

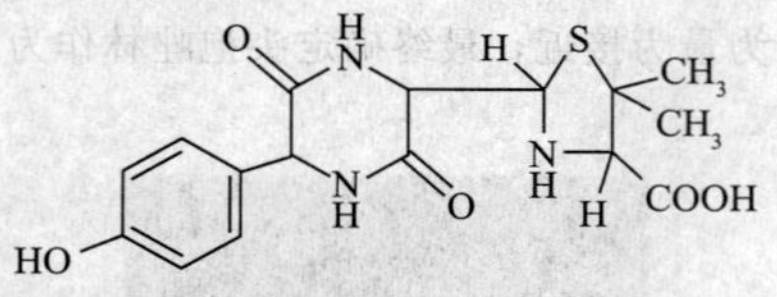

杂质 4：2′，5′-二酮哌嗪-2(*R*)阿莫西林

杂质 5：2′，5′-二酮哌嗪-2(*S*)阿莫西林

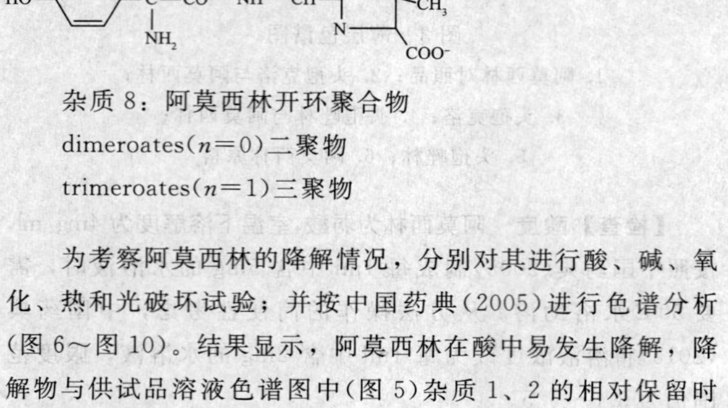

杂质 8：阿莫西林开环聚合物

dimeroates(*n*=0)二聚物

trimeroates(*n*=1)三聚物

为考察阿莫西林的降解情况，分别对其进行酸、碱、氧化、热和光破坏试验；并按中国药典(2005)进行色谱分析(图 6～图 10)。结果显示，阿莫西林在酸中易发生降解，降解物与供试品溶液色谱图中(图 5)杂质 1、2 的相对保留时间基本一致。

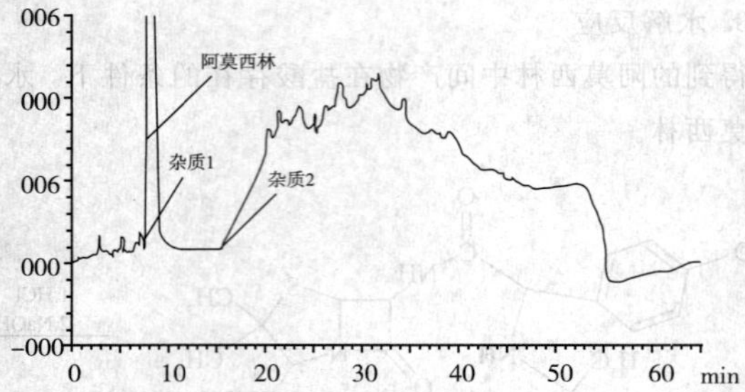

图 5 供试品溶液的色谱图

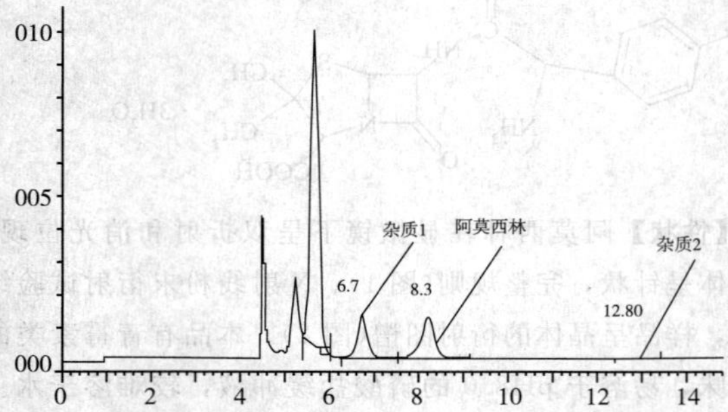

图 6 酸破坏溶液的色谱图

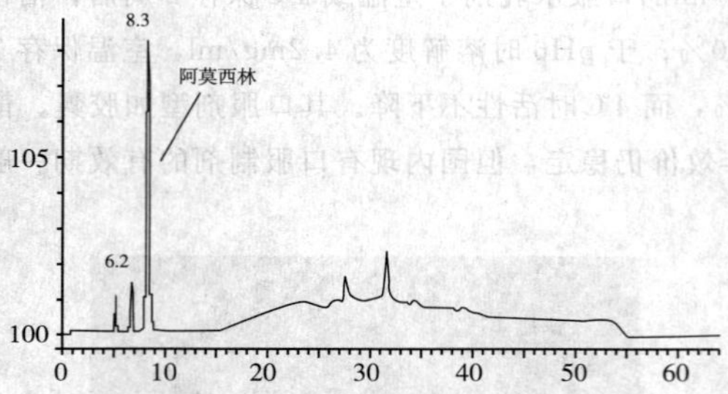

图 7 碱破坏溶液的色谱图

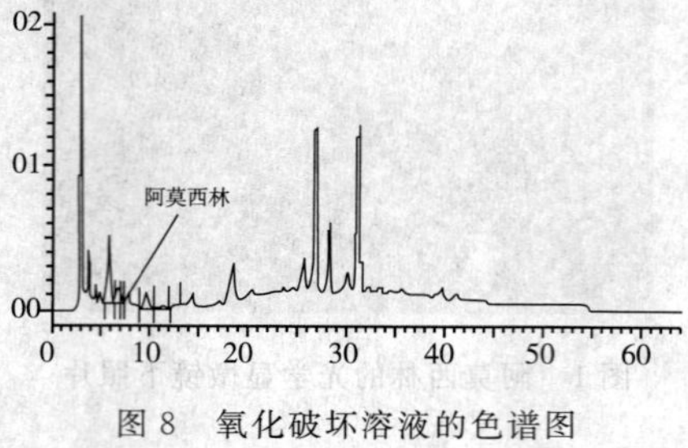

图 8 氧化破坏溶液的色谱图

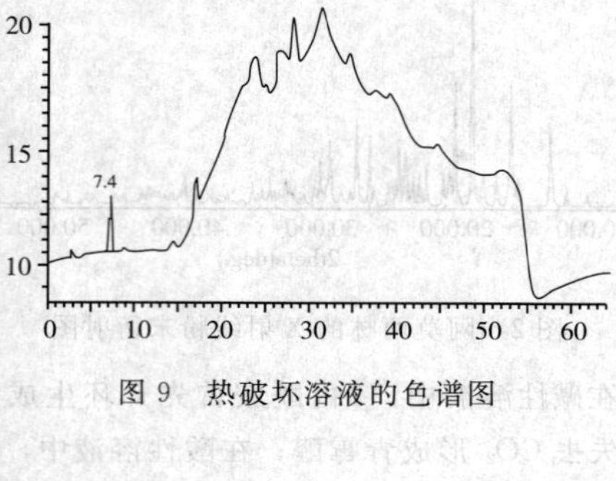

图 9 热破坏溶液的色谱图

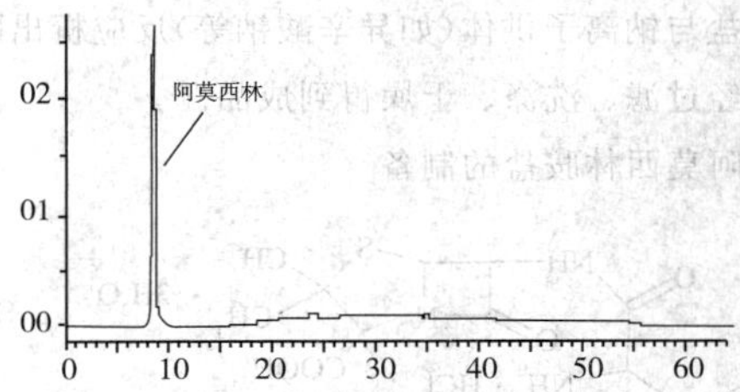

图 10　光破坏溶液的色谱图

考虑阿莫西林可能存在的总体杂质情况，为全面控制其有关物质，在实验中增加了阿莫西林系统适用性(混合杂质)对照品及标准图谱(由中国药品生物制品检定研究院提供)(表 1)。

通过对收集到的所有样品进行分析，各供试品色谱图中单个杂质的量均不超过 1.0%，因此中国药典(2015)对上述可能存在的杂质未做具体限度要求。

表 1　阿莫西林中可能存在的杂质[5]

化学名	分子量	分子式
4-羟基苯甘氨酸	167	$C_8H_9NO_3$
6-氨基青霉烷酸	216	$C_8H_{12}N_2O_3S$
阿莫西林噻唑酸	383	$C_{16}H_{21}N_3O_6S$
二酮哌嗪阿莫西林	365	$C_{16}H_{19}N_3O_5S$
阿莫西林开环二聚物	748	$C_{32}H_{40}N_6O_{11}S_2$
阿莫西林开环三聚物	1122	$C_{48}H_{57}N_9O_{16}S_3$
阿莫西林闭环二聚物	730	$C_{16}H_{36}N_2O_9S_2$
阿莫西林闭环三聚物	1095	$C_{48}H_{53}N_3O_{13}S_3$

水分　本品含 3 个分子结晶水，理论含水量为 12.88%。中国药典(2015)规定含水量应为 12.0%～15.0%。BP(2013)、Ph. Eur.(7.0)和 USP(36)规定为 11.5%～14.5%，JP(15)规定为 11.5%～15.0%。

阿莫西林聚合物　采用分子排阻色谱法进行测定。色谱柱填装凝胶的体积、流动相缓冲盐的离子强度均对分离有较大影响。实验表明：当凝胶用量在 25g 左右时(内径 1.0cm 的玻璃柱一般填装高度约为 30cm)、流动相缓冲盐［磷酸氢二钠溶液-磷酸二氢钠溶液(95∶5)］浓度为 0.05mol/L 时，分离效果较好。

残留溶剂　通过对国内各生产企业上报的处方工艺的汇总分析，发现在阿莫西林合成工艺中使用并可能引入的有机溶剂为丙酮和二氯甲烷。

选择色谱纯试剂 *N*,*N*-二甲基乙酰胺作为溶剂，考虑其在色谱柱中吸附能力较强，恒温方式较难完全洗脱，故采用程序升温方式进行测定。根据所测溶剂的极性，选择两种中等极性的气相色谱柱：DB-624(6%氰丙基苯基聚硅氧烷和 94%的二甲基硅氧烷，30m×0.32mm×1.8μm)和 DB-1071(14%氰丙基苯基聚硅氧烷和 86% 的二甲基硅氧烷，30m×0.32mm×1.8μm)进行试验，均能达到分离要求。方法验证结果显示：丙酮的检测限为 0.480ng；线性范围为 9.02～120.16μg/ml，线性相关系数为 $r=0.9996$；回收率为 101.2%(RSD＝2.2%，$n=9$)；重复性试验的 RSD 为 1.8%。二氯甲烷的检测限为 1.206ng；线性范围为 12.61～168.12μg/ml，$r=0.9999$；回收率为 101.1%(RSD=3.0%，$n=9$)；重复性试验的 RSD 为 2.1%。

【含量测定】阿莫西林在 0.05～5.0mg/ml 浓度范围内呈良好线性关系，相关系数为 0.9998；定量限为 30ng。阿莫西林对照品的测定重复性良好，RSD 为 0.1%($n=5$)。

【制剂】本版药典收载有阿莫西林胶囊、阿莫西林片、阿莫西林干混悬剂和阿莫西林颗粒 4 种剂型。BP(2013)收载有阿莫西林胶囊、阿莫西林片和阿莫西林干混悬剂；USP(32)收载有阿莫西林胶囊、阿莫西林片和阿莫西林干混悬剂；JP(16)收载阿莫西林胶囊。

(1)阿莫西林胶囊(Amoxicillin Capsules)

检查　有关物质　本品的辅料主要有：淀粉、硬脂酸镁、二氧化硅、羧甲基淀粉钠等。通过考察几家较大规模生产企业的样品，发现制剂中单个杂质的量与原料相比没有太大变化，但杂质总量部分批次较高于原料。为严格控制产品质量，参照 BP 将单个杂质的限度由 2.0%提高到 1.0%。

溶出度　阿莫西林微溶于水，通过溶出度检查，可以间接反映出阿莫西林胶囊在体内溶散和溶解情况。实验过程中发现其辅料在测定波长 272nm 处存在微弱紫外吸收，可能造成对照品法测定结果略高于自身对照法。因此溶出度测定仍沿用自身对照法。BP 中没有此项检查，USP 采用对照品法。

(2)阿莫西林片(Amoxicillin Tablets)

性状　在收集的阿莫西林片中，9 批样品有 6 批为薄膜衣片。因此，依据实际情况将薄膜衣片的性状描述列入标准中。

检查　有关物质　参照阿莫西林原料药项下的有关物质检查方法进行测定，辅料对测定结果基本不产生干扰。

(3)阿莫西林干混悬剂(Amoxicillin for Suspension)

性状　对征集的样品检测时发现，各厂家使用的辅料不同，其粉末的颜色也各不相同。因此未规定其颜色。

检查　水分　由于干混悬剂在生产过程中，要经过制粒、干燥等过程，阿莫西林分子中水分可能会有损失，结合各厂家样品的检测数据将其水分限度定为不大于 3.0%。

酸度　阿莫西林干混悬剂中辅料的种类很多，这些辅料会影响到制剂的 pH，因此酸度限值定为“4.0～7.0”。

(3)阿莫西林颗粒(Amoxicillin Granules)

性状　对征集的样品检测时发现，各厂家使用的辅料不同，其颜色从白色到金黄色各不相同。因此未对其颗粒颜色进行明确规定。

检查　干燥失重　部分产品处方中含有蔗糖，在 105℃干燥至恒重，会有焦糊现象，影响测定结果。因此此项检查参考中国药典(2015)四部颗粒剂通则项下相关要求进行。

溶化性　由于各生产厂家工艺不同，平均装量相差较大。因此本版药典标准中取样量规定为“取相当于阿莫西林1.25g”。

参考文献

[1] 顾福灵．阿莫西林治疗上呼吸道感染效果的探讨［J］．中国现代药物应用，2008，2(9)：56.

[2] 耿和平，周启迪．泮托拉唑与阿莫西林、克拉霉素联合治疗幽门螺旋杆菌感染［J］．中国医院药学杂志，2003，23(2)：101.

[3] 陈巧云，周晓东，袁力，等．阿莫西林不良反应国内文献回顾性分析［J］．抗感染药学，2007，3(4)：31-34.

[4] 梁智联，张旭途．阿莫西林的不良发应［J］．现代医院，2008，1(8)：63-64.

[5] 胡昌勤．高效液相色谱法在抗生素质控分析中的应用［M］．下册．北京：气象出版社，2001：6-9.

撰写　霍东风　于　佳　杨利红　黑龙江省食品药品检验检测所
复核　杨利红　黑龙江省食品药品检验检测所

阿莫西林钠

Amoxicillin Sodium

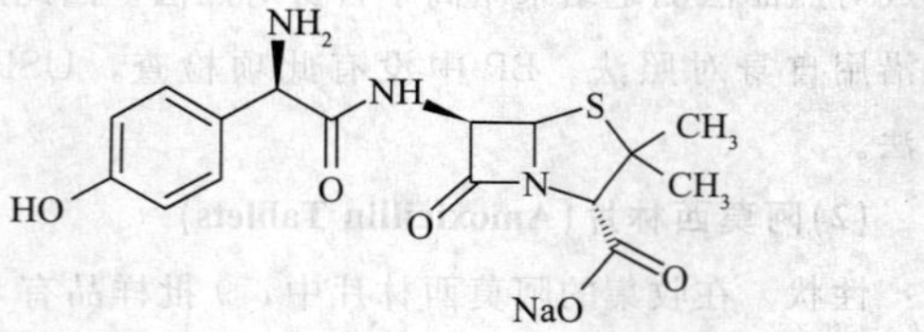

$C_{16}H_{19}N_3NaO_5S$　387.40

化学名：(2*S*,5*R*,6*R*)-3,3-二甲基-6-[(*R*)-(-)-2-氨基-2-(4-羟基苯基)乙酰氨基]-7-氧代-4-硫杂-1-氮杂双环[3.2.0]庚烷-2-甲酸钠

Sodium(2*S*，5*R*，6*R*)-6-[[(2*R*)-2-amino-2-(4-hydroxyphenyl) acetyl] amino]-3，3-dimethyl-7-oxo-4-thia-azabicyclo[3.2.0]heptane-2-carboxylate

异名：羟氨苄青霉素钠

CAS号：[34642-77-8]

【概述】药理作用与临床适应证、体内吸收代谢、不良反应和构效关系参见阿莫西林。

除中国药典(2015)收载外，BP(2013)和 Ph. Eur. (7.0)也均有收载。

【制法概要】阿莫西林钠的制备方法目前主要有冷冻法、喷雾干燥法和溶媒结晶法。与前两种方法相比，溶媒结晶法制备的阿莫西林钠含量高、稳定性好，是目前国内制备阿莫西林钠的首选方法。其工艺流程一般为：阿莫西林三水合物与有机胺(三乙胺、二异丙胺等)反应生成阿莫西林胺盐；阿莫西林胺盐与钠离子供体(如异辛酸钠等)反应析出阿莫西林钠结晶，经过滤、洗涤、干燥得到成品。

(1) 阿莫西林胺盐的制备

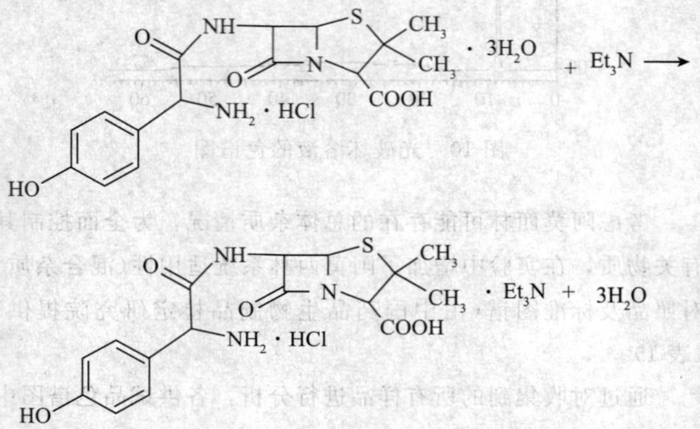

(2) 成钠盐反应

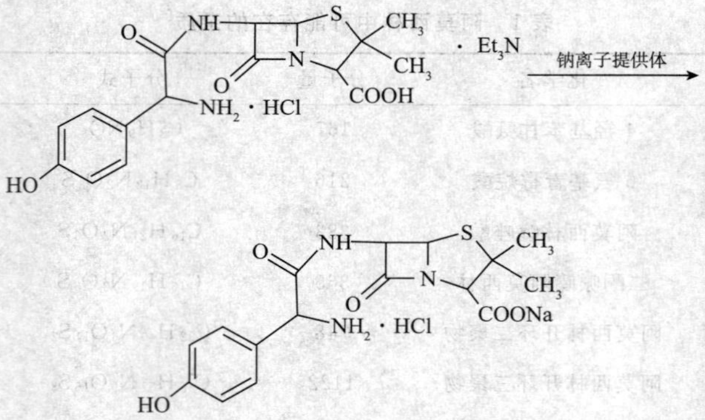

【性状】X射线粉末衍射试验结果表明本品可呈晶体的衍射图谱(图1)。

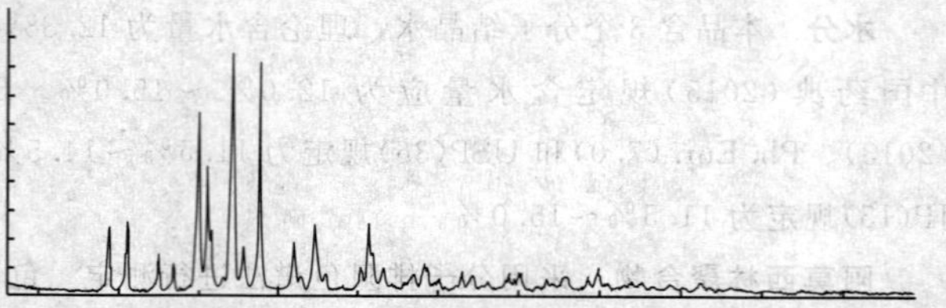

图1　阿莫西林钠的X射线粉末衍射图

【鉴别】参见阿莫西林。

【检查】2-乙基己酸　2-乙基己酸是阿莫西林成盐过程中使用2-乙基己酸钠(即异辛酸钠)发生置换反应得到的中间产物，对皮肤、黏膜有刺激作用，生产过程中如去除不彻底，会对人体造成危害。通过对国内各企业阿莫西林钠原料及制剂的检验，发现均有残留的2-乙基己酸。

综合考虑样品及2-乙基己酸的特性，参考国外药典，确定采用气相色谱法测定2-乙基己酸。回收率试验结果表明：两次提取更完全一些。但鉴于此项检查属于限度试验，一次提取的回收率能够满足实验要求，为方便实验，采用一次提取的方式。但对于个别处于高限值或接近限度值的样品，为避免因提取不完全而导致误判，仍应进行两次提取。

参照BP(2009)采用程序升温法实验，基线漂移较大(图

2)，故改用恒温方式。通过考察不同柱温下2-乙基己酸峰的色谱行为，发现柱温为150℃时，主峰对称性较好，与溶剂峰及内标物峰分离完全，能够满足对2-乙基己酸的定量测定要求(图3)。

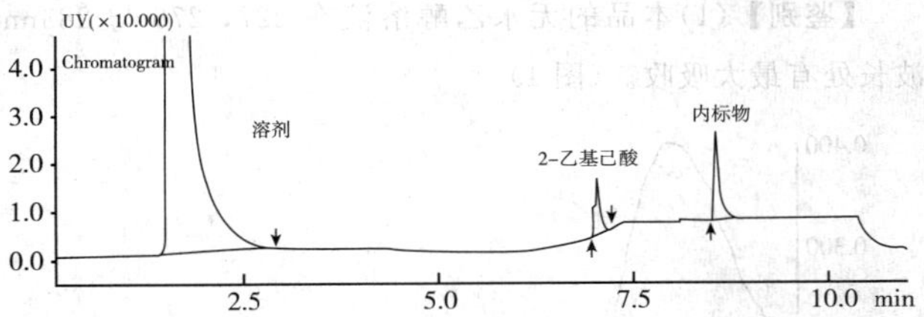

图2　采用程序升温法测定供试品的色谱图

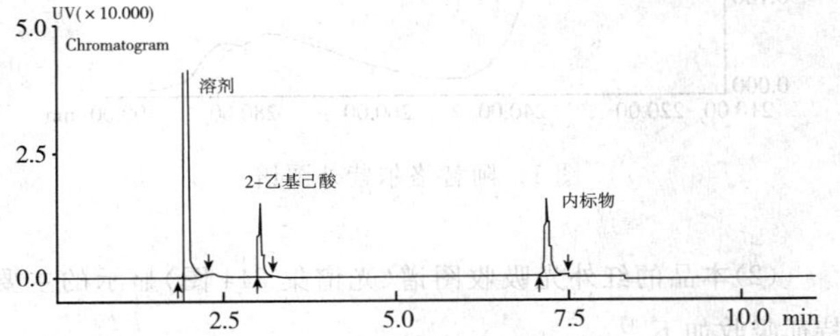

图3　采用恒温方式(柱温为150℃)测定供试品的色谱图

2-乙基己酸的检测限为9.41ng；线性范围为0.4384～10.96mg/ml，r=0.9997；回收率为100.5%(RSD=1.3%，n=9)，重复性试验的RSD为0.9%(n=6)。

残留溶剂　通过对国内各生产企业上报的处方工艺的汇总分析，发现在合成工艺中使用并可能引入的有机溶剂一般有两种：乙醇和乙酸甲酯。

选择色谱纯试剂N,N-二甲基乙酰胺作为溶剂，考虑其在色谱柱中吸附能力较强，恒温方式较难完全洗脱，故采用程序升温方式进行测定。根据所测溶剂的极性，选择两种中等极性的气相色谱柱：DB-624(6%氰丙基苯基聚硅氧烷和94%的二甲基硅氧烷，30m×0.32mm×1.8μm)和DB-1071(14%氰丙基苯基聚硅氧烷和86%的二甲基硅氧烷，30m×0.32mm×1.8μm)进行实验，均能达到分离要求。方法验证结果显示：乙醇的检测限为0.665mg；线性范围为0.0642～1.6635mg/ml，线性相关系数r=0.9982；平均回收率为105.6%(RSD=3.5%，n=9)；重复性试验的RSD为4.1%。乙酸甲酯的检测限为0.0201mg；线性范围为0.0513～1.2465mg/ml，线性相关系数r=0.9965；平均回收率为100.46%(RSD=3.5%，n=9)；重复性试验的RSD为2.5%。

有关物质　采用高效液相色谱法进行测定，方法同阿莫西林。大量样本的检测结果表明：阿莫西林钠原料中主要存在二酮哌嗪阿莫西林、阿莫西林二聚体和阿莫西林三聚体等杂质，且阿莫西林二聚体的含量相对较高，应定量控制。因有关物质的量可随供试品溶液放置时间的延长而显著增加，故供试品溶液应临用前现配。

无菌　本品为青霉素类抗生素，对肺炎链球菌、溶血性链球菌等链球菌属、不产青霉素酶葡萄球菌、粪肠球菌等需氧革兰阳性球菌的抗菌活性最强，对真菌无抑制作用。因此选择金黄色葡萄球菌作为阳性对照菌。

【含量测定】参见阿莫西林。

【制剂】注射阿莫西林钠(Amoxicillin Sodium for Injection)

本品由阿莫西林钠的无菌粉末分装而成。

检查　溶液的澄清度与颜色　个别厂家的样品在溶解最初呈现短暂的粉红色。英国药典和欧洲药典有相同描述。通过对国内各企业样品检测结果的分析发现：样品质量的好坏与这种情况的出现与否并无相关性。

水分　结合各厂家样品的水分测定结果及企业长期留样的测定数据，将水分限度修改为不得过3.0%。BP(2013)规定不得过4.0%。

撰写　李　倩　杨利红　黑龙江省食品药品检验检测所

复核　杨利红　黑龙江省食品药品检验检测所

阿替洛尔

Atenolol

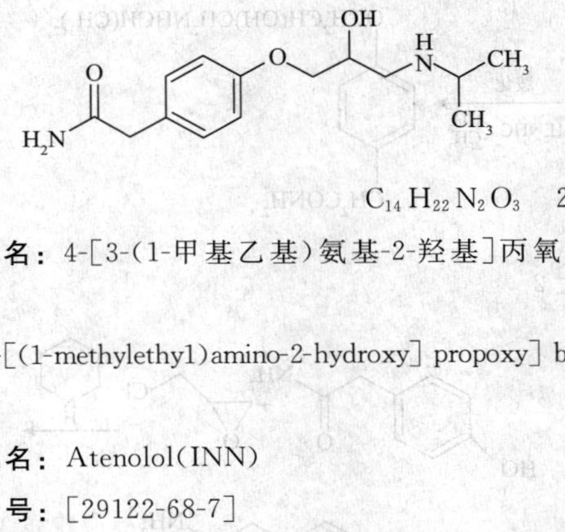

$C_{14}H_{22}N_2O_3$　266.34

化学名：4-[3-(1-甲基乙基)氨基-2-羟基]丙氧基]苯乙酰胺

4-[3-[(1-methylethyl)amino-2-hydroxy] propoxy] benzeneacetamide

英文名：Atenolol(INN)

CAS号：[29122-68-7]

本品为选择性β_1-受体阻滞剂。是根据肽化学的官能团反转可以对其受体具有更强作用的规律，将Practolol(心得安)分子结构中与苯环相连的乙酰胺基反转而成的异构体，从而使其副作用减少[1]。本品不具有膜稳定性和内源拟交感活性。用于治疗高血压、心绞痛、心肌梗死，也可用于心律失常、甲状腺功能亢进、嗜铬细胞瘤。口服吸收很快，但不完全，口服吸收50%，于2～4小时达峰浓度，口服后作用持续时间较长，可达24小时，广泛分布于各组织，小量可通过血-脑脊液屏障。健康人的分布容积约50～75L。血中半衰期为6～7小时，主要以原形自尿排出，肾功能受损时半衰期延长，可在体内蓄积，血液透析时可予清除。本品脂溶解性低，对脑部组织的渗透很低，而血浆蛋白结合率极低（6%～16%）。本品由 Barrett 等于 1970 年首先制得[2]。1972 年由英国开始生产。国内于 1978 年试制成功，1982 年正式投产。

除中国药典（2015）收载外，BP（2013），USP（36），JP（16）等亦有收载。

【制法概要】 制法 1[3]

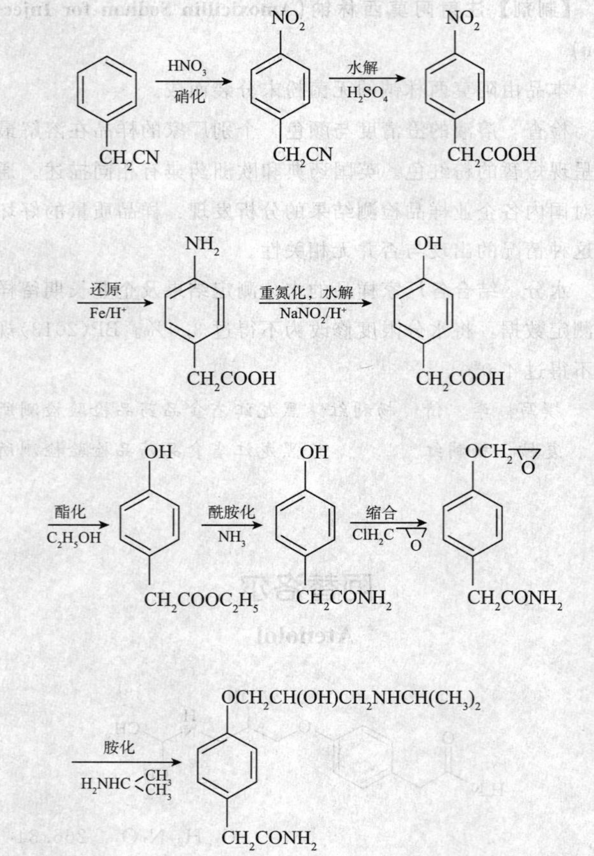

制法 2

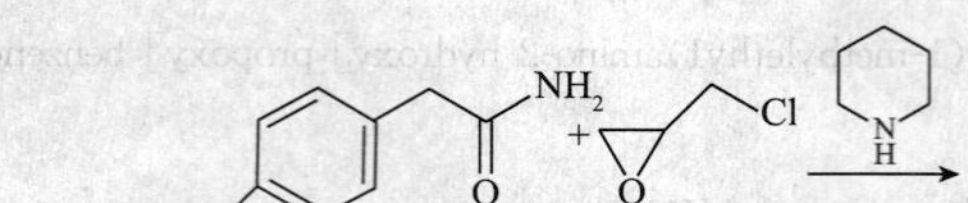

【性状】 本品为白色粉末；在乙醇中溶解，在三氯甲烷或水中微溶，在乙醚中几乎不溶。BP（2013）性状为白色或类白色粉末，在水中略溶，乙醇中溶解，二氯甲烷中微溶。JP（16）性状为白色至淡黄色结晶性粉末，在甲醇和冰醋酸中易溶，乙醇中溶解，水中微溶。

熔点　中国药典（2015）为 151～155℃和 BP（2013）一致，USP（36）为 152～156.5℃，JP（16）为 152～156℃。

【鉴别】（1）本品的无水乙醇溶液在 227，276 与 283nm 波长处有最大吸收。（图 1）

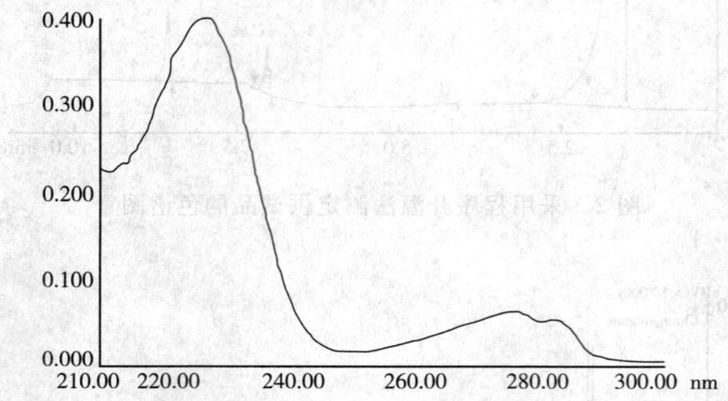

图 1　阿替洛尔紫外图谱

（2）本品的红外光吸收图谱（光谱集 214 图）显示的主要特征吸收如下[3]。

特征谱带（cm^{-1}）	归属	
3356，3174	羟，胺与酰胺	$\nu_{O-H,N-H}$
1640	酰胺	$\nu_{C=O}$
1615，1586，1520	苯环	$\nu_{C=C}$
1245，1040	芳醚	$\nu_{\varphi-O-C}$
820	对位取代苯	γ_{2H}

【检查】有关物质　USP（32）、BP（2010）、JP（15）和中国药典（2015）均采用高效液相色谱法测定。

USP（32）和 JP（15）限度都是的单个最大杂质不得过 0.25%，杂质总和不得过 0.5%，较中国药典（2015）严格。

中国药典（2005）检测波长 275nm，试验表明，在该检测波长处样品杂质的响应值很低，导致结果误差也比较大，试验验证的结果表明，阿替洛尔和主要杂质峰在 226nm 有最大吸收，故中国药典（2010）将有关物质及含量测定的检测波长修订为 226nm。试验表明，杂质的响应值增加将近 10 倍，误差也大为减小。样品溶液以流动相为溶剂，减少了溶剂的影响。限度则与中国药典（2005）一致。其色谱图见图 2～图 3。

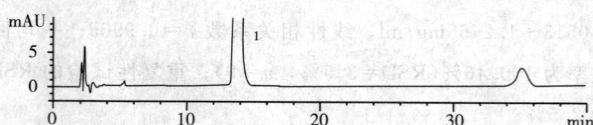

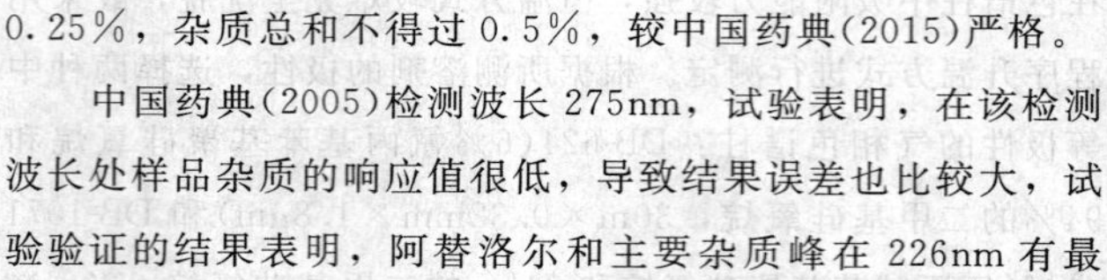

图 2　阿替洛尔有关物质碱破坏的典型图谱

（C18 柱 250mm×4.6mm）

1. 阿替洛尔峰

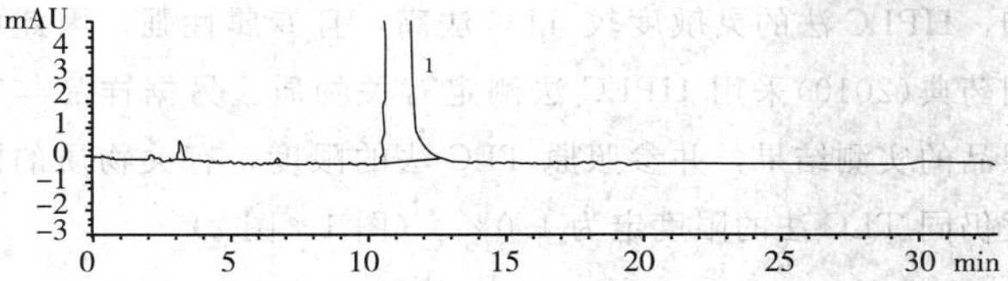

图 3　阿替洛尔样品有关物质

1. 阿替洛尔峰

【含量测定】中国药典(2005)采用 HPLC 内标法测定含量，中国药典(2010)改为外标法测定含量，简便了操作。中国药典(2015)未修订。方法学研究结果表明，阿替洛尔在 10～300μg/ml 范围内，$r=0.9996$，重复性试验 RSD 为 0.52%($n=6$)，平均回收率 99.8%，RSD=1.1%($n=9$)，经试验验证，流动相条件不变，将检测波长由 275nm 修订为 226nm，并将阿替洛尔的测定浓度修订为 50μg/ml，供试品溶液在 24 小时内稳定。

【制剂】中国药典(2015)收载阿替洛尔片；BP(2013)收载了阿替洛尔片、阿替洛尔注射液、阿替洛尔口服溶液；USP(36)收载了阿替洛尔片、阿替洛尔注射液、阿替洛尔口服溶液和阿替洛尔氯噻酮片；JP(16)未收载此品种制剂。

阿替洛尔片(Atenolol Tablets)

本品为白色片或糖衣片，除去包衣后显白色。常用主要辅料有淀粉、乳糖、微晶纤维素、羟甲基淀粉钠、羟丙纤维素、硬脂酸镁、糊精、蔗糖等。

本品的含量测定和有关物质均采用高效液相色谱法测定，同原料项下的色谱条件一致。辅料在此色谱条件下约 3 分钟处有吸收峰，但均在溶剂峰之前，不影响阿替洛尔主峰的测定。

参考文献

[1] 迟玉明．创新药物化学［M］．北京：世界图书出版公司，2005：267.

[2] 中华人民共和国卫生部药典委员会．中华人民共和国药典 1990 年版二部药典注释［M］．北京：化学工业出版社，1993.

[3] 李发美．分析化学［M］．5 版．北京：人民卫生出版社，2006：243-274.

撰写　刘红莉　河北省药品检验研究院

范积芬　天津市药品检验研究院

复核　杨　梁　河北省药品检验研究院

阿普唑仑

Alprazolam

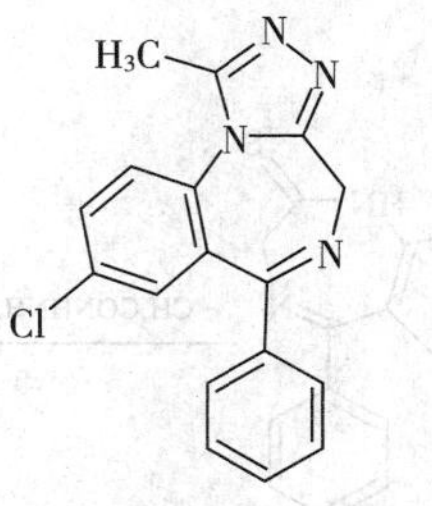

$C_{17}H_{13}ClN_4$　308.77

化学名：1-甲基-6-苯基-8-氯-4-*H*-(1,2,4-三氮唑)并[4,3-α][1,4]-苯并二氮杂䓬

4*H*-*S*-trizaolo[4,3-α][1,4]benzodiazepine 8-chloro-l-methyl-6-phenyl

英文名：Alprazolam(INN)

CAS 号：[28981-97-7]

本品为镇静催眠药。属苯二氮䓬类药，可引起中枢神经系统不同部位的抑制。随着用量的加大，临床表现可自轻度的镇静到催眠甚至昏迷。本类药的作用部位与机制尚未完全阐明，目前认为可以加强或易化 γ-氨基丁酸(GABA)抑制性神经递质的作用，GABA 在苯二氮䓬类受体相互作用下，主要在中枢神经各个部位，起突触前和突触后的抑制。本品主要用于抗焦虑，在用苯二氮䓬类药治疗焦虑伴有抑郁时，本品可作为辅助用药，也可作为抗恐惧药，并能做催眠用。本品口服吸收较快，蛋白结合率高，经肝脏代谢，代谢物为 α-羟基阿普唑仑和二苯甲酮。$t_{1/2}$ 一般为 12～15 小时，经肾脏排泄。在体内蓄积量极少，停药后清除快。突然停药后要注意可能发生撤药症状。长期应用本品有明显的成瘾或依赖现象，应予特别注意[1]。

本品于 20 世纪 70 年代初首次合成，于 1981 年在美国上市，国内于 1984 年开始合成。

除中国药典(2015)收载外，Ph. Eur.(6.0)、BP(2008)、USP(31)和 JP(15)亦有收载。

【制法概要】以对氯硝基苯为原料，先合成 7-氯-5-苯基-1,4-二苯并二氮杂䓬-2-酮，再经硫化、肼解、环合，即可得到阿普唑仑[2]。

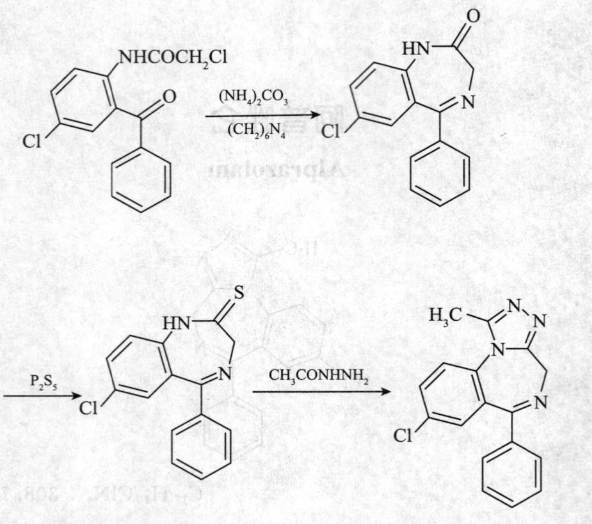

【性状】本品为白色或类白色结晶性粉末，味苦，熔点较高，为 228～228.5℃。

【鉴别】(1)本品在酸性水溶液中，可与重金属盐类(碘化铋钾、碘化汞钾、碘-碘化钾等)和大分子的酸类(磷钼酸、硅钨酸等)沉淀剂反应生成难溶性盐或不溶性盐、复盐或络盐沉淀。

(2)本品的红外光吸收图谱(光谱集 215 图)显示的主要特征吸收如下[3]。

特征谱带(cm⁻¹)	归属	
3060	芳氢	ν_{C-H}
1610，1570，1540，1490，1450	芳环	$\nu_{C=C}$
830	取代苯	γ_{2H}
753	单取代苯	γ_{5H}
702	单取代苯	$\delta_{环}$

【检查】**有关物质** 中国药典(2005)采用 TLC 法，规定限度为杂质不得过 1.0%。USP(31)与 JP(15)亦采用 TLC 法，USP(31)规定单一杂质不得过 0.3%和杂质总量不得过 1.0%，JP(15)规定杂质不得过 0.1%。Ph. Eur. (6.0)则采用 HPLC 梯度洗脱法，规定杂质总量不得过 0.25%。

对于中国药典(2005)的 TLC 法，阿普唑仑检测限为 252ng，相当于 0.25%，供试品溶液中仅检出一个杂质斑点。Ph. Eur. (6.0)收载的阿普唑仑有关物质项下的色谱条件为：用苯基硅烷键合硅胶为填充剂(Zorbax SB-Phenyl，5μm，4.6mm×150mm 或 Zorbax Eclipse XDB Phenyl)，以甲醇-醋酸铵缓冲液(取醋酸铵 7.7g，加水 1000ml 振摇使溶解，用冰醋酸调节 pH 值至 4.2)(56∶44)为流动相 A，甲醇-醋酸铵缓冲液(95∶5)为流动相 B，进行梯度洗脱，检测波长为 254nm。在该色谱条件下，阿普唑仑与三唑仑的分离度为 2.1，强破坏产生的降解产物与阿普唑仑主峰均能达到完全分离。检测限为 2.5ng，相当于 0.002%。

从 TLC 法与 HPLC 法的检测限试验及样品测定结果可知，HPLC 法的灵敏度较 TLC 法高，且专属性强，因此中国药典(2010)采用 HPLC 法测定有关物质。另据样品与对照品的实测结果，并参照原 TLC 法的限度，有关物质的限度仍同 TLC 法的限度定为 1.0%。(图 1、图 2)

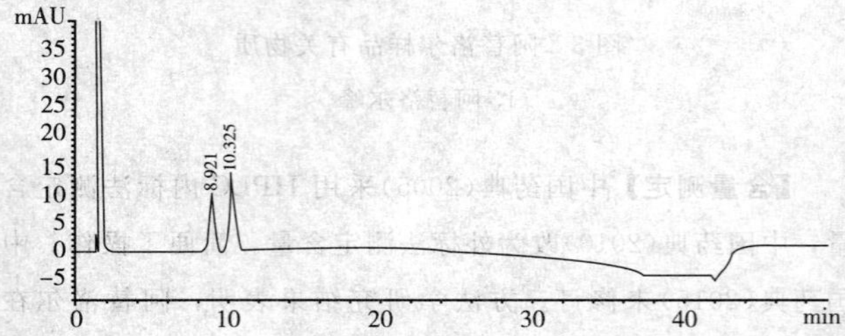

图 1　有关物质测定-系统适用性试验色谱图

三唑仑峰(8.921 分钟)；阿普唑仑峰(10.325 分钟)

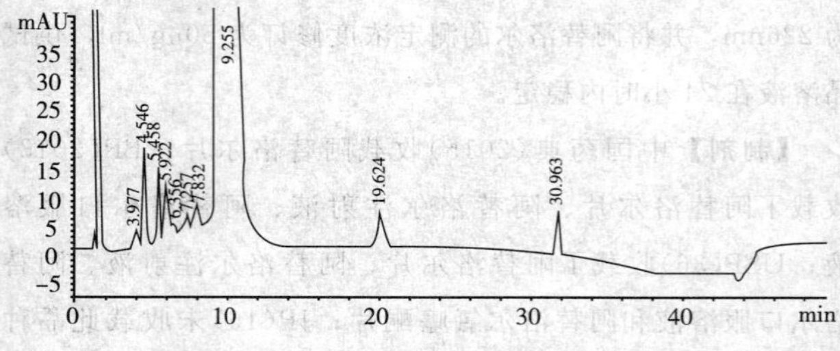

图 2　有关物质测定-供试品色谱图

阿普唑仑峰(9.255 分钟)，其余均为杂质色谱峰

干燥失重 在 105℃ 干燥至恒重，减失重量不得过 0.5%。Ph. Eur. (7.0)、USP(36)和 JP(16)限度均为 0.5%。

炽灼残渣 不得过 0.3%。Ph. Eur. (7.0)和 JP(16)限度为 0.1%，而 USP(36)限度为 0.5%。

【含量测定】本品结构中，二氮杂䓬七元环上氮原子具有强的碱性，苯基并合后使碱性降低，致使含量测定不能采用酸碱滴定法直接滴定，而需用非水溶液滴定法。结合含量测定结果，将限度定为：按干燥品计算，含 $C_{17}H_{13}ClN_4$ 不得少于 98.5%。

【制剂】**阿普唑仑片(Alprazolam Tablets)**

性状　因本品规格较小，片剂中辅料所占比例较大，而辅料本身的颜色为类白色，根据样品实际性状，将性状项定为：本品为白色或类白色片。

鉴别　采用 HPLC 法，方法同含量测定，比较供试品溶液与对照品溶液色谱峰的保留时间。

含量均匀度　本品规格为 0.4mg，属于小规格制剂，应进行含量均匀度检查。测定方法同含量测定。

溶出度　以磷酸盐缓冲液(pH 值为 6.0±0.1)500ml 为溶出介质，限度为标示量的 80%，采用高效液相色谱法测定。

含量测定　本品在强酸性溶液中可水解，形成相应的二苯酮衍生物，中国药典(2005)采用 UV 法以盐酸溶液(9→1000)作为溶剂测定本品的含量，在测定过程中阿普唑仑会发生一定程度的降解(图 3、图 4)，使得测定结果偏差较大，故中国药典(2010)采用HPLC法测定。用C18柱(Agilent Eclipse XDB-C18，150mm×4.6mm，5μm)，不同生产企业样品平均回收率为100.4%～101.4%(n=9)。

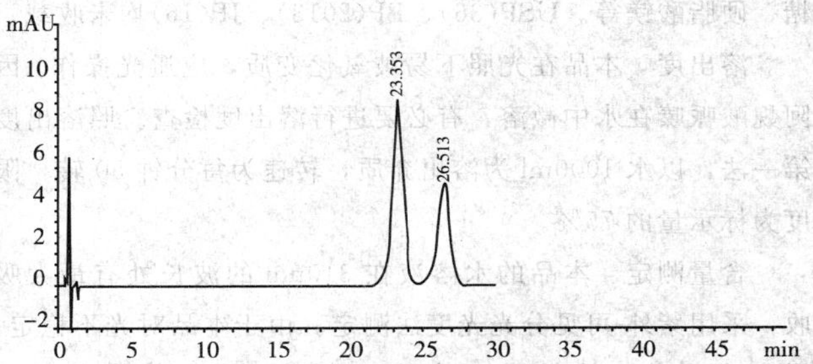

图3　含量测定-系统适用性试验色谱图

阿普唑仑峰(23.353分钟)；三唑仑峰(26.513分钟)

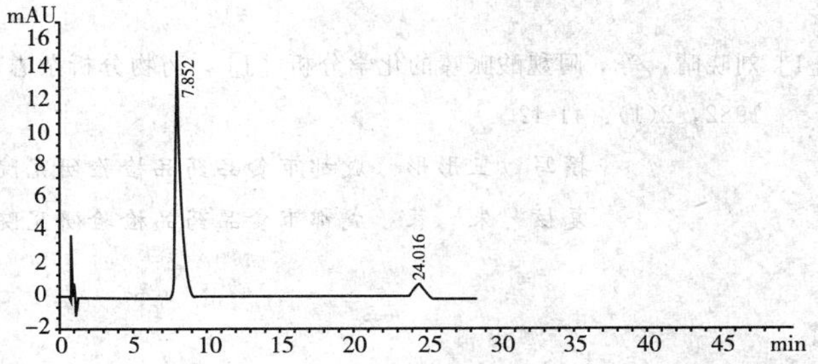

图4　对照品溶液色谱图

[以盐酸溶液(9→1000)为溶剂]

阿普唑仑峰(24.016分钟)；降解产物峰(7.852分钟)

参考文献

[1] 国家药典委员会．中华人民共和国药典临床用药须知·化学药和生物制品卷[M]．2005年版．北京：人民卫生出版社，2005：12.

[2] 陈芬儿，刘兴勤．镇静催眠药阿普唑仑的合成[J]．中国医药工业杂志，1990，8：345-346.

[3] 屈智博，陈晓岚，屈凌波，等．阿普唑仑的波谱学数据和结构确证[J]．波谱学杂志，2009，26(2)：272-278.

撰写　江文明　吴　颖　　上海市食品药品检验所

复核　杨永健　　　　　　上海市食品药品检验所

阿魏酸哌嗪

Piperazine Ferulate

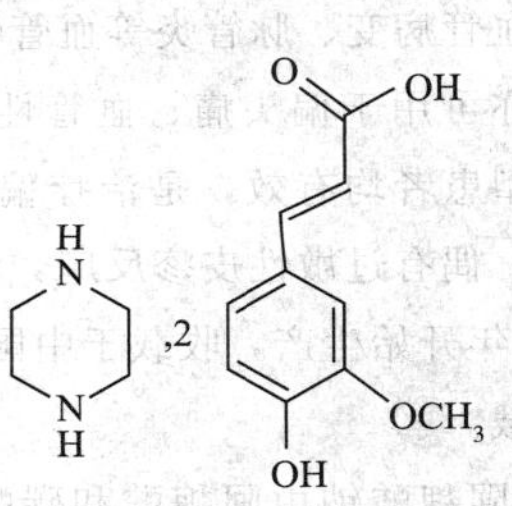

$C_4H_{10}N_2 \cdot 2C_{10}H_{10}O_4$　474.51

化学名：3-甲氧基-4-羟基桂皮酸哌嗪

3-methoxy-4-hydroxy cinnamate piperazine

英文名：Piperazine Ferulate

CAS号：[171876-65-6]

本品为抗凝血药。对减少尿蛋白排泄，改善血流动力学与血凝功能和抗血栓以及双重保护血管内皮和保护肾脏均有较好的临床作用，对急慢性肾小球疾病、糖尿病、慢性肾功能衰竭、肾病综合征以及其他各种继发性肾脏疾病具有较好的临床疗效。

本品口服吸收后，广泛分布于体内，除肝、肾、血液中分布较多外，在胃、小肠脂肪中分布也较多。口服后血液药峰时间为29分钟，分布半衰期($t_{1/2\alpha}$)为27分钟，消除半衰期($t_{1/2\beta}$)为5.5小时，代谢后主要从尿、粪便中排出。

本品不良反应尚不明确，长期服用，偶有头痛、胃部不适反应。

本品系20世纪70年代末国内自主研制的新药，于1990年开始生产。中国药典(2005)开始收载该品种。国外文献未见报道，USP(36)、BP(2013)、JP(16)均未收载。

【制法概要】本品由阿魏酸与哌嗪(六水哌嗪)合成。

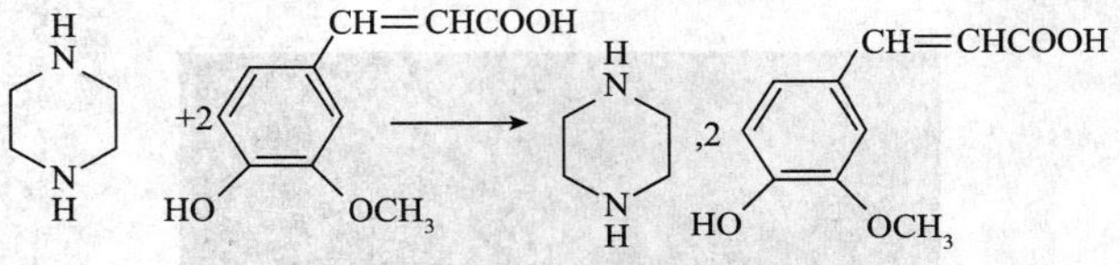

【性状】本品为阿魏酸与哌嗪的复合物。由于阿魏酸有紫外吸收，哌嗪无紫外吸收，采用测定吸收系数($E_{1cm}^{1\%}$)并将限度规定在637～669范围内的方法可控制合成的阿魏酸哌嗪中阿魏酸与哌嗪的比例(2∶1)。

【鉴别】(1)为紫外鉴别反应，本品在紫外区有特征吸收，水溶液在287nm与310nm的波长处有最大吸收，在254nm的波长处有最小吸收。(图1)

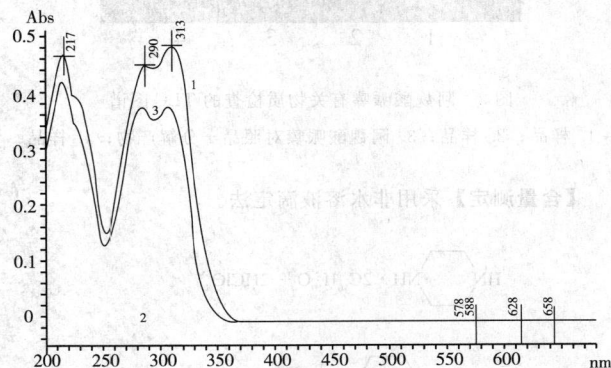

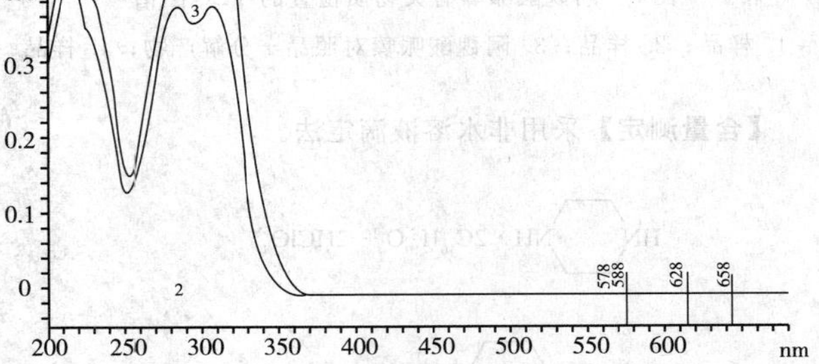

图1　阿魏酸哌嗪、阿魏酸与哌嗪水溶液的紫外扫描图谱

1. 阿魏酸哌嗪；2. 哌嗪；3. 阿魏酸

(2)为红外鉴别反应，系利用本品的红外特征吸收峰与其对照的图谱(药品红外光谱集第三卷光谱号969)一致。

本品的红外吸收图谱[1]显示的主要特征吸收如下。

特征谱带(cm^{-1})	归属	
3524，3445	酚羟基，胺盐	$\nu_{O-H,N-H}$
3045，3030	芳氢	ν_{C-H}
2800～2000	胺盐	$\nu_{\dot{N}H_2}$
1640	共轭烯	$\nu_{C=C}$
1610，1515	苯环	$\nu_{C=C}$
1275，1030	芳醚	ν_{C-O-C}
3000～3100		ν_{C-H}
979	烯	γ_{C-H}

【检查】有关物质 本品含有酚羟基和烯键，较易被氧化分解。经试验，本品的水溶液光照破坏后，采用高效液相色谱法测定，HPLC 图谱中出现了一个杂质峰；采用薄层色谱法测定，薄层色谱图中可分离出 3～4 个杂质斑点，考虑到产生的杂质可能无紫外吸收，故采用薄层色谱法测定，同时规定检查本品各项均避光操作。按中国药典(2015)项下色谱条件试验，阿魏酸的检出限 0.05μg，哌嗪的检出限为 0.05μg。(图 2)

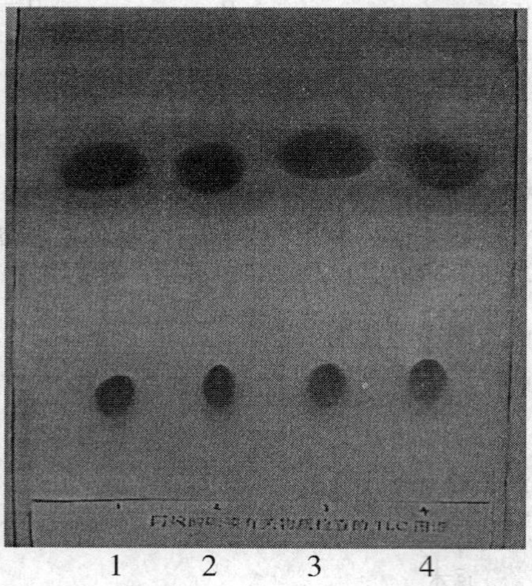

图 2 阿魏酸哌嗪有关物质检查的 TLC 图谱

1. 样品；2. 样品；3. 阿魏酸哌嗪对照品＋分解产物；4. 样品

【含量测定】采用非水溶液滴定法。

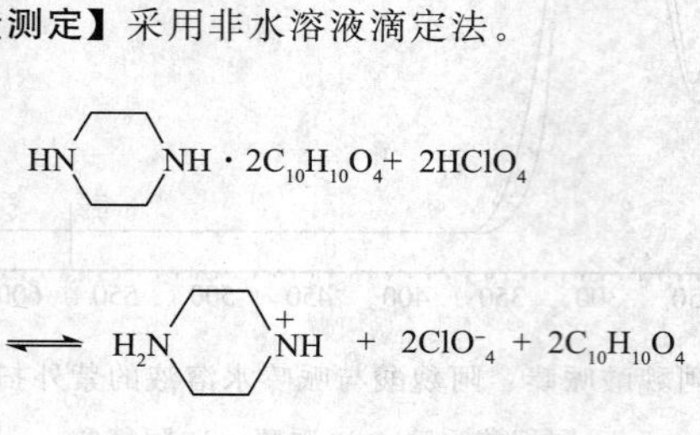

含量测定反应是由 1 分子阿魏酸哌嗪与 2 分子高氯酸反应，故其滴定度应为分子量的 1/2，并按无水物计算。RSD＝0.05％(n＝6)。

尚可用 HPLC-UV 法和 HPLC-ELSD 法测定本品含量。

【制剂】阿魏酸哌嗪片(Piperazine Ferulate Tablets)

中国药典(2015)收载了阿魏酸哌嗪片。规格有 50mg 和 100mg。国内各企业的处方中，主要辅料有糊精、淀粉、蔗糖、硬脂酸镁等。USP(36)、BP(2013)、JP(16)均未收载。

溶出度 本品在光照下易被氧化变质，应避光操作。因阿魏酸哌嗪在水中微溶，有必要进行溶出度检查。照溶出度第一法，以水 1000ml 为溶出介质，转速为每分钟 50 转，限度为标示量的 75％。

含量测定 本品的水溶液在 310nm 的波长处有最大吸收，采用紫外-可见分光光度法测定。由于本品对光不稳定，需避光操作。辅料对主成分测定无干扰。其回收率为 100.2％(n＝12)，RSD＝0.41％。

参考文献

[1] 刘晓晴，等．阿魏酸哌嗪的化学分析［J］．药物分析杂志，1982，2(1)：41-42.

撰写 王彤彤 成都市食品药品检验研究院

复核 朱 蓉 成都市食品药品检验研究院

阿魏酸钠

Sodium Ferulate

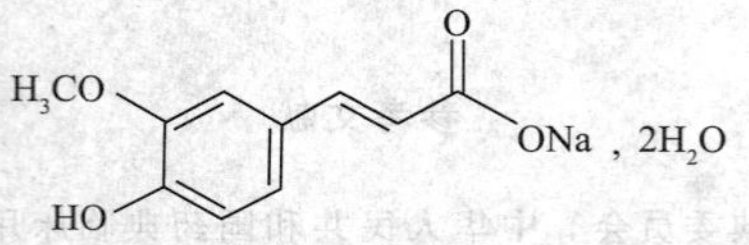

$C_{10}H_9NaO_4 \cdot 2H_2O$ 252.20

化学名：3-甲氧基-4-羟基桂皮酸钠盐二水合物

4-hydroxy-3-methoxycinnamic acid sodium salt dihydrate

异名：当归素

CAS 号：［24276-84-4］

阿魏酸钠为非肽类内皮素受体拮抗剂，可拮抗内皮素引起的血管收缩、升压及血管平滑肌细胞增殖，减轻血管内皮损伤；增加 NO 的合成，松弛血管平滑肌；抑制血小板聚集、抗凝血、改善血液流变学特征。本品亦可抑制胆固醇的合成，降低血脂，清除自由基，防治脂质过氧化损伤；影响补体，增强免疫机能，并有一定的镇痛、解痉作用。临床用于动脉粥样硬化、冠心病、脑血管病、肾小球疾病、肺动脉高压、糖尿病性血管病变、脉管炎等血管性病症以及白细胞和血小板减少，亦可用于偏头痛、血管性头痛。其疗效快，对轻、中、重各型患者均有效，是治疗偏头痛的基本药物。其主要不良反应：偶有过敏性皮疹反应，停药后即消失。

国内于 2002 年开始生产，收载于中国药典(2015)二部，国外药典均未收载。

【制法概要】阿魏酸钠由阿魏酸和碳酸钠在水中加热反应而得，其化学反应过程及工艺流程图如下。[1]

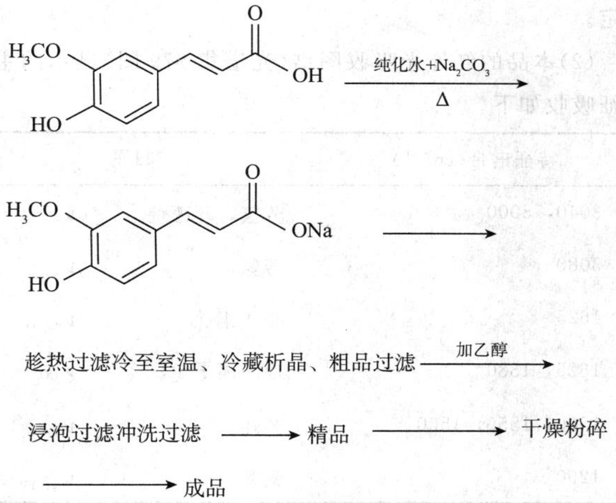

其中阿魏酸的化学合成是以香草醛、丙二酸为原料，过程中用哌啶做催化剂，用苯做带水剂除去反应过程中形成的水。该方法香草醛转化率达到98%以上，产物阿魏酸的收率为95%，纯度达到99.4%。

【鉴别】(1)紫外光谱　阿魏酸钠水溶液在287nm与310nm的波长处有最大吸收，在254nm的波长处有最小吸收。(图1)

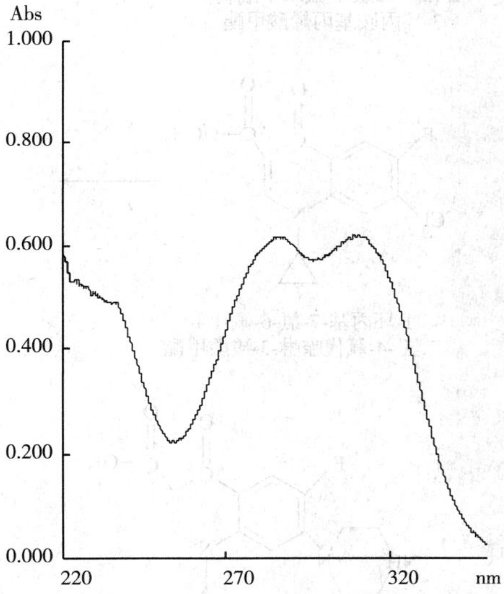

图1　阿魏酸钠紫外光谱图

(2)红外光谱　本品的红外光吸收图谱(光谱集775图)显示的主要特征吸收如下。

特征谱带(cm^{-1})	归属	
3400～2600	羟基	ν_{O-H}
1643	烯	$\nu_{C=C}$
1600	苯环	$\nu_{C=C}$
1548，1385	羧酸离子	$\nu_{CO_2^-}$
1270	酸羟基	ν_{C-O}
980	反式烯	δ_{C-H}
818	取代苯	γ_{2H}

【检查】酸碱度　控制在成盐工艺中可能带入的过量阿魏酸，规定50mg/ml水溶液的pH值应为6.0～7.5。

溶液的澄清度与颜色　供注射用的阿魏酸钠原料应检查溶液的澄清度与颜色，目的在于控制由于阿魏酸钠不稳定而降解产生的有色杂质，检查药品的质量及其生产工艺水平。本品水溶液应澄清无色。若产品中存在本品的降解物或其他杂质，则影响溶液的澄清度与颜色。

有关物质　采用高效液相色谱法测定，检查合成及贮存过程中产生的杂质。中国药典用十八烷基硅烷键合硅胶柱，以甲醇-水-醋酸(30∶69∶1.5)为流动相，检测波长为322nm。由于结构中含有酚羟基，使阿魏酸钠容易氧化分解，所以须避光操作。最低检出限为0.144ng。

水分　本品含2分子结晶水，理论含水量为14.3%，故规定含水分应为13.0%～15.5%。

【含量测定】本品为弱酸强碱盐，水溶液中碱性极弱，滴定没有明显的终点突跃。采用非水溶液滴定法，将其溶于冰醋酸中，大大增强其碱性，以结晶紫为指示剂，用高氯酸液进行滴定，能定量地起酸碱反应。

【制剂】中国药典(2015)收载了阿魏酸钠片、注射用阿魏酸钠。

(1)阿魏酸钠片(Sodium Ferulate Tablets)

本品为白色或类白色片。规格为50mg。

溶出度　避光操作。溶出介质与原料项下吸收系数测定的溶剂相同，使用吸收系数法计算其溶出量。

含量测定　如照原料项下采用滴定法，则取样量偏大，辅料会影响滴定终点。而采用紫外-可见分光光度法，溶剂与原料项下吸收系数测定的溶剂相同，可使用吸收系数法计算其含量。现行质量标准对阿魏酸钠片的含量采用紫外吸收系数法，认为方法影响因素多、专属性差、外在干扰大，建议将来改用高效液相色谱法，提高专属性及减小杂质辅料的干扰，提高测定结果的可靠性。

(2)注射用阿魏酸钠(Sodium Ferulate for Injection)

本品为白色或类白色结晶或结晶性粉末或白色至淡黄色或淡黄绿色疏松块状物或粉末。无臭。规格为0.1g。

热原　本品临床每小时用药最大剂量是静脉注射每千克体重5mg(中国医师药师临床用药指南)，内毒素计算限值约为1.0EU/mg。注射用阿魏酸钠热原限值为15mg/kg(与0.33EU/mg内毒素相当)，与临床剂量比较，安全系数为3。

参考文献

[1] 张相年，向军，季波，等．阿魏酸的合成研究[J]．广东药学院学报，2001,17(2)：100-101.

撰写　龚　玮　江西省食品药品检验检测研究院
复核　程奇珍　江西省食品药品检验检测研究院

环丙沙星
Ciprofloxacin

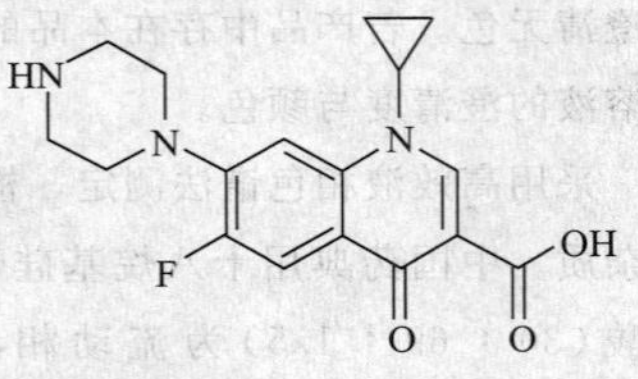

$C_{17}H_{18}FN_3O_3$　331.34

化学名：1-环丙基-6-氟-1,4-二氢-4-氧代-7-(1-哌嗪基)-3-喹啉甲酸

1-cyclopropyl-6-fluoro-1，4-dihydro-4-oxo-7-(1-piperazinyl)-3-quinolinecararboxylic acid

英文名：Ciprofloxacin

环丙沙星 CAS 号：[85721-33-1]

乳酸环丙沙星 CAS 号：[97867-33-9]

环丙沙星为第三代化学合成的喹诺酮类抗菌药物，具有广谱抗菌作用，尤其对需氧革兰阴性杆菌抗菌活性高。环丙沙星可用于泌尿生殖道感染、呼吸道感染、胃肠道细菌感染、复杂性腹腔感染、伤寒、骨和关节感染、皮肤软组织感染、败血症等全身感染、吸入性炭疽和中性粒细胞减少症发热时的经验治疗。

环丙沙星空腹口服后吸收迅速，食物可延缓吸收；该药广泛分布至全身组织和体液(包括脑脊液)，在组织中的浓度常超过血浓度，在脑脊液中药物的浓度为血浓度的30%以上；口服给药后24小时内以原型经肾排出给药量的40%～50%(主要为肾小管分泌)，静脉给药后排出给药量的50%～70%，以代谢物形式(仍具活力，但较弱)排出约15%；经胆汁及粪便于5日内排出20%～35%排泄，虽仅少量经胆汁排出，但胆汁中药物浓度仍可达血浓度的10倍以上。

环丙沙星对温度、湿度及强酸等环境通常较稳定，但光照下易分解，对长波长紫外光(UVA)最敏感，光降解后常见分解产物为脱羧物、氨基体和乙二胺，且抗菌活性下降，临床中喹诺酮类药物的主要不良反应包括光毒性反应和光敏反应，并有速发型过敏反应的报道。

环丙沙星于1980年由联邦德国拜耳药厂首创，并于1986年在菲律宾上市。

中国药典(2015)、USP(36)、Ph. Eur.(7.0)和BP(2013)均有收载。

【制法概要】目前国内环丙沙星主要是以环丙甲酯胺化物为起始物合成或以环丙羧酸为起始原料直接哌嗪化来生产。

【鉴别】(1)高效液相色谱　照含量测定项下的色谱条件测定。

(2)本品的红外光吸收图谱(光谱集979图)显示的主要特征吸收如下。

特征谱带(cm^{-1})	归属	
3040，3000	芳氢，环丙烷	ν_{C-H}
3080	芳氢	$\nu_{\varphi H}$
1625	酮式酮	$\nu_{C=O}$
1625，1380	羧酸离子	ν_{CO_2}
1590，1550，1500	芳环	$\nu_{C=C}$
1290	氟苯	ν_{C-F}

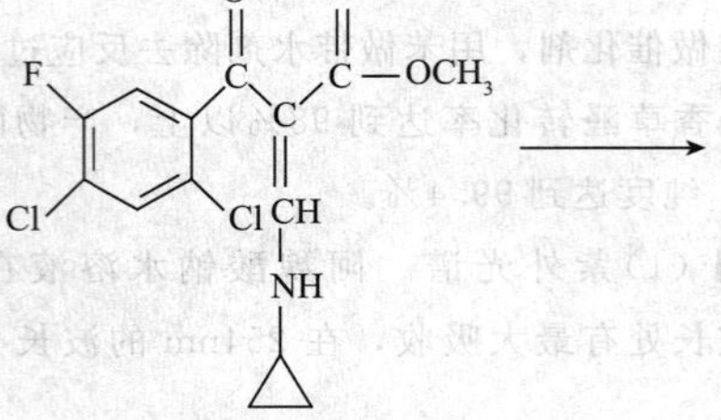

2-(2,4-二氯-5-氟苯甲酰基)-3-环丙胺基丙烯酸甲酯

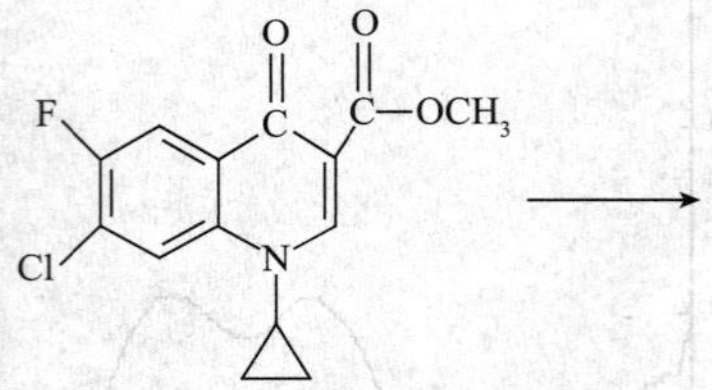

1-环丙基-7-氯-6-氟-1,4-二氢-4-氧代喹啉-3-羧酸甲酯

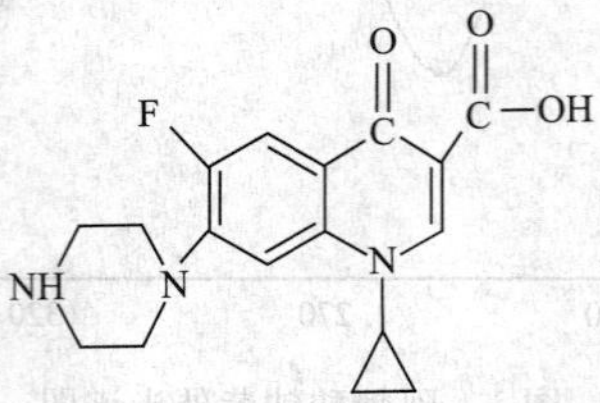

1-环丙基-6-氟-1,4二氢-4-氧代-7-(1-哌嗪基)-喹啉-3-羧酸(环丙沙星)

【检查】有关物质　Ph. Eur.(7.0)中给出杂质A、B、C、D和E的结构式，中检所提供的杂质I和H的结构式，各杂质结构式如图1。

采用高效液相色谱法进行有关物质的检查。

色谱条件的确定　Ph. Eur.(7.0)、BP(2013)、USP(36)和中国药典(2015)均以高效液相等度洗脱方法检查有关物质。国外药典均采用薄层色谱法检查氟喹啉酸(杂质A)。本标准在参考国外药典磷酸三乙胺系统为流动相的基础上，采用梯度洗脱方式，在环丙沙星主峰被洗脱后，增加有机相比例，使以杂质A为代表的疏水性杂质得到有效洗脱。经对 Ph. Eur. (7.0)环丙沙星混合杂质对照品(含杂质 B、C、D 和 E)，以及中国食品药品检定研究院提供的杂质 A、B、C、E、I 和 H 对照品的测定，表明梯度洗脱系统能有效分离杂质 A、B、C、E、I、D 和 H，根据杂质在 278nm 和 262nm 不同波长的响应情况，分别以 278nm 测定杂质 B、C、D、E、I 和其他杂质，以 262nm 测定杂质 A，见图 2。

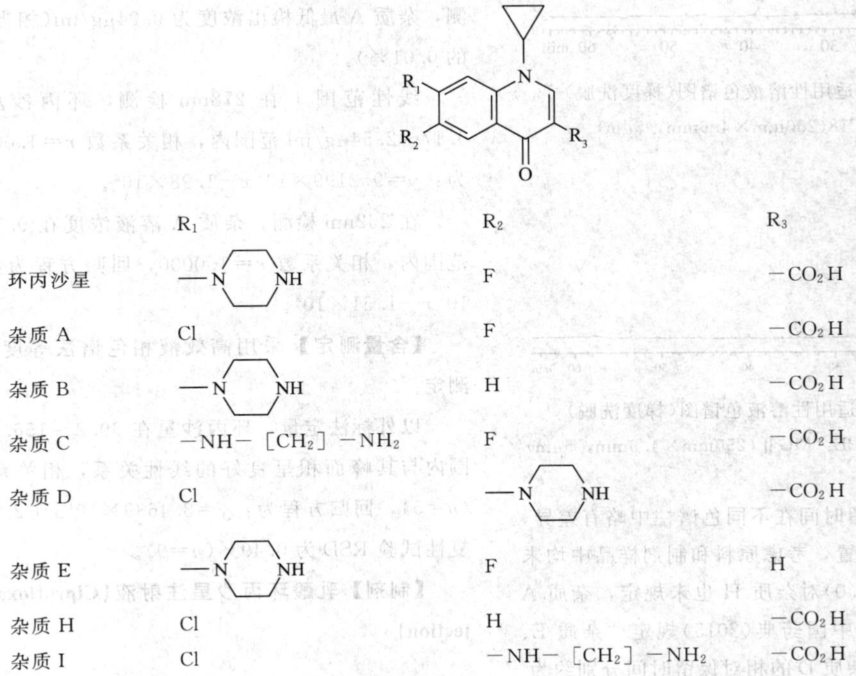

图 1 环丙沙星及其部分杂质结构示意图

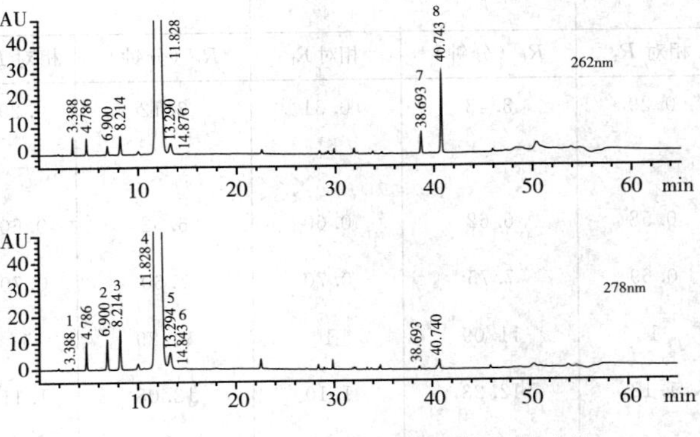

图 2 环丙沙星各已知杂质对照品和供试品混合溶液色谱图(梯度洗脱)

1. 杂质 E；2. 杂质 B；3. 杂质 C；4. 环丙沙星；5. 杂质 I；6. 杂质 D；7. 杂质 H；8. 杂质 A

经试验比较，30℃柱温和 1.5ml/min 流速最为理想。供试品溶液在室温放置 12 小时内基本稳定。

分离度测试溶液的确定 BP(2008)、Ph. Eur. (7.0)和 USP(36)均用杂质对照品进行分离度的控制。

图 2 显示，主峰前杂质峰为未知杂质，与主峰相对保留时间约为 0.86，主峰后的杂质为杂质 I 与主峰相对保留时间约为 1.12。

在上述色谱条件下得到氧氟沙星峰与环丙沙星峰的相对保留时间约为 0.89，介于主峰前未知杂质(相对保留时间 0.86)与环丙沙星主峰之间(图 3)。故本方法采用杂质 I 和氧氟沙星作为系统适用性分离度试验的两个对照物。

采用 SGE ENDURO C18 (250mm × 4.6mm，5μm)、Agilent HC-C18 (250mm × 4.6mm，5μm) 和 Capcell PAK C18 TYPE：MGⅡ(250mm × 4.6mm，5μm)三根不同色谱柱进行分离度试验，结果表明，选定的分离度测试溶液粗放度好，可满足药典要求(图 3～图 5)。

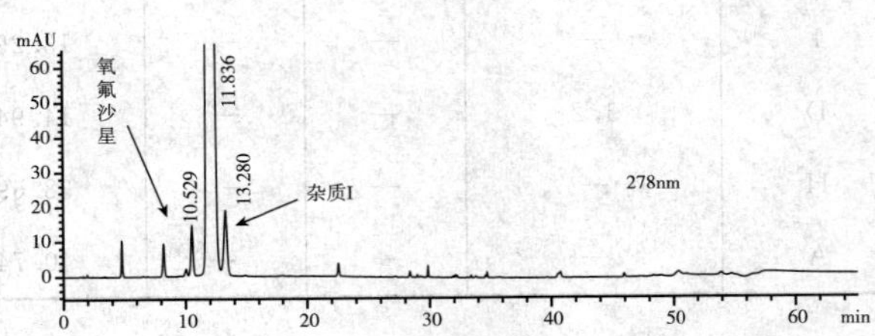

图 3 有关物质检查系统适用性溶液色谱图(梯度洗脱)

色谱柱：SGE ENDURO C18(250mm×4.6mm，5μm)

各已知杂质相对保留时间的考察 各国药典已知杂质的相对保留时间见表 1。采用色谱柱 SGE ENDURO C18 (250mm × 4.6mm，5μm)、Agilent HC- C18 (250mm × 4.6mm，5μm)和 Capcell PAK C18 TYPE：MGⅡ(250mm× 4.6mm，5μm)实验，洗脱情况见图 2、表 1。

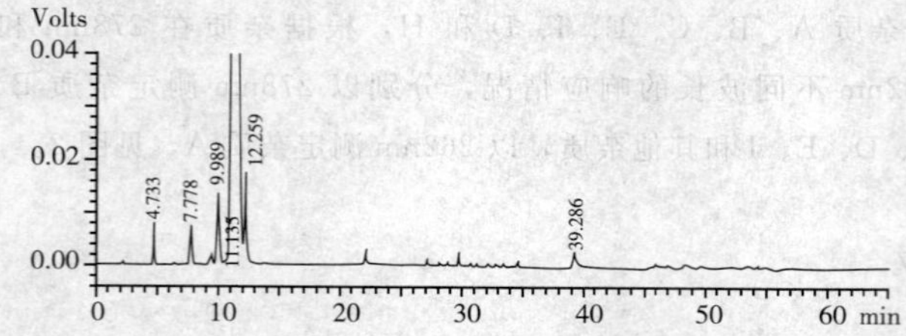

图 4　有关物质检查系统适用性溶液色谱图（梯度洗脱）

色谱柱：Agilent HC- C18(250mm×4.6mm，5μm)

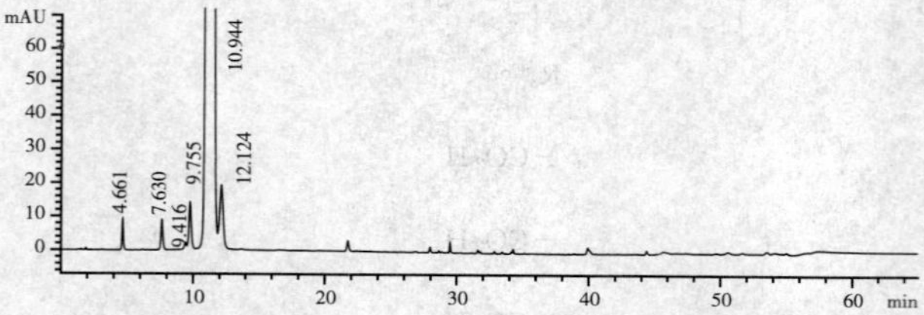

图 5　有关物质检查系统适用性溶液色谱图（梯度洗脱）

色谱柱：Capcell PAK C18 TYPE：MGⅡ(250mm×4.6mm，5μm)

杂质 A 和 H 的相对保留时间在不同色谱柱中略有差异，无法以相对保留时间限定位置，考虑原料和制剂样品中均未检出杂质 H，且 Ph. Eur.(7.0)对杂质 H 也未规定，杂质 A 又以对照品外标法测定，故中国药典(2015)规定“杂质 E、杂质 B、杂质 C、杂质 I 和杂质 D 的相对保留时间分别约为 0.3、0.6、0.7、1.1 和 1.2”。除杂质 E 外，其余均与 Ph. Eur.(7.0)的规定一致。

最低检出限　在 278nm 检测，环丙沙星最低检出浓度为 0.04μg/ml（相当于供试品溶液的 0.01%）；在 262nm 检测，杂质 A 最低检出浓度为 0.04μg/ml（相当于供试品溶液的 0.01%）。

线性范围　在 278nm 检测，环丙沙星溶液浓度在 0.17～2.54μg/ml 范围内，相关系数 $r=1.0000$，回归方程为：$y=9.2199\times10^4x-1.98\times10^2$。

在 262nm 检测，杂质 A 溶液浓度在 0.30～4.48μg/ml 范围内，相关系数 $r=1.0000$，回归方程为：$y=7.5191\times10^4x-1.51\times10^3$。

【含量测定】采用高效液相色谱法等度洗脱进行含量测定。

以外标法定量，环丙沙星在 39.2～156.9μg/ml 浓度范围内与其峰面积呈良好的线性关系，相关系数 $r=0.9998$ $(n=5)$，回归方程为：$y=8.4639\times10^4x+2.6423\times10^5$。重复性试验 RSD 为 0.49% $(n=9)$。

【制剂】乳酸环丙沙星注射液(Ciprofloxacin Lactate Injection)

表 1　各杂质的相对保留时间

	Ph. Eur.(6.0)、BP(2008)	USP(31)	中国药典(2005)	色谱柱①		色谱柱②		色谱柱③	
	相对保留时间			R_t（分钟）	相对 R_t	R_t（分钟）	相对 R_t	R_t（分钟）	相对 R_t
E	0.4	—	—	3.39	0.29	3.43	0.31	3.12	0.29
F	0.5	—	—	—	—	—	—	—	—
B	0.6	—	—	6.90	0.58	6.62	0.60	6.52	0.60
C	0.7	0.7	—	8.22	0.69	7.75	0.70	7.60	0.70
环丙沙星	1			11.83	1	11.09	1	10.89	1
I	—	—	—	13.29	1.12	12.23	1.10	12.08	1.11
D	1.2	—	—	14.94	1.25	13.70	1.23	13.62	1.25
H	—	—	—	38.69	3.27	37.23	3.36	37.88	3.48
A	—	—	—	40.74	3.44	39.27	3.54	39.90	3.66

参考文献

[1] 国家药典委员会．中华人民共和国药典临床用药须知·化学药与生物制品卷［M］．2005 年版．北京：化学工业出版社，2005：558-560.

[2] 郭惠元．我国喹诺酮酸类抗菌药物研究开发概况［J］．中国医药工业杂志，1989，20(9)：421-424.

撰写　刘海玲　曹晓云　天津市药品检验研究院

核对　邵建强　天津市药品检验研究院

环孢素

Ciclosporin

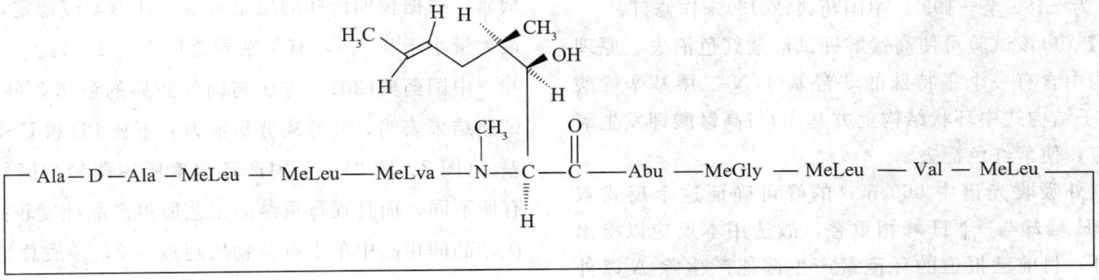

$C_{62}H_{111}N_{11}O_{12}$　1202.63

化学名：环[[(E)-(2*S*,3*R*,4*R*)-3-羟基-4-甲基-2-(甲氨基)-6-辛烯酰]-L-2 氨基丁酰-*N*-甲基甘氨酰-*N*-甲基-L-亮氨酰-L-缬氨酰-*N*-甲基-L-亮氨酰-L-丙氨酰-D-丙氨酰-*N*-甲基-L-亮氨酰-*N*-甲基-L-亮氨酰-*N*-甲基-L-缬氨酰]

cyclo[[(E)-(2*S*,3*R*,4*R*)-3-hydroxy-4-methyl-2-(methylamino) oct-6-enoyl]-L-2-aminobutanoyl-*N*-methylglycyl-*N*-methyl-L-leucyl-L-valyl-*N*-methyl-L-leucyl-L-alanyl-D-alanyl-*N*-methyl-L-leucyl-*N*-methyl-L-leucyl-*N*-methyl-L-valyl]

CAS 号：[59865-13-3]

本品为免疫抑制剂。对T细胞依赖性免疫反应作用强。它与T细胞胞浆受体蛋白形成复合物，再与钙调磷酸酶结合，抑制该酶活性，进而抑制T细胞对特异性抗原刺激反应。本品还可通过促进转化生长因子β(TGF-β)的表达，抑制细胞因子IL-2的产生和释放，阻止有赖于IL-2的T细胞增殖和功能，并减少细胞毒T细胞(CTL)的产生。减少炎症性细胞因子如IL-1和TNF-α释放，抑制干扰素生成及自然杀伤细胞(NK)功能。本品除抑制T细胞活化外，还可干扰多种细胞的生长和功能如角质细胞和成骨细胞等。

本药口服后吸收很不完全，生物利用度仅为20%～30%。服药时进食或服药后30分钟内进食均影响药物吸收。口服后血药达峰时间为3～4小时。药物吸收后分布于全身各组织，大量分布在脂肪以及肝、胰、肺、肾、肾上腺、脾和淋巴结，在这些组织中的浓度高于血药浓度。$t_{1/2}$为10～30小时。主要排出途径为胆汁(94%)，仅6%从肾脏排出。

它作为免疫抑制剂的最大特点在于其仅仅阻断免疫T细胞的作用，对免疫B细胞无影响，不影响机体抗感染的能力，是一种较理想的抗排异免疫抑制剂。环孢素最适宜的应用范围是器官移植，如：肾移植、心脏移植、心肺联合移植和骨髓移植等时的排斥反应。自从环孢素问世以来，许多国家的器官移植手术都取得了很大进展，长期存活率都有明显提高。1983年召开的国际环孢素在移植医学领域试用效果评审会认为：本品是改变移植医学面貌的新药，使手术的成功率成倍地提高。此外环孢素也可用于：①难治性弥漫性结缔组织病、狼疮肾炎、活动性红斑狼疮、白塞综合征眼炎、炎性肠病、难治性银屑病、难治性类风湿关节炎。②难治性肾病综合征。

虽然环孢素的出现是20年来器官移植的最重大进展，且直到20世纪80年代中期，大部分免疫抑制治疗方案是以环孢素为基础的，但环孢素具有明显的毒性，它的常见不良反应是肾毒性、神经损害、诱发感染和引起肿瘤。①肾毒性是环孢素主要的不良反应，轻者表现为慢性肾功能不全，重者出现肾衰竭；可表现为肾小球血栓形成，蛋白尿，管型尿，可出现高尿酸血症、高钾血症、氮质潴留、少尿或无尿等。②肝毒性主要表现为低蛋白血症，高胆红素毒血，血清转氨酶升高，胆汁淤积等。③神经毒性表现为震颤，感觉异常，共济失调，幻觉等症状。④其他：厌食，恶心，呕吐，多毛，牙龈增生，高血压，高血脂等，其对血压、血脂的影响较FK506更为明显，是导致移植后高血压和高血脂的一个重要因素。

环孢素A于1969年首先从真菌*Cylindro carponlucidum*和*Beaueria bassiana*发酵液中提取，1978年首次进行了环孢素第一期临床试验，1983年Sandoz公司在瑞士上市，同年美国FDA批准了该药。环孢素自中国药典(2005)开始收载，目前中国药典(2015)、USP(35)、BP(2013)和JP(16)均有收载。

【制法概要】环孢素是采用类似真菌为菌种，经多级发酵，乙醇和乙酸乙酯反复提取后，经柱层析分离得到的由11个氨基酸(大部分为*N*-甲基氨基酸)组成的33元环状化合物，分离出A，B…I，K，L…Z等25种组分。

环孢素发酵液 $\xrightarrow{\text{浸提}}$ 环孢素乙醇提取液 $\xrightarrow{\text{萃取}}$ 环孢素的乙酸乙酯提取液 $\xrightarrow{\text{浓缩、溶解}}$ 环孢素的丙酮结晶液 $\xrightarrow{\text{结晶、过滤}}$ 环孢素粗品 $\xrightarrow{\text{溶解}}$ 环孢素的乙酸乙酯纯溶液 $\xrightarrow{\text{浓缩、溶解}}$ 环孢素的丙酮结晶液 $\xrightarrow{\text{结晶、过滤}}$ 环孢素湿成品 $\xrightarrow{\text{烘干}}$ 环孢素成品

【性状】据专利文献明确报道，环孢素A存在多晶型现象，可有无定形与晶体，而晶体中既可以是四方晶系也可以是正交晶系[1]。

该文献所测单晶系用丙酮重结晶而得，单晶XRD测定结果表明该单晶属四方晶系的$P4_1$(编号76)空间群；晶胞中分子数：$Z=4$；晶胞参数：$a=b=13.837(2)$ Å；$c=41.242(3)$ Å；$v=7896$ Å^3。因另有文献报道，环孢A分子与肽基辅氨酰基顺反异构酶结合时的立体构象才是药效构象，两者结合后形成复合体，然后与依赖型丝氨酸/苏氨酸蛋白磷酸酶结合并使其活性受到抑制，从而阻碍白细胞介素2的生物合成；所以，两种晶型是否生物等效，尚待进一步研究。

Ph. Eur.(6.0)、USP(31)、BP(2008)和JP(15)规定比旋

度的限度为$-185°$至$-193°$，国产本品的比旋度均在$-187°$至$-192°$之间。为了严格控制产品质量，并且与国际的标准一致，中国药典(2010)将限度从中国药典(2005)的$-182°$至$-192°$修订为$-185°$至$-193°$。中国药典(2015)未作修订。

【鉴别】(1)该试验可使高锰酸钾试液紫红色消失。原理为本品结构中含有一个很特殊的3-羟基-4,*N*-二甲基辛烯酸(见本品分子结构式中环状结构上方基团)与高锰酸钾发生氧化还原反应，使紫红色褪去。

虽然红外吸收光谱中969cm^{-1}的峰可确证这个反式双键，但$-OH$峰却与$-NH$峰相重叠，故选用本反应以检出羟基。此外，目前已报道的环孢素产生菌能产生除A以外同时伴生的另外24种次要组分，虽然其中F、K等也含有去羟基辛烯酸，本反应通过与鉴别(2)的HPLC法结合，仍不失为一简单、可靠的鉴别方法。

(2)高效液相色谱法鉴别试验可与含量测定一并进行，详见［含量测定］项下所得典型色谱图。

(3)本品红外光谱法鉴别所得红外吸收图谱显示的主要特征吸收如表1。见《红外光谱图集》784图。

表1

特征谱带(cm^{-1})	归属	
3350	羟基，胺基	$\nu_{N-H,O-H}$
1680～1630	酰胺(Ⅰ)	$\nu_{C=O}$
1520	酰胺(Ⅱ)	δ_{NH}

采用偏光显微镜法观察摄影并结合IR光谱法考察了6个生产企业19批产品(含2批一次结晶所得粗品)的晶体形状与IR光谱行为后的结果表明，各批样品的晶体形状存在较为显著的差别。大体分为两类；两者的IR光谱也存在着明显可辨的差别，主要区别在于大约2300nm^{-1}波长处吸收峰变化。说明重结晶后的晶体形状基本能够反映晶型的差异并与其IR光谱行为显著相关。

【检查】有关物质 本品是微生物代谢产物，经溶剂提取、纯化，得到最后的环孢素成品，可能伴生的各有关物质的免疫作用及其分子结构式见表2。

表2 环孢素及各组分结构式

组分	R_1	R_2	R_3	R_4	(*)	作用*
A	OH	CH_2Me	Me	Me	L	+++
B	OH	Me(R)	Me	Me	L	+
C	OH	CH(OH)Me	Me	Me	L	++
D	OH	$CHMe_2$	Me	Me	L	+
E	OH	CH_2Me	Me	H	L	±
F	H	CH_2Me	Me	Me	L	±
G	OH	CH_2CH_2Me	Me	Me	L	+++
H	OH	CH_2Me	Me	Me	D	一
I	OH	$CHMe_2$	H	Me	L	±

*：免疫抑制作用；+++：强；++：中；+：弱；±或一：微弱或无

生产和贮藏过程中含有或产生的有关杂质主要有环孢素G、双氢环孢素A、环孢素B、环孢素D等含量极少的有关杂质，根据长期留样的质量考察，环孢素较稳定，有关杂质最大量小于0.7%，有关杂质总量小于1.5%。

中国药典(2015)方法与国外药典的色谱条件基本相同。试验结果表明，其分离分析能力并不比BP和USP等的方法差。(图2、图3)由于国产环孢素所用菌种与国外所用菌种有所不同，而且现行重结晶工艺所得产品纯度较高，除了一次结晶的粗品中单个有关物质超过1%，杂质总量近5%外，上市产品中单个有关物质均未过1%，杂质总量均未过2%，而且均未检出Ciclsporin H。(图1)

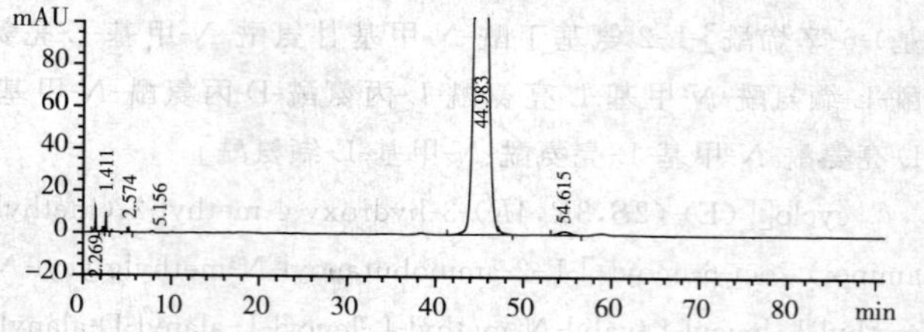

图1 供试品溶液的色谱图

含量测定的考察结果表明，凡是经过重结晶并且晶体形状规整而粒径相对均匀者，由于有关物质B、C、D、E、F、G、H和I难于进入晶胞，故而二次结晶后的原料药在进行有关物质检查时，仅能检出已有的B、G、H和尚无对照品的其他3～5个组分。目前国内产品尚未检出有关物质H等伴生的同系物。但因H与A的分离尚不满意，环孢素有关物质检查法仍然有待改进。

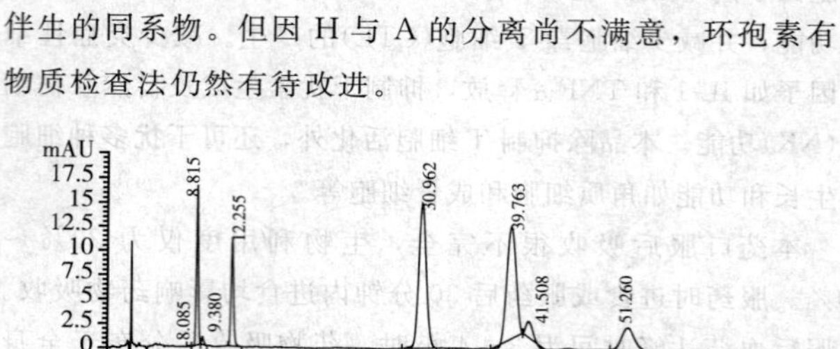

图2 BP(2010)方法所得各组分对照品混合溶液的图谱

环孢素：39.763min；环孢素H：41.508min

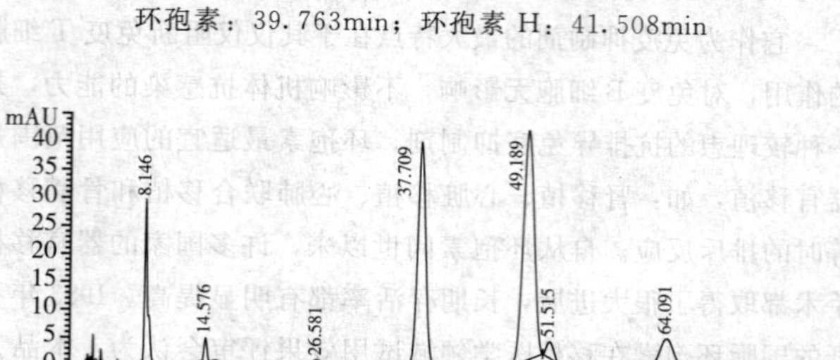

图3 中国药典(2015)方法所得各组分对照品混合溶液的图谱

环孢素：49.189min；环孢素H：51.515min

【制剂】环孢素口服溶液(Cyclosporin Oral Solution)

本品适用于预防同种异体肾、肝、心、骨髓等器官或组织移植所发生的排斥反应，也适用于预防及治疗骨髓移植时发生的移植物抗宿主反应。本品常与肾上腺皮质激素等免疫抑制剂联合应用，以提高疗效。近年来有报道试用于治疗眼色素层炎、重型再生障碍性贫血及难治性自身免疫性血小板减少性紫癜、银屑病、难治性狼疮肾炎等。1993 年以后出现了采用微乳化制剂生产工艺生产的微乳化制剂口服液。本品 USP(36)也有收载。

检查　乙醇量　需用标示含量进行计算。

含量测定　环孢素口服溶液含有植物油、表面活性剂等辅料，对含量测定可能产生干扰。

中国药典(2015)方法可有效去除辅料的干扰。(图 4、图 5)

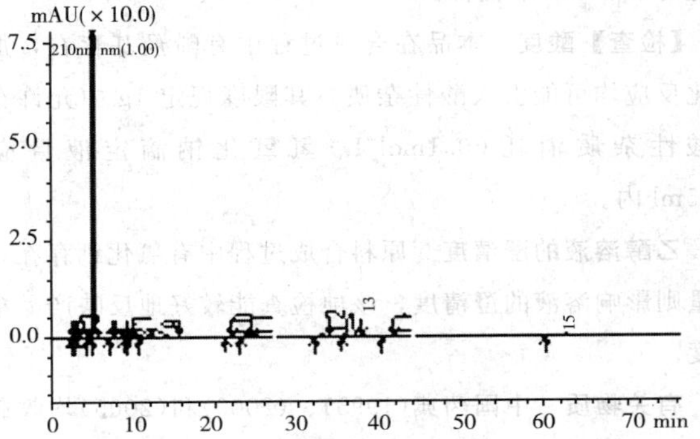

图 4　辅料溶液的图谱

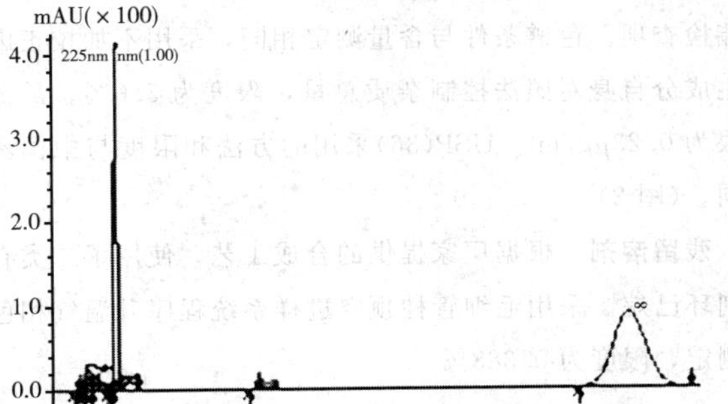

图 5　供试品溶液的图谱

本法的线性范围为 0.22699～2.72392mg/ml，供试品浓度与其峰面积线性关系良好，相关系数为 0.9997。回收率为 100.1%(RSD＝0.65%，$n=9$)。重复性的 RSD 为 0.4%($n=6$)；定量限：取本品，加甲醇-三氯甲烷(4∶1)溶解并稀释成 1.1351μg/ml 的溶液，取 20μl 注入色谱仪，记录色谱图，计算信噪比 $S/N \approx 10$ 时定量限为 22.70ng。

分别采用 XTerra MS C18(4.6mm×250mm，5μm)和 SUPELCO C18(4.6mm×250mm，5μm)柱试验，测定结果无显著差异，RSD 为 0.8%。

参考文献

[1] 卡米尔．乔治．维尔穆特．创新药物化学［M］．迟玉明，译．广州：ACADEMIC PRESS/世界图书出版公司，2005：493-495.

撰写　张　菁　河北省药品检验研究院

复核　杨　梁　河北省药品检验研究院

环扁桃酯

Cyclandelate

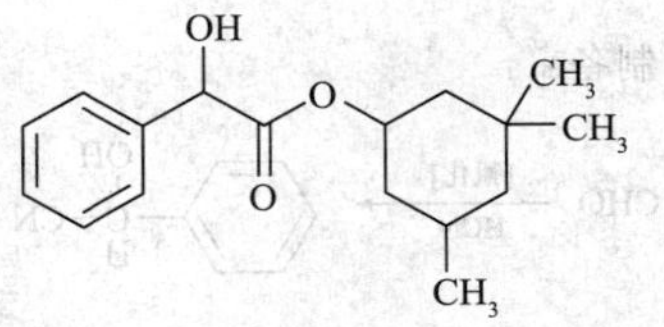

$C_{17}H_{24}O_3$　276.37

化学名：3,3,5-三甲基环己醇-α-苯基-α-羟基乙酸酯

3,3,5-trimethylcyclohexanol-α-phenyl-α-hydroxyacetate

英文名：Cyclandelate

CAS 号：［456-59-7］

本品为血管扩张药，作用与罂粟碱相似。药理研究表明，能直接松弛血管平滑肌使血管扩张，对脑、心、肾、四肢血管及冠状动脉有选择性的持续扩张作用，从而使血流量增加。作用较罂粟碱弱而持久。本品尚能促进侧支循环。对呼吸、心率、心排血量、心肌氧耗量、血压等基本上无影响[1]。本品属钙拮抗剂，根据世界卫生组织(WHO)对钙拮抗剂的分类，本品系Ⅳ类钙超载阻断剂[2]。本品的药理作用包括：抑制神经元胞内钙超载，抑制钙诱导的血管平滑肌细胞收缩，抑制凝血酶、血小板激活因子和肌酐诱导的血小板聚集[3-5]。本品口服吸收快而完全，10～15 分钟起效，1.5 小时血药浓度达峰值，可维持 4～6 小时。绝大部分由尿排出，约 5%从粪便排出。动物实验表明本品急性毒性较低，LD_{50} 为 5～10g/kg，安全范围宽。临床上用于治疗脑血管意外及其后遗症、脑动脉硬化症、脑外伤后遗症、肢端动脉痉挛症、手足发绀、闭塞性动脉内膜炎、耳鸣眩晕、视网膜循环障碍、间歇性跛行等，也用于冠状动脉硬化及冠状动脉功能不全以及偏头痛的预防治疗[2,6,7]。本品的不良反应较少见，大剂量可引起恶心、胃肠不适，有时出现面部潮红，其他包括头晕、发疹、瘙痒感、口干、心悸等[8]。脑血管意外重症急性期、孕妇及哺乳期妇女禁用，严重闭塞性冠状动脉和脑血管疾病、青光眼、伴有出血或出血倾向的患者慎用。

本品于 1952 年由荷兰科学家 Funcke 首先合成并进行药理学研究[3]，国内于 1995 年开始生产。除中国药典(2015)收载外，USP(36)亦有收载。

【制法概要】[9] 丙酮经环合、氢化反应制得 3,3,5-环己醇，再与扁桃酸酯化生成环扁桃酯。

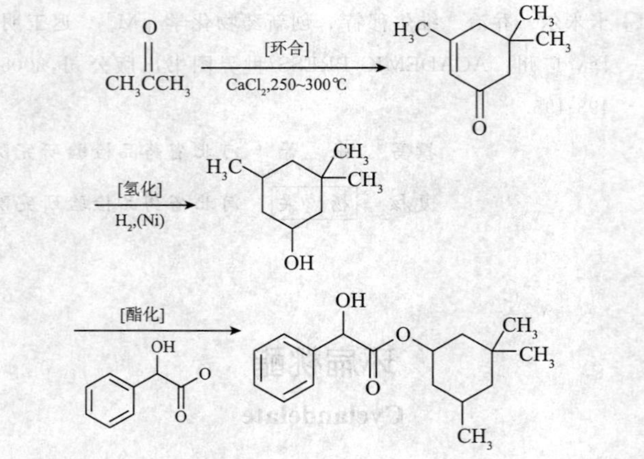

扁桃酸的制备：

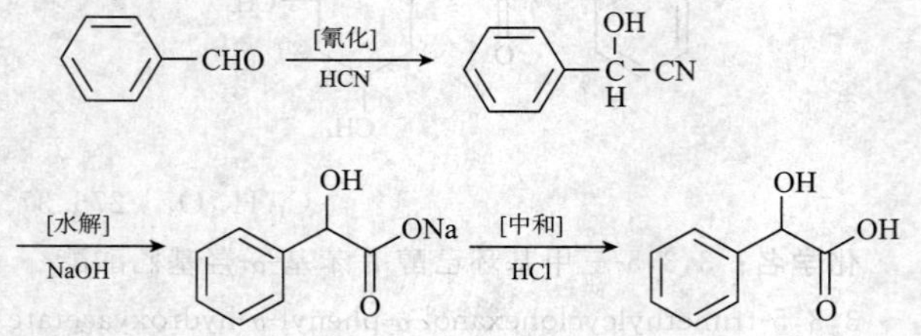

【性状】熔点　为 50～62℃，熔距在 7℃以内。因本品在高温、酸、碱、氧化、还原等条件下均易发生明显降解，按自身对照法测定有关物质含量可达 2.3%以上，导致本品熔距较长，但仍应控制在 7℃以内。USP(36)未规定熔点。

【鉴别】(1)本品用乙醇制成每 1ml 中含 0.5mg 的溶液，照紫外-可见分光光度法测定，在 252nm、258nm 与 264nm 的波长处有最大吸收，紫外吸收光谱见图 1。

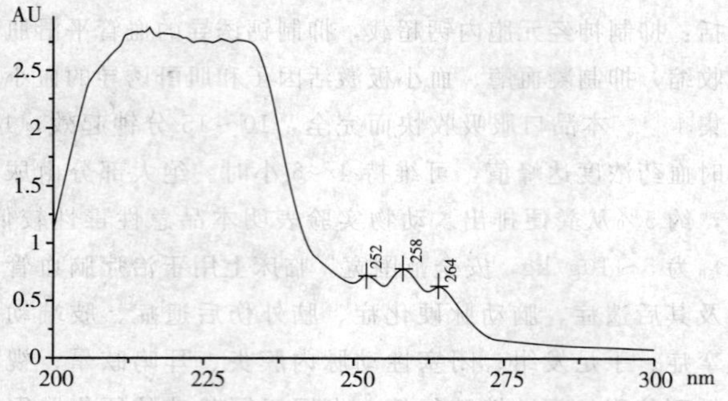

图 1　环扁桃酯紫外吸收光谱图

USP(32)亦收载相同方法，规定在 250～254nm、256～260nm和 262～266nm 的波长范围内有最大吸收。

(2) 本品的红外光吸收图谱(光谱集 217 图)显示的主要特征吸收如下[10]。

特征谱带(cm^{-1})	归属	
3500	羟基	ν_{O-H}
3090，3070，3030	芳氢	ν_{C-H}
1730	酯	$\nu_{C=O}$
1600，1490	苯环	$\nu_{C=C}$
1190	酯	ν_{C-O}
740	单取代苯	γ_{5H}
702	苯环	$\delta_{环}$

USP(36)收载有薄层色谱鉴别，供试品溶液是每 1ml 中含 10mg 的乙醇溶液，采用硅胶 G 薄层板，以正己烷-乙酸乙酯-冰醋酸(8∶2∶1)为展开剂，点样量 5μl，展开后置紫外光灯(254nm)下检视。

【检查】酸度　本品在合成过程中有酚羟基存在，加之酯化反应均可能引入酸性杂质。其限度规定 1g 中允许存在的酸性杂质消耗(0.1mol/L)氢氧化钠滴定液量应在 0.35ml 内。

乙醇溶液的澄清度　原料合成过程中有氯化钙存在，如过量则影响溶液的澄清度，该项检查能较好地反映产品精制程度。

有关物质　中国药典(1995)、(2000)和(2005)均收载有酮酯的检查，目的为控制羟基被氧化的氧化产物。中国药典(2010)和(2015)采用高效液相色谱法检查有关物质，取代了酮酯检查项。色谱条件与含量测定相同，采用不加校正因子的主成分自身对照法控制杂质总量，限度为 3.0%。最低检测限为 0.23μg/ml。USP(36)采用的方法和限度与中国药典相同。(图 2)

残留溶剂　根据厂家提供的合成工艺，使用了二类有机溶剂环己烷。采用毛细管柱顶空进样系统程序升温气相色谱法测定，限度为 0.388%。

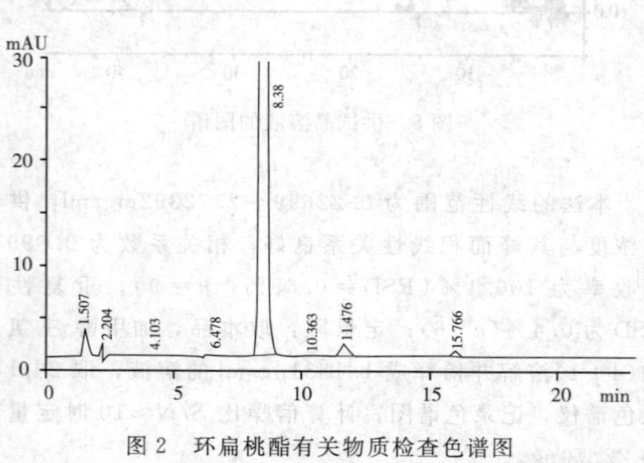

图 2　环扁桃酯有关物质检查色谱图

色谱柱：Phenomenex Luna C18(4.6mm×250mm，5μm)

干燥失重　因本品熔点较低，为 50～62℃，故中国药典(2010)规定置五氧化二磷干燥器中在常温下减压干燥至恒重。本品在空气中不吸湿，干燥失重甚微，规定减失重量不得过0.5%。USP(36)规定在硅胶G干燥器中干燥24小时，减失重量不得过0.5%。

【含量测定】采用高效液相色谱法，定量线性范围为146.7～272.48μg/ml，回归方程相 $y=3.922x+8.697$，关系数 $r=0.9995$；定量限为0.75μg/ml，重复性试验RSD=0.29%($n=6$)，方法回收率为99.63%($n=9$)，RSD=0.6%。USP(36)采用的方法和限度与中国药典(2015)相同。

【制剂】中国药典(2015)收载了环扁桃酯胶囊，USP(36)仅收载了环扁桃酯原料，未收载其制剂。

环扁桃酯胶囊(Cyclandelate Capsules)

本品规格为0.1g，国内各企业的处方中，主要辅料有：淀粉、硬脂酸镁、滑石粉、羧甲基纤维素钠等。

溶出度　环扁桃酯为难溶性药物，有必要对其进行溶出度检查。以0.5%十二烷基硫酸钠水溶液1000ml为溶出介质，采用第二法，转速为每分钟75转，采用与含量测定相同的方法测定，限度为标示量的60%，空白辅料及囊壳对测定无干扰。

含量测定　采用高效液相色谱法，色谱条件与原料药相同。辅料对测定无干扰。

参考文献

[1] 陈新歉，金有豫，汤光. 新编药物学. 16版. 北京：人民卫生出版社，2007：389.

[2] Weyer G, Eul A, Milde K, et al. Cyclandelate in the Treatment of Patients with Mild to Moderate Primary Degenerative Dementia of the Alzheimer Type or Vascular Dementia: Experience from a Placebo Controlled Multi-center Study [J]. Pharmacopsychiatry, 2000, 33(3): 89-97.

[3] Perrier ML. Dihydropyridiine and-conotoxin-resistant, neomycine-sensitive calcium channels mediate the depolarization induced increase in internal calcium levels in cortical slices from immature rat brain [J]. J Pharmacol Exper Ther, 1992, 261: 324-330.

[4] Akkermann JWM, Van den Hoven WE. The influence of cyclandelate on Ca++-translocation in human platelets [J]. Drugs, 1987, 33(2): 53-59.

[5] Van den Hoven WE, Hall DWR. Inhibition of human platelet functions by cyclandelate [J]. Drugs, 1987, 33: 41-52.

[6] Hester TO, Theilman G, Green W, et al. Cyclandelate in the management of tinnitus: a randomized, placebo-controlled study [J]. Otolaryngology-Head and Neck Surgery, 1998, 118(3): 329-332.

[7] Diener HC, Krupp P, Schmitt T, et al. Cyclandelate in the prophylaxis of migraine: a placebo-controlled study [J]. Cephalalgia, 2001, 21(1): 66-70.

[8] Blakemore CB. The clinical efficacy of cyclospasmol: a review of the literature [J]. British Journal of Clinical Practice, 1984, 38: 3-7.

[9] 上海医药工业研究院技术情报站. 有机药物合成手册[M]. 上海：上海医药工业研究院，1976：527.

[10] 姚新生. 有机化合物波谱分析[M]. 北京：中国医药科技出版社，2004.

撰写　杨　林　张　锦　重庆市食品药品检验检测研究院

复核　罗　萍　重庆市食品药品检验检测研究院

环磷酰胺

Cyclophosphamide

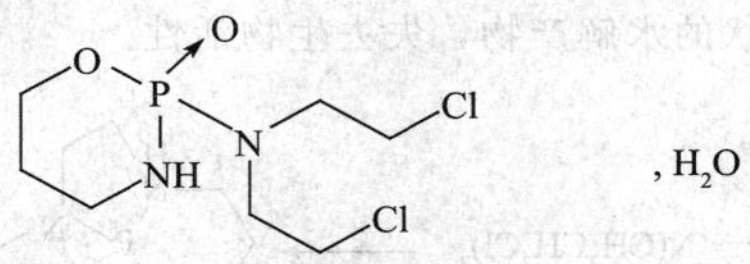

$C_7H_{15}Cl_2N_2O_2P \cdot H_2O$　279.10

化学名： *P*-[*N*,*N*-双(β-氯乙基)]-1-氧-3-氮-2-磷杂环己烷-*P*-氧化物一水合物

N, *N-bis* (2-chloroethyl) tetrahydro-2*H*-1, 3, 2-oxazaphosphorin-2-amine-2-oxide

英文名： Cyclophosphamide (INN)

CAS号： [6055-19-2]

本品为抗肿瘤药[1]。其抗瘤谱较广，主要破坏DNA的结构与功能而杀死癌细胞。本品为一种细胞周期非特异性药物，毒性较低，对肿瘤细胞有选择性；进入体内后需先经肝脏微粒体的氧化酶代谢，生成活性代谢物去甲氮芥，再通过体循环到达肿瘤部位，故肝功能不佳者疗效较差。体内半衰期为3～4小时，口服1小时后血浆中浓度达最高峰，其后迅速下降；主要从尿中排出，48小时排出量为36%～99%。

本品主要用于淋巴肉瘤、网状细胞肉瘤、霍奇金病、蕈样霉菌病及其他恶性淋巴瘤，对急性白血病、多发性骨髓病、睾丸精原细胞瘤有较好疗效，其他如肺癌、乳腺癌、卵巢癌、膀胱癌、横纹肌肉瘤、神经母细胞瘤、头颈部肿瘤等也有一定疗效。

本品主要不良反应为骨髓抑制、出血性膀胱炎、血尿、脱发等。长期使用可导致闭经和卵巢纤维化，并有致畸作用。剂量超过50mg/kg时可引起浮肿等。

本品由H. Arnold等于1957年合成，国内1962年研制成功，1964年投产。除中国药典(2015)收载外，BP(2013)、USP(36)、JP(14)均收载。

【制法概要】本品以二乙醇胺为原料，经氯化、缩合、环合而制成环磷酰胺。

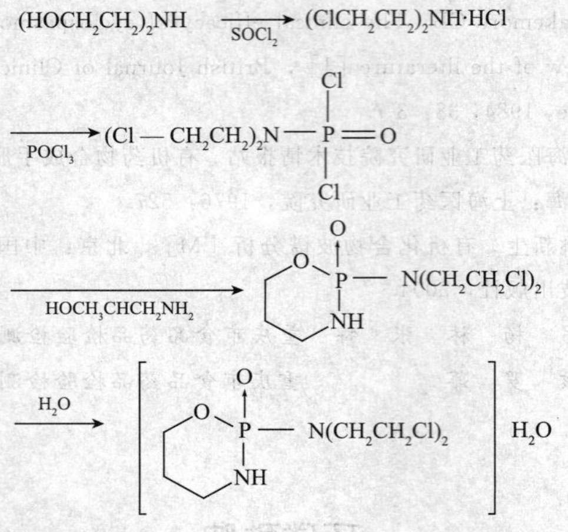

【性状】本品熔点在48～51℃，在贮藏期间若受潮而温度如长期超过30℃，易失去结晶水，引起脱氯，结晶形状则变为黏稠状的水解产物，失去生物活性。

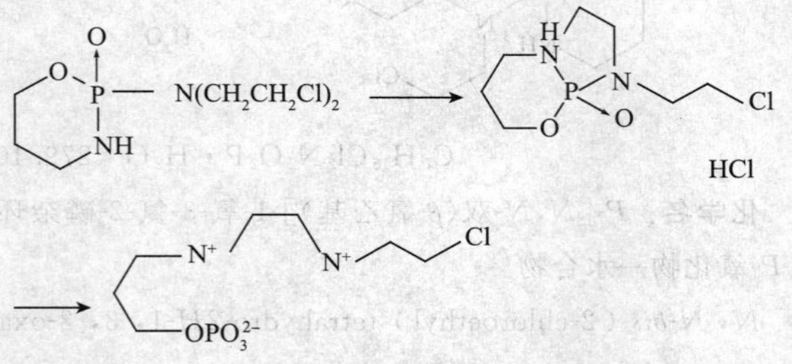

【鉴别】(1)本品为含氯和磷的有机化合物，与碳酸钠混合加热熔融，有机物被破坏后，生成氯化钠和磷酸盐，加水溶解后，滤液加硝酸酸化，显氯化物和磷酸盐反应。

(2)本品的含量测定为高效液相色谱法，规定在［含量测定］项下记录的色谱图中，供试品溶液主峰的保留时间应与对照品溶液主峰的保留时间一致。

(3)本品的红外光吸收图谱显示的主要特征吸收如下[2]。

特征谱带(cm^{-1})	归属	
3300，3200	胺基	ν_{N-H}
3000～2800	烷基	ν_{C-H}
1050	磷氧键	ν_{P-O}
747	碳氯键	ν_{C-Cl}

【检查】酸度 本品pH值与配制溶液后放置的时间有关。溶液放置时间越长，pH值越低，故pH值的测定应在配制溶液后立即进行。

溶液的澄清度与颜色 本品制剂有注射用环磷酰胺，原料水溶液的澄清度和浊度与原料的纯度直接有关，故控制该项目，但与BP(2013)方法和限度有出入。

氯化物 测定原料中残留游离氯化物时，氮芥上的氯乙基容易水解脱落，测定溶液放置时间越长，其氯离子浓度越大，因此，在测定氯化物时，当加入硝酸银试液，生成氯化银沉淀［$Ag^+ + Cl^- \longrightarrow$ AgCl白色沉淀］，摇匀后，应立即观察。

磷酸盐 测定原料中残留的磷酸盐，在0.6mol/L酸度(H^+)下，磷酸盐与钼酸铵生成磷钼黄，用氯化亚锡还原成磷钼蓝后，和同法配制的磷酸二氢钾对照溶液进行比色。限度为以磷酸计，不得过0.01%。

水分 本品含1分子结晶水，其理论含水量为6.45%。若表面水分增多，容易引起水解脱氯变质；失去结晶水也会改变结晶形态而失活，故本品水分应严格控制在6.0%～7.0%。

有关物质 未知杂质同BP，采用薄层色谱法测定有关物质，展开剂为无水甲酸-丙酮-水-丁酮(2∶4∶12∶80)，展开后用氯气熏，再喷以碘化钾淀粉试液显色，用自身对照法控制杂质的量，环磷酰胺的最低检出量为0.04μg。研究试验中发现，薄层板经氯气熏后，用冷气流除去多余的氯气，用碘化钾淀粉试液显色，当薄层板仅显极浅的蓝色时，才能较好地进行薄层板的显色；若置冷气流下的时间较短，则氯气残留过多，显色后底色太深，影响对照斑点的检出；若置冷气流下的时间过长，同样会影响斑点的检出，因此，必须严格控制冷气流吹扫的时间，以碘化钾淀粉试液显色作为指示，将薄层板仅显极浅的蓝色作为停止除氯气操作判断标准，显色后供试品主斑点为白色，对照斑点为蓝紫色，本品经加速试验破坏后，各条件下均能产生可分离的杂质斑点，经高温破坏后，环磷酰胺大部分被破坏，主斑点明显变小。

重金属 USP、BP和JP收载该品种检查项下，均有重金属检查，限度均为百万分之二十，照BP测定方法，取原料用硫酸镁破坏，经炽灼后不能完全灰化，且所得溶液在调节酸碱度时，样品会析出，影响分析，因此中国药典(2015)采用测定方法与USP一致，供试品加水溶解后直接比色观察。

【含量测定】中国药典(2005)为HPLC内标法进行测定，内标物质为羟苯乙酯。内标物质峰与环磷酰胺峰的分离度为22，在测定中并非起到考察系统适用性的作用。中国药典(2010)修订为HPLC外标法定量；含量限度参照Ph. Eur.(7.0)，修订为98.0%～102.0%。中国药典(2015)维持不变。USP(36)采用HPLC内标法测定，限度为97.0%～103.0%，BP(2013)采用银量法，限度为98.0%～102.0%，JP(16)采用二氧六环配制的高氯酸非水滴定法测定，限度不得低于97.0%。

【贮藏】本品在贮藏期间，若受潮而温度条件如长期超过30℃，则容易水解变质，因此本品应遮光，严封，在30℃以下保存。

【制剂】(1)环磷酰胺片(Cyclophosphamide Tablets)

性状 本品为糖衣片，处方中有糊精、羧甲基淀粉，硬脂酸镁等和包衣材料(滑石粉、蔗糖、川腊)，去包衣后显白色。

鉴别 本品所含主成分环磷酰胺在乙醚中易溶，其他辅

料不溶，先除去包衣，再用乙醚提取，滤过，取乙醚提取液，除去乙醚，残渣照环磷酰胺项下的［鉴别］(1)、(3)项试验，

有关物质　参照 BP 的测定方法和限度增订本检查项。取本品细粉，加三氯甲烷溶解主成分环磷酰胺，滤过，滤液蒸干，同环磷酰胺原料项下薄层色谱条件，辅料对测定无干扰，限度规定为 1.0%。

含量测定　同本品原料药，辅料对测定无干扰。USP(36)采用 HPLC 内标法，BP(2013)采用银量法。

(2)注射用环磷酰胺（Cyclophosphamide for Injection）

性状　本品为环磷酰胺直接经无菌分装而得。

细菌内毒素　本品临床每小时用药最大剂量是静脉注射每千克体重 15mg[1]，内毒素计算限值约为 0.33EU/mg；国外标准中 USP 为 0.2USP EU/mg。中国药典(2015)规定本品细菌内毒素限值为 0.17EU/mg，与内毒素计算值比较，安全系数为 2，并略严于 USP 标准。

含量测定　测定方法同原料药。USP(32)采用 HPLC 内标法，BP(2010)采用银量法。

参考文献

［1］国家药典委员会．中华人民共和国药典临床用药须知·化学药和生物制品卷［M］．2005 年版．北京：人民卫生出版社，2005：308.

［2］中华人民共和国卫生部药典委员会，中华人民共和国药典 1990 年版二部药典注释［M］．北京：化学工业出版社，1993：60.

撰写　王　彦　朱耀华　上海市食品药品检验所

复核　林　梅　上海市食品药品检验所

青蒿素

Artemisinin

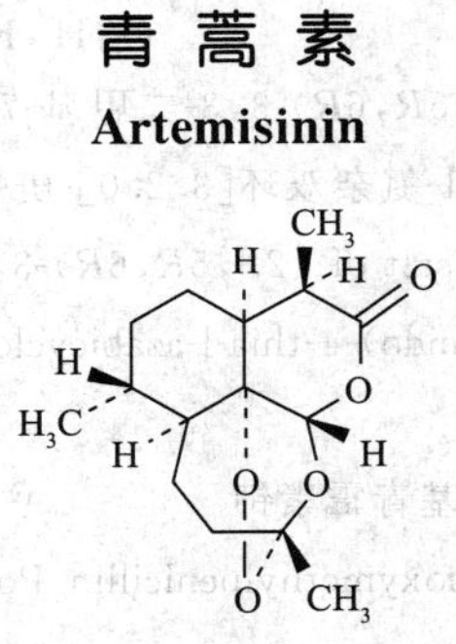

$C_{15}H_{22}O_5$　282.34

化学名：(3*R*,5*aS*,6*R*,8*aS*,9*R*,12*S*,12*aR*)-八氢-3,6,9-三甲基-3,12-桥氧-12*H*-吡喃［4,3-*j*］-1,2-苯并二塞平-10(3*H*)-酮

(3*R*,5*aS*,6*R*,8*aS*,9*R*,12*S*,12*aR*)-octahydro-3,6,9-trimethyl-3,12-epoxy-12*H*-pyrano［4.3-*j*］-1,2-benzodioxepin-10(3*H*)-one

英文名：Artemisinin (INN)

CAS 号：［63968-64-9］

青蒿素是从中药青蒿(黄花蒿)中提取的含过氧基团的倍半萜内酯药物[1]，为抗疟药，主要用于间日疟、恶性疟的症状控制，以及耐氯喹虫株的治疗，也可用以治疗凶险型恶性疟，如脑型、黄疸型等。对血吸虫也有杀灭作用；也可用于红斑狼疮的治疗。青蒿素的药理作用主要是干扰表膜-线粒体的功能。青蒿素在体内首先转化为双氢青蒿素，其抗疟作用主要由双氢青蒿素产生[2]。口服青蒿素片剂 15mg/kg 后，血药浓度达峰时间(t_{max})为 1.5 小时，峰浓度(C_{max})为 0.09μg/ml，血药浓度半衰期($t_{1/2}$)为 2.27 小时。经直肠给药后，药物吸收良好。吸收后分布于组织内，以肠、肝、肾的含量较多。本品为脂溶性物质，故可透过血-脑脊液屏障进入脑组织。在体内代谢很快，主要从肾及肠道排除，24 小时可排除 84%，72 小时仅少量残留。由于代谢与排泄均快，有效血药浓度维持时间短，不利于彻底杀灭疟原虫，故复燃率较高。青蒿素毒性低，使用安全，一般无明显反应。少数病例出现食欲减退、恶心、呕吐、腹泻等胃肠道反应，但不严重；个别患者可出现轻度皮疹及外周血网织红细胞减少[2]。

除中国药典(2015)收载外，IP(2010)亦有收载。

【制法概要】青蒿素是我国药学工作者于 20 世纪 70 年代初从植物青蒿(黄花蒿)中提取分离得到的有效抗疟疾药物[1]。厂家提供的工艺流程为：青蒿加石油醚回流提取，提取液上层析柱分离，用石油醚乙酸乙酯混合溶液洗脱，收集含青蒿素部分洗脱液，浓缩至一定体积，静置结晶，取结晶干燥，用乙醇重结晶，干燥，即得青蒿素。各厂提取方法略有不同，基本均为重结晶精制。

【性状】本品为植物提取纯化得到，含多个手性中心，呈一定旋光性。本品 10mg/ml 的无水乙醇溶液的比旋度为 +75°至+78°，与 IP(2010)相同。

【鉴别】(1)青蒿素具有过氧基，具强氧化性，可以从碘化钾中置换出碘，与淀粉作用而呈紫色。

(2)异羟肟酸铁反应：青蒿素具有内酯环，能与异羟肟酸铁反应，产生紫红色。

(3)采用含量测定项下记录的色谱图中，供试品溶液主峰的保留时间应与对照品溶液主峰的保留时间一致。

(4)本品的红外光吸收图谱(光谱集 220 图)显示的主要特征如下。

特征谱带(cm^{-1})	归属	
1740	酯	ν_{C-O}
1120，1030	酯	ν_{C-O-C}
1200，1000	醚	ν_{C-O}
885，831	过氧桥	ν_{O-O}

【检查】有关物质

中国药典(2005)采用薄层色谱法进行检查。但缺乏系统适用性试验，且未同时进行灵敏度的检查。

中国药典(2010)增加了薄层色谱系统适用性试验，改变了供试品溶液制备溶剂、展开剂、显色剂，使方法更便于操作，提高了检测灵敏度，经方法学验证，可有效地控制青蒿素的有关物质，并提高了限度要求。因显色剂为含2%香草醛的20%硫酸溶液，显色后在85℃加热10～20分钟，注意避免因过度加热薄层色谱板黏合剂发生炭化而导致检视困难。中国药典(2015)未作修订。有关物质典型图谱见图1。

曾参照IP(2010)采用HPLC法测定有关物质，但由于本品紫外吸收较弱，检测灵敏度低，导致供试液的浓度太高，样品较难溶解，且放置后会析出结晶，因此比较后仍采用TLC法检查有关物质。

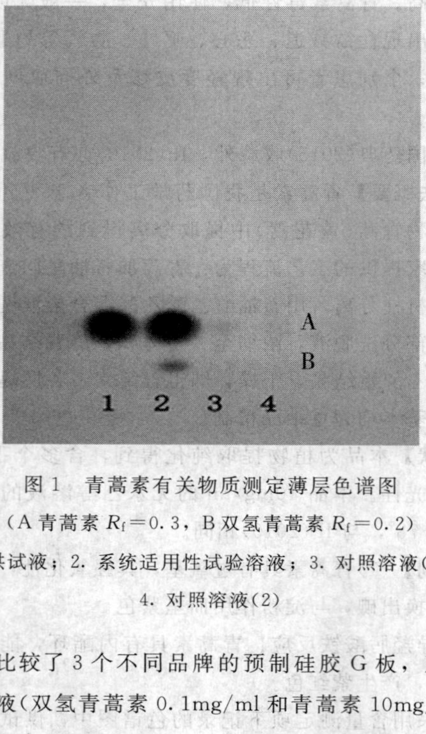

图1　青蒿素有关物质测定薄层色谱图

(A 青蒿素 $R_f=0.3$，B 双氢青蒿素 $R_f=0.2$)

1. 供试液；2. 系统适用性试验溶液；3. 对照溶液(1)；4. 对照溶液(2)

试验比较了3个不同品牌的预制硅胶G板，系统适用性试验溶液(双氢青蒿素0.1mg/ml和青蒿素10mg/ml)均显两个清晰斑点。

【含量测定】采用高效液相色谱法测定含量。试验比较了3根不同品牌填料的色谱柱：Agilent Eclipse XDB-C18柱(150mm×4.6mm，5μm)、Alltima C18柱(250mm×4.6mm，5μm)、Atlantis C18柱(250mm×4.6mm，5μm)，考察对系统适用性对照溶液的分离情况，结果青蒿素、双氢青蒿素均能较好分离。以外标法定量，青蒿素进样量在2.0184～100.92μg范围内线性关系良好，线性方程为 $A=41981x-726.04$，$r=0.99999(n=5)$；重复性试验RSD为1.04%；供试品溶液在室温放置24小时内稳定。(图2)

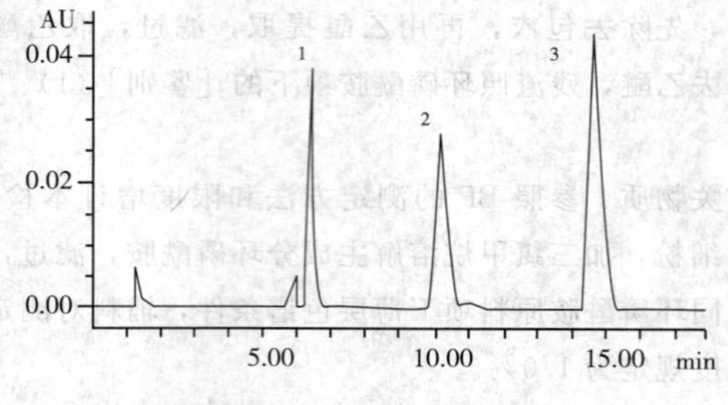

图2　青蒿素含量测定典型色谱图

1. α-双氢青蒿素(6.382分钟)；2. β-双氢青蒿素(10.215分钟)

3. 青蒿素(14.640分钟)

色谱柱：Agilent Eclipse XDB-C18(150mm×4.6mm，5μm)

参考文献

[1] 李英．青蒿素研究［M］．上海：上海科学技术出版社，2007：3-4.

[2] 国家药典委员会．中华人民共和国药典临床用药须知·化学药和生物制品卷［M］．2010年版．北京：中国医药科技出版社，2011：860.

撰写　刘向红　广西壮族自治区食品药品检验所

复核　戴向东　广西壮族自治区食品药品检验所

青霉素 V 钾

Phenoxymethylpenicillin Potassium

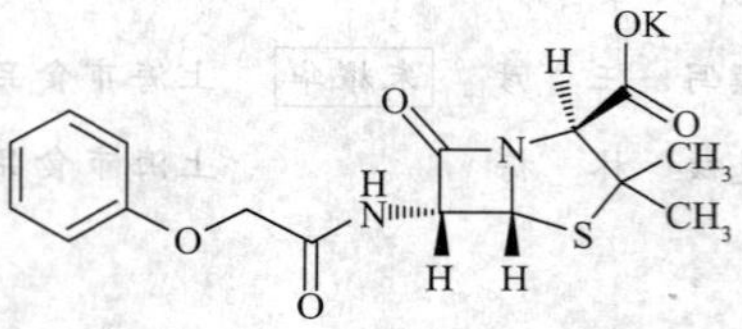

$C_{16}H_{17}KN_2O_5S$　388.49

化学名：(2*S*,5*R*,6*R*)-3,3-二甲基-7-氧代-6-(2-苯氧基乙酰氨基)-4-硫杂-1-氮杂双环[3.2.0]-庚烷-2-甲酸钾盐。

the potassium salt of (2*S*,5*R*,6*R*)-3,3-dimethyl-7-oxo-6-(2-phenoxyacetamido)-4-thia-l-azabicyclo[3.2.0]heptane-2-carboxylic acid

异名：苯甲氧基青霉素钾

英文名：Phenoxymethylpenicillin Potassium，Penicillin V Potassium

CAS号：[132-98-9]

本品为抗生素类药，为世界第一个可供口服的天然抗生素。通过与敏感菌青霉素结合蛋白(PBPs)结合，导致细菌细胞壁破坏，细菌溶解，从而起到抗菌作用。对多数革兰阳性菌、革兰阴性球菌、个别革兰阴性杆菌(如嗜血杆菌属)、螺旋体和放线菌均具有抗菌活性[1]。

青霉素V钾在抗胃酸灭活方面优于青霉素G等其他青霉素品种，可以与食物同服。在空腹给药时，血药浓度高于进食后给药，其平均血药浓度比注射同剂量的青霉素 G 的血药浓度高 2～5 倍[2]，而且很少出现个体差异。口服后不被破坏，在胃中不分解。约 60％药物在十二指肠被吸收。青霉素 V 钾的血浆结合率约为 80％，在肾脏组织浓度最高，在肝脏组织浓度较低[2]，肾脏吸收极其迅速。口服后 0.5～1 小时或更早能达到血药浓度峰值。56％经肝代谢失活，主要经肾随尿排出。其中 20％～35％以原型排出，约 34％以水解产物青霉噻唑酸排出。$t_{1/2}$ 为 1 小时。

临床多用于治疗敏感菌所致的轻、中度感染，包括链球菌所致的扁桃体炎、咽喉炎、猩红热、丹毒；肺炎球菌所致的支气管炎、肺炎、中耳炎、鼻窦炎；敏感葡萄球菌所致的皮肤软组织感染等。也适用于治疗螺旋体感染。还可作为风湿热复发和感染性心内膜炎的预防用药[1]。

一般用量：成人口服 250mg，日服 3 次；儿童每天 15mg/kg，分 3 次服用，疗程 10 天。常见的不良反应为胃肠道反应：恶心、呕吐、上腹疾病、腹泻、喉头过敏、发热及血清病样反应等[2]；极少见过敏性休克。长期或大剂量用药可致耐甲氧西林的金黄色葡萄球菌、革兰阴性杆菌或白色念珠球菌感染。

本品最早由奥地利 Biochemie 公司于 1953 年研制上市，我国自 20 世纪 50 年代开始研究，中国药典（1963）即已收载该品种，但未被广泛应用。国内最早由华北制药厂开发投产并用于临床。其制剂以片剂、胶囊、干糖浆为主。USP（36）、Ph. Eur.（7.0）、BP（2013）和日抗基（2000）均有收载。

【制法概要】本品由微生物发酵制取，其产生菌为 *Penicillinum chrysogenum*。本品发酵用培养基主要成分为乳糖或代乳糖。发酵后，发酵液经过稀释过滤，滤液在低温下调 pH 呈酸性，用丁酯分离提取，提取液加入乙酸钾乙醇溶液进行结晶过滤洗涤干燥，得粗钾盐，再经低温溶解酸化，丁酯转提，用乙酸钾乙醇溶液二次结晶，过滤洗涤干燥得纯化的青霉素 V 钾盐。

除上述制备方法外、还可以用乙酸丁酯或酸性水溶液等方法精制[3]。

【检查】水分 采用水分测定第一法（费休氏法），限度为 1.5％。USP（36）测定方法为 60℃干燥失重 3 小时，限度为 1.5％；BP、Ph. Eur. 和日抗基（2000）的测定方法与中国药典（2015）相同，但 BP 和 Ph. Eur. 的限度为 1.0％，日抗基（2000）的限度为 2.0％。

有关物质 根据现有的生产工艺，青霉素 V 钾原料中可能会含有其合成前体（precursor）、副产物（side produets from the biosynthesis）以及各种降解产物。其主要杂质有 6-APA、苯氧乙酸、4-羟基青霉素 V、青霉素、青霉素噻唑酸和青霉素脱羧噻唑酸等，还有部分青霉素 V 聚合物等。

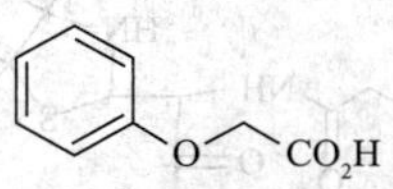

苯氧乙酸

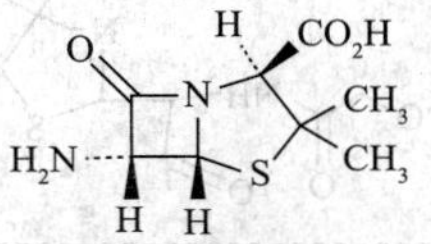

6-氨基青霉烷酸（6-APA）

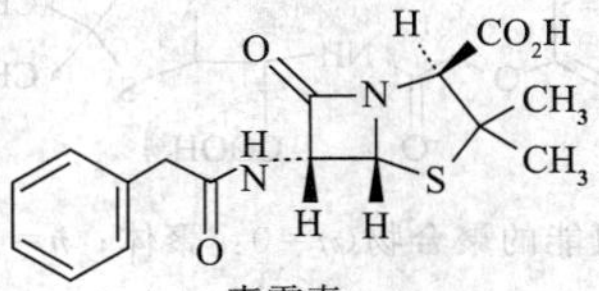

青霉素

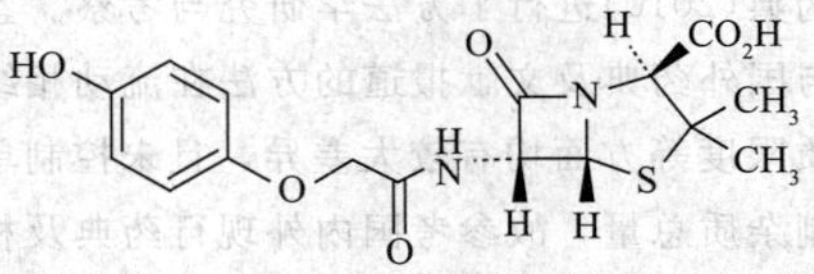

4-羟基青霉素V

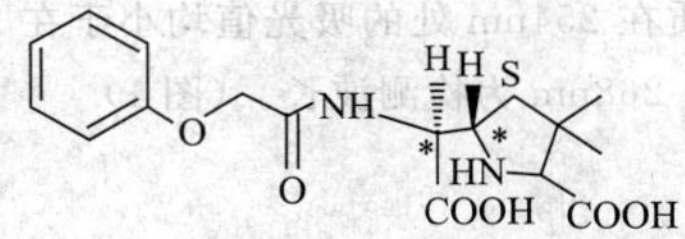

A

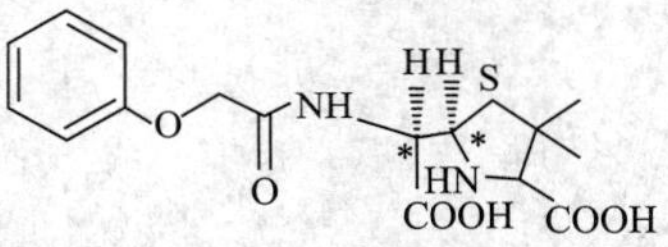

B

青霉素V 噻唑酸（5*S*,6*R*）型（A）和（5*R*,6*R*）型（B）

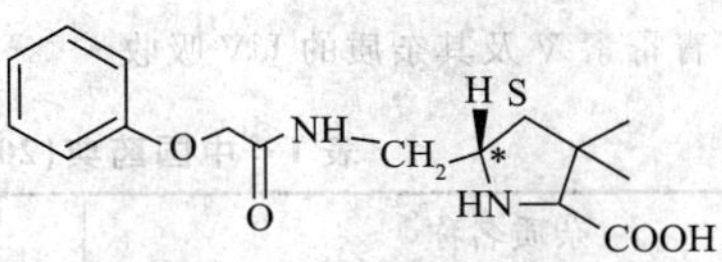

A

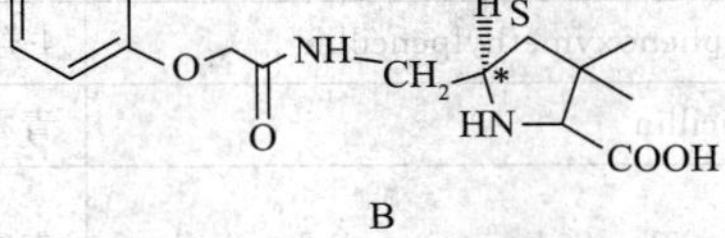

B

青霉素V 脱羧噻唑酸（5*S*）型（A）和（5*R*）型（B）

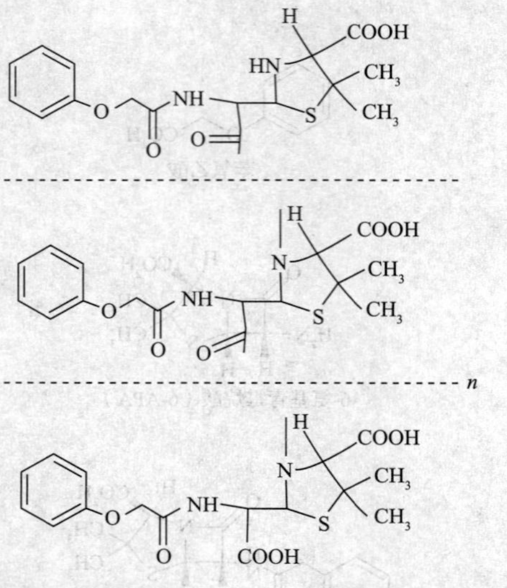

青霉素 V 可能的聚合物（$n=0$：聚体；$n=1$：三聚体）

中国药典(2005)的流动相系统不能将各有关物质完全分离，中国药典(2010)进行了方法学研究与考察。鉴于中国药典(2005)与国外药典及文献报道的方法在流动相组成、检测波长和杂质限度等方面均有较大差异，且未控制单个杂质的量，仅控制杂质总量，故参考国内外现行药典及相关文献[4]进行改进。所建方法专属性较好，能够较好地分离青霉素 V 及其有关物质。青霉素 V 钾及其杂质的 UV 图谱显示，青霉素 V 及其杂质在 254nm 处的吸光值均小于在 268nm 处的吸光值，故选择 268nm 为检测波长。(图 1)

图 1　青霉素 V 及其杂质的 UV 吸收

青霉素 V 钾中已知的相关杂质为：6-氨基青霉烷酸、苯氧乙酸、4-羟基青霉素 V、青霉素 V 噻唑酸、青霉素 G 和青霉素 V 脱羧噻唑酸。在样品中加入各已知杂质，考察比较青霉素 V 及其杂质的分离情况。结果表明：新方法的专属性明显优于中国药典(2005)的方法。中国药典(2005)方法不能将已知杂质完全分离。4-羟基青霉素 V 与青霉素 V 噻唑酸第二峰的保留时间相同；6-氨基青霉烷酸与青霉素 V 噻唑酸第一峰的保留时间几乎相同；青霉素 V 脱羧噻唑酸与苯氧乙酸的保留时间几乎相同。(图 2)

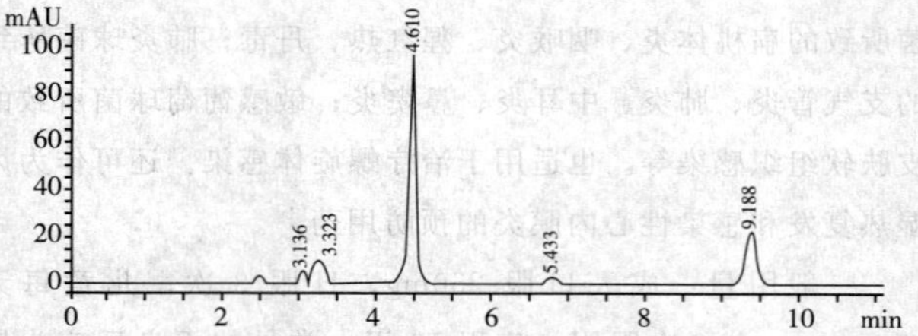

图 2　青霉素 V 与中国药典(2005)方法杂质分离情况的图谱

采用 Ph. Eur.（6.0）的流动相系统，在 268nm 处检测，分别进行等度和梯度洗脱(图 3)。结果表明：采用等度洗脱青霉素 V 的强保留杂质不易被洗脱下来，故采用青霉素 V 洗脱后再进行梯度洗脱。

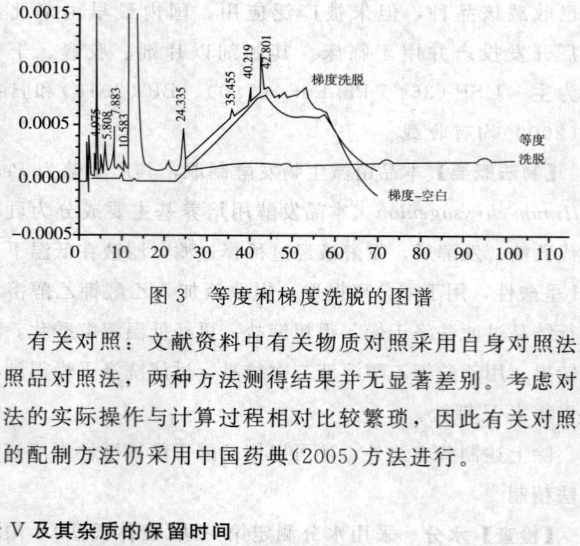

图 3　等度和梯度洗脱的图谱

有关对照：文献资料中有关物质对照采用自身对照法或对照品对照法，两种方法测得结果并无显著差别。考虑对照品法的实际操作与计算过程相对比较繁琐，因此有关对照溶液的配制方法仍采用中国药典(2005)方法进行。

表 1　中国药典(2005)方法青霉素 V 及其杂质的保留时间

序号	杂质名称	中文名	对应 Ph. Eur. 名称	保留时间(min)
1	6-aminopenicillanic acid	6-氨基青霉烷酸	A	3.138
2	phenoxyacetic acid	苯氧乙酸	B	3.323
3	4-hydroxyphenoxymethylpencillin	4-羟基青霉素 V	C	3.349
4	benzylpenicillin	青霉素 G	D	6.498
5	penicilloic acids of phenoxymethylpenicillin	青霉素 V 噻唑酸	E	3.167 3.381
6	penilloic acids of phenoxymethylpenicillin	青霉素 V 脱羧噻唑酸	F	4.461 4.566
7	phenoxymethylpenicillin	青霉素 V	—	9.168

有关物质限度指标：国外药典质量标准中对 4-羟基青霉素 V 有限度要求，由于国内尚无杂质对照品，试验所用少量杂质对照均由厂家提供，故此未对 4-羟基青霉素 V 的检查限进行考察。对国内不同生产企业产品进行考察，最大杂质含量均略小于 1%，故限度规定为单个杂质不得大于 1.5%且杂质总量不得大于 3.0%。(图 4、图 5)

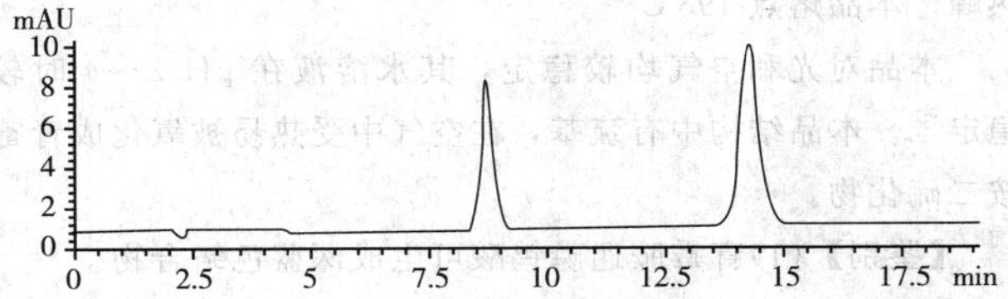

图 4　系统适用性试验的色谱图

洗脱顺序：青霉素，青霉素 V

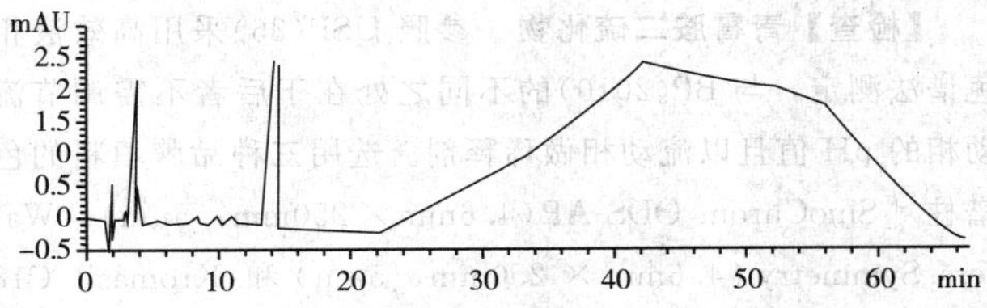

图 5　样品溶液的色谱图

分别采用 Waters XTerra C18 柱(4.6mm×250mm，5.0μm)、Discovery Supelco C18 柱(250mm×4.6mm，5μm)依利特 Hypersil C18 柱(4.6mm×250mm，5.0μm)进行分析，杂质均能有效分离。对所得结果进行比对，检测结果无显著性差异。

青霉素 V 聚合物　本品在发酵、贮存和使用过程中均有可能发生聚合反应，产生具有抗原性的高分子杂质。青霉素 V 耐酸，不易分解成青霉烯酸和青霉噻唑等半抗原[5]，其过敏反应的发生主要与青霉素 V 中的高分子杂质含量有关。故控制该类药物的高分子聚合物对临床应用安全性具有重要的意义。目前只有中国药典对青霉素 V 聚合物测定进行规定。

国内 β-内酰胺类抗生素高分子杂质的研究工作始于 20 世纪 70 年代，经历了近 40 年的研究，中国药典(2000)正式收载。中国药典(2010)规定可采用较细的色谱柱直径，缩短了分析时间。高聚物流出时间约为 6 分钟，样品分析周期为 45～60 分钟，而且样品测定不用改变流速，在恒定流速下 1 小时内能完成样品分析。中国药典(2010)增加了分离度要求。由于高分子聚合物的对照品不易获得，故不能直接用样品与聚合物对照品配制分离度试验用溶液。根据本方法的分离原理，可在溶液中加入适量的蓝色葡聚糖 2000 进行分离度试验。如采用直径较细的色谱柱，则为避免柱过载一般应采用 100μl 进样量，测定结果与采用进样量 200μl 的结果基本一致，故进样量可根据聚合物峰的响应值进行选择。中国药典 (2015) 未作修订。

【含量测定】含量测定的色谱条件与有关物质的色谱条件相同。方法学验证结果显示：溶液浓度在 0.6154～1.4082mg/ml 的范围内，青霉素 V 浓度与其峰面积线性关系良好，相关系数为 0.9999；加标回收率为 99.7%(RSD=0.54%，$n=9$)；重复性的 RSD 为 0.1%($n=5$)；检测限为 4.9×10^{-4} mg/ml，定量限为 9.8×10^{-4} mg/ml。

效价定义　每 1mg 青霉素 V($C_{16}H_{18}N_2O_5S$)相当于 1695 青霉素 V 单位；每 0.000590mg 青霉素 V($C_{16}H_{18}N_2O_5S$)相当 1 青霉素 V 单位；每 1mg 青霉素 V 钾相当于 1530 青霉素 V 单位。

用于含量测定的检测方法还有酸碱滴定法、碘量法、非水滴定法、微生物检定方法、比色法和紫外法、比旋度法、薄层色谱法和酶水解法等。[2]

贮藏　本品为 β-内酰胺类抗生素，影响青霉素类抗生素稳定性的主要因素有溶液的 pH、水分、温度等[6]。应避光，密封，在凉暗处保存。

【制剂】(1)青霉素 V 钾片(Phenoxymethylpenicillin Potassium Tablets)

中国药典(2015)钾盐的鉴别中有两项反应，其一是钾盐的火焰反应，其二是与四苯硼钠醋酸液的反应。将该鉴别反应订为“显钾盐的鉴别(2)反应”。

中国药典(2015)收载了有关物质检查，BP (2013)和 USP (36)均未收载。本品是由原料和辅料按处方比例混合均匀后，经制粒压片等工艺制得。因各生产企业的处方不同，常用辅料有羧甲基纤维素钠、微晶纤维素、淀粉、乳糖、滑石粉和硬脂酸镁等。辅料干扰试验和酸、碱及氧化等破坏试验结果显示，辅料对有关物质检查和含量测定均不会产生干扰。

青霉素 V 钾片在 USP (36)、BP (2013)和日抗基(2000)等均有收载。

(2)青霉素 V 钾胶囊(Phenoxymethylpenicillin Potassium Capsules)

中国药典(2015)钾盐的鉴别中有两项反应，其一是钾盐的火焰反应，其二是与四苯硼钠醋酸液的反应。将该鉴别反应订为“显钾盐的鉴别(2)反应”。

本品在 USP (36)、Ph. Eur. (7.0)、BP (2013)和日抗基(2000)等均未收载。

有关物质和含量测定　本品由原料和辅料按处方比例混合均匀后，干法制粒，灌装中间体检验合格后装入胶囊制得。因各生产企业的处方不同，常用辅料有甘露醇、滑石粉、羟丙甲纤维素和硬质酸镁等。辅料干扰试验和酸、碱及氧化等破坏试验结果显示，辅料对有关物质检查和含量测定均不会产生干扰。

参考文献

[1] 卫生部合理用药专家委员会. 中国医师药师临床用药指南[M]. 重庆：重庆出版社，2009.
[2] 杨泉玲. 青霉素 V 钾[J]. 新药杂志，1994，3(4)：20.
[3] Florey K. Anajytical Profiles of Drug Substances：Vol 1 [M]. New York：Academic Press，1977：249-291.
[4] 王明娟，王晨，王立新，等. 青霉素 V 钾及其有关物质分

析方法的比较[J]. 药物分析杂志，2008，28（9）：1515-1520.

[5] 曲芬. 青霉素V钾目前应用状况及问题[J]. 中国临床药理学与治疗学杂志，1997，2(4)：299-302.

[6] 姜力群，嵇元欣，刘晶锦，等. 青霉素类抗生素稳定性的影响因素及有关物质测定方法[J]. 药学进展杂志，2008，32(2)：62-68.

撰写　邢亮彬　河北省药品检验研究院

复核　杨　梁　河北省药品检验研究院

青霉胺

Penicillamine

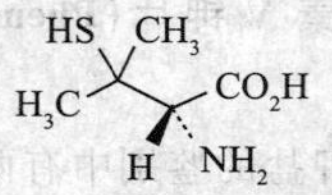

$C_5H_{11}NO_2S$　149.21

化学名： D-3-巯基缬氨酸

英文名： D-3-mercaptovaline

CAS号： [74578-69-1]

本品为重金属解毒药。本品主要用于(1)络合作用：①重金属中毒：本品能络合铜、铁、汞、铅、砷等重金属，形成稳定和可溶性复合物由尿排出，效果优于二巯丙醇；②肝豆状核变性(Wilson病)：主要有大量铜沉积于肝和脑组织，引起豆状核变性和肝硬化，本品能与沉积在组织的铜结合形成可溶性复合物由尿排出；③胱氨酸尿及其结石：本品能与胱氨酸反应形成半胱氨酸-青霉胺二硫化物的混合物，从而降低尿中胱氨酸浓度；该混合物的溶解度要比胱氨酸大50倍，因此能预防胱氨酸结石的形成；长期服用可能使已形成的胱氨酸结石逐渐溶解。(2)抗类风湿关节炎：青霉胺能抑制IgG和IgM的产生，也可使血清中抗原抗体复合物减少；可使类风湿因子减少，这可能是青霉胺的巯基能使属于巨球蛋白的类风湿因子的二硫链断裂而分解，从而降低血清类风湿因子的水平；青霉胺有抗炎作用，主要表现为能稳定溶酶体膜，抑制溶酶体酶的释放；青霉胺尚能干扰向胶原交叉联结成不溶性胶原组织，且能阻止可溶性胶原的成熟，故可用于结缔组织增生，治疗皮肤和软组织胶原病(硬皮病)。

本品在胃肠道吸收约57%，血药浓度1小时达峰。主要贮存于皮肤和血浆。由于与蛋白质结合，不易排泄干净，停药3个月后仍可在体内检测出。本品在肝脏内代谢，氧化为二氧化物，迅速由尿排出，24小时排出80%。

本品由E. P. Abraham等于1943年制得。除中国药典(2015)收载外，BP(2013)、Ph. Eur.(7.0)和USP(36)均有收载。

【制法概要】 本品的制备可采用全合成法或青霉素降解法。工业上一般采用青霉素降解法，即以青霉素钾为原料，肼、2,4-二硝基苯肼、水合肼或苯胺类等为亲核试剂，水、醋酸、三氯甲烷、丁醇或水、甲苯和冰醋酸的混合物等为溶剂，在氮气保护下，加热回流水解制得粗品，再用*N*,*N*-二甲基甲酰胺或无水甲醇重结晶后制得[1,2]。

【性状】 本品有Ⅰ型和Ⅱ型两种晶型，可用红外光吸收图谱和X射线衍射图谱加以区分。用差示扫描热量法(DSC)测定(升温速度10℃/min)，两种晶型均在185℃(熔化)有吸热峰。本品熔点198℃[3]。

本品对光和空气均较稳定，其水溶液在pH 2～4时较稳定[3]。本品结构中有巯基，在空气中受热易被氧化成青霉胺二硫化物。

【鉴别】 (1)青霉胺遇磷钨酸可生成深蓝色络合物。

$$H_3PO_4 \cdot 12WO_3 \cdot xH_2O + C_5H_{11}NO_2S \longrightarrow [C_5H_{12}NO_2S]_6^+\ [P_2W_{18}O_{62}]^{6-}$$

(2)青霉胺在盐酸-丙酮混合液中经重结晶，取结晶配成的水溶液呈右旋性。

【检查】青霉胺二硫化物　参照USP(36)采用高效液相色谱法测定，与BP(2010)的不同之处在于后者不需调节流动相的pH值且以流动相做稀释剂。选用三种品牌填料的色谱柱[SinoChrom ODS-AP(4.6mm×250mm，5μm)、Waters Symmetry(4.6mm×250mm，5μm)和Kromasil C18(4.6mm×250mm，5μm)]进行测试，所得的实验结果均基本一致。青霉胺二硫化物的检测限按信噪比3∶1计为4.6ng。(图1、图2)

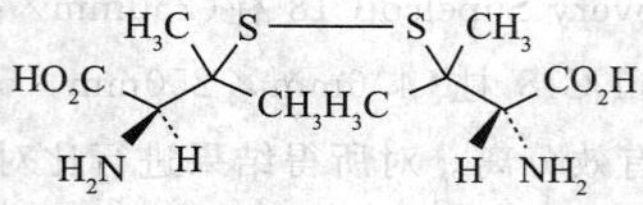

青霉胺二硫化物

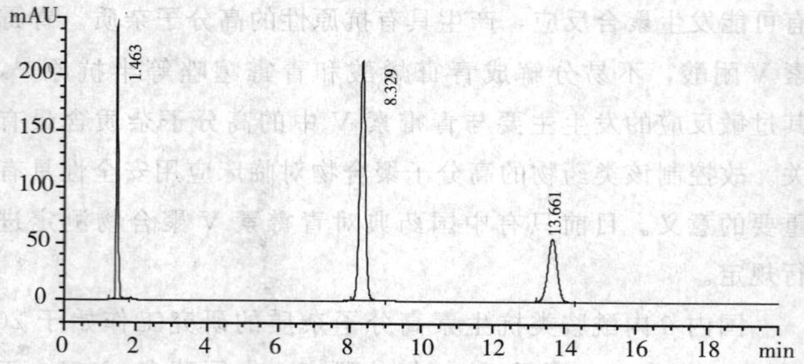

图1　系统适用性试验的色谱图

青霉胺：8.329分钟；青霉胺二硫化物：13.661分钟

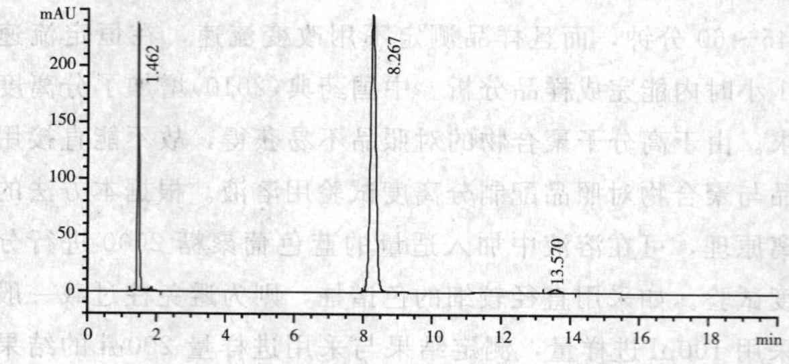

图2　供试品溶液的色谱图

青霉胺：8.267分钟；青霉胺二硫化物：13.570分钟

【含量测定】 各国药典的比较如下表。

中国药典(2015)	USP(32)	BP(2010)
电位滴定法：硝酸汞滴定液。规定：按干燥品计算，含 $C_5H_{11}NO_2S$ 不得少于 95.0%	高效液相色谱法：ODS 柱，流动相：含 0.20g/L 己烷磺酸钠的磷酸盐缓冲液(pH 3.0±0.1)。规定：按干燥品计算，含 $C_5H_{11}NO_2S$ 应为 97.0%～102.0%	非水电位滴定法：高氯酸滴定液。规定：按干燥品计算，含 $C_5H_{11}NO_2S$ 应为 98.0%～101.0%

【制剂】青霉胺片(Penicillamine Tablets)

参考文献

[1] 张倩影，蒋海珍，浦家齐．苯胺法制备 D-青霉胺［J］．上海大学学报(自然科学版)，2002，8(5)：456-458.

[2] 葛欣，孟祥军，何鹏，等．D-青霉胺的制备［J］．当代化工，2003，32(3)：135-136.

[3] Florey K. Analytical Profiles of Drug Substances：Vol. 10［M］. New York：Academic Press，1981：601-637.

撰写 刘 浩 赵敬丹 刘 畅 上海市食品药品检验所

复核 刘 浩 上海市食品药品检验所

苯丁酸氮芥

Chlorambucil

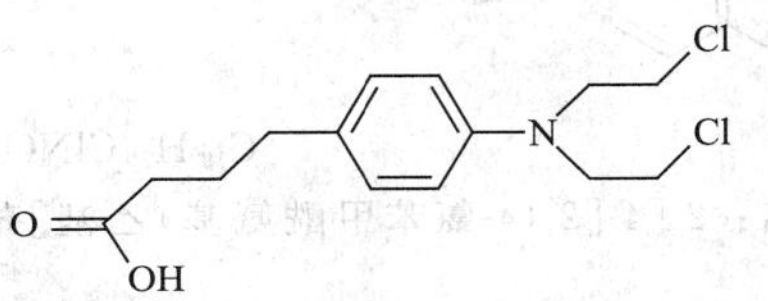

$C_{14}H_{19}Cl_2NO_2$ 304.22

化学名：4-［双(2-氯乙基)氨基］苯丁酸

benzenebutanoic acid，4-［bis(2-chloroethyl)amino］-benzenebutric acid

英文名：Chlorambucil (INN)

异名：瘤可宁

CAS 号：［305-03-3］

本品为抗肿瘤药，作用与环磷酰胺相似，对多种肿瘤有抑制作用，临床用于慢性淋巴细胞白血病、淋巴肉瘤、何杰金病、卵巢癌、乳腺癌、绒毛上皮瘤、多发性骨髓瘤等；也用于免疫抑制。

本品为氮芥衍生物，是双功能烷化剂，为细胞周期非特异性药物，形成不稳定的亚乙基亚胺，而发生细胞毒作用。其作用较慢，骨髓抑制的出现及恢复亦较慢，能选择性地作用于淋巴组织。本品可有淋巴细胞下降，对粒细胞和血小板的抑制较轻，剂量过大可引起全血下降、肝功能损伤和黄疸；胃肠道反应较氮芥轻。

本品口服后吸收完全。本品及其代谢物与血浆蛋白结合广泛，蛋白结合率约 99%。$t_{1/2}$ 为 1.5 小时，由肾排泄，50%在 24 小时内随尿液排出。

本品由 Everett、Roberts 和 Ross 三名化学家于 1953 年首次在英国 Chester Beatty 研究中心合成[1]。除中国药典(2015)收载外，Ph. Eur. (7.0)、BP(2013)与 USP(36)均有收载。

【制法概要】

1. 制法一[1]

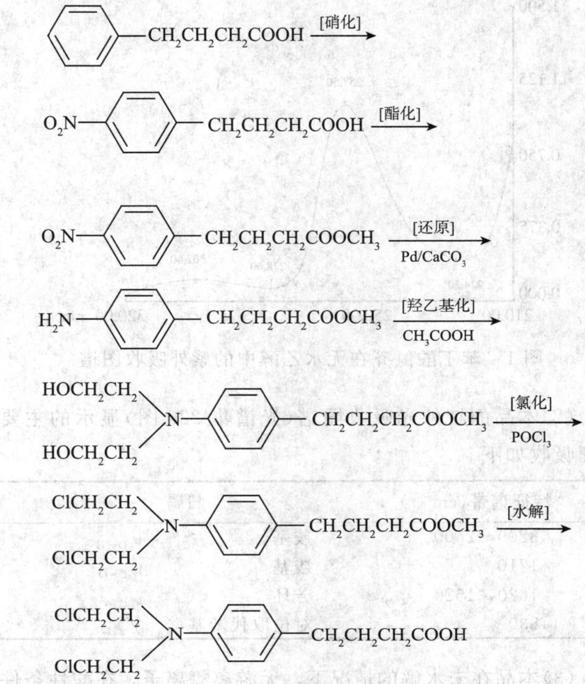

2. 制法二：以伯胺为原料，与过量的环氧乙烷在低温下作用，生成双-(β羟乙基)-胺类化合物，再以氯化亚砜或其他氯化剂在有机溶媒中(如苯、三氯甲烷等)进行氯化即得[2]。

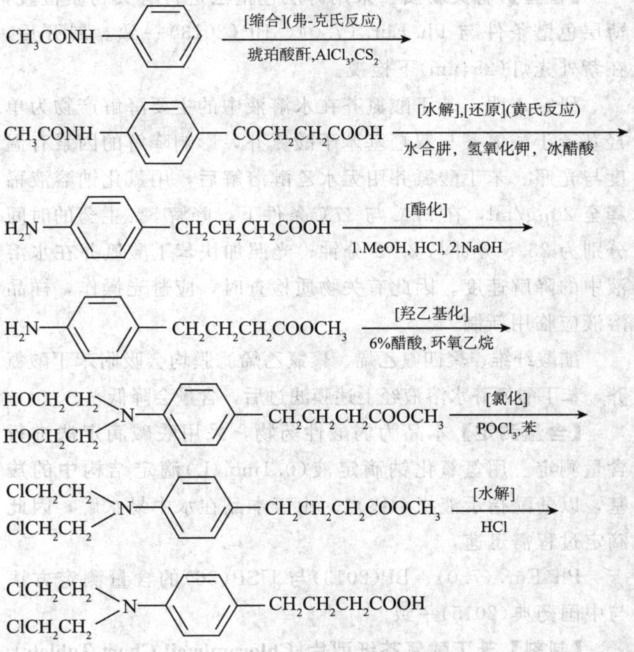

【性状】本品为类白色结晶性粉末；遇光或放置日久，色渐变深。

本品为弱酸性药物，pK_a 值为 5.8。

本品的熔点为 64～68℃，Ph. Eur.（7.0）的熔点限度为 64～67℃，USP(36)的熔点限度为 65～69℃。

【鉴别】（1）本品在无水乙醇溶液中，在 257nm 与 302nm 的波长处有最大吸收；在 225nm 与 280nm 的波长处有最小吸收，见图 1。

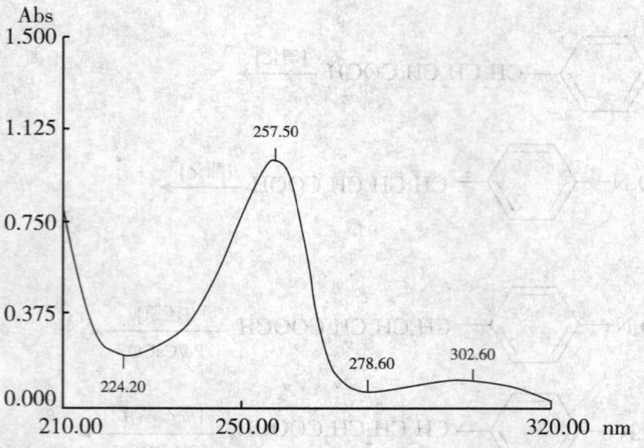

图 1　苯丁酸氮芥在无水乙醇中的紫外吸收图谱

（2）本品的红外光吸收图谱（光谱集 226 图）显示的主要特征吸收如下。

特征谱带（cm^{-1}）	归属	
3200～2500	羧基	ν_{O-H}
1710	羧基	$\nu_{C=O}$
1620，1520	芳环	$\nu_{C=C}$
830	对位取代苯基	γ_{2H}

（3）本品在未水解的情况下，无游离氯离子，在酸性条件下，与硝酸银试液不发生沉淀反应；在水浴上加热后，苯丁酸氮芥水解，产生游离氯离子，方可显氯化物的鉴别反应。Ph. Eur.（7.0）、BP(2013)与 USP(36)均采用了此鉴别反应。

【检查】有关物质　采用薄层色谱法进行有关物质检查，薄层色谱条件与 Ph. Eur.（7.0）、BP(2013)一致。展开后，在紫外光灯(254nm)下检视。

研究表明，苯丁酸氮芥在水溶液中的主要降解产物为单羟基苯丁酸氮芥与双羟基苯丁酸氮芥，影响降解的因素有温度与光照。苯丁酸氮芥用无水乙醇溶解后，用氯化钠溶液稀释至 20μg/ml，在 22℃与 37℃条件下，降解 5%主药的时间分别为 25.8 分钟与 3.72 分钟；光照加快苯丁酸氮芥在水溶液中的降解速度。因此有关物质检查时，应避光操作，样品溶液应临用新制[3]。

醋酸纤维、聚四氟乙烯、聚氯乙烯滤膜均会吸附苯丁酸氮芥，苯丁酸氮芥水溶液经上述膜滤过后，含量会降低[3]。

【含量测定】本品为弱酸性药物，采用酸碱滴定法进行含量测定。用氢氧化钠滴定液（0.1mol/L）滴定结构中的羧基，以酚酞指示液指示终点。由于本品在水中易水解，因此滴定过程需迅速。

Ph. Eur.（7.0）、BP(2013)与 USP(36)的含量测定方法与中国药典(2015)一致。

【制剂】苯丁酸氮芥纸型片(Chlorambucil Chart Tablets)

纸型片较适合口服吸收完全，且剂量小的药物。可节约辅料和包装，简化繁琐的工艺过程和时间，贮藏、运输、携带均很方便。

BP(2013)与 USP(36)收载苯丁酸氮芥片，均采用 HPLC 法测定含量。

参考文献

[1] Florey K. Analytical Profiles of Drug Substances: Vol. 16 [M]. New York: Academic Press, 1976: 85.

[2] 国家医药管理总局．全国原料药工艺汇编[M]．北京：国家医药管理总局，1980：360.

[3] Andrew G Bosanquet, Helen E Clarke. Chlorambucil: stability of solutions during preparation and storage [J]. Cancer Chemother Pharmacol, 1986, 18: 176-179.

撰写　宋冬梅　叶晓霞　上海市食品药品检验所
复核　杨永健　上海市食品药品检验所

苯扎贝特

Bezafibrate

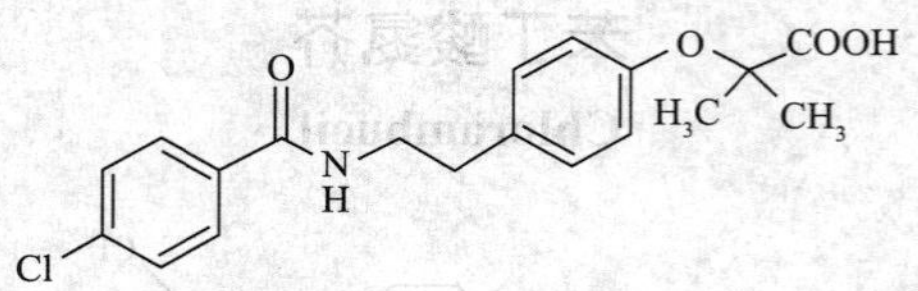

$C_{19}H_{20}ClNO_4$　361.82

化学名：2-[4-[2-(4-氯苯甲酰氨基)乙基]苯氧基]-2-甲基丙酸

2-[4-[2-[(4-chlorobenzoyl) amino] ethyl] phenoxy]-2-methylpropanoic acid

英文名：Bezafibrate (INN)

CAS 号：[41859-67-0]

本品为降血脂药，用于高甘油三脂血症，高胆固醇血症和混合型高脂血症[1]。本品口服后吸收完全，2～4.5 小时血药浓度达高峰，半衰期一般为 1.5～3 小时，在肾病腹膜透析患者可长达 20 小时；本品血浆蛋白结合率为 94%；本品主要经过肾排出，50%为原型，其余为代谢产物，尿中主要代谢产物为羟基化苯扎贝特和苯扎贝特葡糖苷酸酯[2]。本品在体内的消除速度可通过强制利尿而增加，不可透析。

本品 1973 年由 E. Witte 等合成。国内于 2004 年开始生产。除中国药典(2015)收载外，BP(2013)、Ph. Eur.（7.0）和 JP(16)均收载。

【制法概要】目前国内生产合成路线主要有两条，见路线一和二。

（1）路线一

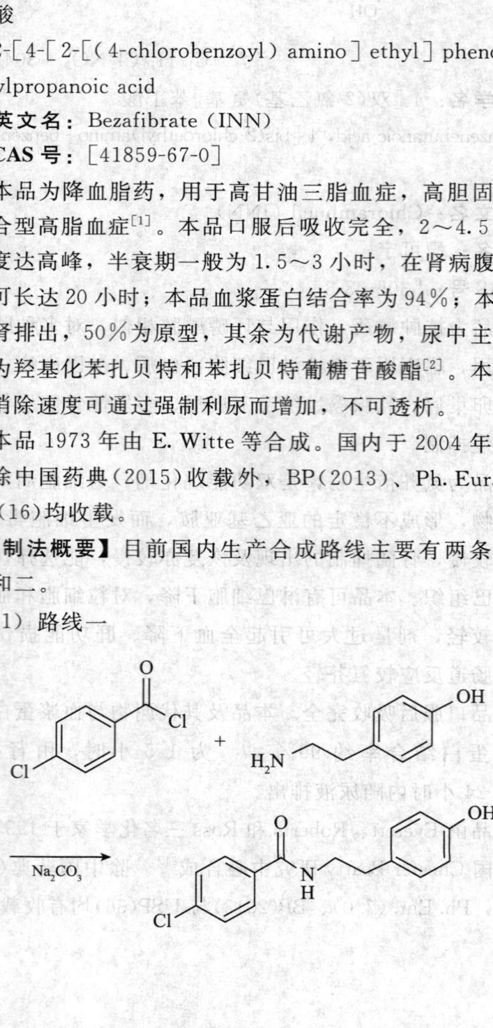

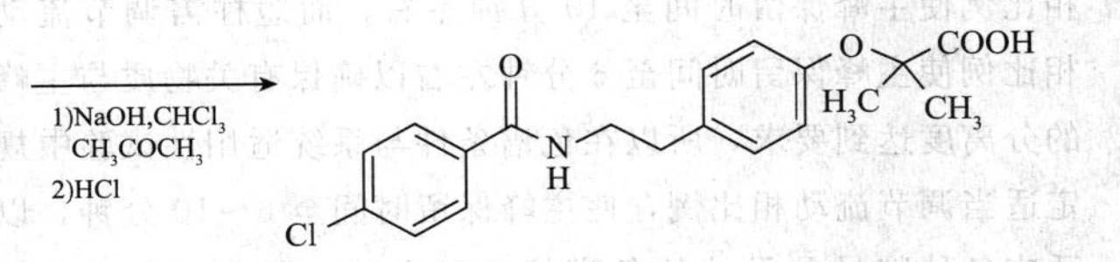

起始原料的合成[3]：

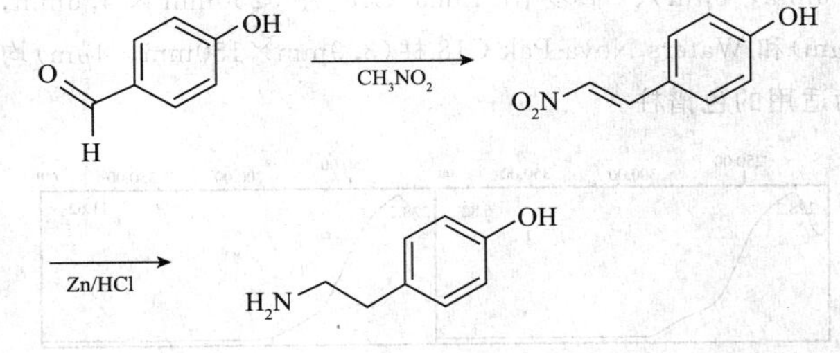

（2）路线二

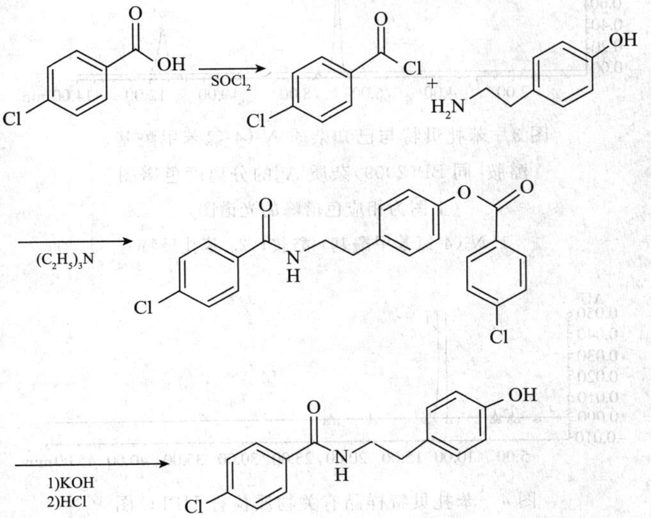

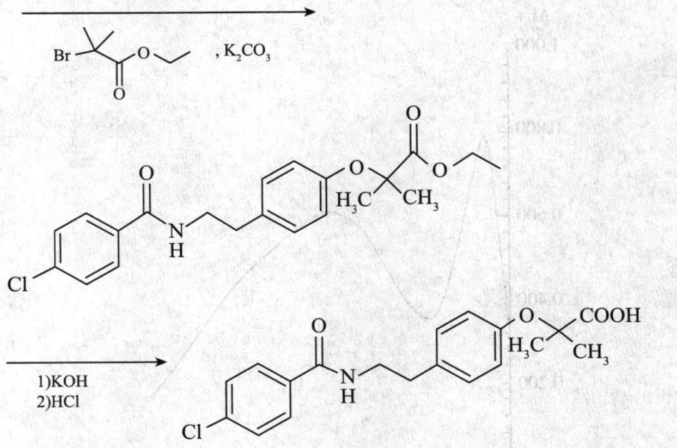

本品合成工艺中使用过的有机溶剂可能有甲醇、丙酮、二氯甲烷、三氯甲烷、乙酸乙酯和乙醇。

【性状】 BP(2013)与 Ph. Eur.(7.0)均载明本品具有多晶型。从丙酮中结晶出的成品熔点为 186℃，从乙醇中结晶出的成品熔点为 181～182℃。欧洲专利(ES 2 105 003 T3)公开了三种晶型，描述了两种晶型的粉末衍射图谱特征峰值，并提供了粉末衍射图谱、DTA 图谱和红外图谱。

本品的光催化降解试验结果显示[4]，本品光降解途径有三条：一是在其醚键相邻苯环开环，生成单个或多个羟基化产物；二是醚键断裂，生成 *N*-(4-氯苯甲酰基)-酪胺和异丁酸；三是酰胺键断裂，生成［(2-氨基乙基)苯氧基］-2-甲基丙酸和对氯苯甲酸。降解途径见图 1。

【鉴别】（1）本品在水中几乎不溶，但在稀碱溶液中易溶，因此本品的紫外光吸收光谱测定溶液采用 pH 7.6 的磷酸盐缓冲液配制，在 228nm 的波长处有最大吸收。（图 2）

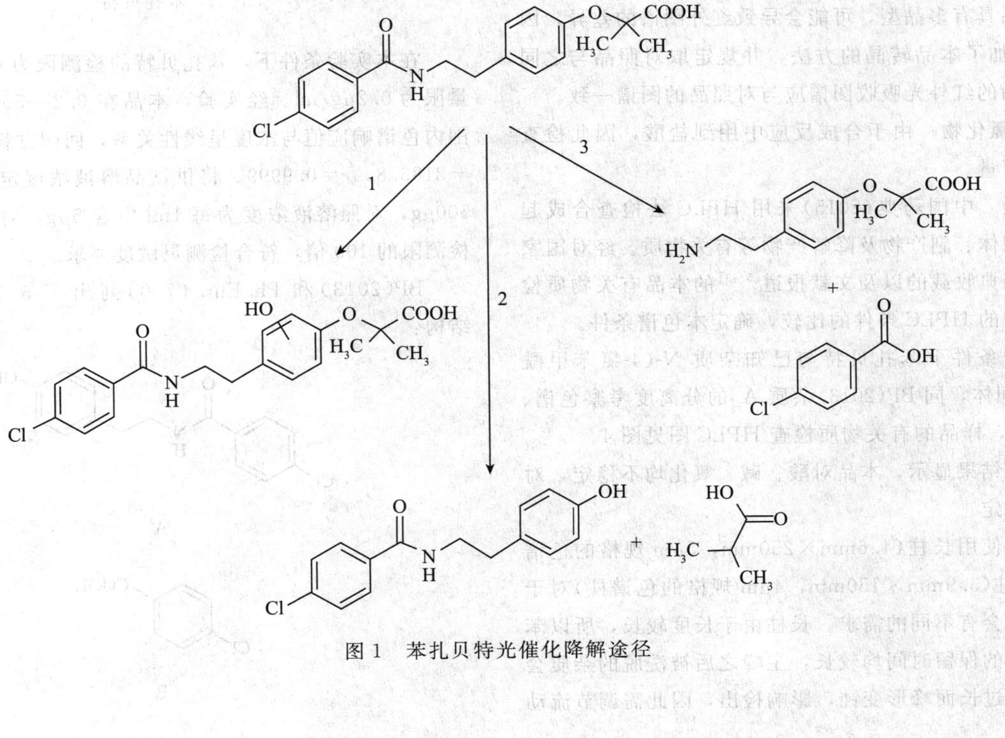

图 1　苯扎贝特光催化降解途径

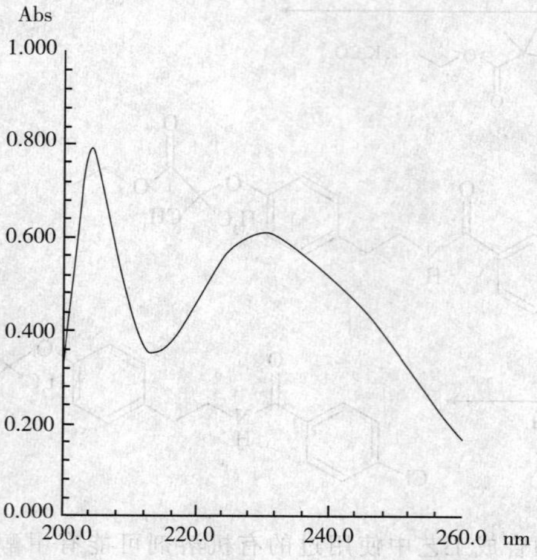

图 2　苯扎贝特在 pH 7.6 的磷酸盐缓冲溶液中
($10\mu g/ml$)的紫外光谱图

(2)本品的红外光吸收图谱(光谱集 787 图)显示的主要特征吸收见表 1。

表 1　苯扎贝特红外光特征吸收

特征谱带(cm^{-1})	归属	
3357	酰胺	ν_{N-H}
3100～2500	羧酸	ν_{O-H}
3065，3030	芳氢	ν_{C-H}
1719	羧酸	$\nu_{C=O}$
1611	酰胺(Ⅰ)	$\nu_{C=O}$
1590，1508，1488	苯环	$\nu_{C=C}$
1549	酰胺(Ⅱ)	ν_{C-N}
1270	羧酸	ν_{C-O}
1150	芳香醚	ν_{C-O}

鉴于本品具有多晶型，可能会导致红外图谱的差异，因此鉴别(2)增加了本品转晶的方法，并规定取对照品与之同时操作，样品的红外光吸收图谱应与对照品的图谱一致。

【检查】氯化物　由于合成反应中用到盐酸，因此检查氯化物的残留量。

有关物质　中国药典(2015)采用 HPLC 法检查合成起始原料、中间体、副产物及降解产物等有关物质。经对国家标准、各国药典收载的以及文献报道[5~9]的本品有关物质检查和含量测定的 HPLC 条件的比较，确定本色谱条件。

在本色谱条件下苯扎贝特与已知杂质 N-(4-氯苯甲酰基)-酪胺[中间体，同 BP(2013)杂质 A]的分离度考察色谱、光谱图见图 3，样品的有关物质检查 HPLC 图见图 4。

加速破坏结果显示，本品对酸、碱、氧化均不稳定，对光和热相对稳定。

在实验中使用长柱(4.6mm×250mm，$5\mu m$ 规格的色谱柱)和使用短柱(3.9mm×150mm，$4\mu m$ 规格的色谱柱)对于流动相的比例会有不同的需求。长柱由于长度较长，所以苯扎贝特及杂质的保留时间均较长，主峰之后被洗脱的杂质会因为保留时间过长而峰形变钝，影响检出，因此需调节流动相比例使主峰保留时间至 10 分钟左右，而短柱需调节流动相比例使主峰保留时间至 6 分钟左右以确保有关物质与主峰的分离度达到要求，所以在色谱条件与系统适用性试验中规定适当调节流动相比例，使主峰保留时间至 6～10 分钟，以适应各种牌号及尺寸的色谱柱。经实验，岛津 VP-ODS 柱(250mm×4.6mm，$5\mu m$)、Waters SunFire C18 柱(250mm×4.6mm，$5\mu m$)、菲罗门 Luna C18 柱(250mm×4.6mm，$5\mu m$)和 Waters Nova-Pak C18 柱(3.9mm×150mm，$4\mu m$)均为适用的色谱柱。

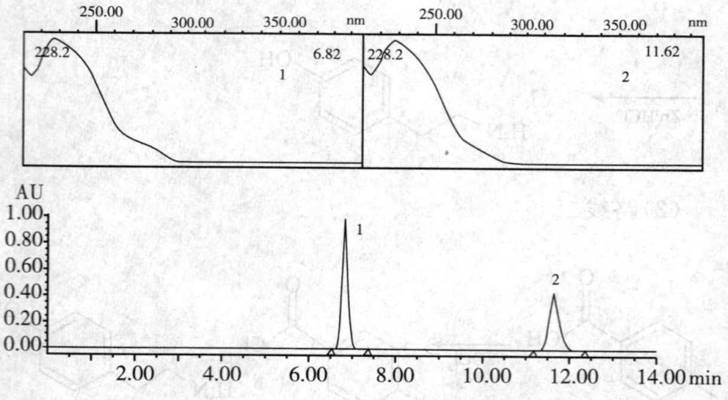

图 3　苯扎贝特与已知杂质 N-(4-氯苯甲酰基)-酪胺[同 BP(2009)杂质 A]的分离度色谱图
(上图为相应色谱峰的光谱图)
1. N-(4-氯苯甲酰基)-酪胺；2. 苯扎贝特

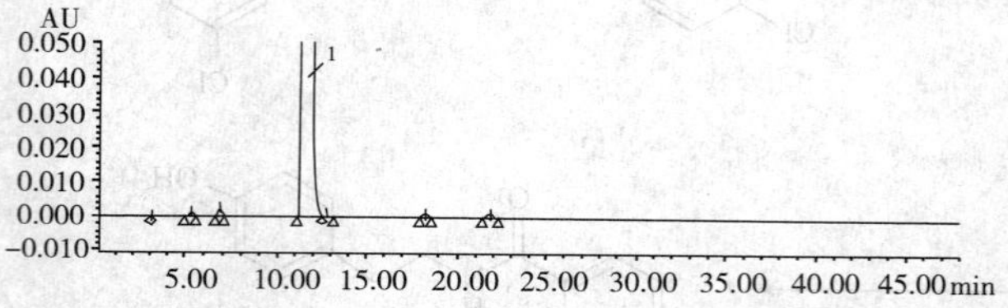

图 4　苯扎贝特样品有关物质检查 HPLC 图
1. 苯扎贝特

在本实验条件下，苯扎贝特的检测限为 $0.05\mu g/ml$，定量限为 $0.2\mu g/ml$。经实验，本品在 $0.2～500\mu g/ml$ 浓度范围内色谱响应值与浓度呈线性关系，回归方程为 $A=62699C-3183.8$，$r=0.9999$。将供试品溶液浓度定为每 1ml 中含 $500\mu g$，对照溶液浓度为每 1ml 中含 $5\mu g$，对照溶液浓度是检测限的 100 倍，符合检测灵敏度要求。

BP(2013)和 Ph. Eur.(7.0)列出了 5 个已知杂质的结构：

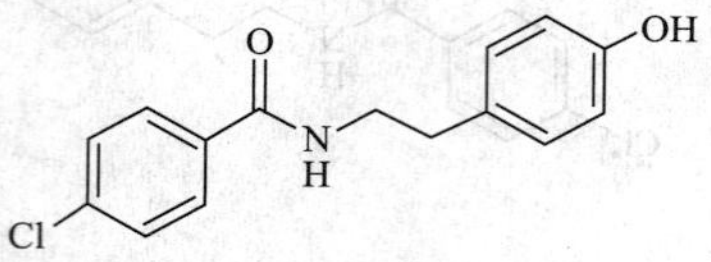

A

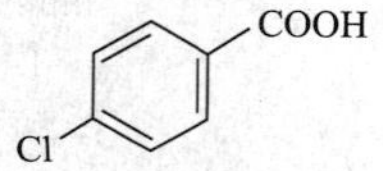

B

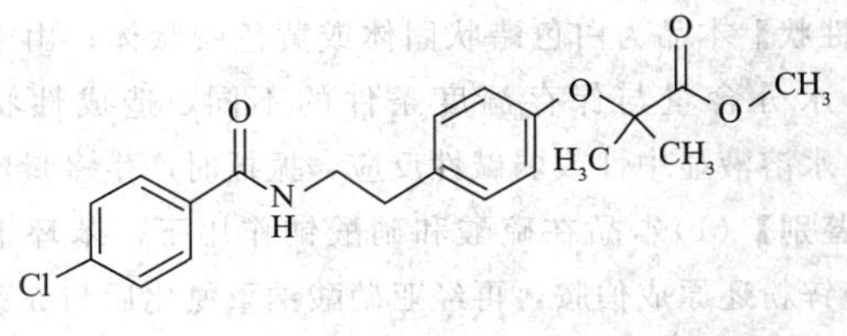

C

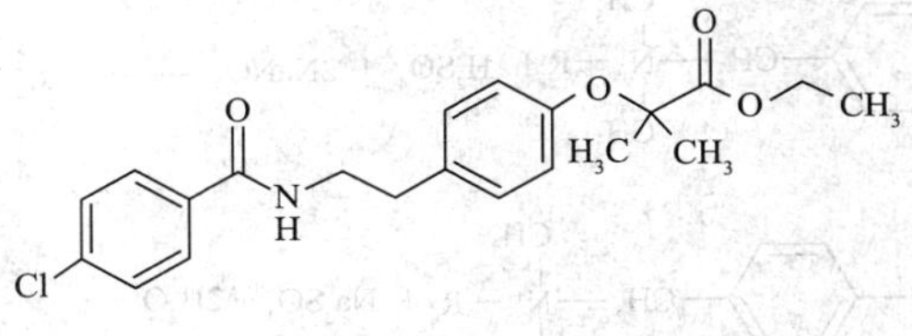

D

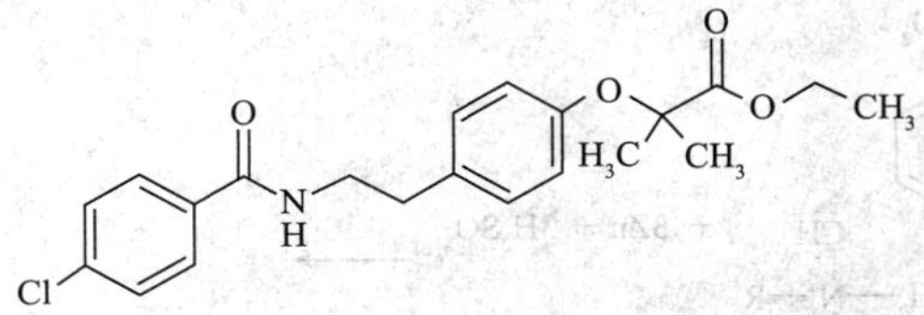

E

A：4-chloro-*N*-［2-(4-hydroxyphenyl)ethyl］benzamide

B：4-chlorobenzoic acid

C：methyl 2-［4-［2-［(4-chlorobenzoyl) amino］ethyl］phenoxy］-2-methylpropanoate

D：ethyl 2-［4-［2-［(4-chlorobenzoyl) amino］ethyl］phenoxy］-2-methylpropanoate

E：butyl 2-［4-［2-［(4-chlorobenzoyl) amino］ethyl］phenoxy］-2-methylpropanoate

【含量测定】本品为有机酸，可用酸碱滴定法测定其含量。因本品在水中不溶，实验中采用中性乙醇为溶剂，以氢氧化钠滴定液(0.05mol/L)滴定，酚酞指示液指示终点。

国外药典 BP(2013)、Ph. Eur. (7.0)和 JP(16)也采用酸碱滴定法测定本品含量。

【制剂】(1)苯扎贝特片(Bezafibrate Tablets)

有关物质　自中国药典(2010)起增加有关物质检查，色谱条件同原料药项下。片剂的辅料对测定没有干扰。样品有关物质检查色谱图见图 5。

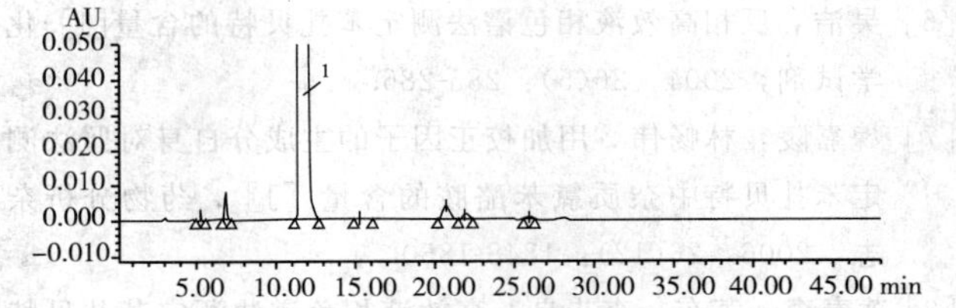

图 5　苯扎贝特片样品有关物质检查 HPLC 图

1. 苯扎贝特

溶出度　中国药典(2015)溶出度方法与 BP(2013)相比，仅溶出介质的 pH 有差异。采用两种溶出介质对 3 个生产企业产品的溶出度进行了比较考察，结果见表 2。

从实验结果的对比可见，因溶出介质的 pH 不同，溶出度检测结果有些不同，由于苯扎贝特具有在稀碱溶液中易溶的特性，因而中国药典(2015)采用 pH 为 7.6 的溶液会比 BP(2013)用 pH 6.5 的溶液具有更好的溶解性，所以中国药典(2015)规定限度为 80%，而 BP(2013)的限度为 70%。

(2)苯扎贝特胶囊 (Bezafibrate Capsules)

参考文献

［1］国家药典委员会．中华人民共和国药典临床用药须知·化学药和生物制品卷［M］．北京：人民卫生出版社，2005：229-230.

［2］U Abshagen，W Bablok，K Koch，et al. Disposition pharmacokinetics of bezafibrate in man［J］. European Journal of Clinical Pharmacology，1979，16：31-38.

［3］曹志荣，黄国强．降血脂药苯扎贝特的合成［J］．中国医药工业杂志，1997，28(12)：533.

［4］DA Lambropoulou，MD Hernando，IK Konstantinou，et al. Identification of photocatalytic degradation products of bezafibrate in TiO_2 aqueous suspensions by liquid and gas chromatography［J］. Journal of Chromatography A，2008，1183：38-48.

［5］谭力，钱峰，张杰．国产苯扎贝特片人体相对生物利用度的研究［J］．中国临床药理学杂志，2000，16(4)：292-294.

表 2　采用两种溶出介质实验的溶出度对照表

厂家	批号	溶出介质	溶出度						
			1	2	3	4	5	6	RSD%
1	20081027	中国药典(2015)	90	94	97	86	90	90	4.2
		BP(2013)	82	85	84	83	83	83	1.2
2	070511	中国药典(2015)	97	96	97	98	97	97	0.7
		BP(2013)	90	88	90	91	92	91	1.6
3	050504	中国药典(2015)	101	99	100	101	101	101	0.8
		BP(2013)	96	96	94	97	92	93	2.3

[6] 吴洁．反相高效液相色谱法测定苯扎贝特的含量[J]. 化学试剂，2004，26(5)：285-286.

[7] 魏嘉陵，林畅伟．用加校正因子的主成分自身对照法测定苯扎贝特中杂质氯苯酪胺的含量［J］．药物分析杂志，2006，26(12)：1848-1850.

[8] 黄春森，黄东，李步良．高效液相色谱法测定苯扎贝特中的有关物质［J］．中国医疗前沿，2008，3(16)：99-100.

[9] 姚文，王晓波，石焱，等．高效液相色谱法研究人体内苯扎贝特片的药动学和生物等效性［J］．解放军药学学报，2009，25(1)：37-40

撰写　李忠红　江苏省食品药品检验所

复核　张　玫　江苏省食品药品检验所

苯扎氯铵

Benzalkonium Chloride

化学名：ammonium，alkyldimethyl(phenylmethyl)-，chloride alkylbenzyldimethylammonium chloride

英文名：Benzalkonium chloride(INN)

CAS 号：［8001-54-5］

本品属季铵类阳离子表面活性剂，是一种快速广谱杀菌剂。通过改变细菌胞浆膜通透性，使菌体胞浆物质外渗，阻碍其代谢而起杀灭作用，对革兰阳性细菌作用较强，对铜绿假单胞菌、抗酸杆菌和细菌芽孢无效。因能与蛋白质迅速结合，因此遇有血、棉花、纤维素和有机物存在，作用显著降低。也可作为外用杀精子药。

本品用于手术前皮肤消毒、黏膜和伤口消毒，手术器械消毒。也用于女性避孕。过敏反应少，用于消毒时，曾有引起变应性结膜炎，视力减退等的报道。

本品具有$[(C_6H_5)CH_2N^+(CH_3)_2R]Cl^-$的通式，其中R系$C_8H_{17}$～$C_{18}H_{37}$，而以$C_{12}H_{25}$、$C_{14}H_{29}$与$C_{16}H_{33}$为主。本品平均分子量($C_{22}H_{40}ClN$)为354.0。3种同系物的杀菌特性不同：$n$-$C_{12}H_{25}$-$C_9H_{13}NCl$是最有效的酵母菌和真菌抑制剂。$n$-$C_{14}H_{29}$-$C_9H_{13}NCl$和$n$-$C_{16}H_{33}$-$C_9H_{13}NCl$分别能够作用于革兰阳性菌和阴性菌[1]。

1935年Domagk发现苯扎氯铵具有抗菌作用，1940年Kuhn进一步研究，发现为表面活性剂。我国于1959年开始生产。除中国药典（2015）收载外，BP（2013）、Ph. Eur.（7.0）、USP(36)与JP(16)均有收载。

【制法概要】生产企业提供合成工艺。

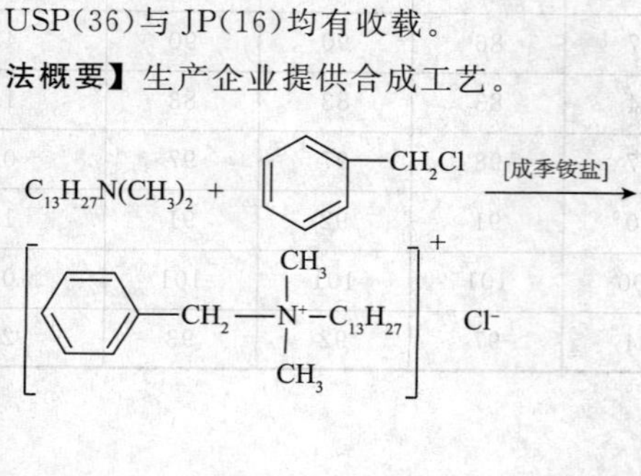

【性状】本品为白色蜡状固体或黄色胶状体；由于起始原料、水分含量与保存温度条件的不同，造成性状的变化[2]。水溶液显中性或弱碱性反应，振摇时产生多量泡沫。

【鉴别】(1)本品在硫酸和硝酸钠作用下，苯环上硝基化，经锌粉还原成伯胺，再经亚硝酸钠重氮化后与β-萘酚偶合成有色盐[3]。

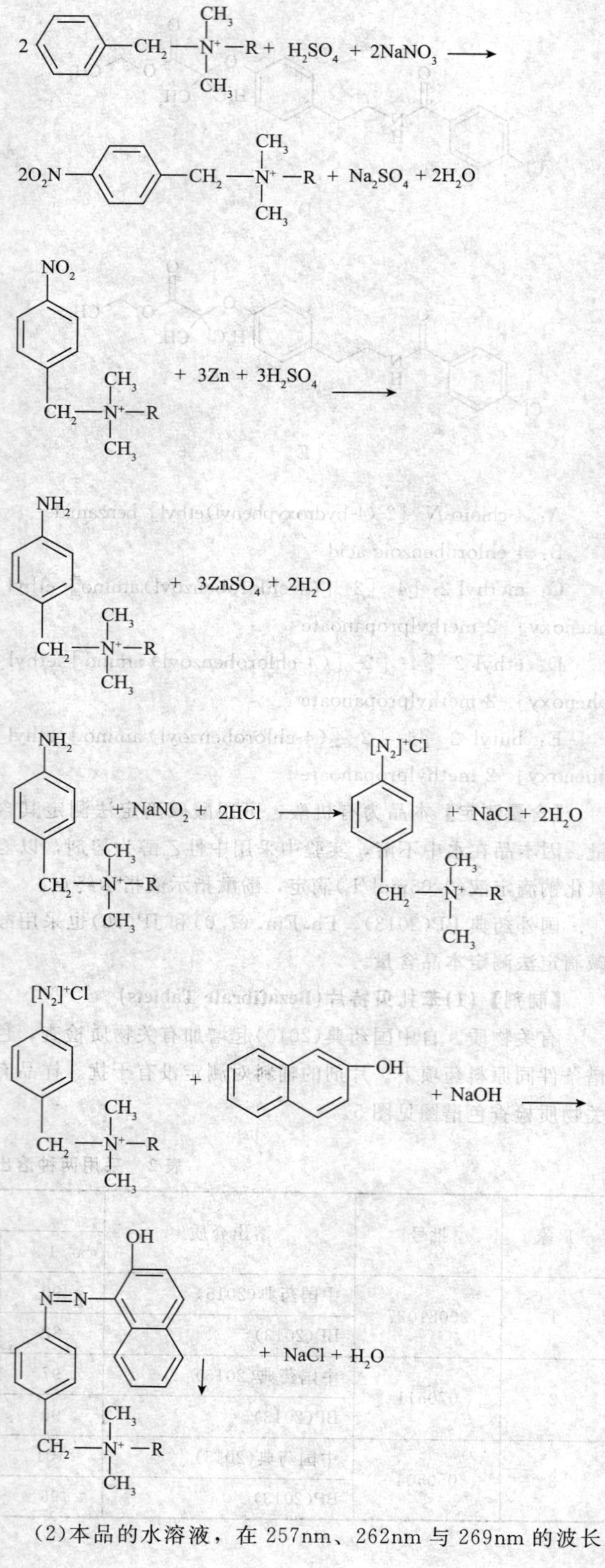

(2)本品的水溶液，在257nm、262nm与269nm的波长

处有最大吸收(图1)。

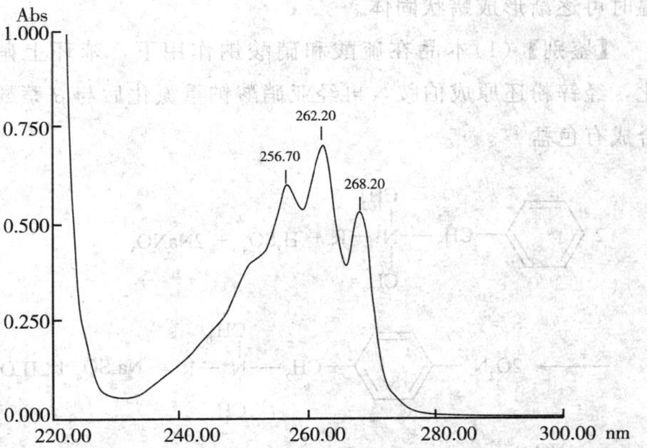

图1　苯扎氯铵在水中的紫外吸收图谱

(3)本品与稀硝酸作用成硝酸盐的白色沉淀，可溶解于乙醇中；滤液显氯化物的反应。

Ph. Eur. (7.0)通过测定苯扎氯铵与四苯硼钠反应生成的衍生物的熔点进行鉴别，熔点约为127～133℃。

【检查】水分　由于本品具有引湿性，出厂时产品含水分较低，贮藏过程中水分逐渐增加。

烷基组分的比例　苯扎氯铵为氯化二甲基苄基烃铵的混合物，烷基的组成可能为辛烷基至十八烷基。Ph. Eur. (7.0)与USP(36)除控制苯扎氯铵的总量外，还规定了主要的十二烷基组分与十四烷基组分所占的比例，其中十二烷基组分的量不得低于40.0%，十四烷基组分的量不得低于20.0%，十二烷基组分与十四烷基组分的总量不得低于70.0%。我国目前采用的工艺为用十二烷基二甲基叔胺与氯化苄反应，含有的烷基主要为十二烷基，因此暂不制订此检查项。照USP(31)烷基组分的比例检查项，采用氰基柱(Zorbax SB-CN，4.6mm×250mm，5μm)试验，典型色谱图见图2。

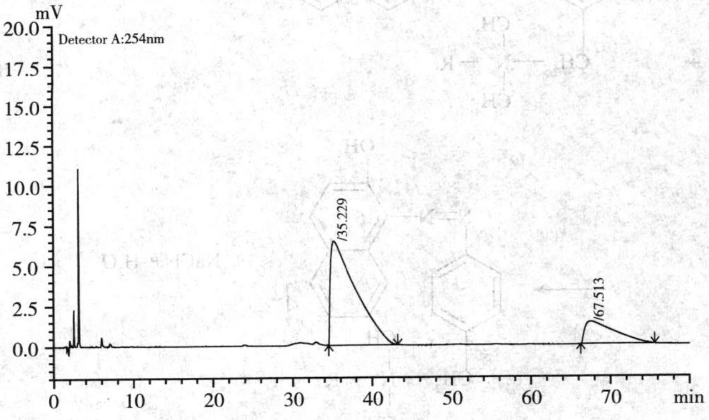

图2　供试品溶液图谱

C_{12}：35.2分钟；C_{14}：67.5分钟

有关物质　Ph. Eur. (7.0)中采用C18柱(Nucleosil 100-5 C18，4.6mm×150mm，5μm)，采用梯度洗脱法，以己烷磺酸钠-磷酸二氢钠缓冲液(pH 3.5)为流动相A，甲醇为流动相B，检测波长为210nm(杂质A与C)与257nm(杂质B)。在此色谱条件下，杂质A峰的保留时间约为10分钟，其他杂质的相对保留时间分别为：杂质B约1.3、杂质C约2.4。杂质A不得过0.5%，杂质B不得过0.15%，杂质C不得过0.05%(图3、图4)。Ph. Eur. (7.0)中各杂质的结构和名称见图5。

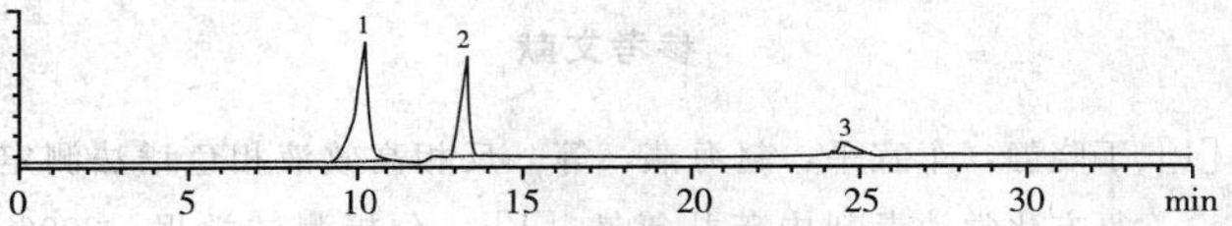

图3　杂质对照图谱(210nm)

1. 杂质A；2. 杂质B；3. 杂质C

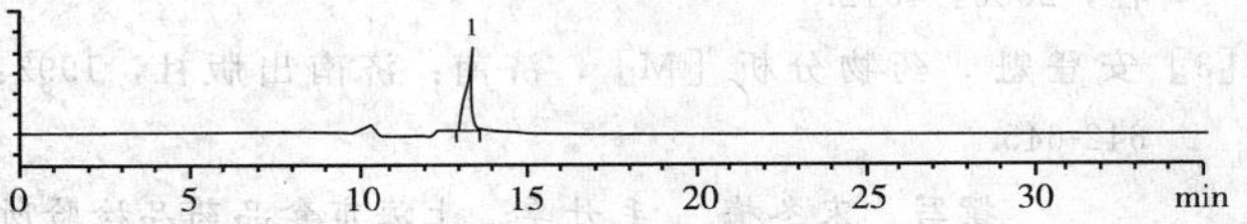

图4　杂质对照图谱(257nm)

1. 杂质B

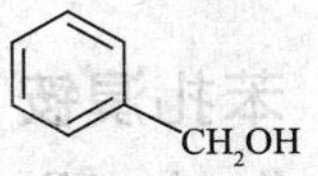

A. benzyl alchhol

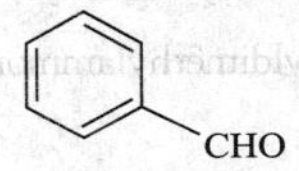

B. benzaldehyde

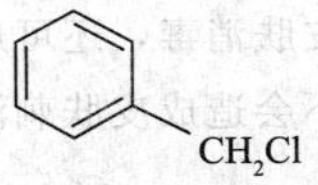

C. (chloromethyl) benzene

图5

【含量测定】供试品溶液中，精密加入已知浓度的过量碘化钾溶液，在微碱性条件下，季铵盐与碘化钾形成季铵碘化物可被三氯甲烷抽提除去，剩余的碘化钾用碘酸钾法滴定。

滴定原理[3]：

$$KIO_3+5KI+6HCl \longrightarrow 6KCl+3I_2+3H_2O$$

$$KIO_3+2I_2+6HCl \longrightarrow KCl+5ICl+3H_2O$$

总反应式：$2KI+KIO_3+6HCl \longrightarrow 3ICl+3KCl+3H_2O$

碘酸钾是比较稳定的强氧化剂。在盐酸性溶液(1～2mol/L)中被还原为碘离子，碘离子继续与碘酸钾作用被氧化为游离碘。

在盐酸强酸性溶液(3～4mol/L)中碘被氧化为一价正离子，与过量的盐酸生成氯化碘。

碘和氯化碘在水溶液中都是棕黄色，但在四氯化碳和三氯甲烷中碘呈紫色。在实际分析时就是利用这点，在溶液中加入四氯化碳或三氯甲烷数毫升，并在滴定过程中不断地振摇使水层与有机溶剂层经常达到平衡。当碘已完全被氧化为氯化碘时，四氯化碳或三氯甲烷层内的紫色将立即消失，以示终点。

【制剂】苯扎氯铵溶液(Benzalkonium Chloride Solution)

本品为苯扎氯铵的水溶液，为无色或淡黄色的澄清液体。

参考文献

[1] 丁晓静，车宜平，赵海燕，等．反相高效液相色谱法测定复方化学消毒剂中苯扎氯铵［J］．分析测试学报，2006，25(6)：63-66.

[2] 日本药局方解说书［M］. 15 改正版．东京：广川书店出版社，2006：4012.

[3] 安登魁．药物分析［M］．济南：济南出版社，1992：642-645.

撰写　宋冬梅　毛丹卓　上海市食品药品检验所

复核　杨永健　　　　　上海市食品药品检验所

苯扎溴铵

Benzalkonium Bromide

化学名： amnonium，alkyldimethyl (phenylmethyl)-，bromide

英文名： Alkylbenzyldimethylammonium Bromide；Benzalkonium Bromide(INN)

CAS 号： [7281-04-1]

本品属季铵类阳离子表面活性剂，是一种消毒防腐药。用于外科手术器械及皮肤消毒，还可用作药用防腐剂。本品外用溶液的浓度一般不会造成皮肤刺激，但部分患者反复使用后可发生过敏反应。

具有 $[(C_6H_5)CH_2N^+(CH_3)_2R]Br^-$ 的通式，其中 R 系 C_8H_{17}～$C_{16}H_{33}$，而以 $C_{12}H_{25}$～$C_{14}H_{29}$ 为主。本品平均分子量($C_{22}H_{40}BrN$)为 398.47。

国内于 1960 年试制，1961 年开始生产，除中国药典(2015)收载外，Ph. Eur.(7.0)、USP(36)、JP(16)均未收载，仅收载了氯化二甲基苄基烃铵。

【制法概要】[1]

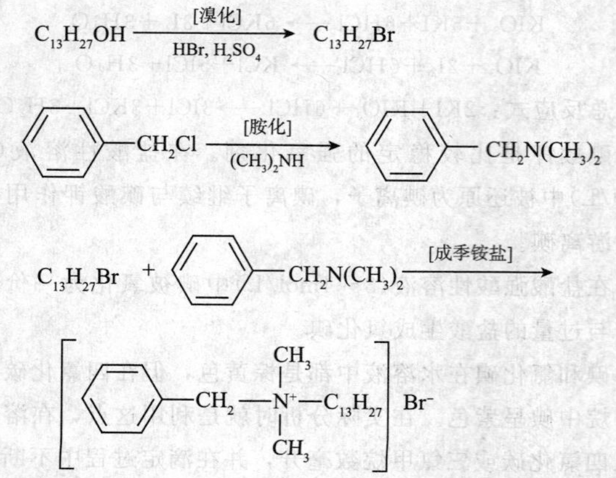

【性状】 本品在常温下为黄色胶状体，具有引湿性，低温时可逐渐形成蜡状固体。

【鉴别】（1）本品在硫酸和硝酸钠作用下，苯环上硝基化，经锌粉还原成伯胺，再经亚硝酸钠重氮化后与 β-萘酚偶合成有色盐[2]。

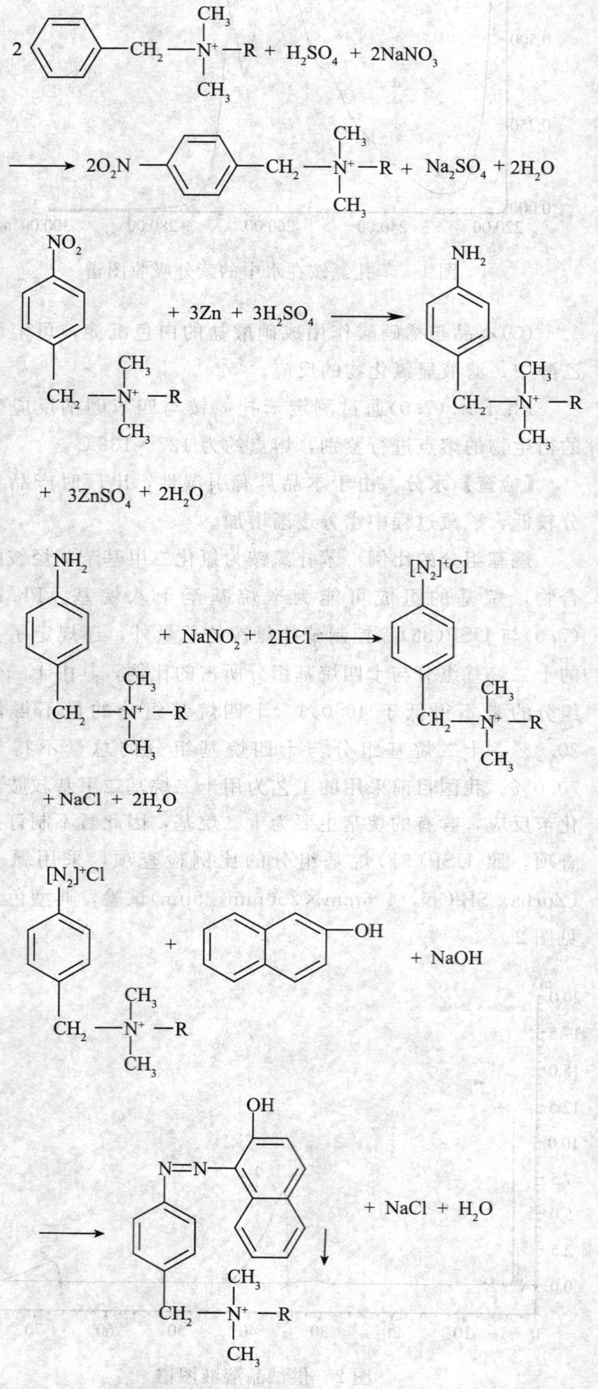

（2）本品与稀硝酸作用成硝酸盐的白色沉淀，可溶解于乙醇中；滤液显溴化物的反应。

【检查】非季铵类物　根据生产工艺，反应过程中有可能残留未洗尽的二甲胺或其盐类，以及过量的二甲基苄铵，甚至有长链烷烃二甲基叔胺等存在，特规定非季铵类物的检查。

测定原理[3]如下。

供试品溶液中，精密加入已知浓度的过量碘化钾溶液，在微碱性条件下，季铵盐与碘化钾形成季铵碘化物可被三氯甲烷抽提除去，剩余的碘化钾用碘酸钾法滴定；另一份供试品溶液中，精密加入已知浓度的过量的碘化钾溶液，在微酸性条件下，则季铵盐与非季铵盐叔胺杂质均与碘化钾形成碘化物和氢碘化物，可被三氯甲烷抽提除去，剩余的碘化钾用碘酸钾法滴定之，二者均以有机溶剂三氯甲烷指示终点。在微碱性条件下，长链烷基二甲基叔胺盐转化成胺碱，不和碘化钾作用，而在微酸性条件下则可与碘化钾形成氢碘化物被三氯甲烷抽提除去。鉴于苯扎溴铵为季铵溴化物，用碘酸钾法滴定时，因一溴化碘部分离解，致使三氯甲烷层显极微红色，终点不易观察，在用碘酸钾滴定液（0.05mol/L）滴定前，加入50%溴化钾溶液40ml，阻止滴定过程中一溴化碘离解。从二次试验所耗碘酸钾滴定液（0.05mol/L）的体积（ml）之差，计算并控制每1g供试品中非季铵类物的量。

水分　由于本品具有引湿性，出厂时产品含水分较低，一般在1%～2%，贮藏后水分逐渐增加。

烷基组分的比例　苯扎溴铵为溴化二甲基苄基烃铵的混合物，烷基的组成可能为辛烷基至十八烷基。我国目前采用的工艺为用溴代十二烷与苄基二甲基胺反应，含有的烷基主要为十二烷基，因此暂不制订此检查项。参照USP(36)版苯扎氯铵项下烷基组分的比例检查项的色谱条件，采用Zorbax SB-CN(4.6mm×250mm，5μm)色谱柱进行试验，典型色谱图见图1。

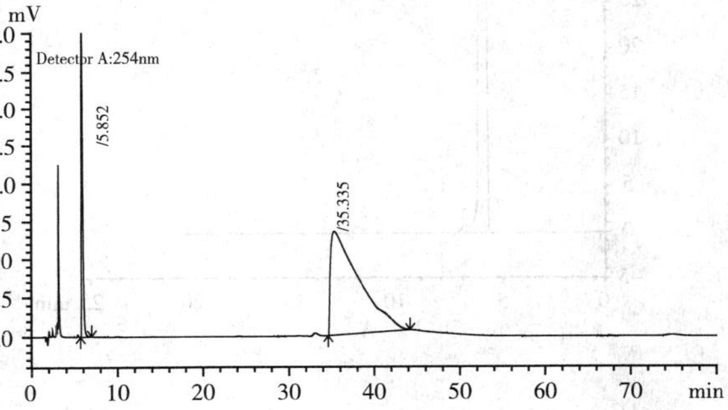

图1　供试品溶液典型色谱图

C_{12}：35.4分钟

【含量测定】四苯硼钠法测定季铵盐类具有专属性，季铵盐阳离子先与溴酚蓝结合生成蓝色盐，在碱性条件下溶于三氯甲烷中呈蓝色。当以四苯硼钠液滴定时，由于季铵盐阳离子与四苯硼钠的结合力较溴酚蓝为强，滴定近终点时，溴酚蓝逐渐从蓝色盐中游离析出，因不溶于三氯甲烷，在剧烈振摇下，三氯甲烷层蓝色消褪，水层转呈淡紫色，即为终点[4]。

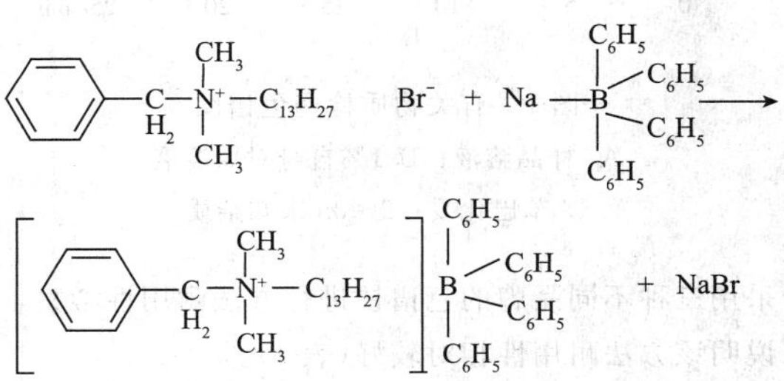

【制剂】苯扎溴铵溶液(Benzalkonium Bromide Solution)

本品为苯扎溴铵的水溶液，在低温时可能发生浑浊或沉淀，置温水中振摇，溶液可澄清。有报道曾比较在常温与在0℃下存放的苯扎溴铵溶液的杀菌效果，结果显示杀菌效果一致[5]。

烷基组分的比例　苯扎溴铵溶液为苯扎溴铵的水溶液，其中的烷基组成由原料决定。采用苯扎溴铵相同的条件测定，所测样品均仅含十二烷基。考虑到我国生产的苯扎溴铵主要由十二烷基组成，此项检查暂不增订。

参考文献

［1］国家药典委员会．中华人民共和国药典1990年版二部药典注释［M］．北京：化学工业出版社，1993：317.

［2］安登魁．药物分析［M］．济南：济南出版社．1992：642.

［3］Brown ER. A Specific Method of Assay of Strong Solutions of Benzalkonium Chloride and Other Quaternary Ammonium Germicides［J］. J Pharm Pharmacol，1963，15(6)：379-85.

［4］南京药学院药物分析教研室．药物分析［M］．南京：江苏科学技术出版社，1981：309.

［5］邓才彬，谢庆娟．苯扎溴铵溶液的稳定性观察［J］．现代医药卫生，2008，28(3)：447-448.

撰写　潘　悌　宋冬梅　上海市食品药品检验所

复核　杨永健　上海市食品药品检验所

苯巴比妥

Phenobarbital

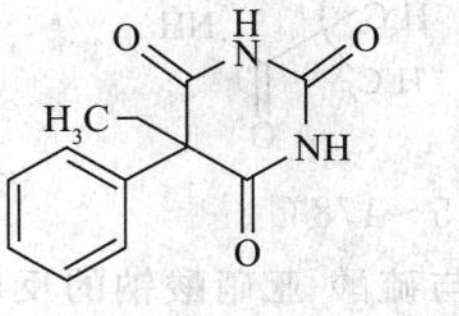

$C_{12}H_{12}N_2O_3$　232.24

化学名：5-乙基-5-苯基-2,4,6(1*H*,3*H*,5*H*)-嘧啶三酮

5-ethyl-5-phenylpyrimidine-2,4,6(1*H*,3*H*,5*H*)-trione

英文名：Phenobarbital(INN)

异名：Phenobarbiton

CAS号：[50-06-6]

本品为长效巴比妥药，具有镇静、催眠和抗惊厥等作用，并可抗癫痫，对癫痫大发作、局限性发作及癫痫持续状态有良效，对癫痫小发作疗效差，对精神运动性发作往往无效。本品还有增强解热镇痛药之作用，并能诱导肝脏微粒体葡萄糖醛酸转移酶活性，促进胆红素与葡萄糖醛酸结合，降低血浆胆红素浓度，用于治疗新生儿脑核性黄疸。口服或注射其钠盐均易被吸收，可分布于人体各组织与体液，但进入脑组织慢。口服后0.5～1小时起效，静注需15分钟起效。苯巴比妥的pK_a为7.3与体液的pH接近；脂溶性低，肝脏转化物及约30%的原型经肾排出体外，肾小管有再吸收作用，可使作用持续时间延长。苯巴比妥在体内消除缓慢，人

体血浆浓度半衰期为50～150小时。苯巴比妥及其钠盐属于精神药品，长期使用可产生药物依赖，停药后易发生停药综合征。

苯巴比妥1911年由Bayer药厂首先制得，国内于1958年开始生产，中国药典1953版就收载有苯巴比妥、苯巴比妥片、苯巴比妥钠和苯巴比妥钠注射液，中国药典(1963)(二部)增收注射用苯巴比妥钠而删除了注射液剂型，以后的各版药典中均收载有以上4个品种，BP、USP和JP也均收载了苯巴比妥原料药。

【制法概要】

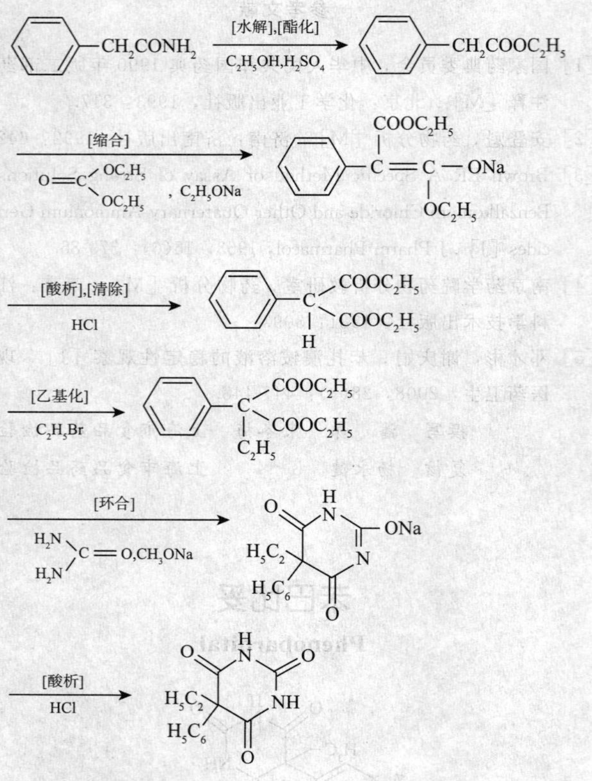

【熔点】 174.5～178℃。

【鉴别】(1)与硫酸-亚硝酸钠的反应，产生橙黄色，随即转变为橙红色。本反应确切机制尚不清，可能为苯环上的亚硝基化反应，该法对巴比妥不显色，故可用于苯巴比妥与其他不含苯环取代基的巴比妥类药物的区别。

(2)与甲醛-硫酸的反应，生成玫瑰红色产物。该反应也是芳烃的显色反应，因此也可区别苯巴比妥和其他无苯环取代的巴比妥类药物。

(3)本品的红外光吸收图谱(光谱集227图)显示的主要特征吸收[1]如下。

特征谱带(cm^{-1})	归属	
3300，3180	酰胺	ν_{N-H}
1770，1710，1670	环酰亚胺	$\nu_{C=O}$
1580，1490	苯环	$\nu_{C=C}$
830	酰胺	δ_{N-H}
770	单取代苯	γ_{5H}
715	苯环	$\delta_{环}$

(4)呈丙二酰脲类鉴别反应，该反应是巴比妥类药物母核反应，包括与银盐和铜盐的反应，前者是与硝酸银反应生成白色沉淀，后者是与铜-吡啶试液反应显紫色或生成紫色沉淀。由于是本类药物共有反应，故可用于苯巴比妥、异戊巴比妥和司可巴比妥及其盐类的鉴别。

【检查】酸度 此项检查主要控制苯巴比妥的副产物——苯基丙二酰脲，由于分子中5位碳原子上仅有苯基，因此5位碳原子上的氢受相邻二羧基影响，酸性比苯巴比妥强，可使甲基红指示剂显红色，因此规定其2%的水溶液，加一滴甲基红指示剂后不得显红色。

乙醇溶液的澄清度 本项检查主要控制苯巴比妥中乙醇不溶性杂质，利用这些杂质在乙醇中溶解度比苯巴比妥小的特性进行检查，同时也可控制生产过程中混入的某些机械杂质。

有关物质 BP采用薄层色谱法检查有关物质，限度规定为任意杂质不得过0.5%。中国药典(2010)增加了有关物质检查，采用高效液相色谱法，用不加校正因子的主成分自身对照法控制杂质含量。经采用强制破坏试验考察方法的专属性，结果证明在所采用的色谱条件下，经酸、碱、光照、加热和氧化破坏处理后，苯巴比妥色谱峰与降解产物的色谱峰均可完全分离。方法的专属性、耐用性和检测限也按中国药典的规定进行了考察。(图1)

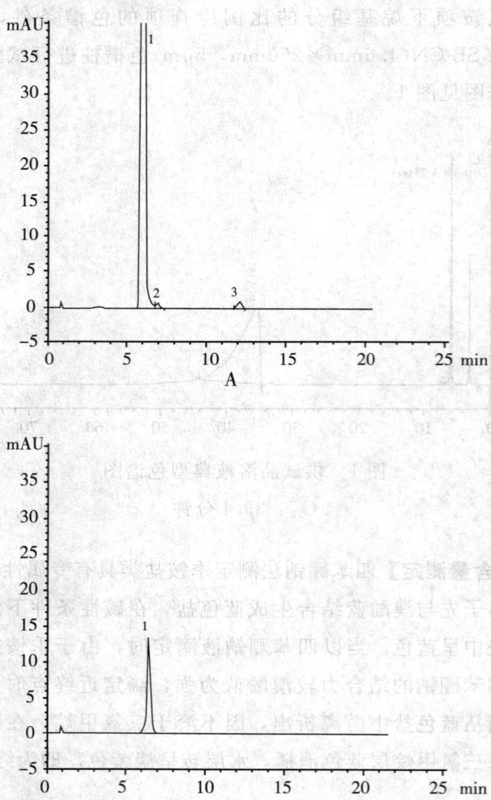

图1 有关物质检查色谱图

A. 样品溶液；B. 1%自身对照溶液

1. 苯巴比妥；2～3. 未知杂质

采用三种不同品牌的色谱柱进行方法耐用性考察，测定结果说明该方法耐用性相对较好(表1)。

表 1 耐用性考察结果

色谱柱	保留时间(分钟)	理论板数	检测限(ng)
Ecllpse XDB-C8(250mm×4.6mm, 5μm)	6.56	9583	0.3
Spherisorb C8(250mm×4.6mm, 5μm)	5.99	12000	0.1
Zorbax XDB-C8(250mm×4.6mm, 5μm)	5.96	14000	0.2

参照 BP(2013)并根据实际样品检验结果，苯巴比妥原料及制剂的有关物质限度规定为：单一杂质不得过 0.5%，杂质总和不得过 1.0%。中国药典(2015)未作修订。

中性或碱性物质 本项检查目的是控制苯巴比妥的副产物 2-苯基丁酰胺、2-苯基丁酰脲及分解产物。利用这些杂质与苯巴比妥在氢氧化钠和乙醚中的溶解度不同，采用提取后称重方法测定杂质含量。

【含量测定】采用银量法电位滴定，其原理是基于巴比妥类药物在适当的碱性溶液中，与银离子定量反应生成难溶性二银盐白色沉淀，本方法可用于其他巴比妥类药物的含量测定。该方法操作简便，专属性强，自中国药典(1963)收载以来，历版药典进行了不断修订，解决了温度变化影响、终点观察误差等问题，使该方法不断完善。中国药典(2015)未作修订。在测定中应注意：①无水碳酸钠溶液应临用新制，由于此溶液放置后可吸收空气中二氧化碳，生成部分碳酸氢钠，使含量降低。②银电极作为指示电极，在使用前需用硝酸浸泡 1～2 分钟进行活化，然后迅速用水冲洗干净。

【制剂】苯巴比妥制剂主要有片剂和口服溶液剂，中国药典收载有片剂，未收载其他剂型；USP 收载了苯巴比妥单方和复方片剂以及口服溶液剂；BP 收载了片剂和酏剂；JP 收载了苯巴比妥粉剂，主药成分含 10%。

苯巴比妥片(Phenobarbital Tablets)

中国药典(2010)对苯巴比妥片的标准进行了以下修订。

(1)取消了甲醛-硫酸的化学反应鉴别，取而代之的是高效液相色谱鉴别，在含量测定项下供试品溶液与对照品溶液主峰的保留时间一致，既简便又提高了专属性。

(2)增加了有关物质检查内容，其方法和限度规定均与原料药相同(图 2)，经考察辅料对检测结果无影响。

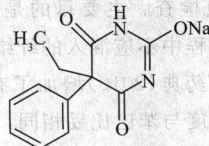

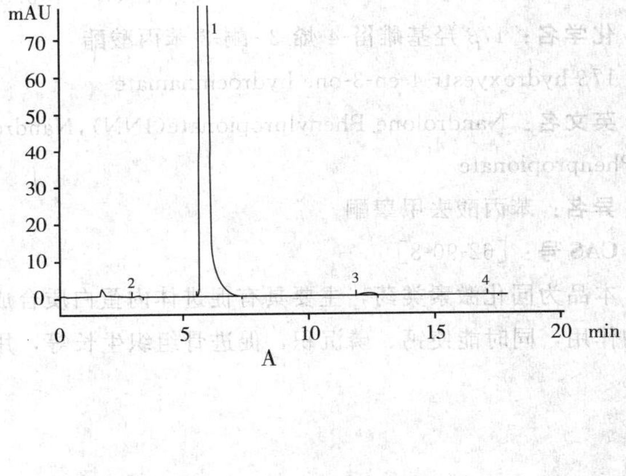

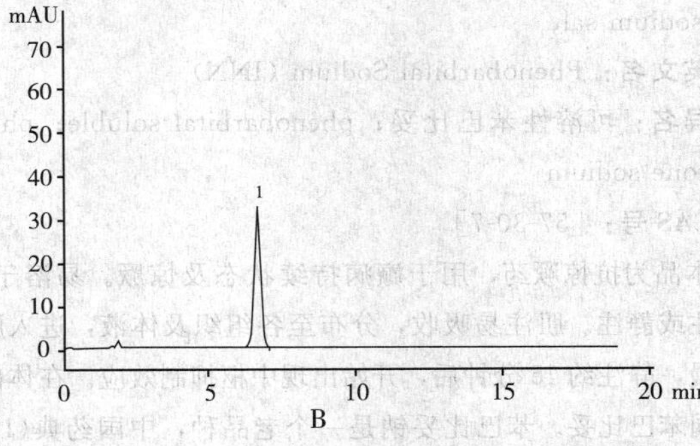

图 2 苯巴比妥片有关物质检查色谱图

A 样品溶液；B 对照溶液

1. 苯巴比妥；2～4. 未知杂质

经对 2 个生产厂家共 9 批不同规格的样品进行检验，其中单一最大杂质在 0.3%以内，总杂质在 0.5%以内，均符合规定。

(3)对含量测定的液相色谱条件进行了修订，使其与有关物质检查的液相色谱条件基本一致，为缩短分析时间，流动相中有机相的比例略有调整。对修订后的方法按中国药典规定，进一步考察了方法回收率、线性范围、定量限等方法学研究内容，考察结果说明该方法可行。其中加样回收率 99.1%，RSD=1.3%($n=9$)；当苯巴比妥浓度在 0.02～0.10mg/ml 范围内呈良好的线性关系，相关系数 r=0.9999；含量测定时，供试品溶液中苯巴比妥的浓度为 0.06mg/ml，在此线性范围内；苯巴比妥的定量限为 0.5ng。

(4)含量均匀度同含量测定的方法一致，也由紫外法修订为液相色谱法。

中国药典(2015)未作修订。

参考文献

[1] Klaus F. Analytical Profiles of Drug Substances: Vol.7 [M]. New York: Academic Press, 1978: 363-367.

撰写 南 楠 中国食品药品检定研究院

徐蕙卿 山东省食品药品检验研究院

复核 王 慧 中国食品药品检定研究院

苯巴比妥钠

Phenobarbital Sodium

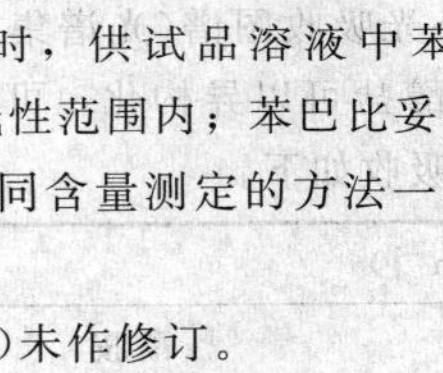

$C_{12}H_{11}N_2NaO_3$ 254.22

化学名：5-乙基-5-苯基-2，4，6(1H，3H，5H)-嘧啶三酮一钠盐

5-ethyl-5-phenl-2，4，6(1H，3H，5H)-pyrimidinetrione

monosodium salt

英文名：Phenobarbital Sodium（INN）

异名：可溶性苯巴比妥；phenobarbital soluble；phenobarbitone sodium

CAS 号：[57-30-7]

本品为抗惊厥药，用于癫痫持续状态及惊厥。易溶于水，可肌注或静注。肌注易吸收，分布至各组织及体液，进入脑组织较慢，静注约15分钟后，开始出现中枢抑制效应。在体内的代谢同苯巴比妥。苯巴比妥钠是一个老品种，中国药典(1953)开始收载，同时还收载了其制剂——苯巴比妥钠注射液，中国药典(1963)(二部)增加注射用苯巴比妥钠而删除了注射液，以后的各版中国药典中均收载有苯巴比妥钠和注射用苯巴比妥钠，BP和USP也均收载了该原料药。

【制法概要】苯巴比妥钠经由苯巴比妥碱化成盐后得到。

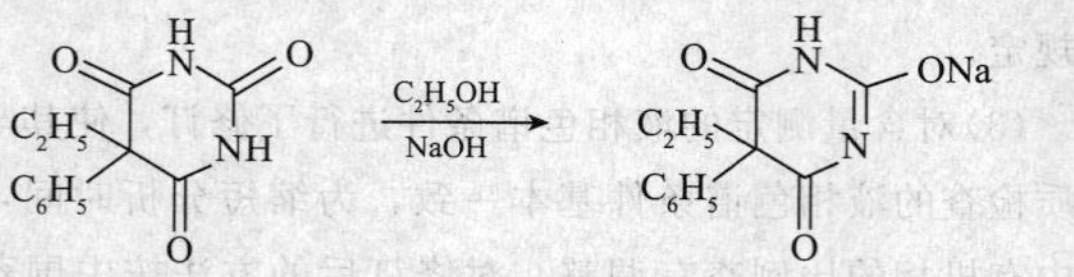

【性状】本品为白色结晶性颗粒或粉末，具有引湿性，在空气中吸湿后部分分解为白色的 α-苯基丁酰脲结晶。

【鉴别】(1)本品酸化后，析出苯巴比妥沉淀，用水洗净并干燥后，测定其熔点，应为174～178℃。

(2)本品的红外光吸收图谱(光谱集228图)显示主要的特征吸收，由于稀醇盐可以异构化，可使 $C-O^-$ 单键具有双键性。主要特征吸收如下。

特征谱带(cm^{-1})	归属	
3420，3260	酰胺	ν_{N-H}
3060	芳氢	ν_{C-H}
1700，1660	环酰亚胺	$\nu_{C=O}$
1660	烯醇盐	ν_{C-O}
700	单取代苯	$\delta_{环}$

(3)显钠盐的鉴别反应。

【检查】碱度 适宜的酸碱度是苯巴比妥钠生产工艺中应控制的重要条件，当pH值低于9.2时，易产生游离的苯巴比妥，而pH值高于10.5时，则游离的碱性物质存在会影响苯巴比妥的稳定性。药典中规定苯巴比妥钠10%的水溶液pH值应为9.5～10.5。

溶液的澄清度 对于用来分装苯巴比妥钠注射用粉针的原料，必须进行此项检查。主要目的是控制水中不溶性杂质，也包括了生产过程中不应混入的纤维毛等机械杂质。

有关物质 中国药典(2010)增加了有关物质检查内容，具体的检验方法、限度与苯巴比妥相同，其方法学考察内容见苯巴比妥注释相关部分。

干燥失重 本品具有引湿性，水分较难除去，且水分的存在对其稳定性有影响，因此规定在150℃干燥至恒重，减失重量不得过6.0%。

重金属 此项检查是为控制在生产过程中引入的重金属离子。

细菌内毒素 本品临床每小时用药最大剂量是静脉注射每千克体重10mg(中国药典临床用药须知)，内毒素计算限值约为0.50EU/mg；国外标准中USP为0.3USP EU/mg。中国药典(2015)规定本品细菌内毒素限值为0.50EU/mg，与内毒素计算值比较，安全系数为1，并略低于USP标准。

无菌 供注射用的苯巴比妥钠原料应检查无菌，采用薄膜过滤法检查，应符合药典规定。

【含量测定】采用银量法电位滴定，同苯巴比妥。

【制剂】苯巴比妥钠的制剂有片剂、注射液和注射用粉针等，中国药典(2015)仅收载了注射用粉针；BP收载有注射液、儿童用口服溶液剂和片剂；USP收载有注射液和注射用粉针。

注射用苯巴比妥钠(Phenobarbital Sodium for Injection)

苯巴比妥钠易溶于水，其水溶液显碱性，放置后易水解，产生苯基丁酰脲沉淀而失去疗效，水解的速度与储存温度和pH值密切相关，温度升高或pH值增高均加速其水解反应[1]，因此本品的制剂为无菌粉针剂，临用前溶解配制成注射液。

注射用苯巴比妥钠鉴别、含量测定方法以及有关物质等项检查内容与苯巴比妥钠相同。

参考文献

[1] 刘文英．药物分析［M］.5版．北京：人民卫生出版社，2007.

撰写　南　楠　中国食品药品检定研究院
徐蕙卿　山东省食品药品检验研究院
复核　王　慧　中国食品药品检定研究院

苯丙酸诺龙

Nandrolone Phenylpropionate

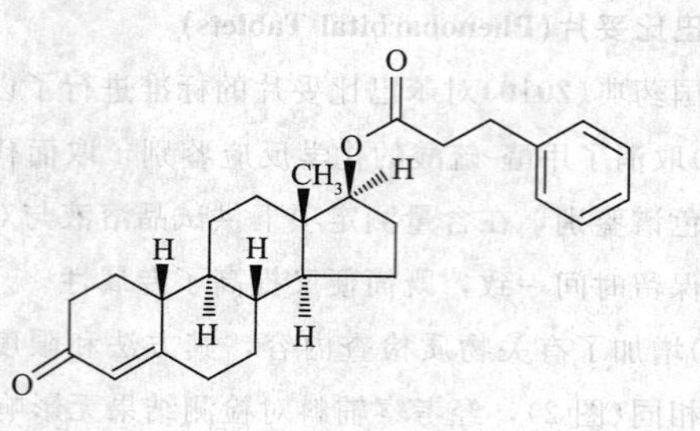

$C_{27}H_{34}O_3$　406.57

化学名：17β-羟基雌甾-4-烯-3-酮-3-苯丙酸酯

17β-hydroxyestr-4-en-3-one hydrocinnamate

英文名：Nandrolone Phenylpropionate(INN)，Nandrolone Phenpropionate

异名：苯丙酸去甲睾酮

CAS 号：[62-90-8]

本品为同化激素类药，主要具有促进体内蛋白质合成代谢的作用，同时能使钙、磷沉积，促进骨组织生长等，用于女性晚期乳腺癌姑息性治疗，亦可用于伴有蛋白分解的消耗性疾病的治疗。本品长期使用可引起水钠潴留、黄疸及肝功能障碍[1]。

本品国外于1959年应用于临床，国内于1965年正式生产。除中国药典(2015)收载外，BP(2013)和USP(36)均有收载。

【制法概要】[2]

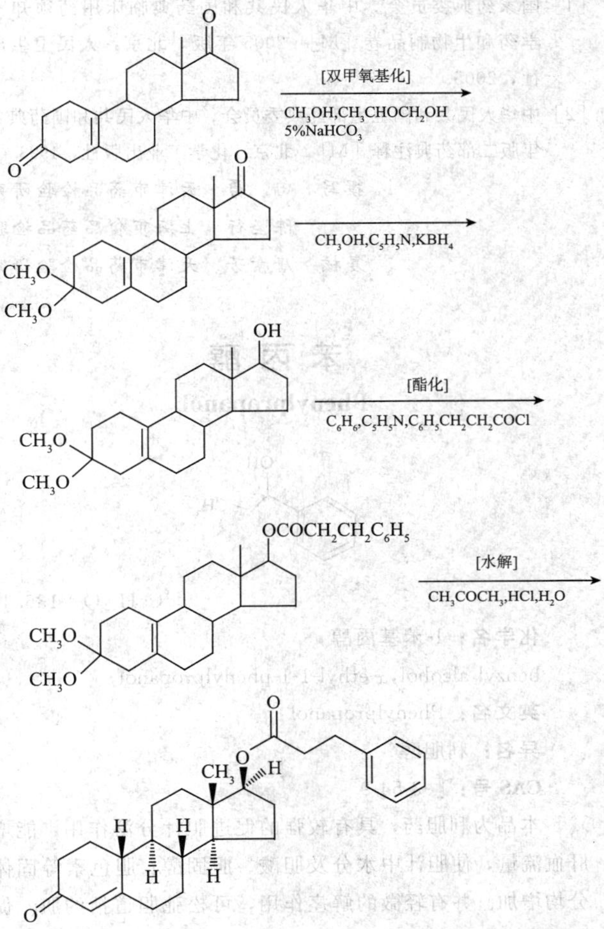

【性状】熔点 本品的熔点为93～99℃；USP(36)为95～99℃；BP(2013)规定约为97℃。

比旋度 中国药典(2015)、USP(36)和BP(2013)均规定本品的10 mg/ml二氧六环溶液比旋度为+48°至+51°。

【鉴别】本品的红外光吸收图谱(光谱集231图)显示的主要特征吸收如下[2]。

特征谱带(cm^{-1})	归属	
3050，3020	苯环和烯	ν_{C-H}
1725	酯	$\nu_{C=O}$
1670	3位酮	$\nu_{C=O}$
1615	4位烯	$\nu_{C=C}$
1600，1500，1450	苯环	$\nu_{C=C}$
710	苯环	$\delta_{环}$

【检查】有关物质 采用高效液相色谱法进行检查。中国药典(2010)与中国药典(2005)均用C18柱，以甲醇-水(82∶18)为流动相，但中国药典(2005)检测波长为241nm，并以苯丙酸诺龙与丙酸睾酮的分离度进行系统适用性试验。经试验研究，本品所含较大杂质最大吸收波长为254nm，所以采用主成分最大吸收波长241nm不适合杂质的检出，故中国药典(2010)将有关物质检测波长修订为254nm，经试验比较，在该波长下检出的杂质总量及最大单个杂质均比241nm波长大。使用两种品牌色谱柱：Agilent Extend C18柱(250mm×4.6mm，5μm)、Sepax Sapphire C18柱(250mm×4.6mm，5μm)，分别在Agilent HP1200与岛津LC-2010C液相色谱仪上进行耐用性试验考察，结果良好。

有关物质典型色谱图见图1。

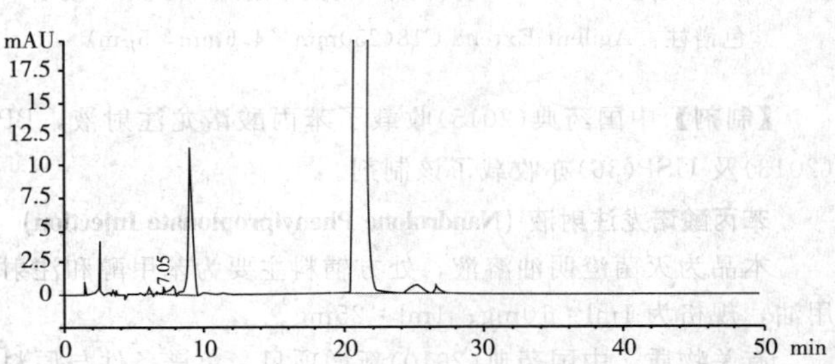

图1 苯丙酸诺龙有关物质样品色谱图

(苯丙酸诺龙 t_R=21.175分钟)

色谱柱：Agilent Extend C18 (250mm×4.6mm，5μm)

经采用逐步稀释法测定，当对照溶液浓度稀释至供试品溶液浓度的0.02%，色谱峰仍可清晰分辨，以此作为灵敏度测试的溶液，其峰面积相当于对照溶液主峰面积的0.01倍。在标准中规定"供试品溶液中任何小于对照溶液主峰面积0.01倍的色谱峰可忽略不计"的描述，以增加实际工作的可操作性。

取对照溶液及供试品溶液在室温放置不同时间后依法测定，观察主峰及各杂质峰面积的变化。试验结果表明对照溶液及供试品溶液在24小时内基本稳定。

USP(36)未收载有关物质检查项。BP(2010)采用薄层色谱法进行有关物质检查，使用GF_{254}薄层板，展开剂为正庚烷-丙酮(70∶30)，点样量为5μl，采用对照品法控制已知杂质诺龙，限度为1.0%，采用自身对照法控制其他杂质，限度单个杂质不得过0.5%。

干燥失重 本品不含结晶水，熔点较低，中国药典(2015)规定本品以五氧化二磷为干燥剂，减压干燥至恒重，限度为0.5%。BP(2013)规定0.7kPa干燥4小时；USP(36)规定五氧化二磷80℃减压干燥3小时，限度与中国药典相同。

【含量测定】采用高效液相色谱法。中国药典(2005)采用内标法(以丙酸睾酮为内标)。中国药典(2010)修订为外标法，仍保留丙酸睾酮作为色谱系统适用性试验的分离度测试物质，并规定丙酸睾酮与苯丙酸诺龙的分离度应大于10.0(图2)。对内标法与外标法测定结果进行了比较，试验结果显示，两者测定的结果没有显著差异。

中国药典(2015)未作修订。

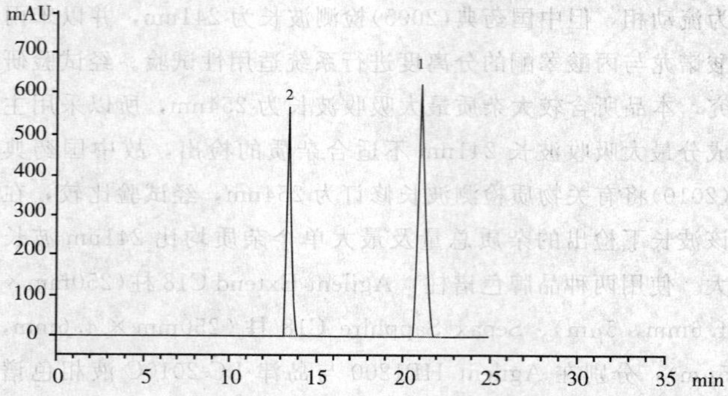

图 2　苯丙酸诺龙含量测定分离度色谱图

1. 苯丙酸诺龙 t_R=20.977 分钟；2. 丙酸睾酮 t_R= 13.383 分钟

色谱柱：Agilent Extend C18(250mm×4.6mm，5μm)

【制剂】 中国药典(2015)收载了苯丙酸诺龙注射液，BP(2013)及 USP(36)亦收载了该制剂。

苯丙酸诺龙注射液 (Nandrolone Phenylpropionate Injection)

本品为灭菌澄明油溶液，处方辅料主要为苯甲醇和注射用油，规格为 1ml：10mg；1ml：25mg。

有关物质　中国药典(2010)新增项目，色谱条件与原料药相同。中国药典(2015)未作修订。鉴于本品为油溶液，采用反相色谱条件时，样品溶液无法直接进样分析，故采用乙醚提取浓缩后，残余物用甲醇溶解后进样分析。鉴于本品处方中含有苯甲醇，在色谱图上显示一组苯甲醇的色谱峰，但对杂质检测无干扰，计算杂质量含量时需扣除苯甲醇色谱峰，苯甲醇色谱图及苯丙酸诺龙注射液色谱图(图 3、图 4)。

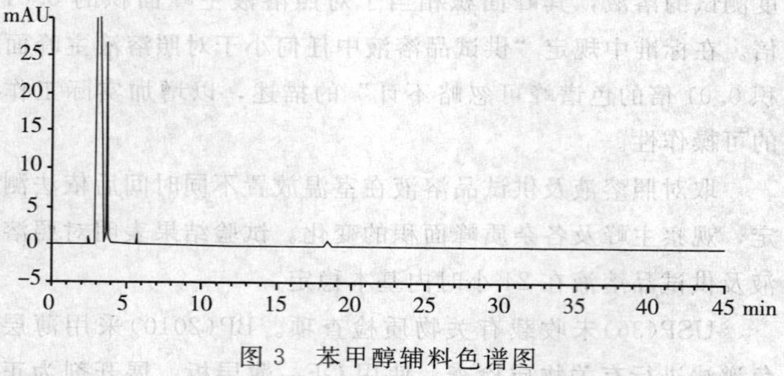

图 3　苯甲醇辅料色谱图

色谱柱：Agilent Extend C18(250mm×4.6mm，5μm)

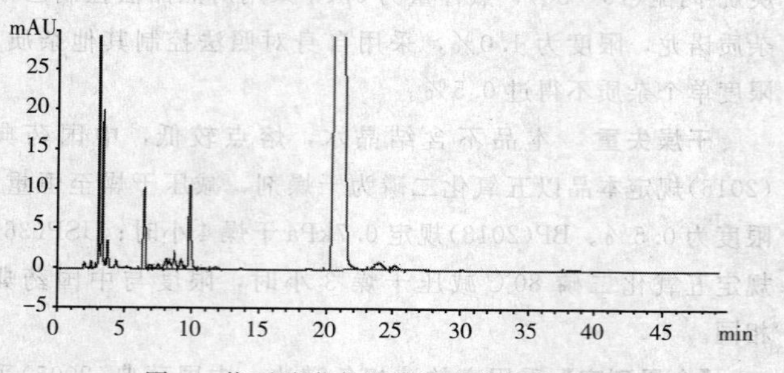

图 4　苯丙酸诺龙注射液有关物质图谱

USP(36)和 BP(2013)均未收载有关物质检查项。

含量测定　采用高效液相色谱法。中国药典(2005)采用内标法(以丙酸睾酮为内标)，测定波长 254nm。中国药典(2010)修订为外标法，检测波长与原料的含量测定统一为 241nm。经方法学研究，结果表明，苯丙酸诺龙在 82.232～822.32μg/ml 浓度范围内与其峰面积呈良好线性关系，方法平均回收率为 99.9%(RSD 为 0.2%，n=9)。取含量测定项下对照品溶液与供试品溶液在室温放置 48 小时后依法测定，结果稳定。

中国药典(2015)未作修订。

BP(2013)与 USP(36)采用紫外分光光度法，在 380nm 测定，均以三氯甲烷为溶剂。

参考文献

[1] 国家药典委员会．中华人民共和国药典临床用药须知·化学药和生物制品卷［M］．2005 年版．北京：人民卫生出版社，2005.

[2] 中华人民共和国卫生部药典委员会．中华人民共和国药典 1990 年版二部药典注释［M］．北京：化学工业出版社，1993.

撰写　田　勇　天津市药品检验研究院
陈坚行　上海市食品药品检验所
复核　唐素芳　天津市药品检验研究院

苯丙醇

Phenylpropanol

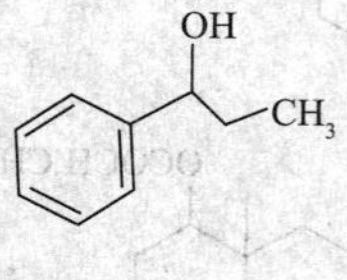

$C_9H_{12}O$　136.19

化学名： 1-苯基丙醇

benzyl alcohol，α-ethyl-1-1-phenylpropanol

英文名： Phenylpropanol

异名： 利胆醇

CAS 号：［93-54-9］

本品为利胆药，具有较强的促进胆汁分泌作用，能增加肝血流量，使胆汁中水分及胆酸、胆固醇、胆色素等固体成分均增加。并有轻微的解痉作用，可松弛胆道括约肌，促进胆汁排出。服后可减轻腹胀、腹痛、恶心、厌油等症状，并有促进消化、增加食欲、排除结石以及降低血胆固醇等作用。

本品主要用于胆囊炎、胆道感染、胆石症、胆道手术后综合征、高胆固醇血症、消化不良、慢性肝炎。

服用本品偶有胃部不适[1]，减量或停药后消失。长期大剂量服用可能对肝脏有不良作用。严重肝损害、高胆红素血症、胆道阻塞、肝昏迷、急性肝炎患者禁用。

本品由 Norris 等人于 1927 年首先制得。国内于 1977 年开始生产。国外药典均未收载。

【制法概要】

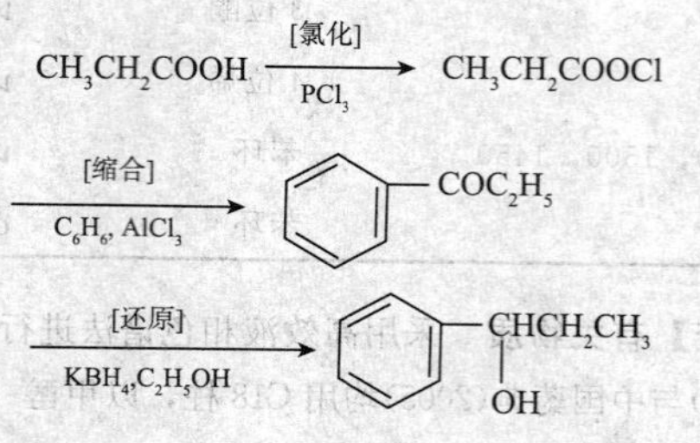

【性状】本品为无色或微黄色油状液体。易受空气、光线、温度等因素的影响而被氧化生成苯丙酮。

【鉴别】(1)本品遇氧化剂即被氧化而产生颜色反应[2]。

(2)本品结构中含有苯基，其紫外光吸收图谱显示芳香族化合物的特征吸收，见图1。

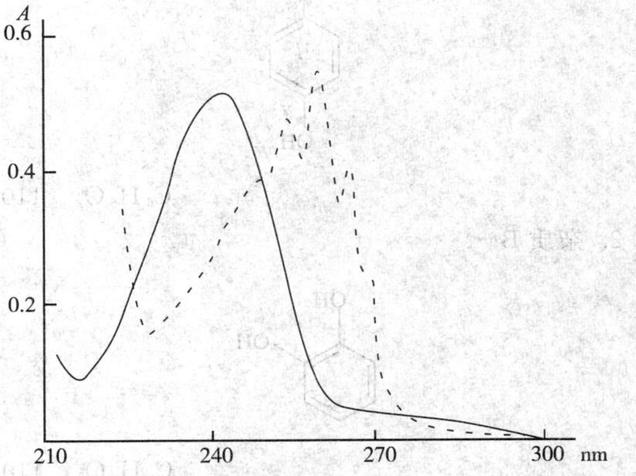

图1 苯丙醇和苯丙酮的紫外吸收图谱

--------苯丙醇在乙醇中的紫外吸收图谱(0.04%)

———苯丙酮在乙醇中的紫外吸收图谱(0.0005%)

(3)本品的红外光吸收图谱显示的主要特征吸收如下[3]。

特征谱带(cm^{-1})	归属	
3400	羟基	ν_{O-H}
3080，3060，3030	芳氢	ν_{C-H}
1608，1580，1490，1450	苯环	$\nu_{C=C}$
750	单取代苯	γ_{5H}
696	苯环	$\delta_{环}$

【检查】苯丙酮　苯丙醇由苯丙酮还原，最后减压蒸馏制得，二者在常压和减压的条件下沸点较近(苯丙醇 bp_{760} 219℃[4]，bp_{20} 111.3℃[4]；苯丙酮 bp_{760} 218℃，bp_{20} 107.6℃)。在蒸馏时，可能有少量的苯丙酮混入成品中；另外，本品在贮存中可能受环境因素的影响而被氧化生成苯丙酮。通过计算不同波长处吸光度的比值可控制苯丙酮的含量。

苯丙醇与苯丙酮的乙醇溶液的紫外吸收光谱严重重叠(图1)，在苯丙醇纯品中加入不同量的苯丙酮，测得的吸光度比值(A_{247nm}/A_{259nm})与含酮量呈线性关系(图2)，苯丙醇纯品 A_{247nm}/A_{259nm} 的比值为0.59，苯丙醇中含苯丙酮为0.5%时的 A_{247nm}/A_{259nm} 比值为0.79。

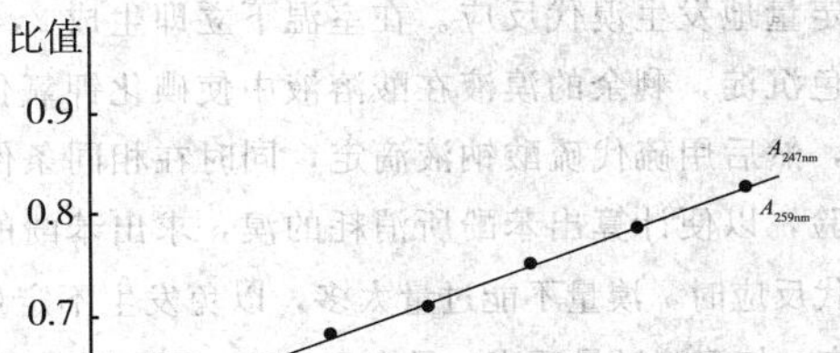

图2 苯丙醇中苯丙酮含量与 A_{247nm}/A_{259nm} 吸收度比值线性关系图

【含量测定】用醋酐-吡啶乙酰化法测定醇羟基化合物系经典方法。此法准确，但测定中所用溶剂的比例、反应温度、反应时间以及玻璃仪器的干燥程度等条件均影响测定结果[5]。

【制剂】苯丙醇软胶囊(Phenylpropanol Soft Capsulae)

本品在制备过程中，未加任何赋形剂，将苯丙醇原料药直接密封于球形的软质囊材中而制得的。

参考文献

[1] 药品集编写组．药品集：第六分册［M］．上海：上海科学技术出版社，1983：191.

[2] 刘立群．有机理论与药物分析［M］．北京：人民卫生出版社，1984：328.

[3] 王宗明，何欣翔，孙殿卿．实用红外光谱学［M］．北京：石油化学工业出版社，1978.

[4] D.D. 珮林．实验室化学药品的提纯方法［M］．时雨，译．2版．北京：化学工业出版社，1987：4.

[5] 孙谨，吴连宝．非水滴定：下册［M］．北京：科学出版社，1985：474.

撰写　杨纯华　湖北省药品监督检验研究院

修订　李思源　广州市药品检验所

复核　潘锡强　广州市药品检验所

苯酚

Phenol

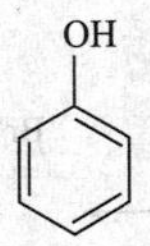

C_6H_6O　94.11

化学名：苯酚

英文名：Phenol(INN)

异名：石炭酸

CAS号：［108-95-2］

本品用于消毒外用器械和排泄物的处理，也用于皮肤杀菌、止痒及中耳炎。苯酚系原浆毒，使菌体蛋白变性起杀菌作用。不同浓度有不同的作用：0.2%为抑菌作用；1%有杀菌作用，对革兰阳性和革兰阴性菌有效；1.3%可杀灭真菌；5%可在24小时内杀灭结核杆菌。稀溶液能使感觉神经末梢麻痹。发挥局部麻痹作用；0.5%～1.5%浓度有止痒作用，对芽孢、病毒无效。本品从皮肤、黏膜和消化道都能吸收。在体内代谢为葡醛酸以及硫酸和酚的结合物，少量氧化成儿茶酚和对苯二酚，代谢产物从尿中排泄，代谢成醌可使尿带绿色。本品对组织有腐蚀性和刺激性。

除中国药典(2015)收载外，Ph. Eur.(6.0)、BP(2009)、USP(32)、JP(15)亦有收载。

【制法概要】本品由F. Lunge于1834年在煤焦油中发现，目前多采用异丙苯氧化法生产，生成的过氧化异丙苯分解得到苯酚[1]。将工业用苯酚加适量锌粉脱色，蒸馏，收集合格馏分，即得药用苯酚。工艺路线如下。

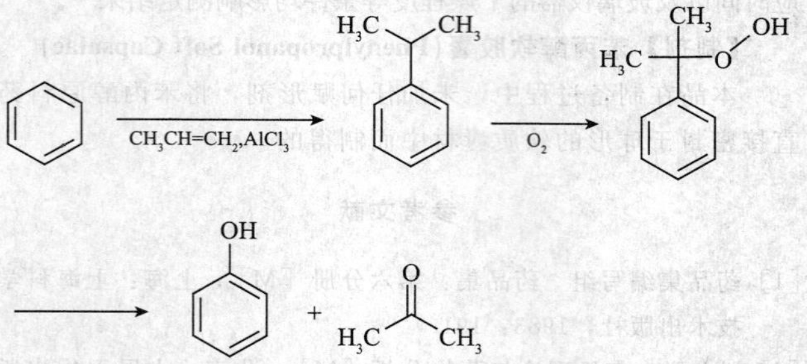

【性状】外观 为无色至微红色的针状结晶或结晶性块。

本品新制得时为无色针状结晶，露置日光及空气中可逐渐氧化而变为淡红色或更深的颜色。苯酚分子中，由于共轭效应的关系，减弱了氧原子的负电性，增加了苯核的电子密度，因此构成苯酚较易氧化和易于发生取代反应。

【鉴别】(1) 本品水溶液与三氯化铁试液反应，生成蓝紫色络合物，为酚基的典型显色反应[2]。

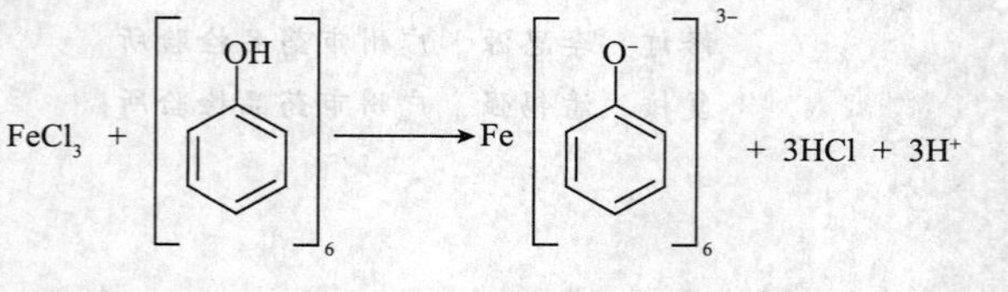

(2)本品水溶液与溴试液反应，生成2,4,6-三溴苯酚，由于能溶于水，故瞬即溶解，当溴试液过量时，即生成大量的2,4,6-三溴苯酚的白色沉淀[3]。

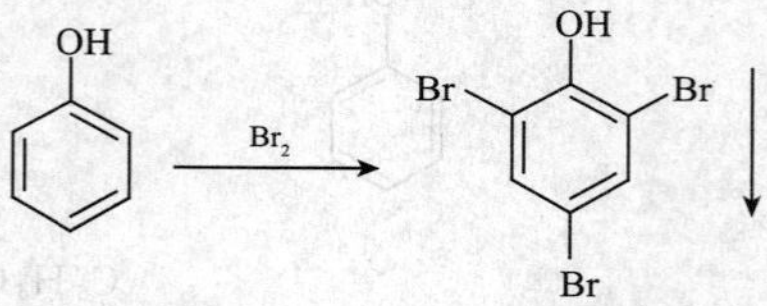

(3)本品的红外光吸收图谱应与对照的图谱(光谱集240图)一致，本品的红外光吸收图谱显示的主要特征吸收如下。

特征谱带(cm^{-1})	归属	
3350	羟基	ν_{O-H}
3040	芳氢	ν_{C-H}
1470，1500，1595	苯环	$\nu_{C=C}$
1230	羟基	ν_{C-O}
755	单取代苯	γ_{5H}
690	苯环	$\delta_{环}$

【检查】酸度 由于苯酚羟基中氧上的未用电子对(p电子)通过p-π共轭效应，减少了氧原子的电子云密度，它对质子的亲和力降低，结果使氢成为质子释放出的倾向增加，因此它呈弱酸性($K_a=1.3\times10^{-10}$)。苯酚的酸性比碳酸($K_a=4.3\times10^{-7}$)弱。Ph. Eur. (6.0)、JP(15)均有酸度的测定。

溶液的颜色 由于苯酚露置日光及空气中可逐渐氧化而变为淡红色或更深的颜色，因此控制溶液的颜色是必要的，Ph. Eur. (6.0)规定不得过B6。

有关物质 本品露置在日光和空气中会被缓慢氧化，同时结晶颜色也发生改变：无色→淡红→淡黄→棕色。可能的有关物质包括杂质A至杂质D，均为氧化产物[4]。

各有关物质结构如下。

1. 杂质A

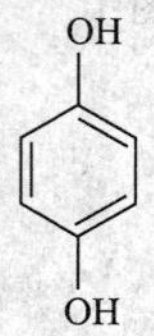

$C_6H_6O_2$ 110.11

2. 杂质B

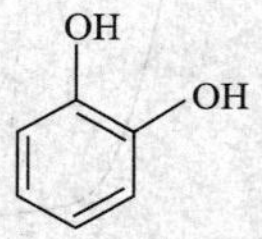

$C_6H_6O_2$ 110.11

3 杂质C

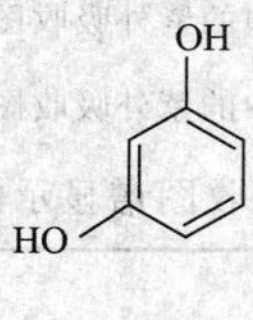

$C_6H_6O_2$ 110.11

4. 杂质D

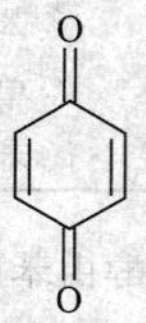

$C_6H_4O_2$ 108.10

中国药典(2015)、Ph. Eur. (6.0)、BP(2009)、USP(32)、JP(15)均未指定检查具体有关物质，但都对不挥发物的量进行限度控制。今后工作中应对有关物质进行考核，必要时定入质量标准。

残留溶剂 根据各种合成工艺和精制方法，可能涉及到的残留溶剂主要为丙酮。中国药典(2015)没有收载残留溶剂检查项，但应按药典(2015)四部通则0861留溶剂测定法检查丙酮。

【含量测定】采用溴量法。在酸性溶液中，苯酚能与过量的溴定量地发生溴代反应。在室温下立即生成2,4,6-三溴苯酚白色沉淀，剩余的溴液在酸溶液中使碘化钾氧化析出游离的碘，然后用硫代硫酸钠液滴定，同时在相同条件下进行空白试验，以便计算出苯酚所消耗的溴，求出苯酚的含量。

溴代反应时，溴量不能过量太多，以免发生不定量的氧化还原反应。如溴液过量适当，虽有2,4,4,6-四溴环己二烯(2,5)-1-酮生成，但该生成物与碘化钾在酸性溶液中作用又生成2,4,6-三溴苯酚，不影响定量结果，一般以过量约2%为宜。

由于游离溴及碘极易挥散，故操作过程中必须注意密闭，防止逸散，并须于暗处放置，以免溴化氢见光受热而氧化。此反应须在25℃以下进行，因所生成沉淀在温度高时溶解度增大，而使含量测定结果偏低。温度过低时，可能由于沉淀吸附溴而使含量测定结果偏高。

溴化物多时，不能完全溶解于水，为了防止沉淀中包有未反应的溴和便于终点观察，同时防止在加入碘化钾后沉淀可能吸附少量的碘而使结果偏高，故加入 1ml 三氯甲烷，使溴化物溶解，以减少测定误差，而且易于观察终点。

淀粉指示剂应在近终点时加入，以防加入过早，使淀粉表面吸附碘，致使终点反应迟钝，造成误差。

参考文献

[1] 邹彬，黄和．苯酚生产工艺的研究进展［J］．石油化工，2009，38(5)：575-580.

[2] 邢其毅．基础有机化学［M］．2 版．北京：高等教育出版社：783.

[3] 邢其毅．基础有机化学［M］．2 版．北京：高等教育出版社：771.

[4] 白杨，孙彦平，樊彩梅．苯酚光降解过程分析［J］．科技情报开发与经济，1999，4：20.

撰写　段永生　车宝泉　张敏敏　北京市药品检验所

复核　周立春　北京市药品检验所

苯溴马隆

Benzbromarone

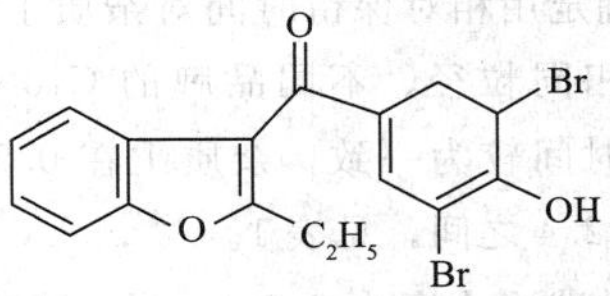

$C_{17}H_{12}Br_2O_3$　424.08

化学名：(3,5-二溴-4-羟基苯基)-(2-乙基-3-苯并呋喃基)甲酮

(3,5-dibromo-4-hydroxyphenyl)(2-ethylbenzofuran-3-yl)methanone

英文名：Benzbromarone (INN)

CAS 号：［3562-84-3］

苯溴马隆又名苯溴香豆素、苯溴酮、痛风利仙，临床上用于加快尿酸的排泄和痛风的治疗。本品属苯并呋喃衍生物，为促尿酸排泄药，主要是通过抑制肾小管对尿酸的重吸收，从而降低血中尿酸浓度。口服容易吸收，口服后约 6 小时达血浆峰值，本品在肝脏脱卤后生成溴苯塞隆和苯塞隆，部分与葡萄糖醛酸结合。给药后 12 小时，吸收药物的 75% 转化为具有促尿酸排泄的活性代谢物苯塞隆。本品通过胆汁、尿和粪便清除。主要不良反应有恶心、呕吐、腹泻、过敏等。

最早由法国 Labaz 公司于 20 世纪 60 年代开发成功，1971 年在德国上市[1]。2000 年在中国上市，本品凭着毒副作用小的显著优点在进入中国市场后占据抗痛风类药物医院用药的首位。中国药典(2015)、BP(2013)、Ph. Eur. (7.0)及 JP(16)等均有收载。

【制法概要】有关苯溴马隆合成的文献很多[2]，工艺主要以水杨醛和氯化丙酮为起始原料，经过环合、还原、酰化、去甲基化及溴化反应合成。

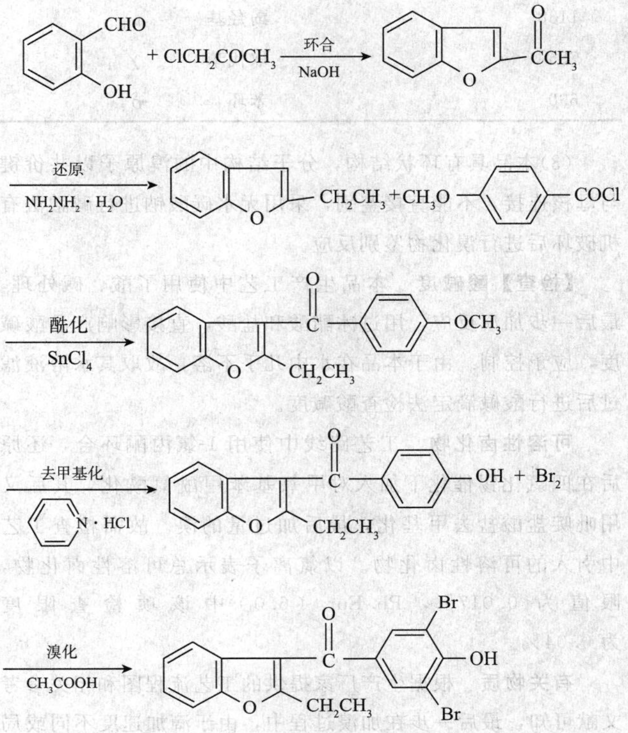

【鉴别】(1)由于本品所含有的不饱和基 C=C 和 C=O，可以吸收紫外光，具有特征性紫外吸收，本品的磷酸盐缓冲液(pH 7.6)在 357nm 波长处有最大吸收，在 289nm 波长处有最小吸收，在 240nm 波长处有肩峰。(图 1)

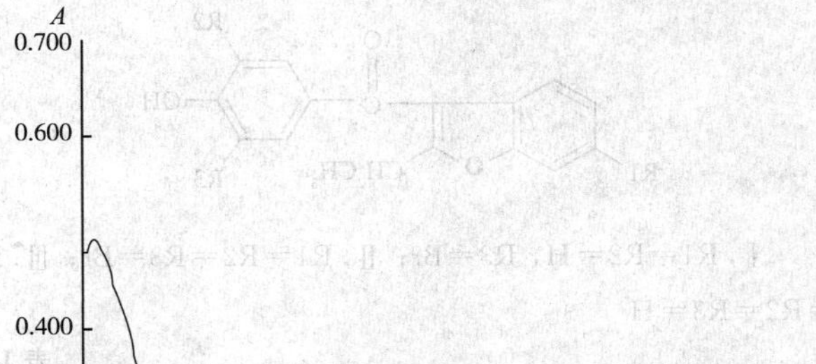

图 1　苯溴马隆在磷酸盐缓冲液(pH 7.6)中的紫外吸收图谱

(2)本品的红外光吸收图谱(光谱集 1094 图)显示的主要特征吸收如[3]：

特征谱带(cm^{-1})	归属	
3300～2800	酚羟基	ν_{O-H}
3080	芳氢	ν_{C-H}
1617	酮	$\nu_{C=O}$
1585，1570，1540，1480	芳环	$\nu_{C=C}$
1138	酚羟基	ν_{C-O}
755	取代苯	γ_{4H}
690	苯环	$\delta_{环}$

(3)本品具有环状结构，分子结构中的溴原子以共价键与母核连接，不能直接鉴别，采用无水碳酸钠进行碱融法有机破坏后进行溴化物鉴别反应。

【检查】酸碱度 本品生产工艺中使用了酸、碱处理，最后一步加溴反应，用过冰醋酸和盐酸，直接影响产品酸碱度，应予控制。由于本品在水中几乎不溶，故取其水溶液滤过后进行酸碱滴定法检查酸碱度。

可溶性卤化物 工艺路线中使用 1-氯丙酮环合，还原后在四氯化锡催化下加入对甲氧基苯甲酰氯酰化，其后又用吡啶盐酸盐去甲基化，最后加过量的溴。故需检查工艺中引入的可溶性卤化物。以氯离子表示总可溶性卤化物，限值为 0.017%，Ph. Eur.(6.0)中该项检查限度为 0.04%。

有关物质 根据生产厂家提供的工艺流程图和相关参考文献可知，最后一步在加溴过程中，由于滴加速度不同或局部溴浓度过高或过低，可能在苯环上引入一个溴或两个以上溴的副产物[4]。经过质谱分析，确证本品在生产过程中可能产生的主要杂质Ⅰ(一溴代物)、Ⅱ(三溴代物)、Ⅲ(无溴)的结构如下。

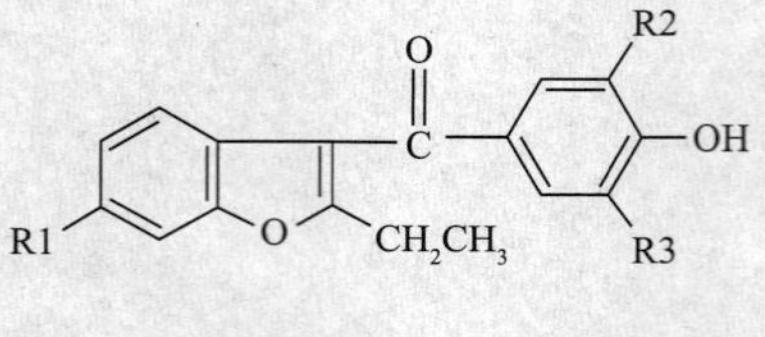

Ⅰ. R1＝R2＝H，R3＝Br；Ⅱ. R1＝R2＝R3＝Br；Ⅲ. R1＝R2＝R3＝H

该三个杂质(Ⅰ、Ⅱ、Ⅲ)与 Ph. Eur.(6.0)中的杂质 A、B、C 相对应。采用高效液相色谱法对已知杂质Ⅰ、Ⅱ及非特异性杂质分别进行控制，JP(15)采用薄层色谱法检测所有杂质。经对比实验，薄层色谱检测灵敏度不如 HPLC 法，样品杂质不易被检出，且检出结果准确性差。Ph. Eur.(6.0)中系统适用性试验规定杂质 C 与主峰的分离度必须大于 10.0。经考察，国内生产苯溴马隆及其制剂的 4 个厂家均反映该杂质 C 很难获取，破坏性试验也无法稳定的生成该杂质。考虑到质量标准的通用性和可行性，故暂不将杂质对照品订入中国药典(2015)。而规定苯溴马隆峰与相邻杂质峰的分离度应符合规定作为系统适用性条件，见图 2(该图为一批杂质含量较高的供试品溶液图)。

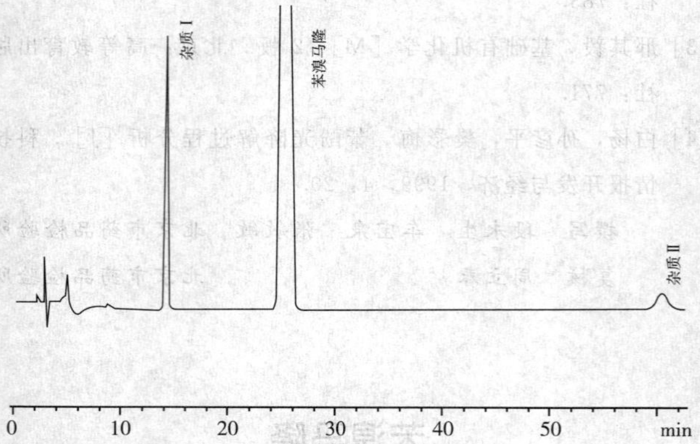

图 2 系统适用性试验色谱图

经试验，确定用相对保留时间对杂质Ⅰ、Ⅱ进行定位，在相同柱长、相同粒径、不同品牌的 C18 柱上，杂质Ⅰ、Ⅱ的相对保留时间较为一致，杂质Ⅰ在 0.53～0.57 之间，杂质Ⅱ在 2.2～2.4 之间，见表 1。

有关物质供试液浓度为 2.5mg/ml，试验证实，供试品溶液进样后未发现柱上有残留。如果降低供试液浓度不利于杂质峰检出，尤其是出峰较后的杂质Ⅱ。该方法检测限为 $1.6\times10^{-4}\mu g$，定量限为 $3.1\times10^{-3}\mu g$。

本品不溶于流动相，配制供试品溶液时需先用甲醇超声溶解，再加入流动相定容。

铁盐 本品生产过程中使用铁粉作为还原剂，铁盐的存在有可能加速药物的氧化、降解，因此标准中对其进行了控制。

表 1 耐用性试验

柱牌号	仪器	流速(ml/min)	主峰出峰时间(min)	柱效	杂质Ⅰ相对保留时间	分离度(主峰与杂质Ⅰ)	杂质Ⅱ相对保留时间	分离度(主峰与杂质Ⅱ)
Agilent-HC 250mm×4.6mm	LC-20A	1.5	17.8	11312	0.55	17.1	2.4	23.4
Agilent-HC 250mm×4.6mm	LC-20A	1.0	25.4	14737	0.55	18.9	2.3	26.5
VP-ODS 250mm×4.6mm	LC-20A	1.0	25.8	12222	0.54	19.4	2.4	25.2
Phenomenex Gemini 250mm×4.6mm	Agilent1100	1.5	15.9	11241	0.53	12.5	2.2	19.2

续表

柱牌号	仪器	流速(ml/min)	主峰出峰时间(min)	柱效	杂质Ⅰ相对保留时间	分离度(主峰与杂质Ⅰ)	杂质Ⅱ相对保留时间	分离度(主峰与杂质Ⅱ)
Phenomenex Gemini 250mm×4.6mm	Agilent1100	1.0	23.8	15948	0.53	13.4	2.2	21.2
Agilent-Zorbax 250mm×4.6mm	Agilent1100	1.0	19.0	12265	0.57	11.5	2.2	19.0

含量测定 采用氢氧化钠滴定液进行酸碱滴定，用电位滴定法指示终点。Ph. Eur.(6.0)亦使用该法。JP(15)采用的是氢氧化四丁基铵滴定液进行非水滴定，氢氧化四丁基铵滴定液配制过程繁琐，需用无水甲醇和无水甲苯，贮藏和使用时都须避免与水汽接触。并且在滴定过程中发现，随着滴定液体积的增加，溶液变色过程为黄-绿-蓝绿-蓝色，终点判断比较困难。

【制剂】(1)苯溴马隆片(Benzbromarone Tablets)

本品国外药典无收载。含量测定采用高效液相色谱法，色谱条件与有关物质相同。国内不同生产厂家的处方工艺、辅料(如微晶纤维素、预胶化淀粉、羟丙纤维素、硬脂酸镁、滑石粉等)各有不同，经验证各辅料对本品的有关物质和含量测定均无干扰。含量测定方法回收率 99.9%(RSD=0.86%)；在 2.2~86.6μg/ml 范围内，峰面积与其浓度成良好线性关系；重复性良好，偏差 RSD<1.0%。需要注意的是配制供试品溶液时先加甲醇超声溶解后再用流动相定容。

本品原料在水中几乎不溶，溶出度测定使用含 SDS 的磷酸盐缓冲液作为溶出介质。

(2)苯溴马隆胶囊(Benzbromarone Capsules)

本品国外药典无收载。含量测定采用高效液相色谱法，色谱条件与有关物质相同。各辅料(如乳糖、淀粉、羧甲淀粉钠、二氧化硅等)对本品的有关物质和含量测定均无干扰。含量测定方法回收率 101.1%(RSD=0.81%)，其他方法学考察内容与片剂一致。需要注意的是配制供试品溶液时先加甲醇超声溶解后再用流动相定容。

溶出度修订与片剂一致。

参考文献

[1] 李家明，查大俊，何广卫．苯溴马隆的合成［J］．中国医药工业杂志，2000，31(7)：289-299.

[2] 张大永．苯溴马隆的合成及工艺改进［J］．精细化工，2002，19(6)：329-331.

[3] 日本药局方解说书［M］．15 改正版．东京：广州书店出版社，2006.

[4] 倪坤仪，于清峰，郁建，等．苯溴马隆及其杂质的质量研究［J］．分析化学，2002，30(5)：564-567.

撰写　孟长虹　江苏省食品药品监督检验研究院

复核　张　玫　江苏省食品药品监督检验研究院

苯磺顺阿曲库铵

Cisatracurium Besilatc

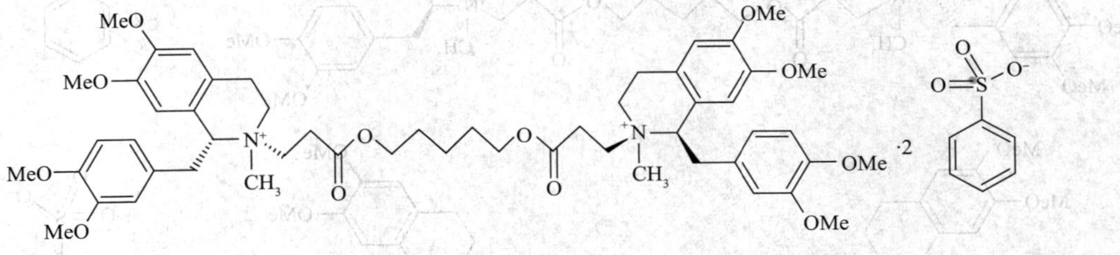

$C_{53}H_{72}N_2O_{12} \cdot 2C_6H_5O_3S$　1243.49

化学名:(1*R*,1′*R*,2*R*,2′*R*)-2,2′-(3,11-二氧代-4,10-二氧十三烷亚甲基)二(1,2,3,4-四氢-6,7-二甲氧-2-甲基-1-藜芦基异喹啉鎓)二苯磺酸盐

(1*R*,1′*R*,2*R*,2′*R*)-2,2′-[1,5-pentanediylbis-[oxy(3-oxo-3,1-propanediyl)]]bis[1-[(3,4-dimethoxyphenyl)methyl]-1,2,3,4-tetrahydro-6,7-dimethoxy-2-methylisoquinolinium] dibenzenesulfonate

英文名: Cisatracurium Besilate (INN)

CAS 号:［96946-42-8］

本品为中时效的苄异喹啉类非去极化肌松药，其效能为阿曲库铵的 4~5 倍。恢复指数不受给药总量及给药方式的影响，清除率约为 5ml/(kg·min)，消除半衰期约为 24 分钟，主要经 Hofmann 降解消除[1]。

本品于 1992 年由 D. A. Hill 和 G. L. Turner 合成。国内于 2006 年开始生产。除中国药典(2015)收载外，国外药典均未收载；USP(32)、BP(2009)和 Ph. Eur.(6.0)收载了苯磺酸阿曲库铵。

【制法概要】目前国内合成路线为：以四氢罂粟碱为原

料，以 *N*-乙酰-L-亮氨酸为手性拆分试剂拆分得到(*R*)-四氢罂粟碱，再与桥链 1，5-戊撑二丙烯酸酯缩合制得(1*R*,1′*R*)-2,2′-(3,11-二氧代-4,10-二氧杂-1,13-亚十三基]-双［1,2,3,4-四氢 6-7-二甲氧基-1-(3,4-二甲氧基)苄基］异喹啉草酸盐，与苯磺酸甲酯反应，产物经柱层析分离得到苯磺顺阿曲库铵。

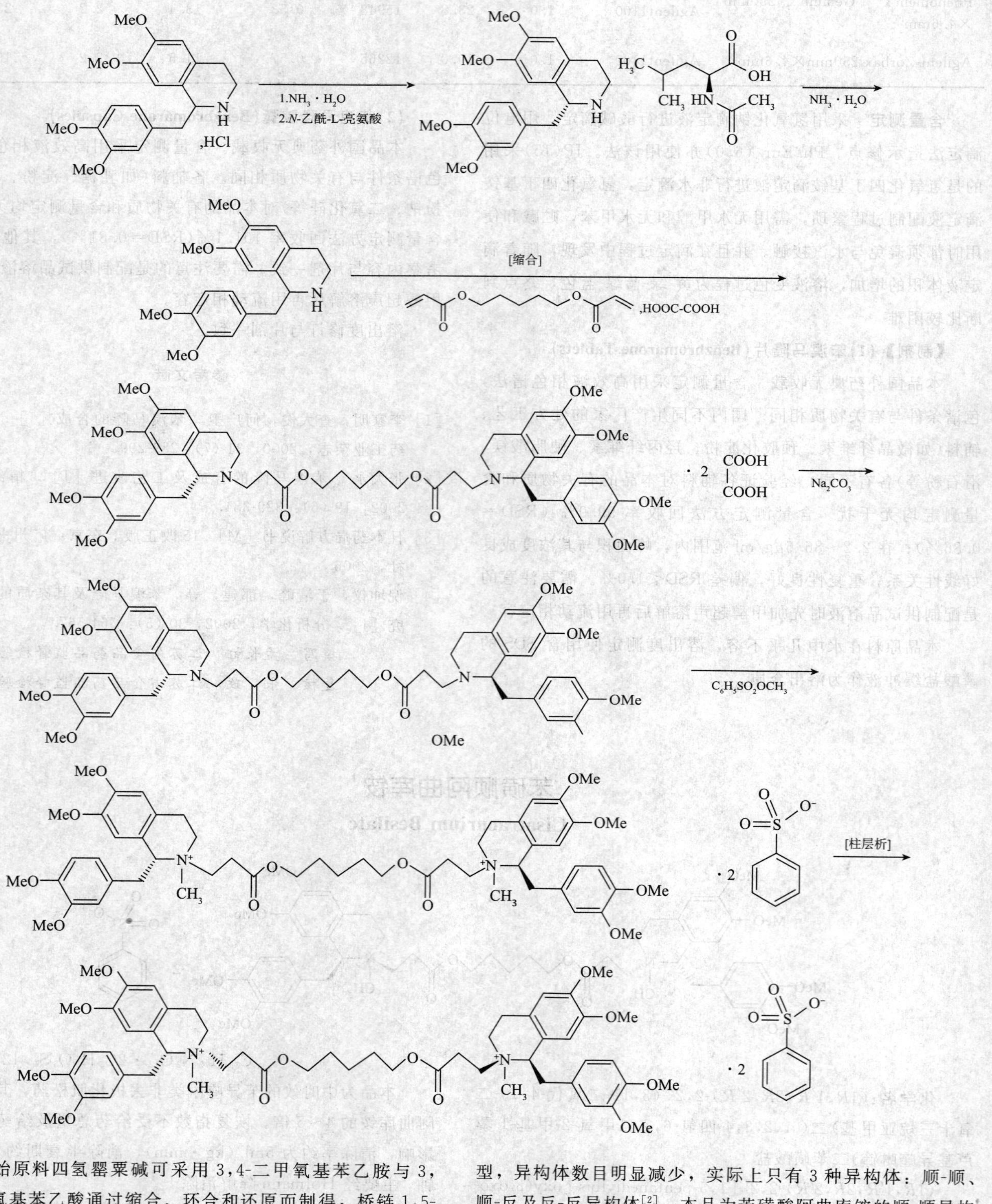

起始原料四氢罂粟碱可采用 3,4-二甲氧基苯乙胺与 3,4-二甲氧基苯乙酸通过缩合、环合和还原而制得，桥链 1,5-戊撑二丙烯酸酯可采用 1，5-戊二醇与 3-溴丙酸反应制得。

【性状】苯磺酸阿曲库铵有 4 个手性中心：C-1、C-1′、N-2、N-2′，理论上应该产生 16 个可能的光学异构体。由于分子的对称性和 C-1-N-2 键周围两个庞大取代基团的相对构型，异构体数目明显减少，实际上只有 3 种异构体：顺-顺、顺-反及反-反异构体[2]。本品为苯磺酸阿曲库铵的顺-顺异构体中的一种，分子中 4 个手性中心的构型均为 *R*；本品乙醇溶液的比旋度为－54°至－60°。

本品的 0.1mol/L 盐酸溶液紫外光谱图见图 1，在 280nm 波长处有最大吸收。

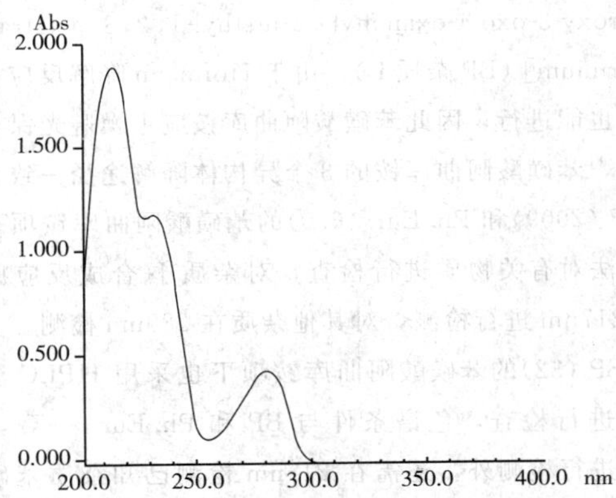

图 1　苯磺顺阿曲库铵 0.1mol/L 盐酸溶液(50μg/ml)的紫外光谱图

【鉴别】(1)本品在盐酸溶液中与碘化铋钾试液反应，生成黄色沉淀，为生物碱反应。

(2)本品的红外光吸收图谱(光谱集 1164 图)显示的主要特征吸收如下。

特征谱带(cm^{-1})	归属	
2820	亚甲基	ν_{C-H}
1732	酯	$\nu_{C=O}$
1611，1592，1518	苯环	$\nu_{C=C}$
1264，1020	芳键	ν_{C-O-C}
1200，1035	苯磺酸盐	ν_{SO_2}
725	单取代苯	γ_{5H}
697	单取代苯环	$\delta_{环}$

【检查】**酸度**　本品为顺阿曲库铵苯磺酸盐，控制生产中生成的顺阿曲库铵及苯磺酸根的比例。

溶液的澄清度与颜色　本品为注射剂用原料，因此需要控制水中不溶物。本品的加速实验结果表明，外观颜色与其纯度有关，因此对其颜色进行控制。

有关物质及反-反异构体、顺-反异构体　采用液相色谱法进行此项检查。在本实验条件下对苯磺酸阿曲库铵中的 3 个异构体进行分离，3 个色谱峰依次为反-反异构体、顺-反异构体和顺阿曲库铵，见图 2；对苯磺顺阿曲库铵样品中有关物质、反-反异构体、顺-反异构体检查项的考察见图 3。甲季铵盐杂质对照品与顺阿曲库铵主峰的相对保留时间约为 1.08～1.17。

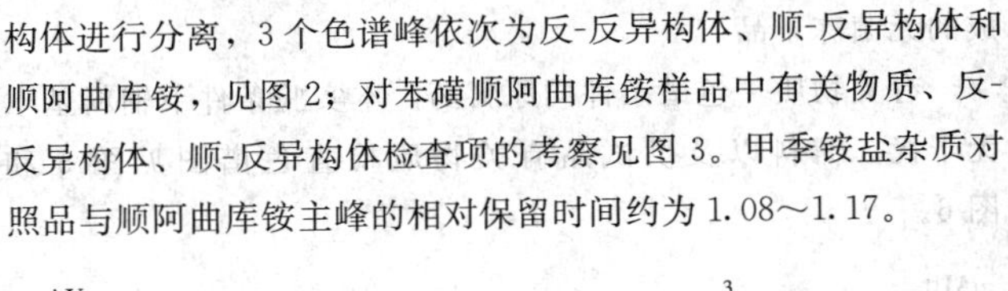

图 2　苯磺酸阿曲库铵中三个异构体分离 HPLC 色谱图

1. 反-反异构体；2. 顺-反异构体；3. 顺阿曲库铵

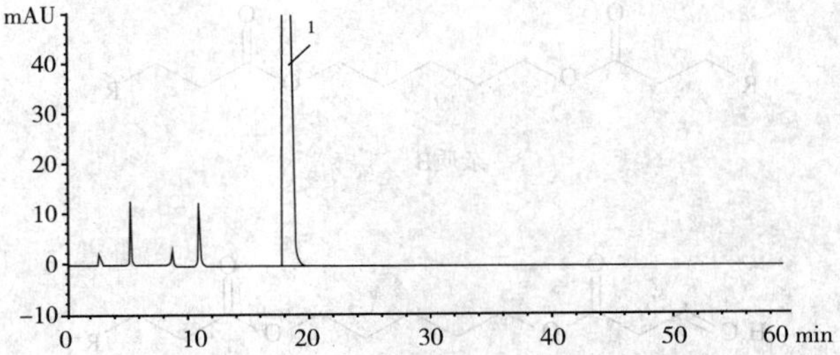

图 3　苯磺酸顺阿曲库铵有关物质 HPLC 色谱图

1. 顺阿曲库铵

经方法学验证，苯磺顺阿曲库铵在 1.0×10^{-4}～0.012mg/ml 范围内浓度(C)与峰面积(A)有良好的线性关系，回归方程为 $A=9843.2C+0.2316$，$r=0.9999$，方法的检测限为 0.05μg/ml，定量限为 0.1μg/ml，对照溶液重复进样测定 RSD 为 1.1%。

经试验，苯磺顺阿曲库铵有关物质供试溶液在 4 小时内稳定，超过 8 小时后，主成分峰面积基本不变，但最大单个杂质(相对保留时间为 0.49)峰面积变小。所以有关物质检查供试液应在 4 小时内使用。

有文献报道[2,3]采用液相色谱法对苯磺酸阿曲库铵和苯磺顺阿曲库铵进行有关物质检查及含量测定，文献[2]需要采用两个色谱系统才能达到有关物质和异构体的检测目的；文献[3]方法经试验，其对各异构体、中间体的分离效果不如中国药典(2010)收载的条件。

BP(2009)和 Ph. Eur. (6.0)的苯磺酸阿曲库铵项下列出了 11 个已知杂质的结构。

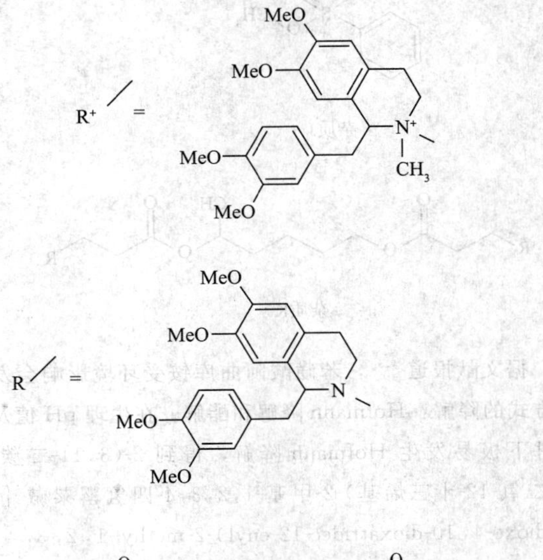

杂质A

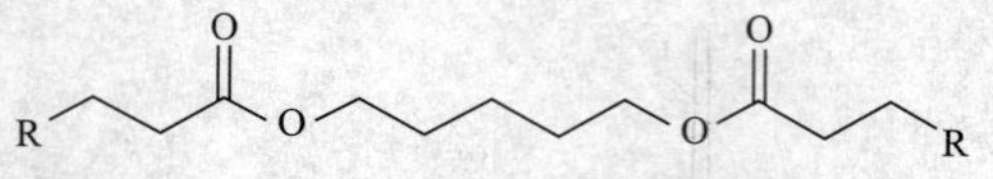

杂质B

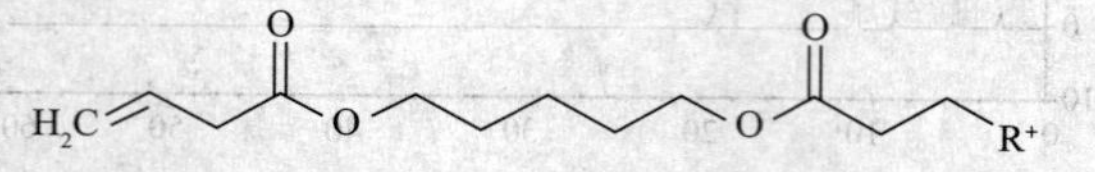

杂质C

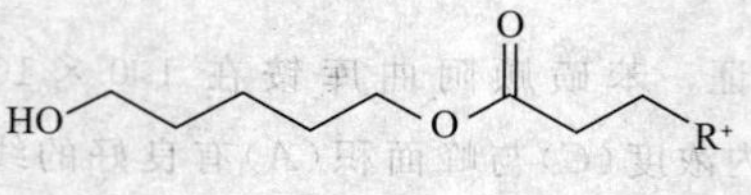

杂质D

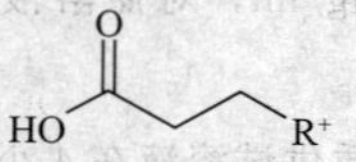

杂质E

R^+-CH_3

杂质F

R-CH_3

杂质G

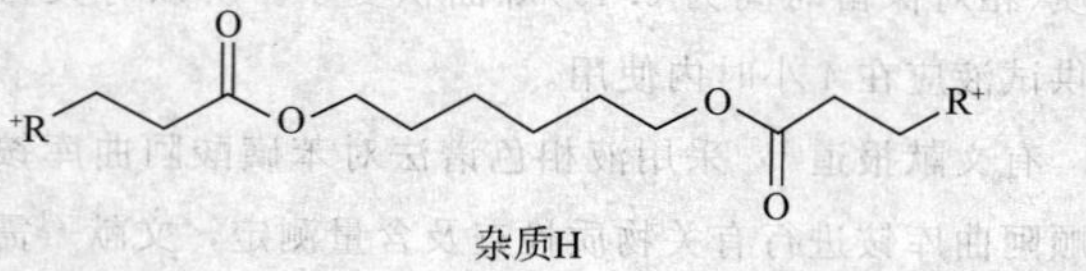

杂质H

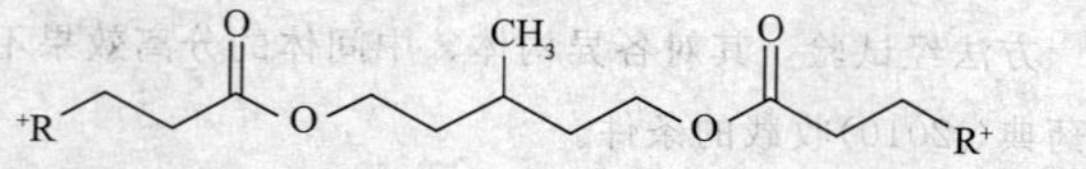

杂质I

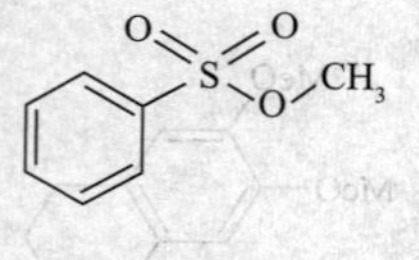

杂质J

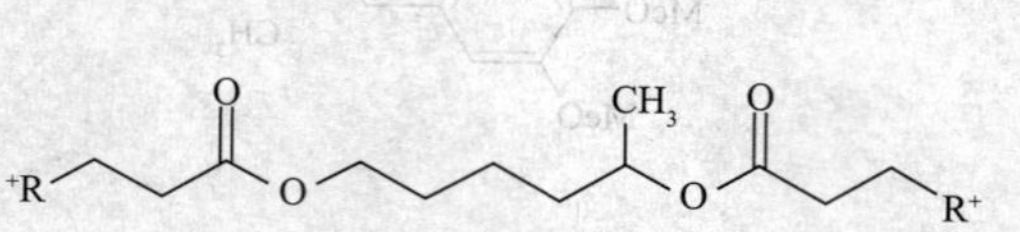

杂质K

据文献报道[4,5]，苯磺酸阿曲库铵受环境影响会发生两种方式的降解：Hofmann 降解和酯解。在生理 pH 值及碱性条件下极易发生 Hofmann 降解，得到 2-(3,11-二羰基-4,10-二氧-12-十三烯基)-2-甲基-1,2,3,4-四氢罂粟碱［2-(3,11-dioxo-4,10-dioxatridec-12-enyl)-2-methyl-1,2,3,4-tetrahydropapaverinium］(BP 杂质 C) 和 *N*-甲基四氢罂粟碱 (laudanosine)(BP 杂质 G)，甚至在温和条件下该反应也能进行；而在酸性条件下易发生酯键断裂水解，产生 2-(2-羧乙基)-2-甲基-1,2,3,4-四氢罂粟碱［2-(2-carboxyethyl)-2-methyl-1,2,3,4-tetrahydropapaverinium］(BP 杂质 E) 和 2-(9-羟基-3-羰基-4-氧-壬基)-2-甲基-1,2,3,4-四氢罂粟碱［2-(9-hydroxy-3-oxo-4-oxanonyl)-2-methyl-1,2,3,4-tetrahydropapaverinium］(BP 杂质 D)。由于 Hofmann 降解反应在温和条件下也能进行，因此苯磺酸阿曲库铵应干燥避光保存。文献报道[3]苯磺酸阿曲库铵的 3 个异构体降解途径一致。

BP (2009) 和 Ph. Eur. (6.0) 的苯磺酸阿曲库铵项下采用 HPLC 法对有关物质进行检查，对杂质 J (合成反应原料之一) 在 217nm 进行检测，对其他杂质在 280nm 检测。

USP (32) 的苯磺酸阿曲库铵项下也采用 HPLC 法对有关物质进行检查，色谱条件与 BP 和 Ph. Eur. 一致，除在 280nm 进行检测外，还需在 217nm 检测已知杂质苯磺酸甲酯 (methyl benzenesulfonate，BP 杂质 J) 的限度；另外在有关物质检查项下还列出了已知降解产物 *N*-甲基四氢罂粟碱的相对响应因子为 1.9。

光学异构体　检查可能含有的 4 个手性中心构型分别为 *SSSS* (*SS*-异构体) 和 *RRSS* (*RS*-异构体) 的光学异构体。本实验条件下出峰顺序依次为 *SS*-异构体、*RS*-异构体、顺阿曲库铵，典型色谱图见图 4[6]。

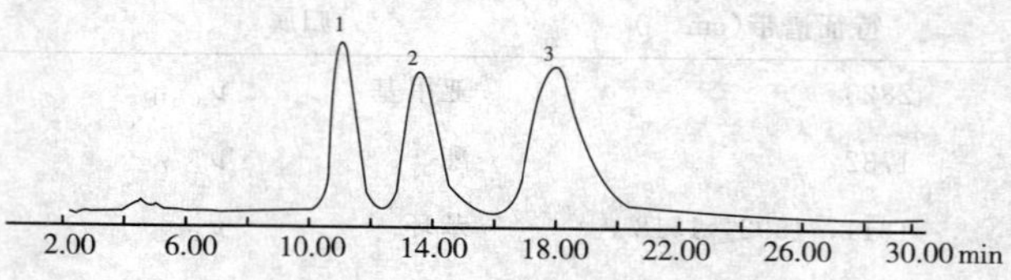

图 4 苯磺顺阿曲库铵 *SS*、*RS*-异构体检查色谱图

1. *SS*-异构体；2. *RS*-异构体；3. 顺阿曲库铵

残留溶剂　原有国家标准检测甲醇、二氯甲烷、乙腈、甲苯、乙醚等溶剂残留，有文献报道苯磺酸阿曲库铵原料药中残留溶剂的检测[7]，除检测上述 5 种溶剂外，还检测丙酮。企业可根据实际生产情况对残留溶剂进行控制。

【含量测定】 采用 HPLC 法，色谱条件与有关物质相同。

【制剂】注射用苯磺顺阿曲库铵 (Cisatracurium Besilate for Injection)

本品为苯磺顺阿曲库铵加适量辅料 (乳糖、枸橼酸等) 制成的无菌冻干品。

有关物质　色谱条件同原料药。本实验条件下辅料基本无干扰，辅料以及供试品有关物质检查色谱图见图 5 和图 6。

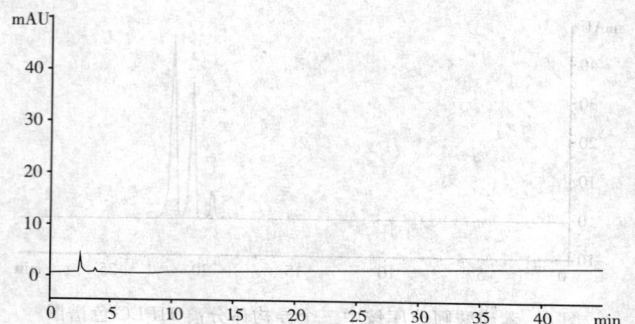

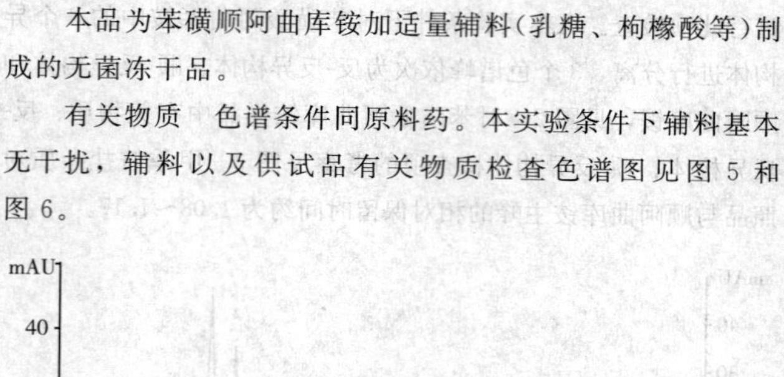

图 5　注射用苯磺顺阿曲库铵辅料 HPLC 色谱图

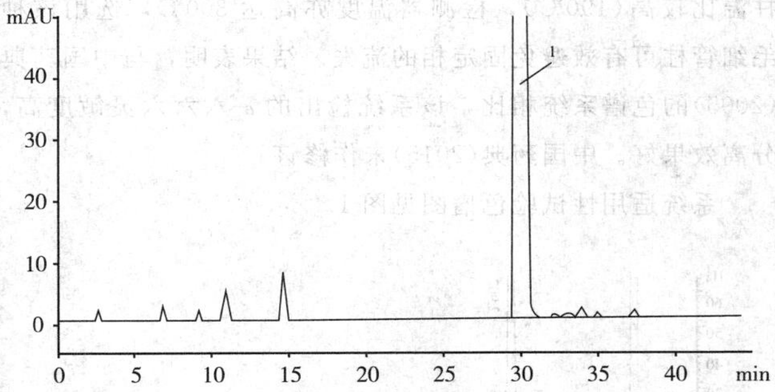

图 6　注射用苯磺顺阿曲库铵有关物质检查 HPLC 色谱图

1. 顺阿曲库铵

USP(32)收载的苯磺酸阿曲库铵注射液规定限度为酸性杂质不得过 6.0%，顺和反异构体羟化物不得过 6.0%，杂质［1-(3,4-二甲氧苯基)-6,7-二甲氧-2-甲基-1,2,3,4-四氢异喹啉］不得过 3.0%，顺和反异构体的单丙酸盐不得过 3.0%，其他已知杂质不得过 2.0%，其他未知杂质不得过 0.1%，总杂质不得过 15.0%。

细菌内毒素/热原　本品临床每小时用药最大剂量是静脉注射每千克体重 0.8mg(中国医师药师临床用药指南)，内毒素计算限值约为 6.25EU/mg；国外标准中 USP 为 5.56EU/mg。中国药典(2015)规定本品细菌内毒素限值为 3.0EU/mg，与内毒素计算值比较，安全系数为 2.1，并严于 USP 标准。

无菌　该品种无抑菌作用。

由于本品系速效神经肌肉松弛剂，实验操作过程中应尽量避免与皮肤接触。

参考文献

［1］国家药典委员会．中华人民共和国药典临床用药须知·化学药和生物制品卷［M］．北京：人民卫生出版社，2005：91.

［2］刘春胜，王云萍，周同惠．阿曲库铵苯磺酸盐的高效液相色谱分析［J］．药学学报，1994，29(1)：68-73.

［3］韦艳丽，高存强，王从战．HPLC 法测定原料苯磺酸顺阿曲库铵有关物质与含量［J］．长春理工大学学报(自然科学版)，2009，32(3)：427-429.

［4］汪秀云，王观兆，邱在峰．卡肌宁注射液中阿曲库铵苯磺酸盐及有关物质的 HPLC 测定［J］．药物分析杂志，1992，12(2)：70-72.

［5］韩俊，曾焕俊，方镇文．HPLC 测定卡肌宁注射液中阿曲库铵苯磺酸盐异构体及相关杂质［J］．药学学报，1996，31(10)：770-779.

［6］高存强，韦艳丽，秦连港．苯磺酸顺阿曲库铵原料中的 *R-S* 异构体和 *S-S* 异构体的高效液相色谱法测定［J］．化学研究，2010，21(1)：80-82.

［7］朱梅，刘津爱．气相色谱法测定苯磺阿曲库铵原料药中的残留溶剂［J］．中国新药杂志，2008，17(1)：56-59.

撰写　李忠红　江苏省食品药品监督检验研究院

复核　张　玫　江苏省食品药品监督检验研究院

林　旦

Lindane

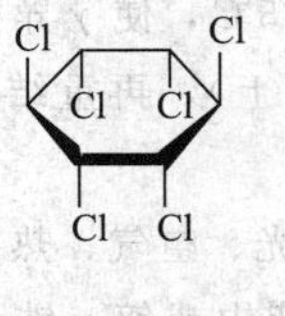

$C_6H_6Cl_6$　290.83

化学名：(1α、2α、3β、4α、5α、6β)-1,2,3,4,5,6-六氯环己烷

(1α,2α,3β,4α,5α,6β)-1,2,3,4,5,6-hexachlorocyclohexane

英文名：Lindane (INN)

CAS 号：［58-89-9］

本品为抗寄生虫药。林旦又称 γ-六六六(亦称丙体六六六)，用其制成含本品 1% 林旦乳膏，外用于治疗疥疮、阴虱病，亦有杀灭虱和虱卵的作用。本品与疥虫与虱体体表直接接触后，透过其体壁，引起神经系统麻痹而致死。用药后的不良反应有：局部轻度刺激症状；偶见头晕，1～2 天后消失。孕妇及哺乳期妇女、4 岁以下婴幼儿、有癫痫病史者禁用[1]。

六六六(BHC)包括 7 种异构体(分别称为 α、β、γ、δ、ε、ζ、η)，其中仅 γ 异构体有效，而 γ 异构体仅占其合成产物的 12%～15%，其他 6 种异构体统称无效体。多氯烃稳定性造成的累计毒性，会给人类和生物链造成危害，尤其是对脑神经和生殖有较大影响[2]。有研究表明[3]，γ 异构体有很强的杀虫能力，δ 异构体有很强的杀菌能力，α 异构体则既无杀虫能力，亦无杀菌能力，且对动物有致畸、致癌毒性。六六六是有毒物质，在生产、运输、贮藏和使用等环节，都要求避免经口、呼吸道和皮肤接触进入人体产生毒害作用。该品受热分解成有毒氯化物、氯化氢和光气气体；人误食之则可导致惊厥、紫绀、呼吸困难。

英国化学家法拉第在 1825 年首次合成，20 世纪 40 年代初发现其杀虫性质。1945 年由英国卜内门化学工业公司开始投产。中国于 1951 年进行试生产，1952 年转入批量生产。六六六因长期大量使用后使害虫产生抗药性，药效日减；又因其不易降解，在环境和生物体内造成残留积累，20 世纪 70 年代后，包括中国在内的许多国家已先后限制或停止生产，但林旦仍在特定范围内使用。

除中国药典(2015)收载外，USP(36)、Ph. Eur. (6.0)、BP(2009)亦有收载，Ph. Eur. (7.0)、BP(2010)、JP(15)均未收载。

【制法概要】六六六合成方法是将苯在玻璃或搪瓷反应器中，于紫外线催化下通入氯气起加成反应，生成六六六原药(各种异构体的混合物)。

$$C_6H_6 + 3Cl_2 \xrightarrow{\text{紫外线}} C_6H_6Cl_6$$

有文献报道，可利用放射性同位素 ^{60}Co 发出的 γ 射线做引发剂，辐射合成六六六。

林旦的工业生产方法是根据六六六各异构体在甲醇中不同温度下的溶解度不同，以及各种异构体的结晶度的差异来提取的，操作过程是：六六六原粉经管道干燥，在38～40℃用甲醇提取，然后经离心分离得α、β异构体，母液经快速冷却降温至15℃，使γ异构体结晶析出，分离得γ-六六六（含量92%以上），再重结晶，得99.5%纯品（即林旦）。

【性状】林旦对日光、空气、热和二氧化碳较稳定，能抗强酸，但在碱性溶液中或锌、铁、锡等存在下易分解，长期受潮或日晒会失效。

凝点　中国药典（2015）规定本品的凝点不低于112℃；USP（32）规定凝点不低于112℃；Ph. Eur.（6.0）规定熔点为112～115℃。

【鉴别】（1）本品与乙醇制氢氧化钾溶液作用，使有机氯转化成无机氯，溶液显氯化物的鉴别反应。

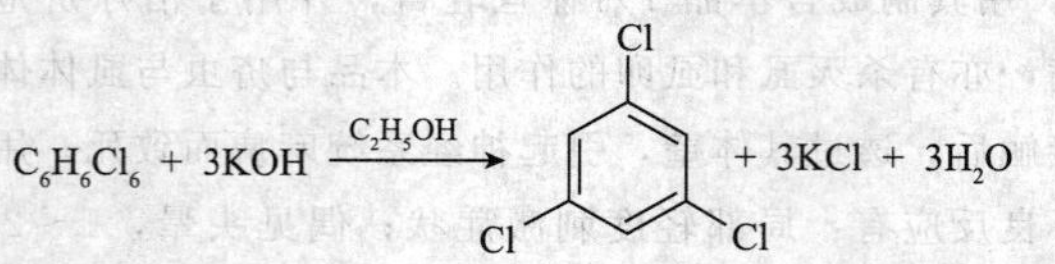

（2）本品的红外光吸收图谱应与对照的图谱（光谱集977图）一致，本品的红外光吸收图谱显示的主要特征吸收如下表（林旦混有其他异构体，由于其单晶的XRD未进行进一步探讨研究，故无法确定C-H吸收峰的归属）。

特征谱带（cm^{-1}）	归属
850，785，690	氯　ν_{C-Cl}
480	氯　δ_{C-Cl}

【检查】*α*-六六六　采用气相色谱法（电子捕获检测器）进行检查。

由于六六六中α异构体为无效体，既无杀虫能力也无杀菌能力，但却有致癌、致畸作用，应加以控制。

中国药典（2005）采用填充柱的气相色谱法（自身对照法）测定α-异构体，该方法分离欠佳且无法确定α-异构体的归属，因其专属性和分离能力均较差而有待改进。

USP（32）采用气相色谱法（氢离子化检测器），仅在林旦原料含量测定项考察α、β、δ异构体与林旦的分离度，但对异构体未加以控制。Ph. Eur.（6.0）采用薄层色谱法（TLC）进行杂质限度检查，仅考察α-异构体与林旦的分离度，但对α-异构体未加以控制。

中国药典（2010）建立了毛细管柱气相色谱法同时测定α-六六六和制剂中林旦含量。因目前国家已有α-六六六标准物质提供，故将α-异构体自身对照法修订为α-六六六杂质对照品法。采用5%苯基-95%甲基聚硅氧烷为固定液的弱极性毛细管柱，其最高耐用温度为325℃，因测定林旦及α-六六六柱温比较高（190℃），检测器温度亦高达300℃，选用该种毛细管柱可有效避免固定相的流失。结果表明，与中国药典（2005）的色谱系统相比，该系统检出的α-六六六灵敏度高，分离效果好。中国药典（2015）未作修订。

系统适用性试验色谱图见图1。

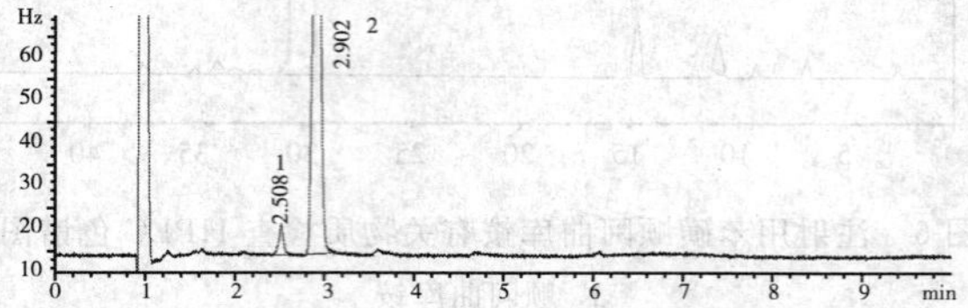

图1　林旦系统适用性试验色谱图

1. α-六六六；2. 林旦

色谱柱：HP-5（0.32mm×30m，0.25μm）

α-六六六限度不得过1.0%。当信噪比$S/N=3$时，α-六六六最低检出量为0.1pg，稳定性试验结果表明，样品溶液室温放置4小时基本稳定。

酸度　检查游离盐酸。由于本品在合成过程中通入了氯气，可与水作用产生盐酸，故应加以控制。USP（32）与Ph. Eur.（6.0）对此项未加控制。

氯化物　合成中通入氯气，可能引入含氯杂质。中国药典（2015）与Ph. Eur.（6.0）均采用氯化物检查法，规定限度为0.01%；USP（32）采用加入硝酸银试液观察溶液是否显浑浊，检查氯离子。

【含量测定】采用银量法（铁明矾指示剂法）。

本品首先与乙醇制氢氧化钾溶液作用，使有机氯转化成无机氯。

加入一定量且过量的$AgNO_3$滴定液，Ag^+与Cl^-反应，生成AgCl沉淀，然后再用NH_4SCN滴定液滴定剩余的Ag^+。当接近化学计量点时，NH_4SCN与Fe^{3+}生成红色配位化合物，从而指示滴定终点。即：

滴定反应　Ag^+（过量）＋Cl^-⟶AgCl↓（白色）

　　　　　Ag^+（剩余）＋SCN^-⟶AgSCN↓（白色）

终点时　　Fe^{3+}＋SCN^-⟶$FeSCN^{2+}$（红色）

滴定应在酸性（HNO_3）环境中进行，碱性和中性都会使硫酸铁铵指示液中的Fe^{3+}产生沉淀；同时酸性溶液也可消除某些离子（如PO_4^{3-}、CO_3^{2-}等）的干扰。滴定时应不断振摇，以减少沉淀的吸附现象。但近终点时应缓慢振摇，以免产生沉淀转移。

Ph. Eur.（6.0）含量测定方法与中国药典（2015）一致；USP（32）采用气相色谱法（氢离子化检测器），以正十八烷为内标测定林旦含量。

【制剂】中国药典（2015）收载了林旦乳膏，USP（32）收载了林旦乳膏、林旦洗剂、林旦洗发水，BP（2010）、Ph. Eur.（6.0）、JP（15）均未收载林旦制剂。

林旦乳膏(Lindane Cream)

本品为白色乳膏，规格为1%。国内各企业的处方中，主要辅料有单硬脂酸甘油酯、白凡士林、液体石蜡、羟丙酯类防腐剂、十八醇、甘油、二甲亚砜、十二烷基硫酸钠等。

含量测定　中国药典(2015)采用毛细管柱气相色谱法同时测定林旦和α-六六六的含量。辅料对林旦和α-六六六测定无干扰。

样品处理时，样品加丙酮溶解并稀释至刻度后作为供试品溶液，可直接进样测定；由于各企业的处方不同，基质的种类和用量均会影响溶液的澄清度，若供试品溶液不澄清时，须用微孔滤膜(0.45μm)滤过。

参考文献

[1] 国家药典委员会．中国药典临床用药须知化学药和生物制品卷［M］．2005年版．北京：人民卫生出版社，2005.

[2] 尚尔才．改革开放以来农药工业的进展［J］．中国农药，2007，3(6)：15-18.

[3] 周元生，王泰哲，田星星，等．六六六杀菌研究［J］．农药，1980，5：12-17.

撰写　韩学静　河北省药品检验研究院

复核　杨　梁　河北省药品检验研究院

拉氧头孢钠

Latamoxef Sodium

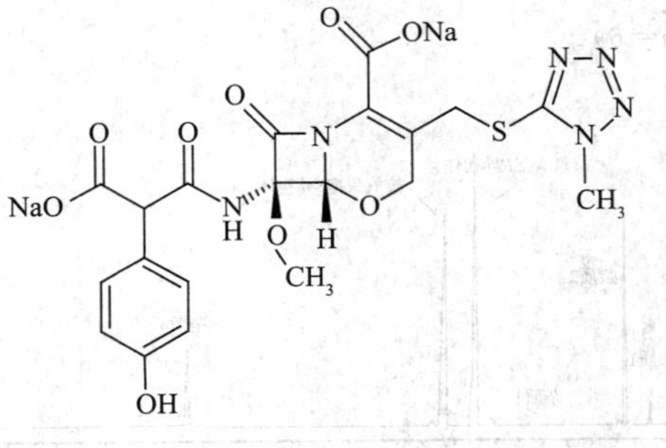

$C_{20}H_{18}N_6Na_2O_9S$　564.44

化学名：(6*R*,7*R*)-7-[2-羧基-2-(4-羟基苯基)乙酰氨基]-7-甲氧基-3-[(1-甲基-1*H*-四氮唑-5-基)硫代甲基]-8-氧代-5-氧杂-1-氮杂双环[4.2.0]辛-2-烯-2-甲酸二钠盐

(6*R*,7*R*)-7-[[2-carboxylato-2-(4-hydroxyphenyl)acetyl]amino]-7-methoxy-3-[[(1-methyl-1*H*-tetrazol-5-yl) thio]methyl]-8-oxo-5-oxa-1-azabicyclo[4.2.0]oct-2-ene-2-carboxylate disodium salt

英文名：Latamoxef Sodium

CAS号：[64953-12-4] 拉氧头孢；[64952-97-2] 拉氧头孢钠

本品为半合成β-内酰胺类的广谱抗生素。作用机制是与细胞内膜上的靶位蛋白，即青霉素结合蛋白(PBPs)结合，使细菌不能正常合成细胞壁，从而不能维持正常形态和正常分裂繁殖，最后溶菌死亡。本品对β-内酰胺酶极为稳定，对革兰阴性菌和厌氧菌具有强大的抗菌力，对革兰阳性菌作用略弱，对铜绿假单胞菌亦有一定的抗菌作用。临床上用于敏感菌所致的各种感染，如呼吸系统、胆道感染、泌尿生殖系统感染及败血症、脑膜炎、胸膜炎等。肾功能正常成人肌注0.5g的半衰期为167分钟，1g为138分钟；静注0.5g半衰期为95分钟，1g为87分钟。给药后主要经肾排泄，尿排泄率2小时平均为30%～40%，8小时为90%；静注及静滴后2小时尿排泄率平均为40%～60%，12小时平均为93%～99%。本品在体内不被代谢。

本品由日本研发，国内于2008年批准生产。收载于中国药典(2015)，国外药典只有JP(16)有收载。

【制法概要】据文献报道，合成路线有多种，合成工艺大致如下[1]。

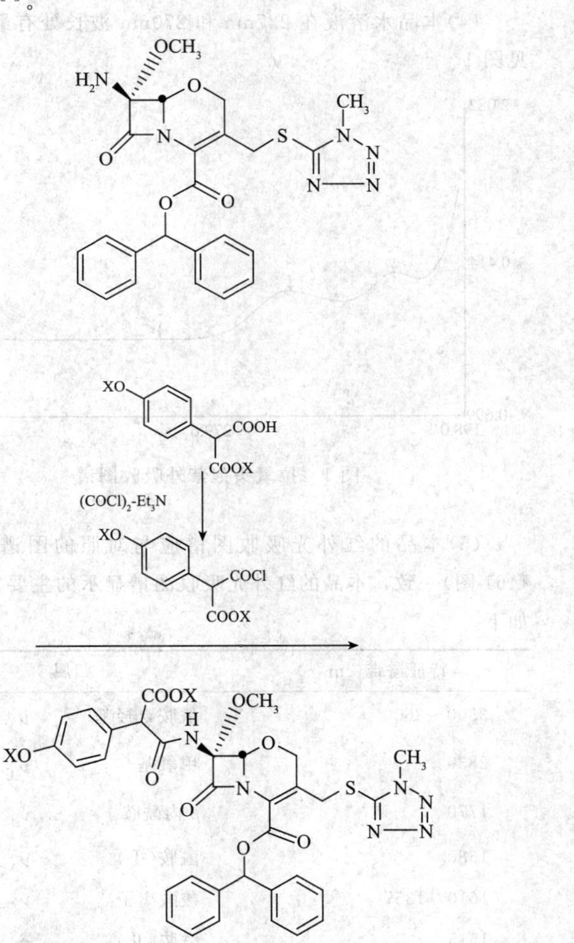

【性状】本品易吸潮，在水和甲醇中易溶；在乙醇中微溶，在乙醚中几乎不溶。

比旋度 本品为 *R* 型和 *S* 型的混合物，由于比例不是 1∶1，因此，控制比旋度对控制异构体比例有一定的参考价值。在磷酸盐缓冲液(pH 7.0)溶液，比旋度规定为－32°至－40°，与 JP(16)一致。

吸收系数 本品的水溶液在 227nm 和 270nm 波长处有最大吸收，在 270nm 波长处测定的吸收系数($E_{1cm}^{1\%}$)为 200～230。

【鉴别】(1)本品为β-内酰胺类化合物，故加盐酸羟胺溶液和三氯化铁试液反应，溶液呈棕褐色。

(2)采用［含量测定］项下记录的色谱图，供试品溶液主峰的保留时间应与对照品溶液主峰的保留时间一致。

(3)薄层色谱 以乙酸乙酯-水-乙腈-冰醋酸(21∶9∶7∶7)为展开剂，置碘蒸气中显色，供试品与对照品斑点的位置与颜色相同。

(4)本品水溶液在 227nm 和 270nm 波长处有最大吸收，见图 1。

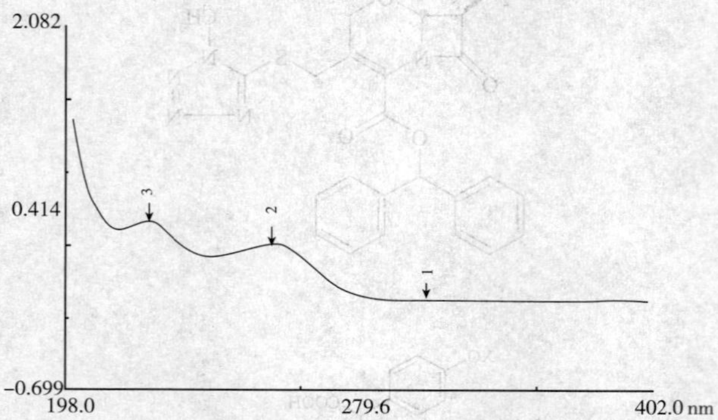

图 1 拉氧头孢紫外吸收图谱

(5)本品的红外光吸收图谱应与对照的图谱(光谱集 1161 图)一致，本品的红外光吸收图谱显示的主要特征吸收如下。

特征谱带(cm^{-1})	归属	
3500～2600	酰胺，羟基	$\nu_{O-H,N-H}$
2830	甲氧基	ν_{C-H}
1770	β-内酰胺	$\nu_{C=O}$
1680	酰胺(Ⅰ)	$\nu_{C=O}$
1610，1357	羧酸离子	$\nu_{CO_2^-}$
1515	酰胺(Ⅱ)	δ_{NH}
825	取代苯	γ_{2H}
700	苯环	$\delta_{环}$

(6)本品含有钠盐，故显钠盐的火焰反应。

【检查】**溶液的澄清度与颜色** 根据长期原料检测结果，溶液的颜色色调为黄绿色，标准规定为“不得深于黄色或黄绿色 6 号标准比色液”。

水分 本品易吸潮，且吸潮后样品容易产生降解物，故对水分应严格控制，限度为“不得过 5.0%”。

异构体比例 检测方法同［含量测定］项下，限度规定为“拉氧头孢 *R* 异构体与拉氧头孢 *S* 异构体峰面积之比应为 0.8～1.4”。

有关物质 注册标准均采用高效液相色谱法进行检查。

中国药典(2010)建立了新的 HPLC 系统用于有关物质检查。用十八烷基硅烷键合硅胶柱，以 0.01mol/L 醋酸铵溶液-甲醇(99∶1)为流动相 A，0.01mol/L 醋酸铵溶液-甲醇(70∶30)为流动相 B 进行线性梯度洗脱，检测波长为 254nm。中国药典(2015)未作修订。

经使用 DAD 检测器及资生堂 Capcell PAK C18 MGII、Waters Symmetry C18 和依利特 Hypersil BDS C18(4.6mm×250mm，5μm)3 种品牌色谱柱对酸、碱、氧化、高温、光等破坏所产生的杂质情况进行分析方法验证，结果表明，与注册标准比较，该系统检出杂质多，当 *R*、*S* 异构体之间的分离度大于 3.0，且 *R* 异构体保留时间约为 17 分钟时，两主峰与相邻杂质峰分离效果好。在 254nm 波长处所获得的杂质峰信息能良好地反映在 200～400nm 紫外光谱谱段所获得的杂质情况，且基线干扰较小；在无已知杂质对照品的情况下，采用水浴加热破坏的供试品溶液作为系统适用性试验溶液，能保证杂质的分离，色谱图见图 2。供试品溶液进样量在 0.05～0.5μg 范围内时，进样量与拉氧头孢峰面积呈良好的线性关系，*r* 为 0.9999(*n*＝6)；拉氧头孢的最低检出量为 0.7ng(*S*/*N*＝3)。溶液稳定性试验表明，供试品溶液在 4 小时内基本稳定(RSD＝0.64%)；最大单个杂质和总杂质的重复性试验，RSD 分别为 0.7%和 1.7%(*n*＝6)。

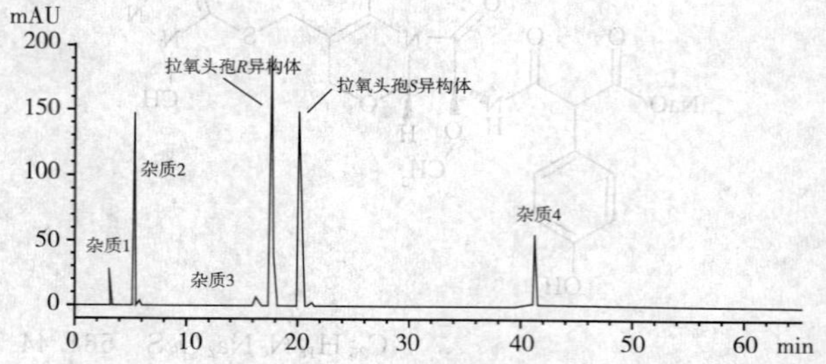

图 2 水浴加热破坏的供试液色谱图

Capcell PAK C18 MGII(4.6mm×250mm，5μm)

残留溶剂 采用气相色谱法，照残留溶剂测定法测定。

本品在合成过程中可能带入乙酸乙酯、丁酮、丙酮、二氯甲烷、吡啶、硝基甲烷、苯甲醚和甲醇。按中国药典通则残留溶剂测定法项下限定的品种，苯甲醚未在控制范围内，最终确定乙酸乙酯、丁酮、二氯甲烷、吡啶、硝基甲烷、甲醇、丙酮为控制的溶剂。

由于拉氧头孢含有甲氧基，经试验验证，在 80℃下易裂解产生甲醇，试验 6 份样品平均裂解量为 0.15%；

在 60℃顶空瓶温度，顶空平衡时间为 30 分钟条件下，拉氧头孢裂解产生甲醇量约为 0.04%，远低于 80℃下拉氧头孢裂解产生的甲醇量，因此选择顶空瓶温度为 60℃，平衡时间为 30 分钟作为甲醇测定的条件。为了保证其他残留溶剂检测的稳定性，其他残留溶剂的顶空瓶温度仍然设为 80℃。

结果表明甲醇、丙酮、二氯甲烷、正丙醇、硝基甲烷、丁酮、乙酸乙酯、吡啶的分离效果好，分离度分别为 14.4、7.6、22.2、6.7、1.9、2.4 和 56.7，系统适用性试验色谱图见图 3。

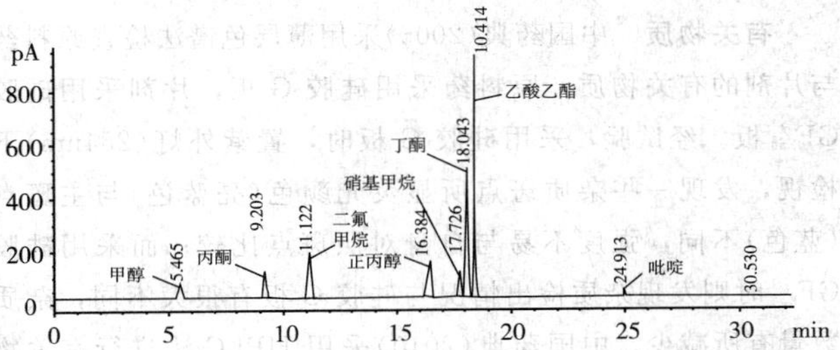

图 3　各溶剂分离的色谱图

DB-624 弹性毛细管柱(30m×0.32mm，1.8μm)

无菌　经试验验证，采用薄膜过滤法处理，冲洗液为 0.1%蛋白胨水溶液，冲洗量为 700ml，人工污染大肠埃希菌、铜绿假单胞菌、枯草芽孢杆菌、生孢梭菌、白色念珠菌、黑曲霉菌的试验组菌生长良好，故将无菌检查法的冲洗量规定为 700ml/膜。

【含量测定】采用高效液相色谱法测定。

国内外收载的质量标准均采用高效液相色谱法，用十八烷基硅烷键合硅胶柱，但流动相体系不同，比较不同的色谱系统，中国药典(2015)建立了 HPLC 色谱系统用于含量测定。用十八烷基硅烷键合硅胶柱，0.01 mol/L 醋酸铵溶液-甲醇(19∶1)为流动相，检测波长 254nm，拉氧头孢 *R*、*S* 异构体分离度应不小于 4.0。

使用 3 种品牌的色谱柱：资生堂 Capcell PAK C18 MGII (4.6mm×250mm，5μm)、Waters Symmetry C18(4.6mm×250mm，5μm)、依利特 Hypersil BDS C18 (4.6mm×250mm，5μm)，拉氧头孢 *R*、*S* 异构体分离度均不小于 4.0，结果良好。

【制剂】注射用拉氧头孢钠(Latamoxef Sodium for Injection)

中国药典(2015)收载注射用拉氧头孢钠，0.25g、0.5g 和 1.0g 三个规格。

酸度　中国药典(2015)规定为 pH 5.0～7.0。

水分　本品易吸潮，且吸潮后样品容易产生降解物，故对水分进行控制，无菌粉末分装的制剂水分限度与原料相同，规定为“水分不得过 5.0%”；无菌冻干制剂规定为“水分不得过 2.0%”。

有关物质　照原料药有关物质方法测定，甘露醇辅料不干扰杂质的测定。

细菌内毒素　根据临床使用说明，成人一次最大使用量 2g/60kg，按照人可接受细菌内毒素的量为 5 EU/kg 计算，限值为 0.15EU/mg，但考虑到严重感染和儿童用药的大量使用，一般比计算严 2～3 倍，为 0.05 EU/mg。

参考文献

[1] Masayuki Narisada, Tadashi Yoshida, Mitsuaki Ohtani, et al. Synthesis and substituent effects on antibacterial activity, alkaline hydrolysis rates, and infrared absorption frequencies of some cephem analogues related to latamoxef (moxalactam) [J]. Med Chem, 1983, 26: 1577-1582.

撰写　蔡珊英　符策奕　海南省药品检验所
复核　鲁秋红　　　　　海南省药品检验所

奋乃静

Perphenazine

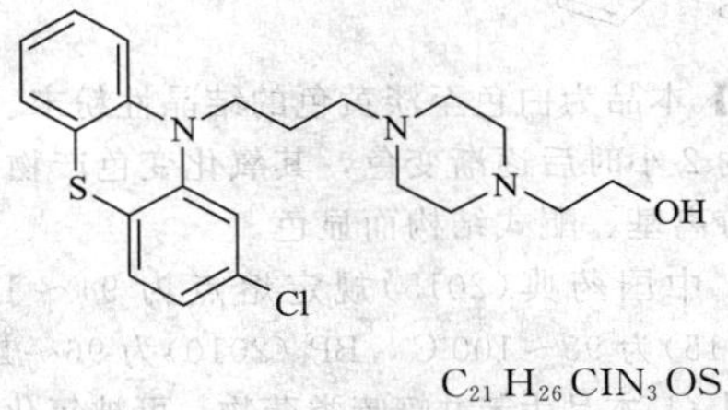

$C_{21}H_{26}ClN_3OS$　403.97

化学名：4-[3-(2-氯吩噻嗪-10-基)丙基]-1-哌嗪乙醇
4-[3-(2-chlorophenothiazin-10-yl) propyl]-1-piperazineethanol

英文名：Perphenazine (INN)

异名：羟哌氯丙嗪

CAS 号：[58-39-9]

本品为哌嗪族吩噻嗪类抗精神病药，用于治疗精神分裂症及呕吐、焦虑；但镇静作用较弱，并可产生较重的锥体外系症状[1]。本品口服后约 44%由尿中排泄，主要代谢物 30%为葡萄糖醛酸结合物，约 13%为亚砜化合物，仅少量以原型排泄。本品静脉给药，血浆半衰期为 8.4～12.3 小时。

本品由 Cusic 于 1956 年首先合成[2]。

除中国药典（2015）收载外，BP（2013）、Ph. Eur. (7.0)、USP (36)及 JP(16)中均有收载。

【制法概要】[2] 本品的合成路线如下。

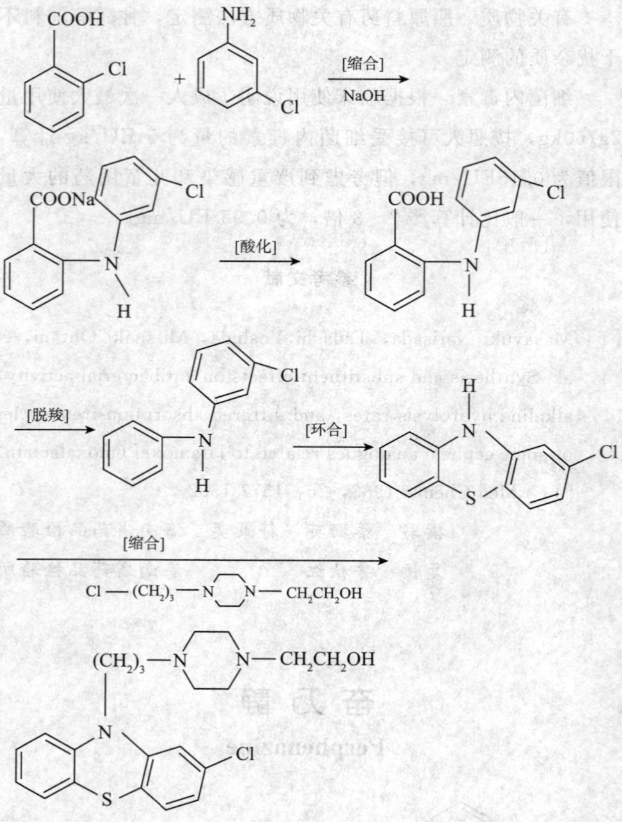

【性状】本品为白色至淡黄色的结晶性粉末。对光敏感，日光照射约 2 小时后逐渐变色，其氧化变色产物可能是由于生成不同游离基、醌式结构而显色。

熔点　中国药典（2015）规定熔点为 94～100℃，USP（33）与 JP（15）为 95～100℃，BP（2010）为 96～100℃。

【鉴别】（1）本品为苯并噻嗪类药物，可被氧化剂氧化而显色。取本品加盐酸与水，加热至 80℃，加过氧化氢溶液即显深红色；放置后，红色渐退去。其反应过程与反应产物较复杂，苯并噻嗪为一良好的电子给予体，由于相继失去电子及经历 4 个不同的氧化阶段，而形成一些游离基型产物：游离基、离子化游离基、半醌式游离基；以及非离子型氧化产物：5-亚砜、5,5-砜、3 羟基苯并噻嗪、苯并噻嗪酮等，随着取代基不同，各个药物其氧化产物颜色又有所差异，可藉以进行鉴别试验[2]。

（2）本品的每 1ml 含 10μg 甲醇溶液紫外光吸收图谱在 258nm 与 313nm 的波长处有最大吸收（图 1）。

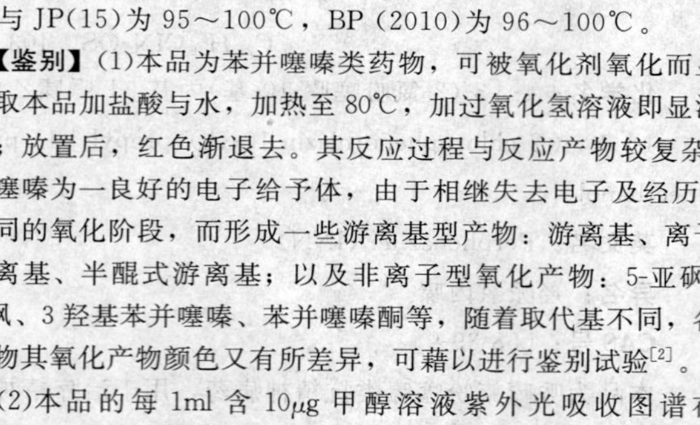

图 1　奋乃静原料紫外鉴别色谱图

最大吸收波长：258nm 与 313nm

（3）本品的红外光吸收图谱应与对照的图谱（光谱集 243 图）一致，本品的红外光吸收图谱显示的主要特征吸收如下[2]。

特征谱带（cm^{-1}）	归属	
3420	羟基	ν_{O-H}
3040	芳氢	ν_{C-H}
2800，2770	氮亚甲基	ν_{C-H}
1585，1560，1450	苯环	$\nu_{C=C}$
820，750	取代苯	$\gamma_{2H,4H}$

【检查】甲醇溶液的澄清度与颜色　本品见光易变色，故需控制溶液的颜色。

有关物质　中国药典（2005）采用薄层色谱法检查原料药与片剂的有关物质，原料药采用硅胶 G 板，片剂采用硅胶 GF_{254} 板。经试验，采用硅胶 G 板时，置紫外灯（254nm）下检视，发现一些杂质斑点所显荧光颜色（亮蓝色）与主斑点（蓝色）不同，强度不易与自身对照斑点比较；而采用硅胶 GF_{254} 时则发现杂质检出情况与硅胶 G 板有很大不同，杂质数量有所减少。中国药典（2010）采用 HPLC 法进行有关物质检查，以 C18 柱，流动相 A 为甲醇，流动相 B 为 0.03mol/L 醋酸铵溶液，梯度洗脱，检测波长为 254nm。研究结果表明，与中国药典（2005）的薄层色谱系统相比，HPLC 法检出杂质较多，分离效果好。

在中国药典（2010）色谱条件下，使用两种品牌色谱柱：Kromasil C18 色谱柱（250mm×4.6mm，5μm）及 Accurasil C18 色谱柱（250mm×4.6mm，5μm）分别在 Aglient 1200 型高效液相色谱仪与岛津 LC-2010C 液相色谱仪上进行耐用性试验考察，结果良好。系统适用性试验色谱图见图 2，有关物质典型色谱图见图 3。中国药典（2015）未作修订。

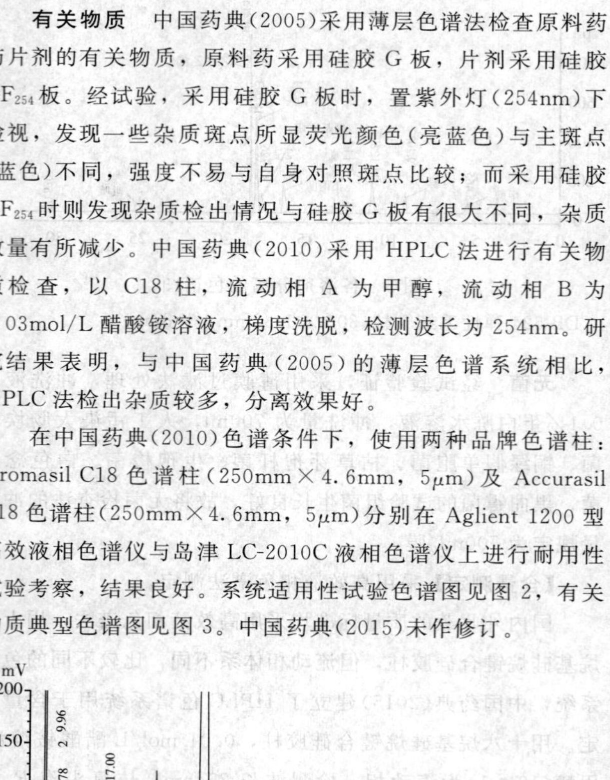

图 2　系统适用性试验色谱图

主峰 t_R = 27.3 分钟；降解杂质 t_R = 19.8 分钟

色谱柱：Kromasil C18 柱（250mm×4.6mm，5μm）

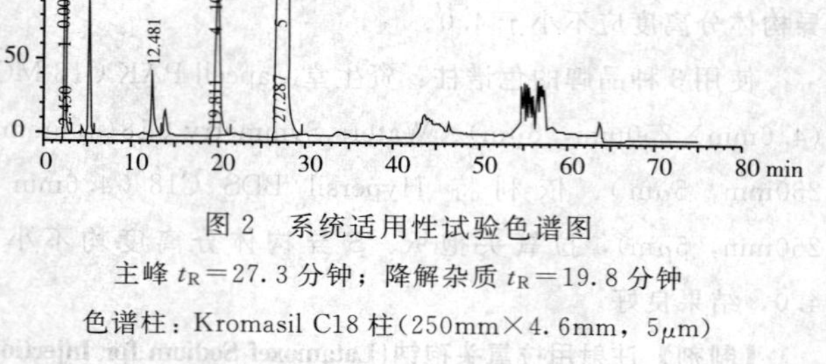

图 3　奋乃静有关物质典型色谱图

色谱柱：Kromasil C18 柱（250mm×4.6mm，5μm）

USP(33)与JP(15)均采用薄层色谱法，BP(2010)采用HPLC法，梯度洗脱。

干燥失重 由于本品熔点较低，故采用五氧化二磷减压干燥法检测。

【含量测定】采用非水滴定法，利用苯并噻嗪环上10位取代基的碱性，在冰醋酸中碱性增强，用高氯酸滴定，1分子奋乃静与2分子高氯酸发生反应，以结晶紫为指示剂，蓝绿色为终点。

【制剂】中国药典(2015)收载了奋乃静片及注射液；USP(33)收载了奋乃静片、注射液、口服溶液及糖浆剂；JP(15)和BP(2011)仅收载了片剂。

(1)奋乃静片(Perphenazine Tablets)

性状 为糖衣或薄膜衣片，规格为2mg和4mg。

鉴别 (1)同原料项下鉴别(1)。

(2)中国药典(2005)规定含量测定项下续滤液在258nm的波长处有最大吸收。根据实际生产情况及试验结果，中国药典(2010)将最大吸收波长修改为255nm。中国药典(2015)未作修订。

检查 有关物质 中国药典(2005)采用薄层色谱法，中国药典(2010)采用高效液相色谱法，色谱条件同原料药项下，片剂有关物质检查典型色谱图4。中国药典(2015)未作修订。

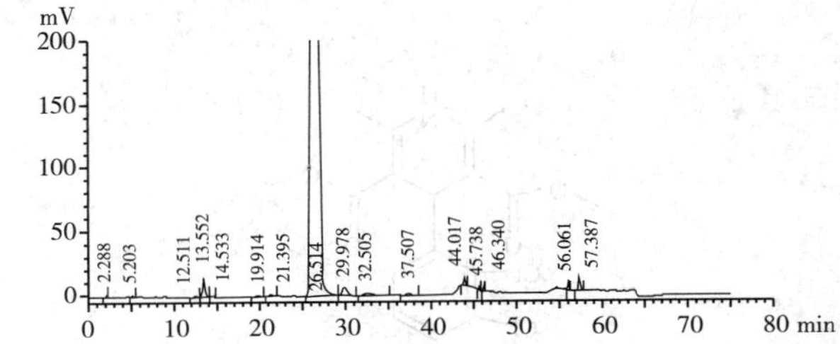

图4 奋乃静片有关物质典型色谱图

色谱柱：Kromasil C18柱(250mm×4.6mm，5μm)

BP(2011)采用TLC法检查有关物质，USP(33)与JP(15)均未规定该项检查。

溶出度 中国药典(2005)采用桨法，以0.3%聚山梨酯80溶液500ml(2mg规格)或1000ml(4mg规格)为溶出介质，转速为每分钟100转，经45分钟取样，采用UV对照品法在259nm波长处测定溶出量，限度为标示量的75%。中国药典(2015)未作修订。

USP(33)采用桨法，转速为每分钟50转，溶出介质为0.1mol/L盐酸溶液900ml，UV对照品法，257nm测定，45分钟限度为75%。JP(15)采用桨法，100rpm，溶出介质为pH 6.8磷酸盐缓冲液-水(1：1)900ml，UV对照品法，255nm测定，90分钟限度为70%。

含量及含量均匀度 因奋乃静盐酸乙醇溶液在255nm有最大吸收，故中国药典(2015)含量均匀度与含量测定的波长均为"255nm"。

(2)奋乃静注射液(Perphenazine Injection)

性状 为无色至微黄色的澄明液体，规格为1ml：5mg。

细菌内毒素 本品临床每小时用药最大剂量是静脉注射每次5mg(中国药典临床用药须知、中国国家处方集)，内毒素计算限值约为60EU/mg；国外标准中USP为35.7EU/mg。中国药典(2015)规定本品细菌内毒素限值为30，与内毒素计算值比较，安全系数为2，并与USP标准相当。

参考文献

[1] 国家药典委员会．中华人民共和国药典临床用药须知·化学药和生物制品卷[M]．2005年版．北京：人民卫生出版社，2005.

[2] 中华人民共和国卫生部药典委员会．中华人民共和国药典1990年版二部药典注释[M]．北京：化学工业出版社，1993.

撰写 刘学孟 周建玉 天津市药品检验研究院

复核 唐素芳 天津市药品检验研究院

非洛地平

Felodipine

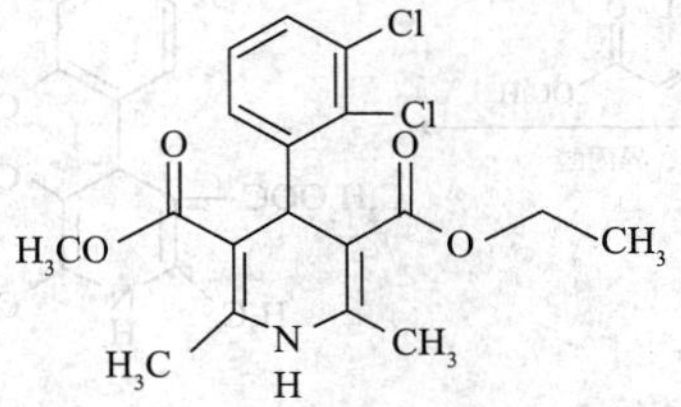

$C_{18}H_{19}Cl_2NO_4$ 384.25

化学名：(±)-2,6-二甲基-4-(2,3-二氯苯基)-1,4-二氢-3,5-吡啶二甲酸甲酯乙酯

(±)-2,6-dimethyl-4-(2,3-dichlorophenyl)-1,4-dihydro-3,5-pyridinedicarboxylic ethyl methylester

英文名：Felodipine(INN)

异名：非氯地平

CAS号：[72509-76-3]

本品为双氢吡啶类钙拮抗剂，对血管有较高的选择性，具有良好的扩张动脉、降低血压的效果，对静脉平滑肌和肾上腺素能血管张力调节无影响。与其他双氢吡啶类钙拮抗剂相比，它对心肌收缩力的负性作用较弱且具有轻度的利钠利尿作用。非洛地平的药理作用受细胞色素酶诱导剂或抑制剂的影响。与西咪替丁、红霉素等抑制剂合用，非洛地平血药浓度增加，药效增强；与苯妥英钠等诱导剂合用，血药浓度降低，药效减弱。西柚汁中含细胞色素酶抑制物，亦可增强非洛地平的作用。其在人体内基本上完全代谢，主要是形成吡啶衍生物，以游离或结合的方式排出。

和其他钙拮抗剂相同，本品在某些患者身上会导致面色潮红、头痛、头晕、心悸和疲劳，这些反应大部分具有剂量依赖性，而且是在剂量增加后开始的短时间内出现，是暂时的，应用时间延长后消失。

除中国药典(2015)收载外，Ph. Eur.(7.0)、BP(2013)和USP(36)均有收载。

【制法概要】本品1988年由瑞典ASTRA公司开发并上

市，目前已为欧美 30 个国家批准临床应用，国内生产厂家使用的合成工艺基本一致：首先合成β-氨基巴豆酸乙酯和 2-[(2,3-二氯苯基)-亚甲基]-3-乙酰丙酸甲酯两种中间体，再以这两种中间体合成非洛地平；该工艺的优点是最终产品单一、副反应少，利于分离纯化，反应条件温和。化学反应过程及工艺流程图如下。

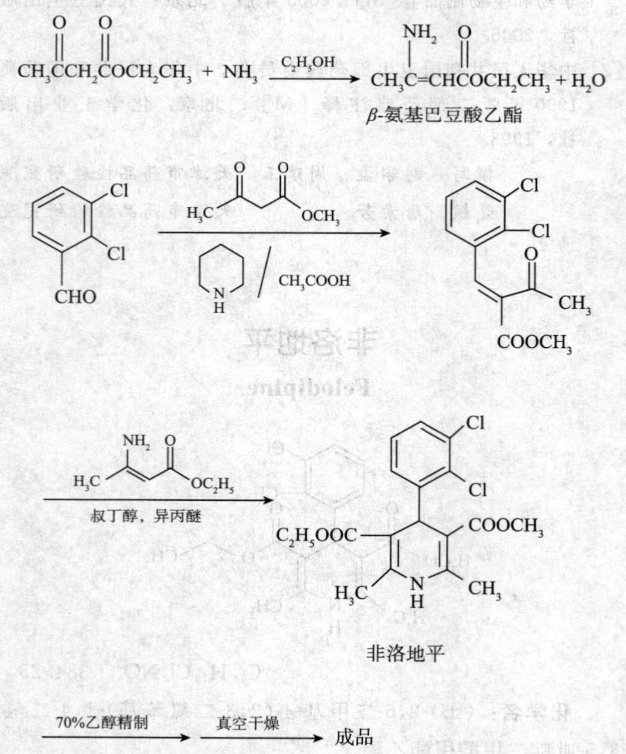

【性状】本品为白色至淡黄色结晶或结晶性粉末；无臭，无味，遇光不稳定。熔点为 141～145℃。

【鉴别】(1)本品在碱性条件下与盐酸羟胺反应，产物遇三氯化铁试液呈红褐色，为显色反应。

(2)本品的乙醇溶液在 238nm 与 361nm 的波长处有最大吸收，紫外吸收图谱如图 1。

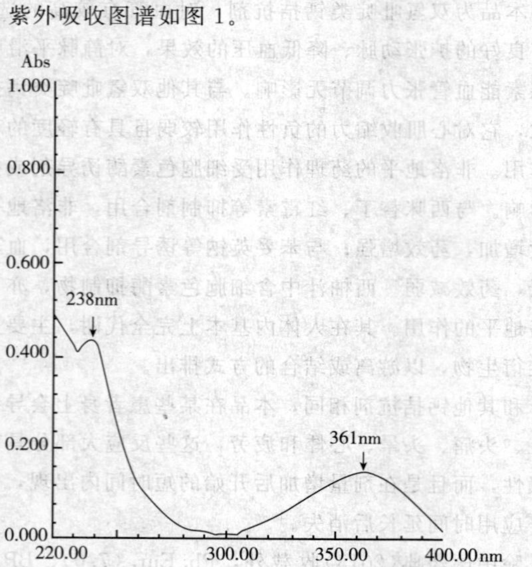

图 1 非洛地平紫外吸收图谱

(3)本品的红外光吸收图谱(光谱集 794 图)显示的主要特征吸收如下。

特征谱带(cm^{-1})	归属	
3360	胺基	ν_{N-H}
3090，3050	芳氢	ν_{C-H}
1700，1690	酯	$\nu_{C=O}$
1646，1625，1500	芳环	$\nu_{C=C}$
1206，1100，1025	酯	ν_{C-O-C}
800	取代苯环	γ_{3H}

【检查】有关物质 Ph. Eur.(6.0)列出了 3 种已知杂质结构。

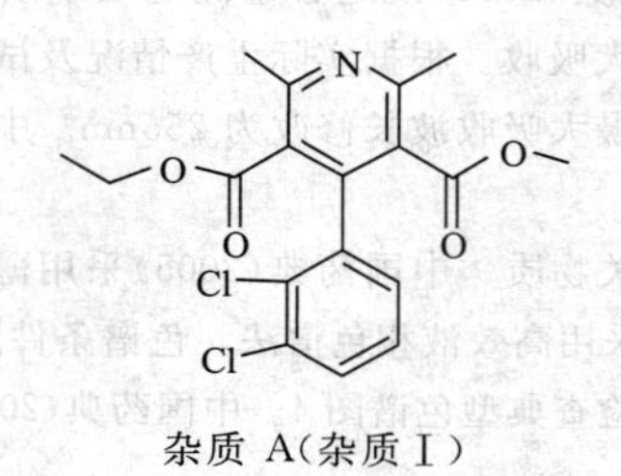

杂质 A(杂质Ⅰ)

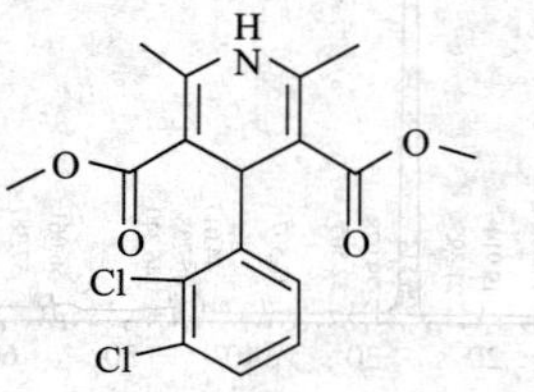

杂质 B

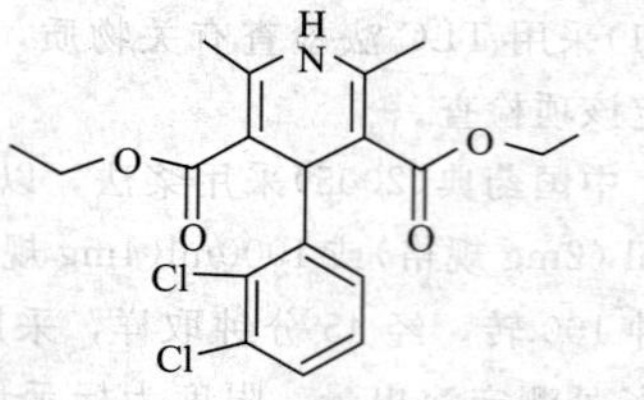

杂质 C

采用高效液相色谱对照品比较法和主成分自身对照法测定各有关物质。非洛地平吸收紫外线易降解为杂质Ⅰ；合成过程中产生两种副产物：杂质 B、杂质 C；其中杂质Ⅰ为无活性的吡啶衍生物，其紫外吸收图谱与非洛地平差别较大，在 236nm 波长处的吸收系数相差近一倍，应采用对照品测定为宜；而杂质 B、杂质 C 仍为二氢吡啶化合物，紫外吸收图谱与非洛地平相似，可采用主成分自身对照法测定含量（图 2）。选用 Waters symmetry C18(3.9 mm×150 mm，

5 μm)色谱柱操作，得典型色谱图。杂质Ⅰ在 0.1～0.5μg/ml 浓度范围内呈良好的线性关系 $y=8.9620\times10^{-2}+4.3172\times10^{-5}x$，$r=0.9995(n=5)$；3 个不同浓度水平条件下，杂质Ⅰ的回收率分别为：91.7%、102.2%、108.7%，RSD 分别为：2.38%、1.54%和 0.69%。

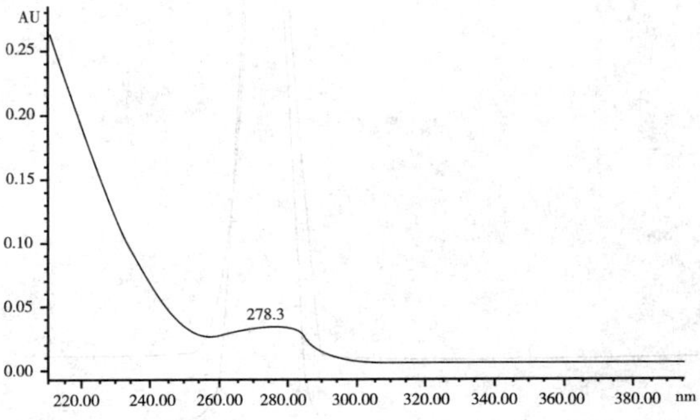

杂质Ⅰ

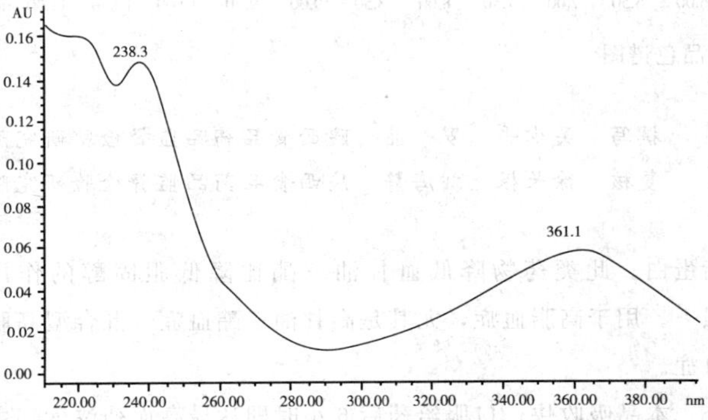

杂质 B

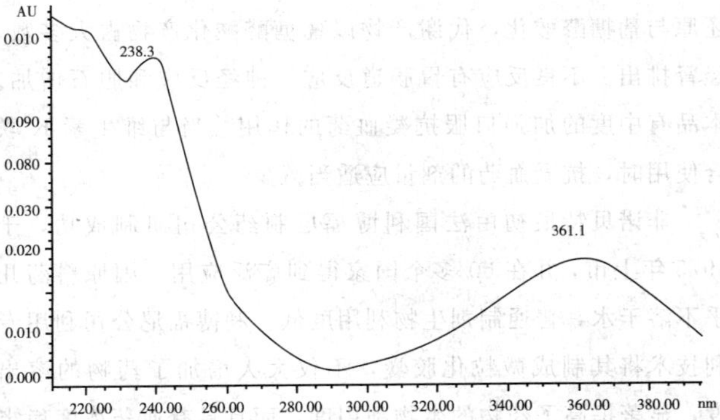

杂质 C

图 2　二极管阵列紫外扫描图

实验中应注意避光操作，防止供试品降解产生杂质Ⅰ。不同品牌的色谱柱对各杂质峰的出峰顺序有影响，据考察 Waters 品牌 Symmetry 色谱柱和国产汉邦色谱柱出峰顺序为：杂质Ⅰ、杂质 B 、非洛地平、杂质 C（图 3）；而迪马 Diamonsil C18(4.5 mm×150 mm，5 μm) 色谱柱出峰顺序为：杂质 B、杂质Ⅰ、非洛地平、杂质 C，实验中应予以注意。典型色谱图见图 3。

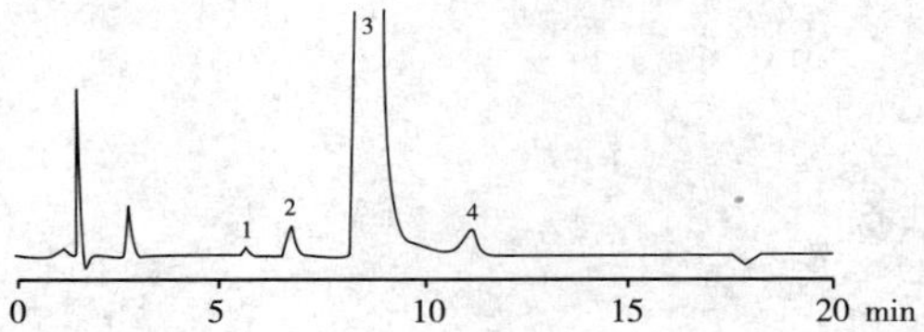

1. 杂质Ⅰ；2. 杂质 B；3. 非洛地平；4. 杂质 C

图 3　国产汉邦色谱柱出峰顺序

【含量测定】采用铈量法进行滴定。硫酸铈溶液较稳定，但四价铈是个强氧化剂，须在酸性环境中使用以防其水解。Ce^{4+} 只经一步即可还原成 Ce^{3+}，无中间步骤或其他诱导反应发生，故铈量法做起来简便准确。硫酸铈溶液在较大浓度的盐酸溶液中直接滴定一些还原剂，而 Cl^- 亦无干扰。有机还原剂大多不与之起反应所以并不干扰滴定。它本身有颜色，可以无需另加指示剂，或者采用邻二氮菲亚铁为指示剂，终点敏锐。它能在强酸溶液中使用。

【制剂】非洛地平片(Felodipine Tablets)

非洛地平片以非洛地平为原料，按照处方量加入乳糖、淀粉、羟丙纤维素、糊精进行混合，加入约 5%聚维酮 K30 的 15%乙醇水溶液适量制粒，经干燥、整粒，加入约 0.8% 硬脂酸镁进行总混、压片，包装。

溶出度　溶出介质体积为 1000ml，以含量测定项下的色谱条件测定样品的溶出量。辅料对主成分溶出度测定无干扰，方法的回收率为 100.36%($n=9$)，RSD 为 0.38%。滤膜对主成分吸附试验表明，玻璃膜、纤维素膜、聚四氟乙烯滤头对主成分无吸附。

含量均匀度和含量测定　均采用高效液相色谱法测定。

辅料对主成分含量测定无干扰，非洛地平在 5～30μg/ml的浓度范围内浓度与峰面积成良好的线性关系，线性回归方程为 $A=53894C-49281.2$，$r=0.9999(n=6)$。方法的回收率为 99.77%($n=9$)，RSD 为 1.38%。

典型色谱图如图 4。

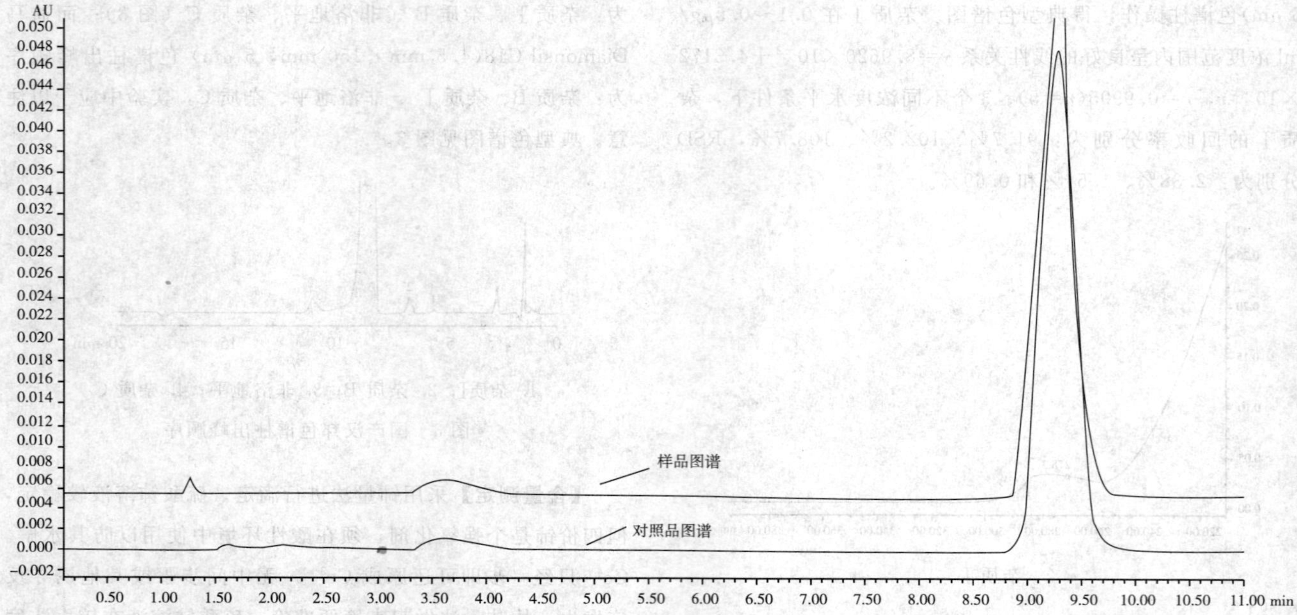

图 4　样品与对照品色谱图

撰写　吴少平　罗　晶　陕西食品药品监督检验研究院
复核　徐长根　刘海静　陕西食品药品监督检验研究院

非诺贝特

Fenofibrate

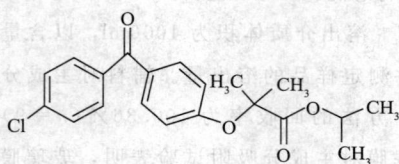

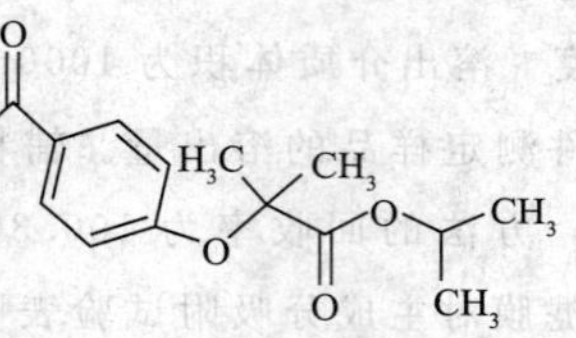

$C_{20}H_{21}ClO_4$　360.84

化学名：2-甲基-2-[4-(4-氯苯甲酰基)苯氧基]丙酸异丙酯

isopropyl-2-[4-(4-chlorobenzoyl) phenoxy]-2-methyl propanoate

英文名：Fenofibrate(INN)

CAS 号：[49562-28-9]

本品为降血脂药。具有明显降低血低密度脂蛋白、胆固醇、甘油三酯和升高高密度脂蛋白的作用。其调脂作用主要是增强过氧化物酶增殖体激活受体(PPAR)α[1]的活性，从而使低密度脂蛋白中的小而密的部分减少，大而疏的部分相对增多；抑制极低密度脂蛋白的生成并使甘油三酯分解增多；还使载蛋白质 A-Ⅰ和 A-Ⅱ生成增加，从而增高高密度脂蛋白。此类药物降低血甘油三酯比降低胆固醇的作用强[2]。用于高脂血症，尤其是高甘油三酯血症、混合型高脂血症。

本品吸收快，口服给药后 6 小时即达最高血药浓度，主要分布于肝、肾和肠道中，在肝内和肾组织内代谢，经羟基还原与葡糖醛酸化，代谢产物以葡糖醛酸化产物占大多数，经肾排出。不良反应有胃肠道反应、神经反应和胆石增加。本品有中度的加强口服抗凝血药的作用，当与维生素 K 联合使用时，抗凝血药的剂量应适当减少。

非诺贝特最初由法国利博福尼制药公司研制成功，于 1975 年上市，并在 60 多个国家得到广泛应用。因原料药几乎不溶于水，普通制剂生物利用度低。利博福尼公司利用专利技术将其制成微粒化胶囊，不仅大大增加了药物的溶出度，显著提高了药物的生物利用度，而且具有血药浓度稳定和受脂类食物影响小等特点[3]。国内于 1982 年试制成功，1984 年投产。

除中国药典(2015)收载外，USP(36)和 BP(2013)均有收载。

【制法概要】

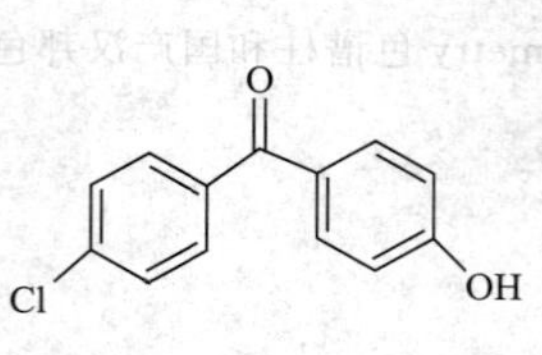

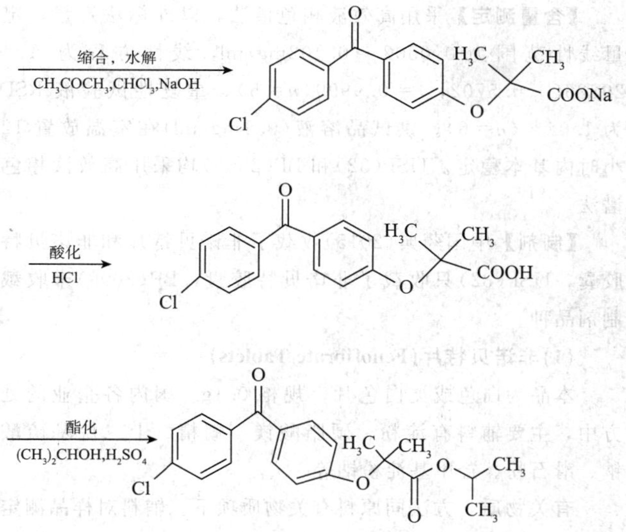

有资料[4]说明，最后一步酯化反应中，用硫酸做催化剂，不仅副反应多，而且腐蚀设备，环境污染大，因此，可采用一水合硫酸氢钠做催化剂。

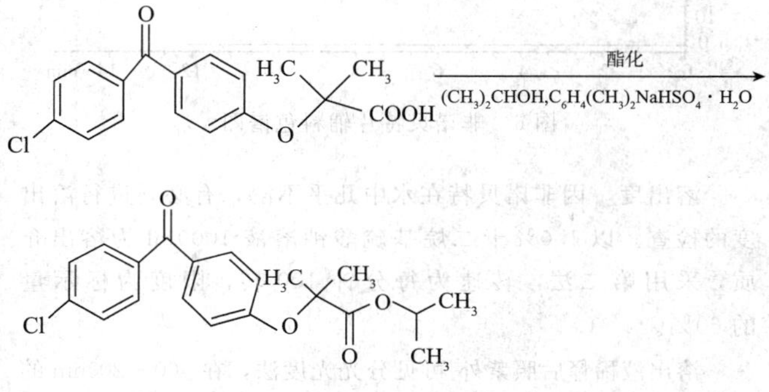

粗品用异丙醇加活性炭回流脱色，趁热过滤，滤液冷却结晶即得。

【性状】熔点 中国药典(2015)规定为78～82℃，BP(2009)和USP(32)规定为79～82℃。有的文献报道：用异丙醇精制者，熔点为79.6～80.7℃[4]。

【鉴别】(1)本品的0.001%无水乙醇溶液，在205nm与286nm波长处有最大吸收。是本品化学结构中苯环上被助色团—Cl取代，E_2带长移。又由于苯环与发色团C=O连接，呈现K带和B带，以及B带长移之故(图1)。

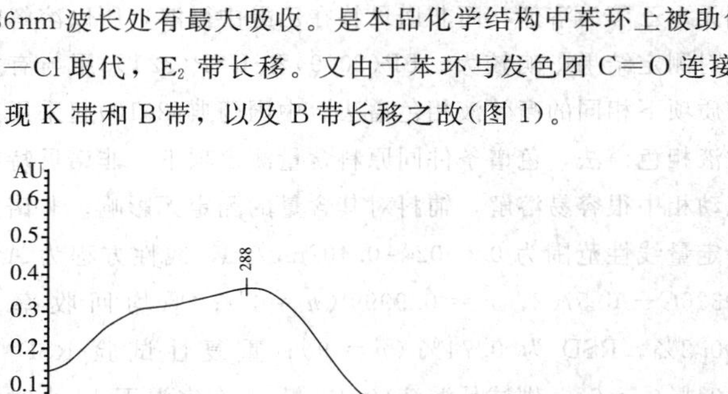

图1 非诺贝特紫外吸收图谱

(2)本品的红外光吸收图谱(光谱集248图)显示的主要特征吸收如下。

特征谱带(cm^{-1})	归属	
3080，3055	芳氢	ν_{C-H}
1730	酯	$\nu_{C=O}$
1650	酮	$\nu_{C=O}$
1600，1573，1505	苯环	$\nu_{C=C}$
1290，1250，1180，1100	酯及醚	ν_{C-O}

【检查】硫酸盐 因为本品在水中几乎不溶，需加热处理使硫酸盐充分溶出，限度为0.04%。USP(32)和BP(2009)限度为0.01%。

氯化物 从生成工艺看出，可能引入氯化物，中国药典(2015)、USP(32)和BP(2009)限度均为0.01%。

有关物质 本品生产工艺中有可能带入的中间体杂质有4′-氯-4-羟基二苯甲酮(杂质Ⅰ)和2-[4-(4-氯苯甲酰)苯氧基]-2-甲基丙酸(杂质Ⅱ)。

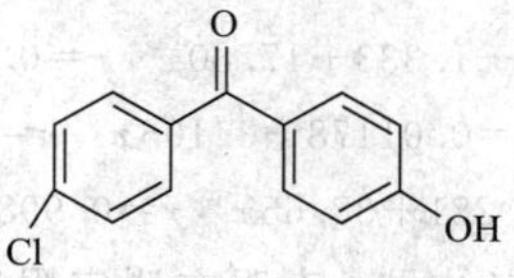

杂质Ⅰ

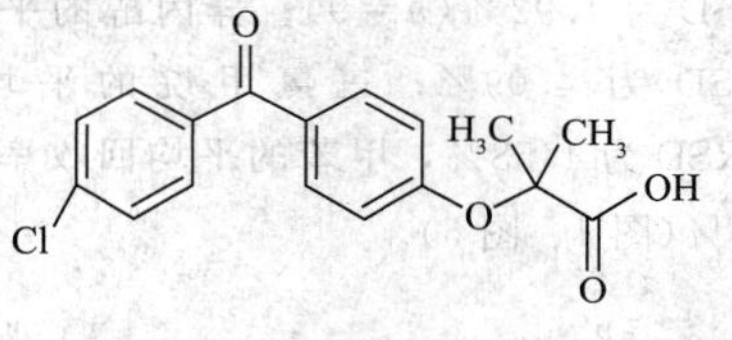

杂质Ⅱ

采用高效液相色谱法进行检查，用十八烷基硅烷键合硅胶柱，以水(用稀磷酸调节pH值至2.5)-乙腈(30∶70)为流动相，检测波长为286nm。用该法能检出此二种杂质，且分离度良好，以杂质Ⅰ和杂质Ⅱ的分离度大于1.5进行系统控制，分别用Agilent，Hc-C18(4.6mm×250mm，5μm)和Waters Symmetry C18(4.6mm×250mm，5μm)的色谱柱进行检验，检测结果没有明显差异。在此液相条件下，碱破坏、酸破坏和氧化破坏的杂质均能达到基线分离。样品的最低检测限为0.28ng。限度为单个杂质小于0.1%，总杂质小于0.5%(图2、图3)。

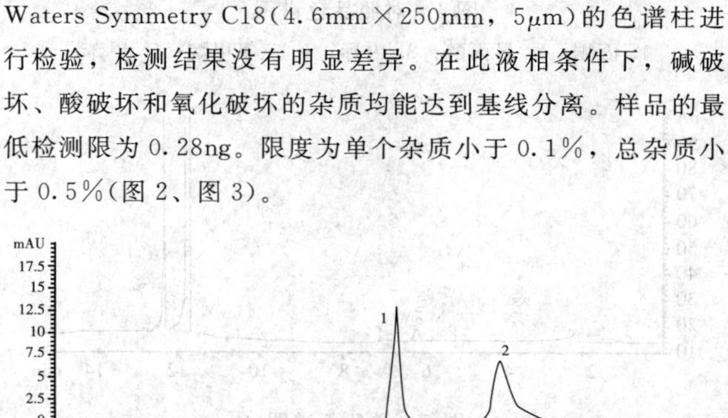

图2 非诺贝特系统适用性试验色谱图

1. 杂质Ⅰ；2. 杂质Ⅱ

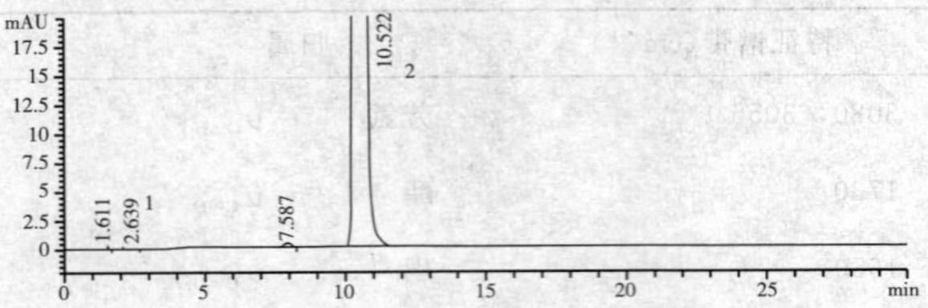

图3　非诺贝特有关物质色谱图

1. 杂质Ⅰ；2. 非诺贝特

USP(32)和BP(2009)均采用高效液相色谱法检查有关物质。

残留溶剂　本品的合成过程使用了二类溶剂三氯甲烷，甲苯及三类溶剂异丙醇和丙酮，采用毛细管柱顶空进样系统程序升温气相色谱法进行测定。

四种物质的回归方程[x 均为对照量与内标量(以1计算)的比值，y 均为对照峰面积与内标峰面积的比值]结果如下。

丙酮　$y=-0.2507+59.24x$　$r=0.9992$

异丙醇　$y=-1.333+17.80x$　$r=0.9994$

三氯甲烷　$y=0.01178+3.106x$　$r=0.9891$

甲苯　$y=0.0281+38.65x$　$r=0.9986$

根据上述测定结果，表明在测定限度范围的20%至120%区间内，各组分的线性关系良好。丙酮平均回收率为95.59%，RSD为1.92%($n=9$)；异丙醇的平均回收率为97.16%，RSD为4.09%；三氯甲烷的平均回收率为100.35%，RSD为4.58%，甲苯的平均回收率为92.94%，RSD为2.19%(图4、图5)。

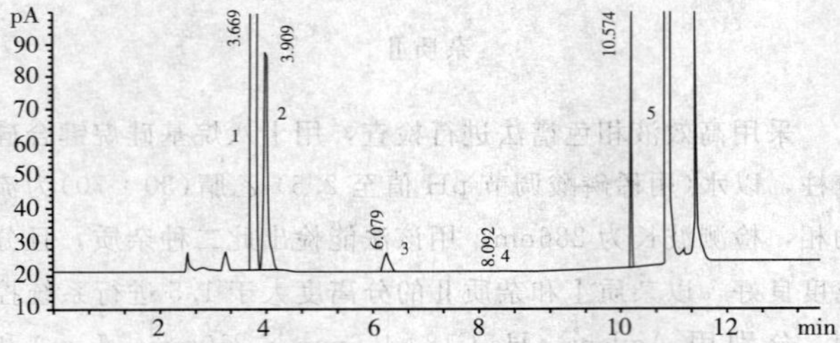

图4　对照品色谱图

1. 丙酮；2. 异丙醇；3. 内标；4. 三氯甲烷；5. 甲苯

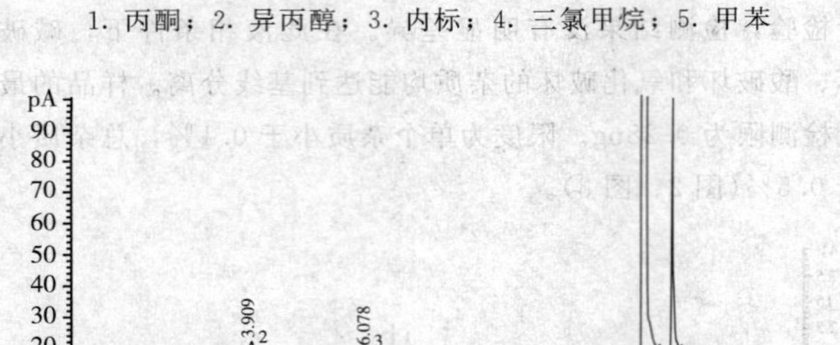

图5　样品色谱图

2. 异丙醇；3. 内标

干燥失重　由于本品的熔点较低(80℃)，干燥失重采用50℃减压干燥至恒重。BP规定在60℃减压干燥。USP规定在60℃用五氧化二磷减压干燥。

【含量测定】采用高效液相色谱法，以外标法定量，定量线性范围为0.0502～0.402mg/ml，线性方程为$A=29326C-0.5702$，$r=0.9999(n=5)$。重复性试验液RSD为1.04%($n=6$)。供试品溶液(0.1mg/ml)在室温放置12小时内基本稳定。USP(32)和BP(2009)均采用高效液相色谱法。

【制剂】中国药典(2015)收载了非诺贝特片和非诺贝特胶囊，USP(32)只收载了非诺贝特胶囊，BP(2009)未收载制剂品种。

(1)非诺贝特片(Fenofibrate Tablets)

本品为白色或类白色片，规格0.1g。国内各企业的处方中，主要辅料有淀粉、硬脂酸镁、糊精、十二烷基硫酸钠、滑石粉、羟甲基淀粉钠等。

有关物质　方法同原料有关物质项下。辅料对样品测定无影响，辅料的高效液相色谱图见图6。

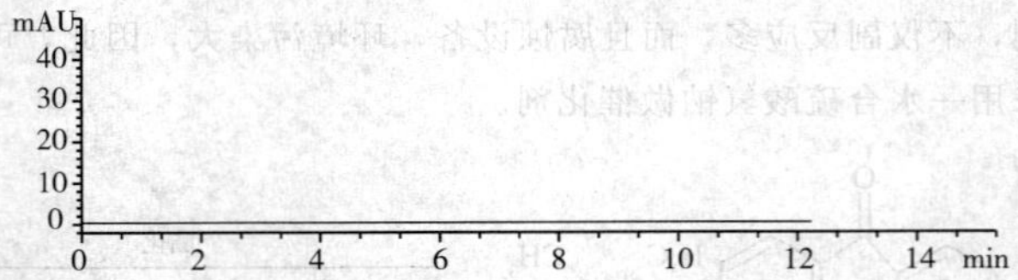

图6　非诺贝特片辅料色谱图

溶出度　因非诺贝特在水中几乎不溶，有必要进行溶出度的检查。以1.0%十二烷基硫酸钠溶液1000ml为溶出介质，采用第二法，转速为每分钟100转，限度为标示量的60%。

溶出液稀释后照紫外-可见分光光度法，在400～200nm的波长范围内进行扫描，在289nm的波长处有最大吸收。故选择289nm为该法的测定波长，空白辅料无影响。当非诺贝特的浓度在6.2400～16.6400μg/ml范围内，其吸光度与浓度呈良好的线性关系，相关系数$r=0.9999$。平均回收率为100.09%，RSD为0.46%($n=9$)，溶液在5小时内稳定。

含量测定　原中国药典(2005)采用紫外-分光光度法，用无水乙醇为溶剂，而非诺贝特在乙醇中微溶，所以溶解时间对测定结果影响较大。BP(2009)和USP(32)采用与有关物质项下相同的高效液相色谱法。中国药典(2010)起采用高效液相色谱法，色谱条件同原料含量测定项下。非诺贝特在流动相中很容易溶解，辅料对其含量的测定无影响。非诺贝特定量线性范围为0.0502～0.402mg/ml，线性方程为$A=29326C-0.5702$，$r=0.9999(n=5)$；平均回收率为100.2%，RSD为0.74%($n=9$)；重复性试验RSD为1.04%($n=6$)。供试品溶液(0.1mg/ml)在室温下12小时内稳定。

(2)非诺贝特胶囊(Fenofibrate Capsulaes)

规格为0.1g。国内各企业所用主要辅料有淀粉、滑石粉、硬脂酸镁等。

有关物质　方法同非诺贝特片有关物质项下。辅料的高效液相色谱图见图7。

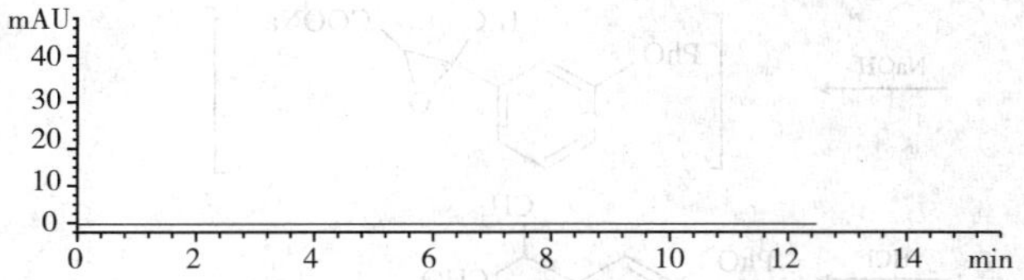

图 7　非诺贝特胶囊辅料色谱图

溶出度　以 1.0％十二烷基硫酸钠溶液 1000ml 为溶剂，采用第二法，转速为每分钟 120 转，限度为标示量的 60％。

溶出液稀释后照紫外-可见分光光度法，在 400～200nm 的波长范围内进行扫描，在 289nm 的波长处有最大吸收。故选择 289nm 为该法的测定波长，空白辅料无影响。当非诺贝特的浓度在 6.2400～16.6400μg/ml 范围内，其吸光度与浓度呈良好的线性关系，相关系数 $r=0.9999$，平均回收率为 100.61％，RSD 为 0.71％($n=9$)，溶液在 5 小时内稳定。

含量测定　与非诺贝特片含量测定方法相同，辅料无影响。

参考文献

［1］Kliewer S, Sundseth S, Jones S, et al. Fatty acids and eicosanoids regulate gene expression through direct interactions with peroxisome proliferator-activated receptors alpha and gamma［J］. Proc Natl Acad Sci USA, 1997, 94: 4318-4323.

［2］李满，满世伟，金丽丹．非诺贝特降脂特点简介［J］．实用药物与临床，2005(8)：35-36.

［3］应黄慧，杜东征，詹毅，等．降血脂药物的研究开发现状与前景［J］．医药导报，2005，6(24)：503-504.

［4］乔德阳，李敢．硫酸氢钠催化合成非诺贝特［J］．化学世界，2009(7)：424-426.

撰写　兰玉坤　重庆市食品药品检验检测研究院
　　　潘　悌　上海市食品药品检验所
复核　王白露　重庆市食品药品检验检测研究院

非诺洛芬钙

Fenoprofen Calcium

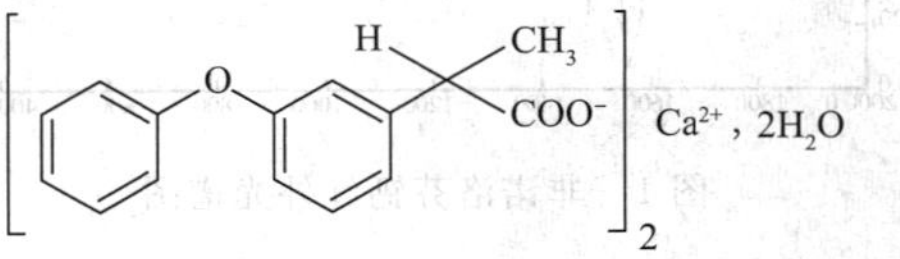

$C_{30}H_{26}CaO_6 \cdot 2H_2O$　558.64

化学名：(±)-α-甲基-3-苯氧基-苯乙酸钙二水合物

(±)-α-methyl-3-phenoxy-benzene-acetic acid, calcium salt(2∶1) dihydrate

英文名：Fenoprofen Calcium(INN)

异名：苯氧布洛芬钙

CAS 号：［53746-45-5］

本品为苯丙酸衍生物，属非甾体抗炎药。其作用机制通过对环氧酶的抑制而减少前列腺素的合成，由此减轻因前列腺素引起的组织充血、肿胀，降低周围神经痛觉的敏感性。本品临床用于各种关节炎、包括类风湿关节炎、骨性关节炎、强直性脊柱炎、痛风性关节炎及其他软组织疼痛。亦用于其他疼痛如痛经、牙痛、损伤及创伤性痛等。口服后吸收快，与食物、奶类同服时吸收减慢，与含铝和镁的抗酸药同服不影响吸收。一次给药 600mg 后 1～2 小时血药浓度达峰值，浓度为 50μg/ml，蛋白结合率为 99％。$t_{1/2}$ 为 3 小时，90％于 24 小时内从尿中排出(主要以葡萄糖醛酸结合物形式排出)，约 2％自粪便排出[1]。主要不良反应有恶心、呕吐、消化不良、头昏及皮疹等。

非诺洛芬钙由美国 Lilly 公司开发，1976 年经美国 FDA 批准上市。

目前除中国药典(2015)收载外，BP (2013)和 USP (36)等均有收载。Ph. Eur. (7.0)和 JP(15)均未收载。

【制法概要】根据文献报道，非诺洛芬钙的合成工艺如下。

路线 1[2]

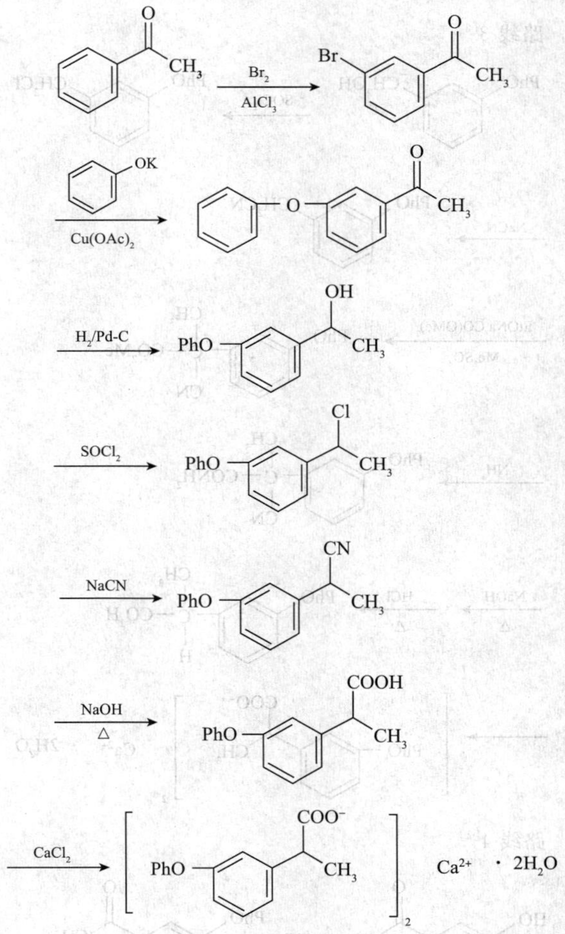

路线 2[2]

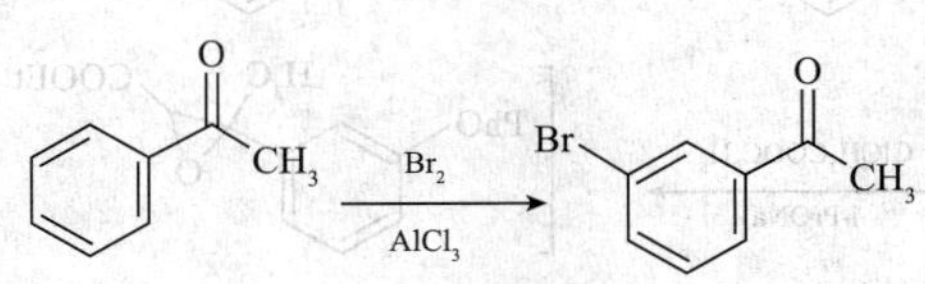

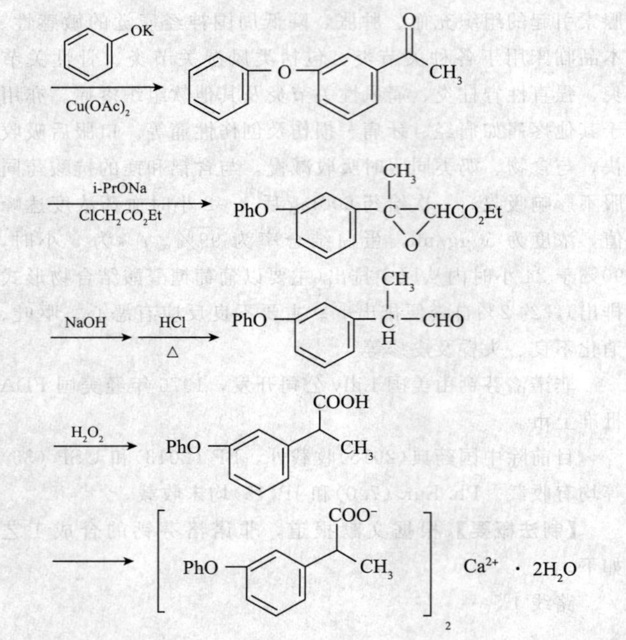

路线 3[2]

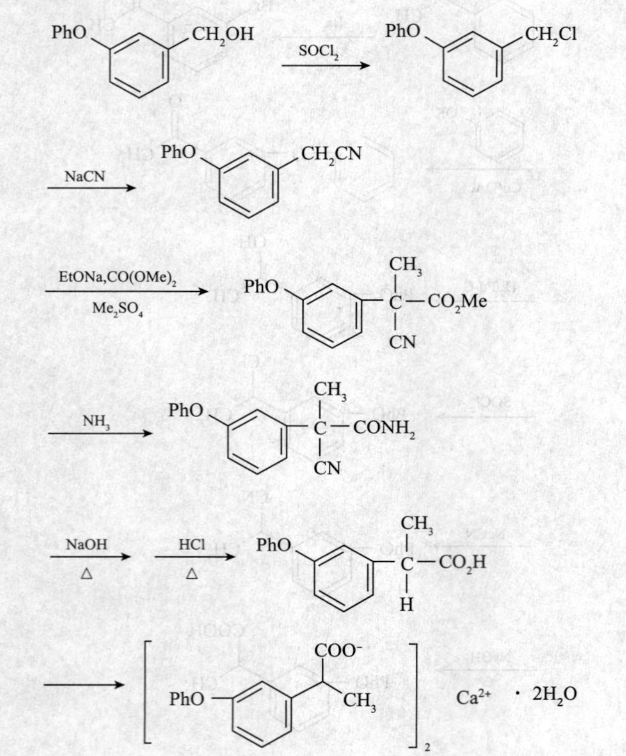

路线 4[2]

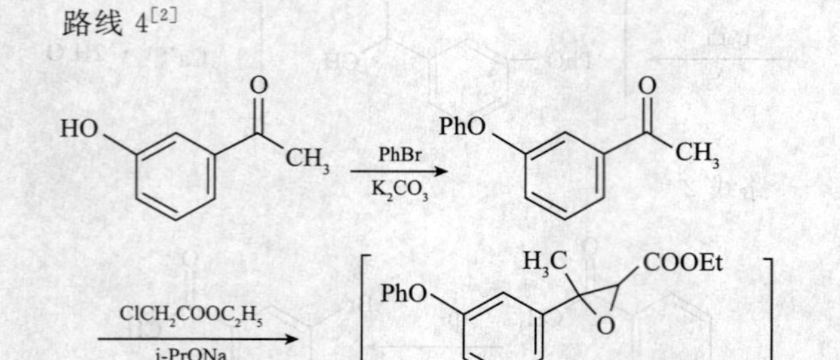

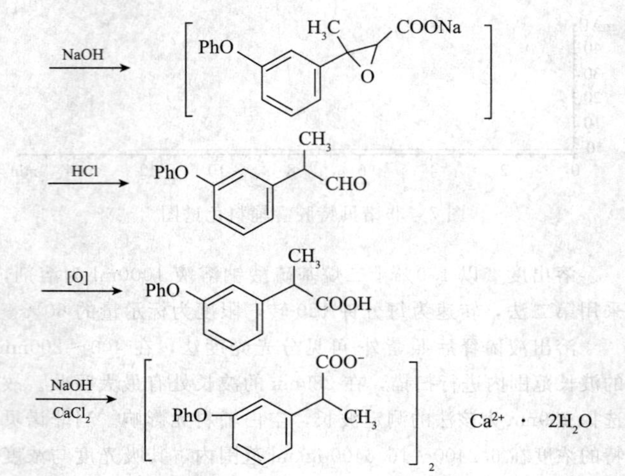

【性状】本品为白色结晶性粉末。

【鉴别】(1)为钙盐的沉淀反应鉴别。

(2)本品系芳香族化合物，具有环状共轭体系结构而具有紫外-可见光特征吸收光谱，在 272nm 与 278nm 的波长处有最大吸收，在 266nm 的波长处有一肩峰，可作为鉴别依据。

(3)本品的红外光吸收图谱（光谱集 249 图）显示的主要特征吸收如下。

特征谱带(cm^{-1})	归属	
3070，3040	芳氢	ν_{C-H}
1565，1425	羧酸离子	$\nu_{CO_2^-}$
1489，1448	苯环	$\nu_{C=C}$
1270～1118	芳醚	ν_{C-O}
775，745	取代苯	$\gamma_{3H,5H}$
700	苯环	$\delta_{环}$

BP(2010)收载标准 IR 图谱，见图 1。

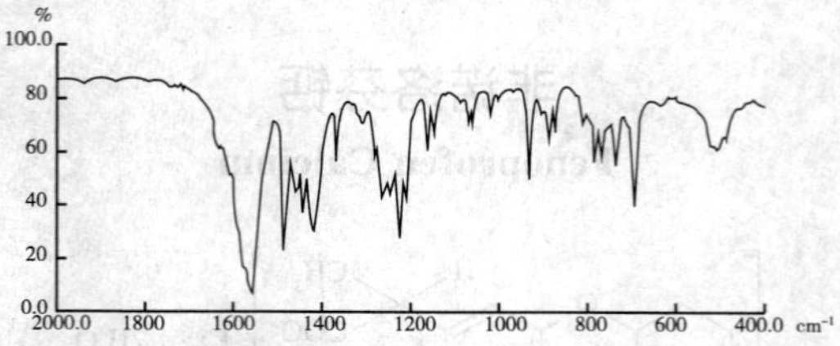

图 1　非诺洛芬钙红外光谱图

【检查】有关物质　中国药典(2015)采用 TLC 法控制有关物质，限度规定为不得过 0.5%。

BP (2010)和 USP (33)有关物质均采用 HPLC 法测定。

BP (2010)色谱条件：C18 柱，流动相为水-乙腈-四氢呋喃-冰醋酸等度洗脱，测定波长为 270nm，系统适用性试验规定主峰和 4,4′-二甲氧基二苯甲酮(4,4′-dimethoxybenzophenone)的分离度不小于 3.0。限度规定：单个最大杂质不得过 1%，大于 0.5%的杂质不得多于 1 个，杂质总量不得过2%。

USP (33)色谱条件：C8柱，流动相为水-乙腈-冰醋酸梯度洗脱，测定波长为270nm，系统适用性试验规定主峰和3-苯氧基苯甲酸(3-phenoxybenzoic)分离度不低于9.0。限度规定：单个杂质不得过0.5%，杂质总量不得过2.0%。

非诺洛芬钙可能存在的杂质有：

1.4,4′-二甲氧基二苯甲酮

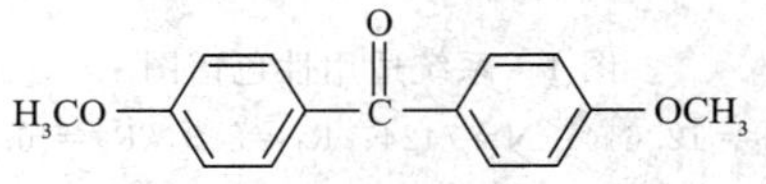

2.3-苯氧基苯甲酸

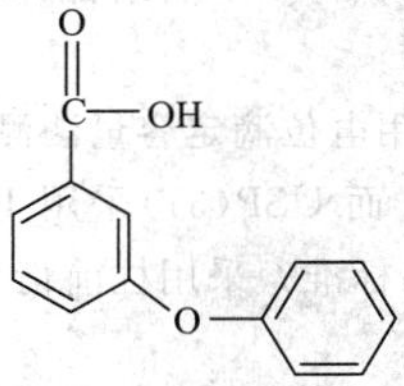

鉴于样品、对照品等原因，有关物质检查方法还应进一步研究后进行修订。

【含量测定】采用非水滴定法高氯酸滴定液(0.1mol/L)测定，以冰醋酸20ml、醋酐2ml为溶剂，结晶紫指示液指示终点(显蓝绿色)。测定方法同BP (2010)，但BP (2010)采用电位法指示终点。

USP (33)采用液相色谱对照品法测定。文献报道[3]非水滴定法测定，相应有关弱碱性物质也参与反应，以致含量结果偏高，而采用HPLC法，所含杂质分离，测得含量更准确。

【贮藏】中国药典(2015)及USP (33)规定贮藏条件均为“密封保存”。

【制剂】非诺洛芬钙片(Fenoprofen Calcium Tablets)

除中国药典(2015)收载外，USP(33)和BP(2010)均收载。

本品为白色片，规格为0.3g(按$C_{15}H_{14}O_3$计)。处方中所用辅料有羧甲基淀粉钠、淀粉、硬脂酸镁等。

含量测定　采用紫外-可见分光光度法的吸收系数法测定。

由于吸收系数为80.7，小于100，故应采用紫外-可见分光光度对照品法或液相色谱外标法测定含量更为准确可靠。

BP (2010)含量测定同中国药典(2015)，USP (33)采用高效液相色谱对照品法。

BP (2010)和USP(33)中均订入了红外鉴别。

非诺洛芬钙在水中不溶，可参考USP (33)进行溶出度考察，并订入质量标准中。

参考文献

[1] 国家药典委员会．中华人民共和国药典临床用药须知·化学药和生物制品卷［M］．2005年版．北京：人民卫生出版社，2005.

[2] 王学勤，王卫东，王峰，等．苯氧布洛芬钙的合成［J］．淮海工学院学报，1999，3：31.

[3] 金瓯，倪维芳．HPLC法测定非诺洛芬钙原料的含量［J］．广东药学院学报，1999，15 (4)：284.

撰写　郑国钢　　浙江省食品药品检验研究院

复核　洪利娅　杨伟峰　殷国真　浙江省食品药品检验研究院

帕米膦酸二钠

Pamidronate Disodium

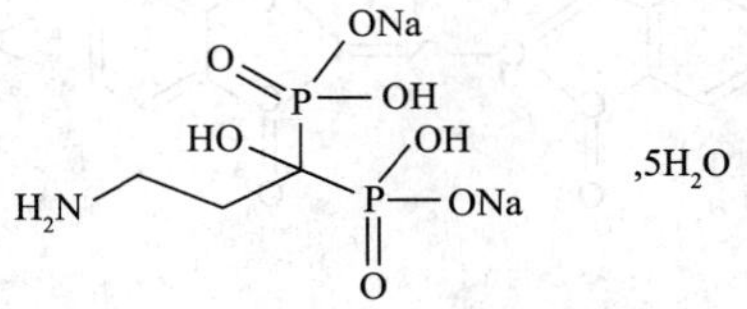

$C_3H_9NNa_2O_7P_2 \cdot 5H_2O$　369.11

化学名：3-氨基-1-羟基丙叉二膦酸二钠五水合物

disodium dihydrogen (3-amino-1-hydroxypropylidene) bisphosphonate pentahydrate

英文名：Pamidronate Disodium (INN)

CAS号：［57248-88-1］

本品为骨吸收抑制剂、双膦酸盐类骨代谢改善剂，能与骨表面结合，通过其物理化学作用而抑制破骨细胞引起的吸收或是抑制向破骨细胞的分化。一次静脉滴注能显著降低血钙浓度，改善意识障碍、食欲不振、恶心呕吐等主客观症状；效果持续时间长，预期可使进行性癌和末期癌症患者的生活质量得到提高。适用于恶性肿瘤引起的高钙血症[1]。

本品由瑞士Giba-Geigy公司开发，于1987年在阿根廷上市后，英、美及欧洲国家普遍相继上市使用。国内于1998年开始生产。

本品为中国药典(2010)新增加品种，原载于国家药品标准[2]，中国药典(2015)未作修订。USP(36)、BP(2013)及Ph. Eur. (7.0)亦有收载；JP(15)未收载。

【制法概要】本品的合成路线如下。

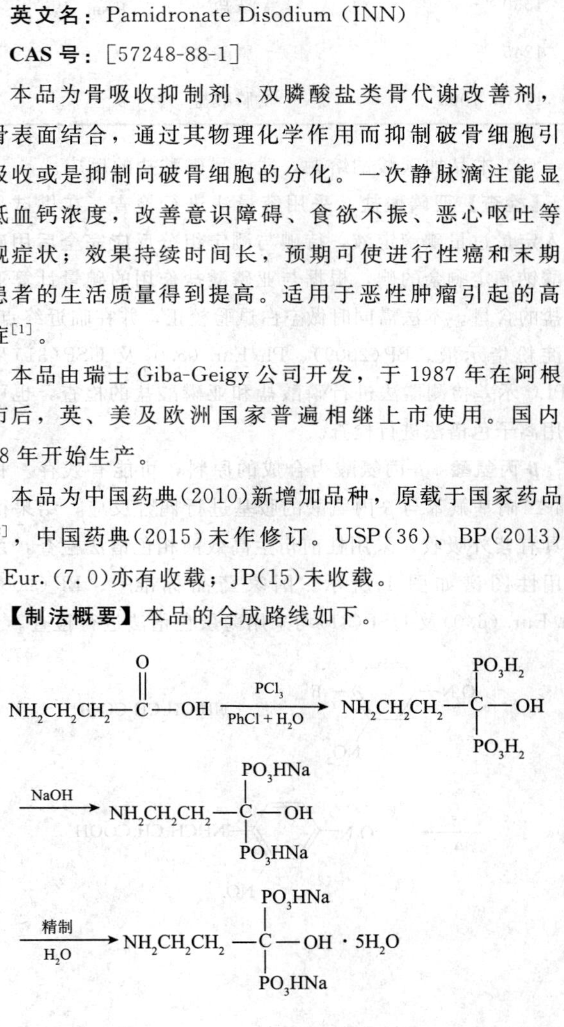

【性状】本品为白色结晶或结晶性粉末，无臭，无味；略有引湿性。BP(2009)及 Ph. Eur. (6.0)规定为白色或类白色结晶性粉末。

【鉴别】(1)本品分子中具有氨基结构，具有羟基胺类和α-氨基酸性质，可与茚三酮缩合成蓝至紫蓝色缩合物。

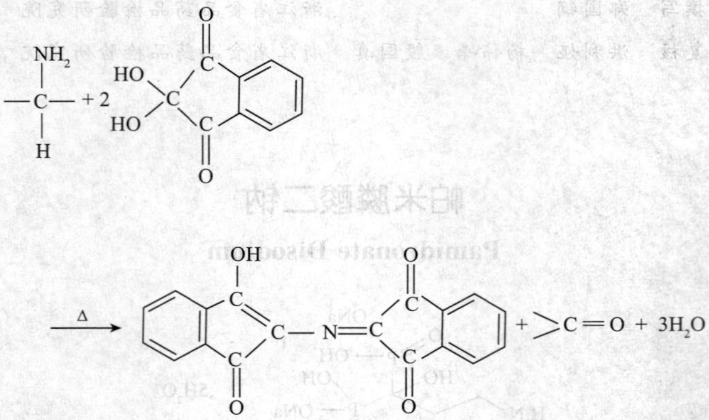

(2)本品的红外光吸收图谱(光谱集 778 图)显示的主要特征吸收如下[3,4]。

特征谱带(cm^{-1})	归属
3100，2160，1650	膦酸盐　ν_{P-O-H}
1550	铵盐　ν_{NH_3}
1245	膦酸盐　$\nu_{P=O}$
1110，1065	膦酸盐　ν_{P-O}

(3) 本品加碳酸钠熔融，残渣呈磷酸盐的反应。

【检查】**亚磷酸盐**　采用容量法进行检查，在供试品中加入定量过量碘滴定液，待碘与测定组分反应完全后用硫代硫酸钠滴定剩余的碘，根据与亚磷酸盐作用的碘量计算亚磷酸盐的含量。本法需同时做空白试验校正，并在临近终点时，加淀粉指示液。BP(2009)、Ph. Eur. (6.0)及 USP(31)采用 HPLC 示差检测器法进行磷酸盐和亚磷酸盐的检查，也可以采用离子色谱法进行检查。

β-丙氨酸　β-丙氨酸为合成的原料，可能有残存。利用2,4-二硝基氟苯与β-丙氨酸的胺基进行偶合反应，结果衍生物具有紫外吸收，采用柱前衍生高效液相色谱法检查，系统适用性图谱如图 1 所示。国家药品标准[2]、BP(2009)、Ph. Eur. (6.0)及 USP(31)均采用薄层色谱法进行检查。

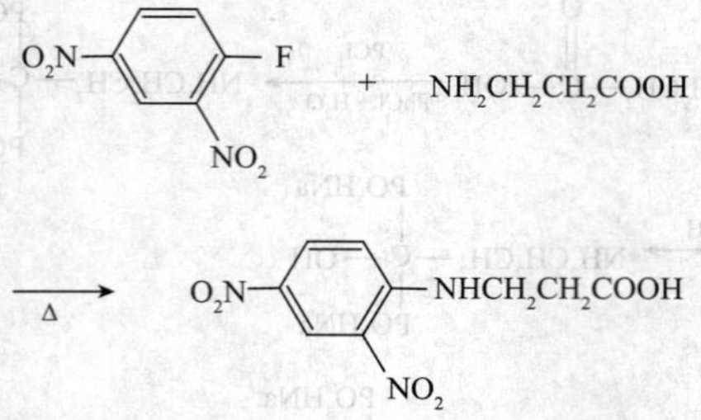

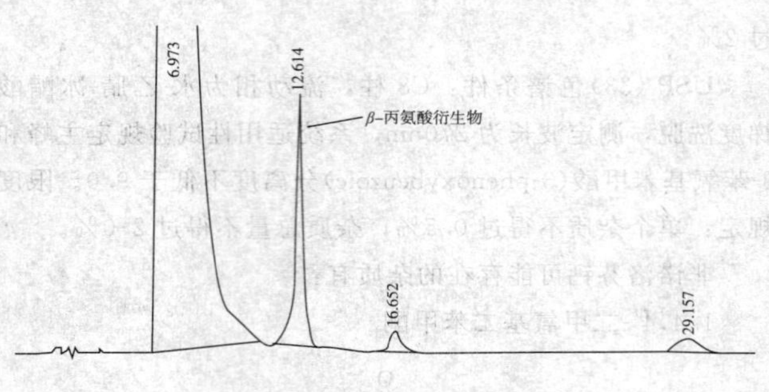

图 1　系统适用性色谱图

(t_R=12.614；N=7424；R_1=8.3，R_2= 6.2)

色谱柱：Kromasil C18(250mm×4.6mm，5μm)

干燥失重　本品含 5 分子结晶水，含水量的理论值为 24.4%。

【含量测定】采用电位滴定容量法测定，与 BP(2009)和 Ph. Eur. (6.0)相同，而 USP(31)采用 HPLC 示差检测器法进行测定。国家药品标准[2]采用柱前衍生化高效液相色谱荧光检测法测定。

【制剂】**帕米膦酸二钠注射液 (Pamidronate Disodium Injection)**

本品含量测定采用离子色谱法，色谱柱为 Dionex IonPac AS22 (4mm×250mm) 阴离子交换色谱柱，检测器为电导检测器，回收率为 99.9%，精密度 RSD 为 0.2%。国家药品标准[2]采用柱前衍生化高效液相色谱荧光检测法，辅料甘露醇对测定结果有影响，对照品配制需加入与供试品相同浓度的甘露醇以消除影响。不同厂家的辅料甘露醇与主成分的比例存在不一致，难以用相同的对照品溶液测定同一规格不同厂家的样品。BP(2009)、Ph. Eur. (6.0)和 USP(31)均采用 HPLC 示差检测器法。

参考文献

[1] 朱宝泉．新编药物合成手册［M］．北京：化学工业出版社，2003：1089-1092.

[2] 国家药典委员会．国家食品药品监督管理局国家药品标准新药转正标准：第 58 册［M］．北京：人民卫生出版社，2006：58-59.

[3] 王宗明，何欣翔，孙殿卿．实用红外光谱学［M］．2 版．北京：石油工业出版社，1990.

[4] 荆煦瑛，陈式棣，么恩云．红外光谱实用指南［M］．天津：天津科学技术出版社，1992.

撰写　严全鸿　广东省药品检验所

复核　罗卓雅　广东省药品检验所

肾上腺素

Epinephrine

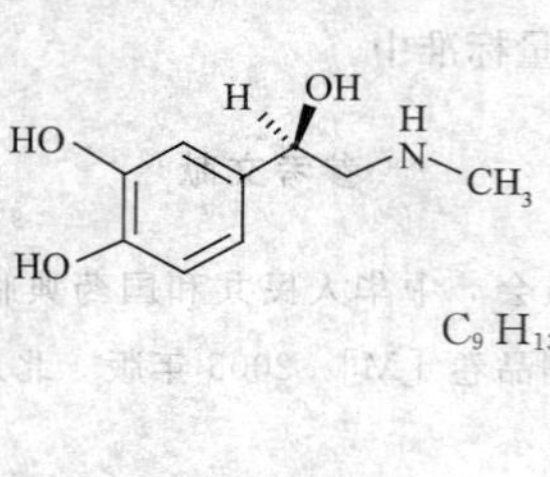

$C_9H_{13}NO_3$　183.21

化学名：(*R*)-4-[2-(甲氨基)-1-羟基乙基]-1,2-苯二酚

1,2-benzenediol，4-[1-hydroxy-2-(methylamino)ethyl]

英文名：Epinephrine(INN)；Adrenaline

异名：副肾素；副肾碱

CAS 号：[51-43-4]

本品为肾上腺素受体激动药。它同时作用于肾上腺素能 α、β 受体，产生强烈快速而短暂的兴奋 α 和 β 型效应。临床上常见的副作用有头痛、烦躁、失眠、面色苍白、无力、血压升高、震颤等不良反应。经肾排泄，极小量以原型排出。

本品是肾上腺髓质的主要激素，其生物合成主要是在髓质铬细胞中首先形成去甲肾上腺素，然后进一步经苯乙胺-*N*-甲基转移酶(phenylethanolamine *N*-methyl transferase，PNMT)的作用，使去甲肾上腺素甲基化形成肾上腺素。

自 1885 年 Addison 发现 Addison 病与肾上腺素退化的关系以来，随即有许多学者从事这方面的研究。1895 年，Oliver 和 Schafer 首先证明肾上腺素提取物有升压作用。1899 年，Abel 将本品作为苯甲酰化合物分离出来，并命名为 Epinephrine。1901 年，Takamine 从肾上腺髓质中提取得到肾上腺晶体，命名为 Adrenaline。1903 年，Pauly 确定了该化合物的结构。1904 年，Stolz 首先合成了肾上腺素的消旋体，其生理活性只有天然左消旋体的一半。1908 年，Flacher 拆分了合成的肾上腺素，证明合成的左消旋体与天然物完全相同[1-3]。

国内于 1958 年正式投产。除中国药典(2015)收载外，Ph. Eur. (6.2)、BP(2013)、USP(36)、JP(15)等均有收载，并均用左旋体。左旋体的增压作用较右旋体强 12 倍[1,2]。

【制法概要】

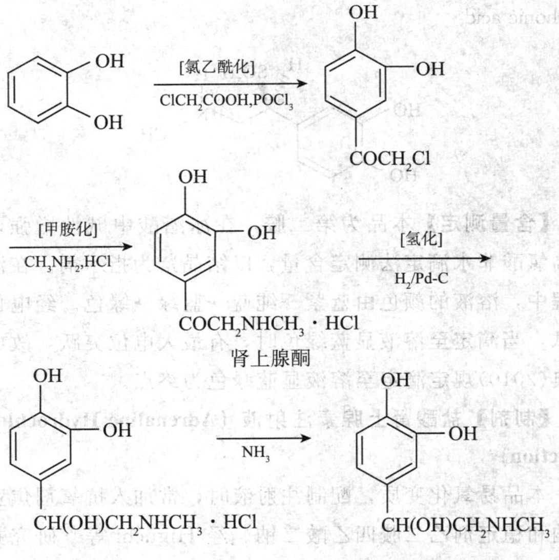

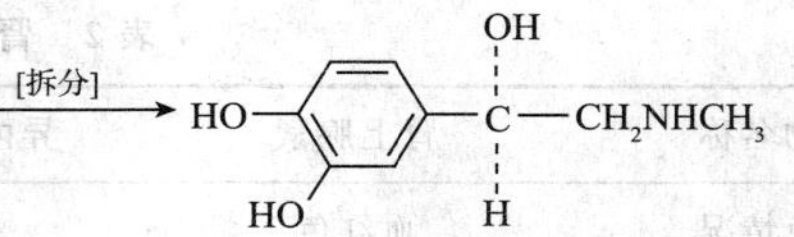

可能存在的杂质为未被还原的肾上腺酮及拆分不完全的右旋体。

【性状】本品具有邻苯二酚结构，遇空气中的氧、日光、热量及微量金属离子均能促使其氧化变质，先氧化为红色的肾上腺素红(adrenochrome)，继而氧化为棕色的多聚体[4]。

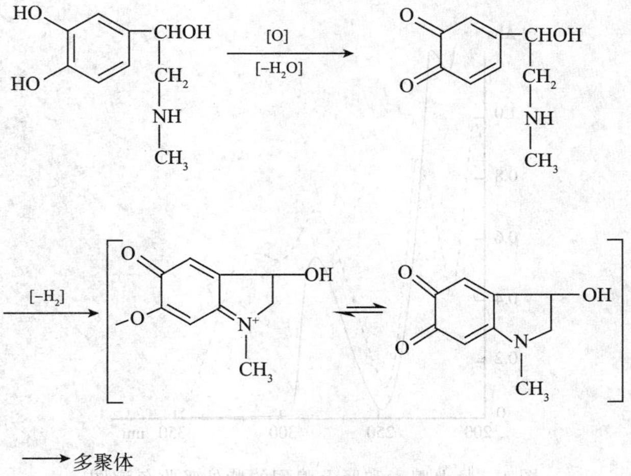

本品一般系采用合成法制得，如在制备过程中拆分不完全，会带入消旋体。因此，中国药典(2015)规定测定比旋度，比旋度范围为－50.0°至－53.5°。温度对比旋度的测定有一定影响。实验证明，10℃时较 20℃时测定的绝对值高出 0.42°，30℃时较在 20℃时测定的绝对值低 0.42°。即随温度的增高，测得的绝对值降低，见表 1。

【鉴别】(1)本品具有邻苯二酚结构，在适宜的酸性条件下，可与三氯化铁配位结合产生翠绿色；加入氨试液后，即变成紫色，最后变成紫红色。

(2)肾上腺素、重酒石酸去甲肾上腺素、异丙肾上腺素等，均可被过氧化氢氧化变色。在试验条件下，各药物的反应显色不同(表 2)，可藉以区别。其他弱氧化剂，如二氧化锰、铁氰化钾、碘酸钾等亦能使本品氧化变色。

表 1 温度对测定肾上腺素比旋度结果的影响①

温度(℃)	10	15	20	25	30
[α]	－51.22°	－50.98°	－50.80°	－50.61°	－50.38°
与 $[\alpha]_D^{20}$ 之差值	＋0.42°	＋0.18°	±0.00	－0.19°	－0.42°

①Perkin Elmer 241 mc 旋光计，以 1dm 管测定

表 2　肾上腺素及同类药物与过氧化氢显色结果

药物名称	肾上腺素	异丙肾上腺素	重酒石酸去甲肾上腺素	盐酸去氧肾上腺素	盐酸甲氧明
显色情况	血红色	橙黄色	黄色	无色	无色

【检查】酸性溶液的澄清度与颜色　本品具有邻苯二酚结构，易氧化变质，通过与黄色 3 号标准比色液或橙红色 2 号标准比色液(稀释一倍)进行比较来限度控制。

酮体　指合成过程中未反应完全的中间体肾上腺酮。该酮体的盐酸溶液在 310nm 的波长处有最大吸收，其吸收系数($E_{1cm}^{1\%}$)约为 453，而肾上腺素在此波长处几乎无吸收(图 1)。

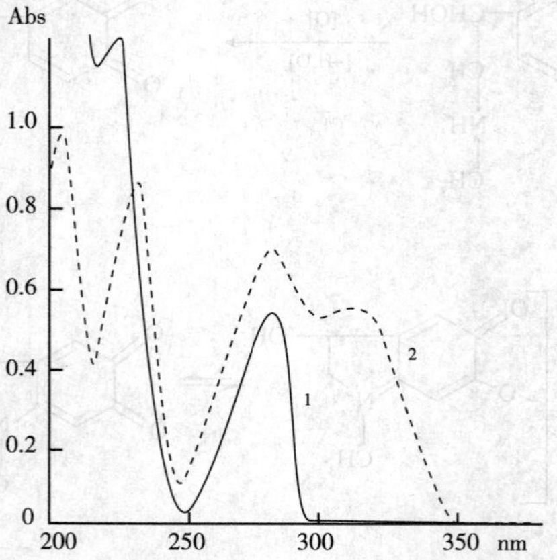

图 1　肾上腺素和肾上腺酮的紫外吸收色谱图

1. 0.0378mg/ml 肾上腺素溶液；2. 0.01224mg/ml 肾上腺酮溶液

溶剂：盐溶液(0.05ml/L)

中国药典(2015)规定 0.2%的供试品溶液，在 310nm 的波长处测定，吸收度不得过 0.05，即相当于含酮体的量低于 0.06%。

有关物质　取本品，加浓过氧化氢溶液，放置过夜，加重酒石酸去甲肾上腺素对照品适量，制备系统适用性试验溶液。(图 2)

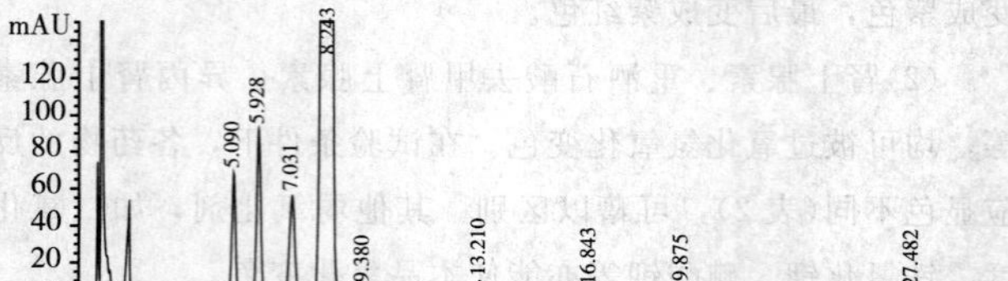

图 2　系统适用性试验溶液色谱图

去甲肾上腺素 t_R＝5.090 分钟，肾上腺素 t_R＝8.243 分钟，5.928 分钟和 7.031 分钟处为降解产物峰

规定单一杂质不得超过 0.2%，杂质总量限量为 0.5%。

BP(2009)采用 HPLC 法、USP(32)采用 TLC 法检查已知杂质去甲肾上腺素，限量分别为 0.2%和 4.0%。

Ph. Eur. (6.2)列出下列已知杂质，采用梯度洗脱液相色谱法，杂质 B、C、F 不得过 0.2%，杂质 D、E 不得过 0.1%，其他单个未知杂质不得过 0.10%，杂质总量不得过 0.5%。

B：noradrenaline(去甲肾上腺素)

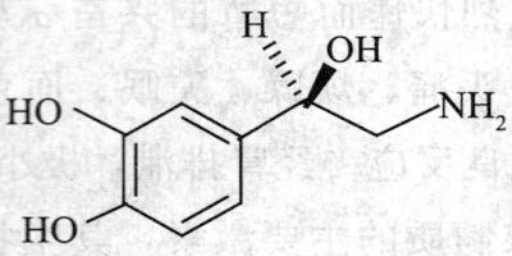

C：1-(3,4-dihydroxyphenyl)-2-(methylamino) ethanone (adrenalone)

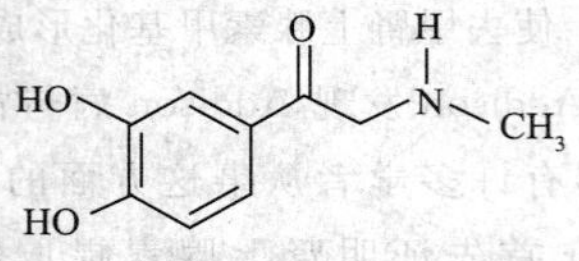

E：2-(benzylmethylamino)-1-(3,4-dihydroxyphenyl) ethanone

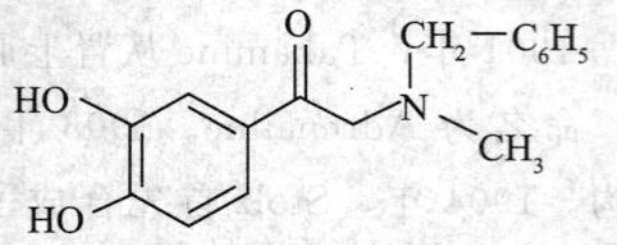

D：4-[(1*R*)-2-(benzylmethylamino)-1-hydroxyethyl] benzene-1,2-diol

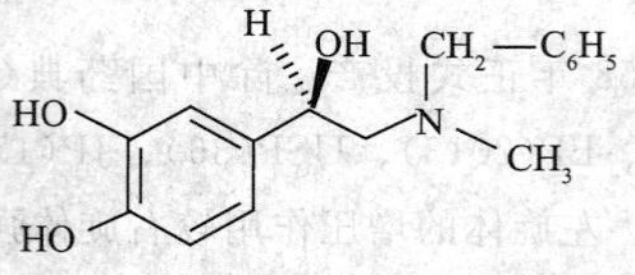

F：(1*R*)-1-(3,4-dihydroxyphenyl)-2-(methylamino) ethanesulphonic acid

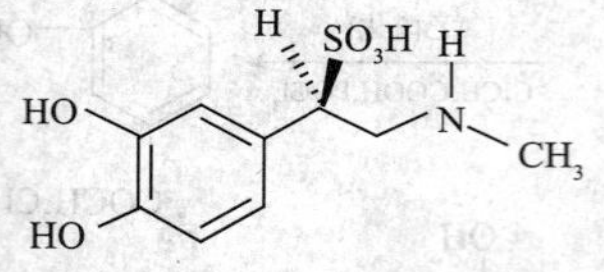

【含量测定】本品为第二胺，在冰醋酸中碱性增强，可用高氯酸非水滴定法测定含量，以结晶紫为指示剂。在滴定过程中，溶液的颜色由蓝紫→纯蓝→蓝绿→绿色。经电位法测试，当滴定至溶液显蓝绿色时，有最大电位突跃，故中国药典(2010)规定滴定至溶液显蓝绿色为终点。

【制剂】盐酸肾上腺素注射液(Adrenaline Hydrochloride Injection)

本品易氧化变质，配制注射液时，常加入抗氧剂焦亚硫酸钠和稳定剂乙二胺四乙酸二钠。经 Higuchi 等[5]研究并经过刘承叶等[6]实验证实，肾上腺素在亚硫酸根存在下，会生成无生理活性、无光学活性的肾上腺素磺酸(epinephrine sulfonic acid)。

杨仲元等[7]利用 HPLC 法拆分盐酸肾上腺素注射液中主药的对映体。结果表明，注射液在贮存过程中，含 *d*-异构体的量随贮存期的延长而增高。

湖北省药品检验所的试验结果表明，注射液中磺酸肾上腺素及d-异构体的含量，均随贮存期的延长而增高，其生理活性成分相应降低。

刘承叶等[8]对儿茶酚胺类注射液的稳定性试验结果表明，肾上腺素注射液的贮存过程中，主药磺酸化速度及变旋失活速度均随pH值及所含焦亚硫酸钠浓度的不同而改变。

有关物质 HPLC法同原料项下(流速1.0ml/min)，检查已知杂质去甲肾上腺素和未知杂质。光照对样品基本无影响，无需避光操作，与焦亚硫酸钠辅料峰相邻的杂质峰在加热影响条件下杂质峰面积增加明显，且随贮存期的延长而增高。控制去甲肾上腺素和未知杂质限量不得过1.0%，与焦亚硫酸钠辅料峰相邻的杂质峰限量不得过10%(图3、图4)。

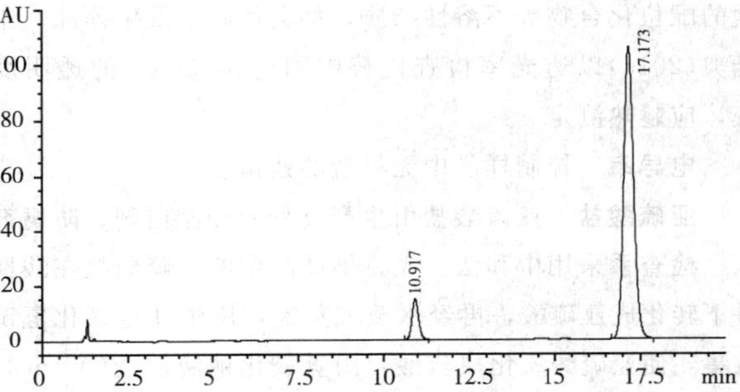

图3 对照溶液色谱图

去甲肾上腺素 t_R=10.917分钟；肾上腺素 t_R=17.173分钟

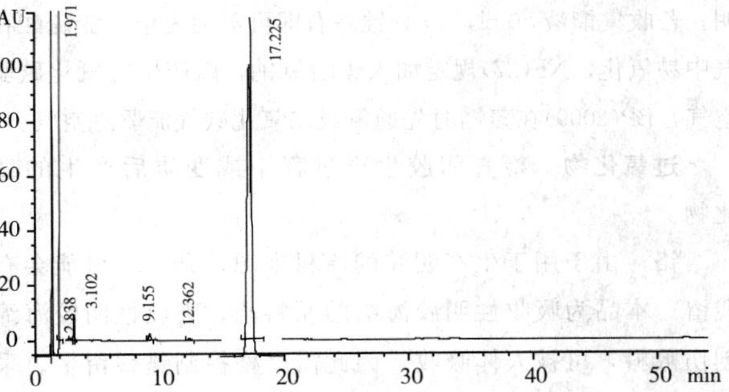

图4 供试品溶液色谱图

与焦亚硫酸钠辅料峰相邻的杂质 t_R=1.971分钟；

肾上腺素 t_R=17.225分钟

渗透压摩尔浓度，因本品为加氯化钠适量调节等渗的灭菌水溶液，故制订限度为286mOsmol/kg±10%。

含量测定 中国药典(1985)系用旋光度测定法。由于主药的比旋度为−50.0°至−53.5°，测定旋光度时误差较大，先将本品与醋酐反应，生成O^3,O^4,N-三乙酰-l-去甲肾上腺素，该产物有较大的比旋度(−93°)，易于测定。用三氯甲烷提取三乙酰衍生物，而肾上腺素的分解产物及肾上腺素磺酸不被提取。该法测定的结果，能真实地反映注射液中所含的生理活性成分。

上述方法取样量较大，操作较繁琐、费时。中国药典(1990)开始采用HPLC内标法测定，克服了上述之不足，只是不能分离样品中的右旋体，但只要在规定的期限内使用，可以保证质量。从中国药典(2000)开始改为HPLC外标法测定。

细菌内毒素 本品临床每小时用药最大剂量是静脉注射每次8mg，鞘内注射每次0.3mg(中国药典临床用药须知、中国医师药师临床用药指南、中国国家处方集)，内毒素计算限值分别为37.5和40EU/mg；国外标准中USP为357USP EU/mg(ml，单位)；JP为7.5EU/mg。中国药典(2015)规定本品细菌内毒素限值为30EU/mg，与内毒素计算值比较，安全系数为1.25，并严于USP，低于JP标准。

参考文献

[1] 蒋明谦．高等药物化学［M］．北京：科学出版社，1958：226-266.

[2] 谭世杰．治疗学的药理基础：上册［M］．北京：人民卫生出版社，1987：126-130.

[3] Florey K. Analytical Profiles of Drug Substances：Vol.7［M］. New York：Academic Press，1978：193.

[4] 南京药学院．药物化学［M］．北京：人民卫生出版社，1978：593.

[5] Higuchi T. Reactivity of bisulfite with a number of pharmaceuticals［J］. J Am Pharm Assoc Sci Ed，1959，48：535.

[6] 刘承叶．儿茶酚胺类磺酸化合物的分离与鉴定［J］．药物分析杂志，1982，4：200.

[7] 杨仲元，刘志，施蕴华，等．肾上腺素的高效液相色谱法拆分及其注射剂中对映体杂质的检查［J］．药物分析杂志，1988，8(4)：207-209.

[8] 刘承叶，苗惠珠，李晓迪．儿茶酚胺类注射液稳定性试验［J］．中国医药工业杂志，1989，20(4)：157-160.

撰写 曾宪华 湖北省药品监督检验研究院

刘 瑾 上海市食品药品检验所

复核 杨永健 上海市食品药品检验所

明胶

Gelatin

英文名：Gelatin (INN)

异名：白明胶；药用明胶

CAS号：［9000-70-8］

本品为由动物胶原经部分水解温和断裂后的产物，是一种成分复杂的高分子量水溶性蛋白质混合物，约有1/3～1/2的氨基酸残基由甘氨酸或丙氨酸组成，约1/4的氨基酸残基由脯氨酸或羟脯氨酸组成，不含色氨酸，分子量介于15000～25000之间[1]。中国古代已有利用动物胶的历史，早在公元前一世纪，《神农本草经》即已载有白胶(鹿角胶)和阿胶。明代李时珍著《本草纲目》较详记述了阿胶、黄明胶等的制胶沿革及其在治疗和黏胶方面的应用。古代埃及也应用动物胶做黏合剂。近代工业制造法的建立与发展是在

19 世纪中叶后的欧、美。国内于 20 世纪 20 年代起开展工业明胶的制造。

根据制法不同，明胶有 A 型和 B 型两种，酸法部分水解得到的产品称 A 型明胶，碱法(石灰乳)部分水解得到的产品称 B 型明胶。二者等电点不同，A 型明胶等电点为 pH9 左右，B 型明胶等电点为 pH5 左右。后者较前者含有较多的羟基脯氨酸和较少的酪氨酸。

中国药典(1953)收载 B 型明胶，用作赋形剂、混悬剂、培养基的基质；中国药典(1963)增加制剂“明胶海绵”；中国药典(1995)起收载 A、B 两型明胶，用作硬胶囊、软胶囊和微囊的成囊材料，片剂、丸剂的黏合剂及包衣材料，栓剂基质，缓释及凝胶材料等[2]。本品除中国药典(2015)收载外，USP(32)、NF(27)、BP(2009)、Ph. Eur. (6.0) 和 JP(15)均有收载，并均分 A、B 两型明胶；BP(2009)还说明明胶为 A 型、B 型、酶水解型，或是不同型的混合物，在标准中不对 A、B 型做分类要求。

【制法概要】目前国产明胶 80% 以上是用碱法生产的[3]，采用碱法水解工艺的生产流程如下。

皮 $\xrightarrow[\text{分类，去脂肪层，浸软}]{\text{[原料整理]}}$ 软皮 $\xrightarrow[\text{石灰水}]{\text{[石灰水预浸]，[切碎]}}$ 碎皮 $\xrightarrow{\text{[水力除脂]}}$ 除脂后碎皮 $\xrightarrow[\text{石灰水}]{\text{[石灰水浸渍]}}$ 浸渍后碎皮 $\xrightarrow[\text{水，盐酸}]{\text{[洗涤]，[中和]}}$ 制胶原料 $\xrightarrow[\text{热水，分离}]{\text{[熬胶]}}$ 稀明胶液 $\xrightarrow{\text{[浓缩]}}$ 浓明胶液 $\xrightarrow{\text{[防腐]，[漂白]，[凝胶化]}}$ 胶冻 $\xrightarrow{\text{[切胶]，[干燥]}}$ 成品

用骨做原料时，先用有机溶剂(苯或氯代烃等)除去脂肪，浸泡于稀盐酸中，将可溶性的磷酸钙除去，其后步骤同皮明胶制法，用饱和石灰水处理。

采用酸法预处理工艺的生产流程为取动物胶原(猪皮)在冷水中漂洗几个小时以除去外来异物，然后用稀的无机酸(如盐酸、硫酸、亚硫酸或磷酸)在 pH1～3、温度 15～20℃ 的条件下处理，直至膨胀到最大。这一过程大约需要 24 小时。膨胀的原料用水清洗以除去多余的酸之后，pH 调到 3.5～4.0，并使转变为明胶然后用热水提取，提取方法同碱处理工艺生产流程。

采用酶法生产明胶的工艺流程为[4]：猪皮漂洗至中性，绞碎，冲洗并初步除脂肪，用乙醚/乙醇混合溶剂脱脂，洗涤后用酸溶胀，磨浆，调节反应体系的固液比，加中性蛋白酶水解，加盐酸溶解胶原，酶钝化，调整溶液 pH 值沉淀胶原纤维，离心分离胶原纤维，水洗后用热水提取明胶。

【性状】本品亲水性强，在水中会膨胀和软化，可逐渐吸收相当明胶自重 5～10 倍的水分；可溶于热水而成为胶体溶液，当溶液很稀且靠近等电点时，则微显浑浊。本品具有形成胶冻的能力；溶胶及凝胶能可逆转化；成膜性能好。本品在有机溶剂中不溶。在甘油、酸和碱中可溶，但强酸或强碱会使其沉淀。

本品不得有异臭，受潮吸湿后，可被微生物降解。

【鉴别】(1)重铬酸钾在酸性条件下与本品生成橘黄色铬酸明胶的絮状沉淀。

(2)生物碱沉淀试剂如鞣酸、苦味酸、磷钨酸等均能使蛋白质沉淀。本品 1 ∶ 45000 的浓度即可和鞣酸产生絮凝沉淀。

(3)钠石灰与本品共热时，发生碱解，释放出氨。

【检查】凝冻浓度　以凝冻浓度来粗略判断本品的凝固能力。

酸碱度　碱法明胶 1%(*W*/*V*)水溶液的 pH 为 5.0～7.4，酸法明胶 1%(*W*/*V*)水溶液为 3.8～6.0[1]。中国药典(2015)规定酸碱度为 pH 值 3.6～7.6，为阻止凝胶的形成，规定测定温度为 35℃。

透光率　产品中残存的不溶性钙盐，如亚硫酸钙-磷酸盐的配位化合物等不溶性杂质，都会使胶液发生浑浊。中国药典(2015)以透光率检查代替中国药典(2005)的透明度检查，应趁热测定。

电导率　控制样品中无机盐的残留量。

亚硫酸盐　亚硫酸盐由生产过程中加漂白剂、防腐剂引入。检查系采用中和法。先将供试品中的亚硫酸盐在酸性条件下转化成亚硫酸，再经水蒸气蒸馏，用中性过氧化氢试液收集，使亚硫酸氧化成硫酸，用氢氧化钠滴定液(0.1mol/L)滴定。每 1ml 氢氧化钠滴定液(0.1mol/L)相当于 3.203mg SO_2。以 SO_2 计算，限度为 160ppm。

采用水蒸气蒸馏，明胶易于溶解，蒸馏速度快。试验证明，若收集馏液 80ml，10 分钟左右即可蒸馏完毕。亚硫酸在空气中易氧化，NF(27)规定加入碳酸氢钠，以产生二氧化碳驱除空气，BP(2009)在蒸馏时先通氮或二氧化碳气流驱除空气。

过氧化物　检查明胶生产过程中或变质后产生的过氧化物。

铬　由于用于生产明胶的原料来源复杂[5]，可能会有铬残留。本品为吸收性明胶海绵的原料药，吸收性明胶海绵为创伤敷料，可被人体吸收，因此需严格控制铬残留量。采用石墨炉原子吸收法，样品经微波消解后测定。

微生物限度　微生物可使明胶发生降解，影响质量。

【制剂】吸收性明胶海绵(Absorbable Gelatin Sponge)

本品系由明胶配制成适宜的胶液，进行打泡，并加入一定量的甲醛溶液做硬化剂，然后经冻结，干燥，灭菌，无菌包装制得。本品在 USP(32)和 BP(1997)均有收载，但 BP(1998)不再收载。

鉴别　吸收性明胶海绵遇水发生溶胀，水温高则溶胀加快，溶胀后的明胶会被与它接触的水层侵蚀，溶胀和侵蚀后的明胶海绵层和明胶溶液的性质基本一样，可产生和明胶溶液一样的显色反应。采用 60～70℃ 的水润湿吸收性明胶海绵后，可使显色反应迅速进行，产生的蓝紫色易于观察。

检查　吸水力　本品为不溶于水的多孔海绵状物，吸水后重量可增加数十倍。中国药典(2015)规定吸收的水分不得少于供试品重量的 35 倍。

消化性　本品作为外科手术及妇科等局部止血用药，用于创口渗血区止血，并可留在体内，经酶的作用而被人体消化吸收，因而应对其进行消化性的检查，采用胃蛋白酶溶液消化。USP(32)也收载消化率检查项用于检查本品被胃蛋白酶溶液消化的特性，规定平均消化时间为4至8小时。目前国产产品消化时间较长，可能与原料明胶的选择、制剂生产时打泡硬化工艺以及检验时所用胃蛋白酶等因素有关。

甲醛　甲醛是本品制剂过程中残留的微量硬化剂，采用比色法检查其残留量，方法参照BP(1997)制订。

经实验，甲醛在0.000390%～0.00387%浓度范围内，浓度$(C)(W/V)$与A_{570nm}值(A)有良好的线性关系。中国药典(2015)规定甲醛量的限度为0.6%。

有文献报道[7]采用浓磷酸和过氧化氢混合体系取代本显色反应中的浓硫酸，也得到较好的甲醛检测结果。

对于甲醛的检测方法，文献报道除分光光度法[6~11]外，还有荧光法[12]、化学发光法[13]、微分脉冲伏安法和安培法[14]、极谱法[15]、催化共振光散射法[16]、气相色谱法[17]、液相色谱法[18,19]等，可供参考。

参考文献

[1] [英] R.C. 罗，[美] P.J. 舍斯基，[英] P.J. 韦勒．药用辅料手册 [M]．郑俊民，译．北京：化学工业出版社，2005：293-296.

[2] 罗明生，高天惠，宋明宪．中国药用辅料 [M]．北京：化学工业出版社，2006：692-693.

[3] 位绍红，许永安．明胶提取工艺及其应用的研究进展 [J]．福建水产，2007，2：67-71.

[4] 侯国良，王璋．酶法从猪皮制备食用明胶工艺的研究 [J]．无锡轻工业学院学报，1992，11(1)：10-20.

[5] 王元荪．一种从含铬皮革废弃物中提取胶原蛋白的方法 [J]．明胶科学与技术，2009，29(2)：76-81.

[6] 柏林洋，李方实．变色酸光度法测定甲醛的改进 [J]．理化检验-化学分册，2007，43(4)：285-286，289.

[7] 张学忠．AHMT-光度法测定啤酒中微量甲醛 [J]．中国卫生检验杂志，2009，19(8)：1783，1838.

[8] 王晓晖，陈晓红，张连丽，等．催化动力学分光光度法测定痕量甲醛 [J]．广东微量元素科学，2008，15(12)：45-47.

[9] 王知彩，孙康，何春根．催化动力学光度法测定痕量甲醛 [J]．理化检验-化学分册，2008，44(3)：237-239，240.

[10] 赖晓绮，薛君，邱承洲．溴甲酚绿动力学光度法测定甲醛 [J]．光谱实验室，2004，21(4)：812-814.

[11] 江俊俊，汪模辉，王静波，等．乙酰丙酮分光光度法测定室内空气中甲醛的研究 [J]．广东微量元素科学，2005，12(6)：57-60.

[12] 李春建，张卫斌，季莘．乙酰基丙酮荧光法测定水发产品浸泡液中甲醛的研究 [J]．现代预防医学，2007，34(14)：2718-2719.

[13] Li Baoxin，Liu Meilin，Zhang Zhujun，et al. Flow-injection chemiluminescence determination of formaldehyde with a bromate-rhodamine 6 G system [J]．Analytical Sciences，2003，19(12)：1643-1646.

[14] 周忠亮，郭秀锐，鲁理平，等．DNA-纳米金修饰玻碳电极用于水中甲醛的测定 [J]．分析测试学报，2009，28(6)：697-700.

[15] 吴博．用极谱法测定水发食品中的甲醛 [J]．中国卫生检验杂志，2002，12(12)：676.

[16] 谭旋，王月，王永生，等．催化共振光散射法测定血浆中痕量甲醛 [J]．应用化工，2009，38(1)：135-138，151.

[17] 范衍琼，周韬，李玉萍，等．直接进样毛细管气相色谱测定空气中甲醛的研究 [J]．现代预防医学，2005，32(7)：779-780.

[18] 汤建春．高效液相色谱法测定水发食品中的甲醛 [J]．四川省卫生管理干部学院学报，2004，23(2)：89-90.

[19] 郑睿行，马力，郑春亮，等．高效液相色谱法测定水中微量甲醛的残留 [J]．生命科学仪器，2008，6(5)：23-26.

撰写　李忠红　江苏省食品药品监督检验研究院

胡远华　湖北省药品监督检验研究院

复核　张　玫　江苏省食品药品监督检验研究院

咖啡因

Caffeine

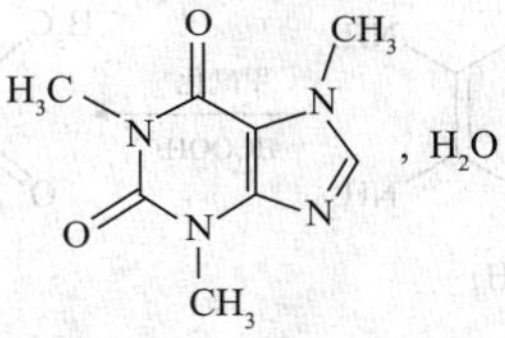

$C_8H_{10}N_4O_2 \cdot H_2O$　212.21

$C_8H_{10}N_4O_2$　194.19

化学名：1,3,7-三甲基-3,7-二氢-1*H*-嘌呤-2,6-二酮一水合物或其无水物

3,7-dihydro-1,3,7-trimethyl-1*H*-purine-2,6-dione monohydrate or anhydrous

英文名：Caffeine(INN)

异名：Coffeine；Thein；Guaranine

CAS号：[5743-12-4]；其无水物 [58-08-2]

本品为中枢兴奋药。小剂量作用于大脑皮层高位的中枢，振奋精神，解除疲劳。加大剂量则有兴奋延脑呼吸中枢及血管运动中枢的作用，特别当这些中枢处于抑制状态时，作用更加显著。此外，还可增加肾小球的血流量，减少肾小管对钠离子的重吸收，因此亦有利尿作用。主要用于解救因

急性感染中毒，催眠药、麻醉药、镇痛药中毒引起的呼吸循环衰竭。与溴化物合用，用于神经官能症。与乙酰水杨酸制成复方制剂，用于一般性头痛，与麦角胺合用治疗偏头痛。在体内吸收后，主要在肝内脱去一部分甲基并被氧化，大部分以甲基尿酸的形式排出，约10%以原型排出。

本品天然存在的生物碱广泛分布于茶叶、咖啡豆、可可豆及可乐果等物质中，最初于1821年从咖啡豆中提得，后又从茶叶中提取。其化学结构由Stenhouse研究确定，1895年，E. Fischer首先合成。国内1950年从茶叶中提得，1958年采用合成法生产。除中国药典(2015)收载外，USP(36)、BP(2013)、JP(16)均有收载，Ph. Eur. (7.0)收载其一水合物和无水物。

【制法概要】本品可采用提取法、合成法和生物合成法制得，目前国内主要采用合成法制备，主要的生产工艺有以下两条路线。

一法：

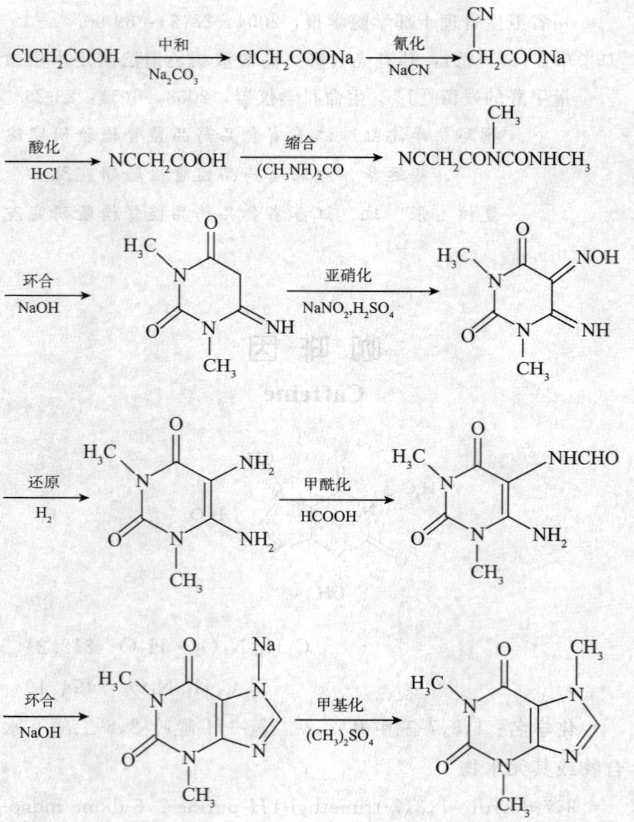

二法：

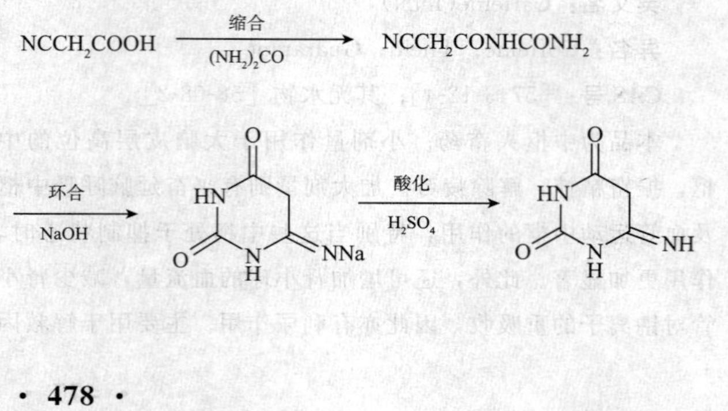

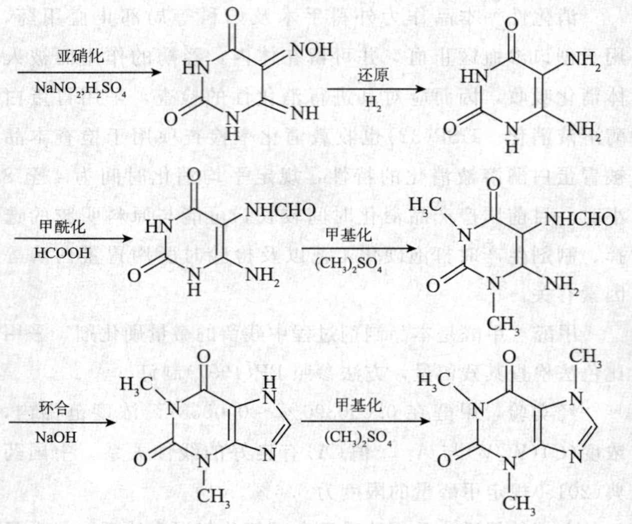

【性状】本品1g可溶于水46ml中，80℃水5.5ml中，沸水1.5ml中，三氯甲烷5.5ml中。在178℃发生升华，升华重结晶后为六棱体。

熔点 该品种的熔点为235～238℃，熔点较高，BP(2009)、USP(32)及JP(15)均设有该项，USP(32)增补本已将该项删除。

【鉴别】(1)为紫脲酸铵反应。本品加盐酸与氯酸钾，在水浴上蒸干，残渣遇氨气即呈紫色，再加氢氧化钠试液，紫色消失[1]。

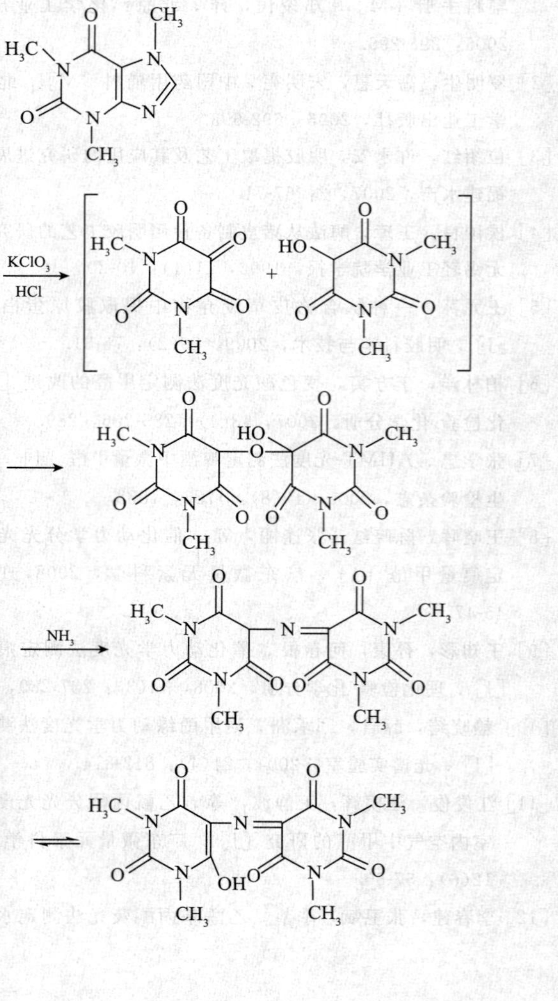

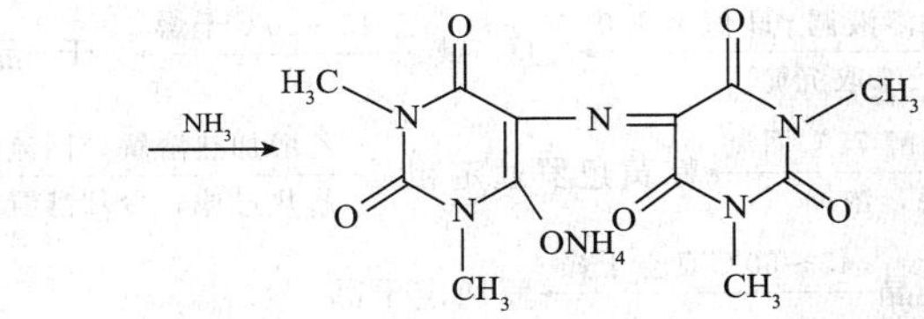

紫脲酸铵

(2)本品饱和水溶液与碘试液及盐酸反应生成红棕色的复盐沉淀，此沉淀在稍过量氢氧化钠试液中溶解。

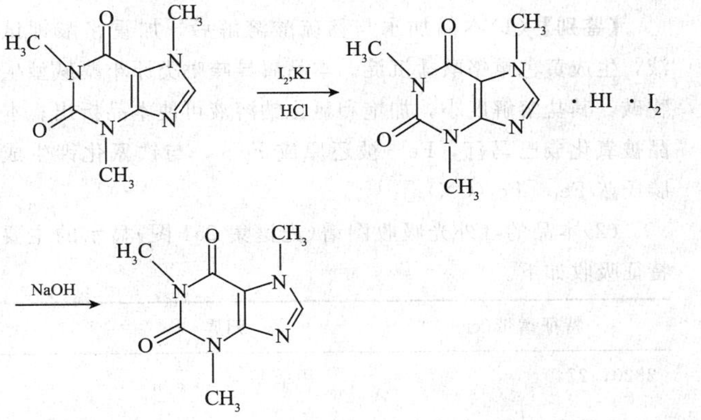

(3)本品的红外光吸收图谱(光谱集 250 图)显示的主要特征吸收如表 1。

表 1　红外主要特征吸收

特征谱带(cm^{-1})	归属	
3110	芳氢	ν_{C-H}
1700，1660	环酰胺	$\nu_{C=O}$
1600，1550	芳环	$\nu_{C=C,C=N}$

(4)其他光谱特征[2]

(a)紫外光谱(UV)：本品在各种溶剂中的紫外吸收特征如表 2。

表 2　各种溶剂中的紫外特征吸收

溶剂	λ_{max}(nm)	$E_{1cm}^{1\%}$
甲醇	272	—
乙醇	273	519
0.1mol/L 氢氧化钠溶液	275	490

(b)核磁共振(NMR)：采用 60MHz 的核磁共振仪，以 $CDCl_3$ 为溶剂，以 TMS 为内标，本品的 ^{1}H-NMR 特征数据如表 3。

表 3　^{1}H-NMR 特征数据

基团	化学位移(δ)ppm
1-N-CH_3	3.53 s
3-N-CH_3	3.33 s
7-N-CH_3	3.98 s
8-H	7.54 s

其他核磁共振及质谱数据见参考文献[2]。

【检查】有关物质　采用薄层色谱法，控制提取法可能带入的其他生物碱或合成法带入的中间体或其他副产物；BP(2008)采用薄层色谱法；BP(2009)采用高效液相色谱法，在 275nm 波长处测定 Caffeine 的有关物质，采用薄层色谱法检测 Caffeine Hydrate 的有关物质；Ph. Eur. (6.1)采用高效液相色谱法测定 Caffeine 的有关物质，Ph. Eur. (6.5)采用高效液相色谱法测定 Caffeine Monohydrate 的有关物质。高效液相色谱法系统适用性试验用对照品中除含有咖啡因外，还含有杂质 A(theophylline)、杂质 C(isocaffeine)、杂质 D(theobromine)和杂质 F(1，7-dimethyl-3，7-dihydro-1*H*-purine-2，6-dione)。

USP(32)亦采用高效液相色谱法测定有关物质。

本品的有关物质在进一步研究时可考虑采用高效液相色谱法测定。

干燥失重　本品为无水物或其一水合物，中国药典(2015)规定在 105℃干燥至恒重，无水物减失重量不得过 0.5%，一水合物减失重量不得过 8.5%；BP(2009)规定在 105℃ 干燥 1 小时，无水物减失重量不得过 0.5%，一水合物减失重量为 5.0%～9.0%；USP(32)规定在 80℃干燥 4 小时，无水物减失重量不得过 0.5%，一水合物减失重量不得过 8.5%；JP(15)规定在 80℃干燥 4 小时，无水物减失重量不得过 0.5%，一水合物减失重量为 0.5%～8.5%。

【含量测定】非水滴定法　本品为有机弱碱，在冰醋酸中碱性增强，故中国药典(2015)和 JP(15)均采用醋酐-冰醋酸为溶剂，以结晶紫为指示剂，高氯酸滴定液滴定，并用空白试验校正。

BP(2009)用 5ml 冰醋酸加热溶解样品，冷却后，加入 10ml 醋酐和 20ml 甲苯，照电位滴定法，以高氯酸滴定液滴定，未用空白试验校正。经试验发现，其空白值为 0.002ml，约占所消耗滴定液体积的 0.02%。

USP(32)采用 HPLC 法，在 275nm 的波长处测定，取茶碱和咖啡因对照品进行系统适用性试验，含量的限度规定为 98.5%～101.0%。

参考文献

[1] 安登魁. 药物分析 [M]. 济南：济南出版社，1982：1152.
[2] Florey，K. Analytical Profiles of Drug Substances：Vol. 15 [M]. New York：Academic Press，1986：71-150.

撰写　陈德俊　徐志洲　张乃吉　山东省食品药品检验研究院
复核　王　杰　山东省食品药品检验研究院

罗通定

Rotundine

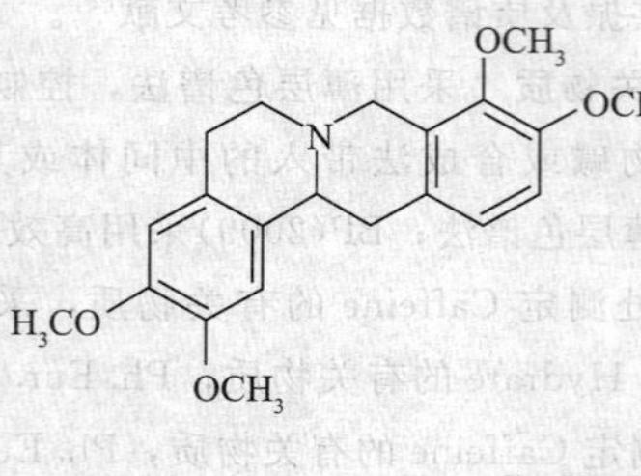

$C_{21}H_{25}NO_4$　355.43

化学名： 2,3,9,10-四甲氧基-5,8,13,13α-四氢-6*H*-二苯并[*a*,*g*]喹嗪

5,8,13,13α-tetrahydro-2,3,9,10-tetramethoxy-6*H*-dibenzo[*a*,*g*]quinolizine

英文名： Rotundine

CAS 号： [10097-84-4]

本品为左旋四氢巴马汀，镇痛药。其结构与延胡索乙素、利血平、四苯嗪相似，为双甲氧基苯并喹嗪的同型物。金国章等对三者的药理作用曾进行研究，证明本品有镇痛、催眠和镇静作用。其作用机制与脑内5-羟色胺含量无明显联系，因此不同于利血平类型药物，而与延胡索乙素颇相似；后进一步证明其镇静安定作用机制与阻滞脑内多巴胺受体的功能有较密切关系。本品对慢性持续性疼痛及内脏钝痛的效果较好，对急性锐痛(如手术后疼痛、创伤性疼痛、癌症晚期等)的止痛效果较差。产生镇痛作用的同时可引起镇静及催眠[1]。适用于消化系统疾病引起的内脏痛和一般的头痛、月经痛、分娩后宫缩痛及失眠等。特别适用于因疼痛而失眠的患者[2]。

本品口服吸收较好，10～30分钟起效，可维持3～5小时。本品较长期应用也不致成瘾[2]，不良反应较轻，但据报道曾发生过敏休克与急性中毒等反应[1]。

1944年日本Kondo与Matsuno自生长于中国广西的防己科植物圆叶千金藤(*Stephania rotunda* Lour)块根提得本品。川西正纯等于1965年阐明其化学结构即左旋四氢巴马汀。国内1965年从防己科植物华千金藤(*Stephania sinica* Diels，土名山乌龟、金不换)的块根中提取成功，并正式生产[1]，目前仅中国药典收载。

【制法概要】 罗通定为防己科植物华千金藤(*Stephania sinca*)中提取得到的生物碱。各生产单位提取工艺基本相同：将药材原料经盐酸溶液或硫酸溶液浸渍提取，提取液碱化后析出总碱沉淀，总碱经乙醇反复精制(有生产单位采用三氯甲烷精制)后得到罗通定。工艺中所用有机溶剂为乙醇或三氯甲烷。其生产工艺路线如下。

华千金藤切片或粗粉 —盐酸或硫酸溶液浸渍/过滤→ 滤液 —氢氧化钠溶液调pH值至9.0/滤取沉淀→ 总碱 —45～50℃干燥→ 干品 —粉碎，乙醇75℃回流/过滤，浓缩→ 棕黄色罗通定粗品 —乙醇加热溶解，回流/趁热过滤，冷却静置→ 罗通定湿品 —45～50℃真空干燥→ 罗通定干品

【性状】 本品遇光受热易氧化为巴马汀。结构中有一不对称碳原子，故具旋光性[1]。

比旋度 本品为左旋体。右旋体无镇痛作用(仅能协同)，且镇静作用很弱[1]。

【鉴别】 (1)本品加水与稀硫酸溶解后，加重铬酸钾试液，生成黄色重铬酸盐沉淀。本品属异喹啉类原小檗碱型生物碱，其盐溶解度小，加饱和氯化钠溶液可使本品析出。本品被氧化成巴马汀，Fe^{3+}被还原成Fe^{2+}，与铁氰化钾生成滕氏蓝$Fe_4[Fe_3(CN)_6]_3$[1]。

(2)本品的红外光吸收图谱(光谱集251图)显示的主要特征吸收如下。

特征谱带(cm^{-1})	归属	
2820，2740	甲氧基	ν_{C-H}
1610，1510，1490		$\nu_{C=C}$
1275，1260，1230，1140，1110，1080，1060	芳醚	ν_{C-O-C}

【检查】溶液的澄清度与颜色 本品遇光受热氧化生成黄色的巴马汀，随着氧化物增多色泽加深[1]。

有关物质 采用高效液相色谱法进行检查。

罗通定(rotundine)又称左旋四氢巴马汀(*l*-tetrahydropalmatine)、左旋延胡索乙素，其消旋体为延胡索乙素(*dl*-tetrahydropalmatine)，为植物中提取的生物碱类天然化合物，提取工艺较简单，为生物碱类化合物的常用提取工艺，在提取产物中有可能混有其他性质相近的生物碱类化合物。另外罗通定遇光、热不稳定，会转变为黄色的氧化产物巴马汀(palmatine)，故有必要对罗通定中的有关物质进行控制。

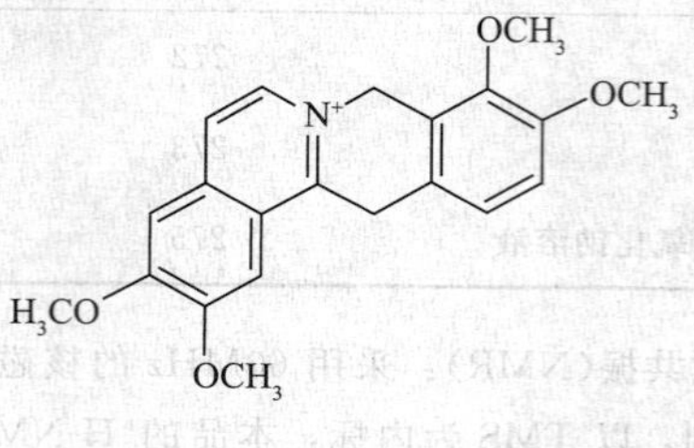

巴马汀

中国药典(2005)采用TLC法控制其他生物碱类杂质的量，还通过检查酸性溶液的澄清度与颜色，间接控制巴马汀杂质的量。两种方法均存在灵敏度低、定量不准确的缺点。按中国药典(2005)其他生物碱检查项试验，单个杂质控制限度为0.5%，但检测灵敏度较差。中国药典(2010)采用高效液相色谱法对罗通定的杂质进行分离，可更好地控制其质量，并将项目名称由“其他生物碱”修订为“有关物质”。

中国药典(2015)未作修订。

目前国内可提供延胡索乙素对照品及盐酸巴马汀对照品，但无右旋四氢巴马汀对照品，在建立有关物质检查色谱条件时，曾试图通过消旋体延胡索乙素与罗通定的分离情况考察罗通定与右旋四氢巴马汀的分离效果，但经试验多种流动相系统，均无法在C18色谱柱上采用反相色谱条件达到罗通定与其光学异构体分离的目的。

巴马汀为季铵碱类化合物，极性较强，在C18色谱柱保留极弱，仅通过调节流动相pH值难以增加巴马汀在C18色谱柱上的保留，无法使巴马汀与其他杂质有效分离。罗通定也为碱性化合物，但极性较弱，通过调节流动相pH值可改善其在C18色谱柱上的保留效果。

经测定，罗通定和盐酸巴马汀在280nm处均有较大紫外吸收，故选择280nm为检测波长。

试验中发现，流动相pH值越大，罗通定在C18色谱柱上的保留越强；而在流动相中加入离子对试剂庚烷磺酸钠，则可明显增加巴马汀在C18色谱柱上的保留。因而最终确定流动相为：磷酸盐缓冲液［0.05mol/L磷酸二氢钾溶液和0.05mol/L庚烷磺酸钠溶液(1∶1)，含0.2%三乙胺，用磷酸调pH值至6.5±0.05］-甲醇(35∶65)，结果罗通定与巴马汀均保留时间适宜，与各杂质峰分离良好(图1、图2)。

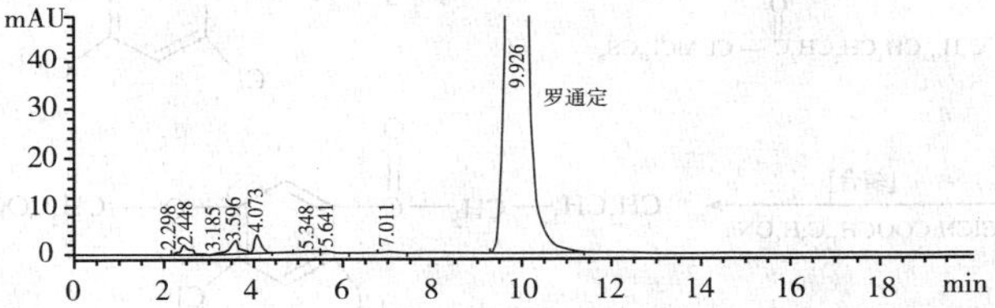

图1　罗通定有关物质典型色谱图

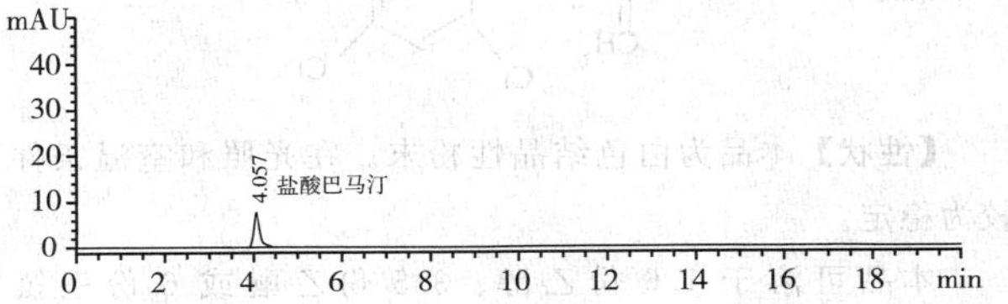

图2　盐酸巴马汀典型色谱图

色谱柱：TSK gel ODS-100S(4.6mm×250mm，5μm)

使用3种品牌色谱柱：TSK gel ODS-100S(4.6mm×250mm，5μm)、Agilent Eclipse XDB-C18(4.6mm×150mm，5μm)、Nucleodur C18 Gravity(4.6mm×250mm，5μm)进行耐用性试验考察，结果杂质峰与罗通定的分离度均能达到1.5以上。

采用逐步稀释法测定，罗通定最低检测限为2.99ng，盐酸巴马汀最低检测限为0.36ng($S/N=3$)。

经溶液稳定性试验考察，供试品溶液各杂质色谱峰面积总和在24小时内稳定(RSD=20%，$n=10$)。

经测定盐酸巴马汀与罗通定的校正因子约为4.3，宜采用对照品法计算巴马汀的含量，但样品中巴马汀含量较低，且因盐酸巴马汀响应因子较大，采用主成分自身对照法计算巴马汀杂质的量可对其进行更为严格的控制，并可简化试验操作，故中国药典(2010)仅对杂质总量进行限度控制，不对巴马汀进行单独控制。另中国药典(2005)其他生物碱检查规定单个杂质不得过0.5%，中国药典(2010)则将有关物质限度修订为杂质总量不得过0.5%。

重金属　中国药典(2005)未收载重金属检查项，罗通定为植物中提取的生物碱类天然化合物，故增订重金属检查项。罗通定在水中不溶，故采用炽灼残渣项下的残渣照附录Ⅳ(第二法)检查，限度定为不得过百万分之二十。

【含量测定】中国药典(2005)采用银量法测定罗通定的含量，其他生物碱均会参与此反应，专属性不强。参照有关物质项下的色谱条件，建立了罗通定的HPLC含量测定方法。

中国药典(2010)罗通定的含量测定方法以外标法定量。罗通定在280nm处有最大吸收，选用280nm作为测定波长。罗通定进样量在0.099～1.980μg范围内，峰面积与进样量呈良好的线性关系，线性方程为：$y=810.42x+2.12$，$r=0.9999$ ($n=5$)。重复性试验RSD为0.3%($n=6$)。供试品溶液在室温放置24小时基本稳定(RSD=1.4%，$n=10$)。

中国药典(2005)罗通定含量测定限度为：按干燥品计算，含$C_{21}H_{25}NO_4$不得少于98.0%。中国药典(2010)则将含量测定限度修订为：按干燥品计算，含$C_{21}H_{25}NO_4$应为98.5%～102.0%。中国药典(2015)未作修订。

【制剂】中国药典(2015)收载了罗通定片和硫酸罗通定注射液。

罗通定片(Rotundine Tablets)

本品为白色至微黄色片，规格为30mg和60mg，国内各企业的处方中，主要辅料有淀粉、淀粉钠、预胶化淀粉、淀粉浆、羧甲淀粉钠、糊精、微晶纤维素、羟丙纤维素、羟丙甲纤维素、硬脂酸镁、枸橼酸、蔗糖、乙醇、滑石粉等。(图3)

中国药典(2005)罗通定片鉴别项仅有化学反应和比旋度法，专属性均不够强。红外光谱鉴别具有专属性好、特征性强，可提供较多的整体性结构信息的特点，符合药物鉴别的发展方向，不仅在原料药鉴别中得到广泛的应用，也越来越多地应用于制剂的鉴别之中。中国药典(2010)增订了红外光谱鉴别方法。罗通定在三氯甲烷中溶解，在乙醇或乙醚中略溶，在水中不溶，在稀硫酸中易溶。三氯甲烷对人体毒性比较大，而乙醚毒性小，且易挥发，故可选择乙醚作为溶剂提取罗通定。样品经处理后绘制的红外光吸收图谱与对照的图谱(光谱集251图)一致。中国药典(2015)未作修订。

有关物质　参照罗通定质量标准有关物质检查的方法建立罗通定片的有关物质检查方法，采用HPLC方法，色谱条件与罗通定有关物质检查方法相同。必要时在计算杂质总量时，应扣除辅料峰。有关物质限度制定为杂质总量不得过1.0%。(图4)

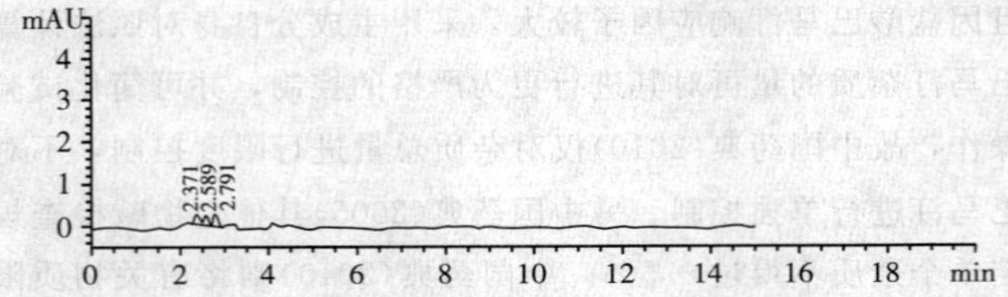

图 3　空白辅料溶液色谱图

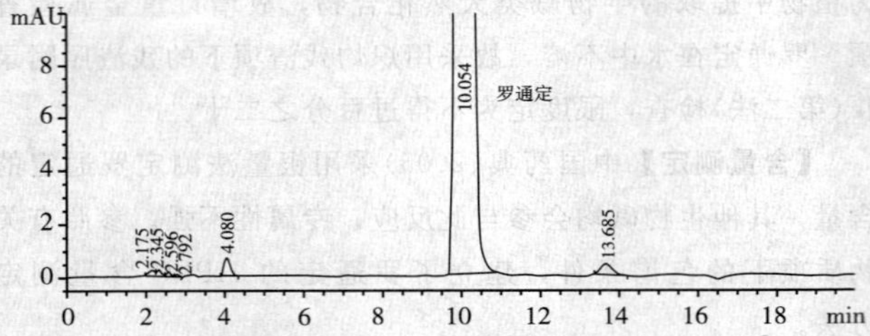

图 4　罗通定片有关物质典型色谱图

色谱柱：TSK gel ODS-100S(4.6mm×250mm，5μm)

【含量测定】中国药典(2005)采用了紫外-可见分光光度法于 281nm 处测定吸收度，以吸收系数法计算罗通定片中罗通定的含量。罗通定在 281nm 的吸收系数为 155，吸收系数较小，同时其杂质巴马汀在 281nm 处也有吸收，采用紫外法测定其含量专属性不强。中国药典(2010)含量测定方法与罗通定含量测定方法相同，以外标法定量。重复性试验 RSD 为 0.8%(n=6)。供试品溶液在室温放置 24 小时基本稳定(RSD=0.6%，n=10)。方法回收率为 101.9%(n=9，RSD=0.4%)。

参考文献

[1] 中华人民共和国卫生部药典委员会．中华人民共和国药典 1990 年版二部药典注释［M］．北京：化学工业出版社，1993：353.

[2] 国家药典委员会．中华人民共和国药典临床用药须知·化学药和生物制品卷［M］．2010 年版．北京：中国医药科技出版社，2010：152.

撰写　陶宙镕　戴向东　梁向东

广西壮族自治区食品药品检验所

复核　赵　庄　　广西壮族自治区食品药品检验所

依他尼酸

Etacrynic Acid

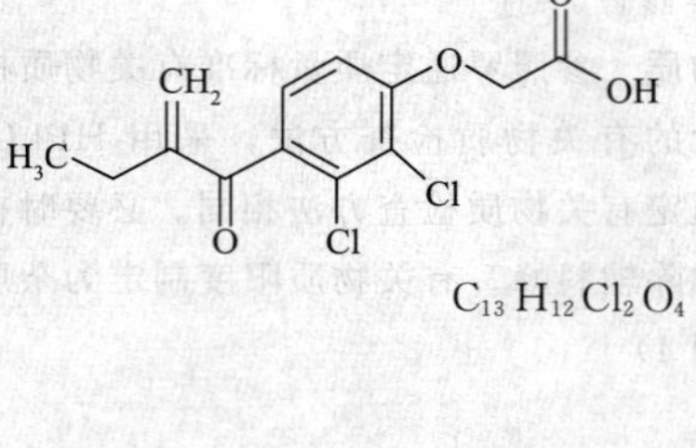

$C_{13}H_{12}Cl_2O_4$　303.14

化学名：［2,3-二氯-4-(2-亚甲基丁酰基)苯氧基］乙酸

［4-(2－methylene-1-oxobutyl)phenoxy-2,3-dichloro］acetic acid

英文名： Etacrynic Acid (INN)

异名： 利尿酸

CAS 号：［58-54-8］

本品为利尿药。其利尿作用较有机汞类利尿药强而快。能抑制肾小管对钠、氯离子的再吸收，用于多种类型的水肿。本品对听力有损害，可引起暂时或永久性耳聋。胃肠道反应、水样腹泻及耳毒性较呋塞米多见，尚可引起血尿和消化道出血。不宜与链霉素、卡那霉素等氨基糖苷类抗生素合用。

本品于 1970 年开始生产。除中国药典(2015)外，USP(36)、BP(2013)、Ph. Eur. (7.0)及 JP(16)等均有收载。

此外，中国药典(2015)还收载了依他尼酸钠，国外药典则均未收载。

【制法概要】

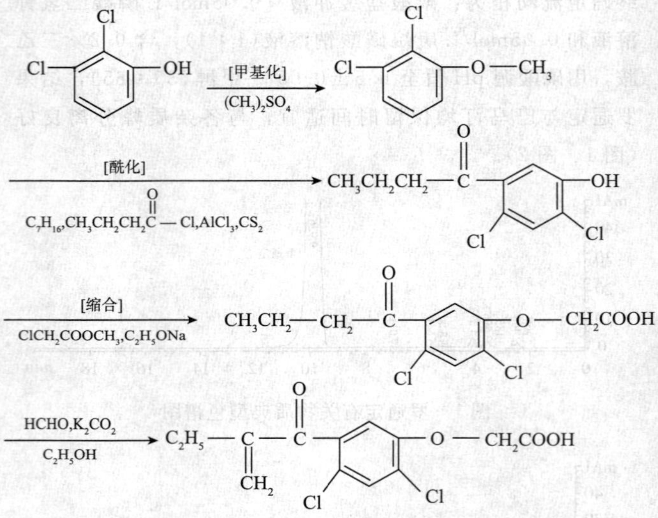

【性状】本品为白色结晶性粉末。在光照和室温条件下较为稳定。

本品可溶于 1.6 份乙醇、3.5 份乙醚或 6 份三氯甲烷中[1]。

【鉴别】(1)本品加入氢氧化钠试液加热煮沸，支链上的亚甲基即分解产生甲醛；而甲醛与变色酸钠在硫酸溶液中反应，即显深紫色[1]。

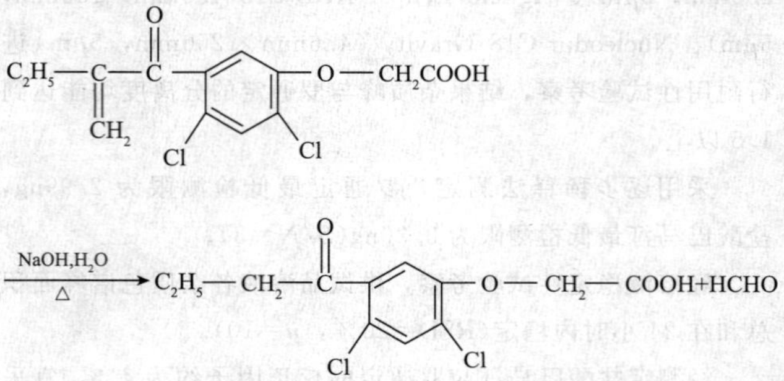

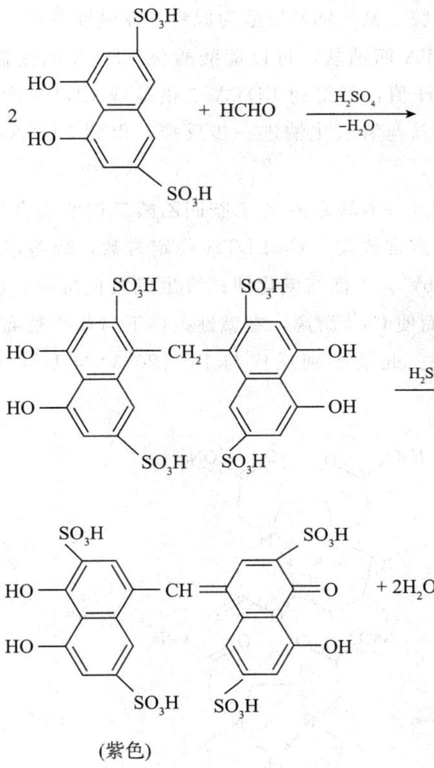

(2)本品在不同的溶剂中显示不同的紫外光吸收(图1)。以盐酸-甲醇(1∶1000)为溶剂，在270nm的波长处有最大吸收，与BP(2013)、Ph. Eur.(7.0)相同。USP(36)规定以甲醇为溶剂在271nm的波长处有最大吸收。另据文献报道[2]以氢氧化钠液(0.1mol/L)为溶剂，在227nm与280nm的波长处有最大吸收，其吸收系数($E_{1cm}^{1\%}$)分别为470与150。

依他尼酸钠不检查此项，增加了钠盐的鉴别反应。

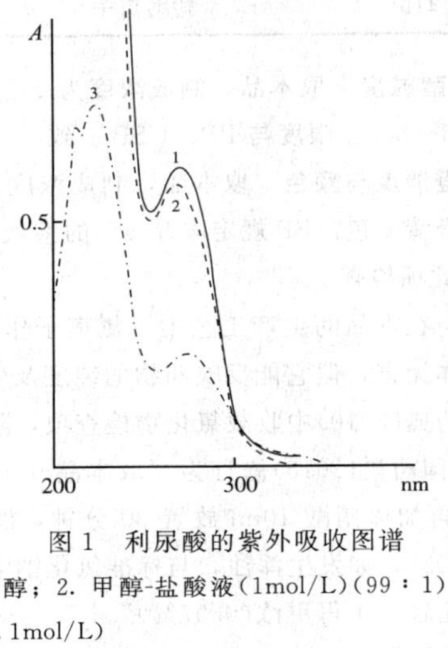

图1 利尿酸的紫外吸收图谱

1. 甲醇；2. 甲醇-盐酸液(1mol/L)(99∶1)；3. 氢氧化钠液(0.1mol/L)

(3)本品的红外光吸收图谱应与对照的图谱(光谱集196图)一致，本品的红外光吸收图谱显示的主要特征吸收如下。

特征谱带(cm^{-1})	归属	
3100～2500	羧酸	ν_{O-H}
1730	羧酸	$\nu_{C=O}$
1673，1660	酮	$\nu_{C=O}$
1620	烯	$\nu_{C=C}$
1590，1560	苯环	$\nu_{C=C}$
1250，1080	芳醚	ν_{C-O-C}

依他尼酸钠的红外光吸收图谱则应与对照的图谱(光谱集197图)一致。

(4)本品有机分子结构被破坏后，显氯化物的鉴别反应，可用本法鉴别与苯环相连的氯。

【检查】苯提取物 苯中提取物究竟含有哪些化合物，尚待进一步研究，但经实际测定，发现本品在三氯甲烷溶剂中重复精制，能降低苯提取物。USP(36)规定检查甲苯提取物，限量为2.0%。BP(2013)和Ph. Eur.(7.0)规定HPLC法检查有关物质，而JP(16)为薄层色谱法检查有关物质。

依他尼酸钠尚未增订此项检查。

【含量测定】采用溴量法。本品支链上的亚甲基双键能与过量的溴定量地发生加成反应，剩余的溴液在酸性溶液中使碘化钾氧化析出游离的碘，然后用硫代硫酸钠液滴定。溴量法的干扰因素较多，加入溴液的量、反应温度及溶液的酸度等都有一定影响，操作时宜严加控制。

此外，USP(36)及JP(16)亦采用溴量法，而BP(2013)及Ph. Eur.(7.0)采用碱滴定(电位)法测定含量。

【制剂】中国药典(2015)收载了依他尼酸片，USP(36)、JP(16)亦收载了依他尼酸片。

中国药典(2015)还收载了注射用依他尼酸钠，USP(36)、BP(2013)版亦有收载。

(1)依他尼酸片(Etacrynic Acid Tablets)

含量测定亦采用溴量法。由于片剂中辅料(淀粉)影响滴定终点的观察，故需用二氯甲烷提取，滤过，除去辅料的干扰，蒸干后测定，可使终点锐敏。

JP(16)也采用溴量法，USP(36)用高效液相色谱法。

(2)注射用依他尼酸钠(Sodium Etacrynate for Injection)

细菌内毒素 本品临床每小时用药最大剂量是静脉注射每次100mg(中国医师药师临床用药指南)，内毒素计算限值约为3.0EU/mg；USP限值为5.0 USP EU/mg。中国药典(2015)对本品细菌内毒素未做规定，有待试验研究后增订。

含量测定同依他尼酸。而USP(36)、BP(2013)及Ph. Eur.(7.0)则采用高效液相色谱法。

参考文献

[1] Feigl F. Spot Tests in Organic Anajysis [M]. 6th ed. Amsterdam: Elsevier Publishing Co., 1960.

[2] Clarke E G C. Isolation and Identification of Drugs [M].

London：The Pharmaceutical Press，1969：331.

撰写　赵秀红　河北省药品检验研究院

复核　杨　梁　河北省药品检验研究院

依地酸钙钠

Calcium Disodium Edetate

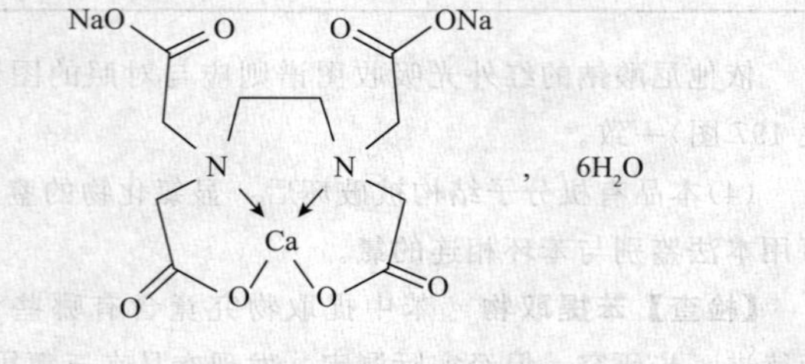

$C_{10}H_{12}CaN_2Na_2O_8 \cdot 6H_2O$　482.38

化学名：乙二胺四乙酸钙二钠六水合物

英文名：Calcium Disodium Edetate

CAS 号：［23411-34-9］

依地酸钙钠为乙二胺四乙酸钙二钠六水合物，又称解铅乐，为重金属解救药，主要用于治疗铅中毒，亦可治疗镉、锰、铬、镍、钴和铜中毒，以及做诊断用的铅移动试验。本品与汞的络合力不强，很少用于汞中毒的解毒。本品能与多种二价和三价重金属离子络合形成可溶性复合物，由组织释放到细胞外液，通过肾小球滤过，由尿排出。因本品不螯合钙离子，故不致使人体产生低钙反应。每日允许摄入量为 2.5mg/kg。静脉注射在血循环消失很快，$t_{1/2}$为 20～60 分钟；肌内注射，$t_{1/2}$为 90 分钟。存在于血浆，主要在细胞外液；脑脊液中甚微，仅占血浆的 5%。本品在体内几乎不进行代谢，1 小时内从尿排出 50%，24 小时内排出 95%。静脉注射本品 1g，24 小时可从尿中排出，血浆和肝、脾、肌肉等软组织中可络合铅的 14%，最多可排出铅 3～5mg。

除中国药典(2015)收载外，BP (2013)、USP (36)也有收载，但所含结晶水数目不同。

【制法概要】依地酸钙钠可由 EDTA 与氢氧化钠和碳酸钙螯合而制成。生产 EDTA 及其钠盐依据所使用的原料不同，分为三种生产工艺，即氯乙酸法、氢氰酸法和氰化钠法。国内生产厂家大都采用氯乙酸法。氯乙酸法是氯乙酸和碳酸钠(或 30%NaOH)反应生成氯乙酸钠，在碱性溶液中氯乙酸钠和乙二胺在低温下缩合生成乙二胺四乙酸钠，再用硫酸酸化得 EDTA，经活性炭脱色、过滤、水洗、加浓盐酸结晶析出，再经过滤、水洗、干燥，得到 EDTA 成品。氢氰酸法为二步法生产工艺。第一步反应是乙二胺与氢氰酸、甲醛在弱酸性条件下反应生成不溶于水的腈，该产物很容易从体系中分离，得到的纯净的氰化物再在碱性条件下水合，生成较纯的 EDTA。氰化钠法是工业上最广泛采用的 EDTA 的生产方法，也是国外基本采用的方法。氰化钠法是以乙二胺、氰化钠及甲醛为原料，在碱性条件下反应一步生成 EDTA 四钠盐，再以硫酸酸化 EDTA 四钠盐母液，控制溶液 pH 值，可得到 EDTA 二钠盐或 EDTA 产品，由 EDTA 二钠盐与氢氧化钠进一步反应，得到 EDTA 四钠盐产品。

【鉴别】(1)本品为钙-乙二胺四乙酸二钠的螯合物，Pb-EDTA 的稳定常数大于 Ca-EDTA 稳定常数，故溶液中不存在游离的 Pb^{2+}，不能与碘化钾试液生成黄色沉淀。由于 Pb 取代了 Ca 而使 Ca^{2+} 游离，在碱性条件下与草酸根离子生成白色沉淀[1]。此项鉴别反应与 BP (2013)与 USP (36)鉴别一致。

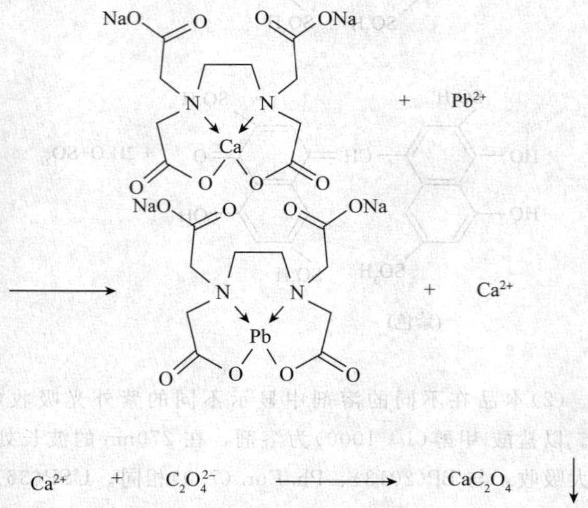

(2)本品的红外光吸收图谱应与对照的图谱(光谱集 1303 图)一致。本品的红外吸收图谱显示的主要特征吸收如下。

特征谱带(cm^{-1})	归属	
3424	水	ν_{O-H}
1580，1410	羧酸离子	$\nu_{CO_2^-}$

【检查】酸碱度　取本品，制成浓度为 20%的溶液，pH 值限度为 6.5～8.0。限度与 BP、USP 一致。

溶液的澄清度与颜色　取本品，制成浓度为 0.2%的溶液，溶液应澄清无色。BP 规定本品 5%的溶液应澄清无色。USP 未收载此项检查。

氯化物　在本品的生产工艺中，氯离子作为原料引入。氯离子对人体无害，但它能反映药物的纯度及生产过程是否正常，中国药典(2010)中收载氯化物检查项，限度为不得过 0.007%。中国药典(2015)修订为“取本品 0.1g，加水溶解使成 25ml，再加稀硝酸 10ml 放置 30 分钟，滤过，取滤液依法检查(0802)，如发生浑浊，与标准氯化钠溶液 7.0ml 制成的对照液比较，不得更浓(0.07%)”。

按原标准操作，取供试品 1.0g，加入稀硝酸 10ml 后，析出白色晶状沉淀(乙二胺四乙酸)，放置 30 分钟滤过后，继续放置仍不断有沉淀析出。此项实验不可行。英、美药典依地酸钙钠原料均收载有此检查项目，限度为不得过 0.1%。

按修订后的标准操作，取供试品 0.1g，加入稀硝酸

10ml后，析出白色晶状沉淀，放置30分钟滤过后的溶液澄清，试验方可进行。

硫酸盐 本品的生产过程用到硫酸，硫酸盐作为信号杂质收载于中国药典(2015)，限度为不得过0.1%。英、美药典均未收载。

依地酸二钠 本品的生产工艺以乙二胺四乙酸二钠为生产原料，过剩的乙二胺四乙酸二钠静脉滴注可与血钙结合，引起不良反应，故增加此项检查。英、美药典均有收载，方法采用氯化镁滴定液滴定法测定，限度为不得过1.0%。根据我国药典通则滴定液收载情况，选用锌滴定液测定。乙二胺四乙酸二钠加样回收率试验($n=9$)回收率均值99.99%，RSD 0.28%：在12.5～62.5mg/ml浓度范围内，消耗滴定液的体积与样品浓度线性关系良好，线性方程：$y=0.5218x-0.0360$，相关系数为$r=0.9999$；精密度($n=5$) RSD=0.24%。最低检测限为1mg。

氨基三乙酸 EDTA、NTA(氮川三乙酸)等螯合剂生产工艺基本相同，生产厂家一般都是在多功能装置里切换生产EDTA、NTA(规格有固态和液态)，可能引入氨基三乙酸杂质。BP、USP乙二胺四乙酸原料、依地酸钙钠原料均收载有此检查项目，方法均为高效液相色谱法，限度为0.1%，与中国药典(2015)一致。

试验分别考察了3种不同填料的色谱柱(C8柱、硅胶柱、氰基柱)在两种流动相系统：乙腈-0.025mol/L氢氧化四丁基铵(85：15)调pH值7.3；0.01mol/L氢氧化四丁基铵的水溶液(用磷酸调pH为7.5±0.1)-甲醇(90：10)中的分离情况，结果：选用C8色谱柱，以0.01mol/L氢氧化四丁基铵的水溶液(用磷酸调pH为7.5±0.1)-甲醇(90：10)为流动相，此色谱条件下，色谱峰峰形良好，保留时间适中，主峰与各杂质峰分离度良好。

参照USP(32)氨基三乙酸检查方法，用辛烷基硅烷键合硅胶为填充剂；以0.01mol/L氢氧化四丁基铵的水溶液(用磷酸调节pH值至7.5±0.1)-甲醇(90：10)为流动相；检测波长为254nm，流速1.5ml/min。氨基三乙酸与硝酸铜之间的分离度应不小于3，理论塔板数(以氨基三乙酸计)应不低于4000。为确保氨基三乙酸的响应值适中，计算准确，杂质测定采用标准加入法。系统适用性图谱如图1。

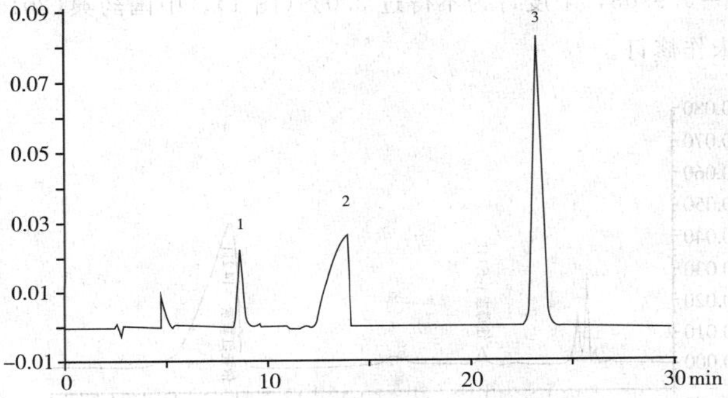

图1

1. 氨基三乙酸峰；2. 硝酸铜峰；3. 依地酸钙钠峰

选择3种常用不同填料的C8色谱柱(Agilent SB-C8，Kromail-C8，Capcell PAK C_8)考察，以氨基三乙酸峰计，3种不同厂家的色谱柱都能获得了峰形良好的色谱峰及理想的分离度。分别采用3台不同型号的高效液相色谱仪(HP1200，Waters2695，LC 2010A_{HT})，色谱峰的响应值(以峰面积计)适中，表明检测浓度适宜。检出限为4ng；定量限为12ng。经稳定性考察，溶液在8小时稳定RSD=0.42%($n=5$)；精密度RSD=0.48%($n=6$)。

对照品储备液的制备需注意氨水的浓度及加入量，以保证氨基三乙酸完全溶解。

重金属 本品为重金属络合剂，重金属的存在直接影响到药物的稳定性及安全性。USP(32)和BP(2010)均收载有重金属检查项。本品中重金属以络合状态存在，需炽灼将其游离后测定，因此采用中国药典(2015)四部通则0821第二法测定。

铁盐 微量铁盐的存在可能会加速药物的氧化和降解，中国药典(2015)中收载氯化物检查项，限度为不得过0.04%。BP限度为80ppm，USP未收载此项检查。

【含量测定】中国药典(2005)中采用硝酸汞滴定液测定样品中乙二胺四乙酸钙二钠的含量，由于硝酸汞滴定液对环境毒性较大，用硝酸铋滴定液取代原标准中硝酸汞滴定液，以二甲酚橙为指示剂，滴定终点突越明显，能准确测定乙二胺四乙酸钙二钠的含量。回收率为99.67%，RSD=0.40%($n=9$)；线性范围为0.4～0.7mg/ml，线性方程：$y=0.2350x-0.0384$，相关系数为$r=0.9999$。精密度RSD=0.21%($n=5$)。

硝酸铋滴定液配制中要注意，加稀硝酸的量为100ml，再加水至1000ml，摇匀。此种配制方法无结晶析出且放置稳定。

【制剂】中国药典(2015)、USP(36)均收载了依地酸钙钠注射液，BP(2013)收载有依地酸钙钠静脉输注浓溶液和依地酸钙钠兽用静脉输注液。

制备工艺 称取依地酸钙钠、碳酸钙加注射用水溶解后，再加注射用水至全量，充分搅拌均匀，药液再经砂芯过滤，预检，灌封，灭菌。

细菌内霉素 本品临床每小时用药最大剂量是静脉注射每千克体重25mg(中国国家处方集)，内毒素计算限值约为0.20EU/mg；USP限值为0.01USP EU/mg；BP热原限值为400mg/kg。中国药典(2015)规定本品细菌内毒素限值为0.010EU/mg，与内毒素计算值比较，安全系数为20，并与USP和BP标准相当。

参考文献

[1] 北京师范大学．分析化学[M]．3版．北京：高等教育出版社，2001.

撰写 李嵘立 山西省食品药品检验所
复核 李青翠 郭景文 山西省食品药品检验所

依托红霉素
Erythromycin Estolate

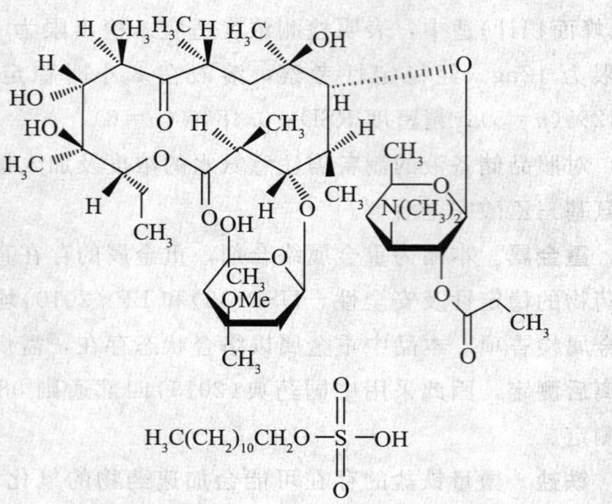

$C_{40}H_{71}NO_{14} \cdot C_{12}H_{26}O_4S$　1056.39

化学名：红霉素丙酸酯十二烷基硫酸盐

英文名：Erythromycin Estolate

异名：红霉素月桂酸酯；无味红霉素

CAS 号：[3521-62-8]

本品为红霉素丙酸酯的十二烷基硫酸盐，对葡萄球菌属、各组链球菌和革兰阳性杆菌均具抗菌活性。奈瑟菌属、流感嗜血杆菌、百日咳鲍特菌等也可对本品呈现敏感。本品对除脆弱拟杆菌和梭杆菌属以外的各种厌氧菌亦具抗菌活性；对军团菌属、胎儿弯曲菌、某些螺旋体、肺炎支原体、立克次体属和衣原体属也有抑制作用。本品系抑菌剂，但在高浓度时对某些细菌也具杀菌作用。本品可透过细菌细胞膜，与细菌核糖体的 50S 亚基的 23S rRNA 相互作用，使细菌蛋白质合成受抑制[1]。本品仅对分裂活跃的细菌有效。主要用于对青霉素耐药的葡萄球菌感染。

本品能耐酸，不为胃酸所破坏，口服吸收良好。在胃肠中分解为红霉素丙酸酯，在血液中部分水解成游离的红霉素。血药浓度高于同量红霉素，时间维持长，分布广，胆汁中浓度较高，脑脊液中浓度虽较低，但脑膜炎时透过增多。

本品由 Stepheus 等于 1959 年制得。除中国药典(2015)收载外，USP(36)、BP(2013)及 Ph. Eur. (7.0)均有收载。

【制法概要】

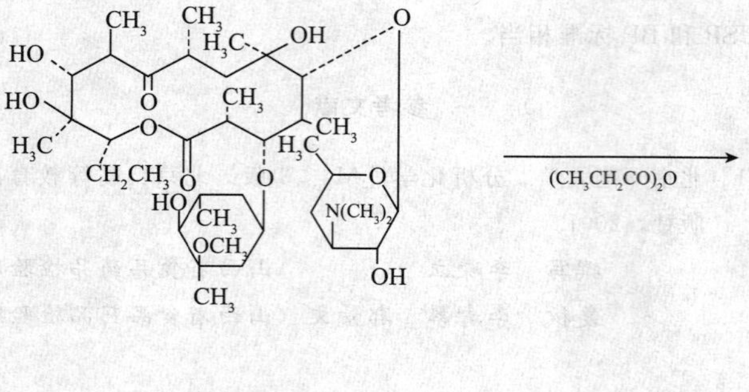

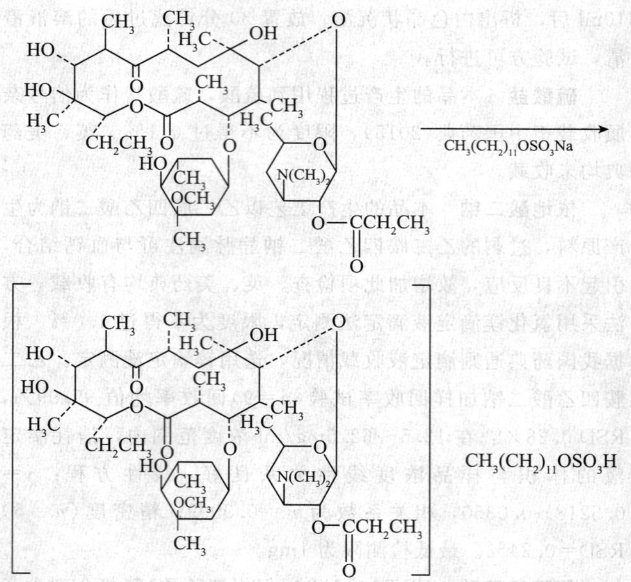

【性状】本品具有引湿性，于 25℃相对湿度 89%放置 48 小时时，引湿增重 2.60%，但外观无显著变化。

熔点　熔点为 132 ～138℃，熔融时同时分解。

【鉴别】本品的红外光谱显示的主要特征吸收如下。

特征谱带(cm^{-1})	归属	
3600～3300	羟基	ν_{O-H}
1750，1734	酯和内酯	$\nu_{O=O}$
1705	环酮	$\nu_{C=O}$

【检查】水分　在中国药典(2015)、USP(36)、BP(2013)及 Ph. Eur. (7.0)中均有收载，限度均为不得过 4.0%。依托红霉素中含有活泼羰基，可与甲醇反应生成水，影响测定结果，故选用 10%咪唑无水甲醇溶液做溶剂。

游离红霉素　采用高效液相色谱法测定。依托红霉素中游离红霉素检查方法在中国药典(2005)、USP(32)、BP(2009)及 Ph. Eur. (6.0)中均有收载，其中中国药典(2005)、USP(32)采用薄层色谱法，BP(2009)与 Ph. Eur. (6.0)采用高效液相色谱法检测。参照 BP(2009)及 Ph. Eur. (6.0)依托红霉素项下游离红霉素方法对中国药典(2010)游离红霉素方法进行了修订，本方法溶液浓度的线性范围 0.1～0.5mg/ml，r=0.9908，限度订为不得过 3.0%(图 1)。中国药典(2015)未作修订。

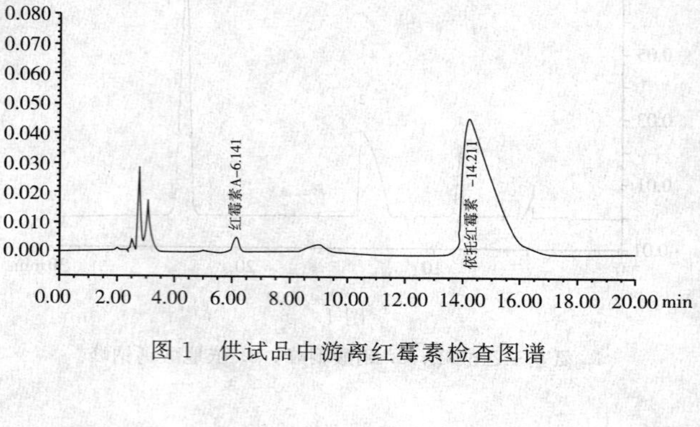

图 1　供试品中游离红霉素检查图谱

由于供试品溶液不稳定，易水解成红霉素，影响游离红霉素的测定结果，故供试品溶液制备后应立即进样。中国药典(2015)增订了“临用新制”。

经采用：Thermo BDS Hypersil C18(250mm×4.6mm，5μm)；Kromasil C18(250mm×4.6mm，5μm)；依利特 BDS C18(250mm×4.6mm，5μm)3根色谱柱。实验验证，结果表明3根色谱柱的分离效果无明显区别，所附色谱图为采用 Thermo BDS Hypersil C18(250mm×4.6mm，5μm)所测定。

丙酮 在依托红霉素合成工艺中，部分厂家采用了有机溶剂丙酮。参照中国药典(2015)四部附录残留溶剂测定法项下残留溶剂及限度，规定含丙酮不得过0.5%。

十二烷基硫酸盐 BP(2013)及 Ph. Eur.(7.0)中规定了十二烷基硫酸盐的测定。依托红霉素中十二烷基硫酸盐含量的理论值为25.19%。由于依托红霉素几乎不溶于水，采用非水溶液滴定法，将依托红霉素溶于二甲基甲酰胺，用甲醇钠溶液(0.1mol/L)滴定，以1%麝香草酚蓝为指示剂，规定其限度为23.0%～25.5%。因测定多批样品结果均在该范围内，且测定方法为非水滴定法，所用滴定液为甲醇钠溶液，操作较繁琐，故本版药典中暂未收载该检查项。

有关物质 中国药典(2015)未规定有关物质检查，BP(2013)及 Ph. Eur.(7.0)均规定了有关物质的检查，方法为高效液相色谱法，色谱柱：苯乙烯-二乙烯基苯共聚物(4.6mm×250mm，8μm)，柱温：70℃，流动相：35mg/ml 磷酸氢二钾溶液-水-(2-甲基-2-丙醇)-乙腈(50：400：165：30)，流速：2.0ml/min，检测波长：215nm，单个杂质(A杂质为红霉素F，B杂质为去甲基红霉素A，C杂质为红霉素E，D杂质为脱水红霉素A，E杂质为红霉素A烯醇醚，F杂质为红霉素A烯醇醚异构体，G杂质为*N*-去甲基-*N*丙酰基红霉素A)规定均不得过3.0%，其他单个杂质不得过0.2%，杂质总量不得过5.0%(小于0.06%的杂质忽略不计)。

【含量测定】 采用微生物检定法。按红霉素($C_{37}H_{67}O_{13}N$)计算，其理论效价为每1mg相当于695个红霉素单位。重点考察了不同实验条件下样品水解的完全性，分别采用37℃、60℃水浴中不同时间的水解情况，按规定取本品(约相当于红霉素50mg)，置100ml量瓶中，加乙醇50ml溶解后，再加磷酸盐缓冲液(pH 7.8)稀释至刻度，摇匀，60℃水浴中放置4小时，采用微生物检定法测定效价，按无水物计算，每1mg效价不得少于610红霉素单位，相当于理论效价的87.7%。USP(36)采用微生物检定法，规定取本品加甲醇制成1mg/ml溶液，立即取1份加入9份的pH8.0磷酸盐缓冲液，室温放置18小时，采用微生物检定法测定效价，按无水物计算，每1mg效价不得少于600红霉素单位。

BP(2013)及 Ph. Eur.(7.0)的方法相同，均采用高效液相色谱法，色谱系统同有关物质项下，供试品的制备：取供试品0.15g，加甲醇25ml溶解，再加pH 8.0的磷酸盐缓冲液20ml，室温放置12小时，再加pH 8.0的磷酸盐缓冲液至50ml，规定按无水物计算，依托红霉素(A、B、C总和)86.0%～102.0%，红霉素B不得过5.0%，红霉素C不得过5.0%。

【制剂】依托红霉素片(Erythromycin Estolate Tablets)

USP(36)有收载，含量测定采用微生物检定法。

依托红霉素胶囊(Erythromycin Estolate Capsules)

在USP(36)、BP(2013)均有收载，含量测定均采用微生物检定法。

依托红霉素颗粒(Erythromycin Estolate Granules)

参考文献

[1] Jeffrery L H. The Structures of Four Macroliole Antibiotics Bound to the large Ribosamal Subunit [J]. Molecular Cell, 2002, 10: 117-128.

撰写　文　亮　李晓燕　湖南省食品药品检验研究院
复核　杨汉初　李瑞莲　湖南省食品药品检验研究院

依托泊苷

Etoposide

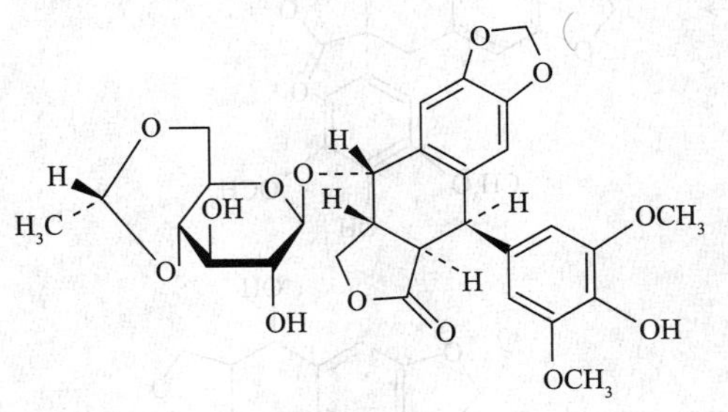

$C_{29}H_{32}O_{13}$　588.56

化学名：9-(4,6-*O*-(*R*)-亚乙基-*β*-D-吡喃葡萄糖苷)-4′-去甲基表鬼臼毒素

4′-demethylepipodophyllotoxin 9-[(4, 6-*O*-(*R*)-ethylidene-*β*-D-glucopyranoside]

英文：Etoposide (INN)

异名：鬼臼乙叉苷

CAS号：[33419-42-0]

本品为鬼臼毒素的半合成衍生物[1,2]，属细胞周期特异性抗肿瘤药物，主要作用于S期和G_2期。

本品作用于DNA拓扑异构酶Ⅱ，形成药物-酶-DNA稳定的可逆性复合物，阻碍DNA修复。此复合物可随药物的清除而逆转，使损伤的DNA得到修复，降低了细胞毒作用。人体血药浓度的半衰期($t_{1/2}$)为 7 小时(3～12 小时)，97%与血浆蛋白结合。血药浓度持续时间长短比峰浓度高低更重要，一般采用静脉滴注，而不用静脉推注。44%～60%由肾排泄(其中 67%以原型排泄)，粪便排泄仅占 16%。脑脊液中的浓度(给药 2～20 小时后)为血药浓度的 1%～10%。口服生物利用度 48%。

不良反应有血象抑制，脱发、胃肠道反应。若静脉滴注过速(<30 分钟)，可有低血压、喉痉挛等过敏反应。本品不能与葡萄糖液混合，以免产生沉淀。

鬼臼毒素系从后叶鬼臼或亚洲一种野生植物——盾叶鬼臼的一个亲缘的根部获得的。可用作生产抗肿瘤制剂，是治疗肺癌及睾丸癌药物的活性成分。20 世纪 60 年代中期，本品由瑞士 SANDOZ 公司首先开发，国外已广泛用于临床。1975 年北京制药工业研究所从植物提取，经化学合成制得依托泊苷。为常用的抗肿瘤药物之一。除中国药典(2015)收载外，USP (36)、BP (2013)、JP (16)与 Ph. Eur. (7.0)均有收载。

【制法概要】

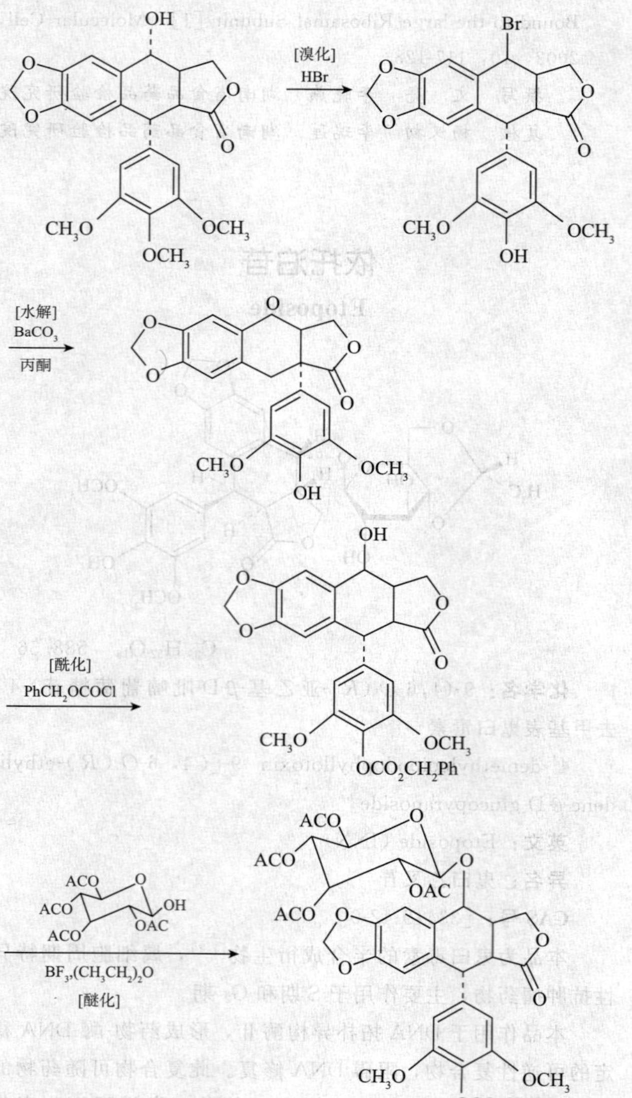

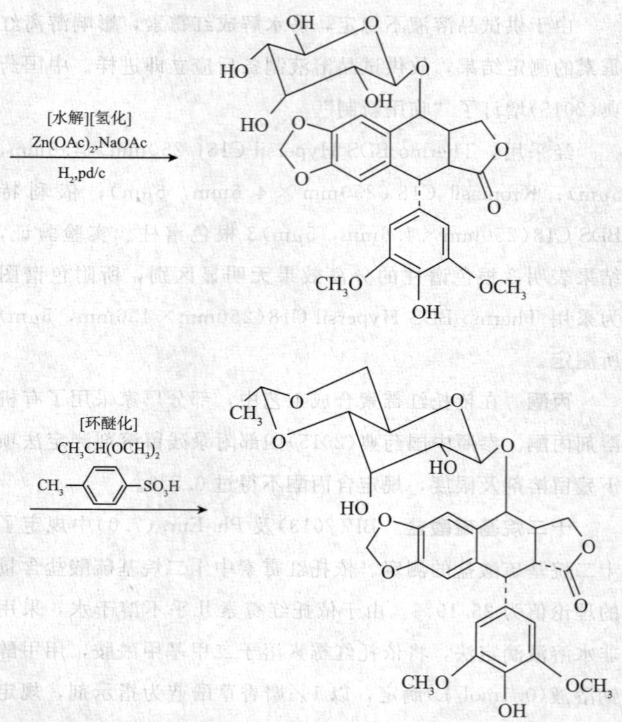

【性状】 国外有报道[3]依托泊苷存在多晶型现象。在 85～115℃晶型Ⅰ失去水分转变为晶型Ⅰa，在 198℃晶型Ⅰa 熔融，并于 206℃重结晶转变为晶型Ⅱa，温度上升至 269℃晶型Ⅱa 转变为晶型Ⅱ。晶型Ⅱ相对稳定，水溶性比晶型Ⅰ要大。由于依托泊苷水溶性差，溶解速度慢，酸性条件下不稳定等，近来国内外很多药品研发机构和制药公司都致力于开发新的水溶性剂型，如依托泊苷的磷酸酯。

比旋度 本品为吡喃葡萄糖苷，苷元结构中含有多个不对称碳原子，具旋光性，中国药典(2015)修订为−110°至−118°，与 USP (36)相同。

【鉴别】 (1)α-萘酚试验(Molisch 紫环反应，用于鉴别苷类物质)。多糖类遇浓硫酸被水解成单糖，单糖被浓硫酸脱水闭环，形成糠醛类化合物，在浓硫酸存在下与 α 萘酚发生酚醛缩合反应，生成紫红色缩合物。

(2)采用［含量测定］项下的色谱图，供试品溶液主峰的保留时间应与对照品溶液峰的保留时间一致。

(3)本品的红外光吸收图谱显示的主要特征吸收如下表[4,5]。

特征谱带(cm^{-1})	归属	
3450	羟基	ν_{O-H}
1765	γ-内酯	$\nu_{C=O}$
1610，1520，1510	芳环	$\nu_{C=C}$
1230	芳香醚	ν_{C-O}
1110	糖	ν_{C-O}
930	次甲二氧基	ν_{O-C-O}

【检查】溶液的澄清度与颜色 中国药典、BP 使用的溶剂［二氯甲烷-甲醇(9∶1)］和配制的浓度(3%)均相同，中国药典规定溶液应澄清，颜色不得过黄色 1 号标准比色液；BP 规定溶液应澄清，颜色不得过 Y6 或 BY6。

有关物质 中国药典、USP、BP、JP 与 Ph. Eur. 均采

用高效液相色谱法测定，各国药典所用的色谱条件、杂质限度不相同，JP 采用等度洗脱，中国药典、USP、BP 与 Ph. Eur. 采用梯度洗脱，由于本品的杂质较多，采用等度洗脱对杂质的分离不理想，采用梯度洗脱更合适。中国药典的色谱条件与 USP 相同。广州市药品检验所对 USP 和 BP 的色谱条件作过比较，两方法的色谱条件、检测波长不同(254nm 和 285nm)，两方法针对的主要是主成分峰后的杂质，USP 方法主成分峰的保留时间约为 25 分钟，BP 方法主成分峰的保留时间约为 5 分钟，对杂质的分离效果、方法的灵敏度 BP 方法优于 USP。从 BP(2009)附的色谱图中可见依托泊苷杂质有 A 至 M 共计 11 种(没有 F 和 L)，这些杂质对照品均无法得到，未做进一步的验证。目前国内厂家的生产工艺、产品中的杂质是否与 BP 所示相同，是今后值得研究的内容。

按正文的色谱条件，比较了 3 个不同牌号的色谱柱：Inertsil(Diamonsil)(250mm×4.6m，5μm)；Luna(Phenomenex)(100mm×4.6mm，3μm)；Zorbax(Agilent)(250mm×4.6mm，5μm)。以保留时间、拖尾因子、依托泊苷峰与对羟基苯甲酸丙酯峰的分离度、依托泊苷峰的理论板数为指标，以 Inertsil(Diamonsil)柱为好(图 1)，t_R 23.77 分钟为对羟基苯甲酸丙酯峰；t_R 25.372 分钟为依托泊苷峰。USP 规定依托泊苷峰与对羟基苯甲酸丙酯峰的分离度应不小于 1.1，上述 3 个牌号的色谱柱分离度均大于 1.5。故中国药典(2015)修订为依托泊苷峰与对羟基苯甲酸丙酯峰的分离度应不小于 1.5。(图 1)

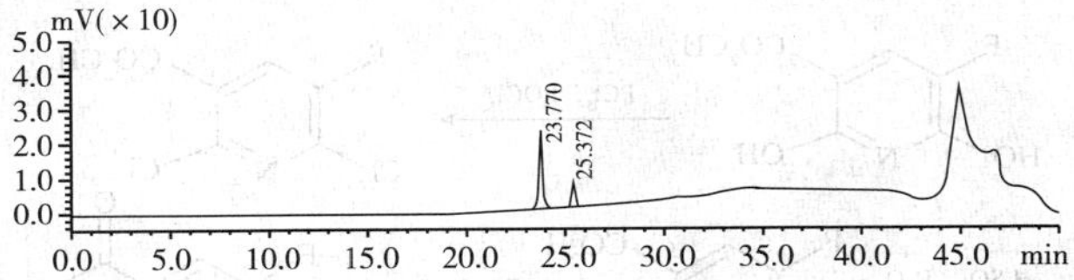

图 1　系统适用性试验图

BP(2013)规定单个杂质不超过 0.1%，杂质总量不得过 1.0%。USP (36)规定已知杂质 lignan P(木酚素 P)不超过 0.1%，picroetoposide (cis-etoposide)不超过1.0%，杂质总量不得过 2.0%。其中 lignan P 与 picroetoposide 均以相对保留时间定位。lignan P 为水解氢化后的中间体，picroetoposide 为分子异构化的副产物，Robert M. Mader[6] 等人通过体外试验研究发现，受 pH 值与介质中离子强度的影响，etoposide 异构化转变为 picroetoposide，使得药物活性大大降低，杂质结构见下。中国药典订为单个杂质不得过 1.0%，杂质总量不超过 2.0%。

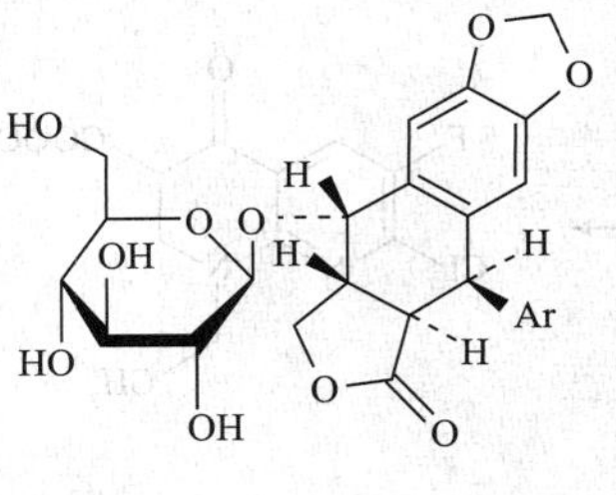

lignan P：$C_{28}H_{30}O_{13}$，574.6

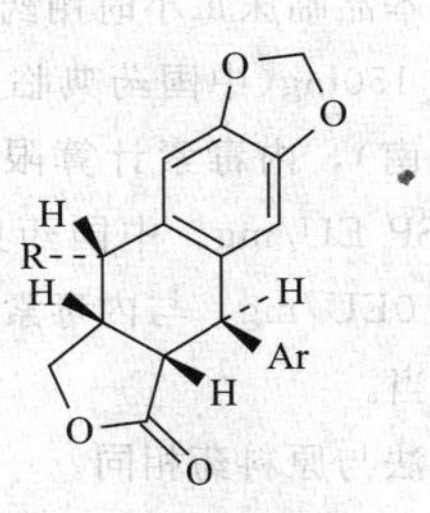

picroetoposide：$C_{29}H_{32}O_{13}$　588.56

注：

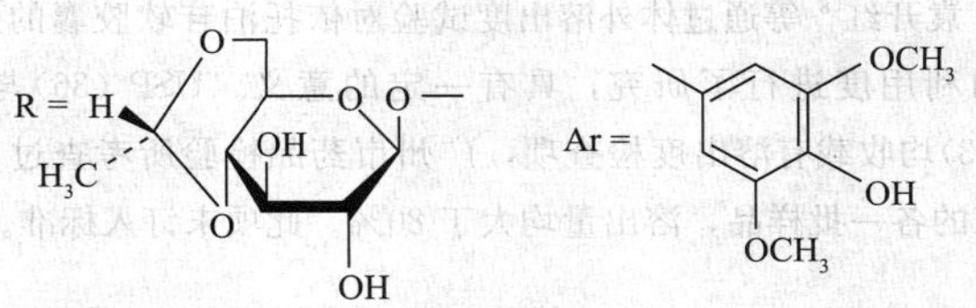

除了上述两种已知杂质，对其他已知杂质的检测，刘蔚[7] 等人建立了 HPLC 方法对依托泊苷胶丸中的有关物质，如 4′-去甲基鬼臼素等进行了研究。

【含量测定】 与 USP (36)的含量测定方法一致。按有关物质检查方法的色谱条件，由梯度洗脱改为乙腈-醋酸盐缓冲液(pH4.0)(30∶70)等度洗脱。主成分峰保留时间约为 9.5 分钟。本品进样量 2.4～4.8μg，线性关系良好，$r=0.9999$ ($n=5$)；精密度试验 RSD(%)为 0.1($n=6$)。

【制剂】(1)依托泊苷注射液(Etoposide Injection)

本品为依托泊苷以聚乙二醇 400 与无水乙醇为混合溶剂制成的灭菌溶液。依托泊苷注射液的处方中除主成分外，通常含有聚乙二醇 400、苯甲醇、枸橼酸、无水乙醇，不同厂家使用的辅料不同，区别在于加苯甲醇与不加苯甲醇。考查 4 个厂家的产品，其中 2 个厂家的产品加有苯甲醇。

有关物质　方法与依托泊苷原料药相同，但制剂中的辅料枸橼酸、苯甲醇(t_R 约为 5.3 分钟)和苯甲醇中含有的苯甲醛(t_R 约为 9 分钟)可见明显的色谱峰(图 2 和图 3)。但枸橼酸、苯甲醇和苯甲醛的保留时间在 10 分钟前，不会与杂质峰重叠(杂质通常在主成分峰后)。

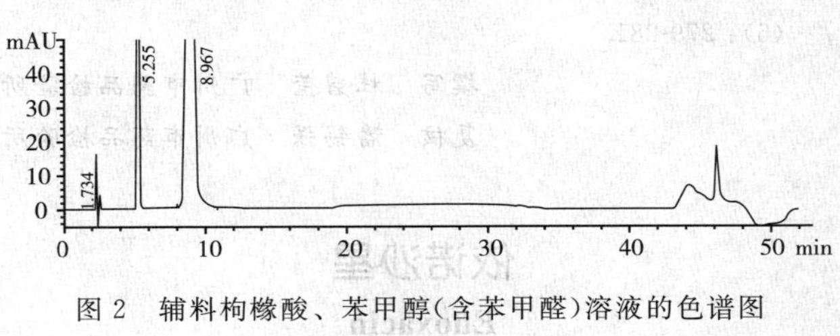

图 2　辅料枸橼酸、苯甲醇(含苯甲醛)溶液的色谱图

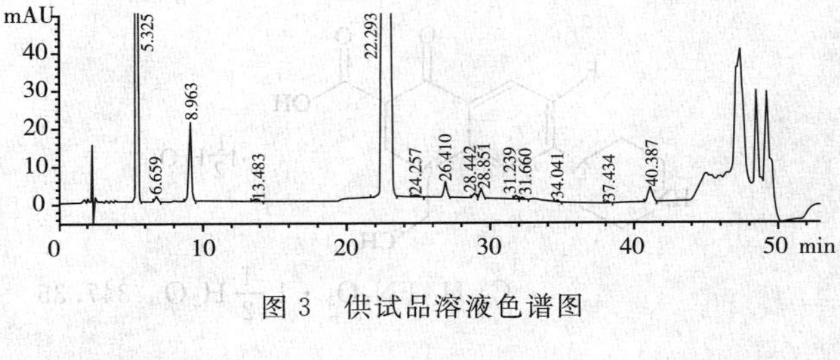

图 3　供试品溶液色谱图

细菌内毒素　本品临床每小时用药最大剂量是静脉注射每平方米体表面积 150mg（中国药典临床用药须知、中国医师药师临床用药指南），内毒素计算限值约为 1.23EU/mg；USP 限值为 2.0USP EU/mg。中国药典（2015）规定本品细菌内毒素限值为 2.0EU/mg，与内毒素计算值，安全系数为 0.6，并与 USP 相当。

含量测定　方法与原料药相同。

(2)依托泊苷软胶囊（Etoposide Soft Capsules）

依托泊苷软胶囊使用的辅料与注射液基本相同，有关物质、含量测定方法与原料药相同。

袁开红[8]等通过体外溶出度试验对依托泊苷软胶囊的人体生物利用度进行了研究，具有一定的意义。USP（36）与 BP（2013）均收载有溶出度检查项，广州市药品检验所考查过 2 个厂家的各一批样品，溶出量均大于 80%。此项未订入标准。

参考文献

[1] 马广慈．药物分析方法与应用［M］．北京：科学出版社，2000.

[2] 国家药典委员会．中国药典临床用药须知化学药和生物制品卷[M]．北京：人民卫生出版社，2005.

[3] Bhaskara Rao Jasti，Jie Du，Ravindra C Vasavada. Characterization of thermal behavior of etoposide［J］．Internationl Journal of Pharmaceutics，1995(118)：161-167.

[4] 董庆年．红外光谱法［J］．北京：石油化学工业出版社，1977.

[5] 王宗明，何欣翔，孙殿卿．实用红外光谱学［J］．北京：石油化学工业出版社，1978.

[6] Robert M. Mader，Günther G. Steger，Kurt Moser. Instability of the anticancer agent etoposide under in vitro culture conditions［J］．Cancer Chemotherapy and Pharmacology，1991，27(5)：354-360.

[7] 刘蔚，叶晓霞．HPLC 测定依托泊苷胶丸的有关物质［J］．中国药学杂志，2003，38（7）：539-541.

[8] 袁开红，曹德善，李萌，等．依托泊苷软胶囊的研制及人体生物利用度的研究［J］．中国医药工业杂志，2004，35（5）：279-281.

撰写　杜碧莹　广州市药品检验所

复核　潘锡强　广州市药品检验所

依诺沙星

Enoxacin

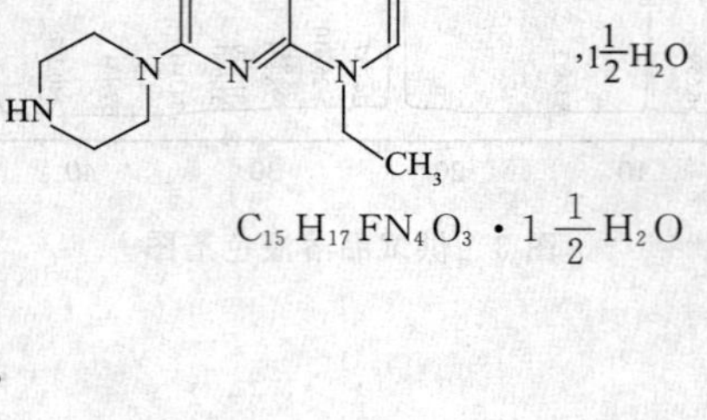

$C_{15}H_{17}FN_4O_3 \cdot 1\frac{1}{2}H_2O$　347.35

化学名： 1-乙基-6-氟-1，4-二氢-4-氧代-7-（1-哌嗪基）-1，8-萘啶-3-羧酸倍半水合物

1-ethyl-6-fluoro-1，4-dihydro-4-oxo-7-(1-piperazinyl)-1，8-naphthyridine -3-carboxylic acid sesquinhydrate

英文名： Enoxacin（INN）

CAS 号：［74011-58-8］[1]

依诺沙星是化学合成的抗菌药，为第 3 代氟喹诺酮类抗生素。本品具有广谱、高效、低毒、与其他抗生素无交叉耐药等特点。作用于细菌细胞 DNA 螺旋酶的 A 亚单位，能抑制 DNA 的合成和复制而导致细菌死亡，抗菌谱较广，对革兰阴性菌抗菌作用强，抗厌氧菌的抗菌作用差。据文献报道[2,3]，口服吸收完全，单剂量给药后血清蛋白结合率为 18%～57%，血消除半衰期为 3.3～5.8 小时；大部分以原型由尿中排泄。

临床上用于治疗革兰阴性菌及阳性菌引起的泌尿生殖系统、呼吸道、胃肠道、皮肤软组织、骨和关节等多种感染，使用安全，不良反应发生率低，主要为胃肠道反应和皮疹、瘙痒感等。

本品由日本大日本制药株式会社研制合成，并进行药效学、药代学、毒性试验研究和广泛的临床研究，于 1986 年批准上市。国内于 1991 年合成并投产。除中国药典（2015）收载外，JP(16)亦收载。

【制法概要】 国内各厂家的生产工艺基本一致。主要合成路线如下。

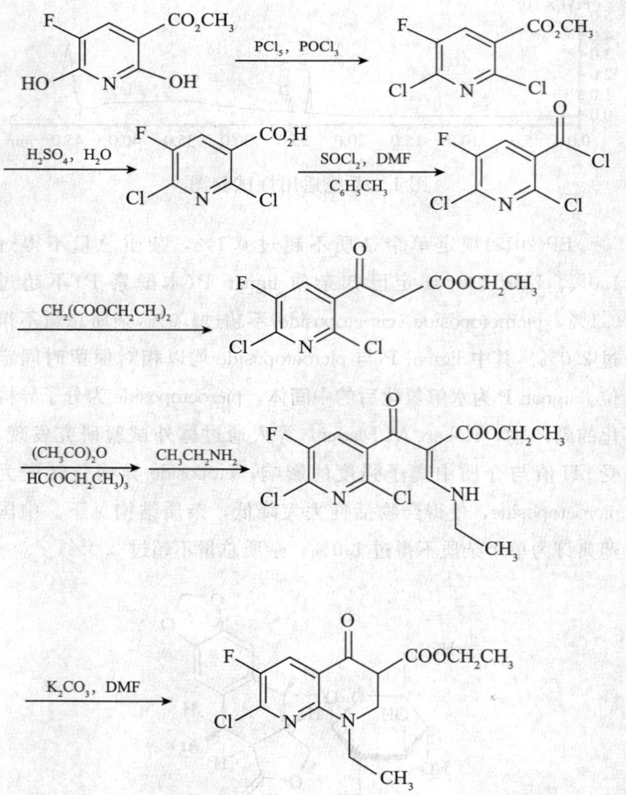

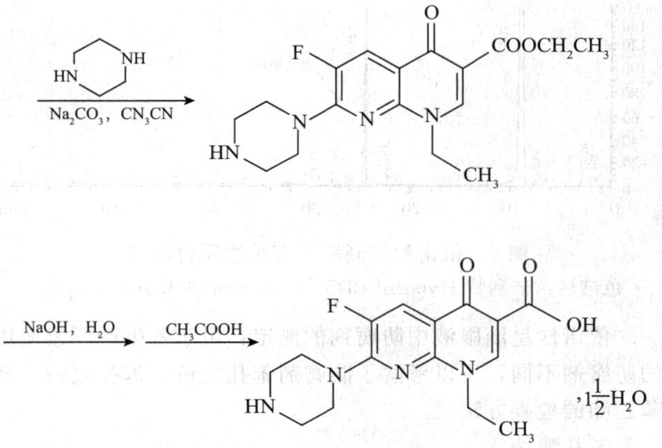

【性状】本品在甲醇中微溶，乙醇中极微溶，水中不溶，在冰醋酸或氢氧化钠试液中易溶。本品由于含有酸性的羧酸基团和碱性的哌嗪基团，所以在酸和碱中易溶，在水中的溶解度差。

【鉴别】(1)采用含量测定项下的色谱图，供试品溶液主峰的保留时间应与对照品溶液主峰的保留时间一致。

(2)本品的红外光吸收图谱应与对照图谱(光谱集 282 图)一致，显示的主要特征吸收如下。

特征谱带(cm^{-1})	归属	
3410	水	ν_{O-H}
3100～2400	胺盐	$\nu_{\overset{+}{N}H_2}$
1630	酮式酮	$\nu_{C=O}$
1630，1370	羧酸离子	$\nu_{CO_2^-}$
1580，1450	芳环	$\nu_{C=C,C=N}$
1270	氟吡啶	ν_{C-F}

【检查】**干燥失重** 本品为倍半水合物，其结晶水的理论含量为 7.78%，中国药典(2015)规定在 105℃干燥至恒重，减失重量应为 7.8%～9.0%；JP(16)规定 105℃干燥 3 小时，限度为 7.0%～9.0%。

有关物质 采用高效液相色谱法。

因依诺沙星系含有氨基和羧基的两性化合物，曾考虑在柠檬酸中加离子对试剂(十二烷基磺酸钠)的流动相系统[4,5]，但此系统基线噪声较大，重现性差，且色谱柱使用一段时间后由于离子对试剂对色谱柱的影响，峰数量减少。比较了几种流动相系统后，认为以中国药典(2005)的流动相作为流动相 A 较为理想。

根据国内的生产工艺，采用中国药典(2005)的流动相对生产厂家提供的 6 种主要中间体进行检查，除 AT-2(2,6-二羟基-5-氟烟腈)和 WF-1(氟氯烟酸)可在 15 分钟前洗脱出来以外，其他 4 种中间体根本不出峰，由于这些杂质的酯溶性，只有将流动相中的有机相提高到 65%时，这 4 种中间体 AT-3(2,6-二氯-5-氟烟腈)、WF-3(2,6-二氯-5-氟烟酰基乙酸乙酯)、WF-4、WF-5(1-乙基-6-氟-1,4-二氢-4-氧代-7-氯-1,8-萘啶-3-乙酸乙酯)方可被检出。尝试有关物质用两个极性相差较大的流动相洗脱，既保证了药典方法的延续性，又进行了完善，且国外药品质量标准已经采用这种方法。因此以 0.025 mol/L磷酸溶液(用三乙胺调节 pH 至 3.0)-甲醇-乙腈(80∶10∶10)为流动相 A，以 0.025mol/L 磷酸溶液(用三乙胺调节 pH 至 3.0)-甲醇-乙腈(350∶325∶325)为流动相 B，对提供的样品进行紫外光破坏和热破坏后采用流动相 B 洗脱时，结果主峰后均检出较大杂质峰，证明对质量标准进行修订控制杂质的必要性。并且在收到的原料和制剂中均在高有机相的流动相中检测到杂质，而这些杂质在中国药典(2005)流动相中是检查不出来的，含量一般为 0.1%以上。用流动相 A、流动相 B 分别洗脱的样品色谱图见图 1 和图 2。综合上述情况，为提高方法的方便操作程度及减少工序，用流动相 A 及流动相 B 配比进行梯度洗脱。又另当梯度强度不够时，由于杂质的保留时间推后较多，杂质可能检测不到，因此梯度洗脱时一定要注意高有机相流动相的比例，以提高杂质的检出率。最终结果表明，与中国药典(2005)比较，中国药典(2010)的色谱系统检出的杂质多，分离效果好，分离度符合规定。系统适用性试验色谱图见图 3，有关物质典型色谱图见图 4。中国药典(2015)未作修订。

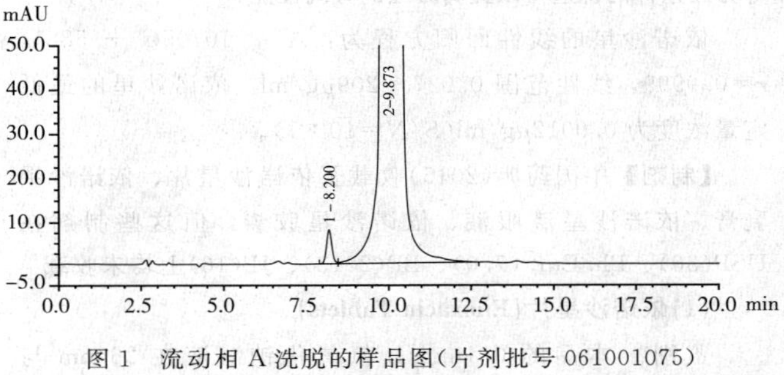

图 1 流动相 A 洗脱的样品图(片剂批号 061001075)

色谱柱：依利特 Hypersil BDS C18(200mm×4.6mm，5μm)

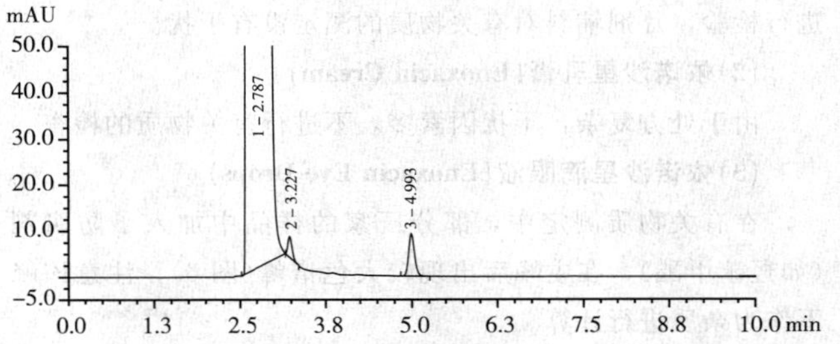

图 2 流动相 B 洗脱的样品图(片剂批号 061001075)

色谱柱：依利特 Hypersil BDS C18(200mm×4.6mm，5μm)

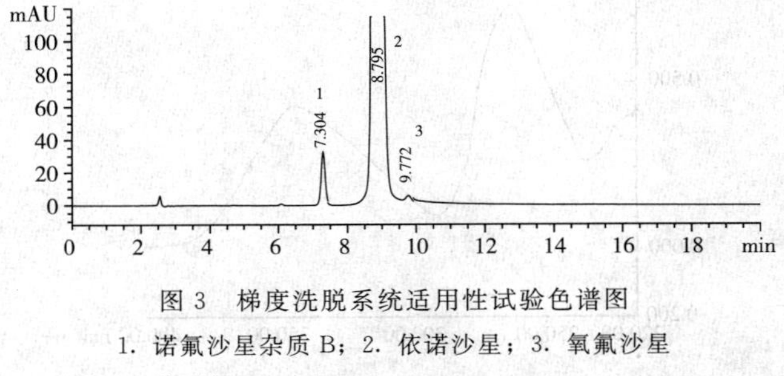

图 3 梯度洗脱系统适用性试验色谱图

1. 诺氟沙星杂质 B；2. 依诺沙星；3. 氧氟沙星

色谱柱：依利特 Hypersil BDS C18(200mm×4.6mm，5μm)

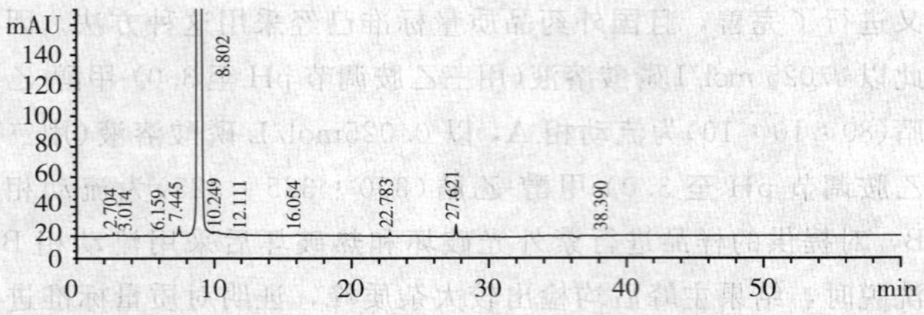

图 4　梯度洗脱有关物质典型色谱图

色谱柱：依利特 Hypersil BDS C18(200mm×4.6mm，5μm)

【含量测定】采用高效液相色谱法。JP(16)采用高氯酸非水滴定法。为了提高高效液相色谱法的准确度和专属性，在供试品测定前要注意仪器适用性试验必须符合要求。因诺氟沙星杂质B和氧氟沙星的相对保留时间与供试品有关物质色谱图中主峰前后相邻杂质的相对保留时间基本相同，且与主峰分离良好，故用此法作为系统适用性分离度试验。即采用依诺沙星、诺氟沙星杂质B和氧氟沙星的混合溶液进样，以检查这3种化合物的分离度能否符合要求。由于依诺沙星和氧氟沙星的分离度要达到药典规定比较困难，测定时必须注意色谱柱及流动相配比等方面条件的优选，以提高方法的分离性能。

依诺沙星的线性回归方程为：$A = 10705C + 5881$，$r=0.9999$，线性范围 0.027～209μg/ml。依诺沙星的最低定量浓度为 0.0012μg/ml($S/N=10:1$)。

【制剂】中国药典(2015)收载了依诺沙星片、依诺沙星乳膏、依诺沙星滴眼液、依诺沙星胶囊，但这些制剂在USP(36)、Ph. Eur.(7.0)、BP(2013)、JP(16)上均未收载。

(1)依诺沙星片(Enoxacin Tablets)

鉴别　本品的 0.1mol/L 氢氧化钠溶液在 266nm 与 346nm 波长处有最大吸收(图 5)。

有关物质　具体说明同依诺沙星原料，经对收集的样品进行检验，片剂辅料对有关物质的测定没有干扰。

(2)依诺沙星乳膏(Enoxacin Cream)

由于处方复杂，干扰因素多，不进行有关物质的检查。

(3)依诺沙星滴眼液(Enoxacin Eye Drops)

在有关物质测定中，部分厂家的样品中加入了防腐剂(如羟苯甲酯)，在主峰后出现较大色谱峰(图 6)，注意该峰不作为杂质进行计算。

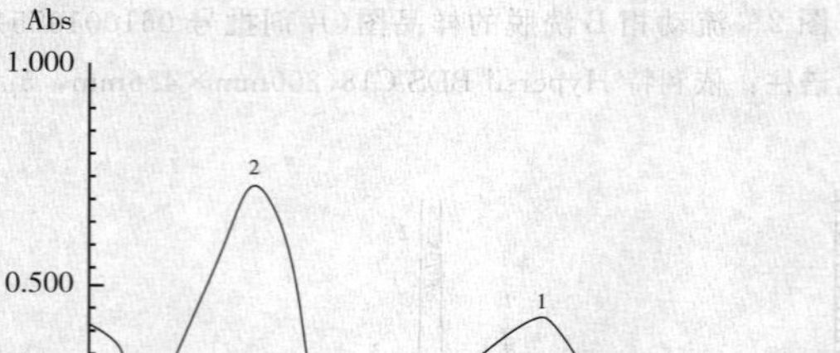

图 5　依诺沙星片紫外吸收图谱

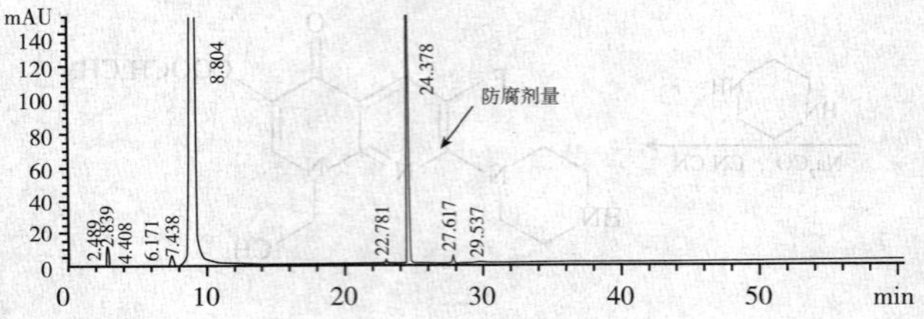

图 6　依诺沙星滴眼液有关物质色谱图

色谱柱：依利特 Hypersil BDS C18(200mm×4.6mm，5μm)

依诺沙星滴眼液中防腐剂的测定：由于各生产厂家使用的防腐剂不同，所以考察了防腐剂苯扎溴铵、苯扎氯铵、羟苯乙酯的检查方法。

苯扎溴铵

苯扎溴铵在约 262nm 波长处有最大吸收，但吸收度较末端吸收小很多，参考中国药典(2015)盐酸环丙沙星滴眼液及氧氟沙星滴眼液项下苯扎溴铵的检查，选择 214nm 波长为检测波长。苯扎溴铵对照品溶液的紫外光谱图见图 7。

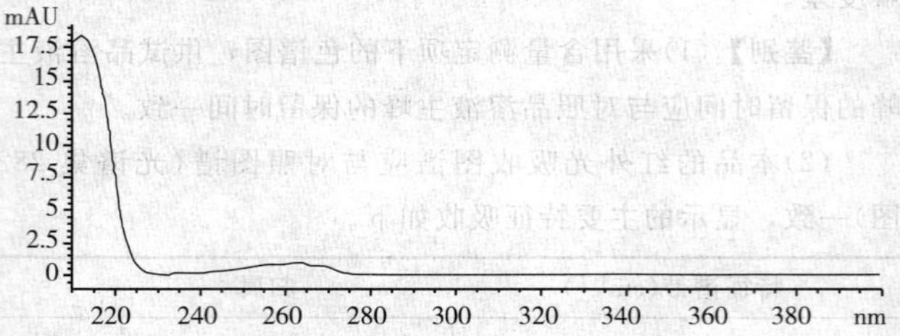

图 7　苯扎溴铵对照品溶液的紫外光谱图

中国药典(2015)盐酸环丙沙星滴眼液及氧氟沙星滴眼液项下苯扎溴铵的检查，都是取样品原液直接作为供试品溶液，但在试验过程中发现某些厂家生产的依诺沙星滴眼液(防腐剂为苯扎溴铵，浓度为 0.08mg/ml)样品原液在流动相中析出黏性物质，易堵塞仪器和色谱柱，试验无法进行，后发现厂家辅料中添加了聚乙烯醇(17-88)，此为水溶性的高分子聚合物，几乎不溶于有机溶剂，由于流动相中有机相比例较高(60%有机相)，故样品遇到流动相，聚乙烯醇就析出，有机相降低至 30%，仍有浑浊。考虑各方面因素，供试品溶液制备方法定为取 2ml 样品，置 5ml 量瓶中，用乙腈定容(有机相比例约为 60%，与流动相中有机相比例接近)，过滤后进样。

方法线性范围为 6.4～160μg/ml。苯扎溴铵的定量限为 47.3ng。

方法重复性良好，回收率为 100.6%，RSD 为 0.46%。见图 8、图 9。

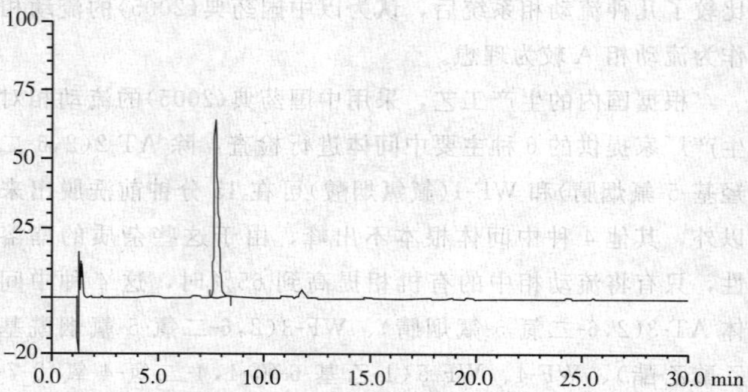

图 8　苯扎溴铵检查的对照品溶液色谱图

色谱柱：依利特 Hypersil BDS C18(200mm×4.6mm，5μm)

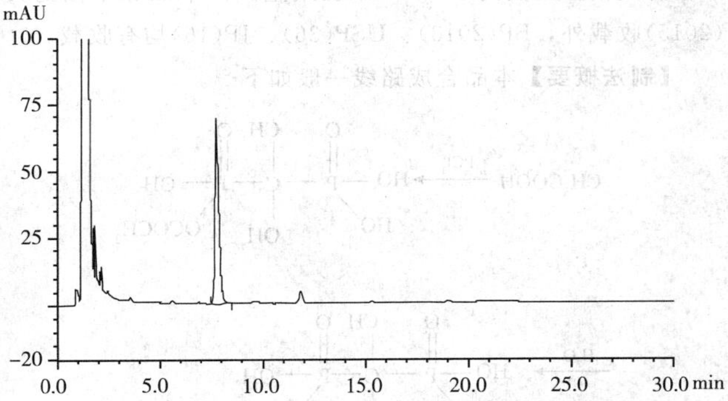

图 9 苯扎溴铵检查的供试品溶液色谱图

色谱柱：依利特 Hypersil BDS C18(200mm×4.6mm，5μm)

苯扎氯铵

方法线性范围为 6～100μg/ml。苯扎氯铵的定量限为 4.7ng。

方法重复性良好，回收率为 100.0%，RSD 为 0.74%。见图 10、图 11。

对照品问题 苯扎氯铵起草时采用 USP 对照品，色谱图中出三个峰，分别为苯扎氯铵 C-12 峰、C-14 峰及 C-16 峰，而供试品溶液色谱图中出现一个 C-12 峰，可能跟国内的原料有关，国内苯扎氯铵原料在相同色谱条件下色谱图见图 12，只有一个 C-12 峰。所以对照品在使用过程中应注意记录完整的色谱图。

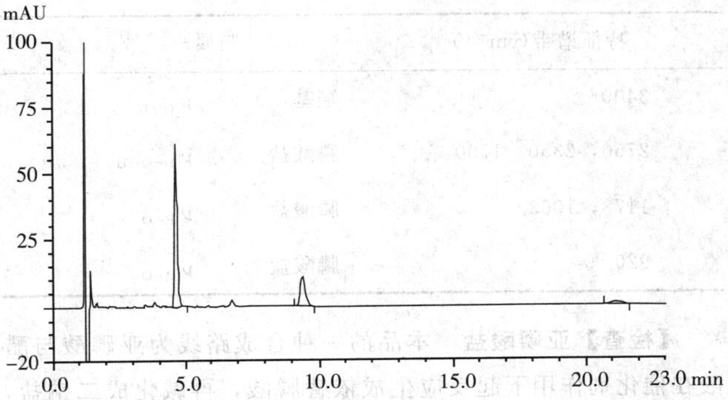

图 10 苯扎氯铵检查的 USP 对照品溶液色谱图

色谱柱：依利特 Hypersil BDS C18(200mm×4.6mm，5μm)

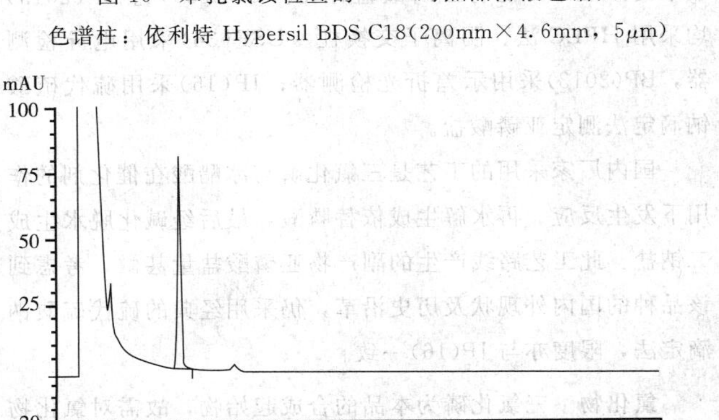

图 11 苯扎氯铵检查的供试品溶液色谱图

色谱柱：依利特 Hypersil BDS C18(200mm×4.6mm，5μm)

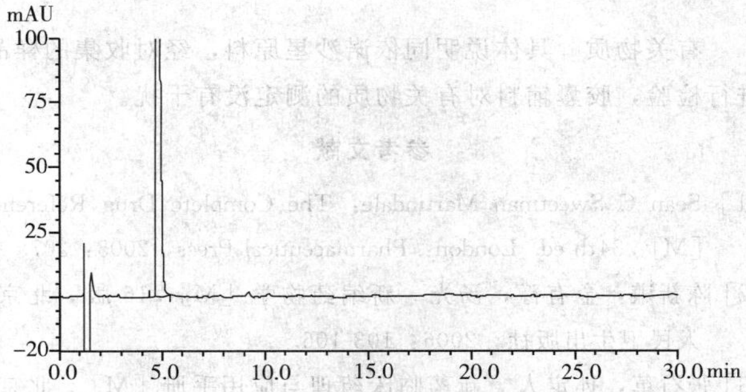

图 12 国内苯扎氯铵原料色谱图

色谱柱：依利特 Hypersil BDS C18(200mm×4.6mm，5μm)

羟苯乙酯

方法线性范围为 0.3～3μg/ml。羟基乙酯的定量限为 0.32ng。

方法重复性良好，回收率为 100.2%，RSD 为 0.24%。见图 13、图 14。

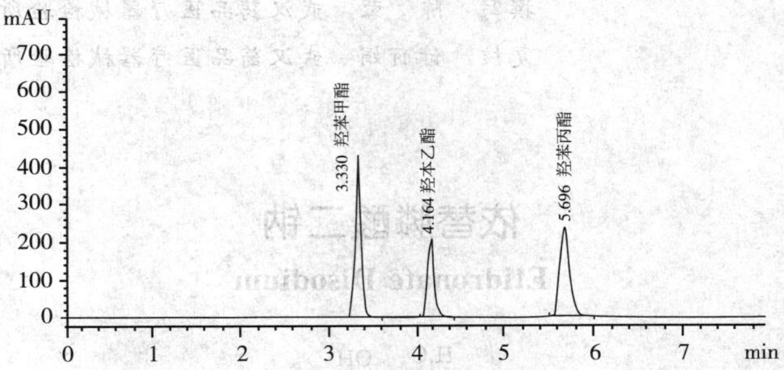

图 13 羟苯乙酯检查的系统适用性分离色谱图

色谱柱：依利特 Hypersil BDS C18(200mm×4.6mm，5μm)

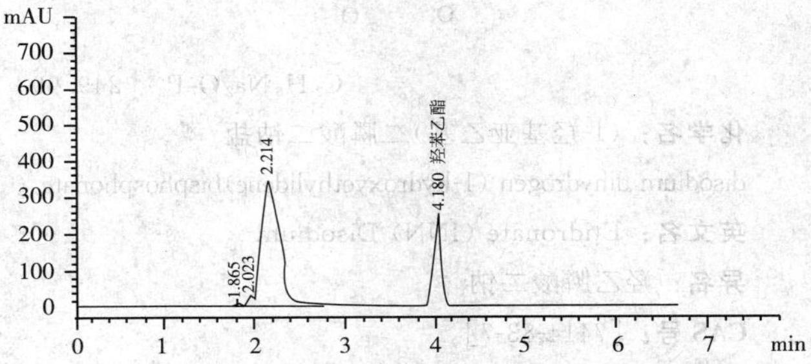

图 14 羟苯乙酯检查的供试品溶液色谱图

色谱柱：依利特 Hypersil BDS C18(200mm×4.6mm，5μm)

(4)依诺沙星胶囊(Enoxacin Capsules)

鉴别 本品的 0.1mol/L 氢氧化钠溶液在 266nm 与 346nm 波长处有最大吸收。见图 15。

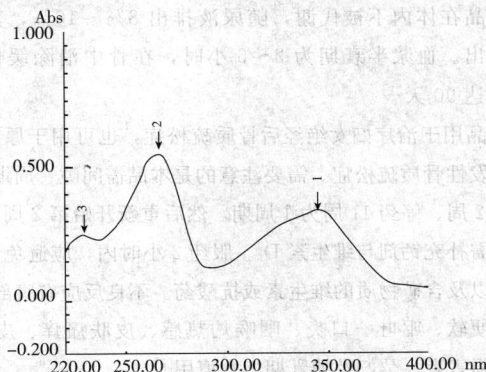

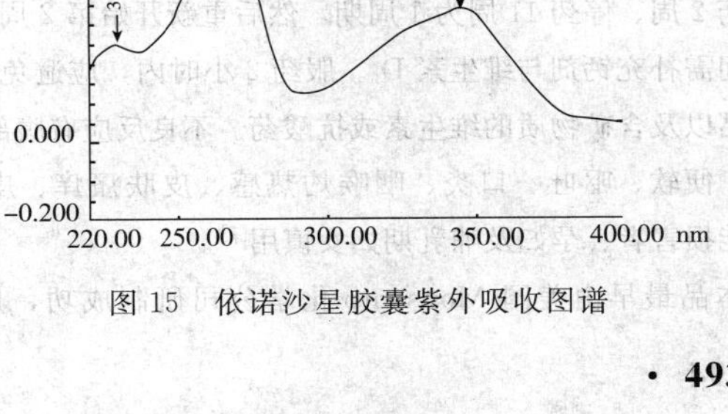

图 15 依诺沙星胶囊紫外吸收图谱

有关物质　具体说明同依诺沙星原料，经对收集的样品进行检验，胶囊辅料对有关物质的测定没有干扰。

参考文献

[1] Sean C Sweetman. Martindale: The Complete Drug Reference [M]. 34th ed. London: Pharmaceutical Press, 2005: 207.

[2] 陈新谦，金有豫，汤光．新编药物学［M］．16版．北京：人民卫生出版社，2006：103-106.

[3] 张石革，孙定人．新药临床药理与应用手册［M］．北京：化学工业出版社，2001：724-726.

[4] 易琼，祁智，蔡莉，等．反相高效液相色谱法测定依诺沙星原料含量与有关物质[J]．医药导报，2007，26(11)：1354-1355.

[5] 麦曦，刘超，廖一静．高效液相色谱法检查葡萄糖酸依诺沙星中有关物质[J]．药品评价，2004，(3)：196-198.

撰写　陈　蓉　武汉药品医疗器械检验所

复核　付丽娟　武汉药品医疗器械检验所

依替膦酸二钠

Etidronate Disodium

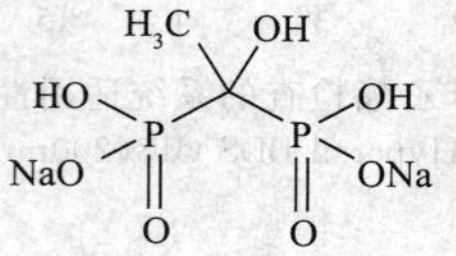

$C_2H_6Na_2O_7P_2$　249.99

化学名：(1-羟基亚乙基)二膦酸二钠盐

disodium dihydrogen (1-hydroxyethylidene) bisphosphonate

英文名：Etidronate (INN) Disodium

异名：羟乙膦酸二钠

CAS号：[7414-83-7]

依替膦酸二钠为骨代谢调节药。本品具有双向作用，小剂量(每日5mg/kg)时抑制骨吸收，大剂量(每日20mg/kg)时抑制骨形成。本品口服后，经胃肠道吸收，吸收率为1%～6%，食物或二价钙的制剂可使其吸收率降低。血浆蛋白结合率5%，绝大部分和骨组织亲和，分布到骨间隙和肾中。本品在体内不被代谢，随尿液排出8%～16%，其余随粪便排出。血浆半衰期为2～6小时，在骨中消除缓慢，半衰期长达90天[1]。

本品用于治疗妇女绝经后骨质疏松症，也可用于原发性及各种继发性骨质疏松症。需要注意的是本品需间隙、周期服药，即服药2周、停药11周为1周期，然后重新开始第2周期。停药期间需补充钙剂与维生素D_3。服药2小时内，应避免食用高钙食品以及含矿物质的维生素或抗酸药。不良反应有腹部不适、腹泻、便软、呕吐、口炎、咽喉灼热感、皮肤瘙痒、皮疹等。肾功能损害者、孕妇及哺乳期妇女慎用[1]。

本品最早由美国Monsanto化学公司研制成功，用于变形性骨炎治疗。国内于1997年正式生产。本品除中国药典(2015)收载外，BP(2013)、USP(36)、JP(16)均有收载。

【制法概要】本品合成路线一般如下[2]。

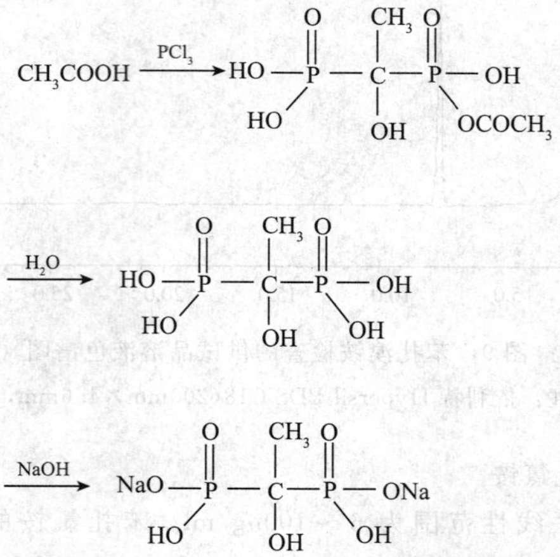

【性状】本品为白色粉末，具引湿性；贮存期间要注意吸湿防潮。

本品在水中易溶，在无水乙醇中几乎不溶，本品生产过程中最后采用水溶解、再加入乙醇，使其结晶析出并精制。

【鉴别】(1) 高浓度下，二价铜离子与依替膦酸根离子发生螯合反应，生成蓝色沉淀。

(2) 本品的红外光吸收图谱应与对照的图谱(光谱集1158图)一致，主要特征吸收如下。

特征谱带(cm^{-1})	归属	
3400	羟基	ν_{O-H}
2750，2350，1700	膦酸盐	ν_{P-O-H}
1178，1063	膦酸盐	$\nu_{P=O}$
920	膦酸盐	ν_{P-O}

【检查】亚磷酸盐　本品的一种合成路线为亚磷酸与醋酸在催化剂作用下起反应生成依替膦酸，再碱化成二钠盐，故最终产品中可能有亚磷酸盐存在。USP(36)与BP(2013)均采用HPLC法、阴离子交换柱。USP(36)采用电导检测器，BP(2013)采用示差折光检测器；JP(16)采用硫代硫酸钠滴定法测定亚磷酸盐。

国内厂家采用的工艺是三氯化磷与冰醋酸在催化剂的作用下发生反应、再水解生成依替膦酸，最后经碱化脱水生成二钠盐。此工艺路线产生的副产物亚磷酸盐量甚微，考虑到该品种的国内外现状及历史沿革，仍采用经典的硫代硫酸钠滴定法，限度亦与JP(16)一致。

氯化物　三氯化磷为本品的合成起始物，故需对氯化物进行控制。

干燥失重　根据生成工艺，结合本品特性，USP(36)和BP(2013)均制订了水分检查，方法为费休法，样品溶剂为乙酸-甲酰胺(1∶1)溶液；JP(16)版采用210℃干燥失重法。

因高温烘干法能客观反映本品中水分，且从环保角度出发，中国药典(2015)与JP(16)一致，仍采用210℃干燥失重法。

重金属 本品采用铂坩埚为容器对样品进行灼烧，造成铂坩埚严重被腐蚀；采用石英坩埚可大幅降低腐蚀程度。参照USP(36)，采用石英坩埚、添加氧化镁灼烧法可以基本消除对坩埚的腐蚀。考虑到氧化镁试剂质量状况对重金属检验可能存在干扰，不确定因素较多，故最终修订为采用石英坩埚、按常规方法检验。本品灼烧过程中发泡现象严重，考虑到本品限度为百万分之二十，将取样量降为常规量1.0g的一半(0.5g)仍可保证检测灵敏度，故将取样量定为0.5g。

【含量测定】采用容量法测定含量。转正标准采用硝酸钍滴定法。该法操作步骤繁琐，另因硝酸钍具有较强的放射性，购置不便且对实验操作人员与环境危害较大，中国药典(2010)参照BP(2009)修订为高氯酸滴定、电位指示法。方法学考察表明：①当供试品用冰醋酸溶解即进行滴定时，滴定终点指示不明显、滴定过程较长；②当供试品先加甲酸，再加冰醋酸溶解进行滴定时，滴定终点指示明显、滴定过程较前者缩短一半(不预滴定，时间为9～10分钟)；③当供试品先加甲酸，再加冰醋酸、醋酐溶解进行滴定时，滴定终点指示明显程度与滴定完成所需时间基本与②法一致。为彻底排除样品与试剂中所含水分干扰，最终选择③法测定。为确保样品完全溶解，本品需搅拌充分(以METTLER DL50滴定仪滴定为例，设定的搅拌时间为150秒，搅拌速率为最大值的60%)。研究结果表明，本法准确度高、重现性好(平均含量为98.7%，RSD为0.3%，$n=6$)，且相对环保、简便。中国药典(2015)未作修订。

【制剂】中国药典(2015)、USP(36)、BP(2013)、JP(16)中收载了依替膦酸二钠片。

依替膦酸二钠片(Etidronate Disodium Tablets)

本品为白色片，规格为0.2g。国内企业的处方中，主要辅料有乳糖、硬脂酸镁等。

鉴别 参照USP、JP制订红外鉴别。本品经水提取干燥后测定，因辅料乳糖在水中易溶，对依替膦酸二钠的红外图谱存在干扰。故与对照品的光谱图比较，在指纹区选择5个辅料无干扰的依替膦酸二钠特征吸收峰，列出它们的波数作为鉴别的依据。5个特征吸收峰分别为898cm^{-1}、811cm^{-1}、644cm^{-1}、543cm^{-1}和463cm^{-1}(图1、图2)，专属性强。

溶出度 采用转篮法，以水900ml为溶出介质，转速为每分钟100转，经30分钟后取样。测定方法参照JP，样品溶液与低浓度硫酸铜溶液反应后测定吸光度，根据对照品标准曲线计算出溶出量。经方法学验证，溶出度的平均回收率为101.1%，RSD为0.8%($n=9$)。表明溶出度测定回收率良好，辅料基本无干扰，滤膜对依替膦酸二钠基本无吸附。

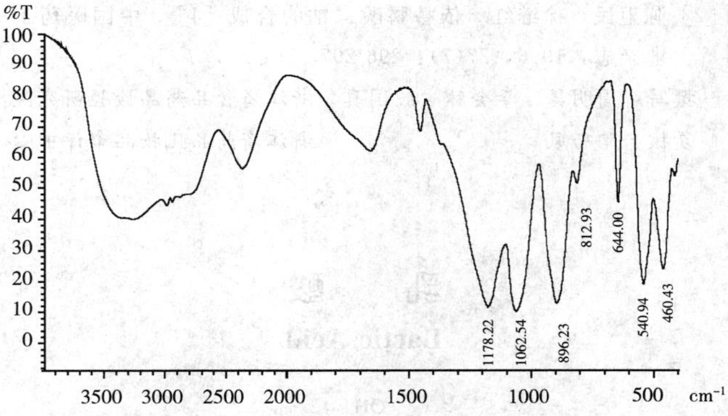

图1 依替膦酸二钠对照品红外光吸收图谱

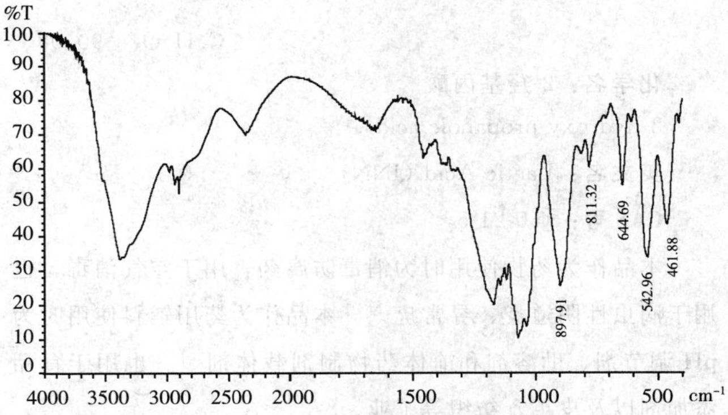

图2 依替膦酸二钠片红外光吸收典型图谱

另取本品1片，用900ml溶剂超声溶解30分钟，用0.45μm滤膜滤过，取续滤液依法操作，分别于0、30、60、90和120分钟测定吸光度，结果见下表。

时间(min)	0	30	60	90	120
吸光度	0.411	0.408	0.412	0.413	0.412

表明供试溶液在120分钟内基本稳定，可以满足溶出度测定需要。

含量测定 参照原料药采用高氯酸滴定法。方法学验证表明，含量测定的平均回收率为99.3%，RSD为0.8%($n=9$)，表明含量测定回收率良好，辅料对测定基本无干扰，方法的准确性基本满足制剂含量测定的要求。本法滴定突跃明显(图3)，可操作性较好。

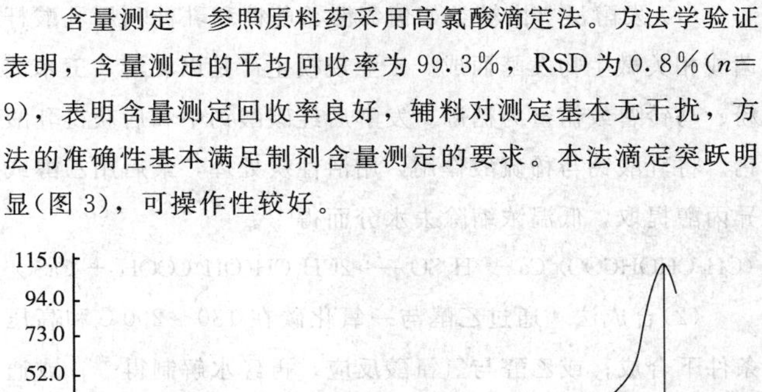

图3 依替膦酸二钠片含量测定滴定曲线(dE/dV-V)

参考文献

[1] 陈新谦，金有豫，汤光．新编药物学［M］．16版．北京：人民卫生出版社，2007：811.

[2] 陈卫民，徐继红．依替膦酸二钠的合成［J］．中国医药工业杂志，1996，27(7)：296-297.

撰写　周明昊　李会林　殷国真　浙江省食品药品检验研究院
复核　陶巧凤　浙江省药品化妆品审评中心

乳　　酸
Lactic Acid

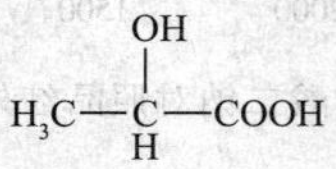

$C_3H_6O_3$　90.08

化学名： 2-羟基丙酸

2-hydroxy-propanoic acid

英文名： Lactic Acid (INN)

CAS 号： [50-21-5]

本品作为药物使用时为消毒防腐药，用于空气消毒，也用于滴虫性阴道炎、寻常疣[1]。本品作为药用辅料使用时为pH 调节剂、助溶剂和前体药物制剂载体剂[2]。也用于食品添加剂以及皮革、纺织等工业。

本品无毒，口服能迅速从胃肠道吸收，在血循环中转变成碳酸氢盐。LD_{50} 为 3730mg/kg(大鼠，口服)。浓乳酸具有腐蚀性，可引起皮肤、口腔黏膜类的三级灼伤。

本品历史悠久，1881 年即用微生物发酵法进行工业生产。从 20 世纪 40 年代开始国内即有生产[3]。1930 年中华药典第 1 版已收载。目前除中国药典(2015)收载外，USP(36)、BP(2013)、JP(16)和 Ph. Eur. (7.0) 也都收载有此品种。BP(2013)同时收载(*S*)-乳酸。

【制法概要】 本品可由糖发酵或合成制得。

(1) 发酵法　由糖类如葡萄糖、蔗糖和乳糖利用乳酸杆菌或相关微生物发酵而成。工业规模生产是以乳清、玉米淀粉、马铃薯或糖蜜为糖源。发酵后经碳酸钙中和后获得乳酸钙。将乳酸钙与稀硫酸作用，用活性炭处理，最后用乙醇或异丙醇提取，低温浓缩除去水分而得[4]。

$$(CH_3CHOHCOO)_2Ca + H_2SO_4 \longrightarrow 2CH_3CH(OH)COOH + CaSO_4$$

(2)合成法　通过乙醛与一氧化碳在 130～200℃和高压条件下合成；或乙醛与氢氰酸反应，再经水解制得[5]；或通过己糖用氢氧化钠水解而得[2]。

$$CH_3CHO \xrightarrow[\text{CO，稀 } H_2SO_4]{} CH_3CH(OH)COOH$$

$$CH_3CHO \xrightarrow[HCN]{} CH_3CH(OH)CN \xrightarrow[H_2O]{} CH_3CH(OH)COOH$$

据文献报道，乳酸的提取方法还有电渗析和分子蒸馏法[6,7]等。

【性状】 本品为乳酸及其缩合物的混合物。含乳酸约 60%，乳酸酐约 30%。乳酸酐由乳酸蒸发浓缩失水而形成。

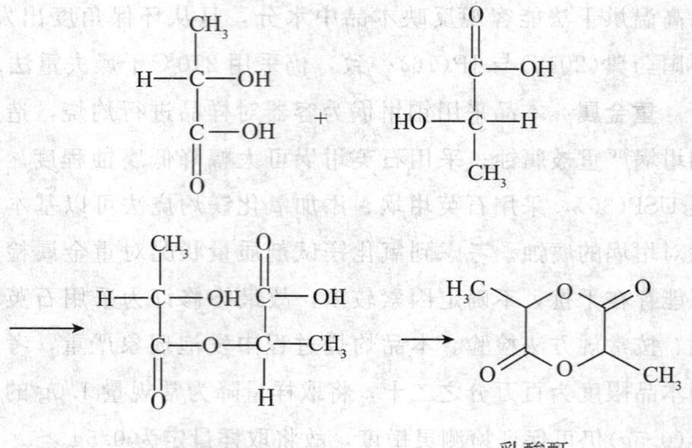

乳酯乳酸　　乳酸酐

进一步失水出现三聚物、四聚物及多聚合乳酸。

乳酸有左旋、右旋、消旋体。通常乳酸如由糖发酵制得即为左旋体，而合成制得为消旋体。但发酵得到的乳酸一旦用水稀释，就会变为右旋，原因是(*R*)-乳酸乳酸酯(*R*-lactic acid lactate)能水解成(*S*)-乳酸。乳酸中 L-乳酸的含量可以用 HPLC 法[8]和酶电极法检测[9]。

本品的纯品外观色泽为无色或几乎无色。

【检查】颜色　本品颜色与纯度有关，中国药典(2010)增订了该检查项。BP(2009)及 Ph. Eur. (6.0)也收载此项目。中国药典(2015)未作修订。

枸橼酸、草酸与磷酸或酒石酸　为发酵生产的副产物。其残留物在微碱性和加热的条件下与 Ca^{2+} 作用产生沉淀。

易炭化物　检查发酵过程中可能带入的酒石酸、糖类或其他有机杂质。

还原糖　检查发酵生产残留的葡萄糖、麦芽糖、乳糖等还原糖。还原糖与碱性酒石酸铜试液反应生成氧化亚铜沉淀。煮沸 2 分钟，加速其氧化还原反应。

钙盐　生产中用碳酸钙中和，再以硫酸进行复分解，可能残存钙离子。在碱性条件下利用草酸铵试液与钙作用产生草酸钙浑浊，含 Ca^{2+} 0.02%以下。

BP(2013)和 Ph. Eur. (7.0)对于用作注射剂辅料使用的乳酸规定检查甲醇和细菌内毒素，限度分别为≤50ppm 和≤5IU/g。

JP(16)还检查丙三醇或甘露醇、挥发性脂肪酸和氰化物。

【含量测定】 本品为 2-羟基丙酸与其缩合物的混合物，如采用标准氢氧化钠液直接滴定法，仅滴定了游离的乳酸，故采用水解后剩余滴定法，系利用乳酸缩合物在碱性溶液中易于水解，加入过量的标准氢氧化钠液，加热煮沸使定量转变为乳酸钠，剩余的碱用酸回滴定，以酚酞为指示剂，终点明显。

$$CH_3CHOHCOOH + NaOH \xrightarrow{\triangle} CH_3CHOHCOONa + H_2O$$

$$CH_3CHOHCOOCHCH_3COOH + 2NaOH \xrightarrow{\triangle} 2CH_3CHOHCOONa + H_2O$$

$$2NaOH + H_2SO_4 \longrightarrow Na_2SO_4 + 2H_2O$$

由于碱液在受热时易吸收二氧化碳形成碳酸钠，用酸回滴时将影响测定结果，故需在同样条件下进行空白试验，以校正碱量的变化[10]。

文献报道的乳酸测定方法有液相色谱法[11~14]、气相色谱法[15~17]、离子色谱法[18]和酶电极法[9]等。

参考文献

[1] 国家药典委员会．中华人民共和国药典临床用药须知·化学药和生物制品卷［M］．北京：人民卫生出版社，2005：864-865.

[2] 郑俊民，主译．药用辅料手册［M］．北京：化学工业出版社，2005：366-368.

[3] 陈陶声．中国微生物工业发展史［M］．北京：中国轻工业出版社，1979.

[4] 罗明生，高天惠，宋明宪．中国药用辅料［M］．北京：化学工业出版社，2006：739-740.

[5] 日本公定书协会．日本药局方解说书［M］．15改正版．东京：广川书店出版社，2006：2978-2983.

[6] 王传怀，张国宝，余宏，等．电渗析提取乳酸的新技术［J］．南京大学学报，1991，27(4)：715-719.

[7] 王甲卫，郭小雷，李政，等．分子蒸馏法分离发酵液中的乳酸［J］．化工进展，2007，26(11)：1619-1621.

[8] 汪全义，张义文，杨丹，等．HPLC手性固定相法测定乳酸光学纯度［J］．中国药房，2009，20(31)：2456-2458.

[9] 孙士青，史建国，李雪梅，等．酶电极法测定药用乳酸中L-乳酸含量研究［J］．山东科学，2008，(2)：15-17，20.

[10] 中华人民共和国卫生部药典委员会．中华人民共和国药典1990年版二部药典注释［M］．北京：化学工业出版社，1993，355-357.

[11] 牛鹏飞，仇农学．RP-HPLC同时检测苹果汁中乳酸、富马酸、5-HMF和展青霉素［J］．中国农业科学，2008，41(4)：1158-1164.

[12] 冯向东．高效液相色谱法测定白酒中乳酸和乙酸含量［J］．酿酒科技，2009，5：115-116.

[13] 周萍，罗梁华，胡福良．高效液相色谱法测定食醋及醋粉中的醋酸和乳酸［J］．中国调味品，2008，7：84-86.

[14] 章新，朱惠贤，王林，等．用快速分离高效液相色谱法测定生物发酵产物中的乳酸［J］．中国酿造，2005，7：53-54.

[15] 李志斌，姚真．白酒中乳酸的测定方法［J］．酿酒科技，2003，5：81-82.

[16] 姜芳，王佳堃，刘建新．内标法同时测定挥发性脂肪酸和乳酸的方法探究［J］．饲料检测，2009，45(12)：73-76.

[17] 陆益民，贺铁山．乳酸催化制备丙烯酸反应液中乳酸和丙烯酸含量的联合测定［J］．化学工程师，2009，6：54-55，70.

[18] 牟豪杰，孟庆翔，任丽萍，等．离子色谱法同时测定牛瘤胃液中乳酸和挥发性脂肪酸含量［J］．理化检验·化学分册，2009，45(1)：52-54.

撰写　李忠红　江苏省食品药品监督检验研究院

欧阳光娟　无锡市药品检验所

复核　张　玫　江苏省食品药品监督检验研究院

乳酸依沙吖啶

Ethacridine Lactate

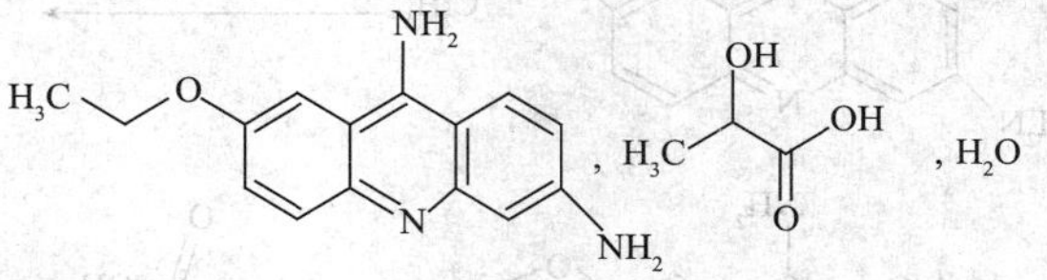

$C_{15}H_{15}N_3O \cdot C_3H_6O_3 \cdot H_2O$　361.40

化学名：6,9-二氨基-2-乙氧基吖啶乳酸盐水合物

2-ethoxyacridine-6,9-diaminolactate monohydrate

英文名：Ethacridine Lactate

异名：利凡诺(利凡诺尔)；Rivanol[1]

CAS号：［1837-57-6］

乳酸依沙吖啶，对革兰阳性细菌及少数阴性菌有较强抑制作用，尤其是对链球菌有效，多用于防腐杀菌，常用于小面积、轻度外伤创面及感染创面的消毒。乳酸依沙吖啶经羊膜腔内给药和宫腔内给药，药物可引起子宫内蜕膜组织坏死而产生内源性前列腺素，引起子宫收缩。乳酸依沙吖啶直接对子宫肌肉也有兴奋作用，可作为中期妊娠引产药，用于终止12～26周妊娠。

乳酸依沙吖啶自1922年被发现[2]以来即受到了广泛关注和研究。除中国药典(2015)外，Ph. Eur. (7.0)、BP(2013)等均有收载。

【制法概要】本品由起始物料对硝基甲苯经过氯代反应→氧化反应→亲核反应→还原反应→成盐等工艺路线合成而成，国内各个生产厂家的生产工艺基本一致。

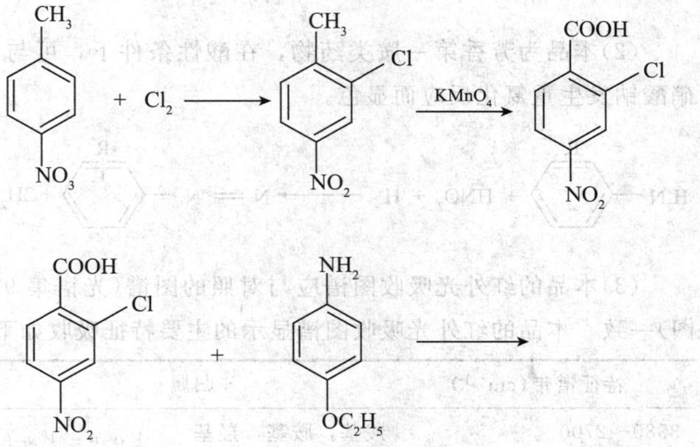

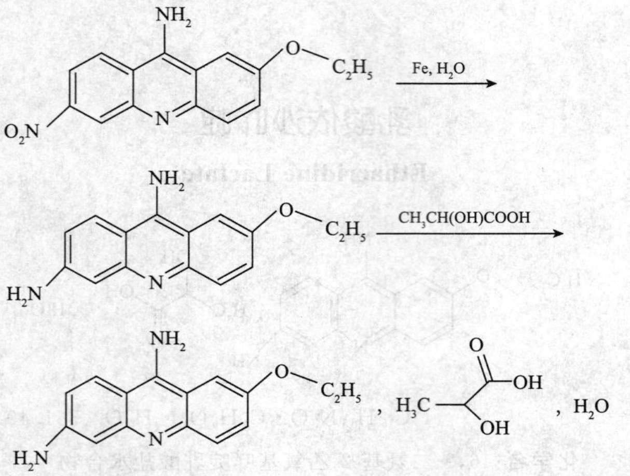

【鉴别】(1)乳酸依沙吖啶在碱性条件下析出依沙吖啶黄色沉淀，过滤后溶液主要为乳酸钠溶液，紫红色是高锰酸钾试液的本色，加热后发生了上述氧化反应，高锰酸钾被还原，颜色消褪。

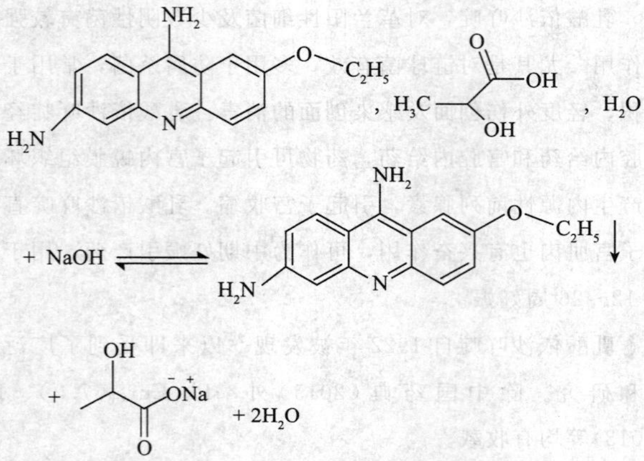

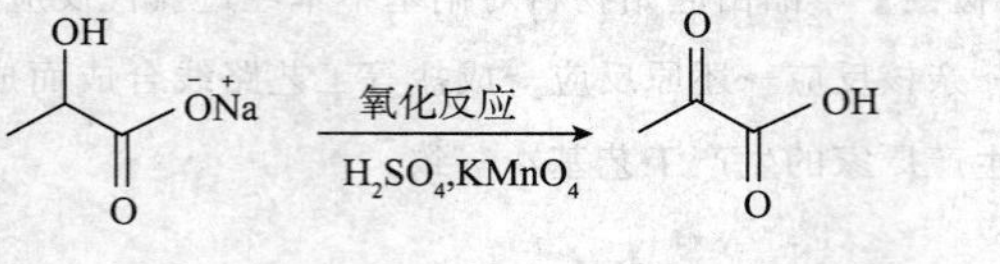

(2)本品为芳香第一胺类药物，在酸性条件下，可与亚硝酸钠发生重氮化反应而显色。

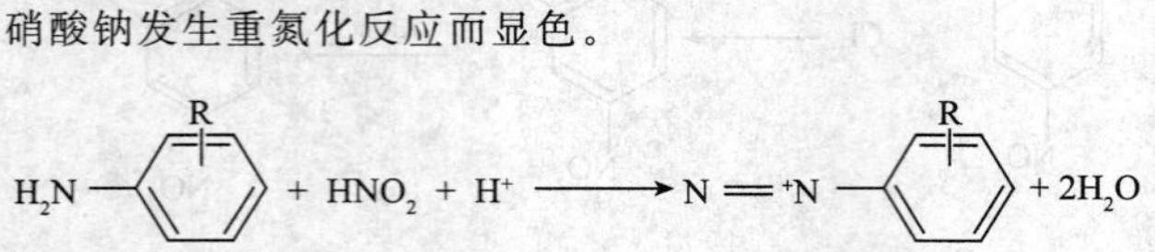

(3)本品的红外光吸收图谱应与对照的图谱(光谱集 971 图)一致。本品的红外光吸收图谱显示的主要特征吸收如下。

特征谱带(cm^{-1})	归属	
3580～2700	羧基，胺基，羟基	ν_{O-H}，ν_{N-H}
1700	游离羧酸	$\nu_{C=O}$
1613，1600，1580，1500，1450	芳环	$\nu_{C=C,C=N}$
1230，1040	醚	ν_{C-O-C}

【检查】**酸度** 本品为弱酸弱碱盐，水溶液呈弱酸性，中国药典规定 pH 6.0～7.0(本品 0.1g，加水 100ml 溶解，依法测定)，BP、Ph. Eur. 规定 pH 5.5～7.0(本品 2.0g，加水 100ml 溶解，依法测定)，同一样品分别按上述两种方法测定，测定值相差小于 0.3。通过对酸度的控制，对成盐情况可以起到控制作用。

有关物质 中国药典(2005)未对乳酸依沙吖啶的有关物质进行控制，中国药典(2015)采用高效液相色谱(HPLC)的方法进行有关物质测定，该方法快速准确，就方法的相关问题说明如下：

与方法相关的条件和参数

(1)色谱条件的选择 Ph. Eur. (5.0)和 BP(2007)所收载的原料药所选流动相相同，为①含 0.1%辛烷磺酸钠的溶液[乙腈-磷酸盐缓冲液(7.8g 磷酸二氢钠加 900ml 水溶解，并用磷酸调 pH 至 2.8，加水稀释至 1000ml，即得)(300：700)]；参考文献资料[3-5]中，选用流动相分别为②庚烷磺酸钠溶液(庚烷磺酸钠 12.5mg，加三乙胺 0.8ml，加水 800ml，用冰醋酸调 pH 至 3.3±0.1，加水至 1000ml)-甲醇-乙腈-水(20：24：15：20)；③0.05%十二烷基磺酸钠-甲醇(30：70)(用磷酸调 pH 至 .3)；④甲醇-0.1mol/L 醋酸铵-乙腈(50：40：10)(用冰醋酸调节 pH 至 4.5)。考虑到上述流动相均采用离子对试剂，故实验时选择了其中四种流动相进行试验，其中流动相②～④乳酸依沙吖啶峰拖尾较明显，不利于杂质的检出；流动相①主峰峰形对称，理论板数较高，主峰与相邻峰及降解产物的分离度符合要求，溶剂对测定无干扰(图 1、图 2)。故选用流动相①作为乳酸依沙吖啶有关物质测定条件。

BP 与 Ph. Eur. 有关物质检查采用在 268nm 波长处检查乳酸依沙吖啶的单个杂质峰面积与各杂质峰面积的和，取本品破坏实验的样品采用二级管阵列检测器在 200～400nm 波长范围内收集光谱色谱信息，通过等高图及各杂质峰的光谱图分析，在 270nm 波长处杂质检出较多且降解产物大多数光谱图相似，各杂质吸收强度较大。综上所述，本方法选择 270nm 作为检测波长。

经测定各生产厂家样品及经酸、碱、热、氧化及光照破坏后的样品，发现样品中实际存在的杂质与强制破坏的降解产物均在主峰保留时间的 3 倍内出峰，故确定测定时间为主峰保留时间的 3 倍。

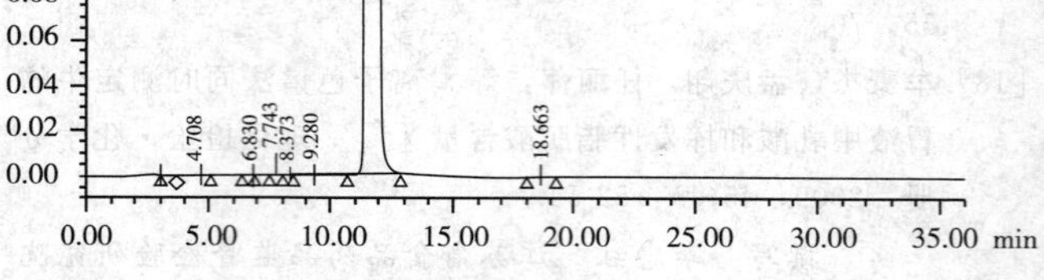

图 1 乳酸依沙吖啶原料有关物质典型色谱图

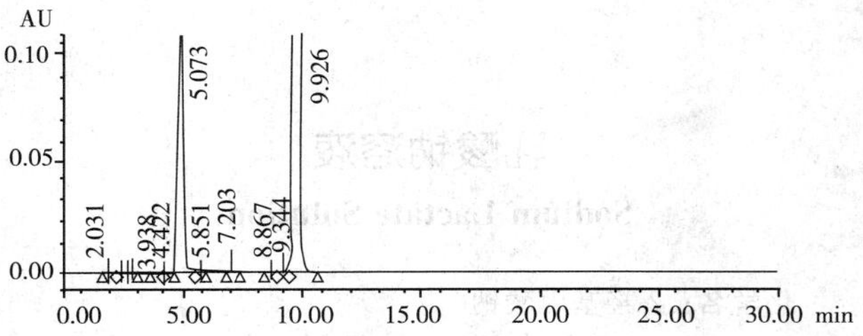

图 2　乳酸依沙吖啶原料有关物质酸破坏色谱图

（2）验证结果　经过方法考察实验，在此色谱条件下，乳酸依沙吖啶主峰与各杂质峰均能有效分离，方法最小检出限 1.075ng，最低定量限 3.225ng。

实验中需注意的问题

（1）进行乳酸依沙吖啶有关物质测定时，乳酸依沙吖啶可能在进样器或色谱柱中残留，导致测定结果出现偏差，建议实验过程中由低浓度至高浓度进样，并及时清洗进样器。

（2）有文献报道[4,5]乳酸依沙吖啶见光易分解，实验需避光操作。经实验研究发现乳酸依沙吖啶溶液在长时间强光照下，颜色为黄→深黄→黄棕，有时有黄棕色沉淀产生，含量减少，杂质稍有增加。但在自然光下，乳酸依沙吖啶供试品溶液 12 小时内较稳定，对杂质影响不大，故在实验中不需避光操作，但应避免强光照射。

（3）目前有关物质中的各杂质尚未对其结构确证，测定时仍采用自身对照法。

氯化物　乳酸依沙吖啶合成工艺中使用了氯气、三氯化铁、盐酸等含有氯离子的试药，检查氯残留量。

硫酸盐　乳酸依沙吖啶合成工艺中使用了硫酸铜试剂，检查硫酸根离子残留量。

干燥失重　由于乳酸依沙吖啶含一分子结晶水，理论含量为 4.98%。中国药典（2005）要求在 105℃干燥至恒重，规定减失重量应为 5.5%；Ph. Eur.（5.0）和 BP（2007）要求在 100℃～105℃真空干燥至恒重，本品在 105℃干燥所得结果，与在 100℃～105℃真空干燥所得结果基本接近，说明两种条件均能满足除去乳酸依沙吖啶结晶水的要求。Ph. Eur.（5.0）不仅规定了其上限，很好地控制其吸附水，而且规定其下限，控制其样品可能出现的风化现象，中国药典（2010）采用 105℃干燥至恒重，参照 Ph. Eur.（5.0）制订其限度即减失重量应为 4.5%～5.5%。中国药典（2015）未作修订。

【含量测定】中国药典（2005）收载的含量测定方法为碘量法，用淀粉指示终点，考虑到该方法操作较为繁琐，且方法专属性不强，因此参照 Ph. Eur.（5.0）和 BP（2007）方法，中国药典（2010）将该法修改为操作更简便、反应更灵敏的非水滴定法测定。乳酸依沙吖啶含有两个伯氨基，为有机碱的有机酸盐，可采用非水滴定法，以冰醋酸为溶剂，高氯酸冰醋酸溶液滴定其含量，因其颜色较深，且滴定过程中产生黄色沉淀，故使用灵敏度较高的电位法指示终点。中国药典（2015）未作修订。

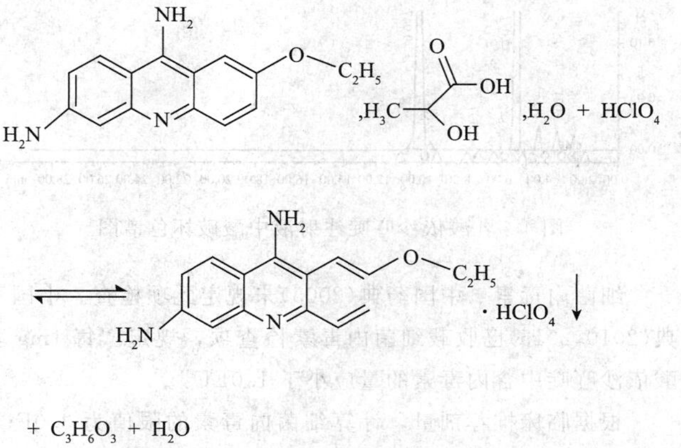

【制剂】（1）乳酸依沙吖啶注射液（Ethacridine Lactate Injection）

乳酸依沙吖啶注射液自中国药典（2000）二部收载后历版中国药典均有收载，本品在 USP（36）、Ph. Eur.（7.0）和 BP（2013）均未收载。

有关物质　本品中含有的辅料因各生产企业处方的不同而不同，主要为氨基比林、硫代硫酸钠、聚山梨酯-80 等，配制处方量空白辅料，使用 Waters 2695-2996 系列高效液相色谱仪；Agilent 1100 系列高效液相色谱仪；色谱柱：Waters Xterra MS C18 柱（250mm×4.6mm，5μm）与 Alltima C18 柱（250mm×4.6mm，5μm），分别进样，其中聚山梨酯-80不出峰；硫代硫酸钠在主峰相对保留时间 0.204 处，即溶剂峰处出峰，在制剂中未出峰；氨基比林在主峰相对保留时间 0.250～0.336 处出峰，约占主峰面积的 0.37%，在原料药经酸、碱、热、氧化及光照的破坏试验中，氨基比林出峰处也无明显破坏降解物产生，为排除辅料氨基比林峰的影响，因此制剂辅料中如含氨基比林，则应在有关物质检查中扣除氨基比林峰（图 3）。

经辅料干扰试验和强制性破坏试验后验证，不同辅料均不会对上述检查和含量测定产生干扰，乳酸依沙吖啶主峰与各杂质峰均能有效分离（图 4）。

无菌　根据本品性状采用薄膜过滤法。经验证本品对革兰氏阳性菌有较强的抑制作用，冲洗量每膜为 100～300ml 时，含验证菌的阳性对照管中微生物生长微弱、缓慢，和阳性对照管不能呈现一致的生长情况；冲洗量每膜为 400ml 时，生长良好。本品以金黄色葡萄球菌为阳性对照菌。

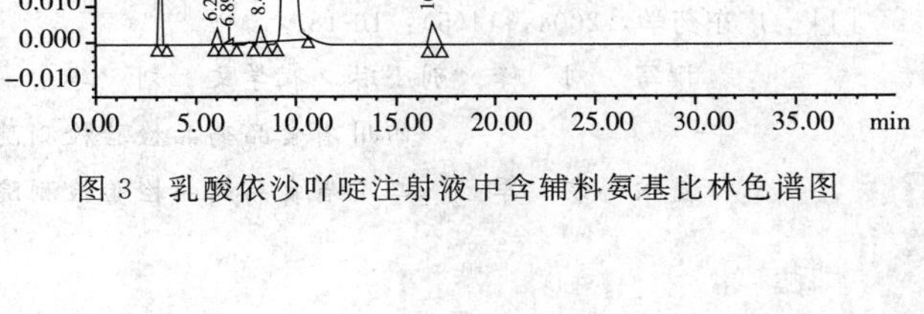

图 3　乳酸依沙吖啶注射液中含辅料氨基比林色谱图

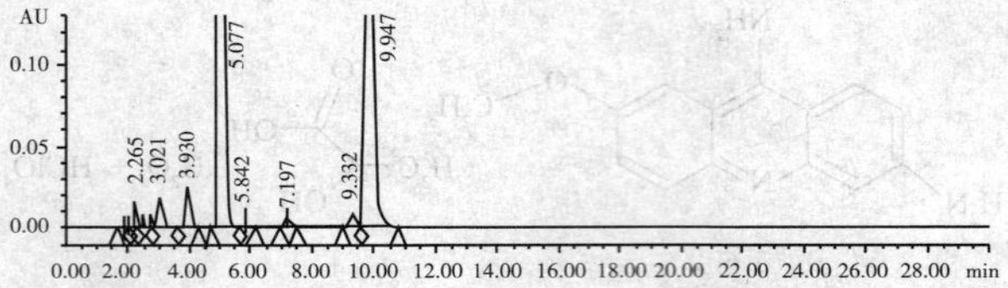

图4 乳酸依沙吖啶注射液中酸破坏色谱图

细菌内毒素 中国药典(2005)未规定此项检查。中国药典(2010,2015)已收载细菌内毒素检查项，规定“每1mg乳酸依沙吖啶中含内毒素的量应小于1.0EU”。

根据临床推荐剂量，计算细菌内毒素的限值为3.0EU/mg(按每小时每60kg体重用药100mg)计，

$$L=\frac{5.0\mathrm{EU/(kg \cdot h)}}{100\mathrm{mg/(60kg \cdot h)}}=3.0\mathrm{EU/mg}$$

乳酸依沙吖啶注射液属消毒防腐药，临床常用羊膜腔内给药和宫腔内给药，一次注入腔内量为100mg(中国药典临床用药须知)，为保证临床用药的安全可靠，按从严制定标准的原则，将标准的限值调整至计算值的1/3，即每1mg乳酸依沙吖啶中含内毒素的量应小于1.0EU。

含量测定 原中国药典(2005)收载的含量测定方法为碘量法，用淀粉指示终点，考虑到该方法操作较为繁琐，且方法专属性不强，因此中国药典(2010)将该法修改为专属性较强的HPLC法。本法定量线性范围：0.005295～0.2118mg/ml，相关系数 $r=0.9999$，定量限为3.225ng。中国药典(2105)未作修订。

(2)乳酸依沙吖啶溶液(Ethacridine Lactate Solution)

pH 乳酸依沙吖啶溶液浓度为0.1%，其pH易受制备用水的影响，故pH限度为5.0～7.5。

微生物限度 本品为外用制剂，应进行微生物限度检查。本品有一定抑菌作用，经验证采用薄膜过滤法，每膜用300ml冲洗后可消除本品的抑菌作用。

含量测定 同乳酸依沙吖啶注射液。

参考文献

[1] 四川美康医药软件研究开发有限公司．药物临床信息参考[M]．成都：四川科学技术出版社，2007：1313-1314.

[2] 罗昊，陈平圣．利凡诺对不同胚层来源细胞增殖能力的影响[J]．东南大学学报，2010，29(2)：198-202.

[3] 陈运功．高效液相色谱法测定依沙吖啶注射液含量[J]．医药导报，2006，25(6)：572-573.

[4] 李丽，尤彩芬．HPLC法测定乳酸依沙吖啶溶液的含量[J]．江苏药学与临床研究，2005，13(5)：28-29.

[5] 贝琦华，叶蕙雯．HPLC法测定乳酸依沙吖啶溶液的含量[J]．广东药学，2004，14(5)：16-18.

撰写 刘峰 别小琳 崔学文 刘华
四川省食品药品检验检测院
复核 袁军 四川省食品药品检验检测院

乳酸钠溶液

Sodium Lactate Solution

化学名： 2-羟基丙酸钠

propanoic acid,2-hydroxy-,monosodium salt

英文名： Sodium Lactate

CAS号： [72-17-3]

本品为乳酸钠的水溶液，含乳酸钠($C_3H_5NaO_3$)不得少于40.0%(*W/W*)。用于治疗代谢性酸中毒，需经肝脏代谢，并在有氧的条件下才发挥作用。本品进入体内，在有氧的条件下，经肝脏乳酸脱氢酶作用，转化为丙酮酸，再经三羧酸循环氧化循环脱羧而成二氧化碳，并转化成碳酸氢离子后，发挥其纠正酸中毒的作用。其代谢过程需1～2小时。本品输入过量可致代谢性碱中毒，故用量需根据病人血中二氧化碳结合力和体重计算。本品用于高钾血症时，首次可予静脉滴注11.2%注射液40～60ml，以后酌情给药。严重高钾血症导致缓慢异位心律失常，特别是心电图QRS波增宽时，应在心电图监护下给药。有时需高达200ml才能奏效，此时应注意血钠浓度及防止心衰。

国内于1960年开始生产。除中国药典(2015)收载外，USP(36)、BP(2013)及JP外医药品成分规格(1989)均有收载。

【制法概要】 本品以药用乳酸加氢氧化钠(或碳酸钠)溶液中和，并调节pH至6.5～7.5，脱色，滤过，即得。

$$CH_3CHOHCOOH + NaOH \longrightarrow CH_3CHOHCOONa + H_2O$$

【性状】 本品为无色或几乎无色的澄明黏稠液体，吸湿性较强，易溶于水和乙醇中，难于得到结晶。

【检查】 **酸碱度** 由于部分乳酸酐的存在，使溶液的pH不稳定，为此应控制其酸碱度。

溶液的澄清度与颜色 由于本品为生产注射液和透析液的原料药，有必要进行溶液的澄清度与颜色检查。BP(2009)规定溶液应澄清，颜色不得深于BY_7标准比色液。广州市药品检验所考查过国内3个厂家7批样品，以BP(2009)BY_7标准比色液与中国药典黄色1号标准比色液颜色作比较，颜色为黄色且浅于中国药典黄色1号标准比色液，故中国药典(2010)修订为本品应澄清无色，如显色，与黄色1号标准比色液比较，不得更深。中国药典(2015)未作修订。

枸橼酸盐、草酸盐、磷酸盐和酒石酸盐 为乳酸发酵生产的副产物，检查时系利用其与氯化钙试液产生白色浑浊或粒状沉淀(钙配位化合物)。

甲醇和甲酯 BP(2009)检查甲醇，方法为气相色谱法；USP(36)检查甲醇和甲酯，中国药典(2015)与USP(36)相同。本品经水蒸气蒸馏收集甲醇与甲酯，再氧化成甲醛，然后与品红亚硫酸试液反应显色后用紫外分光光度法测定，限度为0.025%，反应原理[1]如下。

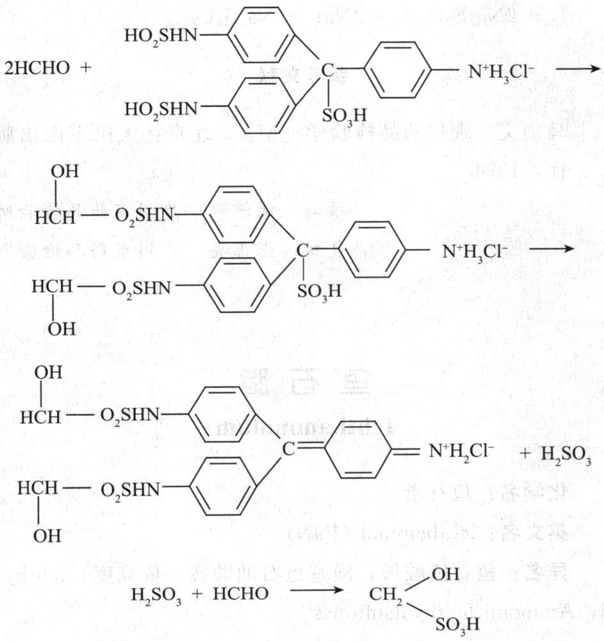

还原糖 生产本品的原料为乳酸，其发酵生产会残留葡萄糖、麦芽糖、乳糖等还原糖，所以本品也可能会残留还原糖。还原糖与碱性酒石酸铜试液反应生成氧化亚铜沉淀，煮沸 2 分钟，加速其氧化还原反应，以葡萄糖为例反应如下[2]。

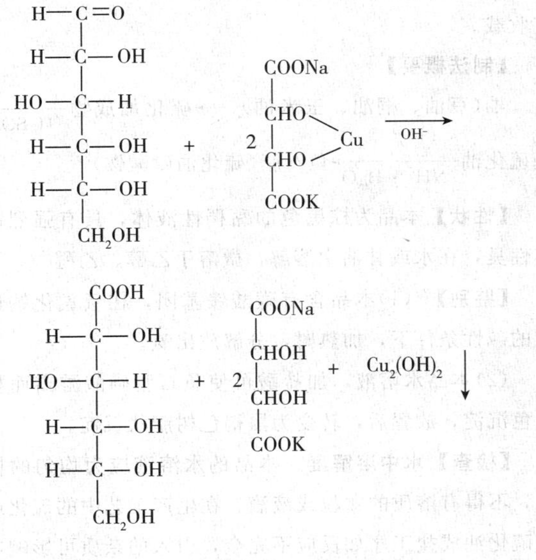

$$Cu_2(OH)_2 \xrightarrow{\triangle} Cu_2O\downarrow + H_2O$$

重金属 按中国药典(2015)测定，本品为碱金属盐，易腐蚀瓷坩埚，使重金属含量增加，故规定用铂或石英坩埚。

广州市药品检验所曾做过试验，根据中国药典(2015)依法配制甲、乙、丙三管溶液，在加入硫代乙酰胺试液之前测定其 pH，结果甲管(对照管)pH 3.68、乙管(供试管)pH 4.59、丙管(监控管)pH 4.58。参照 USP(36)附录第一法，以 1mol/L 醋酸溶液为溶剂，依法配制甲(对照管)、乙(供试管)、丙(监控管)三管溶液，在加入硫代乙酰胺试液之前测定其 pH，结果甲管 pH 2.99、乙管 pH 4.15、丙管 pH 4.16。可见不论是中国药典(2015)的方法还是 USP(36)的方法，配制的乙管(供试管)和丙管(监控管)溶液的 pH 均不能达到重金属检查的最佳 pH 范围(pH 3.0～4.0)。但 USP(32)注明，如溶液未能达到 pH 3.0～4.0，应用 1mol/L 醋酸或 6mol/L 氢氧化氨调节；而中国药典(2015)通则则没有注明。经调节 pH 3.0～4.0 后测定也是可行的。

关于铝检查 BP(2013)规定，用于非肠道用药、透析液生产的乳酸钠要检查“铝”，方法为 AA 法(石墨炉)，广州市药品检验所曾用 ICP-MS 法和 AA 法作比较测定，因回收率低和测定结果重现性差而未收载于标准中。

【含量测定】本品为有机碱金属盐，其酸性较弱，它的共轭碱-有机酸根，在冰醋酸和醋酐中显较强的碱性。其含量测定可采用非水滴定法，以结晶紫为指示剂，终点时溶液颜色为紫→纯蓝→蓝绿色。经与电位滴定法对照，终点明显。

本品为 40%的水溶液，而非水溶液滴定法要求必须无水，故应在 105℃干燥 1 小时。

【制剂】乳酸钠注射液(Sodium Lactate Injection)

本品为乳酸钠的灭菌水溶液，配制方法有以下两种。

(1)以乳酸钠溶液为原料，用注射用水稀释成 11.2%(g/ml)。

(2)以乳酸为原料，先将其溶于注射用水中，缓缓加入稍过量的碳酸钠或氢氧化钠溶液中和，随加随搅拌，并热压 115℃(0.7kg/cm^2，即 69kPa)加热 30 分钟，俟中和作用完全后，冷却，再用稀盐酸中和过量的氢氧化钠[3]，调节 pH 至 6.0～7.5，加活性炭搅拌，煮沸 15 分钟，滤过，灌封，灭菌即得。

pH　pH 与溶液的稳定性有关，大于 7.5 时放置过程容易出现混浊或沉淀。

细菌内毒素　本品临床每小时用药最大剂量是静脉注射每次 22.4g(中国药典临床用药须知)，内毒素计算限值约为 13.4EU/g；国外标准中 USP 为 2EU/mEq(相当于 18EU/g)；BP 为 5EU/g。中国药典(2015)规定本品细菌内毒素限值为 1.0EU/ml(相当于 8.9EU/g)，与内毒素计算值比较安全系数为 1.5，严于 USP 标准，略低于 BP。

含量测定　测定方法原理同乳酸钠溶液项下。

参考文献

[1] 毛文仁．药品检定方法原理 [M]．成都：西南交通大学出版社，1989：64.

[2] 孙世光．药物分析 [M]．南京：江苏科学技术出版社，1981.

[3] 顾学裘．药物制剂注解 [M]．北京：人民卫生出版社，1979.

撰写　冯金元　广州市药品检验所

欧阳光娟　无锡市药品检验所

复核　潘锡强　广州市药品检验所

乳酸钠林格注射液

Sodium Lactate Ringer's Injection

本品为体液、电解质及酸碱平衡调节药。用于代谢性酸中毒或有代谢性酸中毒的脱水患者。心力衰竭及急性肺水肿、脑水肿、严重肝肾功能不全者禁用。

本品除中国药典(2015)收载外，USP(36)、BP(2013)有收载，JP(16)未收载。

【制法概要】本品主要由乳酸钠、氯化钠、氯化钾和氯化钙组成，加注射用水溶解并稀释，灌封、灭菌后使用。

【检查】总氯量 本品含氯化钠、氯化钾和氯化钙，中国药典(2005)只测定钠、钾、钙的含量，未对阴离子氯进行控制，参照 USP(33)、BP(2009)总氯量测定方法，增订总氯量项目，方法采用银量法，限度订为标示量的 95.0%～105.0%。

渗透压 本品为静脉输液，增订渗透压检查项目。根据6个厂家共13批样品测定结果平均值 255mOsmol/kg，以±5%限度范围计算，限度订为 240～270mOsmol/kg。

细菌内毒素 本品原液与两个厂家生产的灵敏度为 0.25EU/ml 鲎试剂进行干扰试验，均无干扰作用。限度按大输液的一般要求，即小于 0.50EU/ml。

无菌 按中国药典(2005)二部附录Ⅺ H 进行方法验证，用薄膜过滤法处理，选用金黄色葡萄球菌［CMCC(B)26003］为阳性对照菌。经验证，该品种无抑菌作用，无菌检查样品无需特殊处理，“无菌”检查项可归入“其他”项下。

【含量测定】氯化钾、氯化钠、氯化钙 根据钾、钠、钙元素特征吸收，采用原子吸收分光光度计进行测定。限度订为标示量的 95.0%～105.0%。

氯化钠含量测定时所测定的钠是氯化钠中的钠和乳酸钠中的钠的总和，所以计算氯化钠含量时应除去乳酸钠的量，按以下公式计算：

氯化钠标示含量%＝(W－1.6165×乳酸钠标示含量%)÷6×100%

式中，W 为本品 1ml 中所测得的相当于氯化钠总量，mg；“1.6165”为 3.10(乳酸钠标示量，mg/ml)×58.44(氯化钠分子量)÷112.07(乳酸钠分子量)；“6”为氯化钠标示量，mg/ml。

“乳酸钠标示含量%”为乳酸钠按中国药典(2015)方法测定的结果。

乳酸钠 采用氧化还原滴定法测定含量。取本品，加入过量的重铬酸钾滴定液，与乳酸钠反应后，剩余的重铬酸钾与碘化钾反应，产生碘，以硫代硫酸钠滴定，至近终点时，加淀粉指示液，继续滴定至蓝色消失，溶液显亮绿色。

$$K_2Cr_2O_7(\text{剩余}) + H^+ + KI \longrightarrow Cr^{3+} + I_2 + H_2O + K^+$$

$$I_2 + 2Na_2S_2O_3 \longrightarrow 2NaI + Na_2S_4O_8$$

参考文献

［1］马剑文．现代药品检验学［M］．北京：人民军医出版社，1994.

撰写 谢演晖 广州市药品检验所
复核 张玉英 广州市药品检验所

鱼石脂

Ichthammolum

化学名：鱼石脂

英文名：Ichthammol (INN)

异名：鱼石硫酸铵；磺基鱼石油酸铵；依克度；Ichthyol；Ammonii Ichthyolsulfonas[1]

CAS 号：［8029-68-3］

本品为消毒防腐药，具有温和的刺激性消炎防腐作用，可消炎、消肿、抑制分泌。用于皮肤炎症、疖肿、丹毒、慢性皮疹等。

本品由 Schröter 于 1885 年合成。除中国药典(2015)收载外，USP(36)、BP(2013)、Ph. Eur. (7.0)、JP(16)等亦有收载。

【制法概要】

油(豆油、桐油、玉米油)$\xrightarrow{S}$硫化加成物$\xrightarrow{H_2SO_4}$磺酸基硫化油$\xrightarrow{NH_3 \cdot H_2O}$鱼石脂(硫化油磺酸铵)[2]

【性状】本品为棕黑色的黏稠性液体，具有强烈的特异焦性臭，在水或甘油中溶解，微溶于乙醇、乙醚[3]。

【鉴别】[2] (1)本品含有磺酸铵基团，在氢氧化钠试液存在的碱性条件下，加热时，分解放出氨。

(2)本品水溶液，加盐酸可使鱼石脂磺酸游离而析出棕褐色沉淀，放置后，转变为黑褐色树脂状沉淀。

【检查】水中溶解度 本品的水溶液应为均匀的棕色溶液，不得有溶质的颗粒或液滴。在生产工艺中的硫化或磺酸基硫化油成盐工序如反应不完全，引入的杂质可影响本品溶解度[2]。

无机硫 本品为磺酸铵盐，加水溶解，加氯化铜溶液，反应生成磺酸铜沉淀和氯化铵，再加氨试液后，滤过，取滤液(含有无机硫生成的硫酸盐)，加盐酸酸化后，加氯化钡试液，生成硫酸钡沉淀，滤过，干燥，炽灼，称定重量，与 0.1374 相乘，即得供试品中无机硫(S)的重量[2]。因无机硫是在磺化过程中引入的反应副产物，不起治疗作用，所以将其列为检查项，加以控制。

【含量测定】总硫量 取本品加无水碳酸钠和三氯甲烷，混匀，微热使三氯甲烷挥散，加硝酸铜粗粉，加热，本品被氧化分解，生成硫酸盐，加氯化钡试液，生成硫酸钡沉淀，滤过，干燥，炽灼，称定重量，与 0.1374 相乘，即得供试品中含有总硫(S)的重量。0.1374 是硫的原子量与硫酸钡($BaSO_4$)的分子量之比值[3]。

有机硫 从总硫的含量百分数中减去无机硫的含量百分数，即得有机硫的含量百分数。有机硫为本品的主要有效成分，其含量是本品的质量主要指标。

氨 本品为磺酸铵盐，用水溶解后，加石蜡和氢氧化钠溶液，蒸馏。铵离子与氢氧根反应，受热分解为氨和水，同时游离氨亦逸出。用定量的硫酸滴定液吸收蒸馏出的氨，然后用氢氧化钠滴定液将剩余的硫酸滴定液中和，同时用空白实验进行校正。在蒸馏过程中需注意鱼石脂加热后易膨胀，炭化，并产生大量泡沫，且不易消除，一旦涌入冷凝管进入收集瓶中，则使吸收液呈现为黄色，因其反应不完全，将造成结果偏差。

通过测定氨控制有效成分磺酸铵盐的量，综合国外药典标准及实际检验结果，并兼顾到制剂投料，将其限度定为不得少于 2.5%。

【制剂】中国药典(2015)与 USP(36)均收载了鱼石脂软膏；国家药品西药标准第七册(化学药品地方标准上升国家药品)中收载了鱼石脂颠茄软膏，第八册和 BP(2013)收载了鱼石脂氧化锌软膏；《中华人民共和国药典临床用药须知(化学药和生物制品卷)》收载了鱼石脂甘油滴耳剂[4]。

鱼石脂软膏(Ichthammol Ointment)

本品为棕黑色软膏；有特臭。规格为 10%。国内各企业的处方中，主要辅料为黄凡士林、羊毛脂等。

因在原料药中已经规定有机硫的含量指标，而且有机硫量相对稳定，故不再进行相应检查。但由于本品主成分能水解产生挥发性较强的氨而使氨含量降低，故仍需对氨的含量进行检测。本法的回收率试验 100.4%，RSD 为 0.7%；重复性试验的 RSD 为 0.8%。

参考文献

[1] 新编药物实用全书编委会．新编药物实用全书［M］．北京：中国中医药出版社，1998.

[2] 中华人民共和国卫生部药典委员会．中华人民共和国药典 1990 年版二部药典注释［M］．北京：化学工业出版社，1993：363-364.

[3] 国家药品监督管理局安全监管司，国家药品监督管理局药品评价中心．国家基本药物西药［M］．2 版．北京：人民卫生出版社，2002：878.

[4] 国家药典委员会．中华人民共和国药典临床用药须知·化学药和生物制品卷［M］．北京：人民卫生出版社，2005：867.

撰写 寻延滨 黑龙江省食品药品检验检测所
杨佩霞 哈尔滨市药品检验所
复核 白政忠 张秋生 黑龙江省食品药品检验检测所

放线菌素 D

Dactinomycin

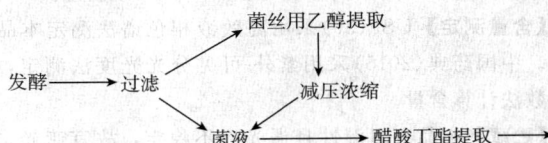

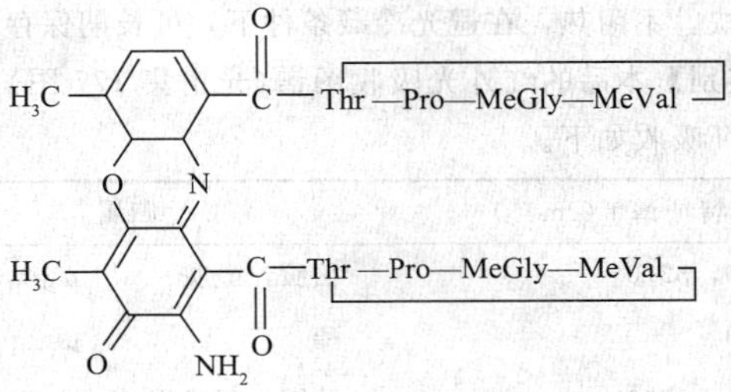

$C_{62}H_{86}N_{12}O_{16}$　1255.44

英文名： Actinomycin D

异名： 更生霉素

CAS 号： [50-76-0]

本品为抗肿瘤抗生素。不同的放线菌素组分都含有相同的发色团，但因内酯键联结成环的肽链中的氨基酸的组成与排列不同，而形成不同的放线菌素。美国于 1954 年从 *Streptomyces panritis* No. 3677 菌株培养分离制得本品，于 1964 年投产。国内于 1956 年从广西桂林土壤中分离得到 *S. melanochromogenes* 1779 菌株，经培养制得本品，1969 年正式生产，当时命名为放线菌素 K，含 K_1、K_2 两种组分。K_1、K_2 两组分的紫外、红外等物理性质相似，但生物活性和毒性差异很大，如对枯草杆菌 6633 的最低抑菌浓度：K_2 为 0.08μg/ml，K_1 为 4μg/ml；小鼠腹腔给药的 LD_{50}：K_2 为 0.754mg/kg，K_1 则为 5mg/kg 仍未致死。后经证实 K_2 即为放线菌素 D。K_1、K_2 可用柱色谱法分离纯化，现产品中 K_2 含量在 90%以上。

本品对增殖期的肿瘤细胞有杀伤作用，其作用机制是抑制 RNA 聚合酶的诱导作用，从而干扰 RNA 的合成。

本品仅静脉注射后迅速分布至各组织，广泛与组织结合，在颌腺、肝、肾中浓度最高。$t_{1/2}$ 为 36 小时，在体内代谢的量很小。约 50%以原型从胆道排泄，10%从尿排泄。

主要不良反应为对血小板的抑制和白细胞减少；胃肠道反应为食欲减退、恶心、呕吐、腹痛、腹泻及口腔炎等。另有皮疹、脱发及色素沉着。接触本品要特别小心，防止吸入或污染皮肤。

本品除中国药典(2015)收载外，USP(36)和 JP(16)也有收载，但 JP(16)未收载本品的制剂。

【制法概要】

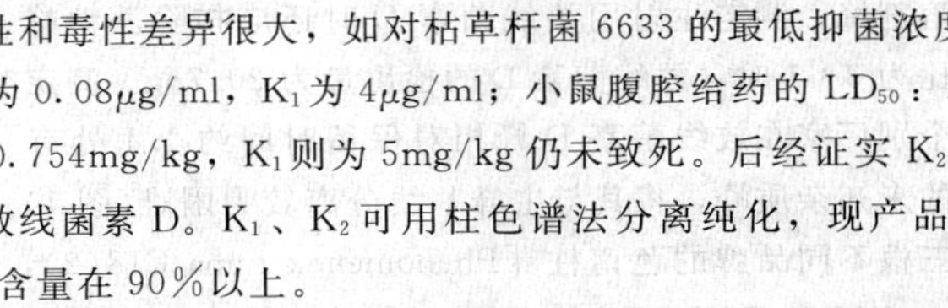

减压浓缩→红色粉末→苯溶解→氧化铝吸附柱吸附→丙酮洗脱→减压浓缩得结晶→重结晶→成品[1]

【性状】本品为鲜红色棱形结晶或深红色柱状结晶。因结晶颗粒粗细不一，色泽略有差异。本品在水中的溶解度较为特殊：温度越低，溶解度越大。25℃时溶解度小于

0.1mg/ml，20℃、10℃和1℃时则分别为0.8、40和128mg/ml。本品在中性和酸性溶液中稳定，在碱性溶液中易降解。遇光极不稳定，在日光下逐渐失活，紫外光照射下降解更快。不耐热，在避光冷藏条件下，可长期保存。

【鉴别】本品的红外光吸收图谱(光谱集177图)显示的主要特征吸收如下。

特征谱带(cm^{-1})	归属	
3440，3270	伯胺，酰胺	ν_{N-H}
1750	酯	$\nu_{C=O}$
1700～1600	肽键，醌式酮	$\nu_{C=O}$
1583，1485	芳环	$\nu_{C=C,C=N}$
1510	肽键	δ_{NH}
1190	醚，酯	ν_{C-O}

【检查】有关物质　参考USP(36)含量测定项，采用高效液相色谱法测定。放线菌素D为多肽类化合物，含有较多结构类似的杂质，因此采用了梯度洗脱法，待放线菌素D主峰被洗脱后，增加流动相中的乙腈浓度以洗脱保留较强的杂质。放线菌素D在甲醇中略溶，在水中几乎不溶，而注射用放线菌素D的赋形剂蔗糖在水中极易溶解，因此选择甲醇-水(60∶40)作为溶剂，可使两者均能溶解。采用不加校正因子的主成分自身对照法进行计算，在计算时应扣除空白溶剂峰，测定注射用放线菌素D时还应扣除蔗糖峰。信噪比为3∶1时，放线菌素D的检出量为20.7ng。测定时发现个别厂家在放线菌素D峰相对保留时间约1.1处有一较大的未知杂质峰，将其与主峰基线分离较为困难(图1)。选择三根不同品牌的色谱柱［Phenomenex Luna C18(2)，Supelco C18和TSK-GEL ODS-100S］分别测定，放线菌素D峰与相对保留时间约1.1处的相邻杂质峰的分离度分别为2.82、2.07和1.59。

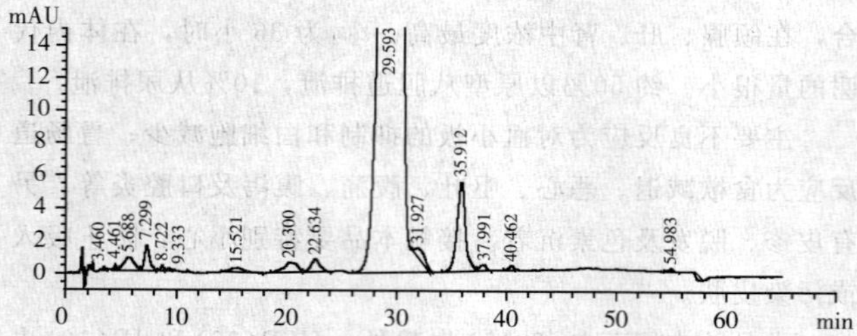

图1　放线菌素D供试品溶液色谱图

细菌内毒素　方法及限度均参照USP(36)制订。

【含量测定】USP(36)采用高效液相色谱法测定本品的含量。中国药典(2015)采用紫外-可见分光光度法测定，吸收系数法计算含量。

【贮藏】本品有引湿性且遇光极不稳定，故宜遮光，严封，在干燥处保存。

【制剂】注射用放线菌素D(Dactinomycin for Injection)

本品系以1000倍的蔗糖为赋形剂制成的无菌粉末，有效成分含量小。

检查　细菌内毒素　方法及限度均参照USP(36)制订。

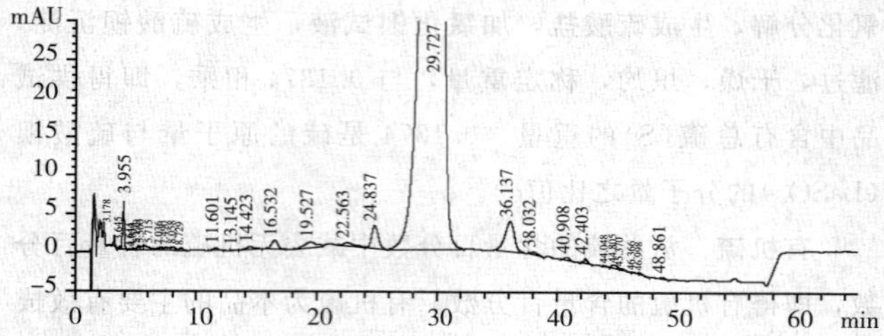

图2　注射用放线菌素D供试品溶液色谱图

无菌　按中国药典(2015)进行方法验证试验，取规定量供试品转移至500ml的0.9%无菌氯化钠溶液中，混匀，按薄膜过滤法，使用一次性全封闭薄膜过滤器，每滤膜用0.1%无菌蛋白胨水溶液500ml冲洗，每次冲洗100ml，共做6个供试品滤筒。以金黄色葡萄球菌、铜绿假单胞菌、枯草芽孢菌、生孢梭菌、白色念珠菌、黑曲霉为试验菌进行验证，细菌均在24小时内能检出，霉菌和酵母菌在48小时内能检出。规定以金黄色葡萄球菌为阳性对照菌。

本品实际有效期可在4年以上。

参考文献

［1］中华人民共和国卫生部药典委员会．中华人民共和国药典1990年版二部药典注释［M］．北京：化学工业出版社，1993：251.

撰写　刘　浩　潘　颖　　上海市食品药品检验所
复核　刘　浩　　　　　　上海市食品药品检验所

单硝酸异山梨酯
Isosorbide Mononitrate

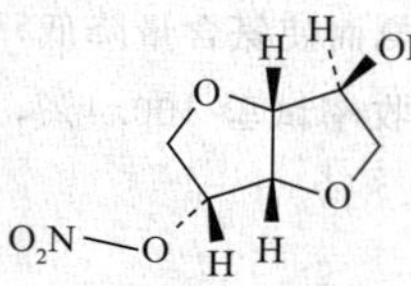

$C_6H_9NO_6$　191.14

化学名：1,4∶3,6-二脱水-D-山梨醇-5-单硝酸酯

1,4∶3,6-dianhydro-D-glucitol 5-nitrate

英文名：Isosorbide Mononitrate

CAS号：［16051-77-7］

本品为血管扩张药。用于缓解和预防心绞痛，也用于充血性心力衰竭。

本品为二硝酸异山梨酯的主要生物活性代谢物，与其他有机硝酸酯一样，主要药理作用是松弛血管平滑肌。它释放一氧化氮(NO)，NO与内皮舒张因子相同，激活鸟苷酸环化酶，使平滑肌细胞内的环鸟苷酸(cGMP)增多，从而松弛血管平滑肌，使外周动脉和静脉扩张，对静脉的扩张作用更强。静脉扩张使血液潴留在外周，回心血量减少，左室舒张末压和肺毛细血管楔压(前负荷)减低。动脉扩张使外周血管阻力、收缩期动脉压和平均动脉压(后负荷)减低。冠状动脉扩张，使冠脉灌注量增加。总的效应是使心肌耗氧量减少，供氧量增多，心绞痛得以缓解。致癌和致突变现象动物实验未观察到。比较常见的不良反应主要有头晕、面部潮红、灼热感、恶心等。长期服用可发生耐受性，和其他硝酸酯有交叉耐药性。

除中国药典（2015）收载外，USP（36）、BP（2013）、JP（16）和 Ph. Eur.（7.0）亦有收载含稀释剂的单硝酸异山梨酯（稀释剂为乳糖等）。

【制法概要】

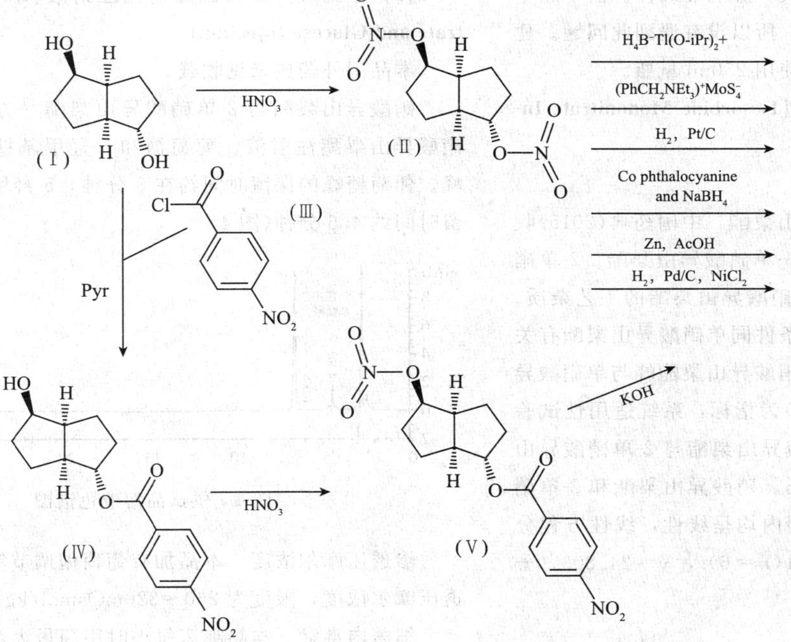

【性状】 本品受热或受到撞击易发生爆炸。

【鉴别】 本品的红外光吸收图谱（光谱集 776 图）显示的主要特征吸收如下。

特征谱带（cm^{-1}）	归属	
3220	羟基	ν_{O-H}
1655，1635，1283	硝酸酯	$\nu_{O=N=O}$
1095	环键	ν_{C-O}
855	硝酸酯	ν_{N-O}

【检查】有关物质 各国药典均采用高效液相色谱法。我国药典与 USP 一致采用反相液相色谱体系，流动相组成也相似，而 BP 采用正相色谱系统。本品在合成过程中可能引入硝酸异山梨酯与 2-单硝酸异山梨酯[1]。其中 2-单硝酸异山梨酯与单硝酸异山梨酯为异构体，较难分离（图 1）。

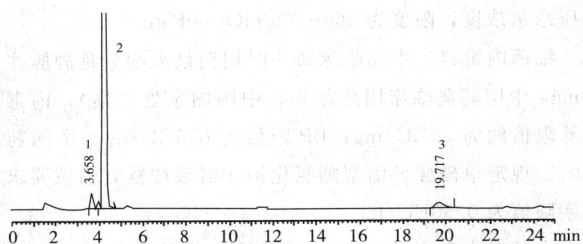

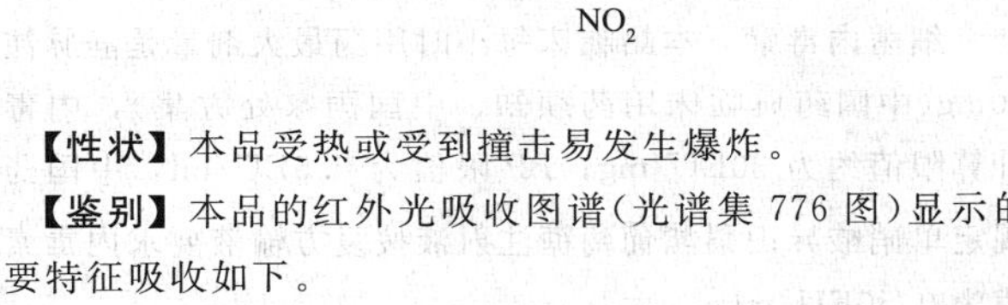

图 1 单硝酸异山梨酯与其杂质分离色谱图

1. 2-单硝酸异山梨酯；2. 单硝酸异山梨酯；3. 硝酸异山梨酯

已知杂质结构式如下：

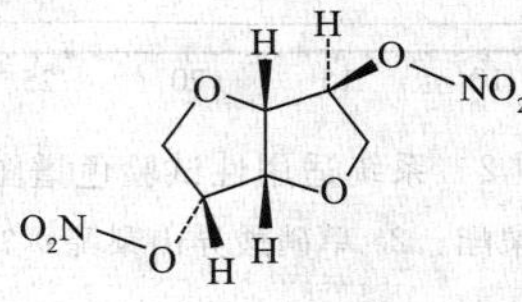

硝酸异山梨酯

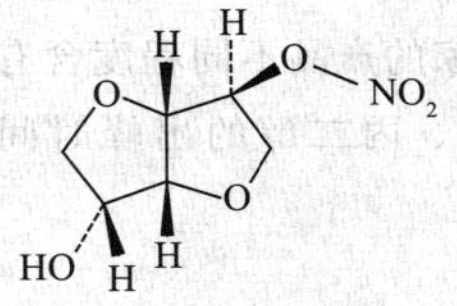

2-单硝酸异山梨酯

干燥失重 本品受热易爆炸，故采用常温减压干燥。

【含量测定】 各国药典均采用高效液相色谱法，且方法均与有关物质检查的色谱条件一致。

【制剂】（1）单硝酸异山梨酯片（Isosorbide Mononitrate tablets）

鉴别 （1）本品经三氯甲烷提取后，加水和硫酸使水解生成硝酸，缓缓加硫酸亚铁试液，接界面显棕色[2]。

$$2HNO_3+6FeSO_4+3H_2SO_4 \longrightarrow 3Fe_2(SO_4)_3+4H_2O+2NO$$

$$FeSO_4+NO \longrightarrow Fe(NO)SO_4\text{（呈棕色环）}$$

(2) 单硝酸异山梨酯胶囊(Isosorbide Mononitrate Capsules)

(3) 单硝酸异山梨酯缓释片(Isosorbide Mononitrate Sustained-release Tablets)

含量测定　本品第一步溶解过程采用 25ml 量瓶，后有企业反映其产品辅料所占体积较大，影响准确性。由于起草药典时没有收集到所有企业产品，所以没有遇到此问题。建议此类产品可采用一步溶解，即使用 250ml 量瓶。

(4) 单硝酸异山梨酯注射液(Isosorbide Mononitrate Injection)

本品国外药典未见收载。

硝酸异山梨酯与 2-单硝酸异山梨酯　中国药典(2015)收载的单硝酸异山梨酯(原料)，是 5-单硝酸异山梨酯。2-单硝酸异山梨酯和硝酸异山梨酯是单硝酸异山梨酯的工艺杂质。采用高效液相色谱法测定，色谱条件同单硝酸异山梨酯有关物质项，系统适用性试验以 2-单硝酸异山梨酯峰与单硝酸异山梨酯峰之间的分离度(大于 2.0)为指标，系统适用性试验色谱图见图 2。以外标法计算硝酸异山梨酯与 2-单硝酸异山梨酯量，限度均为标示量的 0.5%。硝酸异山梨酯和 2-单硝酸异山梨酯在 0.2～10μg/ml 范围内均呈线性，线性方程分别为 $y=40.181x-0.8803$，$r=1(n=6)$，$y=24.803x+0.0819$，$r=1(n=6)$。

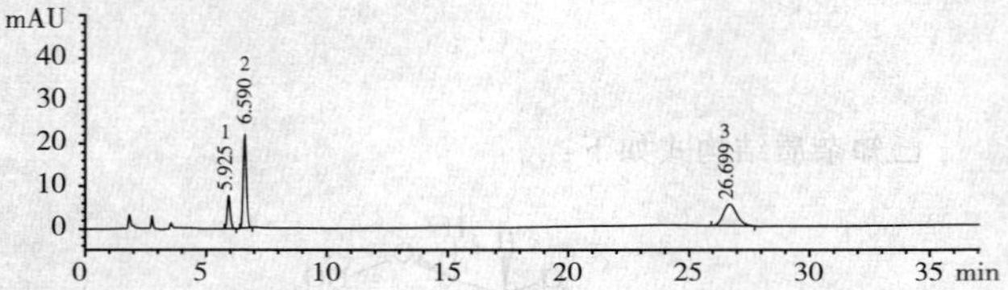

图 2　系统适用性试验色谱图

1. 2-单硝酸异山梨酯；2. 单硝酸异山梨酯；3. 硝酸异山梨酯

辅料的干扰　目前有一部分厂家在处方中不同程度使用了山梨醇或丙二醇作为增溶剂。起草过程中曾考查过 9 个厂家的产品，7 个厂家的产品不同程度含有丙二醇。按现设的色谱条件，山梨醇、丙二醇的出峰时间约在 4 分钟前(图 3)。

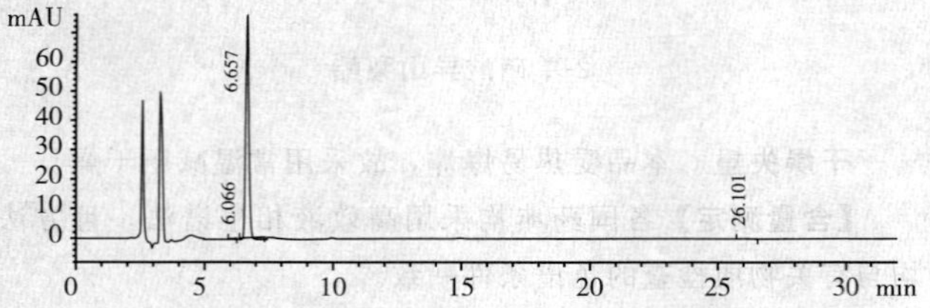

图 3　供试品溶液色谱图

细菌内毒素　本品临床每小时用药最大剂量是静脉注射 10mg(中国药典临床用药须知、中国国家处方集)，内毒素计算限值约为 30EU/mg；BP 限值为 0.5EU/ml。中国药典(2015)规定单硝酸异山梨酸酯注射液细菌内毒素限值为 14EU/mg，与内毒素计算值比较，安全系数为 2.1。

本品对内毒素检查方法有干扰，不干扰参考浓度约为 0.02mg/ml，可采用调节 pH 或用适当灵敏度的鲎试剂经稀释至 MVD 后进行内毒素检查。

含量测定　用高效液相色谱法测定，方法同单硝酸异山梨酯。

(5) 单硝酸异山梨酯葡萄糖注射液(Isosorbide Mononitrate and Glucose Injection)

本品国外药典未见收载。

硝酸异山梨酯与 2-单硝酸异山梨酯　方法和限度同单硝酸异山梨酯注射液。葡萄糖和 5-羟甲基糠醛测定时有出峰。葡萄糖峰的保留时间约在 3 分钟，5-羟甲基糠醛峰的保留时间约 4.5 分钟(图 4)。

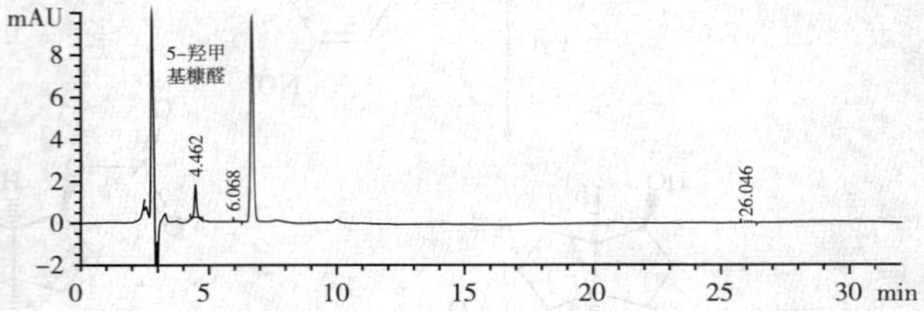

图 4　供试品溶液色谱图

渗透压摩尔浓度　本品加有葡萄糖调节等渗，故测定渗透压摩尔浓度，限度为 260～320mOsmol/kg。

细菌内毒素　本品临床每小时用药最大剂量是静脉注射 10mg(中国药典临床用药须知、中国国家处方集)，内毒素计算限值约为 30EU/mg；BP 限值为 0.5EU/ml，中国药典规定单硝酸异山梨酯葡萄糖注射液按复方输液要求内毒素限值为 0.50EU/ml。

本品对内毒素检查方法有干扰，不干扰参考浓度约为 0.02mg/ml，可采用调节 pH 或用适当灵敏度的鲎试剂经稀释至 MVD 后进行内毒素检查。

含量测定　单硝酸异山梨酯测定方法同单硝酸异山梨酯。

葡萄糖采用旋光法测定。

(6) 单硝酸异山梨酯氯化钠注射液(Isosorbide Mononitrate and Sodium Chloride Injection)

本品国外药典未见收载。

硝酸异山梨酯与 2-单硝酸异山梨酯　方法和限度同单硝酸异山梨酯注射液。

渗透压摩尔浓度　本品加有氯化钠调节等渗，故测定渗透压摩尔浓度，限度为 260～320mOsmol/kg。

细菌内毒素　本品临床每小时用药最大剂量是静脉注射 10mg(中国药典临床用药须知、中国国家处方集)，内毒素计算限值约为 30EU/mg；BP 限值为 0.5EU/ml。中国药典(2015)规定单硝酸异山梨酯氯化钠注射液按复方输液要求内毒素限值为 0.50EU/ml。

本品对内毒素检查方法有干扰，不干扰参考浓度约为 0.02mg/ml，可采用调节 pH 或用适当灵敏度的鲎试剂经稀释至 MVD 后进行内毒素检查。

含量测定　单硝酸异山梨酯测定方法同单硝酸异山梨酯。

氯化钠采用银量法测定。

参考文献

[1] 丁逸梅，钟鹏．RP-HPLC 法检查单硝酸异山梨酯片的有关物质 [J]．药学与临床研究，2007，15 (1)：39.

[2] Feigl F. 有机分析点滴试验 [M]．北京：燃料化学工业出版社，1972.

撰写　李　婕　中国食品药品检定研究院
　　　李思源　广州市药品检验所
复核　宁保明　中国食品药品检定研究院
　　　潘锡强　广州市药品检验所

注射用硫喷妥钠

Thiopental Sodium for Injection

本品为硫喷妥钠与无水碳酸钠按 100：6 混合得到的灭菌粉末。

硫喷妥钠的结构式：

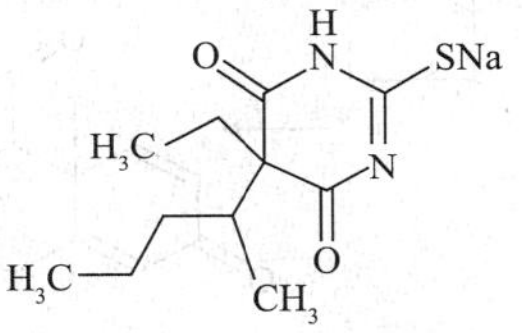

$C_{11}H_{17}N_2NaO_2S$　264.32

化学名：5-乙基-5-(1-甲基丁基)-2-硫代-4,6-(1*H*,5*H*)-嘧啶二酮一钠盐

英 文 名：(±)-5-ethyl-5-(1-methylbutyl)-2-thio-4，6-(1*H*,5*H*)-pyrimidinedione monosodium salt

硫喷妥钠的合成工艺：

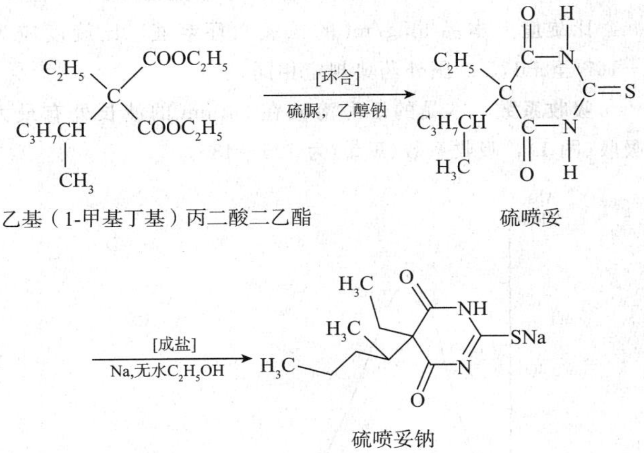

乙基（1-甲基丁基）丙二酸二乙酯　　硫喷妥

硫喷妥钠

本品为静脉麻醉药，用于全麻诱导、复合全麻及小儿基础麻醉，为超短效的巴比妥类药物，起效快，作用时间短。硫喷妥钠的脂溶性高，静注后通过血-脑屏障，进入脑内出现全麻，随后再分布到全身脂肪中。本品几乎全部在肝内经微粒体酶代谢为氧化物，经肾和肠道需 6～7 天排完。仅 0.3％以原型随尿排出，血浆蛋白结合率为 72％～86％。本品易致呼吸抑制，可引起咳嗽、喉与支气管痉挛；麻醉后胃贲门括约肌松弛，易致误吸和反流；剂量过大或注射速度过快，易导致严重低血压和呼吸抑制；较大剂量可出现长时间延迟性睡眠；苏醒中常出现寒战发抖，一般可自行消失。

硫喷妥钠易吸水，本品潮解或配成溶液后，易变质而增加毒性。

国外于 1939 年获得了硫喷妥钠合成的专利。除中国药典(2015)外，USP (36)、BP(2013)与 JP(16)均有收载。

【性状】本品为淡黄色粉末。硫喷妥原料为黄白色吸水性粉末，在水和乙醇中溶解，不溶于乙醚、苯和石油醚。

【鉴别】(1)加过量的盐酸生成游离硫喷妥沉淀，滤过后干燥，测定熔点。

(2)本品为丙二酰脲类化合物，可与铜、吡啶形成配位化合物，生成绿色沉淀，此为含硫巴比妥类药物的特征反应。日本药局方解说书第十五改正版中提到可利用该反应，用三氯甲烷提取沉淀，在 405nm 的波长下测定含量。

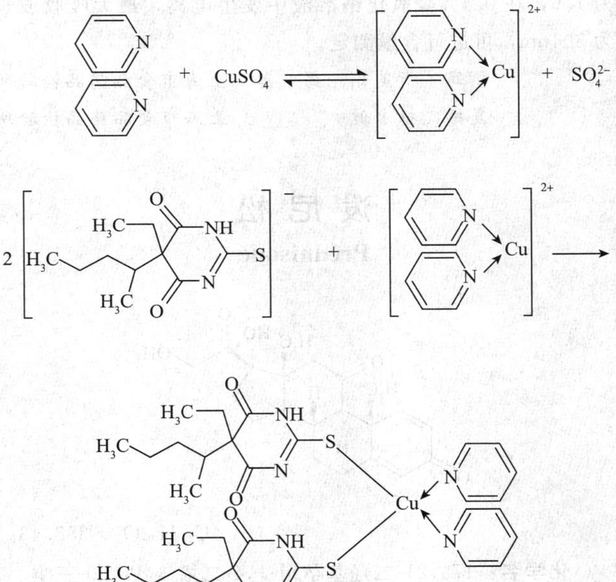

不含硫的巴比妥类药物与铜吡啶反应显紫色。

(3)为硫化物的鉴别反应，生成硫化铅沉淀。

【检查】碱度　本品水溶液呈碱性，0.5g/10ml 的溶液 pH 规定为 9.5～11.2。USP (36)和 JP(16)规定的范围均为 10.2～11.2，浓度分别为 800mg/10ml 和 1g/40ml。

溶液的澄清度　本品 10％的水溶液应澄清。BP (2013) 和 JP(16)均规定 10％水溶液应澄清，颜色的要求分别为不得深于 GY3 和应显微黄色。

有关物质　采用 TLC 法，限度规定为 0.5％。展开剂为 13.5mol/L 氨溶液-乙醇-三氯甲烷（5：15：80），由于展开剂分层，需取下层液，与 BP（2008）的有关物质检查相同。

JP(16)采用 HPLC 法测定有关物质，C18 色谱柱，以缓冲液(0.1%磷酸二氢钾，用磷酸调节 pH3.0)-乙腈(700：300)为流动相，检测波长 254nm。杂质的限度不得过 0.5%。

重金属　中国药典(2015)未收载重金属检查项。但由于本品为注射用粉末，在硫喷妥钠原料药合成后仅通过与无水碳酸钠混合，再进行灭菌即得。且中国药典(2015)未收载硫喷妥钠原料药，无法对原料药的重金属进行有效的规定，故对本注射用粉末进行重金属检查十分必要。USP（36)和 JP (16)规定本品重金属的限度均为 20ppm。

细菌内毒素　本品临床每小时用药最大剂量是静脉注射每千克体重 10mg(中国药典临床用药须知)，内毒素计算限值约为 0.50EU/mg；USP 限值为 1.0USP EU/mg，JP 为 1.0EU/mg。中国药典(2015)规定本品细菌内毒素限值为 0.50EU/mg，与内毒素计算值比较，安全系数为 1，并严于 USP 和 JP 标准。

【含量测定】采用紫外分光对照品法。

巴比妥类药物在碱溶液中能电离为具有紫外吸收性质的结构，其吸收光谱随电离级数不同而异。硫喷妥钠的 pK_a 为 7.6，在 0.4%氢氧化钠溶液中发生电离，最大吸收波长为 304nm，可进行含量测定。

撰写　忻美娟　彭　茗　上海市食品药品检验所
复核　杨永健　上海市食品药品检验所

泼尼松

Prednisone

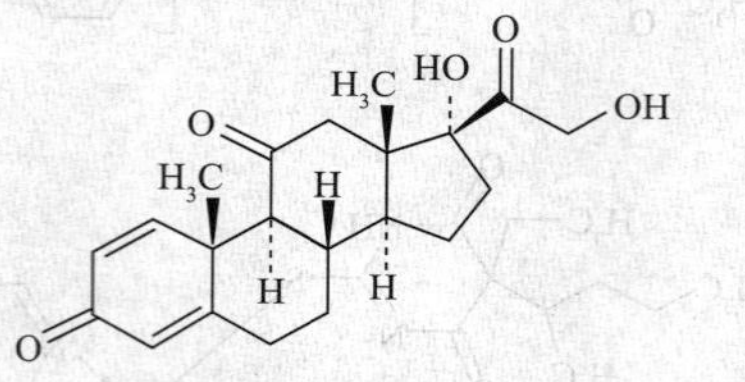

$C_{21}H_{26}O_5$　358.43

化学名：17α,21-二羟基孕甾-1,4-二烯-3,11,20-三酮
17,21-dihydroxypregna-1,4-diene-3,11,20-trione

英文名：Prednisone (INN)

CAS 号：[53-03-2]

本品为肾上腺皮质激素类药。具有抗炎及抗过敏作用，能抑制结缔组织的增生，降低毛细血管壁和细胞膜的通透性，减少炎性渗出，并能抑制组胺及其他毒性物质的形成和释放。本品还能促进蛋白质分解转变为糖，减少葡萄糖的利用，因而使血糖及肝糖原增加，并出现糖尿；同时增加胃液分泌，促进食欲。泼尼松易于被胃肠道吸收，但需经肝脏转化为泼尼松龙后才能生效；转化生物半衰期约为 60 分钟。不宜作关节腔注射或表面用药。本品的生物利用度约为泼尼松龙的 80%[1]。其抗炎、糖代谢、钠潴留、血浆半衰期及生物半衰期分别为氢化可的松的 3.5、4、0.6、0.7 及 1.5 倍。

泼尼松首先由美国 Schering 公司于 1959 年采用美国专利 2897216 生产，国内于 1963 年开始生产。

目前在中国药典(2015)、BP(2013)、Ph. Eur. (7.0)、USP(36)中均有收载。

【制法概要】利用节杆菌(*Arthrobacter simplex* By-2-13)在发酵过程中所产生的脱氢酶对醋酸可的松的 A 环 1，2 位进行脱氢而制得醋酸泼尼松，再水解制得泼尼松。合成工艺如下。

(1) 生物脱氢

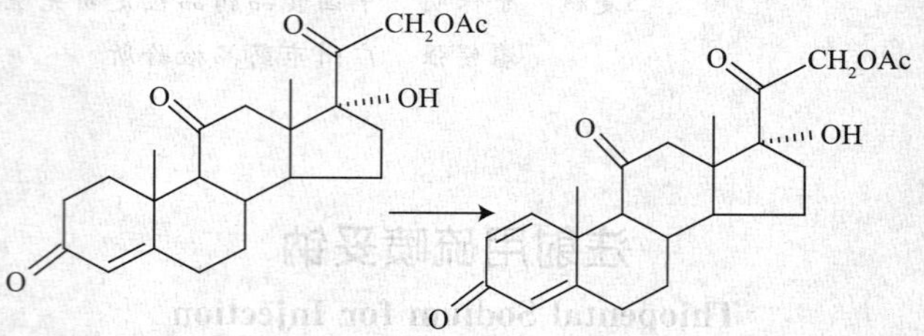

(2) 水解

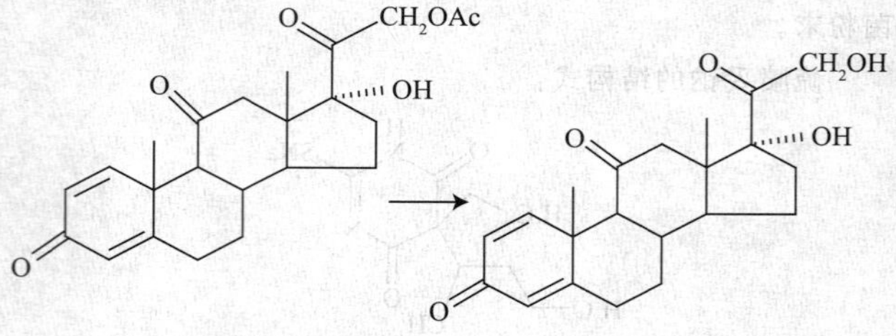

工艺中使用的主要有机溶剂为甲醇、三氯甲烷、丙酮。

【性状】熔点　中国药典(2005)性状项下规定熔点为 225～231℃(测定时将毛细管于 220℃放入)，熔融同时分解。经试验，由于熔点较高，传温液硅油在此温度下接近沸点，产生烟雾，不利于熔点观察，有害于实验者健康，因此自中国药典(2010)开始，标准中删除了熔点检查。

比旋度　本品 5mg/ml 的二氧六环溶液，比旋度应为 +167°至+175°。国外药典规定相同。

吸收系数　本品的乙醇溶液在 240nm 的波长处有最大吸收(图 1)，吸收系数($E_{1cm}^{1\%}$)为 405～435。

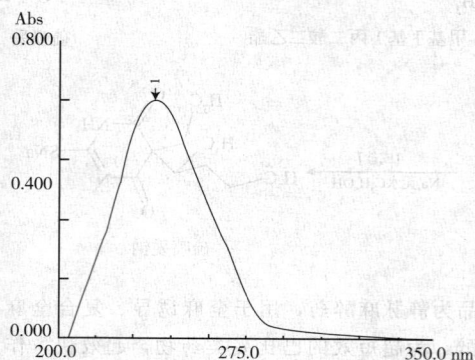

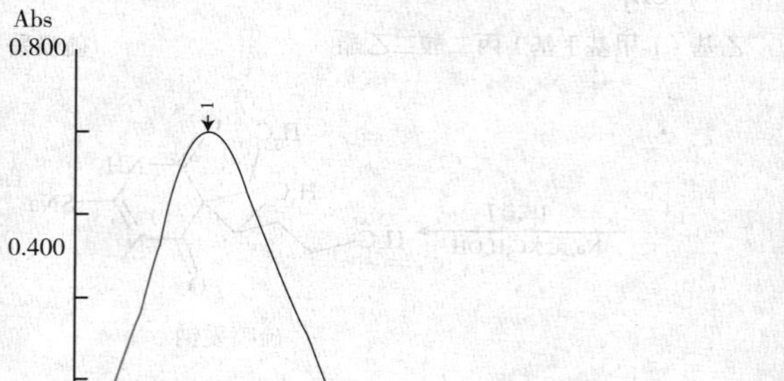

图 1　泼尼松紫外吸收图谱

【鉴别】(1)系甾酮与硫酸的显色反应，文献报道其反应机制，系酮基的质子化反应，形成正碳离子，然后进行 HSO_4^- 添加。

(2)本品的红外光吸收图谱应与对照的图谱(光谱集612图)一致，本品的红外光吸收图谱显示的主要特征吸收如下。

特征谱带(cm^{-1})	归属	
3350	羟基	ν_{O-H}
1720，1708	11,20-酮	$\nu_{C=O}$
1660	3位酮	$\nu_{C=O}$
1620，1605	1,4-烯	$\nu_{C=C}$

【检查】有关物质　采用高效液相色谱法进行检查。中国药典(2005)采用硅胶柱，以三氯甲烷-甲醇(98：2)为流动相。结合本品国内生产工艺，对色谱柱类型、流动相系统(甲醇-水系统，乙腈-甲醇-水系统和乙腈-水系统)分别进行了试验考察，根据杂质分离情况，确定采用C18柱，以乙腈-水系统等度洗脱，泼尼松与相邻杂质峰的分离度符合要求。本方法与中国药典(2005)方法相比较，方法简便易行，且杂质检出量基本一致。

使用Kromasil C18柱(250mm×4.6mm，5μm)；Sepax Sapphire柱(250mm×4.6mm，5μm)；分别在Waters 2695-2487液相色谱仪上进行耐用性试验考察，结果良好。经稳定性考察，供试品溶液在24小时内基本稳定。

经试验考察，已知杂质可的松相对于泼尼松的响应因子为1.0，故在杂质总量计算时可的松的峰面积不需要乘以校正因子。

有关物质检查的典型色谱图见图2、图3。

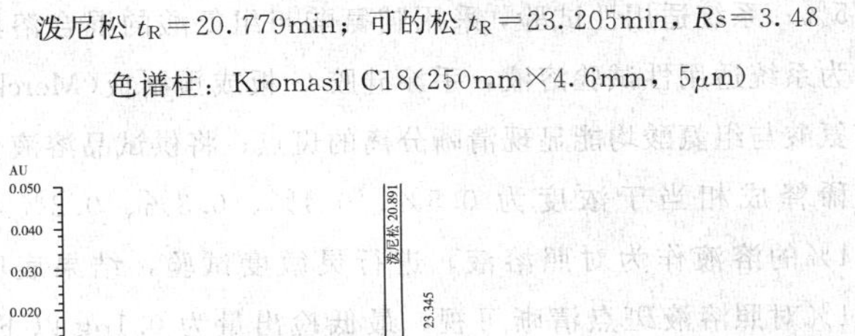

图2　色谱系统适用性试验色谱图

泼尼松 t_R=20.779min；可的松 t_R=23.205min，Rs=3.48

色谱柱：Kromasil C18(250mm×4.6mm，5μm)

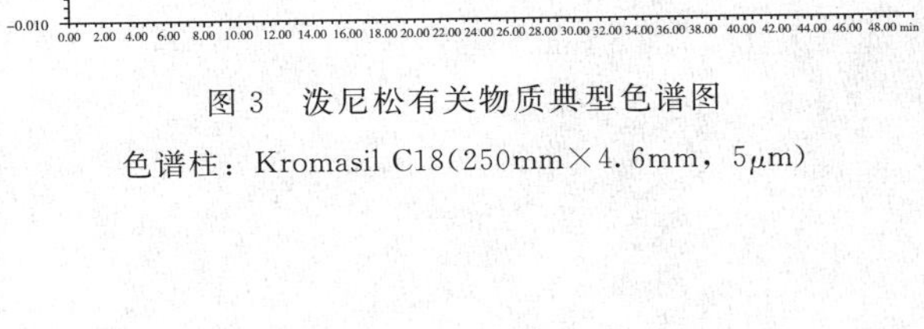

图3　泼尼松有关物质典型色谱图

色谱柱：Kromasil C18(250mm×4.6mm，5μm)

干燥失重　中国药典(2015)、BP(2013)、Ph. Eur.(7.0)收载的是无水物，105℃干燥3小时，失重不得过1.0%；USP(36)收载了一水合物和无水物，采用水分测定法，一水合物不得过5.0%，无水物不得过1.0%

【含量测定】采用高效液相色谱法。中国药典(2010)将含量测定色谱系统与有关物质统一，并修订为外标法。经方法学研究，泼尼松在0.01～0.15mg/ml浓度范围内与其峰面积呈线性关系，线性方程为 $A=12.8C+7.48$，$r=0.99998$ ($n=5$)。精密度试验RSD为0.92%(n=6)。供试品溶液在室温放置24小时基本稳定。中国药典(2015)未作修订。

参考文献

[1] 国家药典委员会．中华人民共和国药典临床用药须知·化学药和生物制品卷［M］．北京：化学工业出版社，2005.

撰写　贾艺琦　天津市药品检验研究院

复核　唐素芳　天津市药品检验研究院

组氨酸

Histidine

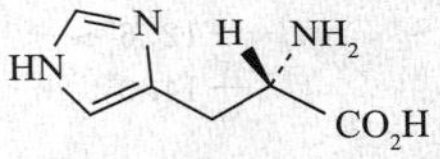

$C_6H_9N_3O_2$　155.16

化学名：L-2-氨基-3-(1*H*-咪唑-4)丙酸

L-2-amino-3-(1*H*-imidazol-4-yl)propionic acid

英文名：Histidine (INN)

CAS号：[71-00-1]

本品为氨基酸类药。L-组氨酸具有多种生理功能，广泛用于医药、饲料及食品行业。尤其在医药领域的作用日益受到重视，目前其主要应用于复方氨基酸注射液，已成为中国医疗最常用的药物之一[1]。L-组氨酸是含有异吡唑环的氨基酸，是机体蛋白质的构成氨基酸，也是一些功能蛋白质(如组蛋白、血红蛋白)的主要组成氨基酸。L-组氨酸残基及异吡唑环是一些酶蛋白(如二氢叶酸还原酶、过氧化物歧化酶)和功能蛋白质(如血红蛋白)的功能部位或功能基团。L-组氨酸是天然螯合剂，许多含锌的金属酶(如羧基肽酶等)其功能性锌原子活性中心均与L-组氨酸残基相结合；自由L-组氨酸构成的小肽异吡唑环以及L-组氨酸脱去羧基生成的组胺等都具有特殊的生理功能，所以L-组氨酸在体内代谢中起重要作用[2]。由于人体合成L-组氨酸速度很低，故又称半必需氨基酸。在改善患者的营养状况，促进康复特别是新生儿或患病时，需要给予补充[3]。

本品除中国药典(2015)收载外，USP(36)、BP(2013)、Ph. Eur. (7.0)均有收载。

【制法概要】本品由德国化学家 A. Kossel 和生物化学家 S. G. Hedin 于 1896 年发现并分离。国内于 20 世纪 70 年代开始生产[4]。L-组氨酸的生产主要有蛋白质水解提取法、微生物发酵法[1,3,5,6]。

(1) 蛋白质水解提取法

猪血粉 —水解/盐酸→ 水解液 —浓缩、脱色、稀释/活性炭、水→ 稀释液 —阳离子树脂交换吸附/洗脱、分离→ 组氨酸溶液 —精制/脱色、浓缩、结晶→ 组氨酸

除猪血粉外，亦可采用牛血粉、动物毛发蹄甲等作为原料。

(2) 微生物发酵法　国外主要采用微生物发酵法生产组氨酸。

葡萄糖 —Brevibacterium AJ3579、抗噻唑丙氨酸、苏氨酸缺陷型→ L-组氨酸

【性状】比旋度　本品结构中的 α-碳原子是不对称碳原子，有立体异构体，故具有旋光性。各国药典比旋度测定差异见下表。

	BP(2013)与 Ph. Eur. (7.0)	USP(36)	中国药典(2015)
限度	+11.4°～+12.4°	+12.6°～+14.0°	+12.0°～+12.8°
溶剂	6mol/L HCl	6mol/L HCl	6mol/L HCl
浓度	0.11g/ml	110mg/ml	0.11g/ml
测定温度	20℃	25℃	20℃

【鉴别】(1)本品为 α-氨基酸，与水合茚三酮一起加热时，能生成蓝紫色的化合物[7]。在薄层色谱上供试品应显与对照品相同位置、颜色的斑点。

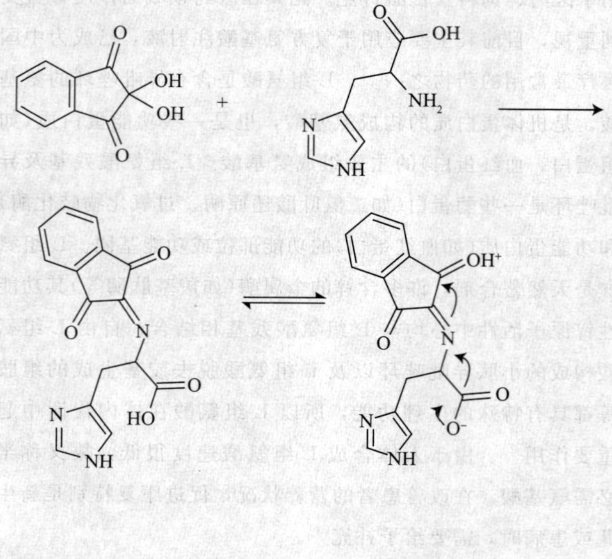

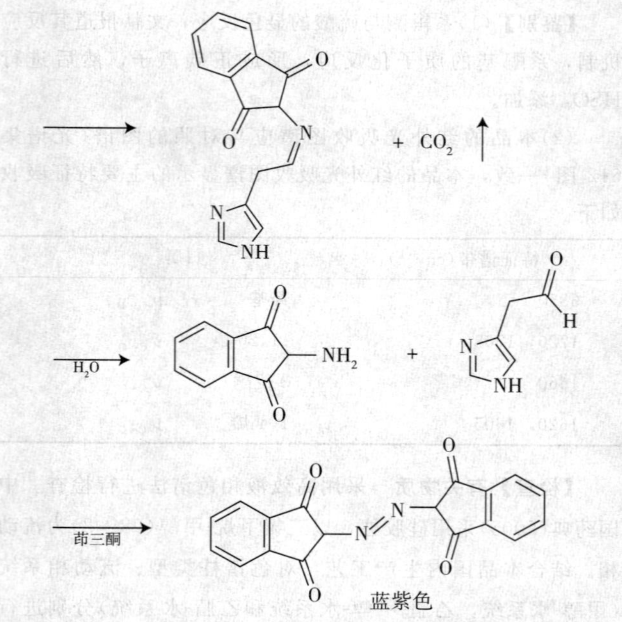

(2)本品的红外光吸收图谱(光谱集 981 图)显示的主要特征吸收如下[8,9]。

特征谱带(cm^{-1})	归属	
3100～2500	伯胺盐	ν_{NH_3}
1640，1415	羧酸离子	$\nu_{CO_2^-}$
1590，1575，1500，1460	咪唑环	$\nu_{C=C,C=N}$

【检查】其他氨基酸　中国药典(2015)、BP(2013)、Ph. Eur. (7.0)、USP(36)均采用薄层色谱法检查，但试验溶液的制备、点样量和展开系统不同。BP(2013)、Ph. Eur. (7.0)、USP(36)以酸性展开系统正丁醇-冰醋酸-水(60：20：20)展开，用水制备供试品溶液与对照溶液，供试品点样量为 50μg；BP(2013)、Ph. Eur. (7.0)采用主成分自身对照法，规定单一杂质不得过 0.5%；USP(36)采用脯氨酸对照品溶液，控制单一杂质不得过 0.5%、杂质总量不得过 2.0%。中国药典(2015)采用主成分自身对照，用碱性展开系统正丙醇-浓氨溶液(67：33)展开，用水制备供试品溶液与对照溶液，供试品点样量为 50μg，单一杂质不得过 0.5%；系统适用性试验，采用脯氨酸与组氨酸的混合溶液作为系统适用性试验溶液，手涂硅胶 G 板或预制板(Merck)脯氨酸与组氨酸均能显现清晰分离的斑点；将供试品溶液分别稀释成相当于浓度为 0.5%、0.4%、0.3%、0.2%与 0.1%的溶液作为对照溶液，进行灵敏度试验，结果表明 0.1%对照溶液斑点清晰可视，最低检出量为 0.1μg 以下。见图 1。

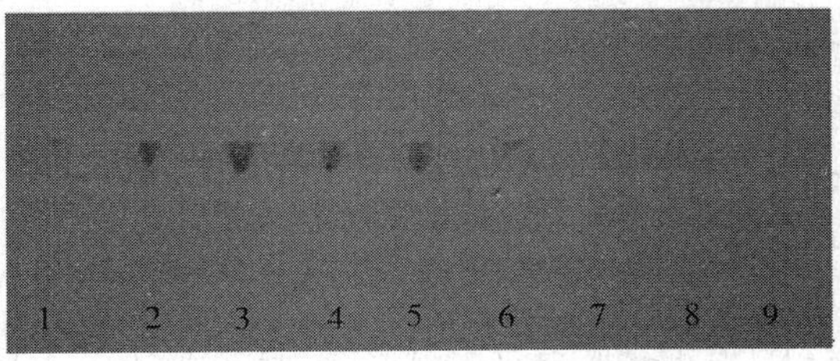

图 1 其他氨基酸检查薄层色谱图

1.3.4.5 组氨酸溶液（10mg/ml）5μl

2. 脯氨酸与组氨酸溶液（各 0.4mg/ml）5μl

6.7.8.9 自身对照溶液（0.05、0.04、0.03、0.02mg/ml）5μl

细菌内毒素 在复方氨基酸中本品临床每小时用药最大剂量是静脉滴注每千克体重约 12mg（按复方氨基酸注射液处方中最大用量和滴注用量估计），内毒素计算限值约为 420EU/g。中国药典（2000）热原检查限值为 0.35g/kg。中国药典（2015）规定本品细菌内毒素限值为 6.0EU/g，与内毒素计算值比较，安全系数为 70，并严于热原标准。

【含量测定】本品的氨基在强质子介质——冰醋酸中显碱性，与高氯酸反应，以电位法指示终点。取干燥后样品，加无水甲酸溶解后，再加冰醋酸测定。BP(2013)、Ph. Eur.(7.0)、USP(36)含量测定方法与中国药典一致。

参考文献

[1] 孙希叶．组氨酸发酵条件及高产菌株选育研究进展[J]．中国酿造，2010，9：28-30.

[2] 蒋立锐．组氨酸在代谢中的作用[J]．生理科学进展，1985，16(2)：174-176.

[3] 李良柱．最新生化药物制备技术[M]．北京：中国医药科技出版社，2000.

[4] 张天民，王凤山．氨基酸与生化药物[J]．氨基酸和生物资源，1999，21(4)：1-3.

[5] 林妙佳．组氨酸生产中间控制方法的研究[J]．氨基酸和生物资源，2001，23(4)：28-31.

[6] 魏文德．有机化工原料大全[M]．北京：化学工业出版社，1990.

[7] 颜朝国．有机化学[M]．北京：化学工业出版社，2009.

[8] 张正行．各类有机化合物官能团的特征振动波数[J]．有机光谱分析，1986，6：78-109.

[9] 有机化合物的波谱解析[M]．荣国斌，译．上海：华东理工大学出版社，2006，6：99-100.

撰写 荫少民 广州市药品检验所

复核 苏广海 广州市药品检验所

细胞色素 C 溶液

Cytochrome C Solution

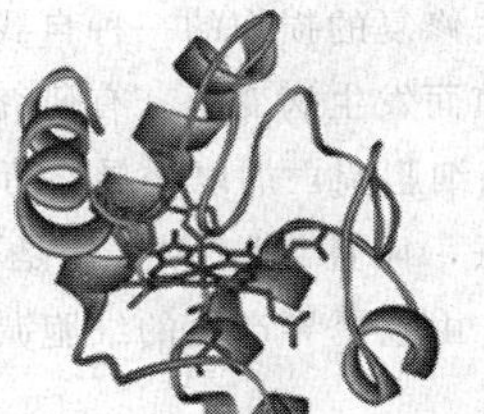

化学名： 细胞色素 C

cytochrome C

英文名： Cytochrome C(INN)

CAS 号：［9007-43-6］

细胞色素 C 普遍存在于原核生物和真核生物之中，是在呼吸链中电子传递必需的一类色素蛋白，哺乳动物细胞色素 C 由蛋白部分和非蛋白部分结合而成，其中细胞色素 C 的蛋白部分是由 105 个氨基酸构成的多肽链，非蛋白部分是在其三级结构的裂缝中嵌入的铁卟啉辅基，分子量约为 12500Da。细胞色素 C 由核基因编码，在胞浆核糖体中翻译生成细胞色素 C 前体（apocytochrome C）并转移入线粒体内，与亚铁血红素基团共价结合形成完整结合状态的细胞色素 C（holocytochrome C）。

药用的细胞色素 C 是从猪牛马等动物心肌细胞中提取的。不同来源的细胞色素 C 肽链组成中氨基酸略有差异：来源于马的分子量约为 12384；来源于牛的分子量约为 12327；来源于人的分子量约为 12233[1]。人类细胞色素 C 氨基酸序列（FASTA 格式）[2] 为 MGDVEKGKKIFIMKCSQCHTVEKGGKHKT-GPNLHGLFGRKTGQAPGYSYTAANKNKGIIWGEDTLM-EYLENPKKYIPGTKMIFVGIKKKEERADLIAYLKKATNE。猪和牛的细胞色素 C 氨基酸序列（FASTA 格式）[3,4] 为 MG-DVEKGKKIFVQKCAQCHTVEKGGKHKTGPNLHGLFG-RKTGQAPGFSYTDANKNKGITWGEETLMEYLENPKK-YIPGTKMIFAGIKKKGEREDLIAYLKKATNE。马的细胞色素 C 氨基酸序列（FASTA 格式）[5] 为 MGDVEKGK-KIFVQKCAQCHTVEKGGKHKTGPNLHGLFGRKTGQA-PGFSYTDANKNKGITWKEETLMEYLENPKKYIPGTKM-IFAGIKKKTEREDLIAYLKKATNE。

David Keilin 在 1923 年发现了细胞色素 C 在细胞呼吸过程中的作用[6]，其在线粒体电子传递链中起着主要的电子传递作用，维持 ATP 的生成，调节氧自由基的生成。细胞色素 C 不能进入健康细胞，但在缺氧时细胞膜的通透性增加，细胞色素 C 便有可能进入细胞及线粒体内、增加细胞氧化、提高氧的利用，最终在一定程度上恢复损伤的电子传递链，因此适用于因组织缺氧引起的一系列疾病，作为心脑血管障碍、中风后遗症、心肌炎、心绞痛、心肌梗死、高山缺氧、新生儿假死、麻醉及肺部疾病引起的呼吸困难、一氧化碳和催眠药以及氰化物中毒引起的组织缺氧的急救和辅助用药。此外细胞色素C从线粒体释放至胞浆后即可激活半胱天冬酶(caspase)诱导细胞凋亡，细胞凋亡是细胞在各种死亡信号刺激后发生的一系列瀑布式激活的主动式死亡过程，是机体对细胞自身无法修复的损伤的一种自我保护，防止有损伤的细胞进一步增殖而发生病变等。有研究希望通过细胞色素C对病灶细胞如癌细胞凋亡加以诱导，可以成为防病治病的一种生物学新疗法，而且细胞色素C是在生理状态下细胞自身存在的物质，由它诱导产生的细胞凋亡一般不会引起其他毒副作用。

细胞色素最初由 Charles A. MacMunn 于 1886 年发现，1923 年 David Keilin 发现其在呼吸过程中的作用，并将其分别命名为细胞色素 a、b 和 c[6]。1935 年 Keilin 和 Hartree 从心肌细胞中大规模提取出细胞色素 C[7]。仅中国药典收载。

【制法概要】目前细胞色素C还是从猪、牛、马等动物心肌细胞中提取。一般的制造工艺顺序是取材料处理 - 提取 - 中和 - 吸附 - 洗脱 - 盐析 - 沉淀 - 透析。

心肌碎肉 —水、H_2SO_4(pH 约 4)→ 提取液 —氨水(pH 约 6.0)→
上清液 —氨水(pH7.5)沸石吸附→ 沸石 —水、NaCl、硫酸铵→ 洗脱液
—硫酸铵(盐析)→ 滤液 —三氟乙酸沉淀(透析)→ 粗品
—树脂吸附(洗脱)→ 洗脱液 —透析→ 成品

【性状】细胞色素C为盐基性结合蛋白，溶于水，易溶于酸性溶液。可分为氧化型和还原型两种，区别在于铁叶啉辅基中铁的化合价不同：氧化型铁为三价，水溶液呈深红色；还原型铁为二价，水溶液呈桃红色，其沉淀及干燥物为砖红色。

细胞色素C的等电点在0℃时为 pI 10.65，20℃时为 pI 10.05，在中性溶液中还原型细胞色素C和分子氧不起作用，但能被过氧化氢、铁氰化物、铜盐氧化；氧化型细胞色素C能被连二亚硫酸钠、半胱氨酸及维生素C还原。

细胞色素C对热较稳定，在 pH7.2～10.2，100℃加热3分钟，氧化型和还原型细胞色素C变性程度均为12%～28%，在加热15分钟后，为不可逆变性，氧化型细胞色素C在pH7.2时可变性37%，在pH10.2时可达55%。而还原型细胞色素C溶液若不跟氧接触，在pH10.2、100℃加热15分钟，仅变性27%[8]。三氯醋酸、乙醇可让细胞色素C部分变性，并能产生一系列高度自动氧化的多聚体，该多聚体在一定条件下可以互相转换[9]。

【鉴别】(1)三氯醋酸沉淀鉴别。根据溶液及沉淀的颜色以及沉淀经再溶解后的溶液颜色可以鉴别铁叶啉辅基和色蛋白。

(2)紫外鉴别。本品以磷酸盐缓冲液(pH7.3)配制的溶液，还原型在550、520与415nm波长处有最大吸收；氧化型在280、361、410与529nm波长处有最大吸收。此外，可以用吸收系数比值来控制纯度。文献记载，E_{550nm}(还原)/E_{280nm}(氧化)=1.15～1.25。这不仅可以与血红蛋白(Hb)及肌红蛋白(Mb)相区别，而且可以作为细胞色素类相互区别的方法。

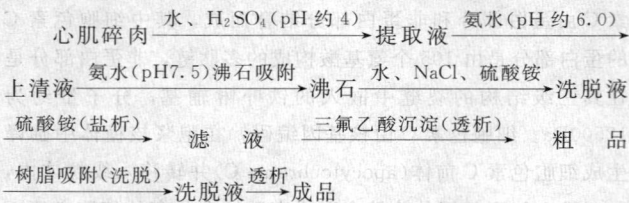

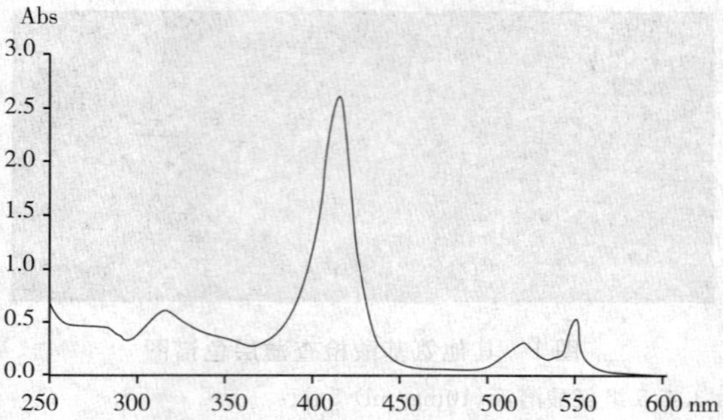

图1　还原型细胞色素C紫外吸收图谱

【检查】含铁量　由于细胞色素C中的铁叶啉与蛋白是1∶1结合，蛋白质由104个氨基酸组成，一级结构已阐明，理论含铁量为0.45%，测定方法是先将细胞色素C用过氧化氢和硫酸消化，使分子中的铁氧化成+3价的铁盐，然后用亚硫酸钠使+3价的铁还原为+2价的铁，再与联吡啶作用形成红色配位化合物；该化合物在522nm波长处有最大吸收。用标准铁溶液同时测定，计算。

细菌内毒素　本品临床每小时用药最大剂量是静脉注射每千克体重0.5mg(中国药典临床用药须知)，内毒素计算限值约为10EU/mg。中国药典(2015)规定本品细菌内毒素限值为5.0EU/mg，与内毒素计算值比较，安全系数为2。

本品对内毒素检查方法有干扰，最大不干扰浓度约为0.3mg/ml。

过敏反应　本品所用原料系动物脏器，有可能污染异源蛋白等过敏原。由于注射液本身对豚鼠急性毒性较低，中国药典(2015)规定致敏和激发限值剂量为每只豚鼠0.5ml和1.0ml。

活力　利用细胞色素C可以在琥珀酸脱氢酶作用下被琥珀酸脱氢还原数与被化学物质如联二亚硫酸钠还原数的光吸收度之比，以测定其活性。氰化钾作用主要是抑制细胞色素C氧化酶，使还原型的细胞色素C不能再转化为氧化型。

【含量测定】还原型细胞色素C在550nm波长处有最大吸收，其峰型异常尖锐，在测定时应注意减小狭缝宽度，减少杂散光干扰，最好测定波长间隔0.5nm找出最大吸收。

【制剂】(1)细胞色素C注射液(Cytochrome C Injection)

本品为还原型细胞色素C灭菌水溶液。实验表明，细胞色素C在pH4～12是比较稳定的。细胞色素C水溶液pH为5～6，加亚硫酸钠后，pH上升到6.4～7.0，在此范围内对细胞色素C无不良影响，故规定本品的pH为6.0～7.5。

(2)注射用细胞色素C(Cytochrome C for Injection)

本品系用还原型细胞色素C加等量葡萄糖与适量亚硫酸氢钠及亚硫酸钠的灭菌水溶液经冷冻干燥制成的桃红色块状物，稳定性较好。

由于细胞色素C在贮存过程中受光和温度的影响，还原型逐渐变成氧化型，溶液颜色由澄明桃红色变成暗褐色。为保证该药稳定性及外观质量，其制剂一般需加适量稳定剂，如亚硫酸氢钠、亚硫酸钠、双甘肽等。

参考文献

[1] Malmgrena L, Olssona Y. Uptake and retrograde axonal transport of various exogenous macromolecules in normal and crushed hypoglossal nerves [J]. Brain Research, 1978, 153: 477-493.

[2] National Center for Biotechnology Information. U. S. National Library of Medicine. Protein Data Base. https://www.ncbi.nlm.nih.gov/protein/NP_061820.1? report=fasta.

[3] National Center for Biotechnology Information. U. S. National Library of Medicine. Protein Data Base. https://www.ncbi.nlm.nih.gov/protein/NP 001123442.1? report=fasta.

[4] National Center for Biotechnology Information. U. S. National Library of Medicine. Protein Data Base. https://www.ncbi.nlm.nih.gov/protein/NP 001039526.1? report=fasta.

[5] National Center for Biotechnology Information. U. S. National Library of Medicine. Protein Data Base. https://www.ncbi.nlm.nih.gov/protein/NP 001157486.1? report=fasta.

[6] Keilin D. On Cytochrome, a Respiratory Pigment, Common to Animals, Yeast, and Higher Plants [J]. Proc R Soc Lond B Biol Sci, 1925, 98: 312-339.

[7] Keilin D, Hartree E F. Preparation of Pure Cytochrome c from Heart Muscle and some of Its Properties [J]. Proc R Soc Lond B Biol Sci, 1937, 122: 298-308.

[8] Butt W D, Keilin D. Absorption Spectra and Some Other Properties of Cytochrome C and of Its Compounds with Ligands [J]. Proc R Soc Lond B Biol Sci, 1962, 156: 429-458.

[9] Margoliash E, Lustgarten J. Interconversion of Horse Heart Cytochrome C Monomer and Polymers [J]. J Biol Chem, 1962, 237: 3397-3045.

撰写 徐康森 中国食品药品检定研究院

郭鹏程 周有元 湖北省药品监督检验研究院

复核 姜 红 湖北省药品监督检验研究院

玻璃酸酶

Hyaluronidase

英文名： Hyaluronidase(INN)

异名： 透明质酸酶；玻璃糖醛酸酶

酶的编号： EC 3.2.1.35

CAS 号： [9001-54-1]

本品为黏多糖分解酶。玻璃酸是存在于人体组织间基质中的黏多糖，能限制细胞外液的扩散。玻璃酸酶作用于玻璃酸分子中的葡萄糖胺键，使之水解和解聚，降低体液的黏度，使细胞间液易流动扩散，故可使局部积贮的药液、渗出液或血液扩散，加速药物吸收，减轻局部组织张力和疼痛，并有利于水肿、炎性渗出物的吸收、消散。本品属关节软骨的基本成分之一，具有营养、保护和维持关节软骨的功能。个别情况下可致过敏反应，包括瘙痒、荨麻疹以及其他较严重的过敏反应[1]。

本品主要来自牛、羊睾丸，也存在于精子、颌下腺、蜂毒、蛇毒、皮肤、脾脏、水蛭及细胞的溶酶体中。国外 20 世纪 50 年代初已投入生产，我国 1965 年正式投入生产。中国药典(2015)二部、BP(2013)、Ph. Eur. (7.0)收载原料，BP (2013)、USP(36)收载本品的制剂。

效价比活的限度规定 中国药典(2015)中效价比活限度的规定与 BP(2013)、Ph. Eur. (7.0)一致。

【制法概要】 工艺流程如下：

牛、羊睾丸 —绞碎，提取→ 提取液 —盐析，滤过→ 粗制品 —盐析，透析→ 透析液 —去热原→ 精制液 —冷冻干燥→ 玻璃酸酶原料药

目前国内采用上述制法工艺。另有文献报道采用从人胎盘中提取玻璃酸酶，经 Sephadex G200 或 CM-Sephadex、DEAE-Sephadex 层析柱纯化以及采用微生物发酵法再经 DEAE-纤维素、CM-纤维素、Sephadex G50 制备高纯度玻璃酸酶[2]。

对于动物来源的提取制品，中国药典(2015)二部的凡例中均有原则要求，如果是有注射制剂的原料药，还需在原料各论中增订［制法要求］。从生产企业提供工艺的资料看，不是完全从哺乳动物的睾丸起始，故在制法要求中强调了所用的脏器应来源于检疫合格的动物，生产过程应符合现行版《药品生产质量管理规范》的要求。

【性状】[3] 本品性质较稳定，42℃加热 60 分钟活力不损失；48℃加热 80 分钟失活 50%；100℃加热 5 分钟，失活 80%。在 pH5.0 以下或 pH8.0 以上酶仍较稳定。在 pH 5.5～6.6 及温度 37℃～38℃时，其酶活力最高。高纯度酶在低浓度水溶液中较易失活，但可加入氯化钠、甘露醇、0.2%或 0.5%阿拉伯胶和 0.2%明胶作稳定剂。超声波、紫外线、重金属离子、Fe^{3+}、Si^{2+} 及 Zn^{2+} 可使之变性。Fe^{2+}、Cu^{2+} 对本品有可逆性抑制作用。硫酸软骨素 B(皮肤素)、硫酸类肝素、硫酸角质素、肝素以及高浓度玻璃酸对酶也有抑制作用，但可被 0.15mol/L 氯化钠或硫酸鱼精蛋白所逆转。

【鉴别】 (1) 本品与底物发生解聚反应后，生成酸溶性的配位化合物，故溶液较澄清。而加热处理的本品与底物不起作用，底物与血清蛋白通过盐键结合成不溶于酸的配位化合物，使稳定的胶体变为浑浊，以此作为鉴别指标之一[3]。

(2)结缔组织基质中的玻璃酸具有较大的黏滞性，有润滑保护作用，对于体液扩散还有阻滞作用。在动物皮内注射玻璃酸酶，通过对黏多糖玻璃酸的解聚作用，能加速染色剂亚甲蓝的扩散和吸收，使皮内注射含玻璃酸酶的亚甲蓝的蓝色圈大于单独注射亚甲蓝的蓝色圈，从而证明玻璃酸酶的扩散作用[3]。

BP(2013)、Ph. Eur. (7.0)通过底物溶液中黏度的降低来鉴别玻璃酸酶对黏多糖玻璃酸的解聚作用。

【检查】吸光度　于 280nm、260nm 波长处分别测定蛋白质、核酸的特征吸光度用于检查玻璃酸酶的纯度。

酪氨酸　用比色法测定玻璃酸酶中酪氨酸的含量以控制酶的纯度，显色原理为利用酪氨酸结构中酚基的米伦反应以及伯胺的重氮化反应。其颜色显橙红色。

细菌内毒素　本品临床每小时用药最大剂量是皮下注射每千克体重 25 单位（中国药典临床用药须知），内毒素计算限值约为 0.20EU/单位；国外标准中 USP(36)为 2.3USP EU/单位，BP(2013)为 0.2EU/单位。中国药典(2015)规定本品细菌内毒素限值为 0.20EU/单位，与内毒素计算值比较，安全系数为 1，并严于 USP(36)、与 BP(2013)标准相当。

【效价测定】玻璃酸酶效价测定方法有浊度法、黏度法、比色法、荧光法和放化测定法等。中国药典(2015)与 USP(36)均采用经典的浊度法，而 BP(2013)、Ph. Eur.(7.0)采用黏度法测定效价。

浊度法的基本原理是在试管中加入一定量的玻璃酸酶和少量底物玻璃酸钾，在 37℃保温 30 分钟，酶水解部分底物，剩余未被水解的底物与过量的酸化牛血清反应，生成底物-牛血清蛋白配位化合物，此为一浑浊的悬液，于一定的波长下测定其吸光度，在规定的条件下其吸光度与酶浓度呈线性关系，以不同浓度的标准品与其相应的吸光度绘制标准曲线，由标准曲线可得出供试品的效价单位[3]。

黏度法依据底物溶液在低离子强度的溶液中时，黏度较高，酶促解聚后，黏度下降，可以用底物的黏度变化作为酶的活力指标。

中国药典(2015)二部采用的浊度法适用于玻璃酸酶精品的效价测定。由于浊度法的易变性，故需小心控制影响实验诸条件，例如酶的浓度、血清蛋白的浓度及稳定性、玻璃酸钾的浓度、水解明胶的浓度、pH、保温时间、保温温度及混悬液稳定性等。

(1)酶的浓度　文献曾报道在其余条件均相同的情况下，两种不同浓度的标准曲线斜率是有差别的，3u/ml 的酶浓度优于 1.5u/ml。基于在血清的含量已摸清（已测血清总固体）的情况下，1.5u/ml 能使标准曲线斜率调整到使实验获得准确的结果，中国药典(2015)的酶浓度规定为 1.5u/ml[3]。

(2)酸化血清的稳定性　血清贮备液在 0～4℃可稳定 30 日，在测定前按规定稀释放至室温即可。根据文献报道标准曲线的斜率与血清有一定关系，但目前尚无适当的方法来控制血清的质量，使其斜率的绝对值大于 0.4。实验证明新鲜牛血清可使标准曲线斜率变大，实验获得较好结果，而放置时间较长的牛血清可使标准曲线斜率减小，实验误差加大。冻干牛血清代替血清溶液可获得较大斜率（斜率的绝对值大于 0.5），使实验结果较正确。目前 USP(36)使用冻干牛血清，中国药典(2015)采用新鲜牛血清或冻干牛血清。

(3)底物玻璃酸钾的浓度　目前市售玻璃酸钾是从新鲜人脐带或鸡冠中提取的，加水制成每 1ml 中含 0.5mg 的溶液，在 0℃以下可稳定 30 日。临用前用磷酸盐缓冲液稀释 1 倍即可。

(4)水解明胶浓度　实验证明 0.66mg/ml 与 2mg/ml 水解明胶均能使酶在 37℃保温 30 分钟的期间内不失活，直线平行，斜率相同。目前中国药典(2015)采用 0.66mg/ml 水解明胶浓度。此外，水解明胶稀释液在放置 2 小时与 5 小时过程中对酶的标准曲线的斜率有一定影响，使测得的供试品效价亦有相应变化，应予注意[3]。

(5)悬液稳定性　底物-牛血清蛋白配位化合物的浑浊悬液在 640nm 波长处不是最大吸收波长，经实验，从 500～700nm 扫描为一斜坡，吸光度逐渐下降，该浑浊悬液放置 30 分钟后应立即测定，放置时间太长（约 2 小时）悬液破坏[4]。

【制剂】注射用玻璃酸酶(Hyaluronidase for Injection)

本品系用玻璃酸酶加适宜的赋形剂经冷冻干燥制成的无菌制品。临用前按规定稀释溶解配制，皮下注射，规格有①150单位，②1500 单位。

本品主成分玻璃酸酶为一种蛋白质，本身具有一定的致敏性，临床使用时要先进行皮试，如果呈阳性，则表明使用时可产生过敏反应。本品用于促进局部组织中药液、渗出液或血液的扩散，一次最大剂量为 1500 单位/60kg，即 25 单位/kg；在豚鼠过敏试验中，以本品 22 单位/kg 的剂量致敏豚鼠，32 单位/kg 的剂量激发豚鼠，结果出现了明显的全身过敏反应。试验结果表明，本品以临床剂量注射于豚鼠，可引起明显的全身过敏反应，经分析是由主成分玻璃酸酶引起的，因此无法进行其他致敏性物质的检查。

参考文献

[1] 国家药典委员会．中华人民共和国药典临床用药须知·化学药和生物制品卷[M]．北京：人民卫生出版社，2005.

[2] 李良铸，由永金，卢盛华．生化制药学[M]．北京：中国医药科技出版社，1990：173-175.

[3] 中华人民共和国卫生部药典委员会．中华人民共和国药典 1990 年版二部药典注释[M]．北京：化学工业出版社，1993：382-385.

[4] 中国药品生物制品检定所．中国药品检验标准操作规范[M]．北京：中国医药科技出版社，2005.

撰写　徐康森　张林可　中国食品药品检定研究院

邵　泓　上海市食品药品检验所

复核　陈　钢　上海市食品药品检验所

草乌甲素

Bulleyaconitine A

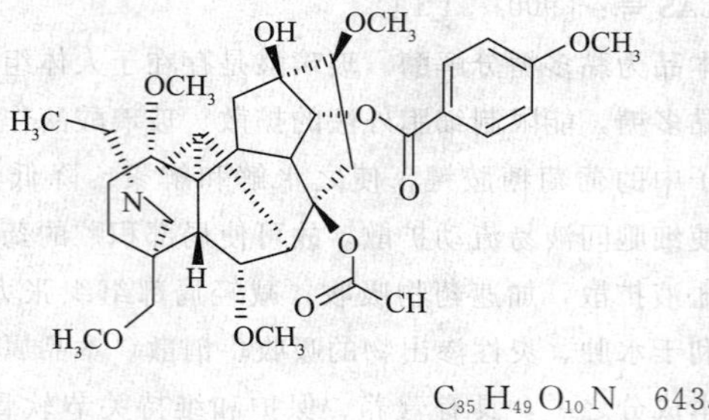

$C_{35}H_{49}O_{10}N$　643.77

化学名：(1α,6α,14α,16β)四氢-8,13,14-三醇-20-乙基-1,6,16-三甲氧基-4-甲氧甲基-8-乙酰氧基-14-(4′-对甲氧基苯甲酯)-乌头烷

20-ethyl-13-hydroxy-1,6,16-trimethoxy-14-(4-methoxybenzoyl)-4-(methoxymethyl)aconitan-8-yl acetate

英文名：Bulleyaconitine A

CAS 号：[107668-79-1]

本品为镇痛类药[1-3]，其镇痛作用为吗啡的 15.3～65.5 倍、阿司匹林的 1208～7195 倍，且无成瘾性。1980 年中国科学院昆明植物研究所从云南产的毛茛科乌头属植物长喙乌头(*Aconitum georgei* Comber)中提取分离出二萜双酯类生物碱，经中国科学院上海药物研究所药理研究，发现具有明显的镇痛、抗炎、局麻和解热作用。临床上可用于骨关节炎、风湿及类风湿关节炎中的红、肿、热、痛的对症治疗，腰及四肢的扭伤、挫伤，落枕，肩周炎，癌症疼痛，手术后镇痛等。大鼠静脉注射 3*H*-草乌甲素后，血药-时间曲线呈开放型三房室模型，三相的半衰期分别为 $t_{1/2\pi}=2.87$ 分钟，$t_{1/2\alpha}=11.6$ 分钟，$t_{1/2\beta}=5$ 小时，表观分布容积 $V_d=1.79$L/kg，总血浆清除率 4.12ml/(kg·min)，组织内分布以肝、肾上腺为最高，其次为肾、肺、脾与心脏，脑含量较低，而脑干含量则高于皮层。给药 4 小时后，各脏器内含量降低 50%。给药 6 天内，尿内排出占一次注入量的 46%。以 21 小时内排出最多，为排出总量的 82.3%。6 天内从粪便内排出 21.9%，48 小时内排出量占排出总量 86.2%。翁伟宇等在“草乌甲素对健康志愿者肌内注射人体药代动力学研究”中报道：单次肌内注射 0.2mg 草乌甲素，血药浓度呈快速吸收特征，药动学参数为 $t_{max}=0.9\pm0.68$h，$C_{max}=1.13\pm0.76$ng/ml，$AUC_{0\to t}=5.6\pm2.05$ng·h/ml，$t_{1/2}=4.88\pm0.97$ 小时。

目前，草乌甲素的制剂有普通片剂、分散片、注射液、注射用粉针剂、口服液和软胶囊，其中草乌甲素原料、片剂、口服液的质量标准已在中国药典(2015)收载，国外药典未见收载。

草乌甲素不良反应有，口服可能导致胃肠道不良反应，如呕吐、纳差、胃痛、胃烧灼感、腹胀、便秘等，肌内注射给药，皮肤发红、灼痒。1 小时后出现米粒大小丘疹，并向全身皮肤蔓延，周围呈粉红色，伴咽部异物感，会阴高度水肿，胸闷，烦燥等[4]。

【制法概要】

长喙乌头粉碎物 —(10%氨水搅拌成松散团)→ 浸提液 —(浓缩)→ 草乌粗提物 —(Al_2O_3 柱层析 / 洗脱)→ 草乌甲素洗脱液 —(浓缩 / 乙醚溶解)→ 草乌甲素粗品 —(甲醇溶解 / 结晶)→ 草乌甲素精制品

【鉴别】(1)本品为一种生物碱，与碘化汞钾试液反应产生白色沉淀，而与碘化铋钾试液反应产生橙红色沉淀，这两个沉淀反应为乌头类生物碱的特征反应。

(2)本品的红外光吸收图谱应与对照品图谱一致，本品的红外光吸收图谱显示的主要特征吸收如下。

特征谱带(cm^{-1})	归属	
3494	羟基	ν_{O-H}
3050	芳氢	ν_{C-H}
2817	甲氧基	ν_{C-H}
1725	酯	$\nu_{C=O}$
1608，1583，1513	苯环	$\nu_{C=C}$
1260，1022	羟基	ν_{C-O-C}
1159～1110	醚	ν_{C-O}
849	取代苯	γ_{2H}
685	苯环	$\delta_{环}$

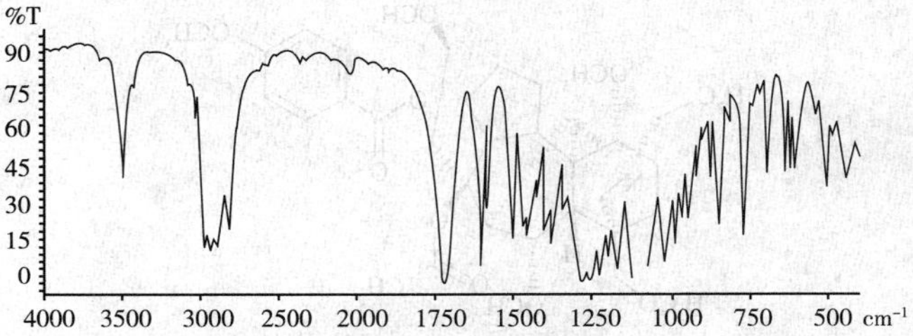

图 1　草乌甲素对照品红外图谱

测试品：草乌甲素对照品，批号：100530-200501

仪器：Shimadzu FTIR-8400S 红外分光光度计

【检查】其他生物碱　中国药典(2015)采用高效液相色谱法进行检查，色谱条件同含量测定。

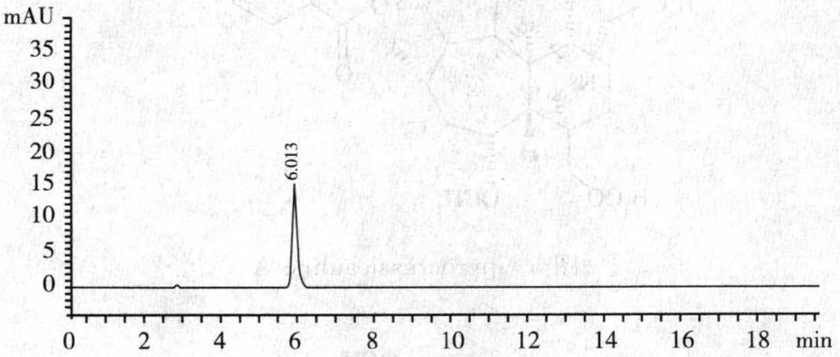

图 2　草乌甲素其他生物碱检查自身稀释对照溶液 HPLC 色谱图

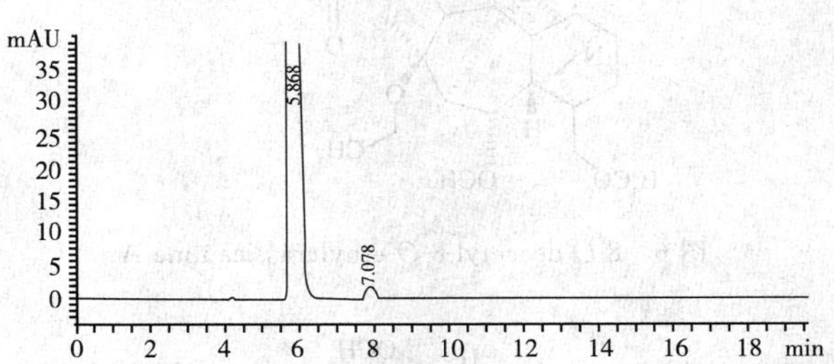

图 3　草乌甲素其他生物碱检查供试品溶液典型色谱图

在长喙乌头(*Aconitμm georgei* Comber)药材中，除草乌甲素外，还含有其他生物碱，其中主要的是滇乌碱(yunaconitine，T1)和佛司乌头碱(foresaconitine，T3)，它们的结构式见图 3。滇乌碱(yunaconitine)的结构比草乌甲素的结构仅在 3-位多一个羟基，但是其毒性比草乌甲素强很多(草乌甲素大鼠皮下注射 LD_{50} 为 510μg/kg，而滇乌碱大鼠静脉注射 LD_{50} 为 50μg/kg)。而根据现有制备工艺得到的草乌甲

素，经外标对照品法进行多批次检验，所得原料药中均不含滇乌碱和佛司乌头碱（图 4）。草乌甲素中还可能含以下降解的杂质生物碱(图 5～图 8)。

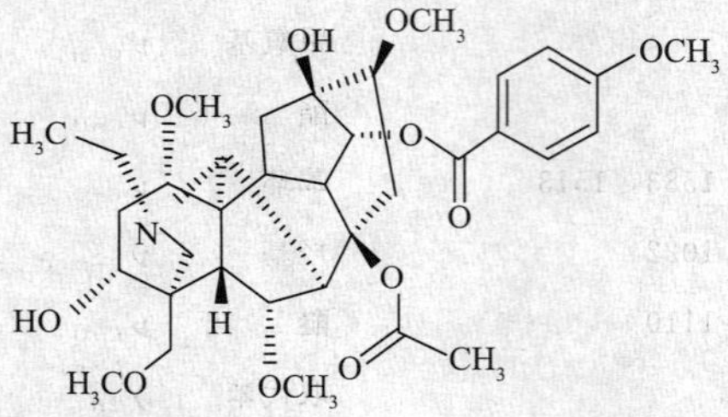

滇乌碱(yunaconitine)

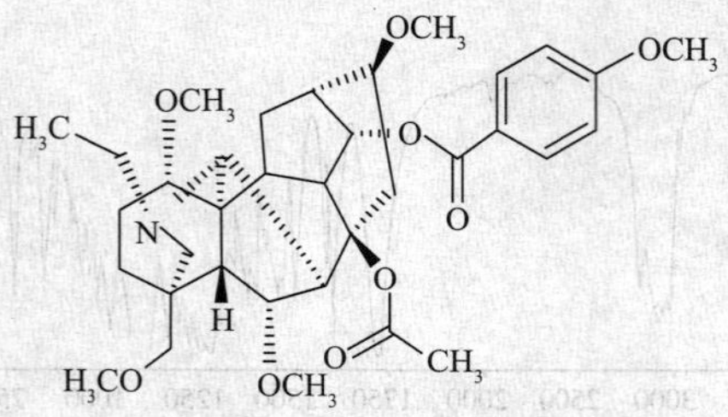

佛司乌头碱(foresaconitine)

图 4　滇乌碱和佛司乌头碱结构式

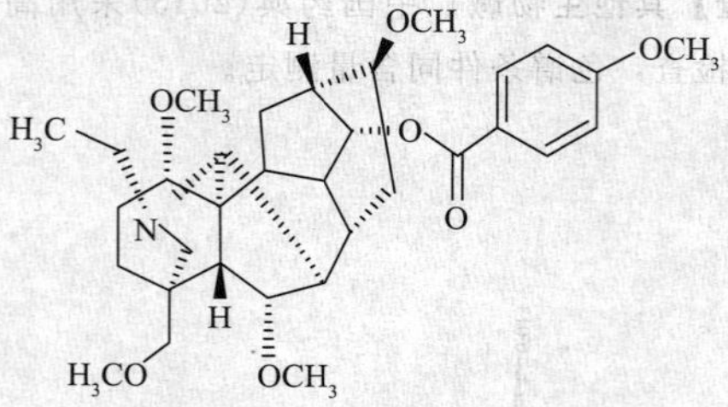

图 5　pyrocrassicauline A

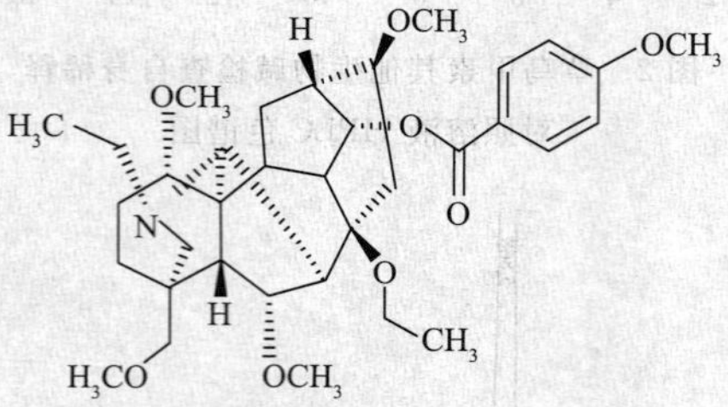

图 6　8-*O*-deacetyl-8-*O*-ethylcrassicauline A

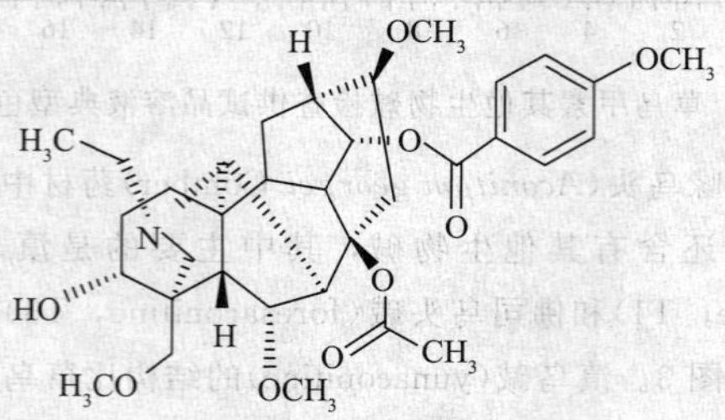

图 7　1-demethoxyyunaconitine

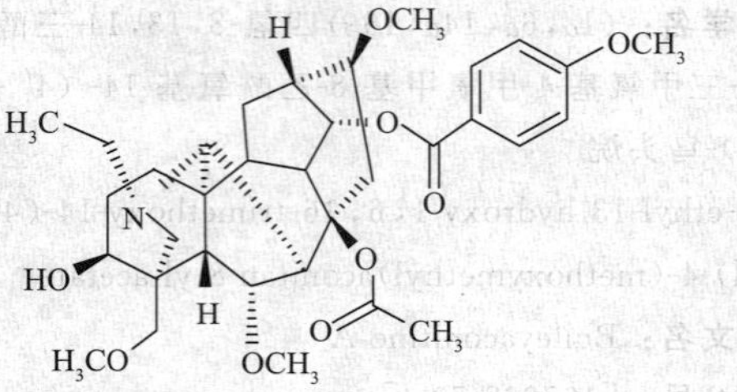

图 8　3-epi-1-demethoxyyunaconitine

经 HPLC-MS 检测，两个杂质峰分子量分别为 585.2 和 629.2。文献报道，对于分子量为 585.2 可能的杂质为 pyrocrassicauline A，分子式：$C_{33}H_{46}NO_8$，分子量：584.32。对于分子量为 630.2 的可能杂质，查询文献[5]，可能为 8-*O*-deacetyl-8-*O*-ethylcrassicauline A(8-氧基-去乙酰基-8-氧基-乙基草乌甲素)，分子式：$C_{35}H_{52}NO_9$，分子量：630.36；1-demethoxyyuanconitine(1-去甲基滇乌碱)，分子式：$C_{34}H_{48}NO_{10}$，分子量：630.36；3-epi-1-demethoxyyuanconitine(3-异构-1-去甲基滇乌碱)，分子式：$C_{34}H_{48}NO_{10}$，分子量：630.36。从文献中可知图 5 化合物不具有生物活性；图 7 化合物半数有效量较草乌甲素低，中毒剂量较草乌甲素高，说明图 5、图 6 化合物安全性较草乌甲素高；图 7 化合物半数有效剂量较草乌甲素高，说明图 7 化合物安全性也较草乌甲素高；图 8 化合物是图 7 化合物的异构体，不具有生物活性，并且从构效关系上看，图 7、图 8 化合物其极性较滇乌碱强，因此也不可能是图 7、图 8 化合物。构效关系表明 A 环上 *N*-乙基取代的叔胺，C-8 位上的乙酰基或乙氧基，C-14 位上的芳香酯(OBz 或 OAs)，以及饱和的 D 环对于 C18-和 C19-二萜生物碱的止痛活性具有重要意义。同时，3α-或 5-羟基也有利于止痛。该构效关系确立了作为止痛剂 C18-和 C19-二萜生物碱的药效团。

使用三种品牌的色谱柱：Luna C18(250mm×4.6mm，5μm)、Zorbax XDB C18(250mm×4.6mm，5μm)、Diamonsil C18(250mm×4.6mm，5μm)，分别在 Agilent1100，Shimadzu LC-IOATvp 液相色谱仪上进行耐用性试验考察，结果良好。

杂质限量计算时，采用主成分自身稀释对照法，限度为 2.0％。

经采用逐步稀释法测定，草乌甲素的最低检出量(*S*/*N*=3)为 0.5ng，最低检出浓度为 0.0125％。当对照溶液浓度稀释至供试品溶液浓度的 0.02％时，色谱峰仍可清晰分辨，以此作为灵敏度测试的溶液，其峰面积相当于对照溶液主峰面积的 0.02 倍。在标准中规定“供试品溶液如显杂质峰，各杂质峰面积的和不得大于对照溶液主峰面积(2.0％)”。

干燥失重　考察了 60℃减压干燥、105℃干燥和置五氧化二磷干燥器中减压干燥等条件，结果均接近，减失重量都未超过 0.5％，由于草乌甲素为有机生物碱，结合水分的量是极微的，在干燥条件下去除的应是残余的有机溶剂。试验中发现草乌甲素在105℃条件下，极易变黄，但在HPLC谱图中未见多出的杂质峰，由于草乌甲素价格昂贵，为节约检验成本，参照中国药典二部马来酸麦角新碱、秋水仙碱、盐酸丁丙诺啡等品种的干燥条件，制订本品的干燥条件为“取本品，置五氧化二磷干燥器中，减压干燥24小时，减失重量不得过0.5%”。

三氯甲烷、甲醇、苯残留量的检查 由于本品提取分离过程中使用了甲醇、三氯甲烷、苯，需要对原料药中的残留量进行检测。由于三者性质相异，故采用低极性的HP-IMS毛细管色谱柱就能很容易地做到基线分离。相对于填充柱而言，大口径毛细管色谱柱分离效能更高，分析速度更快，同时克服了普通毛细管柱柱体积小的弱点，所以在溶剂残留分析中采用了大口径毛细管色谱柱。

本品在乙醇、三氯甲烷、乙醚中易溶，在水中不溶；在稀盐酸、稀硫酸中极易溶解，在气相色谱分析中乙醇、乙醚不适合在甲醇、三氯甲烷、苯的残留溶剂分析中作为溶剂，会干扰被测组分；采用酸或0.1mol/L盐酸水溶液对色谱仪内部金属部分有一定腐蚀；采用*N*,*N*-二甲基甲酰胺作为溶剂，草乌甲素原料在其中易溶，其色谱峰保留时间晚于甲醇、三氯甲烷、苯，对三者无干扰，虽然*N*,*N*-二甲基甲酰胺(色谱纯)含有痕量甲醇，但其量远远小于甲醇限度，对甲醇测定干扰可忽略不计，故最终采用*N*,*N*-二甲基甲酰胺作为溶剂。

色谱条件的确定 由于*N*,*N*-二甲基甲酰胺的沸点为155℃，为了保证供试品能够瞬时气化，气化室温度选择为220℃；HP-IMS毛细管色谱柱30m×0.53mm×5μm；为了保证残留溶剂能够快速有效分离，采用程序升温：初温50℃，以10℃/min的速率升至70℃，保持3分钟，以20℃/min的速率升至200℃，保持3分钟，在该条件下还能够保证*N*,*N*-二甲基甲酰胺快速自色谱柱上脱附，不干扰测定；氢火焰检测器(FID)温度280℃；载气为氮气，流量4.7ml/min。

定量限和检测限(采用信噪比法) 由于*N*,*N*-二甲基甲酰胺中含有甲醇，无法精确测定其定量限和检测限，但其3000ppm的限度范围远远大于其检测限，考虑到其测定的实际价值，未进行测定。本次方法学验证中仅对三氯甲烷、苯进行了测定，见下表。

多批草乌甲素原料中甲醇、三氯甲烷、苯的残留量符合中国药典的规定：供试品溶液中含三氯甲烷不得过0.006%(60ppm)，甲醇不得过0.3%(3000pm)，苯不得过0.0002%(2ppm)。

【含量测定】采用高效液相色谱法，以十八烷基硅烷键合硅胶为填充剂，以0.2%三乙胺水溶液(用磷酸调节pH至3.1±0.1)-乙腈(60∶40)为流动相，检测波长为260nm。

以外标法定量，草乌甲素在4.95～49.50μg/ml范围内与峰面积呈良好的线性关系。线性方程为$A=33.669\times C-5.86$，$r=0.99995$ ($n=7$)。重复性试验RSD为0.26%($n=6$)。供试品溶液(浓度为20μg/ml)在室温(20℃～30℃)下24小时基本稳定。

【制剂】中国药典(2015)收载了草乌甲素口服液、草乌甲素片。

(1)草乌甲素口服液(Bulleyaconitine A Oral Solution)

本品为淡黄色的澄清液体；味甜而微酸，略有麻感。规格为10ml∶0.4mg，处方中主要辅料有蔗糖、苯甲酸、氯化钠等。

鉴别 采用沉淀反应鉴别时，考虑到辅料可能带来的干扰，所以首先将一定量的草乌甲素在碱性条件下用乙醚从口服液中萃取出来，然后再将其溶解在酸性溶液中，用碘化铋钾试剂(Dragendorff试剂)和碘化汞钾试剂(Mayer试剂)进行生物碱的特征沉淀反应。

相对密度 通过相对密度的测定，能反映出液体制剂的质量稳定性，由于草乌甲素口服液供试品不易挥发，所以采用中国药典中的比重瓶法测定。

pH 由于草乌甲素为生物碱，在偏酸性的溶液中较为稳定，其中经试验发现草乌甲素口服液在pH为4.0～6.0的范围时，草乌甲素在溶液中较为稳定。

含量测定 采用高效液相色谱法测定，色谱条件与原料药相同。辅料对主成分含量测定无干扰，方法回收率大于98.0%($n=12$)，RSD为1.82%。

(2)草乌甲素片(Bulleyaconitine A Tablets)

本品为白色片，规格为0.4mg。处方中主要辅料有：糊精、淀粉、乳糖、硬脂酸镁等。

溶出度 因草乌甲素在水中难溶解，所以草乌甲素片应进行溶出度检查。

因草乌甲素片规格为0.4mg，所以采用中国药典(2015)四部通则0931第三法，转速选择100转/分钟，每个溶出杯中投1片。草乌甲素在水中难溶解，而在0.1mol/L盐酸溶液中易溶解且较稳定，所以溶出介质用0.1mol/L盐酸溶液，配制介质所用的重蒸蒸馏水超声处理30分钟使之脱气，每个溶出杯中加入100ml溶出介质。

溶剂	定量限(10∶1)	峰高	检测限(3∶1)	峰高	噪音信号
三氯甲烷	9.591×10^{-6}g	0.54	2.397×10^{-6}g	0.21	0.05～0.07
苯	8.920×10^{-8}g	0.51	4.460×10^{-8}g	0.25	0.05～0.07

采用HPLC外标法测定。溶出度测定时将一片草乌甲素片投入100ml介质中，若完全溶出，则供试品溶液浓度约为4μg/ml。通过线性试验表明草乌甲素对照品溶液在1.015～10.15μg/ml范围内呈良好的线性，在测定溶出度时对照品溶液浓度选4μg/ml，以减少检测误差。

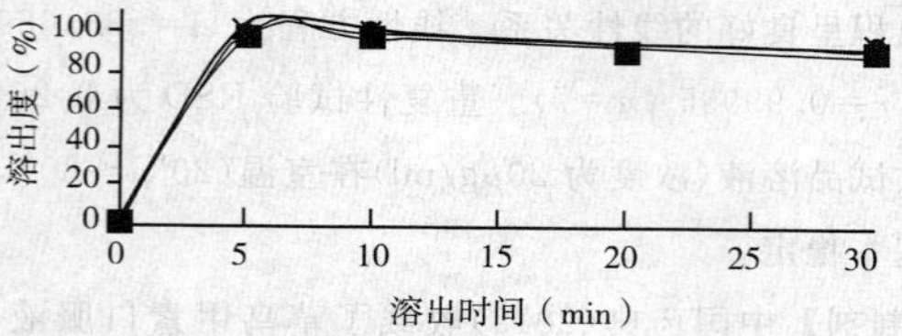

图9　草乌甲素片的溶出曲线

含量测定与含量均匀度　均采用高效液相色谱法测定，色谱条件与原料药相同。辅料对主成分含量测定无干扰，方法回收率大于98.0%，RSD为0.1%。

参考文献

[1] 唐希灿．抗炎镇痛新药滇西嘟拉碱甲[J]．新药与临床，1986，5：120.

[2] 唐希灿，刘雪君，陆维华，等．滇西嘟拉碱甲的镇痛和身体依赖性研究[J]．药学学报，1986，21（12）：886.

[3] 沙静姝，毛洪奎．新药评介——草乌甲素注射液[J]．中国药学杂志，1993，28(6)：378.

[4] 杨翠华．草乌甲素注射液引起过敏反应1例[J]．云南医药，1995，16（1）：75.

[5] Jian-Li Wang. Strucure-Analgesic Activity Relationship Studies on the C18-and C19-Diterpenoid Alkaloids[J]. Chem Pharm Bull, 2009，57(8)：801-807.

撰写　陈祖芬　云南省食品药品监督检验研究院
张　伟　昆明制药集团股份有限公司
复核　秦　立　云南省食品药品监督检验研究院

茶苯海明

Dimenhydrinate

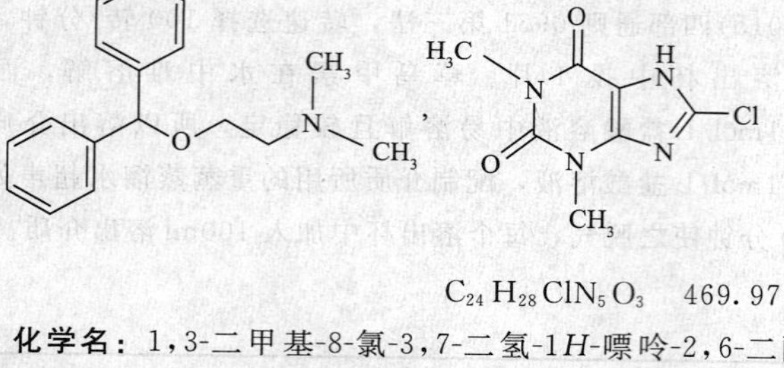

$C_{24}H_{28}ClN_5O_3$　469.97

化学名：1,3-二甲基-8-氯-3,7-二氢-1*H*-嘌呤-2,6-二酮和*N*,*N*-二甲基-2-(二苯基甲氧基)乙胺（1∶1）

1*H*-purine-2,6-dione, 8-chloro-3,7-dihydro-1,3-dimethyl-, compd. with 2-(diphenylmethoxy)-*N*,*N*-dimethylethanamine (1∶1)

英文名：Dimenhydrinate

异名：Diphenhydramine Theoclate

CAS号：[523-87-5]

本品是苯海拉明与8-氯茶碱结合成的复盐。其理论组成，按分子比为1∶1；按理论含量比，苯海拉明为54.3%，8-氯茶碱为45.7%。本品为抗组胺药，主要用于防治晕动病及美尼尔病和其他内耳迷路疾患所致恶心、眩晕的对症治疗。口服后主要从消化道吸收，部分从口腔黏膜吸收，约2小时血药浓度达峰值，半衰期约11.47小时。本品蛋白结合率高，主要在肝脏代谢，以代谢物形式从尿中排泄。常见的不良反应为反应迟钝、注意力不集中、恶心、呕吐等[1]。

本品由Cusic于1949年首先制得。国内于1980年开始生产。除中国药典（2015）收载外，USP（36）、Ph. Eur.(7.0)、BP(2013)与JP(16)亦有收载。

【制法概要】

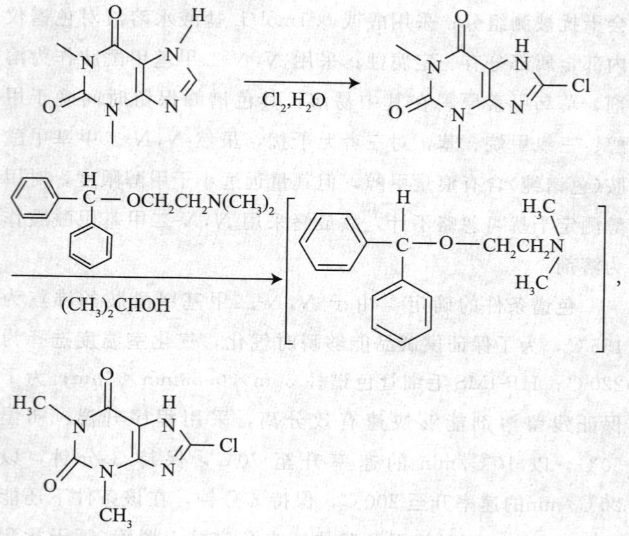

【性状】本品在水中微溶，其饱和水溶液的pH为6.8～7.3。

【鉴别】（1）8-氯茶碱属黄嘌呤衍生物，具紫脲酸铵反应。本品加盐酸与氯酸钾，水浴蒸干，遇氨气即生成紫色。

（2）本品红外光吸收图谱（光谱集271图）显示的主要特征吸收如下。

特征谱带（cm^{-1}）	归属	
3060，3020	芳氢	ν_{C-H}
2700～2000	胺	ν_{N-H}
1690，1648	酰胺	$\nu_{C=O}$
1580，1525	芳环	$\nu_{C=N,C=C}$
1118	醚	ν_{C-O}
755	单取代苯	γ_{5H}
712	苯环	$\delta_{环}$

【检查】氯化物　在合成8-氯茶碱过程中需经过氯化和

水解，可能产生氯离子，故需进行氯化物的检查。取本品加水及氨试液与硝酸铵溶液，加热溶解后，加过量的硝酸银试液，生成8-氯茶碱银沉淀，取滤液，加入稀硝酸使成酸性，样品中可能存在的氯离子与银离子反应，生成氯化银沉淀，与对照液进行比浊。

有关物质 采用HPLC法，以茶碱峰与8-氯茶碱峰的分离度作为系统适用性要求。采用Dikma Diamonsil™(250mm×4.6mm，5μm)色谱柱，流速1.0ml/min，茶碱、8-氯茶碱和苯海拉明依次出峰，相邻峰的分离度分别为5.2和8.8。典型色谱图见图1。在225nm波长下，茶碱对8-氯茶碱的相对校正因子为1.07，二者的紫外吸收强度基本一致，故可以采用自身对照法，以8-氯茶碱峰面积测定茶碱的量。茶碱、8-氯茶碱和苯海拉明的检测限分别为0.8ng、0.9ng和2.3ng，供试品溶液在22小时内稳定。

Ph. Eur.(6.0)采用TLC法，Ph. Eur.(7.0)为HPLC法，采用C18柱(luna C18 phenomenex，250mm×4.6mm，5μm)，梯度洗脱法，取三乙胺10.0g加水950ml使溶解，用稀磷酸调节pH2.5，用水稀释至1000ml为流动相A，乙腈为流动相B，检测波长为225nm。在此色谱条件下，苯海拉明峰的保留时间约为13分钟，各杂质的相对保留时间分别为：杂质A(茶碱)约0.3、杂质E(8-氯咖啡因)约0.7、杂质F约0.95。采用苯海拉明的对照峰面积比较，杂质A和F均不得过0.2%，杂质E不得过0.15%，单个未知杂质不得过0.10%，杂质总量不得过0.5%。Ph. Eur.(7.0)中各杂质的结构、名称和典型色谱图详见图2。

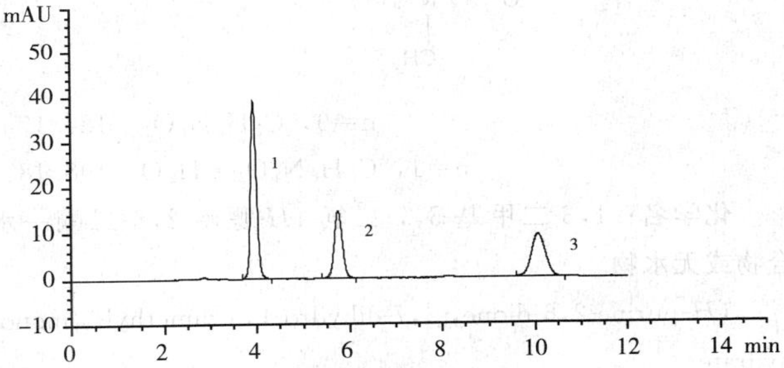

图1 有关物质系统适用性试验色谱图

1. 茶碱峰(3.9min)；2. 8-氯茶碱峰(5.8min)；

3. 苯海拉明峰(10.0min)

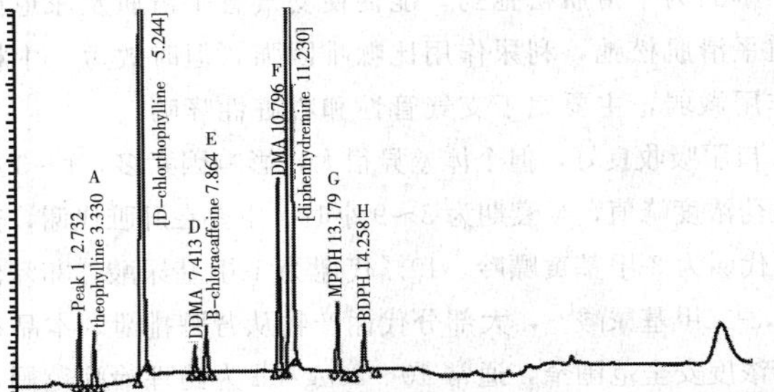

图2 添加了杂质A、D、E、F、G和H的样品色谱图

A. theophylline

C. caffeine

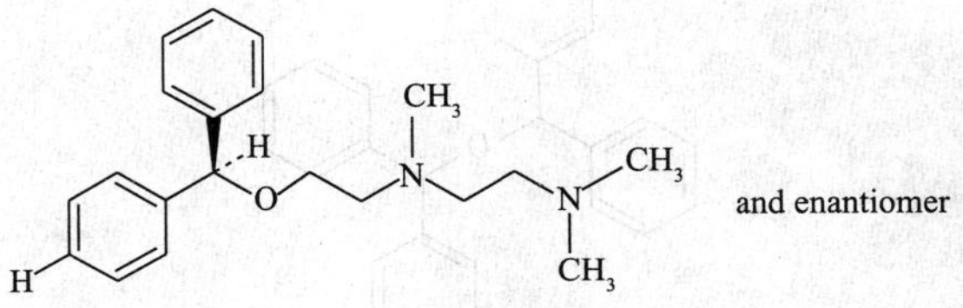

D. *N*-[2-(diphenylmethoxy)ethyl]-*N*,*N'*,*N'*-trimethylethane-1,2-diamine

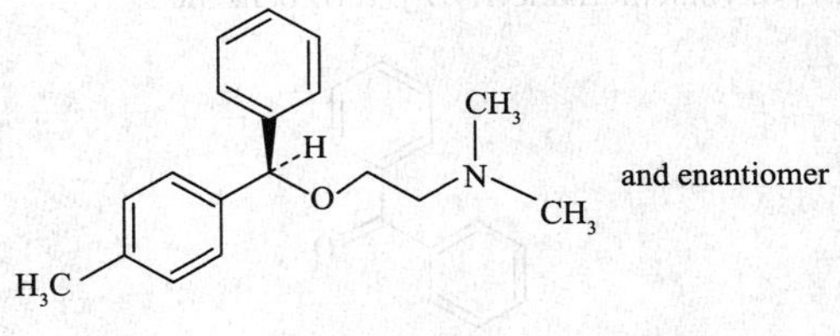

E. 8-chloro-1,3,7-trimethyl-3,7-dihydro-1*H*-purine-2,6-dione(8-chlorocaffeine)

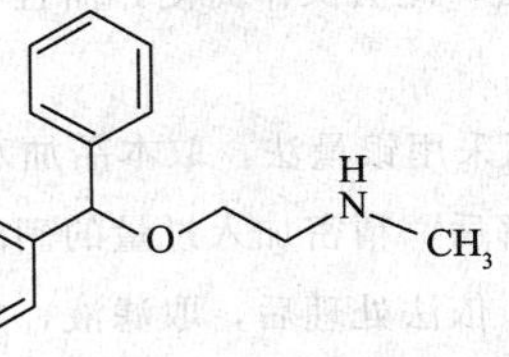

F. 2-(diphenylmethoxy)-*N*-methylethanamine (diphenhydramine impurity A)

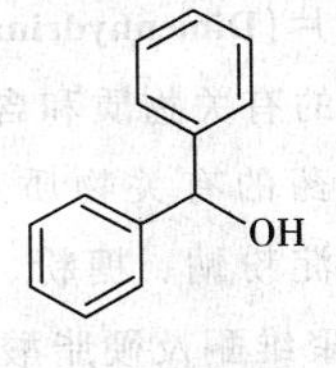

G. *N*,*N*-dimethyl-2-[(RS)-(4-methylphenyl)(phenyl)methoxy] ethanamine(4-methyldiphenhydramine)

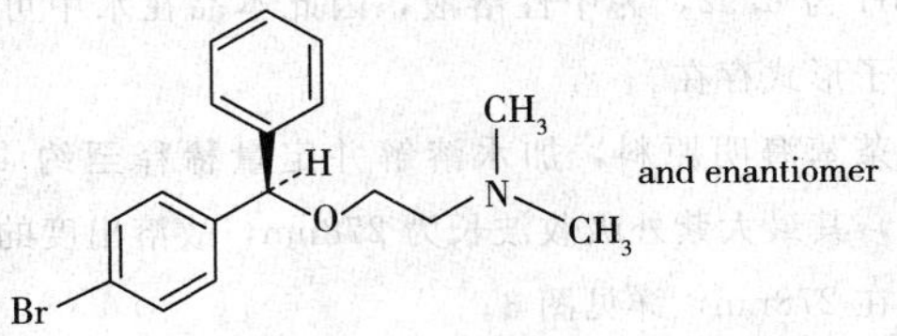

H. 2-[(RS)-(4-bromophenyl)-(phenyl)methoxy]-*N*,*N*-dimethylethanamine(4-bromodiphenhydramine)

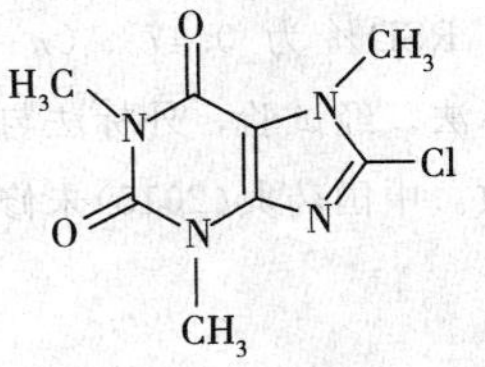

I. diphenylmethanol (benzhydrol)

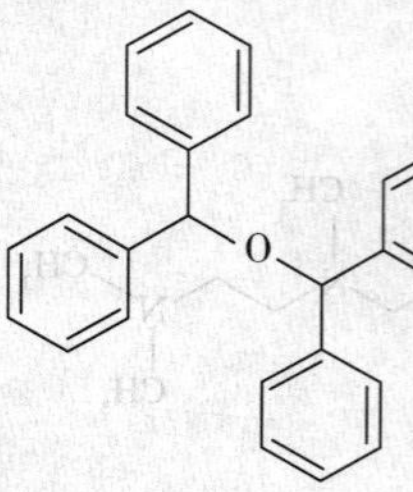

J. diphenylmethanone (benzophenone)

K. [oxybis(methanetriyl)] tetrabenzene

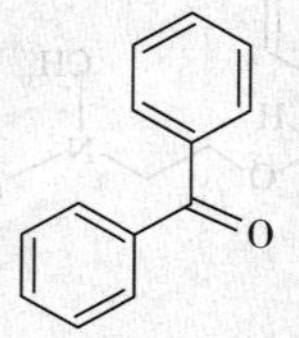

【含量测定】茶苯海明中苯海拉明的含量测定方法采用非水溶液滴定法，此法操作简便，而且8-氯茶碱的存在对其测定无干扰。

8-氯茶碱系采用银量法。取本品加水及氨试液与硝酸铵溶液，加热溶解后，精密加入过量的硝酸银滴定液，生成8-氯茶碱银沉淀，依法处理后，取滤液，加硝酸与硫酸铁铵指示液，用硫氰酸铵液滴定剩余的硝酸银，生成硫氰酸银沉淀，微过量的硫氰酸铵与铁盐呈微红色终点。为防止铁盐水解，须在较强的酸性溶液中滴定。

【制剂】茶苯海明片(Dimenhydrinate Tablets)

有关物质　片剂的有关物质和含量测定均采用HPLC法，色谱条件同原料药的有关物质项，制剂中可能的辅料，如淀粉、羧甲基淀粉钠、糖粉、糊精、羟丙纤维素、微晶纤维素、乳糖、聚维酮及硬脂酸镁，均对样品测定无干扰。

溶出度　经试验，本品水溶液(4mg/ml，接近于最大溶解度)pH为6.92，为中性溶液，因此本品在水中可能大部分以分子形式存在。

取茶苯海明原料，加水溶解并定量稀释至约14μg/ml的溶液，其最大紫外吸收波长为278nm，故溶出度的检测波长选择在278nm，详见图3。

含量测定　中国药典(2005)以茴香酸为内标计算含量，出峰顺序依次为：8-氯茶碱、茴香酸和苯海拉明。该法平均回收率：8-氯茶碱100.0%，RSD%为0.25%($n=10$)；苯海拉明100.2%，RSD%为0.47%($n=10$)。中国药典(2010)修订为外标法。经试验，外标法与内标法计算得到的含量结果基本一致。中国药典(2015)未修订定。

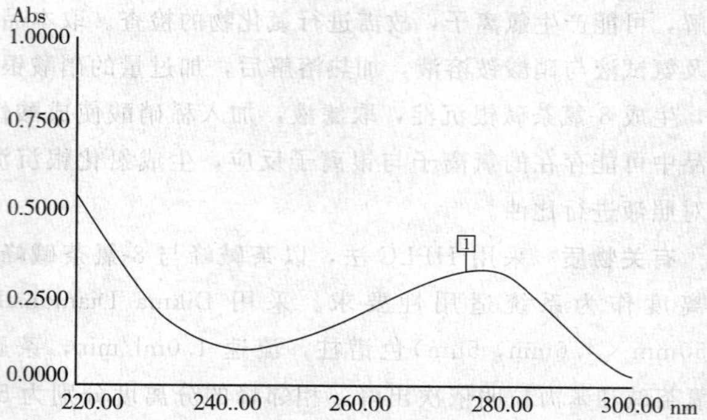

图3　茶苯海明片紫外光谱扫描曲线

参考文献

[1] 四川美康医药软件研究开发有限公司．药物临床信息参考[M]．重庆：重庆出版集团重庆出版社，2008：973.

撰写　彭　茗　上海市食品药品检验所
范文珍　北京市药品检验所
复核　杨永健　上海市食品药品检验所

茶　碱

Theophylline

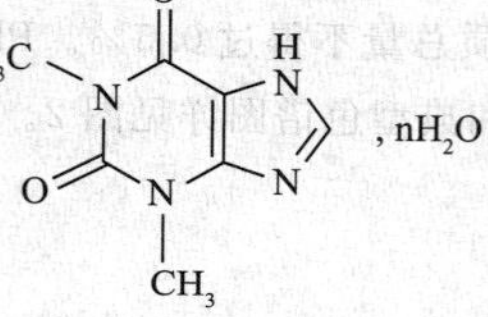

n=0，$C_7H_8N_4O_2$　180.17

n=1，$C_7H_8N_4O_2 \cdot H_2O$　198.18

化学名：1,3-二甲基-3,7-二氢-1*H*-嘌呤-2,6-二酮一水合物或无水物。

1*H*-purine-2,6-dione, 3,7-dihydro-1,3-dimethyl-, monohydrate

英文名：Theophylline; Theophylline Monohydrate; Theophylline Hydrate

CAS号：[5967-84-0]；[58-55-9](无水物)

本品为平滑肌松弛药，能促使支气管平滑肌及尿道或胃肠道平滑肌松弛，利尿作用比咖啡因强，但时效短，中枢兴奋作用微弱，主要用于支气管性和心脏性哮喘。

口服吸收良好，但个体差异很大，影响因素多，1~3小时达血药浓度峰值，半衰期为3~9小时。主要在肝脏代谢，其中13%代谢为3-甲基黄嘌呤，19%代谢为1-甲基尿酸，35%代谢为1,3-二甲基尿酸[1]，大部分代谢产物从肾脏排泄。本品有效血药浓度安全范围窄，通常10~20μg/ml为药理治疗范围，超过20μg/ml易产生毒性[2]。临床常见的主要不良反应有胃部不适、恶心和呕吐，严重的有心律失常甚至昏迷。

本品由Traube于1900年首先合成。国内于1960年开始生产。除中国药典(2015)收载外，USP(36)、Ph. Eur.

(7.0)、BP(2013)、JP(16)均有收载。

【制法概要】[3]

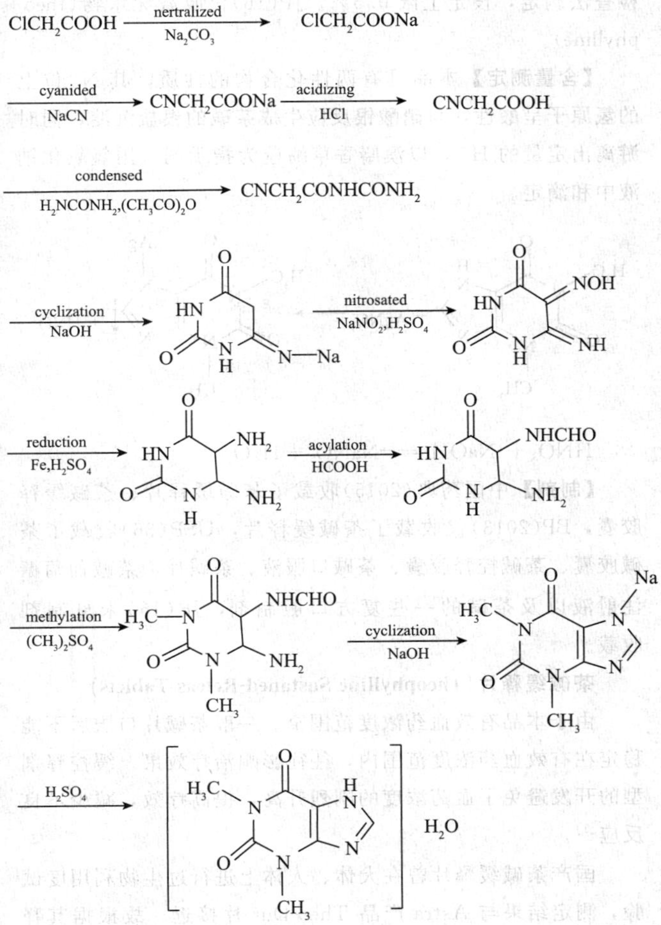

【性状】本品在空气中较稳定。与 pH 大于 12 的强碱溶液接触数周可使茶碱的黄嘌呤环破坏而部分分解。在亚甲蓝存在下，本品的第 8 位易被氧化生成 1,3-二甲基尿酸[4]。

本品在氢氧化钠溶液中(浓度 0.001% g/ml)于 275nm 波长处有最大吸收(图 1)。

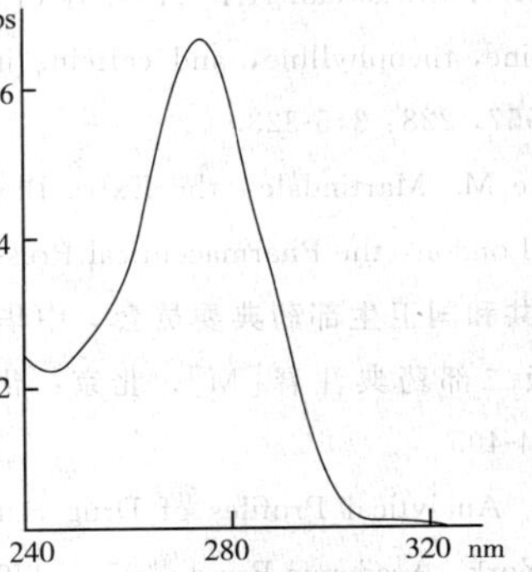

图 1　茶碱在 0.1mol/L 氢氧化钠溶液中的紫外光吸收图谱

【鉴别】(1)本品与盐酸及氯酸钾反应，即被氧化呈浅红色，遇氨气即生成紫色的四甲基紫脲酸铵(murexoin)。此为黄嘌呤类化合物共有的紫脲酸铵反应。

(2)本品溶于氢氧化钠试液后与新制的重氮苯磺酸试液反应，生成红色偶氮化合物。

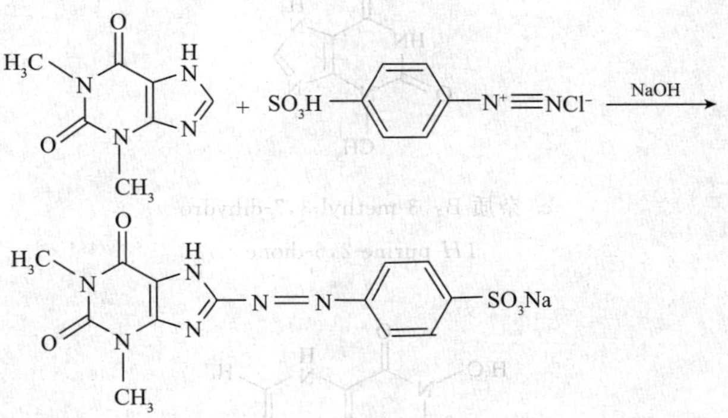

(3)本品在 pH8.0 的氨-氯化氨缓冲液中，加铜吡啶试液反应生成铜配位化合物沉淀($B_2Cu\text{-}Py_2$)，沉淀物溶于三氯甲烷呈绿色。咖啡因则无此反应。

(4)本品红外光吸收图谱(光谱集 272 图)显示的主要特征吸收如下。

特征谱带(cm^{-1})	归属	
3120，3060	芳氢	ν_{C-H}
1717，1670	酰胺	$\nu_{C=O}$
1610，1567，1450	嘧啶环	$\nu_{C=C,C=N}$

【检查】有关物质　本品经化学合成，成品中常有咖啡因(图 2a)、可可碱(图 2b)或其他嘌呤碱等杂质。中国药典(2005)采用薄层色谱法检查，杂质斑点分离良好，梯度明显。中国药典(2015)采用高效液相色谱法，使用 Ultimate XB-C18(250mm×4.6mm，5μm)色谱柱，流速 1.0ml/min，可可碱、茶碱和咖啡因依次顺序出峰，两峰间的分离度分别为 6.2 和 9.6，使用该色谱柱得到的系统适用性试验色谱图见图 3。使用 Agilent Zorbax Eclipse XDB-C18(150mm×4.6mm，5μm)色谱柱，流速 1.0ml/min，上述三个色谱峰的出峰顺序一致，分离度分别为 4.8 和 7.8。由于咖啡因的保留时间较长，供试品溶液应记录色谱图至茶碱峰保留时间的 3 倍。茶碱的检测限为 1ng。

Ph. Eur. (7.0)中的有关物质检查项中除控制杂质 A(caffeine)外，还控制杂质 B(图 2 c)、C(图 2 d)和 D(图 2 e)共 4 个特定杂质，杂质 E(图 2f)和 F(etofylline)为非特定杂质，单个杂质限度均为 0.1%，杂质总量限度为 0.5%。各杂质结构式详见图 2。

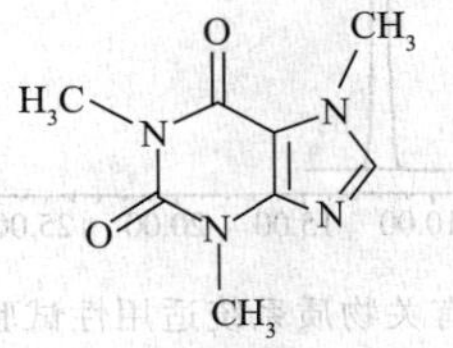

a. 咖啡因

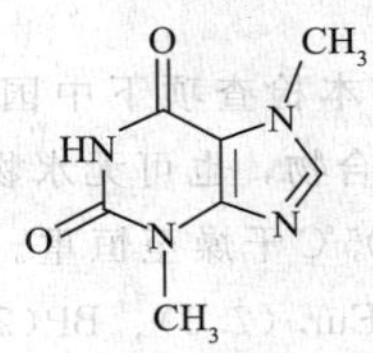

b. 可可碱

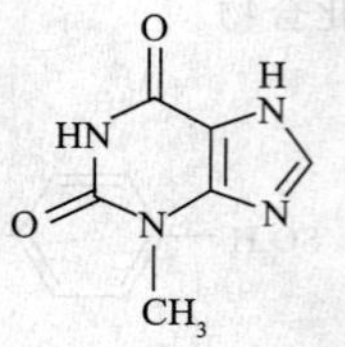

c. 杂质 B：3-methyl-3，7-dihydro-1*H*-purine-2，6-dione

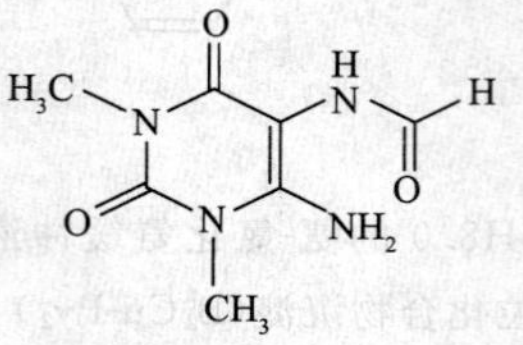

d. 杂质 C：*N*-(6-amino-1，3-dimethyl-2，4-dioxo-1，2，3，4-tetrahydropyrimidin-5-yl) formamide

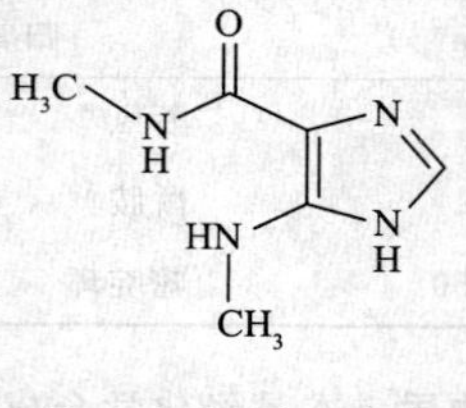

e. 杂质 D：*N*-methyl-5-(methylamino)-1*H*-imidazole-4-carboxamide

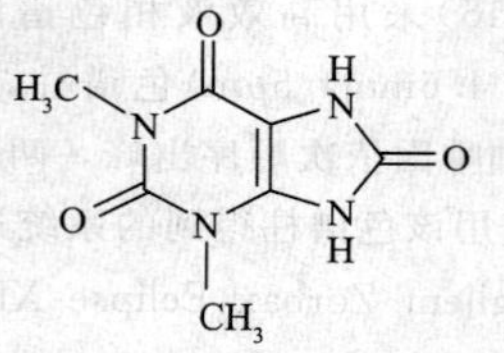

f. 杂质 E：1，3-dimethyl-7，9-dihydro-1*H*-purine-2，6，8(3*H*)-trione

图 2　茶碱杂质结构式

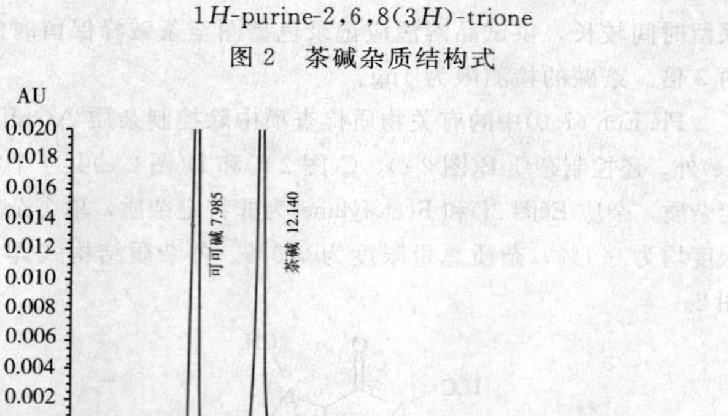

图 3　茶碱有关物质系统适用性试验溶液色谱图

1. 可可碱峰(8.0min)；2. 茶碱峰(12.1min)

干燥失重　目前本检查项下中国药典(2015)与 USP(36)收载茶碱可一水合物，也可无水物，水分限量规定有所不同，方法均为 105℃干燥至恒重。一水合茶碱理论含水量为 9.09%。Ph. Eur. (7.0)、BP(2013)将一水合物与无水物分别收载，一水合物用水分测定法测定，限度除设上限 9.5%外，还设定了 8.0%的下限，无水物用干燥失重检查法测定，设定上限 0.5%。JP(16)仅收载无水物(theophylline)。

【含量测定】本品具有两性化合物的性质，其 N_7 位上的氢原子呈酸性，与硝酸银反应生成茶碱的银盐沉淀，同时游离出定量的 H^+，以溴麝香草酚蓝为指示剂，用氢氧化钠液中和滴定。

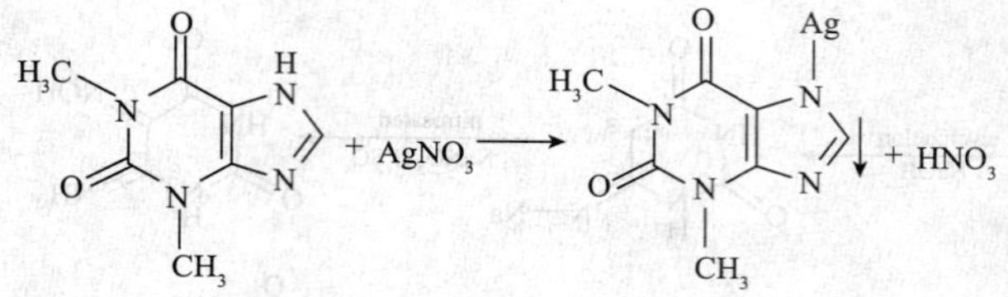

$$HNO_3 + NaOH \rightleftharpoons NaNO_3 + H_2O$$

【制剂】中国药典(2015)收载了茶碱缓释片、茶碱缓释胶囊，BP(2013)仅收载了茶碱缓释片，USP(36)收载了茶碱胶囊、茶碱控释胶囊、茶碱口服液、茶碱片、茶碱葡萄糖注射液以及茶碱的一些复方口服制剂，JP(16)未见制剂收载。

茶碱缓释片(Theophylline Sustaned-Releas Tablets)

由于本品有效血药浓度范围窄。一般茶碱片口服后不能稳定在有效血药浓度范围内，往往影响治疗效果。缓控释剂型的开发避免了血药浓度的剧烈升高，提高疗效，减少不良反应[5]。

国产茶碱缓释片曾在犬体、人体上进行过生物利用度试验，测定结果与 Astra 产品 Theo-Dur 片接近。故根据其释放速率，服用后人体有效血药浓度可维持 10～12 小时，规定释放度检查在 2、6、12 小时分别测定其溶出量，并规定了限度。

参考文献

[1] Cornish HA，Christman AA. A study of the metabolism of theobromine，theophylline，and caffeine in man[J]. J Biol Chem，1957，228：315-323.

[2] Martindale M. Martindale：the Extra Pharmacopoeia [M]. 28th ed. London：the Pharmaceutical Press，1982：342.

[3] 中华人民共和国卫生部药典委员会. 中华人民共和国药典 1990 年版二部药典注释[M]. 北京：化学工业出版社，1993：404-405.

[4] Florey K. Analytical Profiles of Drug Substances[M]. 4th ed. New York：Academic Press，1975：479.

[5] Mehmedagic A，Vranic E，Hadzovic S，et al. The new trends in theophylline therapy[J]. Bosn J Basic Med Sci，2002，2(1-2)：62-65.

撰写　张培棣　彭　著　上海市食品药品检验所
刘志欣　河北省药品检验研究院
复核　杨永健　上海市食品药品检验所

荧光素钠

Fluorescein Sodium

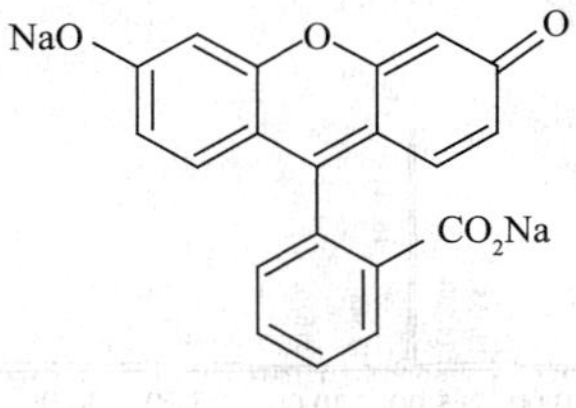

$C_{20}H_{10}Na_2O_5$　376.28

化学名：9-(邻羧基苯基)-6-羟基-3*H*-呫吨-3-酮二钠盐

3′,6″-dihydroxy-spiro[isobenzofuran-](3*H*),9′[9*H*]xanthene]-3-one disodium salt

英文名：Fluorescein Sodium

CAS 号：[518-47-8]

本品是一种染料，对正常角膜等上皮不能染色，但能将损伤的角膜上皮染为绿色，从而可显示出角膜损伤、溃疡等病变。本药流经小血管时，能在紫外线或蓝色光激发下，透过较薄的血管壁和黏膜呈现绿色荧光，从而显示小血管行经和形态等。据此可用于眼底血管造影和循环时间测定[1]。

本品静脉注射后，约 60% 与血清蛋白结合。在体内不参与代谢，也不与组织牢固结合。主要经肾脏从尿液中排出，小部分经肝从胆汁排出，24 小时内从体内基本排尽[1]。

本品不良反应主要为过敏反应，包括荨麻疹、呼吸困难、哮喘发作、呼吸停止、血压下降、休克、心脏停搏、心肌梗死、肺水肿和脑梗死等。常见恶心、呕吐、晕眩，多在注射后 30 秒钟内发生。静脉注射后皮肤和尿液暂时染色，视物有黄色或粉红色感觉[1]。

本品除中国药典(2015)收载外，BP(2013)、Ph. Eur.(7.0)、USP(36)、JP(16)也有收载。

【制法概要】本品于 1909 年开始应用于眼疾患的诊断。其生产工艺路线如下。

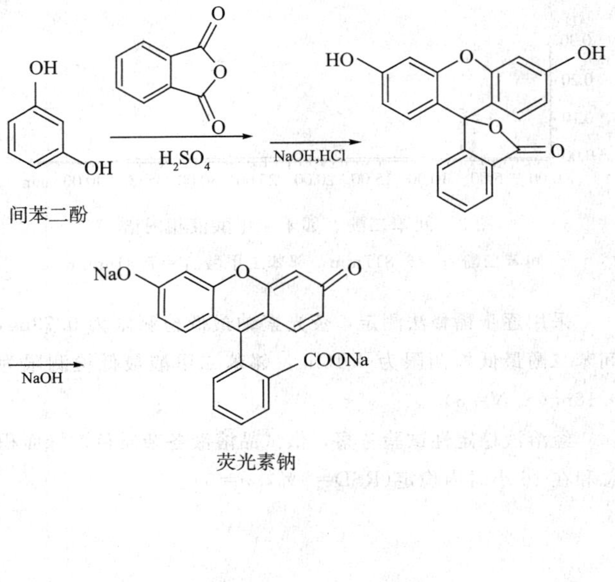

【性状】本品极具引湿性，应密封保存。

【鉴别】(1)本品与溴反应，生成四溴荧光素，即曙红(Eosine)。曙红呈深红色。由于反应过程同时有溴化氢生成，呈酸性，可使颜色变浅。当滤纸与氨气接触，变成碱性时，生成四溴荧光素铵盐，而呈现深粉红色[2]。

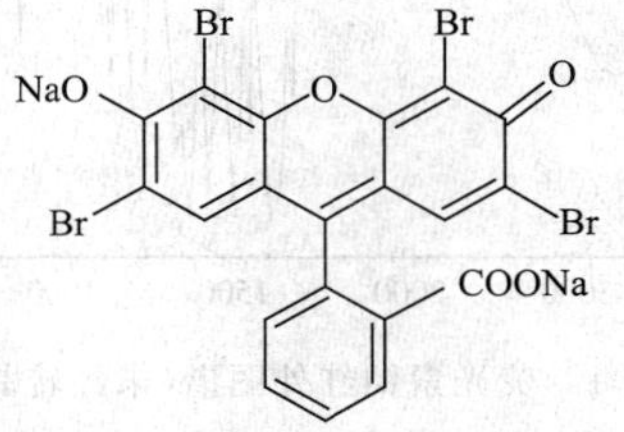

(2)本品溶液荧光强度与 pH 值有关，强酸性时荧光消失(Ⅰ)，pH4.6 时荧光复现(Ⅱ)，pH8.0 时荧光最强(Ⅲ)[2]。

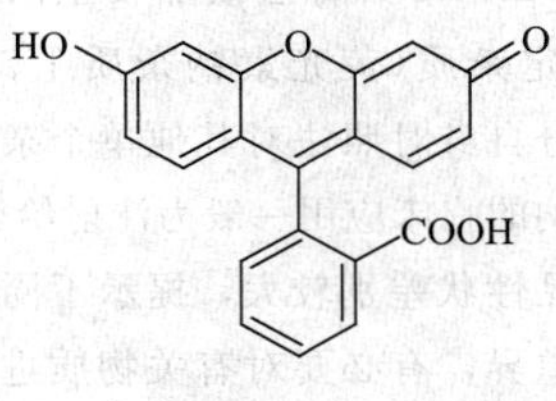

Ⅰ

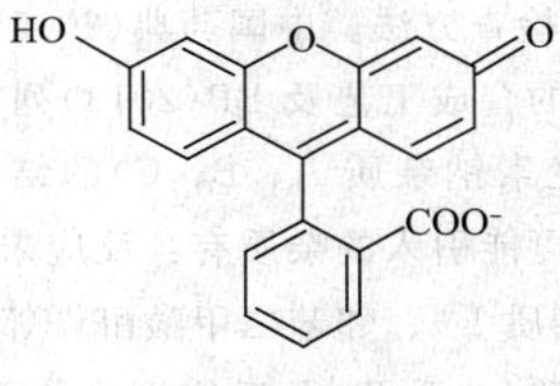

Ⅱ

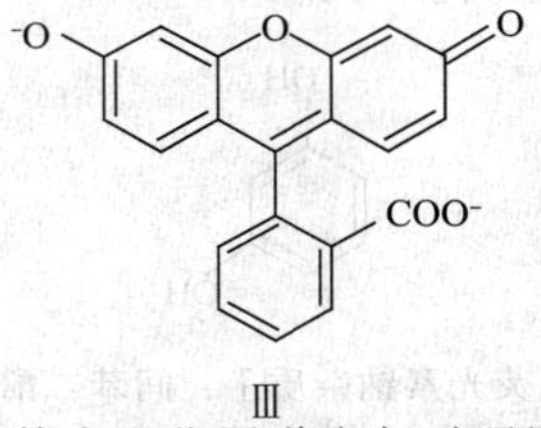

Ⅲ

(3)本品的红外光吸收图谱应与对照图谱(光谱集 273 图)一致，本品的红外光吸收图谱显示的主要特征吸收如下[2]。

特征谱带 cm^{-1}	归属	
1635	酮	$\nu_{C=O}$
1580，1330	羧酸盐	$\nu_{CO_2^-}$
1210，1165，1105	醚	ν_{C-O}

本品可能因晶型不同导致红外光谱在 $3600cm^{-1}$ 处比对照图谱多一个尖峰，在 400～$900cm^{-1}$ 处峰的分布与对照图谱不一致，可按照规定方法转晶处理后进行试验比较，转晶过程中要注意使样品完全溶解，否则可能导致转晶不完全。另外本品与溴化钾压片时易吸湿，造成 $3430cm^{-1}$ 处有一强而宽的吸收带，压成片后用五氧化二磷于 40℃～50℃ 减压干燥 5 小时以上，可解决吸湿问题[2]。

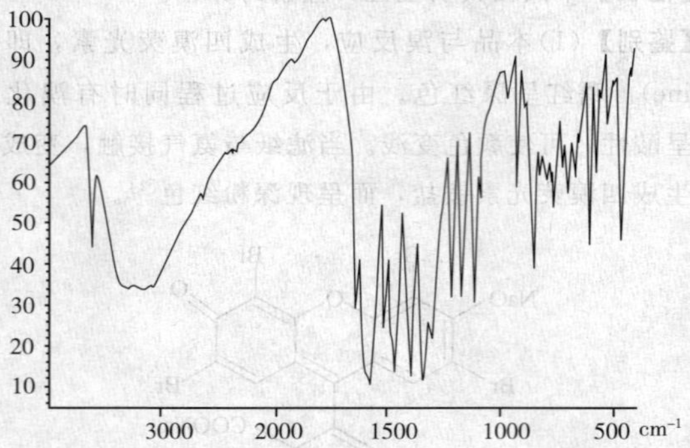

图 1　荧光素钠红外图谱(未经转晶)

【检查】碱度　本品水溶液呈碱性，测定值在 pH8.3～9.0。

有关物质　采用高效液相色谱法进行检查。

各国药典除 USP(36)外均对有关物质进行了控制。其中 BP(2013)采用 HPLC 外标法或加校正因子的主成分自身对照法对 3 个特定杂质(荧光素钠杂质Ⅰ、Ⅱ、Ⅲ)进行控制，并采用主成分自身对照法对其他单个杂质及杂质总和进行控制。荧光素钠的临床应用一般为注射给药，用药风险高，而不同厂家的产品性状差别较大，提示不同的精制工艺可能导致有关物质的差异，有必要对有关物质进行严格控制。中国药典(2010)参照 BP(2009)建立了灵敏度高、专属性好的有关物质 HPLC 检查方法。中国药典(2015)未作修订。

由荧光素钠的合成工艺及 BP(2013)列出的 3 种荧光素钠有关物质(荧光素钠杂质 A、B、C)的结构式可知，荧光素钠生产过程中可能引入的杂质有：反应未完全的合成起始原料间苯二酚(杂质Ⅰ)、邻苯二甲酸酐，邻苯二甲酸酐的水解产物邻苯二甲酸(杂质Ⅱ)及反应副产物 2-(2,4-二羟基苯甲酰基)苯甲酸(杂质Ⅲ)等。

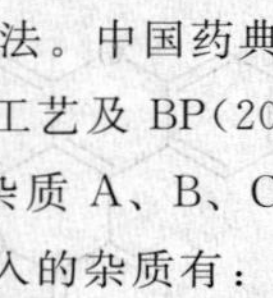

荧光素钠杂质Ⅰ：间苯二酚

Resorcinol

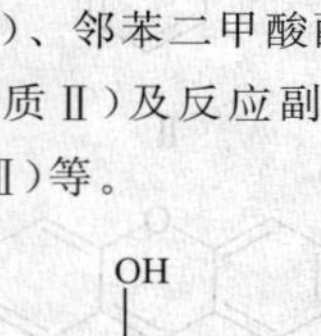

荧光素钠杂质Ⅱ：邻苯二甲酸

benzene-1,2-dicarboxylic acid (phthalic acid)

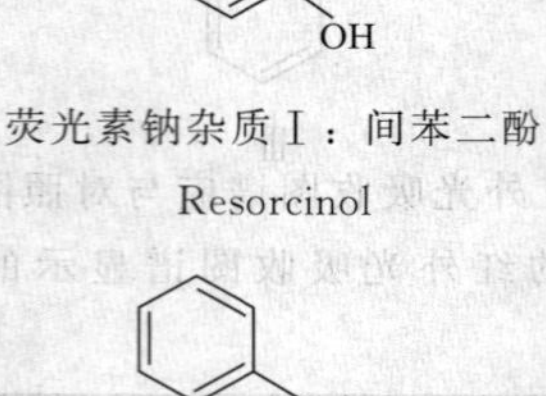

荧光素钠杂质Ⅲ：2-(2,4-二羟基苯甲酰基)苯甲酸

2-(2,4-dihydroxybenzoyl) benzoic acid

中国药典(2015)有关物质检查以辛烷基硅烷键合硅胶为填充剂，以磷酸盐-乙腈色谱系统进行梯度洗脱，检测波长为 220nm，可显著改善各杂质与荧光素钠的分离效果及荧光素钠的检测灵敏度。见图 2。

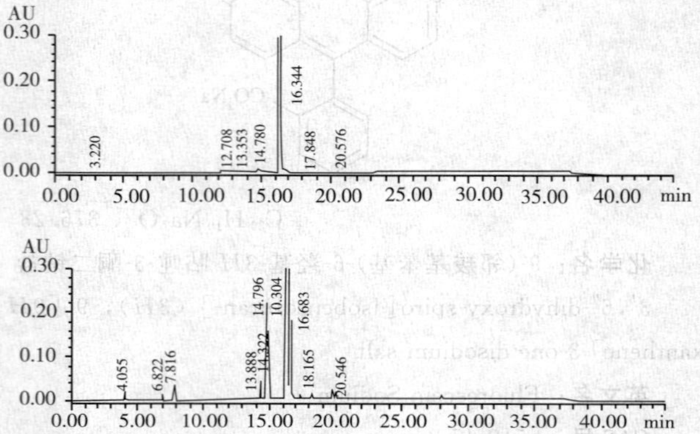

图 2　荧光素钠有关物质典型色谱图

色谱柱：Luna C8(4.6mm×250mm，5μm)

杂质间苯二酚、邻苯二甲酸的紫外图谱均表明在 220nm 处有较大吸收。经测定，荧光素钠色谱峰在 220nm 的响应因子为 6.7352×10^{-9}，间苯二酚的响应因子为 1.5421×10^{-8}，邻苯二甲酸的响应因子为 1.9795×10^{-8}，间苯二酚或邻苯二甲酸对荧光素钠的相对响应因子之比均超出 0.9～1.1 范围，故不宜采用自身对照法，而需采用外标法计算这两种杂质的量。间苯二酚、邻苯二甲酸液相图谱见图 3。经使用不同色谱柱进行试验，当间苯二酚峰和邻苯二甲酸峰之间的分离度大于 5.0 时，各杂质峰与主峰可基本达到基线分离。

使用三种品牌色谱柱：Inertsil C8-3 柱(4.6mm×250mm，5μm)、Kromasil KR100-5 C8 柱(4.6mm×250mm，5μm)、Luna C8 柱(4.6mm×250mm，5μm)进行耐用性试验考察，结果杂质峰与荧光素钠峰的分离情况基本相似，各色谱峰均能达到基线分离，且检出的杂质总量大致相同。为配合时间梯度程序，建议色谱柱柱长为 250mm。

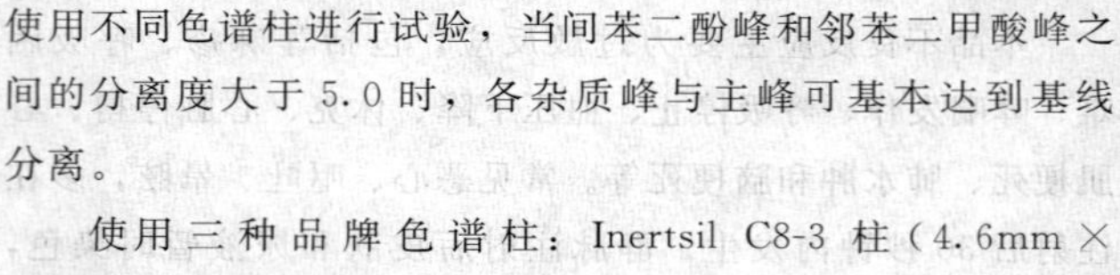

图 3　间苯二酚、邻苯二甲酸液相图谱

间苯二酚 $t_R=6.817$min，邻苯二甲酸 $t_R=7.816$min

采用逐步稀释法测定，荧光素钠最低检测限为 0.78ng，间苯二酚最低检测限为 0.15ng，邻苯二甲酸最低检测限为 0.18ng($S/N=3$)。

经溶液稳定性试验考察，供试品溶液各杂质色谱峰面积总和在 16 小时内稳定(RSD＝9%，$n=5$)。

BP(2013)采用外标法对杂质Ⅰ、杂质Ⅱ进行控制，限度均为0.5%；采用加校正因子的主成分自身对照法对杂质Ⅲ进行控制，校正因子为1.6，限度为0.5%；采用不加校正因子的主成分自身对照法对其他单个未知杂质和其他未知杂质总量进行控制，限度分别为不得过0.1%，其他未知杂质总量不得过0.5%。结合样品测定结果及各标准的限度规定，中国药典(2015)杂质限度制定为：采用外标法对杂质Ⅰ(间苯二酚)、杂质Ⅱ(邻苯二甲酸)进行控制，限度均为0.5%；采用不加校正因子的主成分自身对照法对其他单个未知杂质和其他未知杂质总量进行控制，杂质C也作为未知杂质进行控制，限度分别为其他单个未知杂质不得过0.3%，其他未知杂质总量不得过0.5%。

氯化物 生产工艺中使用了氯化锌和盐酸，需检查样品中残留的氯离子。采用在荧光素钠溶液中加入硝酸使呈酸性后析出荧光素沉淀，滤过，除去沉淀的方法去除荧光素的影响。经试验，样品加入1ml稀硝酸放置10分钟后可沉淀完全。由于溶液带有颜色，需按中国药典氯化物检查法处理对照溶液，消除溶液颜色的干扰。

硫酸盐 生产工艺中使用了硫酸，需检查样品中残留的硫酸根离子。采用在荧光素钠溶液中加入盐酸使呈酸性后析出荧光素沉淀，滤过，除去沉淀的方法去除荧光素的影响。经试验，样品中加入稀盐酸7ml可以沉淀完全。由于溶液带有颜色，需按中国药典硫酸盐检查法处理对照溶液，消除溶液颜色的干扰。

水分 本品具吸湿性，BP(2013)、Ph. Eur. (7.0)和JP(16)采用干燥失重法，限度均为10.0%；USP(36)采用水分测定法，限度为17.0%。本品在生产过程中会产生大量粉尘，当湿度加大时可有效减少粉尘，有利于工人的身体保护及环境保护。对干燥失重法和水分测定法的试验结果进行比较，水分测定结果比干燥失重结果高。在测定干燥失重过程中，由于样品含水量大且有引湿性，较难达到恒重，中国药典(2010)将干燥失重项修订为水分项，限度制定为不得过17.0%。中国药典(2015)未作修订。

锌盐 生产工艺中带入。在稀盐酸酸性下，经饱和氯化钠的盐析作用，析出荧光素沉淀，滤过，滤液中若有锌盐，可与亚铁氰化钾试液反应生成难溶性的亚铁氰化锌及亚铁氰化锌钾的白色浑浊或沉淀[2]。

【含量测定】 中国药典(2005)含量测定方法为提取重量法，操作繁琐复杂，需要大量时间，且专属性较差，无法将主成分和杂质进行分离，从而无法准确测定含量。BP(2013)使用有关物质项下的色谱系统同时测定含量，由于该色谱系统采用梯度洗脱方式，色谱条件复杂，分析时间较长，对仪器的稳定性要求较高。而采用等度洗脱条件则可大大减少分析时间，且由于供试品溶液浓度较低，杂质对主峰的影响较小，可保证含量测定结果的准确性。

中国药典(2010)以十八烷基硅烷键合硅胶为填充剂，以乙腈-0.1%磷酸溶液(30：70)为流动相，荧光素钠水溶液的最大吸收波长232nm作为检测波长，建立了荧光素钠的含量测定方法。见图4。荧光素钠进样量在0.1287～0.3003μg范围内，峰面积与进样量呈良好的线性关系，线性方程为：$y=6297748x+601.6$，$r=1.0000$($n=5$)。重复性试验RSD为0.5%($n=6$)。供试品溶液在室温放置48小时基本稳定(RSD=0.5%，$n=9$)。荧光素钠定量限为0.8ng($S/N=10$)。

使用三种品牌色谱柱：Kromasil C18柱(4.6mm×250mm，5μm)、Inertsil ODS-3柱(4.6mm×250mm，5μm)、Luna C18柱(4.6mm×250mm，5μm)进行耐用性试验考察，结果各杂质均能与主峰分离，主峰的归一化结果一致，说明本方法耐用性较好。限度定为：按无水物计算，含$C_{20}H_{10}Na_2O_5$应为98.0%～102.0%。中国药典(2015)未作修订。

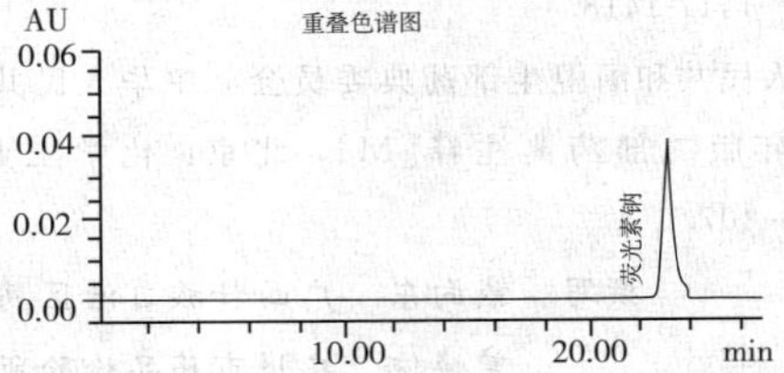

图4 荧光素钠含量测定典型色谱图

色谱柱：Kromasil C18(4.6mm×250mm，5μm)

【制剂】 中国药典(2015)收载了荧光素钠注射液，BP(2013)、USP(36)也有收载。

荧光素钠注射液(Fluorescein Sodium Injection)

本品为橙红色的澄明液体，规格为3ml：0.3g和3ml：0.6g，国内各企业的处方中，主要辅料有碳酸氢钠、氢氧化钠、注射用水等。

有关物质 中国药典(2005)未制定有关物质检查项，中国药典(2010)参照荧光素钠质量标准有关物质检查的方法建立荧光素钠注射液的有关物质检查方法，采用HPLC方法，色谱条件与荧光素钠有关物质检查方法相同，空白辅料对测定无干扰。见图5。

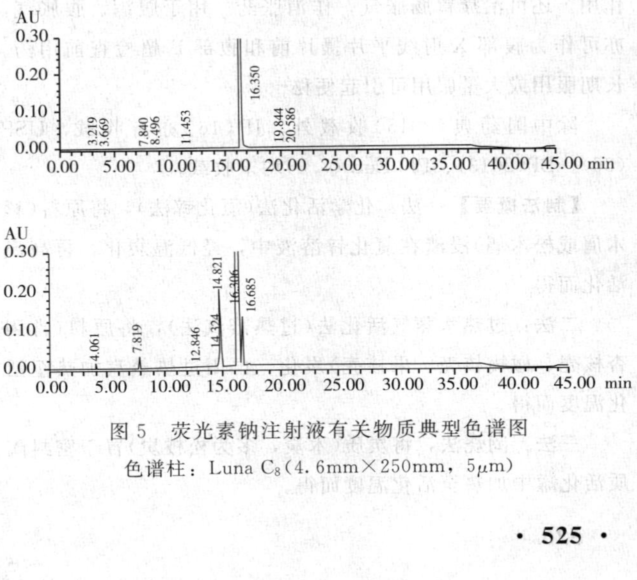

图5 荧光素钠注射液有关物质典型色谱图

色谱柱：Luna C_8(4.6mm×250mm，5μm)

限度制定如下：杂质A(间苯二酚)和杂质B(邻苯二甲酸)的峰面积均不得大于对照品溶液的主峰面积(0.5%)；其他单个最大杂质的峰面积不得大于对照溶液主峰面积的0.6倍(0.3%)，其他杂质的峰面积总和不得大于对照液主峰面积(0.5%)。中国药典(2015)未作修订。

含量测定　中国药典(2015)含量测定方法与荧光素钠方法相同，以外标法定量。辅料对测定无干扰。重复性试验RSD为0.7%($n=6$)。供试品溶液在室温放置16小时基本稳定(RSD=0.7%，$n=6$)。方法回收率为100.1%($n=9$)，RSD=0.6%。

参考文献

[1] 国家药典委员会．中华人民共和国药典临床用药须知·化学药和生物制品卷[M]．北京：中国医药科技出版社，2011：1417-1418.

[2] 中华人民共和国卫生部药典委员会．中华人民共和国药典1990年版二部药典注释[M]．北京：化学工业出版社，1993：407.

撰写　戴向东　广西壮族自治区药品检验所

曾焕俊　广州市药品检验所

药用炭

Medicinal Charcoal

英文名： Medical Charcoal; Medicinal Carbon; Activated Carbon

异名： 活性炭

CAS号： [016291-96-6]

本品为吸附药。能吸附导致腹泻及腹部不适的多种有毒与无毒刺激物，如细菌毒素，减轻肠内容物对肠壁的刺激，使蠕动减少，从而起到止泻作用。能吸附摄入的毒性物质，如汞盐及士的宁等生物碱毒物，抑制胃肠道吸收，而起解毒作用。还可治疗胃肠胀气，作消胀药。用于腹泻、腹胀气，亦可作为腹部X射线平片摄片前和腹部B超检查前用药。长期服用或大量服用可引起便秘[1]。

除中国药典(2015)收载外，JP(16)亦有收载，USP(36)、BP(2013)、Ph. Eur. (7.0)均未收载。

【制法概要】 一法：化学活化法(氯化锌法)，将原料(杉木屑或松木屑)浸渍在氯化锌溶液中，经低温炭化，再高温活化而得。

二法：过热水蒸气活化法(过热蒸汽法)，将原料(常用杏核壳、橄榄核壳、果核壳)炭化，再用过热蒸汽加热至活化温度而得。

三法：闷烧法，将炭质(木炭，多为松枝炭)置于密封陶质活化罐中加热至活化温度而得。

以上三种方法[2]所得制品，用酸及水充分洗涤，除去无机杂质，即得成品。

【性状】 用化学法生产的粉状炭，无砂性；用过热蒸汽法生产时，如以果核壳为原料，需注意粉碎，否则会有砂性。

【鉴别】 其反应原理及化学反应式如下。

$$C+O_2 \xlongequal{\triangle} CO_2\uparrow$$

$$Ca(OH)_2+CO_2 = CaCO_3\downarrow(\text{白色})+H_2O$$

如果检验时实验室没有储备的压缩空气，无法提供空气流通入耐热玻璃管中，使炭与氧反应生成二氧化碳，可于实验中缓缓通入氧气。操作时应注意，必须将样品置于耐热玻璃管中，在缓缓通入氧气的同时，在放置样品的玻璃管处，用乙醇灯加热灼烧，注意不应产生明火。

【检查】酸碱度　本品活化后含有金属氧化物而呈碱性；在经过酸洗、水洗或碱及酸洗后再水洗的方法精制后，如仍有残留，则产品亦会呈碱性或酸性，因此必须严格检查其酸碱度，以确保用药安全。

氯化物　由活化剂氯化锌及酸洗剂盐酸引入。

干燥失重　试验验证需120℃干燥至恒重。JP(16)105℃干燥4小时，减失重量不得过15.0%。

炽灼残渣　限度不得过3.0%。JP(16)为不得过4%。

锌盐　采用化学法制备时，用氯化锌作活化剂，若洗涤不完全，可带入成品中，在检查时，为避免铁离子干扰，需加抗坏血酸作掩蔽剂。

吸着力　以硫酸奎宁溶液和亚甲蓝溶液用于本品吸着力的试验。硫酸奎宁溶液代表对毒性较大的生物碱吸着力的测定。亚甲蓝溶液代表对一般有色物质吸着力(脱色)的测定。两项吸着力试验，均应对温度严格控制，因吸附作用随温度升高而增强，且温度对测定的重现性和结果均有影响。

碘化汞钾试液为生物碱沉淀剂，遇硫酸奎宁能产生沉淀，根据此原理检查经本品吸附后残留的硫酸奎宁。经本品吸附后残留的亚甲蓝，加一定量的碘液(0.1mol/L)生成碘的复合物($B^+I^-\cdot 2I_2$)，滤过，滤液中过量的碘再用硫代硫酸钠液(0.1mol/L)回滴定，通过不加本品的平行试验，即可计算本品对亚甲蓝的吸着力。

鉴于硫酸奎宁为管制品，目前也有文献[3]探索采用其他代表性物质如吲哚进行吸着力试验。

【制剂】 中国药典(2015)收载了药用炭片、药用炭胶囊，其他药典均未收载。

药用炭片(Medicinal Charcoal Tablets)

国内各企业的处方中，主要辅料有无水葡萄糖、蔗糖、苯甲酸钠、硬脂酸镁、羧甲基纤维素钠等。

吸着力测定方法与原料项下不同，有待进一步统一完善。

参考文献

[1] 国家药典委员会．中华人民共和国药典临床用药须知·化

学药和生物制品卷[M]. 北京：人民卫生出版社，2005：305.

[2] 中华人民共和国卫生部药典委员会. 中华人民共和国药典 1990年版二部药典注释[M]. 北京：化学工业出版社，1990.

[3] 吴颖，刘茜，汪洋，等. 小孔径球形活性炭吸附性能的研究[J]. 中国医药工业杂志，2008，39(4)：288.

撰写　王丽萍　河北省药品检验研究院
　　　傅佩佩　浙江省食品药品检验研究院
复核　杨　梁　河北省药品检验研究院

枸橼酸乙胺嗪

Diethylcarbamazine Citrate

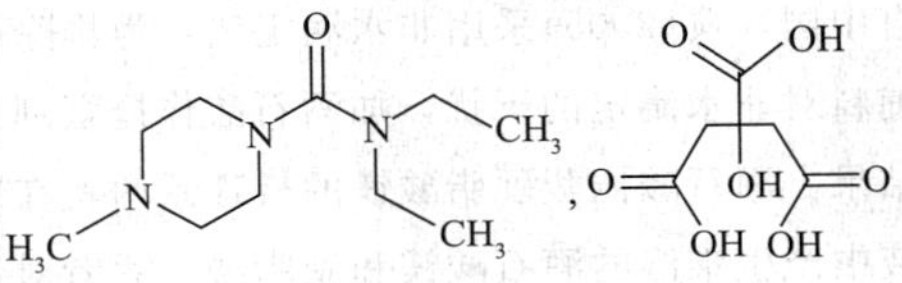

$C_{10}H_{21}N_3O \cdot C_6H_8O_7$　391.42

化学名： 4-甲基-*N*，*N*-二乙基-1-哌嗪甲酰胺枸橼酸二氢盐

1-piperazinecarboxamide，*N*，*N*-diethyl-4-methyl-，2-hydroxy-1，2，3-propanetricarboxylate

4-methyl-*N*，*N*-diethyl-1-piperazinecarboxamide，2-hydroxy-1，2，3-propanetricarboxylate

N，*N*-diethyl-4-methyl-1-piperazinecarboxamide citrate (1：1)

英文名： Diethylcarbamazine (INN) Citrate

异名： 海群生；Hetrazan

CAS 号： [1642-54-2]

本品为抗丝虫病药。适用于班氏丝虫、马来丝虫和罗阿丝虫感染；也用于盘尾丝虫病，但不能根治。对微丝蚴及丝虫成虫(盘尾丝虫成虫除外)均有杀灭作用，并能驱蛔虫及治疗嗜酸性粒细胞增多症。

本品口服后易吸收，服单剂0.2～0.4g后1～2小时血药浓度达峰值，代谢快。除脂肪组织外，药物在体内分布均匀。多次反复给药后，很少有蓄积现象。口服0.2g单剂后，药物的半衰期为8小时，服药后48小时内以原药或代谢产物(70%以上)形式由肾脏排泄。乙胺嗪本身的毒性甚低，偶可引起食欲减退、恶心、呕吐、头晕、头痛、乏力、失眠等。治疗期间的反应多由于大量微丝蚴和成虫被杀灭后释放异性蛋白所致。

本品于1948年首先由Kushner S. 等人合成。国内于1956年开始生产。中国药典(2015)、USP(36)、BP(2013)、Ph. Eur. (7.0)和JP(16)均收载。

【制法概要】

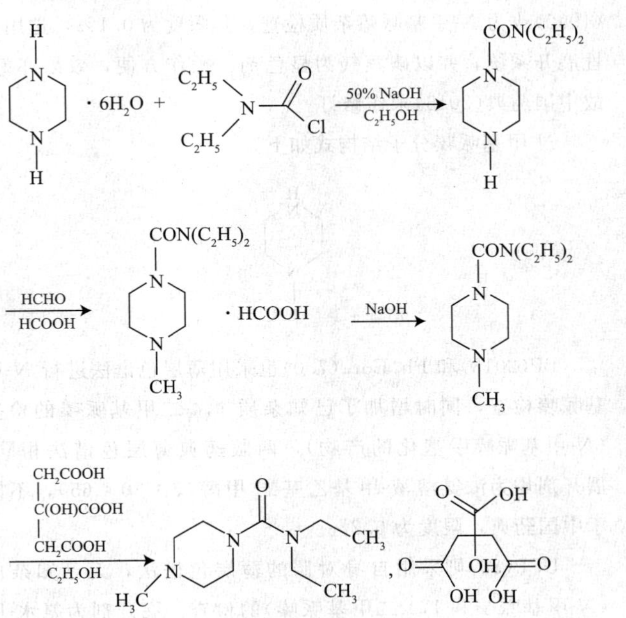

【性状】熔点　BP(2013)、Ph. Eur. (7.0)未单列熔点项，仅在性状下规定本品熔点约为138℃，熔融同时分解；USP(36)未收载熔点项；JP(16)在鉴别项下单列熔点项(规定熔点为135.5～138.5℃)。实验证明，本品熔点的初熔与终熔现象有别于一般熔点测定，终熔时毛细管内充满气泡，并非熔融透明。为了进一步探讨枸橼酸乙胺嗪的熔点，用差示扫描量热仪测得本品熔点为137.95℃，分解点(或升华点)为155.63℃。中国药典(1990)规定本品的熔点为135～139℃，其熔距范围比中国药典(1985)放宽1℃，乃因本品的终熔并不完全熔融透明，易引起观察误差。中国药典(2015)未作修订。

【鉴别】(1)中国药典(1963)曾采用测衍生物熔点法作鉴别试验，该法繁琐费时。从中国药典(1977)开始采用乙胺嗪在酸性溶液中与钼酸铵产生暗蓝色($3C_{10}H_{21}N_3O \cdot 10MoO_3 \cdot 8H_2O$)的化学鉴别。该法简便易行，有一定的专属性，并能与六水哌嗪、枸橼酸哌嗪相区别。中国药典(2015)未作修订。

(2)本品的红外光吸收图谱应与对照图谱(光谱集264图)一致，主要特征吸收如下。

特征谱带(cm^{-1})	归属	
3500～3300	羟基	ν_{O-H}
3100～2400	羧基，胺盐	$\nu_{O-H,NH}$
1730	羧酸	$\nu_{C=O}$
1630	酰胺	$\nu_{C=O}$
1620，1350	羧酸离子	ν_{CO_2}

【检查】*N*-甲基哌嗪　采用薄层色谱法进行检查。

中国药典(1977、1985)均收载三乙二胺检查，经测试国内产品可检出*N*-甲哌嗪，但未检出三乙二胺。根据枸橼酸乙胺嗪工艺路线分析，当二乙基氨基甲酰哌嗪甲基化时，有部分未作用的哌嗪存在，形成 *N*-甲基哌嗪，因此中国药典(1990)改为 *N*-甲基哌嗪杂质检查，其限度为 0.1%，选用碱性展开系统，并以碘蒸气为显色剂，操作方便，效果亦好。故中国药典(2015)未作修订。

N-甲基哌嗪分子结构式如下。

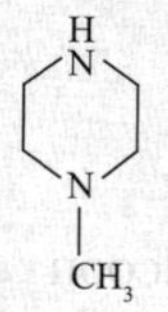

BP(2013)和 Ph. Eur. (7.0)也采用薄层色谱法进行 *N*-甲基哌嗪检查，同时增加了已知杂质 1,4-二甲基哌嗪的检查(*N*-甲基哌嗪甲基化的产物)，两版药典薄层色谱法相同。展开剂均为浓氨溶液-甲基乙基酮-甲醇(5：30：65)，不同于中国药典，限度为 0.2%。

USP(36)则采用自身对照的薄层色谱法，无已知杂质(*N*-甲基哌嗪和 1,4-二甲基哌嗪)的检查。展开剂为氨水-甲醇(1.5：100)，限度为 0.2%。

1,4-二甲基哌嗪分子结构式如下。

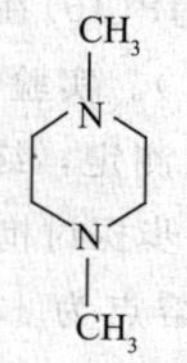

JP(16)未收载已知杂质检查项。

有关物质 中国药典各版均未收载有关物质检查项。

BP(2013)和 Ph. Eur. (7.0)有关物质的检查均采用相同的高效液相色谱法：用十八烷基硅烷键合硅胶柱，以甲醇：10g/L 磷酸二氢钾溶液(10：90)为流动相，检测波长为 220nm；采用氧化破坏试验进行系统试验，乙胺嗪峰与其降解产物峰的分离度应不小于 5；单个杂质限度为 0.10%，总杂质限度为 0.5%。

USP(36)亦采用高效液相色谱法进行有关物质检查，未采用氧化破坏试验，单个杂质限度为 0.10%。

JP(16)没有收载有关物质检查项。

干燥失重 中国药典(2015)采用 105℃干燥至恒重，限度为 0.5%。

BP(2013)和 Ph. Eur. (7.0)采用减压 60℃干燥 4 小时，限度为 0.5%；USP(36)未收载；JP(16)采用 105℃干燥 4 小时，限度为 1.0%。

【含量测定】 本品为有机弱碱的弱酸盐类，中国药典(2015)采用非水溶液滴定法测定含量，以结晶紫为指示剂，在滴定过程中，溶液的颜色由紫→蓝→蓝绿→绿→黄绿，经电位滴定测试，当滴定至溶液显蓝色时，有最大电位突跃，故滴定终点确定为蓝色。

BP(2013)、Ph. Eur. (7.0)和 USP(36)均采用高效液相色谱法进行含量测定(方法与其有关物质检查相同)。JP(16)则采用非水滴定-电位法进行含量测定，与中国药典含量测定方法相似。

【制剂】 枸橼酸乙胺嗪片(Diethylcarbamazine Citrate Tablets)

中国药典(2015)、BP(2013)、USP(36)、JP(16)均收载枸橼酸乙胺嗪片。

溶出度和有关物质 BP(2013)、USP(36)均收载；中国药典(2015)和 JP(16)均未收载。

N-甲基哌嗪和 1,4-二甲基哌嗪 BP(2013)收载。

含量测定 BP(1988)采用提取后的剩余酸碱滴定法，以溴甲酚绿为指示剂。BP(2013)和 USP(36)采用高效液相色谱法。JP(16)采用气相色谱法。中国药典(1977)曾采用提取分离后酸碱滴定，该方法较繁，影响因素较多，精密度差，且污染环境。另外此方法测得的结果比投料量偏低 2%左右。自中国药典(2005)采用非水滴定法，为排除硬脂酸镁等碱性辅料对非水滴定的干扰，加酒石酸作掩蔽剂获得比较满意的结果。酒石酸掩蔽硬脂酸镁的机理系两者在冰醋酸和醋酐溶液中产生难溶的酒石酸镁和硬脂酸，后者对滴定结果无干扰。中国药典(2015)未作修订。

撰写 郭瑞锋 河北省药品检验研究院
朱贵珍 南京市食品药品检验研究院
复核 杨梁 河北省药品检验研究院

枸橼酸他莫昔芬

Tamoxifen Citrate

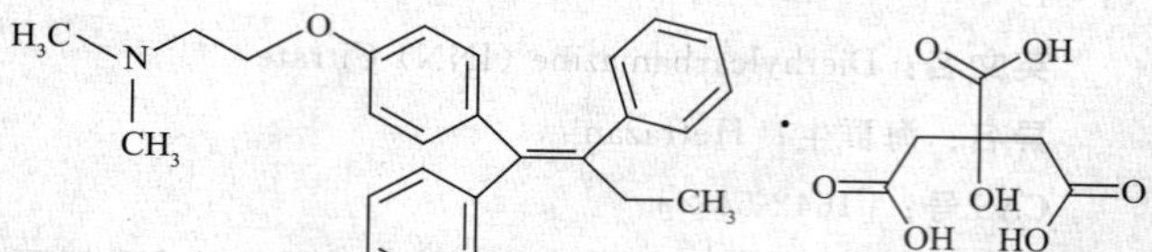

$C_{26}H_{29}NO \cdot C_6H_8O_7$ 563.65

化学名：(*Z*)-*N*,*N*-二甲基-2-[4-(1,2-二苯基-1-丁烯基)苯氧基]-乙胺枸橼酸盐

ethanamine, 2-[4-(1,2-diphenyl-1-butenyl) phenoxy]-*N*,*N*-dimethyl, (*Z*)-, 2-hydroxy-1,2,3-propanetricarboxylate(1：1)

(*Z*)-*N*, *N*-dimethyl-2-[4-(1, 2-diphenyl-1-butenyl) phenoxy]-ethyldim-ethylamine citrate

英文名：Tamoxifen (INN) Citrate

CAS 号：[54965-24-1]

本品为非甾体抗雌激素类抗癌药。临床用于治疗雌激素受体或孕激素受体阳性的女性转移性乳腺癌，或用作乳腺癌手术后的辅助治疗。其结构与雌激素相似，存在 Z 型和 E 型两个异构体。两者物理化学性质各异，生理活性也不同，

E型具有弱雌激素活性，Z型则具有抗雌激素作用。本药在肝脏代谢，主要代谢物为 *N*-去甲基三苯氧胺和4-羟基三苯氧胺。大部分以结合物形式由粪便排出，少量从尿液排出。本品有胃肠道反应、继发性抗雌激素作用、神经精神症状、视力障碍、骨髓抑制等副作用[1]。

1942年，英国的ICI公司研究出了以三苯基乙烯为骨架的化合物。1961～1962年合成了许多类似化合物。1963年了解到他莫昔芬为顺反异构体，1964年获得了本品的纯粉[2]。除中国药典(2015)收载外，Ph. Eur.(7.0)、USP(36)和JP(16)均有收载。

【制法概要】制法1[2]：

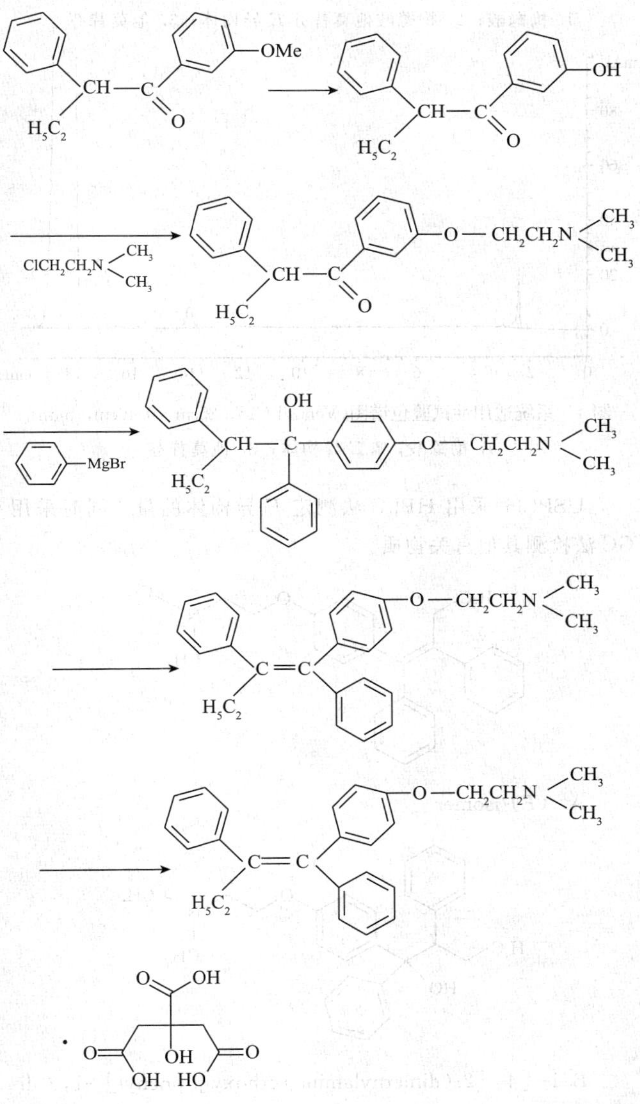

制法2：

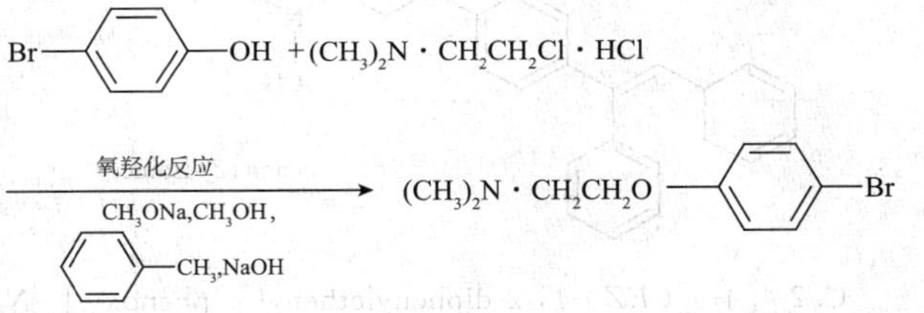

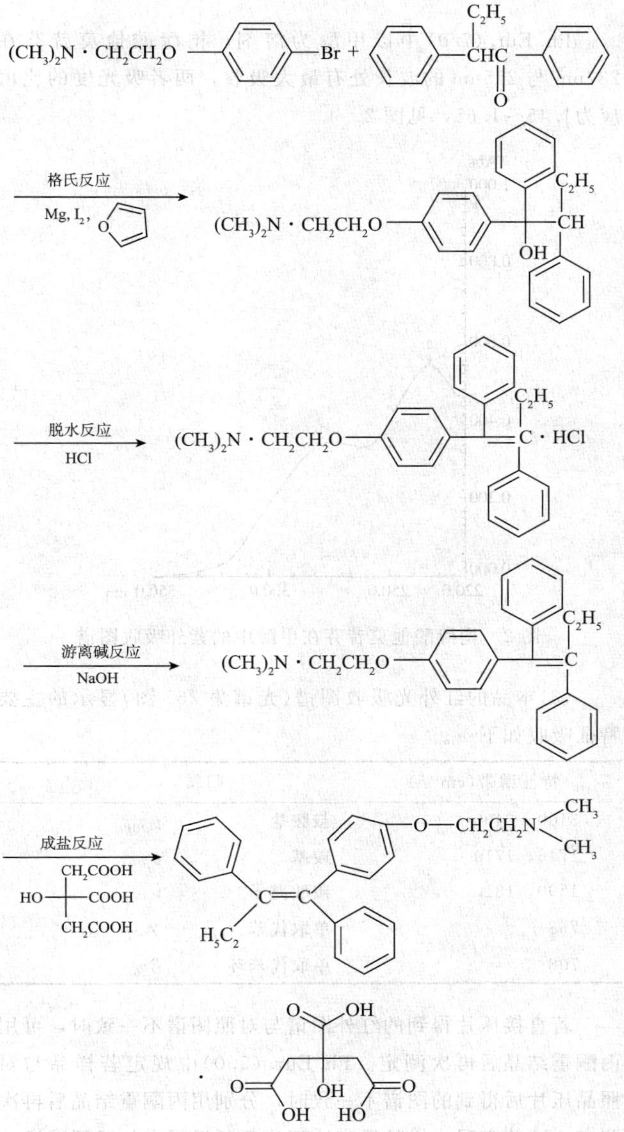

【性状】本品的熔点为142～148℃，熔融同时分解。USP(36)中熔点规定为约142℃，熔融同时分解。

【鉴别】(1)枸橼酸盐的鉴别反应。

(2)本品在无水乙醇溶液中，在238nm与278nm的波长处有最大吸收，见图1。

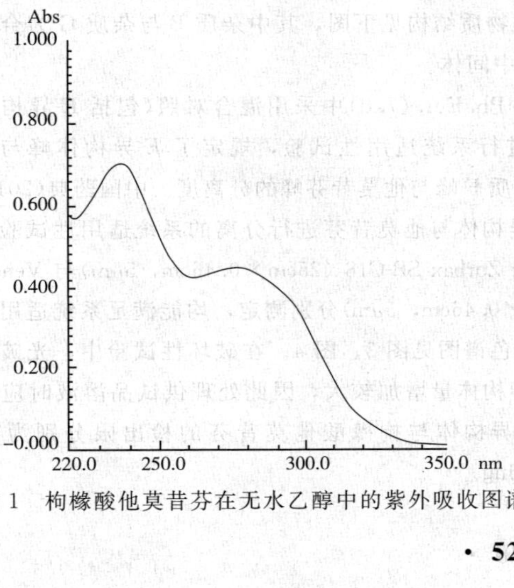

图1　枸橼酸他莫昔芬在无水乙醇中的紫外吸收图谱

Ph. Eur. (7.0) 中以甲醇为溶剂，枸橼酸他莫昔芬在 237nm 与 275nm 的波长处有最大吸收，两者吸光度的比值应为1.45～1.65，见图 2。

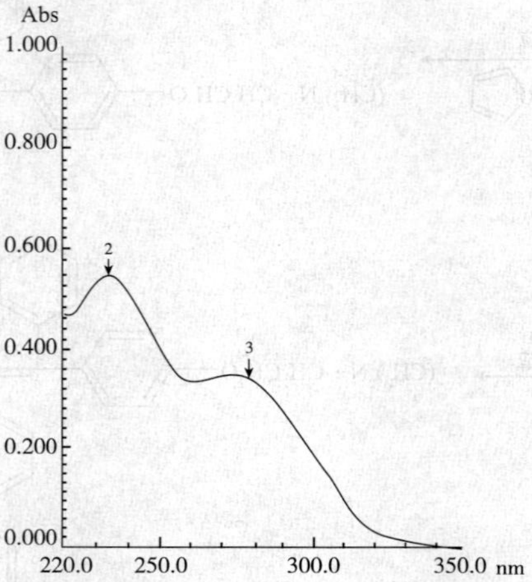

图 2　枸橼酸他莫昔芬在甲醇中的紫外吸收图谱

(3)本品的红外光吸收图谱（光谱集 265 图）显示的主要特征吸收如下[3]。

特征谱带(cm^{-1})	归属	
3100～2400	叔胺盐	$\nu_{\overset{+}{N}H}$
1746，1710	羧基	$\nu_{C=O}$
1590，1310	羧酸离子	$\nu_{CO_2^-}$
768	单取代苯	γ_{5H}
708	单取代苯环	$\delta_{环}$

若直接压片得到的红外图谱与对照图谱不一致时，可用丙酮重结晶后再次测定。Ph. Eur. (7.0) 中规定若样品与对照品压片后得到的图谱不一致时，分别用丙酮重结晶后再次测定。试验表明，样品经直接压片后所得图谱与对照图谱一致时，经丙酮重结晶后所获得的图谱仍与对照图谱一致。

【检查】有关物质　本品存在 *Z* 型和 *E* 型两个异构体，药用形式为 *Z* 构型。采用 HPLC 法进行有关物质检查，检测条件与 Ph. Eur. (7.0) 相同。检测的主要杂质为 *E*-异构体，同时检查其他有关物质。在 Ph. Eur. (7.0) 中列出的其他有关物质结构见下图，其中杂质 B 与杂质 G 为合成路线 1 中的中间体。

在 Ph. Eur. (7.0) 中采用混合对照（包括 *E*-异构体与杂质 F）进行系统适用性试验，规定了 *E*-异构体峰与杂质 F 峰，杂质 F 峰与他莫昔芬峰的分离度。中国药典(2015)则采用 *E*-异构体与他莫昔芬进行分离的系统适用性试验。采用 Aglient Zorbax SB-C18 (25cm×0.46cm，5μm) 与 Venusil C18 (25cm×0.46cm，5μm) 分别测定，均能满足系统适用性试验要求，色谱图见图 3、图 4。在破坏性试验中，光破坏试验使 *E*-异构体量增加较大，因此处理供试品溶液时应避光操作。*E*-异构体与枸橼酸他莫昔芬的检出限分别为 0.74ng 与 0.76ng。

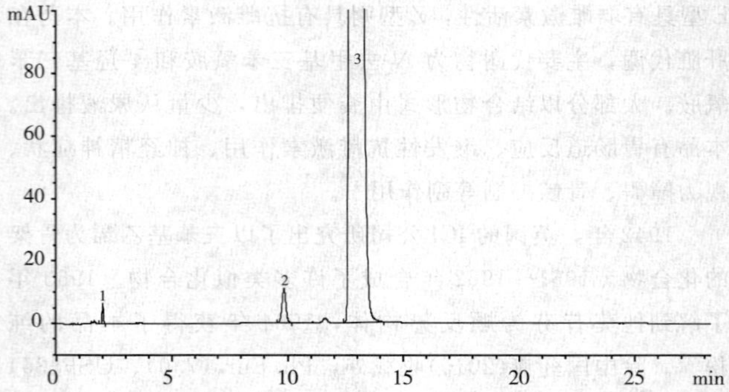

图 3　系统适用性试验典型色谱图（Aglient Zorbax SB-C18，25cm×0.46cm，5μm）

1. 枸橼酸；2. 枸橼酸他莫昔芬 *E*-异构体；3. 他莫昔芬

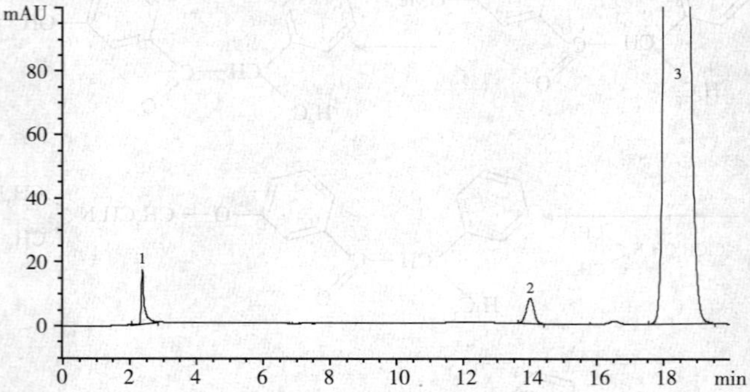

图 4　系统适用性试验色谱图(Venusil C18，25cm×0.46cm，5μm)

1. 枸橼酸；2. *E*-异构体；3. 他莫昔芬

USP(36) 采用 HPLC 法测定 *E*-异构体的量，同时采用 GC 法检测其他有关物质。

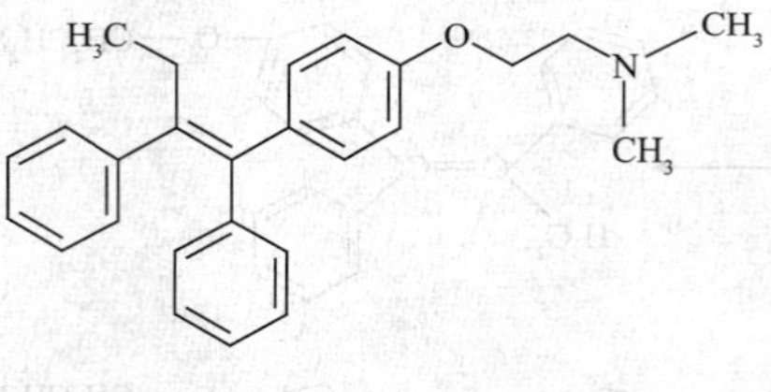

A. (*E*)-isomer

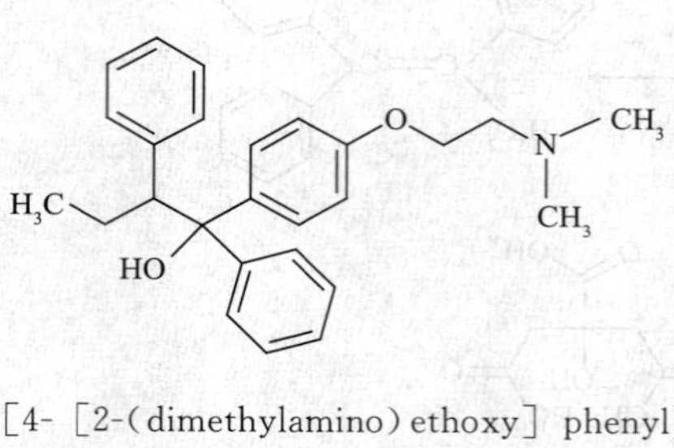

B. 1-［4-［2-(dimethylamino) ethoxy］phenyl］-1，2-diphenylbutan-1-ol

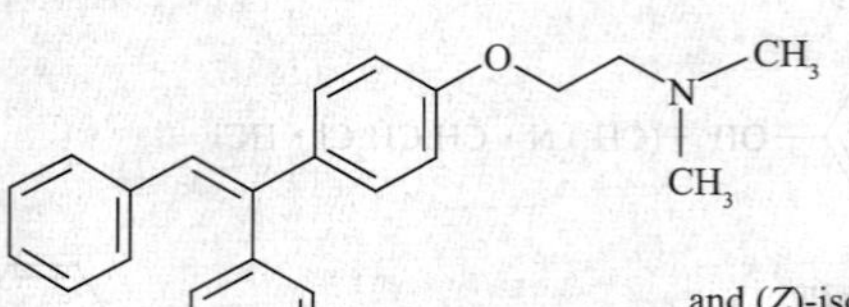

and (*Z*)-isomer

C. 2-［4-［(*EZ*)-1，2-diphenylethenyl］phenoxy］-*N*，

N-dimethylethanamine

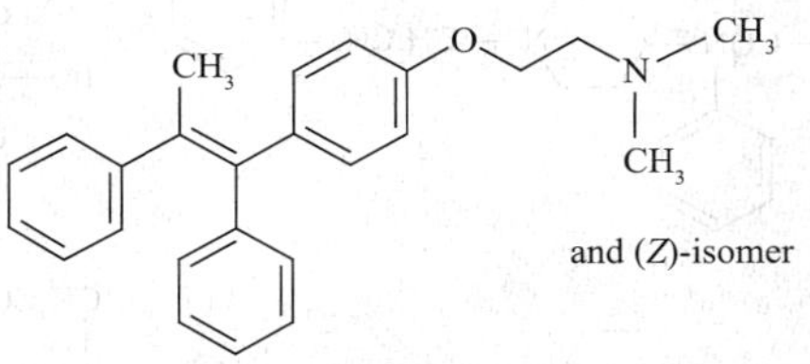

D. 2-［4-［(*EZ*)-1，2-diphenylprop-1-enyl］phenoxy］-*N*,*N*-dimethylethanamine

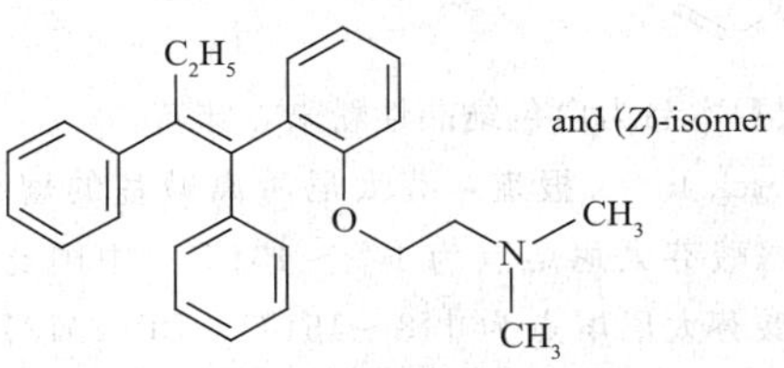

E. 2-［2-［(*EZ*)-1，2-diphenylbut-1-enyl］phenoxy］-*N*,*N*-dimethylethanamine

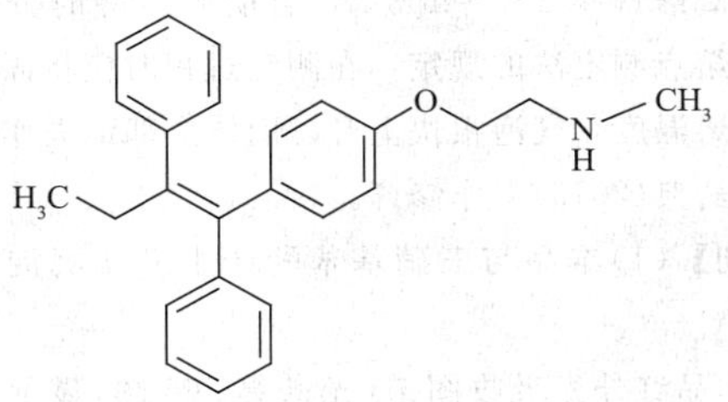

F. 2-［4-［(*Z*)-1，2-diphenylbut-1-enyl］phenoxy］-*N*-methylethanamine

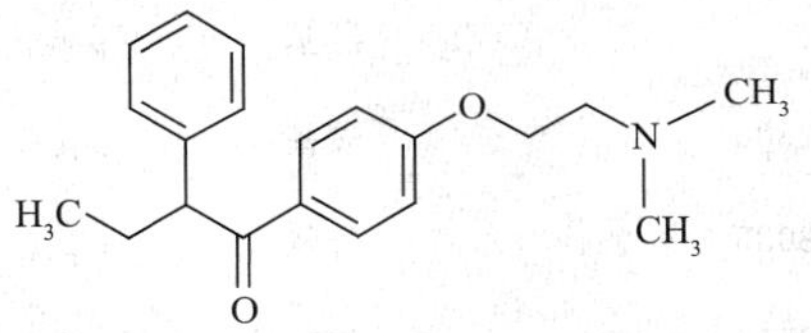

G. (2*RS*)-1-［4-［2-(dimethylamino)ethoxy］phenyl］-2-phenylbutan-1-one

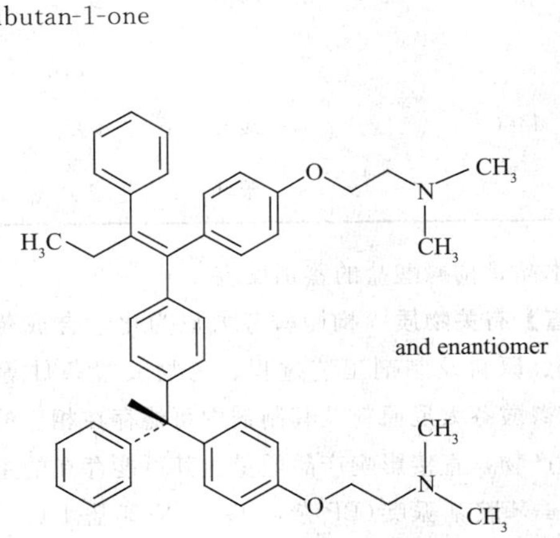

H. 2-［4-［(*Z*)-1-［4-［(*RS*)-［4-［2-(dimethylamino)ethoxy］phenyl］phenylmethyl］phenyl］-2-phenylbut-1-enyl］phenoxy］-*N*,*N*-dimethylethanamine

【含量测定】采用非水滴定法，以结晶紫为指示剂，终点时颜色由紫色变为蓝绿色。Ph. Eur.（7.0）与 USP(36)均采用非水滴定，Ph. Eur.（7.0）以萘酚苯为指示剂，USP(36)以电位指示终点。

【制剂】中国药典(2015)、BP(2013)、USP(36)均收载有枸橼酸他莫昔芬片。

枸橼酸他莫昔芬片(Tamoxifen Citrate Tablets)

鉴别　在 BP(2013)中采用碱化后用乙醚提取他莫昔芬的方法，所得红外图谱与 BP(2013)对照图谱一致。

有关物质　采用枸橼酸他莫昔芬项下的色谱条件进行检测。对可能用到的辅料，如淀粉、乳糖、羟丙纤维素、羟丙甲纤维素、硬脂酸镁、羧甲淀粉钠、微晶纤维素与滑石粉等进行定位，均不干扰测定。*E*-异构体平均回收率为 101.3%($n=9$)。

溶出度　采用紫外分光光度法测定，以吸收系数法进行计算。中国药典(2015)以 0.02mol/L 盐酸溶液为溶剂，在 275nm 处测定，按 $C_{26}H_{29}NO$ 的吸收系数($E_{1cm}^{1\%}$)为 311 计算；在 BP(2013)中同样以 0.02mol/L 盐酸溶液为溶剂，在 275nm 处测定，按 $C_{26}H_{29}NO$ 的吸收系数($E_{1cm}^{1\%}$)为 305 计算，与中国药典略有差异。

含量测定　采用紫外分光光度法测定，以吸收系数法进行计算。由于枸橼酸他莫昔芬在乙醇中微溶，中国药典(2005)处理过程中采用水浴加热，振摇 15 分钟。无水乙醇的沸点为 78.5℃，在水浴(98～100℃)中易挥发，溶剂减少量大。因此中国药典(2010)将样品的处理过程修订为振摇并超声处理，使枸橼酸他莫昔芬溶解。现方法的平均回收率为 100.3%($n=9$)。中国药典(2015)未作修订。

BP(2013)也采用紫外分光光度法测定，以吸收系数法进行计算。采用甲醇为溶剂，在 275nm 处测定，按 $C_{26}H_{29}NO$ 的吸收系数($E_{1cm}^{1\%}$)为 325 计算。枸橼酸他莫昔芬在甲醇中溶解，操作过程只需振摇即可。

参考文献

［1］四川美康医药软件研究开发有限公司．MCDEX 药物临床信息参考［M］．成都：四川科学技术出版社，2004：299.

［2］朱宝泉，李安良，杨光中，等．新编药物合成手册［M］．北京：化学工业出版社，2003：1297-1283.

［3］吴瑾光．近代傅里叶变换红外光谱技术及应用［M］．北京：科学技术文献出版社，1994.

撰写　宋冬梅　陈　阳　上海市食品药品检验所

复核　杨永健　上海市食品药品检验所

枸橼酸芬太尼

Fentanyl Citrate

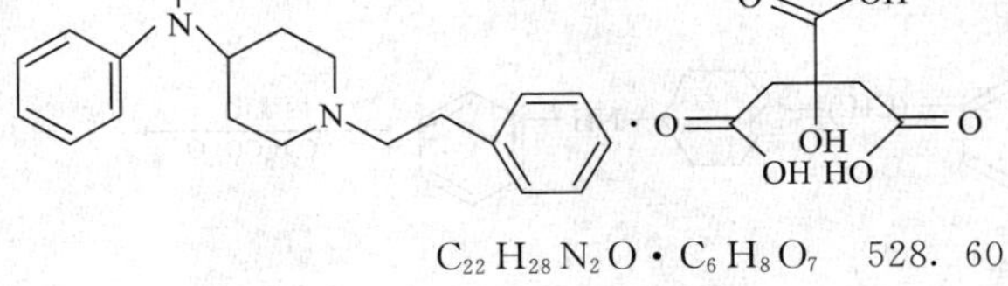

$C_{22}H_{28}N_2O \cdot C_6H_8O_7$　528.60

化学名：*N*-[1-(2-苯乙基)-4-哌啶基]-*N*-苯基丙酰胺枸橼酸盐

N-(1-phenethyl-4-piperidyl)-propionanilide citrate(1∶1)

英文名：Fentanyl(INN) Citrate

CAS号：[990-73-8]

本品为阿片受体激动剂，属于强效麻醉镇痛药，有成瘾性，用于麻醉前、中、后的镇静与镇痛，可作为复合全麻用药。其作用机理与吗啡相似，但镇痛效力比吗啡强，当非胃肠道给药时，1mg吗啡与0.008mg芬太尼等效。镇痛作用快，静注1分钟即可起效，4分钟后达到峰值；肌注后7～8分钟起效。镇痛作用持续时间短，静注后能持续0.5～1小时，肌注可持续1～2小时。20世纪90年代后随着控(缓)释制剂工艺技术发展，芬太尼透皮贴剂的出现，使其在重度疼痛治疗中的应用越来越普遍，目前芬太尼系列产品在阿片类镇痛药市场份额已超过50%，稳居首位。

本品主要在肝内代谢，代谢产物以及约10%的原型药物经肾由尿排出。一般的不良反应有眩晕、嗜睡、视觉模糊、恶心、呕吐、便秘、多汗、瘙痒、排尿困难等；较严重的不良反应有呼吸抑制、窒息、心动过缓及胃肠道出血，如不及时治疗，可发生呼吸停止、循环抑制及心脏停搏等。美国FDA在2007年曾对使用芬太尼透皮贴剂发出可能发生心脏风险、肝功能衰竭的警告。

文献报道，芬太尼最早由Janssen于1962年合成，国内于1964年合成，1969年投入试生产。由于本品系国家管制的麻醉药品，目前国内原料药的生产为定点生产厂，并且按国家管理部门批准的计划数量生产，国家对芬太尼原料及其制剂的生产、使用和流通等各个环节均采取严格的管理措施。中国药典(1990)首次收载，中国药典(2015)、USP(36)、BP(2013)、Ph. Eur.(7.0)和JP(16)均有收载。

【制法概要】

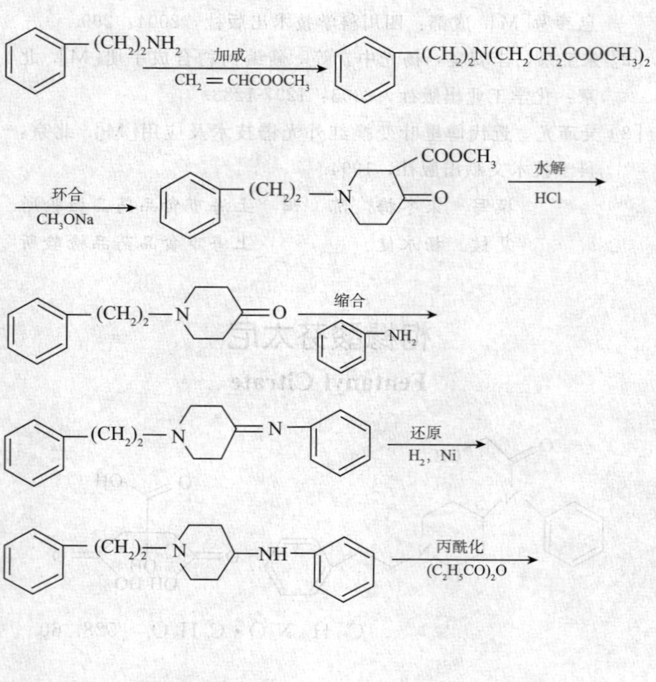

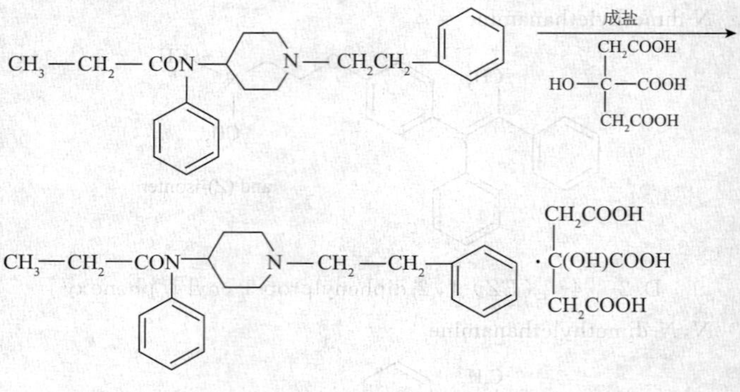

【性状】本品为白色结晶性粉末，味苦。

据Merck Index报道，芬太尼游离碱基的熔点为83～84℃，枸橼酸芬太尼熔点为149～151℃。中国药典(2005)规定枸橼酸芬太尼熔点为148～151℃；BP(2013)中规定枸橼酸芬太尼熔点约为152℃，且熔融分解。根据生产厂家的意见以及起草和复核单位的检测，中国药典(2010)将熔点由148～151℃修订为150～153℃，且明确熔融时分解。根据中国药典熔点测定法的规定，在测定过程时应将固体产生气泡作为初熔温度，气泡很快上升、固体全部消失作为终熔温度。中国药典(2015)未作修订。

【鉴别】(1)本品与三硝基苯酚产生复盐沉淀，熔点为173～176℃。

(2)本品红外光吸收图谱(光谱集266图)显示的主要特征吸收如下。

特征谱带(cm^{-1})	归属	
3420	羟基	ν_{O-H}
3100～2800	羧基	ν_{O-H}
3060，3035	芳氢	ν_{C-H}
2700～2500	叔胺盐	$\nu_{\overset{+}{N}-H}$
1722	羧酸	$\nu_{C=O}$
1660	酰胺	$\nu_{C=O}$
1590，1400	羧酸离子	$\nu_{CO_2^-}$
710	苯环	$\delta_{环}$

(3)本品是枸橼酸盐的鉴别反应。

【检查】有关物质 枸橼酸芬太尼为化学合成药物，受所用试剂、原料及制剂工艺过程、药物放置条件等因素影响，在枸橼酸芬太尼原料及其制剂中可能存在相应的过程杂质及分解产物，直接影响产品质量。其可能存在的主要已知杂质有：4-苯胺基哌啶(BP杂质G)、*N*-苯基-1-(2-苯乙基)哌啶-4-胺(BP杂质D)、*N*-苯基-*N*-(4-哌啶基)丙酰胺(BP杂质B)、*N*-(1-苯基-4-哌啶基)丙酰苯胺(BP杂质F)、4-苯胺基-1-苯基哌啶(BP杂质E)、乙酰芬太尼(BP杂质C)和芬太尼氮氧化物(BP杂质A)等，见图1。BP和Ph. Eur.中均采用HPLC法检查有关物质，在中国药典(2010)也增加有关物质检查，采用HPLC法进行测定。芬太尼与各已知杂质的液相色谱分离情况见图 2。

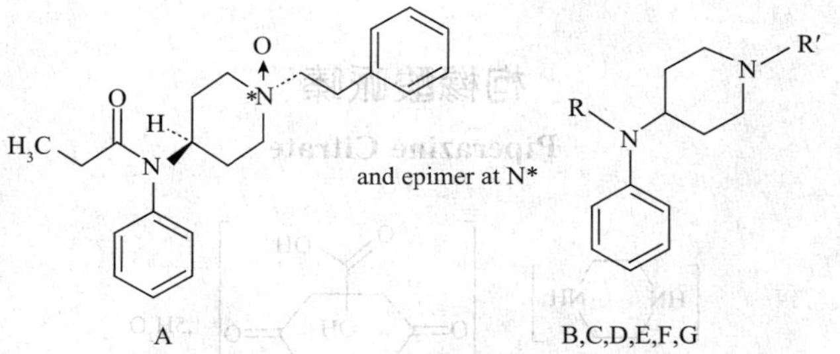

图 1 各已知杂质结构式（按 BP 排序）

A. 芬太尼氮氧化物（$C_{22}H_{28}N_2O_2$，352.47）

B. R＝ CO-C_2H_5，R′＝H：*N*-苯基-*N*-（4-哌啶基）丙酰胺（$C_{14}H_{20}N_2O$，232.32）

C. R＝CO－CH_3，R′＝CH_2－CH_2－C_6H_5：乙酰芬太尼（$C_{21}H_{26}N_2O$，322.44）

D. R＝H，R′＝CH_2－CH_2－C_6H_5：*N*-苯基-1-（2-苯乙基）哌啶-4-胺（$C_{19}H_{24}N_2$，280.41）

E. R＝H，R′＝C_6H_5：4-苯胺基-1-苯基哌啶（$C_{17}H_{20}N_2$，252.35）

F. R＝ CO－C_2H_5，R′＝C_6H_5：*N*-（1-苯基-4-哌啶基）丙酰苯胺（$C_{21}H_{26}N_2$，306.44）

G. R＝H，R′＝H：4-苯胺基哌啶（$C_{11}H_{16}N_2$，176.26）

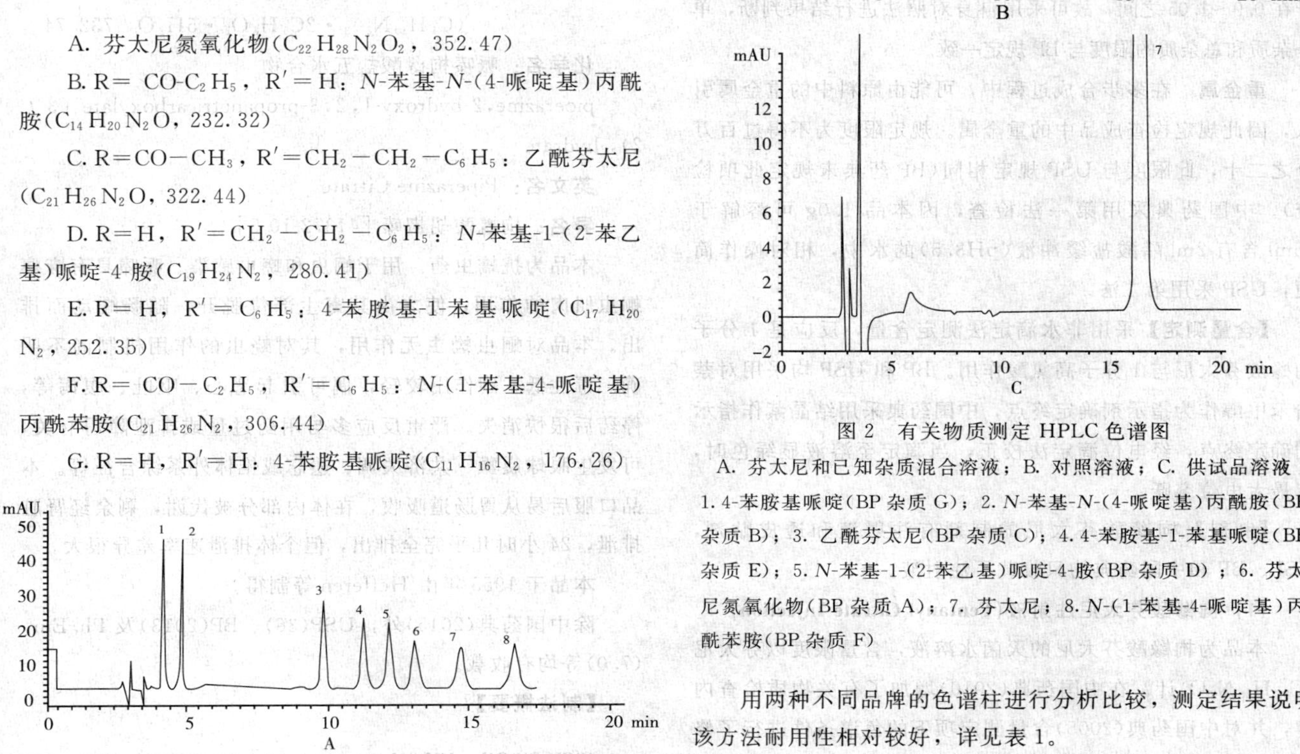

图 2 有关物质测定 HPLC 色谱图

A. 芬太尼和已知杂质混合溶液；B. 对照溶液；C. 供试品溶液

1. 4-苯胺基哌啶（BP 杂质 G）；2. *N*-苯基-*N*-（4-哌啶基）丙酰胺（BP 杂质 B）；3. 乙酰芬太尼（BP 杂质 C）；4. 4-苯胺基-1-苯基哌啶（BP 杂质 E）；5. *N*-苯基-1-（2-苯乙基）哌啶-4-胺（BP 杂质 D）；6. 芬太尼氮氧化物（BP 杂质 A）；7. 芬太尼；8. *N*-（1-苯基-4-哌啶基）丙酰苯胺（BP 杂质 F）

用两种不同品牌的色谱柱进行分析比较，测定结果说明该方法耐用性相对较好，详见表 1。

表 1 耐用性考察结果

成分	Agellent TC-C18（250mm×4.6mm）		Venusil MP-C18（250mm×4.6mm）	
	保留时间（分钟）	分离度	保留时间（分钟）	分离度
4-苯胺基哌啶（BP 杂质 G）	4.09		4.35	
N-苯基-*N*-（4-哌啶基）丙酰胺（BP 杂质 B）	4.72	3.80	5.09	2.26
乙酰芬太尼（BP 杂质 C）	9.78	19.98	11.50	17.66
4-苯胺基-1-苯基哌啶（BP 杂质 E）	11.23	4.19	13.73	4.90
N-苯基-1-（2-苯乙基）哌啶-4-胺（BP 杂质 D）	12.13	2.38	15.28	3.05
芬太尼氮氧化物（BP 杂质 A）	13.04	2.22	17.39	3.60
芬太尼	14.65	3.54	18.44	1.65
N-（1-苯基-4-哌啶基）丙酰苯胺（BP 杂质 F）	16.58	3.80	20.31	2.80

芬太尼与主要降解杂质——芬太尼氮氧化物(BP 杂质 A)和最后一步合成反应中的过程杂质同时也是降解杂质的 *N*-苯基-1-(2-苯乙基)哌啶-4-胺(BP 杂质 D)之间的分离度受色谱柱填料和流动相 pH 影响较大，甚至可能改变出峰顺序。当流动相 pH 调至 pH6.3±0.1 范围内，杂质 *N*-苯基-1-(2-苯乙基)哌啶-4-胺与芬太尼色谱峰的分离度大于 5 时，可基本保证三者之间的分离度符合要求。目前国内仅能够提供杂质对照品——*N*-苯基-1-(2-苯乙基)哌啶-4-胺，无法提供其他已知杂质对照品，而上述各已知杂质与芬太尼在规定的检测波长(220nm)下相对响应因子在 0.9～1.05 之间，故可采用自身对照法进行结果判断，单一杂质和总杂质的限度与 BP 规定一致。

重金属 在多步合成过程中，可能由原料中的重金属引入，因此规定检查成品中的重金属。规定限度为不得过百万分之二十，此限度与 USP 规定相同(BP 药典未规定此项检查)。中国药典采用第一法检查，因本品 1.0g 可溶解于 25ml 含有 2ml 醋酸盐缓冲液(pH3.5)的水中，相对操作简便，USP 采用第二法。

【含量测定】采用非水滴定法测定含量，反应是 1 分子枸橼酸芬太尼与 1 分子高氯酸作用。BP 和 USP 均采用对萘酚苯甲醇作为指示剂确定终点，中国药典采用结晶紫作指示剂确定终点，经电位滴定法校正，当滴定至溶液显绿色时，有最大电位突跃。

【制剂】枸橼酸芬太尼的制剂有注射液和透皮贴剂，USP、BP 和中国药典均只收载了注射液。

(1) 枸橼酸芬太尼注射液(Fentanyl Citrate Injection)

本品为枸橼酸芬太尼的灭菌水溶液，含量限度以芬太尼($C_{22}H_{28}N_2O$)计。在中国药典(2010)增加了有关物质检查内容，并对中国药典(2005)含量测定项下的色谱条件进行了修订，将流动相中的 1%醋酸铵和 0.2%无水硫酸钠浓度分别降低为 0.2%和 0.1%，可减少对色谱柱的损害，并将流动相与有关物质检查项下的流动相统一；检测波长由 230nm 改为 220nm，提高了检测灵敏度。中国药典(2015)未作修订。

细菌内毒素 本品临床每小时用药最大剂量是静脉注射每千克体重 0.03mg(中国医师药师临床用药指南)，内毒素计算限值约为 166EU/mg (ml，单位)；国外标准中 USP 为 50USP EU/mg。中国药典(2015)规定本品细菌内毒素限值为 50EU/mg，与内毒素计算值比较，安全系数为 3.3。

本品对内毒素检查方法有干扰，最大不干扰浓度约为 0.01mg/ml。

(2) 芬太尼透皮贴剂(Fentanyl Transdermal System)

目前国内市场上有进口和国产的芬太尼透皮贴剂，但未收入中国药典(2015)。

撰写 王 慧 中国食品药品检定研究院
于魁一 北京市药品检验所
复核 南 楠 中国食品药品检定研究院

枸橼酸哌嗪

Piperazine Citrate

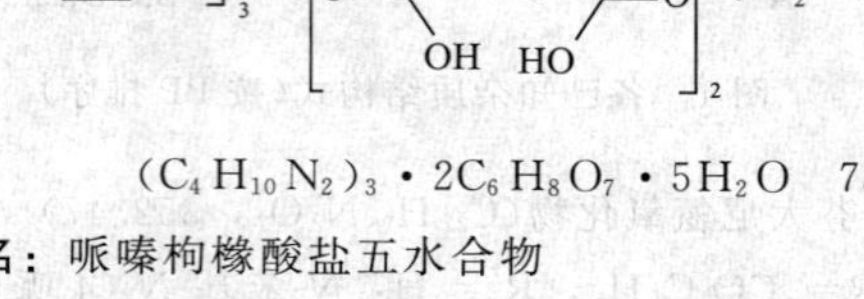

$(C_4H_{10}N_2)_3 \cdot 2C_6H_8O_7 \cdot 5H_2O$ 732.74

化学名：哌嗪枸橼酸盐五水合物

pioerazine, 2-bydroxy-1, 2, 3-propanetricarboxylate (3：2), hydrate

英文名：Piperazine Citrate

异名：枸橼酸胡椒嗪[41372-10-5]

本品为抗蠕虫药。用于蛔虫和蛲虫感染。哌嗪具有麻痹蛔虫肌肉的作用，使之由其寄生部位脱开，随肠蠕动而排出。本品对蛔虫蚴虫无作用，其对蛲虫的作用机制尚不明确。毒性低，副作用较轻，偶可引起恶心、呕吐、腹泻等，停药后很快消失。严重反应多与用药过量或排泄障碍有关，可发生眼球震颤、共济失调、遗忘或锥体外系综合征等。本品口服后易从胃肠道吸收，在体内部分被代谢，剩余经肾脏排泄，24 小时几乎完全排出，但个体排泄速率差异很大。

本品于 1955 年由 Hefferen 等制得。

除中国药典(2015)外，USP(36)、BP(2013)及 Ph. Eur. (7.0)等均有收载。

【制法概要】[1]

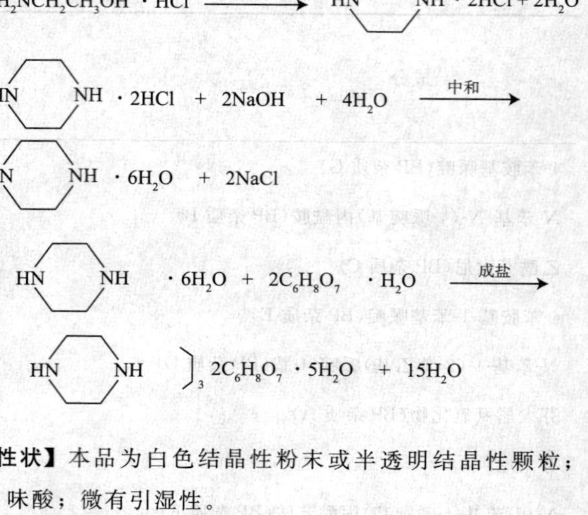

【性状】本品为白色结晶性粉末或半透明结晶性颗粒；无臭，味酸；微有引湿性。

本品在潮湿空气中具有引湿性；又因本品含有结晶水，所以在干燥空气中具有风化性，故规定密封保存。

本品化学结构中含有氮杂环，对日光较为敏感，易使其色泽变深。其水溶液遇日光或紫外光变化尤甚，因此需遮光保存。

【鉴别】(1)本品在弱碱性条件下，加铁氰化钾试液与汞，振摇后放置，显红色，本反应具有一定专属性，能与吗啉、哌啶、枸橼酸乙胺嗪区别开来。

USP(36)、BP(2013)及 Ph. Eur. (7.0)均采用红外吸收图谱法、薄层色谱法鉴别。

(2)本品的水溶液显枸橼酸盐的鉴别反应。

【检查】第一胺与氨　本品在生产工艺中可能带入乙二胺、三乙二胺、吗啉等碱性杂质，而贮存期间的变色与含有乙二胺有关。

第一胺和氨在碱性溶液中加丙酮和亚硝基铁氰化钠试液，呈紫色，称 Rimini 试验。此反应主要用于检验脂肪族伯胺，具有专属性，哌嗪为第二胺，不参加反应。

因随着时间的延长，吸光度比值有逐步减小的趋势，所以从加入显色剂开始，即应准确计时进行测定。

USP(36)、BP(2013)及 Ph. Eur. (7.0)均采用已知杂质薄层色谱法。

铁盐　铁盐能与枸橼酸形成微红至红棕色配位化合物，影响本品色泽，故规定控制铁盐。

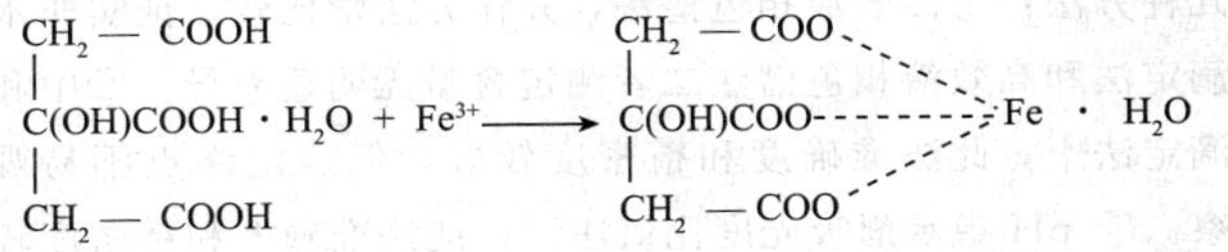

USP(36)、BP(2013)及 Ph. Eur. (7.0)均不限制铁盐。

【含量测定】采用非水溶液滴定法。

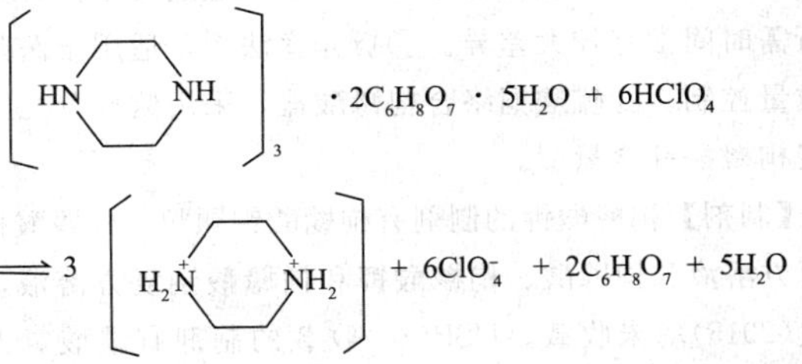

哌嗪易产生乙酰化反应，生成二乙酰化合物，故在测定时，不需加入醋酐，否则易导致含量测定结果偏低。

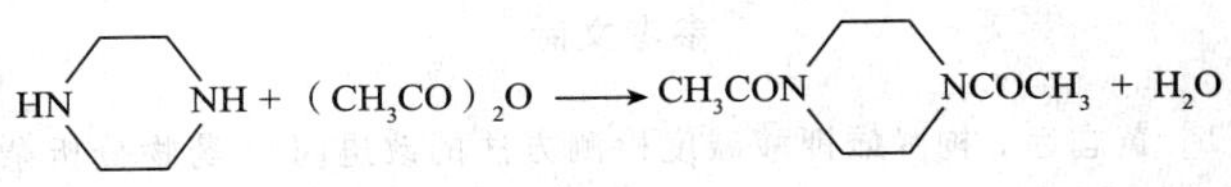

含量测定反应是由 1 分子枸橼酸哌嗪与 6 分子高氯酸发生反应，故其滴定度应为分子量的 1/6，并按无水物计算。

【制剂】中国药典(2015)收载了枸橼酸哌嗪片、枸橼酸哌嗪糖浆；USP(36)收载了枸橼酸哌嗪片、枸橼酸哌嗪糖浆；BP(2013) 收载了枸橼酸哌嗪酯剂。

(1)枸橼酸哌嗪片(Piperazine Citrate Tablets)

含量测定方法同原料。

(2)枸橼酸哌嗪糖浆(Piperazine Citrate Syrup)

含量测定采用三硝基苯酚沉淀法。

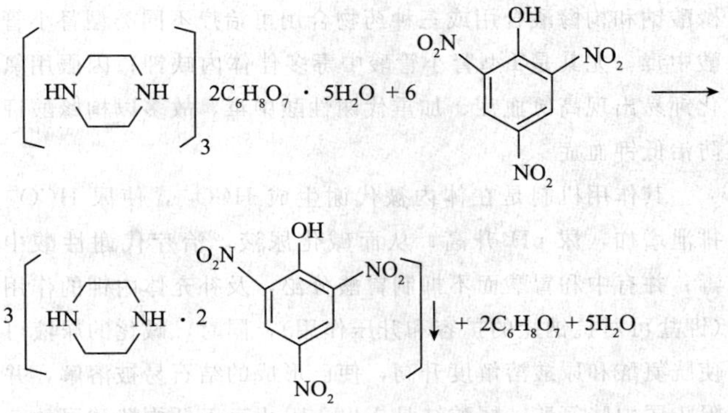

测定中用哌嗪的三硝基苯酚复盐($C_4H_{10}N_2 \cdot 2C_6H_3N_3O_7$)的饱和溶液洗涤沉淀，目的在于防止反应生成的复盐损失。

根据上述反应，由 1 分子哌嗪与 6 分子三硝基苯酚产生反应，故乘以系数 0.4487。

枸橼酸哌嗪分子量：732.74；三硝基苯酚复盐($C_4H_{10}N_2 \cdot 2C_6H_3N_3O_7$)分子量：544.346。

$732.74/3 \times 544.346 = 0.4487$

即每 1g 沉淀物相当于枸橼酸哌嗪 0.4487g。

参考文献

[1] 中华人民共和国卫生部药典委员会．中华人民共和国药典 1990 年版二部药典注释[M]．北京：化学工业出版社，1993.

撰写　赵秀红　河北省药品检验研究院

孙彤云　江苏省食品药品监督检验研究院

复核　杨　梁　河北省药品检验研究院

枸橼酸钾

Potassium Citrate

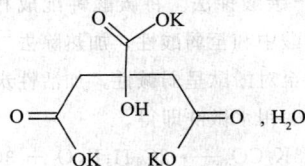

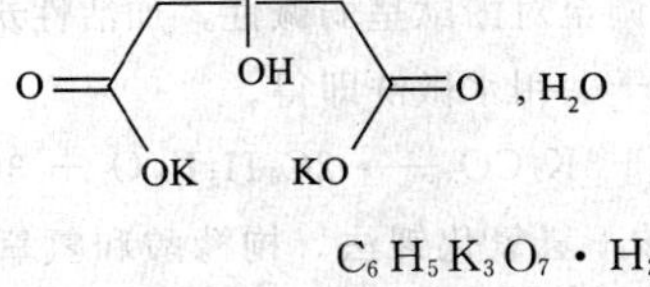

$C_6H_5K_3O_7 \cdot H_2O$　324.41

化学名： 2-羟基丙烷-1,2,3-三羧酸钾一水合物

2-hydrox-1,2,3-propane-tricarboxylic acid-tripotassium salt

英文名： Potassium Citrate

异名： 柠檬酸钾；柠檬酸三钾(Tripatassium Citrate Monohydrate)

CAS 号： [6100-05-6]

本品为碱性钾药，作为碱性渗透性利尿剂，主要用于预防和治疗含钙肾结石(磷酸钙和草酸钙)、任何原因引起的低枸橼酸尿性草酸钙盐结石、伴或不伴含钙结石的尿酸或胱氨酸肾结石；治疗肾小管酸中毒，枸橼酸钾和枸橼酸合用、枸

橼酸钠和枸橼酸合用或三种药物合用可治疗不同类型肾小管酸中毒，尤其是Ⅰ型肾小管酸中毒多伴体内缺钾；因服用氯化钾易出现高氯血症、加重代谢性酸中毒，故多以枸橼酸钾防治低钾血症。

其作用机制是在体内被代谢生成 HCO_3^-，使尿 HCO_3^- 排泄增加，尿 pH 升高，从而碱化尿液，治疗代谢性酸中毒；并有中和胃酸而不抑制胃酸分泌，及补充体内钾的作用（钾盐可对抗钠盐的扩容和升压作用）；同时，碱化的尿液可使胱氨酸和尿酸溶解度升高，使已形成的结石易被溶解，并阻止尿中胱氨酸、尿酸结晶析出，阻止存于低枸橼酸尿的草酸钙和磷酸钙的结晶形成和成核作用，使钙与其他游离阴离子结合增多，草酸钙形成减少并且饱和度下降，从而预防和治疗尿酸或胱氨酸肾结石、含钙肾结石、低枸橼酸尿性草酸钙盐结石。

本品在药物配合变化中有以下作用：①能生成多种溶解度大的配盐。因此可阻止铁盐与鞣酸、水杨酸等的变色反应；能阻止铁、铋、铅等被碱所沉淀。②对一些微溶于水的有机药物，如阿司匹林、苯甲酸、水杨酸、没食子酸等有助溶作用。常用于防止此类药物在水中析出沉淀，或配制这类药物的浓溶液时作为助溶剂。③常与羧苯磺胺配合使用，使尿呈碱性，避免在酸性情况下羧苯磺胺析出结晶。

本药单次口服，1 小时内即起效。本药片剂作用持续时间单次给药时为 12 小时，多次给药可长达 3 天。本药口服液作用持续时间达 24 小时。本药口服液每次服 10～15ml，一日 4 次，可使尿 pH 维持在 6.5～7.4 之间；每次服 15～20ml，一日 4 次，可使尿 pH 维持在 7.0～7.6 之间。本药在体内几乎都氧化代谢为碳酸氢钾，仅有不到 5% 的枸橼酸钾以原型从尿中排出。

本品中国药典(2015)、USP(36)、BP(2013)和 Ph. Eur.(7.0)均有收载，其标准基本相同。

【制法概要】依据生产原料的不同，枸橼酸钾的制备方法主要有以下两种方法。

(1)枸橼酸＋碳酸钾法。将碳酸钾配成相对密度为 1.3 的溶液，加枸橼酸中和至弱酸性，加热除去二氧化碳后，以氢氧化钾溶液调至对酚酞呈弱碱性，加活性炭脱色，滤液浓缩至近干，甩干，用水微洗即得。

$$2C_6H_8O_7 + 3K_2CO_3 \longrightarrow 2C_6H_5K_3O_7 + 3CO_2\uparrow + 3H_2O$$

(2)枸橼酸＋氢氧化钾法。枸橼酸和氢氧化钾进行中和反应，经粗滤、精滤后，浓缩结晶，离心，烘干，即得。

$$C_6H_8O_7 + 3KOH \longrightarrow C_6H_5K_3O_7 + 3H_2O$$

【性状】本品 1g 溶于 0.65ml 水中，缓慢溶于 2.5ml 甘油。水溶液呈碱性，pH 约为 8.5，在 180℃ 可部分失去结晶水。

【检查】酸碱度　控制制备过程可能带入的枸橼酸、碳酸钾或氢氧化钾。各国药典检查方法基本相同，仅是酸碱指示剂不同。有文献报道用酸度计对枸橼酸钾进行酸碱度测定，准确度高，消除了目视检测的误差[1]。

氯化物　中国药典的限度为 0.035%，BP(2013)的限度为 50ppm。

硫酸盐　中国药典的限度为 0.15%，BP(2013)的限度为 150ppm。

易炭化物　控制酒石酸盐、糖类或其他有机物质。

草酸盐　是枸橼酸原料带入的杂质。草酸盐的检出限(以草酸计)为 0.07%。

水分　BP 采用费休法水分测定，限度为 4.0%～7.0%；USP 采用干燥失重，限度为 3.0%～6.0%；中国药典采用水分测定法，经实验，取样 0.1g，测定时每份样品加无水甲醇 70ml(甲醇不重复使用)，搅拌 5 分钟后滴定，重现性较好。

【含量测定】各国药典含量测定方法均采用非水滴定法测定，中国药典和 USP 采用结晶紫指示终点，BP 采用 α-萘酚苯甲醇指示终点。USP 和 BP 的含量是分别以干燥品和无水物计算，中国药典(2005)是以枸橼酸钾一水合物计算。中国药典(2010)增订水分检查，含量限度以无水物计算。测定中加醋酐，可消除本品中结晶水对滴定结果的影响。经电位指示终点与结晶紫指示剂变色比较，终点应由紫色变为蓝色。中国药典(2015)未作修订。

除非水滴定法外，近年报道枸橼酸钾含量测定还有以下几种方法：①高效液相色谱法，并作方法学比较，证实非水滴定法和高效液相色谱法二者测定含量无明显差异。②中和滴定法[2]，此法准确度和精密度较好，但滴定终点不易观察。③ pH 指示剂吸光度比值法[2]，此法准确度和精密度较好，方法简单快速，为枸橼酸钾试剂生产中较好的质量控制方法。④三氯化铁比色法[2,3]，此法虽操作简单，但在加入适量三氯化铁使比色值适中时，由于反应速度不同，完成反应所需时间常有较大差异。⑤折光率法[2]，适用于医院制剂的质量控制。⑥硫酸铜络合枸橼酸盐，采用紫外分光光度法测定枸橼酸钾含量[4]。

【制剂】枸橼酸钾的制剂有枸橼酸钾颗粒、枸橼酸枸橼酸钾复方溶液和枸橼酸、枸橼酸钾和枸橼酸钠复方溶液，中国药典(2015)均未收载。USP(36)收载的制剂有碳酸氢钾氯化钾枸橼酸钾泡腾片、枸橼酸钾枸橼酸口服溶液、葡萄糖酸钾枸橼酸钾口服溶液、葡萄糖酸钾枸橼酸钾氯化铵口服溶液。

参考文献

[1] 黄志远．枸橼酸钾酸碱度检测方法的改进[J]．药物分析杂志，2010，30(3)：545-546.

[2] 吴雪．四种测定枸橼酸钾溶液含量的方法比较[J]．医药导报，2006，25(8)：830-831.

[3] 林玉洪，华剑．$FeCl_3$ 比色法测定枸橼酸钾溶液的含量[J]．安徽医药，2003，7(4)：293-294.

[4] 李丽洁，王洪光．Cu^{2+} 络合物紫外法测定枸橼酸钾的含量[J]．药物分析杂志，2008，28(1)：146-149.

撰写　丘文嘉　广州市药品检验所

韦文瑞　北京市药品检验所

复核　严小红　广州市药品检验所

枸橼酸铋钾
Bismuth Potassium Citrate

本品为胃黏膜保护药。在胃酸条件下产生沉淀，形成弥散性的保护层覆盖于溃疡面上，阻止胃酸、酶及食物对溃疡的侵袭，促进溃疡黏膜再生和溃疡愈合。本品还具有降低胃蛋白酶的活性、保护胃黏液的消化性降解，增加黏蛋白分泌、促进黏膜释放 PGE_2 等作用。本药还能杀灭幽门螺旋杆菌。主要用于慢性胃炎及缓解胃酸过多引起的胃痛、胃烧灼感和反酸；治疗胃溃疡、十二指肠溃疡、复合溃疡等；还可与抗生素联用，根除幽门螺杆菌[1]。

本品在胃中形成不溶性沉淀，仅有少量铋被吸收。吸入体内的铋约4周后达稳态浓度，主要分布在肝、肾组织中，通过肾脏从尿中排泄，未吸收的铋从粪便排出体外。半衰期为10～15天[2]。

在常规剂量下和服用周期内本药比较安全。个别病人服用时可出现恶心、呕吐、食欲减退、腹泻、便秘等症状，停药后自行消失；少数病人可出现轻微头痛、头晕、失眠等；本药长期服用可引起肾脏毒性[2]。

国内于20世纪70年代中期开始生产。除中国药典(2015)收载外，Ph. Eur.(7.0)、USP(36)、BP(2013)和JP(16)均未收载。

【制法概要】

$$\text{枸橼酸铋} + \text{枸橼酸钾} \xrightarrow[NH_3,\ H_2O]{60℃以下，络合反应} \text{沉淀} \xrightarrow{\text{乙醇洗、干燥}} \text{成品}$$

【性状】本品为枸橼酸盐类，在潮湿空气中具有一定的引湿性。

【鉴别】[3] (1)为铋盐的鉴别反应。硫脲与多种金属离子能形成有色沉淀，与 Bi^{3+} 的反应尤为灵敏(1μg)。沉淀的组成随条件而异，当Bi与 $CS(NH_2)_2$ 的组成比为1∶1时显黄褐色；为1∶2时显黄色；为1∶3时显黄褐色。

(2)为枸橼酸盐的鉴别反应。本反应机制不明。反应产物的颜色变化与反应体系的含水量、试剂加入速度及观察时间等因素相关。如缓缓加入吡啶-醋酐（3∶1)，溶液初显黄色，渐变为棕绿色，而不是红色或紫红色，且吡啶-醋酐(3∶1)宜临用新配。

【检查】酸碱度　本品有2%～6%含氨量。产品测得pH均在6.0～8.0。

硫酸盐　检查游离的硫酸盐。

钠盐的存在对硫酸盐的检出有影响，故应做前处理，反复滤过至滤液澄清。

硝酸盐　硝酸盐与硫酸亚铁反应，Fe^{2+} 氧化为 Fe^{3+}，使接界面变为棕色。

干燥失重　本品中含氨2%～6%，络合物遇热不稳定，干燥失重条件下氨会分解逸出，于105℃干燥5小时基本可达到恒重，结果是失去水分的同时失去氨。

铜盐　铜盐为加工设备的铜部件受氨腐蚀产生的铜氨络离子。铜盐检查没有采用中国药典铋类药物铜盐检查的铜试剂法，而是采用铜腙法(Cuprizone)。虽两法都具有很高的灵敏度，由于铋离子是铜试剂法主要干扰金属之一，用本法必须先排除铋的干扰，操作繁琐，加之铜试剂不稳定，需经常配制，而铜腙法则无此弊端。

【含量测定】采用络合滴定法。以二甲酚橙作指示剂。二甲酚橙在酸性溶液中为黄色，其金属配位化合物为橙红色，终点颜色由橙红色变为黄色。

【贮藏】遮光，密封，在干燥处保存。

【制剂】(1)枸橼酸铋钾片(Bismuth Potassium Citrate Tablets)

(2)枸橼酸铋钾胶囊（Bismuth Potassium Citrate Capsules)

(3)枸橼酸铋钾颗粒(Bismuth Potassium Citrate Granules)

各剂型的鉴别(2)由于辅料的干扰，对沉淀不作进一步检查。含量测定与原料相同。

参考文献

[1] 国家药典委员会．中华人民共和国药典临床用药须知·化学药和生物制品卷[M]. 北京：人民卫生出版社，2005.

[2] 李家泰．临床药理学[M]．2版．北京：人民卫生出版社，2001：1153-1154.

[3] 中华人民共和国卫生部药典委员会．中华人民共和国1990年版二部药典注释[M]. 北京：化学工业出版社，1993.

撰写　毛杏飞　广东省药品检验所

复核　罗卓雅　广东省药品检验所

枸橼酸喷托维林
Pentoxyverine Citrate

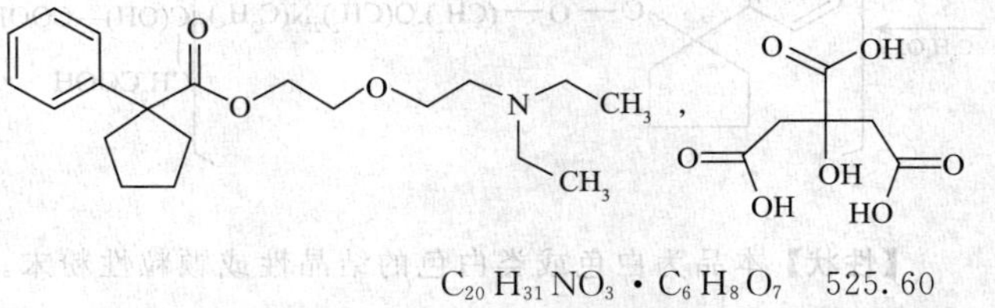

$C_{20}H_{31}NO_3 \cdot C_6H_8O_7$　525.60

化学名：1-苯基环戊烷羧酸-2-(2-二乙氨基乙氧基)乙酯枸橼酸盐

2-(2-diethylaminoethoxy) ethyl-1-phenylcyclopentane-1-carboxylate citrate

英文名：Pentoxyverine (INN) Citrate

异名：枸橼酸维静宁，咳必清

CAS号：Carbetapentane [77-23-6]；Citrate [23142-01-0]

枸橼酸喷托维林为非成瘾性镇咳药。镇咳作用强度只有可待因的三分之一，具有中枢和外周性镇咳作用。除对延髓的呼吸中枢有直接抑制作用外，还有微弱的阿托品作用，吸收后可轻度抑制支气管内感受器，减弱咳嗽反射，并可使痉挛的支气管平滑肌松弛，减低气道阻力。适用于各种原因引起的干咳。不良反应偶有便秘，或有轻度头痛、头晕、口干、恶心和腹泻。

枸橼酸喷托维林由 Morren 于 1956 年合成。国内于 1962 年生产。

除中国药典(2015)收载外，BP(2013)、Ph. Eur.(7.0)、JP(16)亦有收载；USP(36)未收载，NF(13)曾收载过。

【制法概要】[1]

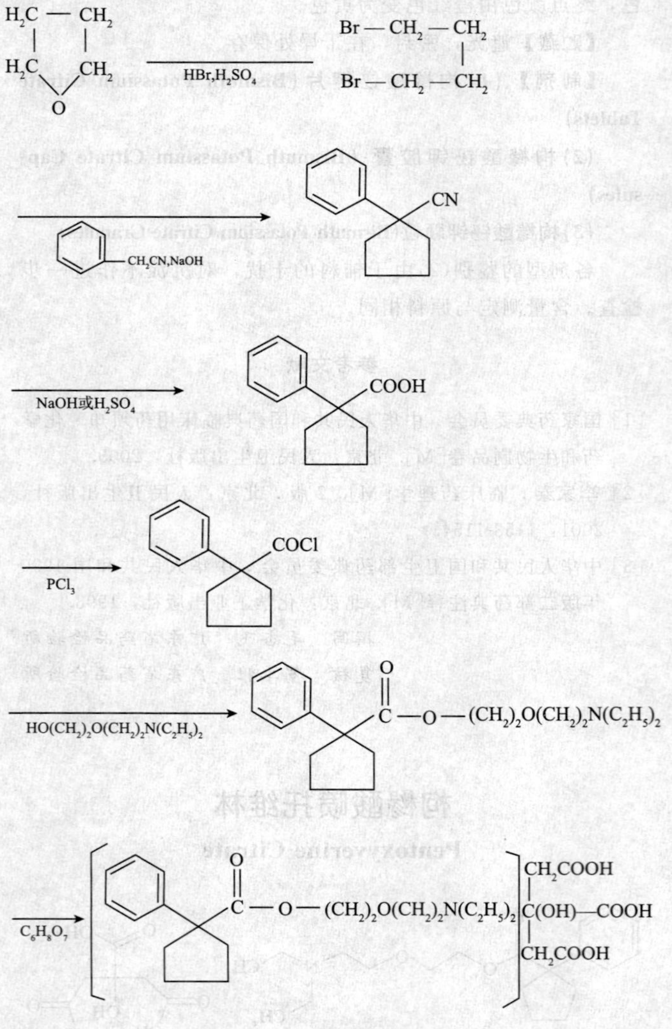

【性状】本品为白色或类白色的结晶性或颗粒性粉末。国内产品系经醚析或醇析后甩滤，而呈颗粒状粉末。

本品易溶于水(1∶6)，溶于乙醇(1∶26)，略溶于三氯甲烷(1∶60)，不溶于乙醚。

BP(2013)与 Ph. Eur.(7.0)规定为白色或类白色结晶性粉末，熔点为93℃；JP(16)规定为白色结晶性粉末，熔点为92～95℃。

熔点　本品的熔点为 88～93℃，装入毛细管后减压熔封，依法测定。

如不经减压测定熔点，则全熔时不澄明，而出现浑浊，其原因是由气泡所致。本品经差示扫描量热法(DSC)测定，只出现一个吸热峰。中国食品药品检定研究院曾用热重法(TG)测试，发现在 88～93℃范围内未发生任何重量变化，说明供试品未发生分解，气泡亦不是由于熔融时分解而产生的。减压熔封后依法测定熔点，全熔时均澄明，且所测得的初熔温度与不经减压测得的结果一致。将本品熔融后冷却，再测定其熔点、红外光谱及含量，测得的结果与未经熔融的样品测定结果无差异。经比较同一批号经不同时间干燥与未经干燥的供试品的熔融情况及气相色谱分析，认为气泡的产生除了与少量残留溶剂有关外，还与其他挥发性杂质有关。此外，也与本品熔融后的黏度有关。

经实验发现本品在成盐过程中，如果喷托维林与枸橼酸的比例不为 1∶1，则会使熔点偏低。据报道，如果本品中存在杂质($C_{18}H_{27}NO_2 \cdot C_6H_8O_7$)也会使熔点偏低并出现异臭。

【鉴别】(1)本品为叔胺盐，加水溶解后，加稀盐酸与亚铁氰化钾试液，即生成黄白色复盐沉淀。

本品与亚铁氰化钾生成亚铁氰酸盐的黄白色结晶性沉淀[2]。

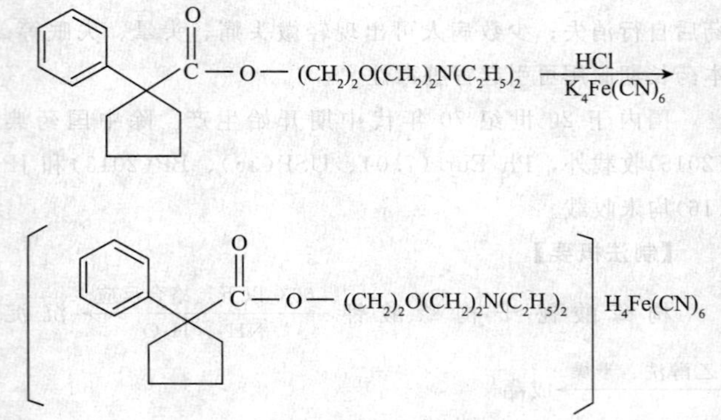

(2)本品水溶液加稀盐酸与重铬酸钾试液，则生成黄色复盐沉淀。

本品与重铬酸钾生成黄色的重铬酸盐沉淀[2]。

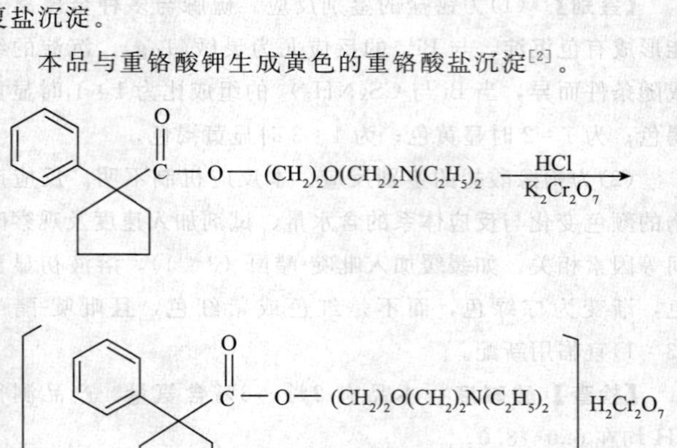

(3)本品的红外光吸收图谱应与对照图谱(光谱集 267 图)一致。本品的红外光吸收图谱显示的主要特征吸收见表 1。

表 1　枸橼酸喷托维林红外光吸收图谱主要特征吸收

特征谱带(cm^{-1})	归属	
3420	羟基	ν_{O-H}
3200～2600	羧酸	ν_{O-H}
1728	酯基	$\nu_{C=O}$
1590，1350	羧酸离子	$\nu_{CO_2^-}$

【检查】溶液的澄清度　如果样品中存在极少量挥发性杂质，其全熔时即有浑浊现象，而且影响其水溶液的澄清度。

有关物质　采用高效液相色谱法测定有关物质。

中国药典(2005)用薄层色谱法测定有关物质：采用硅胶G薄层板，以乙酸乙酯-甲醇-浓氨溶液(27：2.5：0.6)为展开剂，展开，晾干，喷以稀碘化铋钾试液使显色，立即检视。经实验发现，方法灵敏度低，难以有效控制药品的质量。

JP(16)也采用薄层色谱法测定有关物质：采用硅胶G薄层板，以三氯甲烷-甲醇-乙酸乙酯-氨水(25：10：10：1)为展开剂，展开，晾干，碘蒸气中显色10分钟，立即检视。

BP(2013)与Ph. Eur.(7.0)采用高效液相色谱法，用辛烷基硅烷键合硅胶柱，以乙腈-0.15%庚烷磺酸钠溶液(35：65)(用稀硫酸调节pH至3.0)为流动相，检测波长为205nm，柱温50℃。标准中以已知杂质喷托维林杂质A与杂质B为对照品进行检测，限度为：杂质A不得过0.3%；杂质B不得过0.3%；其他单个杂质不得过0.1%；其他杂质总和不得过0.3%。喷托维林杂质A、杂质B的结构如下。

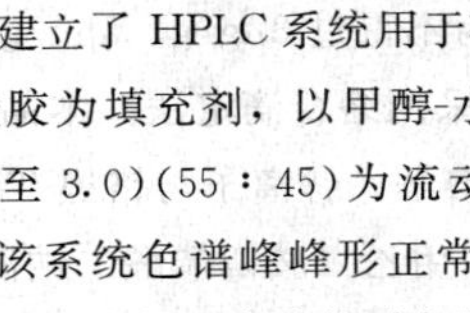

杂质A：R = H：1-苯基环戊烷羧酸

杂质B：R = $CH_2-CH_2-N(CH_2-CH_3)_2$：1-苯基环戊烷羧酸-2-(二乙氨基)乙酯(咳美芬)

中国药典(2015)建立了HPLC系统用于有关物质检查。用十八烷基硅烷键合硅胶为填充剂，以甲醇-水(加三乙胺10ml/L，用磷酸调节pH至3.0)(55：45)为流动相，检测波长为215nm。结果表明，该系统色谱峰峰形正常，保留时间适中，检出的杂质多，分离效果良好。有关物质色谱图见图1。

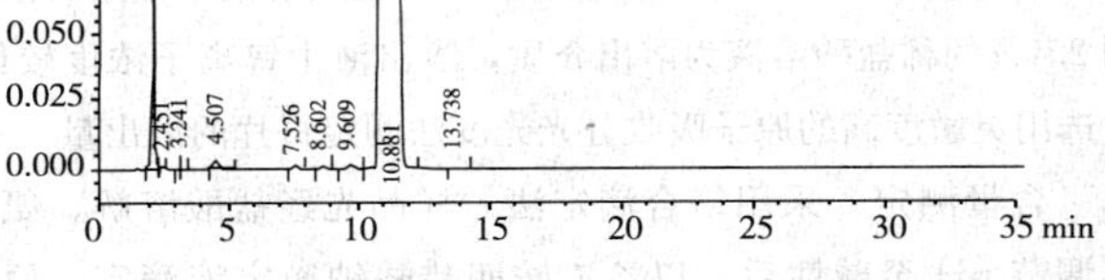

图1　枸橼酸喷托维林有关物质典型色谱图

色谱柱：岛津 VP-ODS(4.6mm×150mm，5μm)

经采用逐步稀释法测定，枸橼酸喷托维林的最低检出量为1ng。

枸橼酸喷托维林在水中、流动相中均易溶，为了减少溶剂的影响，选用流动相为溶剂更为合理。

采用不加校正因子的主成分自身对照法计算杂质量，杂质限量规定，单个杂质不得过0.2%，杂质总量不得过1.0%。

采用三种不同品牌、不同规格的色谱柱进行耐用性试验，结果良好。见表2。

表 2　耐用性试验的色谱柱

色谱柱型号	色谱柱规格
Diamonsil C18	200mm×4.6mm
Agela C18	250mm×4.6mm
岛津 VP-ODS	150mm×4.6mm

经稳定性考察，供试品溶液(浓度为1mg/ml)在24小时内稳定。

样品检测中的杂质，其结构与来源，有待进一步研究。

【含量测定】本品为有机碱类药物，采用非水滴定法测定含量。经用电位法校正，用结晶紫为指示剂时，终点为蓝色[3]。

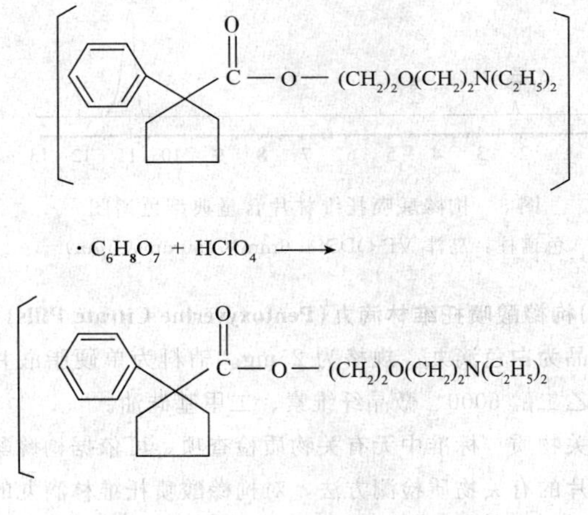

BP(2013)、Ph. Eur.(7.0)和JP(16)均采用非水滴定法测定含量。

【贮藏】破坏实验表明，本品在酸碱条件下不稳定，对高温、强光及氧化较稳定。经稳定性考察，本品稳定性良好。

【制剂】中国药典(2015)收载了枸橼酸喷托维林片、枸橼酸喷托维林滴丸；USP(36)、BP(2013)、Ph. Eur.(7.0)、JP(16)均未收载该制剂品种。

(1)枸橼酸喷托维林片(Pentoxyverine Citrate Tablets)

本品为糖衣片，除去包衣后显白色。规格为25mg。辅料为蔗糖、淀粉、糊精、微晶纤维素、硬脂酸镁、滑石粉、预胶化淀粉、羧甲基纤维素钠、阿拉伯胶、磷酸氢钙、氢氧化铝、硫酸钙、二氧化硅、乙醇等。

有关物质　按照枸橼酸喷托维林原料项下有关物质检测

方法，检查枸橼酸喷托维林片的有关物质，辅料不干扰测定。经考察 10 批样品，有关物质含量在 0.60%～1.72%，杂质量较大，因此将有关物质检查项列入标准。样品中的杂质结构与来源有待进一步研究。

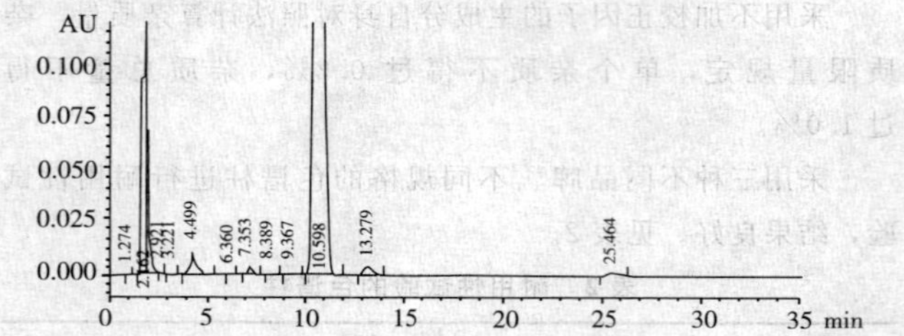

图 2　枸橼酸喷托维林片有关物质典型色谱图

色谱柱：岛津 VP-ODS(4.6mm×150mm，5μm)

含量测定　中国药典(2005)含量测定方法采用三氯甲烷提取，再进行非水滴定，方法操作繁琐，重现性不好，且毒性较强。中国药典(2015)采用高效液相色谱法测定，色谱条件与枸橼酸喷托维林原料项下有关物质的色谱条件相同。辅料不干扰主成分的测定。方法的线性范围为 50.48～504.80μg/ml，r=1.0000，平均回收率为 100.7%(n=9)，RSD 为 0.88%。

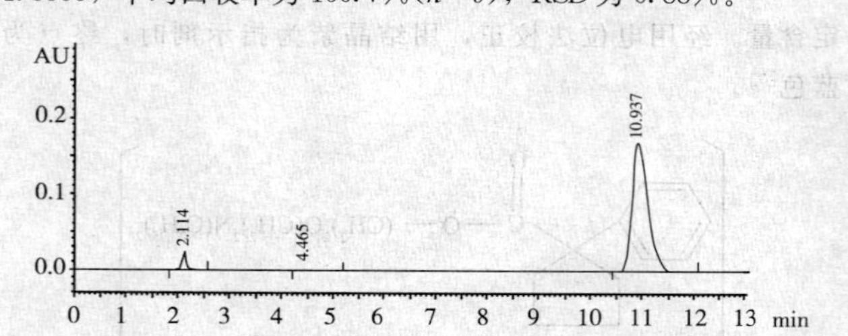

图 3　枸橼酸喷托维林片含量典型色谱图

色谱柱：岛津 VP-ODS(4.6mm×150mm，5μm)

(2)枸橼酸喷托维林滴丸(Pentoxyverine Citrate Pills)

本品为白色滴丸。规格为 25mg。辅料为单硬脂酸甘油酯、聚乙二醇 6000、微晶纤维素、二甲基硅油。

有关物质　标准中无有关物质检查项。可依据枸橼酸喷托维林片的有关物质检测方法，对枸橼酸喷托维林滴丸的有关物质进行考察，根据考察结果，进一步完善标准。

含量测定　采用三氯甲烷溶解，进行非水滴定，方法毒性较强。可参照枸橼酸喷托维林片的含量测定方法，采用高效液相色谱法测定，有待进一步提高标准。

参考文献

[1] 中华人民共和国卫生部药典委员会．中华人民共和国药典 1990 年版二部药典注释[M]．北京：化学工业出版社，1993：397.

[2] 李正化．药物化学[M]．2 版．北京：人民卫生出版社，1987：102.

[3] 于如嘏．分析化学[M]．2 版．北京：人民卫生出版社，1986：140.

撰写　田　兰　高柳娣　河北省药品检验研究院

复核　杨　梁　河北省药品检验研究院

枸橼酸锌

Zinc Citrate

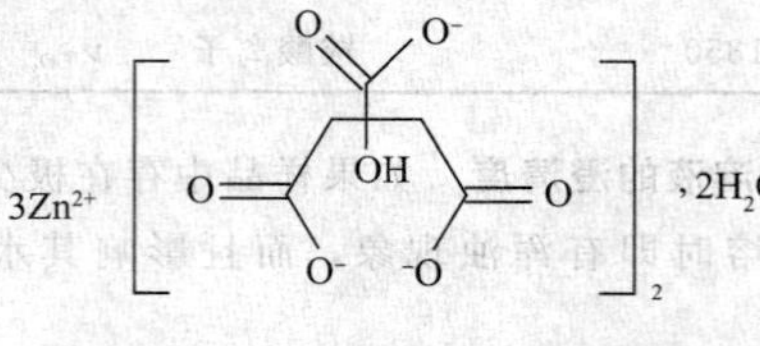

$(C_6H_5O_7)_2Zn_3 \cdot 2H_2O$　610.35

化学名：2-羟基丙烷-1,2,3-三羧酸锌二水合物

1,2,3-propanetricarboxylic acid, 2-hydroxy-, trizinc salt, dihydrate

英文名：Zinc Citrate(INN)

CAS 号：[546-46-3]

本品为补锌药，主要用于治疗因缺锌引起的小儿生长发育迟缓、厌食症、异食癖以及口腔溃疡等。

除中国药典(2015)有收载外，USP(36)也收载，其他国外药典均未收载。

【制法概要】本品由枸橼酸和氧化锌经中和反应制得[1]。

【性状】本品为含 2 分子结晶水的化合物，在湿空气中有潮解性，在热空气中有风化性。

【鉴别】本品的水溶液显锌盐与枸橼酸盐的鉴别反应。

【检查】酸度　枸橼酸锌在生产过程中是在酸性溶液中析出结晶，因此需控制游离酸。对甲基橙不显橙红色，以控制酸度在 pH 4.4 以上。

干燥失重　本品含 2 个结晶水，180℃加热可失去 2 分子结晶水而成为无水物，理论失重为 5.90%。

铅盐　原料氧化锌中常含有铅杂质。常用硫化物沉淀的方法检查铅盐，因枸橼酸锌与硫化物也可反应产生 ZnS 白色沉淀，干扰测定，故采用原子吸收分光光度法测定，以保证检查的专属性及灵敏度。

USP(36)采用 ICP-MS 法测定砷（Ar）、镉（Cd）和铅（Pb），限度分别为不得过 3μg/g、5μg/g 和 10μg/g。

【含量测定】采用络合滴定法。本品加水及氨-氯化铵缓冲液(pH10.0)使溶解，锌离子与铬黑 T 生成铬黑 T-锌络合化合物(紫红色)，用乙二胺四醋酸二钠滴定液滴定，微过量的滴定液与铬黑 T-锌配位化合物反应生成乙二胺四醋酸锌，铬黑 T 游离呈蓝色为终点。

【制剂】枸橼酸锌片(Zinc Citrate Tablets)

溶出度　枸橼酸锌在水中微溶，在盐酸溶液中溶解，故采用 2.4%的稀盐酸溶液为溶出介质，溶出液中锌离子浓度较低，故选用灵敏度高的原子吸收分光光度法测定每片的溶出量。

含量测定　采用络合滴定法。样品先经盐酸溶解、氨试液调节 pH 至碱性后，以乙二胺四醋酸钠滴定液滴定，原理同原料药枸橼酸锌含量测定。

参考文献

[1] 李文杰，刘顺良．国内锌制剂的开发研究与临床应用[J]．药学实践杂志，1995，13(6)：337-339.

撰写　牛　冲　凌　霄　山东省食品药品检验研究院

复核　王　杰　　　　　山东省食品药品检验研究院

柳氮磺吡啶

Sulfasalazine

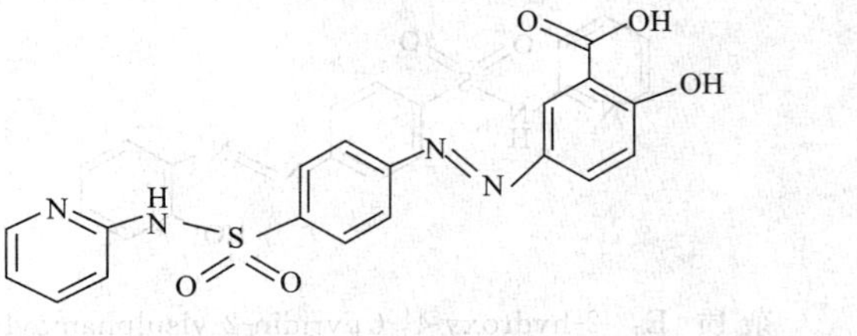

$C_{18}H_{14}N_4O_5S$　398.39

化学名：5-[对-(2-吡啶胺磺酰基)苯]偶氮水杨酸

Benzoic acid，2-hydroxy-5-[[4-[(2-pyridinylamino)sulfonyl]phenyl]azo]

英文名：Sulfasalazine(INN)；Salazosulfapyridine；Nepressol；Salicylazosulfapyridine；Sulphasalazine

异名：柳氮磺胺吡啶；水杨酸偶氮磺胺吡啶

CAS 号：[599-79-1]

本品为磺胺类抗菌药。具有抗炎和抗菌的双重作用，未被吸收的部分在肠微生物作用下，分解成 5-氨基水杨酸和磺胺吡啶。5-氨基水杨酸与肠壁结缔组织络合，能较长时间停留在肠壁组织中起到抗菌消炎和免疫抑制作用，如减少大肠埃希菌和梭状芽孢杆菌，同时抑制前列腺素的合成以及其他炎症介质白三烯的合成，从而起到抗炎作用；磺胺吡啶对肠道菌群显示微弱的抗菌作用。本品可治疗溃疡性结肠炎。口服后在胃肠道吸收的部分，通过胆汁可重新进入肠道。长期服药可发生恶心、头痛、白细胞减少等不良反应[1]。

1938 年，Svarts 开始研究磺胺与水杨酸的化学键联结，并于 1946 年与 Pharmacia 公司的化学家合作，首次成功研制出柳氮磺吡啶。除中国药典(2015)收载外，Ph. Eur.(7.0)、BP (2013)、USP (36)、JP (16)均有收载。

【制法概要】

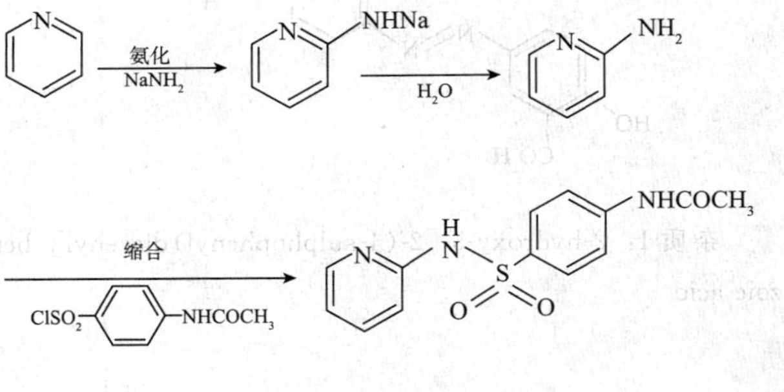

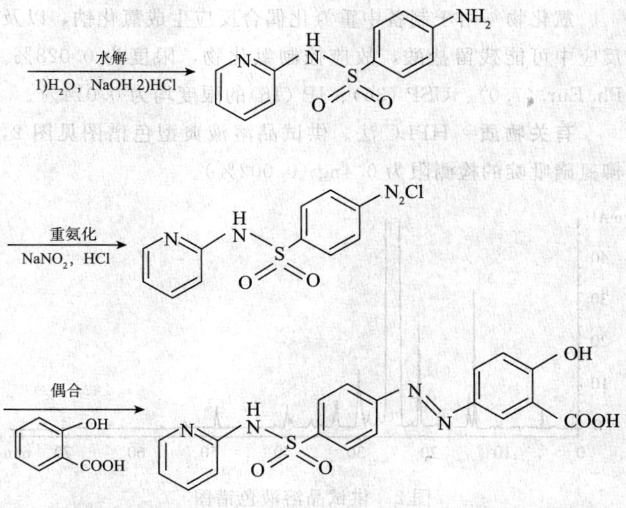

【性状】本品为暗黄色至棕黄色粉末，与 JP (15)描述相同。Ph. Eur. (7.0)和 USP (36)描述为亮黄色或棕黄色粉末。

因熔点在 200℃以上，中国药典(2015)未制订熔点。USP (36)熔点约 255℃，JP(16)熔点 240～249℃，均为熔融同时分解。

【鉴别】(1)取本品用醋酸-醋酸钠缓冲液(pH4.5)制成每 1ml 中约含 7.5μg 的溶液，在 359nm 波长处有最大吸收(图 1)。

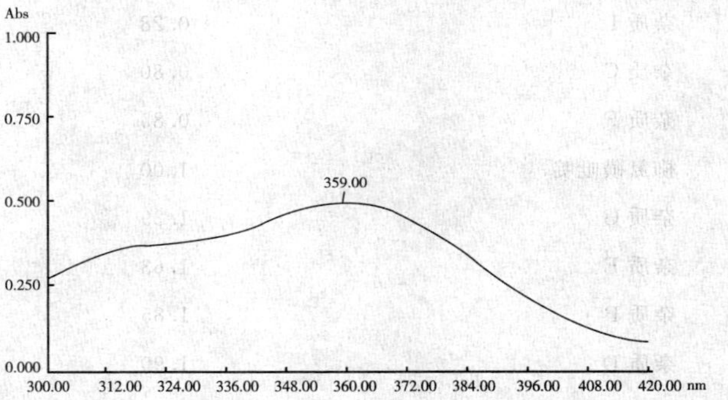

图 1　柳氮磺吡啶的紫外吸收光谱图

(2)本品的红外光吸收图谱(光谱集 620 图)显示的主要特征吸收如下。

特征谱带(cm^{-1})	归属	
3400～2500	仲胺基，羟基，羧基	ν_{N-H}　ν_{OH}
1680	羧基	$\nu_{C=O}$
1630，1620，1590，1540，1460	芳环	$\nu_{C=C,C=N}$
1360，1140	磺酰胺	ν_{SO_2}
840	芳氢	γ_{2H}
770	芳氢	γ_{4H}

【检查】酸度　本品合成时，为了利于芳香重氮盐或芳香胺的偶合，一般加酸使成弱酸性，所以酸度检查项主要检查酸的残留。

氯化物 由于制备中重氮化偶合反应生成氯化钠，以及反应中可能残留盐酸，故应控制氯化物，限度为 0.028%。Ph. Eur. (7.0)、USP (36)、JP (16)的限度均为 0.014%。

有关物质 HPLC 法。供试品溶液典型色谱图见图 2，柳氮磺吡啶的检测限为 0.4ng (0.002%)。

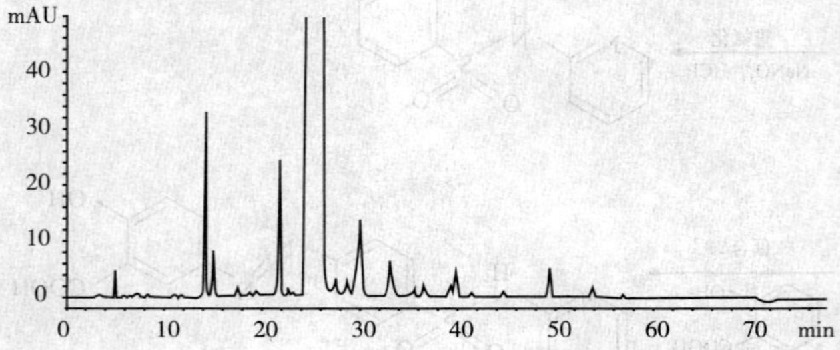

图 2 供试品溶液色谱图

磺胺吡啶 5.0min，水杨酸 5.9min，柳氮磺吡啶 24.9min，其余均为未知杂质峰(Phenomenex C18，250mm×4.6mm，5μm)

Ph. Eur. (7.0)检测方法、杂质计算法及限度均同中国药典(2015)，采用下表的相对保留时间确定已知杂质 A、B、C、D、E、F、G、I。

成分	相对保留时间(min)
杂质 H(水杨酸)	0.16
杂质 I	0.28
杂质 C	0.80
杂质 F	0.85
柳氮磺吡啶	1.00
杂质 G	1.39
杂质 E	1.63
杂质 B	1.85
杂质 D	1.90
杂质 A	2.00

各杂质结构式如下。

杂质 A：4，4′-[(4-hydroxy-1，3-phenylene) bis (diazenediyl)] bis [*N*-(pyridin-2-yl) benzenesulphonamide]

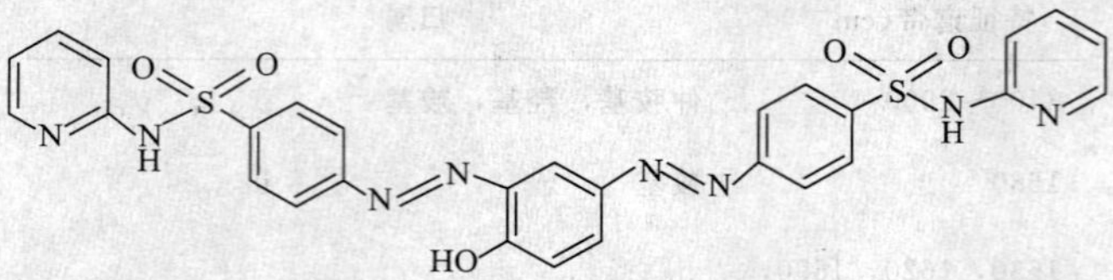

杂质 B：2-hydroxy-3，5-bis [2-[4-(pyridin-2-ylsulphamoyl) phenyl] diazenyl] benzoic acid

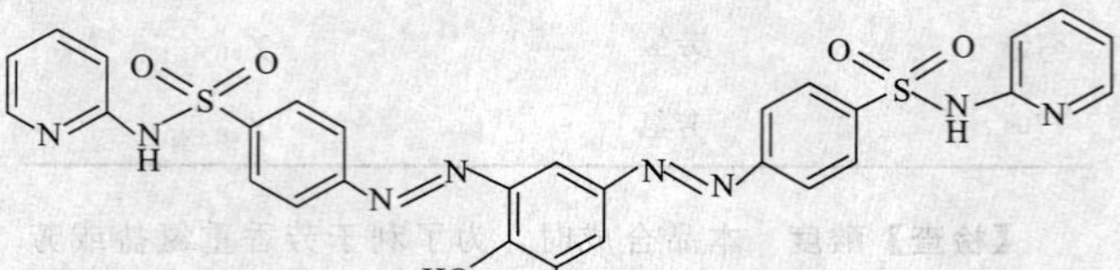

杂质 C：2-hydroxy-5-[2-[4-(2-iminopyridin-1(2*H*)-yl) phenyl] diazenyl] benzoic acid

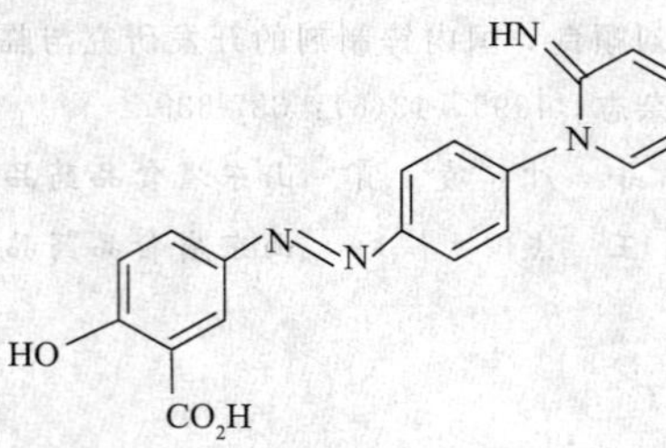

杂质 D：4- [2-(2-hydroxyphenyl) diazenyl] -*N*-(pyridin-2-yl) benzenesulphonamide

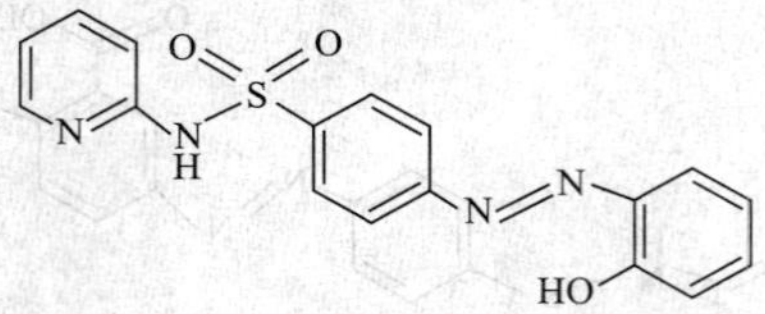

杂质 E：2-hydroxy-4′-(pyridin-2-ylsulphamoyl)-5-[2-[4-(pyridin-2-ylsulphamoyl) phenyl] diazenyl] biphenyl-3-carboxylic acid

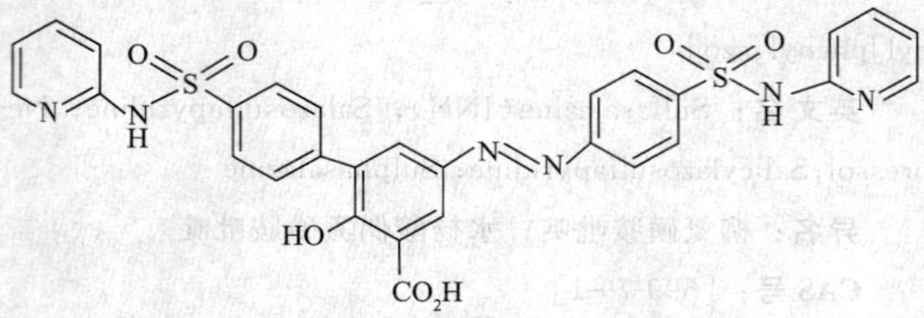

杂质 F：2-hydroxy-3-[2-[4-(pyridin-2-ylsulphamoyl) phenyl] ldiazenyl] benzoic acid

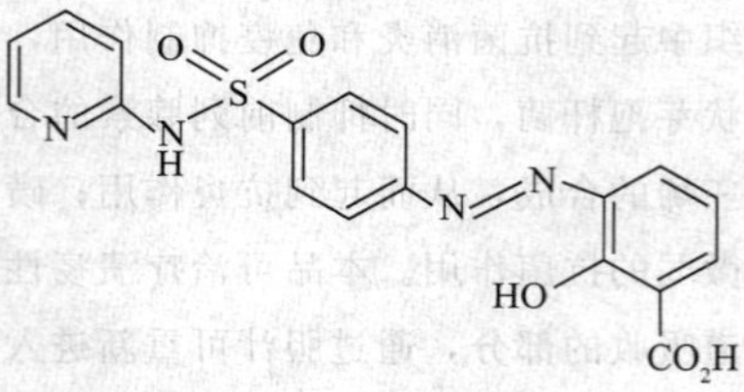

杂质 G：5-[2-[4′，5-bis (pyridin-2-ylsujphamoyl) biphenyl-2-yl] diazenyll-2-hydroxybenzoic acid

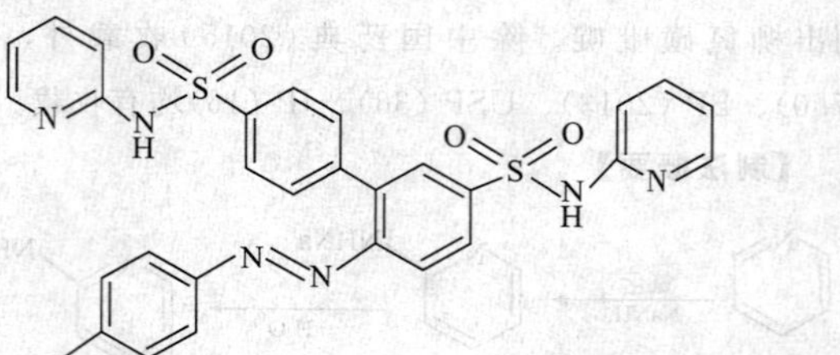

杂质 I：2-hydroxy-5-[2-(4-sulphophenyl) diazenyl] benzoic acid

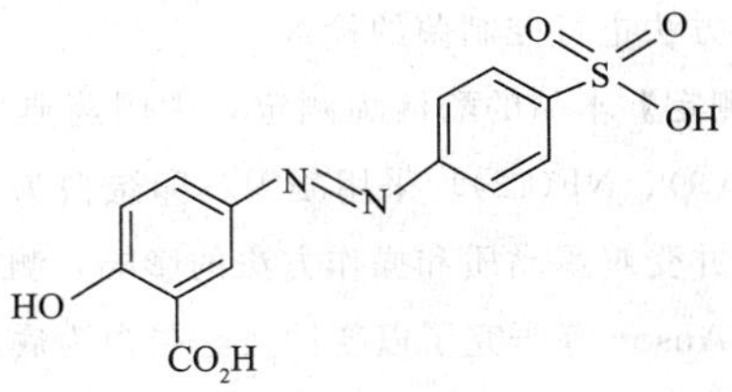

JP (16)采用 TLC 法，杂质不得过 1%；USP (36)采用不同的 TLC 法，规定单个杂质不得过 2%，杂质总量不得过 4%。

水杨酸与磺胺吡啶 HPLC 法。供试品溶液典型色谱图见图 3，水杨酸与磺胺吡啶的检测限分别为 0.24ng 和 0.25ng (0.0012%)。结构式如下。

水杨酸(salicylic acid)

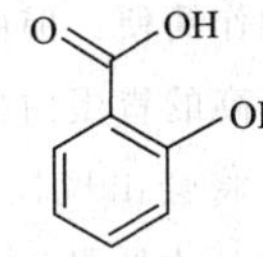

磺胺吡啶 (4-amino-*N*-(pyridin-2-yl) benzenesulphonamide; sulfapyridine)

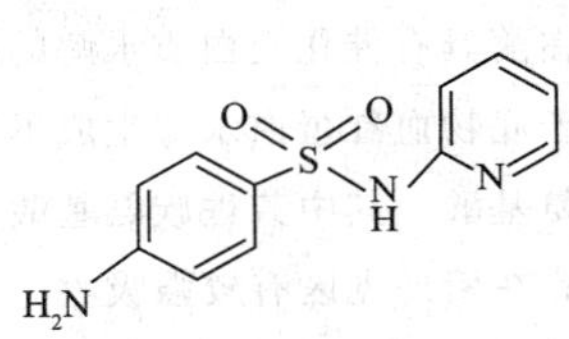

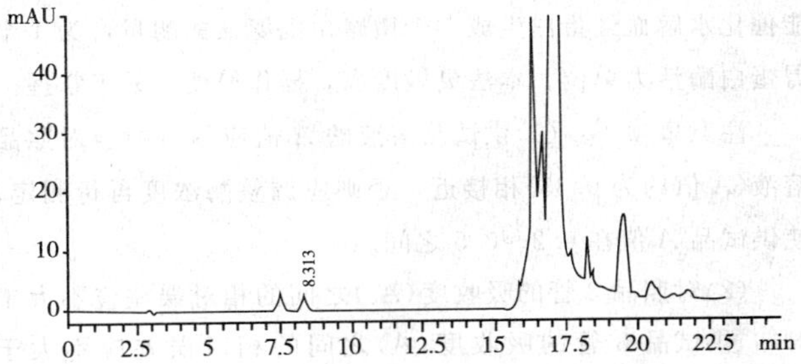

图 3 供试品溶液色谱图

磺胺吡啶 7.5min，水杨酸 8.3min

Phenomenex C18(250mm×4.6mm，5μm)

Ph. Eur. (7.0)检测方法同中国药典(2015)，以已知杂质外标法计算。USP(36)和 JP (16)均未制订水杨酸与磺胺吡啶检查项。

【含量测定】采用紫外-可见分光光度法测定，吸收系数法计算。Ph. Eur. (7.0)和 USP (36)均采用紫外-可见分光光度法测定，对照品法计算。JP (16)则采用氧瓶燃烧法破坏后用高氯酸钡滴定液滴定。

【制剂】中国药典(2015)收载了柳氮磺吡啶肠溶片、柳氮磺吡啶栓，BP(2013)收载了柳氮磺吡啶片、柳氮磺吡啶肠溶片(Gastro-resistant Sulfasalazine Tablets 或 Enteric-coated Sulfasalazine Tablets)，USP (36)收载了柳氮磺吡啶片、柳氮磺吡啶肠溶片(Sulfasalazine Delayed-release Tablet)，JP (16)未收载。

(1)柳氮磺吡啶肠溶片(Sulfasalazine Enteric-coated Tablets)

本品为肠溶糖衣片或薄膜衣片。

鉴别 ①为氧化还原反应，在酸性条件下，加锌粉还原柳氮磺吡啶，黄色消失。②为直火加热，柳氮磺吡啶分解，逸出黄色烟雾和二硫化碳刺激性臭气。

有关物质、水杨酸与磺胺吡啶检查项，检测方法、限度同原料药。

释放度照肠溶制剂测定。USP (36)收载的肠溶片的释放方法与介质同中国药典(2015)，释放量测定用 HPLC 外标法，酸中限度为不得过标示量的 10%，缓冲液中限度为标示量的 85%；BP(2013)收载的肠溶片按各论下溶出度检查，采用第二法，转速每分钟 50 转，磷酸盐缓冲液(pH7.5)为溶出介质，45 分钟取样，采用紫外-可见分光光度法测定，对照品法计算溶出量，限度为标示量的 70%，与收载的片剂方法相同。

(2)柳氮磺吡啶栓(Sulfasalazine Suppositories)

本品为脂肪性基质制成的黄色栓剂。

有关物质、水杨酸与磺胺吡啶检查项，检测方法、限度同原料药。

参考文献

[1] 国家药典委员会. 中华人民共和国药典临床用药须知·化学药和生物制品卷 [M]. 北京：人民卫生出版社，2005：723.

撰写 刘 瑾 李 丹 上海市食品药品检验所
复核 杨永健 上海市食品药品检验所

胃蛋白酶

Pepsin

酶的编号：3.4.23.1

CAS 号：[9001-75-6]

本品用于治疗缺乏胃蛋白酶或消化机能减退引起的消化不良、食欲不振等。胃蛋白酶是动物胃液中多种蛋白水解酶的混合物之一，系自猪，或牛，或羊的胃黏膜中提取的蛋白水解酶。胃蛋白酶属于天冬氨酸蛋白水解酶类，相对分子量为 31～36kD，其前体是胃蛋白酶原，胃蛋白酶原在成年脊椎动物胃黏膜中合成，在胃液的酸性条件下转换成胃蛋白酶。不同动物来源的胃蛋白酶含量多少主要依动物的食性而改变：肉食和杂食性动物＞草食性动物，最低是反刍类动物[1]。胃蛋白酶倾向于水解氨基端或羧基端为疏水性氨基酸特别是芳香族氨基酸(如苯丙氨酸、色氨酸和酪氨酸)或亮氨酸的肽键。结晶猪胃蛋白酶含326个氨基酸残基，无活性的酶原其一级结构比胃蛋白酶多出了44个氨基酸。

中国药典(1977)收载了胃蛋白酶原料和含糖胃白酶制剂，均系胃蛋白酶加适量乳糖、葡萄糖和蔗糖等稀释制得。中国药典(1985)仅收载了含糖胃蛋白酶一个品种。而中国药典(1995)又恢复增订了胃蛋白酶原料，将含糖胃蛋白酶的两种规格作为制剂收载。中国药典(2000)除收载胃蛋白酶及含糖胃蛋白酶外，还增订了胃蛋白酶片和颗粒这两种剂型。

1836年Schwann发现胃蛋白酶并命名。1930年Northrop获得结晶胃蛋白酶。胃蛋白酶也是第一个从动物身上获得的酶。

该品种除中国药典二部收载，BP(2013)及Ph. Eur. (7.0)亦有收载，USP(36)是作为试剂列于附录中，JP(16)收载含糖胃蛋白酶(Saccharated Pepsin)。经比较，中国药典(2015)二部胃蛋白酶质量标准收载的检验项目和限度与国外药典基本一致。

【制法概要】胃蛋白酶是一种天然生物活性蛋白酶，其生物活性易受多种因素的影响，温度、pH、加热时间、激活剂等都能使酶活性受到不可逆的破坏。据文献报道，温度控制在60℃，pH为2.5，干燥时间为6小时，胃蛋白酶提取收率较高(平均值稳定在4200～4300单位/mg)。工艺流程如下。

猪(或牛，或羊)胃黏膜 $\xrightarrow{\text{消化}}$ 消化液 $\xrightarrow{\text{脱脂}}$ 上清液 $\xrightarrow{\text{初提、纯化}}$ 胃蛋白酶

目前国内主要采用猪胃黏膜进行提取，工艺中对胃蛋白酶的分离技术主要是应用有机溶剂提取法、盐析法或底物亲和法进行粗分离，然后通过凝胶过滤或层析技术进行纯化[1,2]。

【性状】胃蛋白酶干燥品较稳定，在100℃加热10分钟不失活；在水溶液中加热至70℃以上开始失活。在存放期间易吸湿结块，而降低活性。本品的最适pH为1.5～2.0，pH 6.2以上开始失活；pH 8.0以上呈不可逆失活。

【鉴别】本品为具有高效、专一催化活性的特殊蛋白质。易受物理因素如热、紫外线照射、超声波等，或化学因素如酸、碱、重金属盐、有机溶剂等作用，破坏蛋白质肽链的空间结构，引起蛋白质变性，生成不溶性沉淀。

【检查】干燥失重 经80℃、100℃、105℃干燥和60℃减压干燥试验，100℃干燥结果稳定，重现性好。

微生物限度 在USP(36)和JP(16)未见收载，参照BP(2013)和Ph. Eur. (7.0)，并通过对国内5个生产厂家，胃蛋白酶颗粒、胃蛋白酶片和含糖胃蛋白酶等不同剂型，18个批次的样品进行检验，绝大多数样品可直接或经5～10分钟的自然沉降后用常规方法进行细菌、霉菌和酵母菌计数检查，用常规方法进行控制菌的检查。

【效价测定】本品的酶活力测定，中国药典(1977)、BP(1973)、JP(9)、NF(12)均采用凝固鸡卵蛋白为底物，此法繁琐费时，并受鸡蛋品质和操作方法的影响，测得结果误差大。为此，Anson等研究了以变性血红蛋白为底物，用酪氨酸为标准品，测定本品的酶活力；以后L. N. Staritskaya，W. Wiegrebe等人对上述方法进行了深入的研究，DAB (8)首先收载了以血红蛋白为底物的酶活力测定方法。国内文献报道，曾对以血红蛋白为底物的方法作了较为细致的探讨，以不同倍数的胃蛋白酶对血红蛋白酶解的各种条件，如酶和底物的浓度、pH、作用时间、温度等进行考察，提出了较为适宜的试验条件，如比色波长、酪氨酸标准液的浓度等，经进一步试验，已载入中国药典(1985)，即福林酚法。此法测得结果较为准确，且操作简便。但由于该法受实验因素的影响较多，尤其酶活力较高的胃蛋白酶，如操作中不严格控制测定条件和操作步骤，将会出现较大的测定误差。因此，在中国药典(1985)及其增补本收载方法的基础上，经实验，中国药典(1990)修订为水解后的溶液不加福林酚试液显色，而改为直接以紫外分光光度法测定，并计算其酶活力单位。该法是基于胃蛋白酶具有催化蛋白质水解的能力；在规定的条件下，能作用于底物血红蛋白水解生成不被三氯醋酸所沉淀的小分子肽和氨基酸，其中芳香族氨基酸如苯丙氨酸、酪氨酸和色氨酸等；在紫外光区有较强吸收。本法以酪氨酸为对照，在275nm波长测定吸光度。在规定条件下，每分钟能催化水解血红蛋白生成1个微摩尔酪氨酸的酶量，为1个胃蛋白酶活力单位。本法灵敏度高，操作简便，易于掌握。

注意事项[3]：(1)供试品溶液的A值应尽可能与对照品溶液(A值约为0.35)相接近，否则应调整酶浓度再行测定，使供试品A值在0.2～0.5之间。

(2)对照品3管的吸收度(A_s)之间的相对误差应不大于2%，供试品3管的吸收度(A)之间的相对误差应不大于5%。当符合上述要求时，才能计算平均值($\overline{A_s}$和$\overline{A}$)。两份样品间的测定相对误差应不大于8%。

(3)根据本法测定误差，有效数据定为3位，如测得值为1348单位/g，应写成1350单位/g。

(4)测定时，溶液必须澄清，否则影响结果的准确度与精密度。过滤时各管弃去的初滤液的体积要相等。

(5)加血红蛋白试液及5%三氯醋酸液均应快速，使酶促反应准确反应10分钟。

【制剂】(1)胃蛋白酶片

本品为糖衣片，辅料有淀粉、蔗糖及硬脂酸镁等，所用辅料对效价测定无干扰。故取本品5片，研磨，全量转移至250ml量瓶中，用盐酸溶液稀释至刻度。

(2)胃蛋白酶颗粒

本品为胃蛋白酶与辅料经粉碎、混合、制粒、干燥等工艺制成的颗粒，辅料有蔗糖、枸橼酸、香精及柠檬黄等。

(3)含糖胃蛋白酶

本品系胃蛋白酶用乳糖、葡萄糖或蔗糖等稀释制得。

参考文献

[1] 王莹，张丽萍．胃蛋白酶分离纯化技术研究进展［J］．中国食品添加剂，2008(1)：110-113.

[2] 康世伟．正交试验法优化胃蛋白酶生产工艺［J］．中国药业，2008，17(6)：40.

[3] 卫生部药政局，中国药品生物制品检定所．中国药品标准操作规范［M］．北京：中国医药科技出版社，1996：363-364.

撰写　梁翠荣　山东省食品药品检验研究院
复核　黄　萍　山东省食品药品检验研究院

哈西奈德
Halcinonide

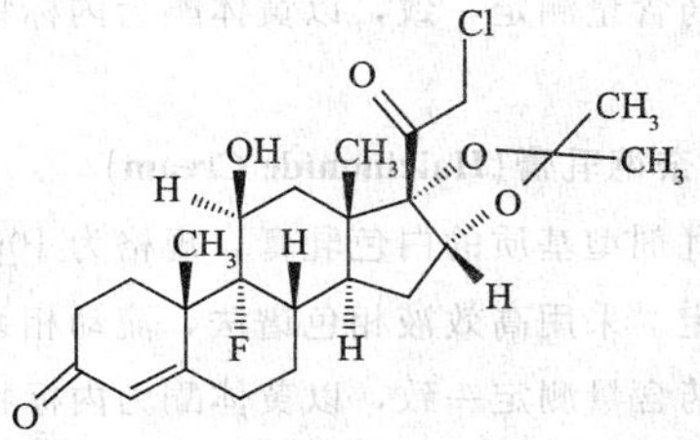

$C_{24}H_{32}ClFO_5$　454.97

化学名： 16α，17-[(1-甲基亚乙基)双(氧)]-11β-羟基-21-氯-9-氟孕甾-4-烯-3，20-二酮

16α，17-[(1-Methylethylidene) bis (oxy)]- 11β-hydroxy-21-chloro-9-fluoropregn-4-ene-3，20-dione

英文名： Halcinonide(INN)

异名： 氯氟舒松；哈西缩松

CAS 号： ［3093-35-4］

本品为肾上腺皮质激素类药。由于分子中引入 9α-氟和 21-氯，使其抗炎活性增强；16，17-缩丙基增强了其在皮肤上的作用。临床试验表明对牛皮癣和湿疹性皮炎疗效显著。哈西奈德通过正常皮肤可吸收，炎症性皮肤或其他皮肤病经皮吸收增加。经皮吸收后其药代动力学的行为与系统应用相同，即不同程度地与血浆蛋白结合，主要经肝脏代谢然后由肾脏排泄，也有部分从胆汁排泄[1]。

目前，除中国药典(2015)收载外，在 USP(36)中也有收载。

【制法概要】[2]本品由 Bernstein 等于 1962 年合成，国内于 1986 年开始生产。天津天药药业公司为首研企业，工艺中主要使用的有机溶剂有甲醇、二甲基甲酰胺、吡啶和丙酮。

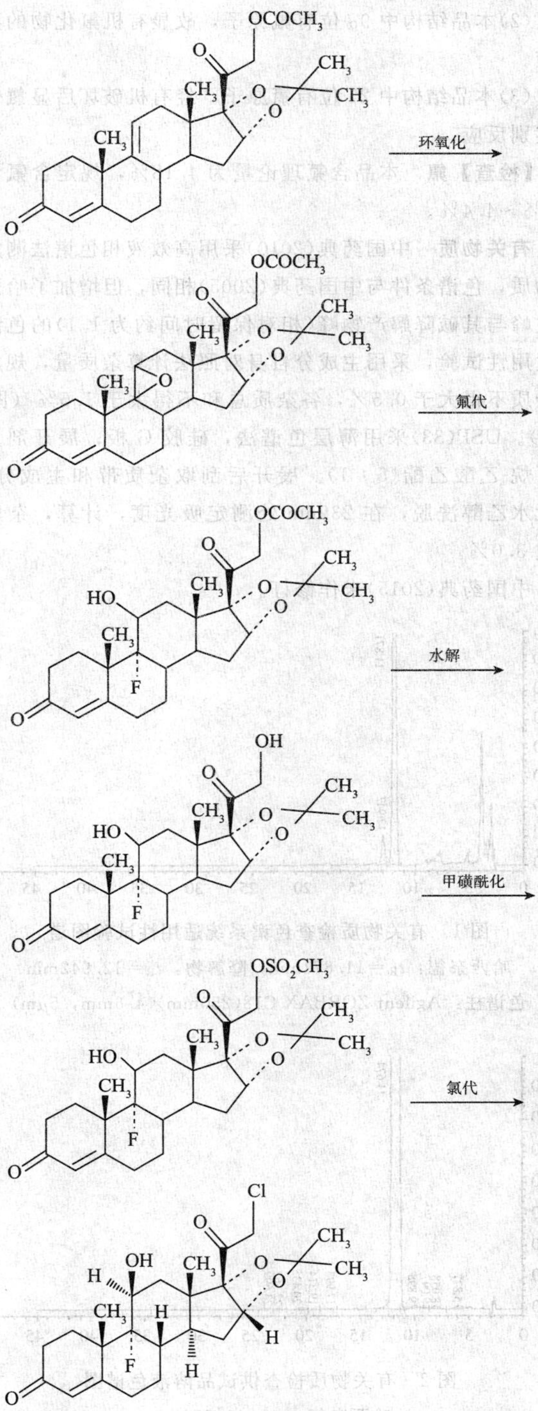

【性状】比旋度　本品 10mg/ml 的三氯甲烷溶液比旋度为＋150°至＋159°，USP(36)规定为＋150°至＋160°(三氯甲烷，20mg/ml)。

【鉴别】(1)本品的红外光吸收图谱应与对照的图谱(光谱集 498 图)一致，本品的红外光吸收图谱显示的主要特征吸收如下。

特征谱带(cm^{-1})	归属	
3430	羟基	ν_{O-H}
1725	20 位酮	$\nu_{C=O}$
1658	3 位酮	$\nu_{C=O}$
1616	烯	$\nu_{C=C}$
1060	醚	ν_{C-O}

(2)本品结构中 9α 位有氟原子，故显有机氟化物的鉴别反应。

(3)本品结构中 21 位有氯原子，经有机破坏后显氯化物的鉴别反应。

【检查】氟 本品含氟理论量为 4.18%，规定含氟量为 3.4%～4.4%。

有关物质 中国药典(2010)采用高效液相色谱法测定有关物质，色谱条件与中国药典(2005)相同，但增加了哈西奈德主峰与其碱降解产物峰(相对保留时间约为 1.1)的色谱系统适用性试验，采用主成分自身对照法计算杂质量，规定单个杂质不得大于 0.5%，各杂质总和不得大于 1.5%（图 1、图 2)。USP(33)采用薄层色谱法，硅胶 G 板；展开剂为三氯甲烷-乙酸乙酯(5：1)。展开后刮取杂质带和主成分带，用无水乙醇洗脱，在 239nm 处测定吸光度，计算，杂质不得过 3.0%。

中国药典(2015)未作修订。

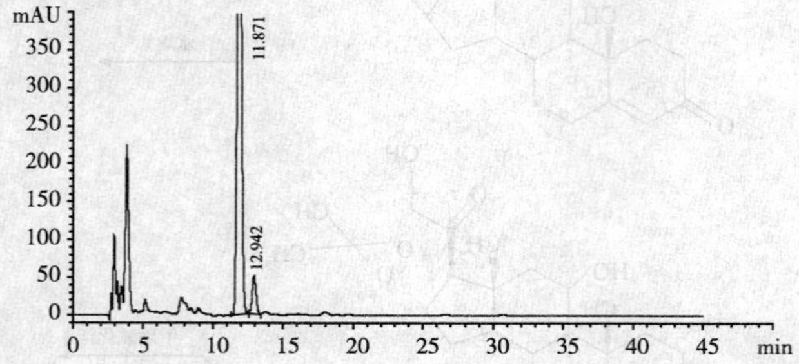

图 1 有关物质检查色谱系统适用性试验图谱

哈西奈德：t_R＝11.871min；降解物：t_R＝12.942min

色谱柱：Agilent ZORBAX C18(250mm×4.6mm，5μm)

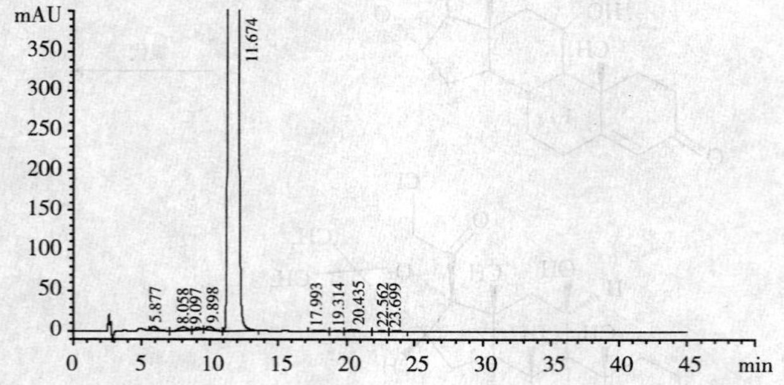

图 2 有关物质检查供试品溶液色谱图

哈西奈德：t_R＝11.674min

色谱柱：Agilent ZORBAX C18(250mm×4.6mm，5μm)

【含量测定】采用高效液相色谱法测定含量，色谱条件与有关物质相同。USP(36)采用紫外法测定含量。经方法学研究，哈西奈德在 4.1～41.5μg/ml 浓度范围内与峰面积呈良好线性关系，线性回归方程为 $A=2.50\times102C+28.4$，$r=0.9999(n=7)$，哈西奈德的最低定量限为 5μg/ml，最低检出限为 4μg/ml（图 3)。

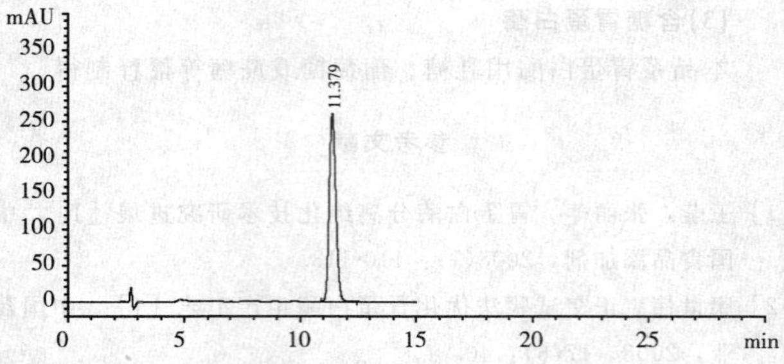

图 3 含量测定 HPLC 图谱

哈西奈德：t_R＝11.379min

色谱柱：Agilent ZORBAX C18(250mm×4.6mm，5μm)

【制剂】中国药典(2015)收载了哈西奈德软膏、哈西奈德乳膏、哈西奈德涂膜剂与哈西奈德溶液，USP(36)收载了哈西奈德乳膏、哈西奈德软膏、哈西奈德涂膜剂与哈西奈德溶液。

(1)哈西奈德软膏(Halcinonide Ointment)

本品为乳白色软膏，规格为 10g：10mg。

含量测定 采用高效液相色谱法，流动相系统及检测波长均与原料药含量测定一致，以黄体酮为内标物质，按内标法测定含量。

(2)哈西奈德乳膏(Halcinonide Cream)

本品为乳剂型基质的白色乳膏，规格为 10g：10mg。

含量测定 采用高效液相色谱法，流动相系统及检测波长均与原料药含量测定一致，以黄体酮为内标物质，按内标法测定含量。

(3)哈西奈德涂膜剂(Halcinonide Film)

本品为无色微有黏性的澄清液体，规格为 10g：10mg。

含量测定 采用高效液相色谱法，色谱条件与原料药含量测定一致，按外标法测定含量。

(4)哈西奈德溶液(Halcinonide Solution)

本品为哈西奈德与渗透促进剂等辅料混合而制成的无色澄清液体，可微显黏性。规格为 0.1%；0.025%。国内各企业的处方中主要辅料包括：乙醇、聚乙二醇 400、1,2-丙二醇、二甲基亚砜等。

性状 中国药典(2005)性状描述为无色澄清微黏的液体，由于各生产企业所选用的辅料和生产工艺不同，故微黏程度有差异，因此在中国药典(2010)中修订为无色澄清液体，可微显黏性。中国药典(2015)未作修订。

检查 装量 本品的辅料中含有二甲亚砜、丙二醇、乙醇、聚乙二醇 400 等有机溶剂，有一定的黏度和挥发性，其体积易受室温的影响。在中国药典(2010)二部附录ⅩF 最低装量检查法下对黏稠液体有相应的规定，但对微黏液体没有明确定义。鉴于本品的特殊性，中国药典(2010)照最低装量检查法试验，对“平均装量”和“每个容器装量”的限度另相应进行了规定。中国药典(2015)未作修订。

含量测定 中国药典(2005)中含量测定采用高效液相色谱法，流动相为甲醇-水-乙醚（76：24：4)；检测波长为

238nm，以黄体酮为内标测定哈西奈德含量。由于流动相中的乙醚成分挥发性极强，试验过程中易发生流动相组分比例的变化。中国药典(2010)将含量测定方法与哈西奈德原料含量测定的色谱条件统一，以甲醇-水(70：30)为流动相；检测波长为 240nm，按外标法测定含量。

另外，中国药典(2005)中供试品溶液及对照品溶液的制备均采用甲醇为溶剂，由于溶剂与流动相有差异，色谱图中常出现主峰不对称、倒峰等现象。中国药典(2010)中将对照品溶液和供试品溶液第二步稀释溶剂修订为流动相，经试验，色谱峰形对称，主峰不对称、倒峰等现象均消失。本方法哈西奈德平均回收率为 100.6%($n=9$)。

中国药典(2015)未作修订。

参考文献

[1] 国家药典委员会．中华人民共和国药典临床用药须知·化学药和生物制品卷［M］．北京：人民卫生出版社，2005.

[2] 中华人民共和国卫生部药典委员会．中华人民共和国药典 1990 年版二部药典注释［M］．北京：化学工业出版社，1993.

撰写　安　彦　天津市药品检验研究院

复核　唐素芳　天津市药品检验研究院

咪达唑仑
Midazolam

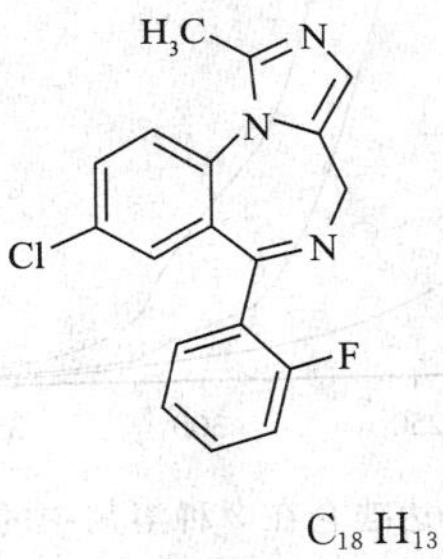

$C_{18}H_{13}ClFN_3$　325.77

化学名：1-甲基-8-氯-6-(2-氟苯)-4*H*-咪唑并[1,5-α][1,4]苯并二氮杂䓬

8-chloro-6-(2-fluorophenyl)-1-methyl-4*H*-imidazo[1,5-α][1,4]benzodiazepine

英文名：Midazolam (INN)

异名：咪唑安定

CAS 号：［59467-70-8］

本品适用于镇静、催眠；全身或局部麻醉，或辅助用药[1]。本品为亲脂性物质，口服后迅速吸收，C_{max} 为 0.5～1 小时，因有肝脏首过效应，生物利用度为 40%～50%，高剂量服用本品后生物利用度可能因首过效应的饱和而增加[2]。分布半衰期($t_{1/2\alpha}$)为 5～10 分钟，消除半衰期($t_{1/2\alpha}$)约2～3 小时，在充血性心力衰竭时 $t_{1/2}$ 可延长 2～3 倍；在肾衰者无变化。肌内注射后，吸收迅速且完全，生物利用度约 90%，15 分钟内分布于全身各部位，包括脑脊液和脑：t_{max} 为 15～60 分钟。静脉注射后 1.5～5 分钟起效；蛋白结合率约 96%。绝大多数患者的容积分布为 1～2L/kg (0.96～6.6L/kg)之间，但在充血性心力衰竭的患者中，容积分布会增加 2～3 倍，肥胖患者亦将增加。经吸收的药物很快经肝 CYP3A 代谢酶代谢为 1′-羟基咪达唑仑、1-羟甲基咪达唑仑、4-羟基咪达唑仑和 1,4-羟基咪达唑仑[2,3]，这些代谢物虽然比原药的药效差一些，但仍有药理作用，然后由肝的微粒酶氧化水解。代谢产物多数以糖酐结合形式经尿排泄。清除率为 6～11ml/(kg·min)。

本品于 1976 年由 R. I. Fryer 和 A. Walser 合成，国内 1995 年开始研发，2002 年开始生产。目前除中国药典(2015)收载外，BP (2013)和 Ph. Eur. (7.0)、USP(36)均收载。

以下注释内容均基于中国药典(2010)，其收载的项目、方法与限度和中国药典(2015)均一致。

【制法概要】合成路线主要有两条。

(1)

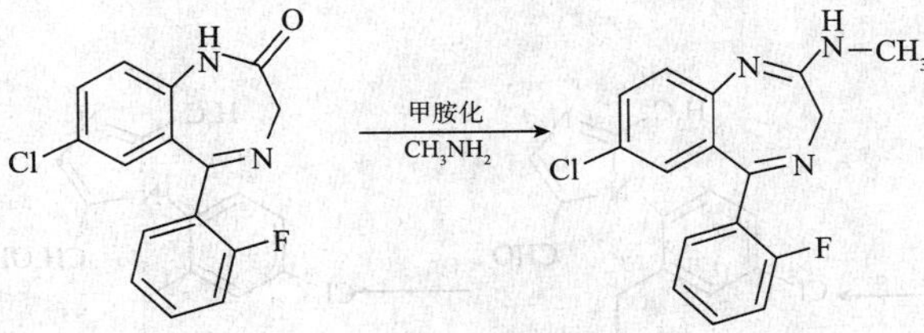

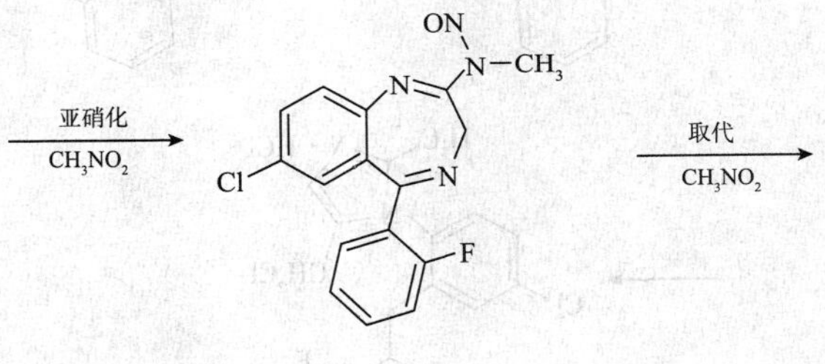

(Ⅰ)

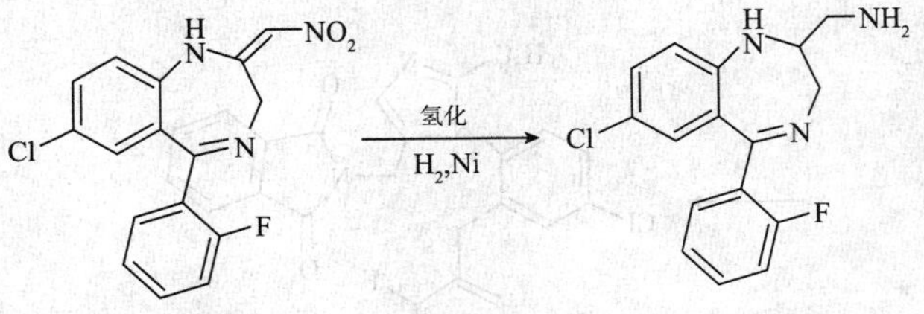

(Ⅱ)　　(Ⅲ)

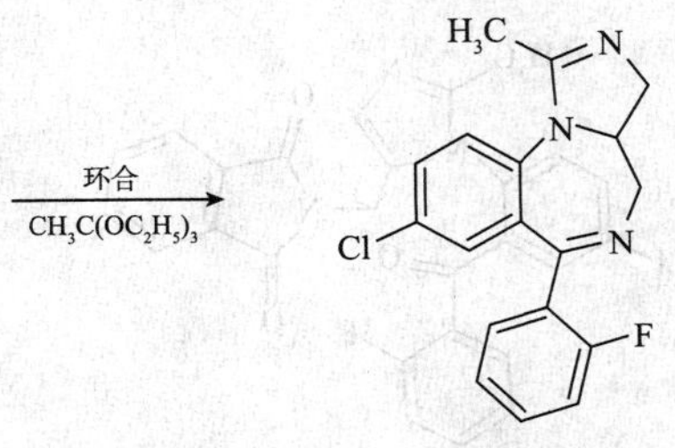

(Ⅳ)

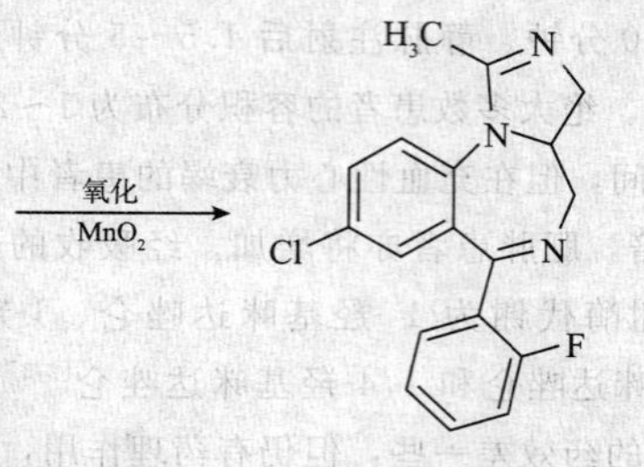

咪达唑仑粗品与顺丁烯二酸反应，得马来酸咪达唑仑，经重结晶精制，加入氨水游离出碱基后用二氯甲烷-正己烷结晶得成品。

（2）

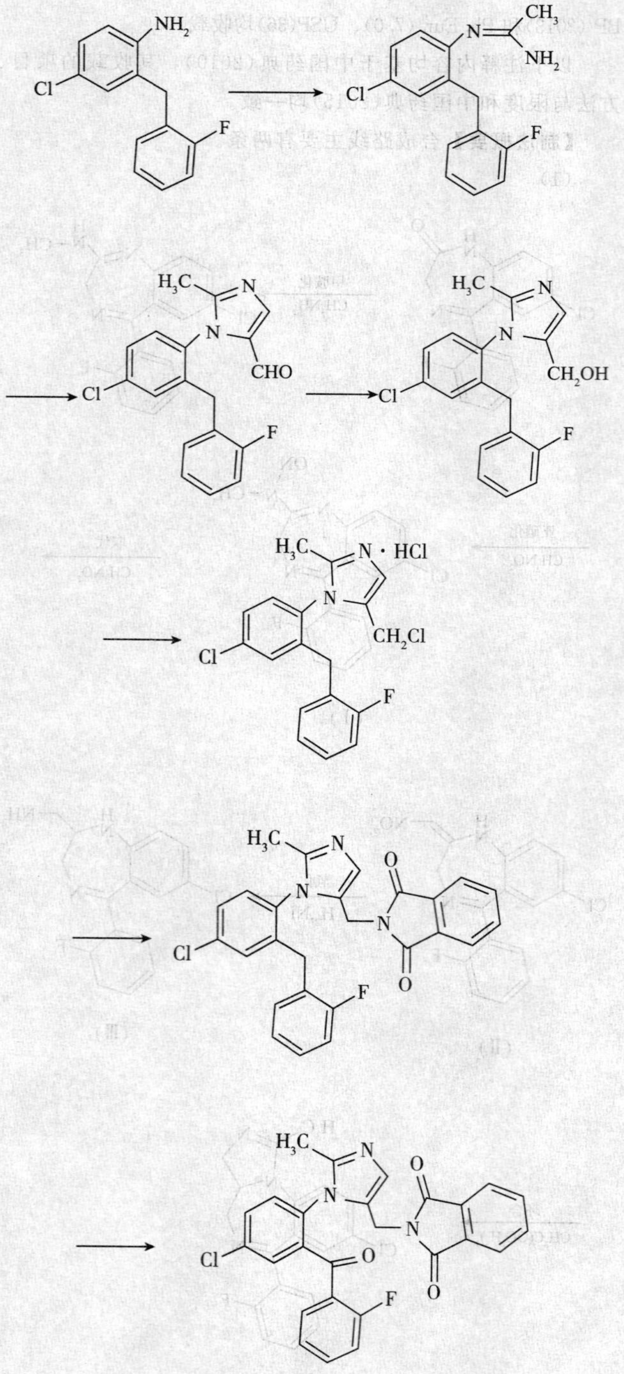

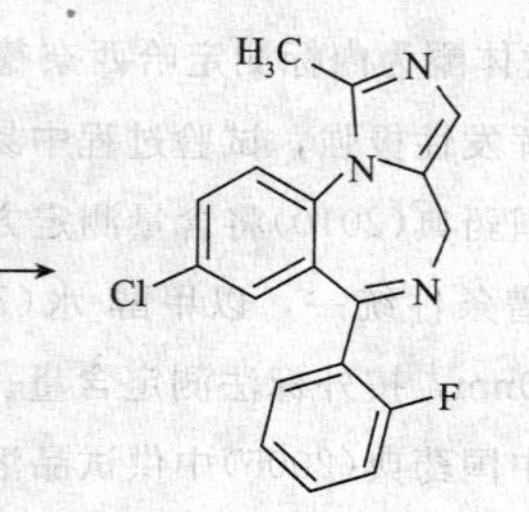

【性状】本品为苯并二氮杂䓬类药物，由苯二氮杂䓬环和咪唑环在1,2位并合而成；本品结构中咪唑环的存在，使得本品不可能与一些苯并二氮杂䓬类药物一样，在强酸性溶液中在1,2位和4,5位间同时开环水解，生成相应的二苯甲酮衍生物[4]（此反应为不可逆反应），而是只能在4,5位间开环水解，当pH提高到中性或接近中性的情况下重新环合，这一特点与三唑仑相同[5]。

文献报道[4]本品熔点为158～160℃，国内产品实测熔点约为162℃，可能为成品的重结晶精制采用不同溶剂所致。

本品在不同的溶剂中，显示不同的紫外吸收，在0.1mol/L盐酸溶液中的紫外吸收光谱图中，分别在222nm和259nm波长处有最大吸收；在无水乙醇和0.1mol/L氢氧化钠溶液中紫外光谱图中最大吸收波长分别在232nm和217nm，详见图1。

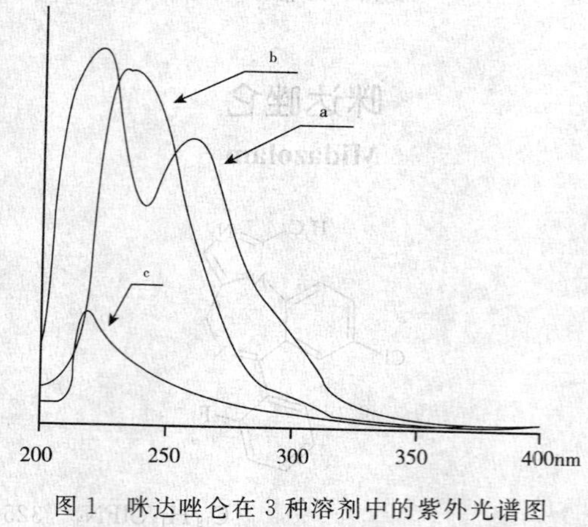

图1　咪达唑仑在3种溶剂中的紫外光谱图

a. 0.1mol/L盐酸溶液；b. 无水乙醇；c. 0.1mol/L氢氧化钠溶液

【鉴别】本品的红外光吸收图谱（光谱集1084图）显示的主要特征吸收见表1。

表1　咪达唑仑红外光谱主要特征吸收

特征谱带（cm^{-1}）	归属	
3065，3027	芳氢	ν_{C-H}
1640，1612，1580，1488	芳环	$\nu_{C=C,C=N}$
1214	氟苯	ν_{C-F}
825，770	取代苯环	$\gamma_{2H,4H}$
752		ν_{C-Cl}

【检查】0.1mol/L盐酸溶液的澄清度与颜色　本品的外观颜色与其纯度有关，其颜色随精制次数增加而变白色，随遇光而渐变黄；由于在水中几乎不溶，制备注射液时需先加盐酸溶解，故控制其在0.1mol/L盐酸溶液中的澄清度与颜色。

有关物质　原国家标准 WS_1-(X-199)-2003Z 和 YBH16832006 中有关物质检查分别为薄层色谱法和高效液相色谱法。中国药典(2010)采用高效液相色谱法。经实验，BP (2009)收载的咪达唑仑有关物质检查方法中，色谱条件能将咪达唑仑与起始原料、中间体及其他杂质峰更好地分离，因此中国药典(2010)系参照 BP (2009)咪达唑仑有关物质检查的色谱条件，并经方法学验证。

在本色谱条件下咪达唑仑与合成起始原料 *N*-脱烷基氟西泮、中间体及顺丁烯二酸的分离度实验色谱图见图 2；中国药典(2010)采用 *N*-脱烷基氟西泮(同 BP 杂质 F)与咪达唑仑的分离度作为系统适用性试验的衡量指标，规定二者分离度不小于 4.0。方法学验证结果显示，此色谱条件下分析在各种强制降解条件(酸、碱、加热、氧化、光、高湿)下得到的咪达唑仑样品，咪达唑仑峰的峰纯度都很高，即此色谱条件能将各杂质和降解产物很好分离，适用于有关物质的检测。

在本色谱条件下，咪达唑仑的检测限为 0.04μg/ml，定量限为 0.12μg/ml，供试品溶液在避光放置的情况下，在 5 小时内稳定。咪达唑仑样品有关物质检查色谱图见图 3。

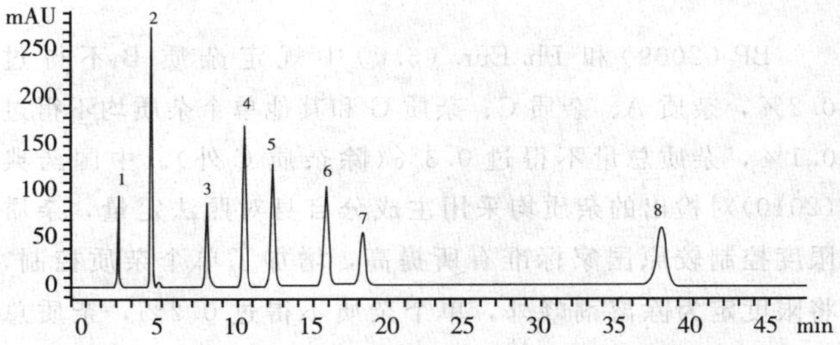

图 2　咪达唑仑与合成起始原料和中间体的分离度色谱图

1. 顺丁烯二酸；2. 中间体Ⅳ；3. 中间体Ⅲ；4. 起始原料 *N*-脱烷基氟西泮；5. 中间体Ⅱ；6. 咪达唑仑；7 和 8. 中间体Ⅰ

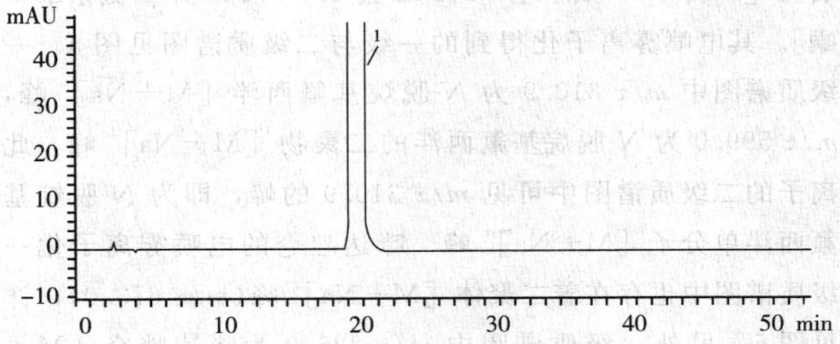

图 3　咪达唑仑样品有关物质检查色谱图

1. 咪达唑仑

两个不同实验室对于色谱柱的耐用性考察结果见表 2，可见本色谱方法具有良好的适用性。

表 2　不同实验室色谱柱耐用性考察表

仪器		柱牌号	主峰出峰时间(min)	柱效	分离度(主峰与已知杂质)
实验室 1	安捷伦 1100	ZORBAXEclipseXBD C8 柱(4.6mm×250mm，5μm)	20.421	9622	9.6
实验室 2	安捷伦 1200	依利特 C8 柱(4.6mm×250mm，5μm)	16.973	12909	12.4

BP (2009)和 Ph. Eur. (6.0)列出了 10 个已知杂质的结构。

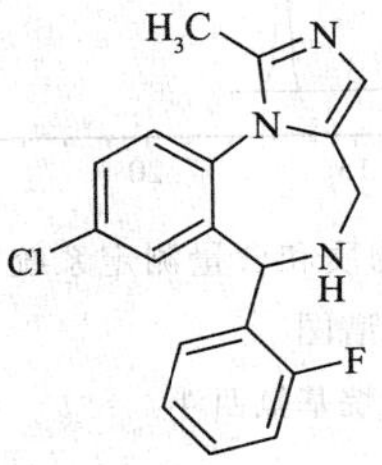

A

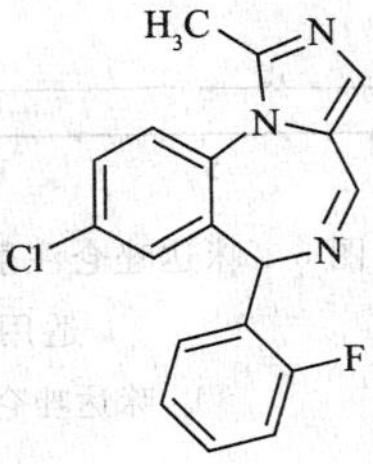

B

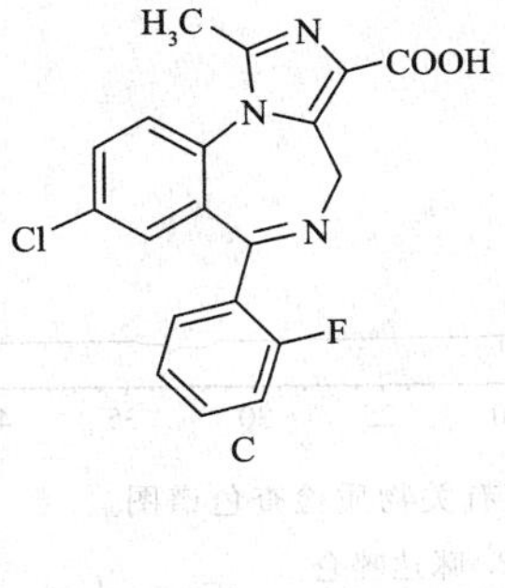

C

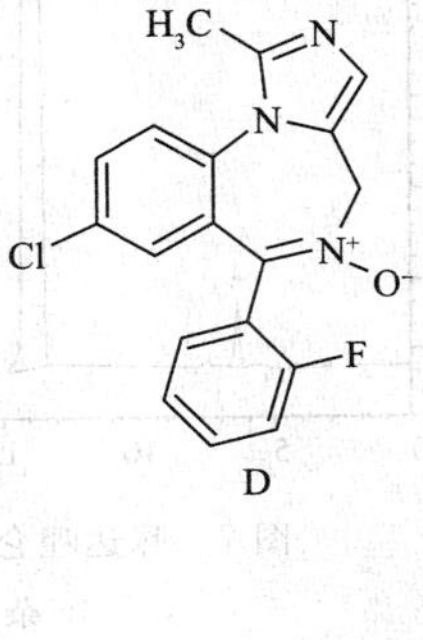

D

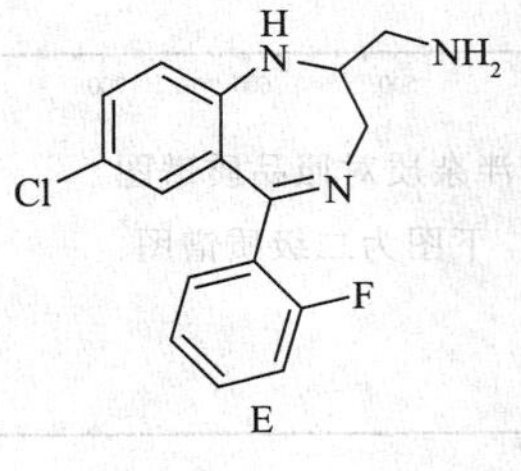

E

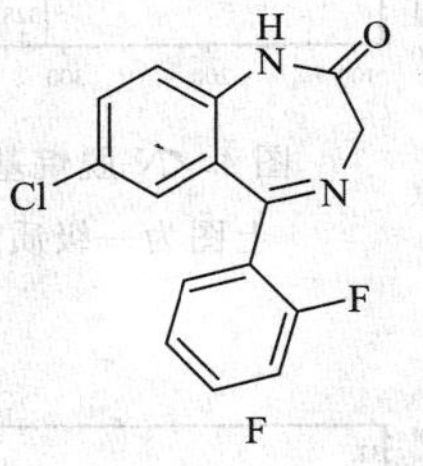

F

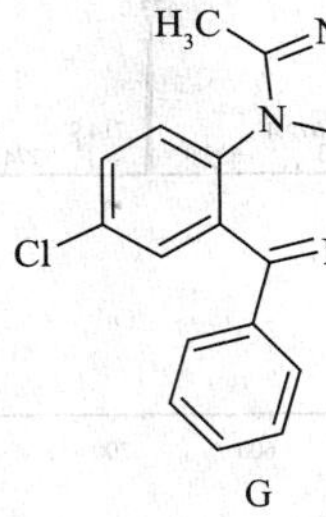

G

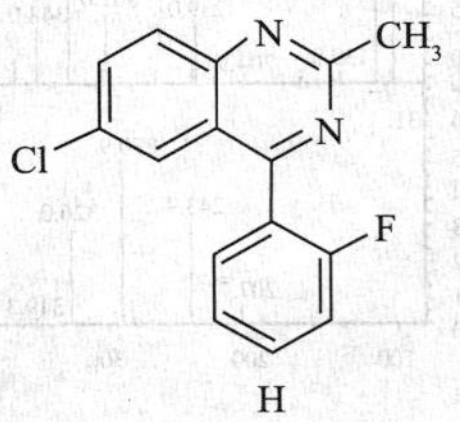

H

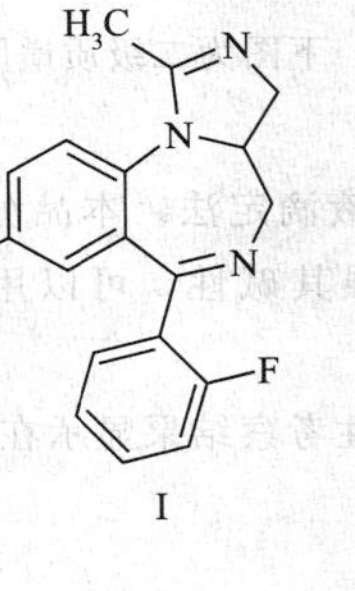

I

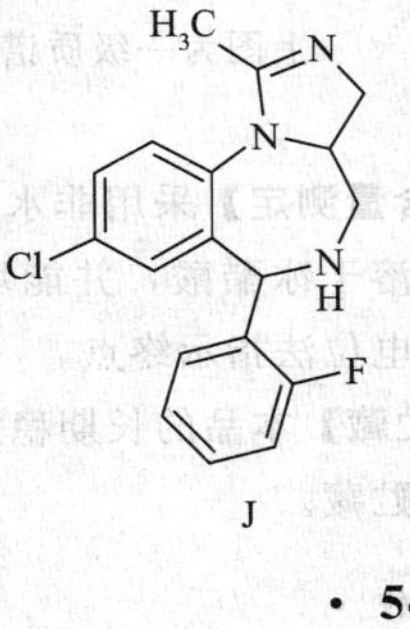

J

BP（2009）和 Ph. Eur.（6.0）中规定杂质 B 不得过 0.2%，杂质 A、杂质 C、杂质 G 和其他单个杂质均不得过 0.1%，杂质总量不得过 0.3%（除杂质 C 外）。中国药典（2010）对检出的杂质均采用主成分自身对照法定量，杂质限度控制较原国家标准有所提高，增加了单个杂质控制，将限度定为除溶剂峰外，单个杂质不得过 0.2%，杂质总量不得过 0.5%。

已知杂质 *N*-脱烷基氟西泮结构式见制法（1）中起始原料结构式，分子式为 $C_{15}H_{10}N_2OClF$，分子量为 288.70，化学名为［7-氯-5-(2-氟苯基)-1,3-二氢-2*H*-1,4-苯并二氮杂䓬-2-酮］。其电喷雾离子化得到的一级与二级质谱图见图 4。一级质谱图中 *m/z* 310.9 为 *N*-脱烷基氟西泮［M+Na］$^+$ 峰，*m/z* 599.0 为 *N*-脱烷基氟西泮的二聚物［M+Na］$^+$ 峰，此离子的二级质谱图中可见 *m/z* 310.9 的峰，即为 *N*-脱烷基氟西泮单分子［M+Na］$^+$ 峰。咪达唑仑的电喷雾离子化一级质谱图中也存在着二聚体［M+Na］$^+$ 峰（*m/z* 673.0），详见图 5。另外一级质谱图中 *m/z* 326.0 为咪达唑仑［M+H］$^+$ 峰，*m/z* 348.0 为咪达唑仑［M+Na］$^+$ 峰。咪达唑仑与 *N*-脱烷基氟西泮在质谱图中出现二聚体峰的机理有待进一步探讨。

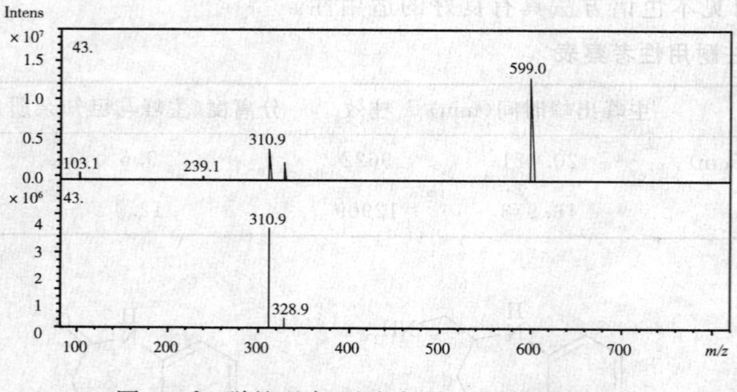

图 4 *N*-脱烷基氟西泮杂质对照品质谱图

上图为一级质谱图，下图为二级质谱图

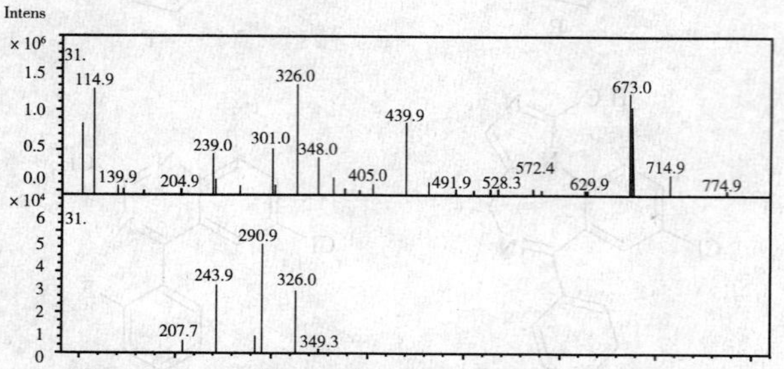

图 5 咪达唑仑质谱图

上图为一级质谱图，下图为二级质谱图

【含量测定】采用非水溶液滴定法。本品分子具有弱碱性，易溶于冰醋酸，并能增强其碱性，可以用高氯酸液滴定，以电位法指示终点。

【贮藏】本品的长期稳定性考察结果显示在 2 年内稳定。应避光贮藏。

【制剂】（1）咪达唑仑注射液（Midazolam Injection）

中国药典（2010）新增品种，原国家标准为 WS_1-77（X-64）-98 和 YBH21812006；BP（2009）也有收载。为咪达唑仑添加适量盐酸、氯化钠制成的灭菌水溶液。

鉴别　样品经处理后得到的固体残渣的红外光谱图与《药品红外光谱集》中收载的咪达唑仑红外光谱图在 2848～2991cm^{-1} 范围内略有差异，因此标准规定与对照品图谱（对照品经同法处理后绘制红外光谱图）一致。

有关物质　采用高效液相色谱法检查。色谱条件参照 BP(2009) 咪达唑仑注射液有关物质检查色谱条件，并经方法学验证。

由于本品在配制时添加了适量盐酸，使咪达唑仑的 4,5 位间开环水解，结构发生了变化，此变化为可逆反应，在流动相中咪达唑仑的结构又可以回复环状结构，因此用流动相配制供试液后，需避光放置至少 2 小时，待反应完全后再进行检测。中国药典（2010）规定放置 3 小时，以确保环合反应的完全。咪达唑仑开环物在本色谱条件下峰相对保留时间为 0.46。

在本色谱条件下，咪达唑仑与已知杂质 *N*-脱烷基氟西泮可达到良好的分离效果，系统适用性色谱图见图 6；样品有关物质检查色谱图见图 7，辅料氯化钠、盐酸基本无干扰。采用 Agilent TC C18 柱（4.6mm×250mm，5μm）或 Phenomenex Luna C18 柱（4.6mm×250mm，5μm）均可达到良好的分离测定效果，详见表 3。

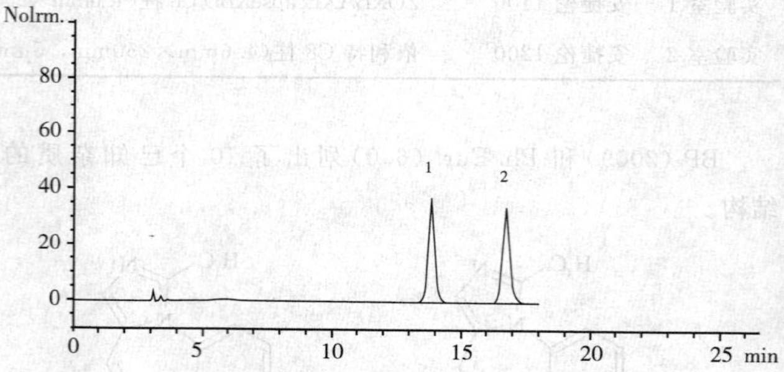

图 6 咪达唑仑注射液有关物质和含量测定系统适用性试验色谱图

1. 咪达唑仑；2. *N*-脱烷基氟西泮

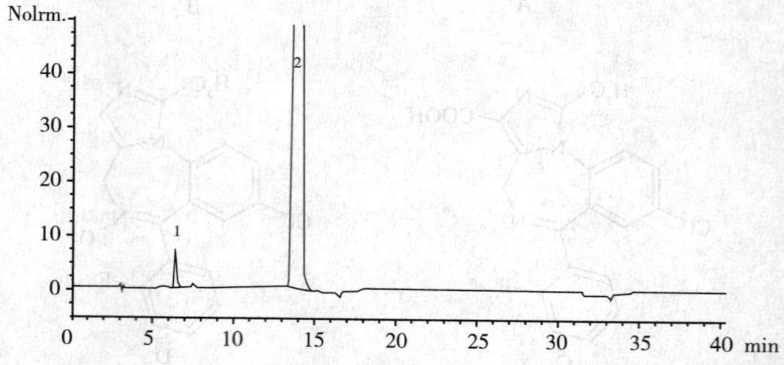

图 7 咪达唑仑注射液有关物质检查色谱图

1. 杂质峰；2. 咪达唑仑

表 3　色谱柱耐用性考察表

仪器	柱牌号	主峰出峰时间(min)	柱效	分离度(主峰与已知杂质)
安捷伦 1100	Agilent TC C18(4.6mm×250mm，5μm)	13.86	15091	3.58
安捷伦 1100	Phenomenex Luna C18(4.6mm×250mm，5μm)	11.73	8029	3.05

本色谱条件与原料药有关物质检查色谱条件有所不同；另外，文献报道的采用液相色谱法对咪达唑仑进行测定的色谱条件众多[3,6-16]，在今后的研究工作中应对各种色谱条件对原料药与注射剂有关物质检查的结果进行比较，确定色谱条件对检查结果的影响程度，以进一步优化及统一色谱条件。

BP (2009)规定单个杂质不得过 0.5%，未对杂质总量做出规定；中国药典(2010)规定单个最大杂质不得过 0.5%，杂质总量不得过 1.0%。

无菌　在无菌验证实验中，取本品规定量(规格 10ml：20mg)，采用薄膜过滤法，每张滤膜上的药载量为 10 支。当冲洗液用量分别为 0、50、100ml/膜时，与对照管比较，各试验菌均能生长良好，说明该品种无抑菌作用，故不需用冲洗液冲洗。阳性对照菌选择金黄色葡萄球菌。

细菌内毒素　本品临床每小时用药最大剂量是静脉注射每千克体重 0.25mg(中国医师药师临床用药指南)，内毒素计算限值约为 20EU/mg。中国药典(2010)规定本品细菌内毒素限值为 8.3EU/mg，与内毒素计算值比较，安全系数为 2.4。

含量测定　原国家标准均采用紫外分光光度法测定含量，中国药典(2010)采用高效液相色谱法测定，色谱条件同有关物质检查。方法学验证实验结果表明，咪达唑仑在 0.01～1.0mg/ml 浓度范围内浓度(C)与峰面积(A)呈线性，回归方程为 $A=2317.1C+96.01$，$r=0.9999$。含量测定方法平均回收率为 99.8%，RSD 为 0.41%，说明本实验条件下辅料对含量测定没有干扰。供试品溶液在 12 小时内稳定。

贮藏　本品的长期稳定性考察结果显示在 2 年内稳定。应避光贮藏。

(2)马来酸咪达唑仑片(Midazolam Maleate Tablets)

马来酸咪达唑仑是由咪达唑仑与顺丁烯二酸反应，再经重结晶精制而得。马来酸咪达唑仑现行的国家标准为 WS-134 (X-115)-2001 和 YBH03672003。目前中国药典(2010)暂未收录此原料药品种，因此将其制剂马来酸咪达唑仑片的注释归在咪达唑仑项下。

本品为中国药典(2010)新增品种，原国家标准为 WS-134 (X-116) -2001 和 YBH03682003，国外药典均未见收载。

马来酸咪达唑仑主要辅料有乳糖、淀粉、硬脂酸镁等，薄膜包衣材料为欧巴代等。

有关物质　原国家标准均未对有关物质进行控制，中国药典(2010)增加该检查项，方法参照咪达唑仑注射液标准制订，但配制的供试品溶液可以立即进样测定，无需放置 3 小时。样品有关物质测定色谱图见图 8，片剂空白辅料基本无干扰。

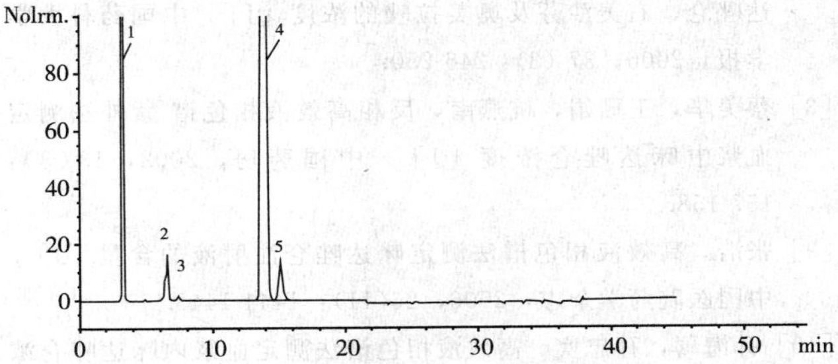

图 8　马来酸咪达唑仑片有关物质检查色谱图

1. 顺丁烯二酸；2. 3. 5. 杂质峰；4. 咪达唑仑

经实验，采用醋酸盐缓冲液(0.1mol/L 醋酸溶液，用 0.1mol/L 氢氧化钠溶液调节 pH 至 3.5)代替流动相中的磷酸盐缓冲液(pH 3.5，含 0.015mol/L 三乙胺溶液)，也可将马来酸咪达唑仑的有关物质与主峰良好地分离，进行马来酸咪达唑仑片的有关物质和含量测定[17]。可见马来酸咪达唑仑及其结构相似的有关物质在色谱柱上的保留行为与流动相的 pH 有关，与是否添加三乙胺无关。

含量均匀度与含量测定　原国家标准对马来酸咪达唑仑片含量均匀度及含量测定均采用紫外分光光度法，因紫外分光光度法专属性、准确性等较差，故中国药典(2010)采用高效液相色谱法测定，色谱条件同有关物质检查。

经方法学验证，马来酸咪达唑仑含量测定的线性范围为 0.01～1.0mg/ml，以浓度(C)为横坐标，峰面积(A)为纵坐标的回归方程为 $A=2317.1\,C+96.01$，$r=0.9999$；供试品溶液稳定性考察结果显示在 12 小时内稳定；含量测定方法平均回收率为 99.8%，RSD 为 0.52%。说明本实验条件下辅料对含量测定没有干扰。

贮藏　本品的长期稳定性考察结果显示在 2 年内稳定。应避光贮藏。

参考文献

[1] 国家药典委员会．中华人民共和国药典临床用药须知·化学药和生物制品卷［M］．北京：人民卫生出版社，2005：12-13.

[2] Bornemann D，Min BH，Crews T ，et al. Dose dependent pharmacokinetics of midazolam［J］．Eur J Clin Pharmacol，1985，29：91-95.

[3] 朱冰，欧阳东升，程泽能，等．单点采血反映口服 CYP3A

探针咪达唑仑的代谢清除率［J］．中国药理学报，2001，22(7)：634-638.
［4］安登魁．药物分析［M］．济南：济南出版社，1992：1046-1047.
［5］郑虎．药物化学［M］.4 版．北京：人民卫生出版社，2001：18.
［6］黄义昆，梁健成，蔡震，等．HPLC 法测定血清中劳拉西泮和咪达唑仑的质量浓度［J］．西北药学杂志，2007，22(6)：295-296.
［7］许萧，谢林，梁艳，等．LC-MS 法同时测定大鼠血浆中咪达唑仑、右美沙芬及奥美拉唑的浓度［J］．中国药科大学学报，2006，37(3)：246-250.
［8］蔡美华，王珊娟，杭燕南．反相高效液相色谱-紫外法测定血浆中咪达唑仑浓度［J］．中国药房，2002，13(3)：157-158.
［9］张浩．高效液相色谱法测定咪达唑仑注射液的含量［J］．中国医院药学杂志，2006，26(11)：1444-1445.
［10］孙海莺，孙忠实．高效液相色谱法测定血浆内咪达唑仑浓度［J］．药物分析杂志，1996，16(4)：222-225.
［11］田志松．高效液相色谱法同时测定人血浆 1′-羟基咪达唑仑与咪达唑仑含量［J］．医药导报，2006，25(5)：404-405.
［12］陆晓彤，蒋樾廉，张顺国．固相萃取-HPLC 法测定儿童血浆中咪达唑仑的浓度［J］．中国药房，2007，18(17)：1326-1328.
［13］毛桂福，郭涛，夏东亚．用 RP-HPLC 法测定人血浆中咪达唑仑的含量［J］．药学服务与研究，2008，8(4)：297-299.
［14］阎克里，赵丽，朱秀卿，等．HPLC 法同时测定人血浆中咪达唑仑和阿曲库铵的浓度［J］．药物分析杂志，2009，29(8)：1348-1351.
［15］曾平，毛桂福，夏东亚，等．咪达唑仑片在中国维吾尔族和汉族健康人体的药动学比较［J］．沈阳药科大学学报，2009，26(11)：920-924.
［16］仝淑花，胡卢丰，王贤亲，等．大鼠血浆中咪达唑仑的 LC-MS/MS 测定［J］．中国医药工业杂志，2009，40(9)：698-701.
［17］黄朝瑜，蔡美明，樊夏雷．RP-HPLC 法测定马来酸咪达唑仑片的含量及有关物质［J］．药学进展，2010，34(3)：130-133.

撰写　李忠红　蔡美明　黄朝瑜　姚枝玉
江苏省食品药品监督检验研究院
复核　张　玫
江苏省食品药品监督检验研究院

氟马西尼

Flumazenil

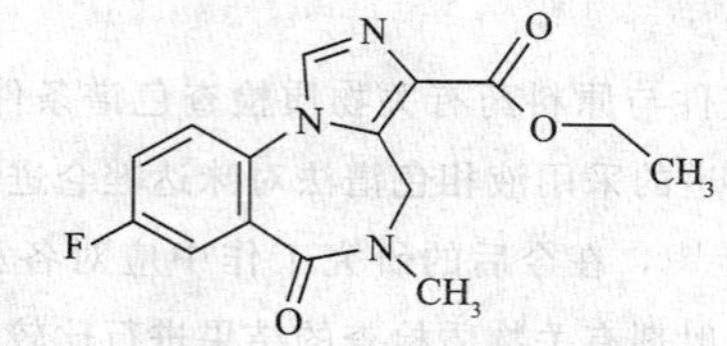

$C_{15}H_{14}FN_3O_3$　303.29

化学名：8-氟-5,6-二氢-5-甲基-6-氧代-4*H*-咪唑并-［1,5-*a*］［1,4］苯并二氮䓬-3-甲酸乙酯

Ethyl 8-fluoro-5，6-dihydro-5-methyl-6-oxo-4*H*-imidazo-［1,5-*a*］［1,4］benzodiazepine-3-carboxylate

英文名：Flumazenil

CAS 号：［78755-81-4］

氟马西尼为选择性的中枢苯二氮䓬类受体拮抗剂，用于手术后镇静作用的逆转。氟马西尼通过对苯二氮䓬类受体的竞争，拮抗苯二氮䓬类药物的中枢抑制效应，对受体的亲和力与咪唑达仑相当，比地西泮强 9 倍，还可部分地拮抗丙戊酸钠的抗惊厥作用。临床上用于终止由苯二氮䓬类药物诱导和维持的全身麻醉，以及该类药物中毒的急救[1]，也用于治疗乙醇中毒等。本品为弱亲脂性碱，口服吸收达 95%，血浆达峰时间为 20～30 分钟，但生物利用度低(15%～17%)，可静脉注射。血浆蛋白结合率约 50%，在体内迅速经肾脏排出，代谢物无活性，排泄半衰期为 53 分钟，单次注射作用时间为 15～140 分钟，剂量依据中毒药物种类不同。其不良反应有恶心、呕吐、颜面潮红、头昏、精神错乱等，对已产生苯二氮䓬依赖的病人可促发严重的戒断症状；对同时服用苯二氮䓬和三环类抗抑郁药的病人可引起癫痫发作和心律失常。

氟马西尼最初由罗氏公司研发，1992 年 FDA 批准在美国上市。我国于 2002 年开始投入生产。除中国药典(2015)收载外，BP(2013)、Ph. Eur.(7.0)、USP(36)亦有收载。

【制法概要】经查阅国内外相关文献报道[2]，氟马西尼的合成路线有以下四种。

(1)以 7-氟苯二氮䓬二酮为起始原料，先与氯代磷酸二乙酯反应，侧链再与异氰基乙酸乙酯缩合反应制得。

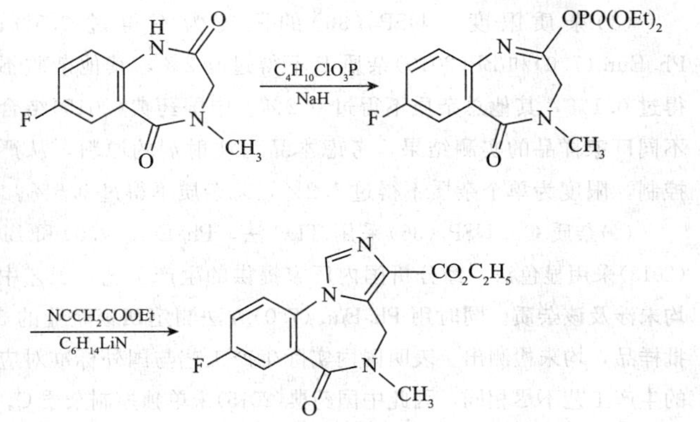

(2)以 2-氯-7-氟-4-甲基-3,4二氢-苯-[e][1.4]二氮杂䓬-5-酮为起始原料，在氩气环境下和二甲氨基-亚甲氨基-乙酸乙酯的四氢呋喃溶液反应，再经回流、浓缩制得。

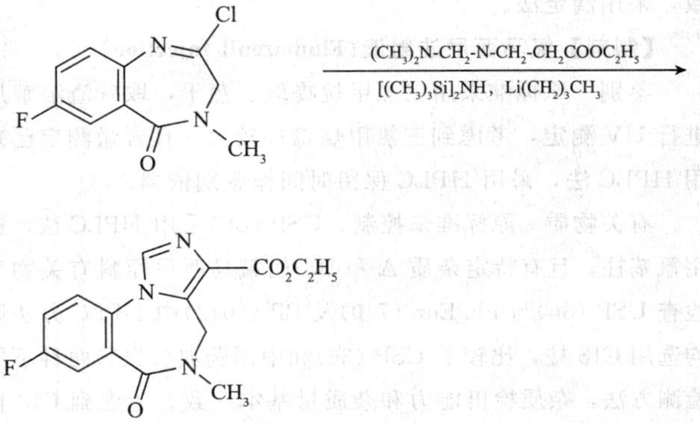

(3)以 5-氟靛红为起始原料，经氧化生成 6-氟靛红酸酐，再与肌氨酸反应得到 7-氟苯二氮䓬二酮，最后与异氰基乙酸乙酯缩合反应制得。

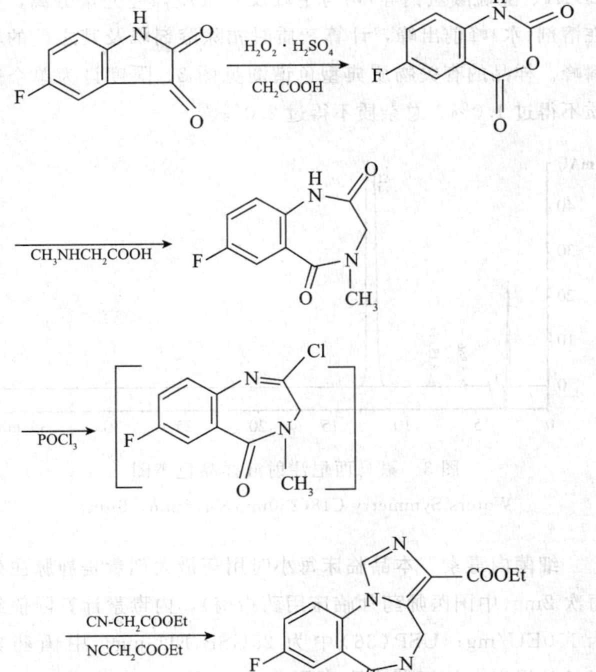

(4)以 7-氟苯二氮䓬二酮为起始原料，在 *N*,*N*-二甲苯胺溶液中与氯化亚砜反应，反应液用三氯甲烷提取，提取液浓缩后再与异氰基乙酸乙酯缩合制得。

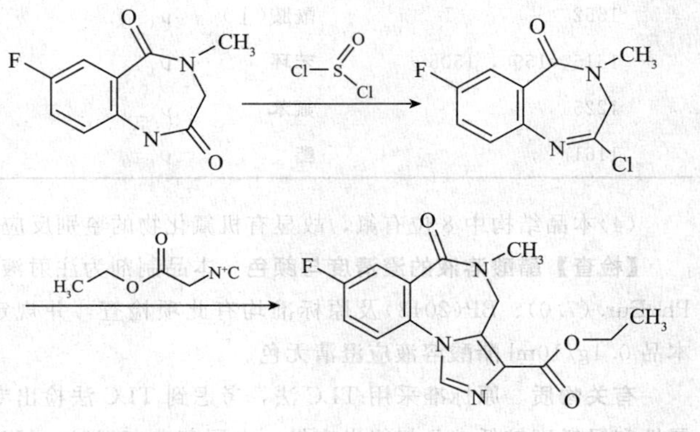

较常使用的为第三、第四条工艺路线，虽然反应路线相对长，但起始原料易得，反应条件温和，产品易于分离和纯化，收率高。

【性状】熔点 USP (36)、Ph. Eur. (7.0)和 BP (2013)限度均为 198～202℃，经对多批样品考察，将熔点限度订为“198～202℃”，测定时可发现样品变成浅黄色。

【鉴别】(1)本品为苯二氮䓬类化合物，其环上的氮原子显弱碱性，在冰醋酸溶液中与稀碘化铋钾试液反应生成橙红色沉淀。

(2)因本品结构中具有咪唑环和酯基，可形成共轭体系而具有紫外可见光特征吸收光谱，在 244nm 的波长处有最大吸收，在 227nm 的波长处有最小吸收，可作为鉴别依据。见图 1。

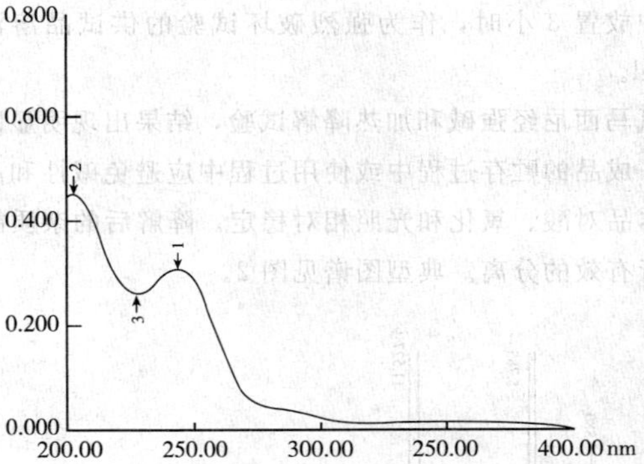

图 1 氟马西尼紫外吸收特征图谱

编号	峰/谷	波长(nm)
1	峰	244
3	谷	227

(3)本品的红外光吸收图谱(光谱集 993 图)显示的主要特征吸收如下[3]。

特征谱带(cm^{-1})	归属	
3124，3073	芳氢	ν_{C-H}
1724	酯基	$\nu_{C=O}$
1652	酰胺(Ⅰ)	$\nu_{C=O}$
1615，1590，1505	苯环	$\nu_{C=C}$
1225	氟苯	ν_{C-F}
1161	酯	ν_{C-O}

(4)本品结构中8位有氟，故显有机氟化物的鉴别反应。

【检查】醋酸溶液的澄清度与颜色 本品制剂为注射液，Ph. Eur.(7.0)、BP(2013)及原标准均有此项检查，并规定本品0.1g/10ml醋酸溶液应澄清无色。

有关物质 原标准采用TLC法，考虑到TLC法检出专属性和灵敏度较低，且仅能半定量，中国药典(2015)、USP(36)、Ph. Eur.(7.0)和BP(2013)均采用HPLC法，色谱条件基本一致。USP(33)以流动相为溶剂配制成浓度为1mg/ml的供试品溶液，进样5μl，记录3倍保留时间；Ph. Eur.(7.0)、BP(2013)以流动相为溶剂配制成浓度2mg/ml的供试品溶液，进样20μl，记录3倍保留时间。起草单位将样品配制成0.4、1、2mg/ml的供试品溶液，进样20μl，经比较有关物质检测结果基本一致，但当浓度为2mg/ml时，因超载易导致峰拖尾，故中国药典(2015)选择以流动相为溶剂配制成浓度为1mg/ml的供试品溶液。

(1)专属性考察 取本品5份，每份约25mg，分别置25ml的量瓶中。分别加入2.0mol/L盐酸溶液2.0ml、2.0mol/L氢氧化钠溶液2.0ml、30%过氧化氢溶液2.0ml，或加流动相溶解后，在5200lx光照下放置24小时、100℃水浴中放置3小时，作为强烈破坏试验的供试品溶液，进样20μl。

氟马西尼经强碱和加热降解试验，结果出现明显的降解现象，成品的贮存过程中或使用过程中应避免碱性和高温环境。本品对酸、氧化和光照相对稳定。降解后的杂质能和主峰进行有效的分离。典型图谱见图2。

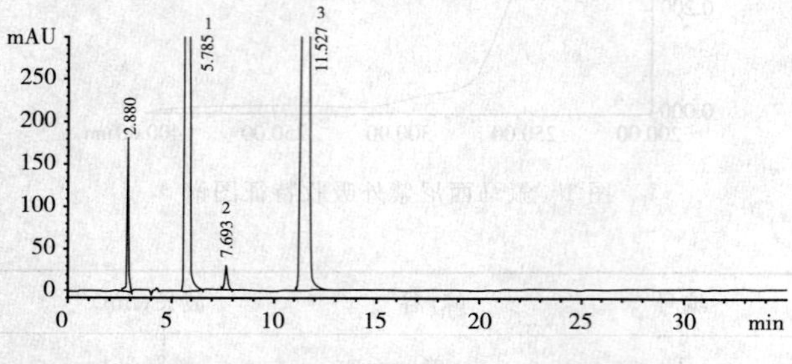

图2 氟马西尼碱破坏(2.0mol/L氢氧化钠溶液2.0ml)色谱图

Waters Symmetry C18(250mm×4.6mm，5μm)

1、2. 降解物质；3. 氟马西尼

(2)最低检出限和最低定量限 经采用逐步稀释法测定，氟马西尼的最低检出限和最低定量限分别为1ng(0.005%)和2ng(0.01%)，说明方法的检测灵敏度好。

(3)杂质限度 USP(36)的限度为不得过0.5%；Ph. Eur.(7.0)和BP(2010)杂质B不得过0.2%，其他杂质不得过0.1%，其他总杂质不得过0.2%。中国药典(2015)结合不同厂家样品的实测结果，考虑本品为注射剂的原料，从严控制，限度为单个杂质不得过0.2%，总杂质不得过0.5%。

(4)杂质C USP(36)采用TLC法，Ph. Eur.(7.0)和BP(2013)采用显色法，经分析国内厂家提供的生产工艺，工艺中均未涉及该杂质。同时用Ph. Eur.(7.0)方法测定四家企业的5批样品，均未检测出。表明国内实际生产工艺与国外标准对应的生产工艺不尽相同，因此中国药典(2015)未单独控制杂质C。

【含量测定】 原标准和USP(36)采用HPLC法测定，Ph. Eur.(7.0)及BP(2013)采用高氯酸滴定液(0.1mol/L)滴定法，考虑到在有关物质控制严格的前提下原料首选是滴定法，故中国药典(2015)与Ph. Eur.(7.0)及BP(2013)方法一致，采用滴定法。

【制剂】氟马西尼注射液(Flumazenil Injection)

鉴别 原标准采用三氯甲烷提取、蒸干，取残渣溶解后进行UV测定，考虑到三氯甲烷毒性较大，且含量测定已采用HPLC法，采用HPLC保留时间作鉴别依据。

有关物质 原标准未控制。USP(36)采用HPLC法，选用氰基柱，且有特定杂质A和B，而氟马西尼原料有关物质检查USP(36)与Ph. Eur.(7.0)及BP(2013)中HPLC方法则均选用C18柱，比较了USP(36)和中国药典(2015)两种不同检测方法，杂质检出能力和杂质量基本一致。考虑到C18柱较氰基柱常用，且与氟马西尼原料有关物质方法保持一致，故采用同氟马西尼原料的方法。经方法学验证，本品对酸、氧化、光照和热有少量降解，对碱不稳定，产生一明显降解物，该降解物能与主峰基线分离；处方中各辅料峰(氯化钠、EDTA、亚硫酸氢钠等)均与主峰及各杂质峰能完全分离，并在溶剂(水)峰前出峰，计算杂质时扣除溶剂峰及其之前的辅料峰。样品的有关物质典型色谱图见图3。限度订为单个杂质不得过1.0%，总杂质不得过2.0%。

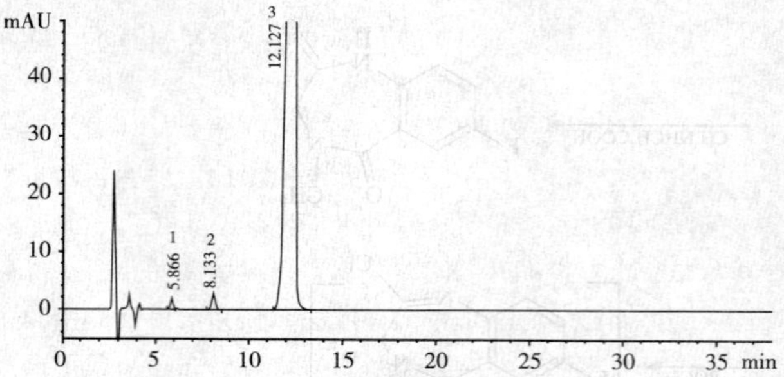

图3 氟马西尼注射液样品色谱图

Waters Symmetry C18(250mm×4.6mm，5μm)

细菌内毒素 本品临床每小时用药最大剂量是静脉注射每次2mg(中国医师药师临床用药指南)，内毒素计算限值约为150EU/mg；USP(36)中为25USP EU/mg。中国药典(2015)规定本品细菌内毒素限值为25EU/mg，与内毒素计算值比较，安全系数为6。

参考文献

［1］国家医药管理局医药工业情报中心站，国际医药服务公司．世界药物指南［M］．上海：上海医科大学出版社，1990，23-24.

［2］彭震云．氟马西尼的合成［J］．中国医药工业杂志，1994，25（1）：3-4.

［3］孙毓庆，胡育筑．分析化学：下册［M］．3版．北京：科学出版社，2011：81.

撰写　高素英　　　　　　浙江省食品药品检验研究院
复核　杨伟峰　殷国真　浙江省药品化妆品审评中心
　　　陶巧凤　　　　　　浙江省药品化妆品审评中心

氟尿嘧啶

Fluorouracil

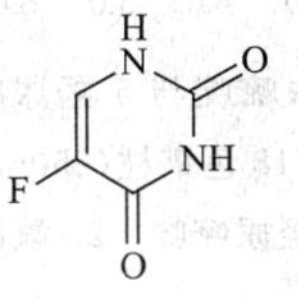

$C_4H_3FN_2O_2$　130.08

化学名：5-氟-2,4(1*H*,3*H*)-嘧啶二酮

5-fluoro-2,4(1*H*,3*H*)-pyrimidinedione

英文名：Fluorouracil(INN)

异名：2,4-dioxo-5-fluoropyrimidine

CAS号：［51-21-8］

本品为抗肿瘤药。在体内转变为5-氟-2-脱氧尿嘧啶核苷酸，抑制胸腺嘧啶核苷酸合成酶，阻断脱氧尿嘧啶核苷酸转变为脱氧胸腺嘧啶核苷酸，从而抑制DNA的生物合成。此外，还能掺入RNA，阻止尿嘧啶和乳清酸掺入RNA而抑制RNA的合成。

本品属细胞周期特异性药，主要抑制S期瘤细胞，大剂量用药能透过血脑屏障，静脉滴注半小时后到达脑脊液中，并可维持3小时。主要经肝脏代谢，大部分分解为二氧化碳经呼吸道排出体外。约15%的氟尿嘧啶在给药1小时内经肾以原型药排出体外。不良反应主要包括：恶心、食欲减退或呕吐；长期应用可导致神经系统毒性；偶见用药后心肌缺血，可出现心绞痛和心电图的变化[1]。

本品由日本协和发酵公司开发，1967年7月以5-Fu的商品名取得许可，从1967年10月开始销售注射剂。除中国药典（2015）收载外，BP（2013）、USP（36）、JP（16）及Ph. Eur.（7.0）均有收载。

【制法概要】 制法1[2]：

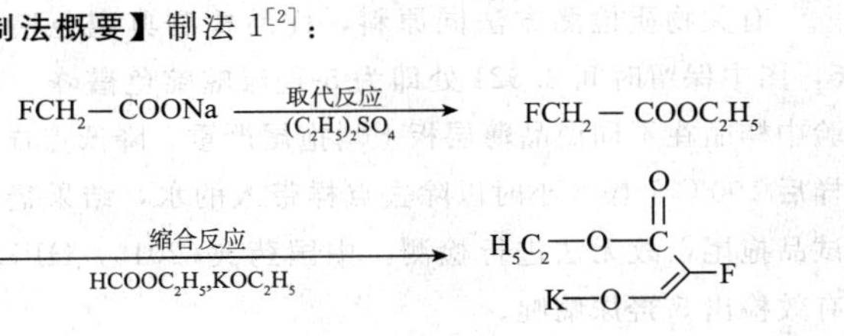

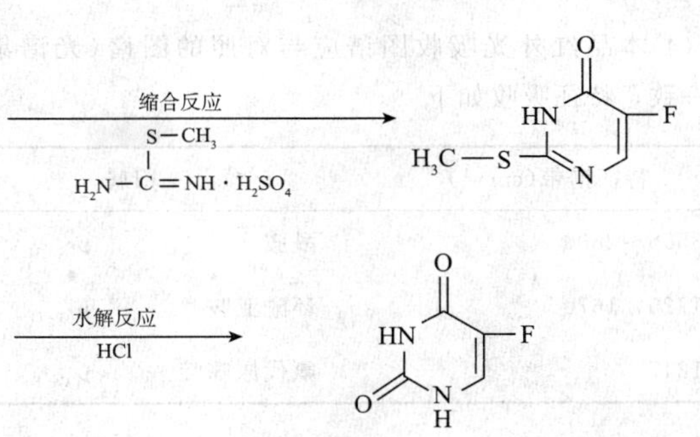

制法2[3]：

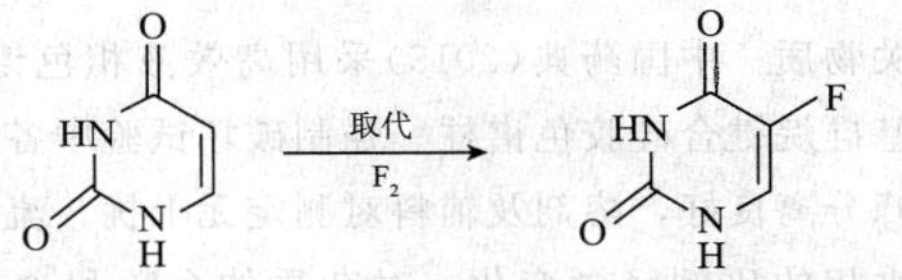

【性状】 本品为白色或类白色的结晶或结晶性粉末。

【鉴别】 (1)本品加溴后生成4-羟基-5,5′-二溴尿嘧啶，继续水解生成径尿酸（dialuric acid）与双四氧嘧啶（alloxantin），后者与Ba^{2+}反应呈紫色（Wheeler-Johnson反应），反应式[4]如下。

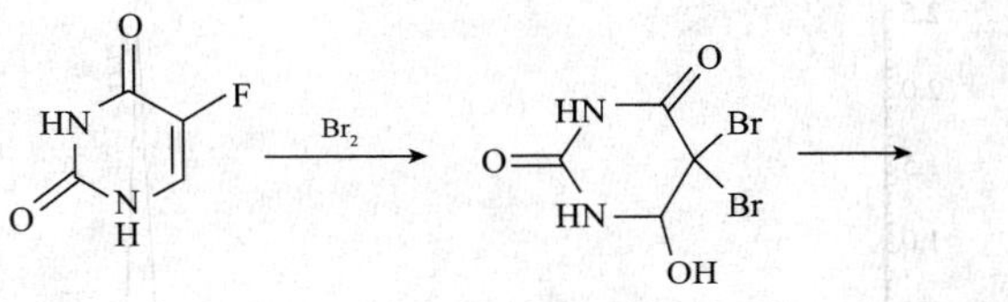

4-羟基-5,5′-二溴尿嘧啶

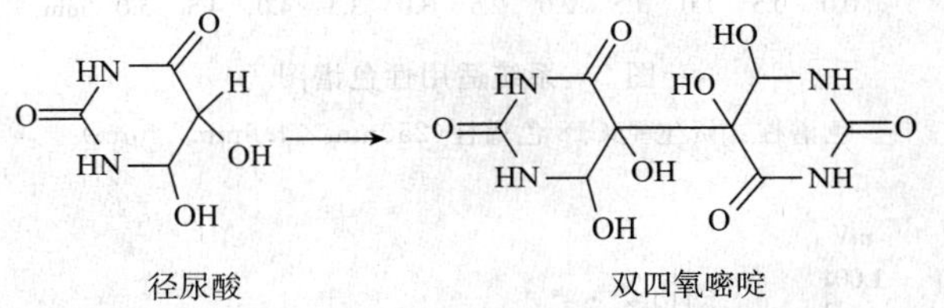

径尿酸　　　　双四氧嘧啶

(2)本品为含氟有机化合物，遇强氧化剂如三氧化铬的饱和硫酸溶液，微热，即生成氟化氢，能腐蚀玻璃表面，造成硫酸溶液流动不畅而类似油垢不能再均匀涂于管壁。

(3)含量测定项下溶液，在265nm的波长处有最大吸收，在232nm的波长处有最小吸收。紫外吸收图谱见图1。

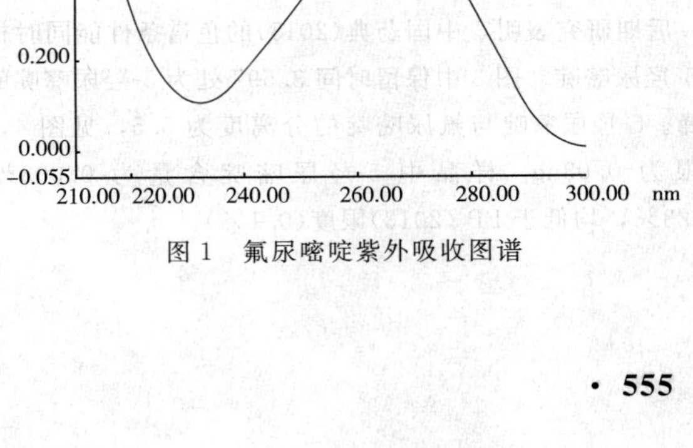

图1　氟尿嘧啶紫外吸收图谱

(4)本品红外光吸收图谱应与对照的图谱(光谱集 280 图)一致，特征吸收如下[5]。

特征谱带(cm^{-1})	归属	
3500～2800	酰胺	ν_{N-H}
1720，1670	环酰亚胺	$\nu_{C=O}$
1247	氟代尿嘧啶	ν_{C-F}

【检查】含氟量 本品的理论含氟量为 14.61%，限度为 13.1%～14.6%。

有关物质 中国药典(2015)采用高效液相色谱法测定，十八烷基硅烷键合硅胶色谱柱。强制破坏试验中各降解产物均与主峰分离良好，溶剂及辅料对测定无干扰。流动相中有机相和水相的比例轻微变化，对杂质的个数和含量影响不大，有机相比例增加，使主峰和杂质峰的分离度变小，影响结果的准确，试验时两者的比例控制在 5：95 为佳，水相 pH 控制在 3.5±0.2，系统适用性色谱图见图 2，典型的有关物质色谱图见图 3。

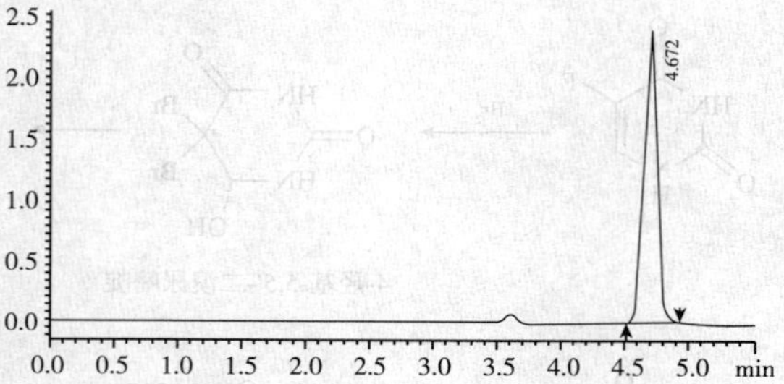

图 2 系统适用性色谱图

色谱柱：资生堂 C18 色谱柱(250mm×4.6mm，5μm)

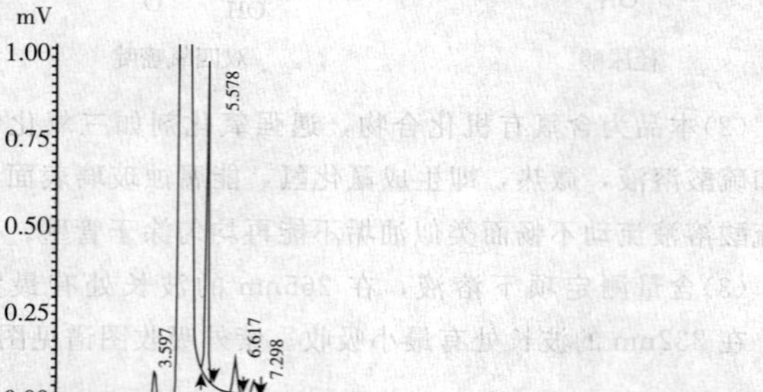

图 3 供试品有关物质色谱图

色谱柱：资生堂 C18 色谱柱(250mm×4.6mm，5μm)

后期研究表明，中国药典(2015)的色谱条件能同时检测出 5-羟尿嘧啶，图 3 中保留时间 3.597 处为 5-羟尿嘧啶的色谱峰。5-羟尿嘧啶与氟尿嘧啶的分离度为 5.5，见图 4，检出限为 0.03ng。样品中 5-羟尿嘧啶含量为 0.003%～0.023%，均低于 BP (2013)限度(0.1%)。

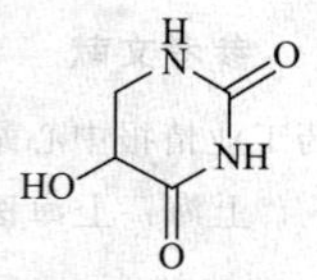

5-羟尿嘧啶 ($C_4H_4N_2O_3$ 128.1 496-76-4)

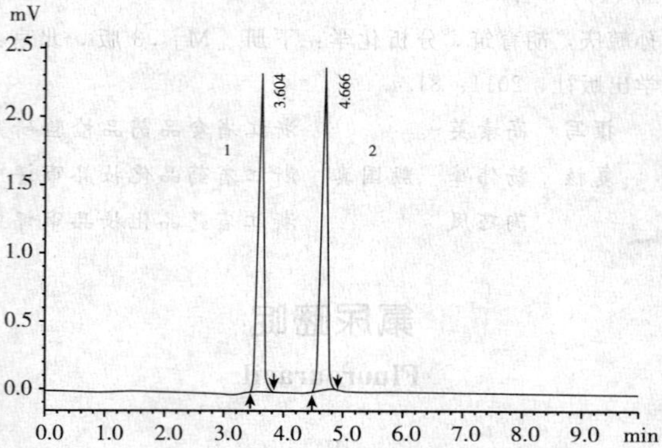

图 4 氟尿嘧啶与 5-羟尿嘧啶色谱图

色谱柱：资生堂 C18 色谱柱(250mm×4.6mm，5μm)

1. 5-羟尿嘧啶；2. 氟尿嘧啶

BP (2008)采用 TLC 法检查 5-羟尿嘧啶及其他杂质。国内样品用本法检测，未检出 5-羟尿嘧啶，且检出杂质的个数少，不能定量。BP (2009)对有关物质的检验方法进行了修订，采用 TLC 法对 2-乙氧基-5-氟尿嘧啶(杂质 F)及尿素(杂质 G)进行检测，采用 GF_{254} 薄层板，以甲醇-水-乙酸乙酯(15：15：70)为展开剂，254nm 紫外灯下检视杂质 F；喷以 10g/L 二甲氨基苯甲醛无水乙醇溶液-盐酸(200：20)，80℃干燥 3～4 分钟检视杂质 G。杂质 F、G 限度分别为 0.25%与 0.2%；采用 HPLC 法检测巴比妥酸(杂质 A)、5-羟尿嘧啶(杂质 B)、尿嘧啶(杂质 C)、5-甲氧基尿嘧啶(杂质 D)及 5-氯尿嘧啶(杂质 E)及其他杂质。采用 C18 色谱柱，流动相为 6.805g/L 磷酸二氢钾溶液(用 5mol/L KOH 调 pH 5.7±0.1)，检测波长为 266nm。上述已知杂质限度均为 0.1%，其他单一杂质限度为 0.10%，杂质总和不得过 0.5%。BP (2013)与 BP(2009)一致。

【含量测定】中国药典(2015)采用 UV 吸收系数法。BP (2013)及 JP(16)采用非水酸量法，USP (36)采用 HPLC 法。

【制剂】(1)氟尿嘧啶乳膏(Fluorouracil Cream)

收载于中国药典(2015)、BP (2013)及 USP (36)。含量测定采用氮测定法，以消除基质干扰。

(2)氟尿嘧啶注射液(Fluorouracil Injection)

收载于中国药典(2015)、BP (2013)及 USP (36)。

有关物质检测方法同原料，样品检测典型色谱图见图 5，图中保留时间 3.621 处即为 5-羟尿嘧啶色谱峰。TLC 实验中样品在不同商品薄层板上均拖尾严重。降低点样量，点样后 100℃干燥 2 小时以除去点样带入的水，结果仍显示供试品拖尾，故无法进行检测。中国药典(2015) HPLC 法能有效检出 5-羟尿嘧啶。

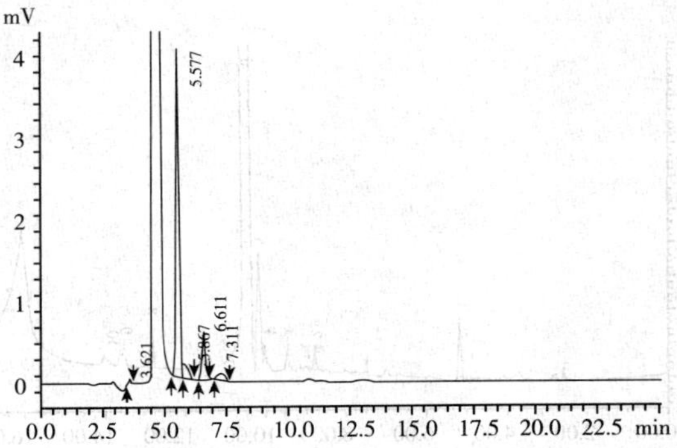

图 5　氟尿嘧啶注射液有关物质色谱图

色谱柱：资生堂 C18 色谱柱(250mm×4.6mm，5μm)

细菌内毒素　本品临床每小时用药最大剂量是静脉注射每千克体重 20mg(中国国家处方集)，内毒素计算限值约为 0.25EU/mg；USP(36) 中为 0.33USP EU/mg。中国药典(2015)规定本品细菌内毒素限值为 0.25EU/mg，与内毒素计算值/临床剂量比较，安全系数为 1，并严于 USP 标准。

本品对内毒素检查方法有干扰，不干扰参考浓度约为 2mg/ml，可采用适当灵敏度的鲎试剂经稀释至 MVD 后进行内毒素检查。

含量测定　采用 UV 吸收系数法，同原料。USP (36) 采用 HPLC 法。

参考文献

[1] 国家药典委员会．中华人民共和国药典临床用药须知·化学药和生物制品卷［M］．北京：人民卫生出版社，2005：659.

[2] Charles H，Robert D. 5-Fluorouracil：US 2802005［P］. 1957.

[3] 朱宝泉，李安良，杨光中，等．药物合成手册［M］．北京：化学工业出版社，2003：688-691.

[4] 安登魁．药物分析［M］．济南：济南出版社，1992：987.

[5] 孙毓庆．分析化学［M］．4 版．北京：人民卫生出版社，2001：100.

撰写　牛　冲　凌　霄　程春雷　山东省食品药品检验研究院
复核　王　杰　山东省食品药品检验研究院

氟哌利多
Droperidol

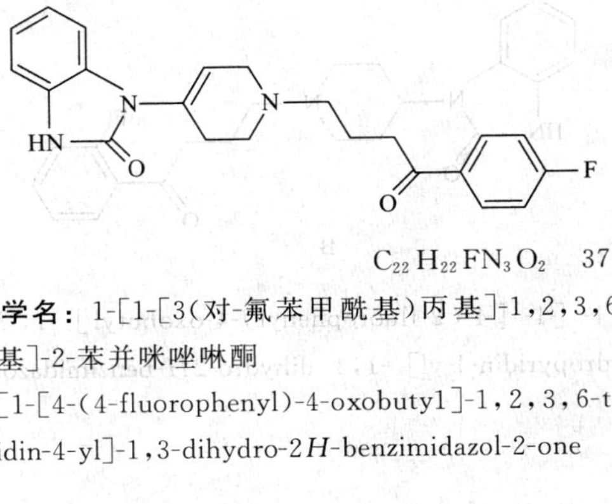

$C_{22}H_{22}FN_3O_2$　379.43

化学名：1-[1-[3(对-氟苯甲酰基)丙基]-1,2,3,6-四氢-4-吡啶基]-2-苯并咪唑啉酮

1-[1-[4-(4-fluorophenyl)-4-oxobutyl]-1,2,3,6-tetrahydropyridin-4-yl]-1,3-dihydro-2*H*-benzimidazol-2-one

英文名：Droperidol

异名：氟哌啶

CAS 号：[548-73-2]

本品为抗精神病药。主要通过阻断多巴胺受体和 α-肾上腺素能受体，抑制脑内网状激活系统产生镇静作用和强效镇静、镇吐作用。静注后 5～8 分钟起效，10～20 分钟血液浓度达峰值，持续时间 3～6 小时。在肝脏进行生物转化，代谢产物在 24 小时内基本排出。分布半衰期 14 分钟，清除半衰期 103～134 分钟。

不良反应：锥体外系反应，剂量过大易引起倦困、嗜睡和眩晕等症状。2001 年美国 FDA 就氟哌利多静脉注射后致 Q-T 间期延长和严重心律失常，提出"黑框"警告。目前认为：以上不良反应与剂量有关，小剂量静脉注射和硬膜给药(小于 2.5mg/d)较为安全。

本品由 Janssen Pharmaceutica 于 1961 年合成，1970 年获美国 FDA 批准，作为抗恶心呕吐药、全麻辅助药和神经麻醉安定药在临床应用。适应证为精神分裂症和躁狂兴奋状态；与芬太尼静脉注射用于外科手术，大面积烧伤换药，各种内镜检查的安定镇痛。国内于 20 世纪 80 年代初开始生产。

本品曾收载于卫生部药品标准二部(第四册)。目前除中国药典(2015)收载外，BP (2013)、Ph. Eur. (7.0)、USP (36)和 JP(16)亦有收载。

【制法概要】本品合成路线如下。

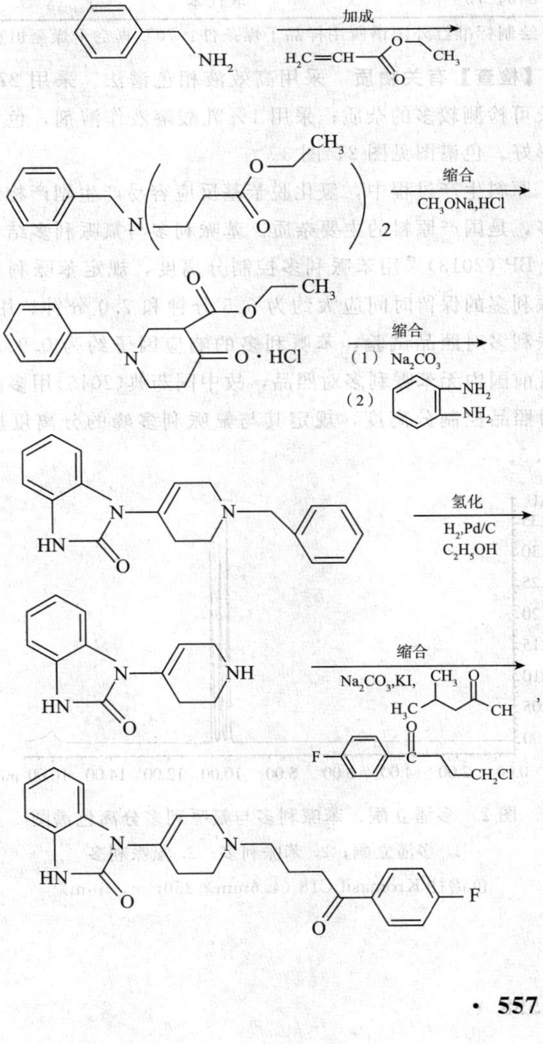

【性状】本品为类白色或浅黄色结晶性粉末。光照和氧化会使颜色转黄并逐渐加深。

【鉴别】(1)紫外光谱　本品的(9→1000)盐酸溶液，在228nm、246nm、276nm处有最大吸收。

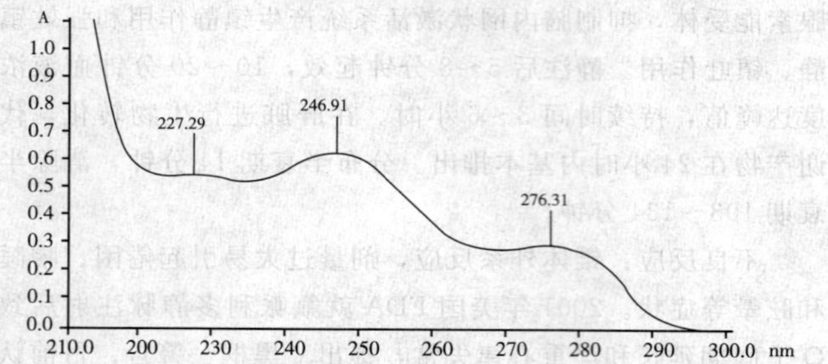

图1　氟哌利多0.1mol/ml盐酸溶液紫外扫描图

(2)红外光谱　本品的红外光吸收图谱应与对照的图谱(光谱集1171图)一致，主要特征吸收如下。

特征谱带(cm⁻¹)	归属	
3200～2600	酰胺	ν_{N-H}
3110，3060，3030，2950	芳氢	ν_{C-H}
1700	酮基	$\nu_{C=O}$
1685	酰胺(Ⅰ)	$\nu_{C=O}$
1625，1597，1506	芳环，环烯	$\nu_{C=C}$
1230	氟苯	ν_{C-F}
845，752	取代苯	$\gamma_{2H,4H}$

注：绘制标准红外图谱所用样品干燥条件：70℃真空干燥至恒重。

【检查】有关物质　采用高效液相色谱法。采用275nm波长可检测较多的杂质；采用1%乳酸溶液作溶剂，色谱峰峰形好。色谱图见图2、图3。

原料生产过程中，氢化脱苄基反应容易产生副产物苯哌利多，是国产原料的主要杂质。苯哌利多与氟哌利多结构相近，BP(2013)采用苯哌利多控制分离度，规定苯哌利多与氟哌利多的保留时间应大约为6.5分钟和7.0分钟。用BP苯哌利多对照品试验，苯哌利多的响应因子约为0.93。由于目前国内无苯哌利多对照品，故中国药典(2015)用多潘立酮对照品控制分离度，规定其与氟哌利多峰的分离度应大于3.5。

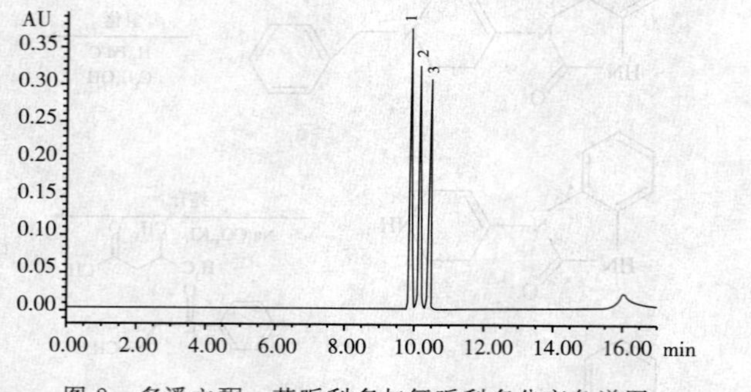

图2　多潘立酮、苯哌利多与氟哌利多分离色谱图

1. 多潘立酮；2. 苯哌利多；3. 氟哌利多

色谱柱 Kromasil C18 (4.6mm×250mm，5μm)

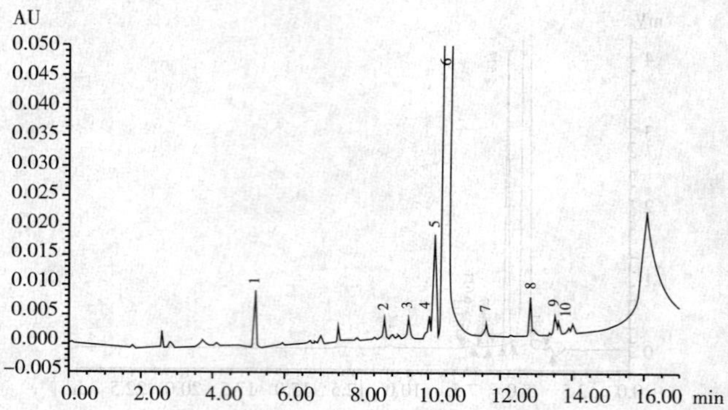

图3　氟哌利多原料有关物质色谱图

5. 苯哌利多；6. 氟哌利多；1，2，3，4，7，8，9，10为其他杂质

色谱柱 Kromasil C18(4.6mm×250mm，5μm)

USP(36)用分光光度法检查规定杂质。JP(16)用薄层色谱法。BP(2013)与Ph. Eur. (7.0)为高效液相色谱法：检查波长为275nm，溶剂为*N*,*N*-二甲基甲酰胺，流动相中使用1%硫酸四丁基氢铵。

杂质结构　苯哌利多 Benperidol

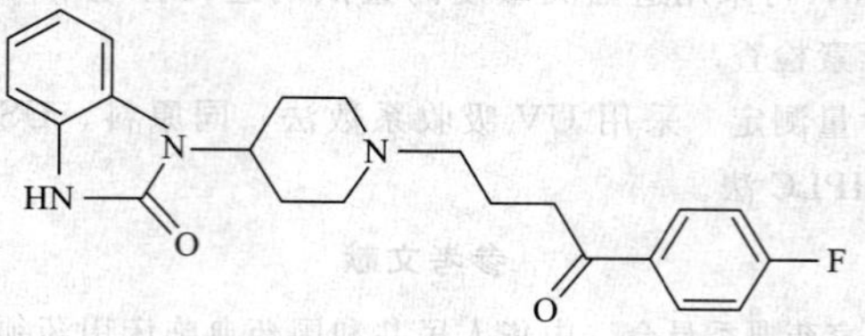

$C_{22}H_{24}FN_3O_2$　381.4

1-［1-［3(对-氟苯甲酰基)丙基］-4-哌啶基］-2-苯并咪唑啉酮

1-［1-［4-(4-fluorophenyl) -4-oxobutyl］-piperidin-4-yl］-1,3-dihydro-2*H*-benzimidazol-2-one

CAS号：［2062-84-2］

BP(2013)和Ph. Eur. (7.0)列出了5个已知杂质的结构。

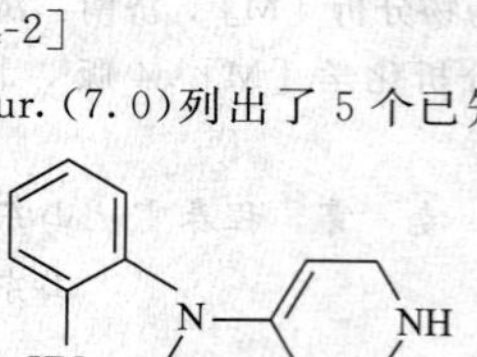

A

A. 1-(1,2,3,6-tetrahydropyridin-4-yl) -1,3-dihydro-2*H*-benzimidazol-2-one

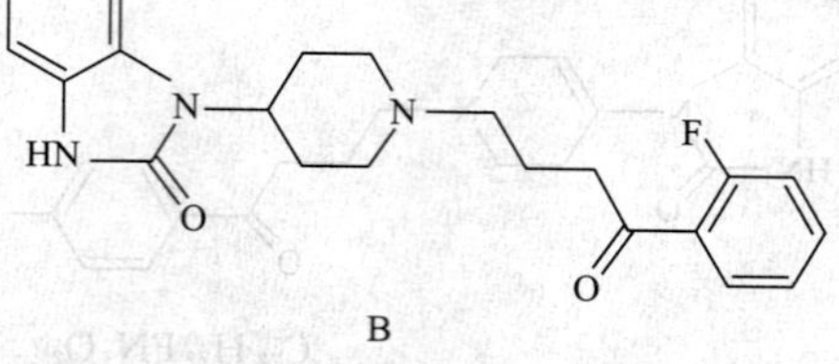

B

B. 1-［1-［4-(2-fluorophenyl)-4-oxobutyl］-1，2，3，6-tetrahydropyridin-4-yl］-1,3 -dihydro-2*H*-benzimidazol-2-one

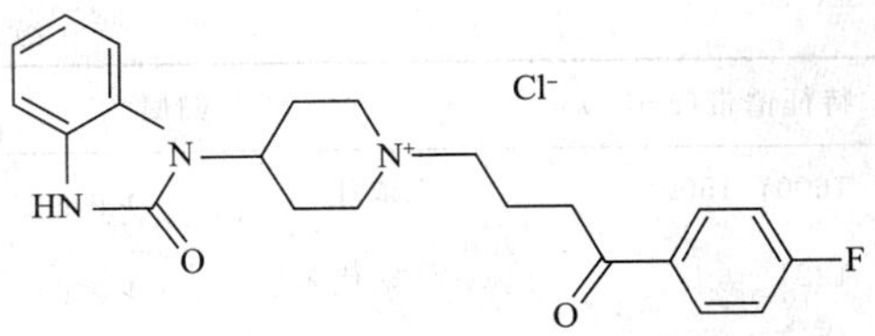

C

C. 1-［1-［4-(4-fluorophenyl)-4-oxobutyl］-4-(2-oxo-2, 3-dihydro-1*H*-benzimidazol-1-yl)］pyridinumchloride

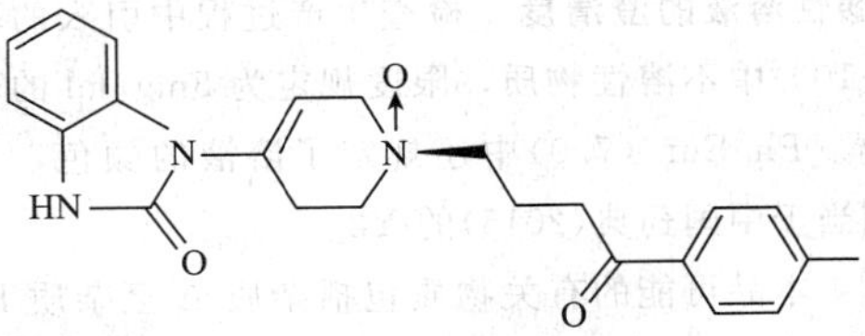

及对映体

D

D. (1*RS*)-1-［4-(4-fluorophenyl)-4-oxobutyl］-4-(2-oxo-2, 3-dihydro-1*H*-benzimidazol-1-yl)-1, 2, 3, 6-tetrahydropyridine-1-oxide

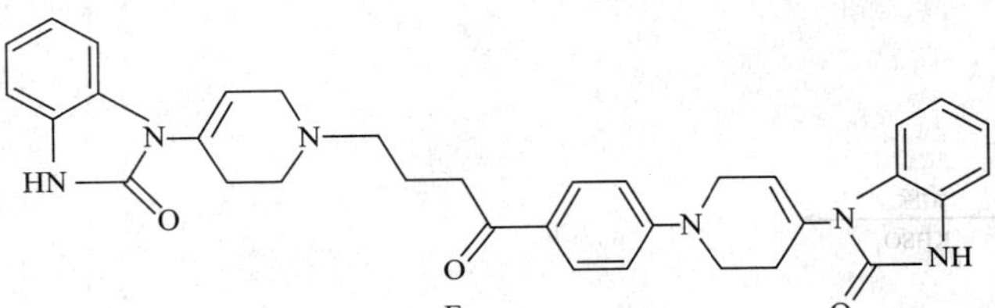

E

E. 1-［1-［4-［4［4-4-(2-oxo-2, 3-dihydro-1*H*-benzimidazol-1-yl)-3, 6-dihydropyridin-1-(2*H*)-yl］-1-oxobutyl］phenyl］-1, 2, 3, 6-tetrahydropyridine-4-yl］-1, 3-dihydro-2*H*-benzimidazol-2-one

USP(36)仅列出了一种杂质 4, 4′-bis［1, 2, 3, 6-tetrahydro-4-(2-oxo-1-benzimidazolinyl)-1-pyridyl］butyrophenone

干燥失重 本品在空气中加热不稳定，颜色变深，渐变为棕黄色。故采用 70℃真空干燥至恒重，限度为 5.0%。

BP (2013)规定：取 1.00g，100～105℃干燥，不得过 0.5%。USP (36)规定：70℃真空干燥 4 小时，不得过 5.0%。JP (16)规定：取 0.5g，70℃真空硅胶干燥 4 小时，不得过 3.0%。

【含量测定】本品含吡啶环，具有弱碱性，故可用高氯酸非水溶液滴定法测定含量。国外药典也多用非水滴定法，以冰醋酸为溶剂、萘酚苯甲醇为指示液，方法基本一致，JP (16)为电位滴定法。

【贮藏】本品对光、氧不稳定，故需遮光，密闭保存。USP(32)规定放置在遮光、充氮的容器中，冷处存放。

【制剂】中国药典(2015)收载了氟哌利多注射液，BP (2013)和 USP (36)也有收载；BP(2013)收载氟哌利多片。

有关物质 方法与原料药相同。

细菌内毒素 本品临床每小时用药最大剂量是静脉注射每千克体重 0.3mg(中国医师药师临床用药指南)，内毒素计算限值约为 16.7EU/mg；USP 为 35.7USP EU/mg。中国药典(2015)规定本品细菌内毒素限值为 15EU/mg，与内毒素计算值比较，安全系数为 1.1，并严于 USP 标准。

含量测定 采用高效液相色谱法，色谱条件同有关物质检查。

贮藏 本品在光照条件下颜色逐渐变黄，在空气中露置亦不稳定，故贮存条件为遮光、密闭，在阴凉处保存。

撰写 姚 华 陕西省食品药品监督检验研究院
复核 徐长根 刘海静 陕西省食品药品监督检验研究院

氟哌啶醇

Haloperidol

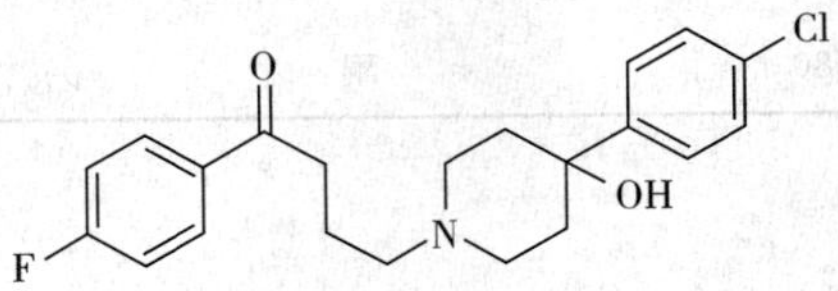

$C_{21}H_{23}ClFNO_2$ 375.87

化学名：1-(4-氟苯基)-4-[4-(4-氯苯基)-4-羟基-1-哌啶基]-1-丁酮

4-[4-(4-chlorophenyl)-4-hydroxy-1-piperidinyl]-(4-fluorophenyl)butan-1-one

英文名：Haloperidol(INN)

CAS 号：［52-86-8］

本品为抗精神病类药，用于治疗急、慢性各型精神分裂症，躁狂症，及其他具有兴奋、躁动、幻觉、妄想等症状的精神病。还可用于治疗儿童抽动秽语综合征，药理作用及机制类似氯丙嗪。锥体外系反应强，而镇静作用、α 受体和 M 受体阻断作用较弱。口服可有 70%被吸收，t_{max} 为 3～6 小时(口服)或 10～20 分钟(肌内注射)。血浆蛋白结合率高。在肝内代谢，单剂口服后约 40%在 5 日内随尿排出，其中 1%为原型物，胆汁也可排泄少量。半衰期 21 小时(13～35 小时)。以锥体外系不良反应为最常见，随着用量的增加出现的几率增多。

除中国药典(2015)收载外，BP (2013)、USP (36)、JP (16)亦有收载。

【制法概要】本品由比利时杨森制药公司的创始人 Jassen 等于 1958 年合成[1]。国内于 1972 年开始生产。本品有多种合成方法[2]，其中最有代表性的合成路线如下。

【性状】外观 本品为白色或类白色的结晶性粉末，经 Reed 和 Schaefer 进行单晶 X 射线衍射分析，未观察到多晶现象。经自然光照射后，颜色变深。

溶解性 本品在三氯甲烷中溶解，在乙醇中略溶，在乙醚中微溶，在水中几乎不溶。

熔点 Janicki 等用 DSC 测定本品的熔融吸热峰为 150℃（程序升温速率 5℃/min）[3]，即熔点为 150℃，中国药典（2015）的规定为 149～153℃。Ph. Eur.（7.0）规定为 150～153℃。

吸收系数 本品 15μg/ml 的盐酸乙醇溶液在 244nm 的波长处有最大吸收，吸收系数（$E_{1cm}^{1\%}$）为 338～360。

【鉴别】（1）本品为含氟有机化合物，遇强氧化剂如三氧化铬的饱和硫酸溶液，微温即产生氟化氢，能腐蚀玻璃表面，造成硫酸溶液流动不畅而类似油垢不能再均匀涂于管壁。

（2）本品的红外光吸收图谱应与对照的图谱（光谱集 281 图）一致，主要特征吸收如下。

特征谱带（cm^{-1}）	归属	
3130	羟基	ν_{O-H}
1820	N－CH_2	ν_{C-H}
1680	酮	$\nu_{C=O}$
1600，1500	苯环	$\nu_{C=C}$
1221	氟代苯	ν_{C-F}
830	对位取代苯	γ_{2H}

（3）本品结构中有苯基氯存在，故有机破坏后显氯化物的鉴别反应。

【检查】酸性溶液的澄清度 检查生产过程中引入的乳酸溶液（0.5→100）中不溶性物质，限度规定为 5mg/ml 的乳酸溶液应澄清。Ph. Eur.（7.0）中还规定了溶液的颜色，不得过 Y7［约相当于中国药典（2015）的 Y2］。

有关物质 本品可能的有关物质包括杂质 A 至杂质 F。其中杂质 D 即 4,4-双［4-（对氯苯基）-4-羟基-1-哌啶基］-苯基丁酮为主要杂质[3]，是最后一步合成的副产物。合成终产物的两个中间体所含的杂质经最后一步反应，分别生成副产物杂质 B、C 和杂质 E、F；如果加强对中间体的纯度控制可以避免这四个杂质的生成。

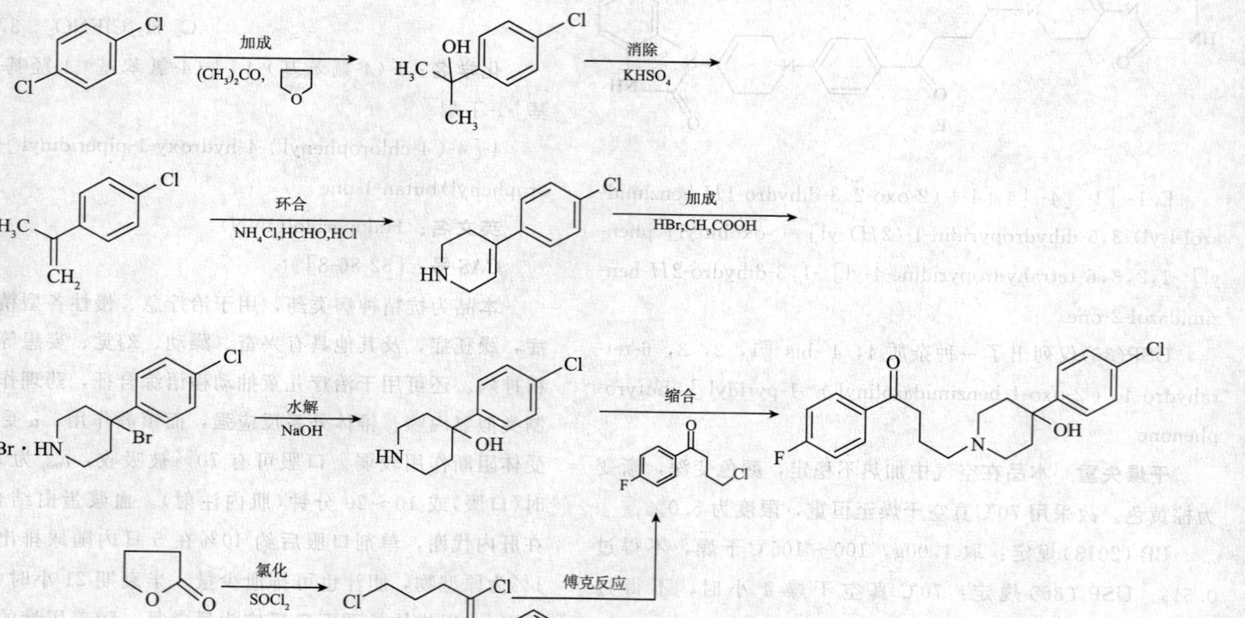

杂质 A

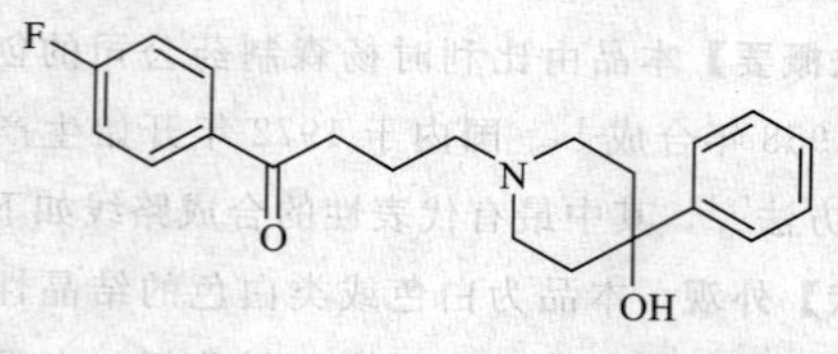

$C_{21}H_{24}FNO_2$ 341.43

杂质 B

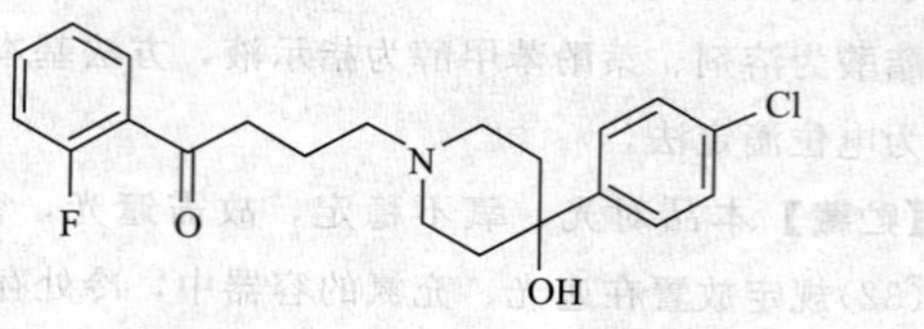

$C_{21}H_{23}ClFNO_2$ 375.87

杂质 C

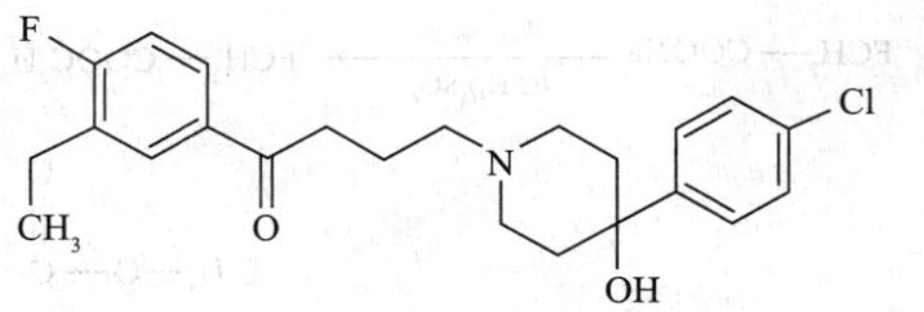

$C_{23}H_{27}ClFNO_2$ 403.93

杂质 D

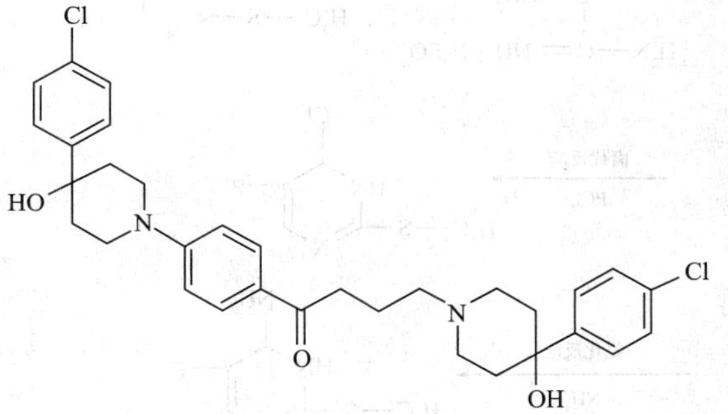

$C_{32}H_{36}Cl_2N_2O_3$ 567.56

杂质 E

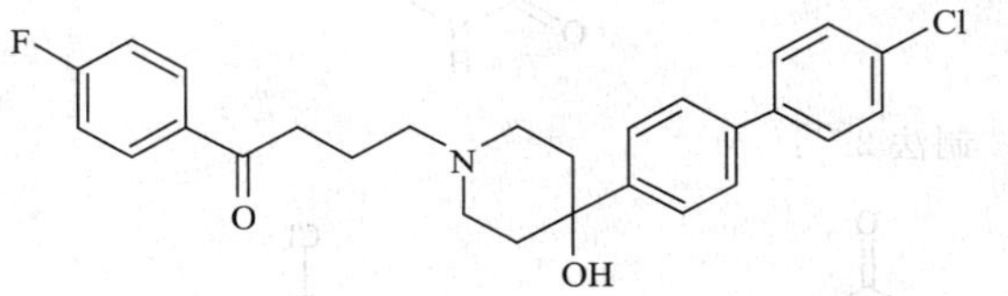

$C_{27}H_{27}ClFNO_2$ 451.97

杂质 F

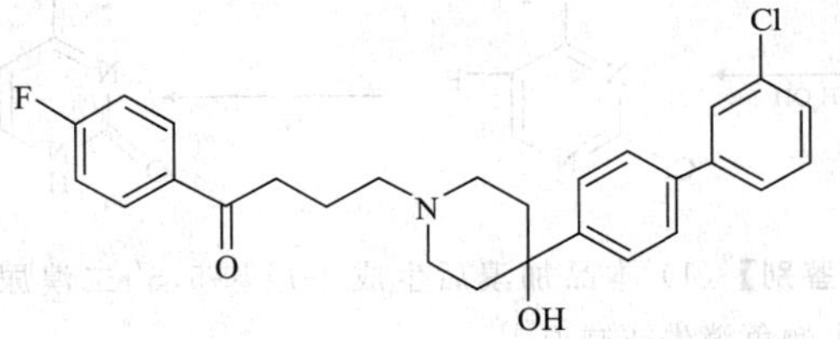

$C_{27}H_{27}ClFNO_2$ 451.97

中国药典(2005)有关物质的检查方法为薄层色谱法，中国药典(2010)修订为高效液相色谱法，中国药典(2015)未修订。用十八烷基硅烷键合硅胶柱，以甲醇-0.05mol/L 磷酸二氢钾溶液(50∶50)(用磷酸调节 pH 至 4.0)为流动相，检测波长为 220nm。将供试品溶液依次稀释，最低检出量为 7.5ng，相当于对照溶液主峰面积的 0.05 倍(0.05%)。与原方法比较，液相方法更好地控制了杂质的含量。USP (36) 有关物质的检查方法为紫外光谱法，检查一个有关物质，但未给出具体结构。BP(2013)为高效液相色谱法，检查指定杂质 A 至 F。中国药典(2015)单个杂质限度为不得过 0.5%，总杂质限度为不得过 1.0%（图 1)。

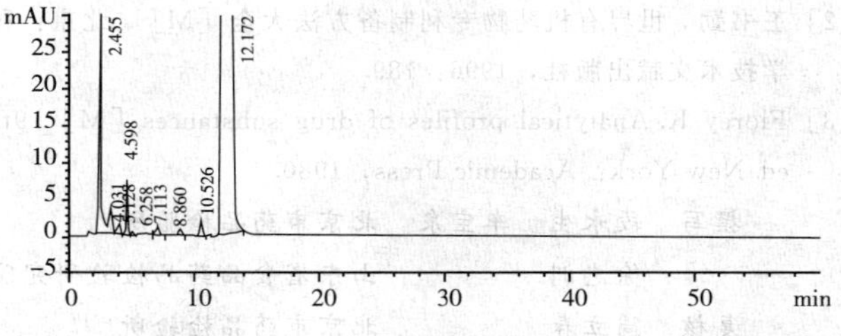

图 1 氟哌啶醇有关物质光照破坏色谱图

残留溶剂[1,2] 根据各种合成工艺和精制方法，可能涉及的残留溶剂主要为甲醇、四氢呋喃；其次为三氯甲烷、二甲基甲酰胺、甲苯。

【含量测定】采用非水溶液滴定法。本品结构中含哌啶环，是碱性基团，在冰醋酸中碱性增强，与高氯酸反应生成高氯酸氟哌啶醇，微过量的高氯酸使萘酚苯甲醇显绿色为滴定终点。

【制剂】中国药典(2015)收载了氟哌啶醇片与注射液，USP (36)中收载了氟哌啶醇注射液、氟哌啶醇口服溶液与氟哌啶醇片。

(1)氟哌啶醇片 (Haloperidol Tablets)

性状 本品为糖衣片，规格为 2mg 和 4mg。

在室温、遮光条件下，本品可贮存 5 年；在 40℃，避光贮存可达 2 年。其稳定性与处方有关，如处方中有乳糖，氟哌啶醇与乳糖中的杂质 5-羟甲基-2-糠醛发生加成反应。

检查 有关物质 方法同原料有关物质检查方法，且限度控制相同，原料和片剂的检查方法中规定，小于对照溶液主峰面积 5% 的色谱峰忽略不计，片剂为了排除辅料的干扰，还规定相对保留时间小于 0.25 的色谱峰忽略不计。

含量测定与含量均匀度 均采用紫外光谱法测定。本品见光易变色，含量均匀度和含量测定应避光操作。该方法操作简单，辅料无干扰。

(2)氟哌啶醇注射液 (Haloperidol Injection)

性状 本品为无色的澄明液体，规格为 1ml∶5mg。

检查 有关物质 方法、控制限度及对于杂质的判定与氟哌啶醇片相同。

细菌内毒素 本品临床每小时用药最大剂量是静脉注射每千克体重 0.5mg(中国药典临床用药须知、中国医师药师临床用药指南)，内毒素计算限值约为 10EU/mg；USP(36) 为 71.4USP EU/mg。中国药典(2015)规定本品细菌内毒素限值为 10EU/mg，与内毒素计算值比较，安全系数为 1，并严于 USP 标准。

含量测定 采用紫外光谱法测定。

参考文献

[1] Janssen PA J. Chemistry and pharmacology of CNS depressants related to 4-(4-hydroxy-4-phenylpiperidino) butyrophenone. Ⅰ. Synthesis and screening data in mice [J]. J Med Pharm Chem, 1959, 1(281): 297.

[2] 王书勤．世界有机药物专利制备方法大全［M］．北京：科学技术文献出版社，1996：189.

[3] Florey K. Analytical profiles of drug substances［M］. 9th ed. New York：Academic Press，1980.

撰写　段永生　车宝泉　北京市药品检验所
　　　　徐志洲　　　　山东省食品药品检验研究院
复核　周立春　　　　　北京市药品检验所

氟胞嘧啶

Flucytosine

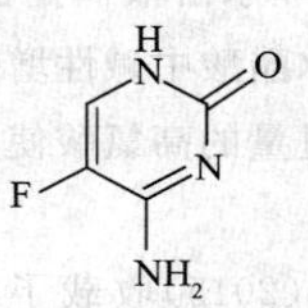

$C_4H_4FN_3O$　129.09

化学名：5-氟-4-氨基-2(1*H*)-嘧啶酮

5-fluoropyrimidin-4-amino-2(1*H*)-one

英文名：Flucytosine(INN)；Flucytosinum；5-Fluorocytosin

异名：5-氟胞嘧啶

CAS 号：［2022-85-7］

本品为抗真菌药。适用于治疗念珠菌属心内膜炎、隐球菌属脑膜炎、念珠菌属或隐球菌属真菌所致的血液感染、肺部感染和尿路感染等。氟胞嘧啶通过穿透进入真菌细胞内，转变为具有抗代谢作用的氟尿嘧啶，后者可取代尿嘧啶进入真菌的脱氧核糖核酸，从而阻断其核酸和蛋白质的合成。本品对真菌具有选择性毒性作用，在人体细胞内不能被大量地转换为氟尿嘧啶[1]。

静脉注射本品 2g 的血药峰浓度(C_{max})约为 50mg/L，血清蛋白结合率为 2.9%～4%，表观分布容积(V_d)为 0.78±0.13L/kg。药物广泛分布于肝、肾、心、脾、肺组织中，其浓度大于或等于同期血药浓度，炎性脑脊液中药物浓度可达同期血药浓度 60%～90%。口服及静脉注射后血浆消除半衰期分别为 2.5～6 小时、3～6 小时。本品经肾小球滤过排泄，约 90%以上的药物以原型自尿中排出。不良反应可见白细胞或血小板减少，对中枢神经系统有影响，偶可出现精神异常等症状，有胃肠道反应及肾损害，可导致肝毒性[2]。

本品由 Duschinsky 等于 1957 年制得，日本 Roche 公司开发，1979 年 3 月以 Ancotil 的商品名取得许可。除中国药典(2015)收载外，BP(2013)、USP(36)、JP(16)及 Ph. Eur.(7.0)均有收载。

【制法概要】氟胞嘧啶主要有两种制法，目前国内主要采用第二法，以氟尿嘧啶为起始原料制备。

制法1[3]：

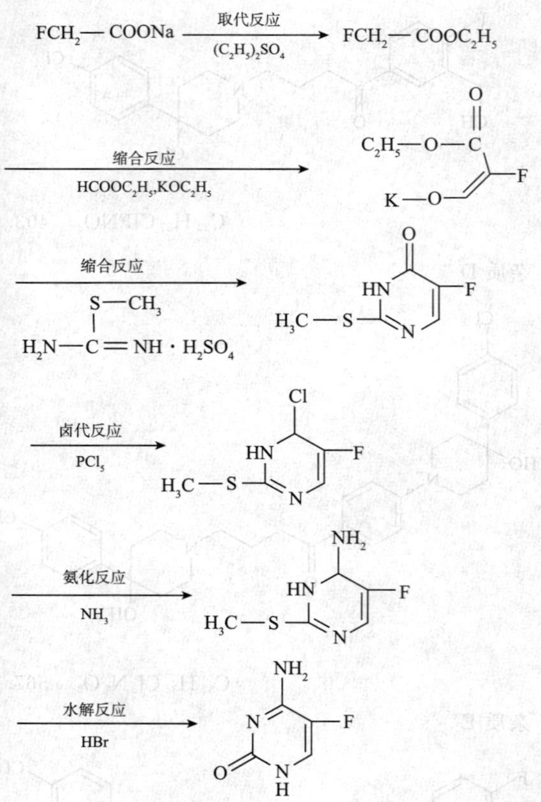

制法 2[4]：

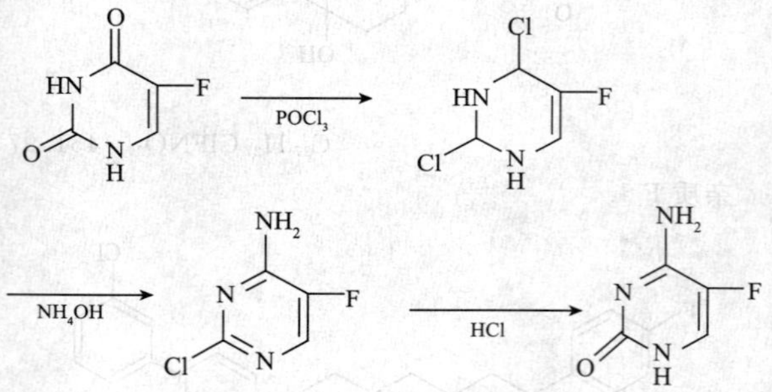

【鉴别】(1) 本品加溴后生成 4-羟基-5,5′-二溴尿嘧啶，使溴水颜色消失或减退[5]。

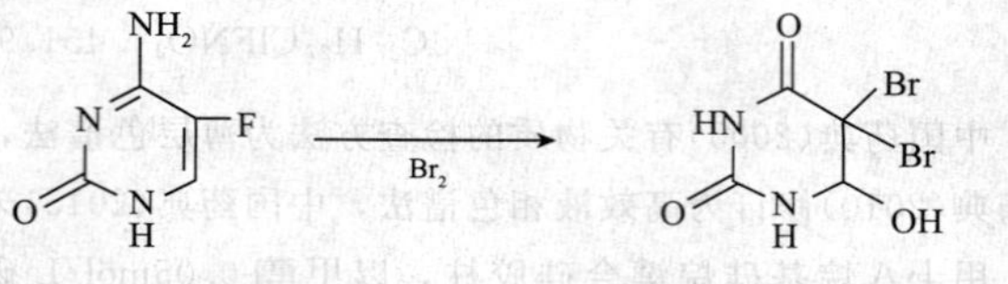

4-羟基-5,5′-二溴尿嘧啶

(2)本品在盐酸溶液(9→100)中的紫外光谱图见图 1，在 286nm 的波长处有最大吸收，浓度为 10μg/ml 时吸光度值约为 0.71。

(3)本品红外光吸收图谱应与对照的图谱(光谱集 625 图)一致，特征吸收见表 1。

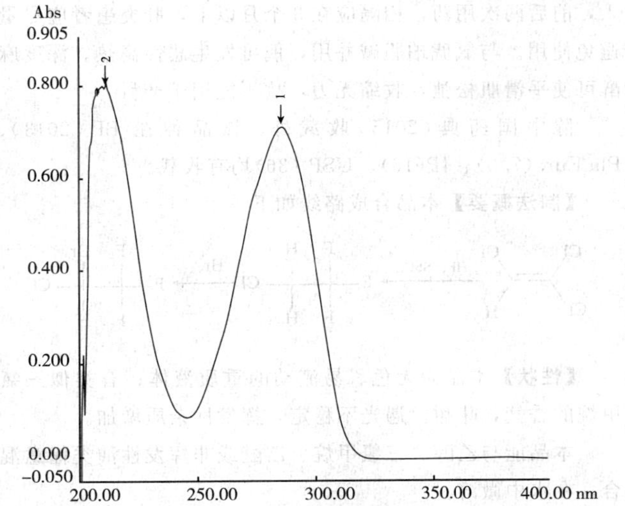

图 1　氟胞嘧啶盐酸溶液(9→100)(10μg/ml)的紫外吸收光谱图

表 1　氟胞嘧啶红外光吸收图谱特征吸收

特征谱带(cm^{-1})	归属	
3370～2300	胺基	ν_{N-H}
1685，1673	胞嘧啶	$\nu_{C=O}$
1640	伯胺基	δ_{N-H}
1554，1460	嘧啶环	$\nu_{C=C,C=N}$
1230	氟胞嘧啶	γ_{C-F}

除上述鉴别方法，BP(2013)、USP(36)还收载 TLC 色谱法，JP(16)收载有机氟化物氧瓶燃烧法。

【检查】有关物质　氟尿嘧啶系氟胞嘧啶合成的起始原料或中间体，且与氟胞嘧啶相比，属不同的用药类别，各国药典均将氟尿嘧啶作为氟胞嘧啶的已知杂质检查。BP(2009)、USP(36)及 JP(16)均采用 TLC 法控制氟尿嘧啶，中国药典(2005)也采用 TLC 法，方法及限度与上述三国药典基本一致。但在实验中发现，TLC 法的供试品溶液及对照溶液的斑点均有拖尾现象，试验的重现性差，灵敏度低，又因用冰醋酸-水(8∶2)作溶剂的点样或用水作溶剂的点样，溶剂不易挥尽，对薄层色谱板的分离性能影响较大。BP(2013)修改为 HPLC 法，中国药典(2015)采用高效液相色谱法对氟胞嘧啶中的氟尿嘧啶及其他杂质总量进行控制。本方法系统适应性试验色谱图见图 2，供试品溶液色谱图见图 3，氟尿嘧啶的检测限为 0.10ng，实验时流动相水相 pH 应控制在 3.5±0.5。

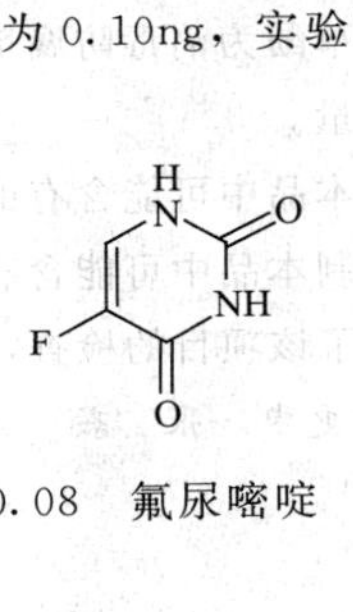

$C_4H_3FN_2O_2$　130.08　氟尿嘧啶

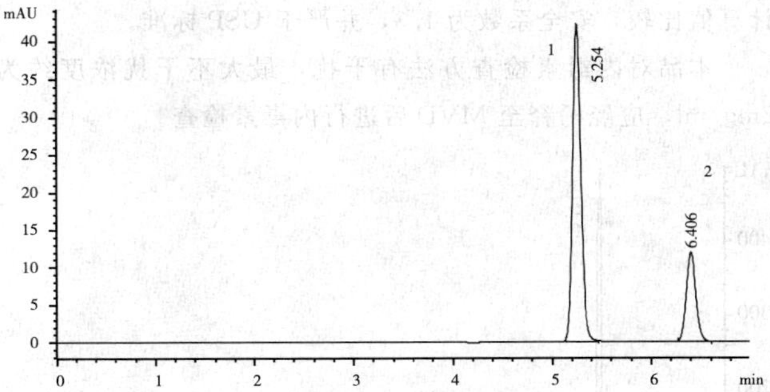

图 2　氟胞嘧啶有关物质检查系统适应性试验色谱图

1. 氟胞嘧啶；2. 氟尿嘧啶

色谱柱：Agilent，HC-C18（4.6mm×250mm，5μm）

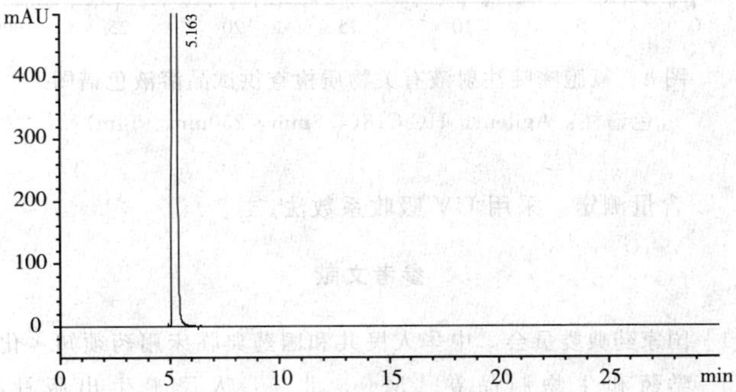

图 3　氟胞嘧啶有关物质检查供试品溶液色谱图

色谱柱：Agilent，HC-C18（4.6mm×250mm，5μm）

除上述检查项，BP(2013)、USP(36)及 JP(16)采用电位滴定法或比色法对氟化物作不同限度的检查控制。

【含量测定】采用非水电位滴定法测定含量，同 BP(2013)、USP(36)及 JP(16)，此外，JP(16)还收载了有机氟的含量测定。

【制剂】中国药典(2015)收载氟胞嘧啶片与氟胞嘧啶注射液，BP(2013)收载氟胞嘧啶片，USP(36) 收载氟胞嘧啶胶囊及口服混悬液。

氟胞嘧啶注射液(Flucytosine Injection)

与氟胞嘧啶原料相比，增加了氟鉴别，未收载红外鉴别。本品为含氟有机化合物，遇强氧化剂如三氧化铬的饱和硫酸溶液，微热，即生成氟化氢，能腐蚀玻璃表面，造成硫酸溶液流动不畅而类似油垢不能再均匀涂于管壁，所以显鉴别(1)反应。

有关物质　有关物质检查采用与氟胞嘧啶原料相同的 HPLC 法，对样品中的氟尿嘧啶及其他杂质总量进行了检查和控制，典型色谱图见图 4，溶剂及辅料(NaCl)均基本无干扰。

细菌内毒素　本品临床每小时用药最大剂量是静脉注射每次 1g(中国药典临床用药须知)，内毒素计算限值约为 0.30EU/mg；USP(36)为 0.33USP EU/mg。中国药典(2015)规定本品细菌内毒素限值为 0.25EU/mg，与内毒素计算值比较，安全系数为 1.3，并严于 USP 标准。

本品对内毒素检查方法有干扰，最大不干扰浓度约为 2mg/ml，应经稀释至 MVD 后进行内毒素检查。

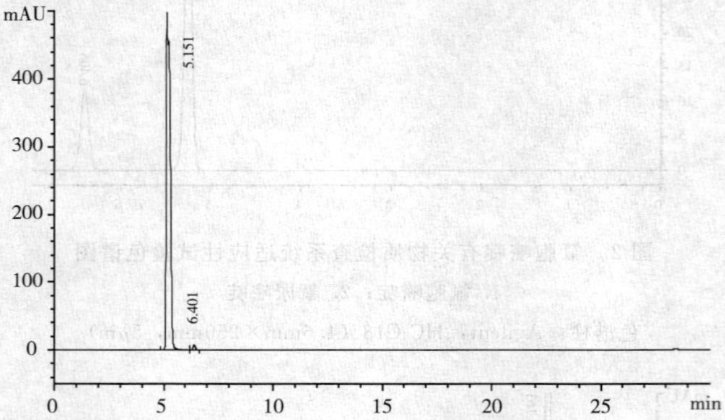

图 4　氟胞嘧啶注射液有关物质检查供试品溶液色谱图

色谱柱：Agilent，HC-C18(4.6mm×250mm，5μm)

含量测定　采用 UV 吸收系数法。

参考文献

[1] 国家药典委员会．中华人民共和国药典临床用药须知·化学药和生物制品卷［M］．北京：人民卫生出版社，2005：591.

[2] 国家食品药品监督管理局药品审核中心．药物临床信息参考［M］．成都：四川科学技术出版社，2007：269.

[3] Charles H，Robert D. 5-Fluorouracil：US 2802005［P］.1957.

[4] 朱宝泉，李安良，杨光中，等．药物合成手册［M］．北京：化学工业出版社，2003：688-691.

[5] 安登魁．药物分析［M］．济南：济南出版社，1992：987.

撰写　凌　霄　牛　冲　山东省食品药品检验研究院

复核　王　杰　山东省食品药品检验研究院

氟　烷

Halothane

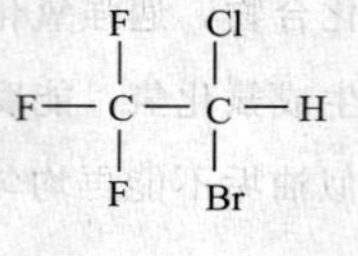

$C_2HBrClF_3$　197.38

化学名：1,1,1-三氟-2-氯-2-溴乙烷

(±)-2-bromo-2-chloro-1,1,1-trifluoro-ethane

英文名：Halothane (INN)

CAS 号：［151-67-7］

本品为强效吸入麻醉药，作用比乙醚强，对黏膜无刺激性，用于全身麻醉及麻醉诱导。不良反应：中等深度全麻时，对呼吸和循环功能就有抑制，镇痛效能差，骨骼肌松弛效能也差，能增加心肌对儿茶酚胺的敏感性。不得反复吸入，前后两次用药，相隔应在 3 个月以上，肝炎患者应尽量避免使用。与氯琥珀胆碱并用，偶可发生恶性高热。深度麻醉可使平滑肌松弛，收缩无力，故不能用于产科。

除中国药典(2015)收载外，该品种在 BP(2013)、Ph. Eur. (7.0)、JP(16)、USP (36)均有收载。

【制法概要】本品合成路线如下。

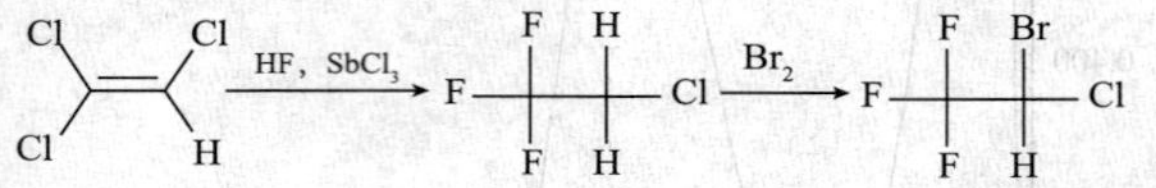

【性状】本品为无色、易流动的重质液体；有类似三氯甲烷的香气，味甜。遇光不稳定，挥发性杂质增加。

本品能与乙醇、三氯甲烷、乙醚或非挥发性油类任意混合，在水中微溶。

本品的折光率为 $n_D^{20}=1.369\sim1.371$，相对密度为 $d_{20}^{20}=1.871\sim1.875$。

【鉴别】(1)本品的相对密度大于硫酸，此鉴别用于区别本品与恩氟烷、异氟烷、甲氧氟烷。

(2)本品含氟，采用氧瓶燃烧法进行有机破坏后显氟元素的鉴别反应。pH4.3 时，茜素氟蓝试液与 Ce^{3+} 以 1∶1 结合为红色络合物，当有 F 存在时则以 1∶1∶1 结合成蓝紫色的络合物，检出限 0.2ppm。其化学反应式为：

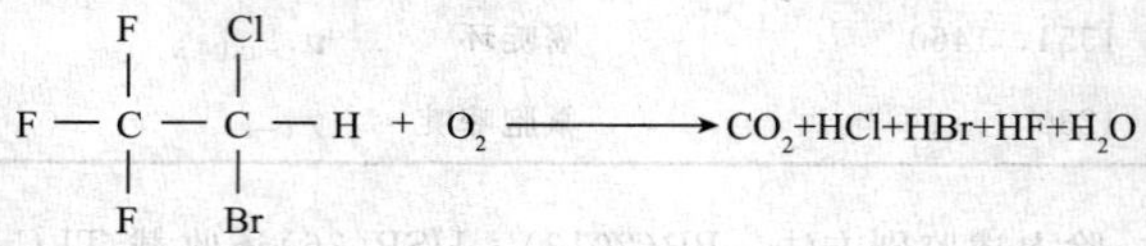

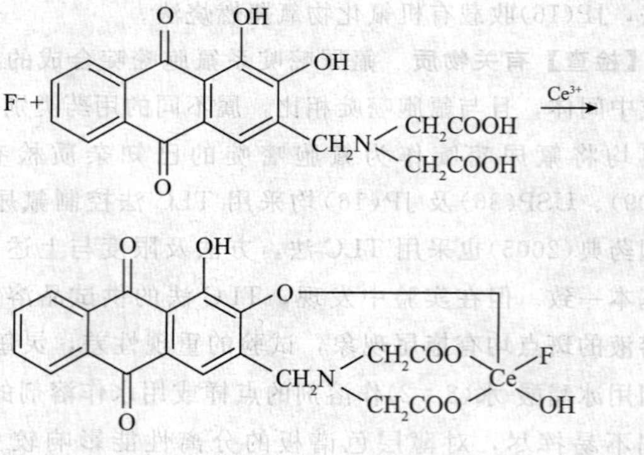

【检查】酸度、卤化物与游离卤素　为了控制合成过程中引入的和贮藏过程中可能分解产生的卤素和氢卤酸，以确保本品临床使用的安全有效。

麝香草酚　麝香草酚为消毒防腐剂，该项目采用比色法控制加入麝香草酚的量。

不挥发物　控制本品中可能含有的不挥发性杂质。

挥发性杂质　控制本品中可能含有的可挥发性杂质。中国药典(2010)，增订了该项目的检查，限度订为 0.01%。

撰写　刘铁钢　宋更申　张　毅　河北省药品检验研究院

复核　杨　梁　河北省药品检验研究院

氢化可的松

Hydrocortisone

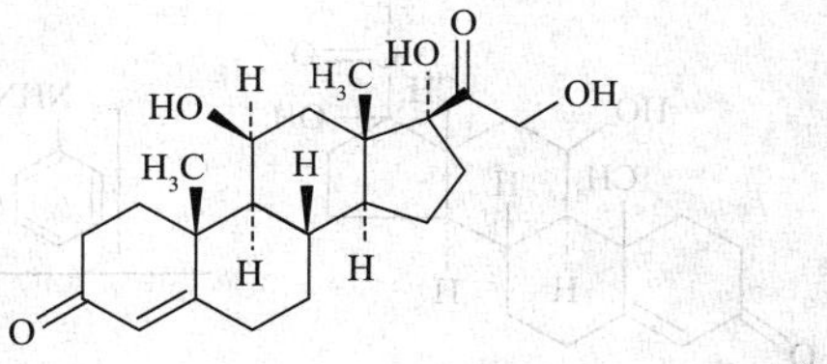

$C_{21}H_{30}O_5$　362.47

化学名：11β,17α,21-三羟基孕甾-4-烯-3,20-二酮

pregn-4-ene-3,20-dione,11,17,21-trihydroxy,(11β)

英文名：Hydrocortisone (INN)

异名：可的索；皮质醇

CAS 号：[50-03-3]

氢化可的松是人工合成也是天然存在的天然短效肾上腺皮质激素类药[1]。有抗炎作用及免疫抑制、抗毒、抗休克作用，其抗炎作用为可的松的 1.25 倍。临床用于治疗肾上腺皮质功能减退症、严重感染、自身免疫性疾病、过敏性疾病、各种原因引起的休克、血液系统疾病、激素合成障碍所致的各型肾上腺增生症及某些炎症疾病。本品可自消化道迅速吸收，约 1 小时血药浓度达峰值，其生物半衰期约为 100 分钟，血中 90％以上的氢化可的松与血浆蛋白相结合。大多数代谢产物结合成葡糖醛酸酯，极少量以原型经尿排泄。本药可以引起变态反应，如果服用本药剂量每日大于 50mg，则会引起 Cushing 样反应，如颅内高压、青光眼、囊下白内障、胰腺炎、骨骼无菌性坏死、腹膜炎、肥胖、满月脸、精神综合征、水肿等。

除中国药典(2015)收载外，BP(2013)、Ph. Eur. (7.0)、USP(36)、JP(16)中均有收载。

【制法概要】Reichstein 于 1937 年从肾上腺皮质分离得到，Wendler 等人于 1950 年用化学法合成。Zaffaroni 等于 1951 年用生物合成法制得。国内于 1960 年开始生产，国内企业目前采用梨头霉发酵的工艺路线[2]，生产工艺中使用的有机溶剂主要有甲醇、乙醇。

合成工艺路线如下。

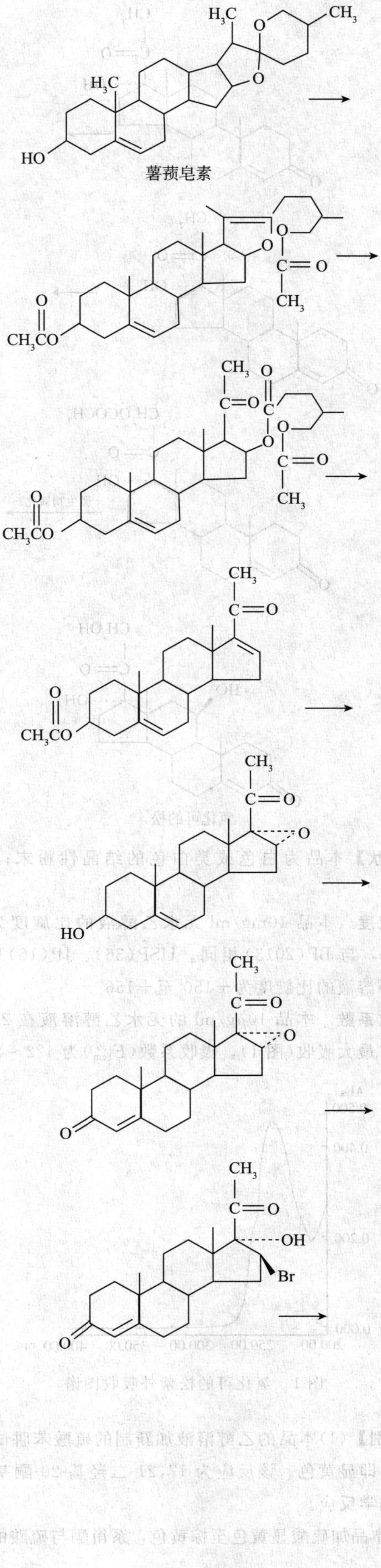

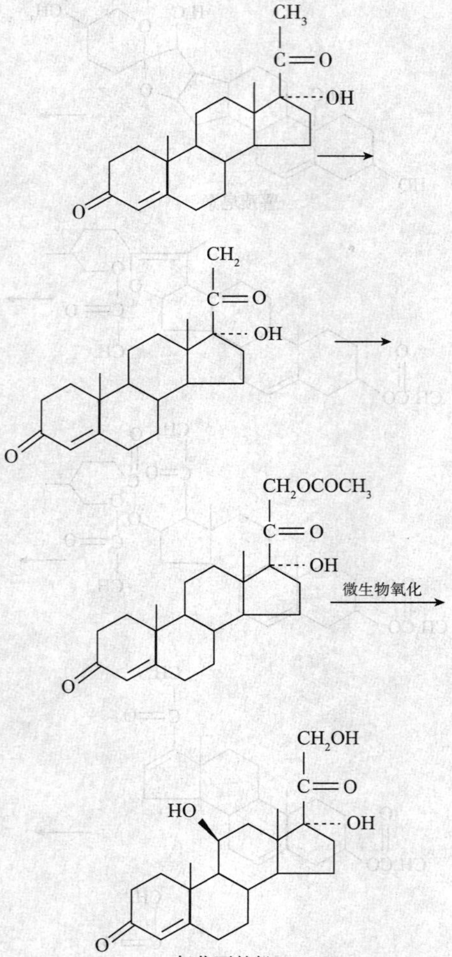

氢化可的松

【性状】本品为白色或类白色的结晶性粉末；遇光渐变质。

比旋度 本品 10mg/ml 无水乙醇液的比旋度为＋162°至＋169°，与 BP(2013) 相同。USP(36)、JP(16) 10mg/ml 二氧六环溶液的比旋度为＋150°至＋156°。

吸收系数 本品 10μg/ml 的无水乙醇溶液在 242nm 的波长处有最大吸收(图 1)，吸收系数($E_{1cm}^{1\%}$)为 422～448。

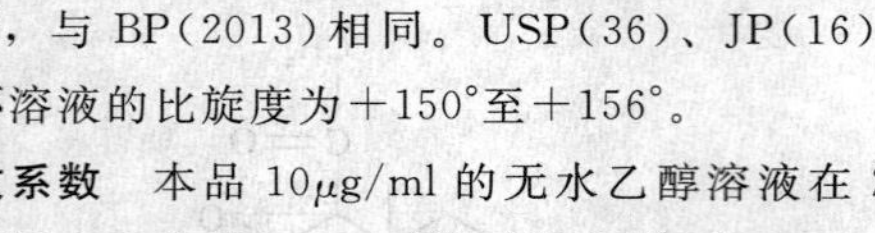

图 1 氢化可的松紫外吸收图谱

【鉴别】(1)本品的乙醇溶液加新制的硫酸苯肼试液，在 70℃加热即显黄色。该反应为 17,21-二羟基-20-酮基甾体较专一的化学反应。

(2)本品加硫酸显黄色至棕黄色，系甾酮与硫酸的显色反应。由于氢化可的松在 C_{11} 位上有 β 羟基，它可与硫酸作用产生绿色荧光(Kober 反应)。藉此可与醋酸可的松相区别。

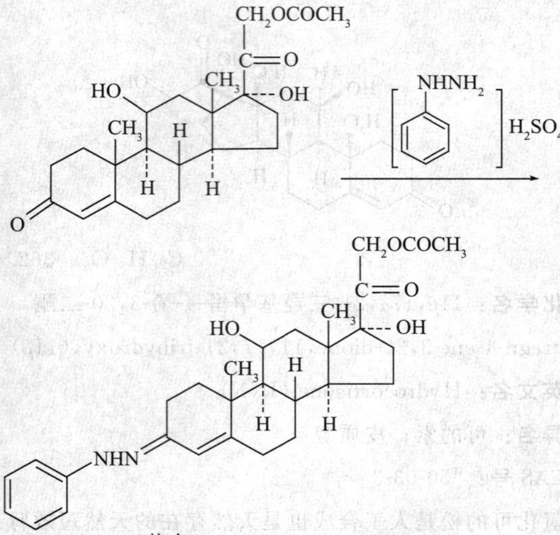

(黄色)

(3)本品的红外光吸收图谱应与对照的图谱(光谱集 283 图)一致，本品的红外光吸收图谱显示的主要特征吸收如下[2]。

特征谱带(cm^{-1})	归属	
3430	羟基	ν_{O-H}
1712	20 位酮	$\nu_{C=O}$
1642	3 位酮	$\nu_{C=O}$
1610	4 位烯	$\nu_{C=C}$

【检查】**有关物质** 采用高效液相色谱法进行检查。中国药典(2005)采用 C18 柱，以四氢呋喃-水(19：81)为流动相，检测波长为 254nm。在检验中发现，中国药典(2005)的流动相在配制过程中易发生浑浊，有时须用 0.45μm 滤膜滤过数次才可澄清，且四氢呋喃易挥发，容易造成流动相比例的变化，使基线不够稳定，此外常用色谱柱也很难使泼尼松龙与氢化可的松色谱峰的分离度达到规定的 2.4。

根据本品生产工艺及稳定性，泼尼松龙为已知杂质。取泼尼松龙及本品，分别用甲醇配制成溶液，取 20μl 进样，DAD 检测，根据实验结果，确定 245nm 为有关物质检测波长。经参考国内外甾体激素有关物质检查的色谱条件，选择以乙腈-水系统作为流动相系统，经试验确定采用乙腈-水(28：72)等度洗脱，可使杂质与主峰分离良好，杂质检出量稍多于原药典色谱系统。

使用三种不同品牌的 C18 色谱柱：Kromasil C18 柱(250mm×4.6mm，5μm)、Sepax Sapphire C18 柱(250mm×4.6mm，5μm)、Diamonsil C18 柱(150mm×4.6mm，5μm)；两台液相色谱仪(Waters 2695-248、岛津 LC-2010C)进行粗放度考核，结果检出的杂质个数与杂质量基本一致，且杂质与主成分色谱峰之间均达到完全分离，证明该方法的粗放度较好。

经试验，泼尼松龙相对于氢化可的松的响应因子为 1.07，故计算杂质总量时，直接以峰面积加和，未经校正因子计算。

经稳定性考察，氢化可的松供试品溶液在 24 小时内基本稳定。

有关物质典型色谱图见图 2、图 3。中国药典(2015)未作修订。

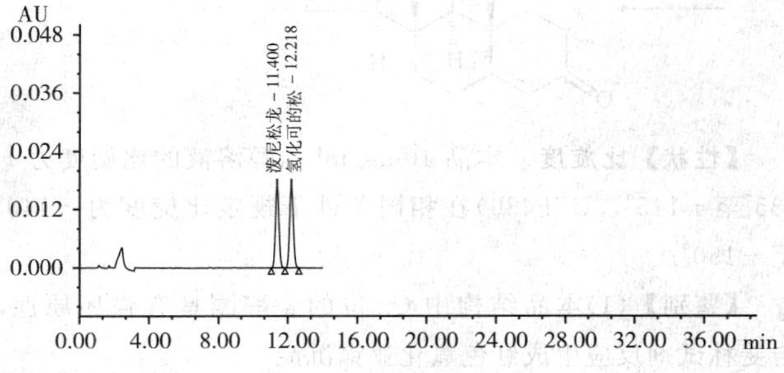

图 2 有关物质检查系统适用性溶液色谱图

泼尼松龙 t_R=11.400min，氢化可的松 t_R=12.218min，分离度 R_s=2.1

色谱柱：Kromasil C18(250mm×4.6mm，5μm)

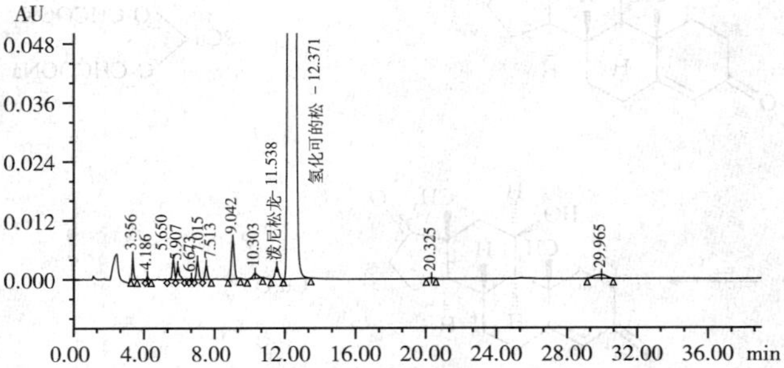

图 3 有关物质检查供试品溶液色谱图

泼尼松龙 t_R=11.538min，氢化可的松 t_R=12.37min，分离度 R=2.10

色谱柱：Kromasil C18(250mm×4.6mm，5μm)

干燥失重 本品不含结晶水，中国药典(2015)规定在 105℃干燥至恒重，减失重量不得过 0.5%；国外药典均规定不得过 1.0%。

【含量测定】 中国药典(2005)采用 C18 柱，流动相为甲醇-水(70∶30)，检测波长 240nm，内标法(炔诺酮)。中国药典(2010)将含量测定色谱系统与有关物质统一，并修订为外标法。经考察，氢化可的松在 0.02～0.3mg/ml 浓度范围内与其峰面积呈线性关系，线性方程 $A=26.96C-1.45$，$r=0.99998$ ($n=5$)。方法精密度试验 RSD 为 0.81%。供试品溶液(浓度为 100μg/ml)在室温放置 24 小时基本稳定。中国药典(2015)未作修订。

【制剂】 中国药典(2015)收载了氢化可的松片、氢化可的松乳膏、氢化可的松注射液，BP(2013)中收载了氢化可的松口腔黏膜片、乳膏、软膏，USP(36)中收载了氢化可的松凝胶剂、片剂、乳膏、软膏、洗剂、直肠混悬剂和注射用混悬剂。

(1) 氢化可的松片 (Hydrocortisone Tablets)

本品为白色片，规格为 10mg，20mg。

(2) 氢化可的松乳膏 (Hydrocortisone Cream)

本品为乳剂型基质的白色乳膏，规格为①10g∶25mg，②10g∶50mg，③10g∶100mg。

本品含量测定法采用氯化三苯四氮唑比色法。该方法专属性不强，容易受到其他甾体化合物的干扰，有待今后改进。

(3) 氢化可的松注射液 (Hydrocortisone Injection)

本品为氢化可的松的稀乙醇溶液，规格为①2ml∶10mg，②5ml∶25mg，③10ml∶50mg，④20ml∶100mg，处方中乙醇量为 47%～55%。

有关物质 中国药典(2010)新增项目，色谱条件与原料药相同。通过对多批样品的测定，乙醇量基本为 50%左右，故取 50%乙醇溶液，按供试品的稀释倍数，用流动相稀释 10 倍后进样，色谱图显示有辅料峰(图 1)，但与相邻杂质分离良好。为避免在计算杂质量时误将辅料峰作为杂质峰，故标准规定了空白辅料溶液的配制方法。

经稳定性考察，结果表明，对照溶液及供试品溶液均在 24 小时内基本稳定。

有关物质检查典型色谱图见图 4、图 5。

中国药典(2015)未作修订。

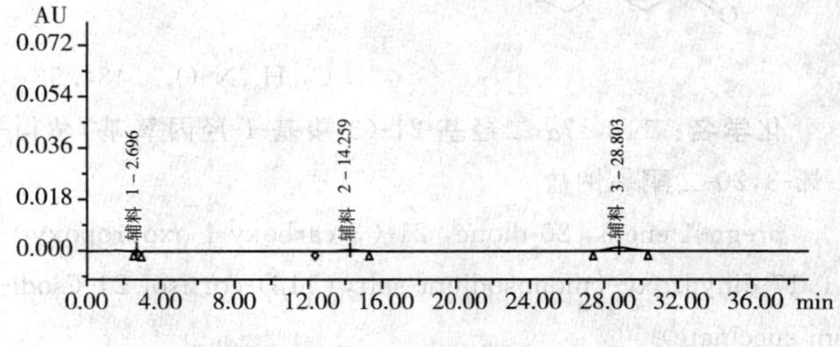

图 4 空白辅料溶液色谱图(辅料 1 t_R=2.696min、2 t_R=14.259min、3 t_R=28.803min)

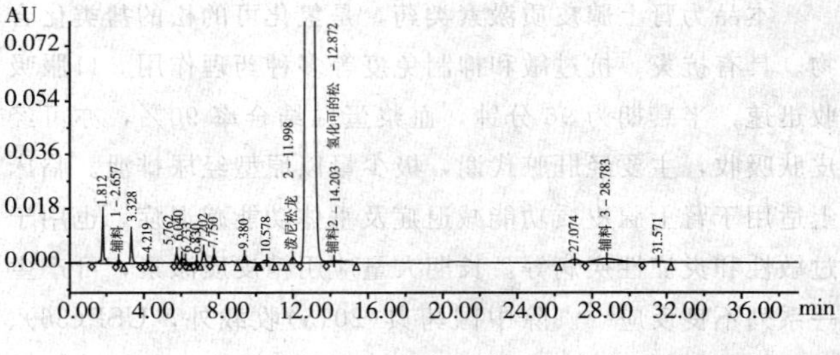

图 5 氢化可的松注射液的供试品溶液色谱图

泼尼松龙 t_R=11.998min；氢化可的松 t_R=12.872min；辅料 1 t_R=2.657min、2 t_R=14.203min、3 t_R=28.783min

细菌内毒素 本品临床每小时用药最大剂量是静脉注射每千克体重 5mg(中国药典临床用药须知)，内毒素计算限值约为 1.0EU/mg；USP(36)为 1.25USP EU/mg。中国药典(2015)规定本品细菌内毒素限值为 1.0EU/mg，与内毒素计算值比较，安全系数为 1。

含量测定 中国药典(2005)含量测定采用紫外吸收系数法，专属性不强。中国药典(2010)修订为 HPLC 外标法，色谱系统与原料药一致。经试验，本方法平均回收率为 99.6% ($n=9$)，RSD 为 0.47%。中国药典(2015)未作修订。

参考文献

[1] 国家药典委员会. 中华人民共和国药典临床用药须知·化学药和生物制品卷 [M]. 2005 年版. 北京：人民卫生出版社，2005.

[2] 中华人民共和国卫生部药典委员会. 中华人民共和国药典

1990年版二部药典注释［M］. 北京：化学工业出版社，1993.

撰写　贾艺琦　天津市药品检验研究院
　　　常国武　辽宁省药品检验检测院
复核　唐素芳　天津市药品检验研究院

氢化可的松琥珀酸钠
Hydrocortisone Sodium Succinate

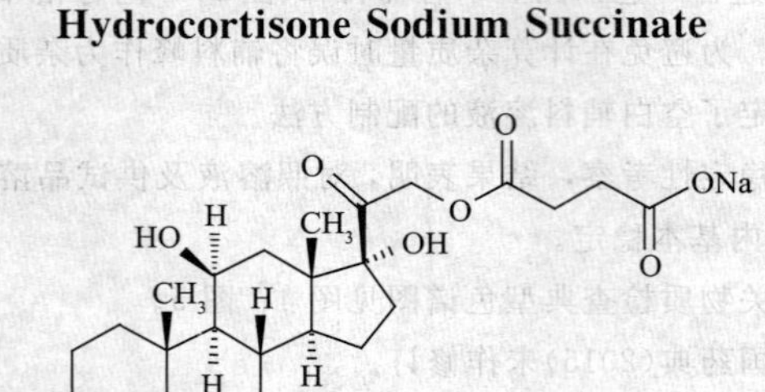

$C_{25}H_{33}NaO_8$　484.52

化学名：11β,17α-二羟基-21-(3-羧基-1-羟丙氧基)孕甾-4-烯-3,20-二酮一钠盐

pregn-4-ene-3, 20-dione, 21-(3-carboxy-1-oxopropoxy)-11,17-dihydroxy-, monosodium salt, (11β)-cortisol 21-(sodium succinate)

英文名：Hydrocortisone Sodium Succinate(INN)

CAS号：［125-04-2］

本品为肾上腺皮质激素类药，是氢化可的松的盐类化合物。具有抗炎、抗过敏和抑制免疫等多种药理作用。口服吸收迅速，半衰期为96分钟，血浆蛋白结合率90%，亦可经皮肤吸收，主要经肝脏代谢，极少量以原型经尿排泄。临床上适用于肾上腺皮质功能减退症及垂体功能减退症，也用于过敏性和炎症性疾病等。长期大量应用糖皮质激素，可产生一系列不良反应[1]。除中国药典(2015)收载外，USP(36)、JP(16)中亦有收载，BP(2013)仅收载氢化可的松琥珀酸酯。

【制法概要】 以吡啶为溶媒和催化剂，氢化可的松与丁二酸酐反应生成氢化可的松琥珀酸酯，加入氢氧化钠溶液制成单钠盐后，冷冻干燥即得。

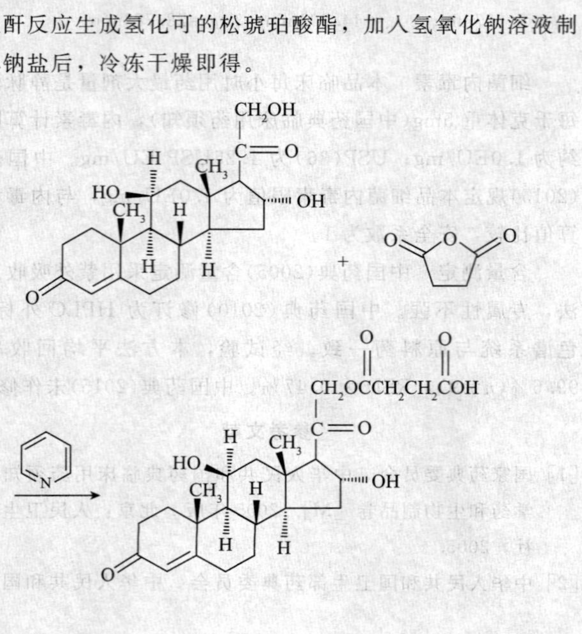

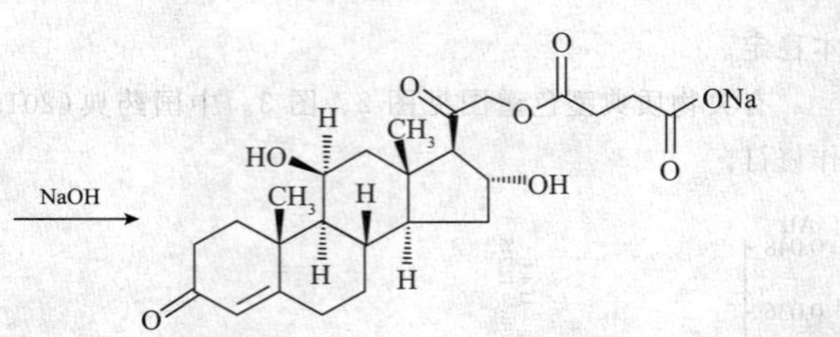

【性状】比旋度　本品10mg/ml乙醇溶液的比旋度为+135°至+145°，USP(36)在相同条件下规定比旋度为+140°至+150°。

【鉴别】(1)本品结构中C_{17}位的α-醇酮具有强还原性，与斐林试剂反应生成红色氧化亚铜沉淀[2]。

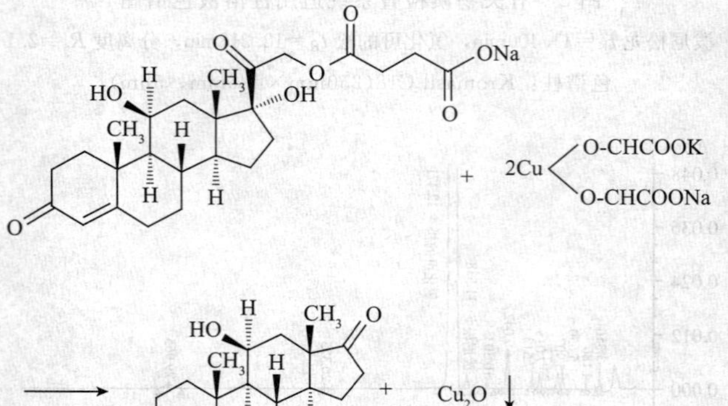

(2)本品的红外光吸收图谱应与对照的图谱(光谱集994图)一致，本品的红外光吸收图谱显示的主要特征吸收如下。

特征谱带(cm^{-1})	归属	
3450	羟基	ν_{O-H}
1730(肩)	酯	$\nu_{C=O}$
1725	20位酮	$\nu_{C=O}$
1670	3位酮	$\nu_{C=O}$
1615	4-烯	$\nu_{C=C}$
1580, 1410	羧酸离子	$\nu_{CO_2^-}$

(3)本品为氢化可的松琥珀酸的钠盐，故显钠盐的鉴别反应。

【检查】有关物质　采用高效液相色谱法进行检查。

中国药典(2005)及USP(36)均未制订该项检查，JP(16)采用薄层色谱的方法，控制游离氢化可的松及其他杂质的量。中国药典(2010)增订了有关物质项检查。采用十八烷基硅烷键合硅胶柱，以磷酸盐缓冲液(8mmol/L磷酸二氢钾溶液，用8mmol/L磷酸氢二钾溶液调pH至5.0±0.1，临用配制)-甲醇(57∶43)为流动相；柱温：40℃；检测波长为242nm。

从生产工艺表明，该产品的主要原料为氢化可的松，故配制氢化可的松与氢化可的松琥珀酸钠制成的混合对照溶液进行系统适用性试验，调节流动相比例使氢化可的松琥珀酸钠主峰的保留时间约为15～17分钟，氢化可的松峰对主峰的相对保留时间约为 1.2，氢化可的松琥珀酸钠峰与氢化可的松峰的分离度大于 4.0 时，所有杂质均可获得良好分离。有关物质典型色谱图见图 1。

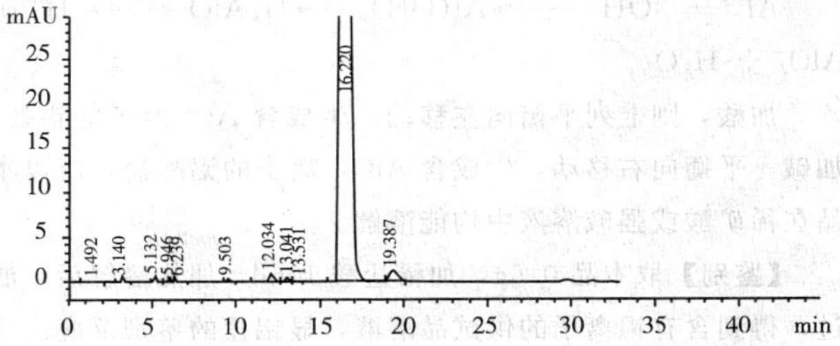

图 1　氢化可的松琥珀酸钠原料有关物质典型色谱图

使用以下品牌色谱柱：

A. Seienhome Kromasil ODS-2 柱（4.6mm×250mm，5μm）

B. phenomenex Kromasil ODS-2 柱（4.6mm×250mm，5μm）

C. Zirchrom Kromasil C18（4.6mm×250mm，5μm）

D. Agilent ZORBAX SB-C18（4.6mm×250mm，5μm）

E. TIANHE C18 柱（4.6mm×250mm，5μm）

经试验，从主峰的保留时间和分离的选择性而言，Scienhome Kromasil ODS 柱、phenomenex Kromasil 柱和 Zirchrom Kromasil C18 柱适合于该色谱方法的分析，其他品牌分离效果稍差，故推荐采用 Kromasil 填充剂。

杂质限量计算时，已知杂质氢化可的松的量采用外标法计算，规定不得过 3.0%；其他单个杂质的量采用不加校正因子的主成分自身对照法，限度为不得大于对照溶液主峰面积(1.0%)；氢化可的松的量(以外标法计算)与其他杂质总量(以自身对照法计算)的和计算时，规定不得过 3.0%。

经采用逐步稀释法测定，氢化可的松琥珀酸钠及氢化可的松的最低检出限分别为 2ng 和 1.6ng($S/N=3$)。经稳定性考察，供试品溶液放置 2 小时后，氢化可的松及其他杂质量逐渐增加，故标准规定“临用新制”。中国药典(2015)未作修订。

含钠量　采用非水滴定法测定，用高氯酸滴定液滴定至溶液显蓝紫色。加入冰醋酸试剂并缓慢加热使样品溶解，二氧六环试剂可增加样品的解离并能显著增加碱性。

【含量测定】采用高效液相色谱法。

以外标法定量，氢化可的松琥珀酸钠在 0.02～0.06mg/ml 浓度范围内与其峰面积呈线性关系，线性方程为 $A=46.17C+4.52$，$r=0.99998(n=5)$。重复性试验 RSD 为 0.48%($n=6$)。

【制剂】注射用氢化可的松琥珀酸钠(Hydrocortisone Sodium Succinate for Injection)

为氢化可的松琥珀酸钠与磷酸盐缓冲液制成的无菌冻干品。

中国药典(2015)收载了注射用氢化可的松琥珀酸钠，除中国药典(2015)收载外，USP(36)亦有收载；BP(2013)收载的剂型是氢化可的松琥珀酸钠注射液。

本品为白色或类白色的疏松块状物。规格为按氢化可的松计：①0.05g，②0.1g。

鉴别　为红外光谱鉴别反应，因辅料的原因，有可能对红外光谱的鉴别产生干扰。

有关物质　照氢化可的松琥珀酸钠有关物质项下的检查方法，经专属性考察，制剂中的辅料均不干扰主成分峰和杂质峰的检出。

细菌内毒素　本品临床每小时用药最大剂量是静脉注射每次 500mg(中国药典临床用药须知)，内毒素计算限值约为 0.60EU/mg；USP(36)为 1.25USP EU/mg。中国药典(2015)规定本品细菌内毒素限值为 0.30EU/mg，与内毒素计算值比较，安全系数为 2。

本品对内毒素检查方法有干扰，最大不干扰参考浓度约为 0.5～1.67mg/ml，可采用灵敏度适当的鲎试剂经稀释至 MVD 后进行内毒素检查。

含量测定　同中国药典(2005)二部原标准，2010 以及 2015 年版未作修订。采用高效液相色谱法，色谱条件与原料药相同。色谱图的出峰顺序依次为 17-氢化可的松琥珀酸钠、21-氢化可的松琥珀酸钠和游离氢化可的松；17-氢化可的松琥珀酸钠峰相对主峰的保留时间约为 0.7；氢化可的松峰相对主峰的保留时间约为 1.2。

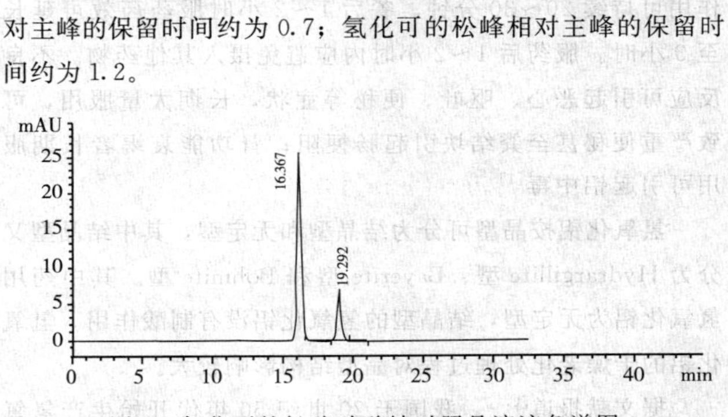

图 2　氢化可的松琥珀酸钠对照品溶液色谱图

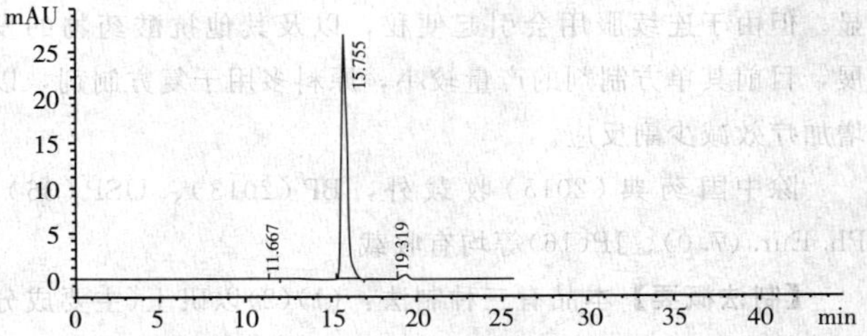

图 3　氢化可的松琥珀酸钠样品溶液色谱图

参考文献

[1] 国家药典委员会. 中华人民共和国药典临床用药须知·化学药和生物制品卷 [M]. 2005 年版. 北京：化学工业出版社，2005.

[2] 刘文英. 药物分析 [M]. 4 版. 北京：人民卫生出版社，1999.

撰写　张　莹　黄哲甦　天津市药品检验研究院

复核　高立勤　天津市药品检验研究院

氢氧化铝

Dried Aluminium Hydroxide

$Al(OH)_3$　78.00

化学名：氢氧化铝

英文名：Dried Aluminium Hydroxide(INN)

异名：水合氧化铝；氢氧化铝干凝胶；Dried Aluminium Hydroxide Gel

CAS 号：[21645-51-2]

本品为抗酸药。具有抗酸、吸着、局部止血和保护溃疡面等作用。能缓解胃酸过多而合并的反酸等症状，适用于胃及十二指肠溃疡病、反流性食管炎、上消化道出血等症的治疗。本品可与胃酸起中和或缓冲的化学反应，导致胃内容物的 pH 升高，从而缓解胃酸过多所致的症状；还可与胃液混合形成凝胶，覆盖在溃疡表面形成保护膜，起机械保护作用。此外，由于铝离子在肠内与磷酸盐结合成不溶解的磷酸铝自粪便排出，从而减轻酸血症。空腹服药作用可持续 20～30 分钟。餐后 1～2 小时服药药效可延长至 3 小时。服药后 1～2 小时内应避免摄入其他药物。不良反应可引起恶心、呕吐、便秘等症状，长期大量服用，可致严重便秘甚至粪结块引起肠梗阻；肾功能衰竭者长期服用可引起铝中毒[1]。

氢氧化铝按晶型可分为结晶型和无定型，其中结晶型又分为 Hydrargillite 型、Bayerite 型和 Böhmite 型。其中药用氢氧化铝为无定型，结晶型的氢氧化铝没有制酸作用。氢氧化铝的干燥老化处理过程对晶型结构影响较大。

据文献报道[2,3]，我国于 20 世纪 50 年代开始生产氢氧化铝原料，当时是一种较好的制酸药，价格低廉，效果明显。但由于连续服用会引起便秘，以及其他抗酸药物的发展，目前其单方制剂的产量较小，原料多用于复方制剂，以增加疗效减少副反应。

除中国药典（2015）收载外，BP（2013）、USP（36）、Ph. Eur.（7.0）、JP(16)等均有收载。

【制法概要】本品有三种制法：(1)(2)以矾土(主要成分 Al_2O_3)为原料，与硫酸反应生成硫酸铝，再与碳酸钠或碳酸氢铵反应生成氢氧化铝。反应过程中，反应液的 pH、干燥的温度与时间对产品质量的影响较大，直接关系到硫酸盐的残留量与制酸力的大小[2,3]。

工艺路线：

(1) $Al_2O_3 \xrightarrow{H_2SO_4} Al_2(SO_4)_3 \xrightarrow{Na_2CO_3} Al(OH)_3$

(2) $Al_2O_3 \xrightarrow{H_2SO_4} Al_2(SO_4)_3 \xrightarrow{NH_4HCO_3} Al(OH)_3$

(3)以明矾 [$AlK(SO_4)_2 \cdot 12H_2O$] 为原料与碳酸钠反应生成氢氧化铝。

工艺路线：$AlK(SO_4)_2 \cdot 12H_2O \xrightarrow{Na_2CO_3} Al(OH)_3$

我国目前主要以第(2)种生产工艺为主。

【性状】本品白色无定型粉末，且为两性化合物，在溶液中按下列两种方式电离。

$$Al^{3+} + 3OH^- \longleftrightarrow Al(OH)_3 \longrightarrow H_3AlO_3 \longleftrightarrow H^+ + AlO_2^- + H_2O$$

加酸，则上列平衡向左移动，生成含 Al^{3+} 离子的铝盐；加碱，平衡向右移动，生成含 AlO_2^- 离子的铝酸盐，所以本品在稀矿酸或强碱溶液中均能溶解。

【鉴别】取本品 0.5g，加稀盐酸 10ml，加热溶解后，滤过，得到含有铝离子的供试品溶液，显铝盐的鉴别反应。

$$Al(OH)_3 + 3HCl \longrightarrow AlCl_3 + 3H_2O$$

(1) 供试品溶液中滴加氢氧化钠试液生成氢氧化铝白色胶状沉淀，沉淀在过量的氢氧化钠试液中溶解，生成溶解于水的铝酸钠。反应如下。

$$AlCl_3 + 3NaOH \longrightarrow Al(OH)_3 \downarrow + 3NaCl$$

$$Al(OH)_3 + NaOH \longrightarrow NaAlO_2 + 2H_2O$$

(2)供试品溶液加入氨试液呈碱性后，生成氢氧化铝白色胶状沉淀，氢氧化铝与茜素磺酸钠指示剂作用，沉淀显樱红色。

USP(36)、Ph. Eur.(7.0)、BP(2013)及 JP(16)均收载了上述铝盐的鉴别方法，其中 USP 自 32 版时就收载了红外鉴别方法，为各国药典中首例采用红外光谱法鉴别无机物。

【检查】制酸力　本品为制酸药，生产中制粒方法(湿法淀粉浆制粒、湿法乙醇制粒及干压法)、干燥温度和速度，以及通风情况的不同，均会导致制酸力有所差异。因此需要对其制酸力予以控制。

中国药典(2015)对于本品制酸力的控制，主要考虑最终的中和胃酸的能力，BP(2013)采用对本品 10 分钟、15 分钟、20 分钟溶液 pH 限定的方法控制其制酸力，USP(36)和 JP(16)则将制酸力检查项目收载于附录通则中。

碱金属碳酸盐、氯化物、硫酸盐　本品由含铝的矿石为原料制得，因此有必要对碱金属碳酸盐、氯化物、硫酸盐等杂质进行控制。

镉、汞　本品制备原料矾土为天然矿物，各地自然条件不相同，同时，目前的生产工艺尚不能将原料中引入的有害元素除尽。经参照中国药典(2005)一部有害元素项下的原子吸收法对本品可能含有的有害元素铅、镉、汞、铜进行考察，结果检出了镉、汞，未检出铅、铜，因此中国药典(2015)增加了镉与汞的检查，限度均为 0.0002%，以提高用药安全性。目前国外药典无相关检查项。

【含量测定】采用络合滴定法。由于铝离子(Al^{3+})与 EDTA 的络合反应较慢，且无适合的指示剂指示滴定终点，为加快配位反应速率，故采用回滴的方式，先加入过量的 EDTA 二钠液(0.05mol/L)，并加热煮沸 3～5 分钟，待铝离子(Al^{3+})与 EDTA 反应完全后，以二甲酚橙为指示剂再用锌液(0.05mol/L)回滴剩余的 EDTA。

铝离子(Al^{3+})与 EDTA 的配位常数为 $\lg K_{AlY^-}=16.1$，在 pH＞4.2 的溶液中滴定才能配位化合完全，故选用 pH6.0 醋酸-醋酸铵缓冲液。锌(Zn^{2+})与 EDTA 的配为常数为 $\lg K_{ZnY^{2-}}=16.5$，略大于 $\lg K_{AlY^-}$，锌与 EDTA 配位化合迅速，不会置换出已配位化合的铝。本法的相对误差与铝离子(Al^{3+})的起始浓度、EDTA 的过量程度及指示剂的变色点有关，一般约为－0.03%。

注意：本法滴定至终点时颜色自黄色转变为红色。若实际操作过程中颜色自黄色转变为橘黄色，应考虑二甲酚橙指示剂的配制时间是否过长，重新配制后应可滴定至红色。

【制剂】(1)氢氧化铝片(Aluminium Hydroxide Tablets)

除中国药典(2015)收载外，USP(36)与 BP(2013)均有收载。

本品为白色片，规格为 0.3g。主要辅料有淀粉、滑石粉、硬脂酸镁等。

鉴别　本品主要成分为氢氧化铝，而氢氧化铝原料中主要杂质为碱式碳酸铝与碱式碳酸氢铝，碱式碳酸铝本身也具有抗酸作用。作为辅助鉴别，中国药典(2015)收载了碳酸盐与碳酸氢盐鉴别反应用以增强制剂鉴别的专属性。USP(36)收载了此鉴别反应。

$$CO_3^{2-}+2H^+\longrightarrow CO_2\uparrow+H_2O$$

$$HCO_3^-+H^+\longrightarrow CO_2\uparrow+H_2O$$

$$CO_2+Ca(OH)_2\longrightarrow CaCO_3\downarrow+H_2O$$

试验宜采用砷盐检查第二法装置，需水浴加热，以加快反应速度，否则气体产生现象可能不明显。

(2)氢氧化铝凝胶(Aluminium Hydroxide Gel)

除中国药典(2015)收载外，USP(36)与 BP(2013)均有收载。

本品为白色混悬型凝胶液；静置，能析出大量的水分。主要辅料有苯甲酸钠、薄荷油、糖精钠、枸橼酸、乙醇等。

检查　pH　中国药典(2015)与 USP(36)规定限度为 5.5～8.0；BP(2013)规定为不得过 7.5。

注意：本品在测定前需摇匀。

参考文献

[1] 四川美康医药软件研究开发有限公司．药物临床信息参考[M]．成都：四川科学技术出版社，2006.

[2] 吉林化工医院五七药厂．干燥氢氧化铝凝胶土法生产[J]．中国医药工业杂志，1972，3：51-54.

[3] 汪时中．干燥氢氧化铝凝胶的制备[J]．药学学报，1954，2(1)：57-62.

撰写　刘天扬　　黑龙江省食品药品检验检测所
　　　徐志洲　　山东省食品药品检验研究院
复核　白政忠　张秋生　黑龙江省食品药品检验检测所

氢氯噻嗪
Hydrochlorothiazide

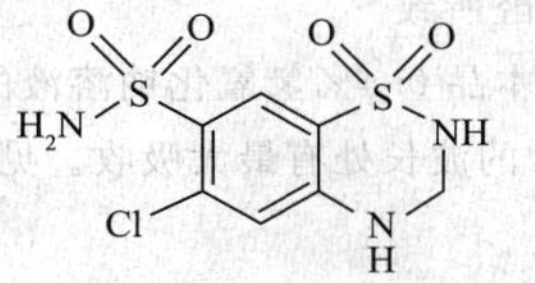

$C_7H_8ClN_3O_4S_2$　297.74

化学名：6-氯-3，4-二氢-2*H*-1，2，4-苯并噻二嗪-7-磺酰胺-1,1-二氧化物

6-chloro-3，4-dihydro-2*H*-1，2，4-benzothiadiazine-7-sulfonamide-1,1-dioxide

英文名：Hydrochlorothiazide (INN)

异名：双氢氯噻嗪

英文异名：Dihydrochlorothiazide

CAS 号：[58-93-5]

本品为利尿药、抗高血压药。本品能抑制肾小管对钠、氯离子和水的再吸收，从而促进肾脏对氯化钠的排泄，增加尿量；通过利尿排钠，使血浆与细胞外液容量减少，血容量及心排血量降低，因而血压降低；在持久给药时，血容量及心排血量可恢复原来水平，但总外周血管阻力降低，血压仍可降低。

本品口服后吸收良好，血药浓度约 4 小时可达峰值，生物利用度为 65%～70%。在体内不经代谢，主要以原型药物从尿排泄。长期大剂量应用本品可能引起代谢紊乱：低钾血症、低钠血症、高尿酸血症和血脂改变等不良反应。

本品于 1958 年首先由 Steveno 等人合成[1]。除中国药典(2015)收载外，USP (36)、BP(2013)、Ph. Eur. (7.0)和 JP (16)均有收载。

【制法概要】[2]

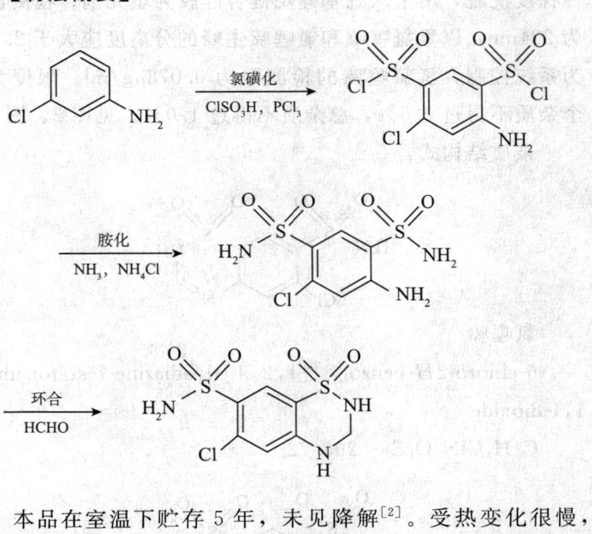

本品在室温下贮存 5 年，未见降解[2]。受热变化很慢，在 230℃加热 2 小时变淡黄色；正常光线下相当稳定，但不宜露置在强光下。在水溶液中水解生成 4-氨基-6-氯-1,3 苯二磺酰胺和甲醛。水解速度取决于温度和 pH 值；pH 值在

2.5～11.5 之间的 log-pH 曲线似一钟形；最大水解速度 pH 值约在 7.2，低于 pH2 或高于 pH12 时，反应速度迅速增加。这种现象可能由于形成中间产物亚胺类继续水解成羟甲胺类(hydroxymethylamines)，而后分解成 4-氨基-6-氯-1,3-苯二磺酰胺和甲醛所致[3]。

【鉴别】(1)本品 0.4%氢氧化钠溶液的紫外吸收光谱在 273nm 及 323nm 的波长处有最大吸收。见图 1。

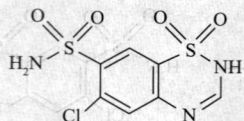

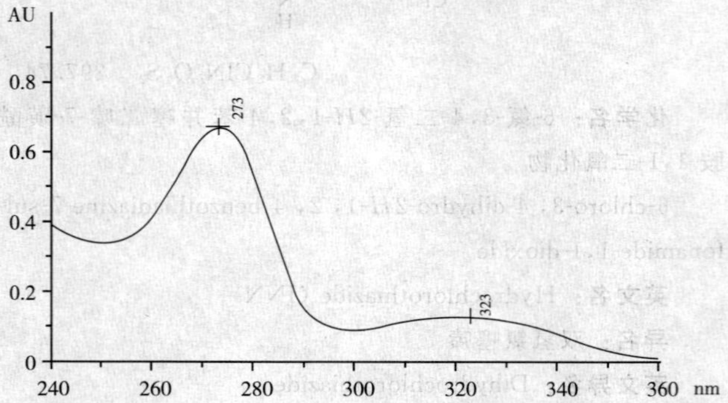

图 1　氢氯噻嗪紫外吸收光谱图

(2)本品的红外光吸收图谱应与对照的图谱(光谱集 285 图)一致，本品红外吸收图谱显示的主要特征吸收如下[4]。

特征谱带(cm^{-1})	归属	
3360，3260，3170	胺及磺酰胺	ν_{N-H}
1610	胺基	δ_{NH_2}
1610，1520	苯环	$\nu_{C=C}$
1340，1150	磺酰胺	$\nu_{S=O}$

【检查】氯化物　检查合成过程中剩余的氯化钾试剂和游离盐酸。

有关物质　本品合成和贮藏过程中产生的有关物质主要有 4-氨基-6-氯-1,3-苯二磺酰胺。采用高效液相色谱法，线性梯度洗脱，用十八烷基硅烷键合硅胶为填充剂；检测波长为 224nm，以氢氯噻嗪和氯噻嗪主峰的分离度应大于 2.5 作为系统控制，氢氯噻嗪的检测限为 0.078μg/ml。限度为单个杂质不得过 0.5%，总杂质不得过 1.0%。见图 2、图 3。

杂质结构式：

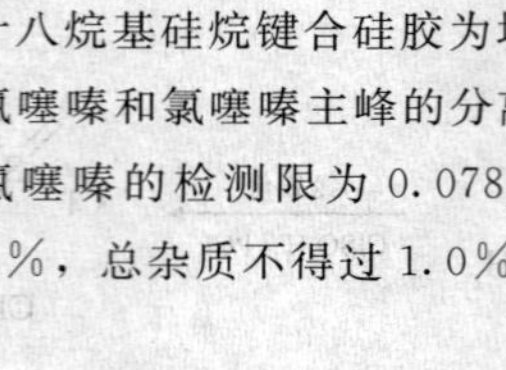

氯噻嗪

6-chloro-2*H*-benzo[e][1,2,4]thiadiazine-7-sulfonamide-1,1-dioxide

$C_7H_6ClN_3O_4S_2$　295.72

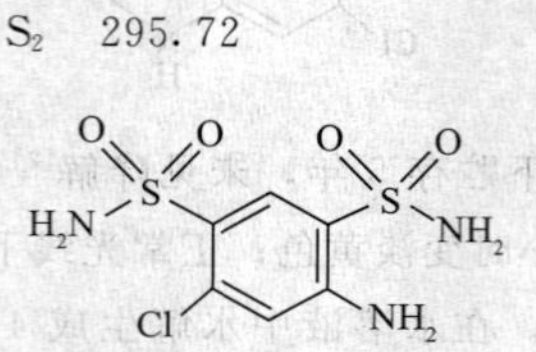

4-氨基-6-氯-1,3-苯二磺酰胺

4-amino-6-chlorobenzene-1,3-disulfonamide

$C_6H_8ClN_3O_4S_2$　285.73

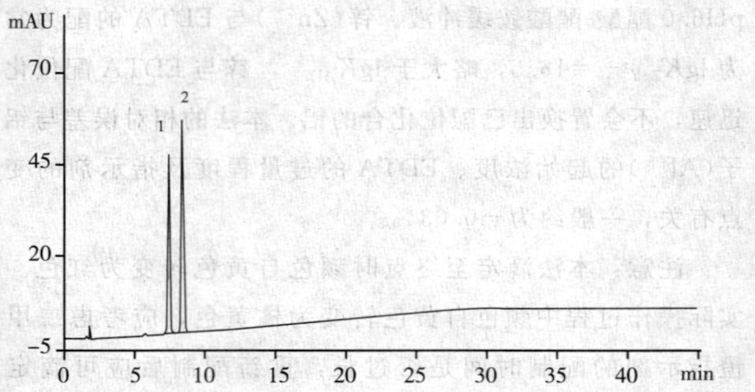

图 2　有关物质测定系统适用性试验色谱图

1. 氯噻嗪；2. 氢氯噻嗪

色谱柱：Phenomenex C18(5μm，4.6mm×250mm)

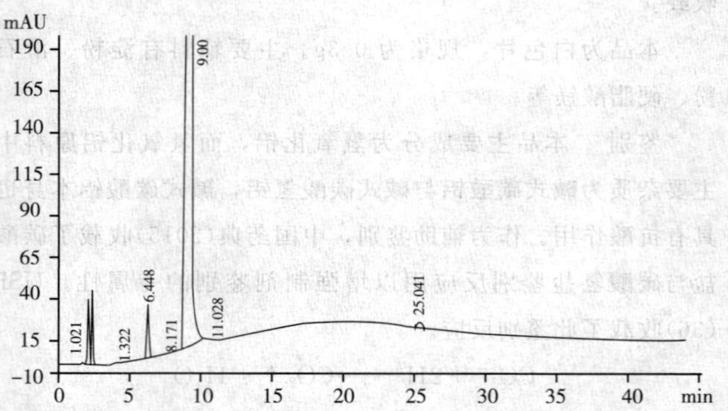

图 3　氢氯噻嗪有关物质检查色谱图

色谱柱：Phenomenex C18(5μm，4.6mm×250mm)

残留溶剂　在合成过程中使用了甲醇、乙醇，采用毛细管柱顶空进样系统程序升温气相色谱法进行测定。

重金属　本品易溶于氢氧化钠溶液中，而不溶于稀酸中，故选用第三法检查。

【含量测定】采用高效液相色谱法，以氢氯噻嗪和氯噻嗪峰的分离度应大于 2.0 作为系统控制。氢氯噻嗪定量线性范围为 0.004～0.20mg/ml，回归方程为 $y=24769.1x+1.5553$，$r=0.999993(n=7)$，定量限为 0.269μg /ml。见图 4。

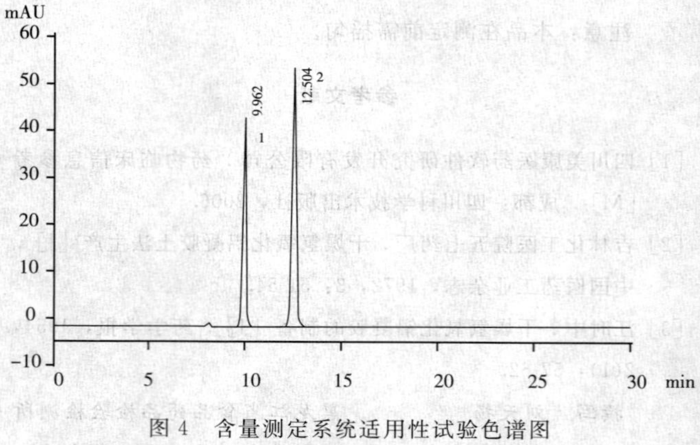

图 4　含量测定系统适用性试验色谱图

1. 氯噻嗪；2. 氢氯噻嗪

色谱柱：Phenomenex C18(5μm，4.6mm×250mm)

USP（36）和 JP（16）以及 BP（2013）、Ph. Eur.（7.0）均采用高效液相色谱法。

【制剂】 中国药典（2015）、USP（36）、BP（2013）均收载了氢氯噻嗪片。

氢氯噻嗪片（Hydrochlorothiazide Tablets）

本品为白色片。规格为 10mg、25mg 和 50mg。贮于暗处无变化，而露置光线下 120 天即变为黄色，用比色法检出分解产物 4-氨基-6-氯-1,3-苯二磺酰胺，其量不超过 0.5%。在 92%相对湿度下贮存 120 天，其径向抗张强度（radial tensile strengths）降低，崩解时限延长；在 65%相对湿度下原包装贮存无变化[5]。因此，需遮光密闭保存。

鉴别　中国药典（2015）和 BP（2013）采用薄层色谱法，USP（36）采用红外光谱法和高效液相色谱法。

有关物质　方法同原料有关物质项下。氢氯噻嗪的检测限为 0.078μg/ml。见图 5。

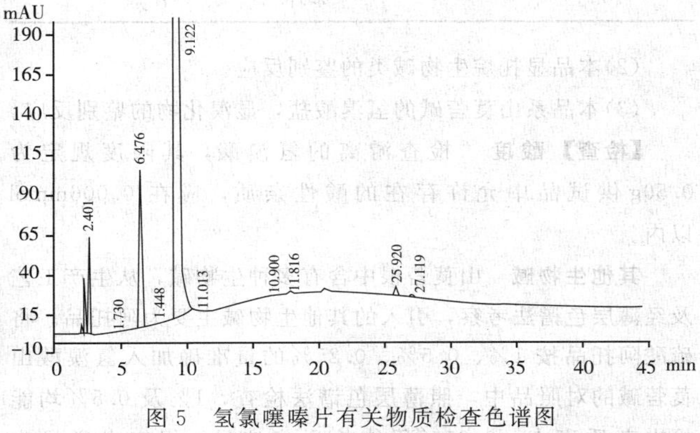

图 5　氢氯噻嗪片有关物质检查色谱图

色谱柱：Phenomenex C18（5μm，4.6mm×250mm）

溶出度　据报道[6]，用循环法和转篮法考察国内外产品在人工胃液和人工肠液中的溶出度，实验结果表明，3 个厂家的片剂体外释放参数 T_{50}。T_d 所需的时间和 m 经方差分析有显著性差异；用分光光度法测定溶出量，线性范围以 2～12μg/ml 最佳，释放 60%的时限均小于 30 分钟，其最大吸收在 272nm 波长处，表明为氢氯噻嗪的原型，并非水解产物。采用对照品紫外分光光度法测定含量，平均回收率为 99.53（n=8），RSD=1.79%，溶液在 24 小时内基本稳定。采用紫外法测定时，应保证氢氯噻嗪完全溶解，否则产生的误差较大[7]。USP（36）采用紫外-可见分光光度法测定溶出量。

含量测定　方法同原料含量测定项下。氢氯噻嗪含量测定线性范围为 0.004～0.20mg/ml，回归方程为 y=24769.1x+1.5553，r=0.999993（n=7）。定量限为 0.269μg/ml。平均回收率为 100.33%，RSD=0.43%（n=9）。样品溶液在 12 小时内稳定。辅料对测定无干扰。BP（2013）采用紫外-可见分光光度法，使用 E 值定量，测定波长 273nm。USP（36）采用 HPLC 法。

参考文献

[1] Florey，K. Analytical Profiles of Drug Substances：Vol. 10 [M]. New York：Academic Press，1981：405.

[2] 中华人民共和国卫生部药典委员会．中华人民共和国药典 1990 年版二部药典注释［M］．北京：化学工业出版社，1993：429-432.

[3] J A Mollica. Hydrolysis of benzothiadiazines［J］．J Pharm Sci，1971，60：1380-1384.

[4] 朱明华．仪器分析［M］．2 版．北京：高等教育出版社，1995：366.

[5] Henning B. The stability of hydrochlorothiazide and cyclopenthiazide in various drug forms［J］．Pharmazie，1985，40（7）：467-469.

[6] 陆明盛．氢氯噻嗪片释放度的研究［J］．南京药学院学报，1981，2(17)：44-50.

[7] 马鸣晓．氢氯噻嗪片的含量测定［J］．医药工业，1988，19(7)：322-323.

撰写　兰玉坤　曾　檀　重庆市食品药品检验检测研究院

姚桂棣　江苏省食品药品监督检验研究院

复核　王白露　重庆市食品药品检验检测研究院

氢溴酸山莨菪碱

Anisodamine Hydrobromide

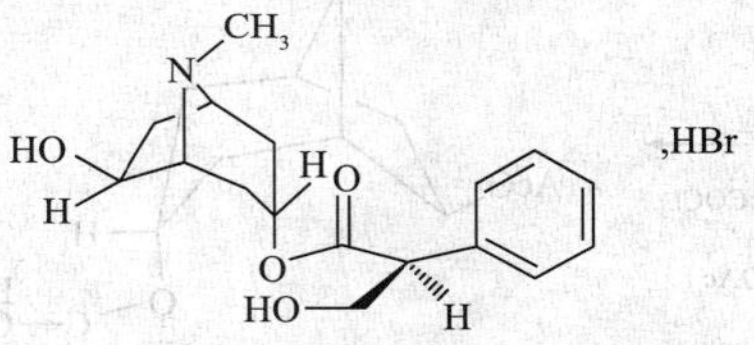

$C_{17}H_{23}NO_4 \cdot HBr$　386.29

化学名： 6*β*-羟基-1*α**H*，5*α**H*-托烷-3*α*-醇(-)托品酸酯氢溴酸盐

6*β*-hydroxy-1*α**H*，5*α**H*-tropane-3*α*-ol tropate，hydrobromide

英文名： Anisodamine Hydrobromide

CAS 号：［55449-49-5］

氢溴酸山莨菪碱为抗胆碱药，属 M-胆碱受体阻断剂，有明显外周抗胆碱作用，作用与阿托品相似或稍弱，能松弛平滑肌，解除微血管痉挛，故有解痉止痛和改善微循环作用。主要用于感染中毒性休克、解救有机磷农药中毒、缓解平滑肌痉挛、眩晕症。口服吸收较差，口服 30mg 后组织内药物浓度与肌内注射 10mg 者相近。静脉注射后 1～2 分钟起效。半衰期约 40 分钟。注射后很快从尿中排出，无蓄积作用。不良反应一般包括口干、面红、轻度扩瞳、视近物模糊等，个别患者有心率加快及排尿困难，多在 1～3 小时内消失，无蓄积中毒[1]。

国内于 1966 年成功地制取了氢溴酸山莨菪碱（天然品），1967 年生产。

除中国药典（2015）收载外，BP（2013），USP（36），JP（16）及 Ph. Eur.（7.0）均未收载。

【制法概要】氢溴酸山莨菪碱是从茄科植物山莨菪(*Scopolia tangutica* Maxim)根中提取得到的一种生物碱的氢溴酸盐，又称“654”，其天然品称“654-1”，人工合成品为山莨菪碱，称“654-2”。

制法(1)：将山莨菪根的酸提取液经碱化后，用三氯甲烷多次提取；三氯甲烷提取液经酸液提取，浓缩碱化后，再以三氯甲烷提取，减压浓缩，加入苯即结晶出山莨菪碱粗品，干燥后，加无水乙醇溶解，加氢溴酸成盐，再以无水乙醇重结晶，即得本品。

制法(2)：山莨菪碱合成法[2]。

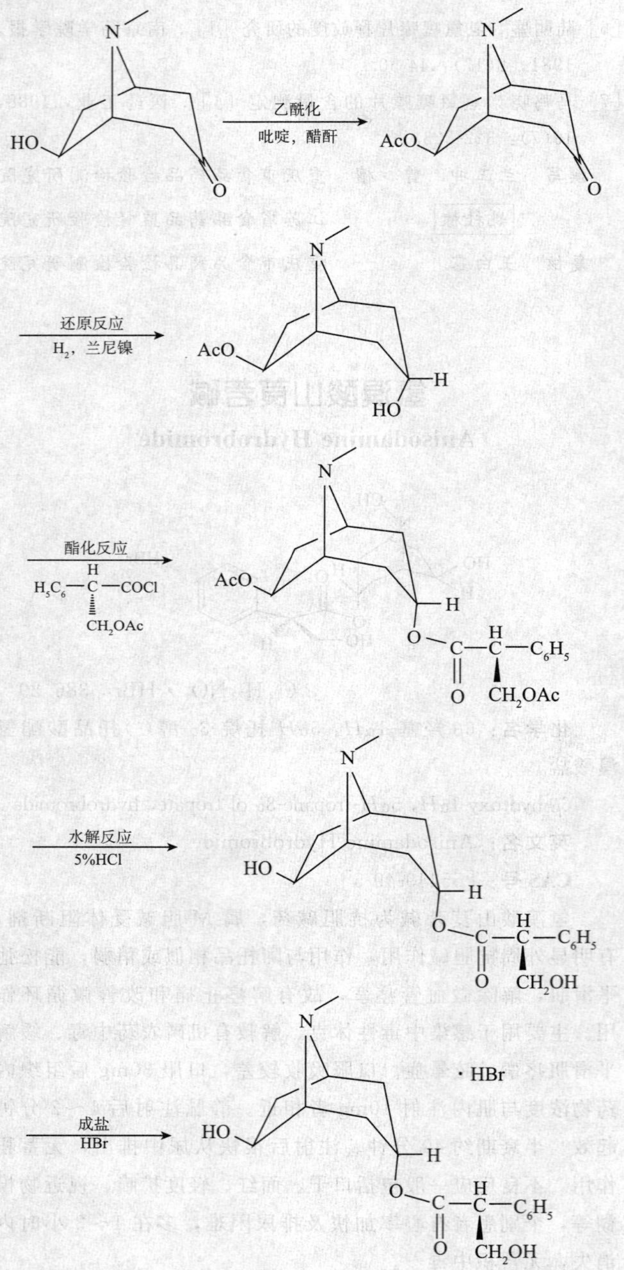

【性状】**熔点** 本品有两种晶型，针状结晶熔点为159～163℃，块状结晶为176～178℃。相关实验表明，两种结晶的元素分析结果、比旋度、旋光光谱、游离碱熔点一致，药理实验(小鼠扩瞳指数和半数致死量)无差别，控制结晶条件，两种晶体可以互变，表明二者为同质异晶[3]。

比旋度 天然品为山莨菪醇与左旋莨菪酸结合的酯，比旋度为－9.0°至－11.5°，人工合成品为消旋体。

【鉴别】(1)本品的红外光吸收图谱应与对照的图谱(光谱集287图)一致。本品的红外光吸收图谱显示的主要特征吸收如下。

特征谱带(cm^{-1})	归属	
3400，3320	羟基	ν_{O-H}
3000～2500	叔胺盐	ν_{N-H}
1735	酯	$\nu_{C=O}$
1595，1580	苯环	$\nu_{C=C}$
1234，1080	酯	ν_{C-O-C}
1040，1012	醇羟基	ν_{C-O}
738	单取代苯	γ_{5H}
708	苯环	$\delta_{环}$

(2)本品显托烷生物碱类的鉴别反应。

(3)本品系山莨菪碱的氢溴酸盐，显溴化物的鉴别反应。

【检查】**酸度** 检查游离的氢溴酸，其限度规定为0.50g供试品中允许存在的酸性杂质，应在0.006mmol以内。

其他生物碱 山莨菪根中含有多种生物碱，从生产工艺及经薄层色谱法考察，引入的其他生物碱主要为阿托品。将硫酸阿托品按1%、0.5%、0.25%的量准确加入氢溴酸山莨菪碱的对照品中，照薄层色谱法检查，1%及0.5%均能检出杂质斑点，0.25%仍能检出痕迹量。规定点样量为100μg，不应显出杂质斑点。本法主斑点与杂质斑点分离良好，最低检出限量为0.5μg。

干燥失重 中国药典(1977)曾规定本品干燥失重的温度为105℃，通过测定红外光谱发现，经105℃干燥5～6小时，仍有较明显的水吸收峰。若改为120℃干燥2～3小时，其水吸收峰基本消失，故干燥失重订为120℃干燥至恒重。

【含量测定】采用非水滴定法，加醋酸汞后，用高氯酸滴定液滴定，以结晶紫为指示剂。

【制剂】中国药典(2015)收载了氢溴酸山莨菪碱片、氢溴酸山莨菪碱注射液。BP(2013)，USP(36)，JP(16)均未收载。

(1)氢溴酸山莨菪碱片(Anisodamine Hydrobromide Tablets)

含量测定采用酸性染料(离子对)比色法。方法原理为在适当pH值的介质中，生物碱类药物［B］与氢离子结合成盐基离子(BH^+)，某些水溶性酸性染料在此条件下解离为阴离子［In^-］，与上述盐基的阳离子定量地结合成有色化合物，即离子对。

$$BH^+ + In^- \longrightarrow BH^+ \cdot In^-$$

此离子对可定量地被某些有机溶剂提取，测定有机相的吸收度，即可测定生物碱的含量。该离子对的三氯甲烷溶液的最大吸收在418.2nm处，故测定波长为420nm。

该方法成功的关键在于提取应完全，这与水相的 pH 值、酸性染料的浓度、提取时间等有关，经试验确定溴甲酚绿溶液的 pH 值为 3.8，溴甲酚绿溶液（0.05%）的用量为 6ml，振摇提取时间为 3 分钟。

(2)氢溴酸山莨菪碱注射液（Anisodamine Hydrobromide Injection）

含量测定　同“氢溴酸山莨菪碱片”。

细菌内毒素　本品临床每小时用药最大剂量是静脉注射每千克体重 4mg（中国药典临床用药须知、中国医师药师临床用药指南、中国国家处方集），内毒素计算限值约为 1.25EU/mg。中国药典（2015）尚未规定本品细菌内毒素检查项，有待研究后考虑增补。

参考文献

[1] 国家药典委员会．中华人民共和国药典临床用药须知·化学药和生物制品卷［M］．2005 年版．北京：人民卫生出版社，2005：287-288.

[2] 谢晶曦，周瑾，贾效先，等．山莨菪碱的全合成［J］．药学学报，1980，15（7）：403-408.

[3] 刘永漋，谢凤指．泡囊草（*Physochlaina physaloides G. Don*）中生物碱的研究［J］．药学学报，1979，14（8）：497-500.

撰写　张子瑛　　成都市食品药品检验研究院

牛冲凌霄　　山东省食品药品检验研究院

复核　王杰　　山东省食品药品检验研究院

氢溴酸东莨菪碱

Scopolamine Hydrobromide

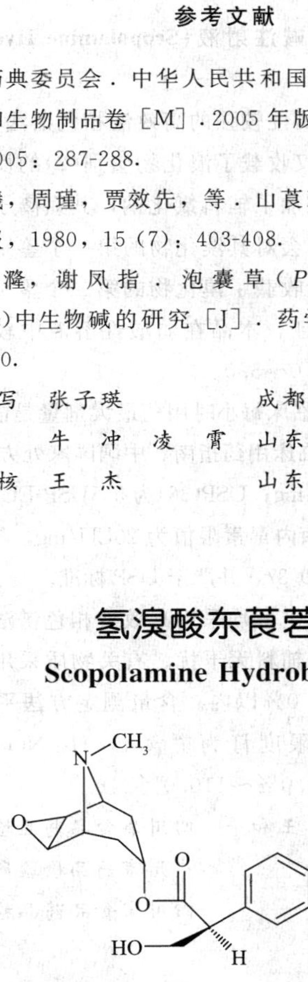

, HBr, $3H_2O$

$C_{17}H_{21}NO_4 \cdot HBr \cdot 3H_2O$　438.32

化学名： 6*β*，7*β*-环氧-1*α*H，5*α*H-托烷-3*α*-醇(-)-托品酸酯氢溴酸盐三水合物

6*β*,7*β*-Epoxy-1*α*H,5*α*H-tropan-3*α*-ol (-)-tropiate (ester) hydrobromide trihydrate

英文名： Scopolamine Hydrobromide

异名： Hyoscine Hydrobromide

CAS 号： ［6533-68-2］（三水物），［114-49-8］（无水物）

本品为从茄科植物颠茄、白曼陀罗、莨菪等中提取得到的莨菪碱的氢溴酸盐。本品为抗胆碱药，有镇静及阿托品样的作用。其散瞳及抑制腺体分泌作用比阿托品强。对呼吸中枢具有兴奋作用；对大脑皮质有明显的抑制作用。此外，还有扩张毛细血管，改善循环以及抗晕船、晕车等作用。临床上主要用作镇静药，用于全身麻醉前给药；防治晕动病、震颤性麻痹、狂躁性精神病等。东莨菪碱与冬眠合剂用于中药麻醉。本品口服易从胃肠道吸收，在体内几乎完全代谢。我国 1960 年从茄科植物白曼陀罗（*Datura metel* L）的干燥花（洋金花）中提取莨菪碱，然后制成氢溴酸盐，1965 年正式生产。

除中国药典收载外，BP（2013）、Ph. Eur.（7.0）、USP（36）及 JP（16）等均有收载。

【制法概要】

$$\text{洋金花粗粉}\xrightarrow[C_2H_5OH]{\text{渗漉}}\text{渗漉液}\xrightarrow{\text{减压蒸馏}}\text{浸膏}\xrightarrow[H_2SO_4]{\text{提取}}\text{酸性提取液}\xrightarrow[Na_2CO_3,\ CHCl_3]{\text{提取}}\text{总生物碱}\xrightarrow[Na_2CO_3,\ CHCl_3]{\text{分离}}\text{东莨菪碱}\xrightarrow[HBr]{\text{成盐}}\text{氢溴酸东莨菪碱（粗品）}\xrightarrow[70\%C_2H_5OH]{\text{精制}}\text{成品}$$

【性状】 国内产品均为无色结晶或白色结晶性粉末；无臭；微有风化性。本品贮于无色玻瓶密封，在漫射光下放置 3 个月基本不变色。但据留样观察贮存一年半以上的产品有的变为黄色，故应遮光、密封保存。

本品的性质较稳定，但被碱水解时，生成左旋莨菪碱和异东莨菪碱（Scopoline），得不到东莨菪碱（Scopine）；只有在缓冲液（NH_4OH-NH_4Cl）中或被胰酶水解，才能生成东莨菪碱。说明东莨菪碱分子中的氧碳三环性质不稳定，在较强的碱性条件下，容易转变为比较稳定的氧碳五环。

本品熔点为 195～199℃，熔融时同时分解，与 JP（16）规定相同。

本品含不对称碳原子，故具有旋光性。5% 水溶液的比旋度为 −24°至 −27°，与 BP（2013）及 Ph. Eur.（7.0）规定相同，USP（36）及 JP（16）规定为 −24°至 −26°。

【鉴别】（1）本品溶于水后，加氨试液碱化，东莨菪碱游离，加三氯甲烷提取。分取三氯甲烷层，蒸去三氯甲烷，残渣即为东莨菪碱，遇二氯化汞的乙醇溶液即生成白色复盐沉淀，称为 A. W. Gerrand 反应。

（2）本品的红外光吸收图谱（光谱集 288 图）显示的主要特征吸收峰如下。

特征谱带（cm^{-1}）	归属	
3060，3030	芳氢	ν_{C-H}
3100～2700	叔胺盐	ν_{NH}
1730	酯	$\nu_{C=O}$
1592，1585	苯环	$\nu_{C=C}$
1230，848	氧杂环丙基	ν_{C-O-C}
1160，1042，1005	酯及羟基	ν_{C-O}
730	单取代苯	γ_{5H}
698	苯环	$\delta_{环}$

（3）托烷生物碱类 Vitali 反应，详见本书一般鉴别试验注释项下。

（4）溴化物鉴别反应，详见本书一般鉴别试验注释项下。

【检查】溶液的澄清度 此项主要检查制备过程中引入的不溶性杂质。

酸度 东莨菪碱碱性很弱，对石蕊试纸几乎不显碱性。本品为强酸弱碱形成的盐，5%水溶液的 pH 值应为 4.0～5.5，此项也用于控制游离的氢溴酸的量。

其他生物碱 检查与东莨菪碱共存于植物中的颠茄碱和去水东莨菪碱等生物碱氢溴酸盐。本品如含有这些生物碱盐，加水溶解后，再加氨试液，其他生物碱被游离而发生浑浊，而本品遇氨试液不发生浑浊。当本品的水溶液加入氢氧化钾试液时，即有东莨菪碱析出而显浑浊，但随即东莨菪碱在碱性条件下水解生成易溶于水的异东莨菪醇及莨菪酸盐，故可使瞬即发生的浑浊消失。

有关物质 采用 HPLC 自身对照法，检查制备过程中可能引入的杂质及其降解产物，色谱条件与 BP（2013）、Ph. Eur.（7.0）基本一致。经酸、碱、热、氧化及光照破坏后，产生的杂质峰均能与主峰基线分离，说明正文中拟订的色谱系统能有效检测本品中的相关杂质，且经验证样品中实际存在的杂质与强制破坏的降解产物均在主峰保留时间的 3 倍内出峰，故确定测定时间为主峰保留时间的 3 倍。溴离子在溶剂峰附近有较大吸收峰，取溴化钾适量，用水配制成溴离子定位液，浓度约为 0.03%，进样 20μl 分析，结果表明不干扰测定。本法的最低检测限为 1.875ng。由于目前我国尚未取得特殊杂质的对照品，所以仍采用自身对照法，将单个杂质的量控制在 0.5%以内，杂质总量控制在 1.0%以内。BP（2013）和 Ph. Eur.（7.0）的限度见表 1。

表 1 BP（2013）和 Ph. Eur.（7.0）氢溴酸东莨菪碱有关物质的限度

特定杂质 A，C，D	特定杂质 B	其他单一杂质	杂质总量
均不得过 0.1%	不得过 0.5%	不得过 0.1%	不得过 0.7%

易氧化物 主要检查本品在生产过程中可能带入的阿扑阿托品及其他含有不饱和双键的有机物质。本品含有的易氧化物超过限量，可使加入的高锰酸钾溶液被还原而紫红色消失。

干燥失重 本品含 3 分子的结晶水，按理论量计算其结晶水含量为 12.33%。目前中国药典、USP(36)及 JP(16)均收载干燥失重，且干燥条件基本相同，即先在 60℃干燥 1 小时，除去吸附水，再升温至 105℃干燥至恒重，除去结晶水，限度订为不得过 13.0%。BP（2013）、Ph. Eur.（7.0）收载水分测定，限度订为 10.0%～13.0%。

【含量测定】采用高效液相色谱法，色谱条件同有关物质项下。本品进样量在 0.775～12.396μg 时，与峰面积呈良好的线性关系，线性方程：$Y=957061.3X-22561.7$。X：进样量(μg)；Y：峰面积；相关系数：0.99998。本法重复性良好，连续测定 6 次结果的 RSD 为 0.24%；本法在 12 小时内基本稳定。限度订为“按干燥品计算，含 $C_{17}H_{21}NO_4 \cdot HBr$ 应为 99.0%～102.0%”。

【制剂】中国药典（2015）收载了片剂与注射液。BP（2013）与 USP（36）除收载片剂与注射液之外，还收载有眼用制剂。

(1)氢溴酸东莨菪碱片(Scopolamine Hydrobromide Tablets)

鉴别 (1)采用专属性较强的高效液相色谱法。鉴别(2)和(3)同原料项下。

含量均匀度与含量测定 本品主药含量低，每片仅为 0.3mg，所以按要求需测定其含量均匀度。测定方法均采用高效液相色谱法，色谱系统同原料项下，即以辛烷基硅烷键合硅胶为填充剂；乙腈-0.25%十二烷基硫酸钠溶液(用磷酸调 pH 值为 2.5)(4∶6)为流动相；检测波长为 210nm。经验证，空白辅料无干扰，方法平均回收率为 100.3%。本品含量限度订为“含 $C_{17}H_{21}NO_4 \cdot HBr \cdot 3H_2O$ 应为标示量的 90.0%～110.0%”。本品采用的氢溴酸东莨菪碱对照品系中检所提供，经干燥处理后使用，干燥后为无水物，所以计算时需乘以系数 1.141。

(2)氢溴酸东莨菪碱注射液(Scopolamine Hydrobromide Injection)

鉴别 (1)采用专属性较强的高效液相色谱法；鉴别(2)同原料项下；鉴别(3)仅收载了溴化物鉴别(2)的反应，主要是考虑到有部分厂家添加了辅料氯化钠，其氯离子与硝酸银生成的白色凝乳状沉淀会对其溴化物的第一个鉴别反应产生干扰，因此在标准中仅收载了溴化物的第二个鉴别反应。

pH 值 经试验验证，本品在弱酸性溶液中较稳定，故本品的 pH 值规定为 3.0～5.0。

细菌内毒素 本品临床每小时用药最大剂量是静脉注射每次 40mg(中国医师药师临床用药指南、中国国家处方集)，内毒素计算限值约为 7.5EU/mg；USP(36)为 555USP EU/mg。中国药典(2015)规定本品细菌内毒素限值为 20EU/mg，与内毒素计算值比较，安全系数为 0.37，并严于 USP 标准。

有关物质及含量测定 均采用高效液相色谱法，色谱系统同原料项下。且空白辅料无干扰。有关物质采用自身对照法，杂质总量控制在 1.0%以内。含量测定方法平均回收率为 99.9%。本品含量限度订为“含 $C_{17}H_{21}NO_4 \cdot HBr \cdot 3H_2O$ 应为标示量的 90.0%～110.0%”。

撰写 周益芬 王和平 四川省食品药品检验检测院
潘锡强 广州市药品检验所
复核 袁 军 四川省食品药品检验检测院

氢溴酸后马托品

Homatropine Hydrobromide

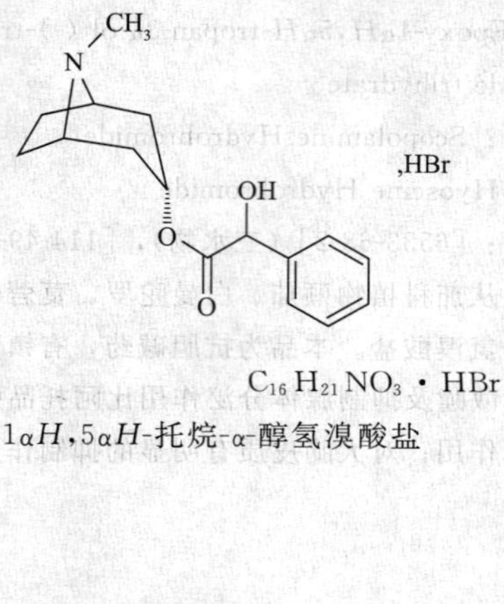

$C_{16}H_{21}NO_3 \cdot HBr$ 356.26

化学名：1α*H*,5α*H*-托烷-α-醇氢溴酸盐

1α*H*,5α*H*-Tropan-3α-ol mandelate (ester) hydrobromide

英文名：Homatropine Hydrobromide

异名：氢溴酸苯基羟乙酰托品碱；氢溴酸低颠茄碱

CAS 号：[51-56-9]

本品为合成的抗胆碱药，作用与阿托品相似，具有阻断乙酰胆碱的作用，使瞳孔括约肌和睫状肌麻痹引起散瞳和调节麻痹，比阿托品效力快而弱，主要用于眼科散瞳检查眼底和验光，也可用于弱视和斜视的压抑疗法。不良反应在眼部为可引起烧灼感和刺痛、视力模糊、畏光、眼睑肿胀；全身不良反应为呼吸困难、皮疹、心跳加快或不规则、头痛等。

除中国药典（2015）收载外，USP（36）、BP（2013）、Ph. Eur.（7.0）和 JP(16)亦有收载。

【制法概要】

后马托品最初由 Ladenburg 在 1883 年合成。本品有全合成和半合成两种生产路线，其中半合成工艺在茄科东莨菪属植物资源丰富的地区因成本低，工艺简单而更为常用。

半合成路线：

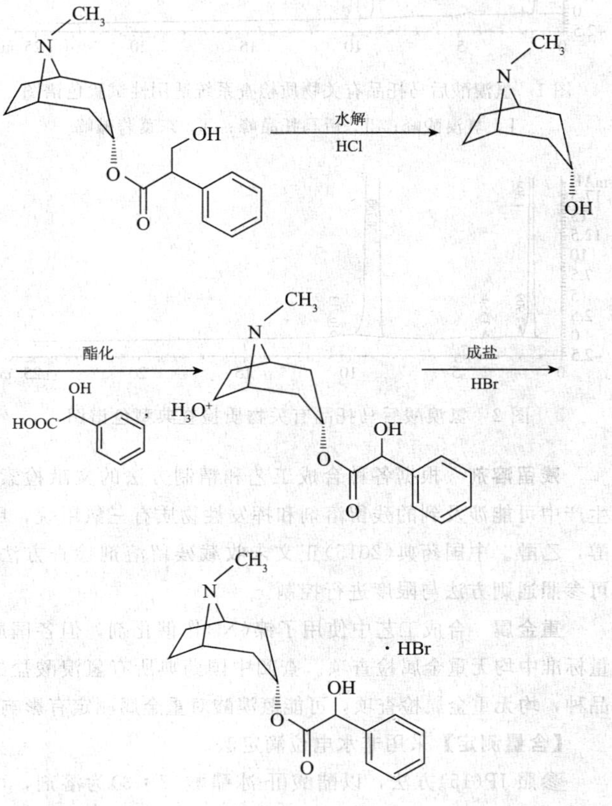

全合成路线：[1]

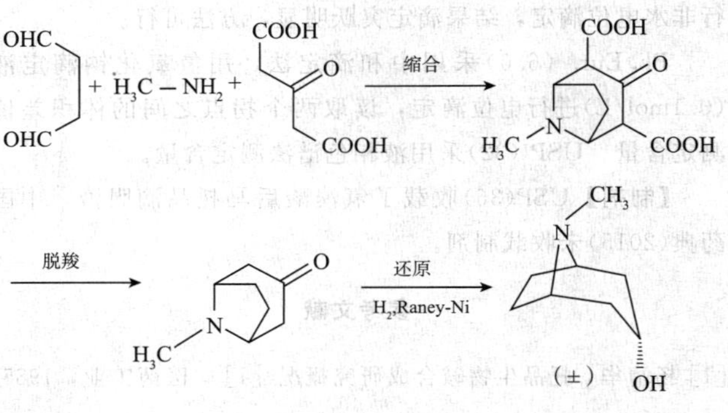

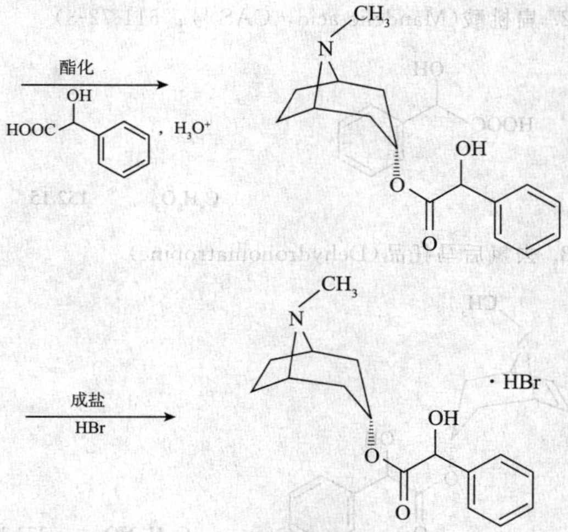

【性状】本品熔点约为 215℃，熔解时同时分解。

【鉴别】(1)利用同质化合物在相同液相色谱系统中具有相同保留时间的原理设立专属性较强的 HPLC 鉴别，采用有关物质检查项下的色谱条件，以流动相为溶剂，配制 2mg/ml 的供试品溶液和对照品溶液。

(2)本品的红外光吸收图谱(光谱集 1172 图)显示的主要特征吸收如下。

特征谱带(cm^{-1})	归属	
3270	羟基	ν_{O-H}
3100～2500	叔胺盐	ν_{N-H}
1755	酯	$\nu_{C=O}$
1600，1580	苯环	$\nu_{C=C}$
1170，1030	酯	ν_{C-O-C}
735	单取代苯	γ_{5H}
700	苯环	$\delta_{环}$

(3)本品为氢溴酸盐，其水溶液显溴化物的鉴别反应。

【检查】酸度 甲基红指示液的变色范围为 pH4.2～6.3（红→黄）。如符合酸度检查的规定要求，则样品应显弱酸性。Ph. Eur.(7.0)规定本品 50mg/ml 水溶液的 pH 值应为 5.0～6.5；USP (36)规定本品(1→50)溶液的 pH 值应为 5.7～7.0。

有关物质 氢溴酸后马托品在固体状态稳定，但作为酯类化合物在水溶液中易水解成托品醇和扁桃酸[2]。本品有关物质包括托品醇、扁桃酸、阿托品、去氢后马托品、东莨菪碱、天仙子胺等。其中托品醇和扁桃酸既是合成工艺中的原料中间体，也是主要的降解产物。阿托品、去氢后马托品、东莨菪碱、天仙子胺主要由半合成工艺中不纯的植物提取原料以及中间体托品碱未纯化完全所引入。

各有关物质结构如下。

1. 托品醇(托品碱)(Tropine，CAS 号：120-29-6)

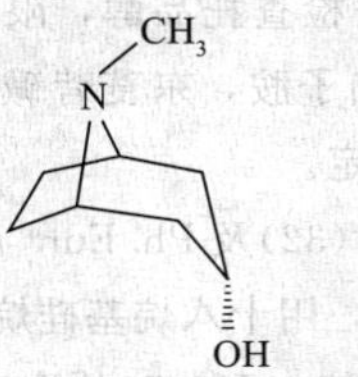

$C_8H_{15}NO$ 141.21

2. 扁桃酸(Mandelic acid，CAS 号：611-72-3)

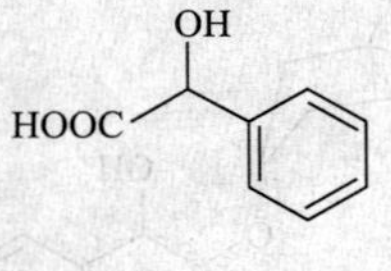

$C_8H_8O_3$ 152.15

3. 去氢后马托品(Dehydrohomatropine)

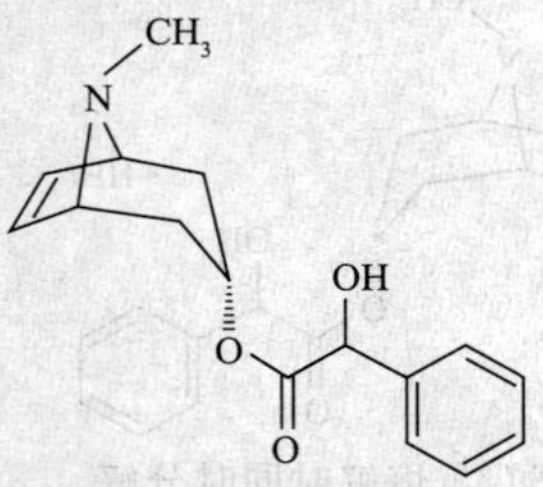

$C_{16}H_{19}NO_3$ 273.33

4. 东莨菪碱(Scopolamine，CAS 号：51-34-3)

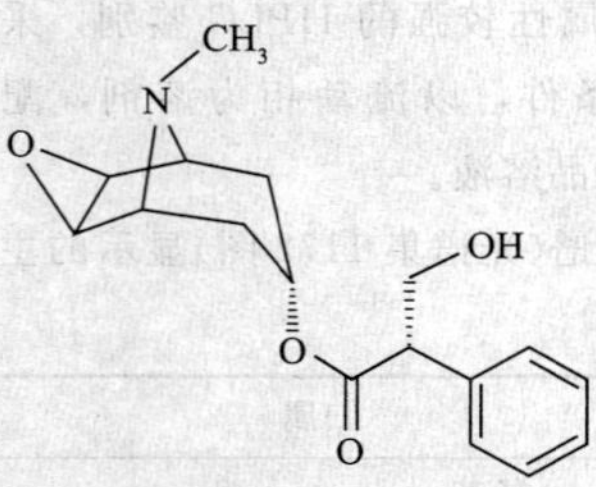

$C_{17}H_{21}NO_4$ 303.36

5. 阿托品(Atropine，CAS 号：51-55-8)

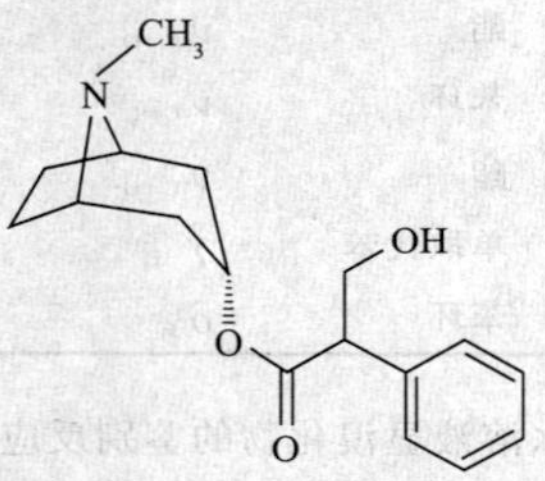

$C_{17}H_{23}NO_3$ 289.38

6. 天仙子胺(L-Hyoscyamine，CAS 号：101-31-5)

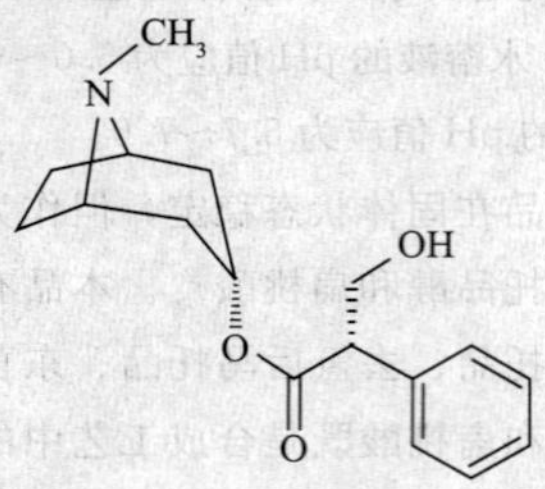

$C_{17}H_{23}NO_3$ 289.38

Ph. Eur. (7.0)、USP (36)和 JP (16)均设置了有关物质检查项。其中，Ph. Eur. 和 USP 均用 HPLC 法检查去氢后马托品、东莨菪碱、扁桃酸、阿托品及其他未知杂质，限度均分别为 0.5%、0.1%、0.1%、0.1%和 0.1%，总量1.0%；另外 USP 还用 TLC 法检查托品醇，限度为 0.5%；JP 用化学法检查阿托品，天仙子胺，东莨菪碱和其他有关物质，限度由方法的灵敏度确定。

中国药典(2010)参照 USP (32)及 Ph. Eur. (6.0)有关物质检查的色谱条件进行了修订，用十八烷基硅烷键合硅胶为填充剂；以甲醇-磷酸盐缓冲液(pH2.7)［取磷酸二氢钾 6.8g，加庚烷磺酸钠($C_7H_{15}SO_3Na \cdot H_2O$) 7.0g，加水稀释至 1000ml，用磷酸调节 pH 至 2.7］(33∶67)为流动相；柱温为 40℃；检测波长为 210nm。系统适用性试验溶液测定结果表明，在该色谱条件下，氢溴酸后马托品主峰的保留时间为 2.5 分钟，氢溴酸东莨菪碱与氢溴酸后马托品峰未分离。经优化上述色谱条件，将庚烷磺酸钠用己烷磺酸钠替代，系统适用性试验溶液中氢溴酸东莨菪碱与氢溴酸后马托品达到了良好分离（图 1，图 2）。

中国药典采用自身对照法控制有关物质，限度规定为：各单一杂质不得过 0.5%，杂质总量不得过 1.0%。按主成分计算，本方法的检测限为 2ng。0.5%自身对照溶液浓度为 10μg/ml，为检测限的 50 倍，可满足有关物质的检测要求。

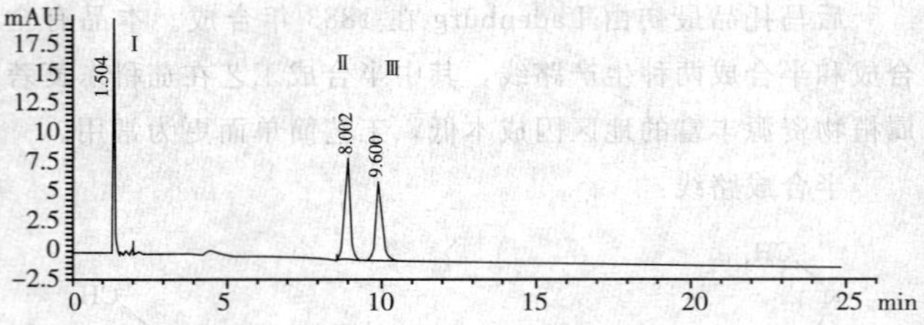

图 1 氢溴酸后马托品有关物质检查系统适用性试验色谱图

Ⅰ. 氢溴酸峰；Ⅱ. 后马托品峰；Ⅲ. 东莨菪碱峰

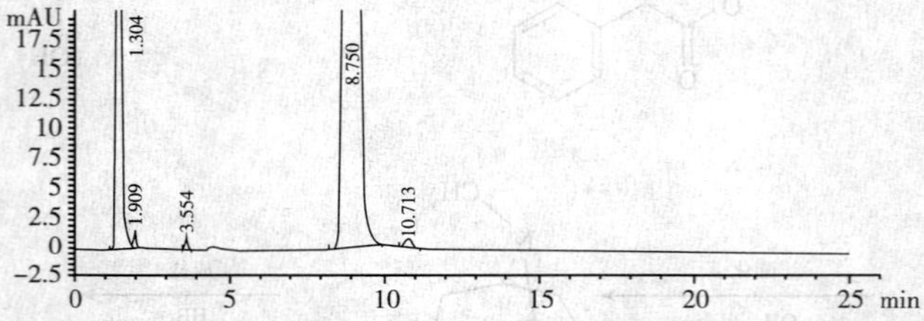

图 2 氢溴酸后马托品有关物质检查典型色谱图

残留溶剂 根据各种合成工艺和精制方法的文献检索，生产中可能涉及到的残留溶剂和挥发性物质有三氯甲烷，甲醇，乙醇。中国药典(2015)正文未收载残留溶剂检查方法，可参照通则方法与限度进行控制。

重金属 合成工艺中使用了镍(Ni)作催化剂，但各国质量标准中均无重金属检查项。查阅中国药典所有氢溴酸盐的品种，均无重金属检查项，可能氢溴酸对重金属测定有影响。

【含量测定】采用非水电位滴定法。

参照 JP(15)方法，以醋酸酐-冰醋酸(7∶3)为溶剂，可有效掩蔽氢溴酸的干扰。以高氯酸(0.1mol/L)为滴定液进行非水电位滴定，结果滴定突跃明显，方法可行。

Ph. Eur. (6.0)采用中和滴定法，用氢氧化钠滴定液(0.1mol/L)进行电位滴定，读取两个拐点之间的体积差值测定含量。USP (32)采用液相色谱法测定含量。

【制剂】USP(36)收载了氢溴酸后马托品滴眼液，中国药典(2015)未收载制剂。

参考文献

[1] 杨靖华．托品生物碱合成研究概况 [J]．医药工业，1985，

16 (5), 227-231.

[2] Florey, K. Analytical Profiles of Drug Substances: Vol. 16 [M] New York: Academic Press, 1987: 244.

撰写　郭小洁　王铁松　车宝泉　北京市药品检验所

复核　余　立　　　　　　　　北京市药品检验所

重组人生长激素

Recombinant Human Growth Hormone

FPTIPLSRLF　DNAMLRAHRL　HQLAFDTYQE

FEEAYIPKEQ　KYSFLQNPQT　SLCFSESIPT

PSNREETQQK　SNLELLRISL　LLIQSWLEPV

QFLRSVEFANS　LVYGASDSNV　YDLLKDLEEG

IQTLMGRLED　GSPRTGQIFK　QTYSKFDTNS

HNDDALLKNY　GLLYCFRKDM　DKVETFLRIV

QCRSVEGSCG　F

$C_{990}H_{1528}N_{262}O_{300}S_7$　22125

英文名： Recombinant Human Growth Hormone

人生长激素(human growth hormone, hGH)是由人脑垂体前叶嗜酸性细胞分泌的一种重要的非糖基化蛋白质激素，主要受下丘脑激素、生长激素释放素和生长抑素的调控。^{125}I标记的人生长激素与受体结合实验发现，在肝、肾、脾、胰及肠等内脏器官的细胞膜表面及肌细胞表面，都存在较多的hGH受体。一般认为，hGH的作用机理是在与靶细胞结合后，通过cAMP改变氨基酸及代谢产物的代谢水平，诱导某些特异性蛋白质和核酸的合成[1]。

人生长激素的主要生理功能包括三个方面，一是促生长作用，特别是促进骨、软骨和组织的生长，通过IGF-I促进软骨细胞、肝、肌肉和纤维母细胞的分裂。二是代谢调节作用，即促进细胞对氨基酸的摄取、加速蛋白质和胶原的合成、促进脂肪分解，增加和抑制葡萄糖的氧化等。三是调节机体免疫功能，增加胸腺细胞活性，促进混合淋巴细胞反应中淋巴细胞的增殖和细胞毒作用，影响B细胞的发育和功能，增强NK细胞的杀伤活性等[2]。临床上，人生长激素主要用于治疗因内源性hGH缺乏而导致的儿童侏儒症、成人生长激素缺乏症等，也可治疗由慢性肾衰引起的生长停滞、特纳综合征、骺骨闭合的成人hGH缺乏症、Prader-Willi综合征，并可纠正严重烧伤病人的负氮平衡、促进创口愈合[3]。

1958年，由尸体脑垂体中提取的人生长激素开始用于治疗儿童侏儒症。在临床疗效逐步确认后，自1975年起该产品在各国陆续获准临床应用。然而由于原材料的局限性以及难以获得高纯度的产品，其临床用量难以保证。在该提取物中，分子量为22kDa的蛋白约占75%，20kDa的蛋白约占20%并含有少量另外三种人生长激素相关蛋白质[4]。1979年，美国科学家利用重组DNA技术在大肠埃希菌中成功克隆并表达出了分子量为22kDa的重组人生长激素(recombinant human growth hormone, rhGH)，并因此成为最早采用基因工程方法生产的蛋白质药物之一。与天然人生长激素相比，仅在N端增加了一个甲硫氨酸。1981年，该产品实现了工业化生产并于1985年获得了临床批件[5]。1987年，国外科学家研制成功了N端去除了甲硫氨酸、结构和功能与人类垂体中的生长激素完全相同的重组产品，重组人生长激素的应用范围因此不断扩大。经过刻苦钻研，我国随后也研制成功了一级序列与天然人生长激素完全相同的重组人生长激素，并于1998年和2003年获得了临床批件和生产批件。

重组人生长激素由191个氨基酸残基组成，相对分子量为22125，等电点为5.2。该蛋白质为单链非糖基化的蛋白质激素，链内有两对二硫键，分别由第53位与第165位和第182位与第189位的半胱氨酸形成，使分子形成一大一小两个环。这两对二硫键对于形成正确折叠的蛋白构象十分重要。三级结构中，约有50%的构象由4个反平行的α螺旋结构组成，每个螺旋长度约为20～31个氨基酸，其中N端和C端的α螺旋(Ⅰ和Ⅳ)较另两个(Ⅱ和Ⅲ)大。序列比较显示α螺旋区内的氨基酸序列相对保守[6]。由重组DNA技术生产的重组人生长激素有两种结构形式，一种与天然人生长激素的结构完全相同，另一种由192个氨基酸残基组成，其N末端含有一个冗余氨基酸——甲硫氨酸，称为甲酰化重组人生长激素[3]。虽然临床试验表明甲酰化重组人生长激素的治疗效果与人生长激素相似，但却更易引发较大的免疫反应。即使是高纯度的甲酰化重组人生长激素制剂，仍有50%～80%的病人会产生抗体，而人生长激素产生抗体的比例约为5%～20%[7]。

重组人生长激素是工程菌表达的产物，由于遗传学转录和翻译水平的变化或生产和纯化工艺的改变，工程菌表达的产物可能会发生结构(如一级、二级和三级)、生物学和免疫学的某些变化，或者可能存在载体宿主系统的非目的表达，从而导致蛋白产物的变化；另外，重组人生长激素在临床上长期重复使用，且剂量为毫克级，故必须考虑在生产过程中未除尽异性蛋白、自身降解产物和其结构不确定性带来的潜在的危害性。

本品自中国药典(2000)开始收载，目前除中国药典(2015)外，USP(36)、Ph. Eur. (7.0)、BP(2013)、JP(15)均有收载。

【制法概要】 本品系由携带人生长激素基因的重组质粒转化到大肠埃希菌或酵母菌内，使之高效表达重组人生长激素，经纯化后获得重组人生长激素原液。该原液经冷冻干燥，可制成注射用重组人生长激素。

通常由大肠埃希菌生产无甲硫氨酸的重组人生长激素有两种方法：一种是在胞内表达完成甲酰化重组人生长激素后，在后续纯化过程中用酶法去除N端的冗余甲硫氨酸；

另一种方法是采用分泌型载体，将生长激素成熟蛋白的编码序列插入载体中的高表达高分泌启动子和信号序列后面。表达产物在跨膜时被切去信号肽，而N端无冗余氨基酸的重组人生长激素表达产物则在细胞周质腔中富集。

由大肠埃希菌或酵母菌表达生产的重组人生长激素原料的工艺流程概述如下：生产用工程菌—制备种子液—种子液接种及发酵培养—发酵液—超滤或离心收集发酵上清液—初步纯化—高度纯化—过滤除菌—添加稳定剂或赋形剂—冷冻干燥—重组人生长激素原料。由大肠埃希菌或酵母菌表达生产的重组人生长激素溶液的工艺流程与原料大致相同，区别仅在过滤除菌后，经过适当配方，添加了适量的赋形剂和稳定剂后即制成重组人生长激素溶液。

以大肠埃希菌表达生产的重组人生长激素原料的工艺流程为例，分步叙述如下。

(1)生产用工程菌：从原始种子批菌种传代、扩增后用适当方法保存，作为主种子批菌种；从主种子批菌种传代、扩增后用适当方法保存作为工作种子批菌种。主种子批和工作种子批菌种应进行以下各项检定。①划种：在LB琼脂平板上，应呈典型大肠埃希菌集落形态，无其他杂菌生长。②涂片：在光学显微镜下观察革兰染色结果，应为典型的革兰阴性杆菌。③对抗生素的抗性：应与原始菌种相符。④电镜检查：应为典型大肠埃希菌形态，无支原体、病毒样颗粒及其他微生物污染。⑤生化反应：应符合大肠埃希菌生物学性状。⑥表达量：在摇床中培养，应不低于原始菌种的表达量。⑦质粒酶切图谱：应与原始重组质粒相符。

(2)种子液制备：将检定合格的主种子批菌种接种至适宜的培养基中培养，加甘油分装后放入－70℃的冰箱中保存，作为工作种子批供发酵罐接种用，种子液应进行质粒稳定性检查。

(3)种子液接种及发酵培养：发酵用培养基采用适宜的培养基，其中应不含任何抗生素。将所有的发酵罐配套管线灭菌后，在灭菌培养基中接种适量种子液，并在适宜的条件下进行发酵。发酵时，罐的控制系统参数(pH值、溶氧、温度、补料、发酵时间等)按要求设定，发酵过程中pH值靠补加氨水量控制；溶氧靠补糖量和搅拌速度控制。用适宜的方法处理发酵液，收集菌体。

(4)初步纯化：破碎菌体后，离心收集上清，通过等电点沉淀或盐析进行初步纯化。

(5)高度纯化：析出的蛋白质沉淀经适宜缓冲液溶解后经过阴离子交换层析、疏水层析和凝胶过滤层析后使其纯度达到规定要求，再经过滤除菌并适当配方后冷冻干燥得到重组人生长激素原料。而不经过冷冻干燥，将达到规定纯度的蛋白溶液除菌后直接配方，加入适量的赋形剂和稳定剂后即可得到重组人生长激素溶液。

【性状】重组人生长激素原料药为白色冻干粉末。重组人生长激素溶液为无色澄清或微浊液体。

【鉴别】(1)Rp-HPLC保留时间：采用反相色谱柱C4柱，以含有正丙醇的Tris缓冲液为流动相，通过测定重组人生长激素供试品峰及其对照品峰的保留时间是否一致，判断两者是否具有相同的疏水性。该色谱条件可以鉴别N端相差一个甲硫氨酸的甲酰化重组人生长激素与重组人生长激素(图1)。

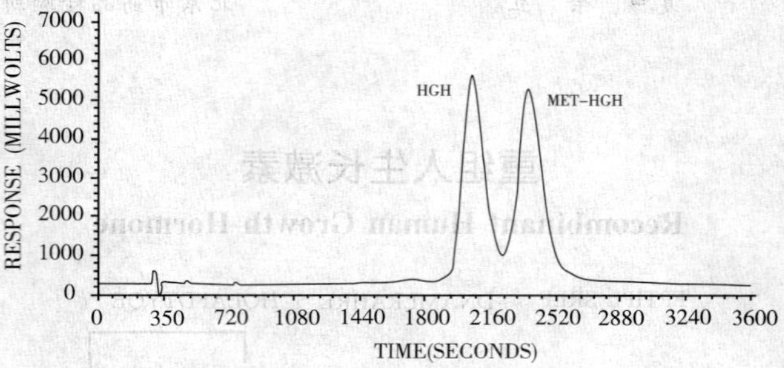

图1 甲酰化重组人生长激素与重组人生长激素的RP-HPLC色谱图[8]

(2)RP-HPLC肽图谱：肽图谱对每一种蛋白来说是特征的、专一的。通过肽图分析可以比较蛋白质在一级序列上的异同，从而鉴别重组产品与其对照品在一级结构上的同质性，并对各批次产品的批间一致性进行控制。经TPCK处理的胰蛋白酶能专一性水解蛋白质中Arg和Lys残基的羧基端肽键。重组人生长激素的一级结构中含有11个Arg残基，分别位于第8、16、19、64、77、94、127、134、167、178和183位点；含有9个Lys残基，分别位于第38、41、70、115、140、145、158、168和172位点。因此，采用经TPCK处理的胰蛋白酶水解非还原的重组人生长激素，理论上能够得到19个肽段(图2)，其中肽段T6与T16、T20与T21通过二硫键连接为一个片段。通过反相HPLC将这19个极性差异微小的肽段分离，就可以得到理想的肽图谱，而实际却并非如此。由于蛋白酶水解活性受到水解环境及蛋白折叠程度的影响而存在差异，即使在相同条件下也难以保证所有肽段均能得到完全酶解。此外多个肽段极性差异较小，难以在同一条件下将理论酶解肽段完全分离，因此，通常HPLC图谱上的色谱峰个数与理论值难以吻合。但是，如果将对照品和供试品同时进行试验，并扣除各种空白，则可通过比较两者的肽图，鉴别供试品与对照品在一级结构上是否相同(图3)。

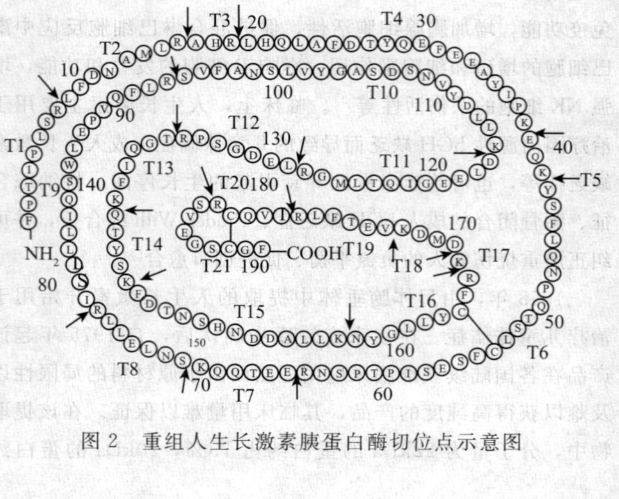

图2 重组人生长激素胰蛋白酶切位点示意图

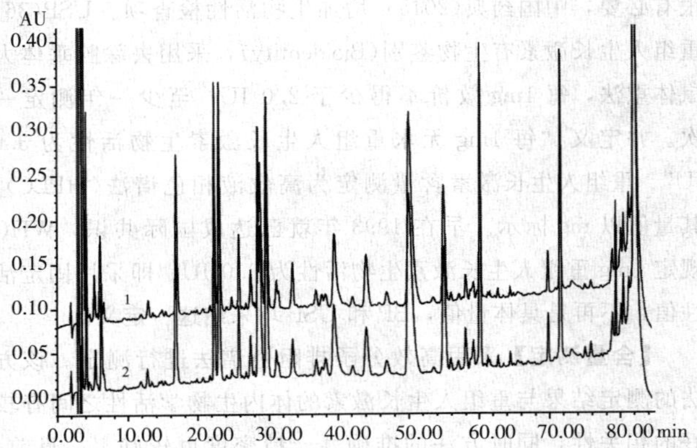

图 3　重组人生长激素的 RP-HPLC 胰酶肽图谱

1. 重组人生长激素对照品；2. 重组人生长激素原料药

(3) SEC-HPLC 保留时间：采用适合分离分子量为 5000～60000 球状蛋白的亲水凝胶色谱柱，以含有异丙醇的磷酸盐缓冲液为流动相，通过测定重组人生长激素供试品及其对照品的保留时间是否一致，判断两者是否具有相似的分子量和四级结构。该色谱条件无法鉴别甲酰化重组人生长激素与重组人生长激素，但是可以鉴别单体重组人生长激素与其二聚体和多聚体形态(图 4)。

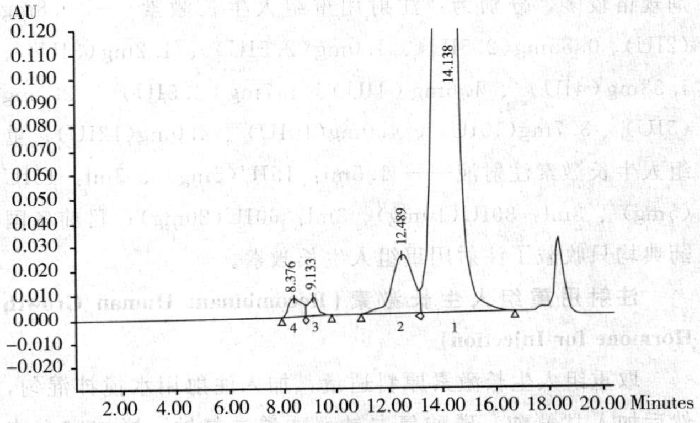

图 4　重组人生长激素及其二聚体和多聚体的 SEC-HPLC 图谱

1. 重组人生长激素；2. 重组人生长激素二聚体；
3、4 重组人生长激素多聚体

(4) 等电聚焦谱带：蛋白质作为一种两性电解质，在不同 pH 值溶液下，所带净电荷不同。在具有 pH 值梯度的电场中，蛋白质如所处 pH 值小于等电点时，向负极移动；反之则向正极移动。随着泳动，蛋白质的净电荷逐渐减小，直至为零，此时的 pH 值即为等电点，蛋白质不再移动而被聚焦，从而实现不同蛋白质混合物的分离与等电点测定。由于脱氨作用，重组人生长激素有较多的电荷异构体，该方法可有效分离重组人生长激素及其电荷异构体，结合对照品中主带的位置，可对供试品主带进行鉴别(图 5)。

【检查】总蛋白　为了保证重组人生长激素原料药的稳定性，一般需对得到的具有一定纯度的重组人生长激素原液进行适当配方，添加适量的赋形剂和稳定剂后制成原料干粉或溶液。因此，为了控制原料药中重组人生长激素的含量，需对总蛋白进行测定。Ph. Eur. (7.0) 中未进行该项检查，

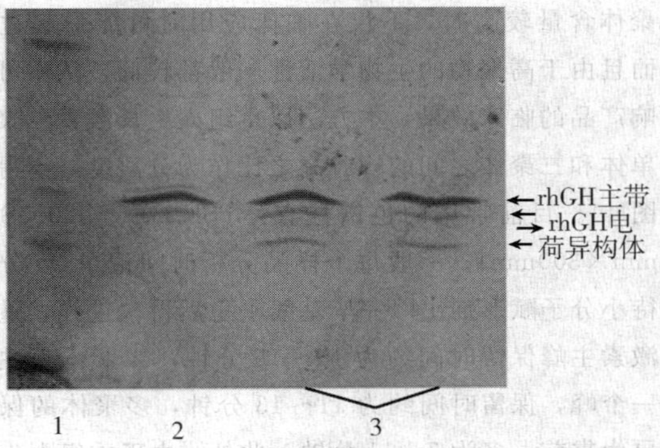

图 5　重组人生长激素及其对照品的 IEF 图谱

1. 等电点标准；2. 重组人生长激素对照品；3. 重组人生长激素样品

对原料干粉要求按照无水物计算重组人生长激素的含量；对溶液要求按照标示量计算重组人生长激素的含量。USP(36) 对原料干粉要求按照无水物计算重组人生长激素的含量；而对于溶液，则要求采用与中国药典(2015)相同的总蛋白测定法计算总蛋白含量后，再对重组人生长激素的含量进行控制。中国药典(2015)则对重组人生长激素干粉和溶液两种形式的原料药均采用紫外法测定总蛋白含量。

相关蛋白质　主要指氧化、断裂、脱氨的重组人生长激素及其他相关重组人生长激素。这些活性蛋白成分的变异体，多不具有生长激素的生物学活性，其过量存在可能导致不可预计的免疫反应，从而影响生长激素的临床疗效。采用反相 HPLC 法测定有关物质，调节重组人生长激素主峰的保留时间为 30～36 分钟，脱氨重组人生长激素的色谱峰在主峰之前洗脱，以两者之间的分离度应不小于 1.0，且重组人生长激素主峰的拖尾因子应为 0.9～1.8，作为系统适用性指标(图 6)。由于本方法所采用的色谱系统中，使用了偏碱性的缓冲液与正丙醇有机相混合的流动相，因此通过上述两个系统适用性指标监测色谱柱的分离效果是十分必要的。如果一次实验中运行的批次较多，应在试验开始、中间、结束时分别运行系统适用性样品，以控制色谱柱柱效，保证重组人生长激素的相关物质均能得到有效分离。目前常用的色谱柱有：Vydac 214TP C4 色谱柱(250mm×4.6mm，300Å，5μm)等。

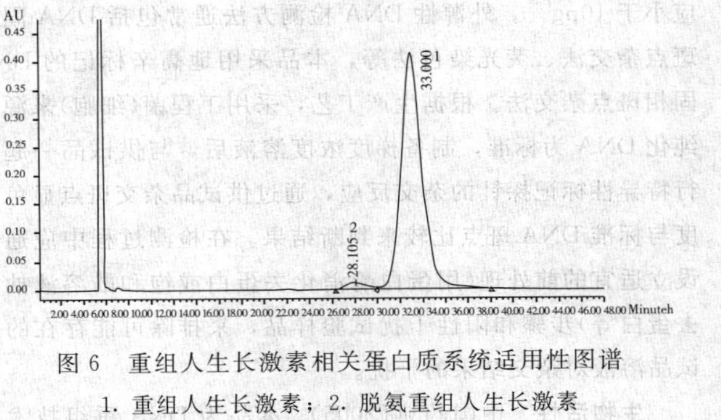

图 6　重组人生长激素相关蛋白质系统适用性图谱

1. 重组人生长激素；2. 脱氨重组人生长激素

高分子蛋白质　采用高效分子排阻色谱法，利用分子筛原理，主要检查重组人生长激素的二聚体和多聚体。产品中

的多聚体含量较高时，不仅在临床应用时可能引起过敏反应，而且由于高聚物的生物学活性一般都较低，从而可能严重影响产品的临床效果。本方法以重组人生长激素二聚体峰高与单体和二聚体之间的峰谷高之比作为分离度，不得小于2.0(图4)。目前常用的色谱柱有：TSK-GEL G2000SWXL(7.8mm×300mm)。一般每个样品分析时间记录25分钟左右，待小分子赋形剂出峰完毕基线平稳后再次进样。重组人生长激素主峰保留时间约为13～15分钟，二聚体为主峰前的第一个峰，保留时间约为11～13分钟，多聚体的保留时间则更为靠前，多为7～11分钟。此外，由于重组人生长激素原料药中多添加有赋形剂、稳定剂等成分，因此主峰洗脱出以后，仍有可能继续洗脱出若干吸收值与主峰相当的小分子色谱峰。试验时应结合重组人生长激素含量测定对照品与单体-二聚体对照品，对主峰位置进行正确鉴别。

水分 重组人生长激素在水溶液中稳定性较差，因此有必要对含水量进行检查。取本品适量，以通则0832第一法中的容量滴定法或库伦滴定法均可进行检查。由于容量滴定法所需样品量较多，故多采用库伦滴定法进行常规检验。

细菌内毒素 本品临床每小时用药最大剂量是皮下注射每千克体重1单位(中国医师药师临床用药指南)，内毒素计算限值约为5.0EU/mg，国外标准中USP为10EU/单位；BP为5.0EU/单位。中国药典(2015)规定本品细菌内毒素限值为5.0EU/单位，与内毒素计算值比较，安全系数为1，并严于USP，与BP标准相当。

菌体蛋白残留量 菌体蛋白是由工程菌(细胞)生产的基因工程药物特有的杂质，由于此类药物临床使用时需反复多次注射，过多量菌体蛋白存在可使病人体内产生抗体，甚至出现过敏反应。实际上应根据生产工艺中所使用的工程细胞种属，采用特异性的免疫学方法进行测定。对大肠埃希菌菌体蛋白的检测，常采用双抗体夹心酶联免疫法。根据重组人生长激素的临床使用剂量，规定每1mg重组人生长激素中菌体蛋白的残留量不得过10ng。

外源性DNA残留量 外源性DNA也是由工程菌(细胞)生产的基因工程药物特有的潜在致癌性杂质。根据有关要求和WHO规定，每一人用剂量药物中外源性DNA的量应小于10ng[3]。外源性DNA检测方法通常包括DNA固相斑点杂交法、荧光染色法等，本品采用地高辛标记的DNA固相斑点杂交法。根据生产工艺，采用工程菌(细胞)来源的纯化DNA为标准，制备梯度浓度溶液后，与供试品一起进行特异性标记探针的杂交反应，通过供试品杂交斑点显色强度与标准DNA斑点比较来判断结果。在检测过程中应通过设立适宜的前处理(用蛋白酶消化去蛋白或饱和酚溶液抽提去蛋白等)步骤和阳性干扰试验样品，来排除可能存在的供试品溶液对杂交结果的干扰。

生物活性 中国药典(2005)"本品为DNA重组技术生产，必须在生产过程中，用体内生物测定方法测定其生物效价，每1mg蛋白效价不得少于2.5 IU。"一般要求生产工艺发生改变时必须测定生物活性。考虑定期进行生物活性测定很有必要，中国药典(2015)增加生物活性检查项。USP(36)重组人生长激素有生物鉴别(Bioidentity)，采用去除脑垂体大鼠体重法，每1mg效价不得少于2.0 IU；至少一年测定一次。并定义"每1mg无水重组人生长激素生物活性为3.0 IU"。重组人生长激素含量测定为高效液相色谱法(HPLC)，其量值以mg标示。早在1993年就已达成国际共识，WHO规定1mg重组人生长激素生物活性为3.0 IU，即采用固定活性值，不再是具体量值，BP和USP均采纳这一定义。

【含量测定】采用高效分子排阻色谱法进行测定。该方法的测定结果与重组人生长激素的体内生物学活性之间有较好的相关性，同时方法的准确性、精密度也较好[9]。目前，BP(2013)、Ph. Eur. (7.0)、USP(36)及国外企业标准均采用高效分子排阻色谱法测定重组人生长激素的含量，在制剂中以毫克/瓶标示。本含量测定方法与高分子蛋白质测定方法相同，需注意鉴别主峰之后洗脱的赋形剂、稳定剂与重组人生长激素主峰的位置。

【贮藏】本品易吸水，对热敏感，易发生降解或聚合作用，故要求密闭，在2～8℃下保存。

【制剂】目前上市的重组人生长激素制剂有：注射用重组人生长激素、重组人生长激素注射液等两种制剂形式，制剂规格较多，分别为：注射用重组人生长激素—— 0.8mg(2IU)、0.85mg(2.5IU)、1.0mg(2.5IU)、1.2mg(3IU)、1.33mg(4IU)、1.6mg(4IU)、1.7mg(4.5IU)、2.0mg(5IU)、3.7mg(10IU)、4.0mg(10IU)、4.0mg(12IU)；重组人生长激素注射液—— 1.5ml：15IU(5mg)、3ml：15IU(5mg)、3ml：30IU(10mg)、3ml：60IU(20mg)；目前各国药典均只收载了注射用重组人生长激素。

注射用重组人生长激素(Recombinant Human Growth Hormone for Injection)

取重组人生长激素原料适量，加入注射用水搅拌混匀，然后加入甘氨酸、磷酸氢二钠、磷酸二氢钠，搅拌完全溶解，用适量盐酸调pH值至7.0，补水至终体积。待检测结果合格后，进行0.22μm过滤除菌和无菌分装，冷冻干燥，即得注射用重组人生长激素。

本品皮下或肌内注射两种方式给药效果相同，虽然皮下注射通常比肌内注射能获得更高的血清重组人生长激素的浓度，但两种给药方式所产生的胰岛素样生长因子I的浓度却大致相同。重组人生长激素的吸收通常较慢，血浆中重组人生长激素的浓度通常在给药后3～5小时候达到最高峰；清除半衰期一般为2～3小时。血液循环中几乎所有的重组人生长激素都与高亲和力的重组人生长激素结合蛋白结合在一起，这种复合物使得重组人生长激素在血清中的半衰期得以延长。在一天中选择注射时间的不同不会影响血清中重组人生长激素的浓度。

检验项目的分条注释见重组人生长激素的原料。

由于各个企业生产工艺的不同，还有一些质控项目虽然未被中国药典收载，但在生产过程质控中需加以考虑：①等电点检查：重组人生长激素的等电点应为5.2。由于该蛋白较不稳定，易产生较多的电荷异构体杂质，有必要引入等电聚焦电泳，在对重组人生长激素主带位置进行鉴别的同时，控制相关电荷异构体杂质的含量。②含量均匀度：由于每瓶中重组人生长激素含量较低(0.8～4mg)，有必要进行含量均匀度检查，以更好地控制成品的瓶间差异。

参考文献

[1] 陈蓓，朱威．人生长激素研究进展［J］．生物学杂志，2004，21(1)：9-11.

[2] Naoki H，Takanori S，Takami Y，et al. GH，GH Receptor，GH Secretagogue Receptor，and Ghrelin Expression in Human T Cells，B Cells，and Neutrophils［J］．J Clin Endocrinol Metab，2001，86：4284-4291.

[3] 王军志．生物技术药物研究开发和质量控制［M］．2版．北京：科学出版社，2007：630-634.

[4] Bangham D. R. Assays for human growth hormones［J］．J Pharmaceut Biomed Anal，1989，7(2)：169-172.

[5] 戎隆富，王荣海．重组人生长激素——一种新的治疗艾滋病的药物［J］．生物学杂志，1999，16(4)：46.

[6] De Vos AM，Ultsch M，Kossiakoff AA. Human growth hormone and extracellular domain of its receptor：crystal structure of the complex［J］．Science，1992，255：306-312.

[7] Thomer MO，Smith RG. Human growth hormone：research and clinical practice［M］．Totowa：Humana Press，2000，297.

[8] Riggin RM，Dorulla GK，Miner DJ. A reversed-phase high-performance liquid chromatographic method for characterization of biosynthetic human growth hormone［J］．Anal Biochem，1987，167：199-209.

[9] Riggin RM，Shaar CJ，Dorulla GK，et al. High-performance size-exclusion chromatographic determination of the potency of biosynthetic human growth hormone products［J］．J Chromatogr，1988，435(2)：307-318.

撰写　李　晶　中国食品药品检定研究院

复核　范慧红　中国食品药品检定研究院

重组人胰岛素

Recombinant Human Insulin

H-Gly-Ile-Val-Glu-Gln-Cys-Cys-Thr-Ser-Ile-(10)
Cys-Ser-Leu-Tyr-Gln-Leu-Glu-Asn-Tyr-Cys-(20)
Asn-OH

H-Phe-Val-Asn-Gln-His-Leu-Cys-Gly-Ser-His-(10)
Leu-Val-Glu-Ala-Leu-Tyr-Leu-Val-Cys-Gly-(20)
Glu-Arg-Gly-Phe-Phe-Tyr-Thr-Pro-Lys-Thr-OH(30)

$C_{257}H_{383}N_{65}O_{77}S_6$　5807.69

英文名： Recombinant Human Insulin(INN)

CAS号：［11061-68-0］

胰岛素(insulin)是1922年从胰脏中提取的一种治疗糖尿病的特效药，1923年开始将其应用于临床，1965年我国在世界上首先完成了结晶牛胰岛素的全合成。1982年，重组人胰岛素首用重组DNA技术获得的药品投放市场。1998年，我国成功研制出了重组人胰岛素制剂。20世纪90年代至今，通过对人胰岛素的氨基酸序列进行修饰，多种重组人胰岛素类似物已成功研发上市[1-3]。从牛、猪胰岛素到人胰岛素，取得了重大进步，到目前应用胰岛素类似物，亦逐步受到医药界的关注。

人胰岛素与猪胰岛素结构十分相近，仅B链上第30位氨基酸不同。其理化性质与药理作用基本一致。由人胰岛素分子的结构式可见，由两个二硫键连接的A链和B链共51个氨基酸残基组成，A链由21个氨基酸残基组成，链内有一个二硫键，B链由30个氨基酸残基组成，链间有两个二硫键。人胰岛素结晶是由2个锌原子和6个人胰岛素单体分子形成的六聚结晶体，六聚体的形成受B链第6、10、14、17、18和A链第13、14位点氨基酸影响；人胰岛素分子A链第1、2、19、21和B链第22～25位点氨基酸是人胰岛素与其受体结合位点；人胰岛素分子中的半胱氨酸对维持其四级结构极其重要[3]。

重组人胰岛素是工程菌表达的产物，由于遗传学转录和翻译水平的变化或生产和纯化工艺的改变，工程菌表达的产物可能会发生结构(如一级、二级和三级)、生物学和免疫学某些变化，或者可能存在载体宿主系统非目的的表达，从而导致蛋白产物的变化；另外，人胰岛素在临床上长期重复使用，且剂量为毫克级，故必须考虑在生产过程中未除尽异性蛋白、自身降解产物和其结构不确定性带来的潜在的危害性。

本品中国药典(2000)二部开始收载，目前除中国药典(2015)收载外，USP(36)、Ph. Eur.(6.0)、BP(2013)、JP(15)均有收载。但名称各有差别，本版药典及JP(15)注明为重组外，其他药典均称为人胰岛素，可能更为适宜。

【制法概要】[4]本品系由化学合成人胰岛素基因构建成的重组质粒，经转化到大肠埃希菌或酵母菌内，使之高效表达人胰岛素，经酶切加工和高度纯化后获得的人胰岛素原料。该原料可配制成重组人胰岛素注射液、精蛋白重组人胰岛素注射液。

由大肠埃希菌表达生产的人胰岛素原料的工艺流程概述如下：生产用工程菌－制备种子液－种子液接种及发酵培养－发酵液－离心收集菌体－高压匀浆破碎－收集包涵体－包涵体漂洗－复性－纯化得到胰岛素原融合蛋白－胰蛋白酶和羧肽酶B处理－胰岛素单体的粗品－纯化－重结晶－冷冻干燥－人胰岛素。

(1)生产用工程菌：从原始种子批菌种传代、扩增后用适当方法保存，作为主种子批菌种；从主种子批菌种传代、扩增后用适当方法保存作为工作种子批菌种。主种子批和工作种子批菌种应进行以下各项检定。①划种LB琼脂平板：应呈典型大肠埃希菌集落形态，无其他杂菌生长。②涂片革兰染色：在光学显微镜下观察，应为典型的革兰阴性杆菌。③对抗生素的抗性：应与原始菌种相符。④电镜检查：应为典型大肠埃希菌形态，无支原体、病毒样颗粒及其他微生物污染。⑤生化反应：应符合大肠埃希菌生物学性状。⑥表达量：在摇床中培养，应不低于原始菌种的表达量。⑦质粒酶切图谱：应与原始重组质粒相符。

(2)种子液制备：将检定合格的主种子批菌种接种至适宜的培养基中培养，加甘油分装后放入－70℃的冰箱中保存，作为工作种子批供发酵罐接种用，种子液应进行质粒稳定性检查。

(3)种子液接种及发酵培养：发酵用培养基采用适宜的培养基，其中不含有氨苄青霉素和卡那霉素。将所有的发酵罐配套管线灭菌后，在灭菌培养基中接种适量种子液，并在适宜的条件下进行发酵。发酵时，罐的控制系统参数(pH值、溶氧、温度)按要求设定，发酵过程中 pH 值靠补加氨水量控制；溶氧靠补糖量和搅拌速度控制。用适宜的方法处理发酵液，进行菌体收集、破碎及包涵体的漂洗。

(4)人胰岛素融合蛋白的复性与酶切：将人胰岛素融合蛋白包涵体用研磨器或打磨机磨碎，再用适量的纯化水进行溶解，然后加入适量尿素和巯基乙醇，还原后再进行融合蛋白的氧化复性。将所形成的人胰岛素前体通过两步酶切后得到人胰岛素，进行离子交换层析纯化，使其纯度达到规定的要求。

(5)人胰岛素的纯化精制：经过初步纯化的人胰岛素，再采用反相高效液相层析(RP-HPLC)进行精纯化。将精纯人胰岛素溶液进行重结晶，按无菌操作将结晶人胰岛素进行冷冻干燥。

【性状】重组人胰岛素原料药为白色或类白色结晶粉末。在显微镜下观察，多为正方形或斜方形六面体结晶。在水中几乎不溶，在稀盐酸和稀氢氧化钠溶液中易溶。

【鉴别】(1) 应用 RP-HPLC 方法分析重组人胰岛素供试品及其对照品的保留时间，判断两者是否具有相同的疏水性。该色谱条件能分离人、猪和牛胰岛素（图 1）[5]。

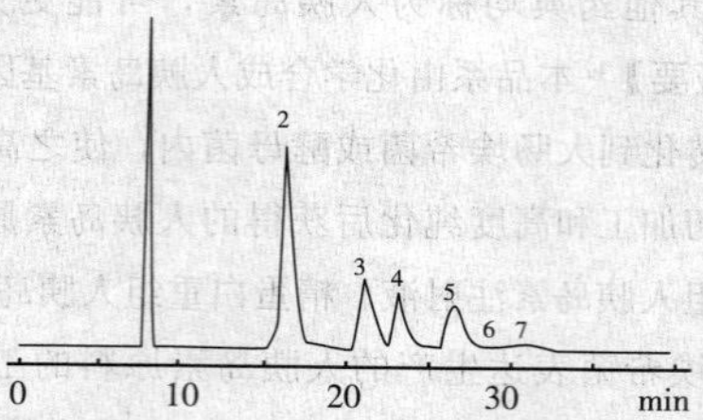

图 1　人胰岛素与各种胰岛素混合物的 RP-HPLC 鉴别色谱图
1. 间甲酚；2. 牛胰岛素；3. 人胰岛素类似物；4. 人胰岛素；5. 猪胰岛素；6. A21 脱氨人胰岛素；7. A21 脱氨猪胰岛素

(2)肽图谱鉴别，肽图谱对每一种蛋白来说是特征的、专一的，通过肽图分析可以鉴别产品与其对照品在蛋白质一级结构上是否具有同质性。利用 V8 蛋白酶能专一性裂解 Glu 的羧基端肽键的特点，将位于人胰岛素分子 A 链的第 4、17 和 B 链的第 13 和 21 位点的 4 个 Glu 的羧基端肽键裂解(图 2)，由于 A、B 链之间两对二硫键的作用，人胰岛素分子用 V8 酶裂解后形成 4～5 个肽段。经疏水非极性柱(C18 柱)分离，肽段按其极性大小顺序被洗脱，通过紫外检测器(214nm)检测，获得 RP-HPLC 肽图谱(图 3)。供试品的肽图谱与其对照品图谱进行叠加比较，两者应一致。该色谱条件能分离人及其人胰岛素类似物(图 4)，因此是一种特异性方法。

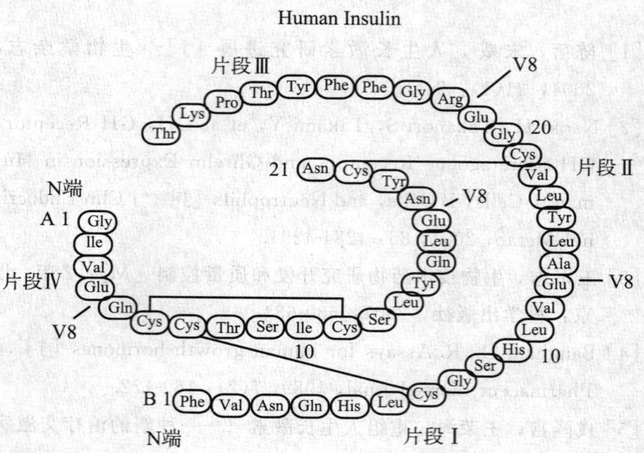

图 2　人胰岛素 V8 酶切位点示意图

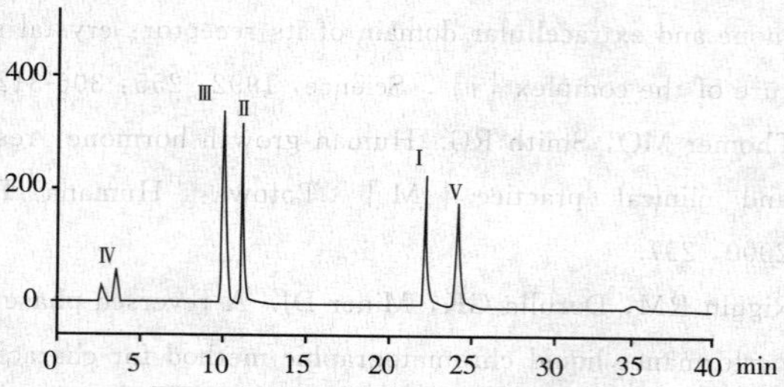

峰	片段
Ⅰ	A(5-17) ｜ B(1-13)
Ⅱ	A(18-21) ｜ B(14-21)
Ⅲ	B(22-30)
Ⅳ	A(1-4)
Ⅴ	A(1-17) ｜ B(1-13)

图 3　重组人胰岛素 RP-HPLC 肽图谱

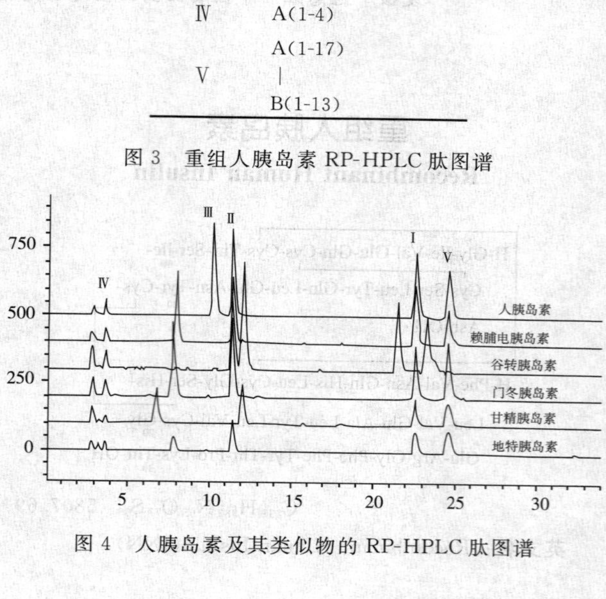

图 4　人胰岛素及其类似物的 RP-HPLC 肽图谱

【检查】有关物质　主要指 A_{21} 脱氨人胰岛素及有关杂质，除 A21 脱氨人胰岛素外，其他有关物质多不具有胰岛素活性。其中有些成分或产生抗胰岛素抗体，或分解破坏胰岛素，从而影响其疗效及稳定。采用反相 HPLC 方法测定有关物质，调节人胰岛素主峰的保留时间在 25 分钟左右，A_{21} 脱氨人胰岛素峰相对于人胰岛素主峰的保留时间约为 1.3 分钟，人胰岛素主峰与 A_{21} 脱氨人胰岛素峰之间的分离度应大于 1.8 作为系统适用性指标(图 5)。

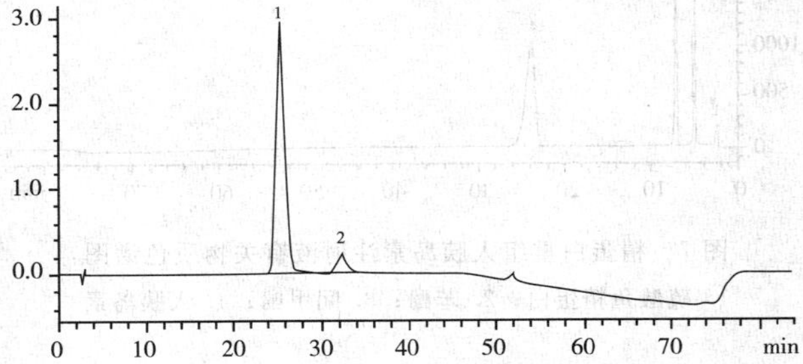

图 5　重组人胰岛素有关物质色谱图

1. 人胰岛素；2. A21 脱氨人胰岛素

高分子蛋白质　采用 HPSEC 方法，利用分子筛原理，主要检查人胰岛素共价二聚体和人胰岛素高分子聚合物。以重组人胰岛素二聚体峰高与单体和二聚体之间的峰谷高与之比作为分离度，分离度应不小于 2.0(图 6)。柱效好的色谱柱二者有时也可达到基线分离。目前常用的色谱柱有：Waters insulin HMWP 柱(7.8mm × 300mm)、TSK-GEL G2000SWXL(7.8mm×300mm)和 shodex KW-802.5(8.0mm ×300mm)等。一般每个样品分析时间记录 30～35 分钟。保留时间在 13～17 分钟胰岛素聚合物，胰岛素共价二聚体保留时间约 17.5 分钟，人胰岛素单体保留时间约为 18～22 分钟。

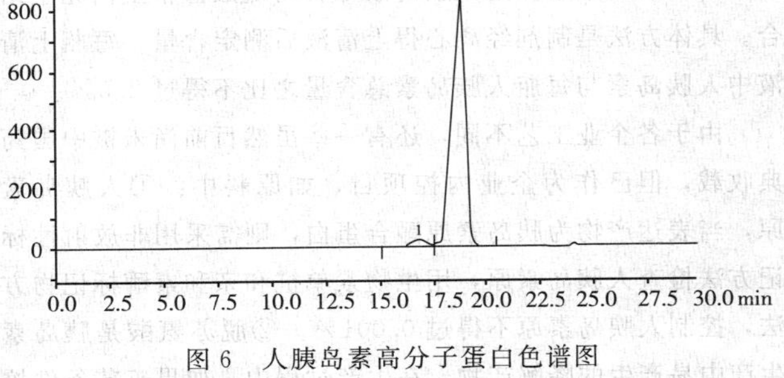

图 6　人胰岛素高分子蛋白色谱图

1. 人胰岛素二聚体；2. 人胰岛素单体

锌　本品由人胰岛素加氯化锌或氧化锌重结晶制得，是由 2 个锌原子和 6 个胰岛素单体分子形成的六聚体结晶体，理论计算锌含量约为 0.4%。采用原子吸收分光光度法测定，锌含量不得过 1.0%，其限度的规定与各国标准一致。

干燥失重　本品为结晶物，也易吸水，在 105℃干燥至恒重，除去的吸附水及其他挥发物一般约在 7%，含有一定的水分有利于晶体的维持。其限度的规定与各国标准一致，即不得过 10%。

炽灼残渣　规定的限度各国标准一致，即不得过 2.0%。

微生物限度　仅对细菌总数进行测定，每 1g 中含细菌数不得过 300 个。

细菌内毒素　本品临床每小时用药最大剂量是静脉注射每千克体重 0.33mg(中国药典临床用药须知)，内毒素计算限值约为 15EU/mg；国外标准中 USP 为 10EU/mg；BP 为 0.8EU/单位；JP 为 10EU/mg。中国药典(2015)规定重组人胰岛素细菌内毒素限值为 10EU/mg(注射液限值为 0.80EU/单位)，与内毒素计算值比较，安全系数为 1.5，与 USP、BP、JP 标准相当。

本品对内毒素检查方法有干扰，最大不干扰浓度约为 0.8 单位/ml。

菌体蛋白残留量　宿主蛋白是由工程菌(细胞)生产的基因工程药物特有杂质，由于此类药物临床使用时需反复多次注射，过多量宿主蛋白存在可使病人体内产生抗体，甚至出现过敏反应。实际上应根据生产工艺中所使用的工程细胞种属，采用特异性的免疫学方法，大肠埃希菌菌体蛋白的检测常采用双抗体夹心酶联免疫法。根据胰岛素的临床使用剂量，规定每 1mg 重组人胰岛素中宿主蛋白的残留量不得过 10ng[3]。

外源性 DNA 残留量　外源 DNA 也是由工程菌(细胞)生产的基因工程药物特有的潜在致癌性杂质。根据要求和 WHO 规定，每一人用剂量药物中外源 DNA 的量应小于 10ng[3]。外源性 DNA 检测方法通常包括 DNA 固相斑点杂交法、荧光染色法等，本品采用地高辛标记的 DNA 固相斑点杂交法。根据生产工艺，采用工程菌(细胞)来源的纯化 DNA 为标准，制备浓度梯度后，与供试品一起进行特异性标记探针的杂交反应，通过供试品杂交斑点显色强度与标准 DNA 斑点比较来判断结果。在检测过程中应通过设立适宜的前处理(用蛋白酶消化去蛋白或饱和酚溶液抽提去蛋白等)步骤和阳性干扰试验样品，来排除可能存在的供试品溶液对杂交结果的干扰[3]。

生物活性　采用中国药典收载的小鼠血糖法，鉴别本品的生物活性，并检查其体内降血糖作用，参照 USP 该品种生物鉴别项下的限值，每 1mg 本品生物活性不得少于 15IU。实验时，每组的试验动物数减半，实验采用随机设计，按量反应平行线测定随机设计法计算效价。因中国药典推荐高浓度为 30mIU/鼠，其一般降糖率 20%～50%，与正常鼠血糖比其差异具有显著性意义，即具有降糖作用，故限值定为 15IU/mg 已能满足生物活性鉴别与生物活性检查的需要。

本项目检测不必用双交叉试验，可不计算可信限率及实验可靠性测验，动物数减半［USP (36) 生物鉴别仅用 1/3 动物数］的实验误差也在生物测定允许范围内。

【含量测定】采用目前国际通用的 RP-HPLC 方法测定。考虑到 A21 脱氨人胰岛素也具有生物活性，因此在采用外标法以峰面积计算含量时，总峰面积应为人胰岛素峰面积与

A21 脱氨人胰岛素峰面积之和。

【贮藏】本品受 pH 值、温度、离子强度的影响产生聚合和解聚，在 pH＝7～9 的水溶液中成六聚体；当溶液的 pH＞9 时则解聚并由于单体结构改变而失活。本品易吸水，对光、热敏感，易降解或聚合，故要求避光，密闭，在－15℃以下保存。

【制剂】目前上市的重组人胰岛素制剂有：重组人胰岛素注射液、精蛋白重组人胰岛素注射液、双时相低精蛋白锌重组人胰岛素注射液 30R 等，制剂规格有：(1)3ml：300 单位；(2)10ml：400 单位；(3)10ml：1000 单位。仅 USP(36)收载了上述 3 种制剂，其他药典只收载了常用的两种制剂。

(1) 重组人胰岛素注射液(Recombinant Human Insulin)

取人胰岛素原料适量，加入注射用水搅拌混悬均匀，滴加 3mol/L 盐酸至人胰岛素完全溶解，然后加入氯化锌、甘油、抑菌剂(苯酚或间甲酚)、磷酸氢二钠，搅拌至全部溶解，调节 pH 值至 7.4，补水至终体积。待检测结果合格后，进行 0.22μm 过滤除菌和无菌分装，即得重组人胰岛素注射液。本品为速效人胰岛素制剂，皮下注射一般在餐前 30 分钟注射，在体内 30 分钟开始起效，可持续 5～8 小时。

苯酚或间甲酚鉴别与检查　本品为重组人胰岛素的无菌水溶液，仅仅加入一种抑菌剂：苯酚或间甲酚。采用 RP-HPLC 法，除检测波长为 270nm 外，其余色谱条件与重组人胰岛素含量测定项下相同。分析比较抑菌剂对照品和供试品溶液中抑菌剂的保留时间，即可判定二者保留时间的一致性，可对抑菌剂种类进行鉴别。采用外标法检测抑菌剂含量。

苯酚的线性范围为 0.01～0.4mg/ml，平均回收率为 98.8%，RSD%＝0.7%($n=5$)。间甲酚的线性范围为 0.02～1.0mg/ml，平均回收率为 98.5%，RSD%＝0.5%($n=5$)[6]。

(2) 精蛋白重组人胰岛素注射液(Isophane Protamine Recombinant Human Insulin Injection)

本品为人胰岛素与硫酸鱼精蛋白中性无菌混悬液，硫酸鱼精蛋白是强碱性蛋白硫酸盐，鱼精蛋白是富含碱性氨基酸的低分子蛋白，等电点 12.1。人胰岛素的等电点 5.3，人胰岛素与硫酸鱼精蛋白等当量结合形成络合物，故在中性溶液中呈白色混悬状，结晶人胰岛素沉淀产生中效作用，本品只能皮下注射，皮下注射吸收缓慢，皮下注射 1 小时开始起效，6～12 小时达峰，持续时间为 18～24 小时。此种制剂的体内延缓作用已得到证实，本品为中效人胰岛素制剂。

性状　本品为白色混悬液，由于硫酸鱼精蛋白和人胰岛素非共价结合形成棒状结晶，因此在显微镜下可观察到，一般物镜放大倍数 40 倍，目镜 10 倍，绝大多数棒状晶体大小在 2～60μm 之间。

苯酚或和间甲酚鉴别与检查　方法与重组人胰岛素注射液项下相同。10ml：400IU 规格的国产该制剂仅仅加入苯酚作为抑菌剂，而 3ml：300IU 规格的本品加入了苯酚和间甲酚二种抑菌剂，分析比较抑菌剂对照品和供试品溶液中抑菌剂的保留时间，对抑菌剂种类进行鉴别。采用外标法检测抑菌剂含量。

有关物质　方法同原料项下，用面积归一化法进行积分时，应扣除硫酸鱼精蛋白及抑菌剂的峰面积。通过实验发现，硫酸鱼精蛋白峰在 2.4 分钟左右（图 7）。

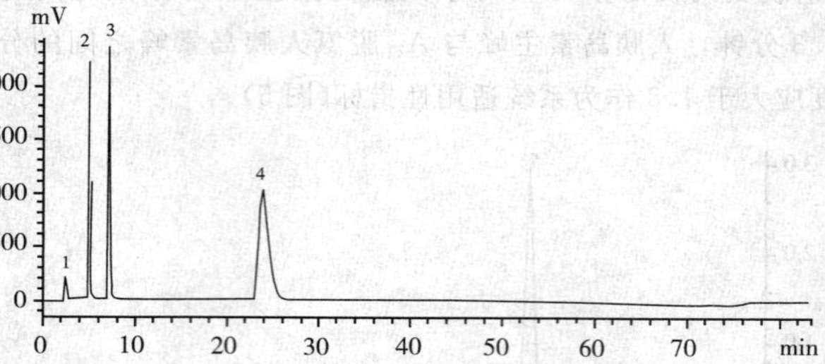

图 7　精蛋白重组人胰岛素注射液有关物质色谱图

1. 硫酸鱼精蛋白；2. 苯酚；3. 间甲酚；4. 人胰岛素

高分子量蛋白　方法同原料项下，用面积归一化法进行积分时，应扣除抑菌剂的峰面积（图 8）。

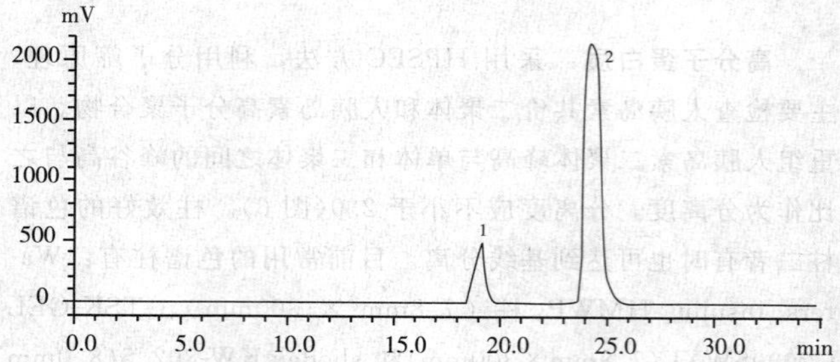

图 8　重组人胰岛素制剂高分子量蛋白色谱图

1. 人胰岛素；2. 抑菌剂

上清液中的人胰岛素　本品为重组人胰岛素与硫酸鱼精蛋白等当量结合形成白色混悬液。通过检查上清液中是否含有游离人胰岛素来确定人胰岛素是否与硫酸鱼精蛋白完全结合。具体方法是制剂经离心得上清液后测定含量，每瓶上清液中人胰岛素与每瓶人胰岛素总含量之比不得过 2.5%。

由于各企业工艺不同，还有一些虽然目前尚未被中国药典收载，但已作为企业内控项目，如原料中：①人胰岛素原，当表达产物为胰岛素原融合蛋白，则需采用非放射性标记方法检查人胰岛素原，用生物素单抗和亲和素酶标记物方法，控制人胰岛素原不得过 0.001%。②脱苏氨酸是胰岛素生产中易产生的降解产物，在生产过程中，如果工艺条件控制不好，常常产生脱苏氨酸，因此在生产过程质控中，应检查脱苏氨酸。③残留溶剂，在人胰岛素的纯化精制过程一般会用到乙腈、乙醇等有机溶剂，均要进行测定，限度按照中国药典通则上的规定。还有中效人胰岛素制剂中鱼精蛋白的检测与控制等等。

参考文献

[1] Edelman Sv, Morello CM. Strategies for insulin therapy in type 2 diabetes [J]. South Med J, 2005, 98(3): 363-371.

[2] Brogden R N., Heel R C. Human insulin. A review of its biological activity, Pharmacokinetics and therapeutic use [J]. Drugs, 1987, 34(3): 350-371.

[3] 王军志. 生物技术药物研究开发和质量控制 [M]. 2版. 北京: 科学出版社, 2007.

[4] 杨化新, 张培陪, 徐康森. 重组人胰岛素类似物的HPLC分析 [J]. 药物分析杂志, 2000, 20(6): 375-377.

[5] 杨化新, 张培陪, 徐康森. HPLC法测定重组人胰岛素制剂中苯酚和间甲酚含量 [J]. 药物分析杂志, 2001, 21(2): 127-128.

撰写　张　慧　杨化新　中国食品药品检定研究院

复核　徐康森　　　　　中国食品药品检定研究院

重酒石酸去甲肾上腺素

Norepinephrine Bitartrate

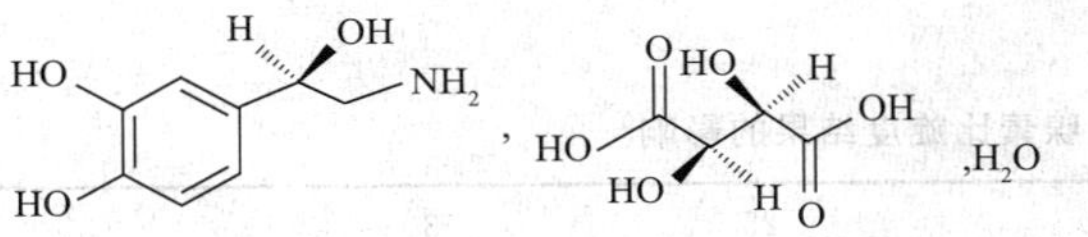

$C_8H_{11}NO_3 \cdot C_4H_6O_6 \cdot H_2O$　337.28

化学名：(*R*)-4-(2-氨基-1-羟基乙基)-1,2-苯二酚重酒石酸盐一水合物

1,2-Benzenediol, 4-(2-amino-1-hydroxyethyl)-, (*R*)-, [*R*-(*R**, *R**)]-2,3-dihydroxybutanedioate (1:1) (salt), monohydrate.

英文名：Norepinephrine (INN) Bitartrate; Noradrenaline Bitartrate; Levarterenol Bitartrate

异名：去甲肾

CAS号：[69815-49-2]；无水物的**CAS号：**[51-40-1]

本品为肾上腺素受体激动药。可收缩血管，升高血压，用于外周循环衰竭时低血压的急救。1984年确证去甲肾上腺素是肾上腺素能神经介质，主要作用为兴奋α受体，与肾上腺素比较，其收缩血管与升压作用较强，并反射性地引起心率减慢，但兴奋心脏，扩张支气管作用较弱。主要用于抗休克，如因麻醉引起的休克、中毒性休克、心源性休克等。家畜肾上腺中含有肾上腺素和去甲肾上腺素，由于两者极难分离，现已采用合成法制取。国内于1959年开始生产。

其制剂主要有重酒石酸去甲肾上腺素注射液，本品属于抗休克血管活性药及改善心脑循环药，主要用于治疗急性心肌梗死、体外循环等引起的低血压；对血容量不足所致的休克、低血压或嗜铬细胞瘤切除术后的低血压，本品作为急救时补充血容量的辅助治疗，以使血压回升，暂时维持脑与冠状动脉灌注，直到补充血容量治疗发生作用；也可用于椎管内阻滞时的低血压及心跳骤停复苏后血压维持。本品口服后在胃肠道内全部被破坏，皮下注射后吸收差，且易发生局部组织坏死。临床上一般采用静脉滴注，静脉给药后起效迅速，停止滴注后作用时效维持1～2分钟，主要在肝内代谢成无活性的代谢产物。经肾排泄，极大部分为代谢产物，仅微量以原形排泄。本品的不良反应主要有：(1)药液外漏可引起局部组织坏死。(2)本品强烈的血管收缩可以使重要脏器器官血流减少，肾血流锐减后尿量减少，组织供血不足导致缺氧和酸中毒；持久或大量使用时，可使回心血流量减少，外周血管阻力升高，心排血量减少，后果严重。(3)应重视的反应包括静脉输注时沿静脉路径处的皮肤发白，注射局部皮肤破溃，皮肤紫绀，发红，严重眩晕，上述反应虽属少见，但后果严重。(4)个别病人因过敏而有皮疹、面部水肿。(5)在缺氧、电解质平衡失调、器质性心脏病病人中或过量时，可出现心律失常；血压升高后可出现反射性心率减慢。(6)以下反应如持续出现应注意：焦虑不安、眩晕、头痛、皮肤苍白、心悸、失眠等。(7)过量时可出现严重头痛及高血压、心率缓慢、呕吐、抽搐。

国内于1959年开始生产。除中国药典(2015)收载外，Ph. Eur.(6.0)、BP(2008)、USP(36)亦有收载，目前Ph. Eur.(7.0)、BP(2013)均未收载。左旋体比右旋体的升高作用大27倍[1]。

本品在人体中，经儿茶酚氧位甲基转移酶、单胺氧化酶、醛还原酶(AR)与醛氧化酶(AD)作用而代谢。详细代谢步骤见“肾上腺素”注释项下。

【制法概要】

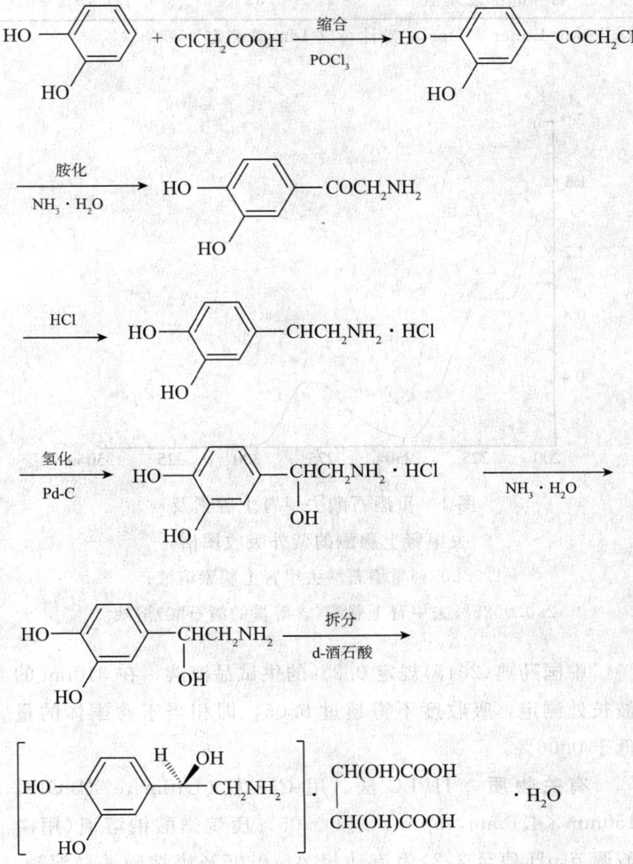

【性状】本品为白色或类白色的结晶性粉末；因具有邻苯二酚基，遇光、空气或弱氧化剂易氧化变质，先氧化为红色的去甲肾上腺素红(noradrenochrome)，继而氧化为棕色

的多聚体。碱、铜、铁、锌等离子或某些盐类可促使本品氧化变质。由于本品系由合成法制得，而药用为左旋体，故在制备中所得的消旋体需进行拆分。如拆分不完全会带入右旋体。因此，中国药典(2015)规定测定比旋度，限度为－10°至－12°。温度对比旋度的测定影响较大。实验证明，10℃时较20℃时测定的绝对值高出0.39°，35℃时较在20℃测定的绝对值低0.36°，即随温度的升高，测得的绝对值降低(表1)。

本品在120℃加热3分钟，或在80～90℃与盐酸共热2小时，即可发生消旋化[2]。

本品在100～106℃熔融时分解，并显浑浊。有的产品分解后，无气泡产生，或产生的气泡不能全部上升。如按常规以全部分解液透明，气泡全部消失时来判断，则熔点可达128～130℃。因此，中国药典(2015)规定本品熔融后呈现浑浊判为全熔。

【鉴别】(1)本品具邻苯二酚结构，可与三氯化铁试液反应产生翠绿色；再加入碱液(碳酸氢钠或氨试液)后，即显蓝色，最后变成红色。此变色反应与其易氧化性有关。

(2)去甲肾上腺素、肾上腺素与异丙肾上腺素在近中性条件下易被碘氧化，分别生成相应的肾上腺素红(红色)；在偏酸性(pH3.5～3.6)条件下，去甲肾上腺素比较稳定，几乎不被碘氧化，肾上腺素与异丙肾上腺素在此条件下即可迅速氧化产生红色。因此，中国药典(2015)规定本品在酒石酸氢钾的饱和溶液(pH 3.6)中，遇碘液后(过量的碘用硫代硫酸钠液还原除去)，溶液为无色或显微红色或淡紫色。可与肾上腺素或异丙肾上腺素区别。

(3)本品含有重酒石酸，可与氯化钾生成酒石酸氢钾结晶性沉淀。

$$K^+ + HC_4H_4O_6^- \longrightarrow KHC_4H_4O_6 \downarrow$$

【检查】酮体 为合成过程中的中间体去甲肾上腺酮。此酮体的酒石酸水溶液在310nm的波长处有最大吸收，其吸收系数为476；而重酒石酸去甲肾上腺素在该波长处几乎无吸收，见图1。

表1 温度对测定重酒石酸去甲肾上腺素比旋度结果的影响①

温度,℃	10	15	20	25	30	35
$[\alpha]_D^t$	－11.45°	－11.26°	－11.06°	－10.90°	－10.85°	－10.70°
与 $[\alpha]_D^{20}$ 之差值	＋0.39°	＋0.19°	0	－0.16°	－0.21°	－0.36°

①Perkin Elmer 241mc 旋光计，以1dm管测定。

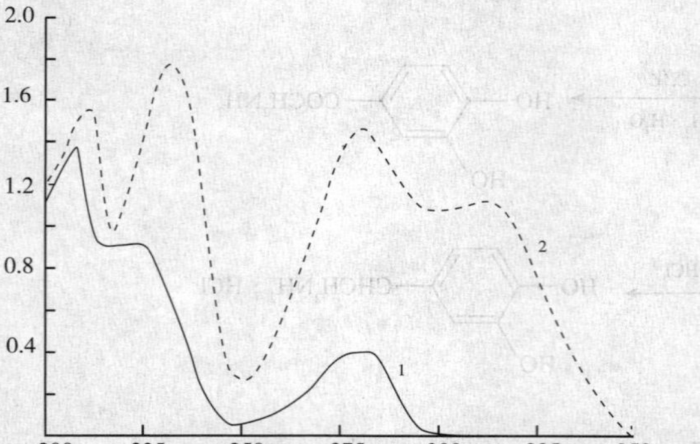

图1 重酒石酸去甲肾上腺素及去甲肾上腺酮的紫外吸收图谱

1.0.005%重酒石酸去甲肾上腺素溶液；

2.0.0025%去甲肾上腺酮(含等量的酒石酸)溶液

中国药典(2015)规定0.2%的供试品溶液，在310nm的波长处测定，吸收度不得超过0.05，即相当于含酮体的量低于0.06%。

有关物质 HPLC法。用C18柱(Ultimate XB-C18，150mm×4.6mm，5μm)，以0.05%庚烷磺酸钠溶液(用磷酸调节pH值至2.2)为流动相A，0.05%庚烷磺酸钠溶液-乙腈(1∶1)(用磷酸调节pH值至2.4)为流动相B，进行梯度洗脱，检测波长为280nm，流速为1.5ml/min。取本品10mg，加0.1mol/L盐酸溶液5ml使溶解，量取1ml，加浓过氧化氢溶液0.1ml，在紫外光灯(254nm)下照射90分钟，用流动相A稀释至10ml，摇匀，作为系统适用性试验溶液。主成分峰的保留时间应为11分钟左右，主成分峰后应出现一个未知降解产物峰与去甲肾上腺酮峰，去甲肾上腺酮峰对主成分峰的相对保留时间约为1.3(图2和图3)。

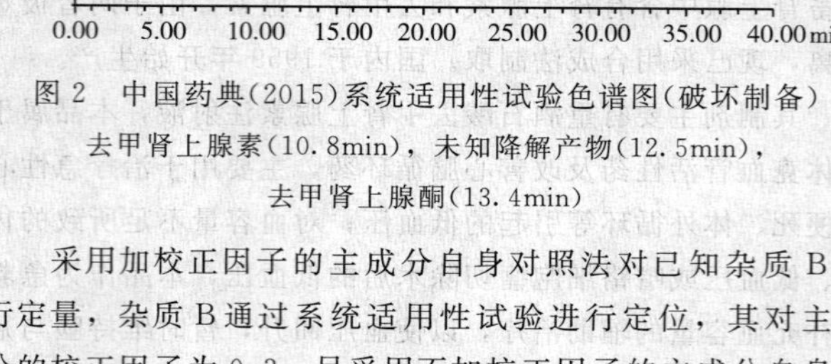

图2 中国药典(2015)系统适用性试验色谱图(破坏制备)

去甲肾上腺素(10.8min)，未知降解产物(12.5min)，

去甲肾上腺酮(13.4min)

采用加校正因子的主成分自身对照法对已知杂质B进行定量，杂质B通过系统适用性试验进行定位，其对主成分的校正因子为0.3，另采用不加校正因子的主成分自身对照法对其他未知杂质进行定量，规定去甲肾上腺酮(杂质B)及单个杂质限量不得过0.1%，杂质总量不得过0.3%。重酒石酸去甲肾上腺素的最小检测量为6ng(0.006%)。

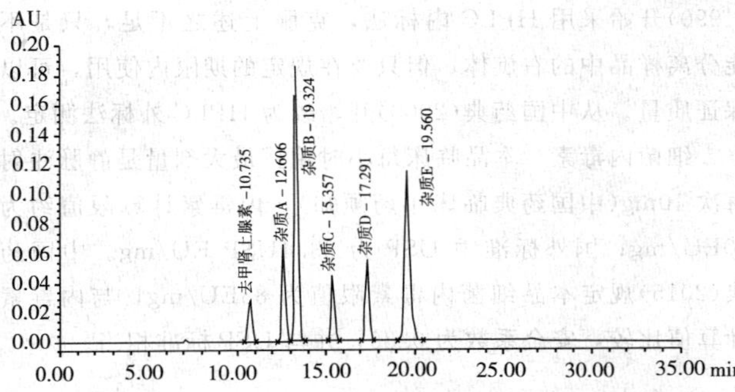

图 3　中国药典(2015)混合杂质对照

去甲肾上腺素(10.7min)，杂质 A(12.6min)，杂质 B(13.3min)，杂质 C(15.4min)，杂质 D(17.3min)，杂质 E(19.6min)

Ph. Eur.(6.0)梯度与中国药典(2015)略有差异，分别在 254nm(图 4)与 280nm(图 5)检测有关物质，推荐色谱柱为 Chromolith RP C18 (100mm×4.6mm)。单个杂质不得过 0.1%，杂质总量不得过 0.3%。

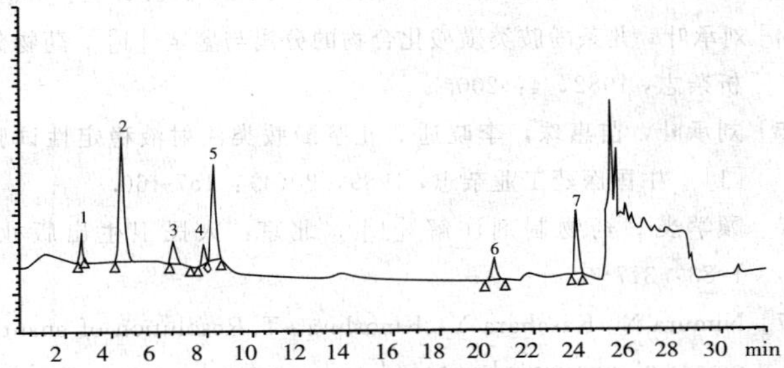

图 4　Ph. Eur.(6.0)有关物质典型色谱图 (254nm)

1. 去甲肾上腺素；2. 杂质 B；3. 杂质 C；4. 杂质 D；5. 杂质 E；6. 杂质 F；7. 杂质 G

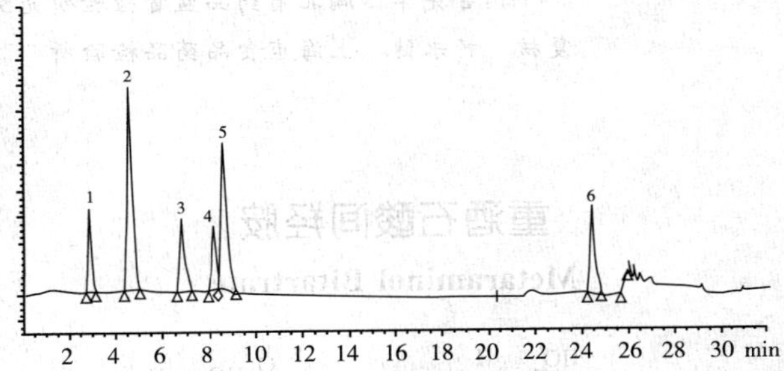

图 5　Ph. Eur.(6.0)有关物质典型色谱图 (280nm)

1. 去甲肾上腺素；2. 杂质 B；3. 杂质 C；4. 杂质 D；5. 杂质 E；6. 杂质 G

Ph. Eur.(6.0)列出了下列已知杂质。

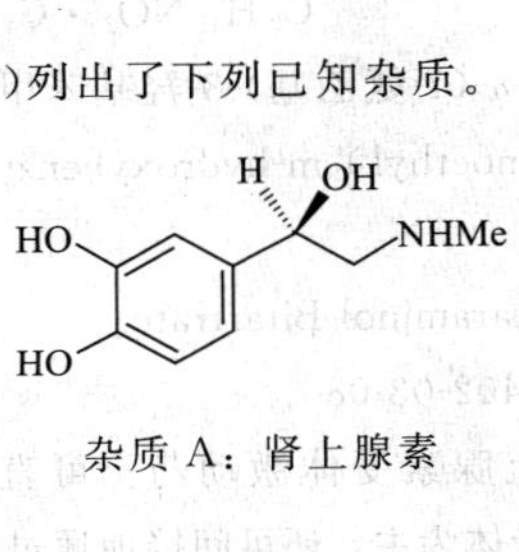

杂质 A：肾上腺素

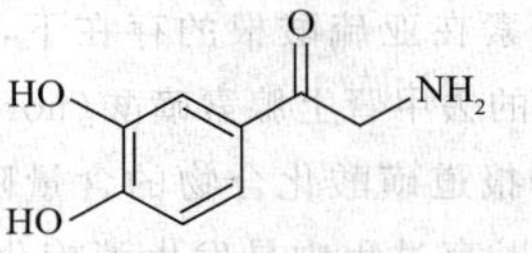

杂质 B:2-氨基-1-(3,4-二羟基苯基)乙酮(去甲肾上腺酮)

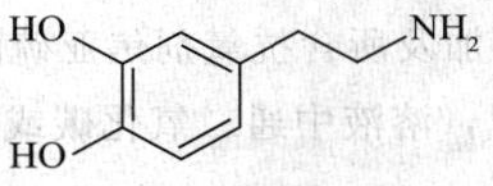

杂质 C：多巴胺

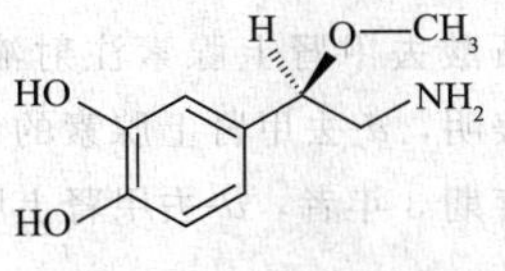

杂质 D：4[(1R)-2-氨基-1-甲氧基乙基]-1,2-苯二醇(去甲肾上腺素甲醚)

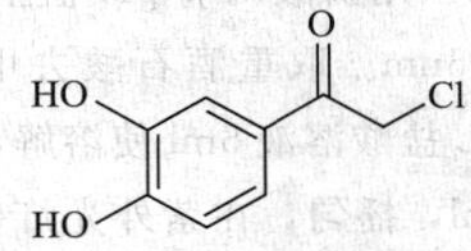

杂质 E：2-氯-1-(3,4-二羟基苯基)乙酮(氯乙酰儿茶酚)

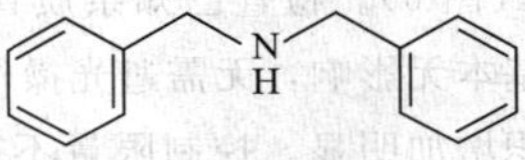

杂质 F：*N*-苄基-1-苯甲胺

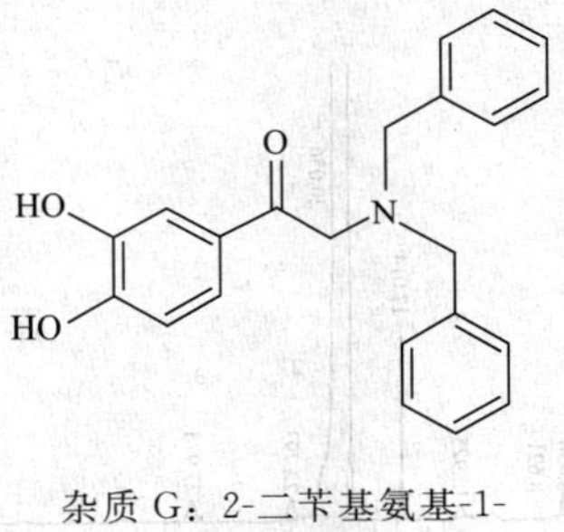

杂质 G：2-二苄基氨基-1-(3,4-二羟基苯基)乙酮

水分　本品熔点较低，且含一份结晶水，理论含水量为 5.3%，卡费休法测定值规定为 5.0%～6.0%。Ph. Eur.(6.0)和 USP(32)均订为 4.5%～5.8%。

【含量测定】本品为重酒石酸的伯胺盐，在冰醋酸中碱性增强，故可用高氯酸非水溶液滴定法测定含量。以结晶紫为指示剂，在滴定过程中，溶液颜色由紫→蓝→蓝绿→绿→黄绿色。经电位滴定法测试，当滴定至溶液显蓝绿色时，有最大电位突跃，故中国药典(2015)规定滴定至蓝绿色为终点。

【制剂】重酒石酸去甲肾上腺素注射液 (Noradrenaline Bitartrate Injection)

因去甲肾上腺素具邻苯二酚结构，易氧化变质，配制注射液时，常加入抗氧剂焦亚硫酸钠和稳定剂 EDTA-2Na，以防氧化变质。经 Higuchi 等[3]研究并经刘承叶等[4]实验证实，去甲肾上腺素在亚硫酸根的存在下，会形成无生理活性，无光学活性的去甲肾上腺素磺酸（norepinephrine sulfonic acid）。曾宪华报道磺酸化合物的含量随贮存期的延长而增高。注射液在贮存过程中易发生消旋化反应而降低活性。刘承叶等[5]的研究结果表明，去甲肾上腺素消旋化的速度随pH值的降低及焦亚硫酸钠浓度的加大而加快，磺酸化的速度则随pH值的增加及所含抗氧剂焦亚硫酸钠浓度的增加而加快。另据记载[6]，溶液中通二氧化碳或氮气，可减少氧化和消旋作用。

参照Nimura等[7]拆分去甲肾上腺素对映体的分析方法，考察了重酒石酸去甲肾上腺素注射液中*d*-去甲肾上腺素的含量。结果表明，*d*-去甲肾上腺素的含量，随贮存期的延长而增高；贮存期3年者，*d*-去甲肾上腺素的含量一般低于5%。

有关物质　HPLC法，用C18柱，以甲醇-0.14%庚烷磺酸钠溶液（20∶80）（用磷酸调节pH值至3.0±0.1）为流动相，检测波长为205nm。取重酒石酸去甲肾上腺素对照品10mg，加0.1mol/L盐酸溶液5ml使溶解，量取1ml加30%过氧化氢溶液0.1ml，摇匀，在紫外光灯（254nm）下照射90分钟，用流动相稀释至10ml，摇匀，作为系统适用性试验溶液，可出现两个对主成分峰相对保留时间分别为1.2和1.5的降解产物峰（图6）。检查已知杂质肾上腺素和未知杂质。光照对样品基本无影响，无需避光操作，但在加热影响条件下杂质峰面积增加明显。控制限量不得过1.0%。去甲肾上腺素和肾上腺素的检测限分别为1.0ng（0.025%）、0.4ng（0.01%）。

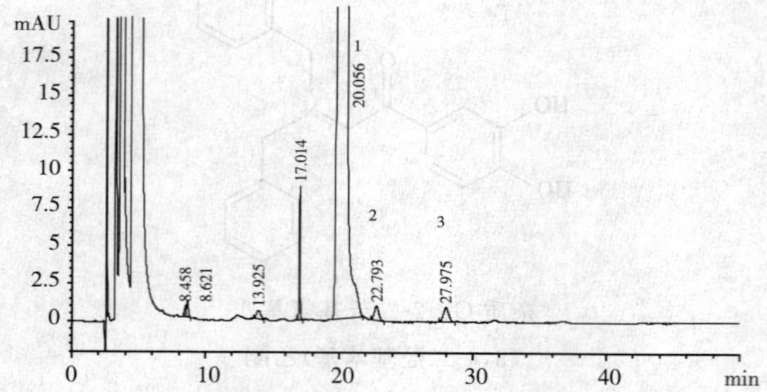

图6　系统适用性试验

1. 去甲肾上腺素；2. 未知杂质（相对保留时间1.2）；3. 杂质B（相对保留时间1.5）

渗透压摩尔浓度　因本品为加氯化钠适量调节等渗的灭菌水溶液，故制订限度为286mOsmol/kg±10%。

含量测定　中国药典（1985）系用旋光度测定法。由于肾上腺素的比旋度为－10°至－12°，测定旋光度时误差较大，故先将本品与醋酐反应，生成O^3，O^4，N-三乙酰-*l*-去甲肾上腺素，该产物有较大的比旋度（－80°），易于测定。用三氯甲烷提取三乙酰衍生物，而肾上腺素的分解产物及肾上腺素磺酸不被提取。该法测定的结果，能真实地反映注射液中所含的生理活性成分。

上述方法取样量较大，操作较繁琐、费时。中国药典（1990）开始采用HPLC内标法，克服上述之不足，只是不能分离样品中的右旋体，但只要在规定的期限内使用，可以保证质量。从中国药典（2000）开始改为HPLC外标法测定。

细菌内毒素　本品临床每小时用药最大剂量是静脉注射每次10mg（中国药典临床用药须知），内毒素计算限值约为30EU/mg；国外标准中USP为83.4USP EU/mg。中国药典（2015）规定本品细菌内毒素限值为83EU/mg，与内毒素计算值比较，安全系数为0.36，并与USP标准相当。

参考文献

[1] Luduena F P，Ananenko，Estelle，et al. Comparative Pharmacology of the Optical Isomers of Arterenol［J］. J Pharmacol & Exper Therap，1949，95：155-170.

[2] Florey K. Analytical Profiles of Drug Subtances：Vol.1［M］. New York and London：Academic Press，1972：158.

[3] Higuchi T. Reactivity of bisulfite with a number of pharmaceuticals［J］. J Am Pharm Assoc Sci Ed，1959，48：535.

[4] 刘承叶. 儿茶酚胺类磺酸化合物的分离与鉴定［J］. 药物分析杂志，1982，4：200.

[5] 刘承叶，苗惠珠，李晓迪. 儿茶酚胺类注射液稳定性试验［J］. 中国医药工业杂志，1989，20(4)：157-160.

[6] 顾学裘. 药物制剂注解［J］. 北京：人民卫生出版社，1983：317.

[7] Nimura N，Kasahara Y，Kinoshita，T. Resolution of enantiomers of norepinephrine and epinephrine by reversed-phase high-perfomance liquid chromatography［J］. J Chromatogr，1981，213(2)：327-330.

撰写　刘　瑾　上海市食品药品检验所
曾宪华　湖北省药品监督检验研究院
复核　杨永健　上海市食品药品检验所

重酒石酸间羟胺

Metaraminol Bitartrate

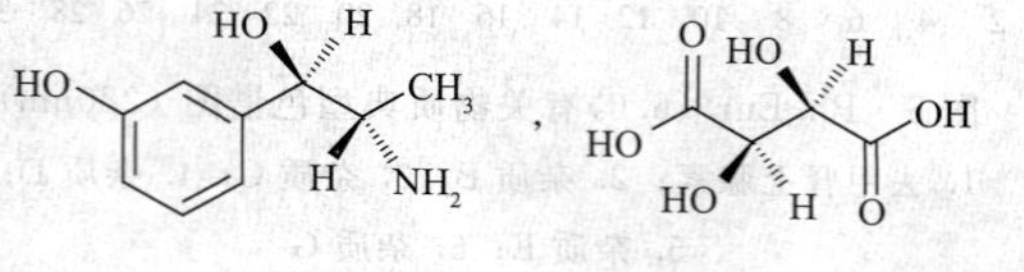

$C_9H_{13}NO_2 \cdot C_4H_6O_6$　317.30

化学名：(−)-α-(1-氨乙基)-3-羟基苯甲醇重酒石酸盐

(−)-α-(l-Aminoethyl)-m-hydroxybenzyl alcohol tartrate (l:1) (salt)

英文名：Metaraminol Bitartrate

CAS号：［33402-03-08］

本品为α肾上腺素受体激动药。可直接作用于α-及β_1-受体，以兴奋α-受体为主，还可间接地通过促进肾上腺素能神经末梢释放去甲肾上腺素而表现拟去甲肾上腺素的作用，升压效果比去甲肾上腺素稍弱，但作用较持久，有中等程度加强心脏收缩的作用，可用于防治低血压症和休克。口服可吸收，但达升压效应的剂量需数倍于注射量。皮下注射5～20分钟或肌注10分钟后血压升高，持续约1小时。静注1～2分钟后起作用，维持约10分钟。不被单胺氧化酶所破坏，因此作用较久。本品可引起窦性或室性心动过速或其他心律失常。冠状动脉疾病，高血压病、糖尿病及甲状腺机能亢进病人慎用。

除中国药典(2015)收载外，USP(36)和BP(2009)亦有收载，BP(2013)未收载。

【制法概要】 德国I. G. Farben公司于1929年首先合成消旋间羟胺，在翌年制备了具有光学活性的间羟胺重酒石酸盐，国内于1967年开始生产。本品工艺路线如下[1]

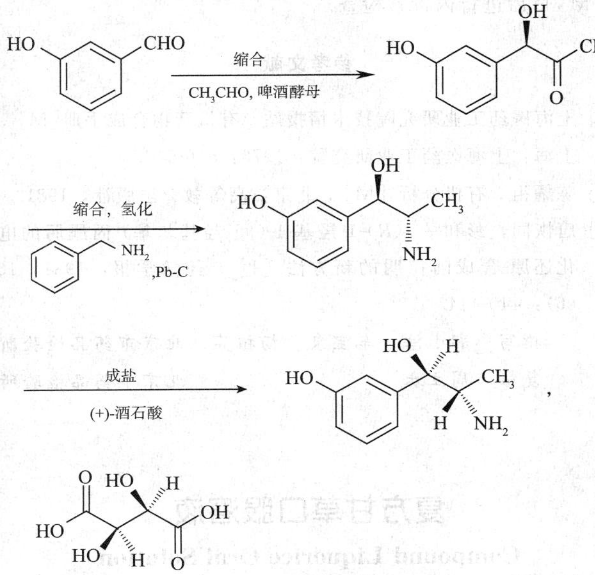

熔点 本品的熔点为171～176℃。实验证明，全熔时并不形成透明液体，而呈不透明乳状液；熔融现象较明显；全熔或超过熔点温度后有液体上升现象。

本品1%水溶液，pH值约为3.5。

比旋度 USP(32)规定检查比旋度，限度要求为－31.5°至－33.5°。照USP方法操作，使用进口可变波长的旋光仪，于25℃在405nm波长下测定了四批样品的比旋度，结果均不符合规定(测定值：一批为－30.2°，其余3批为－30.3°)。由于中国药典通则旋光度采用钠灯测定，波长为589nm，而USP规定的检测波长为405nm，此波长在国产仪器上难以实现，故中国药典(2015)未增订该项目。

由于本品有两个手性中心，比旋度为重要的质量指标，且本品标准中没有光学异构体的检查，因此，建议进一步通过查阅文献，及样品测定，增加比旋度的测定，或增加光学异构体的检查。

【鉴别】 (1)本品具酚羟基和侧链的伯氨基，易与钼形成分子内配位化合物而显蓝色。

(2)本反应为脂肪族伯胺的专属反应，亦称Rimini试验[2]。本试验所用丙酮必须不含乙醛。

(3)本品的水溶液在272nm波长处有最大吸收，其吸收图谱见图1。

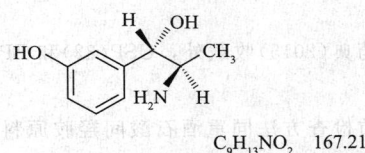

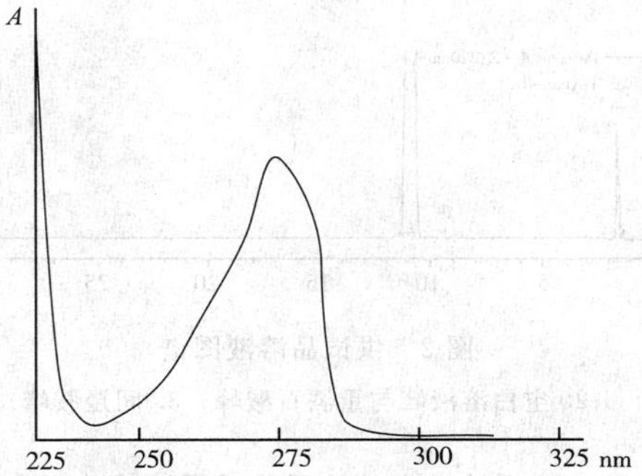

图1 重酒石酸间羟胺紫外吸收图谱

(4)本品的红外光吸收图谱(光谱集294图)显示的主要特征吸收如下。

特征谱带(cm^{-1})	归属	
3500～2500	羟基、羧酸及伯胺盐	ν_{O-H, NH_3}
1725	羧基	$\nu_{C=O}$
1590，1400	羧酸离子	ν_{CO_2}
1260，1080	羟基	ν_{C-O}
790	间位取代苯	γ_{3H}
700	苯环	$\delta_{环}$

【检查】有关物质 本品可能的有关物质为杂质A至C。其中杂质A苄基胺和酮类杂质B是工艺路线的中间体。手性羟基中间体在缩合氢化步骤中的碱性条件下会有少部分发生消旋化，消旋产物继续反应将生成杂质C[3]，如果与(+)-酒石酸选择性成盐结晶步骤未控制好，则杂质C会被包裹带进产物晶体中。

有关物质的结构如下。

1. 杂质A 苄基胺

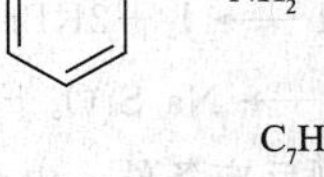

C_7H_9N 107.16

2. 杂质B

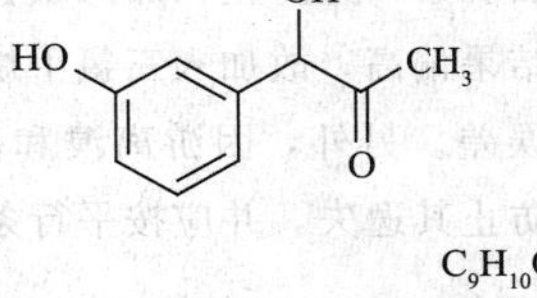

$C_9H_{10}O_3$ 166.18

3. 杂质C 间羟胺光学异构体

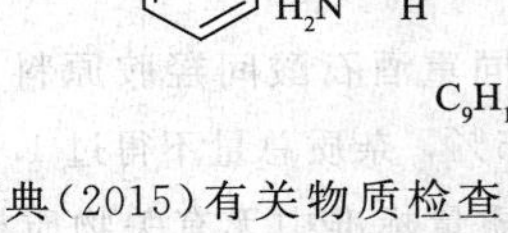

$C_9H_{13}NO_2$ 167.21

中国药典(2015)有关物质检查为HPLC法。重酒石酸基本不保留，与空白溶剂峰相邻(图2)。

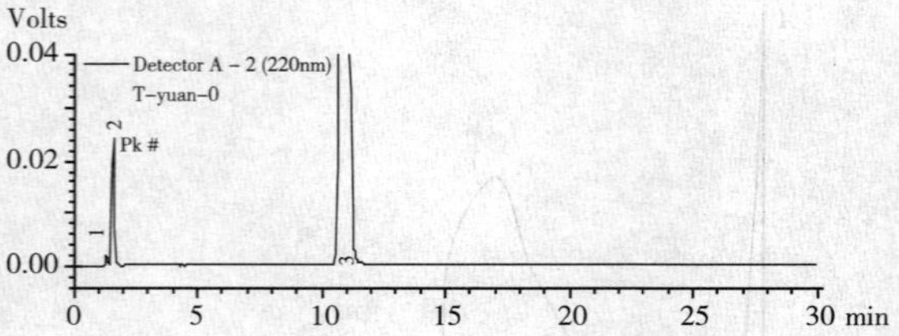

图 2　供试品溶液图谱

1-2. 空白溶液峰与重酒石酸峰；3. 间羟胺峰

目前该方法还缺少有效的系统适用性试验要求，将进一步完善。

残留溶剂　根据合成工艺和精制方法，可能涉及到的残留溶剂和挥发性物质主要为乙醇，苄基胺，此外还可能含有甲醇。中国药典(2015)未收载残留溶剂检查项。

【含量测定】利用本品结构中酚羟基邻、对位活泼氢的溴代反应，采用溴量法测定含量。其反应原理如下。

$$KBrO_3 + 5\ KBr + 6HCl \longrightarrow 3Br_2 + 6KCl + 3H_2O$$

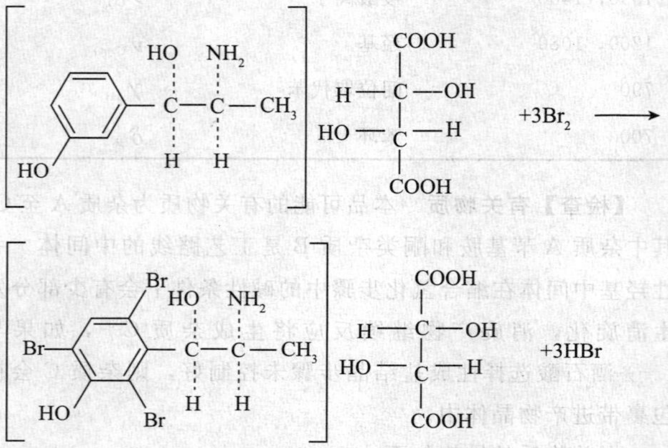

过量的 Br_2 与 KI 反应，生成的 I_2 用硫代硫酸钠液滴定。

$$Br_2 + 2KI \longrightarrow I_2 + 2KBr$$

$$I_2 + 2Na_2S_2O_3 \longrightarrow Na_2S_4O_6 + 2NaI$$

在操作中必须严格控制反应条件。由于溴化氢见光或受热极易氧化，因此，应于冷暗处放置。为了防止沉淀中包有未作用的溴，便于终点观察，并防止在加入碘化钾后沉淀可能吸附少量的碘而致结果偏高，故加入三氯甲烷 1ml 将溴化物溶解，以减少测定误差。另外，因游离溴和碘极易挥散，操作过程中必须注意防止其逸失，并应按平行条件进行空白试验。

【制剂】重酒石酸间羟胺注射液(Metaraminol bitartrate injection)

除中国药典(2015)收载外，USP(32)和 BP(2009)亦有收载。

有关物质检查方法同重酒石酸间羟胺原料。限度要求为：单个杂质不得过 0.5%，杂质总量不得过 1.0%。

USP(32)版该品种质量标准中无有关物质检查项。BP(2009)采用 TLC 法检查有关物质，限度要求为：单个杂质不得过 1.0%。

本品的含量测定采用紫外分光光度法。以水为溶剂稀释后直接测定。制剂中未加入干扰紫外分光测定的物质，因此可直接进行测定。

细菌内毒素　本品临床每小时用药最大剂量是静脉注射每千克体重 0.4mg(中国药典临床用药须知)，内毒素计算限值约为 12.5EU/mg(ml，单位)；国外标准中 USP 为 3.5USP EU/mg。中国药典(2015)规定本品细菌内毒素限值为 3.0EU/mg，与内毒素计算值比较，安全系数为 4.2，并略严于 USP 标准。

本品对内毒素检查方法有干扰，最大不干扰浓度约为 0.08mg/ml，应调节 pH 值或用灵敏度适当的鲎试剂经稀释至 MVD 后进行内毒素检查。

参考文献

[1] 上海医药工业研究院技术情报站．有机药物合成手册[M]．上海：上海医药工业研究院，1976：546-547.

[2] 陈耀祖．有机分析 [M]．北京：高等教育出版社，1981.

[3] 唐恢同，彭和平．(*R*)-1-羟基-1-(间-羟基苯基)-丙酮肟的电化还原-合成阿拉明的新方法 [J]．药学学报，1981，16(6)：440-444.

撰写　郭小洁　车宝泉　杨祖芬　　北京市药品检验所

复核　周立春　　　　　　　　　　北京市药品检验所

复方甘草口服溶液

Compound Liquorice Oral Solution

复方甘草口服溶液是镇咳祛痰的常用药品，用于上呼吸道感染、支气管炎和感冒时所产生的咳嗽及咳痰不爽，临床应用非常广泛；目前有 29 家药厂生产，涉及 7 个包装规格。中国药典(1953)收载有复方甘草合剂，后经改方，将其中亚硝酸乙酯醑改为乙醇，增加了适量浓氨溶液，该标准收载于卫生部药品标准《化学药品及制剂第一册》，其标准号：WSl-66(B)-89。由于原处方中的酒石酸锑钾毒性较大，基本上已不在临床上使用，经过卫生部和国家药品监督管理局多次组织临床、药理、毒理等各方面的专家进行论证和再评价后，对该处方再次进行了修改，将酒石酸锑钾改为愈创甘油醚；同时增加了复方樟脑酊的处方量，由每 1000 ml 中含 120 ml 增至 180 ml；并不再添加乙醇；其他组分未做改动。同时对原标准进行了全面修订，增加了 pH 值的检查，对起到镇咳祛痰主要作用的成分吗啡和愈创甘油醚增加了含量测定指标[1]，采用固相萃取技术进行前处理，再通过高效液相色谱方法对二者进行分离测定，并且重新修订和规范了制法、性状及鉴别等内容。根据中国药典制剂通则将合剂更名为口服溶液，修订后的标准收载于中国药典(2005)(二部)，首次将固相萃取技术引入中国药典标准。英、美等国外药典均未收载。在 2010 版中国药典标准的修订工作中，主要对鉴别和含量测定项进行了修订，并增加了甘草酸的含量测定。中国药典(2015)同中国药典(2010)。

【处方】本品由甘草流浸膏、复方樟脑酊、甘油、愈创甘油醚、浓氨溶液和水制成，其中甘草流浸膏为保护性祛痰剂；复方樟脑酊为镇咳药；愈创木酚甘油醚为祛痰止咳剂，并有一定的防腐作用。甘油、浓氨溶液为辅料，可保持制剂稳定，防止沉淀生成及析出。

【鉴别】(1)吗啡的薄层色谱鉴别。

(2)删除了愈创甘油醚的化学颜色反应和甘草次酸的薄层色谱鉴别内容，改为高效液相色谱法同时鉴别愈创甘油醚和甘草酸，提高了鉴别试验的专属性，也简化了操作。

【含量测定】在中国药典(2005)标准的基础上增加了对甘草酸的含量控制，同时对吗啡含量测定所使用的固相萃取柱系统适用性试验，作了进一步详细规定。由于在考察固相萃取柱系统适用性时，对照品溶液与上柱后的洗脱液浓度有所差别，中国药典(2005)的标准中仅用峰面积比值计算还不够严格、准确，因此引入浓度与峰面积的比值进行考察，以保证系统适用性试验结果的准确可靠。甘草酸的含量测定采用高效液相色谱法，将复方甘草口服溶液用流动相定量稀释后直接进样，愈创甘油醚和甘草酸可同时得到分离检测，采用外标法计算各自含量。原标准中由于未对甘草酸进行定量检测，且为消除甘草酸的干扰，愈创甘油醚的测定还需进行固相萃取前处理，修订后的标准大大简化了实验操作。经方法学验证，认为方法可行，简便快速，结果准确可靠。

本方法色谱条件参考了中国药典(2005)(二部)复方甘草口服溶液含量测定项下愈创甘油醚的液相色谱条件和中国药典(2005)(一部)甘草流浸膏含量测定项下甘草酸的液相色谱条件，经多次试验确定的。在该色谱条件下，甘草酸及样品中的有些色谱峰保留时间受溶液 pH 值影响较大，根据所用色谱柱，调节流动相 pH 值在 7.2±0.2 范围内，基本上可得到较好的分离效果，满足分离度要求。愈创甘油醚及甘草酸的色谱峰峰形对称(图 1)，空白试验无干扰。

检测波长的选择是根据愈创甘油醚和甘草酸的紫外吸收特征(图 2)和供试品溶液中二种被测成分的浓度差异(愈创甘油醚的浓度约为甘草酸的 2.5 倍)以及甘草酸浓度低且色谱峰保留时间较长(14～15 分钟)等因素，在保证被测组分测定结果精密度和准确度的原则下，最终确定检测波长为 260nm，在该检测波长下两种被测组分的峰面积适中。

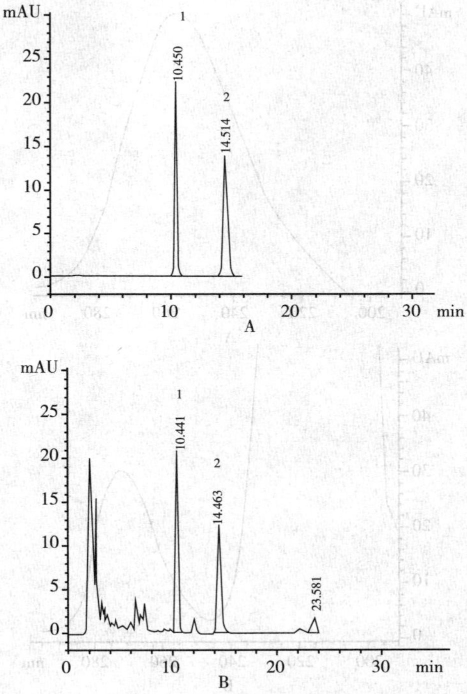

图 1　愈创甘油醚和甘草酸含量测定色谱图

A. 对照品溶液 HPLC 图谱；B. 供试品溶液 HPLC 图谱

1. 愈创甘油醚；2. 甘草酸

在方法建立过程中，按中国药典规定考察了回收率、线性范围、定量限、耐用性等方法学研究内容，其结果为：甘草酸加样回收率 98.9%，(RSD=1.4%，$n=9$)；愈创甘油醚加样回收率 99.4%，(RSD=1.6%，$n=9$)；当甘草酸浓度在 0.016～0.081mg/ml、愈创甘油醚浓度在 0.04～0.2mg/ml 范围内与峰面积(A)呈良好的线性关系，相关系数均在 0.9999 以上；含量测定时供试品溶液中甘草酸和愈创甘油醚的浓度分别约为 0.04mg/ml 和 0.1mg/ml，均处于线性范围内；愈创甘油醚和甘草酸含量平行测定结果的 RSD 分别为 1.3% 和 0.7%($n=5$)，说明方法重复性较好；供试品溶液在 12 小时内，每隔 1 小时进样测定，愈创甘油醚及甘草酸峰面积 13 次进样结果的 RSD 分别为 0.32%、0.21%，说明供试品溶液在 12 小时内是稳定的；当信噪比为 10：1 时，愈创甘油醚及甘草酸的定量限分别为 6.3ng 和 4.2ng；采用二根不同品牌的色谱柱进行系统适用性考察，结果见下表。

色谱柱	Agellent TC-C18(250mm×4.6mm，5μm)			ZORBAX EP-C18(250mm×4.6mm，5μm)		
成分＼项目	保留时间(min)	与相邻色谱峰分离度	理论板数	保留时间(min)	与相邻色谱峰分离度	理论板数
杂质峰 1	9.43	/	/	7.45	/	/
愈创甘油醚峰	10.50	3.28(与杂质 1)	21168	9.65	4.89(与杂质 1)	11317
杂质峰 2	12.05	4.00(与愈创甘油醚)	/	11.42	3.12(与愈创甘油醚)	/
甘草酸峰	14.32	4.59(与杂质 2)	11073	19.30	3.51(与杂质 2)	5436
杂质峰 3	20.57	8.49(与甘草酸)	/	/	/	/

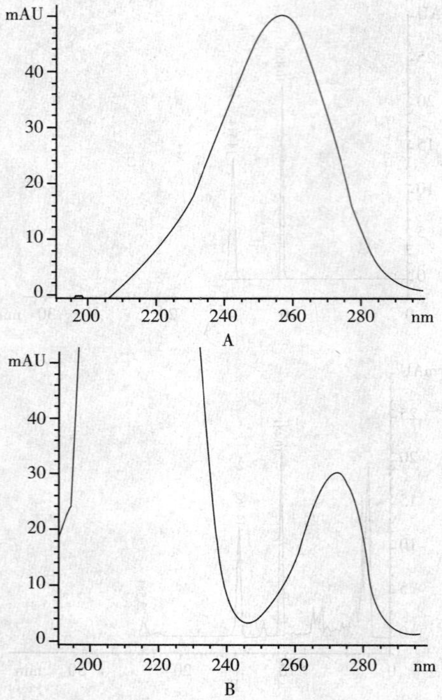

图 2 愈创甘油醚和甘草酸的紫外吸收图谱

A. 甘草酸对照品 UV 图谱；B. 愈创甘油醚对照品 UV 图谱

由于本品含有植物成分，干扰较多，因此系统适用性试验规定，愈创甘油醚及甘草酸与相邻色谱峰之间的分离度应符合要求。另外本品久置偶有沉淀，故应取整瓶样品经超声处理并摇匀后，再精密量取适量进行测定，以避免由于取样不均匀造成测定结果的误差。

关于甘草酸含量限度，中国药典(一部)甘草流浸膏中规定甘草酸应大于 1.8%(g/ml)，根据甘草流浸膏处方量折算，每 1ml 复方甘草口服溶液中甘草酸应不大于 2.16mg。从收集到的 10 个厂家 23 批样品测定结果看，除一批含量较低以外(1.48mg/ml)，其余批次均在 2.08～2.99 mg/ml 范围内，因此规定复方甘草口服溶液中甘草酸含量限度为：本品每 1ml 中含甘草酸($C_{42}H_{62}O_{16}$)应不少于 2.0mg，在处方量的 90%以上。

参考文献

[1] 李永庆．中国药典中阿片系列品种吗啡含量测定方法的研究与建立(三、四)[J]．中国药品标准，2004，5 (1)：18-21.

撰写 南 楠 中国食品药品检定研究院

复核 王 慧 中国食品药品检定研究院

复方甘草片

Compound Liquorice Tablets

复方甘草片是止咳祛痰的常用药品，主要由甘草浸膏粉、阿片粉、樟脑和八角茴香油组成；其中甘草浸膏有镇咳祛痰的功效，阿片粉有较强的镇咳作用，樟脑及八角茴香油能刺激支气管黏膜，反射性地增加腺体分泌，稀释痰液，使痰易于咳出。由于其效果好、价格低，因此临床使用非常广泛，每年的生产量也很大。目前，复方甘草片有 33 家药厂生产，2009 年因生产复方甘草片需国家食品药品监督管理局计划调拨的原料药——阿片粉(罂粟果提取物粉)达 70 多吨。复方甘草片除普通片外，还有薄膜包衣片。

甘草片是一个老的品种，中国药典(1963)收载了该品种，但中国药典(1977、1985、1990)均未收载，BP、USP、JP 等国外药典也均未收载。90 年代初对甘草片处方进行了修改，其中阿片粉的用量由每片 1.8mg 增加到 4mg，并除去了处方中毒性较大的酒石酸锑钾，同时也对其标准进行了修订。为加强麻醉药品的管理，在其标准中相应增加了对吗啡含量的控制，首次建立高效液相色谱外标法测定吗啡含量[1]。卫生部于 1991 年公布了改方后的复方甘草片质量标准，其标准号为：WS_1-320(B-79)-91(Z)，此标准自 1991 年 5 月 1 日起正式执行。改方后复方甘草片的标准收载于中国药典(1995)(二部)。该标准中规定吗啡的限度为每片含无水吗啡 0.36～0.44mg，相当于处方中吗啡含量的 90.0%～110.0%；鉴别项规定了吗啡的薄层鉴别和甘草酸的沉淀反应鉴别；吗啡的含量测定采用高效液相色谱外标法测定，由于复方甘草片中有甘草浸膏和阿片粉，均为成分复杂的植物药，为使含量较低的吗啡能准确测定，需经过多次的液-液提取进行样品前处理，达到去除干扰的目的，方法相对繁琐。由于多次提取的前处理，也使结果的准确性和重复性受到影响。为此起草单位进行了大量试验工作，对吗啡的含量测定方法进行了修订，主要是样品的前处理方法，采用了较为先进的固相萃取技术[2]。中国药典(2005)收载的复方甘草片标准修订了吗啡含量测定的前处理方法，供试品溶液制备由液-液提取改为固相萃取，大大简化了操作步骤，减少了有机溶剂——三氯甲烷的使用量，对保护环境和实验人员的健康起到了积极的作用，同时首次将固相萃取技术引入中国药典标准，并在标准中增加了对固相萃取柱的系统适用性要求，保证结果的重复性和准确性。经过几年的应用，该方法已得到药品检验人员的熟练掌握和高度认可，为药品质量控制、特殊药品的管理发挥了重要作用。

为进一步加强药品质量的科学监管，保证人民用药安全有效，在中国药典(2010)标准的修订工作中，增加了对主药成分——甘草浸膏中甘草酸的含量控制，同时将标准中甘草酸的鉴别项，由生成甘草酸沉淀的化学反应，改为高效液相色谱保留时间鉴别，提高了鉴别反应的专属性，此外对吗啡含量测定所使用的固相萃取柱系统适用性试验，作了进一步详细规定。由于在考察固相萃取柱系统适用性时，对照品溶液和上柱后的洗脱液浓度有所差别，中国药典(2005)的标准中仅用峰面积比值计算还不够严格、准确，因此引入浓度与峰面积的比值进行考察，以保证测定结果的准确可靠。

中国药典(2010)标准中增加的甘草酸含量测定采用高效液相色谱外标法，在原标准吗啡含量测定色谱条件的基础上，适当调整了流动相中磷酸二氢钾溶液的浓度、系统配比及 pH 值，检测波长与中国药典(一部)中甘草浸膏含量测定方法相同即 250nm。在该条件下色谱图中甘草酸的峰形良好(图 1)，供试品溶液色谱中主峰与杂质峰分离良好(图 2)，且空白试验无干扰(图 3)。中国药典(2015)保留中国药典(2010)增修订方法。

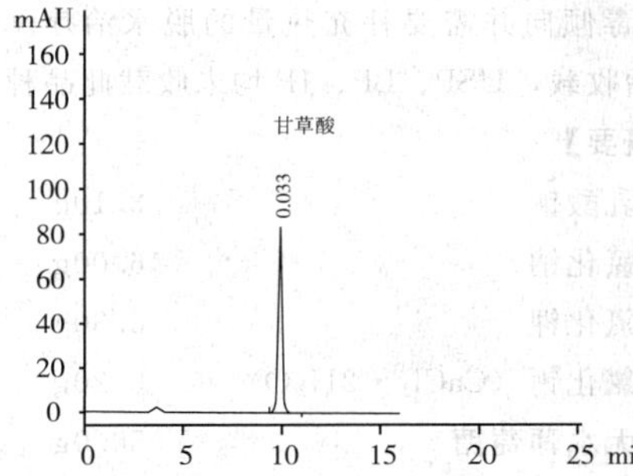

图 1　甘草酸对照品溶液色谱图

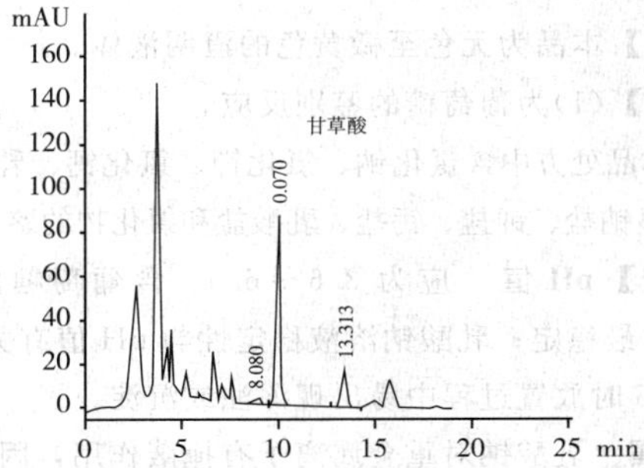

图 2　供试品溶液色谱图

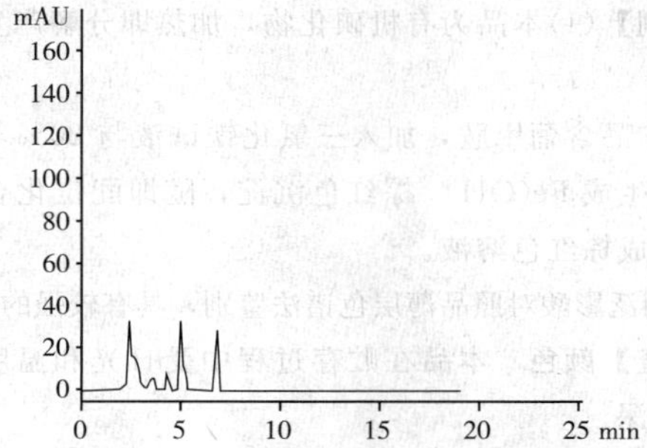

图 3　空白溶液色谱图

除甘草浸膏

在本方法建立过程中，按中国药典规定考察了方法回收率、线性范围、定量限、耐用性等方法学研究内容，其结果为：加样回收率 101.3%，RSD=0.9%(n=9)；当甘草酸浓度在 0.072～0.36mg/ml 范围内与峰面积(A)呈良好的线性关系，相关系数 r=0.9999；含量测定时，供试品溶液中甘草酸浓度约为 0.15mg/ml，处于线性范围内；甘草酸的定量限为 24ng；用二根不同型号的色谱柱进行系统适用性考察，结果见下表。

色谱柱	AgellentTC-C18(250mm×4.6mm，5μm)			ZORBAX SB-C18(250mm×4.6mm，5μm)		
项目 成分	保留时间(min)	与相邻色谱峰分离度	理论板数	保留时间(min)	与相邻色谱峰分离度	理论板数
杂质峰 1	8.95	/		9.27		
甘草酸峰	9.88	2.30(与杂质 1)	10174	10.41	1.53(与杂质 1)	2885
杂质峰 2	13.32	7.93(与甘草酸)		14.79	4.97(与甘草酸)	

由于复方甘草片中含有天然植物提取物，干扰成分较多。因此在标准中系统适用性试验除规定理论板数不低于 2000 外，同时规定甘草酸与相邻杂质峰的分离度符合要求。

关于甘草酸含量限度，中国药典(一部)甘草浸膏中规定甘草酸应大于 8.0%，根据甘草浸膏粉处方量折算，每片中甘草酸应不少于 9.0mg。但检测中发现多批样品无一达到此结果。据有关甘草浸膏生产厂反映，中国药典(2005)(一部)甘草浸膏含量测定由上版药典的重量法改为高效液相色谱法后，甘草浸膏原料中甘草酸的含量很难达到大于 8.0%的规定。因此在参考甘草浸膏生产厂的意见以及样品的实际检验结果后，中国药典(2015)规定复方甘草片中甘草酸的限度为：本品每片中含甘草酸($C_{42}H_{62}O_{16}$)应不少于 7.3mg。在检验的 22 批样品中，符合上述规定的约占 60%～70%。经对复方甘草片质量标准的进一步完善，其药品的质量也会相应提高，有利于药品的质量监管和安全有效。

参考文献

[1] 朱霁虹．复方甘草片中微量吗啡的分离及高效液相色谱法测定 [J]．药物分析杂志，1990，10 (4)：237-238.

[2] 李永庆．中国药典中阿片系列品种吗啡含量测定方法的研究与建立(三、四) [J]．中国药品标准，2004，5 (1)：18-21.

撰写　南　楠　中国食品药品检定研究院

复核　王　慧　中国食品药品检定研究院

复方泛影葡胺注射液

Compound Meglumine Diatrizoate Injection

本品为诊断用药。适用于泌尿道造影，心血管造影，脑血管造影，其他脏器和周围血管造影，CT 增强扫描和其他各种腔道、瘘管造影。但不能用于脑及脊髓造影[1]。临床需要高浓度快速注射造影剂时(如心脏大血管造影)，要求制剂的毒性小和黏度低。泛影葡胺的黏度较高，造成快速注射的困难，但其毒性较低，而泛影酸钠的黏度较低，毒性较大，所以将此两种药物以不同的比例混合制成复方制剂，从而取长补短[1]。除中国药典(2015)和 USP(36)收载外，JP(15)亦收载由泛影酸、氢氧化钠及葡甲胺制成的同类品种(Meglumine Sodium Diatrizoate Injection)。

【制法概要】 本品为泛影酸钠 1 份与泛影葡胺 6.6 份制成的灭菌水溶液。

【性状】 由于本品浓度大(1ml：0.3g；20ml：12g；20ml：15.2g)，故允许为无色至淡黄色的澄明液体[2]。

【鉴别】(1)本品为有机碘化物，加热即分解产生紫色碘蒸气。

(2)本品含葡甲胺，加入三氯化铁试液与20%氢氧化钠溶液，即生成$Fe(OH)_3$棕红色沉淀，随即配位化合使沉淀溶解，形成棕红色溶液。

(3)用泛影酸对照品薄层色谱法鉴别，具有较强的专属性。

【检查】**颜色** 本品在贮存过程中受日光和温度等影响颜色渐变深。

游离碘 有机碘化物受日光和温度影响，容易析出游离碘。

碘化物 在泛影酸合成过程碘代反应时引入的碘化物试剂，故需制定碘化物检查。其反应原理为在硝酸溶液中加浓过氧化氢溶液将碘化物氧化成游离碘，于三氯甲烷中显色。

热原 本品为灭菌水溶液，控制生产原料和生成过程中带入的热原，剂量按家兔体重每1kg缓缓注射3ml。

USP(33)中则收载细菌内毒素检查项，限度为1.8EU/ml(含泛影葡胺<60%)或3.6EU/ml(含泛影葡胺≥60%)。

【含量测定】本品为有机碘化物，在测定之前要先行处理，使有机碘转变为无机碘化物，再采用银量法测定。本品中卤素结合于芳环上，由于分子中碘的结合程度较牢固，需在碱性溶液中加还原剂，如锌粉回流，使碳碘键断裂，形成无机碘化物后测定，加冰醋酸，用硝酸银滴定液(0.1mol/L)滴定，以曙红钠为指示剂，终点时因微过量的银离子被碘化银吸附而使沉淀带正电荷，从而吸附指示剂阴离子，使黄色沉淀变成绿色为终点[2]。

USP(33)含量测定项下分别采用旋光度法测定泛影葡胺和容量法测定碘含量；JP(15)同类品种(Meglumine Sodium Diatrizoate Injection)含量测定项下采用HPLC法，用C18色谱柱，检测波长为254nm，以缓冲液(磷酸四丁胺1.7g和磷酸氢二钾7.0g，加水750ml使溶解，用稀磷酸调节pH至7.0，用水稀释至800ml)：乙腈210ml为流动相，测定样品中泛影酸的含量。

参考文献

[1] 国家药典委员会．中华人民共和国药典临床用药须知·化学药和生物制品卷［M］．2005年版．北京：人民卫生出版社，2005．

[2] 中华人民共和国卫生部药典委员会．中华人民共和国药典1990年版二部药典注释［M］．北京：化学工业出版社，1993：301．

撰写 林秋婕 陈赞民 海南省药品检验所

复核 鲁秋红 海南省药品检验所

复方乳酸钠葡萄糖注射液

Compound Sodium Lactate and Glucose Injection

复方乳酸钠葡萄糖注射液的主要成分有乳酸钠、氯化钠、氯化钾、氯化钙和无水葡萄糖，用于代谢性酸中毒或有代谢性酸中毒倾向并需要补充热量的脱水治疗。中国药典(1995)开始收载，USP、BP、JP均未收载此品种。

【制法概要】

处方：	乳酸钠	3.10g
	氯化钠	6.00g
	氯化钾	0.30g
	氯化钙 ($CaCl_2 \cdot 2H_2O$)	0.20g
	无水葡萄糖	50.0g
	注射用水	适量
	制成	1000ml

【性状】本品为无色至微黄色的澄明液体。

【鉴别】(1)为葡萄糖的鉴别反应。

(2)本品处方中含氯化钠、氯化钾、氯化钙、乳酸钠等无机盐，故显钠盐、钾盐、钙盐、乳酸盐和氯化物的鉴别反应。

【检查】**pH值** 应为3.6～6.5。含葡萄糖的溶液在pH3～4时最稳定；乳酸钠溶液稳定性与pH值有关，当pH值大于7.5时放置过程中易出现浑浊或沉淀。

重金属 乳酸钠对重金属离子有掩蔽作用，因此采用有机破坏法即第二法进行检查[1]。

5-羟甲基糠醛 葡萄糖加热灭菌时易产生5-羟甲基糠醛，可采用紫外-可见分光光度法检查。

(1)5-羟甲基糠醛对照品溶液：稀释溶液浓度为0.002%、0.0002%、0.00002%，测得紫外吸收图谱，见图1。

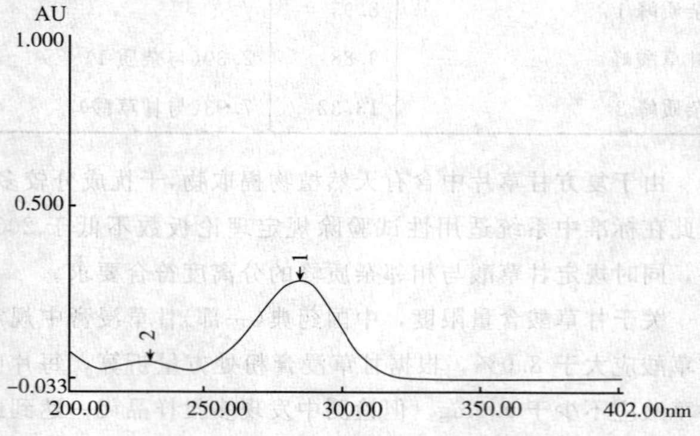

图1 5-羟甲基糠醛对照品溶液紫外吸收图谱

(2)按处方浓度配制复方溶液，该溶液紫外吸收图谱见图2。

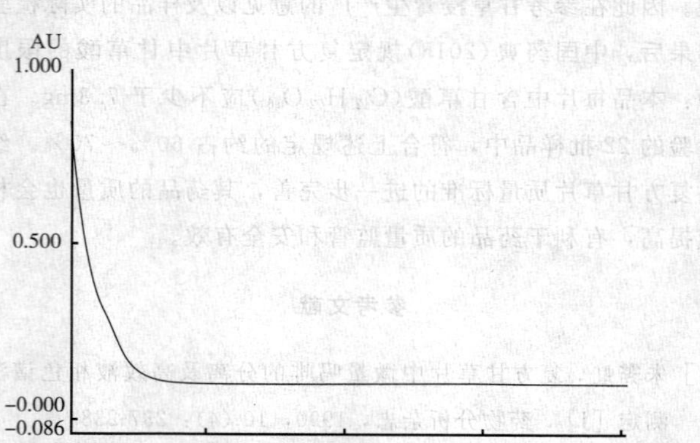

图2 复方溶液紫外吸收图谱

(3)复方乳酸钠溶液与5-羟甲基糠醛对照品的混合溶液：用配制的复方溶液溶解并稀释5-羟甲基糠醛对照品，浓度分别为0.002%、0.0002%、0.00002%，测得紫外吸收图谱，见图3。

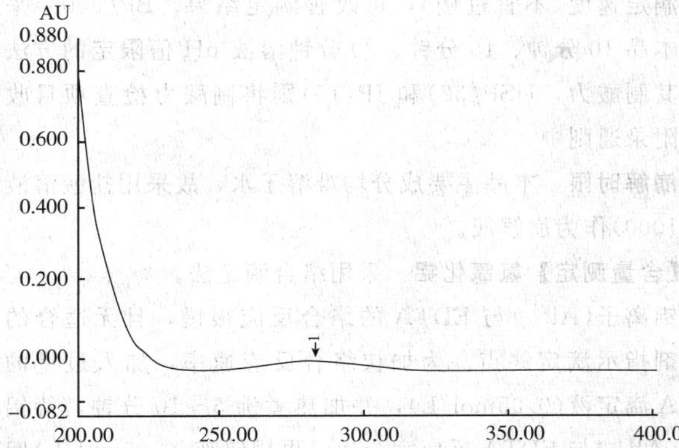

图3 复方乳酸钠溶液与5-羟甲基糠醛对照品的混合溶液紫外吸收图谱

5-羟甲基糠醛的最大吸收波长为284nm，当溶液中5-羟甲基糠醛的浓度为0.00002%时仍能检出。

渗透压摩尔浓度 复方乳酸钠注射液渗透压理论计算值为525mOsmol/kg，根据文献值计算为554 mOsmol/kg，实际测定值在551～583 mOsmol/kg之间(平均值564mOsmol/kg)，实际测定值与文献值计算结果接近，以实际测量值为标准，毫渗透压摩尔浓度为540～590 mOsmol/kg (564mOsmol/kg±3SD)。

【含量测定】氯化钾 中国药典(1995～2015)均采用原子吸收分光光度法测定。有报道指添加1%的氯化铯可消除离子化干扰[2]。

氯化钠 中国药典(1995)采用硝酸银滴定，扣除氯化钙氯化钾折算应消耗的硝酸银滴定液的量。中国药典(2000)亦采用硝酸银滴定并提供了计算公式。中国药典(2005)开始采用原子吸收分光光度法，扣除乳酸钠中钠的量即得。中国药典(2015)继续沿用。

氯化钙 中国药典(1995)、中国药典(2000)采用络合滴定法，中国药典(2005)开始采用原子吸收分光光度法。某些酸根(如磷酸根等)对钙的测定有干扰，钙与某些酸根(如磷酸根等)可形成热力学稳定的化合物，造成原子化率降低，加入镧溶液后镧可同酸根结合而将钙释放出来，从而可消除干扰[3]。

乳酸钠 用阳离子交换树脂对样品前处理，首先处理树脂，将钠盐状态磺酸型离子交换树脂置换为氢离子状态，用水冲洗至中性。加样后样品中阳离子置换出氢离子，可用氢氧化钠滴定液(0.1mol/L)滴定，减去供试量中氯所消耗的硝酸银滴定液的量(ml)，再减去滴定游离酸所消耗的氢氧化钠滴定液(0.1mol/L)的量(ml)，计算，即得。每1ml氢氧化钠滴定液(0.1mol/L)相当于11.21mg的$C_3H_5NaO_3$。

参考文献

[1] 中华人民共和国卫生部药典委员会．中华人民共和国药典1990年版二部药典注释［M］．北京：化学工业出版社，1993：358.
[2] 周本宏，张帆，蔡鸿生．复方乳酸钠注射液的原子吸收光谱测定［J］．中国医药工业杂志，1996，27(1)：24-26.
[3] 马剑文，韩永平，沈克温．现代药品检验学［M］．北京：人民军医出版社，1994：338-349.

撰写　陶胜源　中国人民解放军总后勤部卫生部药品仪器检验所
复核　武向锋　中国人民解放军总后勤部卫生部药品仪器检验所

复方氢氧化铝片

Compound Aluminium Hydroxide Tablets

本品为抗酸药，是主要用于胃酸过多、胃溃疡、十二指肠溃疡、胃肠绞痛、甲状旁腺机能减退及肾病型骨软化症的复方制剂。处方由氢氧化铝、三硅酸镁、颠茄流浸膏三种主药组成。主要辅料有淀粉、滑石粉、糊精、硬脂酸镁、羧甲基淀粉钠、十二烷基硫酸钠等。

氢氧化铝能缓解胃酸过多而合成的反酸等症状，适用于胃和十二指肠溃疡病，及反流性食管炎的治疗；与钙剂和维生素D合用时可治疗新生儿低钙血症。对胃内已存在的胃酸起中和或缓冲的化学反应，但对胃酸的分泌无直接影响，其中和、缓冲作用可导致胃内pH值升高，从而使胃酸过多的症状得以缓解。仅少量自肠内吸收，大部分自粪便排出。起效缓慢，在胃内作用时效的长短与胃排空的快慢有关。空腹服药作用可持续20～30分钟，餐后1～2小时服药时效可能延长到3小时。

三硅酸镁用于胃和十二指肠溃疡，药效学与氢氧化铝基本相同。口服吸收缓慢，约10%的镁自肠道吸收。作用时效一般在服药后2～8小时开始，持续时间长，但中和胃酸的能力低。因其具有轻泄作用，故与易引起便秘的氢氧化铝合用，以防止便秘。

颠茄流浸膏与制酸药或H_2受体拮抗剂配伍使用，可使溃疡病患者的胃酸分泌进一步减少，又可使胃排空延缓，有利于十二指肠溃疡的愈合。可作为解痉剂治疗胃肠功能紊乱和肠道易激综合征，以及胆绞痛、痛经和夜间遗尿等。口服自胃肠道吸收迅速，代谢主要由肝细胞水解酶分解，峰值作用时间1～2小时，作用持续时间4小时，经肾排泄。

本品肾功能不全者、长期便秘者慎用；因本品能妨碍磷的吸收，故不宜长期大剂量使用；低磷血症(如吸收不良综合征)患者慎用。

除中国药典(2015)收载外，国外药典均未收载。

【制法概要】国内主要工艺路线如下。

配料—混合—制粒—干燥—整粒—总混—压片—包装

【性状】本品为白色片。

【鉴别】本品加稀盐酸可得到含有铝离子、镁离子、硫酸阿托品的供试品溶液。

(1) 加入氨试液呈碱性后，生成氢氧化铝白色胶状沉淀。反应如下。

$$Al^{3+} + 3OH^- \longleftrightarrow Al(OH)_3 \downarrow$$

（白色胶状）

$Al(OH)_3$ 与茜素磺酸钠指示剂作用，沉淀显樱红色。反应式如下。

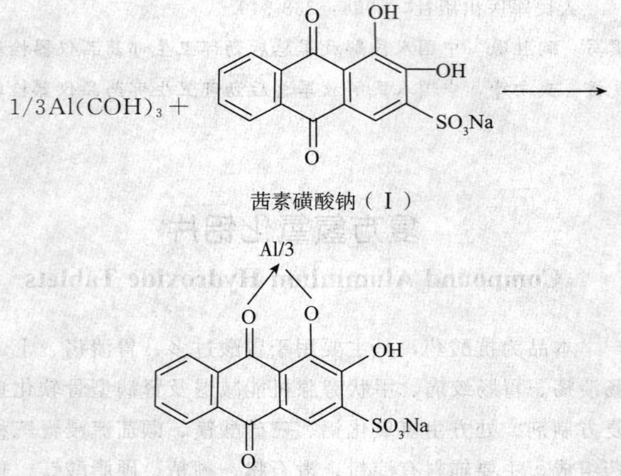

茜素磺酸钠（Ⅰ）

Al-茜素磺酸钠（Ⅱ）

（2）加入氢氧化钠试液呈碱性后，生成氢氧化铝和氢氧化镁白色胶状沉淀；再加入氢氧化钠试液，当 pH 值超过 10 时，氢氧化铝沉淀溶解，生成溶解于水的铝酸钠。氢氧化镁沉淀留于溶液中，滤过后得到氢氧化镁沉淀，该沉淀可强烈的吸附碘，使氢氧化镁白色沉淀变为红棕色。

（3）颠茄流浸膏中的硫酸阿托品溶于稀盐酸溶液中，加入氨试液呈碱性，用乙醚提取，挥干乙醚后，得到阿托品。阿托品的酯键水解后生成莨菪酸，经发烟硝酸加热处理，转变为三硝基衍生物，再与氢氧化钾醇溶液和固体氢氧化钾作用，则转成有色的醌型产物，呈紫色。反应式如下。

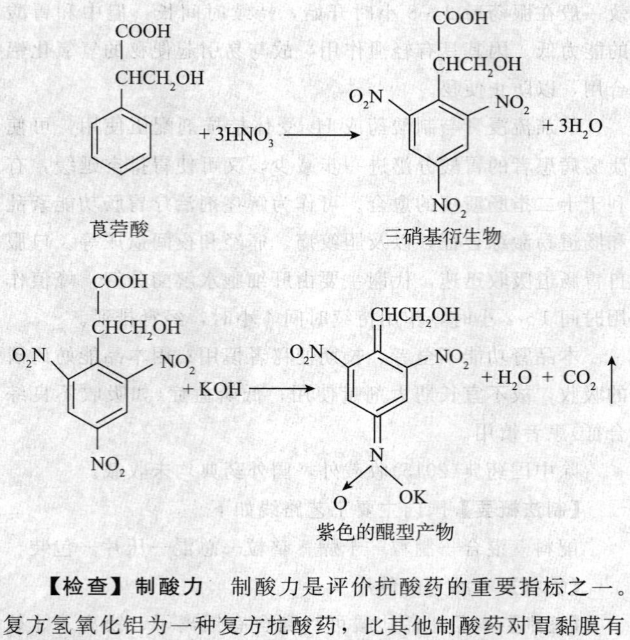

莨菪酸　　三硝基衍生物

紫色的醌型产物

【检查】制酸力　制酸力是评价抗酸药的重要指标之一。复方氢氧化铝为一种复方抗酸药，比其他制酸药对胃黏膜有较大的保护作用，服用安全，副作用少，加之生产简便，价格低廉，故目前国内应用颇广。在生产时制粒方法，如湿法淀粉浆制粒、湿法乙醇制粒及干压法、干燥温度速度、与通风情况不同，均会导致制酸力有所差异。中国药典（2015）对于本品制酸力的控制，主要考虑最终的中和胃酸的能力。其方法易受辅料干扰，造成滴定终点有时不明显，滴定时注意控制滴定速度（不宜过慢），可改善滴定结果。BP（2009）采用对本品 10 分钟、15 分钟、20 分钟溶液 pH 值限定的方法控制其制酸力，USP（32）和 JP（15）则将制酸力检查项目收载于附录通则中。

崩解时限　本品主要成分均难溶于水，故采用盐酸溶液（9→1000）作为崩解液。

【含量测定】氢氧化铝　采用络合滴定法。

铝离子（Al^{3+}）与 EDTA 的络合反应很慢，且无适合的指示剂指示滴定终点。为加快络合反应速率，加入过量的 EDTA 滴定液（0.05mol/L），并加热煮沸 5～10 分钟，待铝离子（Al^{3+}）与 EDTA 反应完全后，再用锌液（0.05mol/L）回滴剩余的 EDTA，以二甲酚橙为指示剂。

铝离子（Al^{3+}）与 EDTA 的络合常数为 $\lg K_{AlY^-}=16.1$，在 pH＞4.2 的溶液中滴定才能络合化合完全，故加入醋酸-醋酸铵缓冲液（pH6.0）。锌（Zn^{2+}）与 EDTA 的络合常数为 $\lg K_{ZnY^{2-}}=16.5$，略大于 $\lg K_{AlY^-}$，锌与 EDTA 络合化合迅速，不会置换出已络合化合的铝。

本法的相对误差与铝离子（Al^{3+}）的起始浓度、EDTA 的过量程度及指示剂的变色点有关，一般约为 −0.03%。

当出现滴定突越不明显的情况时，首先应考虑二甲酚橙指示液的质量因素，最好不使用配制时间过长的二甲酚橙指示液；若排除指示剂的因素，则可考虑醋酸-醋酸铵缓冲液（pH6.0）的因素。

氧化镁　采用络合滴定法。

$\log K_{MgY}=8.70$。在 pH 为 10 时，$\log\alpha_{Y(H)}=0.45$，$\log K'_{MgY}=\log K_{MgY}-\log\alpha_{Y(H)}=8.70-0.45=8.25$；pH 为 5 时，$\log\alpha_{Y(H)}=6.45$，$\log K'_{MgY}=\log K_{MgY}-\log\alpha_{Y(H)}=8.70-6.45=2.25$。说明在 pH 为 8～11 时，络合物较稳定。药典规定方法中，用 2% 氯化铵溶液 30ml 洗涤沉淀，滴定前再加入氨试液 10ml，目的为保证溶液的 pH 接近 10。

铬黑 T 以 H_2In^- 表示：

$$H_2In^- \Longleftrightarrow HIn^{2-} \Longleftrightarrow In^{3-}$$

pH 6.3　pH ＝ 8～11　pH ＞11.5

（红紫色）　（蓝色）　（橙黄色）

在 pH＝10 的缓冲溶液中为蓝色，与镁离子络合生成红色配合物。

$$Mg^{2+} + HIn^{2-} \rightleftharpoons MgIn^- + H^+$$

（蓝色）　（红色）

滴入 EDTA-2Na 时，当达到反应的等当点时，H_2Y^{2-} 逐渐夺取络合物中 Mg^{2+} 而生成了更稳定的络合物 MgY^{2-}。

$$MgIn^- + H_2Y^{2-} \rightleftharpoons MgY^{2-} + H^+ + HIn^{2-}$$

（红色）　（蓝色——终点）

其中，三乙醇胺溶液可掩蔽 Fe^{3+} 和 Al^{3+} 等离子，避免对测定的干扰。

当出现滴定突越不明显甚至终点无法显蓝色的情况时，首先应考虑是否是由于三乙醇胺造成的。由于现在生产三乙醇胺的各厂家的工艺等不同，导致市场上三乙醇胺的质量差异很大，有些厂家生产的三乙醇胺会使滴定突越不明显甚至使终点无法呈蓝色，若可排除三乙醇胺的因素，则应考虑其他方面的影响，如 pH 值是否在 8～11 区间等。

颠茄流浸膏中阿托品含量测定方法的研究：颠茄流浸膏中主要活性物质为阿托品，药理作用强烈，因此准确测定其含量，进行质量控制，对提高药品质量，保证用药安全具有重要意义。在本品标准的修订研究中，曾建立了阿托品的气相色谱含量测定方法，但阿托品在颠茄流浸膏中的含量较低、氢氧化铝对阿托品也有一定的吸附性，导致提取回收效率不稳定，同时色谱柱的柱效与涂布技术和填柱技术有很大关系，使该方法普及的难度增大，并且提取液中的微量氢氧化铝对色谱柱亦有损伤，使重复性无法保证。因此未将阿托品的含量测定方法载入中国药典(2015)。本品中阿托品的含量测定方法有继续展开研究的意义。

【其他研究】关于本品内包装材料中有害物质迁移率的研究简介如下：本品较常使用塑料为内包装材料，塑料内常含有单体、添加剂、加工助剂、低聚体、分解产物等化学物质，这些物质可透过包装发生迁移而污染内容物。其中一些迁移物具有毒性甚至致癌作用，对消费者的健康构成危害[1]。

邻苯二甲酸酯类是邻苯二甲酸的衍生物，其在工业上用途广泛，日常及工业常用作为塑化剂、胶合剂，以增加塑胶的延展性。邻苯二甲酸酯类过去一直被认为其毒性很低，但后来的研究表明，多种邻苯二甲酸酯类化合物都具有一般毒性和特殊毒性，其中部分邻苯二甲酸酯类化合物，如邻苯二甲酸二(乙基己基)酯(DEHP)、邻苯二甲酸二丁酯(DBP)、邻苯二甲酸丁基苄基酯(BBP)、邻苯二甲酸二环己酯(DCHP)、邻苯二甲酸二正辛酯(DNOP)等均为生物内干扰素[2]，能干扰人体激素的分泌，引起人体内分泌系统紊乱，在体内长期积蓄会导致畸形、癌变和致突变[3]。

针对不同厂家的复方氢氧化铝片中邻苯二甲酸酯的迁移情况考察，多数均有邻苯二甲酸酯类化合物被检出，因此，从药品使用安全性的角度，需对其迁移率及影响因素做进一步考查研究（图 1）。

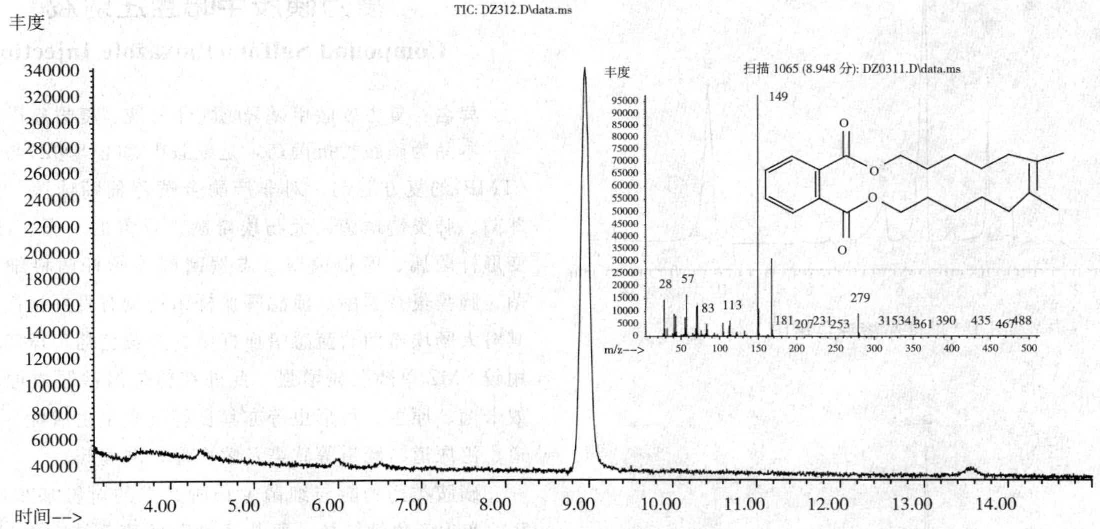

图 1　样品中邻苯二甲酸二(乙基己基)酯(DEHP)气-质联用色谱图

参考文献

[1] 刘志刚，王志伟，胡长鹰．塑料包装材料化学物迁移试验中食品模拟物的选用［J］．食品科学，2006，27(6)：271-274.

[2] 任晋，蒋可．内分泌干扰剂的研究进展［J］．化学进展，2001，14(2)：135-143.

[3] 丁鹏，赵晓松，刘剑锋．酞酸酯类化合物(PAES)研究新进展［J］．吉林农业大学学报，1999，21(3)：88.

撰写　于新颖　寻延滨　黑龙江省食品药品检验检测所

李　苹　张子瑛　成都市食品药品检验研究院

复核　白政忠　张秋生　黑龙江省食品药品检验检测所

复方樟脑酊

Compound Camphor Tincture

复方樟脑酊由樟脑、阿片酊、苯甲酸、八角茴香油和适量乙醇组成；其中樟脑有除湿杀虫，温散止痛，开窍辟秽的功效，阿片酊中的阿片能增强肠平滑肌张力，减低胃肠推进性蠕动，同时还有镇痛、镇咳作用，因此临床上主要用于镇咳、镇痛及止泻[1]。该品种除 BP 有收载外，其他国外药典均未收载，目前国内有 5 家药厂获得生产复方樟脑酊的批准文号。复方樟脑酊标准原收载于卫生部药品标准《化学药品及制剂第一册》，其标准号为：WS_1-72（B）-89，该标准中含量测定采用提取后的分光光度法，专属性和准确性相对较低。为提高检测方法的准确性，加强麻醉药品的管理，起草单位对有含阿片的系列制剂国家标准中，吗啡F含量测定方法进行了修订，统一改用高效液相色谱法测定，并增加固相萃取分离技术对样品进行前处理，消除制剂中其他植物成分的干扰，以保证结果的准确和重现[2]。在方法建立过程中，考察了回收率、线性范围、重复性等方法学研究内容，其结果为：吗啡的加样回收率为99.5%，（RSD＝1.4%，n＝8）；当吗啡浓度在0.04～0.2mg/ml范围内呈良好的线性关系，相关系数为0.9998；含量测定时供试品溶液中吗啡的浓度为0.05mg/ml，处于该线性范围内；取一批样品平行测定5次，吗啡含量测定结果的RSD为1.8%，说明方法重复性较好；经考察供试品溶液在室温条件下放置4小时是稳定的。复方樟脑酊含量测定的液相色谱图见图1、图2。

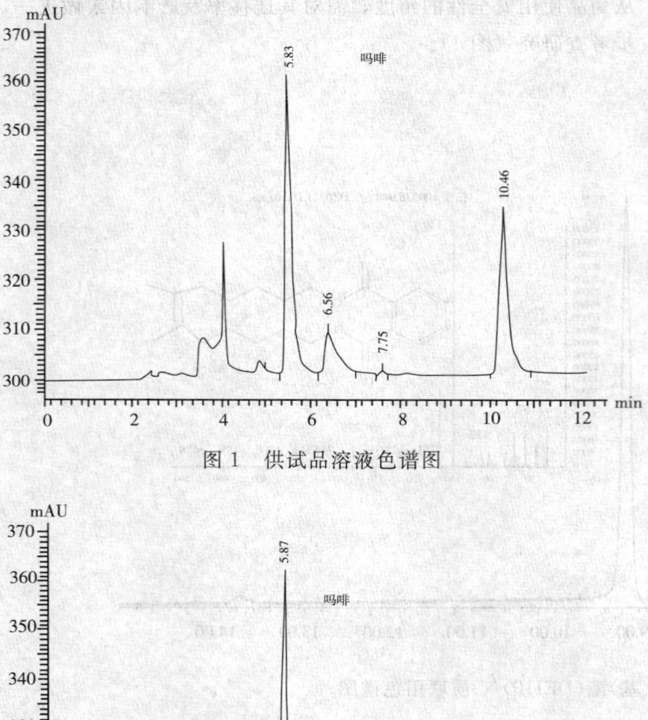

图1　供试品溶液色谱图

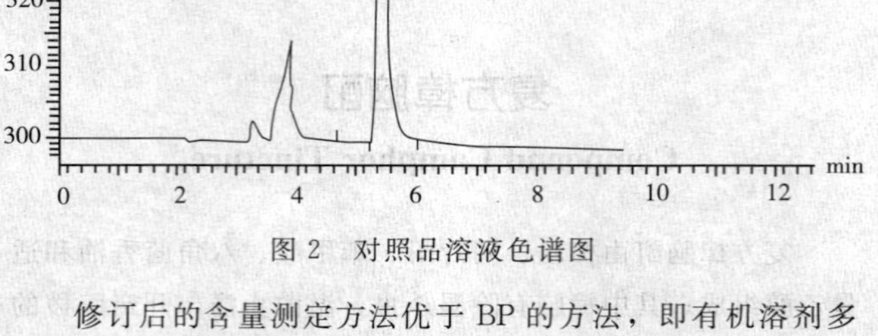

图2　对照品溶液色谱图

修订后的含量测定方法优于BP的方法，即有机溶剂多次提取后的分光光度法。除含量测定内容修订外，对鉴别项也进行了相应修订，由化学反应鉴别改为薄层色谱法，不仅直观，便于判断，也提高了专属性。修订后的标准收载于中国药典(2005)二部。

在中国药典(2010)标准的修订工作中，主要对含量测定所使用的固相萃取柱系统适用性试验，作了进一步详细规定。由于在考察固相萃取柱系统适用性时，对照品溶液和上柱后的洗脱液浓度有所差别，而中国药典(2005)的标准中仅用峰面积比值计算还不够严格、准确，因此在中国药典(2010)中采用单位浓度的峰面积比值对固相萃取柱进行系统适用性考察，使考察结果更科学合理，以确保测定结果的准确可靠。中国药典(2015)延用中国药典(2010)标准。

参考文献

[1] 国家药典委员会．中华人民共和国药典临床用药须知·化学药和生物制品卷［M］．2000年版．北京：化学工业出版社，2001.

[2] 李永庆．中国药典中阿片系列品种吗啡含量测定方法的研究与建立［J］．中国药品标准，2003，4（6）：9-11.

撰写　南　楠　中国食品药品检定研究院
复核　陈　华　中国食品药品检定研究院

复方磺胺甲噁唑注射液

Compound Sulfamethoxazole Injection

异名：复方磺胺甲基异噁唑注射液、复方新诺明注射液

本品为磺胺类抗菌药，是磺胺甲噁唑(SMZ)与甲氧苄啶(TMP)的复方制剂，对非产酶金黄色葡萄球菌、化脓性链球菌、肺炎链球菌、大肠埃希菌、克雷伯菌属、沙门菌属、变形杆菌属、摩根菌属、志贺菌属等肠杆菌科细菌、淋球菌、脑膜炎奈瑟菌、流感嗜血杆菌均具有良好抗菌作用，尤其对大肠埃希菌、流感嗜血杆菌、金黄色葡萄球菌的抗菌作用较SMZ单药明显增强。此外在体外对沙眼衣原体、星形奴卡菌、原虫、弓形虫等亦具良好抗微生物活性。用于呼吸道、泌尿道、肠道等感染及败血症、淋病等。

磺胺类药物能与细菌生长所必需的对氨基苯甲酸(PABA)产生竞争性拮抗，干扰了细菌的酶系统对PABA利用，PABA是叶酸的组成部分，叶酸为微生物生长中的必要物质，也是构成体内叶酸辅酶的基本原料。PABA在二氢蝶酸合成酶的催化下，与二氢蝶啶焦磷酸酯及谷氨酸或二氢蝶啶焦磷酸酯与对氨基苯甲酰谷氨酸合成二氢叶酸。再在二氢叶酸还原酶的作用下还原成四氢叶酸，为细菌合成核酸提供叶酸辅酶。由于磺胺类药物分子大小及电荷分布和PABA及为相似，使得在二氢叶酸的生物合成中，可以取代PABA位置，磺胺类药物抑制二氢蝶酸合成酶，阻断了二氢叶酸的生物合成。二氢叶酸经二氢叶酸还原酶作用还原为四氢叶酸，后者进一步合成辅酶F。辅酶F为DNA合成中所必需的嘌呤、嘧啶碱基的合成提供一个碳单位。人体作为微生物的宿主，可以从食物中摄取四氢叶酸，因此，磺胺类药物不影响正常叶酸代谢，而微生物靠自身合成四氢叶酸，一旦叶酸代谢受阻，生命不能继续，因此微生物对磺胺类药物敏

感。甲氧苄啶为广谱抗菌药。它对革兰阳性菌和革兰阴性菌具有广泛的抑制作用。其作用机制为可逆性抑制二氢叶酸还原酶，使二氢叶酸还原为四氢叶酸的过程受阻，影响辅酶F的形成，从而影响微生物DNA、RNA及蛋白质的合成，使其生长繁殖受到抑制。1970年代中期与磺胺类药物制成复方合用，使细菌的叶酸代谢受到双重阻断，从而使其抗菌作用增强数倍至数十倍，同时可减少对细菌的耐药性。

当应用TMP和SMZ合剂时，血药浓度测定此二药比例为1∶20，尿药浓度差异较大，自1∶1至1∶5，24小时内SMZ及TMP各约有给药量的50%自尿中排泄。

本品的不良反应包括以下方面：①过敏反应较为常见，可表现为药疹，严重者可发生渗出性多形红斑、剥脱性皮炎和大疱表皮松解萎缩性皮炎等；也有表现为光敏反应、药物热、关节及肌肉疼痛、发热等血清病样反应。偶见过敏性休克。②中性粒细胞减少或缺乏症、血小板减少症及再生障碍性贫血。患者可表现为咽痛、发热、苍白和出血倾向。③溶血性贫血及血红蛋白尿。这在缺乏葡萄糖-6-磷酸脱氢酶的患者应用磺胺药后易于发生，在新生儿和小儿中较成人为多见。④高胆红素血症和新生儿核黄疸。由于本品与胆红素竞争蛋白结合部位，可致游离胆红素增高。新生儿肝功能不完善，对胆红素处理差，故较易发生高胆红素血症和新生儿黄疸，偶可发生核黄疸。⑤肝脏损害。可发生黄疸、肝功能减退，严重者可发生急性肝坏死。⑥肾脏损害。可发生结晶尿、血尿和管型尿；偶有患者发生间质性肾炎或肾小管坏死的严重不良反应。⑦恶心、呕吐、胃纳减退、腹泻、头痛、乏力等，一般症状轻微。偶有患者发生艰难梭菌肠炎，此时需停药。⑧甲状腺肿大及功能减退偶有发生。⑨中枢神经系统毒性反应偶可发生，表现为精神错乱、定向力障碍、幻觉、欣快感或抑郁感。⑩偶可发生无菌性脑膜炎，有头痛、颈项强直、恶心等表现。本品所致的严重不良反应虽少见，但常累及各器官并可致命，如渗出性多形红斑、剥脱性皮炎、大疱表皮松解萎缩性皮炎、暴发性肝坏死、粒细胞缺乏症、再生障碍性贫血等血液系统异常。艾滋病患者的上述不良反应较非艾滋病患者为多见。本品的血浓度不应超过200μg/ml，超过此浓度，不良反应发生率增高，毒性增强。过量短期服用本品会出现食欲不振、腹痛、恶心、呕吐、头晕、头痛、嗜睡、神志不清、精神低沉、发热、血尿、结晶尿、血液疾病、黄疸、骨髓抑制等。一般治疗为停药后进行洗胃、催吐或大量饮水；尿量低且肾功能正常时可给予输液治疗。在治疗过程中应监测血象、电解质等。如出现较明显的血液系统不良反应或黄疸，应予以血液透析治疗。如出现骨髓抑制，先停药，给予叶酸3～6mg肌注，一日1次，连用3日或至造血功能恢复正常为止。长期过量服用本品会引起骨髓抑制，造成血小板、白细胞的减少和巨幼红细胞性贫血。出现骨髓抑制症状时，患者应每天肌内注射甲酰四氢叶酸5～15mg治疗，直到造血功能恢复正常为止。

除中国药典(2015)收载外，BP (2008)、USP (31)等均有收载。

【制备概要】取磺胺甲噁唑、甲氧苄啶、乙醇胺、苯甲醇、丙二醇、焦亚硫酸钠、乙醇按照一定的顺序依次加入配液罐中，加入适量的注射用水，加热搅拌至溶解，混合均匀。调节pH值至合格后，加入活性炭搅拌后静置，过滤，充氮、罐封，灭菌。

【鉴别】(1)磺胺甲噁唑中磺酰氨基上的氢原子具有酸性，与硫酸铜试液反应，生成难溶性草绿色的铜盐。详见磺胺甲噁唑项下。

(2)甲氧苄啶的专属反应。

(3)磺胺甲噁唑结构中有芳伯氨基，显重氮化-偶合反应。

【检查】(1)磺胺和对氨基苯磺酸采用薄层色谱法检查。用硅胶GF_{254}薄层板，以无水乙醇-甲醇-正庚烷-三氯甲烷-冰醋酸(28.5∶1.5∶30∶30∶10)为展开剂，先置紫外光灯(254nm)下检视，再喷以对二甲氨基苯甲醛溶液(0.1%对二甲氨基苯甲醛的乙醇溶液100ml，加入盐酸1ml制成)显色。

磺胺和对氨基苯磺酸结构见下图。

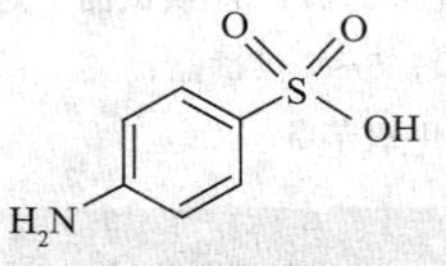

对氨基苯磺酸

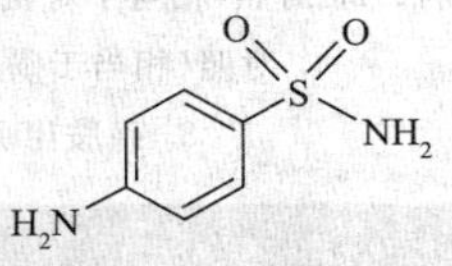

磺胺（对氨基苯磺酰胺）

磺胺的R_f值为0.5，对氨基苯磺酸的R_f值为0.1，磺胺甲噁唑的R_f值为0.7，紫外灯254nm检视下斑点颜色为蓝紫色，喷显色剂后斑点颜色为橘黄色。磺胺和对氨基苯磺酸的检测量分别为0.10μg(0.1%)和0.063μg(0.06%)见图1～图2。

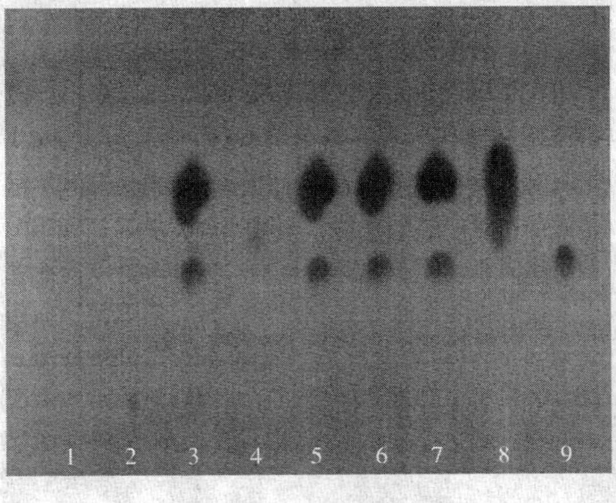

图1 供试品溶液的TLC图(紫外光灯254nm)

USP(31)检测方法同中国药典，BP (2008)未制订本检查项。

(2)甲氧苄啶降解产物采用薄层色谱法检查。样品先加酸去除磺胺甲噁唑，再用三氯甲烷提取甲氧苄啶。用硅胶GF_{254}薄层板，以三氯甲烷-甲醇-浓氨溶液(97∶7.5∶1)为展开剂，先置紫外光灯(254nm)下检视，再喷以10%三氯化铁-5%铁氰化钾混合溶液(1∶1)(临用前混合)显色。供试品溶液如在比移值约为 0.6～0.7 内显杂质斑点，限度为 0.5%。

甲氧苄啶的 R_f 值为 0.5，紫外光灯 254nm 检视下斑点颜色为蓝紫色，喷显色剂后斑点颜色为蓝色。甲氧苄啶的检测量分别为 0.10μg (0.025%)。见图 3～图 4。

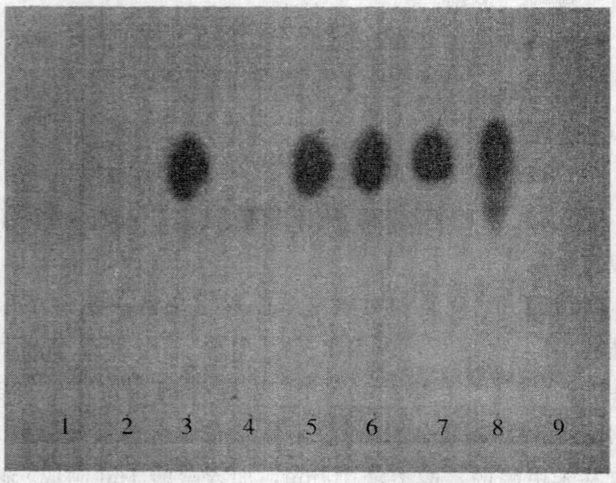

图 2　供试品溶液的 TLC 图(喷显色剂)

1. 辅料；2. 对照(相当于对氨基苯磺酸 0.3%)；3. 供试品＋对照；4. 对照(相当于磺胺 0.5%)；5～7 供试品；8. 磺胺甲噁唑；9. 甲氧苄啶

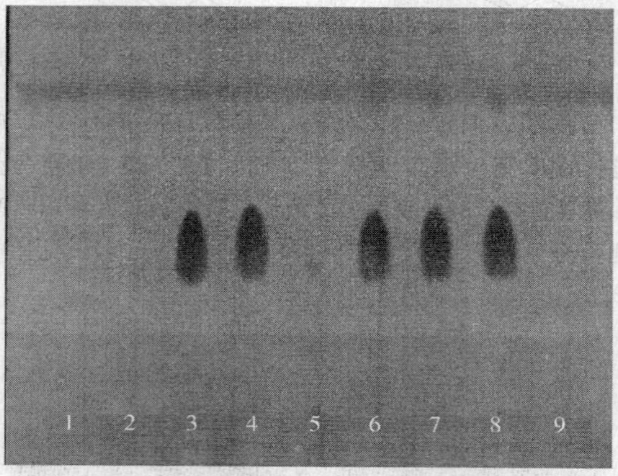

图 3　供试品溶液的 TLC 图(紫外灯 254nm)

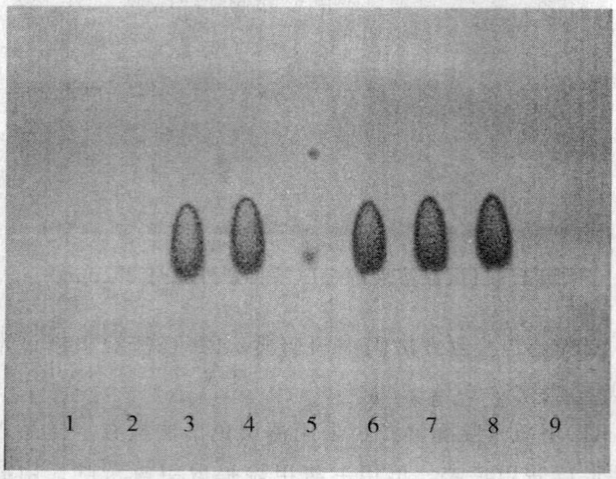

图 4　供试品溶液的 TLC 图(喷显色剂)

1. 溶剂；2. 辅料；3. 甲氧苄啶，同供试品同法提取；甲氧苄啶对照品(100%)；5. 对照品(0.5%)；6～8. 供试品；9. 磺胺甲噁唑，同供试品溶液同法提取

USP(31)检测方法同中国药典，BP (2008)未制订本检查项。

细菌内毒素　本品临床每小时用药最大剂量(以磺胺甲噁唑计)是静脉注射每千克体重 33.3mg(中国药典临床用药须知)，内毒素计算限值约为 0.15EU/mg；国外标准中 USP 热原限值为 0.5ml/kg。中国药典(2015)规定本品细菌内毒素限值(以磺胺甲噁唑计)为 0.10EU/mg，与内毒素计算值比较，安全系数为 1.5。

【含量测定】采用 HPLC 外标法同时测定两组分，方法同 USP(31)。BP (2008)磺胺甲噁唑和甲氧苄啶分别用永停滴定法及紫外-可见分光光度法测定。

撰写　刘　瑾　上海市食品药品检验所

复核　杨永健　上海市食品药品检验所

顺　铂

Cisplatin

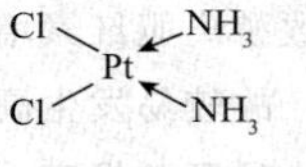

$Cl_2H_6N_2Pt$　300.05

化学名：(*Z*)-二氨二氯铂

(*Z*)-diaminedichloro-platinum

英文名：C isplatin (INN)；cis-diamminedichloroplatinum；cis-platinum II；cis-DDP；CACP；CPDC；DDP

CAS 号：[15663-27-1]

本品为抗肿瘤药，属无机金属配位化合物，能与癌细胞的脱氧核糖核酸(DNA)结合，形成交叉键，从而破坏 DNA 的功能，使不能再复制，为一种细胞周期非特性药物。对睾丸肿瘤及头颈部肿瘤有较好疗效，与常用药物无交叉耐药。静脉注射后，起初在肝、肾脏和膀胱中分布最多，18～24 小时后肾脏内积蓄最多，而脑组织中最少。静脉注射 1 小时后，血浆含量为 10%左右，90%与血浆蛋白结合。排泄较慢。副作用以胃肠道反应为多见，对骨髓有轻度抑制作用，大剂量用药时应注意对听力、肾脏的影响[1]。

本品由 Peyrone 于 1844 年制得。1898 年由 Werner 分离得到顺、反异构体，直到 1967 年 Rosenberg 等才发现其抗癌活性，指出氯氨铂的顺式异构体有抗癌作用，而反式异构体无此作用[2]。1969 年开始应用于临床，国内于 1973 年开始生产。

除中国药典(2015)收载外，USP(36)、Ph. Eur. (7.0)和 JP(16)亦有收载。

【制法概要】早期的顺铂合成[3]是以 K_2PtCl_4 为原料与氨水反应得到，但因重现性差且含有大量的杂质被放弃。目前顺铂合成(收率为 80%)以 K_2PtCl_4 为起始原料，通过下面三个步骤来实现：①加入 KI，转化成 K_2PtI_4，与氨水反应，制备出相应的 cis-[Pt(Ⅱ)$I_2(NH_3)_2$] 中间体。②中间

体与 $AgNO_3$（或 Ag_2SO_4/Ag_2O）反应，过滤分离 AgI 得到 cis-$[Pt(NH_3)_2(H_2O)_2]^{2+}$ 母液。③母液与 KCl 反应，制得顺铂。

$$K_2PtCl_4 \xrightarrow{KI, NH_3} cis\text{-}[Pt(II)I_2(NH_3)_2]$$

$$\xrightarrow{AgNO_3(或\ Ag_2SO_4/Ag_2O)} cis\text{-}[Pt(NH_3)_2(H_2O)_2]^{2+}$$

$$\xrightarrow{KCl} PtCl_2(NH_3)_2$$

【性状】本品为亮黄色或橙黄色结晶性粉末。铂的不同配位形式溶解度和颜色不同，应注意观察。

本品加热至 170℃时即转化为反式，溶解度降低，颜色发生变化，继续加热至 270℃熔融同时分解成金属铂。对光和空气不敏感，室温条件下可长期贮存。

本品水溶液不稳定，能逐渐水解和转化为反式，生成水合物（Ⅰ）、（Ⅱ），进一步水解生成无抗肿瘤活性且有剧毒的低聚物（Ⅲ）、（Ⅳ），但是低聚物（Ⅲ）、（Ⅳ）在 0.9%氯化钠溶液中不稳定，可迅速完全转化为顺铂，因此临床上不会导致中毒危险[4]。

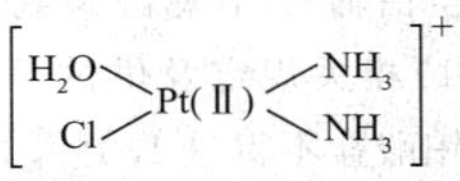

（Ⅰ）

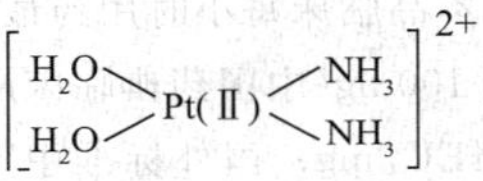

（Ⅱ）

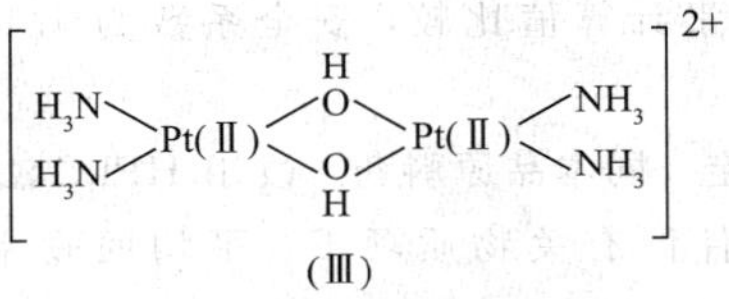

（Ⅲ）

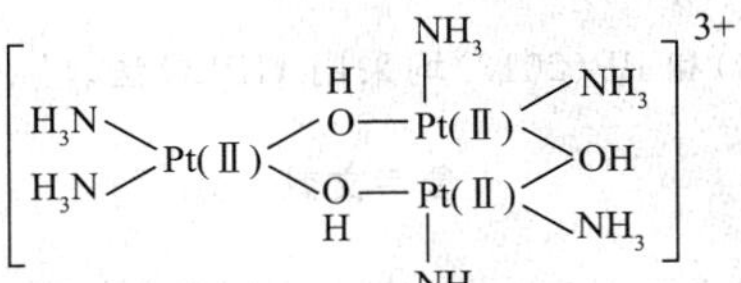

（Ⅳ）

本品在氯化钠溶液中的稳定程度与药物的起始浓度和溶液中氯离子浓度有关。在 25℃，不加氯化钠，药物起始浓度为 500μg/ml 和 50μg/ml，降解 10%时，分别需要 40 和 60 分钟，但在 0.1%氯化钠溶液中，约需 6 小时。在冷藏条件下，本品 0.9%氯化钠溶液贮存 1 年仍稳定。

【鉴别】（1）本品与硫酸反应，除溶液显灰绿色外，尚有黑色沉淀生成，并有氯化氢的刺激性嗅味。

（2）在含量测定项下，比较供试品溶液与对照品溶液色谱峰的保留时间。

（3）本品溶于 0.9%氯化钠溶液，在 301nm 和 362nm 波长处有最大吸收，摩尔吸收系数分别为 130 和 24.2，在 247nm 波长处有最小吸收，在 285nm 波长处有一肩峰。文献记载[5]，在 310nm 与 247nm 波长处的吸光度比值应大于 4.5，此比值的大小可视为纯度的标志之一。

（4）本品的红外光吸收图谱（光谱集 297 图）显示的主要特征吸收如下[6]。

特征谱带（cm^{-1}）	归属
3280	氨 ν_{N-H}
1620，1540	氨 δ_{NH_3}

在波数 $1290cm^{-1}$ 附近出现一个分裂的吸收峰（$1290cm^{-1}$、$1305cm^{-1}$）是区别顺式和反式的特征吸收；如果成品中混有反式异构体，则在 $1290cm^{-1}$ 附近仅出现一个未分裂的吸收峰。

本品在硫脲作用下，被取代出氯离子和中性氨分子，而生成黄色针状氯化四硫脲合铂（Ⅱ），而反式异构体只能被取代出氯离子，而生成氯化二硫脲二氯合铂（Ⅱ）无色晶体。

【检查】含铂量 采用炽灼重量法测定铂，在整个实验过程中不添加硫酸。本品在 400℃温度下炽灼至恒重，得到金属铂，根据残渣重量计算本品的含铂量。本品的理论含铂量为 65.0%，限度订为 64.6%～65.4%。USP（31）采用水合肼衍生化后再炽灼的方法测定。

含氯量 取本品经氧瓶燃烧有机破坏后，用硝酸汞滴定液（0.025mol/L）滴定，过量的汞离子与指示剂二苯偕肼作用生成玫瑰红色的络合物。滴定溶液的酸度调节不宜过高，在弱酸性溶液中，指示剂变化明显，终点容易观察。本品的理论含氯量为 23.63%，限度订为 23.0%～24.3%。

有关物质 中国药典（2005）二部采用 TLC 法检查本品中可能存在的未知杂质，规定限度为单个未知杂质不得过 2.0%。Ph. Eur.（6.3）收载的顺铂原料亦采用 TLC 法，规定限度为单个未知杂质不得过 2.0%，BP（2008）收载的顺铂注射液和注射用顺铂均采用 HPLC 法，以两套不同的色谱系统分别控制已知杂质三氯一氨合亚铂酸盐与反铂（图 1），规定限度分别为 3.0%与 2.0%；USP（31）收载的顺铂原料采用 HPLC 法对已知杂质三氯一氨合亚铂酸盐与反铂分别进行控制，规定限度分别为 1.0%与 2.0%。

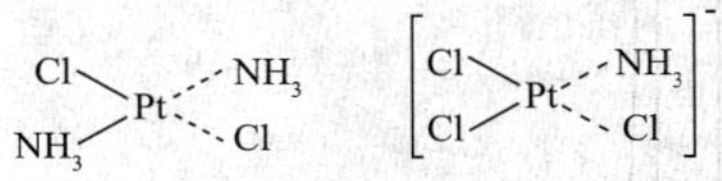

图 1 三氯一氨合亚铂酸根（Ph. Eur. 杂质 B）与反铂（Ph. Eur. 杂质 A）结构式

中国药典（2010）采用加校正因子的主成分自身对照法在同一色谱系统中对两个已知杂质三氯一氨合亚铂酸盐与反铂进行控制。用十八烷基硅烷键合硅胶为填充剂（Agilent Zorbax SB-Aq，25cm×0.46cm，5μm），以 0.003mol/L 庚烷磺酸钠的 0.9%氯化钠溶液为流动相，因此需用能够耐受纯水相的色谱柱。在该色谱条件下，顺铂、反铂、三氯一氨合亚铂酸钾峰之间的分离度均大于 1.5，三氯一氨合亚铂酸盐对主成分峰的相对保留时间约为 0.87，反铂对主成分峰的相对保留时间约为 1.2（图 2）。强破坏均有不同程度的降解产物生成，其中酸破坏条件下的降解产物较多，对三氯一氨合亚铂酸盐峰和顺铂峰略有干扰，其他三个条件下产生的降解产物均与三氯一氨合亚铂酸盐峰、反铂峰和顺铂峰达到良好分离，方法专属性好。在光照条件下，三氯一氨合亚铂酸盐峰明显增大，故检查时需避光操作。溶液稳定性考察结果表明，三氯一氨合亚铂酸峰面积随时间增加而不断增大，反铂峰面积在15小时内变化不明显，供试品溶液不稳定，需临用新制。检出限为1.6ng。

根据测定结果，在主成分峰两倍保留时间后均无明显的杂质峰检出，故在质量标准中规定"记录色谱图至主成分峰保留时间的2倍"。结合USP(31)相关规定及样品的测定结果，将限度订为三氯一氨合亚铂酸盐不得过1.0%，反铂不得过2.0%，同时规定其他未知杂质不得过0.5%。中国药典(2015)未修订。

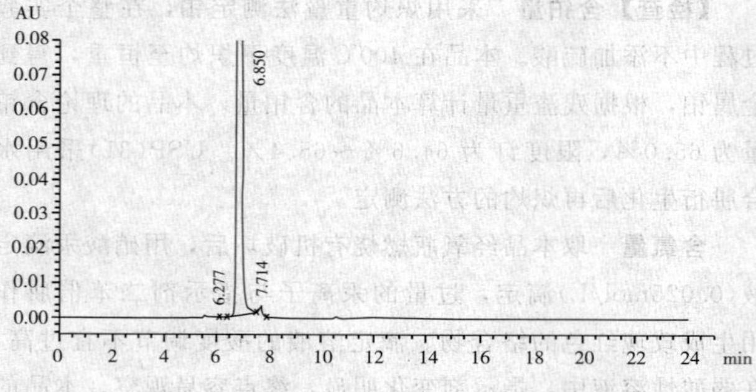

图2 有关物质-供试品溶液色谱图

三氯一氨合亚铂酸盐(6.277min)；顺铂(6.850min)；反铂(7.714min)

Ph. Eur.(6.3)修订为HPLC法，用C8柱(superspher RP B C8，250mm×4.0mm，4μm)，典型色谱图见图3。

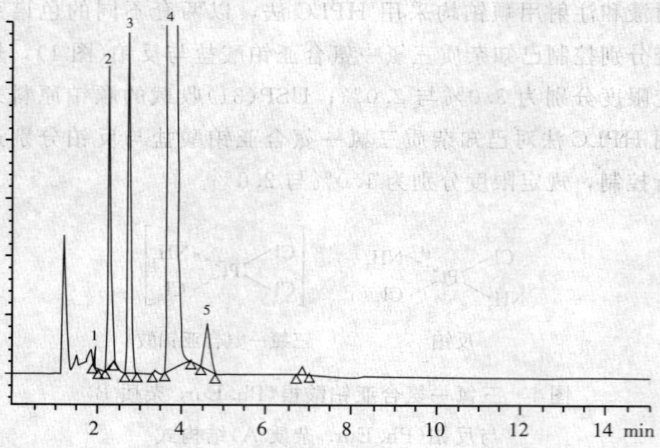

图3 添加杂质A(2%)与杂质B(1%)的供试品色谱图

1. displacement peak；2. 杂质A峰；3. 杂质B峰；4. 顺铂峰；5. 水合顺铂峰

残留溶剂 目前国内生产工艺中使用的溶剂有乙醚与乙醇，因此本品可能存在的残留溶剂为乙醚与乙醇。

【含量测定】中国药典(2005)采用重量法测定本品含量，中国药典(2010)修订为HPLC法，采用外标法定量，色谱条件同有关物质项下。稳定性结果表明，供试品溶液在7小时内基本稳定。含量限度参照USP(31)，订为含$PtCl_2(NH_3)_2$应为98.0%～102.0%。中国药典(2015)未修订。Ph. Eur.(7.0)、USP(36)和JP(16)均采用HPLC法测定，限度分别为97.0%～102.0%、98.0%～102.0%和98.0%～102.0%。

【制剂】中国药典(2015)收载了注射用顺铂。USP(31)和BP(2008)均收载了注射用顺铂。

注射用顺铂(Cisplatin for Injection)

性状 本品包括顺铂的无菌粉末和无菌冻干品，而后者处方中添加了甘露醇、氯化钠等辅料。"亮黄色至橙黄色的结晶性粉末"是描述无菌粉末，"微黄色至黄色疏松块状物或粉末"是描述无菌冻干品。

鉴别 本品的含量测定由重量法修订为高效液相色谱法，故增加高效液相色谱鉴别项，辅料对鉴别无干扰。

中国药典(2015)收载了注射用卡铂的无菌冻干品，无菌冻干品处方中添加了其他辅料，对红外光谱鉴别存在干扰。故若为无菌冻干品则不进行红外鉴别。无菌粉末仍采用红外光谱鉴别。

有关物质 采用HPLC法检查本品中可能存在的已知杂质三氯一氨合亚铂酸盐、反铂及其他未知杂质，色谱条件同顺铂原料项下。空白辅料(甘露醇和氯化钠)对测定基本无干扰。结合USP(31)相关规定及供试品的测定结果，限度订为三氯一氨合亚铂酸盐不得过1.0%，反铂不得过2.0%，其他未知杂质不得过1.0%。

细菌内毒素 本品临床每小时用药最大剂量是静脉注射每平方米体表面积100mg(中国药典临床用药须知)，内毒素计算限值约为1.84EU/mg；国外标准中USP为2USP EU/mg。中国药典(2015)规定本品细菌内毒素限值为1.7EU/mg，与内毒素计算值比较，安全系数为1.1，并略严于USP标准。

含量测定 同本品原料药，改用HPLC法测定本品含量，色谱条件同有关物质项下。平均回收率为99.5%，RSD=0.8%(n=9)。

USP(36)和BP(2013)均采用HPLC法。

参考文献

[1] 国家药典委员会．中华人民共和国药典临床用药须知·化学药和生物制品卷［M］．2005年版．北京：人民卫生出版社，2005.

[2] Florey，K. Analytical Profiles of Drug Substances：Vol. 14［M］. London：Academic Press，1985：77.

[3] Emest Wong，Christen M G. Current Status of Platinum-based Antitumor Drugs［J］. Chem Rev，1999，99：2451-2466.

[4] Kristjansson F，Sternson LA，Lindenbaum S. An investigation on possible oligomer formation in pharmaceutical formulations of cisplatin［J］. Int J Pharm，1988，41：67-74.

[5] K W Lee，D S Martin Jr. Cis-dichlorodiammineplatinum(Ⅱ). Aquation equilibria and isotopic exchange of chloride ligands with free chloride and tetrachloroplatinate(Ⅱ)［J］. Inorg Chim Acta，1976，17：105-110.

[6] 中华人民共和国卫生部药典委员会．中华人民共和国药

典1990年版二部药典注释［M］．北京：化学工业出版社，1993：449.

撰写　徐志洲　江文明　山东省食品药品检验研究院
复核　杨永健　　　　　山东省食品药品检验研究院

胆茶碱

Choline Theophyllinate

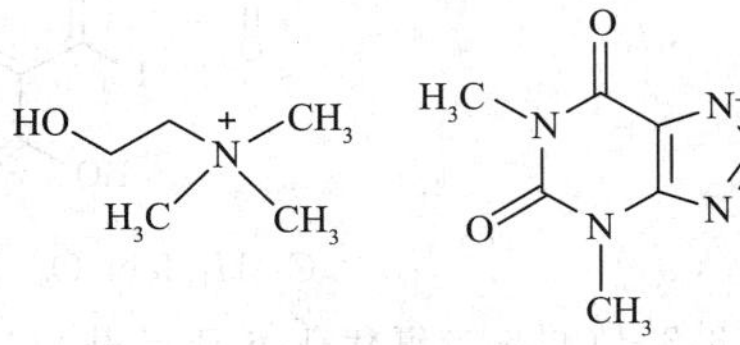

$C_{12}H_{21}N_5O_3$　283.33

化学名：1,3-二甲基-3,7-二氢-1*H*-嘌呤-2,6-二酮 *N*,*N*,*N*-三甲基-2-羟基乙铵盐

Ethanaminium,-hydroxy-*N*,*N*,*N*-trimethyl-,salt with 3,7-dihydro-1,3-dimethyl-1*H*-purine-2,6-dione(1∶1)

英文名：Choline Theophyllinate (INN)；Oxtriphylline

异名：Theophylline Cholinate

CAS号：［4499-40-5］

本品为平滑肌松弛药，系茶碱的胆碱盐。具有强心利尿、扩张血管、松弛支气管平滑肌等作用。可用于心脏性或支气管性哮喘，还可用于心绞痛、心脏性或肾脏性浮肿等。本品的溶解度比氨茶碱大，口服后在胃肠道吸收，血药浓度高于氨茶碱[1]，维持时间长。口服本品750mg，其中约50%以1，3-二甲尿酸、20%以1-甲尿酸和10%以原型排泄。本品因局部刺激引起的恶心、呕吐等症状较轻。

本品由Ladenburg等于1957年首先制得。国内于1962年开始生产。除中国药典(2015)收载外，USP(32)、BP(2013)也有收载，JP未收载。

【制法概要】[2]

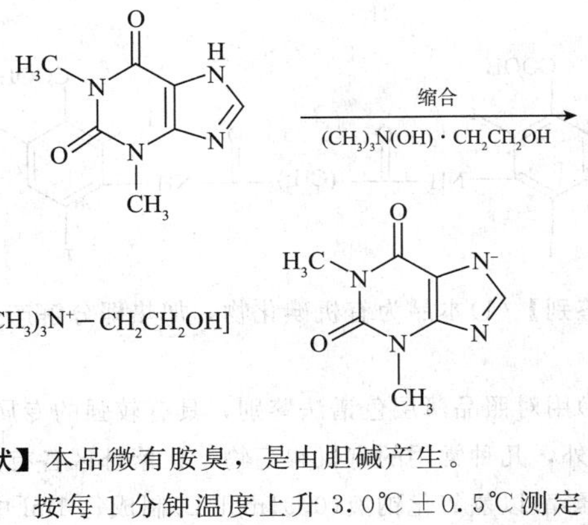

【性状】本品微有胺臭，是由胆碱产生。

熔点　按每1分钟温度上升3.0℃±0.5℃测定，熔点可达187～192℃，如每1分钟上升1.0～1.5℃测定，则熔点偏低。按照BP(2008)规定的方法测定，控制温度每1分钟上升3℃，在熔点低限以下10℃时，放入被测物，当出现弯月面即为熔点，规定熔点范围同中国药典。

【鉴别】(1)本品为茶碱的胆碱盐。茶碱系黄嘌呤衍生物，可以产生紫脲酸铵反应[3]。

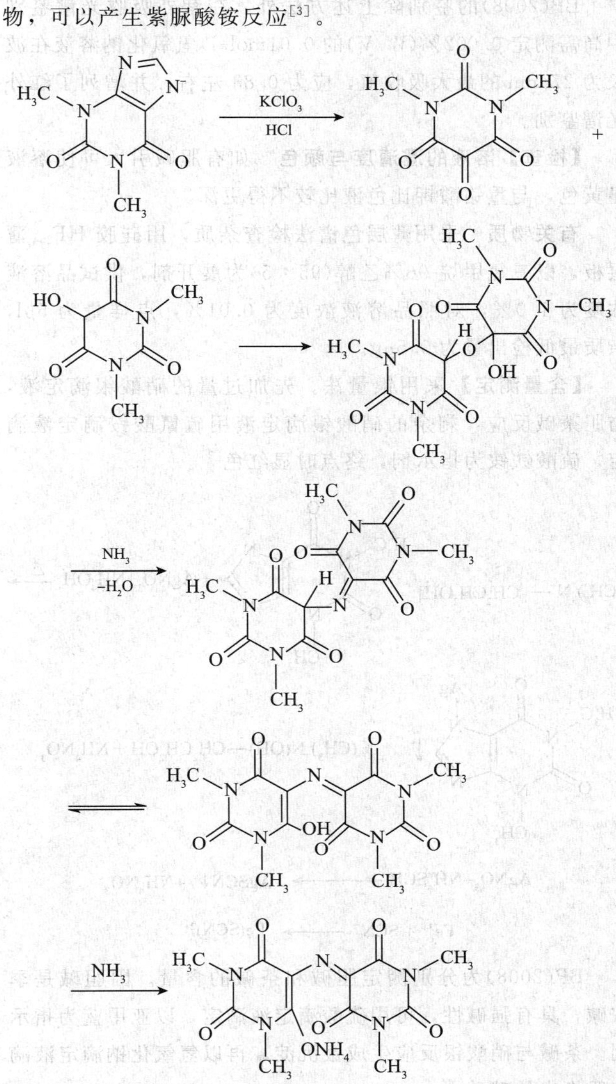

(2)本品加氢氧化钠试液煮沸，即产生三甲胺特臭，系胆碱的降解反应[2]。

$$(CH_3)_3N(OH)-CH_2CH_2OH \xrightarrow{NaOH} CH_3CHO+(CH_3)_3N\uparrow+H_2O$$

(3)取本品溶于氢氧化钠溶液(0.01mol/L)中，在275nm波长处有最大吸收，如以水或乙醇为溶剂时，最大吸收波长则移至272nm(图1)。

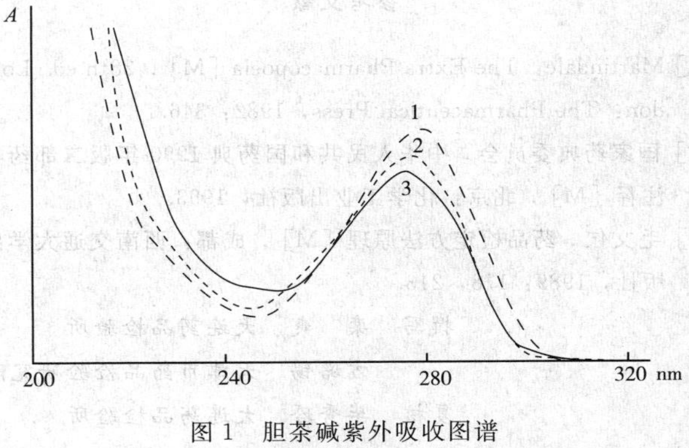

图1　胆茶碱紫外吸收图谱

1. 氢氧化钠溶液(0.01mol/L)为溶剂；2. 乙醇为溶剂；3. 水为溶剂

BP(2008)的鉴别除上述方法外，在紫外吸收光谱鉴别中尚需测定 0.002%(*W*/*V*)的 0.01mol/L 氢氧化钠溶液在波长为 275nm 的最大吸收值，应为 0.83 左右；并增列了红外光谱鉴别。

【检查】溶液的澄清度与颜色 如有胆碱引入可使溶液显黄色，与重铬酸钾比色液比较不得更深。

有关物质 采用薄层色谱法检查杂质，用硅胶 HF_{254} 薄层板，以三氯甲烷-96%乙醇(95∶5)为展开剂，供试品溶液浓度为 1.0%，对照品溶液浓度为 0.01%，点样量为 5μl，杂质最低检出量为 0.5μg。

【含量测定】采用银量法。先加过量的硝酸银滴定液，与胆茶碱反应，剩余的硝酸银滴定液用硫氰酸铵滴定液滴定，硫酸铁铵为指示剂，终点时显红色[2]。

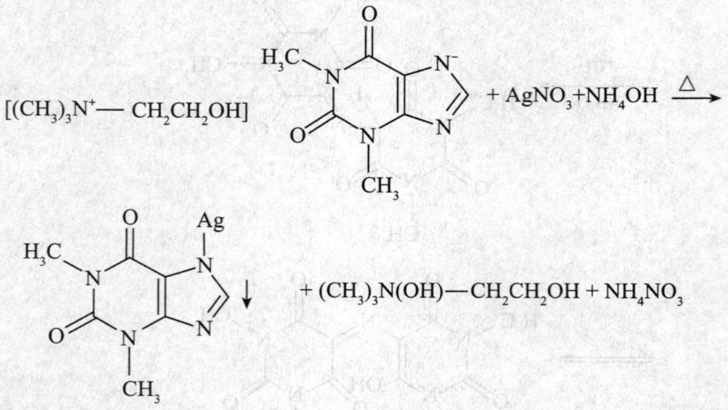

$$AgNO_3 + NH_4SCH \longrightarrow AgSCN\downarrow + NH_4NO_3$$

$$Fe^{3+} + SCN^- \longrightarrow Fe(SCN)^{2+}$$

BP(2008)为分别测定胆碱和茶碱的含量。因胆碱是季铵碱，具有强碱性，可用硫酸滴定液滴定，以亚甲蓝为指示剂。茶碱与硝酸银反应生成银沉淀，再以氢氧化钠滴定液滴定置换出的硝酸[3]。

【制剂】胆茶碱片(Choline Theophyllinate Tablets)

本品为白色片，不宜包糖衣。存放中易发生溶化粘片或变色生霉等现象。赋形剂不能加入碳酸钙，否则会吸附主药，使含量偏低。国外有肠溶衣片，可延缓吸收。

本品含量测定亦采用银量法。

参考文献

[1] Martindale: The Extra Pharmacopoeia [M]. 28th ed. London: The Pharmaceutical Press, 1982: 346.

[2] 国家药典委员会. 中华人民共和国药典 1990 年版二部药典注释 [M]. 北京: 化学工业出版社, 1993.

[3] 毛文仁. 药品检定方法原理 [M]. 成都: 西南交通大学出版社, 1989: 178, 213.

撰写 栾 爽 大连药品检验所

方璐锡 天津市药品检验研究院

复核 毕秀玲 大连药品检验所

胆影酸

Adipiodone

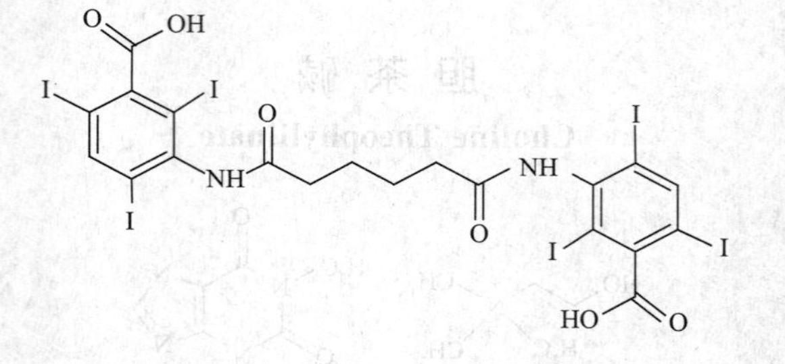

$C_{20}H_{14}I_6N_2O_6$ 1139.76

化学名：3,3′-[(1,6-二氧代-1,6-亚己基)二亚氨基]双[2,4,6-三碘]苯甲酸

benzoic acid, 3,3′-[(1,6-dioxo-1,6-hexanediyl) diimino] bis[2,4,6-triiodo]

英文名：Adipiodone(INN); Iodipamide

CAS 号：[606-17-7]

本品为诊断用药。不单独用于临床，主要供配制胆影葡胺注射液，用于胆囊及胆道造影。本品由 Priewe 等于 1957 年合成，国内于 1962 年开始生产。除中国药典(2015)收载外，USP(33)、JP(15)曾有收载，USP(36)、BP(2013)、Ph. Eur. (7.0)、JP(16)均未收载。

【制法概要】

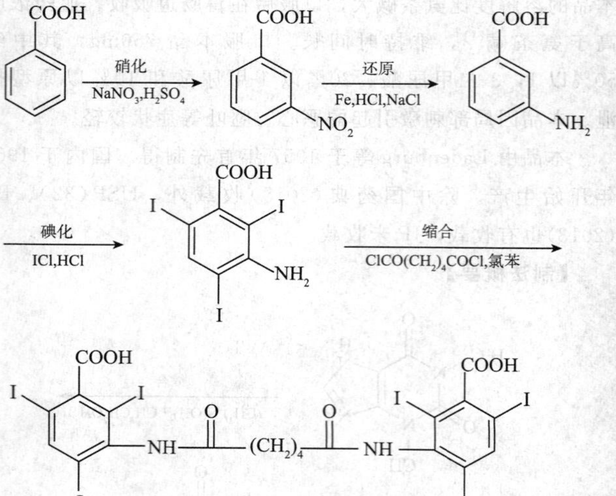

【鉴别】(1)本品为有机碘化物，加热即分解产生紫色碘蒸气。

(2)用对照品薄层色谱法鉴别，具有较强的专属性。

此外，几种常用的有机碘药物，在紫外区各有其特性吸收。胆影酸以氢氧化钠液(0.01mol/L)制成每 1ml 中含 10μg 的溶液，在 237nm 波长处有最大吸收，其吸光度约为 0.62；泛影酸以氢氧化钠液(0.01mol/L)制成每 1ml 中含 10μg 的溶液，在 236nm 波长处有最大吸收，其吸光度约为 0.62；碘番酸以氢氧化钠液(0.01mol/L)制成每 1ml 中含 10μg 的溶液，在 230nm 波长处有最大吸收，其吸光度约为 0.70。由于胆影酸、泛影酸的最大吸收波长和吸光度与碘番酸不同，以此可将碘番酸与胆影酸或泛影酸区分开来，但胆影酸与泛影酸此法则不能区分[1]。

【检查】碱性溶液的澄清度与颜色 本品在直射光下放置 10 日，渐变微黄色，故需控制溶液的颜色。

游离碘 检查在合成工艺过程中引入的碘；此外，有机碘化物受空气、日光和温度影响亦能析出游离碘。

卤化物 检查合成工艺过程中使用的一氯化碘，以及碘代反应中生成的氯化氢等。

碘化物 由碘代反应时所用的试剂引入。取卤化物项下的溶液，用过氧化氢试液氧化，使碘离子生成碘，在三氯甲烷中显色。

氨基化合物 利用重氮化、偶合反应检查合成工艺过程中的中间体间氨基苯甲酸及其三碘化合物。

铁盐 工艺中用铁还原硝基时引入。

【含量测定】中国药典(2015)与 USP(33)均采用银量法。本品加氢氧化钠试液与锌加热还原、分解，生成碘化物，加冰醋酸，用硝酸银滴定液(0.1mol/L)滴定，以曙红钠为指示剂，终点时微过量的银离子被碘化银吸附而使沉淀带正电荷，从而吸附指示剂阴离子，使黄色沉淀变成绿色为终点。

【制剂】胆影葡胺注射液(Meglumine Adipiodone Injection)

本品为诊断用药。用于胆囊及胆道造影。静脉注入后 20 分钟，胆道开始显影，45～90 分钟显影最佳。2～2.5 小时后，胆囊中浓度达最高[2]。本品不良反应较少见，静内注射可能有短暂的烧灼感，偶可出现烦躁不安，周身发热感觉，上腹压迫感以及恶心等症状，这些不良反应多于注药后不久即消失。缓慢注射，可能减少不良反应出现的概率[2]。除中国药典(2015)收载外，在 USP(33)、BP(2010)中亦有收载。

制法概要 本品为 1 份胆影酸与 2 份葡甲胺制成的灭菌水溶液。

鉴别 (1)本品为有机碘化物，加热即分解产生紫色碘蒸气。

(2)本品含葡甲胺，加三氯化铁试液与 20%氢氧化钠溶液，即生成 $Fe(OH)_3$ 棕红色沉淀，随即配位化合使沉淀溶解，形成棕红色溶液[3]。

(3)用胆影酸对照品薄层色谱法鉴别，具有较强的专属性。

检查 颜色、游离碘、碘化物增订理由同原料药。

热原 本品为灭菌水溶液，控制生产原料和生成过程中带入的热原，剂量按家兔体重每 1kg 缓慢注射 3ml；BP(2010)剂量则是按家兔体重每 1kg 注射 1.25g 的胆影葡胺。

参考文献

[1] 中华人民共和国卫生部药典委员会．中华人民共和国药典 1990 年版二部药典注释［M］．北京：化学工业出版社，1993：452.

[2] 国家药典委员．中华人民共和国药典临床用药须知・化学药和生物制品卷［M］．北京：人民卫生出版社，2005：430.

[3] 中华人民共和国卫生部药典委员会．中华人民共和国药典 1990 年版二部药典注释［M］．北京：化学工业出版社，1993：735.

撰写 张培棣 上海市食品药品检验所

徐创莉 陈赞民 海南省药品检验所

复核 鲁秋红 海南省药品检验所

亮氨酸

Leucine

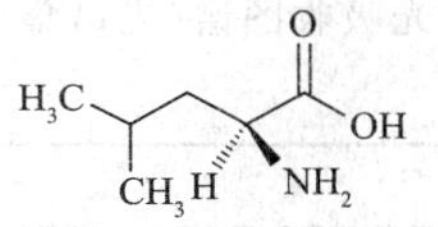

$C_6H_{13}NO_2$　131.17

化学名：L-2-氨基-4-甲基戊酸

L-2-amino-4-methylpentanoic acid

CAS 号：［61-90-5］

本品为支链氨基酸，是人体必需的 8 种氨基酸之一，是骨骼肌与心肌中唯一可调节蛋白质周转的氨基酸，能促进骨骼肌蛋白质的合成[1-3]。含有丰富支链氨基酸(缬氨酸、亮氨酸、异亮氨酸)的溶液对纠正肝性脑病患者的氮平衡，改善患者的肝功能损害和蛋白营养不良是非常有效的[4]。常用于纠正血中支链氨基酸和芳香族氨基酸的比值，可预防和治疗各种原因引起的肝性脑病、重症肝炎以及肝硬化、慢性迁延性肝炎、慢性活动性肝炎等引起的氨基酸代谢紊乱[5]。

L-亮氨酸是在 1819 年首先从奶酪中分离出来的，后从肌肉与羊毛的酸水解物中得到其结晶，并定名为亮氨酸[6]。除中国药典(2015)有收载外，BP(2013)、Ph. Eur. (7.0)、USP(36)均有收载。

【制法概要】L-亮氨酸的生产方法有蛋白水解提取法、化学合成、添加前体发酵法、直接发酵法等。目前常用的是蛋白水解提取法和发酵法。

水解法：采用蛋白水解提取、树脂吸附、分离、再浓缩精制而成。

直接发酵法：常用的原料为甘蔗或甜菜制糖后的废糖蜜、淀粉水解液等廉价糖质原料。直接发酵生产亮氨酸，L-亮氨酸的生物合成途径从丙酮酸开始，丙酮酸在乙酰羟基酸合成酶的催化下，与来源于丙酮酸的活性乙醛基缩和形成 α-乙醛乳酸，α-乙醛乳酸在二羟酸还原异构酶催化下发生甲基自动位移形成 α，β-二羟基异戊酸。该产物经二羧酸脱水酶催化脱水后形成 α-酮基异戊酸。α-酮基异戊酸在 α-异丙基苹果酸合成酶的作用下，接受由乙酰 CoA 转来的酰基形成 α-异丙基苹果酸。α-异丙基苹果酸在 α-异丙基苹果酸异构酶作用下形成 β-异丙基苹果酸，再经以 NAD 为辅助因子的 β-异丙基苹果酸脱氢酶作用形成 α-酮基异己酸。α-酮基异己酸由支链氨基酸转氨酶催化与谷氨酸转氢形成 L-亮氨酸。

【性状】熔点 本品加热到 145～148℃时升华，293～295℃时分解。中国药典(2015)未收载此项目。

比旋度 本品具旋光性，中国药典(2005)规定用 6mol/L盐酸溶液制得的浓度为 40mg/ml 的本品溶液比旋度为＋14.5°至＋16.0°。中国药典(2010)修订为＋14.9°至＋16.0°，与日本味之素企业标准［AJI(97)］一致。BP(2013)、Ph. Eur.(7.0)规定为＋14.5°至＋16.5°，USP(36)规定为＋14.9°至＋17.3°。中国药典(2015)未作修订。

【鉴别】(1)采用薄层色谱法，使供试品与对照品进行比较，所显主斑点的位置和颜色应相同。方法详见其他氨基酸检查项。此为中国药典(2010)新增项目，中国药典(2015)未作修订。

(2)本品的红外光吸收图谱(光谱集 987 图)显示的主要特征吸收如下。

特征谱带(cm^{-1})	归属	
3100～2500	胺盐	$\nu_{\overset{+}{N}H_3}$
1610，1515	胺盐	$\delta_{\overset{+}{N}H_3}$
1583，1410	羧酸离子	$\nu_{CO_2^-}$

【检查】酸度 中国药典(2015)规定酸度为 5.5～6.5，与 AJI(97)一致。本品在水中略溶，操作时需要加热溶解放冷后测定。USP(36)规定酸度为 5.5～7.0。

溶液的透光率 此项检查为控制溶液的澄清度和颜色。操作时，需要加热溶解放冷后测定。规定 430nm 波长处的透光率不得低于 98.0%，与 AJI(97)一致。BP(2013)采用比色法，取 0.5g 本品溶于 1mol/L 盐酸溶液 10ml 中与标准黄绿色 6 号(BY_6)比色液比较，不得更深。

氯化物 控制在生产中加入盐酸调节 pH 值和离子交换柱洗脱时引入的氯离子，采用比浊法测定。中国药典(2015)限度为 0.02%，与 BP(2013)、AJI(97)一致。USP(36)限度为 0.05%。

硫酸盐 控制硫酸根离子的残留量，采用与比浊法测定。中国药典(2015)限度为 0.02%，与 AJI(97)一致。BP(2013)、USP(36)限度为 0.03%。

铵盐 控制在生产中加入氨水调节 pH 值和离子交换柱洗脱时引入的铵离子，采用比浊法检查。中国药典(2015)限度为 0.02%，与 BP(2013)、AJI(97)一致。

其他氨基酸 采用薄层色谱法进行检查。

本品极性大，采用硅胶 G 薄层色谱检查。展开剂为正丁醇-水-冰醋酸(3∶1∶1)。采用茚三酮作为显色剂。

中国药典(2010)增加了系统适用性试验。要求浓度为 0.1mg/ml(相当于供试品溶液的 0.5%)的对照溶液应显一明显斑点。参考 BP(2009)采用缬氨酸作为特殊杂质用于考察系统适应性，要求浓度均为 0.4mg/ml 的异亮氨酸和缬氨酸混合溶液应显两个完全分离的斑点，否则试验无效。本品点样量为 5μl，样品最低检出限约为 0.4μg。中国药典(2015)未作修订。见图 1。

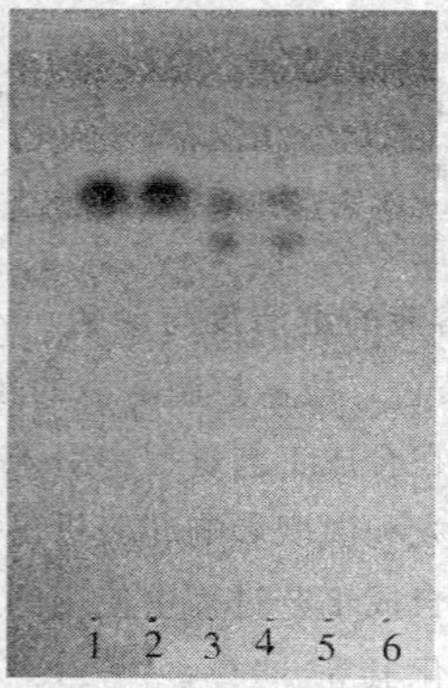

图 1 亮氨酸最低检出限薄层色谱图

1. 异亮氨酸(20μg)；2. 亮氨酸(20μg)；3. 异亮氨酸和缬氨酸混合溶液(0.4μg)；4. 亮氨酸和缬氨酸混合溶液(0.4μg)；5. 缬氨酸(未检出，0.2μg)；6. 缬氨酸(未检出，0.12μg)

干燥失重 中国药典(2015)规定 105℃干燥 3 小时，减失重量不得过 0.2%。USP(36)限度为 0.3%，BP(2013)限度为 0.5%。

铁盐 控制在发酵或水解生产中使用了不锈钢反应釜或管路引入的铁离子。中国药典(2015)规定限度为 0.001%，与 BP(2013)、AJI(97)一致。USP(36)规定限度为 0.003%。

细菌内毒素 在复方氨基酸中本品临床每小时用药最大剂量是静脉滴注每千克体重约 33mg(按复方氨基酸注射液处方中最大用量和滴注用量估计)，内毒素计算限值约为 151EU/g。中国药典(2000)热原检查限值为 0.2g/kg。中国药典(2015)规定本品细菌内毒素限值为 25EU/g，与内毒素计算值比较，安全系数为 6，并与热原标准相当。

【含量测定】采用非水滴定测定法，加甲酸是为了增加溶解度和提高非水溶剂提供质子的能力增加亮氨酸的碱性。亮氨酸只有 1 个氨基，因此滴定度为每 1ml 高氯酸滴定液(0.1mol/L)相当于 13.12mg 的 $C_6H_{13}NO_2$。

参考文献

[1] Mortimore Glenn E, Reeta Pösö A, Bernard R. Lardeux. Mechanism and regulation of protein degradation in liver [J]. Diabetes/Metabolism Research and Reviews, 1989, 5 (1): 49.

[2] Tischler M E. Is regulation of proteolysis associated with redox-state changes in rat skeletal muscle [J]. Biochem J, 1980, 192(3): 963-966.

[3] Garlick Peter J. The Role of Leucine in the Regulation of Protein Metabolism [J]. J Nutr, 2005, 135: 1553S-1556S.

[4] Fischer JE, Rosen HM, Ebeid AM, et al. The effect of normalization of plasma amino acids on hepatic encephalopathy in man [J]. Surgery, 1976, 80(1): 77-91.

[5] 国家药典委员会. 中华人民共和国药典临床用药须知·化学药和生物制品卷 [M]. 2005 年版. 北京: 人民卫生出版社, 2005: 770.

[6] 刘建军，赵祥颖，田延军，等. L-亮氨酸的性质、生产及应

用[J]. 山东食品发酵，2005，1：3-6.

撰写　郭鹏程　湖北省药品监督检验研究院
复核　姜　红　湖北省药品监督检验研究院

度米芬

Domiphen Bromide

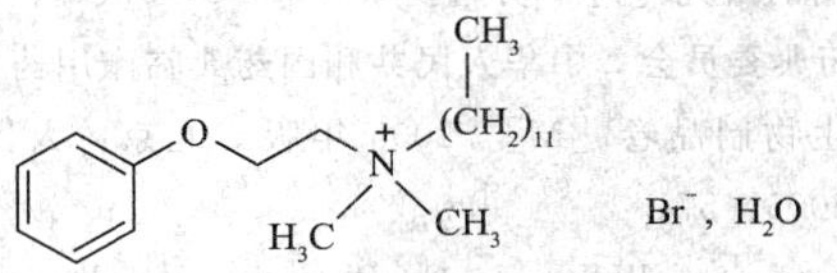

$C_{22}H_{40}BrNO \cdot H_2O$　432.49

化学名：溴化 *N*,*N*-二甲基-*N*-(2-苯氧乙基)-1-十二烷铵一水合物

N，*N*-dimethyl-*N*-(2-phenoxyethyl)-1-dodecanaminium bromide monohydrate

英文名：Domiphen Bromide (INN)

异名：杜灭芬，消毒宁，Bradosol Bromide[1]

CAS 号：[538-71-6]

本品为消毒防腐药，属季铵盐类阳离子表面活性剂，其杀菌强度中等，对革兰阳性、阴性菌如葡萄球菌、链球菌、大肠埃希菌、白色念珠菌以及真菌和某些病毒有抑制作用[2]，作用比苯扎溴铵稍强，消毒能力为苯酚的 343.4 倍[3]。本品具有广谱、高效的特点，对革兰阳性菌的杀灭作用比对革兰阴性菌强，但不能有效杀灭结核杆菌，更不能有效杀灭细菌芽孢[4]。其杀菌能力受环境影响，在中性或弱碱性溶液中效果最佳；遇碘酊、酸性有机物质、肥皂或其他阴离子表面活性剂则效力下降或失效。本品 0.1%～1.0% 的水溶液用于皮肤消毒、创伤和烧伤感染的消毒等；含片用于口腔和咽喉的轻度感染[5]。

本品于 1950 年由瑞士汽巴制药公司(CIBA Pharmaceutical Products Inc)首先生产[6]，国内 1959 年开始生产。除中国药典(2015)收载外，BP(2013)收载其无水物。

【制法概要】[7]

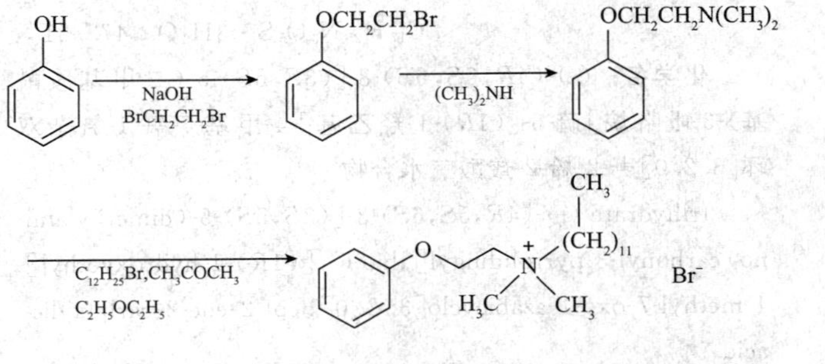

1-溴十二烷的制备：

$$CH_3(CH_2)_{10}CH_2OH \xrightarrow[HBr,\ H_2SO_4]{溴化} CH_3(CH_2)_{10}CH_2Br$$

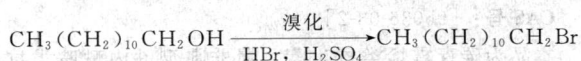

【性状】本品系表面活性剂，故振摇其水溶液则发生泡沫。在不同的条件下，度米芬可以无水物或水合物的形式存在。无水物的引湿性较强，迅速吸收环境中的水分生成含水量约为 4.2% 的含水物。经 DSC 和 TG 证实，此含水物有失水吸热峰，相应温区的热失重与费休氏法测定水分结果基本一致。按理论值计算应为含有 1 分子结晶水的水合物。X 射线衍射图谱显示，无水物和水合物均为有序晶格排列，但衍射峰位和强度有显著差异，证实二者具有不同晶型。如将水合物脱水或无水物重水合，其衍射谱随之互变，且无水物不稳定，在一定条件下即吸水形成稳定的水合物。

熔点　本品在 80℃ 减压干燥 5 小时，熔点为 108～118℃，其无水物的引湿性较强，迅速吸收环境中水分转变为一水化合物，故干燥后应立即测定。BP(2013)收载度米芬无水物，规定熔点为 106～116℃。

【鉴别】(1) 此反应为阳离子表面活性剂的共性反应，度米芬与曙红钠通过静电作用、范德华力、疏水作用以及电荷转移作用形成离子对化合物，溶液颜色明显改变，溶液的紫外吸收光谱最大吸收波长发生红移[8]，目视显鲜明的桃红色。

(2) 本品的红外光吸收图谱(光谱集 299 图)显示的主要特征吸收如下[9]。

特征谱带(cm^{-1})	归属	
3070，3010	苯环	ν_{C-H}
1600，1590，1500，1455	苯环	$\nu_{C=C}$
1230	芳醚	$\nu_{C=O}$
750	单取代苯	γ_{5H}
686	苯环	$\delta_{环}$

(3)本品为季铵盐的溴化物，Br^- 可解离在水中，无需破坏可直接反应。本品与稀硝酸作用生成硝酸盐的白色沉淀，可溶解于乙醇中；滤液显溴化物的反应。

【检查】酸度　取本品 0.20g，加水 20ml 溶解，pH 值应为 5.0～7.0。BP(2013)采用溴麝香草酚蓝指示剂法。经试验指示剂法与电位法测定 pH 值结果差异较大，且采用不同指示剂测定结果也各不相同，其原因可能是本品与某些指示剂生成离子对化合物，使呈现的颜色不能正确地反映酸碱度，因此中国药典(2015)采用电位法测定 pH 值。

非季铵类物质　本品生产过程中可能引入非季铵类物质，影响本品纯度，因此有必要加以控制。采用与含量测定相同的碘酸钾滴定法。供试品溶液中，精密加入已知浓度的过量碘化钾溶液，在碱性条件下，季铵盐与碘化钾形成离子对化合物可被三氯甲烷萃取除去，剩余的碘化钾用碘酸钾法滴定，而长链烷基二甲基叔胺盐酸盐转化为叔碱，不和碘化钾作用；另一份供试品中，精密加入已知浓度的过量的碘化钾溶液，在酸性条件下，则季铵盐与非季铵盐叔胺杂质均与碘化钾形成离子对化合物，可被三氯甲烷萃取除去，过量的碘化钾用碘酸钾法滴定。计算每 1g 度米芬在两项滴定消耗的碘酸钾滴定液(0.05mol/L)体积之差，不得大于 0.5ml，可控制非季铵类物质的量在 2% 以内。BP(2013)采用的方法及限度与中国药典(2015)相同。

干燥失重 本品为一水合物，其理论含水量为4.16%，加上部分吸附水，故限度定为不得过5.0%。BP(2013)收载无水物，规定在70℃减压干燥至恒重，减失重量不得过1.0%。

【含量测定】 采用碘酸钾滴定法。本品在一定的pH值条件下与碘化钾定量的结合为离子对化合物，此离子对化合物易溶于有机溶剂（如三氯甲烷），采用三氯甲烷萃取分离后，水溶液中过量的碘化钾在盐酸强酸性溶液中用碘酸钾滴定生成稳定的氯化碘。碘酸钾是比较稳定的强氧化剂，在盐酸强酸性溶液中，将碘化钾氧化生成游离碘，其自身被还原为碘离子，碘离子继续与碘酸钾作用亦被氧化为游离碘，游离碘继而被氧化为一价正离子，与过量的盐酸生成氯化碘。碘和氯化碘在水溶液中均为棕黄色，但碘在三氯甲烷中呈红色，本法滴定终点的判定即利用此点。在溶液中加入三氯甲烷2ml，并在滴定过程中剧烈振摇以使水层与三氯甲烷层经常达到平衡，当碘完全被氧化生成氯化碘时，三氯甲烷层内红色立即消失，是为终点。测定时随行空白溶液，消耗碘酸钾滴定液的体积减去供试品溶液所耗体积的差值，计算即得[10]。BP(2013)含量测定亦采用碘酸钾滴定法。

【制剂】 中国药典(2015)收载了度米芬滴丸，BP(2013)仅收载度米芬原料。

度米芬滴丸(Domiphen Bromide Pills)

本品为白色或微黄色球形滴丸，规格为20mg，辅料除纯化水外，仅使用二甲硅油作冷凝液。

含量测定 采用高效液相色谱法，用SCX强阳离子交换色谱柱，测定波长274nm，柱温35℃（图1）。定量线性范围为0.25～4.0mg/ml，回归方程 $y=10^9x+88083$，相关系数 $r=0.9999$；检测限为3.3μg/ml，定量限为11μg/ml；重复性试验RSD=0.99%($n=6$)；方法回收率为100.30%($n=9$)，RSD=1.40%；辅料无干扰。因使用的度米芬对照品($C_{22}H_{40}BrNO$)系无水物，且需经干燥处理，用该对照品计算所得的是无水度米芬的含量，因此需乘以系数1.0434得到度米芬一水合物($C_{22}H_{40}BrNO·H_2O$)的含量。

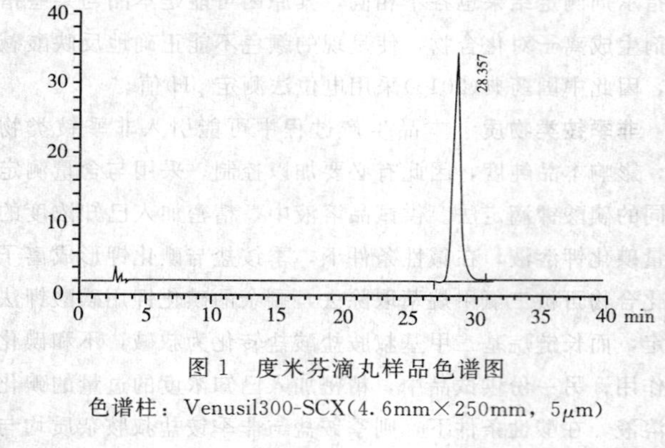

图1 度米芬滴丸样品色谱图

色谱柱：Venusil300-SCX(4.6mm×250mm，5μm)

参考文献

[1] 新编药物实用全书编委会．新编药物实用全书［M］．北京：中国中医药出版社，1998：892.

[2] F C Kull，P C Eisman，H D Sylwestrowicz，et al. Mixtures of Quaternary Ammonium Compounds and Long-chain Fatty Acids as Antifungal Agents［J］．Applied and Environmental Microbiology，1961，9(6)：538-541.

[3] Eisman P C，M Rodbart，F C Kull，et al. Bacteriostatic and bactericidal properties of betaphenoxy-ethyl-dimethyl-dodecyl-ammonium bromide andas a skin and instrument disinfectant［J］．Federation Proc，1947，6：327.

[4] 左志文，刘向峰，王建华，等．邻苯二甲醛与度米芬协同杀菌作用的研究［J］．齐鲁药事，2008，27(4)：245-249.

[5] 国家药典委员会．中华人民共和国药典临床用药须知·化学药和生物制品卷［M］．2005年版．北京：人民卫生出版社，2005：571.

[6] M Hartmann，W Bosshard. Phenoxyethyl-dimethyl-dodecyl-ammonium halides：USA 2581336［P］．1952-1-8.

[7] 上海医药工业研究院技术情报站．有机药物合成手册［M］．［出版者不详］，1976：254.

[8] 秦宗会，谭蓉．曙红Y分光光度法测定阳离子表面活性剂及其机理研究［J］．分析试验室，2006，25(10)：110-114.

[9] 朱明华．仪器分析［M］．2版．北京：高等教育出版社，1995：366.

[10] 安登魁．药物分析［M］．济南：济南出版社，1992：654.

撰写 杨 林 李秀梅 蔡景蓉 詹世琴

重庆市食品药品检验检测研究院

复核 罗 萍 重庆市食品药品检验检测研究院

美罗培南

Meropenem

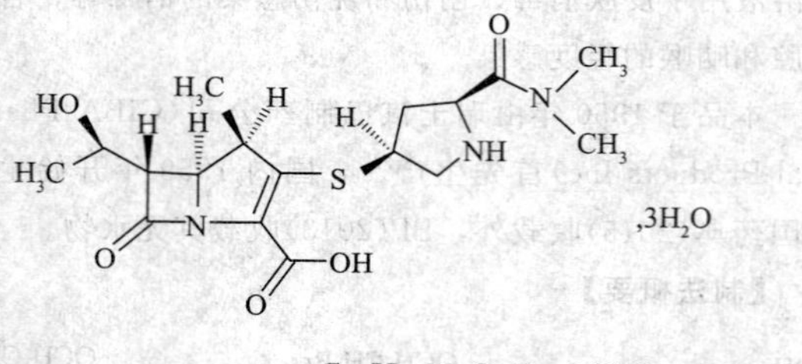

$C_{17}H_{25}N_3O_5S·3H_2O$ 473.51

化学名： (-)-(4*R*,5*S*,6*S*)-3-[(3*S*,5*S*)-5-(二甲基胺酰基)-3-吡咯烷]硫-6-[(1*R*)-1-羟乙基]-4-甲基-7-氧-1-氮杂双环[3.2.0]庚-2-烯-2-羧酸三水合物

trihydrate (-)-(4*R*,5*S*,6*S*)-3-[(3*S*,5*S*)-5-(dimethylamino) carbonyl-3-pyrrolidingyl] thio-6-[(1*R*)-1-hydroxyethyl]-4-methyl-7-oxo-1-azabicyclo[3.2.0]hept-2-ene-2-carboxylic acid

英文名： Meropenem(INN)

CAS号： [96036-03-2]

本品为碳青霉烯类抗生素，属非典型β-内酰胺类抗生素。本品通过干扰细菌细胞壁的合成而起到抑菌、杀菌作

用，具有较强的细菌细胞膜穿透性能，通过细胞膜微孔的扩散速度较快，并能与细菌细胞内所有的青霉素结合蛋白(PBPs)结合，具有较强亲合力，同时对β-内酰胺酶和人体脱氢肽酶-1稳定[1]。

本品对革兰阳性菌、革兰阴性菌、厌氧菌具有强力、广谱的抗菌活性，尤其对产β-内酰胺酶的耐药菌株和铜绿假单胞菌等葡萄糖非发酵革兰阴性杆菌具有较强抗菌活性，同时具有较强的抗菌后效应(PAE)。临床主要用于由单一或多种敏感菌引起的成人和儿童脑膜炎、肺炎、泌尿系统感染、腹部感染、皮肤软组织感染、败血症等[2-4]。

本品为静脉给药，静脉输注5分钟内达到血药峰浓度，并易于透入各种组织和体液中达到有效浓度，包括心瓣膜、肺组织、骨髓、脑脊液、腹腔内渗出液和支气管分泌物等。肾功能正常者血浆半衰期约为1小时，进入体内的本品以原型经肾脏排出，并经肾小管部分重吸收，给药后12小时约70%的本品以原型由尿中排出，在血浆和尿液中未见蓄积；本品仅有少量通过胆汁由粪便排泄，对胃肠道正常菌群无影响[5]。

本品未见明显肾毒性，但合用丙磺舒类药物和肾功能障碍者可使血药浓度增加，血浆半衰期延长；具有血管刺激性，长期使用可见注射部位静脉炎；偶有胃肠道反应、可逆性粒细胞减少、头痛等不良反应[6]。

本品于20世纪80年代中期由日本住友制药有限公司首先研发成功，随后住友公司与美国Zeneca公司合作共同开发世界市场，1994年首先在意大利上市使用，之后迅速在欧洲和美洲的大部分国家上市和使用。我国于1997年起开始本品的仿制研发，2000年末国产原料及制剂正式登陆国内药品市场。

除中国药典(2015)收载外，USP(36)、JP(16)和日抗基(2000)均有收载。

【制法概要】本品为全合成抗生素，其合成分为侧链部分、碳青霉烯双环母核部分及缩合部分，可按下述工艺进行制备，均采用溶媒结晶工艺制备中间产物和最终产品。

1. 侧链部分

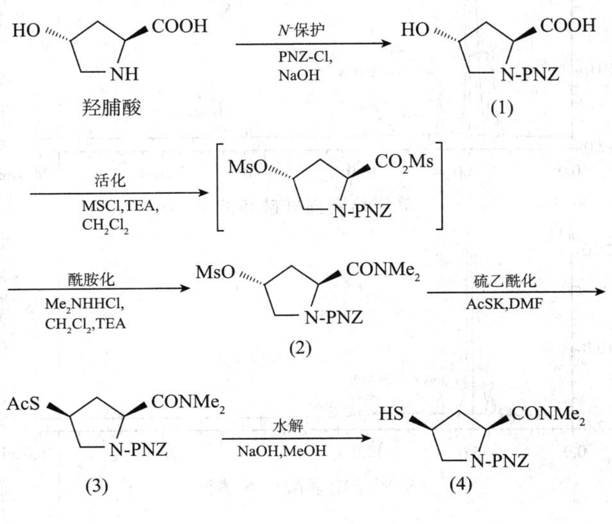

2. 碳青霉烯双环母核部分

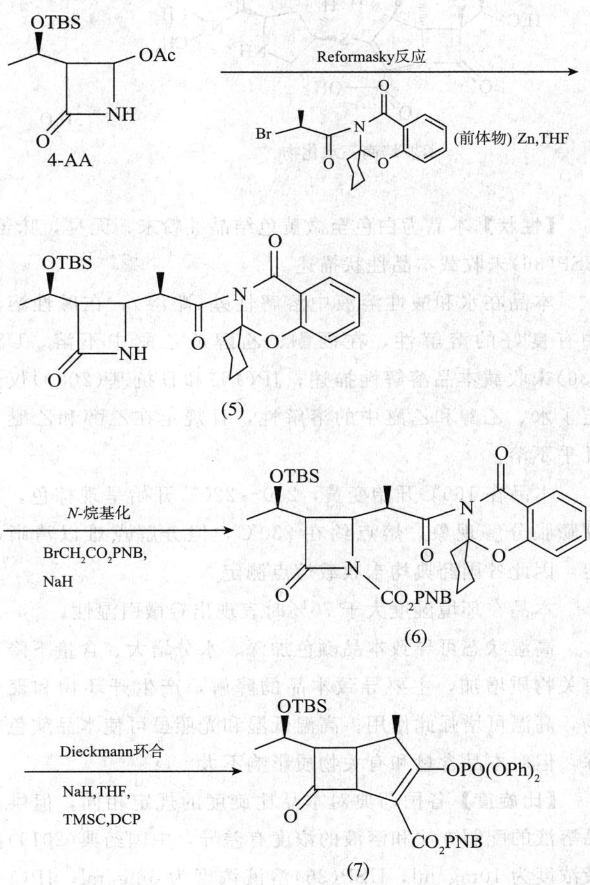

3. 缩合部分

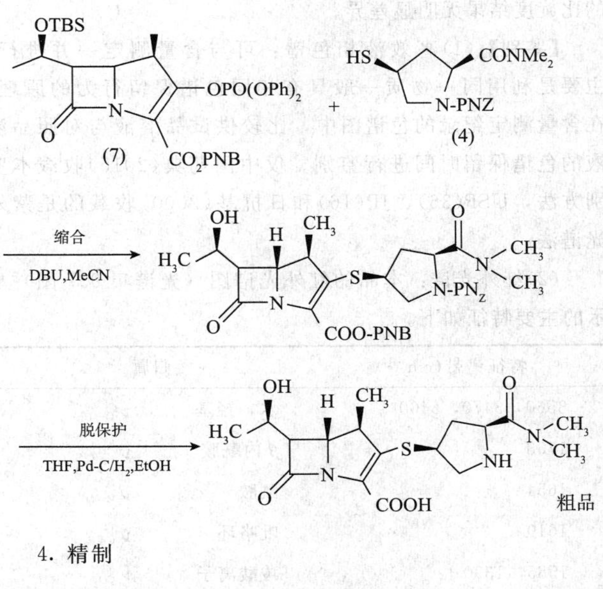

4. 精制

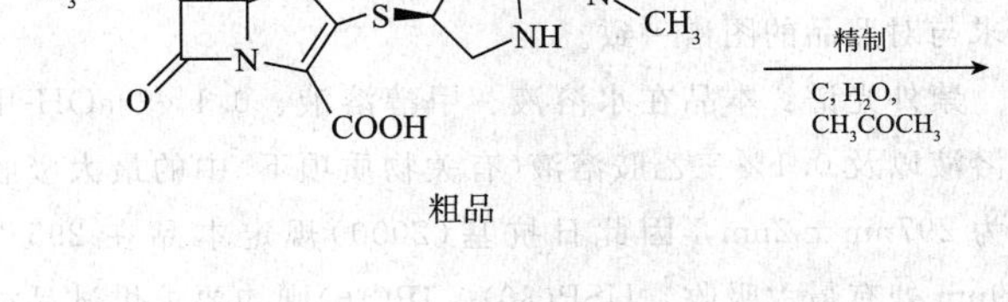

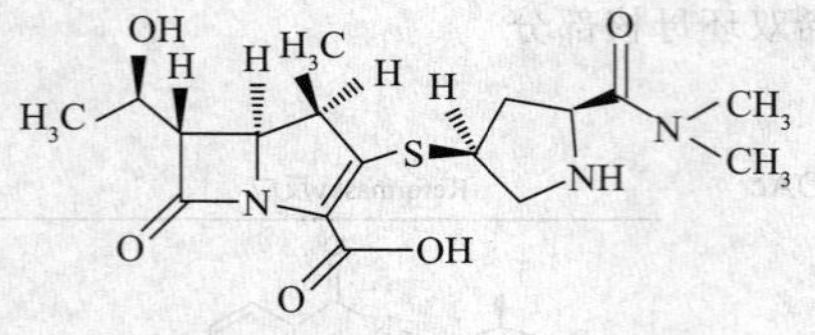

, $3H_2O$

美罗培南三水化物

【性状】本品为白色至微黄色结晶性粉末；无臭，味苦。USP(36)未收载本品性状描述。

本品在水和酸性溶液中溶解性差（略溶），在碱性溶液中有良好的溶解性，在丙酮、乙醇或乙醚中不溶。USP(36)未收载本品溶解性描述；JP(16)和日抗基(2000)仅规定了水、乙醇和乙醚中的溶解性，且规定在乙醇和乙醚为几乎不溶。

本品在160℃开始变黄，210～220℃开始呈现棕色，出现膨胀分解现象，熔点约在230℃，但分解点难以清晰确定，因此各国药典均未收载熔点测定。

本品在环境湿度大于70%时表现出轻微引湿性。

高湿状态可导致本品颜色加深、水分增大、含量下降和有关物质增加，主要导致本品的降解，产生开环物和聚合物，高温可增强此作用；高温低湿和光照虽可使本品颜色加深，但对本品含量和有关物质影响不大。

【比旋度】各国药典对本品比旋度的规定相同，但供试品溶液的配制方法和溶液的浓度有差异，中国药典(2015)溶液浓度为10mg/ml，USP(36)溶液浓度为5mg/ml，JP(16)溶液浓度为4.4mg /ml(以无水物计算)。不同浓度溶液测得的比旋度结果无明显差异。

【鉴别】(1)高效液相色谱：可与含量测定一并进行，主要是利用同一物质一般具有相同色谱保留行为的原理，在含量测定纪录的色谱图中，比较供试品溶液与对照品溶液的色谱保留时间进行鉴别。仅中国药典(2015)收载本鉴别方法，USP(36)、JP(16)和日抗基(2000)收载的是紫外光谱法。

(2)红外光谱：本品的红外光谱图（光谱集997图）显示的主要特征如下。

特征谱带(cm^{-1})	归属	
3560，3470，3400	水，羟基	ν_{O-H}
1753	β-内酰胺	$\nu_{C=O}$
1654	酰胺	$\nu_{C=O}$
1610	吡咯环	$\nu_{C=C}$
1585，1390	羧酸离子	$\nu_{CO_2^-}$

各国药典均收载此项鉴别，但除中国药典(2015)外，均要求与对照品的图谱一致。

紫外光谱：本品在水溶液、甲醇溶液、0.1%NaOH-甲醇溶液以及0.1%三乙胺溶液(有关物质项下)中的最大吸收均为297nm±2nm，因此日抗基(2000)规定本品在295～299nm处有最大吸收，USP(36)、JP(16)则均要求供试品溶液与对照品溶液在相同波长处的吸收度或吸收度的比值相似。

本品的水溶液在297nm波长处的吸收系数为275(图1)。

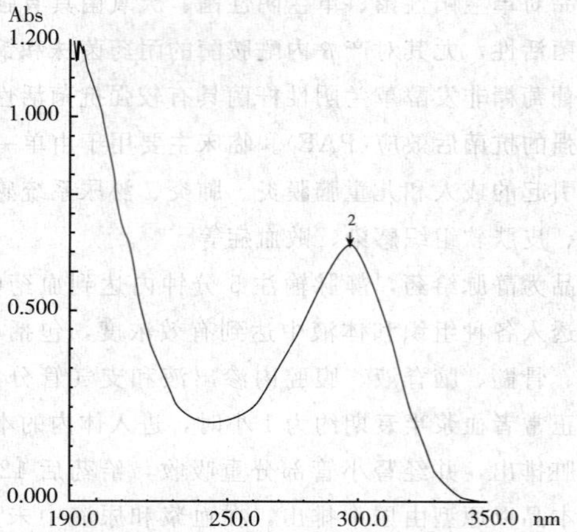

图1　美罗培南在0.1%三乙胺溶液中的紫外吸收图

【检查】结晶性　本品为经溶媒结晶工艺制得，X-衍射表明本品为同一晶型的结晶性产品，未见多晶型现象，偏光显微镜下较清晰可见双折射和消光位现象。

酸度　本品对酸碱不稳定，其水溶液的pH值应保持在适宜的范围，以减少降解和开环物的产生。

溶液的澄清度与颜色　高温、光照等多种因素可导致本品颜色加深和降解，且本品为供直接分装制成注射用制剂的原料药。由于本品水溶性较差，因此采用碳酸钠为助溶剂，在保证样品能够全部溶解的前提下，结合制剂中的助溶剂所占的比例，经试验确定采用澄清的2%碳酸钠溶液。碳酸钠溶液应使用较高纯度如AR或注射用级别试剂，用水进行配制，以保证溶剂的澄清无色。

有关物质　破坏试验表明本品在强酸和强碱条件下，在高温高湿状态下均产生十分明显的降解和杂质增加，光照和氧化也可使本品产生不同程度的降解和杂质的增加(图2)。

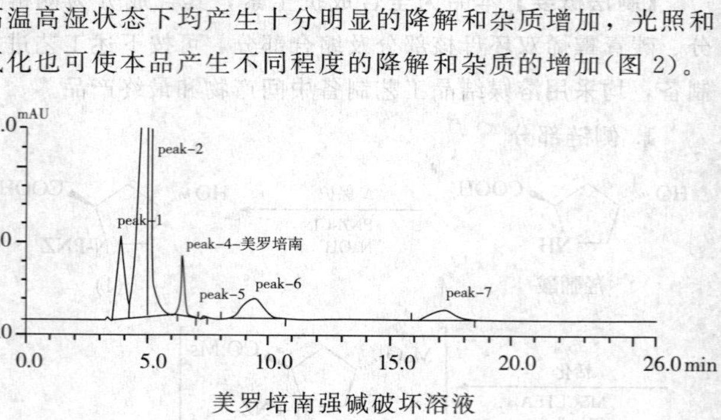

美罗培南强碱破坏溶液

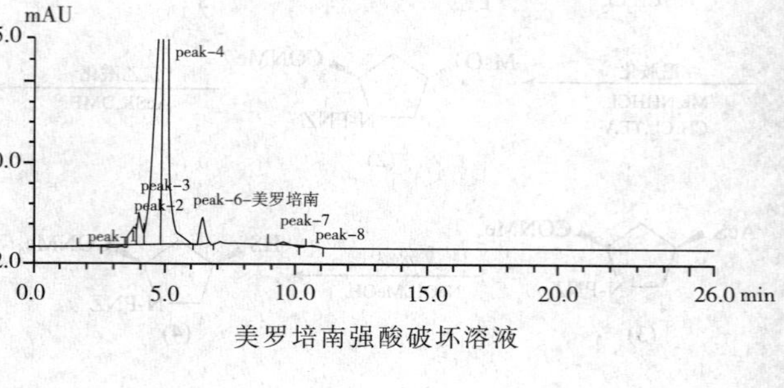

美罗培南强酸破坏溶液

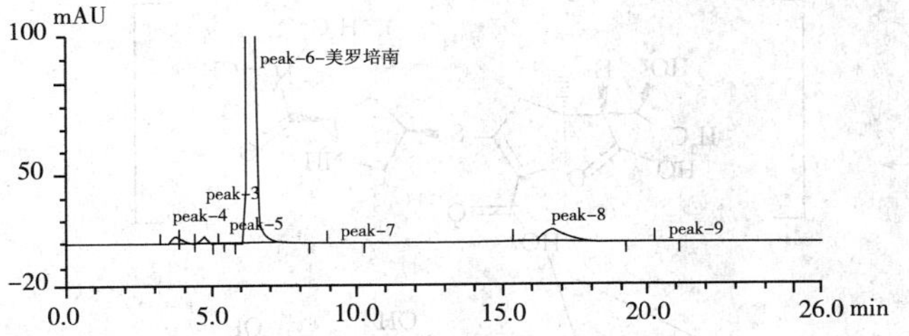

美罗培南强紫外照射 24 小时

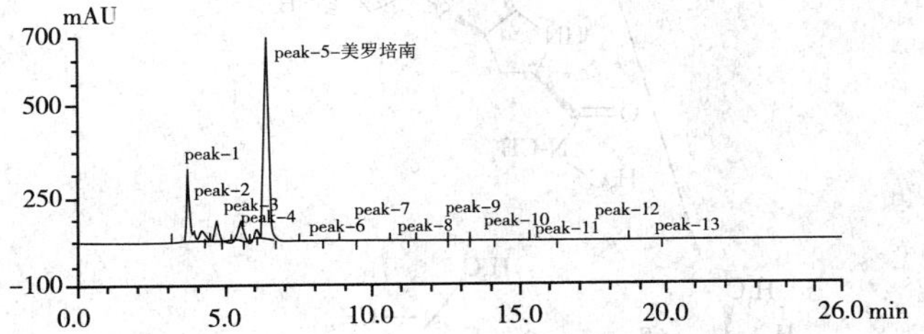

美罗培南氧化破坏溶液

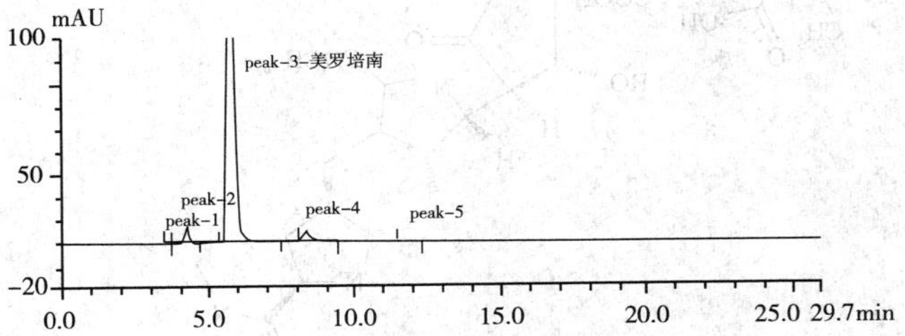

美罗培南 80℃加热 24 小时

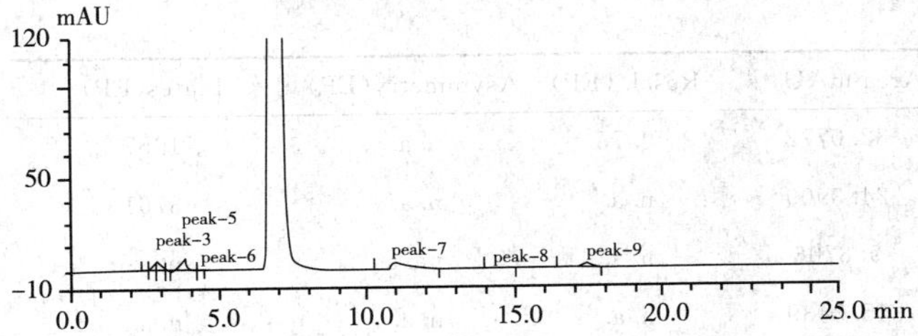

美罗培南有关物质色谱图

图 2

经凝胶色谱法、反相色谱法和 HPLC-MS 等方法研究表明，本品的主要杂质为开环物和聚合物，聚合物以二聚体、三聚体为主[7]。主要形成原理为美罗培南水解形成开环物，开环物上的羧基与美罗培南吡咯环上的仲胺缩合或开环物自身缩合形成二聚体，二聚体可继续缩合形成三聚体、四聚体。

采用多个品牌填料的色谱柱对 USP(36)、和中国药典(2015)的三种不同色谱系统、220nm 和 300nm 检测波长、40℃和 30℃柱温、外标法和自身对照法等方面进行比较杂质检出数量和杂质含量，结果表明：以 0.1%三乙胺溶液(取三乙胺 1.0ml，加水 900ml，用磷酸溶液调节 pH 值至 5.0±0.1，加水稀释至 1000ml)-乙腈(93.5∶6.5)为流动相，C18 柱，柱温 30℃，220nm 的波长处检测的条件，测定有关物质，效果最好。本方法的检测限为 0.05ng，最低检测浓度为 0.05μg/ml；对填料品牌无特殊要求，可适当微调流动相中乙腈的比例以使主峰的保留时间约为 7 分钟，主峰理论板数建议不低于 3000(图 3)。

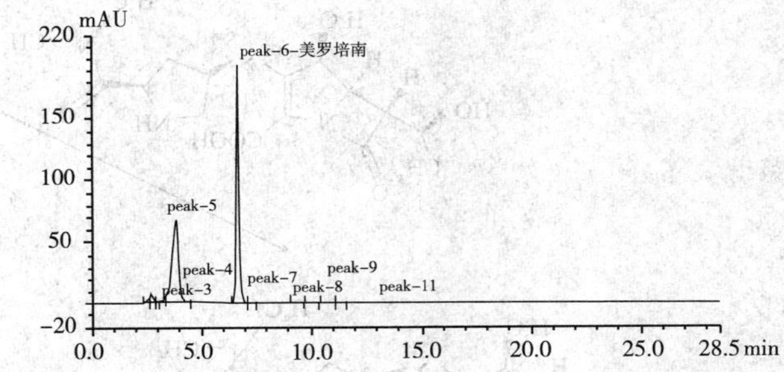

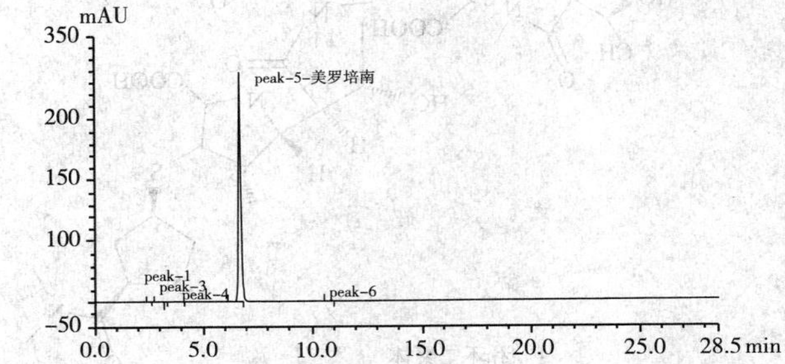

图 3　有关物质系统适用性试验的色谱图

实验表明在此色谱系统中，主峰前的主要杂质为开环物，主峰后的主要杂质为聚合物，因此系统适用性试验采用对照品溶液加热破坏产生开环物的方法，并对主峰的保留时间和主峰与开环物峰之间的分离度进行规定，以确保杂质分离良好和有效检出。

由于本品不易溶解，供试品溶液制备中可进行短暂超声，本品溶液的 pH 值变化和放置时间的延长，均可使本品降解产生开环物，因此实验中应准确调节缓冲溶剂的 pH 值，供试品溶液应临用新配。

根据本品主要杂质的产生情况和控制要求，参考 USP(36)限度的规定，并结合各企业样品的实验结果，中国药典(2015)提高了原料的限度要求，对主成分峰前和后的最大杂质峰面积分别进行控制，峰面积均不得大于对照溶液主峰面积的 0.6 倍(0.3%)，同时规定其他单个杂质的量和总杂质含量，除主成分峰前和后的最大杂质外，其他单个杂质不得大于 0.1%，各杂质峰面积的和不得大于 1.0%。

USP(36)规定 2 个主要杂质均分别不得大于 0.3%，除 2 个主要杂质外，其他单个杂质不得大于 0.1%，其他杂质和不得大于 0.3%；

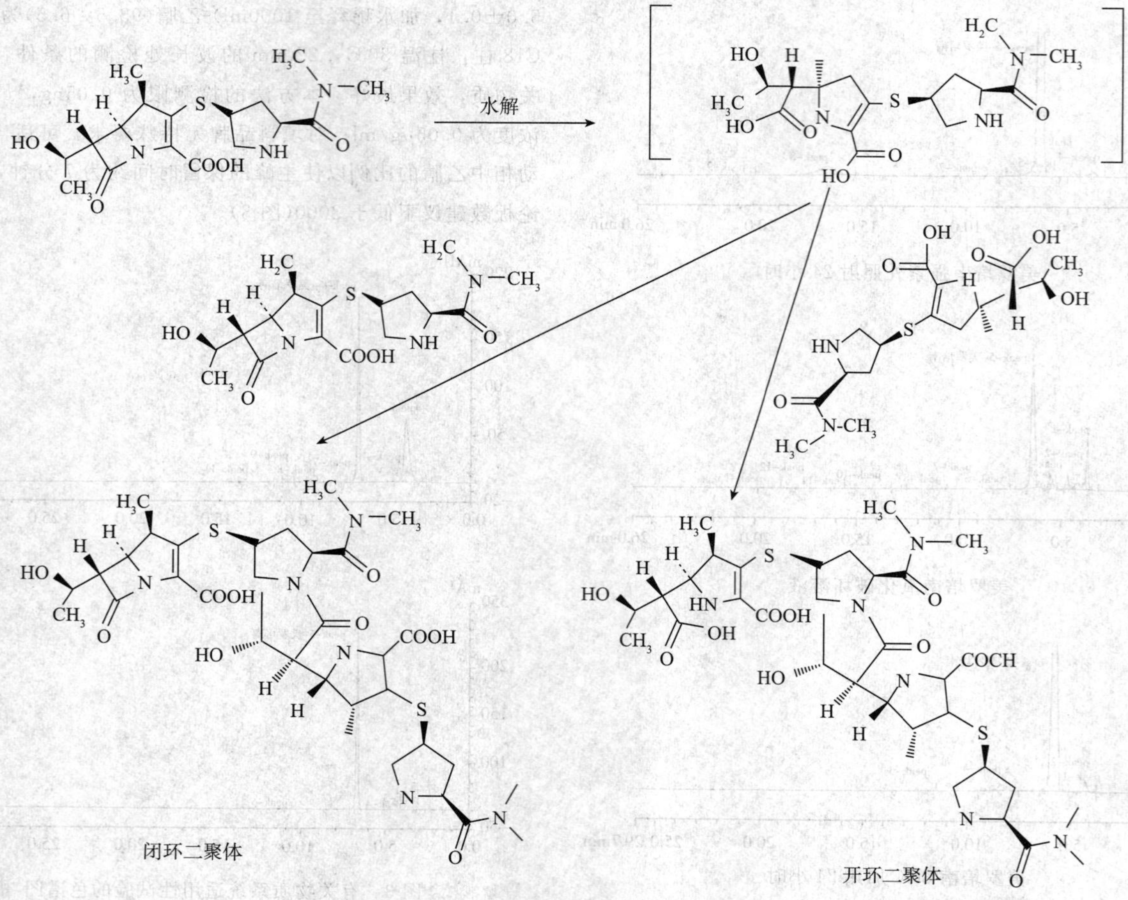

No	Ret. Zeit min	Peakname	Height mAU	Area mAU* s	Resol. (EP)	Asymmetry(EP)	Plates(EP)
1	2.560	n. a.	3.064	32.0772	0.73	n. a.	1057
2	2.740	n. a.	3.373	24.3909	n. a.	n. a.	3761
3	2.967	n. a.	1.220	9.8706	n. a.	na. a	n. a.
4	3.300	n. a.	4.808	45.3439	n. a.	n. a.	n. a.
5	3.813	n. a.	66.673	1376.6726	7.31	0.84	783
6	6.627	美罗培南	196.150	1728.4494	2.26	1.05	13753
7	7.173	n. a.	0.140	1.3640	7.39	1.86	12231
8	9.253	n. a.	0.508	6.2676	2.08	1.34	14750
9	9.980	n. a.	0.141	2.1773	2.21	1.02	10178
10	10.840	n. a.	0.540	8.0466	n. a.	n. a.	12670
11	11.193333	n. a.	0.2495	4.64096988	n. a.	n. a.	n. a.

残留溶剂 本品在制备工艺过程中主要使用的有机溶剂有丙酮、乙腈、二氯甲烷、乙酸乙酯和四氢呋喃，其中丙酮为最后精制美罗培南工序中所用，乙腈、二氯甲烷和四氢呋喃为ICH规定的第二类溶剂，丙酮、乙酸乙酯为第三类溶剂。中国药典(2005)只规定丙酮和二氯甲烷两种有机溶剂残留量的测定，USP(36)只收载了丙酮的检测。经方法研究和方法验证，中国药典(2015)制定了丙酮、乙腈、二氯甲烷、乙酸乙酯和四氢呋喃五种有机溶剂同时检测的方法，采用毛细管柱顶空进样技术，以乙醇为内标物的GC方法进行检测。

本方法使用中等极性的毛细管柱，考虑到多种挥发性有机溶剂同时测定，外标法准确性不够，因此采用内标法对样品中残留溶剂进行测定，实验表明乙醇稳定、能够和各有机溶剂峰良好分离，定量准确，且价廉易得，环保无毒，因此选用乙醇为本色谱系统的内标物质(图4)。

检测供试品时，发现在2.8分钟左右出现一个乙醛峰，为美罗培南在高温下分解产生的乙醛，该峰与内标峰和其他需检测的有机溶剂峰间分离良好，验证实验表明，溶剂和乙醛峰对残留溶剂检测没有干扰。

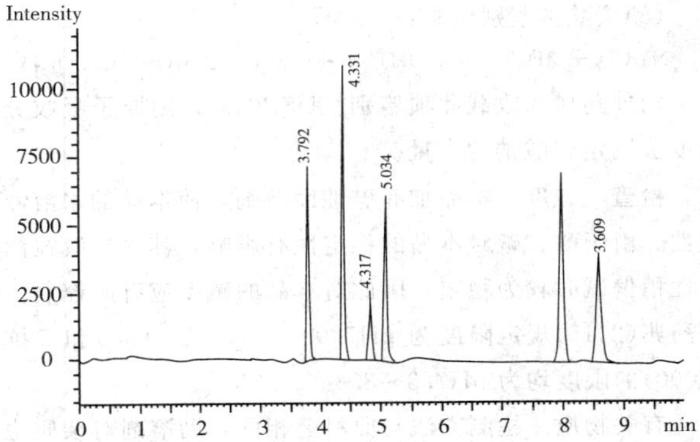

图 4a 系统适用性试验的色谱图

洗脱顺序：乙醇、丙酮、乙腈、二氯甲烷、乙酸乙酯和四氢呋喃

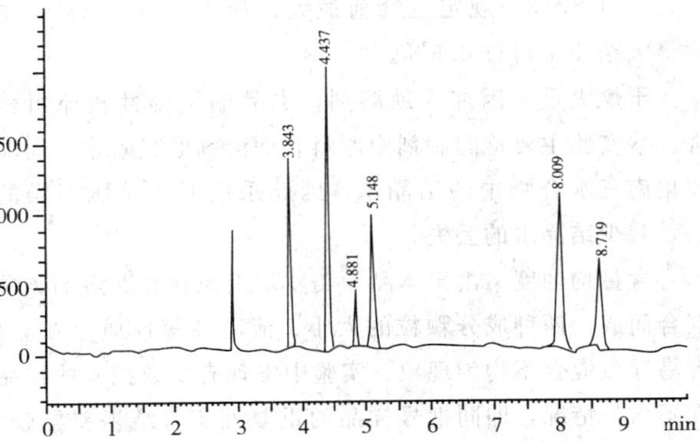

图 4b 添加乙醛的系统适用性试验的色谱图

洗脱顺序：乙醛、乙醇、丙酮、乙腈、二氯甲烷、乙酸乙酯和四氢呋喃

图 4

验证实验表明丙酮在 0.0202～0.0707mg/ml，乙腈在 0.0202～0.0707mg/ml，二氯甲烷在 0.00568～0.03976mg/ml，乙酸乙酯在 0.01002～0.07014mg/ml，四氢呋喃在 0.01228～0.04298mg/ml 范围内就有良好线性关系。定量限和检测限分别为丙酮：0.025% 和 0.0076%，乙腈：0.053%和 0.013%，二氯甲烷：0.012%和 0.0030%，乙酸乙酯：0.016% 和 0.0078%，四氢呋喃：0.039% 和 0.0062%。

中国药典（2015）有机溶剂残留限度规定为：丙酮 0.5%，乙腈 0.041%，二氯甲烷 0.06%，乙酸乙酯 0.5%，四氢呋喃 0.072%。USP(36)本品丙酮残留限度为不大于 0.05%。JP(15)和日抗基(2000)均未收载该项目。经对各厂家多批国产样品的丙酮残留量检测，结果在 0.1%～0.2% 之间，与 USP(36)的要求存在一定差距。

水分 采用费休氏法。各国药典均收载该项目，方法和限度均相同。本品为三水化合物，其含水量必须控制在一定范围以保证本品的稳定性，本品的理论含水量为 12.35%。

热重分析显示本品在 110℃后已完全失去结晶水，加热到 136℃前 TG 曲线平坦，之后 TG 曲线呈现斜率几乎恒值的线性失重状态，提示发生渐进性热分解。差式扫描量热分析 DSC 曲线上 75～140℃有明显的吸热峰，拐点为 92℃，峰顶为 116℃。

炽灼残渣 热重分析显示本品在 670℃即完全分解，最后残余量为 0.01%。由于本品重金属检查需使用此残渣，因此炽灼温度应为 500～600℃，规定 0.2%为限度以控制本品带入的无机杂质量。USP(36)收载该项目，限度为 0.1%，中国药典(2015)的限度为 0.2%。

重金属 在制备本品最后三步的生产过程中用到有害重金属钯(Pd)、锌等金属和金属化合物，故对其残留量需加以控制。各国药典均对该项目有规定，限度相同。

可见异物和不溶性微粒 本品为供直接分装制成注射用制剂的原料粉末，应满足注射剂的质量要求，由于本品溶解性欠佳，配制供试品溶液时需使用 2%碳酸钠溶液，注意配制的溶剂和容器本身的可见异物和微粒应符合要求，供试品溶液应充分溶解后检查。

细菌内毒素 本品为供直接分装制成注射用制剂的原料粉末，应满足注射剂的安全性要求。中国药典(2015)限度规定为小于 0.12EU/mg，USP(36)限度规定为 0.125USP EU/mg，JP(16)删去了此项检查。

无菌 本品按照中国药典(2015)无菌检查验证方法进行了方法学验证后，制定了无菌检查方法，实验中应先按规定量使用经灭菌的 2%碳酸钠溶液做溶剂，并使实验用的供试品充分溶解，再用 0.1%无菌蛋白胨水溶液将供试品稀释至 20mg/ml，以保证供试品溶液完全通过滤膜；培养基中加入青霉素酶，可使冲洗量减少和破坏残留的美罗培南。验证实验表明加入青霉素酶的阳性对照生长时间和状态均优于不加青霉素酶的阳性对照，美罗培南对青霉素酶的稳定性与其接触到的青霉素酶的量有关。

【含量测定】 参考 USP(36)有关物质和含量测定方法，中国药典(2015)采用与有关物质检查相同的波长和色谱系统，与 USP(36)的含量测定和有关物质在流动相和检测波长方面略有差异。

本品供试品溶液配制后 2 小时内基本稳定，因此供试品溶液制备后应尽快进行检测，并尽量缩短样品超声溶解的时间。

USP(36)规定本品按无水物计算美罗培南含量应不少于 98.0%，不多于 101.0%；JP(16)规定本品按无水物计算每 1mg 含美罗培南（$C_{17}H_{25}N_3O_5S$：383.46）应不少于 980μg (98.0%)，不多于 1010μg(101.0%)；日抗基(2000)规定按无水物计算每 1mg 含美罗培南有效成分应大于 900μg。中国药典(2015)定为按无水物计算含 $C_{17}H_{25}N_3O_5S$ 应不少于 98.0%。

【贮藏】 稳定性试验结果表明本品在相对湿度 75%，40℃条件下放置 6 个月，可见颜色加深，主要杂质和总杂质量增加近 1 倍，含量略有下降。但单纯高温和强光照射仅可见本品颜色加深，杂质量和含量未见明显变化。本品在相对湿度 60%，25℃条件下放置 24 个月，亦可见主要杂质和总杂质量增加近 1 倍，含量下降 1%。因此制定本品的贮藏条件为密封，阴凉干燥处保存，有效期 2 年。

【制剂】注射用美罗培南(Meropenem for Injection)

本品为美罗培南三水化物无菌粉末与碳酸钠无菌粉按1∶0.225的重量比混合，制成的混合粉经粉针分装工艺制成注射剂。

除中国药典(2015)收载外，USP(36)和JP(16)日抗基(2000)均有收载。

本品主要生产工艺如图5所示。

本品为原料直接分装，助溶剂碳酸钠的添加对本品的性状、色谱行为等没有影响，但增加了本品的引湿性，在相对湿度大于50%时具有较强引湿性，因此也使本品的稳定性有所下降，较原料更易发生色泽变深、降解物产生和聚合物增加。

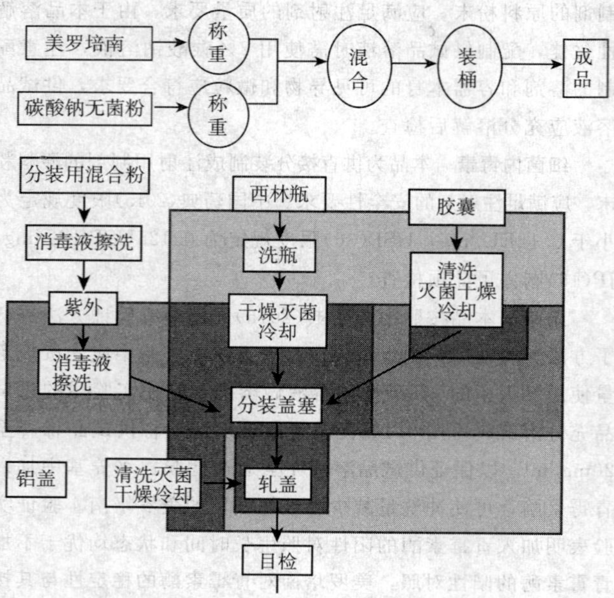

图5　注射用美罗培南生产工艺

鉴别　(1)薄层色谱：为新增快速检验方法。供试品溶液中乙醇的含量对 R_f 值有轻微影响(图6)。

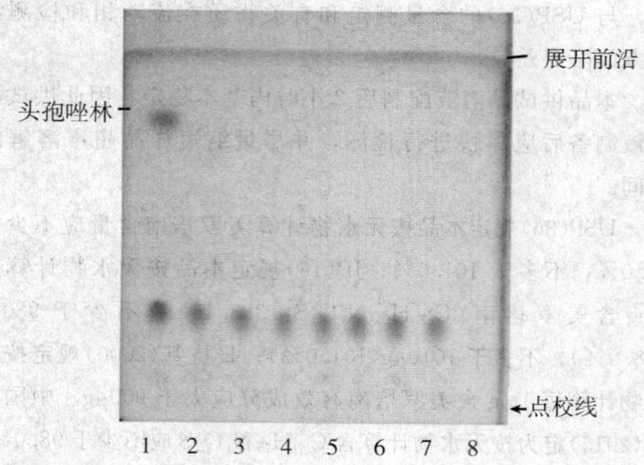

图6

1～2. 为美罗培南对照品；3～8为样品

(2)高效液相色谱：与原料药的鉴别方法相同。由于TLC和HPLC鉴别的原理相同，即同一物质一般具有相同的保留行为，因此可根据实际情况选择其中一项进行鉴别试验。USP(36)收载此项鉴别。

(3)碳酸钠鉴别试验：

$$Na_2CO_3 + 2HCl + Ca(OH)_2 \longrightarrow 2NaCl + 2H_2O + CaCO_3 \downarrow$$

国外药典未收载此项鉴别。USP(36)采用原子吸收分光光度法测定碳酸钠的含量。

检查　碱度　本品加有碱性助溶剂，使本品的水溶液偏碱性。由于酸、碱对本品的稳定性有影响，其水溶液控制在中性稍偏碱时较为稳定，因此对本品的碱度应有所控制。中国药典(2015)规定限度为pH7.0～8.5，USP(36)和日抗基(2000)的限度均为pH7.3～8.3。

有关物质　检测方法与原料药相同，助溶剂对杂质检出没有影响，但由于添加了碱性助溶剂，本品的稳定性下降，样品降解速率增加，因此制剂的有关物质限度较原料药稍大，规定最大单个杂质不得过0.5%，各杂质和不得过1.5%。USP(36)规定主峰前最大杂质不得过0.8%，主峰后最大杂质不得过0.6%。

干燥失重　因加入助溶剂，本品的引湿性较原料药增强。本实验主要检测制剂中原料和助溶剂的吸附水，而非美罗培南三水合物中的结晶水，因此采用低温减压干燥的方法，减少结晶水的丢失。

含量均匀度　由于本品为美罗培南原料和助溶剂碳酸钠混合而成，两种成分颗粒的大小、流动性等性质存在差异，容易导致混合不均匀现象。实验中发现有少数批号的样品存在不均匀情况，即同批号样品的重复性实验结果差异较大，需要增加取样量，故参考USP(36)增加含量均匀度检查，检验方法同原料药的含量测定方法。

参考文献

[1] 深泽万左友，住田能弘，多田央子，等.Meropenemの细菌学评价［J］.Chemotherapy，1992，40(S-1)：74-89.

[2] 住田能弘，三桥进，井上松久．新规カルベペ系抗菌剂Meropenemの细菌学的评价［J］.Chemotherapy，1992，40(S-1)：1-15.

[3] 谷尾知治，深泽万左友.Meropenemのpostantibiotic effectについて［J］.Chemotherapy，1992，40(S-1)：103-107.

[4] Endtz HP，Van Dijk WC. Comparative in-Vitro activity of meropenem against selected pathogens from hospitalized patient in the Netherlands［J］. J Antimicrob Chemother，1997，39：149-156.

[5] Wiseman LR，Wagstaff AJ，Brogden RN. Meropenem. A review of its antibacterial activity，pharmacokinetic properties and clinical efficacy［J］.Drugs，1995，50(1)：73-101.

[6] 于守汛.Meropenem［J］.国外医药抗生素分册，1997，18(5)：376-380.

[7] Takeuchi Y，Sunagawa M，Isobe Y. Stability of a 1 beta-methylcarbapenem antibiotic. meropenem (SM-7338) in aqueous solution［J］. Chem Pharm Bull，1995，43(4)：689-692.

撰写　邓　颖　深圳市药品检验研究院
复核　杨　敏　深圳市药品检验研究院

美洛西林钠

Mezlocillin Sodium

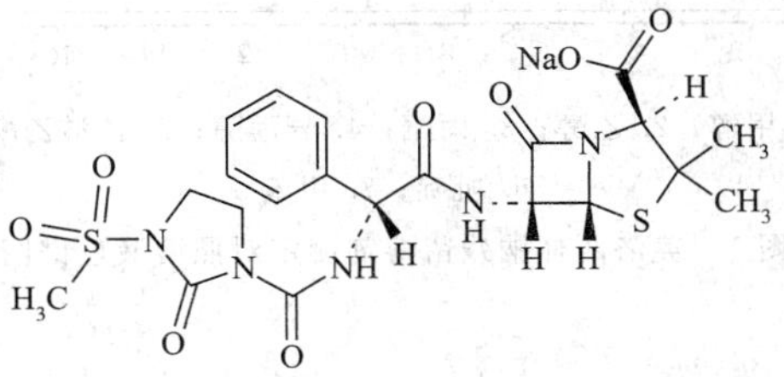

$C_{21}H_{24}NaN_5O_8S_2$　561.56

化学名：(2*S*，5*R*，6*R*)-3，3-二甲基-6-[(2*R*)-{3-(甲磺酰-2-氧代-1-咪唑烷碳酰胺)-2-苯乙酰胺基}-7-氧代-4-硫杂-1-氮杂双环[3.2.0]庚烷-2-甲酸钠盐

(2*S*,5*R*,6*R*)-3,3-dimethyl-6-[[(2*R*)[[[3-(methylsulfonyl)-2-oxo-l-imidazolidinyl]carbonyl]amino]phenylacetyl]amino]-7-oxo-4-thia-l -azabicyclo[3.2.0]heptane-2-carboxylic acid,monosodium salt.

英文名：Mezlocillin Sodium

CAS 号：[59798-30-0]

本品为抗生素类药，系广谱半合成青霉素，主要用于大肠埃希菌、肠杆菌属、变形杆菌等革兰阴性杆菌中敏感菌株所致的感染。

本品对铜绿假单胞菌、大肠埃希菌、肺炎杆菌、变形杆菌、肠杆菌属、枸橼酸杆菌、沙雷菌属、不动杆菌属以及对青霉素敏感的革兰阳性球菌均有抑菌作用，大剂量有杀菌作用。对大肠埃希菌、肠杆菌属、肺炎杆菌、枸橼酸杆菌、沙雷菌属以及不动杆菌属等的抗菌活性强于羧苄西林、氨苄西林；对于吲哚阳性变形杆菌、铜绿假单胞菌的抗菌活性强于羧苄西林和磺苄西林，对于革兰阳性菌如金黄色葡萄球菌的抗菌活性与羧苄西林相似，而对于粪链球菌的抗菌活性比羧苄西林、磺苄西林优越。对脆弱拟杆菌等大多数厌氧菌具有较好的抗菌作用，本品体外试验表明其对细菌所产生的β-内酰胺酶不稳定。本品的作用机制主要通过干扰细菌细胞壁黏肽的合成，使之不能交联而造成细胞壁的缺损，既能使细菌在生长期中细胞壁合成被抑制，又能促使细胞壁的分解，从而导致细菌死亡。这一过程发生在细菌细胞的繁殖期。细菌细胞有细胞壁，而哺乳动物的细胞无细胞壁，所以它的杀菌作用主要是针对分裂期的细胞，对细胞内细菌、潜伏的细菌及无细胞壁的微生物无任何作用，因而对人体无毒性作用。

注射美洛西林钠 1g、2g 后 15 分钟平均血药浓度分别为 53.4g/ml、152g/ml，1 小时后分别为 12.8g/ml、47.8g/ml，6 小时后已无法测得血药浓度，血消除半衰期($t_{1/2}$)分别为 39 分钟、45 分钟，6 小时后给药量的 42.5%、57.9%由尿中排泄。1 小时内静脉滴注 2g，滴注结束时血药浓度为 86.5g/ml，1 小时后为 28.3g/ml，血消除半衰期($t_{1/2}$)为 40 分钟。本品在胆汁中浓度极高，1 小时内滴注 2g，最高可达 248～1070g/ml，6 小时后仍保持 63.5～300g/ml，胆汁排泄率为 1.65%～7.0%。

到达脑脊液的渗透率为 17%～25%，蛋白结合率为 42%，尿排泄率为 50%～55%，胆汁消除率变化较大，从 0.05%～25%(与患者肝功能有关)。其生物半衰期约为 1 小时，肌注约为 1.5 小时，小于 7 天的新生儿约为 4.3 小时。

在新生儿静滴 100mg/kg 后，血药浓度的降低较缓慢，5 小时后尚可检出。在小儿脑膜炎病例中，脑脊液内药物浓度最高可达 23g/ml。小儿脓胸，在静脉滴注 100mg/kg 后，胸水中最高浓度达到 6.3g/ml，而且持续时间很长。

妊娠妇女静脉滴注 1～2g，1～2 小时后 27%～34%转移至脐带血中，羊水中药物浓度约为 10g/ml。

不良反应主要有：食欲缺乏、恶心、呕吐、腹泻、肌注局部疼痛和皮疹，且多在给药过程中发生，大多程度较轻，不影响继续用药，重者停药后上述症状迅速减轻或消失。少数病例可出现血清氨基转移酶、碱性磷酸酶升高及嗜酸性粒细胞过性增多。中性粒细胞减少、低钾血症等极为罕见。未见肾功能改变以及血液电解质紊乱等严重反应。主要影响为：①血液学影响：少数患者用药后可引起白细胞总数减少、血小板减少、嗜酸粒细胞增多。②心血管系统的影响：少数患者静脉给药时偶可出现血栓性静脉炎。③中枢神经系统的影响：有报道美洛西林对中枢神经系统的潜在毒性为惊厥和神经肌肉应激性过高。这些毒性反应在肾功能下降的老年患者中尤易出现。偶见用药时导致癫痫发作的报道。④内分泌/代谢系统的影响：偶有使用美洛西林钠治疗时出现低钾血症的报道，尤见于癌症患者用药中。⑤胃肠道的影响：使用美洛西林钠治疗后，少数患者可出现食欲减退、腹泻等消化道症状。⑥肾脏/泌尿生殖系统的影响：有报道在美洛西林治疗中，患者偶见出现间质性肾炎。⑦肝脏的影响：有报道在美洛西林治疗中，患者可发生肝功能异常。出现血清转氨酶(天门冬氨酸转氨酶和丙氨酸转氨酶)升高。⑧皮肤的影响：有报道在美洛西林治疗期间，少数患者可出现多种皮肤反应，如全身性皮疹、发热、荨麻疹、瘙痒等。

美洛西林钠(Mezloeillin Sodium)是 1968 年联邦德国拜尔公司在研究氨苄青霉素 α-氨基酰化衍生物时发现的。1977 年在联邦德国首先上市，1981 年美国 FDA 正式批准该药在美国上市，20 世纪 80 年代以来先后在美国、日本、意大利、荷兰、瑞士等国上市。本药作为第三代半合成青霉素已在国外广泛使用。除中国药典(2015)外，USP(36)也有收载。

【制法概要】

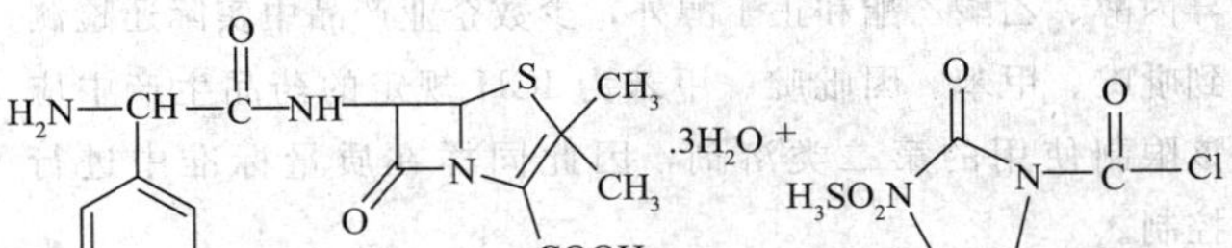

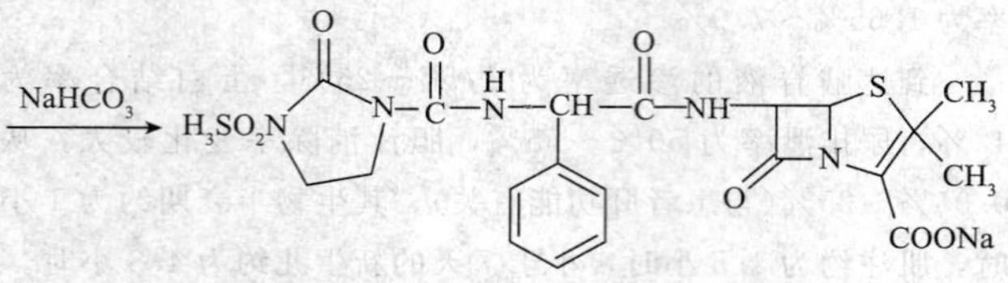

【性状】本品为白色或类白色结晶或粉末；无臭，或稍带特异臭，味苦有引湿性，引湿后，样品颜色变黄。

本品在水或甲醇中易溶，在乙醇中微溶，在丙酮中极微溶解，在异丙醇、醋酸乙酯或乙醚中几乎不溶。

比旋度 $[\alpha]_D^{20}=+175°\sim+195°$（$c=1.0$，$H_2O$；以无水物计），比旋度受温度影响较大，测定时注意温度控制。

【鉴别】本品的红外光吸收图谱显示的主要特征吸收如下。

特征谱带(cm^{-1})	归属	
1735	β-内酰胺	$\nu_{C=O}$
1670	酰胺(Ⅰ)	$\nu_{C=O}$
1604，1390	羧酸离子	ν_{CO_2}
1530	酰胺(Ⅱ)	δ_{NH}
1352，1166	磺酰胺	ν_{SO_2}
755	单取代苯	γ_{5H}
698	单取代苯	$\delta_{环}$

试样制备方法为溴化钾压片法。

【检查】**酸碱度** 中国药典(2010)pH值规定为4.5～7.5；USP(36)规定pH值为4.5～8.0，经测定，所有样品pH值均在4.5～7.5范围内，中国药典(2015)未作修订，pH值规定为4.5～7.5。

有关物质 采用反相高效液相色谱法主成分自身对照法检查有关物质。该质量标准主要参照WS_1-(X-024-2)2003Z-2005项下有关物质项下，在此基础上进行修订，由于原方法进样量过大，超载严重，因此减小了进样量，限度要求不变。

残留溶剂 中国药典(2010)二部及USP(36)版均未收载该项检查，考虑到国内各厂家生产工艺不同，所用有机溶剂不同，采用毛细管色谱顶空进样法测定样品中有机溶剂残留。通过所收集到的企业提供的生产工艺信息及对其样品进行实际考察，采用非极性的HP-1柱和极性的HP-FFAP柱两种色谱系统，最终确定除企业提供的甲醇、乙醇、丙酮、异丙醇、乙酸乙酯和正丁醇外，少数企业产品中实际还检测到吡啶、甲苯。因吡啶、甲苯为ICH规定的药品生产中应该限制使用的第二类溶剂，因此同样在质量标准中进行控制。

参考色谱柱：HP-1毛细管柱（25mm×0.32mm×0.5μm），Agilent公司产品。

典型色谱图见图1、图2。

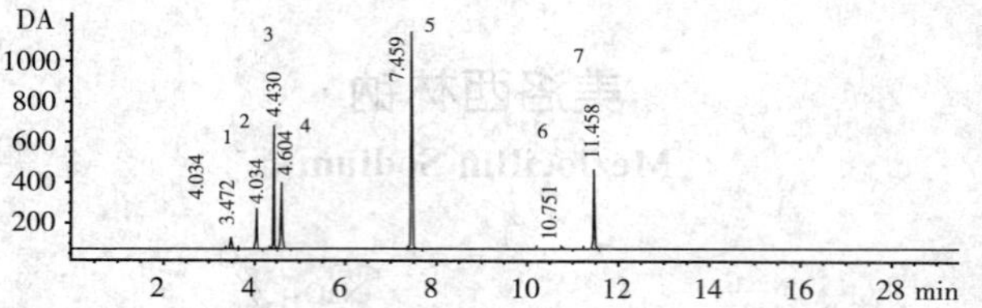

1. 甲醇；2. 乙醇；3. 丙酮；4. 异丙醇；5. 乙酸乙酯；6. 吡啶；7. 甲苯

图1 美洛西林钠残留溶剂测定对照溶液色谱图

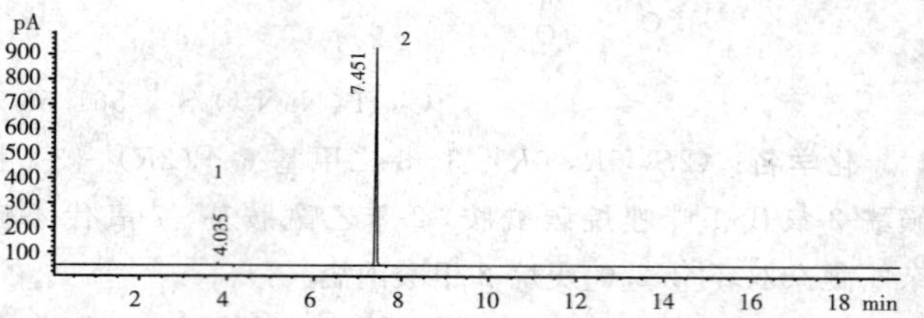

图2 美洛西林钠残留溶剂测定供试品溶液色谱

1. 乙醇；2. 乙酸乙酯

美洛西林聚合物 β-内酰胺类抗生素中的高分子聚合物是产生过敏反应的主要原因，控制β-内酰胺类抗生素中的高分子聚合物含量，可以保证临床用药的安全有效。国外药典目前尚无有效控制高分子杂质的检测手段。中国药典收载的自身对照外标法定量测定β-内酰胺类抗生素中高聚物的检测方法，通过两种流动相的转换，以药品自身对照取代高分子杂质对照品对β-内酰胺类抗生素中的高聚物进行检测，在一定程度上解决了国外无法解决的问题，以此为指导原则，参考阿莫西林聚合物检测方法，制定了美洛西林聚合物检测方法。

美洛西林钠对照：线性浓度：676～335μg/ml，线性方程 $y=0.01658x+0.04257$，$r=0.9990$；

样品溶液不稳定，随放置时间增长，聚合物峰增大，建议溶解后立即测定。

典型色谱图见图3。

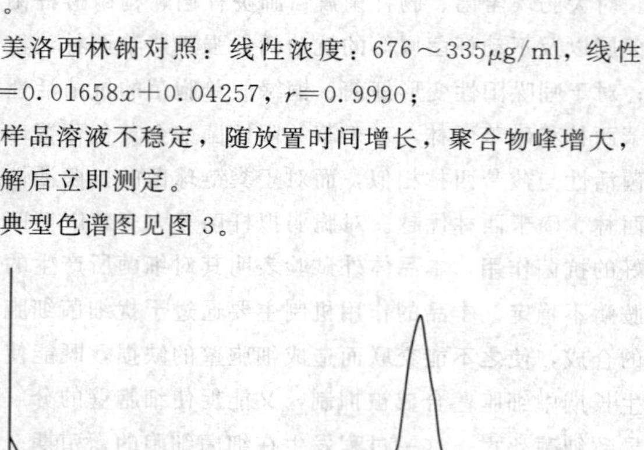

a 对照品溶液色谱图

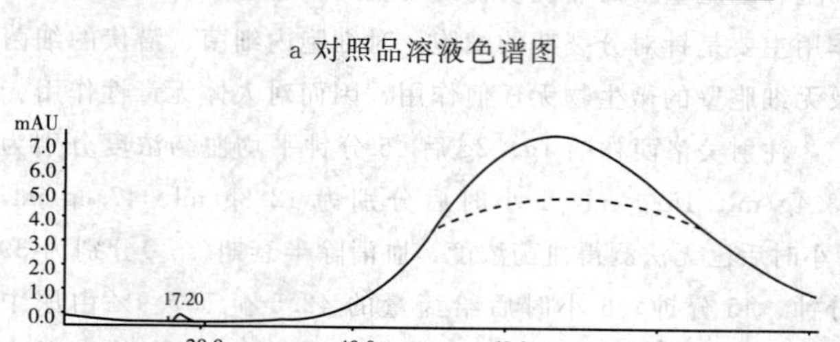

b 供试品溶液色谱图

图3

【含量测定】中国药典(2010)该项质量标准主要参照WS_1-(X-024-2)2003Z-2005和USP (32)美洛西林标准项下含量测定，进行了修订，由于原方法进样量过大，超载严重，减小了进样量，含量限度不变，仅增加了含量上限的规定。中国药典(2015)未作修订。

参考色谱柱：Waters sunfire C18 (5μm；4.6mm×250mm)；依利特Kromasil C18(5μm；4.6mm×250mm)。

【制剂】注射用美洛西林钠(Mezlocillin Sodium for Injection)

本品已被USP (36)收载。

鉴别、检查酸度、有关物质、聚合物、细菌内毒素与无菌，含量测定同美洛西林钠。

撰写　崔广清　山西省食品药品检验所

复核　郑　台　山西省食品药品检验所

美洛昔康

Meloxicam

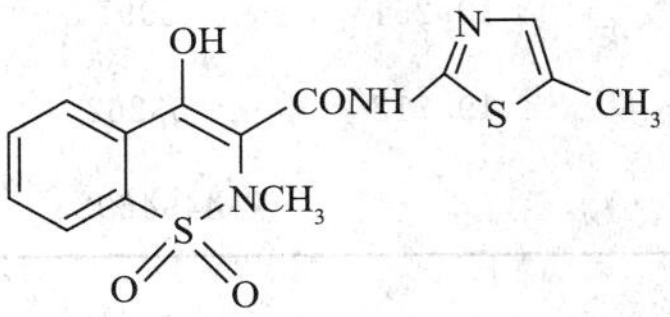

$C_{14}H_{13}N_3O_4S_2$　351.42

化学名：2-甲基-4-羟基-*N*-(5-甲基-2-噻唑基)-2*H*-1,2-苯并噻嗪-3-甲酰胺-1,1-二氧化物。

4-hydroxy-2-methyl-*N*- (5-methyl-1, 3-thiazol--2-yl) -2*H*-1,2- benzothiazine-3-carboxamide-1,1-dioxide

CAS号：[71125-38-7]

美洛昔康是一种新型非甾体抗炎药，由德国勃林格殷格翰公司于1996年初开发研制成功并在南非上市，作用机制是通过选择性抑制环氧合酶-2 (COX-2)抑制致炎的前列腺素的合成。其对慢性风湿性关节炎的抗炎、镇痛效果与吡洛昔康、萘普生相同，但对胃及十二指肠溃疡诱发作用较弱。据国外的药代动力学研究文献报道[1]，美洛昔康口服吸收良好，绝对生物利用度为86%，口服15 mg，其血浆药物达峰时间为(6.0±1.8)小时，峰浓度为(0.933±0.1183) mg/L。部分受试者血药浓度出现双峰，提示美洛昔康在体内可能存在肝肠循环。其$t_{1/2}$约为(22.0±8.7)小时，清除率为561.6 ml/h。服用多剂量，3～5天可进入稳定状态。美洛昔康几乎完全以代谢物的形式排出，经尿或粪便的排泄量相等。美洛昔康从体内排除的平均半衰期是20小时。平均血浆清除率为8ml/min。口服或肌注给予治疗量7.5mg和15mg美洛昔康，其药代动力学呈线性。据报道[2]，口服美洛昔康主要的不良反应如下：①胃肠道反应：因美洛昔康可选择性抑制COX-2，因而发生严重的或轻微的胃肠道副作用，但比其他的非甾体抗炎药低。②肾脏副作用：该副作用是由于肾脏中前列腺素的合成受抑制，导致血浆中尿素氮和肌酐含量升高所致。③其他副作用：少数病人可出现皮疹、中枢神经系统功能紊乱和呼吸系统功能紊乱。

除中国药典(2015)收载外，BP (2013)、US(36)亦有收载。

【制法概要】美洛昔康是以糖精钠为起始原料，经与氯乙酸甲酯在DMF中缩合生成3-氧代-1,2-苯并异噻唑-2-苯并异噻唑-2-乙酸甲酯-1,1-二氧化物，然后在回流的甲醇钠的甲醇溶液中扩环重排得4-羟基-2*H*-1,2-苯并噻嗪-3-羧酸甲酯-1,1-二氧化物，再经*N*-甲基化，得4-羟基-2-甲基-2*H*-1,2-苯并噻嗪-3-羧酸甲酯-1,1-二氧化物，再与2-氨基-5-甲基噻唑反应得美洛昔康粗品，经1,2-二氯乙烷重结晶可得纯品，其中2-氨基-5-甲基噻唑的合成路线有三种[3~7]。合成工艺如下。

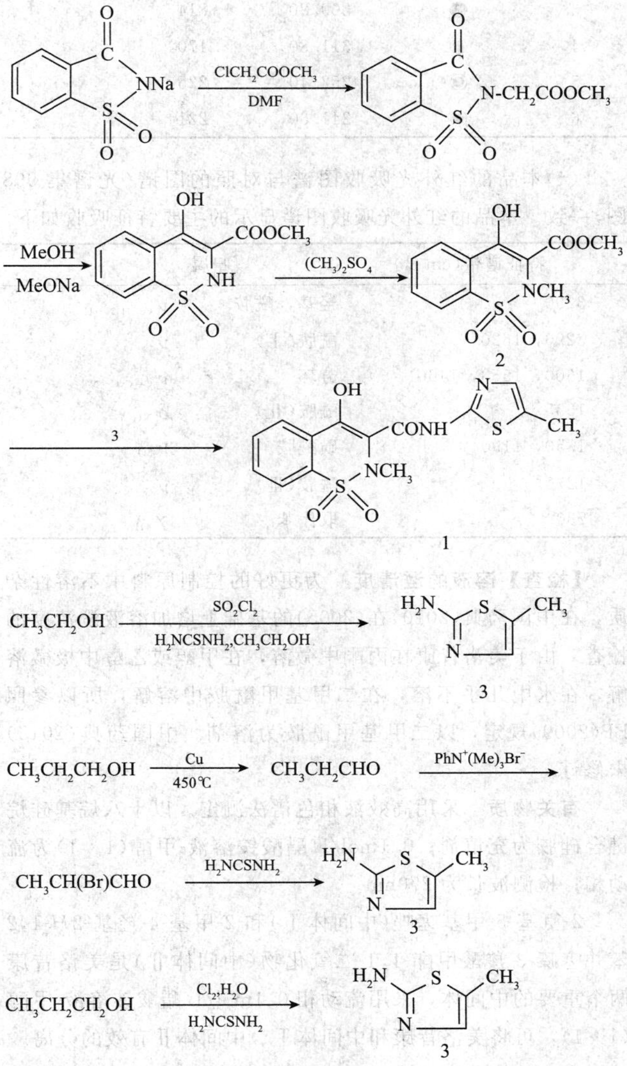

【鉴别】(1)本品炽灼后可产生SO_2气体，能使湿润的醋酸铅试纸显黑色。

(2)本品具酚羟基结构，可与三氯化铁生成紫堇色配位化合物。

(3)本品易溶于0.1mol/L氢氧化钠，其溶液的紫外光谱，在270nm与362nm的波长处有最大吸收，在312nm波长处有最小吸收。典型图谱见图1。

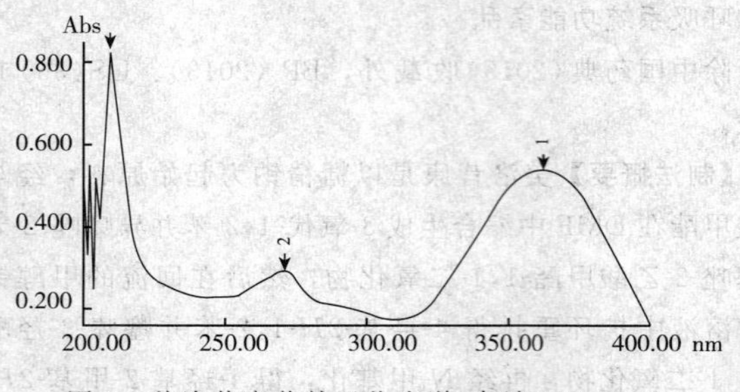

图1　美洛昔康紫外吸收光谱(岛津 UV-2550)

No.	P/V	Wavelength	Abs	描述
1	●	362.60	549	
2	●	270.40	292	
3	●	209.80	814	
4	◉	311.80	170	
5	◉	252.40	225	
6	◉	241.60	221	

(4)本品的红外光吸收图谱与对照的图谱(光谱集998图)一致。本品的红外光吸收图谱显示的主要特征吸收如下。

特征谱带(cm^{-1})	归属	
3290	羟基，酰胺	$\nu_{O-H,N-H}$
3290，1620	酰胺(Ⅰ)	$\nu_{C=O}$
1600，1553，1460	芳环	$\nu_{C=C,C=N}$
1535	酰胺(Ⅱ)	δ_{NH}
1350，1190	磺酰胺	ν_{SO_2}
1270	酰胺(Ⅲ)	ν_{C-N}
730	取代苯	γ_{4H}

【检查】溶液的澄清度　为更好的控制原料中不溶性杂质，在中国药典(2010)在(2005)的基础上增加溶液澄清度的检查．由于美洛昔康在丙酮中微溶，在甲醇或乙醇中极微溶解，在水中几乎不溶，在二甲基甲酰胺中溶解，所以参照BP(2009)规定，以二甲基甲酰胺为溶剂。中国药典(2015)未修订。

有关物质　采用高效液相色谱法测定。以十八烷基硅烷键合硅胶为充填剂；0.1mol/L 醋酸铵溶液-甲醇(1∶1)为流动相；检测波长为270nm。

2-氨基-5-甲基噻唑(中间体Ⅰ)和2-甲基-4羟基-2*H*-1,2苯并噻嗪-3-羧酸甲酯-1,1二氧化物(中间体Ⅱ)是美洛昔康两个重要的中间体，采用流动相0.1mol/L 醋酸铵溶液-甲醇(1∶1)，可将美洛昔康和中间体Ⅰ、中间体Ⅱ有效的分离。

由于美洛昔康不溶于甲醇，且在流动相中溶解效果也不是很好，所以使用40%甲醇溶液-0.4mol/L NaOH溶液(50∶3)溶解供试品，经试验，美洛昔康在40%甲醇-0.4mol/L NaOH溶液(50∶3)溶液中8小时稳定，可以达到测定要求。

在该色谱条件下，有部分厂家的样品当主成分保留时间约为10分钟时，在约35分钟保留时间处有一杂质峰，所以将供试品溶液图谱记录至主成分保留时间的6倍。由于相对中国药典(2005)，中国药典(2010，2015)未改变色谱条件，而将供试品溶液图谱记录时间延长至主成分保留时间的6倍，所以宜采用柱效高、出峰快的短色谱柱，如 Waters Symmetry C18，3.9mm×150mm，5μm 的色谱柱，从而控制实验时间。美洛昔康的最低检出限约为0.1μg/ml。色谱图见图2。

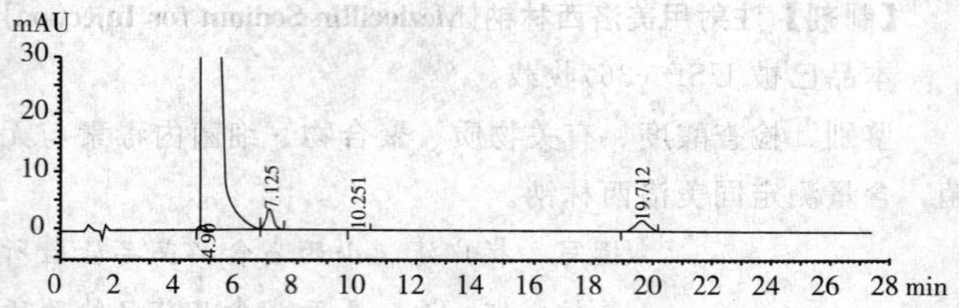

1∶270nm，8nm

Pk#	Reteaito Time	Area	Area %
1	4907	44825339	99.729
2	7.125	54325	0.121
3	10.251	3997	0.009
4	19.712	63262	0.141
Totals		44946923	100.00

图2a　美洛昔康典型色谱图

色谱柱：Waters Symmetry C18(3.9mm×150mm，5μm)

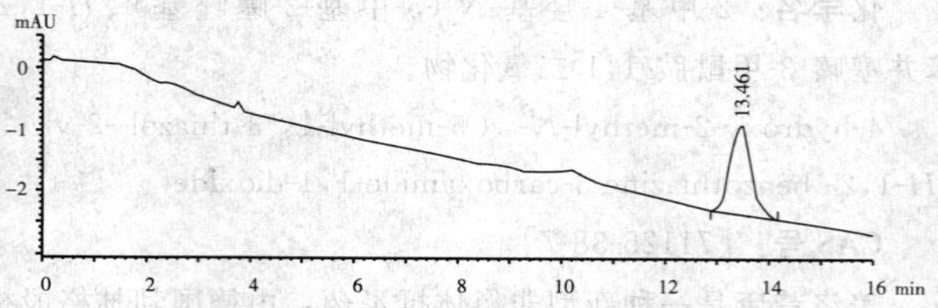

1∶2701nm，8nm

Pk#	Retention Time	Area	Area %
1	13.461	35716	100.000
Totals		35716	100.000

图2b　有关物质检测限

BP(2009)有关物质的检测方法为高效液相色谱法，用十八烷基硅烷键合硅胶为充填剂；采用梯度洗脱，流动相A为磷酸盐缓冲液，流动相B为甲醇，采用梯度洗脱。检测波长分别为260nm和350nm。

以下五种杂质为BP(2009)美洛昔康有关物质项下检查的特定杂质，供参考。

A. ethyl　4-hydroxy-2-methyl-2*H*-1，2-benzothiazine-3-carboxylate-1,1-dioxide

4-羟基-2-甲基-2*H*-1,2苯并噻嗪-3-羧酸乙酯-1,1-二氧化物

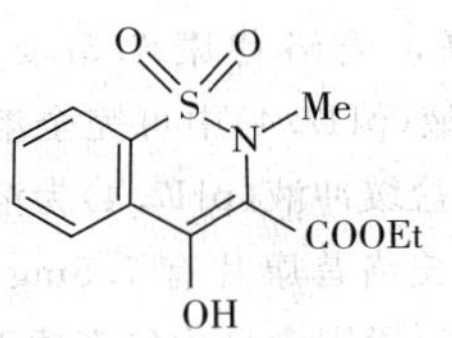

B. 5-methyl 1,3-thiazol-2-amine

2-氨基-5-甲基噻唑

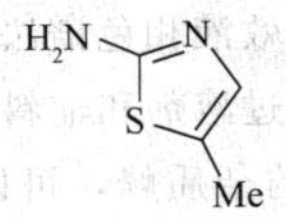

C. *N*-[(2*Z*)-3,5-dimethyl-1,3-thiazol-2(3*H*)-ylidene]-4-hydroxy-2-methyl-2*H*-1,2-benzothiazine-3-carboxamide-1,1-dioxide

4-羟基-2-甲基-*N*-[3,5-二甲基-1,3-噻唑基-2(3*H*)-亚基]-2*H*-1,2-苯并噻嗪-3-羧甲酰胺-1,1-二氧化物

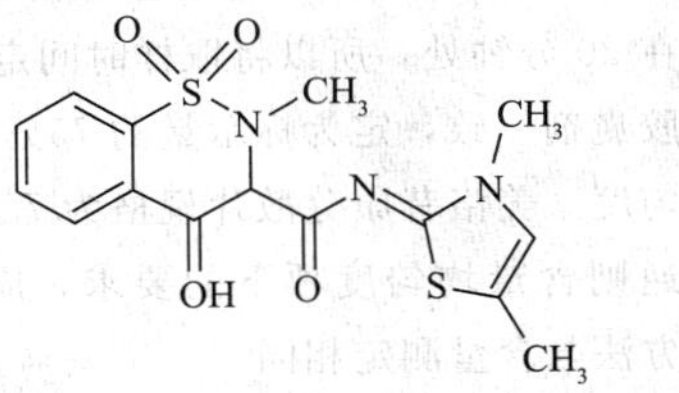

D. *N*-[(2*Z*)-3,ethyl-5-methyl-1,3-thiazol-2(3*H*)-ylidene]-4-hydroxy-2-methyl-2*H*-1,2-benzothiazine-3-carboxamide-1,1-dioxide

4-羟基-2-甲基-*N*-(3-乙基-5-甲基-1,3-噻唑基-2(3*H*)-亚基)-2*H*-1,2-苯并噻唑-3-羧甲酰胺-1,1-二氧化物

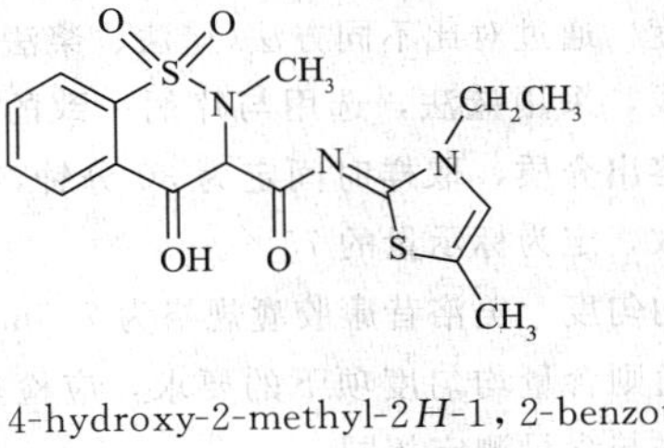

E. methyl 4-hydroxy-2-methyl-2*H*-1,2-benzothiazine-3-carboxylate-1,1-dioxide.

4-羟基-2-甲基-2*H*-1,2-苯并噻嗪-3-羧酸甲酯-1,1-二氧化物

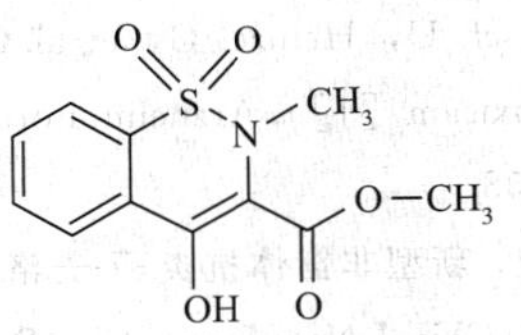

另外，USP(33)收载的有关物质检测是根椐不同的制造工艺选择使用方法1或2。

方法1：流动相A为0.1%(*W*/*V*)磷酸盐缓冲液，稀NaOH调pH值至6.0，流动相B为甲醇。检测波长分别为260nm和350nm。色谱工作程序如下。

时间(分钟)	A%(*V*/*V*)	B%(*V*/*V*)	洗脱
0～2	60	40	恒比例
2～10	60→30	40→70	线性
10～15	30	70	恒比例
15～15.1	30→60	70→40	线性
15.1～18	60	40	平衡

方法2：流动相同方法1，色谱工作程序如下。

时间(分钟)	A%(*V*/*V*)	B%(*V*/*V*)	洗脱
0～25	45	55	恒比例
25～30	45→30	55→70	线性
30～40	30	70	恒比例
40～45	30→45	70→550	线性
45～50	45	55	平衡

USP(33)有关杂质A、B分别对应BP(2009)中的相关杂质A、B。

杂质C：Isopropyl-4-hydroxy-2-methyl-2*H*-1,2-benzothiazine-3-carboxylate-1,1-dioxide

4羟基-2-甲基-2*H*-1,2苯并噻嗪-3-羧酸异丙酯-1,1-二氧化物

杂质D：4-Methoxy-2-methyl-*N*-(5-methyl-1,3-thiazol-2yl)-2*H*-1,2-benzothiazine-3-carboxamide-1,1-dioxide

4-甲氧基-2-甲基-*N*-[5-甲基-1,3-噻唑基-2-亚基]-二氢-1,2-苯并噻唑-3-羧甲酰胺-1,1-二氧化物

残留溶剂 由4个生产厂家提供的生产工艺得知，在生产过程中用到了*N*,*N*-二甲基甲酰胺，乙醇、四氢呋喃、二氯甲烷、二甲苯等有机溶剂，根据中国药典(2015)残留溶剂测定法的规定，其中*N*,*N*-二甲基甲酰胺、四氢呋喃、二氯甲烷、二甲苯均为第二类溶剂，乙醇为第三类溶剂，照中国药典(2015)残留溶剂测定法第二法的规定，采用外标法对美洛昔康中上述残留溶剂量进行检查。通过对不同生产厂家美洛昔康原料残留溶剂的检查，可知各厂家原料均不同程度存在上述残留溶剂，并且有的厂家可检出未在"残留溶剂"项下明确列出的有机溶剂，对于这种情况，可参照中国药典(2015)凡例第十七条规定执行，均应按照通则"残留溶剂测定法"检查并应符合相应溶剂的限度规定。由于*N*,*N*-二甲基甲酰胺沸点较高，若遇到顶空瓶平衡温度达不到其汽化要求，对照品溶液色谱图中未检出*N*,*N*-二甲基甲酰胺的情况，具体到检验时，可稍调高顶空瓶平衡温度，以外标法对*N*,*N*-二甲基甲酰胺进行测定。典型图谱见图3。

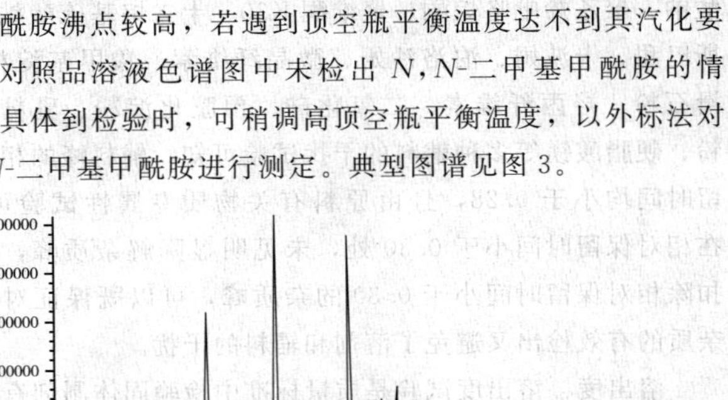

图3 混合对照溶剂气相典型图谱

安捷伦6890N，FID检测器，毛细管色谱柱：安捷伦DB-624(25m×0.32mm)

氯化物 根据合成工艺路线，本品所含的氯化物可能来源于工艺过程中第一步反应，即糖精钠与氯乙酸乙酯缩合，其中反应物氯乙酸乙酯可能引入氯离子，其次2-氨基-5-甲基噻唑合成过程中使用的有机试剂亦可能引入氯离子。

【含量测定】中国药典(2015)采用酸碱滴定法，美洛昔康具有酸性，可以和碱发生中和反应，由于本方法所用溶剂为中性乙醇并采取盐酸回滴的方法，则溶解时间长，空气中二氧化碳会对样品酸碱度造成影响，从而影响测定结果，所以先精密加氢氧化钠滴定液(0.1mol/L) 25ml，微热溶解，放冷后，再加中性乙醇(对溴麝香草酚蓝指示剂显中性)100ml。由于溴麝香草酚蓝指示液的变色范围是pH6.0～7.6(黄→蓝)，本方法采用盐酸回滴，终点颜色指示应为由蓝变黄。美洛昔康原料本身显淡黄色，加入溴麝香草酚蓝指示液量少，肉眼观察颜色变化不是十分明显，指示剂的加入量修订为10滴，以增加色差便于判断终点。本方法精密度(以相对标准差(RSD%)表示)为0.6($n=5$)。

BP(2009)采用非水-电位滴定法，分别按两国药典标准取本品各5份测定含量，通过对两种方法测定结果的比较可知，两种方法的精密度均良好(RSD%=0.3，$n=5$)，所得到的含量结果酸碱滴定指示剂法普遍高于非水滴定电位法，两者平均相对偏差为0.5%，采用指示剂法相对更方便、快捷。另外，在采用电位滴定法测定含量时，若阈值设定偏低，则可能出现“假终点”的现象。

USP(36)采用液相色谱法，外标计算。

【制剂】中国药典(2015)收载了美洛昔康片、美洛昔康分散片和美洛昔康胶囊，BP(2013)和USP(36)均收载了美洛昔康片和美洛昔康口服混悬液，BP(2013)还收载了美洛昔康注射液。

(1)美洛昔康片(Meloxicam Tablets)

有关物质 美洛昔康从结构上看，存在噻唑基和噻嗪基，提示其性质不是十分稳定，所以在制剂中控制有关物质。采用高效液相色谱法，美洛昔康原料有关物质项下的色谱条件。由于采用40%甲醇溶液-0.1mol/L NaOH溶液(50∶3)溶解供试品，有异于流动相，通过溶剂干扰试验可知，在保留时间3.0分钟之前有较小溶剂峰；同时，由枸橼酸钠、聚乙烯吡咯烷酮、聚维酮K30、十二烷基硫酸钠、阿斯巴甜、卡波姆、泊洛沙姆、微晶纤维素、羧甲基淀粉钠、滑石粉、羟丙纤维素、二氧化硅、预胶化淀粉、乳糖、淀粉、硬脂酸镁等多种辅料的干扰试验可知，辅料峰的相对保留时间均小于0.28，且由原料有关物质专属性试验可知，在相对保留时间小于0.30处，未见明显降解杂质峰，所以扣除相对保留时间小于0.30的杂质峰，可以既保证对相关杂质的有效检出又避免了溶剂和辅料的干扰。

溶出度 溶出度试验是质量标准中检验固体制剂有效性的重要指标之一。美洛昔康为难溶性药物，有必要对其进行溶出度检查。对于溶出度试验参数(介质、方法装置、转速等)的选择是溶出度研究的重点。溶出度测定常用介质为水、0.1mol/L盐酸溶液及磷酸盐缓冲液。美洛昔康不易溶于水，溶解度与pH值有关，其溶解度在pH值为4时最低，随着pH值升高而升高，美洛昔康7.5mg及15mg原料药在900ml磷酸盐缓冲液(pH7.4)中可完全溶解，且符合漏槽条件，所以选择磷酸盐缓冲液(pH7.4)为溶出介质。

含量均匀度 美洛昔康片有7.5mg和15mg两种规格，按照中国药典(2015)通则含量均匀度项下的要求，均应检查含量均匀度，其测定方法与含量测定相同。

(2)美洛昔康分散片(Meloxicam Dispersible Tablets)

有关物质 采用高效液相色谱法，美洛昔康原料有关物质项下的色谱条件。通过溶剂和辅料干扰试验可知，扣除相对保留时间小于0.30的杂质峰，可以既保证对相关杂质的有效检出又避免了溶剂和辅料的干扰。

溶出度 通过对比不同方法(篮法、桨法)、不同转速下的溶出曲线，美洛昔康分散片在桨法50转条件下，以pH7.4磷酸盐缓冲液为溶出介质，在10分钟时每片的溶出量均可达80%左右，45分钟时基本全部溶出。由于溶出曲线的拐点约在20分钟处，所以将取样时间定为30分钟，限度与片剂和胶囊剂一致，定为标示量的75%。

含量均匀度 美洛昔康分散片规格为7.5mg，按照中国药典(2015)通则含量均匀度项下的要求，应检查含量均匀度，其测定方法与含量测定相同。

含量测定 溶剂有修订。

(3)美洛昔康胶囊(Meloxicam Capsules)

有关物质 采用高效液相色谱法，美洛昔康原料有关物质项下的色谱条件。通过溶剂和辅料干扰试验可知，扣除相对保留时间小于0.30的杂质峰，可以既保证对相关杂质的有效检出又避免了溶剂和辅料的干扰。

溶出度 通过对比不同方法(篮法、桨法)、不同转速下的溶出曲线，采用篮法，选用与片剂一致的pH7.4磷酸盐缓冲液为溶出介质，取样时间定为30分钟，限度与片剂和分散片一致，定为标示量的75%。

含量均匀度 美洛昔康胶囊规格为7.5mg，按照中国药典(2015)通则含量均匀度项下的要求，应检查含量均匀度，其测定方法与含量测定相同。

参考文献

[1] Türok D, Busch U, Heinzel G, et al. Clinical pharmacokinetics of meloxicam [J]. Arzneim Forsch Drugres, 1997, 47(3): 253-258.

[2] 王平，顾振纶. 新型非甾体抗炎药-美洛昔康 [J]. 中国新药与临床杂志(Chin J New Drugs Clin Rem), 2000, 19(6): 499-501.

[3] M anjarrez N, Perez H I, So lis A, et al. A facile one2po t synthesis of 4-hydroxy-2, 3-2methoxy carbony1 2, 2-2methyl-2H-1,2-benzo th iazine 1,1-dioxide, a key intermediate in the Synthesis of oxjcam antiinflammatory [J]. Synth Commun, 1996, 26(3): 585-591.

[4] 张治国，张奕华，李雅静，等. 2-氨基-5-甲基噻唑合成的改进 [J]. 中国药物化学杂志，2003, 13(1): 422431.

[5] 茹德新. 1,2-氨基-5-甲基噻唑的合成及应用研究 [J]. 化学

反应，2002，18（1）：94－96.

[6] 工程与工艺，肖方青，刘应桃．美洛昔康的合成［J］．中国医药工业杂志，1999，30(1)：489-490.

[7] 王玉成，史达清，赵红．美洛昔康的合成［J］．中国医药工业杂志，2001，32（6）：244-245.

撰写　刘利群　　　　黑龙江省食品药品检验检测所

复核　白政忠　张秋生　黑龙江省食品药品检验检测所

前列地尔

Alprostadil

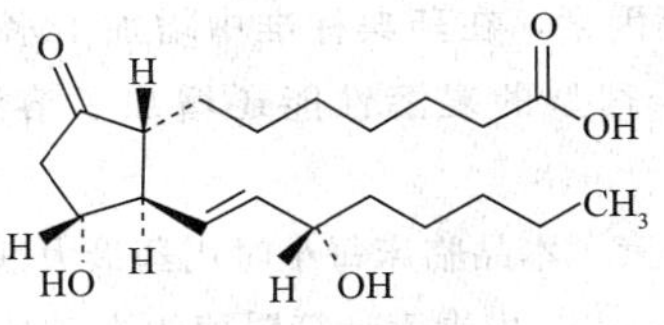

$C_{20}H_{34}O_5$　354.48

化学名：11α,15(*S*)-二羟基-9-羰基-13-反前列烯酸

11α,15(*S*)-dihydroxy-9-oxoprost-13-en-1-oic acid

英文名：Alprostadil

CAS 号：［745-65-3］

本品为前列腺素(Prostaglandin，简称 PG)类激素之一，该类物质分子结构中具有五元脂肪环、带有两个侧链(上侧链 7 个碳原子，下侧链 8 个碳原子)，根据五元脂肪环上取代基(主要是羟基和氢)的不同细分为 A～J 10 个型，加上不具有前列酸基本骨架的白三烯和血栓素共为 12 型，分别用 PGA～PGJ 等表示，分子中侧链上的双键数则标在字母的右下角。本品主要成分为 E 型前列腺素，侧链上的双键数为 1，故也称之为前列腺素 E_1(简称 PGE_1)。

前列腺素在 20 世纪 30 年代被发现、50 年代末确定了结构、60 年代相继进行生物合成及全合成研究并获得成功、70 年代以来得到了迅速发展，前列腺素 E_1 的生物合成及全合成在国内外也早有报道，早期是由动物组织中分离前体二十碳三烯酸转化为 PGE_1 的。以后经过研究虽然可从动物组织中内源二十碳三烯酸直接转化而得，且获得率有较大的提高，但仍不宜扩大生产。1982 年，国内从广布于我国东北的野生植物月见草种籽油中分离出含 γ-亚麻酸的粗品并以此为原料，经化学结构改造，制得 PGE_1 前体，再经生物合成得到 PGE_1。

前列地尔是一种血管扩张剂及抑制血小板聚集剂，其主要的作用机制为：通过改善红细胞变形性、抑制血小板聚集、抑制中性粒细胞活化和增加纤维蛋白溶解性，增加血液流动性，改善微循环。PGE_1 还能通过激活细胞内腺苷酸环化酶，使血小板和血管平滑肌内的环磷酸腺苷(cAMP)浓度增加，致使产生惰性血小板及血管扩张。临床主要用于治疗各种原因引起的肺动脉高压、顽固性心力衰竭、冠心病、外周闭塞性疾病及脑动脉硬化或颅内血管痉挛性脑血管病变等。其不良反应主要有：类静脉炎反应、低血压、皮肤潮红、头痛、胃部不适、恶心、腹泻、长骨骨膜增生。偶有发热、皮疹等症状[1]。

除中国药典(2015)外，USP(36)、JP(16)和 Ph. Eur.(7.0)、BP(2013)也均收载了前列地尔。

【制法概要】

前列地尔生物合成的大致步骤为：以月见草油为原料得到合成前体，将前体水解，与从动物精囊制备的酶混悬液混合进行酶促反应，用有机溶剂提取得到粗品，经柱层析纯化，再重结晶得到前列地尔终产品。

工艺流程图如下。

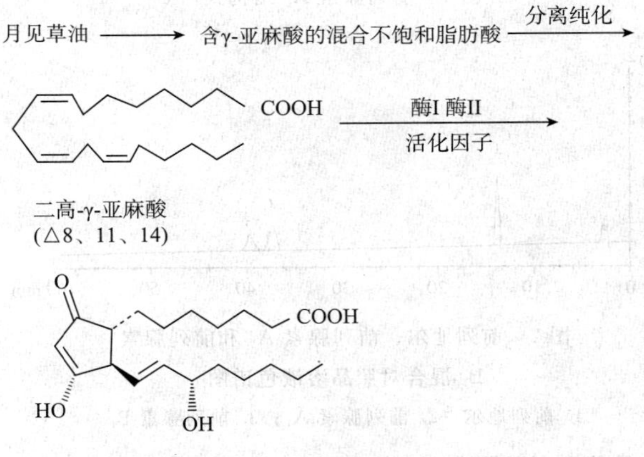

前列腺素E_1

国内目前生产的一些前列地尔制剂，原料为日本进口，采用的是全化学合成工艺生产。

【性状】 JP(16)收载本品以四氢呋喃为溶剂的比旋度为 －53°至－61°。

前列地尔的酸碱解离常数(p*K*a)为 4.89，在水中会缓慢降解，生成前列腺素 A_1(PGA_1)，该降解反应速度与 pH 值有关。在 pH5 条件下，前列地尔相对最稳定，在碱性条件下降解很快。前列地尔对热也不稳定，分解产物也为 PGA_1。

【鉴别】 本品的红外光吸收图谱(光谱集 988 图)显示的主要特征吸收如下。

特征谱带(cm^{-1})	归属	
3367	羟基	ν_{O-H}
2927，2854	烷基	ν_{C-H}
3100～2800	羧基	ν_{O-H}
1729	羧基	$\nu_{C=O}$
970	反式双键	δ_{C-H}

有关物质　前列腺素 A_1 和前列腺素 B_1 是前列地尔中较易存在的已知降解产物，PGA_1(结构式见图 1)与 PGE_1 均为内源性物质，药理作用相似，但 PGA_1 活性和毒性均较 PGE_1 低。USP(36)对这两个杂质采用外标法测定。中国药典(2010)对中国药典(2005)采用的有关物质检查方法进行了改进，新色谱系统可将前列地尔、前列腺素 A_1 和前列腺素 B_1 制成的对照品混合溶液中的各峰很好的分离(图 2)，也可将酸、碱、氧化、光、高温条件下强制降解的杂质很好分离，实验所用 HPLC 仪器型号为岛津 SPD 10AVP，岛津 SPD M20A；色谱柱为 Welch Materials AQ-C18 (5μm,

4.6mm×250mm)，同时经验证，证明方法线性关系、范围、检测灵敏度、重现性和耐用性均能满足实验需要。供试品溶液在室温条件下放置 8 小时能保持稳定。中国药典(2015)未作修订。

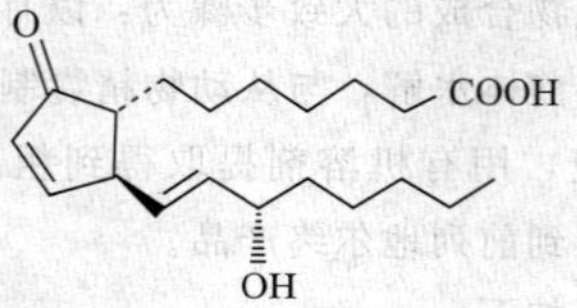

图 1　前列腺素 A_1 结构式

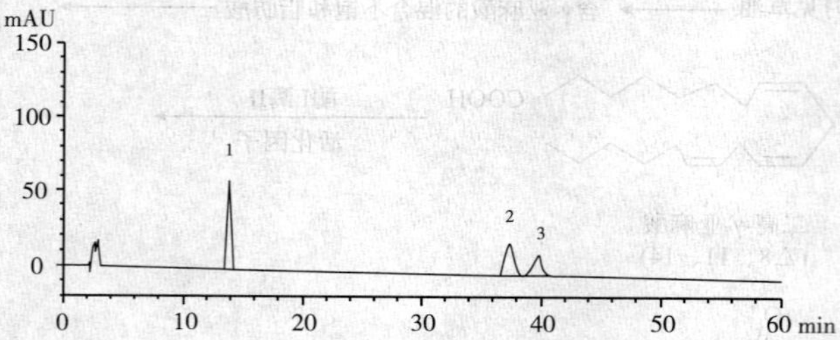

图 2　前列地尔、前列腺素 A_1 和前列腺素 B_1 混合对照品溶液色谱图

1. 前列地尔；2. 前列腺素 A_1；3. 前列腺素 B_1

另外，中国药典(2005)标准中检测波长为 214nm，JP(15)为 196nm，Ph. Eur.(6.0)为 200nm，USP(31)分别为 224nm(检测前列腺素 A_1)、280nm(检测前列腺素 B_1)和 200nm(检测其他杂质)。经对以乙腈-水(9∶1)为溶剂制备的前列地尔对照品溶液、前列腺素 A_1 和前列腺素 B_1 杂质对照品溶液进行紫外扫描(图 3)，发现 214nm 处前列腺素 A_1 和前列腺素 B_1 几乎均处于紫外吸收曲线的波谷处，波长数越高，前列地尔的吸光值越低，对单个杂质和杂质总量的检测不利，USP31 分别在 3 个波长处检测是最为合理的，但综合考虑实验的便捷性、检测灵敏度、溶剂的末端吸收干扰以及拟参照 Ph. Eur.(6.0)和 USP(31)进行限度的调整等问题，中国药典(2010)将检测波长调整为与 Ph. Eur.(6.0)相同的 200nm。中国药典(2015)未作修订。

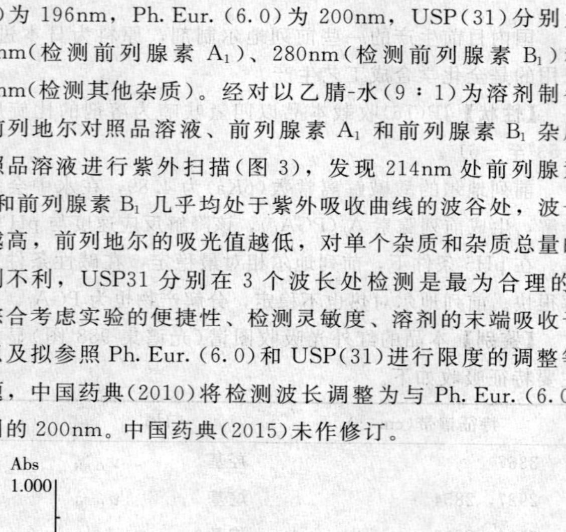

图 3　前列地尔、前列腺素 A_1 和前列腺素 B_1 溶液的紫外吸收曲线图

1. 前列腺素 A_1；2. 前列地尔；3. 前列腺素 B_1

【含量测定】中国药典(2005)标准所用色谱条件虽然不能将前列腺素 A_1 峰与前列腺素 B_1 峰有效分离，但前列地尔峰与相邻峰分离均良好，用于主成分的含量测定还是能够满足实验需要的，且洗脱时间较短，前列地尔峰的出峰时间约为 9～10 分钟(对于 25cm 长色谱柱)，因此为实验方便起见，含量测定仍沿用中国药典(2005)色谱条件。

【制剂】注射用前列地尔(Alprostadil for Injection)

USP(36)、JP(16)和 Ph. Eur.(7.0)及 BP(2013)中均未收载本制剂。

注射用前列地尔中一般加适量的磷酸盐和右旋糖酐作为辅料。

考虑到本品制剂学工艺要求及水分过多会影响前列地尔的稳定性等因素，在药典标准中增加了水分检查项，同时为控制冻干剂型的复溶性能还增加了溶液的澄清度检查项。

细菌内毒素　本品临床每小时用药最大剂量是静脉注射每千克体重 6μg[1]，内毒素计算限值约为 0.83EU/μg；前列地尔注射液 USP(36)限值为 5USP EU/100μg。中国药典(2015)规定本品细菌内毒素限值为 0.25EU/μg，与内毒素计算值比较，安全系数为 3.3，并低于 USP 标准。

无菌　根据实验经验，可适用于大部分厂家产品的无菌检查详细操作方法为：取本品，采用薄膜过滤法处理，以含有 0.1%聚山梨酯 80 的 0.1%蛋白胨水溶液 900ml 作为冲洗液，分 3 次冲洗，每次 100ml，以金黄色葡萄球菌作为阳性对照菌。

中国药典(2015)收载的制剂为注射用冻干粉针，经查询，国内批准的制剂还有注射液、注射用干乳剂和尿道栓。

参考文献

[1] 国家药典委员会. 中华人民共和国药典临床用药须知·化学药和生物制品卷[M]. 2005 年版. 北京：人民卫生出版社，2005.

撰写　丁　锐　周长明　北京市药品检验所

复核　余　立　北京市药品检验所

洛伐他汀

Lovastatin

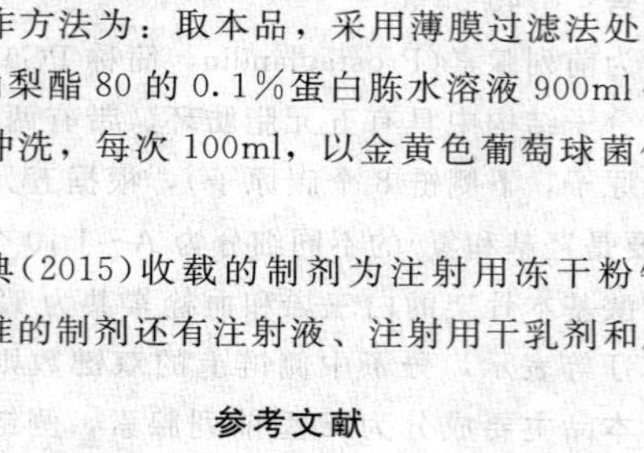

$C_{24}H_{36}O_5$　404.54

化学名：本品为(*S*)-2-甲基丁酸(4*R*,6*R*)-6-[2-[(1*S*,2*S*,6*R*,8*S*,8a*R*)-1,2,6,7,8,8a-六氢-8-羟基-2,6-二甲基-1-萘基]乙基]四氢-4-羟基-2*H*-吡喃-2酮-8-酯。

[(*S*)]-2-methylbutyric acid,8-ester with(4*R*,6*R*)-6-[2-[(1*S*,2*S*,6*R*,8*S*,8a*R*)-1,2,6,7,8,8a-hexahydro-8-hydroxy-2,6-dimethyl-1-naphthyl]ethyl]tetrahydro-4-hydroxy-2*H*-pyran-2-one

英文名：Lovastatin [75330-75-5]

本品为甲基羟戊二酰辅酶 A(HMG-CoA)还原酶抑制剂，两者结合后可抑制内源性胆固醇合成，从而起到血脂调节作用。口服洛伐他汀后 2～4 小时血浆中的浓度即可达到峰值。洛伐他汀有高度的肝脏选择性，在肝脏中的浓度明显高于其他组织，其大部分的药物经肝脏吸收，随后从胆汁中排泄。

本品由 Merck sharp & Dohme 研究实验室于 1980 年从土壤中的一株曲霉菌的代谢物中发现。Alberts 等分离并测定了洛伐他汀的化学结构及其生物化学特性。洛伐他汀是一种前体药，口服后，无活性的内酯水解为相应的羟酸，该羟酸为主要代谢产物和甲基羟戊二酰辅酶 A(HMG-CoA)还原酶抑制剂。

洛伐他汀除中国药典(2015)收载外，USP(36)、BP(2013)和 Ph. Eur.(7.0)中均有收载，JP(16)未收载。

【制法概要】本品由微生物发酵法制取，产生菌为 *Aspergillus terreus* 等菌株，其生产工艺流程如下。

发酵液酸化，压滤分离、收集菌体 → 萃取 → 浓缩→内酯化 → 水洗→ 二次浓缩、初次结晶→离心分离→初晶溶解、脱色、过滤、一次重结晶 → 离心分离 → 二次重结晶 → 抽滤分离 → 晶体粉碎、减压干燥；混合、分装。

【性状】根据文献报道，本品实际为外消旋体。由于本品分子结构中的酯键所连的 α-甲基取代的丁基的空间构象有较大自由度，故而在抑制 HMG-CoA 作用时并无立体选择性，致使两个对映体均有同等活性。采用 DSC 法测定其熔点为 175℃；浓度为 5mg/ml 的乙腈溶液的比旋度 $[\alpha]_D^{25}$ 为 +330°。

本品存在多晶现象，其一为白色不易引湿的结晶性粉末，其二则为无定形粉末。Alberts 等在确定其分子结构时曾对乙醇中重结晶制备的洛伐他丁单晶进行了 XRD 测定，结果表明，该单晶属于正交晶系的 $P2_12_12_1$ 空间群，其晶胞参数为：a=5.974Å；b=17.337Å；c=22.148Å。同时为区别结晶性与无定形粉末，Alberts 等还测定了粉末 XRD 图谱。

比旋度 本品 5mg/ml 的乙腈溶液 20℃时比旋度为+325°至+340°，与 Ph. Eur.(7.0)和 BP(2013)一致。25℃的比旋度为+324°至+338°，与 USP(36)一致。

【鉴别】(1)本品采用乙醇作为溶剂，其紫外最大吸收波长分别为 230nm、238nm 和 246nm(图 1)。

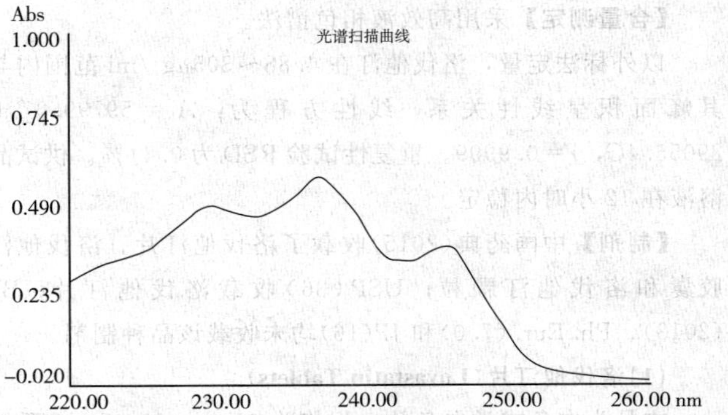

图 1 洛伐他汀乙醇溶液的紫外吸收图谱

(2)本品的红外光吸收图谱(光谱集 802 图)显示的主要特征吸收如下。

特征谱带(cm⁻¹)	归属	
3542	羟基	ν_{O-H}
3005	烯氢	ν_{C-H}
1725，1700	内酯和酯	$\nu_{C=O}$
1222	酯	ν_{C-O}

【检查】有关物质 采用高效液相色谱法进行检查。

由于洛伐他汀系经微生物发酵而得，会伴生与其结构相近的诸如美伐他汀、氢化洛伐他汀、脱水洛伐他汀和洛伐他汀二聚体等杂质，采用等度洗脱时，由于主峰后杂质保留时间较长，影响检测效率。经方法学验证与实样考察，采用 C18 柱，乙腈-磷酸溶液为流动相进行梯度洗脱，使出峰较迟的杂质能被及早检出，提高了质量标准的效率，见图 2，其中 t_R=21.381 分钟的峰系洛伐他汀二聚物。

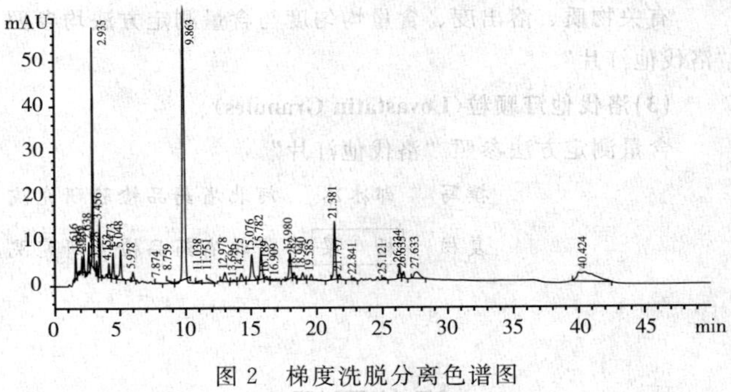

图 2 梯度洗脱分离色谱图

分别调节流动相水相 pH 值为 2.5、3.5、4.5、5.5，按上述梯度表进行洗脱，结果流动相的 pH 值对主峰峰形、分离度和杂质保留时间均无显著影响，因此只需保证酸性条件即可。

使用五种品牌 C18 色谱柱：Inertsil ODS-3、Luna、Akasil、Agela Venusil 和 Capcell 分别进行耐用性试验考察，色谱行为无明显差异。采用逐步稀释法，确定洛伐他汀检测限为 2.5pg。

经稳定性考察，供试品溶液室温放置 12 小时基本稳定，放置 24 小时后杂质量有所增加。

【含量测定】采用高效液相色谱法。

以外标法定量，洛伐他汀在 4.88～305μg /ml 范围内与其峰面积呈线性关系，线性方程为：$A=59799.07+29055.4C$，$r=0.9999$。重复性试验 RSD 为 0.41%。供试品溶液在 12 小时内稳定。

【制剂】中国药典(2015)收载了洛伐他汀片、洛伐他汀胶囊和洛伐他汀颗粒；USP(36)收载洛伐他汀片；BP(2013)、Ph. Eur. (7.0)和 JP(16)均未收载该品种制剂。

(1)洛伐他汀片(Lovastatin Tablets)

本品为白色或类白色片，规格为 10mg、20mg，主要辅料有糊精、淀粉和硬脂酸镁等。经试验，上述辅料不干扰 HPLC 测定。

有关物质　本品种采用原料药有关物质测定方法。有关色谱条件和系统适用性的说明详见洛伐他汀的相关部分。杂质限度与国外药典基本一致。即：单一杂质≤1.0%，总杂质≤3.0%。

溶出度　参照 USP(36)收载方法，确定溶出介质为含 2%十二烷基硫酸钠的磷酸盐溶液，转速为每分钟 50 转，限度为标示量的 80%。洛伐他汀在 4.88～195.2μg /ml 范围内与峰面积呈线性关系，线性方程为：$A=30876.9+29589.6C$，$r=0.9999$。

含量测定与含量均匀度　均采用高效液相色谱法，色谱条件与原料药相同。辅料对主成分含量测定无干扰，方法回收率为 100.1%，RSD 为 0.33%。

(2)洛伐他汀胶囊(Lovastatin Capsules)

本品内容物为白色或类白色粉末，规格为 10mg、20mg。主要辅料有乳糖、微晶纤维素、预胶化淀粉、滑石粉和硬脂酸镁等。经试验，上述辅料不干扰 HPLC 测定。

有关物质、溶出度、含量均匀度与含量测定方法均参照“洛伐他汀片”。

(3)洛伐他汀颗粒(Lovastatin Granules)

含量测定方法参照“洛伐他汀片”。

撰写　郄冰冰　河北省药品检验研究院

复核　杨　梁　河北省药品检验研究院

洛莫司汀

Lomustine

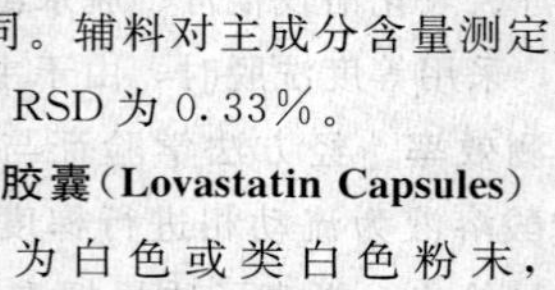

$C_9H_{16}ClN_3O_2$　233.70

化学名：*N*-(2-氯乙基)-*N'*-环己基-*N*-亚硝基脲

N-(2-chloroethyl)-*N'*-cyclohexyl-*N*-nitrosourea

英文名：Lomustine (INN)

CAS 号：[13010-47-4]

本品属氯乙胺亚硝基脲类抗癌药，作用于 G1 期，G1～S 边界及 M 期，对 G2 期也有作用，为细胞周期非特异性药物。本品特点是脂溶性高，能透过血脑屏障，口服吸收快，在生理条件下 $t_{1/2}$ 为 53 分钟，迅速转化为代谢物。血浆中氯乙基半衰期为 72 小时，环己基为 5 小时，60%以上在 48 小时内以代谢物形式由尿中排出[1]。临床用于原发性及继发性肿瘤，如脑胶质细胞瘤、恶性淋巴瘤、肺癌、乳腺癌、消化道癌等。

本品体内代谢过程如下。

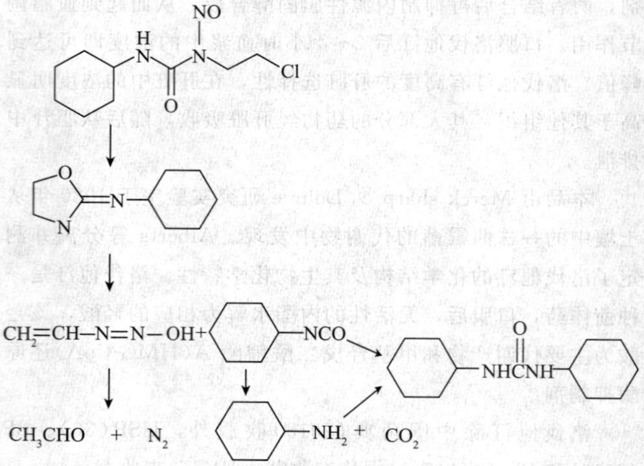

主要不良反应为骨髓抑制引起白细胞及血小板减少，消化系统较常见的有恶心、呕吐，偶见胃肠道出血，迟发性肝损害，并有致畸胎可能。

1966 年由 T. P. Johnston 等人首次合成，国内于 1975 年正式生产。本品收载于中国药典(2015)、BP(2013)。

【制法概要】

制法一：

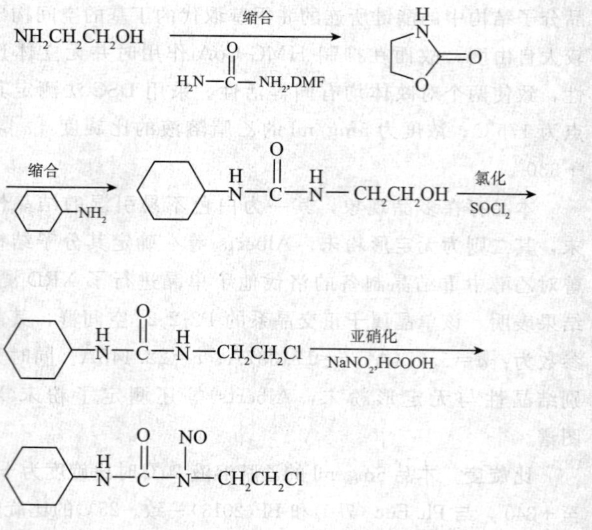

制法二[2]：

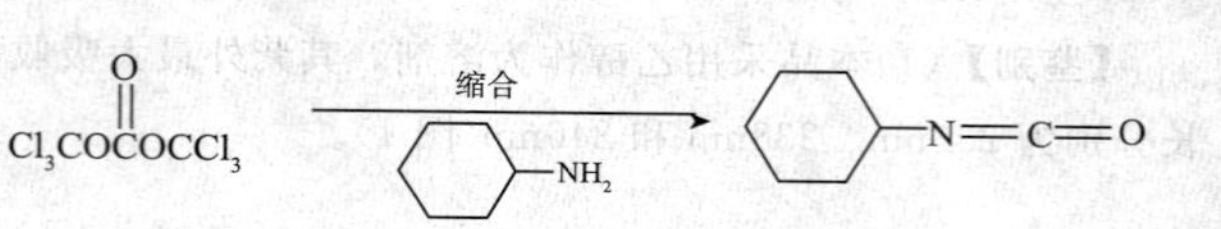

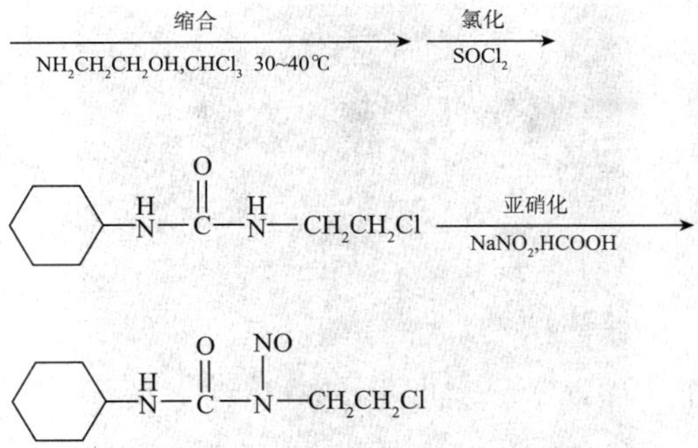

洛莫司汀合成、精制过程中可能用到甲苯、三氯甲烷和甲酸。

【性状】 本品性质不稳定，溶液状态变化较大；易分解生成乙醛、N_2、CO_2 和环己胺盐酸盐，故需避光、冷藏保存。

熔点 本品熔点为 88～91℃，近终熔时会出现分节、上升等类似分解点现象。但对按熔点测定条件熔融后的供试品复测熔点，数据不变，故确定为熔点。判断时应以每一小节均呈透明为终熔。

本品中如存在 3-亚硝基异构体，熔点将偏低。

【鉴别】（1）本品含 *N*-亚硝基，在稍过量的无机酸中能脱除亚硝基生成亚硝酸。亚硝酸与磺胺重氮化作用生成的重氮盐能与碱性 *β*-萘酚生成橙红色。

显色反应原理：

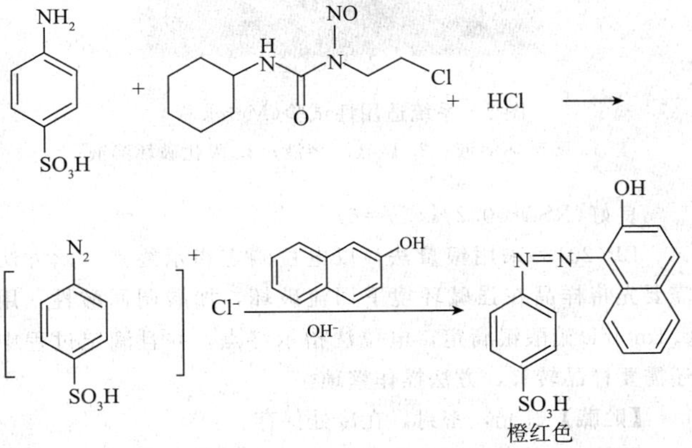

（2）本品的红外光吸收图谱应与对照的图谱（光谱集 300 图）一致，显示的主要特征吸收如下。

特征谱带（cm^{-1}）	归属	
3355	酰胺	ν_{N-H}
2940，2860	烷基	ν_{C-H}
1705	酰胺（Ⅰ）	$\nu_{C=O}$
1536	酰胺（Ⅱ）	δ_{N-H}
1495	亚硝基	$\nu_{N=O}$
1080	N-亚硝基	ν_{N-N}

（3）本品的氯乙基在碱性溶液中易水解生成无机氯离子而呈氯化物反应。

【检查】氯化物 生产工艺中有加浓盐酸去除过量环己胺的步骤，并有用烃烷基脲的氯化反应，故可能带入含氯杂质。中国药典（2015）限度规定为 0.02%。

有关物质 生产工艺中亚硝化反应时有可能产生 3-亚硝基异构体杂质带入成品，同时合成过程中的一些中间体也可能存在，另外，还可能有少量分解产物存在。目前已知杂质主要有三种。

1.

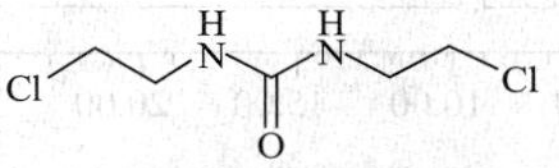

$C_5H_{10}Cl_2N_2O$ 185.05

化学名：1，3-双(2-氯乙基)脲

英文名：1，3-bis(2-chloroethyl)urea

2.

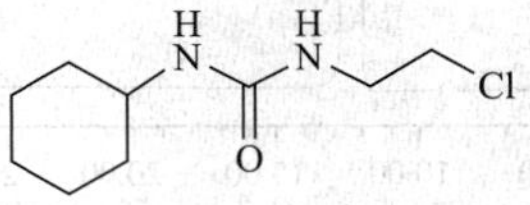

$C_9H_{17}ClN_2O$ 204.70

化学名：1-(2-氯乙基)-3-环已脲

英文名：1-(2-chloroethyl)-3 -cyclohexylurea

3.

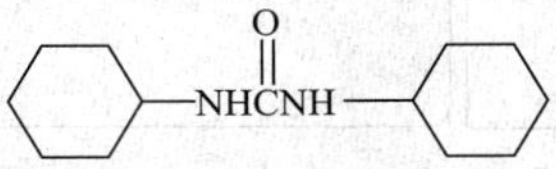

$C_{13}H_{22}N_2O$ 224.34

化学名：1，3-二环已脲

英文名：1，3-dicyclohexylurea

经实验，采用十八烷基硅烷键合硅胶为填充剂，以水-甲醇（50：50）为流动相，检测波长为 230nm，能将有关杂质和主成分进行有效的分离，系统的专属性图谱见图 1～图 6。该方法的检出限为 10ng。

由于没有已知杂质对照品，故采用自身对照法。限度为 1.0%。

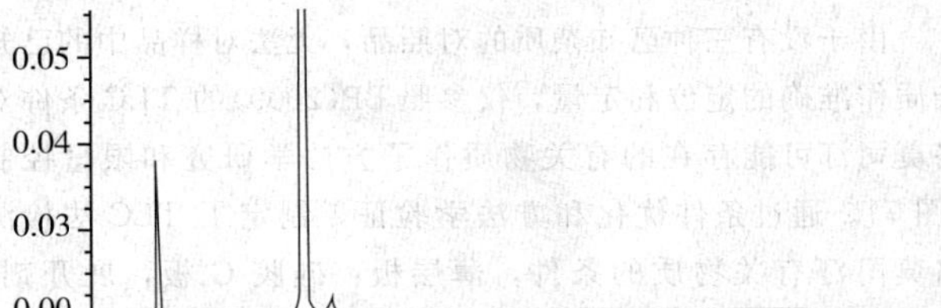

图 1 酸破坏试验

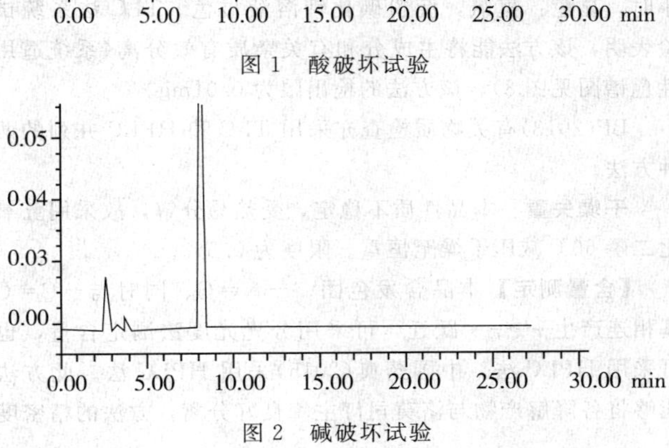

图 2 碱破坏试验

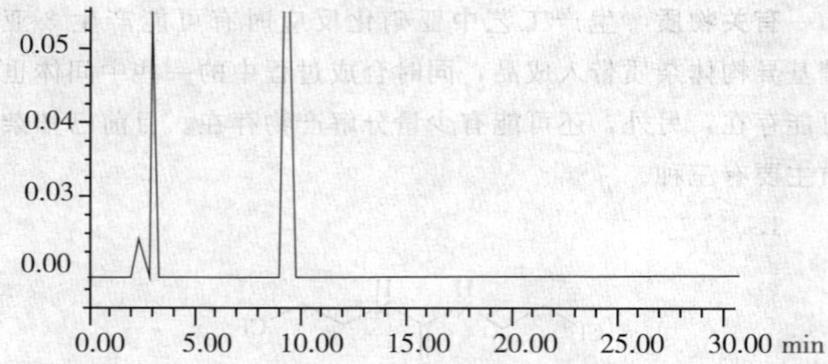

图 3　氧化破坏试验

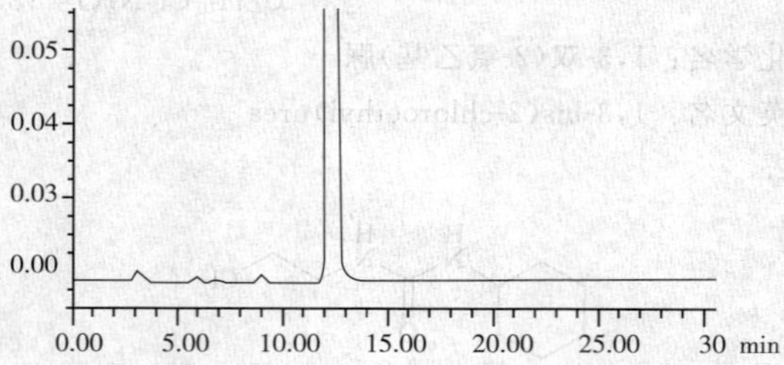

图 4　热破坏试验

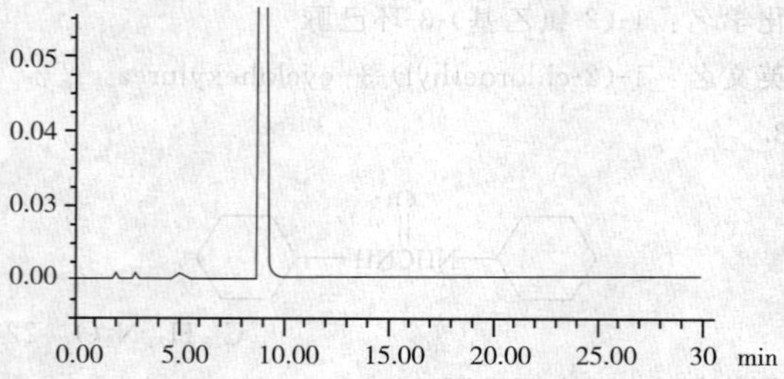

图 5　光破坏试验

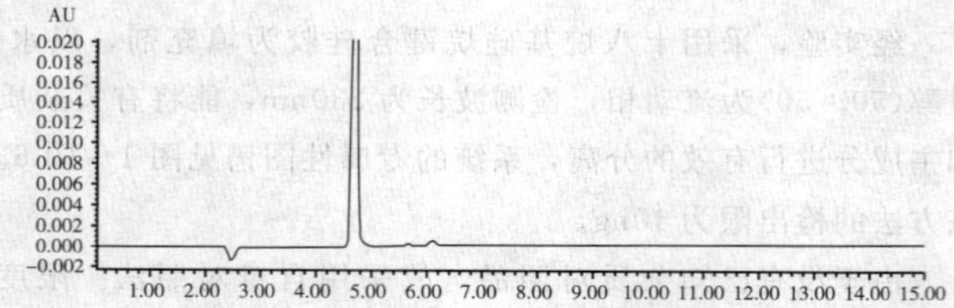

图 6　HPLC 法［中国药典(2015)］有关物质供试品溶液色谱图

由于没有三种已知杂质的对照品，无法对样品中的已知杂质作准确的定位和定量，仅参照 BP(2009) 的 TLC 条件对洛莫司汀可能存在的有关物质作了方法学研究和限量控制(图 7)。通过条件优化和方法学验证，制定了 TLC 法检测洛莫司汀有关物质的条件，薄层板：硅胶 G 板，展开剂：冰醋酸-甲苯(10∶90)，点样量：10μl，展开后 110℃干燥 1 小时，显色：熏氯，淀粉碘化钾溶液显色。TLC 法系统试验表明，该方法能将主成分和有关杂质有效分离(系统适用性色谱图见图 8)，该方法的检出限为 0.01mg。

BP(2013)有关物质检查亦采用 TLC 和 HPLC 并列的两种方法。

干燥失重　本品性质不稳定，受热易分解，故采用五氧化二磷 60℃减压干燥至恒重。限度为 0.5%。

【含量测定】本品含发色团、—N=O、同时与—C=O 基相连产生 π→π* 跃迁，可采用分光光度法测定含量，也可采用 HPLC 法。中国药典(2015)采用 HPLC 法。此方法能够将各降解产物与洛莫司汀主峰良好分离，方法的精密度

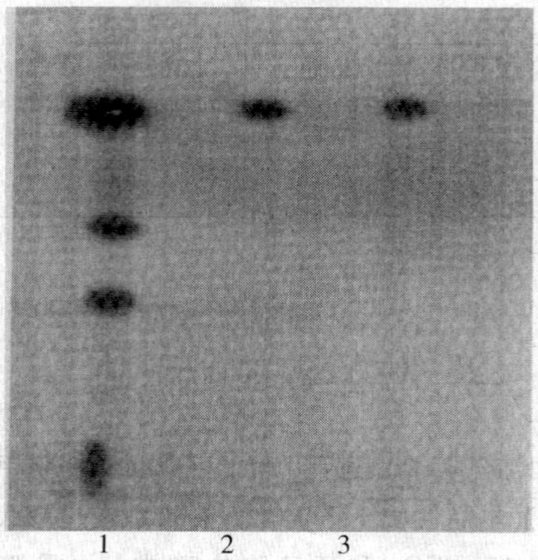

图 7　TLC 法(BP2009)有关物质图谱

1. 供试品溶液；2. 1%对照；3. 0.5%对照

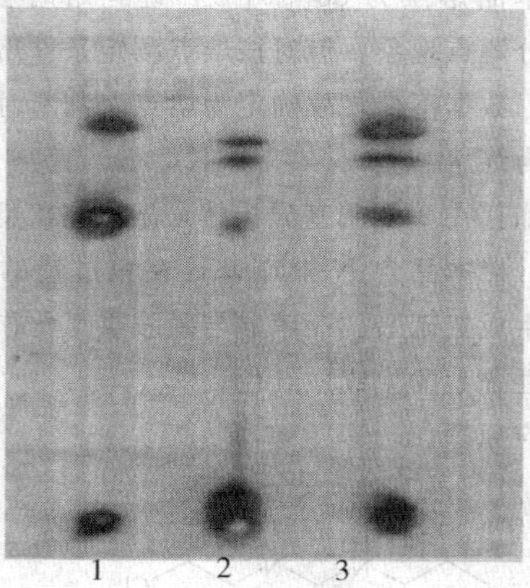

图 8　系统适用性试验(Merck 板)

1. 酸破坏溶液；2. 碱破坏溶液；3. 氧化破坏溶液

良好(RSD<0.2%，n=6)。

BP(2013)采用银量法，以电位滴定指示终点。此方法需要先将样品在强碱环境下回流破坏，加酸调回酸性，用 0.1mol/L 硝酸银滴定，电位法指示终点，并且滴定过程中还需要样品转移，方法操作繁琐。

【贮藏】遮光，密封，在冷处保存。

【制剂】洛莫司汀胶囊（Lomustine Capsules）

规格为 40mg，100mg。

用原料药直接装胶囊，也可用乳糖稀释灌装。

有关物质与含量测定同原料药。

BP (2013)收载该制剂。

参考文献

[1] 陈新谦，金有豫．新编药物学［M］．14 版，北京：人民卫生出版社，2001：508.

[2] 苏军，孟庆伟，赵伟杰，等．固体光气法合成洛莫司汀［J］．中国药物化学杂志，2003，13(3)：170-173.

撰写　徐玉文　徐志洲　山东省食品药品检验研究院
梅志英　南京市食品药品检验研究院
复核　王　杰　山东省食品药品检验研究院

浓戊二醛溶液

Strong Glutaral Solution

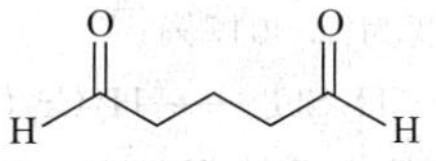

$C_5H_8O_2$ 100.12

化学名：戊二醛

Glutaraldehyde Pentanedial

英文名：Glutaral (INN)

CAS 号：[111-30-8]

本品为戊二醛的水溶液，为消毒防腐药。用于器械消毒，是甲醛的前体药物，对铜绿假单胞菌、金黄色葡萄球菌、黑色变种芽孢及甲乙型肝炎病毒都具有较强的杀灭作用。亦可用于治疗寻常疣和多汗症[1]，也可用作明胶等囊材的固化剂[2]。近年来有报道戊二醛瘤内注射能起到抑制肿瘤生长的作用[3]。本品对黏膜、皮肤有刺激作用，偶可引起皮炎或过敏反应，LD_{50}为820mg/kg(大鼠，口服)。

本品于1963年由Cope等人合成，1973年世界卫生组织确认2%戊二醛为病毒性肝炎污染器械和物品的有效消毒剂，本品也可用于餐具消毒及不能加热的橡胶、塑料器具等的消毒灭菌。国内于1985年开始生产。除中国药典(2015)收载外，BP(2013)和USP(36)均收载了50%(*W*/*W*)浓戊二醛溶液。

【制法概要】目前工业生产的主要方法为吡喃法：由1∶1的丙烯醛和乙烯烷基乙醚的狄耳斯-阿德耳的加成物进行水解而制得[2]。其副产物为烷链醇。

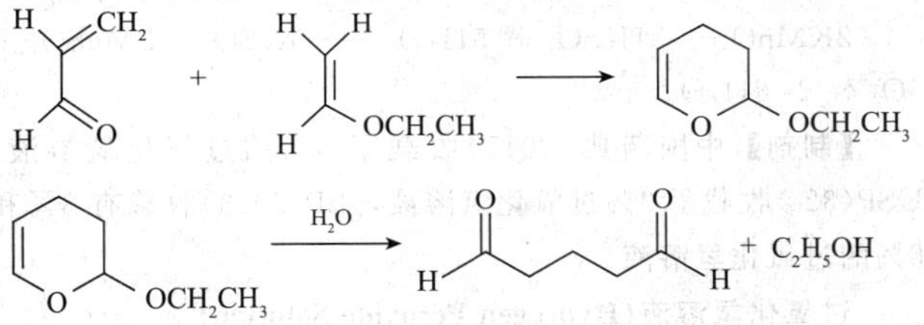

除此之外，制备戊二醛的方法还有吡啶法、1,5-戊二醇法，戊二酸法和环戊烯氧化法[4]等。

【性状】戊二醛纯品为无色澄清液体。本品具有较高杀菌特性。本品受温度及pH值等的影响，易发生聚合；在室温放置较长时间，也易逐渐形成聚合物，而降低其杀菌作用。因其聚合物大多带黄色，故聚合物含量高的产品为淡黄色澄清液体，所以有必要控制本品的外观颜色。中国药典(2015)将性状规定为无色至淡黄色的澄明液体。因分子结构中有两个醛基，故有醛类特臭，略带刺激性；也易被空气及其他氧化剂氧化，故应遮光密闭，在凉暗处保存。

【鉴别】本品的醛基能与氨制硝酸银试液发生还原反应，生成细微的灰色沉淀或光亮的银镜。

$$CHO-(CH_2)_3-CHO+4Ag(NH_3)_2OH \longrightarrow NH_4O-CO-(CH_2)_3-CO-ONH_4+4Ag\downarrow+6NH_3+2H_2O$$

BP(2013)和USP(36)采用衍生物熔点法进行鉴别。

【检查】pH值 本品在碱性溶液中，pH>8时，聚合过程加速，杀菌作用下降。在酸性溶液中pH2.5～3.5时稳定；而中性比碱性稳定，且杀菌作用最强。因此产品应保持酸性，在室温条件下可稳定2年以上，临用前用碳酸氢钠缓冲液调节pH值至中性[5]。

溶液的澄清度 目的是控制溶液中的不溶性杂质及聚合物。

游离酸 控制生产过程中残留的游离酸及贮藏过程中被氧化生成的游离酸。

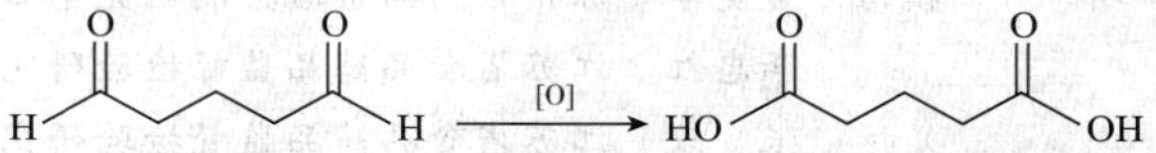

放置时间越长，游离酸含量越高，戊二醛的含量相应降低。中国药典(2015)规定消耗氢氧化钠滴定液(0.1mol/L)不得过3.8ml，以戊二醛($C_5H_8O_2$)计游离酸的量为戊二醛的0.5%。

【含量测定】本品的醛基能与羟胺反应生成肟，故采取加入过量的盐酸羟胺与戊二醛反应后，再用硫酸回滴定过量的羟胺，以溴酚蓝为指示剂。

$$H_2NOH\cdot HCl+(HOCH_2CH_2)_3N \longrightarrow H_2NOH+(HOCH_2CH_2)_3N\cdot HCl$$

$$CHO(CH_2)_3CHO+2H_2NOH \longrightarrow HON{=}CH(CH_2)_3CH{=}NOH+2H_2O$$

$$2H_2NOH+H_2SO_4 \longrightarrow (H_2NOH)_2\cdot H_2SO_4$$

本品与羟胺肟化反应定量完成需较长时间，经实验约需1小时；滴定终点由蓝紫色转为蓝绿色，变化明显，易于观察。

【制剂】稀戊二醛溶液(Dilute Glutaral Solution)

本品系由浓戊二醛溶液加适量强化剂稀释制成的2%溶液。加入的强化剂为20%氯化钾溶液，能增强醛基的物理通透性，使易于透过芽孢菌的细胞膜和多层外壳而增强活性作用。

本品含量测定采用羟胺法测定，结果稳定，重现性良好，与浓戊二醛溶液含量测定方法一致。

文献报道戊二醛的检测方法有2,4-二硝基苯肼柱前衍生-HPLC法[6-8]、气相色谱法[9]和分光光度法[10,11]等。

参考文献

[1] 国家药典委员会．中华人民共和国药典临床用药须知·化学药和生物制品卷[M]．北京：人民卫生出版社，2005：862.

[2] 罗明生，高天惠，宋明宪．中国药用辅料[M]．北京：化学工业出版社，2006：811-812.

[3] 吴学勇，武清，马钧武．瘤内注射戊二醛治疗小鼠移植性肿瘤的实验观察[J]．河南肿瘤学杂志，1998，11(6)：429-431.

[4] 李涛．戊二醛的生产工艺进展及开发与应用前景分析[J]．石油化工技术经济，2007，23(3)：54-58.

[5] 中华人民共和国卫生部药典委员会．中华人民共和国药典1990年版二部药典注释[M]．北京：化学工业出版社，1993：460-461.

[6] 刘非凡，杨远秀，郭四恒，等．复用透析膜及管路吸附戊二醛的监测[J]．中国医院药学杂志，2001，21(5)：283-284.

[7] 张志虎，邵华．工作场所空气中戊二醛测定方法的研究[J]．环境与职业医学，2005，22(6)：509-510.

[8] 严坤平，景小丹，韩静，等．高效液相色谱法测定血红蛋白氧载体中残留的戊二醛[J]．分析化学，2006，37(10)：1515-1518.

[9] 杨德红，严莲荷，叶静娴．用气相色谱法测定合成样品中的

戊二醛 [J]. 精细石油化工, 2000, 1: 55-56.

[10] 叶英植, 何新亚, 李薇, 等. 硫代巴比妥酸分光光度法同时测定戊二醛与乙醛 [J]. 郑州大学学报(自然科学版), 1999, 31(2): 74-77.

[11] 王惠成, 王健, 扈福, 等. 紫外分光光度法测定戊二醛含量 [J]. 中国药房, 2001, 12(10): 619-620.

撰写 黄美华 苏州市药品检验检测研究中心

李忠红 江苏省食品药品监督检验研究院

复核 张 玫 江苏省食品药品监督检验研究院

浓过氧化氢溶液

Strong Hydrogen Peroxide Solution

H_2O_2 34.01

化学名：过氧化氢

英文名：Hydrogen Peroxide Solution

异名：双氧水(Oxydol)[1]

CAS 号：[7722-84-1]

本品为氧化性消毒剂。在过氧化氢酶的作用下迅速分解，释出新生氧，对细菌组分发生氧化作用，干扰其酶系统而发挥抗菌作用。但其作用时间短，且易受有机物质的影响而使作用减弱。本品不具毒性，临床上常用 3% 的过氧化氢溶液，主要用于清洗创伤、溃疡等，亦可用于除臭和止血。

过氧化氢由 Thenard 于 1818 年用 BaO_2 与酸作用得到。1894 年制得纯品[2]。除中国药典(2015)收载外，BP(2013)、USP(36)、JP(15)均有收载。国内外药典收载的规格主要有 30%、27%、6%和 3%的水溶液。

【制法概要】过氧化氢的主要合成工艺有电解法、蒽醌法、过氧化钡法、异丙醇法、氧阴极还原法、氢氧直接化合法[3]等。

1. 电解法　硫酸氢铵电解得到过硫酸铵，过硫酸铵水解即得过氧化氢。

$$2NH_4HSO_4 \longrightarrow (NH_4)_2S_2O_8 + H_2\uparrow$$

$$(NH_4)_2S_2O_8 + 2H_2O \longrightarrow 2NH_4HSO_4 + H_2O_2$$

2. 蒽醌法　烷基蒽醌在有机溶剂中，经氢化、氧化即制得过氧化氢。

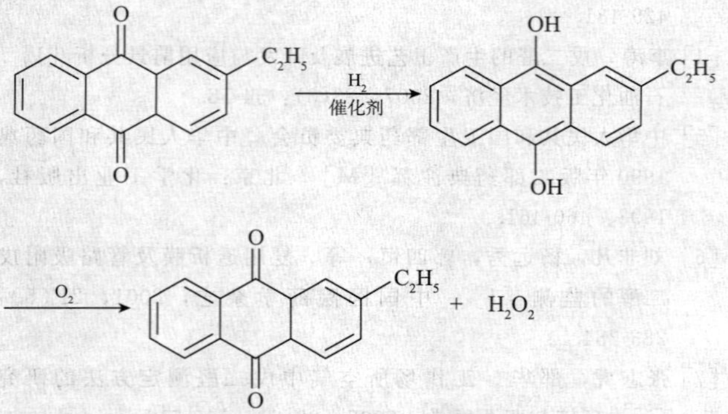

3. 过氧化钡法　由过氧化钡与酸反应制得。

$$Ba[O_2] + H_2SO_4 \longrightarrow BaSO_4 + H_2O_2$$

【性状】根据过氧化氢水溶液的性质，为无色澄清液体，有类似臭氧的臭气；本品能缓慢分解为氧和水，遇氧化物或还原物即迅速分解并发生泡沫，遇光、热易分解变质。相对密度约为 1.11，能与水任意混合。

【鉴别】(1)本品的水溶液在酸性条件下，与重铬酸钾反应生成蓝色的过重铬酸，而溶于乙醚形成稳定的蓝色配位化合物，最低检出浓度为 0.0015%[4]。

$$K_2Cr_2O_7 + H_2O_2 + H_2SO_4 \longrightarrow H_2Cr_2O_8 + K_2SO_4 + H_2O$$

(2)本品在碱性条件下极不稳定，加热即分解释放出大量的氧气而发生泡沸。

$$2H_2O_2 \xrightarrow[\Delta]{NaOH} 2H_2O + O_2\uparrow$$

【检查】酸度　过氧化氢是二元弱酸，其水溶液显弱酸性；本品在弱酸性条件下较稳定，在强酸性条件下稳定性较差，而在碱性条件下不稳定，一般过氧化氢溶液中均加有硫酸或磷酸等酸作为稳定剂，因此检查酸度是为了控制原料中的游离酸和作为稳定剂加入的微量酸，且酸度应控制在适宜的范围内[5]。中国药典(2005)规定的方法，无明确限度规定，在检验过程中易发生结果判断差异；中国药典(2015)参照 USP(32)及 BP(2009)的规定以及国内的生产情况，制定了限度。

钡盐　检查原料中引入的过氧化钡。

稳定剂　由于过氧化氢的不稳定性[6]，通常需要加入适当的稳定剂以防止贮存过程中的分解。检查加入的有机类稳定剂。限量规定与 USP(32)、JP(15)的限度一致。

不挥发物　检查无机盐等不挥发性稳定剂。

【含量测定】采用高锰酸钾滴定法。利用过氧化氢在硫酸酸性溶液中与高锰酸钾反应，生成硫酸锰和氧，过量的高锰酸钾使溶液呈淡紫色作为滴定终点。

USP(32)、BP(2013)、JP(15)均采用高锰酸钾滴定法。

$$2KMnO_4 + 3H_2SO_4 + 5H_2O_2 \longrightarrow K_2SO_4 + 2MnSO_4 + 5O_2\uparrow + 8H_2O$$

【制剂】中国药典(2015)收载了 3%的过氧化氢溶液，USP(32)收载了 3%过氧化氢溶液，BP(2013)收载有 3%和 6%的过氧化氢溶液。

过氧化氢溶液(Hydrogen Peroxide Solution)

本品的鉴别、检查、含量测定的检测方法均同浓过氧化氢溶液。

参考文献

[1] 王泽民. 当代结构药物全集 [M]. 北京: 北京科学技术出版社, 1993: 385.

[2] 王都. 无机化学 [M]. 北京: 人民卫生出版社, 1958: 187.

[3] 化学工业部天津化工研究院. 化工产品手册·无机化工产品 [M]. 北京: 化学工业出版社, 1982: 513.

[4] 中华人民共和国卫生部药典委员会. 中华人民共和国药典 1990 年版二部药典注释 [M]. 北京: 化学工业出版社, 1993: 462.

[5] 杜艳丽. pH 值对过氧化氢溶液稳定性的影响 [J]. 重庆医学, 2006, 35(16): 1485.

[6] 李中君. 过氧化氢溶液的质量考查 [J]. 中国临床医药研究杂志, 2005(144): 15653.

撰写 朱 蓉 朱淑芳 成都市食品药品检验研究院

复核 张 亿 成都市食品药品检验研究院

癸氟奋乃静
Fluphenazine Decanoate

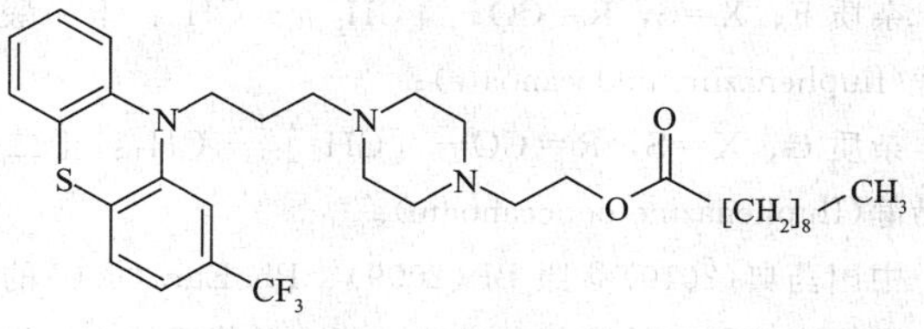

$C_{32}H_{44}F_3N_3O_2S$ 591.78

化学名： 2-[4-[3-[2-(三氟甲基)-10*H*-吩噻嗪-10-基]丙基]-1-哌嗪基]乙醇癸酸酯

2-[4-[3-[2-(trifluoromethyl)-10*H*-phenothiazin-10-yl]propyl]piperazin-1-yl]ethyl decanoate

英文名： Fluphenazine Decanoate

CAS 号： [5002-47-1]

本品属哌嗪族吩噻嗪类，为氟奋乃静经酯化而得的长效抗精神病药，具有安定、抗精神病等长效作用。药理作用同氟奋乃静，抗精神病作用主要与其阻断脑内的多巴胺受体(DA_2)有关，抑制网状结构上行激活系统的 α 受体而有镇静作用。抗精神病作用较氟奋乃静长 9～20 倍，但镇静、降压、止吐作用同氟奋乃静一样较微弱。主要用于慢性精神分裂症，特别适用于对口服治疗不合作的患者或用作巩固疗效的维持疗法。

本品在水中几乎不溶，配成油剂供注射使用。肌内注射后缓慢吸收，经酯解酶水解释放出氟奋乃静，然后分布至全身而产生药理作用，半衰期($t_{1/2}$)为 6～9 天。肌内注射后，第 2～4 天才开始出现治疗作用，至 7～10 天疗效可达最高峰，一次给药作用可维持 2～4 周。

本品的不良反应主要为锥体外系反应，长期大量使用可发生迟发性运动障碍。亦可发生心悸、失眠、乏力、口干、视物模糊、排尿困难、便秘、月经失调等[1]。

本品除中国药典(2015)收载外，BP(2013)、Ph. Eur.(7.0)、USP(36)也有收载。

【制法概要】 本品由 H. L. Yale 于 1963 年首先合成，国内于 1974 年开始生产。合成路线如下。

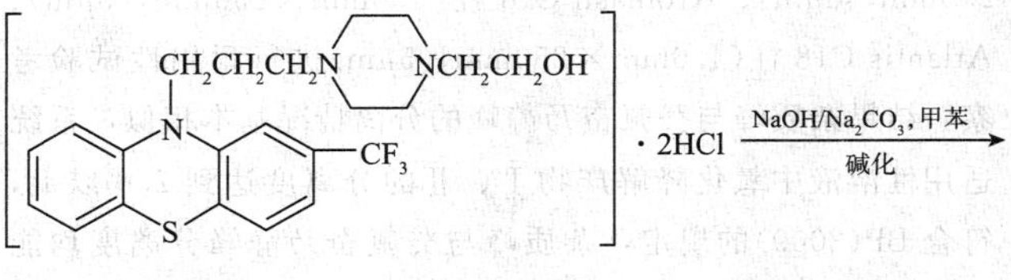

盐酸氟奋乃静

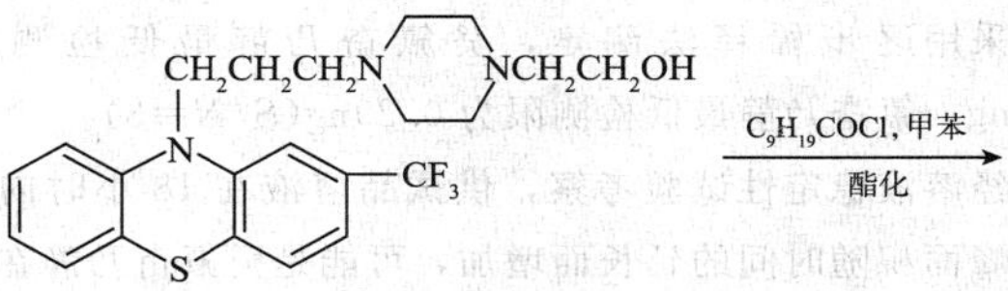

氟奋乃静(杂质 B)

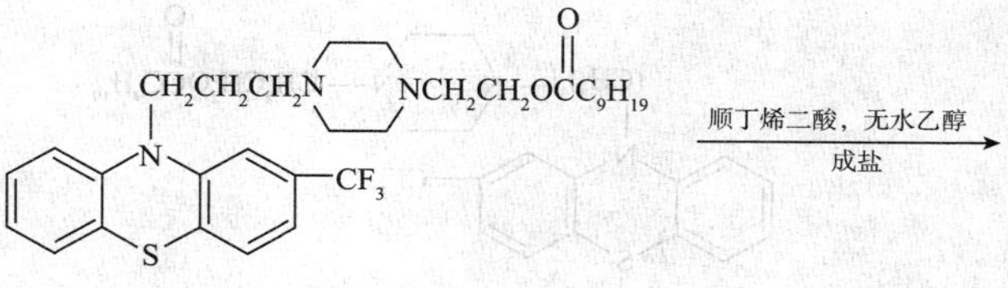

癸氟奋乃静粗品

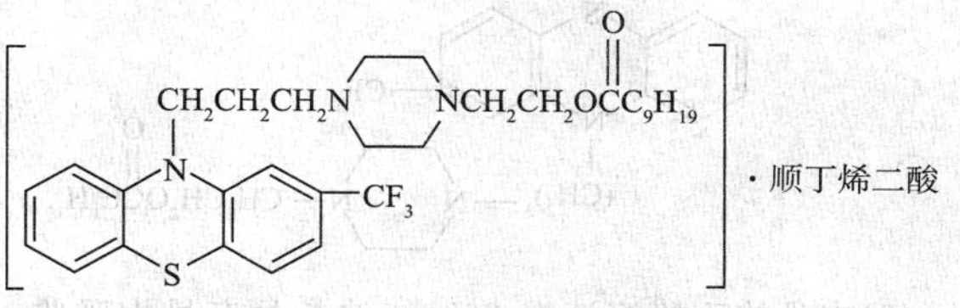

癸氟奋乃静顺丁烯二酸盐

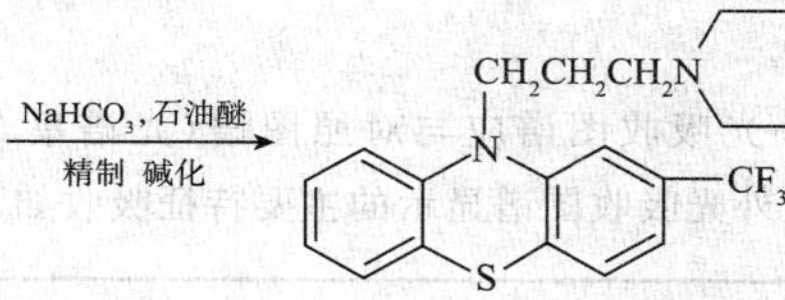

癸氟奋乃静

【性状】 本品为淡黄色至黄棕色黏稠液体，在室温下可析出结晶[2]。本品在甲醇溶液中不稳定[2]。

本品为酯类化合物，遇碱易水解成氟奋乃静。在有过氧化物存在时，可能由于自由基的机制，使哌嗪环上的氮氧化成氮氧化物(Ⅰ)[2]。

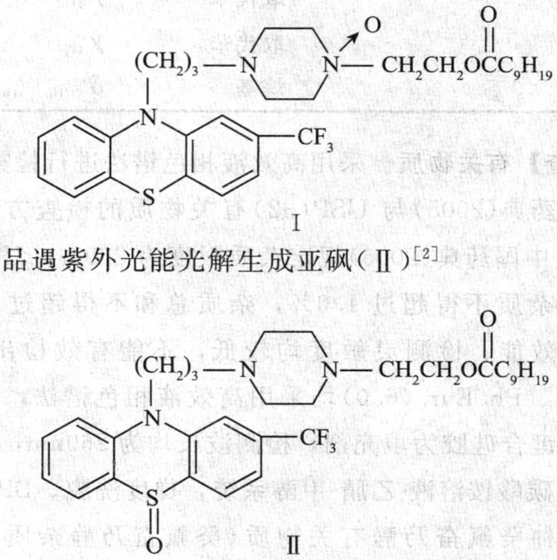

Ⅰ

本品遇紫外光能光解生成亚砜(Ⅱ)[2]

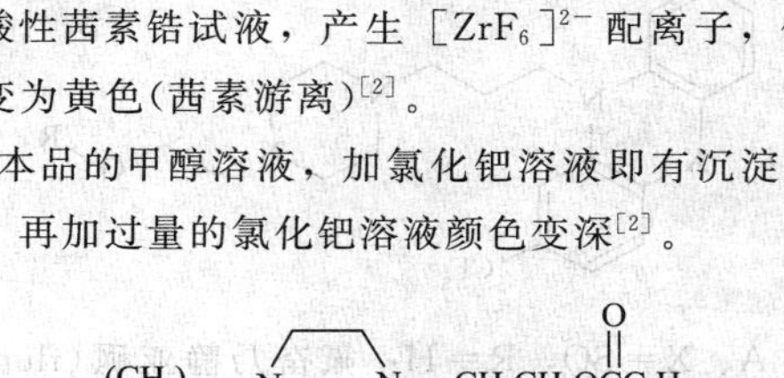

Ⅱ

【鉴别】 (1)本品经与碳酸钠及碳酸钾共热，分解成氟化物，加酸性茜素锆试液，产生 $[ZrF_6]^{2-}$ 配离子，使溶液由红紫色变为黄色(茜素游离)[2]。

(2)本品的甲醇溶液，加氯化钯溶液即有沉淀产生，并显红色，再加过量的氯化钯溶液颜色变深[2]。

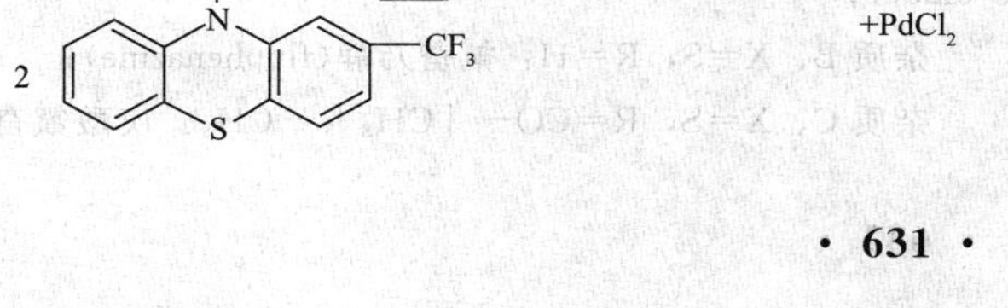

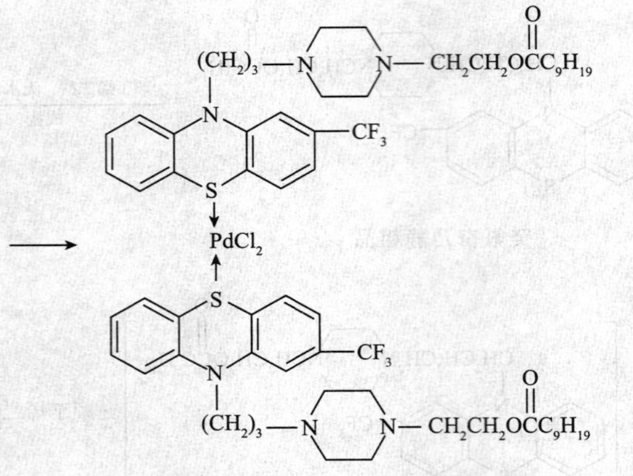

(3)本品的乙醇溶液在 260nm 波长处有最大吸收。BP(2013)还规定了吸收系数为 570～630。本品在 310nm 波长处还有另一吸收度较小的最大吸收，在 240nm 波长处有一肩峰[2]。

(4)本品的红外光吸收图谱应与对照图谱(光谱集 279 图)一致，本品的红外光吸收图谱显示的主要特征吸收如下。

特征谱带(cm^{-1})	归属	
3070	芳氢	ν_{C-H}
2815	氮亚甲基	ν_{C-H}
1738	酯	$\nu_{C=O}$
1605，1575，1495	芳环	$\nu_{C=C}$
1168	三氟甲基	ν_{C-F}
1125	酯	ν_{C-O}
818	取代苯	γ_{2H}
750	取代苯	γ_{4H}
720	烷基	$\delta_{(CH_2)_n,(n\geq4)}$

【检查】有关物质　采用高效液相色谱法进行检查。

中国药典(2005)与 USP(32)有关物质的检查方法均为 TLC 法，中国药典(2005)规定杂质限度为 2.0%，USP(32)规定单个杂质不得超过 1.0%，杂质总和不得超过 2.0%。本法分离效能、检测灵敏度均较低，不能有效检出杂质。BP(2009)、Ph. Eur. (6.0)均采用高效液相色谱法，以十八烷基硅烷键合硅胶为填充剂，检测波长均为 260nm，流动相为 10g/L 碳酸铵溶液-乙腈-甲醇系统，梯度洗脱。BP(2009)列出了 7 种癸氟奋乃静有关物质(癸氟奋乃静杂质 A、B、C、D、E、F、G)。

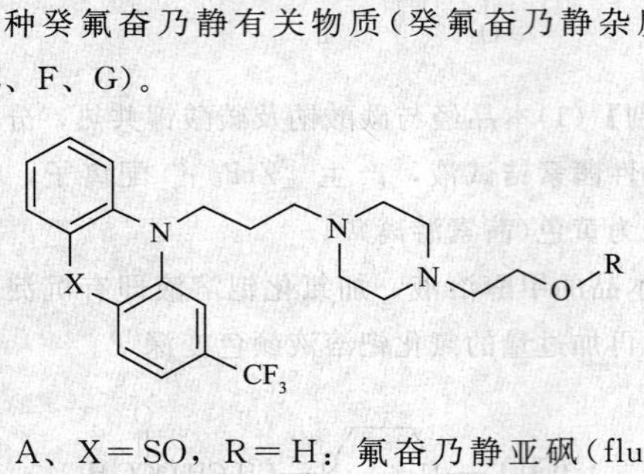

杂质 A、X＝SO，R＝H：氟奋乃静亚砜(fluphenazine *S*-oxide)；

杂质 B、X＝S，R＝H：氟奋乃静(fluphenazine)；

杂质 C、X＝S，R＝CO－[CH_2]$_5$－CH_3：庚酸氟奋乃静(fluphenazine enantate)；

杂质 D、X＝S，R＝CO－[CH_2]$_6$－CH_3：辛酸氟奋乃静(fluphenazine octanoate)；

杂质 E、X＝S，R＝CO－[CH_2]$_7$－CH_3：壬酸氟奋乃静(fluphenazine nonanoate)；

杂质 F、X＝S，R＝CO－[CH_2]$_9$－CH_3：十一酸氟奋乃静(fluphenazine undecanoate)；

杂质 G、X＝S，R＝CO－[CH_2]$_{10}$－CH_3：十二酸氟奋乃静(fluphenazine dodecanoate)。

中国药典(2010)参照 BP(2009)、Ph. Eur. (6.0)的方法建立了梯度洗脱高效液相色谱法进行有关物质检查，以十八烷基硅烷键合硅胶为填充剂，以乙腈-甲醇(1∶1)为流动相 A，0.5%碳酸铵溶液(用稀盐酸调 pH 值至 7.5)为流动相 B，检测波长为 260nm，显著改善了各杂质与癸氟奋乃静的分离效果。

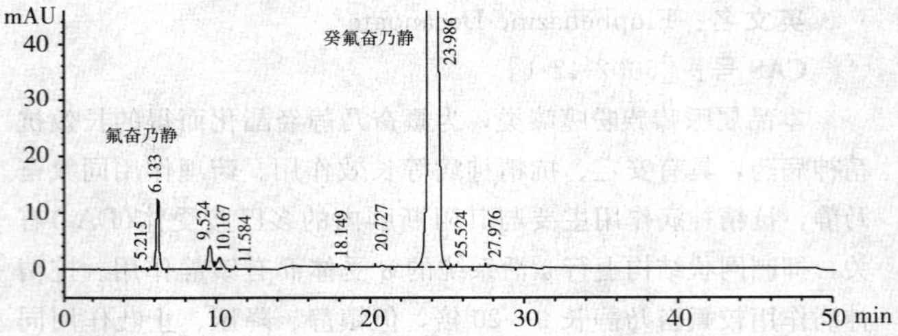

图 1　癸氟奋乃静有关物质典型色谱图

色谱柱 Inertsil ODS-3(4.6mm×250mm，5μm)

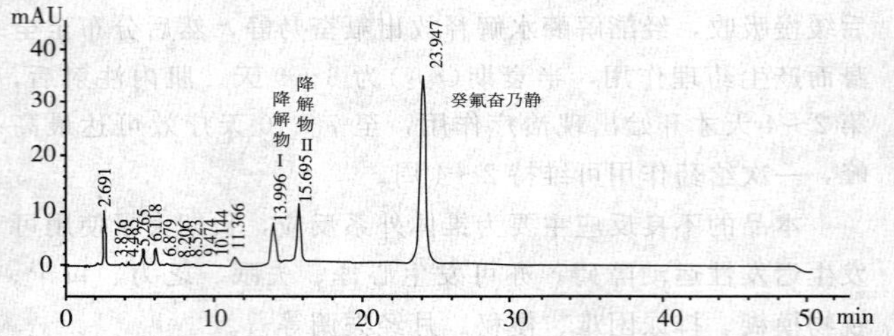

图 2　癸氟奋乃静系统适用性试验溶液典型色谱图

色谱柱 Inertsil ODS-3(4.6mm×250mm，5μm)

使用四种品牌色谱柱：Inertsil ODS-3 柱(4.6mm×250mm，5μm)、Kromasil C18 柱(4.6mm×250mm，5μm)、Atlantis C18 柱(4.6mm×250mm，5μm)进行耐用性试验考察，结果杂质峰与癸氟奋乃静峰的分离情况基本相似，系统适用性溶液中氧化降解产物Ⅰ、Ⅱ的分离度达到 2.0 以上，符合 BP(2009)的规定，杂质峰与癸氟奋乃静峰分离度均能达到 1.5 以上，且检出的杂质总量大致相同。为配合时间梯度程序，建议色谱柱柱长为 250mm。

采用逐步稀释法测定，癸氟奋乃静最低检测限为 0.67ng，氟奋乃静最低检测限为 0.29ng(S/N=3)。

经溶液稳定性试验考察，供试品溶液在 18 小时内氟奋乃静峰面积随时间的延长而增加，可能是癸氟奋乃静在乙腈中逐渐降解为氟奋乃静。提示在检验中供试品溶液应临用新配。而盐酸氟奋乃静对照品溶液在 9 小时内稳定(RSD＝

0.5%，$n=5$）。

BP(2009)对癸氟奋乃静的有关物质做出严格的规定；BP(2009)规定杂质 A(氟奋乃静亚砜)，不得过 0.5%；杂质 B(氟奋乃静)不得过 1.0%；其他单个杂质不得过 0.5%；总杂质不得过 2.0%。中国药典(2005)仅规定单个杂质不得过 2.0%，没有规定杂质总量，且检测方法为 TLC 法，难以与 HPLC 法测定结果进行比较。中国药典(2010)修订有关物质限度为：氟奋乃静不得过 2.0%；其他单个杂质不得过 1.0%；除氟奋乃静外其他杂质的总和不得过 2.0%。中国药典(2015)未作修订。

【含量测定】采用非水溶液滴定法。经电位滴定校正，以结晶紫为指示剂，终点为蓝绿色[2]。

【制剂】除中国药典(2015)收载外，BP(2013)和 USP(36)均收载了癸氟奋乃静注射液。

癸氟奋乃静注射液(Fluphenazine Decanoate Injection)

本品为黄色至橙黄色的澄明油状液体，规格为 1ml：25mg，国内各企业的处方中，主要辅料有苯甲醇、茶油(或大豆油)等。

有关物质　中国药典(2005)采用 TCL 法，USP(32)、BP(2009)采用 HPLC 法。中国药典(2005)以盐酸氟奋乃静对照品的斑点作为供试品中杂质的控制限度，而供试品的薄层色谱图中仅显一个杂质斑点，不能有效控制杂质：USP(32)采用杂质对照品控制盐酸氟奋乃静的量，并用归一化法控制癸氟奋乃静峰后杂质的总量：BP(2009)采用破坏法产生氟奋乃静杂质及氧化降解物，对供试品中氟奋乃静杂质进行定位并考察系统适用性，用主成分自身对照法控制氟奋乃静及其他杂质的量。目前国内可提供盐酸氟奋乃静对照品，故采用 HPLC 法，用盐酸氟奋乃静对照品外标法控制本品的主要杂质氟奋乃静，用主成分自身对照法对其他杂质进行控制，可有效检测癸氟奋乃静注射液中的有关物质。

中国药典(2010)参照 BP(2009)、Ph. Eur. (6.0)的方法建立了梯度洗脱高效液相色谱法进行有关物质检查，以十八烷基硅烷键合硅胶为填充剂，以 1%碳酸铵溶液-甲醇-乙腈为流动相系统，检测波长为 260nm，参照 BP(2009)设计系统适用性试验，采用氧化破坏的方法制备氧化降解产物Ⅰ和Ⅱ作为分离度试验难分离物质对，规定降解产物Ⅰ和Ⅱ的分离度应大于 2.0，在此条件下各杂质与癸氟奋乃静分离效果良好。辅料所产生的色谱峰均在氟奋乃静峰之前，对杂质色谱峰无干扰，但计算杂质总量时须扣除辅料峰面积。图谱见图 3～图 8。

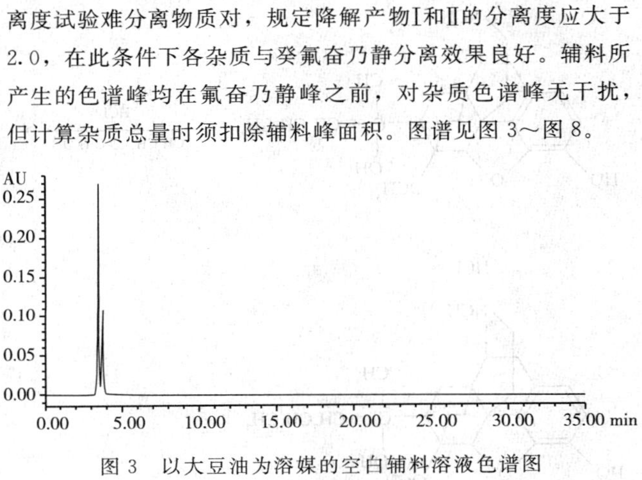

图 3　以大豆油为溶媒的空白辅料溶液色谱图

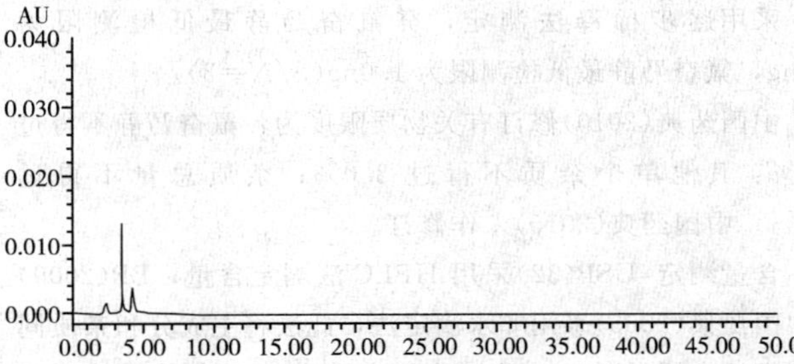

图 4　以茶油为溶媒的空白辅料溶液(不含苯甲醇)色谱图

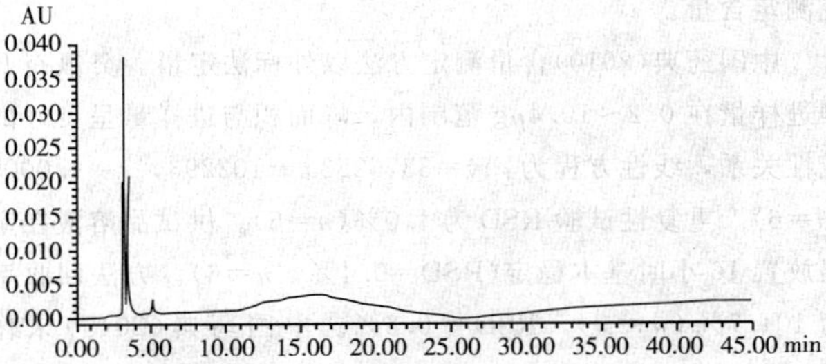

图 5　苯甲醇溶液色谱图

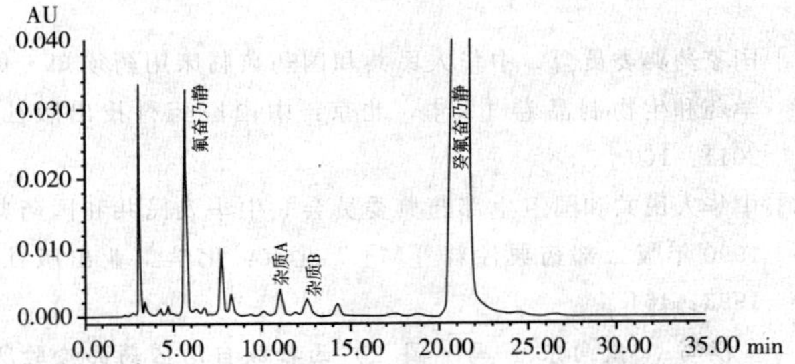

图 6　癸氟奋乃静注射液(含大豆油溶媒)
有关物质色谱图

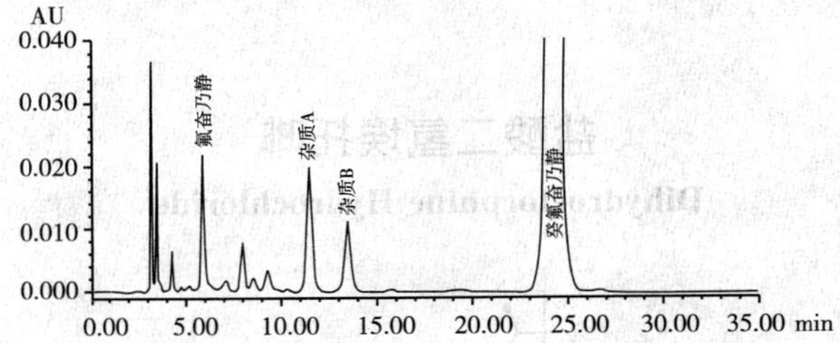

图 7　癸氟奋乃静注射液(含茶油溶媒)
有关物质色谱图

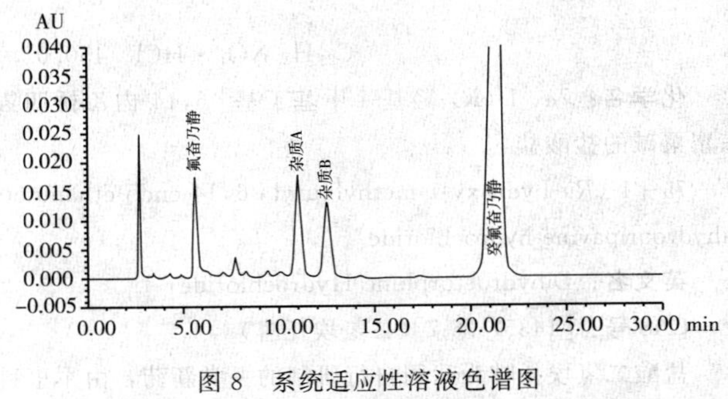

图 8　系统适应性溶液色谱图

注：以上色谱图中杂质 A 为降解物Ⅰ，杂质 B 为降解物Ⅱ

采用逐步稀释法测定，癸氟奋乃静最低检测限为2.9ng，氟奋乃静最低检测限为1.0ng（$S/N=3$）。

中国药典（2010）修订有关物质限度为：氟奋乃静不得过3.0%；其他单个杂质不得过3.0%；杂质总量不得过8.0%。中国药典（2015）未作修订。

含量测定 USP（32）采用HPLC法测定含量；BP（2009）和中国药典（2005）采用非水滴定法，此法将主成分和杂质同时测定，专属性较差。鉴于中国药典（2010）有关物质项的HPLC色谱系统能将主成分和杂质分离，故采用同一色谱系统测定含量。

中国药典（2010）含量测定方法以外标法定量。癸氟奋乃静进样量在0.2～10.4μg范围内，峰面积与进样量呈良好的线性关系，线性方程为：$y=3376283x-102293$，$r=1.0000$（$n=6$）。重复性试验RSD为1.0%（$n=6$）。供试品溶液在室温放置16小时基本稳定（RSD=0.4%，$n=6$）。方法回收率为101.7%（$n=9$），RSD=0.6%。中国药典（2015）未作修订。

参考文献

［1］国家药典委员会．中华人民共和国药典临床用药须知·化学药和生物制品卷［M］．北京：中国医药科技出版社，2011：160.

［2］中华人民共和国卫生部药典委员会．中华人民共和国药典1990年版二部药典注释［M］．北京：化学工业出版社，1993：464.

撰写　戴向东　冯　国　广西壮族自治区药品检验所

苑静秋　辽宁省药品检验检测院

复核　赵　庄　广西壮族自治区药品检验所

盐酸二氢埃托啡

Dihydroetorphine Hydrochloride

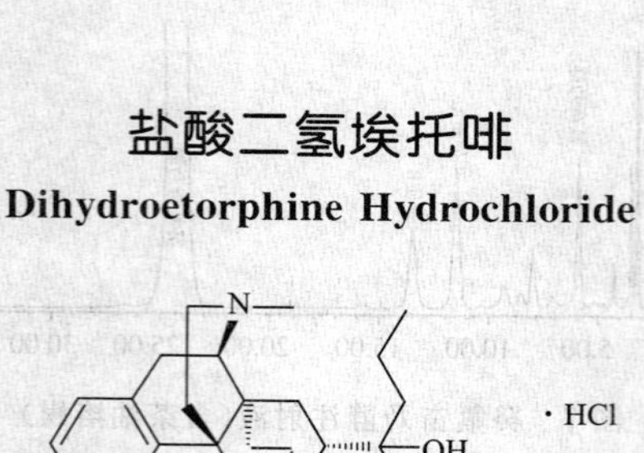

$C_{25}H_{35}NO_4 \cdot HCl$　450.02

化学名： 7α-［1-(*R*)-羟基-1甲基丁基］6,14-内乙桥四氢东罂粟碱的盐酸盐

7α-［1-(*R*)-hydroxy-1-methylbutyl］-6,14-endo-ethanotetrahydrooripavine hydrochloride

英文名： Dihydroetorphine Hydrochloride

CAS号：［14357-76-7］（二氢埃托啡）

盐酸二氢埃托啡为我国自行研制的一类新药，由军事科学院军事医学研究院毒物药物研究所研制，20世纪80年代用于临床。本品具有高效镇痛作用，是化学合成的阿片受体纯激动剂，与受体的亲和力远大于吗啡。盐酸二氢埃托啡镇痛作用的量效关系呈直线型，药理活性强度比吗啡强6000～10000多倍。本品镇痛作用的总有效率高达99.6%。二氢埃托啡还具有镇静和解痉的中枢作用。对呼吸的抑制作用相对比吗啡轻，在规定的镇痛剂量下较少发生呼吸抑制，当超剂量使用时可明显抑制呼吸。静脉给药剂量大于0.4μg/kg时，抑制呼吸明显。本品镇痛有效时间短，口服吸收差，舌下吸收快，含服或肌注后5～15分钟疼痛可明显减轻。盐酸二氢埃托啡属于国家管制的麻醉药品，长期使用有耐受性和依赖现象。

【制法概要】

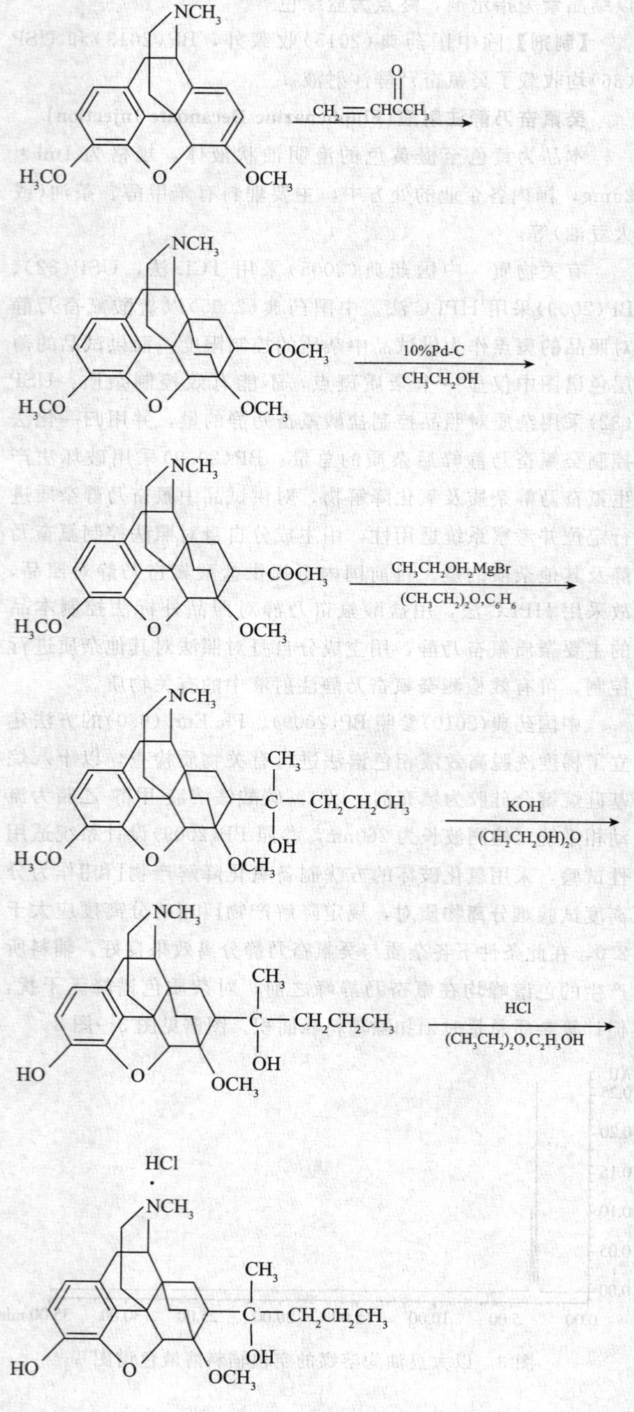

【性状】本品为白色结晶性粉末，无臭，味苦，见光色变深。

本品存在光学异构体，因此水溶液有旋光性，1%水溶液的比旋度为－64.5°至－69.0°。

【鉴别】(1)本品加甲醛硫酸试液后显紫堇色，称为Marquis反应，是吗啡生物碱的颜色反应。

(2)本品加稀铁氰化钾试液后显蓝绿色，该反应是铁氰化钾使二氢埃托啡氧化，本身还原为亚铁氰化钾，再与试液中的三氯化铁作用生成普鲁士蓝而显蓝绿色。

(3)本品加枸橼酸醋酐试液，水浴中加热后显紫红色，为各类叔胺的特征反应。

(4)紫外吸收图谱见图1。在286nm波长处有最大吸收；258nm波长处有最小吸收。

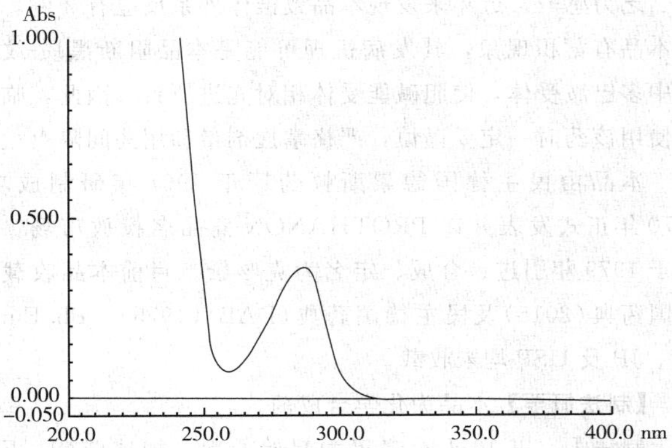

图1　盐酸二氢埃托啡紫外吸收图谱(0.1mg/ml水溶液)

(5)本品的红外光吸收图谱(光谱集第1179图)显示的主要特征吸收如下。

特征谱带(cm^{-1})	归属	
3600～3100	羟基	ν_{O-H}
2600～2300	叔胺盐	$\nu_{\overset{+}{NH}}$
1630，1605，1505	苯环	$\nu_{C=C}$
850	取代苯	γ_{2H}

(6)本品为盐酸盐，其水溶液显氯化物的鉴别(1)的反应。

【检查】**溶液的澄清度**　此项检查是控制微量不溶性杂质，规定0.1%水溶液应澄清。

有关物质　采用高效液相色谱法检查生产过程中的副产物及降解杂质。对原国家药品标准 WS_1-(X-072)-2004Z 中的色谱条件进行了修订，提高了方法的灵敏度和准确性。按中国药典的规定考察了方法的专属性、耐用性和检出限等方法学内容。采用强制破坏试验考察方法的专属性，结果证明在所采用的液相色谱条件下，经酸、碱、光照、加热和氧化破坏处理后，二氢埃托啡色谱峰与降解产物的色谱峰均可完全分离，见图2。

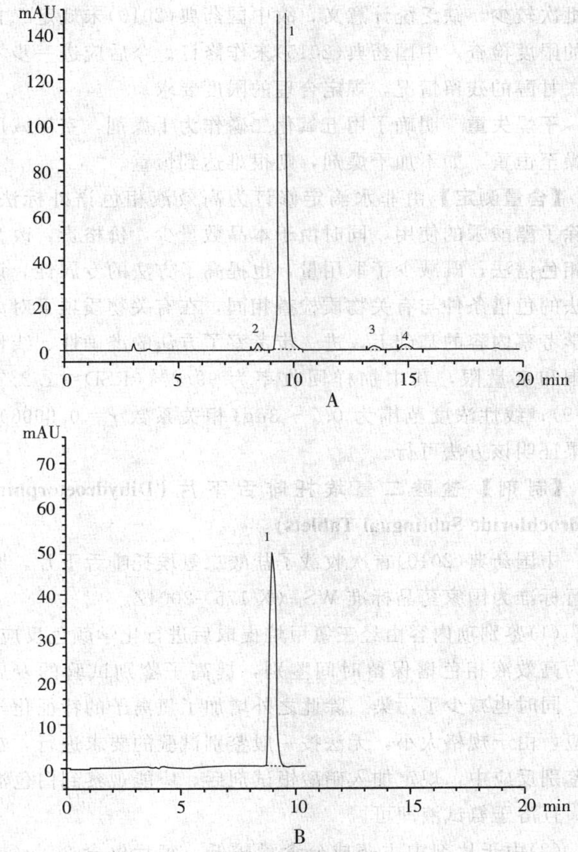

图2　原料有关物质检查HPLC色谱图

A. 供试品溶液；B. 自身对照溶液

1. 盐酸二氢埃托啡；2～4. 未知杂质

采用两种不同品牌色谱柱考察方法耐用性，测定结果证明耐用性较好，详见表1。

表1　耐用性考察

色谱柱	TC-C18 (250mm×4.6mm，5μm)			ZORBAX Extend-C18 (250mm×4.6mm，5μm)		
相邻色谱峰	杂质1	主峰	杂质2	杂质1	主峰	杂质2
保留时间(min)	8.47	9.46	13.56	6.45	7.42	11.76
分离度	2.67		8.98		2.79	

在该色谱条件下，盐酸二氢埃托啡的检出限约为3ng。

原国家标准规定总杂质不得过1.0%，中国药典(2010)增加了对单个杂质的控制，规定不得过0.5%。中国药典(2015)未作修订。

残留溶剂　根据盐酸二氢埃托啡在生产工艺中所涉及的有机溶剂，标准中规定了苯、甲醇、乙醇、乙醚的检查，采用气相毛细管色谱法，顶空进样，限度规定与ICH一致。另外，生产工艺最后第二步还用到二甘醇，由于其沸点较高，不能采用顶空GC法与苯、甲醇等残留溶剂同时检出。参照USP(30)中甘油标准，采用直接进样GC法测定了两批样品中的二甘醇含量，其中一批样品中约0.01%，低于USP甘油中二甘醇0.025%的限度规定，另一批未检出。由于ICH对原料药中二甘醇没有明确的限度规定，且试验样品批次较少，缺乏统计意义，故中国药典(2010)未规定二甘醇的限度检查，中国药典(2015)未作修订。今后应进一步考察二甘醇的残留情况，规定合理的限度要求。

干燥失重 明确了用五氧化二磷作为干燥剂，室温减压干燥至恒重，如不加干燥剂，则很难达到恒重。

【含量测定】由非水滴定修订为高效液相色谱外标法，去除了醋酸汞的使用，同时由于本品数量少，价格贵，改为液相色谱法，既减少了取用量，也提高了方法的专属性。该方法的色谱条件与有关物质检查相同，在有关物质项下对方法学考察内容的基础上，进一步考察了方法的准确性、线性范围和定量限，其中加样回收率为 99.2%(RSD=1.2%，n=9)；线性浓度范围为 0.7～3μg(相关系数 r=0.9998)，结果证明该方法可行。

【制剂】盐酸二氢埃托啡舌下片(Dihydroetorphine Hydrochloride Sublingual Tablets)

中国药典(2010)首次收载了盐酸二氢埃托啡舌下片，原执行标准为国家药品标准 WS_1-(X-175)-2004Z。

(1)鉴别项内容由经三氯甲烷提取后进行化学颜色反应，改为高效液相色谱保留时间鉴别，提高了鉴别试验的专属性，同时也减少了污染。除此之外增加了氯离子的特征化学反应，由于规格太小，无法按一般鉴别试验的要求进行，在此鉴别反应中，规定加入硝酸银试剂后，应能观察到白色混浊，且溶于氨试液即可。

(2)由于片剂中主药成分含量较低，每片仅含 20μg(或 40μg)，辅料干扰大，故暂未规定有关物质检查。另外由于规格太小，使用目前药典规定仪器考察溶出度，其浓度无法满足定量检测灵敏度的要求，因此标准中暂未规定溶出度检查项，这些均应作为今后标准进一步提高的内容。

(3)中国药典(2010)标准修订了含量测定方法，由有机染料显色后三氯甲烷提取比色改为高效液相色谱外标法，提高了方法的重现性和准确性。该方法与原料药的含量测定方法相同，且辅料对测定结果无干扰。中国药典(2015)未作修订。

撰写 南 楠 中国食品药品检定研究院
复核 王 慧 中国食品药品检定研究院

盐酸二氧丙嗪
Dioxopromethazine Hydrochloride

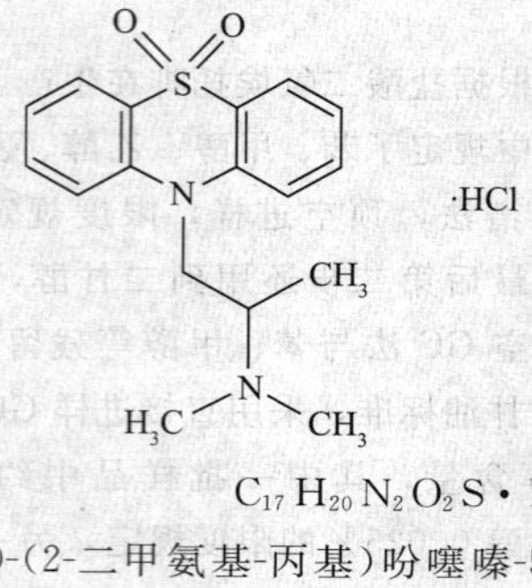

$C_{17}H_{20}N_2O_2S \cdot HCl$ 352.88

化学名：10-(2-二甲氨基-丙基)吩噻嗪-5,5-二氧化物的盐酸盐

10-(2-dimethylamino-propyl) phenothiazine-5, 5-dioxide monohydrochloride

英文名：Dioxopromethazine Hydrochloride

异名：盐酸双氧异丙嗪[1]；盐酸二氧异丙嗪

CAS 号：[13754-56-8]

本品属于吩噻嗪衍生物，其化学结构与盐酸异丙嗪不同点在于 S_5 位上有两个氧原子，药理作用与异丙嗪相似[2]，有较强的镇咳作用，动物试验结果其药效较可待因为强，镇咳作用出现于服药后的 30～60 分钟，持续 4～6 小时，经动物体内外试验证明，有较强的抗组胺作用，对组胺引起的离体平滑肌痉挛有松弛作用，无肝肾等脏器的毒性。经过致畸研究，本品对胎儿无伤害。未发现其成瘾性，部分病例有嗜睡、乏力感[3]。近年来发现本品致锥体外系反应有 2 例，考虑本品有蓄积现象，其发病机理可能是本品阻断黑质-纹状体中多巴胺受体，使胆碱能受体相对亢进所致。因此，临床上使用该药时一定要谨慎，严格掌握剂量和用药间隔[4,5]。

本品由民主德国德累斯顿药厂于 1967 年研制成功，1970 年正式发表并以 PROTHANON 商品名投放市场。国内于 1979 年引进、合成、定名为克咳敏。目前本品收载于中国药典(2015)及民主德国药典(DAB)(1975)，Ph. Eur.、BP、JP 及 USP 均未收载。

【制法概要】本品为化学合成药。

制法Ⅰ：以 10H-吩噻嗪为起始原料，加冰醋酸，EDTA，滴加双氧水，得氧化产物 10H-吩噻嗪-5，5-二氧化物；再加甲苯、2-二甲氨基氯丙烷、氢氧化钠，待反应完全后，回收甲苯，减压蒸馏，得缩合产物二氧丙嗪；取二氧丙嗪甲醇溶液，滴加酸醇液，结晶，得粗品；再精制，即得精品盐酸二氧丙嗪。

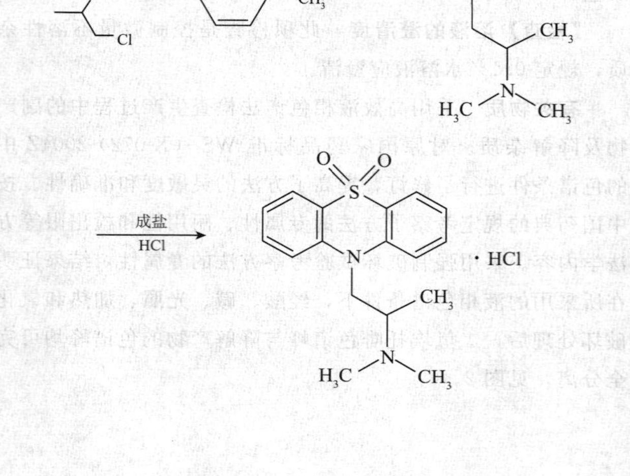

制法Ⅱ：以二苯胺为起始原料，加S，加I制成10*H*-吩噻嗪及硫化氢，其他合成步骤与上述方法基本相同，其工艺路线为：硫化二苯胺→氧化→缩合→成盐→精制→成品。

【性状】本品分子结构中含有一个手性碳，属于手性药物分子，是外消旋体。有报道[6]，本品对映体的拆分可采用毛细管电泳分离的方法进行。

【鉴别】(1)紫外鉴别，根据紫外的性质及有关要求，将中国药典(2005)中的“290.5nm”修订为“290nm”。紫外吸收图谱见图1。

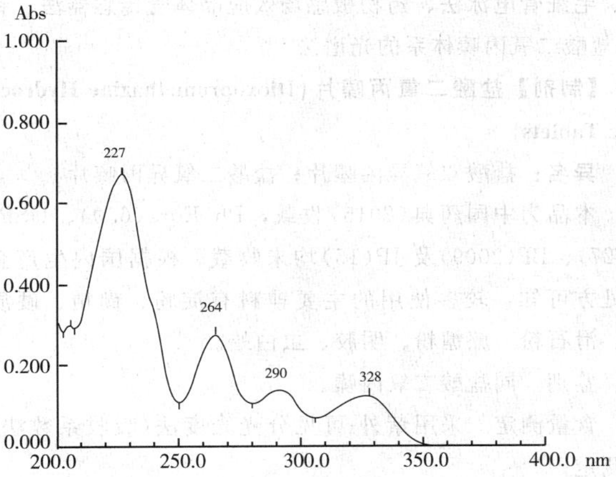

图1　盐酸二氧丙嗪0.1mol/L盐酸溶液(10μg/ml)的紫外吸收图谱

(2)本品的红外光吸收图谱(光谱集322图)显示的主要特征吸收见表1。

表1　红外吸收图谱显示的主要特征吸收

特征谱带(cm^{-1})	归属	
3095，3066，3035，3015	芳氢	ν_{C-H}
2700～2300	叔铵盐	$\nu_{\overset{+}{N}H}$
1590，1577，1487，1469	苯环	$\nu_{C=C}$
1300，1170	砜	ν_{SO_2}
759	邻位取代苯	γ_{4H}

【检查】酸度　酸度检查系控制生产过程中引入的游离的盐酸。

溶液的澄清度与颜色　样品性状规定为“白色至微黄色的粉末或结晶性粉末”，在中国药典(2005)中规定“几乎澄清无色”不妥，因中国药典仅规定了“澄清”的含意，没有明确规定“几乎澄清无色”含意，具体操作时无法执行，因此删除。中国药典(2010)修改为：“……溶液应澄清无色；如显色，与黄色2号标准比色液比较，不得更深。”中国药典(2015)未作修订。

硫酸盐　控制在合成时原料硫化二苯胺及生产过程中可能带入的硫酸盐。

干燥失重　控制水分等挥发性杂质。

有关物质　中国药典(2010)将中国药典(2005)有关物质检查方法由TLC法(自身对照法)修订为HPLC法，中国药典(2015)未作修订。对比试验结果表明：TLC法测定的准确度及灵敏度低于HPLC法。根据实验结果分析，本品有关物质有已知杂质双氧硫化二苯胺(相对保留时间1.2)，来源于缩合时双氧硫化二苯胺过量，精制不够好而残余；主要未知杂质有2个，相对保留时间分别为1.7、0.5(其中相对保留时间0.5的来自氧化降解)。已知杂质见下列结构图。

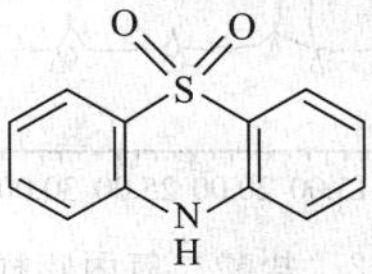

已知杂质：双氧硫化二苯胺

$C_{12}H_9NO_2S$，231.82

化学名：10H-吩噻嗪-5,5二氧化物

英文化学名：10H-Phenothiazine-5,5-dioxide

本品在酸、碱、热及光照条件下均较稳定，在直火破坏时有降解，在氧化条件(过氧化氢)下有1个很明显的降解产物(相对保留时间0.5)，各峰之间分离度均符合要求。由于本品在合成时的氧化环节中主要是用过氧化氢，为避免降解，在氧化完全后应注意除净。以上已知杂质及2个主要未知杂质在粗品中均含量较高，成品中也有，因此精制过程也是控制本品有关物质较重要途径。

本品对色谱系统选择性较强，用甲醇-水0.05mol/L的醋酸酸铵-甲醇和乙腈-水-三乙胺作流动相，色谱峰拖尾或前沿严重，主峰与杂质峰分离度差。用0.05mol/L醋酸铵的三乙胺溶液(0.05mol/L的醋酸铵溶液1000ml，加三乙胺1ml，用醋酸调节pH值至6.5±0.1)-乙腈(75∶25)作流动相，色谱行为及分离度均良好。

实时光谱图说明主要降解产物、主峰、粗品中的未知杂质及已知杂质双氧硫化二苯胺吸收光谱特性相似，最大吸收波长均在263.8～267.4nm之间。同时采集了不同波长下的色谱图，统计了不同波长下杂质个数、最大杂质、杂质含量。在不同波长下测定双氧硫化二苯胺与主峰的校正因子(f)，结果在285nm的波长处为等吸收波长，但在此处有的杂质检出量较少；在较短波长处(220nm)f也较适中(f=1.32)，由于近紫外区，影响因素较多；在258nm波长处，f(f=1.56)较适宜，其未知杂质、已知杂质及降解产物均能有效且较合理地被检出，故测定波长定为258nm，峰纯度检测结果说明各峰均为单一峰，溶剂不干扰有关物质的测定。最低检测限为0.18ng，最低定量限为0.59ng。耐用性试验(采用不同牌号色谱柱：Agela Techlogies 150mm×4.6mm、Accrasil 150mm×4.6mm及Diomansil 200mm×4.6mm；流动相比例：70∶30、75∶25、80∶20；流动相pH值：6.7、6.5及6.3；流速ml/min：0.8、1.0及1.2；柱温℃：30、35及40)各条件下各峰分离度均大于1.5。供试液室温放置22小时内稳定(RSD=1.1%，n=5)。各杂质均在主峰保留时间2倍以内出峰。样品及系统适用性试验色谱图、已知杂质色谱图及有关物质典型(粗品)色谱图见图2～5。

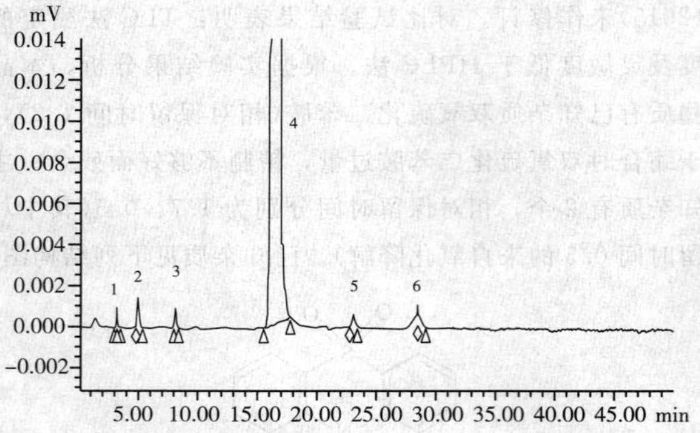

图 2　盐酸二氧丙嗪样品
有关物质 HPLC 图
1～3、6. 未知杂质；4. 盐酸二氧丙嗪；5. 双氧硫化二苯胺

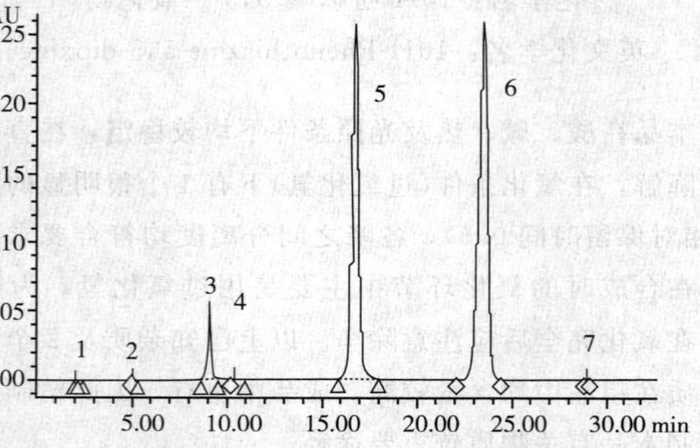

图 3　系统适用性试验(盐酸二氧丙嗪加中间体
即双氧硫化二苯胺)HPLC 图
1～4、7. 未知杂质；5. 盐酸二氧丙嗪；6. 双氧硫化二苯胺

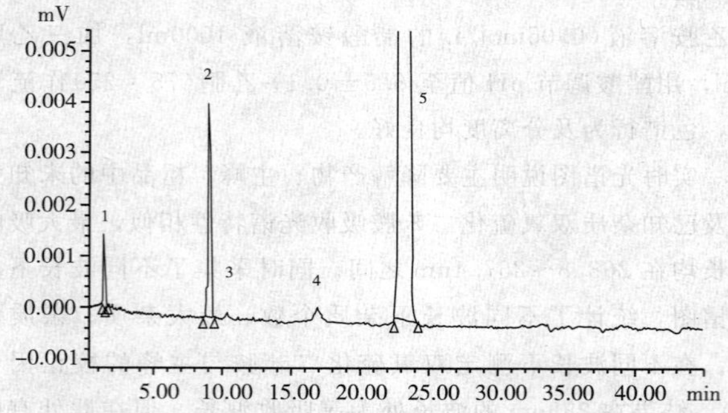

图 4　已知杂质(双氧硫化二苯胺)HPLC 图
1～3. 未知杂质；5. 双氧硫化二苯胺；
4. 残留的盐酸二氧丙嗪

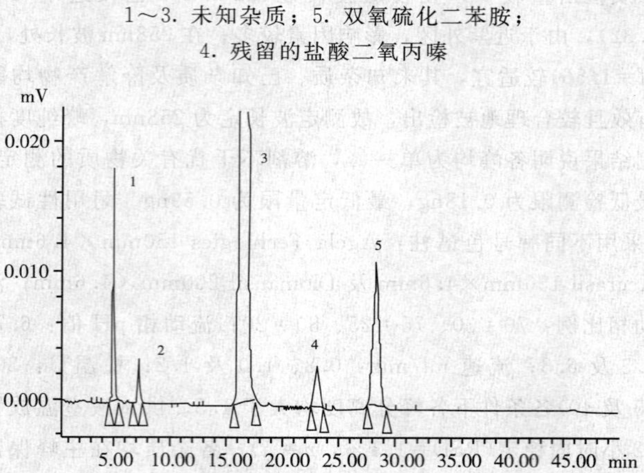

图 5　盐酸二氧丙嗪(粗品)有关物质典型 HPLC 图
1～2、5. 未知杂质；3. 盐酸二氧丙嗪；4. 双氧硫化二苯胺

【含量测定】由于本品为有机碱的盐酸盐，不能用高氯酸直接滴定(因盐酸在冰醋酸中酸性较强，使滴定反应不能进行完全)，因此加入醋酸汞试液使强酸盐转变成弱酸盐(即醋酸二氧丙嗪)和难电离的氯化汞，加结晶紫指示液，再用高氯酸进行滴定，反应生成高氯酸二氧丙嗪和醋酸。微过量的高氯酸使溶液显蓝色为终点。为消除滴定误差，滴定结果用空白试验校正。

据报道，盐酸二氧丙嗪含量测定方法还有液-质联用法、PHLC 法、电化学发光法、流动注射纳米反应器化学发光法、毛细管电泳法、药物敏感场效应晶体管传感器法、钨酸钠-盐酸二氧丙嗪体系的光谱法[7,8]。

【制剂】盐酸二氧丙嗪片(Dioxopromethazine Hydrochloride Tablets)

异名：盐酸双氧异丙嗪片；盐酸二氧异丙嗪片

本品为中国药典(2015)收载，Ph. Eur. (6.0)、USP(32 NF27)、BP(2009)及 JP(15)均未收载。根据国内生产企业的处方可知，较多使用的主要辅料有淀粉、糊精、硬质酸镁、滑石粉、蔗糖粉、明胶、虫白蜡。

鉴别　同盐酸二氧丙嗪。

含量测定　采用紫外-可见分光光度法(吸收系数法)进行测定。

采用原料有关物质项下 HPLC 法的色谱条件，对本品的有关物质进行了破坏性试验及稳定性考察，结果本品较稳定，因此标准中未增加有关物质检查。

参考文献

[1] 金同珍，栗德林，于贵长．中国药物大辞典：下册［M］．北京：中国医药科技出版社，1991：434.

[2] 孙吉臻，于润江，迟文涛．双盲法测验双氧异丙嗪的镇咳效果［J］．实用内科杂志，1982，2(6)：307.

[3] 国家药典委员会．中华人民共和国药典临床用药须知·化学药生物物制品卷［M］．2005 年版．北京：人民卫生出版社，2005：253.

[4] 卞景梅，霍英．盐酸二氧丙嗪致锥体外系症状 1 例［J］．药物流行病学杂志，2002，11(5)：266-267.

[5] 陈多培．克咳敏致锥体外系反应 1 例［J］．武警医学，2001，12(9)：573.

[6] 任吉存，刘焕文．二氧丙嗪对映体的毛细管电泳分离［J］．分析化学研究简报，1996，24(1)：90-93.

[7] 石文兵．流动注射纳米反应器化学发光法测定盐酸二氧丙嗪［J］．应用化学，2008，25(4)：442.

[8] 王京芳，时惠敏，冯素玲，等．钨酸钠-盐酸二氧丙嗪体系的光谱研究及其分析应用［J］．信阳师范学院学报(自然科学版)，2008，21(3)：432.

撰写　赵晓玲　辽宁省药品检验检测院

复核　孙苓苓　辽宁省药品检验检测院

盐酸丁丙诺啡
Buprenorphine Hydrochloride

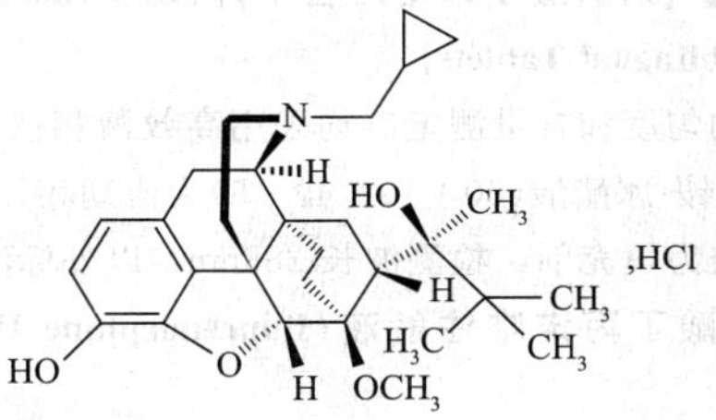

$C_{29}H_{41}NO_4 \cdot HCl$　504.11

化学名：21-环丙基-7α[(S)-1 羟基-1,2,2-三甲基丙基]-6,14-桥亚乙基-6,7,8,14-四氢东罂粟碱盐酸盐

6, 14-ethenomorphinan-7-methanol, 17-(cyclopropyl-methyl)-(1, 1-dimethylethyl)-4, 5-epoxy-18, 19-dihydro-3-hydroxy-6-methoxy-methyl-,hydrochloride,[5 ,7(S)]-

英文名称：Buprenorphine Hydrochloride

CAS 号：[53152-21-9]

盐酸丁丙诺啡为镇痛药，是一种半合成的阿片受体部分激动剂，镇痛作用强于哌替啶。起效慢，持续时间长，对呼吸有抑制作用，但临床未见严重呼吸抑制发生。药物依赖性近似吗啡，注射后吸收好，可通过胎盘及血脑屏障，在肝中代谢，由胆汁、粪便排泄。主要用于各种术后止痛，癌性痛、烧伤、肢体痛、心绞痛等。作用持续时间 6～8 小时。也可作戒瘾的维持治疗。肌注或缓慢静注：每次 0.15～0.3mg，舌下含服 0.2～0.8mg，每隔 6～8 小时注 1 次。常见不良反应有头晕、嗜睡、恶心、呕吐等，颅脑损伤及呼吸抑制病人、老弱病人慎用。本品有一定依赖性，不良反应类似吗啡。丁丙诺啡是 20 世纪 60 年代合成的一种新型镇痛药，属于阿片受体部分激动剂，兼有激动剂和拮抗剂的特性。

20 世纪 80 年代由英国利高曼公司首次上市销售。

从中国药典(1995)开始收载，目前除中国药典(2015)收载外，BP(2013)、Ph. Eur. (7.0)、USP(36)均有收载。

【制法概要】

丁丙诺啡合成使用的原料是蒂巴因(为阿片提取吗啡过程中得到的一种物质)，具体合成步骤如下。

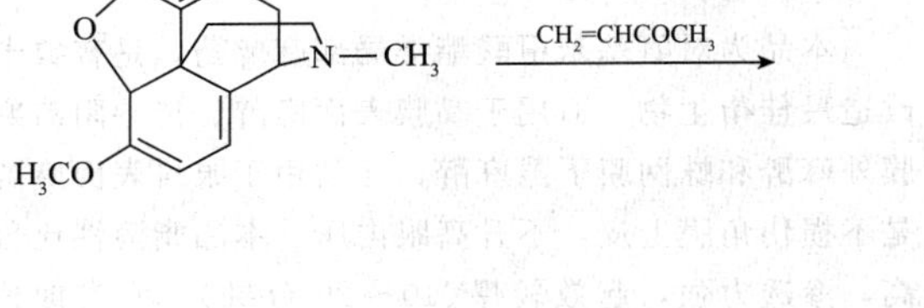

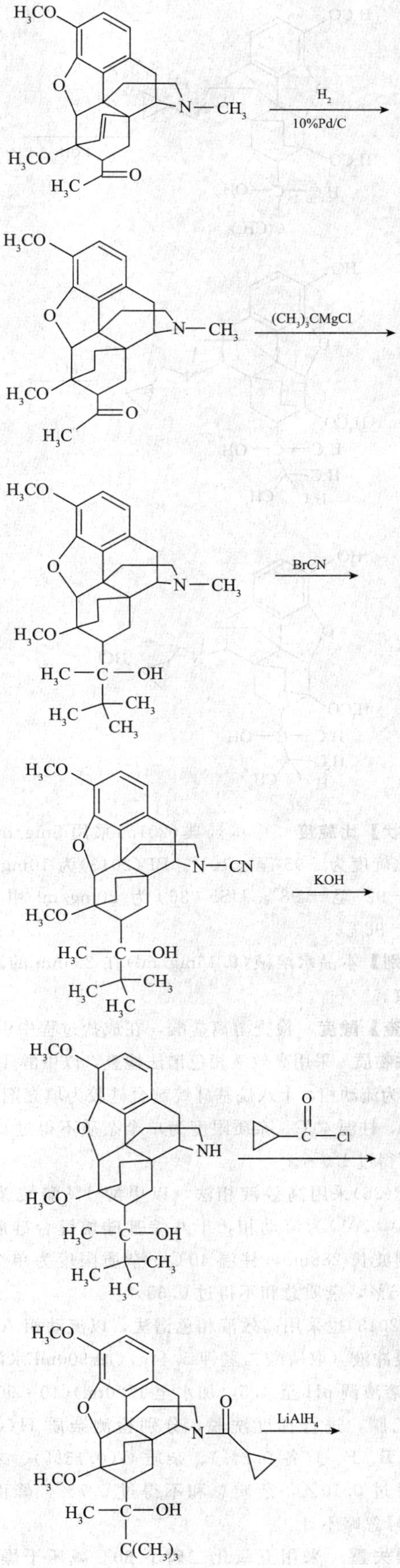

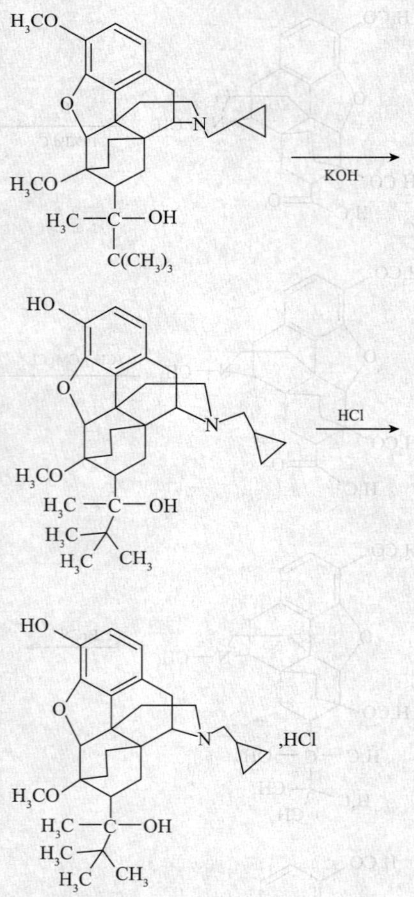

【性状】比旋度 中国药典(2015)采用5mg/ml的乙醇溶液，比旋度为−95°至−101°。BP(2013)为10mg/ml甲醇溶液，−92°至−98°。USF(36)为20mg/ml甲醇溶液，−92°至−98°。

【鉴别】本品水溶液(0.16mg/ml)在286nm的波长处有最大吸收。

【检查】酸度 检查游离盐酸，在成盐过程中引入。

有关物质 采用高效液相色谱法检查，以甲醇-1%醋酸铵(85∶15)为流动相，十八烷基硅烷键合硅胶为填充剂，检测波长288nm，柱温40℃。杂质限度为单个杂质不得过0.5%，杂质总和不得过1.0%。

USP(36)采用高效液相法，以甲醇-1%醋酸铵-冰醋酸(60∶10∶0.01)为流动相，十八烷基硅烷键合硅胶为填充剂，检测波长288nm，柱温40℃。杂质限度为单个杂质不得过0.25%，杂质总和不得过0.65%。

BP(2013)也采用高效液相色谱法，以流动相A为乙腈:磷酸盐缓冲液（取磷酸二氢钾5.44g，加900ml水溶解，用5%磷酸溶液调pH至4.5，加水至1000ml)(10∶90)，流动相B为乙腈，进行梯度洗脱，分别检测杂质H(0.25%)、杂质A、B、F、J(各0.2%)、杂质G(0.15%)、未知单个杂质不得过0.10%，杂质总和不得过0.7%，峰面积小于0.1%的峰忽略不计。

干燥失重 采用五氧化二磷下60℃减压干燥4小时，不得过0.5%。

USP(36)为1.0%，BP(2013)为115～120℃恒重后不得过1.0%。

【含量测定】采用电位滴定法测定。前几版中国药典均为加醋酸汞的非水滴定法，中国药典(2010)去除醋酸汞，采用电位法指示终点，消除了醋酸汞对环境的污染。中国药典(2015)未作修订。

【制剂】(1)盐酸丁丙诺啡舌下片(**Buprenorphine Hydrochloride Sublingual Tablets**)

含量均匀度和含量测定 均采用高效液相法，以甲醇-乙腈-2%醋酸铵-冰醋酸(60∶10∶40∶5)为流动相，十八烷基硅烷键合硅胶为填充剂，检测波长288nm，以外标法测定。

(2)盐酸丁丙诺啡注射液(Buprenorphine Hydrochloride Injection)

5-羟甲基糠醛 由于注射液为葡萄糖溶液，在灭菌过程中葡萄糖容易降解生成对人体有害的5-羟甲基糠醛，所以中国药典(2010)增加了5-羟甲基糠醛的检查，限度为相当于供试品中葡萄糖(5%)含量的0.02%。检查方法同含量测定。中国药典(2015)未作修订。

有关物质 为中国药典(2010)增加的项目，检查方法同含量测定，限度为4.0%。中国药典(2015)未作修订。

细菌内毒素 本品临床每小时用药最大剂量是静脉注射每次0.6mg(中国药典临床用药须知)，内毒素计算限值约为0.50EU/μg。中国药典(2015)规定本品细菌内毒素限值为0.50EU/μg，与内毒素计算值比较，安全系数为1。

撰写 段广佩 姜世贤 青海省药品检验检测院
复核 张敏娟 青海省药品检验检测院

盐酸丁卡因

Tetracaine Hydrochloride

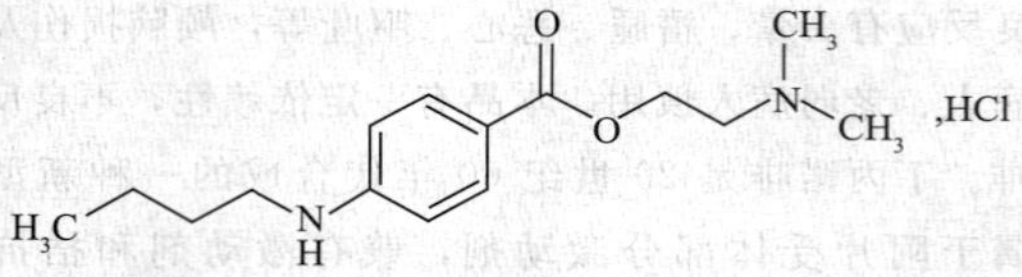

$C_{15}H_{24}N_2O_2 \cdot HCl$ 300.83

化学名：4-(丁氨基)苯甲酸-2-(二甲氨基)乙酯盐酸盐
2-(dimethylamino) ethyl 4-(butylamino) benzoate hydrochloride

英文名：Tetracaine(INN) Hydrochloride

异名：盐酸地卡因；盐酸邦妥卡因；盐酸潘托卡因；盐酸四卡因

英文异名：Pontocaine Hydrochloride; Amethocaine Hydrochloride

CAS号：[136-47-0]

本品为对氨基苯甲酸酯类局部麻醉药，是普鲁卡因结构改造最佳衍生物。适用于黏膜表面麻醉、传导阻滞麻醉、硬膜外麻醉和蛛网膜下隙麻醉；尤其用于眼科表面麻醉，优点是不损伤角膜上皮，不升高眼内压。本品脂溶性比普鲁卡因高，渗透力强，起效较慢(10～20分钟)，麻醉时间可达3小时左右，为长效局麻药。局麻效能较普鲁卡因高5～10倍，但毒性较普鲁卡因大10倍。本品的不良反应主要是由于毒性大，可能对中枢神经产生先兴奋后抑制的作用。表面麻醉有致意识淡漠、神志不清等中毒反应[1]。表面麻醉：1%溶液喷雾或涂抹；神经传导阻滞：0.1%～0.3%溶液；硬膜外阻滞：0.15%～0.3%溶液，与利多卡因合用时最高浓度为0.3%；蛛网膜下腔阻滞：10～15mg；极量一次0.1g[2]。

本品同其他局麻药一样，在注射部位按浓度梯度以弥散方式进入神经细胞，阻断钠离子通道，降低甚至消除动作电位的产生，从而阻断神经兴奋和传导。主要通过血浆假性胆碱酯酶水解代谢，代谢速度慢，代谢产物为对丁氨基苯甲酸和二甲氨基乙醇。部分丁卡因经胆道排到肠道，再吸收入血进行水解。代谢产物由肾脏排泄，极小量以原型经尿排出[2]。

国内于1965年开始生产。除中国药典(2015)收载外，BP(2013)、Ph. Eur.(7.0)、USP(36)及JP(16)均收载。

【制法概要】国内企业目前多采用以对氨基苯甲酸乙酯(苯佐卡因，Ⅰ)为起始原料，与溴丁烷反应，先制得对丁氨基苯甲酸乙酯(Ⅱ)，再在乙醇钠的催化下与二甲氨基乙醇发生醇解反应，制得4-(丁氨基)苯甲酸-2-(二甲氨基)乙酯(Ⅲ)，最后与盐酸进行成盐反应获得目标物(Ⅳ)[3]。

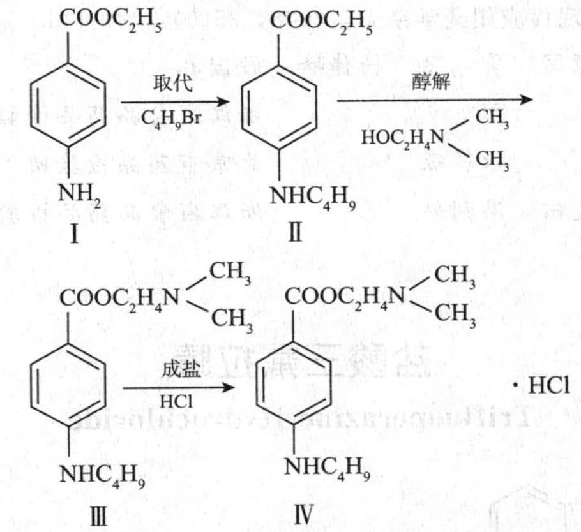

【性状】本品酯键易被水解产生主要降解产物对丁氨基苯甲酸。在受热及酸性条件下易引起脱羧反应，进一步发生*N*-取代芳胺的重排反应生成芳香伯胺，因氨基和苯环间存在P-π共轭效应，使环上电子云密度增加，易导致氧化变色，故本品放置后变黄[3]。

熔点 BP(2013)、Ph. Eur.(7.0)中熔点限度规定为148℃，另外两种晶型的熔点是134℃和139℃，混合晶型134～147℃，国内产品为147～150℃，可能为工艺不同导致晶型不同。

【鉴别】(1)本品属芳香胺类药物，溶解于醋酸钠溶液后，加硫氰酸铵溶液可生成白色的沉淀，然后测定该硫氰酸盐衍生物的熔点。

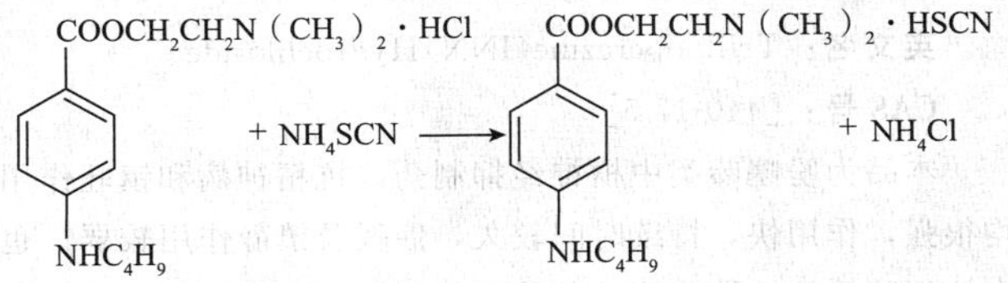

(2)本品因系含氮的苯环化合物，被硝酸硝化后溶液显黄色。此显色反应与普鲁卡因不同，故可与后者相区别。

(3)本品的红外光谱收载于红外光谱集第一卷314号，实测时发现对照光谱在波数为2000～2800和900～1100范围内与样品光谱有差异，可能与晶型有关，而样品光谱与对照品光谱一致，因此中国药典(2010)修订为本品红外光吸收图谱应与对照品图谱(图1)一致，中国药典(2015)未作修订。对照品的红外光吸收图谱显示的主要特征吸收如下。

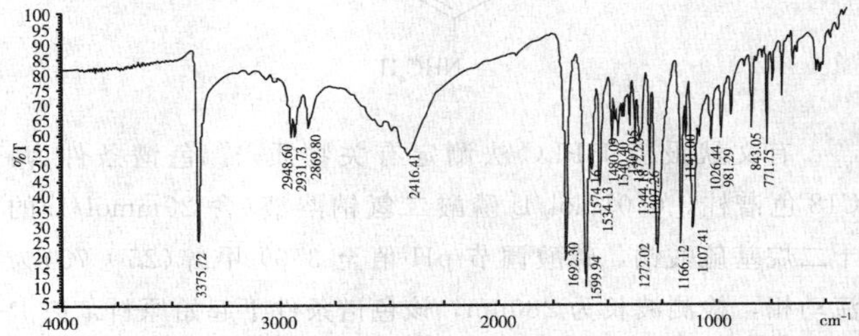

图1 对照品红外图谱

特征谱带(cm^{-1})	归属	
3375	芳香胺	ν_{N-H}
1690	酯	$\nu_{C=O}$
1600，1574，1534	苯环	$\nu_{C=C}$
1272，1107	酯	ν_{C-O-C}
843	取代苯	γ_{2H}
700	苯环	$\delta_{环}$

【检查】有关物质 本品结构中存在酯键，因此易发生水解，降解为对丁氨基苯甲酸和二甲氨基乙醇。中国药典(2005)与Ph. Eur.(6.0)、BP(2010)均采用TLC法，方法基本一致，样品TLC图中主斑点位置在原点，R_f值为0。USP(33)标准中TLC色谱系统与前者不同，样品主斑点位置完全离开原点，有较好的R_f值。中国药典(2005)标准以对氨基苯甲酸为对照品溶液，而USP(33)标准中以对丁氨基苯甲酸(Sigma试剂，0.2mg/ml甲醇溶液)为对照品溶液，两杂质与盐酸丁卡因分离度实验结果显示，三者之间均能良好分离，中国药典(2010)参照USP(33)标准对有关物质进行了修订。经强制破坏实验可知，本品在光照条件下基本稳定，在酸、碱、热与氧化条件下不稳定，降解产物均能与主斑点达到良好分离，中间体丁基化物也能与主斑点良好分离，中国药典(2010)参照USP(33)标准对有关物质进行了修订。最低检出量结果分别为盐酸丁卡因0.25μg(相当于供试液的0.1%)，对丁氨基苯甲酸0.1μg(相当于供试液的0.04%)。中国药典(2010)选择主要降解物对丁氨基苯甲酸为对照品，限度同中国药典(2005)，订为不得过0.2%。中国药典(2015)未作修订。见图2。

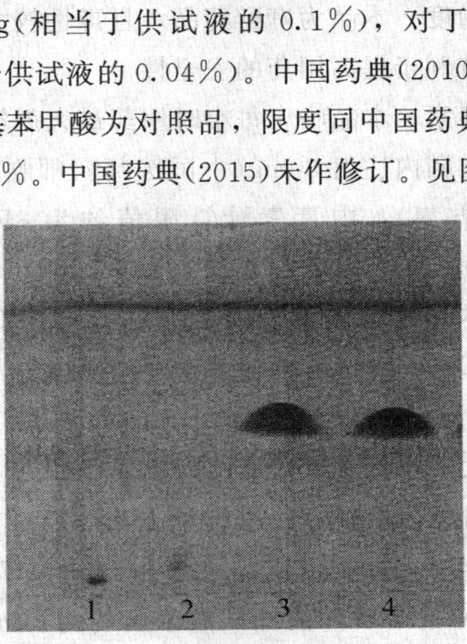

图2 盐酸丁卡因有关物质TLC图

1. 对氨基苯甲酸；2. 对丁氨基苯甲酸；3. 盐酸丁卡因；4. 注射用盐酸丁卡因

特定杂质：对丁氨基苯甲酸，$C_{11}H_{15}NO_2$；分子量：193.24

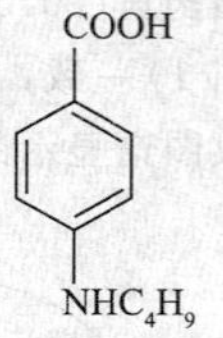

有文献报道 HPLC 法测定有关物质[4]。色谱条件为：C18色谱柱，0.01mol/L 磷酸二氢钠溶液（含 20mmol/L 的十二烷基硫酸钠，磷酸调节 pH 值至 3.0）-甲醇（25：75）为流动相，检测波长为 280nm，该色谱条件下起始原料苯佐卡因、中间体对丁氨基苯甲酸乙酯、降解物对氨基苯甲酸和对丁氨基苯甲酸与盐酸丁卡因均能获得良好分离。

残留溶剂：虽然标准中未规定检查，但工艺中使用了二甲氨基乙醇和乙醇，且乙醇为精制用溶剂，故应该进行残留量检查。

【含量测定】本品含有两个氨基，因此中国药典（2005）和 JP（15）中均采用高氯酸非水溶液滴定法。而非水滴定中为掩蔽 Cl^- 加入醋酸汞则会对环境造成污染。考虑本品为盐酸盐，可以采用酸碱滴定，中国药典（2010）参照 Ph. Eur.（6.0）、BP（2010），加入 0.01mol/L 盐酸溶液 5ml 确保盐酸盐在乙醇溶液中转型充分，且在溶液中过量，氢氧化钠滴定液先中和过量的外加盐酸，再与本品结构中的盐酸定量反应，滴定过程产生两个突跃，两个突跃点的体积之差，即为中和结构中盐酸的体积，以此体积计算含量。由于 0.01mo/L 盐酸溶液是过量的，无需精密加入，但需注意溶解用溶剂乙醇的质量不同可能会对含量测定结果带来一定偏差。

【制剂】注射用盐酸丁卡因（Tetracaine Hydrochloride for Injection）

本品为盐酸丁卡因的无菌冻干品，规格为 50mg。

有关物质　采用 TLC 法检查，色谱条件同原料药项下。以主要降解产物对丁氨基苯甲酸制备对照品溶液。限度订为不得过 0.4%。

含量均匀度　本品为麻醉药品，且毒性较大，设置含量均匀度检查有利于提高用药的安全性。

细菌内毒素　本品临床每小时用药最大剂量是静脉注射每次 100mg，鞘内注射 80mg（中国医师药师临床用药指南、中国国家处方集），内毒素计算限值约为 3EU/mg（鞘内 0.15EU/mg）；国外标准中 USP 为 0.7EU/mg。中国药典（2015）规定本品细菌内毒素限值为 0.70USP EU/mg（鞘内注射用 0.15EU/mg），与内毒素计算值比较，安全系数为 4.3（鞘内为 1）。

本品最大不干扰参考浓度约为 10mg/ml。

无菌　对无菌检查方法进行了方法学验证，结果表明，本品无抑菌作用。每瓶供试品可采用 5ml pH7.0 无菌氯化钠-蛋白胨缓冲液溶解，使供试液浓度约为 10mg/ml，采用薄膜过滤法，全量过滤，不需冲洗，以金黄色葡萄球菌为阳性对照菌。

含量测定　采用 UV 对照品法分别测定 10 瓶样品每瓶的含量，以其平均值作为本品含量。

有文献报道 HPLC 法测定盐酸丁卡因注射液的含量[5]。色谱条件为：C8 色谱柱，乙腈-水（80：20）为流动相，检测波长为 310nm。

参考文献

[1] 国家药典委员会．中华人民共和国药典临床用药须知·化学药和生物制品卷［M］．2005 年版．北京：人民卫生出版社，2005：81.

[2] 国家药品监督管理局安全监管司，国家食品药品监督管理局药品评价中心．国家基本药物西药［M］．2 版．北京：人民卫生出版社，2002：225.

[3] 中华人民共和国卫生部药典委员会．中华人民共和国药典 1990 年版二部药典注释［M］．北京：化学工业出版社，1993.

[4] 陈宁，周卫，丁逸梅，等．盐酸丁卡因有关物质的 HPLC 法测定［J］．中国医药工业杂志，2010，41（6）：453-455.

[5] 吴洪文，王超华．HPLC 测定盐酸丁卡因注射液的含量［J］．中国现代应用药学杂志，2008，25（5）：442-443.

撰写　贾　飞　杨伟峰　殷国真　　浙江省食品药品检验研究院

张敏敏　　北京市药品检验所

复核　洪利娅　　浙江省食品药品检验研究院

盐酸三氟拉嗪

Trifluoperazine Hydrochloride

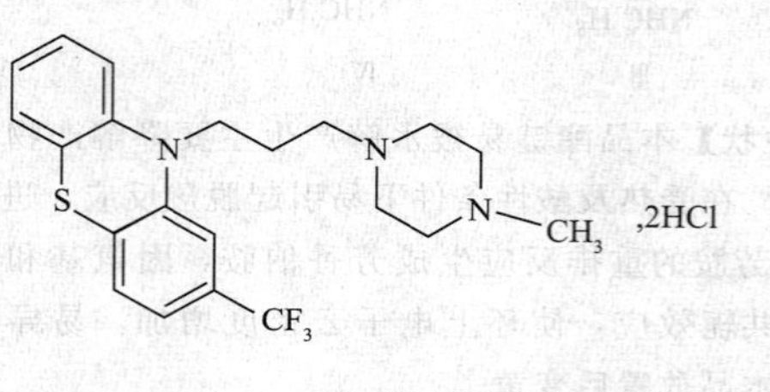

$C_{21}H_{24}F_3N_3S \cdot 2HCl$　480.42

化学名：10-［3-（4-甲基-1-哌嗪基）丙基］-2-（三氟甲基）-吩噻嗪二盐酸盐

10*H*-phenothiazine，10-［3-（4-methyl-1-piperazinyl）propyl］-2-（trifluoromethyl）-，dihydrochloride

10-［3-（4-Methylpiperazin-l-yl）propyl］-2-（trifluoromethyl）-10*H*-phenothiazine，dihydrochloride

英文名：Trifluoperazine（INN）Hydrochloride

CAS 号：［440-17-5］

本品为吩噻嗪类中枢神经抑制药。抗精神病和镇吐作用均很强，作用快，持续时间较久，催眠及镇静作用较弱。也有抗组胺及抗抽搐作用。其药理作用与氯丙嗪相似，通过阻断脑内多巴胺受体起效，但比氯丙嗪强，毒性则较小。服用低剂量对焦虑与紧张状态及轻度精神失常具有良好的疗效；较高剂量则对急性精神分裂症，燥狂抑郁性精神病及老年精神病有效。服用低剂量时，副作用较少，服用较高剂量时能产生严重锥体外系症状，但减量或停药后能减轻或自行消除。

本品口服易吸收，达峰时间为 2～4 小时，单次给药作用可持续 24 小时。本品脂溶性较高，在肝脏中产生多种活性代谢产物，后者随尿排出。

Craig 等于 1957 年首次合成[1]，国内于 1966 年开始生产。

除中国药典（2015）收载外，BP（2013）、Ph. Eur.（7.0）与 USP(36)均有收载。

【制法概要】本品的合成路线如下。

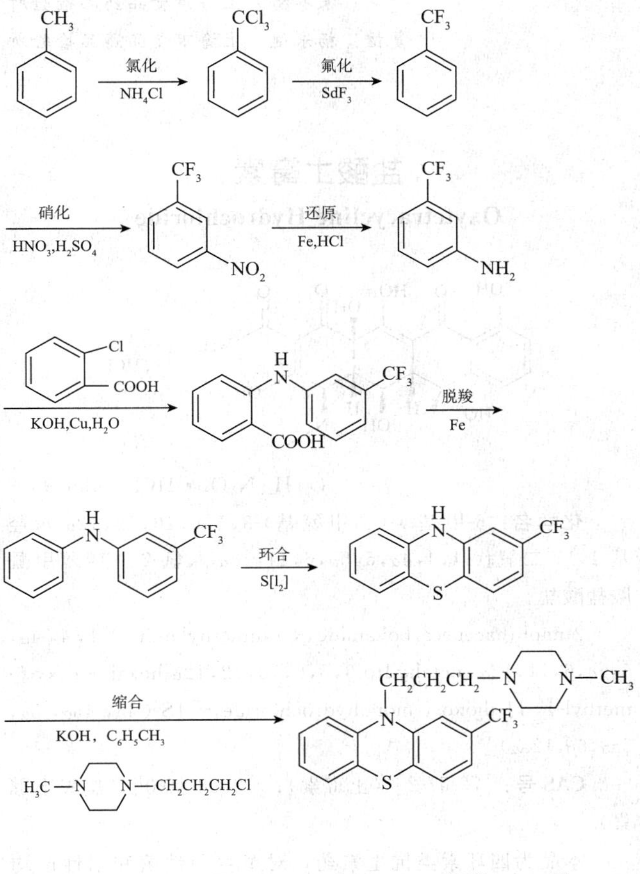

【性状】本品性质不稳定，易被空气氧化而逐渐变色，遇光也逐渐变色。其水溶液特别易被空气氧化[1]。

本品的熔点，Ph. Eur.（7.0）和 BP（2013）均规定约为 242℃，熔融时同时分解。

【鉴别】（1）本品与稀硝酸反应呈色，系吩噻嗪类化合物的显色反应。

（2）腐刻玻璃试法（Etching Test）系含氟的衍生物的鉴别反应。含氟有机化合物遇强氧化剂重铬酸钾的硫酸溶液，在微加热时，生成氢氟酸，使玻璃表面受到腐蚀，造成溶液流动不滑畅而类似油垢存在于管壁。

（3）本品的红外吸收图谱（光谱集 317 图）显示的主要特征吸收如下。

特征谱带(cm^{-1})	归属	
2700～2100	叔胺盐	ν_{N-H}
1600，1570	苯环	$\nu_{C=C}$
1115	三氟甲基	ν_{C-F}
820，750	取代苯	$\gamma_{2H,4H}$

由于本品的酸性水溶液不稳定，易被氧化为亚砜类和砜类物质，因而改变其对紫外光吸收的吸收峰位置及吸收系数。本品紫外吸收的稳定性试验结果表明，本品 0.001％的乙醇溶液较稳定，在日光下照射 4 小时，最大吸收波长没有偏移，吸光度几乎没有改变；而 0.001％的盐酸液（0.01mol/L）溶液在日光下照射 4 小时，紫外吸收曲线即完全改变（图 1），但若避光放置，在 30 小时内，最大吸收波长没有偏移，且吸光度几乎没有变化。据文献[2]记载，本品的酸性水溶液，在充氮避光情况下可稳定数日；当紫外光照射时，即迅速发生分解，与上述实验结果一致。

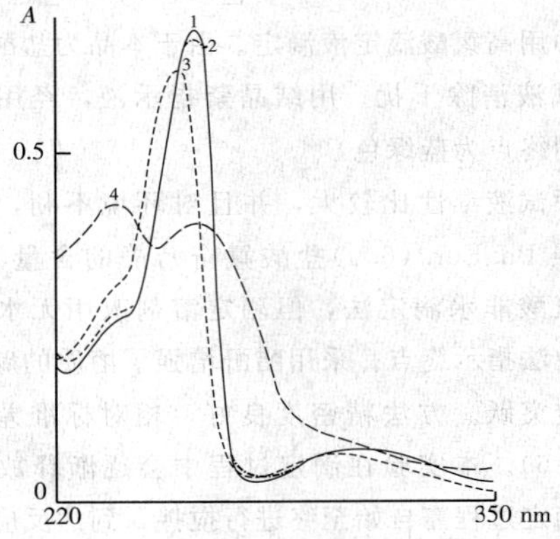

图 1　盐酸三氟拉嗪的紫外吸收图谱

1. 0.001％乙醇溶液，立即测定；2. 0.001％乙醇溶液，日光照射 4 小时后测定；3. 0.001％盐酸液（0.01mol/L）溶液，立即测定；4. 0.001％盐酸液（0.01mol/L）溶液，日光照射 4 小时后测定

Ph. Eur.（7.0）规定，本品 0.01％的盐酸液（0.1mol/L）溶液，在 305nm 波长处有最大吸收，稀释成 0.0005％的盐酸液（0.1mol/L）溶液，则在 255nm 波长处有最大吸收，吸收系数（$E_{1cm}^{1\%}$）约为 650。

【检查】酸度　据文献记载，本品 5％水溶液的 pH 值为 2.2。经试验，本品 5％水溶液的 pH 值为 1.90～2.02；10％水溶液的 pH 值为 1.70～1.74。

有关物质　本品结构中的吩噻嗪环易被氧化为亚砜和砜化合物。在生产过程中有可能带来杂质。中国药典（2005）采用薄层色谱法检查，展开条件与 Ph. Eur.（6.0）相同，检测限为 1μg，分离效果亦较好，曾检查了 5 批留样 2 年的供试品，在主斑点的下方均发现两个杂质斑点。

中国药典（2010）参照 USP（31）盐酸三氟拉嗪片含量测定项下的色谱条件建立了有关物质的 HPLC 测定方法。该方法灵敏度高，盐酸三氟拉嗪的检测限为 1ng。结果在该色谱条件下，盐酸三氟拉嗪峰出峰时间适中，保留时间约为 7

分钟；原料在酸、碱、氧化、高温和光照强破坏条件下均有不同程度的降解产物生成，强破坏产生的降解产物与盐酸三氟拉嗪峰均能达到完全分离，系统适用性良好(图 2)。中国药典(2015)未作修订。

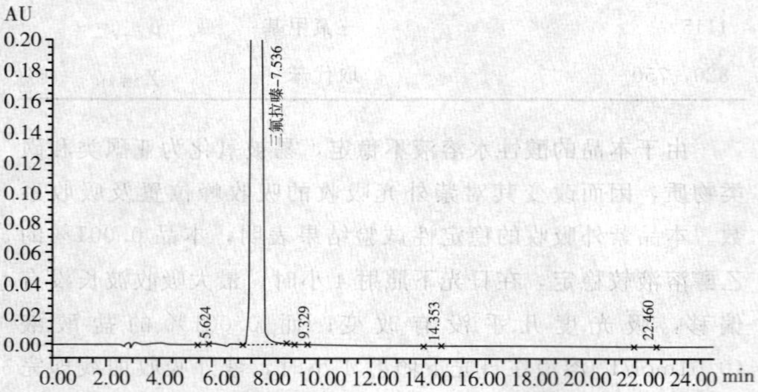

图 2　盐酸三氟拉嗪原料供试品溶液色谱图

【含量测定】中国药典(2005)采用非水溶液滴定法。利用吩噻嗪环上 10 位取代哌嗪基 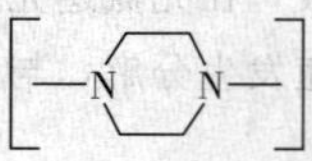 的碱性，在非水介质中用高氯酸滴定液滴定。由于本品为盐酸盐，故需加醋酸汞试液消除干扰。用结晶紫指示液，经用电位法校正，指示剂终点为蓝绿色。

醋酸汞试液毒性比较大，并且对环境不利，中国药典(2010)参照 Ph. Eur. (6.0)盐酸氟奋乃静的含量测定方法，仍采用高氯酸非水滴定法，但测定溶剂改用无水甲酸和醋酐，以电位法指示终点。采用醋酐增强了溶质的碱性，产生明显的滴定突跃。方法精密度良好，相对标准差(RSD)为 0.08%($n=6$)。本实验在滴定过程中会逐渐释放大量的热量，因此滴定过程需自始至终进行搅拌，到达反应终点即停止滴定。中国药典(2015)未修订。

Ph. Eur. (7.0)的含量测定方法采用酸碱电位滴定法，溶剂为乙醇。滴定前加入少量的 0.01mol/L 盐酸溶液，再用 0.1mol/L 氢氧化钠滴定液滴定。本滴定方法中盐酸二氟拉嗪作为酸被碱滴定。滴定曲线呈双突跃，外加的少量盐酸可确保三氟拉嗪盐酸盐全部转型，产生第一个滴定突跃，第二个滴定突跃则为键合酸根的等当点，两个突跃之间的消耗体积则用于计算含量。USP(36)含量测定方法仍采用加醋酸汞的非水滴定法。

【制剂】盐酸三氟拉嗪片(Trifluoperazine Hydrochloride Tablets)

由于盐酸三氟拉嗪对光不稳定，故制成糖衣片。本品的主要辅料糊精为白色或类白色的无定形粉末，由此制成的片芯颜色偏类白色，因此本品的性状规定为除去包衣后显白色或类白色。

有关物质　采用三氟拉嗪项下有关物质测定条件，对片剂辅料如糊精、糖粉、预胶化淀粉、硬脂酸镁和乙醇等进行定位，其中糊精与预胶化淀粉有色谱响应，在相同保留时间处出峰，因此测定时需配制糊精空白溶液用以确定峰的归属，以免误作为杂质峰。

含量均匀度、溶出度与含量测定均采用紫外分光光度法。USP(36)则采用 HPLC 法测定含量。

参考文献

[1] Martindale. The Extra pharmacopoeia [M]. 28th ed. London: The Pharmaceutical Press, 1982: 1562.

[2] Florey K. Analytical profiles of drug substances: Vol. 9 [M]. New York: Academic Press, 1980: 543-581.

撰写　刘丽芳　广州市药品检验所
宋冬梅　上海市食品药品检验所
复核　杨永健　上海市食品药品检验所

盐酸土霉素

Oxytetracycline Hydrochloride

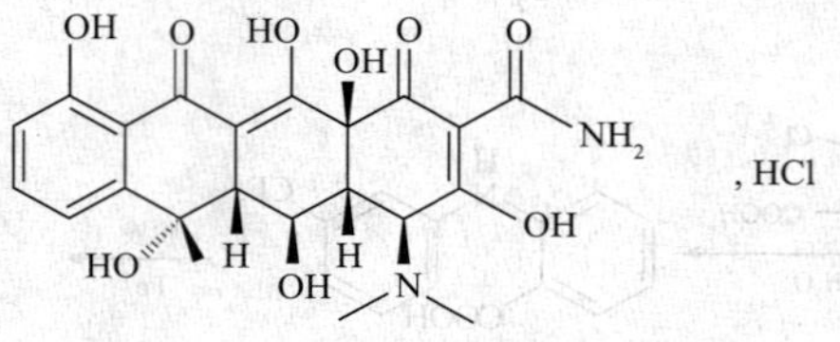

$C_{22}H_{24}N_2O_9 \cdot HCl$　496.90

化学名：6-甲基-4-(二甲氨基)-3,5,6,10,12,12α-六羟基-1,11-二氧代-1,4,4α,5,5α,6,11,12α-八氢-2-并四苯甲酰胺盐酸盐

2-naphthacenecarboxamide, 4-(dimethylamino)-1,4,4α,5,5α,6,11,12α-octahydro-3,5,6,10,12,12α-hexahydroxy-6-methyl-1,11-dioxo-, monohydrochloride, [4S-(4α, 4aα, 5α, 5aα, 6β, 12aα)]

CAS 号：[79-57-2](土霉素)；[2058-46-0](盐酸土霉素)

本品为四环素类抗生素药，对革兰阴性菌和阳性菌均有抑制作用，同时对立克次体、螺旋体及某些原虫等亦具有抑制作用。其作用机制主要是药物能与核糖体 30S 亚基的 A 位置结合，阻止氨基酰-tRNA 在该位置上的联结，从而抑制肽链的增长和阻碍细菌或其他病原微生物蛋白质的合成。口服吸收不完全，吸收量约为口服量的 30%～50%，口服 1g 后 c_{max} 为 3.9mg/L，6 小时尚有 2.1mg/L，进食后土霉素的吸收比空腹服用时约降低一半。吸收后广泛分布于肝、肾、肺等组织和体液，易渗入胸水、腹水，不易透过血脑屏障。本品主要由肾小球过滤排出，给药 24 小时内排出给药量的 70%，其不吸收部分以原型随粪便排出[1]。

本品由 Finlay 等于 1950 年自龟裂链霉菌(*Stretomyces rimosus*)的培养液中分离制得，国内 1956 年开始生产。除中国药典(2015)外，USP(36)、BP(2013)、Ph. Eur. (7.0)及 JP(16)中均有收载。

【制法概要】

发酵液 —酸化，过滤 / $K_4Fe(CN)_6$→ 滤液 —脱色，碱化→

结晶 —水洗，干燥→ 土霉素 —脱色，成盐 / CH_3OH,HCl→ 盐酸土霉素

盐酸土霉素为土霉素盐酸盐，土霉素组分单一，主成分约占95%以上，在发酵过程中会产生一些共生物杂质，如2-乙酰-2-去酰胺土霉素（ADOTC）、4-差向土霉素（EOTC）和四环素（TC）等。

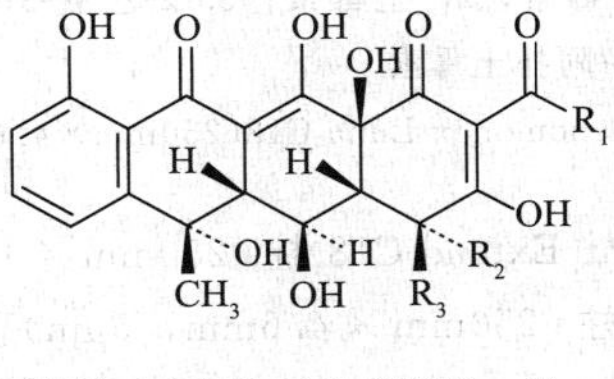

2-乙酰-2-去酰胺土霉素（ADOTC）：$R_1=CH_3$，$R_2=H$，$R_3=N(CH_3)_2$

4-差向土霉素（EOTC）：$R_1=NH_2$，$R_2=N(CH_3)_2$，$R_3=H$

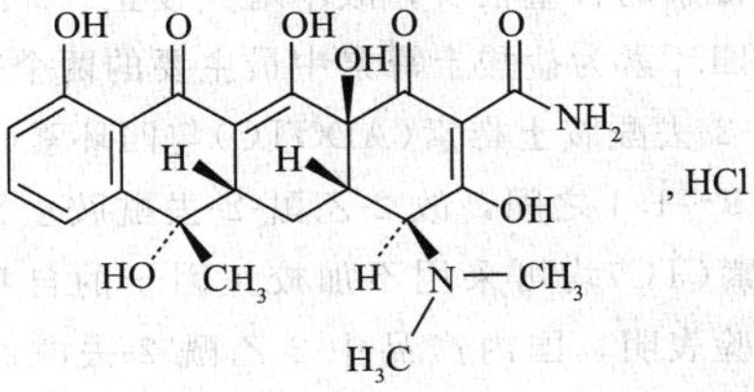

四环素（TC）

【性状】本品为黄色结晶性粉末；无臭，味微苦；有引湿性，对光、热敏感，遇光后色渐变暗。在中性或微酸性溶液中较为稳定，pH过低或过高，尤其在加热条件下易失活[2]。酸性条件下C6上的醇羟基和C5上的氢发生反式消除反应，生成橙黄色的脱水土霉素，进一步降解形成立体异构体α和β阿扑土霉素的混合物（Ⅰ），两者的区别仅在于环己烯烷环上取代基的立体结构不同。在酸性条件下继续氧化，阿扑土霉素的A环进一步氧化，去除二甲基胺基的芳构化，产生Terrinolide（Ⅱ），后者在较激烈的条件下，生成去酰胺衍生物（Ⅲ）[3]。

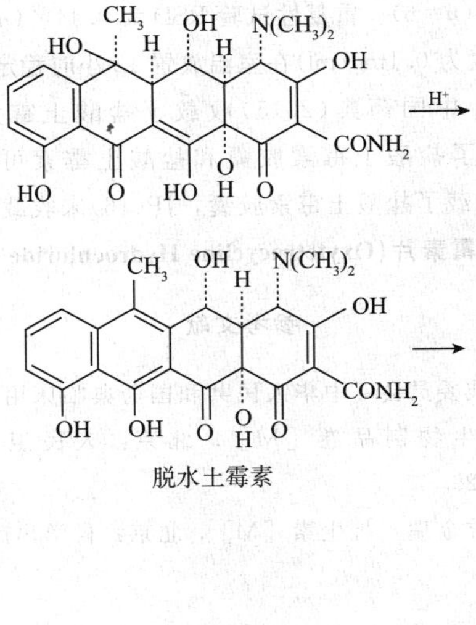

脱水土霉素

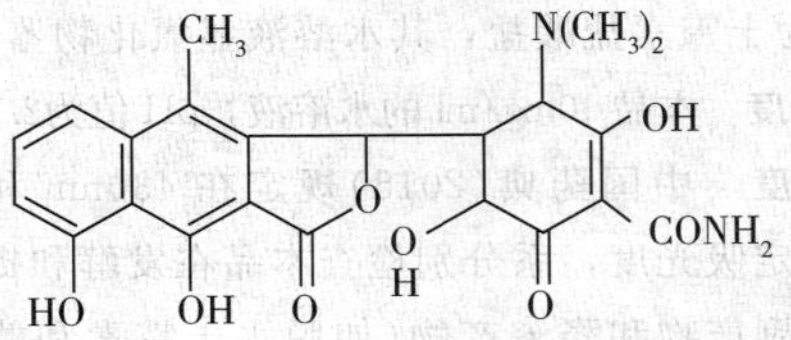

（Ⅰ）

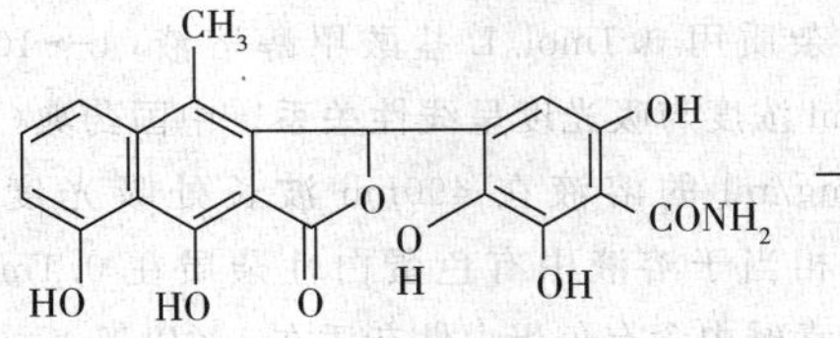

（Ⅱ）

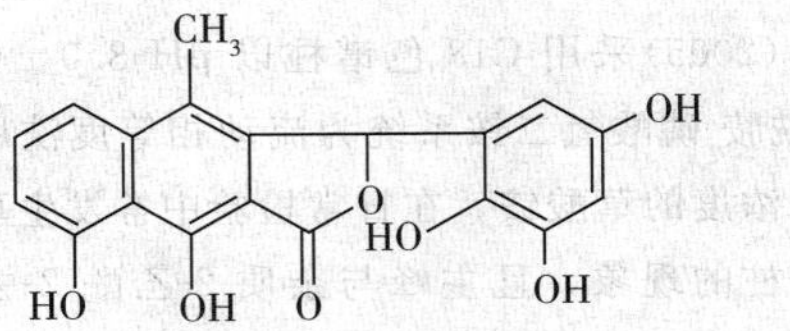

（Ⅲ）

在碱性溶液中，由于氢氧根离子的作用，C6上的羟基形成氧负离子，向C11发生分子内亲核进攻，经电子转移，C环破裂生成具有内酯结构的异构体（Ⅳ），进一步水解生成土霉素酸（Ⅴ）[3]。

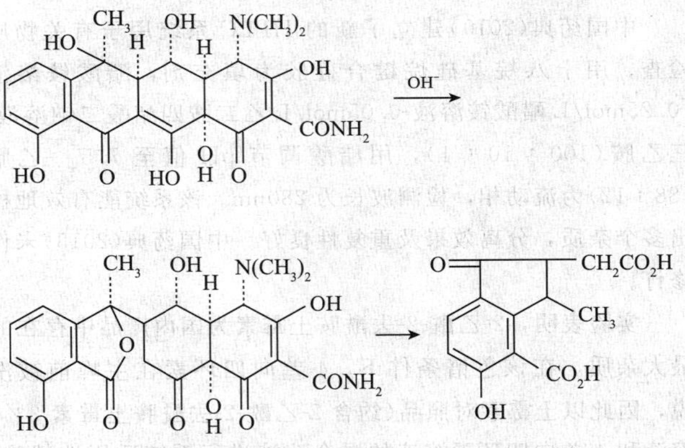

（Ⅳ）　（Ⅴ）

比旋度　本品10mg/ml的盐酸溶液（9→1000），避光放置1小时，使溶液稳定后测定，比旋度为−188°至−200°，BP（2013）本品10mg/ml的0.1mol/L盐酸溶液，比旋度为−188°至−200°。

【鉴别】（1）本品与硫酸作用显深朱红色，加水后，溶液为黄色。同族的四环素与硫酸作用显深紫色，加水后溶液显红棕色；金霉素与硫酸作用显橄榄绿色，加水后溶液显金黄色或棕黄色。依显色反应的颜色，可以区分四环素类抗生素。

（2）薄层色谱法。取土霉素与盐酸四环素对照品，加甲醇制成每1ml中各约含1mg的混合溶液，依法操作，混合溶液应显示两个完全分离的斑点，供试品溶液所显主斑点的荧光强度和位置应与对照品溶液的主斑点相同。制薄层板时，黏合剂中加入甘油的量可以影响斑点的荧光强度，加入量以5%为宜。

（3）在含量测定项下记录的色谱图中，供试品溶液主峰的保留时间应与对照品溶液主峰的保留时间一致。

(4)本品为土霉素盐酸盐，其水溶液显氯化物鉴别反应。

【检查】酸度 本品10mg/ml的水溶液，pH值为2.3～2.9。

杂质吸光度 中国药典(2015)规定在430nm和490nm波长处分别测定吸光度，系分别检查本品在发酵和提取过程中产生的某些副产物和降解产物(如脱水土霉素和差向脱水土霉素)以及菌丝蛋白或黄豆蛋白的混合物等有色蛋白性杂质。蛋白类杂质用0.1mol/L盐酸甲醇溶液(1→100)配成40～60μg/ml浓度与吸光度呈线性关系。中国药典(2015)规定本品10mg/ml的溶液在490nm波长处吸光度不得过0.20，大约相当于溶液中有色蛋白性杂质在0.1mg/ml以下，即土霉素碱中含有色蛋白性杂质在1%以下[4]。

有关物质 采用高效液相色谱法进行检查。

中国药典(2005)采用C18色谱柱以pH 8.0±0.2草酸铵-二甲基甲酰胺-磷酸氢二铵系统为流动相等度洗脱。流动相中含有较高浓度的草酸铵，在日常检验中常发生草酸铵析出、损坏色谱柱的现象，且主峰与杂质2-乙酰-2-去酰胺土霉素的分离不佳。BP(2009)及JP(15)均采用杂质对照品法对4-差向土霉素、四环素、α-阿扑土霉素及β-阿扑土霉素的量进行控制，对2-乙酰-2-去酰胺土霉素采用4-差向土霉素对照品控制限量。两国药典标准均采用苯基柱，以叔丁醇-pH 7.5磷酸盐缓冲液-四丁基氢氧化铵硫酸盐-EDTA-Na_2为流动相系统，梯度洗脱进行分析。

中国药典(2010)建立了新的HPLC系统用于有关物质检查。用十八烷基硅烷键合硅胶为填充剂，醋酸铵溶液[0.25mol/L醋酸铵溶液-0.05mol/L乙二胺四醋酸二钠溶液-三乙胺(100：10：1)，用醋酸调节pH值至7.5]-乙腈(88：12)为流动相，检测波长为280nm。该系统能有效地检出多个杂质，分离效果及重复性良好。中国药典(2015)未作修订。

实验表明，2-乙酰-2-去酰胺土霉素为国内产品中存在的最大杂质。在该色谱条件下，4-差向四环素在主峰前被洗脱，因此以土霉素对照品(约含2-乙酰-2-去酰胺土霉素3%)溶液和4-差向四环素溶液的混合溶液进行系统适用性试验。当4-差向四环素峰与土霉素峰分离度不小于2.0，土霉素峰与2-乙酰-2-去酰胺土霉素峰的分离度不小于2.5时，所有杂质均可得到良好分离(图1、图2)。

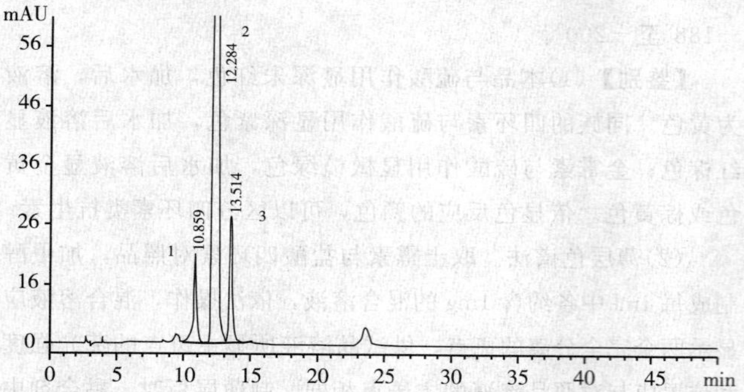

图1 系统适用性试验的色谱图

1. 4-差向四环素；2. 土霉素；3. 2-乙酰-2-去酰胺土霉素

色谱柱：Phenomonex Luna C18(250mm×4.6mm，5μm)

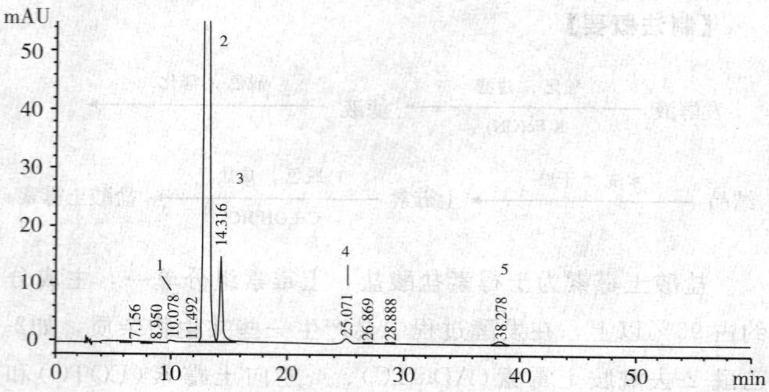

图2 供试品溶液的色谱图

1. 4-差向土霉素；2. 土霉素；3. 2-乙酰-2-去酰胺土霉素；4. 四环素；5. α-阿扑土霉素

色谱柱：Phenomonex Luna C18(250mm×4.6mm，5μm)

使用Agilent Extend-C18柱(250mm×4.6mm，5μm)、Welch XB-C18柱(250mm×4.6mm，5μm)及Phenomonex Luna C18柱(250mm×4.6mm，5μm)三种不同品牌的色谱柱进行系统适用性试验，结果良好。

由于国内产品中4-差向土霉素(EOTC)、α-阿扑土霉素和β-阿扑土霉素的含量很少，故不对其校正。2-乙酰-2-去酰胺土霉素和四环素为盐酸土霉素中最主要的两个杂质，试验表明2-乙酰-2-去酰胺土霉素(ADOTC)与四环素(TC)的校正因子均在0.9～1.1之间，故2-乙酰-2-去酰胺土霉素(ADOTC)和四环素(TC)均可采用不加校正因子的自身对照法进行计算。试验表明，国内产品中2-乙酰-2-去酰胺土霉素的含量约为2.5%，有文献报道该杂质抗菌活性很低[5]，但未见其毒性的相关报道。考虑到目前生产水平，药典规定了杂质的限度。

采用逐步稀释法测定，该方法的最小检出浓度为0.05μg/ml，最小检出限为0.01%，最小定量浓度为0.2μg/ml，最小定量限为0.04%。在0.5～70μg/ml范围内线性关系良好。供试品溶液室温放置12小时内稳定。

水分 本品生产过程中，最后用盐酸甲醇液成盐，产品中残存少量甲醇，用干燥失重法不能反映水分含量，故采用费休氏法。

【含量测定】 采用高效液相色谱法测定。

以外标法定量，盐酸土霉素在0.07～0.14mg/ml范围内线性关系良好，线性方程为：$A=18272C-18.838$，相关系数为0.9999($n=6$)。重复性试验RSD为0.44%($n=9$)。供试品溶液(浓度为0.1mg/ml)在室温放置12小时稳定。

【制剂】 中国药典(2015)收载了盐酸土霉素片，USP(36)中收载了盐酸土霉素胶囊和盐酸土霉素可溶性散等，BP(2013)收载了盐酸土霉素胶囊，JP(16)未收载制剂品种。

盐酸土霉素片(Oxytetracycline Hydrochloride Tablets)

参考文献

[1] 国家药典委员会．中华人民共和国药典临床用药须知·化学药和生物制品卷[M]．北京：人民卫生出版社，2005：529.

[2] 王岳，方金瑞．抗生素[M]．北京：科学出版社，1988：

316.

[3] 华东化工学院．抗生素生产工艺学［M］．北京：化学工业出版社，1985：341.

[4] 国家药典委员会．中华人民共和国药典 1990 年版二部药典注释［M］．北京：化学工业出版社，1993：482.

[5] 胡昌勤，刘炜．抗生素微生物检定法及其标准操作［M］．北京：气象出版社，2004.

撰写　杨　倩　天津市药品检验研究院
　　　张成理　湖北省药品监督检验研究院
复核　邵建强　天津市药品检验研究院

盐酸万古霉素

Vancomycin Hydrochloride

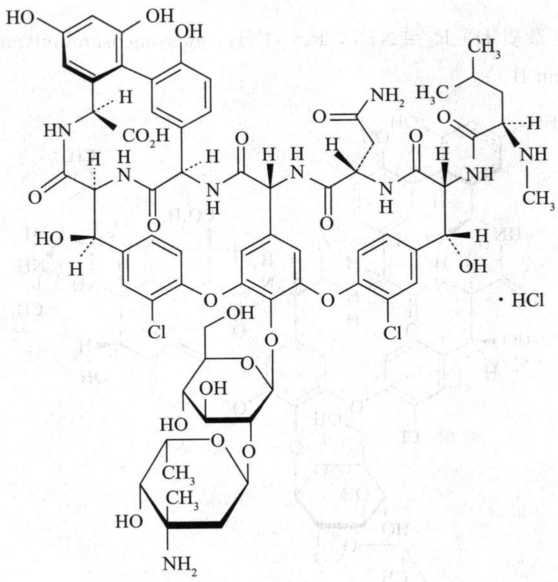

$C_{66}H_{75}Cl_2N_9O_{24}$ · HCl　1485.71

化学名：(*Sa*)-(3*S*,6*R*,7*R*,22*R*,23*S*,26*S*,36*R*,38*aR*)-44-[[2-*O*-(3-氨基-2,3,6-三脱氧-3-*C*-甲基-*α*-L-来苏-己吡喃糖基)-*β*-D-葡吡喃糖基]氧]-3-(氨基甲酰基甲基)-10,19-二氯-2,3,4,5,6,7,23,24,25,26,36,37,38,38*a*-十四氢-7,22,28,30,32-五羟基-6-[(2*R*)-4-甲基-2-(甲氨基)戊酰氨基]-2,5,24,38,39-五氧代-22*H*-8,11：18,21-二亚乙烯基-23,36-(亚氨基亚甲基)-13,16：31,35-二亚甲基-1*H*,16*H*-[1,6,9]噁二氮杂环十六基[4,5-*m*][10,2,16]-苯并氧杂二氮杂环二十四素-26-羧酸盐酸盐

monohydrochloride of(3*S*,6*R*,7*R*,22*R*,23*S*,26*S*,36*R*,38*aR*)-3-(2-amino-2-oxoethyl)-44-[[2-*O*-(3-amino-2,3,6-trideoxy-3-*C*-methyl-L-*lyxo*-hexopyranosyl)-D-glucopyranosyl]oxy]-10,19-dichloro-7,22,28,30,32-pentahydroxy-6-[[(2*R*)-4-methyl-2-(methylamino)pentanoyl]amino]-2,5,24,38,39-pentaoxo-2,3,4,5,6,7,23,24,25,26,36,37,38,38*α*-tetradecahydro-22*H*-8,11：18,21-dietheno-23,36-(iminomethano)-13,16：31,35-dimetheno-1*H*,13*H*-[1,6,9]oxadiazacyclohexadecino[4,5-*m*][10,2,16]benzoxadiazacyclotetracosine-26-carboxylic acid

英文名：Vancomycin(INN)Hydrochloride

CAS 号：［1404-93-9］

本品为糖肽类窄谱抗生素，和盐酸去甲万古霉素相似，对多数革兰阳性球菌和杆菌具有杀菌作用，对肠球菌属具抑制作用；作用机制主要为抑制细菌细胞壁的合成，其作用部位与青霉素类和头孢菌素类不同。1 次静脉注射 0.5g 和 1g 后 c_{max} 分别为 10～30μg/ml 和 25～50μg/ml。$t_{1/2}$ 成人约 6 小时(4～11 小时)，小儿 2～3 小时。给药量的 80%～90%在 24 小时内由肾小球滤过经尿以原型排出，少量经胆汁排泄。分布容积为 0.43～1.25L/kg，蛋白结合率约为 55%[1]。

McCormick 等于 1956 年东方拟无枝酸菌(*Amycolatopsis orientalis*)菌株发酵液中分离得到万古霉素(Vancomycin)。1958 年获 FDA 批准，由美国礼来公司研发上市。国内于 1959 年分离出万古 23 号菌株，于 1968 年由华北制药厂生产，后确定为去甲万古霉素。国内首先由上海医药工业研究院联合浙江医药股份有限公司成功开发，目前主要生产厂家为浙江医药股份有限公司新昌制药厂和浙江海正药业股份有限公司。除中国药典(2015)收载外，BP(2013)、USP(36)、JP(16)和日抗基(2000)均有收载。

【制法概要】

本品由东方拟无枝酸菌(*Amycolatopsis orientalis*)菌株发酵制取。

发酵液 —酸化，过滤→ 滤液 —碱化→ 交换吸附
—D1300大树脂→ 洗脱 —碱化→ 活性炭 —脱色→ 脱色液
—纳滤膜→ 纳滤脱盐浓缩液 —柱层析→ 层析液
—收集HPLC积分面积比超过95%的部分→ 收集液 —脱色，脱盐→
精制液 —微孔滤膜过滤→ 无菌液 —冷冻干燥→ 盐酸万古霉素成品

【性状】本品对热较为敏感、易氧化，分解后变黄[2]，根据实样观察及稳定性试验结果，外观定为白色或类白色粉末；本品易吸湿。

【鉴别】本品的红外光吸收图谱显示的主要特征吸收如下。

特征谱带(cm^{-1})	归属	
3400～3200	胺基与羟基	ν_{N-H}　ν_{O-H}
1650	羧酸与酰胺(Ⅰ)	$\nu_{C=O}$
1590，1500	苯环	$\nu_{C=C}$
1510	酰胺(Ⅱ)	δ_{NH}
1235	芳醚	ν_{C-O}
1070	环醚	ν_{C-O}

【检查】有关物质和万古霉素 B　本品在发酵过程中会带入杂质，且本品较不稳定易产生分解产物。原研厂与国内厂家均进行了相关的杂质研究工作，主要杂质有杂质 A、

B、C、D。采用HPLC法对有关物质和万古霉素B进行控制，万古霉素B与杂质可完全分离，也可有效分离强力破坏试验(碱破坏、酸破坏、高温破坏、强光照射破坏和氧化破坏)产生的分解产物。见图1、图2。

中国药典(2010)的色谱条件与BP(2010)一致，均采用梯度洗脱。中国药典(2010)与BP(2010)对万古霉素B和有关物质限度的规定一致，但较USP(33)和日抗基(2000)更为严格。BP(2010)对万古霉素B、单个杂质和总杂质的限度规定分别为93.0%、4.0%和7.0%，USP(33)对万古霉素B和单个杂质的限度规定分别为80.0%和9.0%，日抗基(2000)对万古霉素B和单个杂质的限度规定分别为88.0%、4.0%，USP(33)和日抗基(2000)均不控制杂质总量。中国药典(2015)未修订。

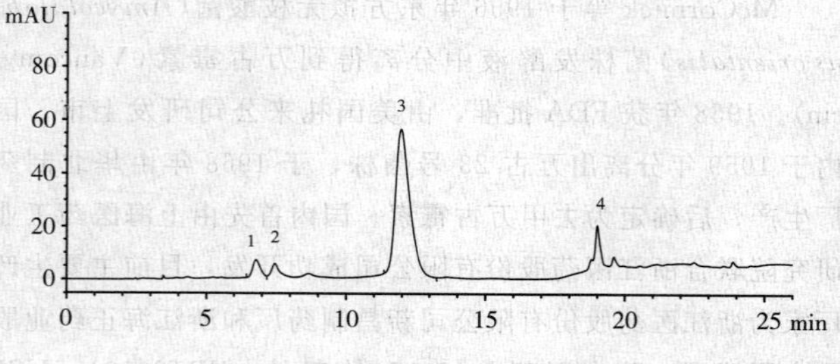

图1 系统适用性试验的色谱图

1. 分解产物1；2. 分解产物2；3. 万古霉素B；4. 分解产物3

色谱柱：Alltima C18(150mm×4.6mm，5μm)

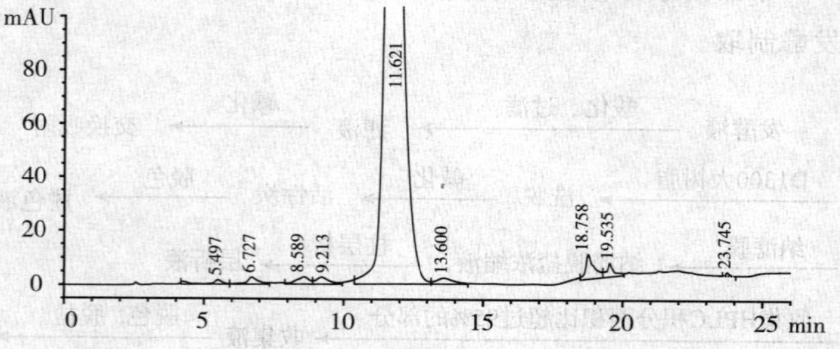

图2 供试品的典型色谱图

色谱柱：Alltima C18(150mm×4.6mm，5μm)

因本品对热较为敏感，故取65 ℃加热24小时后的溶液作为系统适用性试验溶液，洗脱次序依次为分解产物1、分解产物2、万古霉素B和分解产物3，万古霉素B峰与分解产物2峰间的分离度应不小于5.0。

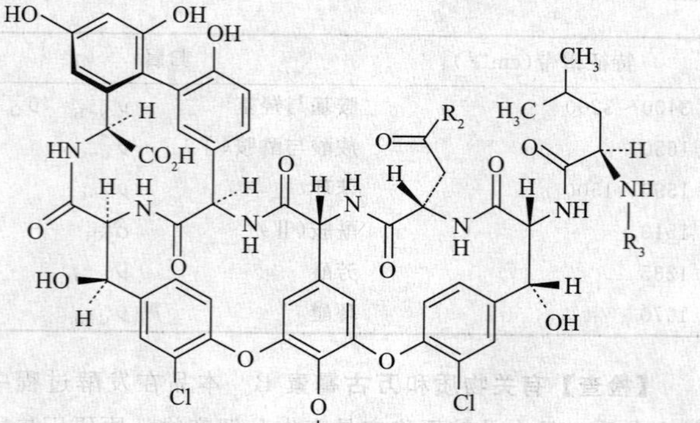

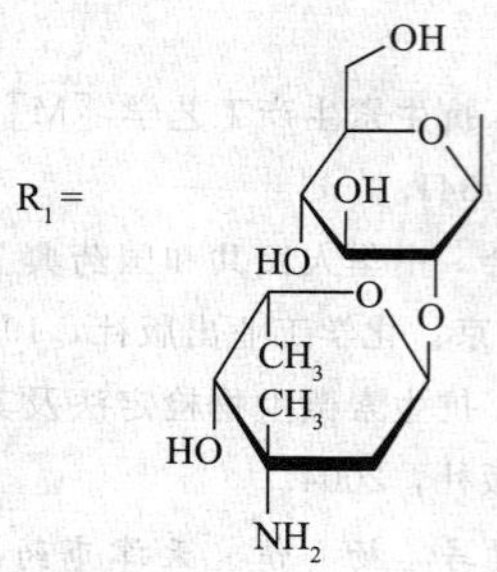

杂质A：$R_2=NH_2$，$R_3=H$：*N*-demethylvancomycin B

杂质C：$R_1=H$，$R_2=NH_2$，$R_3=CH_3$：aglucovancomycin B

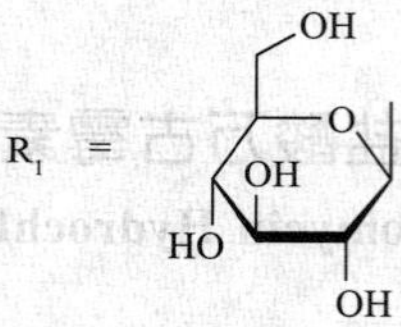

杂质D：$R_2=NH_2$，$R_3=CH_3$：desvancosaminylvancomycin B

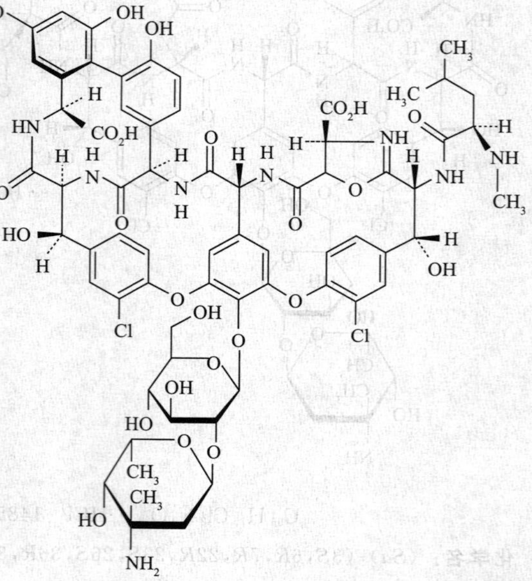

杂质B：(4*S*,7*R*,8*R*,23*R*,24*S*,27*S*,31aS_a,37*R*,39a*R*)-45-[[2-*O*-(3-amino-2,3,6-trideoxy-3-*C*-methyl-*α*-L-*lyxo*-hexopyranosyl)-*β*-*D*-glucopyranosyl]oxy]-11,20-dichloro-8,23,29,31,33-pentahydroxy-7-[[(2*R*)-4-methyl-2-(methylamino)pentanoyl]amino]-2,6,25,39,40-pentaoxo-1,2,3,4,5,6,7,8,24,25,26,27,37,38,39,39a-hexadecahydro-23*H*-9,12:19,22-dietheno-24,37-(iminomethano)-14,17:32,36-dimetheno-14*H*-[1,6,10]oxadiazacycloheptadecino[4,5-*m*][10,2,16]benzoxadiazacyclotetracosine-4,27-dicarboxylic acid([*β*Asp3]vancomycin B)

文献[3]及USP(33)中还提及本品中还可能存在去氯万古霉素。

残留溶剂 盐酸万古霉素的工艺路线后三步仅用到了乙醇，根据中国药典(2015)残留溶剂检查法的要求，采用毛细管气相色谱法测定，色谱柱用聚乙二醇-20M（HP-INNO-WAX，30m×0.32mm×0.25μm）。盐酸万古霉素为水溶性的药物，因此首选水作为溶剂，顶空进样。

方法学验证结果显示，乙醇峰的理论板数为60000，乙醇的线性关系良好（r=0.9999），精密度较高（RSD=2.7%，n=6），平均回收率为95.9%（RSD=4.0%，n=9），检测限为0.4μg/ml。

【含量测定】中国药典（2010）、BP（2010）、USP（33）和日抗基（2000）均采用抗生素检定法测定本品的含量。方法学验证结果显示，线性关系良好（r=0.9990），重复性好（RSD=1.6%，n=6）。中国药典（2010）与BP（2010）对含量限度的规定一致，较USP（33）和日抗基（2000）更为严格，中国药典（2010）、USP（33）和日抗基（2000）的含量限度分别是不低于1050、900、1025万古霉素单位/mg。中国药典（2015）未修订。

中国药典（2015）的盐酸去甲万古霉素采用液相色谱法测定含量，实现了效价测定与理化测定的量值统一，万古霉素与去甲万古霉素为同类品种，且纯度已较高，亦可进行相关研究，以理化测定代替效价测定。

【制剂】注射用盐酸万古霉素（Vancomycin Hydrochloride for Injection）

除中国药典（2015）收载外，BP（2013）、USP（36）、JP（16）和日抗基（2000）均有收载。制剂国外原研厂为美国礼来制药有限公司，国内主要生产厂家有浙江医药股份有限公司新昌制药厂、礼来苏州制药有限公司和浙江海正药业股份有限公司。

溶液的澄清度与颜色　制剂工艺中有脱色、过滤除菌、冻干和充氮等处理，因此溶液的澄清度与颜色项比原料药的控制更严格，制剂的稳定性比原料药好，贮藏条件比原料药的要求低。经实样观察，溶液的颜色介于黄色和橙黄色之间，因此标准中增加橙黄色的色泽描述。根据企业产品的稳定性考察及生产情况，原料药的限度订为黄色或橙黄色6号，注射粉末订为黄色或橙黄色4号。

无菌　经方法学验证，当检验数量为出厂检验最大值，检验量为每瓶样品的全量，供试品溶液浓度为每1ml中含万古霉素2万单位时，采用薄膜过滤法，冲洗液选用pH7.0无菌氯化钠-蛋白胨缓冲液，当每膜冲洗量达到400ml，且分次冲洗时，6种试验菌均能生长良好。阳性对照菌选择为金黄色葡萄球菌。

参考文献

[1] 国家药典委员会. 中华人民共和国药典临床用药须知·化学和生物制品卷［M］. 2005年版. 北京：人民卫生出版社，2005：545-547.

[2] Constance M Harris, Hana Kopecka, Thomas M. Harris. The stabilization of vancomycin by peptidoglycan analogs［J］. J Antibio, 1984, 38(1): 51-57.

[3] 祝仕清，牛长群. 盐酸万古霉素中杂质的LC-MS分析［J］. 中国抗生素杂志，2009，34(4)：235-237.

撰写　王　建　王知坚　殷国真　浙江省食品药品检验研究院

复核　洪利娅　浙江省食品药品检验研究院

盐酸马普替林

Maprotiline Hydrochloride

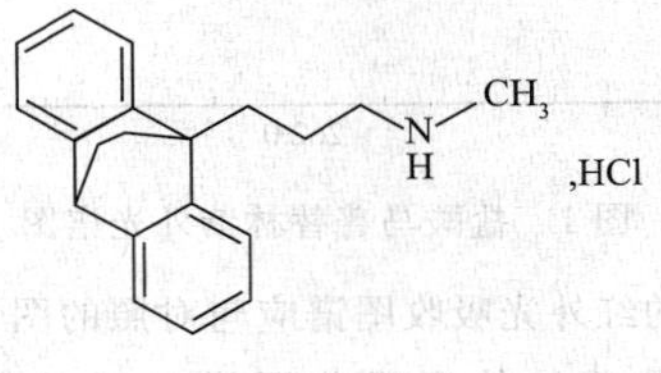

$C_{20}H_{23}N \cdot HCl$　313.87

化学名：N-甲基-9，10-桥亚乙基蒽-9（10H）-丙胺盐酸盐

N-methyl-9，10-ethanoanthracene-9（10H）-propylamine hydrochloride

英文名：Maprotiline Hydrochloride

CAS号：［10347-81-6］

本品为四环类抗抑郁药，用于各种抑郁症、焦虑症。本品能抑制突触前膜对去甲肾上腺素的再摄取。长期用药，突触后β受体的敏感性降低，这可能与药物的抗抑郁作用有关。此外，抗抑郁作用也可能产生突触前膜α受体的敏感性下降，由此使去甲肾上腺素能神经功能得以平衡，矫正了抑郁症患者神经递质传递功能的失调。起效时间一般为2～3周，少数人可在7天内起效，抗胆碱作用较三环类抗抑郁药弱。不良反应有头昏、头痛、晕眩和过敏反应等。

本品除中国药典（2015）收载外，USP（36）、BP（2013）和JP（16）均有收载。

【制法概要】

本品由瑞士Ciba-Geigv公司于1964年合成，国内现有多种合成工艺[1-4]。目前常用合成路线如下。

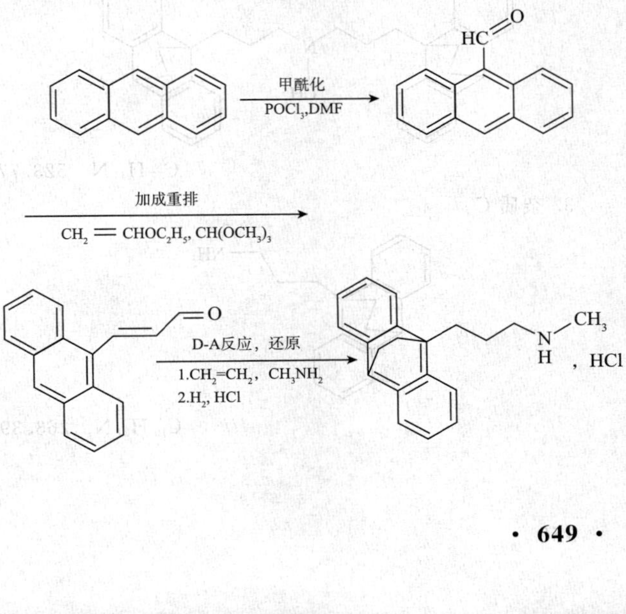

【鉴别】(1)有机氮化合物在酸性条件下，与生物碱沉淀试剂——碘化铋钾试液反应，生成橙黄色沉淀。

(2)紫外光谱　本品的水溶液，在264nm与271nm的波长处有最大吸收。见图1。

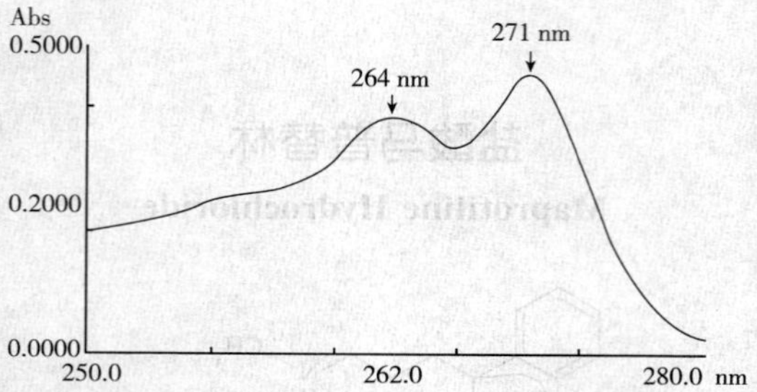

图1　盐酸马普替林紫外光谱图

(3)本品的红外光吸收图谱应与对照的图谱(光谱集634图)一致，本品的红外光吸收图谱显示的主要特征吸收如下[5]。

特征谱带(cm^{-1})	归属	
3100～2400	仲胺盐	$\nu_{NH_2^+}$
1592	芳环	$\nu_{C=C}$
760	取代苯	γ_{4H}

(4)本品为盐酸盐，水溶液显氯化物的鉴别反应。

【检查】有关物质　本品性质稳定，不易降解。可能的有关物质包括杂质A至杂质H[5,6]。其中杂质A、D、F、G、H为不同工艺路线的中间体，杂质B、C为副反应产物。

各有关物质结构如下。

1. 杂质A

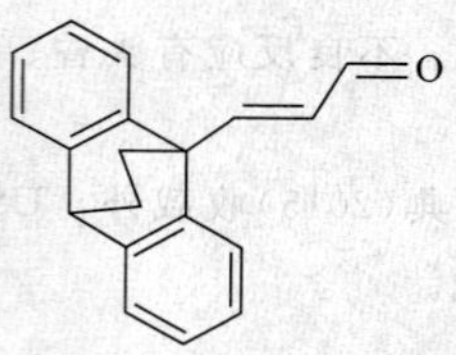

$C_{19}H_{16}O$　260.34

2. 杂质B

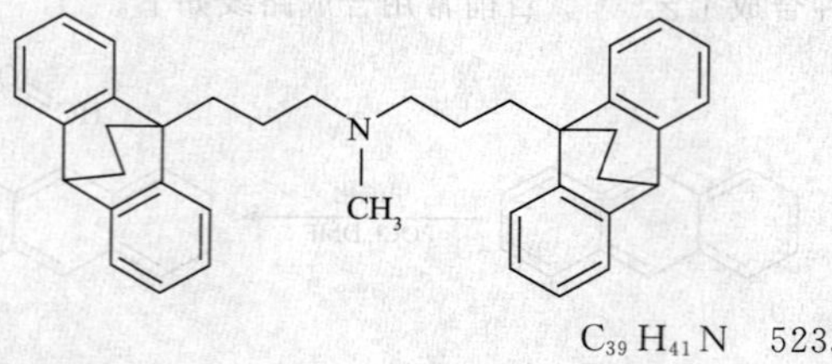

$C_{39}H_{41}N$　523.77

3. 杂质C

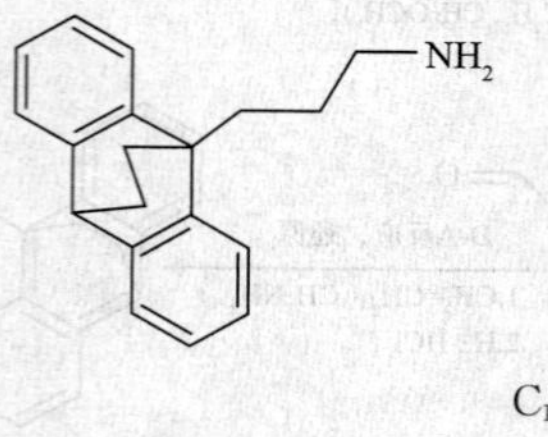

$C_{19}H_{21}N$　263.39

4. 杂质D

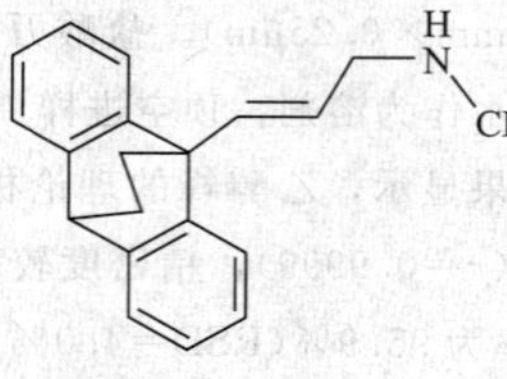

$C_{20}H_{21}N$　275.40

5. 杂质E

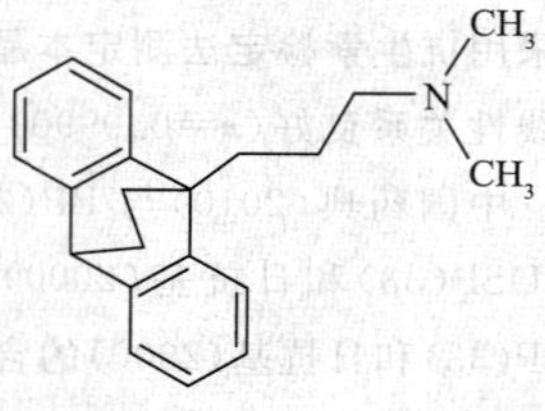

$C_{21}H_{25}N$　291.44

6. 杂质F

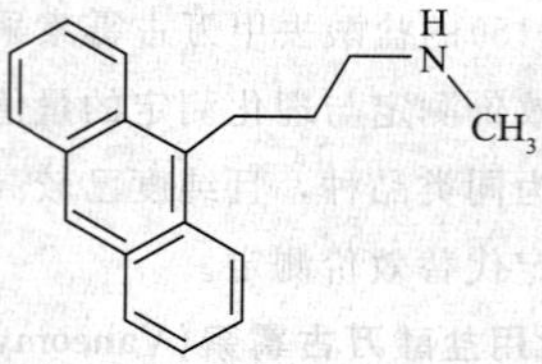

$C_{18}H_{19}N$　249.36

7. 杂质G

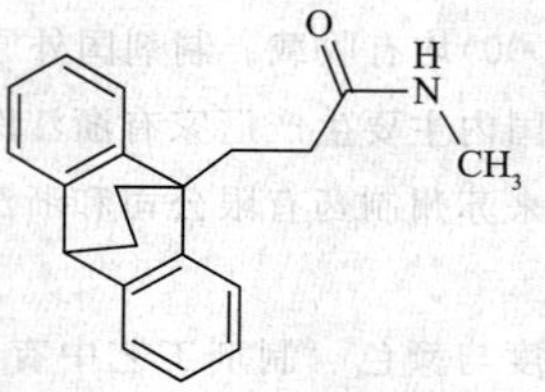

$C_{20}H_{21}NO$　291.40

8. 杂质H

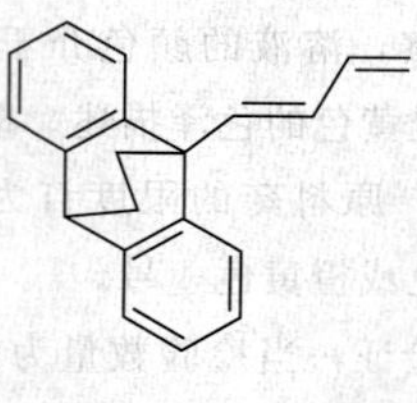

$C_{20}H_{19}N$　273.38

中国药典(2015)采用TLC法检查有关物质，分别制备相当于供试品溶液浓度1%、0.5%和0.25%的自身对照溶液。限度要求为：杂质斑点不得多于2个，杂质总量不得过1.0%。

USP(36)亦采用TLC法检查有关物质。色谱条件和显色方法与中国药典(2015)相同。分别制备相当于供试品溶液浓度0.5%、0.4%、0.3%、0.2%和0.1%的自身对照溶液。限度要求为：杂质总量不得过1.0%。

JP(16)采用TLC法检查有关物质，制备相当于供试品溶液浓度0.5%的自身对照溶液。限度要求为：杂质斑点不得多于2个，且各杂质斑点均不得过0.5%。

BP(2013)采用HPLC法检查有关物质。限度要求为：有关物质A、B、C、D和E均不得过0.2%；未知杂质均不得过0.10%，杂质总量不得过1.0%。

进一步的研究可采用HPLC法与TLC相比较，各有优缺点，需通过考察对比两方法的专属性和灵敏度，才能确定哪种方法能更好。

残留溶剂[1-4]　根据各种合成工艺和精制方法，可能涉及到的残留溶剂和挥发性物质主要为乙醇、四氢呋喃、甲胺，此外还可能有甲苯、三氯甲烷、异丙醇、二甲基甲酰胺。中国药典(2015)没有收载残留溶剂检查项，但可按照通则要求，根据各种合成工艺和精制方法，检查可能涉及到的残留溶剂。USP(36)、BP(2013)与JP(16)均未收载。

【含量测定】中国药典(2005)为非水滴定法，加入醋酸汞以消除卤素的干扰。由于使用的醋酸汞会造成严重的环境污染，中国药典(2010)起草标准时曾试验了革除汞盐的电位滴定法。参照BP(2009)方法，以0.1mol/L氢氧化钠滴定液进行酸碱滴定，滴定终点取滴定曲线两拐点之间的滴定液体积。见图2。

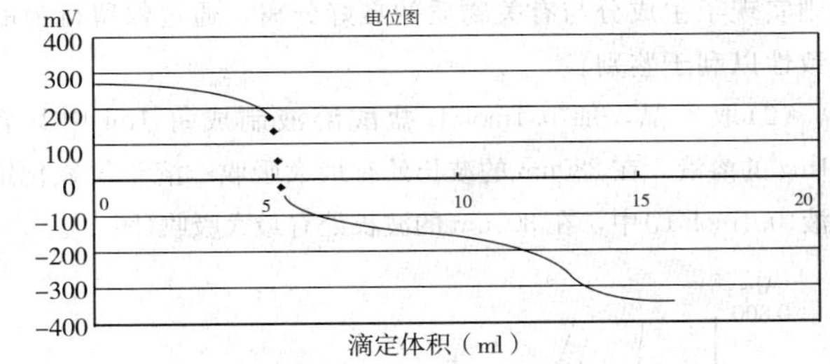

图2　以氢氧化钠(0.1mol/L)滴定液滴定的电位图

试验方法和中国药典（2005）非水滴定法比较，存在一定偏差，试验方法测定结果的精密度不好(RSD=0.69%，n=6)。原因可能是加醋酸汞的非水滴定法灵敏度高、专属性更好，故中国药典(2010)仍采用非水滴定法进行含量测定。中国药典(2015)未修订。

USP(36)采用非水电位滴定法，加入醋酸汞试液以消除卤素的干扰。

JP(16)采用非水-电位滴定法，加入冰醋酸溶解后，加五水合硝酸铋冰醋酸溶液(1→50)，而不加入醋酸汞试液。

为消除醋酸汞造成的环境污染，下一步研究时可考虑采用JP(16)的含量测定方法，或液相色谱法测定。

【制剂】中国药典(2015)收载了盐酸马普替林片，USP(36)亦有收载。

盐酸马普替林片(Maprotilinc Hydrochloride Tablets)

本品为白色、类白色片或薄膜衣片，除去包衣后显白色或类白色。规格为25mg。

中国药典(2005)含量均匀度、溶出度和含量测定项下采用比色方法测定，测定方法专属性差，中国药典(2010)将原标准中的比色方法修订为液相色谱方法。方法回收率为99.7%，RSD 1.7%(n=9)；浓度线性范围为0.01～0.1mg/ml，线性方程：$y=67.189x+0.103$，$r=0.9997$。中国药典(2015)未修订。

USP(36)采用UV-双波长法测定溶出度，采用HPLC法-氰基柱进行含量测定。

参考文献

[1] 陈玉忠，许桂艳，王勤华．盐酸马普替林的合成［J］．黑龙江医药科学，2000，23(5)：24.

[2] 董俊峰，韩立霞，果青．盐酸马普替林的合成［J］．科技信息，2007，22：21.

[3] 王书勤．世界有机药物专利制备方法大全［M］．北京：科学技术文献出版社，1996：259-260.

[4] 王汝龙，原正平．化工产品手册：药物［M］．3版．北京：化学工业出版社，1999：354-355.

[5] Florey K. Analytical Profiles of Drug Substances：Vol. 15［M］. New York：Academic Press，1986：393.

[6] 尹燕杰，张启明，白政忠，等．盐酸马普替林片的含量测定及其有关物质研究［J］．药物分析杂志，2008，28(10)：1661-1664.

撰写　郭小洁　王铁松　车宝泉　北京市药品检验所

复核　周立春　北京市药品检验所

盐酸去甲万古霉素

Norvancomycin Hydrochloride

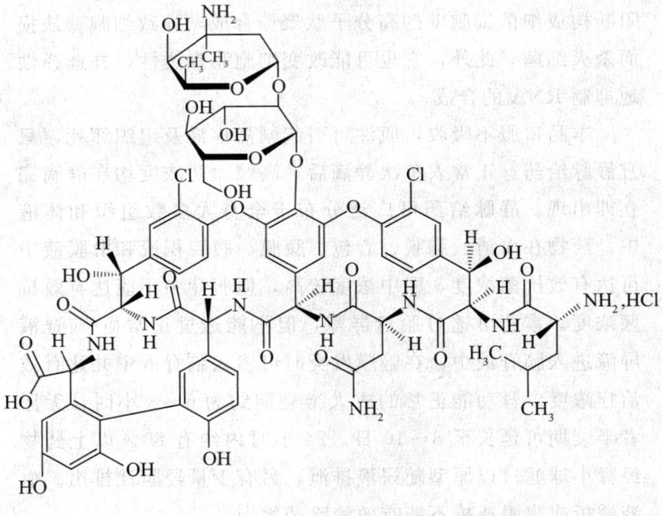

$C_{65}H_{73}Cl_2N_9O_{24}\cdot HCl$　1471.71

化学名：(*Sa*)-(3*S*,6*R*,7*R*,22*R*,23*S*,26*S*,36*R*,38a*R*)-44-[[2-*O*-(3-氨基-2,3,6-三脱氧-3-*C*-甲基-α-L-来苏-己吡喃糖基)-β-D-葡吡喃糖基]氧]-3-(氨基甲酰基甲基)-10,19-二氯-2,3,4,5,6,7,23,24,25,26,36,37,38,38α-十四氢-7,22,28,30,32-五羟基-6-[(2*R*)-4-甲基-2-(氨基)戊酰氨基]-2,5,24,38,39-五氧代-22*H*-8,11：18,21-二亚乙烯基-23,36-(亚氨基亚甲基)-13,16：31,35-二亚甲基-1*H*,16*H*-[1,6,9]噁二氮杂环十六基[4,5-*m*][10,2,16]-苯并氧杂二氮杂环二十四素-26-羧酸盐酸盐

(*Sa*)-(3*S*,6*R*,7*R*,22*R*,23*S*,26*S*,36*R*,38a*R*)-44-[[2-*O*-(3-Amino-2,3,6-trideoxy-3-*C*-methyl-α-L-*lyxo*-hexopyrano-

syl)-*β*-D-glucopyranosyl]oxy]-3-(carbamoylmethyl)-10,19-dichloro-2,3,4,5,6,7,23,24,25,26,36,37,38,38*α*-tetradecahydro-7,22,28,30,32-pentahydroxy-6-[(2*R*)-4-methyl-2-(amino)valeramido]-2,5,24,38,39-pentaoxo-22*H*-8,11:18,21-dietheno-23,36-(iminomethano)-13,16:31,35-dimetheno-1*H*,16*H*-[1,6,9]oxadiazacyclohexadecino[4,5-*m*][10,12,16]-benzoxadiazacyclotetracosine-26-carboxylic acid, monohydrochloride

异名：盐酸 *N*-去甲万古霉素

去甲万古霉素是由东方链霉菌(*S. orientalis*)培养液中所得的一种糖肽类抗生素。其抗菌谱、相互作用、临床应用均与万古霉素相近。去甲万古霉素对大多数金黄色葡萄球菌的体外作用稍强于万古霉素，对表皮葡萄球菌的作用与万古霉素相似；对肠球菌的杀菌作用强于替考拉宁。本品是目前抗脆弱拟杆菌作用较强的抗厌氧菌抗生素。本品抗菌谱为对化脓性链球菌、肺炎链球菌、金黄色葡萄球菌、表皮葡萄球菌(包括耐甲氧西林的金黄色葡萄球菌及表皮葡萄球菌)等有较强的抗菌活性；对厌氧链球菌、难辨梭状芽胞杆菌、炭疽杆菌、放线菌、白喉杆菌、淋球菌、绿色链球菌、牛链球菌、粪链球菌等也有一定抗菌作用。本品对多数革兰阴性菌、分枝杆菌属、拟杆菌属、立克次体属、衣原体属或真菌属无效。

本品作用机制为穿过细胞壁并以高亲和力结合到敏感菌细胞壁前体肽聚糖双糖肽链末端的D-丙氨酰丙D-氨酸二肽，阻断构成细菌细胞壁的高分子肽聚糖合成，导致细胞壁缺损而杀灭细菌。此外，它也可能改变细胞膜渗透性，并选择性地抑制 RNA 的合成。

本品口服不吸收，肌注可引起剧烈疼痛及组织坏死，只宜静脉给药。正常人单次静滴后，高峰血药浓度均在静滴完立即出现。静脉给药可广泛分布于全身大多数组织和体液中。药物在血清、胸膜、心包、腹膜、腹腔积液和滑膜液中可达有效抗菌浓度，尿中浓度较高，但胆汁中不能达有效抗菌浓度。本药可透过胎盘屏障，但不能透过正常血-脑脊液屏障进入脑脊液中，在脑膜发炎时可渗入脑脊液中并达有效治疗浓度。肾功能正常的成人半衰期约为 6～8 小时，无尿者半衰期可延长至 8～10 日。24 小时内约有 80%以上药物经肾小球滤过以原型随尿液排泄，另有少量经胆汁排出。血液透析或腹膜透析不能有效清除药物[1]。

McCormick 等[2]于 1956 年自东方拟无枝酸菌(*Amycolatopsis orientali*)发酵液中分离得到万古霉素。国内于 1959 年从贵州分离出万 23 号菌株[3]，于 1968 年开始生产"盐酸万古霉素"。其后 1976 年制备万古霉素国家标准品时，发现国产万古霉素系 *N*-去甲万古霉素。国内产品"盐酸万古霉素"亦正名为盐酸去甲万古霉素。1984 年 Boeck 和 Hunt 曾报道从墨西哥土壤中分离出一株东方诺卡菌(Nocardia orientalis)，其产物亦为 *N*-去甲万古霉素，在万古霉素产生菌中也有少量的去甲万古霉素。

本品至今在国外尚未上市。仅中国药典(2015)收载，国外药典均未收载。

【制法概要】

种子培养液 —发酵→ 发酵液 —过滤→ 滤液 —树脂吸附→ 饱和树脂 —解吸→ 解吸液 —精制→ 精制液 —脱色，沉淀→ 成品液 —脱热原→ 脱热原成品液 —无菌过滤→ 无菌成品液 —干燥→ 成品

【性状】本品为两性化合物并具有引湿性。在酸性和碱性条件下溶于水，中性时则不溶于水。中国药典(2015)规定本品为白色至淡棕色粉末。而盐酸万古霉素 BP(2013)和 JP(16)均规定应为白色或类白色粉末。

去甲万古霉素与万古霉素的稳定性基本一致。在固体状态下较稳定；其水溶液稳定性较差，分解产物多。有文献报道[2]，万古霉素溶液中加入一定量小肽类物质可增加其稳定性。

【鉴别】(1)盐酸去甲万古霉素系发酵而成，其在生产过程中会产生一些共生的有关物质，如万古霉素、去氯万古霉素等，该类有关物质与主成分结构相近、理化性质相似，单纯依靠一般鉴别反应，很难将二者区分开，而高效液相色谱法则实现了主成分与有关物质的良好分离，通过保留行为的一致性以利于鉴别。

(2)取本品，加 0.1mol/L 盐酸溶液制成每 1ml 中约含 0.1mg 的溶液，在 280nm 的波长处有最大吸收；溶于氢氧化钠溶液(0.1mol/L)中，在 305nm 的波长处有最大吸收(图 1)。

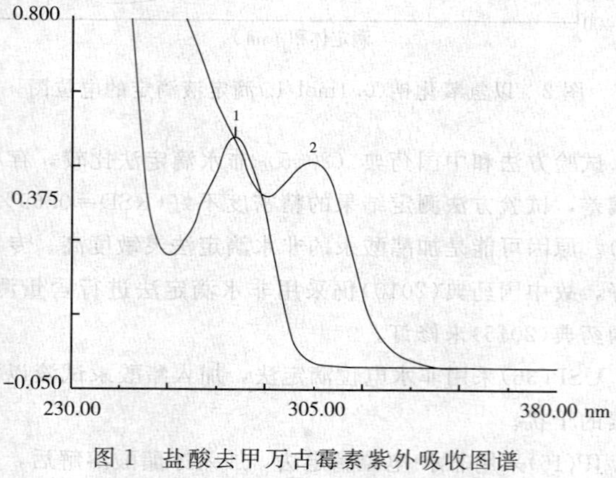

图 1　盐酸去甲万古霉素紫外吸收图谱

1. 0.1mg/ml 去甲万古霉素(0.1mol/L HCl)溶液；
2. 0.1mg/ml 去甲万古霉素(0.1mol/L NaOH)溶液

【检查】溶液的澄清度与颜色　样品溶液在室温放置 20 分钟内颜色基本无变化。

有关物质　采用梯度洗脱-高效液相色谱法。本品样品测定及加速降解试验色谱图见图 2、图 3，专属性试验表明在酸、碱、热、光、氧化五种破坏条件下的降解物均不干扰主成分的测定，且诸杂质间的分离良好。关键在于确保主成分峰与其之前的相邻杂质峰的分离。五种破坏条件基本对其影响不大，且未见杂质显著增加。流动相中四氢呋喃的比例对主成分保留时间的影响很大，必要时可根据初试所观察到的有关物质种类，调整流动相中四氢呋喃的比例。

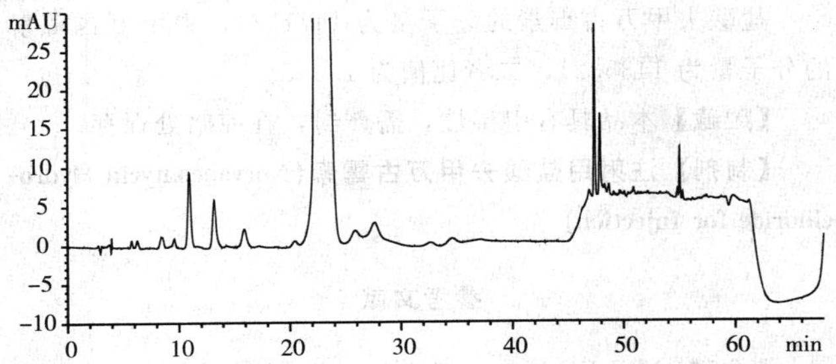

图 2　样品溶液有关物质检测高效液相色谱图

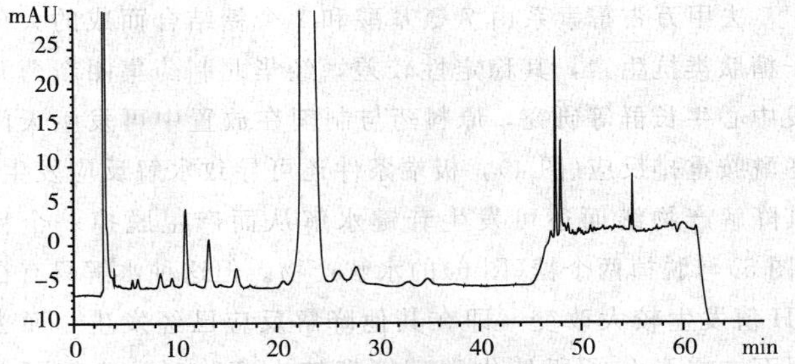

图 3　氧化破坏样品高效液相色谱图

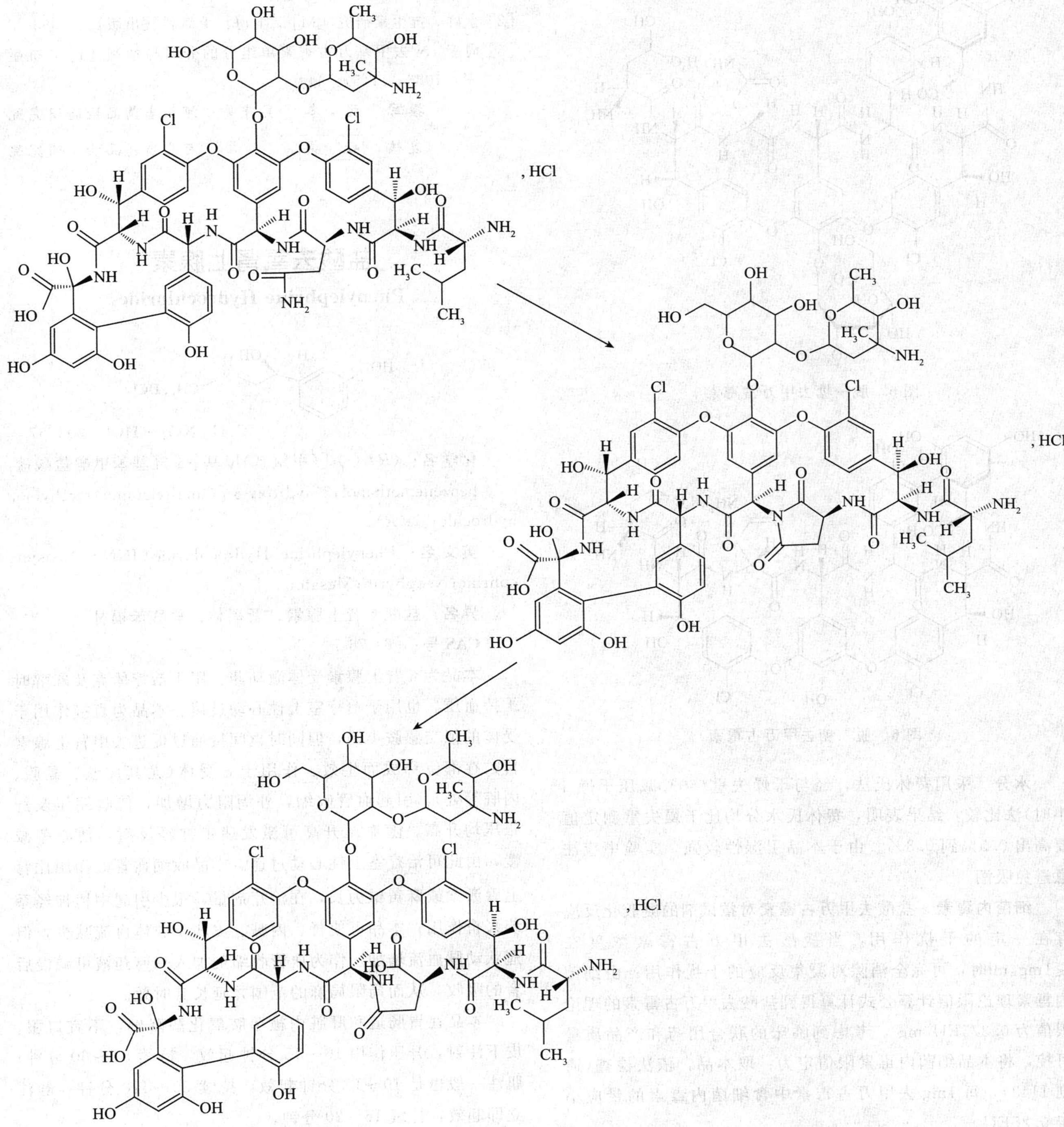

图 4　天门冬酰胺重排反应与异构化反应

去甲万古霉素系由7氨基酸和2个糖结合而成的大分子糖肽类抗生素，其稳定性较差，经华北制药集团新药开发中心牛长群等研究，原料药与制剂在放置中可发生天门冬酰胺重排反应(图4)，极端条件还可导致水解反应发生。其降解产物继而还可发生苷键水解从而产生脱掉一个糖(图5)与脱掉两个糖(图6)的水解产物。但这种水解只有在pH值发生较大改变，即在其他降解反应已经发生，而去甲万古霉素分子所处化学环境有较大变化时，才有可能发生。

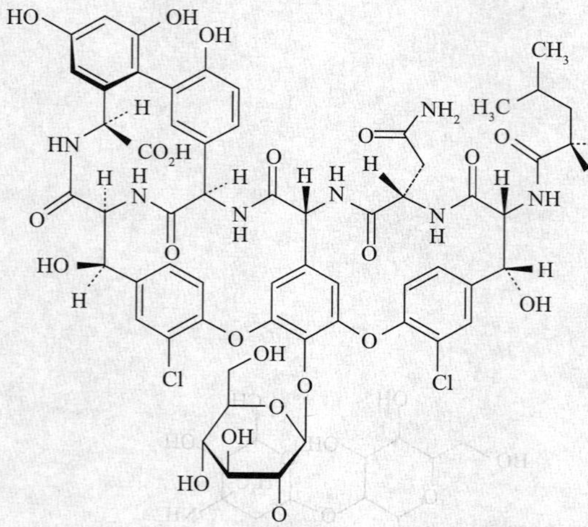

图5　脱一糖去甲万古霉素

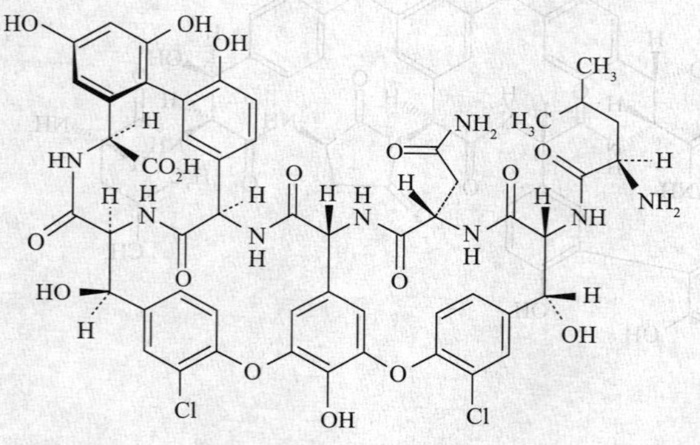

图6　脱二糖去甲万古霉素

水分　采用费休氏法，经与干燥失重(60℃减压干燥4小时)法比较，结果表明，费休氏水分均比干燥失重测定值要高出0.5%到0.8%。由于本品引湿性较强，实验中应注意避免吸潮。

细菌内毒素　盐酸去甲万古霉素对鲎试剂的凝胶化反应存在一定的干扰作用，当盐酸去甲万古霉素浓度在≤1mg/ml时，可完全消除对凝集反应的干扰作用；由细菌内毒素理论限值计算公式计算得到盐酸去甲万古霉素的理论限值为0.375EU/mg，考虑到临床的联合用药和产品质量可控，将本品细菌内毒素限值定为：取本品，依法检查(通则1143)，每1mg去甲万古霉素中含细菌内毒素的量应小于0.25EU。

【含量测定】实验条件与有关物质相同，色谱图见图2。

盐酸去甲万古霉素的分子量为1471.71，去甲万古霉素的分子量为1435.21，二者比值为1.025。

【贮藏】本品具有引湿性，需严封，在凉暗处保存。

【制剂】注射用盐酸去甲万古霉素(Norvancomycin Hydrochloride for Injection)

参考文献

[1] 张象麟. MCDEX药物临床信息参考[M]. 国家药品监督管理局药品审评中心. 四川科学技术出版社，2003：861-862.

[2] 李群. 抗生素研究[M]. 上海：上海科技出版社，1965.

[3] 周玉. *N*-去甲基万古霉素单组分的分离与精制[J]. 抗生素，1986，11(5)：414.

撰写　张　冬　吴守美　河北省药品检验研究院

复核　杨　梁　河北省药品检验研究院

盐酸去氧肾上腺素

Phenylephrine Hydrochloride

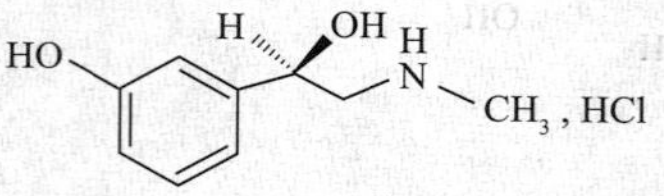

$C_9H_{13}NO_2 \cdot HCl$　203.67

化学名：(*R*)-(-)-[(甲氨基)甲基]-3-羟基苯甲醇盐酸盐

benzenemethanol, 3-hydroxy-α-[(methylamino)methyl]-, hydrochloride(*R*)-

英文名：Phenylephrine Hydrochloride(INN)；Neosynephrine；Neophyrin；Mesaton

异名：盐酸苯肾上腺素；新福林；盐酸苯福林

CAS号：[61-76-7]

本品为α肾上腺素受体激动药。用于治疗休克及麻醉时维持血压。也用于治疗室上性心动过速。本品为直接作用于受体的拟交感胺类药，但同时也间接通过促进去甲肾上腺素自贮存部位释放而生效。作用于α受体(尤其皮肤、黏膜、内脏等处)，引起血管收缩，外周阻力增加，使收缩压及舒张压均升高。随血压升高可激发迷走神经反射，使心率减慢，由此可治疗室上性心动过速。本品收缩血管的作用比肾上腺激素或麻黄碱为长，在治疗剂量，很少引起中枢神经系统兴奋作用；本品可使肾、内脏、皮肤及肢体血流减少，但冠状动脉血流增加。作为血管收缩剂加入局麻药液可减慢后者的吸收，从而局限局麻的范围并延长其时效。

本品在胃肠道和肝脏内被单胺氧化酶降解，不宜口服。皮下注射，升压作用10～15分钟起效，持续50～60分钟；肌注一般也是10～15分钟起效，持续30～120分钟；静注立即起效，持续15～20分钟。

本品的不良反应有：①胸部不适或疼痛、眩晕、易激怒、震颤、呼吸困难、虚弱等，一般少见，但持续存在时需注意。②持续头痛以及异常心率缓慢，呕吐，头胀或手足麻刺痛感，提示血压过高而过量应立即重视，调整用药量；反射性心动过缓可用阿托品纠正，其他过量表现可用 α 受体阻断剂如酚妥拉明治疗。③静注给药治疗阵发性心动过速时常出现心率加快或不规则，提示过量。高血压、冠状动脉硬化、甲状腺功能亢进、糖尿病、心肌梗死者禁用，近两周内用过单胺氧化酶抑制剂者禁用。

国内于 1971 年开始生产。除中国药典(2015)收载外，Ph. Eur. (7.0)、BP(2013)、USP(36)、JP(16)等均有收载。

【制备概要】

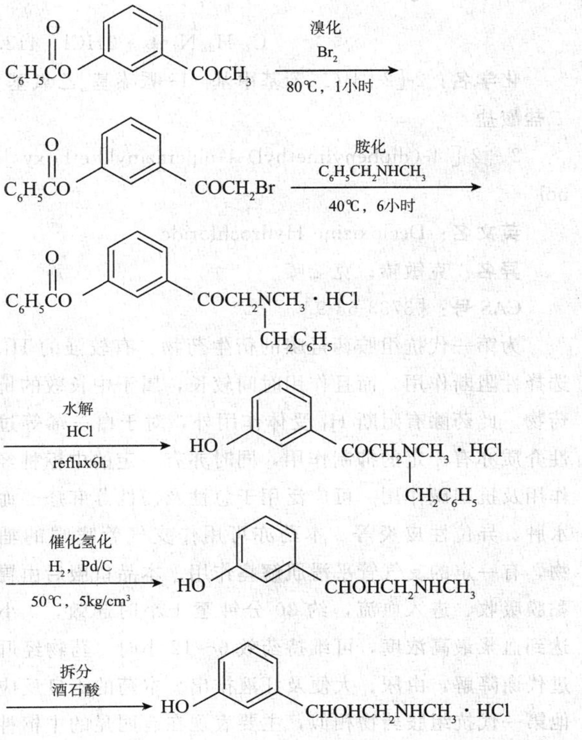

【性状】 据文献报道[1,2]，本品的水溶液，在 pH2 和 97℃时稳定 10 日以上，但 pH 值升高至 pH>7，尤其 pH>9 时则加速分解。重金属的存在，特别是铜，可对分解起催化作用。

本品贮存期间易吸湿结块、氧化变色。包装容器中，最好能通惰性气体，放置吸湿硅胶，密封保存。

中国药典(2015)规定比旋度为－42°至－47°。温度对比旋度测定的结果影响较大，测定时应注意。

【鉴别】 (1)本品具有氨基醇类结构，溶于水中，加硫酸铜试液与氢氧化钠试液摇匀后，即生成不溶于乙醚的紫色配位化合物[3]。

(2)本品具有酚羟基，溶于水中，加三氯化铁试液后即生成紫色酚铁盐。

(3)本品的红外光吸收图谱(光谱集 819 图)显示的主要特征吸收如下。

特征谱带(cm^{-1})	归属	
3500～3100	羟基	ν_{O-H}
3100～2400	胺盐	$\nu_{NH_2^+}$
1620	胺盐	$\delta_{NH_2^+}$
1594	苯环	$\nu_{C=C}$
784	1,3-二取代苯	γ_{3H}
696	1,3-二取代苯	$\delta_{环}$

【检查】溶液的澄清度与颜色 本品具有邻苯酚结构，易氧化变色，可从颜色进行控制。

酮体 制成 4mg/ml 的供试品溶液，检查未氢化的中间体 α-(*N*-苄基-*N*-甲氨基)-3-羟基苯乙酮。

有关物质 采用薄层色谱法检查。用硅胶 G 薄层板，以异丙醇-三氯甲烷-浓氨溶液(80：5：15)为展开剂，用重氮苯磺酸试液显色。能分离检出有关物质，主斑点 R_f 值约为 0.5。

Ph. Eur. (7.0)采用 HPLC 法，用十八烷基硅烷键合硅胶为填充剂，流动相为梯度洗脱，检测波长为 215nm。规定已知杂质 C、E 和未知杂质均不得过 0.1%，杂质总量不得过 0.2%（图 1）。

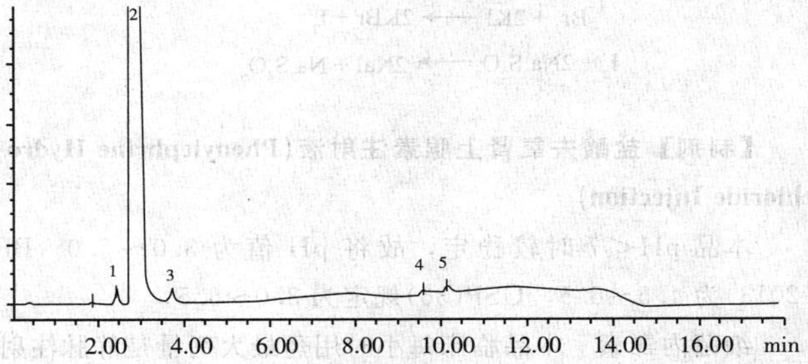

图 1 典型色谱图

1. 杂质 A；2. 去氧肾上腺素；3. 杂质 C；4. 杂质 D；5. 杂质 E

杂质结构式如下。

杂质 A：(1*R*)-2-amino-1-(3-hydroxyphenyl) ethanol (norphenylephrine)

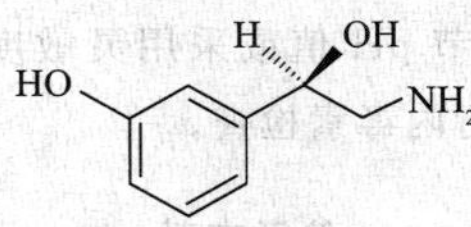

杂质 D：(1*R*)-2-(benzylmethylamino)-1-(3-hydroxyphenyl) ethanol (benzylphenylephrine)

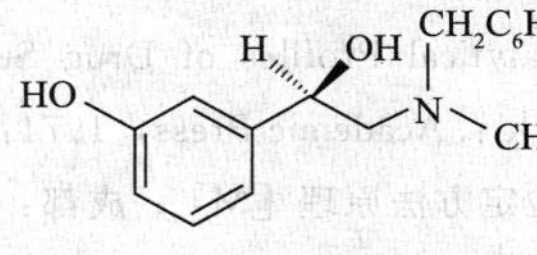

杂质 C：1-(3-hydroxyphenyl)-2-(methylamino) ethanone (phenylephrone)

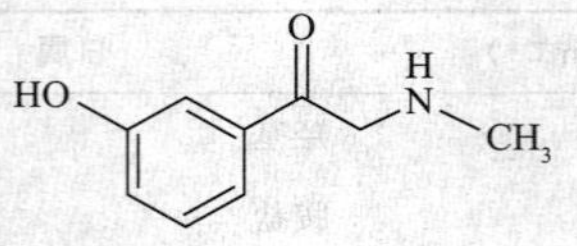

杂质 E：2-(benzylmethylamino)-1-(3-hydroxyphenyl) ethanone(benzylphenylephrone)

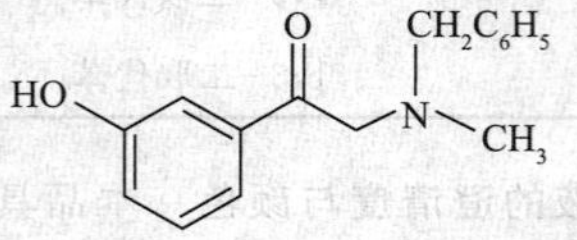

USP(36)用正丁醇-水-甲酸（7∶2∶1）为展开剂，先在紫外光短波长处检视，然后喷对硝基重氮苯四氟硼酸盐饱和溶液，再喷碳酸钠溶液（1→10）显色。规定限量为 1.0%，并不得有单一杂质超过 0.5%。

【含量测定】采用溴量法。本品的水溶液，加溴液与盐酸，反应生成三溴去氧肾上腺素，加碘化钾试液与过剩的溴反应，游离出碘，然后用硫代硫酸钠液滴定。

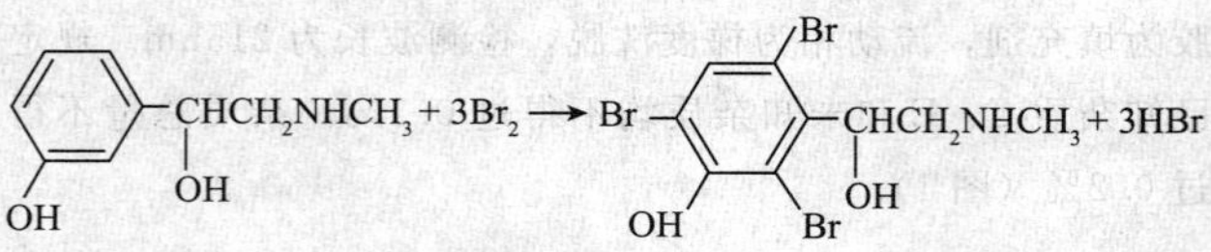

$$Br_2 + 2KI \longrightarrow 2KBr + I_2$$

$$I_2 + 2Na_2S_2O_3 \longrightarrow 2NaI + Na_2S_4O_6$$

【制剂】盐酸去氧肾上腺素注射液(Phenylephrine Hydrochloride Injection)

本品 pH＜7 时较稳定，故将 pH 值为 3.0～5.0。BP(2013)为 4.5～6.5，USP(36)规定为 3.0～6.5。

细菌内毒素　本品临床每小时用药最大剂量是静脉注射每次 10mg，鞘内注射每次 3mg（中国药典临床用药须知），内毒素计算限值约为 30EU/mg（鞘内 4EU/mg）；USP(36)限度为 25 USP EU/mg。中国药典(2015)规定本品细菌内毒素限值为 25EU/mg（供鞘内注射用 4EU/mg），与内毒素计算值比较，安全系数为 1.2（鞘内为 1）。

本品对内毒素检查方法有干扰，最大不干扰浓度约为 0.623mg/ml，应调节 pH 值或采用灵敏度适当的鲎试剂经稀释至 MVD 后进行内毒素检查。

参考文献

[1] Martindale, The Extra Pharmacopoeia [M]. 29th ed. London: The Pharmaceutical Press, 1989: 1473.

[2] Florey, K. Analytical Profiles of Drug Substances: Vol. 3 [M]. New York: Academic Press, 1974: 483.

[3] 毛文仁. 药品检定方法原理 [M]. 成都：西南交通大学出版社，1989：226.

撰写　刘　瑾　潘　悌　上海市食品药品检验所

复核　杨永健　　　　上海市食品药品检验所

盐酸去氯羟嗪

Decloxizine Hydrochloride

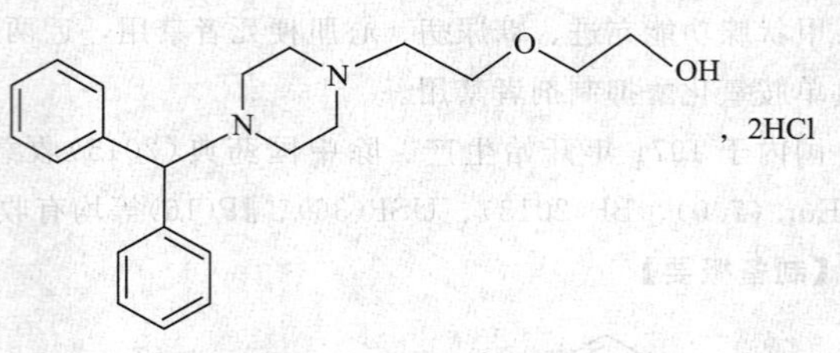

$C_{21}H_{28}N_2O_2 \cdot 2HCl$　413.39

化学名：2-[2-[4-(二苯基甲基)-1-哌嗪基]乙氧基]乙醇二盐酸盐

2-[2-[4-(diphenylmethyl)-1-piperazinyl] ethoxy] ethanol

英文名：Decloxizine Hydrochloride

异名：克敏嗪；克喘嗪

CAS 号：[3733-63-9]

为第一代抗组胺药羟嗪的衍生药物。有较强的 H_1 受体选择性阻断作用。而且作用时间较长，属于中长效的抗组胺药物。此药除有阻断 H_1 受体作用外，对于白三烯等过敏活性介质亦有一定的抑制作用，同时亦有一定的中枢神经抑制作用及抗胆碱作用。可广泛用于急性及慢性荨麻疹、血管性水肿、异位性皮炎等。本药亦可用作支气管哮喘的辅助药物，有一定的支气管平滑肌解痉作用。本品口服后由胃肠道黏膜吸收、进入血流，约 30 分钟至 1 小时起效，2 小时后达到血浆最高浓度，可维持药效 6～12 小时，药物经肝脏首过代谢降解，由尿、大便及汗液排出。本药的不良反应与其他第一代抗组胺药物相似，主要表现在有明显的中枢神经抑制作用，服药后的困倦感较明显，并出现一定的抗胆碱作用，用药后有口干，痰液变稠，大便秘结等反应。亦有少数患者于用药期间可出现兴奋、易激动、失眠等反常现象。

本品除中国药典(2015)外，USP(36)、BP(2013)与 JP(16)均未收载此品种。

【制法概要】

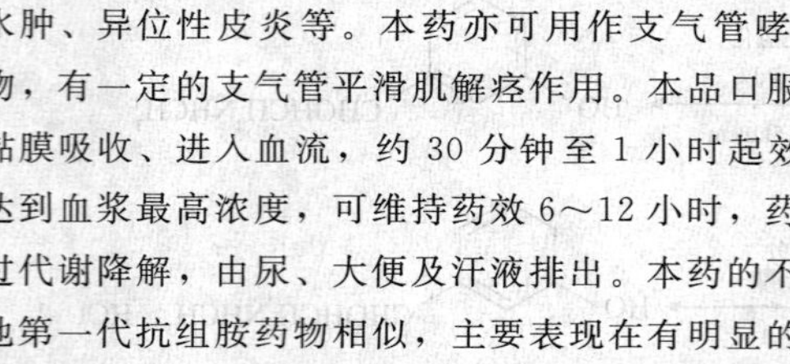

2-[2-[4-（二苯基甲基）-哌嗪基］乙氧基］乙醇

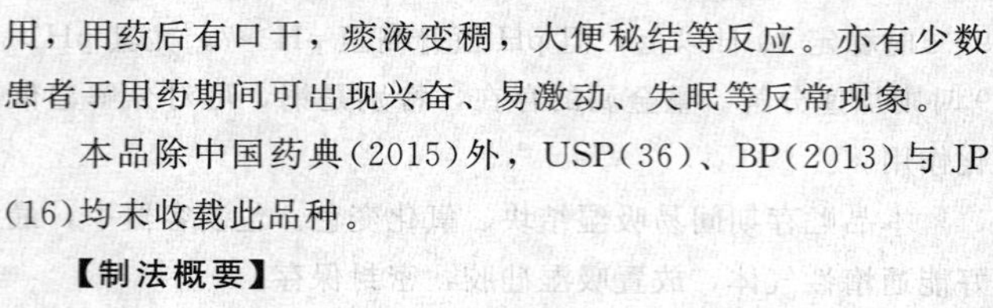

2-[2-[4-（二苯基甲基）-哌嗪基］乙氧基］乙醇　二盐酸盐

【鉴别】(1)系叔胺基团的特征化学反应，可以与丙二酸、醋酐发生颜色反应。

(2)采用紫外-可见分光光度法鉴别，为与本品的制剂紫外光谱鉴别项统一，中国药典（2010）将溶剂由 0.1mol/L 硫酸溶液修订为 0.1mol/L 盐酸溶液。本品在 0.1mol/L 盐酸溶液(10μg/ml)中，于 225nm 的波长附近处有最大吸收。紫外吸收图谱见图 1。中国药典(2015)未修订。

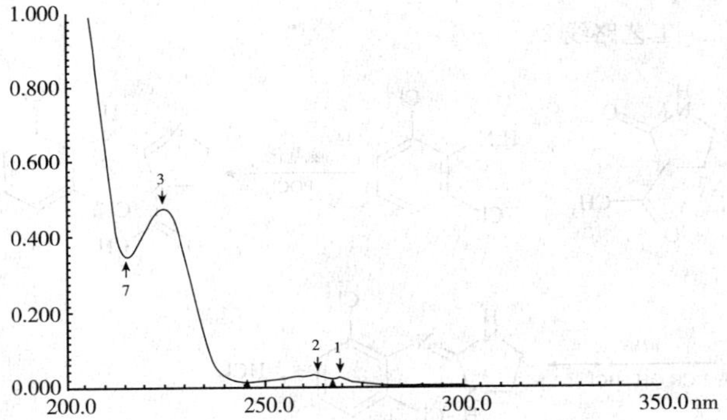

图 1　盐酸去氯羟嗪紫外吸收图谱

(3)本品的红外光吸收图谱显示的主要特征吸收如下。

特征谱带(cm^{-1})	归属	
3100～2200	叔胺盐	$\nu_{\overset{+}{NH}}$
3030	芳氢	ν_{C-H}
1605，1585，1500	苯环	$\nu_{C=C}$
1072	伯醇　醚	ν_{C-O}
760	单取代苯	γ_{5H}
708	苯环	$\delta_{环}$

【检查】有关物质　中国药典(2010)新增项目，采用高效液相色谱法自身对照测定有关物质。经方法学验证，本品经酸、碱、氧化、光照及热破坏后，产生的杂质峰均能与主峰基线分离，说明该色谱系统能有效检测本品中的相关杂质。使用不同牌号色谱柱进行耐用性试验，计算分离度、主峰理论板数和拖尾因子，结果见表 1。结果表明，使用不同牌号色谱柱杂质峰与主峰均能较好分离，主峰和杂质峰的峰形良好，满足测定的要求。本品有关物质供试品溶液在 10 小时内稳定。为使主峰和相邻杂质峰得到更好的分离，将盐酸去氯羟嗪峰的保留时间调节至 13 分钟后出峰，见图 2。中国药典(2015)未修订。

表 1　耐用性试验

色谱柱	Aglient	Diamonsil	Accurasil
分离度(与第二个杂质峰)	2.7	2.1	3.2
理论板数	5485	3648	5252
主峰拖尾因子	1.4	1.4	1.6

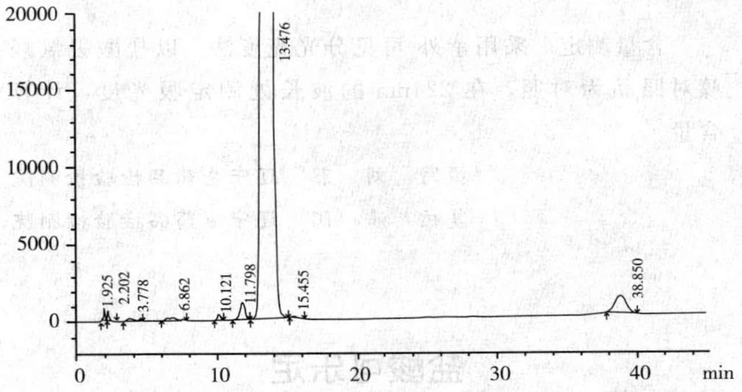

图 2　盐酸去氯羟嗪有关物质 HPLC 色谱图

【含量测定】采用非水滴定法，本品为有机碱的盐酸盐，以结晶紫指示液为指示剂，显蓝色为终点。变色敏锐，易观察。另采用电位滴定法，以乙醇为溶剂，用氢氧化钠滴定液(0.1mol/L)滴定，记录两个突跃点的体积差。两种方法的含量比较见表 2，其结果电位滴定法含量较非水滴定法偏高 1%左右。

表 2　两种方法的含量比较

批号	非水滴定法(指示剂法)	非水滴定法(电位法)
080102	99.8%	100.6%

【贮藏】本品有引湿性，故应遮光，密闭保存。

【制剂】盐酸去氯羟嗪片(Decloxizine Hydrochloride Tablets)

性状　本品为糖衣片，除去包衣后显白色；易吸湿。规格为①25mg，②50mg。

检查　有关物质　中国药典(2010)新增项目。测定方法同原料药。见图 3、图 4。中国药典(2015)未修订。

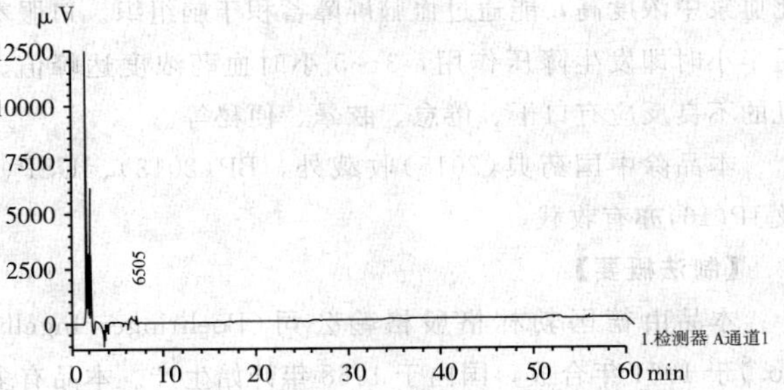

图 3　辅料干扰试验色谱图

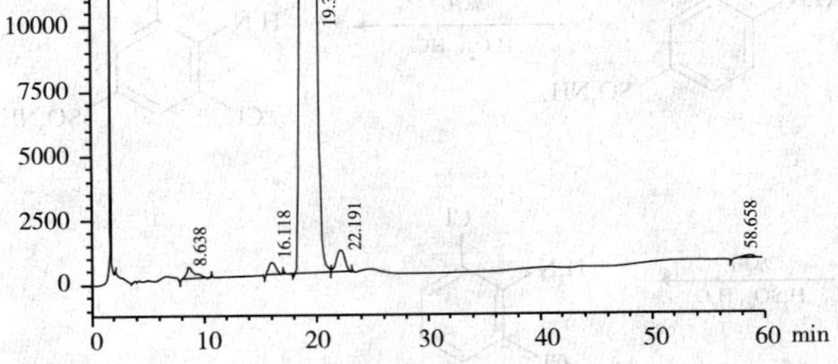

图 4　有关物质检查供试液色谱图

含量测定　采用紫外-可见分光光度法。以盐酸去氯羟嗪对照品为对照，在 224nm 的波长处测定吸光度，计算含量。

撰写　刘　菲　辽宁省药品检验检测院
复核　潘　阳　辽宁省药品检验检测院

盐酸可乐定

Clonidine Hydrochloride

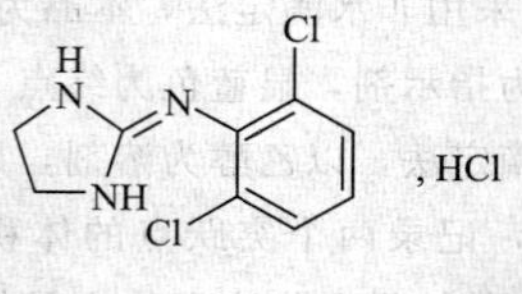

$C_9H_9Cl_2N_3 \cdot HCl$　266.56

化学名： 2-[(2,6-二氯苯基)亚氨基]咪唑烷盐酸盐

2-[(2,6-dichlorophenyl)imino]imidazolidine monohydrochloride

英文名： Clonidine(INN) Hydrochloride

CAS 号： [4205-91-8]

本品为 α 受体激动剂，通过激动延脑突触后膜 α_2 肾上腺素受体，使中枢交感冲动传出减少，周围血管阻力减低，心率减慢；也激活周围血管 α_2 受体，使儿茶酚胺释放减少，从而降低血压。临床上主要用于治疗高血压，但不作为一线药，常与其他降压药配合作为第二、第三线治疗用药。此外，还可用于偏头痛、绝经期潮热、痛经，以及戒断阿片瘾时快速除毒的治疗。盐酸可乐定主要给药途径是口服，约 70%～80%吸收，吸收后很快分布到各器官，组织内药浓度比血浆中浓度高，能通过血脑屏障蓄积于脑组织。口服本品后半小时即发生降压作用，3～5 小时血药浓度达峰值。常见的不良反应有口干、倦怠、眩晕、便秘等。

本品除中国药典(2015)收载外，BP(2013)、USP(36)及 JP(16)亦有收载。

【制法概要】

本品由德国勃林格殷格翰公司(Boehringer Ingelheim Co.)于 1961 年合成，国内于 1968 年开始生产。本品有多种合成方法[1-3]，其中具有代表性的工艺路线如下。

工艺路线 1：

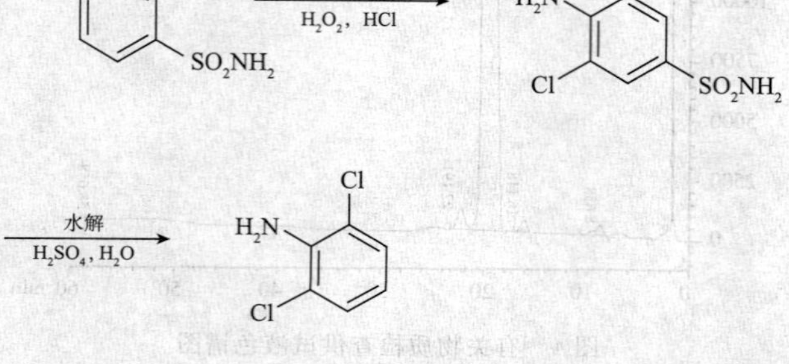

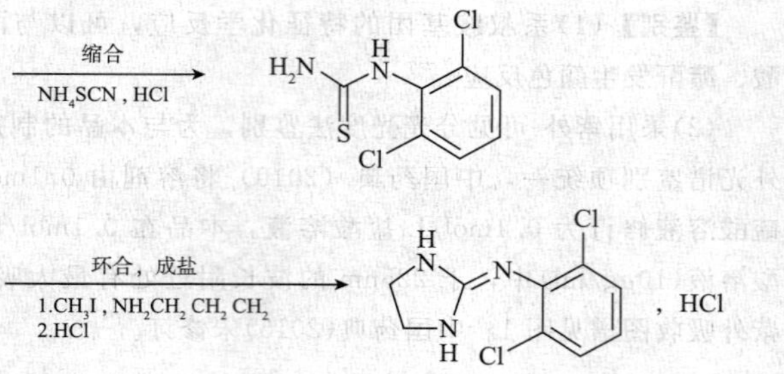

工艺路线 2：

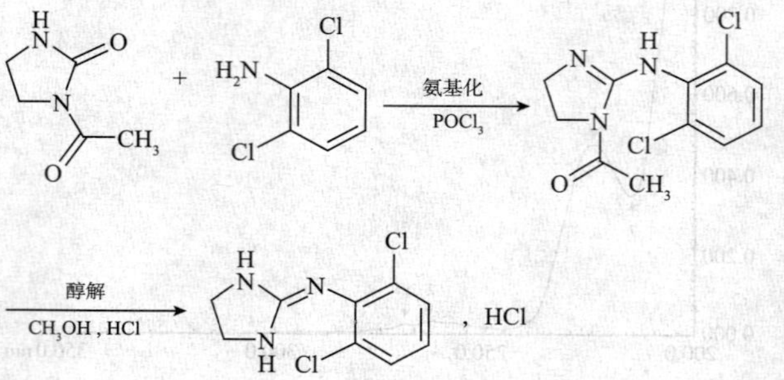

本品的化学结构以亚胺型与氨基型互变异构的动态平衡形式存在，亚胺型是主要的形式。

【鉴别】(1)为咪唑啉衍生物的反应。

(2)本品 0.01mol/L 盐酸溶液的紫外吸收光谱在 272nm 与 279nm 波长处有最大吸收，见图 1。

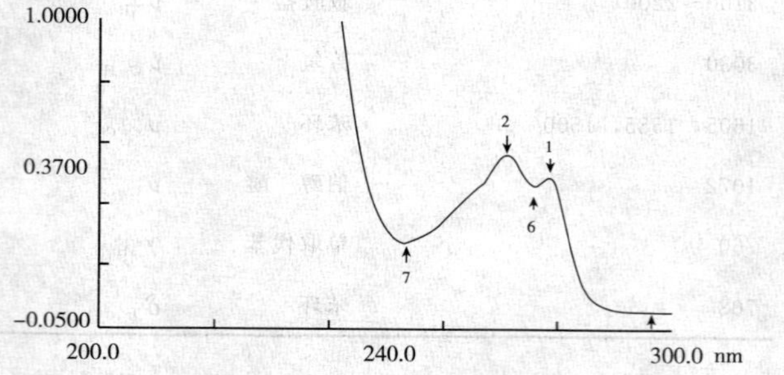

图 1　盐酸可乐定紫外吸收图谱

(3)本品的红外光吸收图谱(光谱集 327 图)显示的主要特征吸收如下。

特征谱带(cm^{-1})	归属	
3340	胍基	ν_{N-H}
3100～2600	胺盐	ν_{NH_2}
1660	胍基	$\nu_{C=N}$
1610，1580，1570，1450	芳环	$\nu_{C=C}$
1295	芳胺	ν_{C-N}
780	取代苯环	γ_{3H}
690	取代苯环	$\delta_{环}$

【检查】有关物质　本品可能的有关物质包括杂质 A 至杂质 E。其中杂质 A、B、C、D 为不同工艺路线的中间体或反应原料；杂质 E 是未完全氯化的杂质继续反应后引入的副产物。中国药典(2015)和 USP(36)有关物质检查采用的

是薄层色谱法，BP(2013)采用的是梯度洗脱的液相色谱法，列出杂质 A、B、C。JP(16)也是 HPLC 方法。

1. 杂质 A

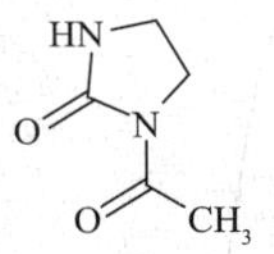

$C_5H_8N_2O_2$　128.13

2. 杂质 B：乙酰可乐定

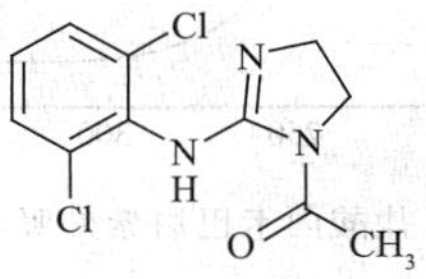

$C_{11}H_{11}Cl_2N_3O$　272.14

3. 杂质 C：2,6-二氯苯胺

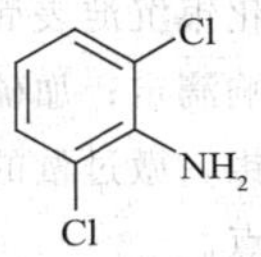

$C_6H_5Cl_2N$　162.02

4. 杂质 D：2,6-二氯苯基硫脲

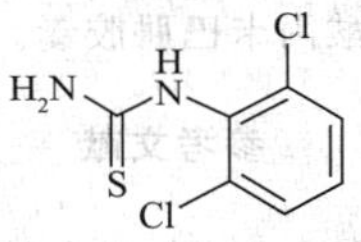

$C_7H_6Cl_2N_2S$　221.11

5. 杂质 E：2-(2-氯苯基氨基)-2-咪唑啉

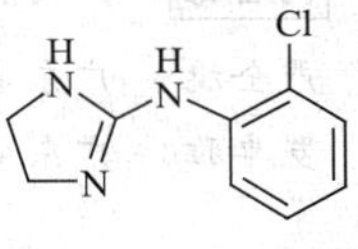

$C_9H_{10}ClN_3$　195.65

残留溶剂[1-3]　根据各种合成工艺和精制方法，可能涉及到的残留溶剂主要为甲醇、乙醇，此外个别厂家的产品还可能有乙二胺、二异丙醚、异丙醇、异戊醇和 *N*,*N*-二甲基甲酰胺。

溶液的澄清度与颜色　BP(2013)设有此项，中国药典(2015)未设此项。

【含量测定】本品为有机碱的盐酸盐，用非水滴定法测定，并加入醋酸汞以消除卤素的干扰。由于使用的醋酸汞会造成环境污染，进一步的标准研究工作应对此方法进行改进。

【制剂】　中国药典(2015)收载了盐酸可乐定片、注射液、滴眼液；BP(2013)收载了盐酸可乐定片、注射液；USP(36)收载了盐酸可乐定片。

(1)盐酸可乐定片(Clonidine Hydrochloride Tablets)

本品规格为 75g、0.1mg

鉴别　中国药典(2010)删除了提取后进行紫外光谱鉴别项目，增加了氯化物鉴别项目，使鉴别方法更加简便易行。

检查　盐酸可乐定易溶于水，中国药典(2015)及 BP(2013)标准中没有设立溶出度检查项目，但 USP(36)中有收载。经对国内三个厂家的样品各取一批参照 USP(36)的溶出条件(桨法，转速为每分钟 50 转，以 0.01mol/L 盐酸溶液 500ml 为溶出介质，30 分钟取样)，用中国药典盐酸可乐定片含量测定方法进行测定，同时，为比较溶出度和崩解时限测定结果的差异，还测定了崩解时限检查项下的溶液。数据结果显示：溶出液与崩解液的测定结果没有明显差异，表明本品崩解后即迅速溶出，故仍可用崩解时限检查代替溶出度检查，且使检验工作更加快捷简便。

含量测定　采用液相色谱法测定。

(2)盐酸可乐定注射液(Clonidine Hydrochloride Injection)

本品规格为 1ml：0.15mg

含量测定　采用液相色谱法测定。

BP(2013)收载了有关物质检查项，中国药典(2015)尚未设立此项。

(3)盐酸可乐定滴眼液(Clonidine Hydrochloride Eye Drops)

本品规格为 5ml：12.5mg，仅中国药典(2015)收载。

含量测定　采用液相色谱法测定。

参考文献

[1] 王书勤．世界有机药物专利制备方法大全［M］．北京：科学技术文献出版社，1996：683-685.

[2] 上海医药工业研究院技术情报站．有机药物合成手册［M］．上海：上海医药工业研究院，1976：507-509.

[3] Brittain H G. Analytical Profiles of Drug Substances and Excipients：Vol. 21［M］. New York ：Academic Press，1992：109.

撰写　林冬青　车宝泉　北京市药品检验所

陶宙镕　广西壮族自治区药品检验所

复核　余　立　北京市药品检验所

盐酸丙卡巴肼

Procarbazine Hydrochloride

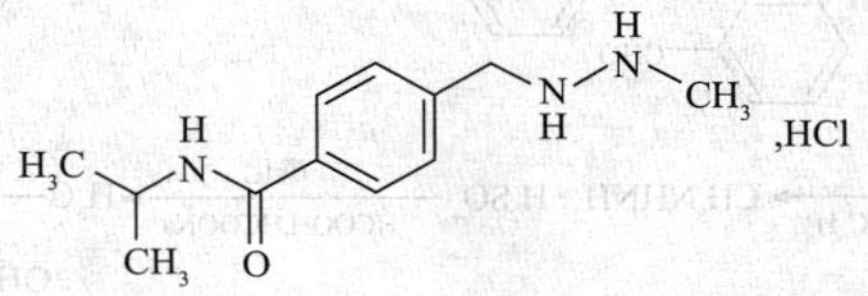

$C_{12}H_{19}N_3O \cdot HCl$　257.76

化学名：*N*-(1-甲基乙基)-4-[(2-甲基肼基)甲基]苯甲酰胺盐酸盐

N-(1-methylethyl)-4-[(2-methyhydrazino) methy]-,

benzamide monohydrochloride

英文名：Procarbazine(INN) Hydrochloride

异名：盐酸甲基苄肼

CAS 号：[366-70-1]

本品为抗肿瘤药。属细胞周期非特异性药，在体内通过红细胞及肝微粒体酶作用，氧化成具抗肿瘤作用的代谢产物偶氮甲基苄肼，通过其末端 *N*-甲基的转甲基作用，将甲基转移到鸟嘌呤的7位及腺嘌呤的1位上，使之烷化，甲基亦可转移到 tRNA 上，除抑制 DNA、RNA 合成外，对蛋白质合成亦有抑制作用。适用于霍奇金病和其他恶性淋巴瘤，可透过血脑屏障，因此可用于脑肿瘤。

本品口服吸收完全。吸收后迅速分布至各组织，肝、肾中浓度最高，并易透过血脑屏障。30～60 分钟达血药峰值。半衰期 $t_{1/2}$ 约为 10 分钟，在肝内代谢，尿中排泄 70%，原型物仅占 5%。亦可自呼吸道随呼气排出。

不良反应主要为骨髓抑制，可致白细胞及血小板减少，出现较晚，也可引起溶血；胃肠道反应有恶心、呕吐、食欲减退及口腔炎等；也有眩晕、嗜睡、精神错乱及脑电图异常等中枢神经系统毒性反应。其他有肝脏功能损害、皮炎、色素沉着、外周神经炎及脱发等。

本品于 1962～1970 年由比利时与美国相继开始生产。国内 1971 年正式生产。除中国药典(2015)收载外，USP(36)及 JP(16)亦有收载。

【制法概要】

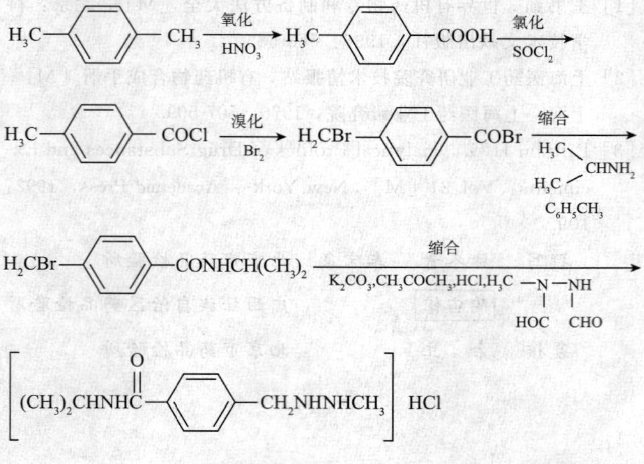

附：1,2-二甲酰基甲基肼的制备

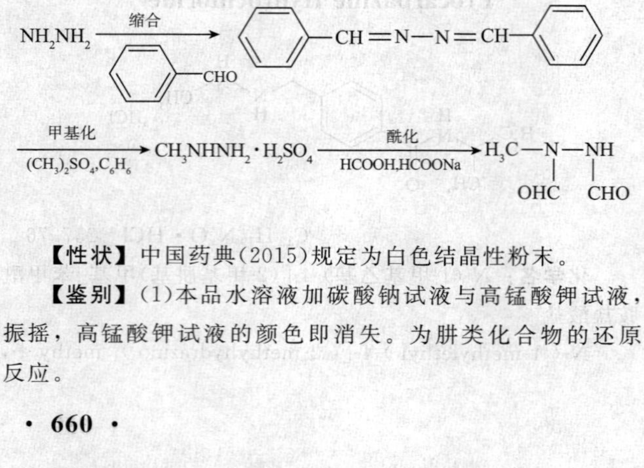

【性状】中国药典(2015)规定为白色结晶性粉末。

【鉴别】(1)本品水溶液加碳酸钠试液与高锰酸钾试液，振摇，高锰酸钾试液的颜色即消失。为肼类化合物的还原反应。

(2)本品用盐酸溶液(9→1000)制成 10μg/ml 的溶液，在 232nm 波长处有最大吸收(图 1)，与文献报道一致[1]。

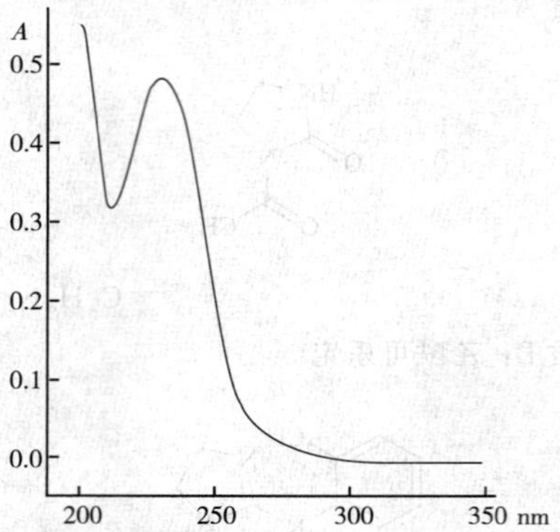

图 1　盐酸丙卡巴肼紫外吸收图谱

【含量测定】采用银量法。取本品加水溶解后，加硝酸与硝酸银生成硝酸丙卡巴肼与氯化银沉淀。加邻苯二甲酸二丁酯，强力振摇，使氯化银沉淀表面形成保护膜，防止氯化银转化为硫氰酸银而影响滴定；加硫酸铁铵指示液，用硫氰酸铵液滴定剩余的硝酸银。微过量的滴定液与硫酸铁铵反应生成红色的配离子为终点。

【制剂】盐酸丙卡巴肼肠溶片(Procarbazine Hydrochloride Enteric-coated Tablets)

USP(36)收载盐酸丙卡巴肼胶囊。

参考文献

[1] Florey K. Analytical Profiles of Drug Substances: Vol. 5 [M]. New York: Academic Press, 1976: 410.

撰写　陶宙镕　广西壮族自治区药品检验所
严全鸿　广东省药品检验所
复核　罗卓雅　广东省药品检验所

盐酸丙卡特罗

Procaterol Hydrochloride

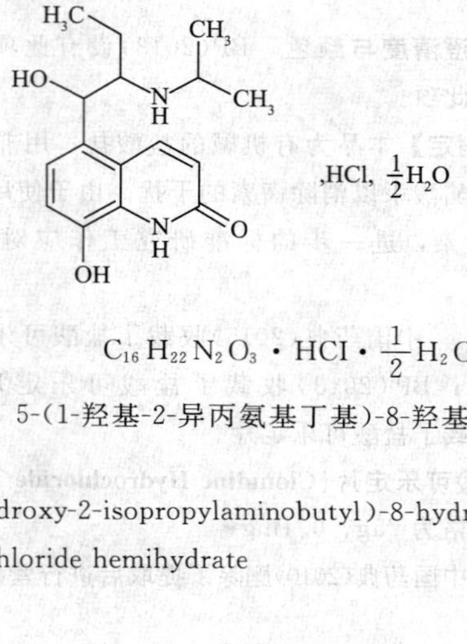

$C_{16}H_{22}N_2O_3 \cdot HCl \cdot \frac{1}{2}H_2O$　335.83

化学名：5-(1-羟基-2-异丙氨基丁基)-8-羟基喹诺酮盐酸盐半水合物

5-(1-hydroxy-2-isopropylaminobutyl)-8-hydroxy-quinolinone hycirochloride hemihydrate

英文名：Procaterol(INN) Hydrochloride

异名：美喘清；盐酸普鲁卡他鲁；盐酸异丙喹喘宁

CAS 号：[59828-07-8]

[62929-91-3]；[81262-93-3]（无水物）

[72332-33-3]（丙卡特罗）

本品为 β_2 肾上腺素受体激动药。对支气管的 β_2 受体有较高选择性，具支气管扩张作用。尚具有较强抗过敏、促进呼吸道纤毛运动及对运动性哮喘的抑制作用。临床用于治疗支气管哮喘、喘息性支气管炎、慢性支气管炎、肺气肿等疾病。口服 5 分钟起效，1～2 小时达峰值，作用维持 6～8 小时。衰减模式呈二相性，第一相的 $t_{1/2}$ 为 3.0 小时，第二相的 $t_{1/2}$ 为 8.4 小时[1]。药物主要在肝脏及小肠代谢，10%由尿及粪便排泄。偶见心悸、失眠、口干、疲倦、耳鸣、发热、肌颤等不良反应。不可与肾上腺素、异丙肾上腺素等儿茶酚胺类药物同用，以免引起心律失常，甚至心跳停止[2]。

本品于 1975 年由 Nakagawa K. 等制得，1977 年大冢制药株式会社（日本）研制开发。1981 年在日本首次上市，我国 1989 年上市。除中国药典(2015)及 JP(16)收载该品种外，USP(36)、BP(2013)与 Ph. Eur. (7.0)均未收载此品种。

【制法概要】

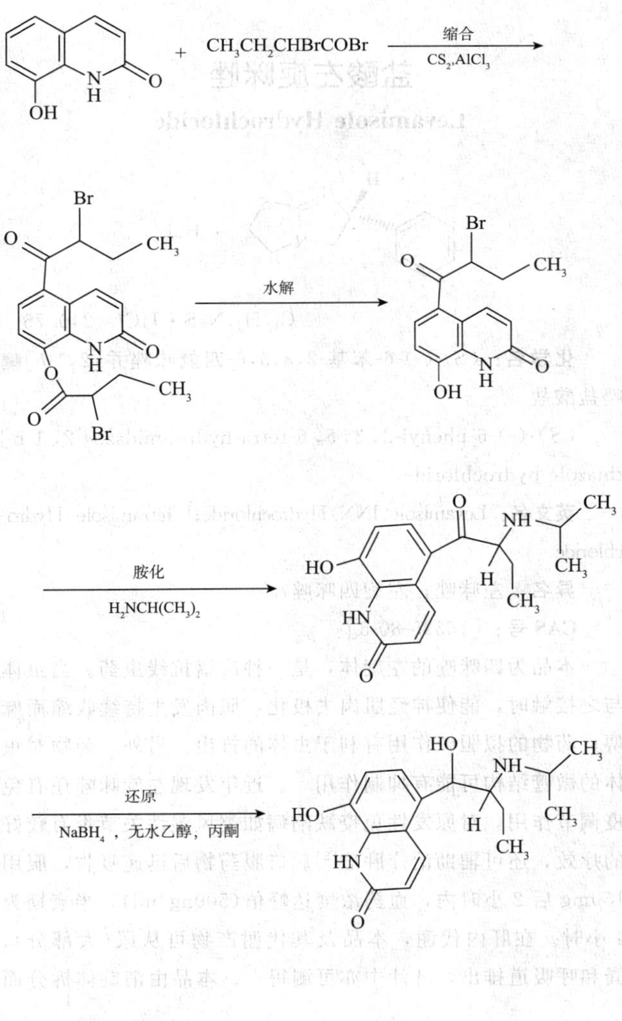

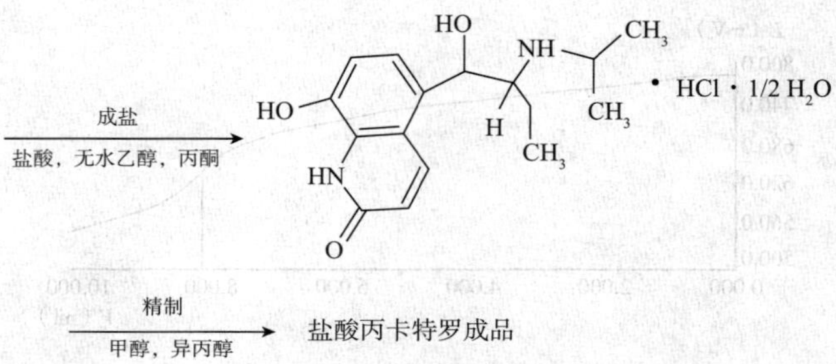

【鉴别】(1)本品结构中含酚羟基，可与重金属离子络合呈色，故其水溶液与三氯化铁试液反应生成配位化合物而显深绿色。

(2)本品溶液(7μg/ml)，在 234nm、259nm 与 295nm 的波长处有最大吸收。紫外吸收光谱图见图 1。

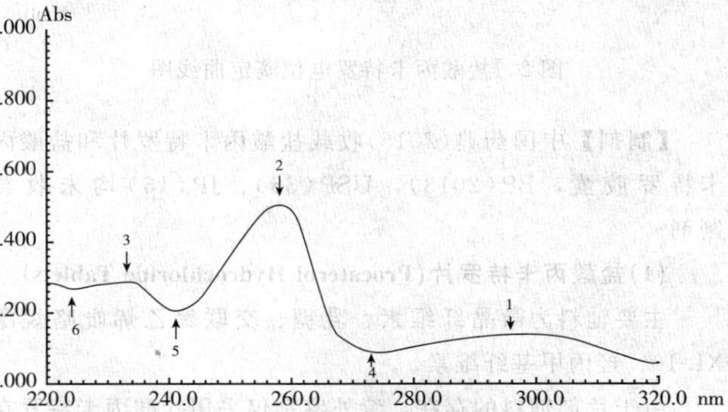

图 1　盐酸丙卡特罗溶液(7μg/ml)紫外吸收光谱图

(3)本品的红外光吸收图谱与对照的图谱(光谱集 637 图)一致，其显示的主要特征吸收如下。

特征谱带(cm^{-1})	归属	
3410～3330	羟基，胺基	$\nu_{O-H,N-H}$
3200～2600	胺盐	$\nu_{NH_2^+}$
1649	酰胺	$\nu_{C=O}$
1610，1565	芳氢	ν_{C-H}

【检查】有关物质　采用 HPLC 法检测。JP(16)收载的 HPLC 检测法的流动相、检测波长、限度等均与中国药典不同，其中系统适用性试验采用了盐酸丙卡特罗与对映异构体的混合溶液测定分离度。

水分　本品为半水合物，理论含水量为 2.68%。

【含量测定】中国药典(2005)采用非水溶液滴定法，先精密加入规定量的高氯酸滴定液(0.1mol/L)，然后用醋酸钠滴定液(0.1mol/L)进行回滴定，滴定至萘酚苯甲醇指示液颜色由绿色→黄色。采用电位滴定法测定，指示终点溶液为黄绿色，并非黄色，所以如仍以指示剂法指示颜色变化由绿色→黄绿色，终点不易判断。中国药典(2010)含量测定的终点判断改为电位指示法，电位滴定曲线见图 2。JP(15)采用与中国药典(2010)相同的电位滴定法。中国药典(2015)未修订。

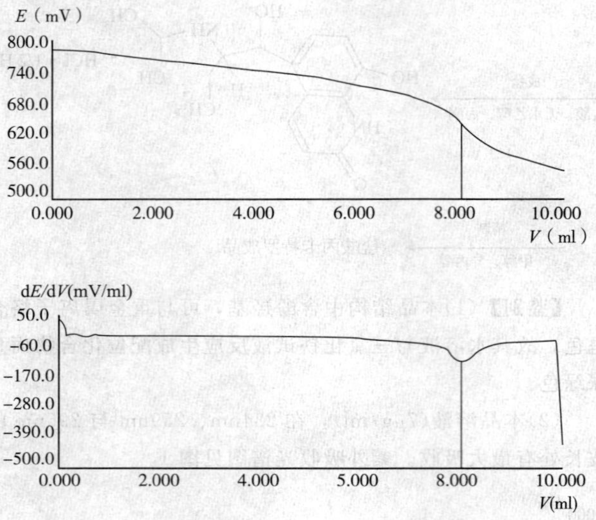

图 2　盐酸丙卡特罗电位滴定曲线图

【制剂】中国药典(2015)收载盐酸丙卡特罗片和盐酸丙卡特罗胶囊，BP(2013)，USP(36)、JP(16)均未收载制剂。

(1)盐酸丙卡特罗片(Procaterol Hydrochloride Tablets)

主要辅料为微晶纤维素、乳糖、交联聚乙烯吡咯烷酮XL-10、羟丙甲基纤维素。

由于片剂辅料的存在，紫外鉴别仅采用盐酸丙卡特罗在259nm与295nm波长处的两个最大吸收作为紫外鉴别。增加了专属性较强的高效液相色谱法鉴别。

含量测定、含量均匀度　采用HPLC外标法。

(2)盐酸丙卡特罗胶囊(Procaterol Hydrochloride Capsules)

辅料有低取代羟丙基纤维素、乳糖与滑石粉等。

为中国药典(2010)新增品种，在紫外鉴别项中，由于辅料的存在，紫外鉴别仅采用盐酸丙卡特罗在259nm与295nm波长处的两个最大吸收作为紫外鉴别。实验结果显示，辅料在295nm波长附近有吸收，对测定有一定的干扰，所以，药典标准对此有待进一步的完善。辅料及样品紫外光谱图见图3、图4。中国药典(2015)未修订。

图 3　辅料溶液的紫外光谱图

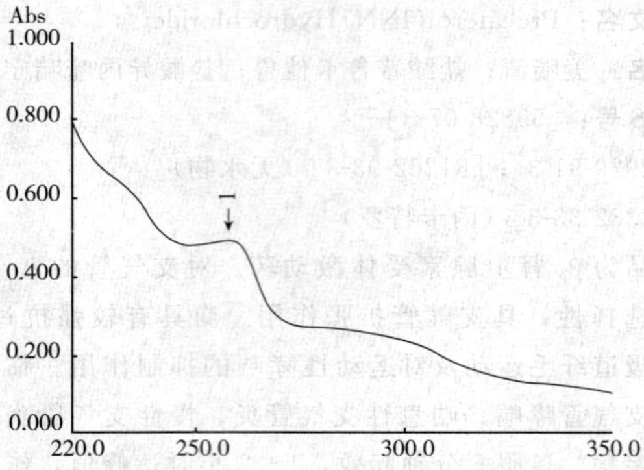

图 4　供试品溶液的紫外光谱图

含量测定、含量均匀度同片剂。

参考文献

[1] 国家药典委员会．中华人民共和国药典临床用药须知·化学药和生物制品卷［M］．2005年版．北京：人民卫生出版社，2005：248.

[2] 师海波，王克林．最新临床药物手册［M］．北京：军事医学科学出版社，2008：497.

撰写　刘　菲　辽宁省药品检验检测院

复核　孙苓苓　辽宁省药品检验检测院

盐酸左旋咪唑

Levamisole Hydrochloride

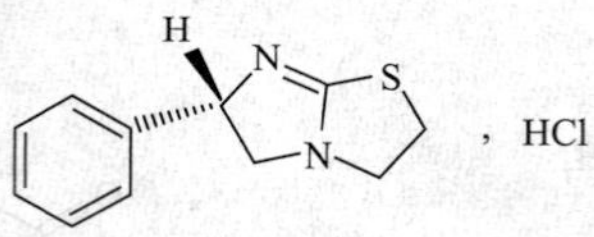

$C_{11}H_{12}N_2S \cdot HCl$　240.76

化学名：(*S*)-(-)-6-苯基-2,3,5,6-四氢咪唑并[2,1-*b*]噻唑盐酸盐

(S)-(-)-6-phenyl-2,3,5,6-tetra-hydrolimidazo［2,1-b］thiazole hydrochloride

英文名：Levamisole(INN) Hydrochloride；l-Tetramisole Hydrochloride

异名：左咪唑；左旋四咪唑

CAS号：［16595-80-5］

本品为四咪唑的左旋体，是一种广谱抗线虫药。当虫体与之接触时，能使神经肌肉去极化，肌肉发生持续收缩而麻痹；药物的拟胆碱作用有利于虫体的排出。另外，药物对虫体的微管结构可能有抑制作用[1]。近年发现左旋咪唑还有免疫调节作用，对原发性免疫缺陷病如类风湿性关节炎有较好的疗效，还可辅助治疗肿瘤[2]。口服药物后迅速吸收，服用150mg后2小时内，血药浓度达峰值(500ng/ml)，半衰期为4小时。在肝内代谢，本品及其代谢产物可从尿(大部分)、粪和呼吸道排出，乳汁中亦可测得[1]。本品由消旋体拆分而

来，其右旋体为抗抑制剂，无驱虫作用。

近年来发现不良反应主要有：可引起脑炎综合征，多为迟发反应。其他反应一般轻微。通常限于恶心、呕吐、腹痛、腹泻、头晕、头痛等，对中枢神经系统(CNS)的影响包括头痛、失眠、头晕和惊厥[3]，个别可见粒细胞减少，少数甚至发生粒细胞缺乏症(常为可逆性)，常发生于风湿病或肿瘤患者。个别病例可出现共济失调，感觉异常或视力模糊。

本品于1967年合成，国内于1972年开始生产。除中国药典(2015)收载外，BP(2013)、Ph. Eur.(7.0)和USP(36)亦有收载，JP(16)未收载该品种。

【制法概要】

本品制备路线较多，只是起始原料有所不同，常用合成路线如下。

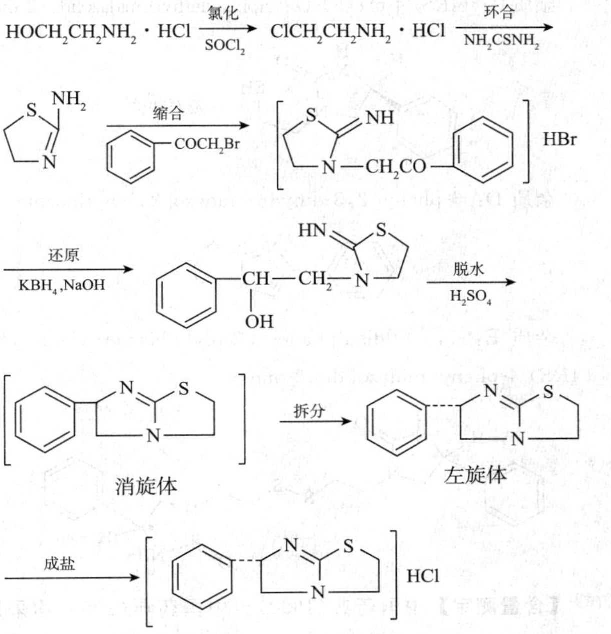

【性状】熔点 本品游离碱左旋咪唑不易结晶，其盐酸盐为白色针状结晶或结晶性粉末，故测定熔点时测定的是盐酸左旋咪唑的熔点。

文献[3]报道：左旋咪唑的TG和DSC曲线见下图。

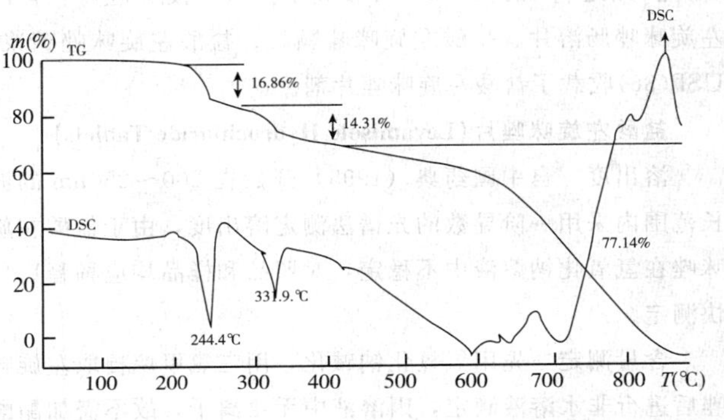

TG曲线表明：盐酸左旋咪唑的失重范围在200～860℃，分三个阶段，200℃左右开始失重，吸热峰值为244.4℃，失重率为16.86%；300℃左右开始失重，吸热峰值为331.9℃，失重率为14.31%；400℃左右开始失重，放热峰值为851.2℃，失重率为77.14%，总失重率为97.31%。

DSC曲线上有两个特征吸收峰，对照其热重曲线可知：因第一吸收峰出现在失重之前，推断为熔化吸热峰，做图测得熔点为226℃(理论值为225～230℃)。

比旋度 $[\alpha]_D^{20}$为-124°±2°(c=0.9，水溶液)；如有右旋咪唑混入，可使比旋度降低。温度对本品的比旋度也有影响，温度升高，比旋度增加，见表1。

表1 温度与比旋度的关系

温度(℃)	$[\alpha]_D$	与$[\alpha]_D^{20}$之差	温度(℃)	$[\alpha]_D$	与$[\alpha]_D^{20}$之差
15	-123.08°	-0.78°	25	-124.38°	+0.52°
20	-123.86°	0	30	-125.00°	+1.14°

【鉴别】(1)咪唑并噻唑环遇碱加热后，噻唑环破坏，生成含巯基的化合物，与亚硝基铁氰化钠试液中的亚硝酰基相结合，产生红色配位化合物，放置颜色变浅，为硫醇类的显色反应。

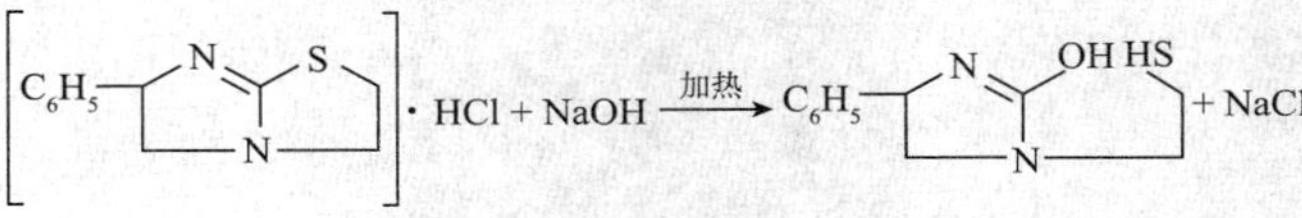

(2)本品的红外光吸收图谱应与对照的图谱(光谱集325图)一致，显示的主要特征吸收如下[4]。

特征谱带(cm^{-1})	归属	
3070，3040	芳氢	ν_{C-H}
3000～2330	胺盐	$\nu_{\overset{+}{N}H}$
1595，1578，1535，1505	芳环	$\nu_{C=C,C=N}$
747	单取代苯	γ_{5H}
702	单取代苯环	$\delta_{环}$

【检查】溶液的澄清度 控制水中不溶物。

酸度 取溶液(2.0g→50ml)，依法检查，pH值应为3.5～5.5。BP(2013)和Ph. Eur.(7.0)规定溶液pH值应为3.0～4.5(2.50g→50ml)，USP(36)规定取溶液(1g→20ml)测定，pH值应为3.0～4.5。

吸光度 中国药典(2015)和USP(36)规定相同，采用紫外-可见分光光度法在310nm波长处测定吸光度，以盐酸甲醇滴定液(0.2mol/L)为溶剂，吸光度不得过0.20。Ph. Eur.(7.0)和BP(2013)无此项检查。

2-亚胺基噻唑烷衍生物 主要为未反应的中间体2-亚氨基-3-(β-羟苯乙基)-噻唑烷、2-亚氨基噻唑烷及2-亚氨基-3-(苯甲酰甲基)-噻唑烷等；尤其是2-亚氨基-3-(β-羟苯乙基)-噻唑烷，毒性较盐酸左旋咪唑高一倍，且无驱虫作用。在稀氨溶液中加硝酸银试液，能迅速生成白色沉淀。盐酸左旋咪唑在相同条件下则无此反应。

2,3-二氢-6-苯基咪唑[2,1-*b*]噻唑盐酸盐 在左旋咪唑的制备过程中，温度升高至80～90℃，在pH4的条件下，产生杂质2,3-二氢-6-苯基咪唑[2,1-b]噻唑盐酸盐。其水溶液在pH2～8的缓冲溶液中、高温下、空气氧化生成2,3-二氢-6-苯基咪唑[2,1-b]噻唑盐酸盐。中国药典采用薄层色谱法控制该杂质，限度为0.5%。

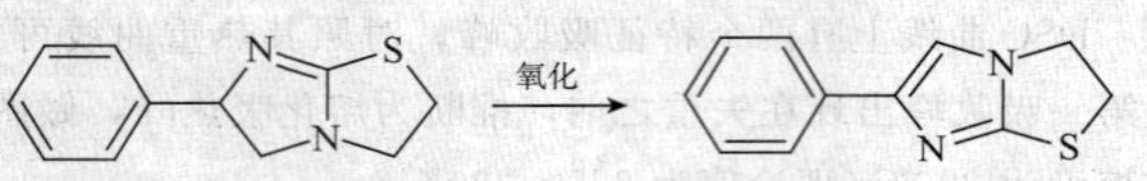

自中国药典（1990）至中国药典（2015），均以甲苯-甲醇-冰醋酸（45∶8∶4）为展开剂，采用硅胶G薄层板检查2,3-二氢-6-苯基咪唑[2,1-b]噻唑盐酸盐。试验中发现：采用上述条件，杂质2,3-二氢-6-苯基咪唑[2,1-b]噻唑盐酸盐可以展开，但主成分盐酸左旋咪唑主斑点比移值几乎为零，结果见图1。

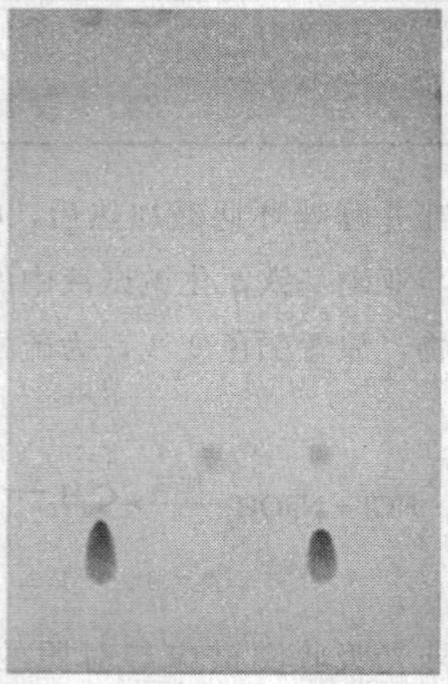

1　2　3

图1　中国药典（2015）标准TLC图

1. 供试品溶液；2. 对照品溶液；3. 混合溶液

按照USP（36）方法，以甲苯-丙酮-氨水（60∶40∶1）为展开剂，采用硅胶G薄层板，用碘蒸气显色，供试品溶液比移值适当，但杂质斑点显色不明显。经过试验优化，采用GF_{254}薄层板，以甲苯-丙酮-浓氨水（60∶20∶1）为展开剂，展开晾干后，在紫外光灯（254nm）下检视，盐酸左旋咪唑和杂质斑点均能清晰显现，R_f值适当（图2、图3），杂质检测限为0.25mg/ml，供试品溶液检测限为0.5mg/ml，经强制破坏，该色谱条件可以分离主斑点与各降解产物。

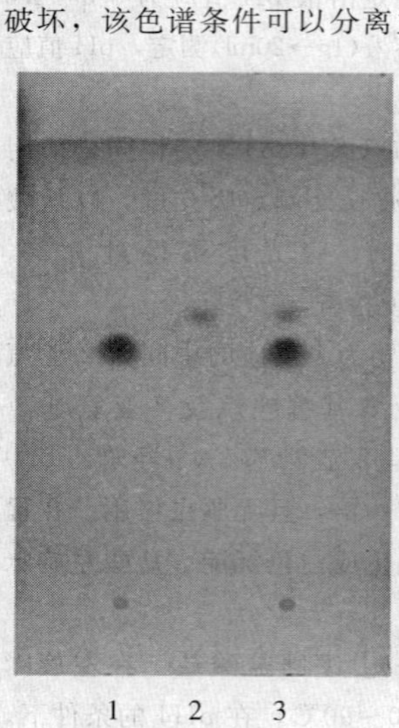

1　2　3

图2　500μm手工板TLC图

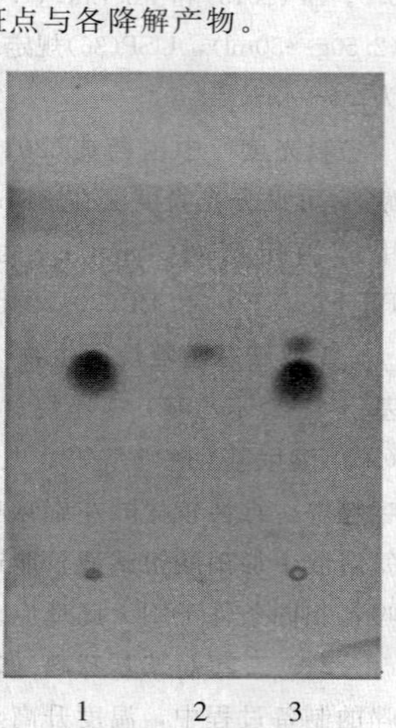

1　2　3

图3 市售预制板TLC图

1. 供试品溶液；2. 对照品溶液；3. 混合溶液

BP（2013）、Ph. Eur.（7.0）采用HPLC梯度洗脱的方法进行有关物质检查，已知杂质共有5个，分别为：

杂质A：3-[(2*RS*)-2-amino-2-phenylethyl]thiazolidin-2-one

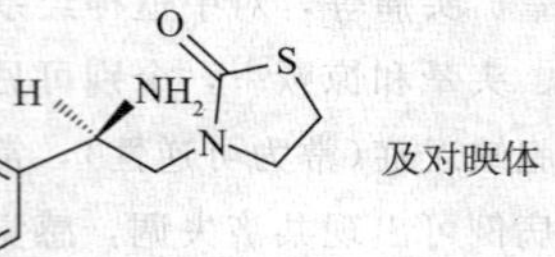

杂质B：3-[(*E*)-2- phenylethyl] thiazolidin-2-imine

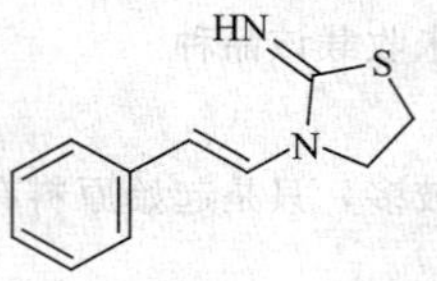

杂质C：(4*RS*)-4-phenl-1-(2-sulphanylethyl)imidazolidin-2-one

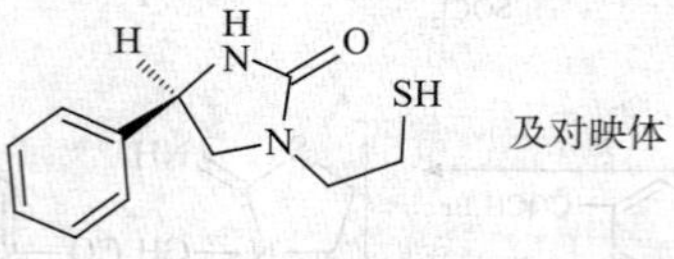

杂质D：6-phenyl-2,3-dihydroimidazo[2,1-b]thiazole

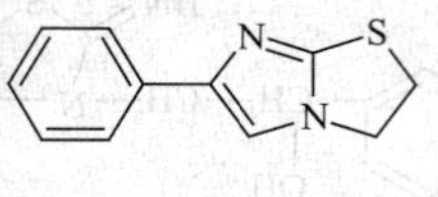

杂质E：1,1-[(disulphane-1,2-diyl) bis (ethylene)] bis [(4*RS*)-4-phenylimidazolidin-2-one]

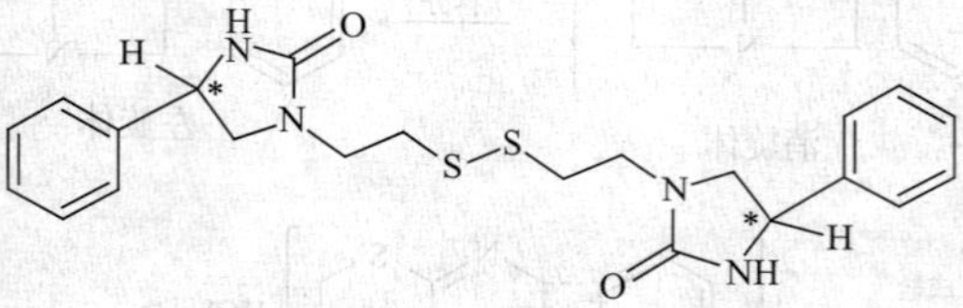

【含量测定】中国药典（1990）至中国药典（2000）均采用加醋酸汞的非水溶液滴定法，中国药典（2005）修订为氢氧化钠滴定液的电位滴定法，中国药典（2010）仍采用该方法，与USP（32）、Ph. Eur.（6.0）及BP（2010）相同。中国药典（2015）未修订。

【制剂】中国药典（2015）收载了盐酸左旋咪唑片，盐酸左旋咪唑肠溶片、盐酸左旋咪唑颗粒、盐酸左旋咪唑糖浆。USP（36）收载了盐酸左旋咪唑片剂。

盐酸左旋咪唑片（Levamisole Hydrochloride Tablets）

溶出度　自中国药典（1995）开始在200～250nm的波长范围内采用一阶导数的光谱法测定溶出度，由于盐酸左旋咪唑在氢氧化钠溶液中不稳定，对照品和样品均应稀释后尽快测定。

含量测定　先用氢氧化钠碱化，用三氯甲烷提取左旋咪唑后进行非水溶液滴定，因溶液中无氯离子，故不需加醋酸汞试液。

USP（36）中的盐酸左旋咪唑片含量测定采用HPLC法，UV法测定溶出度，已有文献报道采用HPLC法测定溶出度和含量，建议在以后的标准修订中采用。

参考文献

[1] 国家药典委员会．中华人民共和国临床用药须知化学药和生物制品卷[M]．2005 年版．北京：人民卫生出版社，2005：635.

[2] 王少华，王朝周．盐酸左旋咪唑之临床新用途[J]．中国临床医生，2002，30(12)：43-44.

[3] 朱小梅，韩森，甄宝勤．驱虫剂左旋咪唑的热稳定性研究[J]．化学世界，2005，(7)：409-411.

[4] 希恩.C. 斯威曼．马丁代尔药物大典[M]．35 版．李大魁，金有豫，汤光，等译．北京：化学工业出版社，2009：117.

撰写　赵亚萍　湖北省药品监督检验研究院

陶宙镕　广西壮族自治区药品检验所

复核　姜　红　湖北省药品监督检验研究院

盐酸布比卡因

Bupivacaine Hydrochloride

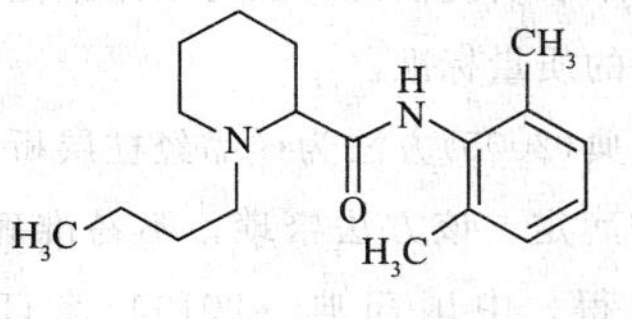

$C_{18}H_{28}N_2O \cdot HCl \cdot H_2O$　342.91

化学名：1-丁基-*N*-(2，6-二甲苯基)-2-哌啶甲酰胺盐酸盐一水合物

1-butyl-*N*-(2，6-dimethylphenyl) piperidine-2-carboxamide，hydrochloride，monohydrate

英文名：Bupivacaine Hydrochloride(INN)

CAS 号：[14252-80-3]

本品为长效局部麻醉药，是二甲苯氨基甲酰的衍生物。临床上不仅用于麻醉而且用于术后镇痛。局部作用强于利多卡因 4 倍。作用时间一般在给药后 4～10 分钟开始，15～25 分钟后达到高峰，作用可维持 3～7 小时。弥散度与利多卡因相仿，用于产妇比利多卡因安全，胎儿药物浓度仅为母体药物浓度的 1/4(利多卡因为 1/2)。本品在血液中约 95%与血浆蛋白结合，并经肝脏代谢降解，仅约 5%以原形由肝脏排泄。本品与其他局麻药相同，不良反应有血压下降、心动徐缓、肌肉震颤等。如果剂量控制得当，副作用较少见。

本品首先由 Thuresson 等于 1959 年合成。国外 1962 年后用于临床。国内于 1980 年开始生产。中国药典(2015)、BP(2013)、USP(36)及 JP(16)均有收载。

【制法概要】合成工艺如下。

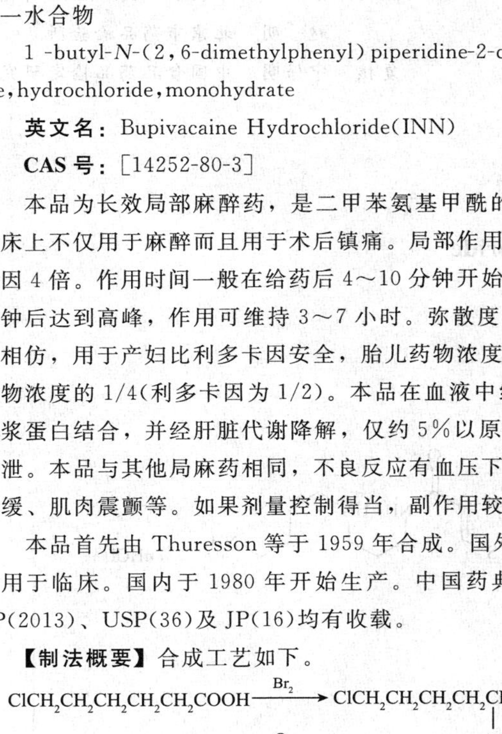

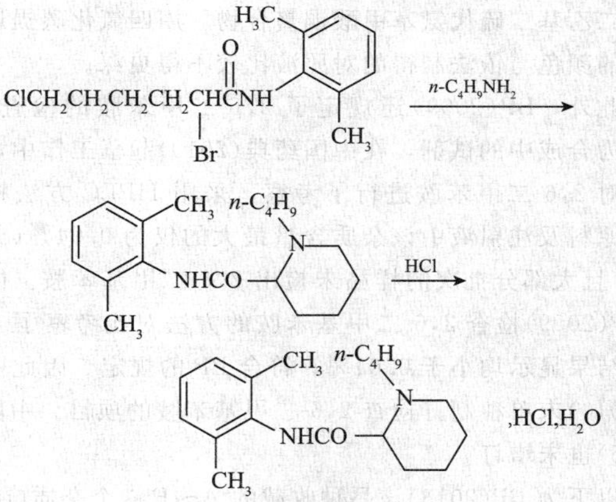

【性状】本品为白色结晶性粉末，1 份溶解于 25 份水或 8 份乙醇中，微溶于三氯甲烷，几乎不溶于乙醚。

【鉴别】(1)本品加盐酸溶液(0.01mol/L)制成每 1ml 中约含 0.4mg 的溶液，在 220～320nm 波长范围内的紫外吸收图谱如图 1。

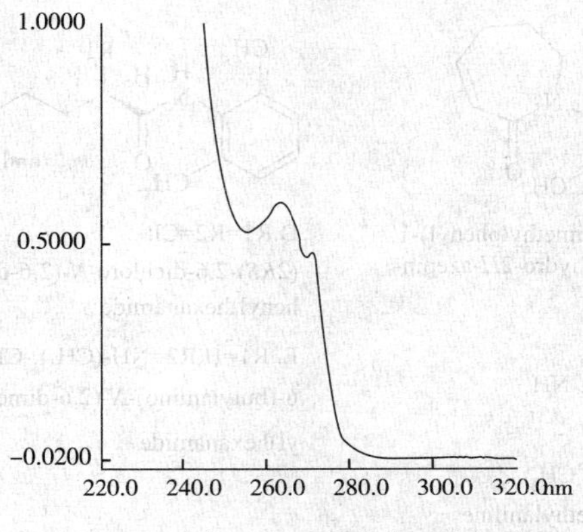

图 1　盐酸布比卡因的紫外吸收图谱

(2)本品的红外光吸收图谱应与对照的图谱(光谱集 324 图)一致，本品的红外光吸收图谱显示的主要特征吸收如下。

特征谱带(cm^{-1})	归属	
3120	酰胺	ν_{N-H}
3060～2400	叔胺盐	$\nu_{\overset{+}{N}H}$
1680	酰胺(Ⅰ)	$\nu_{C=O}$
1593，1440	苯环	$\nu_{C=C}$
1540	酰胺(Ⅱ)	δ_{NH}
785	取代苯	γ_{3H}

【检查】有关物质　中国药典(2005)有关物质检查采用 TLC 法，硅胶 G 板，碘蒸气显色，限度为 1%。中国药典(2010)采用高效液相色谱法。用十八烷基硅烷键合硅胶为填充剂，以乙腈-0.02mol/L 磷酸盐缓冲液(取磷酸二氢钾 2.72g 与氢氧化钠 0.75g，加水溶解并稀释至 1000ml，调节 pH 值为 8.0)(65∶35)为流动相，检测波长为 240nm。限度为总杂质不得过 1%。实验中需要注意的是流动相 pH 值为 8.0，碱性较强，需要选用耐碱的色谱柱，另外流动相最好混合后脱气再用效果较好。中国药典(2015)未修订。

铜盐　乙二胺四醋酸二钠液加入本品水溶液后，与铜、铁等金属离子生成配位化合物。加枸橼酸、氨试液和乙基二硫代氨基甲酸钠试液，乙二胺四醋酸铜配位化合物转化成有色的二乙基二硫代氨基甲酸铜螯合物。用四氯化碳提取，提取液的颜色与依法制得的对照液比较不得更深。

此外，BP(2009)还规定了2,6-二甲苯胺的检查项目，因其为合成中的试剂，在中国药典(2010)起草工作中，起草单位对2,6-二甲苯胺进行了考察，采用HPLC方法检测的几批原料及注射液中该杂质含量最大的仅为0.04%(归一化法)，且大部分批次的样品未检出2,6-二甲基苯胺。同时采用BP(2009)检查2,6-二甲基苯胺的方法对比考察了4批原料，结果显示均小于0.01%，符合BP的规定。因此中国药典(2010)未单独制订检查2,6-二甲基苯胺的项目。中国药典(2015)也未增订。

以下为BP(2013)该品种收载的A～F六个杂质(图2)。

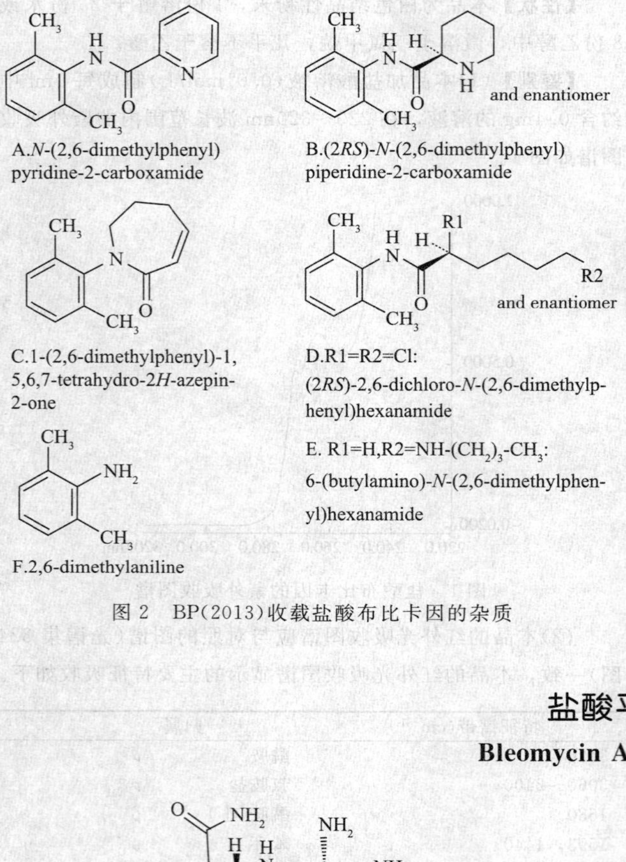

图2　BP(2013)收载盐酸布比卡因的杂质

【含量测定】采用非水溶液滴定法。中国药典(2005)采用加冰醋酸与醋酸汞试液反应生成醋酸布比卡因和难电离的氯化汞；加萘酚苯甲醇指示液，用高氯酸液滴定，反应生成高氯酸布比卡因与醋酸，微过量的高氯酸使溶液显绿色为终点。中国药典(2010)将醋酸汞革除，减少汞盐对环境的污染，改加冰醋酸与醋酐溶解后，用电位滴定法测定。

【制剂】盐酸布比卡因注射液(**Bupivacaine Hydrochloride Injection**)

参照BP(2009)，中国药典(2010)增订了专属性强的红外光谱鉴别。经试验，各厂家样品处理后红外图谱均和对照图谱(光谱集324图)一致。

中国药典(2010)收载的盐酸布比卡因注射液增加了细菌内毒素检查项，起草单位对此进行了细菌内毒素检查法的方法学研究。根据中国药典(2005)细菌内毒素检查法及2005年召开的"扩大中国药典中细菌内毒素品种会议"上通过的《建立细菌内毒素检查法应用指导原则》，确定了盐酸布比卡因注射液的内毒素限值，并使用两个厂家生产的鲎试剂对样品进行了干扰实验。结果表明提供的样品可采用细菌内毒素检查法，并符合提高后的质量标准。

含量测定　中国药典(2005)方法为样品经柱层析及三氯甲烷提取后，用高氯酸滴定。该方法繁琐，不易准确测定，且色谱用硅藻土不易得。中国药典(2010)修订为BP(2009)盐酸布比卡因注射液的HPLC法进行检测。

撰写　张　娜　中国食品药品检定研究院
赵　明　北京市药品检验所
复核　宁保明　中国食品药品检定研究院

盐酸平阳霉素

Bleomycin A_5 Hydrochloride

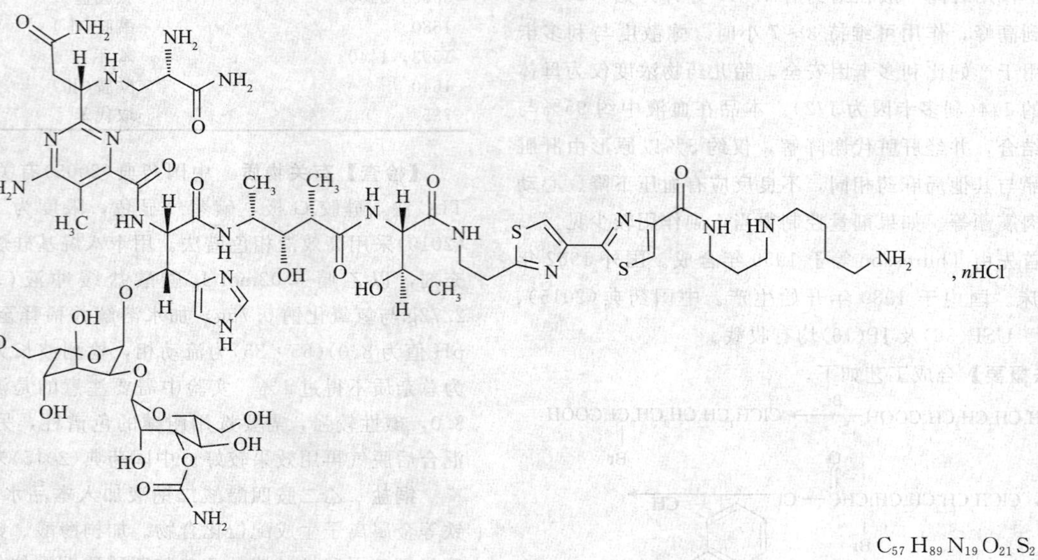

$C_{57}H_{89}N_{19}O_{21}S_2 \cdot nHCl$

化学名：N'-[3-[(4-氨基丁基)氨基]丙基]博莱霉素酰胺盐酸盐

英文名：Bleomycin A_5 Hydrochloride

异名：盐酸博莱霉素 A_5；博莱霉素

CAS 号：[9041-93-4]

本品为杂肽类抗肿瘤抗生素，可切断 DNA 链，抑制 DNA 合成，抑制癌细胞的生长[1]。临床研究表明，对头颈部鳞癌有显著的疗效，对乳腺癌、宫颈癌、食管癌及恶性淋巴瘤等也有效。本品特点是对造血与免疫功能基本无损害。

本品小鼠静脉注射 LD_{50} 为 165mg/kg，腹腔注射 LD_{50} 为 188mg/kg。静脉注射后 30 分钟血药浓度最高，然后迅速下降，4 小时后仅有微量。尿中排泄，2 小时达高峰，12～24 小时仅有微量。体内分布以肾脏为最高，其次为肿瘤组织，依次为肝、肺、骨、皮肤、血液、胃、肠、脾及骨骼肌。多次给药比一次给药血药浓度高一倍。

临床不良反应有发热、胃肠道反应、皮肤反应、脱发、肢端麻痛、口腔炎以及肺毒性(肺炎样变化、肺纤维化)等。上述反应对症处理或停药后均可缓解或消失。

本品由平阳链霉菌(*Streptomyces pingyanggenesis* n. sp.)发酵制得，于 1981 年正式生产。

平阳链霉菌是 1969 年从浙江省平阳土壤中分离而得的放线菌，其发酵产物为博莱霉素多组分的复合物，1971 年通过鉴定、投产并命名为争光霉素。它与日本博莱霉素产生菌(*Streptomyces verticillus*)的发酵产物在组分上略有差别，但理化性质和生物学性质与博莱霉素基本相同。随着菌种的诱变选育及生产条件的改变，争光霉素组分发生较大变化，经研究鉴定为与博莱霉素 A_5 化学结构完全相同的单组分抗生素，是博莱霉素中毒性较低而抗癌作用强的一个组分，后命名为平阳霉素。而国外产品则是以博莱霉素 A_2、B_2 组分为主的混合物，命名为博莱霉素(CAS 号 [9041-93-4])。博莱霉素类抗肿瘤抗生素化学结构见表 1[1]。

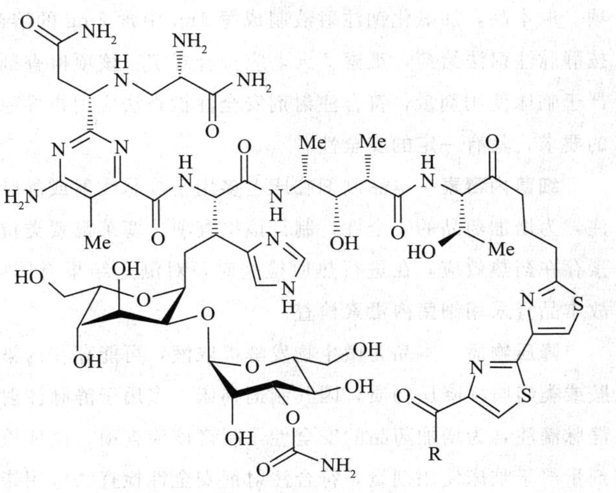

表 1　博莱霉素类物质化学结构

博莱霉素	R
A_1	$-NH(CH_2)_3SO-Me$
脱甲基 A_2	$-NH(CH_2)_3S-Me$
A_2	$-NH(CH_2)_3SO^+{=}(Me)_2X^-$
$A_{2'a}$	$-NH(CH_2)_4NH_2$
$A_{2'b}$	$-NH(CH_2)_3NH_2$
$A_{2'c}$	$-NH(CH_2)_2NH_2-$Imizazole
A_5	$-NH(CH_2)_3NH(CH_2)_4NH_2$
A_6	$-NH(CH_2)_3NH(CH_2)_4NH(CH_2)_3-NH_2$
B_1	$-NH_2$
B_2	$-NH(CH_2)_4NHC({=}NH)-NH_2$
B_4	$-NH(CH_2)_4NHC({=}NH)NH(CH_2)_4NHC({=}NH)-NH_2$

除中国药典(2015)收载盐酸平阳霉素外，USP(36)、BP(2013)与 Ph. Eur.(7.0)均收载了硫酸博莱霉素，JP(16)收载了硫酸博莱霉素和盐酸博莱霉素。

【制法概要】

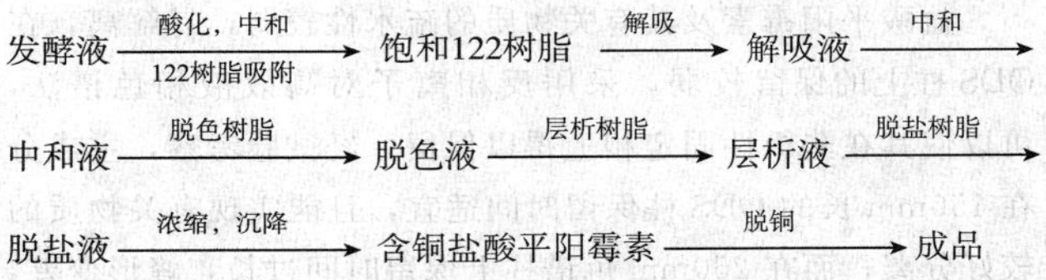

【性状】本品系由发酵而得的天然产物与铜螯合的物质，经去铜后制得的白色或类白色疏松块状物或粉末。常温下性质稳定。具有 Molisch、Pauly、Ehrlich、蒽酮和茚三酮的反应。

【鉴别】(1)高效液相色谱法。

(2)紫外-可见分光光度法。本品水溶液加 3%硫酸铜溶液 0.05ml，在 242nm 与 291nm 的波长处有最大吸收(图 1)。

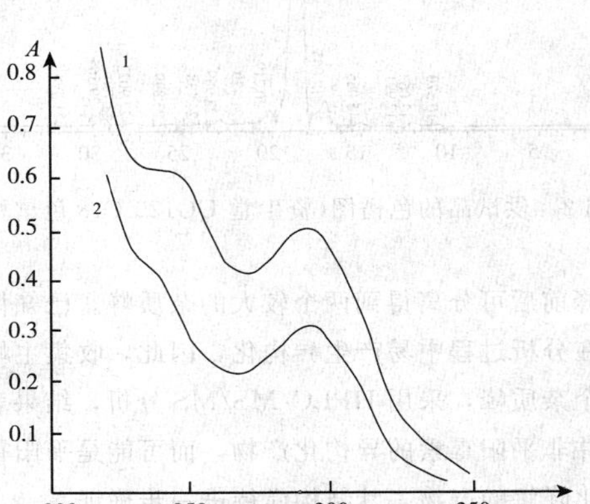

图 1　盐酸平阳霉素的紫外吸收图谱

1. 含铜物；2. 去铜物

两波长处吸光度的比值为1.1～1.3，去铜后，紫外吸收图谱中 242nm 波长处的峰变为肩峰，以上为博莱霉素 A 组分的特性。鉴别时，一般认为用含铜的水溶液更为合适。由于成品是去铜物，因此试验中加入一定量 3% 硫酸铜溶液，使其成为含铜的水溶液后进行鉴别。

(3)化学反应。本品为平阳霉素盐酸盐，其水溶液显氯化物鉴别反应。

【检查】酸度 本品的制剂临床上多用于静脉注射或静脉滴注，为使药物稳定且减少局部刺激性，pH 值定为 4.5～6.0。

溶液的澄清度与颜色 本品采用树脂脱色，最终去铜后的成品为白色或类白色物质，由于其制剂临床上多用于静脉注射或静脉滴注，为了控制药品中有色杂质的量，增加药品的安全性，制订该检查项。

有关物质 本品由平阳链霉菌发酵制得，平阳霉素即博莱霉素 A_5 组分为主组分的产品，但发酵液组分复杂，其中会存在少量博莱霉素类的其他组分和一些杂质，因此采用专属性强、灵敏度高的高效液相色谱法梯度洗脱检查盐酸平阳霉素中的有关物质，以更有效地控制药品在生产和贮存过程中的质量，色谱条件同含量测定项下。

盐酸平阳霉素及其有关物质的疏水性较弱，易解离，在 ODS 柱上的保留较弱。采用反相离子对高效液相色谱法，可以使其在非极性固定相上得以保留。经试验考察，主成分在 150mm 长的 ODS 柱保留时间适宜，且能实现有关物质的较好分离；而在 250mm 色谱柱上保留时间过长，峰形变差，不利于有关物质的检出分析。同时比较了不同品牌的色谱柱，以资生堂 UG120 C18 柱最佳(图 2)，平阳霉素峰的保留时间约为 20 分钟。

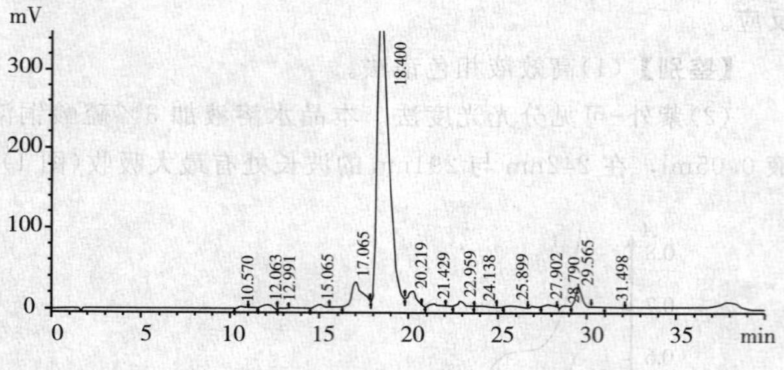

图 2 供试品的色谱图(资生堂 UG120 C18 色谱柱)

主峰前后可分离得到两个较大的杂质峰。已知博莱霉素类物质在分析过程中易产生异构化，因此，收集主峰及主峰前后两个杂质峰，采用 HPLC/MS/MS 分析，结果表明这两个杂质并非平阳霉素的异构化产物，而可能是平阳霉素酸降解和氧化降解的产物。其结构尚待进一步确证。

本方法能将强酸、强碱、氧化、高温和光照条件下破坏的降解产物与主峰良好分离，亦能使博莱霉素类抗生素(盐酸平阳霉素、博莱霉素和博安霉素)混合溶液中的 4 个组分(A_2、B_2、A_5、A_6)得到较好分离(图 3)。盐酸平阳霉素溶液在 10～500μg/ml 范围内，溶液浓度与峰面积呈良好线性关系，$r=0.9999$；最低检测浓度为 1μg/ml；供试品溶液室温放置 8 小时内稳定。

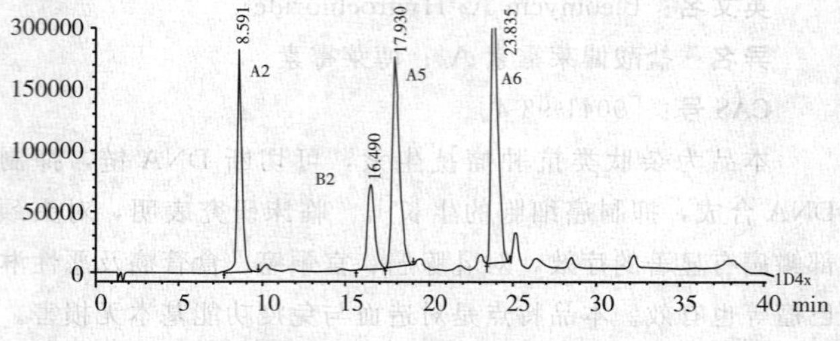

图 3 博莱霉素类抗生素混合溶液色谱图

目前盐酸平阳霉素的纯度较低，如采用不加校正因子的主成分自身对照法计算有关物质含量，其表观值偏高。因此，标准规定采用对照溶液主峰面积除以含量测定项下得到的纯度，作为校正后的对照溶液主峰面积。根据目前国内的产品水平，并参考国外药典博莱霉素制订有关物质的限度。

干燥失重 本品质轻易飞散，具有静电吸附且具引湿性，称样动作宜快且需控制环境湿度，以免使测定结果偏高。

铜盐 本品天然发酵产物分子中螯合铜，为一个蓝色物质。成品为去铜后为白色或类白色物质，但仍可能有铜盐残留。而含铜的平阳霉素抑制 DNA 的股断裂，可降低其抗癌作用，故需对铜的残留量进行控制。利用铜和铜试剂(二乙基二硫代氨基甲酸钠)反应生成黄色配位化合物，在 450nm 的波长处有最大吸收的性质，采用可见分光光度法测定含铜量。

异常毒性 本品为微生物发酵提取液，纯度较低，各有关物质的结构及毒理作用等尚未确证，因其制剂临床上多用于静脉注射或静脉滴注，为增加药品的安全性，制订该检查项。取本品，加氯化钠注射液制成每 1ml 中含 2mg 的溶液，按静脉注射法给药，观察 7 天，应符合规定。该项检查剂量严于临床使用剂量，符合注射剂安全性检查法应用指导原则的要求，具有一定的安全性。

细菌内毒素 本品制剂临床上多用于静脉注射或静脉滴注，为增加药品的安全性，制订该检查项。博莱霉素类抗生素存在药热效应，在进行热原检查时，对测定结果有影响，故本品宜采用细菌内毒素检查。

降压物质 本品为微生物发酵提取液，可能存在污染组胺或类组胺样降压物质，因其制剂临床上多用于静脉注射或静脉滴注，为增加药品的安全性，制订该检查项。该项检查剂量严于临床使用剂量，符合注射剂安全性检查法应用指导原则的要求，具有一定的安全性。

【含量测定】采用高效液相色谱法，梯度洗脱。盐酸平阳霉素杂质较多，为保证方法的专属性和重现性，以盐酸平阳霉素及其酸降解物与氧化降解物的混合溶液为系统适用性试验溶液(图 4)。

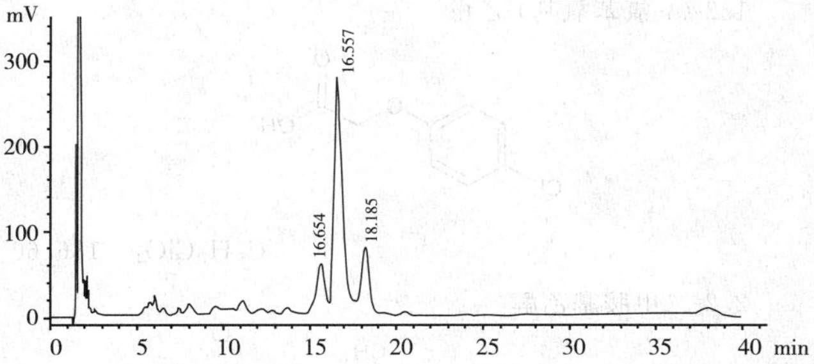

图 4　系统适用性试验色谱图

以外标法定量，盐酸平阳霉素在 20～1000μg/ml 浓度范围内与其峰面积呈良好的线性关系，回归方程为 $A=8.138\times10^3C-1.153\times10^4$，相关系数 $r=0.9999(n=6)$；重复性试验 RSD 为 0.66%($n=6$)；供试品溶液室温放置 12 小时稳定。

为了使原料药与制剂标准统一，将原料药含量测定的供试品溶液的浓度定为 0.4mg/ml，该溶液浓度能够满足测定结果准确性要求。

盐酸平阳霉素为微生物发酵的产物，有关物质较多，在保证原料药和制剂质量的前提下，结合国内目前生产水平并参考国外药典同类产品质量标准规定本品的含量限度。

【贮藏】引湿性试验表明，本品极具引湿性，宜密封保存。

【制剂】注射用盐酸平阳霉素(Bleomycin A_5 Hydrochloride for Injection)

制法概要　取原料药加水溶解后，加适量明胶或不加辅料，除热原并经无菌过滤，分装，冷冻干燥后即得。

检查　有关物质　本品为注射剂，为避免制剂过程和贮藏过程中有关物质的增加，确保临床使用的安全性，规定进行有关物质检查，方法及限度同原料药项下。

含量均匀度与含量测定　本品易引湿，有较强的静电吸附，难于称量且为小剂量制剂，故制订含量均匀度检查项。采用原料药含量测定项下的方法测定每瓶含量，计算含量均匀度。以含量均匀度的平均结果作为含量测定的结果。本品制剂有 4mg 和 8mg 两种规格，8mg 规格用水溶解并定量转移至 25ml 量瓶中，进样浓度约为 0.32mg/ml；4mg 规格用水溶解并定量转移至 10ml 量瓶中，供试品溶液浓度约为 0.4mg/ml。

参考文献

[1] 张致平，姚天爵. 英汉抗生素词典［M］. 北京：化学工业出版社，2006：243.

撰写　杨　倩　天津市药品检验研究院
复核　邵建强　天津市药品检验研究院

盐酸甲氯芬酯

Meclofenoxate Hydrochloride

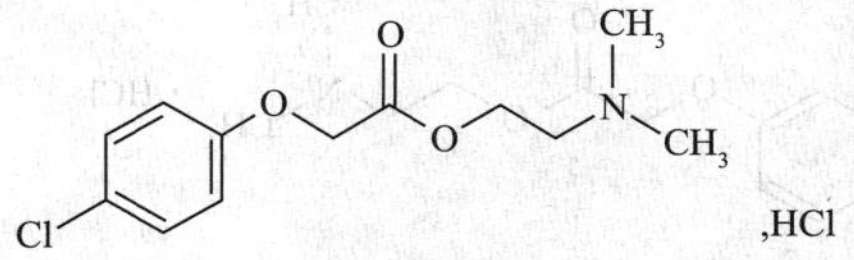

$C_{12}H_{16}ClNO_3 \cdot HCl$　294.18

化学名：2-(二甲基氨基)乙基对氯苯氧基乙酸酯盐酸盐
2-dimethylamionethyl-*p*-chlorophenoxy acetate hydrochloride

英文名：Meclofenoxate(INN) Hydrochloride

CAS 号：［3685-84-5］

本品为脑代谢改善药，其化学结构由对氯苯氧乙酸(PCPA)和二甲氨基乙醇(DMAE)两部分构成。前者能促进蛋白同化作用和细胞氧化还原代谢；后者是胆碱前体物质，参与体内的多种生化过程，并促进乙酰胆碱和卵磷脂的合成。盐酸甲氯芬酯能促进脑细胞的氧化还原代谢，增加对糖类的利用，对中枢抑制的患者有兴奋作用。临床上主要用于外伤性昏迷、新生儿缺氧症、儿童遗尿症、意识障碍、老年性精神病、乙醇中毒及某些中枢和周围神经症状。盐酸甲氯芬酯的给药途径为口服、肌内注射或静脉滴注。其口服吸收良好，进入体内后，一部分原型药在肝脏被代谢为 DMAE 和 PCPA，其余主要存在于血液循环中并主要分布于脑部和心脏。研究表明，应用盐酸甲氯芬酯治疗后，脑部的 DMAE 浓度显著高于单独使用 DMAE，显然，DMAE 与 PCPA 的酯化使其更容易通过血脑屏障[1]。本品的不良反应有头痛，颈部、颌部和肩部肌肉紧张，失眠，烦躁不安，情绪激动和抑郁等。

本品除中国药典(2015)收载外，JP(16)中亦有收载。

【制法概要】本品于 1959 年首先由法国国家科学研究中心的 Thuillier 教授研制合成[2]，我国在 20 世纪 60 年代生产该药物。本品主要合成的工艺路线共有 2 条。

工艺路线 1：[3]

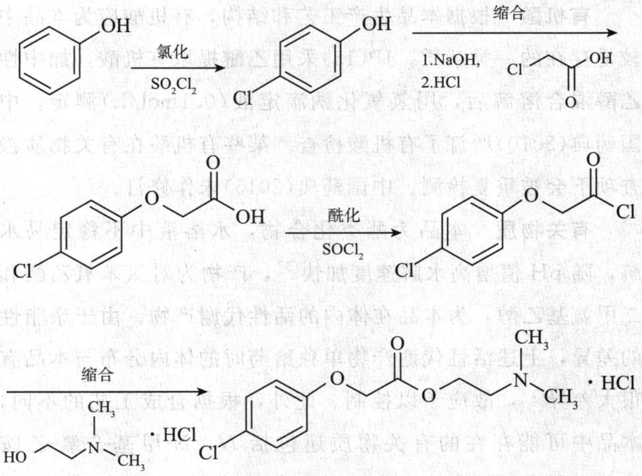

工艺路线 2:[3]

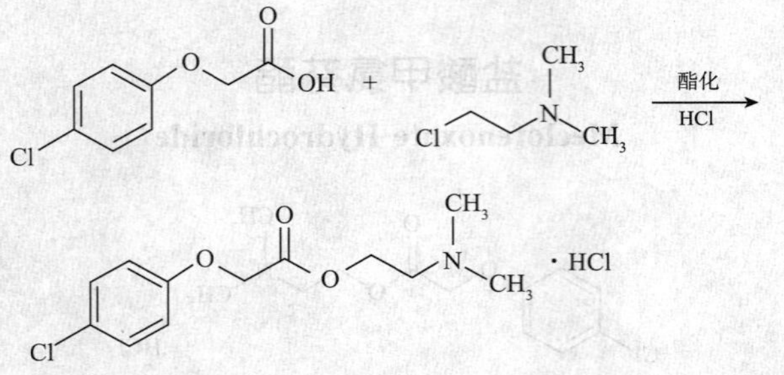

【性状】中国药典(2005)本品溶解度为在乙醚中易溶，经实验证实本品在乙醚中几乎不溶，中国药典(2010、2015)对溶解度的描述进行了修订。

熔点 中国药典(2015)规定为 137～142℃，JP(16)规定为 139～143℃。

【鉴别】(1)本品与枸橼酸醋酐饱和溶液在水浴上加热，即显紫红色，为叔胺类反应。

(2)本品苯环结构上 2 位和 4 位上的活泼氢可与溴发生加成反应，生成淡黄色沉淀或浑浊。

(3)本品的红外光吸收图谱(光谱集 331 图)显示的主要特征吸收如下[4]。

特征谱带(cm^{-1})	归属	
3400	水	ν_{O-H}
2600～2300	叔胺盐	$\nu_{\overset{+}{N}H}$
1768	酯	$\nu_{C=O}$
1600, 1580, 1490, 1435	芳环	$\nu_{C=C}$
1210	酯，芳醚	ν_{C-O}
835	对位取代苯	γ_{2H}

(4)本品为盐酸盐，其水溶液显氯化物的鉴别反应。

【检查】**硫酸盐** 中国药典(2005)无硫酸盐检查，但如采用工艺路线 1 合成本品，则有检查硫酸盐的必要。故中国药典 (2010, 2015) 增加此项检查。

有机酸 根据本品生产工艺和结构，有机酸应为本品中较易存在的一类杂质。JP(15)采用乙醚提取有机酸，加中性乙醇混合溶解后，用氢氧化钠滴定液(0.1mol/L)测定。中国药典(2010)增订了有机酸检查。某些有机酸在有关物质检查项下会被重复检测。中国药典(2015)未作修订。

有关物质 本品为酯类化合物，水溶液中不稳定易水解，随 pH 值增高水解速度加快[5]，产物为对氯苯氧乙酸和二甲氨基乙醇，为本品在体内的活性代谢产物。由于亲脂性的差异，上述活性代谢产物单独给药时的体内分布与本品有很大差异[1]，故应予以控制。此外，根据合成工艺的不同，本品中可能存在的有关物质还包括 *N*，*N*-甲基-2-氯-乙胺等，主要为不同合成工艺的原料。

各有关物质结构如下。

1. 2-(4-氯苯氧基)-乙酸

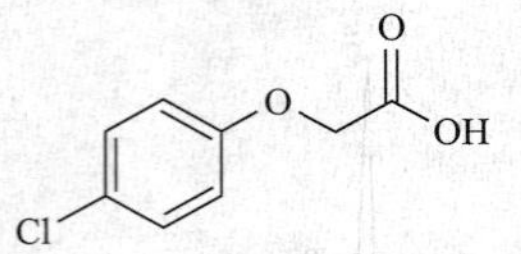

$C_8H_7ClO_3$ 186.60

2. 2-二甲胺基乙醇

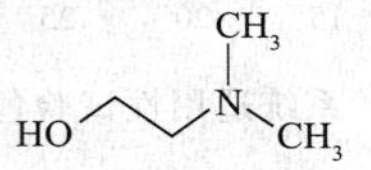

$C_4H_{11}NO$ 89.14

3. *N*, *N*-二甲基-2-氯-乙胺

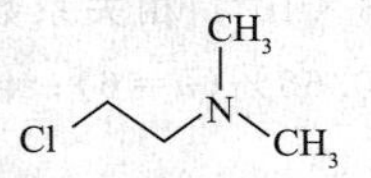

$C_4H_{10}ClN$ 107.58

中国药典(2005)和 JP(15)均无有关物质项。中国药典(2010)建立了有关物质的高效液相色谱检查方法，用十八烷基硅烷键合硅胶柱，以 0.05mol/L 辛烷磺酸钠(磷酸调 pH 值至 2.5)-乙腈(65：35)为流动相，检测波长 225nm，并以水解产物与盐酸甲氯芬酯的分离度作为系统适用性考察指标。系统适用性试验色谱图见图 1，有关物质典型色谱图见图 2。中国药典(2015)未作修订。

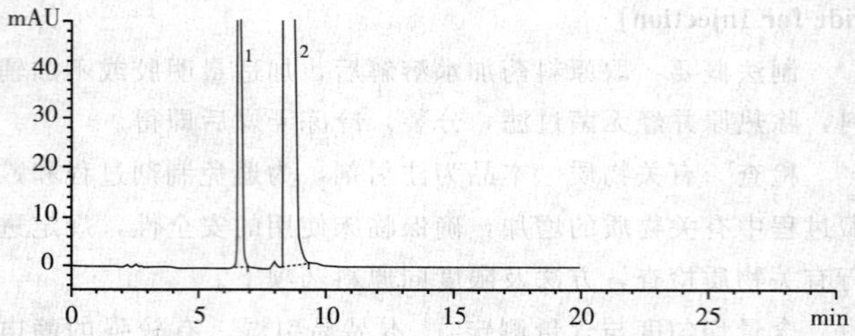

图 1 盐酸甲氯芬酯有关物质系统适用性色谱图

1. 水解产物；2. 盐酸甲氯芬酯

色谱柱：Agilent ZORBAX SB-C18 (250mm×4.6mm，5μm)

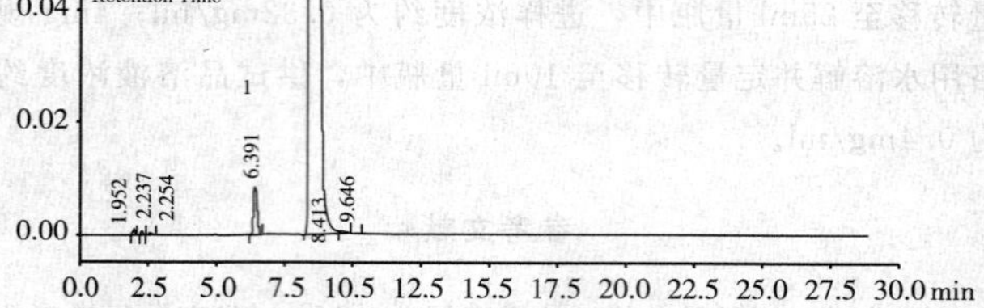

图 2 盐酸甲氯芬酯有关物质典型色谱图

1. 水解产物；2. 盐酸甲氯芬酯

色谱柱：Agilent ZORBAX SB-C18 (250mm×4.6mm，5μm)

本品在水溶液中易水解，在甲醇、乙醇溶液中亦不稳定，可发生酯交换反应生成对氯苯氧乙酸甲醇酯或对氯苯氧乙酸乙醇酯，因此纯水、甲醇和乙醇均不适合作样品溶剂。

试验表明，本品的乙腈溶液具有很好的稳定性，但如乙腈比例过高对某些品牌填料的色谱柱（如 SHISEIDO UG120，150mm×4.6mm×5μm）会产生影响，导致主峰前延，为保证色谱峰的对称性良好，中国药典（2015）选择 pH 2.5 磷酸溶液-乙腈（40∶60）作为样品溶剂。本品在该溶剂中的稳定性显著优于水、甲醇和乙醇溶液，且在所试用的 Agilent、Phenomenex、Inertsil、SHISEIDO 四个品牌的色谱柱上均显示良好的效果，由于溶剂中水的存在，供试品溶液在 8 小时内仍表现出最大单个杂质的增加（由 0.39%逐步增至 0.47%），故规定临用新制。

鉴于水解产物（对氯苯氧乙酸和二甲氨基乙醇）为本品的主要降解物，而通过对本品的水溶液进行加热可以快速方便地获得上述产物，故选择水解产物与盐酸甲氯芬酯主峰的分离度作为系统适用性的考察指标（二甲氨基乙醇无发色基团，测得的水解产物峰应为对氯苯氧乙酸，由于未经结构确证，故仍命名为水解产物）。结合供试品检验结果及降解试验情况，在主成分峰后有一未知杂质峰与主成分峰最为接近，当水解产物与盐酸甲氯芬酯主峰的分离度大于 6.0 时，所有杂质均可以获得良好分离。使用四种品牌的色谱柱（Agilent ZORBAX SB-C18，250mm × 4.6mm × 5μm，Phenomenex Gemini C18，250mm × 4.6mm × 5μm，Inertsil ODS-3，150mm × 4.6mm × 5μm，SHISEIDO UG120，150mm × 4.6mm×5μm），以辛烷磺酸钠溶液 pH 2.0～3.0，流动相比例（辛烷磺酸钠溶液-乙腈）70∶30～60∶40，在 Agilentl 100，岛津 IOA 和 Waters 2695-2487 液相色谱仪上进行耐用性试验考察，结果均符合系统适用性要求，水解产物相对保留时间在 0.4～0.8 之间。

因水解产物未经结构确证，亦无对照品，杂质含量采用不加校正因子的主成分自身对照法测定，单个杂质限度为 0.5%，杂质总量不得大于 1.0%。经采用逐步稀释法测定，盐酸甲氯芬酯的最低检出量为 1ng，最低检出限为 0.01%（$S/N=3$）。

可见异物、不溶性微粒与细菌内毒素 因本品注射用粉针有些为原料药直接分装制得，所以，进一步的标准研究应考虑在原料药就设项进行源头质量控制。

【含量测定】 中国药典（2005）和 JP（15）均使用非水滴定测定含量，其中中国药典（2005）滴定过程中添加醋酸汞以消除卤素的干扰。为避免汞盐对环境的污染，中国药典（2010）通过加入醋酐进行替代，并改用电位滴定法确定终点。试验结果表明，当加入醋酐体积为冰醋酸 3 倍时，滴定突跃明显，测定结果与中国药典（2005）方法的测定结果一致，在 0.16～0.26g 的取样范围内，取样量与消耗滴定液的体积（ml）的线性关系良好，线性方程为 $y=33.239x+0.0463$，$r=0.9999$，重复性试验 RSD 为 0.1%（$n=6$）。中国药典（2015）未修订。

制剂 中国药典（2015）收载了盐酸甲氯芬酯胶囊和注射用盐酸甲氯芬酯，JP（16）、USP（36）、BP（2013）均未收载。

（1）盐酸甲氯芬酯胶囊（Meclofenoxate HydrochlorideCapsules）

本品规格为 0.lg 和 0.2g。国内各企业的处方中，主要辅料有二氧化硅、预胶化淀粉、硬脂酸镁等。

检查 有关物质 中国药典（2005）无有关物质项。中国药典（2010）建立了有关物质的高效液相色谱检查方法，色谱条件与其原料药的有关物质检查一致。试验表明，空白辅料图谱与溶剂图谱基本一致，说明辅料对有关物质测定无明显干扰，系统适用性、检测限、计算方法以及限度均与原料有关物质项下相同。中国药典（2015）未修订。

含量测定 中国药典（2005）含量测定方法为高效液相色谱法，用十八烷基硅烷键合硅胶柱，以 0.02mol/L 庚烷磺酸钠（用磷酸调节 pH 值至 2.0）-甲醇（37∶63）为流动相，检测波长为 225nm。供试品溶剂为无水乙醇，要求在 2 小时以内测定。实际工作中发现，上述方法耐用性不好，在很多色谱柱上容易出现主峰不保留、分叉、前延等现象，且供试品溶液不稳定。中国药典（2010）改用盐酸甲氯芬酯原料有关物质检查项下所用的色谱条件，以外标法定量，盐酸甲氯芬酯在 0.05～0.15mg/ml 浓度范围内与峰面积呈线性关系，线性方程为 $y=21.17x-0.013$，$r=0.9999$，平均回收率为 99.59%（$n=9$，RSD=0.2%），重复性试验 RSD 为 0.2%（$n=6$）。供试品溶液在室温放置 8 小时内稳定。中国药典（2015）未修订。

（2）注射用盐酸甲氯芬酯（Meclofenoxate Hydrochloride for Injection）

冻干制品的国内各企业处方中，主要辅料为甘露醇。

性状 国内生产的注射用盐酸甲氯芬酯有原料直接分装和冻干制品两种类型，中国药典（2005）只收载了前者，后者多执行注册标准。中国药典（2010，2015）将本品冻干品补充收录。

鉴别 中国药典（2005）均为化学鉴别，中国药典（2010，2015）增加了专属性更好的液相色谱鉴别。

检查 酸度 本品多数为原料药直接分装，参考盐酸甲氯芬酯原料有关要求，增加酸度检查。

有关物质 同胶囊剂项下。

细菌内毒素 本品临床每小时用药最大剂量是静脉注射每千克体重 5mg（中国药典临床用药须知），内毒素计算限值约为 1.0EU/mg。中国药典（2015）规定本品细菌内毒素限值为 1.0EU/mg，与内毒素计算值比较，安全系数为 1。

含量测定 中国药典（2005）含量测定方法与盐酸甲氯芬酯原料一致，均为非水滴定法，使用醋酸汞，考虑到冻干制剂中辅料的潜在干扰，中国药典（2010，2015）改用高效液相色谱法，色谱条件与有关物质项目相同，供试品溶液浓度同盐酸甲氯芬酯胶囊。试验表明辅料不干扰测定，平均回收率为 99.84（$n=9$，RSD=0.2%），重复性试验 RSD 为 0.3%（$n=6$）。供试品溶液在室温放置 8 小时内稳定。

参考文献

［1］ Zs-Nagy I. A survey of the available data on a new nootropic drug，BCE-001［J］. Ann NY Acad Sci，1994，717（1）：

102-114.

[2] FR 398M. Centre Nat'I [J]. Recherche Sci, 1959, 15: 4.

[3] Thuillier. Preparation and preliminary pharmacological study of the dimethylamino-ethyl esters of various acids acting as plant growth regujators. C. R. Hebd [J]. Seances Acad Sci, 1959, 249: 2081-2083.

[4] 彭师奇. 药物的波谱解析 [M]. 北京医科大学协和出版社, 2003.

[5] 郑虎. 药物化学 [M]. 4版. 北京: 人民卫生出版社, 2003.

撰写　吴科春　车宝泉　北京市药品检验所

复核　余　立　北京市药品检验所

盐酸四环素

Tetracycline Hydrochloride

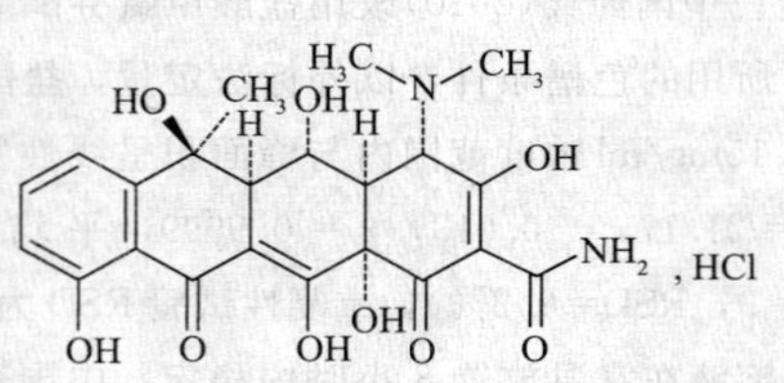

$C_{22}H_{24}N_2O_8 \cdot HCl$　480.90

化学名：6-甲基-4-(二甲氨基)-3,6,10,12,12*a*-五羟基-1,11-二氧代-1,4,4*a*,5,5*a*,6,11,12*a*-八氢-2-并四苯甲酰胺盐酸盐。

2-naphthacenecarboxamide, 4-(dimethylamino)-1, 4, 4α, 5, 5α, 6, 11, 12α-octahydro-3, 6, 10, 12, 12α-pentahydroxy-6-methyl-1,11-dioxo-, monohydrochloride, [4*S*-(4α, 4αα, 5αα, 6β, 12αα)]

CAS 号：[60-54-8] 四环素；[64-75-5] 盐酸四环素

本品为四环素类抗生素药。本品具有抗菌、抗寄生虫作用，为广谱抑菌剂，高浓度时具杀菌作用。其作用机制主要是与核糖体 30S 亚基的 A 位置相互作用，阻止氨基酰～tRNA 在该位置上的联结，从而抑制肽链的增长和影响细菌或其他病原微生物蛋白质的合成。

本品主要用于下列疾病：立克次体病，包括流行性斑疹伤寒、地方性斑疹伤寒、洛杉矶热、恙虫病和 Q 热；支原体属感染；衣原体属感染，包括鹦鹉热、性病淋巴肉芽肿、非特异性尿道炎、输卵管炎、宫颈炎及沙眼等；回归热；布鲁菌病；霍乱；兔热病；鼠疫。亦可用于对青霉素类抗生素过敏的破伤风、气性坏疽、雅司、梅毒、淋病和钩端螺旋体病患者。当病原菌尚对此类病敏感时，可用于金葡菌、肺炎链球菌、化脓性链球菌、淋病奈瑟球菌、脑膜炎奈瑟球菌、大肠埃希菌、志贺菌属、耶尔森菌、单核细胞增多性李斯特菌、放线菌所致的呼吸道、胆道、尿路和皮肤软组织感染。也用于痤疮的治疗。

本品口服后可吸收但不完全，约为可口服量的 60%～70%。口服吸收受金属离子的影响，能与药物形成络合物而使吸收减少；进食后服药的血药浓度较空腹服用者约降低一半。单次口服 250mg 后，c_{max} 为 2～4mg/L，多次口服 250mg 或 500mg(每 6 小时服药一次)后，c_{ss} 分别为 1～3mg/L 和 1.5～5mg/L。单次静脉给药 500mg 后，c_{max} 可达 15～20mg/L，1～2 小时后降至 4～10mg/L。吸收后广泛分布于全身组织和体液，易渗入胸水、腹水、胎儿循环，但不易透过血脑屏障，脑膜有炎症时脑脊液中药物浓度约为血药浓度的 10%～25%，但仍不能达到有效浓度。分布容积为 1.3～1.6L/kg；血浆蛋白结合率为 55%～70%；肾功能正常者 $t_{1/2}$ 为 6～11 小时，无尿患者可达 57～108 小时。主要经肾脏排泄，少量自粪便以原形排泄。

本品易与新生的骨和牙齿等组织结合，在肝、脾和其他生长迅速的组织如肿瘤等部位浓集，儿童及哺乳期妇女应禁止使用。还可引起胃肠道反应，会因正常菌群减少而导致维生素缺乏及真菌繁殖和细菌耐药所致的二重感染[1]。

本品由 Boothe 等于 1953 年发现，国内于 1957 年生产。除中国药典(2015)收载外，BP(2013)，USP(36)和 JP(16)均有收载。

【制法概要】四环素由放线菌属金色链丝菌(*S. aureofaciens*)经适当改变培养基，抑制金霉素的产生而得到。盐酸四环素为其盐酸盐，四环素为单一组分，主成分约占 95%以上。可采用由四环素发酵液开始，得四环素碱，经尿素生成复盐后，再转化为盐酸盐。

发酵液 —(草酸酸化 / 过滤)→ 滤液 —(调pH值 / 结晶)→ 四环素碱结晶 —(成复盐 / H_2O,NH_2CONH_2)→

尿素复盐 —(提取 / C_4H_9OH)→ 丁醇提取液 —(冷却结晶)→ 湿结晶 —(干燥)→ 四环素盐酸盐

【性状】本品为黄色结晶性粉末。盐酸四环素分子中含酚羟基和烯醇型羟基，显弱酸性，同时含有两个二甲氨基显弱碱性，故为两性化合物。易溶于水并溶于碱或酸性溶液中。水溶液放置后，由于四环素碱的析出使溶液混浊。本品在弱酸性水溶液中比较稳定，在 pH 2 以下和 pH 7 以上的溶液中易破坏失效。在 pH 2～6 的溶液中放置后，由于 C_4 上的二甲氨基发生可逆的差向异构化而形成无抗菌作用的差向四环素(ETC)(Ⅰ)。

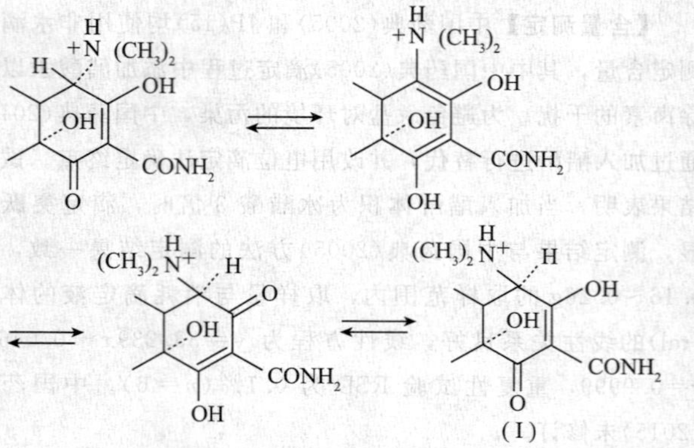

四环素在酸性条件特别是加热情况下，C_6 上的醇羟基和 $C_{5\alpha}$ 上的氢发生反式消除反应生成脱水四环素(ATC)(Ⅱ)。

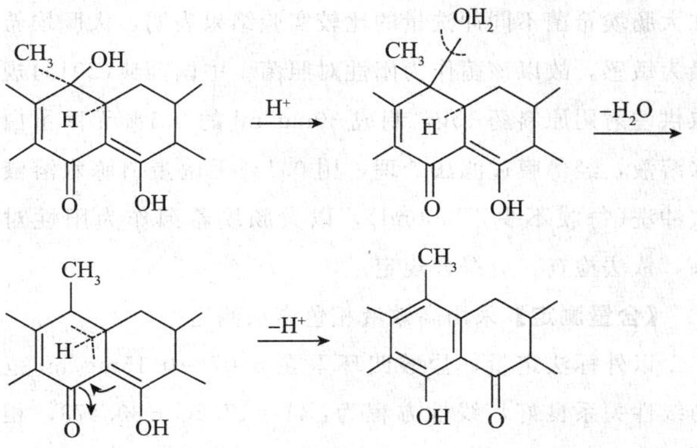

(Ⅱ)

脱水四环素亦可形成差向异构体差向脱水四环素(EATC)，在碱溶液中由于氢氧根离子的作用，C_6 上的羟基形成氧负离子，向 C_{11} 发生分子内亲核进攻，经中子转移，碳环破裂，生成具有内酯结构的异构体(Ⅲ)[2]。

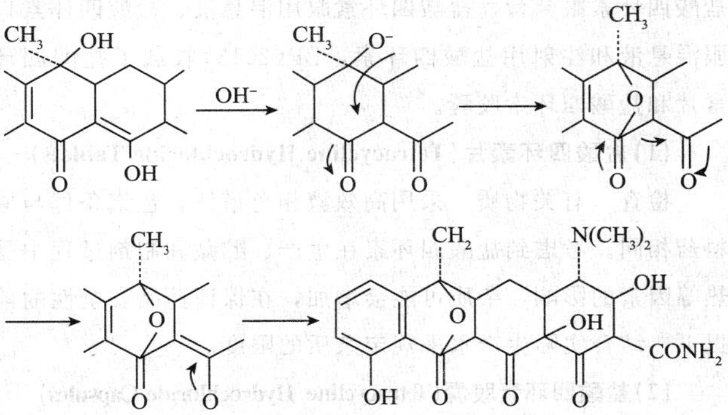

(Ⅲ)

差向四环素为淡黄色，因其不稳定又易变成黑色。脱水四环素为橙红色，差向脱水四环素为砖红色。此类杂质的存在均可使本品外观色泽变深。

比旋度 本品 10mg/ml 的 0.01mol/L 盐酸溶液，比旋度为-240°至-258°，BP(2013)本品 10mg/ml 的 0.1mol/L 盐酸溶液，比旋度为-240°至-255°，USP(36)本品 5mg/ml 的 0.1mol/L 盐酸溶液，比旋度为-240°至-255°。实验表明以 0.01mol/L 和 0.1mol/L 盐酸溶液为溶剂所测得的比旋度的数据基本一致，若在盐酸四环素中加入差向四环素，随差向四环素含量的增加比旋度增大。

【鉴别】(1)四环素类抗生素均能与硫酸呈颜色反应。本品与硫酸作用显深紫色，盐酸土霉素与硫酸作用显深朱红色，金霉素与硫酸作用显橄榄绿色。依显色反应的颜色，可以区分四环素类抗生素。且本品的酚羟基能与三氯化铁作用呈红棕色。

(2)在含量测定项下记录的色谱图中，供试品溶液主峰的保留时间应与对照品溶液主峰的保留时间一致。

(3)本品的红外光吸收图谱应与对照的图谱(光谱集 332 图)一致，本品的红外光吸收图谱显示的主要特征吸收如下[3]。

特征谱带(cm^{-1})	归属	
3350，3300	羟基，酰胺	$\nu_{O-H,N-H}$
3100～2400	胺盐	ν_{NH}
1670	酰胺	$\nu_{C=O}$
1620，1580	共轭酮	$\nu_{C=O}$
1450	芳环	$\nu_{C=C}$
865	取代苯	γ_{3H}

(4)本品为四环素盐酸盐，其水溶液显氯化物鉴别反应。

【检查】酸度 本品 10mg/ml 的水溶液，pH 值为1.8～2.8。

溶液的澄清度 本品为四环素碱的成盐产物。为了增加制剂的安全性，控制注射用原料药中四环素碱及其他不溶性杂质的量，而制订该检查项。

有关物质 采用高效液相色谱法进行检查。

中国药典(2005)以 C18 色谱柱，pH 8.3 草酸铵-二甲基甲酰胺-0.2mol/L 磷酸氢二铵流动相系统，采用校正后的自身对照法控制有关物质的量。USP(33)以 C8 色谱柱，pH 7.6～7.7 的草酸铵-二甲基甲酰胺-磷酸氢二铵流动相系统，采用杂质对照品法控制有关物质的量。BP(2009)和 JP(15)均采用苯基柱，以叔丁醇-pH 值 9.0 磷酸盐缓冲液-四丁基氢氧化铵硫酸盐-EDTA-Na_2 为流动相系统，BP(2009)用杂质对照品法，JP(15)采用未校正的自身对照法控制有关物质的量。BP(2009)等所用方法色谱柱为苯基交联柱，流动相系统组成复杂。中国药典(2005)和 USP(33)所述方法的流动相中含有较高浓度的草酸铵，在日常检验中常发生草酸铵析出、损坏色谱柱的现象。

中国药典(2010)建立了新的 HPLC 系统。用十八烷基硅烷键合硅胶为填充剂，醋酸铵溶液［0.15mol/L 醋酸铵溶液-0.01mol/L 乙二胺四醋酸二钠溶液－三乙胺(100：10：1)，用醋酸调节 pH 值至 8.5］-乙腈(83：17)为流动相，检测波长为 280nm。该系统能有效地检出多个杂质，分离效果及重复性良好(图 1、图 2)。中国药典(2015)未作修订。

实验表明，该色谱条件下各杂质之间及杂质与主峰之间均能得到较好分离。因此，以各杂质对照品与盐酸四环素对照品的混合溶液进行系统适用性试验，规定 4-差向四环素、土霉素、差向脱水四环素、盐酸四环素、盐酸金霉素峰间的分离度均应符合要求，由于金霉素峰形较宽，规定盐酸金霉素及脱水四环素峰间的分离度应不小于 1.0。

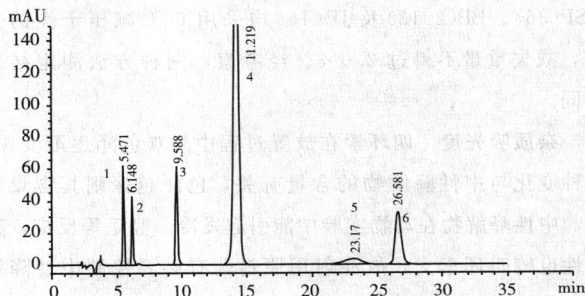

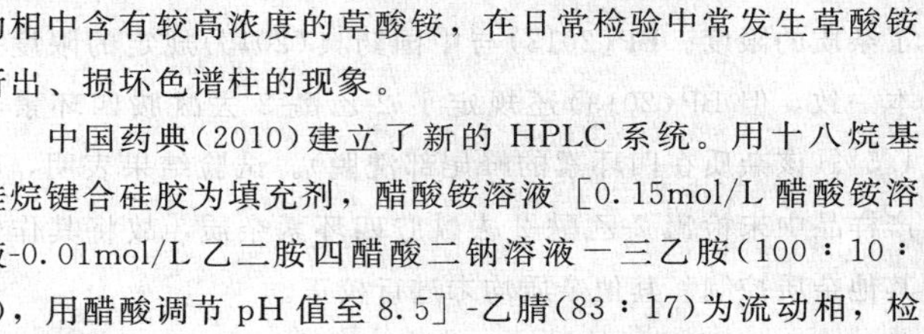

图 1 系统适用性试验的色谱图

1. 4-差向四环素；2. 土霉素；3. 差向脱水四环素；4. 四环素；5. 金霉素；6. 脱水四环素

色谱柱：Phenomonex Luna C18(250mm×4.6mm，5μm)

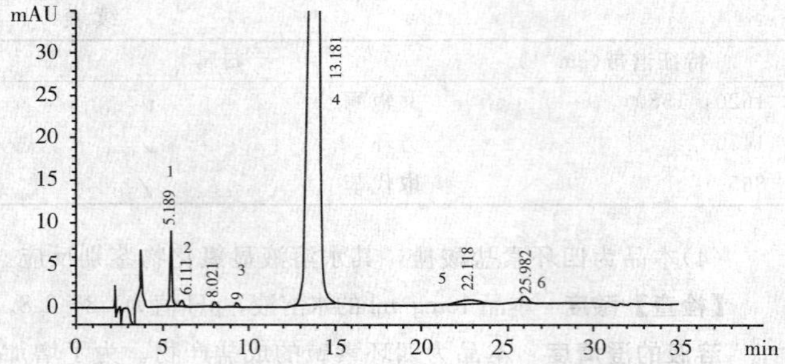

图2 盐酸四环素有关物质色谱图

1. 4-差向四环素；2. 土霉素；3. 差向脱水四环素；

4. 四环素；5. 金霉素；6. 脱水四环素

色谱柱：Phenomonex Luna C18(250mm×4.6mm，5μm)

使用 Agilent Extend-C18 柱（250mm×4.6mm，5μm)、Welch XB-C18 柱（250mm×4.6mm，5μm）及 Phenomonex Luna C18 柱(250mm×4.6mm，5μm)三种不同品牌的色谱柱进行试验，结果良好。

以加校正因子的主成分自身对照法计算杂质的量。经实验，盐酸四环素、土霉素、4-差向四环素、盐酸金霉素、脱水四环素和差向脱水四环素的校正因子分别为 1.0、1.0、1.42、1.39、0.48 和 0.62，结合国内产品的实际情况规定了杂质的限度。BP(2013)与中国药典(2015)规定的限度基本一致，但 BP(2013)还规定了 2-乙酰-2 去酰胺四环素≤1.5%(该杂质在四环素的峰尾部洗脱)。试验结果表明，国产样品中未检出 2-乙酰-2 去酰胺四环素杂质，故将其作为其他杂质控制。其他杂质均未进行校正。

采用逐步稀释法测定，该方法的最小检出浓度为 0.1μg/ml，最小检出限为 0.02%，最小定量浓度为 0.5μg/ml，最小定量限为 0.1%。在 0.5～50μg/ml 范围内线性关系良好。经稳定性考察，供试品溶液(0.5mg/ml)室温放置 1 小时后四环素杂质的量逐渐增加，故标准规定“临用现制”。

干燥失重 中国药典(2015)规定在 105℃干燥至恒重，减失重量不得过 1.0%(供口服用)或 0.5%(供注射用)。USP(36)、BP(2013)及 JP(16)均采用 60℃减压干燥的方法，减失重量不得过 2.0%。经考察，两种方法测定结果相同。

杂质吸光度 四环素在放置过程中外观色泽逐渐变深，这种变化与中性降解物的含量有关，色泽越深则其含量越高。中性降解物在动物实验中能引起发冷、竖毛等反应，其毒性也较四环素大，故注射用原料药有必要控制中性降解物。530nm 波长处的吸光度可用以控制此类物质的量。测定时温度越高，加氢氧化钠溶液后放置的时间越长，则吸光度越高，因此需严格控制实验温度和放置时间。

热原 供注射用原料需进行热原检查。

无菌 供注射用原料进行无菌检查。经金黄色葡萄球菌和大肠埃希菌不同冲洗量的比较实验结果表明，大肠埃希菌最为敏感，故以该菌作为阳性对照菌。中国药典(2015)规定取供注射用原料药 15g，制成 30mg/ml 的 0.1%无菌蛋白胨水溶液，经薄膜过滤法处理，用 0.1%无菌蛋白胨水溶液分次冲洗(每膜不少于 500ml)，以大肠埃希菌作为阳性对照菌，依法检查，应符合规定。

【含量测定】 采用高效液相色谱法测定。

以外标法定量，盐酸四环素在 0.07～0.15mg/ml 范围内线性关系良好，线性方程为：$A=17.2C+30.473$，相关系数为 0.9997($n=6$)。重复性试验 RSD 为 0.30%($n=9$)。供试品溶液(浓度为 0.1mg/ml)在室温放置 12 小时内稳定。

【制剂】 中国药典(2015)收载了盐酸四环素片、盐酸四环素胶囊和注射用盐酸四环素。USP(36)收载了盐酸四环素片、盐酸四环素胶囊、盐酸四环素软膏、盐酸四环素散剂、盐酸四环素眼药膏、盐酸四环素眼用混悬液、盐酸四环素口服混悬液和注射用盐酸四环素，BP(2013)收载了盐酸四环素片和盐酸四环素胶囊。

(1)盐酸四环素片(Tetracycline Hydrochloride Tablets)

检查 有关物质 采用高效液相色谱法，色谱条件与原料药相同。考虑到盐酸四环素在生产、贮藏和制剂过程中受热等因素的影响，杂质可能会增加，在保证药品安全性的前提下，结合实际生产水平规定杂质的限度。

(2)盐酸四环素胶囊(Tetracycline Hydrochloride Capsules)

检查 有关物质 采用高效液相色谱法，色谱条件与原料药相同。考虑到盐酸四环素在生产、贮藏和制剂过程中受热等因素的影响，杂质可能会增加，在保证药品安全性的前提下，结合实际生产水平规定杂质的限度。

(3)注射用盐酸四环素(Tetracycline Hydrochloride for Injection)

检查 有关物质 采用高效液相色谱法，色谱条件与原料药相同。盐酸四环素在生产、贮藏和制剂过程中所产生的异构体，降解产物等在临床上可引起 Fanconi 症候群症状，考虑到注射剂的安全性，规定本品有关物质的限度同原料药。

参考文献

[1] 国家药典委员会．中华人民共和国临床用药须知化学药和生物制品卷［M］．北京：人民卫生出版社，2005：529.

[2] 胡昌勤，刘炜．抗生素微生物检定法及其标准操作［M］．北京：气象出版社，2004.

[3] Florey，K. Analytical Profiles of Drug Substances：Vol. 18［M］. New York：Academic Press，1984：603.

撰写 杨 倩 沈映华 天津市药品检验研究院

复核 邵建强 天津市药品检验研究院

盐酸半胱氨酸

Cysteine Hydrochloride

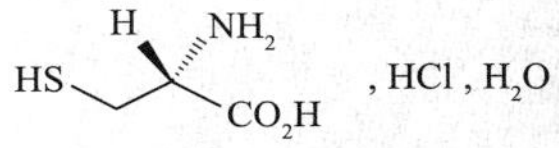

$C_3H_7NO_2S \cdot HCl \cdot H_2O$　175.64

化学名：L-2-氨基-3-巯基丙酸盐酸盐一水合物

L-2-Amino-3-sulfanylpropanoic acid hydrochloride monohydrate

其他英文名：Cysteine Hydrochloride Monohydrate

CAS 号：[7048-04-6]；半胱氨酸 [52-90-4]

本品为含硫氨基酸，属非必需氨基酸。在生物体内，由甲硫氨酸的硫原子与丝氨酸的羟基氧原子相置换后经由胱硫醚而合成。本品参与细胞的还原过程和肝脏内的磷脂代谢，保护肝细胞不受损害，促使肝脏功能旺盛，同时能刺激造血机能，增加白细胞和促进皮肤损伤的恢复。从 L-半胱氨酸出发可生成谷胱甘肽。分子中含有活性的巯基，具有许多重要的生理功能，如增强肝功能、解除苯中毒、化痰、促进毛发生长和防止食品氧化等，广泛应用于医药、食品添加剂、化妆品和饲料行业。本品具有还原性，有抗氧化和防止非酶性褐变作用，小白鼠经口 LD_{50} 为 3.46mg/kg。

除中国药典(2015)收载外，BP(2013)、Ph. Eur.(7.0)、USP(36)及 JP(16)均收载了本品。

【制法概要】工业上主要通过毛发酸水解生成 L-胱氨酸，经化学还原(如锡-盐酸法、铁-盐酸法)[1]或电解还原成 L-半胱氨酸，该工艺生产率低，且酸水解过程产生大量刺激性气体和废酸污染环境。1977 年，日本从土壤中分离出嗜硫氮杂环戊烯假单胞菌，可以转化 DL-2-氨基-Δ^2-噻唑啉-4-羧酸(DL-ATC)合成 L-半胱氨酸[2]，并实现了工业化生产，该法耗能低、产率高。

本品对酸稳定，在中性和碱性溶液中易被空气氧化为胱氨酸，微量铁及重金属可促进其氧化。其盐酸盐较稳定，故一般都制成盐酸盐。

【性状】本品为白色、类白色或无色结晶或结晶性粉末；有臭，味酸，水溶液呈酸性反应。熔点为 175℃。本品在水中易溶，在乙醇中略溶，在丙酮、苯、乙醚、乙酸乙酯和四氯化碳中几乎不溶。

比旋度　本品 80mg/ml 的 1mol/L 盐酸溶液的比旋度为 +5.5°至+7.0°。

【鉴别】(1)薄层色谱鉴别：中国药典(2005)无此项，中国药典(2010)增订。中国药典(2015)未作修订。

(2)本品的红外光吸收图谱(光谱集 816 图)显示的主要特征如下。

特征谱带(cm^{-1})	归属
3360	羧基　ν_{O-H}
3200～2400	胺盐　$\nu_{\overset{+}{N}H_3}$
2560	巯基　ν_{S-H}
1750	羧基　$\nu_{C=O}$
1570，1520	胺盐　$\delta_{\overset{+}{N}H_3}$

【检查】酸度　本品 1%水溶液的 pH 值约为 1.7，限度为 1.5～2.0。

溶液的透光率　本品 50mg/ml 的水溶液透光率不得低于 98.0%。

含氯量　本品为盐酸盐，氯离子与硝酸银反应生成沉淀，剩余的硝酸银用硫氰酸铵测定，理论含氯量为 20.2%，限度为 19.8%～20.8%。

其他氨基酸　中国药典(2010)中供试品溶液的配制、展开剂均与中国药典(2005)不同，参照 BP(2009)增加了系统适用性试验。系统适用性溶液(图 1、图 2 中 A)中盐酸半胱氨酸与酪氨酸均清晰分离。如供试品溶液中添加了 0.5%酪氨酸作为杂质(图 1、图 2 中 B)，酪氨酸与盐酸半胱氨酸主斑点均能清晰分离。灵敏度检测见图 3，盐酸半胱氨酸的最低检测量为 0.05μg，相当于限度 0.1%。在试验中发现，*N*-乙基顺丁烯二酰亚胺微溶于水，易溶于乙醇，其作用为保护半胱氨酸的巯基，避免使其氧化成胱氨酸，按中国药典(2005)配制 2%*N*-乙基顺丁烯二酰亚胺溶液，为白色混悬液，而按 BP(2009)配制 4%*N*-乙基顺丁烯二酰亚胺乙醇溶液，为无色澄清液体。在薄层色谱图中(图 1 中 C)，半胱氨酸与胱氨酸能很好分离。中国药典(2015)未作修订。

图 1、图 2 中 A、B、C、D 代表以下溶液。

A：系统适用性溶液(盐酸半胱氨酸 0.4mg/ml，酪氨酸 0.4 mg/ml)

B. 供试品溶液，含 0.5%酪氨酸(盐酸半胱氨酸 10mg/ml，酪氨酸 0.05 mg/ml)

C. 胱氨酸：0.05mg/ml

D. 对照溶液(盐酸半胱氨酸 0.05mg/ml)

展开剂：冰醋酸-水-正丁醇(1：1：3)

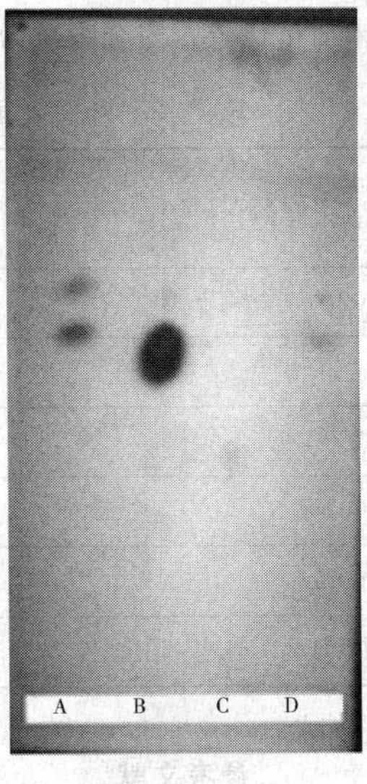

图 1　薄层色谱图

A. 系统适用性溶液

B. 供试品溶液中添加 0.5%酪氨酸

国产薄层板：来源上海东方药品科技实业有限公司

R_f：盐酸半胱氨酸 0.63，酪氨酸 0.72

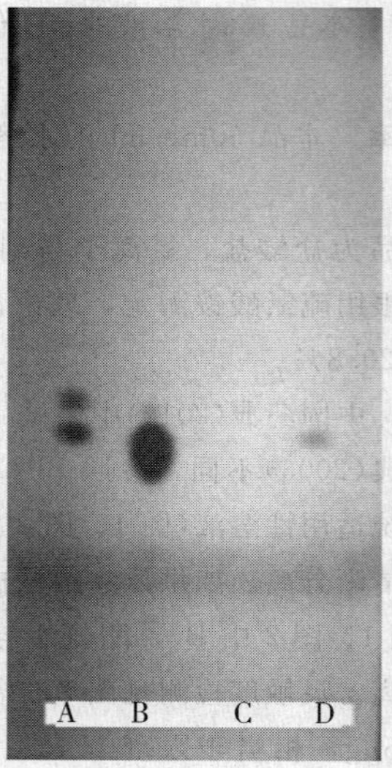

图 2　薄层色谱图

A. 系统适用性溶液

B. 供试品溶液中添加 0.5%酪氨酸

进口薄层板：Merck silica gel 60

R_f：盐酸半胱氨酸 0.46，酪氨酸 0.52

干燥失重　本品含一分子结晶水，理论含水量为 10.2%，限度为 8.0%～12.0%。

硫酸盐、铁盐、重金属、砷盐、炽灼残渣系控制本品水解或发酵、纯化等工艺过程中的一般杂质，各国药典收载比较见表 1。

热原　在复方氨基酸制剂中本品临床每小时用药最大剂量是静脉滴注每千克体重约 2mg（按复方氨基酸注射液处方中最大用量和每分钟 2ml 滴注用量估计），内毒素计算限值约为 2500EU/g。中国药典（2015）规定本品热原检查限值为 150mg/kg，与临床剂量比较，安全系数为 75。

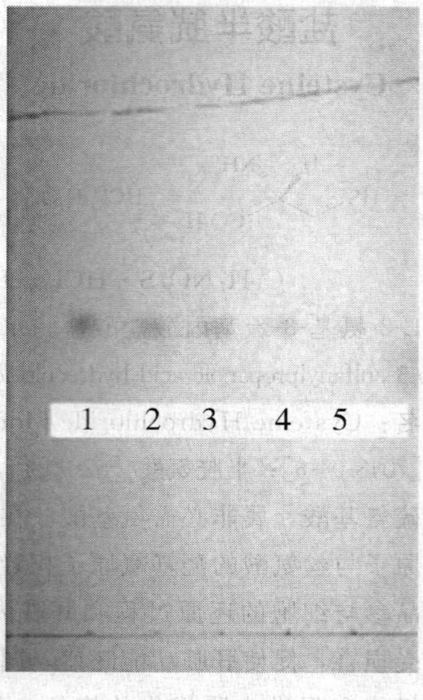

图 3　灵敏度检测薄层色谱图

1. 盐酸半胱氨酸 0.25μg，明显可见；2. 盐酸半胱氨酸 0.2μg，明显可见；3. 盐酸半胱氨酸 0.15μg，明显可见；4. 盐酸半胱氨酸 0.1μg，明显可见；5. 盐酸半胱氨酸 0.05μg，可见

【含量测定】本品具有还原性，可与碘发生氧化还原反应，剩余的碘用硫代硫酸钠测定。

【制剂】中国药典（2015）与 BP（2013）、JP（16）均未收载本品的制剂，USP（36）收载了盐酸半胱氨酸注射液。国家药品标准中复方氨基酸注射液（18AA-Ⅰ、18AA-Ⅲ、18AA-Ⅳ、18AA-Ⅴ）、小儿复方氨基酸注射液（18AA-Ⅰ、18AA-Ⅱ）、复方氨基酸注射液（20AA、9AA、15AA）中均添加有盐酸半胱氨酸。

表 1　盐酸半胱氨酸各国药典部分检查项比较

项目＼标准	中国药典（2015）	USP（36）	BP（2013）/Ph. Eur.（7.0）	JP（16）
硫酸盐	≤0.02%	≤0.03%	≤0.03%	≤0.021%
铵盐	—	—	≤0.02%	≤0.02%
炽灼残渣	≤0.1%	≤0.4%	≤0.1%	≤0.1%
铁盐	≤0.001%	≤0.003%	0.002%	10ppm
重金属	≤10ppm	≤0.0015%	10ppm	10ppm
砷盐	≤0.0001%	—	—	—

参考文献

[1] 张殷全，梁锡雄．用铁-盐酸还原法制备 L-半胱氨酸［J］．化工时刊，2002（3）：46-47.

[2] 刘忠，杨文博，白钢．微生物酶法合成 L-半胱氨酸和 L-胱氨酸［J］．微生物学通报，2003，30（6）：16-21.

撰写　陈妙芬　上海市食品药品检验所

复核　陈　钢　上海市食品药品检验所

盐酸头孢他美酯

Cefetamet Pivoxil Hydrochloride

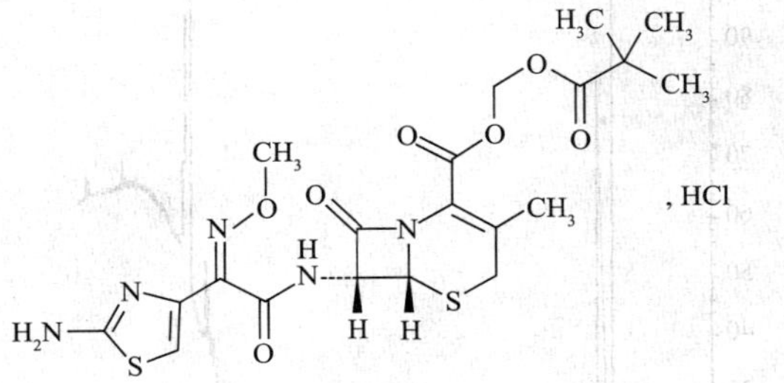

$C_{20}H_{25}N_5O_7S_2 \cdot HCl$　548.04

化学名：(6*R*,7*R*)-3-甲基-7-[(*Z*)-2-(2-氨基-4-噻唑基)-2-(甲氧亚氨基)乙酰氨基]-8-氧代-5-硫杂-1-氮杂双环[4.2.0]辛-2-烯-2-甲酸新戊酰氧甲酯盐酸盐

pivaloyloxymethyl-(6*R*, 7*R*)-3-methyl-7-[(*Z*)-2-(2-amino-4-thiazolyl)-2-(methoxyimino) acetylamino]-8-oxo-5-thia-1-azabicyclo[4.2.0]oct-2-ene-2-carboxylate hydrochloride

英文名：Cefetamet Pivoxil(INN)Hydrochloride

CAS 号：[111696-23-2]

本品为第三代广谱头孢菌素类抗生素，对链球菌属(粪链球菌除外)和肺炎链球菌等革兰阳性菌、大肠埃希菌、流感嗜血杆菌、克雷伯菌属、沙门菌属、志贺菌属和淋病奈瑟球菌等革兰阴性菌都有很强的抗菌活性，尤其对头孢菌素敏感性低的沙雷菌属、吲哚阳性变形杆菌、肠杆菌属及柠檬酸菌属的抗菌活性明显；对细菌产生的β-内酰胺酶稳定；对假单胞杆菌、支原体、衣原体和肠球菌等耐药性微生物无效。本品口服后，经过肠黏膜或首次经过肝脏时被迅速代谢，在体内转变为有抗菌活性的头孢他美(头孢他美酸)而发挥杀菌作用。

本品最早由日本武田公司于 1976 年研制成功，此后，瑞士罗氏(Roche)公司从武田公司取得独家特许权进行开发，1992 年 11 月在墨西哥以商品名 Globocef 首次上市，国内浙江震元制药有限公司于 2001 年生产并上市。除中国药典(2015)收载外，日抗基(2000)及 JP(14)也有收载。

【制法概要】可以 7-ADCA 为起始原料与 AE 活性酯反应生成头孢他美，后者再与特戊酰碘甲基酯反应生成头孢他美酯，继与盐酸作用生成盐酸头孢他美酯。

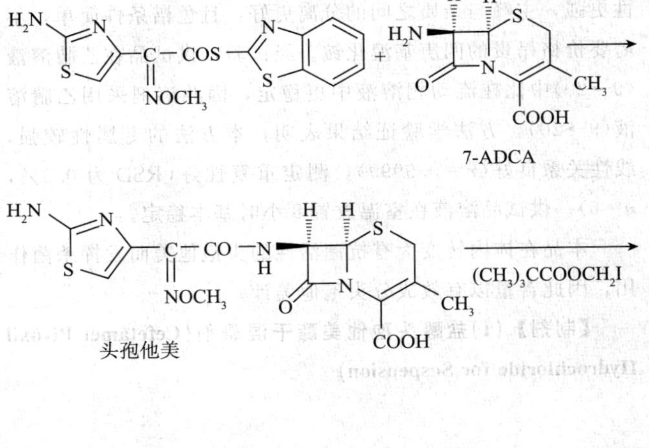

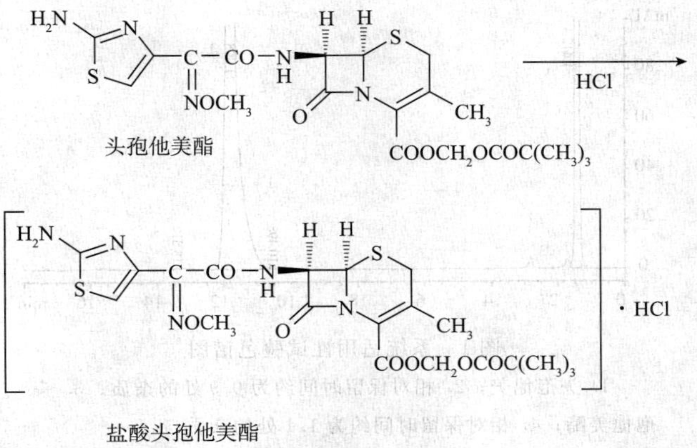

【性状】本品对光、热和湿的稳定性较差，分解后变黄，根据实样观察及稳定性试验结果，外观定为白色至淡黄色结晶性粉末。

比旋度　随着产品质量和含量的提高，比旋度值变大。因此，根据国内主要厂家产品的实际情况，将限度从+76°至+84°[JP(14)]修订为+78°至+86°。

【鉴别】本品的红外光吸收图谱显示的主要特征吸收如下。

特征谱带(cm^{-1})	归属	
3300～2800	胺盐	$\nu_{\overset{+}{N}H_3}$
3050	芳氢	ν_{CH}
1780	内酰胺	$\nu_{C=O}$
1750	酯	$\nu_{C=O}$
1655	共轭酮	$\nu_{C=O}$
1630	酰胺(Ⅰ)	$\nu_{C=O}$
1565	酰胺(Ⅱ)	δ_{N-H}

【检查】有关物质　本品在合成过程中会带入起始原料 7-ADCA 和中间体 AE 活性酯、头孢他美，且本品的稳定性较差，易产生分解产物。采用 HPLC 法对有关物质进行控制，色谱条件同含量测定，盐酸头孢他美酯与起始原料、中间体能达到基线分离，可有效地检出强力破坏试验(碱破坏、酸破坏、高温破坏、强光照射破坏和氧化破坏)产生的分解产物，本品中存在的主要分解产物是头孢他美。检测限为 0.4μg/ml。JP(14)未列此项检查，注另有规定。

使用 4 个品牌填料的色谱柱：Alltima C18 柱(5μm，150mm×4.6mm)、Shim VP-ODS 柱(5μm，150mm×4.6mm)、Luna C18 柱(5μm，150mm×4.6mm)、Agela Venusil XBP C18 柱(5μm，150mm×4.6mm)，分别在 HP1100 液相色谱仪上进行耐用性考察，分离效果均较好(图 1、图 2)。

今后的研究工作拟应用现代分析技术鉴定各杂质的结构，并作为已知杂质进行控制，分离系统采用梯度洗脱 HPLC 法。

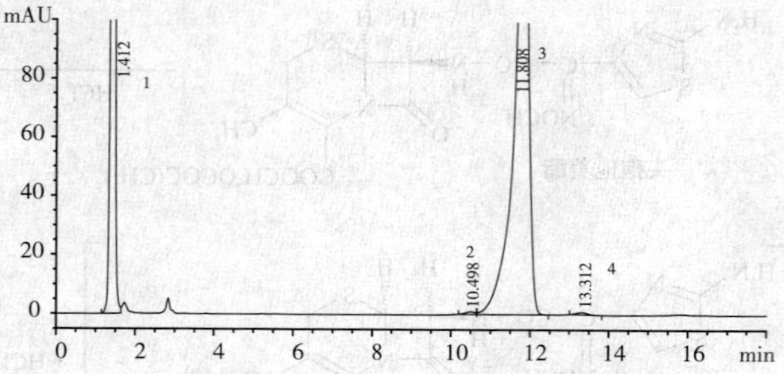

图1　系统适用性试验色谱图

1. 头孢他美；2. 相对保留时间约为0.9处的杂质；3. 头孢他美酯；4. 相对保留时间约为1.1处的杂质

色谱柱：Shim VP-ODS(150mm×4.6mm，5μm)

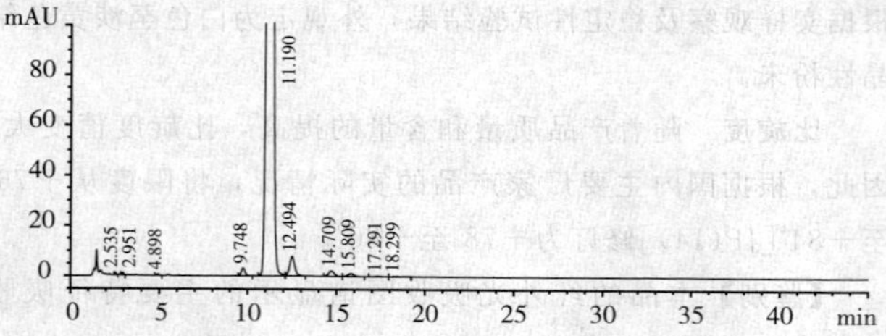

图2　样品有关物质典型色谱图

色谱柱：Shim VP-ODS(150mm×4.6mm，5μm)

残留溶剂　国内主要制药公司在合成过程中使用的溶剂包括异丙醇、乙酸乙酯、丙酮和二甲基甲酰胺。根据中国药典(2015)四部通则残留溶剂检查法的要求，采用毛细管气相色谱法测定，低沸点的异丙醇、乙酸乙酯和丙酮检查采用顶空进样法，高沸点的二甲基甲酰胺检查采用溶液直接进样法[1]。

盐酸头孢他美酯为疏水性药物，且在酸碱中不稳定，不能直接用水或酸碱溶液作为溶剂溶解。经试验，可用二甲基亚砜作为溶剂溶解盐酸头孢他美酯，且无基质效应，回收率较高。

采用甲基聚硅氧烷柱(HP-1)检查异丙醇、乙酸乙酯与丙酮，结果显示，有1个降解产物峰干扰测定，且异丙醇峰形不佳，改用6%氰丙基苯基-94%二甲基聚硅氧烷(DB-624)柱，仍有1个降解产峰干扰异丙醇的测定，而用聚乙二醇-20M(HP-INNOWAX)柱，则峰形较好，待测溶剂之间、待测溶剂与降解产物之间均能达到基线分离。平衡温度为105℃时盐酸头孢他美酯可产生1个很大的降解产物(保留时间约为2.5分钟)，故应采用尽可能低的平衡温度和平衡时间。当平衡温度为60℃时该降解产物的量可降低约25倍，因此平衡条件选择为60℃平衡时间为20分钟。

分别采用5%苯基-95%甲基聚硅氧烷(HP-5)柱和聚乙二醇-20M(HP-INNOWAX)柱检查二甲基甲酰胺，结果显示，二甲基甲酰胺峰形不佳，改用6%氰丙基苯基-94%二甲基聚硅氧烷(DB-624)柱，二甲基甲酰胺峰形较好。试验系列柱温(100℃，110℃，120℃)，结果表明，柱温为120℃时，二甲基甲酰胺与其他成分之间不能基线分离，柱温为100℃时，二甲基甲酰胺保留时间适宜且与其他成分之间达到基线分离(图3、图4)。

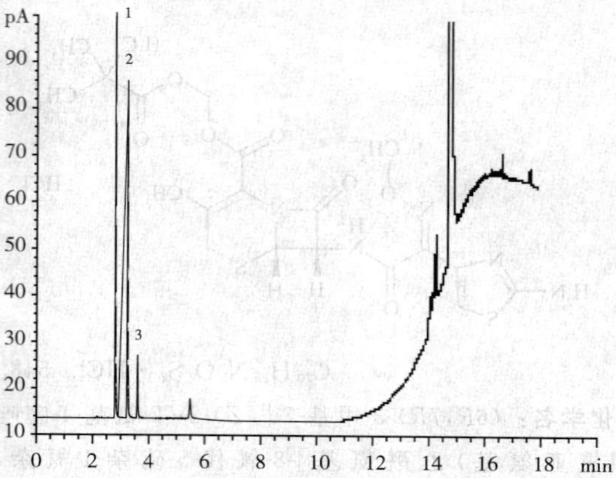

图3　异丙醇、乙酸乙酯与丙酮对照品混合溶液GC色谱图

1. 丙酮；2. 乙酸乙酯；3. 异丙醇

色谱柱：Innowax(30m×0.32mm×0.25μm)

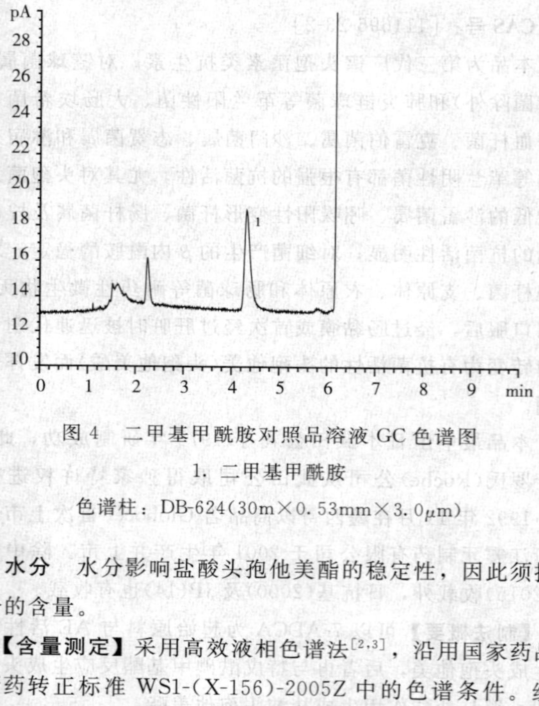

图4　二甲基甲酰胺对照品溶液GC色谱图

1. 二甲基甲酰胺

色谱柱：DB-624(30m×0.53mm×3.0μm)

水分　水分影响盐酸头孢他美酯的稳定性，因此须控制水分的含量。

【含量测定】采用高效液相色谱法[2,3]，沿用国家药品标准新药转正标准WS1-(X-156)-2005Z中的色谱条件。经与日抗基含量测定方法比较，测定结果基本一致，但本法专属性更强，主峰与杂质之间的分离更好，且色谱条件简单，不需要价格昂贵的四庚基溴化铵。经试验，供试品在乙腈溶液(9→20)中比在流动相溶液中更稳定，因此溶剂采用乙腈溶液(9→20)。方法学验证结果表明，本方法的专属性较强，线性关系良好($r=0.9999$)，测定重复性好(RSD为0.3%，$n=6$)。供试品溶液在室温放置8小时基本稳定。

本品在体内转变为有抗菌活性的头孢他美而发挥杀菌作用，因此含量以有效成分头孢他美计。

【制剂】(1)盐酸头孢他美酯干混悬剂(Cefetamet Pivoxil Hydrochloride for Suspension)

本品仅中国药典(2015)收载，国外药典未见收载。

盐酸头孢他美酯制剂标准中设立了方法简便且专属性强的薄层色谱法为第二套鉴别方案，以满足基层单位的检定需求。

有关物质　本品中的辅料较多，测试了国内主要厂家产品的辅料的色谱行为，辅料通常在溶剂峰(头孢他美酯峰相对保留时间0.20)处洗脱，因此质量标准中规定计算有关物质时，除去溶剂峰和辅料峰(头孢他美酯峰相对保留时间0.20处之前的峰)。

溶出度　考虑到干混悬剂的剂型特点，采用桨法，转速为每分钟50转，将取样时间订为30分钟，溶出曲线见图5。

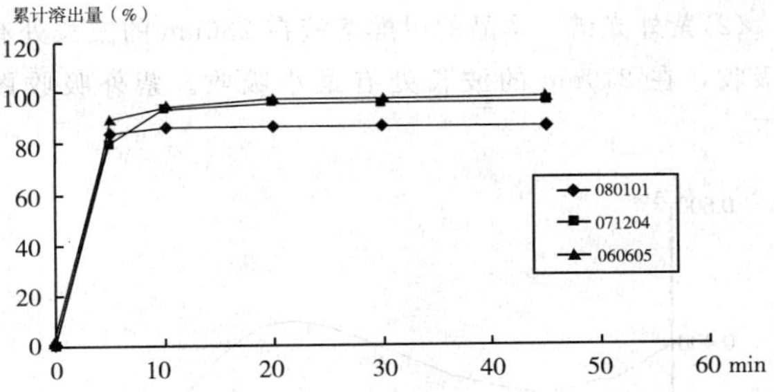

图5　3家厂家盐酸头孢他美酯干混悬剂溶出曲线

(2)盐酸头孢他美酯片(Cefetamet Pivoxil Hydrochloride Tablets)

本品除中国药典(2015)收载外，日抗基(2000)也有收载。

取本品的细粉适量，加0.1mol/L盐酸溶液振摇使盐酸头孢他美酯溶解并制成每1ml中约含10μg的溶液，紫外扫描，在263nm的波长处有最大吸收(图6)。

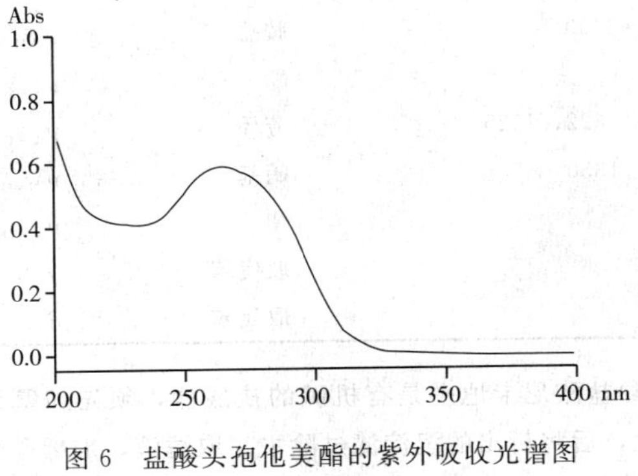

图6　盐酸头孢他美酯的紫外吸收光谱图

盐酸头孢他美酯属水难溶性药物，制剂的处方及制备工艺对本品的溶出度影响较大，须控制本品的溶出度。方法学验证的结果表明，本方法的线性关系良好($r=0.9999$)，回收率较高(平均回收率为100.2%，RSD=0.6%)，辅料不干扰测定。本品的新药转正标准中的溶出度检查采用桨法和为每分钟100转的转速，经试验转速选择为每分钟75转，取样时间为45分钟，溶出曲线见图7，各厂家产品溶出曲线有差异。日抗基(2000)未列此项检查。

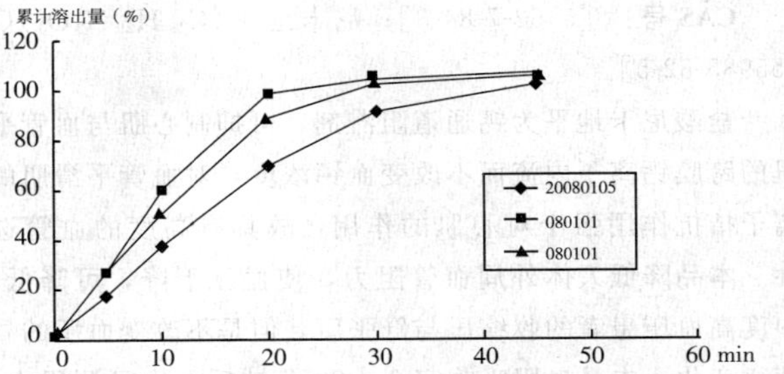

图7　3家厂家盐酸头孢他美酯片的溶出曲线

(3)盐酸头孢他美酯胶囊(Cefetamet Pivoxil Hydrochloride Capsules)

本品仅中国药典(2015)收载，国外药典未见收载。

本品的质量较轻，溶出度检查时漂浮在溶出介质表面，因此采用篮法较适宜。气泡对本品溶出度影响较大，因此溶出介质的脱气应彻底。

参考文献

[1] 刘颖，胡昌勤．盐酸头孢他美酯质量标准残留溶剂检查方法的标准化研究[J]．药物分析杂志，2007，27(1)：106-112.

[2] Lisoni M. Morsch, Celso F. Bittencourta. LC method for the analysis of cefetamet pivoxil hydrochloride in drug substance and powder for oral suspension [J]. J Pharma Biomed Anal, 2002, 30(3): 643-649.

[3] 王建．盐酸头孢他美酯及片剂的HPLC测定[J]．药物分析杂志，1999，19(4)：264-266.

撰写　王　建　　浙江省食品药品检验研究院

复核　洪利娅　王知坚　殷国真　浙江省食品药品检验研究院

盐酸尼卡地平

Nicardipine Hydrochloride

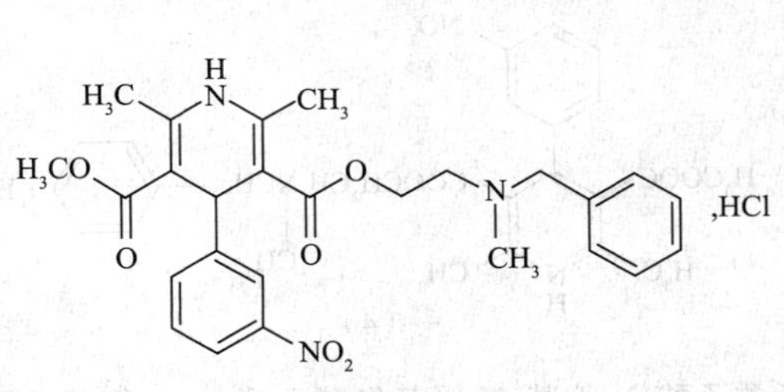

$C_{26}H_{29}N_3O_6 \cdot HCl$　515.99

化学名： 2,6-二甲基-4-(3-硝基苯基)-1,4-二氢吡啶-3,5-二羧酸,3-[β-(*N*-苄基-*N*-甲基)氨基]乙酯-5-甲酯盐酸盐

1,4-dihydro-2,6-dimethyl-4-(3-nitrophenyl)-3,5-pyridinedicarboxylic acid methyl-2-[methy(phenyl-methyl)aminolethyl ester hydrochloride

英文名： Nicardipine Hydrochloride

异名： 尼卡地平；佩尔地平；硝苯苄胺啶；盐酸诺拉替坦

CAS 号：［5452-7-84-3］；尼卡地平($C_{26}H_{29}N_3O_6$)CAS［55985-32-5］

盐酸尼卡地平为钙通道阻滞剂，可抑制心肌与血管平滑肌的跨膜钙离子内流而不改变血钙浓度，对血管平滑肌的钙离子拮抗作用强于对心肌的作用，故具有高度的血管选择性。本品降低人体外周血管阻力，使血压下降，可降低轻、中度高血压患者的收缩压与舒张压，但是不改变血压的昼夜节律变化。本品口服吸收完全，20 分钟后血中可测得本品，血药浓度峰值出现于服后 0.5～2 小时(平均 1 小时)，餐后服本品血药浓度较低。本品蛋白质结合率高(>95%)$t_{1/2\beta}$平均为 8.6 小时。在肝内代谢。本品 60%从尿中排出，35%从粪便排出。盐酸尼卡地平药物过量时可出现明显的低血压、心动过速、心悸、潮红、嗜睡、意识模糊和言语不清。静脉内给予葡萄糖酸钙有助于逆转钙内流阻断作用。

除中国药典(2015)收载外，JP(16)亦有收载。

【制法概要】1,4-二氢吡啶衍生物 1822 年由 Hantzsch 合成，1970 年报道硝苯地平因阻止内流而具有扩张冠状血管的作用，其药理作用受到重视。山之内制药株式会社中心研究所自 1969 年起研究 1,4-二氢吡啶衍生物的药理作用，发现阻止 Ca^{2+} 内流和扩张冠状血管的作用外，还具有扩张脑血管和抑制环腺苷磷酸二酯酶的作用。但 1,4-二氢吡啶衍生物不溶于水，如不添加表面活性剂或溶于有机溶剂，消化道的吸收就差，因此研究合成水溶性化合物，1972 年发现本品。国内现仅一家生产，合成工艺与《日本药局方解说书》第十五改正相同。

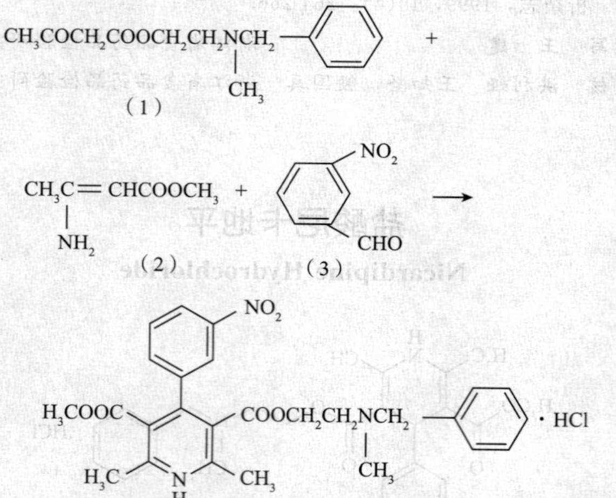

乙酰乙酸 *N*-苄基-*N*-甲基氨基乙酯(1)、氨基巴豆酸甲酯(2)及间硝基苯甲醛(3)混合后以油浴于 100℃加热搅拌 6 小时。让反应液进行柱层析。以三氯甲烷-丙酮(20∶1)洗脱，以薄层层析跟踪洗脱液，将含目的物的洗脱液浓缩。所得粉末溶于丙酮，用盐酸的饱和乙醇溶液调 pH 值至 1～2 后，浓缩，得盐酸尼卡地平(4)，将其用丙酮-乙醚结晶。

【性状】本品为淡黄色粉末或黄色的结晶性粉末。见光易分解。

盐酸尼卡地平因重结晶过程中温度控制的不同会得到α、β两种晶型。重结晶温度为室温时，得到α晶型，熔点为 179～185℃；重结晶温度在 5℃以下时，得到β晶型，熔点为 167～171℃。中国药典(2015)收载α晶型，JP(16)收载β晶型。

盐酸尼卡地平的 4 位碳是手性碳，故存在对映异构体。*S*(+)异构体的钙拮抗作用强于 *R*(−)异构体。中国药典(2015)收载本品的消旋体。JP(16)性状项下要求 1g 盐酸尼卡地平溶解在 20ml 甲醇中不显示旋光性。

吸收系数　本品在 236nm 的波长处的吸收系数为 507～539。

【鉴别】(1)盐酸尼卡地平结构为有机碱的盐酸盐，与雷氏盐(硫氰酸铬铵)的电离产物［$Cr(NH_3)_2(SCN)_4$］反应，生成粉红色沉淀的不溶性离子缔合物。

(2)紫外光谱　本品的甲醇溶液在 236nm 的波长处有最大吸收，在 219nm 的波长处有最小吸收。紫外吸收图谱如下。

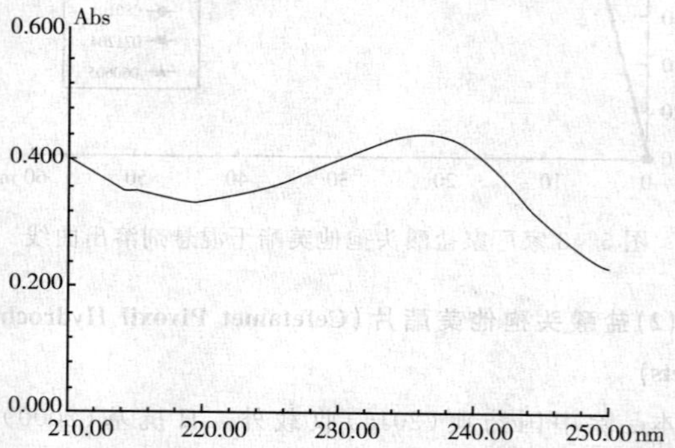

(3)红外光谱　本品的红外光吸收图谱(光谱集 334 图)，显示的主要特征吸收如下。

特征谱带(cm^{-1})	归属	
3160，3070	胺基	ν_{N-H}
2700～2400	胺盐	$\nu_{\overset{+}{NH}}$
1700	酯	$\nu_{C=O}$
1647，1622，1525	芳环	$\nu_{C=C}$
1495，1350	硝基	$\nu_{N=O}$
1210	酯	ν_{C-O}
762	取代苯	γ_{5H}
712	取代苯	$\delta_{环}$

(4)盐酸尼卡地平是有机碱的盐酸盐，须先加氨试液使呈碱性，后将析出的沉淀滤过除去。取滤液，加稀硝酸使呈酸性后，滴加硝酸银试液，即生成白色凝乳状沉淀。

【检查】有关物质

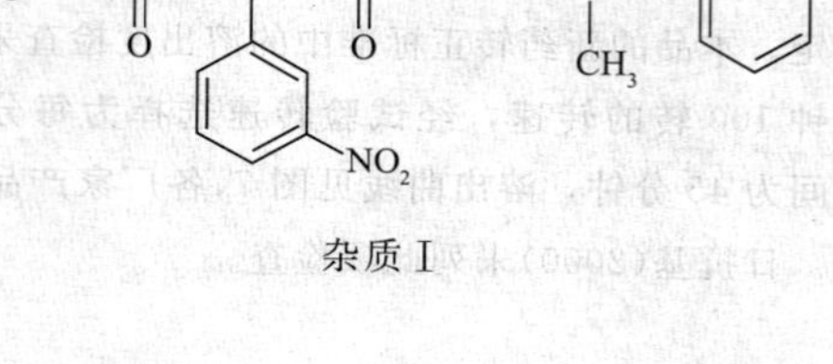

杂质Ⅰ

盐酸尼卡地平见光易降解为吡啶衍生物2,6-二甲基-4-(3-硝基苯基)-3,5-吡啶二甲酸-2-(*N*-苄基-*N*-甲基)乙酯甲酯(杂质Ⅰ)，该杂质不符合二氢吡啶药物的构效关系，无药理活性。采用HPLC法可准确测定盐酸尼卡地平杂质Ⅰ和其他有关物质。实验中应注意避光操作防止杂质Ⅰ的产生。

使用不同品牌色谱柱，盐酸尼卡地平与杂质Ⅰ的出峰顺序会出现改变。同时还应尽量选择25cm色谱柱使主成分与杂质Ⅰ实现较好的分离。

典型色谱图(如下)采用的色谱条件为：迪马 Diamonsil C18(4.5 mm×150 mm，5μm)。

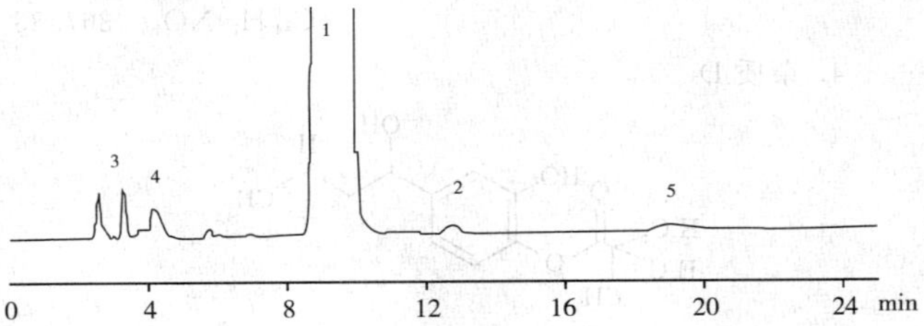

1. 盐酸尼卡地平；2. 杂质Ⅰ；3. 未知杂质1；
4. 未知杂质2；5. 未知杂质3

干燥失重 中国药典(2015)规定为在105℃干燥至恒重，减失重量不得过0.5%。

JP(16)规定略有不同，为在105℃干燥2小时，减失重量不得过1.0%

【含量测定】本品为有机碱的盐酸盐，在冰醋酸中呈碱性，故可用高氯酸非水溶液滴定法测定含量。由于盐酸的酸性较强，因此，当有机碱的盐酸盐溶于冰醋酸时，必须消除盐酸的干扰。一般采用加入过量的醋酸汞试液，使形成难电离的氯化汞，而有机碱的盐酸盐则转变成可测定的醋酸盐，然后再用高氯酸滴定，用结晶紫指示液指示终点，经电位法校正终点显蓝色。滴定结果用空白试验校正。

【制剂】中国药典(2015)收载了盐酸尼卡地平片、盐酸尼卡地平注射液、盐酸尼卡地平葡萄糖注射液。JP(16)仅收载盐酸尼卡地平注射液。本品所有制剂的检测项目均应在避光条件下进行检测。

(1)盐酸尼卡地平片(Nicardipine Hydrochloride Tablets)

有关物质和含量测定检测色谱条件同原料有关物质。

(2)盐酸尼卡地平注射液(Nicardipine Hydrochloride Injection)

中国药典(2015)与JP(16)标准主要项目比较见下表。

项目	中国药典(2015)	JP(16)
含量限度	90%～110%	93%～107%
最大吸收	236nm	235～239nm 351～355nm
最小吸收	219nm	—
pH值	3.5～5.0	3.0～4.5
细菌内毒素	5.0EU/mg	8.33EU/mg

有关物质和含量测定检测色谱条件同原料有关物质。

细菌内毒素　本品临床每小时用最大剂量是静脉注射每千克体重0.03mg，内毒素计算限值约为16.7EU/mg。中国药典(2015)规定本品细菌内毒素限值为5.0EU/mg，与内毒素计算值比较，安全系数为3.3。

(3)盐酸尼卡地平葡萄糖注射液(Nicardipine Hydrochloride and Glucose Injection)

经试验，由热原检查法改为细菌内毒素检查法，限值规定为0.50EU/ml。

撰写　柳小秦　罗　晶　陕西省食品药品监督检验研究院
复核　徐长根　刘海静　陕西省食品药品监督检验研究院

盐酸地匹福林

Dipivefrin Hydrochloride

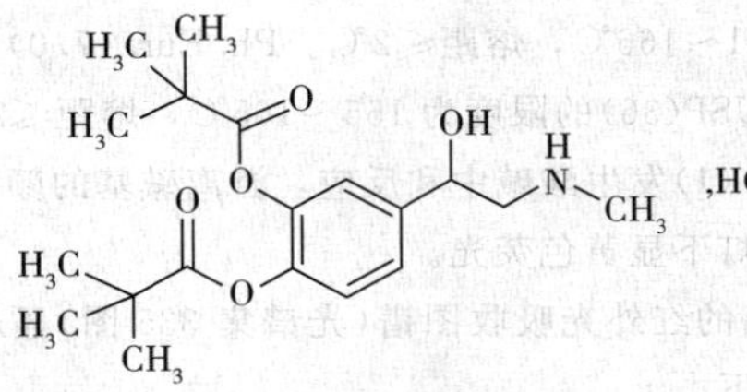

$C_{19}H_{29}NO_5 \cdot HCl$　387.90

化学名：(±)3,4-二羟基-α-[(甲氨基)甲基]苯甲醇-3,4-二新戊酸酯盐酸盐

(±)-3,4-dihydroxy-a-[(methylamino)methyl]-benzyl alcohol 3,4-dipivalate hydrochloride

英文名：Dipivefrin(INN) Hydrochloride

CAS号：[64019-93-8]

本品为肾上腺素的前药，自身没有药理活性，降眼压机制同肾上腺素，用于治疗开角型青光眼、高眼压症、色素性青光眼、新生血管性青光眼和手术时止血，以及与麻醉剂合用以延长麻醉时间。也可用于散瞳和患者瞳孔散大的鉴别诊断。本品通过胃肠壁被血液吸收后，1～4小时血药浓度达峰值，代谢的最终产物为3-甲氧基肾上腺素、二羟基扁桃酸和二羟基苯基乙二醇，代谢物大部分由尿排除，小部分由粪便排出。地匹福林滴眼液的使用浓度仅为肾上腺素的1/20～1/10，因此不良反应的发生率比肾上腺素少得多。

除中国药典(2015)收载外，BP(2013)、Ph. Eur.(7.0)、USP(36)亦有收载。

【制法概要】本品由INTERX RESEARCH CORP公司在1972年合成，并转由美国眼力健制药有限公司(Allergan, Inc.)开发，于1980年在美国上市。其工艺路线如下[1,2]。

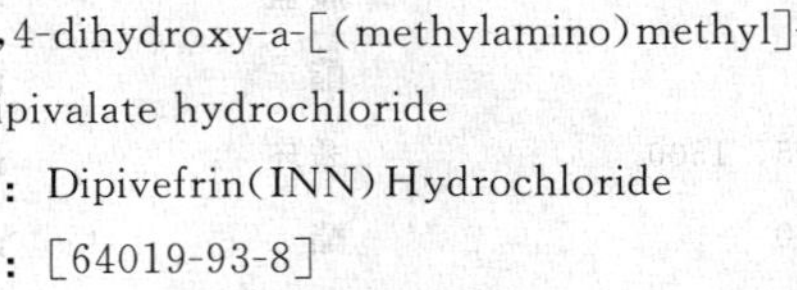

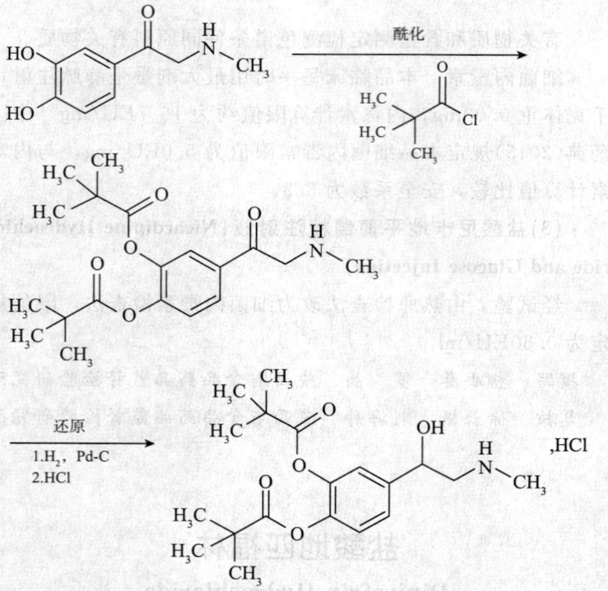

【性状】熔点　本品的熔距较长，中国药典(2015)的限度规定为161～166℃，熔距≤2℃。Ph. Eur. (7.0)的限度为约160℃；USP(36)的限度为155～165℃，熔距≤2℃。

【鉴别】(1)发生酸碱中和反应，游离碱基的颜色为淡黄色且紫外光灯下显黄色荧光。

(2)本品的红外光吸收图谱(光谱集335图)显示的主要特征吸收如下。

特征谱带(cm^{-1})	归属	
3420，3280	羟基	ν_{O-H}
3100～2300	胺盐	$\nu_{\overset{+}{N}H_2}$
1765	酯	$\nu_{C=O}$
1610，1595，1500	苯环	$\nu_{C=C}$
1120，1090	酯	ν_{C-O-C}
835	取代苯	γ_{2H}

【检查】有关物质　本品作为酯类化合物在固态和酸性溶液中相对较稳定，在pH 4.5的溶液中室温放置6个月仍能剩余80%。但在中性和碱性溶液中会降解生成特戊酸和多个杂质，中性溶液放置24小时即会由无色变为淡红色，在pH 9的溶液中放置24小时即会完全降解。本品可能的有关物质包括杂质A至杂质H。其中杂质A、C、D既是酰化后不纯物质继续反应引入的杂质，也是本品的主要降解产物；杂质F为酰化后不纯物质继续反应引入的杂质；杂质B为反应中间体；杂质E为最后一步合成的反应原料；杂质G、H也是本品的降解产物。

各杂质结构如下。

1. 杂质A

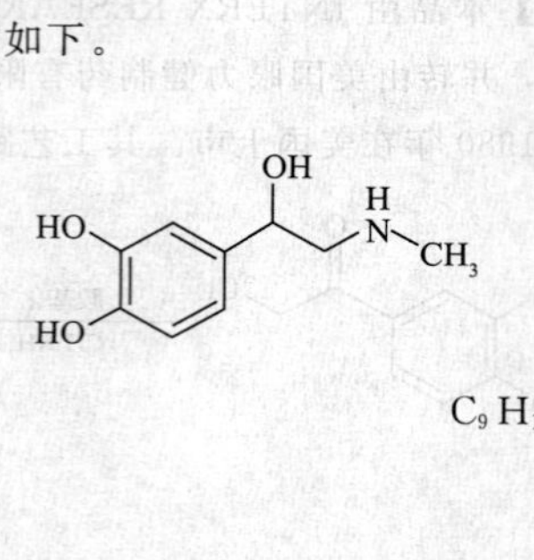

$C_9H_{13}NO_3$　183.21

2. 杂质B

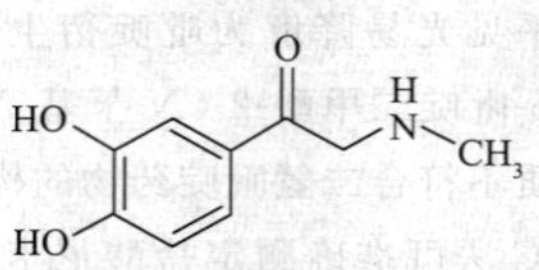

$C_9H_{11}NO_3$　181.19

3. 杂质C

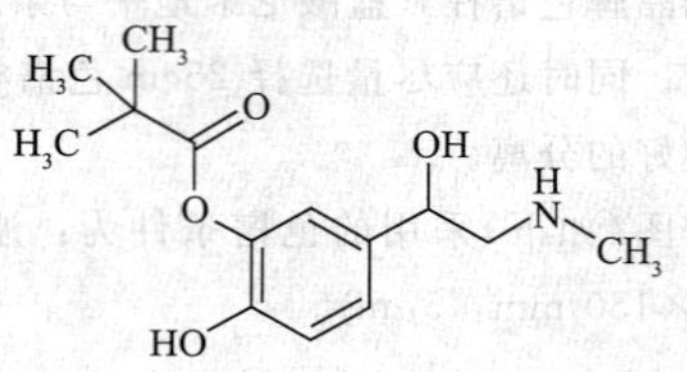

$C_{14}H_{21}NO_4$　267.33

4. 杂质D

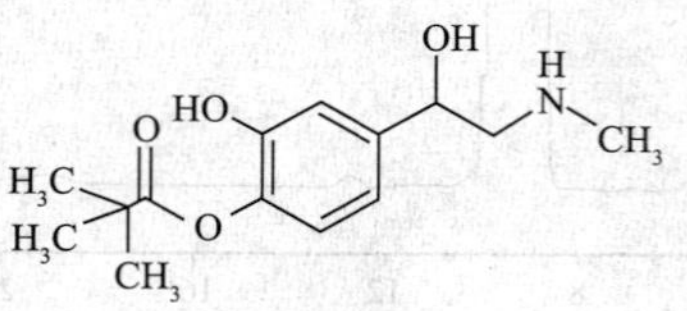

$C_{14}H_{21}NO_4$　267.33

5. 杂质E

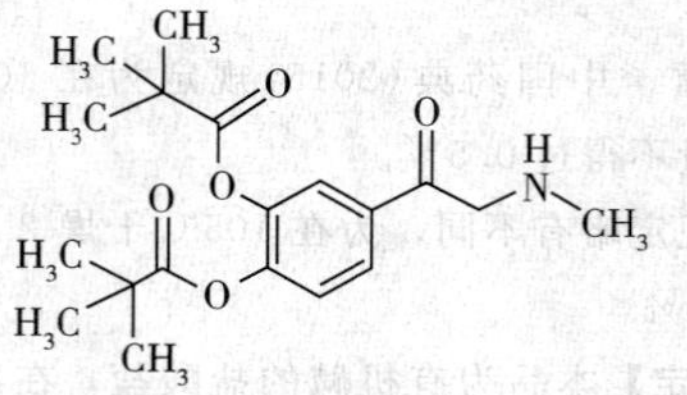

$C_{19}H_{27}NO_5$　349.43

6. 杂质F

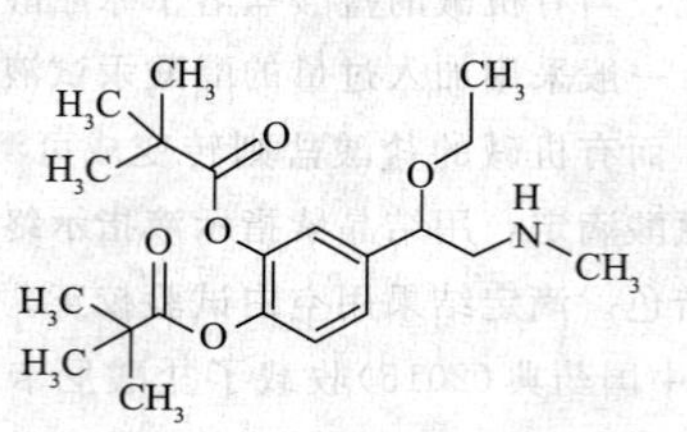

$C_{21}H_{33}NO_5$　379.50

7. 杂质G

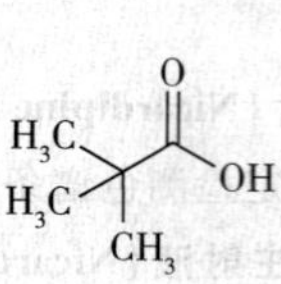

$C_5H_{10}O_2$　102.13

8. 杂质H

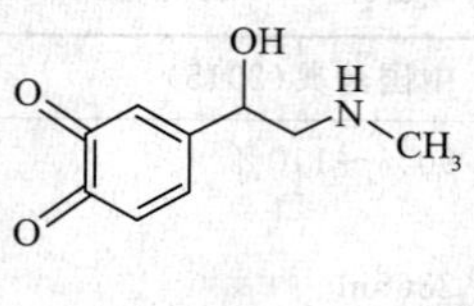

$C_9H_{11}NO_3$　181.19

中国药典(2015)检查的杂质I为3,4-二羟基-2′-甲氨基苯乙酮-3,4-二新戊酸酯(杂质E)的高氯酸盐，与中国药典(2005)和中国药典(2010)内容相同，指定杂质为终产品最后一步合成的中间体。USP(36)未规定检查具体有关物质，BP(2013)、Ph. Eur. (7.0)规定检查的特定杂质为杂质 A 至 F。

残留溶剂[1,2]根据各种合成工艺和精制方法，可能涉及到的残留溶剂主要为甲醇、乙醇、乙酸乙酯、丙酮。

【含量测定】 中国药典(2015)、USP(36)、BP(2013)、Ph. Eur. (7.0)均采用高效液相色谱方法进行测定。

【贮藏】 因本品具引湿性，与日光或空气接触易变质，故应遮光，密封，在干燥处保存。

【制剂】 中国药典(2015)、USP(36)、BP(2013)均收载了盐酸地匹福林滴眼液。

盐酸地匹福林滴眼液(Dipivefrin Hydrochloride Eye Drops)

本品规格为 5ml∶5mg 和 8ml∶8mg。

有关物质和含量测定采用与原料相同的高效液相色谱法进行测定。

参考文献

[1] 陈芬儿. 有机药物合成法［M］. 第一卷. 北京：中国医药科技出版社，1999：780-782.

[2] Brittain H G. Analytical Profiles of Drug Substances and Excipients［M］. Vol. 22. New York: Academic Press, 1993：229.

撰写　段永生　车宝泉　北京市药品检验所
复核　周立春　　　　　北京市药品检验所

盐酸地尔硫䓬

Diltiazem Hydrochloride

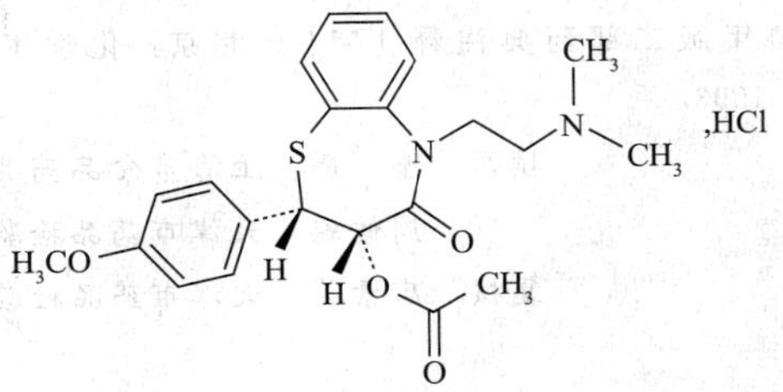

$C_{22}H_{26}N_2O_4S \cdot HCl$　450.99

化学名： 顺-(+)-5-[(2-二甲氨基)乙基]-2-(4-甲氧基苯基)-3-乙酰氧基-2,3-二氢-1,5-苯并硫氮杂䓬-4(5*H*)-酮盐酸盐

1,5-benzothiazepin-4(5*H*)one, 3-(acetyloxy)-5-[2-(dimethylamino)ethyl]-2,3-dihydro-2-(4-methoxyphenyl)-, monohydrochloride, (+)-*cis*-

英文名： Diltiazem(INN) Hydrochloride

CAS 号： [33286-22-5]

本品为钙离子拮抗药，具有扩张血管和使心肌细胞激动-收缩耦联作用，增强冠状动脉呈持续性扩张，从而增加心肌缺血部的血流，扩张外周血管，降低血压，减轻心脏负荷，改善心肌能量代谢。用于治疗冠心病各型心绞痛。

本品首先由日本开发，于 1974 年投放市场，国内于 1985 年试制成功并投产。除中国药典(2015)收载外，USP(36)、BP(2013)、Ph. Eur. (7.0)、JP(16)均有收载。

【制法概要】[1]

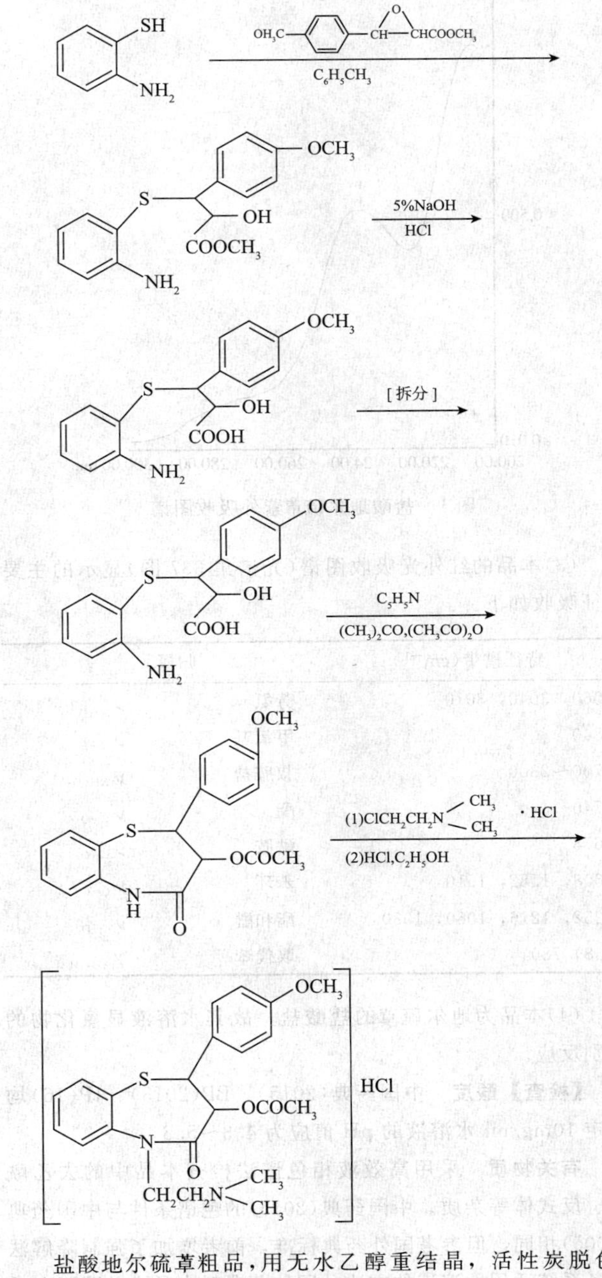

盐酸地尔硫䓬粗品，用无水乙醇重结晶，活性炭脱色，滤液析出结晶，用无水乙醇洗涤，干燥，即得。

【性状】熔点　本品的熔点，有报道由乙醇-乙醚结晶者 mp 187～188℃[1]。中国药典(2010)和 JP(16)规定熔点为 210～215℃，熔融时同时分解；BP(2013)规定熔点约 213℃，熔融时同时分解。中国药典(2015)删除此项。

比旋度　本品的化学结构含不对称碳原子，具有光学活性，中国药典(2015)、BP(2013)、JP(16)均规定比旋度为 +115°至+120°(水，10mg/ml)；USP(36)规定比旋度为+

110°至＋116°(水，10mg/ml)。

【鉴别】(1)盐酸地尔硫䓬与硫氰酸铵与硝酸钴试液，在三氯甲烷中形成可溶性配位化合物，呈现蓝色。

(2)10μg/ml 盐酸地尔硫䓬的盐酸(0.01mol/L)溶液在234～238nm 波长范围内有最大吸收(图 1)。

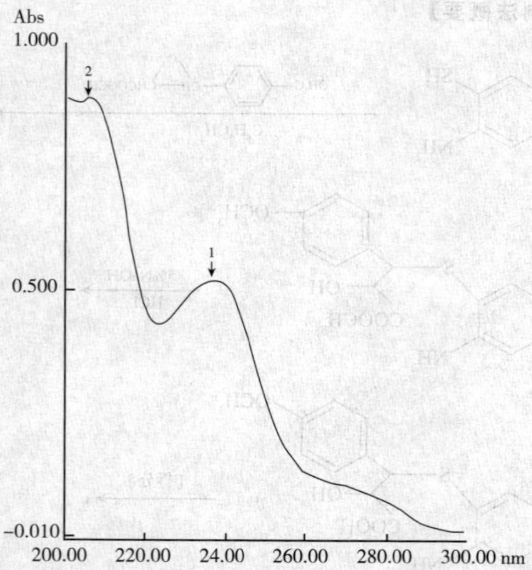

图 1　盐酸地尔硫䓬紫外吸收图谱

(3)本品的红外光吸收图谱(光谱集 337 图)显示的主要特征吸收如下。

特征谱带(cm^{-1})	归属	
3060，3040，3010	芳氢	ν_{C-H}
2840	甲氧基	ν_{C-H}
2700～2300	叔胺盐	$\nu_{\overset{+}{N}H}$
1740	酯	$\nu_{C=O}$
1678	酰胺	$\nu_{C=O}$
1608，1582，1510	苯环	$\nu_{C=C}$
1252，1216，1060，1030	酯和醚	ν_{C-O}
838，780	取代苯	$\gamma_{2H,4H}$

(4)本品为地尔硫䓬的盐酸盐，故其水溶液显氯化物的鉴别反应。

【检查】酸度　中国药典(2015)、BP(2013)、JP(16)均规定 10mg/ml 水溶液的 pH 值应为 4.3～5.3。

有关物质　采用高效液相色谱法检查本品中的去乙酰物、反式体等杂质。中国药典(2015)的色谱条件与中国药典(2005)相同，但参考国外药典标准，前者增加了强制降解法制备系统适用性溶液的方法。国外药典对本品中的降解杂质(去乙酰物)采用杂质对照品法检查，经试验考察，该杂质的响应因子与主成分相同，故中国药典(2015)仍采用主成分自身对照法计算杂质量。

在中国药典(2015)色谱条件下，采用 Agilent Zorbax Eclipse XDB-C18(4.6mm×150mm，5μm)色谱柱，系统适用性溶液典型色谱图见图 2，强制降解产物的 DAD 图谱与盐酸地尔硫䓬去乙酰物对照品一致。

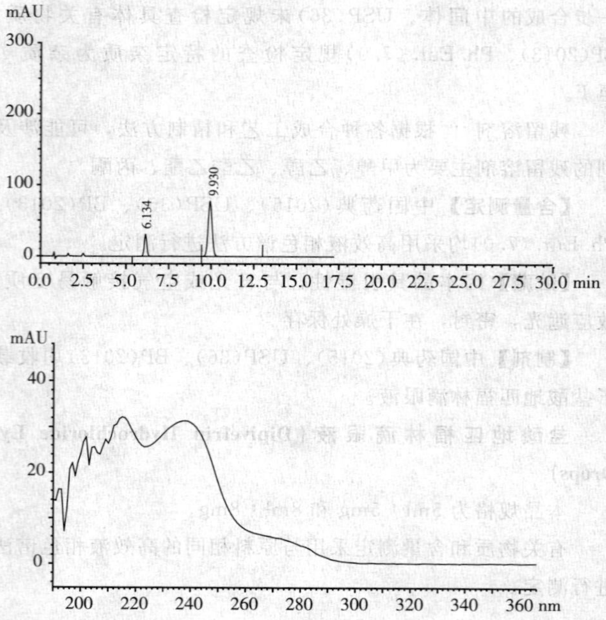

图 2　降解产物(6.134 分钟)的紫外图谱

【含量测定】采用以 0.5%α-萘酚苯甲醇冰醋酸溶液为指示剂，高氯酸液(0.1mol/L)为滴定剂的非水溶液滴定法。经电位法校正，滴定终点为溶液显绿色。考虑到本品非水滴定中使用到醋酸汞，对环境危害较大，对此有待今后进行研究与改善。

【制剂】中国药典(2015)中收载了盐酸地尔硫䓬片及盐酸地尔硫䓬缓释片。USP(36)收载了盐酸地尔硫䓬片、盐酸地尔硫䓬缓释胶囊、盐酸地尔硫䓬口服液及口服混悬液，BP(2013)收载了盐酸地尔硫䓬缓释片，JP(16)未见制剂。

参考文献

[1] 中华人民共和国卫生部药典委员会．中华人民共和国药典 1990 年版二部药典注释［M］．北京：化学工业出版社，1993.

撰写　潘　悌　上海市食品药品检验所
周健鹏　天津市药品检验研究院
复核　唐素芳　天津市药品检验研究院

盐酸地芬尼多

Difenidol Hydrochloride

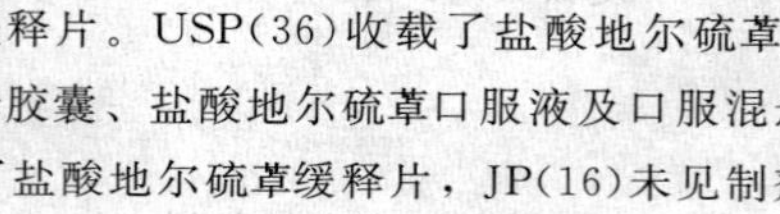

$C_{21}H_{27}NO \cdot HCl$　345.91

化学名：α，α-二苯基-1-哌啶丁醇盐酸盐

α,α-diphenyl-1-piperidinobutanol,hydrochloride

英文名： Diphenidol(INN) Hydrochloride

CAS 号：［3254-89-5］

本品为镇吐药。用于多种疾病引起的眩晕与呕吐、手术麻醉后的呕吐；对晕动病有预防和治疗作用。1946 年 Miescher 最初合成本品，Leonard 作了药理作用的探讨，显示该药有强烈的镇吐作用。从药效学上，本品有改善椎基底动脉供血、调整前庭神经系统功能、抑制呕吐中枢，有抗眩晕、镇吐及抑制眼球震颤作用，特别对内耳前庭引起的眩晕和呕吐更有效。本品还具有较弱的周围性抗 M 胆碱作用。但无明显镇静催眠作用。国内 1975 年合成，并进行了药理试验和临床观察，于 1981 年正式生产。

本品经用大鼠灌胃后测得，吸收速率常数 $K_a = 1.24h^{-1}$，消除速率常数 $K_d = 0.124h^{-1}$，$K_{12} = 0.148h^{-1}$，$K_{21} = 0.013h^{-1}$，生物利用度(*F*)0.915，吸收半量时间 $t_{1/2}K_a = 0.56$ 小时，高峰血药浓度时间 $t_{pk} = 0.186$ 小时，分布半衰期 $t_{1/2\alpha} = 3.16$ 小时，消除半衰期 $t_{1/2\beta} = 9.16$ 小时，说明口服吸收快，分布半衰期短，消除半衰期长，消除较慢；组织分布以心肝较高，肾浓度较低[1]。本品以 ^{14}C 标记，在大鼠体中约 35% 从尿液中排泄，65%随粪便排泄，肝脏代谢产物为 1-对羟苯基-1-苯基-4-哌啶-1-丁醇及其葡萄糖酸缀合物。

本品 LD_{50} 小鼠口服 430mg/kg，静脉注射 37mg/kg。

本品经肠道吸收比较完全，服药后 1.5～3 小时血药浓度达高峰，$t_{1/2}$ 为 4 小时。90%以上以原型药经肾脏排出。

本品除中国药典(2015)收载外，JP(16)有收载，其他国外药典尚未见收载。

【制法概要】

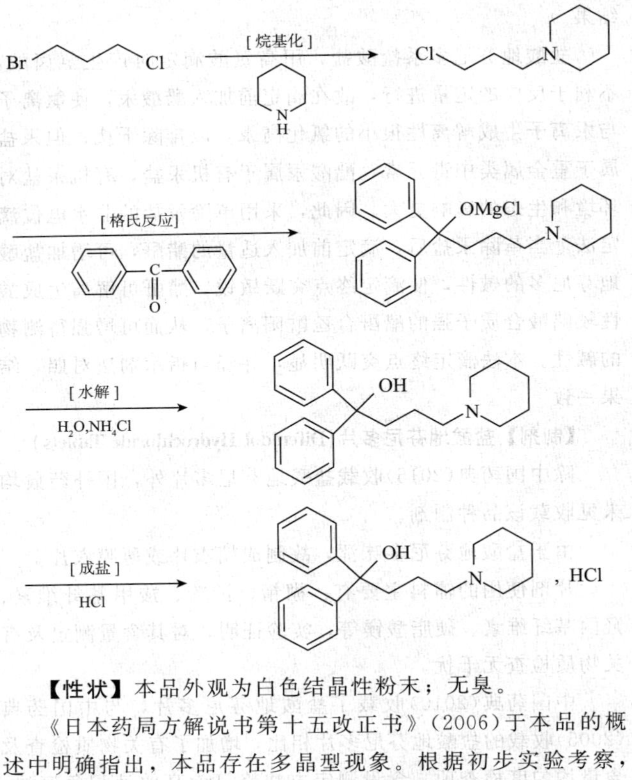

【性状】 本品外观为白色结晶性粉末；无臭。

《日本药局方解说书第十五改正书》(2006)于本品的概述中明确指出，本品存在多晶型现象。根据初步实验考察，国产本品中至少存在针状和矩形板状两种不同形状的晶体，两者是否属于不同晶型，尚待进一步研究。

本品在各种溶剂中的溶解度为：甲醇 1∶5，乙醇 1∶20，三氯甲烷 1∶40，水 1∶70。

熔点　有文献报道，熔点为 214～221℃。

【鉴别】(1)本品结构中与叔醇羟基相连的碳原子在硫酸作用下形成有色的正碳离子，摇匀后则恢复原结构而褪色。

(2)本品中加 1%枸橼酸的醋酐溶液，加热后显玫瑰红色，为叔胺类特殊颜色反应(Okuma 反应)。

(3)本品的红外光吸收图谱应与对照的图谱(光谱集 338 图)一致，红外光吸收图谱显示的主要特征吸收如下。

特征谱带(cm^{-1})	归属	
3340，3300	醇羟基	ν_{O-H}
3080，3060，3020	芳氢	ν_{C-H}
2800～2400	叔胺盐	$\nu_{\overset{+}{N}-H}$
1594，1490，1450	苯环	$\nu_{C=C}$
780	单取代苯	γ_{5H}
710	苯环	$\delta_{环}$

【检查】有关物质　本品在生产过程中，可能带入未成盐的游离地芬尼多、地芬尼多叔醇羟基被氯取代的副产物或分子内脱水而引入。

文献报道，本品中的主要杂质经分离并纯化后，经紫外、红外、质谱、核磁共振及元素分析，鉴定为 1,1-二苯基-4-哌啶-1-丁烯盐酸盐(简称烯化合物)。通过采用红外、紫外、高效液相色谱(二极管阵列检测)、质谱等方法考察，确认本品中的主要杂质为烯化合物。

烯化合物和地芬尼多乙醇溶液的紫外吸收光谱见图 1。

前者 λ_{max} 251nm($E^{1\%}_{1cm}$ 446.7)，λ_{min} 239nm；

后者 λ_{max} 258nm($E^{1\%}_{1cm}$ 12.96)，λ_{min} 244nm，在 251nm 处 $E^{1\%}_{1cm}$ 为 9.7。

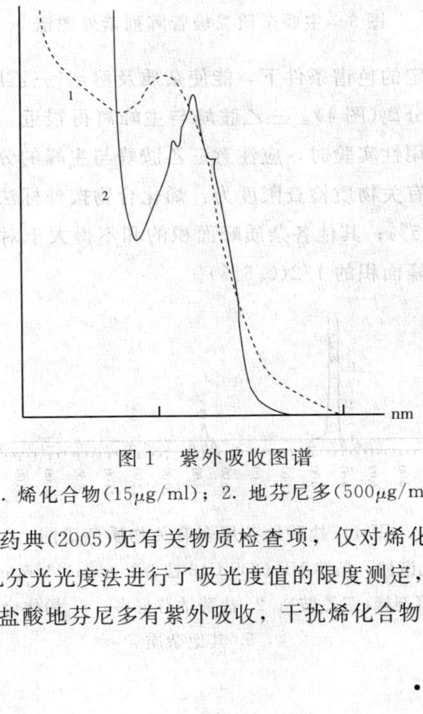

图 1　紫外吸收图谱

1. 烯化合物(15μg/ml)；2. 地芬尼多(500μg/ml)

中国药典(2005)无有关物质检查项，仅对烯化合物采用紫外-可见分光光度法进行了吸光度值的限度测定，在 251nm 波长处，盐酸地芬尼多有紫外吸收，干扰烯化合物的测定。

JP(16)有关物质采用的是 TLC 法，烯化合物限度为 0.5%。

中国药典(2015)采用高效液相色谱法，用十八烷基硅烷键合硅胶为填充剂，甲醇-0.5%三乙胺溶液(用磷酸调节 pH 值至 4.0)(56∶44)为流动相，检测波长为 210nm，盐酸地芬尼多与相邻杂质及溶剂峰之间的分离度均符合要求。对制备的烯化合物结晶用面积归一化法进行标定，结果纯度为 99.96%。

盐酸地芬尼多分别在 258nm 与 214nm 波长处有最大吸收，主要杂质在 204nm 与 250nm 波长处有最大吸收(图 2、图 3)。根据主峰、烯化合物及主要杂质峰紫外吸收等，选择 210nm 为测定波长，且实验在该波长处检出的杂质个数最多。

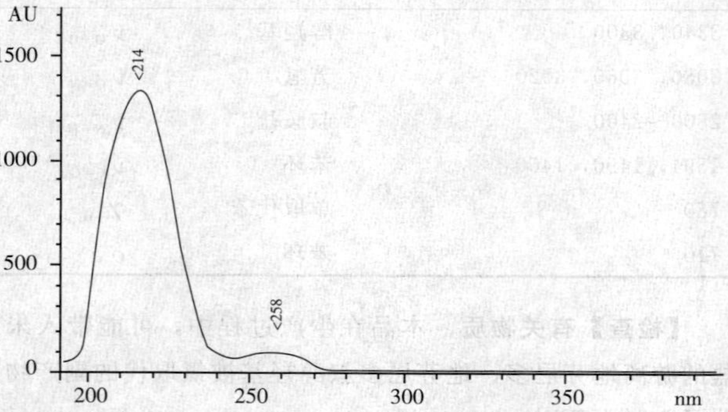

图 2　盐酸地芬尼多二极管阵列紫外图谱

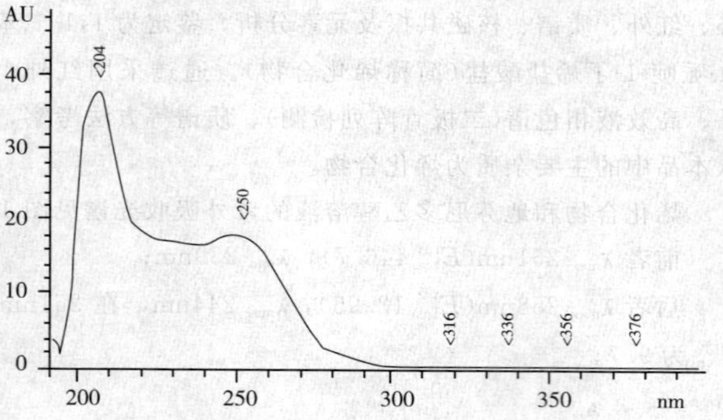

图 3　主要杂质二极管阵列紫外图谱

在规定的色谱条件下，能使杂质及溶剂(三乙胺)峰与主峰很好的分离(图 4)。三乙胺峰与主峰离得很近，因此，在做系统适用性实验时，应注意三乙胺峰与主峰的分离度应符合规定。有关物质检查限度为：烯化合物按外标法计算，不得大于 0.5%；其他各杂质峰面积的和不得大于对照溶液中地芬尼多峰面积的 1/2(0.5%)。

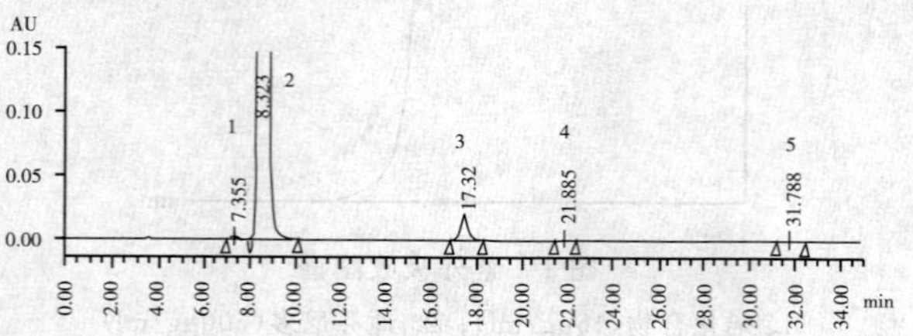

图 4　盐酸地芬尼多有关物质色谱图

色谱柱：岛津 VP-ODS C18 柱，250mm×4.6mm

1. 溶剂峰(三乙胺)；2. 盐酸地芬尼多；3. 烯化合物；4，5. 其他杂质

试验结果表明，盐酸地芬尼多的检出限与定量限分别为 1ng($S/N=3$)与 3.2ng($S/N=10$)；烯化合物的检出限与定量限分别为 1.24ng($S/N=3$)与 3.96ng($S/N=10$)。

【含量测定】 中国药典(2005)采用的是加汞盐的指示剂法非水滴定，JP(16)采用的是革除汞盐的非水电位滴定法，中国药典(2015)采用的是革除汞盐的非水电位滴定法，滴定终点突跃明显。滴定曲线见图 5。

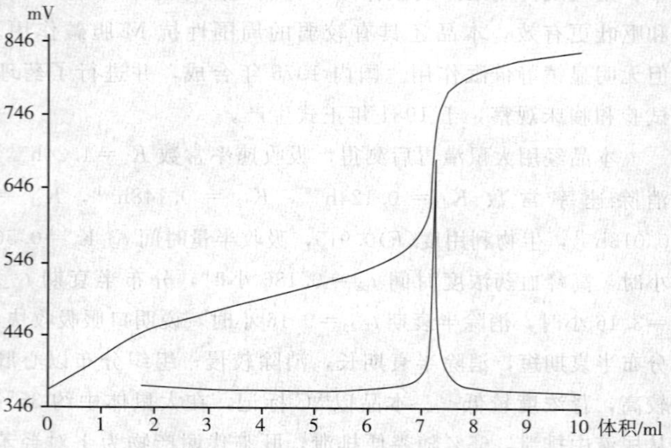

图 5　盐酸地芬尼多滴定曲线——冰醋酸：醋酐(1∶3)

电位滴定条件：

仪器：Mettler Toledo DL50 自动电位滴定仪

电极：DG111-SC 复合电极

参数设置：域值 100，预馈 3.0ml，总体积 10ml(注：滴定时应预先预馈 3.0ml，因在滴定至约 1ml 时有一小的拐点，仪器会认为此点为一突跃，造成读数误差，影响滴定结果。)

盐酸地芬尼多系盐酸盐，用高氯酸滴定时产生氢卤酸，不利于反应的定量进行，故在滴定前加入醋酸汞，使氯离子与汞离子生成解离性很小的氯化高汞，以排除干扰；但汞盐属于重金属类中毒元素，醋酸汞属于有机汞盐，有机汞盐对环境和生态的影响更大。因此，采用革除汞盐的非水电位滴定法。当革除汞盐后，滴定前加入适量的醋酐，可增加盐酸地芬尼多的碱性，使滴定终点突跃敏锐。醋酐可解离生成酸性较醋酸合质子强的醋酐合乙酰阳离子，从而可增强待测物的碱性。本法滴定终点突跃明显，并经与指示剂法对照，结果一致。

【制剂】盐酸地芬尼多片(Difenidol Hydrochloride Tablets)

除中国药典(2015)收载盐酸地芬尼多片外，国外药典均未见收载该品种制剂。

由于盐酸地芬尼多味涩，故制成糖衣片或薄膜衣片。

片剂使用的辅料主要有：糊精、淀粉、羧甲基纤维素、羟丙基纤维素、硬脂酸镁等，实验证明，对其含量测定及有关物质检查无干扰。

中国药典(2010)收载了盐酸地芬尼多片，与中国药典(2005)收载的盐酸地芬尼多片相比，增加了有关物质检查及含量均匀度检查项，含量测定方法修订为高效液相色谱法。其中有关物质、含量均匀度、溶出度及含量测定液相色谱条件均同盐酸地芬尼多原料有关物质项下。由于糖衣厚薄不一，容易引入误差，因此，应除去包衣后测定。中国药典(2015)除不收载含量均匀度检查项目外，其他内容未作修订。

参考文献

[1] 刘昌孝，叶桂珍，张振伦，等，戴芬逸多的药代动力学研究简报 [J]. 医药工业，1983，9(3)：13－14.

撰写　曹凤习　河北省药品检验研究院

汪文涛　湖南省药品检验研究院

复核　杨　梁　河北省药品检验研究院

盐酸地芬诺酯

Diphenoxylate Hydrochloride

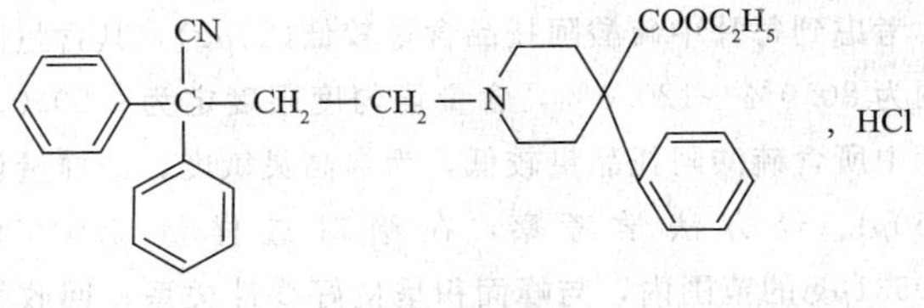

$C_{30}H_{32}N_2O_2 \cdot HCl$　489.06

化学名： 1-(3,3-二苯基-3-氰基丙基)-4-苯基-4-哌啶甲酸乙酯盐酸盐

1-(3-cyano-3,3-diphenylpropyl)-4-phenylpiperidine-4-carboxylicacid ethyl ester hydrochloride

英文名： Diphenoxylate(INN) Hydrochloride

异名： 盐酸苯乙哌啶

CAS 号： [3810-80-8]

本品为止泻药，有抑制肠道蠕动的作用，用于急、慢性腹泻的治疗。以单室开放模型进行药物动力学研究发现[1]，本品口服后吸收快($t_{1/2}$＝19.7 分钟，2 小时达峰值)，排泄亦快($t_{1/2}$＝2.5 小时)。96 小时内分别从尿液和粪便中排出服用剂量的 14％和 50％。尿中代谢产物主要为地芬诺酸(Diphenoxylic Acid)、羟基地芬诺酸(Hydroxydiphenoxylic acid)及其结合形式。粪便中代谢产物取决于药物剂型，当以本品的醇溶液给药时，主要代谢产物为地芬诺酸和极性比该酸更强的化合物；当以本品的片剂或胶囊剂给药时，代谢物 50％以上是原型药物。这表明本品的乙醇溶液较其固体制剂更易吸收。服用后偶有恶心、头晕、镇静等副作用。其结构与哌替啶相似，具有预防麻醉药品成瘾的戒断症状的作用，但无止痛作用。短期服用成瘾的危险性可忽略不计，但不宜长期使用。原国家食品药品监督管理总局已将本品列入麻醉药品管理范围。

本品于 1959 年由 Janssen 公司首先合成，国内于 1974 年开始生产[1]。除中国药典(2015)收载外，USP(36)、BP(2013)和 Ph. Eur. (7.0)均有收载。

【制法概要】

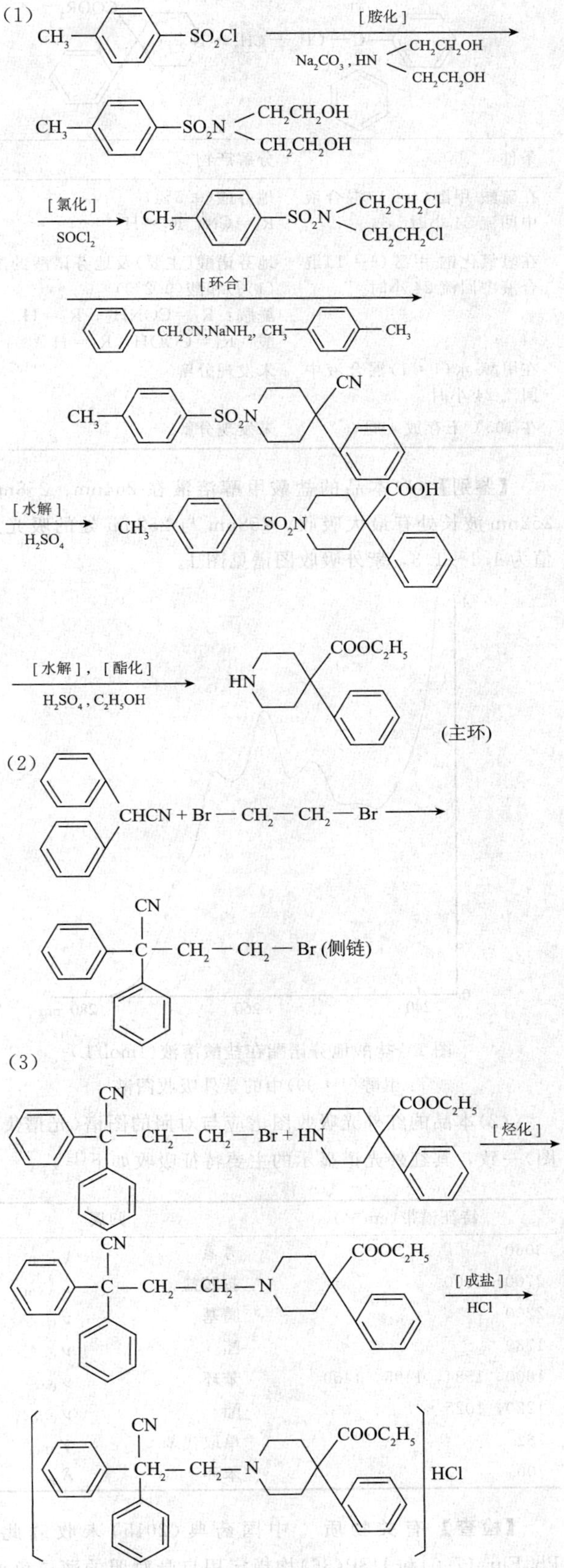

【性状】 本品在一般情况下对空气和光极为稳定。主要分解产物为地芬诺酸。某些条件下的分解情况见表 1[1]。

表 1　盐酸地芬诺酯的分解情况

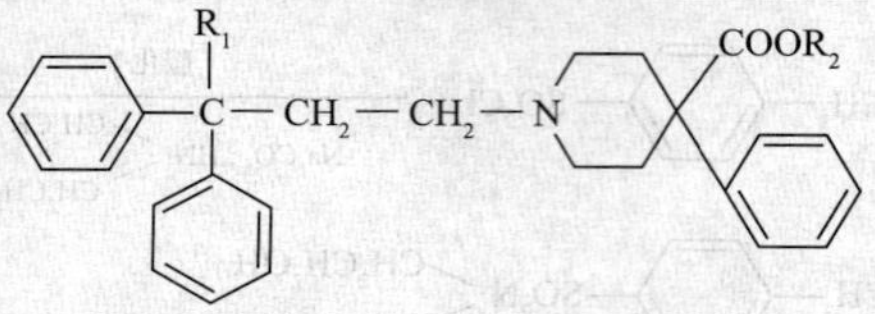

条件	分解产物
在硫酸-甲醇（1：1）混合液中回流 24 小时	地芬酸（0.5%） $R_1=CN$，$R_2=H$
在氢氧化钠-甲醇（1：1）混合液中回流 24 小时	地芬诺酸（主要）及地芬诺酸的酰胺（1%）和酸（0.2%） 酰胺：$R_1=CONH_2$，$R_2=H$ 酸：$R_1=COOH$，$R_2=H$
在甲醇-水（1：1）混合液中回流 24 小时	未发现分解
在 105℃下存放 4 周	未发现分解

【鉴别】（1）本品的盐酸甲醇溶液在 264nm、258nm 与 252nm 波长处有最大吸收，258nm 与 252nm 处的吸光度比值为 1.1～1.3，紫外吸收图谱见图 1。

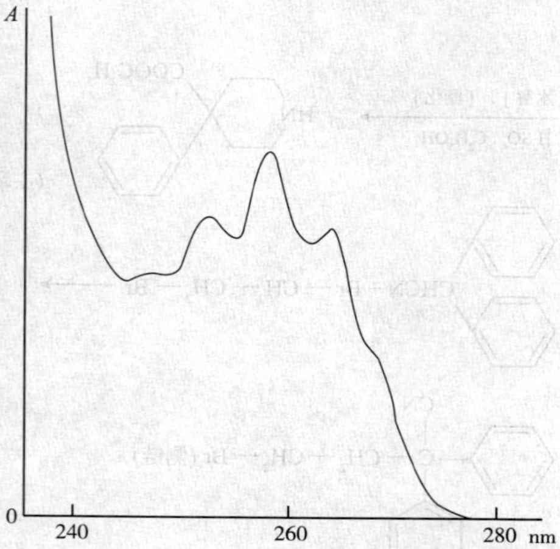

图 1　盐酸地芬诺酯在盐酸溶液（1mol/L）-甲醇（1：99）中的紫外吸收图谱

（2）本品的红外光吸收图谱应与对照的图谱（光谱集 339 图）一致，其红外光谱显示的主要特征吸收如下[1]。

特征谱带（cm^{-1}）	归属	
3060	芳氢	ν_{C-H}
2700～2300	叔胺盐	ν_{N-H}
2200	腈基	$\nu_{C\equiv N}$
1730	酯	$\nu_{C=O}$
1600，1584，1495，1450	苯环	$\nu_{C=C}$
1220，1025	酯	ν_{C-O-C}
762	单取代苯	γ_{5H}
700	苯环	$\delta_{环}$

【检查】**有关物质**　中国药典（2015）未收载此项。Ph. Eur.（7.0）和 USP（36）均规定用自身对照的薄层色谱法作为此项检查，其限度略有不同，Ph. Eur.（7.0）为 0.5%，USP（36）为 1.0%。经以其规定的色谱系统考察国内产品[1]，发现盐酸地芬诺酯 R_f 值约为 0.65，同时发现 R_f 值约为 0.37 的一个杂质斑点，文献认为该杂质为地芬诺酸。BP（2013）采用高效液相色谱法，控制特定杂质 A 限度为 0.15%，其他单个杂质限度为 0.10%，杂质总量为 0.5%。

【含量测定】采用非水滴定法。以结晶紫指示终点。因本品为盐酸盐，滴定时需加入醋酸汞以消除盐酸的干扰。对汞盐的革除研究有待后续开展。USP（36）、BP（2013）和 Ph. Eur.（7.0）均采用醇制氢氧化钾电位滴定法测定含量。

文献记载尚可用液相色谱法[2]、气相色谱法[3]、酸性染料法[3]、紫外-可见分光光度法[3]及双相滴定法[3]等测定本品含量。

【制剂】**复方地芬诺酯片（Compound Diphenoxylate Hydrochloride Tablets）**

USP（36）收载了盐酸地芬诺酯硫酸阿托品片及口服溶液。

本品为盐酸地芬诺酯与硫酸阿托品的复方制剂。后者加入量为亚治疗量，加入目的是防止滥用地芬诺酯成瘾[1]。

含量均匀度　采用高效液相色谱法检查盐酸地芬诺酯和硫酸阿托品的均匀度，色谱系统与各自原料药的含量测定相同。考虑到每片中硫酸阿托品含量较低（25μg），其含量限度范围为 80.0%～120.0%，含量均匀度限度定为≤20.0。因每片中所含硫酸阿托品量较低，为提高灵敏度，进样量调整为 50μl。经方法学考察，在绝对进样量 0.01059～0.09531μg 的范围内，与峰面积呈良好线性关系；回收率为 100.2%（$n=9$），RSD＝0.75%；精密度试验结果良好，RSD＝0.34%（$n=6$）；供试品溶液在 8 小时内稳定。辅料及样品的典型色谱图见图 2、图 3。

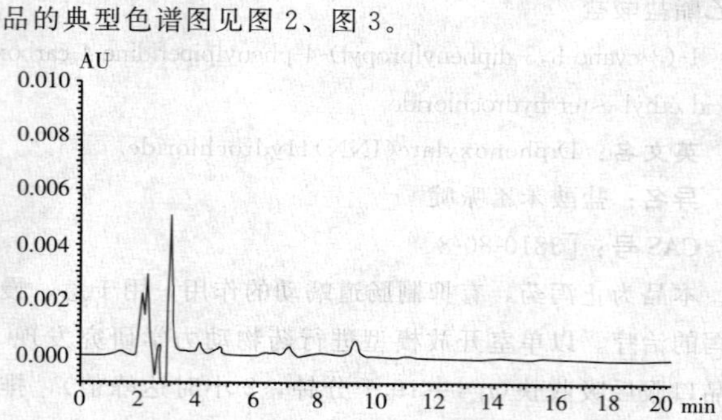

图 2　复方地芬诺酯片中硫酸阿托品含量均匀度检查辅料色谱图

色谱柱：Diamonsil C18，250mm×4.6mm，5μm

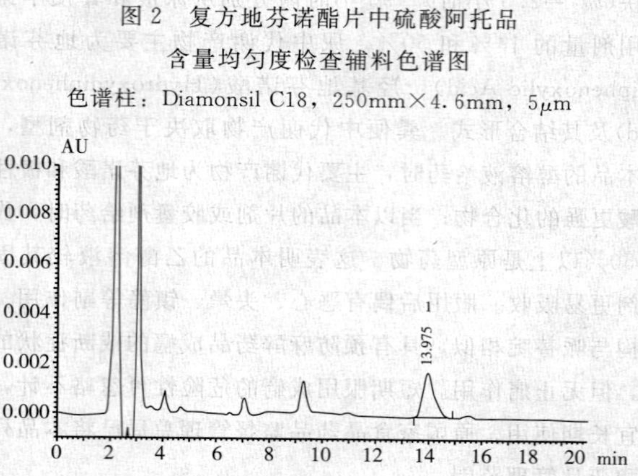

图 3　复方地芬诺酯片中硫酸阿托品含量均匀度检查样品色谱图

1. 硫酸阿托品

色谱柱：Diamonsil C18，250mm×4.6mm，5μm

含量测定　采用高效液相色谱法以不同的色谱系统分别测定两主成分含量。USP(36)采用一个 HPLC 系统同时测定两主分含量，试验考察表明，因两者极性相差较大，相对保留时间较大，同时检测时硫酸阿托品出峰时间较早(4 分钟以前)，盐酸地芬诺酯出峰时间较长(30 分钟以后)，且硫酸阿托品与辅料峰无法完全分离；另外因两主成分处方量相差 100 倍，造成两者峰面积相差较大，所以对测定结果的精密度会产生一定的影响。故中国药典(2015)仍采用两种系统分别测定两成分含量，未作修订。

文献记载尚可用毛细管电泳法[4]同时测定本品中两成分的含量。

参考文献

[1] 中华人民共和国卫生部药典委员会. 中华人民共和国药典 1990 年版二部药典注释［M］. 北京：化学工业出版社，1993.

[2] 孙丽，王敬伟. HPLC 法测定盐酸地芬诺酯的含量［J］. 黑龙江医药，2009，22(3)：249-251.

[3] Florey，K. Analytical Profiles of Drug Substances［M］. New York：Academic Press，1978，7：149.

[4] 翟海云，杨冰仪，沈琼，等. 毛细管电泳法快速测定复方地芬诺酯片中的地芬诺酯和阿托品［J］. 分析化学，2007，35(6)：854.

撰写人　高敏四　　　江苏省常州市药品检验所
　　　　王震红　杨永刚　辽宁省药品检验检测院
复核人　潘　阳　　　辽宁省药品检验检测院

盐酸曲马多

Tramadol Hydrochloride

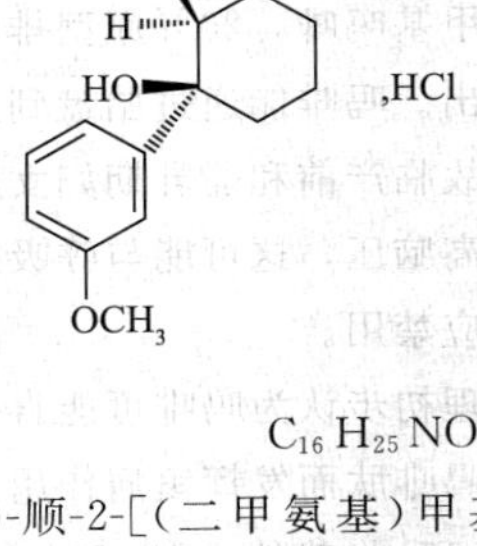

$C_{16}H_{25}NO_2 \cdot HCl$　299.84

化学名：(±)-顺-2-[(二甲氨基)甲基]-1-(3-甲氧基苯基)环己醇盐酸盐

(±)-*trans*-2-[(dimethylamino)-methyl]-1-(3-methoxyphenyl)cyclohexanol hydrochloride

英文名：Tramadol(INN) Hydrochloride

异名：Tramal

CAS 号：[22204-88-2]；[27203-92-5]（碱基）

盐酸曲马多为中枢性镇痛药。本品的分子结构决定了本品既存在顺反异构体，又存在光学异构体。其右旋体通过作用于 μ、δ、κ 阿片受体副型而抑制 5-HT 摄取并促进基础 5-HT 释放，虽然其左旋体和右旋体均能显著增加去甲肾上腺素释放，但仅有其左旋体能抑制去甲肾上腺素的再摄取，两者在临床治疗中的疗效互补，同时发现单用右旋体时可有恶心、呕吐、尿潴留等副作用发生，而单用左旋体或外消旋体时，临床尚未观察到相应的不良反应，故而临床以其外消旋体用于中度至重度疼痛的止痛。不良反应：用药后可能出现恶心、呕吐、出汗、口干、眩晕、嗜睡等症状。昏迷可偶尔发生。少数病例也可发现对心血管系统有影响，尤其在病人直立、疲劳情况下较易出现。此外，头痛、便秘、胃肠功能紊乱、皮肤瘙痒、皮疹较少见。运动无力、食欲减退、排尿紊乱极少发生。精神方面副作用极少见，也因人而异，包括情绪的改变、活动的改变、认知和感觉能力的改变。个别病例报道过惊厥，但这种情况一般出现于注射高剂量的盐酸曲马多或神经阻滞剂合用时。过敏性休克，亦不能完全排除。

本品由 Grunenthal 研发，于 1981 年上市。除中国药典(2015)收载外，BP(2013)、Ph. Eur. (7.0)、USP(36)均有收载。

【制法概要】本品常见的合成路线如下。

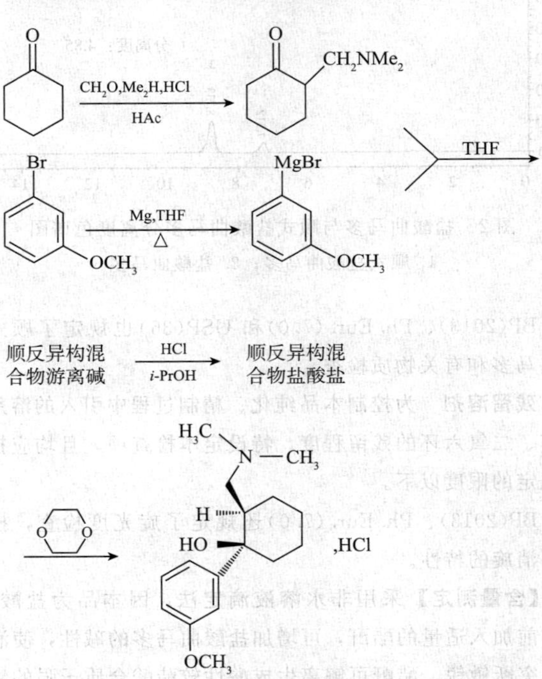

【鉴别】(1)该鉴别为叔胺的特征鉴别反应。

(2)盐酸曲马多在水中的紫外吸收图谱见图 1。

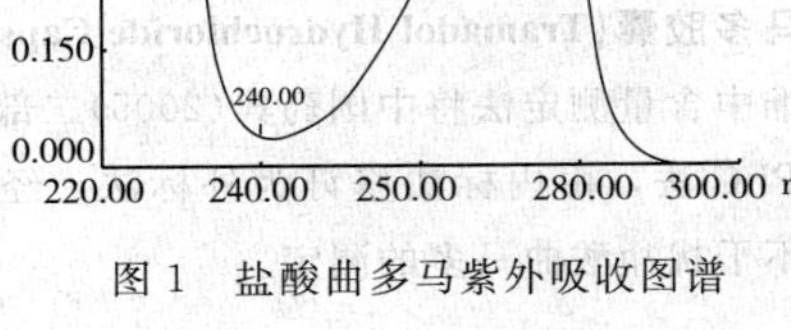

图 1　盐酸曲多马紫外吸收图谱

(3)本品的红外光吸收图谱应与对照的图谱(光谱集641图)一致。本品的红外光吸收图谱显示的主要特征吸收如下[1]。

特征谱带(cm^{-1})	归属	
3300	羟基	ν_{O-H}
3060，3010	芳氢	ν_{C-H}
2700～2400	叔胺盐	$\nu_{\overset{+}{N}H}$
1610，1580，1480	苯环	$\nu_{C=C}$
775	取代苯	γ_{3H}
700	苯环	$\delta_{环}$

(4)本品为盐酸盐，水溶液显氯化物的鉴别反应。

BP(2013)、Ph. Eur. (7.0)还规定了TLC鉴别。

【检查】有关物质 在盐酸曲马多纯化与精制的工艺过程中，首先必须除去其顺式异构体(图2)。鉴于精制过程中仍会残留少量的顺式盐酸曲马多，为确保临床有效的反式异构体的纯度，必须进行本项检查。

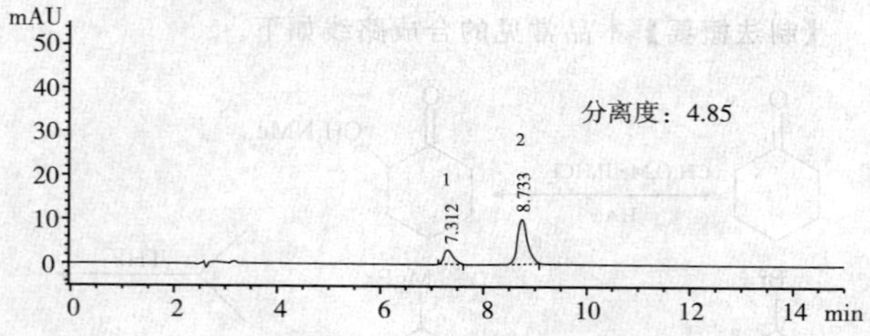

图2 盐酸曲马多与顺式盐酸曲马多分离度色谱图

1. 顺式盐酸曲马多；2. 盐酸曲马多

BP(2013)、Ph. Eur. (7.0)和USP(36)也规定了顺式盐酸曲马多和有关物质检查。

残留溶剂 为控制本品纯化、精制过程中引入的溶剂异丙醇、二氧六环的残留程度，特设定本检查项，且均应控制在规定的限度以下。

BP(2013)、Ph. Eur. (7.0)还规定了旋光度检查，控制其外消旋的特性。

【含量测定】采用非水溶液滴定法。因本品为盐酸盐，滴定前加入适量的醋酐，可增加盐酸曲马多的碱性，使滴定终点突跃敏锐。醋酐可解离生成酸性较醋酸合质子强的醋酐合乙酰阳离子，从而可增强待测物的碱性。

【制剂】中国药典(2015)收载了盐酸曲马多片、盐酸曲马多分散片、盐酸曲马多注射液、盐酸曲马多栓、盐酸曲马多胶囊、盐酸曲马多缓释片、盐酸曲马多缓释胶囊；BP(2013)收载了盐酸曲马多胶囊，USP(36)收载了盐酸曲马多片、盐酸曲马多缓释片、盐酸曲马多口服混悬液及复方制剂，JP(15)未收载该品种的制剂。

盐酸曲马多胶囊(Tramadol Hydrochloride Capsules)

本版标准中含量测定法将中国药典(2005)二部盐酸曲马多胶囊的HPLC法，由内标法修订为外标法，经初步考察辅料、溶剂不干扰盐酸曲马多的测定。

参考文献

[1] 李发美．分析化学［M］．第5版．北京：人民卫生出版社，2003：243-274.

撰写 宋更申 张 毅 河北省药品检验研究院
复核 杨 梁 河北省药品检验研究院

盐酸吗啡

Morphine Hydrochloride

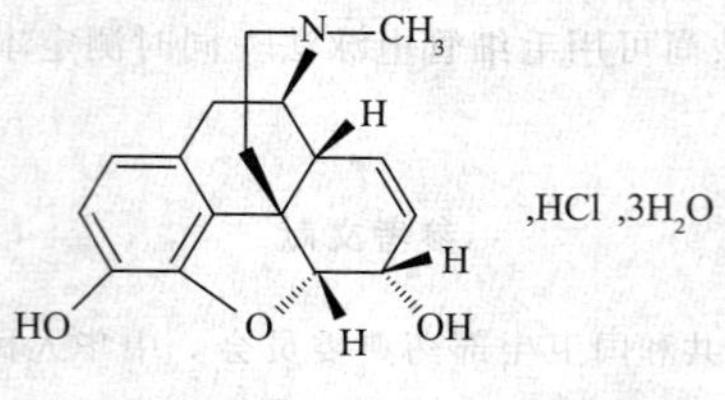

$C_{17}H_{19}NO_3 \cdot HCl \cdot 3H_2O$ 375.85

化学名称：17-甲基-4,5α-环氧-7,8-二脱氢吗啡喃-3,6α-二醇盐酸盐三水合物

(5α,6α)7,8-didehydro-4,5-epoxy-17-methyl,morphinan-3,6-diol-hydrochloride(1：1)(salt),trihydrate

英文名称：Morphine Hydrochloride

CAS号：［52-26-6］

本品为中枢神经系统抑制药，具有镇静、镇痛、镇咳及抑制肠蠕动的作用。临床主要用作镇痛药。对于各种慢性疼痛、急性锐痛均有效，但有便秘、呕吐和抑制呼吸等副作用。本品具有成瘾性，故忌长期持续应用。吗啡对小鼠的LD_{50}(mg/kg)：皮下注射为531，腹腔注射为500。右旋吗啡的抑制中枢作用很弱，在剂量低于3200mg/kg时，对小鼠无镇痛作用；而左旋吗啡在剂量5mg/kg时，即有明显镇痛作用。

本品口服，不易为胃肠道吸收。皮下和肌内注射吸收迅速，皮下注射30分钟后即可吸收60%，镇痛作用大约维持4～6小时，分布于全身各种组织中，如肺、肝、脾、肾及骨骼肌中。吗啡不易透过血脑屏障，只有少量进入中枢发挥镇痛作用。60%～70%的吗啡在肝脏中与葡萄糖醛酸结合，10%脱甲基变为去甲基吗啡，20%原型排泄，主要经肾脏排出，少量经胆汁排出。吗啡能通过胎盘到达胎儿体内；也有少量从乳腺排出，故临产前和哺乳期妇女禁用。治疗量吗啡还扩张脑血管而升高脑压，这可能与呼吸抑制，CO_2堆积有关，因此脑外伤时应禁用。

吗啡的镇痛原理初步认为吗啡可能直接作用于吗啡受体或通过释放内源性吗啡肽而发挥镇痛作用。

除中国药典(2015)收载外，BP(2013)、Ph. Eur. (7.0)、JP(16)均有收载。BP(2013)、USP(36)收载了硫酸吗啡。

【制法概要】吗啡早在1804年已从阿片中提取纯品，但直到1952年才合成成功，结构得到确定。

本品可从阿片中提取制得。将阿片加水与生石灰，加热使吗啡溶解，滤过，滤液加氯化铵并用有机溶剂丁醇-苯提取；提取液加氢氧化钠液，将吗啡转入碱液中，加硫酸铵，即析出吗啡。粗制吗啡精制后加盐酸成盐，即得。

吗啡虽能合成，但步骤繁杂，尚不能用于工业生产。

【性状】本品为白色、有丝光的针状结晶或结晶性粉末；无臭、味苦。能溶于水(1∶17.5)，极易溶于沸水(1∶0.5)，略溶于乙醇(1∶52)或甘油，几乎不溶于三氯甲烷或醚。水溶液的pH值为4～6，因分子中有5个不对称碳原子(C_5、C_6、C_9、C_{13}、C_{14})，故具旋光性。熔点约为200℃，熔融同时分解。

吗啡及其盐类性质不稳定，在光照下即能被空气氧化而变质，生产吗啡二聚物(Ⅰ)，即伪吗啡(Pseudomorphine)，亦称双吗啡(Dimorphine)，毒性加大。

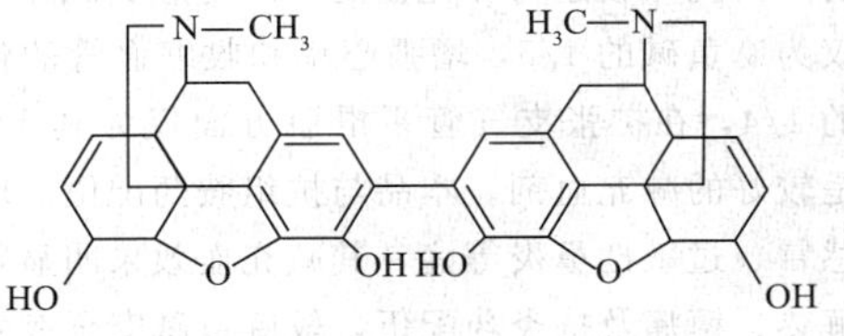

(Ⅰ)

吗啡盐类的水溶液稳定性与溶液的pH值有关；在酸性溶液中较为稳定，而在中性或碱性溶液中则易被氧化。

【鉴别】(1)本品加甲醛硫酸试液，显紫堇色，为吗啡生物碱的呈色反应，称Marquis反应，灵敏度为0.05μg。

(2)本品与钼硫酸试液反应呈色，亦为吗啡生物碱的呈色反应，称Fröhde反应，灵敏度为0.05μg。

(3)吗啡具弱还原性。本品水溶液加稀铁氰化钾试液，吗啡被氧化生成伪吗啡，而铁氰化钾则被还原为亚铁氰化钾，再与试液中的三氯化铁反应生成普鲁士蓝。可待因无还原性，不能还原铁氰化钾，故此反应可区别本品与可待因。

$$4C_{17}H_{19}NO_3 + 4K_3Fe(CN)_6 \longrightarrow H_4Fe(CN)_6 + 2C_{34}H_{36}N_2O_6 + 3K_4Fe(CN)_6$$

$$3K_4Fe(CN)_6 + 4FeCl_3 \longrightarrow Fe_4[Fe(CN)_6]_3 + 12KCl$$

(4)本品的红外光吸收图谱应与对照的图谱(光谱集344图)一致，显示的主要特征吸收如下。

特征谱带(cm⁻¹)	归属	
3500～3300	水，羟基	ν_{O-H}
3050	芳氢和烯氢	ν_{C-H}
3000～2500	叔胺盐	$\nu_{\overset{+}{N}-H}$
1646	环烯	$\nu_{C=C}$
1620，1503	苯环	$\nu_{C=C}$
1067	醚，羟基	ν_{C-O}
840	取代苯	γ_{2H}

此外，本品的水溶液在209nm与285nm的波长处有最大吸收；其吸收系数$E_{1cm}^{1\%}$分别为697及41(以三水合物计)。

【检查】**酸度** 检查在成盐过程中引入的游离盐酸。

铵盐 在生产中加入氯化铵或氨液时引入。该杂质在氢氧化钠试液中加热，释出氨气。

阿扑吗啡 吗啡在酸性溶液中加热，可以脱水，经分子重排，生产阿扑吗啡。将本品水溶液加稍过量的碳酸氢钠，如含阿扑吗啡，其水溶液在碳酸氢钠碱性条件下，加碘试液氧化阿扑吗啡生成水溶性绿色化合物，此产物能溶于乙醚呈深宝石红色，水层仍显绿色。

罂粟酸 阿片中含有罂粟酸，在提取吗啡时，如去除不尽，可能引入。罂粟酸在微酸性溶液中，遇三氯化铁生产红色的罂粟酸铁。

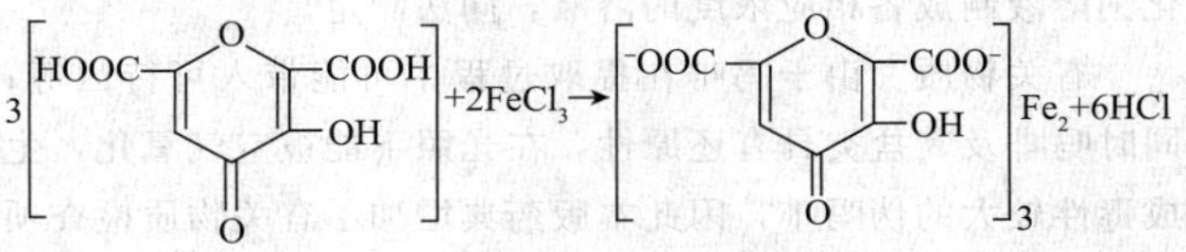

有关物质 采用高效液相色谱法进行检查。

在规定的色谱条件下，出峰顺序为：吗啡、伪吗啡和可待因。吗啡色谱峰的保留时间约为7～8分钟，伪吗啡峰与吗啡峰的相对保留时间约为1.2～1.5，伪吗啡相对于吗啡的响应值约为0.5；可待因峰与吗啡峰的相对保留时间约为2.0～2.3。用自身对照法计算杂质，伪吗啡限度为0.4%，可待因限度为0.25%，杂质总量限度为1.0%。

Ph. Eur. (7.0)及BP(2013)中有关物质检查采用HPLC法，列出的已知杂质有6种，其限度规定杂质C、E及任意单一杂质应小于0.2%，杂质B(伪吗啡)应小于0.4%，总杂质应小于1.0%。JP(16)采用TLC法。

干燥失重 本品含有3分子结晶水，结晶水理论含水量为14.4%，规定不得过15.0%。

【含量测定】采用非水滴定法测定含量。本品为生物碱的盐酸盐，加入冰醋酸与醋酸汞试液使溶解，用高氯酸液进行滴定，以结晶紫为指示剂，终点为绿色。本品在冰醋酸与醋酸汞溶液中如溶解不完全，可加温使其溶解，放冷后滴定即可。

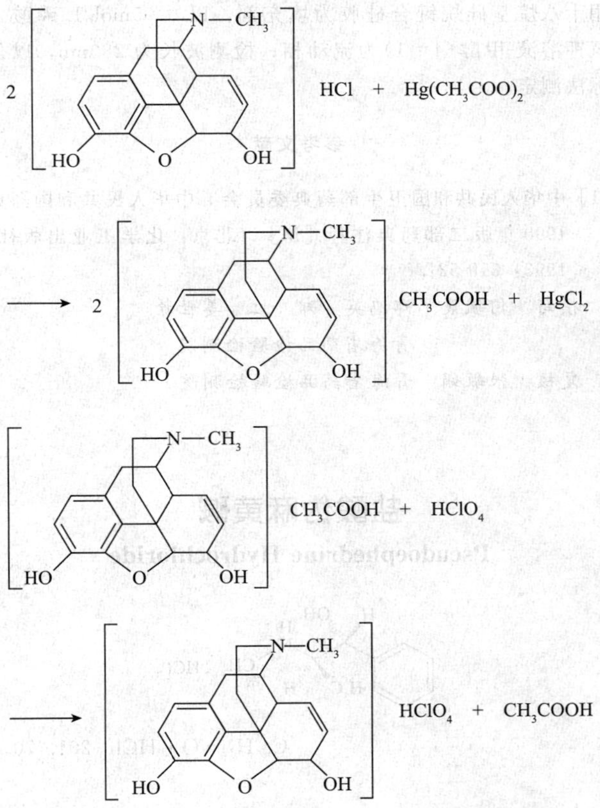

【贮藏】本品在光照下易氧化变质，应遮光，密封保存。

【制剂】(1)盐酸吗啡片(Morphine Hydrochloride Tablets)

含量均匀度和溶出度　采用紫外-可见分光光度法测定，以 0.1mol/L 氢氧化钠溶液为溶剂，在 250nm 波长处测定吸光度。同时，精密称取吗啡对照品适量，用 0.1mol/L 氢氧化钠溶液制成各相应浓度的溶液，同法测定。

有关物质　由于吗啡在提取过程中可能带入可待因等；同时吗啡及其盐类具有还原性，在光照下能被空气氧化，生成毒性较大的伪吗啡，因此本版药典增加了有关物质检查项目。检测方法同盐酸吗啡原料有关物质项下。

含量测定　采用 UV-对照品法测定。

(2)盐酸吗啡注射液(Morphine Hydrochloride Injection)

含量测定　采用紫外-可见分光光度法，以 0.1mol/L 氢氧化钠溶液为溶剂，在 250nm 波长处测定吸光度。同时，精密称取吗啡对照品适量，用 0.1mol/L 氢氧化钠溶液制成相应浓度的溶液，同法测定。

有关物质　为增加的项目。测定方法同盐酸吗啡。

细菌内毒素　本品临床每小时用药最大剂量是静脉注射每千克体重 1mg，鞘内注射每次 5mg(中国药典临床用药须知)，内毒素计算限值约为 2.4EU/mg；JP(16)为 1.5EU/mg。中国药典(2015)规定本品细菌内毒素限值为 2.4EU/mg，与内毒素计算值比较，安全系数为 1。

(3)盐酸吗啡缓释片(Morphine Hydrochloride Sustained-release Tablets)

制法　以盐酸吗啡为原料，羟丙基纤维素等为辅料，经混合、制粒、加蜡、整粒、压片等步骤制成蜡质骨架片，再经硬脂酸镁、胃溶包衣粉包衣，最终形成薄膜衣片。

含量均匀度、释放度和含量测定　均采用高效液相法，用十八烷基硅烷键合硅胶为填充剂，以 0.05mol/L 磷酸二氢钾溶液-甲醇(4∶1)为流动相；检测波长为 280nm，以外标法测定。

参考文献

[1] 中华人民共和国卫生部药典委员会．中华人民共和国药典 1990 年版二部药典注释［M］．北京：化学工业出版社，1993：519-521.

撰写　何毓襄　郑鸿英　郑　虹　姜世贤
青海省药品检验检测院
复核　张敏娟　青海省药品检验检测院

盐酸伪麻黄碱

Pseudoephedrine Hydrochloride

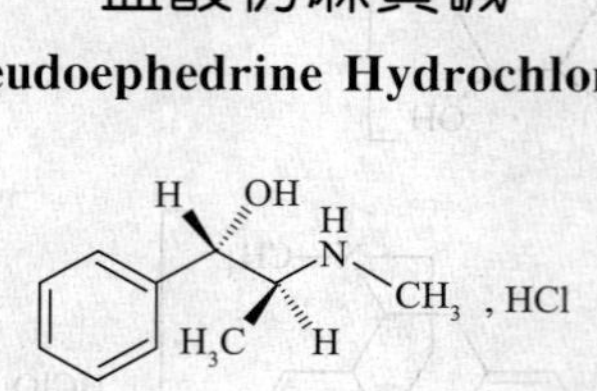

$C_{10}H_{15}NO \cdot HCl$　201.70

化学名：［S-(R*,R*)］-α-［1-(甲氨基)乙基］-苯甲醇盐酸盐

英文名：［S-(R*,R*)］-α-［1-(methylamino) ethyl］-Benzenemethanol hydrochloride

CAS 号：［345-78-8］

盐酸伪麻黄碱为 β_2-肾上腺素受体激动药。伪麻黄碱又称异麻黄碱、右旋麻黄碱，是麻黄碱的差向异构体，伪麻黄碱和其他麻黄生物碱由于结构和麻黄碱相似，都具有拟肾上腺素的药理作用，只是作用强度有所区别[1]本品对上呼吸道黏膜血管的收缩作用强于对全身血管的作用[1]。与麻黄碱比较，其对支气管平滑肌的扩张作用和对全身血管的收缩作用较后者弱，其抗呼吸道与鼻充血的作用与麻黄碱相同，但升压作用仅为麻黄碱的 1/5，增强心率和收缩血管的作用仅为麻黄碱的 1/4，在扩张支气管平滑肌方面仅为其 1/2[2]。目前认为是较好的减充血剂。本品与抗组胺药配伍，取代麻黄碱治疗感冒、过敏性鼻炎等症，其减充血效果明显，不易反跳；与解热、镇痛及抗炎药配伍，较麻黄碱安全有效[1]。

本品胃肠道吸收较好，不被单胺氧化酶代谢，大部分以原型从尿中排泄，少量从乳汁分泌[1]。用量过大或大量长期使用时会出现震颤、心悸、头痛、焦虑不安等症状，由于中枢兴奋作用可引起失眠、精神兴奋[1]等。

1962 年中国药物化学家赵承嘏利用草酸盐法分离了麻黄碱和伪麻黄碱[3]。2000 年载入中国药典，1973 年载入 BP，1980 年载入 USP。目前除中国药典(2015)收载外，BP(2013)、Ph. Eur.(7.0)及 USP(36)亦有收载。

【制法概要】盐酸伪麻黄碱制备工艺主要有：天然植物提取和合成工艺两类，国外以化学合成和生物半合成产品为主。国内主要采用植物提取法，是从麻黄科植物木贼麻黄和草麻黄中提取，将麻黄草用水浸煮，水液经氢氧化钠碱化、有机溶剂提取，加草酸中和、分离得草酸伪麻黄碱，再经氢氧化钠碱化游离、盐酸调节成盐制得盐酸伪麻黄碱粗品，精制得成品。

【性状】本品的水溶液呈右旋性，浓度为 50mg/ml 的水溶液比旋度为 +61.0°至 +62.5°，与 BP(2013)和 USP(36)一致。强光照射、高温氧化对本品的稳定性有一定的影响。

【鉴别】(1)本品水溶液(0.5mg/ml)，在 251nm、257nm 与 263nm 的波长处有最大吸收(图 1)。

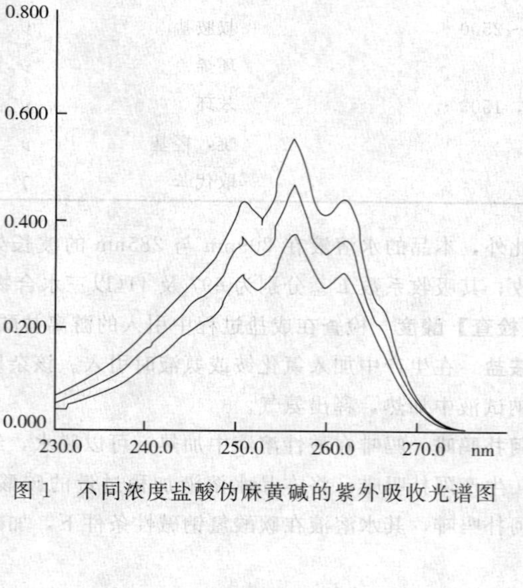

图 1　不同浓度盐酸伪麻黄碱的紫外吸收光谱图

(2)本品的红外光吸收图谱(光谱集 642 图)显示的主要特征吸收如下。

特征谱带(cm^{-1})	归属	
3275	羟基	ν_{O-H}
3100～2400	仲胺盐	$\nu_{\overset{+}{N}H_2}$
1590，1490，1455	苯环	$\nu_{C=C}$
1040	羟基	ν_{C-O}
763	单取代苯	γ_{5H}
702	苯环	$\delta_{环}$

【检查】酸碱度 本品的水溶液显弱酸性，采用指示剂法控制酸碱度。

溶液的澄清度与颜色 在制备过程中，由于不溶性副产物 $CaCrO_4$ 的存在，可能影响溶液的澄清度。

有关物质 植物提取工艺可能带入的有关物质主要为盐酸麻黄碱、草酸及麻黄草中的其他麻黄碱类似物、降解产物(图 2)。USP(32)采用 TLC 法，BP(2009)采用 HPLC 法。中国药典(2005)开始收载该项目，与 BP(2009)色谱条件相同。中国药典(2010)继续采用 HPLC 法。盐酸麻黄碱与盐伪麻黄碱为异构体，色谱行为极为相近，可考察两者在色谱系统中的分离度，从而判断色谱条件是否合适(图 3)，采用自身对照法进行限定。结合 30 批提取工艺及人工合成的成品测定结果，确定单个杂质限度不得过 0.5%，各杂质总和的限度不得过 1.0%。本方法检测限为 50ng，标准中“所有峰面积小于对照溶液主峰面积 0.1 倍的峰”其检测量为 20ng，小于检测限，可忽略不计。中国药典(2015)未作修订。

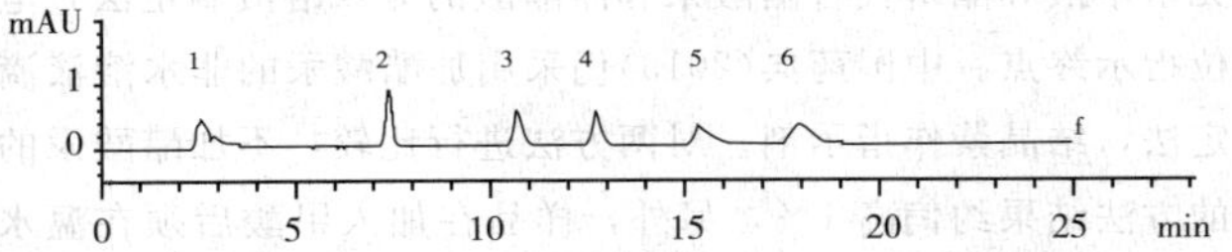

图 2 盐酸伪麻黄碱有关物质混合对照品图谱

1. 草酸；2. 盐酸苯丙醇胺；3. 盐酸麻黄碱；4. 盐酸伪麻黄碱；5. 甲基麻黄碱；6. 甲基伪麻黄碱

图 3 盐酸伪麻黄碱与盐酸麻黄碱分离度色谱图

【含量测定】采用非水溶液滴定法，以结晶紫为指示剂，显蓝绿色为终点。经实验，该方法 RSD 为 0.1%(n=10)。与 USP(33)方法相同。

【贮藏】本品对强光有一定的敏感性，故应避光、密封保存。

【制剂】中国药典(2015)未收载其制剂。

USP(36)收载有盐酸伪麻黄碱口服溶液、片剂、缓释片剂和缓释胶囊剂等多种制剂。BP(2013)收载有盐酸伪麻黄碱口服溶液和片两种制剂。

参考文献

[1] 汤光，李大魁．现代临床药物学［M］．北京：化学工业出版社，2003.

[2] 史宁翔，苏常娥．中美两国 OTC 药物中伪麻黄碱的应用［J］．中国药师，2001，4(3)：225.

[3] 中华人民共和国卫生部药典委员会．中华人民共和国药典 1990 年版二部药典注释［M］．北京：化学工业出版社，1993.

撰写 高 勇 李 博 新疆维吾尔自治区食品药品检验所

复核 祝莉莎 董新辉 新疆维吾尔自治区食品药品检验所

盐酸多巴胺

Dopamine Hydrochloride

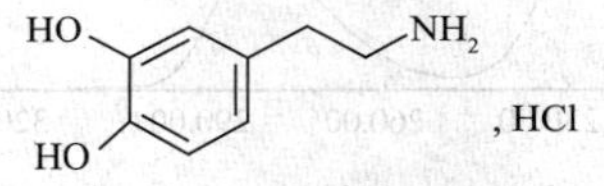

$C_8H_{11}NO_2$，HCl 189.64

化学名：4-(2-氨基乙基)-1,2-苯二酚盐酸盐

1,2-benzenediol,4-(2-aminoethyl)-hydrochloride

英文名：Dopamine(INN)Hydrochloride

CAS 号［62-31-7］

本品为多巴胺受体激动药。多巴胺是儿茶酚胺之一，是去甲肾上腺素和肾上腺素生物合成的前体，具有 β-受体激动作用。能增强心肌收缩，升高动脉压，改善末梢循环，明显增加尿量。对心率无显著影响。临床上用于治疗各种类型休克，如：中毒性休克，心源性休克，出血性休克，中枢性休克以及心脏停搏升压等。

Schöpf 等于 1934 年从3,4-二甲氧基苯乙胺合成多巴胺。国内于 1970 年试制成功，除中国药典(2015)收载外，USP(36)、BP(2013)、Ph. Eur. (7.0)、JP(16)均收载。

【制法概要】

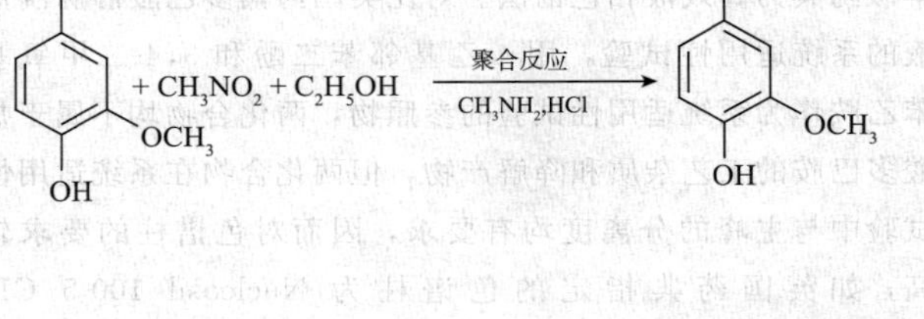

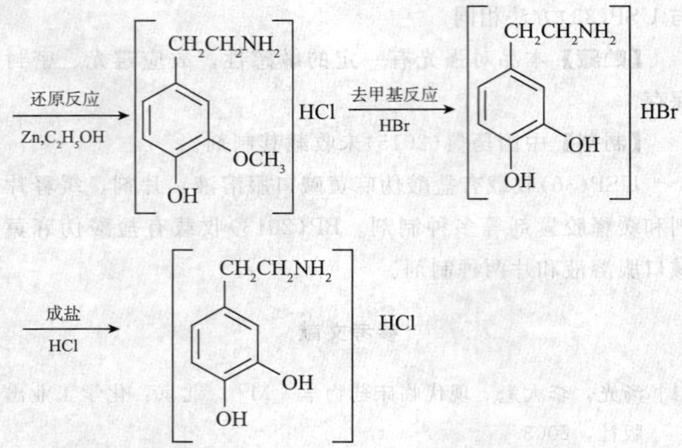

【性状】本品为白色或类白色有光泽的结晶或结晶性粉末。由于结构中有两个相邻的酚羟基，在空气中易氧化变色。

【鉴别】(1)本品水溶液加三氯化铁试液显墨绿色，为 Fe^{3+} 与酚羟基的反应。

(2)本品的 0.5%硫酸溶液中，在 280nm 的波长处有最大吸收(图 1)。

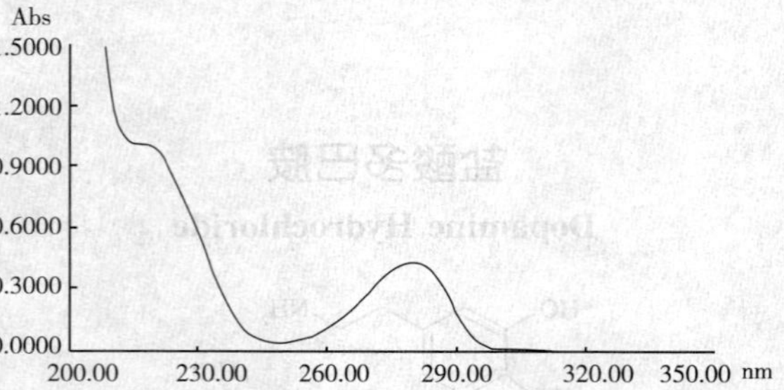

图 1　盐酸多巴胺紫外吸收图谱

(3)本品的红外光吸收图谱(光谱集 345 图)显示的主要特征吸收如下[1,2]。

特征谱带(cm^{-1})	归属	
3360～3100	羟基	ν_{O-H}
3100～2400	伯胺盐	$\nu_{NH_3^+}$
1613，1600，1580，1500	苯环	$\nu_{C=C}$
1500	胺盐	$\delta_{NH_3^+}$
1286，1188	酚羟基	ν_{C-O}
815	取代苯	γ_{2H}

【酸度】本品含等分子多巴胺和盐酸，水溶液呈酸性，大部分产品 pH 值为 3.8～4.9 之间。

【溶液的澄清度与颜色】本品为供注射用原料，并且在空气中易氧化变色。应加强对产品的色泽控制，标准设定为颜色不深于黄色 1 号标准比色液。

【有关物质】美国药典、日本药局方均采用薄层色谱法，本版药典为高效液相色谱法。对比英国药典多巴胺静脉滴注液的系统适用性试验，用 4-乙基邻苯二酚和 3,4-二甲氧基苯乙胺作为系统适用性试验的参照物，两化合物均不属于盐酸多巴胺的工艺杂质和降解产物，但两化合物在系统适用性试验中与主峰的分离度均有要求，因而对色谱柱的要求较高，如英国药典指定的色谱柱为 Nucleosil 100-5 C18 (4.6mm×100mm，5μm)，本版药典的色谱系统采用 4-乙基邻苯二酚为参照物，柱的适用面较广。系统适用性试验色谱图见图 2。其中 t_R 2.546 分钟为 4-乙基邻苯二酚；t_R 5.584 分钟为盐酸多巴胺。方法的检出限为 1μ/ml。

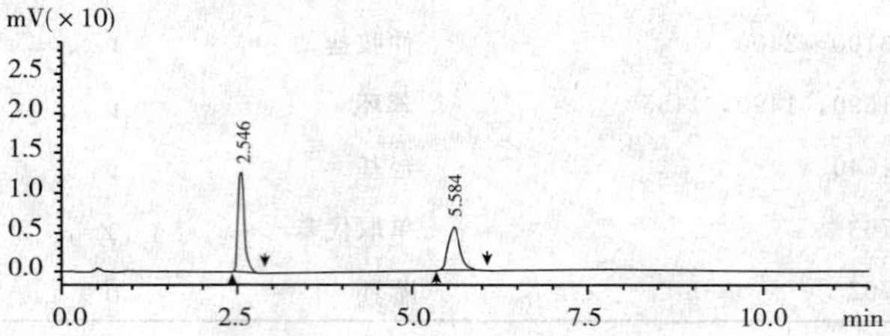

图 2　系统适用性试验色谱图

在检查三个厂家 5 批原料样品中，基本未检出杂质。但对注射液的检查中，大多数的产品在主峰前可见一杂质峰(约 5.0 分钟)，说明本品在酸性水溶液中略有分解(图 3)。也曾考虑使用酸性水解溶液作为系统适用性溶液，但试验的重现性不理想而未采用。

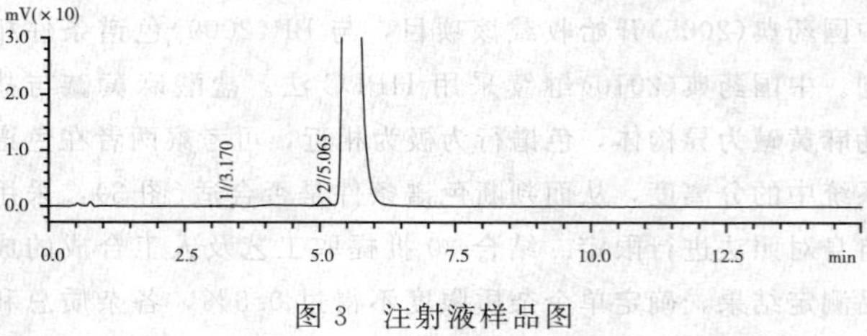

图 3　注射液样品图

曾对薄层色谱法和液相色谱法作了比较，在分离效果、检测灵敏度、检测准确度上，液相色谱法均优于薄层色谱法。

【含量测定】美国药典和英国药典的方法相同，均采用无水甲酸和醋酐代替醋酸汞和冰醋酸的非水溶液滴定法，电位指示终点。中国药典(2015)仍采用加醋酸汞的非水溶液滴定法，结晶紫作指示剂。对两方法进行比较，不加醋酸汞的的方法结果约偏高 1%，另外，样品在加入甲酸后须在温水浴中溶解，在冰水浴冷冻条件下加入醋酐，整个滴定过程也应在冰水浴冷冻环境下进行，操作不易掌握，故仍采用加醋酸汞的非水溶液滴定法。

【制剂】**盐酸多巴胺注射液**

本品除中国药典(2015)收载外，JP(16)、USP(36)也有收载，USP(36)还收载了盐酸多巴胺葡萄糖注射液，BP(2013)收载多巴胺静脉滴注液(Dopamine Intravenous Infusion)。

有关物质　同盐酸多巴胺。

细菌内毒素　本品临床每小时用药最大剂量是静脉注射每千克体重 3mg(中国药典临床用药须知)，内毒素计算限值约为 1.67EU/mg；国外标准中 USP 和 BP 为 16.67EU/mg；JP 为 5EU/mg。中国药典(2015)规定本品细菌内容毒素限值为 1.5EU/mg，与内毒素计算值比较，安全系数为 1.1，并严于 USP、BP、JP 标准。

含量测定　采用 HPLC 法，方法的精密度经同法处理 6 份样品测定，RSD＝0.9%。回收试验，按含量测定项下供试品溶液浓度的±30%制备低、中、高各三份回收试验溶液，依法测定，回收率为97.9%；RSD=1.9%。本品没有辅料，不存在辅料干扰。

参考文献

[1] 董庆年. 红外光谱法［M］. 北京：石油化学工业出版社，1977.

[2] 王宗明. 实用红外光谱学［M］. 北京：石油化学工业出版社，1978.

撰写　欧嘉娜　广州市药品检验所

陶宙镕　广西壮族自治区食品药品检验所

复核　潘锡强　广州市药品检验所

盐酸多巴酚丁胺

Dobutamine Hydrochloride

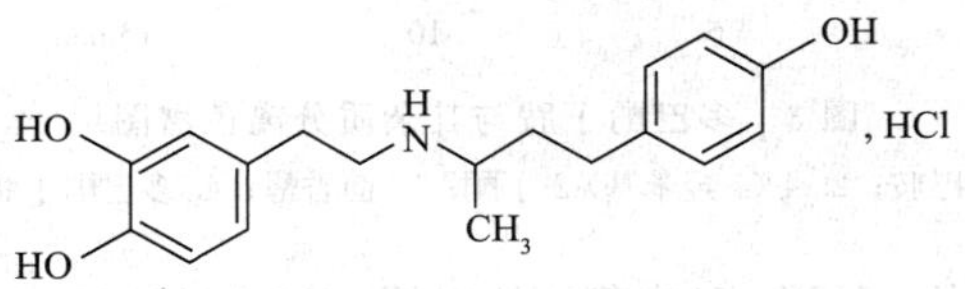

$C_{18}H_{23}NO_3$，HCl　337.85

化学名：4-[2-[[1-甲基-3-(4-羟苯基)丙基]氨基]乙基]-1,2-苯二酚盐酸盐

(±)-4-[2-[[3-(4-hydroxyphenyl)-1-methylpropyl]amino]ethyl]-1,2-benzenediol hydrochloride

英文名：Dobutamine Hydrochloride

CAS号：[49745-95-1]

本品为多巴胺同系物，为一选择性心脏β_1-受体兴奋剂，能增强心肌收缩力，增强心排血量，但对心率的影响远小于异丙肾上腺素，对心肌梗死或心脏外科手术时心排血量低的休克患者有较好的疗效，且较为安全。用于心排血量低和心率慢的心力衰竭患者，其改善左心室功能的作用优于多巴胺。

本品口服无效，静脉注入1～2分钟内起效，如缓慢滴注可延长到10分钟，一般静脉注射后10分钟作用达高峰，持续数分钟。表观分布容积为0.2L/kg，清除率为244L/h，半衰期约为2分钟，在肝脏代谢成无活性的化合物。代谢物主要经肾脏排出。主要的不良反应有：心率加快、血压升高、头痛、恶心、心悸、胸痛、气促与心绞痛，严重的可有心律失常。

国内于1985年开始生产。除中国药典(2015)收载外，USP(36)、BP(2013)、Ph. Eur. (7.0)和JP(16)亦有收载。

【制法概要】 合成工艺如下。

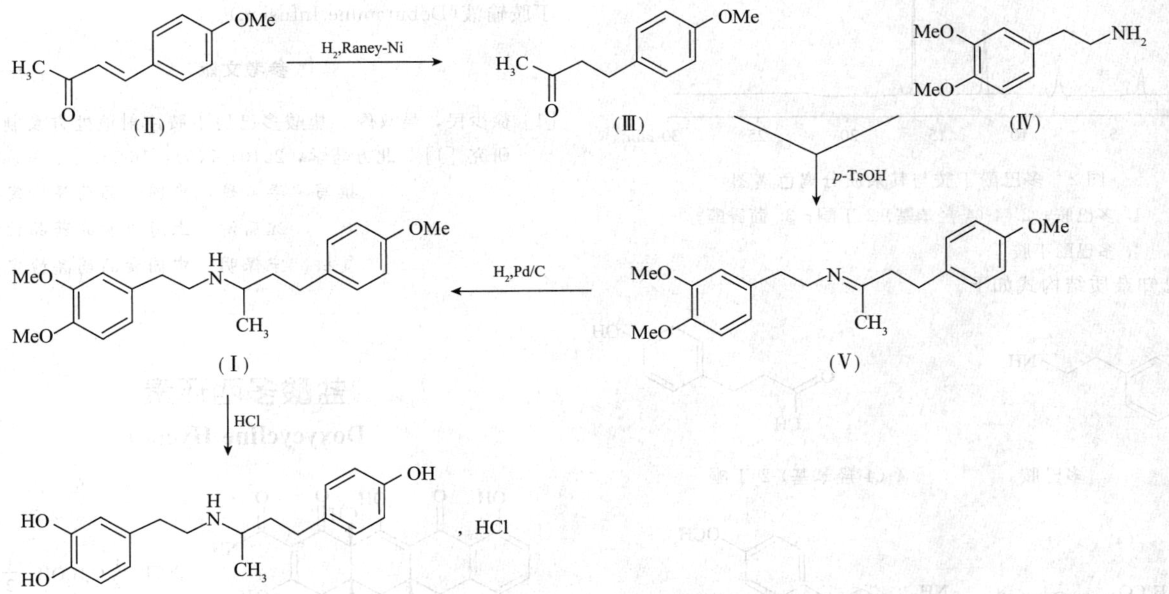

【性状】 本品分子结构中含多个酚羟基易被氧化，在光照或空气中暴露颜色会加深。

【鉴别】 (1)本品分子结构中具有酚羟基，可与三氯化铁反应生成有色配位化合物。

(2)本品的硫酸溶液(0.5%)在280nm波长处有最大吸收。见图1。

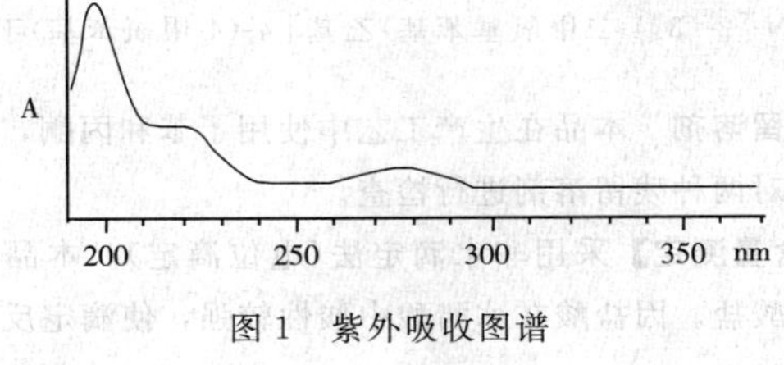

图1　紫外吸收图谱

(3)本品的红外光吸收图谱显示的主要特征吸收如下(光谱集 346 图)。

特征谱带(cm^{-1})	归属	
3400，3300，3140	羟基	ν_{O-H}
3100～2400	仲胺盐	$\nu_{\overset{+}{N}H_2}$
1610，1530，1518，1440	苯环	$\nu_{C=C}$
1270，1190	酚羟基	ν_{C-O}
835，820	取代苯	γ_{2H}

(4)本品为盐酸盐，显氯化物的鉴别反应。

【检查】溶液的颜色 本品稳定性较差，在光照或空气中暴露，本品颜色均会加深，其水溶液室温放置会逐渐变红[1]。采用紫外法在 480nm 波长处测定异常紫外吸收值，加以控制。

有关物质 中国药典(2015)、USP(36)、BP(2013)和 Ph. Eur. (7.0)均采用高效液相色谱法，且色谱条件基本一致，采用梯度洗脱，JP(16)采用 TLC 法。本品在合成过程中可能引入副产物：多巴胺和 4-(4-羟苯基)-2-丁酮；中间体：(2*RS*)-*N*-[2-(3,4-二甲氧基苯基)乙基]-4-(4-甲氧苯基)丁烷-2-胺。经试验得色谱图见图 2，各杂质能良好分离，其中茴香醛为参考英国药典同品种该项下分离度测试用化合物。

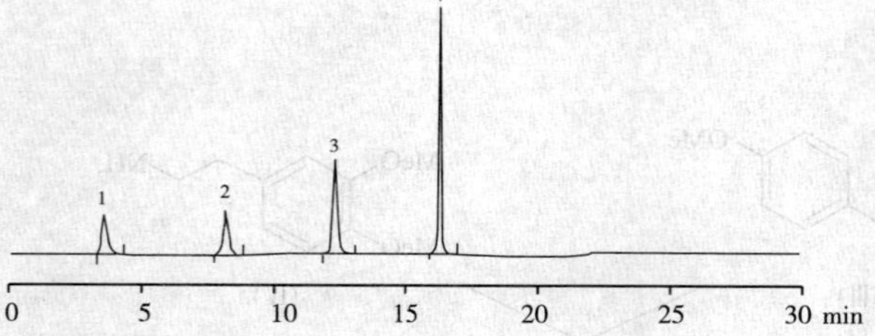

图 2 多巴酚丁胺与其杂质分离色谱图

1. 多巴胺；2. 4-(4-羟苯基)-2-丁酮；3. 茴香醛；4. 多巴酚丁胺

已知杂质结构式如下。

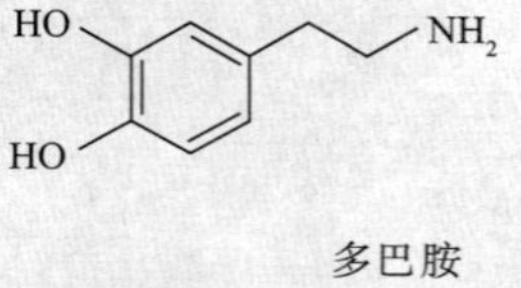

多巴胺

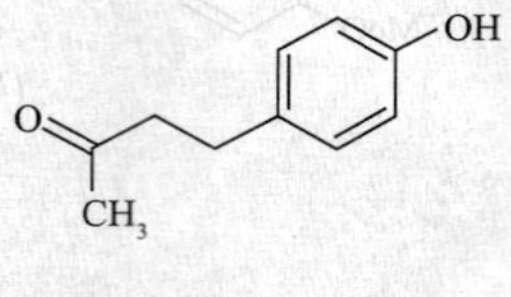

4-(4-羟苯基)-2-丁酮

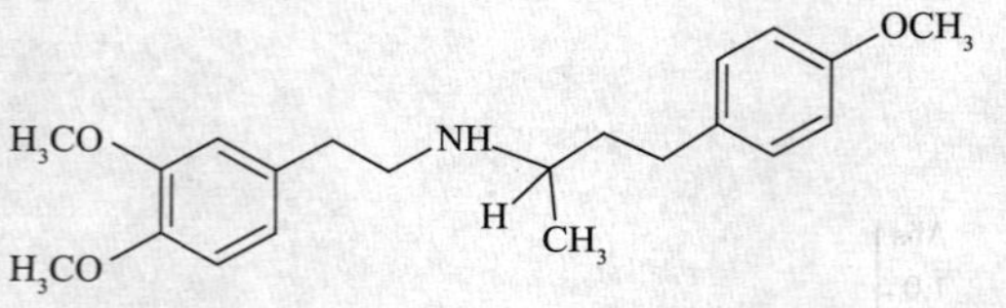

(2*RS*)-*N*-[2-(3,4-二甲氧基苯基)乙基]-4-(4-甲氧苯基)丁烷-2-胺

残留溶剂 本品在生产工艺中使用了苯和丙酮，因此药典规定对两种残留溶剂进行检查。

【含量测定】采用非水滴定法(电位滴定)。本品为有机碱的盐酸盐。因盐酸在冰醋酸中酸性较强，使滴定反应难以定量，而加入醋酸汞又会污染环境，故采用醋酐作为溶剂，达到了较好的滴定效果。

【制剂】盐酸多巴酚丁胺注射液(Dobutamine Hydrochloride Injection)

本品除中国药典(2015)收载外，USP(36)亦有收载。

含量测定 中国药典(2015)及国外药典均采用专属性较强的高效液相色谱法，等度洗脱，色谱条件差异不大。在该色谱条件下，多巴酚丁胺与相关杂质分离良好。见图 3。

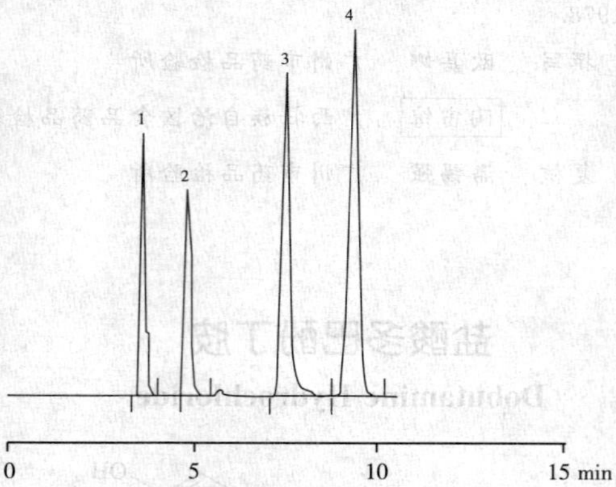

图 3 多巴酚丁胺与其杂质分离色谱图

1. 多巴胺；2. 4-(4-羟苯基)-2-丁酮；3. 茴香醛；4. 多巴酚丁胺

另外，USP(36)收载了注射用盐酸多巴酚丁胺(Dobutamine for Injection)、盐酸多巴酚丁胺葡萄糖注射液(Dobutamine in Dextrose Injection)，BP(2013)收载了盐酸多巴酚丁胺输液(Dobutamine Infusion)。

参考文献

[1] 徐少民，吴双俊．盐酸多巴酚丁胺注射液处方及制备工艺研究 [J]．北方药学，2010，7(5)：16-18.

撰写 李 婕 中国食品药品检定研究院

沈丽清 上海市食品药品检验所

复核 宁保明 中国食品药品检定研究院

盐酸多西环素
Doxycycline Hyclate

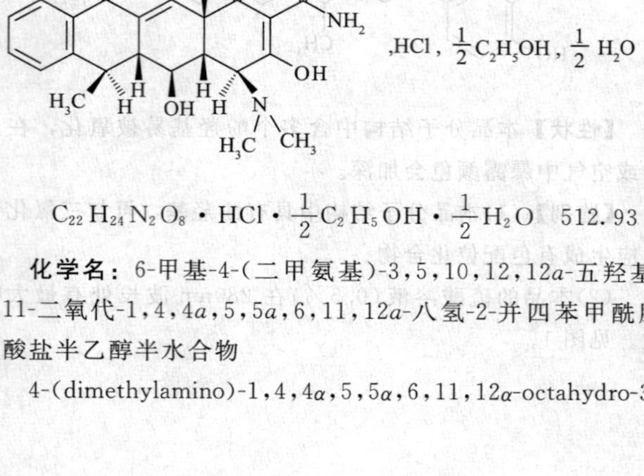

$C_{22}H_{24}N_2O_8 \cdot HCl \cdot \frac{1}{2}C_2H_5OH \cdot \frac{1}{2}H_2O$ 512.93

化学名：6-甲基-4-(二甲氨基)-3,5,10,12,12*a*-五羟基-1,11-二氧代-1,4,4*a*,5,5*a*,6,11,12*a*-八氢-2-并四苯甲酰胺盐酸盐半乙醇半水合物

4-(dimethylamino)-1,4,4α,5,5α,6,11,12α-octahydro-3,

5，10，12，12α-pentahydroxy-6-methyl-1，11-dioxo-2-naphthacene-carboxamide monohydrochloride，hemiethanol，hemihydrate

英文名：Doxycycline Hyclate

异名：盐酸强力霉素；盐酸脱氧土霉素

CAS 号：［24390-14-5］盐酸多西环素无醇无水物；［17086-28-1］（多西环素一水合物）；［564-25-0］（无水多西环素）

本品为半合成四环素类抗生素。其抗菌谱与四环素、土霉素相同，但对金黄色葡萄球菌等革兰阳性菌和部分革兰阴性杆菌的抑菌浓度较四环素低，临床剂量仅为四环素和土霉素的 1/10，由于无明显肾脏毒性，可用于有应用四环素适应证而合并肾功能不全的感染患者。细菌对本品与四环素之间并不呈完全交叉耐药，部分对四环素耐药的金黄色葡萄球菌对本品敏感。口服吸收完全，约可吸收给药量的 90%以上。其血清半衰期为 18～22 小时，血浆蛋白结合率为 80%～93%[1]。

四环素类抗生素通过与原核生物核糖体 30S 亚基结合后，阻止氨酰-tRNA 进入核糖体 A 位后，导致肽链的延伸受阻而使细菌蛋白质无法合成。

本品由 Stophens CR 等于 1963 年合成，国内于 1971 年开始生产，USP(36)、BP(2013)、Ph. Eur.（7.0）和 JP(16)均有收载。USP(36)、BP(2013)及 Ph. Eur.（7.0）还收载了多西环素一水合物。

【制法概要】本品可以发酵产生的土霉素碱为原料经氯代、脱水、氢化成盐、置换和精制等步骤而得[2]。

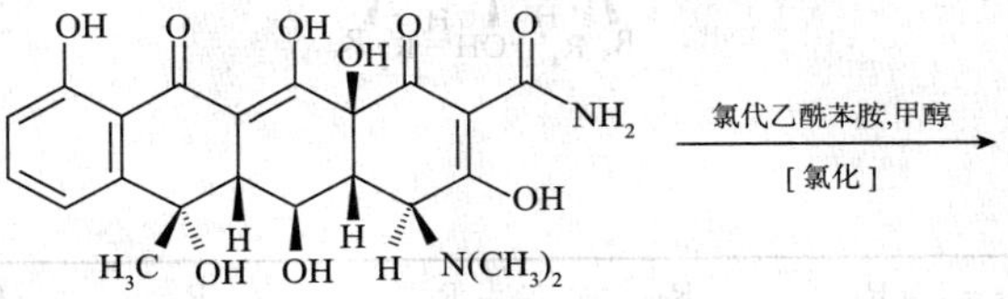

土霉素碱

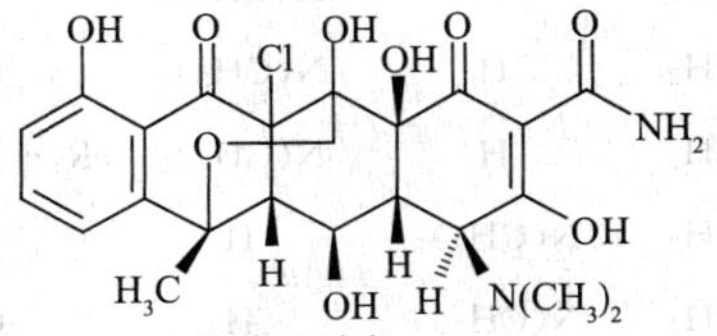

氯代土霉素

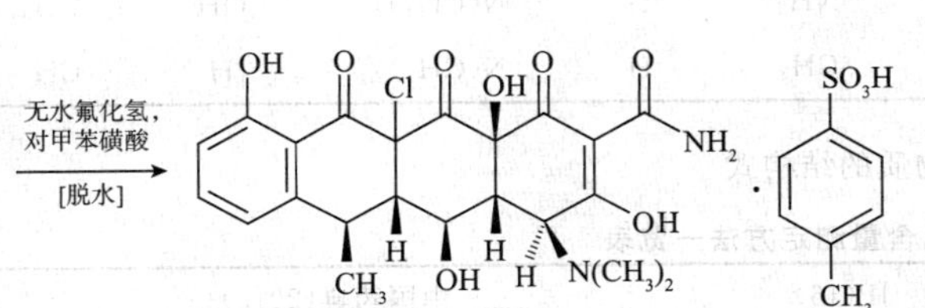

脱水土霉素

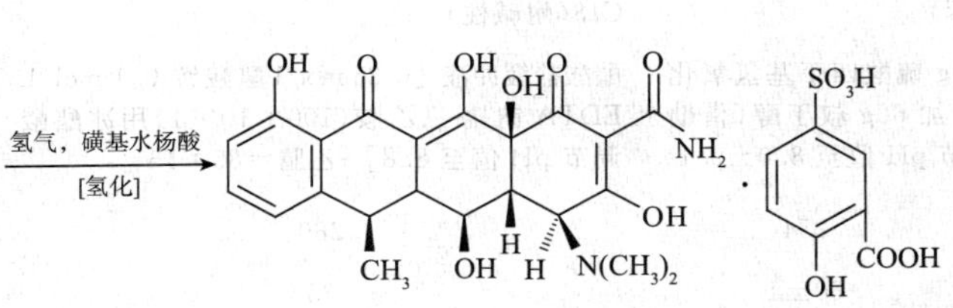

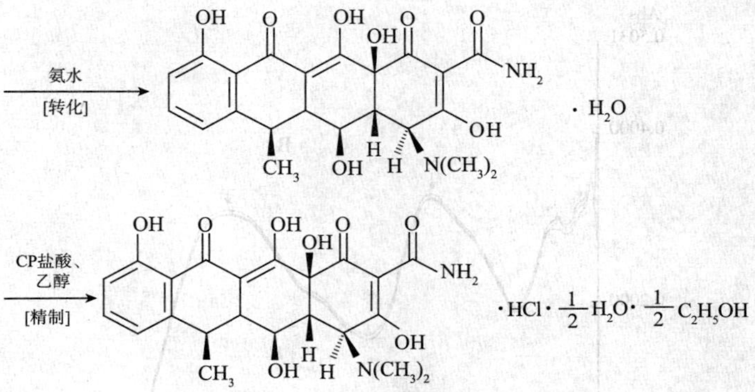

【性状】多西环素分子内含蒽酮类发色团，故显黄色，室温下稳定，遇光变质，微有引湿性。其盐酸盐易溶于水和甲醇，并溶于酸和碱性溶液，在碱性溶液中不稳定，容易氧化产生色素，使颜色加深，但不溶于三氯甲烷、乙醚等有机溶剂。

比旋度 本品分子结构中具有多个不对称碳原子，因此有旋光性，BP(2013)、JP(16)及中国药典(2015)均规定此检查项，溶液配制方法及限值一致。BP(2013)和 JP(16)要求测定在 5 分钟内完成，可能为避免溶液的降解。多西环素溶液在酸性条件下比较稳定，中国药典(2015)在正文中未规定溶液的测定时间，但在具体操作时，建议尽快完成测试。多版中国药典规定测定温度为 25℃，起草时考虑方法的延续性以及取消该规定需要更多的数据支持，中国药典(2015)对其未作修订。近几版 USP 中均未规定该检查项。

【鉴别】(1)为专属性强的 HPLC 法。设备简单、操作容易、分离效果亦佳的薄层色谱鉴别方法在历版中国药典及国外药典中也有应用。

(2)在起草时，对本品在水、甲醇及盐酸甲醇溶剂中的紫外吸收光谱图进行考察，典型的紫外图谱如图 1。结果显示，本品在甲醇中紫外图形有较强的特征，本品的盐酸甲醇溶液在 351～357nm 处为一宽带吸收，故选择本品在甲醇中的紫外鉴别，同时规定最大及最小吸收波长。

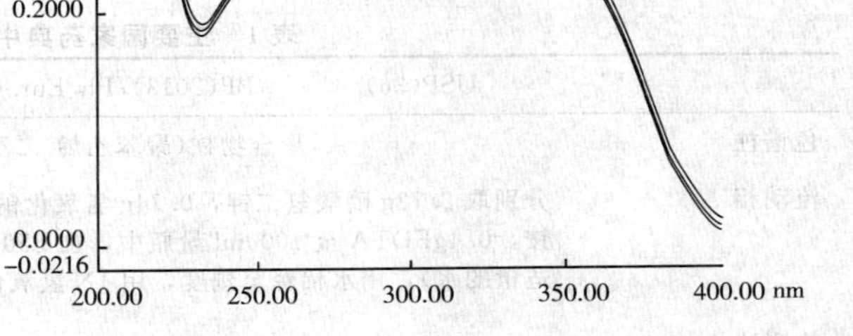

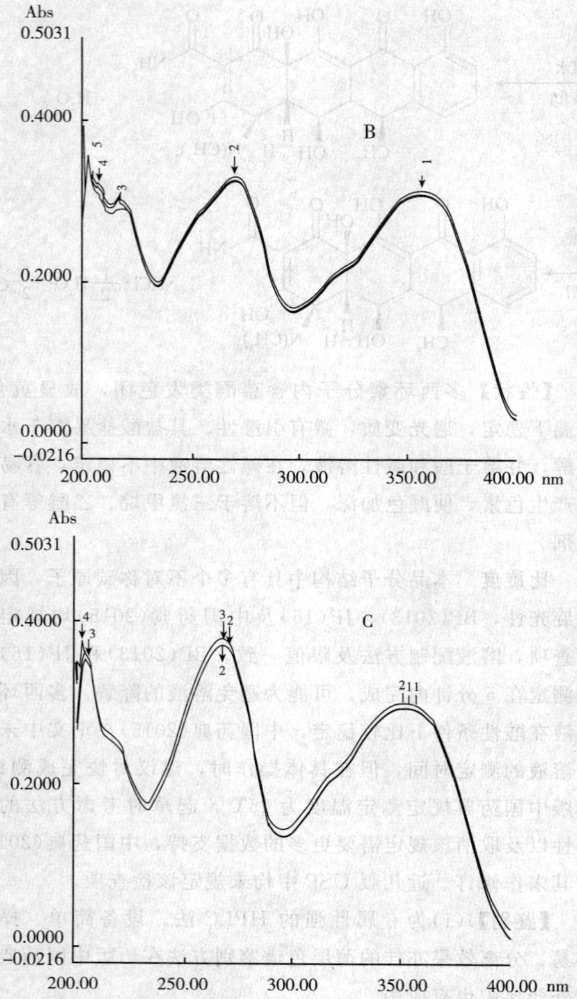

图 1　不同溶剂制备的盐酸多西环素溶液的紫外扫描图谱

A. 水溶液；B. 甲醇溶液；C. 盐酸甲醇溶液

(3)为指纹性极强的红外吸收光谱法，采用与标准图谱对照的方法进行鉴别，典型红外图谱见图谱集 386 图，盐酸多西环素 IR 吸收光谱主要数据及归属如下。

特征谱带(cm^{-1})	归属	
3500～2500	羟基，胺基，胺盐	$\nu_{OH,NH}$
1676	酰胺	$\nu_{C=O}$
1614，1576	共轭酮	$\nu_{C=O}$

(4)为氯化物的显色反应，用于鉴别盐酸盐。

【检查】酸度　本品为多西环素的盐酸盐，溶液显酸性，pH 值在 2.0～3.0 范围内。

有关物质　Ph. Eur.(7.0)，盐酸多西环素(Doxycycline Hyclate)标准中有 6 个潜在杂质，分别命名为杂质 A、B、C、D、E、F，结构式如图 2 所示。其中杂质 A(β-多西环素，又称为 6-表多西环素，6-epidoxycycline)，是合成过程中美他环素转变为多西环素时产生的 6-差向副产物，杂质 B 美他环素是合成中间体，杂质 E 土霉素为合成起始原料，杂质 F 可能是土霉素中的杂质 2-乙酰基-2-脱碳氨基-土霉素在合成多西环素过程的共存物，杂质 C、D 可能是多西环素在溶液或放置过程中生成的差向异构体[5]。

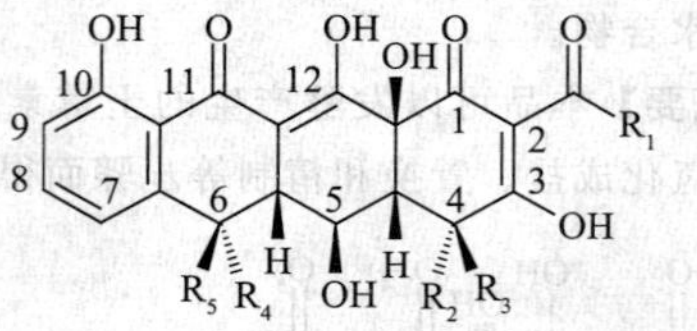

	R_1	R_2	R_3	R_4	R_5
多西环素(doxycycline)	NH_2	H	$N(CH_3)_2$	H	CH_3
杂质 A(β-多西环素，6-epidoxycycline)	NH_2	H	$N(CH_3)_2$	CH_3	H
杂质 B(美他环素，metacycline)	NH_2	H	$N(CH_3)_2$	$R_4+R_5=CH_2$	
杂质 C(4-差向多西环素，4-epidoxycycline)	NH_2	$N(CH_3)_2$	H	H	CH_3
杂质 D(4-差向-6-差向多西环素，4-epi-6-epidoxycline)	NH_2	$N(CH_3)_2$	H	CH_3	H
杂质 E(土霉素，oxytetracycline)	NH_2	H	$N(CH_3)_2$	OH	CH_3
杂质 F(2-乙酰-6-脱碳酰胺多西环素，2-acetyl-2-decarbamoyldoxycline)	CH_3	H	$N(CH_3)_2$	H	CH_3

图 2　多西环素及有关物质的结构式

表 1　主要国家药典中有关物质及含量测定方法一览表

	USP(36)	BP(2013)/Ph. Eur.(7.0)	JP(16)	中国药典(2015)
色谱柱	聚合物柱(聚苯乙烯-二乙烯基苯)			C18(耐碱柱)
流动相	分别取 2.72g 磷酸氢二钾，0.74g 氢氧化钠，0.50g 硫酸四丁基氢氧化铵，0.4gEDTA 至 1000ml 量瓶中，加 850ml 水，加 60g 叔丁醇(借助适量的水)，用水稀释至刻度，用 1N 氢氧化钠调节 pH 值至 8.0±0.1			醋酸盐缓冲液［0.25 mol/L 醋酸铵-0.1 mol/L EDTA 钠盐-三乙胺(100∶10∶1)用冰醋酸调节 pH 值至 8.8］-乙腈=85∶15
检测波长(nm)	270	254	254	280
柱温(℃)	60±1	60±1	60±1	35

注：USP(36)、BP(2013)/Ph. Eur.(7.0)、JP(16)的流动相配制描述不完全相同，但组成及比例一致。

多西环素原料及其制剂含量和有关物质测定方法报道很多，早期国内外药典中均采用薄层色谱法测定有关物质，近期的文献报道及国外主要国家的药典中均以HPLC法为主，中国药典从2000年版开始采用HPLC法，表1为主要国家药典中有关物质及含量测定方法一览表。

多西环素为两性化合物，为实现多西环素与潜在杂质之间的有效分离，流动相的pH值不宜呈中性。文献记载可采用高氯酸溶液[6]或冰醋酸[7]调节流动相pH值至1.5左右，但该系统的分离能力有限。表1的药典方法主要以碱性的流动相为主，pH值大多在8.0以上，这种流动相的pH值已经达到常规硅胶基质C18柱的使用极限。为此，USP、BP、Ph. Eur.、JP均采用耐酸碱的聚乙烯-二乙烯基苯（styrene-divinylbenzene）色谱柱，但方法考察时发现，这类色谱柱的柱效较低，峰展宽严重，分离能力较弱，而且这类色谱柱的质量不稳定，批与批之间差异很大。

在本品方法研究过程中，采用过① Gemini C18（5μm，250×4.6mm）、② Luna C18（5μm，150×4.6mm）；③ Capcell Pak C18 MG Ⅱ（5μm，4.6mm×150mm）、④ Capcell Pak C18 MG（5μm，4.6mm×150mm）、⑤ Zorbax Extend-C18（5μm，3.0×250mm）或⑥ Zorbax Extend-C18（5μm，4.6×150mm）等色谱柱，均能满足实验要求，方法耐用性良好。

在上述6支色谱柱中，色谱柱①、③和④的填料均为在无机硅胶表面覆盖一层有机聚合物后再键合十八烷基硅烷（C18）；色谱柱②的填料以无机硅胶为基质并采用致密的键合相表面覆盖和有效的端基封尾工艺；色谱柱⑤和⑥的填料以无机硅胶为基质并采用“propylene-bridged bidentate-C18 silane”键合工艺。以聚合物为基质的填料的色谱选择性可能与以无机硅胶为基质的填料有差异，且随着使用时间的延长，二者的色谱选择性均可能会发生改变，故实际应用中应予以注意[8]。

由于中国药典（2005）所用流动相中的草酸铵容易析出结晶而造成系统堵塞，加之流动相中的二甲基甲酰胺容易吸附在管路和检测池中，影响后续品种的检测，本标准起草者对缓冲盐的种类和浓度、pH值、扫尾剂、有机相和柱温等影响因素进行了系统的考察，改进了流动相，即将草酸胺及二甲基甲酰胺分别替换为醋酸铵和乙腈，并在流动相中添加了少量的EDTA，用于竞争性抑制色谱填料中残留重金属离子与多西环素及其杂质的络合，添加少量三乙胺以减少填料中残余硅羟基的影响，减少色谱峰形的拖尾，为进一步提高柱效，改善部分杂质如4-表多西环素与相邻组分之间的分离，调节流动相的pH值为8.8。新建立的方法专属性较好，可以使多西环素及潜在杂质之间有效分离，典型的色谱分离图如图3所示。

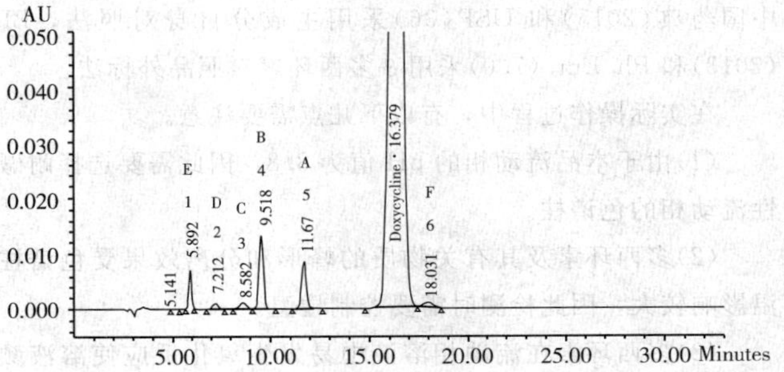

色谱保留时间（min）	图中代号	Ph. Eur.（7.0）代号	名称
5.892	1	E	杂质E（土霉素）
7.212	2	D	杂质D（4-差向-6-差向多西环素）
8.582	3	C	杂质C（4-差向多西环素）
9.518	4	B	杂质B（美他环素）
11.97	5	A	杂质A（β-多西环素）
16.379			多西环素
18.031	6	F	杂质F（2-乙酰-6-脱碳酰胺多西环素）

图3 盐酸多西环素及其有关物质的典型色谱分离图

采用杂质对照品确定图3中的杂质1、4、5分别为土霉素、美他环素和β-多西环素，采用制备已知杂质溶液的方法确定图3中的杂质2和3分别为4-表多西环素和4-表-6-表多西环素，杂质6的鉴定相对复杂，采用TLC制备法收集得到其纯度较高的溶液，通过保留时间比对及LC-MS快速结构鉴定的方法，确定杂质6为2-乙酰-6-脱碳酰胺多西环素，即Ph. Eur.（7.0）中的杂质F，详细的研究过程请参阅文献[9,10]。

由于对新建系统中多西环素及其潜在杂质的色谱行为研究还不够深入，中国药典（2015）只对有杂质对照品的3个杂质进行了确认，而USP（36）、Ph. Eur.（7.0）和BP（2013）根据相对保留时间对几乎所有已知杂质都进行了确认。

多西环素在0.07～122.556μg/ml范围内有良好线性，以峰面积（A）对溶液浓度（C）进行线性回归，得方程$A=37301C-3047$（$r=1.0000$）。盐酸多西环素片的回收率为99.2%（$n=9$），盐酸多西环素胶囊的回收率为99.3%（$n=9$），多西环素及部分已知杂质的检测限（$S/N=3$）和定量限（$S/N=10$）如表2所示。

表2 多西环素及已知杂质的检测限和定量限

	多西环素	β-多西环素	土霉素	美他环素
检测限（μg/ml）	0.016	0.015	0.00285	0.0036
定量限（μg/ml）	0.063	0.039	0.0092	0.0012

参考欧美药典，中国药典（2015）在有关物质限度要求上进行了调整，因多批原料及片剂中均未检出土霉素，舍弃中国药典（2005）对土霉素的限度检查要求，另增加对其他单个杂质和总杂质的限度控制。美他环素和β-多西环素的计算，

中国药典(2015)和 USP(36)采用主成分自身对照法，BP(2013)和 Ph. Eur. (7.0)采用β-多西环素对照品外标法。

在实际操作过程中，有以下几点需要注意。

(1)由于本品流动相的 pH 值为 8.8，因此需要选择耐碱性流动相的色谱柱。

(2)多西环素及其有关物质的峰形和分离效果受色谱柱温影响较大，因此检测时需要控制柱温。

(3)多西环素在流动相溶液中易发生氧化反应使溶液颜色变深，用 0.01mol/L 盐酸溶解的供试品溶液在 24 小时内相对稳定。

(4)图 4 中的杂质 6(在多西环素后洗脱的杂质峰)与多西环素为本系统中的难分离物质对，由于目前尚无该杂质对照品或含该杂质的混合对照品用于系统适用性试验考察，因此中国药典(2015)在系统适用性试验要求中只增加了“与相邻峰的分离度应符合要求”的规定，其目的就是要考察色谱系统对多西环素与杂质 6 的分离能力。

杂质吸光度 在 490nm 的波长处测定吸光度为检查有色蛋白类杂质，也有解释主要是用于控制颜色较深的异构体和降解物[3]。USP(36)和 JP(16)均无该项目。

乙醇 本品含半分子乙醇，BP(2013)、JP(16)及中国药典(2015)均采用气相色谱法测定其含量。理论值为 4.5%，实际样品中乙醇量多在 5.0%左右，各国药典均规定限度范围为 4.3%～6.0%，USP(36)无该检查项目。

水分 本品含半分子结晶水，理论含水量为 1.76%，实测样品中有低于理论值现象。为控制失水现象，特规定水分限量在 1.5%～3.0%范围内，USP(36)、BP(2013)和 JP(16)均规定水分限量为 1.4%～2.8%。考察多批样品，水分均在 2.0%左右。

【含量测定】 中国药典(2015)、USP(36)、BP(2013)/Ph. Eur. (7.0)和 JP(16)均采用 HPLC 法测定含量，色谱条件与有关物质方法相同；但 JP(16)测定含量与有关物质的色谱条件不同：有关物质采用聚合物填料(聚苯乙烯-二乙烯基苯)色谱柱，含量测定采用 C18 柱(图 4)。中国药典(1995)及以前各版中国药典标准均采用抗生素微生物检定法。

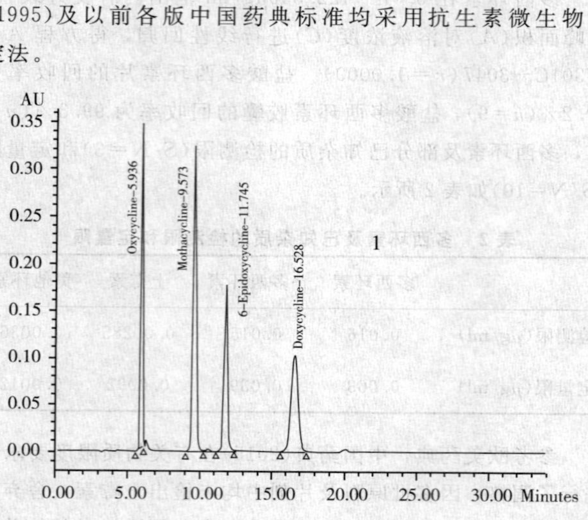

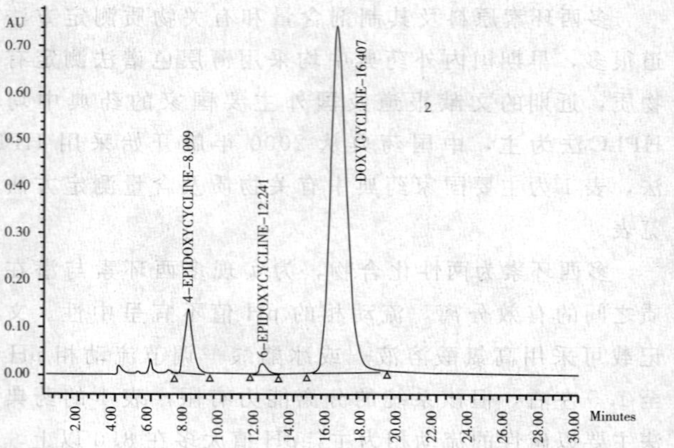

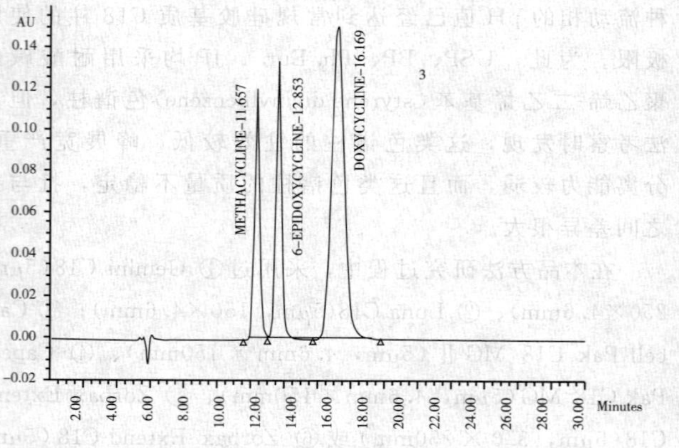

图 4 不同药典方法测定多西环素典型色谱分离图

1. 中国药典(2015)；2. USP(36)；3. BP(2013)

中国药典(2015)及 USP(36)、JP(16)均是按有效成分多西环素($C_{22}H_{24}N_2O_8$)计算，BP(2013)则是按多西环素盐酸盐计算。各国药典的限度规定也不一样(表 3)。盐酸多西环素($C_{22}H_{24}N_2O_8 \cdot HCl \cdot 1/2C_2H_5OH \cdot 1/2H_2O$)的含量理论折算值为 86.6%，实际测定 9 批原料，其含量均在 89.6%～93.1%之间，推测可能是因盐酸多西环素结晶不完全所致。

表 3 各国药典含量限度的比较

项目	USP(36)	JP(16)	中国药典(2015)	BP(2013)
含量限度	80.0%～92.0%	88.0%～94.3%	88.0%～94.0%	95.0%～102.0%
备注	按多西环素($C_{22}H_{24}N_2O_8$)计算			按盐酸多西环素计算

【制剂】 盐酸多西环素的剂型分别有片剂、胶囊剂、注射用粉针剂、干混悬剂、分散片剂、肠溶胶囊剂、肠溶片剂和胶丸剂等剂型。中国药典(2015)只收载了片剂和胶囊剂。

盐酸多西环素片涉及到的辅料主要有：预胶化淀粉、淀粉、低取代羟丙纤维素、羟丙甲纤维素、乙醇、羟甲淀粉钠、硬脂酸镁、滑石粉 、糖粉、聚山梨酯、乳糖、和聚维酮 K30 等；盐酸多西环素胶囊涉及到的辅料主要有甘露醇、羟甲纤维素和硬脂酸镁等。

国产盐酸多西环素片和胶囊与原研厂制剂的质量比较，特别是溶出度的差别，目前未见研究报道。

参考文献

[1] 国家药典委员会．中华人民共和国药典临床用药须知·化学药和生物制品卷［M］．2005年版．北京：人民卫生出版社，2005：667.

[2] 国家药典委员会．中华人民共和国药典1990年版二部药典注释［M］．北京：化学工业出版社，1993：584-586.

[3] 刘文英．药物分析［M］．北京：人民卫生出版社，2007：337.

[4] Victor HV，Brian G，Jennifer SB. Identification of Tetracycline Antibiotics by Electrospray Ionization in a Quadrupole Ion Trap［J］．J. Am. Soc. Mass. Spectrom.，1998，9：1089-1098.

[5] 顾觉奋．抗生素［M］．上海：上海科学技术出版社，2001［L14］：227.

[6] Skúlason S，Ingólfsson E，Kristmundsdóttir T. Development of a simple HPLC method for separation of doxycycline and its degradation products［J］．J. Pharm. Biomed. Anal.，2003，33：667-672.

[7] Monser L，Darghouth F. Rapid liquid chromatographic method for simultaneous determination of tetracyclines antibiotics and 6-epi-doxycycline in pharmaceutical products using porous graphitic carbon column［J］．J. Pharm. Biomed. Anal.，2000，23：353-362.

[8] 蒋生祥，刘霞．硅胶基质高效液相色谱固定相［J］．色谱，2007，25(2)：163-173.

[9] 袁耀佐，张玫，钱文，等．HPLC法测定盐酸多西环素及其制剂含量和有关物质［J］．药物分析，2010，30(12)：2304-2310.

[10] 袁耀佐，张玫，钱文，等．国产盐酸多西环素原料中有关物质的结构鉴定及杂质谱的考察［J］．中国药品标准，2011：12(2)：107-111.

撰写　袁耀佐　赵霞芬　　江苏省食品药品监督检验研究院

复核　张　玫　　　　　　江苏省食品药品监督检验研究院

盐酸多柔比星

Doxorubicin Hydrochloride

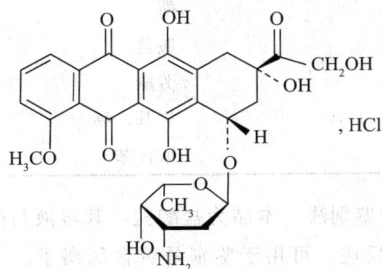

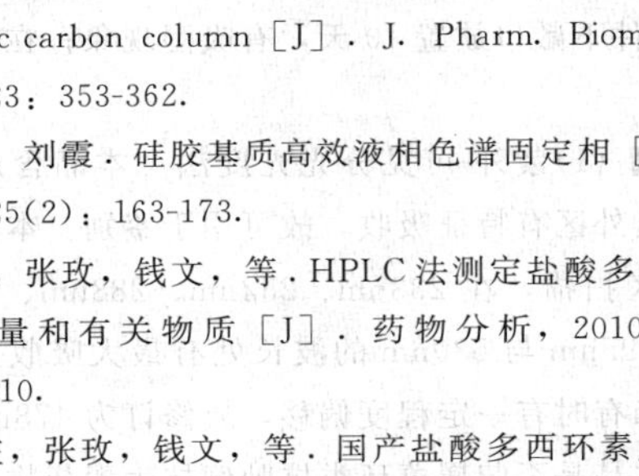

$C_{27}H_{29}NO_{11}\cdot HCl$　579.99

化学名：(8*S*,10*S*)-10-[(3-氨基-2,3,6-三去氧基-α-L-来苏己吡喃基)-氧]-7,8,9,10-四氢-6,8,11-三羟基-8-(羟乙酰基)-1-甲氧基-5,12-萘二酮盐酸盐

(8*S*, 10*S*)-10-[(3-amino-2, 3, 6-trideoxy-α-L-*lyxo*-hexopyranosyl)oxy]-7, 8, 9, 10-tetrahydro-6, 8, 11-trihydroxy-8-(glycolyl)-1-methoxy-5, 12-naphthacenedione hydrochloride

英文名：Doxorubicin(INN) Hydrochloride

异名：盐酸阿霉素

CAS号：［25316-40-9］；［23214-92-8］(多柔比星)

本品为半合成蒽环类抗肿瘤抗生素，具有较强的抗肿瘤作用，适用于急性白血病(淋巴细胞性和粒细胞性)、恶性淋巴瘤、乳腺癌、肺癌(小细胞和非小细胞肺癌)、卵巢癌、骨及软组织肉瘤、肾母细胞瘤、神经母细胞瘤、膀胱癌、甲状腺癌、前列腺癌、头颈部鳞癌、睾丸癌、胃癌和肝癌等[1~7]。

本品的结构中既含有脂溶性的蒽环配基，又有水溶性的柔红糖胺，并有酸性酚羟基和碱性氨基。作为一种周期非特异性抗癌化疗药物，本品对各期细胞均有作用，但对S期的早期最为敏感，M期次之，而对G_1、S和G_2期有延缓作用。其作用机制在于可直接作用于DNA，插入DNA的双螺旋链，使后者解开，改变DNA的模板性质，抑制DNA聚合酶从而既抑制DNA，也抑制RNA合成。此外，本品具形成超氧基自由基的功能，并有特殊破坏细胞膜结构和功能的作用。本品有强烈的细胞毒性作用，在动物中有致癌作用，在人体也有潜在的致突变和致癌作用。本品对动物生殖功能有明显影响，但在人类，其抑制作用较大白鼠实验大为减轻[1~7]。

本品静脉给药注射后与血浆蛋白结合率很低，迅速分布于心、肾、肝、脾、肺组织中，但不能透过血脑屏障。主要在肝内代谢，经胆汁排泄，50%以原型排出，23%以具活性的阿霉素代谢物阿霉醇排出，在6小时内仅5%～10%从尿液中排泄。多柔比星的清除曲线是多相的，其三相半衰期($t_{1/2}$)分别为0.5、3小时和40～50小时[1~7]。

不良反应主要有骨髓抑制、心脏毒性、消化道反应、脱发，注射处药物外渗引起的组织溃疡和坏死、药物浓度过高引起的静脉炎等局部反应及其他[1~7]。

国外主要生产厂家并已进入我国市场的主要有Meiji Seika Kaisha, Ltd.、Antibioticos S. p. A.、Antibioticos ERBA BIOCHIMICA S. p. A.、Pfizer Cork Ltd.、Mercian Corporation等。国内于20世纪80年代后期开始研究，于90年代初期投产，主要生产厂家有浙江海正药业股份有限公司、福州福药制药有限公司、汕头经济特区明治医药有限公司、深圳万乐药业有限公司、山西普德药业有限公司、辉瑞制药(无锡)有限公司等，其中海正药业已于20世纪90年代通过FDA认证，产品基本全部出口。

本品在中国药典(2015)、BP(2013)、Ph. Eur.(7.0)、USP(36)及JP(16)均有收载。

【制法概要】盐酸多柔比星系以从波赛链霉菌（*Streptomyces peucetium* var. *caesius*）的发酵液或天蓝淡红链霉菌（*Streptomyces coeruleorubidus*）中提取的柔红霉素为原料，再经溴化反应、脱缩酮反应、水解反应，浓缩、层析、萃取、洗涤和过滤精制而成。

（1）溴化反应

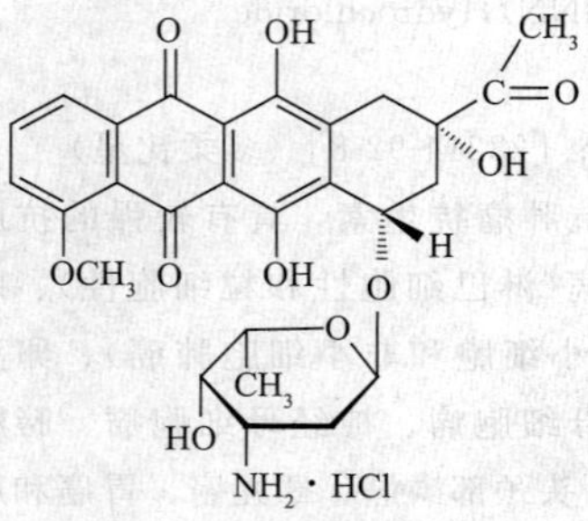

柔红霉素盐酸盐

CAS号：[23541-50-6]

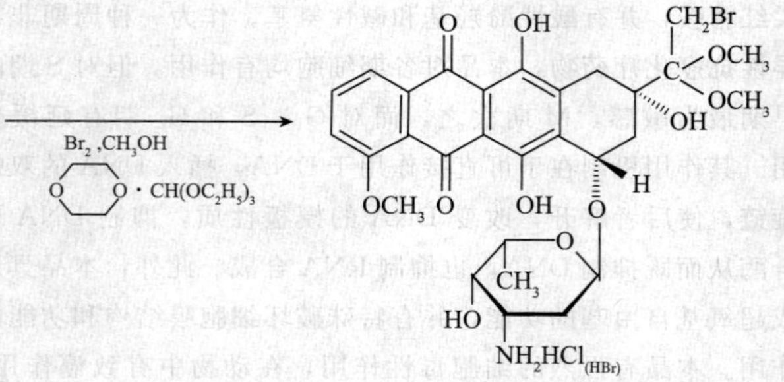

13-二甲氧基-14-溴代柔红霉素

（C_{14}-溴代柔红霉素，C_{13}-单缩酮）

（2）脱缩酮反应

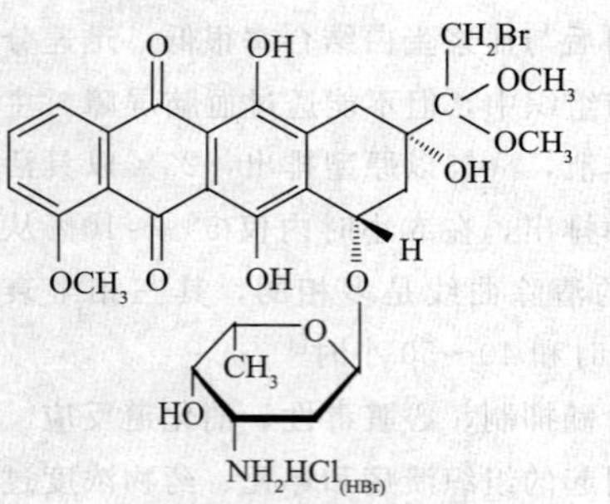

13-羟基甲氧基-14-溴代柔红霉素

（C_{14}-溴代柔红霉素，C_{13}-单缩酮）

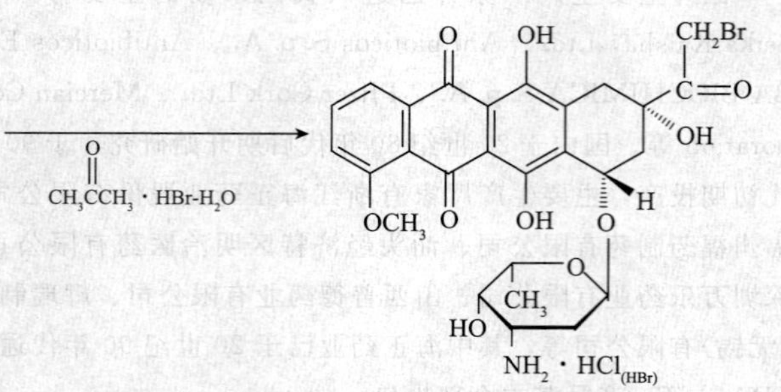

14-溴代柔红霉素

（3）置换（水解反应）

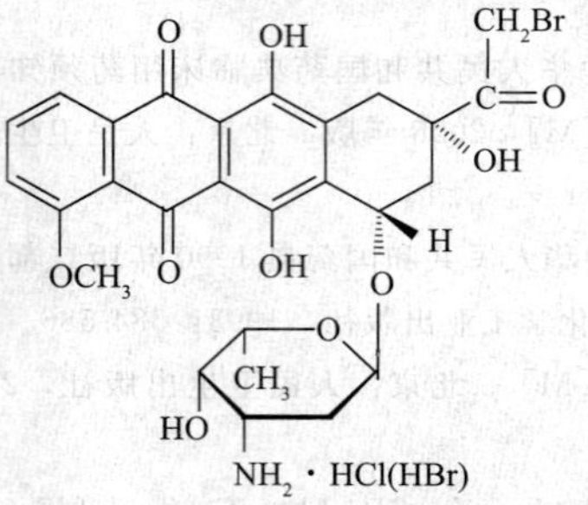

14-溴代柔红霉素

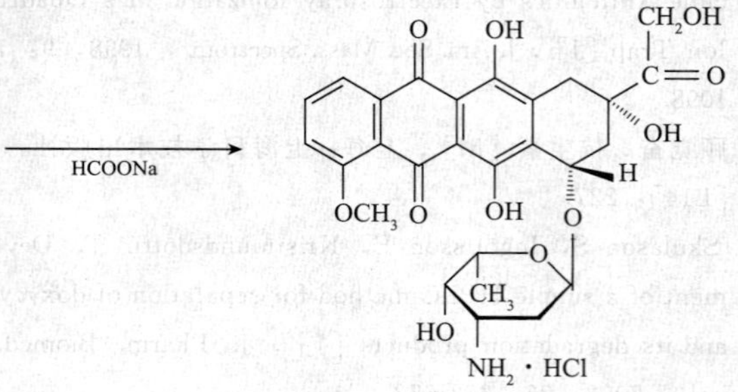

多柔比星

【性状】本品外观为橙红色；在水中溶解，甲醇中微溶。稳定性试验结果表明，本品分别在25℃、RH75%和25℃、RH95%条件下敞口放置10天，有吸湿现象；在强光照射下会降解。

【鉴别】（1）紫外-可见分光光度法　本品含蒽醌环共轭结构，在紫外区有特征吸收，故可用于鉴别。本品的甲醇溶液在紫外区扫描，在233nm、252nm、288nm、478（原475±3）nm、495nm与530nm的波长处有最大吸收。因475nm波长吸收峰有时有一定程度偏移，故修订为478nm。本项可用于鉴别本品是否归属蒽环类抗肿瘤抗生素药物。

（2）红外光谱法　本品的红外光吸收图谱应与对照图谱（光谱集1015图）一致，显示的主要特征吸收如下表。

特征谱带（cm^{-1}）	归属	
3525，3328	羟基	ν_{O-H}
3100～2500	胺盐	$\nu_{NH_3^+}$
3020	芳氢	ν_{C-H}
2830	甲氧基	ν_{C-H}
1735	酮基	$\nu_{C=O}$
1617，1582	醌	$\nu_{C=O}$
1526	胺盐	$\delta_{NH_3^+}$
1285	芳醚	ν_{C-O}
1118，1070，1010	羟基，醚	ν_{C-O}
806	取代苯	γ_{3H}

（3）化学鉴别法　本品为盐酸盐，其溶液与硝酸银溶液可发生沉淀反应，可用于鉴别是否含氯离子。方法的取用量、具体操作参照Ph. Eur.（7.0）制定。加热的目的是将有色的柔红霉素破坏，使反应结果更明显。

也可用TLC法进行鉴别。固定相涂层为硅胶HR，展开剂为水-无水乙醇-甲醇-二氯甲烷(1∶2∶15∶82)。考虑到TLC方法操作较繁琐，加之已列入药典标准的鉴别方法已有4种并均能取得满意效果，因此本法未被列入鉴别项中。

【检查】结晶性 性状项下有“结晶性粉末”的描述，但原国家标准中未收载结晶性检查项，故载入药典时予以增订。USP(36)列有此检查项。

酸度 生产中用盐酸成盐，残留的盐酸对产品质量有较大的影响，故需严加控制。

有关物质 研究证实，多柔比星有关物质多为反应过程中的中间产物，如阿霉酮、柔红霉酮、柔红霉醇和14-溴代柔红霉素等。TLC法的检测灵敏度较低，不能检出含量低的杂质，而HPLC法的分离能力和灵敏度都大大优于TLC法；BP(2013)、Ph. Eur. (7.0)、JP(16)和USP(36)均采用HPLC法。中国药典(2015)采用的色谱系统与Ph. Eur. (7.0)和JP(16)相同，限度为最大单杂0.5%，总杂质量2.0%，与JP(16)相同，BP(2013)及Ph. Eur. (7.0)控制最大单个杂质0.5%，而USP(36)控制总杂质量2.0%。

杂质A：柔红霉素

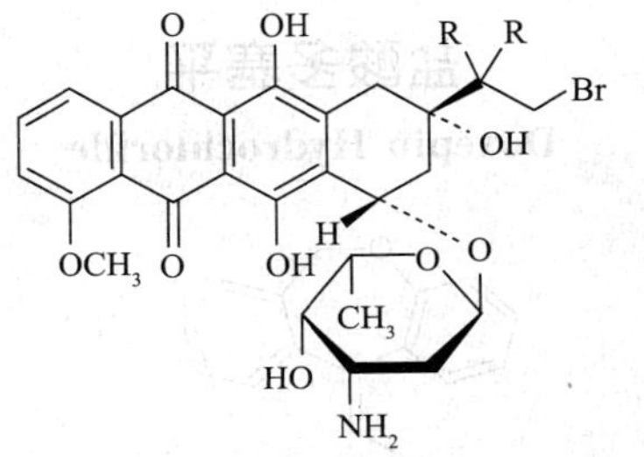

杂质B：R=OCH_3

杂质C：R+R=O

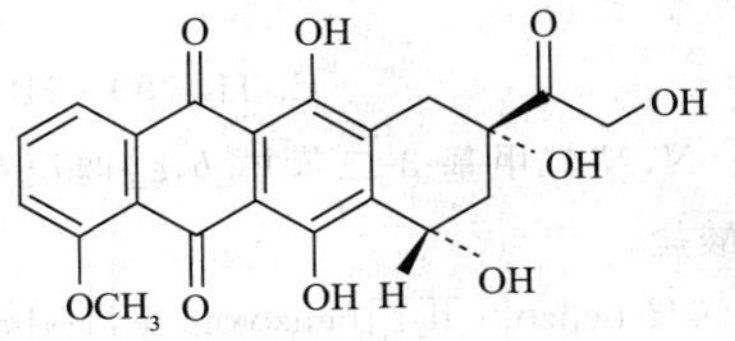

杂质D：多柔比星酮(Doxorubicin aglycone，doxorubicinone)

取盐酸多柔比星与盐酸表柔比星对照品配制的混合溶液进样进行系统适用性试验，表柔比星峰与多柔比星峰之间的分离度应大于2.0。见图1。

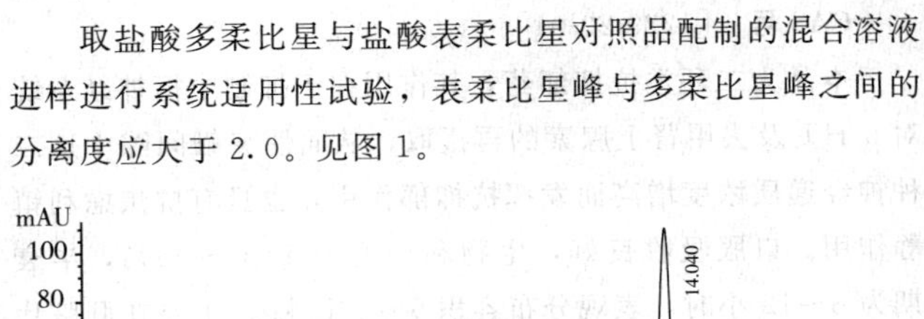

图1 系统适用性试验的典型色谱图

色谱柱：Grace Alltima C18柱，5μm，4.6mm×150mm

1. 多柔比星；2. 表柔比星

考察了方法的专属性。本品加酸破坏后可在主峰相对保留时间0.3～0.4处检出一较大的降解物峰(未知物1)，与主峰的分离度可达17。经60℃高温破坏后，在主峰相对保留时间0.36处检出一较小的降解物峰(未知物质2)。称取阿霉酮杂质对照品和盐酸多柔比星制备的混合溶液进样，两色谱峰的分离度可达21。取盐酸多柔比星和盐酸柔红霉素制备的混合溶液进样，柔红霉素峰的保留时间约为多柔比星峰保留时间的2倍，两峰的分离度可达14。将上述几种溶液混合后进样，色谱图中阿霉酮峰、多柔比星峰、柔红霉素峰、未知物1峰及未知物2峰相互之间的分离度均大于3。方法的最低检测浓度为0.62mg/ml，对应信噪比(S/N)为3.4。根据主成分自身对照法原理，此最低检测浓度可视同样品中各种未知杂质的最低检测浓度。将本品的供试品溶液放置8小时，主峰面积、单个杂质、杂质总量等变化较小。取临用新制的供试品溶液，分别用三种不同品牌填料的色谱柱(Shim-pack VP-ODS，Diamonsil C18及Cosmosil 5C18-AR-Ⅱ)进行测定，结果无明显差异。

残留溶剂 各国药典所规定的检查对象不尽相同，USP(36)对丙酮、乙醇进行控制；Ph. Eur. (7.0)主要控制乙醇；原国家标准列入了二氯甲烷、丙酮和乙醇。国内主要生产厂家生产工艺中涉及的有机溶剂主要是甲醇、乙醇、丙酮与二氯甲烷。对上述四种溶剂的检测方法进行了验证，制定了合适的残留溶剂检测方法和限度。

细菌内毒性 限度规定为不得过2.0EU/mg，BP(2010)、Ph. Eur. (7.0)一致，均为不得过2.2EU/mg。USP(34)无该检查项。

降压物质 经试验，剂量为1.5mg/kg时，不同厂家不同批次样品的降压反应结果存在差异，部分产品降压明显。

【含量测定】各国药典均选用高效液相色谱法测定含量。中国药典(2015)的色谱条件与Ph. Eur. (7.0)近似。以含多柔比星和表柔比星的混合溶液作为系统适用性溶液，规定多柔比星与表柔比星的分离度应符合要求，以确保色谱系统的分离能力。方法学研究表明，在2.08～1039.38μg/ml的范围内，多柔比星浓度与相应峰面积有良好的线性关系；方法的重复性较好(RSD=0.6%，n=9)；最低定量浓度为2.2μg/ml。

【贮藏】根据生产企业药学研究资料和稳定性试验研究资料，本品具引湿性，遇光、热可能降解，故应选择“遮光、密封，在阴凉处保存”的贮藏条件。

【制剂】注射用盐酸多柔比星(Doxorubicin Hydrochloride for Injection)

USP各版收载了盐酸多柔比星注射液和注射用盐酸多柔比星；BP(2013)收载了盐酸多柔比星注射液；JP(16)收载了注射用盐酸多柔比星。我国原标准为国家药品监督管理局标准，标准号为WS-10001-(HD-1255)-2002；中国药典(2005)开始收载了原料和注射用制剂。

目前国内的主要生产厂家有浙江海正药业股份有限公

司、深圳万乐药业有限公司、辉瑞制药（无锡）有限公司、山西普得药业有限公司和汕头经济特区明治医药有限公司等。处方中辅料为乳糖或羟苯甲酯。

性状　因本品中加入了一定量的乳糖，故外观与原料药有差异。根据实样观测，确定本品为“橙红色疏松块状物或粉末”。

鉴别　因辅料干扰，不宜采用红外光谱法和紫外光谱法进行鉴别，故参照原料药项下建立了适用于制剂的鉴别方法，即HPLC保留时间鉴别法和氯离子化学鉴别法。

检查　酸度　本品为注射用冻干粉针剂，受辅料的影响，其pH值与原料药略有差异，JP(16)规定pH值为5.0～6.0，USP(36)与中国药典(2015)均规定pH值为4.5～6.5。

有关物质　我国药典采用的色谱系统与BP(2013)收载的注射剂相同，但BP(2013)仅控制单个杂质，限度为Doxorubicin aglycone(多柔比星酮)不得过3%，任何单个杂质不得过0.5%。中国药典(2015)规定单个杂质不得过0.5%，同时控制Doxorubicin aglycone，限度不得过1.0%，另规定了杂质总量的限度(3.0%)。JP(16)无此检查项。除原有的系统适用性试验(多柔比星和表柔比星的分离度试验)外，中国药典(2015)还参考BP(2013)，采用降解法增加了对多柔比星酮的系统适用性试验要求和质控限度。辅料乳糖对有关物质检测无干扰。

细菌内毒素　样品临床使用剂量为按体表面积1次50～60mg/m²。根据临床使用剂量制订的限度应为3.0EU/kg，限度要求低于原国家标准WS-10001-(HD-1255)-2002、WS_1-(X-488)-2003Z、JX20000152进口注册标准及中国药典(2005)标准，所以仍沿用中国药典(2005)二部各论执行。

降压物质　按中国药典(2015)四部通则“降压物质检查法”进行试验，剂量为1.5mg/kg时，所试三个厂家六批样品的降压反应结果存在差异，部分产品降压明显，故根据JX20000152进口注册标准增订该项目。

无菌　经验证，当检验数量为出厂检验最大值，检验量为每瓶样品的含量，样品溶液浓度为0.4mg/ml(以盐酸多柔比星计)时，采用薄膜过滤法，冲洗液选用pH7.0无菌氯化钠-蛋白胨缓冲液，当每膜冲洗液用量达到300ml且分次冲洗时，6种试验菌均能生长良好。阳性对照菌选择为金黄色葡萄球菌。

含量测定　本品采用与原料药相同的含量测定方法并结合含量均匀度检查，规定取样10瓶进行测定。回收率试验结果表明，本法准确性较好。

本品规格虽小，但原料毒性较大，将限度订为90.0%～110.0%。

参考文献

[1] 胡其乐，沈纬明．蒽环类抗生素抗肿瘤研究进展［J］．国外药学抗生素分册，1988，9(3)：200.

[2] 沈丹，鲁燕侠，张秀銮，等．蒽醌类抗肿瘤抗生素与DNA相互作用探究［J］．中华医院感染学杂，2008，18(10)：1368.

[3] 沈炜明，胡洁．蒽环类抗肿瘤抗生素研究进展［J］．国外医药抗生素分册，2003，24(6)：269.

[4] 杨鸣琦，张福良，路宏朝．抗肿瘤抗生素研究进展［J］．西北农林科技大学学报，2005，33(12)：14.

[5] 陈新谦，金有豫，汤光．新编药物学［M］．15版．北京：人民卫生出版社，2002：678.

[6] Sean C Sweetman，BPharm，FRPharmS. Martindale：The Complete Drug Reference［M］. 36th Edition. London：The Pharmaceutical Press，2009：709.

[7] 国家药典委员会．中华人民共和国药典临床用药须知·化学药和生物制品卷［M］．2005年版．北京：人民卫生出版社，2005：638-639.

撰写　陈　悦　杨伟峰　殷国真　浙江省食品药品检验研究院

复核　洪利娅　浙江省食品药品检验研究院

盐酸多塞平

Doxepin Hydrochloride

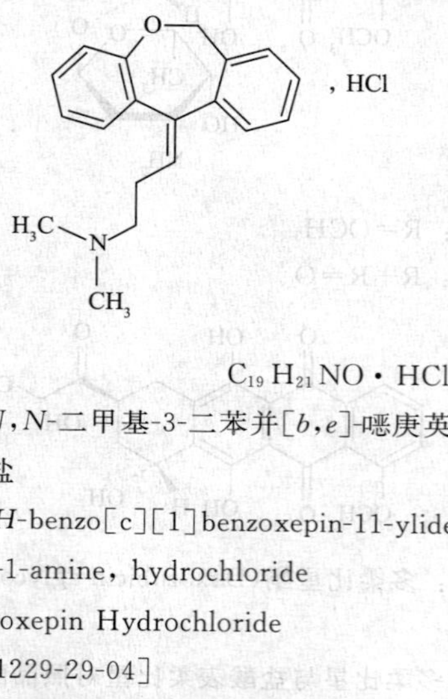

$C_{19}H_{21}NO \cdot HCl$　315.84

化学名：*N*,*N*-二甲基-3-二苯并[*b*,*e*]-噁庚英-11(6*H*)亚基-1-丙胺盐酸盐

(3*E*)-3-(6*H*-benzo[c][1]benzoxepin-11-ylidene)-*N*，*N*-dimethylpropan-1-amine，hydrochloride

英文名：Doxepin Hydrochloride

CAS号：［1229-29-04］

本品为二环类抗抑郁药，其作用在于抑制中枢神经系统对5-HT及去甲肾上腺素的再摄取，从而使突触间隙中这二种神经递质浓度增高而发挥抗抑郁作用，也具有抗焦虑利镇静作用。口服吸收良好，生物利用度为13%～45%，半衰期为8～12小时，表观分布容积9～33L/kg。主要在肝脏代谢，活性代谢产物为去甲基化物。代谢物自肾脏排泄，老年病人对本品的代谢和排泄能力下降。

除中国药典(2015)收载外，USP(36)、BP(2013)、Ph. Eur.(7.0)亦有收载。

【**制法概要**】目前国内各家生产工艺基本一致，有部分厂家直接购买中间体合成。

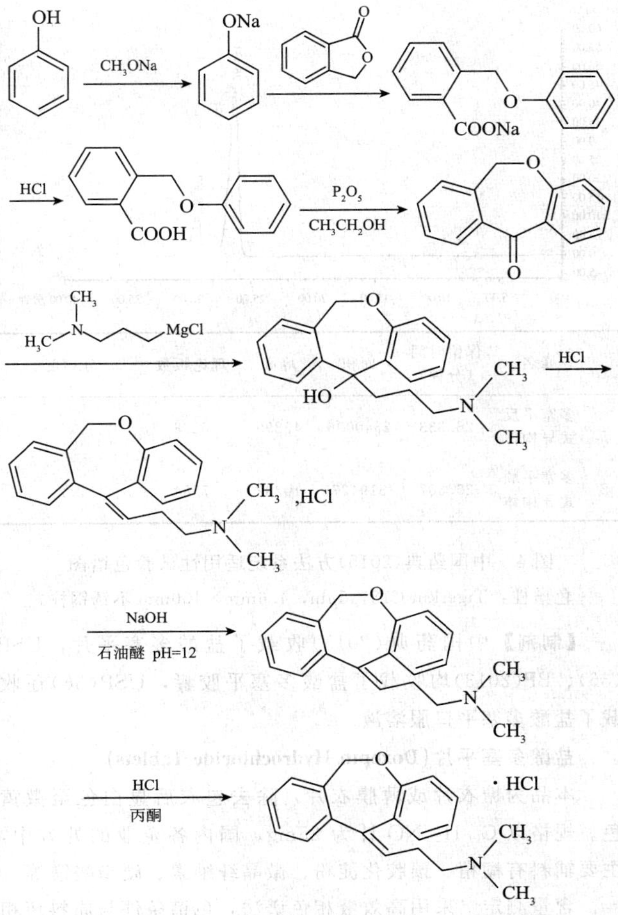

【鉴别】(1)本品的 0.01mol/L 盐酸的甲醇溶液在 297nm 的波长处有最大吸收(图 1)。

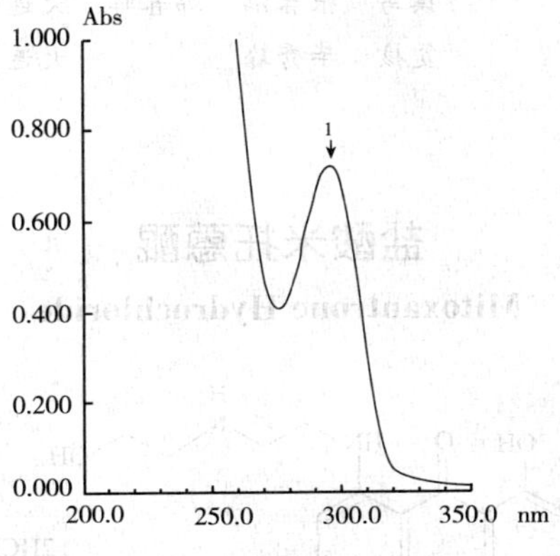

图 1　盐酸多塞平紫外吸收图谱

(2)本品的红外光吸收图谱(光谱集 347 图)显示的主要特征吸收如下。

特征谱带(cm^{-1})	归属	
3080，3020	芳氢	ν_{C-H}
2700～2300	叔胺盐	$\nu_{\overset{+}{N}H}$
1610，1570	苯环	$\nu_{C=C}$
1010	醚	ν_{C-O}
766，750	邻位取代苯	γ_{4H}

【检查】有关物质　中国药典(2015)采用高效液相色谱法检查，中国药典(2005)未进行该项检查。BP(2009)和 Ph. Eur. (6.1)采用 HPLC 主成分自身对照法，规定已知杂质 A 和 B 不得过 0.1%，杂质 C 不得过 0.2%，其他未知杂质不得过 0.10%，杂质总量不得过 0.3%。USP(32)限度不同，已知杂质 A、B 为 0.10%，杂质 C 为 0.20%，未知单杂为 0.10%。USP(36)、BP(2013)、Ph. Eur. (7.0)均未作修订。

中国药典(2015)采用与含量测定相同的 HPLC 法，由于难得到已知杂质对照品，无法对杂质进行定位，故对杂质采用主成分自身对照法计算，限度规定为：单个杂质不得过 0.2%，杂质总量不得过 0.5%，规定记录色谱图至主成分峰保留时间的 2 倍以上。实验表明，本法检测灵敏度较高，杂质限度为 0.2%的对照溶液其浓度为 2μg/ml，最低检出浓度为 0.01μg/ml，定量限浓度为 0.03μg/ml。典型的样品有关物质测定色谱图见图 2。

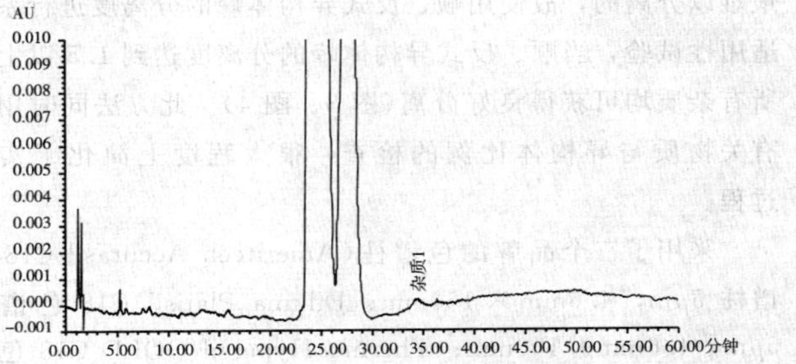

图 2　典型的样品有关物质测定色谱图

色谱柱：Tigerkin C18，5μm，4.6mm×150mm 不锈钢柱

国内企业的生产工艺表明，盐酸多塞平的主要工艺杂质为羟基物。

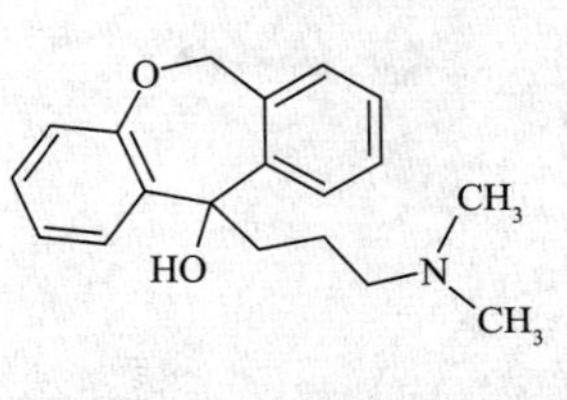

当盐酸多塞平反式异构体(E)与顺式异构体(Z)峰的离度大于 1.5 时，所有杂质均可获得良好分离。供试品溶液放置 24 小时的稳定性试验结果表明，供试品溶液的稳定性良好。

异构体比例　中国药典(2005)采用气相色谱法，以聚氰代烷基硅氧烷(OV-225)为固定相，涂布浓度为 3%，柱温为 235℃，以顺、反式异构体峰的分离度大于 1.0 进行控制。以 5mg/ml 马来酸氯苯那敏的甲醇溶液为内标物，按内标法以峰面积计算，供试品中含顺式异构体(Z)应为 17.0%～23.0%。

USP(36)、BP(2013)、Ph. Eur. (7.0)均采用高效液相色谱法，中国药典(2015)采用与含量测定相同的 HPLC 法，与中国药典(2005)气相色谱方法相比，该方法稳定性高，分离效果好，操作简便易行。USP(36)规定供试品中含顺式异构体(Z)应为 13.6%～18.1%，通过试验考察，由于国内企业生产工艺原因，顺式异构体(Z)含量在18.0%～20%之间，所以限度仍定为17.0%～23.0%。

【含量测定】采用高效液相色谱法。中国药典(2005)、BP(2009)、Ph. Eur.(6.1)均采用非水滴定法测定含量。

USP(31)采用高效液相色谱法，用辛烷基键合硅胶柱，以0.2mol/L磷酸二氢钠溶液-甲醇(7∶3)(用2mol/L磷酸调pH＝2.5)为流动相，检测波长为254nm，以顺、反式异构体峰的分离度大于1.5、拖尾因子小于2.0进行控制。

中国药典(2015)HPLC法：以外标法定量，用十八烷基键合硅胶柱，以含0.1%三乙胺的0.2mol/L磷酸二氢钠溶液-甲醇(70∶30)(用2mol/L磷酸调pH值为2.5)为流动相，检测波长为254nm。USP(31)曾采用C8柱，本标准使用C18柱，经比较试验使用C18柱的分离效果更好。在流动相的水相中加入0.1%的三乙胺，可有效地改善峰拖尾现象。实验表明，在主成分与各杂质的分离中顺、反式异构体峰是最难以分离的，故使用顺、反式异构体峰的分离度进行系统适用性试验，当顺、反式异构体峰的分离度达到1.5以上时所有杂质均可获得良好分离(图3、图4)。此方法同时用于有关物质与异构体比例的检查，很大程度上简化了实验过程。

采用了三个品牌的色谱柱(Ameritech Accurasil C18色谱柱5μm，4.6mm×150mm；Dilkma Platisil C18色谱柱5μm，4.6mm×150mm；Thermo Hypersil GOLD C18色谱柱4.5mm×25mm)，分别在Waters2695-2996、Agilent1200与岛津LC-20A液相色谱仪上进行耐用性试验，结果表明，在上述色谱条件下，顺反式异构体之间及主峰与相邻杂质峰之间的分离度均能达到要求。

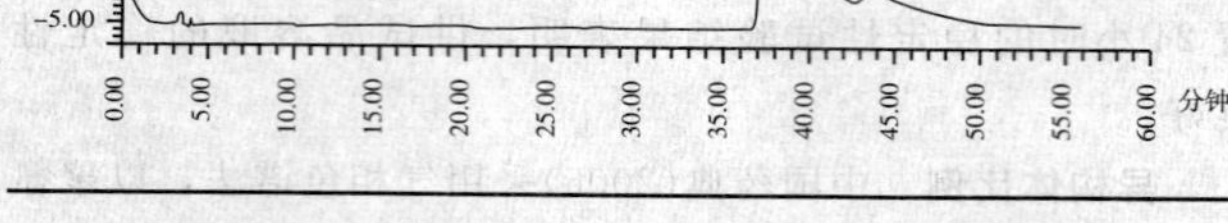

	峰名	保留时间(分钟)	面积	峰高	理论板数	分离度
1	多塞平反式异构体	37.691	2562276	16084	1368	
2	多塞平顺式异构体	43.865	281196	1869	1501	1.4

图3 USP(31)方法试验色谱图

色谱柱：Kromasil 100 C8，5μm，4.6mm×250mm不锈钢柱

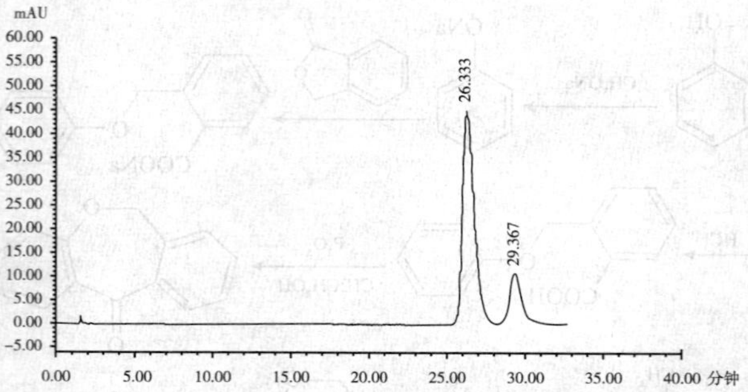

	峰名	保留时间(分钟)	面积	峰高	理论板数	分离度
1	多塞平反式异构体	26.333	2340096	45299	6278	
2	多塞平顺式异构体	29.367	519427	10282	7584	2.2

图4 中国药典(2015)方法系统适用性试验色谱图

色谱柱：Tigerkin C18，5μm，4.6mm×150mm不锈钢柱

【制剂】中国药典(2015)收载了盐酸多塞平片，USP(36)、BP(2013)均收载了盐酸多塞平胶囊，USP(36)还收载了盐酸多塞平口服溶液。

盐酸多塞平片(Doxepin Hydrochloride Tablets)

本品为糖衣片或薄膜衣片，除去包衣后显白色至微黄色。规格以$C_{19}H_{21}NO$计为25mg。国内各企业的处方中，主要辅料有糊精、预胶化淀粉、微晶纤维素、硬脂酸镁等。

含量测定　采用高效液相色谱法，色谱条件与原料药相同。辅料对主成分含量测定无干扰，结果乘以0.8846，将盐酸多塞平折合成多塞平。

撰写　张春泓　韩春晖　大连药品检验所

复核　毕秀玲　大连药品检验所

盐酸米托蒽醌

Mitoxantrone Hydrochloride

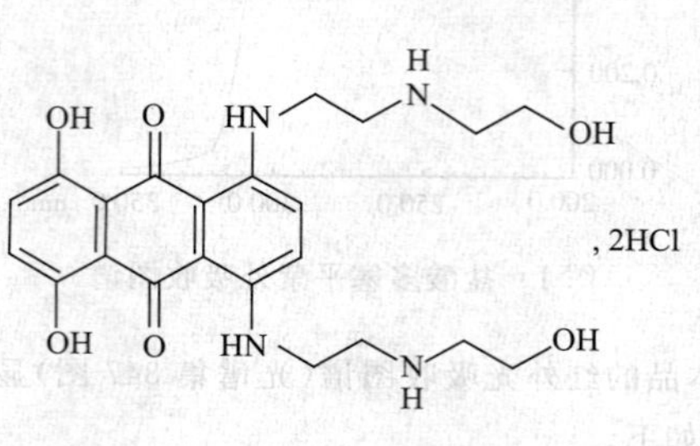

$C_{22}H_{28}N_4O_6 \cdot 2HCl$　517.41

化学名：1,4-二羟基-5,8-双[[2-[(2-羟乙基)氨基]乙基]氨基]-9,10-蒽醌二盐酸盐

1,4-dihydroxy-5,8-bis[[2-[(2-hydroxyethyl)amino]ethyl]amino]-9,10-anthraquinone dihydrochloride

英文名：Mitoxantrone(INN) Hydrochloride

CAS号：[70476-82-3]

米托蒽醌是蒽醌类抗肿瘤药物，细胞周期非特异性药

物，作用于DNA拓扑异构酶，能抑制DNA和RNA合成。抗肿瘤作用是阿霉素的5倍，心脏毒性较小。用于治疗晚期乳腺癌，非霍奇金病、淋巴瘤和成人急性非淋巴细胞白血病复发。

盐酸米托蒽醌的注射剂经静脉滴注后，血药浓度下降很快，并迅速分布于各组织中，消除缓慢，主要通过胆汁由粪便排泄。用药后5天中，由粪便排出约21%，尿排出约6.5%。排出物主要为原型药，亦有代谢产物。

除中国药典(2015)收载外，BP(2013)、Ph. Eur. (7.0)、USP(36)亦有收载。

【制法概要】 国内厂家的生产工艺基本一致，采用水解→还原→酸化→缩合→氧化→成盐的工艺路线。后三步工艺中使用的有机溶剂有乙醇、二氯甲烷。

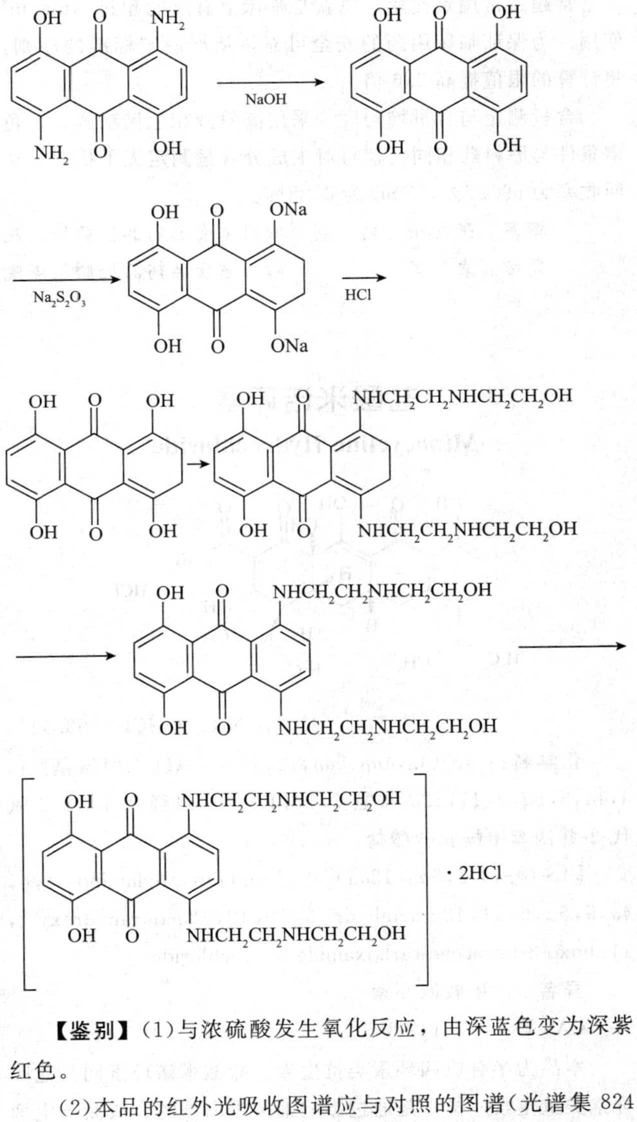

【鉴别】 (1)与浓硫酸发生氧化反应，由深蓝色变为深紫红色。

(2)本品的红外光吸收图谱应与对照的图谱(光谱集824图)一致，本品的红外光吸收图谱显示的主要特征吸收如下。

特征谱带(cm^{-1})	归属	
3384	羟基	ν_{O-H}
3100～2400	胺盐	$\nu_{NH_2^+}$
1645	胺盐	$\delta_{NH_2^+}$
1609	醌式酮	$\nu_{C=O}$
1566，1516	苯环	$\nu_{C=O}$

【检查】酸度 取本品制成10mg/ml的水溶液，pH值应为3.0～5.5。国外药典未制定该项目。

有关物质 采用高效液相色谱法进行检查。

中国药典(2005)有关物质的检测方法为薄层色谱法，而BP(2013)、Ph. Eur. (7.0)及USP(36)方法均为高效液相色谱法，色谱柱Phenylsilyl Silica gel 0.3m×3.0mm，10μm，流动相为水-乙腈-庚烷磺酸钠溶液(750：250：25)，检测波长254nm。中国药典(2010，2015)采用高效液相色谱系统，用十八烷基硅烷键合硅胶柱，以庚烷磺酸钠溶液-乙腈(70：30)为流动相，通过二极管阵列检测器得出在244nm波长处盐酸米托蒽醌有最大吸收值，故检测波长定为244nm。盐酸米托蒽醌在酸、碱、光、氧化、热破坏下均能产生保留时间基本相同的降解峰，其中又以碱破坏同时加热能够最迅速的得到峰面积明显且较稳定的降解峰，因此通过控制盐酸米托蒽醌破坏试验产生的主要降解产物与主峰的分离度来完善高效液相色谱的系统适用性试验(图1)，有关物质典型色谱图见图2。

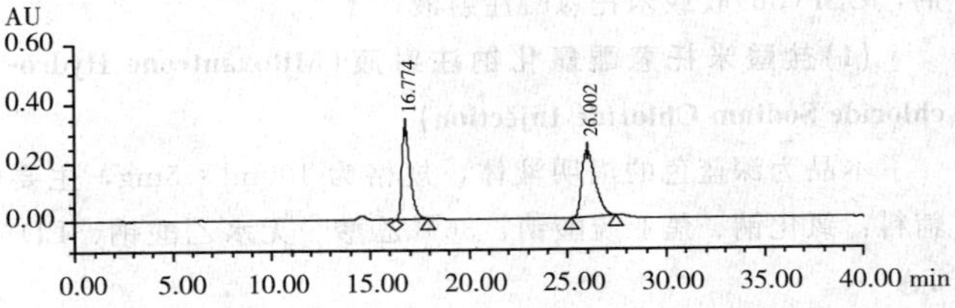

图1 盐酸米托蒽醌系统适用性色谱图
主峰与主要降解峰分离度：8.9；主要降解峰相对保留时间：1.55
色谱柱：Alltima C18柱 250mm×4.6 mm

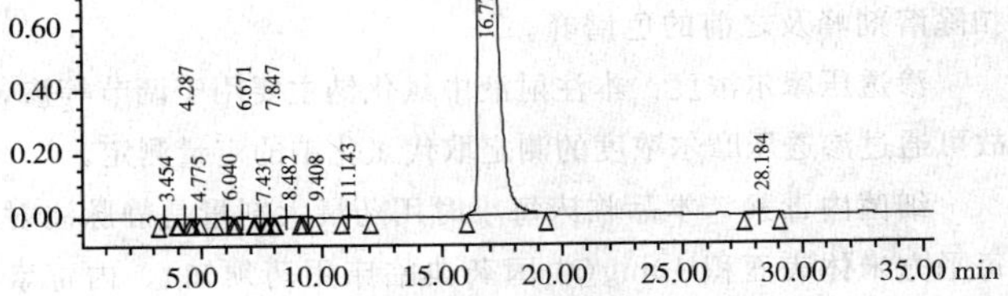

图2 盐酸米托蒽醌有关物质典型色谱图
色谱柱：Alltima C18柱 250mm×4.6 mm

采用3种色谱柱Agilent C18柱(250×4.6 mm，5μm)、Alltima C18柱(250×4.6mm，5μm)、Diamonsil(钻石)C18柱(200×4.6mm，5μm)，分别在Waters 2695系列高效液相色谱仪与Agilent 1100系列高效液相色谱仪上进行耐用性试验考察，结果良好。

单个杂质的量采用不加校正因子的主成分自身对照法，限度为1.0%，杂质总量以各杂质峰面积加和计算，限度为2.0%。盐酸米托蒽醌的最低检出量为2.0ng，最低检出限为0.01%(S/N=3)。供试品溶液(浓度为1mg/ml)在12小时内基本稳定。

国外药典采用米托蒽醌杂质A对照品与主峰的分离度来控制系统适应性，如能分离出米托蒽醌杂质A，可进一步完善色谱条件。

水分 因本品具有引湿性，故水分因成其质量控制的重要指标，在操作过程中应防止吸湿。中国药典(2015)规定含水分不得过5.0%；美国药典及欧洲药典均规定含水分不得过6.0%。

【含量测定】中国药典(2005)测定方法为紫外吸收系数法，专属性不强，且采用无水乙醇作溶剂，挥发性强，易造成较大误差，重复性、精密度较差，因此中国药典(2010，2015)采用高效液相色谱法，色谱条件同有关物质项，以外标法定量，盐酸米托蒽醌在0.00432～0.86594mg/ml浓度范围内与其峰面积呈线性关系，线性方程为$y=5.5753E+06x-1.5293E+05$ [x：进样量(μg)，y：峰面积]，$r=0.99999$。重复性试验RSD为0.08%。供试品溶液在室温放置24小时基本稳定。

【制剂】中国药典(2015)收载了盐酸米托蒽醌氯化钠注射液、注射用盐酸米托蒽醌，BP(2013)收载米托蒽醌输液剂，USP(36)收载米托蒽醌注射液。

(1)盐酸米托蒽醌氯化钠注射液(Mitoxantrone Hydrochloride Sodium Chloride Injection)

本品为深蓝色的澄明液体，规格为100ml：5mg，主要辅料：氯化钠、焦亚硫酸钠、36%乙酸、无水乙酸钠、EDTA

可见异物 因本品颜色较深，可见异物检查困难，但目前未找到可以替代可见异物检查的方法，或者检查深色注射液可见异物的仪器。该项目有待改进和完善。

有关物质 采用高效液相色谱法测定，色谱条件与原料药相同。因注射液浓度仅为0.05mg，提高进样量为100μl。辅料出峰在溶剂峰之前，未干扰主成分峰，计算杂质峰时应扣除溶剂峰及之前的色谱峰。

渗透压摩尔浓度 本注射液中氯化钠主要用于调节等渗，故可通过渗透压摩尔浓度的测定取代氯化钠的定量测定。

细菌内毒素 本品临床每小时用药最大剂量是静脉注射每平方米体表面积10mg(中国药典临床用药须知)，内毒素计算限值约为18EU/mg；国外标准中USP为5.0USPEU/mg。中国药典(2015)规定本品细菌内毒素限值为5.0EU/mg，与内毒素计算值比较，安全系数为3.6，并与USP标准相当。按复方输液的要求，规定盐酸米托蒽醌氯化钠注射液内毒素限值为0.50EU/ml。

含量测定 采用高效液相色谱法测定，色谱条件与原料药相同。进样量提高为40μl。

(2)注射用盐酸米托蒽醌(Mitoxantrone Hydrochloride for Injection)

本品为蓝黑色疏松状或无定形固体，规格为5mg，主要辅料：甘露醇、乳糖。

水分 本品具吸湿性，操作中应注意防止吸湿，以免影响测定结果。

细菌内毒素 本品临床每小时用药最大剂量是静脉注射每平方米体表面积10mg(中国药典临床用药须知)，内毒素计算限值约为18EU/mg；国外标准中USP为5.0USPEU/mg。中国药典(2015)规定本品细菌内毒素限值为5.0EU/mg，与内毒素计算值比较，安全系数为3.6，并与USP标准相当。

注射用盐酸米托蒽醌为抗肿瘤药，临床常用量为单用本品，按体表面积一次12～14 mg/m^2，每2～4周一次，临床上常常超过常用量使用，也就是临床上有可能超过14mg/m^{2}使用。为保证临床用药的安全可靠，从严制定标准的原则，将计算的限值提高2.6倍。

含量测定与含量均匀度 采用高效液相色谱法测定，色谱条件与原料药相同。辅料对主成分含量测定无干扰，方法回收率为99.97%，RSD为0.28%。

撰写 张悦扬 刘 莉 四川省食品药品检验检测院
复核 袁 军 四川省食品药品检验检测院

盐酸米诺环素
Minocycline Hydrochloride

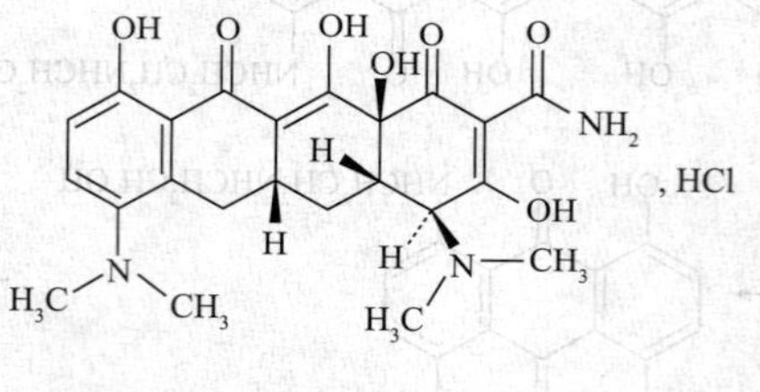

$C_{23}H_{27}N_3O_7 \cdot HCl$ 493.94

化学名：[4*S*-(4*α*,4*aα*,5*aα*,12*aα*)-4,7-双(二甲氨基)-1,4,4*a*,5,5*a*,6,11,12*a*-八氢-3,10,12,12*a*-四羟基-1,11-二氧代-2-并四苯甲酰胺盐酸盐

[4*S*-(4*α*,4*aα*,5*aα*,12*aα*)]-4,7-bis(dimethylamino)-1,4,4*a*,5,5*a*,6,11,12*a*-octahydro-3,10,12,12*a*-tetrahydroxy-1,11-dioxo-2-tetracene-carboxamide hydrochloride

异名：二甲胺四环素

CAS号：[13614-98-7]

本品为半合成四环素类抗生素。盐酸米诺环素同其他四环素类抗生素一样，是通过影响细菌蛋白质的合成而产生抑菌作用的。其作用机制为：盐酸米诺环素能特异性地与细菌核糖体30S亚基上的A位置结合，从而抑制了氨基酰-tRNA与起始复合物中核蛋白体的结合，从而阻断了蛋白质合成的肽链延长，最终通过抑制细菌蛋白质的合成而抑菌。

盐酸米诺环素是一个半合成广谱抗生素，其抗菌谱与四环素相似，对革兰阳性菌和革兰阴性菌均有很强的抗菌活性，对革兰阳性菌的抗菌活性比四环素强 2～4 倍，对革兰阴性菌的抗菌活性与四环素基本相同。四环素类抗生素之间存在着交叉耐药性，但米诺环素对临床分离的耐四环素金黄色葡萄球菌、表葡萄球菌和链球菌均有很强的抗菌活性。体内试验结果表明，米诺环素对实验性感染金黄色葡萄球菌和大肠埃希菌小鼠的疗效也优于四环素，对耐四环素金黄色葡萄球菌感染的小鼠仍有较好疗效，米诺环素对金黄色葡萄球菌、大肠埃希菌的抗菌作用为抑菌作用，但在 2～4 倍 MIC 浓度时具有杀菌作用。米诺环素与四环素在耐药性上的差别与细菌细胞膜通透性有关，带有耐药质粒的细菌细胞膜可使四环素渗入减少，而米诺环素的渗入并不减少，这可能是米诺环素对耐四环素细菌仍然有效的原因。

米诺环素临床上主要用于对四环类及青霉素类的耐药菌引起的感染性疾病，包括泌尿系统、呼吸系统及皮肤软组织感染以及性病。脑膜炎、支气管炎、中耳炎、胆囊炎、乳腺炎、鼻窦炎、淋病、慢性骨髓炎、肺诺卡氏菌病等，有效率大都在 84%以上。

近年来对盐酸米诺环素的深入研究，发现其除了有很好的抗微生物的作用外，还有其他一些生物学的特性，如抗炎症作用、免疫抑制作用、抑制皮脂分泌、抗胶原酶活性等，应用米诺环素治疗类风湿关节炎(RA)不仅有效而且不良反应少。

大量的研究表明，在四环素族抗生素中，米诺环素的抗菌作用强度最强。较为公认的顺序是：米诺环素＞强力霉素＞甲烯土霉素＞去甲金霉素＞四环素＞土霉素。

由于它具有较广的抗菌谱、较高的脂溶性，在许多抗生素难以透入的组织和体液中，均可达到较高的浓度，并能维持较长的时间，而且口服效果良好，因此，盐酸米诺环素是目前临床使用最广的一种四环素类抗生素[1~6]。

该产品由美国 Lederle 公司 1961 年合成，USP(19)(1975 年)首次收载。目前 USP(36)、JP(16)、BP(2013)、Ph. Eur. (7.0)及日抗基(2000)均有收载。

【制法概要】合成米诺环素的途径有四种，分别为①直接硝化法、②间接硝化法、③偶氮还原法、④重氮盐还原法。米诺环素的合成一般以 6-去甲-6-去氧四环素(DMDOTC)为起始原料。6-去甲-6-去氧四环素可以由全合成的方法得到，但目前经济的方法是用生物发酵法制得的去甲基金霉素(DMCTC)通过合成方法将 7 位氯脱去制得。即起始原料是去甲金霉素，催化加氢，得到中间体去甲去氧四环素、11α 去甲去氧四环素，最后催化剂还原，再甲基化得到米诺环素，重结晶得到合格的盐酸米诺环素。下面列出了一般的合成工艺示意图(图 1)。

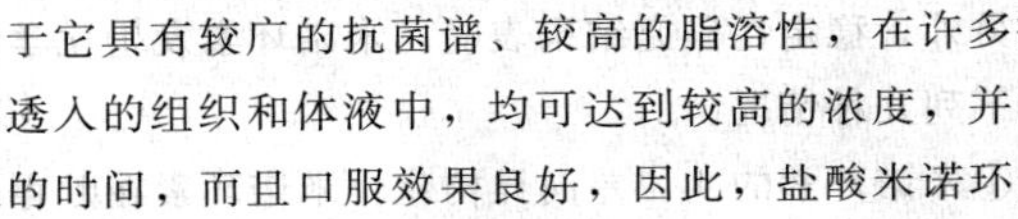

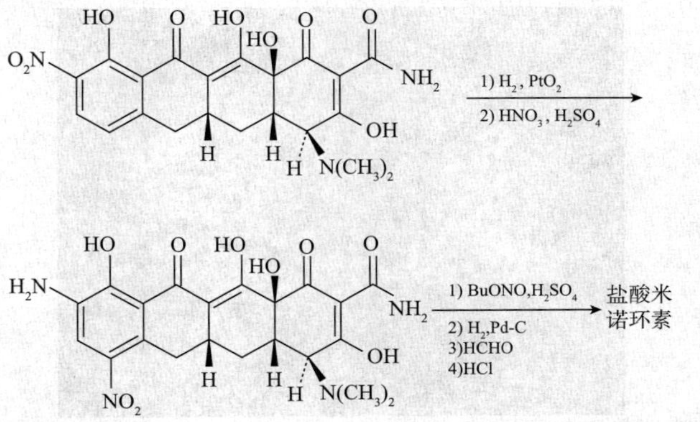

图 1 合成工艺示意图

中国药典(2015)与 USP(36)、Ph. Eur. (7.0)、JP(16)、BP(2013)及日抗基(2000)收载的标准相比，在鉴别、检查、含量测定上基本一致，所采用检测方法也基本相似。只有在炽灼残渣检查项上，本标准所制订的炽灼残渣限量为 0.5%，与 JP(16)、BP(2013)及 Ph. Eur. (7.0)所定的限度一致，而比 USP(36)的限度(0.15%)要高。

【性状】引湿性 引湿性是指在一定温度及湿度条件下该物质吸收水分能力或程度的特性。将本品置于 25℃、盛有硫酸铵饱和溶液的干燥器中，放置 24 小时，其增重在 2%～15%之间，因此盐酸米诺环素具有引湿性。稳定性试验结果表明：本品引湿后，在温度较低的情况下，吸湿对稳定性不会产生影响，只是水分增加，但在较高的温度下，则更容易发生 4 位的差向异构化反应。

溶解度 在室温下测定盐酸米诺环素的溶解度，结果见表 1。结果表明：本品在甲醇中溶解，在水中略溶，在乙醇中微溶，而在乙醚中几乎不溶。

表 1 盐酸米诺环素的溶解度测试表

供试品(g)	1.00	1.00	0.05	0.05
溶媒	甲醇	水	乙醇	乙醚
样品(g)/溶媒(ml)	1 : 28	1 : 64	1 : 706	1 : 9500
结果	溶解	溶解	溶解	未溶
结论	溶解	略溶	微溶	几乎不溶

结晶性 盐酸米诺环素为黄色结晶性粉末，在偏光显微镜下观察，很容易观察到消光现象即亮点和灭点，而不易观察到双折射现象(干涉色)。采用滤光片后，效果更好。其结晶形状为柱状结晶(图 2)。另据国外文献报道，本品还可有亮黄至橙色的无定形物，故存在多晶型现象，尚待进一步研究。

盐酸米诺环素在分子结构中有多个手性碳原子存在，所以具有旋光性，比旋度 $[\alpha]_D^{25}$ 为 −166°。

盐酸米诺环素在 75～175℃之间失去结合水，约 175℃开始分解。将盐酸米诺环素原料在 105℃干燥 3 小时后，以液体石蜡为传温介质测定本品的熔点约为 205 ℃。

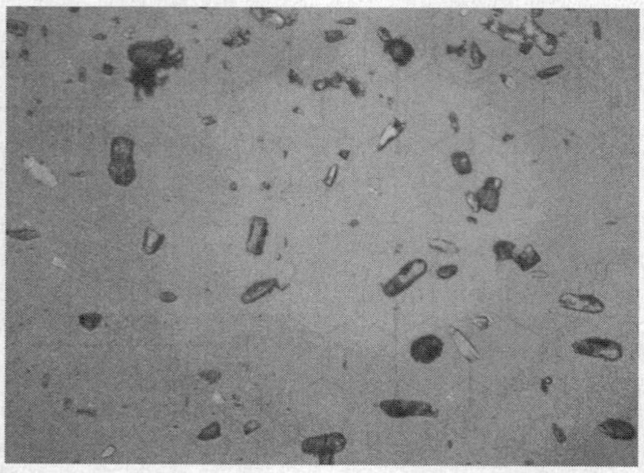

图 2　盐酸米诺环素的结晶性图像

分别以 0.1mol/L NaOH 溶液和 0.1mol/L HCl 溶液为溶剂配制盐酸米诺环素溶液，测定其紫外吸收。见表 2。

表 2　盐酸米诺环素的紫外吸收试验

所用溶剂	最大吸收 λ_{max}	最大吸收 λ_{max}
0.1mol/L HCl 溶液	352nm(logε4.16)	263nm(logε4.23)
0.1mol/L NaOH 溶液	380nm(logε4.30)	243nm(logε4.38)

由于盐酸米诺环素结构中存在两个共轭系统。λ_{max} = 250nm 应为结构的 A 环中三羰基共轭系统的反映，碱性条件下 λ_{max} 紫移，酸性条件下 λ_{max} 红移，与该共轭系统在酸碱条件下平衡状态的变化相一致。

λ_{max} = 349nm 主要为 B、C、D 三环中共轭系统的表现，在碱性条件下产生较大红移，与其中的酚羟基结构吻合[7]。

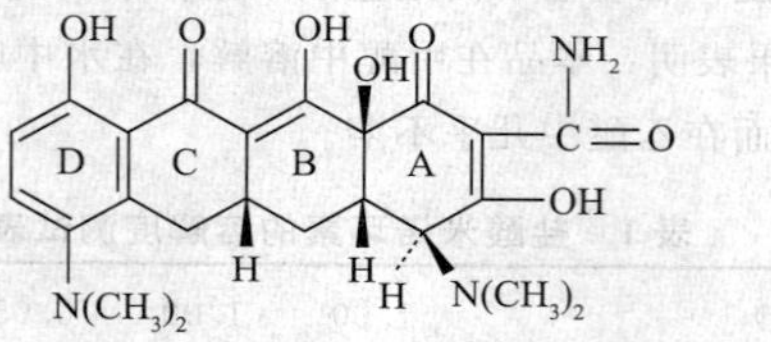

【**鉴别**】红外光谱鉴别　因结晶工艺的不同，本品可能出现 3 种形状的结晶，即柱状、针状和无定型。目前，国内生产的为柱状结晶。其 IR 与光谱集 825 图一致。

本品的红外光吸收图谱显示的主要特征吸收如下。

特征谱带(cm^{-1})	归属	
3480～3260	酰胺，羟基	$\nu_{O-H, N-H}$
3100～2500	胺盐	$\nu_{\overset{+}{N}H}$
1650	酰胺(Ⅰ)	$\nu_{C=O}$
1610	共轭酮	$\nu_{C=O}$
1580，1525	苯环，烯	$\nu_{C=C}$

【**检查**】**酸度**　盐酸米诺环素的单盐酸盐的 pH 理论值为 3.9，中国药典(2015)和其他各国药典均规定为3.5～4.5。

水分　中国药典(2015)规定盐酸米诺环素为二水合物，其水分的理论值为 6.8%。一方面，由于二水合物很容易失去部分结晶水，失去水的范围在 1 分子水与 0.5 分子水之间，即其水分约在 3.5%($C_{23}H_{27}N_3O_7 \cdot HCl \cdot H_2O$)与 5.2%($C_{23}H_{27}N_3O_7 \cdot HCl \cdot 1.5H_2O$)之间，其均值为 4.3%。因此，将水分的下限定为 4.3%。中国药典(2015)和 USP(36)、JP(16)等药典均将水分的下限定为 4.3%，Ph. Eur. (7.0)、BP(2013)定为 5.0%。另一方面，由于本品具有引湿性，除本身的结晶水之外，还可在盐酸米诺环素二水合物(水分 6.8%)的基础上再吸附一定量的水，因水分增多不影响该产品的稳定性，故中国药典(2015)和 USP(36)、Ph. Eur. (7.0)、BP(2013)、JP(16)等国药典均将水分的上限定为 8.0%。

炽灼残渣　由盐酸米诺环素合成工艺路线可知，加入的金属及其盐的种类有 Pd、Rh 及 $Na_2S_2O_4$，EDTA 二钠，由于 Pd、Rh 做为催化剂，其用量非常的少，因此，本品的炽灼残渣主要为钠盐，限度为 0.5%。

重金属　盐酸米诺环素可引入重金属的主要途径为合成过程，由各种试剂以及各步工艺所接触的物质带来。由于本品属于四环素类抗生素，该类抗生素对很多金属离子特别是二价金属离子有较强络合作用，因此含重金属的量较大，实际样品考察结果也证明这一点，故中国药典(2015)和 USP(36)、Ph. Eur. (7.0)、BP(2013)、JP(16)等药典制订重金属的限度均为 50ppm。

有关物质　在生产工艺中，有可能存在的杂质有 6 种。分别为①去甲基金霉素(demethylchlortetracycline，DMCTC)；②6-去甲四环素(6- demethyltetracycline，DMTC)；③6-去甲-6-去氧四环素(6-demethyl-6-deoxytetracycline，DMDOTC)；④11α-氯-6-去甲-6-去氧四环素(11α-Cl-6-demethyl-6-deoxytetracycline，DMDOTC)；⑤7-氨基-6-去甲-6-去氧四环素(7-amino-6-demethyl-6-deoxytetracycline，ADMDOTC)；⑥9-异构米诺环素(9-isominocycline)。

另外，稳定性研究结果表明：米诺环素发生化学降解变化有下列几种情况。

①米诺环素的 4 位差向异构化：米诺环素在贮存过程中的容易产生 4-差向米诺环素，其原因是米诺环素的 5 位没有羟基，不能和二甲胺基形成氢键，在温度高时更易产生；(根据此性质作系统适用性试验)，见下图。

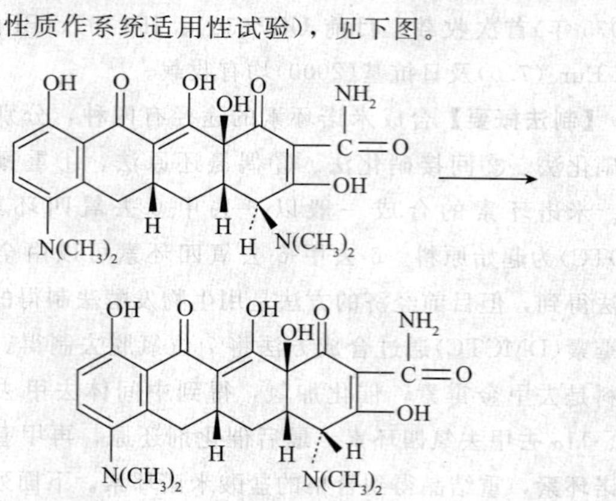

②米诺环素的氧化：米诺环素可以产生氧化降解物产物(7-羟基 6-去甲-6-去氧四环素，半醌化合物等)，这是由于 D 环的氨基和酚羟基呈对位，因此与其他四环类抗生素相比，容易被氧化降解，在中性条件下，米诺环素的能自动氧化，需要几天的时间才变黑，但 pH 值的增高或弱氧化剂都促使氧化的速度加快，在 pH 值为 8.5 和 $K_3Fe(CN)_6$ 条件下，

米诺环素的氧化只需要不到 1 小时时间，如果没有氧化剂，即使在很强的碱性条件下，其氧化速度也非常慢。

③由于米诺环素在 C_5、C_6 位没有羟基，在这两个位置上不会像其他四环类抗生素那样易发生脱水反应、差向化和异构化(C 环开环成酯)，因此，米诺环素没有 6-脱水降解物、6-差向和 6-异构化合物。

最终，降解物 4-差向米诺环素(4-epiminocycline)为主要杂质，其量在 0.5%～1.0%范围内。

目前，我们分离分析并确认了 5 种杂质与加热得到的 1 种杂质，见表 3。

表 3　杂质种类及名称

	名称
杂质 1	去甲基金霉素(DMCTC)
杂质 2	6-去甲四环素(DMTC)
杂质 3	6-去甲-6-去氧四环素(DMDOTC)
杂质 4	11α-氯-6-去甲-6-去氧四环素(11a -Cl-DMDOTC)
杂质 5	7-氨基-6-去甲-6-去氧四环素(ADMDOTC)
降解杂质 6	4-差向米诺环素

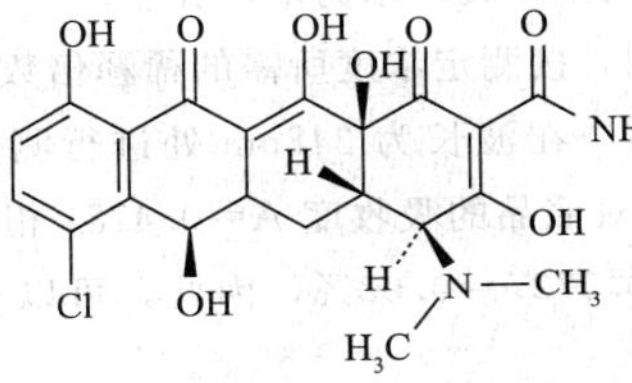

去甲基金霉素(DMCTC)分子结构图

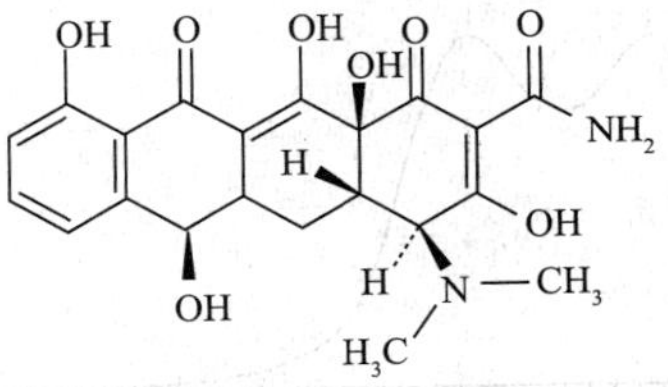

6-去甲四环素(DMTC)分子结构图

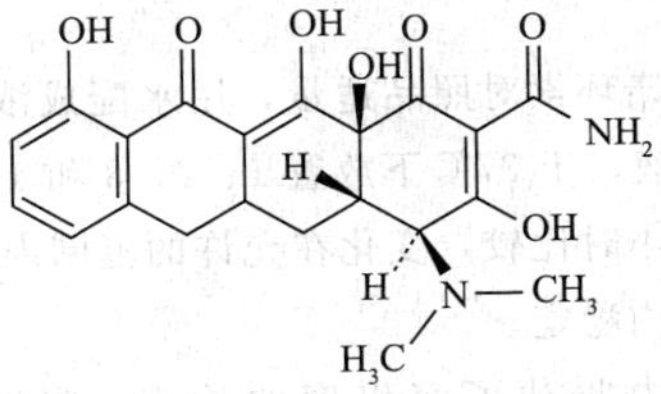

6-去甲-6-去氧四环素(DMDOTC)分子结构图

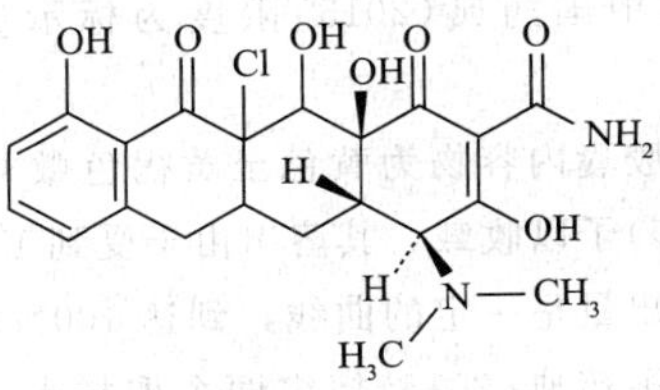

11α-氯-6-去甲-6-去氧四环素

(11α-Cl-DMDOTC)分子结构图

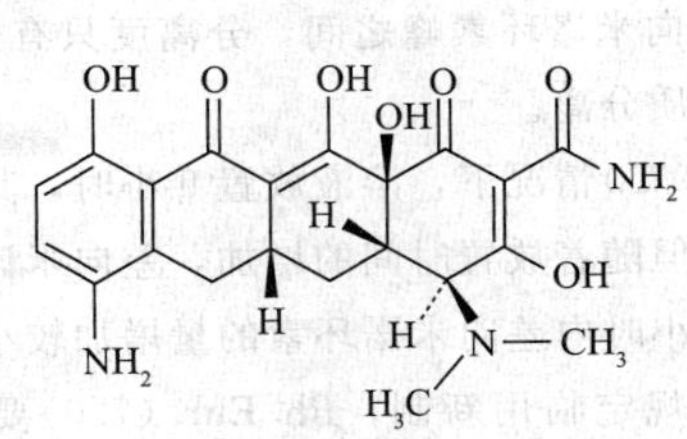

7-氨基-6-去甲-6-去氧四环素

(ADMDOTC)分子结构图

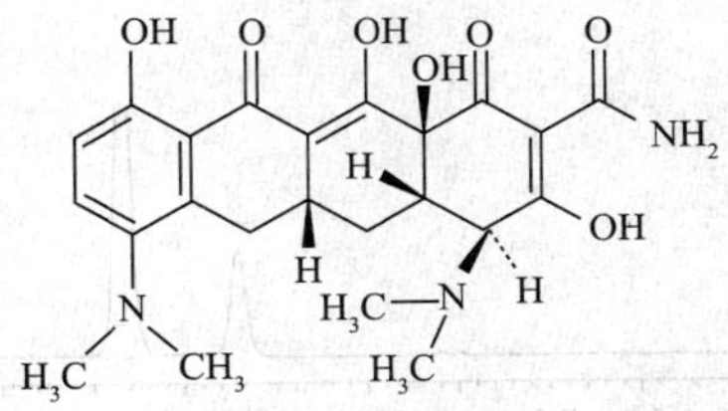

4-差向米诺环素分子结构图

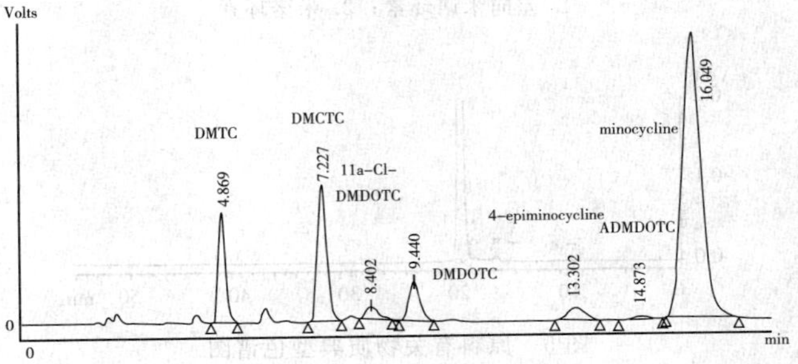

图 3　杂质分离分析的色谱图

米诺环素分子较大，在反相色谱柱上保留时间长，容量因子较大，拖尾比较严重，因此，宜采用 C8 色谱柱，而不宜采用常用的 C18 色谱柱。国外药典 Ph. Eur.、BP、JP 也均采用 C8 柱，USP 虽采用 C18 柱，但流动相中加入了 8% 的四氢呋喃(中国药典均采用 0.2%)以提高分离效果。

中国药典(2005)之前执行的国家药品监督管理局标准(试行)WS-293(X-267)-2001 采用含草酸铵、二甲基甲酰胺及乙二胺四乙酸二钠的溶液为流动相，由于流动相的盐浓度较大，且所用盐的水溶解性能较差，当室内温度较低时易析出结晶，对仪器和色谱柱都会产生不利的影响，鉴于上述原因，中国药典(2005)将草酸铵改为溶解度较大的醋酸铵，并同时降低乙二胺四乙酸二钠的浓度，其目的是在确保分离效果的前提下，尽量采用较低的盐浓度。中国药典(2010，2015)未作修订。

实验表明，以 0.2mol/L 醋酸铵-二甲基甲酰胺-四氢呋喃(600∶398∶2，内含 0.01mol/L 乙二胺四醋酸二钠)为流动相，在所试验的 4 种品牌填料的色谱柱上，该色谱系统的理论塔板数较高，均达到 3000 以上；分离度 R 均大于 2.5，拖尾因子 T 均在 0.9～1.35 之间；重复进样的相对标准偏差均小于 2%。根据上述系统适用性的结果，制订本标准的分离度 R 为 2.5，拖尾因子为 0.9～1.35，其理由为杂质 7-氨基-6-去甲-6-去氧四环素(aminosancycline)的出峰时间恰好在主峰和4-差向米诺环素峰之间，分离度只有达到2.5，才能确保将该杂质分离。

在室温(20℃)情况下，溶液放置9小时，其主峰面积没有较大变化；但随着放置时间的增加，差向米诺环素的量逐渐增加，在3小时内差向米诺环素的量增加较小，因此，中国药典(2015)规定临用新制，Ph. Eur. (7.0)要求所配制的溶液应在3小时内使用。

本品有关物质检查的系统适应性HPLC图见图4，典型供试品溶液的色谱图见图5。

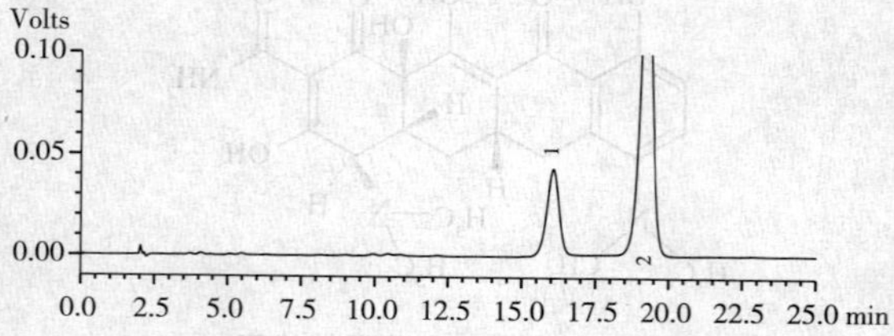

图4 加热破坏的系统适应性试验色谱图

1. 差向米诺环素；2. 米诺环素

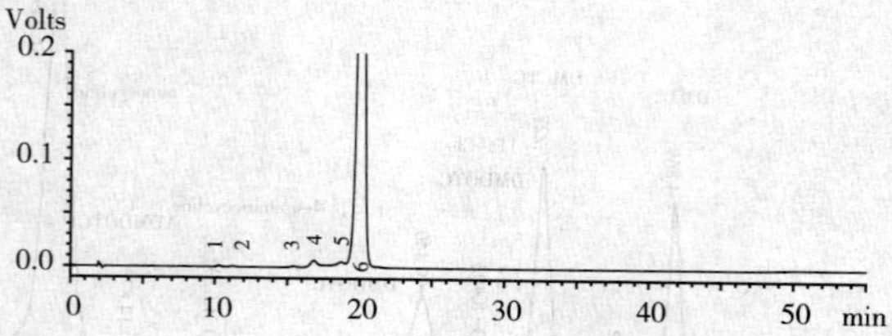

图5 原料有关物质典型色谱图

根据ICH对检测限和定量限的定义：DL＝3.3σ/S，QL＝10σ/S，并采用校正曲线求得响应值的标准差σ和校正曲线的斜率S，测得检测限和定量限分别为0.9ng和3.0ng。

分别采用Kromasil C8(5μm，250mm×4.6mm)、Alltima C8(5μm，250mm×4.6mm)、Zorbax Eclipse XDB C8(5μm，150mm×4.6mm)和Intersil C8(5μm，150mm×4.6mm)色谱柱进行分析，杂质均能有效分离。对测定结果进行比对，四者间无显著性差异。

残留溶剂 经考察，本品最终产物的结晶所使用的溶媒只有甲醇，多批样品残留溶剂的检查结果表明，其残留量在0.01%以内。

【含量测定】本法定量线性范围为0.10～4.01mg/ml，供试品浓度与其峰面积线性关系良好，相关系数r＝0.9999。方法平均回收率为100.7%，RSD为0.6%(n=9)。精密称取米诺环素对照品，照上述方法连续进样五次，其峰面积的RSD为0.1%。

【贮藏】稳定性研究结果表明：外包装采用铝桶压盖密封，内包装采用高压聚乙烯塑料袋的条件下，24个月内本品稳定。因本品具引湿性，故确定贮藏条件为遮光、密封保存。

【制剂】(1)盐酸米诺环素胶囊(Minocycline Hydrochloride Capsules)

盐酸米诺环素胶囊中国药典(2005)开始收载，之前一直执行国家药品标准。本品在USP(36)、日抗基(2000)中收载。BP(2013)收载的是缓释胶囊。

本品在有效期内较为稳定，强制破坏试验的研究结果说明：在与碱、酸、氧化剂混合时，本品会发生降解反应，与原料基本相同。

本品的有关物质检查与含量测定研究实验结果证实，虽然各生产企业处方中所用的辅料及用量各有不同(大致有淀粉、硬脂酸镁等)，但均不会干扰本法的测定。强制破坏时，所产生的降解物的种类与生成的数量与原料基本相同。其典型液相色谱图见图6。

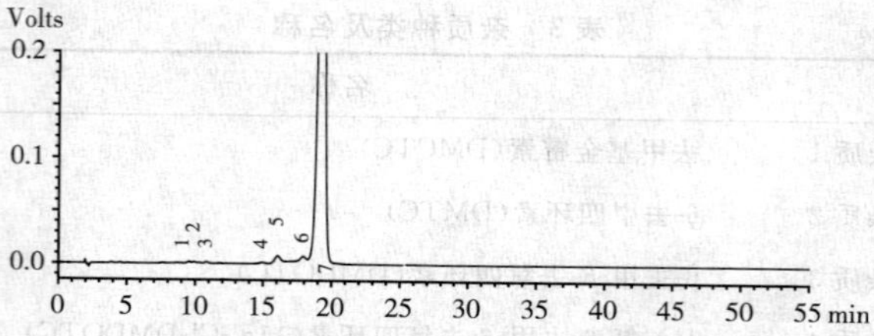

图6 胶囊有关物质典型色谱图

溶出度 采用溶出度测定法第二法(桨法)的装置进行测定，转速为每分钟50转，水为溶出介质。

取空白制剂，按测定浓度所需的稀释倍数进行稀释，经超声提取，滤过，在波长为348nm处进行测定，其吸收度A＝0.0001，与对照品的吸收度A＝0.4781相比，其干扰程度为：0.0001/0.5727＝0.02%，因此，可以采用紫外法进行测定。见图7。

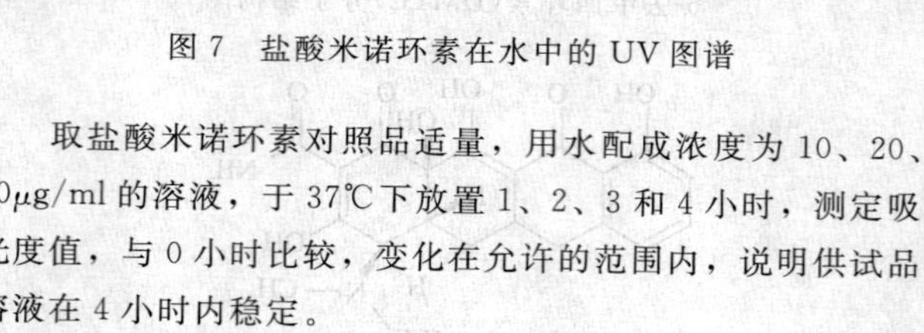

图7 盐酸米诺环素在水中的UV图谱

取盐酸米诺环素对照品适量，用水配成浓度为10、20、30μg/ml的溶液，于37℃下放置1、2、3和4小时，测定吸光度值，与0小时比较，变化在允许的范围内，说明供试品溶液在4小时内稳定。

USP(36)中收载了溶出度的检查，限度为标示量的75%。因为盐酸米诺环素在水中略溶，各厂家产品均有较高的溶出量，故中国药典(2015)限度为标示量的80%。见图8。

目前还有胶囊内容物为黄色至黄褐色微丸的胶囊制剂，中国药典(2015)予以收载，其溶出由于受到工艺的影响，在水中的累积溶出量呈一定的曲线，到达100%平台期需要更多的时间。中国药典(2015)规定两个取样点，30分钟的限度为35%，60分钟的限度为60%。

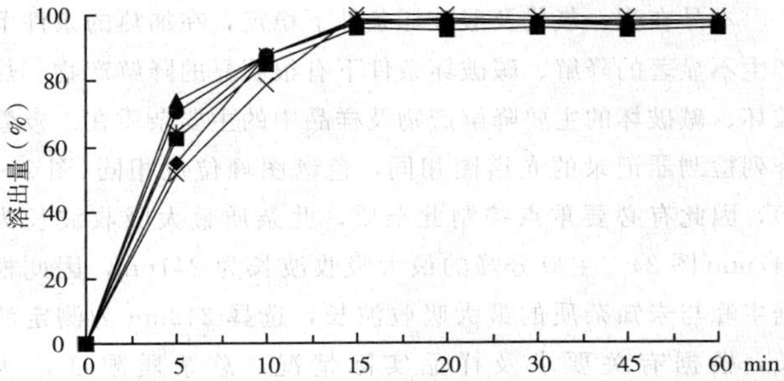

图 8 盐酸米诺环素胶囊的溶出曲线

水分 由于本品有引湿性，随放置时间的增加，样品的水分会逐渐增加，稳定性试验结果证实，水分增加并不影响该产品的稳定性，故制定限度为 12.0%，与国外药典一致。

含量测定 由于本品内容物经湿法制粒而得，药物的溶解必须经超声提取才能完全溶出。为使被测物充分溶解，在制备供试品溶液的过程中增加超声处理的要求。

(2) 盐酸米诺环素片 (Minocycline Hydrochloride Tablets)

本品除中国药典（2015）外，USP(36)、BP(2013) 和 JP (16) 均有收载。

本品系将原料与淀粉混匀，加入淀粉浆制粒，加入外拌辅料羧甲淀粉钠、二氧化硅、硬脂酸镁后，混匀压片制得。所用辅料均不会干扰有关物质方法的测定。溶出度测定中 15 分钟左右溶出量可达 90%以上，与胶囊溶出情况类似。

参考文献

[1] 陈慧贞，娄人慧，张伟新．米诺环素的药效学研究［J］．中国抗生素杂志，1997，22(2)：124-128.

[2] Levy SB. The tetracyclines: Microbial sensitity and resistance. In: Grassi GG, Sabath LD eds. New trends in antibiotics: resesrch and therapy [M]. Isevier: North Holland Biomedical Press, 1981: 27.

[3] Redin GS. Antibacterial activity in mice of minocycline, a new tetracycline [J]. Antimicrob. Agents Chemother, 1996: 371.

[4] Paulus HE. Minocycline treatment of rheumatoid arthritis [J]. Ann. Intern. Med, 1995, 122: 147-148.

[5] 戴自英．临床抗菌药物学［M］．北京：人民卫生出版社，1985：235.

[6] 陈林，王其南，刘之龙．二甲胺四环素治疗细菌性感染临床疗效观察［J］．中国抗生素杂志，1994，19(1)：35-41.

[7] Church RF, Schaub RE, Weiss MJ. Synthesis of 7-dimethylamino-6-demethyl-6-deoxytetracycline (minocycline) via 9-nitro-6-demethyl-6-deoxytetracycline [J]. J Org Chem. 1971, 36(5): 723-725.

撰写 高燕霞 河北省药品检验研究院

复核 杨 梁 河北省药品检验研究院

盐酸安他唑啉

Antazoline Hydrochloride

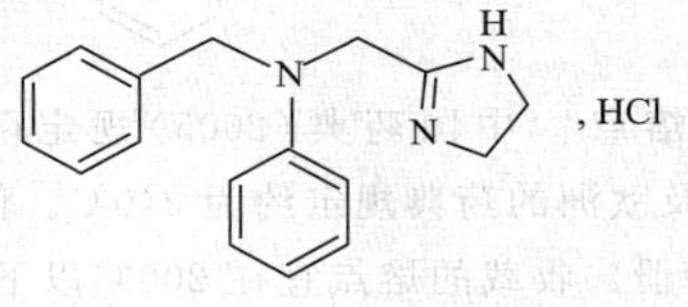

$C_{17}H_{19}N_3 \cdot HCl$ 301.82

化学名：4,5-二氢-*N*-苯基-*N*-(苯甲基)-1*H*-咪唑-2-甲胺盐酸盐

4,5-dihydro-*N*-phenyl-*N*-(phenylmethyl)-1*H*-imidazole-2-methanamine hydrochloride

英文名：Aazoline(INN) Hydrocheoride

异名：盐酸安他心；盐酸安太林

CAS 号：[2508-72-7]；[91-75-8]（安他唑啉）

本品为乙二胺类抗组胺药，属于Ⅰa 类抗心律失常药，药理作用类似奎尼丁。抗心律失常的作用机制是干扰心肌细胞膜对钠、钾离子的渗透，减慢心肌的传导；同时有轻度的交感神经阻滞作用，从而增加周围血管的阻力及降低心排血量，对血压和心率无影响，作用时间可维持 4～6 小时。还有抗胆碱、局麻作用。用于房性、室性早搏、阵发性心动过速，抗过敏和抗心律失常，作用短暂。多与胺碘酮、普罗帕酮或阿替洛尔联用治疗阵发性心房颤动及维持窦性心律。不良反应偶见恶心、呕吐、嗜睡和粒细胞减少。因本品能抑制心肌收缩力，故心力衰竭患者慎用，长期服用可致免疫性血小板减少性紫癜[1~3]。

目前除中国药典（2015）收载外，Ph. Eur.(7.0) 及 BP (2013) 均收载。

本品国内由天津医药工业研究所于 1973 年研制成功。

【制法概要】 本品合成工艺如下[4]。

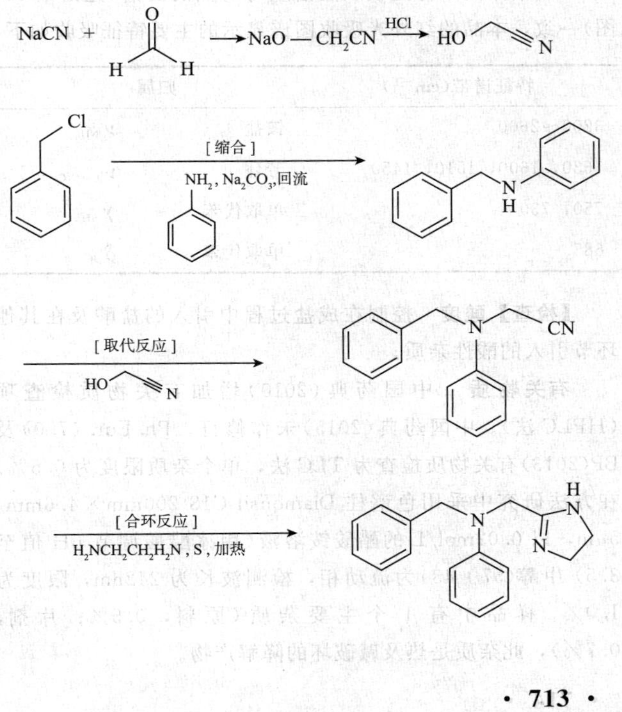

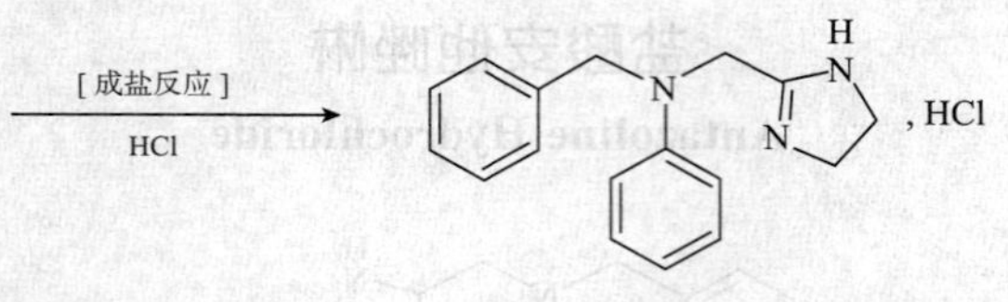

【性状】熔点 中国药典(2005)规定限度为238～243℃，英国及欧洲的药典规定约为240℃。依据《国家药品标准工作手册》收载的熔点宜在200℃以下，200℃以上不易观察可不控制，因此中国药典(2010，2015)删除熔点项。

【鉴别】(1)显色反应，采用浓硝酸烟化的试验法[5]。本品含有芳脂胺、芳香胺及环状含氮结构为不挥发的有机化合物与浓硝酸作用发生硝化及氧化反应所产生的颜色变化。反应较灵敏。中国药典(2010，2015)按实际观察结果将中国药典(2005)标准由："瞬即变为暗绿色"修订为"渐变为暗绿色"。

(2)紫外鉴别，紫外吸收图谱见图1。

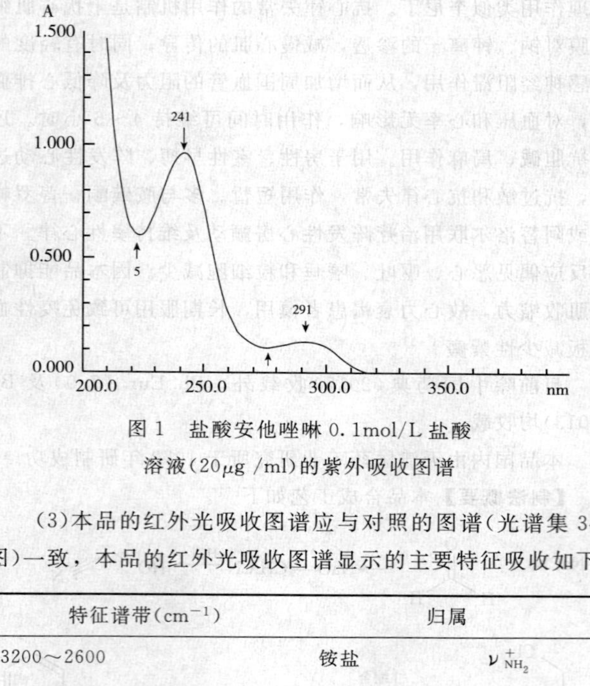

图1 盐酸安他唑啉0.1mol/L盐酸溶液(20μg /ml)的紫外吸收图谱

(3)本品的红外光吸收图谱应与对照的图谱(光谱集348图)一致，本品的红外光吸收图谱显示的主要特征吸收如下。

特征谱带(cm^{-1})	归属	
3200～2600	铵盐	$\nu_{NH_2}^{+}$
1630，1600，1510，1450	芳环	$\nu_{C=C,C=N}$
750，730	单取代苯	γ_{5H}
685	单取代苯	$\delta_{环}$

【检查】酸度 控制在成盐过程中引入的盐酸及在其他环节引入的酸性杂质。

有关物质 中国药典(2010)增加有关物质检查项(HPLC法)。中国药典(2015)未作修订。Ph. Eur.(7.0)及BP(2013)有关物质检查为TLC法，单个杂质限度为0.5%。在方法研究中采用色谱柱Diamonsil C18 200mm×4.6mm，5μm，以0.02mol/L的醋酸铵溶液(用冰醋酸调节pH值至3.5)-甲醇(57∶43)为流动相，检测波长为242nm，限度为1.0%。样品中有1个主要杂质(原料，0.5%；片剂，0.7%)，此杂质是热及碱破坏的降解产物。

本品在光、氧化及酸破坏条件下稳定，在加热的条件下产生不显著的降解、碱破坏条件下有很明显的降解产物。热破坏、碱破坏的主要降解产物及样品中的主要杂质在二极管阵列检测器记录的光谱图相同，色谱图峰位也相同(图2～5)，因此有必要重点控制此杂质，此杂质最大吸收波长为247nm(图2)，主成分峰的最大吸收波长为241nm，因此根据主峰与未知杂质的最大吸收波长，选择242nm为测定波长，根据有关要求及样品实际情况，总杂质限度定为1.0%。分离度试验结果表明各杂质、降解产物与主峰的分离度均符合要求。最低检测限(LOD)按$S/N=3$为最低检测限，与$S/N=10$为最低定量限要求(LOQ)。结果LOD为0.234ng，LOQ为0.810ng。按供试液进样量(进样量20μl，供试液浓度0.1mg/mL，相当于主药2μg)计，能够保证含量在0.012%以上的杂质能够检出。使用不同的色谱柱(Diomasil 200mm×4.6mm，Kromansil1 C18 200mm×4.6mm，Kromansil1 C18 150mm×4.6mm)；结果分离度均符合要求，对色谱柱没有特殊要求。样品溶液在主峰保留时间2倍以后没有杂质峰，供试品溶液在20小时内稳定。峰纯度检测结果说明各峰均为单一峰。系统适用性试验色谱图见图3。

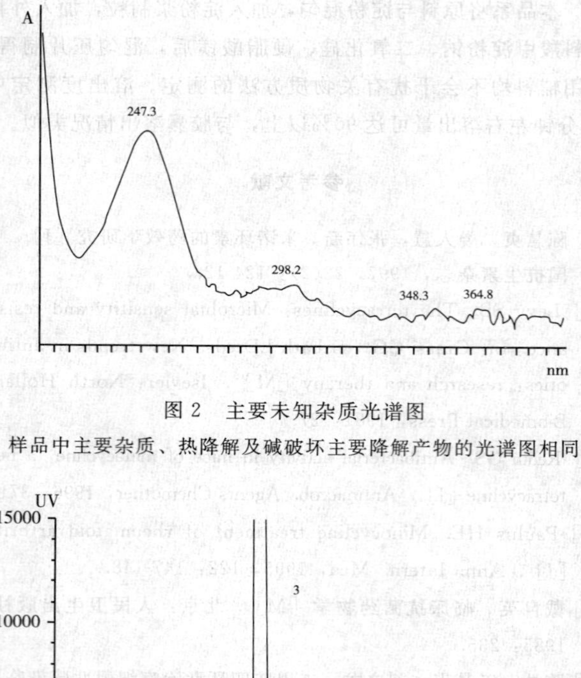

图2 主要未知杂质光谱图

样品中主要杂质、热降解及碱破坏主要降解产物的光谱图相同

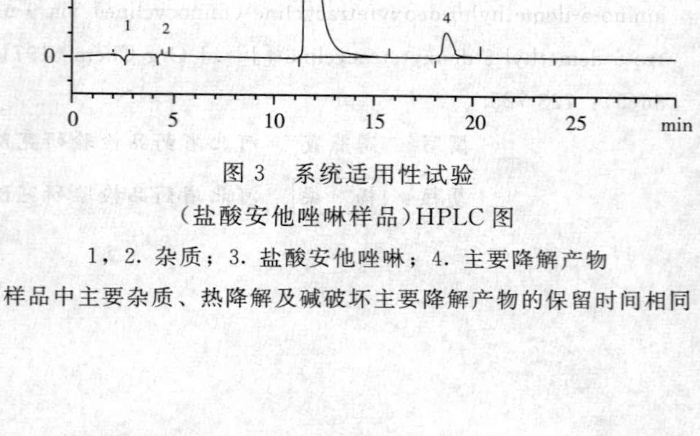

图3 系统适用性试验

(盐酸安他唑啉样品)HPLC图

1，2. 杂质；3. 盐酸安他唑啉；4. 主要降解产物

样品中主要杂质、热降解及碱破坏主要降解产物的保留时间相同

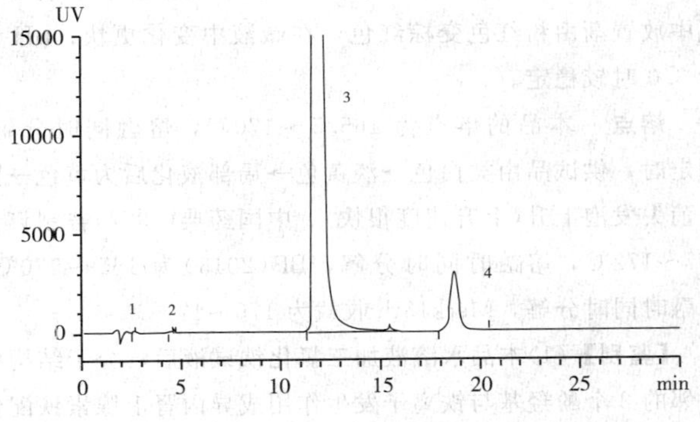

图 4　加热破坏试验 HPLC 图

1，2. 杂质；3. 盐酸安他唑啉；4. 主要降解产物

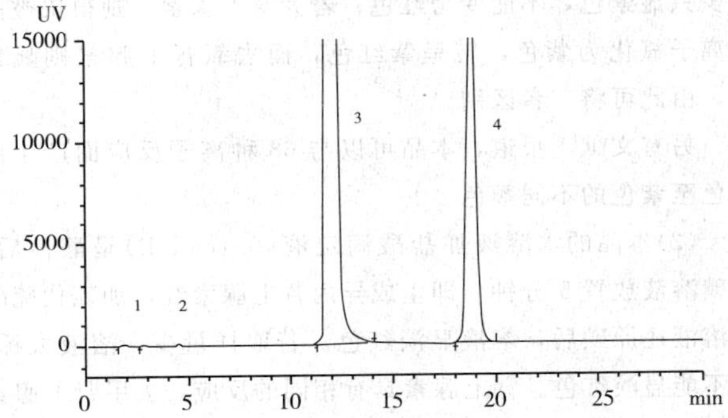

图 5　碱破坏试验 HPLC 图

1，2，3. 盐酸安他唑啉；4. 主要降解产物

中国药典(2015)与 Ph. Eur.(7.0)及 BP(2013)方法对比试验，结果 Ph. Eur.(7.0)及 BP(2013)方法未测出杂质，中国药典(2015)检出杂质总量为 0.6%，单个杂质 0.5%，说明 HPLC 法检测灵敏度及准确性优于 TLC 法。

【含量测定】采用非水溶液滴定法。由于本品为有机碱的盐酸盐，不能直接用高氯酸滴定，因盐酸在冰醋酸中酸性较强，使滴定反应不能进行完全，加入醋酸汞试液使强酸盐(盐酸盐)转变成弱酸盐(醋酸盐)，再用高氯酸进行滴定。用电位法指示终点。Ph. Eur.(7.0)及 BP(2013)为容量分析，用中和法，滴定反应是以有机碱的盐酸盐作为酸被碱(乙醇制氢氧化钾为滴定液)滴定。

【制剂】目前除中国药典(2015)收载了盐酸安他唑啉片外，BP(2013)未收载。

盐酸安他唑啉片(Antazoline Hydrochloride Tablets)

异名　盐酸安他心片；盐酸安太林片

本品辅料有淀粉、糖粉、羟丙基纤维素、淀粉浆、硬脂酸镁及羧甲淀粉钠。

有关物质　为中国药典(2010)新增项目。中国药典(2015)未作修订。测定方法及限度同原料药。典型色谱图见图 6。

溶出度　采用桨法装置，转速为每分钟 50 转。

溶出介质考察水、0.1mol/L 盐酸溶液、磷酸盐缓冲液 pH 值 4.0 及 6.8 介质，测得溶出曲线较接近，选水为溶出介质；溶出介质体积 900ml 符合漏槽条件；HPLC 法与 UV 法测定的结果基本一致，UV 法更简便，因此选择 UV 法测定溶出度；滤膜吸附试验结果表明，在弃去初滤液 5ml 后，滤膜对主成分无吸附。方法回收率为 99.3%($n=9$)，RSD 为 0.53%，辅料对溶出度测定无干扰。30 分钟的溶出限度为标示量的 75%。

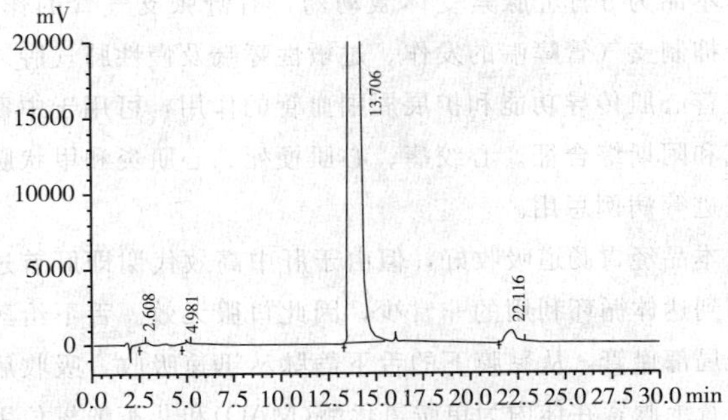

图 6　盐酸安他唑啉片典型有关物质 HPLC 图

1，2. 杂质；3. 盐酸安他唑啉；4. 主要降解产物

含量测定　辅料不干扰含量测定，对比试验(HPLC 法与 UV 法)测得的含量基本相同，UV 法更简便，鉴于 HPLC 法测定有关物质，因此含量测定未作修改，仍采用 UV 法。

参考文献

[1] 金同珍，栗德林，于贵长. 中国药物大辞典 [M]. 下册. 北京：中国医药科技出版社，1991：453-454.

[2] 陈新谦，金有豫，汤光. 新编药物学 [M]. 北京：人民卫生出版社，2007，16：429.

[3] 邱颖姮. 反相高效液体上色谱法测定盐酸安他唑啉片的含量 [J]. 中国药业，2009，18(1)：26.

[4] 李云真. 盐酸安他心合成工艺路线的改进 [J]. 河北化工，1994，(9)：25.

[5] Fritz Feigl. 有机分析点滴试验 [M]. 北京：化学工业出版社，1972：93.

撰写　赵晓玲　辽宁省药品检验检测院

复核　潘　阳　辽宁省药品检验检测院

盐酸异丙肾上腺素

Isoprenaline Hydrochloride

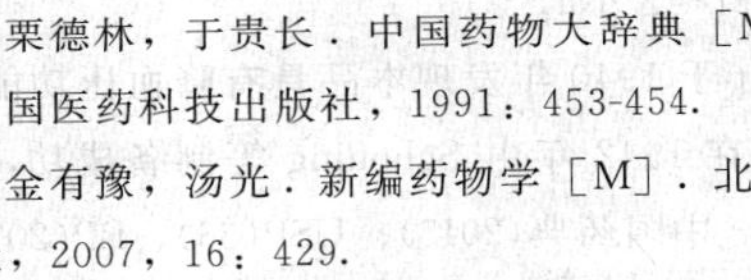

$C_{11}H_{17}NO_3 \cdot HCl$　247.72

化学名：4-[(2-异丙氨基-1-羟基)乙基]-1,2-苯二酚盐酸盐

3,4-dihydroxy-α-[(isopropylamino)methyl]benzyl alcohol Hydrochloride

英文名：Isoprenaline Hydrochloride(INN)，Isoproterenol(Merck)Hydrochloride

CAS 号：[51-30-9]；[7683-59-2][其碱基(Isoproterenol)，4-[1-hydroxy-2-[(1-methylethyl)amino]ethyl]-1，2-benzenediol]

本品为β肾上腺素受体激动药，有舒张支气管的作用。用于抑制支气管哮喘的发作、过敏性哮喘及慢性肺气肿。也有改善心肌传导功能和扩展周围血管的作用，可用于中毒性休克和阿斯综合征。心绞痛、心肌梗死、心肌炎和甲状腺功能亢进等病例忌用。

本品经胃肠道吸收好，但由于肝中高效代谢即肝首过清除而到达体循环利用的非常少，因此口服无效。舌下给药能扩张局部血管，从黏膜下的舌下静脉丛迅速吸收，吸收后的异丙肾上腺素在体内为单胺氧化酶(MAO)和儿茶酚氧位甲基转移酶(COMT)所代谢，其氧化甲基化代谢产物 3-甲基异丙肾上腺素则具有阻断β肾上腺素受体的作用，这可能是反复使用本品后作用迅速减弱，甚至造成哮喘加重的原因[1]。

本品经雾化吸入后，吸收完全，吸入 2～5 分钟起效，可维持 0.5～2 小时，约 5%～15%以原型排出；静脉注射作用于β_1肾上腺素受体，维持不到 1 小时，半衰期为 1 至数分钟，约 40%～50%以原型排出；舌下给药 15～30 分钟起效，维持 1～2 小时[2]。

Konzett 于 1940 年发现本品具有降血压功能和舒张支气管的作用，在 1942 年由 Scheuing 等制备成功，国内于 1962 年开始生产。中国药典(2015)、USP(36)、BP(2013)、Ph. Eur.(7.0)等均收载，JP(16)收载的为其 l-异构体，Beccari 等于 1953 年发现其左旋体的活性是右旋体的 90 倍以上。

【制法概要】[1]

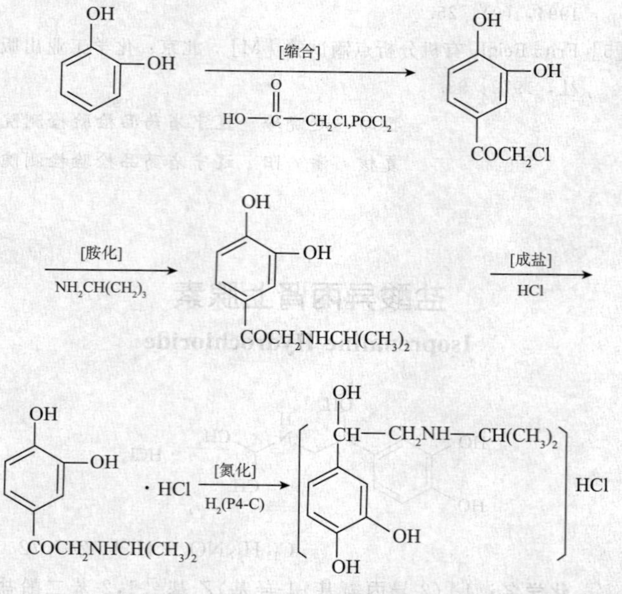

左旋体的制备为在上述制备工艺的基础上，用氨水碱化使混旋体游离后，采用 d-酒石酸进行拆分而得 l-体，再用盐酸成盐。

【性状】本品置空气中或光线下色渐变深，水溶液在空气中放置渐由粉红色变棕红色，在碱液中变化更快；pH 值为 3.0 时较稳定。

熔点 本品的熔点为 165.5～170℃，熔融同时分解。测定时，供试品由类白色→淡黄色→局部液化后为黄色→固体消失发泡上升(上升速度很快)。中国药典(1977)曾制订为 167～172℃，熔融时同时分解，BP(2013)为 165～170℃，熔融时同时分解，Merk13th 收载为 170～171℃。

【鉴别】(1)本品水溶液加三氯化铁试液后，分子结构中相邻的 2 个酚羟基与铁离子发生作用成异丙肾上腺素铁配位化合物而显深绿色，滴加新制的 5%碳酸氢钠溶液，在碱性条件下本品酚羟基被氧化而变蓝色，然后变成红色；若取样量少只显紫色，不能变为红色；若为肾上腺素，则很快被高铁离子氧化为紫色，转呈紫红色，而去氧肾上腺素则显紫色，由此可将三者区别。

另有文献[3]报道，本品可以与 68 种离子反应而产生由红色至紫色的不同颜色。

(2)本品的水溶液加盐酸滴定液(0.1mol/L)呈酸性后，加碘溶液放置 5 分钟，即生成异丙肾上腺素红，加硫代硫酸钠溶液还原碘后，溶液显淡红色。若取样量少，溶液太稀，则不能显淡红色。肾上腺素具有相同的反应，去甲肾上腺素在酸性条件下呈无色或显极微红色，可相互区别。但在 pH6.5 的缓冲液中，上述三者均产生红色。

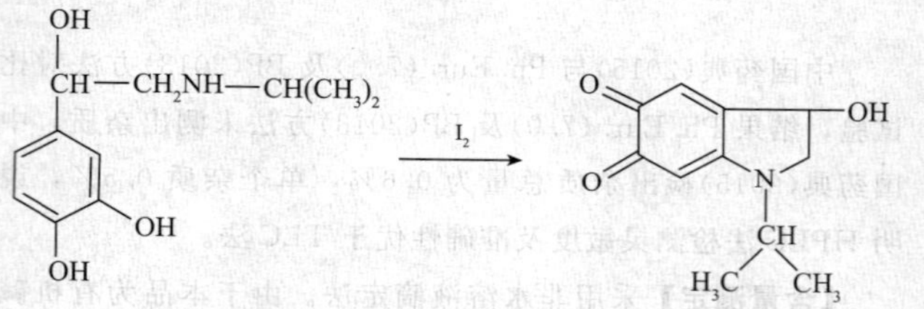

(3)本品 0.05mg/ml 水溶液的紫外-可见分光光谱图中，在 280nm 的波长处有最大吸收，吸光度约为 0.50。

(4)本品的红外光吸收图谱应与对照图谱(光谱集 349 图)一致，显示的主要特征吸收如下表。

特征谱带(cm^{-1})	归属	
～3170	羟基	ν_{O-H}
3000～2500	仲胺盐	$\nu_{\overset{+}{N}H_2}$
1625，1610，1580，1540	苯环	$\nu_{C=C}$
1250	酚羟基	ν_{O-H}
1050	醇羟基	ν_{O-H}
820	取代苯	γ_{2H}

(5)本品为盐酸盐，其水溶液显氯化物的鉴别反应。

【检查】有关物质 异丙肾上腺素是由其酮体[1-(3,4-dihydroxyphenyl)-2-[(1-methylethyl)amino]ethanone]还原而成的(见制备工艺，结构式见下图)，还原不完全，易引入终产品；本类药物的酮体杂质检查方法一般采用紫外-可见分光光度法，利用酮体在 310nm 波长处有最大吸收，而药物本身在此波长处几乎没有吸收，因此在一定浓度溶液中于310nm波长处的吸收度限制酮体的量。但此法只能检查酮体，其他杂质无法检测。中国药典(2015)采用HPLC法测定本品的有关物质。

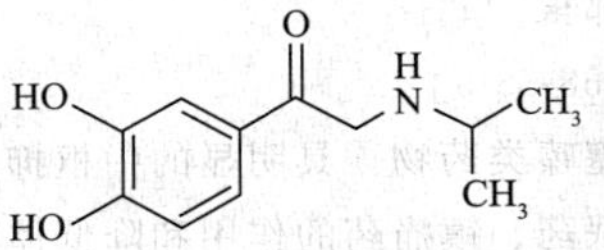

其他项目 中国药典(2015)设置酸度、干燥失重、炽灼残渣等检查项，鉴于本品用于注射剂，建议关注溶液的澄清度和颜色项目的检查；另外，JP(16)为左旋体，采用比旋度控制其纯度，可分别采用HPLC和HPCE进行异构体的检查[4,5]。

【含量测定】 采用高氯酸非水滴定法，以结晶紫为指示液；本品为盐酸盐，为防止盐酸的干扰，加入醋酸汞试液。

【贮藏】 本品对光对热均不稳定，因此需要遮光，密封，在干燥处保存。同时应避免使用金属容器，防止与金属接触变色和失效。

【制剂】盐酸异丙肾上腺素注射液

由于本品的2个酚羟基不稳定，易被氧化，因此处方中需加入抗氧剂、pH值调节剂、重金属络合剂等，常用处方如下[6]。

盐酸异丙肾上腺素、氯化钠、焦亚硫酸钠、依地酸二钠、10%盐酸溶液、注射用水。

本品采用化学反应、TLC、HPLC进行鉴别，有关物质和含量测定均采用HPLC法。其中采用UltimateTM AQ-C18(4.6mm×250mm，5μm)色谱柱测定本品有关物质时的典型色谱图见图1～图6。

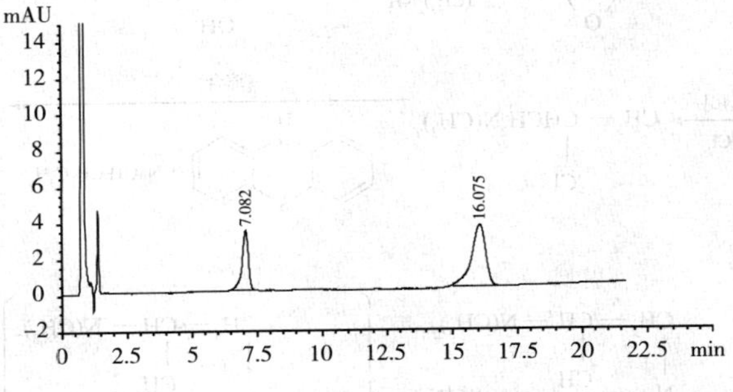

图1 系统适用性试验

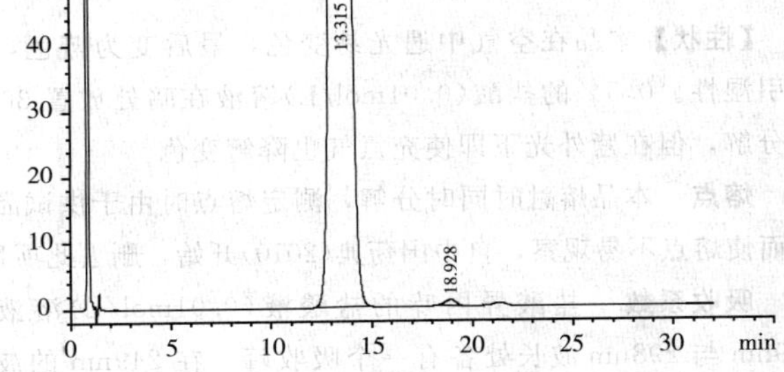

图2 原料药高温破坏图谱

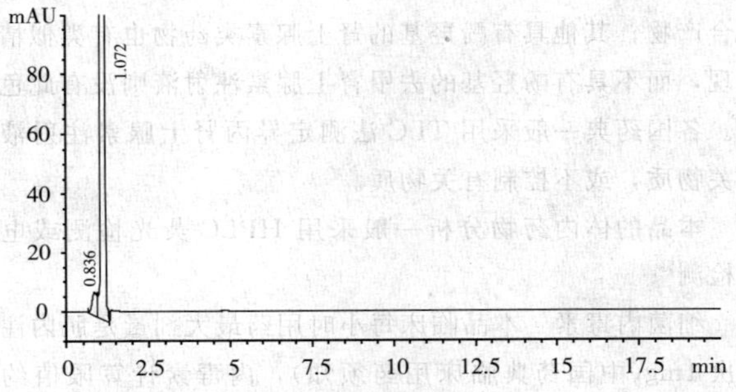

图3 混合辅料色谱图

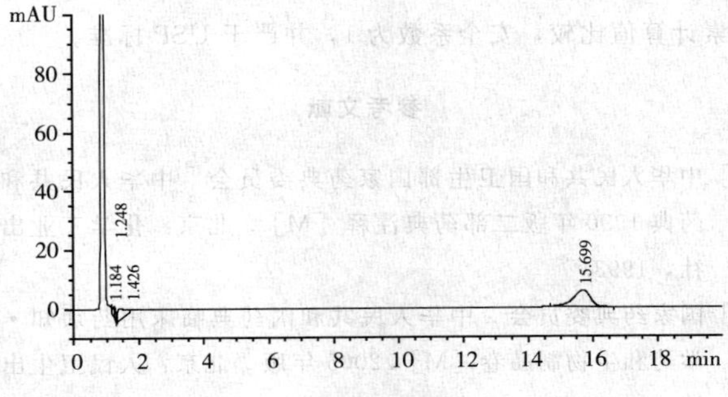

图4 1%对照溶液

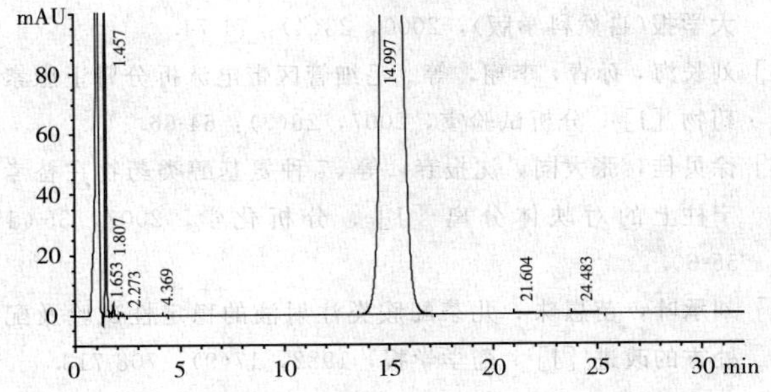

图5 典型样品溶液色谱图

生产后不久样品，有关物质量较小

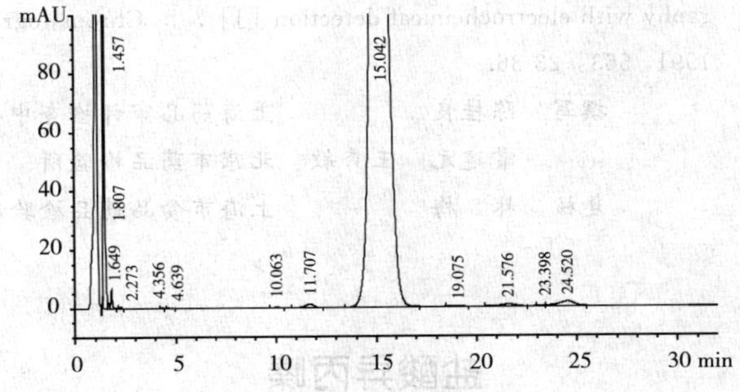

图6 典型样品溶液色谱图

近保质期样品，有关物质量大

此色谱条件下，溶剂(0.1%焦亚硫酸钠)与各个辅料均有较大的色谱峰产生，但保留时间均在1.1分钟之前，故在有关物质检测时应扣除相应的溶剂峰与辅料峰，即扣除对主成分峰的相对保留时间为0.07之前的溶剂峰与色谱峰。而与辅料峰相邻的色谱峰极大，经二极管阵列检测器证明与主峰相关；异丙肾上腺素受热不出现本色谱峰，各辅料也不出现本色谱峰，可能本色谱峰为焦亚硫酸钠与异丙肾上腺素的络合产物；其他具有酚羟基的肾上腺素类药物也有类似情况出现，而不具有酚羟基的去甲肾上腺素注射液则没有此色谱峰。各国药典一般采用 TLC 法测定异丙肾上腺素注射液的有关物质，或不控制有关物质。

本品的体内药物分析一般采用 HPLC-荧光检测或电化学检测[7]。

细菌内毒素　本品临床每小时用药最大剂量是肌内注射每次 1mg(中国药典临床用药须知)，内毒素计算限值约为 300EU/mg；国外标准中 UPS(36)为 1250USPEU/mg。中国药典(2015)规定本品细菌内毒素限值为 300EU/mg，与内毒素计算值比较，安全系数为 1，并严于 USP 标准。

参考文献

[1] 中华人民共和国卫生部国家药典委员会．中华人民共和国药典 1990 年版二部药典注释［M］．北京：化学工业出版社，1993.

[2] 国家药典委员会．中华人民共和国药典临床用药须知·化学药和生物制品卷［M］.2005 年版．北京：人民卫生出版社，2005：246.

[3] 乔善宝．异丙肾上腺素的显色反应及其应用［J］．南京师大学报(自然科学版)，2000，23(4)：71-74.

[4] 刘长海，孙青，李翔，等．毛细管区带电泳拆分肾上腺素类药物［J］．分析试验室，2007，26(7)：64-66.

[5] 徐贝佳，张大同，沈报春，等.7 种氨基醇类药物在替考拉宁柱上的对映体分离［J］．分析化学，2007，35(1)：55-60.

[6] 刘承叶，苗惠珠．儿茶酚胺类注射液的稳定性试验及配置处方的改进［J］．药学学报，1982，17(9)：708-713.

[7] Pagliari，R.，Cottet-Emard，J. M.，Peyrin，L. Determination of free and conjugated normetanephrine and metanephrine in human plasma by high-performance liquid chromatography with electrochemical detection［J］. J. Chromatogr.，1991，563：23-36.

撰写　陈桂良　　上海药品审评检查中心

常建元　王秀敏　北京市药品检验所

复核　林　梅　　上海市食品药品检验所

盐酸异丙嗪

Promethazine Hydrochloride

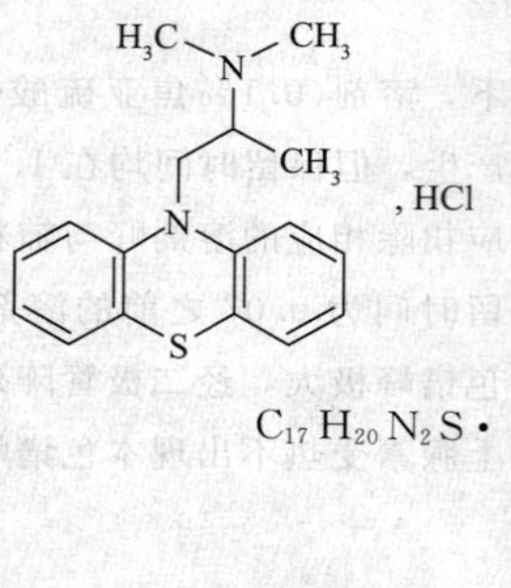

$C_{17}H_{20}N_2S \cdot HCl$　320.89

化学名：(±)-*N*,*N*,α-三甲基-10*H*-吩噻嗪-10-乙胺盐酸盐

N,*N*,α-trimethyl-10*H*-phenothiazine-10-ethanamine，monohydrochloride

英文名：Promethazine(INN) Hydrochloride

异名：非那根

CAS 号：［58-33-3］

本品属吩噻嗪类药物。具明显的中枢抑制作用，并有增强麻醉药、催眠药、镇痛药的作用和降低体温的作用。具体作用机制为：①抗组胺作用：组胺 H_1 受体拮抗；②止吐作用：可能与抑制延髓的催吐化学受体触发区有关；③抗晕动作用：作用于前庭和呕吐中枢及中脑髓质感受器，从而阻断前庭核区胆碱能突触迷路冲动的兴奋；④镇静催眠作用：可能与间接降低脑干网状激动系统的应激性有关。适用于荨麻疹、血管神经性水肿，过敏性鼻炎等过敏症；防治晕动病、镇静、催眠，治疗恶心、呕吐及术后止痛，亦可作为全麻的辅助用药。

本品口服后吸收迅速且完全，口服、肌内注射、直肠给药后 20 分钟起效，静脉注射 3～5 分钟起效、抗组胺作用持续 6～12 小时，镇静作用持续 2～8 小时。本品主要在肝脏代谢，肝首过效应显著，主要代谢产物经尿液中排出。

不良反应：常见的有嗜睡、反应迟钝、眩晕及低血压；较少见的有视力模糊或轻度色盲、头晕、口鼻咽干燥、痰液黏稠等抗胆碱作用；少见心率加快或减慢、白细胞减少等；增加皮肤的光敏性。

本品由 Charpentier 于 1945 年首先合成，国内于 1958 年开始生产。除中国药典（2015）收载外，BP（2013）、Ph. Eur.（7.0）、USP(36)和 JP(16)亦有收载。

【制法概要】

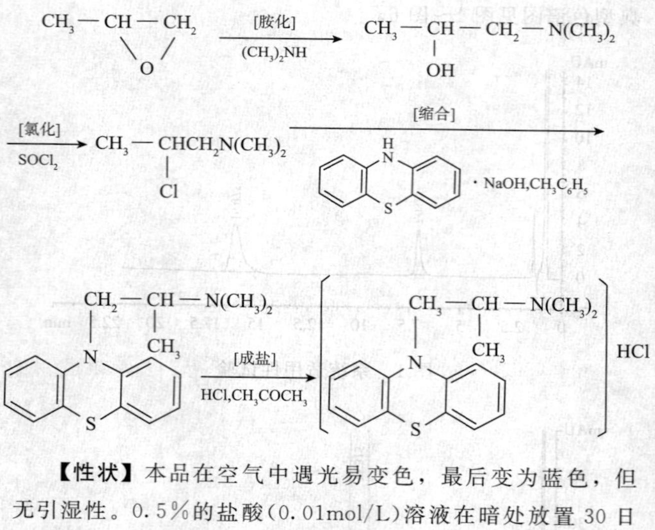

【性状】本品在空气中遇光易变色，最后变为蓝色，但无引湿性。0.5%的盐酸(0.01mol/L)溶液在暗处放置 30 日不分解，但在紫外光下即使充氮气也降解变色。

熔点　本品熔融时同时分解，测定熔点时由于供试品变色而使熔点不易观察，自中国药典(2010)开始，删去此项目。

吸收系数　盐酸异丙嗪的盐酸液(0.01mol/L)溶液在 249nm 与 298nm 波长处各有一个吸收峰。在 249nm 的波长处，吸收系数($E_{1cm}^{1\%}$)为 883～937。见图 1。

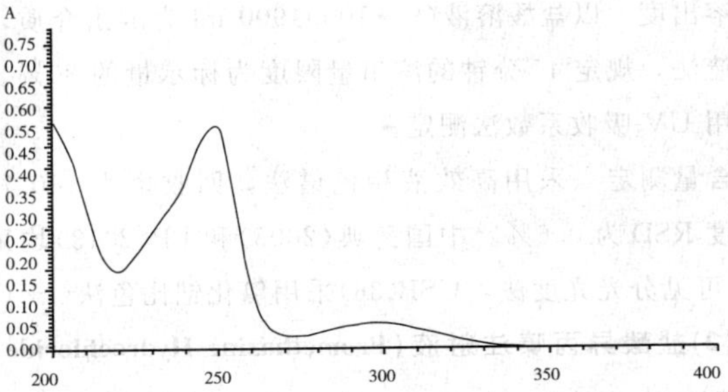

图 1 盐酸异丙嗪在 0.01mol/L 盐酸液(6μg/ml)的紫外吸收图谱

【鉴别】(1)、(2)均为苯并噻嗪环氧化的显色反应。苯并噻嗪环被不同的氧化剂氧化时，常产生不同的氧化产物而显色。苯并噻嗪为一良好的电子给予体。由于相继失去电子及经历 4 个不同的氧化阶，而形成一些自由基型产物：自由基、离子化自由基、半醌自由基和非离子型氧化产物：5-亚砜、5，5-砜、3-羟基苯并噻嗪、苯并噻嗪酮等。苯并噻嗪不同氧化阶的氧化产物如下式所示[1]。

(3)本品的红外光吸收图谱应与对照图谱(光谱集 350 图)一致，显示的主要特征吸收如下[2,3]。

特征谱带(cm^{-1})	归属	
2600～2300	叔胺盐	ν^{+}_{NH}
1593，1568，1452	芳环	$\nu_{C=C}$
759	邻取代苯	γ_{4H}

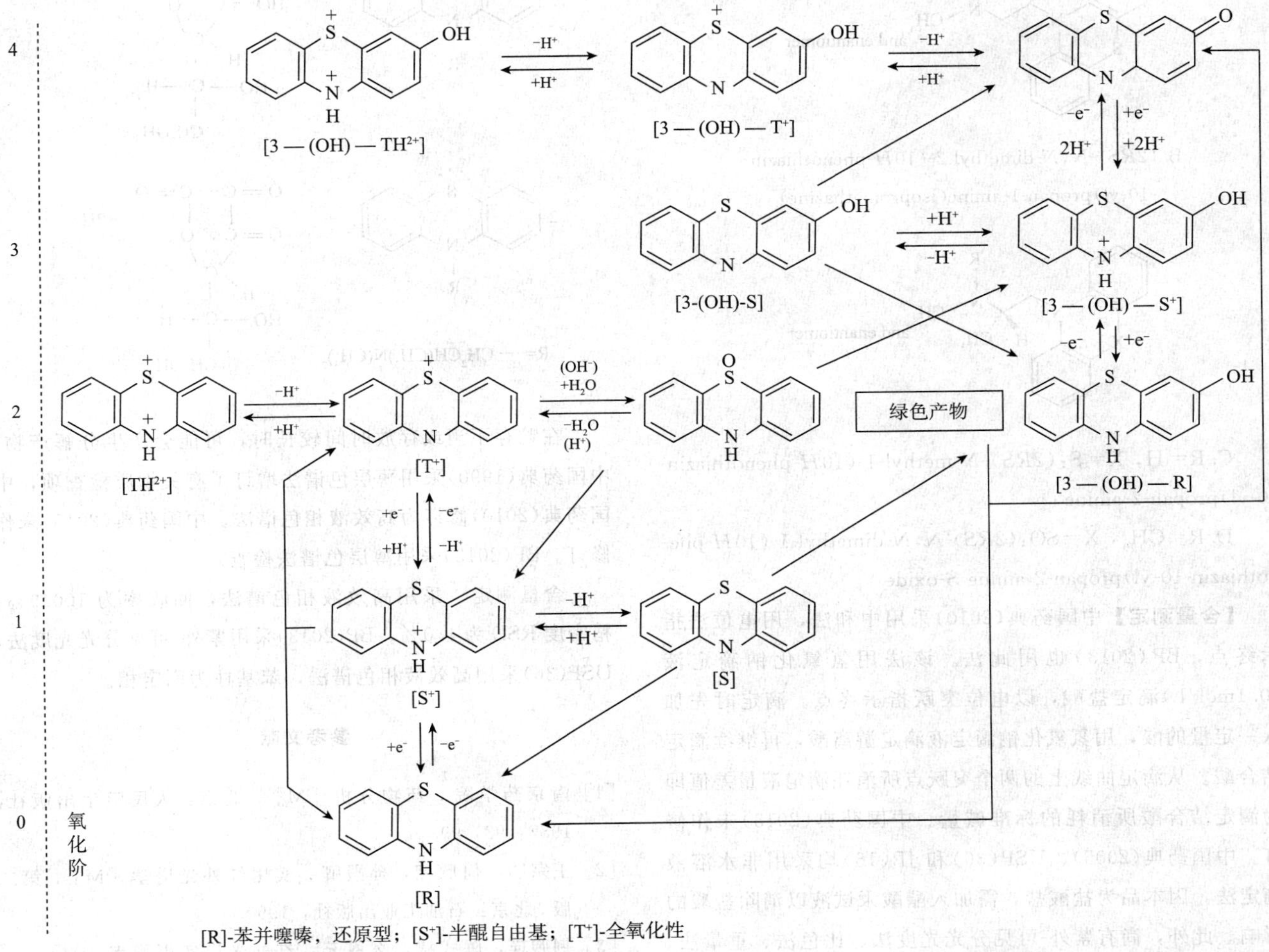

[R]-苯并噻嗪，还原型；[S+]-半醌自由基；[T+]-全氧化性

【检查】有关物质　由于本品是以吩噻嗪为母核经缩合而成，在缩合反应时又产生 *N*,*N*,*β*-三甲基-10*H*-吩噻嗪-10-乙胺异构体，虽然经过丙酮精制等步骤，但也难以完全除去，故成品中可能带入吩噻嗪及上述异构体等杂质，以后者量较大。此外，因本品不太稳定，在贮存过程中也可能有分解产物，中国药典(1977)仅用比色法检查吩噻嗪，中国药典(1985)改为薄层色谱法，中国药典(2010)改为高效液相色谱法。中国药典(2015)未修订。经试验，按中国药典(2015)规定的高效液相色谱法检查，各种破坏试验产物均能检出。系统适用性图谱见图 2，该法检出限为 1ng。

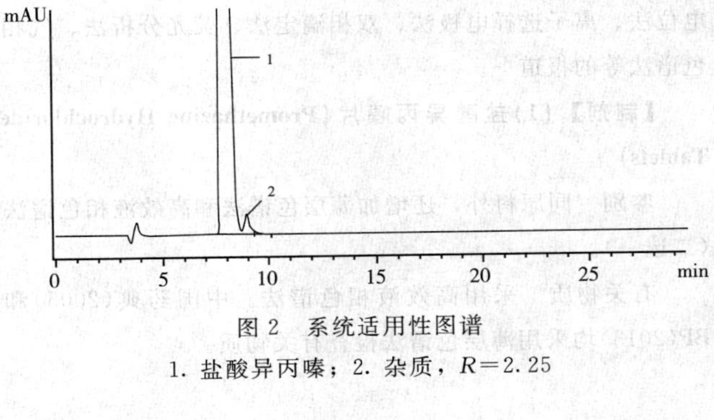

图 2 系统适用性图谱

1. 盐酸异丙嗪；2. 杂质，$R=2.25$

本品因遇光不稳定，该项检查应在避光下操作。USP(36)和JP(16)均采用薄层色谱法，以自身对照溶液进行检查。BP(2013)采用高效液相色谱法，杂质A、B、C和D作为对照品进行检查。

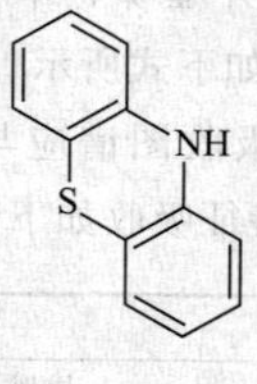

A. phenothiazine

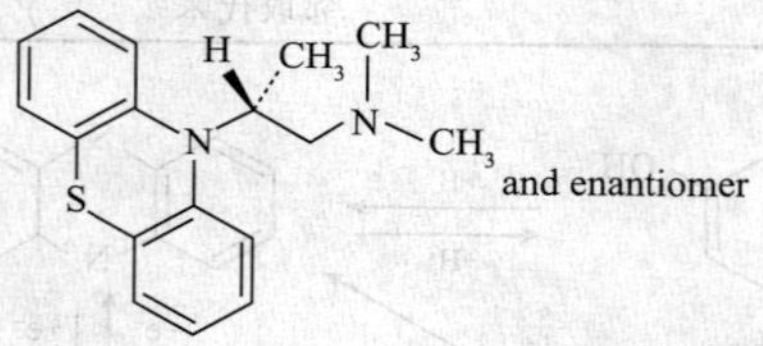

B. (2*RS*)-*N*, *N*-dimethyl-2-(10*H*-phenothiazin-10-yl)propan-1-amine(isopromethazine)

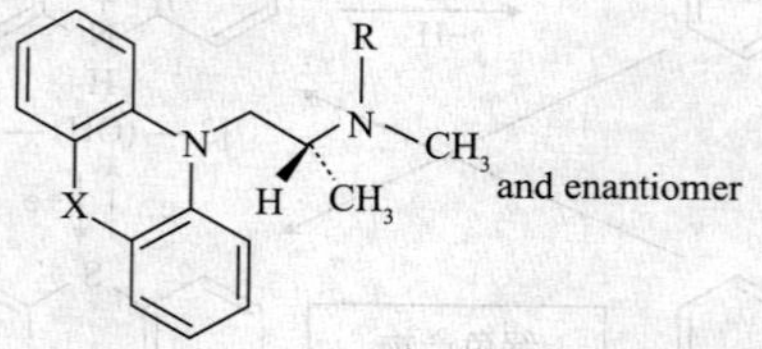

C. R=H，X=S：(2*RS*)-*N*-methyl-1-(10*H*-phenothiazin-10-yl)propan-2-amine

D. R=CH_3，X=SO：(2*RS*)-*N*, *N*-dimethyl-1-(10*H*-phenothiazin-10-yl)propan-2-amine *S*-oxide

【含量测定】 中国药典(2010)采用中和法，用电位法指示终点，BP(2013)也用此法。该法用氢氧化钠滴定液(0.1mol/L)滴定盐酸，以电位突跃指示终点。滴定时先加入一定量的酸，用氢氧化钠滴定液滴定游离酸，再继续滴定结合酸。从滴定曲线上的两个突跃点所消耗滴定液量差值即为滴定结合酸所消耗的标准碱量。中国药典(2015)未作修订。中国药典(2005)、USP(36)和JP(16)均采用非水溶液滴定法，因本品为盐酸盐，需加入醋酸汞试液以消除盐酸的影响。此外，尚有紫外-可见分光光度法、比色法、重量法、电位法、离子选择电极法、双相滴定法、荧光分析法、气相色谱法等的报道[4]。

【制剂】(1)盐酸异丙嗪片(Promethazine Hydrochloride Tablets)

鉴别　同原料外，还增加薄层色谱法和高效液相色谱法(二选一)。

有关物质　采用高效液相色谱法。中国药典(2005)和BP(2013)均采用薄层色谱法检查有关物质。

溶出度　以盐酸溶液(9→1000)900 ml为溶出介质，采用转篮法，规定45分钟的溶出量限度为标示量的80%。溶出量用UV-吸收系数法测定。

含量测定　采用高效液相色谱法，回收率为100.7%，精密度RSD为0.6%。中国药典(2005)和BP(2013)均采用紫外-可见分光光度法，USP(36)采用氯化钯比色法。

(2)盐酸异丙嗪注射液(Promethazine Hydrochloride Injection)

本品处方中加入维生素C以阻止氧化变色，反应机制如下[1]。

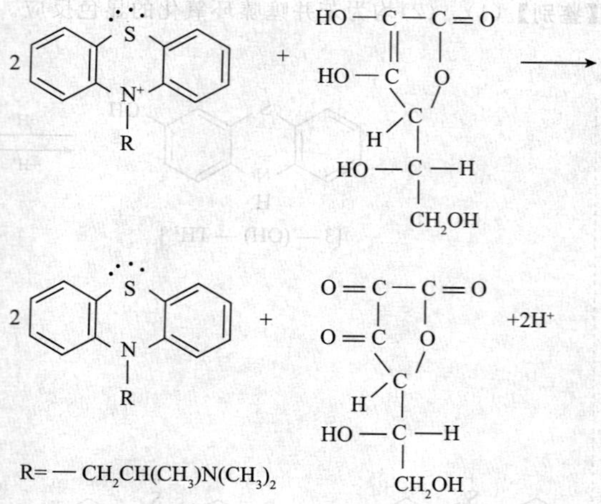

在贮存不当或存放时间较长时，可能会产生分解产物，中国药典(1990)采用薄层色谱法增订了有关物质检查项，中国药典(2010)修订为高效液相色谱法。中国药典(2015)未作修订。BP(2013)采用薄层色谱法检查。

含量测定　采用高效液相色谱法，回收率为100.9%，精密度RSD为1.0%。BP(2013)采用紫外-可见分光光度法，USP(36)采用高效液相色谱法，苯基柱为固定相。

参考文献

[1] 南京药学院．药物分析［M］．北京：人民卫生出版社，1982：93，99.

[2] 王宗明，何欣翔，孙殿卿．实用红外光谱学［M］．第二版．北京：石油工业出版社，1990.

[3] 荆煦瑛，陈式棣，么恩云．红外光谱实用指南［M］．天津：天津科学技术出版社，1992.

[4] Florey，K．Analytical Profiles of Drug Substances［M］．Vol. 1. New York：Academic Press，1972：411.

撰写　李毓琴　孙苓苓　辽宁省药品检验检测院
严全鸿　广东省药品检验所
复核　罗卓雅　广东省药品检验所

盐酸苄丝肼

Benserazide Hydrochloride

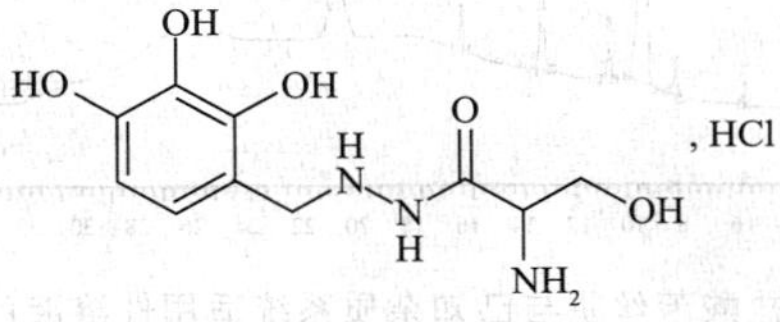

$C_{10}H_{15}N_3O_5 \cdot HCl$　293.71

化学名： 2-[(2,3,4-三羟基苯基)甲基]酰肼-DL-丝氨酸盐酸盐

2-[2,3,4-(trihydroxyphenyl)methyl] hydrazidyl DL-serine hydrochloride

英文名： Benserazide(INN) Hydrochloride

CAS 号： [14919-77-8]

本品为脱羧酶抑制药，不单独应用，多与左旋多巴混合制成多巴丝肼复方制剂。由于本品可选择性的抑制外周(脑外)多巴的脱羧而不影响中枢(脑内)多巴的脱羧，可使血中有更多的左旋多巴进入脑内脱羧变成多巴胺，从而减少左旋多巴的用量，并减少其恶心、呕吐、头晕、心律失常等副作用[1]，适用于帕金森病和脑炎、动脉硬化引起的帕金森综合征。本品口服吸收迅速，约为吸收给药量的 58%，血浆蛋白结合率为 20%～30%。经肾脏排泄，尿中代谢物为 2,3,4-三羟基苄肼和 2,3,4-三羟基苯甲酸[2]。

本品由 Hegedüs，Zeller 在 1962 首次合成，其复方制剂由协和发酵、第一制药和日本 Roche 三家公司共同开发，1979 年 8 月分别以 EC-doparl、Nedopasol、Madopar 的商品名取得许可，从 1980 年 2 月开始销售片剂[3]。国内于 1977 年由中国科学院上海药物所研制成功，于 1984 年正式生产。除中国药典(2015)收载外，Ph. Eur. (7.0)、BP(2013)和 JP(16)亦有收载该原料药。

【制法概要】(1)制法一[3]

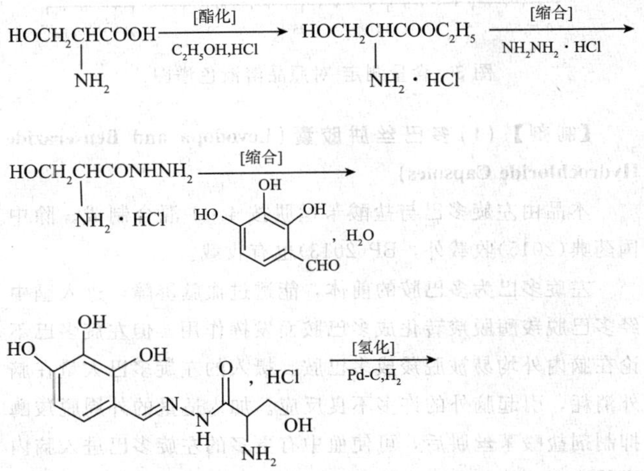

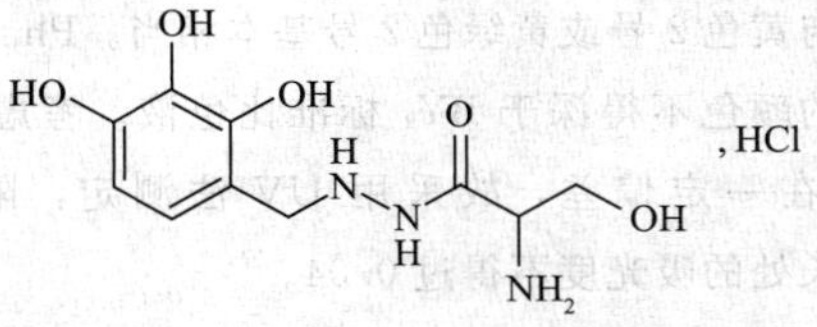

(2)制法二

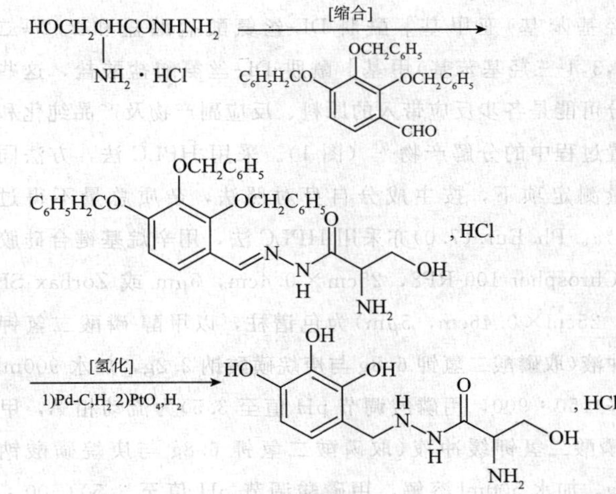

【性状】本品为白色或类白色结晶性粉末，有引湿性；对光不稳定，遇光易氧化变色。本品熔点为 146～148℃，熔融同时分解。本品结构式中含有一个手性中心，存在一对光学异构体，药用形式为消旋体，因此本品溶液应不显旋光性。

【鉴别】(1)本品结构中含有—NHNH—基团，具有还原性，加氨制硝酸银，即显棕色，加热生成金属银，在管壁上产生银镜。

(2)在含量测定项下，比较供试品溶液主峰与对照品溶液主峰的保留时间应一致。

(3)本品的红外光吸收图谱应与对照图谱(光谱集 1017 图)一致，显示的主要特征吸收如下[4]。

特征谱带(cm^{-1})	归属	
3400～2800	胺盐，羟基	$\nu_{O-H,\ \overset{+}{N}H_3}$
1670	酰胺(Ⅰ)	$\nu_{C=O}$
1600，1560，1505	苯环	$\nu_{C=C}$
1510	酰胺(Ⅱ)	δ_{NH}

(4)本品为盐酸盐，应显氯化物的鉴别反应。

【检查】酸度　本品生产中用苄丝肼加盐酸成盐，因此需控制酸度。本品 1%水溶液的 pH 值为 4.0～5.0。

溶液的澄清度与颜色　本品 10mg/ml 的水溶液呈微黄色，介于中国药典(2015)附录的黄色和黄绿色标准比色液之间，更加接近于黄色。色度与黄色 1 号或黄绿色 1 号基本相当，在 430nm 和 435nm 波长处的吸光度均约为 0.03。按 1990 年版药典注释，435nm 波长处黄色 3 号的吸光度为 0.040，黄色 2 号为 0.027，而 430nm 波长处黄绿色 3 号的吸光度为 0.041，黄绿色 2 号为 0.027，结果表明供试品溶液的颜色与黄色2号或黄绿色2号基本相当。Ph. Eur.(7.0)规定溶液的颜色不得深于 BY_6 标准比色液。考虑到目视检查可能存在一定偏差，故采用UV法测定，限度订为：435nm波长处的吸光度不得过0.04。

有关物质 本品性质不够稳定，产品中可能含有的杂质为DL-丝氨酰肼盐酸盐，2,3,4-三羟基苯甲醛，2-［(2,3,4-三羟基苯基)亚甲基］酰肼-DL-丝氨酸盐酸盐和2,2′-二［(2,3,4-三羟基苯基)甲基］酰肼-DL-丝氨酸盐酸盐，这些成分可能是各步反应带入的原料、反应副产物及产品纯化和放置过程中的分解产物[5]（图1）。采用HPLC法，方法同含量测定项下，按主成分自身对照法，杂质总量不得过2.0%。Ph. Eur.(7.0)亦采用HPLC法，用辛烷基键合硅胶(LiChrospher 100-RP8，25cm×0.4cm，5μm或Zorbax SB C8，25cm×0.46cm，5μm)为色谱柱，以甲醇-磷酸二氢钾缓冲液(取磷酸二氢钾6.8g与庚烷磺酸钠2.2g，加水900ml溶解)(50∶900，用磷酸调节pH值至3.5)为流动相A，甲醇-磷酸二氢钾缓冲液(取磷酸二氢钾6.8g与庚烷磺酸钠2.2g，加水500ml溶解，用磷酸调节pH值至3.5)(500∶500)为流动相B，梯度洗脱，0→15分钟，流动相A从100%→0%，15→25分钟，流动相B为100%，检测波长为210nm，已知杂质A、B、C均不得过0.5%，未知杂质不得过0.10%，杂质总量（除杂质A外）不得过1.0%（图2）。JP(16)采用TLC法测定。

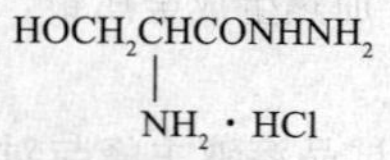

DL-丝氨酰肼盐酸盐
（杂质A）

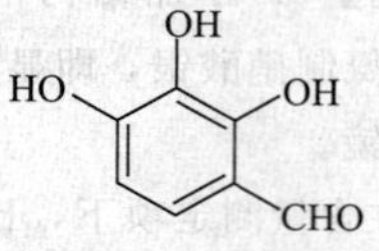

2,3,4-三羟基苯甲醛

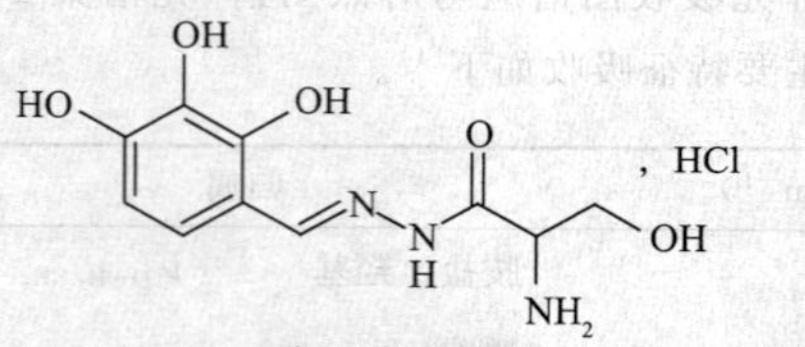

2-[(2,3,4-三羟基苯基)亚甲基]酰肼-DL-丝氨酸盐酸盐
（杂质C）

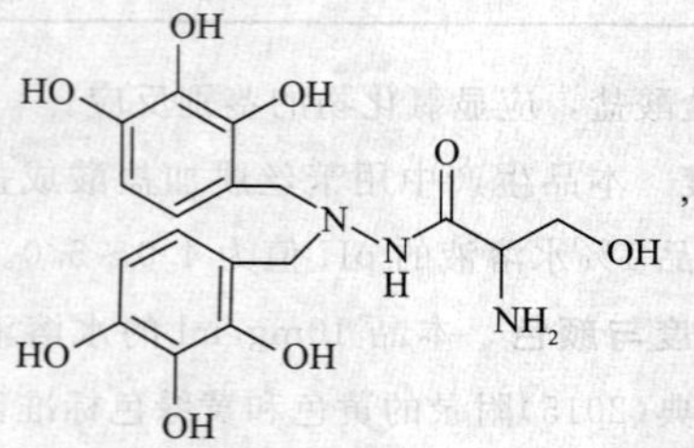

2,2-二［(2,3,4-三羟基苯基)甲基］酰肼-DL-丝氨酸盐酸盐
（杂质B）

图1 盐酸苄丝肼已知杂质结构

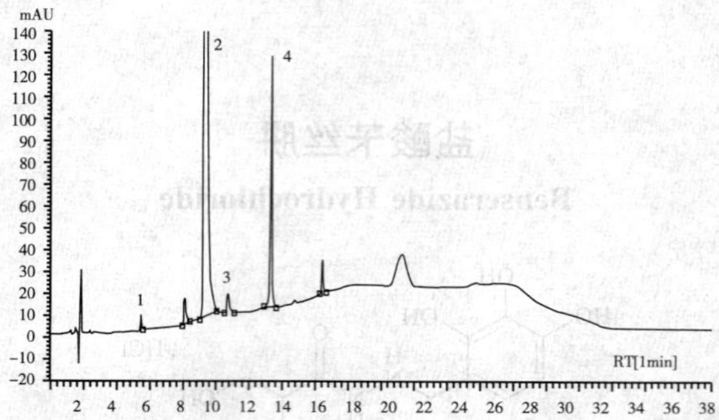

图2 盐酸苄丝肼与已知杂质系统适用性溶液色谱图

1. 杂质A；2. 苄丝肼；3. 杂质C；4. 杂质B

干燥失重 本品有引湿性，采用五氧化二磷干燥器中60℃减压干燥至恒重，限度为0.5%。Ph. Eur.(7.0)和JP(16)均采用卡尔费休法测定，控制水分分别不得过1.0%和2.5%。

炽灼残渣 不得过0.1%。Ph. Eur.(7.0)和JP(16)限度均为0.1%。

重金属 本品水溶液显微黄色，采用重金属第一法测定，颜色存在干扰；因此采用第二法，取炽灼残渣项下遗留的残渣进行检查，含重金属不得过百万分之二十，Ph. Eur.(7.0)和JP(16)限度均为0.002%。

【含量测定】 中国药典(2015)采用HPLC法测定本品含量（图3），用十八烷基硅烷键合硅胶为填充剂(Agilent Zorbax SB-C18，15cm×0.46cm，5μm)，以三氟醋酸-甲醇-水(1∶20∶1000)为流动相；检测波长为220nm。取高中低浓度，分别进样3次，RSD为1.2%($n=9$)。稳定性结果表明，供试品溶液主峰面积不断降低，稳定性较差，应临用新制，及时进样测定。由于本品见光易氧化，应注意避光。Ph. Eur.(7.0)和JP(16)均采用非水溶液滴定法，以电位法指示终点。

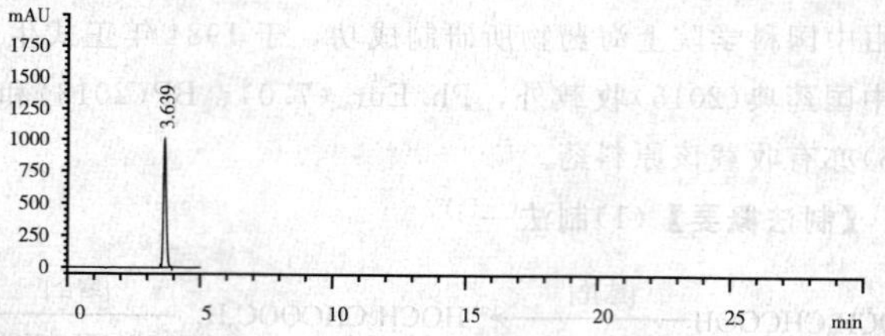

图3 含量测定-对照品溶液色谱图

【制剂】（1）多巴丝肼胶囊(Levodopa and Benserazide Hydrochloride Capsules)

本品由左旋多巴与盐酸苄丝肼按4∶1混合制成。除中国药典(2015)收载外，BP(2013)也有收载。

左旋多巴为多巴胺的前体，能透过血脑屏障，进入脑中经多巴脱羧酶脱羧转化成多巴胺而发挥作用。但左旋多巴不论在脑内外均易被脱羧成多巴胺。摄入的左旋多巴大量在脑外消耗，引起脑外的许多不良反应。加入适量的外周脱羧酶抑制剂盐酸苄丝肼后，可使血中有更多的左旋多巴进入脑内脱羧成多巴胺，减少左旋多巴的用量，降低外周多巴胺引起的不良反应。

鉴别　盐酸苄丝肼中含有—NHNH—基团，具有还原性，加氨制硝酸银，即显棕色，加热生成金属银，在管壁上产生银镜。左旋多巴中含有氨基酸结构，加茚三酮溶液显紫色。

含量测定　避光操作。采用 HPLC 法，由于左旋多巴和多巴胺的保留时间基本相同，故多巴胺不宜作本品含量测定的内标，因而 2 个组分的测定均采用外标法。文献报道[6]，可用差示分光光度法测定制剂中左旋多巴和盐酸苄丝肼的含量。

(2)多巴丝肼片(Levodopa and Benserazide Hydrochloride Tablets)

本品由左旋多巴与盐酸苄丝肼按 4∶1 混合制成。除中国药典(2015)收载外，BP(2013)也有收载。

盐酸丝肼与盐酸三羟苄基苄丝肼　为盐酸苄丝肼合成过程中的反应中间体、副产物和以及放置过程中的分解产物，采用 HPLC 法测定，按外标法分别以峰高和峰面积计算。

含量测定　避光操作。采用 HPLC 法，按外标法计算。

参考文献

[1] 国家药典委员会．中华人民共和国药典临床用药须知·化学药和生物制品卷［M］．2005 年版．北京：人民卫生出版社，2005：37.

[2] Schwartz D. E.，Jordan J. C.，Ziegler W. H.．Pharmacokinetics of the Decarboxylase Inhibitor Benserazide in Man；Its Tissue Distribution in the Rat，Europ［J］．J. clin. Pharmacol. 1974，7：39-45.

[3] 朱宝泉，李安良，杨光中，等．新编药物合成手册(上下)［M］．北京：化学工业出版社，2003：110.

[4] 吴瑾光．近代傅里叶变换红外光谱技术及应用［M］．北京：科学技术文献出版社，1994.

[5] 唐易全，曹莲芳，钱玄玄，等．反相高效液相色谱定量分析苄丝肼［J］．色谱，1985，2(1)：56-58.

[6] Davidson，A. G.．Difference spectrophotometric assay of 1,2-diphenolic drugs in pharmaceutical formulations-III. The simultaneous assay of levodopa and benzerazide［J］．J. Pharm. Biomed. Anal.，1985，3：235-240.

撰写　潘　悌　江文明　上海市食品药品检验所

复核　杨永健　上海市食品药品检验所

盐酸克仑特罗

Clenbuterol Hydrochloride

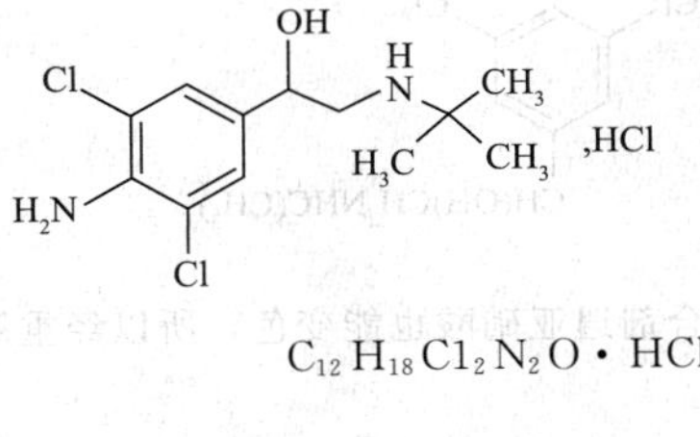

$C_{12}H_{18}Cl_2N_2O \cdot HCl$　313.65

化学名：α-[(叔丁氨基)甲基]-4-氨基-3,5-二氯苯甲醇盐酸盐

4-amino-3,5-dichloro-alpha-[[(1,1-dimethylethyl)amino]methyl]benzenem ethanol hydrochloride

英文名：Clenbuterol(INN)Hydrochloride；Spiropent；Planipart

异名：盐酸羟甲叔丁肾上腺素；盐酸双氯醇胺；氨哮素；克喘素；氨双氯喘；瘦肉精

CAS 号：［21898-19-1］；［37148-27-9］(克仑特罗)

本品为 β_2 肾上腺素受体激动药。对支气管、子宫和血管平滑肌 β_2 受体有较高的选择性激动作用，能有效地松弛支气管平滑肌、解除支气管痉挛，还有较强的抗过敏和明显增强支气管纤毛活动的作用，并作用于溶酶体，促进黏液溶解，有利于痰液的排出。临床上常用于防治支气管哮喘、慢性喘息性支气管炎、肺气肿等引起的支气管痉挛，同时因其对子宫平滑肌有较强的松弛作用，也用作延迟分娩。口服 10～20 分钟起效，2～3 小时达最高血药浓度，维持时间6～8 小时；气雾吸入 5～10 分钟起效，维持时间 2～4 小时；直肠给药 10～30 分钟起效，作用持续 8～24 小时[1]。本品化学结构稳定，在体内不会破坏分解，以原型排出体外。不良反应为心跳加速、四肢颤抖、腹痛头晕，同时伴有呼吸困难、恶心呕吐等症状。长期使用，有致染色体畸变，诱发恶性肿瘤。

本品于 1968 年由 J. Keck 等制得，首次合成于 1972 年，是一种从天然儿茶酚胺衍生合成的化合物。除中国药典(2015)收载外，Ph. Eur.(7.0)、BP(2013)和 USP(36)均有收载，JP(16)未收载。

【制法概要】由对硝基苯乙酮经还原、氯化、溴化，再与叔丁胺缩合，用钾硼氢还原而得。成盐后即该品盐酸盐。

【性状】本品熔点为 172～176℃，熔融同时分解。Ph. Eur.(7.0)规定约为 173℃，熔融同时分解。

【鉴别】(1)本品水溶液可被 20%硫酸制高锰酸钾的饱和溶液氧化，生成 3,5-二氯-4-氨基苯甲醛，再加适量草酸，除去过量的高锰酸钾，溶液紫色褪去并澄清，加 2,4-二硝基苯肼的高氯酸溶液后，析出腙的沉淀。

(2)取本品，加盐酸液(0.1mol/L)制成每 1ml 中约含 30μg 的溶液，在 243nm 与 296nm 的波长处有最大吸收(图 1)。

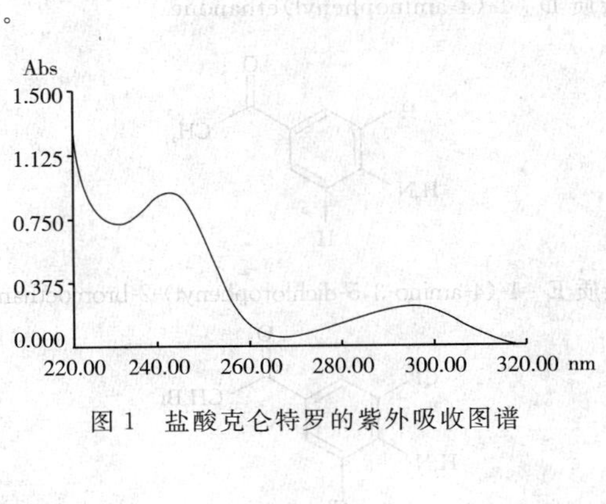

图 1　盐酸克仑特罗的紫外吸收图谱

(3)本品的红外光吸收图谱应与对照图谱(光谱集 351 图)一致，显示的主要特征吸收如下。

特征谱带(cm^{-1})	归属
3340，3240	胺基 ν_{N-H}
3100～2300	胺盐 $\nu_{NH_2^+}$
1620	胺基 δ_{NH_2}
1580，1560	苯环 $\nu_{C=C}$

(4)本品结构中具有芳伯氨基，显芳香第一胺类的重氮化-偶合反应[2]。

【检查】溶液的澄清度与颜色 控制生产中带入的不溶性物质。

干燥失重 105℃干燥至恒重，限度不得过 0.5%。Ph. Eur. (7.0)采用 Karl Fischer 法，限度不得过 1.0%。

有关物质 中国药典(2015)尚未作控制。Ph. Eur. (7.0)采用 HPLC 法，以自身对照法计算杂质，规定杂质 A、B、C、D、E、F(结构见下图)及未知单个杂质均不得超过 0.1%，杂质总量限度为 0.2%。

杂质 A 4-amino-3,5-dichlorobenzaldehyde

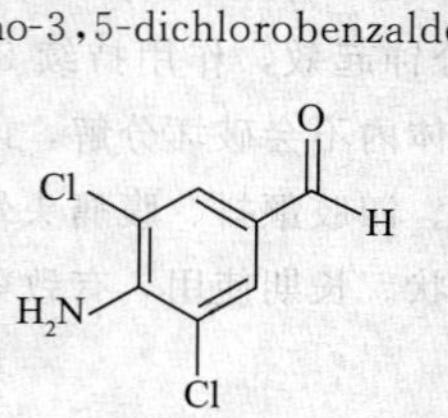

杂质 B 1-(4-amino-3,5-dichlorophenyl)-2-[(1,1-dimethylethyl)amino]ethanone

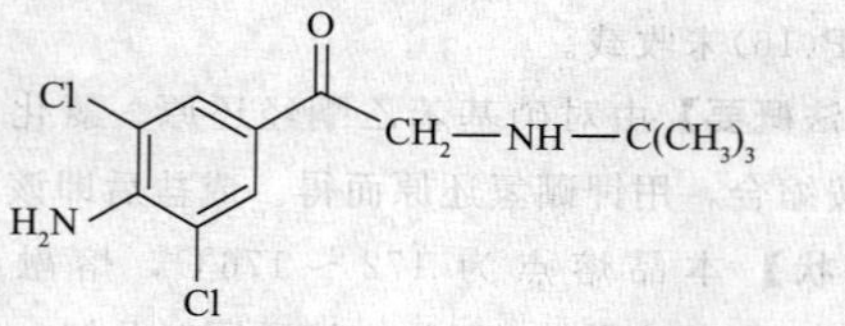

杂质 C 1-(4-amino-3,5-dichlorophenyl)ethanone

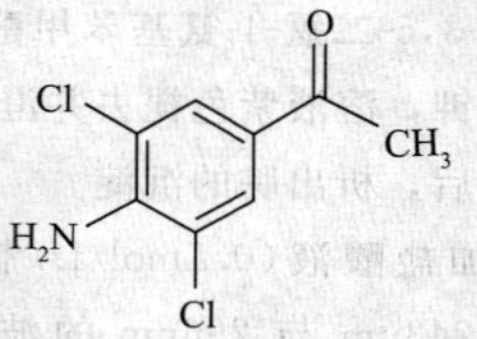

杂质 D 1-(4-aminophenyl)ethanone

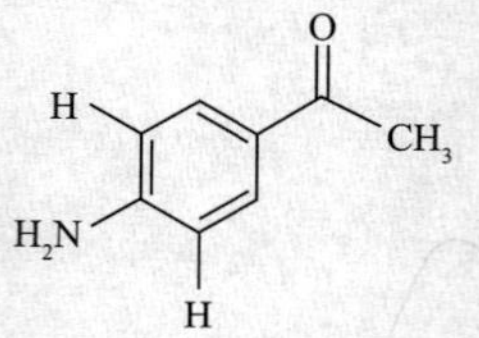

杂质 E 1-(4-amino-3,5-dichlorophenyl)-2-bromoethanone

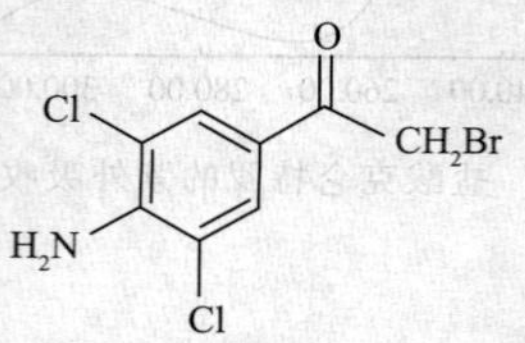

杂质 F (1*RS*)-1-(4-amino-3-bromo-5-chlorophenyl)-2-[(1,1-dimethylethyl)amino]ethanol

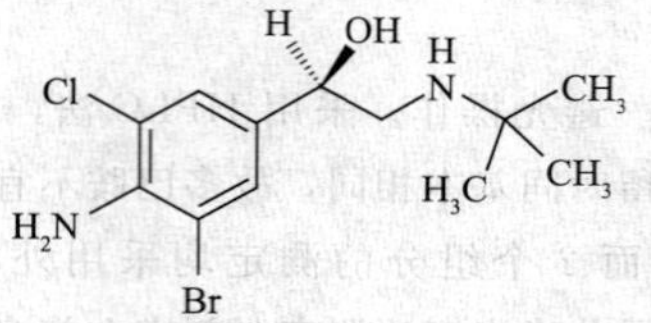

及对映异构体

【含量测定】采用永停滴定法。盐酸克仑特罗在盐酸存在下，能定量地与亚硝酸钠发生重氮化反应。用已知浓度的亚硝酸钠滴定液滴定，根据消耗的浓度和毫升数，可计算出本品的含量。

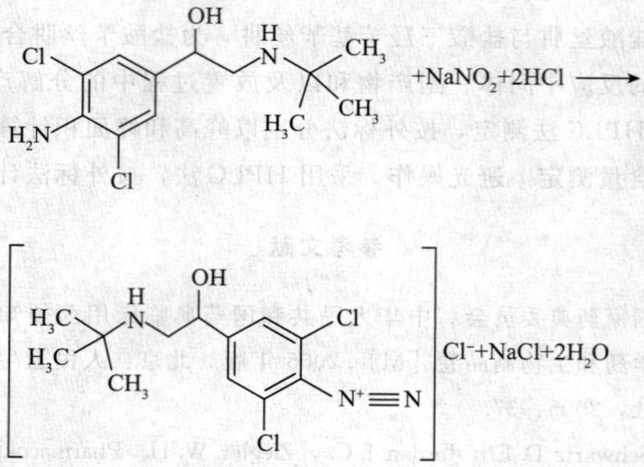

Ph. Eur. (7.0)采用氢氧化钠滴定液滴定，电位法指示终点。限度按无水物计算为 99.0%～101.0%。

【制剂】中国药典(2015)收载了盐酸克仑特罗栓，BP(2013)、USP(36)均未收载。

盐酸克仑特罗栓(Clenbuterol Hydrochloride Suppositories)

含量测定 采用重氮化-偶合反应比色法，先加三氯甲烷使栓剂基质溶解后，用盐酸液提取盐酸克仑特罗，加亚硝酸钠试液后，则分子中芳伯氨基重氮化；由于重氮化反应在酸性液中进行，随即在酸性液中进行偶合反应最为方便。常用的酸性偶合剂为盐酸萘乙二胺，生成橙红色的偶氮染料，在 500nm 的波长处进行测定。

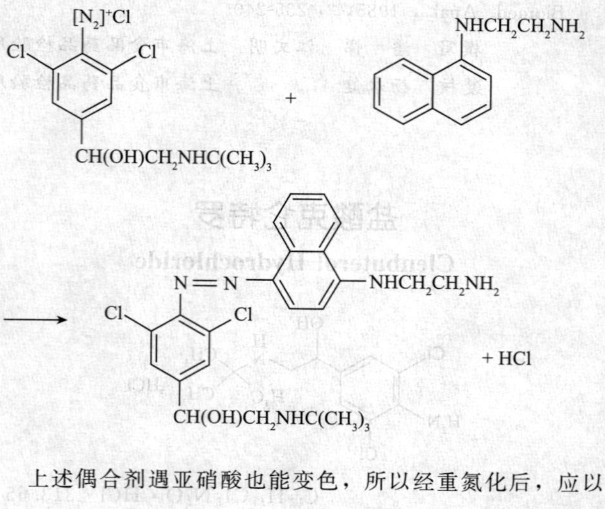

上述偶合剂遇亚硝酸也能变色，所以经重氮化后，应以

氨基磺酸盐将剩余的亚硝酸分解除去。

$$2HNO_2 + 2H_2NSO_3NH_4 \longrightarrow 2N_2\uparrow + (NH_4)_2SO_4 + H_2SO_4 + 2H_2O$$

参考文献

[1] 国家药典委员会．中华人民共和国药典临床用药须知·化学药和生物制品卷［M］．2005年版．北京：人民卫生出版社，2005：248.

[2] 毛文仁．药品检定方法原理［M］．成都：西南交通大学出版社，1989：273.

撰写　刘　瑾　上海市食品药品检验所

复核　杨永健　上海市食品药品检验所

盐酸吡硫醇

Pyritinol Hydrochloride

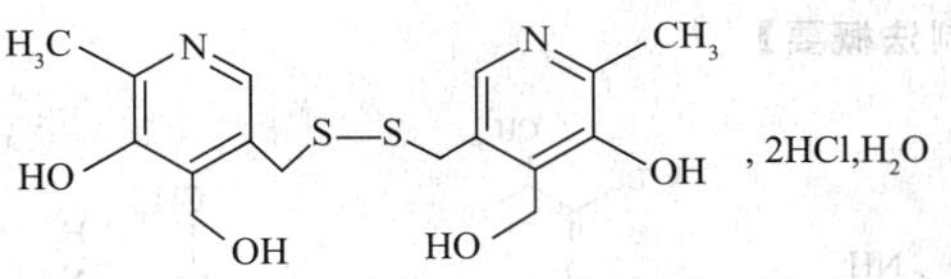

$C_{16}H_{20}N_2O_4S_2 \cdot 2HCl \cdot H_2O$　459.40

化学名： 3,3′-(二硫代亚甲基)双(5-羟基-6-甲基-4-吡啶甲醇)二盐酸盐一水合物

3，3′-(dithiobismethylene) bis [5-hydroxy-6-methyl-4-pyridine methanol] dihydrochloride monohydrate

英文名： Pyritinol(INN)Hydrochloride

CAS号：［1098-97-1］

本品为维生素 B_6 衍生物，具有促进脑内葡萄糖、氨基酸代谢的作用，改善全身同化作用；用药后可使颈动脉血流量增加，改善脑血流。适用于脑震荡综合征、脑外伤后遗症、脑炎脑膜炎后遗症等；还可改善头胀、头晕、失眠、记忆力减退、注意力不集中、情绪变化等症状；对脑动脉硬化、阿尔茨海默病性精神病也有一定的疗效。

静脉注射8～40分钟(口服2～4小时)，血中浓度达高峰，在中枢神经系统内维持1～6小时，并在体内完全代谢，从尿中可分离出各种代谢产物。不良反应少，偶见皮疹、恶心、头晕或眩晕、头痛等，停药后即可恢复。孕妇禁用。

国内于1982年开始生产。除中国药典(2015)收载外，BP(2013)、USP(36)和JP(16)等均未收载。

【制法概要】[1]

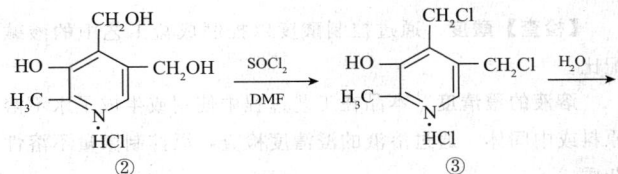

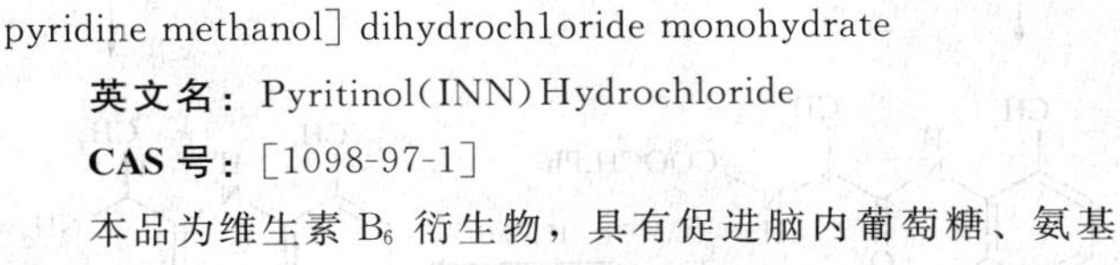

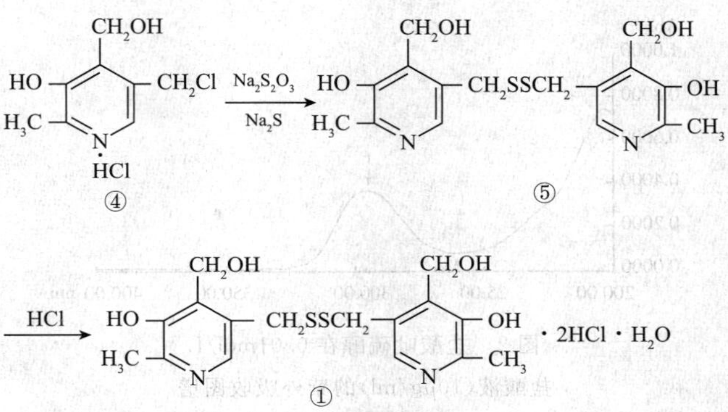

【鉴别】(1)本品在加热熔融状态下会分解，产生硫化氢。

(2)本品的红外光吸收图谱应与对照的图谱(光谱集356图)一致，显示的主要特征吸收如下[2,3]。

特征谱带(cm^{-1})	归属	
3200～2500	羟基	ν_{O-H}
1620，1490，1485	吡啶环	$\nu_{C=C,C=N}$
1220，1028	酚，醇羟基	ν_{C-O}

(3)本品含两分子的盐酸，其水溶液显氯化物的鉴别反应。

【检查】酸度　本品含两分子的盐酸，其水溶液显酸性，pH值应为2.0～3.5(供注射用)。

有关物质　采用高效液相色谱法，为中国药典(2010)新增项目。中国药典(2015)未作修订。盐酸吡硫醇与相邻杂质峰的分离度为4.3(图1)，检测灵敏度为1ng。

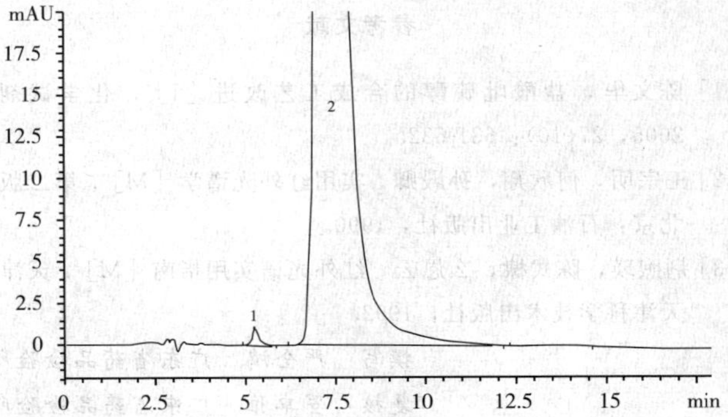

图1　盐酸吡硫醇供试品溶液图谱(t_R=7.121，N=2579)

1. 杂质峰；2. 盐酸吡硫醇峰

色谱柱：Kromasil KR100-5C18(250mm×4.6mm)

水分　本品含1分子结晶水，理论含水量为3.9%，中国药典(2010)规定含水分应为3.5%～4.5%。中国药典(2005)规定含水分不得过4.5%。中国药典(2015)未作修订。

【含量测定】采用紫外E值法测定，在295nm有最大吸收，按 $C_{16}H_{20}N_2O_4S_4 \cdot 2HCl$ 的吸收系数($E_{1cm}^{1\%}$)为403计算。本品的紫外吸收图谱见图2。

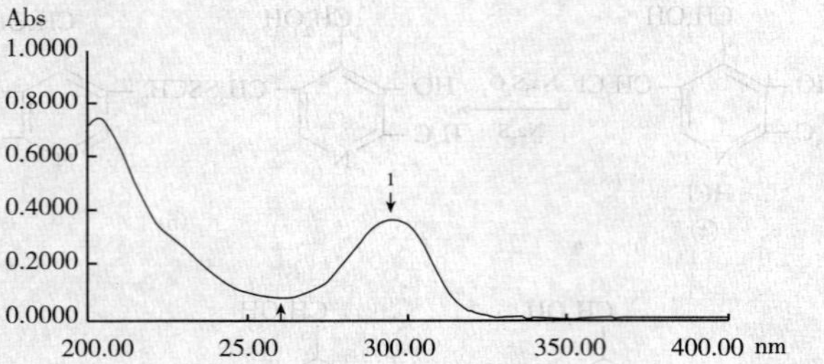

图 2　盐酸吡硫醇在 0.01mol/L

盐酸液（10μg/ml）的紫外吸收图谱

【制剂】（1）盐酸吡硫醇片（Pyritinol Hydrochloride Tablets）

含量测定　采用紫外 E 值法测定，在 295nm 的波长处按 $C_{16}H_{20}N_2O_4S_4 \cdot 2HCl \cdot H_2O$ 的吸收系数（$E_{1cm}^{1\%}$）为 388 计算。

（2）盐酸吡硫醇胶囊（Pyritinol Hydrochloride Capsules）

含量测定　采用紫外 E 值法测定，在 295nm 的波长处按 $C_{16}H_{20}N_2O_4S_4 \cdot 2HCl \cdot H_2O$ 的吸收系数（$E_{1cm}^{1\%}$）为 388 计算。

（3）注射用盐酸吡硫醇（Pyritinol Hydrochloride for Injection）

中国药典（2015）中有关物质项，采用高效液相色谱法检查。本品为盐酸吡硫醇的无菌粉末或冻干品，中国药典（2015）规定含水分不得过 5.0%。

细菌内毒素　本品临床每小时用药最大剂量是静脉注射每次 400mg（中国医师药师临床用药指南），内毒素计算限值约为 0.75EU/mg。中国药典（2015）规定本品细菌内毒素限值为 0.75EU/mg，与内毒素计算值比较，安全系数为 1。

参考文献

[1] 陈文华．盐酸吡硫醇的合成工艺改进［J］．化学试剂，2005，27(10)：631-632.
[2] 王宗明，何欣翔，孙殿卿．实用红外光谱学［M］．第二版．北京：石油工业出版社，1990.
[3] 荆煦瑛，陈式棣，么恩云．红外光谱实用指南［M］．天津：天津科学技术出版社，1992.

撰写　严全鸿　广东省药品检验所
复核　罗卓雅　广东省药品检验所

盐酸妥卡尼

Tocainide Hydrochloride

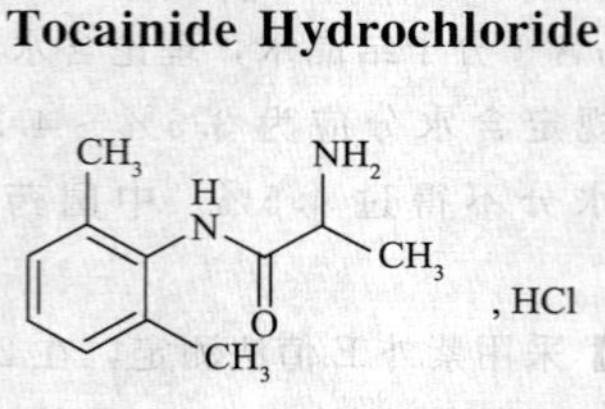

$C_{11}H_{16}N_2O \cdot HCl$　228.72

化学名：（±）*N*-（2，6-二甲苯基）-2-氨基丙酰胺盐酸盐

（±）-propanamide，2-amino-*N*-（2，6-dimethylphenyl）-，hydrochloride

英文名： Tocainide（INN）Hydrochloride

CAS 号：［35891-93-1］；［41708-72-9］（妥卡尼）

本品属Ⅰb 类抗心律失常药。其电生理效应与利多卡因类似，抑制 Na^+ 内流，降低除极幅度和速率，缩短动作电位，相对延长有效不应期。对窦房结自律性及房室心肌传导纤维的传导速度影响很小。本品轻度抑制心肌收缩力，治疗剂量几乎无负性心肌应力作用。可使周围及肺血管阻力轻度升高，导致血压上升。本品口服后吸收完全且迅速，经 0.5～2 小时血药浓度达峰值，半衰期为 12～18 小时。生物利用度 100%，40%以原型经肾脏排泄。

常见的不良反应有恶心、厌食、呕吐、便秘、头晕、嗜睡、耳鸣、震颤及惊厥等。偶见皮疹。一般停药即消失[1]。

1981 年由 Merck Sharp & Dohme 公司首次上市[2]，国内 1981 年底开始生产。除中国药典（2015）收载外，USP（36）亦收载。

【制法概要】[3]

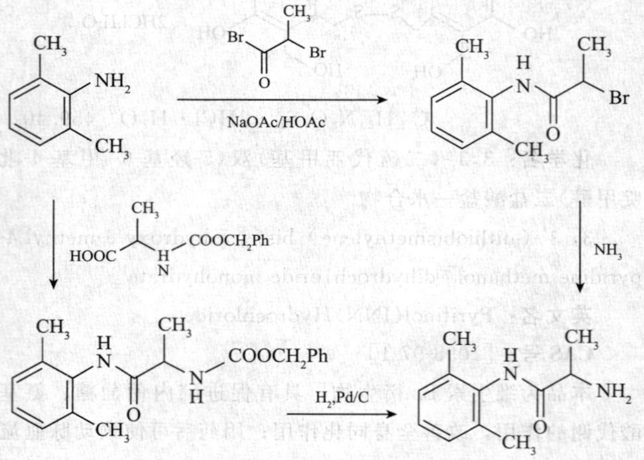

【性状】本品为白色粒状结晶；无臭。在水中易溶，在乙醇中溶解，在乙醚中微溶，在三氯甲烷中几乎不溶。

【鉴别】鉴别（1）系苯环上偶合显色反应。妥卡尼苯环上原有定位基 —NHCOCH，使对位氢活泼而易发生耦联反应，但不是专属反应。

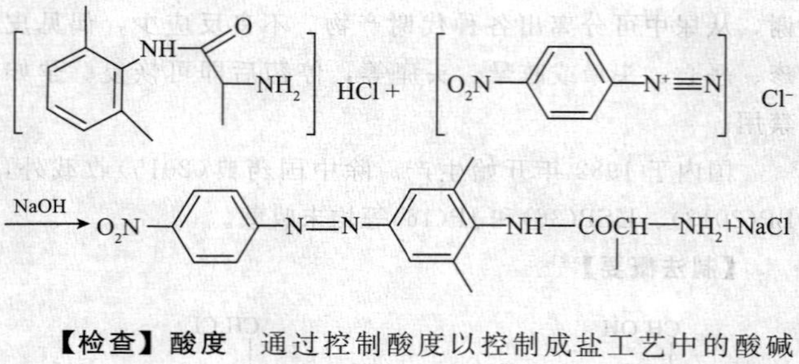

【检查】酸度　通过控制酸度以控制成盐工艺中的酸碱配比。

溶液的澄清度　本品在工艺过程中使用或生成了水不溶原料或中间体，通过溶液的澄清度检查，以控制微量不溶性杂质。

【含量测定】本品为有机碱的盐酸盐，中国药典（2015）

采用非水溶液滴定法测定含量。USP(36)亦采用非水滴定法。

【制剂】中国药典(2015)收载了盐酸妥卡尼片和胶囊，美国药典(36)收载了盐酸妥卡尼片。

(1)盐酸妥卡尼片(Tocainide Hydrochloride Tablets)

本品生产中使用了一定量的如磷酸氢钙等的赋形剂，在含量测定时用非水溶液滴定法直接滴定无突跃，终点不明显，故采用提取后中和法。盐酸妥卡尼易溶于水，除去赋形剂后在碱性条件下，用二氯甲烷分次提取有机碱。二氯甲烷的沸点为39～41℃，于40～50℃左右水浴蒸干。有机碱在水中溶解度小，不能用酸直接滴定，采用精密加入过量硫酸滴定液(0.05mol/L)使成盐溶解，以甲基红-溴甲酚绿为指示剂，用氢氧化钠液(0.1mol/L)回滴剩余的酸。

(2)盐酸妥卡尼胶囊(Tocainide Hydrochloride Capsules)

本品含量测定同原料，采用非水溶液滴定法。终点为绿色。

参考文献

[1] 国家药典委员会．中华人民共和国药典临床用药须知·化学药和生物制品卷［M］．2005年版．北京：人民卫生出版社，2005：154.

[2] 国家医药管理局工业情报中心站．世界新药［M］．北京：中国医药科技出版社，1987：58.

[3] 陈芬儿．有机药物合成法［M］．北京：中国医药科技出版社，1997：907.

撰写　许晋星　陈赞民　海南省药品检验所

复核　鲁秋红　　　　　海南省药品检验所

盐酸妥拉唑林

Tolazoline Hydrochloride

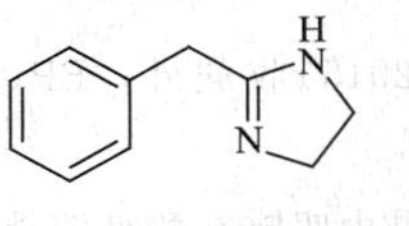

, HCl

$C_{10}H_{12}N_2 \cdot HCl$　196.67

化学名：4,5-二氢-2-苯甲基-1*H*-咪唑盐酸盐

1*H*-imidazole, 4, 5-dihydro-2-(phenylmethyl)-, monohydrochloride

英文名：Tolazoline(INN) Hydrochloride; 2-Benzyl-2-imidazoline monohydrochloride

CAS号：［59-97-2］

本品用于治疗经给氧和(或)机械呼吸而系统动脉血氧浓度仍达不到理想水平的持续性的新生儿肺动脉高压。本品直接地与部分间接地通过末梢组胺释放作用于周围血管地平滑肌而扩张血管。具有中等程度地α肾上腺素阻滞作用及组胺激活作用。通过降低肺动脉压与血管阻力，具有拟交感活性(心脏兴奋，变力与变时作用)；副交感活性(胃肠道刺激作用，可被阿托品阻滞)；组胺样作用(刺激胃肠分泌)。

本品在胃肠道吸收，经40～100分钟达最大作用；肌内注射吸收更快，可于30～60分钟达最大作用，持续数小时。在新生儿体内的半衰期为3至10小时，也有报道长达40小时，并与尿量成反比。用药后30分钟内起效，主要以原型经肾脏排出。

主要的不良反应为胃肠道出血；体循环低血压在新生儿中普遍；急性肾功能不全与血小板减少[1]。

除中国药典(2015)收载外，USP(36)亦有收载。

【制法概要】

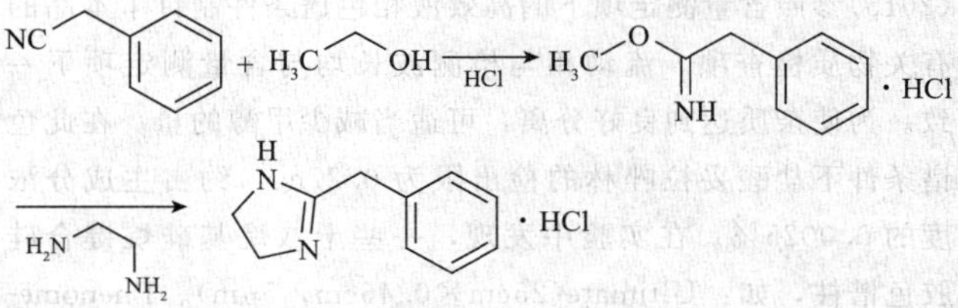

【性状】根据文献报道，本品2.5%的溶液pH值为4.9～5.3，呈微酸性。应使蓝色的石蕊试纸变红。

熔点　根据文献报道，本品的熔点为174℃。中国药典(2015)与USP(36)均将熔点的限度订为172～176℃。

【鉴别】(1)本品为含氮杂环化合物，与硫氰酸铬铵试液(雷氏盐)反应，可生成难溶于水的粉红色络合物。

(2)本品分子中存在叔氮杂环结构，与生物碱沉淀剂三硝基苯酚形成不溶性沉淀。根据沉淀的熔点可以进行鉴别。本品衍生物的熔点为144～149℃。

(3)本品的红外光吸收图谱应与对照图谱(光谱集1193图)一致，显示的主要特征吸收如下。

特征谱带(cm^{-1})	归属	
3050	芳氢	ν_{C-H}
3100～2500	胺盐	$\nu_{\overset{+}{N}H_2}$
1620，1600，1500	芳环	$\nu_{C=C,C=N}$
745	取代苯	γ_{5H}

【有关物质】中国药典(2015)未制订有关物质检查项，USP(36)采用薄层色谱法检查本品的纯度。用硅胶G薄层板，以甲醇-浓氨(95：5)为展开剂。采用对照品配制成占主成分浓度0.1%、0.2%、0.3%、0.4%与0.5%的一系列对照品溶液。展开后的薄层板晾干后置于氯气中放置后空气吹干，并喷以碘化钾淀粉试液。杂质总量不得过1.0%。

【含量测定】本品为含氮杂环类药物，在非水介质中显示较强的碱性，溶解在冰醋酸中，可用高氯酸滴定液(0.1mol/L)滴定。加入适量醋酸汞以消除盐酸盐反应释放出的盐酸，使其生成在醋酸中难以解离的氯化汞，以免除其干扰非水滴定终点的判断。中国药典(2015)采用结晶紫指示液指示终点，而USP(36)则采用电位法指示滴定终点。

【制剂】**(1)盐酸妥拉唑林片(Tolazoline Hydrochloride Tablets)**

国外药典均未收载盐酸妥拉唑林片，中国药典(2015)收载了规格为25mg的片剂。含量测定采用高效液相色谱法，

C18色谱柱，以甲醇-0.068%磷酸溶液(50：50)(用氨试液调节pH值至3.0)为流动相，检测波长为230nm。

(2)盐酸妥拉唑林注射液(Tolazoline Hydrochloride Injection)

盐酸妥拉唑林注射液在中国药典(2015)与USP(36)中收载。

本品采用盐酸妥拉唑林原料与水配制而成，无其他辅料成分添加。本品具弱酸性，溶液的pH值为4.5～6.5。USP(36)对盐酸妥拉唑林注射液未制订有关物质检查。中国药典(2015)参照含量测定项下的高效液相色谱条件制订了本品的有关物质检查项。流动相与检测波长均与含量测定项下一致。为使杂质达到良好分离，可适当减少甲醇的量。在此色谱条件下盐酸妥拉唑林的检出限为0.27ng，约占主成分浓度的0.0025%。在实验中发现，一些十八烷基硅烷键合硅胶色谱柱，如：Ultimate(25cm×0.46cm，5μm)、Phenomenex Gemini(25cm×0.46cm，5μm)与Nucleosil(25cm×0.46cm，5μm)在主成分后均未显示杂质峰；而另外的一些色谱柱，如Phenomenex Prodigy(25cm×0.46cm，5μm)与Sepax Sapphire(25cm×0.46cm，5μm)在主峰旁检出较大的杂质峰。建议进行有关物质检查时，应采用Phenomenex Prodigy与Sepax Sapphire两种品牌的C18色谱柱。见图1。

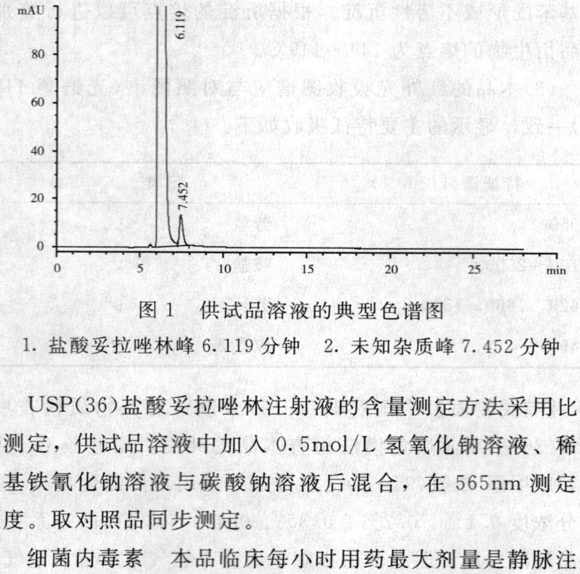

图1　供试品溶液的典型色谱图

1. 盐酸妥拉唑林峰6.119分钟　2. 未知杂质峰7.452分钟

USP(36)盐酸妥拉唑林注射液的含量测定方法采用比色法测定，供试品溶液中加入0.5mol/L氢氧化钠溶液、稀亚硝基铁氰化钠溶液与碳酸钠溶液后混合，在565nm测定吸光度。取对照品同步测定。

细菌内毒素　本品临床每小时用药最大剂量是静脉注射每千克体重2mg(中国药典临床用药须知)，内毒素计算限值约为2.5EU/mg；国外标准中USP(36)为0.8USPEU/mg。中国药典(2015)规定本品细菌内毒素限值为0.80EU/mg，与内毒素计算值比较，安全系数为6.3，与USP标准相当。

参考文献

[1] 国家药典委员会．中华人民共和国药典临床用药须知·化学药和生物制品卷[M]．2005年版．北京：人民卫生出版社，2005.

撰写　陆丹　吴颖　　上海市食品药品检验所
复核　杨永健　　上海市食品药品检验所

盐酸阿扑吗啡

Apomorphine Hydrochloride

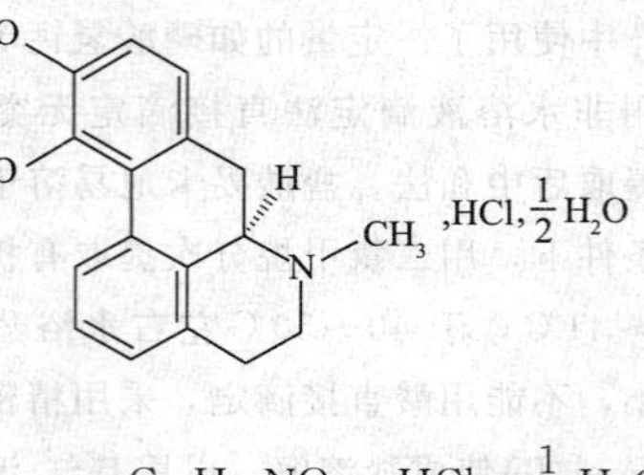

$C_{17}H_{17}NO_2 \cdot HCl \cdot \frac{1}{2}H_2O$　312.80

化学名：(*R*)-6-甲基-5,6,6α,7-四氢-4*H*-二苯并[*de*,*g*]喹啉-10,11-二酚盐酸盐半水合物。

4*H*-dibenzo[*de*,*g*]quinoline-10,11-diol,5,6,6α,7-tetrahydro-6-methyl-,hydrochloride,hemihydrate,(*R*)-

英文名：Apomorphine Hydrochloride

CAS号：[41372-20-7]

本品为催吐药。药理作用与吗啡不同，对中枢神经的抑制作用大为减弱，对呕吐中枢有显著的兴奋作用，主要用于抢救意外中毒及不能洗胃的病人。皮下注射后约5～10分钟即出现作用。口服加倍剂量的阿扑吗啡方能引起呕吐，且作用缓慢，因为阿扑吗啡引起呕吐不是对胃壁的局部刺激，而是直接兴奋呕吐中枢的结果。本品在肝内代谢，经肾排泄。动物试验结果表明，大部分以葡萄糖醛酸结合物的形式排出，少量以药物原型排出。排出的量取决于尿的pH值。结合物为两种葡萄糖醛酸苷，70%为阿扑吗啡-3-*O*-β葡萄糖醛酸苷，30%为阿扑吗啡-4-*O*-β葡萄糖醛酸苷。前者紫外最大吸收波长在270nm，在碱性溶液中移至330nm，后者紫外最大吸收波长在267nm，在碱性溶液中移至330nm。

本品除中国药典(2015)收载外，BP(2013)，USP(36)亦有收载。

【制法概要】本品是由吗啡在酸性溶液中失去1分子水，并经分子重排而得，其反应机制如下。

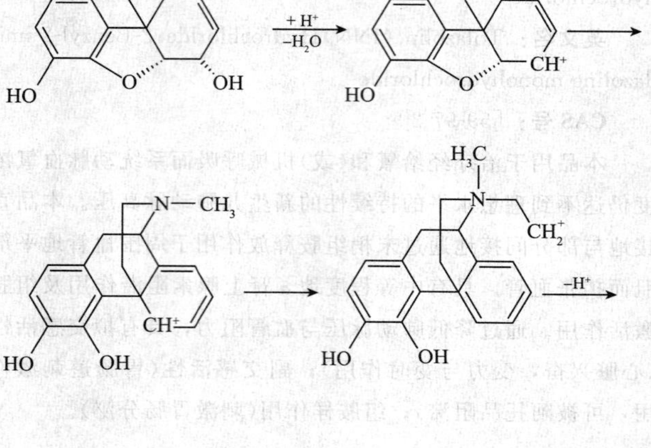

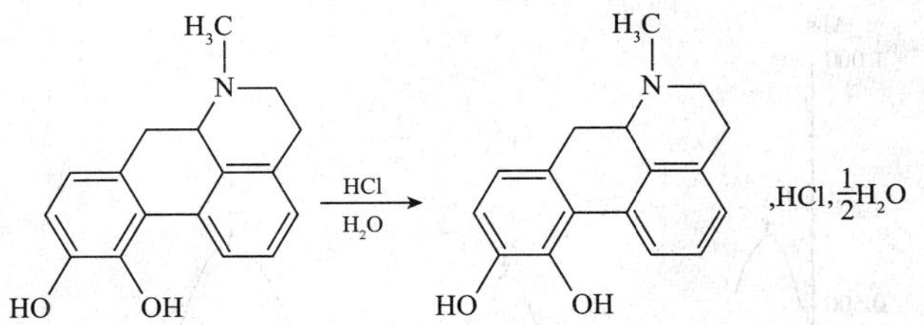

【性状】本品为白色或灰白色细小有闪光的结晶性粉末，性质不稳定，露置空气或日光下，即缓缓氧化变为绿色。本品具旋光性，其盐酸(0.02mol/L)溶液的比旋度 $[\alpha]_D^{20}$ 约为 $-50°$。

【鉴别】(1)本品加硝酸即被氧化，产生邻醌化合物，溶液呈暗紫红色。

阿扑吗啡氧化变色反应，认为是相邻的两个羟基先形成氢键，再解离为离子(Ⅰ)，经重排为化合物(Ⅱ)，再氧化为邻醌结构(Ⅲ)；此化合物具有高度的共轭体系，故呈很深的颜色，继续氧化，最后生成不含氮的取代的菲-3,4-二酮(Ⅳ)。式中取代基 R 虽未确定，根据其他类似实验的结果，很可能为乙烯基；氮原子在氧化过程中，可能以甲胺或其氧化物而除去。

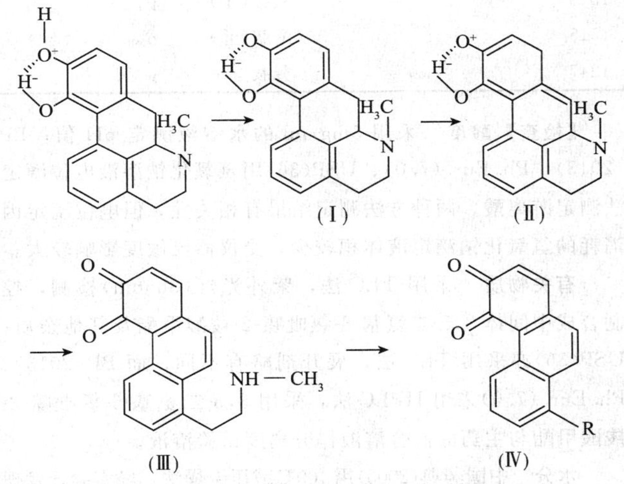

(2)本品水溶液加过量碳酸氢钠试液，即析出白色或绿白色的游离阿扑吗啡沉淀，再加碘试液数滴，强力振摇，因氧化作用渐变翠绿色化合物，此有色产物能溶于乙醚，呈深宝石红色，水层仍显绿色。

此外，本品的盐酸盐(0.01mol/L)溶液在 273nm 波长处有最大吸收，其吸收系数($E_{1cm}^{1\%}$)约为 550。

本品的红外光吸收图谱应与对照图谱(光谱集 359 图)一致，显示的主要特征如下。

特征谱带(cm^{-1})	归属	
3150	酚羟基	ν_{O-H}
2700～2300	叔胺盐	ν_{N^+-H}
1616，1582，1500	苯环	$\nu_{C=C}$
1271	酚羟基	ν_{C-O}
813，790	取代苯	$\gamma_{2H,3H}$

【检查】溶液的颜色　因本品在空气或日光下，缓缓氧化变质，而显绿色。本项检查氧化产物，限度为 0.05%。

有关物质　中国药典(2015)用高效液相色谱法检查，C18 柱，212nm，主成分自身对照法，杂质总量不得过 2.0%，BP(2013)采用 C18 柱，梯度洗脱，280nm，杂质 B 不得过 0.15%，未知杂质不得过 0.10%，杂质总量不得过 0.5%。

干燥失重　本品含半分子结晶水，理论含水量为 2.87%，规定减失重量不得过 5.0%。

【含量测定】中国药典(2005)采用非水滴定法，采用醋酸汞试液，污染环境。中国药典(2010)修订为电位滴定法，以减少污染，提高灵敏度。中国药典(2015)未作修订。

【贮藏】本品性质极不稳定，遇湿、光或碱性条件下，极易被氧化，故应遮光密封保存，并不得盛于碱性较强的玻璃容器中。

【制剂】**盐酸阿扑吗啡注射液(Apomorphine Hydrochloride Injection)**

本品新配制时为无色溶液，但性质不稳定，遇光和空气易氧化变色，在碱性溶液内变化尤快；而在酸性溶液中加入适宜的稳定剂如焦亚硫酸钠，并采用充氮灌装，可以阻止氧化变质。为检查阿扑吗啡的氧化产物，标准中列有颜色检查项。

含量测定　采用有机溶剂提取后酸碱滴定法。将本品的水溶液加入碳酸氢钠，使阿扑吗啡游离，用乙醚提取，合并乙醚提取液，加入定量的酸，使与阿扑吗啡成盐，从乙醚中转溶于酸层中，过量酸用已知浓度的碱液回滴，以甲基红为指示剂。

以 B 代表阿扑吗啡：

$$[B]\cdot HCl + NaHCO_3 \longrightarrow [B] + NaCl + H_2O + CO_2$$

$$[B] + HCl \longrightarrow [B]\cdot HCl$$

$$HCl + NaOH \longrightarrow NaCl + H_2O$$

阿扑吗啡在强碱性溶液中很不稳定，容易分解，因此采用碳酸氢钠碱化使其游离。

本试验所用乙醚不应含过氧化物，以避免使阿扑吗啡氧化。

撰写　何毓襄　郑鸿英　王　燕　刘海青
青海省药品检验检测院
复核　张敏娟　青海省药品检验检测院

盐酸阿米洛利

Amiloride Hydrochloride

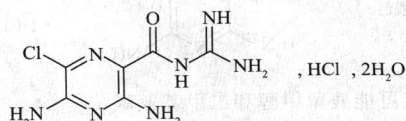

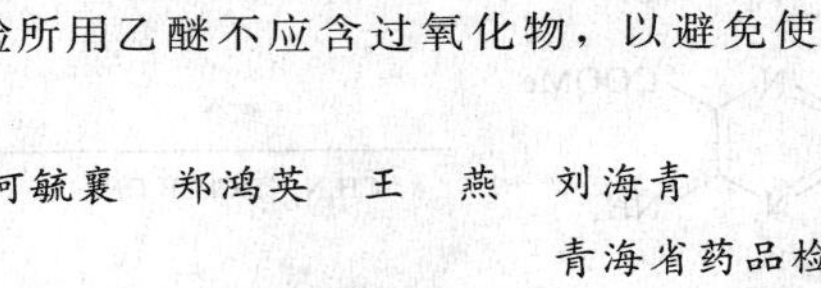

$C_6H_8ClN_7O \cdot HCl \cdot 2H_2O$　302.1

化学名：*N*-脒基-3,5-二氨基-6-氯吡嗪-2-甲酰胺盐酸盐二水合物

N-amidino-3，5-diamino-6-chloropyrazine-2-carboxamide monohydrochloride dihydrate

英文名： Amiloride(INN)Hydrochloride

CAS 号：［17440-83-4］；［2016-88-8］($C_6H_8ClN_7O \cdot HCl$)

本品为较强的保钾利尿药，其作用部位为远曲小管和皮质的集合管。降低该部位氢、钾分泌和钠、钾的交换，主要用于治疗水肿性疾病，亦可用于难治性低钾血症的辅助治疗，作用不依赖于醛固酮，常和氢氯噻嗪、呋塞米合用，因不经肝代谢，肝功能损害者仍可应用。口服后经胃肠道吸收，作用半衰期 6～9 小时，单次口服起效时间为 2 小时，血清浓度达峰时间为 3～4 小时，有效持续时间为 6～10 小时，约 50％以原型药从尿液中排泄，40％在 72 小时内随粪便排出。常见不良反应为单独使用时的高钾血症[1]。

本品 1964 年由美国默克公司研制，1981 年由 FDA 批准上市。

除中国药典(2015)收载外，BP(2013)、Ph. Eur. (7.0)、USP(36)亦有收载。

【制法概要】 目前国内采用的主要工艺如下。

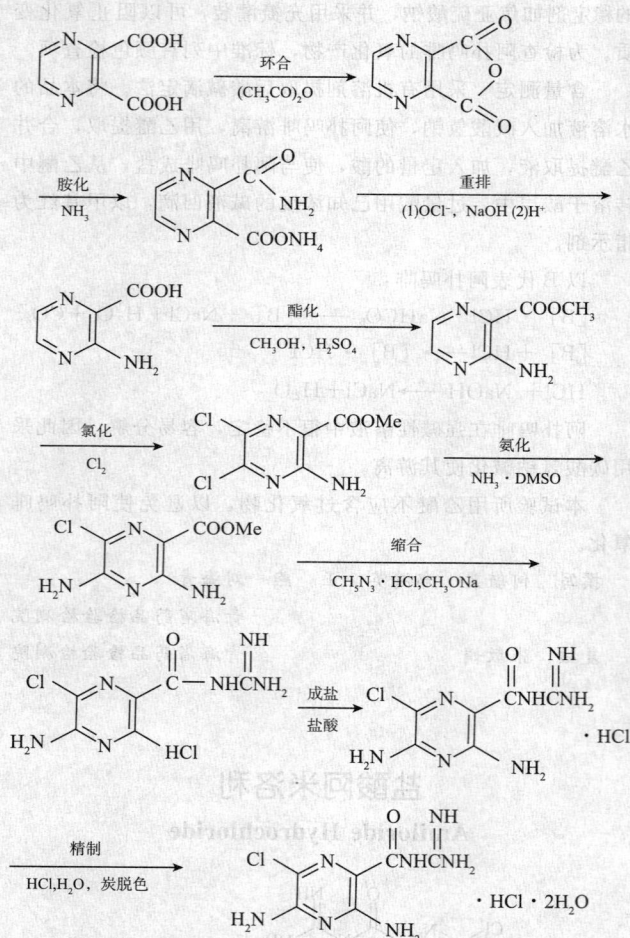

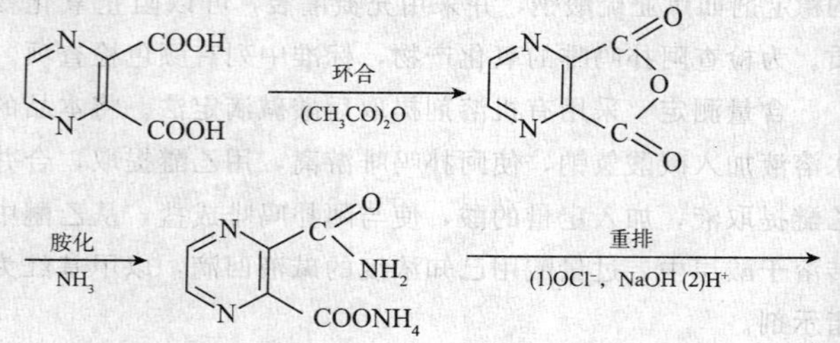

本工艺可能残留甲醇和二甲基亚砜。

【性状】 本品的熔点约为 294℃，游离碱熔点约为241℃。

【鉴别】 (1)本品因具有烯键和羰基结构而具有紫外可见光特征吸收光谱，其盐酸溶液在 285nm 与 362nm 的波长处有最大吸收。紫外吸收特征图谱见图 1。

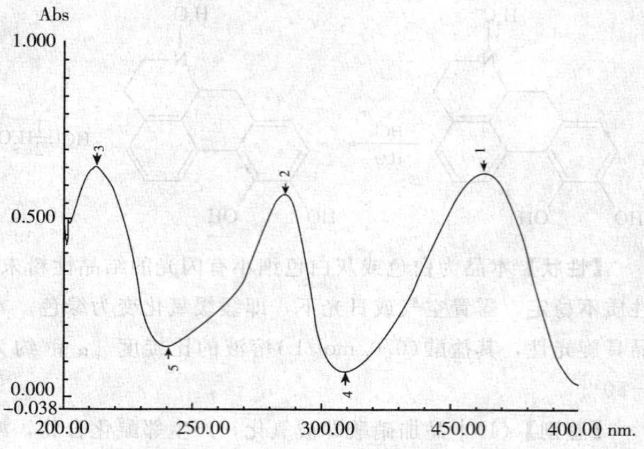

图 1　盐酸阿米洛利紫外吸收特征图谱

(2)本品的红外光吸收图谱应与对照图谱（光谱集 828 图）一致，显示的主要特征吸收如下。

特征谱带(cm^{-1})	归属	
3320，3170	氨基	ν_{N-H}
1695	胍基	$\nu_{C=N}$
1676，1644，1550	芳环	$\nu_{C=C,C=N}$
1615	酰胺(Ⅰ)	$\nu_{C=O}$
1515	酰胺(Ⅱ)	δ_{NH}
1247	芳胺	ν_{C-N}

【检查】 **酸度**　采用 5mg/ml 的水溶液测定 pH 值；BP(2013)、Ph. Eur. (7.0)、USP(36)用氢氧化钠溶液电位滴定法测定游离酸。两种方法测定结果有相关性，但电位滴定因消耗的氢氧化钠滴定液体积较少，受仪器灵敏度影响较大。

有关物质　采用 TLC 法，紫外光灯(365nm)检测，控制合成中间体 3,5-二氨基-6-氯吡嗪-2-羧酸甲酯及其他杂质；USP(36)亦采用 TLC 法，展开剂略有不同；而 BP(2013)、Ph. Eur. (7.0)采用 HPLC 法，采用 3,5-二氨基-6-氯吡嗪-2-羧酸甲酯与主药的混合溶液作分离度试验溶液。

水分　中国药典(2005)用 100℃减压干燥法，经实验，发现结晶水很难去除。中国药典(2015)同 BP(2013)，采用卡氏水分测定法，可测定全部含水量；USP(36)采用热分析法测定。

【含量测定】 中国药典(2015)同 BP，采用电位滴定法。用 0.1mol/L 氢氧化钠滴定液滴定，读取两终点间体积之差。滴定曲线见图 2。

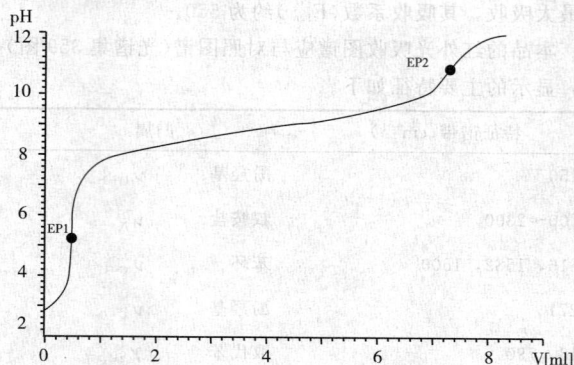

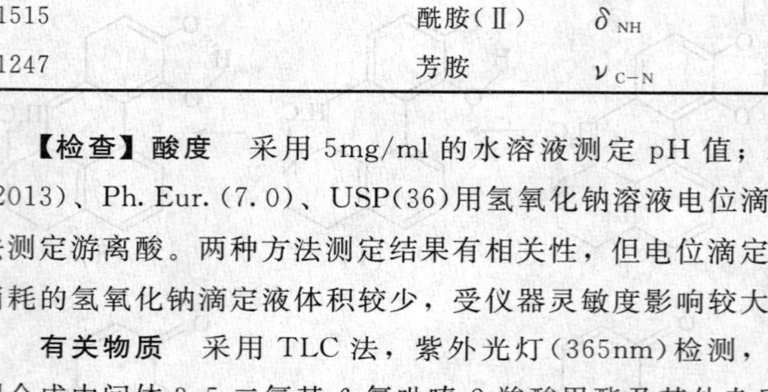

图 2　盐酸阿米洛利含量测定滴定曲线

采用氢氧化钠电位滴定法测定，两个滴定突越明显。

USP(36)采用加醋酸汞的非水滴溶液滴定方法。

曾对中国药典(2005)方法进行改良试验，拟革除醋酸汞，改用高氯酸滴定，试验结果表明无法采用革除醋酸汞用高氯酸滴定的方法。

【制剂】中国药典(2015)收载了盐酸阿米洛利片和复方盐酸阿米洛利片。盐酸阿米洛利片亦收载于USP(36)与BP(2013)，复方盐酸阿米洛利片收载于USP(36)与BP(2013)。

(1)盐酸阿米洛利片(Amiloride Hydrochloride Tablets)

本品的主要辅料为低取代羟丙基纤维素、硬脂酸镁、蔗糖、淀粉等。

溶出度　中国药典(2015)采用桨法，50rpm，以0.1mol/L盐酸溶液900ml为溶出介质，30分钟取样，UV测定。USP(36)溶出度测定方法同中国药典(2015)，BP(2013)未订溶出度测定。

含量均匀度与含量　中国药典(2015)均采用UV法。USP(36)含量均匀度亦采用UV法(对照品法)，含量测定采用HPLC法。BP(2013)未制订含量均匀度，含量测定采用碱沉淀，再提取后UV测定法(吸收系数法)。

(2)复方盐酸阿米洛利片(Compound Amiloride Hydrochloride Tablets)

本品为盐酸阿米洛利与氢氯噻嗪的复方制剂。

性状　中国药典(2005)描述为“类白色片”。本品主成分之一盐酸阿米洛利外观为淡黄色或黄绿色粉末，每片含盐酸阿米洛利2.5mg，在片剂中所占重量比直接影响本品的外观性状：当片重为0.1g以下时，盐酸阿米洛利成分占2.5%以上，本品显微黄色；当片重为0.15g以上时，盐酸阿米洛利成分占1.6%以下，本品显类白色。考虑到各生产企业的处方工艺存在差异，导致外观性状存在差异，中国药典(2010，2015)将性状规定为“本品为类白色至微黄色片”。

4-氨基-6-氯-1,3-苯基二硫酰胺

该杂质为合成氢氯噻嗪的中间体，也是分解产物，USP(36)将此杂质称苯并噻二嗪有关物质A。中国药典(2005)二部氢氯噻嗪质量标准中“芳香第一胺”检查的即是此特殊杂质，采用显色后紫外测定。中国药典(2010，2015)参照USP(36)采用HPLC法测定。

USP(36)标准中注明“苯并噻二嗪有关物质化合物A”的结构式如下。

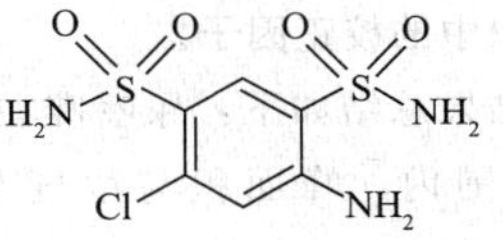

经查相关进口注册标准，复方制剂中含有氢氯噻嗪成分时均对其相关杂质苯并噻二嗪有关物质A(4-氨基-6-氯-1,3-苯基二硫酰胺)进行控制，限度一般订为1.0%。

分离度试验色谱图见图3。

4-氨基-6-氯-1,3-苯基二硫酰胺(苯并噻二嗪有关物质A)与氢氯噻嗪的检出限均为2.0ng。

溶出度　中国药典(2015)采用篮法，转速100转/分，UV测定，30分钟时盐酸阿米洛利的限度为80%，氢氯噻嗪的限度为80%。USP(36)采用桨法，转速50转/分，UV测定，30分钟时盐酸阿米洛利的限度为80%，氢氯噻嗪的限度为75%。

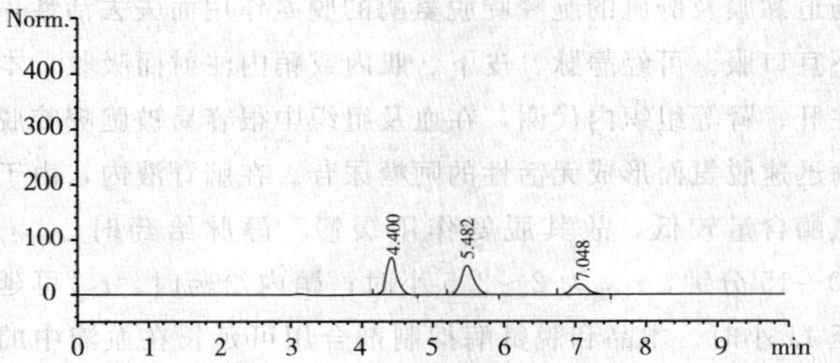

图3　分离度试验HPLC图

出峰时间依次为4-氨基-6-氯-1，3-苯基二硫酰胺、氢氯噻嗪、盐酸阿米洛利

色谱柱：VP-ODS C18柱，250mm×4.6mm，5μm

含量均匀度与含量　中国药典(2015)均采用HPLC法，USP(36)亦采用HPLC法，二者色谱系统基本一致。

参考文献

[1] 国家药典委员会．中华人民共和国药典临床用药须知·化学药和生物制品卷［M］．2005年版．北京：人民卫生出版社，2005.

撰写　韩加怡　　浙江省食品药品检验研究院
复核　洪利娅　杨伟峰　殷国真　　浙江省食品药品检验研究院

盐酸阿糖胞苷

Cytarabine Hydrochloride

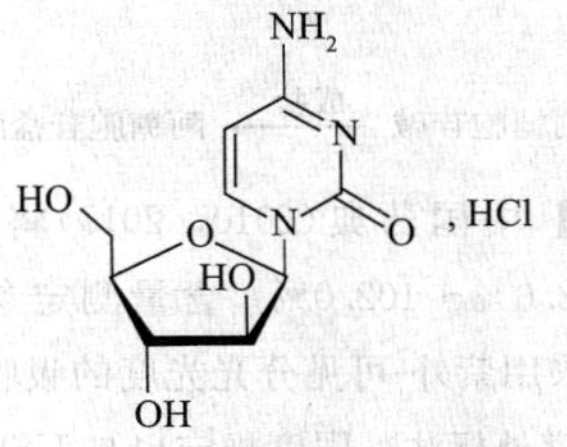

$C_9H_{13}N_3O_5 \cdot HCl$　279.68

化学名：1-β-D-阿拉伯呋喃糖基-4-氨基-2(1*H*)-嘧啶酮盐酸盐

2(1*H*)-pyrimidinone, 4-amino-1-β-D-arabinofuranosyl-, monohydrochloride

英文名：Cytarabine(INN)Hydrochloride

异名：阿糖胞嘧啶盐酸盐

CAS号：[69-74-9]

本品为抗肿瘤药。适用于急性淋巴细胞及非淋巴细胞白血病的诱导缓解期及维持巩固期；慢性粒细胞白血病的急变期。亦适用于恶性淋巴瘤。本品主要作用于细胞S增殖时相，为嘧啶类抗代谢药物，通过抑制细胞DNA的合成，干

扰细胞的增殖。阿糖胞苷进入人体后经激酶磷酸化后转化为阿糖胞苷三磷酸及阿糖胞苷二磷酸，前者能抑制细胞酶的合成，后者能抑制二磷酸胞苷转化为二磷酸脱氧胞苷，从而抑制细胞DNA聚合及合成。本品口服吸收量少，又极易被胃肠道黏膜及肝脏的胞嘧啶脱氨酶的脱氨作用而失去活性，故不宜口服。可经静脉、皮下、肌内或鞘内注射而吸收。本品在肝、肾等组织内代谢，在血及组织中很容易被胞嘧啶脱氨酶迅速脱氨而形成无活性的阿糖尿苷。在脑脊液内，由于脱氨酶含量较低，故其脱氨作用缓慢。静脉给药时，$t_{1/2\alpha}$为10～15分钟，$t_{1/2\beta}$为2～2.5小时；鞘内给药时，$t_{1/2}$可延长至11小时。本品和脱氨酶抑制剂合用可延长在血液中的半衰期，提高血液中药物浓度3～6倍，从而提高疗效。

本品的不良反应主要有白细胞及血小板减少，发生高尿酸血症，较少见的有口腔炎、食管炎、肝功能损害、血栓性静脉炎。采用中剂量或大剂量的阿糖胞苷治疗时，部分患者可能发生严重的胃肠道及神经系统不良反应[1]。

国内于1972年开始生产。除中国药典(2015)收载外，USP(36)、BP(2013)、Ph. Eur.(7.0)和JP(16)均收载阿糖胞苷。

【制法概要】本品的制法主要有如下三种。

(1)制法一

尿苷 —碳酸二甲酯/碳酸氢钠→ 环尿苷 —氢氧化钠→ 阿糖尿苷 —乙酸酐/吡啶→

阿糖尿苷乙酯 —三氯氧磷/1,2,4-三氮唑→ 三氮唑尿苷 —氨/二氧六环→

阿糖胞苷 —盐酸→ 盐酸阿糖胞苷

(2)制法二

盐酸环胞苷 —碱性水解开环→ 盐酸阿糖胞苷

(3)制法三

环胞苷 —开环→ 阿糖胞苷碱 —成盐→ 阿糖胞苷盐酸盐 —精制→ 成品

【限度规定】中国药典(2010，2015)将限度从97.0%～103.0%提高到98.0%～102.0%。含量测定参照USP(36)，从中国药典(2005)采用紫外-可见分光光度的吸收系数法，修改为采用高效液相色谱外标法，限度规定也与USP(36)一致。

【性状】本品颜色为白色至类白色。

熔点 本品的熔点实为分解点，测试时以掌握其熔融、变黑及向上窜动为准。

比旋度 本品分子结构中含有不对称碳原子，为右旋。根据对国内产品的考核，比旋度规定为+127°至+133°。

【鉴别】(1)取本品，加盐酸溶液(9→1000)制成每1ml中约含10μg的溶液，在280波长处有最大吸收，在241nm波长处有最小吸收(图1)。

(2)中国药典(2010，2015)增订高效液相色谱法鉴别。

(3)本品的红外光吸收图谱应与对照图谱(光谱集361图)一致，显示的主要特征吸收如下。

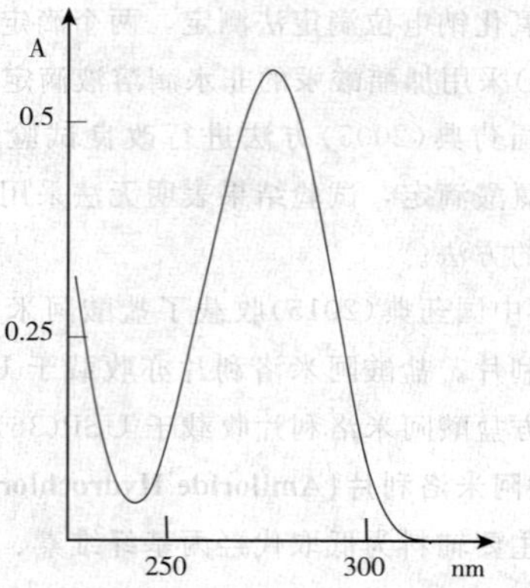

图1 盐酸阿糖胞苷盐酸溶液的紫外吸收图谱

特征谱带(cm^{-1})	归属	
3500～3100	羟基	ν_{O-H}
3100～2600	胺盐	$\nu_{NH_3^+}$
1720	酰胺	$\nu_{C=O}$
1675	芳环	$\nu_{C=C,C=N}$
1540	胺盐	$\delta_{NH_3^+}$

【检查】**溶液的澄清度与颜色** 供试品溶液的制备及限度要求基本参照BP(2013)溶液的外观检查项，通则0901标准比色液Y_2与BP标准比色液Y_5大致相当。

含氯量 本品为盐酸阿糖胞苷，作为含量测定的补充，中国药典(2010，2015)增订了含氯量检查项。参照中国药典品种"盐酸精氨酸"和"盐酸组氨酸"中的含氯量测定方法，分别采用指示剂和电位指示终点进行了测定比较，前一方法需人为判断，终点颜色变化不明显，误差相对较大，故选择后者。经试验，采用电位滴定法测定本品的含氯量，平均加样回收率为100.4%，RSD为0.8%($n=6$)。盐酸阿糖胞苷的理论含氯量应为12.68%，考虑到测定方法本身的误差(98%～102%)，将限度定为12.4%～12.9%。

有关物质 参照USP(36)制定本品的有关物质检查项，方法及限度基本与USP(36)相同，已知杂质有尿嘧啶、尿苷、阿糖尿苷。杂质均采用相对保留时间来定性，并且均采用加相对校正因子的外标法来定量。由于USP(36)采用的对照品为阿糖胞苷，中国药典(2015)采用的为盐酸阿糖胞苷，而盐酸在254nm波长处没有吸收，故将USP(36)中的校正因子进行折算，除以0.86964(见〔含量测定〕项下)即为中国药典(2015)中的校正因子。

方法学考察结果总结如下：尿嘧啶在0.00425～0.0383mg/ml的浓度范围内，峰面积与浓度呈良好线性，$r=1.0000(n=5)$，尿苷在0.0043～0.0389 mg/ml的浓度范围内，峰面积与浓度呈良好线性，$r=1.0000(n=5)$，阿糖尿苷在0.0042～0.003775mg/ml的浓度范围内，峰面积与浓度呈良好线性，$r=1.0000(n=5)$；尿嘧啶平均加样回收率为100.0%，RSD为0.2%($n=5$)，尿苷平均加样回收率为100.0%，RSD为0.7%($n=5$)，阿糖尿苷平均加样回收率为100.1%，RSD为0.6%($n=5$)，尿嘧啶、尿苷与阿糖尿苷最低定量限分别为 0.21ng、0.65 ng、1.0 ng。

经测定，样品中均未检出尿嘧啶和尿苷，阿糖尿苷均符合规定。对供试品中的阿糖尿苷，同时采用"杂质对照品外标法"计算，从结果看，用"加相对校正因子的外标法"测得的阿糖尿苷的结果与用"杂质对照品外标法"测得的基本一致。

对含尿嘧啶、尿苷、阿糖尿苷与阿糖胞苷均为 4μg/ml 的对照品溶液采用 Phenomenex Gemini C18 110A(25cm×0.46cm，5μm)和 Agilent TC-C18(25cm×0.46cm，5μm)色谱柱分别进行了考察，不同色谱柱尿嘧啶、尿苷、阿糖尿苷的相对保留时间会有细微差异，最终采用 USP(36)的相对保留时间。尿嘧啶、尿苷、阿糖尿苷对阿糖胞苷的相对响应因子同时作了考察，结果与 USP(36)基本一致。

残留溶剂 根据生产企业提供的工艺中所使用的有机溶剂的情况及对征集样品进行残留溶剂考察的结果，增订了残留溶剂甲醇与乙醇检查项。甲醇为二类溶剂，限度为 0.3%，乙醇为三类溶剂，限度为 0.5%。采用聚乙二醇为固定液的毛细管柱为色谱柱，供试品溶液制备及进样方法参照已有国家药品注册标准。系统适用性试验溶液丁酮峰与异丙醇峰的分离度为 3.38。经试验，甲醇平均加样回收率为 117.7%，RSD 为 7.2%($n=6$)，乙醇平均加样回收率为 113.2%，RSD 为 6.1%($n=6$)；甲醇最低定量限为 1.08μg/ml(0.0027%)，最低检出限为 0.54μg/ml(0.0014%)，乙醇最低定量限为 0.98μg/ml(0.0024%)，最低检出限为 0.49μg/ml(0.0012%)。

干燥失重 因本品在较高温度下容易氧化分解，故用五氧化二磷室温减压干燥至恒重；又因本品在酸性溶液中不稳定，若含水量较高，会促使其不稳定，故限度为不得过 0.5%。

炽灼残渣 中国药典(2010)新增项目，方法及限度均与 USP(36)、BP(2013)一致。中国药典(2015)未作修订。

重金属 中国药典(2010)新增项目，采用二部附录重金属检查第一法对本品进行测定，个别样品会有颜色的干扰，影响结果判断。采用第二法测定，可获得较好的结果，故采用二法。限度与 USP(36)一致。中国药典(2015)未作修订。

【含量测定】中国药典(2005)盐酸阿糖胞苷的含量测定采用紫外-可见分光光度 E 值法，在 280nm 波长处，尿嘧啶、尿苷及阿糖尿苷等杂质也有吸收，影响测定的准确性。参照 USP(34)的含量测定方法，2010 年版建立了盐酸阿糖胞苷的高效液相色谱法。经试验，阿糖胞苷在 0.020358～0.20358mg/ml 的浓度范围内，峰面积与浓度呈良好线性，$r=0.99999$($n=6$)，对照品溶液连续进样 6 次峰面积 RSD 为 0.07%，最低定量限为 0.0051μg，最低检出限为 0.0013μg；20 小时内，供试品溶液稳定性良好。经考察，盐酸在 254nm 波长处没有吸收，由测得供试品的阿糖胞苷量折算盐酸阿糖胞苷的量(阿糖胞苷分子量与盐酸阿糖胞苷分子量的比值为 0.86964)。中国药典(2015)未作修订。

【贮藏】本品在贮藏过程中，若吸水或温度较高，容易氧化脱去氨基，生成阿糖尿苷。

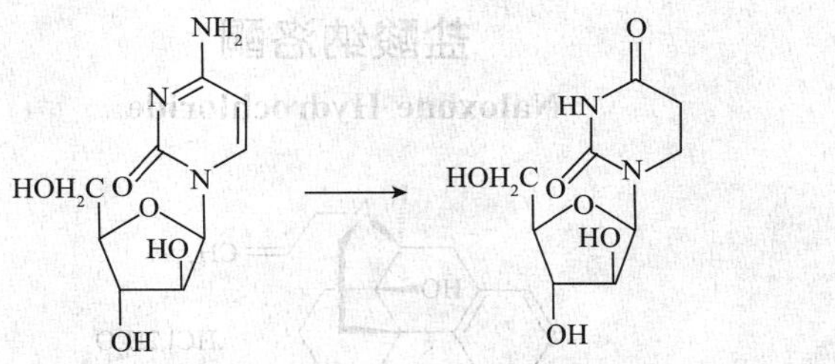

因此，本品应遮光，密封，在冷处保存。

【制剂】注射用盐酸阿糖胞苷(Cytarabine Hydrochloride for Injection)

本品为盐酸阿糖胞苷的无菌冻干品，在 pH4.0～6.0 较稳定，外观成型较好。除中国药典(2015)收载注射用盐酸阿糖胞苷外，USP(36)、BP(2013)均收载注射用阿糖胞苷。制剂标准中的检测项目作了部分增修订，特别是增订了溶液的澄清度、有关物质、异常毒性和细菌内毒素等检查项目，以确保用药安全。

有关规格，中国药典(2005)收载的规格为 50mg 与 100mg，已有国家药品标准收载的规格为 0.1g、0.3g 和 0.5g，故将规格修订为 50mg、0.1g、0.3g、0.5g。

检查 溶液的澄清度 本品为西林瓶，一般采用丁基胶塞。在试验中发现，质量差的胶塞会影响溶液的澄清度，故增订该项。

水分 USP(36)、BP(2013)收载的注射用阿糖胞苷均采用费休法测定水分，含水分不得过 3.0%；中国药典(2005)及国家药品标准均采用减压干燥法，减失重量不得过 3.0%。比较两种方法测得的结果，发现费休法测定法略高于减压干燥法，为严格控制产品质量，将干燥失重检查项修订为水分检查项，限度不变。

细菌内毒素 本品临床每小时用药最大剂量是静脉射每平方米体表面积 3g，鞘内注射 75mg(中国药典临床用药须知、中国医师药师临床用药指南、中国国家处方集)，内毒素计算限值约为 0.061EU/mg(鞘内 0.16)；国外标准中 USP 为 0.070EU/mg。中国药典(2010，2015)规定本品细菌内毒素限值为 0.050EU/mg，与内毒素计算值比较，安全系数为 1.2，并略严于 USP 标准。

本品对内毒素检查方法有干扰，最大不干扰参考浓度约为 1.2mg/ml，可采用调节 pH 值或用适当灵敏度的鲎试剂经稀释至 MVD 后进行内毒素检查。

含量测定 照原料含量测定项下的方法测定，三点回收率平均为 100.2%，RSD 为 0.6%($n=6$)，辅料不影响测定。

参考文献

[1] 国家药典委员会．中华人民共和国药典临床用药须知·化学药和生物制品卷［M］.2005 年版．北京：人民卫生出版社，2005.

[2] 中华人民共和国卫生部药典委员会．中华人民共和国药典 1990 年版二部药典注释［M］．北京：化学工业出版社，1993.

撰写 史芳亮 朱耀华 上海市食品药品检验所

复核 陈 钢 上海市食品药品检验所

盐酸纳洛酮

Naloxone Hydrochloride

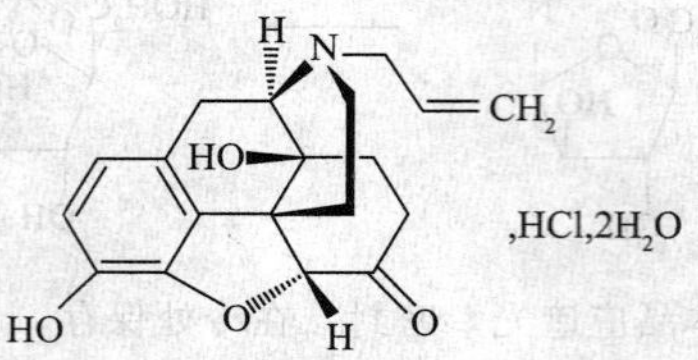

$C_{19}H_{21}NO_4 \cdot HCl \cdot 2H_2O$　399.87

化学名： 17-烯丙基-4，5α-环氧基-3，14-二羟基吗啡喃-6-酮盐酸盐二水合物

17-allyl-4，5α-epoxy-3，14-dihydroxy morphinan-6-one hydrochloride dihydrate

英文名： Naloxone(INN) Hydrochloride

CAS 号：［51481-60-8］

本品为吗啡拮抗药，化学结构与吗啡极为相似，本身几乎无药理活性，但能竞争性地阻滞并取代阿片样物质与受体的结合，用于阿片类药物过量中毒和成瘾的诊断，还用于吗啡类复合麻醉手术后解除呼吸抑制和催醒；另外对治疗急性乙醇中毒、难治性心力衰竭、呼吸抑制和心肺复苏等疗效肯定，且未见耐药性，也未见生理或精神依赖性[1]。近年随着临床药理研究的深入，该药已广泛应用于临床各科，并取得理想的疗效。

本品起效很快，口服无效，均需注射给药，静脉注射通常在 2 分钟内起效，能很快通过血脑屏障，当肌内注射或皮下注射给药时起效稍慢。本品主要在肝内与葡萄糖醛酸结合后通过尿液排出。$t_{1/2}$ 为 60～90 分钟，作用时间可达 1～4 小时。

本品使用中等剂量时，一般很少有临床症状。当用量超过 0.3mg 时，可引起收缩压上升，记忆力下降，呼吸抑制等。术后病人使用大剂量的本品可引起明显的痛觉缺失逆转和焦躁不安。

国外于 1960 年首次合成盐酸纳洛酮，1963 年开始用于临床，国内于 1983 年开始研制生产。中国药典（2015）、USP(36)、Ph. Eur.（7.0）、BP(2013) 和 JP(16) 均收载了盐酸纳洛酮原料药。

【制法概要】

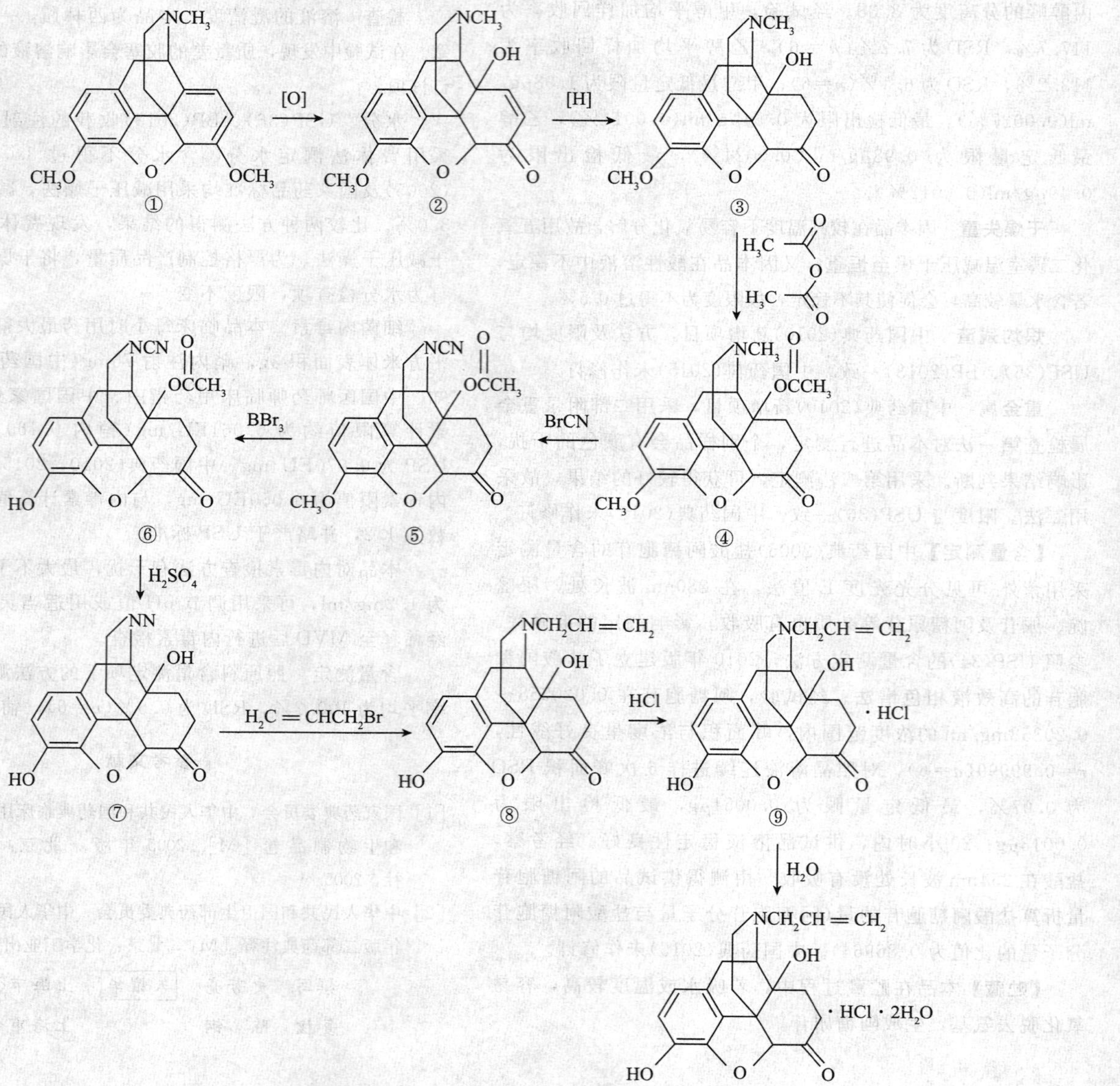

【熔点】 200～205℃

【鉴别】（1）本品与枸橼酸醋酐试液在水浴中加热，显紫红色，为各类叔胺的特征反应。

（2）盐酸纳洛酮具有弱还原性。本品水溶液加入稀铁氰化钾试液，盐酸纳洛酮被氧化，而铁氰化钾则被还原成亚铁氰化钾，再与试液中的三氯化铁反应生成普鲁士蓝。

（3）本品红外光吸收图谱应与对照图谱（光谱集 646）一致，显示的主要特征吸收[2]如下。

特征谱带（cm^{-1}）	归属	
3600～2500	羟基，胺盐	$\nu_{O-H,NH}$
1725	环酮	$\nu_{C=O}$
1640	烯	$\nu_{C=C}$
1030～1060	环醚	ν_{C-O}
1618，1510，1455	苯环	$\nu_{C=C}$
960，930	单取代烯	δ_{C-H}

（4）本品显盐酸盐的鉴别反应。

【检查】有关物质 参照 Ph. Eur. 7.0，有关物质采用专属性和灵敏度均较高的 HPLC 法，可同时检测四种已知杂质，它们分别为：（－）-4，5α-环氧基-3，14-二羟基吗啡喃-6-酮（Ph. Eur. 7.0 杂质 A）、7，8-二去氢纳洛酮（Ph. Eur. 7.0 杂质 D）、2，2′-双纳洛酮（Ph. Eur. 7.0 杂质 E）和 3-*O*-烯丙基纳洛酮（Ph. Eur. 7.0 杂质 B），见图 1。在规定的色谱条件下，各杂质色谱峰与主成分色谱峰之间均能完全分离（图 2）。

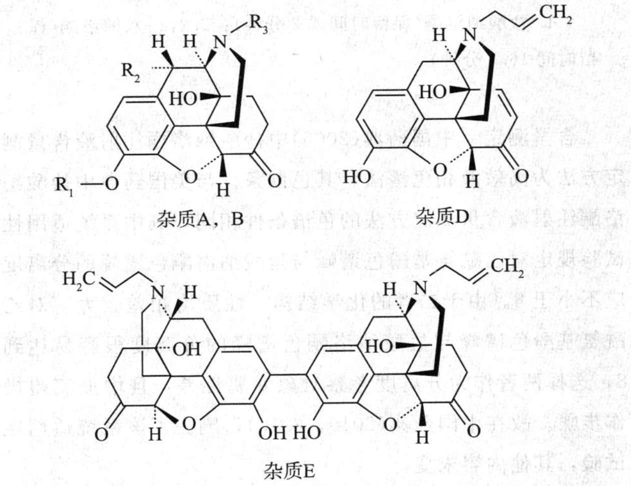

图 1 已知杂质的结构式

A. $R_1=R_2=R_3=H$：（－）-4，5α-环氧基-3，14-二羟基吗啡喃-6-酮（$C_{16}H_{17}NO_4$，287.31）

B. $R_1=R_3=CH_2-CH=CH_2$，$R_2=H$：3-*O*-烯丙基纳洛酮（$C_{22}H_{25}NO_4$，367.18）

D. 7，8-二去氢纳洛酮（$C_{19}H_{19}NO_4$，325.36）

E. 2，2′-双纳洛酮（$C_{38}H_{40}N_2O_8$，652.73）

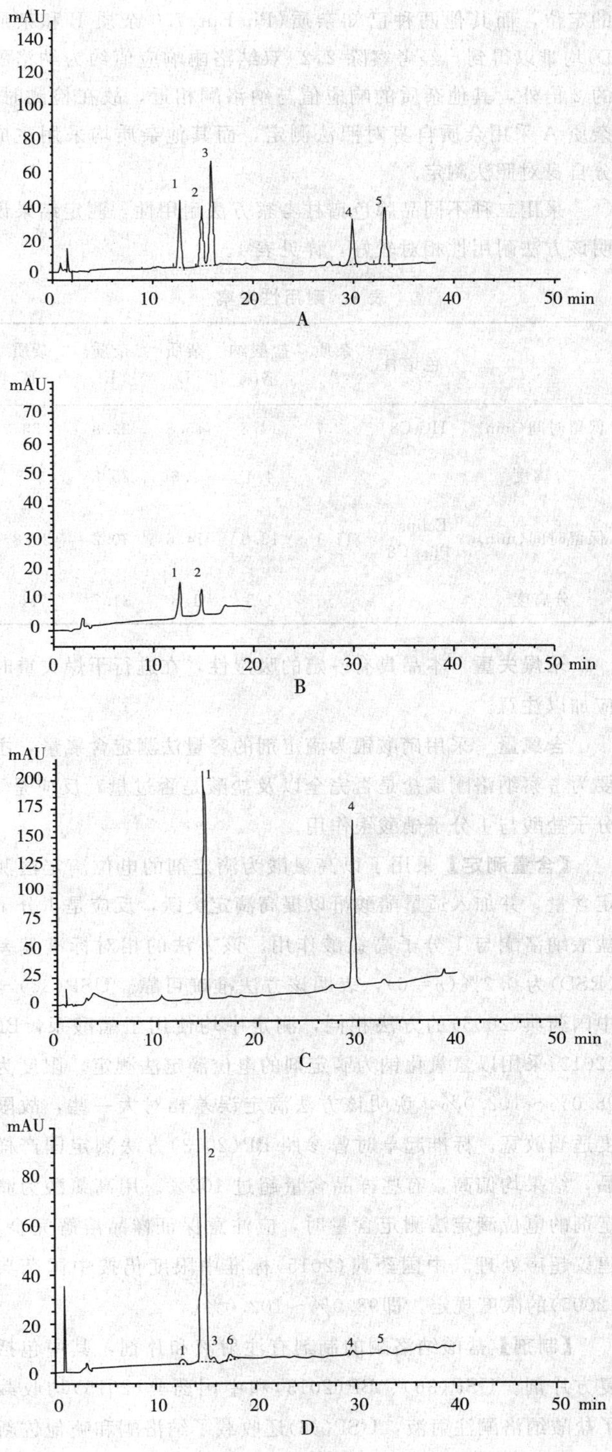

图 2 原料药有关物质检查 HPLC 色谱图

A. 盐酸纳洛酮及各已知杂质混合溶液；B. 对照溶液；C. 系统适用性溶液；D. 供试品溶液

1.（－）-4，5α-环氧基-3，14-二羟基吗啡喃-6-酮（杂质 A）；2. 盐酸纳洛酮；3. 7，8-二去氢纳洛酮（杂质 D）；4. 2，2′-双纳洛酮（杂质 E）；5. 3-*O*-烯丙基纳洛酮（杂质 B）；6. 未知杂质（保留时间 17.4 分钟）

其中杂质 A 为过程杂质，已有国内对照品；2，2′-双纳洛酮为降解杂质，可通过盐酸纳洛酮破坏得到来进行色谱峰的定位，而其他两种已知杂质(Ph. Eur. 7.0 杂质 B 和杂质 D)均难以得到，经考察除 2,2′-双纳洛酮响应值约为纳洛酮的 2 倍外，其他杂质的响应值与纳洛酮相近，故在检测时，杂质 A 采用杂质自身对照法测定，而其他杂质均采用主成分自身对照法测定。

采用二种不同品牌色谱柱考察方法耐用性，测定结果说明该方法耐用性相对较好，详见表 1。

表 1　耐用性考察

	色谱柱	杂质 A	盐酸纳洛酮	杂质 D	杂质 E	杂质 B
保留时间(min)	HC-C8	12.7	14.8	15.8	29.8	33
分离度			4.4	1.6	25.2	5.5
保留时间(min)	Eclipse Plus C8	11.1	13.6	14.6	30.2	33.8
分离度			4.5	1.8	31.7	7.6

干燥失重　本品具有一定的吸湿性，在进行干燥失重时应加以注意。

含氯量　采用硝酸银为滴定剂的容量法测定含氯量，主要为考察纳洛酮成盐是否完全以及盐酸是否过量，反应是 1 分子盐酸与 1 分子硝酸银作用。

【含量测定】采用了以高氯酸为滴定剂的电位滴定法测定含量，并加入适量醋酸酐以提高滴定突跃，反应是 1 分子盐酸纳洛酮与 1 分子高氯酸作用。该方法的相对标准偏差(RSD)为 0.2%($n=6$)，表明该方法准确可靠。USP(36)与中国药典(2005)的方法相同，测定中均使用了醋酸汞，BP(2013)采用以氢氧化钠为滴定剂的电位滴定法测定，限度为 98.0%～102.0%，说明该方法滴定误差相对大一些，故限度适当放宽。标准起草时曾参照 BP(2013)方法测定国产样品，结果均偏高，有些样品含量超过 102%。用高氯酸为滴定剂的电位滴定法测定含量时，应注意保证样品溶解完全，建议超声处理。中国药典(2015)标准中限度仍按中国药典(2005)的限度规定，即98.0%～102.0%。

【制剂】盐酸纳洛酮的制剂有注射液和片剂，其中包括复方片剂。USP(36)、BP(2013)和中国药典(2015)均收载了盐酸纳洛酮注射液，USP(36)还收载了纳洛酮和喷他佐新复方片剂。

盐酸纳洛酮注射液(Naloxone Hydrochloride Injection)

本品为盐酸纳洛酮的灭菌水溶液，含量限度以盐酸纳洛酮($C_{19}H_{21}NO_4 \cdot HCl$)计为标示量的 90.0%～110.0%。

有关物质　由于原料已对主要的过程杂质进行了检查，故注射液主要考察的是降解杂质——2,2′-双纳洛酮，其液相色谱条件与盐酸纳洛酮注射液含量测定项下的色谱条件相同，色谱图结果见图 3。

细菌内毒素　本品临床每小时用药最大剂量是静脉注射每千克体重 0.04mg(中国医师药师临床用药指南)，内毒素计算限值约为 125EU/mg；国外标准中 USP(36)为 500USPEU/mg；BP(2013)为 175EU/mg。中国药典(2010)规定本品细菌内毒素限值为 125EU/mg，与内毒素计算值比较，安全系数为 1，并严于 USP 和 BP 标准。中国药典(2015)未作修订。

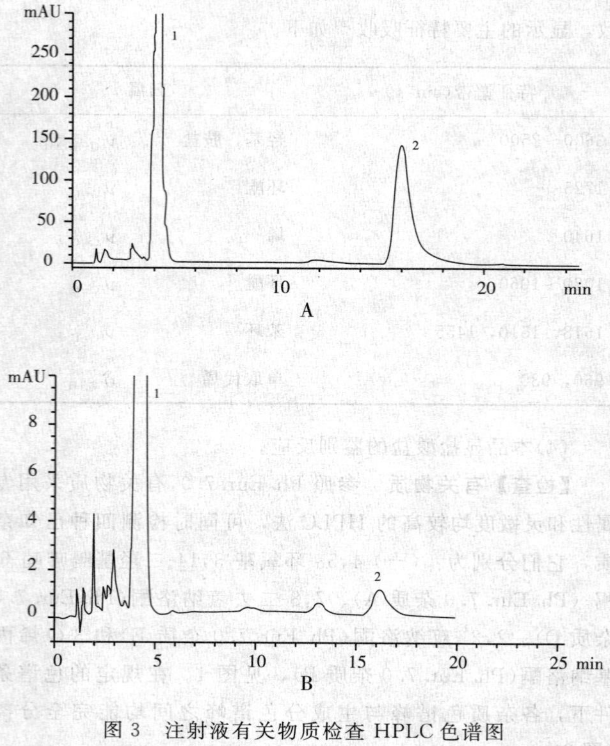

图 3　注射液有关物质检查 HPLC 色谱图

A. 系统适用性溶液；B. 供试品溶液

1. 盐酸纳洛酮(保留时间 4.2 分钟)；2. 2,2′-双纳洛酮(保留时间 16.0 分钟)

含量测定　中国药典(2005)中盐酸纳洛酮注射液含量测定方法为高效液相色谱法，其色谱条件与美国药典中盐酸纳洛酮注射液含量测定方法的色谱条件相同，其中系统适用性试验规定对乙酰氨基酚色谱峰与盐酸纳洛酮色谱峰的分离度应不小于 8。由于二者的化学结构、性质均相差较大，对乙酰氨基酚色谱峰与盐酸纳洛酮色谱峰的分离度很容易达到 8，选择两者作为分离度考察对象专属性差，且增加实验操作步骤。故在中国药典(2010，2015)，删去了该系统适用性试验，其他内容未变。

参考文献

[1] 宋兴晔，马甜，高燕．纳洛酮的临床应用进展［J］．实用医药杂志，2002，19(7)：547-548.

[2] Klaus F.．Analytical Profiles of Drug Substances［M］．New York：Academic Press，1985，14：453.

撰写　王　慧　中国食品药品检定研究院
复核　南　楠　中国食品药品检定研究院

盐酸表柔比星

Epirubicin Hydrochloride

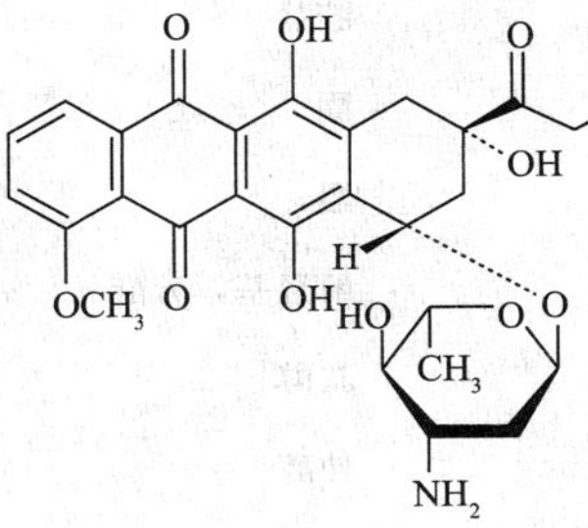

, HCl

$C_{27}H_{29}NO_{11}$ · HCl　579.98

化学名：(8*S*,10*S*)-10-[(3-氨基-2,3,6-三脱氧-*α*-L-阿拉伯吡喃糖基)氧]-6,8,11-三羟基-8-(羟基乙酰基)-1-甲氧基-7,8,9,10-四氢并四苯-5,12-二酮盐酸盐

(8*S*,10*S*)-10-[(3-amino-2,3,6-trideoxy-*α*-L-arabino-hexopyranosyl)oxy]-6,8,11-trihydroxy-8-(hydroxyacetyl)-1-methoxy-7,8,9,10-tetrahydrotetracene-5,12-dione hydrochloride

英文名：Epirubicin(INN) Hydrochloride

异名：表阿霉素

CAS 号：[56390-09-1]

本品是多柔比星(阿霉素)在氨基糖部分4′-位OH基的反式异构体，因此也曾命名为表阿霉素。属蒽环类抗生素，通过嵌入DNA，使其构象改变，阻断或妨碍DNA的复制而体现出抗肿瘤活性。临床主要用于治疗恶性淋巴瘤、乳腺癌、软组织肉瘤、食管癌、胃癌、肝癌、胰腺癌、黑色素瘤、结肠直肠癌、卵巢癌、多发性骨髓瘤、白血病。治疗指数高于阿霉素，而全身和心脏毒性略低于后者。动物毒性研究表明，类似大多数抗肿瘤药物和免疫抑制剂，本品在特定试验条件下在动物身上表现出致突变性和致癌性；同时具有骨髓抑制、心脏毒性、脱发、黏膜炎、高热、肠胃功能紊乱、寒颤、荨麻疹等不良反应[1]。

肝肾功能正常的病人静脉注射表阿霉素60～150 mg/m^{2}后，广泛分布于组织中，药代动力学呈三房室模型——快速Ⅰ期和缓慢终末期，平均半衰期约40小时，本品主要代谢产物13-OH衍生物的血浆水平较低。表柔比星主要在肝脏代谢，经胆汁消除；72小时内，40%的给药量由胆汁排出；48小时内，9%～10%的给药量由尿液排出。本品不通过血脑屏障[2～6]。

目前除中国药典(2015)收载外，USP(36)、Ph. Eur.(7.0)、BP(2013)和JP(16)均有收载。本品由意大利Pharmitalia Carlo Erba公司于1984年在意大利和西德上市，国内于1999年正式生产，主要有二种合成方法。

【制法概要】(1)制法一

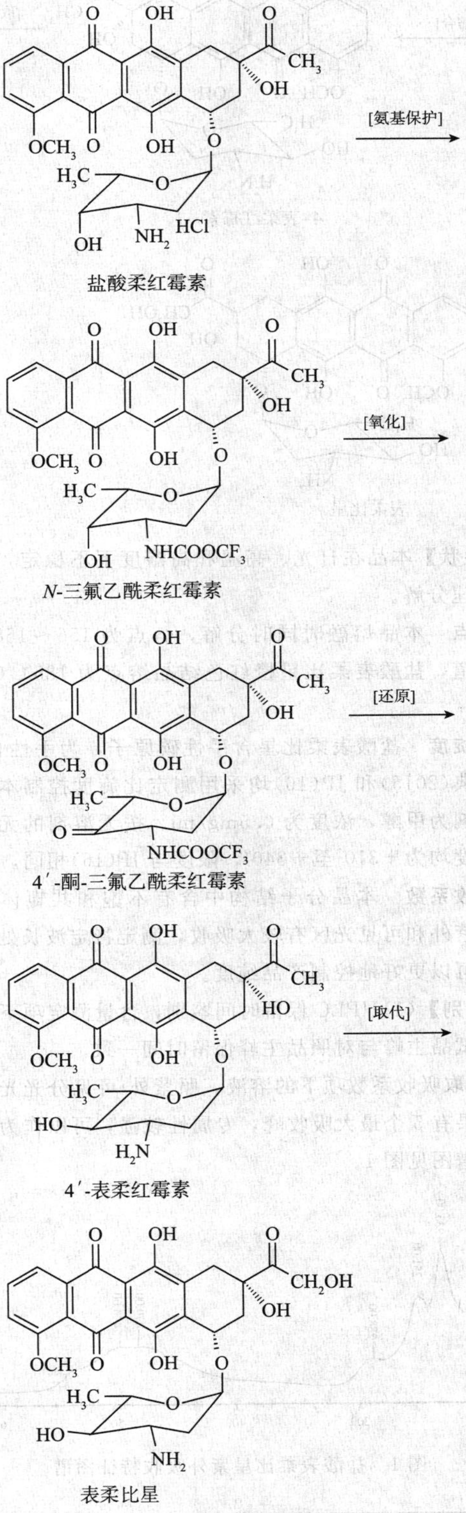

(2)制法二

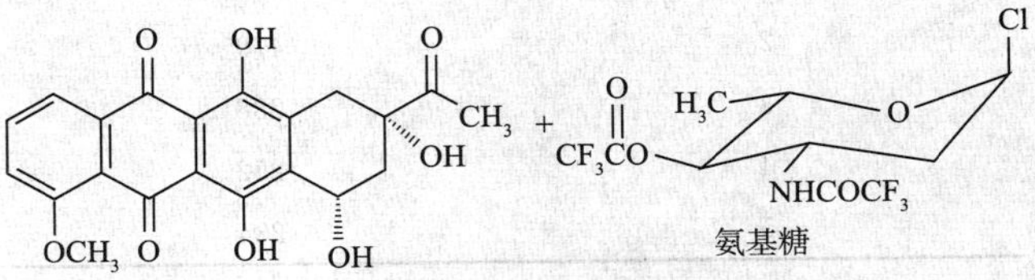

蒽环类母核　　氨基糖

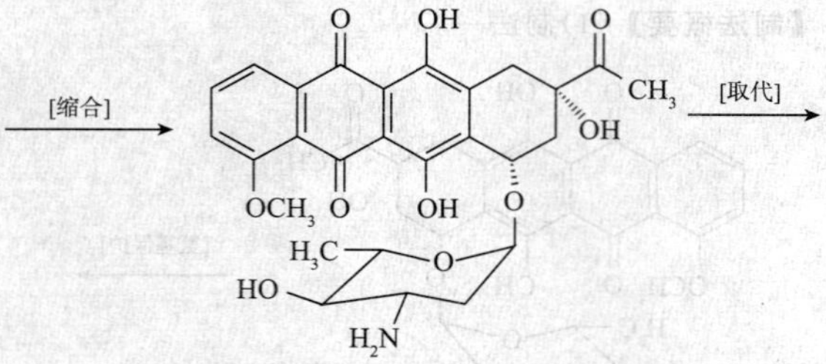

4′-表柔红霉素

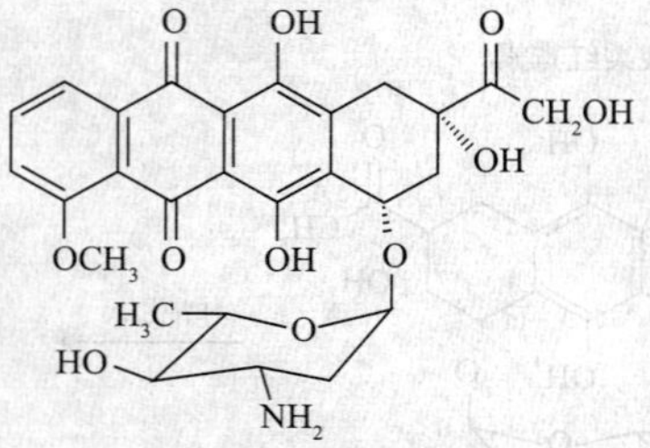

表柔比星

【性状】本品在日光、高温和高湿度下不稳定，碱性溶液中迅速分解。

熔点 本品熔融时同时分解，熔点为156～158℃。有文献报道，盐酸表柔比星橙红色结晶熔点为185℃(熔融时分解)。

比旋度 盐酸表柔比星含手性碳原子，为手性化合物。中国药典(2015)和JP(16)均采用测定比旋度控制本品的手性。溶剂为甲醇，浓度为0.5mg/ml。按无溶剂的无水物计算，限度均为+310°至+340°，限度与JP(16)相同。

吸收系数 本品分子结构中含有不饱和共轭体系和羰基，在紫外和可见光区有较大吸收，测定特定波长处的吸收系数，可以更好地控制产品纯度。

【鉴别】(1)HPLC保留时间鉴别，含量测定项下色谱图中，供试品主峰与对照品主峰保留时间一致。

(2)取吸收系数项下的溶液，照紫外-可见分光光度法测定，结果有5个最大吸收峰，专属性较强，可以作为鉴别依据，光谱图见图1。

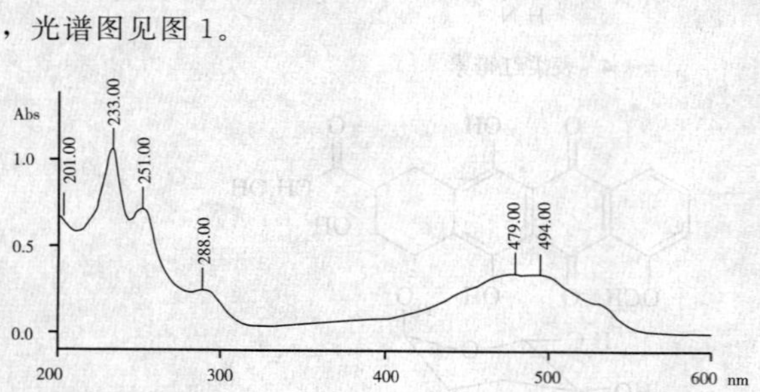

图1 盐酸表柔比星紫外吸收特征图谱

吸收峰编号	规定波长(nm)
1	495
2	479
3	288
4	252
5	234

(3)本品的红外光吸收图谱应与对照图谱(光谱集1022图)一致，显示的主要特征吸收如下。

特征谱带(cm^{-1})	归属	
3500～3100	羟基	ν_{O-H}
3100～2400	胺盐	$\nu_{\overset{+}{N}H_3}$
1723	酮	$\nu_{C=O}$
1616，1580	醌	$\nu_{C=O}$
1284，1210	酚羟基，芳醚	ν_{C-O}
1121	叔醇	ν_{C-O}
1063	仲醇	δ_{C-O}
991	伯醇	ν_{C-O}
770	取代苯	γ_{3H}

(4)本品为盐酸盐，显氯化物的鉴别反应，因本品显橙红色，故灼烧破坏后再进行沉淀反应，使结果更易观察。

【检查】酸度 本品生产中有成盐步骤，同时生产中可能引入酸性、碱性杂质，故通过测定本品的pH值，以控制酸性、碱性杂质。

溶液的澄清度 本品易溶于水，通过澄清度检查，可以控制不溶于水的杂质，浊度规定不得过1号浊度标准液。

有关物质 中国药典(2015)、BP(2013)、Ph. Eur.(7.0)及USP(36)均采用HPLC法测定有关物质。色谱条件相同，流速有所不同，中国药典为每分钟2.0ml，USP、Ph. Eur. 和BP为每分钟2.5ml，因所采用的色谱柱填料粒径略有差异，中国药典填料粒径为5μm，USP、Ph. Eur. 和BP规定为6μm。

系统适用性试验 中国药典采用多柔比星和表柔比星的混合溶液作为系统适用性试验溶液，规定多柔比星与表柔比星的分离度及表柔比星的柱效来保证色谱系统的有效性。BP(2013)和Ph. Eur.(7.0)要求制备多柔比星和表柔比星的混合溶液作为系统适用性试验溶液1，规定两者分离度不得小于2.0。另采用降解后溶液进行系统适用性试验，方法如下：取盐酸多柔比星10mg，用磷酸溶液(5ml水和5ml磷酸的混合溶液)，放置30分钟，用2mol/L氢氧化钠溶液调节至pH2.6，加15ml乙腈和10ml甲醇，混匀，作为系统适用性试验溶液2，用于确定主要杂质峰——杂质A(doxorubicinone)。见图2～图4。

本品主要杂质为多柔比星酮(doxorubicinone)，即杂质A，Ph. Eur. 规定杂质A和杂质C(doxorubicin，多柔比星)不得过1.0%，其他单个杂质不得过0.5%，杂质总量不得过2.0%，其中杂质A校正因子为0.7。鉴于多柔比星酮、表柔比星二聚物等已知杂质难以获取，根据实际检测结果，现版中国药典将限度定为多柔比星酮和多柔比星均不得过1.0%，其他单个杂质不得过0.5%，杂质总量不得过2.0%，主要杂质及总杂质限度与Ph. Eur. 相当。

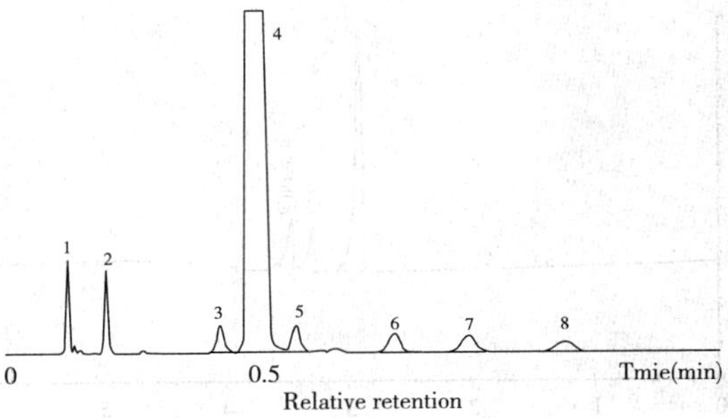

图 2 Ph. Eur. (7.0)所附盐酸表柔比星及其杂质混合溶液色谱图及相对保留时间

1. 多柔比星酮(doxorubicinone): 0.3; 2. 柔红霉酮(daunorubicinone): 0.4; 3. 多柔比星(doxorubicin): 0.8; 4. 表柔比星(epirubicin); 5. 二氢柔红霉素(dihydrodaunorubicin): 1.1; 6. 柔红霉素(daunorubicin): 1.5; 7. 表柔红霉素(*epi*-daunorubicin): 1.7; 8. 表柔比星二聚物(epirubicin dimer): 2.1

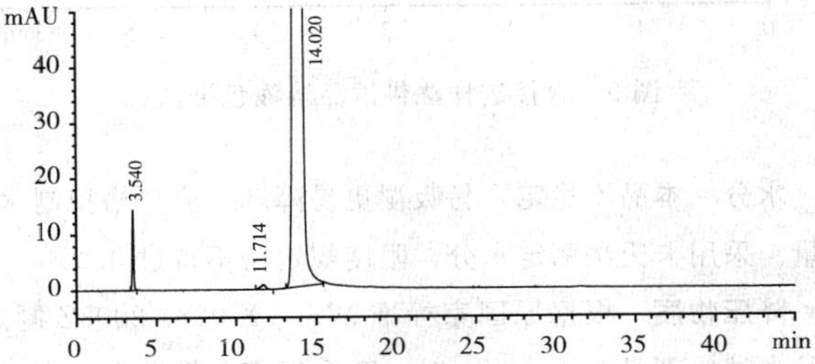

图 3 有关物质测定供试品溶液 HPLC 图

依次为多柔比星酮、多柔比星和表柔比星

色谱柱: Agilent Zorbax TMS 4.6×250mm, 5μm; 以下相同

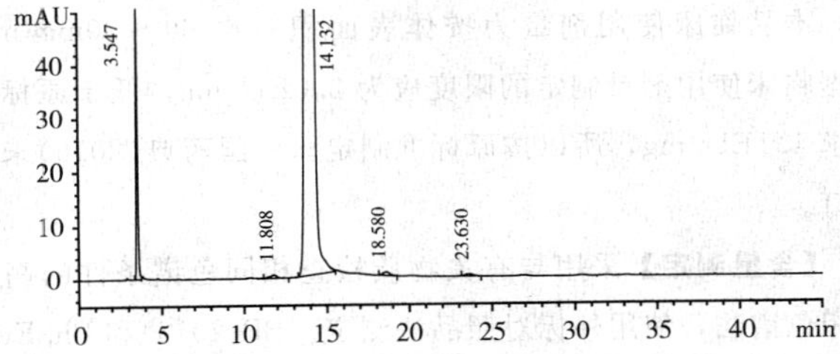

图 4 供试品开封室温长时间放置后 HPLC 图

Ph. Eur. (7.0)确定的主要杂质结构式如下。

(1)杂质 A(多柔比星酮)

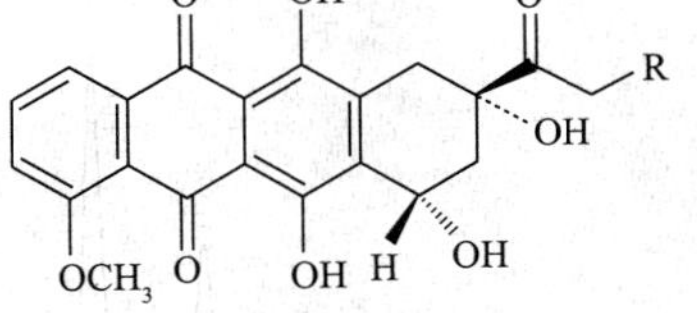

R=OH: (8*S*,10*S*)-6,8,10,11-tetrahydroxy-8-(hydroxyacetyl)-1-methoxy-7,8,9,10-tetrahydrotetracene-5,12-dione (doxorubicinone)

(2)杂质 B(柔红霉酮)

R=H: (8*S*,10*S*)-8-acetyl-6,8,10,11-tetrahydroxy-1-methoxy-7,8,9,10-tetrahydrotetracene-5,12-dione (daunorubicinone)

(3)杂质 C(多柔比星)

doxorubicin

(4)杂质 D(柔红霉素)

daunorubicin

(5)杂质 E(二氢柔红霉素)

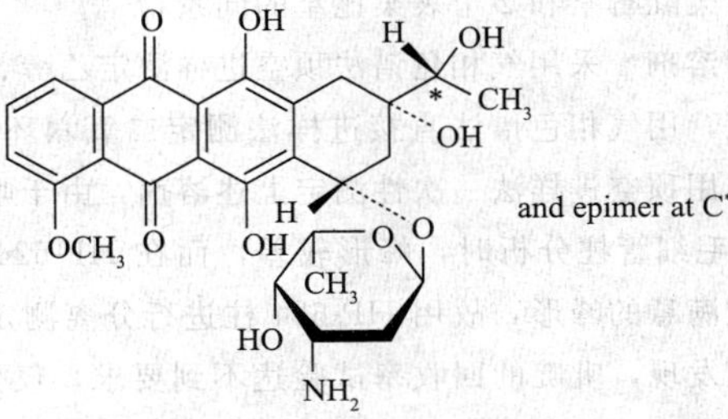

(8*S*, 10*S*)-10-[(3-amino-2, 3, 6-trideoxy-α-L-*lyxc*-hexopyranosyl)oxy]-6,8,11-trihydroxy-8-[(1*RS*)-1-hydroxyethyl]-1-methoxy-7,8,9,10-tetrahydrotetracene-5,12-dione (dihydrodaunorubicin)

(6)杂质 F(表柔红霉素)

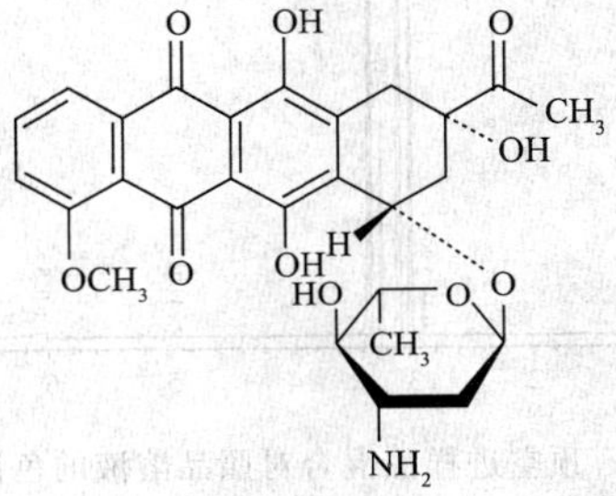

(8*S*,10*S*)-8-acetyl-10-[(3-amino-2,3,6-trideoxy-α-L-*arabinc*-hexopyranosyl)oxy]-6,8,11-trihydroxy-1-methoxy-7,8,9,10-tetrahydrotetracene-5,12-dione(epi-daunorubicin)

(7)杂质 G(表柔比星二聚体)

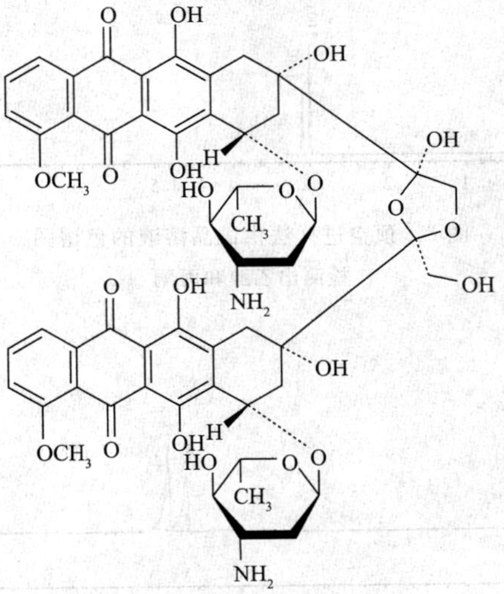

8,8′-[(2*R*, 4*R*)-4-hydroxy-2-(hydroxymethyl)-1,3-dioxolan-2,4-diyl]bis[(8*S*, 10*S*)-10-[(3-amino-2,3,6-trideoxy-α-L-*arabino*-hexopyranosyl)oxy]-6,8,11-trihydroxy-1-methoxy-7,8,9,10-tetrahydrotetracene-5,12-dione](epirubicin dimer)

供试品溶液的稳定性 本品溶液对光、热不稳定，供试品溶液配制后应尽快进样测定，主要降解产物为多柔比星酮。国外药典 USP、Ph. Eur. 和 BP 规定溶液配制后 3 小时内使用。

王颖等采用 LC/ESI/MS 联用技术，从表柔比星中分离出多个杂质，其中 4 个杂质经质谱解析推导分别为表柔比星二聚体、柔红霉素和 2 个表柔比星的同系物[7]。

残留溶剂 采用气相色谱法顶空进样测定乙醇、丙酮和二氯甲烷，用气相色谱法直接进样法测定二氧六环和吡啶。原计划采用顶空进样法一次性测定上述溶剂，由于吡啶在采用 HP-5 毛细管柱分析时，峰形较差，而在 HP-624 柱上可以得到较满意的峰形，故用 HP-624 柱进行分离测定。但方法学验证发现，吡啶的回收率试验达不到要求，仅为 40%，且随放置时间延长，回收率不断降低，同时二氧六环的测定灵敏度较低。

故乙醇、丙酮和二氯甲烷采用顶空进样法测定，吡啶和二氧六环采用直接进样法测定。气相色谱图见图 5～图 9。

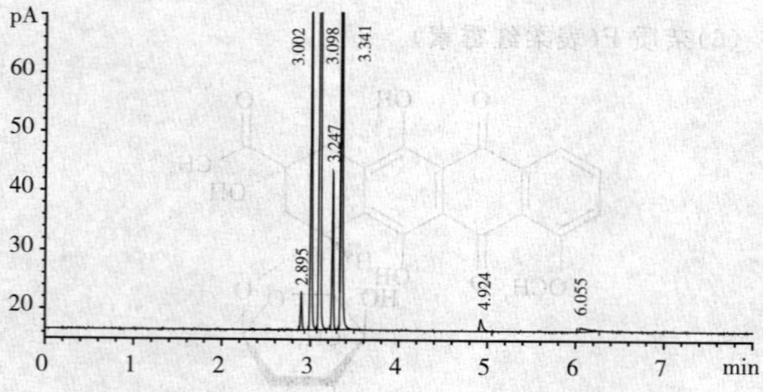

图 5　顶空进样法混合对照品溶液的色谱图

依次为甲醇、乙醇、丙酮、二氯甲烷、正丙醇、二氧六环、吡啶

色谱柱：HP-5 30m×0.32mm，0.25μm，以下相同

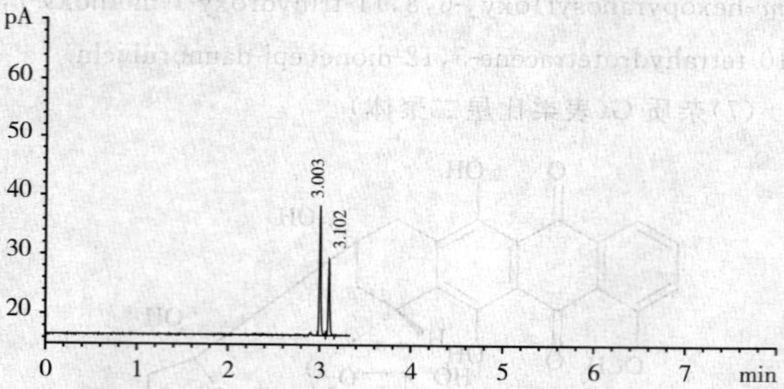

图 6　顶空进样法供试品溶液的色谱图

检测出乙醇和丙酮

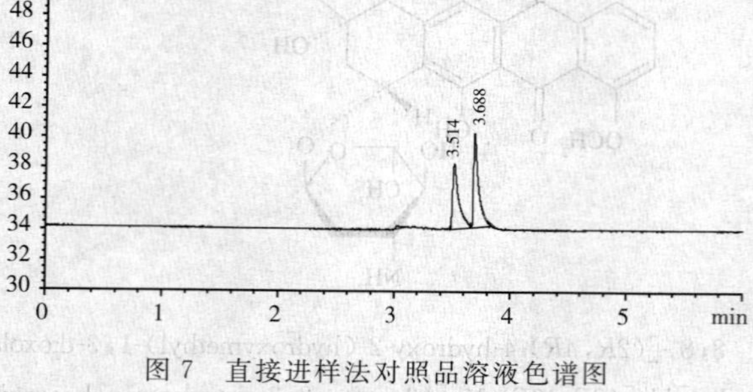

图 7　直接进样法对照品溶液色谱图

依次为二氧六环、吡啶

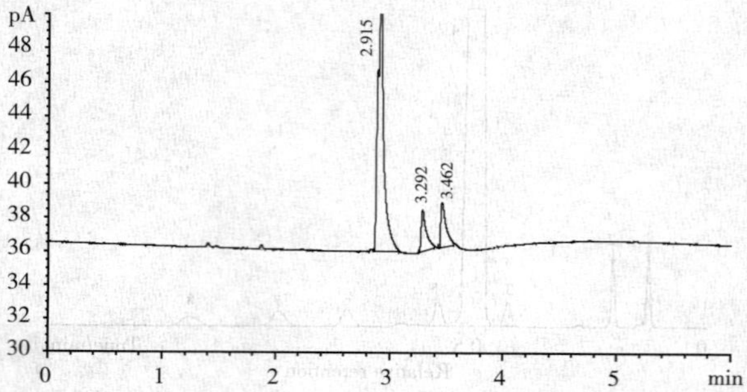

图 8　直接进样法供试品加对照品溶液色谱图

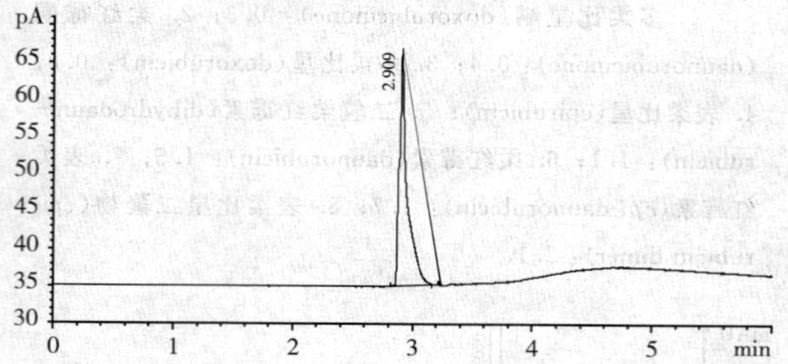

图 9　直接进样法供试品溶液色谱图

水分 本品不稳定，易吸湿更易降解，应严格控制水分含量。采用卡氏法测定水分，限度规定为不得过 3.0%。

降压物质 根据原国家标准 WS_1-(X-028)-2003Z 制定。本品当试验剂量为 1mg/kg 时，两个厂家六批样品均有一定程度的降压反应，故中国药典(2010)增订了本项目。中国药典(2015)未作修订。

细菌内毒素 根据原国家标准 WS_1-(X-019)-2003Z 制定，本品临床使用剂量为按体表面积一次 60～90mg/m²，根据临床使用剂量制定的限度应为 2.0EU/mg，低于原标准要求 1.1EU/mg，所以按原标准制定。中国药典(2015)未作修订。

【含量测定】 采用与有关物质检查相同色谱条件的高效液相色谱法，使用外标对照品法测定。BP(2013)和 Ph. Eur. (7.0)等均采用此方法测定。JP(16)采用内标法。实际测定时采用 Agilent Zorbax TMS 色谱柱（4.6mm×250mm，5μm），柱温 35℃，流速 2.0ml/min，色谱图见图 10、图 11。

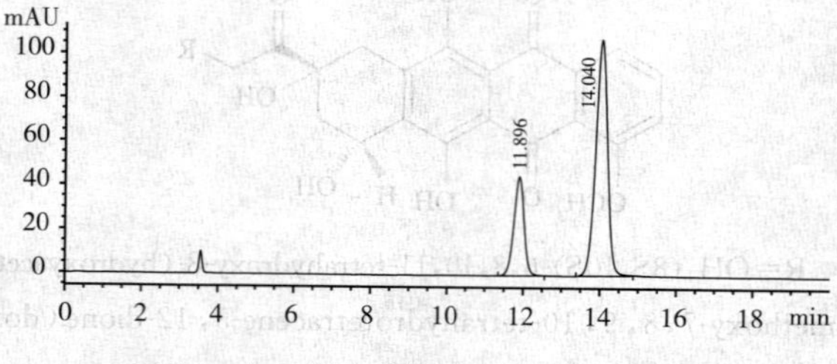

图 10　含量测定系统适用性试验色谱图

依次为多柔比星和表柔比星

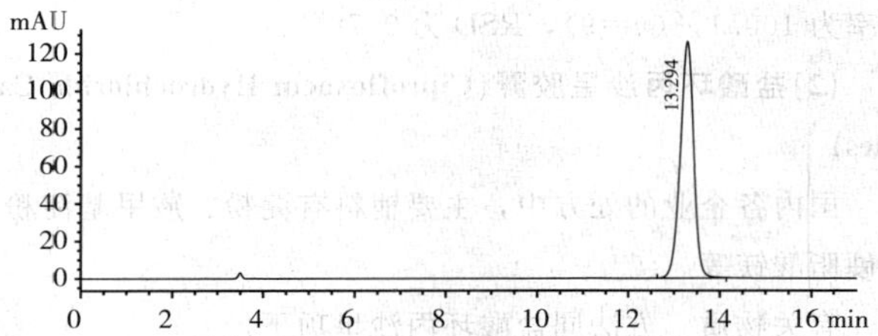

图 11　含量测定供试品溶液色谱图

【贮藏】本品在潮湿、高温处不稳定，光照易分解，应遮光、密封、阴凉干燥处保存。

【制剂】注射用盐酸表柔比星

国外药典 USP(36)、BP(2013)和 JP(16)均未见收载。BP(2013)收载了注射液。

本品为盐酸表柔比星加适宜赋形剂制成的无菌冻干品，辅料为乳糖，部分产品添加抑菌剂羟苯甲酯。外观为红色或橙红色疏松块状物或粉末；有引湿性。

有关物质　测定方法同原料药，如产品中添加了抑菌剂羟苯甲酯，应扣除羟苯甲酯峰后，再计算有关物质含量。

羟苯甲酯　部分厂家产品中含有抑菌剂羟苯甲酯，根据相关要求，建立了羟苯甲酯含量测定方法，采用含量测定项下色谱条件，并进行了方法学验证。规定含羟苯甲酯的量应为标示量的 80.0%～120.0%(10mg 规格每瓶含羟苯甲酯 2mg；50mg 规格每瓶含羟苯甲酯 10mg)。色谱图见图 12、图 13。

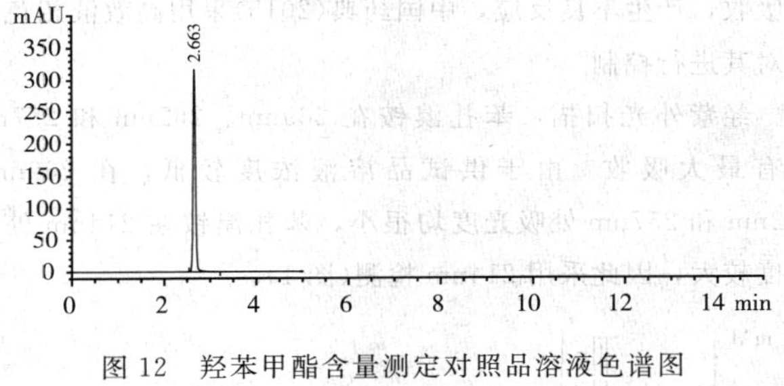

图 12　羟苯甲酯含量测定对照品溶液色谱图

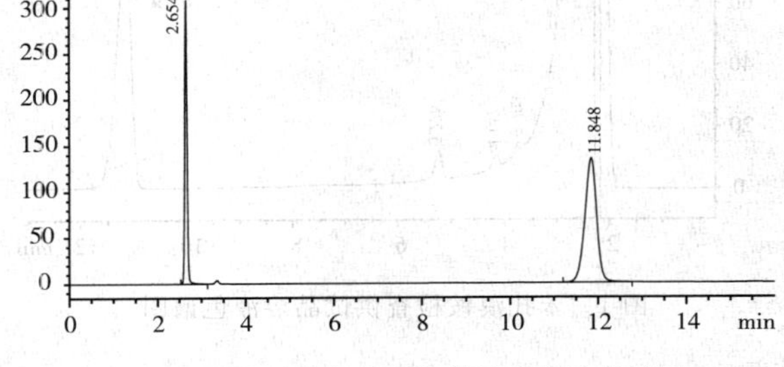

图 13　羟苯甲酯含量测定供试品溶液色谱图

无菌　加 0.9%无菌氯化钠溶液使溶解(溶液浓度以盐酸表柔比星计为 0.4mg/ml)，用薄膜过滤法处理。冲洗液选用 pH7.0 无菌氯化钠-蛋白胨缓冲液，当每膜冲洗液用量达到 300ml，且分次冲洗时，6 种试验菌均生长良好。阳性对照菌选择为金黄色葡萄球菌。

本品原料和粉针的有关物质检查和含量测定均采用 Ph. Eur. 规定的 C1 色谱柱，而盐酸表柔比星注射液注册标准则采用常见的 C18 色谱柱，从实际使用情况分析，在中国药典规定的色谱条件下，C1 色谱柱的使用寿命较短，可能与使用 SDS 表面活性剂有关。今后在收集到足够的杂质对照品的情况下，参考中国药典同类品种(如盐酸多柔比星)，可以考虑采用 C18 色谱柱进行分离测定。

参考文献

[1] 国家药典委员会. 中华人民共和国药典临床用药须知·化学药和生物制品卷［M］. 2005 年版. 北京：人民卫生出版社，2005.

[2] Robert J. Clinical pharmacokinetics of epirubicin Clin pharmacokinet［J］. Clin Pharmacokinet，1994，26(6)：428.

[3] 张贵军，孙春华，李可欣，等. 表柔比星在肿瘤患者体内的药物动力学［J］. 中国临床药学杂志，1998，7(4)：154.

[4] 刘健勇，刘慧娟. 一例静脉输入盐酸表柔比星外渗导致患者局部皮肤坏死的护理体会［J］. 中外医疗，2009，08：137.

[5] 胡其乐，沈纬明. 蒽环类抗生素抗肿瘤研究进展［J］. 国外药学抗生素分册，1988，9(3)：200.

[6] 沈丹，鲁燕侠，张秀銮，等. 蒽醌类抗肿瘤抗生素与 DNA 相互作用探究［J］. 中华医院感染学杂，2008，18(10)：1368.

[7] 王颖，盛龙生，张正行，等. 表阿霉素中有关物质的 LC/ESI/MS 分析［J］. 药物分析杂志，2001，21(6)：392-395.

撰写　杨伟峰　王知坚　殷国真　浙江省食品药品检验研究院

复核　洪利娅　浙江省食品药品检验研究院

盐酸环丙沙星

Ciprofloxacin Hydrochloride

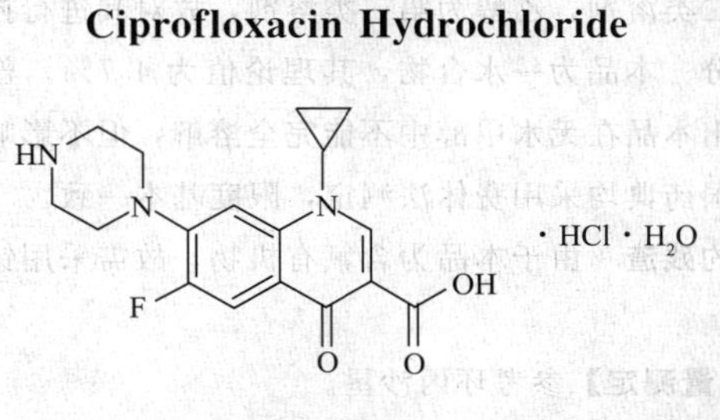

$C_{17}H_{18}FN_3O_3 \cdot HCl \cdot H_2O$　385.82

化学名：1-环丙基-6-氟-1,4-二氢-4-氧代-7-(1-哌嗪基)-3-喹啉羧酸盐酸盐一水合物。

1-cyclopropyl-6-fluoro-1, 4-dihydro-4-oxo-7-(1-piperazinyl)-3-quinolinecararboxylic acid hydrochloride monohydrate。

CAS 号：［86393-32-0］

盐酸环丙沙星为第三代化学合成的喹诺酮类抗菌药物环丙沙星的盐酸盐，具有广谱抗菌作用，尤其对需氧革兰阴性杆菌抗菌活性高。其药效学与药动学同环丙沙星。

环丙沙星于 1980 年由联邦德国拜耳药厂首创，并于 1986

年在菲律宾上市。我国盐酸环丙沙星研究始于1986年，由中国药物研究院生物技术研究所、天津医工所和天津中央制药厂等几家单位联合研制，于1991年正式投产上市[1]。

USP(36)、Ph. Eur. (7.0)和BP(2013)均有收载。

【制法概要】合成工艺是以环丙沙星为原料，与盐酸成盐。

【性状】溶解度 本品在甲醇中的溶解行为与中国药典(2005)和BP(2009)/Ph. Eur. (6.0)的规定(在甲醇中微溶)不一致，根据实验结果，中国药典(2010)作相应修订，修订为在甲醇中极微溶解，中国药典(2015)未修订。

【鉴别】(1)薄层色谱法。

(2)高效液相色谱 照〔含量测定〕项下的色谱条件测定。

(3)本品的红外光吸收图谱应与对照的图谱(光谱集647图)一致，本品的红外光吸收图谱显示的主要特征吸收如下。

特征谱带(cm^{-1})	归属	
3520，3360	水	ν_{O-H}
3150～2400	羧基	ν_{O-H}
3080，3030，3010	芳氢	ν_{C-H}
2800～2400	胺盐	$\nu_{\overset{+}{N}H}$
1710	羧基	$\nu_{C=O}$
1625	酮	$\nu_{C=O}$
1610，1550，1490，1450	芳环	$\nu_{C=C}$
1273	氟苯	ν_{C-F}

(4)本品为环丙沙星的盐酸盐，其水溶液显氯化物的鉴别反应。

【检查】有关物质 同环丙沙星。

甲苯与乙醇 在本品合成工艺中采用了甲苯和乙醇，甲苯为第二类溶剂，乙醇为第三类溶剂，故对其进行控制。

水分 本品为一水合物，其理论值为4.7%。曾有复核单位提出本品在无水甲醇中不能完全溶解，但不影响测定结果。各国药典均采用费休法测定，限度基本一致。

炽灼残渣 由于本品为含氟有机物，故需采用铂坩埚进行检查。

【含量测定】参考环丙沙星。

【制剂】USP(36)和BP(2013)收载了盐酸环丙沙星片，USP(36)收载了盐酸环丙沙星滴眼液和眼膏。

(1)盐酸环丙沙星片(Ciprofloxacin Hydrochloride Tablets)

国内各企业的处方中，主要辅料有淀粉、羧甲基淀粉钠、硬脂酸镁和羟丙甲基纤维素等。

有关物质 方法同盐酸环丙沙星项下。

综合各厂家的处方，按处方中的最大量配制辅料粉末，依法测定，不干扰有关物质的检查。

含量测定 采用高效液相色谱法测定，色谱条件与盐酸环丙沙星相同。辅料对主成分含量测定无干扰，方法平均回收率为100.1%(n=9)，RSD为0.78%。

(2)盐酸环丙沙星胶囊(Ciprofloxacin Hydrochloride Capsules)

国内各企业的处方中，主要辅料有淀粉、羧甲基淀粉钠和硬脂酸镁等。

有关物质 方法同盐酸环丙沙星项下。

综合各厂家的处方，按处方中的最大量配制辅料粉末，依法测定，不干扰有关物质的检查。

含量测定 采用高效液相色谱法测定，色谱条件与盐酸环丙沙星相同。辅料对主成分含量测定无干扰，方法平均回收率为100.1%(n=9)，RSD为0.78%。

(3)盐酸环丙沙星滴眼液(Ciprofloxacin Hydrochloride Eye Drops)

国内各企业的处方中，主要辅料有氯化钠、乙二胺四醋酸二钠、硼酸、硼砂、羟丙基甲基纤维素、羟苯乙酯、硫柳汞、苯扎氯铵和苯扎溴铵等。

有关物质 方法同盐酸环丙沙星项下。

综合各厂家的处方，按处方中配制辅料溶液，依法测定，乙二胺四醋酸和羟苯乙酯峰分别在相对保留时间约为0.2与2.75处，检查杂质时不计乙二胺四醋酸和羟苯乙酯的量。

苯扎溴铵 防腐剂存在着一定的刺激性、毒性，易引起原发性刺激和过敏反应，特别是过量使用，其毒性直接为人体吸收，产生不良反应，中国药典(2015)采用高效液相色谱法对其进行控制

经紫外光扫描，苯扎溴铵在269nm、262nm和257nm处有最大吸收。由于供试品溶液浓度较低，在269nm、262nm和257nm处吸光度均很小，苯扎溴铵在214nm处吸光度较大，因此采用214nm检测(图1)。

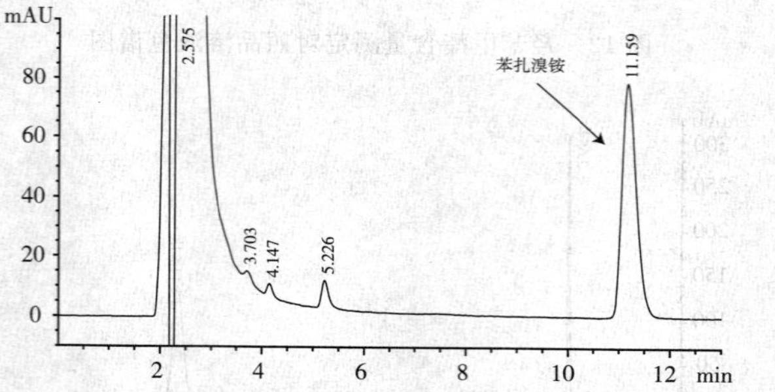

图1 苯扎溴铵检查供试品溶液色谱图

苯扎溴铵溶液浓度在50～150μg/ml范围内，相关系数r=1.0000，回归方程为：$y=1.637\times10x+1.58\times10$。重复性试验RSD($n$=6)为0.10%。平均回收率($n$=9)为100.43%，RSD为0.40%。

羟苯乙酯 采用高效液相色谱法测定。

在有关物质检查液相系统内也可以同时检查羟苯乙酯，但分析时间较长。经实验，确定采用与检查苯扎溴铵类似的色谱条件。

羟苯乙酯在256nm处有最大吸收，故采用256nm检测(图2)。

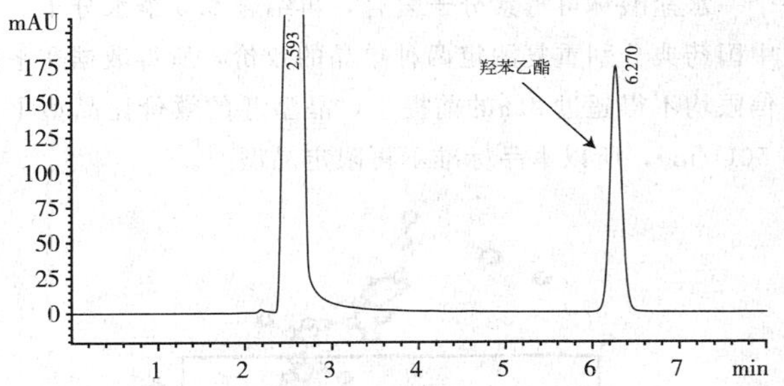

图2 羟苯乙酯检查供试品溶液色谱图

羟苯乙酯溶液浓度在7.3～21.9μg/ml范围内，相关系数$r=1.0000$，回归方程为：$y=1.1151\times10^2x-9.39\times10$。重复性试验RSD($n=9$)为0.28%。平均回收率($n=9$)为100.08%，RSD为0.18%。

渗透压摩尔浓度　滴眼剂一般要求等渗，采用三种型号(OM 801、SMC 30C和STY-1)渗透压测定仪对收集到的三个厂家生产的七批样品，进行比较试验，根据实验结果，确定渗透压摩尔浓度比的限度为0.9～1.1。

含量测定　采用高效液相色谱法测定，色谱条件与盐酸环丙沙星相同。辅料对主成分含量测定无干扰，方法平均回收率为99.66%($n=9$)，RSD为1.14%。

参考文献

[1] 郭惠元．我国喹诺酮酸类抗菌药物研究开发概况[J]．中国医药工业杂志，1989，20(9)：421-424.

撰写　刘海玲　曹晓云　天津市药品检验研究院

复核　邵建强　天津市药品检验研究院

盐酸林可霉素

Lincomycin Hydrochloride

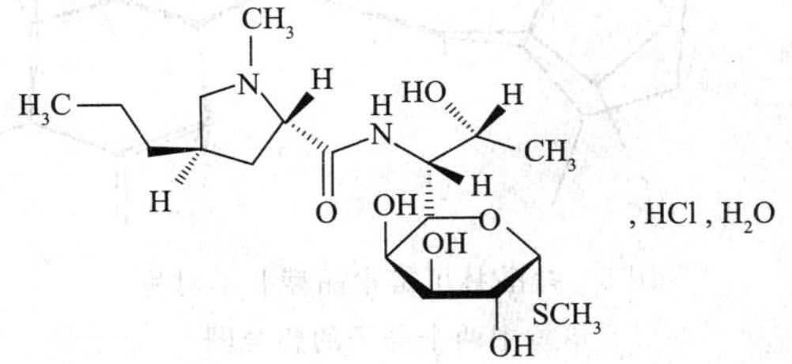

$C_{18}H_{34}N_2O_6S\cdot HCl\cdot H_2O$　461.02

化学名：6-(1-甲基-反-4-丙基-L-2-吡咯烷甲酰胺基)-1-硫代-6,8二脱氧-D-赤式-α-D-半乳辛吡喃糖甲苷盐酸盐一水合物。

derythro-α-D-galacto-octopyranoside, methyl 6,8 dideoxy-6-[[(1-methyl-4-propyl-2-pyrrollidinyl]carbonyl]amino]-1- thio-, monohydrochloride, monohydrate, [2*S*-trans],

英文名：Lincomycin(INN) Hydrochloride.

CAS号：[7179-49-9]

本品为抗生素类药。对革兰阳性菌有较强作用，对敏感需氧菌，如肺炎链球菌和其他链球菌属、金黄色葡萄球菌以及厌氧菌尤为有效。由于其不能通过革兰阴性菌的细胞膜，故而对革兰氏阴性菌无效[1]。近年来研究结果表明，本品与敏感菌细胞壁核糖体50S亚基上肽酰转移酶中心结构域Ⅱ中23 SrRNA相互作用，抑制细胞壁蛋白质的合成而形成了抗菌活性[1～5]。本品口服吸收较差，成人一次口服500mg；血药浓度于服药后2小时可达约为2.6mg/L的峰值；口服1g后峰浓度并不增加。肌内注射600mg，血药浓度峰值为11.6mg/L。2小时静脉滴注2.1g，血浓度达37mg/L。吸收后除脑脊液外，可广泛分布于包括骨组织在内的体内各组织。本品可透过胎盘进入胎儿血液循环，给药后1小时的脐带血药浓度约为母体血药浓度的25%，在乳汁中浓度大致与血药浓度相等。本品主要在肝内代谢，其后经胆汁和粪便排泄，部分随尿液排出[6]。其常见不良反应有：口服后腹痛、腹泻、恶心、呕吐等胃肠症状；严重者可因假膜性结肠炎造成腹绞痛、严重腹泻甚至出现水样便或血样便；其他则偶见皮疹、瘙痒等过敏反应以及粒细胞减少、血小板降低等。大剂量快速静脉注射给药时会引起血压下降、心电图变化，偶见引发心跳和呼吸停止。若将含有苯甲醇的盐酸林可霉素注射液用于新生儿，特别是出生时低体重新生儿则可造成的神经损害；鉴于以2%苯甲醇注射液为溶剂的青霉素钠在注射后可造成儿童臀肌挛缩，儿童不可使用含有苯甲醇的盐酸林可霉素注射液。

本品由D. J. Mason等于1962年从林可链霉菌林可变种中得到。H. hoeksema等于1964年采用化学降解法确定了其分子结构。我国于1975年开始生产。除中国药典(2015)外，USP(36)、Ph. Eur.(7.0)、BP(2013)、JP(16)等均有收载。

【制法概要】本品由链霉菌(*Streptomycin* Lincolnensis var. Lincolnensis)发酵制取。

可用溶剂法精制、还可用树脂吸附法、酯类带溶法等精制[7]。

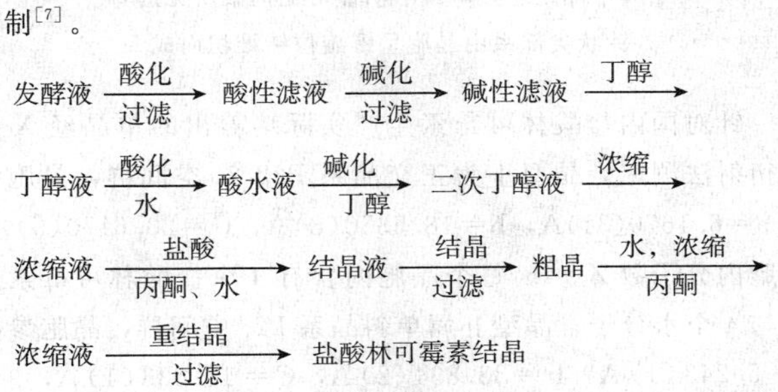

【性状】本品肉眼观察时为白色结晶性粉末。在光学显微镜下观察时则多为透明方形晶粒，有时会混有透明针状晶粒(图1)。

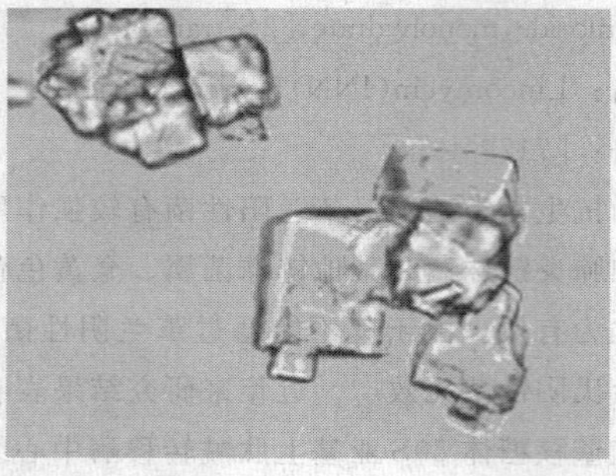

图 1　盐酸林可霉素原料光学显微镜照片
图中可见方晶中夹杂个别针晶

本品存在同质多晶现象[8]。经考察工业化生产所得产品往往为混晶。盐酸林可霉素多晶型研究证明，现行工艺中可产生两种晶型，培养出的晶型Ⅰ和晶型Ⅱ单晶的扫描电子显微镜照片见图 2。

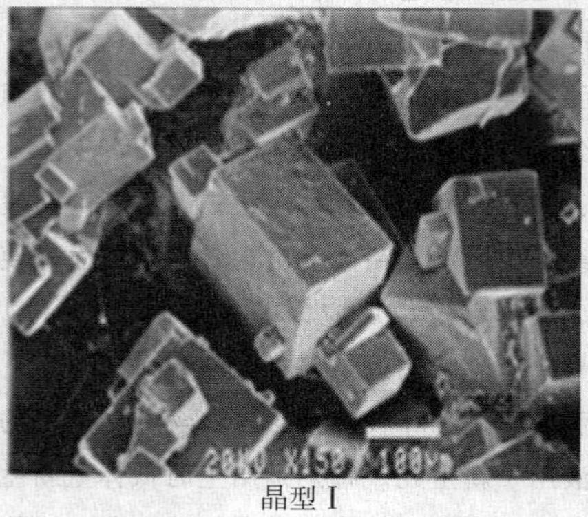

晶型Ⅰ

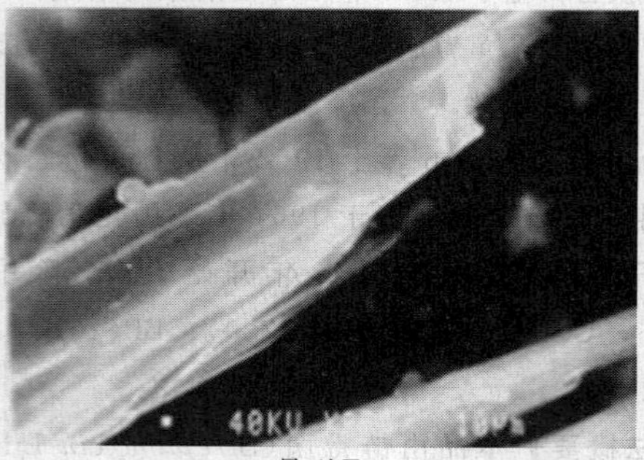

晶型Ⅱ

图 2　盐酸林可霉素两种晶型的扫描电镜照片
其中晶型Ⅱ在电镜下明显可见肉眼所见的
针状尖部系由晶胞呈螺旋位错堆积而成

针对国内盐酸林可霉素生产实际培养出的单晶经 X-射线衍射法测定，晶型Ⅰ为正交晶系 $P22_12_1$ 空间群，晶胞参数 a＝6.1670(31)Å，b＝18.5350(8)Å，C＝20.6170(5)Å，晶胞内分子数 Z＝4。每个晶胞内含有 4 个盐酸林可霉素分子与 4 个水分子；晶型Ⅱ属单斜晶系 $P2_1$ 空间群，晶胞参数 a＝5.243(1)Å，b＝33.894(2)Å，C＝13.633(1)Å，β＝95.212(4)°；晶胞内分子数 Z＝4。其分子结构中五元环(古液酸)、六元环(林可霉糖)及 1、4 位取代基、2、3 位及 5 位取代基化学键的构型虽均与晶型Ⅰ相同，但因不对称单位中两林可霉素分子的五元环空间取向不同，使其互为构象异构体而不能叠合(图 3～图 5)。每个晶胞内也有 4 个盐酸林可霉素分子，每个盐酸林可霉素分子结合 1 个水分子并与另一个一水盐酸林可霉素分子复合，再结合 0.5 个水分子。按照中国药典分别重复测定两种单晶的效价，所得数据在平均可信限均不得超过 2% 的前提下，晶型Ⅱ的效价比晶型Ⅰ高约 50U/mg，所以本品标准不再限定晶型[7]。

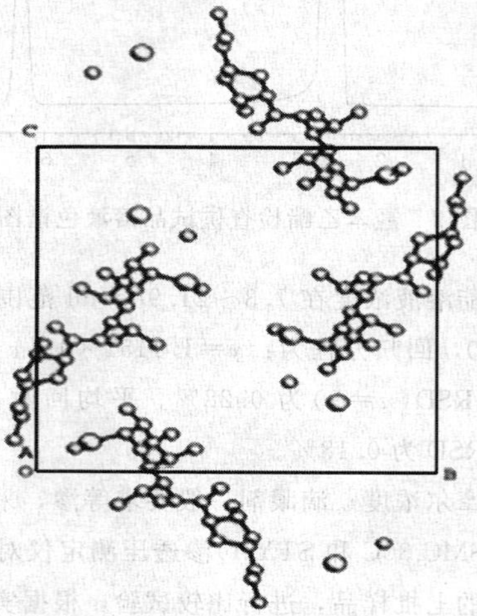

图 3　盐酸林可霉素晶型Ⅰ晶胞沿 a 轴的投影图

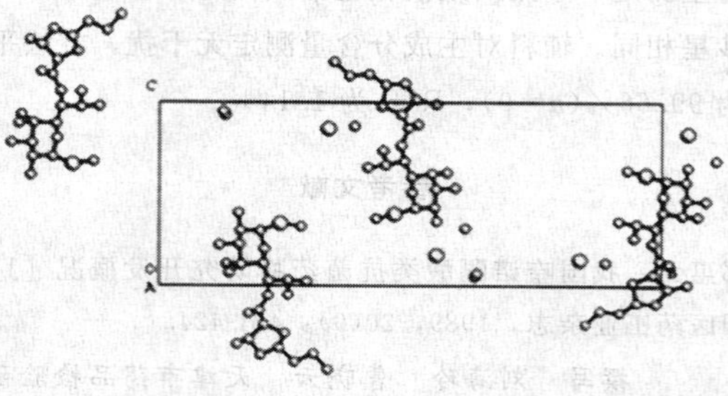

图 4　盐酸林可霉素晶型Ⅱ晶胞沿 a 轴的投影图

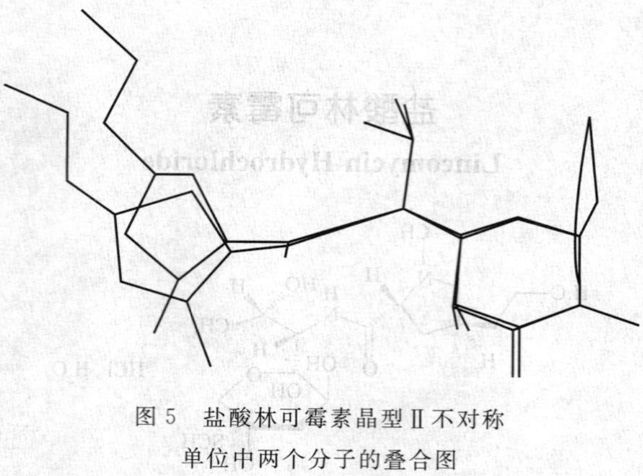

图 5　盐酸林可霉素晶型Ⅱ不对称
单位中两个分子的叠合图

用粉末 X-射线衍射法考察本品结果表明，晶型Ⅰ的主要衍射峰在粉末 X-射线图中均明显出现，同时也会出现晶型Ⅱ的主要衍射峰。从而证明了国产盐酸林可霉素的确是以晶型Ⅰ为主，间或混有晶型Ⅱ的混晶[7]。

经实验考察，国产盐酸林可霉素熔距约为 148～151℃，(样品中晶型Ⅱ越少，则熔距越向高移)。用差示扫描量热法分别测定两种晶型单晶的熔点，晶型Ⅰ熔点为154℃；晶型Ⅱ熔点为144℃。$[\alpha]_D^{25}$ 为+137°(1%水溶液)。

本品在70℃保存6个月，活性不下降。在70℃时的0.1mol/L盐酸溶液中，其半衰期为39小时[5]。国产盐酸林可霉素于室温下密闭保存4年，经HPLC法考察，林可霉素含量未见明显下降，有关物质含量亦未见明显改变。但当其与酸、肼、高碘酸钠等作用时，即可发生如下反应(图6)[7]。

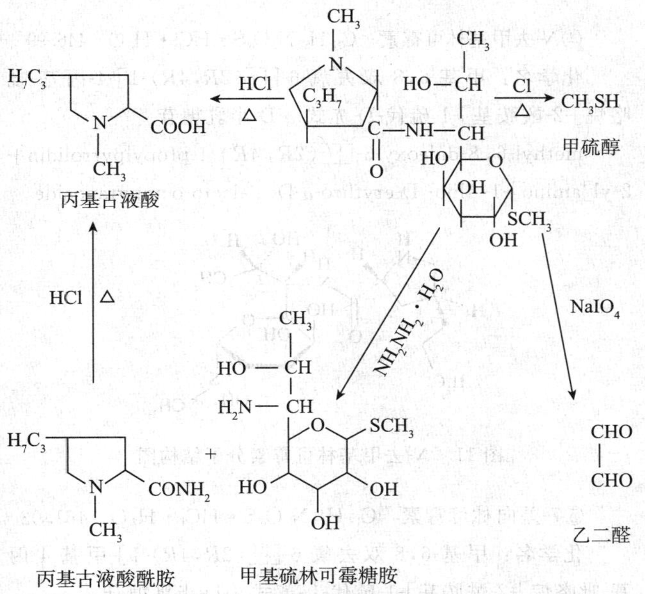

图6 盐酸林可霉素与酸、肼、高碘酸钠反应及其产物图

强力破坏试验结果表明，在加酸、加碱后加热破坏时，能产生较多降解物；氧化亦能导致较大程度破坏。

【鉴别】(1)本品薄层色谱法鉴别所得典型色谱图见图7。

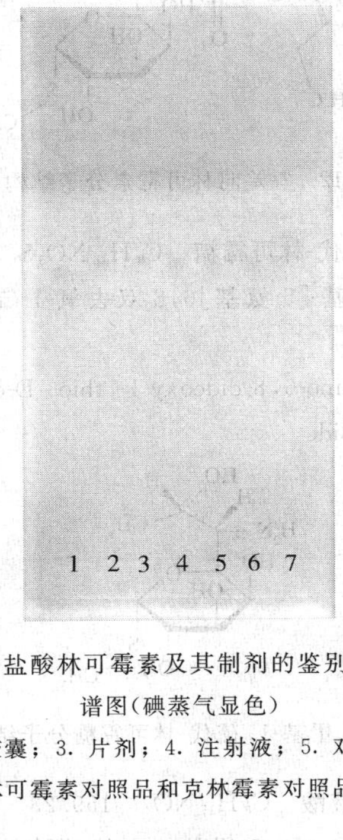

图7 盐酸林可霉素及其制剂的鉴别薄层色谱图(碘蒸气显色)

1. 原料；2. 胶囊；3. 片剂；4. 注射液；5. 对照品；6. 系统适用性溶液(林可霉素对照品和克林霉素对照品混合溶液)

由图可见，供试品溶液所显主斑点的颜色和位置与林可霉素对照品一致。混合溶液显示两个分离的清晰斑点。因为当浓度为2mg/ml时，所呈现斑点不够清晰，所以操作时应注意样品中林可霉素的实际浓度，必要时应予调整。

(2)高效液相色谱法鉴别试验可与含量测定一并进行，详见〔含量测定〕项下所得典型色谱图。

(3)本品红外光谱法鉴别所得红外吸收图谱显示的主要特征吸收如下[7]。

特征谱带(cm^{-1})	归属	
3150～3550	酰胺及羟基	$\nu_{N-H,O-H}$
3100～2700	胺盐	$\nu_{\overset{+}{NH}}$
1665	酰胺(Ⅰ)	$\nu_{C=O}$
1570	酰胺(Ⅱ)	δ_{N-H}
1105，1070，1040	环醚及羟基	ν_{C-O}

《红外光谱图集》中833图为用晶型Ⅰ测定所得，如果红外光谱法鉴别所得图谱与833图相比存在明显差异，则可将对照品和样品用石蜡糊法平行测定，两者图谱中的主要特征吸收应一致。

【检查】结晶性 如遇到方块状晶体过大或针状晶体过长，均可将其置于载玻片上后，再用另一个载玻片轻压，使其沿着解理缝分裂为更小的晶粒，即可较清晰地观察到双折射所致的消光位或干涉色。

水分 根据单晶XRD测定结果，盐酸林可霉素晶型Ⅰ的化学计量式为：$C_{18}H_{34}N_2O_6S \cdot HCl \cdot H_2O$，由于晶型Ⅰ晶胞内每一个林可霉素分子只靠氢键结合一个结晶水，其含水分的理论值为3.91%；晶型Ⅱ的化学计量式为$(C_{18}H_{34}N_2O_6S \cdot HCl \cdot H_2O)_2 \cdot (H_2O)_{0.5}$，则其含水分的理论值为为4.84%；两种晶型热重分析测定的结果则证实，晶型Ⅰ失重率为3.482%；晶型Ⅱ失重率为5.729%；晶型Ⅱ的热重曲线与晶型Ⅰ明显不同，它会先失去一个分子水，尔后才失去两个分子共用的0.5个分子水[8]。

盐酸林可霉素晶体粉末具有引湿性，在25℃，RH 89%时，实际测定的盐酸林可霉素引湿增重率可达6.96%，测定水分时应注意控制环境的温度和相对湿度。

林可霉素B 本品在发酵过程中可产生少量林可霉素B。其与林可霉素分子结构上的差别仅为4位上林可霉素连接的是正丙基，而林可霉素B则连接的是乙基(图8)，因此林可霉素B对革兰阳性菌的抗菌活性仅为林可霉素的25%～50%，所以必须对其含量予以限制。

有关物质 本品的有关物质依据来源可分为两类：其一，是发酵过程中伴生或提取分离等过程中产生的化学结构同系物，其中可有：①林可霉素B、②4-丙烯基同系物和Z-异构体、③ α-酰胺差向异构体、④ *N*-去甲林可霉素、⑤7-差向林可霉素。其二，是过量酸性等条件下的降解产物，其中有：⑥甲基-1-硫代-林可霉糖、⑦4-丙基古液酸及其他可能产生而使用紫外检测器的高效液相色谱仪不能检出且尚待结构确证的未知杂质（如图6所示的一些小分子化合物等），已知的部分有关物质的分子结构（见下列分子结构式图8～图14）。

①林可霉素B　$C_{17}H_{32}N_2O_6S \cdot HCl \cdot H_2O$ 446.99

化学名：6-(1-甲基-反-4-乙基-L-2-吡咯烷甲酰胺基)-1-硫代-6,8二脱氧-D-赤式-D-半乳辛吡喃糖苷盐酸盐一水合物。

derythro-α-D-galacto-octopyranoside, methyl 6,8 dideoxy-6-[[(1-methyl -4-ethyl-2-pyrrollidinyl]carbonyl]amino]-1-thio, monohydrochloride, monohydrate, [2S-trans]

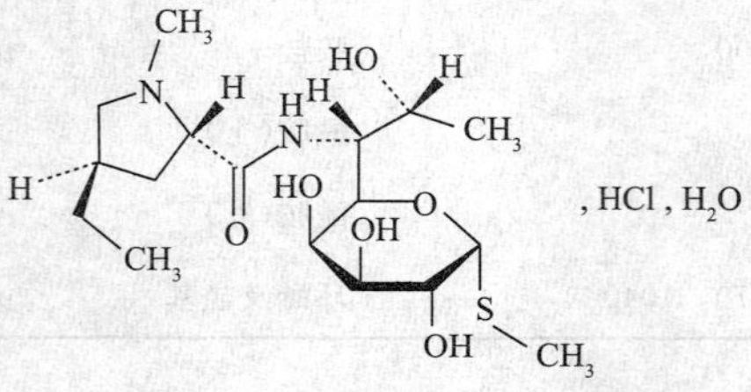

图8　林可霉素B分子结构图

②4-丙烯基同系物　$C_{18}H_{32}N_2O_6S \cdot HCl \cdot H_2O$ 459.00[15]

化学名：6-(1-甲基-反-4-丙烯基-L-2-吡咯烷甲酰胺基)-1-硫代-6,8二脱氧-D-赤式-D-半乳辛吡喃糖苷盐酸盐一水合物。

Derythro-α-D-galacto -octopyranoside, methyl 6,8 dideoxy-6-[[(1-methyl-4-propenyl-2-pyrrollidinyl] carbonyl] amino]-1-thio, monohydrochloride, monohydrate, [2S-trans]

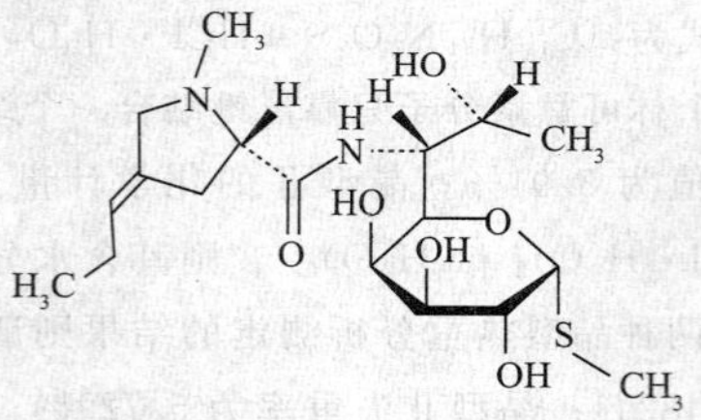

图9　林可霉素4-丙烯基同系物分子结构图

林可霉素*Z*-异构体　$C_{18}H_{34}N_2O_6S \cdot HCl \cdot H_2O$ 461.02

化学名：甲基-6,8双去氧-6-[[[(2*R*,4*RZ*)-1-甲基-4-丙基-吡咯烷]-2-]酰胺基]-1-硫代-D-赤式-α-D-半乳糖苷

methyl-6, 8-dideoxy-6-[[[(2*R*, 4*RZ*)-1-methyl-4-propylpyrrolidin]-2-yl]amino]-1- thio- D-erythro-α-D- galacto-octopyranoside

③α-酰胺基差向异构林可霉素 $C_{18}H_{34}N_2O_6S \cdot HCl \cdot H_2O$　461.02

化学名：甲基-6,8双去氧-6-[[[(2*R*,4*R*)-1]-甲基-4-丙基-吡咯烷]-2-酰胺基]-1-硫代-D-赤式-α-D-半乳糖苷。

methyl-6, 8-dideoxy-6-[[[(2*R*, 4*R*)-1-methyl-4-propylpyrrolidin]-2-yl]amino]-1- thio- D-erythro-α-D- galacto-octopyranoside

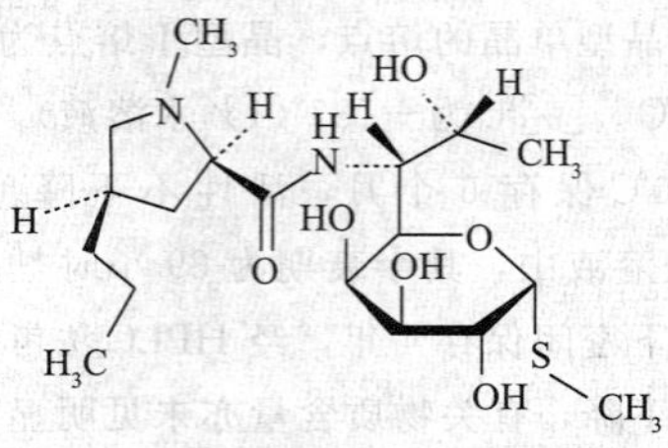

图10　α-酰胺基差向异构林可霉素分子结构图

④*N*-去甲基林可霉素　$C_{17}H_{32}N_2O_6S \cdot HCl \cdot H_2O$　446.99

化学名：甲基-6,8双去氧-6-[[[(2*R*,4*R*)-1]-4-丙基-吡咯烷]-2-酰胺基]-1-硫代-D-赤式-α-D-半乳糖苷

methyl-6, 8-dideoxy-6-[[[(2*R*, 4*R*)-4-propylpyrrolidin]-2-yl]amino]-1- thio- D-erythro-α-D- galacto-octopyranoside

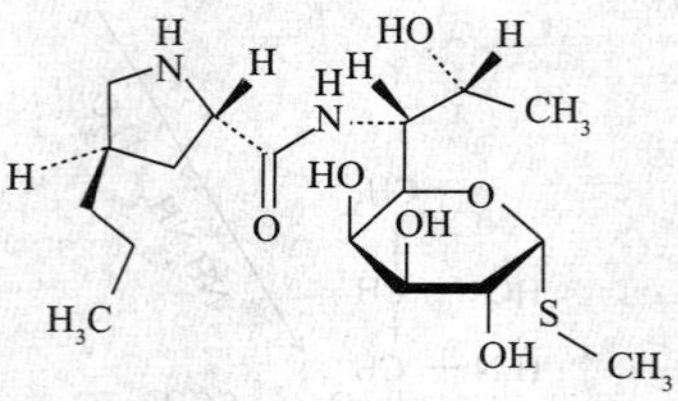

图11　*N*-去甲基林可霉素分子结构图

⑤7-差向林可霉素　$C_{18}H_{34}N_2O_6S \cdot HCl \cdot H_2O$　461.02

化学名：甲基-6,8双去氧-6-[[[(2*R*,4*R*)-1]-甲基-4-丙基-吡咯烷]-2-酰胺基]-1-硫代-L-苏式-α-D-半乳糖苷

methyl-6, 8-dideoxy-6-[[[(2*R*, 4*R*)-1-methyl-4-propylpyrrolidin-2-yl] amino]-1-thio-L-threo-α-D- galacto-octopyranoside

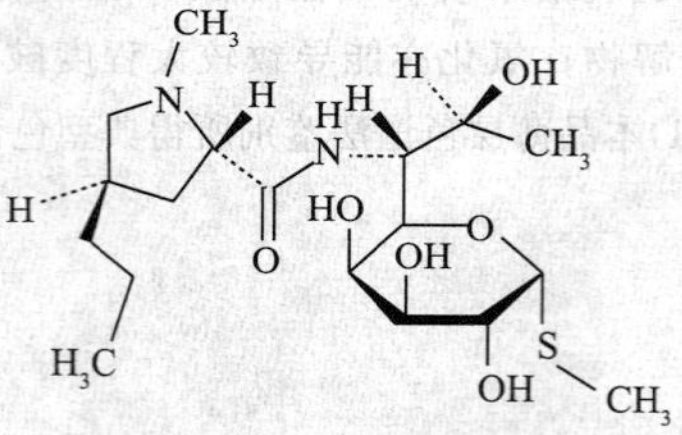

图12　7-差向林可霉素分子结构图

⑥甲基-1-硫代-林可霉糖　$C_9H_{18}NO_5S$　220.24

化学名：甲基-[5-氨基]6,8双去氧-1-硫代-L-苏式-α-D-半乳糖

methyl-6-amino-6,8-dideoxy-1- thio- D-erythro-α-D- galacto-octopyranoside

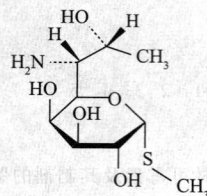

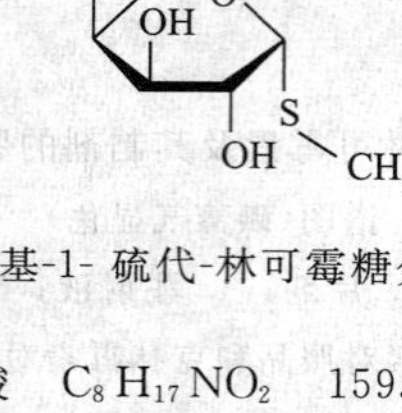

图13　甲基-1-硫代-林可霉糖分子结构图

⑦4-丙基古液酸　$C_8H_{17}NO_2$　159.23

化学名：(2*R*,4*R*)-1-甲基-4-丙基-吡咯烷]-2-羧酸

(2R,4R)-1-methyl-4-propylpyrrolidin-2-hydric acid

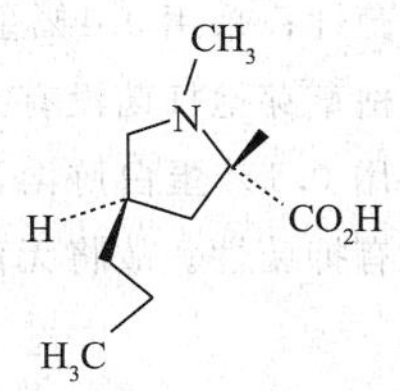

图 14　4-丙基古液酸分子结构图

对不同生产企业产品质量考察，并结合液相色谱-质谱法测定结果进行的初步分析表明，国产盐酸林可霉素原料中会含有少量林可霉素 B，痕量 7-差向林可霉素或 Z-异构体、α-酰胺基差向异构林可霉素等发酵过程中伴生或提取分离等过程中产生的同系物。但是当它们的含量远低于检出限时，则未必能够检出。这些有关物质虽然抗菌活性各有不同，但因其结构与毒理均尚待进一步的研究，故而必须加以控制。

有关物质中的甲基-1-硫代-林可霉糖和 4-丙基古液酸，我国在经过强烈破坏试验后得到并经红外光谱法、质谱法、核磁共振谱法测定确证了分子结构，但只有本品在强烈破坏试验后才能检出。

强烈破坏试验研究结果表明，在加酸、加碱后加热破坏时，能产生较多降解物；氧化亦能导致较大程度破坏。同时证明在流动相为 0.05mol/L 硼砂溶液(用 85%磷酸溶液调节 pH 值至 6.1)-甲醇(1∶1)时，各杂质分离均较好。虽然 pH 值 5.5 和 pH 值 6.5 时，各杂质均能有效分离，但是由于 pH 值低于 6.0 时林可霉素峰常会前延，影响其准确定量，所以可将 pH 值调整到 6.0～6.3 之间，以利于获得对称性满意的色谱峰。测定时林可霉素峰与林可霉素 B 峰的分离度应不小于 2.6。林可霉素 B 峰应为林可霉素峰相对保留时间的 0.4～0.7。

由于 0.05mol/L 硼砂溶液和甲醇按一定比例混合时，会释放出大量溶解热并使流动相产生气泡，导致压力变化，从而使检测器信号波动与噪声增大，乃至造成色谱图基线漂移或出现“假峰”，由此流动相用前应混合均匀，冷却至室温，超声至少 15 分钟脱气后使用，故不宜将 0.05mol/L 硼砂溶液(用 85%磷酸溶液调节 pH 值至 6.1)与甲醇在二元或多元泵内混合后洗脱。

本品有关物质检查的系统适应性 HPLC 图见图 15，盐酸林可霉素粗品典型色谱图见图 16。

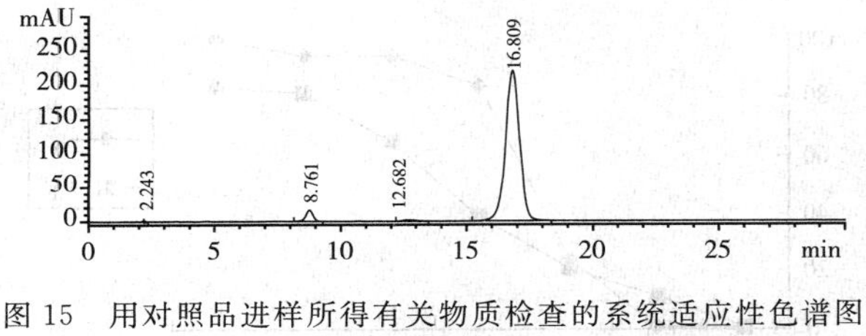

图 15　用对照品进样所得有关物质检查的系统适应性色谱图
保留时间为 16.809 的为林可霉素峰，
保留时间为 16.809 的为林可霉素 B 峰

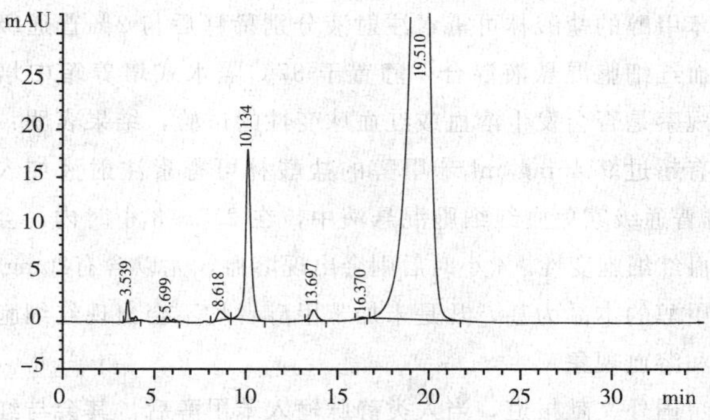

图 16　粗品所得色谱图

本有关物质检查法的检测限分别为：当林可霉素对照品溶液浓度为 4.0325μg/ml 时，取 5μl 注入色谱仪，记录色谱图，计算信噪比 $S/N \approx 3$，最低检出限为 20ng。

被测溶液在 8 小时内稳定，第 8 小时被测溶液与第一次进样所得结果进行比对，检出的杂质个数未增加，主峰面积的 RSD 为 0.2%(n=8)，两者间无显著性差异。

分别采用柱规格为 C18，5μ，200mm×4.6mm 和柱规格为 C18，5μm，250mm×4.6mm 的色谱柱进行分析，杂质均能有效分离。对所得结果进行比对，两者间无显著性差异。

【含量测定】本法定量线性范围为 0.5～5.0mg/ml，相关系数 r=0.9999；定量限为 80ng。用林可霉素对照品测定重复性，RSD 为 0.2%(n=5)

【制剂】(1)盐酸林可霉素片(Lincomycin Hydrochloride Tablets)

盐酸林可霉素片质量标准自中国药典(1977)二部收载后历版中国药典均有收载，BP(2013)收载，USP(36)、Ph. Eur.(7.0)、JP(16)等均未收载。

本品鉴别(1)所得典型薄层色谱图见图 7。

本品溶出度的溶出液用抗生素微生物检定法和 HPLC 法同时测定，均能达到 45 分钟时溶出量不得低于 75%的要求，因此不再增订溶出度检查。

本品的有关物质检查与含量测定法研究实验结果证明，虽然各生产企业片剂处方中所用的辅料及用量各有不同(大致有淀粉、硬脂酸镁、糖粉、糊精等几种)，但因其均会在林可霉素及其有关物质之前出峰，故不会干扰本法的测定。只是在遇到碱、酸、氧化剂(如双氧水)时，所产生的降解物的种类与生成的数量会有所不同。

(2)盐酸林可霉素注射液(Lincomycin Hydrochloride Injection)

中国药典(2015)、USP(36)、BP(2013)、JP(16)等均有收载。

本品鉴别(1)所得典型薄层色谱图见图 7。

苯甲醇检查　系根据盐酸林可霉素注射液处方中所用辅料的试验研究与近年来本品临床发生的不良反应进行了相关分析后，增订的检查项目。将含有 20mg/ml，10mg/ml，9.45mg/ml，9mg/ml 苯甲醇的盐酸林可霉素注射液以及不含苯甲醇的盐酸林可霉素注射液分别稀释后与2%普通级家兔血红细胞混悬液混合，静置于37℃隔水式培养箱中培养以观察是否会发生溶血或红血球变性的试验，结果表明：凡含有超过9.45mg/ml苯甲醇的盐酸林可霉素注射液加入到2%普通级家兔血红细胞混悬液中，在2.5～3小时内，会引起血红细胞变性。4小时后则会出现溶血，尤以含有20mg/ml苯甲醇的本品为甚，凡是未加苯甲醇者均不会出现红细胞变性和溶血现象。

国外文献报道，当人类静脉输入苯甲醇后，其会与红血球细胞膜结合并引发溶血。当温度为37℃，苯甲醇浓度为100mM时，1小时后造成50%的红血球溶血；放射性示踪法检测结果证明：苯甲醇系由简单扩散进入红血球；当人类红血球悬浮液(Ht 16.6%)接触到浓度低于80mM的苯甲醇时，在37℃，60分钟内极少或不会发生溶血。当苯甲醇浓度高于80mM时，溶血作用则会增加。另有报道说明，苯甲醇在人体内会被迅速氧化为苯甲酸并与甘氨酸结合形成马尿酸，再以尿中葡萄糖醛酸盐排泄。由于苯甲醇主要靠肝脏中的醇类脱氢酶(ADH)代谢，故而对于体内醇类脱氢酶水平低下者、因基因多态性而显性表达醇类脱氢酶2(ADH2)为3个等位异构体——ADH2＊1；ADH2＊2；ADH2＊者均很容易因血浆中苯甲醇的浓度蓄积增高而使其毒性随之增加。美国FDA已在其2008年公布的OTC药物标签的工业指南中明确规定必须将每支注射液中含有的苯甲醇明确标出。根据上述实验结果和相关分析，将盐酸林可霉素注射液中苯甲醇含量限定为不得超过9.45mg/ml。

苯甲醇、林可霉素B、有关物质和含量测定　系经过对HPLC法流动相的pH值、流动相组成与甲醇、乙腈、0.05mol/L硼砂-85%磷酸缓冲液比例的多因素多水平的单纯性优化研究后确定的。该研究结果表明，在pH值低于4.5时，林可霉素峰出现前延，当pH值高于5.4时，林可霉素峰与苯甲醇峰不能完全分离；在流动相组成为0.05mol/L硼砂溶液(用85%磷酸溶液调节pH值至5.0)-甲醇-乙腈(67∶33∶2)时，各有关物质色谱峰之间均能实现基线分离，效果较好；经分别采用前述两种色谱柱进行分析，苯甲醇、林可霉素B、各有关物质和林可霉素相互之间均能有效分离。对所得结果进行比对，两者间无显著性差异。

苯甲醇的最低检出限为0.3ng，最低定量限为0.6ng；线性范围为0.02～0.3mg/ml，线性相关系数 $r=0.9999$；回收率为100.6%，RSD为0.7%($n=9$)。重复性试验的RSD为0.1%($n=5$)。

有关物质　在信噪比 $S/N\approx3$ 时，最低检出限为10ng。分别采用如前所述的两种品牌与规格色谱柱进行测定，各杂质均能有效分离，同批样品杂质总量分别为0.60%、0.61%，两者间也无显著性差异。

无菌　经试验验证，采用薄膜过滤法，0.1%蛋白胨溶液100ml/膜冲洗后试验结果显示对枯草芽孢杆菌和金黄色葡萄球菌有抑菌性，对大肠埃希菌，生孢梭菌，白色念珠菌，黑曲霉菌没有抑菌性；采用0.1%蛋白胨溶液300ml/膜冲洗后，结果显示对枯草芽孢杆菌没有抑菌性，对金黄色葡萄球菌有抑菌性；采用0.1%蛋白胨溶液400ml/膜冲洗后，对金黄色葡萄球菌没有抑菌性。故将无菌检查法冲洗量规定为400ml/膜。

含量测定　线性范围为0.5～5mg/ml，线性相关系数 $r=0.99995$；平均回收率为99.58%，RSD为0.4%($n=9$)；含量测定RSD为0.2%($n=5$)。分别采用如前所述的两种品牌与规格色谱柱进行测定，两者间无显著性差异。其典型色谱图参见图17。

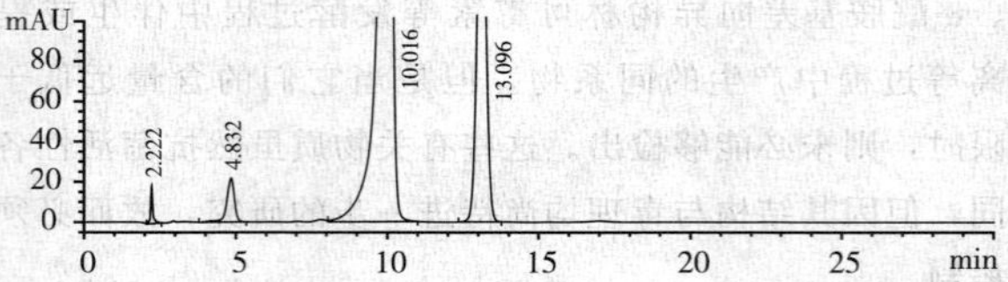

图17　盐酸林可霉素注射液的典型色谱图

(3)盐酸林可霉素胶囊(Lincomycin Hydrochloride Capsules)

除中国药典(2015)外，USP(36)、BP(2013)均收载。JP(16)未收载。

本品鉴别(1)的典型薄层色谱图见图7。

林可霉素B、有关物质检查和含量测定　经考察，本品内容物中因各生产企业处方的不同分别含有淀粉、硬脂酸镁、二氧化硅、羧甲基纤维素钠、羟丙甲基纤维素。经辅料干扰试验和酸、碱及氧化等破坏试验验证，上述辅料对林可霉素B、有关物质检查和含量测定不会产生干扰。即使对强制破坏试验得到降解产物最多的酸破坏试验后的样品进行HPLC分析，各有关物质的色谱峰也均能实现满意的基线分离，其相关色谱图参见图15、图16。

溶出度　将盐酸林可霉素的晶型Ⅰ和晶型Ⅱ单晶分别装填到同一批号的空心胶囊中，测定溶出度，所得结果说明：其一，虽然两种晶型胶囊的溶出曲线差别明显，但是均能符合45分钟时溶出量不得低于75%的要求，鉴于经过考察国产盐酸林可霉素胶囊的内容物均是以晶型Ⅰ为主，间或混有少量晶型Ⅱ原料的实际情况，故而不再增订此项检查。见图18。

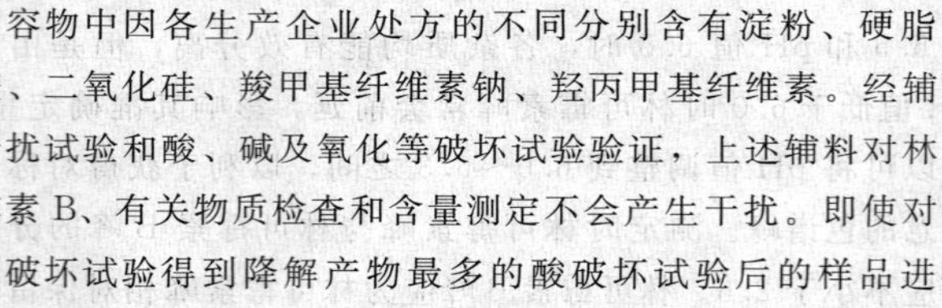

图18　盐酸林可霉素晶型Ⅰ、Ⅱ胶囊的累积溶出曲线图

晶型 Crystal form	取样时间(分)与累积溶出度 sampling time(min) and cumulative dissolution						
	1	2	3	4	5	7	10
Ⅰ	0.55	0.74	24.07	84.18	95.02	95.02	100.9
Ⅱ	0.69	11.44	20.99	38.57	64.98	81.49	84.18

随着国内盐酸林可霉素质量水平的逐步提高，林可霉素B及其他有关物质的含量已经逐步降低，但是由于发酵用培养基原材料的变化，仍然需要对部分尚未完全确证结构的有关物质作进一步的研究。盐酸林可霉素注射液、盐酸林可霉素胶囊和盐酸林可霉素片不同处方中的其他辅料对临床用药安全性和有效性的影响更有待于持续研究。

参考文献

[1] 彭司勋，赵守训，廖清江，等．药物化学进展［J］．北京：化学工业出版社，2004：56-59.

[2] Jamie H. Cate，Marat M. Yusupov，Gulnara Zh. Yusupova，et al. NollerX-ray crystal structures of 70S ribosome functionalcomplexes［J］．SCIENCE，1999，285：2095-2105.

[3] Nenad Ban，Poul Nissen，Jeffrey Hansen，et al. Steltz Placement of protein and RNA structures into a 5 Å-resolution map of the 50S ribosomal subunit［J］．NATURE，1999，400：841-847.

[4] Poul Nissen，Jeffrey Hansen，Nenad B，et al. Steitz The structure basis of Ribosome Activity in Peptide Bond Synthesis［J］．SCIENCE，2000，289：920-930.

[5] William M Clemons J，Joanna L C. May，Brian T Wimberly，et al. Structure of bacterial 30S ribosomal subunit at 5.5Å resolution［J］．NATURE，1999，400：833-840.

[6] Birte vester. Stephen douthwarte Macrolide resistance conferred by base substitution in 23S rRNA［J］．Antimicrobial Agents and Chemotherapy，2001，45：1-12.

[7] 中华人民共和国卫生部药典委员会．中华人民共和国药典1990年版二部药典注释［M］．北京：化学工业出版社，1993：549-550.

[8] 杨梁，张敏，鹿颐，等．盐酸林可霉素两种晶型晶体结构的分析与比较［J］．药物分析杂志，2005，25（1），：76-80.

撰写　朱建平　杨　梁　河北省药品检验研究院

复核　杨　梁　河北省药品检验研究院

盐酸奈福泮

Nefopam Hydrochloride

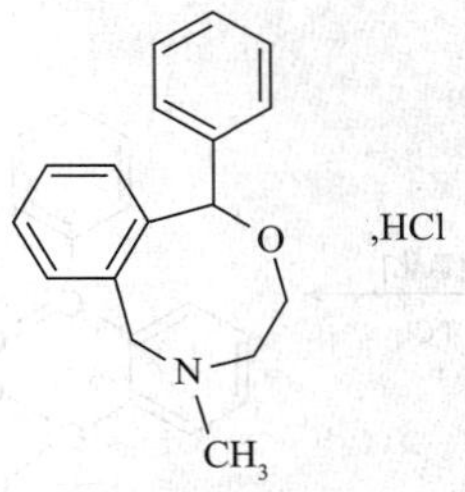

$C_{17}H_{19}NO \cdot HCl$　289.80

化学名：5-甲基-1-苯基-3，4，5，6-四氢-1*H*-2，5-氧氮苯并辛因盐酸盐

5-methy-1-phenyl-3，4，5，6-tetrahydro-1*H*-2，5-benzoxazocine，hydrochloride

英文名：Nefopam(INN) Hydrochloride

CAS 号：［23327-57-3］

本品为一种新型的作用于中枢系统的非麻醉性镇痛药，属环化苯海拉明类似物，结构与邻甲基苯海拉明相似[1]，所以不具有非甾体抗炎药的特性，也非阿片类镇痛药。可减轻中度疼痛、剧烈疼痛和长期疼痛，其确切的作用机制尚不明确，一般认为可能与通过中枢作用抑制 5-羟色胺(5-HT)、多巴胺和去甲肾上二腺素的再吸收有关[2,3]，近期的研究显示其可以作用于电压敏感型钙通道，从而抑制钙内流和环鸟苷酸(cGMP)的形成，也可能与其镇痛作用有关[4]。药理学研究表明本品对术后疼痛有效，其半数有效剂量(ED_{50})为17mg，而吗啡为 5mg[5]。本品 20 世纪 70 年代初期应用于临床，最早系作为抗抑郁药开发，因其可使脑干网状结构易化从而缓解肌肉痉挛，所以同时也用于治疗肌肉痉挛，随后发现其具有镇痛作用[1]，此外还可用于风湿性疾病和其他肌肉骨骼不适[6]，还有报道本品能刺激免疫系统，具有增强机体防御机能的作用[7]。本品静脉注射血药浓度达峰时间(t_{max})约 0.63 小时，半衰期($t_{1/2}$)4～8 小时。本品口服的生物利用度仅为 40%，肝脏的首过效应明显，血药浓度达峰时间(t_{max})约 1.8 小时，半衰期($t_{1/2}$)与静脉注射相当[8]。本品蛋白结合率 75%，87%经肾脏排出，8%经粪便排泄，主要在肝脏内代谢，其主要代谢产物——去甲奈福泮亦具有镇痛作用，约 5%以药物原型排出[9]。对呼吸抑制作用较轻，对循环系统无抑制作用，具有成瘾性小、不良反应小等优点。一般常用于术后、癌症、急性外伤止痛，亦用于急性胃炎、胆道蛔虫症、输尿管结石等内脏平滑肌绞痛。主要不良反应有瞌睡、恶心、出汗、头晕、头痛、口干、眩晕等，但一般持续时间不长。如过量可引起兴奋，宜用安定解救。少见皮疹、厌食、欣快和癫痫发作。注射可致注射部位疼痛、心率加快。严重心血管疾病、心肌梗死或惊厥者禁用，青光眼、尿潴留和肝、肾功能不全患者慎用[10]。

本品 1968 年首次在美国合成，国内 1983 年开始生产。

除中国药典(2015)收载外，国外药典均未见收载。

【制法概要】本品的生产工艺(生产企业提供)为：以邻苯甲酰苯甲酸为起始原料，经三氯化磷酰化，*N*-甲基乙醇胺胺化，三氯化磷氯化，硼氢化钾还原，然后和氯化氢反应得盐酸奈福泮。

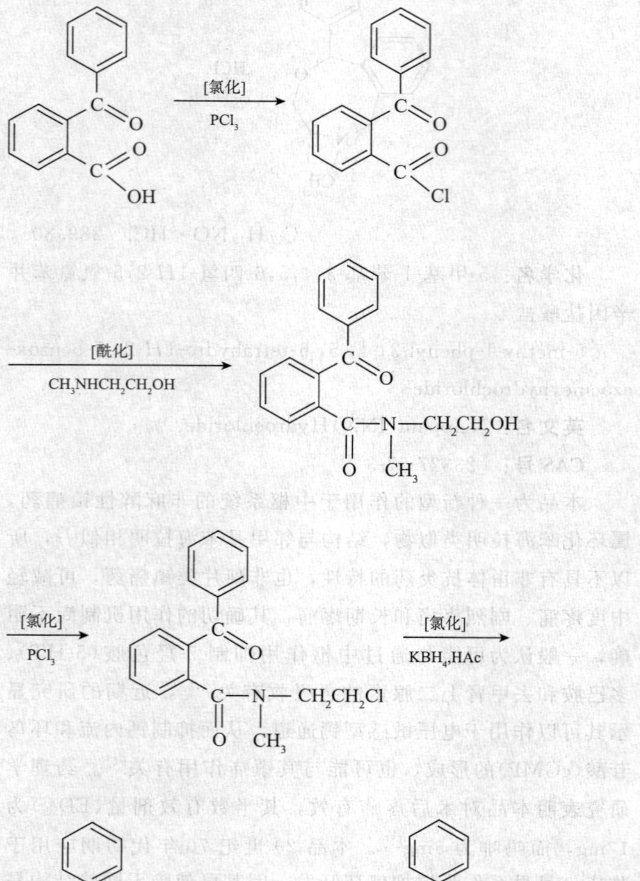

【性状】本品的熔点为 248～253℃，熔融时同时分解。熔点较高，中国药典(2015)未收载。

【鉴别】(1)本品与硫酸、硝酸反应为二苯甲氧基的反应。与硫酸、甲醛反应为芳烃的显色反应，反应产物不明。

(2)本品的每 1ml 中含 0.15mg 的无水乙醇溶液，在 266nm 与 274nm 的波长处有最大吸收。见图 1。

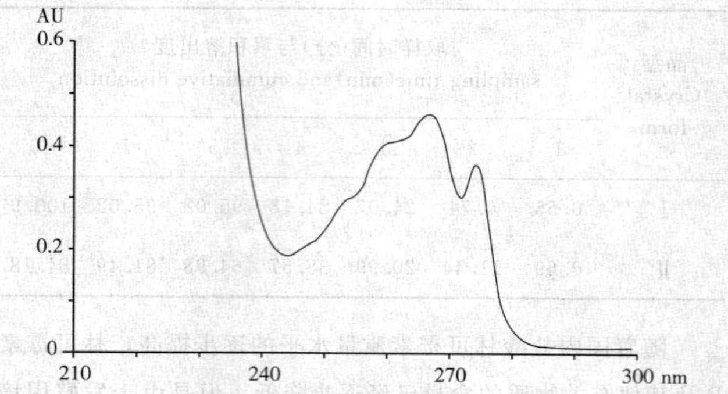

图 1　盐酸奈福泮紫外吸收光谱图

(3)本品的红外光吸收图谱应与对照的图谱(光谱集 367 图)一致。本品的红外光吸收图谱显示的主要特征吸收如下[11]。

特征谱带(cm^{-1})	归属	
3040，3020	苯环	ν_{C-H}
2500～2400	叔胺盐	ν_{N-H}
1600，1570，1500	苯环	$\nu_{C=C}$
1110	醚	ν_{C-O}
770，750	取代苯	$\gamma_{4H,5H}$
710	苯环	$\delta_{环}$

【检查】有关物质　本品在高温、光照、碱性条件下比较稳定，在酸性、氧化条件下有未知杂质分解，有关物质主要是控制储存过程中产生的分解杂质。采用高效液相色谱法，以庚烷磺酸钠溶液(取 2.02g 庚烷磺酸钠，加水 900ml 溶解，加入三乙胺 2ml，用稀磷酸溶液调节 pH 值至 3.0，加水至 1000ml)-乙腈(70：30)为流动相，试验结果显示主峰与邻近杂质峰分离良好，峰纯度检测符合要求。见图 2。

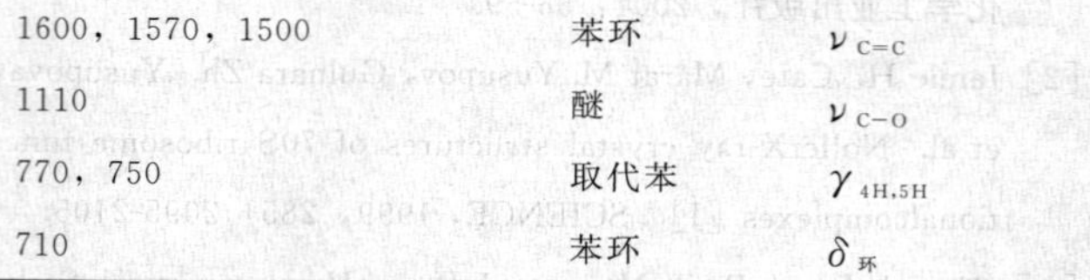

图 2　盐酸奈福泮有关物质检查色谱图

色谱柱：Agilenl Edipse XDB-C18，4.6mm × 250mm，5μm

经 PDA 检测器扫描本品的紫外光谱(图 3)，发现本品在 267nm 附近有最大吸收，但吸光度甚小，在 215nm 吸光度大且较平缓，考虑到流动相中的庚烷磺酸钠、乙腈在 215nm 附近均无显著的紫外吸收，因此将检测波长选择为 215nm。检测限为 19.6ng/ml；定量限为 65.3ng/ml。采用不加校正因子的主成分自身对照法控制杂质总量，限度为

1.0%。分别采用 Agilent Eolipse XDB-C18(5μm，4.6mm×250mm)与 Agilent Zorbax 80A Extend-C18(5μm，4.6mm×150mm)两种色谱柱，Waters2695-2487、Agilentl 100 和岛津 2010C 液相色谱仪按上述条件试验，结果不同型号的色谱柱对检测影响不大，检验结果基本一致，说明本方法的耐用性较好。

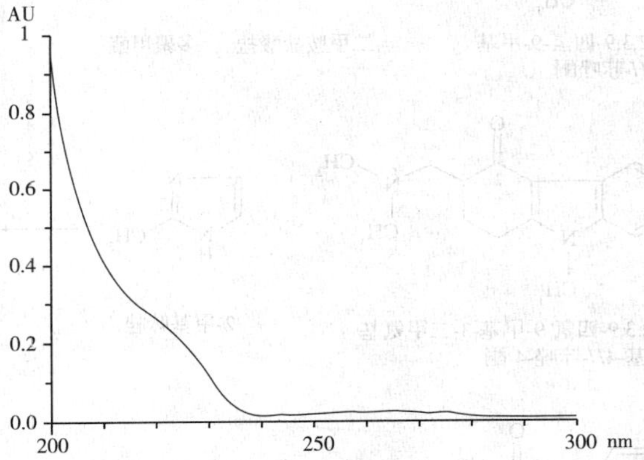

图 3 二极管阵列检测器扫描盐酸奈福泮的紫外吸收光谱图

【含量测定】本品为有机碱盐酸盐，具有哌啶基结构，在冰醋酸中呈碱性，故采用高氯酸非水滴定法测定含量。用电位法指示终点，添加一定比例的醋酸酐作为溶剂，有利于增加滴定终点的突跃。经试验发现采用冰醋酸-醋酸酐混合溶剂，无论混合比例如何变化，样品溶解均不完全，虽然随着滴定的进行，样品会完全溶解，但是滴定结果重复性较差，故采用冰醋酸 30ml 微温使样品溶解后，再加入醋酸酐 30ml，实验结果显示，突跃明显，重复性较好。

【制剂】(1)盐酸奈福泮片(Nefopam Hydrochloride Tablets)

本品为白色片，规格：20mg，30mg。主要辅料有：淀粉、硬脂酸镁等。

溶出度　以水为溶出介质，采用第二法(桨法)，高效液相色谱法测定溶出量，色谱条件与含量测定相同。影响试验中发现滤纸和滤膜过滤均对本品有一定程度的吸附，经考察当弃去初滤液 15ml 时，测定结果与离心处理的溶液基本一致，因此方法中规定过滤方式为“取溶液 20ml，滤过，弃去初滤液 15ml，取续滤液作为供试品溶液”。

含量测定　采用高效液相色谱法，色谱条件与原料药有关物质检查项相同。因滤纸和滤膜均对本品有一定吸附，故采用离心后的上清液作为供试品溶液。定量线性范围 10.95～65.70μg/ml，回归方程 $y=56.613x-13.867$，相关系数 $r=0.9999$，平均回收率 99.78%($n=9$)，RSD=0.63%，检测限为 19.6ng/ml，定量限为 65.3ng/ml，方法耐用性好，空白辅料对测定无干扰。见图 4。

(2)盐酸奈福泮注射液(Nefopam Hydrochloride Injection)

本品的为无色的澄明液体，规格：1ml∶20mg，2ml∶20mg，2ml∶100mg。主要辅料有：丙二醇、注射用水等。

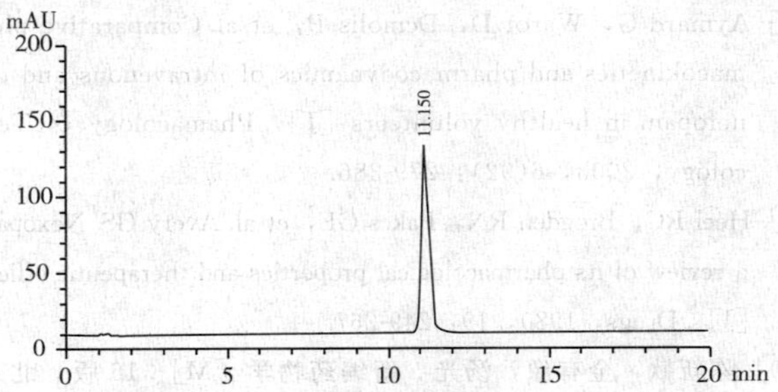

图 4 盐酸奈福泮片含量测定色谱图

色谱柱：Waters SunFire C18，4.6mm×150mm，5μm

有关物质　采用高效相色谱法，采用不加校正因子的主成分自身对照法控制杂质总量，限度为 1.0%，色谱条件与原料药有关物质检查项不同，检测波长为 267nm，以甲醇-水-三乙胺［(38∶62∶0.5)，用冰醋酸调节 pH 值至 4.2］为流动相。

含量测定　采用对照品对照的紫外-可见分光光度法。

细菌内毒素　本品临床每小时用药最大剂量是静脉注射每次 20mg(国家药品标准化学药品说明书内容汇编 5)，内毒素计算限值约为 15EU/mg。中国药典(2015)规定本品细菌内毒素限值为 7.5EU/mg，与内毒素计算值比较，安全系数 2。

参考文献

[1] Evans MS. Lysakowski C，Tramer，MR. Nefopam for the prevention of postoperative pain：quantitative systematic review［J］. British Journal of Anaesthesia，2008，101(5)：610-617.

[2] Piercey MF，Schroeder LA. Spinal and supraspinal sites for morphine and nefopam analgesia in the mouse［J］. Eur J Pharmacol，1981，74：135-140.

[3] Guirimand F，Dupont X，Bouihassira D，et al. Nefopam strongly depresses the nociceptive flexion(RIII) reflex in humans［J］. Pain，1999，80：399-404.

[4] Novelli A，Diaz-Trclles R，Gropetti A，et al. Nefopam inhibits calcium influx. cGMP formation，and NMDA receptor-dependent ncurotoxicity following activation of voltage sensitive calcium channels［J］. Amino Acids，2005，25：183-191.

[5] Beloeil H，Delage N，Negre I，et al. The median effective dose of neflopam and morphine administered intravenously for postoperative pain after minor surgery：a prospcetive randomized double-blindedi isobolographic study of their analgesic ation［J］. Anesthcsia & Analgesia，2004，98：395-400.

[6] Kakkar M，Derry S，Moore RA. et al. Single dose oral ncfopam for acute postoperative pain in adults［J］. Cochrane Database Syst Rev，2009，8(3)：CD007442.

[7] Gomaa AA，Aly SA，Badary MS，et al. Thc immunopotentiator effects of nefopam［J］. International immunopharmacology，2007，(7)：266-271.

[8] Aymard G, Warot D, Dcmolis P, et al. Comparative pharmacokineties and pharmacodynamics of intravenous and oral nefopam in healthy volunteers [J]. Phamacology & Toxicology, 2003, 6(92): 279-286.

[9] Heel RC, Brogden RN, Pakcs GE, et al. Avery GS. Nexopam: a review of its pharmacological properties and therapeutic efficacy [J]. Drugs, 1980, 19: 249-267.

[10] 陈新歉，金有豫，汤光．新编药物学［M］．16版．北京：人民卫生出版社，2007：180.

[11] 姚新生．有机化合物波谱分析［M］．北京：中国医药科技出版社，2004.

撰写　杨　林　罗立骏　重庆市食品药品检验检测研究院
复核　罗　萍　　　　　重庆市食品药品检验检测研究院

盐酸昂丹司琼
Ondansetron Hydrochloride

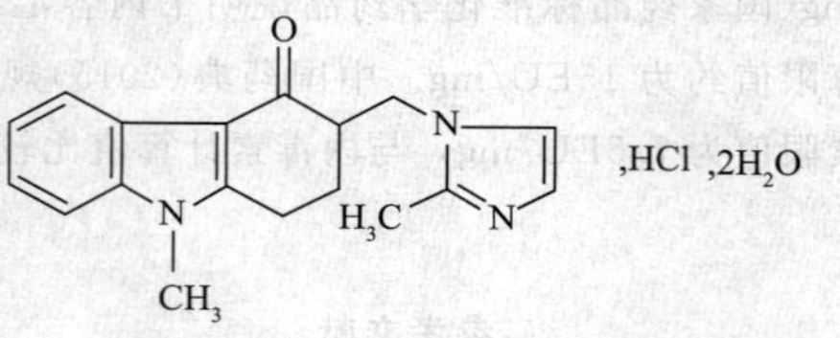

$C_{18}H_{19}N_3O \cdot HCl \cdot 2H_2O$　365.86

化学名： 2,3-二氢-9-甲基-3-[(2-甲基咪唑-1-基)甲基]-4(1*H*)-咔唑酮盐酸盐二水合物

2,3-dihydro-9-methyl-3-[(2-methylimidazol-1-yl) methyl]carbazol-4(1*H*)-one monohydrochloride dihydrate

英文名： Ondansetron(INN) Hydrochloride

异名： 盐酸恩丹西酮

CAS号： [03639-04-9]

本品是一种强效、高选择性的外周神经元和中枢神经系统内5-羟色胺3(5-HT3)受体拮抗剂，主要用于化疗药物和放射治疗引起的呕吐。本品口服生物利用度约60%，血浆蛋白结合率为70%，口服后达峰时间为1.5小时，消除半衰期约为3小时，药物由粪及尿中排出。本品常见的不良反应有头痛、腹部不适、便秘、短暂性转氨酶升高[1]。

本品最早由葛兰素公司开发，于1993年3月在英国上市，我国于1994年9月正式批准生产。

除中国药典(2015)收载外，BP(2013)、Ph. Eur. (7.0)、USP(36)也有收载。

【制法概要】 文献报道较典型的合成工艺如下。

以1,2,3,9-四氢-4*H*-咔唑-4-酮为起始原料，甲基化得1,2,3,9-四氢-9-甲基-4*H*-咔唑-4-酮，与二甲胺盐酸盐及多聚甲醛经Mannish反应，生成1,2,3,9-四氢-9-甲基-3-二甲氨基甲基-4*H*-咔唑-4-酮，后者与2-甲基咪唑缩合反应后，生成1,2,3,9-四氢-9-甲基-3-[(2-甲基-1*H*-咪唑-1-基)甲基]-4*H*-咔唑-4-酮(昂丹司琼)，再与盐酸成盐即得1,2,3,9-四氢-9-甲基-3-[(2-甲基-1*H*-咪唑-1-基)甲基]-4*H*-咔唑-4-盐酸盐(盐酸昂丹司琼)[2,3]。

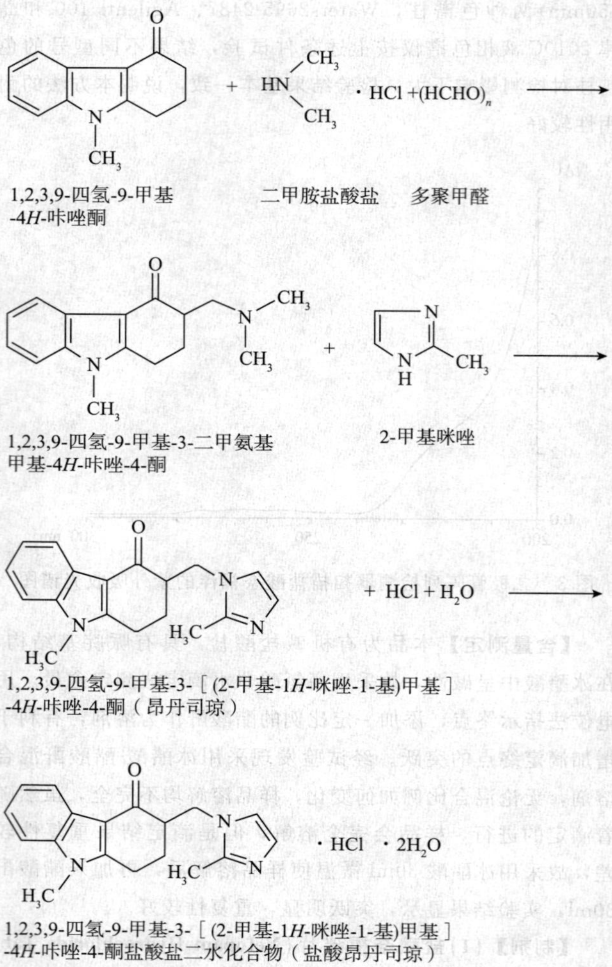

【性状】 白色或类白色结晶性粉末。其盐酸二水合物熔点为175～180℃，熔融时同时分解，无水物熔点为231～232℃(甲醇中结晶)。

【鉴别】 (1)因本品结构中含有咪唑环，其环上的氮原子显弱碱性，可与稀碘化铋钾试液反应生成猩红色沉淀。

(2)因本品结构中具有咔唑环和酮基，可形成共轭体系而具有紫外可见光特征吸收光谱，在248nm、267nm与310nm的波长处有最大吸收，在282nm与257nm的波长处有最小吸收，可作为鉴别依据。见图1。

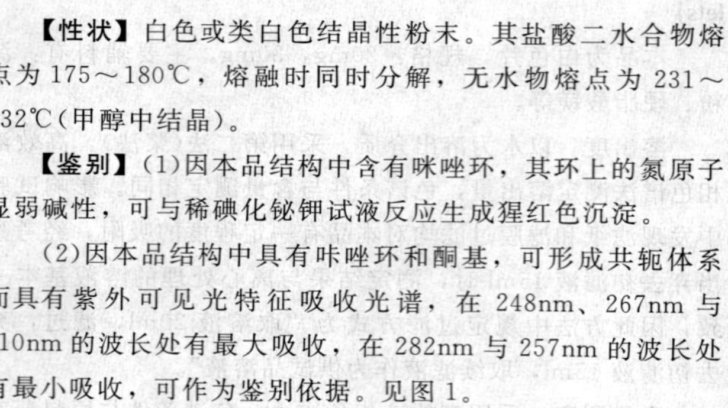

图1　盐酸昂丹司琼紫外吸收特征图谱

(3)本品的红外吸收光谱(光谱集 832 图)，显示的主要特征吸收如下[4]。

特征谱带(cm^{-1})	归属	
3400	水	ν_{O-H}
3175，3143，3080，3045	芳氢	ν_{C-H}
3000～2400	叔胺盐	$\nu_{\overset{+}{N}H}$
1640	环酮	$\nu_{C=O}$
1580，1531，1479，1456	芳环	$\nu_{C=C,C=N}$
760		γ_{4H}

【检查】酸度 本品工艺最后一步为加盐酸的成盐反应，为控制其工艺，规定了其溶液(0.1g/10ml)的 pH 值应为 4.0～5.5。

溶液的澄清度与颜色 因本品制剂中有注射剂，规定其溶液(0.1g/10ml)的澄清度与颜色，以利于控制其制剂的质量。

有关物质 色谱条件与 BP(2013)、Ph. Eur.(7.0)、USP(36)基本一致。

盐酸昂丹司琼经强碱和氧化降解试验，出现明显的降解现象，提示成品贮存或使用过程中应避免碱性和氧化环境：本品对热和光照相对稳定。降解杂质均能与主峰有效分离。

检出限为 2.5ng(0.025%)。

按照中国药典(2005)收载的方法考察国内三家企业样品，将保留时间延长至主峰保留时间的 5 倍时，发现有两家企业的产品在约主峰保留时间的 3.2 倍和 3.6 倍附近有杂质，故中国药典 (2010) 将有关物质的保留时间延长至主峰保留时间的 4 倍。2015 年版未作修订。

USP(36)用 HPLC 法控制杂质 D，TLC 法(方法 1)和 HPLC 法(方法 2)控制色谱纯度，方法 2 对杂质 A、C、D、咪唑、2-甲基咪唑等用相对保留时间定位，按加校正因子的主成分自身对照法分别进行控制；BP(2013)与 Ph. Eur.(7.0)相同，用 TLC 法控制杂质 B，用 HPLC 法控制杂质 A、C、D、E、F、G，用相对保留时间，按加校正因子的主成分自身对照法定量。杂质结构式如下。

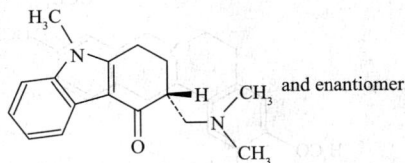

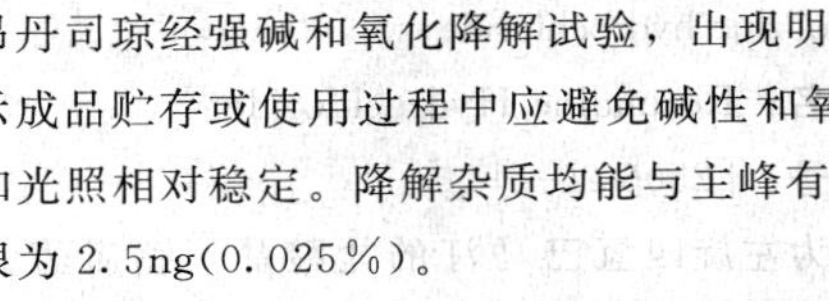

A. (3*RS*)-3-[(dimethylamino) methyl]-9-methyl-1，2，3，9-tetrahydro-4*H*-carbazol-4-one

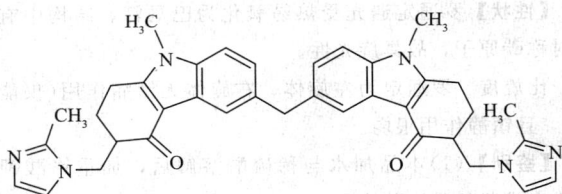

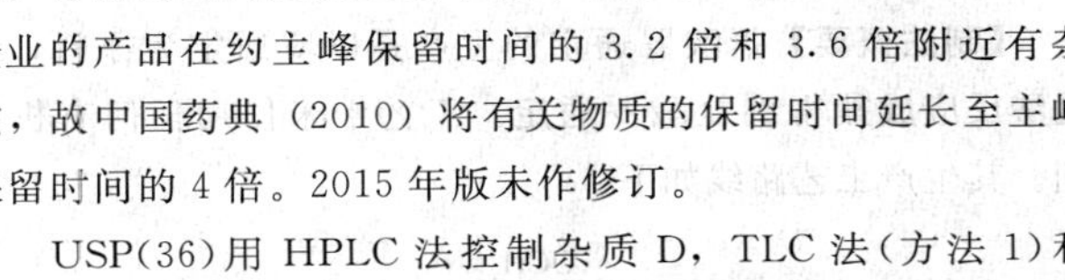

B. 6，6′-methylenebis[(3*RS*)-9-methyl-3-[(2-methyl-1*H*-imidazol-1-yl) methyl]-1，2，3，9-tetrahydro-4*H*-carbazol-4-one]

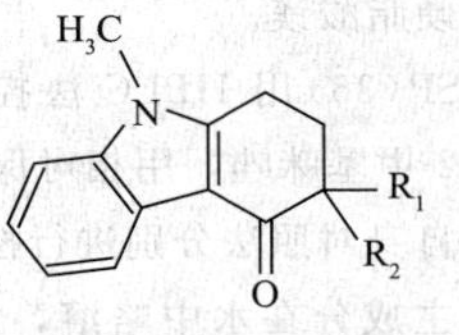

C. $R_1=R_2=H$：9-methyl-1,2,3,9-tetrahydro-4*H*-carbazol-4-one

D. $R_1+R_2=CH_2$：9-methyl-3-methylene-1,2,3,9-tetrahydro-4*H*-carbazol-4-one

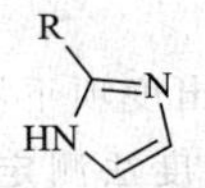

E. R=H：1*H*-imidazole

F. $R=CH_3$：2-methyl-1*H*-imidazole

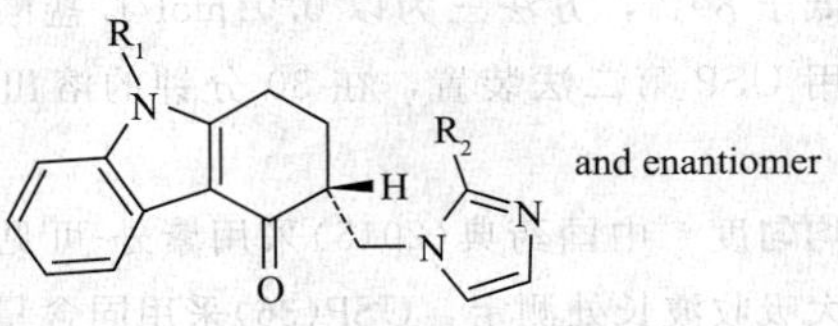

G. $R_1 = CH_3$，$R_2 = H$：(3*RS*)-3-[(1*H*-imidazol-1-yl) methy]-9-methyl-1，2，3，9-tetrahydro-4*H*carbazol-4-one (*C*-demethylondansetron)

H. R_1-H，$R_2=CH_3$：(3*RS*)-3-[(2-methyl-1*H*-imidazol-1-yl)methyl]-1,2,3,9-tetrahydro-4*H*carbazol-4-one(*N*-demethylondansetron)

有关物质测定典型图谱见图 2。

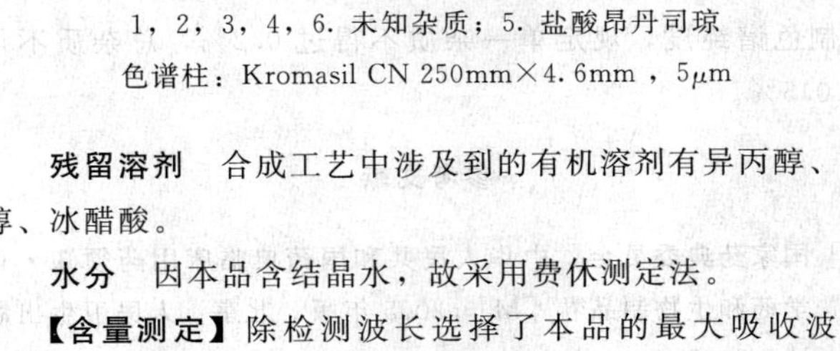

图 2 盐酸昂丹司琼有关物质测定 HPLC 图

1，2，3，4，6. 未知杂质；5. 盐酸昂丹司琼

色谱柱：Kromasil CN 250mm×4.6mm，5μm

残留溶剂 合成工艺中涉及到的有机溶剂有异丙醇、甲醇、冰醋酸。

水分 因本品含结晶水，故采用费休测定法。

【含量测定】 除检测波长选择了本品的最大吸收波长 310nm 外，采用与有关物质检查相同条件的高效液相色谱法，外标法测定。

【制剂】 中国药典(2015)收载了盐酸昂丹司琼片及盐酸昂丹司琼注射液，USP(36)收载了盐酸昂丹司琼注射液、盐酸昂丹司琼片、盐酸昂丹司琼口服溶液、盐酸昂丹司琼口服混悬液，BP(2013)收载盐酸昂丹司琼片和注射液。

(1)盐酸昂丹司琼片(Ondansetron Hydrochloride Tablets)

为白色或类白色片或薄膜衣片，主要辅料为淀粉、乳糖、微晶纤维素、硬脂酸镁。

有关物质　USP(36)用HPLC法控制杂质A、C、D、去甲基昂丹司琼、2-甲基咪唑，用相对保留时间定位，按加校正因子的主成分自身对照法分别进行控制。

溶出度　本品主成分在水中略溶，昂丹司琼的BCS分类属于Ⅰ。中国药典(2015)结合盐酸昂丹司琼的理化性质、剂型规格等，选择桨法、0.1mol/L盐酸溶液为溶剂，为保证测定浓度，不同规格选择了不同的溶剂量，经溶出曲线测定，本品在10分钟溶出量即达到标示量的90%，测定液在24小时内稳定。

在USP(36)中，溶出度项下罗列了三种方法供选择，均采用紫外-可见分光光度法测定溶出量，方法一为以水500ml为溶剂，采用USP第二法装置，在15分钟的溶出量为不低于80%，方法二同方法一，但限度为在30分钟的溶出量为不低于80%，方法三为以0.01mol/L盐酸500ml为溶剂，采用USP第二法装置，在30分钟的溶出量为不低于80%。

含量均匀度　中国药典(2015)采用紫外-可见分光光度法，在最大吸收波长处测定，USP(36)采用同含量测定相同的方法。

(2)盐酸昂丹司琼注射液(Ondansetron Hydrochloride Injection)

本品为盐酸昂丹司琼的灭菌水溶液，为无色的澄明液体，主要辅料为枸橼酸、枸橼酸钠、氯化钠。

有关物质　按照中国药典(2005)收载方法考察不同企业的样品，发现有企业的样品在约为主峰保留时间的3.2倍附近有一杂质峰，为严格控制质量，将记录保留时间延长至主峰保留时间的5倍。同时在实验中发现，有部分样品在约2分钟左右有较大色谱峰，经多家企业分析，确认是辅料(枸橼酸)峰，在计算杂质时应予以扣除。经方法学验证，本品对光照和热较稳定，对氧化和强碱不稳定，均产生明显的降解产物，但降解产物均能与主峰基线分离；处方中辅料峰与主峰能完全分离。

USP(36)用HPLC法控制杂质D，用另一种HPLC法控制色谱纯度，规定单一杂质不得过0.2%，总杂质不得过0.5%。

参考文献

[1] 国家药典委员会．中华人民共和国药典临床用药须知·化学药和生物制品卷［M］．2005年版．北京：人民卫生出版社，2005.

[2] 陈国华．止吐药翁丹西隆的合成［J］．中国医药工业杂志，1993，24(6)：241-242.

[3] 徐继富，富强，李铭东，等．昂丹司琼的合成工艺改进[J]．江苏药学与临床研究，2005，13(3)：15-17.

[4] 孙毓庆．分析化学［M］．第二版下册．北京：科学出版社，2011：81.

撰写　高素英　浙江省食品药品检验研究院

复核　洪利娅　杨伟峰　殷国真　浙江省食品药品检验研究院

盐酸罗通定

Rotundine Hydrochloride

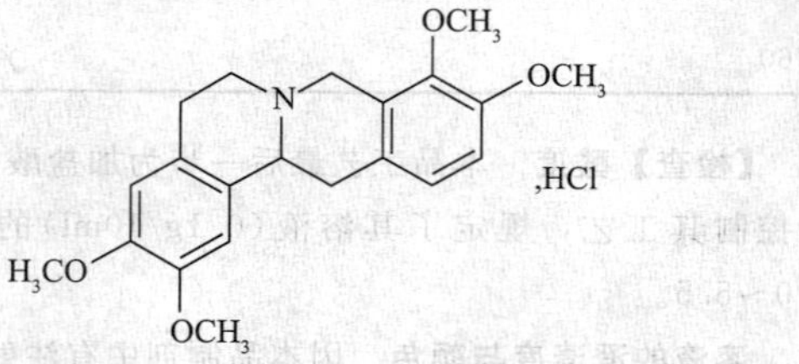

$C_{21}H_{25}NO_4 \cdot HCl$　391.89

化学名：2,3,9,10-四甲氧基-5,8,13,13α-四氢-6*H*-二苯并[α,*g*]喹嗪盐酸盐。

5,8,13,13α-tetrahydro-2,3,9,10-tetramethoxy-6*H*-dibenzo[α,*g*]quinolizine hydrochloride

英文名：Rotundine Hydrochloride

CAS号：[2506-20-9]

本品为左旋四氢巴马汀的盐酸盐，镇痛药。其药理作用、适应证、代谢过程、不良反应等与罗通定基本相同。目前仅中国药典收载。

【制法概要】盐酸罗通定的生产是以罗通定为原料，与盐酸反应成盐得到盐酸罗通定。工艺中未使用任何有机溶剂。其生产工艺路线如下。

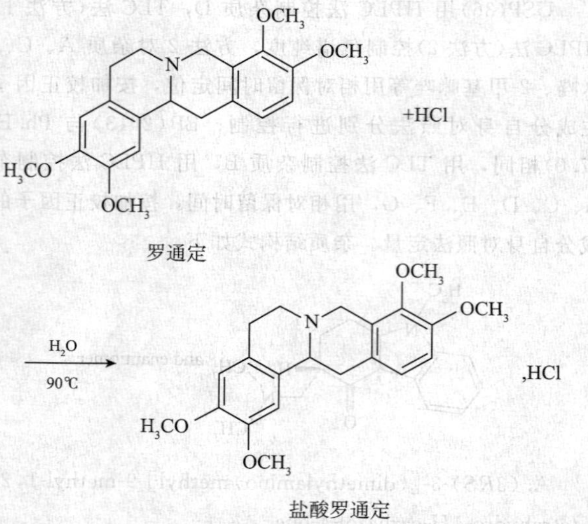

【性状】罗通定遇光受热易氧化为巴马汀。结构中有一不对称碳原子，故具旋光性。

比旋度　罗通定为左旋体。右旋体无镇痛作用(仅能协同)，且镇静作用很弱。

【鉴别】(1)本品加水与稀硫酸溶解后，加重铬酸钾试液，生成黄色重铬酸盐沉淀。

(2)本品被氧化成巴马汀，Fe^{3+} 被还原成 Fe^{2+}，与铁氰化钾生成滕氏蓝 $Fe_4[Fe_3(CN)_6]_3$。

(3)中国药典(2015)增加了 HPLC 保留时间鉴别作为鉴别（3)。

(4)本品的红外光吸收图谱应与对照的图谱(光谱集 834 图)一致，本品的红外光吸收图谱显示的主要特征吸收如下。

特征谱带(cm^{-1})	归属	
2830	甲氧基	ν_{C-H}
2700～2200	叔胺盐	ν_{NH}^{+}
1620，1520，1500	苯环	$\nu_{C=C}$
1275，1230，1140，1095	芳醚	ν_{C-O-C}

【检查】有关物质　采用高效液相色谱法进行检查。方法与罗通定有关物质检查相同（图 1)。

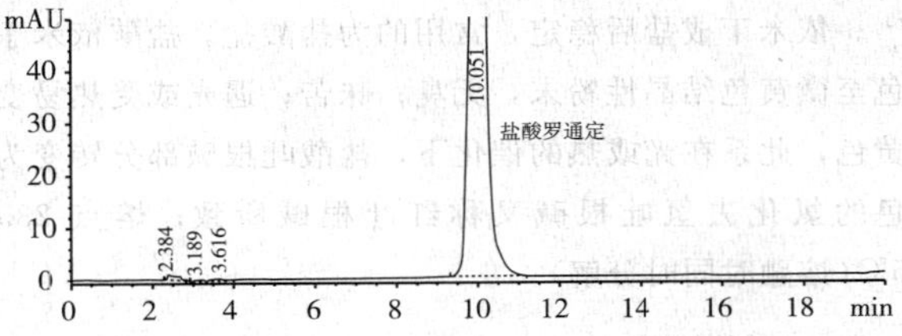

图 1　盐酸罗通定有关物质检查典型色谱图

色谱柱：TSK gel ODS-100S，4.6mm×250mm，5μm

使用三种品牌色谱柱：TSK gel ODS-100S(4.6mm×250mm，5μm)、Agilent Eclipse XDB-C18(4.6mm×150mm，5μm)、Nucleodur C18 Gravity(4.6mm×250mm，5μm)进行耐用性试验考察，结果杂质峰与盐酸罗通定的分离度均能达到 1.5 以上。

采用逐步稀释法测定，盐酸罗通定最低检测限为 4.46ng。

经溶液稳定性试验考察，供试品溶液各杂质色谱峰面积总和在 24 小时内稳定(RSD=18%，n=10)。

经测定盐酸巴马汀与盐酸罗通定的相对响应因子约为 4.6，宜采用对照品法计算巴马汀的含量，但样品中杂质巴马汀含量较少，且因盐酸巴马汀响应因子较大，采用主成分自身对照法计算巴马汀杂质的量可对其进行更为严格的控制，并可简化试验操作，故中国药典(2010)仅对杂质总量进行限度控制，不对巴马汀进行单独控制。另中国药典(2005)其他生物碱检查规定单个杂质不得过 1%，中国药典(2010)则将有关物质限度修订为杂质总量不得过 0.5%。

重金属　中国药典(2005)未收载重金属检查项，罗通定为植物中提取的生物碱类天然化合物，中国药典(2010)标准中增订重金属检查项。盐酸罗通定在沸水中溶解，但 1g 样品难以在 25ml 水中溶解，故采用炽灼残渣项下的残渣照附录Ⅳ(第二法)检查，限度定为不得过百万分之二十。中国药典(2015)未作修订。

【含量测定】中国药典(2005)采用非水滴定法测定盐酸罗通定的含量，其他生物碱均会参与此反应，影响测定结果，专属性不强，且采用醋酸汞试液屏蔽氯离子的干扰，汞盐会对环境造成严重的污染。中国药典(2010)标准中参照有关物质项下的色谱条件，建立盐酸罗通定的 HPLC 含量测定方法。

中国药典(2015)盐酸罗通定的含量测定方法以外标法定量。盐酸罗通定 280nm 处有最大吸收，选用 280nm 作为测定波长。盐酸罗通定进样量在 0.1026～2.052μg 范围内，峰面积与进样量呈良好的线性关系，线性方程为：$y=754.13x+1.03$，$r=1.0000$($n=6$)。重复性试验 RSD 为 0.1%($n=6$)。供试品溶液在室温放置 24 小时基本稳定(RSD=0.2%，n=10)。

中国药典(2005)罗通定含量测定限度为：按干燥品计算，含 $C_{21}H_{21}NO_4 \cdot HCl$ 不得少于 98.5%。中国药典(2010)则将限度修订为：按干燥品计算，含 $C_{21}H_{21}NO_4 \cdot HCl$ 应为 98.5%～102.0%。中国药典(2015)未作修订。

【制剂】中国药典(2015)收载了盐酸罗通定片。

盐酸罗通定片(Rotundine Hydrochloride Tablets)

本品为白色至淡黄色片，规格为 30mg，处方中主要辅料有淀粉、糊精、羟丙纤维素、枸橼酸、乙醇、硬脂酸镁。

中国药典(2005)盐酸罗通定片鉴别项仅有化学反应法，专属性均不够强。红外光谱鉴别具有专属性好、特征性强，可提供较多的整体性结构信息的特点，符合药物鉴别的发展方向，不仅在原料药鉴别中得到广泛的应用，也越来越多的应用于制剂的鉴别之中。盐酸罗通定在三氯甲烷、甲醇或沸水中溶解，而三氯甲烷对人体毒性比较大，水较难蒸干，且一些辅料能溶于沸水中，对红外测定可能会造成干扰，均不适宜作为提取溶剂。中国药典(2010)标准中增订了红外鉴别，选择甲醇为溶剂提取盐酸罗通定。样品经处理后绘制的红外光吸收图谱与对照的图谱(光谱集 834 图)一致。中国药典(2015)未作修订。

有关物质　参照盐酸罗通定质量标准有关物质检查的方法建立盐酸罗通定片的有关物质检查方法，采用 HPLC 方法，色谱条件与盐酸罗通定有关物质检查方法相同。必要时在计算杂质总量时，应扣除辅料峰。有关物质限度制定为杂质总量不得过 1.0%。见图 2、图 3。

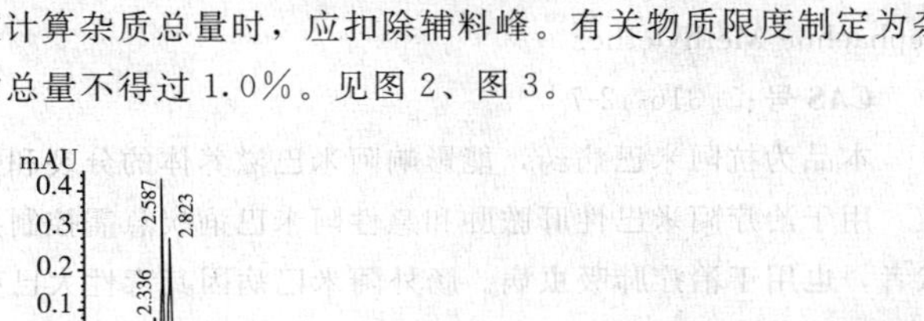

图 2　空白辅料溶液色谱图

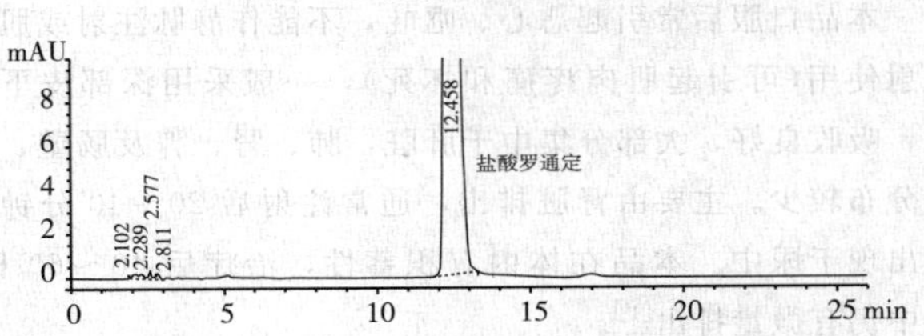

图 3　盐酸罗通定片有关物质典型色谱图

色谱柱：TSK gel ODS-100S，4.6mm×250mm，5μm

含量测定 中国药典(2005)采用了紫外-可见分光光度法于 281nm 处测定吸收度，以吸收系数法计算盐酸罗通定片中盐酸罗通定的含量。盐酸罗通定在 281nm 的吸收系数为 140.4，吸收系数较小，同时其杂质巴马汀在 281nm 处也有吸收，采用紫外法测定其含量专属性不强。中国药典(2015)含量测定方法与盐酸罗通定含量测定方法相同，以外标法定量。重复性试验 RSD 为 0.4%($n=6$)。供试品溶液在室温放置 24 小时基本稳定(RSD=0.2%，$n=10$)。方法回收率为 101.4%($n=9$，RSD=0.4%)。中国药典(2010)修订为 HPLC 法，中国药典(2015)继续延用 HPLC 法。

撰写 戴向东 梁飞燕 广西壮族自治区食品药品检验所
复核 赵 庄 广西壮族自治区食品药品检验所

盐酸依米丁
Emetine Hydrochloride

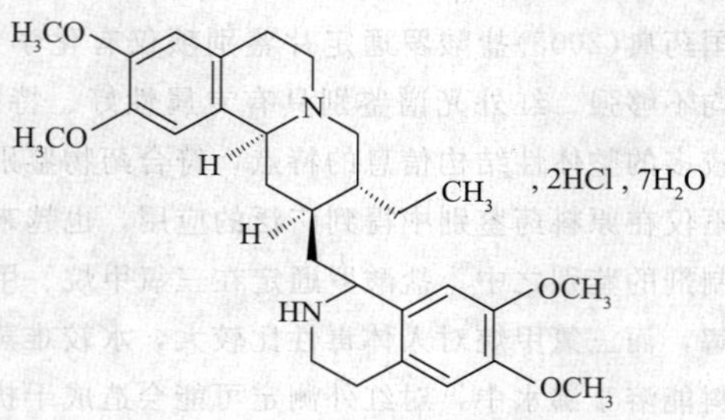

$C_{29}H_{40}N_2O_4 \cdot 2HCl \cdot 7H_2O$ 679.68

化学名：6′,7′,10,11-四甲氧基吐根烷二盐酸盐七水合物

6′,7′,10,11-tetramethoxyemetan dihydrochloride heptahydrate

英文名：Emetine(INN) Hydrochloride

异名：吐根酚碱甲醚；吐根素；盐酸吐根碱；Emetine；Cephaeline Methylether

CAS 号：[316-42-7]

本品为抗阿米巴病药，能影响阿米巴滋养体的分裂和繁殖。用于治疗阿米巴性肝脓肿和急性阿米巴痢疾急需控制症状者，也用于治疗肺吸虫病。肠外阿米巴病因其毒性大已少用。由于消除急性症状效力较好而根治作用低，故不适用于症状轻微的慢性阿米巴痢疾及无症状的带包囊者。此外本品还可用于蝎子蛰伤[1]。

本品口服后常引起恶心、呕吐，不能作静脉注射或肌内注射使用(可引起肌肉疼痛和坏死)，一般采用深部皮下注射，吸收良好，大部分集中于肝脏，肺、肾、脾及肠壁、脑等分布较少。主要由肾脏排出，通常注射后 20～40 分钟即可出现于尿中。本品在体内有积蓄性，治疗后 40～60 日，尿中仍有微量排出[1]。

本品排泄缓慢，易蓄积中毒，不宜长期连续使用，一般治疗不超过 5 天，对人的致死量为每千克体重 10～20mg。用药后期出现不良反应，常见的有恶心、呕吐、腹痛、腹泻、肌无力等，偶见周围神经炎(静脉注射 10%葡萄糖酸钙 10ml 可减轻不良反应)。对心肌损害可表现为血压下降，心前区痛、脉细弱、心律失常、心力衰竭等，如有心电图变化，应立即停药，否则易致急性心肌炎而引起死亡。重症心脏病、高度贫血、肝肾功能明显减退者、即将手术的病人、老弱病人、孕妇与幼婴儿均禁用。注射前、后 2 小时必须卧床休息，检查心脏与血压有无改变[1]。

本品除中国药典(2015)收载外，BP(2013)、Ph. Eur.(7.0)及 USP(36)均有收载。

【制法概要】本品为从南美洲茜草科植物吐根(Urgoga-ipecacuanha)中提取的一种生物碱[1]，亦可由丙酮二羧酸二乙酯合成。

【性状】依米丁为白色粉末，熔点 74℃，具有旋光性，在空气中逐渐变黄；微溶于水，溶于乙醇、乙醚和三氯甲烷[2]。依米丁成盐后稳定，常用的为盐酸盐。盐酸依米丁为白色至微黄色结晶性粉末，无臭；味苦；遇光或受热易变质为黄色，此系在光或热的催化下，盐酸吐根碱部分转变为黄红色的氯化去氢吐根碱又称红吐根碱所致；熔点 235～255℃(熔融时同时分解)。

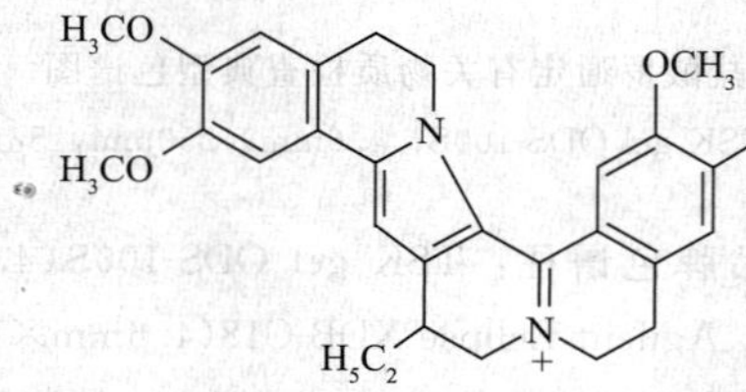

氯化去氢吐根碱

$C_{29}H_{33}N_2O_4Cl$，Dehydroemetinium Chloride

【鉴别】(1)本品为有机生物碱，与生物碱显色试剂钼硫酸试液作用，显亮绿色，反应灵敏，现象明显。

(2)为采用对照品法的红外光谱鉴别。

(3)本品为吐根碱的二盐酸盐，溶于水后游离出 Cl^-，显氯化物的鉴别反应。

【检查】酸度 本品为强酸弱碱盐，其水溶液显弱酸性。

吐根酚碱 为依米丁的水解产物，或由吐根酚碱甲基化合成依米丁时的原料残留。

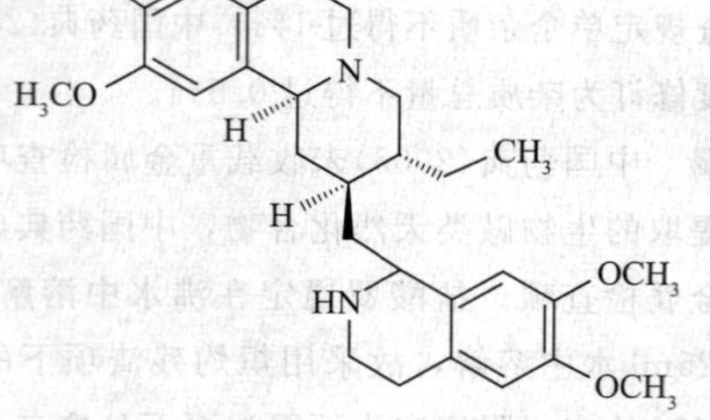

吐根酚碱(Cephaeline $C_{28}H_{38}N_2O_4$)

除中国药典(2015)收载外，BP(2013)、Ph. Eur.(7.0)、USP(36)亦以薄层色谱法对其进行限量检查。展开后先喷以

氢氧化钠溶液碱化处理，再以重氮对硝基苯试液显色。本方法简便、易行，较灵敏。

干燥失重　本品为七水合物，理论含水量为 18.5%，105℃干燥至恒重时失重各国药典均规定为 15%～19%。

【含量测定】中国药典(2015)及 USP(36)均为非水溶液滴定法，BP(2013)及 Ph. Eur. (7.0)采用氢氧化钠直接滴定，电位法指示等当点。本品为生物碱的盐酸盐，加醋酸汞为消除盐酸的干扰，在冰醋酸中，与醋酸汞试液反应生成醋酸依米丁及难电离的氯化汞，用高氯酸滴定，生成高氯酸依米丁和醋酸，用结晶紫指示液指示终点。

【制剂】盐酸依米丁注射液(Emetine Hydrochloride Injection)

中国药典(2015)和 USP(36)均收载了盐酸依米丁注射液。

吐根酚碱检查项同盐酸依米丁。

细菌内毒素　本品临床每小时用药最大剂量是肌内和皮下注射每千克体重 1mg(中国国家处方集)，内毒素计算限值约为 5.0EU/mg；国外标准中 USP 为 5.4USPEU/mg。中国药典(2015)尚未规定本品细菌内毒素检查项，有待研究考虑增补。

含量测定　为酸碱滴定法。取本品，加入氢氧化钠试液碱化使依米丁游离，用乙醚分次提取，提取液精密加入盐酸滴定液再用氢氧化钠滴定液回滴剩余的酸。本方法操作繁琐，有待进一步研究更简便易行的检测方法。USP(36)亦为酸碱滴定法，操作过程基本相同。

依米丁分子结构中含有 C ═C、N—H 发色团，其 0.05mol/L 硫酸溶液在 281.5nm 的波长处有最大吸收，$E_{1cm}^{1\%}$ 为 227；在约 285nm 的波长处有肩峰，$E_{1cm}^{1\%}$ 为 208[3]。有文献报道，可采用分光光度法测定体液和组织中的依米丁。

参考文献

[1] 陈新谦，金有豫，汤光．新编药物学［M］．北京：人民卫生出版社，2001，14：124.

[2] 沈克温．实用药物分离鉴定手册［M］．北京：人民军医出版社，1986：497-498.

撰写　马玉荣　河北省药品检验研究院

复核　杨　梁　河北省药品检验研究院

盐酸金刚烷胺

Amantadine Hydrochloride

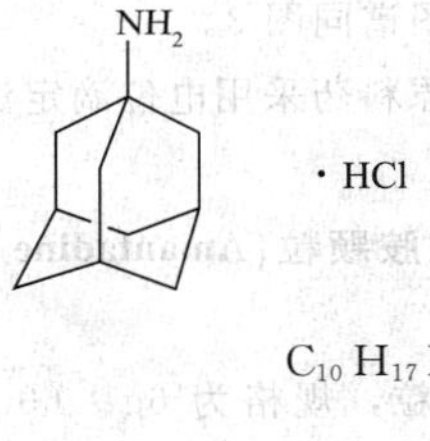

$C_{10}H_{17}N \cdot HCl$　187.71

化学名：三环[3.3.1.1^{3,7}]癸烷-1-胺盐酸盐

tricyclo[3.3.1.1^{3,7}]decan-1-amine hydrochloride

英文名：Amantadine Hydrochloride

CAS 号：[665-66-7]

本品为抗病毒和抗帕金森病药物。其抗病毒机制为抑制病毒穿入宿主细胞，并影响病毒的脱壳，抑制其繁殖，起到治疗和预防病毒性感染作用。其抗帕金森病机制主要是促进纹状体多巴胺的合成和释放，减少神经细胞对多巴胺的再摄取，并有抗乙酰胆碱作用，从而改善帕金森病患者的症状。

据文献报道，一次口服金刚烷胺 100mg 后，2～4 小时达峰浓度。金刚烷胺经肾小球滤过和肾小管分泌，以原型从尿排泄。血浆半衰期一般为 12～18 小时，但常有很大的差异，老年人半衰期可达 2 倍，肾功能受损者则更长。透析只能清除少量的金刚烷胺。

金刚烷胺由 Stetter 于 1959 年合成。1964 年 Davies 等发现有抗病毒作用。我国于 1971 年开始生产。

除中国药典(2015)收载外，BP(2013)、Ph. Eur. (7.0)、JP(16)、USP(36)亦有收载。

【制法概要】本品国内的生产工艺基本一致：用二聚环戊二烯作为起始原料，经氢化、异构化、溴化、胺化、成盐等反应制得[1]。

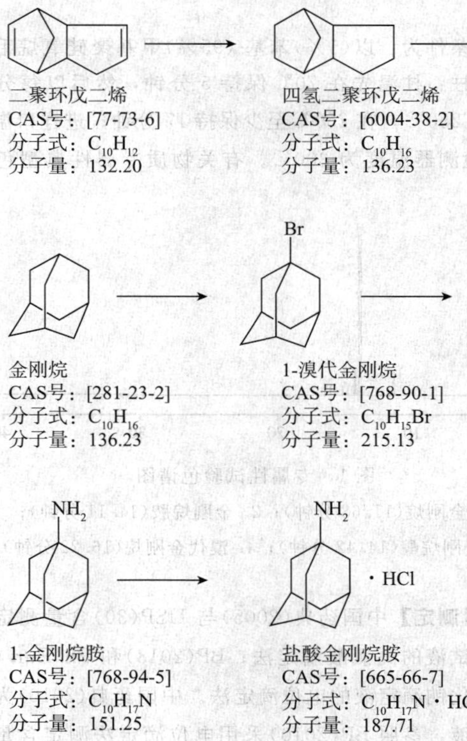

【鉴别】(1)化学反应　本品在酸性条件下，与硅钨酸反应生成不溶于水的复合物，故析出白色沉淀。

(2)红外光谱　本品的红外光吸收图谱应与对照的图谱(光谱集 369 图)一致。本品的红外光吸收图谱显示的主要特征如下[2]。

特征谱带(cm^{-1})	归属
3100～2500	伯胺盐 $\nu_{NH_3}^{+}$
1600，1500	伯胺盐 $\delta_{NH_3}^{+}$

(3)化学反应　本品为盐酸盐，故显氯化物(1)的鉴别反应。

【检查】酸度　本品为盐酸盐，故对酸度进行控制。

有关物质　采用气相色谱法测定。由于盐酸金刚烷胺及其中间体无发色基团，几乎没有紫外光吸收，故采用气相色谱法氢火焰离子化检测器测定有关物质。

盐酸金刚烷胺化学结构稳定，其有关物质主要来源于生产工艺，有中间体金刚烷、1-溴代金刚烷和副产物2-位取代物或二取代物或金刚烷醇(金刚烷、1-溴代金刚烷及金刚烷胺的结构式，分子式及分子量详见制法概要中的工艺路线，金刚烷醇结构为金刚烷胺的氨基被羟基取代，分子式为 $C_{10}H_{16}O$，分子量为152.23)。由于生产工艺最后一步为成盐反应，故在有关物质检查中供试品的前处理先用氢氧化钠溶液中和，再用三氯甲烷提取。为保证方法的专属性和灵敏度，方法中规定了系统适用性的要求，经方法学验证，盐酸金刚烷胺的检出限为1.3μg/ml(S/N 为3.2)；考察了0.1%、0.5%、1%、5%、10%、25%、50%、100%的线性关系，结果相关系数0.9995，可采用面积归一化法有效检测有关物质。

色谱条件为：以(5%)苯基-(95%)甲基聚硅氧烷毛细管柱为色谱柱：柱温先在70℃保持5分钟，然后以每分钟升温10℃至250℃，在250℃至少保持17分钟；进样口温度为220℃；检测器温度为300℃。有关物质专属性典型色谱图见图1。

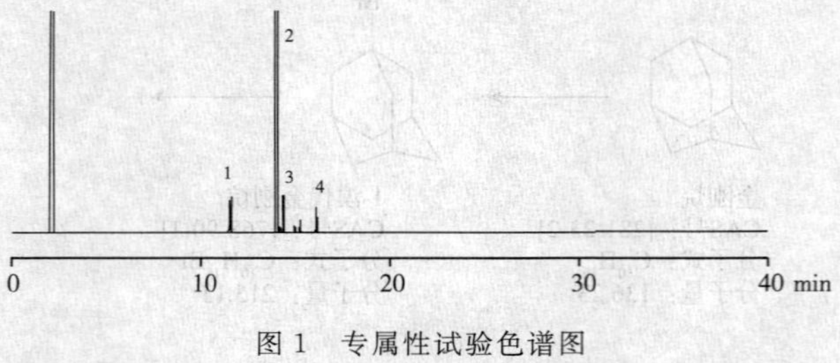

图1　专属性试验色谱图

1. 金刚烷(11.68分钟)；2. 金刚烷胺(14.11分钟)；3. 金刚烷醇(14.42分钟)；4. 溴代金刚烷(16.22分钟)

【含量测定】中国药典(2005)与USP(30)含量测定采用加醋酸汞试液的高氯酸滴定法；BP(2013)和Ph. Eur. (7.0)采用氢氧化钠滴定液的电位滴定法。中国药典(2010)为革除醋酸汞试液，参照BP(2010)采用电位滴定法测定含量。中国药典(2015)未作修订。

盐酸金刚烷胺合成的最后一步是成盐反应，除了与金刚烷胺以离子键形式结合的盐酸，还或多或少存在附着的游离盐酸。若采用氢氧化钠滴定液直接滴定，第一突跃点不明显甚至会被忽略，影响测定结果的准确性。加入适量的0.01mol/L盐酸，提高了滴定介质的酸性，使第一突跃点的突跃增大，利于终点判断，使滴定结果准确可靠。盐酸金刚烷胺含量测定滴定曲线见图2。

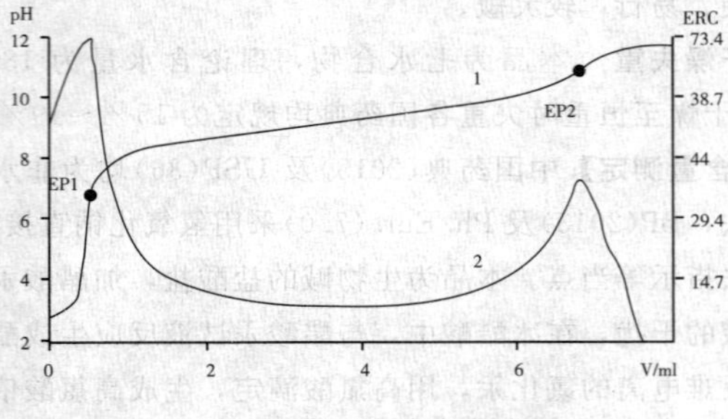

图2　含量测定滴定曲线图

1. 零阶曲线；2. 一阶曲线(曲线峰顶即为等当点)

据修订前后的测定结果统计分析，采用本法测定的结果较采用高氯酸滴定液测定的结果约高1%，初步分析其原因为溶剂乙醇中存在二氧化碳所致，建议对所用溶剂乙醇进行适当处理或同时进行空白试验，以消除二氧化碳的影响。

【贮藏】遮光，密封保存。

【制剂】中国药典(2015)收载了盐酸金刚烷胺片、盐酸金刚烷胺胶囊、盐酸金刚烷胺颗粒和盐酸金刚烷胺糖浆等制剂，USP(36)收载了盐酸金刚烷胺胶囊和口服溶液。

(1)盐酸金刚烷胺片(Amantadine Hydrochloride Tablets)

本品为白色片，规格为0.1g。国内各企业的处方中，主要的辅料为淀粉、蔗糖、糊精等。

红外鉴别　用二氯甲烷提取后录制的红外图谱与对照图谱基本一致。典型图谱见图3。

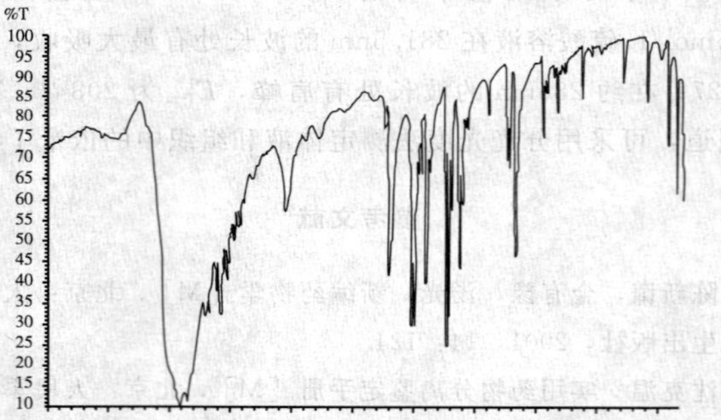

图3　盐酸金刚烷胺片红外图谱

含量测定　同原料药采用电位滴定法测定，含量测定滴定曲线同图2。

(2)盐酸金刚烷胺胶囊(Amantadine Hydrochloride Capsules)

本品为硬胶囊，内容物为白色粉末，规格为0.1g。国内各企业的处方中，主要的辅料为淀粉、糊精等。

红外鉴别　用二氯甲烷提取后录制的红外图谱与对照图谱基本一致。典型图谱同图3。

含量测定　同原料药采用电位滴定法测定，含量测定滴定曲线同图2。

(3)盐酸金刚烷胺颗粒(Amantadine Hydrochloride Granules)

本品为白色颗粒，规格为6g∶60mg和12g∶140mg。

国内各企业的处方中，主要的辅料为蔗糖等。

红外鉴别　用二氯甲烷提取后录制的红外图谱与对照图谱基本一致。典型图谱同图 3。

含量测定　同原料药采用电位滴定法测定，含量测定滴定曲线同图 2。

(4)盐酸金刚烷胺糖浆(Amantadine Hydrochloride Syrup)

本品为有色的澄明黏稠液体。处方如下。

盐酸金刚烷胺	5g
蔗糖	650g
柠檬酸	4g
苯甲酸钠	3g
食用香精	1ml
调色剂	适量
水	适量
全量	1000ml

含量测定　先用氢氧化钠溶液中和，再用乙酸乙酯提取，最后采用非水滴定法测定。

参考文献

[1] 李振肃．药物化学［M］．北京：化学工业出版社，1983：213(1983).

[2] 孙毓庆．分析化学［M］．第三版．下册．北京：科学出版社，2011：81.

撰写　楼永军　李会林　殷国真　浙江省食品药品检验研究院

朱国健　辽宁省药品检验检测院

复核　陶巧凤　浙江省药品化妆品审评中心

盐酸金霉素

Chlortetracycline Hydrochloride

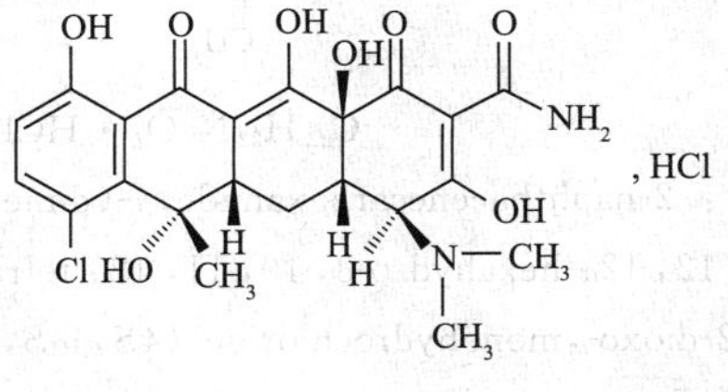

$C_{22}H_{23}ClN_2O_8 \cdot HCl$　515.35

化学名：6-甲基-4-(二甲氨基)-3,6,10,12,12*a*-五羟基-1,11-二氧代-7-氯-1,4,4*a*,5,5*a*,6,11,12*a*-八氢-2-并四苯甲酰胺盐酸盐

2-naphthacenecarboxamide, 7-chloro-4-(dimethylamino)-1,4,4*α*,5,5*α*,6,11,12*α*-octahydro-3,6,10,12,12*α*-pentahydroxy-6-methyl-1,11-dioxo-, monohydrochloride [4*s*-(4*α*,4*αα*,5*αα*,6*β*,12*αα*)]-

英文名：Chlortetracycline(INN)hydrochloride

CAS 号：[64-72-2]

本品为四环素类抗生素，抗菌谱与四环素同，敏感微生物有：立克次体属、支原体属、非典型分枝杆菌属。肠球菌属对其耐药。多年来由于四环素类的广泛应用，临床常见病原菌对金霉素耐药现象严重，葡萄球菌等革兰阳性菌及多数肠杆菌科细菌耐药。本品与四环素不同种类之间存在交叉耐药。本品作用机制为药物能特异性与细菌核糖体 30S 亚基的 A 位置结合，抑制肽链的增长和影响细菌蛋白质的合成。本品由于刺激性强，现已不内服或注射，多作为外用药。眼科用药用于敏感金黄色葡萄球菌、化脓性链球菌、肺炎链球菌等革兰阳性菌及流感嗜血杆菌等敏感革兰阴性菌所致浅眼部感染的治疗；也可用于沙眼衣原体所致沙眼的治疗。耳鼻咽喉科用药用于金黄色葡萄球菌、化脓性链球菌、肺炎链球菌等革兰阳性菌和淋球菌、流感杆菌等革兰阴性菌所致的急性中耳炎。作为局部用药，体内很少吸收[1]。

本品由 Duggan 于 1948 年从放线菌属金色链霉菌(Streptomyces aureofaciens)的培养液中分离得到。国内 1953 年开始研制，1957 年正式生产。除中国药典(2015)收载外，BP(2013)、USP(36)及 Ph. Eur. (7.0)均有收载，JP(16)未收载。

【制法概要】

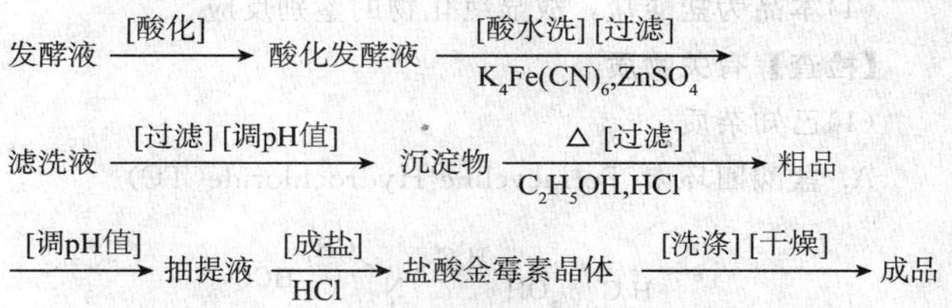

【性状】本品较稳定，但遇光色渐变深。如酸性增强和温度增高，都易使金霉素加速转变为脱水金霉素，其抗菌能力大为减弱，仅为金霉素的 1/20。在中性及碱性溶液中，稳定性亦差。如 pH 值为 8.5 时放置 30 分钟，抗菌能力可损失 12%，放置 2 小时可损失 40%。这主要是金霉素在碱液中异构化为无抗菌能力作用的异金霉素。

四环素类在弱酸性(pH2.0～6.0)溶液中，由于 A 环上手性碳原子 C_4 构型的改变，发生差向异构化，形成差向化合物。反应是可逆的，达到平衡时溶液中差向化合物的含量可达 40%～60%。金霉素很易差向化形成 4-差向金霉素，抗菌性能极弱或完全消失。高价的无机酸或有机酸根存在或阴离子(如磷酸根、枸橼酸根、醋酸根等)浓度增加，都能使差向化速度增大[2]。

比旋度　由于本品溶解度低，在配置供试液时，需放置一定时间。实验证明，比旋度测定结果与供试液放置时间有一定关系。时间愈长，比旋度越低。当放置 16～30 分钟时接近稳定。因此规定在暗处放置 30 分钟后测定，这样可以得到比较满意的结果。

本品 5mg/ml 水溶液，避光放置 30 分钟，在 25℃测定，比旋度为－235°至－250°。USP(36)检测条件和比旋度规定与此相同，BP(2013)及 Ph. Eur. (7.0)除未规定避光放置 30 分钟本品 2.5mg/ml 水溶液外，也与此相同。

【鉴别】(1)四环素类均能与硫酸呈颜色反应，盐酸四环素呈深紫色，盐酸土霉素呈深朱红色，盐酸金霉素呈橄榄绿色。盐酸金霉素加入硫酸发生脱水反应，进而分子重排形成有色物质，用水稀释后发生颜色改变[2]。

(2)高效液相色谱法鉴别试验可与含量测定一并进行，详见〔含量测定〕项下所得的典型色谱图。

(3)红外光吸收对照图谱收载于《药品红外光谱集》，光谱集 370。盐酸金霉素母核上含有主要官能团为：二甲胺基 $-N(CH_3)_2$、酰胺基 $-CONH_3$、酚羟基(在 C_{10} 上)和两个含有酮基和烯醇基的共轭双键系统(C_1 和 C_3；C_{11} 和 C_{12})[2]。本品红外光谱法鉴别所得红外吸收图谱显示的主要特征吸收如下[3]。

特征谱带(cm^{-1})	归属	
3340，3300	羟基，酰胺	$\nu_{O-H,N-H}$
3080，3060	芳氢	ν_{C-H}
3100～2400	胺盐	$\nu_{\overset{+}{NH}}$
1665	酰胺	$\nu_{C=O}$
1628，1578	共轭酮	$\nu_{C=O}$
830	取代苯	γ_{2H}

(4)本品为盐酸盐，故显氯化物的鉴别反应。

【检查】有关物质

(1)已知杂质

A. 盐酸四环素 Tetracycline Hydrochloride(TC)

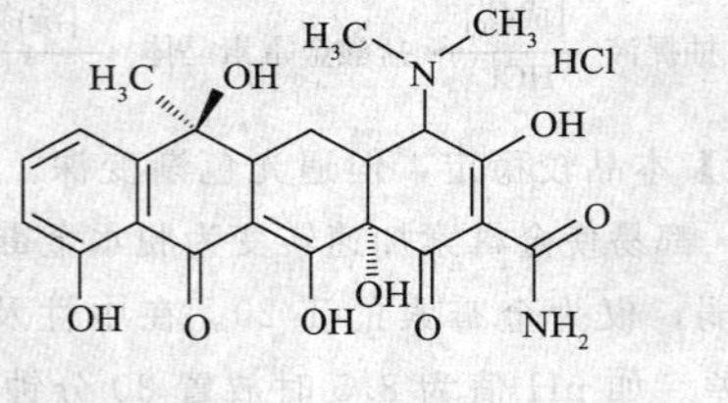

$C_{22}H_{24}N_2O_8 \cdot HCl$　480.90

化学名：6-甲基-4-(二甲氨基)-3,6,10,12,12α-五羟基-1,11-二氧代-1,4,4α,5,5α,6,11,12α-八氢-2-并四苯甲酰胺盐酸盐

2-naphthacenecarboxamide,4-(dimethylamino)-1,4,4α,5,5α,6,11,12α-octahydro-3,6,10,12,12α-pentahydroxy-6-methyl-1,11-dioxo-,monohydrochloride,(4*S*,4α*S*,5α*S*,6*S*,12α*S*)

CAS 号：[64-75-5]

B. 4-差向金霉素 4-Epichlortetracycline hydrochloride (ECTC)

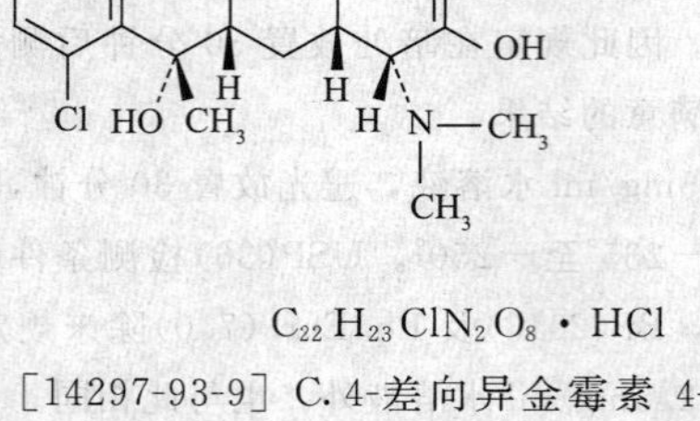

$C_{22}H_{23}ClN_2O_8 \cdot HCl$　515.34

CAS 号：[14297-93-9] C. 4-差向异金霉素 4-Epichlortetracycline(EICTC)

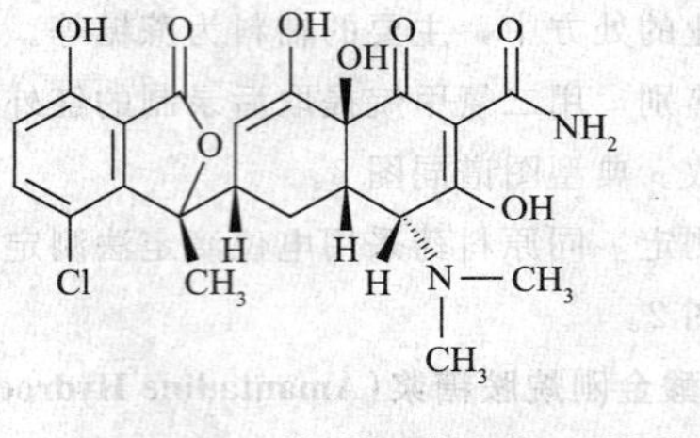

$C_{22}H_{23}ClN_2O_8 \cdot HCl$　515.34

化学名：(4*R*,4α*S*,5α*S*,6*S*,12α*S*)-7-chloro-4-(dimethylamino)-3,6,10,12,12α-pentahydroxy-6-methyl-1,11-dioxo-1,4,4α,5,5α,6,11,12α-octahydrotetracene-2-carboxamide

CAS 号：[14297-93-9]

D. 去甲基金霉素 Demeclocycline(DMCTC)

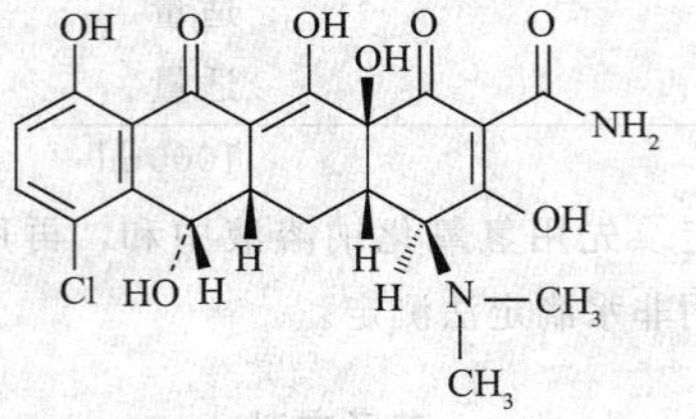

$C_{21}H_{21}ClN_2O_8 \cdot HCl$　501.32

化学名：7-氯-4-二甲氨基-3,6,10,12,12α-五羟基-1,11-二氧代-1,4,4α,5,5α,6,11,12α-八氢-2-并四苯甲酰胺盐酸盐

7-chloro-4-dimethylamino-3,6,10,12,12α-pentahydroxy-1,11-dioxo-1,4,4α,5,5α,6,11,12α-octahydro-naphthacene-2-carboxamide hydrochloride

CAS 号：[64-73-3]

E. 2-脱水四环素 Anhydrotetracycline hydrochloride(ATC)

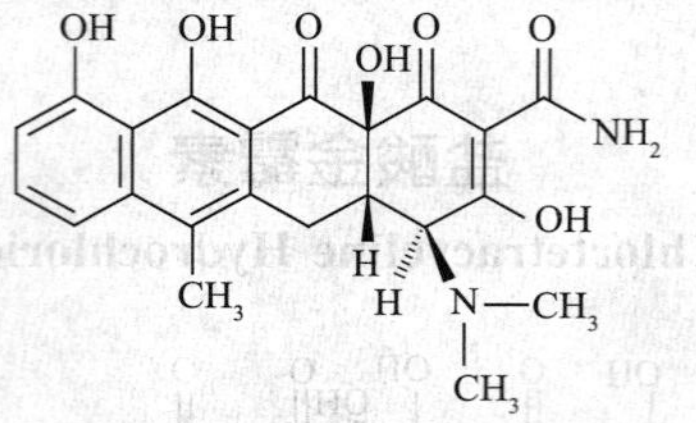

$C_{22}H_{22}N_2O_7 \cdot HCl$　462.88

化学名：2-naphthacenecarboxamide,4-(dimethylamino)-1,4,4α,5,12,12α-hexahydro-3,10,11,12α-tetrahydroxy-6-methyl-1,12-dioxo-,monohydrochloride,(4*S*,4α*S*,12α*S*)

CAS 号：[13803-65-1]

F. 乙酰-2-脱氨甲酰金霉素(ADCTC)

(2)主要杂质以及限度

主要杂质为发酵过程中带来的盐酸四环素、去甲基金霉素、4-差向异金霉素和乙酰-2-脱氨甲酰金霉素，以及金霉素差向异构化所产生的4-差向金霉素。对不同储存期的样品以及配置后放置不同时间的样品进行测定发现，样品中盐酸四环素量基本稳定，4-差向金霉素量改变较显著，未出现新杂质。对盐酸四环素和4-差向金霉素杂质的控制延用中国药典(2005)二部的杂质限度规定，按外标法计算含盐酸四环素不得过 8.0%，含 4-差向金霉素不得过 4.0%。由于在 0.01mol/L 盐酸溶液中盐酸金霉素有不断差向化的趋势，在

实验中会影响4-差向金霉素的准确定量，为保证实验准确，溶液配制后应立即进样。

参照Ph. Eur.(7.0)对其他杂质的控制，在溶剂峰和盐酸金霉素之间洗脱出的其他杂质峰之和不大于Ph. Eur.(6.1)盐酸金霉素有关物质的对照液e(40μg/ml的4-差向金霉素)中差向金霉素峰面积的0.25倍(1%)，小于Ph. Eur.(6.1)盐酸金霉素有关物质的对照液f(1μg/ml的盐酸四环素)主峰面积的杂质峰忽略不计(0.1%)。考察多批样品，在溶剂峰和盐酸金霉素之间洗脱出的除四环素和差向金霉素外的其他杂质峰中，只有4-差向异金霉素(EICTC)和去甲基金霉素(DMCTC)的峰面积较大，但两峰之和不到上述对照液e(40μg/ml的4-差向金霉素)中差向金霉素峰面积的0.08倍，其他杂质峰包括乙酰-2-脱氨甲酰金霉素(ADCTC)和2-脱水四环素(ATC)均小于上述对照液f主峰面积，均可忽略不计。综上所述，其他各杂质峰面积的和不得大于对照品溶液中4-差向金霉素(40μg/ml的4-差向金霉素)峰面积的0.375倍(1.5%)，供试品溶液中任何小于对照品溶液(1)(1μg/ml的盐酸四环素)主峰面积的峰可忽略不计。

(3)系统适应性试验图谱(图1)

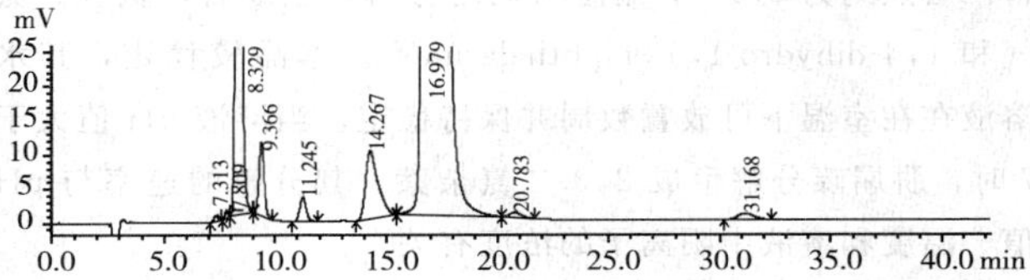

图1　系统适应性试验色谱图

盐酸四环素(TC)$RT=8.329$；4-差向异金霉素(EICTC)$RT=9.366$；去甲基金霉素(DMCTC)$RT=11.245$；4-差向金霉素(ECTC)$RT=14.267$；盐酸金霉素(CTC)$RT=16.979$；乙酰-2-脱氨甲酰金霉素(ADCTC)$RT=20.783$；2-脱水四环素(ATC)$RT=31.168$

(4)流动相

由于中国药典(2005)中的方法：主峰和4-差向金霉素峰塔板数低，峰对称性差，可分离的杂质个数相对少，且金霉素峰略有前延，基线轻微上抬，影响四环素峰面积的准确定量(图2)。流动相的pH值高，草酸铵的浓度也较大，容易造成草酸铵析出，柱压升高，损坏色谱柱。

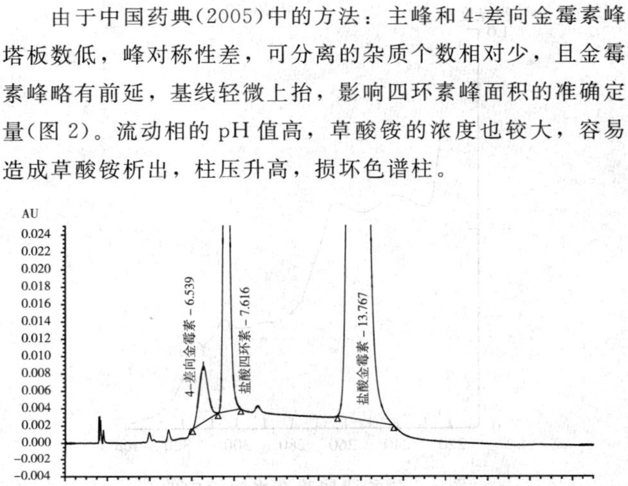

图2　有关物质测定色谱图[中国药典(2005年)方法]

4-差向金霉素(ECTC)$RT=6.539$；盐酸四环素(TC)$RT=7.615$；盐酸金霉素(CTC)$RT=13.767$

参照BP(2009)中的方法并在BP(2009)方法的基础上进行优化，最后选用流动相为：高氯酸-二甲亚砜-水(8∶525∶467)，该方法主峰和杂质峰的理论板数和峰形，以及各峰的分离度均良好，经过长期试验考察，该流动相对色谱柱的损伤较小，但pH值较低、黏度较大，对仪器的管路和色谱柱仍有一定损伤。建议选用耐酸管路，耐高压的peek接头，以及耐酸耐高压的色谱填料(如依利特Kromasil C8 5μm，4.6mm×250mm)。

该色谱系统耐用性较好，但考虑到柱压和色谱柱的长期使用，建议在实际使用中尽量按照高氯酸-二甲亚砜-水(8∶525∶467)配比，可微调二甲亚砜的比例。

(5)检测波长选择

2005年版方法的检测波长为370nm，BP(2009)及Ph. Eur.(6.1)使用的检测波长为280nm，USP(36)未收载该项目。两波长都接近盐酸金霉素、盐酸四环素、4-差向金霉素的最大吸收波长，但三种物质在280nm的吸光度均大于在370nm的，中国药典(2010)选用280nm检测更灵敏，且制剂的辅料并不干扰。所以采用280nm作为测定波长。中国药典(2015)未修订。

(6)供试品有关物质典型色谱图

采用外标法测定盐酸四环素和4-差向金霉素的含量。盐酸四环素定量线性范围为0.016～0.160mg/ml，相关系数0.99995，定量限为0.59μg/ml。4-差向金霉素定量线性范围为0.0080～0.0803mg/ml，相关系数0.99995，定量限为1.9μg/ml。

杂质吸光度　本品5mg/ml水溶液，在460nm波长处测定，吸光度不得过0.40。USP(36)未收载此项目，BP(2009)及Ph. Eur.(6.1)规定与此相同。

干燥失重　USP(36)和中国药典(2015)均采用此法(实验条件不同)，Ph. Eur.(7.0)和BP(2013)则采用费休法。经过实验对比，干燥失重法测得的数值均略大于费休法，这可能是由于盐酸金霉素生产过程使用了乙醇的缘故。虽然费休法更快速简单，但鉴于干燥失重法可测出该品种中的残留溶剂，能更好地监控产品质量，所以保留该法。

【含量测定】采用高效液相色谱法测定含量(色谱条件选择同有关物质)。盐酸金霉素定量线性范围为0.1～2.0mg/ml，相关系数0.99995；定量限为3.1μg/ml。用盐酸金霉素原料药测定重复性的RSD为0.4%($n=6$)。

【制剂】(1)盐酸金霉素软膏(Chlortetracycline Hydrochloride Ointment)

盐酸金霉素软膏质量标准除中国药典(2015)收载外，BP(2013)、USP(36)及均有收载，JP(16)未收载。

本品的有关物质检查与含量测定法研究实验中发现，若供试品溶液采用乙醚溶解基质再以0.01mol/L盐酸溶液提取的方法制备，采用高氯酸二甲亚砜色谱系统后发现盐酸金霉素在乙醚中有转化现象，影响杂质以及含量测定的准确定量。BP(2009)采用三氯甲烷溶解基质，BP(2013)未作修订，采用该系统进行实验未发现转化现象。但三氯甲烷为尽量避免使用的一类溶剂，为保护实验者安全以及减少环境污染，经过实验，将溶解基质的试剂改为毒性较低的第三类溶剂石油醚（沸程 90～120℃）。盐酸金霉素在石油醚中未发现有转化现象；石油醚沸点较高，在常温状态下不易挥发，较之同为第三类溶剂但易挥发易燃易爆的乙醚更为安全稳定；石油醚在溶解基质方面也明显优于三氯甲烷和乙醚。

以 0.01mol/L 盐酸溶液萃取盐酸金霉素，如振摇不充分，将影响盐酸金霉素的准确定量。经过多次试验，振摇 15 分钟为最佳实验条件，盐酸金霉素可被完全萃取，回收率实验达到要求。因盐酸金霉素在 0.01mol/L 盐酸溶液中易差向异构化形成 4-差向金霉素，统一振摇时间，配制好溶液后立即进样，也能保证对 4-差向金霉素的准确定量。

（2）盐酸金霉素眼膏（Chlortetracycline Hydrochloride Eye Ointment）

盐酸金霉素眼膏质量标准除中国药典（2015）收载外，BP（2013）和 USP（36）及 Ph. Eur.（6.1）均有收载，JP（16）未收载。

本品在溶解基质的溶剂选择方面的问题详见盐酸金霉素软膏。

参考文献

［1］国家药典委员会．中华人民共和国药典临床用药须知·化学药和生物制品卷［M］．2005 年版．北京：人民卫生出版社，2005.

［2］安登奎．药物分析［M］．北京：人民卫生出版社，1990，225-232.

［3］孙毓庆．分析化学［M］．北京：科学出版社，2011，下册：100-135，313-319.

撰写　刘　钐　马　骏　福建省食品药品质量检验研究院

复核　高丹玲　　　　　福建省食品药品质量检验研究院

盐酸肼屈嗪

Hydralazine Hydrochloride

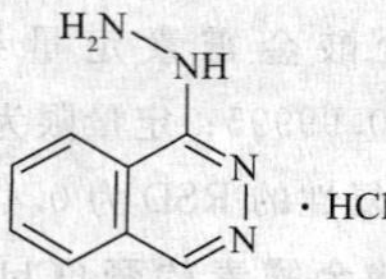

$C_8H_8N_4 \cdot HCl$　196.64

化学名： 1-肼基-2,3-二氮杂萘盐酸盐

phthalazine，1-hydrazino-，monohydrochloride

英文名： Hydralazine Hydrochloride

CAS 号：［304-20-1］

本品为抗高血压药。现多用于肾性高血压及舒张压较高的患者。不良反应主要有头痛、眩晕心悸、面红、心动过速、心绞痛、恶心、腹泻、寒颤、发热、皮疹等。亦可致水钠潴留，长期大剂量可引起类风湿性关节炎和红斑狼疮综合征。口服吸收达 90%以上。口服 45 分钟起效，1～2 小时血药浓度达高峰，作用可持续 3～8 小时。本药在肝内经乙酰化为有活性的代谢产物。半衰期为 3～7 小时，肾衰竭时延长。本品在体内快速代谢和分泌，小于 10%的药物以原型分泌，大部分代谢产物从肾脏排出，约 9%～12%从粪便排出。

由 Hartmann 于 1949 年首次合成。除中国药典（2015）收载外，USP（36）、Ph. Eur.（7.0）、BP（2013）和 JP（16）亦有收载。

【制法概要】[1]

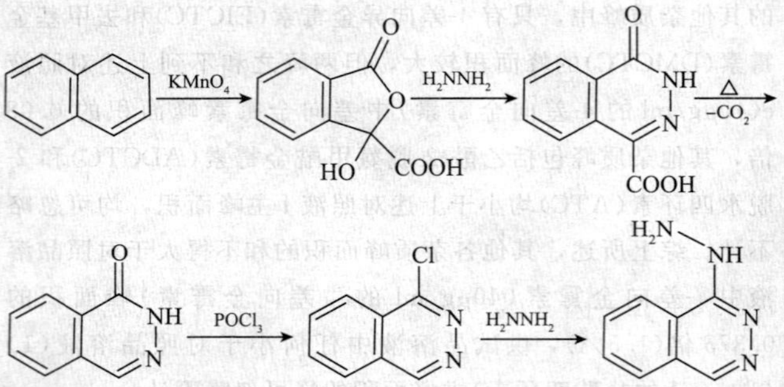

【性状】 本品为白色至淡黄色结晶性粉末。无臭，味微苦。熔点约为 275℃，熔融时同时分解，生成肼、氨气、氮气和 1,4-dihydro-1,1′-biphthalazine[2]。本品较稳定，其水溶液在在室温下可放置数周并保持稳定。当溶液 pH 值大于 7 时，肼屈嗪分解生成 2,3-二氮杂萘，其分解的速率与 pH 值、温度和溶液中阴离子的浓度有关[3]。

【鉴别】（1）本品的肼基（hydrazino group）有还原性，与氨制硝酸银试液产生银镜反应，并生成氮气。

（2）Fe^{3+} 可被本品还原成 Fe^{2+}，Fe^{2+} 与本品的游离基生成蓝色化合物[4]。

（3）本品水溶液的紫外光吸收图谱在 240nm、260nm、303nm 及 315nm 的波长处有最大吸收，在 292nm 波长处有一肩峰。详见图 1。

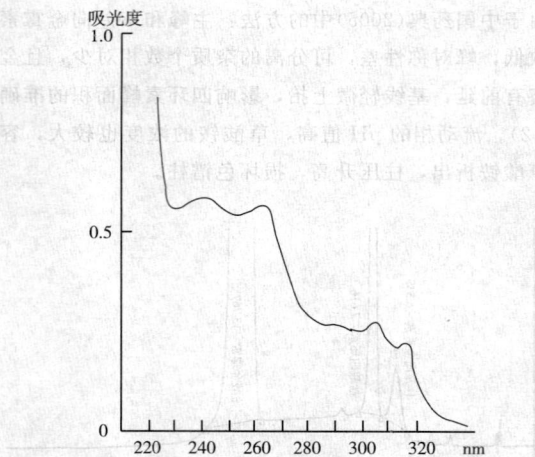

图 1　盐酸肼屈嗪在水溶液中的紫外吸收光谱图（10μg/ml）

（4）本品红外光吸收图谱（光谱集 371 图）显示的主要特征吸收如下[5]。

特征谱带(cm^{-1})	归属	
3220	胺基	ν_{N-H}
3100～2400	胺盐	$\nu_{\overset{+}{N}H_3}$
1670，1595，1585	芳环	$\nu_{C=N,C=C}$
1555	胺盐	$\delta_{\overset{+}{N}H_3}$
785	取代苯	γ_{4H}

【检查】pH 值　本品为肼屈嗪的盐酸盐，其水溶液(20mg/ml)pH 值在 3.5～4.5 之间。

游离肼　生产工艺中带入微量肼，与水杨醛反应生成不溶性的水杨肼，呈现浑浊。中国药典(2015)利用此反应观察供试品溶液加入水杨醛反应后的是否浑浊，判断原料中是否带入游离肼。

Ph. Eur. (7.0)采用 TLC 法检查游离肼，利用肼与水杨醛反应生成水杨肼，用甲苯提取后，点于硅胶 G 薄层板上，以乙醇-甲苯(10：90)为展开剂，以硫酸肼为对照，在 365nm 波长下检视黄色荧光，规定含肼不得过 10ppm。

USP(32)采用 HPLC 法检查游离肼，利用肼与苯甲醛反应，生成亚苄基吖嗪(Benzalazine)的原理，在 310nm 波长下检测，规定含肼不得过 0.001%。USP(36)未作修订。

有关物质　中国药典(2015)采用高效液相色谱法检查有关物质，可用氰基柱(Kromasil 60-5CN，250mm×4.6mm，5μm；Agilent Zorbax SB-CN，250mm×4.6mm，5μm)，以 2，3-二氮杂萘(结构式见图 2)与盐酸肼屈嗪主峰之间的分离度不小于 2.5 为系统适用性的要求，按自身对照法计算，规定任一杂质不得过 1.0%。Ph. Eur. (7.0)中有关物质的色谱条件与中国药典(2015)相同，但限度规定为任一杂质不得过 0.2%。USP(36)的色谱条件与中国药典(2015)基本一致，按归一化法计算，杂质总量不得过 1.0%。见图 3。

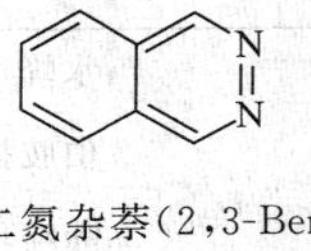

图 2　2,3-二氮杂萘(2,3-Benzodiazine)

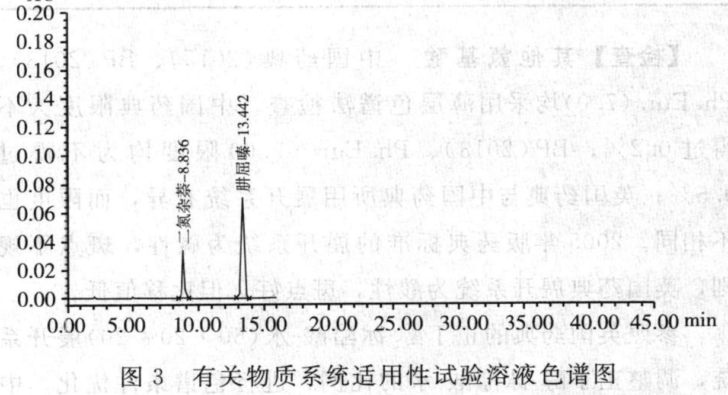

图 3　有关物质系统适用性试验溶液色谱图

【含量测定】利用肼屈嗪的还原性，用氧化还原滴定法，精密加入过量的溴滴定液(0.05mol/L)，再用硫代硫酸钠滴定液(0.1mol/L)回滴，用淀粉指示液指示终点，其中肼屈嗪的 4 个氮原子均参与反应。

Ph. Eur. (7.0)与 JP(16)均采用氧化还原滴定法，用 0.05M 碘酸钾滴定液滴定。USP(36)采用 HPLC 法，色谱条件同其有关物质检查项。

【制剂】盐酸肼屈嗪片(Hydralazine Hydrochloride Tablets)

本品为普通片或糖衣片。溶出度测定采用转篮法，以 0.1mol/L HCl 溶液 900ml 为溶出介质，转速 100rpm，普通片和糖衣片取样时间分别为 30 和 60 分钟，采用紫外-可见分光光度法，在 260nm 波长处测定吸收度，限度规定为标示量的 70%；USP(36)溶出度方法与中国药典(2015)基本一致，仅取样时间和限度分别为 45 分钟和 75%；JP(16)则采用桨法，以水为溶出介质，转速 50rpm，取样时间为 45 分钟，限度为标示量的 80%。

参考文献

[1] Florey K.. Analytical Profiles of Drug Substances [M]. New York: Academic Press, 1979, 8: 298-299.

[2] Biniecki S., Moll M., Niewiadomski K., et al, Pirolityczny rozkland 1-hydrazynoftalazyny [J]. Acta Pol. Pharm, 1976, 33: 425-427.

[3] Fallab S. Reaktivität von Koordinationsverbindungen VIII. Zur Bildung von Eisen(II)-Chelaten des Phtalazyl-(1)-hydrazyl-Radikals [J]. Helv. Chim. Acta, 1962, 45: 1957-1965.

[4] SCHULERT AR. Physiological disposition of hydralazine (1-hydrazinophthalazine) and a method for its determination in biological fluids [J]. Arch Int Pharmacodyn Ther., 1961, 132: 1-15.

[5] 吴瑾光．近代傅里叶变换红外光谱技术及应用 [M]．北京：科学技术文献出版社，1994.

撰写　杨永健　张欣耘　上海市食品药品检验所
复核　彭　茗　上海市食品药品检验所

盐酸组氨酸

Histidine Hydrochloride

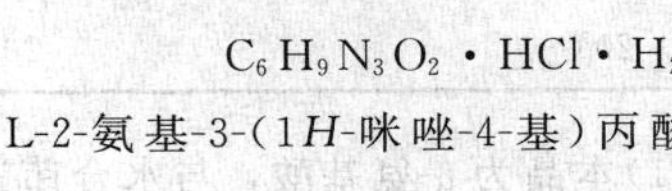

$C_6H_9N_3O_2 \cdot HCl \cdot H_2O$　209.63

化学名：L-2-氨基-3-(1*H*-咪唑-4-基)丙酸盐酸盐一水合物

L-2-amino-3-(1*H*-imidazol-4-yl)propionic acid hydrochloride monohydrate

英文名：Histidine Hydrochloride(INN)

CAS 号：[645-35-2]

本品为氨基酸类药。盐酸组氨酸具有多种生理功能，广泛用于医药、饲料及食品行业。尤其在医药领域的作用日益受到重视，目前其主要应用于复方氨基酸注射液，已成为中国医疗最常用的药物之一[1]。盐酸组氨酸是含有异吡唑环的氨基酸，是机体蛋白质的构成氨基酸，也是一些功能蛋白质(如组蛋白、血红蛋白)的主要组成氨基酸。组氨酸残基及异吡唑环是一些酶蛋白(如二氢叶酸还原酶、过氧化物歧化酶)和功能蛋白质(如血红蛋白)的功能部位或功能基团。组氨酸是天然螯合剂，许多含锌的金属酶(如羧基肽酶等)其功能性锌原子活性中心均与组氨酸残基相结合；自由盐酸组氨酸构成的小肽异吡唑环以及组氨酸脱去羧基生成的组胺等都具有特殊的生理功能，所以盐酸组氨酸在体内代谢中起重要作用。盐酸组氨酸主要用于治疗消化器溃疡的药物[2]。

本品除中国药典(2015)收载外，BP(2013)、Ph. Eur. (7.0)均有收载。

【制法概要】本品由德国化学家 A. Kossel 和生物化学家 S. G. Hedin 于 1896 年发现并分离[3]。国内于 70 年代开始生产[4]。L-盐酸组氨酸的生产主要有蛋白质水解提取法、微生物发酵法[5~8]。

(1)蛋白质水解提取法工艺如下。

猪血粉 —水解/盐酸→ 水解液 —浓缩、脱色、稀释/活性炭、水→ 稀释液 —阳离子树脂交换吸附/洗脱、分离→ 组氨酸溶液 —过滤、精制/脱色、浓缩、结晶→ 组氨酸 —水溶、盐酸/活性炭脱色、浓缩→ 盐酸组氨酸溶液 —活性白陶土、过滤、精制/结晶、乙醇洗涤、干燥→ 盐酸组氨酸

除猪血粉外，亦可采用牛血粉、动物毛发蹄甲等作为原料。

(2)微生物发酵法

国外主要采用微生物发酵法生产组氨酸。

葡萄糖 —Brevibacterium AJ3579，抗噻唑丙氨酸、苏氨酸缺陷型→ L-组氨酸

组氨酸洗脱后浓缩脱氨，加盐酸调 pH 值形成盐酸组氨酸溶液，重结晶精制出盐酸组氨酸。

【性状】比旋度 本品结构中的 α-碳原子是不对称碳原子，有立体异构体，故具有旋光性。中国药典(2015)同中国药典(2005)。各国药典比旋度测定差异见下表。

	BP(2013)、Ph. Eur. (7.0)	中国药典(2015)
限度	+9.2°至+10.6°	+8.5°至+10.5°
溶剂	6mol/L HCl	6mol/L HCl
浓度	0.11g/ml	0.11g/ml
测定温度	20℃	20℃

【鉴别】(1)本品为 α-氨基酸，与水合茚三酮一起加热时，能生成蓝紫色的化合物。在薄层色谱上供试品应显与对照品相同位置、颜色的斑点。

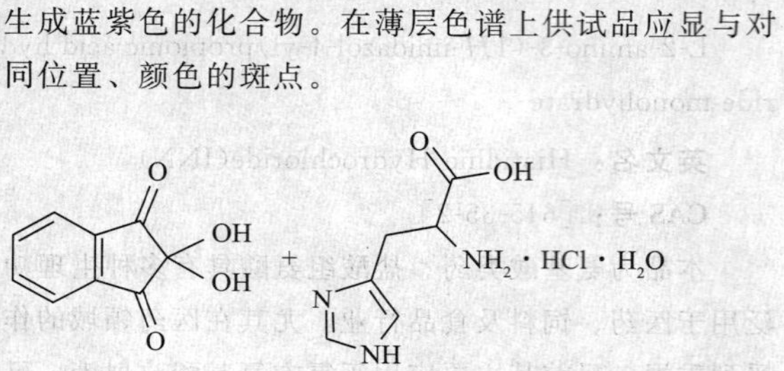

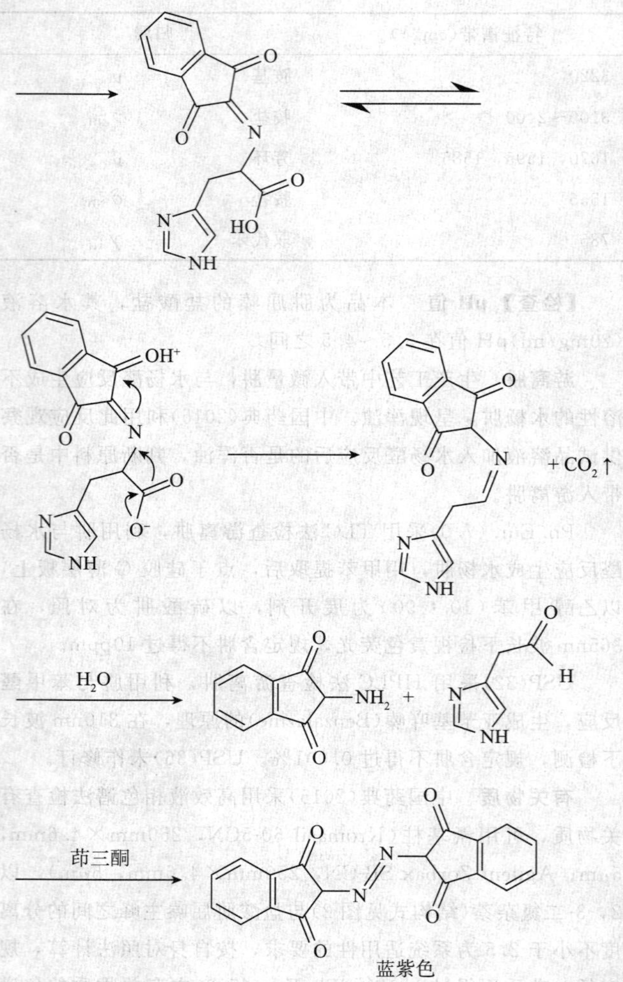

(2)本品的红外光吸收图谱(光谱集 372 图)显示的主要特征吸收如下[9~11]。

特征谱带(cm^{-1})	归属	
3400	水峰	H_2O
3300～2000	伯胺盐	$\nu_{NH_3^+}$
1640，1575，1500	咪唑环	$\nu_{C=C,C=N}$
1605，1340	羧酸离子	$\nu_{CO_2^-}$

【检查】其他氨基酸 中国药典(2015)、BP(2013)、Ph. Eur. (7.0)均采用薄层色谱法检查。中国药典限度为不得过 0.2%；BP(2013)、Ph. Eur. (7.0)限度均为不得过 0.5%；英国药典与中国药典所用展开系统有异，而限度也不相同。2005 年版药典标准的展开系统为碱性，斑点不规则，英国药典展开系统为酸性，斑点好，但比移值低。

参照英国药典的正丁醇-冰醋酸-水(60∶20∶20)展开系统，调整正丁醇-冰醋酸-水的比例，进行色谱条件优化，中国药典(2010)采用正丁醇-冰醋酸-水(0.95∶1∶1)为展开剂，样品 4 批均显单一斑点。参照英国药典，中国药典(2010)采用主成分自身对照，增加了系统适用性试验。采用脯氨酸与组氨酸的混合溶液作为系统适用性试验的对照溶液，以保证色谱系统的有效性。中国药典(2015)未作修订。

试验结果表明，盐酸组氨酸与脯氨酸斑点均分离明显清晰，脯氨酸与盐酸组氨酸显两个清晰分离的斑点，均无杂质斑点。另取供试品溶液分别稀释成相当于含量为0.2%、0.15%、0.10%、0.05%的对照溶液进行灵敏度试验，结果相当于含量为0.1%的斑点肉眼可见。见图1。2015年版未作修订。

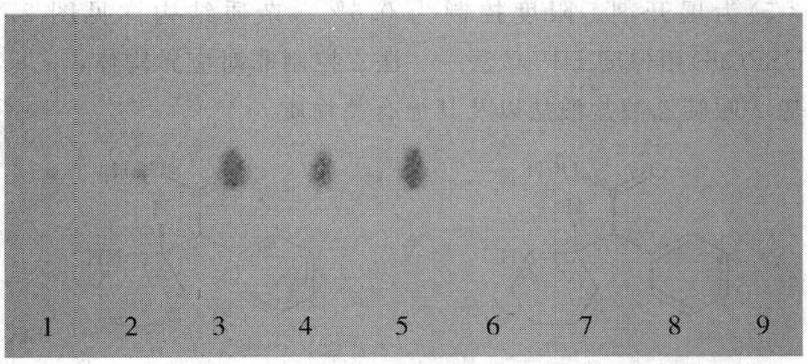

图1 其他氨基酸检查薄层色谱图(预制板)

1. 盐酸组氨酸对照品溶液(0.1mg/ml))2μl；
2. 脯氨酸与盐酸组氨酸溶液(各0.4mg/ml)2μl；
3，4，5. 盐酸组氨酸溶液(50mg/ml)2μl；
6，7，8，9. 自身对照溶液(0.1、0.075 、0.05、0.025mg/ml)2μl

细菌内毒素 在复方氨基酸中本品临床每小时用药最大剂量是静脉滴注每千克体重约12mg(按复方氨基酸注射液处方中最大用量和滴注用量估计)，内毒素计算限值约为420EU/g。中国药典(2000)热原检查限值为0.35g/kg。中国药典(2015)规定本品细菌内容毒素限值为6.0EU/g，与内毒素计算值比较，安全系数为70，并严于热原标准。

本品对内毒素检查方法有干扰，应采用调节pH值后稀释至MVC进行内毒素检查

残留溶剂 生产过程的精制、结晶等步骤中使用的有机溶剂为乙醇。按中国药典(2015)规定不得过0.5%。(2015)正文中虽未订残留溶剂检查项目，但按凡例中的要求也应符合规定。

【含量测定】中国药典(2010)方法同中国药典(2005)，采用甲醛滴定法[12]，以指示剂酚酞指示终点，含量限度由不得少于98.5%修订为不得少于99.0%。2015年版未作修订。BP(2009)与Ph. Eur.(6.0)采用电位指示终点，BP(2013)与Ph. Eur.(7.0)未作修订，含量限度规定为98.5%～101.0%。

参考文献

[1] 孙希叶，杨平平，李旋，等．组氨酸发酵条件及高产菌株选育研究进展［J］．中国酿造，2010，(9)：28-30.

[2] 蒋立锐．组氨酸在代谢中的作用［J］．生理科学进展，1985，16(2)：174-176.

[3] 广州第三制药厂．磺化煤层离法生产L-盐酸组氨酸生产工艺的改进［J］．氨基酸杂志，1976，(3)：9-14.

[4] 叶义仁，丁桂先，何书兴．盐酸组氨酸生产工艺的改进［J］．氨基酸杂志，1983，(2)：59-60.

[5] 张天民，王风山．氨基酸与生化药物［J］．氨基酸和生物资源，1999，21(4)：1-3.

[6] 林妙佳，蒙绮芳，周锡梁．组氨酸生产中间控制方法的研究［J］．氨基酸和生物资源，2001，23(4)：28-31.

[7] 魏文德．有机化工原料大全［M］．北京：化学工业出版社，1990，8：174.

[8] 李良柱．最新生化药物制备技术［M］．北京：中国医药科技出版社，2000，11：35-42.

[9] 颜朝国．有机化学［M］．北京：化学工业出版社，2009，2：618.

[10] 张正行．各类有机化合物官能团的特征振动波数［J］．有机光谱分析，1986，6：78-109.

[11] 荣国斌译．有机化合物的波谱解析［M］．上海：华东理工大学出版社，2006，6：99-100.

[12] 杨雅婷，何开勇，周索文．组氨酸与盐酸组氨酸细菌内毒素检查方法标准研究［J］．医药报道2010，8，第29卷增刊：171-172.

撰写　荫少民　广州市药品检验所

复核　苏广海　广州市药品检验所

盐酸哌甲酯

Methylphenidate Hydrochloride

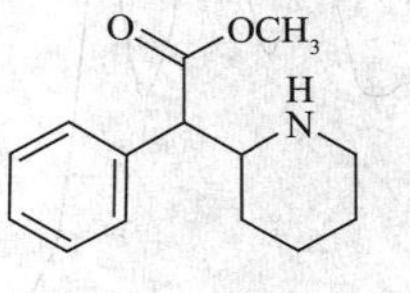

,HCl

$C_{14}H_{19}NO_2 \cdot HCl$　269.77

化学名：α-苯基-2-哌啶乙酸甲酯盐酸盐

α-phenyl-2-piperidine methylaceoate hydrochloride

英文名：Methylphenidate(INN) Hydrochloride

CAS号：［298-59-9］

本品为哌啶衍生物，中枢性精神兴奋药。临床用于治疗注意力缺陷多动障碍(Attention Deficit Hyperactivity Disorder，ADHD)、发作性睡病，消除催眠药引起的嗜睡、倦怠及呼吸抑制。美国儿童和青少年精神病学会(AACAP)推荐本品为ADHD的一线治疗药物。口服后吸收迅速，血药浓度迅速升高，达峰时间为0.3～4小时。在肝脏通过去酯化作用代谢为α-苯基-2-哌啶乙酸，主要以代谢产物随尿排出。静脉注射本品后，血浆半衰期为0.5小时。长期使用须注意发生药物依赖性。不良反应有血压升高、心率增快、精神病恶化、双向精神障碍、儿童和青少年攻击行为、生长抑制、癫痫发作和视觉异常等。

本品由Panizzon于1944年首先制得[1]。国内于20世纪70年代末开始生产。除中国药典(2015)收载外，Ph. Eur.(7.0)与USP(36)亦有收载。

本品为外消旋体，其右旋体比左旋体更具药理活性。诺华制药公司(Norvatis)于近年开发了盐酸右哌甲酯缓释胶囊(商品名Focalin XR)。

【制法概要】

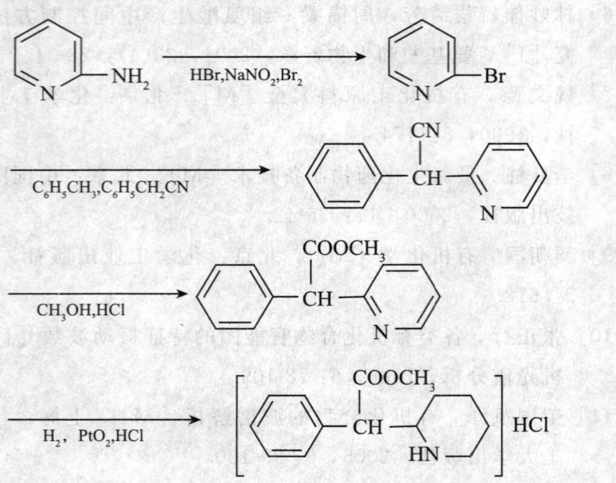

【性状】本品在酸溶液中稳定，但在碱性溶液中则明显降解，即由甲酯水解成 α-苯基-2-哌啶乙酸[1]。

【鉴别】(1)本品的乙醇溶液在 252nm、258nm 与 264nm 波长处有最大吸收，与文献报道用甲醇制盐酸液(0.1mol/L)测得的结果基本一致[2](图 1)。

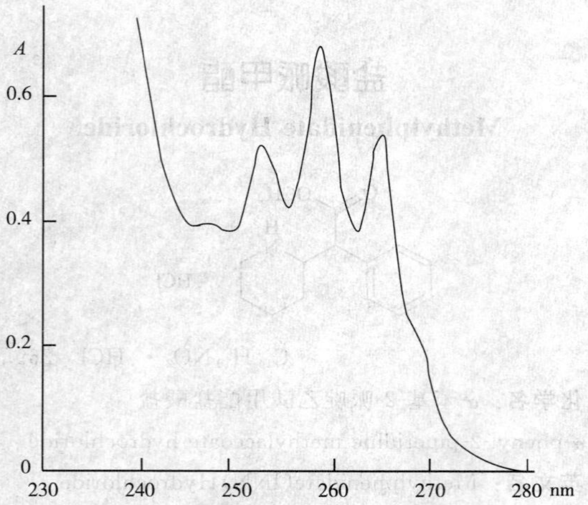

图 1　盐酸哌甲酯在乙醇溶液中(0.1%)的紫外光吸收图谱

(2)本品红外光吸收图谱显示的主要特征吸收如下表(光谱集 374 图)[3]。

特征谱带(cm^{-1})	归属	
3030	苯环	ν_{C-H}
3100～2400	仲胺盐	$\nu_{NH_2^+}$
1740	酯	$\nu_{C=O}$
1602，1586，1495	苯环	$\nu_{C=C}$
1172	酯	ν_{C-O}
734	单取代苯	γ_{5H}
702	苯环	$\delta_{环}$

【检查】**有关物质**　TLC 法检查本品的非对应异构体，即(R^*,S^*)异构体，控制限度为 1%。采用自身对照法，用碘化铋钾显色。本方法与 USP(31)的异构体检查项的方法基本一致，其限度亦为 1%，但 USP(31)使用了(R^*,S^*)异构体对照品。

USP(31)另外采用 TLC 法检查本品的水解产物 α-苯基-2-哌啶乙酸盐酸盐(α-phenyl-2-piperidineacetic acid，hydrochloride)，硅胶 G 为固定相，三氯甲烷-甲醇-醋酸(62∶25∶5)为展开剂。限度控制为 0.6%。杂质结构详见图 2。USP(36)用梯度 HPLC 法一、法二控制非对应异构体，α 苯基-2-哌啶乙酸盐酸盐以及其他有关物质。

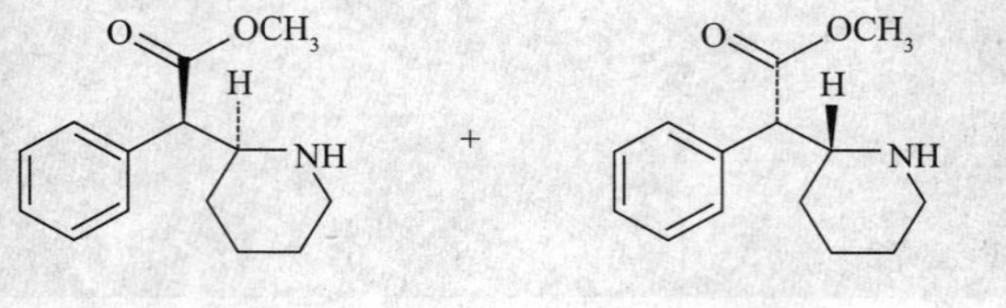

A. 哌甲酯(R^*,S^*)异构体(EP 杂质 B)

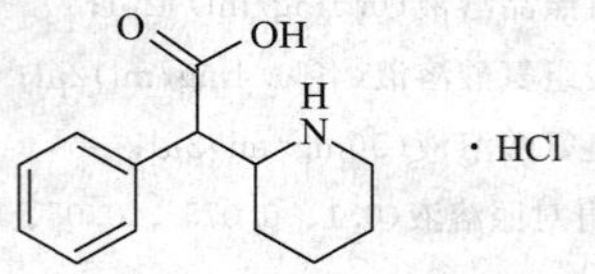

B. α-苯基-2-哌啶乙酸盐酸盐(EP 杂质 A)

图 2　盐酸哌甲酯有关物质杂质结构式

Ph. Eur.(6.6)采用 HPLC 检测有关物质，用 C18 柱(Waters Symmetry 250mm×4.6mm，5μm)，以甲醇-1.82g/L 磷酸二氢钾溶液(7∶18)为流动相，检测波长为 209nm，系统适用性试验色谱图见图 3。杂质 A 与 B 均不得过 0.5%，其他单个杂质不得过 0.1%，杂质总量不得过 1.0%。Ph. Eur.(7.0)用封端的 C18 柱，其他未作修改。

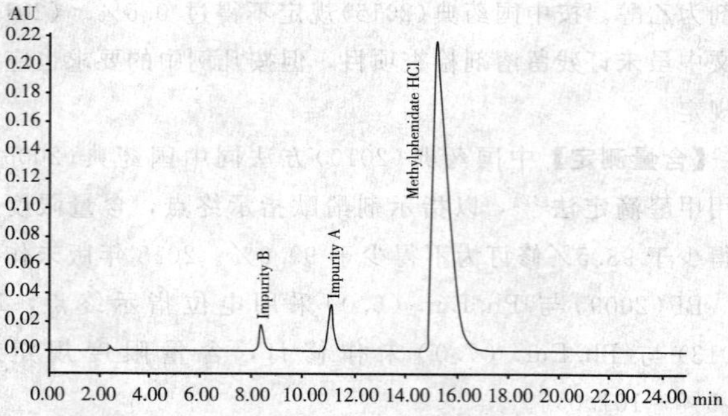

图 3　系统适用性试验色谱图

【含量测定】采用高氯酸非水溶液滴定法，由于本品为盐酸盐，故需加入醋酸汞溶液以消除干扰，以萘酚苯甲醇指示液指示终点。本方法与 USP(31)的方法一致。Ph. Eur.(7.0)采用氢氧化钠电位滴定法。USP(36)改为 HPLC 法，含量限度修订为 98.0%～102.0%。

【制剂】**盐酸哌甲酯片(Methylphenidate Hydrochloride Tablets)**

目前国内市场上的盐酸哌甲酯制剂有普通片和注射用粉针。国外市场上则有普通片、缓释片、缓释胶囊、咀嚼片和口服溶液。

由于本品半衰期短，针对大量儿童患者的特点，开发长效制剂可提高病人的顺应性，降低滥用的风险。

参考文献

[1] 四川美康医药软件研究发有限公司．药物临床信息参考2008［M］．重庆：重庆出版集团重庆出版社，2008：1318.

[2] Florey K. Analytical profiles of drug substances［M］. New York：Academic Press，1981，20：473.

[3] 中华人民共和国卫生部药典委员会．中华人民共和国药典1990年版二部药典注释［M］．北京：化学工业出版社，1993：12.

撰写　彭　茗　上海市食品药品检验所

复核　杨永健　上海市食品药品检验所

盐酸哌替啶

Pethidine Hydrochloride

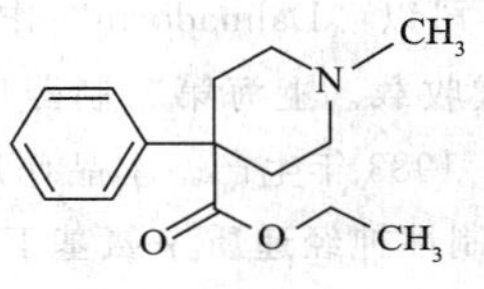

$C_{15}H_{21}NO_2 \cdot HCl$　283.80

化学名称：1-甲基-4-苯基-4-哌啶甲酸乙酯盐酸盐

ethyl 1-methyl-4-phenylpiperidine-4-carboxylate hydrochloride

英文名称：Pethidine Hydrochloride 或 Meperidine Hydrochloride

CAS 号：［50-13-5］

本品为镇痛药。其镇痛作用只有吗啡的1/10，有效时间维持不长，镇静作用也比吗啡小，对呼吸中枢虽有抑制，但对人的咳嗽中枢无明显的影响。在分娩时给予镇痛剂量，不致引起抑制新生儿的呼吸。

临床上主要用于各种剧烈疼痛，如创伤、术后、癌症晚期等引起的疼痛，亦可用于分娩疼痛及内脏绞痛等。治疗内脏时须与阿托品合用。麻醉前给药，起镇静作用，可消除病人对手术的恐惧和紧张。

本品成瘾性比吗啡弱。不良反应少。有时可引起眩晕、出汗、口干、恶心、呕吐、心动过速等反应。

本品口服或注射给药均易吸收。常采用肌内注射，作用发挥较快。吸收后有40％的药物与血浆蛋白结合，在肝脏中代谢成哌替啶酸、去甲哌替啶和去甲哌替啶酸水解物，随后和葡萄糖醛酸结合。通过肾脏排泄。正常人服药后，2小时内尿中出现原药约为用药量的5％，游离去甲哌替啶约为7％，游离哌替啶酸约为21％，游离去甲哌替啶酸约为7.5％，结合态哌替啶酸约为16％，结合态去甲哌替啶酸为10％。随尿排泄时受尿的pH值影响，如尿液酸度大，原型药和去甲衍生物有明显的增加。

除中国药典(2015)收载外，BP(2013)、Ph. Eur.(7.0)、USP(36)和JP(15)中均有收载。

【制法概要】 哌替啶是1939年由Eisleb合成，国内于1958年开始生产[1]。

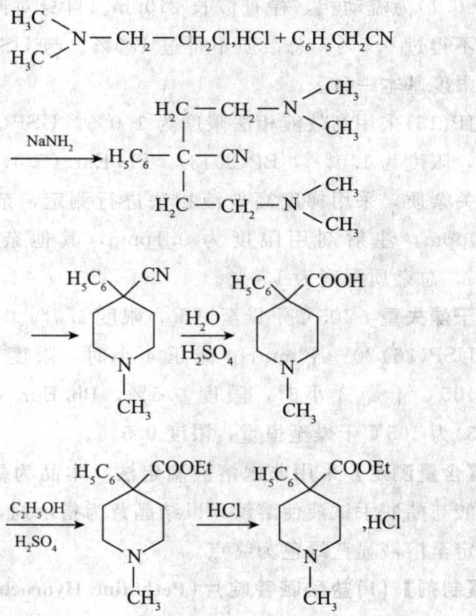

【性状】 本品为白色结晶性粉末，味微苦。易吸潮，遇光易变黄。

熔点　为186～190℃(在105℃干燥)。

USP(32)为186～189℃(80℃减压干燥4小时)。BP(2009)为187～190℃。

【鉴别】 (1)本品的水溶液加三硝基苯酚的乙醇溶液，反应生成黄色结晶性三硝基苯酚哌替啶沉淀，熔点为188～191℃。

(2)本品的水溶液用碳酸钠试液碱化后有油滴状的哌替啶生成，放置后渐渐凝为固体。

此外，本品的水溶液在251nm、257nm与263nm的波长处有最大吸收，其吸收系数$E_{1cm}^{1\%}$分别为6.2、7.6与6.1.

(3)本品的红外光吸收图谱(光谱集376图)显示的主要特征吸收如下。

特征谱带(cm^{-1})	归属	
3080，3050	芳氢	ν_{C-H}
2700～2300	叔胺盐	$\nu_{\dot{N}-H}$
1724	酯	$\nu_{C=O}$
1595，1580，1498，1500	苯环	$\nu_{C=C}$
1226	酯	ν_{C-O}
734	单取代苯	γ_{5H}
699	苯环	$\delta_{环}$

【检查】溶液的澄清度与颜色　本品如放置时间过长或

遇光，易变黄并有少量哌替啶游离，故需检查溶液的澄清度与颜色。

有关物质 采用高效液相色谱法进行检查。采用硅胶为填充剂，以0.0025mol/L庚烷磺酸钠溶液-0.05mol/L磷酸二氢钾溶液-乙腈（3∶3∶1）（用氢氧化钠试液调节pH值至5.0±0.1）为流动相，检查波长210nm。自身对照法，单个杂质不得过0.5%，总杂质不得过1.0%。与USP(36)，JP(15)限度基本一致。

JP(15)采用高效液相法限度为1.0%。USP(36)采用气相法，限度为1.0%，BP(2013)，Ph. Eur.(7.0)共分离了8个相关杂质，采用梯度高效液相法进行测定，杂质B限度为10ppm，注射剂用限度为0.1ppm，其他杂质限度为0.5%，总杂质限度为1.0%。

干燥失重 105℃干燥至恒重，限度1.0%。

USP(36)20～40mmHg减压4小时，限度1.0%，JP(15)105℃干燥3小时，限度0.5%，Ph. Eur.(7.0)，BP(2013)为105℃干燥至恒重，限度0.5%。

【含量测定】采用非水溶液滴定法。本品为盐酸盐，加冰醋酸与醋酸汞试液使溶解，以结晶紫为指示剂，用高氯酸液滴定至溶液显蓝绿色为终点。

【制剂】(1)盐酸哌替啶片(Pethidine Hydrochloride Tablets)

本品为白色片或薄膜衣片，易吸潮，露置空气中易变黄，故应密封遮光保存。

含量测定 采用高效液相色谱法，按外标法以峰面积计算。

溶出度 采用中国药典(2015)四部通则0931(第一法)，限度为标示量的80%。采用高效液相色谱法，按外标法以峰面积计算。

(2)盐酸哌替啶注射液(Pethidine Hydrochloride Injection)

细菌内毒素 本品临床每小时用药最大剂量是静脉注射每千克体重2mg，鞘内注射每次30mg(中国药典临床用药须知)，内毒素计算限值约为2.5EU/mg(鞘内0.40EU/mg)；国外标准中USP(36)为2.4USPEU/mg。中国药典(2015)规定本品细菌内毒素限值为0.20EU/mg，与内毒素计算值比较，安全系数为2，并严于USP(36)标准。本品1.25mg/ml对内毒素检查方法未见干扰。

本品含量测定方法同片剂。

参考文献

[1] 中华人民共和国卫生部药典委员会．中华人民共和国药典1990年版二部药典注释[M]．北京：化学工业出版社，1993：569-571.

撰写 郑鸿英 何毓襄 张敏娟 黄秀梅
青海省药品检验检测院
复核 郑永彪 青海省药品检验检测院

盐酸氟西泮

Flurazepam Hydrochloride

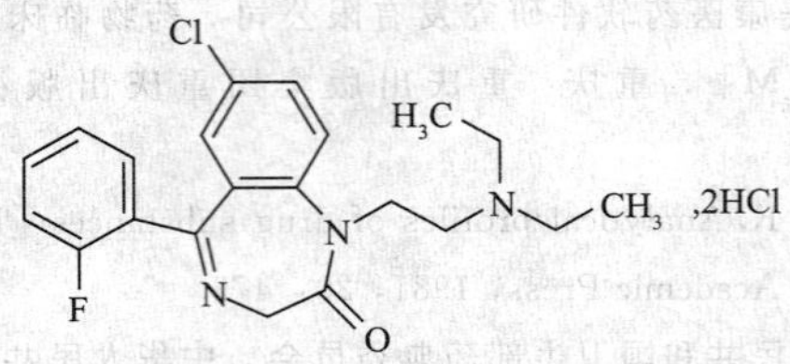

$C_{21}H_{23}ClFN_3O \cdot 2HCl$ 460.81

化学名：1-[2-(二乙氨基)乙基]-5-(2-氟苯基)-7-氯-1,3-二氢-2*H*-1,4-苯并二氮杂䓬-2-酮二盐酸盐

7-chloro-1-[2-(diethylamino)ethyl]-5-(2-fluorophenyl)-1,3-dihydro-2*H*-1,4-benzodiazepin-2-one dihydrochloride

英文名：Flurazepam Hydrochloride(INN)

异名：氟安定；氟胺安定；盐酸氟苯安定

CAS号：[1172-18-5]

本品为苯二氮䓬类镇静催眠药，1968年由瑞士罗氏药厂创制，在美国子公司以“Dalmadorm”作为商品名问世，1980年美国药典正式收载。上海第二制药厂合成药研究所于1981年试制成功，1983年生产。本品作用于中枢苯二氮䓬受体，促进中枢抑制性神经递质γ-氨基丁酸(GABA)与其受体结合，增强GABA的活性，具有镇静、催眠、抗焦虑及骨骼肌松弛的作用。治疗各种失眠，如入睡困难、夜间多梦易醒和早醒。口服吸收迅速，20～45分钟作用开始，维持7～8小时，广泛分布于各组织，易通过血脑屏障，进入脑组织。经肝脏代谢，活性代谢物去烷基氟西泮，具有药理活性，服药7日达稳态血浓度。$t_{1/2}$为30～100小时。属长效药，经肾缓慢排泄，代谢产物可滞留在血液中数天。不良反应有嗜睡、头痛、晕眩、恶心等。

除中国药典(2015)收载外，BP(2013)、Ph. Eur.(7.0)、JP(16)和USP(36)均有收载。

【制法概要】有关盐酸氟西泮合成的文献很多，国内主要以对氯苯胺为起始原料，经酮化、氯乙酸化、环合、缩合及成盐反应合成[1]。另外还有二苯甲酮扩环合成法、吲哚扩环合成法等。

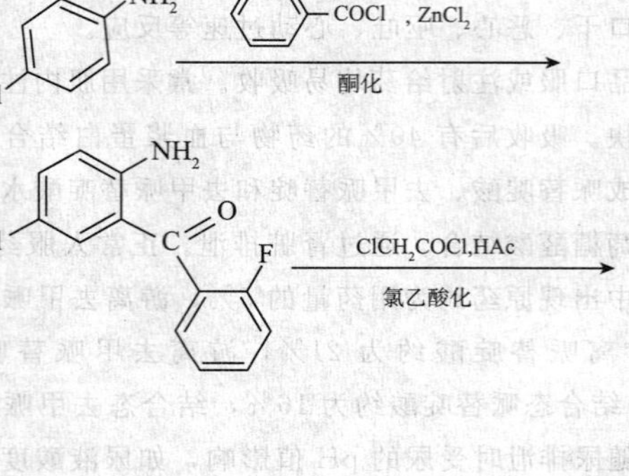

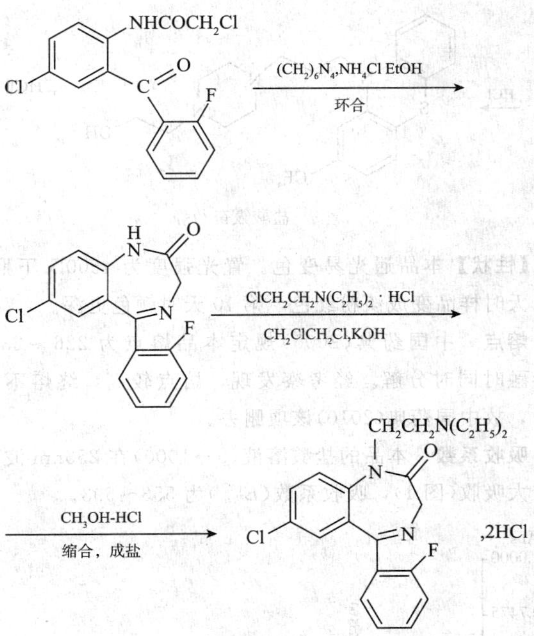

【鉴别】(1)本品结构式中环上的氮原子有弱碱性，与有机碱沉淀剂(碘化铋钾试液)反应产生沉淀。

(2)本类药物分子中有较长的共轭体系，在紫外区有特征吸收。

(3)本品的红外光吸收图谱(光谱集 377 图)显示的主要特征吸收如下。

特征谱带(cm^{-1})	归属	
3065，3030	芳氢	ν_{C-H}
2700～2200	叔胺盐	$\nu_{\overset{+}{N}H}$
1685	内酰胺	$\nu_{C=O}$
1640	碳氮双键	$\nu_{C=N}$
1615，1600，1562，1490	芳环	$\nu_{C=C}$
1215	氟苯	ν_{C-F}
770	取代苯	γ_{4H}

【检查】**氟化物**　该项检查主要控制本品合成过程引入的游离氟化物。采用的是氟离子选择电极法，具有很好的离子选择性。中国药典与 USP(36)、BP(2013)/Ph. Eur.(7.0)的方法及限值基本一致，JP(16)未检测该项目。

有关物质　采用薄层色谱法检查有关物质，杂质Ⅰ[7-氯-5-(2-氟苯基)-1,3-二氢-2*H*-1,4-苯并二氮杂䓬-2-酮]与杂质Ⅱ[5-氯-2-(2-二乙氨基乙氨基)-2′-氟二苯甲酮盐酸盐](结构式见下图)限度为 0.1%；USP(36)和 BP(2013)/Ph. Eur.(7.0)均采用 HPLC 法，USP(36)中杂质 C、F 以及 BP(2013)/ Ph. Eur.(7.0)中的杂质 A、B 与中国药典中杂质Ⅰ、Ⅱ一致，限度均为 0.1%。JP(16)采用薄层色谱法，限度为 0.2%。本品见光分解，需避光操作。BP(2013)注明供试液临用前新制。

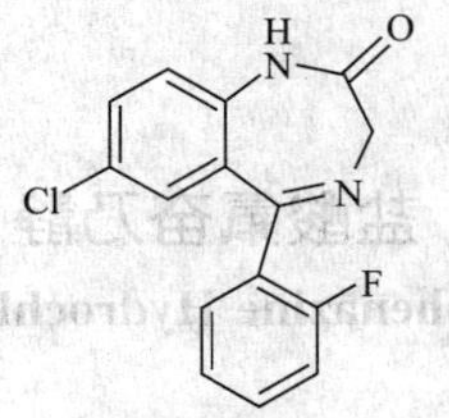

杂质Ⅰ　7-氯-5-(2-氟苯基)-1,3-二氢-2H-1,4-苯并二氮杂䓬-2-酮

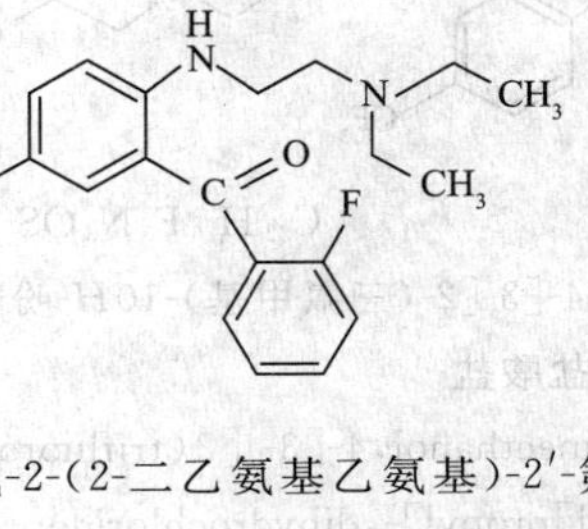

杂质Ⅱ　5-氯-2-(2-二乙氨基乙氨基)-2′-氟二苯甲酮盐酸盐

炽灼残渣　本品含有氟元素，应使用铂坩埚。

含量测定　本品为氟西泮盐酸盐，由于盐酸的酸性较强，滴定反应进行不完全，因此在滴定前加入了一定量的醋酸汞试液，生成难电离的氯化汞，使盐酸盐转化为醋酸盐，消除其干扰，再用高氯酸滴定液滴定。需要注意的是如果醋酸汞试液加入量不足可影响滴定终点，使含量偏低。

USP(36)、JP(16)均采用非水滴定法测定含量，USP(32)加入醋酸汞试液，JP 加入醋酐。由于醋酸汞为有毒试剂，应尽量避免使用，可在今后工作中进一步研究。BP(2013)/Ph. Eur.(7.0)采用乙醇溶液中的酸碱滴定法。

【制剂】**盐酸氟西泮胶囊(Flurazepam Hydrochloride Capsules)**

由于本品对光、热、湿的稳定性较差，目前市售仅有胶囊剂型，尚未见片剂。含量均匀度、含量测定采用紫外-可见分光光度法。没有进行溶出度检查；USP(36)采用高效液相色谱法测定溶出度和含量。

有关物质　采用薄层色谱法，但是供试液浓度太低，为 5mg/ml，是原料检查项下供试液浓度(100mg/ml)的1/20，有可能造成杂质不易检出；BP(2013)亦采用薄层色谱法检查有关物质，其供试液浓度为 50mg/ml。需进一步研究其合理浓度范围。另外杂质限度 1.0%，为原料项下杂质限度(0.1%)的 10 倍，其合理性尚需进一步探讨。

整个试验要求避光操作。

参考文献

[1] 顾采仙，陈方方．催眠镇静药氟安定盐酸盐的合成 [J]．医药工业，1982，(3)：1-2.

撰写　孟长虹　陆益红　江苏省食品药品监督检验研究院
复核　张　玫　　　　　江苏省食品药品监督检验研究院

盐酸氟奋乃静

Fluphenazine Hydrochloride

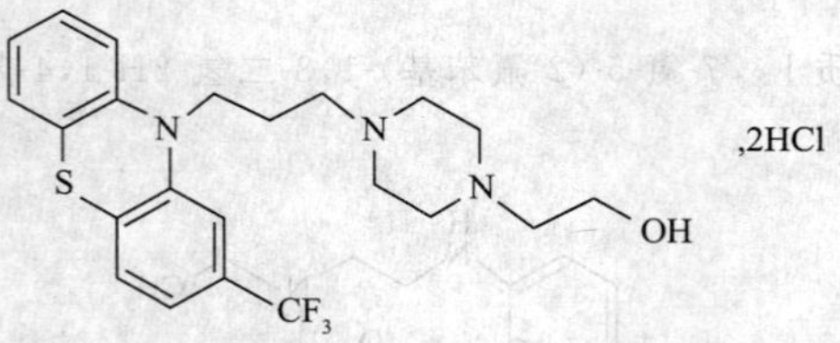

$C_{22}H_{26}F_3N_3OS \cdot 2HCl$　510.44

化学名：4-[3-[2-(三氟甲基)-10*H*-吩噻嗪-10-基]丙基]-1-哌嗪乙醇二盐酸盐

1-piperazineethanol, 4-[3- [2(trifluoromethyl)-10*H*-phenothiazin-10-yl]propyl]-, dihydrochloride

英文名：Fluphenazlne(INN)Hydrochloride

CAS 号：[146-56-5]

本品属哌嗪类吩噻嗪，为抗精神病药。抗精神病主要与其阻断脑内的多巴胺受体(DA_2)有关，抑制网状结构上行激活系统而有镇静作用。止吐和降低血压作用较弱。用于各种精神分裂症，有振奋和激活作用，适用于单纯性、紧张型及慢性精神分裂症，缓解情感淡漠及行为退缩等症状。本品口服吸收好，在肝脏代谢，活性代谢产物为亚砜基、*N*-羟基衍生物，半衰期($t_{1/2}$)为 13～24 小时。不良反应：锥体外系反应多见，长期大量使用可发生迟发性运动障碍等[1]。

除中国药典(2015)收载外，USP(36)、BP(2013)、Ph. Eur. (7.0)亦有收载。

【制法概要】本品由 Harrly L. Yale 与 Francis Sowinski 于 1959 年合成，国内于 1974 年开始生产[2]。工艺流程如下。

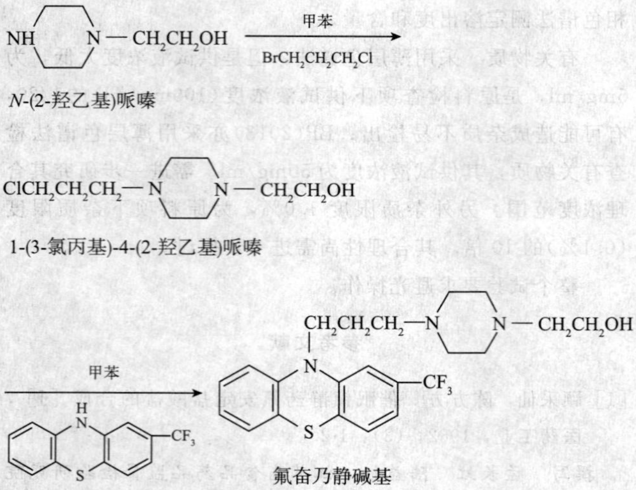

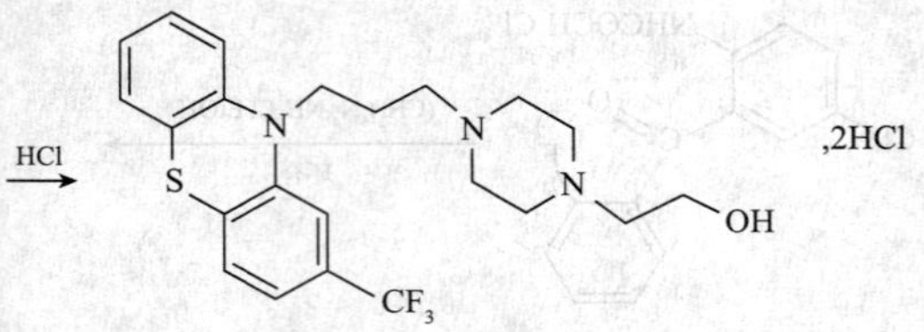

盐酸氟奋乃静

【性状】本品遇光易变色。置光强度为 4500lx 下照射，第 5 天时样品变成淡粉红色，第 10 天时颜色更深。

熔点　中国药典(2005)规定本品熔点为 226～233℃，且熔融时同时分解。经考察发现，熔点较高，终熔不易观察[2]，故中国药典(2010)该项删去。

吸收系数　本品的盐酸溶液(9→1000)在 255nm 波长处有最大吸收(图 1)，吸收系数($E_{1cm}^{1\%}$)为 553～593。

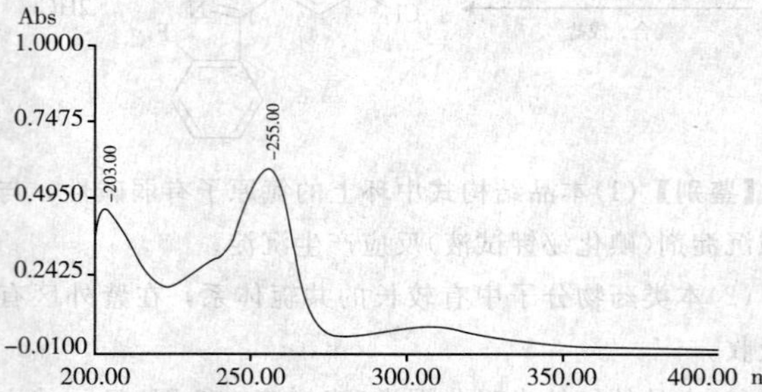

图 1　盐酸氟奋乃静紫外吸收图谱

【鉴别】(1)为颜色反应，本品与硫酸反应，其吩噻嗪环被氧化成亚砜醌型或砜醌型化合物。

反应式：

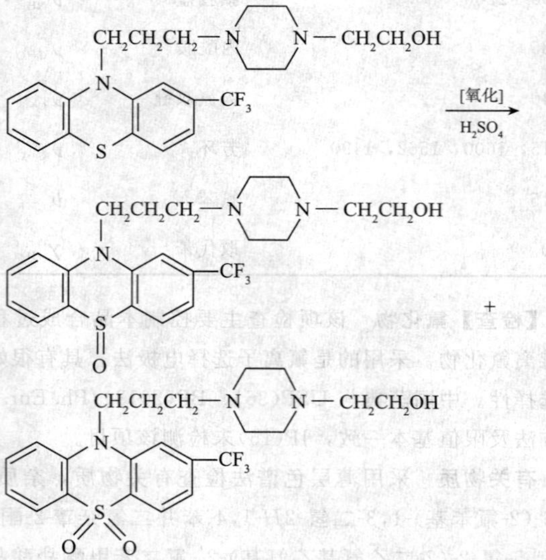

(2)删去中国药典(2005)本品的鉴别(1)项，增加专属性强的高效液相色谱鉴别。采用含量测定项下记录的色谱图，供试品溶液主峰的保留时间应与对照品溶液主峰的保留时间一致。

(3)本品的红外光吸收图谱应与对照的图谱(光谱集 378 图)一致。本品的红外光吸收图谱显示的主要特征吸收如下。

特征谱带(cm^{-1})	归属	
3270	羟基	ν_{O-H}
3060	芳氢	ν_{C-H}
2700～2200	叔胺盐	$\nu_{\overset{+}{N}H}$
1598，1570	芳环	$\nu_{C=C}$
1110	三氟甲基	ν_{C-F}
823	取代苯	γ_{2H}
760	取代苯	γ_{4H}

【检查】有关物质 采用高效液相色谱法进行检查。

关于本品的有关物质检查，USP(32)采用的是薄层色谱法；Ph. Eur.(6.0)采用双波长梯度洗脱高效液相色谱法，需要杂质对照品 A、B、C、D 四种，并配制不同浓度在 260nm、274nm 两个不同波长下测定。

中国药典(2005)无有关物质测定项，中国药典(2010)增加了有关物质检查。采用高效液相色谱法测定，根据选定的方法测定结果样品中有 5 个明显的杂质峰，因此有必要增加该项目。中国药典(2015)未作修订。

经过试验选择了流动相 A，用其进行测定，主峰与杂质峰、杂质峰与杂质峰之间均能分离，但测定时主峰之后有三个较大的杂质峰出峰时间相对太长，当使用 250mm 长的色谱柱时，每次测定超过 100 分钟，为了缩短分析时间，增加了流动相 B，采用梯度洗脱，主峰出峰之后加大有机相的比例，在保证分离度良好的条件下使主峰之后的杂质峰出峰时间提前，峰形好，缩短测定时间。

经实验考察 C18 柱比 C8 柱峰形更好，分离度更佳，故确定采用十八烷基硅烷键合硅胶为填充剂的色谱柱。

在中国药典(2010)中的色谱条件下，盐酸氟奋乃静主峰峰形对称，各色谱峰之间分离良好(图 2)。

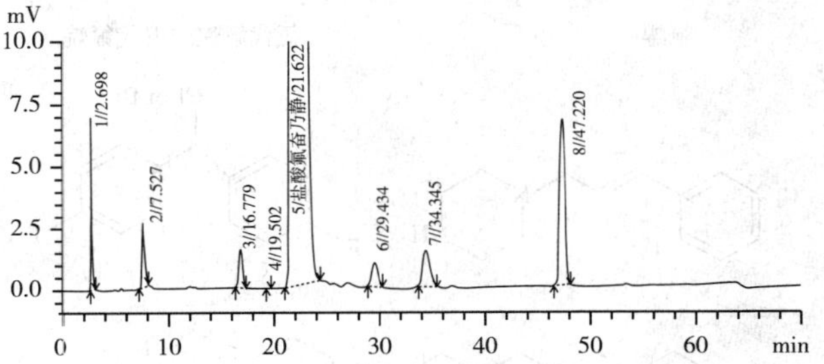

图 2 盐酸氟奋乃静有关物质色谱图

色谱柱：Luna 5μm C18(2)100A，4.6 mm×250 mm

采用逐步稀释法测定，盐酸氟奋乃静检测限浓度为 3.99ng/ml(S/N=3)，定量限浓度为 13.31ng/ml(S/N=10)。

专属性试验结果表明杂质峰均能较好地分离，重复性试验 RSD 为 5.7%，溶液在室温放置 24 小时内稳定，RSD 为 1.6%。耐用性试验，分别用 Hdro-RP C18 80A(4.6mm×250mm，5μm)、Luna C18 Gimeni C18 110A(4.6mm×250mm，5μm)(均为 Phenomenex 公司)、Venusil MP C18(4.6mm×250mm，5μm)(AGT 公司)、Purospher® STAR RP-18e(4.6mm×150mm，5μm)(德国 Merck 公司)、Capcell Pak C18 MGⅡ 5μm(4.6mm×150mm)(日本资生堂)等 4 家公司共 6 根不同品牌、不同长度(150mm 和 250mm)的 C18 色谱柱分别在 HP1100 型高效液相色谱仪(Agilent 公司)和 LC-2010AHT 型高效液相色谱仪(岛津公司)上测定，结果显示梯度洗脱基线平稳，结果良好。并将流动相中的水相 pH 值稍作改变、水相与有机相的比例稍作改变、梯度洗脱时间稍作改变后测定，均不影响测定，说明耐用性良好。

【含量测定】 采用高效液相色谱法。以外标法定量。

中国药典(2005)采用高氯酸滴定，使用了醋酸汞。为了减少对人体、环保的影响，中国药典(2010)采用高效液相色谱法测定盐酸氟奋乃静的含量，液相色谱条件与有关物质检查相同。中国药典(2015)未作修订。

USP(36)用 HPLC 法测定本品含量，测定波长是在 254nm，采用 C8 柱，其色谱条件与本法相比，在峰形、分离度方面均不理想。

在该色谱条件下，盐酸氟奋乃静在 41.77～208.83μg/ml 浓度范围内与峰面积呈良好的线性关系。线性方程为：$y=68874x+78689$，$r=0.9999$。重复性试验结果 RSD 为 0.1%。供试品溶液室温放置 24 小时稳定，RSD 为 0.15%。耐用性试验结果良好。

【制剂】 中国药典(2015)收载了盐酸氟奋乃静片和盐酸氟奋乃静注射液。

(1)盐酸氟奋乃静片(Fluphenazine Hydrochloride Tablets)

本品为糖衣片，除去包衣后显白色。规格为 2mg/片，处方中主要辅料有淀粉、糊精和滑石粉等。

中国药典(2010)标准中删除了中国药典(2005)中本品的鉴别(2)，增加高效液相色谱鉴别。中国药典(2015)未作修订。

有关物质 为了提高质量标准，中国药典(2010)增加了有关物质检查，方法参照原料药有关物质检查项。辅料淀粉、糊精和滑石粉在 5 分钟之前会出数个小峰，这些峰均在与主峰盐酸氟奋乃静相对保留时间约为 0.2 之前出峰，故有关物质测定时应扣除相对保留时间为 0.2 之前的辅料峰。中国药典(2015)未作修订。见图 3、图 4。

含量均匀度 中国药典(2010)新增含量均匀度，参照原料药含量测定的方法改成高效液相色谱法。以含量均匀度测定的平均值作为含量测定值。含量测定中辅料对测定无干扰，平均回收率为 99.3%，RSD 为 0.84%(n=9)。中国药典(2015)未作修订。

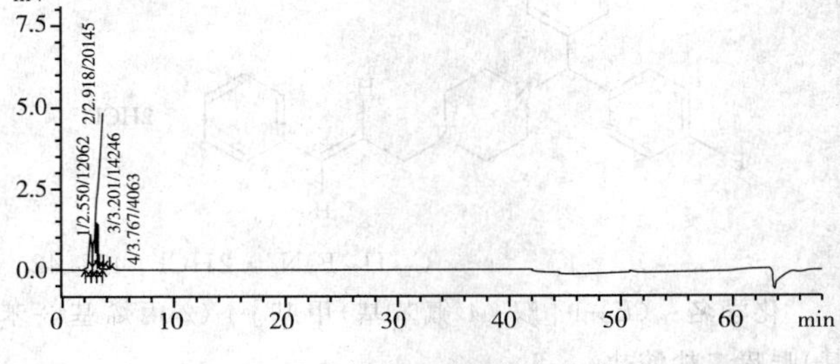

图 3 盐酸氟奋乃静片辅料色谱图

色谱柱：Luna 5μm C18(2)100A，4.6mm×250mm

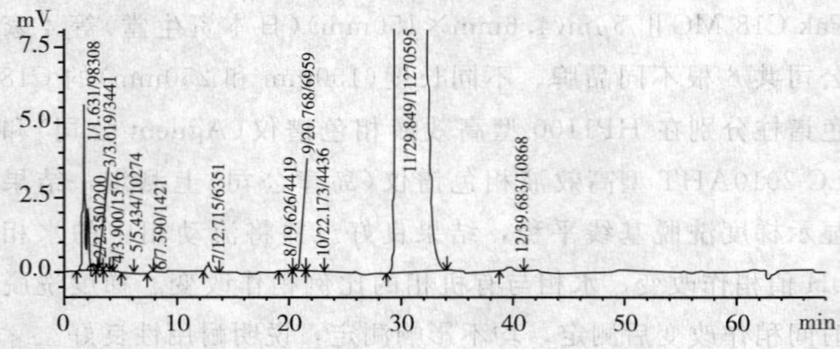

图 4　盐酸氟奋乃静片有关物质色谱图

色谱柱：Luna 5μm C18(2)100A，4.6mm×250mm

(2)盐酸氟奋乃静注射液(Fluphenazine Hydrochloride Injection)

本品为盐酸氟奋乃静的灭菌水溶液，为无色的澄明液体。规格为 2ml：10mg。中国药典(2010)中增加高效液相色谱鉴别，含量测定参照原料药含量测定的方法改成高效液相色谱法。中国药典(2015)未作修订。

细菌内毒素　本品临床每小时用药最大剂量是肌内注射每次 50mg(中国国家处方集)，内毒素计算限值约为 6EU/mg；国外标准中 USP 为 166.7USPEU/mg。中国药典(2015)尚未规定本品细菌内毒素限值检查项，有待研究后考虑增补。

(注：因未收集到样品，未进行其相应的试验)

参考文献

[1] 统一药品说明书及批准文号专项工作小组．国家药品标准化学药说明书内容汇编［M］．2002：5-151.

[2] 中华人民共和国卫生部药典委员会．中华人民共和国药典 1990 年版二部药典注释［M］．北京：化学工业出版社，1993：572-573.

撰写　翁水旺　福建省食品药品质量检验研究院
　　　刘子斌　辽宁省药品检验检测院
复核　陈鼎雄　福建省食品药品质量检验研究院

盐酸氟桂利嗪
Flunarizine Hydrochloride

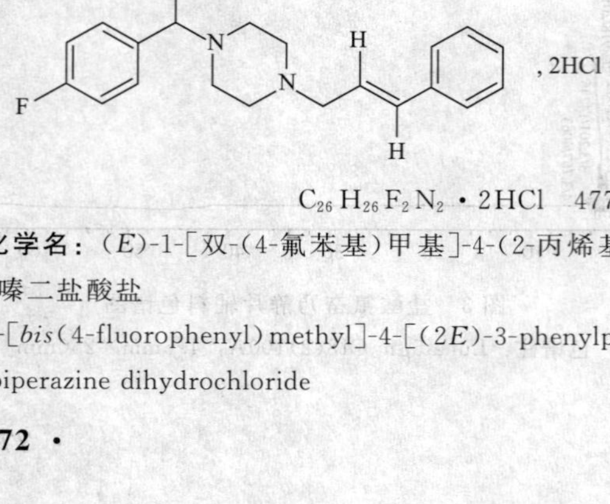

$C_{26}H_{26}F_2N_2 \cdot 2HCl$　477.42

化学名：(*E*)-1-[双-(4-氟苯基)甲基]-4-(2-丙烯基-3-苯基)哌嗪二盐酸盐

1-[*bis*(4-fluorophenyl)methyl]-4-[(2*E*)-3-phenylprop-2-enyl]piperazine dihydrochloride

英文名：Flunarizine Hydrochloride

CAS 号：[30484-77-6]

本品为哌嗪类钙离子拮抗药，阻滞 T 型钙通道。可抑制 P 物质释放，抑制神经源性炎性反应。本品可阻止过量钙离子进入血管平滑肌细胞，引起血管扩张，对脑血管的扩张作用较好，而对冠状血管扩张作用较差。此外，还有抗组胺作用和镇静作用。本品口服易吸收，2～4 小时血药浓度达到峰值，连续服用 5～6 周后，达到稳态血药浓度，组织中药物可缓慢释放入血。可通过血脑屏障。主要在肝脏中代谢，大部分代谢产物经胆汁排泄[1]。

除中国药典(2015)收载外，BP(2013)、Ph. Eur. (7.0)亦有收载。

【制法概要】本品由比利时 Janssen Pharmaceutica 公司于 1967 年首次研制成功，国内于 1986 年开始生产，目前国内各厂家生产工艺基本一致，为分别以肉桂醇和氟醇为起始原料，经过氯化(或溴化)、缩合后制得两个中间体肉桂基哌嗪和氟氯(溴)烷，二者经缩合反应制得氟桂利嗪，再经成盐及精制得成品[2]，流程如下。

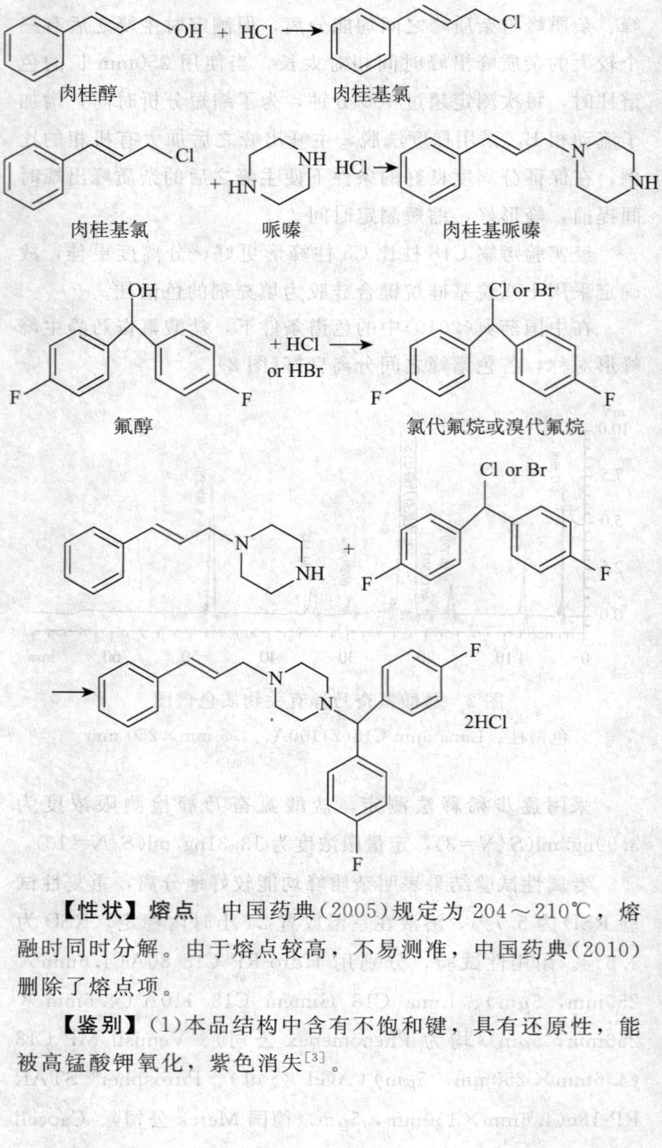

【性状】熔点　中国药典(2005)规定为 204～210℃，熔融时同时分解。由于熔点较高，不易测准，中国药典(2010)删除了熔点项。

【鉴别】(1)本品结构中含有不饱和键，具有还原性，能被高锰酸钾氧化，紫色消失[3]。

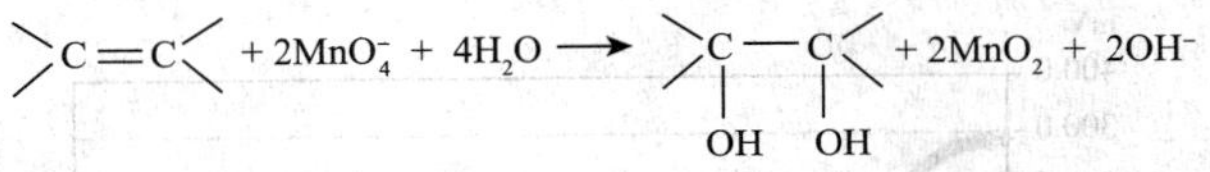

(2)本品在水溶液中极微溶解，先加少量乙醇使溶解后，再用盐酸溶液(取稀盐酸 24ml 加水至 1000ml)稀释至规定浓度后照紫外-可见分光光度法测定，在 226nm 与 253nm 的波长处有最大吸收，在 221nm 与 234nm 的波长处有最小吸收，见图 1。

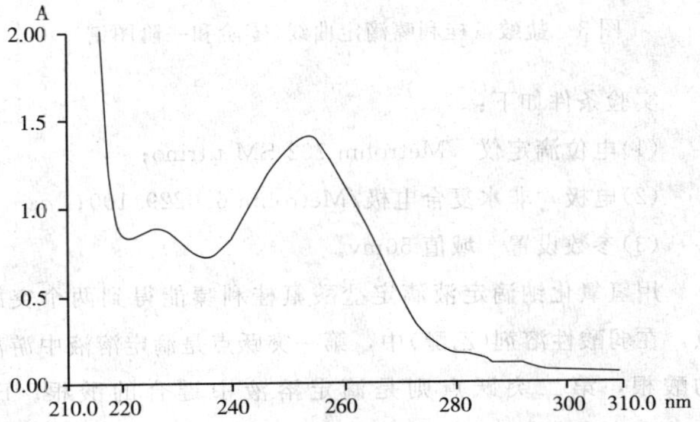

图 1　盐酸氟桂利嗪紫外吸收图谱

(3)本品的红外光吸收图谱(光谱集 379 图)显示的主要特征吸收如下[4]。

特征谱带(cm^{-1})	归属	
3060，3030，3000	芳氢，烯氢	ν_{C-H}
2700～2000	胺盐	$\nu_{\overset{+}{N}H}$
1605，1516，1450	苯环	$\nu_{C=C}$
1238	氟苯	ν_{C-F}
840，830	取代苯	γ_{2H}
746	取代苯	γ_{5H}
690	单取代苯	$\delta_{环}$

【检查】酸度　本品生产工艺中，最后一步反应系氟桂利嗪与盐酸作用成盐，如控制不当，会使盐酸过量，因此需要控制酸度。

有关物质　采用高效液相色谱法进行检查。采用十八烷基硅烷键合硅胶为填充剂，以甲醇-磷酸盐缓冲液(取磷酸二氢钾 1.36g，加水溶解并稀释成 1000ml，加三乙胺 4ml，用磷酸调节 pH 值至 3.5)(75∶25)为流动相，检测波长为 253nm。BP(2009)采用高效液相色谱法，用十八烷基硅烷键合硅胶为填充剂，检测波长为 230nm；采用梯度洗脱，流动相 A 为 23.8g/L 四丁基硫酸氢铵和 7g/L 醋酸铵混合溶液，流动相 B 为乙腈，梯度如下。

时间(分钟)	流动相 A(% V/V)	流动相 B(% V/V)
0～12	80→40	20→60
12～15	40	60
15～16	40→80	60→20
16～20	80	20

盐酸氟桂利嗪经不同条件破坏试验显示，在高温和酸性环境下，稳定性较差，见图 2。

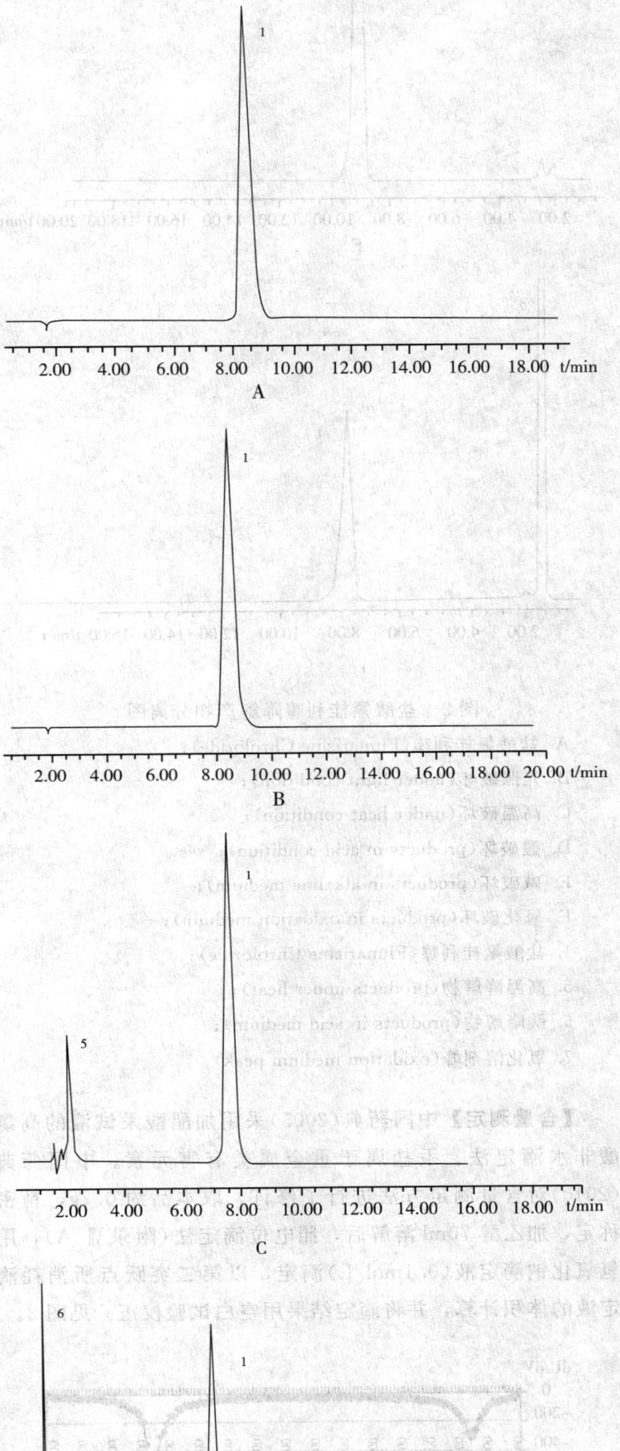

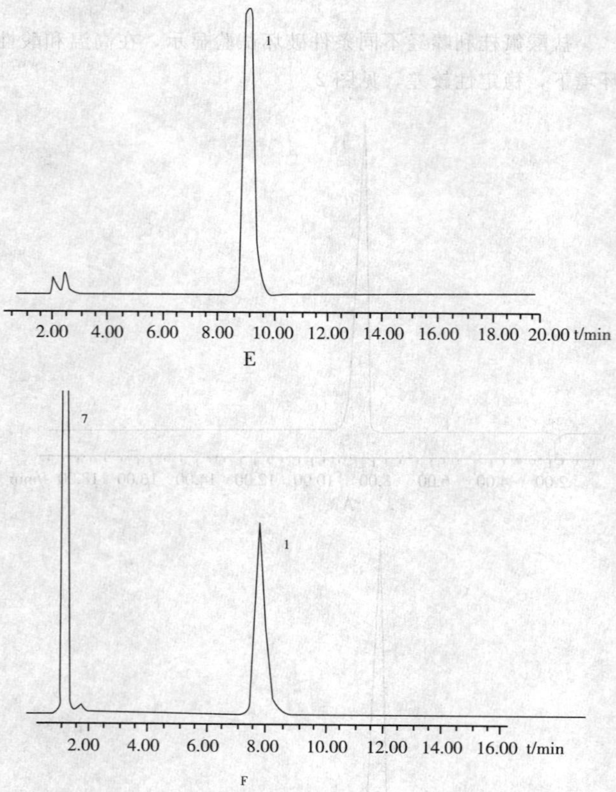

图 2　盐酸氟桂利嗪降解产物分离图

A. 盐酸氟桂利嗪(Flunarizine Chroloride)；
B. 光照破坏(under light condition)；
C. 高温破坏(under heat condition)；
D. 酸破坏(products in acid condition)；
E. 碱破坏(products in alkaline medium)；
F. 氧化破坏(products in oxidation medium)；
1. 盐酸氟桂利嗪(Flunarizine Chroloride)；
5. 高温降解物(products under heat)；
6. 酸降解物(products in acid medium)；
7. 氧化溶剂峰(oxidation medium peak)

【含量测定】中国药典(2005)采用加醋酸汞试液的高氯酸非水滴定法。汞盐属于重金属类有害元素。中国药典(2010)对含量测定方法进行了修订。取本品约 0.2g，精密称定，加乙醇 70ml 溶解后，照电位滴定法(附录Ⅶ A)，用氢氧化钠滴定液(0.1mol/L)滴定，以第二突跃点所消耗滴定液的体积计算，并将滴定结果用空白试验校正。见图 3。

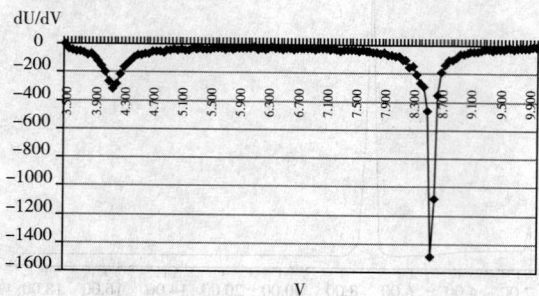

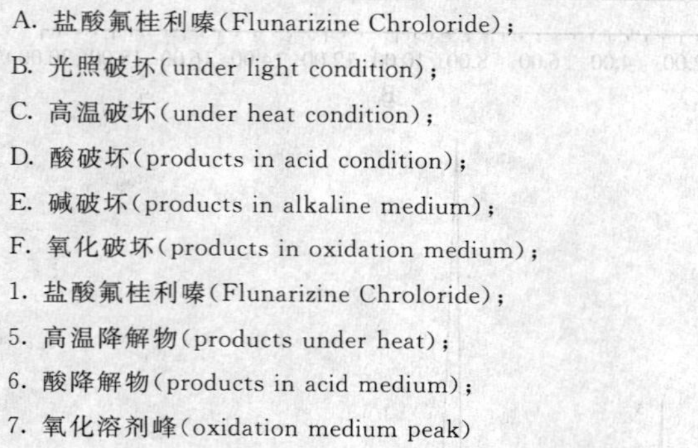

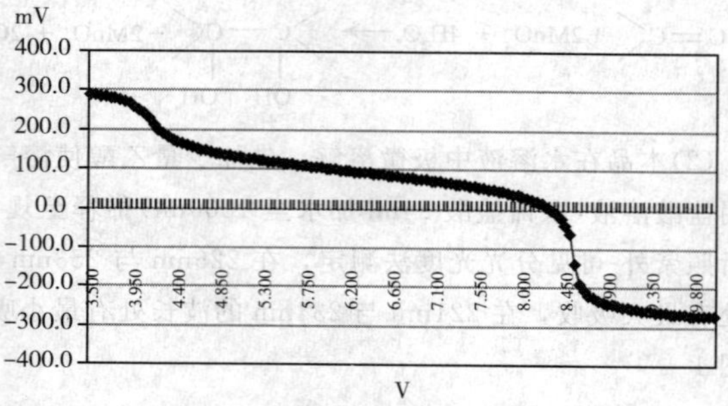

图 3　盐酸氟桂利嗪滴定曲线(零阶和一阶图谱)

实验条件如下：

(1)电位滴定仪　Metrohm 702 SM titrino；

(2)电极　非水复合电极/Metrohm 6.0229.100；

(3)参数设置　域值 50mv。

用氢氧化钠滴定液滴定盐酸氟桂利嗪能得到两个突跃点，在弱酸性溶剂(乙醇)中，第一突跃点是滴定溶液中游离的酸根，第二突跃点则是滴定溶液中键合的酸根。BP(2009)以第二等当点的体积用于计算。有文献报道以两个突跃点体积差值用于计算。经比较，以第二突跃点的体积计算含量，结果与中国药典(2005)方法的结果基本一致。中国药典(2015)方法未修订。

【制剂】中国药典(2015)收载了盐酸氟桂利嗪胶囊。BP(2013)未收载制剂品种。

盐酸氟桂利嗪胶囊(Flunarizine Hydrochloride Capsules)

规格为 5mg，按 $C_{26}H_{26}F_2N_2$ 计算。国内各企业的处方中，主要辅料有淀粉、预胶化淀粉、硬脂酸镁 、乳糖、滑石粉、微晶纤维素、羧甲淀粉钠、二氧化硅、羟丙纤维素、甘露醇、十二烷基硫酸钠等。

含量均匀度　方法同含量测定。

溶出度　本品为难溶性药物，有必要对其进行溶出度检查。以盐酸溶液(取稀盐酸 24ml 加水至 1000ml)为溶出介质，采用第一法，转速为每分钟 100 转，30 分钟取样，限度为标示量的 80%。高效液相色谱法测定溶出量，色谱条件与含量测定相同。

含量测定　采用高效液相色谱法测定，色谱条件与原料药有关物质相同，辅料对测定方法无干扰。

参考文献

[1] 国家药典委员会．中华人民共和国药典临床用药须知·化学药和生物制品卷［M］．2005 年版．北京：人民卫生出版社，2005：50.

[2] 王立升，李敬芬，周天明，等．氟桂利嗪的合成工艺研究［J］．中国医药工业杂志，1997，10：438-440.

[3] 陈耀祖．有机分析［M］．北京：高等教育出版社，1983：334.

[4] 安登魁. 药物分析［M］. 济南：济南出版社，1992：166-172.

撰写　李　洁　河南省食品药品检验所
复核　闻京伟　河南省食品药品检验所

盐酸美他环素
Methacycline Hydrochloride

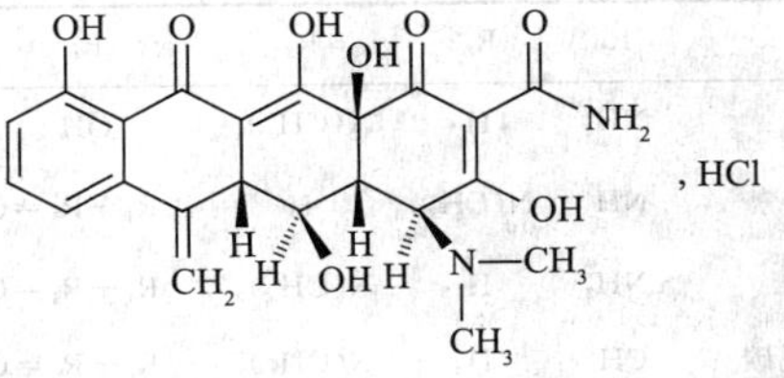

$C_{22}H_{22}N_2O_8 \cdot HCl$　478.89

化学名：［4S-(4α,4aα,5α,5aα,12aα)］-6-亚甲基-4-(二甲氨基)-3,5,10,12,12a-五羟基-1,11-二氧代-2-并四苯甲酰胺盐酸盐

［4S-(4α,4aα,5α,5aα,12aα)］-6-methylene-4-(dimethylamino)-3,5,10,12,12a-pentahydroxy-1,11-dioxo-2-naphthacene carboxamide monohydrochloride(salt)

英文名：Methacycline Hydrochloride

异名：盐酸甲烯土霉素；四烯土霉素

CAS号：［3963-95-9］；［914-00-1］(美他环素)

本品是以土霉素碱为原料的半合成广谱四环类抗生素，与盐酸四环素具有相同的适应证，口服吸收良好，血药浓度高，但对四环素耐药菌不如多西环素，对大肠埃希菌及产气杆菌比多西环素稍好，胃肠道反应较大，其化学稳定性优于四环素、土霉素和金霉素等天然四环类抗生素。口服可吸收，单次口服500mg后C_{max}为2mg/L，$t_{1/2}$长达16小时，血浆蛋白结合率为80%。在体内分布较广。以原型自尿液排泄约占给药量的50%，72小时内经粪便排泄者仅占5%[1]。

本品由Pfizer公司于1961年合成，USP(15)至USP(36)均有收载，中国药典从1995年版开始收载，英文名(Metacycline Hydrochloride)与USP(Methacycline Hydrochloride)有所不同，中国药典将其与USP统一。BP、Ph. Eur.、JP均未收载该品种。

【制法概要】 本品是以土霉素碱为原料，经一系列步骤合成得到的半合成广谱四环类抗生素，图1为盐酸美他环素典型的合成路线图。

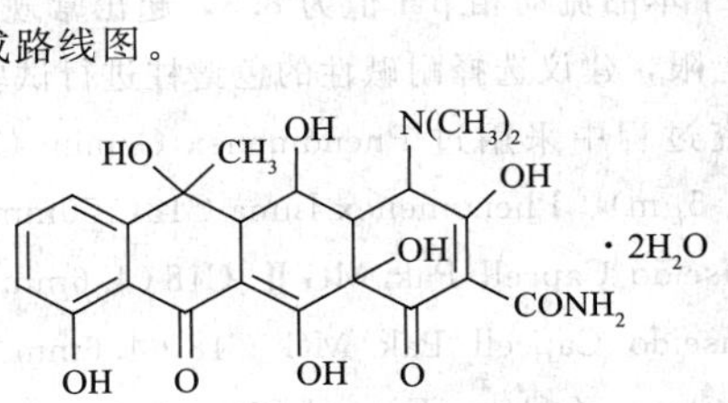

土霉素碱

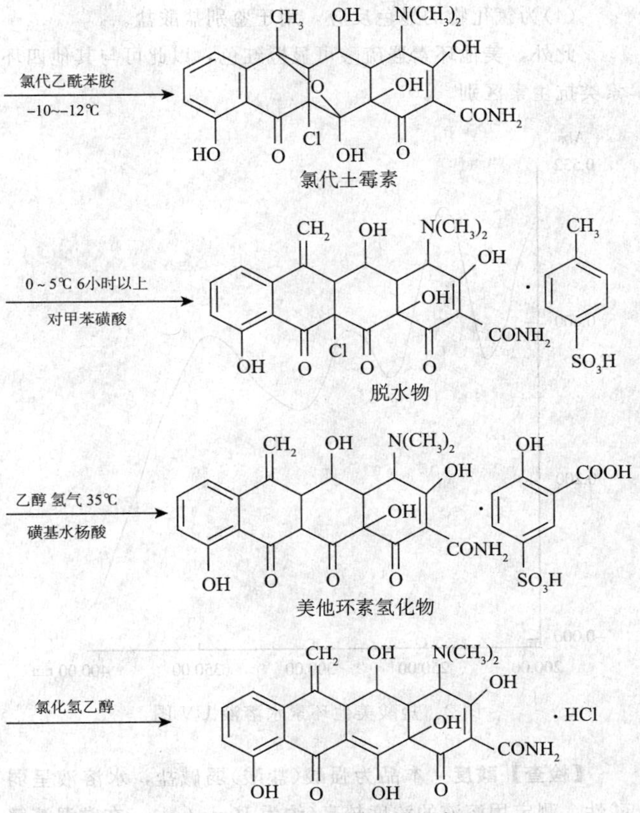

图1　盐酸美他环素典型的合成线路

【性状】 本品中国药典(2015)的性状描述与USP有所不同，USP描述颜色为"黄色至深黄色"，溶解度为"在水中溶解"。因性状观察有一定的主观性，今后可参考USP的做法，将其单列作为参考指标。

【鉴别】 中国药典(2015)中鉴别方法保留了2005年版药典的四个鉴别项，即UV法、HPLC法、IR法和化学显色法(鉴别氯化物)。

(1)紫外鉴别　本品在水、甲醇、0.1mol/L盐酸溶液和1mol/L盐酸甲醇溶液中的紫外吸收光谱行为相似，除1mol/L盐酸甲醇溶液中的紫外图形峰谷不明显外，其他三种溶剂均显示出较好的峰谷吸收，但水溶液中盐酸美他环素的紫外特征峰特征性更强，考虑水溶液安全方便，故本版标准中选用水作为溶剂，并规定在344nm、282nm和240nm波长处有最大吸收，在306nm、265nm和222nm波长处有最小吸收。见图2。

USP(36)中本品鉴别只采用UV一种方法，以盐酸甲醇溶液(1→1200)为溶剂，制备20μg/ml的溶液，用盐酸美他环素对照品在345nm波长处测定吸光度，按无水物计算含量，规定含量范围应在88.4%~96.4%。

(2)为专属性强的HPLC法。设备简单、操作容易、分离效果亦佳的薄层色谱法在历版国内外药典的鉴别方法中也有应用。

(3)为专属性强的红外吸收光谱法，采用与标准图谱对照的方法进行鉴别。

(4)为氯化物的显色反应，用于鉴别盐酸盐。

此外，美他环素遇硫酸可显橙红色，以此可与其他四环素类抗生素区别[2]。

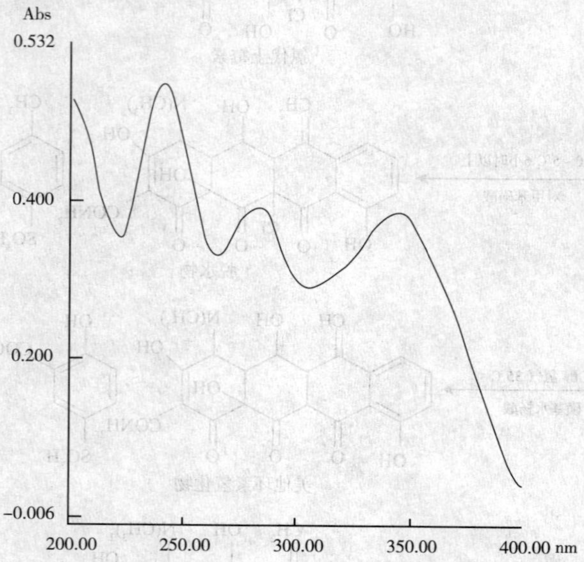

图 2　盐酸美他环素水溶液 UV 图

【检查】酸度　本品为强酸(盐酸)弱碱盐，水溶液呈弱酸性，测定用溶液的浓度较高(约为 10mg/ml)，在常温溶解速度慢，本版药典中增加“超声处理使溶解”，便于操作。

杂质吸光度　参见盐酸多西环素中的解释。

有关物质　针对(2005)中国药典中本品含量和有关物质测定用的流动相容易析出结晶的问题，本品在起草时，通过对美他环素及其制剂色谱分离影响因素的系统考察，包括水相缓冲盐的浓度和种类、pH 值、扫尾剂、有机相、柱温等，确定了新的色谱条件，并对方法进行了验证，结果显示：该方法的专属性良好，辅料、部分中间体及破坏样品中的降解物均不干扰样品测定；在 0.0001～0.14mg/ml 的浓度范围内，溶液浓度与相应峰面积呈线性关系，相关系数(r=0.9999)，方法的最小定量浓度约为 0.03μg/ml、最小检测浓度约为 0.01μg/ml，已知杂质土霉素的最小检测浓度约为 0.008μg/ml、最小定量浓度约为 0.02μg/ml。

中国药典(2005)中，有关物质只控制土霉素的量，对其他杂质和总杂质均未控制，USP(36)标准中尚无有关物质检查项，目前对有关物质考察结果显示，原料和制剂中均能检出 4～5 个杂质(个别杂质数量达 8～10 个)(图 3)，但大部分样品未检出土霉素，按主成分自身对照法计算，样品中最大单个杂质量分布在 0.4%～1.1%范围，总杂质量分布在 1.1%～2.1%范围内，典型的有关物质测定的色谱图如图 4 所示，本次标准制定时，根据现有测定结果，暂定主成分自身对照溶液的浓度为供试品溶液的 1.0%，单个杂质峰面积不得大于对照溶液主峰面积的 1.2 倍(1.2%)，总杂质峰面积不得大于对照溶液主峰面积的 3 倍(3.0%)，不再单独控制土霉素的量，Weng N. 等也报道[3,4]，商品化的盐酸美他环素中，2-乙酰-2-脱碳酰胺美他环素(2-acetyl-2-decarboxamidometacycline)、β-多西环素(β-Doxycycline，6-epidoxycycline)和多西环素(Doxycycline)为主要杂质，而土霉素(Oxytetracychne)和 4-表美他环素(4-epimethacycline)在原料中含量较低。

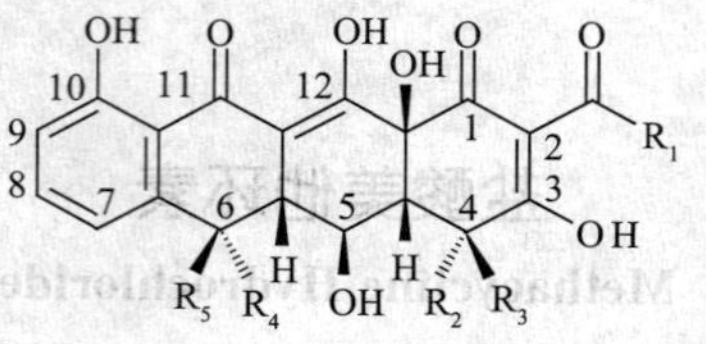

	R_1	R_2	R_3	R_4	R_5
土霉素	NH_2	H	$N(CH_3)_2$	OH	CH_3
4-表美他环素	NH_2	$N(CH_3)_2$	H	$R_4+R_5=CH_2$	
美他环素	NH_2	H	$N(CH_3)_2$	$R_4+R_5=CH_2$	
2-乙酰-2-脱碳酰胺美他环素	CH_3	H	$N(CH_3)_2$	$R_4+R_5=CH_2$	
β-多西环素	NH_2	H	$N(CH_3)_2$	CH_3	H
多西环素	NH_2	H	$N(CH_3)_2$	H	CH_3

图 3　美他环素及其潜在有关物质的结构

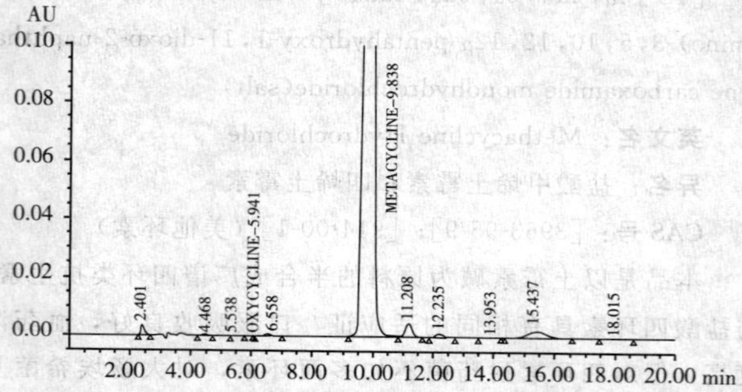

图 4　有关物质测定的典型色谱图

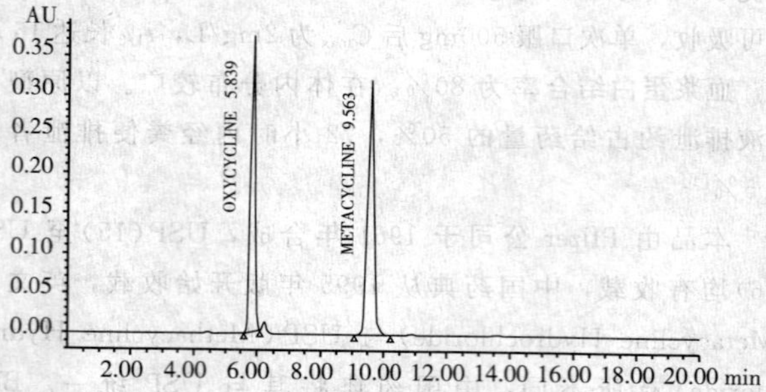

图 5　系统适用性试验典型色谱图

在实际操作过程中，需要注意以下几点。

(1)由于本品流动相 pH 值为 8.3，超出常规 C18 柱 pH 值的使用上限，建议选择耐碱性的色谱柱进行试验，我们在方法学研究过程中采用过 Phenomenex Gemini C18(250mm×4.6mm，5μm)、Phenomenex Luna C18(150mm×4.6mm，5μm)、Shiseido Capcell Pak MG Ⅱ C18(4.6mm×150mm，5μm)、Shiseido Capcell Pak MG C18(4.6mm×150mm，5μm)、Agilent Zrobax Extend-C18(3.0mm×250mm，5μm)、Agilent Zorbax Extend-C18(4.6mm×150mm，5μm)

等色谱柱，典型的系统适用性色谱图及有关物质测定的色谱图分别见图 4 和图 5。

(2)美他环素及其有关物质的峰形和分离效果受色谱柱温影响较大，需要控制检测柱温。

(3)用流动相溶解的美他环素溶液很快会发生氧化反应，产生色素使颜色变深，用 0.01mol/L 盐酸溶解的供试品溶液则在 24 小时内相对稳定。

干燥失重 本版药典仍采用干燥失重法测定样品中的水分及挥发性物质，USP(36)则采用卡尔费休法测定水分，二者在原理和操作上均有区别，控制的对象也有不同，建议对这两种方法进行考察，为标准的修订和提高提供数据。

炽灼残渣 炽灼残渣是检查有机药物中混入的各种无机杂质(如金属氧化物、碳酸盐、磷酸盐和氯化物等)的一种方法，挥发性无机药物如盐酸、溴化铵、黄氧化汞、氯化氨基汞等受热挥发或分解，残留非挥发性物质，也按同法检查炽灼残渣。故可控制本品质量。

【含量测定】采用 HPLC 法测定含量，方法同有关物质项，典型的系统适用性试验色谱图如图 5 所示。USP(36)也采用 HPLC 法测定含量，但色谱条件和系统适用性要求与中国药典不同，应加以注意。

中国药典(2015)及 USP(36)的含量均是按有效成分美他环素($C_{22}H_{22}N_2O_8$)计算，其理论值(按干品计算)为 92.38%，中国药典规定原料按干品计算的含量应不得少于 87.0%，USP(36)则规定其含量应在 832～970μg/mg 的范围内。

【制剂】中国药典(2015)收载了原料、片剂和胶囊剂。据不完全统计，盐酸多西环素片及胶囊涉及到的辅料主要有：淀粉、硬脂酸镁、微晶纤维、羟甲淀粉钠、糖粉、制糊淀粉、羟丙淀粉、滑石粉、聚山梨酯 80、淀粉浆等。

USP(32)收载了胶囊剂和口服干混悬剂。

参考文献

[1] 国家药典委员会. 中华人民共和国药典临床用药须知·化学药和生物制品卷[M]. 2005 年版. 北京：人民卫生出版社，2005.

[2] 刘文英. 药物分析[M]. 北京：人民卫生出版社，2007：337.

[3] Weng N, Verresen K, Roets E, et al. Determination of metacycline and related substances by column liquid chromatography on poly(styrene-divinylbenzene)[J]. J. Chromatogr., 1991, 586: 61-66.

[4] Weng N, Sun H, Verresen K., et al. Assay and purity control of metacycline by thin-layer chromatography combined with UV and fluorescence densitometry-a comparison with liquid chromatography[J]. J. Pharm. Biomed. Anal., 1991, 9(9): 717-723.

撰写 袁耀佐 江苏省食品药品监督检验研究院

复核 张 枚 江苏省食品药品监督检验研究院

盐酸美西律

Mexiletine Hydrochloride

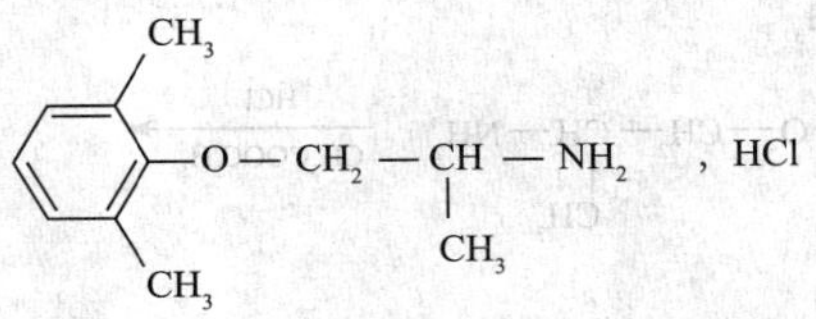

$C_{11}H_{17}NO \cdot HCl$ 215.72

化学名：(±)-1-(2,6-二甲基苯氧基)-2-丙胺盐酸盐

2-propanamine,-1-(2, 6-dimethylphenoxy)-, hydrochloride,(±)

英文名：Mexiletine(INN)Hydrochloride

CAS 号：[5370-01-04]；[1642-54-2](美西律)

本品为抗心律失常药。有抑制心肌传导作用，还具有抗惊厥和局部麻醉作用。抗心律失常的范围和局部麻醉作用与利多卡因相同，可用于各种原因引起的室性心律失常。

本品口服后吸收完全。30 分钟作用开始，约持续 8 小时。2～3 小时血药浓度达峰值。有效血药浓度为 0.5～2μg/ml，中毒血药浓度与有效血药浓度相近，为 2 μg/ml 以上。少数患者在有效血药浓度时即可出现严重不良反应。约 10%以原药从尿液中排出。碱性尿时排泄减少，长期服药者应注意尿的酸碱度。可经血液透析清除本品[1]。

主要代谢物通过 LC-MS 和 NMR 分析验证如下。

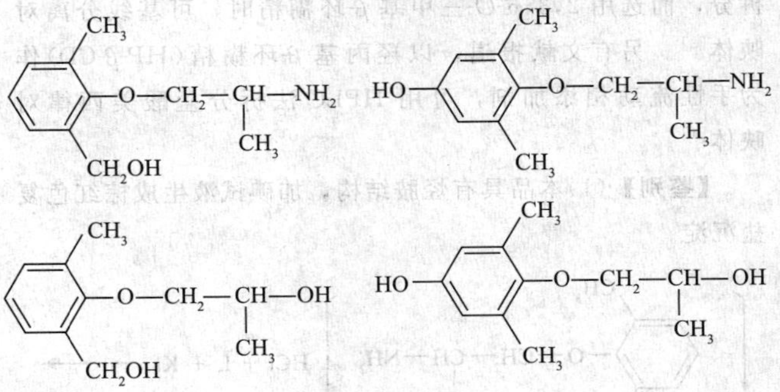

除中国药典(2015)收载外，USP(36)、BP(2013)、Ph. Eur.(7.0)、JP(16)亦有收载。

【制法概要】本品由 Koppe 等人于 1968 年首先合成，国内于 1978 年开始生产。目前国内各家的生产工艺基本一致。2,6-二甲基酚经羟丙基化、氧化、氢化和成盐制得盐酸美西律。

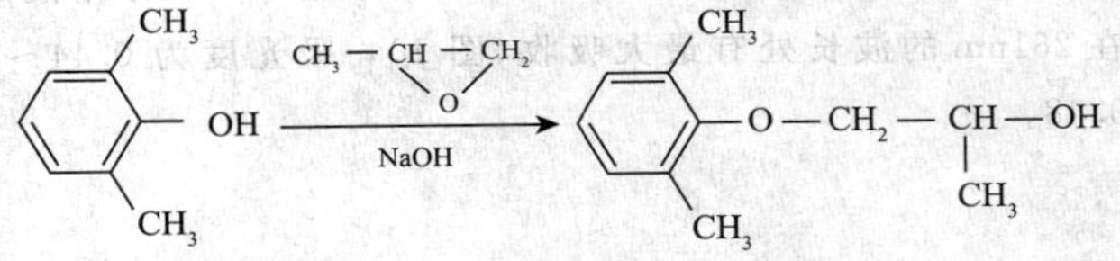

杂质A

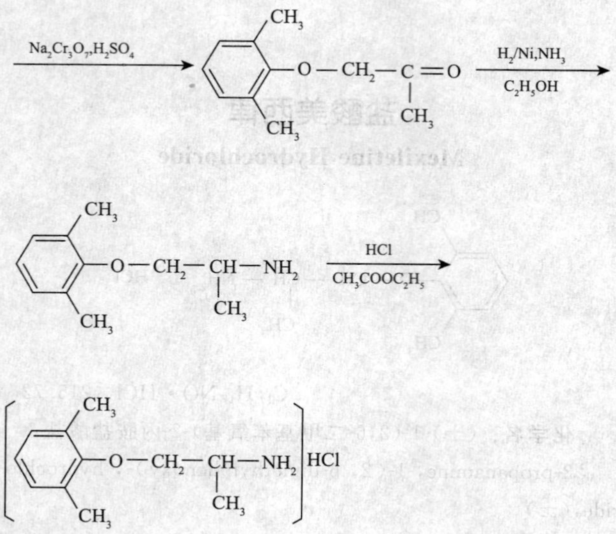

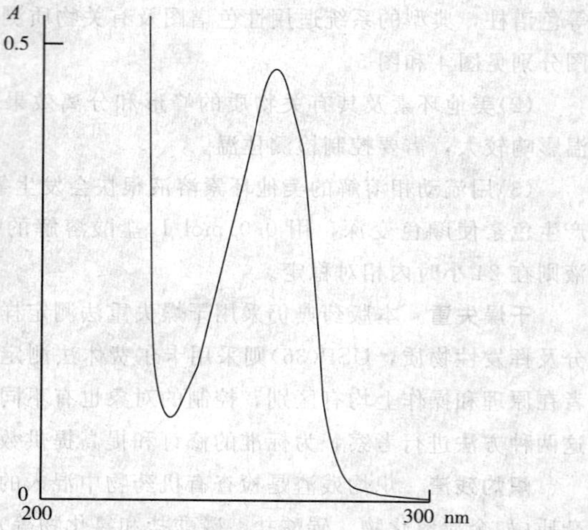

图1 盐酸美西律紫外吸收图谱

【性状】中国药典(2015)、Ph. Eur. (7.0)、BP(2013)与文献性状描述均为白色或类白色结晶性粉末；JP(16)描述为白色粉末。文献[2]中列出的盐酸美西律合成工艺基本一致，但与国内的生产工艺不同；采用不同的合成工艺得到的粗品，如果其重结晶、纯化的手段不同，得到的成品晶型也就有所区别。

熔点 中国药典(2015)与JP(16)均规定熔点为200～204℃；BP(2013)、Ph. Eur. (7.0)与USP(36)未做规定。文献中列出的熔点为203～205℃。

本品氨基所在碳原子为不对称碳原子，药用合成品为消旋体。据报道，2,6-*O*-二甲基*β*-环糊精可将对映体部分拆分，而选用2,3,6-*O*-三甲基*β*-环糊精时，可基线分离对映体[3]。另有文献报道，以羟丙基-*β*-环糊精(HP-*β*-CD)作为手性流动相添加剂，可用HPLC法拆分盐酸美西律对映体[4]。

【鉴别】(1)本品具有烃胺结构，加碘试液生成棕红色复盐沉淀。

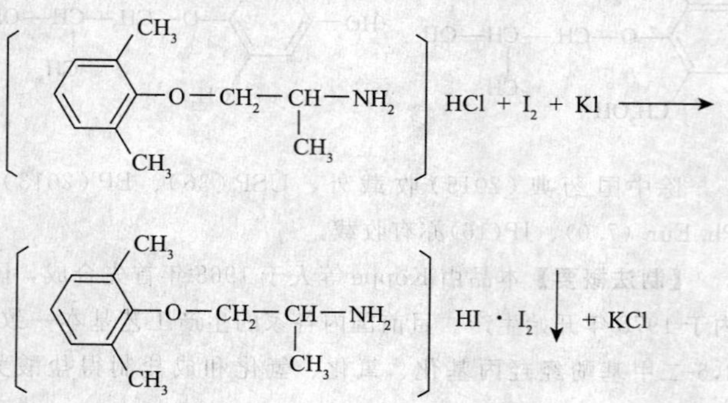

(2)光谱特征 ①紫外光谱(UV)：本品0.04%水溶液，在261nm的波长处有最大吸收(图1)，吸光度为0.44～0.48。

②红外光谱(IR)：本品的红外光吸收图谱(光谱集381图)显示的主要特征吸收如下。

特征谱带(cm⁻¹)	归属
3200～2500	胺盐 $\nu_{NH_3^+}$
1610，1590，1515，1500	苯环 $\nu_{C=C}$
1480	胺盐 $\delta_{NH_3^+}$
1200，1047	芳醚 ν_{C-O-C}

(3)X-射线衍射 文献采用Philips衍射仪，CuKα幅射，电压40kV，管流35mA，扫描速度为0.02～2 θ/s，所得样品的粉末X-射线衍射结果中的晶面间距、相对衍射强度和2θ角见下表，但未见单晶X-射线衍射测定的报道。

盐酸美西律晶体粉末XRD测定结果

2θ	dÅ	I / Io%	2θ	dÅ	I / Io%
5.561	15.8913	78.075	28.249	3.1590	44.790
6.309	14.0100	61.143	28.727	3.1075	18.668
8.949	9.8818	20.405	29.456	3.0322	12.662
10.183	8.6861	88.350	30.395	2.9407	20.477
11.686	7.5722	47.829	31.501	2.8400	14.327
12.686	7.5722	29.739	31.988	2.7978	10.564
14.406	6.1481	16.570	32.517	2.7535	8.972
14.995	5.9082	8.465	33.106	2.7058	16.570
16.130	5.4948	10.709	33.703	2.6592	17.438
16.532	5.3620	18.885	34.577	2.5940	7.235
17.392	5.0989	87.771	34.934	2.5683	8.972
18.777	4.7256	9.334	37.855	2.3766	13.024
19.922	4.4567	100	38.123	2.3605	13.458
21.425	4.1473	13.386	38.807	2.3205	10.347
22.255	3.9944	14.254	40.248	2.2407	12.156
22.914	3.8810	16.859	41.373	2.1823	9.189

续表

2θ	dÅ	Ⅰ/Io%	2θ	dÅ	Ⅰ/Io%
23.635	3.7642	76.121	42.038	2.1493	8.393
24.585	3.6209	12.300	42.573	2.1235	11.722
25.056	3.5539	51.953	44.136	2.0519	7.018
25.527	3.4894	28.871	44.619	2.0308	9.189
25.717	3.4640	30.318	45.382	1.9984	8.104
26.381	3.3784	13.675	46.105	1.9687	5.282
27.018	3.3001	30.028	46.893	1.9340	7.235
27.542	3.2385	14.471	48.964	1.8603	5.788

Ⅰ/Io=relative intensity(based on highest intensity as 100)

dÅ=interplanner distance.

2θ=scattering angle.

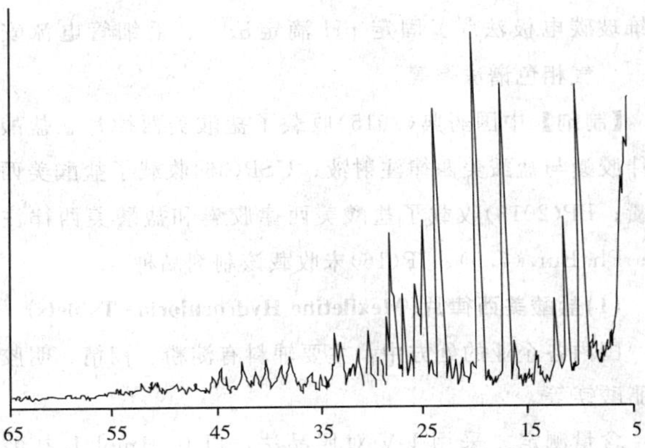

盐酸美西律 XRD图谱

【检查】酸度 检查游离盐酸。由于生产工艺中引入了盐酸，应加以控制。

溶液的澄清度和颜色 控制生产中不溶于水的物质。由于制剂有注射剂，考虑到注射液临床使用的安全性，进行此项检查。

有关物质 国内外药典收载的有关物质如下。

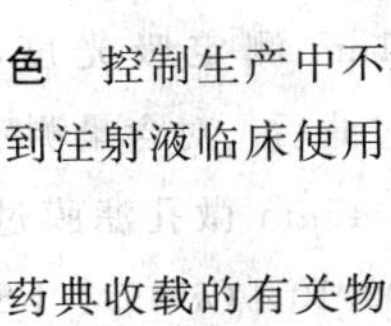

杂质 A：R＝H 2,6-二甲基酚

英文名：2,6-dimethylphenol

杂质 B：R＝$CH_2-CO-CH_3$

1-(2,6-二甲基苯氧基)-2-丙酮

英文名：1-(2,6-dimethylphenoxy)propan-2-one

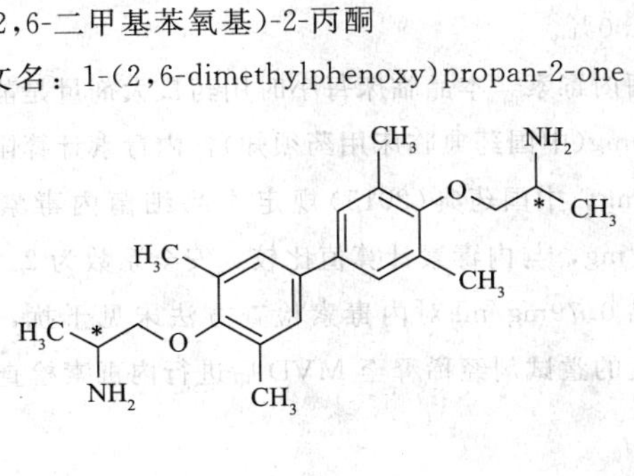

杂质 C：1,1′-[(3,3′,5,5′-四甲基联苯-4,4′-丙烷基)二氧]-2-丙烷胺

英文名：1,1′-[(3,3′,5,5′-tetramethylbiphenyl-4,4′-diyl)bisoxy]dipropan-2-amine

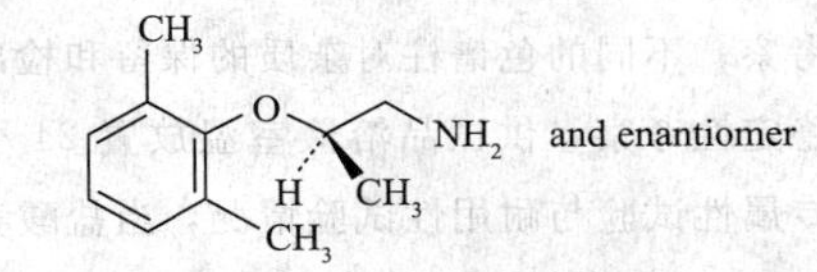

杂质 D：2-(2,6-二甲基苯氧基)-1-丙胺盐及其对映异构体

英文名：(*2RS*)-2-(2,6-dimethylphenoxy) propan-1-amine

BP(2013)与 Ph. Eur. (7.0)均采用高效液相色谱法，用十八烷基硅烷键合硅胶柱，以甲醇-醋酸钠溶液(称取 11.5g 无水醋酸钠，加水至 500ml，加 3.2ml 冰醋酸，混匀，冷至室温)(65∶35)，用冰醋酸调节 pH4.8，再加水稀释至 1000ml 为流动相；检测波长为 262nm，控制杂质 A 及杂质 C；同时 BP(2013)与 Ph. Eur. (7.0)均采用 TLC 法控制杂质 D。USP(36)采用高效液相色谱法，用十八烷基硅烷键合硅胶柱，流动相与 BP(2013)相同，检测波长为 254nm，控制单一杂质和杂质总量。JP(16)采用高效液相色谱法，用辛烷基硅烷键合硅胶柱，以乙腈-缓冲液(称取十二烷基硫酸钠 2.5g 与 $NaH_2PO_4 \cdot 2H_2O$ 3g，加水至 600ml)(420∶600)为流动相；检测波长为 210nm，控制单一杂质。

中国药典采用液相色谱法进行有关物质检查。

研究中发现，盐酸美西律样品中的杂质对 pH 值极为敏感，试验中考察了流动相的不同 pH 值对色谱分离的影响。以甲醇-0.1mol/L 醋酸钠溶液(50∶50)为流动相，用冰醋酸调节流动相的 pH 值分别为 4.0、5.0、5.4、5.5、5.6、5.7、5.8、5.9、6.0，记录色谱图。结果表明，流动相 pH 值为 4.0 及 pH 值 5.5～5.9 时，主峰与杂质的分离良好，但当流动相的 pH 值为 4.0 时，多个杂质峰位于主峰前，与溶剂峰接近，故确定流动相的 pH 值为 5.8±0.1。操作时流动相的 pH 值应严格控制。系统适用性试验色谱图见图 2

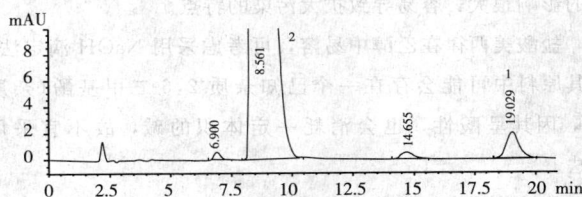

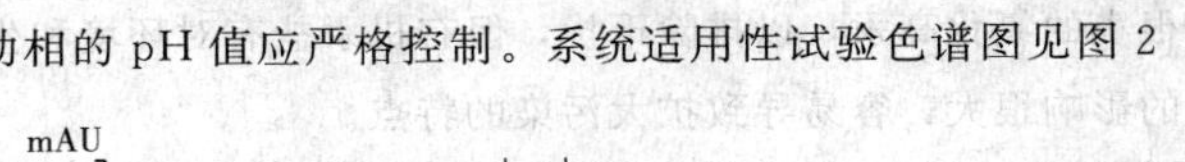

图 2 系统适用性试验色谱图(供试品溶液＋2,6-二甲基酚)

1. 杂质 A；2. 盐酸美西律

专属性试验显示：经氧化、高温破坏后降解产生新杂质，其他降解条件未见有新杂质，各主要杂质峰最大吸收波长在 270～282nm，记录色谱图至主成分峰保留时间的 4 倍，可以将样品中的杂质记录完全。将对照溶液逐步稀释进样，

当信噪比 $S/N \geqslant 3$ 时，盐酸美西律浓度为0.709μg/ml,最低检测限为 14ng；杂质 A 浓度为 15.3ng/ml，最低检测限为 0.3ng。用三根不同厂家的色谱柱 Phenomenex C18 柱（4.6mm × 150mm，5μm)、Diamonsil C18 柱（4.6mm × 200mm，5μm)、Agela C18 柱(4.6mm×250mm，5μm)进行耐用性试验考察，不同的色谱柱对杂质的保留和检出无显著性差异。经稳定性考察，供试品溶液室温放置 24 小时基本稳定。结合专属性试验与耐用性试验情况，当盐酸美西律主峰与杂质 A 的分离度大于 6 时，所有杂质可获得良好分离。将样品配制 0.05%的溶液进行灵敏度试验，该方法灵敏度能够满足测定要求。

杂质 A 对盐酸美西律的相对响应因子为 5.4，相对响应因子差异较大，且对照品易得，所以采用杂质对照品外标法计算，以保证结果准确。参照国外药典杂质限度规定与国内产品测定结果，杂质限度定为：杂质 A 不得过 0.2%；其他单个杂质不得过 0.2%，除杂质 A 外，其他杂质总和不得过 0.5%。

干燥失重 中国药典（2015）与 USP(36)、BP(2013)、Ph. Eur.（7.0)、JP(16)均规定在 105℃干燥至恒重，但中国药典(2015)规定减失重量不得过 1.0%，国外药典均不得过 0.5%。

炽灼残渣 中国药典（2015）与 USP(36)、BP(2013)、Ph. Eur.（7.0)、JP(16)均规定遗留残渣不得过 0.1%。

重金属 合成工艺中使用到重铬酸盐进行氧化，需要控制重金属。中国药典（2015）与 USP（36）、BP（2013）、Ph. Eur.（7.0)、JP(16)均规定不得过百万分之十。

残留溶剂 合成工艺中主要涉及到的有机溶剂有甲醇、乙醇、乙酸乙酯。文献中[2]盐酸美西律的纯化涉及到的有机溶剂有甲苯、乙醇、丙酮。

【含量测定】采用 $HClO_4$ 非水滴定法，由于盐酸美西律系盐酸盐，用高氯酸滴定时产生氢卤酸，不利于反应的定量进行，故在滴定前加入醋酸汞，使氯离子与汞离子生成解离性很小的氯化高汞，以排除干扰，但有机汞盐有对环境和生态的影响很大，容易导致扩大污染的特点。

盐酸美西律在乙醇中易溶，可考虑采用 NaOH 滴定法，但其原料中可能会存在一个已知杂质 2,6-二甲基酚（杂质A)，因其呈酸性，也会消耗一定体积的碱，故不宜采用此法。

盐酸美西律的化学结构中含有脂肪伯胺，溶剂中加入醋酐可增强待测物的碱性使滴定终点突跃敏锐，但同时醋酐也可能与待测样品发生乙酰化反应。随着溶剂中醋酐比例的增加、放置时间的延长均会加速乙酰化反应，从而使滴定曲线的突跃点由 1 个变为 2 个，且突跃越来越不明显。选择冰醋酸与醋酐的比例为 1：1，可保证仅有一个明显突跃产生，在电位滴定操作过程中应特别注意“立即滴定”，试验最好在 2 分钟内完成，从而降低乙酰化反应。滴定图谱见图 3。

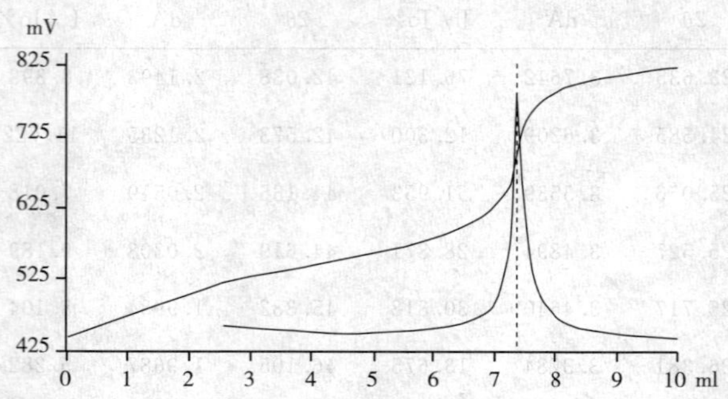

图 3 盐酸美西律电位滴定图谱

BP(2013)、Ph. Eur.（7.0）均采用非水电位滴定法。USP(36)、JP(16)均采用 HPLC 法。

文献还报道了其他多种含量测定方法，如电化学法中的修饰玻碳电极法[5]、固定 pH 滴定法[6]、毛细管电泳安培法[7]、气相色谱法[8]等。

【制剂】中国药典(2015)收载了盐酸美西律片、盐酸美西律胶囊与盐酸美西律注射液；USP(36)收载了盐酸美西律胶囊；BP(2013)收载了盐酸美西律胶囊和盐酸美西律注射液；Ph. Eur.（7.0)、JP(16)未收载该制剂品种。

(1)盐酸美西律片(Mexiletine Hydrochloride Tablets)

国内各企业的处方中，主要辅料有淀粉、糊精、明胶和硬脂酸镁等。

含量测定 采用 UV 对照品法，以 0.01mol/L 盐酸溶液为溶剂，测定波长为 261nm，以求各制剂含量测定方法的一致性。研究中考察了辅料的干扰，将辅料制备的溶液分别用滤纸、0.8μm 微孔滤膜、0.45μm 微孔滤膜三种方式过滤，取滤液在 261nm 测定吸光度，结果显示：辅料经 0.45μm 微孔滤膜过滤后，对含量测定带来的误差最小，所以测定前必须经 0.45μm 微孔滤膜过滤，以消除辅料的干扰。平均回收率 100.10%(n=9)，RSD=0.23%。

(2)盐酸美西律注射液(Mexiletine Hydrochloride Injection)

有关物质 工艺中除加入活性炭脱炭过滤外，处方中未引入其他辅料。

方法同原料药项下的高效液相色谱系统。模拟除主料之外的空白溶剂进样分析，结果对色谱分离无干扰。限度：杂质 A 不得过 0.2%；其他单一杂质不得过 0.5%；杂质总和不得过 1.0%。

细菌内毒素 本品临床每小时用药最大剂量是静脉注射每次 300mg(中国药典临床用药须知)，内毒素计算限值约为 1.0EU/mg。中国药典（2015）规定本品细菌内毒素限值为 0.50EU/mg，与内毒素计算值比较，安全系数为 2。

本品 0.79mg/ml 对内毒素检查方法未见干扰，可用适当灵敏度的鲎试剂经稀释至 MVD 后进行内毒素检查。

(3)盐酸美西律胶囊(Mexiletine Hydrochloride Capsules)

含量测定　方法同盐酸美西律片。

参考文献

[1] 国家药典委员会．中华人民共和国药典临床用药须知·化学药和生物制品卷［M］．2005年版．北京：人民卫生出版社．

[2] 青山隆夫．第十五改正日本药局方解说书［M］．东京：广川书店，2006：C4243-4248.

[3] 康经武，阮宗琴，孙增培，等．盐酸美西律对映体的毛细管电泳分离［J］．分析化学，1997，25(3)：290-293.

[4] 高玉玲，吴照义，苏立强．HPLC手性流动相添加剂法拆分盐酸美西律对映体［J］．化学工程师，2008，22(10)：9-11.

[5] 冷宗周，胡效亚，于素华．Nafion修饰玻碳电极对微量美西律的测定［J］．扬州大学学报(自然科学版)，1994，14(4)：36-40.

[6] 王允飞，李继红．固定pH滴定法测定弱酸性药物盐酸美西律［J］．化学工程师，2005，116(5)：21.

[7] 黄宝美，姚程炜，边清泉，等．高效毛细管电泳安培法测定美西律片剂中美西律的含量［J］．应用化学，2008，25(11)：1330-1333.

[8] 韩学静，张铁华，张艳，等．盐酸美西律及其片剂的毛细管GC法测定［J］．中国医药工业杂志，2009，40(12)：936-938.

撰写　韩学静　河北省药品检验研究院

姚桂棣　江苏省食品药品监督检验研究院

复核　杨　梁　河北省药品检验研究院

盐酸美克洛嗪

Meclozine Hydrochloride

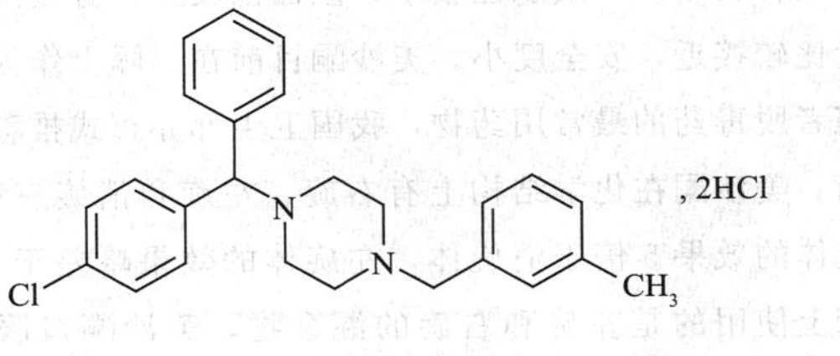

$C_{25}H_{27}ClN_2 \cdot 2HCl$　463.88

化学名：1-[(4-氯苯基)苯甲基]-4-[(3-甲苯基)甲基]哌嗪二盐酸盐

piperazine，1-[(4-chlorophenyl) phenylmethyl]-4-[(3-methylbenzyl)methyl]-，dihydrochloride

英文名：Meclozine(INN) Hydrochloride；Meclizine Hydrochloride；Medozine Dihydrochloride

CAS号：［1104-22-9］

本品为抗变态反应用药。组胺受体的拮抗剂，可对抗组胺引起的降压效应、并对致死量组胺引起的动物死亡起保护作用，并有中枢抑制和局麻作用。抗晕动症和眩晕效应与其抗胆碱作用有关。口服后1小时起效，$t_{1/2}$为6小时，用药一次可维持药效8～24小时。常见困倦，其他尚有视力模糊、乏力、口干等反应。

除中国药典(2015)收载外，Ph. Eur. (7.0)、BP(2013)与USP(31)均有收载。

【制法概要】文献报道，本品的合成路线[1]如下。

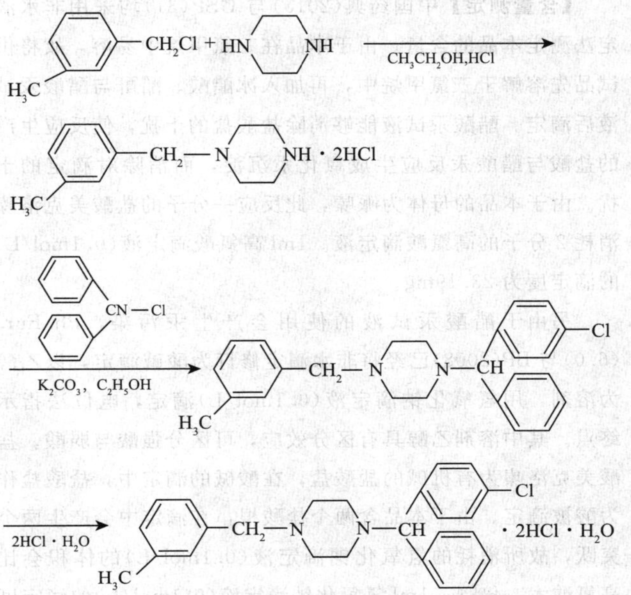

其中，哌嗪的合成，可通过一乙醇胺经脱水缩合反应制得[2]。

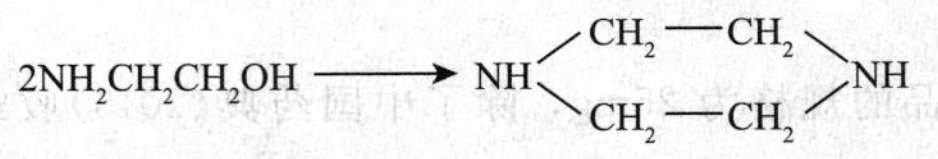

【吸收系数】中国药典(2015)与BP(2013)中均规定了本品的紫外-可见分光光谱的特征最大吸收波长，用0.1mol/L盐酸溶液配制成15μg/ml的溶液，在232nm有最大吸收，按无水物计，吸收系数在345～380。

【鉴别】本品的红外光吸收图谱显示的主要特征吸收如下(与对照品图谱一致)[1]。

特征谱带(cm^{-1})	归属	
3381	H_2O	ν_{O-H}
3100～3000	芳氢	ν_{C-H}
2623～2211	叔胺盐	$\nu_{\overset{+}{N}-H}$
1610，1596，1492	苯环	$\nu_{C=C}$

【检查】有关物质　中国药典(2015)与Ph. Eur. (7.0)均采用薄层色谱法测定有关物质。以二氯甲烷-甲苯-甲醇-浓氨溶液(60∶30∶5∶0.5)为展开剂，采用自身对照法，配制

0.5%自身对照液。展开后晾干喷以稀碘化铋钾试液显色。杂质的限度为0.5%。

USP(31)中采用HPLC法进行纯度检查，用C18柱，以0.5%庚烷磺酸钠溶液-乙腈(30∶70)(用0.1mol/L硫酸溶液调节pH值至4)作为流动相，检测波长为230nm。配制0.5%自身对照溶液，采用自身对照法测定，单个杂质不得过0.5%，杂质总量不得过1.0%。

水分 本品以含一份结晶水的形式存在，理论含水量为4.7%。中国药典(2015)、BP(2013)与USP(31)均采用卡费休法测定，限度均为5.0%。

【含量测定】中国药典(2015)与USP(31)均采用非水滴定法测定本品的含量。由于本品在三氯甲烷中易溶，故将供试品先溶解于三氯甲烷中，再加入冰醋酸、醋酐与醋酸汞试液后滴定。醋酸汞试液能够消除盐酸盐的干扰，使反应生产的盐酸与醋酸汞反应生成氯化汞沉淀，而消除对滴定的干扰。由于本品的母体为哌嗪，此反应一分子的盐酸美克洛嗪消耗2分子的高氯酸滴定液。1ml高氯酸滴定液(0.1mol/L)的滴定度为23.19mg。

另由于醋酸汞试液的使用会产生汞污染，Ph. Eur.(6.0)与BP(2008)已经将非水滴定修订为酸碱滴定，以乙醇为溶剂，用氢氧化钠滴定液(0.1mol/L)滴定，电位法指示终点。其中溶剂乙醇具有区分效应，可区分强酸与弱酸。盐酸美克洛嗪为有机碱的盐酸盐，在酸碱的滴定中，盐酸盐作为酸被滴定。由于本品含两个盐酸根，在滴定中会产生两个突跃，故所消耗的氢氧化钠滴定液(0.1mol/L)的体积会比高氯酸大一倍[3]。1ml氢氧化钠滴定液(0.1mol/L)的滴定度为46.39mg。

【制剂】盐酸美克洛嗪片(Meclozine Hydrochloride Tablets)

本品的规格为25mg，除了中国药典(2015)收载以外，USP(31)也收载本品。

鉴别项比原料项下增加了紫外-可见分光光度法，用乙醇配制成含盐酸美克洛嗪0.01mg/ml的溶液，供试品溶液应在230nm有最大吸收。

USP(31)中制订了溶出度检查，采用溶出度检查第一法，以0.01mol/L盐酸溶液900ml为溶出介质，转速为100转/分，在45分钟时取样测定。溶出量测定则采用HPLC法，色谱条件与其含量测定项下的色谱条件大致相同，仅将甲醇的比例从65%降低至55%，并且进样量为100μl。溶出限度为75%(Q)。

中国药典(2015)中，含量测定项利用盐酸美克洛嗪在三氯甲烷中的良好溶解度，将供试品用三氯甲烷提取后，蒸去大部分三氯甲烷，加入冰醋酸、醋酐与醋酸汞试液，用高氯酸滴定液(0.1mol/L)进行非水滴定。采用喹那啶红指示液(红色→无色，pH3.2→1.4)指示滴定终点。USP(31)则采用HPLC法测定含量，以大孔硅胶柱作为预柱，用酸性阳离子交换柱作为分析柱。以水-甲醇(65∶35)，其中含有0.69%磷酸二氢钠，并用磷酸调节pH值至4.0作为流动相；检测波长为230nm。采用外标法进行测定。

参考文献

[1] 赵增任，唐巍，杨大成，等．盐酸美克洛嗪的合成[J]．中国新药杂志，2008，17(13)：1138-1139.

[2] 宋锡瑾，吴兆立．合成哌啶的新工艺[J]．精细化工，1995，12(2)：54-57.

[3] 沙振方，张秉华，柳小秦，等．减少非水滴定中汞污染方法的探讨[J]．中国药品标准，2004，5(2)：14-16.

撰写　陆　丹　金　薇　上海市食品药品检验所

复核　杨永健　上海市食品药品检验所

盐酸美沙酮

Methadone Hydrochloride

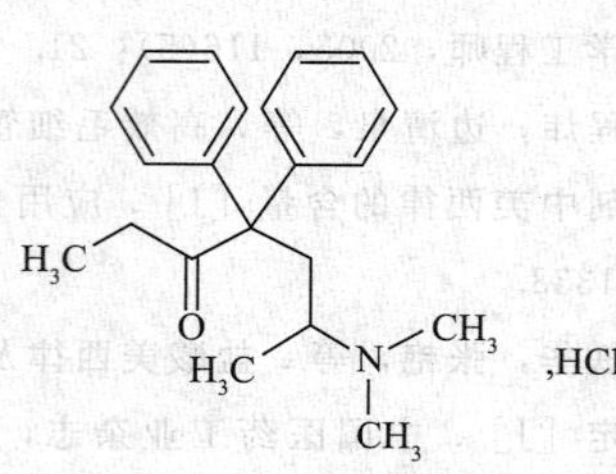

$C_{21}H_{27}NO \cdot HCl$　345.91

化学名：4,4-二苯基-6-(二甲氨基)-3-庚酮盐酸盐

6-(dimethylamino)-4,4-diphenyl-3-heptanone, hydrochloride

英文名：Methadone (INN) Hydrochloride; Amidine Hydrochloride; Phenadone

异名：阿米酮；非那酮

CAS号：[1095-90-5]

本品为镇痛药，起效慢、作用时间长，其止痛效果比吗啡、哌替啶略强。成瘾性较小，但毒性较大，有效剂量与中毒量比较接近，安全度小。美沙酮目前在国际上作为海洛因成瘾者脱毒药的最常用药物，我国卫生部亦正式推荐作为脱毒药。美沙酮在化学结构上有右旋、左旋和消旋三种构型，右旋体的效果5倍于消旋体，左旋体的效果略差于右旋体，临床上使用的是左旋和右旋的混合物。美沙酮口服吸收良好，服药后30分钟起效，4小时血药浓度达高峰，作用持续时间24～36小时，$t_{1/2}$为15～18小时，血浆蛋白结合率为85%～90%；主要在肝脏代谢，由肾脏及胆汁排泄，反复给药有组织蓄积作用[1]。

本品由Schultz等于1947年制得。国内从1968年开始生产。

中国药典(1977)开始收载，目前除中国药典(2015)收载外，BP(2013)、Ph. Eur. (7.0)、USP(36)亦有收载。

【制法概要】本品由 Schultz 等人于 1947 年最早制得，目前国内采用氰化→溴化→缩合→胺化→氯化→缩合→格氏反应→水解后成盐得到成品的工艺路线。

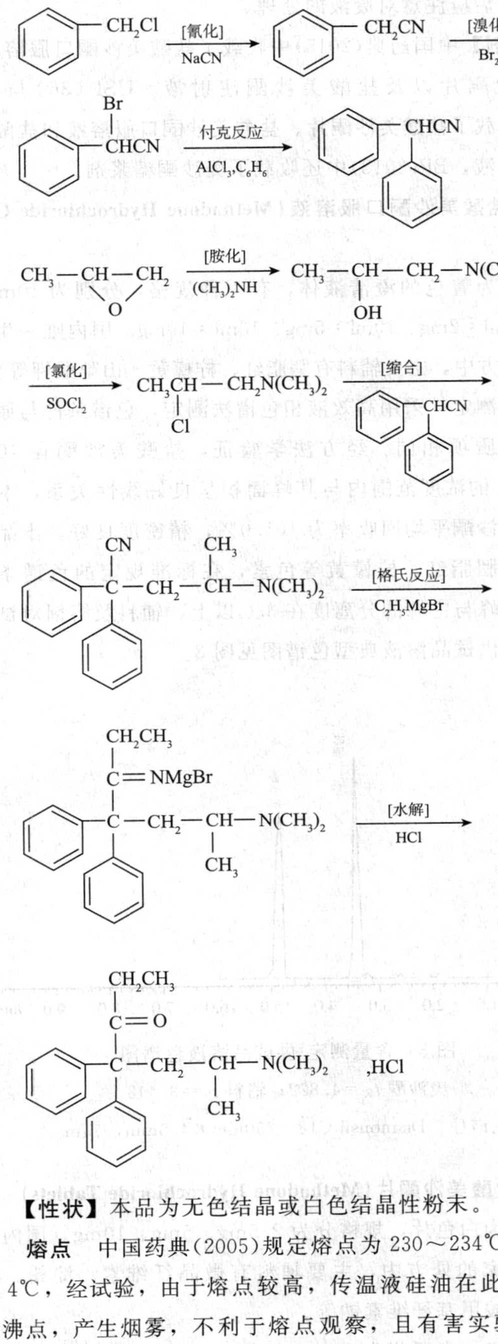

【性状】本品为无色结晶或白色结晶性粉末。

熔点 中国药典(2005)规定熔点为 230～234℃。本品熔距 4℃，经试验，由于熔点较高，传温液硅油在此温度下接近沸点，产生烟雾，不利于熔点观察，且有害实验者健康。因此，中国药典(2010)中删除了熔点项，中国药典(2015)未作修订。BP(2013)、Ph. Eur. (7.0)熔点为 233～236℃。

旋光度 本品在临床上使用的是左旋和右旋的混合物，国内外药典仅 BP(2013)[Ph. Eur. (7.0)]规定了旋光度检查，采用 2dm 旋光管，0.05mg/ml 水溶液的旋光度应为－0.05°至＋0.05°。

【鉴别】(1)本品水溶液加甲基橙指示液，生成磺酸复盐而产生黄色沉淀。

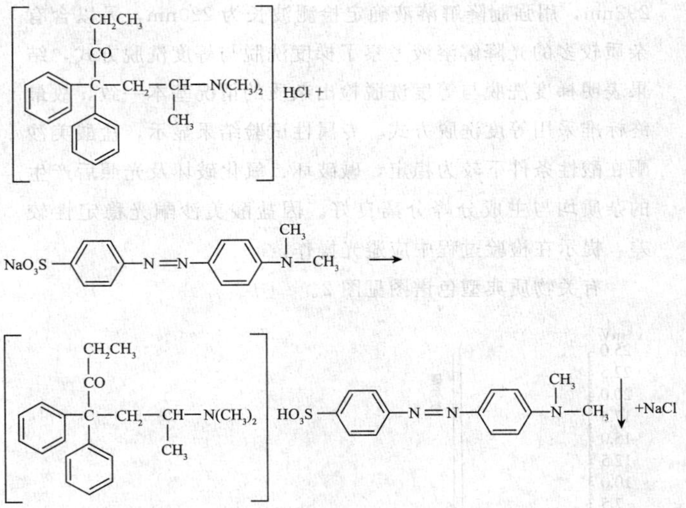

(2)本品的红外光吸收图谱应与对照品的图谱一致(图 1)，本品的红外光吸收图谱显示的主要特征吸收如下。

特征谱带(cm^{-1})	归属	
3047，3029，3014	芳香氢	ν_{C-H}
2700～2200	叔胺盐	$\nu_{\overset{+}{N}H}$
1705	酮	$\nu_{C=O}$
1597，1577，1450	苯环	$\nu_{C=C}$
769	取代苯	γ_{5H}
707	苯环	$\delta_{环}$

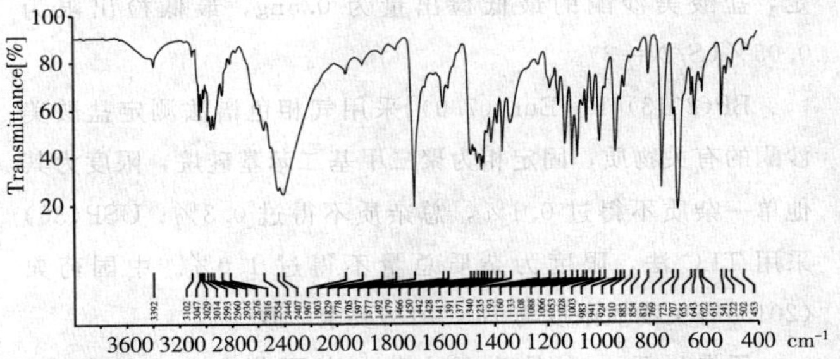

图 1 盐酸美沙酮对照品红外光吸收图谱

(3)本品为生物碱的盐酸盐，显氯化物的鉴别反应。

中国药典(2005)设有一项游离碱的熔点鉴别，熔点约为 76℃。多年来检验人员反映此项鉴别操作繁琐，沉淀物为黏稠物，不易干燥，且"约"的允许程度由于药典凡例中没有明确规定，给结果评定带来困难，鉴于已有专属性强的红外光谱鉴别，故中国药典(2010)删除了游离碱熔点鉴别。

【检查】有关物质 中国药典(2005)没有设定有关物质检查项，为了更好的控制产品质量，中国药典(2010)参考国外药典情况，采用高效液相色谱法对本品有关物质进行了研究。中国药典(2015)未作修订。采用 C18 色谱柱，以乙腈-0.02mol/L 磷酸二氢钾溶液(50∶50)，用 2mol/L 磷酸溶液或 2mol/L 氢氧化钠溶液调节 pH 值至 5.5 为流动相。默克索引第 13 版中记载盐酸美沙酮的紫外最大吸收波长为

292nm，用强制降解溶液确定检测波长为 220nm，另以含有杂质较多的光降解溶液考察了梯度洗脱与等度洗脱方式，结果表明梯度洗脱与等度洗脱检出杂质的情况基本一致，故最终标准采用等度洗脱方式。专属性试验结果显示，盐酸美沙酮在酸性条件下较为稳定，碱破坏、氧化破坏及光照后产生的杂质均与主成分峰分离良好。因盐酸美沙酮光稳定性较差，提示在检验过程中应避光操作。

有关物质典型色谱图见图 2。

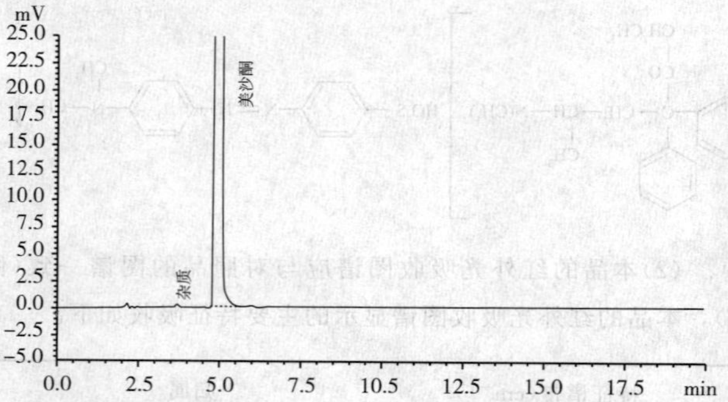

图 2 供试品溶液典型色谱图

美沙酮 t_R=4.789 n=6479；杂质 t_R=3.653 n=8343

色谱柱：Diamonsil C18，250mm×4.6mm，5μm

使用两种品牌色谱柱：Agilent C18 柱（250mm×4.6mm，5μm）、Diamonsil C18 柱(250mm×4.6mm，5μm)，分别在 Agilent 1200 液相色谱仪与岛津 LC-20A 液相色谱仪上进行耐用性试验考察，结果良好。经采用逐步稀释法测定，盐酸美沙酮的最低检出量为 0.5ng，最低检出限为 0.05%(S/N=3)。

BP(2013)[Ph. Eur. (7.0)]采用气相色谱法测定盐酸美沙酮的有关物质，固定相为聚二甲基二苯基硅烷，限度为其他单一杂质不得过 0.1%，总杂质不得过 0.3%；USP(36)采用 TLC 法，限度为杂质总量不得过 1.0%。中国药典(2015)有关物质限度与 BP(2013)要求一致。

干燥失重 本品为无水物，中国药典（2015）与 BP (2013)[Ph. Eur. (7.0)]规定在 105℃干燥至恒重，减失重量不得过 0.5%；USP(36)规定在 105℃干燥 1 小时，减失重量不得过 0.3%。

【含量测定】中国药典(2005)含量测定方法为提取容量法，由于要经过碱化、数次乙醚提取后再酸碱滴定，操作过程较长且繁琐，造成准确度和精密度不佳。参照 BP(2010)[Ph. Eur. (6.0)]、USP(33)，中国药典(2010)选择非水滴定法作为含量测定方法。中国药典(2015)未作修订。由于本品为生物碱的盐酸盐，在滴定过程中盐酸被高氯酸置换出来，由于盐酸酸性较强，可对滴定终点产生影响，因此加入醋酸汞使其生成在冰醋酸中难以解离的氯化汞，以排除干扰。试验结果显示，本方法滴定终点突跃明显、易于判断。经方法学验证，本品取样量在 0.2g～0.30g 范围内与滴定液消耗体积(ml)呈良好线性关系，精密度与准确度较好。国外药典的取样量在 0.3g 以上，从高氯酸滴定液的消耗体积考虑，并根据实验结果，设定取样量为 0.25g。

考虑到非水滴定法使用到醋酸汞，对环境危害较大，因此在试验后应注意对废液的处理。

【制剂】中国药典(2015)中收载了盐酸美沙酮口服溶液、盐酸美沙酮片以及盐酸美沙酮注射液。USP(36)与 BP(2013)收载了盐酸美沙酮片、盐酸美沙酮口服溶液和盐酸美沙酮注射液，BP(2013)中还收载了美沙酮糖浆剂。

(1)盐酸美沙酮口服溶液(Methadone Hydrochloride Oral Solution)

本品为着色的澄清液体，有 4 种规格，分别为 10ml：1mg、10ml：2mg、10ml：5mg、10ml：10mg。国内唯一生产厂家的处方中，主要辅料有胭脂红、柠檬黄、山梨酸钾等。

含量测定 采用高效液相色谱法测定，色谱条件与原料药有关物质项相同。经方法学验证，盐酸美沙酮在 10～100μg/ml 的浓度范围内与其峰面积呈良好线性关系，本方法盐酸美沙酮平均回收率为 101.0%，精密度良好。本品处方中含有胭脂红、柠檬黄等色素，在标准规定的色谱条件下，辅料峰与主峰的分离度在 3.0 以上，辅料及溶剂对试验无干扰。供试品溶液典型色谱图见图 3。

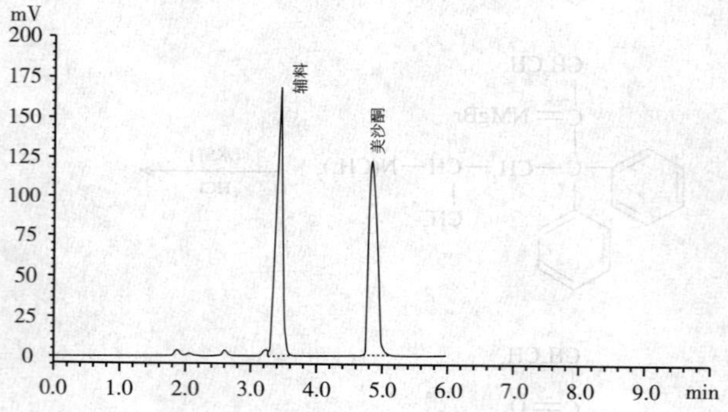

图 3 含量测定-供试品溶液色谱图

美沙酮 t_R=4.822；辅料 t_R=3.448

色谱柱：Diamonsil C18，250mm×4.6mm，5μm

(2)盐酸美沙酮片(Methadone Hydrochloride Tablets)

本品为白色片，规格分为 2.5mg、5mg、10mg。国内唯一生产厂家的处方中，主要辅料有微晶纤维素、淀粉、乳糖、交联羧甲基纤维素钠等。

溶出度 中国药典(2005)中无溶出度检查项，因此参照国外药典，对溶出介质与体积、转速、取样点等进行了筛选，并根据研究结果，中国药典(2010)最终试验条件确定为桨法，以 0.01mol/L 盐酸溶液 500ml 为溶出介质，转速为每分钟 60 转，20 分钟限度为标示量的 80%。中国药典(2015)未作修订。

由于本品规格较小，供试品溶出液无法直接用紫外-可见分光光度法进行测定，故选择高效液相色谱法测定溶出量，色谱条件与含量测定相同，滤膜对主成分无吸附。

含量测定与含量均匀度　中国药典(2005)含量测定方法为提取容量法，操作繁琐且专属性和精密度较差，因此中国药典(2010)选择 HPLC 法为含量测定方法，色谱条件与原料药有关物质项相同。中国药典(2015)未作修订。经方法学验证，盐酸美沙酮在 10～100μg/ml 的浓度范围内与其峰面积呈良好线性关系，本方法盐酸美沙酮平均回收率为 101.0%，精密度良好。供试品溶液经滤纸滤过后，含量测定结果偏高，弃去初滤液越少，含量越高，而对照品溶液在滤纸滤过前后峰面积基本没有变化，因此推测上述情况可能是由于辅料使样品溶液与滤纸之间不断的吸附与解吸附，无法达到平衡而造成的。经试验，采用滤膜滤过无上述现象发生，因此规定供试品溶液采用滤膜过滤。本品规格均在 10mg 以下，故设定含量均匀度检查。

(3)盐酸美沙酮注射液(Methadone Hydrochloride Injection)

本品为无色的澄明液体，规格为 1ml：5mg。

细菌内毒素　本品临床每小时用药最大剂量是肌内和皮下注射每次 10mg(中国药典临床用药须知)，内毒素计算限值约为 30EU/mg；国外标准中 USP 为 8.8USPEU/mg。中国药典(2015)尚未规定本品细菌内毒素检查项，有待试验研究后增补。

含量测定　采用高效液相色谱法，色谱条件与原料药有关物质项相同。

参考文献

[1] 国家药典委员会．中华人民共和国药典临床用药须知·化学药和生物制品卷［M］．2005 年版．北京：人民卫生出版社，2005：102.

撰写　孙　悦　天津市药品检验研究院
陆惠文　广东省药品检验所
复核　唐素芳　天津市药品检验研究院

盐酸洛贝林

Lobeline Hydrochloride

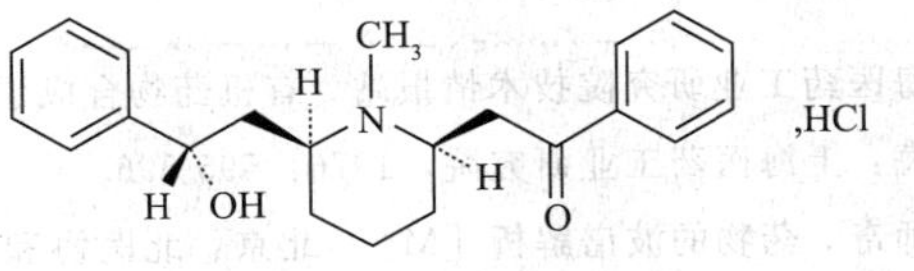

$C_{22}H_{27}NO_2 \cdot HCl$　373.92

化学名： 2-[1-甲基-6-(β-羟基苯乙基)-2-哌啶基]苯乙酮盐酸盐

2-[1-methyl-6-(β-hydroxyphenethyl)-2-piperidyl] acetophenone hydrochloride

英文名： Lobeline(INN)Hydrochloride

CAS 号： [134-63-4]

本品为呼吸兴奋药，主要用于各种原因引起的呼吸抑制。临床上常用于新生儿窒息，一氧化碳、阿片中毒。可刺激颈动脉窦和主动脉体化学感受器(均为 N_1 受体)，反射性地兴奋呼吸中枢而使呼吸加快，但对呼吸中枢并无直接兴奋作用。对迷走神经中枢和血管运动中枢也同时有反射性的兴奋作用；对植物神经节先兴奋而后阻断。可有恶心、呕吐、呛咳、头痛、心悸等，剂量较大时能引起心动过速、传导阻滞、呼吸抑制甚至惊厥。

除中国药典(2015)收载外，BP(2013)、Ph. Eur.(7.0)亦有收载。

【制法概要】 本品由勃林格殷格翰公司创始人之一 Wieland 于 1914 年从桔梗科植物山梗菜中提取分离，随后该公司对其进行药用开发并于 1921 年获得专利。本品可通过半合成，全合成以及手性合成等方法制备[1]。

本品目前仍主要通过植物提取分离而得。

【性状】溶解性　中国药典(2005)中描述本品在水中溶解，Ph. Eur.(6.0)中盐酸洛贝林在水中的溶解度为略溶，经试验发现样品在水中略溶。因此中国药典(2015)标准中规定为本品在水中略溶。

比旋度　本品结构中有手性中心，故需检查比旋度。中国药典(2005)规定本品 20mg/ml 水溶液的比旋度为-56°至-58°，Ph. Eur.(6.0)规定在 10mg/ml 水溶液下比旋度为-55°至-59°。实验中发现 20mg/ml 浓度时盐酸洛贝林在水中不能完全溶解，中国药典(2015)标准规定同 Ph. Eur.(6.0)一致，并将测定溶液浓度修订为 10mg/ml。

吸收系数　本品 10μg/ml 水溶液在 249nm 的波长处有最大吸收，吸收系数($E_{1cm}^{1\%}$)为 360～390。

【鉴别】 (1)本品显生物碱的特征反应，可在硫酸的存在下与甲醛反应生成具有醌式结构的红色物质。

(2)本品的红外光吸收图谱应与对照的图谱(光谱集 318 图)一致，本品的红外光吸收图谱显示的主要特征吸收如下[2]。

特征谱带(cm^{-1})	归属	
3330	羟基	ν_{O-H}
3060，3030	芳氢	ν_{C-H}
2800	氮甲基	ν_{C-H}
2800～2400	叔胺盐	ν_{N-H}^{+}
1680	酮基	$\nu_{C=O}$
1450，1495，1580，1600	苯环	$\nu_{C=C}$
1050	羟基	ν_{C-O}
760	单取代苯	γ_{5H}
700，690	苯环	$\delta_{环}$

(3)本品为洛贝林的盐酸盐，故显氯化物的鉴别反应。

【检查】溶液的澄清度与颜色　中国药典(2005)为50mg/ml的三氯甲烷溶液，由于三氯甲烷的高毒性，对实验者的伤害较大，且与临床应用情况不符，故中国药典(2010)改为10mg/ml的水溶液。中国药典(2015)未作修订。

有关物质　本品在光照和高温下不稳定，其水溶液在煮沸条件下会降解出苯乙酮。本品可能的有关物质包括杂质A至杂质E。其中杂质A、B、D、E均为不同合成工艺的中间体[1,3]。

各有关物质结构如下。

(1)杂质A

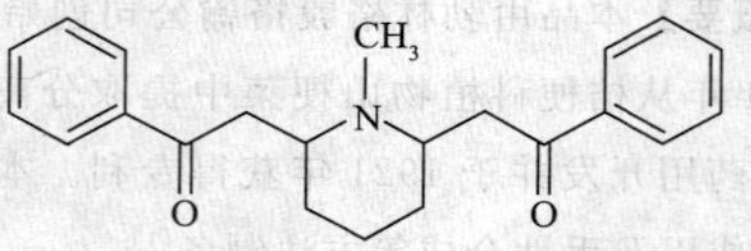

$C_{22}H_{25}NO_2$　335.46

(2)杂质B

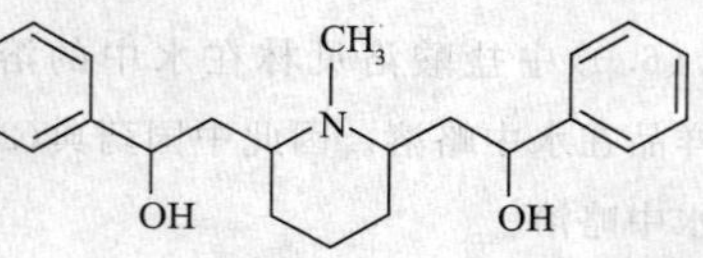

$C_{22}H_{29}NO_2$　339.48

(3)杂质C　苯乙酮

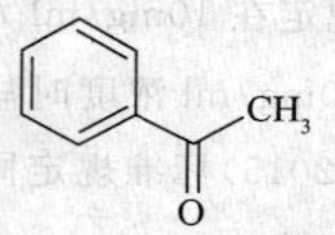

C_8H_8O　120.15

(4)杂质D

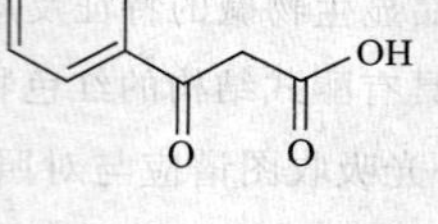

$C_9H_8O_3$　164.16

(5)杂质E　甲基胺

$H_3C — NH_2$

CH_5N　31.06

中国药典未指定具体有关物质。英国药典中指定的有关物质包含杂质A至C。BP(2009)采用高效液相色谱法，用辛烷基硅烷键合硅胶柱，以1.0g甲磺酸钠、2.5g二水合磷酸氢二钠溶解于1000ml混合溶液［6.7%磷酸溶液(*V/V*)-乙腈-水(3∶29∶70)］为流动相，检测波长为210nm，并要求进行系统适用性试验。

中国药典(2005)未检查有关物质。中国药典(2010)建立了新的HPLC系统用于有关物质检查，中国药典(2015)仍沿用该方法。有关物质典型色谱图见图1。

使用两种品牌色谱柱：Phenomenix C18柱(250mm×4.6mm，5μm)、Diamond C18柱(250mm×4.6mm，5μm)，在岛津10 AVP液相色谱仪上进行耐用性试验考察，结果良好。

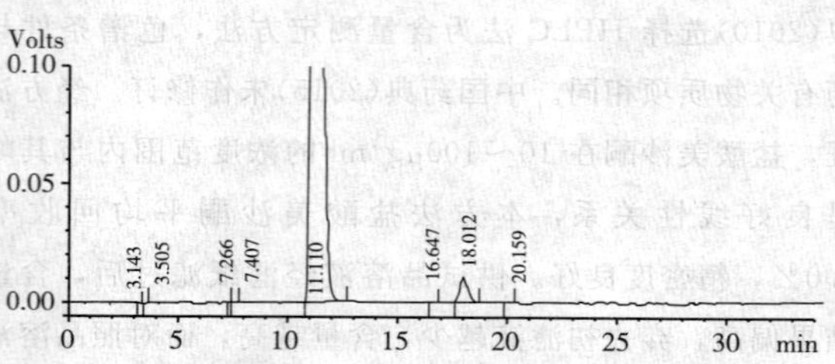

图1　盐酸洛贝林有关物质典型色谱图

色谱柱：Phenomenix C18柱，250mm×4.6mm，5μm

经采用逐步稀释法测定，盐酸洛贝林的最低检出量均为3ng(*S/N*=3)。

经稳定性考察，供试品溶液放置8小时后有一单个杂质随时间变化呈明显增加趋势，故规定供试品溶液需为临用新制。

英国药典采用薄层色谱法检查其他生物碱，未使用杂质对照品，采用自身对照法测定其他生物碱含量。

残留溶剂[1,3]　合成工艺和精制方法可能涉及到的溶剂主要为甲醇，此外还可能有丙酮和甲基胺。

【含量测定】中国药典(2005)采用加醋酸汞的高氯酸滴定方法，但是在试验中发现标准使用的醋酸汞会造成严重的环境污染，BP(2009)采用电位滴定法，方法快捷，环保。故中国药典(2010，2015)与BP(2009)一致。样品溶于乙醇后，用酸调节电位，用氢氧化钠滴定液进行滴定，可以观察到两个突跃电位。第一个电位突跃点是中和杂质酸(盐酸)，第二个电位突跃点是中和溶液中的盐酸洛贝林。根据两个突跃电位对应的体积之差，即可以准确计算出盐酸洛贝林的含量。

【制剂】中国药典(2005)收载了盐酸洛贝林注射液，在注射液有关物质考察过程中，发现供试品溶液液相色谱图中出现了较大的杂质峰，按归一法计算其含量约为35%，经液相色谱-质谱分析，初步推断为同分异构体。目前无厂家提供该异构体的药效、毒性数据，为保证用药安全，中国药典(2010，2015)中未收载。

参考文献

[1] 上海医药工业研究院技术情报站．有机药物合成手册［M］．上海：上海医药工业研究院，1976：595-596.

[2] 彭师奇．药物的波谱解析［M］．北京：北医协和联合出版社，2003.

[3] 王汝龙，原正平．化工产品手册-药物［M］．3版．北京：化学工业出版社，1999：391-392.

撰写　刘　晶　车宝泉　北京市药品检验所

复核　周立春　北京市药品检验所

盐酸洛非西定

Lofexidine Hydrochloride

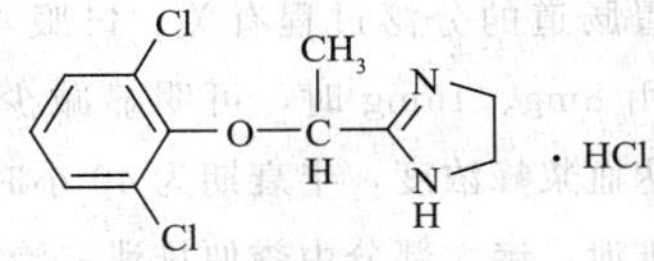

$C_{11}H_{12}Cl_2N_2O \cdot HCl$　295.60

化学名： 2-[1-(2,6-二氯苯氧基)-乙基]-2-咪唑啉盐酸盐

2-[1-(2,6-dichlorophenoxy) ethyl]-2-imidazoline hydrochloride

英文名： Lofexidine Hydrochloride

异名： 无

洛非西定为咪唑啉类衍生物。与可乐定的结构和作用相似。是可乐定的同类物，选择性激动中枢 δ_2 受体，降低外周交感神经活性，抑制去甲肾上腺素释放，松弛血管平滑肌，产生血压下降作用。阿片类药物能抑制中枢去甲肾上腺素能神经原的活性，当戒除阿片药品或毒品时，因突然除去对该神经原的抑制而使其活动亢进，产生阿片类戒断综合征。本品能对抗这种作用，所以使用本品可减轻海洛因戒断综合征的强度并缩短持续时间。

本品无成瘾性。毒理学在大鼠和犬 12 月的口服毒性研究证明，洛非西定的用量在 1mg/kg 以下时没发现任何不良反应；3mg/kg 是临界毒性剂量，这个剂量相当人治疗剂量的 300 倍；5.0～25.0mg/kg，相当于人治疗剂量的 500～2500 倍，出现中度到重度反应。可见这个药物的毒性不大，是比较安全的。动物试验表明，它可抑制吗啡依赖的大鼠的戒断症状。若干临床研究也表明，它可有效控制骤停美沙酮或 LAAM 的戒断症状，且低血压及过度镇静等不良反应较轻[1~3]适合于门诊脱毒或虽有脱毒动机但又需要保持清醒的患者。英国 Britannia 药厂于 1992 年投产了洛非西定片剂。国内于 1996 年开发上市。除中国药典(2015)收载外，BP(2013)，Ph. Eur. (7.0)，JP(16)均未收载。

【制法概要】 以二氯苯酚和 2-氯丙腈为起始原料，经成醚、环合和成盐反应三步得到目标化合物。

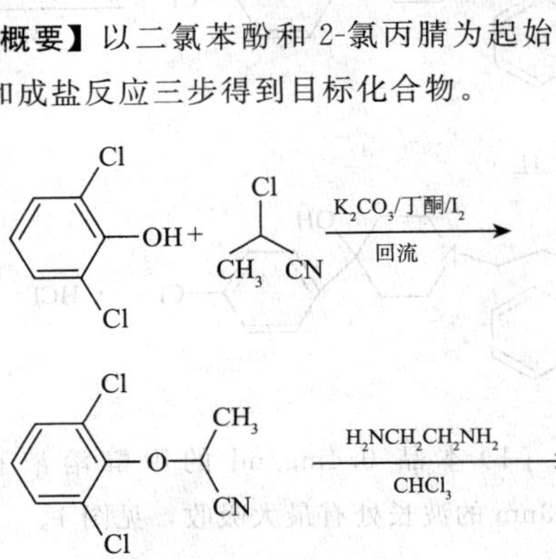

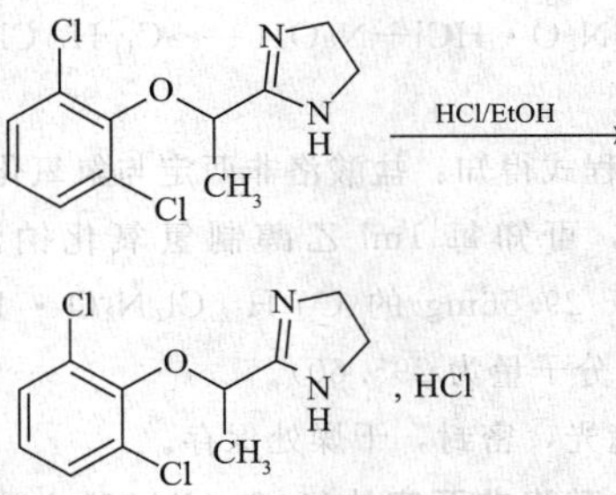

【鉴别】(1)本品为咪唑啉类衍生物，在碱性溶液中和碳酸氢钠存在时与亚硝基铁氰化钠溶液产生反应生成紫色，放置后颜色加深。

(2)用薄层色谱法鉴别，具有较强的专属性。

(3)本品的红外光吸收图谱(光谱集 1025 图)显示的主要特征吸收如下。

特征谱带(cm^{-1})	归属	
3200～2600	胺盐	$\nu_{\overset{+}{N}H_2}$
3050，3030	芳氢	ν_{C-H}
1620	咪唑啉	$\nu_{C=N}$
1565，1450	苯环	$\nu_{C=C}$
1250，1100	芳醚	ν_{C-O-C}
790	取代苯	γ_{3H}

【检查】酸度　本品为有机弱碱的强酸盐，其水溶液应偏酸性，pH 值应为 5.0～6.5。

溶液的澄清度　本品易溶于水，如果成品混有中间体 2-(2,6-二氯苯氧)-丙腈或未成盐的洛非西定碱等难溶于水的成分，则难以完全溶解成澄清的溶液，故需对溶液的澄清度进行控制。

有关物质　采用高效液相色谱自身对照法，限度为不得过 1.0%。该系统能很好的将各降解产物较好的分离。在系统适用性试验中规定盐酸洛非西定保留时间约为 8 分钟，中间体与主峰时间的分离度应不小于 4(图 1)，以保证样品中杂质与主峰相互分离。最低检出量 2.66ng/ml。

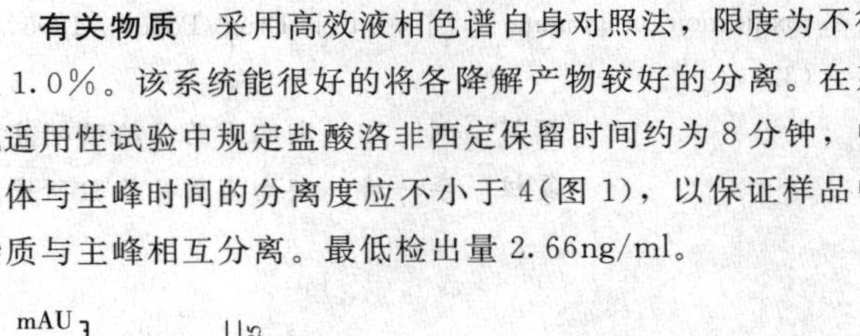

图 1　有关物质系统适用性试验 HPLC 图

色谱柱：C18 柱，Diamonsil™，4.6mm×200mm，5μm

【含量测定】 采用电位滴定法。本品为洛非西定的盐酸盐，通过与氢氧化钠发生定量反应而测定其含量结果，反应方程式如下。

$C_{11}H_{12}Cl_2N_2O \cdot HCl + NaOH \longrightarrow C_{11}H_{12}Cl_2N_2O + H_2O + NaCl$

由反应方程式得知：盐酸洛非西定与氢氧化钠的反应摩尔比为 1∶1，可知每 1ml 乙醇制氢氧化钠滴定液（0.1mol/L）相当于 29.56mg 的 $C_{11}H_{12}Cl_2N_2O \cdot HCl$（$C_{11}H_{12}Cl_2N_2O \cdot HCl$ 分子量为 295.60）。

【贮藏】遮光，密封，干燥处保存。

【制剂】盐酸洛非西定片（Lofexidine Hydrochloride Tablets）

溶出度　由于盐酸洛非西定易溶于水，经考察溶出度采用小杯法，转速为每分钟 35 转，取样时间为 30 分钟，限度为 70％。由于盐酸洛非西定片规格较小，所以采用小杯法，溶出介质为 150ml，以保证检测浓度。

含量测定　采用高效液相色谱法。该方法专属性强，操作简便快捷，盐酸洛非西定在 0.133～1.596μg/ml 浓度范围内，峰面积与浓度线性关系良好，回归方程 $y=77339x-1639.8$，$r^2=0.996$，确定供试液浓度为 1.33μg/ml，同一批样品重复测定 6 次 RSD 为 0.25％，按处方添加各辅料制备含主药 80％、100％、120％试样各 3 份，测定回收率为 98.77％～99.58％，RSD 为 0.45％（$n=9$）。所以此方法具有良好的专属性、精密度与准确度。

参考文献

［1］Gold MS，Pottash ALC，Annito WJ，et al. Lofexidine，aclonidine analogue effective in opiate withdrawal［J］. Lancet，1981，1：993.

［2］Washton AM，Resnick RB，Geyer G. Opiate withdrawalusing lofexidine，a clonidine analogue with fewer side ef2fects［J］. J Clin Psychiat ry，1983，44：315.

［3］Eveleigh B. The use of lofexidine in an outpatient methadonedetoxification programme［J］. Int J Drug Policy，1995，6（3）：2.

撰写　刘　翔　湖南省药品检验研究院

复核　李　琦　湖南省药品检验研究院

盐酸洛哌丁胺

Loperamide Hydrochloride

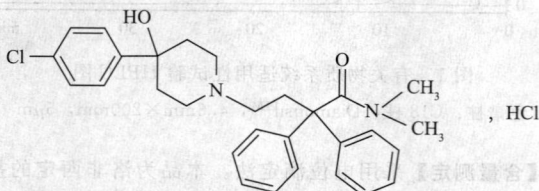

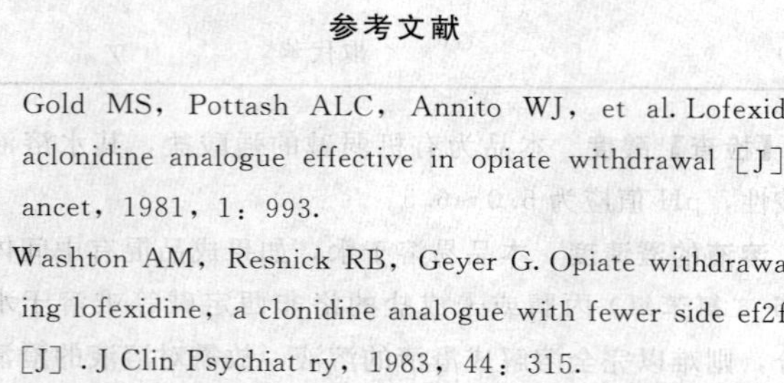

$C_{29}H_{33}ClN_2O_2 \cdot HCl$　513.51

化学名：N,N-二甲基-α,α-二苯基-4-(对氯苯基)-4-羟基-1-哌啶丁酰胺盐酸盐

4-(*p*-chlorophenyl)-4-hydroxy-*N*, *N*-dimethyl-*α*, *α*-diphenyl-1-piperi-dinebutyramide monohydrochloride.

英文名：Loperamide(INN) Hydrochloride

CAS 号：［34552-53-5］

本品为止泻药，可通过胆碱能和非胆碱能神经元的局部相互作用而直接作用于胃肠道壁，抑制其蠕动。其止泻作用与肠道运动和胃肠道的分泌过程有关，口服 4mg 不影响胃酸的分泌，服用 8mg、16mg 时，可明显减少胃酸的分泌。服药后 4 小时达血浆峰浓度，半衰期为 40 小时，5％～10％的药物由尿液排泄，绝大部分由粪便排泄。治疗剂量几乎不通过血脑屏障，对中枢神经系统无任何作用[1]。经文献报道的不良反应有：排尿困难[2]、麻痹性肠梗阻[3]、迟发性过敏性皮疹[4]、面颈肌阵发性痉挛[5]、新生儿急性肾功能衰竭[6]、小儿阴茎水肿[7]。

本品由比利时 Janssen 公司开发生产，国内生产的起始年代不详。

除中国药典（2015）外，USP（36）、Ph. Eur.（7.0）及 BP（2013）亦有收载。

【制法概要】本品的合成方法较多，国外文献中可见 Stokbroekx 报道，国内华东化工学院[8]、上海第十九制药厂[9]、宁波市环境保护科学研究设计院[10]等均进行了研究。以下为其中一种生产工艺。

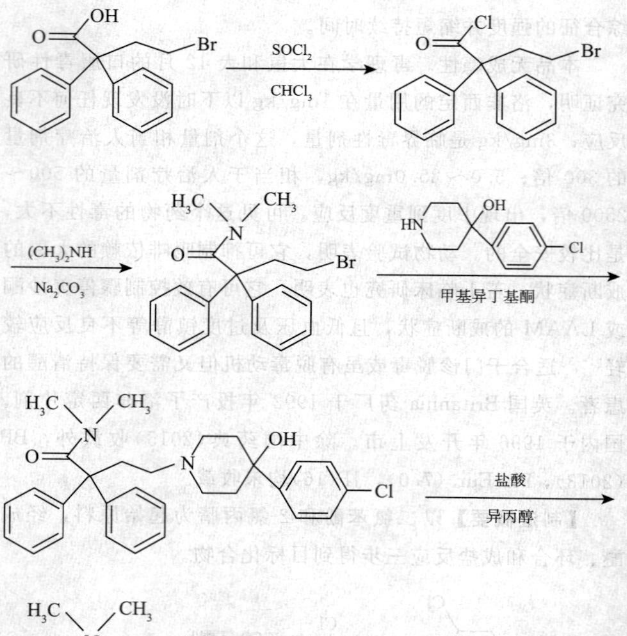

【鉴别】（1）本品 0.4mg/ml 的甲醇溶液在 265nm、259nm 与 253nm 的波长处有最大吸收，见图 1。

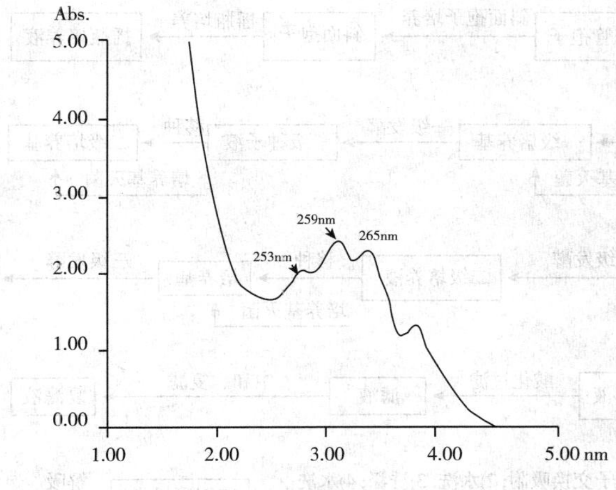

图 1 盐酸洛哌丁胺紫外吸收图谱

(2)本品的红外光吸收图谱应与对照的图谱(光谱集 649 图)一致，其显示的主要特征吸收如下。

特征谱带(cm^{-1})	归属	
3240	羟基	ν_{O-H}
3060	芳氢	ν_{C-H}
2750～2250	叔胺盐	ν_{NH^+}
1624	酰胺	$\nu_{C=O}$
1495，1450	苯环	$\nu_{C=C}$
830	取代苯	γ_{2H}
745	单取代苯	γ_{5H}
705	苯环	$\delta_{环}$

【检查】有关物质 中国药典(2005)收载采用薄层色谱法，与 USP(32)方法相同。中国药典(2010)采用 HPLC 法，中国药典(2015)未作修订。色谱条件为：用十八烷基硅烷键合硅胶为填充剂；以 0.01mol/L 硫酸氢四丁基铵溶液-乙腈-甲醇(63∶26∶11)为流动相；检测波长为 220nm。理论板数按盐酸洛哌丁胺峰计算不低于 3000。其方法的灵敏度高于 TLC 方法，同时增加了单个杂质的限度(0.2%)。有关物质典型色谱图见图 2。

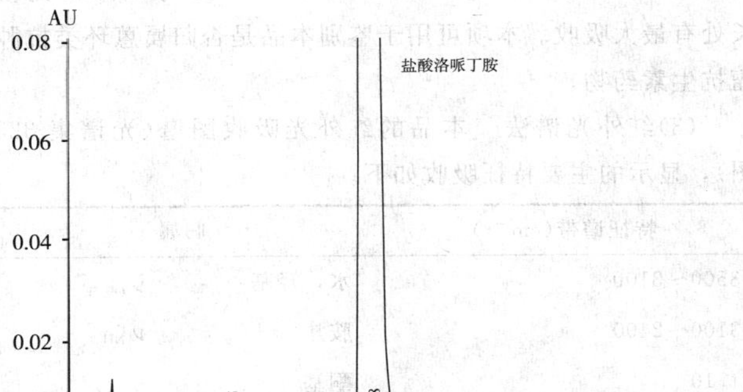

图 2 盐酸洛哌丁胺有关物质 HPLC 图

【含量测定】采用电位(酸碱)滴定法。本方法参考了 Ph. Eur. (5.0)中本品的含量测定方法，以 0.1mol/L 氢氧化钠滴定液为滴定液，采用双拐点电位法测定含量，避免了原标准中需使用化学试剂醋酸汞而容易对试验人员的健康和生态环境保护造成的危害。

【制剂】盐酸洛哌丁胺胶囊(Loperamide Hydrochloride Capsules)

本品的内容物为白色和类白色粉末。规格为 2mg。

除中国药典(2015)收载外，USP(36)及 BP(2013)亦有收载。

溶出度 中国药典(2005)采用小杯法，转速为 100 转/分，转速较高(小杯法转速一般不超过 50 转/分)。USP(32)为篮法，100 转/分；BP(2009)为桨法，50 转/分。中国药典(2010)根据《国家药品标准工作手册》溶出度指导原则，并参考 USP(32)、BP(2009)，对溶出度检查法进行了修订，使方法更趋于合理。中国药典(2015)未作修订。

参考文献

[1] 医药产品介绍．盐酸洛哌丁胺［J］．中国医药工业杂志，1989，20(9)：420.

[2] 王进海．易蒙停引起排尿困难 2 例［J］．陕西医学杂志，1994，(03)：159.

[3] 田千庆，姬秦萍，闫晋安，等．小剂量易蒙停致麻痹性肠梗阻 1 例［J］．陕西医学杂志，1995，(09)：576.

[4] 闫军红，胡兆深．易蒙停引起迟发性过敏性皮疹 1 例［J］．现代应用药学，1996，(02)：66.

[5] 王永民，周冬．洛哌丁胺引起面颈肌阵发性痉挛 1 例［J］．新药与临床，1993，(02)：107.

[6] 王绿漪．易蒙停致新生儿急性肾功能衰竭 1 例报告［J］．江苏医药，1993，(06)：319.

[7] 王丽杰，刘月琴，刘小平．易蒙停致小儿阴茎水肿 1 例[J]．中国新药杂志，1996，(02)：133.

[8] 陈钟瑛，褚季瑜，王美丽，等，新抗腹泻药 Loperamide 的合成［J］．华东化工学院学报，1981，(1)：143-146.

[9] 张九治，牛磊鑫，吴祖琪．盐酸洛哌丁胺的合成［J］．医药工业，1987，18(10)：442-444.

[10] 陶寅，蔡锡明．盐酸洛哌丁胺的合成［J］．四川化工，1996，3：22-24.

撰写 杨永刚 王震红 辽宁省药品检验检测院

复核 潘 阳 辽宁省药品检验检测院

盐酸柔红霉素

Daunorubicin Hydrochloride

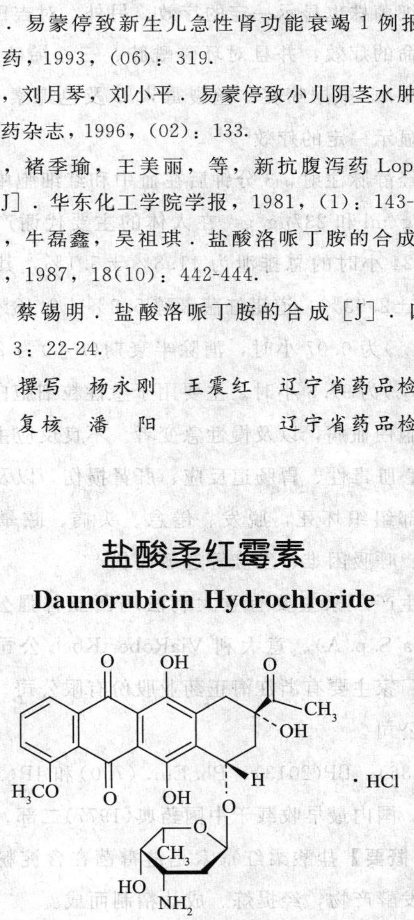

$C_{27}H_{29}NO_{10} \cdot HCl$ 563.98

化学名：10-[(3-氨基-2，3，6-三去氧基-α-L-来苏己吡喃基)-氧]-7，8，9，10-四氢-6，8，11-三羟基-8-乙酰基-1-甲氧基-5，12 萘二酮的盐酸盐

10-[(3-amino-2，3，6-trideoxy-α-L-lyxo-hexopyranosyl)-oxy]-7，8，9，10-tetrahydro-6，8，11-trihydroxy-8-acetyl-1-methoxy-5，12-naphthacenedione hydrochloride

英文名：Daunorubicin(INN) Hydrochloride

异名：盐酸正定霉素

CAS 号：[23541-50-6]；[20830-81-3]（柔红霉素）

本品为蒽环类抗肿瘤抗生素，系从 Streptomyces peucetins 发酵液中提取而得。我国于 20 世纪 70 年代初即从河北正定县土壤中筛选出的同类放线菌株用于工业化生产，产品经结构确证，表明与柔红霉素为同类物质(当时命名为正定霉素)。主要用于常用抗肿瘤药耐药的急性淋巴细胞或粒细胞白血病的治疗，但缓解期短，故需与其他药物合并应用。本品常作为盐酸多柔比星合成原料[1~7]。

本品为周期非特异性抗肿瘤药，作用于细胞的核酸合成过程，能直接与 DNA 结合，阻碍 DNA 合成和依赖 DNA 的 RNA 合成反应。动物试验表明：对小鼠 L1210 白血病有延长生命的作用，并且对氨基甲叶酸、6-巯基嘌呤及 5-氟尿嘧啶耐药的细菌株也显示一定的疗效。另外，对吉田肉瘤大鼠有延长生命的疗效，并且对环磷酰胺、三乙烯硫代磷酰胺、6-巯基嘌呤、5-氟尿嘧啶、丝裂霉素 C 及色霉素 A_3 耐药的细菌株也显示一定的疗效[1~7]。

本品经静脉注射，3 分钟后在血中和红细胞中的浓度分别为 228μg/ml 和 237μg/g。在人体的主要代谢产物为柔红霉醇。在 24 小时的总排泄为 11.8%±5.1%，其中柔红霉素 6.33%±2.93%，道诺红菌素醇 5.3%±2.48%。其分布半衰期($t_{1/2\alpha}$)为 0.07 小时，消除半衰期($t_{1/2\beta}$)为 2.86 小时，半衰期($t_{1/2\gamma}$)为 97.3 小时。主要用于急性粒细胞白血病和急性淋巴细胞白血病，以及慢性急变者。不良反应主要有：骨髓抑制、心脏毒性、胃肠道反应、肝肾损伤，以及漏出血管外导致局部组织坏死，脱发、倦怠、头痛、眩晕等精神症状，畏寒、呼吸困难、发烧等过敏症状[1~7]。

国外生产厂家主要有意大利法玛西亚普强公司(Pharmacia Italia S. p. A)、意大利 ViaRobertKoch 公司等，国内目前生产厂家主要有浙江海正药业股份有限公司、深圳万乐药业有限公司。

USP(36)、BP(2013)、Ph. Eur. (7.0)和 JP(16)均已收载该品种。国内最早收载于中国药典(1977)二部。

【制法概要】盐酸柔红霉素是链霉菌在含淀粉蛋白质等培养基中发酵产物，经提炼、成盐精制而成。

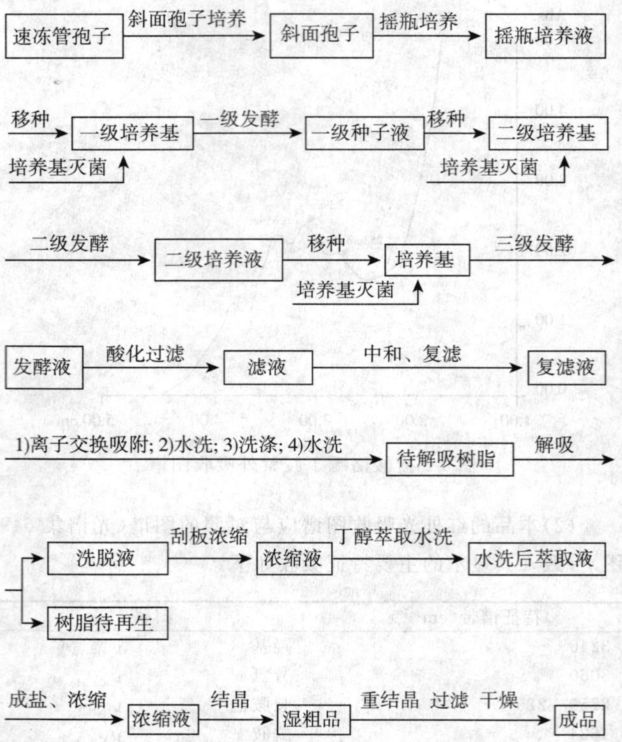

【性状】本品外观为橙红色粉末；在水、甲醇中易溶，丙酮、三氯甲烷中不溶。稳定性试验表明：本品分别在 25℃，RH75%和 25℃，RH95%条件下敞口放置 10 天，有吸湿现象(结块)；在强光照射下会降解。

中国药典(2010)溶解度项中删去了国内现行工艺和质量控制中不再用到的溶剂三氯甲烷、乙醚和苯。中国药典(2015)未作修订。

【鉴别】(1)液相色谱法　本品采用 HLPC 法测定含量，故同时选择此法进行鉴别，专属性强。

(2)紫外光谱法　本品含蒽醌环共轭结构，在紫外区有特征吸收，故可用于鉴别。本品的甲醇溶液在紫外区扫描，在 234nm、252nm、290nm、480nm、495nm 与 532nm 的波长处有最大吸收。本项可用于鉴别本品是否归属蒽环类抗肿瘤抗生素药物。

(3)红外光谱法　本品的红外光吸收图谱(光谱集 323 图)，显示的主要特征吸收如下。

特征谱带(cm^{-1})	归属	
3500～3100	水，羟基	ν_{O-H}
3100～2400	胺盐	$\nu_{\overset{+}{N}H_3}$
1710	酮基	$\nu_{C=O}$
1618，1578	醌	$\nu_{C=O}$
1285	芳醚	ν_{C-O}
1205	酚羟基	ν_{C-O}
1113，1000	醇羟基，醚	ν_{C-O}

(4)化学鉴别法　本品为盐酸盐，与硝酸银结合发生沉淀反应，可用于鉴别是否含氯离子。方法的取用量、具体操作参照 Ph. Eur. (6.0)制定。考虑到 2005 年版药典个论中

"炽灼 2 分钟"的表述不合理，故参照 Ph. Eur. (6.0)个论进行修订，表述为"火焰加热 2 分钟"。加热的目的是将柔红霉素破坏，消除颜色干扰，使反应结果更明显。

【检查】结晶性 性状项下有"结晶性粉末"的描述，但原国家标准中未收载结晶性检查项，故载入药典时予以增订。USP(36)个论列有此检查项。

酸度 生产中用盐酸成盐，残留的盐酸对产品质量有较大的影响，故需严格加以控制。

有关物质 研究证实，柔红霉素有关物质多为反应过程的中间产物或贮藏期间的降解产物，如柔红霉醇、柔红霉酮、多柔比星等。薄层色谱法(TLC)检测灵敏度较低，不能检出含量较低的杂质，而 HPLC 法的分离能力和灵敏度都大大优于 TLC 法，故各国药典均采用 HPLC 法。中国药典(2010)采用的色谱系统与 USP 和 JP 接轨，但 USP(32)没有制定色谱纯度或有关物质检查项，其限度无从参考，而 JP(15)标准以 TLC 法控制有关物质，限度为 3.0%，中国药典(2005)杂质总量限度与 JP(15)相当，为不得过 3.0%；单个最大杂质限度 USP(32)和 JP(15)均未控制，由于无法得到 BP(2010)所列除 A、B、D 外全部杂质对照品，故中国药典(2010)单个杂质限度实际与 Ph. Eur. (6.0)/BP(2010)最大的杂质 B 的限度相当，为不得过 1.5%。为更好控制产品质量，中国药典(2010)将杂质总量为 2.5%，与 BP(2010)一致。

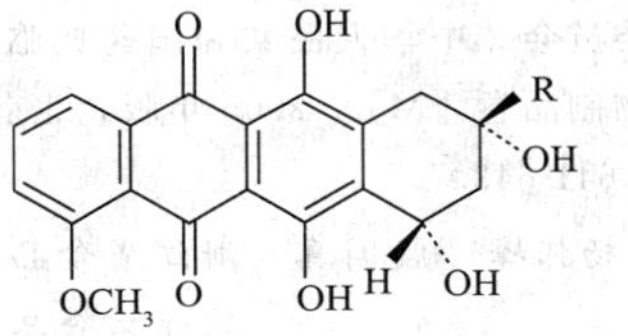

杂质 A：R=CO—CH_3(柔红霉酮)

杂质 E：R=CHOH—CH_3(13-二羟基柔红霉酮)

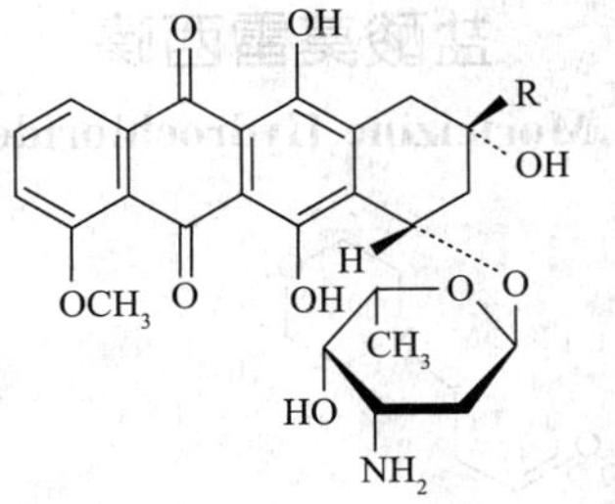

杂质 B：R=CHOH—CH_3(柔红霉醇)

杂质 C：R=CH_2—CO—CH_3(feudomycin B)

杂质 D：R=CO—CH_2—OH(多柔比星)

杂质 F：R=CO—CH_2—CH_3(8-乙基柔红霉素)

中国药典(2010)考察了方法的专属性，制定了系统适用性试验法。取盐酸柔红霉素和盐酸表柔比星混合进样，结果表柔比星峰对柔红霉素主峰的相对保留时间为 0.69，两峰的分离度可达 4.8。取 60℃高温放置样品，进样测试，结果在主峰相对保留时间 3.25 处产生一降解物峰，经对照，该峰与杂质柔红霉酮峰色谱行为相似。取柔红霉酮杂质对照品与盐酸柔红霉素混合进样，结果两峰分离度达 20。取柔红霉醇杂质对照品与盐酸柔红霉素混合进样，结果两峰分离度达 4.5。取盐酸柔红霉素和盐酸多柔比星混合进样，结果多柔比星峰对柔红霉素峰的相对保留时间约为 0.63，两峰的分离度达 6.5。取盐酸柔红霉素和 β-萘磺酸混合进样，结果 β-萘磺酸峰对柔红霉素峰的相对保留时间约为 0.65，两峰的分离度达 5.7。取上述各种分离度试验溶液混匀后进样测试，结果各杂质峰与柔红霉素主峰的分离状况良好。本品最大单一杂质为柔红霉酮，其保留值远大于柔红霉素主峰，与主峰和其他杂质峰均完全分离，对定量没有影响。方法的检测限为 0.0466μg/ml，对应信噪比(*S/N*)为 3.0。根据主成分自身对照法，此检测限可视同样品中各种未知杂质的检测限。取本品的试验溶液，进行了长达 12 小时的溶液稳定性试验，考察了样品的主要色谱指标如主峰面积、最大杂质、总杂质等的变化规律。试验结果表明本品在流动相中有一定程度的稳定性，结合考虑到 Ph. Eur. 在个论中明确提示供试液应临用新配、立即进样，故对此亦作相同要求。取临用前配制的供试品溶液，分别在三种不同牌号的 C18 色谱柱 Shimadzu Shim-pack VP-ODS，Agilent Zorbax SB-C18 及 Cosmosil 5C18-AR-Ⅱ(Type：Waters)测定有关物质的量，结果无明显差异。

残留溶剂 本品国内厂家生产工艺涉及三氯甲烷、甲醇、丙酮、乙醇与丁醇等。Ph. Eur. (6.0)主要控制丁醇；我国原国家标准为中国药典(1977)，无此检查项。中国药典(2005)增订了上述五溶剂的残留量测定方法。经询，国内主要生产厂家近年来生产工艺无重大变更。中国药典(2010)对上述五溶剂的检测方法重新进行了验证，对多批次产品进行了测定；限度除丁醇制定为 1.0%外，其余溶剂均与 ICH 指导原则相一致。中国药典(2015)未作修订。

水分 为专属测定药品中所含水分而非其他有机挥发性物质，故选择"水分测定法"。根据本品的物理性质和国内主要厂家产品的实测数据，并结合厂家提供的长期稳定性试验积累的数据，制订了 3.0%的限度。此限度与 USP(36)、Ph. Eur. (7.0)的水分限度是一致的。

细菌内毒性 限度规定与 BP(2013)、Ph. Eur. (7.0)一致，为不得过 4.3EU/mg。USP(36)原料项下未订入，注射剂项下有规定。

降压物质 因不同厂家不同批次样品均有一定程度的降压反应，故增订本项目。剂量按临床用量确定为 1mg/kg(以柔红霉素计)。

【含量测定】各国药典均采用 HPLC 法测定主药含量。中国药典(2010)参照 USP(32)制定，并经方法学验证和多种系统适用性考察试验。线性关系研究结果表明，盐酸柔红霉素浓度在 1.86～465.92μg/ml 的范围内与相应的峰面积有良好的线性关系。方法重复性好，RSD 为 0.57%($n=9$)。定量限为 0.140μg/ml。系统适用性研究工作参见有关物质检查法项下。β-萘磺酸原为我国注射用制剂原国家标准系统适用性考察试验所用物质，多柔比星为 USP(32)标准中选用的系统适用性试验物质，考虑到 β-萘磺酸虽与盐酸多柔比星本系统中色谱行为相似，但结构、出处都与蒽环类药物相去甚远，故本品药典起草时选择多柔比星替代。中国药典(2015)未作修订。

【贮藏】根据生产企业药学研究资料和稳定性试验研究资料，本品具引湿性，遇光、热、湿综合作用可能降解，故应选择“遮光、密封，在阴凉干燥处保存”的贮藏条件。

【制剂】注射用盐酸柔红霉素(Daunorubicin Hydrochloride for Injection)

USP(36)原料与注射剂均有收载，但 Ph. Eur. (7.0)仅收载原料标准，未收载注射剂。我国原标准为国家药品监督管理局国家药品标准，标准号为 WS-10001-(HD-0532)-2002；与原料一致，中国药典(2005)二部起收载了本注射用制剂。

国内主要生产厂家有浙江海正药业股份有限公司、深圳万乐药业有限公司等，处方中辅料均为甘露醇。

性状　因本品中加入了一定量的甘露醇，故外观与原料药有差异。根据实样观测，确定本品为“红色疏松块状物或粉末”。

鉴别　因辅料干扰，不宜采用红外光谱法和紫外光谱法进行鉴别，故采用与原料鉴别项(1)、(4)相同的方法进行鉴别，即 HPLC 保留时间鉴别法和氯离子化学反应鉴别法。

检查　酸度　由于辅料对 pH 值无影响，结果与原料无差异，故限度参照原料规定为 4.5～6.5。

有关物质　对各国药典杂质控制水平进行了对比，并将单个最大杂质修订为 2.0%，杂质总量修订为 3.0%，提升了我国药典的质量控制水平。辅料甘露醇对杂质检测无干扰。

含量均匀度　本品毒性较大，单剂量包装为 20mg 规格，故需做含量均匀度检查。经方法学研究的对比试验，用 HPLC 法代替 UV 法测定含量均匀度，结果无明显差异。

细菌内毒素　本品临床使用剂量为每次 0.4～1.0mg/kg，根据临床使用剂量制订的限度应为 5EU/kg，限度要求低于中国药典(2005)标准，故中国药典(2015)未作修订，维持与中国药典(2005)一致。

异常毒性　依法分别注射两个厂家四批样品后，动物均未出现异常反应。由于本品为抗肿瘤药，短期很难观察到毒性的异常情况，因此检查异常毒性意义不大，故不订入药典个论中。

降压物质　按中国药典四部通则“降压物质检查法”进行试验，剂量按临床用量确定为 1mg/kg(以柔红霉素计)，结果所试两个厂家四批样品均有一定程度的降压反应，故增订本项目。

无菌　经验证，当检验数量为出厂检验最大值，检验量为每瓶样品的含量，样品溶液浓度为 0.8mg/ml(以柔红霉素计)时，采用薄膜过滤法，冲洗液选用 pH7.0 无菌氯化钠-蛋白胨缓冲液，当每膜冲洗液用量达到 300ml，且分次冲洗时，6 种试验菌均能生长良好。阴性对照菌选择为金黄色葡萄球菌。

含量测定　本品采用与原料相同的含量测定方法并结合含量均匀度检查，规定取样 10 瓶进行测定。回收率试验结果表明，本法准确性好。

本品为化学制剂，含量按其原料药分子去除盐酸根后的活性部分表示、计算。本品规格为 20mg，原料毒性较大，故将限度从严修订为 90.0%～110.0%。

参考文献

[1] 胡其乐，沈纬明．蒽环类抗生素抗肿瘤研究进展［J］．国外药学抗生素分册，1988，9(3)：200.

[2] 沈丹，鲁燕侠，张秀銮，等．蒽醌类抗肿瘤抗生素与 DNA 相互作用探究［J］．中华医院感染学杂志，2008，18(10)：1368.

[3] 沈炜明，胡洁．蒽环类抗肿瘤抗生素研究进展［J］．国外医药抗生素分册，2003，24(6)：269.

[4] 杨鸣琦，张福良，路宏朝．抗肿瘤抗生素研究进展［J］．西北农林科技大学学报，2005，33(12)：14.

[5] 陈新谦，金有豫，汤光．新编药物学［M］．15 版．北京：人民卫生出版社，2002：678.

[6] Sean C Sweetman，BPharm，FRPharmS. Martindale：The Complete Drug Reference［M］. 36th Edition. London：The Pharmaceutical Press，2009：709.

[7] 国家药典委员会．中华人民共和国药典临床用药须知·化学药和生物制品卷［M］．2005 年版．北京：人民卫生出版社，2005：641-643.

撰写　陈　悦　杨伟峰　殷国真　浙江省食品药品检验研究院

复核　洪利娅　浙江省食品药品检验研究院

盐酸莫雷西嗪

Moricizine Hydrochloride

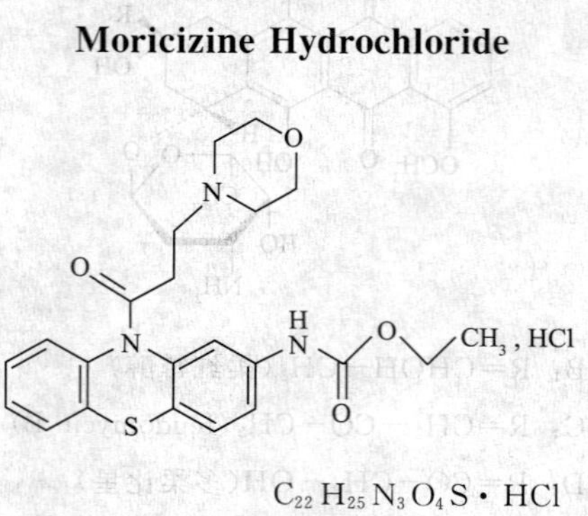

$C_{22}H_{25}N_3O_4S \cdot HCl$　463.98

化学名：10-(3-吗啉丙酰基)-吩噻嗪-2-氨基甲酸乙酯盐酸盐

10-(3-morpholinyl)-phenothiazin-2-carbamic acid ethylester hydrochloride

英文名：Moricizine［31883-05-3］Hydrochloride

异名：乙吗噻嗪；Ethmozine

CAS 号：［29560-58-8］

盐酸莫雷西嗪(Moricizine，又称乙吗噻嗪 Ethmozine)，据《The Merck Index》(第14版)记载，1971年由前苏联研发，1973年获美国专利，1991年进入我国，现已在全球普及应用。该药为吩噻嗪类衍生物，它可抑制快Na^+内流，具有膜稳定作用，缩短2相和3相复极及动作电位时间，缩短有效不应期。对窦房结自律性影响很小，但可延长房室及希浦系统的传导。本品血流动力学作用轻微，在严重器质性心脏病患者可使心衰加重[1]。

本品口服利用度38%，饭后30分钟服用影响吸收速度，使峰浓度下降，但不影响吸收量。表观分布容积>300L/kg。蛋白质结合率约95%，约60%经肝脏生物转化，至少有2种代谢产物具药理活性，$t_{1/2}$为1.5～3.5小时。口服后0.5～2小时血药浓度达峰值，抗心律失常作用与血药浓度的高低和时程无关。服用剂量的56%从粪便排出。

本品对大鼠、狗等动物多种心律失常模型具有显著的抗快速性心律失常作用，对呼吸、血压、心率及心肌收缩力无明显影响。本品还具有扩张冠状血管，解痉和抗M-胆碱能作用。本品对小鼠灌胃给药LD_{50}为282，对大鼠和狗的长期(3～6个月)毒性试验表明，本品毒性低，对主要脏器无明明显损伤，无致畸，致突变作用。

除中国药典(2015)收载外，USP(36)收载。

【制法概要】现行生产企业工艺流程通常如下：

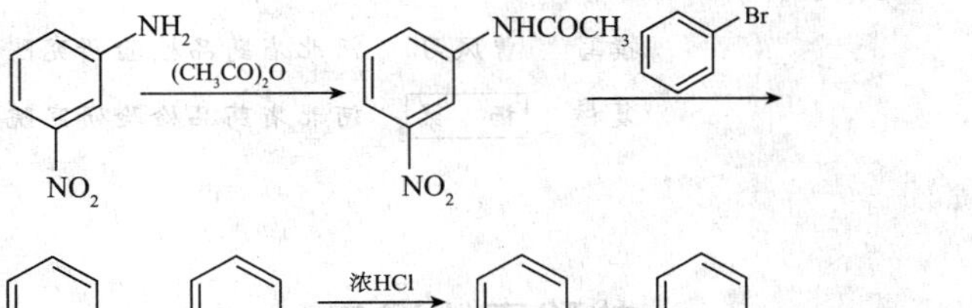

【性状】本品为白色或类白色结晶性粉末。

吸收系数 本品的乙醇-水溶液在268nm波长处有最大吸收，其紫外吸收图谱见图1，$E_{1cm}^{1\%}$为360～375。

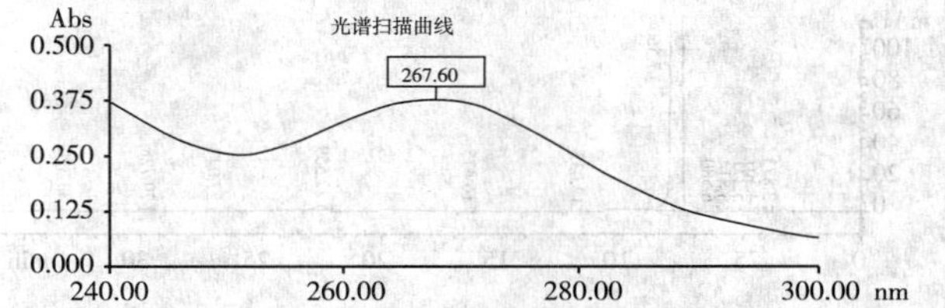

图1 盐酸莫雷西嗪紫外吸收光图谱

【鉴别】(1)本品为生物碱，加碘化铋钾试液产生橙红色沉淀，是生物碱的特征反应。

(2)为酯的鉴别反应。分子中的酯，碱水解后与盐酸羟胺生成异羟肟酸盐，在酸性条件下加三氯化铁试液，即显紫色，生成异羟肟酸铁。

$$R-\overset{O}{\overset{\|}{C}}-OR' + H_2N-OH \longrightarrow R-\overset{O}{\overset{\|}{C}}-NHOH + R'OH$$

异羟肟酸

$$R-\overset{O}{\overset{\|}{C}}-NHOH + FeCl_3 \longrightarrow (R-\overset{O}{\overset{\|}{C}}-NHO)_3Fe + 3HCl$$

异羟肟酸铁

(3)本品的红外光吸收图谱(光谱集651图)，显示的主要特征吸收如下[2~4]。

特征谱带(cm^{-1})	归属	
3400，3240	酰胺	ν_{N-H}
3050	芳氢	ν_{C-H}
2700～2400	胺盐	$\nu_{\overset{+}{N}H}$
1730	酯	$\nu_{C=O}$
1665	酰胺(Ⅰ)	$\nu_{C=O}$
1535	酰胺(Ⅱ)	δ_{NH}
1605，1590，1575	苯环	$\nu_{C=C}$
1230	酯	ν_{C-O}
820	取代苯	γ_{2H}
750	取代苯	γ_{4H}

【检查】有关物质 中国药典(2005)采用薄层色谱法(TLC法)，灵敏度低，难以有效控制药品的质量。因此有必要建立灵敏、专属的高效液相色谱法，有效检测盐酸莫雷西嗪的有关物质。USP(32)采用含内标的高效液相色谱法。中国药典(2010)采用高效液相色谱法-自身对照法，色谱柱采用十八烷基硅烷键合硅胶为填充剂；以水-乙腈-三乙胺(580∶420∶1)，(含0.003mol/L的辛烷磺酸钠，用冰醋酸调节pH值至4.2)为流动相；检测波长270nm，柱温：35℃。在规定的色谱条件下，能使杂质及溶剂峰与主峰很好的分离，见图2。方法灵敏度高，专属性强，能更好地控制其产品质量。中国药典(2015)方法未作修订。

使用三种品牌色谱柱：Acclaim C18柱(250mm×4.6mm，5μm)、Diamonsil C18柱(200mm×4.6mm，5μm)、VP-ODS C18柱(150mm×4.6mm，5μm)，进行耐用性试验

考察，结果良好。

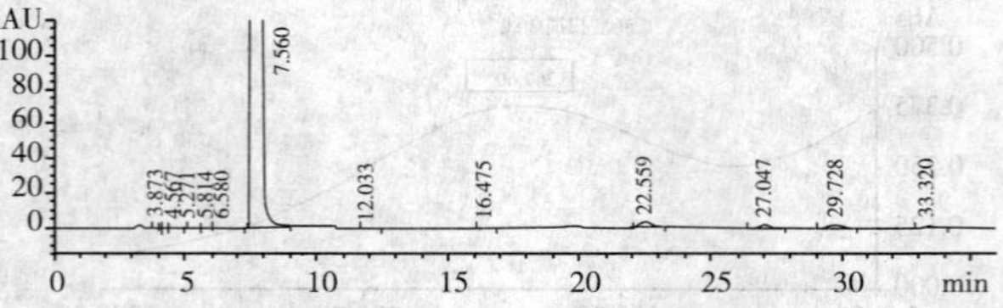

图 2　盐酸莫雷西嗪有关物质色谱图

试验结果：盐酸莫雷西嗪的检出限为 1ng($S/N=3$)。

依据药品质量标准分析方法指导原则，确定有关物质检查限度为：单个杂质的峰面积不得大于对照溶液主峰面积的 0.5 倍(0.5%)，各杂质峰面积的和不得大于对照溶液的主峰面积(1.0%)。

【含量测定】 中国药典(2005)采用的是加汞盐的指示剂法非水滴定，USP(32)采用的是含有内标的高效液相色谱法，中国药典(2010)采用的是革除汞盐的非水电位滴定法，滴定终点突跃明显，方法灵敏度高，快速、准确，简便易行。中国药典(2015)方法未作修订。滴定曲线见图 3。

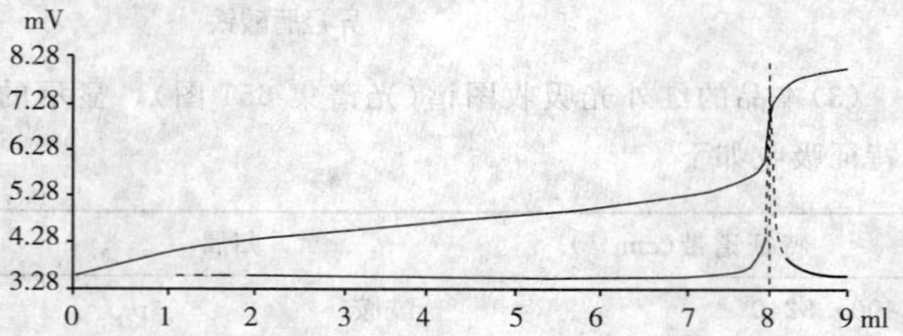

图 3　冰醋酸：醋酐(1：3)$W=0.35701$g $V=8.085$ml

仪器：METTLER TOLEDO DL50 自动电位滴定仪电极：DG113 -SC 复合电极

参数设置：域值 100，预馈 3.0ml，总体积 10ml

盐酸莫雷西嗪系盐酸盐，用高氯酸滴定时产生氢卤酸，不利于反应的定量进行，故在滴定前加入醋酸汞，使氯离子与汞离子生成解离性很小的氯化高汞，以排除干扰；但汞盐属于重金属类有害元素，醋酸汞属于有机汞盐，有机汞盐对环境和生态的影响更大。因此，采用革除汞盐的非水电位滴定法。当革除汞盐后，滴定前加入适量的醋酐，可增加盐酸莫雷西嗪的碱性，使滴定终点突跃敏锐。醋酐可解离生成酸性较醋酸合质子强的醋酐合乙酰阳离子，从而可增强待测物的碱性。本法滴定终点突跃明显，并经与指示剂法对照，结果一致。

【制剂】 除中国药典(2015)与 USP(36)收载盐酸莫雷西嗪片外，其他国外药典均未收载该品种制剂。

盐酸莫雷西嗪片(Moricizine Hydrochloride Tablets)

制剂使用的辅料主要有：淀粉、糊精、预胶化淀粉、微晶纤维素、羟丙纤维素、羟丙甲纤维素、硬脂酸镁、包衣粉等，在中国药典(2010)修订的液相方法中，对其含量测定及有关物质检查无干扰。

有关物质　USP(32)含量测定及有关物质采用的是高效液相色谱法。中国药典(2005)无有关物质检查项，中国药典(2010)增加了制剂有关物质的检查，其方法采用高效液相色谱法，色谱条件同原料。本方法灵敏度高，专属性强。制剂辅料对有关物质检查基本没有影响，但由于糖衣厚薄不一，容易引入误差，因此，建议除去包衣后测定。中国药典(2015)未修订。

溶出度　中国药典(2015)为溶出度测定第一法，转速为 50 转/分，60 分钟取样，紫外-可见分光光度(吸收系数)法测定，限度为标示量的 80%。USP(36)采用第二法，30 分钟取样，紫外-可见分光光度(对照品)法测定，限度为标示量的 75%。

含量测定　中国药典(2010)为紫外-可见分光光度(吸收系数)法。中国药典(2015)未作修订。

参考文献

[1] 王硕丰，李丽．盐酸莫雷西嗪的临床应用及不良反应近况[J]．天津药学，2002，6.

[2] 柯以侃、董慧茹．分析化学手册：第三分册［M］．2 版，北京：化学工业出版社，1998：940-977.

[3] 张正行．有机光谱分析［M］．北京：人民卫生出版社，2009：79-107.

[4] 安登魁．药物分析［M］．济南：济南出版社，1992：166-171.

撰写　曹凤习　河北省药品检验研究院

复核　杨　梁　河北省药品检验研究院

盐酸索他洛尔

Sotalol Hydrochloride

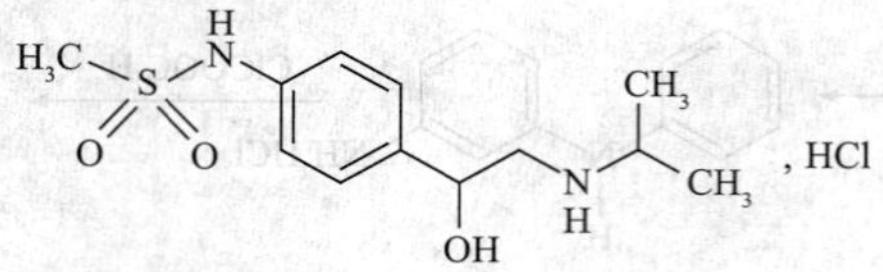

$C_{12}H_{20}N_2O_3S \cdot HCl$　308.82

化学名： 4′-(1-羟基-2-异丙氨基乙基)-甲磺酰苯胺盐酸盐。

4′-[1-hydroxy-2-(isopropylamino)ethyl]methanesulfonanilide monohydrochloride

英文名： Sotalol Hydrochloride

CAS 号： [959-24-0]

本品是一种长效非心脏选择性 β 肾上腺素受体阻滞剂，能延长所有心肌细胞动作电位的有效不应期，抑制窦房结及浦顷野纤维异常自律性，延长窦房结、房室结传导时间，并延长房室旁路的传导，适用于各种危及生命的室性快速型心律失常，预防冠状动脉搭桥术引起的室上性心动过速。

本品为 Bristol-Myers Squibb 公司的 Mead Johnson 等研制开发的长效非心脏选择性的 β 肾上腺素受体阻断药，1960

年在美国合成[1]，1974 年开始在英国上市，1993 年美国食品与药物管理局(FDA)批准其作为抗致命性恶性室性心律失常［室性心动过速(VT)和心室纤颤(VF)］药物上市。

我国从 90 年代初开始研制，至 1999 年开始有厂家生产，中国药典(2015)收载原料和片剂，USP(36)收载原料、片剂和口服混悬液，BP(2013)收载原料、片剂和注射液，Ph. Eur. (7.0)收载原料。

本品是左旋和右旋盐酸索他洛尔的等摩尔外消旋混合物，左旋异构体具有Ⅱ类(β阻滞)和Ⅲ类抗心律失常双重作用，右旋异构体主要起Ⅲ类抗心律失常作用[2]。

【制法概要】盐酸索他洛尔的合成路线主要有两条，路线一是以苯胺为原料，与甲磺酰氯进行酰化反应，与溴乙酰溴进行傅克酰化反应，与异丙胺进行亲核取代反应，再成盐、还原共 4 步反应制得成品[3]；路线二以对硝基苯乙酮为原料，经硝基的还原、与甲磺酰氯进行酰化反应，与溴进行溴代反应，与异丙胺进行亲核取代反应、成盐再用硼氢化钾还原共 5 步制得成品[3]。

路线一反应步骤较少，操作简单方便，但其步骤中使用了钯-碳作为氢化还原催化剂，钯在反应中能与某些成分结合而残留在药品中，钯具有毒性，会造成心脏损害、溶血、肝肾严重损害、生长缓慢、致癌和变态反应等，欧美国家规定在药品中控制钯含量必须小于 20ppm，BP(2013)在本品质量标准中采用原子吸收法控制了钯的限度(不得过 0.5ppm)[4]；路线二反应步骤较多，但易于大工业生产。

文献检索和调研结果显示[5~7]，国内企业采用的合成路线既有路线一也有路线二，但最后一步还原反应，均未使用 Pd/C，多采用 KBH_4，HCl/甲醇或 $NaBH_4$，HCl/乙醇，故本标准未控制钯的限度。

路线一：

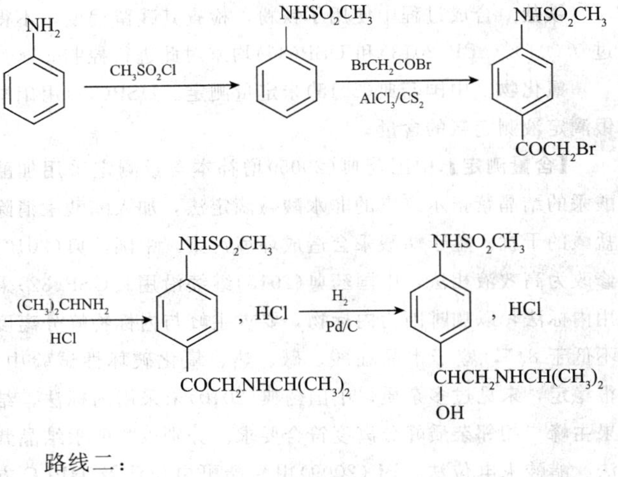

路线二：

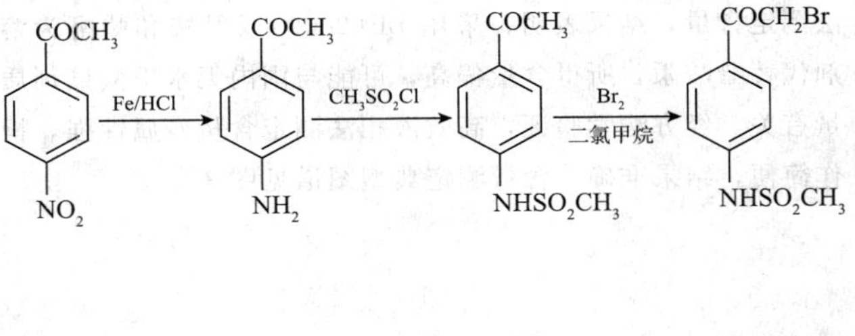

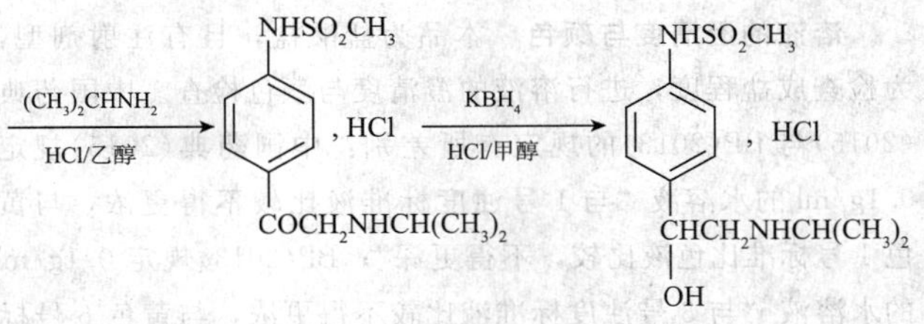

【性状】比旋度 中国药典(2015)未测定比旋度。

本品是左旋盐酸索他洛尔和右旋盐酸索他洛尔的等摩尔外消旋混合物，左旋异构体具有Ⅱ类(β阻滞)和Ⅲ类抗心律失常双重作用，右旋异构体主要起Ⅲ类抗心律失常作用[2]。若左旋异构体占比例多会具有超过要求的β阻滞活性，临床应用时会对心脏造成伤害。若右旋异构体占比例较多，则会有超过要求的抗心律失常作用，而β阻滞作用不够，达不到应有的治疗效果。英美均控制了比旋度，USP(36)为 −0.70°至+0.70°；BP(2013)为−0.10°至 +0.10°。

【鉴别】中国药典(2015)采用了高效液相法、紫外、红外和化学反应鉴别方法；USP(36)采用红外和薄层色谱鉴别法；BP(2013)采用了红外和化学鉴别(氯化物鉴别)。

(1)本品具有苯环结构，紫外吸收光谱图中具有明显的苯环特征，0.1 mol/L NaOH 溶液中的紫外光吸收最大波长为 249nm，吸收系数为 456～504，见图 1。

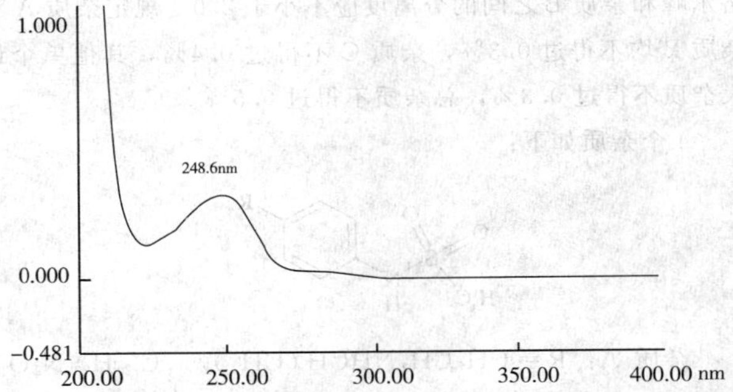

图 1 盐酸索他洛尔在 0.1mol/L NaOH 溶液中的紫外吸收光谱图

(2)本品的红外光吸收图谱应与对照的图谱(光谱集 1199 图)一致。本品的红外光吸收图谱显示的主要特征吸收如下[8]。

特征谱带(cm^{-1})	归属	
3560	游离羟基	ν_{O-H}
3404	缔合羟基，胺基	$\nu_{O-H,N-H}$
3100～2700	胺盐	$\nu_{\overset{+}{N}H_2}$
1612		
1620，1583，1512	苯环	$\nu_{C=C}$
1330，1160	磺酰胺	ν_{SO_2}

【检查】酸度 检查游离盐酸与在成盐工艺过程中可能引入的酸性杂质，

中国药典(2015)规定应为 4.5～6.0；BP(2013)规定应为 4.0～5.0；USP(36)未对酸度进行测定。

溶液的澄清度与颜色 本品为盐酸盐，且有注射剂型，为检查成盐程度，进行溶液的澄清度与颜色检查。中国药典(2015)与BP(2013)的规定有所差别：中国药典(2015)规定0.1g/ml的水溶液“与1号浊度标准液比较不得更浓，与黄色1号标准比色液比较，不得更深”；BP(2013)规定0.1g/ml的水溶液“与3号浊度标准液比较不得更浓，与黄色6号标准比色液比较，不得更深”，USP(36)未对溶液的澄清度与颜色进行测定。

硫酸盐 合成过程中使用了甲磺酰氯，检查其残留程度，限度为0.01%。BP(2013)和USP(36)均未对此指标进行控制。

有关物质 中国药典(2015)方法，流动相为辛烷磺酸钠溶液-乙腈系统，与含量测定项下流动相一致；稀释溶剂为水(用磷酸调节pH值至3.0)-乙腈(79∶21)溶液，既节约检验成本也简化了实验操作。

BP(2013)用杂质B对照品配制对照溶液，系统适用性规定盐酸索他洛尔峰和杂质B峰之间的分离度应大于4。规定杂质B不得过0.1%，其他单个最大杂质不得过0.1%，总杂质不得过0.5%。

USP(36)用盐酸索他洛尔对照品、杂质A、杂质B和杂质C对照品混合配制标准溶液。系统适用性规定盐酸索他洛尔峰和杂质B之间的分离度应不小于2.0。规定杂质A和杂质B均不得过0.3%，杂质C不得过0.4%，其他单个最大杂质不得过0.3%，总杂质不得过0.5%。

4个杂质如下：

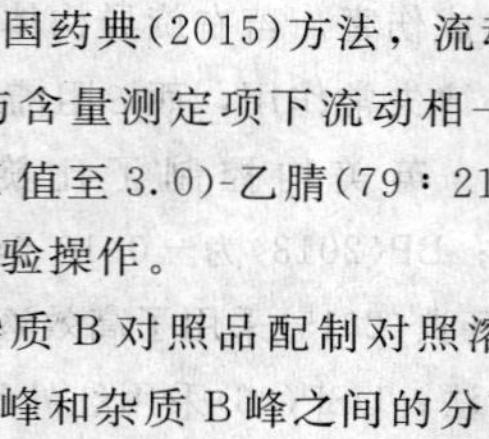

杂质A：R＝$CH_2CH_2NHCH(CH_3)_2$　$C_{12}H_{20}N_2O_2S$　256.37

N-[4-[2-[(1-methylethyl)amino]ethyl]phenyl]methanesulphonamide

杂质B：R＝$COCH_2NHCH(CH_3)_2$　$C_{12}H_{18}N_2O_3S$　270.35

N-[4-[[(1-methylethyl)amino]acetyl]phenyl]methanesulphonamide

杂质C：R＝CHO　$C_8H_9NO_3S$　199.23

N-(4-formylphenyl)methanesulphonamide

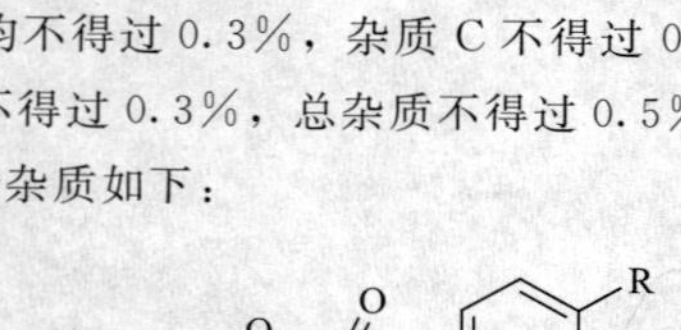

和异构体

杂质D：$C_{11}H_{19}N_2O_3S$　259.35

N-[4-[(1*RS*)-2-hydroxy-1-[(1-methylethyl)amino]ethyl]phenyl]methanesulphonamide.

由合成工艺可知，杂质B是合成中间体，易残留且与盐酸索他洛尔结构相似较难分离，故BP(2013)和USP(36)系统适用性均规定了盐酸索他洛尔和杂质B的分离度。由于国内无杂质A、B、C、D对照品提供，故未对杂质进行单独的控制，只规定了单个最大杂质和总杂质的量。中国药典(2015)限度为最大杂质不得过0.3%，总杂质不得过0.5%。有关物质典型图谱见图2。

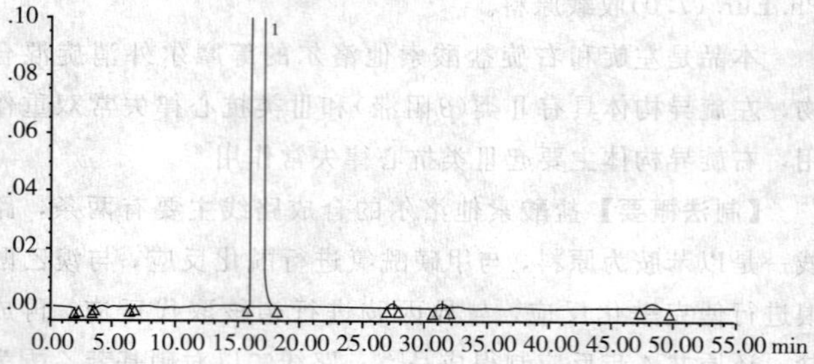

图2　盐酸索他洛尔有关物质典型图谱

1. 盐酸索他洛尔峰　Agilent Zorbax SB C18柱

残留溶剂 国内提供的生产工艺后三步使用的有机溶剂有异丙胺、甲醇、乙醇、丙酮，按照中国药典附录残留溶剂测定法检查应符合规定。

USP(36)对甲醇、异丙醇、丙酮的残留进行了控制，三种有机溶剂分别不得过0.3%，三种的总和不得过0.5%。

干燥失重 本品对热较稳定，且熔点较高，故在105℃干燥至恒重，减失重量不得过0.5%。本品在甲醇中易溶，USP(36)采用费休水分测定法测定水的含量，不得过0.5%。BP(2013)采用干燥失重法，减失重量不得过0.5%。

炽灼残渣 为控制本品的纯度，规定遗留残渣不得过0.1%。USP(36)规定不得过0.5%，BP(2013)规定不得过0.1%。

重金属 含重金属不得过百万分之十(10ppm)。BP(2013)不得过20ppm，USP(36)不得过0.002%。

铁盐 合成过程中使用了铁粉，检查其残留程度，不得过0.001%。BP(2013)和USP(36)均未对此进行控制。

氯化物 中国药典(2015)未定量测定。USP(36)用硝酸银滴定液测定氯的含量。

【含量测定】 中国药典(2005)增补本含量测定采用加醋酸汞的结晶紫指示终点的非水酸碱滴定法，加入醋酸汞消除盐酸的干扰。鉴于醋酸汞会造成环境污染，中国药典(2010)修改为高效液相法，中国药典(2015)继续沿用。USP(32)采用内标法，以咖啡因为内标物，要求主峰与内标物峰分离度不低于8.5，鉴于本品在酸、碱、热、氧化破坏性试验中，很稳定，未见过多杂质，中国药典(2010)未采用内标法，结果主峰与相邻杂质峰分离度符合要求。分别以醋酸汞结晶紫法、醋酸汞电位法、BP(2009)甲酸醋酐电位法及HPLC方法测定含量，结果表明，采用BP(2009)以甲酸和醋酐为溶剂代替醋酸汞，所得含量偏高，可能与国内无水甲酸试剂质量有关。经方法学验证，高效液相法测定含量专属性强，操作简便，结果准确。含量测定典型图谱见图3。

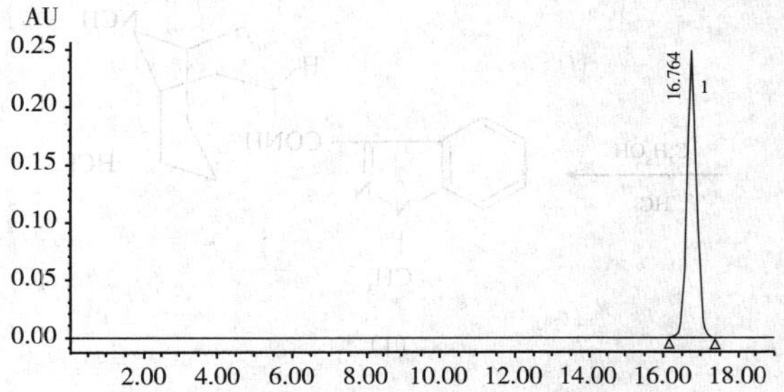

图3　盐酸索他洛尔含量测定典型图谱

1. 盐酸索他洛尔峰

【制剂】中国药典(2015)、BP(2013)和USP(36)均收载盐酸索他洛尔片。

盐酸索他洛尔片(Sotalol Hydrochloride Tablets)

规格为80mg。

鉴别　鉴别(1)TLC法主要是考虑到快检的需要，与鉴别(2)HPLC法可任选其一。

检查　有关物质　同原料。专属性实验表明盐酸索他洛尔色谱峰与分降解产物的分离良好。空白辅料不干扰盐酸索他洛尔及其有关物质的测定。BP(2009)和中国药典(2005)增补本单独控制了4′-(2-异丙氨基乙基)甲磺酰苯胺的量，由于国内目前无法提供杂质4′-(2-异丙氨基乙基)甲磺酰苯胺对照品，中国药典(2010)取消对其单独定量。通过对样品进行检验，结果表明：最大杂质在0.14%～0.19%，总杂质在0.15%～0.34%，故制定限度为最大杂质不得过0.3%，总杂质不得过0.5%。盐酸索他洛尔片有关物质典型图谱见图4，空白辅料图谱见图5。

含量测定　同原料。辅料对方法无干扰。盐酸索他洛尔片含量测定典型图谱见图6。BP(2013)含量测定使用紫外分光光度法。

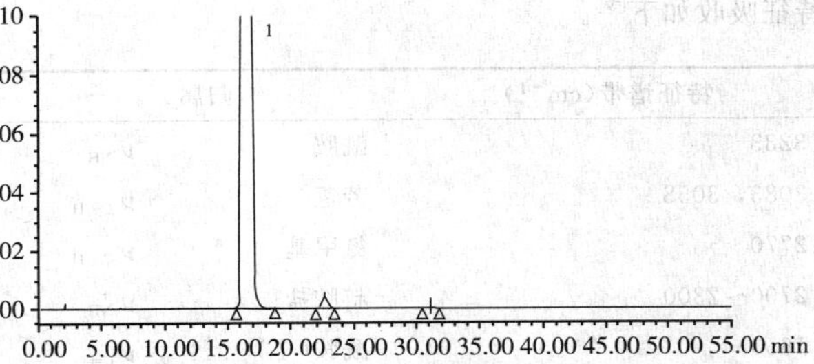

图4　盐酸索他洛尔片有关物质典型图谱

1. 盐酸索他洛尔峰

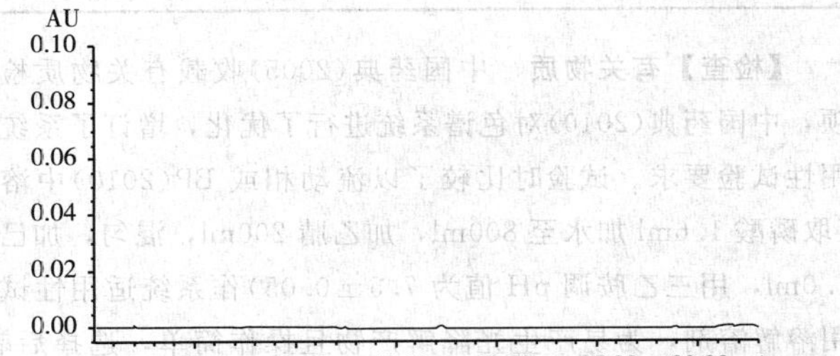

图5　盐酸索他洛尔片空白辅料图

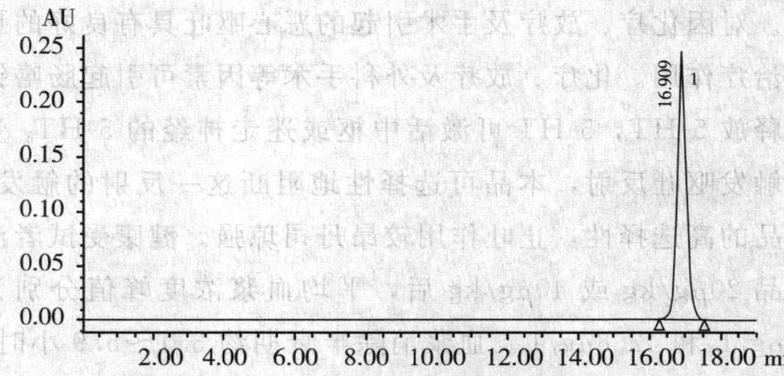

图6　盐酸索他洛尔片含量测定典型图谱

1. 盐酸索他洛尔峰

参考文献

[1] Andeson JL, Prystowsky EN. Sotalol: an important new antiarrthythmic [J]. Am Heart J, 1999, 137: 388-409.

[2] Aotonaccio MJ, GomollA. Pharmacology, pharmacodynamics and pharmacokinetic sotalol [J]. Am J Cardiol, 1990, 65: 12A-21A.

[3] 吉民，任勇．抗心律失常药盐酸索他洛尔的合成［J］．中国药科大学学报，1997，28(3)：129-131.

[4] 曾佐涛，张新生．药品中有毒杂质钯的直接微量测定法［J］．云南大学学报(自然科学版)，1994，S2.

[5] 宁奇，桑爽，张秀平．抗心律失常药盐酸索他洛尔的合成［J］．中国医药工业杂志，1998，29(10)：435-436.

[6] 唐兆成．盐酸索他洛尔的合成及工艺改进［J］．天津化工，2003，17(2).

[7] 程仁刚，聂进红．抗心律失常药盐酸索他洛尔的合成［J］．齐鲁药事，2004，23：9.

[8] 安登魁．药物分析［M］．济南：济南出版社，1992.

撰写　张锦琳　江苏省食品药品监督检验研究院

复核　袁耀佐　江苏省食品药品监督检验研究院

盐酸格拉司琼

Granisetron Hydrochloride

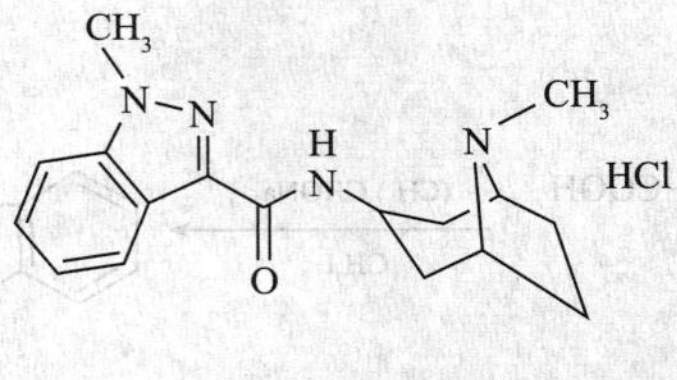

$C_{18}H_{24}N_4O \cdot HCl$　348.87

化学名：1-甲基-*N*-[9-甲基-桥-9-氮杂双环(3,3,1)壬烷-3-基]-1*H*-吲唑-3-甲酰胺盐酸盐。

1-Methyl-*N*-(9-methyl-endo-9-azabicyclo[3.3.1]non-3-yl)-1*H*-indazole-3-carboxamide monohydrochloride

英文名：Granisetron Hydrochloride

CAS号：[107007-99-8]

盐酸格拉司琼为抗肿瘤辅助药，是一种强效、高选择性的外周神经元和中枢神经系统内5-羟色胺3(5-HT_3)受体拮抗剂。对因化疗、放疗及手术引起的恶心呕吐具有良好的预防和治疗作用。化疗、放疗及外科手术等因素可引起肠嗜铬细胞释放 5-HT，5-HT 可激活中枢或迷走神经的 $5\text{-}HT_3$ 受体，触发呕吐反射，本品可选择性地阻断这一反射的触发。因本品的高选择性，止吐作用较昂丹司琼强。健康受试者注射本品 20μg/kg 或 40μg/kg 后，平均血浆浓度峰值分别为 13.7μg/L 和 42.8μg/L。血浆消除半衰期约 3.1～5.9 小时。本品在体内分布广泛，血清蛋白结合率约为 66%，大部分迅速代谢，主要代谢途径为 *N*-去烷基化及芳香环氧化后再被共轭化，通过粪便和尿液排泄。

本品常见的不良反应为头痛、倦怠、发热、便秘及胃肠道功能紊乱，偶有短暂性氨基转移酶增高。上述反应轻微，无须特殊处理。

本品最早由英国 Smithkline-Beecham 公司开发，于 1991 年首次以其注射剂形式在南非上市，1992 年在日本、英国、瑞典等 33 个国家上市，1993 年通过美国 FDA 审评。我国于 1993 年批准进口，并于 1997 年 8 月国内正式生产。

本品除中国药典收载外，USP(36)、BP(2013)、Ph. Eur.(7.0)也有收载。

【制法概要】本品为化学合成药物，一般合成工艺如下。

以吲哚醌(2)为原料，经水解、重氮化、氢化得 1-吲唑-3-羧酸(3)，然后甲基化得 1-甲基吲唑-3-羧酸(4)，酰氯化后与 3α-高托品烷胺(5)反应得格拉司琼，再与盐酸成盐得盐酸格拉司琼[1,2]

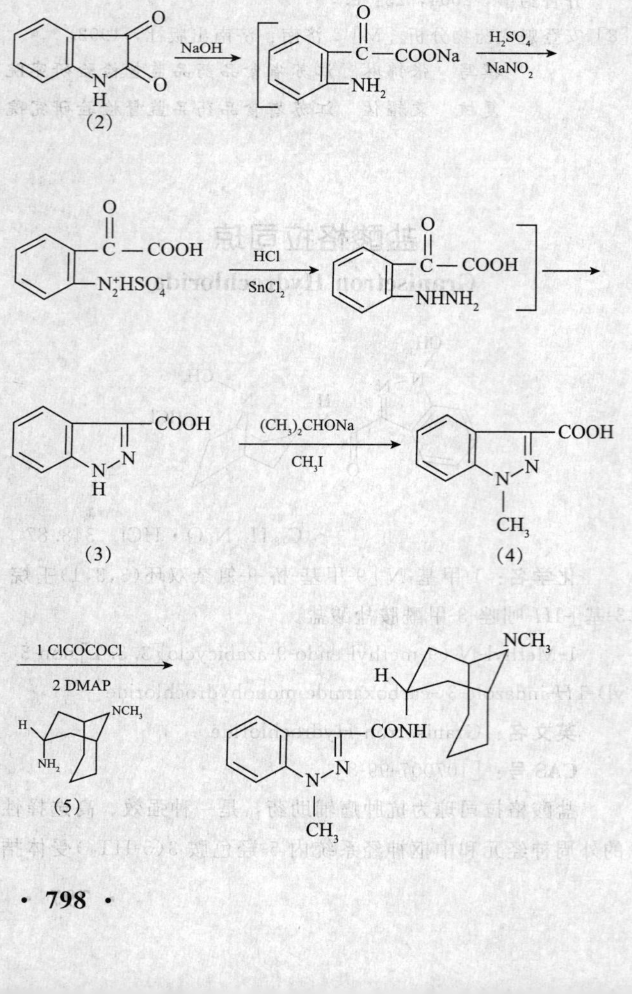

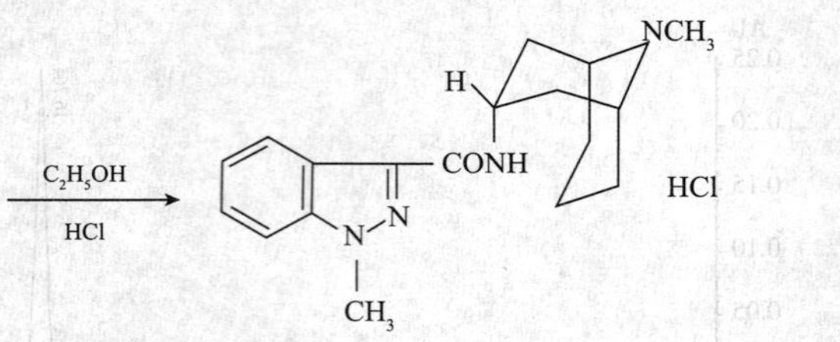

(1)

随着 1-甲基吲唑-3-羧酸(4)和 3α-高托品烷胺(5)作为中间体均可商品化后，现在很多企业直接以 1-甲基吲唑-3-羧酸为起始物，酰氯化后与 3α-高托品烷胺(5)反应得格拉司琼，再与盐酸成盐得盐酸格拉司琼。

【鉴别】(1)因本品结构中具有吲唑环和羰基，可形成共轭体系而具有紫外特征吸收光谱，在 302nm 的波长处有最大吸收，在 251nm 的波长处有最小吸收，可作为鉴别依据(图 1)。

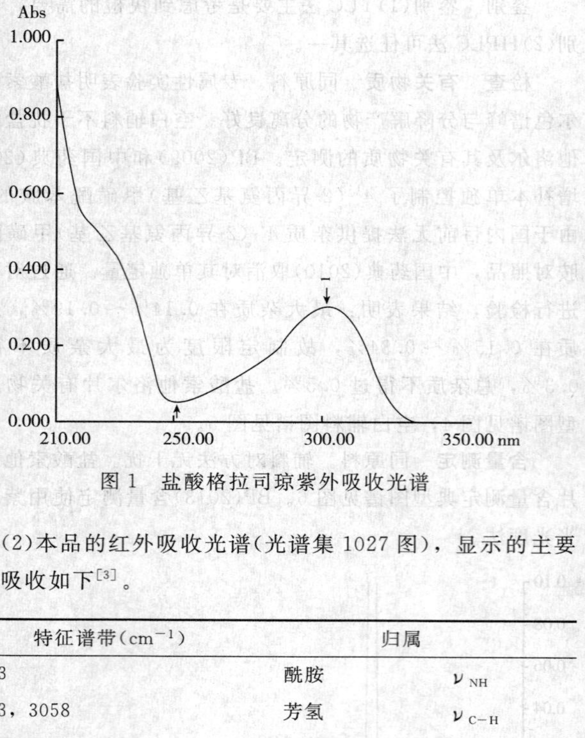

图 1 盐酸格拉司琼紫外吸收光谱

(2)本品的红外吸收光谱(光谱集 1027 图)，显示的主要特征吸收如下[3]。

特征谱带(cm^{-1})	归属	
3233	酰胺	ν_{NH}
3083，3058	芳氢	ν_{C-H}
2770	氮甲基	ν_{C-H}
2700～2300	叔胺盐	$\nu_{\overset{+}{NH}}$
1650	酰胺(Ⅰ)	$\nu_{C=O}$
1613，1552，1477	芳环	$\nu_{C=C,C=N}$
1552	酰胺(Ⅱ)	δ_{NH}
757	取代苯	γ_{4H}

【检查】有关物质 中国药典(2005)收载有关物质检查项，中国药典(2010)对色谱系统进行了优化，增订了系统适用性试验要求。试验时比较了以流动相或 BP(2010)中溶剂(取磷酸 1.6ml 加水至 800ml，加乙腈 200ml，混匀，加己胺 1.0ml，用三乙胺调 pH 值为 7.5±0.05)作系统适用性试验用溶解溶剂，为易产生光降解产物且操作简单，选择后者。另试验时曾取系统适用性试验溶液适量，在 4200LX 下光照 21 小时，未见明显的光降解物峰，故本系统适用性试验的

光破坏须在强太阳光下进行。中国药典(2015)未修订。

采用3根不同型号的CN柱(Kromasil 60-5CN，250mm×4.6mm，5μm；Agilent ZORBAX- CN，250mm×4.6mm，5μm；Alltima-CN，150mm×4.6mm，5μm)，通过适当调整流动相比例，光降解产物峰与主峰的分离度均能符合要求。系统适应性色谱图见图2。

色谱柱	Kromasil 60-5CN		ZORBAX-CN		Alltima-CN	
	光降解物	盐酸格拉司琼	光降解物	盐酸格拉司琼	光降解物	盐酸格拉司琼
保留时间(min)	9.38	10.51	10.47	12.18	7.58	8.54
分离度	2.4		1.7		2.3	

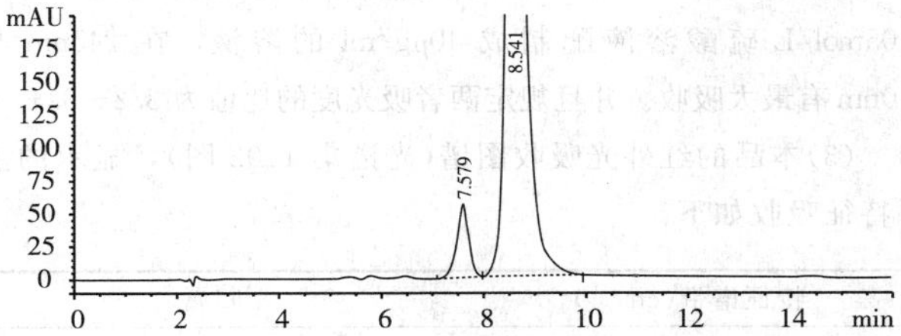

图2 盐酸格拉司琼系统适用性溶液(强太阳光下照射4小时)的色谱图

1. 光降解物(7.58min)；2. 格拉司琼(8.54min)

Alltima-CN，150mm×4.6mm，5μm

供试品溶液在室温不避光下放置24小时未产生明显的光降解产物，表明供试品溶液对光相对稳定的。

【含量测定】采用与有关物质检查相同条件的高效液相色谱法，对照品外标法测定。

【贮藏】遮光，密封保存。

【制剂】中国药典(2015)收载了盐酸格拉司琼片及盐酸格拉司琼注射液，USP(36)收载了盐酸格拉司琼注射液、盐酸格拉司琼片、盐酸格拉司琼口服混悬液，BP(2013)未收载制剂品种。

(1)盐酸格拉司琼片(Granisetron Hydrochloride Tablets)

为白色或类白色片，主要辅料为淀粉、乳糖、硬脂酸镁。

溶出度　中国药典(2015)未收载溶出度检查。USP(36)采用USP第二法装置，以pH 6.5磷酸盐缓冲液500ml为溶剂，采用高效液相色谱法(色谱条件同含量测定，进样量为100μl)测定溶出量，在30分钟的Q值为不低于75%。

含量均匀度　中国药典(2015)采用紫外-可见分光光度法，在最大吸收波长302nm处测定，USP(36)采用同含量测定相同的方法。

(2)盐酸格拉司琼注射液(Granisetron Hydrochloride Injection)

本品为盐酸格拉司琼的灭菌水溶液，为无色或几乎无色的澄明液体，主要辅料为枸橼酸、枸橼酸钠、氯化钠。

有关物质　方法同盐酸格拉司琼，处方中辅料大部分只含氯化钠，辅料峰一般不明显，若使用的辅料含枸橼酸或枸橼酸钠，则在不同的色谱柱中出峰有差异，与主峰能完全分离。

参考文献

[1] 李家明，周思祥，章兴．盐酸格拉司琼的合成[J]．中国医药工业杂志，2000，31(2)：49-50.

[2] Bermudez J，Charles S. Fake，Graham F. Joiner，et al. 5-Hydroxytryptanmine(5-HT_3) Receptor Antagonists. 1. Indazole and Indolizine-3-carboxylic Acid Derivatives[J]. J Med Chem，1990，33：1924-1929.

[3] 孙毓庆．分析化学：下册[M]．2版．北京：科学出版社．2011.

撰写　高素英　浙江省食品药品检验研究院

复核　陶巧凤　浙江省药品化妆品审评中心

杨伟峰　殷国真　浙江省食品药品检验研究院

盐酸氨溴索

Ambroxol Hydrochloride

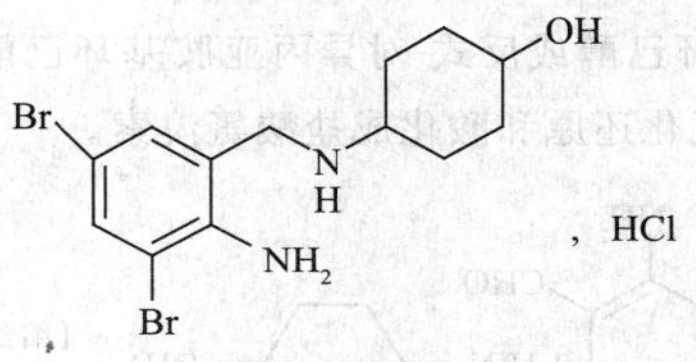

$C_{13}H_{18}Br_2N_2O.HCl$　414.57

化学名：反式-4-[(2-氨基-3,5-二溴苄基)氨基]环己醇盐酸盐

cyclohexanol,trans-4-[[(2-amino-3,5-dibromobenzyl)]amino],hydrochloride

英文名：Ambroxol(INN)Hydrochloride

CAS号：[23828-92-4]

本品为祛痰药。适用于伴有痰液分泌异常或排痰功能不良的急、慢性支气管肺疾病的祛痰治疗，尤其是慢性支气管炎急性发作、喘息性支气管炎、支气管哮喘等症。本品为溴己新在体内的代谢物，作用强于溴己新。具有黏痰溶解作用，可减少黏液的滞留，因而显著促进排痰，改善呼吸状况。还可促进肺表面活性物质的分泌，增加支气管纤毛运动，使痰液易于咳出[1]。

本品经口服后吸收快且几乎完全，约0.5～3小时血药浓度达峰值，并从血液向组织迅速分布。血浆蛋白结合率为90%，肺组织浓度高，血浆半衰期约7小时。主要通过结合反应在肝脏代谢，约90%由肾脏清除。口服缓释剂型75mg后，约4小时血药浓度达峰值，C_{max}为163.1ng/ml±16.6ng/ml。本品的不良反应为轻微的上消化道不良反应，在口服服药后，偶尔出现上腹部不适、恶心、腹泻、胃肠道功能紊乱等情况，停药后立即消失；过敏反应很少出现，主要为皮疹。

本品由德国Boehringer Ingelheim公司开发，1984年在

日本首次上市，我国于 1991 年批准进口。除中国药典(2015)收载外，Ph. Eur. (7.0)、BP(2013)也有收载，USP(36)、JP(16)未见收载。

【制法概要】文献报道的盐酸氨溴索的合成方法较多，各方法的主要差别在于苯环部分和反式-对氨基环已醇的连接方式不同，可归纳为两条基本合成路线[2,3]。

(1)从 2-氨基-3,5-二溴溴卞或 2-乙酰氨基-3,5-二溴溴卞出发，先与反式-对氨基环已醇或乙酸反式-对氨基环已醇酯发生取代反应缩合，最后经酸水解成盐酸氨溴索。

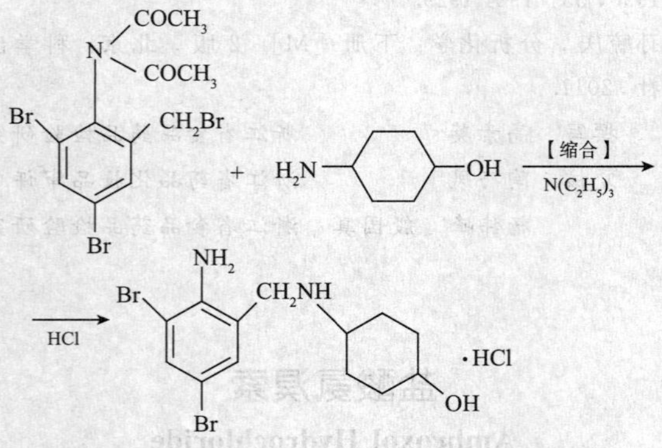

(2)从 2-氨基-3,5-二溴苯甲醛或苯甲酸乙酯出发，先与反式-对氨基环已醇或反式-对异丙亚胺基环已醇缩合胺化成亚胺，再经氢化还原和酸化成盐酸氨溴索。

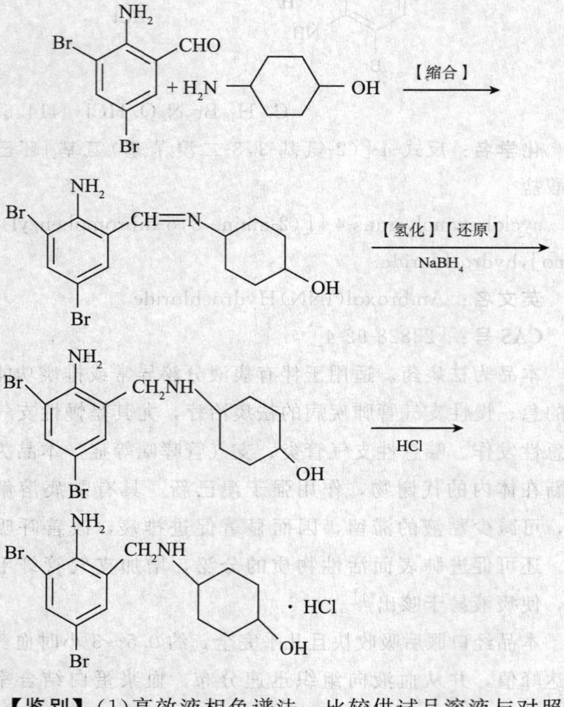

【鉴别】(1)高效液相色谱法　比较供试品溶液与对照品溶液色谱峰的保留时间。

(2)紫外-可见分光光度法　中国药典(2015)中取本品用 0.01mol/L 盐酸溶液配制成 25μg/ml 的溶液进行紫外扫描，在 244nm 与 308nm 波长处有最大吸收；即为 2,4-二溴苯胺的特征发色团。并且结合性状项下的吸收系数检查，规定在 244nm 波长处的吸光度，其吸收系数($E_{1cm}^{1\%}$)为 233～247。

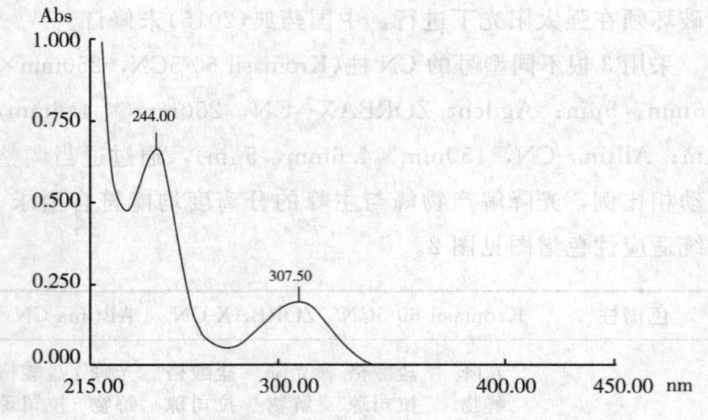

图 1　盐酸氨溴索在 0.01mol/L 盐酸溶液中的特征紫外-可见分光光谱图

Ph. Eur. (7.0)与 BP(2013)也有紫外光谱的鉴别，采用 0.05mol/L 硫酸溶液配制成 40μg/ml 的溶液，在 245nm 与 310nm 有最大吸收。并且规定两者吸光度的比值为 3.2～3.4。

(3)本品的红外光吸收图谱(光谱集 1102 图)，显示的主要特征吸收如下。

特征谱带(cm^{-1})	归属	
3390, 3270, 3190	羟基，胺基	$\nu_{OH,N-H}$
3000～2400	胺盐	$\nu_{\overset{+}{NH_2}}$
1627	胺，胺盐	$\delta_{NH_2,\overset{+}{NH_2}}$
1584, 1570	苯环	$\nu_{C=C}$
1065	羟基	ν_{C-O}
650		ν_{C-Br}

【检查】酸度　中国药典(2015)与 Ph. Eur. (7.0)、BP(2013)一致，取本品用水配制成 0.01g/ml，pH 值为 4.5～6.0。

甲醇溶液的澄清度与颜色　由于本品在甲醇中溶解性良好，故用甲醇作为溶剂进行本项试验，配制成 0.05g/ml 的溶液，应澄清无色。如显浑浊，浊度不得过 1 号浊度标准液，如显色，颜色不得过黄色 3 号标准比色液。Ph. Eur. (7.0)规定不得过 Y6 标准比色液，约相当于中国药典黄色 3 号。

有关物质　本品的主要中间体与降解产物为(1)2-氨基-3,5-二溴卞醇、(2)反式-4-(6,8-二溴-1,4-二氢喹唑林-3(2 氢)基)环已醇、(3)反式-4-[[(E)-2-氨基-3,5-二溴卞基]氨基]环已醇、(4)顺式-4-[(2-氨基-3,5-二溴苄基)氨基]-环已醇和(5)2-氨基-3,5-二溴苯甲醛。具体结构式见下。

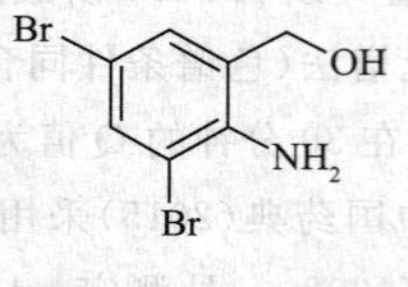

(1)2-氨基-3, 5-二溴卞醇

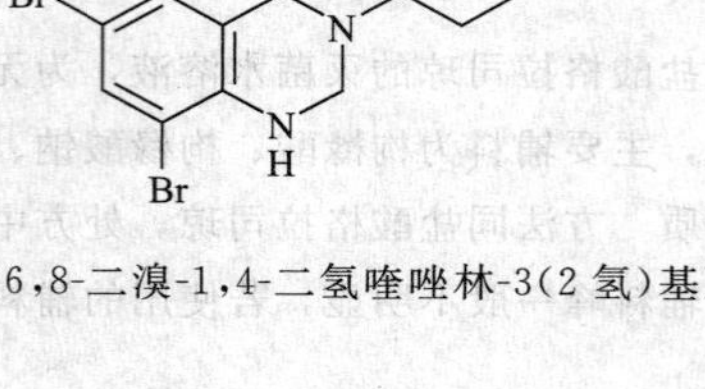

(2)反式-4-(6,8-二溴-1,4-二氢喹唑林-3(2 氢)基)环已醇

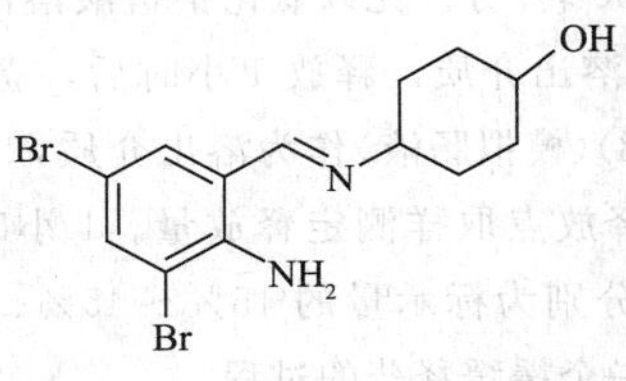

(3)反式-4-[[(E)-2-氨基-3,5-二溴卞基]氨基]环己醇

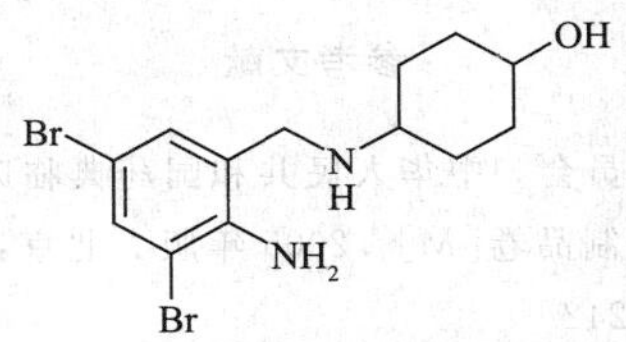

(4)顺式-4-[(2-氨基-3,5-二溴苄基)氨基]-环已醇

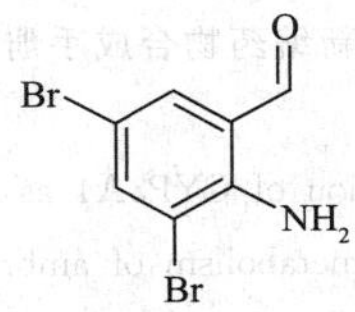

(5)2-氨基-3,5-二溴苯甲醛

在这些杂质中，杂质(2)是合成盐酸氨溴索的过程中产生的有机杂质，另有文献报道，杂质(2)也是盐酸氨溴索在体内的代谢产物之一[4]。中国药典(2015)与 Ph. Eur. (7.0)均采用将盐酸氨溴索加入甲醛后加热，使其降解分解出这个主要降解产物，以此溶液作为系统适用性试验溶液。中国药典(2015)规定两者的分离度应大于4.0，见图2和图3。

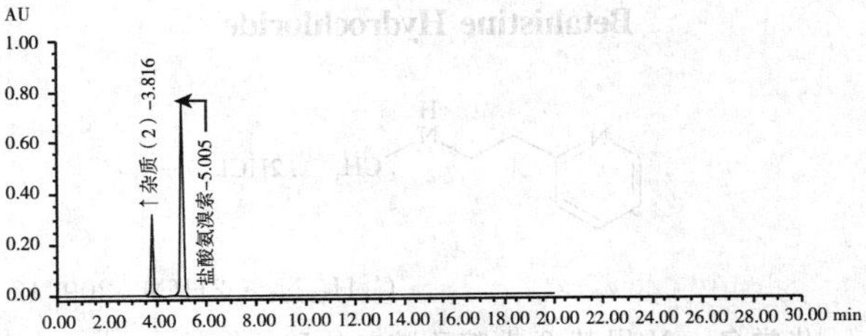

图2　盐酸氨溴索有关物质检查系统适用性试验典型色谱图
3.816min——杂质(2)(降解物)，5.005min——盐酸氨溴索

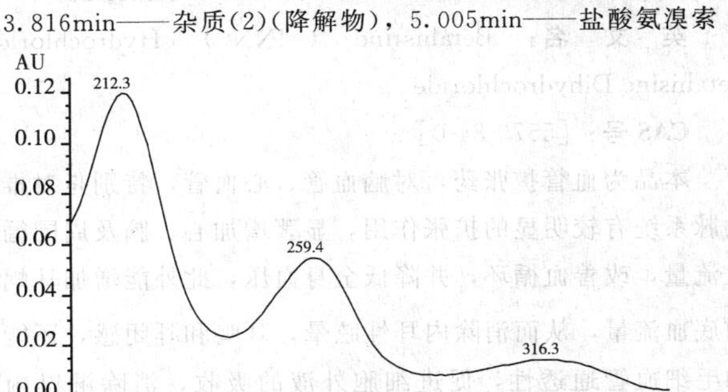

图3　杂质(2)(降解物)的紫外-可见光光谱图

在中国药典(2015)色谱条件下，盐酸氨溴索的最小检测量为2.4ng，为主成分检测浓度的0.02%。取盐酸氨溴索与上述杂质(2)对照品进行相关试验，发现两者的响应因子基本一致，采用主成分自身对照法可反映出主要杂质(2)的含量。故限度制定为中国药典(2015)规定杂质总量不得过0.3%。Ph. Eur. (7.0)则规定单个杂质不得过0.10%，杂质总量不得过0.3%。

溶剂残留　由于盐酸氨溴索的合成路线多种多样，不同路线用到的有机溶剂不尽相同，中国药典(2015)中控制了一些主要溶剂，为甲醇、乙醇、丙酮、二氯甲烷与三氯甲烷。主要用在反应合成中，或各种中间体与主成分的重结晶溶剂。采用顶空进样内标法测定，以5%苯基-95%甲基聚硅氧烷(或极性相近)为固定液，程序升温的方法进行检测。

【含量测定】中国药典(2005)采用高氯酸非水滴定法测定本品含量，由于滴定过程中使用的醋酸汞试液对环境有害[5]，故中国药典(2010)修订了含量测定的方法。Ph. Eur. (7.0)与BP(2009)将原非水滴定法修改为酸碱滴定法：采用氢氧化钠滴定液(0.1mol/L)，溶剂为乙醇，电位法指示终点。先加入少量盐酸，使溶液的盐酸盐过量，以确保有机碱盐酸盐转型充分，且能清晰呈现第一个电位拐点。再继续滴定到第二个电位拐点，两拐点之间的氢氧化钠滴定液(0.1mol/L)的体积即用于含量计算[5]。在实际实验中发现，用酸碱滴定法的测定结果均比非水滴定法的结果高2%左右，作为替代方法不甚妥当。故中国药典(2010)采用HPLC法，按外标法进行含量测定，见图4。色谱条件与系统适用性试验均见有关物质项下。试验中采用 Aglilent Eclipse XDB-C18(25cm×0.46cm，5μm)或 Diamonsil C18(25cm×0.46cm，5μm)均可，方法的精密度良好(RSD为0.4%，n=9)，室温下放置10小时稳定性良好(RSD为0.4%，n=6)，与非水滴定测定结果比较，两者基本一致。中国药典(2015)未作修改。

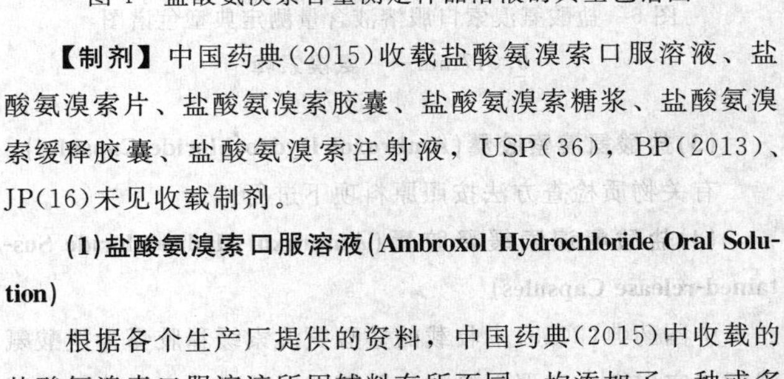

图4　盐酸氨溴索含量测定样品溶液的典型色谱图

【制剂】中国药典(2015)收载盐酸氨溴索口服溶液、盐酸氨溴索片、盐酸氨溴索胶囊、盐酸氨溴索糖浆、盐酸氨溴索缓释胶囊、盐酸氨溴索注射液，USP(36)，BP(2013)、JP(16)未见收载制剂。

(1)盐酸氨溴索口服溶液(Ambroxol Hydrochloride Oral Solution)

根据各个生产厂提供的资料，中国药典(2015)中收载的盐酸氨溴索口服溶液所用辅料有所不同，均添加了一种或多种抑菌剂，如苯甲酸、苯甲酸钠、对羟基苯甲酸甲酯、对羟基苯甲酸乙酯、对羟基苯甲酸丙酯与山梨酸钾等。此外在样品的处方中还有调味剂、香精等，辅料的成分比较复杂。

鉴别项下，将样品用 0.1mol/L 盐酸溶液配制成 30μg/ml 的溶液，紫外-可见光光谱图中在 308nm 显最大吸收。由于辅料的干扰，已无法见到原料鉴别项下的另一最大吸收波长 244nm，见图 5。

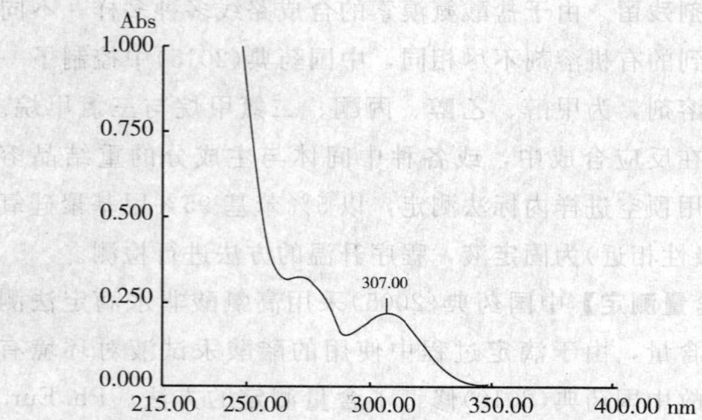

图 5　盐酸氨溴索口服溶液紫外可见分光光谱图

在含量测定项下的 HPLC 色谱图中，不同厂家的产品均有不同的辅料色谱峰出现，典型色谱图见图 6，故难以在质量标准中准确描述应扣除的辅料色谱峰。这对于杂质判定难度很大。曾在实验中，针对不同生产厂的样品，按其处方辅料量配制了各试验溶液，对辅料进行定位并扣除来考察样品的有关物质，发现各个厂家产品的杂质量均不高，杂质总量均在 0.6%以下。故在质量标准中未制订有关物质检查。但由于各辅料均不干扰主成分盐酸氨溴索的检测，故含量测定仍采用 HPLC 法，色谱条件均同原料下。

(2)盐酸氨溴索片(Ambroxol Hydrochloride Tablets)

中国药典(2015)收载的盐酸氨溴索片，各个生产厂家所用辅料与生产工艺均有差别，辅料为微晶纤维素、淀粉、硬脂酸镁、微粉硅胶等等。有关物质检查方法按照原料项下进行。

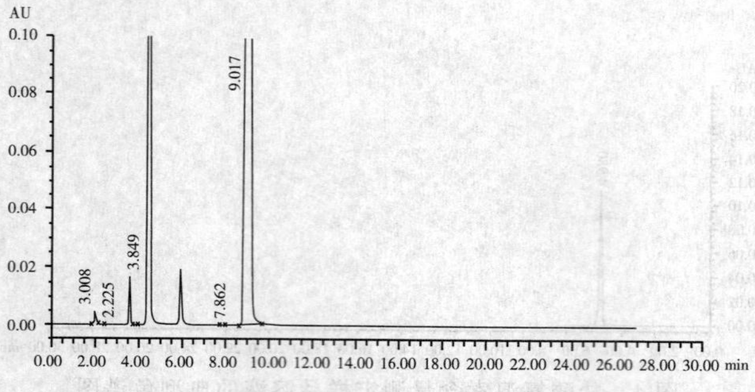

图 6　盐酸氨溴索口服溶液含量测定典型色谱图

9.017min——氨溴索峰

(3)盐酸氨溴索胶囊(Ambroxol Hydrochloride Capsules)

有关物质检查方法按照原料项下进行。

(4)盐酸氨溴索缓释胶囊(Ambroxol Hydrochloride Sustained-release Capsules)

中国药典(2015)中收载的盐酸氨溴索缓释胶囊为盐酸氨溴索与空白微丸和聚丙烯酸树脂等辅料通过一定工艺生产制得盐酸氨溴索微丸，将微丸填充于空心胶囊中制得。

本品通过释放度测定，研究盐酸氨溴索缓释胶囊的体外释药行为，可大致了解本品在体内的吸收过程。采用第二法装置，转速为 50 转/分。先以氯化钠盐酸溶液(pH 1.2)(模拟胃液环境)为溶出介质，释放 1 小时后，立即换以磷酸盐缓冲液(pH 6.8)(模拟肠液)作为溶出介质，释放 2 小时、4 小时，在各个释放点取样测定释放量。1 小时、2 小时与 4 小时的释放量分别为标示量的 15%～45%、45%～80%与 80%以上。是一个缓缓释药的过程。

有关物质检查方法按照原料项下进行。

参考文献

[1] 国家药典委员会．中华人民共和国药典临床用药须知·化学药和生物制品卷[M]．2005 年版．北京：人民卫生出版社，2005：242.

[2] 何永志，刘东志．盐酸氨溴索合成工艺研究［J］．天津药学，2004.16(2)：5-6.

[3] 朱宝泉，李安良．新编药物合成手册［M］．北京：化学工业出版社，2003.

[4] HYOGO. Identification of CYP3A4 as the predominant isoform responsible for the metabolism of ambroxol in human liver microsomes［J］. J. Xenobiotica，2000，30(1)：71-80.

[5] 沙振方．减少非水滴定中汞污染方法的探讨［J］．中国药品标准，2004，5(2)：14-16.

撰写　陆　丹　丁文静　　上海市食品药品检验所

复核　杨永健　　上海市食品药品检验所

盐酸倍他司汀

Betahistine Hydrochloride

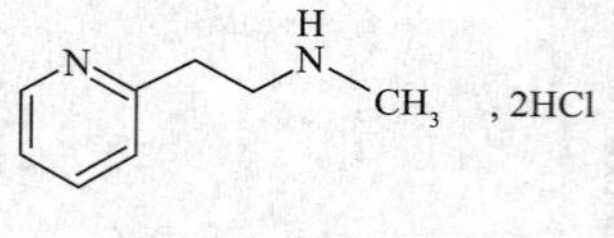

$C_8H_{12}N_2 \cdot 2HCl$　209.12

化学名： *N*-甲基-2-吡啶乙胺二盐酸盐

2-pyridineethanamine，*N*-methyl-，dihydrochloride

英文名： Betahistine（INN）Hydrochloride；Betahisine Dihydrochloride

CAS 号：［5579-84-0］

本品为血管扩张药，对脑血管、心血管，特别是对椎底动脉系统有较明显的扩张作用，显著增加心、脑及周围循环血流量，改善血循环，并降低全身血压，此外能增加耳蜗和前底血流量，从而消除内耳性眩晕，耳鸣和耳闭感，还能增加毛细血管通透性，促进细胞外液的吸收，消除淋巴内水肿；能对抗儿茶酚胺的缩血管作用及降低动脉压，并有抑制血浆凝固及 ADP 诱导的血小板凝集作用，能延长大白鼠体外血栓形成时间，还有轻微的利尿作用。口服后在人体内很快被吸收，大部分以代谢物形式在尿中排出，犬口饲后尿中曾检出代谢物(2-吡啶基)乙酸。LD_{50} 大鼠(口服)3.04g/kg。本品口服后吸收快而完全，服药后约 3～5 小时血药浓度达峰值。盐酸倍他司汀在肝脏广泛代谢为无活性的代谢产物并于服药后 3 日内由尿液排泄，清除半衰期为 3.5 小时。

除中国药典（2015）收载外，USP（36）亦有收载，BP（2013）、Ph. Eur.（7.0）除盐酸盐外，还收载了甲磺酸倍他司汀，JP(16)中仅收载甲磺酸倍他司汀。

【制法概要】本品最初由美国[1]合成，可从 2-甲基吡啶、2-羟乙基吡啶等原料出发，经不同路线合成。目前国内仅有一家企业生产，其采用的生产工艺如路线 2。

路线 1[1]

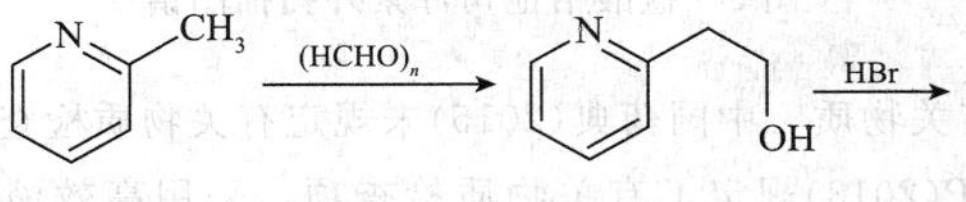

2-甲基吡啶　　2-羟乙基吡啶

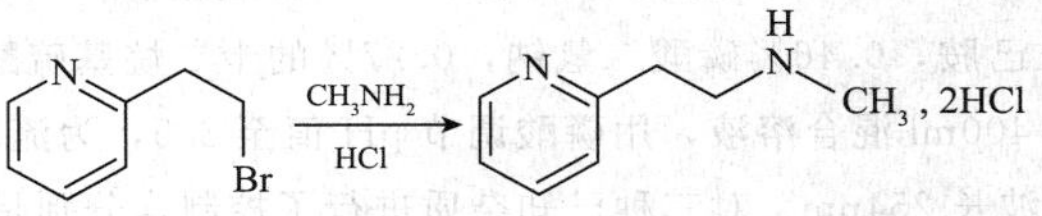

2-溴乙基吡啶　　*N*-甲基-2-吡啶乙胺二盐酸盐

路线 2

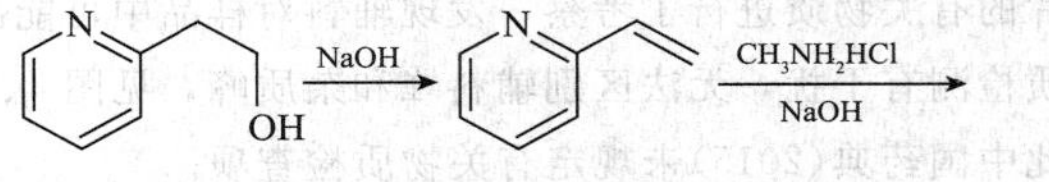

2-羟乙基吡啶　　2-乙烯基吡啶

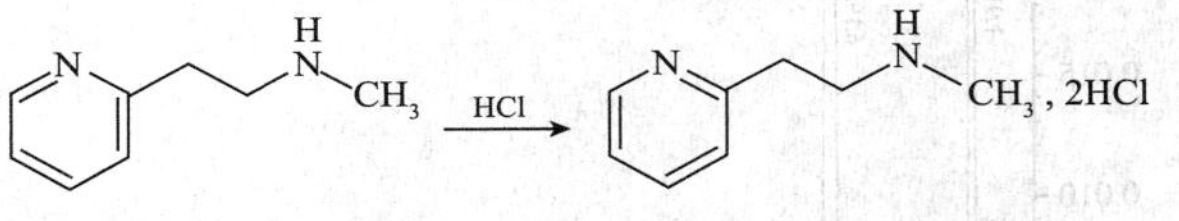

N-甲基-2-吡啶乙胺　　*N*-甲基-2-吡啶乙胺二盐酸盐

【性状】中国药典（2015）规定本品在水中极易溶解，在乙醇中微溶，在丙酮中几乎不溶。BP（2013）、Ph. Eur.（7.0）均规定本品在水中极易溶解，在乙醇中微溶，在异丙醇中几乎不溶。

【鉴别】本品的红外光吸收图谱（光谱集 838 图）显示的主要特征吸收如下[2]。

特征谱带（cm^{-1}）	归属	
3100～2400	仲胺盐	$\nu_{\overset{+}{NH_2}}$
3050，1015	芳氢	ν_{C-H}
1613，1587，1533	吡啶环	$\nu_{C=C,C=N}$
778	2-位取代吡啶	γ_{4H}

BP(2013)、Ph. Eur.（7.0）在鉴别项还规定了熔点，为 150～154℃。

【检查】溶液的澄清度　中国药典（2015）采用的溶液为 0.1g，加水 10ml，BP(2013)、Ph. Eur.（7.0）采用的溶液是 5g 加水 50ml，显然国外药典的标准要严于中国药典。

有关物质　采用高效液相色谱法进行检查。

用十八烷基硅烷键合硅胶柱，以 10mmol/L 乙酸钠缓冲液（含 4mmol/L 庚烷磺酸钠，0.2%三乙胺，用冰醋酸调节 pH 值至 3.3）-甲醇（70：30）为流动相，检测波长为 261nm。结果表明，此方法检出的杂质多，专属性实验证实本色谱系统有较好的分离效果。有关物质典型色谱图见图 1。

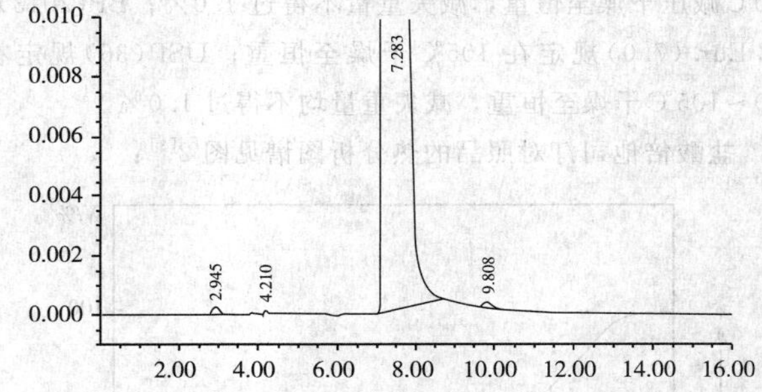

图 1　盐酸倍他司汀有关物质典型色谱图

色谱柱：Waters C18，150mm×4.6mm，5μm

使用三种品牌色谱柱：Waters C18 柱（150×4.6mm，5μm）、Agilent C18 柱（250mm×4.6mm，5μm）、Diamonsil C18 柱（200mm×4.6mm，5μm），分别在 Waters 2695-2487 与安捷伦 1100 液相色谱仪上进行耐用性试验考察，结果良好。

杂质限量为：单一杂质的量采用不加校正因子的主成分自身对照法，限度为 0.2%；各杂质峰面积的和，不得大于对照溶液中盐酸倍他司汀峰的峰面积（0.5%）。盐酸倍他司汀的最低检出量为 0.8ng（*S/N*=3）。

经稳定性考察，供试品溶液（浓度为 0.4mg/ml）12 小时内稳定性良好（RSD=0.24%）。

BP(2013)、Ph. Eur.（7.0）采用高效液相色谱法，用十八烷基硅烷键合硅胶柱，以混合溶液（10%的硫酸溶液 15ml，17g/L 的四丁基氢氧化铵溶液 35ml，与水 650ml 混匀后，加入 2g 十二烷基硫酸钠，混匀，用氢氧化钠调节 pH 至 3.3）与 300ml 乙腈混匀后为流动相，检测波长为 260nm；USP(32)采用高效液相色谱法，以醋酸铵缓冲液（0.69g 醋酸铵至 1000ml，用冰醋酸调节 pH 值至 4.7，取 650ml 加入 2.88g 十二烷基硫酸钠，混匀）-乙腈（650：350）为流动相，检测波长为 254nm。

USP(36)、BP(2013)、Ph. Eur.（7.0）均对三种已知杂质进行了控制，按其出峰顺序依次是 2-羟乙基吡啶、2-乙烯基吡啶与 *N*-甲基-双（2-吡啶-2-乙基）胺。根据其合成工艺推测，2-羟乙基吡啶、2-乙烯基吡啶应为合成中间体，*N*-甲基-双（2-吡啶-2-乙基）胺应为合成过程中产生的杂质。

杂质结构分别为：

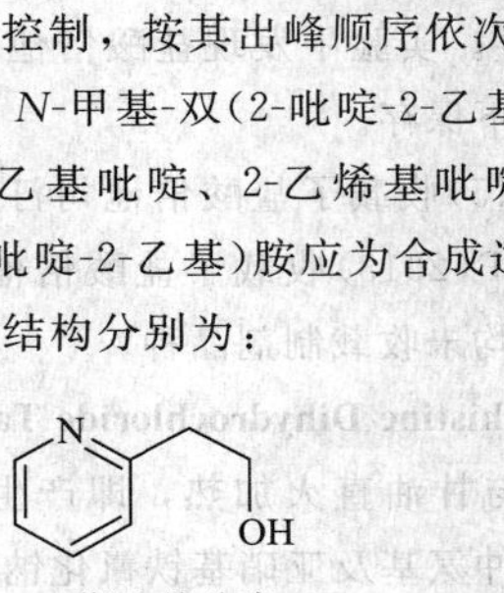

2-羟乙基吡啶
2-(pyridin-2-yl)ethanol

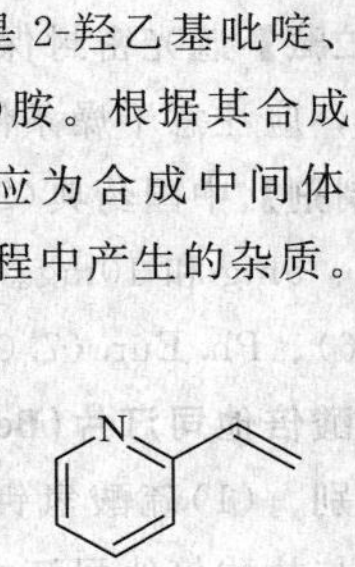

2-乙烯基吡啶
2-ethenylpyridine

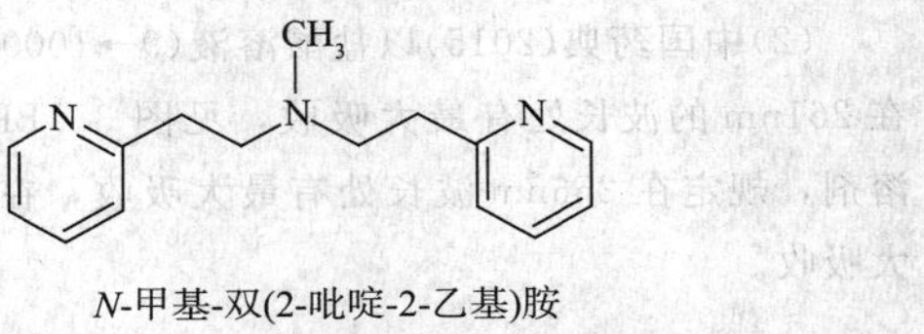

N-甲基-双(2-吡啶-2-乙基)胺
N-methyl-2-(pyridin-2-yl)-*N*-[2-(pyridin-2-yl)ethyl]ethanamine

干燥失重　本品不含结晶水，中国药典(2015)规定在100℃减压干燥至恒重，减失重量不得过1.0%；BP(2013)、Ph. Eur. (7.0)规定在105℃干燥至恒重；USP(36)规定在100～105℃干燥至恒重，减失重量均不得过1.0%。

盐酸倍他司汀对照品的热分析图谱见图2[3]：

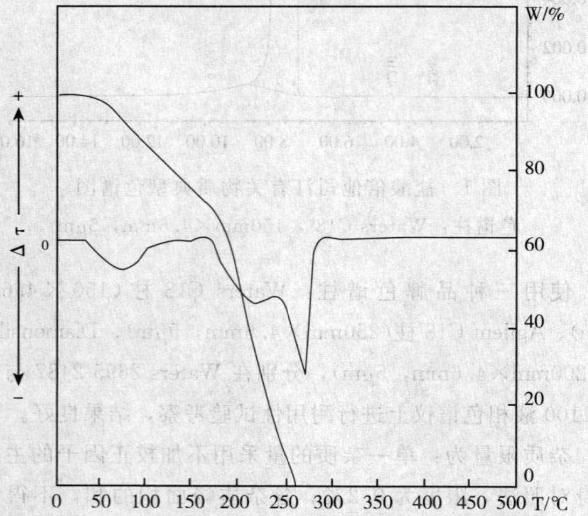

图2　盐酸倍他司汀的热分析图谱

盐酸倍他司汀的热分析结果为：

减失重量/mg	0.77(34～108℃)	3.51(165～259℃)	
热反应峰温度/℃	74	217	273
外推起始点温度/℃	35	171	242

【含量测定】中国药典(2015)采用高氯酸滴定法。BP(2013)、Ph. Eur. (7.0)采用氢氧化钠滴定法。USP(36)采用高效液相色谱法，以醋酸铵缓冲液(0.69g醋酸铵至1000ml，用冰醋酸调节pH至4.7，取650ml加入2.88g的十二烷基硫酸钠，混匀)-乙腈(650∶350)为流动相，检测波长为254nm。

【贮藏】遮光密封保存。实验中发现盐酸倍他司汀吸湿性极强，应注意干燥条件下保存。

【制剂】中国药典(2015)收载了盐酸倍他司汀片，规格为4mg、5mg和10mg。BP(2013)收载了盐酸倍他司汀片，USP(36)、Ph. Eur. (7.0)均未收载制剂品种。

盐酸倍他司汀片(Betahistine Dihydrochloride Tablets)

鉴别　(1)硫酸氢钾与甘油直火加热，即产生丙烯醛，其可能与盐酸倍他司汀的仲氨基及亚硝基铁氰化钠在碳酸钠的弱碱性环境下反应显蓝色；在氢氧化钠的强碱性条件下变成红色。

(2)中国药典(2015)以盐酸溶液(9→1000)为溶剂，规定在261nm的波长处有最大吸收，见图3。BP(2013)以水为溶剂，规定在256nm波长处有最大吸收，在265nm处有次大吸收。

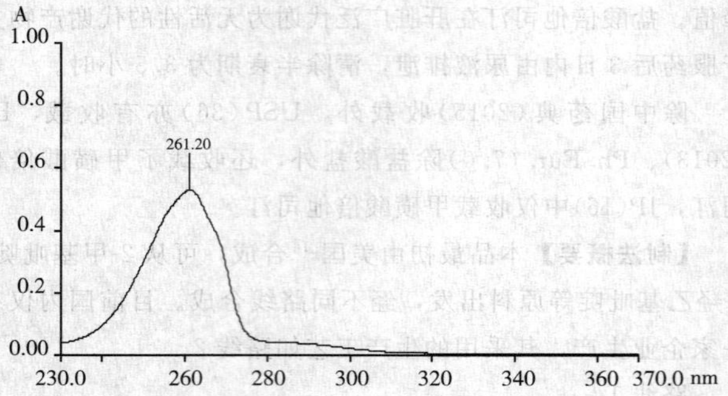

图3　盐酸倍他司汀紫外扫描图谱

有关物质　中国药典(2015)未规定有关物质检查。

BP(2013)规定了有关物质检查项，采用高效液相色谱法，用十八烷基硅烷键合硅胶柱，以己胺溶液600ml(含0.4g己胺，0.46%磷酸二氢钠，0.27%的十二烷基硫酸钠)-乙腈400ml混合溶液，用磷酸调节pH值至3.5，为流动相，检测波长254nm。对三种已知杂质进行了控制，分别是2-羟乙基吡啶、2-乙烯基吡啶与*N*-甲基-双(2-吡啶-2-乙基)胺。

起草研究时采用含量测定项下的色谱条件对盐酸倍他司汀片的有关物质进行了考察，发现辅料对样品中可能出现的杂质检测有干扰，无法区别辅料峰和杂质峰，见图4、图5，因此中国药典(2015)未规定有关物质检查项。

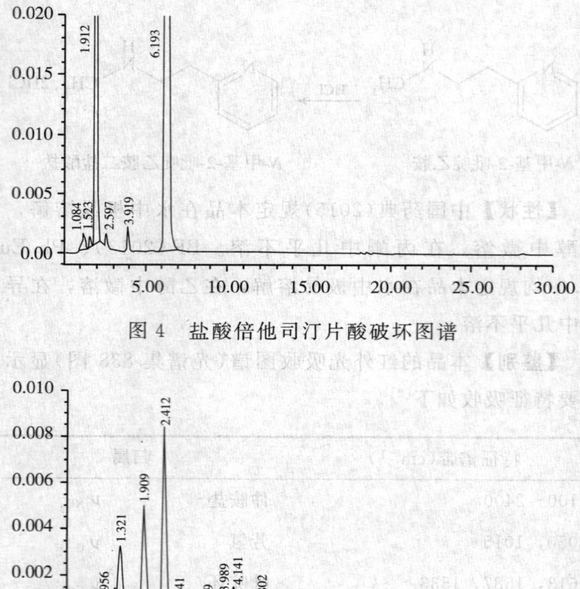

图4　盐酸倍他司汀片酸破坏图谱

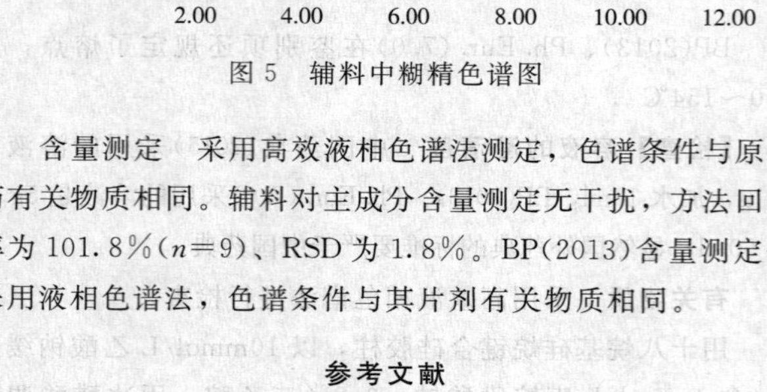

图5　辅料中糊精色谱图

含量测定　采用高效液相色谱法测定，色谱条件与原料药有关物质相同。辅料对主成分含量测定无干扰，方法回收率为101.8%(n=9)、RSD为1.8%。BP(2013)含量测定也采用液相色谱法，色谱条件与其片剂有关物质相同。

参考文献

[1] Wal L, Ater, William H, Russel J. β-(2-and 4-Pyridylalkyl)-

amines [J]. J. Am. Chem. Soc. 1941, 63(10): 2771-2773.

[2] 安登魁. 药物分析 [M]. 济南: 济南出版社, 1992: 166-172.

[3] 魏觉珍, 陈国玺. 药物热分析图谱 [M]. 北京: 化学工业出版社, 2001: 135.

撰写　杨本霞　河南省食品药品检验所

复核　闻京伟　河南省食品药品检验所

盐酸胺碘酮

Amiodarone Hydrochloride

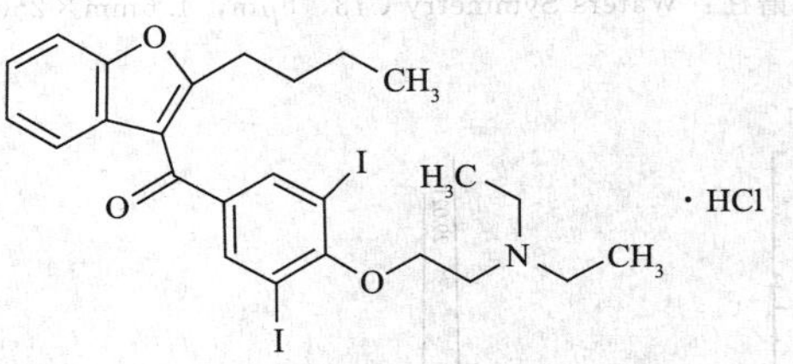

$C_{25}H_{29}I_2NO_3 \cdot HCl$　681.78

化学名：(2-丁基-3-苯并呋喃基)[4-[2-(二乙氨基)乙氧基]-3,5-二碘苯基]甲酮盐酸盐

2-butyl-3-[3,5-diiodo-4-(2-diethylamino-ethoxy)benzoyl] benzofurane hydrochloride

英文名：Amiodarone(INN) Hydrochloride

CAS 号：[19774-82-4]

本品属Ⅲ类抗心律失常药，它是多通道阻滞剂。可抑制窦房结和房室结的自律性，减慢心房、房室结和房室旁道的传导，使心室的动作电位时程(APD)和有效不应期(ERP)延长，旁道前向及逆向 ERP 延长[1]，有利于消除折返激动。胺碘酮还可非竞争性阻断 α 受体和 β 受体[2]，扩张冠状动脉增加其血供，扩张外周动脉降低外周阻力，降低血压，减少心肌氧耗，而对心排出量无明显影响。用于阵发性室性心动过速及室颤的预防及阵发性室上性心动过速、阵发性心房扑动、心房颤动的治疗，也可用于持续房颤、房扑时室率的控制。

本品的生物利用度约为 50%，主要分布于脂肪组织及含脂肪丰富的器官，在肝内代谢消除，代谢周期长。常见的不良反应有窦性心动过缓、一过性窦性停搏或窦房阻滞房室传导阻滞及房室传导阻滞；甲状腺功能紊乱，胃肠道不适，眼角膜底和皮肤有色素沉淀及肺部的毒性反应。已证实，不良反应的发生率呈明显的剂量相关性[3]。

胺碘酮最早于 1961 年由 Labze 实验室合成。最初是作为冠状动脉扩张剂问世。20 世纪 70 年代 Singh 研究发现了其电生理作用机制。1976 年 Rosenbaum 率先将其运用于抗心律失常的治疗。国内于 1980 年开始生产。

本品除中国药典(2015)收载外，USP(36)、BP(2013)、Ph. Eur.(7.0)和 JP(16)亦有收载。

【制法概要】[4]

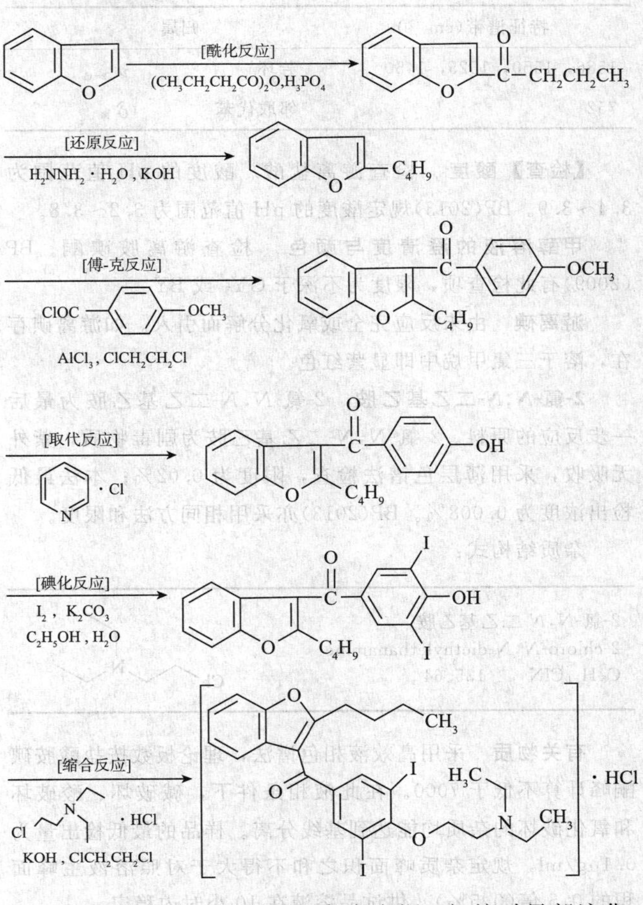

【性状】熔点　加热后，色渐变深，初熔时局部液化，呈现黄色液滴，全熔后立即变黑，但不膨胀上升。

【鉴别】(1)本品的 0.001% 乙醇溶液，在 242nm 附近有最大吸收，223nm 波长处有最小吸收，在 242nm 与 223nm 处吸光度的比值应为 1.47～1.61（图 1）。

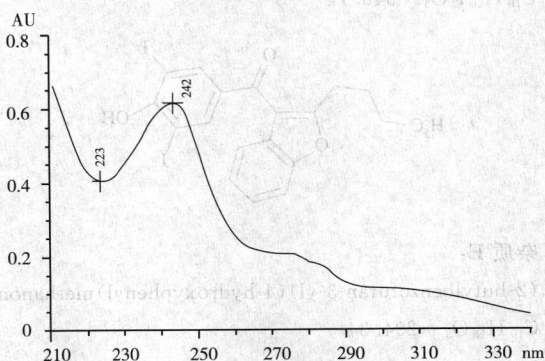

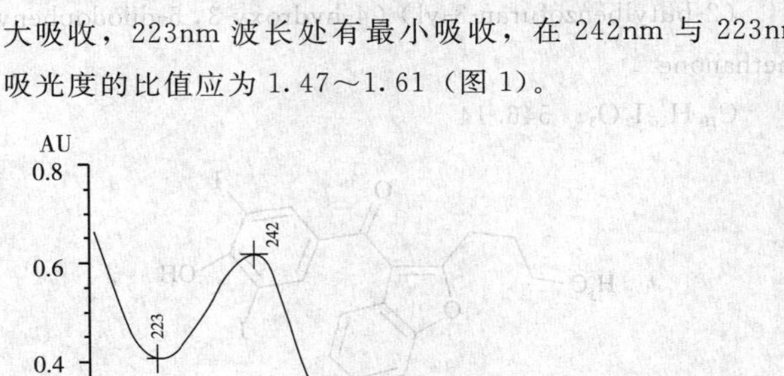

图 1　盐酸胺碘酮紫外吸收光谱图

(2)本品的红外光吸收图谱(光谱集 382 图)显示的主要特征吸收如下[5]。

特征谱带(cm⁻¹)	归属	
3050, 3030	芳氢	ν_{C-H}
2700～2300	叔胺盐	$\nu_{\overset{+}{N}H}$
1630	酮	$\nu_{C=O}$

续表

特征谱带(cm^{-1})	归属	
1586，1550，1525，1450	芳环	$\nu_{C=C}$
752	邻取代苯	$\delta_{环}$

【检查】酸度 检查游离盐酸。酸度的 pH 值范围为 3.4～3.9。BP(2013)规定酸度的 pH 值范围为 3.2～3.8。

甲醇溶液的澄清度与颜色 检查游离胺碘酮。BP(2009)有此检查项，限度为不深于 GY_5 或 BY_5。

游离碘 由未反应完全或氧化分解而引入。如游离碘存在，溶于三氯甲烷中即显紫红色。

2-氯-*N*,*N*-二乙基乙胺 2-氯-*N*,*N*-二乙基乙胺为最后一步反应的原料。2-氯-*N*,*N*-二乙基乙胺为剧毒物质，紫外无吸收，采用薄层色谱法检查，限度为 0.02%；本法最低检出浓度为 0.008%。BP(2013)亦采用相同方法和限度。

杂质结构式：

2-氯-*N*,*N*-二乙基乙胺
2-chloro-*N*,*N*-diethylethanamine
$C_6H_{14}ClN$ 135.64

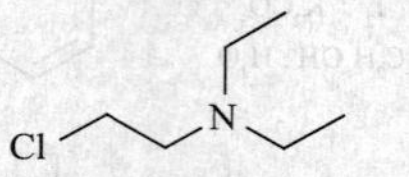

有关物质 采用高效液相色谱法，理论板数按盐酸胺碘酮峰计算不低于 7000。在此液相条件下，碱破坏、酸破坏和氧化破坏的杂质均能达到基线分离。样品的最低检出量为 0.1μg/ml，规定杂质峰面积之和不得大于对照溶液主峰面积的 0.5 倍(0.5%)。供试品溶液在 10 小时内稳定。

杂质结构式：

杂质 D：

(2-butylbenzofuran-3-yl)(4-hydroxy-3,5-diiodophenyl) methanone

$C_{19}H_{16}I_2O_3$ 546.14

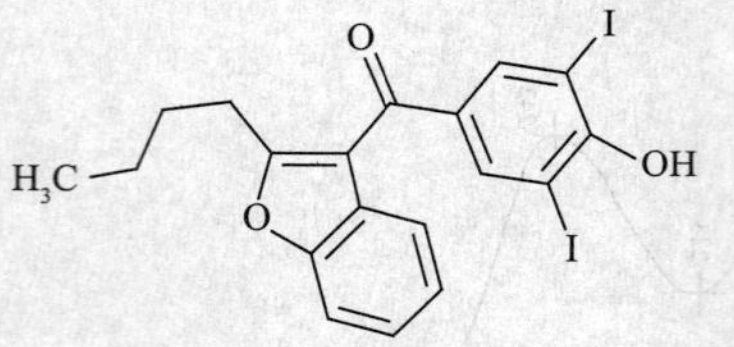

杂质 E：

(2-butylbenzofuran-3-yl)(4-hydroxyphenyl) methanone

$C_{19}H_{18}O_3$ 294.34

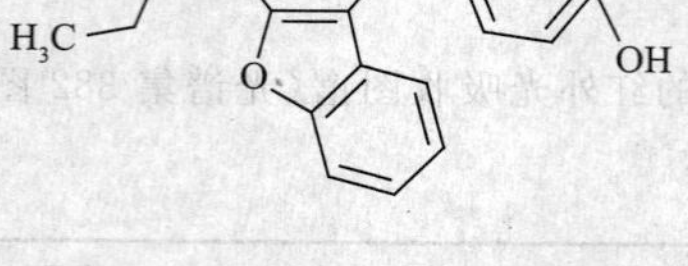

BP(2013)采用相同方法，以已知杂质对照品 D 和 E 之间的分离度应大于 3.5 进行系统控制(杂质 D 和 E 为碘化取代前和取代后的产物)(图 2、图 3)。

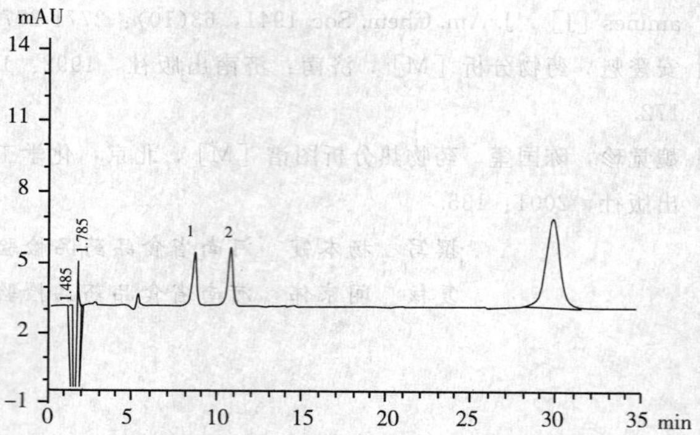

图 2 盐酸胺碘酮与杂质 D、E 分离色谱图

1. 杂质 D；2. 杂质 E；3. 盐酸胺碘酮

色谱柱：Waters Symmetry C18，5μm，4.6mm×250mm

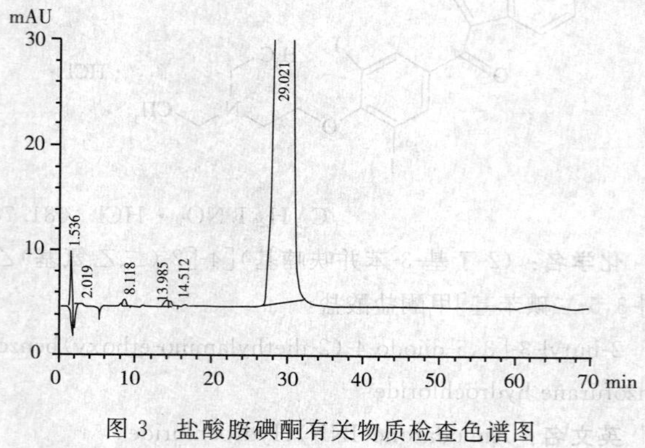

图 3 盐酸胺碘酮有关物质检查色谱图

色谱柱：Waters Symmetry C18，5μm，4.6mm×250mm

含碘量[6] 本品为含碘有机化合物，采用氧瓶燃烧法破坏后，有机结合状态的碘转变为碘化氢，再氧化为游离碘。游离碘为氢氧化钠液吸收，生成碘化钠和碘酸钠。加溴及醋酸溶液使碘离子氧化生成碘酸，加甲酸去除过量的溴，并通空气以除尽溴蒸气。再加入碘化钾与碘酸反应生成游离碘。用硫代硫酸钠液滴定，以淀粉作为指示剂。为消除滴定误差，滴定结果用空白试验校正。反应式如下：

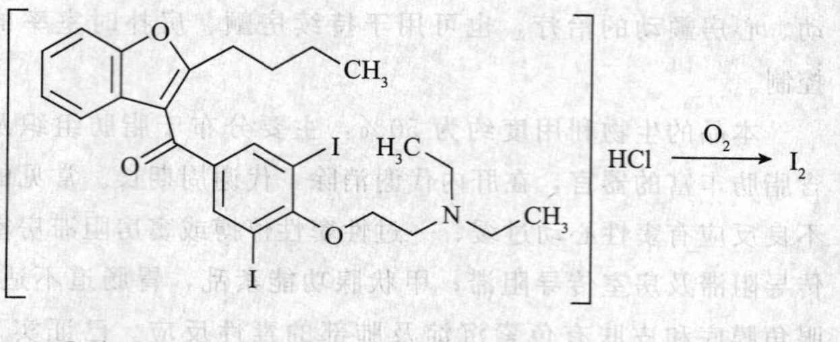

$$3I_2 + 6NaOH \longrightarrow 5NaI + NaIO_3 + 3H_2O$$

$$2NaI + 6Br_2 + 6H_2O \longrightarrow 2NaBr + 2HIO_3 + 10HBr$$

$$Br_2 + HCOOH \longrightarrow CO_2\uparrow + 2HBr$$

$$NaIO_3 + 5NaI + 6H_3CCOOH \longrightarrow 3I_2 + 6CH_3COONa + 3H_2O$$

$$I_2 + 2Na_2S_2O_3 \longrightarrow 2NaI + Na_2S_4O_6$$

由上反应式知，硫代硫酸钠 1mol 与供试品的碘(Ⅰ) 1/6mol 相当。每 1mol 硫代硫酸钠液(0.02mol/L)含硫代硫酸钠 2×10^{-5} mol，与碘(Ⅰ)$1/6\times10^{-5}$ mol、即 126.9×1/6

$\times 2\times 10^{-5}$g 相当。按下式计算：

含量％$=0.000423\times M(V-V_0)/0.02/S_0\times 100$％

M：硫代硫酸钠滴定液浓度(mol/L)

V：供试品消耗硫代硫酸钠滴定液体积(ml)

V_0：空白消耗硫代硫酸钠滴定液体积(ml)

S_0：供试品取样量(g)

干燥失重 本品在高温下易变色，故规定在50℃减压干燥。

【含量测定】[7]本品为具有碱性基团羟胺结构的盐酸盐化合物，含量测定采用氢氧化钠电位滴定法。氢氧化钠电位滴定适用于在醇中溶解的品种，本品在乙醇中溶解，加入少量盐酸，目的使其在溶液中过量，确保有机碱盐酸盐转型充分，以及第一个拐点更清晰明显。

【制剂】中国药典(2015)收载了盐酸胺碘酮片、盐酸胺碘酮胶囊和盐酸胺碘酮注射液，BP(2013)收载了盐酸胺碘酮片和盐酸胺碘酮注射液，BP(2013)和USP(36)均收载了盐酸胺碘酮口服混悬液。

(1)盐酸胺碘酮片(Amiodarone Hydrochloride Tablets)

本品为类白色片，规格为0.1g和0.2g。国内各企业的处方中，主要辅料有淀粉、硬脂酸镁、糊精、羟甲基淀粉钠、聚维酮K30等。

有关物质检查方法与原料相同，辅料对测定无干扰。

溶出度 因盐酸胺碘酮在水中几乎不溶，有必要进行溶出度的检查。以0.25％十二烷基硫酸钠溶液1000ml为溶出介质，采用第二法，转速为每分钟75转，限度为标示量的70％。

溶出液稀释后照紫外-可见分光光度法，在400～200nm的波长范围内进行扫描，在243nm的波长处有最大吸收。故选择243nm为测定波长，空白辅料无影响。当盐酸胺碘酮的浓度在4.1～16.4μg/ml范围内，其吸光度与浓度呈良好的线性关系，相关系数 $r=0.9996$。平均回收率为100.36％，RSD＝0.78％($n=9$)，溶液在6小时内稳定。

含量测定采用高效液相色谱法，线性范围为0.05104～0.4083mg/ml，回归方程 $y=30887.3x-24.5774$；$r=0.9999$ ($n=5$)。平均回收率为99.33％，RSD＝0.63％($n=9$)，辅料无干扰；重复性试验RSD＝0.62％($n=6$)。供试品溶液在室温下12小时内稳定。

(2)盐酸胺碘酮胶囊(Amiodarone Hydrochloride Capsules)

规格为0.1g和0.2g。国内各企业所用主要辅料有乳糖、60％乙醇、硬脂酸镁和微粒硅胶等。有关物质检查方法与原料相同，辅料对测定无干扰。含量测定方法与片剂相同。

(3)盐酸胺碘酮注射液(Amiodarone Hydrochloride Injection)

有关物质检查方法与原料相同，辅料对测定无干扰。含量测定方法与片剂相同。

细菌内毒素 本品临床每小时用药最大剂量是静脉注射每千克体重5mg(中国医师药师临床用药指南)，内毒素计算限值约为1.0EU/mg。中国药典(2015)规定本品细菌内毒素限值为1.0EU/mg，与内毒素计算值比较，安全系数为1。

参考文献

[1] Blaser JR, Bennett PB, Hondeghem LM, et al. Suppression of time dependent outward current in guinea pig ventricular myocytes actions of quinidine and amiodarone [J]. J Circ Res, 1991, 69(2): 519-529.

[2] Podrid PJ. Amiodarone: Reevaluation of an old drug [J]. J Ann intern Med, 1995, 122: 689-700.

[3] 李庚山. 胺碘酮临床应用的历史和现状 [J]. 中国心脏起搏与心电生理杂志, 2001, 15(5): 291-294.

[4] 国家药典委员会. 中华人民共和国药典1990年版二部药典注释 [M]. 北京: 化学工业出版社, 1993: 579-581.

[5] 朱明华, 仪器分析 [M]. 2版. 北京: 高等教育出版社, 1995: 366.

[6] 毛文仁. 药品检定方法原理 [M]. 成都: 西南交通大学出版社, 1989: 259-260.

[7] 张娜, 岳志华, 牛秀华, 等. 2010年版中国药典非水滴定中革除汞盐方法的探讨 [J]. 药物分析杂志, 2008(8): 1405-1407.

撰写 兰玉坤 卓 芝 重庆市食品药品检验检测研究院

潘 悌 上海市食品药品检验所

复核 王白露 重庆市食品药品检验检测研究院

盐酸萘甲唑啉

Naphazoline Hydrochloride

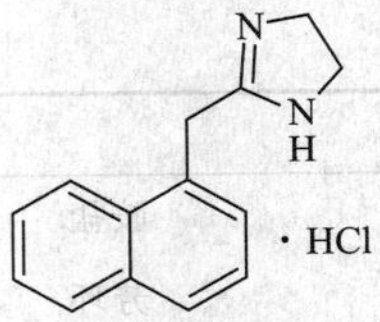

$C_{14}H_{14}N_2\cdot HCl$ 246.74

化学名：4,5-二氢-2-(1-萘甲基)-1*H*-咪唑盐酸盐

4,5-dihydro-2-(naphthalen-1-ylmethyl)-1*H*-imidazole hydrochloride

英文名：Naphazoline(INN) Hydrochloride

CAS号：盐酸萘甲唑啉［550-99-2］萘甲唑啉［835-31-4］

本品为咪唑啉类衍生物，为拟肾上腺素受体激动药，可以直接激动血管 α_1 及 α_2 受体而引起血管收缩，减少血管的渗出物，减轻炎症所致的充血和水肿。其收缩血管作用持续时间较长，可从用药局部黏膜及胃肠道吸收。临床主要用于治疗过敏性结膜炎、过敏性鼻炎、急慢性鼻炎等疾病。

服用后可引起全身或局部小动脉和小静脉收缩，使外周阻力明显增加，导致血压升高，微循环障碍。并能透过血-脑屏障影响呼吸中枢和体温调节中枢。眼用给药后20～30

分钟即达到峰值浓度，主要分布于血液中，半衰期在不同患者间个体差异较大，代谢后药物由肾脏滤过排出。

不良反应有滴药过频易致反跳性局部充血，久用可致药物性鼻炎或萎缩性鼻炎，少数人有局部刺激症状，如轻微烧灼感、针刺感、鼻黏膜干燥以及头痛、头晕、恶心、心率加快等反应。偶见过敏反应。

本品经国家食品药品监督管理局数据库查询国内企业最早于 2002 年获得批准文号。盐酸萘甲唑啉除收载于中国药典(2015)外，在 BP(2013)、Ph. Eur. (7.0)、USP(36)及 JP(16)均有收载。

【制法概要】由 α-萘乙酸与乙二胺缩合、环合制成萘甲唑啉，然后成盐而得萘甲唑啉盐酸盐。

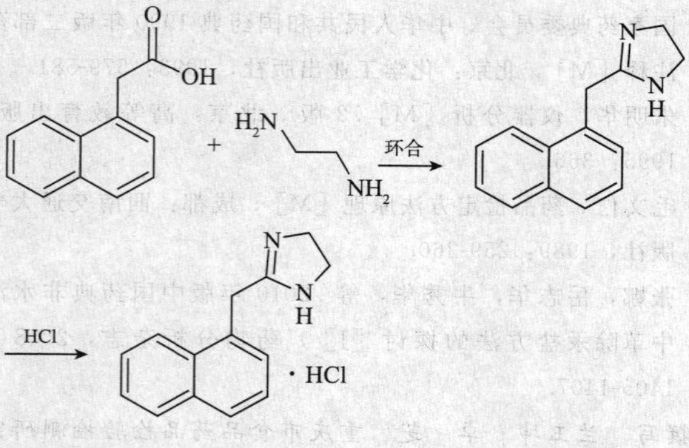

【性状】本品熔点为 255～260℃。

【鉴别】(1)反应原理为硫氰酸铬铵(即雷氏盐)在酸性介质中可与萘甲唑啉(含氮杂环类有机碱)生成难溶于水的络合物。

$$[R_4N]^+X^- + NH_4[Cr(NH_3)_2(SCN)_4] \cdot H_2O \longrightarrow [R_4N] \cdot [Cr(NH_3)_2(SCN)_4] \cdot H_2O\downarrow + NH_4Cl$$

(2)本品的红外光吸收图谱(光谱集 385 图)，显示的主要特征吸收如下。

特征谱带(cm^{-1})	归属	
3100～2600	胺盐	$\nu_{\overset{+}{NH_2}}$
1610，1595，1508	芳环	$\nu_{C=C,C=N}$
805	取代苯	γ_{3H}
772	取代苯	γ_{4H}

【检查】酸度　本品为强酸弱碱盐，10mg/ml 的水溶液呈弱酸性，pH 值规定为 5.5～6.5。

溶液的澄清度与颜色　该项目 BP 及 JP 均有收载，其中以 JP(16)标准最为严格，规定 100mg/ml 的水溶液应澄清无色，BP(2013)规定 10mg/ml 的水溶液应澄清无色。中国药典(2015)规定浊度小于 1 号浊度标准液，颜色小于黄色或黄绿色 1 号标准比色液。

有关物质　本品的主要杂质有合成中间体萘乙酸、合成副产物萘乙腈、β-萘甲唑啉及水解产物萘乙酰乙二胺：

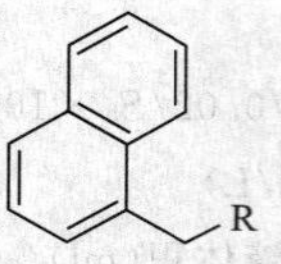

R=CO-NH-[CH_2]$_2$-NH_2：(萘乙酰乙二胺)

R=CO_2H：(萘乙酰)

R=CN：(萘乙腈)

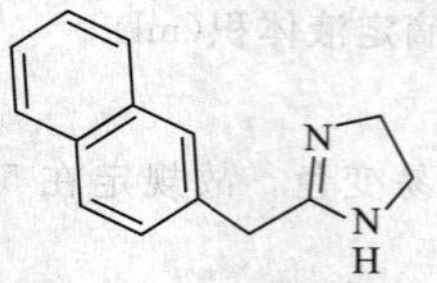

β-萘甲唑啉

中国药典(2015)采用薄层色谱法，规定杂质总量不得过 2.0%，BP(2013)、USP(36)均采用高效液相色谱法，其中 BP(2013)系统适用性中要求萘甲唑啉与萘乙酸的分离度大于 5.0，限度要求单个杂质不得过 0.1%，总杂质不得过 0.5%。

【含量测定】本品为盐酸盐，中国药典(2005)采用非水滴定法，需使用醋酸汞溶液，为避免环境污染，中国药典(2015)采用酸碱中和电位滴定法，用氢氧化钠滴定液(0.1mol/L)滴定盐酸，以电位突跃指示终点。滴定时先加入一定量的酸，用氢氧化钠滴定液滴定游离酸，再继续滴定结合酸。从滴定曲线上的两个突跃点所消耗滴定液量差值即为滴定结合酸所消耗的标准碱量。

【制剂】盐酸萘甲唑啉滴眼液(Naphazoline Hydrochloride Eye Drops)

盐酸萘甲唑啉滴鼻液(Naphazoline Hydrochloride Nasal Drops)

2015 年版中国药典对两种制剂的质量控制水平与 USP36 版相当。

参考文献

[1] 安登魁，张正行，盛龙生，等. 药物分析[M]. 济南：济南出版社，1992.

[2] 马广慈，唐任寰，郑斯成，等. 药物分析方法与应用[M]. 北京：科学出版社，2000.

[3] 国家药典委员会. 中华人民共和国临床用药须知化学药和生物制品卷[M]. 2005 年版. 北京：人民卫生出版社，2005.

[4] 王宗明、何欣翔、孙殿卿，等. 实用红外光谱学[M]. 北京：石油工业出版社，1990.

撰写　饶春意　广东省药品检验所

复核　罗卓雅　广东省药品检验所

盐酸萘替芬

Naftifine Hydrochloride

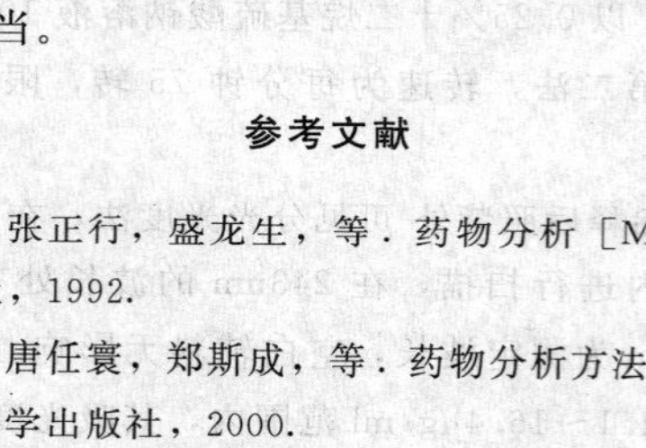

$C_{21}H_{21}N \cdot HCl$　323.88

化学名：(*E*)-*N*-甲基-*N*-(3-苯基-2-丙烯基)-1-萘甲胺盐酸盐

(*E*)-*N*-Methyl-*N*-(3-phenyl-2-propenyl)-1-naphthalenemethanamine Hydrochloride

英文名：Naftifine(INN)Hydrochloride

CAS号：[65473-14-5]

本品为丙烯胺类广谱抗真菌药物，适用于由红色毛癣菌、须癣毛癣菌、断发毛癣菌、堇色毛癣菌、絮状表皮癣菌和犬小孢子菌引起的皮肤、毛发真菌感染以及皮肤癣菌感染引起的甲癣。本品仅用于治疗大面积、严重的皮肤真菌感染(体癣、股癣、手癣、足癣和头癣)和念珠菌(如白色假丝酵母)引起的皮肤酵母菌感染，根据感染部位严重性和范围考虑口服给药的必要性。本品还可用于孢子丝菌、暗色真菌和曲霉等敏感真菌所致的深部真菌感染。

本品通过抑制真菌细胞膜中的角鲨烯环氧化酶的活性，使真菌麦角固醇的合成受抑制，导致过多的角鲨烯聚集于真菌细胞内，从而杀灭真菌。

除中国药典(2015)收载外，USP(36)亦有收载。

【制法概要】本品常用合成路线如下。

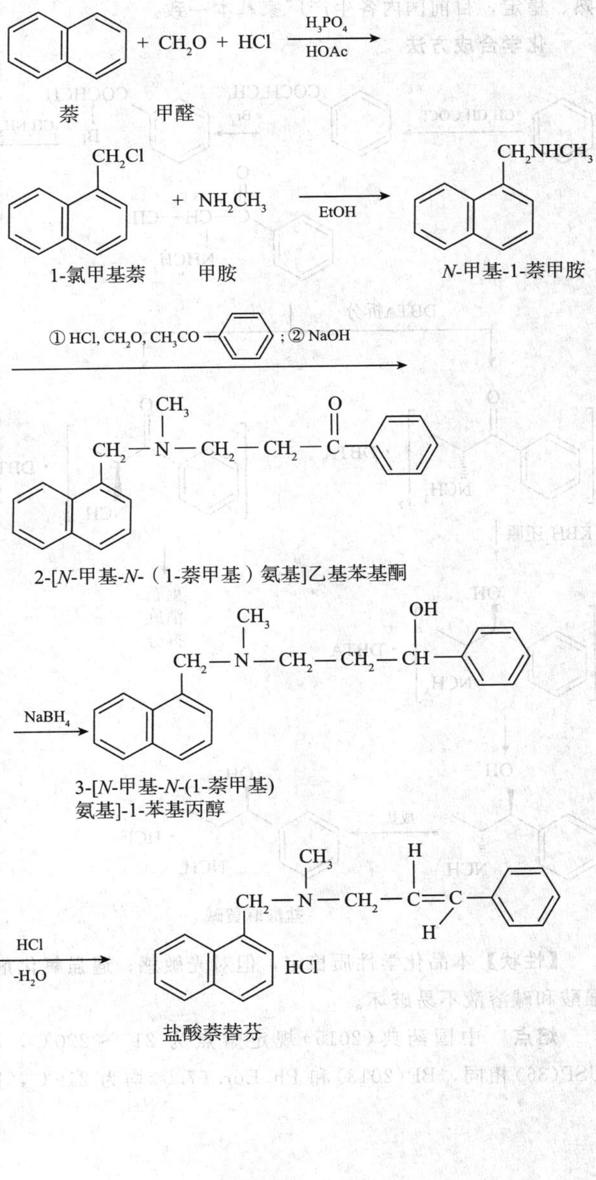

【性状】本品为白色或类白色结晶性粉末；无臭。对光、热、湿不敏感，没有吸湿特性，亦不风化。

【鉴别】(1)本品在223nm和254nm的波长处有最大吸收，见图1。这是由于芳烃及稠合芳烃的Π→Π* 电子跃迁产生的B带(254±1)nm及E_1带(221nm左右)。

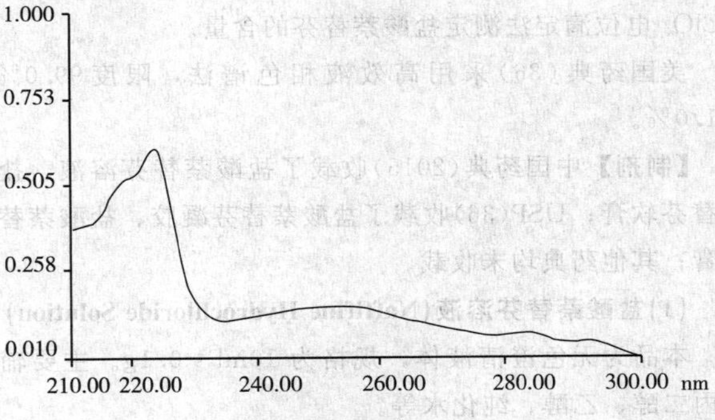

图1　盐酸萘替芬紫外吸收图谱

(2)本品的红外光吸收图谱(光谱集1030图)，显示的主要特征吸收如下。

特征谱带(cm^{-1})	归属	
3100～3000	芳氢	ν_{C-H}
3000～2400	铵盐	$\nu_{\overset{+}{N}H}$
1600，1580，1515，1500，1450	芳环	$\nu_{C=C}$
800，700	取代萘	$\gamma_{3H,4H}$
740	单取代苯	γ_{5H}
695	单取代苯	$\delta_{环}$

(3)因本品在水中几乎不溶，在甲醇中易溶，所以用甲醇溶液检查氯化物。

【含量测定】盐酸萘替芬含量测定原方法收载在国家药品标准新药转正第56册，加汞盐用$HClO_4$滴定，汞盐属于重金属类中毒元素。醋酸汞属于有机汞盐，有机汞盐对环境和生态的影响更大，它的毒性大于金属汞和无机汞化合物，更容易发生中毒。

中国药典(2010)采用的是革除汞盐的非水电位滴定法，滴定终点突跃明显，方法灵敏度高，快速、准确，简便易行。中国药典(2015)继续沿用滴定曲线见图2。

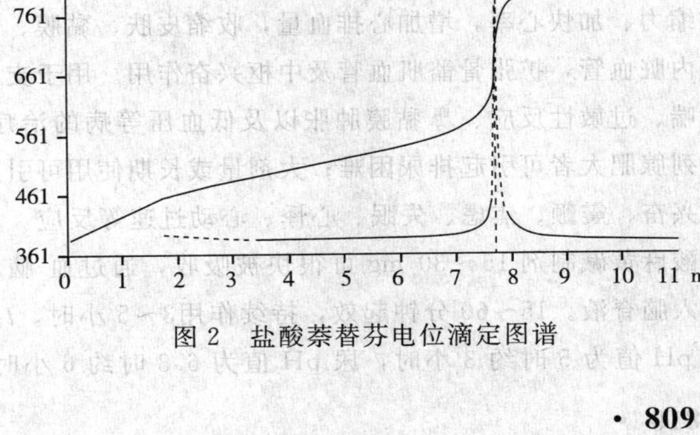

图2　盐酸萘替芬电位滴定图谱

由于本品系盐酸盐，用高氯酸滴定时产生氢卤酸，不利于反应的定量进行，故在滴定前加入醋酸汞，使氯离子与汞离子生成解离性很小的氯化高汞，以排除干扰；当革除汞盐后，滴定前加入适量的醋酐，可增加盐酸萘替芬的碱性使滴定终点突跃敏锐。醋酐可解离生成酸性较醋酸合质子强的醋酐合乙酰阳离子，从而可增强待测物的碱性。故选择 $HClO_4$ 电位滴定法测定盐酸萘替芬的含量。

美国药典(36)采用高效液相色谱法，限度99.0%～101.0%。

【制剂】中国药典(2015)收载了盐酸萘替芬溶液、盐酸萘替芬软膏；USP(36)收载了盐酸萘替芬凝胶、盐酸萘替芬乳膏；其他药典均未收载。

(1)盐酸萘替芬溶液(Naftifine Hydrochloride Solution)

本品为无色澄清液体，规格为10ml∶0.1g。主要辅料有丙二醇、乙醇、纯化水等。

含量测定　采用高效液相色谱法。

(2)盐酸萘替芬软膏(Naftifine Hydrochloride Ointment)

本品为白色软膏，规格为10g∶0.1g。主要辅料有十八醇、甘油、液状石蜡、硬脂酸、三乙醇胺、羟苯乙酯、纯化水等。

含量测定　采用高效液相色谱法。

撰写　王丽萍　河北省药品检验研究院

复核　杨　梁　河北省药品检验研究院

盐酸麻黄碱

Ephedrine Hydrochloride

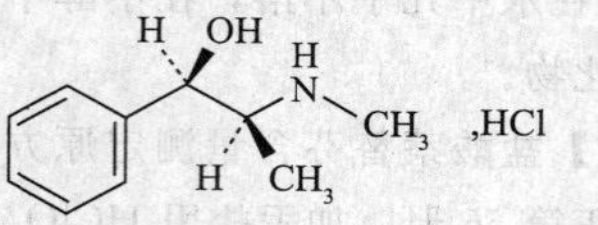

$C_{10}H_{15}NO \cdot HCl$　201.70

化学名：(*R*-(*R**,*S**)]-α-[1-(甲氨基)乙基]苯甲醇盐酸盐

[*R*-(*R**, *S**)]-α-[*l*-(methyl-amino) ethyl] benzyl alcohol hydrochloride

英文名：Ephedrine Hydrochloride

CAS号：[50-98-6]

本品为肾上腺素受体激动药，具有松弛平滑肌，加强心肌收缩力、加快心率，增加心排血量，收缩皮肤、黏膜、肾脏和内脏血管，扩张骨骼肌血管及中枢兴奋作用。用于支气管哮喘、过敏性反应、鼻黏膜肿胀以及低血压等病的治疗。对前列腺肥大者可引起排尿困难；大剂量或长期使用可引起精神兴奋、震颤、焦虑、失眠、心悸、心动过速等反应。口服盐酸麻黄碱制剂15～30 mg可很快被吸收，通过血-脑屏障进入脑脊液。15～60分钟起效，持续作用3～5小时。$t_{1/2}$当尿pH值为5时约3小时，尿pH值为6.3时约6小时。吸收后仅有少量经脱胺氧化，大部分以原型自尿排出。

麻黄碱属于芳香族氨基醇衍生物，分子中有2个不对称碳原子，所以有4个异构体，(－)麻黄碱、(＋)麻黄碱、(－)伪麻黄碱和(＋)伪麻黄碱。伪麻黄碱和其他麻黄生物碱由于结构和麻黄碱相似，都具有拟肾上腺素的药理作用，只是作用强度有所区别。

除中国药典(2015)收载外，USP(36)、BP(2013)、Ph. Eur.(7.0)、JP(16)均有收载。

【制法概要】1885年日本人山梨(G. Yamanashi)曾采用中国出产的麻黄草中提取得到麻黄碱粗品，1962年中国药物化学家赵承嘏利用草酸盐法分离了麻黄碱和伪麻黄碱。目前本品采用植物提取工艺和化学合成两种方式获得。

植物提取方法

国内采用的植物提取法，主要是从麻黄科植物木贼麻黄(E. equisetina Bunge)和草麻黄(E. sinica Stapt)中提取获得。主要工艺路线：麻黄草→水浸煮→水液用氢氧化钠碱化→甲苯(二甲苯)提取→草酸中和至pH 6～7→草酸化水溶液→减压浓缩→析出草酸麻黄碱→加氯化钙饱和溶液置换→盐酸麻黄碱粗品→经重结晶精制→盐酸麻黄碱。该工艺路线比较成熟、稳定，目前国内各生产厂家基本一致。

化学合成方法

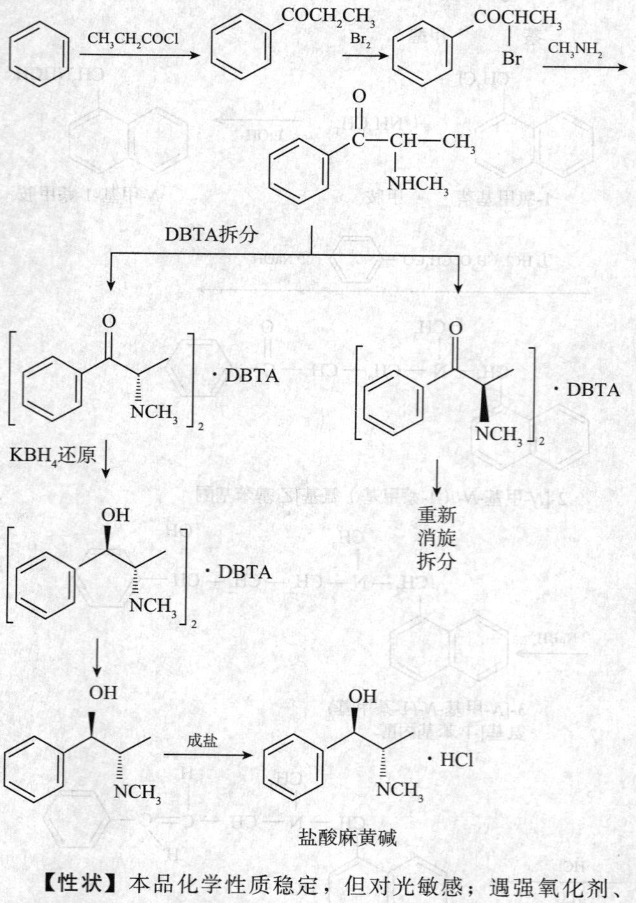

【性状】本品化学性质稳定，但对光敏感；遇强氧化剂、强酸和碱溶液不易破坏。

熔点　中国药典(2015)规定熔点为217～220℃，与USP(36)相同，BP(2013)和Ph. Eur.(7.0)均为219℃，JP

(16)为 218～222℃；CAS 数据库记载 216～220℃。

比旋度　本品 50mg/ml 水溶液呈左旋性，比旋度为 −33°至 −35.5°，与 USP(36)、BP(2013)和 Ph. Eur.(7.0)相同，JP(16)为 −33.0°至 −36.0°，CAS 数据库记载本品的水溶液比旋度为 −34°。

本品的水溶液在 251nm、256nm 和 262nm 波长处有最大吸收（图 1）。

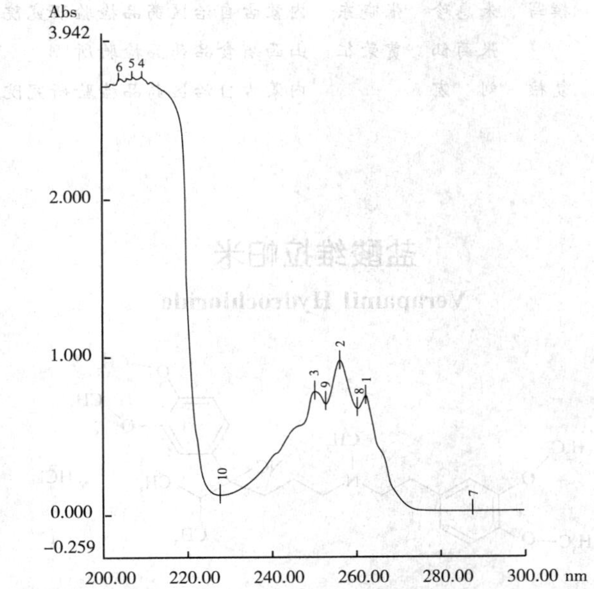

图 1　盐酸麻黄碱紫外光谱图

【鉴别】(1)本品在碱性溶液中与硫酸铜反应，Cu^{2+} 与仲胺基形成紫堇色配位化合物，加入乙醚后无水铜配位化合物及其 2 个结晶水的铜配位化合物进入醚层，呈紫红色；具有 4 个结晶水的铜配盐在水层而呈蓝色。此系侧链氨基醇结构的双缩脲反应。

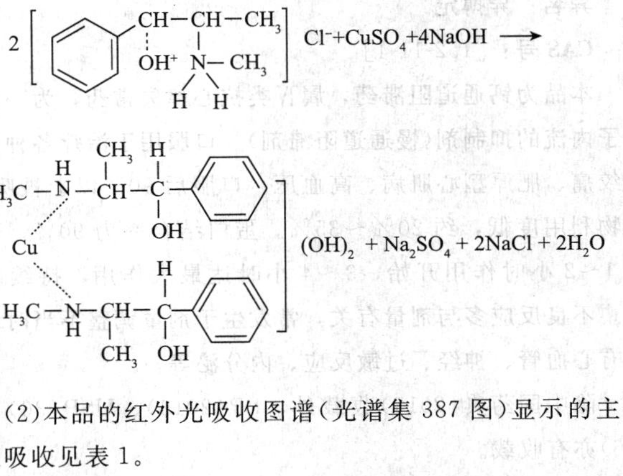

(2)本品的红外光吸收图谱（光谱集 387 图）显示的主要特征吸收见表 1。

表 1　红外主要特征吸收的归属

特征谱带(cm^{-1})	归属	
3320	羟基	ν_{O-H}
3100～2500	仲胺盐	γ_{NH_2}
1590，1490，1450	苯环	$\nu_{C=C}$
1050	羟基	ν_{C-O}
752	单取代苯	γ_{5H}
700	苯环	$\delta_{环}$

【检查】溶液的澄清度　由于不溶性副产物 CaC_2O_4 的存在，能影响溶液的澄清度。

酸碱度　本品的水溶液应呈弱酸性，采用指示剂法可控制酸碱度。

有关物质　中国药典(2010)建立了 HPLC 有关物质检查法。以十八烷基键合硅胶为填充剂，以乙腈-磷酸盐缓冲液(磷酸二氢钾 6.8g，三乙胺 5ml，磷酸 4ml，加水至 1000ml，摇匀，调节 pH 值至 3.0±0.1)(10∶90)为流动相，210nm 波长处检测。杂质总量限定在 0.5%以内。中国药典(2015)未作修订（图 2）。

USP(36)采用薄层色谱法，BP(2013)、Ph. Eur.(7.0)和 JP(16)中均采用高效液相色谱法检查有关物质，BP(2013)和 Ph. Eur.(7.0)为已知杂质对照品法，其中已知杂质为杂质 A［(−)-(IR)-1-羟基-1-苯丙烷-2-酮］和杂质 B(盐酸伪麻黄碱)，而 JP(16)为主成分自身对照法，中国药典(2015)也采用主成分自身对照法。

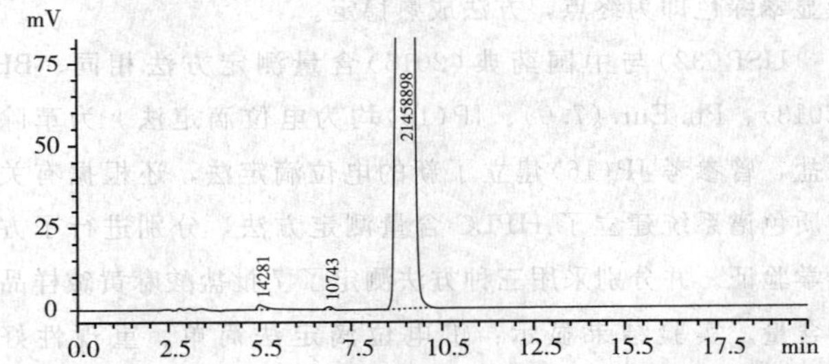

图 2　盐酸麻黄碱有关物质典型 HPLC 色谱图

4.98min　杂质峰、6.88min　杂质峰、8.88min　盐酸麻黄碱

在该实验条件下，盐酸麻黄碱供试品 1mg/ml 的溶液经酸、碱、热、紫外破坏后，均可检出降解产物杂质峰，理论板数均在 4200～6900 之间，主成分峰与杂质峰之间可达到良好分离，分离度均大于 2.0，该条件下，供试品溶液在 8 小时内稳定。

使用两种①Apollo C18 柱(250mm×4.6mm，5μm)，②Diamonsil C18 柱(250mm×4.6mm，5μm)，分别用岛津 LC-2010AHT 与 Agilent-1100 液相色谱仪进行耐用性试验考察，结果表明耐用性良好。

中国药典(2015)规定供试品杂质总量限定在 0.5%以内。JP(16)总杂质限度为 1.0%。

残留溶剂　目前中国药典(2015)及 USP(36)、BP(2013)、Ph. Eur.(7.0)、JP(16)均无溶剂残留检查项。工艺资料显示生产过程中可能引入二甲苯，研究建立了 GC 法测定二甲苯残留的方法。采用顶空进样，DB-624 毛细管柱；

FID 检测器，温度为 220℃，程序升温：起始温度为 80℃，保持 2min，以 4℃的升温速度升至 120℃，进样口温度为 180℃，分流比为 10∶1；载气为氮气，流速为 4.0ml/min，按外标法以峰面积计算（图 3）。

目前我国盐酸麻黄碱的生产有提取和合成两种主要方法，且工艺路线不尽相同，盐酸麻黄碱属于国家特殊控制的药品，样品量及资料的代表性还不够全面，还需要做进一步调研，制定完善合理的溶剂残留质量标准。故中国药典(2015)暂未增订残留溶剂项。

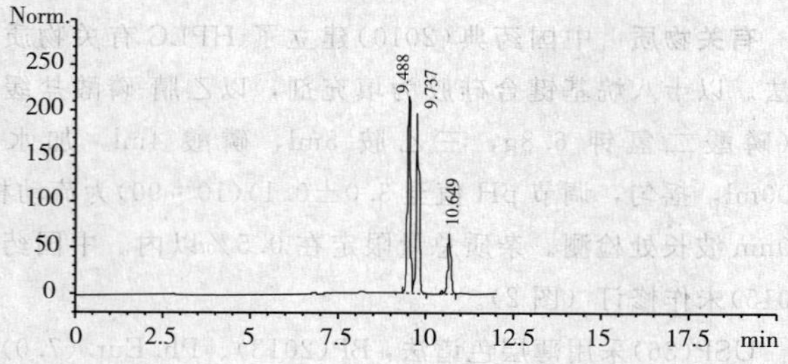

图 3　盐酸麻黄碱溶剂残留系统适用性色谱图

9.50min　对二甲苯、9.75min　间二甲苯、10.66min　邻二甲苯

【含量测定】中国药典(2015)仍采用非水溶液滴定法，以结晶紫为指示剂，用高氯酸滴定液(0.1mol/L)滴定至溶液显翠绿色即为终点，方法成熟稳定。

USP(32)与中国药典(2015)含量测定方法相同、BP(2013)、Ph. Eur.(7.0)、JP(16)均为电位滴定法。为革除汞盐，曾参考 JP(16)建立了新的电位滴定法，还根据有关物质色谱系统建立了 HPLC 含量测定方法，分别进行了方法学验证。并分别采用三种方法测定了 7 批盐酸麻黄碱样品的含量。实验结果显示：①电位滴定法简单、重现性好 RSD 为 0.2%，可作为盐酸麻黄碱原料的含量测定方法，但该方法的溶剂(用醋酐-冰醋酸 7∶3)对电极损害极大，容易造成结果偏低；②HPLC方法简便可行，专属性强，结果准确，灵敏度高，耐用性良好。含量测定结果与电位滴定法接近。

【制剂】(1)盐酸麻黄碱注射液(Ephedrine Hydrochloride Injection)

鉴别　增加了 HPLC 法鉴别。

检查　有关物质　采用高效液相色谱法，与盐酸麻黄碱原料有关物质项下同法测定，总杂质不得过 1.0%。

细菌内毒素　本品临床每小时用药最大剂量是静脉注射每千克体重 2.5mg(中国国家处方集)，内毒素计算限值约为 2.0EU/mg；国外标准中 USP 为 1.7USPEU/mg。中国药典(2015)尚未规定本品细菌内毒素检查项，有待研究后考虑增补。

含量测定　采用有关物质色谱系统建立了高效液相色谱含量测定方法。在 5～100μg/ml 的浓度范围内呈良好线性关系(r=1.0000)，精密度良好(RSD=0.09%，n=5)；方法重现性良好(RSD=0.19%，n=5)，定量限为 0.0008ng；回收率为 100.1%，RSD=0.3%(n=9)。

(2)盐酸麻黄碱滴鼻液(Ephedrine Hydrochloride Nasal Drops)

鉴别　增加了 HPLC 法鉴别。

含量测定　采用高效液相色谱法。与盐酸麻黄碱注射液同法测定。

撰写　朱惠珍　张晓东　内蒙古自治区药品检验研究院
张菊仙　贾荣征　山西省食品药品检验所
复核　刘　宏　内蒙古自治区药品检验研究院

盐酸维拉帕米

Verapamil Hydrochloride

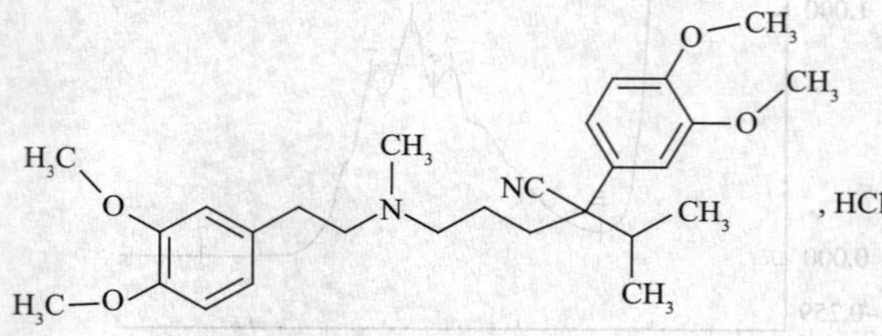

$C_{27}H_{38}N_2O_4 \cdot HCl$　491.07

化学名：(±)α-[3-[[2-(3,4-二甲氧苯基)乙基]甲氨基]丙基]-3,4-二甲氧基-α-异丙基苯乙腈盐酸盐

(2*RS*)-2-(3,4-dimethoxyphenyl)-5-[[2-(3,4-dimethoxyphenyl) ethyl](methyl) amino]-2-(1-methylethyl) pentanenitrile hydrochloride

英文名：Verapamil Hydrochloride(INN)

异名：异搏定

CAS 号：[152-11-4]

本品为钙通道阻滞药，属Ⅳ类抗心律失常药，为一种钙离子内流的抑制剂(慢通道阻滞剂)。口服用于治疗各种类型心绞痛、肥厚型心肌病、高血压。口服后 90%以上被吸收，生物利用度低，约 20%～35%。蛋白结合率为 90%。口服后 1～2 小时作用开始，3～4 小时达最大作用，持续 6 小时。不良反应多与剂量有关，常发生于剂量调整不当时，主要有心血管、神经、过敏反应、内分泌等。

除中国药典(2015)收载外，BP(2013)、USP(36)、JP(16)亦有收载。

【制法概要】本品由德国基诺药厂(KNOLL)于 1961 年合成，国内于 20 世纪 70 年代中期研制成功，主要有两条工艺路线[1,2]，具体如下。

工艺路线 1

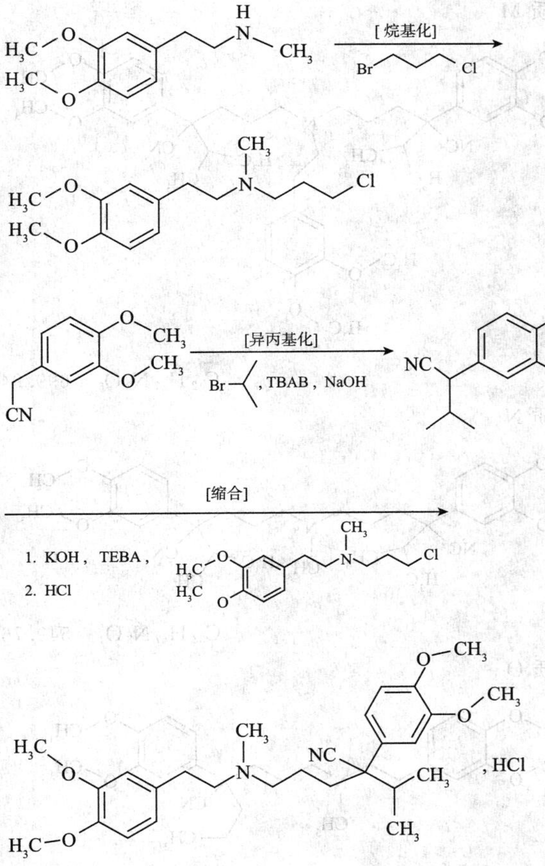

工艺路线 2

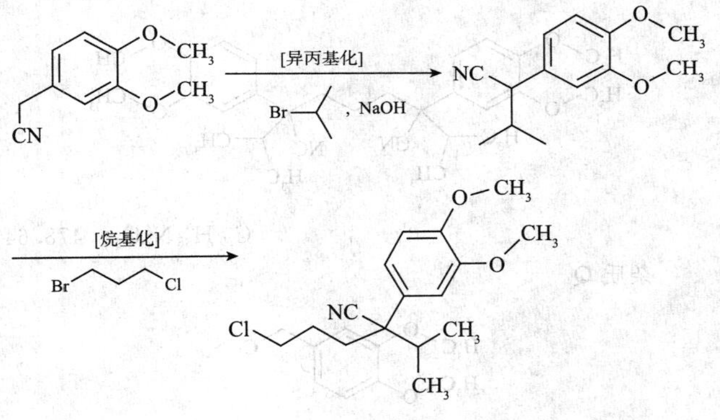

【性状】本品应为白色粉末，若精制不纯，含杂质时可成灰色或微黄色。产品色泽好坏与澄清度、有关物质限量密切相关。

【鉴别】(1)本品含叔胺基，与硫氰酸铬铵 NH_4［$Cr(NH_3)_2(SCN)_4$］反应，生成淡红色沉淀。

(2)本品的红外光吸收图谱(光谱集 389 图)显示的主要特征吸收如下。

特征谱带(cm^{-1})	归属	
3035	芳氢	ν_{C-H}
2835	甲氧基	ν_{C-H}
2700～2400	叔胺盐	$\nu_{\overset{+}{NH}}$
2240	腈基	$\nu_{C\equiv N}$
1610，1593，1518	苯环	$\nu_{C=C}$
1260，1028	芳醚	ν_{C-C-O}
816	取代苯	γ_{2H}

【检查】有关物质　本品在固态时对高温和光照稳定，在中性、酸性、碱性的水溶液中也很稳定，但其甲醇溶液在紫外光下不稳定，2 小时即会有一半发生降解。本品可能的有关物质包括杂质 A 至杂质 R 共 18 种。其中杂质 A 为工艺路线 1 烷基化步骤副产物；杂质 C 为工艺路线 1 甲基化步骤副产物；杂质 P 为工艺路线 2 烷基化步骤副产物；杂质 E、G、Q、R 为起始原料 3，4-二甲氧基苯乙氰及其合成中引入的杂质。杂质 B、D、F、K 为不同工艺最后一步合成的反应原料。其他有关物质为副产物进一步反应引入的杂质。

各有关物质结构如下：

杂质 A

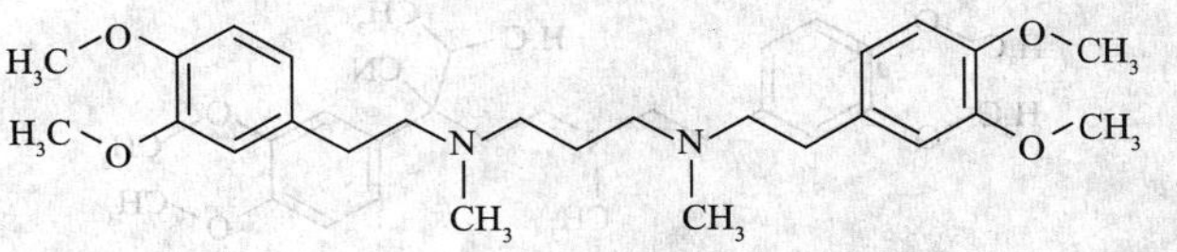

$C_{25}H_{38}N_2O_4$　430.59

杂质 B

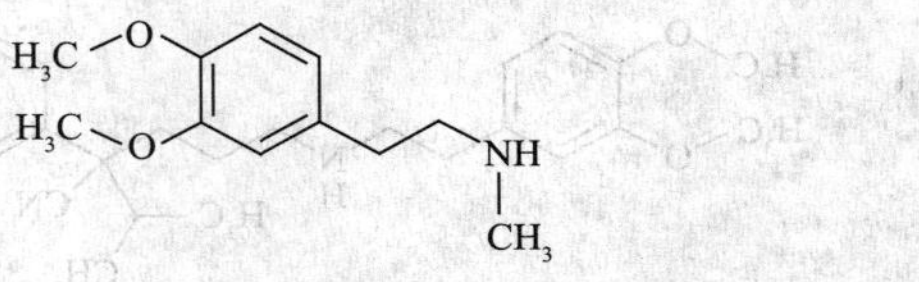

$C_{11}H_{17}NO_2$　195.26

杂质 C

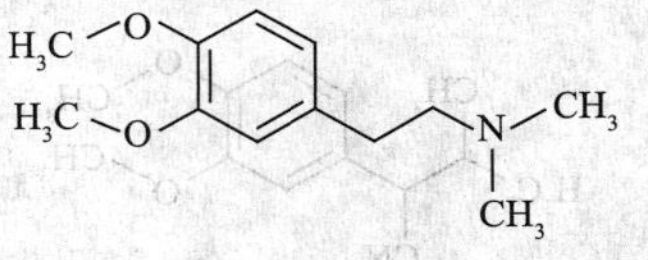

$C_{12}H_{19}NO_2$　209.29

杂质 D

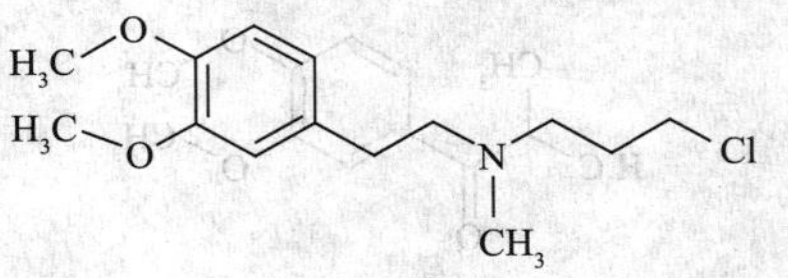

$C_{14}H_{22}ClNO_2$　271.79

杂质 E

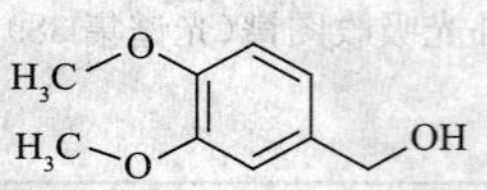

$C_9H_{12}O_3$　168.19

杂质 F

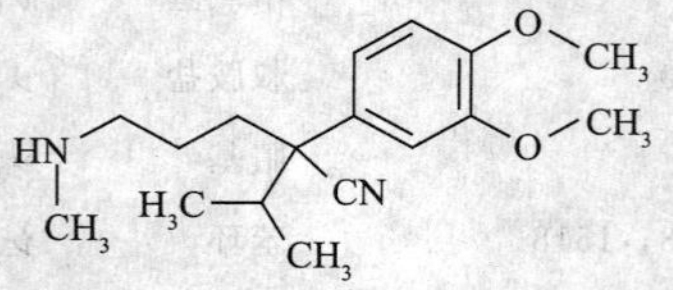

$C_{17}H_{26}N_2O_2$　290.41

杂质 G

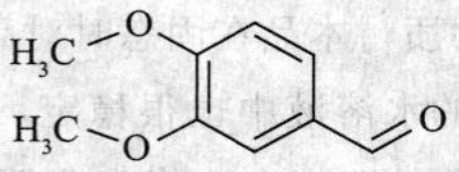

$C_9H_{10}O_3$　166.18

杂质 H

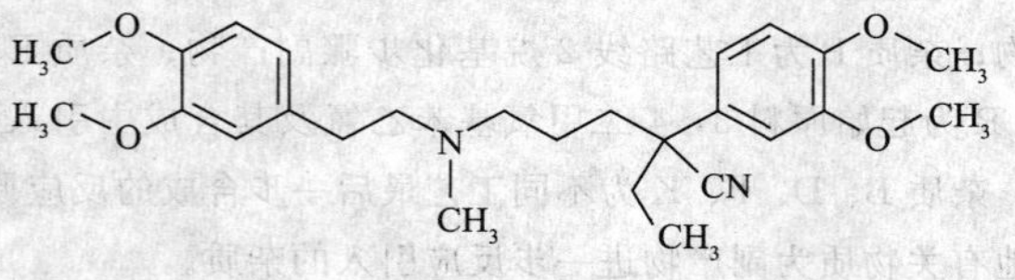

$C_{26}H_{36}N_2O_4$　440.59

杂质 I

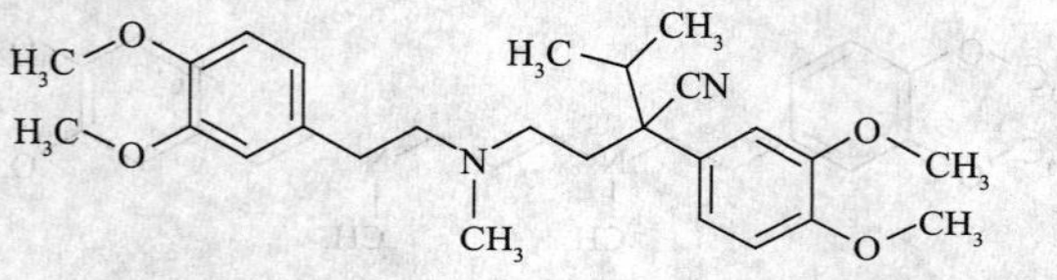

$C_{26}H_{36}N_2O_4$　440.59

杂质 J

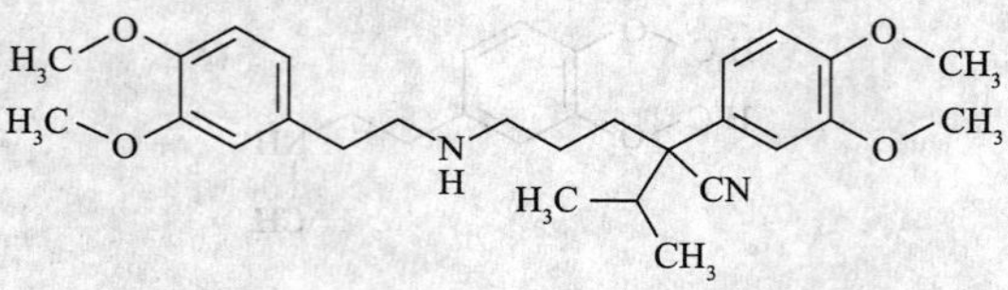

$C_{26}H_{36}N_2O_4$　440.59

杂质 K

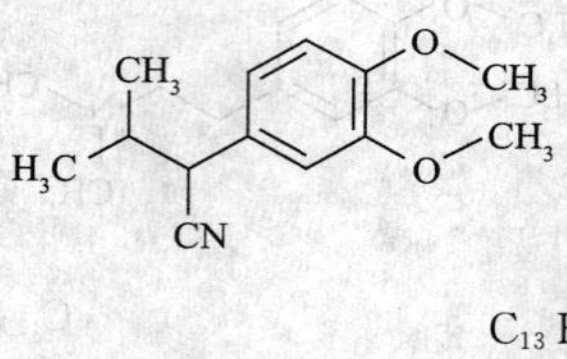

$C_{13}H_{17}NO_2$　219.29

杂质 L

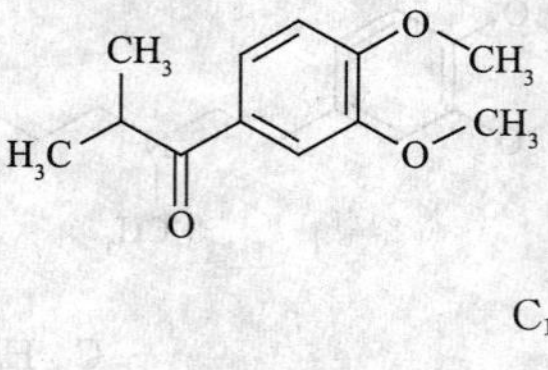

$C_{12}H_{16}O_3$　208.26

杂质 M

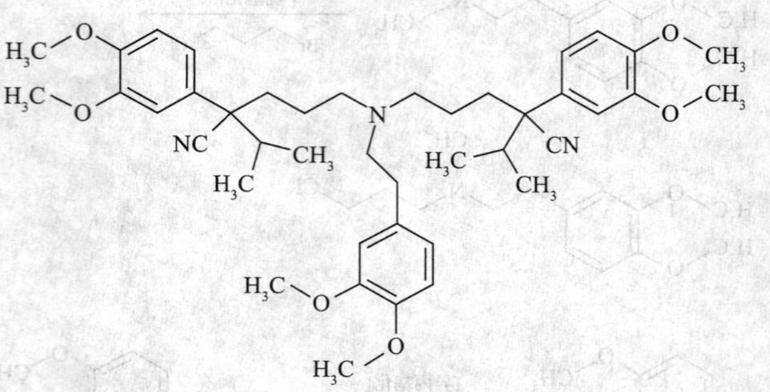

$C_{42}H_{57}N_3O_6$　699.94

杂质 N

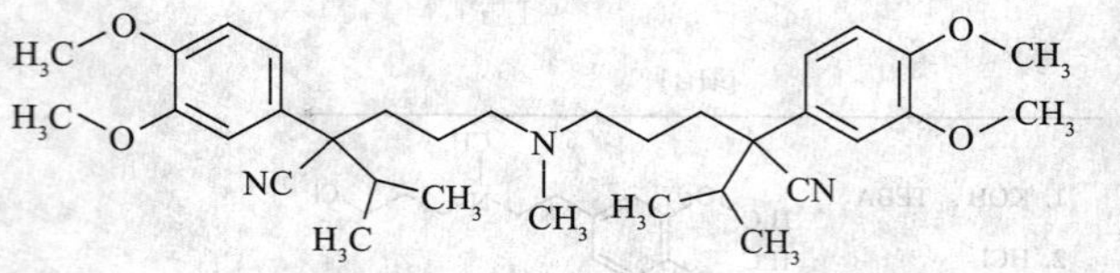

$C_{33}H_{47}N_3O_4$　549.76

杂质 O

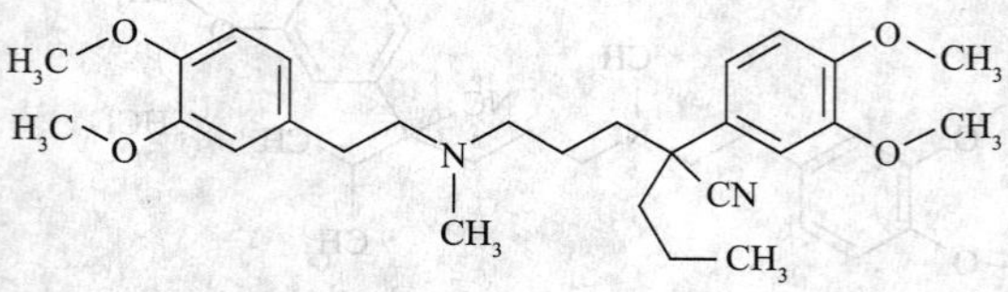

$C_{27}H_{38}N_2O_4$　454.61

杂质 P

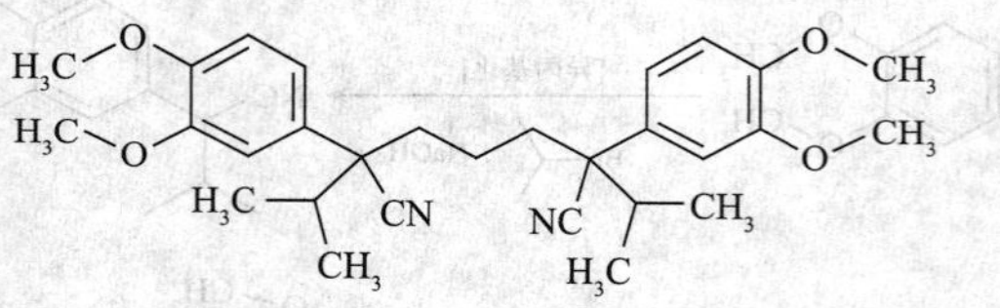

$C_{29}H_{38}N_2O_4$　478.64

杂质 Q

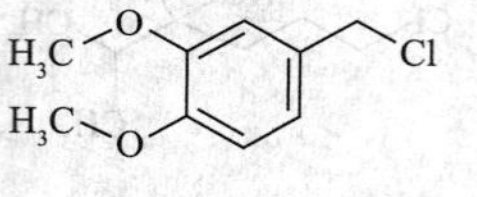

$C_9H_{11}ClO_2$　186.64

杂质 R

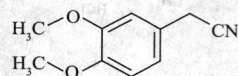

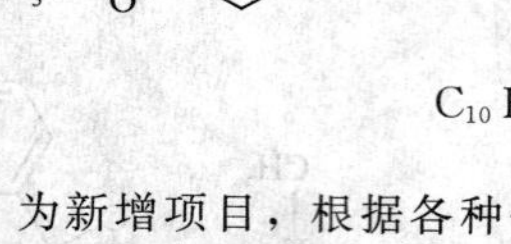

$C_{10}H_{11}NO_2$　177.20

残留溶剂[1,2]　为新增项目，根据各种合成工艺和精制方法，可能涉及到的残留溶剂主要有甲苯、乙醇、三氯甲烷、甲醇、丙酮，此外还可能有异溴丙烷、二甲基亚砜、硫酸二甲酯、苯甲醛、1，3-溴氯丙烷。

中国药典(2015)用氰丙基苯基二甲基聚硅氧烷为固定液(或极性相近的固定液)的毛细管色谱柱(30m×0.32mm×1.8μm)，程序升温，氢火焰离子化检测器。将对照品溶液，依次稀释，所得稀释液各组分主峰与噪音信号强度比不低于3，无水乙醇、丙酮、甲苯、二甲基亚砜、苯甲醛、三氯甲烷按主成分计检测限分别为 0.1ng、0.1ng、0.09ng、5.5ng、5.3ng、1.2ng。

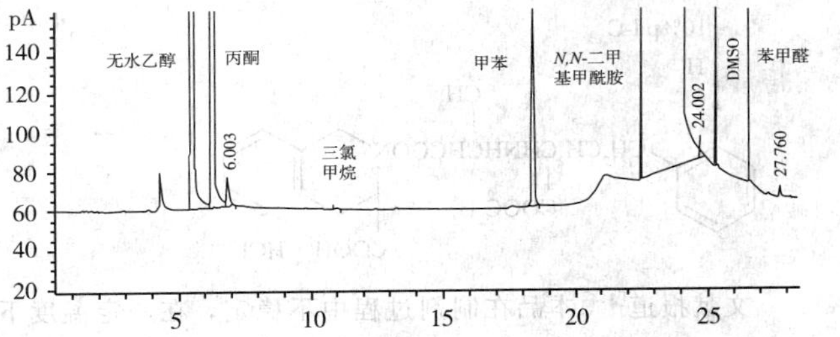

图 1　系统适用性试验图谱

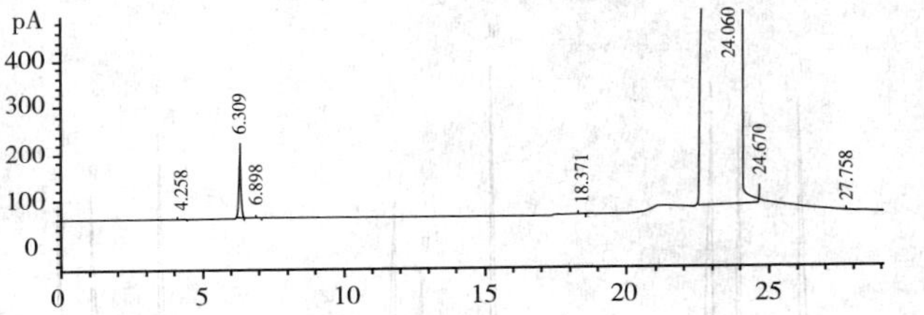

图 2　供试品溶液图谱

色谱柱均为 DM-624，30m×0.32mm×1.8μm

制备的三氯甲烷对照品溶液的浓度为 0.006mg/ml，在此色谱条件下实验中测得的峰面积为 5.6(agilent 气相)，峰面积较低，但重复进样 5 次 RSD 为 6.2%，可以满足药典附录要求。

【含量测定】 中国药典(2015)采用高效液相色谱方法测定，USP(36)、JP(16)采用高氯酸非水滴定法进行测定，BP(2013)采用氢氧化钠酸碱滴定法进行测定。

【制剂】 中国药典(2015)收载了盐酸维拉帕米片、注射液、缓释片，USP(36)收载了盐酸维拉帕米注射液、口服溶液、口服混悬液、片等，BP(2013)收载了盐酸维拉帕米注射液、片、缓释片等，JP(16)仅收载了盐酸维拉帕米片。

(1)盐酸维拉帕米片(Verapamil Hydrochloride Tablets)

本品规格为 40mg。

有关物质与含量测定　采用与原料相同的高效液相色谱法进行检查。

(2)盐酸维拉帕米注射液(Verapamil Hydrochloride Injection)

本品规格为 2ml：5mg。标准中增加了细菌内毒素检查。

有关物质与含量测定　采用与原料相同的高效液相色谱法进行检查。

细菌内毒素　本品临床每小时用药最大剂量是静脉注射每千克体重 0.3mg(中国药典临床用药须知)，内毒素计算限值约为 16.7EU/mg；国外标准中 USP 为 16.7USPEU/mg。中国药典(2015)规定本品细菌内毒素限值为 7.5EU/mg，与内毒素计算值比较，安全系数为 2.2，并严于 USP 标准。

(3)盐酸维拉帕米缓释片(Verapamil Hydrochloride Sustained-release Tablets)

本品规格为 120mg。

有关物质　中国药典(2015)为高效液相色谱法，色谱条件与原料相同。

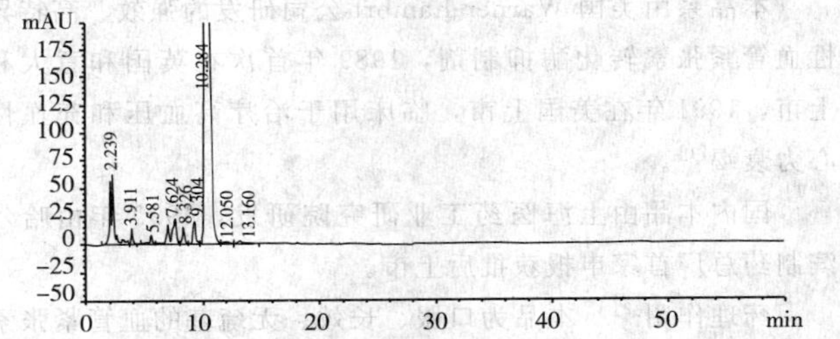

图 3　盐酸维拉帕米缓释片有关物质强热破坏色谱图

在氧化破坏条件下，新增了 1 个降解产物，与主峰相邻的降解产物峰与主峰的分离度为 5.62，主峰峰纯度指数为 999.418；在强热破坏条件下，新增了 8 个降解产物，与主峰相邻的降解产物峰与主峰的分离度为 1.54，主峰峰纯度指数为 999.131，说明系统具有良好的专属性。经耐用性、专属性、稳定性等方法学实验，辅料无干扰，方法可行，限度与原料相同，为不得过 1.0%。

含量测定　中国药典(2015)将 UV 法修订为高效液相色谱法，色谱条件与原料药相同，与原料、片、注射液进行了统一。辅料对主成分含量测定无干扰，方法回收率为 99.7%(n=9)，RSD 为 0.2%，经线性关系、稳定性等方法学实验，方法可行。

参考文献

[1] 王书勤．世界有机药物专利制备方法大全［M］．北京：科学技术文献出版社，1996：885-886.

[2] 上海医药工业研究院技术情报站．有机药物合成手册[M]．上海：上海医药工业研究院，1976：494-496.

撰写　段永生　车宝泉　北京市药品检验所

范积芬　天津市药品检验研究院

复核　周立春　北京市药品检验所

盐酸喹那普利

Quinapril Hydrochloride

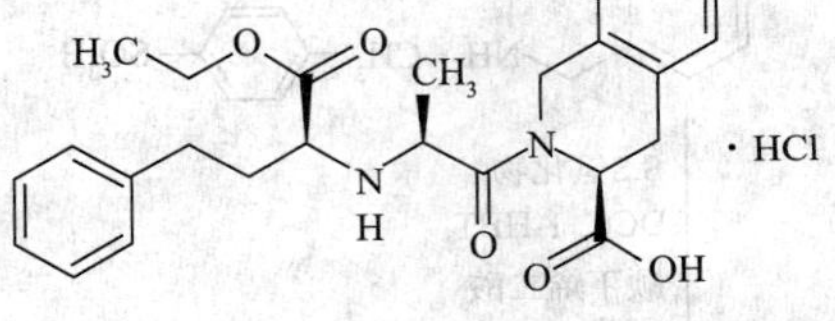

$C_{25}H_{30}N_2O_5$ · HCl　474.98

化学名：(*S*)-2-[(*S*)-*N*-[(*S*)-1-羧基-3-苯丙基]丙氨酰]-1,2,3,4-四氢-3 异喹啉羧酸-1-乙酯盐酸盐

(S)-2-[(S)-N-[(S)-1-carboxy-3-phenylpropyl]alanyl]-1,2,3,4-tetrahydro-3-isoquinolinecarboxylic acid, 1-ethyl ester, monohydrochloride

英文名： Quinapril Hydrochloride

CAS 号： [82586-55-8]

本品系由美国 Warner-Lambrt 公司研发的强效、高特异性血管紧张素转化酶抑制剂，1989 年首次在英国和意大利上市，1991 年在美国上市，临床用于治疗高血压和充血性心力衰竭[1]。

国内本品由上海医药工业研究院研发，1999 年由哈尔滨制药总厂首家申报获批后上市。

药理作用[2]　本品为口服、长效、无巯基的血管紧张素转换酶(ACE)抑制药。口服后在肝脏水解成具有活性的喹那普利拉，可抑制 ACE，阻止血管紧张素Ⅰ转换为血管紧张素Ⅱ，从而使血管紧张素Ⅱ所介导的血管收缩作用减弱，降低动脉的血管阻力，同时抑制醛固酮的合成，减少醛固酮所产生的水、钠潴留，使血压下降。具有持续 24 小时的长效降压作用，具有降低动脉静脉外周阻力的作用，此外，由于本药具有降低外周血管阻力的作用，故对充血性心力衰竭亦能发挥疗效，是治疗心衰(除洋地黄及利尿剂外)的主要辅助药。

体内过程　口服可吸收 60%。主要在肝脏代谢为喹那普利拉及其他代谢产物。其 t_{max} 为 1 小时，蛋白结合率为 97%，76%由尿排泄，其他代谢产物与母体由粪便排出，多剂服后的 $t_{1/2}$ 约为 3 小时，长期终末 $t_{1/2}$ 则为 24 小时，肝肾功能不全时可影响本品及其代谢物药动学性质。

中国药典(2015)收载本品，目前还有 USP(36)收载，JP(16)开始收载。

【制法概要】

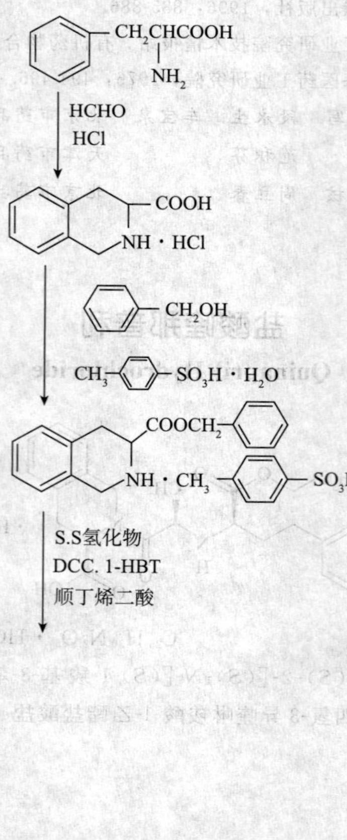

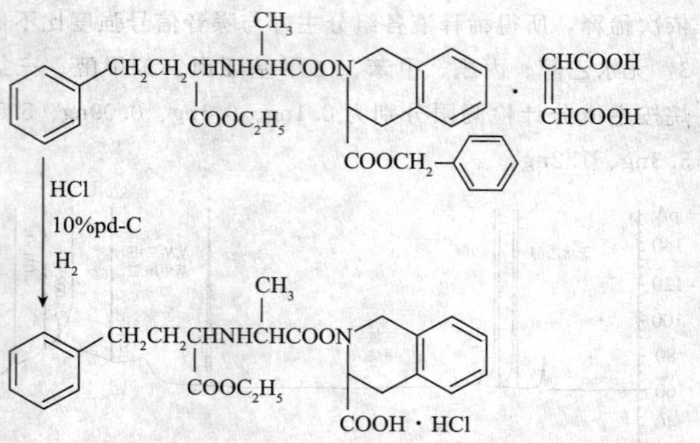

文献报道[3,4]本品在制剂过程中不稳定，在一定温度下主要受湿度和辅料的 pH 值影响较大，如图 1 为各种辅料存在时在一定条件下产生的降解产物 HPLC 色谱图。

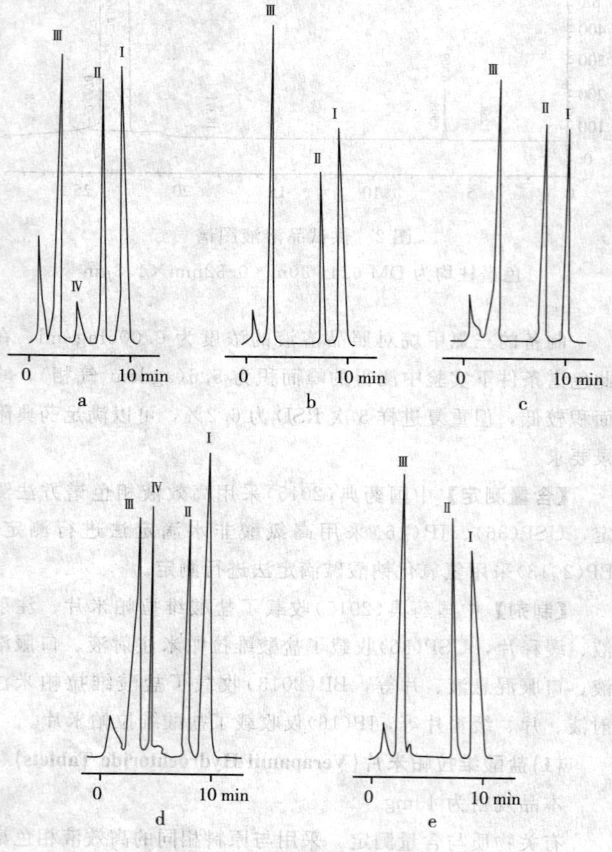

图 1　典型的 HPLC 色谱图

a. 聚维酮；b. 羟丙甲纤维素；c. 羟丙基纤维素；d. 乳糖；e. 硬脂酸镁。Ⅰ. 盐酸喹那普利；Ⅱ. 内标物；Ⅲ. 喹那普利水解物；Ⅳ. 喹那普利环合物

不同辅料造成的降解过程如图 2、图 3 所示。

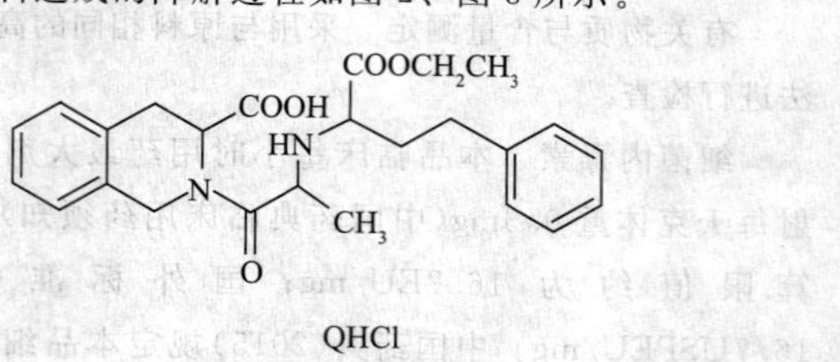

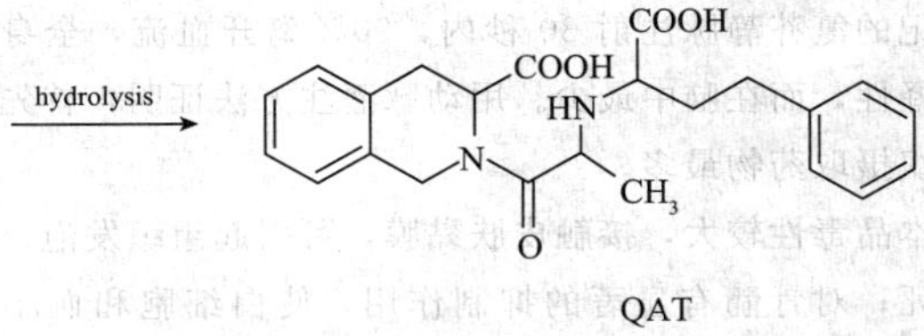

图 2　在 318 K/RH 76.4% 条件下存在

羟丙甲纤维素、羟丙基纤维素和硬脂酸镁时，

喹那普利(QHCl)降解主要是水解反应

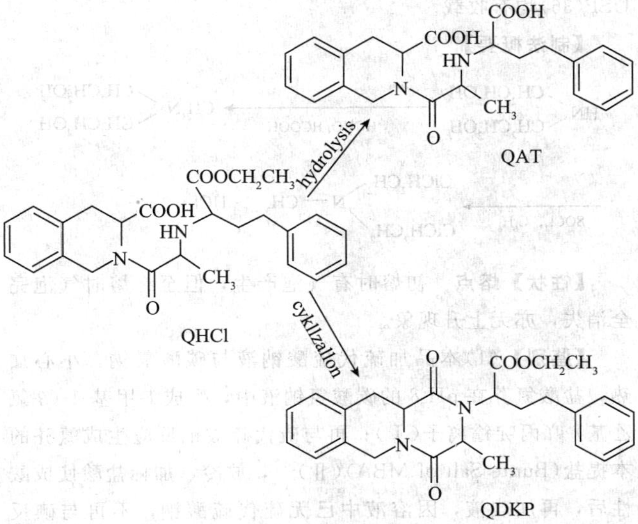

图 3　在 318 K/RH 76.4%条件下存在聚维酮和

乳糖时，喹那普利(QHCl)降解兼有水解反应和环化反应

比旋度　本品用甲醇制成每 1ml 中约含 20mg 的溶液，比旋度为+13.0°至+17.0°。USP(36)规定+14.40°至+15.4°。

【检查】氯化物　本品为盐酸盐，采用电位滴定法测定分子中氯的含量。其盐酸喹那普利分子式中含氯理论值为7.4%，限度定为：7.2%～7.6%，与 USP(36)的规定一致。

水分、炽灼残渣以及重金属　限度规定分别为 1.0%、0.1%和百万分之二十，USP(36)删除重金属检查项。

有关物质　标准规定避光操作。

国内企业的生产工艺表明本品合成中的主要副产物为[3*S*-[2(*R*＊),3*a*,11*aβ*]]-1,3,4,6,11,11*a*-六氢-3-甲基-1,4-二氧代-*α*-(2-苯乙基)-2*H*-吡嗪并[1,2-*b*]异喹啉-2-乙酸乙酯(杂质Ⅰ，结构如图 4 中的有关物质 A)[5]，俗称环合物。

USP(36)采用高效液相色谱法，以氰基硅烷键合硅胶柱，水-乙腈-甲磺酸为流动相，检测波长 214nm。稀释剂为 0.025mol/L 磷酸二氢铵缓冲液(pH 6.5)-乙腈(3∶2)。

中国药典(2015)用十八烷基硅烷键合硅胶柱，甲醇-水-磷酸-二乙胺(60∶40∶0.13∶0.16)，为流动相，检测波长 215nm。稀释剂为水。

研究表明：USP(36)采用氰基柱，供试品溶液中主峰与杂质峰分离度不好；优点是采用 0.025mol/L 磷酸二氢铵缓冲液(pH 6.5)-乙腈(3∶2)为稀释剂，溶液稳定性良好(6 小时内良好)。

中国药典采用水溶液为稀释剂，溶液在 4 小时内稳定；优点是供试品溶液中主峰与杂质峰分离度良好。采用 C18 柱方便易得。

经对比两种方法检出杂质数目和杂质含量大致相同，USP(36)采用的稀释剂稳定性优于中国药典(2015)，但通过破坏性试验表明盐酸喹那普利主要对热不稳定，遇热降解产物为杂质Ⅰ，而中国药典(2015)采用稀释剂为水，在 4 小时内稳定，也能保证试验操作要求，且方法简便易行。

USP(36)原料控制的杂质为有关物质 A 和 B，结构见图 4。

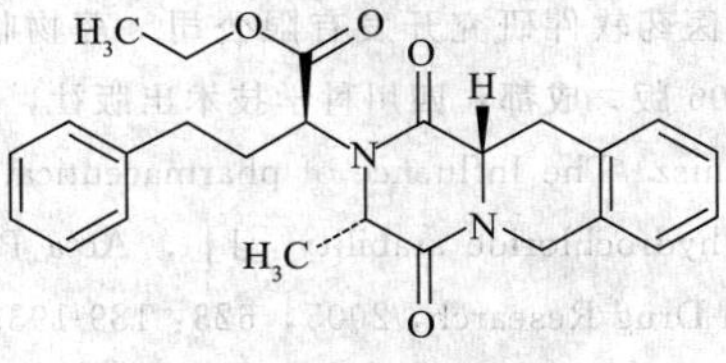

喹那普利有关物质 A

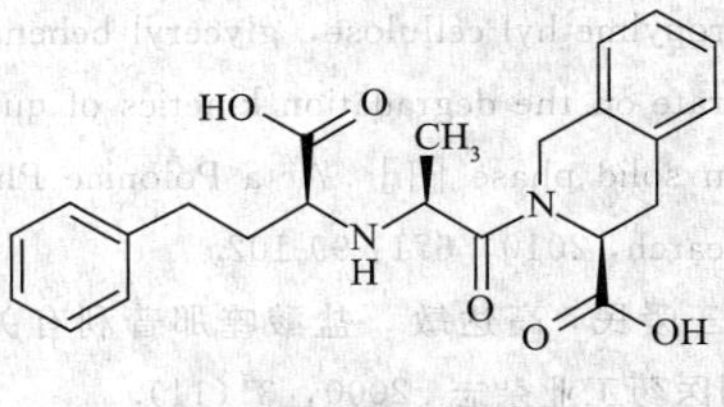

喹那普利有关物质 B

图 4　喹那普利有关物质 A，B

杂质限量以及计算：参照药品杂质分析指导原则，已知杂质或毒性杂质对主成分的相对响应因子在 0.9～1.1 范围内，可以用主成分的自身对照法计算，超出 0.9～1.1 范围，宜用对照品法计算。本品主要杂质Ⅰ与本成分相对响应因子为 0.98。故可采用自身对照法。

USP(36)的杂质限度杂质 A 与 B 均不得过 0.5%，除此之外任何杂质不得过 0.2%，总杂质不得过 2.0%。中国药典杂质限度杂质Ⅰ不得过 1.0%，其他单个杂质不得过 0.5%，其他总杂质不得过 1.5%。

溶剂残留　结合我国厂家工艺，本品最后在乙腈中重结晶，乙腈对人体有害，故标准中控制其限量。照残留溶剂测定法(附录ⅧP 第一法)测定。

USP(36)控制丙酮、乙腈、二氯甲烷和甲苯。

【含量测定】含量测定采用高效液相色谱法。本品见光分解，避光操作(图 5)。

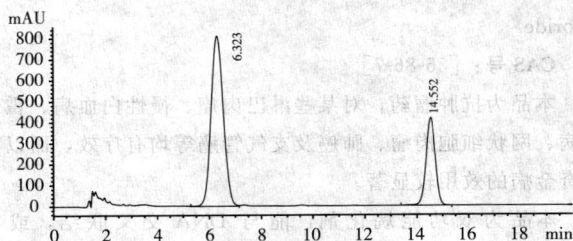

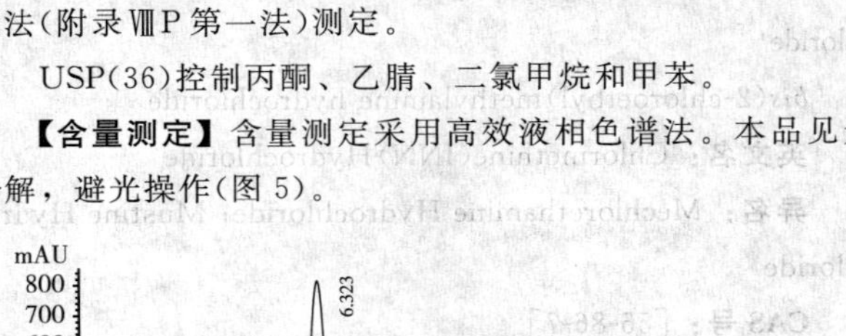

图 5　盐酸喹那普利与杂质Ⅰ分离度色谱图

1. 盐酸喹那普利；2. 杂质Ⅰ

采用盐酸喹那普利为对照品，以外标法定量。盐酸喹那普利在浓度范围内与其峰面积呈线性关系，线性方程为以浓度为横坐标、峰面积为纵坐标做回归方程：$A=39332C+678.67(R=0.9997)$，结果表明：本品在 0.06508mg/ml～0.5006mg/ml 浓度范围内，线性良好。

参考文献

[1] 汤光，李大魁．现代临床药物学［M］．2 版．北京：化学工业出版社．2008.

[2] 四川美康医药软件研究开发有限公司．药物临床信息参考［M］．2006 版．成都：四川科学技术出版社，2005.

[3] Beata Stanisz. The Influence of pharmaceutical excipients on quinapril hydrochloride stability ［J］. Acta Poloniae Pharmaceutica-Drug Research，2005，623：189-193.

[4] Beata Stanisz，Sylwia Paszun，Natalia Strzyoycka，et al. Influence of humidity and hydroxypropyl cellulose，hydroxypropylmethyl cellulose，glyceryl behenate or magnesium stearate on the degradation kinetics of quinapril hydrochloride in solid phase ［J］. Acta Poloniae Pharmaceutica - Drug Research，2010，671：99-102.

[5] 沈晓峰，王爱民，高达敏．盐酸喹那普利有关物质的检查［J]，中国医药工业杂志．2000，31(11).

撰写　庄舒翔　　　　黑龙江省食品药品检验检测所

复核　白政忠　张秋生　黑龙江省食品药品检验检测所

盐酸氮芥

Chlormethine Hydrochloride

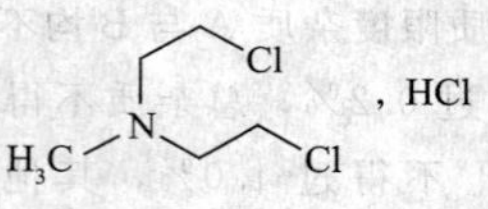

$C_5H_{11}Cl_2N \cdot HCl$　192.52

化学名：*N*-甲基-*N*-(2-氯乙基)-2-氯乙胺盐酸盐

2-chloro-*N*-(2-chloroethyl)-*N*-methyl-ethanamine, hydrochloride

bis(2-chloroethyl)methylamine hydrochloride

英文名：Chlormethine(INN) Hydrochloride

异名：Mechlorethamine Hydrochloride；Mustine Hydrochloride

CAS 号：［55-86-7］

本品为抗肿瘤药，对某些淋巴肉瘤、慢性白血病、霍奇金病、网状细胞肉瘤、肺癌及支气管癌等均有疗效，而以对霍奇金病的效用较显著。

本品为双功能烷化剂，能与 DNA 交叉联结，或在 DNA 与蛋白质之间交叉联结，以阻止 DNA 复制，造成细胞损伤或死亡。

氮芥进入人体后迅速解离，其作用发生于 2～3 分钟内。用标记的氮芥静脉注射 30 秒内，90％离开血流，全身分布无选择性，而在脑中最少。用动脉灌注方法证明，首先接触的组织摄取药物最多。

本品毒性较大，接触皮肤黏膜，可引起组织发泡、糜烂或坏死；对骨髓有显著的抑制作用，使白细胞和血小板减少。对眼睛损伤尤甚，如接触后应立即用水洗涤，并再以 2％硫代硫酸钠溶液洗涤。

本品最早由 Prelog 与 Stepan 于 1935 年制得。国内于 1959 年开始生产。除中国药典（2015）收载外，BP（2013）、USP(36)均有收载。

【制法概要】

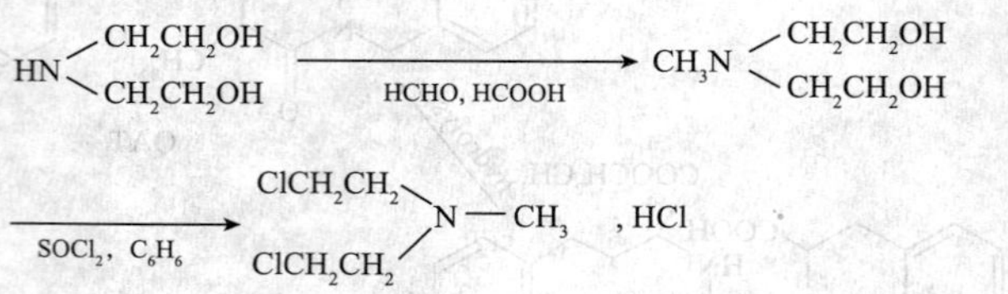

【性状】熔点　初熔时有气泡产生，但至终熔时气泡完全消失，亦无上升现象。

【鉴别】(1)本品加硫代硫酸钠液与碳酸氢钠，小心加热，盐酸氮芥在 pH 8 的碳酸氢钠液中，生成 1-甲基-1-(*β*-氯乙基)-吖丙啶鎓离子(Ⅰ)；再与硫代硫酸钠反应生成氮芥的本提盐(Bunte Salt of MBA)(Ⅱ)[1]，放冷，加稀盐酸使成酸性后，再加碘液，因溶液中已无硫代硫酸钠，不再与碘反应，故溶液中碘的黄色不消失。试验时取供试品量如过多，过量的盐酸氮芥可与碘生成棕褐色沉淀。

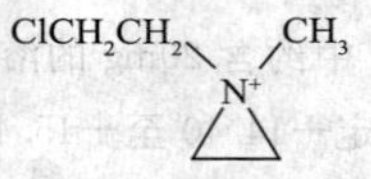

(Ⅰ)

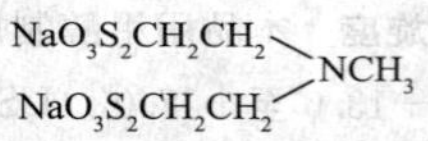

(Ⅱ)

(2)本品的红外光吸收图谱（光谱集 390 图）显示的主要特征吸收如下[2]。

特征谱带(cm^{-1})	归属
3020	氯甲基　ν_{C-H}
2700～2400	叔胺盐　$\nu_{\overset{+}{N}-H}$
770	氯甲基　ν_{C-Cl}

【检查】酸度　检查游离盐酸。氮芥在 pH＞7 时发生水解，失活，故制成盐酸盐，使 pH 值在 3.0～5.0。

干燥失重　本品有引湿性，且熔点较低，故采用五氧化二磷减压干燥法。

【含量测定】药典曾采用非水溶液滴定法。本品在冰醋酸中，与醋酸汞试液反应生成醋酸氮芥及难电离的氯化汞。用高氯酸液滴定，生成高氯酸氮芥和醋酸。

醋酸汞试液毒性比较大，并且对环境不利，中国药典（2015）采用 BP(2013)盐酸氮芥项下的含量测定方法替代非水滴定法。采用银量法测定含量，盐酸氮芥在氢氧化钾碱性条件下加热回流 2 小时，发生水解，分子中的有机结合的氯转变为无机的氯离子，再精密加入定量的硝酸银滴定液(0.1mol/L)使产生氯化银沉淀，滤过，最后用硫氰酸铵滴定液(0.1mol/L)回滴定未反应的硝酸银滴定液。加热煮沸是为了加快水解反应的速率；加入硝酸酸化，一是为了中和过量的KOH，防止KOH与$AgNO_3$反应对实验产生影响；二是检验生成的沉淀是否溶于硝酸；三是硝酸银与硫氰酸铵在酸性条件下反应。方法精密度良好，相对标准差(RSD)为0.09%($n=6$)。

USP(36)采用的含量测定方法与中国药典(2015)中盐酸氮芥注射液采用的方法相同。

【制剂】盐酸氮芥注射液(Chlormethine Hydrochloride Injection)

本品的溶剂为丙二醇，鉴别时取本品加水和氢氧化钠试液使氮芥游离，用乙醚提取；分取乙醚层，加水和稀盐酸，生成盐酸氮芥转溶至水层，蒸去乙醚，加碘化汞钾试液，反应生成不溶性$[B]_2 \cdot H_2HgI_4$，呈现白色浑浊或沉淀[3]。

细菌内毒素　本品临床每小时用药最大剂量是静脉注射每千克体重0.4mg(中国药典临床用药须知)，内毒素计算限值约为12.5EU/mg；国外标准USP为12.5USPEU/mg。中国药典(2015)规定本品细菌内毒素限值为12EU/mg，与内毒素计算值比较，安全系数为1，并与USP标准相当。

含量测定　为碘量法，其原理详见原料药鉴别(1)项下。应准确加入过量的硫代硫酸钠液进行反应，剩余的硫代硫酸钠液用碘液滴定至终点。因本品溶液较黏稠，需采用内容量移液管。

我国的盐酸氮芥注射液采用丙二醇为溶剂，使用时加少量生理盐水稀释后注射。盐酸氮芥注射液在贮存过程中含量有下降趋势，经考核，留样半年后，含量下降约5%。现生产中多采用通氮工艺，以提高其稳定性。根据相关的稳定性资料，留样3年的含量下降5%左右。

BP(2013)与USP(36)版收载的均为注射用盐酸氮芥，由于盐酸氮芥水溶液很不稳定，因此配制后应立即使用。

参考文献

[1] Golumbic C, Fruton JS, Bergmann M, et al. Chemical Reactions of the Nitrogen Mustard Gases, Ⅰ. The Transformations of Methyl-bis(β-chloroethyl)amine in Water [J]. J Org Chem, 1946, 11(5): 518-535.

[2] 中华人民共和国卫生部药典委员会．中华人民共和国药典1990年版二部药典注释[M]．北京：化学工业出版社，1993：592.

[3] 毛文仁．药品检定方法原理[M]．成都：西南交通大学出版社，1989：265.

撰写　宋冬梅　上海市食品药品检验所
潘德敏　陕西省食品药品监督检验研究院
复核　杨永健　上海市食品药品检验所

盐酸氯丙那林

Clorprenaline Hydrochloride

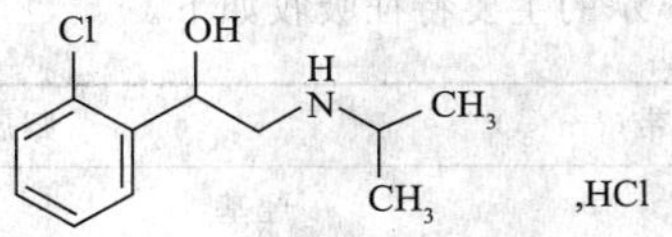

$C_{11}H_{16}ClNO \cdot HCl$　250.17

化学名： α-[[(1-甲基乙基)氨基]甲基]-2-氯-苯甲醇盐酸盐

α-[[(1-methylethyl) amino] methyl]-2-Chloro-benzenemethanol hydrochloride

英文名： Clorprenaline(INN) Hydrochloride; isoprophenamine; isoprofenamine

异名： 氯喘通；甘氯喘；甘氯酸铵盐

CAS号： [6933-90-0]

[3811-25-4](氯丙那林)

[5588-22-7](一水合物)

本品为β肾上腺素受体激动药。其药理作用为缓解支气管平滑肌痉挛，对支气管β_2受体的作用大于对β_1受体的作用。用于对支气管哮喘、哮喘型支气管炎、慢性支气管炎、合并肺气肿等。口服吸收良好，在血中有效浓度可持续6小时[1]。不良反应有少许患者可见口干、轻度心悸、手指震颤、头晕等。

本品于1963年由美国Lilly公司推出，国内由上海第十七制药厂于上世纪七十年代首次合成[2]。除中国药典(2015)收载该品种外，USP(36)、BP(2013)，Ph. Eur.(7.0)及JP(16)均未收载。

【制法概要】[2]

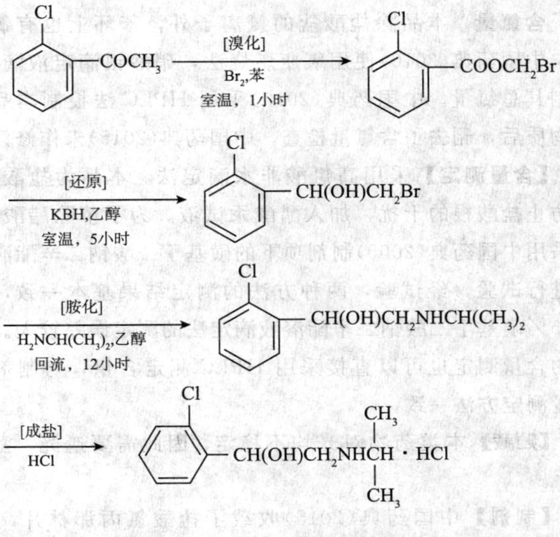

【性状】 中国药典(2015)收载本品为无水物，未见晶型研究的报道。

本品的熔点为165～169℃。有文献收载为163～164℃。

【鉴别】(1)本品为苯乙胺类药物，水溶液在硫酸制高锰酸钾饱和溶液中被氧化成醛，再加适量草酸，除去过量的高锰酸钾后，与二硝基苯肼试液反应，产生2,4-二硝基苯腙沉淀。

(2)本品的红外光吸收图谱与对照的图谱(光谱集655图)一致，其显示的主要特征吸收如下。

特征谱带(cm^{-1})	归属	
3320	羟基	ν_{O-H}
3100～2500	胺盐	$\nu_{NH_2^+}$
1589，1450	苯环	$\nu_{C=C}$
1084	羟基	ν_{C-O}
778	邻双取代苯	γ_{4H}
703	苯环	$\delta_{环}$

(3)本品为盐酸盐，其水溶液显氯化物的鉴别反应。

【检查】有关物质　采用HPLC法测定。该方法参照文献[3]制订，供试品溶液典型色谱图见图1。盐酸氯丙那林定量限为15ng，相当于样品测定浓度的0.15%；检测限为4.6ng，相当于样品测定浓度的0.045%。本类药物的有关物质测定还可采用离子对液相色谱法。本品在侧链有一个手性碳原子，可采用HPCE进行手性拆分[4]。

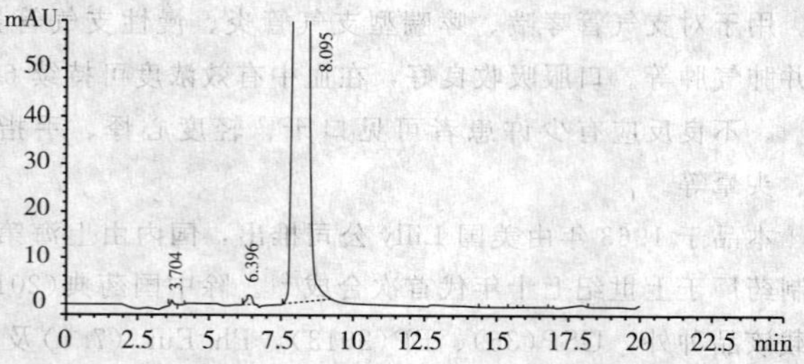

图1　盐酸氯丙那林有关物质检查供试品溶液色谱图

Ultimate TM AQ-C18(4.6mm×250 mm，5μm)

含氯量　本品除盐酸盐的氯离子外，苯环上也有氯原子，中国药典(2010)使用氧瓶燃烧法，硝酸银滴定液滴定，控制其总氯量。中国药典(2010)采用HPLC法控制本品有关物质后，删去了含氯量检查。中国药典(2015)未作修订。

【含量测定】采用高氯酸非水滴定法。本品为盐酸盐，为防止盐酸根的干扰，加入醋酸汞试液。为了革除醋酸汞，曾采用中国药典(2005)制剂项下的磺基丁二酸钠二辛酯滴定法进行试验，经试验，两种方法的测定结果基本一致，但0.45%磺基丁二酸钠二辛酯溶液滴定法的测定误差较大。本品的含量测定也可以直接采用HPLC测定含量，与制剂的含量测定方法一致。

【贮藏】本类药物对光均不稳定，因此需要遮光，密封保存。

【制剂】中国药典(2015)收载了盐酸氯丙那林片，BP(2013)、USP(36)、JP(16)均未收载。

盐酸氯丙那林片(Clorprenaline Hydrochloride Tablets)

有关物质、含量均匀度及含量测定均采用原料药有关物质项下的HPLC色谱条件。有文献报道[5]采用C18色谱柱，流动相为甲醇-磷酸盐缓冲液(pH 7.0，6∶4)，检测波长为213nm的HPLC条件，进行含量均匀度及含量的测定。

本品在水中易溶，故没有制订溶出度检查项。

参考文献

[1] 国家药典委员会．中华人民共和国药典临床用药须知·化学药和生物制品卷［M］.2005年版．北京：人民卫生出版社，2005：247.

[2] 国家医药管理局．全国原料药工艺汇编[M]．北京：国家医药管理局，1984：929.

[3] 赵霓，曲建国，沈君，等．HPLC测定复方氯丙那林鱼腥草素钠片的含量［M］．华西药学杂志，2006，21(3)：288-289.

[4] 刘长海，孙青，李翔，等．毛细管区带电泳拆分肾上腺素类药物［J］．分析试验室，2007，26(7)：64-66.

[5] 卓开华，周征．HPLC法测定盐酸氯丙那林片的含量和含量均匀度［J］．药物分析杂志，2007，27(4)：588-589.

撰写　陈桂良　上海药品审评核查中心
陆　丹　上海市食品药品检验所
复核　林　梅　上海市食品药品检验所

盐酸氯米帕明

Clomipramine Hydrochloride

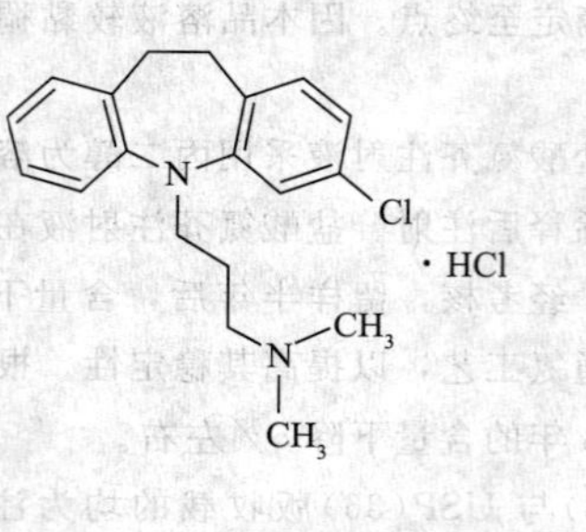

$C_{19}H_{23}ClN_2 \cdot HCl$　351.32

化学名：*N*,*N*-二甲基-10,11-二氢-3-氯-5*H*-二苯并[*b*,*f*]氮杂䓬-5-丙胺盐酸盐

3-chloro-5-[3-(dimethylamino) propyl]-10，11-dihydro-5*H*-dibenz-[*b*,*f*]azepine hydrochloride

英文名：Clomipramine Hydrochloride(INN)

CAS号：[17321-77-6]

本品为三环类抗抑郁药。主要作用是阻断中枢神经系统去甲肾上腺素和5-羟色胺的再摄取，对5-羟色胺的再摄取的阻断作用更强，从而发挥抗抑郁及抗焦虑作用，亦有镇静和抗胆碱能作用。

口服吸收快而完全，生物利用度30%～40%，蛋白结合率96%～97%，半衰期($t_{1/2}$)为22～84小时，表观分布容积(Vd)7～20L/kg，在肝脏代谢，活性代谢物为去甲氯米帕明，由尿排出。本品可分泌入乳汁。

除中国药典(2015)收载外，USP(36)、BP(2013)、JP(16)均有收载。

【制法概要】本品的合成路线如下。

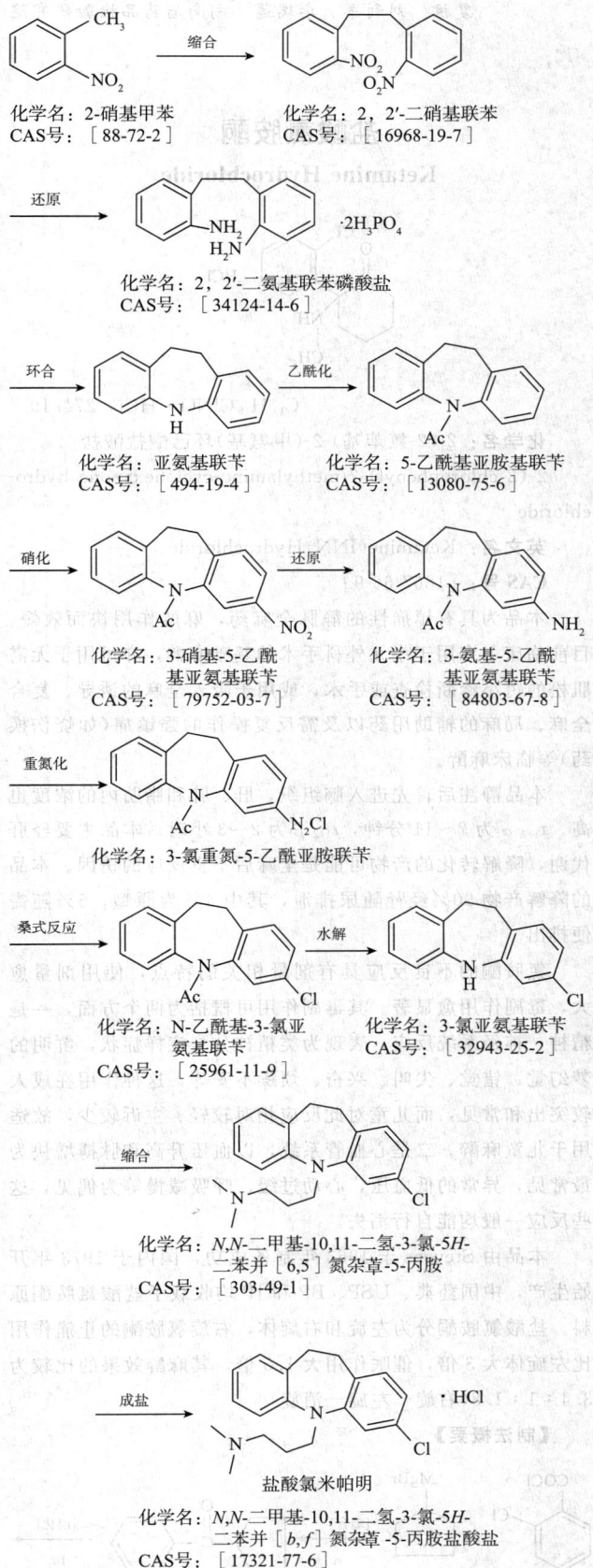

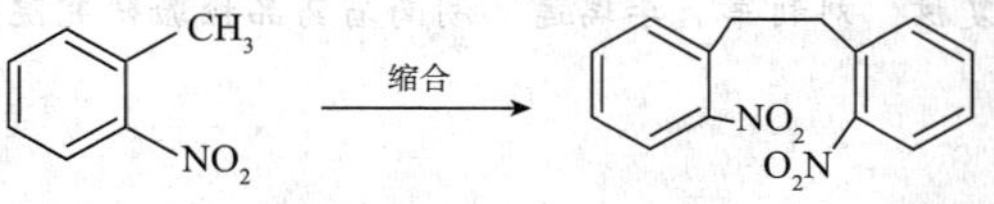

化学名：2-硝基甲苯
CAS号：［88-72-2］

化学名：2，2′-二硝基联苯
CAS号：［16968-19-7］

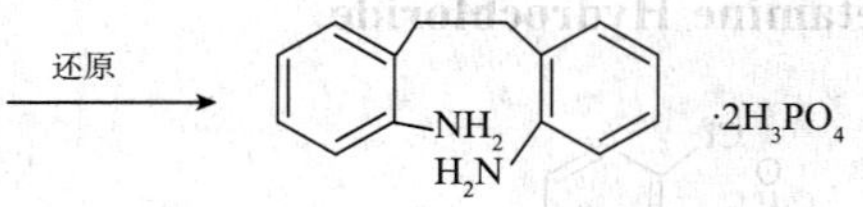

化学名：2，2′-二氨基联苯磷酸盐
CAS号：［34124-14-6］

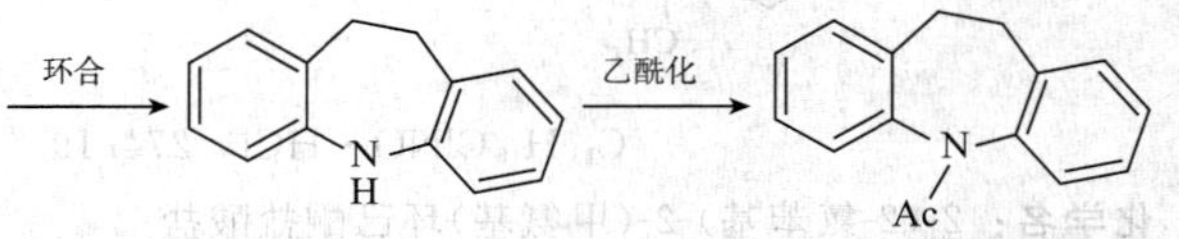

化学名：亚氨基联苄
CAS号：［494-19-4］

化学名：5-乙酰基亚胺基联苄
CAS号：［13080-75-6］

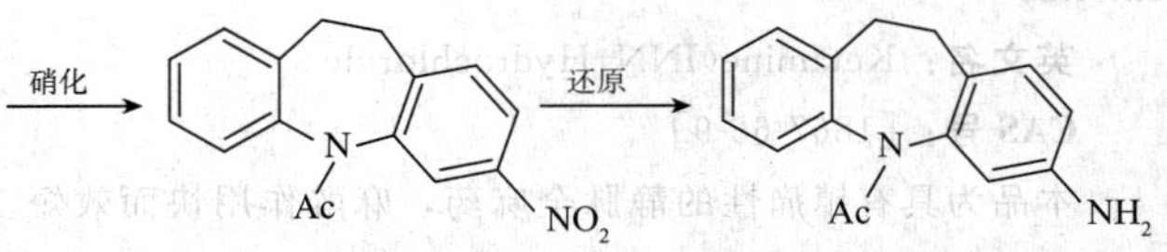

化学名：3-硝基-5-乙酰基亚氨基联苄
CAS号：［79752-03-7］

化学名：3-氨基-5-乙酰基亚氨基联苄
CAS号：［84803-67-8］

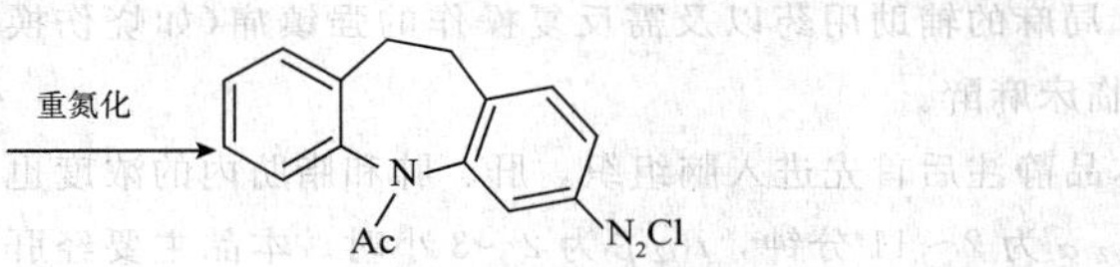

化学名：3-氯重氮-5-乙酰亚胺联苄

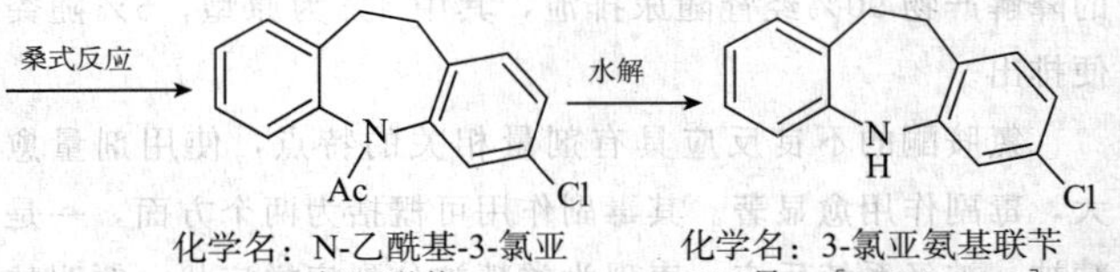

化学名：N-乙酰基-3-氯亚氨基联苄
CAS号：［25961-11-9］

化学名：3-氯亚氨基联苄
CAS号：［32943-25-2］

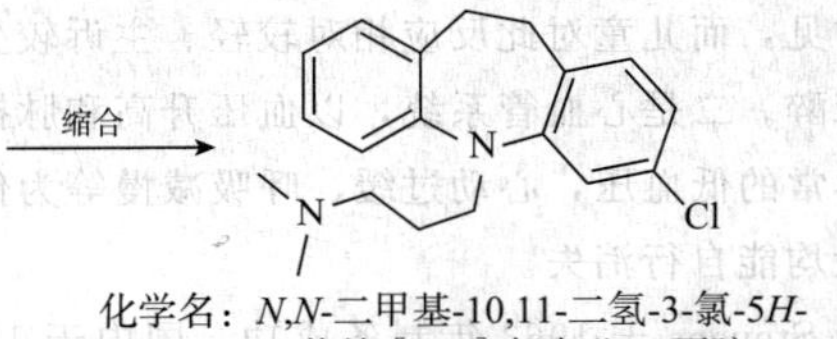

化学名：*N,N*-二甲基-10,11-二氢-3-氯-5*H*-二苯并［6,5］氮杂䓬-5-丙胺
CAS号：［303-49-1］

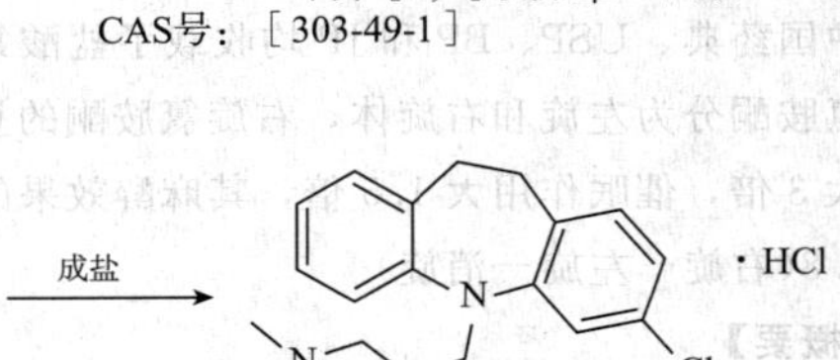

盐酸氯米帕明

化学名：*N,N*-二甲基-10,11-二氢-3-氯-5*H*-二苯并［*b,f*］氮杂䓬-5-丙胺盐酸盐
CAS号：［17321-77-6］

【性状】本品为白色至微黄色结晶性粉末；无臭、味苦；遇光色渐变黄。

【鉴别】(1)为吩噻嗪环被硝酸氧化生成3-吩噻嗪酮-5-氧化物而呈色。

(2)为有机破坏后吩噻嗪环上氯的鉴别反应。

(3)本品的红外光吸收图谱与对照的图谱(光谱集842图)一致。本品的红外图谱显示的主要特征吸收峰如表1。

表1　盐酸氯米帕明的红外图谱显示的主要特征吸收峰

特征谱带(cm^{-1})	归属	
3065，3030，3000	芳氢	ν_{C-H}
2825	氮甲基	ν_{C-H}
2700～2300	叔胺盐	$\nu_{\overset{+}{N}H}$
1592，1585，1570，1490	苯环	$\nu_{C=C}$
850，810，760	取代苯	$\gamma_{1H,2H,4H}$

(4)为盐酸中氯离子的鉴别反应。

【检查】**溶液的颜色**　主要检查游离的氯丙咪嗪及其氧化物(醌式化合物)。

有关物质　由于本品合成工艺中易产生丙米嗪等杂质，需对其进行控制。氯米帕明及其主要合成中间体、降解产物均有一定的紫外吸收，故采用高效液相紫外检测法进行有关物质检查。用十八烷基硅烷键合硅胶柱，以1.25%庚烷磺酸钠溶液-1.0%三氯醋酸溶液-2.5%磷酸二氢钾溶液-甲醇(80∶50∶40∶330)为流动相，柱温40℃(为了保证各杂质峰与主峰之间及各杂质峰之间达到有效分离，同时保证样品在合适的时间内检测到所有色谱峰，故选择柱温为40℃)，检测波长为251nm。该色谱条件下记录的色谱图见图1，氯米帕明出峰时间约为19分钟，理论板数为6162，丙米嗪出峰时间约为11分钟，两峰的分离度为7.28。经方法学验证，氯米帕明对酸、碱、热及光较稳定，易被氧化破坏，所产生的降解产物在该色谱条件下能与主峰有效的分离，最低检出量为5.0ng。

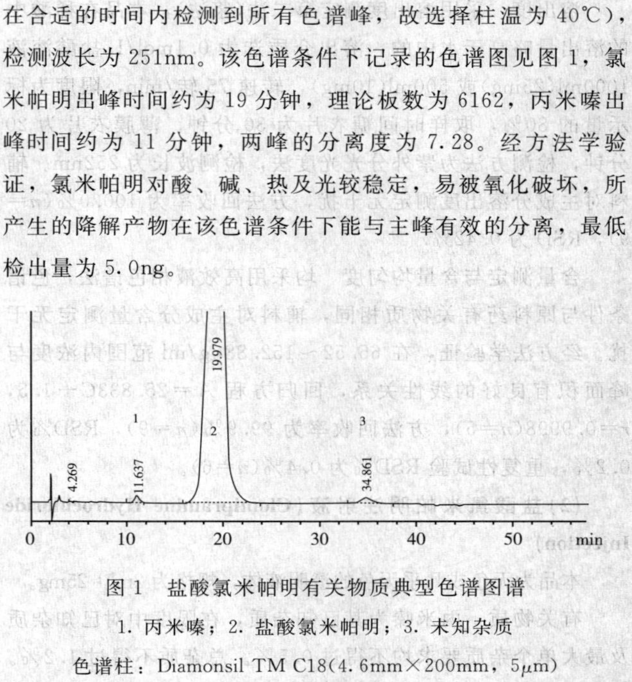

图1　盐酸氯米帕明有关物质典型色谱图谱

1. 丙米嗪；2. 盐酸氯米帕明；3. 未知杂质

色谱柱：Diamonsil TM C18(4.6mm×200mm，5μm)

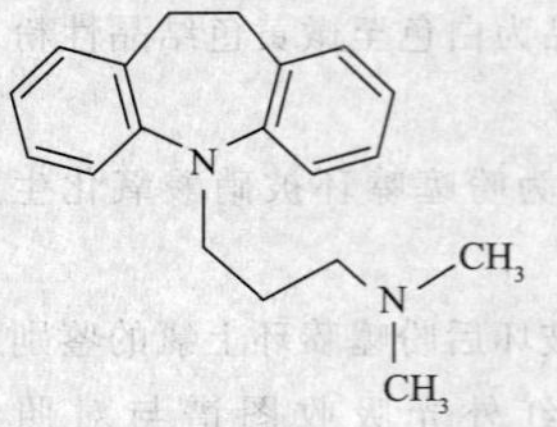

图 2 已知杂质丙米嗪结构式

杂质丙米嗪：分子式：$C_{19}H_{24}N_2$，分子量：250.38，化学名：*N*，*N*-二甲基-10，11-二氢-5*H*-二苯并[*b*，*f*]氮杂䓬-5-丙胺

【含量测定】中国药典(2005)采用非水滴定法(高氯酸滴定)，溶剂为冰醋酸和醋酸汞，易引起汞污染问题。中国药典(2010)参考 BP(2009)采用电位滴定法(氢氧化钠滴定)，盐酸氯米帕明在 0.15～0.55g 范围内线性关系良好。回归方程为：$y=26.721x+0.0033$，$r=1(n=5)$。重复性试验 RSD 为 0.02％($n=6$)。中国药典(2015)未作修订。

USP(36)采用 HPLC 法。

【制剂】中国药典(2015)收载了盐酸氯米帕明片和注射液，USP(36)和 BP(2013)收载了胶囊剂，JP(16)中未收载制剂品种。

(1)盐酸氯米帕明片(Clomipramine Hydrochloride Tablets)

本品为糖衣片或薄膜衣片，规格为 10mg，25mg。国内各企业的处方中，主要辅料有淀粉、蔗糖、羟丙基甲基纤维素、硬脂酸镁等。

鉴别　采用高效液相色谱法，以增强鉴别的专属性。

有关物质　由于盐酸丙米嗪为已知杂质，在限度中对已知杂质要求为不得过 0.5％，最大单个杂质要求为不得过 1.0％，总杂质不得过 1.5％。

溶出度　采用溶出度测定第二法(浆法)，本品在稀酸中的溶出量略高于水中的，溶出介质选为 0.1mol/L 盐酸溶液 1000ml(25mg)或 500ml(10mg)，转速 75 转/min，限度为标示量的 80％，取样时间糖衣片为 30 分钟、薄膜衣片为 20 分钟，检测方法为紫外分光光度法，检测波长为 252nm。辅料对主成分溶出度测定无干扰，方法回收率为 100.0％($n=9$)，RSD 为 0.42％。

含量测定与含量均匀度　均采用高效液相色谱法，色谱条件与原料药有关物质相同，辅料对主成分含量测定无干扰。经方法学验证，在 65.52～152.88μg/ml 范围内浓度与峰面积有良好的线性关系，回归方程 $A=25.833C+1.5$，$r=0.9998(n=5)$，方法回收率为 99.9％($n=9$)，RSD％为 0.2％，重复性试验 RSD％为 0.4％($n=6$)。

(2)盐酸氯米帕明注射液(Clomipramine Hydrochloride Injection)

本品为无色或几乎无色的澄明液体，规格为 2ml：25mg。

有关物质　丙米嗪为其已知杂质，在限度中对已知杂质及最大单个杂质要求均不得过 0.5％。总杂质不得过 1.2％。

细菌内毒素　本品临床每小时用药最大剂量是静脉注射每次 150mg(中国医师药师临床用药指南)，内毒素计算限值约为 2.0EU/mg。中国药典(2015)规定本品细菌内毒素限值为 2.0EU/mg，与内毒素计算值比较，安全系数为 1。

撰写　朱迎军　　湖南省药品检验研究院

复核　刘利军　李瑞莲　湖南省药品检验研究院

盐酸氯胺酮

Ketamine Hydrochloride

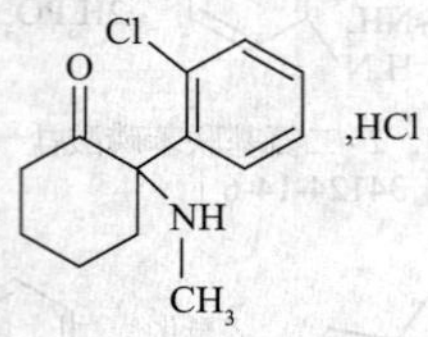

$C_{13}H_{16}ClNO \cdot HCl$　274.19

化学名：2-(2-氯苯基)-2-(甲氨基)环己酮盐酸盐

2-(2-chlorophenyl)-2-methylamino-cyclohexanone hydrochloride

英文名：Ketamine(INN) Hydrochloride

CAS 号：[1867-66-9]

本品为具有镇痛性的静脉全麻药，麻醉作用快而效短。目前临床上多用于小儿外科手术的基础麻醉，亦可用于无需肌松的短小诊断检查或手术，或用于吸入全麻的诱导、复合全麻、局麻的辅助用药以及需反复操作的强镇痛(如烧伤换药)等临床麻醉。

本品静注后首先进入脑组织，肝、肺和脂肪内的浓度也高。$t_{1/2}\alpha$ 为 2～11 分钟，$t_{1/2}\beta$ 为 2～3 小时。本品主要经肝代谢，降解转化的产物可能是全麻后不良反应的诱因。本品的降解产物 90％经肾随尿排泄，其中 4％为原型，5％随粪便排出。

氯胺酮的不良反应具有剂量相关的特点，使用剂量愈大，毒副作用愈显著。其毒副作用可概括为两个方面，一是精神、神经系统反应，表现为类精神分裂症样症状，鲜明的梦幻觉、错觉、尖叫、兴奋、烦躁不安等，这种作用在成人较突出和常见，而儿童对此反应相对较轻、主诉较少，故适用于儿童麻醉。二是心血管系统，以血压升高和脉搏增快为最常见，异常的低血压，心动过缓、呼吸减慢等为偶见，这些反应一般均能自行消失。

本品由 Stevens 于 1963 年制备成功，国内于 1973 年开始生产，中国药典、USP、BP 和 JP 均收载了盐酸氯胺酮原料。盐酸氯胺酮分为左旋和右旋体，右旋氯胺酮的止痛作用比左旋体大 3 倍，催眠作用大 1.5 倍，其麻醉效果的比较为 3.4：1：1.8(右旋－左旋－消旋)。

【制法概要】

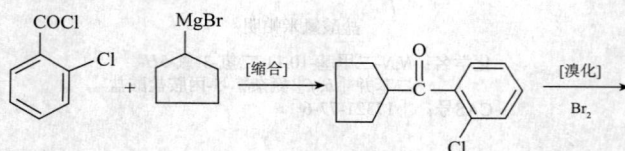

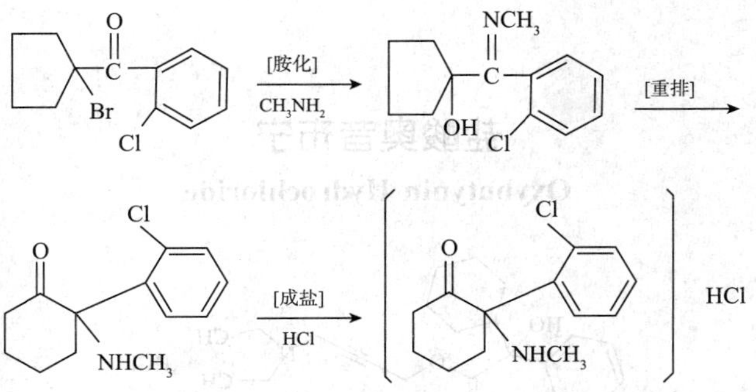

【熔点】262～263℃。

【鉴别】(1)盐酸氯胺酮水溶液的有两个最大吸收波长，分别为 269nm 和 277nm(图 1)。

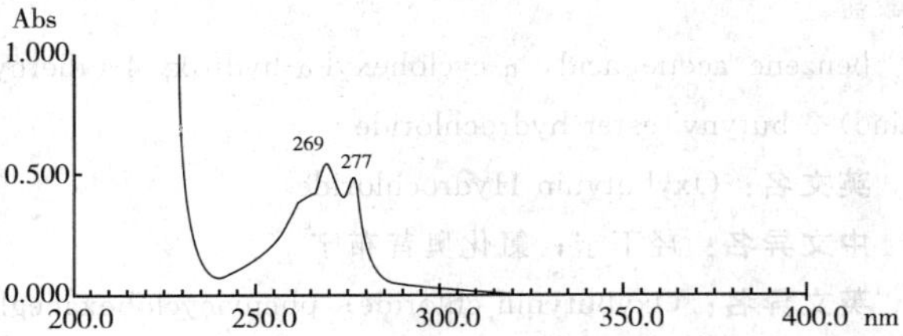

图 1　盐酸氯胺酮的紫外光谱

(2)本品的红外光吸收图谱(光谱集 393 图)主要特征吸收如下。

特征谱带(cm^{-1})	归属	
3000～2300	仲胺盐	$\nu_{\overset{+}{N}H_2}$
1720	环酮	$\nu_{C=O}$
1580，1490，1450	苯环	
775	邻位取代苯	γ_{4H}

(3)本品为盐酸盐，其水溶液显氯化物的鉴别反应。

【检查】**有关物质**　盐酸氯胺酮为化学合成药物，受所用试剂、原料及制剂工艺过程、药物放置条件等因素影响，在盐酸氯胺酮原料及其制剂中可能存在相应的过程杂质及降解产物，直接影响产品质量。中国药典(2010)盐酸氯胺酮增加了有关物质检查，参考 BP 和 USP 中相同品种项下有关物质检查方法，对流动相系统进行了适当调整；考察了盐酸氯胺酮经加速破坏试验后氯胺酮峰与各杂质峰的分离情况，结果证明分离效果良好，且空白试验无干扰(图 2)。

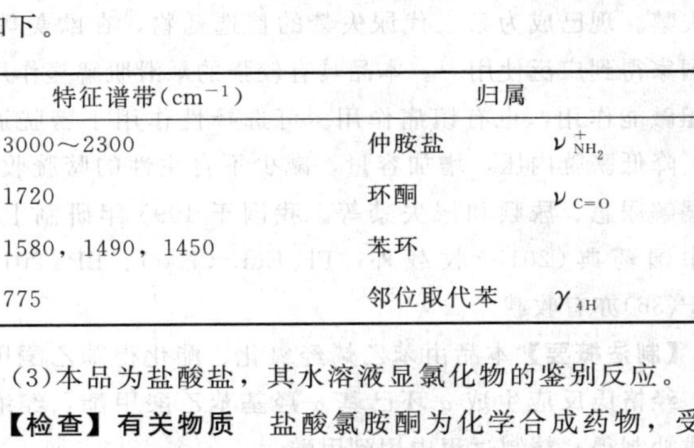

A

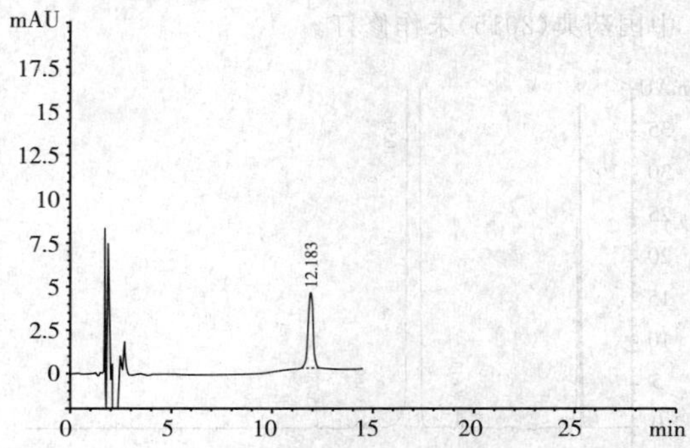

B

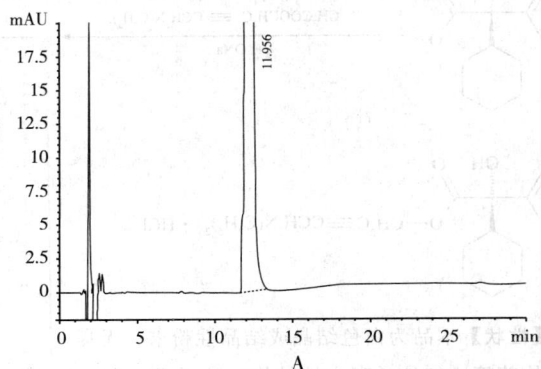

图 2　盐酸氯胺酮有关物质检查色谱图

A. 样品溶液　　　B. 自身对照溶液

采用二种不同品牌色谱柱考察方法耐用性，测定结果说明该方法耐用性相对较好，详见表 1。

表 1　耐用性考察结果

色谱柱	Agilent TC-C18（4.6mm×250mm，5μm）	Agilent ZORBAX-C18（4.6mm×250mm，5μm）
氯胺酮色谱峰 Rt(分)	10.9	8.7
氯胺酮色谱峰理论板数	9253	4301
与相邻色谱峰分离度	3.02	3.12

在该色谱条件下，盐酸氯胺酮的检出限约为 0.25ng。

系统适用性试验中最好采用一个结构相近的同系物与主成分的分离度作为考察对象，确定色谱分离条件是否达到规定要求。今后标准中应进一步完善系统适用性试验内容。

【含量测定】采用了以高氯酸为滴定剂的电位滴定法测定含量，并加入适量醋酸酐以提高滴定突跃，反应是 1 分子盐酸氯胺酮与 1 分子高氯酸作用。该方法的相对标准偏差(RSD)为 0.2%($n=6$)，不同电位滴定仪测定结果相对误差在 0.1%以内，表明该方法准确可靠。

BP(2013)采用以氢氧化钠为滴定剂的电位滴定法，USP(36)采用 HPLC 法。对于国产样品，参照 BP(2013)方法使用以氢氧化钠为滴定剂的电位滴定法测定，但结果偏高。

【贮藏】密封保存。

【制剂】盐酸氯胺酮注射液，USP(36)和中国药典(2015)有收载。BP(2013)收载制剂的名称为氯胺酮注射液。

盐酸氯胺酮注射液(Ketamine Hydrochloride Injection)　本品为盐酸氯胺酮注射液的灭菌水溶液，含量限度以氯胺酮($C_{13}H_{16}ClNO$)计。

鉴别　本品加硫酸溶液与碘化铋钾试液，反应生成红棕色的配盐沉淀。此系有机含氮药物与生物碱沉淀试剂的反应。

检查　中国药典(2010)盐酸氯胺酮注射液增加了有关物质的检查，检测方法同原料药，辅料无干扰，典型色谱图见

图 3。中国药典(2015)未作修订。

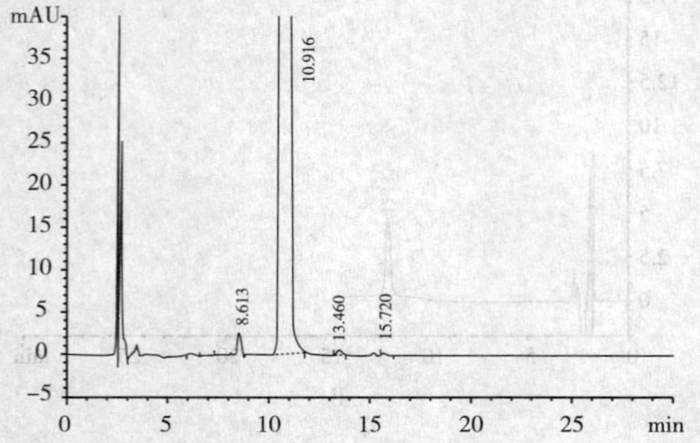

A

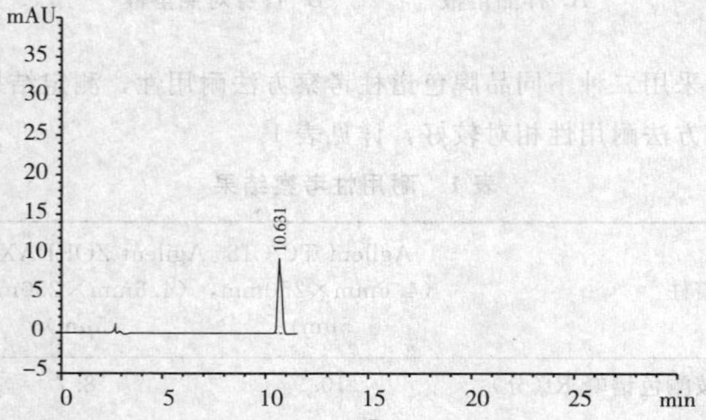

B

图 3　盐酸氯胺酮注射液有关物质检查色谱图

A. 样品溶液　　B. 对照溶液

细菌内毒素　中国药典(2010)盐酸氯胺酮注射液增加了细菌内毒素检查，限度为每 1mg 盐酸氯胺酮中内毒素的量应小于 0.40EU，中国药典(2015)未作修订。

本品临床每小时用药最大剂量是静脉注射每千克体重 8mg(中国药典临床用药须知)，内毒素计算限值约为 0.63EU/mg；国外标准中 USP 为 0.4USPEU/mg。中国药典(2015)规定本品细菌内毒素限值为 0.40EU/mg，与内毒素计算值比较，安全系数为 1.6，并与 USP 标准相当。

本品对内毒素检查方法有干扰，最大不干扰浓度约为 0.3mg/ml，应调节 pH 值或采用适当灵敏度的鲎试剂经稀释至 MVD 后进行内毒素检查。

含量测定　参照 BP(2009)，中国药典(2010)修订为操作简单的紫外对照品法测定含量，并进行了方法学考察，结果表明：样品浓度在 0.04～0.4mg/ml 的范围内，浓度与吸光度呈良好的线性关系；回收率为 99.7%；重复性为 0.4%(n=6)，表明该方法准确可靠。中国药典(2015)未作修订。

撰写　王　慧　中国食品药品检定研究院

宋德裕　北京市药品检验所

复核　南　楠　中国食品药品检定研究院

盐酸奥昔布宁

Oxybutynin Hydrochloride

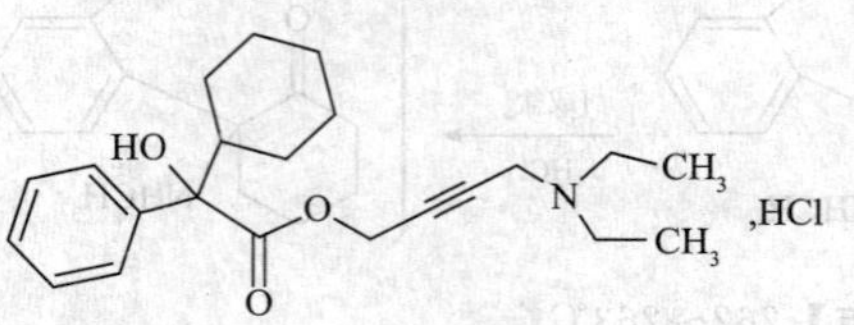

$C_{33}H_{31}NO_3 \cdot HCl$　393.95

化学名： α-环己基-α-羟基-苯乙酸-4-二乙氨基-2-丁炔酯盐酸盐

benzene acetie acid，α-cyclohexyl-α-hydroxy-4-(diethylamino)-2 butynyl ester hydrochloride

英文名： Oxybutynin Hydrochloride

中文异名： 羟丁宁；氯化奥昔布宁

英文异名： Oxybutynin chloride；phenylcyclohexaneglycolic acid 4-(diethylamino)-2-butynyl ester，hydrochloride

CAS 号： [1508-65-2]

本品 1963 年由美国首先合成，1975 年上市，用于治疗尿失禁。现已成为第三代尿失禁的首选药物，在欧美等 29 个国家得到广泛使用[1]。本品具有较强的平滑肌解痉作用和抗胆碱能作用，也有镇痛作用。可选择性作用于膀胱逼尿肌，降低膀胱内压，增加容量，减少不自主性的膀胱收缩，而缓解尿急、尿频和尿失禁等。我国于 1995 年研制上市。除中国药典(2015)收载外，Ph. Eur.(7.0)、BP(2013)、USP(36)亦有收载。

【制法概要】 本品由苯乙烯经氧化、酯化得苯乙酮甲酸酯，经格氏反应生成 α-环己基-α-羟基苯乙酸甲酯，经缩合后成盐制得。精制过程中用到甲醇。

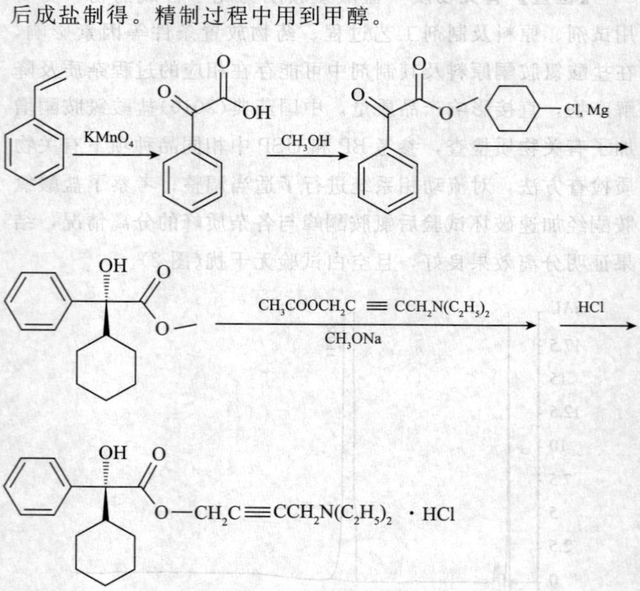

【性状】 本品为白色结晶或结晶性粉末；无臭。

比旋度　本品具有手性结构，参考 Ph. Eur.(7.0)、BP

(2013)，比旋度订为－0.10°至＋0.10°。

【鉴别】(1)炔烃鉴别

反应机制：二取代的炔烃 RC≡CR′能与水、H_2SO_4 及 $HgSO_4$ 试剂发生加水反应生成羰基化合物。

$$RC\equiv CR'+H_2O\xrightarrow[HgSO_4]{H_2SO_4}RCOCH_2R'$$

反应生成的羰基化合物与 2，4-二硝基苯肼反应生成橙色的 2，4-二硝基苯腙。

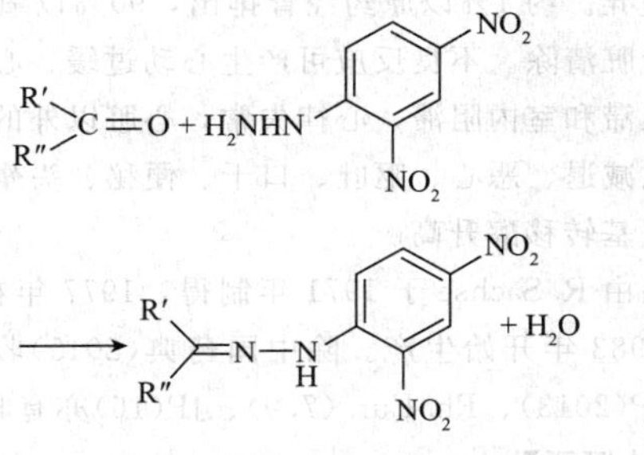

(2)本品的红外光吸收图谱应与对照的图谱(光谱集 1032 图)一致。本品的红外光吸收图谱显示的主要特征吸收如下。

特征谱带(cm^{-1})	归属	
3510～3300	羟基	ν_{O-H}
3080，3055，3030	芳氢	ν_{C-H}
1750	酯基	$\nu_{C=O}$
1620，1600，1500，1450	苯环	$\nu_{C=C}$
1210	酯	ν_{C-O}
1150	叔醇	ν_{C-O}
730	单取代苯	γ_{5H}
700	单取代苯环	$\delta_{环}$

【检查】有关物质 盐酸奥昔布宁及其主要合成中间体、降解产物均有一定的紫外吸收，故采用高效液相紫外检测法进行有关物质检查。用十八烷基硅烷键合硅胶柱，以磷酸盐缓冲液(磷酸二氢钾 1.94g，磷酸氢二钾 2.48g，加水至 1000ml，用 1mol/L 磷酸调 pH 值至 6.8)-甲醇(15∶85)为流动相，检测波长为 220nm，该色谱条件下盐酸奥昔布宁出峰时间约为 8 分钟(图 1)。经方法学验证，本品易被酸、碱、氧化破坏，所产生的降解产物在该色谱条件下能与主峰有效的分离；盐酸奥昔布宁的检测限为 2ng，供试品溶液在 24 小时内稳定。

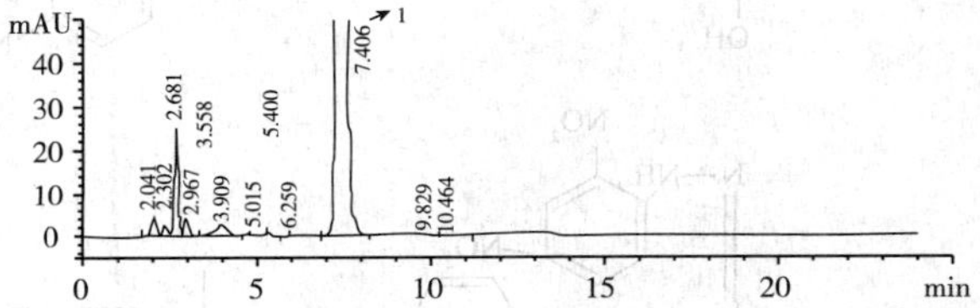

图 1 盐酸奥昔布宁有关物质典型色谱图

1. 盐酸奥昔布宁

色谱柱：Diamonsilrm C18(4.6mm×200mm，5μm)

含氯量 用于考查本品的成盐情况。本品在冰醋酸中溶解与硝酸银试液反应，定量成盐。

$$Ag^{+}+Cl^{-}\longrightarrow AgCl\downarrow$$

使用有机染料曙红作为吸附指示剂，其阴离子在溶液中容易被带相反电荷的胶态沉淀所吸附，同时发生明显的颜色变化以指示滴定终点。滴定开始时，溶液中存在大量的 Cl^-，这时 AgCl 胶态沉淀首先吸附 Cl^-，使 AgCl 沉淀表面带负电荷($AgCl\cdot Cl^-$)。由于同种电荷相斥，而不再吸附曙红指示剂的阴离子，随着滴定的进行，Cl^- 离子浓度与 Ag^+ 浓度相等，稍过化学计量点，溶液中就有过量的 Ag^+。这时 AgCl 沉淀吸附 Ag^+ 离子，使沉淀颗粒带正电荷($AgCl\cdot Ag^+$)，并立即吸附曙红指示剂的阴离子，形成红色指示终点。本品所成盐酸盐的理论含氯量为 8.99%，故规定含氯量应为 8.0%～10.0%。

【含量测定】采用电位滴定法。考虑到本品为有机碱氢卤酸盐，呈弱碱性，含量采用加入乙酸酐的高氯酸电位滴定法，滴定药物的碱性部分。增加乙酸酐的比例[2]，可使本品的碱性增强，滴定突跃显著增强。

【制剂】中国药典(2015)收载了盐酸奥昔布宁片，BP(2013)和 USP(36)收载了盐酸奥昔布宁片、缓释片、口服溶液。

盐酸奥昔布宁片(Oxybutynin Hydrochloride Tablets)

本品为白色片，规格为 5mg。国内各企业处方中，主要辅料有淀粉、乳糖、硬脂酸镁、羧甲基淀粉钠等。

鉴别 薄层色谱，与对照品同时碘蒸气显色，有较强的专属性(图 2)。

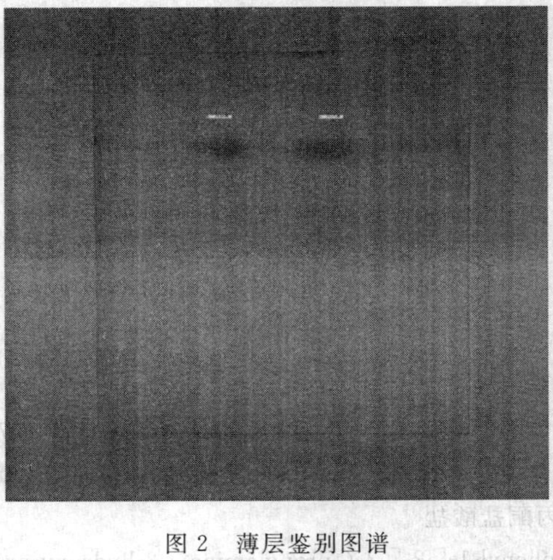

图 2 薄层鉴别图谱

1. 对照品；2. 供试品

检查 有关物质 同盐酸奥昔布宁，辅料不干扰测定。

溶出度 《新药转正标准第三十册》溶出度检测方法采用三氯甲烷萃取的紫外分光光度法，由于该方法操作繁琐，专属性不强，测定误差较大，中国药典(2015)采用高效液相色谱法测定溶出量，具体条件同含量项下。采用第二法，以水 500ml 为溶剂，转速为每分钟 50 转，限度为 80%。溶出液的色谱图见图 3。辅料对主成分溶出度测定无干扰。

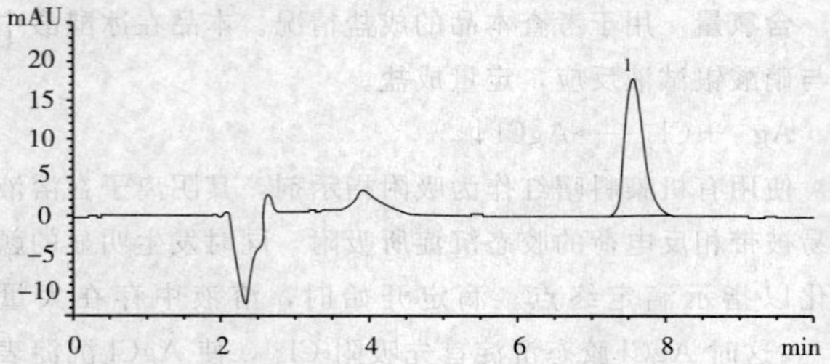

图3 盐酸奥昔布宁片溶出液色谱图

1. 盐酸奥昔布宁

色谱柱：Diamonsil™C18(4.6mm×200mm，5μm)

含量测定 采用高效液相色谱法[3]。经方法学验证，在108.2～814.7μg/ml范围内峰面积与浓度线性关系良好，线性方程 $A=6.7889C+30.108$，$r=0.9999(n=5)$，方法回收率为98.6%，RSD%为0.6%($n=9$)，重复性试验RSD%为0.5%($n=6$)。

参考文献

[1] 张玉凤，袁莉娟．奥宁［J］．中国新药杂志，1998，7(1)：20-21.

[2] 张娜，岳志华，牛秀华，等．2010年版中国药典非水滴定中革除汞盐方法的探讨［J］．药物分析杂志，2008，28(8)：1405-1407.

[3] 丁雪鹰．反相高效液相色谱法测定盐酸奥昔布宁片的含量［J］．第二军医大学学报，2003，24(3)：327-328.

撰写 张 珂 湖南省药品检验研究院
复核 刘利军 李瑞莲 湖南省药品检验研究院

盐酸普罗帕酮
Propafenone Hydrochloride

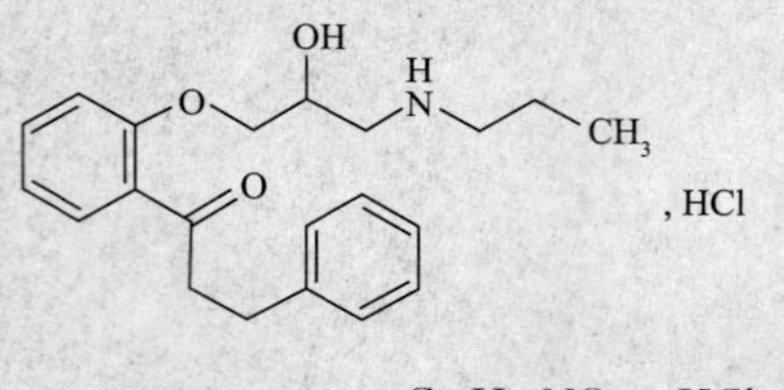

$C_{21}H_{27}NO_3 \cdot HCl$ 377.91

化学名：3-苯基-1-[2-[3-(丙氨基)-2-羟基丙氧基]苯基]-1-丙酮盐酸盐

3-phenyl-1-[2-[3-(propylamine)-2-hydroxy-propoxy]phenyl]-1-propanone hydrochloride

英文名：Propafenone(INN) Hydrochloride

异名：心律平

CAS号：[34183-22-7]

本品属Ⅰc类抗心律失常药。其电生理效应是抑制快钠离子内流，减慢0相除极速度，使传导速度减低，轻度延长动作电位间期及有效不应期。主要作用部位在心房及心肌传导纤维。适用于阵发性室性心动过速、阵发性室上性心动过速及预激综合征伴室上性心动过速、心房扑动或心房颤动的预防。也可用于各种早搏的治疗[1]。它可以改变心内膜起搏阈值，对于安装起搏器的患者来说调节可能是必需的[2]。口服吸收良好，首过效应明显。单次服药 $t_{1/2}$ 约3～4小时，多次服药约6～7小时，口服后0.5～1小时作用开始，2～3小时达最大作用，作用可持续时间6～8小时[1]。本品在体内绝大部分与蛋白质结合[3]，经肝脏代谢，主要代谢产物为5-羟基普罗帕酮、*N*-去丙基普罗帕酮、4-羟基-5-甲氧基普罗帕酮及5-羟基-4-甲氧基普罗帕酮；但其代谢情况具有很大的个体差异。约1%以原药经肾排出，90%以氧化代谢物经肠道及肾脏清除。不良反应可产生心动过缓、心脏停搏及房室传导阻滞和室内阻滞、心律失常，心脏以外的可使味觉异常，食欲减退、恶心、呕吐、口干、便秘、头晕、目眩，以及肝脏氨基转移酶升高。

本品由R. Sachse于1971年制得，1977年在欧洲上市，国内于1983年开始生产。除中国药典(2015)收载外，USP(36)、BP(2013)、Ph. Eur.(7.0)、JP(16)亦有收载。

【制法概要】[4]

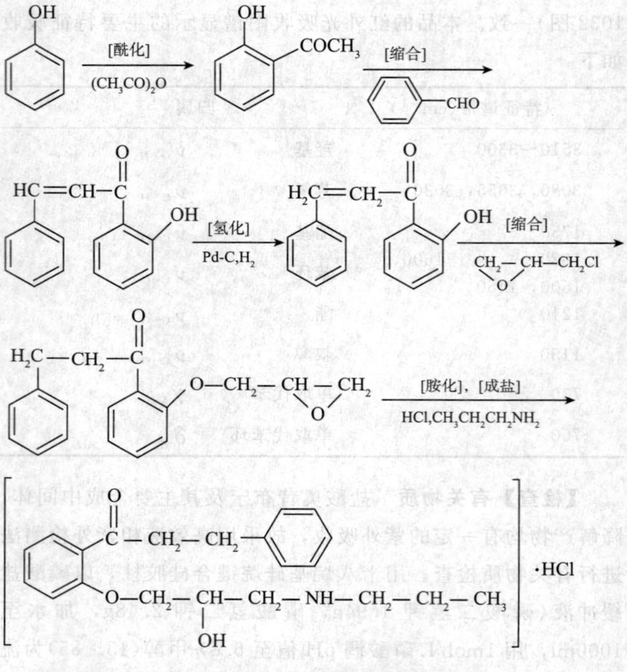

【鉴别】(1)本品与二硝基苯肼试液反应，生成2，4-二硝基苯腙衍生物，为金黄色沉淀。

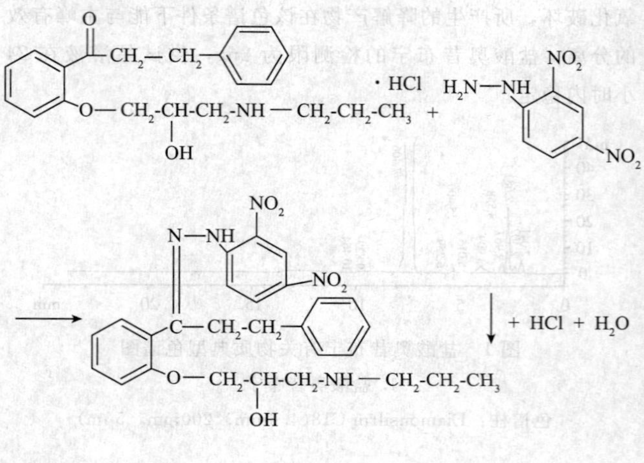

(2)本品的乙醇溶液在 210nm、248nm 与 304nm 的波长处有最大吸收(图 1)。

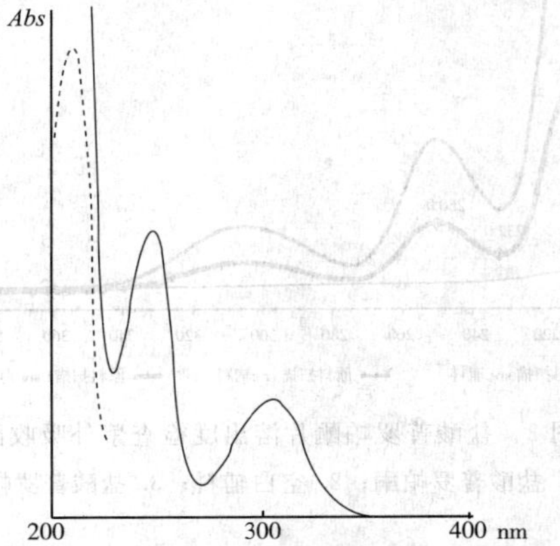

图 1　盐酸普罗帕酮的紫外吸收图谱

(3)本品的红外光吸收图谱(光谱集 395 图)显示的主要特征吸收如下。

特征谱带(cm^{-1})	归属	
3400, 3310	羟基	ν_{O-H}
3000～2400	仲胺盐	$\nu_{\overset{+}{N}H_2}$
1660	酮	$\nu_{C=O}$
1595, 1450	苯环	$\nu_{C=C}$
1240, 1030	醚及醇	ν_{C-O}
765	取代苯	γ_{4H}
750	取代苯	γ_{5H}
705	单取代苯	$\delta_{环}$

【检查】有关物质　采用高效液相色谱法。

本品的水溶液(0.1mg/ml)在 211nm、217nm、246nm 和 303nm 处有最大吸收。BP(2013)规定检测波长为 220nm。取酸破坏的样品在上述五个波长处测定，发现在 220nm 波长处各杂质峰吸收响应值高，且经二极管阵列检测器测定，提示其主峰为单一峰。本品的最低检出量为 0.05ng (图 2)。

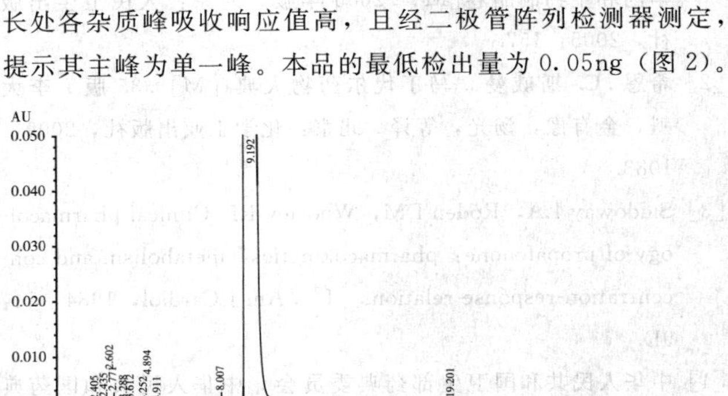

图 2　盐酸普罗帕酮样品有关物质检查色谱图

主要杂质名称及结构如下。

杂质 A：1-(2-hydroxyphenyl)-3-phenylpropan-1-one 化学名：1-(2-羟基苯基)-3-苯基-1-丙酮

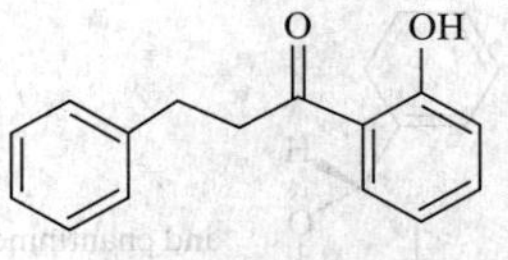

杂质 B：(2*E*)-1-[2-[(2*RS*)-2-hydroxy-3-(propylamino)propoxy]phenyl]-3-phenylprop-2-en-1-one 化学名：(2*E*)-1-[2-[(2*RS*)-2-羟基-3-(丙胺基)丙氧基苯基]-3-苯基丙基-2-烯-1-酮

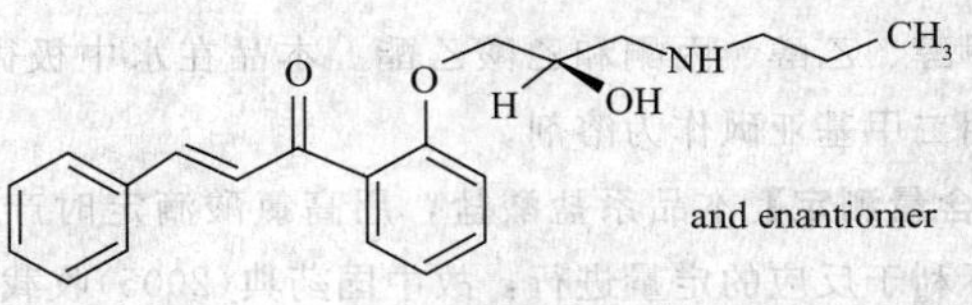

杂质 C：$R_1 + R_2 = O$：1-[2-[[(2*RS*)-oxiranyl]methoxy]phenyl]-3-phenylpropan-1-one 化学名：$R_1 + R_2 = O$：1-[2-[[(2*RS*)-环氧乙烷基]甲氧基]苯基]-3-苯基丙基-1-酮

杂质 D：$R_1 = R_2 = OH$：1-[2-[(2*RS*)-2,3-dihydroxypropoxy]phenyl]-3-phenylpropan-1-one 化学名：$R_1 = R_2 = OH$：1-[2-[(2*RS*)-2,3-二羟基丙基]苯基]-3-苯基丙基-1-酮

杂质 E：$R_1 = OH$，$R_2 = Cl$：1-[2-[(2*RS*)- 3-chloro-2-hydroxypropoxy]phenyl]-3-phenylpropan-1-one 化学名：$R_1 = OH$，$R_2 = Cl$：1-[2-[(2*RS*)- 3-氯-2-羟基丙基]苯基]-3-苯基丙基-1-酮

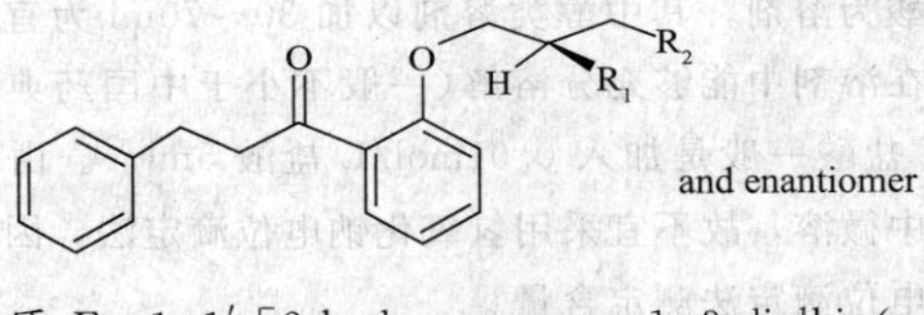

杂质 F：1，1′-[2-hydroxypropane-1，3-diylbis(oxy-2，1-phenylene)]bis(3- phenylpropan-1-one)化学名：1，1′-[2-羟基丙基-1，3-二基双(氧-2，1-苯基)-双(3-苯基丙基-1-酮)

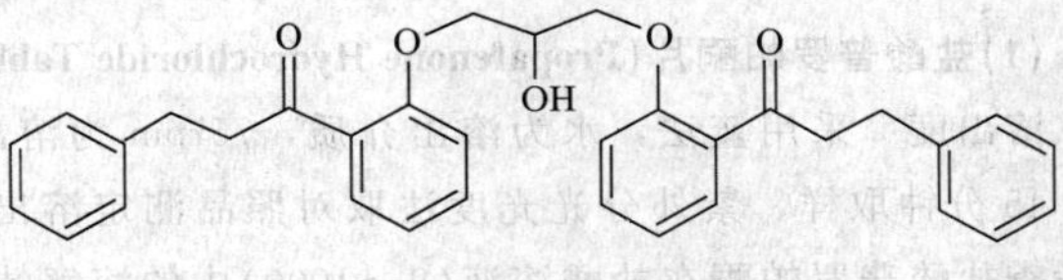

杂质 G：1，1′-[propyliminobis[(2-hydroxypropane-3，1-diyl(oxy-2，1-phenylene)]bis(3-phenylpropan-1-one)化学名：1，1′-[2-丙基亚氨基双[(2-羟基丙基-3，1-二基)氧-2，1-苯基]]双(3-苯基丙基-1-酮)

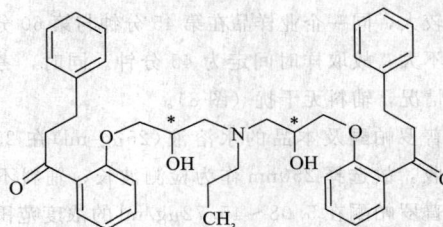

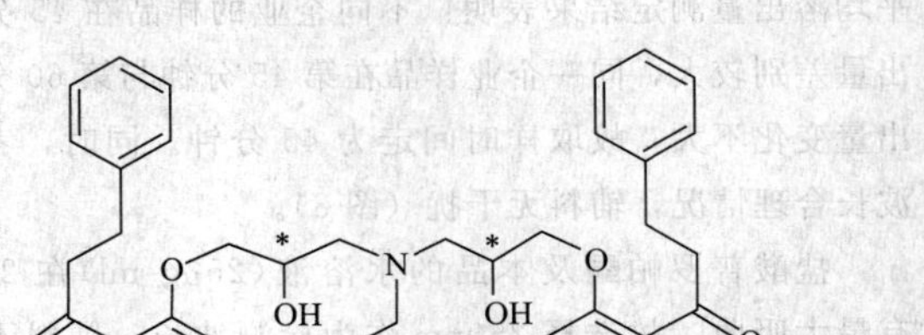

杂质 H：(2*RS*)-2-phenyl-2,3-dihydro-4*H*-1-benzopyran-4-one 化学名：(2*RS*)-2-苯基-2,3-二氢-4*H*-1-苯基吡喃-4-酮

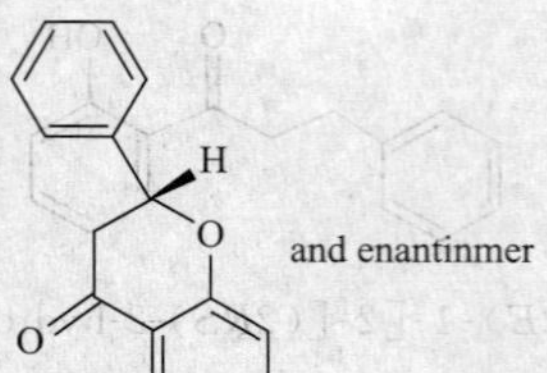

残留溶剂　采用气相色谱法。

根据生产企业提供的资料，后三步工艺中使用的有机溶剂为甲醇、乙醇、丙酮和乙酸乙酯。本品在水中极微溶解，故采用二甲基亚砜作为溶剂。

【含量测定】本品系盐酸盐，用高氯酸滴定时产生氢卤酸，不利于反应的定量进行，故中国药典(2005)收载的方法在滴定前加入醋酸汞，使氯离子和汞离子生成解离性很小的氯化高汞，以排除干扰。当革除汞盐后，中国药典(2015)收载的方法在滴定前加入适量的醋酐，可增强本品的碱性使滴定终点突越敏锐。醋酐可解离生成酸性较醋酸合质子强的醋酐合乙酰阳离子，从而可增强待测物的碱性，但同时醋酐也能与待测样品发生乙酰化反应。随着溶剂中醋酐比例的增加，放置时间的延长、溶解温度的升高均会加速乙酰化反应，从而使得滴定曲线的突跃越来越不明显。故在样品溶解后需立即滴定。

以醇类为溶剂的氢氧化钠电位滴定法通常是加入醇类溶剂和盐酸为溶剂，其中醇类溶剂以加30～70ml为宜，并要求样品在溶剂中能够充分溶解(一般不小于中国药典凡例中略溶)，盐酸一般是加入0.01mol/L盐酸5ml[5]。由于本品在乙醇中微溶，故不宜采用氢氧化钠电位滴定法，因此选择高氯酸电位滴定法测定含量。

【制剂】中国药典(2015)收载了盐酸普罗帕酮片、盐酸普罗帕酮注射液和盐酸普罗帕酮胶囊。USP(36)、BP(2013)均未收载本品制剂，JP(16)收载了片剂。

(1)盐酸普罗帕酮片(Propafenone Hydrochloride Tablets)

溶出度　采用篮法，水为溶出介质，75rpm为溶出转速，45分钟取样，紫外分光光度法取对照品测定溶出量。曾考查盐酸普罗帕酮在盐酸溶液(9→1000)中的溶解情况，结果在1000ml盐酸溶液(9→1000)中溶解盐酸普罗帕酮为50mg，鉴于本品有50mg、100mg、150mg三种规格，故未选择盐酸溶液(9→1000)为溶出介质。累计溶出量及6片的平均溶出量测定结果表明：不同企业的样品在45分钟时溶出量差别较大，同一企业样品在第45分钟与第60分钟时溶出量变化不大，故取样时间定为45分钟。同时，考查检测波长合理情况，辅料无干扰(图3)。

盐酸普罗帕酮及本品的水溶液(25μg/ml)在250nm处有最大吸收，故选择250nm作为检测波长；辅料不干扰测定；盐酸普罗帕酮在5.08～45.72μg/ml的浓度范围内，与吸光度呈良好线性关系，相关系数$r=0.9999$；溶液在6小时内稳定；重复性好，平均回收率为99.77%($n=9$，RSD=0.72%)。

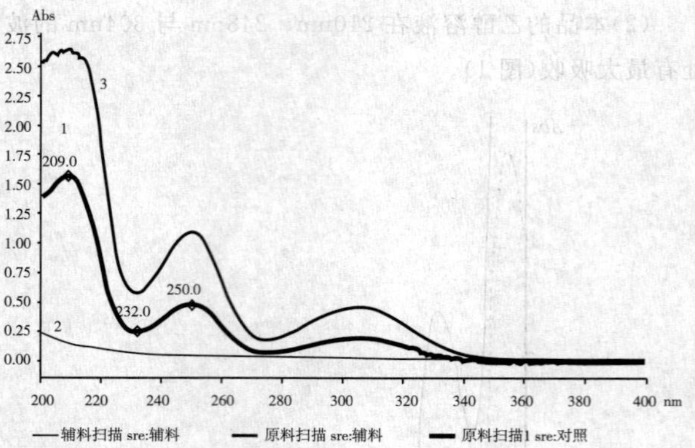

图3　盐酸普罗帕酮片溶出度检查紫外吸收图谱

1. 盐酸普罗帕酮；2. 空白辅料；3. 盐酸普罗帕酮片

含量测定　中国药典(1990)采用非水溶液滴定法，中国药典(1995)开始采用紫外分光光度法，中国药典(2015)未作修订。本品的乙醇溶液在248nm波长处有最大吸收，吸收系数($E_{1cm}^{1\%}$)为220。经试验本法线性范围为10～30μg/ml。

(2)盐酸普罗帕酮注射液(Propafenone Hydrochloride Injection)

有关物质　方法与原料药一致。单个杂质的限度定为不得大于0.2%，总杂质量定为不得大于0.5%。

细菌内毒素　本品临床每小时用药最大剂量是静脉注射每千克体重3.4mg(中国药典临床用药须知)，内毒素计算限值约为1.5EU/mg。中国药典(2015)规定本品细菌内毒素限值为1.5EU/mg，与内毒素计算值比较，安全系数为1。

含量测定　同“盐酸普罗帕酮片”。

(3)盐酸普罗帕酮胶囊(Propafenone Hydrochloride Capsules)

含量测定　同“盐酸普罗帕酮片”。

参考文献

[1] 国家药典委员会．中华人民共和国药典临床用药须知·化学药和生物制品卷[M]．2005年版．北京：人民卫生出版社，2005：157.

[2] 希恩.C.斯威曼．马丁代尔药物大典[M]．35版．李大魁，金有豫，汤光，等译．北京：化学工业出版社，2009：1083.

[3] Siddoway LA，Roden DM，Woosley RL. Clinical pharmacology of propafenone：pharmacokinetics，metabolism and concentration-response relations [J]．Am J Cardiol，1984，54：9D.

[4] 中华人民共和国卫生部药典委员会．中华人民共和国药典1990年版二部药典注释[M]．北京：化学工业出版社，1993：599.

[5] 张娜，岳志华，牛秀华，等．2010版中国药典非水滴定中革除汞盐方法的探讨[J]．药物分析杂志，2008，28(8)：1405-1407.

撰写　张庆　江燕　湖北省药品监督检验研究院
隆志群　广州市药品检验所
复核　姜红　湖北省药品监督检验研究院

盐酸普萘洛尔

Propranolol Hydrochloride

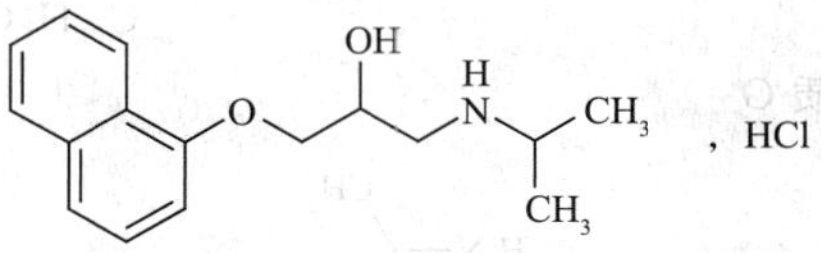

$C_{16}H_{21}NO_2 \cdot HCl$　295.81

化学名：1-异丙氨基-3-(1-萘氧基)-2-丙醇盐酸盐

1-(isopropylamino)-3-(1-naphthyloxy)-2-propanol hydrochloride

英文名：Propranolol Hydrochloride(INN)

CAS 号：［318-98-9］；其碱基 CAS 号［525-66-6］

本品系 β 肾上腺素受体阻滞剂。通过减弱或防止 β 受体兴奋而使心脏的收缩力与收缩速度下降，通过传导系统的传导速度减慢，使心脏对运动或应激的反应减弱。主要用于高血压、心绞痛和心律失常的治疗。另外由于本品能拮抗儿茶酚胺效应，也用于治疗嗜铬细胞瘤及甲状腺功能亢进。本品口服后由胃肠道吸收，在体内通过两个途径代谢，其一是羟基化，生成 4-羟基衍生物，随后与葡萄糖醛酸结合；其二是侧链氧化生成 2-羟基-3-(1′-萘氧基)丙酸，经肾脏排泄。不良反应较常见有眩晕或头昏、心律过慢、乏力等。

除中国药典(2015)收载外，Ph. Eur.(7.0)、BP(2013)、USP(36)、JP(16)亦有收载。

【制法概要】 本品由英国帝国化学工业集团公司的 Crowther 等于 1962 年合成，国内于 1967 年开始生产。虽然本品有多种合成方法[1-3]，但主要仍以低成本的 α-萘酚做起始原料。

工艺路线 1

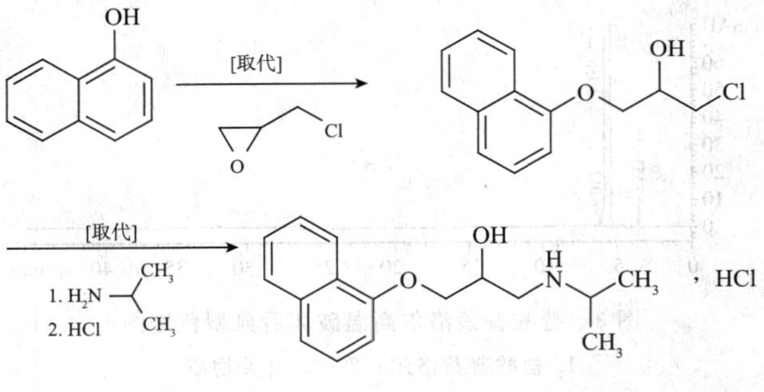

工艺路线 2

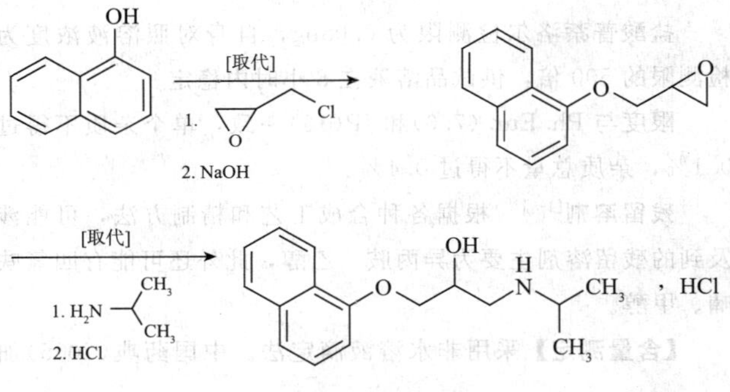

本品对热稳定，对光不稳定。遇光时，2 个月色泽发暗。在 37℃、相对湿度 70%时，吸湿量为 0.1%以下，放置 1 个月无明显变化；在 25℃、相对湿度 80%条件下，其吸湿量一般小于 1%。本品在水溶液中，异丙氨基侧链可氧化分解，并伴随 pH 值下降，溶液变色。溶液 pH 值为 3 时稳定，碱性条件下即迅速分解。

熔点 162～165℃。Merck Index(14 版)提供数据为：用正丙醇结晶，熔点为 163～164℃。

【鉴别】(1)本品的甲醇溶液在 290nm 与 319nm 波长处有最大吸收，紫外光谱图见图 1。另据报道，本品在硫酸液(0.05mol/L)中于 288.5nm、305nm 与 319.5nm 波长处有最大吸收；本品的水溶液在约 217nm 与 293nm 波长处有最大吸收[4]。

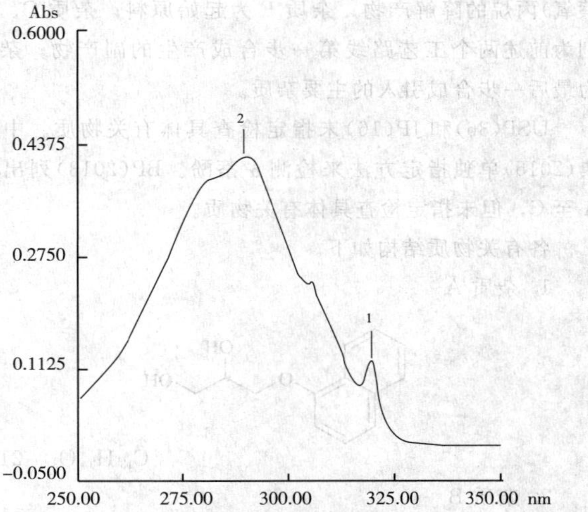

图 1　盐酸普萘洛尔紫外光谱图

(2)本品的红外光吸收图谱应与对照的图谱(光谱集 396 图)一致，本品的红外光吸收图谱显示的主要特征吸收如下。

特征谱带(cm^{-1})	归属	
3320，3280，3260	羟基	ν_{O-H}
3100～2400	仲胺盐	$\nu_{\overset{+}{N}H_2}$
1580，1508，1450	芳环	$\nu_{C=C}$
1268	芳醚	ν_{C-O}
1108	仲醇	ν_{C-O}
800	取代苯	γ_{3H}
775	取代苯	γ_{4H}

【检查】酸度　用于检查游离盐酸。

溶液的澄清度与颜色　参照 JP(16)建立本方法。取本品 1.0g 溶解于 20ml 水中，溶液应澄清无色；如显色，与黄色 1 号标准比色液(附录Ⅸ A 第一法)比较，不得更深。JP(16)规定溶液应澄清无色。

游离萘酚　α-萘酚为本品的合成原料。可能引入成品中。规定限度为 0.03%。检查原理为利用重氮盐与 α-萘酚形成偶氮染料。研究时用液相色谱法测定了 α-萘酚，发现 α-萘酚峰与主成分峰不能基线分离，因此仍保留了此项检查方法。

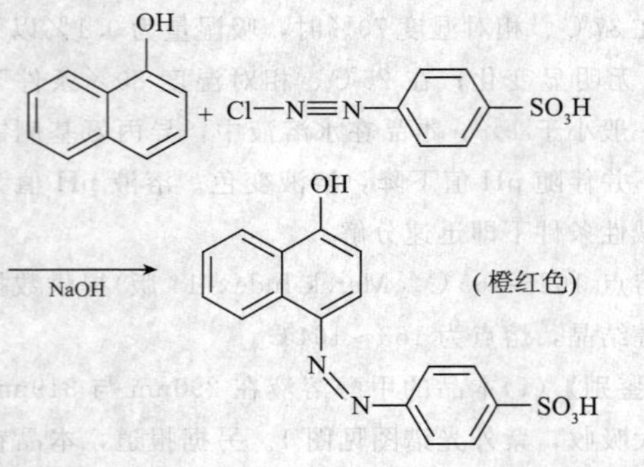

有关物质[5] 本品可能的有关物质包括杂质 A 至杂质 G。其中杂质 A、E、G 为不同合成工艺最后一步反应的原料，杂质 A 同时也是工艺路线 2 里中间体 1，2-环氧-3-(α-萘氧)丙烷的降解产物；杂质 F 为起始原料；杂质 C、D 分别为前述两个工艺路线第一步合成产生的副产物；杂质 B 为最后一步合成引入的主要杂质。

USP(36)和 JP(16)未指定检查具体有关物质。中国药典(2015)单独指定方法来检测 α-萘酚。BP(2013)列出杂质 A 至 C，但未指定检查具体有关物质。

各有关物质结构如下。

1. 杂质 A

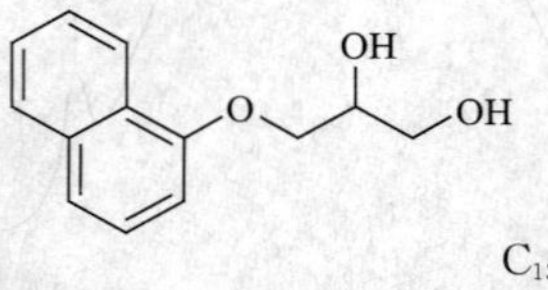

$C_{13}H_{14}O_3$ 218.25

2. 杂质 B

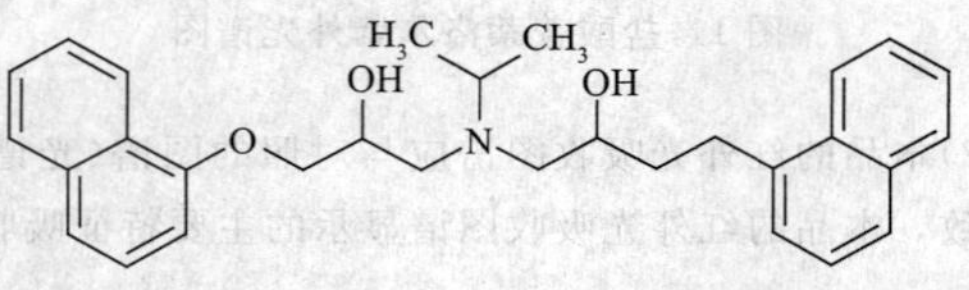

$C_{30}H_{35}NO_3$ 457.62

3. 杂质 C

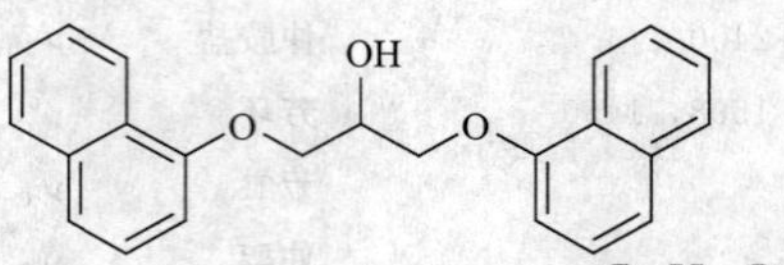

$C_{23}H_{20}O_3$ 344.41

4. 杂质 D

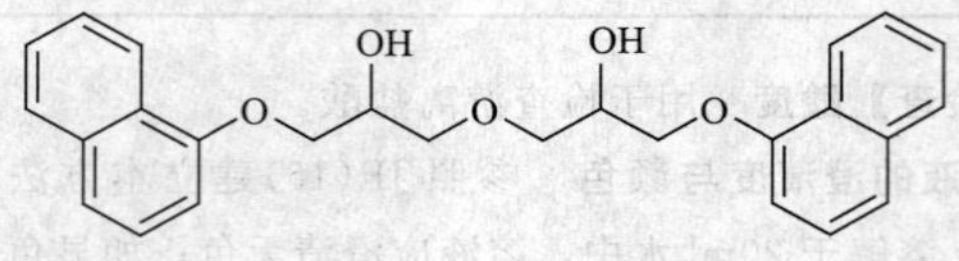

$C_{26}H_{26}O_5$ 418.49

5. 杂质 E

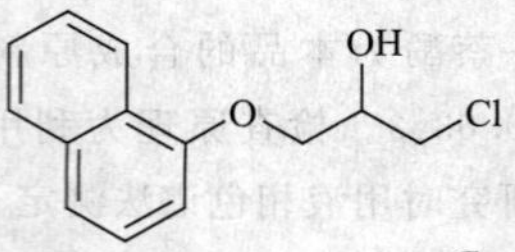

$C_{13}H_{13}ClO_2$ 236.70

6. 杂质 F

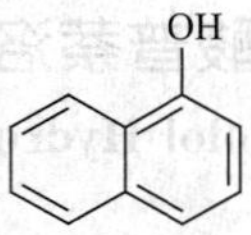

$C_{10}H_8O$ 144.17

7. 杂质 G

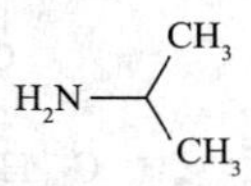

C_3H_9N 59.11

参照 Ph. Eur. (7.0)和 JP(16)的色谱条件，建立本方法。Purospher STAR RP-18e(4.6mm×250mm，5μm)色谱柱在 1.0ml/min 流速下主峰保留时间约 5 分钟，且峰形好。若使用其他品牌色谱柱，可能需要调整流速以使盐酸普萘洛尔保留时间在 5 分钟左右，否则因需记录色谱图至主峰保留时间的 7 倍，造成记录时间过长。另需注意，相对保留时间为 4.5 的杂质受流动相 pH 变化影响较大：当 pH＝3.8 时，相对保留时间变为 4.0；当 pH＝2.8 时，相对保留时间变为 6.0。典型的供试品溶液色谱图见图 2。

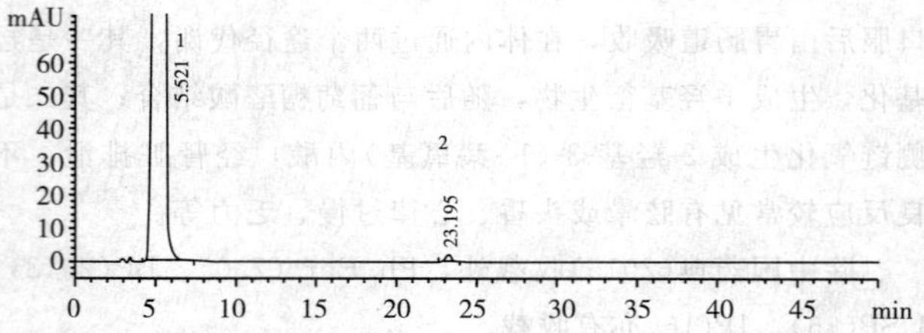

图 2 盐酸普萘洛尔有关物质典型色谱图

1. 盐酸普萘洛尔；2. 有关物质

色谱柱：Purospher STAR RP-18e(4.6mm×250mm，5μm)

盐酸普萘洛尔在高温破坏下产生新的杂质峰(2，3)，色谱图见图 3。

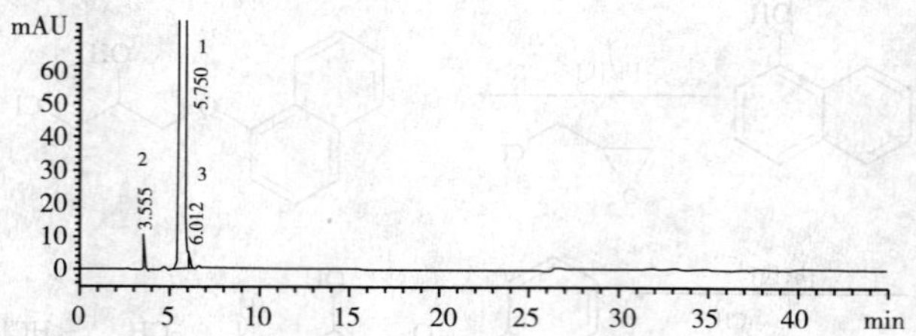

图 3 盐酸普萘洛尔高温破坏后典型色谱图

1. 盐酸普萘洛尔；2～3. 有关物质

色谱柱：Purospher STAR RP-18e(4.6mm×250mm，5μm)

盐酸普萘洛尔检测限为 0.08ng，自身对照溶液浓度为检测限的 500 倍，供试品溶液在 8 小时内稳定。

限度与 Ph. Eur. (7.0)和 JP(16)一致，单个杂质不得过 0.1%，杂质总量不得过 0.4%。

残留溶剂[1-5] 根据各种合成工艺和精制方法，可能涉及到的残留溶剂主要为异丙胺、乙醇，此外还可能有四氢呋喃、甲醇。

【含量测定】采用非水溶液滴定法。中国药典(2005)加入醋酸汞试液用以消除卤素干扰，中国药典(2010)去除了汞盐，采用醋酐-冰醋酸(7∶3)为溶剂，以电位法指示终点。溶剂以醋酐代替大部分冰醋酸，一方面可增加溶质的碱性，有利于反应尽可能完全进行，另一方面可显著增大滴定突跃，有利于终点的判断。中国药典(2015)未作修订。

【制剂】中国药典(2015)收载了盐酸普萘洛尔片与盐酸普萘洛尔注射液，BP(2013)和USP(36)均收载了盐酸普萘洛尔片、缓释胶囊和注射液，JP(16)收载了盐酸普萘洛尔片。

(1)盐酸普萘洛尔片(Propranolol Hydrochloride Tablets)

本品为白色片，规格为10mg。不同生产厂家所用辅料不尽相同，主要包括淀粉、羧甲基淀粉钠、糊精、蔗糖、微晶纤维素、羟丙甲纤维素、微粉硅胶、硬脂酸镁。

含量均匀度和含量测定　采用紫外分光光度法，此法操作简便，辅料无干扰。盐酸普萘洛尔在甲醇中的吸收系数($E_{1cm}^{1\%}$)为207。

有关物质　中国药典(2015)、USP(36)及JP(16)均未收载有关物质项目，仅BP(2013)采用液相色谱法检查有关物质。

(2)盐酸普萘洛尔注射液(Propranolol Hydrochloride Injection)

本品为无色的澄明液体。规格为5ml∶5mg。

鉴别　(1)取本品适量，加硅钨酸试液数滴，即产生淡粉红色沉淀。该反应类似于生物碱与硅钨酸的沉淀反应。

有关物质　采用高效液相色谱法，与原料药方法相同，直接取本品作为供试品溶液，浓度与原料药一致。经专属性试验考察，本品在强光照射、酸、碱、氧化破坏条件下均产生较明显的降解产物峰。在强光照射10天后，本品变为褐色，强光破坏后的色谱图见图4。

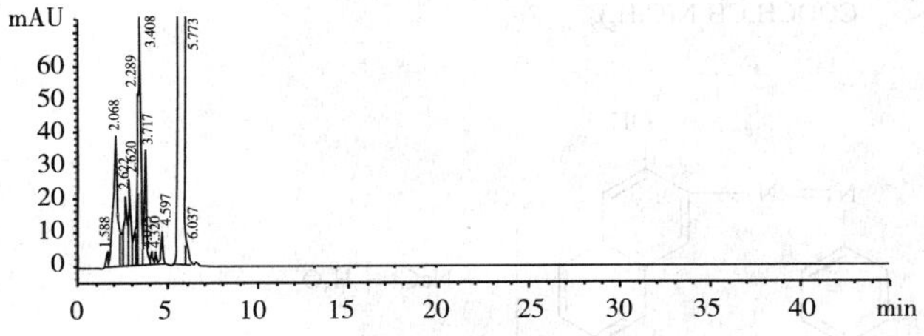

图4　盐酸普萘洛尔注射液强光照射后有关物质色谱图
色谱柱：Purospher STAR RP-18e(4.6mm×250mm，5μm)

细菌内毒素　本品临床每小时用药最大剂量是静脉注射每千克体重0.1mg(中国药典临床用药须知)，内毒素计算限值约为50EU/mg；国外标准中USP为55.6USPEU/mg。中国药典(2015)规定本品细菌内毒素限值为50EU/mg，与内毒素计算值比较，安全系数为1，并与USP标准相当。

含量测定　与片剂相同，采用紫外-可见分光光度法。

参考文献

[1] 朱宝泉，李安良，杨光中，等. 新编药物合成手册：上下册［M］. 北京：化学工业出版社，2003：1200-1204.

[2] 王书勤. 世界有机药物专利制备方法大全［M］. 北京：科学技术文献出版社，1996：751-755.

[3] 上海医药工业研究院技术情报站. 有机药物合成手册[M]. 上海：上海医药工业研究院，1976：460-461.

[4] 沈克温，王绪明，韩永平. 实用药物分离鉴定手册［M］. 北京：人民军医出版社，1986：900.

[5] 蒋龙，夏正君，荆小燕，等. 盐酸普萘洛尔有关物质的合成［J］. 中国医药工业杂志，2008，39(7)：485-487.

撰写　施　捷　车宝泉　北京市药品检验所
　　　李永康　　　　　内蒙古自治区药品检验研究院
复核　周立春　　　　　北京市药品检验所

盐酸普鲁卡因

Procaine Hydrochloride

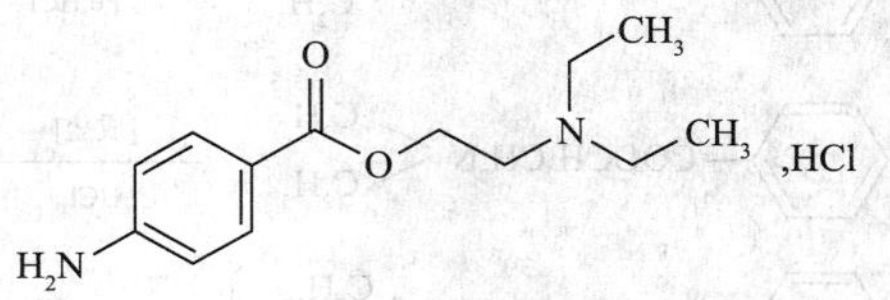

$C_{13}H_{20}N_2O_2 \cdot HCl$　272.77

化学名：4-氨基苯甲酸-2-(二乙氨基)乙酯盐酸盐

2-(diethylamino)ethyl 4-aminobenzoate hydrochloride

英文名：Procaine(INN) Hydrochloride

异名：盐酸奴佛卡因；Novocaine Hydrochloride

CAS号：［51-05-8］

本品系酯类局部麻醉药。为国内外临床广泛应用的基本药物之一，能暂时阻断神经纤维的传导作用而具有麻醉作用，它对皮肤、黏膜穿透力弱，不适于表面麻醉；弥散性和通透性差，其盐酸盐的结合形式在组织中被解离后释放出游离基而发挥局部麻醉作用。本品对中枢神经系统常规量抑制，过量兴奋。本品抑制突触前膜乙酰胆碱释放，产生一定的神经肌肉阻断，可增强非去极化肌松药的作用，并直接抑制平滑肌，可解除平滑肌痉挛。[1]

本品进入人体内吸收迅速，很快分布，维持药效约30～60分钟，故一般无积蓄作用。在体内很快被水解，生成对氨基苯甲酸和二乙氨基乙醇。

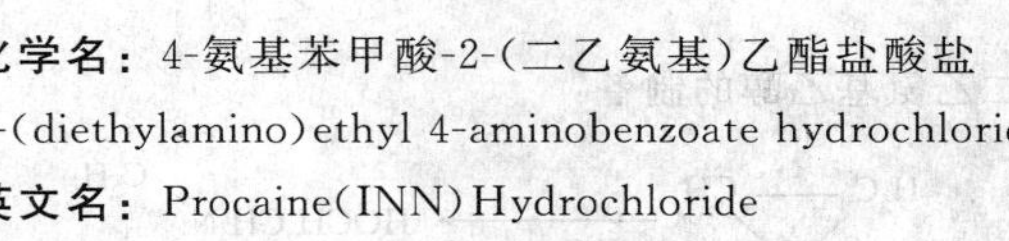

血浆中胆碱酯酶和肝细胞内的微粒体的酶系，均能促使盐酸普鲁卡因加速水解。二乙氨基乙醇30%随尿排出，其余经体内脱氨、脱羟和氧化等过程排出体外。对氨基苯甲酸80%以原型或成配位化合物随尿排出。本品易透过血-脑屏障和胎盘。

本品的不良反应：①神经毒性：分为兴奋型和抑制型，

严重可致心跳停止。②高敏反应和过敏反应：个别情况可出现高铁血红蛋白症；剂量过大、速度过快或误入血管可致中毒反应。对本品过敏者禁用，败血症患者、恶性高热者禁用。

本品由 Einhorn 等于 1909 年首次制得。国内于 1957 年开始生产。

中国药典自 1953 年版以来，历版均有收载。BP(2013)、USP(36)、JP(16)及 Ph. Eur.(7.0)等亦收载。

【制法概要】

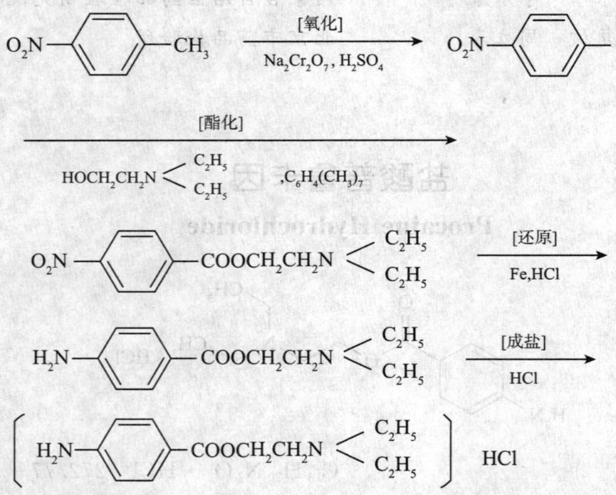

二乙氨基乙醇的制备：

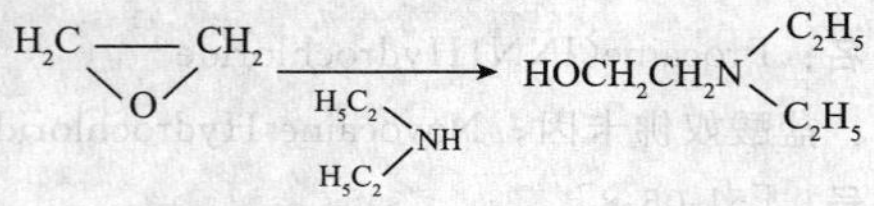

【性状】本品为白色结晶或结晶性粉末；无臭，味微苦，随后有麻痹感。本品在水中易溶，在乙醇中略溶，在二氯甲烷中微溶，在乙醚中几乎不溶。本品化学结构中具有游离的芳香伯胺基($ArNH_2$)，对日光或空气中的氧较敏感，故需遮光、密封保存。此外，铁盐或重金属均能促使氨基氧化。铁盐还能与氨基配位化，故有时盐酸普鲁卡因外观显微红色。由于在本品的化学结构中还含有酯基(Ar-COOR)，因此遇酸、碱或高温均能加速其分解。

【鉴别】(1)本品水溶液加氢氧化钠溶液，即析出普鲁卡因沉淀，初热时游离的普鲁卡因呈油状物，继续加热则分解释放出二乙氨基乙醇的碱性蒸气，最后加盐酸酸化，则析出对氨基苯甲酸的白色沉淀。

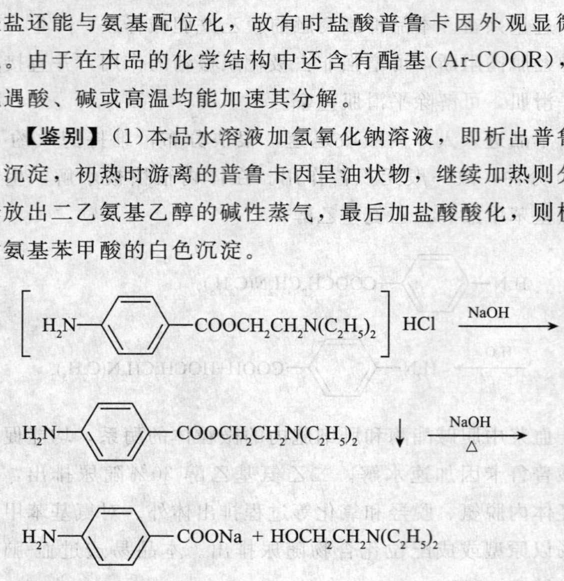

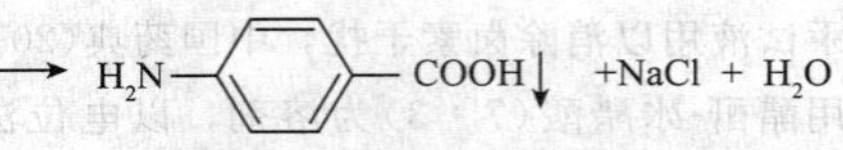

(2)本品的红外光吸收图谱应与对照的图谱(光谱集397)一致，本品的红外光吸收图谱显示的主要特征吸收如下。

特征谱带(cm^{-1})	归属	
3340，3310，3200	胺	ν_{N-H}
2700～2300	叔胺盐	$\nu_{\overset{+}{N}H}$
1698	酯	$\nu_{C=O}$
1640	胺	δ_{NH_2}
1605，1575，1520，1455	苯环	$\nu_{C=C}$
1270，1115	酯	ν_{C-O-C}
850	取代苯	γ_{2H}
700	苯环	$\delta_{环}$

(3)本品为盐酸盐，故有氯化物的鉴别反应。

(4)本品显芳香第一胺类反应。在稀盐酸中与亚硝酸钠生成重氮盐，加碱性β-萘酚试液，生成猩红色偶氮颜料。

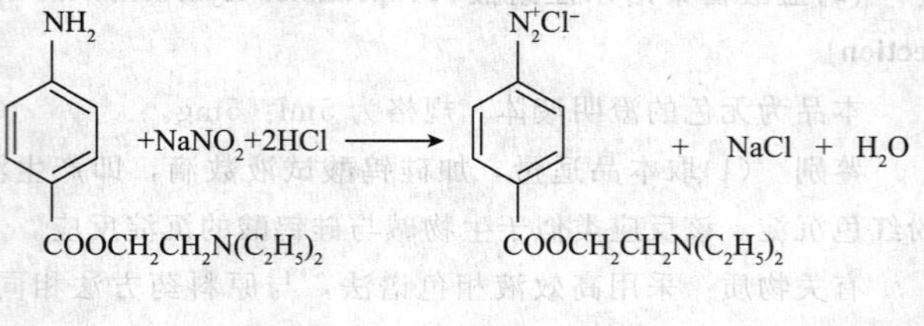

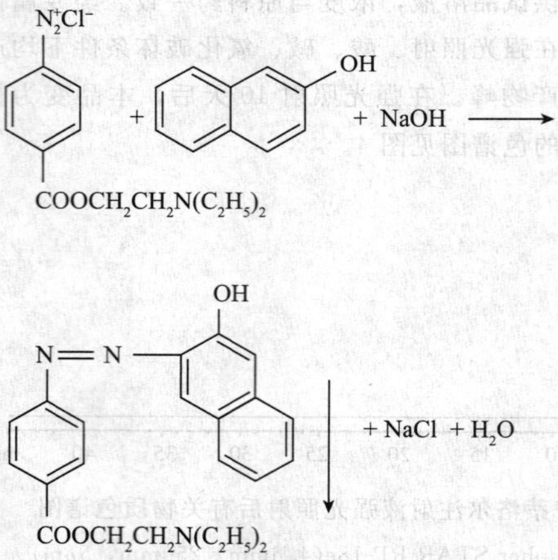

【检查】酸度 在本品生产工艺中，有氧化、酯化、成盐反应，可能引入酸性杂质；贮存中亦可能有游离酸存在，所以应按规定检查其酸度。

中国药典(2015)、USP(36)采用酸碱滴定来控制酸度；Ph. Eur.(7.0)、BP(2013)、JP(16)则通过测定 pH 值来控制酸度；其中 Ph. Eur.(7.0)、BP(2013)规定 pH 值允许的范围为5.0～6.5，而 JP(16)则规定 pH 值为 5.0～6.0。

有关物质 中国药典(2005)未对相关杂质进行检查，BP(2013)、USP(36)、JP(16)及 Ph. Eur.(7.0)均采用薄层色谱法检查杂质对氨基苯甲酸和其他杂质。

中国药典(2010)用高效液相色谱法对其可能存在的杂质

对氨基苯甲酸进行检查。中国药典(2015)未作修订。

中国药典(2015)采用以十八烷基硅烷键合硅胶为填充剂，以含有0.1%庚烷磺酸钠的0.05mol/L磷酸二氢钾缓冲液(用磷酸调节pH值至3.0)：甲醇(68：32)为流动相，检测波长为279nm，以水为溶剂对样品进行检测。破坏性试验表明：在所建立的色谱系统下，除对氨基苯甲酸外，无其他杂质峰检出，对氨基苯甲酸峰形正常，保留时间适中，盐酸普鲁卡因峰和对氨基苯甲酸分离良好。对氨基苯甲酸最低检测限为0.25ng。采用不同品牌、不同规格的色谱柱在建立的色谱系统下进行试验，证明不同品牌、不同规格的色谱柱实验结果的重现性良好。对氨基苯甲酸在1～200ng范围内呈良好的线性关系。

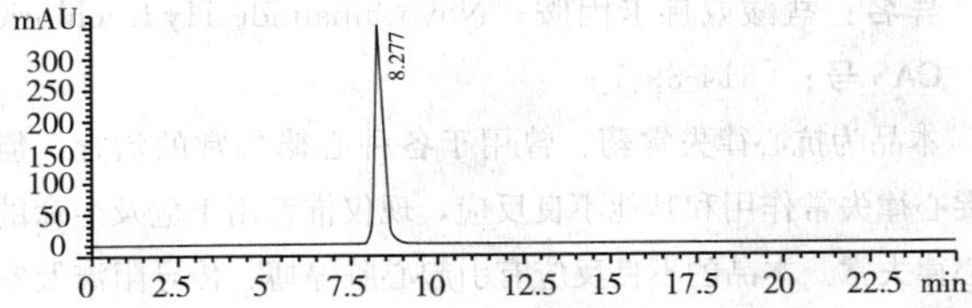

盐酸普鲁卡因色谱图

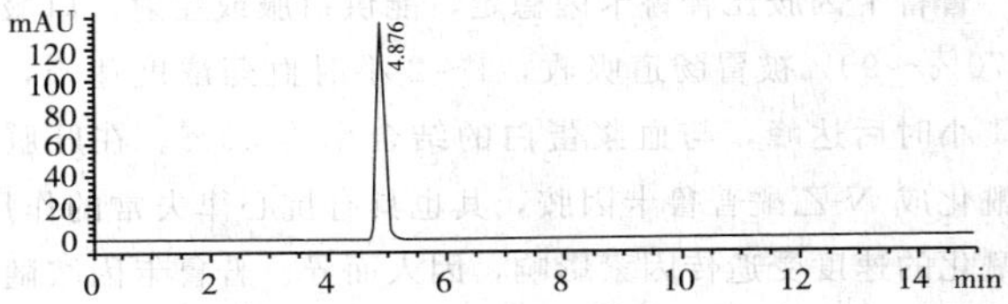

对氨基苯甲酸色谱图

根据对不同厂家的原料进行检查，均只有对氨基苯甲酸杂质检出，无其他杂质检出，故只规定对杂质对氨基苯甲酸定量，限度定为0.5%。

干燥失重　本品为无水物，中国药典(2015)、Ph. Eur.(7.0)、BP(2013)均为105℃干燥，限度为0.5%；JP(16)干燥条件为取1g样品在置有硅胶的干燥皿中放置4小时，限度为0.5%；USP(36)亦为硅胶干燥18小时，限度为1.0%。

铁盐　由于本品中若存在铁盐即能促使盐酸普鲁卡因氨基氧化，还能与氨基配位化，所以必须对样品中的铁盐进行控制。中国药典(2015)规定限度为不得过0.001%，国外药典均尚未控制此项目。

重金属　重金属能促使盐酸普鲁卡因氨基氧化，所以对样品中的重金属进行控制，中国药典(2015)限度定为不得过百万分之十；USP(36)、JP(16)限度为20ppm；BP(2013)、Ph. Eur.(7.0)限度均为5ppm。

含量测定　关于终点的确定，有用外指示剂法、内指示剂法、电位滴定法和永停滴定法[2]。国外药典USP(36)、BP(2013)、Ph. Eur.(7.0)均采用永停滴定法测定含量，JP(16)采用电位滴定法(亚硝酸钠滴定液滴定)测定含量，中国药典(2015)仍采用永停滴定法。其原理和化学反应式如下。

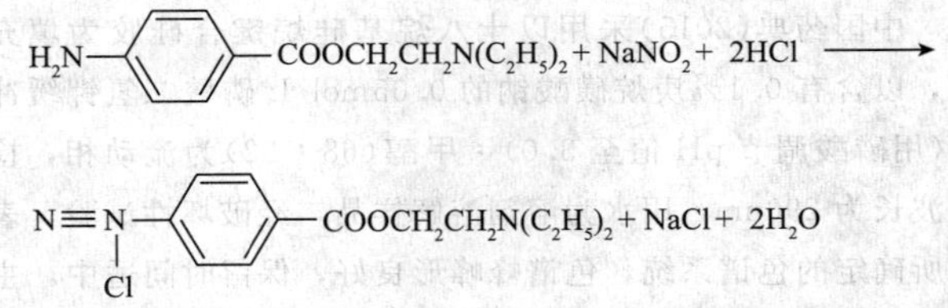

【制剂】中国药典(2015)收载盐酸普鲁卡因注射液及注射用盐酸普鲁卡因。国外药典USP(36)、JP(16)收载盐酸普鲁卡因注射液。USP、BP、JP均未收载注射用盐酸普鲁卡因。

(1)盐酸普鲁卡因注射液(Procaine Hydrochloride Injection)

本品为无色的澄明液体，规格为2ml：40mg；10ml：100mg；20ml：50mg；20ml：100mg

pH值　应向本品中加入适量的氯化钠调制成等渗，并用稀盐酸调节pH，以达到抑制本品分解，确保本品稳定的目的。经试验验证本品最适pH值为4.1，在pH值3.5～5.0范围内较为稳定；若pH值过低，其麻醉力降低，稳定性也差；pH值在5.0以上时易于分解。所以中国药典(2010)规定pH值应为3.5～5.0，USP(36)规定pH值为3.0～5.5，JP(16)规定pH值为3.3～6.0。

有关物质　中国药典(2015)有关物质检查同原料项下，限度为1.2%。USP(36)、JP(16)未对杂质进行控制。

在制备中由于灭菌温度过高或时间过长，pH值过高或过低，贮存时间过久以及受光线和注射液中金属离子等因素的影响，均可发生水解作用，生成对氨基苯甲酸和二乙氨基乙醇。经久贮或高温加热，对氨基苯甲酸还可进一步脱羧转化为苯胺，而苯胺又可氧化为有色物质[3]使注射液变黄。故药典中规定检查分解产物对氨基苯甲酸，其限度不得超过1.2%。

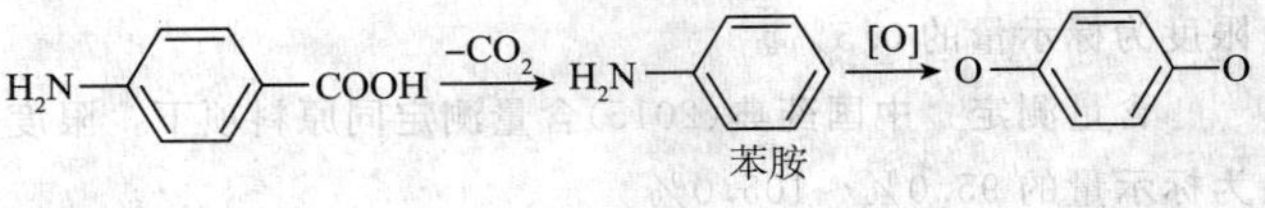

细菌内毒素　本品临床每小时用药最大剂量是局部浸润麻醉1.5g、蛛网膜下腔阻滞麻醉每次150mg(中国医师药师临床用药指南、中国国家处方集)，内毒素计算限值约为0.20EU/mg和0.08EU/mg(鞘内)；国外标准中USP为0.6USPEU/mg。中国药典(2010)规定本品细菌内毒素限值为0.20EU/mg，与内毒素计算值比较，安全系数为0.4～1，并严于USP标准。

本品对内毒素检查方法有干扰，最大不干扰参考浓度约为0.3mg/ml，可调节pH并采用0.06EU/ml或灵敏度更高的鲎试剂经稀释至MVD后进行内毒素检查。

含量测定　中国药典(2005)用永停滴定法测定含量，中国药典(2010)改为高效液相色谱法测定，中国药典(2015)未作修订。USP(36)采用紫外法测定含量，JP(16)用高效液相色谱法测定含量，色谱条件与中国药典(2010)相似。

中国药典（2015）采用以十八烷基硅烷键合硅胶为填充剂，以含有 0.1%庚烷磺酸钠的 0.05mol/L 磷酸二氢钾缓冲液（用磷酸调节 pH 值至 3.0）：甲醇（68：32）为流动相，检测波长为 290nm，用水为溶剂溶解样品，经破坏性试验，表明所确定的色谱系统，色谱峰峰形良好，保留时间适中，主峰及各杂质峰分离良好。盐酸普鲁卡因最低检测限为 1ng。用不同品牌、不同规格的色谱柱在建立的色谱系统下进行耐用性试验，结果表明：不同品牌、不同规格的色谱柱实验结果的重现性良好。在 40～2000ng 范围内容呈良好的线性关系。平均回收率为 100.3%。

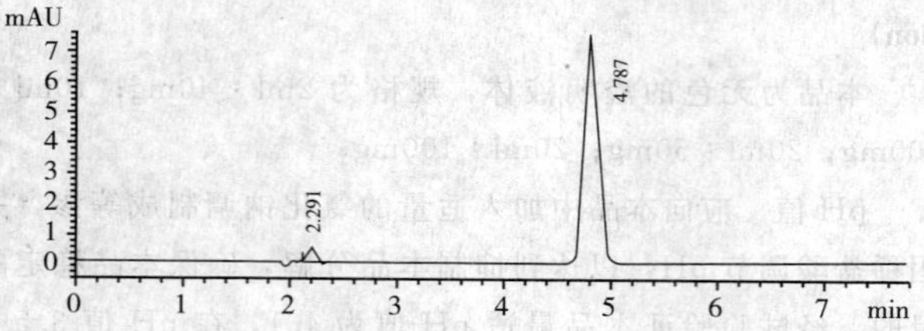

对氨基苯甲酸色谱图

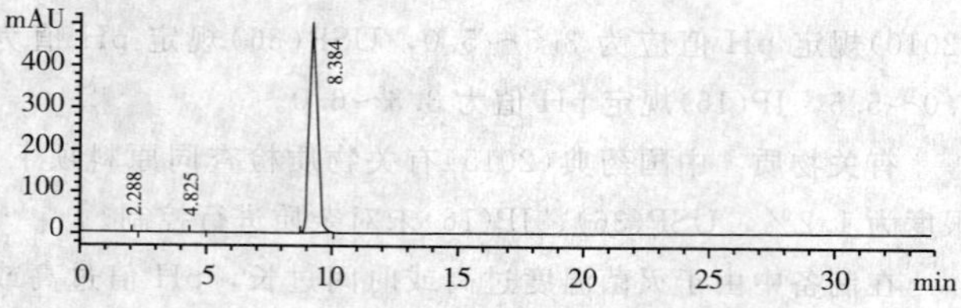

盐酸普鲁卡因色谱图

（2）注射用盐酸普鲁卡因（Procaine Hydrochloride for Injection）

本品为白色结晶或结晶性粉末；无臭，味微苦，随后有麻痹感。

有关物质　中国药典（2015）有关物质检查同原料项下，限度为标示量的 0.5%。

含量测定　中国药典（2015）含量测定同原料项下，限度为标示量的 95.0%～105.0%。

参考文献

[1] 国家药典委员会．中华人民共和国药典临床用药须知・化学药和生物制品卷[M]．2005 年版．北京：人民卫生出版社，2005：80.

[2] 中华人民共和国卫生部药典委员会．中华人民共和国药典 1990 年版二部药典注释［M］．北京：化学工业出版社，1993：605.

[3] 顾学裘．药物制剂注解［M］．2 版．北京：人民卫生出版社，1981：363.

撰写　赫晓军　河北省药品检验研究院
孙彤云　江苏省食品药品监督检验研究院
李平潮　安徽省食品药品检验研究院
复核　杨　梁　河北省药品检验研究院

盐酸普鲁卡因胺

Procainamide Hydrochloride

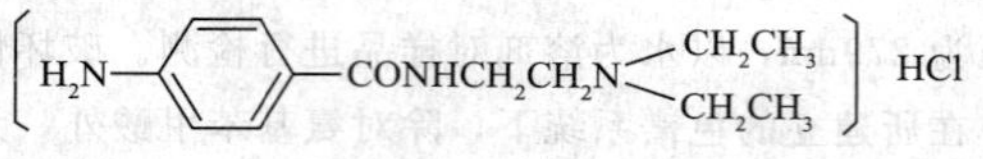

$C_{13}H_{21}N_3O \cdot HCl$　271.79

化学名：*N*-［（2-二乙氨基）乙基］-4-氨基苯甲酰胺盐酸盐

4-amino-*N*-［2-（diethylamino）ethyl］；benzamide，monohydrochoride

英文名：Procainamide（INN）Hydrochoride

异名：盐酸奴佛卡因胺；Novocainamide Hydrochloride

CAS 号：［614-39-1］

本品为抗心律失常药。曾用于各种心律失常的治疗，但因其促心律失常作用和其他不良反应，现仅推荐用于危及生命的室性心律失常。本品的不良反应有引起心脏停搏、传导阻滞及室性心律失常，有厌食、呕吐、恶心及腹泻，少数人可有荨麻疹、瘙痒等过敏反应，长期服药者有出现红斑狼疮样综合征等[1]。

普鲁卡因胺比普鲁卡因稳定，能供口服或注射。口服后约 70%～90%被胃肠道吸收，1～2 小时血药浓度达峰，肌注 1 小时后达峰，与血浆蛋白的结合率为 50%。在肝脏中乙酰化成 *N*-乙酰普鲁卡因胺，其也具有抗心律失常的作用。乙酰化的速度受遗传因素影响，因人而异。普鲁卡因胺随尿排出，原型占 50%～60%，代谢物为 12%～23%。此外，还有以对氨基苯甲酸及其结合物的形式排出。

本品于 1953 年由 Yamazaki 等人[1]合成。国内于 1962 年正式投产。

除中国药典（2015）收载外，USP（36）、BP（2013）、JP（16）、Ph. Eur.（7.0）均有收载。

【制法概要】本品由对硝基甲苯经氧化、氯化成对硝基苯甲酰氯，然后再与二乙氨基乙胺缩合，得到对硝基-N-（2-二乙氨基乙基）苯甲酰胺（硝基卡因胺），再经催化氢化生成普鲁卡因胺，然后用盐酸成盐即得。

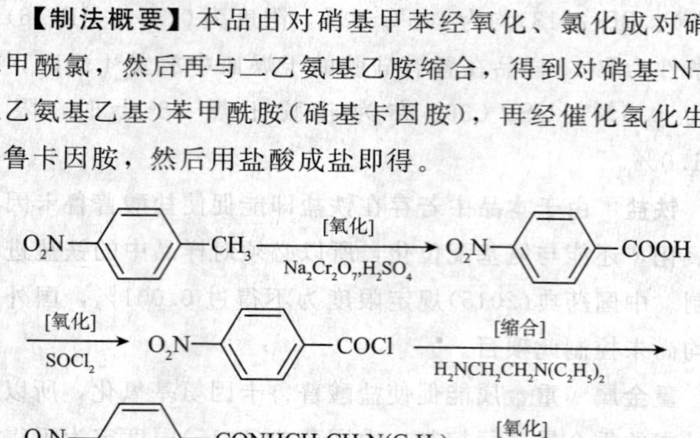

【性状】本品为白色至淡黄色结晶性粉末，无臭，有吸湿性，在相对湿度为 65%空气中，很快液化[2]。本品在酸性溶液中或长期放置后，水解为对氨基苯甲酸和二乙胺基

乙胺。

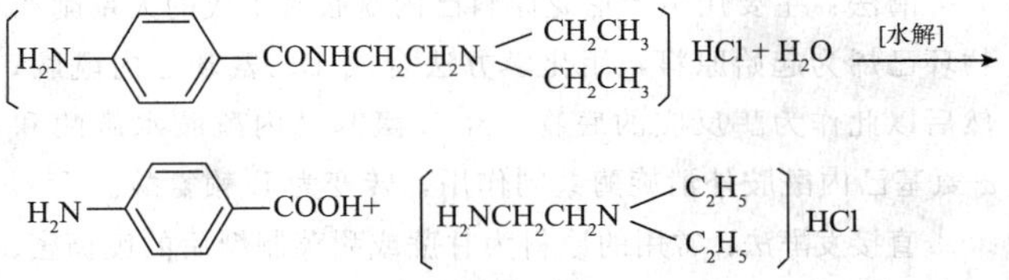

本品在水中易溶，在乙醇中溶解，在三氯甲烷中微溶，在乙醚中极微溶解。

熔点　中国药典(2015)规定为165～169℃，USP(36)和JP(16)规定均为165～169℃，BP(2013)和Ph. Eur.(7.0)规定均为166～170℃

【鉴别】(1)为区别芳酰胺与脂肪酰胺的试验。本品结构中的芳酰胺能经过氧化氢处理直接转变为羟肟酸[3]。

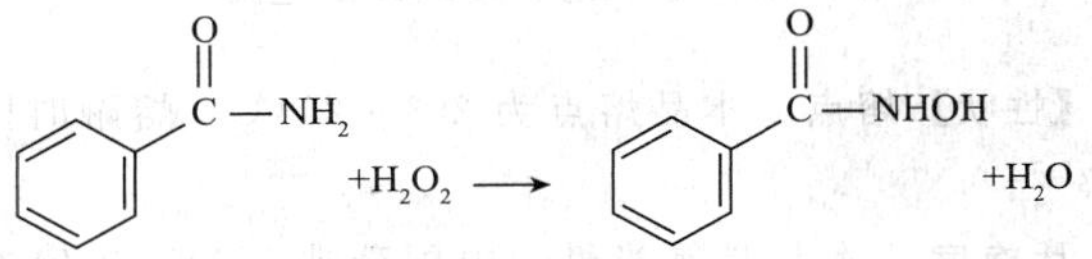

再与三氯化铁作用后生成羟肟酸而呈现紫红色，而脂肪酰胺与过氧化氢则不呈此反应。

(2)本品的红外光吸收图谱应与对照的图谱(光谱集398图)一致，本品的红外光吸收图谱显示的主要特征吸收如下。

特征谱带(cm^{-1})	归属	
3400，3320，3220	胺基，酰胺	ν_{N-H}
2800～2400	叔胺盐	$\nu_{\overset{+}{N}H}$
1640	酰胺(Ⅰ)	$\nu_{C=O}$
1600，1570，1510	苯环	$\nu_{C=C}$
1540	酰胺(Ⅱ)	δ_{NH}
840	对位取代苯	γ_{2H}

(3)本品为盐酸盐，故显氯化物的鉴别反应。

【检查】酸度　中国药典(2015)、JP(16)、Ph. Eur.(7.0)、BP(2013)均有收载，其中Ph. Eur.(7.0)、BP(2013)限度为5.6～6.3，中国药典(2015)、JP(16)限度为5.0～6.5，USP(36)未控制。

本项目为检查游离盐酸与在成盐工艺过程中可能引入的酸性杂质。

干燥失重　本品为无水物，中国药典(2015)、USP(36)、JP(16)、Ph. Eur.(7.0)、BP(2013)均为105℃干燥，中国药典(2015)、USP(36)、JP(16)限度为0.3%，Ph. Eur.(7.0)、BP(2013)限度为0.5%。

重金属　中国药典(2015)、USP(36)、JP(16)、Ph. Eur.(7.0)、BP(2013)均有收载，除USP(36)限度为0.002%外，其他药典限度均为10ppm。

重金属能促使盐酸普鲁卡因胺氨基氧化，所以必须对样品中的重金属进行控制，中国药典(2015)限度定为不得过百万分之十。

此外，BP(2013)、Ph. Eur.(7.0)采用TLC(自身溶液稀释法)法检查有关物质，USP(36)采用TLC法检查有关物质并采用高效液相色谱法测定游离对氨基水杨酸(对照品法)，JP(16)采用高效液相色谱法检查有关物质。中国药典(2015)未控制有关物质。

【含量测定】本品结构中含有芳香第一胺，故可采用亚硝酸钠法(重氮化法)测定含量。中国药典(2015)规定芳香第一胺类药物一般采用永停法测定其终点。

BP(2013)和Ph. Eur.(7.0)用水停滴定法测定含量，JP(16)采用电位滴定法，USP(36)采用高效液相色谱法，色谱柱为C18，流动相为水-乙腈-三乙胺(140：60：1)，用磷酸调节pH值为7.5±0.1，检测波长为280nm。

【制剂】中国药典(2015)、JP(16)、BP(2013)收载了盐酸普鲁卡因胺片和盐酸普鲁卡因胺注射液。USP(36)收载了盐酸普鲁卡因胺片、盐酸普鲁卡因胺注射液、盐酸普鲁卡因胺胶囊和盐酸将鲁卡因胺缓释片。

(1)盐酸普鲁卡因胺片(Procainamide Hydrochloride Tablets)

溶出度　中国药典(2015)用紫外-可见分光光度度法(吸收系数法)测定溶出度，限度为标示量的80%，USP(36)用紫外-可见分光光法(对照品法)测定含量，限度为标示量的80%。JP(16)用紫外-可见分光光度法(对照品法)测定溶出度，限度为标示量的80%。BP(2013)未收载溶出度检查。

此外，BP(2013)采用薄层色谱法对有关物质进行检查，中国药典(2015)及其他国外药典均未收载有关物质检查。

含量测定　中国药典(2015)采用亚硝酸钠永停滴定法测定含量，BP(2013)的含量测定方法为亚硝酸钠滴定法，USP(36)和JP(16)的含量测定方法为高效液相色谱法。

(2)盐酸普鲁卡因胺注射液(Procainamide Hydrochloride Injection)

本品为盐酸普鲁卡因胺的灭菌水溶液。因在贮藏期间易氧化变色，故通常在配方中加入适量亚硫酸氢钠为抗氧剂。安瓿瓶内充N_2以驱除空气。亦有加入0.005%依地酸二钠作金属配合剂，以防止微量金属离子的催化作用[4]。

pH值　中国药典(2015)、USP(36)、JP(16)、BP(2013)均进行了pH值控制，其中中国药典(2015)限度为3.5～6.0，USP(36)限度为4.0～6.0，BP(2013)限度为4.0～5.5。

热原　本品临床每小时用药最大剂量是静脉注射每千克体重15mg(中国药典临床用药须知)，内毒素计算限值约为0.33EU/mg；国外标准中USP(36)为0.35USPEU/mg，JP(16)规定为0.30EU/mg。中国药典(2015)规定本品热原限值为50 mg/(0.5ml·kg)(与0.1EU/mg内毒素相当)，与临床剂量比较，安全系数为3.3，并严于USP和JP标准。该项目的标准提高研究工作正在进行中。

含量测定　中国药典(2015)规定用永停滴定法测定含量，加水与盐酸溶液后，迅速煮沸，立即冷却至室温，使稳定剂亚硫酸氢钠或焦亚硫酸钠分解放出SO_2，以免干扰滴定。BP(2013)规定采用永停滴定法，JP(16)采用电位滴定法，USP(36)采用高效液相色谱法(同原料含量测定)。

参考文献

[1] 国家药典委员会．中华人民共和国药典临床用药须知·化学药和生物制品卷[M]．2005 年版．北京：人民卫生出版社，2005：150.

[2] Florey，K. Analytical Profiles of Drug Substances [M]. Vol. 4. New York：Academic Press，1976.

[3] Cheronis，Entrikin. Semimicro Qualitative Organic Analysis [M]. New York：Wiley-Interscience，1957：256.

[4] 顾学裘．药物制剂注解 [M]．北京：人民卫生出版社，1983：360.

撰写　赫晓军　河北省药品检验研究院

张　伟　北京市药品检验所

复核　杨　梁　河北省药品检验研究院

盐酸赖氨酸

Lysine Hydrochloride

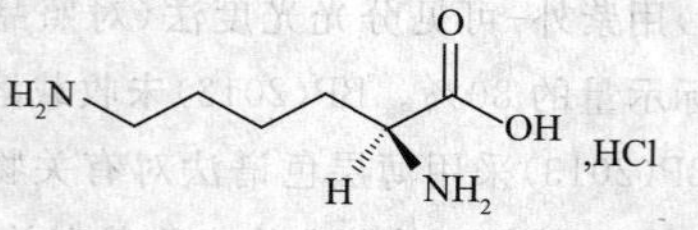

$C_6H_{14}N_2O_2 \cdot HCl$　182.65

化学名：L-2,6-二氨基己酸盐酸盐

L-2,6-diaminohexanoic acid hydrochloride

CAS 号：[657-27-2]

赖氨酸是一种人体必需的氨基酸。化学名二氨基己酸。赖氨酸含有 2 个氨基(—NH_2)和 1 个羧基(—COOH)，是一种具有明显碱性的氨基羧酸。按光学活性分，赖氨酸有 L 型(左旋)、D 型(右旋)2 种构型。只有 L 型才能为生物所利用。赖氨酸主要用于营养支持、改善肝炎病人氮平衡补充以及必需氨基酸等用途，此外也有研究显示赖氨酸有抗疱疹病毒作用[1]。

1889 年 Delessert 首先用酸水解法从酪蛋白水解物中分离出赖氨酸和精氨酸混合物。1891 年 H. E Fischer 及 Delessert 分别从上述混合物中分离到纯的赖氨酸。1902 年 Fischer 用合成法制成赖氨酸并确定了赖氨酸的化学结构。1957 年加拿大理查德、都伦纳、汉斯肯等人采用黑粉菌发酵生产赖氨酸，这是最早有关发酵法生成赖氨酸的研究。赖氨酸的工业生产始于 1958 年。日本木下祝郎、中山清等的研究使赖氨酸生成量达到工业生产水平。除中国药典(2015)有收载外，BP(2013)、Ph. Eur. (7.0)、USP(36)均有收载。

【制法概要】 目前工业生产的主要生产工艺有水解法、发酵法、酶法等 3 种[2]。发酵法为国内主要生产工艺。也有厂家外购赖氨酸精制生产。

水解法：采用蛋白水解提取、树脂吸附、分离、再浓缩精制而成。

酶法：主要用生产尼龙原料己内酰胺时生成的大量副产物环己烯为起始原料，用化学方法合成 DL-氨基己内酰胺，然后以此作为酶反应的底物，经 L-氨基己内酰胺水解酶和 α-氨基己内酰胺外消旋酶共同作用，转变为 L-赖氨酸。

直接发酵法：常用的原料为甘蔗或甜菜制糖后的废糖蜜、淀粉水解液等廉价糖质原料。此外，醋酸、乙醇等也是可供选用的原料。直接发酵生产赖氨酸的工艺流程如图 1 所示。

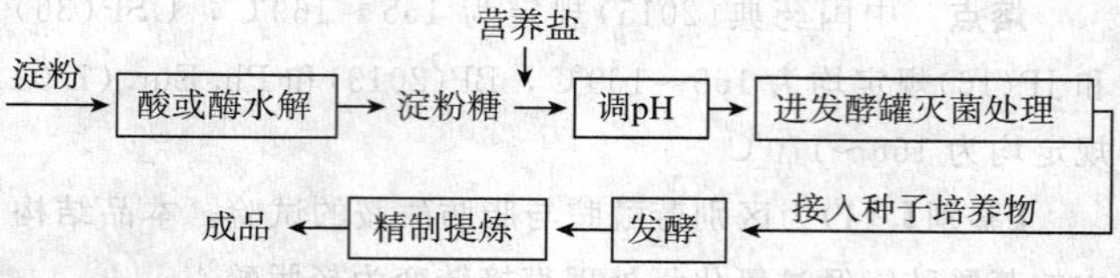

图1　直接发酵法生产赖氨酸的工艺流程

【性状】熔点　本品熔点为 263～264℃，熔融时同时分解[3]。

比旋度　本品具旋光性，中国药典(2005)规定本品 0.08g/ml 的 6mol/L 盐酸溶液比旋度为＋20.0°至＋21.5°。中国药典(2010)修订为＋20.4°至＋21.5°。中国药典(2015)未作修订。USP(36)规定为＋20.4°至＋21.4°，BP(2013)、Ph. Eur. (7.0)规定为＋21.0°至＋22.5°，日本味之素企业标准[AJI(97)]规定为＋20.8°至＋21.5°。

【鉴别】(1)采用薄层色谱法，将供试品与对照品进行比较，所显主斑点的位置和颜色应相同。方法详见其他氨基酸检查项。

(2)本品红外鉴别对照图谱收载于《药品红外光谱集》399 图和 1035 图。本品采用 KCl 与 KBr 压片的红外吸收图谱没有显著差异，KBr 直接压片测定显示有 2 类红外吸收图谱，分别类同于《药品红外光谱集》339 图和 1035 图。如果图谱有差异，可以采用水溶后 60℃干燥制备样品，其红外光吸收图谱与光谱集 339 图应一致。此外两类晶型样品在 105℃长时间加热其红外光吸收图谱并无变化。

USP(36)没有样品前处理过程，BP(2013)和 Ph. Eur. (7.0)采用水溶后 60℃干燥制备样品。

本品的红外光吸收图谱显示的主要特征吸收如下。

特征谱带(cm^{-1})	归属	
3400	胺基	ν_{NH_2}
3200～2500	胺盐	$\nu_{NH_3^+}$
1610		δ_{NH_2}
1580，1400	羧酸离子	$\nu_{CO_2^-}$
1510	胺盐	$\delta_{NH_3^+}$

【检查】酸碱度　中国药典(2015)、AJI(97)规定酸度为 5.0～6.0，USP(36)、BP(2013)和 Ph. Eur. (7.0)未收载该项检查。

溶液的透光率　控制溶液的澄清度和颜色。中国药典(2015)、AJI(97)规定本品水溶液在 430nm 波长处的透光率不得低于98.0%。USP(36)、BP(2013)和Ph. Eur. (7.0)未收载该项检查。

硫酸盐　控制硫酸根离子的残留量，采用与比浊法测定。中国药典(2015)、BP(2013)、Ph. Eur. (7.0)规定限度为0.02%。USP(36)规定限度为0.03%。

铵盐　控制在生产中加入氨水调节pH和离子交换柱洗脱时引入的铵离子，采用比浊法检查。中国药典(2015)、BP(2013)、Ph. Eur. (7.0)、AJI(97)规定限度为0.02%。USP(36)未收载该项检查。

其他氨基酸　采用薄层色谱法进行检查。

本品易溶于水，极性大，采用硅胶G薄层色谱检查。展开剂为正丁醇-浓氨溶液(2∶1)。采用茚三酮作为显色剂。

中国药典(2010)增加了系统适用性试验。要求0.1mg/ml(相当于供试品溶液的0.5%)的对照溶液应显一明显斑点。参考BP(2013)采用精氨酸作为特殊杂质用于考察系统适应性，要求浓度均为0.4mg/ml的盐酸赖氨酸和精氨酸混合溶液应显两个完全分离的斑点，否则试验无效。本品点样量为5μl，样品最低检出限约为0.4μg（图2）。中国药典(2015)未作修订。

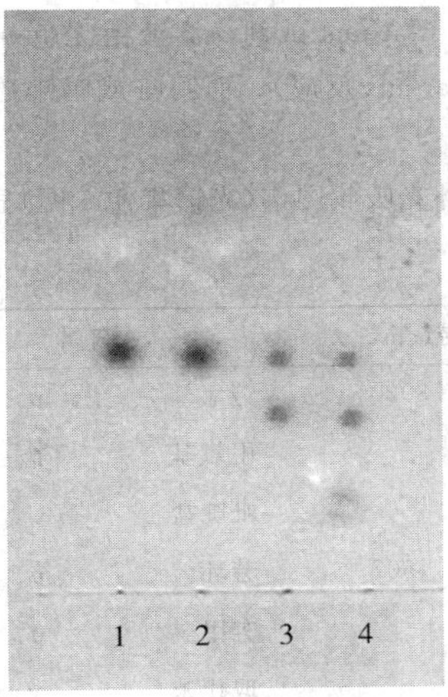

图2　盐酸赖氨酸薄层色谱图

1. 盐酸赖氨酸(20μg)；2. 醋酸赖氨酸(20μg)；3. 盐酸赖氨酸和精氨酸混合溶液(0.4μg)；4. 醋酸赖氨酸和精氨酸混合溶液(0.4μg)

干燥失重　本品易溶于水，略有引湿性，故规定在105℃干燥3小时检查水分。中国药典(2015)、USP(36)、BP(2013)、Ph. Eur. (7.0)规定减失重量不得过0.4%。

铁盐　控制在发酵或水解生产中使用了不锈钢反应釜或管路引入的铁离子。中国药典(2015)、AJI(97)规定限度为0.001%。USP(36)、BP(2013)、Ph. Eur. (7.0)规定限度为0.003%。

细菌内毒素　在复方氨基酸中本品临床每小时用药最大剂最是静脉滴注每千克体重约25mg(按复方氨基酸注射液处方中最大用量和滴注用量估计)，内毒素计算限值约为200EU/g。中国药典(2000)热原检查限值为0.5g/kg。中国药典(2010)规定本品细菌内毒素限值为10EU/g，与内毒素计算值比较，安全系数为20，并与热原标准相当。中国药典(2015)未作修订。

含氯量　本品理论上含氯量为19.41%，中国药典(2015)、USP(36)规定限度为19.0%～19.6%。AJI(97)规定限度为19.12%～19.51%。BP(2013)、Ph. Eur. (7.0)未收载该项检查。

【含量测定】采用非水电位滴定法测定含量。采用醋酸汞掩蔽氯离子，加甲酸是为了增加溶解度和提高非水溶剂提供质子的能力增加赖氨酸的碱性。盐酸赖氨酸有2个氨基，因此滴定度为每1ml高氯酸滴定液（0.1mol/L）相当于9.133mg的$C_6H_{14}N_2O_2 \cdot HCl$。

参考文献

[1] 贾永蕊，胡然，张永鹤，等．金丝桃素和盐酸赖氨酸抗疱疹病毒作用体外试验研究［J］．中国临床康复，2004，(8) 5：996-997.

[2] 许朝阳，朱敏宜，马杰．赖氨酸的生产及发展建议［J］．安徽化工，2003，29(5)：14-16.

[3] 全国化学试剂产品目录汇编组．全国化学试剂产品目录［M］．北京：化学工业出版社，1979：700.

撰写　郭鹏程　湖北省药品监督检验研究院

复核　姜　红　湖北省药品监督检验研究院

盐酸罂粟碱

Papaverine Hydrochloride

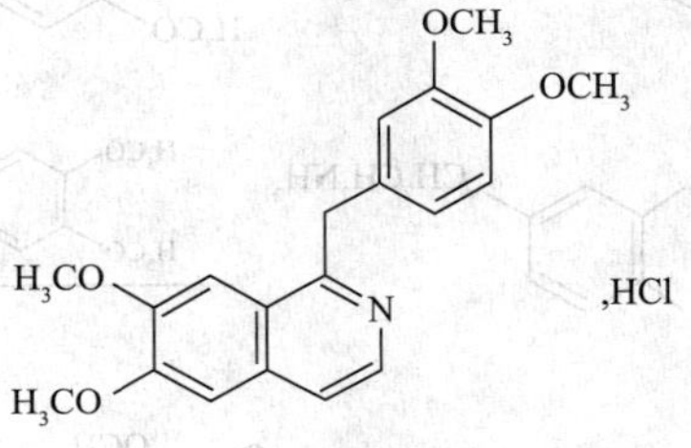

$C_{20}H_{21}NO_4 \cdot HCl$　375.85

化学名：1-((3,4-二甲氧基苯基)甲基)-6,7-二甲氧基异喹啉盐酸盐

1-((3,4-dimethoxyphenyl) methyl)-6,7-dimethoxy tsoquinoline hydrochloride

英文名：Papaverine Hydrochloride

CAS号：［61-25-6］

本品为血管扩张药。对血管、心脏及其他平滑肌有直接的松弛作用，主要用于治疗脑、心及外周血管痉挛所致的缺血以及肾、胆或胃肠道痉挛等。

罂粟碱对中枢神经系统的作用很小，只在大剂量时才出现镇静现象。大剂量静脉注射能抑制心肌，使房室间及心室的传导系统受阻，延长心肌的不应期，严重的可致心律失常，但治疗剂量对心肌无明显影响。

口服易吸收，生物利用度约为54%；蛋白结合率近90%。在肝内代谢，一般以4-羟基罂粟碱葡萄糖醛酸盐的形式经肾排泄。

本品除中国药典(2015)收载外，USP(36)，BP(2013)，JP(16)均有收载。

【制法概要】罂粟碱于1848年自阿片中发现，含量约为0.5%～1%，1909年由Pictet成功合成，并确定了结构式。但直到1942年才找到了适合工业生产条件的合成方法。国内早期从阿片中提取制备，1981年采用合成法进行生产。

提取法

罂粟碱是阿片生物碱中的一种。自阿片浸出液中分离吗啡和那可丁后的母液中，加草酸生成罂粟碱的草酸盐而沉淀析出，经游离精制，成盐而获得盐酸罂粟碱[1]。

合成法

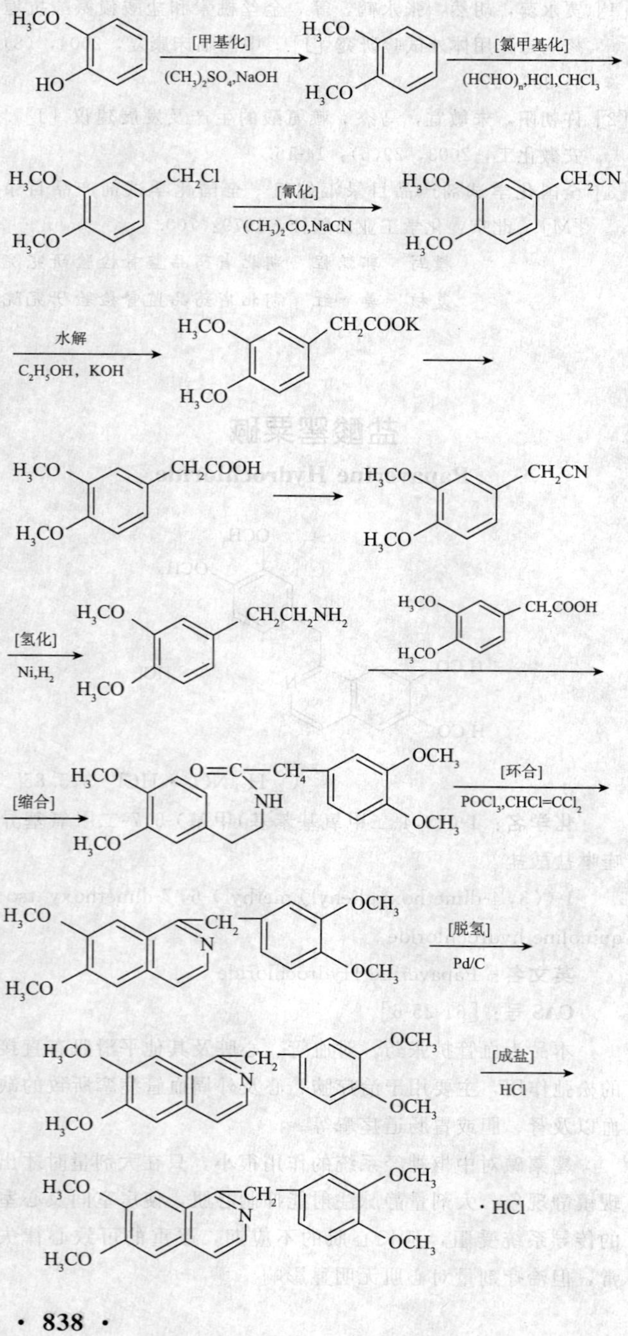

【性状】本品为白色结晶性粉末；无臭，对光敏感。在三氯甲烷中溶解，在水中略溶，在乙醇中微溶，在乙醚中几乎不溶。熔点220～225℃。本品在不同的溶剂中，显示不同的紫外吸收，0.1mol/L盐酸溶液中的最大吸收波长为250nm；在无水乙醇和乙醇中的最大吸收波长均为238nm，水中最大吸收波长为246nm，详见图1。

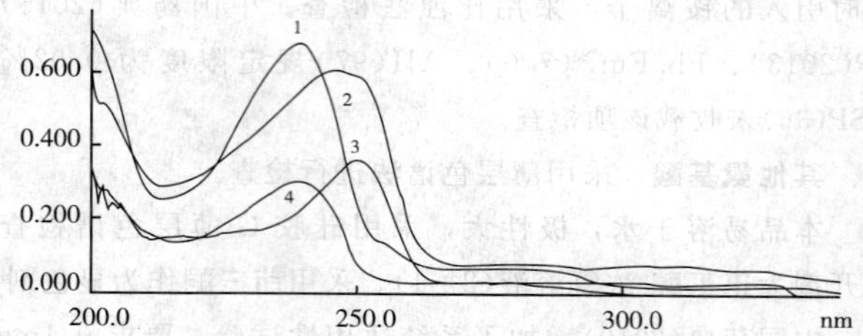

图1 盐酸罂粟碱在4种溶剂中的紫外光谱图

1. 乙醇；2. 水；3. 0.1mol/L盐酸溶液；4. 无水乙醇

【鉴别】(1)取本品加水溶解后，加过量的氨试液，析出游离的罂粟碱，熔点146～148℃。

(2)本品在稀盐酸酸性条件下与铁氰化钾生成浅黄色的铁氰酸盐沉淀，其他阿片生物碱均无此反应[2]。

(3)本品加Marquis试剂，溶液由无色→淡黄色→玫瑰红色→紫色(Marquis反应)，而吗啡或吗啡的酯化物则显紫色或紫堇色[2]。

本品的红外光吸收图谱(光谱集405图)显示的主要特征吸收如下。

特征谱带(cm^{-1})	归属	
3130，3055，3020	芳氢	ν_{C-H}
2838	甲氧基	ν_{C-H}
2700～2300	吡啶盐	$\nu_{\overset{+}{N}H}$
1630，1608，1507	芳环	$\nu_{C=C,C=N}$
1281，1025	芳甲醚	ν_{C-O-C}
895，815	取代苯	$\gamma_{1H,2H}$

【检查】酸度 在精制成盐时使用盐酸，且本品为强酸弱碱性盐。规定2%的水溶液pH值为3.0～4.0。

溶液的颜色 本品的外观颜色与其纯度有关，其颜色随精制次数增加而变白色；由于本品在水中略溶，故对本品在水溶液的颜色进行控制。

有关物质 控制可能引入的阿片中所含的其他生物碱，如吗啡、可待因等，或合成过程中带入的中间体(如：二氢罂粟碱)、副产物杂质(罂粟醇)等。

盐酸罂粟碱氧化破坏样品色谱图见图2，样品色谱图见图3。

BP(2013)和Ph. Eur.(7.0)有关物质检查中以去活化八烷基硅胶为固定相，以3.4g/l磷酸二氢钾(pH 3.0)-乙腈-甲醇为流动相梯度洗脱，检测波长238nm，列出了杂质A、B、C、D、E、F与罂粟碱的相对保留时间为0.9、0.8、0.75、1.2、0.7和1.1(罂粟碱 t_R=23.4分钟)；杂质A、C、D的校正因子分别为 6.2，2.7 和 0.5。主成分峰与杂质 A 的分离度应不小于 1.5。规定除溶剂峰外，单个杂质不得过 0.1%，杂质总量不得过 0.5%。

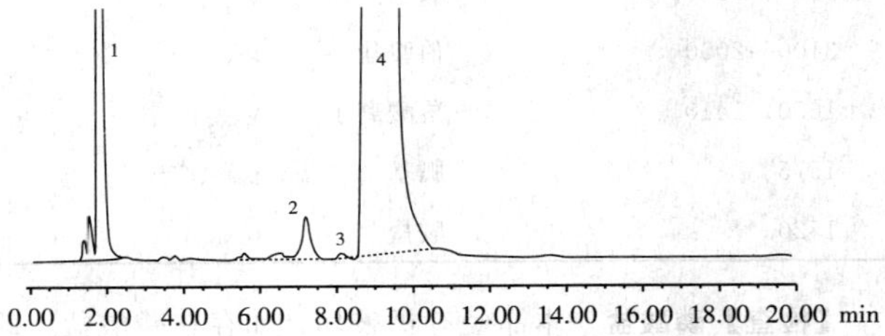

图 2　氧化破坏样品色谱图

1. 溶剂；2，3. 为杂质；4. 罂粟碱

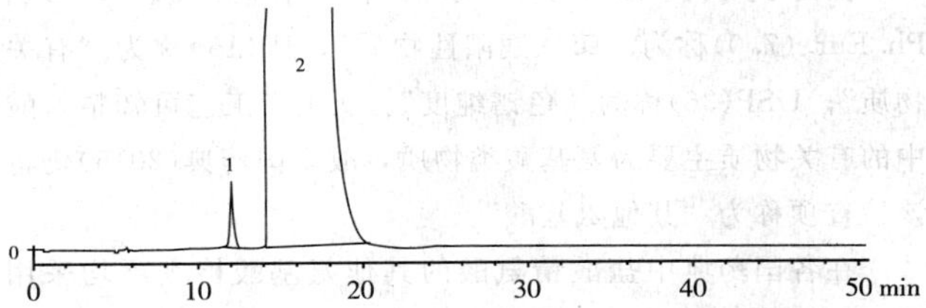

图 3　盐酸罂粟碱注射液供试品色谱图

1. 罂粟醇(papaverinol)；2. 罂粟碱(papaverine)

BP(2013)和 Ph. Eur. (7.0)列出的 6 个已知杂质的结构。

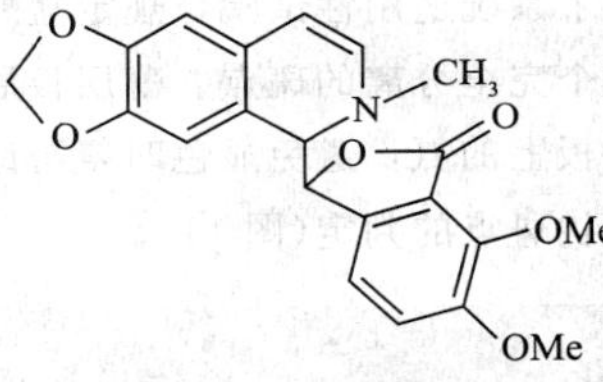

A. noscapine

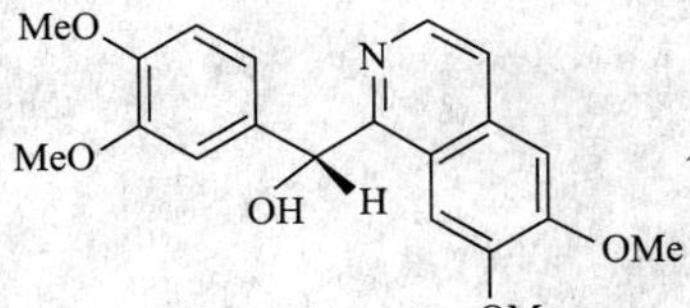

及消旋体

B. papaverinol

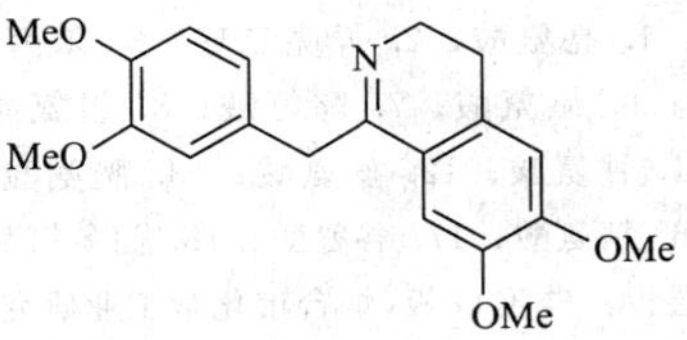

C. dihydropapaverine

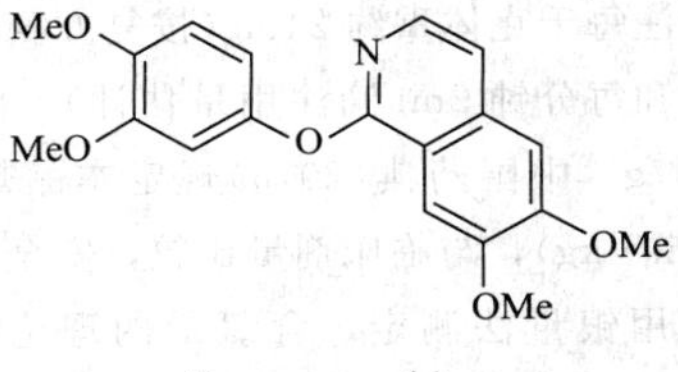

D. papaveraldine

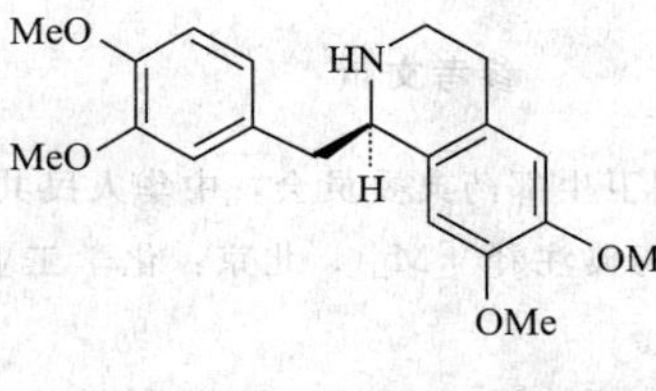

及消旋体

E. tetrhydropapaverine

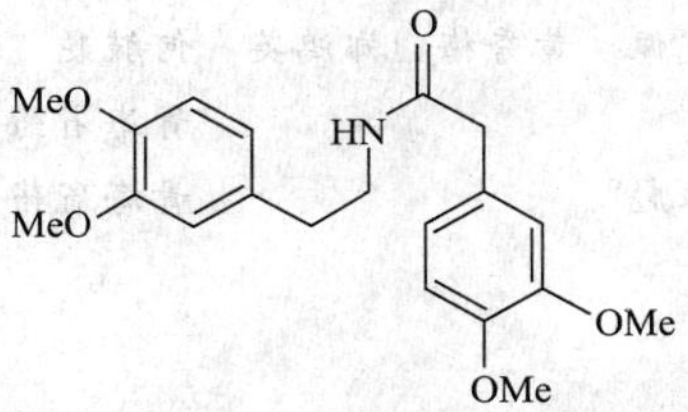

F. 2-（3，4-二甲氧苯基）-N-［2-（3，4-二甲氧基苯基）-乙基］乙酰胺

易炭化物　指可能带入的其他生物碱等有机杂质，例如蒂巴因($C_{19}H_{21}NO_3$)、隐品碱($C_{21}H_{23}NO_5$)等。这些杂质遇硫酸呈色，而罂粟碱溶于冷纯硫酸中，为无色溶液。

合成所得的盐酸罂粟碱，虽不含以上杂质，但在生产过程中有副产物产生，主要为罂粟醇($C_{20}H_{21}NO_5$)，而罂粟醇与硫酸反应呈紫红色。

【含量测定】中国药典(2005)中采用非水滴定法测定含量，中国药典(2010)改为电位滴定法，中国药典(2015)未作修订。

【制剂】(1)盐酸罂粟碱注射液(Paverine HydrochIoride Injection)

规格为 1ml∶30mg。是用适量盐酸罂粟碱为原料，加适量 EDTA 或未添加 EDTA 等辅料制得。EDTA 可以降低杂质的产生，防止溶液颜色变深。

细菌内毒素　本品临床每小时用药最大剂量是静脉注射每千克体重 2mg(中国药典临床用药须知、中国国家处方集)，内毒素计算限值约为 2.5EU/mg；国外标准中 USP 为 2.9USPEU/mg。中国药典(2015)规定本品细菌内毒素限值为 2.5EU/mg，与内毒素计算值比较，安全系数为 1，并略严于 USP 标准。

无菌　对本品进行的无菌验证试验结果表明该品种无抑菌作用，经薄膜过滤法处理，用 pH 7.0 无菌氯化钠-蛋白胨缓冲液冲洗(每膜不少于 50ml)，以金黄色葡萄球菌为阳性对照菌。

含量测定　采用高效液相色谱法，色谱条件同有关物质。

USP(36)采用三氯甲烷提取，蒸干后，0.1mol/L 盐酸溶液溶解后用紫外-可见分光光度法测定含量，JP(16)则采用三氯甲烷提取，蒸干后，高氯酸滴定测定含量。

(2)盐酸罂粟碱片(Papaverine HydrochIoride Tablets)

溶出度　紫外吸收系数法，溶出介质为水，900ml，篮法，转速 100 转/分钟取样时间 30 分钟，限度 75%。

USP(36)为紫外分光光度法，限度为 80%，其余条件同中国药典。

参考文献

[1] 中华人民共和国卫生部药典委员会，中华人民共和国药典1990年版二部药典注释［M］．北京：化学工业出版社，1993：613-615.

[2] 刘立群．毒物分析［M］．上海：上海科学技术出版社，1963：118.

撰写　段广佩　黄秀梅　郑鸿英　何毓襄
青海省药品检验检测院
复核　郑永彪
青海省药品检验检测院

盐酸精氨酸

Arginine Hydrochloride

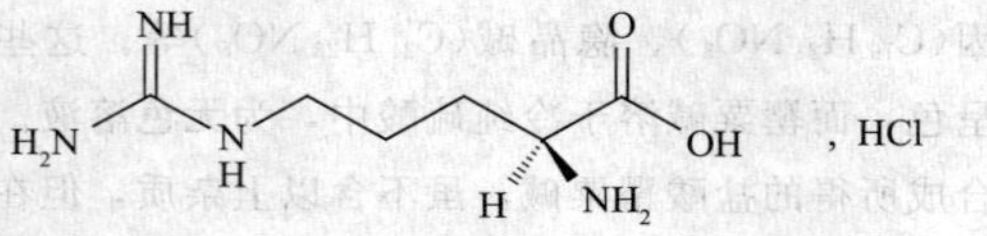

$C_6H_{14}N_4O_2 \cdot HCl$　210.66

化学名：L-2-氨基-5-胍基戊酸盐酸盐

L-2-amino-5-guanidopentanoic acid hydrochloride

英文名：Arginine Hydrochloride

CAS号：［1119-34-2］

本品广泛参与机体组织代谢，与机体免疫功能、蛋白代谢创面愈合等密切相关。精氨酸为半必需或条件性必需氨基酸，参与鸟氨酸循环，促进体内尿素合成而降低血氨，改善症状。本品有较多的氢离子，对纠正肝性脑病时酸碱平衡有益。主要用于肝性脑病，适用于忌钠的患者，也适用于其他原因引起血氨过高所致的精神症状及急性应激状态[1]。

输注速度过快可引起流涎、潮红、呕吐等不良反应。有报道本品可致肝移植术后急性高钾血症[1]。

除中国药典(2015)收载外，BP(2013)、Ph. Eur.(7.0)、USP(36)、JP(16)也有收载。

【制法概要】本品由 Schalze 与 Winterstein 于 1899 年首先制得。国内于70年代开始生产[2]。精氨酸主要采用发酵工艺和天然蛋白水解提取法进行生产。精氨酸的分离提纯可采用特殊沉淀法、电渗析法和离子交换法等方法，国内常用的是特殊沉淀法。特殊沉淀法是向含有精氨酸的蛋白水解中和液中加入沉淀剂，使精氨酸与沉淀剂生成溶解度小的复合物沉淀，实现精氨酸与其他氨基酸的分离。

【性状】比旋度　本品在 6mol/L 盐酸溶液中(80mg/ml)的比旋度为＋21.5°至＋23.5°，与 JP(16)相同。USP(36)则为＋21.4°至＋23.6°；BP(2013)为＋21.0°至＋23.5°。

【鉴别】(1)为 TLC 鉴别，色谱条件与其他氨基酸检查项相同。BP(2013)还收载了精氨酸胍基的特征反应—坂口反应鉴别项和氯化物鉴别项。

(2)本品的红外光吸收图谱应与对照的图谱(光谱集406图)一致，本品的红外光吸收图谱显示的主要特征吸收如下。

特征谱带(cm^{-1})	归属	
3350，3170	胍基	ν_{N-H}
3100～2000	伯胺盐	$\nu_{NH_3^+}$
1650，1410	羧酸离子	$\nu_{CO_2^-}$
1575	胍基	$\nu_{C=N}$
1520	胺盐	$\delta_{NH_3^+}$

【检查】磷酸盐　本品经有机破坏，如存在磷酸盐，即转为无机磷，采用钼蓝比色法检查[2]。

其他氨基酸　采用薄层色谱法(TLC)进行检查。

国外药典对该项目的称谓各有不同：BP(2013)、Ph. Eur.(7.0)称为"茚三酮阳性物质"，JP(16)称为"有关物质"；USP(36)称为"色谱纯度"。从生产工艺可知精氨酸中的有关物质主要为氨基酸类物质，故中国药典(2015)仍将该检查项称为"其他氨基酸"。

在各国药典中盐酸精氨酸的其他氨基酸检查项均采用TLC法进行，以精氨酸和赖氨酸在薄层板上完全分离作为系统适用性条件，采用主成分自身对照法进行测定，但均未明确指出盐酸精氨酸中其他氨基酸杂质的组成。

中国药典(2015)采用硅胶G薄层板，正丙醇-浓氨溶液色谱系统，增订了系统适用性试验，规定盐酸精氨酸与盐酸赖氨酸应显示两个完全分离的斑点。薄层板展开晾干后，需干燥除去残留在板上的氨，避免显色时氨与茚三酮反应显色形成的背景色干扰斑点的判定(图1)。

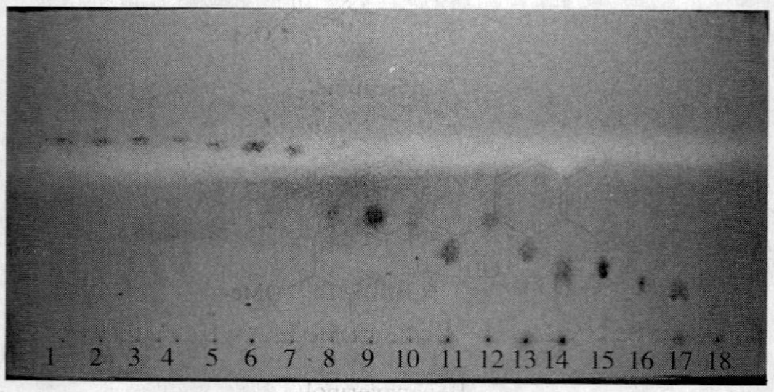

图1　18种氨基酸薄层色谱图

点样顺序：1. 亮氨酸；2. 异亮氨酸；3. 苯丙氨酸；4. 色氨酸；5. 蛋氨酸；6. 缬氨酸；7. 酪氨酸；8. 组氨酸；9. 丙氨酸；10. 苏氨酸；11. 甘氨酸；12. 丝氨酸；13. 胱氨酸；14. 脯氨酸；15. 赖氨酸；16. 精氨酸；17. 谷氨酸；18. 门冬氨酸

薄层板：硅胶G板(烟台市化学工业研究所)

热原　在复方氨基酸注射液中本品临床每小时用药最大剂量是静脉滴注每千克体重约 24mg(按复方氨基酸注射液处方中最大用量和每分钟 2ml 滴注用量估计)，内毒素计算限值约为 208EU/g。中国药典(2015)规定本品热原检查限值为 500mg/(5ml·kg)，与临床剂量比较，安全系数为 20.8。

含氯量　用银量法测定，含氯量的理论值为 16.8%，限度规定为 16.5%～17.1%，即为其理论值的 98.2%～

101.8%[2]。

【含量测定】在各国药典中，均采用容量法测定含量，BP(2013)、Ph. Eur.(7.0)采用指示剂法，USP(36)、JP(16)和中国药典(2015)均采用电位滴定法。其中USP(36)和中国药典(2015)采用醋酸汞试液屏蔽氯离子的干扰，会对环境造成污染，而BP(2013)、Ph. Eur.(7.0)和JP(16)则未使用醋酸汞。经比较BP(2013)、Ph. Eur.(7.0)与JP(16)的方法，认为BP(2013)、Ph. Eur.(7.0)用高氯酸直接滴定盐酸精氨酸的方法较JP(16)简便，但用指示剂终点不如电位法指示终点准确。

曾参考BP(2013)、Ph. Eur.(7.0)含量测定中样品溶解方法，革除汞盐，以电位法指示终点，滴定度采用BP(2013)、Ph. Eur.(7.0)的滴定度。即“精密称取本品0.180g，加无水甲酸3ml使溶解，再加入无水冰醋酸30 ml。照电位滴定法，用高氯酸滴定液(0.1mol/L)滴定，并将滴定的结果用空白试验校正。每1ml高氯酸滴定液(0.1mol/L)相当于21.07mg的$C_6H_{14}N_4O_2 \cdot HCl$”。实验中发现无水甲酸的品质会对滴定结果有一定的影响，进口无水甲酸溶解样品测定结果比国产甲酸溶解样品的结果高约0.4%，且进口无水甲酸空白滴定值较小，说明其含水量较国产的少。采用进口无水甲酸进行测定，测定结果与中国药典(2005)方法没有显著的差异，可以采用拟定方法代替中国药典(2005)中盐酸精氨酸的含量测定方法，从而达到革除醋酸汞的目的。但综合考虑国产试剂的质量水平，中国药典(2010)、中国药典(2015)对含量测定方法未进行修订。

【制剂】盐酸精氨酸注射液(Arginine Hydrochloride Injection)

中国药典(2015)和BP(2013)、USP(36)、JP(16)均收载了盐酸精氨酸注射液。

本品为无色澄明液体，规格为20ml：5g，国内各企业的处方中，有部分厂家使用了焦亚硫酸钠、依地酸二钠，其他厂家均未使用辅料。生产工艺大同小异，基本上均为将原辅料加注射用水溶解后，加活性炭吸附过滤，灭菌即得。

热原　本品临床每小时用药最大剂量是静脉注射每次5g(中国医师药师临床用药指南、中国国家处方集)，内毒素计算限值约为60EU/g；国外标准中USP为USP 0.01EU/mg，BP为0.01EU/mg。中国药典(2015)规定本品热原限值为1250mg/(5ml·kg)(与0.0040EU/mg内毒素相当)，与临床剂量比较，安全系数为15，并严于USP和BP标准。

本品对内毒素检查方法有干扰，可调节pH值和用适当灵敏度的鲎试剂经稀释至MVD后进行内毒素检查。

含量测定　在各国药典中，本品的含量测定方法有两种：中国药典(2015)和JP(16)中使用的旋光法，两个标准方法基本相同。USP(36)和BP(2013)年版使用比色法，显色剂为2，4-二氯-1-萘酚与次氯酸钠，于520nm波长处测定，除供试品溶液取样量略有差异外，其他基本相同。中国药典(2015)采用旋光法测定的结果重现性较好，方法简单易操作。

盐酸精氨酸片(Arginine Hydrochloride Tablets)

仅中国药典(2015)收载了本品。规格为0.25g。

鉴别　(1)精氨酸在碱性溶液中与次溴酸钠和α-萘酚作用产生红色的产物[2]。这是精氨酸分子中胍基的特征反应，可与其他氨基酸相区别。反应灵敏度达1：250000。反应方程式为：

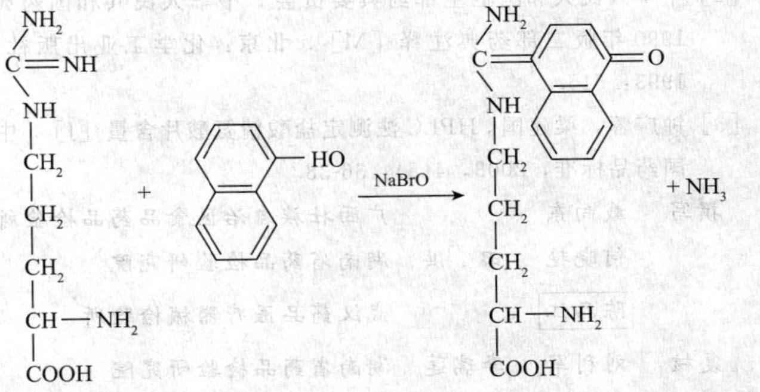

精氨酸　α-萘酚　红色产物　氨

生成的氨可被次溴酸钠氧化生成氮。在次溴酸钠缓慢作用下，有色物质继续氧化，引起颜色消失，因此过量的次溴酸钠对反应不利。此反应可以用来作为精氨酸定性鉴别。

(2)采用薄层色谱法，以对照品为对照，所显斑点用茚三酮显色，反应机制为茚三酮溶液与氨基酸共热，生成氨和还原性茚三酮。氨与茚三酮和还原性茚三酮反应，生成紫色化合物。

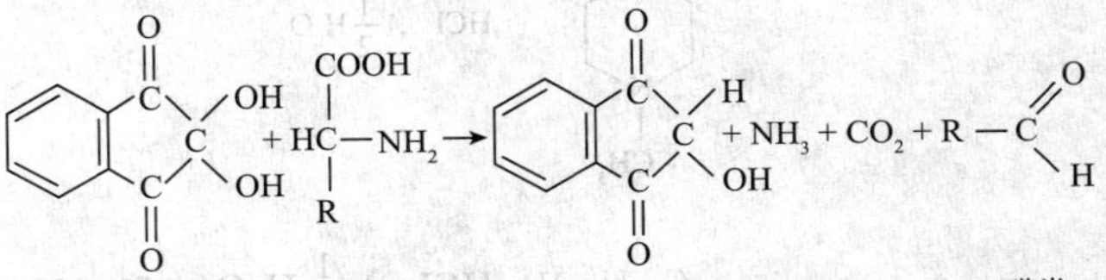

茚三酮　氨基酸　还原型茚三酮　醛类

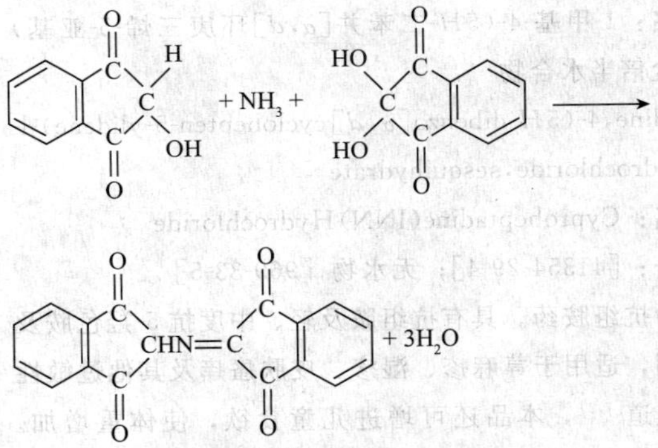

蓝紫色产物

含量测定　中国药典(2015)沿用中国药典(2005)方法，未作修改，采用高效液相色谱法。在碱性条件下，氨基酸中的氨基能定量地与2，4-二硝基氟苯反应生成二硝基苯氨酸衍生化产物，在362nm处紫外检测定量。为保证衍生化反应完全，应加入过量的2，4-二硝基氟苯。本法以内标法定量。盐酸精氨酸在0.25～2.00mg/ml范围内，线性关系良好，线性方程为$A=0.9744C-0.0324$，$r=0.9999(n=5)$。平均回收率为100.4%，RSD为0.7%($n=5$)。重复性试验RSD为0.27%。供试品溶液(浓度为0.998mg/ml)在室温放置 48 小时基本稳定[3]。

参考文献

[1] 国家药典委员会. 中华人民共和国药典临床用药须知·化学药和生物制品卷［M］. 2010 年版. 北京：中国医药科技出版社，2011：977.

[2] 中华人民共和国卫生部药典委员会. 中华人民共和国药典 1990 年版二部药典注释［M］. 北京：化学工业出版社，1993：615.

[3] 钟广蓉，梁建国. HPLC 法测定盐酸精氨酸片含量［J］. 中国药品标准，2003，4(5)：36-38.

撰写　戴向东　　　广西壮族自治区食品药品检验所

何晓艳　田　洪　湖南省药品检验研究院

陈品江　　　武汉药品医疗器械检验所

复核　刘利军　李瑞莲　湖南省药品检验研究院

盐酸赛庚啶

Cyproheptadine Hydrochloride

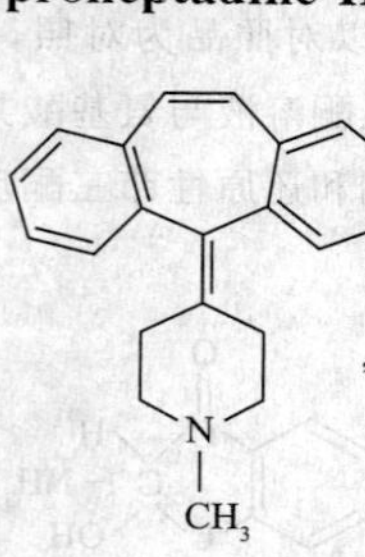

,HCl ,$1\frac{1}{2}H_2O$

$C_{21}H_{21}N \cdot HCl \cdot 1\frac{1}{2}H_2O$　350.89

化学名：1-甲基-4-(5*H*-二苯并[*α*,*d*]环庚三烯-5-亚基)哌啶盐酸盐倍半水合物

piperidine,4-(5*H*-dibenzo[*α*,*d*]cyclohepten-5-ylidene)-l-methyl-,hydrochloride,sesquihydrate

英文名：Cyproheptadine(INN) Hydrochloride

CAS 号：［41354-29-4］；无水物［969-33-5］

本品为抗组胺药。具有抗组胺及轻、中度抗 5-羟色胺及抗胆碱作用，适用于荨麻疹、湿疹、皮肤瘙痒及其他过敏性疾病。据报道[1,2]，本品还可增进儿童食欲，使体重增加。口服易吸收，10 小时后血药浓度达到高峰，并分布于全身各脏器；主要在肝脏代谢，6 日内从尿液中排出服用剂量的 67%～77%，其余自粪便中排出。尿中代谢产物主要为葡萄苷酸结合物以及 *N*-去甲基赛庚啶和芳香环的羟基化极性化合物[3]。不良反应主要有恶心、口渴、嗜睡及抑制乳汁分泌等；大量服用会导致运动失调，偶尔会出现粒细胞减少和溶血性贫血[4]等。

本品由 Engelhardt 于 1961 年首先制得。国内于 1980 年开始生产。

除中国药典(2015)收载外，USP(36)、Ph. Eur. (7.0)、BP(2013)与 JP(16)均有收载。

【制法概要】本品的合成路线如下。

(1)合成主环

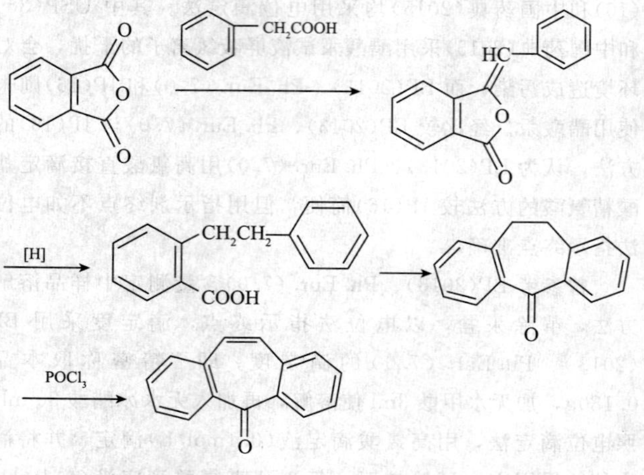

(2)合成侧链

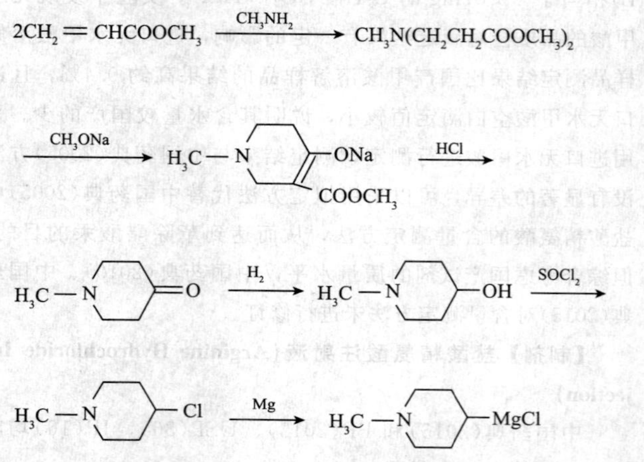

(3)合成盐酸赛庚啶

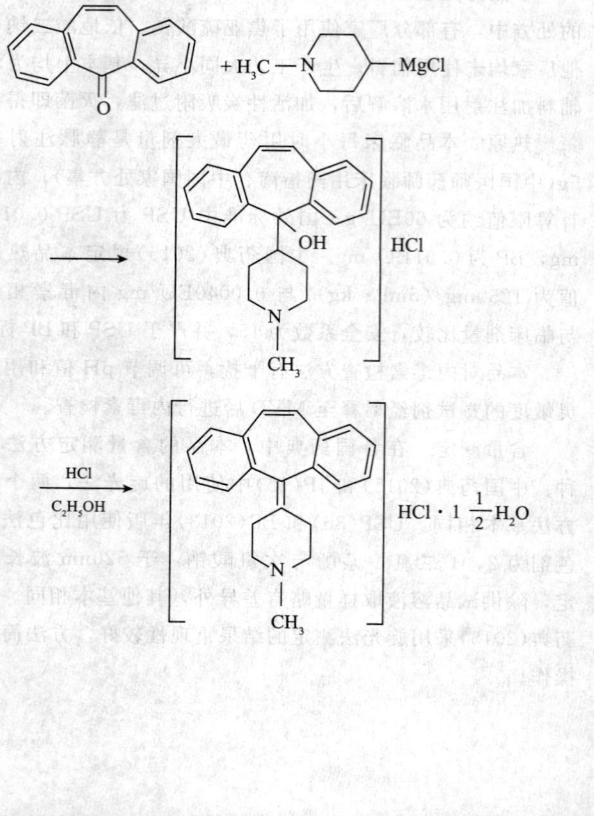

【性状】本品在水中微溶，其水溶液显酸性；在三氯甲烷中溶解，但因1分子本品中含1.5分子结晶水，在溶解过程中溶液有乳化现象，若以干燥品溶解，溶液即澄明。

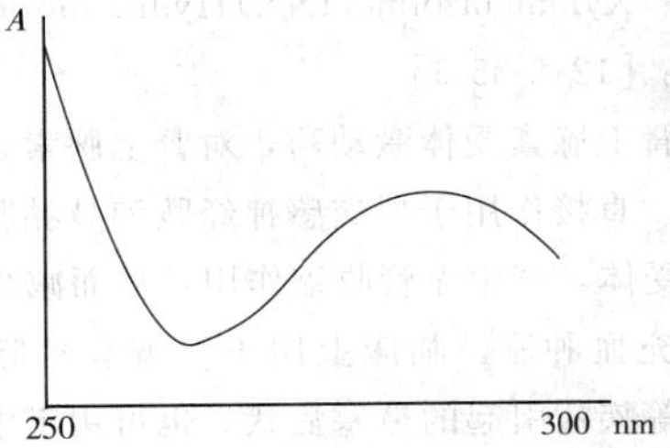

图1 盐酸赛庚啶无水乙醇溶液的紫外光吸收图谱

【鉴别】(1)本品16μg/ml的无水乙醇溶液，在286nm的波长处有最大吸收，在264nm的波长处有最小吸收(见图1)。二者的吸收度比值在1.6～1.8之间。

(2)本品的红光吸收图谱(光谱集404图)显示的主要特征吸收如下。

特征谱带(cm^{-1})	归属	
3400，1640	水	ν_{O-H}，δ_{OH}
2800～2300	叔胺盐	$\nu_{\overset{+}{N}-H}$
1590	芳环	$\nu_{C=C}$
780，760	邻位取代苯	γ_{4H}

【检查】**酸度** 检查游离盐酸。规定本品1g中存在的游离盐酸不得过0.015mmol，即含游离盐酸量应不得过0.05%。

水分 本品分子中含1.5个分子的结晶水，采用费休水分测定法测定，方法专属性较强，以无水甲醇为溶剂，限度为7.0%～9.0%。

有关物质 Ph. Eur. (6.0)收载了有关物质检查项，采用TLC法，用硅胶G板，以甲醇-二氯甲烷(1∶9)为展开剂和溶剂。供试液浓度为10mg/ml，以20μg/ml二苯并环庚烯(dibenzocycloheptene)为对照液A，取供试液稀释1000倍为对照液B。点样10μl，展开后，喷以硫酸的乙醇溶液，110℃加热30min，在365nm的紫外灯下检视，二苯并环庚烯不得过0.2%，其他杂质斑点不得过0.1%。可能存在的其他杂质为二苯并环庚烯(dibenzosuberone)。结构式详见图2。

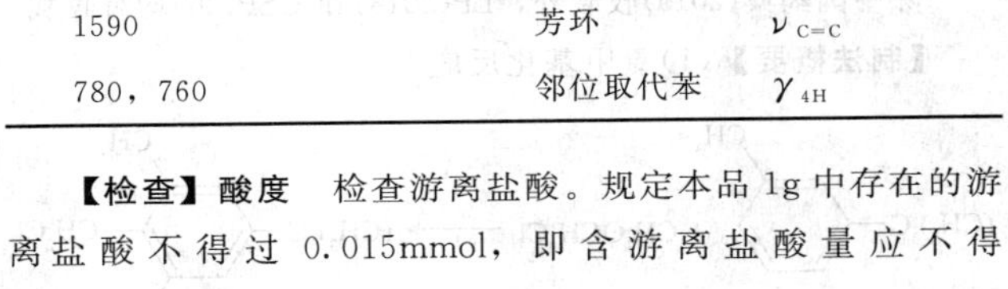

a　　b　　c

图2 盐酸赛庚啶杂质结构式

a. dibenzocycloheptene(杂质A)；b. dibenzosuberone(杂质B)；c. 5-(1-methylpiperidin-4-yl)-5*H*-dibenzo[*a*, *d*][7]annulen-5-ol(杂质C)

Ph. Eur. (7.0)修订为HPLC法，用C8柱(Symmetry C8，Hypersil BDS C8，Zorbax SB C8，150mm×4.6mm，5μm)，以磷酸二氢钾缓冲液(pH 4.5)-乙腈(60∶40)为流动相A，磷酸二氢钾缓冲液(pH 4.5)-乙腈(40∶60)为流动相B，梯度洗脱，检测波长为230nm，杂质A、B、C均不得过0.15%，其他单个杂质不得过0.10%，杂质总量不得过0.5%。典型色谱图见图3。

中国药典(2015)将有关物质检查收入标准，色谱条件与Ph. Eur. (7.0)基本一致。未控制已知杂质，单个杂质限度0.15%，杂质总量不得过0.5%。

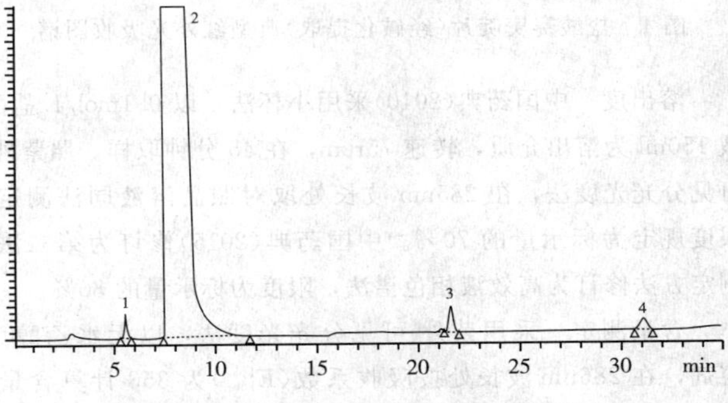

图3 添加杂质A、B、C的供试品色谱图

1. 杂质C；2. 赛庚啶；3. 杂质B；4. 杂质A

【含量测定】由于本品结构中哌啶环上的N有碱性，可采用非水溶液滴定法测定含量。鉴于本品1分子中带有1.5分子结晶水，可能影响非水滴定的结果，故中国药典(2005)采用干燥品测定，以冰醋酸为溶剂，以结晶紫指示剂指示滴定终点，终点为蓝色。由于本品为盐酸盐，故滴定时需加入醋酸汞溶液以消除盐酸的干扰。

鉴于醋酸汞有害环保，中国药典(2010)参照Ph. Eur. (7.0)盐酸氟奋乃静的含量测定方法，采用高氯酸非水电位滴定法，并使用无水甲酸和醋酐作为溶剂，醋酐可使溶质碱性增大。本方法终点突跃明显，精密度良好，RSD为0.06%($n=6$)。在滴定过程伴有大量的热量产生，因此在滴定过程需自始至终进行搅拌。

Ph. Eur. (7.0)采用酸碱电位滴定法，溶剂为乙醇，滴定前加入少量的(0.01mol/L)盐酸溶液，再用0.1mol/L氢氧化钠滴定液滴定。本滴定方法中盐酸赛庚啶系作为酸被碱滴定。滴定曲线呈双突跃，外加的少量盐酸可确保赛庚啶盐酸盐全部转型，产生第一个滴定突跃，第二个滴定则为键合酸根的等当点，两个突跃之间的消耗体积则用于计算含量。

【制剂】盐酸赛庚啶片(**Cyproheptadine Hydrochloride Tablets**)

红外鉴别　片剂细粉用氢氧化钠碱化，再用二氯甲烷提取，取滤液蒸干，得到赛庚啶残渣；另取盐酸赛庚啶对照品，同法进行碱化和提取。两者的红外光吸收谱图一致。典型图谱见图4。

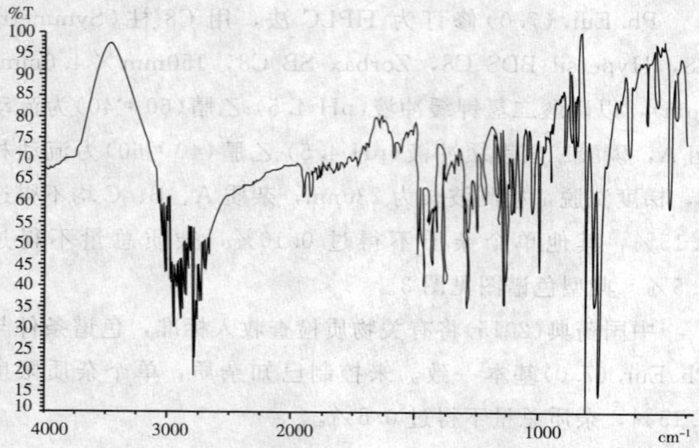

图 4　盐酸赛庚啶片(经碱化提取)典型红外光吸收图谱

溶出度　中国药典(2010)采用小杯法，以 0.1mol/L 盐酸液 150ml 为溶出介质，转速 75rpm，在 45 分钟取样。照紫外-可见分光光度法，在 285nm 波长处取对照品溶液同法测定，限度规定为标示量的 70%。中国药典(2015)修订为第二法，测定方法修订为高效液相色谱法，限度为标示量的 80%。

含量测定　采用紫外-可见分光光度法，以无水乙醇为溶剂，在 286nm 波长处按吸收系数($E_{1cm}^{1\%}$)为 353 计算含量。在容量瓶中先加盐酸溶液(9→50)2.0ml 可加速供试品细粉分散均匀，在含量均匀度项下先加少量盐酸溶液还可以加速供试品片崩解。由于所用溶剂为无水乙醇，为避免在开敞容器中操作时乙醇挥发影响测定结果，应将提取液置具塞离心管中离心，取上清液测定。BP(2013)与中国药典(2015)的方法基本一致，USP(36)采用 HPLC 法。

参考文献

[1] Knoben J E., Anderson P O. Handbook of Clinical Drug Data [M]. 5th ed. Illinois: Hamilton Press, 1983: 248.

[2] 王士凡，孙定人，王功立，等，药物不良反应 [M]. 北京：人民卫生出版社，1988：722.

[3] Florey K. Anajytical Profiles of Drug Substances [M]. Vol. 5. New York: Academic Press, 1980: 155.

[4] 徐淑云，卞如濂. 临床药理学：下册 [M]. 上海：上海科学技术出版社，1986：330.

撰写　彭　茗　上海市食品药品检验所
蒋　成　江苏省常州市药品检验所
复核　杨永健　上海市食品药品检验所

盐酸赛洛唑啉
Xylometazoline Hydrochloride

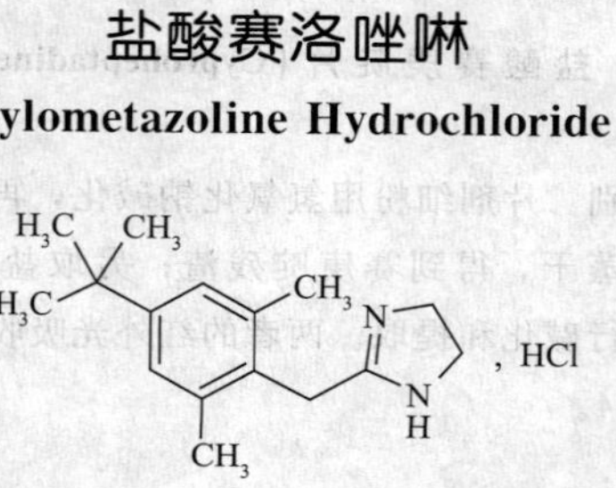

$C_{16}H_{24}N_2 \cdot HCl$　280.84

化学名：2-(4-叔丁基-2,6-二甲苄基)-2-咪唑啉盐酸盐

2-(4-*tert*-Butyl-2,6-dimethylbenzyl)-2-imidazoline hydrochloride

英文名：Xylometazoline(INN) Hydrochloride

CAS 号：[1218-35-5]

本品属肾上腺素受体激动药，对肾上腺素 α 受体有特殊的兴奋作用。直接作用于拟交感神经胺和鼻黏膜小血管上的肾上腺素 α 受体，产生血管收缩作用，从而减少血流量，解除鼻黏膜的充血肿胀。临床上用于缓解和消除急、慢性鼻炎、鼻窦炎等疾病引起的鼻塞症状。也可用于中耳炎，有助于因黏膜肿胀而阻塞的咽鼓管再通[1]。

本品滴鼻液滴鼻后可从鼻黏膜和消化道吸收(故可引起全身性不良反应，尤其是过量给药后)，局部作用于 5～10 分钟起效。单次给药作用可持续 5～6 小时。随后，鼻黏膜有不同程度反跳扩张，鼻塞再度出现。本品不可久用，否则可影响嗅神经致嗅觉异常。

本品与单胺氧化酶抑制剂(如异卡波肼、丙卡波肼)合用，可引起严重的头痛、高血压危象等，其他潜在的不良反应还包括恶心、呕吐、心律失常、胸痛、颅内出血、循环衰竭、高热甚至死亡等，故两者应避免同时使用[1]。

除中国药典(2015)收载外，BP(2013)和 USP(36)均有收载。

【制法概要】(1)氯甲基化反应

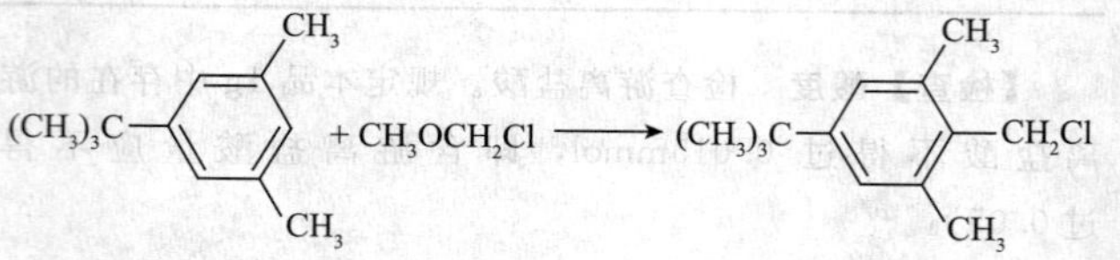

(2)腈化反应

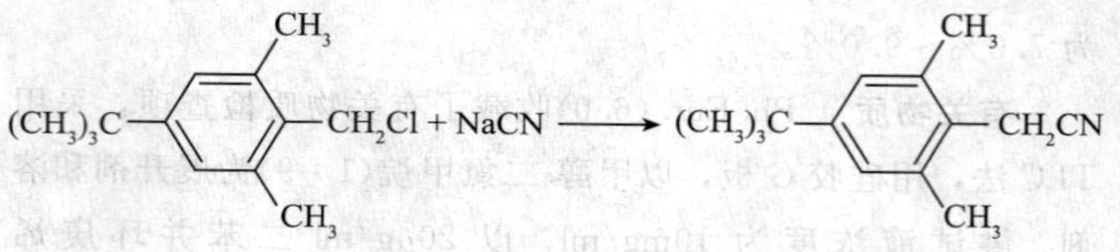

(3)环合反应

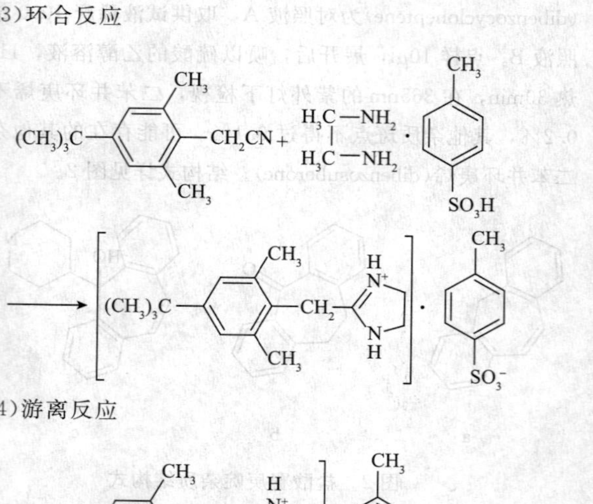

(4)游离反应

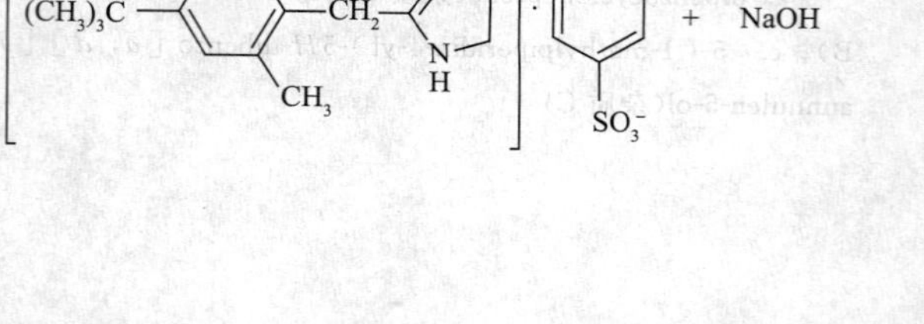

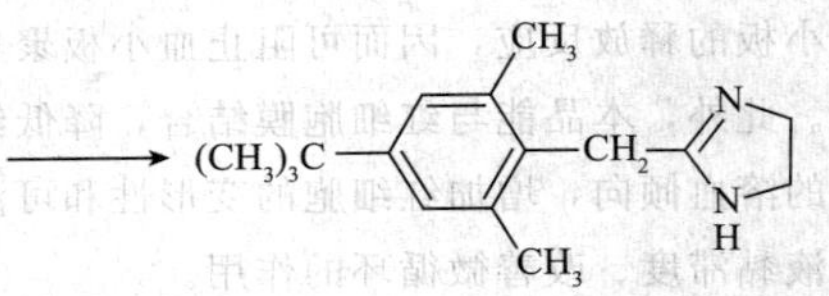

(5)成盐反应

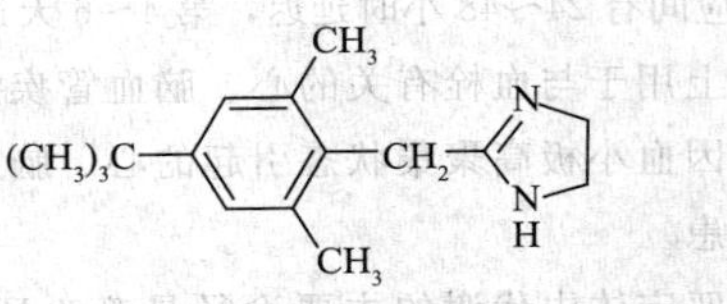

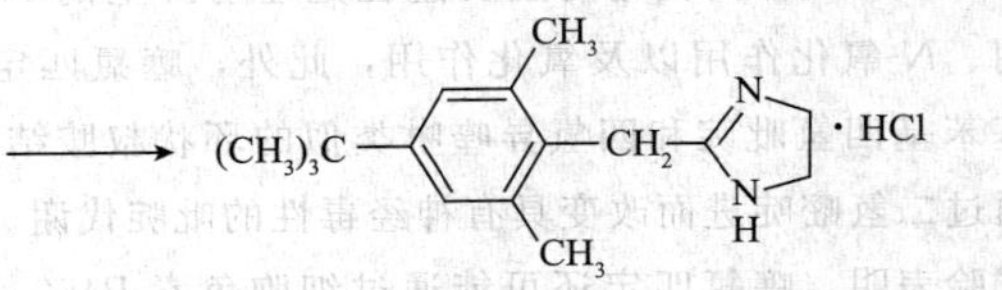

【性状】本品对光、热稳定；在稀盐酸溶液中放置 24 小时后加热 1 小时，可产生少量杂质；在碱性介质（氢氧化钠溶液）中不稳定，结构中的咪唑环开裂。

【鉴别】(1)亚硝基铁氰化钠 $Na_2[Fe(CN)_5NO]$ 在氢氧化钠溶液中水解生成 $Na_2[Fe(CN)_5H_2O]$，与本品形成 $Na_2[Fe(CN)_5C_{16}H_{24}N_2]$，该产物加碳酸氢钠显紫色[2]。

(2)本品的红外光吸收图谱（光谱集 657 图）显示的主要特征吸收如下。

特征谱带(cm^{-1})	归属	
3200～2600	胺盐	$\nu_{\overset{+}{N}H_2}$
1605，1480，1450	芳环	$\nu_{C=C,C=N}$
1253	叔丁基	$\delta_{C(CH_3)}$
872	四取代苯	γ_{1H}

【检查】**酸度** 本品最后工艺中用赛洛唑啉与盐酸成盐，故用酸度控制本品成盐过程中的酸碱配比。本品 50mg/ml 的水溶液，pH 值应为 5.0～6.6。

有关物质 经试验考察，本品对光、热稳定，在酸中相对稳定。在碱性环境下，结构中的咪唑啉环开裂，产生主要降解产物 *N*-(2-氨乙基)-2-[4-(1,1-二甲基乙基)-2,6-二甲基苯基]乙酰胺（杂质Ⅰ），反应式如下。

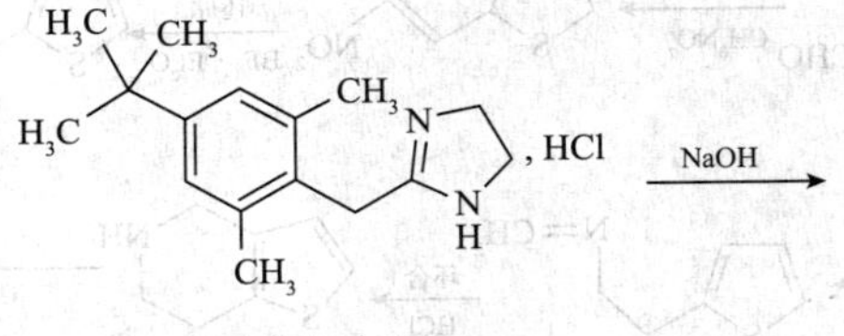

盐酸赛洛唑啉

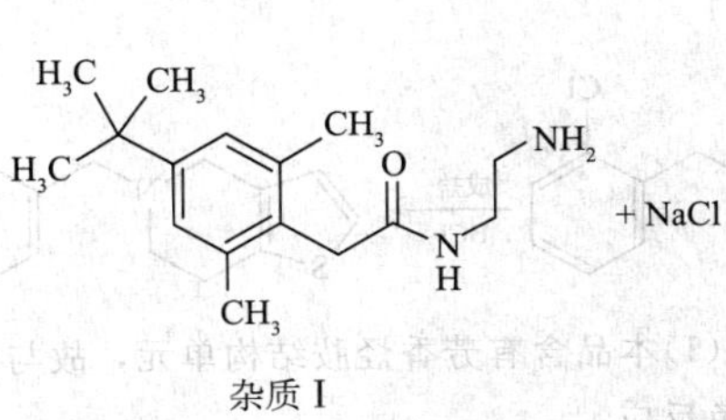

杂质Ⅰ

中国药典（2015）采用 HPLC 测定有关物质，用加校正因子的主成分自身对照法测定杂质Ⅰ的限量，避免了杂质对照品的使用；用不加校正因子的主成分自身对照法测定其他杂质的限量。根据本品在碱性条件下可产生杂质Ⅰ，采用本品的碱性破坏溶液（含主成分和杂质Ⅰ）作为系统适用性溶液，用于杂质Ⅰ的定位和分离度测定。

本品碱破坏溶液中杂质Ⅰ的量与破坏条件相关，在 1mol/L 的氢氧化钠中室温放置需较长时间产生杂质Ⅰ，加热可加速杂质Ⅰ的生成，但加热时间不宜过长，否则盐酸赛洛唑啉将全部降解为杂质Ⅰ。加热时间以控制在 5 分钟左右为宜。系统适用性图谱见图 1。

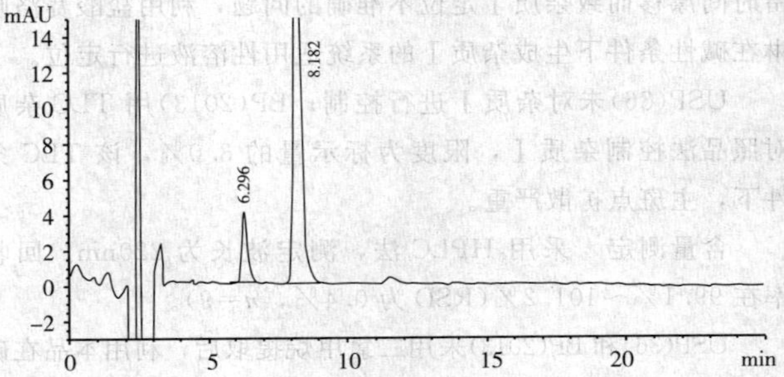

图 1 盐酸赛洛唑啉系统适用性图谱

其中保留时间为 6.3min 为杂质Ⅰ峰；8.2min 为赛洛唑啉峰

杂质Ⅰ的检测限为 1ng(S/N＝3.2)，定量限为 10ng(S/N＝11.2)；盐酸赛洛唑啉的检测限为 0.5ng(S/N＝4.2)，定量限为 5ng(S/N＝12.8)。

USP(36) 采用 TLC 法测定有关物质，BP(2013) 采用 HPLC 对照品法测定杂质Ⅰ，自身对照法测定其他杂质。

【含量测定】采用高氯酸非水滴定。本品为盐酸盐，用结晶紫为指示剂，如按常规的非水滴定法，需加入毒性大的醋酸汞作为氯化物的掩蔽剂，污染环境。中国药典（2015）采用电位滴定。本品含卤素离子，盐桥液中须避免卤素离子的影响，可选用高氯酸钠的饱和无水冰醋酸-醋酐溶液或硝酸钾的饱和无水甲醇溶液作为盐桥溶液。经考察，用上述两种盐桥液的测定结果一致，但考虑到高氯酸钠的饱和无水冰醋酸-醋酐溶液的酸性强，对电极的腐蚀性强，故选用硝酸钾的饱和无水甲醇溶液作为盐桥溶液。

本品为经典的滴定方法，精密度良好（相对平均偏差为 0.05%，n=9），滴定突跃明显，滴定曲线见图 2。

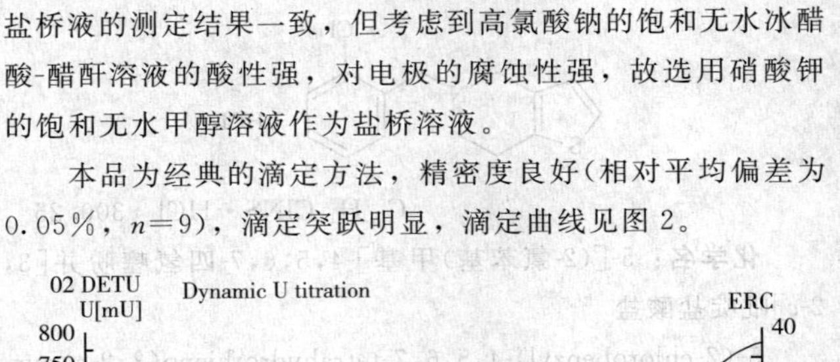

图 2 盐酸赛洛唑啉滴定曲线

【制剂】USP 收载了盐酸赛洛唑啉鼻用溶液（Xylometazoline Hydrochloride Nasal Solution)；中国药典和 BP 收载了盐酸赛洛唑啉滴鼻液(Xylometazoline Hydrochloride Nasal Drops)。

盐酸赛洛唑啉滴鼻液(Xylometazoline Hydrochloride Nasal Drops)

pH 值　本品在碱性条件下，赛洛唑啉可部分缓慢降解为杂质Ⅰ，故溶液控制在中性偏酸性，但溶液太酸，影响用药的顺应性，pH 值为 5.6～6.6。

杂质Ⅰ　本品在碱性溶液下易降解为杂质Ⅰ，用加校正因子的自身对照 HPLC 法控制杂质Ⅰ的限度为标示量的 1.5%。为避免加校正因子自身对照法在不同实验条件下保留时间漂移而致杂质Ⅰ定位不准确的问题，利用盐酸赛洛唑啉在碱性条件下生成杂质Ⅰ的系统适用性溶液进行定位。

USP(36)未对杂质Ⅰ进行控制；BP(2013)用 TLC 杂质对照品法控制杂质Ⅰ，限度为标示量的 3.0%，该 TLC 条件下，主斑点扩散严重。

含量测定　采用 HPLC 法，测定波长为 220nm。回收率在 99.1%～101.2%(RSD 为 0.4%，$n=9$)。

USP(36)和 BP(2013)采用二氯甲烷提取后，利用本品在碱性介质中与亚硝基铁氰化钠形成紫色络合物，用比色法测定含量，反应原理同中国药典(2015)盐酸赛洛唑啉鉴别(1)。

参考文献

[1] 国家食品药品监督管理局药品审评中心．药物临床信息参考[M]．2006 版．成都：四川科学技术出版社，2004：1187.

[2] 安登魁．药物分析[M]．济南：济南出版社，1992：947.

撰写　陈　英　广东省药品检验所

复核　罗卓雅　广东省药品检验所

盐酸噻氯匹定

Ticlopidine Hydrochloride

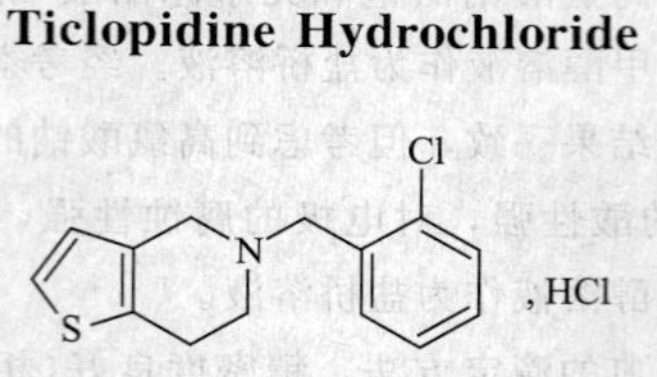

$C_{14}H_{14}ClNS \cdot HCl$　300.25

化学名： 5-[(2-氯苯基)甲基]-4,5,6,7-四氢噻吩并[3,2-*c*]吡啶盐酸盐

5-(2-chlorobenzyl)-4,5,6,7-tetrahydrothieno(3,2-*c*)pyridine hydrochloride

英文名： Ticlopidine(INN) Hydrochloride

CAS 号： [53885-35-1]

本品为抗血小板聚集药，对二磷酸腺苷 ADP 诱导的血小板聚集有较强的抑制作用；对胶原、凝血酶、花生四烯酸、肾上腺素及血小板活化因子等诱导的血小板聚集亦有不同程度的抑制作用。对血小板聚集还有一定的解聚作用，并可抑制血小板的释放反应，因而可阻止血小板聚集，减少血栓的形成。此外，本品能与红细胞膜结合，降低红细胞在低渗溶液中的溶血倾向，增加红细胞的变形性和可滤性；还具有降低血液黏滞度、改善微循环的作用。

口服后易吸收，t_{max} 1～2 小时，$t_{1/2}$ 6 小时左右，血药峰值与最大效应间有 24～48 小时延迟，第 4～6 天达最大作用[1]。

临床上用于与血栓有关的心、脑血管疾病，能有效地预防和治疗因血小板高聚集状态引起的心、脑及其他动脉的循环障碍疾患。

噻氯匹定体内代谢的主要途径是噻吩环上的 *N*-脱烷基作用、*N*-氧化作用以及氧化作用，此外，噻氯匹定具有与甲基苯基四氢吡啶和四氢异喹啉类似的环状叔胺结构特征，可通过二氢嘧啶进而改变具有神经毒性的吡啶代谢。体外活性试验表明，噻氯匹定还可能通过细胞色素 P450、过氧化物酶以及单胺氧化酶(MAO)进行代谢[2]。

常见的不良反应为轻微胃肠道反应。罕见恶心、腹泻、皮诊、淤斑、齿龈出血、白细胞减少、胆汁淤积、轻度转氨酶升高、黏膜皮肤出血。

本品由法国 Sanofi 公司开发，1978 年首次在法国上市，1991 年美国 FDA 批准在美国上市，我国于 1988 年批准进口，商品名为“抵克利得(Ticlid)”。

除中国药典(2015)收载外、USP (36)、BP(2013)和 JP(16)均有收载。

【制法概要】 制法 1：

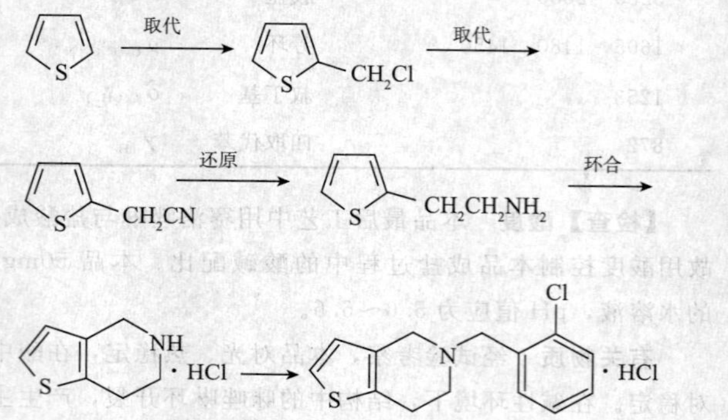

制法 2：

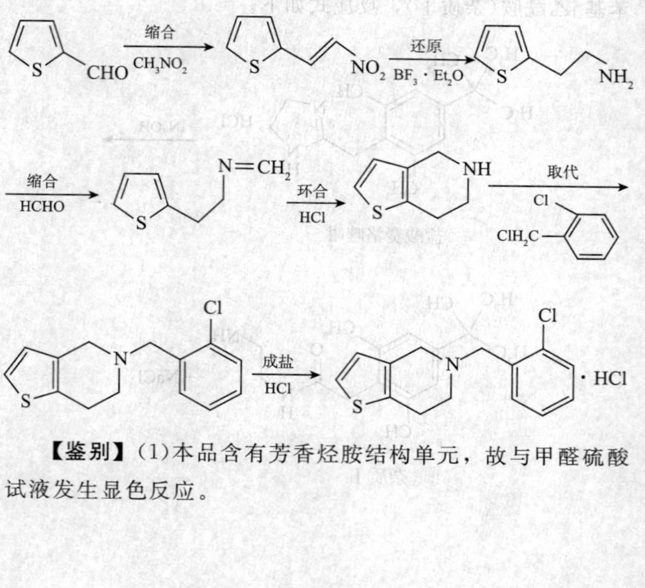

【鉴别】 (1)本品含有芳香烃胺结构单元，故与甲醛硫酸试液发生显色反应。

(2)本品的水溶液紫外扫描图谱中，在 267nm 与 276nm 的波长处有最大吸收，见图 1。

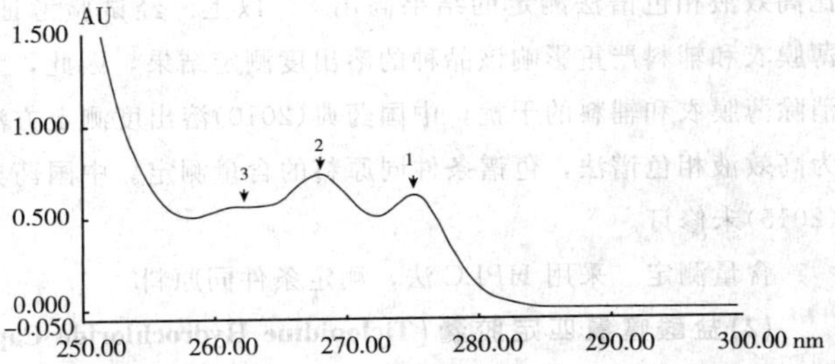

图 1　紫外扫描图

(3)本品的红外光吸收图谱应与对照的图谱(光谱集 640 图)一致。红外光吸收图谱显示的主要特征吸收如下[3]。

特征谱带(cm^{-1})	归属	
3105，3060，3010	芳氢	ν_{C-H}
2500～2200	叔胺盐	ν_{NH}^{+}
1595，1570，1440	芳环	$\nu_{C=C}$
720～760	1,2-取代苯	γ_{4H}

(4)本品为盐酸盐，故显氯化物的鉴别反应。

【检查】酸度　生产工艺中，成盐反应会带入过量的盐酸，1%水溶液的 pH 值应为 3.0～4.5。

酸性溶液的澄清度　在生产工艺的成盐阶段，如成盐不完全，成品中就可能存在噻氯匹定，噻氯匹定不溶于水，故发生浑浊。

有关物质　主要是合成过程中引入的一些杂质，在储存过程中也可能发生降解。中国药典(2015)采用 HPLC 法，用十八烷基硅烷键合硅胶为填充剂；以 0.022%戊烷磺酸钠溶液-磷酸盐缓冲液-甲醇-乙腈(26∶55∶23∶15)为流动相；检测波长为 220nm。理论板数按盐酸噻氯匹定峰计算不低于 3000(专属性试验见图 2～图 5，氧化破坏、碱破坏、高温破坏、酸破坏)。该方法的最小检出限为 0.5ng。

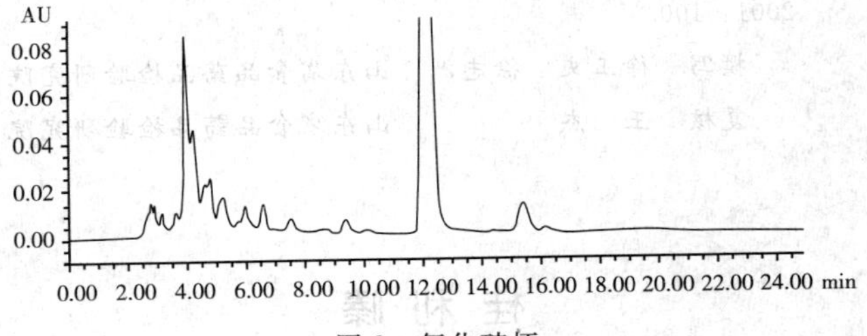

图 2　氧化破坏

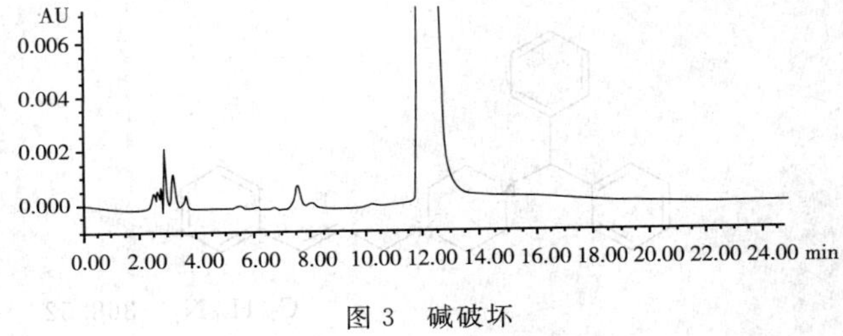

图 3　碱破坏

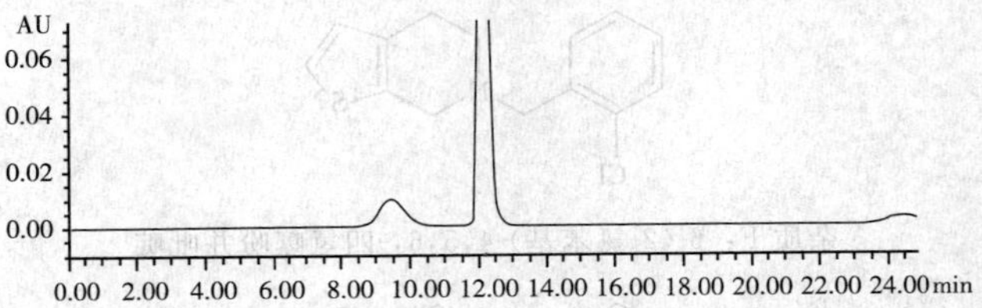

图 4　高温破坏

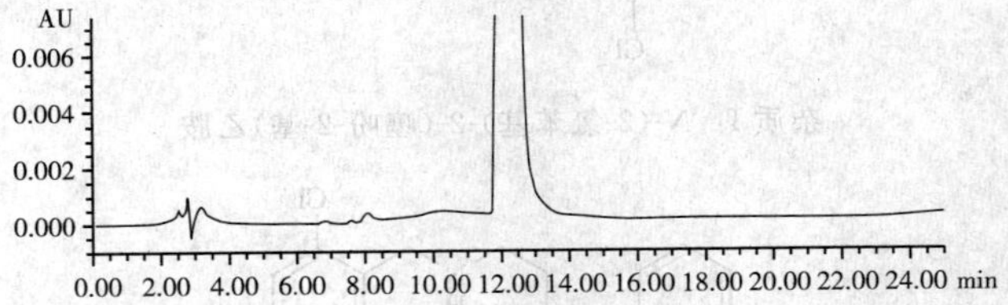

图 5　酸破坏

BP(2013)中，盐酸噻氯匹定采用梯度洗脱的 HPLC 法，流动相组成为 0.95g/L 的戊烷磺酸钠(用磷酸调 pH＝3.4)和甲醇。JP(16)采用 TLC 法。在杂质限度的控制上，中国药典(2015)采用自身对照法，限度为 1.0%，BP(2013)则采用已知杂质对照法，已知杂质 F 不得过 0.05%，其他最大杂质不得过 0.05%，总杂质不得过 0.1%，JP(16)采用自身对照法，限度为 0.5%。因合成工艺不同，成品中存在的杂质亦各不相同。BP(2013)中列出了可能存在的已知杂质有 12 种(A～L)。

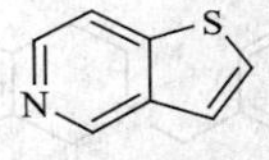

杂质 A：噻吩并吡啶

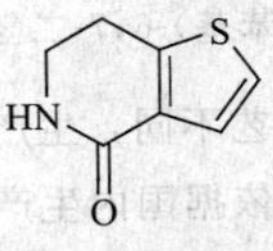

杂质 B：6,7-二氢噻吩并吡啶-4-酮

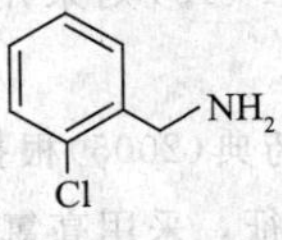

杂质 C：(2-氯苯基)甲胺

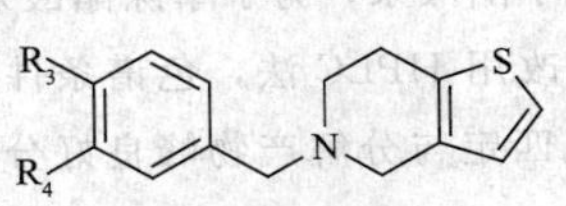

杂质 D：$R_3=R_4=H$　5-苯基-4,5,6-四氢噻吩并吡啶

杂质 G：$R_3=Cl$　$R_4=H$　5-(3-氯苯基)-4,5,6,-四氢噻吩并吡啶

杂质 H：$R_3=H$　$R_4=Cl$　5-(4-氯苯基)-4,5,6,-四氢噻吩并吡啶

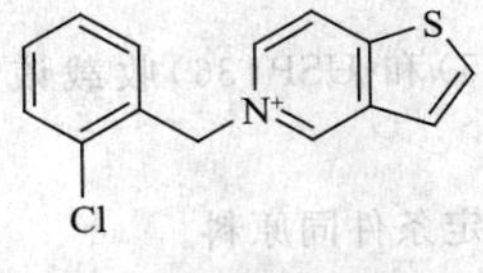

杂质 E：5-(2-氯苯基)噻吩并吡啶

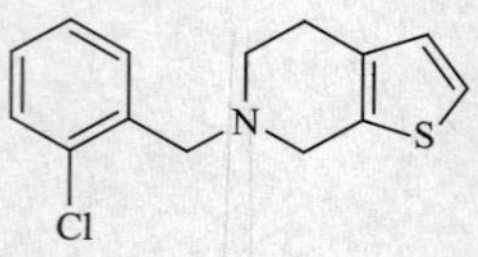

杂质 F：6-(2-氯苯基)-4,5,6,-四氢噻吩并吡啶

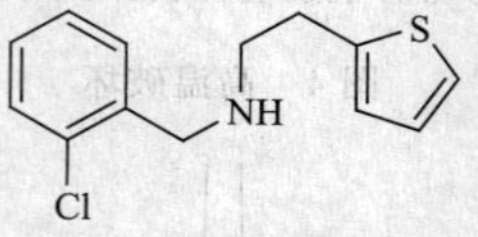

杂质 I：*N*-(2-氯苯基)-2-(噻吩-2-基)乙胺

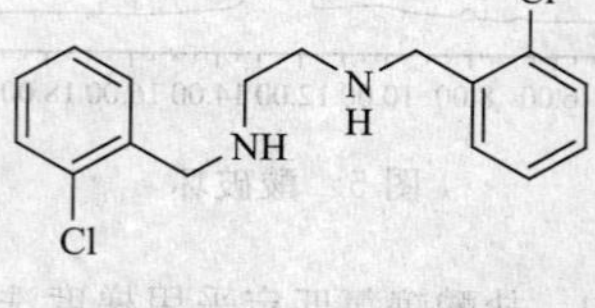

杂质 J：*N*,*N*′-二(2-氯苯基)-1,2-乙二胺

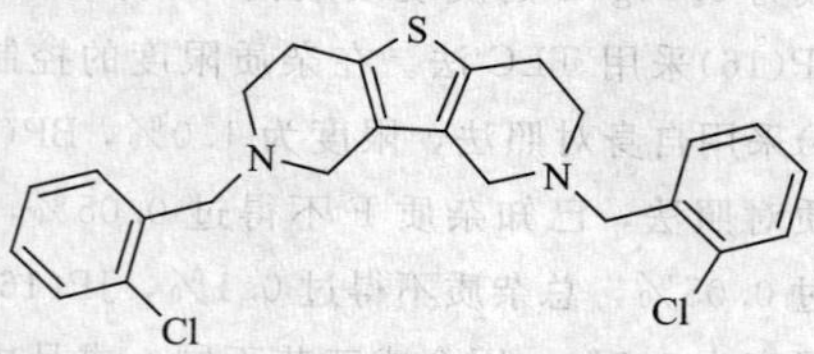

杂质 K：2,8-二(2-氯苯基)-1,2,3,4,6,7,8,9-八氢噻吩并吡啶(二噻氯匹定)

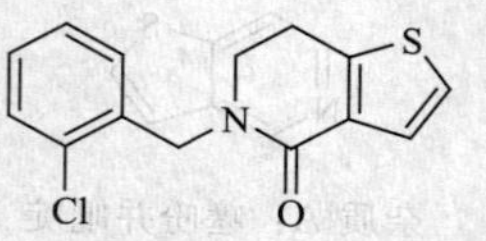

杂质 L：5-(2-氯苯基)-6,7-二氢噻吩并吡啶-4-酮

残留溶剂 合成工艺不同，生产过程中使用的有机溶剂不同，中国药典(2015)依据国内生产工艺使用有机溶剂的情况，正文项下采用气相色谱法控制甲苯残留，限度为0.089%。BP(2013)、JP(16)则采用比色法控制甲醛的残留，限度为20ppm。

【含量测定】 中国药典(2005)根据盐酸噻氯匹定分子中含有叔胺结构单元的特征，采用高氯酸非水滴定法，但由于测定过程中用到了醋酸汞，为了革除醋酸汞对环境的污染，中国药典(2010)改用 HPLC 法，色谱条件同有关物质，该方法能够将噻氯匹定与分解产物峰良好分离，噻氯匹定在50～150μg/ml 浓度范围内线性关系良好($r=0.9999$，$n=5$)，阴性对照溶液无干扰。中国药典(2015)未作修订。

BP(2009)，JP(15)均采用高氯酸非水滴定法，不加醋酸汞，用电位法指示终点。

【制剂】(1)盐酸噻氯匹定片(Ticlopidine Hydrochloride Tablets)

中国药典(2015)和 USP(36)收载该试剂，BP(2013)、JP(16)均未收载。

有关物质 测定条件同原料。

溶出度 采用“第一法”。中国药典(2005)溶出液的测定采用紫外分光光度法，含量测定则采用高效液相色谱法，通过两种测定方法比较，紫外分光光度法测定的溶出度结果比高效液相色谱法测定的结果高出 8%以上。经试验考证，薄膜衣和辅料严重影响该品种的溶出度测定结果，因此，为消除薄膜衣和辅料的干扰，中国药典(2010)溶出度测定方法为高效液相色谱法，色谱条件同原料的含量测定。中国药典(2015)未修订。

含量测定 采用 HPLC 法，测定条件同原料。

(2)盐酸噻氯匹定胶囊(Ticlopidine Hydrochloride Capsules)

中国药典(2015)收载该试剂，BP(2013)、USP(36)、JP(16)均未收载。

有关物质 测定条件同原料。

溶出度 采用“第一法”。中国药典(2005)溶出液的测定采用紫外分光光度法，含量测定则采用高效液相色谱法，通过两种测定方法比较，紫外分光光度法测定的溶出度结果比高效液相色谱法测定的结果高出 8%以上。经试验考证，胶囊壳和辅料严重影响该品种的溶出度测定结果，因此，为消除胶囊壳和辅料的干扰，中国药典(2010)溶出度测定方法为高效液相色谱法，色谱条件同原料的含量测定。中国药典(2015)未作修订。

含量测定 采用 HPLC 法，测定条件同原料。

参考文献

[1] 陈新谦，金有豫．新编药物学［M］．16 版，北京：人民卫生出版社，2007：596.

[2] Dalvie DK. O' Conell TN Characterization of novel dihydrothienopyridinium and thienopyridinium metabolites of ticlopidine in vitro: role of peroxidases, cytochromes p450, and monoamine oxidases［J］. Drug Metabolism and Disposition, 2004, 32(1): 49-57.

[3] 孙毓庆．分析化学［M］．4 版．北京：人民卫生出版社，2001：100.

撰写 徐玉文 徐志洲 山东省食品药品检验研究院

复核 王 杰 山东省食品药品检验研究院

桂利嗪
Cinnarizine

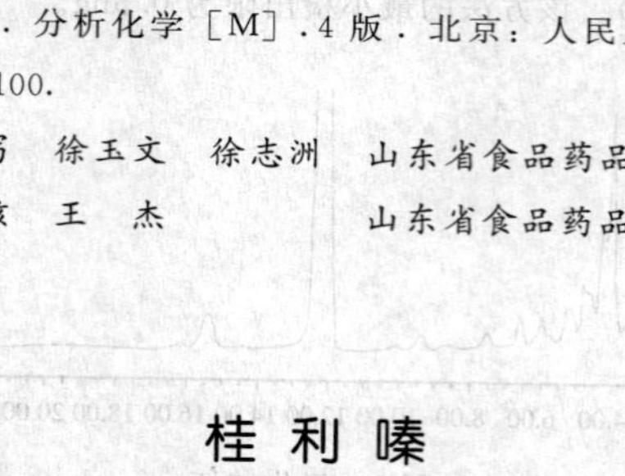

$C_{26}H_{28}N_2$ 368.52

化学名：1-二苯甲基-4-(3-苯基-2-丙烯基)-哌嗪

(*E*)-1-(diphenylmethyl)-4-(3-phenylprop-2-enyl) pipperazine

英文名：Cinnarizine

CAS 号：[298-57-7]

桂利嗪(cinnarizine)是比利时 Janssen 研究所开发的二苯哌嗪类钙离子拮抗剂。本品类似罂粟碱，可以直接扩张血管平滑肌，能显著改善脑循环和冠状循环，并对血管收缩物质(如 5-羟色胺、肾上腺素、缓激肽等)等有拮抗作用，能缓解血管痉挛，同时防止血管脆化，口服后 3～7 小时血药浓度达峰值。小鼠和大鼠的 LD_{50} 均大于 1g/kg，人的致死剂量约为 100～500mg/kg。在临床上应用较为广泛，主要用于脑血栓形成、脑栓塞、脑动脉硬化、脑血管意外后遗症、脑外伤后遗症、内耳眩晕症等[1]。

除中国药典(2015)收载外，BP(2013)、Ph. Eur.(7.0)亦有收载。

【制法概要】本品由比利时 Janssen 研究所于 1959 年合成，日本 Eisai 于 1968 年开始生产。可从二苯溴甲烷、苯乙烯、哌嗪等原料出发，经不同路线合成。国内安阳大学化学系经过多次工艺调整，设计了以下的工艺路线，见工艺路线 2。

路线 1

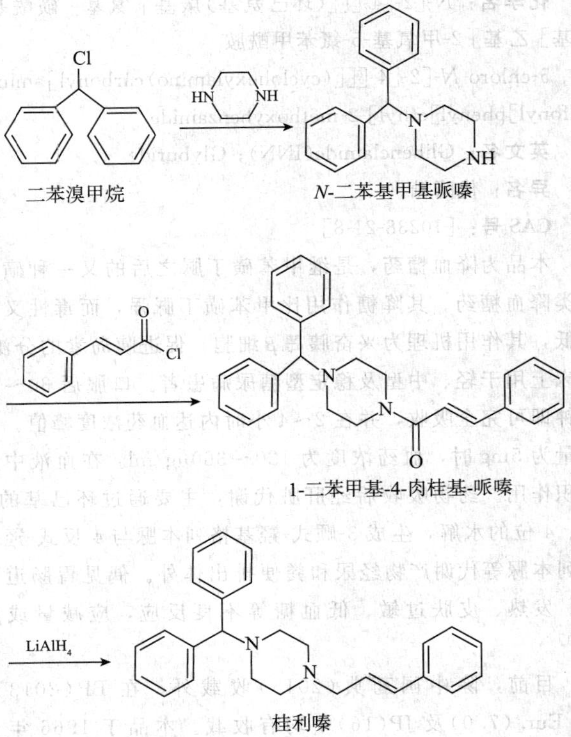

路线 2

(CH2O)3,HCl
CH2Cl
哌嗪
苯乙烯
反式肉桂基氯
Br
NH
肉桂基哌嗪
桂利嗪

【性状】熔点　中国药典(2015)规定熔点为 117～121℃。有资料报道其二盐酸盐的熔点为 192℃，熔融同时分解。BP(2013)、Ph. Eur.(7.0)鉴别项下均规定本品熔点为118～122℃。

吸收系数　本品的盐酸溶液在 253nm 与 227nm 的波长处有最大吸收，在 253nm 波长处的吸收系数($E^{1\%}_{1cm}$)为 558～592。见图 1。

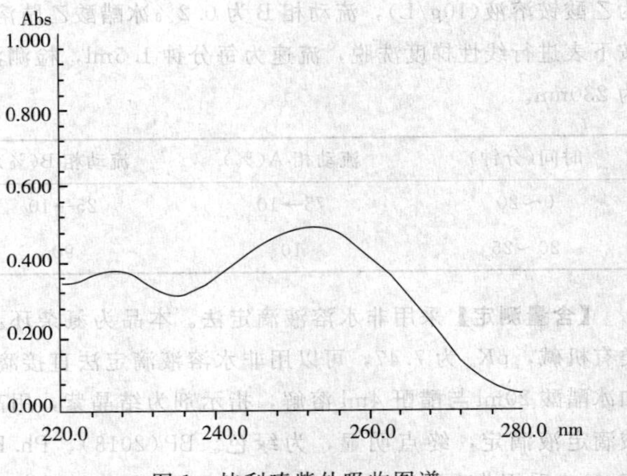

图 1　桂利嗪紫外吸收图谱

【鉴别】(1)本品结构中 N_4 位的苯丙烯基具有强还原性，与高锰酸钾试液发生氧化还原反应，使得高锰酸钾试液的紫色消失。

(2)本品结构中含有二苯甲基，与 2% 甲醛的硫酸溶液应显色，称之为芳族化合物的勒罗森(Le Rosen)实验法。

(3)本品干热可生成吡咯，可与对二甲氨基苯甲醛缩合，缩合物与氢离子化合，可重排成醌型的紫色化合物[2]。

BP(2013)、Ph. Eur.(7.0)均无化学反应鉴别项，但规定了薄层鉴别：使用硅胶 GF_{254} 薄层板，展开剂为 1MNaCl 溶液-甲醇-丙酮(20 ∶ 30 ∶ 50)，展开，晾干，置紫外灯(254nm)下检视。

(4)本品的红外光吸收图谱(光谱集 306 图)显示的主要特征吸收如下[3]。

特征谱带(cm^{-1})	归属	
3060，3020	芳氢，烯氢	ν_{C-H}
3020	烯烃	ν_{C-H}
2800，2760	氮亚甲基	ν_{C-H}
1600，1495，1450	苯环	$\nu_{C=C}$
1138	叔胺	ν_{C-N}
964	反式烯	δ_{C-N}
760，750，745	单取代苯	γ_{5H}
710，695	单取代苯	$\delta_{环}$

【检查】碱度　检查在合成过程中引入的游离碱。

氯化物　检查在合成过程中引入的游离氯离子。

干燥失重　本品不含结晶水，中国药典(2015)规定在80℃干燥至恒重，减失重量不得过0.5%。BP(2013)、Ph. Eur. (7.0)规定在60℃真空干燥4小时，减失重量不得过0.5%。

有关物质　中国药典(2015)未规定有关物质检查项。

BP(2013)、Ph. Eur. (7.0)规定有关物质检查项，采用高效液相色谱法，用十八烷基硅烷键合硅胶柱；流动相A为乙酸铵溶液(10g/L)，流动相B为0.2%冰醋酸乙腈溶液，按下表进行线性梯度洗脱，流速为每分钟1.5ml，检测波长为230nm。

时间(分钟)	流动相A(%)	流动相B(%)
0～20	75→10	25→10
20～25	10	90

【含量测定】采用非水溶液滴定法。本品为氮杂环叔胺类有机碱，pK_a为7.47，可以用非水溶液滴定法直接滴定，加冰醋酸20ml与醋酐4ml溶解，指示剂为结晶紫，用高氯酸滴定液滴定，终点明显，为绿色。BP(2013)、Ph. Eur. (7.0)也采用非水溶液滴定法，规定加冰醋酸-丁酮(1∶7)溶解，指示剂为α-萘酚苯甲醇，用高氯酸滴定液滴定，终点为绿色。

【制剂】中国药典(2015)收载了桂利嗪片与桂利嗪胶囊，BP(2013)、Ph. Eur. (7.0)均未收载制剂品种。

(1)桂利嗪片(Cinnarizine Tablets)

规格为25mg。主要辅料有糊精、药用淀粉、蔗糖、硬脂酸镁等。

溶出度　桂利嗪为难溶性药物，有必要对其进行溶出度检查。以盐酸溶液(9→1000)1000ml为溶出介质，采用第一法，转速为每分钟100转，45分钟取样，限度为标示量的70%。紫外-可见分光光度法测定。

含量测定　采用紫外-可见分光光度法测定。

(2)桂利嗪胶囊(Cinnarizine Capsules)

规格为25mg。

溶出度、含量测定　与桂利嗪片相同。

参考文献

[1] 孙定人，张石革，梁三江．国家临床新药集[M]．北京：中国医药科技出版社，2001：230-231.

[2] Fritz Feigl．有机分析点滴反应(英译版中文本)[M]．北京：燃料化学工业出版社，1972：88.

[3] 安登魁．药物分析[M]．济南：济南出版社，1992：166-172.

撰写　李　云　河南省食品药品检验所

复核　闻京伟　河南省食品药品检验所

格列本脲

Glibenclamide

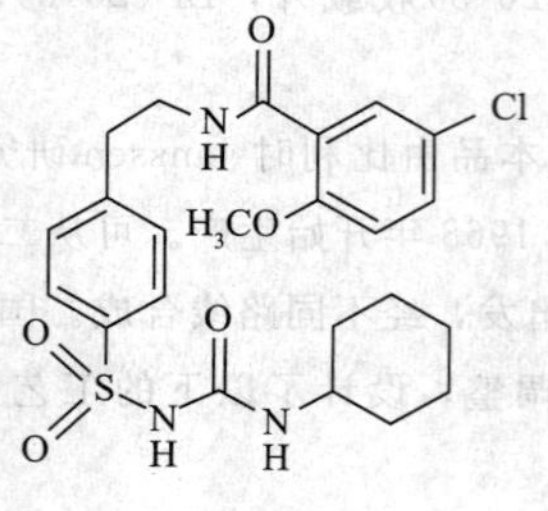

$C_{23}H_{28}ClN_3O_5S$　494.01

化学名：*N*-[2-[4-[[[(环己氨基)羰基]氨基]磺酰基]苯基]乙基]-2-甲氧基-5-氯苯甲酰胺

5-chloro-*N*-[2-[4-[[[(cyclohexylamino)carbonyl]amino]sulfonyl]phenyl]ethyl]-2-methoxybenzamide

英文名：Glibenclamide(INN)；Glyburide

异名：优降糖

CAS号：[10238-21-8]

本品为降血糖药，是继甲苯磺丁脲之后的又一种磺酰脲类降血糖药。其降糖作用比甲苯磺丁脲强，而毒性又较其低，其作用机理为兴奋胰岛β细胞，促进胰岛素的分泌，临床上用于轻、中型及稳定型糖尿病患者。口服后30～60分钟即可完全吸收，并在2～4小时内达血药浓度峰值。当剂量为5mg时，血药浓度为120～360μg/ml。在血液中无蓄积作用。药物吸收后经肝脏代谢，主要通过环己基的3位、4位的水解，生成3-顺式-羟基格列本脲与4-反式-羟基格列本脲等代谢产物经尿和粪便排出体外。偶见胃肠道不适、发热、皮肤过敏、低血糖等不良反应，应减量或停药[1]。

目前，除中国药典(2015)收载外，在BP(2013)、Ph. Eur. (7.0)及JP(16)中均有收载。本品于1966年合成，原研厂为德国勃林格殷格翰姆，国内于1972年开始生产。

【制法概要】[2]本品合成工艺路线如下。

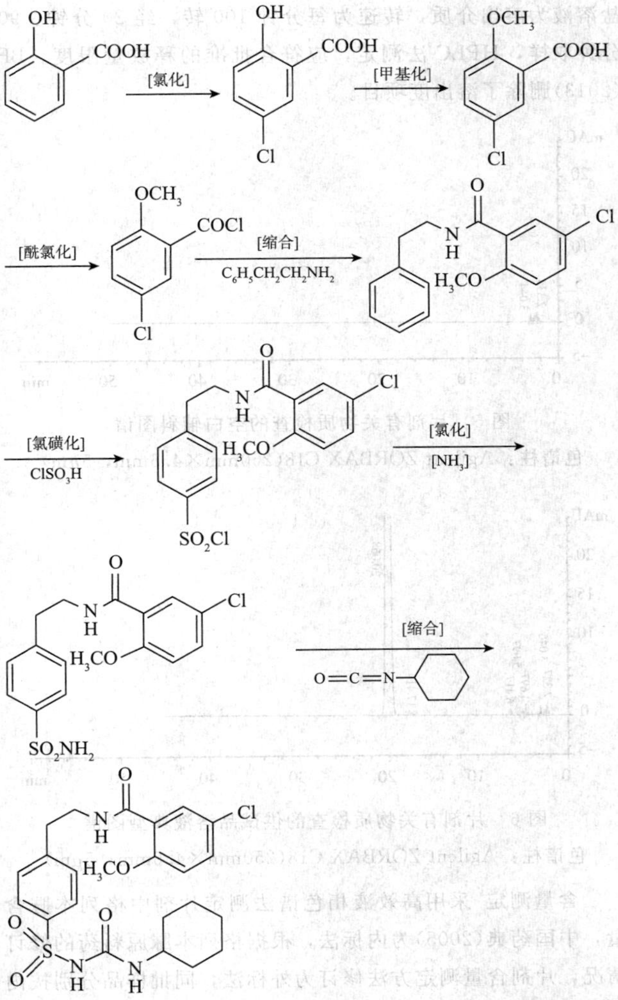

国内工艺中主要使用的有机溶剂有甲醇、二甲基甲酰胺和丙酮。

【性状】熔点 本品的熔点为170～174℃，熔融同时分解。BP(2013)及JP(16)均为169～174℃。文献报道[2]，在乙醇-二甲基甲酰胺中结晶者熔点为169～170℃，在甲醇中结晶者熔点为172～174℃。

【鉴别】(1)本品具有苯环共轭体系，其乙醇溶液(0.1mg/ml)在274nm与300nm的波长处有最大吸收，在272nm与278nm的波长处有最小吸收，典型光谱图见图1。BP(2013)规定本品的甲醇盐酸溶液(0.1mg/ml)在300nm与275nm的波长处有最大吸收，其吸收系数分别在61～65和27～32的范围内。JP(16)规定本品的甲醇溶液(0.1mg/ml)应与对照品的图谱一致。

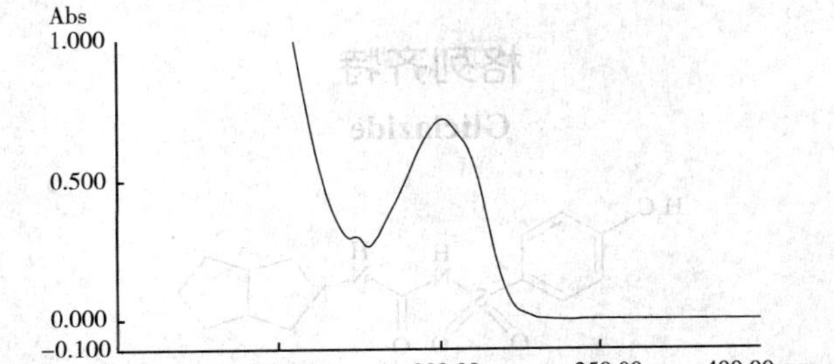

图1 格列本脲乙醇溶液紫外光谱图

(2)本品的红外光吸收图谱应与对照的图谱(光谱集307图)一致。本品的红外光吸收图谱显示的主要特征吸收如下[2]。

特征谱带(cm^{-1})	归属	
3370，3320	酰胺及脲	ν_{N-H}
1718	磺酰脲	$\nu_{C=O}$
1618	酰胺(Ⅰ)	$\nu_{C=O}$
1590	苯	$\nu_{C=C}$
1525	酰胺(Ⅱ)	δ_{NH}
1342，1160	磺酰脲	ν_{SO_2}
1250	芳醚	ν_{C-O}
825	取代苯	γ_{2H}

(3)本品苯甲酰胺结构中5位有氯取代，另外含有磺酰基，供试品加硝酸钾经有机破坏后，显氯化物和硫酸盐的鉴别反应。

【检查】有关物质 采用高效液相色谱法检查制备过程中引入的中间体及分解产物，主要为4-[2-(5-氯-2-甲氧基苯甲酰胺)-乙基]-苯磺酰胺(杂质Ⅰ)与4-[2-(5-氯-2-甲氧基苯甲酰胺)-乙基]-苯磺酰氨基-甲酸乙酯(杂质Ⅱ)，结构如下：

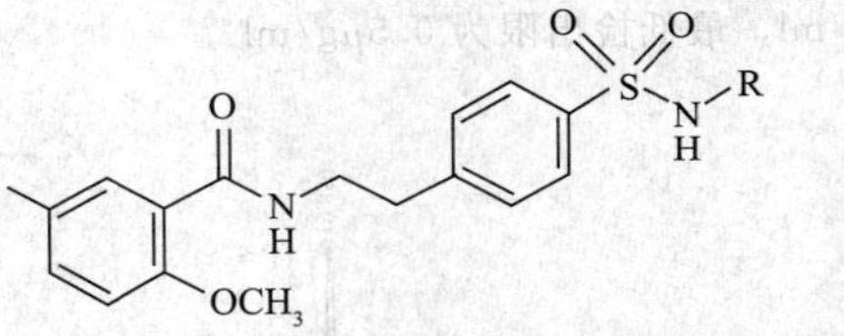

杂质Ⅰ：R＝H，4-[2-(5-氯-2-甲氧基苯甲酰胺)-乙基]-苯磺酰胺

杂质Ⅱ：R＝$COOCH_3$，4-[2-(5-氯-2-甲氧基苯甲酰胺)-乙基]-苯磺酰氨基-甲酸乙酯

中国药典(2015)中增加了系统适用性试验，并对杂质和主成分的出峰顺序进行了说明，格列本脲系统适用性试验色谱图见图2。有关物质典型色谱图见图3。

BP(2013)、Ph. Eur.(7.0)均采用HPLC法，梯度洗脱检查有关物质，两个已知杂质A和B与中国药典(2015)杂质Ⅰ与杂质Ⅱ相同，但杂质限度严于中国药典，JP(16)采用TLC法检查有关物质。

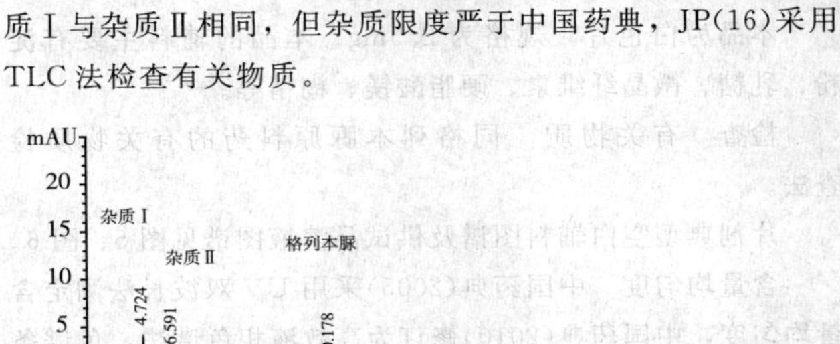

图2 有关物质检查的色谱系统适用性图谱

杂质Ⅰ：t_R＝4.724；杂质Ⅱ：t_R＝6.591；格列本脲：20.178

色谱柱：Agilent ZORBAX C18(250mm×4.6mm，5μm)

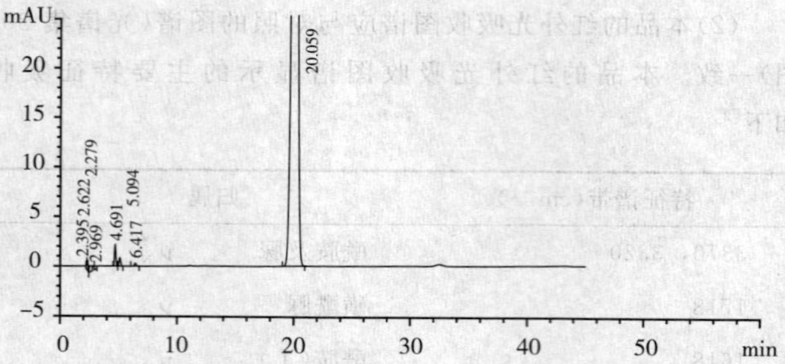

图 3 原料药有关物质检查的典型图谱

色谱柱：Agilent ZORBAX C18(250mm×4.6mm，5μm)

干燥失重 105℃干燥至恒重，减失重量不得过 0.5%。JP(15)规定限度与中国药典(2015)相同，BP(2013)、Ph. Eur.(7.0)限度均为 1.0%。

【含量测定】采用高效液相色谱法测定格列本脲含量，中国药典(2015)与中国药典(2005)年版的色谱条件相同，但中国药典(2005)采用内标法(以对羟基苯甲酸丁酯为内标物)。经试验考查，内标法与外标法的含量测定结果一致，故中国药典(2015)修订为外标法。图 4。

经方法学研究，格列本脲在 5～500μg/ml 浓度范围内与峰面积呈良好线性关系，线性回归方程为 $A=27.07C+5.18$，相关系数 $r=0.9999(n=9)$，格列本脲的最低定量限为 5μg/ml，最低检出限为 0.5μg/ml 。

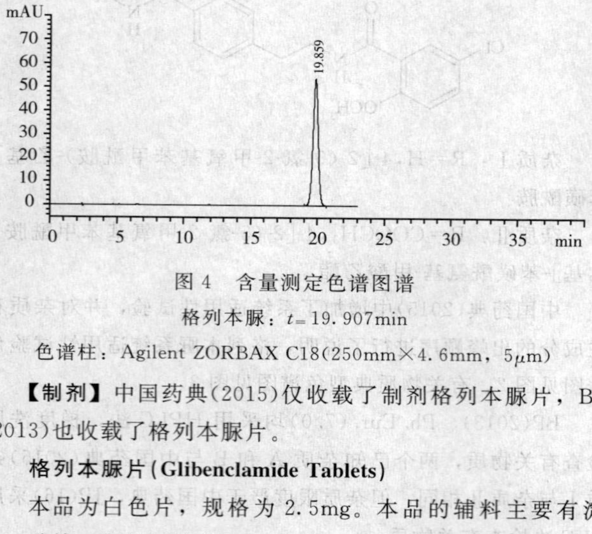

图 4 含量测定色谱图谱

格列本脲：t_R=19.907min

色谱柱：Agilent ZORBAX C18(250mm×4.6mm，5μm)

【制剂】中国药典(2015)仅收载了制剂格列本脲片，BP(2013)也收载了格列本脲片。

格列本脲片(Glibenclamide Tablets)

本品为白色片，规格为 2.5mg。本品的辅料主要有淀粉、乳糖、微晶纤维素、硬脂酸镁、糊精等。

检查 有关物质 同格列本脲原料药的有关物质检查法。

片剂典型空白辅料图谱及供试品溶液图谱见图 5、图 6。

含量均匀度 中国药典(2005)采用 UV 双波长法测定含量均匀度，中国药典(2010)修订为高效液相色谱法，色谱条件与含量测定项相同。中国药典(2015)未作修订。

溶出度 中国药典(2015)沿用中国药典(2005)方法，照溶出度测定法第三法(小杯法)，以 0.02%三羟甲基氨基甲烷 250ml 为溶出介质，转速为每分钟 75 转，经 45 分钟取样，测定，限度为标示量的 75%。BP(2010)采用桨法，以 0.8134%无水磷酸氢二钠和 0.1350%磷酸二氢钾混合磷酸盐溶液为溶出介质，转速为每分钟 100 转，经 20 分钟、90 分钟取样，HPLC 法测定，应符合批准的释放量限度。BP(2013)删除了溶出度项目。

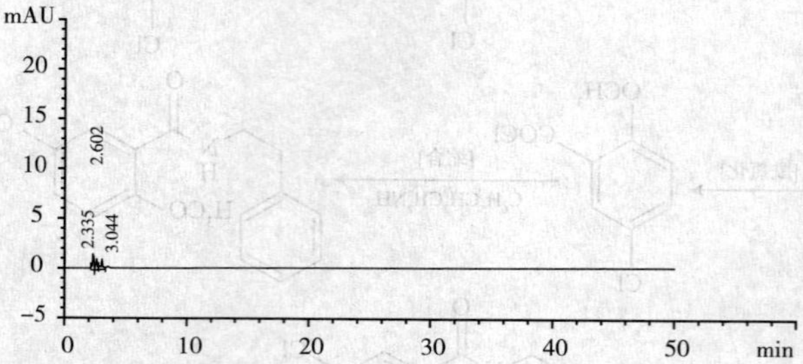

图 5 片剂有关物质检查的空白辅料图谱

色谱柱：Agilent ZORBAX C18(250mm×4.6mm，5μm)

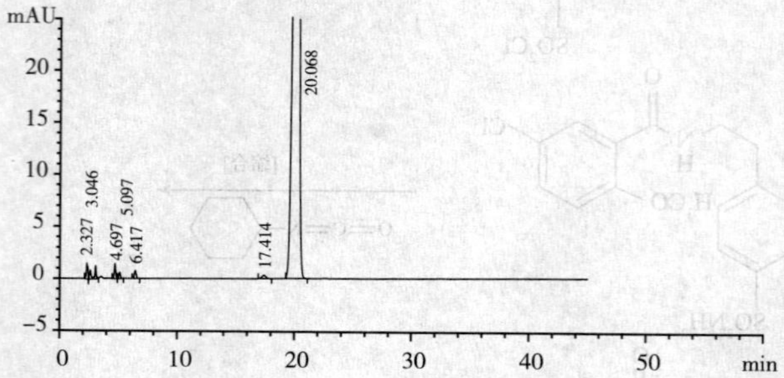

图 6 片剂有关物质检查的供试品溶液典型图谱

色谱柱：Agilent ZORBAX C18(250mm×4.6mm，5μm)

含量测定 采用高效液相色谱法测定片剂中格列本脲含量，中国药典(2005)为内标法，根据格列本脲原料药的修订情况，片剂含量测定方法修订为外标法，同批样品分别按内标法与外标法试验，结果一致。本方法格列本脲平均回收率为 100.7%(n=9)。

参考文献

[1] 国家药典委员会．中华人民共和国临床用药须知化学药和生物制品卷[M]．2005 年版．北京：人民卫生出版社，2005.

[2] 中华人民共和国卫生部药典委员会．中华人民共和国药典注释 1990 年版二部药典注释[M]．北京：化学工业出版社，1993.

撰写 安 彦 天津市药品检验研究院

复核 唐素芳 天津市药品检验研究院

格列齐特

Gliclazide

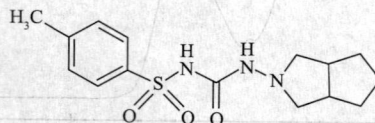

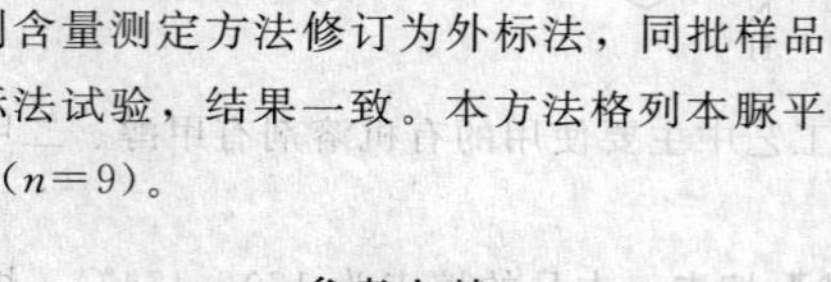

$C_{15}H_{21}N_3O_3S$ 323.41

化学名： 1-(3-氮杂双环[3.3.0]辛基)-3-对甲苯磺酰脲

1-(3-Azabicyclo [3.3.0]-oct-3-yl)-3-(p-tolylsulfonyl) urea

英文名： Gliclazide(INN)

CAS 号： [21187-98-4]

本品为降血糖药，主要作用为刺激胰岛 β 细胞分泌胰岛素，作用机制是与 β 细胞膜上的磺酰脲受体特异性结合，从而使 ATP 依赖的 K^+ 通道关闭，引起膜电位去极化，使 Ca^{2+} 通道开启，胞液内 Ca^{2+} 浓度升高，促使胰岛素分泌。适用于经饮食控制及体育锻炼 2～3 个月疗效不满意的轻、中度 2 型糖尿病患者，其胰岛 β 细胞有一定的分泌胰岛素功能，无急性并发症(感冒、创伤、急性心梗、酮症酸中毒、高糖高渗性昏迷等)，非妊娠期，无严重的慢性并发症。

格列齐特片吸收较快，口服后 2～6 小时血药浓度达到峰值，清除半衰期 8～10 小时，主要经肝代谢失去活性，第 2 天可由肾排出 98%。用 ^{14}C 标记研究其排泄物，60%～70%经尿液排出，10%～20%有粪便中排出，其中尿排出者仅有 5%为原型药物。

不良反应为低血糖反应，消化道反应，过敏反应和肝脏损害。

本品于 1968～1970 年由法国与美国相继开始生产，国内于 1991 年开始生产。除中国药典(2015)收载外，BP(2013)、Ph. Eur. (7.0)及 JP(16)亦有收载，USP(36)未收载。

【制法概要】本品合成工艺如下。

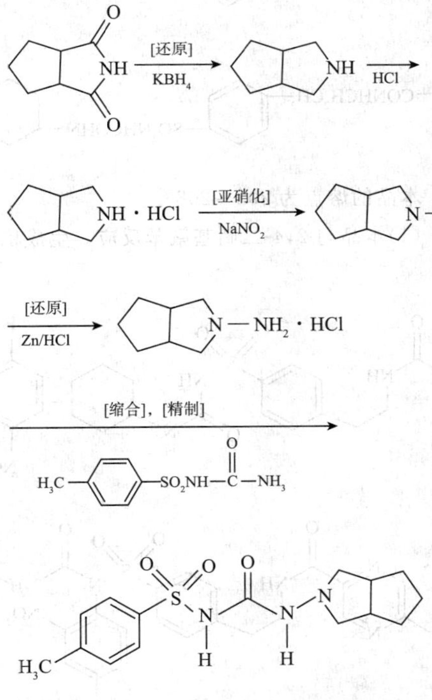

【性状】本品为白色结晶或结晶性粉末，BP(2013)及 Ph. Eur. (7.0)规定为白色或类白色粉末。

【鉴别】(1)本品的紫外吸收图谱见图 1。在 228nm 波长处有最大吸收。

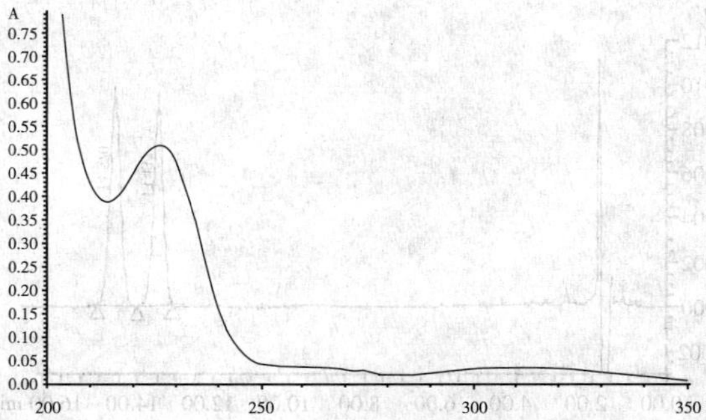

图 1　格列齐特在乙醇(10μg/ml)中的紫外吸收图谱

(2)本品的红外吸收图谱(光谱集 629 图)显示的主要特征吸收如下[1,2]。

特征谱带(cm^{-1})	归属	
3300～3100	脲	ν_{N-H}
1710	磺酰脲	$\nu_{C=O}$
1598，1496	苯环	$\nu_{C=C}$
1347，1164	磺酰脲	$\nu_{S=O}$
810	对位取代苯	γ_{2H}

【检查】有关物质　采用 HPLC 法。破坏性实验表明，本品在碱性条件下可产生杂质Ⅰ，结构式如图 2 所示，分子式：$C_{15}H_{21}N_3O_3S$；分子量：323.41；化学名：1-(3-氮杂双环[3.3.0]辛基)-3-邻甲苯磺酰脲。系统适用性溶液为含有杂质Ⅰ 15μg/ml 和格列齐特 5μg/ml 的溶液，图谱如图 4 所示，检测限为 0.1μg/ml。另 BP(2013)及 Ph. Eur. (7.0)采用 HPLC 法对杂质 B(2-亚硝基-八氢环戊烷［c］吡咯，2-nitroso- octahydrocyclopenta［c］pyrrole，结构式见图 3)进行控制，限度为 2ppm。

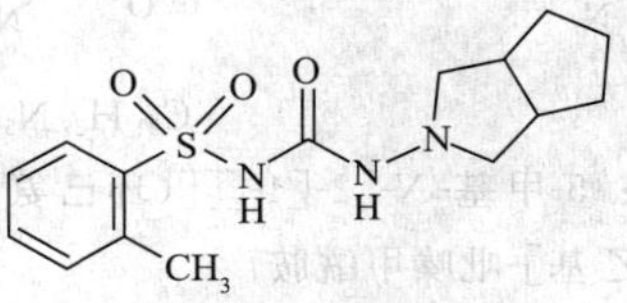

图 2　格列齐特杂质Ⅰ的结构图

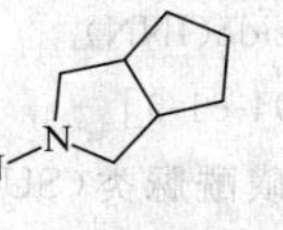

图 3　格列齐特杂质 B 的结构图

【含量测定】采用高氯酸液(0.1mol/L)的非水溶液电位滴定法，与 BP(2013)及 Ph. Eur. (7.0)方法相同。

【制剂】格列齐特片(Ⅱ)［Gliclazide Tablets(Ⅱ)］

BP(2013)收载格列齐特片。本品含量测定采用液相色谱法(图 4)，回收率为 101.2%，精密度 RSD 为 0.5%。中国药典(2015)采用高氯酸液(0.1mol/L)的非水溶液电位滴定法。

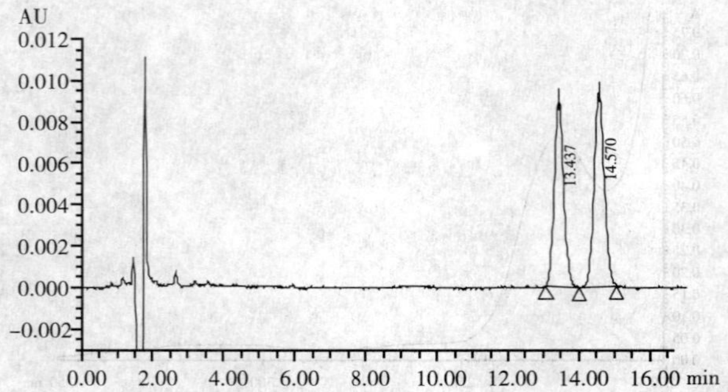

图 4 系统适用性图谱

$t_{杂质Ⅰ}$ = 13.437min，$t_{格列齐特}$ = 14.570min，R = 2.2，$N_{格列齐特}$ = 11918）色谱柱为 Agilent Zorbax Eclipse XDB-C8（4.6mm×150mm，5μm）

参考文献

[1] 王宗明，何欣翔，孙殿卿．实用红外光谱学［M］.2 版，北京：石油工业出版社，1990.

[2] 荆煦瑛，陈式棣，么恩云．红外光谱实用指南［M］．天津：天津科学技术出版社，1992.

撰写　严全鸿　广东省药品检验所

复核　罗卓雅　广东省药品检验所

格列吡嗪

Glipizide

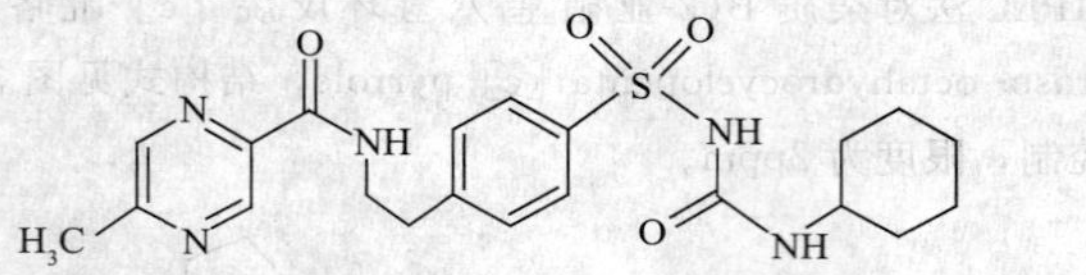

$C_{21}H_{27}N_5O_4S$　445.54

化学名称：5-甲基-*N*-[2-[4-[[[(环己氨基)羰基]氨基]磺酰基]苯基]乙基]-吡嗪甲酰胺

N-[2-[4-[[[(cyclohexylamino)carbonyl]amino]sulfonyl]Phenyl]ethyl]-5-methyl-Pyrazinecarboxamide

英文名：Glipizide(INN)

CAS 号：[29094-61-9]

本品为第二代磺酰脲类(SU)降血糖药，对多数 2 型糖尿病患者有效。主要作用为刺激胰岛 β 细胞分泌胰岛素，其作用机制是与 β 细胞膜上的磺酰脲受体特异性结合，从而使 ATP 依赖的 K^+ 通道关闭，引起膜电位去极化，使 Ca^{2+} 通道开启，胞液内 Ca^{2+} 升高，促使胰岛素分泌。本品口服后吸收快，1～2.5 小时血药浓度达峰值，清除半衰期为 3～7 小时。主要经肝代谢失去活性，第 1 天 97%排出体外，第 2 天 100%排出体外。65%～80%经尿液排出，10%～15%由粪便排出[1]。较常见的不良反应为胃肠道症状，如恶心、上腹胀满等，减少剂量即可缓解，个别患者可出现皮肤过敏，偶见低血糖[1]。

第二代磺酰脲类药物有格列本脲、格列齐特、格列吡嗪、格列喹酮、格列美脲、格列波脲等，其中格列吡嗪是辉瑞公司研发的产品，1994 年 4 月获得 FDA 批准上市。

除中国药典(2015)收载外，USP(36)、BP(2013)亦有收载。

【制法概要】合成路线如下。

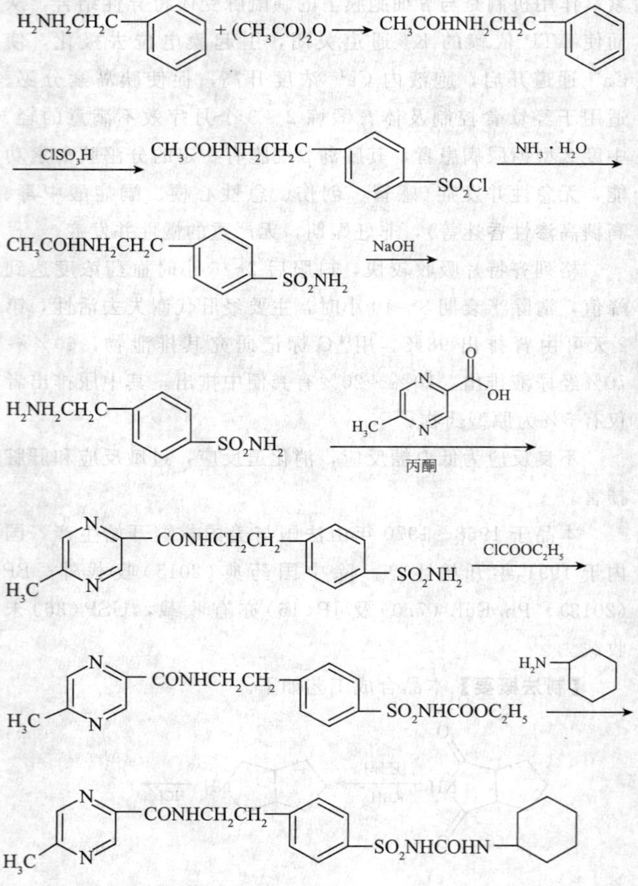

【性状】本品的熔点为 203～208℃。

【鉴别】(1)本品与 2,4-二硝基氟苯反应，生成稳定的黄色化合物。

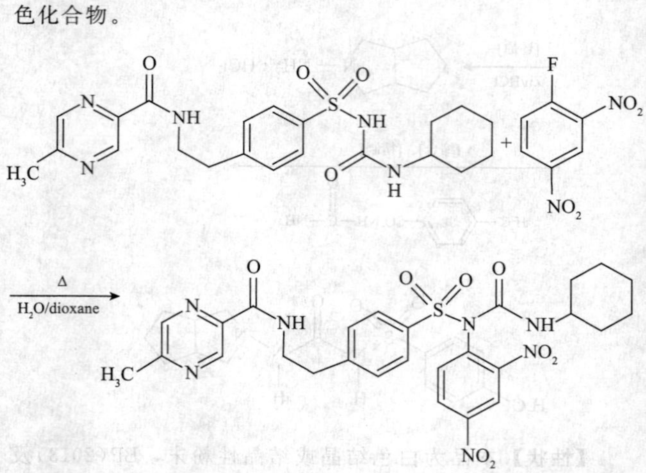

(2)本品的甲醇溶液(20μg/ml)在 226nm 与 274nm 的波长处有最大吸收，两吸收峰的吸光度比值为 2.0～2.4，紫外光谱图见图 1。

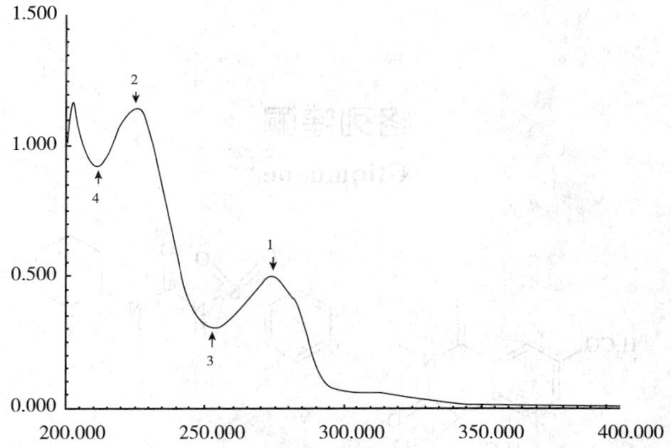

No.	P/V	波长(nm)	吸收值
1	↑	274.500	0.503
2	↑	225.000	1.145
3	↓	253.000	0.302
4	↓	211.500	0.921

图 1　格列吡嗪甲醇溶液的紫外吸收图谱

(3)本品的红外光吸收图谱应与对照的图谱(光谱集 808 图)[2]一致，本品的红外光吸收图谱显示的主要特征吸收如下。

特征谱带(cm^{-1})	归属	
3400～3200	酰胺	ν_{N-H}
1690	脲	$\nu_{C=O}$
1655	酰胺(Ⅰ)	$\nu_{C=O}$
1600，1580	芳环	$\nu_{C=C,C=N}$
1530	酰胺(Ⅱ)	δ_{NH}
1165，1030	磺酰胺	ν_{SO_2}

(4)在含量测定项下记录的色谱图中，供试品溶液主峰的保留时间应与对照品溶液主峰的保留时间一致。

【检查】有关物质　格列吡嗪中可能存在的杂质有：4-[2-(5-甲基吡嗪-2-甲酰氨基)乙基]苯磺酰胺、4-[2-(6-甲基吡嗪-2-甲酰氨基)乙基]苯磺酰胺、6-甲基-*N*-[2-[4-[[[(环己氨基)羰基]氨基]磺酰基]苯基]乙基]-吡嗪甲酰胺、环己胺、1-环己基-3-[4-乙酰氨基-乙基]苯磺酰]脲等，其中环己胺为合成原料，其他杂质为格列吡嗪在合成过程中的中间产物，或在贮存过程中降解生成的杂质。

由于 4-[2-(5-甲基吡嗪-2-甲酰氨基)乙基]苯磺酰胺(杂质 1)结构明确，且易得，故中国药典 2015 年版对其进行控制，采用 HPLC 法，色谱条件同含量测定项下，采用外标法测定其含量，限度不得过 0.5%。

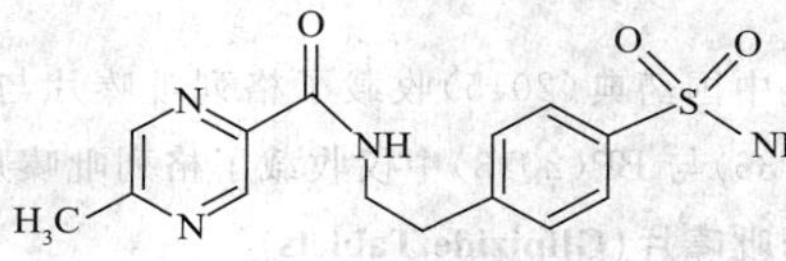

杂质(Ⅰ)

化学名：4-[2-(5-甲基吡嗪-2-甲酰氨基)乙基]苯磺酰胺

4-[2-(5-Methylpyrazine-2-carboxamide)ethyl]-benzenesulfouamide

CAS 号：[33288-71-0]

分子式：$C_{14}H_{16}N_4O_3S$

分子量：320.37

其他未知杂质则采用自身对照法规定其他单个杂质峰面积不得大于对照溶液主峰面积的 0.5 倍(0.5%)，其他各杂质峰面积的和不得大于对照溶液主峰面积(1.0%)。格列吡嗪的最低检出量为 0.4ng，已知杂质 4-[2-(5-甲基吡嗪-2-甲基氨基)乙基]苯磺酰胺(杂质 1)最低检出量为 0.05ng，典型 HPLC 色谱图见图 2。

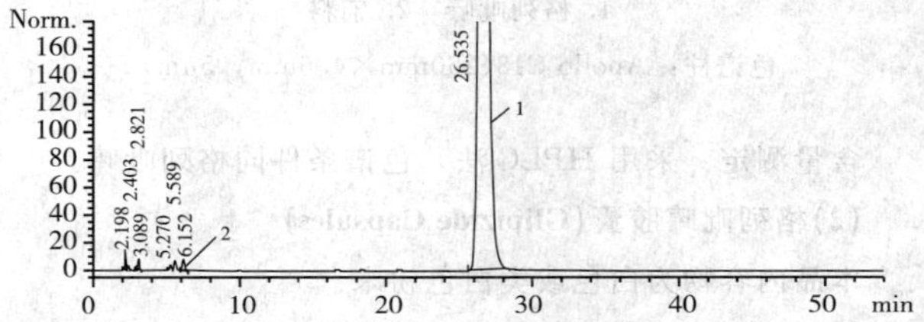

图 2　格列吡嗪有关物质高效液相色谱图

色谱柱：Apollo C18(250mm×4.6mm，5μm)

1. 格列吡嗪，2. 杂质(1)

【含量测定】原中国药典(2005)收载的方法为容量法，以甲醇钠滴定液滴定，因在配制和标定甲醇钠滴定液中使用了金属钠和毒性试剂无水苯，现修订为 HPLC 法，其色谱条件与 USP(36)一致。本品在水中几乎不溶，因此供试品液制备时先用甲醇作为溶剂溶解，再加入与流动相同比例的缓冲盐溶液稀释。经方法学验证，格列吡嗪溶液(流动相作为溶剂)在 225nm 与 275nm 的波长处有最大吸收；线性试验，格列吡嗪进样量在 0.102～2.048μg 的范围内其峰面积呈良好的线性关系，线性方程为 $y=3.16\times10^6x-1.05\times10^4$($r=1.000$)，精密度试验 RSD 为 0.72%($n=9$)，供试品溶液室温放置 24 小时基本稳定。格列吡嗪色谱图见图 3。

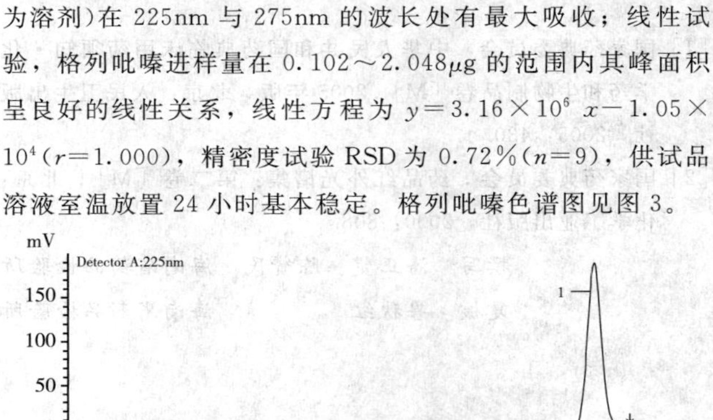

图 3　格列吡嗪含量测定高效液相色谱图

1. 格列吡嗪

色谱柱：Apollo C18(250mm×4.6mm，5μm)

【制剂】中国药典(2015)收载了格列吡嗪片与格列吡嗪胶囊，USP(36)与BP(2013)中仅收载了格列吡嗪片。

(1)格列吡嗪片(Glipizide Tablets)

本品为白色片或薄膜衣片，规格为2.5mg和5mg。国内各企业的处方中主要辅料有乳糖、羟丙基纤维素、淀粉、硬脂酸镁、微晶纤维素等。

含量均匀度　因格列吡嗪在水中几乎不溶，供试品溶液制备采用甲醇溶解超声助溶，测定方法为HPLC法，色谱条件同含量测定项，色谱图见图4。

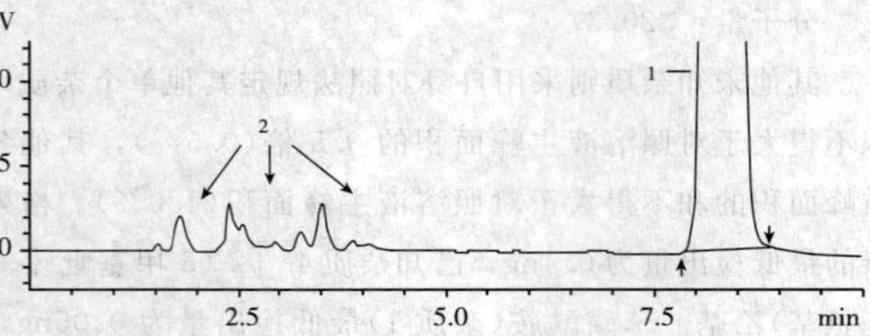

图4　格列吡嗪片含量测定色谱图

1. 格列吡嗪　2. 辅料

色谱柱：Apollo C18(250mm×4.6mm，5μm)

含量测定　采用HPLC法，色谱条件同格列吡嗪。

(2)格列吡嗪胶囊(Glipizide Capsules)

本品内容物为白色或类白色粉末。

溶出度　采用第一法，溶出介质参照中国药典(2005)格列吡嗪胶囊溶出介质，根据溶出漏槽条件，格列吡嗪在磷酸盐缓冲液(pH 7.8～8.0)中的饱和浓度为0.17mg/ml，规格为5mg与2.5mg在500ml溶出介质中的最终浓度为0.01mg/ml和0.005mg/ml，符合漏槽条件要求；转速为每分钟75转，限度为标示量的80%。通过对13个批号的样品进行综合分析，格列吡嗪胶囊溶出曲线拐点时间约为30分钟。

含量测定　采用HPLC法，色谱条件同格列吡嗪。

参考文献

[1] 国家药典委员会，中华人民共和国药典临床用药须知·化学药和生物制品卷［M］.2005年版.北京：人民卫生出版社，2005：430.

[2] 国家药典委员会.药品红外光谱集：第二卷［M］.北京：化学工业出版社，2000：808.

撰写　潘正斐　陈赞民　海南省药品检验所

复核　鲁秋红　海南省药品检验所

格列喹酮

Gliquidone

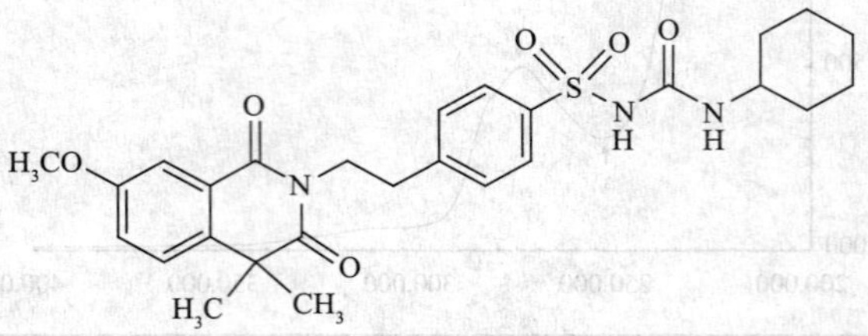

$C_{27}H_{33}N_3O_6S$　527.64

化学名：1-环己基-3［［对-[2-(3,4-二氢-7-甲氧基-4,4-二甲基-1,3-二氧代-2-(1*H*)-异喹啉基)-乙基]苯基]磺酰基]脲。

1-cyclohexyl-3-[[*p*-[2-(3,4-dihydro-7-methoxy-4,4-dimethyl-1, 3-dioxo-2 (1*H*)-isoquinolyl) ethyl] phenyl] sulphonyl]urea

英文名：Gliquidone (INN)

异名：糖肾平；糖适平；克罗龙

CAS号：[33342-05-1]

本品系第二代口服磺酰脲类降糖药，为高活性亲胰岛β细胞剂，与胰岛β细胞膜上的特异性受体结合，可诱导产生适量胰岛素，以降低血糖浓度。用于2型糖尿病，即非胰岛素依赖型糖尿病。

口服吸收快，服后2～3小时血药浓度达峰值，持续时间可达8小时，$t_{1/2}$为1～2小时。本品特点为95%经肝脏代谢，并经消化道排出，只有5%经肾脏排出，与其他磺酰脲类降糖药有别。不良反应较少。由于本品只有5%经肾排出，糖尿病合并轻至中度肾功能减退者，本品较其他磺酰脲类为宜，中度肾功能不全者仍应采用胰岛素。

本品由Boehringer-Ingelheim公司在1976年开发成功。国内1988年开始合成工艺研究，1995年获得生产许可证。

除中国药典(2015)收载外，BP (2013)亦有收载。

【制法概要】合成工艺如下。

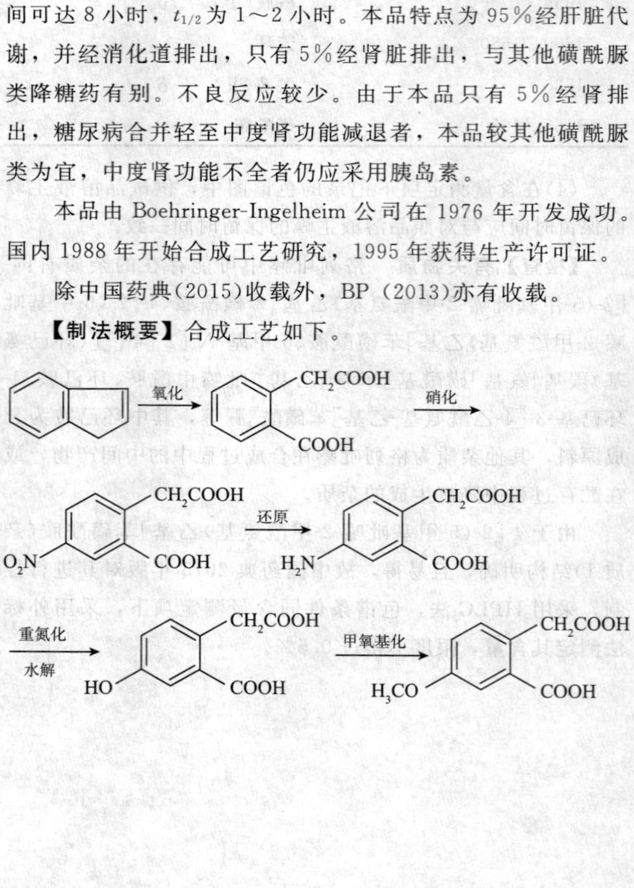

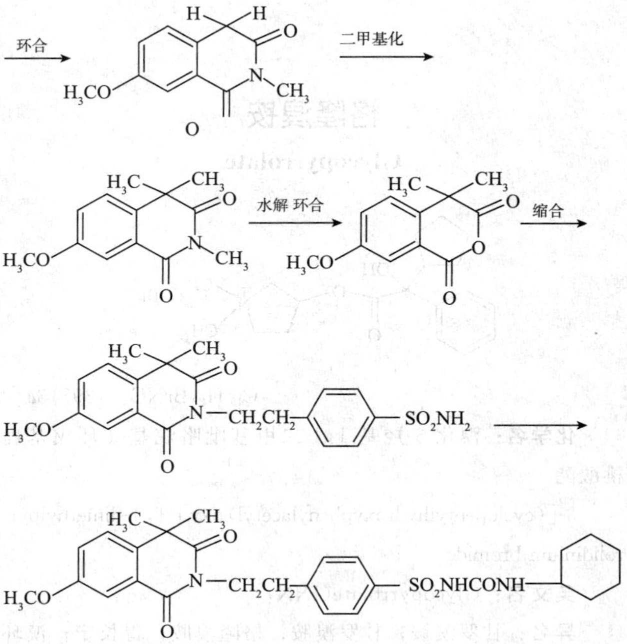

对氨乙基磺酰胺的制备：

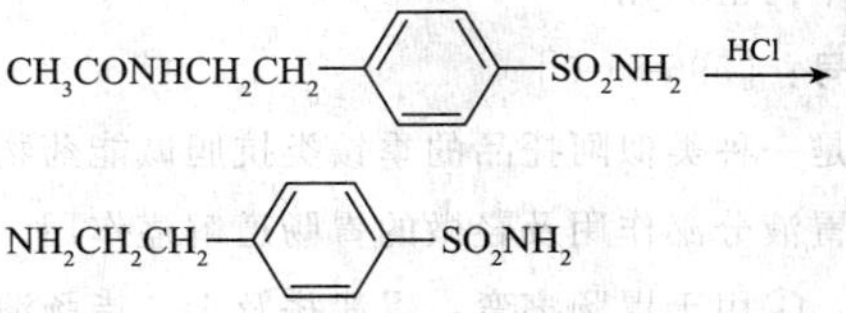

【性状】本品的化学稳定性未见文献报道，经影响因素试验及加速试验结果本品对湿度、空气、热是稳定的，在相对湿度75%，温度40℃放置3个月质量无变化，在60℃温度下连续加热10天之久，质量亦无变化。

经实验考察，国内两厂家的格列喹酮熔点皆在178～182℃范围内。BP(2013)规定熔点为176～181℃。

【鉴别】(1)本品具有酰胺结构，与苯肼、氨化镍盐反应生成紫红色络合物。

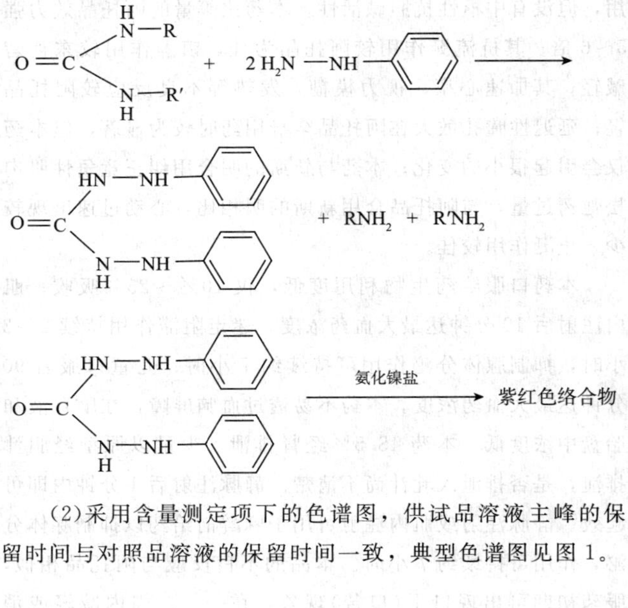

(2)采用含量测定项下的色谱图，供试品溶液主峰的保留时间与对照品溶液的保留时间一致，典型色谱图见图1。

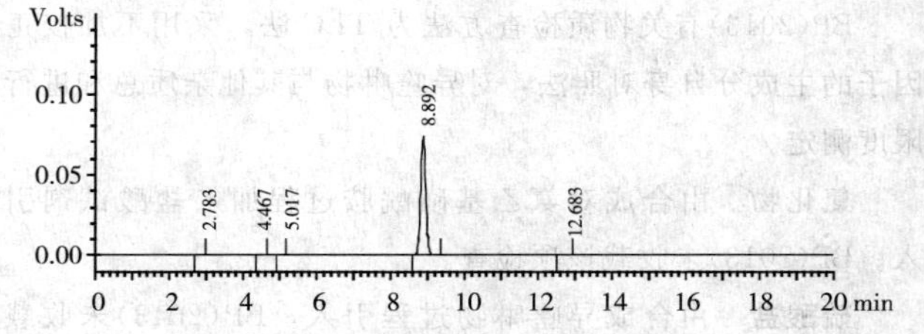

图1 格列喹酮含量测定供试品色谱图

(3)本品的红外光吸收图谱显示的主要特征吸收峰如下。

特征谱带(cm^{-1})	归属	
3350	脲	ν_{N-H}
1715，1670	环酰胺	$\nu_{C=O}$
1665	脲(Ⅰ)	$\nu_{C=O}$
1620，1600，1580，1510	苯环	$\nu_{C=C}$
1540	脲(Ⅱ)	δ_{NH}
1280	芳键	ν_{C-O-C}
1360，1160	磺酰胺	ν_{SO_2}

【检查】有关物质 采用高效液相色谱法。方法与中国药典(2005)的检测方法相同。中国药典(2015)未作修订。异喹啉物(化学结构式见制法概要，化学名为Ф-[2-3,4-dihydro-7-methoxy-4,4-dimethyl-1,3-dioxo-2(1*H*)isoquinolyl)ethyl]benzenesulphonamide为合成格列喹酮前一步的主要中间体，采用外标法对其进行定性、定量控制，并在相同色谱条件下，采用主成分自身对照法对其他杂质总和进行限度测定。有关物质供试品溶液典型色谱图见图2，异喹啉物与格列喹酮色谱峰的分离度较好，峰形对称，可准确定量，系统适用性试验图谱见图3。

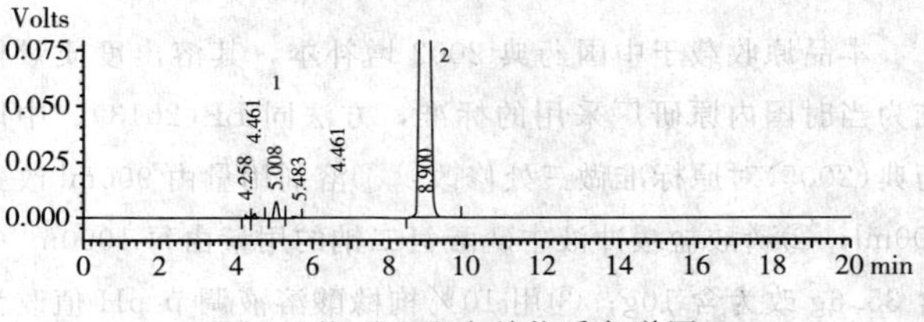

图2 格列喹酮有关物质色谱图

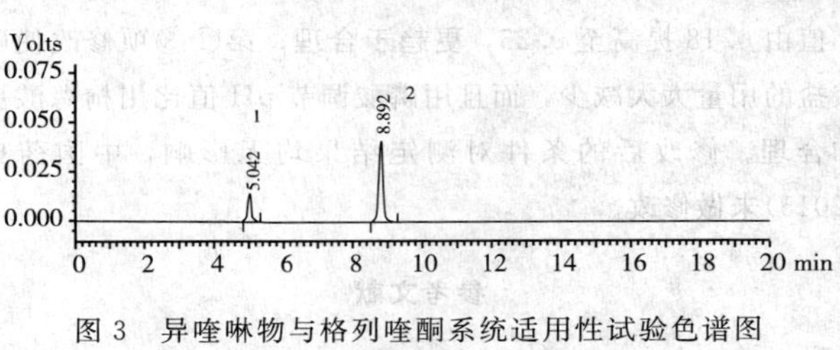

图3 异喹啉物与格列喹酮系统适用性试验色谱图

1. 异喹啉物；2. 格列喹酮

分别采用Diamonsil C18(250mm×4.6mm，5μm)，Angel venusil ASB C18(250mm×4.6mm，5μm，150Å)进行耐用性试验，结果均能满足实验要求。供试品溶液8小时内稳定性较好，杂质总量未见增加。

BP(2013)有关物质检查方法为 TLC 法，采用不加校正因子的主成分自身对照法，对异喹啉物与其他杂质总和进行限度测定。

氯化物 由合成对氨乙基磺酰胺过程加入盐酸试剂引入。BP(2013)未收载该项检查。

硫酸盐 由合成异喹啉物过程引入。BP(2013)未收载该项检查。

【含量测定】 采用高效液相色谱法测定，格列喹酮在 0.0375～0.2232mg/ml 浓度范围内与峰面积呈良好的线性关系，线性方程为 $y=2079034x-3499$，$r=0.9999$ ($n=6$)，重现性试验 RSD 为 0.5% ($n=5$)。

BP (2013)采用非水滴定法。

【制剂】格列喹酮片(Gliquidone Tablets)

BP (2013)收载该制剂。

有关物质 制剂的辅料在本色谱条件下对异喹啉物限度检查及总杂质限度的检查无干扰。

溶出度 格列喹酮在水中几乎不溶，选用的溶出介质呈碱性，即磷酸盐缓冲液［取磷酸氢二钠($Na_2HPO_4\cdot 12H_2O$) 10g，加水 1000ml，用磷酸调节 pH 值至 8.5］500ml，采用第二法，转速为每分钟 75 转，限度为标示量的 70%。不同企业产品的溶出曲线见图 4[1]。

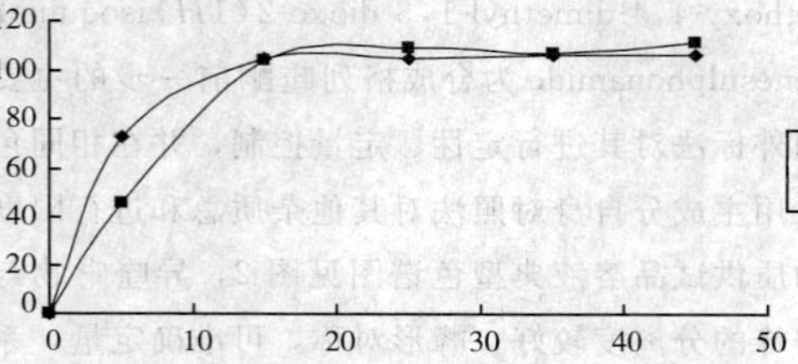

图 4 格列喹酮片溶出曲线图

本品原收载于中国药典 2002 增补本，其溶出度质量标准为当时国内原研厂采用的标准，方法同 BP(2013)。中国药典(2005)对原标准做三处修改：①溶剂用量由 900ml 改为 500ml；②磷酸盐缓冲液中磷酸氢二钠的用量由每 1000ml 中含 35.6g 改为含 10g；③用 10%枸橼酸溶液调节 pH 值改为用磷酸调节。当时修改的理由如下：第①项修改使吸收度最小值由 0.18 提高至 0.25，更趋于合理；第②③项修改使磷酸盐的用量大大减少，而且用磷酸调节 pH 值比用枸橼酸更加合理。修改后的条件对测定结果均无影响，中国药典(2015)未做修改。

参考文献

[1] 张启明，谢沐风，宁保明．采用多条溶出曲线评价口服固体制剂的内在品质［J］．中国医药工业杂志，2009，40 (12)：946.

撰写 王丽娜 吉林省药品检验所
复核 秦桂莲 吉林省药品检验所

格隆溴铵

Glycopyrrolate

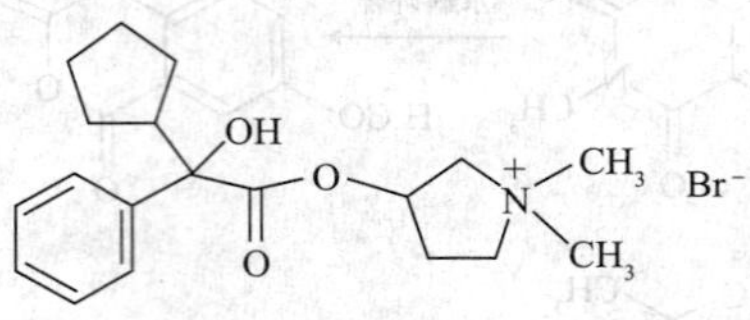

$C_{19}H_{28}BrNO_3$ 398.34

化学名： 溴化 3-羟基-1,1-二甲基吡咯烷基-α-环戊基扁桃酸酯

3-[(cyclopentylhydroxyphenylacetyl)oxy]-1,1-dimethylpyrrolidinium bromide

英文名： Glycopyrrolate(INN)

异名： 甘罗溴铵；甘罗溴胺；格隆溴胺；胃长宁；溴环扁吡酯；甲比戊痉平；Robinul(Robins)；Nodapton；Robanul；Tarodyl；Tarodyn

CAS 号：［596-51-0］

本药是一种类似阿托品的季铵类抗胆碱能药物，具有较强的抑制胃液分泌作用及轻微的胃肠道解痉作用。临床适应证主要有：①用于胃肠痉挛，胃溃疡及十二指肠溃疡、慢性胃炎、胃液分泌过多等；②静脉注射或肌内注射可用于麻醉前给药以抑制腺体分泌；③用于减少抗神经肌肉阻滞剂引起的不良反应；④治疗多汗症和支气管痉挛。本药可以调节胃肠蠕动，降低胃液分泌量和游离酸浓度以及抑制气管和支气管的过度分泌。另外，本药还具有比阿托品更强的抗唾液分泌作用，且作用维持时间更长。由于本药的季铵基团限制了它通过诸如血脑屏障这样的脂细胞膜，所以与中枢神经系统相关的不良反应发生极少。有比阿托品更强的抗唾液分泌作用，但没有中枢性抗胆碱活性。本药比等量的阿托品效力强 5～6 倍；其抗流涎作用较阿托品为佳，镇静作用较东莨菪碱轻；其加速心率、视力模糊，发热等不良反应较阿托品轻；延迟性瞳孔散大在阿托品全身用药时较为显著，但本药仅会引起很小的变化；本药与新斯的明合用纠正竞争性肌肉松弛药过量，与阿托品合用新斯的明相比，心动过速出现较少，止涎作用较佳。

本药口服给药生物利用度低，仅 10%～25%吸收。肌内注射后 10 分钟达最大血药浓度，迷走阻滞作用持续 2～3 小时，抑制腺体分泌作用可持续约 7 小时；儿童口服后 90 分钟达最大血药浓度。本药不易透过血脑屏障，在脑脊液和胎盘中浓度低。本药 48.5%经肾排泄，少量以原型经胆汁排泄，是否排泄入乳汁尚不清楚。静脉注射后 1 分钟内即可起效。静脉注射或肌内注射可用于麻醉前给药以抑制腺体分泌，作用可持续约 7 小时。本品的不良反应与阿托品相似，服药初期可出现口干(口苦)现象，在一、二周内减轻或消失，有时出现心率加速、瞳孔轻度扩大、心悸，甚至出现视线模糊并伴有语言不清、焦躁不安、出现幻觉、惊厥等；严重中毒时可有中枢兴奋转入抑制，产生昏迷和呼吸麻痹等。

药物相互作用：①本药与普鲁卡因胺合用时，可对房室结传导产生相加的抗迷走神经效应，其机制可能为两者药理作用的相互叠加；②本药与西沙必利合用时，可减弱西沙必利的促胃肠动力作用；③本药与利托君合用时，可导致室上性心动过速；④本药与环丙烷同时应用于麻醉治疗时可引起室性心律失常；⑤用药期间饮酒可使患者注意力下降。

本品为季铵抗毒蕈碱药，临床很少用药。能选择性作用胃肠道，有较强抑制胃液分泌作用，用于溃疡病、胃炎、胃酸过多症等。其周围作用类似阿托品，临床多用于麻醉。

除USP(36)收载外，其他国外药典均未收载。

【性状】 规定熔点为“191～195℃，熔距不得超过2℃”，USP(32)规定熔点为“193～198℃，熔距不得超过2℃”。USP(36)删除了熔点检查。

【鉴别】(1)本品为生物碱类物质，在酸性条件下，与碘化铋钾生成橙色沉淀。

(2)本品的结构中含有苯环及羰基，故其水溶液在264nm和258nm波长处有最大吸收。

(3)本品的红外光吸收图谱与对照的图谱(光谱集308图)一致。本品的红外光吸收图谱特征吸收如下。

特征谱带(cm^{-1})	归属	
3330	羟基	ν_{O-H}
3050，3030	芳氢	ν_{C-H}
1740	酯	$\nu_{C=O}$
1600，1580	苯环	$\nu_{C=C}$
1230	酯	ν_{C-O}
740	苯单取代	γ_{5H}
700	苯环	$\delta_{环}$

(4)本品为溴化物，故显溴化物的鉴别反应。

【检查】有关物质 中国药典(2015)采用薄层色谱法对格隆溴铵有关物质进行检查，以乙酸乙酯-水-无水甲酸(74：16：10)为展开剂，喷碘化铋钾试液显色。USP(36)也采用薄层色谱法对有关物质进行检查，方法同中国药典(2015)基本一致。USP(36)增订了有机杂质和ERYYHRO异构体限度的HPLC检查。

干燥失重 中国药典(2015)和USP(36)均采用105℃干燥，限度不得过0.5%。

炽灼残渣 中国药典(2015)规定不得过0.1%，USP(36)规定不得过0.3%。

【含量测定】 采用高氯酸非水滴定法，与USP(36)方法一致。USP(36)修订为HPLC法。

【制剂】 中国药典(2015)收载有格隆溴铵片，USP (36)收载有格隆溴铵注射液、格隆溴铵片。

格隆溴铵片(Glycopyrrolate Tablets)

鉴别 (1)紫外鉴别同原料项下。

(2)液相色谱中，供试品溶液主峰的保留时间应与对照品主峰的保留时间一致。

检查 含量均匀度 本品规格均为小剂量，故中国药典设置有含量均匀度检查。USP(36)亦控制该项。

含量测定 中国药典采用高效液相色谱法测定含量，以十八烷基硅烷键合硅胶为填充剂，以戊烷磺酸钠溶液(取戊烷磺酸钠0.2g与无水硫酸钠1.0g溶于615ml水中，加0.5mol/L硫酸3ml)-乙腈-甲醇(615：235：150)为流动相，检测波长222nm，限度规定为标示量的90.0%～110.0%。

USP(32)采用比色紫外测定法，限度规定为标示量的93.0%～107.0%。USP(36)修订为HPLC法，限度未修订。

撰写 赫晓军 河北省药品检验研究院
复核 杨 梁 河北省药品检验研究院

核黄素磷酸钠

Riboflavin Sodium Phosphate

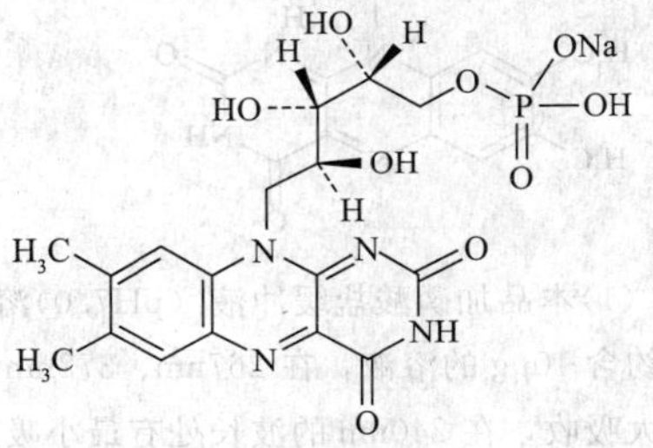

$C_{17}H_{20}N_4NaO_9P \cdot 2H_2O$ 514.36

化学名： 核黄素5′-(二氢磷酸酯)单钠盐二水合物

riboflavin5′-(dihydrogen phosphate) mono sodium salt dihydrate

英文名： Riboflavin Sodium Phosphate，Riboflavin 5′-Phosphate Sodium

异名： 维生素B_2磷酸钠；核黄素单核苷酸钠

CAS号：［130-40-5］

本品为核黄素补充剂，是核黄素的重要衍生物之一，其生理作用与核黄素基本一致，用于由核黄素缺乏引起的口角炎、唇炎、舌炎、眼结膜炎及阴囊炎等疾病的治疗。本品在口服后，主要在近小肠吸收，食物能促进本品吸收，胆盐加速吸收。在2～25mg剂量范围内，其生物利用度为50%～60%，单次口服的最大吸收量为27mg，超量部分从粪便中排泄。本品口服或肌内注射的半衰期为66～84分钟。许多研究表明，核黄素及其衍生物还有利尿、防癌、降血脂和改善心脏功能等作用[1]。与核黄素相比，核黄素磷酸钠在水中的溶解度大大增加，更容易被机体吸收利用。

除中国药典(2015)收载外，BP(2013)、Ph. Eur.(7.0)、USP(36)和JP (16)亦有收载。

【制法概要】本品是核黄素经过化学合成制成的一种水溶性维生素原料药，由日本一家公司研制而成[2]，国内厂家相继仿制成功。生产工艺路线如下。

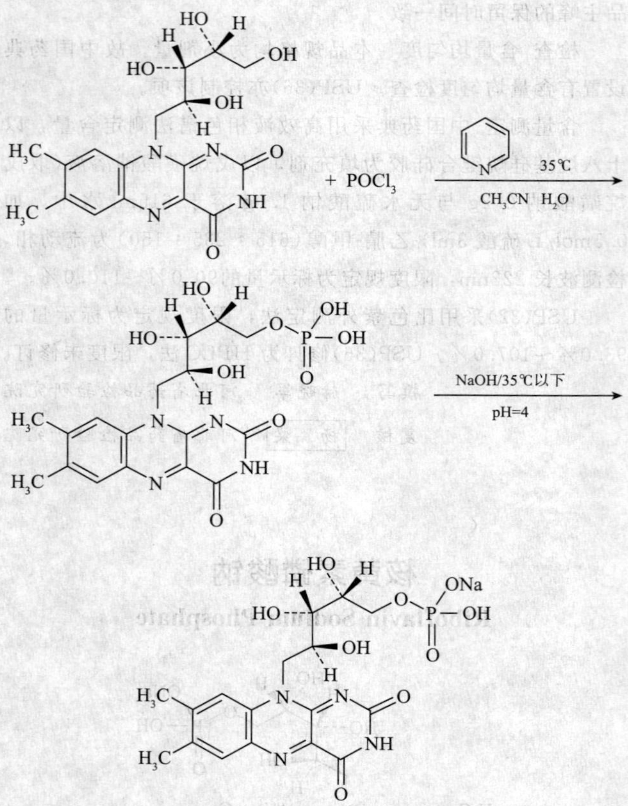

【鉴别】(1)本品加磷酸盐缓冲液（pH7.0)溶解并稀释制成每1ml中约含10μg的溶液，在267nm、372nm与444nm的波长处有最大吸收，在240nm的波长处有最小吸收。见图1。

图1　核黄素磷酸钠紫外吸收图谱

(2)本品的红外光吸收图谱应与对照的图谱(光谱集628图)一致，本品的红外光吸收图谱显示的主要特征吸收如下[2]。

特征谱带(cm^{-1})	归属	
3180，3060	羟基及酰胺	$\nu_{-OH,N-H}$
1725，1650	酰亚胺	$\nu_{C=O}$
1578，1501	芳环	$\nu_{C=C,C=N}$
1200～1050	磷酸盐	$\nu_{P=O}$

(3)本品为核黄素磷酸酯的钠盐，故在炽灼后残渣的水溶液显钠盐的鉴别反应。

【检查】**溶液的澄清度**　控制水中不溶物。JP(16)规定溶液应澄清并显黄色至橙黄色，其他国外药典无此项检查。

酸度　取本品的水溶液(0.4g→20ml)pH值应为4.0～6.5。其他四国药典均规定pH值应为5.0～6.5。

感光黄素　利用本品几乎不溶于三氯甲烷，而感光黄素溶于三氯甲烷的性质，用三氯甲烷提取供试品中的感光黄素。但本品在乙醇中稍有溶解，为克服测定时的干扰，所以必须使用无乙醇的三氯甲烷。中国药典(2015)与USP(36)均在用440nm波长处测定吸光度，吸光度不得过0.025。BP(2013)、Ph. Eur.(7.0)、JP(16)均与相应的标准比色液比较。

有关物质　中国药典(2005)仅控制了感光黄素。根据本品生产工艺，在核黄素磷酸钠中可能存在的杂质有3′,4′-核黄素二磷酸酯、3′,5′-核黄素二磷酸酯、4′,5′-核黄素二磷酸酯和游离核黄素等，故中国药典(2015)对这些杂质进行了控制。

BP(2013)、Ph. Eur.(7.0)和USP(36)均采用高效液相色谱法，用C18柱，以甲醇-0.054mol/L(15∶85)为流动相，BP(2013)、Ph. Eur.(7.0)采用紫外266nm检测，USP(33)采用荧光检测器，激发波长为440nm，USP(36)发射波长修订为530nm。发射波长为470nm。USP(36)发射波长修订为530nm。规定游离核黄素和核黄素二磷酸酯均不得过6.0％。

中国药典(2015)参照国外药典色谱系统，采用紫外检测器，检测波长为267nm。使用两种品牌色谱柱：Shiseido Capcell Pak C18柱（250mm×4.6mm，5μm)、Diamonsil C18柱（250mm×4.6mm，5μm)，分别在Waters 2695-2487与岛津LC-2010C液相色谱仪上进行耐用性试验考察，结果良好。经稳定性考察，对照溶液及供试品溶液(浓度为0.2mg/ml)在24小时内基本稳定。

有关物质检查的典型色谱图见图2、图3。

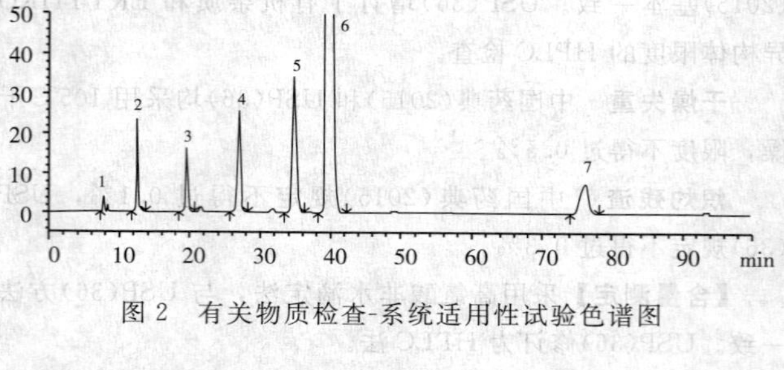

图2　有关物质检查-系统适用性试验色谱图

1. 3′,4′-核黄素二磷酸酯，Rt＝7.824分钟；

2. 3′,5′-核黄素二磷酸酯，Rt＝12.594分钟；

3.4′,5′-核黄素二磷酸酯，Rt=19.625 分钟；

4.3′-核黄素磷酸钠，Rt=27.053 分钟；

5.4′-核黄素磷酸钠，Rt=34.885 分钟；

6.5′-核黄素磷酸钠，Rt=39.698 分钟；理论板数 n=14923，与 4′-核黄素磷酸钠分离度 Rs=4.1。

7. 核黄素，Rt=76.161 分钟

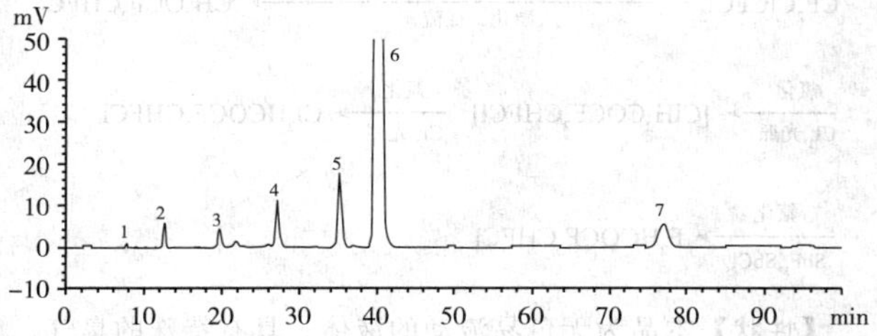

图 3 核黄素磷酸钠原料药有关物质典型色谱图

色谱柱：Shiseido Capcell Pak(250mm×4.6mm，5μm)

游离磷酸 按照中国药典(2005)标准操作，精密称取供试品 0.20g，加水 10ml 后，本品均可完全溶解，加入钼酸铵硫酸试液 2.5ml 与 1-氨基 -2-萘酚-4-磺酸溶液 1ml，即产生黄色沉淀，加水至 100ml，摇匀，沉淀不能溶解，溶液不能直接测定，如经滤过后测定，对试验结果有影响，故中国药典(2010)将供试品溶解的水量增加至 30ml。为与供试品溶液统一，对照液的配制也相应作了修改，但限度未变。经试验，对照液配制方法改变前后吸光度值是一致的。中国药典(2015)规定游离磷酸不得过 0.6%，BP(2013)、Ph. Eur.(7.0)和 JP(16)均规定游离磷酸不得过 1.5%，USP(36)限度为不得过 1%。

干燥失重 本品为二水合物，结晶水理论量为 7.4%。中国药典(2015)规定 130℃干燥至恒重，减失重量不得过 10.0%。BP(2013)、Ph. Eur.(7.0)和 USP(36)为 100～105℃减压干燥，限度为 7.5%～8.0%。JP(16)采用水分测定法，限度为 10.0%

【含量测定】中国药典(2005)用紫外吸收系数法测定含量。根据本品有关物质研究结果，中国药典(2010)改为高效液相色谱法，色谱条件与有关物质相同，采用核黄素对照品，以外标法定量。经方法学研究，核黄素在 0.2～50μg/ml 浓度范围内与其峰面积呈线性关系，线性方程为 $A=9.85\times10^4C-3.22\times10^3$，$r=1.0000(n=10)$，重复性试验 RSD 为 1.18%($n=6$)。供试品溶液(浓度为 0.2 mg/ml)在室温放置 24 小时基本稳定。

含量限度未作修订，仍按干燥品以核黄素计，含核黄素($C_{17}H_{20}N_4O_6$)应为 74.0%～79.0%。中国药典(2015)未作修订。

【制剂】中国药典(2015)收载了核黄素磷酸钠注射液，国外药典仅 JP(16)收载了该制剂。

核黄素磷酸钠注射液(Riboflavin Sodium Phosphate Injection)

本品为核黄素磷酸钠的灭菌水溶液。规格有①2ml∶5mg；②2ml∶10mg，均以核黄素计。国内各企业的处方中，主要辅料有氯化钠、枸橼酸钠和氢氧化钠等。

有关物质 中国药典(2005)未制订有关物质检查法，根据原料药有关物质研究情况，经试验考察了注射剂的有关物质，并根据研究结果，中国药典(2010)增订了有关物质检查项，色谱条件和系统适用性实验同原料药项下。

按处方量配制空白辅料溶液，经粗放度试验，辅料色谱峰的相对保留时间均在 0.05 以前，故计算杂质时应将相对保留时间在 0.05 之前的色谱峰予以扣除。

有关物质检查的典型色谱图见图 4、图 5，不同企业的辅料处方不一致。

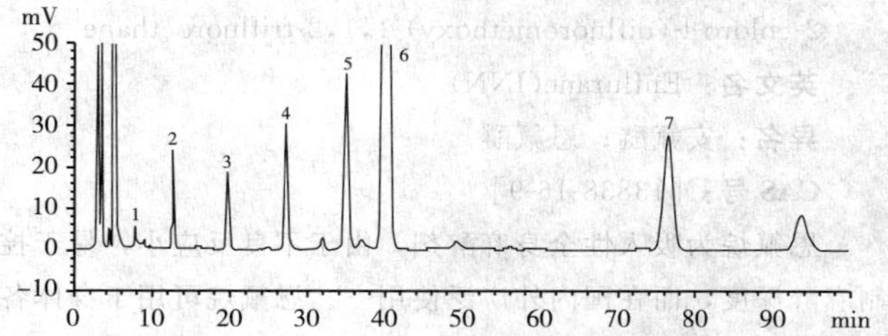

图 4 A 企业的核黄素磷酸钠注射液有关物质典型色谱图

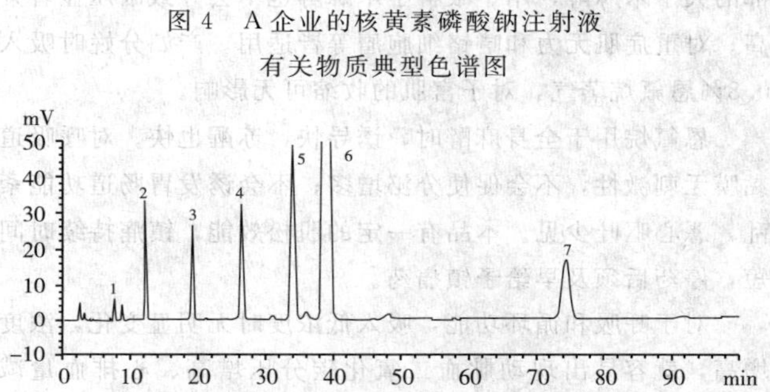

图 5 B 企业的核黄素磷酸钠注射液有关物质典型色谱图

色谱柱：Shiseido Capcell Pak(250mm×4.6mm，5μm)

细菌内毒素 本品临床每小时用药最大剂量是静脉注射每次 10mg(国家药品标准化学药品说明书内容汇编 2)，内毒素计算限值约为 30EU/mg；国外标准中 USP 为 7.1USPEU/mg。中国药典(2015)规定本品细菌内毒素限值为 2.5EU/mg，与内毒素计算值比较，安全系数为 12，并严于 USP 标准。

本品对内毒素检查方法有干扰，最大不干扰参考浓度约为 0.34mg/ml，可采用适当灵敏度的鲎试剂经稀释至 MVD 后进行内毒素检查。

含量测定 中国药典(2005)用紫外吸收系数法测定含量，中国药典(2010)改为高效液相色谱法，色谱条件和计算方法同原料药项下。空白辅料无干扰。中国药典(2015)未作修订。

参考文献

[1] 王林静，黄亿明．核黄素与健康［J］．广东药学院学报，2000，16 (3)：223-225，228.

[2] 代金玲．核黄素 5′-(二氢磷酸酯)单钠盐合成工艺研究［J］．天津药学，2007，19 (4)：80-82.

撰写 郝桂明 天津市药品检验研究院

复核 唐素芳 天津市药品检验研究院

恩氟烷
Enflurane

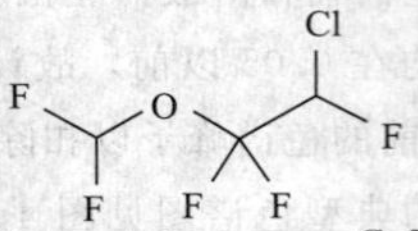

$C_3H_2ClF_5O$　184.49

化学名：2-氯-1-(二氟甲氧基)-1,1,2-三氟乙烷

2-chloro-l-(difluoromethoxy)-1,1,2-trifluoroethane

英文名：Enflurane(INN)

异名：安氟醚；恩氟醚

CAS 号：[13838-16-9]

恩氟烷为吸入性全身麻醉剂，由于不良反应小，易于控制麻醉深度，而在国内外广泛使用[1]。恩氟烷可用于身体各部的大手术麻醉，用于眼科手术麻醉也不会导致眼压显著升高。对重症肌无力和嗜铬细胞瘤等皆适用。产妇分娩时吸入0.8%恩氟烷蒸气，对子宫肌的收缩可无影响。

恩氟烷用于全身麻醉时，诱导快，苏醒也快。对呼吸道黏膜无刺激性，不会促使分泌增多；不会诱发胃肠道功能紊乱，恶心呕吐少见。本品有一定的肌松效能，镇痛持续时间短，停药后须及早给予镇痛药。

对于呼吸和循环功能，吸入低浓度时无明显变化，浓度增高，就容易出现动脉血二氧化碳分压增高、心排血量减少、血压下降、心率减慢，甚至发生室性早搏、房室传导时间延长，全麻减浅即消失。有损害肝功能的潜在危险，但影响轻微，一般停止吸入后就能较快地恢复，近期内反复使用，对肝功能的影响恩氟烷远比氟烷为安全。本品可引起恶心，部分病人可有兴奋。对肾的损害和脑兴奋作用较小。吸入高浓度恩氟烷，脑电图可出现癫痫样波，降低浓度即消失。

严重的心肺功能不全、肝功能损害、癫痫发作及颅内压高的患者慎用或禁用。已知或怀疑为恶性高热的遗传性易感者禁用[2]。

恩氟烷是 20 世纪 60 年代美国 Airce Inc 公司研制开发的新型挥发性吸入麻醉药，具有化学性质稳定，体内代谢少，对肝肾功能无明显影响；诱导迅速，苏醒快，麻醉效能强等优点[3,4]。国内于 20 世纪 80 年代初投入生产[5,6]。

恩氟烷原收载于卫生部药品标准二部五册，除中国药典(2015)收载外，USP(36)、JP(16)亦有收载。

【制法概要】 恩氟烷合成路线主要有以下两条[7]。

(1)路线一

$$CF_2ClCFCl_2 \xrightarrow[Zn,CH_3OH,40℃]{} CF_2{=}CFCl \xrightarrow[CH_3OH,KOH]{醚化,40℃} CH_3OCF_2CHFCl$$

$$\xrightarrow[Cl_2,光照]{氯化} [ClH_2COCF_2CHFCl] \xrightarrow[Cl_2,光照]{氯化} Cl_2HCOCF_2CHFCl$$

$$\xrightarrow[SbF_3,SbCl_5]{氟化} F_2HCOCF_2CHFCl$$

(2)路线二

$$CF_2ClCFCl_2 \xrightarrow[醚化，回流]{NaOH,CH_3OH,CuCl_2,N(CH_2CH_2OH)_3} CH_3OCF_2CHFCl$$

$$\xrightarrow[Cl_2,光照]{氯化} [ClH_2COCF_2CHFCl] \xrightarrow[Cl_2,光照]{氯化} Cl_2HCOCF_2CHFCl$$

$$\xrightarrow[SbF_3,SbCl_5]{氟化} F_2HCOCF_2CHFCl$$

【性状】 本品为无色易流动的液体；具有特殊的臭气。

相对密度　卫生部药品标准二部五册中，相对密度的范围为 1.523～1.527，而进口和国产恩氟烷的相对密度均接近上限，JP(16)的限度为 1.520～1.540，USP(36)限度为 1.516～1.519，中国药典(2015)将恩氟烷的相对密度范围定为 1.523～1.530。

馏程　卫生部药品标准二部五册馏程限度为 55.5～57.5℃，JP(16)规定为 54～57℃，经实测多批样品，馏程均在 56.0～56.5℃之间，故中国药典(2010)将限度定为 55.5～57.5℃。中国药典(2015)未作修订。

折光率　USP(36)折光率为 1.3020～1.3038，JP(16)为 1.302～1.304，结合多批进口和国产样品的实测值将限度定为 1.302～1.304。

【鉴别】(1)本品分子结构中的甲氧基和乙基上均连有氟原子，所以采用氧瓶燃烧法进行有机破坏后即显氟元素的鉴别反应。其反应原理[8]为：有机氟化物经氧瓶燃烧法破坏，被碱性溶液吸收成无机氟化物，与茜素氟蓝、硝酸亚铈在 pH4.3 溶液中形成蓝紫色络合物，其反应式如下。

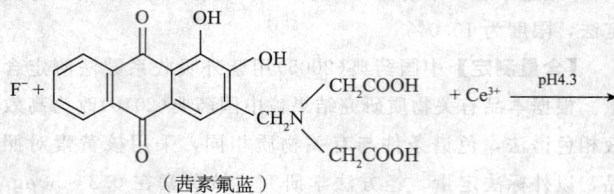

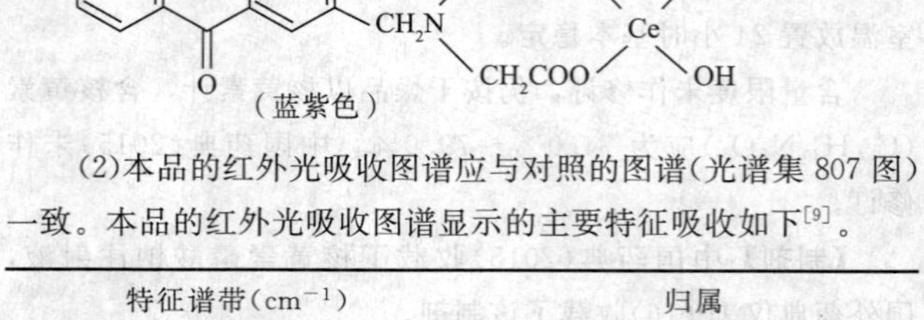

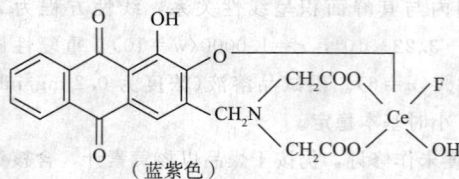

(茜素氟蓝)

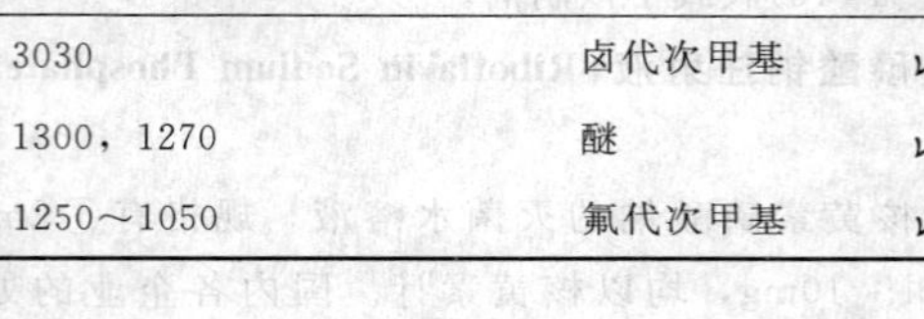

(蓝紫色)

(2)本品的红外光吸收图谱应与对照的图谱(光谱集 807 图)一致。本品的红外光吸收图谱显示的主要特征吸收如下[9]。

特征谱带(cm⁻¹)	归属	
3030	卤代次甲基	ν_{C-H}
1300，1270	醚	ν_{C-O}
1250～1050	氟代次甲基	ν_{C-F}

【检查】**酸碱度**　控制合成过程中引入和贮藏过程中可能分解产生的氢卤酸。

USP(36)，JP(16)与中国药典(2015)测定方法一致。

氯化物　控制合成过程中引入和贮藏过程中可能分解产生的氯化物。本品氯化物的检查采用附录Ⅷ A 氯化物检查法，限度为 0.00065%，而 USP(36) 和 JP(16) 的限度均为 0.001%。

氟化物　控制合成过程中引入和贮藏过程中可能分解产生的氟化物。本品氟化物的检查以氟化钠为标准溶液，采用氟电极测定，方法与 USP(36)一致，限度均为 0.001%。JP(16)中无氟化物测定项。

有关物质　控制本品中可能含有的电负性挥发性杂质。

USP(36)无有关物质测定项，JP(16)采用气相色谱峰面积归一化法，固定相为混合固定相，检测器为 TCD，限度为 0.010%；中国药典(2015)也采用气相色谱峰面积归一化法，固定相为 FFAP，检测器为 ECD，限度为 8.0%。见图 1～4。

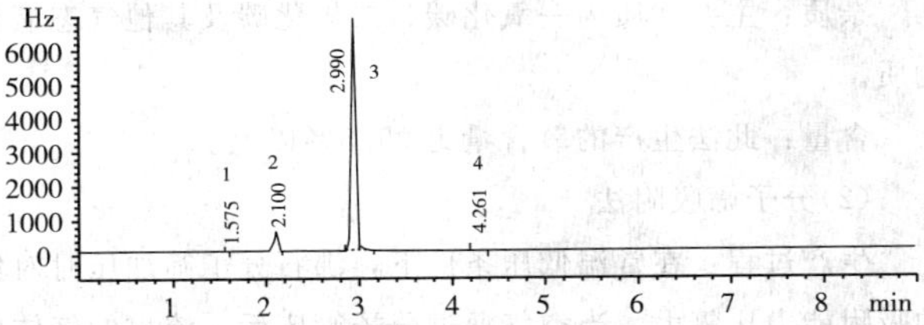

图 1　恩氟烷系统适用性试验气相色谱图

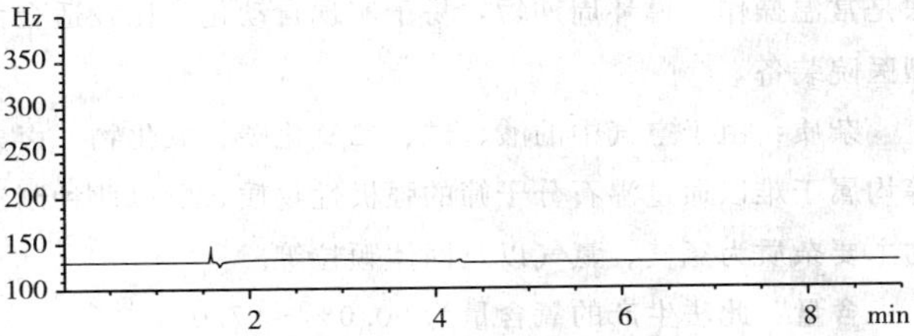

图 2　溶剂(正己烷)气相色谱图

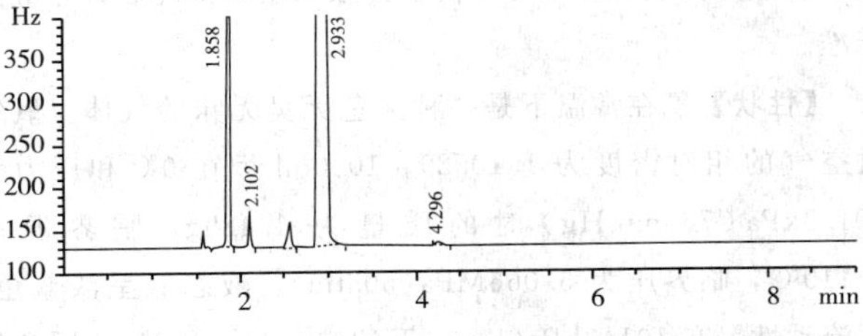

图 3　恩氟烷有关物质实测气相色谱图(1)

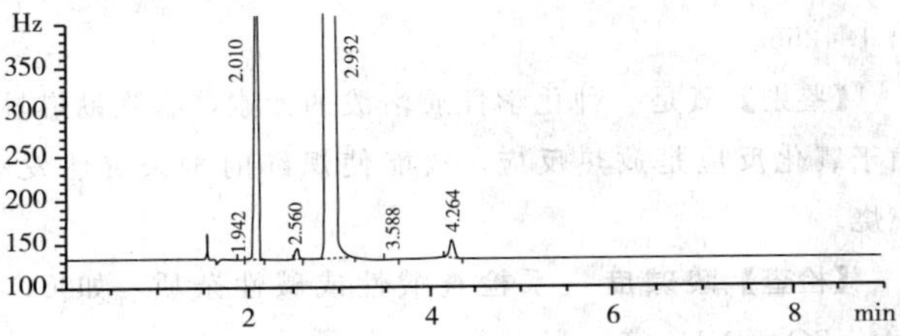

图 4　恩氟烷有关物质实测气相色谱图(2)

样品实测时发现，在溶剂和恩氟烷色谱峰间出现一较大杂质峰。图 3 为某一厂家的恩氟烷色谱图，在溶剂和恩氟烷色谱峰之间，保留时间 1.9 分钟处有一较大杂质峰；另一厂家的恩氟烷色谱图中，在溶剂和恩氟烷色谱峰之间，保留时间 2.1 分钟处亦有一较大杂质峰。

考虑到两个杂质峰按面积归一化计算均超过了 6%，河北省药品检验所又对其进行了 GC-MS 分析，但在 GC-MS 图中，溶剂和恩氟烷峰之间未检出任何杂质峰，分析原因可能是这两个杂质是电负性的，其在 GC-MS 上的灵敏度远低于在 GC-ECD 上的灵敏度。暂时无法对其定性。综合上述情况，将有关物质限度暂订为 8.0%。GC-MS 图见图 5。

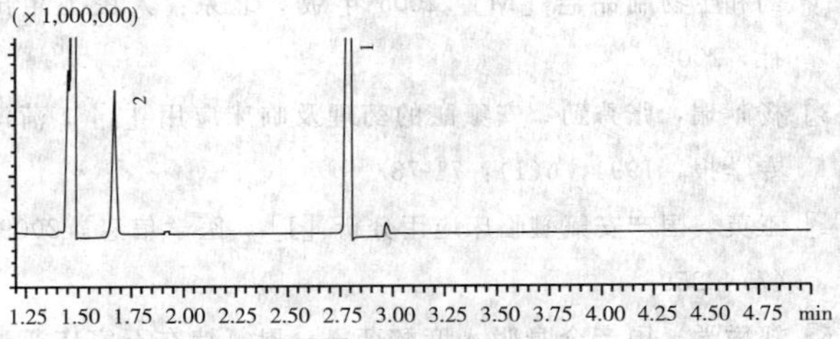

图 5　恩氟烷 GC-MS 图

1. 恩氟烷；2. 溶剂(正己烷)

残留溶剂　三氯甲烷　恩氟烷在合成后的萃取精馏中有时要用到三氯甲烷，三氯甲烷属第二类溶剂，在药品中应限制其残留量。三氯甲烷在 FID 检测器上灵敏度低，无法准确定量。因为其结构上含有氯原子，改用 ECD 检测器后灵敏度显著提高，所以选择 ECD 检测器检测恩氟烷中三氯甲烷的残留量。三氯甲烷的限度为 0.006%，定量限为 2.6pg。见图 6、图 7。

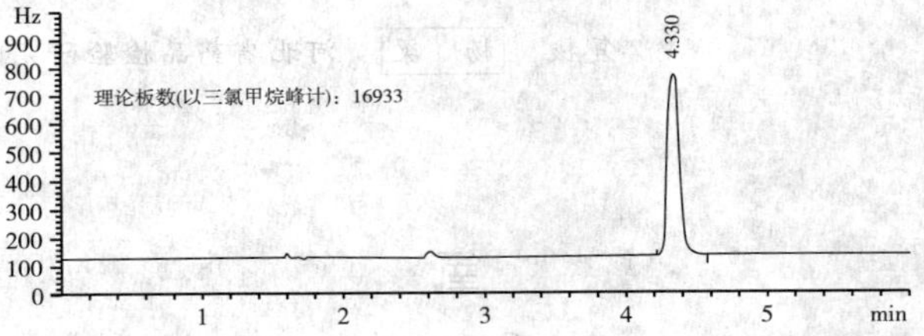

图 6　三氯甲烷气相色谱图

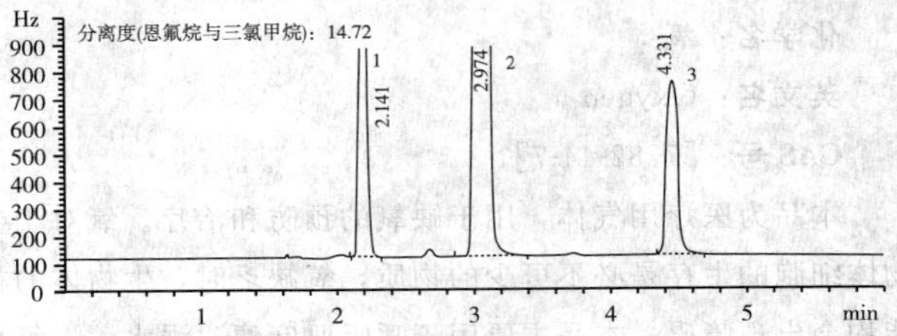

图 7　恩氟烷与三氯甲烷分离度气相色谱图

1. 恩氟烷中的杂质；2. 恩氟烷；3. 三氯甲烷

USP(36)和 JP(16)均无三氯甲烷测定项。

不挥发物　控制本品中可能含有的不挥发性杂质。中国药典(2015)与 USP(36)的限度一致，均为 2.0mg/10ml，JP(16)的限度为 1.0mg/65ml。

水分 USP(36)的限度为0.14%，JP(16)的限度为0.10%，中国药典(2015)的限度为0.14%。

装量 本品原料装入一定容器中即为制剂，所以应对其装量进行检查。

【贮藏】遮光，密封，在阴凉处保存。

参考文献

[1] 张辑，李宝林，常秀玲，等．恩氟烷中微量杂质的定性分析［J］．中国药学杂志，2001，36(7)：478-481.

[2] 国家药典委员会．中华人民共和国药典临床用药须知·化学药和生物制品卷［M］．2005年版．北京：人民卫生出版社，2005.

[3] 杨献瑞，张秀勤．安氟醚的药理及临床应用［J］．菏泽医专学报，1994，6(1)：71-73.

[4] 王英．国产安氟醚临床应用分析［J］．医学信息，2009，1(7)：259.

[5] 郑敏学．国产全身吸入麻醉药——恩氟烷在石家庄通过鉴定［J］．新药与临床，1986，5(2)：106.

[6] 杨宴芳，陈昆洲，殷惠新．安氟醚临床应用［J］．安徽医学院学报，1985，20(1)：49-50.

[7] 邹小卫．恩氟烷合成工艺改进［J］．中国医药工业杂志，1996，27(11)：489-490.

[8] 刘文英．药物分析［M］．5版．北京：人民卫生出版社，2003：16-17.

[9] Florey K. Analytical Profles of Drug Substances：Vol. 1［M］. New York：Academic Press，1972：120-144.

撰写 宋更申 河北省药品检验研究院

复核 杨 梁 河北省药品检验研究院

氧

Oxygen

O_2 32.00

化学名：氧

英文名：Oxygen

CAS号：[7782-44-7]

本品为医疗用气体，用于缺氧的预防和治疗。氧对于生物体细胞的生存是必不可少的物质，氧缺乏时，生物体的机能均会出现障碍。本品主要用于呼吸肌麻痹、溺水、一氧化碳、亚硝酸、可卡因等引起的休克，以及心功能障碍、肺炎、肺栓塞、肺气肿、初生儿心肺扩张不全症、气管闭塞等。

本品由PriestLey及Scheele于1774年发现，其后Lavoisier及Rutherfold证实本品是空气的成分之一，并发现是人类的呼吸以及物质燃烧所必需。氧在地球上的量在全部元素中占首位。以游离态或与其他元素化合成各种氧化物而广泛存在于自然界。每年大约有1亿吨氧气从空气中被分离出来作为工业原料、医疗或其他用途。

本品由质量16、17、18三种稳定的同位素组成，其比例分别为99.759%、0.039%和0.204%。

中国药典（2015）、USP（36）、JP（16）、Ph. Eur.(7.0)均有收载。

【制法概要】(1)深冷法(即液态空气分馏法)

生产流程：首先使空气通过过滤器除去尘埃等固体杂质，进入压缩机压缩，再经过分子筛净化器除去水蒸气和二氧化碳等杂质气体。分子筛可使氮气、氧气等较小分子通过，起到筛选分子的作用。然后进行冷却、降压，当温度降至−170℃左右时，空气开始部分液化进入精馏塔，根据空气中各气体的不同沸点进行分馏。液态氧的沸点比液态氮的沸点高，两者相比液氮更易气化。经多步分馏可以得到99%以上的纯氧。国内绝大多数医用氧采用此种方法制得。

杂质：主要杂质为一氧化碳、二氧化碳及其他气态氧化物质。

含量：此法生产的氧含量为99.5%以上。

(2)分子筛吸附法

生产过程：在常温低压条件下，沸石分子筛加压时对氮的吸附能力比氧大，当空气通过分子筛床后，流出的气体含氧量较高，经多次吸附可得含氧90%以上的气体。这种方法是常温操作，循环周期短，易于实现自动化，比较适合大型医院装备。

杂质：由于空气中的酸、碱、二氧化碳、氧化物、卤素等均属于难以通过沸石分子筛的强极性物质，所以此种制法的主要杂质为氮气、氩气以及固体颗粒等。

含量：此法生产的氧含量为90.0%～97.0%

两种制氧方法所得的氧气都可用于医疗用途，但由于两者杂质成分及氧含量不尽相同，需根据实际情况制订相应的标准。

【性状】氧在常温下是一种无色无臭无味的气体。氧气对空气的相对密度为1.10529。1000ml氧在0℃和压力为101.3kPa(760mmHg)时的质量为1.429g。临界温度−119℃，临界压为5.066MPa(50atm)。液态氧呈淡蓝色，具流动性，在101.3kPa(1atm)下的沸点为−183℃。固态氧也为淡蓝色，熔点为−218.4℃；在−253℃时相对密度为1.4256。

【鉴别】氧是一种化学性质活泼的元素，有强助燃性，由于氧化反应是放热反应，故能使炽红的木条突然发火燃烧。

【检查】酸碱度 系检查酸性或碱性杂质，如CO_2、NO、SO_2、NH_3等。

一氧化碳 利用CO的还原性，通入微温的氨制硝酸银试液中，即有金属银析出而显色或浑浊。

二氧化碳 CO_2通过氢氧化钡溶液时，生成不溶于水的钡盐，使溶液变浑浊。

USP(36)及 Ph. Eur. (7.0)均采用微量气体检测管检查一氧化碳和二氧化碳。此法方便快捷，准确度高，是一种比较高效的检测方法。但国内没有生产此类微量气体检测管，暂时无法普及。

其他气态氧化物质 碘化钾溶液遇微量其他气态氧化物质即被氧化而使淀粉显蓝色。

【含量测定】采用气量法。本品具有氧化性，将一定体积的本品通过铜氨溶液，使氧被吸收，以残存的氮气和其他不被吸收的气体的体积计算氧的含量。

$$8CuNH_3Cl+O_2+4NH_4Cl+4NH_3 \longrightarrow 4[CuCl \cdot CuCl_2 \cdot 4NH_3]+2H_2O$$

测定前应先将供试品钢瓶在试验室温度下放置6小时以上，以消除温度对气体体积的影响。

随着科技的不断发展，目前大型的液态空气分馏装置都装配有顺磁性氧分析仪，利用氧分子在磁场作用下可带磁性，并可被磁极吸引的特殊性质，来分析氧的纯度。这项技术可实现生产线的实时在线监控，方便快捷，并且节约试剂，减少化学试剂对生产设备的腐蚀，消除玻璃装置的使用在管理上带来的不便。目前 Ph. Eur. (7.0)已经收载此方法。

撰写 董秀清 张 旋 广东省药品检验所
复核 罗卓雅 广东省药品检验所

氧化亚氮

Nitrous Oxide

N_2O 44.01

化学名：一氧化二氮

Dinitrogen monoxide

英文名：Nitrous Oxide(INN)

异名：笑气；一氧化二氮

CAS 号：[10024-97-2]

本品为吸入全麻药。1772年由 Priestley 发现，1779年 Sir Humphry Davy 确证其具有麻醉作用。本品作用起效快，镇痛效果强，一般给药15～30秒后即可镇痛，10～15分钟血药浓度达到峰值；但是本品苏醒也快，在供氧充分的条件下几乎对机体无害，绝少合并症。本品全麻效能低，临床多与其他麻醉剂联合应用，是复合全麻剂主要组成之一。本品单用只适用于拔牙、骨折修复、脓肿切开、外伤缝合等小手术；另外本品还可用于无痛分娩与阵痛。氧化亚氮在体内经肺泡吸收，进入血液循环，再分布至各器官和组织。吸入后绝大部分以原型迅速由肺排出。

本品除中国药典（2015）收载外，BP(2013)、JP(16)、USP(36)和 Ph. Eur. (7.0)均有收载。

【制法概要】本品于1932年由 E. H. Archibald 制备成功，国内于20世纪50年代开始生产。方法为将硝酸铵加热分解，在不同温度下得到不同的分解产物，反应过程中可能产生微量的杂质气体，如 NO、NO_2、NH_3。因原料中杂质分解带入的 CO_2、CO、Cl^- 等杂质，可通过酸碱处理而去除。

$$NH_4NO_3 \xrightarrow[250℃]{[热解]} 2H_2O+N_2O$$

【性状】本品相对密度大于空气和氧，在加压下可液化为−89℃沸腾的无色液体。

【鉴别】(1)氧化亚氮具有助燃性，故可使发红的木条燃烧[1]。

$$2N_2O \xrightarrow[\Delta]{1500℃} 2N_2\uparrow+O_2\uparrow$$

(2)本品与氧的区别试验。氧与一氧化氮等体积混合可产生二氧化氮的红色烟雾，而氧化亚氮则不能。

【检查】酸碱度 检查酸度主要是针对氮的氧化物如 N_2O_3、NO、NO_2、N_2O_5 以及卤化氢等酸性物质，检查碱度是为了控制 NH_3 的残留量。其中，NO、NO_2 在 USP(30)中是单独控制含量的，限度均为不得过1ppm。

一氧化碳 CO 可将 I_2O_5 还原而产生 I_2，生成的 I_2 再用硫代硫酸钠滴定液（0.002 mol/L）摘定。干扰试验的其他杂质如 NO、NO_2、CO_2、水等成分通过三氧化铬的饱和硫酸溶液、固体氢氧化钾、五氧化二磷等处理可去除。

$$I_2O_5+5CO \longrightarrow I_2+5CO_2\uparrow$$

$$I_2+2Na_2S_2O_3 \longrightarrow 2NaI+Na_2S_4O_6$$

为了消除试剂和测定时引入的误差，滴定结果用不含一氧化碳的空气做空白试验校正。

二氧化碳 二氧化碳与氢氧化钡溶液反应生成不溶性碳酸钡沉淀，利用这一原理与标准对照液进行比浊检查 CO_2 的浓度。

$$CO_2+Ba(OH)_2 \longrightarrow BaCO_3\downarrow+H_2O$$

卤素、易还原物、易氧化物 是检查由原料硝酸铵引入的卤素杂质和各种副产物，如 O_2、NO_2、NO、NH_3 等，亦是采用比浊或比色法进行检查。

砷化氢与磷化氢 由原料硝酸铵的杂质引入。砷化氢与氯化汞反应生成砷斑；磷化氢与氯化汞反应生成磷斑。

$$AsH_3+3HgCl_2 \longrightarrow As(HgCl)_3+3HCl$$

$$PH_3+3HgCl_2 \longrightarrow P(HgCl)_3+3HCl$$

水分 通过五氧化二磷管，水分能被吸收生成磷酸，致使重量增加，根据增加的重量和通入本品的量，可计算水分含量。

【含量测定】本品采用气量分析法，其原理是使被分析的气体与一定的吸收剂接触后气体被吸收，根据所取供试品体积的减少，求出供试品的含量。

本品含量测定以水为吸收剂，由于本品中的各种杂质气体在水中有一定的溶解度，如 N_2、NO_2、NO、O_2 和 CO_2

等可能会溶解在水中，对结果形成干扰。因这些杂质在检查项中已有控制，故本法还是适用的。

因为气体的体积受温度影响较大，测定时规定应先将贮气瓶在23～27℃放置6小时以上，目的是恒温。

【贮藏】本品在4.56MPa（45atm）下是液态，贮于能耐压的钢瓶中，不得有漏气，在凉暗处保存。

参考文献

[1] 中华人民共和国卫生部药典委员会．中华人民共和国药典1990年版二部药典注释［M］．北京：化学工业出版社，1993.

撰写　张　伟　陈安东　车宝泉　北京市药品检验所
复核　周立春　北京市药品检验所

氧化锌

Zinc Oxide

ZnO　81.38

英文名：Zinc Oxide

CAS号：［1314-13-2］

本品为收敛药。具有收敛、保护及轻度防腐作用，并有吸着及干燥作用。主要通过毛囊吸收到细胞核内，被细胞所摄取的锌，能促进核酸和核蛋白的合成，参与细胞的能量代谢，起到促进组织修复的作用。制成散剂、糊剂、混悬剂和软膏剂等，可用于治疗湿疹、溃疡及其他皮肤病。

中国药典（2015）、USP（36）、BP（2013）、JP（16）、Ph. Eur.（7.0）均有收载本品。

【制法概要】（1）湿法（又称化学法）　将硫酸锌溶液缓缓加入沸腾的碳酸钠溶液中，倾去上层清液，生成的碱式碳酸锌经滤取后，用水洗至无硫酸根离子为止，然后在250℃炽灼即得。其化学反应式如下。

$$5ZnSO_4 + 5Na_2CO_3 + 3H_2O \longrightarrow 2ZnCO_3 \cdot 3Zn(OH)_2 + 5Na_2SO_4 + 3CO_2\uparrow$$

$$2ZnCO_3 \cdot 3Zn(OH)_2 \xrightarrow{\text{加热}} 5ZnO + 3H_2O + 2CO_2\uparrow$$

（2）干法（又称火法）　系将金属锌直接于高温氧化炽烧制成。此法纯度较高。

其化学反应式如下。

$$2Zn + O_2 \xrightarrow{1100℃} 2ZnO$$

（3）氨化法　是一种最新生产方法。它以干法75%左右的氧化锌为原料，经过特殊工艺提取生产99.7%和99.9%的高纯度氧化锌，该工艺产品重金属杂质含量如铅镉等要比干法的氧化锌低30多倍，用途非常广泛。

上述三法所得产品的质量均较稳定。

【性状】本品为白色或淡黄色粉末；有文献报道本品为六方晶系晶体；无臭；由于锌位于元素周期表的第二副族，其电子结构具有次外层L电子层的d亚层4个电子已经排满，而最外面的M电子层的f亚层上仅有2个电子的特点，所以本品为两性化合物，露置空气中能缓缓吸收CO_2，生成碱式碳酸锌［$2ZnCO_3 \cdot 3ZnO \cdot 4H_2O$或$2ZnCO_3 \cdot Zn(OH)_2$］。在碱液中溶解生成锌酸盐（$ZnO_2^{2-}$），溶于酸液中又会生成可溶性锌盐。

本品不溶于水，在稀酸或无机酸、氨水、碳酸铵中溶解。

本品相对密度5.67；熔点约1800℃以上。

【检查】碱度　本品多由第一种工艺制成，可能有游离碱存在。

碳酸盐与酸中不溶物　本品中如含有碱式碳酸锌或碳酸锌，加稀硫酸加热，即生成二氧化碳而发生气泡。若存在酸中不溶物，则使溶液呈现混浊。其原理和化学反应式如下。

$$2ZnCO_3 \cdot Zn(OH)_2 + 3H_2SO_4 \xrightarrow{\text{加热}} 2CO_2\uparrow + 3ZnSO_4 + 4H_2O$$

$$ZnCO_3 + H_2SO_4 \longrightarrow CO_2\uparrow + ZnSO_4 + H_2O$$

炽灼失重　在生产和储存过程中，可能引入碱式碳酸锌或碳酸锌等杂质，藉炽灼失重可以控制此类杂质。

铁盐　为氧化锌中常见的杂质，微量铁盐的存在可使本品外观呈黄色。检查中的显色反应原理和化学反应式如下。

$$Fe^{2+} \xrightarrow[(NH_4)_2S_2O_8]{H^+} Fe^{3+}$$

$$Fe^{3+} + 6SCN^- \longrightarrow [Fe(SCN)_6]^{3-}$$

铅盐　中国药典（2015）与USP（36）一致，取本品，加冰醋酸加热使溶解，放冷，滤过，滤液中加铬酸钾指示液，溶液不能发生混浊，其原理就是原料中铅和冰醋酸反应，生成醋酸铅而溶解，醋酸铅和铬酸钾反应生成不溶性黄色铬酸铅，化学反应式如下。

$$Pb(CH_3COO)_2 + K_2CrO_4 \longrightarrow PbCrO_4\downarrow + 2CH_3COOK$$

BP（2013）铅盐检查采用原子吸收的方法。

【含量测定】采用络合滴定法。本品加稀盐酸生成氯化锌而溶解。滴定前，锌离子与铬黑T生成铬黑T锌配位物，溶液呈紫红色，发生反应如下。

铬黑T（纯蓝色）＋锌离子⇌锌-铬黑T（紫红色）

用乙二胺四醋酸二钠液滴定，滴定终点时，微过量的滴定液夺取铬黑T锌中的锌离子，使铬黑T游离出来，溶液呈纯蓝色，为终点。反应如下。

锌-铬黑T（紫红色）＋乙二胺四醋酸二钠⇌乙二胺四醋酸锌＋铬黑T（纯蓝色）

BP（2013）、JP（16）、Ph. Eur.（7.0）均采用此法，该法比USP（36）的酸碱剩余滴定法简便、准确。

【制剂】中国药典（2015）、USP（36）、BP（2013）、JP（16）均收载氧化锌软膏。

氧化锌软膏（Unguentum Zinci Oxydi）

本品用于皮炎和湿疹。

钙盐、镁盐　USP(36)收载了钙盐、镁盐和其他异物的检查。

本版药典未规定钙盐与镁盐的检查。

含量测定　采用络合滴定法，实验证明，该法测定结果稳定，相对平均偏差 0.24%（$n=34$）。

据报道，络合滴定法回收率为 100.1%($n=4$)，变异系数 0.12%。中国药典(2010)是采用三氯甲烷溶解基质，而 USP(36)、BP(2013)、JP(16)均是将供试品经炭化、强热炽烧至完全黄色为止，其前处理的方法虽有不同，但均为消除基质的干扰。否则，由于制剂中氧化锌不易溶出，易使测定结果偏低。中国药典(2015)未作修订。

撰写　黄　静　冯砚明　河北省药品检验研究院

韦文瑞　北京市药品检验所

复核　杨　梁　河北省药品检验研究院

氧烯洛尔

Oxprenolol

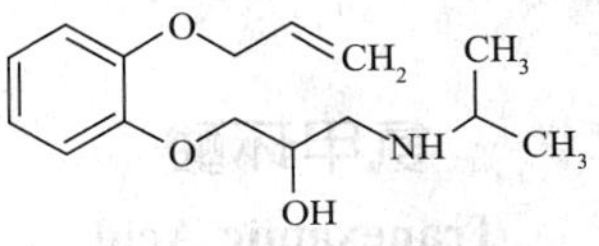

$C_{15}H_{23}NO_3$　265.21

化学名： 1-邻烯丙氧基苯氧基-3-异丙氨基-2-丙醇

1-(*O*-allyloxyphenoxy)-3-isopropylamino-2-propanol

异名： 烯丙氧心安；心得平

CAS 号：［6452-71-7］；［6425-73-9］(盐酸盐)

本品为非选择性的 β-受体阻断剂，属芳氧丙醇胺类药物。具有内在交感活性及膜稳定性。其阻断作用与普萘洛尔相似。另外，它还可降低血浆肾素活性、减少肾血流量及肾小球滤过率。口服自胃肠吸收，吸收率 90%，1～2 小时后血药浓度达峰值，与血浆蛋白结合率为 80%，在肝中被代谢，由肾排泄。$t_{1/2}$ 为 1～3 小时。可通过血脑屏障及胎盘，也可出现于乳汁。

本品由瑞士 Ciba-Geigy 公司开发，由日本 Ciba-Geigy 公司和武田药品公司引入技术开发，1975 年 12 月以 Trasacor 的商品名获得许可，1976 年开始销售片剂。

本品中国药典(2015)收载，Ph. Eur. (7.0)、USP(36)和 JP(16)收载的均为盐酸氧烯洛尔。

【制法概要】 本品由 Ciba-Geigy 公司创制，其他企业基本采用此种制法。

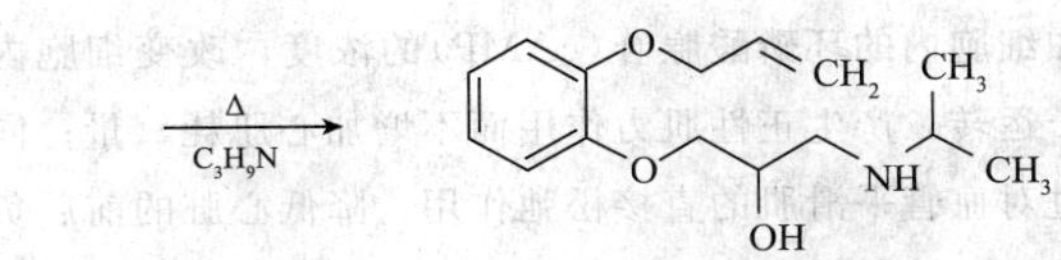

【性状】 本品为白色结晶性粉末，熔点 78～80℃，在乙醇或丙酮中易溶，乙醚或三氯甲烷中略溶，水中微溶。其盐酸盐为白色结晶性粉末，熔点 107℃，易溶于水、醇，溶于三氯甲烷、乙腈，不溶于醚。

【鉴别】 (1)本品中的烯键与高锰酸钾反应，生成棕色二氧化锰沉淀，高锰酸钾紫色褪去。

$$R{=}CH_2 + KMnO_4 \longrightarrow R{=}O + CO_2 + MnO_2\downarrow$$

(2)本品的乙醇溶液在 275nm 处，盐酸溶液（0.1 mol/L)在 273nm 波长处有最大吸收。

【检查】干燥失重　氧烯洛尔熔点低，受热易分解，采用五氧化二磷常温减压干燥过夜。

重金属　生产中使用的催化剂，可能引入钴、镍、铜、铬等重金属，应对重金属进行检查。

【含量测定】 本品属于有机弱碱，结构中含有一个仲胺基，在冰醋酸中碱性增强，可用高氯酸非水滴定法测定含量，一分子氧烯洛尔与一分子高氯酸反应，以结晶紫为指示剂，溶液显蓝绿色为滴定终点。

【制剂】 中国药典(2015)收载了氧烯洛尔片。

氧烯洛尔片(Oxprenolol Tablets)

采用化学反应和紫外光谱对本品进行鉴别，采用三氯甲烷提取后高氯酸非水滴定测定本品含量。BP(2013)和 USP(36)收载的均为盐酸氧烯洛尔片，其中 BP(2013)采用 TLC 检查有关物质，UV 法测定含量；USP(36)检查溶出度，采用 UV 法测定含量。

撰写　杨国伟　山西省食品药品检验所

复核　李青翠　郭景文　山西省食品药品检验所

氨力农

Amrinone

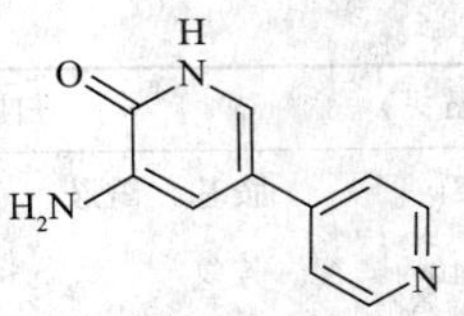

$C_{10}H_9N_3O$　187.20

化学名： 5-氨基-［3,4′-双吡啶］-6-(1*H*)-酮

5-amino［3-4′-bipyridin］-6(1*H*)-one

英文名： Amrinone (INN), Inamrinone

CAS 号：［60719-84-8］

氨力农属于磷酸二酯酶抑制剂，是一种非洋地黄类、非儿茶酚胺类的正性肌力药物。它通过选择性地抑制磷酸二酯

酶、增加细胞内的环磷酸腺苷(cAMP)的浓度，改变细胞内的钙离子运转，产生正性肌力作用而不增加心肌耗氧量；同时，通过对血管平滑肌的直接松弛作用，降低心脏的前后负荷。目前，这类药已成为治疗充血性心力衰竭、肺心病的重要药物[1]。

使用氨力农可引起血小板减少、胃肠道反应、肝脏损害、过敏反应和其他一般不良反应[2]。中国药典(2015)和USP(36)均收载氨力农。

【制法概要】

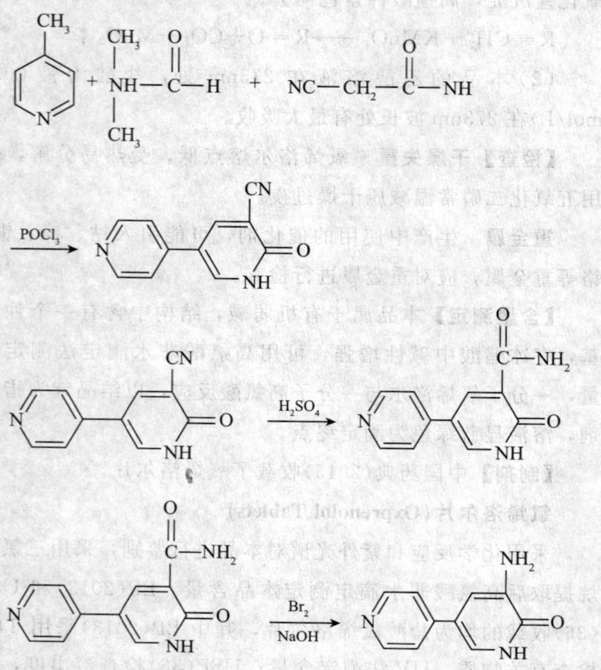

【性状】氨力农结构式中含有内酰胺基(—CONH—)，在酸性条件下酰胺基易水解，所以，氨力农在酸性溶液中不稳定。

【鉴别】(1)三硝基苯酚为鉴别有机碱的试剂。氨力农含有内酰胺基，在酸性条件下其酰胺基水解，水解产物与三硝基苯酚反应。

(2)紫外鉴别

(3)本品的红外吸收光谱(光谱集 809 图)显示的主要特征吸收如下。

特征谱带(cm^{-1})	归属	
3440，3370，3310	胺基，酰胺	ν_{N-H}
3110，3080，3040	芳氢	ν_{C-H}
1650	酰胺	$\nu_{C=O}$
1630	胺基	δ_{NH_2}
1595，1580，1470	芳环	$\nu_{C=C,C=N}$
1330	芳胺	ν_{C-N}
916	取代吡啶	γ_{2H}

【检查】有关物质 采用自身对照法，本品的酸性溶液不稳定易分解，在进行有关物质检查时应尽快测定，以免影响有关物质的测定结果。

【含量测定】中国药典(2015)和 USP(36)均采用永停滴定法测定含量。

【制剂】注射用氨力农(Amrinone for Injection)

本品的鉴别、有关物质与氨力农原料相同，含量测定为HPLC法，色谱条件同氨力农原料的有关物质检查。USP(36)收载氨力农注射液，采用HPLC法测定含量。

热原 本品临床每小时用药最大剂量是静脉注射每千克体重 2.5mg(中国药典临床用药须知)，内毒素计算限值约为2.0EU/mg。中国药典(2015)规定本品热原限值为 7.5mg/(5ml·kg)(与 0.66EU/mg 内毒素相当)，与临床剂量比较，安全系数为3。

参考文献

[1] 王伟，郭玉喜，吴刚．氨力农注射剂的剂型稳定性研究[J]．山东医药工业，2002，3(21)：1.

[2] 魏芳婧．氨力农临床应用现状[J]．内蒙古医学杂志，1998，2(30)：118.

撰写 王 璐 辽宁省药品检验检测院

复核 潘 阳 辽宁省药品检验检测院

氨甲环酸

Tranexamic Acid

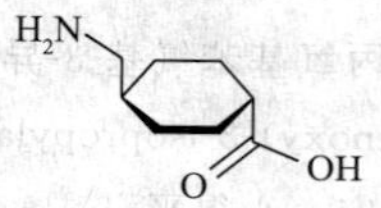

$C_8H_{15}NO_2$ 157.21

化学名：反-4-(氨甲基)环己烷甲酸

tran-4-aminomethyl cyclohexane carboxylic acid

英文名：Tranexamic acid(INN)

异名：止血环酸；Trans-AMCHA；凝血酸

CAS号：[1197-18-8]

本品为抑制纤维蛋白溶酶及纤维蛋白溶酶原激活的止血药。它与6-氨基己酸、氨甲苯酸的作用机制相同，能与纤维蛋白溶酶原形成1∶1的复合物，从而引起纤维蛋白溶酶原构象改变，或与纤维蛋白溶酶的重链结合，引起其构象变化，使该酶或酶原失去活性。本品的抗纤维蛋白的溶解作用比氨基己酸强约10倍，比氨甲苯酸强2～3倍，用于上消化道出血、渗血、外科手术出血及妇产科出血等。本品口服后迅速从胃肠道中吸收，血药浓度在1.9小时后达到最高峰值；静脉注射半衰期约1.9小时，口服半衰期约3.3小时，主要以原型从尿液中排泄。副作用为偶有皮疹、胃肠道不适等。

冈本、横井等于1954年发现氨甲环酸具有抑制纤维蛋白溶酶激活的作用。清水等1963年研究证实其活性成分为反式氨甲环酸，而顺式氨甲环酸的作用仅为反式异构体的

1/50。这是由于氨基与羧基的空间距离，顺式为 4.6×10^{-10} m(4.6Å)，反式为 5.9×10^{-10} m(5.9Å)。国内于1968年研制成功。除中国药典(2015)收载外，BP(2013)、Ph. Eur. (7.0)、JP(16)亦有收载。

【制法概要】(1)氧化铂法

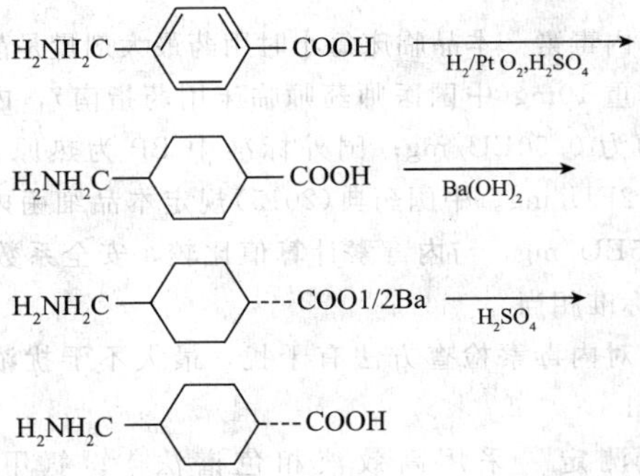

氨甲环酸

(2)氯丁二烯法

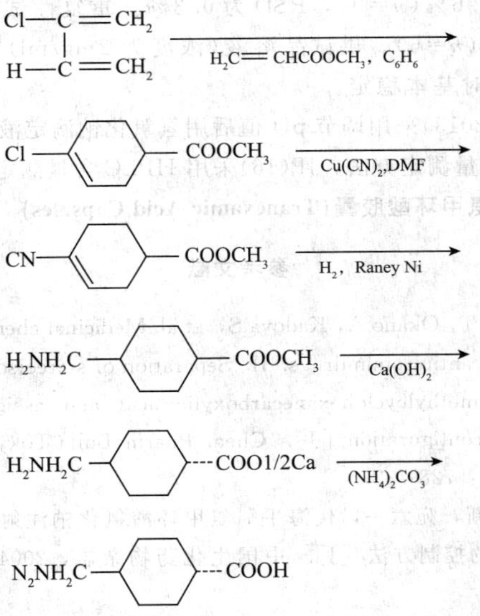

氨甲环酸

【鉴别】(1)本品与茚三酮反应产生蓝紫色，为氨基酸类的鉴别反应。

(2)红外光谱鉴别具有较强的专属性，尤其对本品而言，氨甲环酸两种异构体的KBr片红外光吸收图谱有显著区别，不仅可资鉴别，而且可用于测定本品中所含顺式异构体的含量[1]。本品的红外光吸收图谱应与对照的图谱(光谱集409图)一致，本品的红外光吸收图谱显示的主要特征吸收如下。

特征谱带(cm^{-1})	归属	
3100～2500	胺盐	$\nu_{\overset{+}{N}H_3}$
1635	胺盐	$\delta_{\overset{+}{N}H_3}$
1540，1385	羧酸盐	ν_{COO^-}

氨甲环酸顺式异构体KBr片的红外光吸收图谱见图1。

【检查】溶液的澄清度与颜色 氨甲环酸原料在其生产过程中易产生乳光，而Z-异构体是影响澄清度的主要因素。经分析，由于氨甲环酸结构的特殊性，可以判断产生乳光的原因是由于氨甲环酸溶液与重金属络合造成的。故需对溶液的澄清度与颜色进行控制[2]。

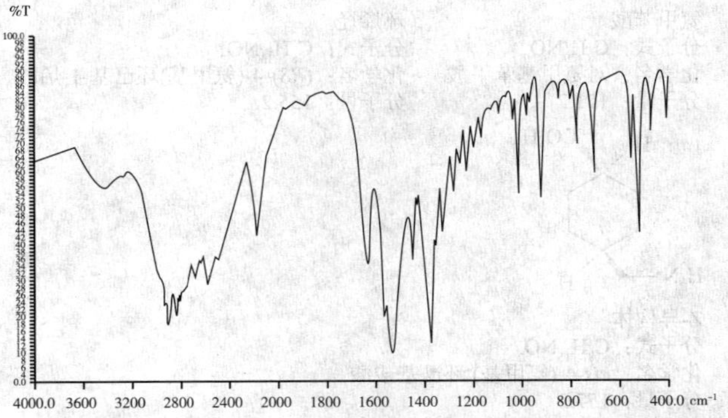

图1 氨甲环酸顺式异构体KBr片的红外光吸收图

硫酸盐 本品所用合成工艺路线中，使用了硫酸，易残留硫酸盐。

有关物质 采用高效液相色谱法进行检查。

中国药典(2005)收载了Z-异构体测定方法和氨甲苯酸测定方法，前者采用将本品与4-氟-3-硝基-三氟甲苯反应后，用正相高效液相色谱法分离检测；后者利用了氨甲苯酸有紫外吸收，对其特定波长处的吸光度进行控制，未收载有关物质测定方法。

由于氨甲环酸制备过程中有氧化还原反应，需重金属离子作为催化剂，同时在重金属离子的催化下比较容易产生Z-异构体。另由于氨甲环酸结构的特殊性，氨甲环酸溶液与重金属络合产生乳光，所以在原料合成时就应注意控制重金属离子以减少Z-异构体。有效控制Z-异构体，就能消除乳光现象的产生。在本品合成工艺过程中还易产生氨甲苯酸及环烯烃等杂质。

本品有关物质的检查，BP(2013)、Ph. Eur. (7.0)及JP(16)均采用反相高效液相色谱法分离检测，并且通过相对保留时间确定了相对于主成分氨甲环酸峰保留时间约为1.2的环烯烃杂质峰、约为1.3的氨甲苯酸杂质峰及约为1.5的Z-异构体峰，见图2。

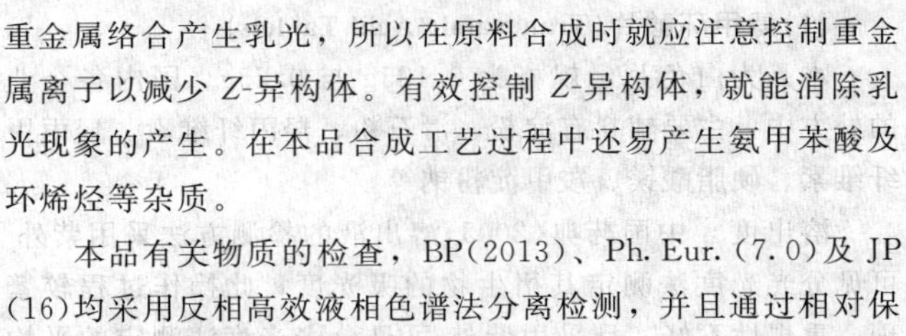

图2 氨甲环酸系统适用性试验色谱图

1. 氨甲环酸；2. 环烯烃；3. 氨甲苯酸；4. Z-异构体

色谱柱：Diamonsil C18(250mm×4.6mm，5μm)

在系统适用性试验中规定使氨甲环酸峰保留时间约为13分钟，氨甲环酸峰与氨甲苯酸峰的分离度应大于5.0。

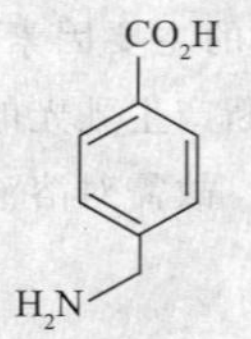

氨甲苯酸
分子式：$C_8H_9NO_2$
化学名：对氨甲基苯甲酸
分子量：151.2

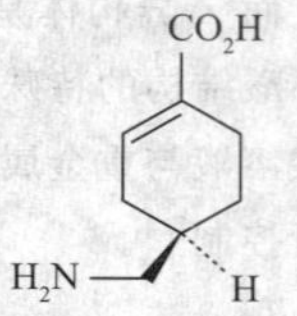

环烯烃
分子式：$C_8H_{13}NO_2$
化学名：(*RS*)-4-(氨甲基)环己基-1-烯酸
分子量：155.2

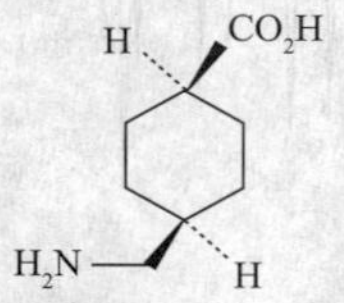

Z-异构体
分子式：$C_8H_{15}NO_2$
化学名：*cis*-4-(氨甲基) 环己基羧酸
分子量：157.2

钡盐　本品所用工艺路线的合成产物为对氨甲基环己烷羧酸顺、反异构体的混合物，需经与氢氧化钡共热将顺式体转化为反式体。钡盐采用加硫酸使成硫酸钡沉淀的方法而过滤除去。

【含量测定】采用非水溶液滴定法。由于本品分子内有一个氨甲基呈碱性，可在冰醋酸中，以高氯酸液滴定，每1分子本品只与1个H^+结合，当用高氯酸液(0.1mol/L)滴定时，每1ml高氯酸滴定液（0.1mol/L)相当于15.72mg的$C_8H_{15}NO_2$。结晶紫为指示剂，终点为蓝绿色。

【制剂】中国药典(2015)收载了氨甲环酸片、氨甲环酸注射液及氨甲环酸胶囊。BP(2013)中收载了氨甲环酸片及氨甲环酸注射液，JP(16)收载了氨甲环酸片及氨甲环酸注射液。

(1)氨甲环酸片(Tranexamic Acid Tablets)

本品为白色片，规格为0.125g与0.25g。国内各企业的处方中，主要辅料有淀粉、滑石粉、羟丙纤维素、羟丙甲纤维素、硬脂酸镁、羧甲淀粉钠等。

溶出度　中国药典(2005)溶出液的检测方法采用紫外-可见分光光度法测定其衍生物的吸光度，此操作过程较繁琐，重现性不好，且采用紫外-可见分光光度法测定的平均溶出量结果比HPLC法稍高，主要由于紫外-可见分光光度法测定的是氨甲环酸的衍生物的浓度，在衍生化的过程中步骤较繁琐，且影响因素多。中国药典(2010)采用HPLC法测定溶出量，方法同含量测定。中国药典(2015)未修订。

含量测定　采用高效液相色谱法测定，色谱条件与原料药有关物质项下相同。以外标法定量，氨甲环酸在0.494～4.97mg/ml浓度范围内与其峰面积呈线性关系，线性方程为$A=356114C+27467$，$r=0.9998(n=6)$。辅料对主成分含量测定无干扰，方法回收率为100.32%($n=9$)，RSD为0.49%。重复性试验RSD为0.33%($n=6$)。供试品溶液(浓度为2mg/ml)在室温放置24小时基本稳定。

(2)氨甲环酸注射液(Tranexamic Acid Injection)

本品为无色的澄明液体。规格为2ml：0.1g；2ml：0.2g；5ml：0.25g；5ml：0.5g；10ml：1g。国内各企业的处方中，大部分为无任何添加剂。少数企业添加氯化钠和乙二胺四醋酸二钠。

pH值　中国药典(2005)pH值范围为6.0～7.5，BP(2009)为6.5～8.0，JP(15)为7.0～8.0，根据氨甲环酸性质(pH7.0～8.0)和人体生理对注射剂的要求(一定的pH值范围)和制剂要求(可直接配液)，并参考BP（2009)，中国药典(2010)将pH值的范围定为6.5～8.0。中国药典(2015)未修订。

细菌内毒素　本品临床每小时用药最大剂量是静脉注射每千克体重10mg(中国医师药师临床用药指南)，内毒素计算限值约为0.50EU/mg；国外标准中BP为热原3ml/kg；JP为0.12EU/mg。中国药典(2015)规定本品细菌内毒素限值为0.15EU/mg，与内毒素计算值比较，安全系数为3.3，并与JP标准相当。

本品对内毒素检查方法有干扰，最大不干扰浓度约为2.5mg/ml。

含量测定　采用高效液相色谱法[3]。氨甲环酸在0.54～5.4mg/ml浓度范围内与其峰面积呈线性关系，线性方程为$A=1867C+2.409$，$r=0.9999(n=7)$。回收率为99.96%($n=9$)，RSD为0.3%。重复性试验RSD%为0.3%($n=6$)。供试品溶液(浓度为2mg/ml)在室温放置24小时基本稳定。

BP(2013)采用调节pH值后用氢氧化钠滴定液进行酸碱滴定的含量测定方法，JP(16)采用HPLC含量测定方法。

(3)氨甲环酸胶囊(Tranexamic Acid Capsules)

参考文献

[1] Naito T，Okano A，Kadoya S，et al. Medicinal chemical studies on antiplasmin drugs. II. Separation of stereoisomers of 4-aminomethylcyclohexanecarboxylic acid and assignment of their configuration [J]. Chem Pharm Bull(Tokyo). 1968, 16(4)：728-733.

[2] 杨立新，宛六一，代海平．氨甲环酸氯化钠注射液中Z异构体的控制方法［J]．中国生化药物杂志，2004，25(5)：311.

[3] 刘广成．反相高效液相色谱法测定氨甲环酸葡萄糖注射液中氨甲环酸的含量［J]．医药导报，2007，26(10)：1214-1215.

撰写　李昌亮　汪文涛　湖南省药品检验研究院
复核　刘利军　李瑞莲　湖南省药品检验研究院

氨曲南

Aztreonam

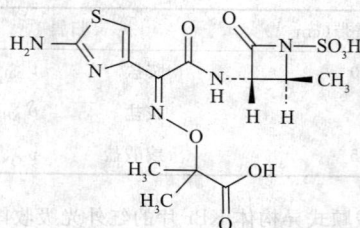

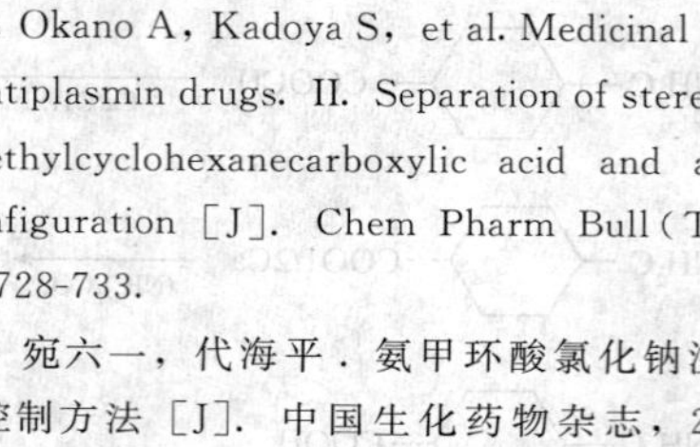

$C_{13}H_{17}N_5O_8S_2$　435.43

化学名：［2*S*-［2*α*，3*β*(*Z*)］］-2-［［［1-(2-氨基-4-噻唑基)-2-［(2-甲基-4-氧代-1-磺基-3-氮杂环丁烷基)氨基］-2-氧代亚乙基］氨基］氧］-2-甲基丙酸

［2*S*-［2*α*，3*β*(*Z*)］］-2-［［［1-(2-amino-4-thiazolyl)-2-［(2-methyl-4-oxo-1-sulfo-3-azetidinyl) amino)-2-oxoethylidene］amino］oxy］-2-methylpropanoic acid

CAS 号：［78110-38-0］

本品为单环 *β*-内酰胺类抗生素。对需氧革兰阴性菌有很强的抗菌活性，但对需氧革兰阳性菌和厌氧菌无作用或作用甚微。氨曲南对肠道杆菌及铜绿假单胞菌有很强的抗菌活性；对脑膜炎双球菌、淋球菌，对肠杆菌、大肠埃希菌、肺炎杆菌、变形杆菌属沙门氏菌属、志贺氏菌属、黏质沙雷氏菌、柠檬酸杆菌等均有较强的抗菌活性[1]。

本品主要的作用机制是通过抑制细菌细胞壁的合成而起抗菌作用，对革兰阴性杆菌细胞膜上的青霉素结合蛋白有高度亲合力，使细菌细胞壁合成受阻，从而导致细菌体溶解死亡。对革兰阳性菌因不能与该类细菌的青霉素结合蛋白大量结合而抗菌作用弱。氨曲南的独特分子结构，对多种质粒介导和染色体介导的 *β*-内酰胺酶稳定[1,2]。

本品肌内注射 1 小时内可达血清峰值浓度。氨曲南可广泛分布在组织和体液中如脂肪组织、骨骼、胆肺、肝、肾、心、腹内组织及前列腺组织。氨曲南与血清蛋白的结合率为 45%～60%，对于肾功能损害及低血清蛋白的病人；与血清蛋白的结合率仅为 22%～49%。氨曲南由肾脏排出体外，正常肾、肝功能的成人，半衰期为 0.2～0.7 小时，消除半衰期为 1.3～2.2 小时，肾功能损害病人血清浓度较高、半衰期延长，肝功能损害时药物半衰期延长很少，但酒精肝硬化病人可延长氨曲南的消除半衰期[1]。

本品临床上用于需氧革兰阴性菌所致的尿路感染、呼吸道感染、胆道感染、腹腔感染等[1]。

本品由 B. Sykes 等于 1981 年制得；美国施贵宝公司开发并于 1984 年首先在意大利上市。国内于 2005 年开始生产。除中国药典(2015)收载外，USP(36)和 JP(16)均有收载。

【制法概要】本品可以 L-苏氨酸为原料，通过下列工艺合成而得[3]。

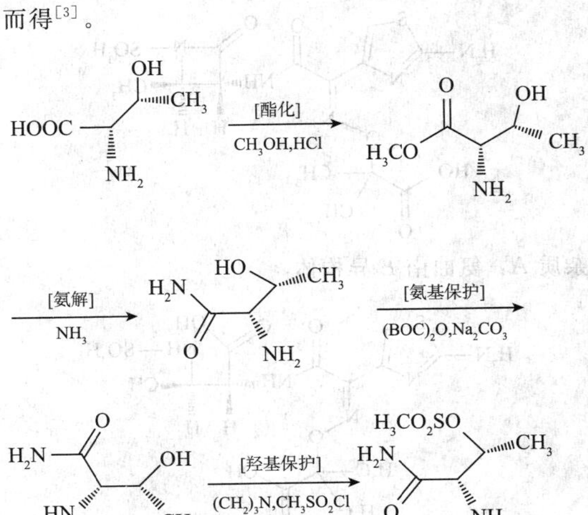

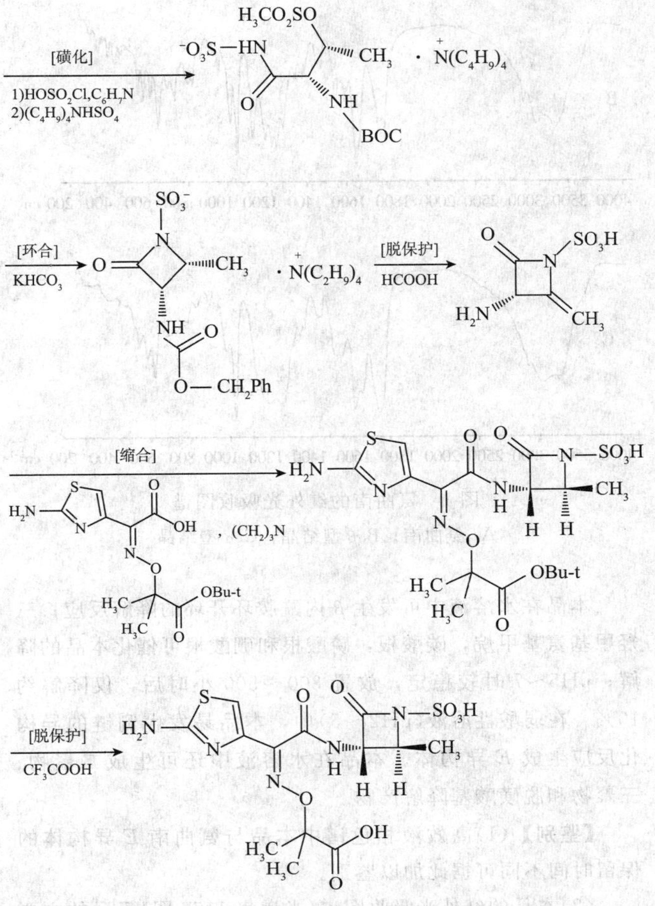

【性状】由于精制工艺不同，本品有 *α*、*β*、*ε* 等晶型。*α* 型结晶可自水-乙醇(或水-甲醇)中结晶制得，含有 7%～14%水分，差示扫描量热分析(DSC)显示在约 197℃时放热并分解，m. p. 200℃(分解)，易吸潮，密度低，流动性差。*α* 型结晶不甚稳定，热降解活化能约为 25cal/mol(一级模型)或 20cal/mol(零级模型)，80℃放置 1 周约 80%降解。*β* 型结晶可在无水有机溶剂如甲醇或无水乙醇中重结晶后制得，也可将 *α* 型结晶先在无水有机溶剂中加碱成盐，再加入酸使其沉淀出来，即可得到 *β* 型结晶。*β* 型结晶不含结晶水，含有约 1%～2% 的乙醇，DSC 显示在约 222℃时放热，m. p. 240℃(分解)，不易吸潮，密度大，流动性好。用差示扫描量热法测定，*β* 型结晶于 240℃有放热峰(升温速度 10℃/min)。*β* 型结晶的稳定性较好，在温度 40℃、相对湿度 75%的条件下放置 12 个月，有关物质稍增加，含量降低 3.0%～3.5%。*β* 型结晶可能含有高达 11%的 *α* 型结晶。*ε* 型结晶较稳定，可自二甲基乙酰胺中结晶制得[3]。国内产品均为稳定性较好的 *β* 型结晶。

由于晶型不同，本品的红外光吸收图谱有显著差别，可据此判断其晶型[3](图 1)。

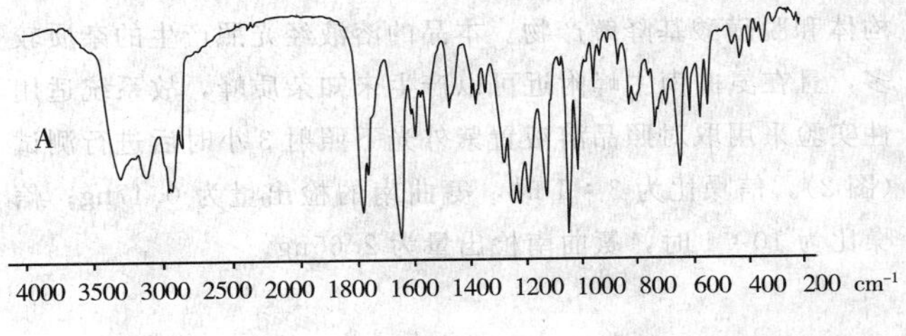

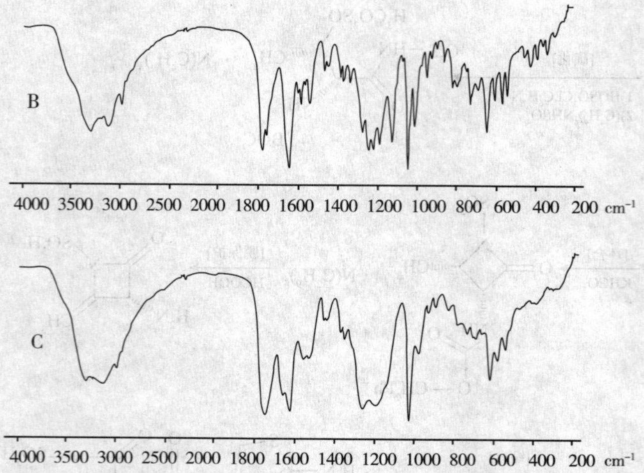

图 1　氨曲南的红外光吸收图谱

A. 氨曲南；B. β 型结晶；C. α 型结晶

本品在水溶液中可发生 β-内酰胺环开环的降解反应；三羟甲基氨基甲烷，碳酸根，磷酸根和硼酸根可催化本品的降解；pH5～7 时较稳定，放置 300～500 小时后，仅降解约 10%。在弱酸性溶液(pH2～5)中，本品易发生侧链的异构化反应生成 E 异构体。本品在水溶液中还可生成二聚物、三聚物和脱磺酸基降解产物[3]。

【鉴别】(1)高效液相色谱中本品与氨曲南 E 异构体的保留时间不同可据此加以鉴别。

(2)本品的红外光吸收图谱(光谱集 1176 图)显示的主要特征吸收如下[3]。

特征谱带(cm^{-1})	归属	
3454，3295，3100	伯胺，酰胺	ν_{N-H}
1780	β-内酰胺	$\nu_{C=O}$
1760	羧酸	$\nu_{C=O}$
1650	肟，酰胺(Ⅰ)	$\nu_{C=O}$，$\nu_{C=N}$
1605，1590，1570	噻唑环	$\nu_{C=C,C=N}$
1192，1047	磺酸	ν_{SO_3H}

国内产品及国家对照品均为稳定性较好的 β 型结晶，但也有企业产品因生产工艺不同，其产品中可能含较高量的 α 型结晶，因而其红外光吸收图谱与国家对照品的图谱不一致，需用甲醇溶解再挥干后进行测定。

【检查】有关物质　参照 USP(32) 含量测定方法采用高效液相色谱法-梯度洗脱，以洗脱强保留的杂质。本品的溶液经强碱、强酸及 60℃ 水浴破坏试验后，氨曲南开环物均显著增加。本品及其溶液经光照试验均可产生开环物、E 异构体和脱磺酸基降解产物。本品的溶液经光照产生的杂质较多，且在氨曲南主峰附近可以产生未知杂质峰，故系统适用性实验采用取对照品溶液置紫外光下照射 3 小时后进行测试(图 2)。信噪比为 3∶1 时，氨曲南的检出量为 0.47ng；信噪比为 10∶1 时，氨曲南检出量为 2.65ng。

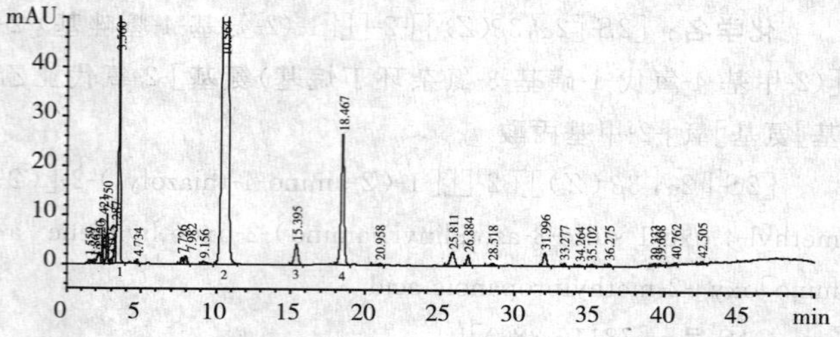

图 2　系统适用性试验溶液的色谱图

1. 氨曲南开环物；2. 氨曲南；3. 脱磺酸基氨曲南；4. 氨曲南 E 异构体

色谱柱：Plastisil ODS 填料(250mm×4.6mm，5μm)

选择四种不同品牌的色谱柱填料(TSK-GEL ODS-100S、Plastisil ODS、SinoChrom ODS-AP 及 LiChrospher 100 RP-18e)，分别测试系统适用性试验溶液和供试品溶液，各色谱峰之间均能达到良好的分离，符合系统适用性试验的规定。

国内有实验室在复核本方法的过程中发现，来源于资生堂的 Capcell Pak C18 MG 填料的色谱选择性与上述四种品牌填料的色谱选择性差异显著。其原因在于 Capcell Pak C18 MG 填料采用了"polymer coating"技术，即以硅胶作为核心，先在其表面包被一层聚合物使成胶囊状，再将十八烷基硅烷键合在该层聚合物上，因而这类填料可以耐受较强的酸碱侵蚀，稳定性较好，但色谱选择性相对稍差，对于极性的、可解离的化合物如大多数抗生素，有时可提供与常用的十八烷基硅烷键合硅胶填料(硅胶基质可提供多重保留机制)不同的色谱选择性并导致不同的分析结果。

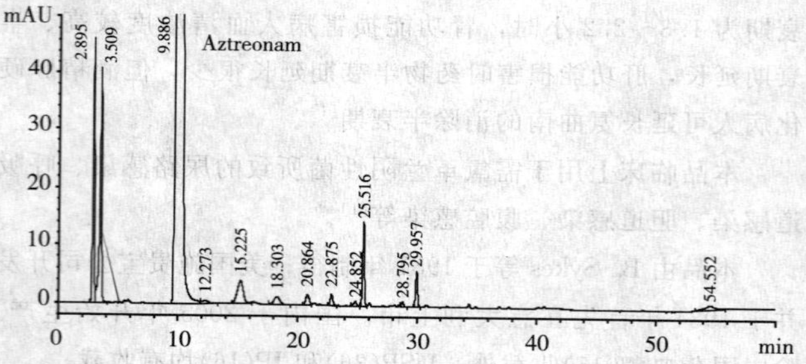

图 3　供试品溶液的色谱图

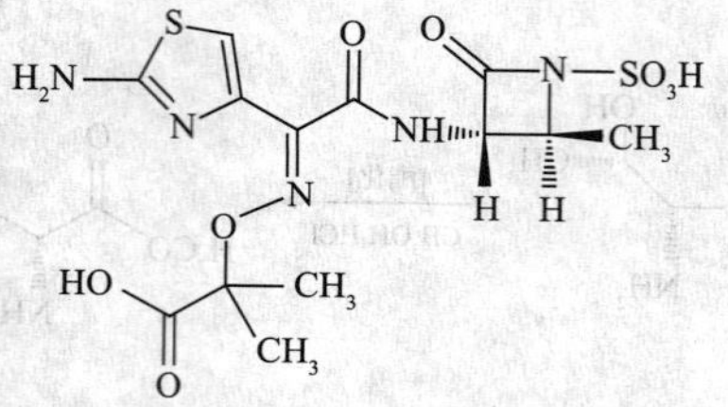

杂质 A：氨曲南 E 异构体

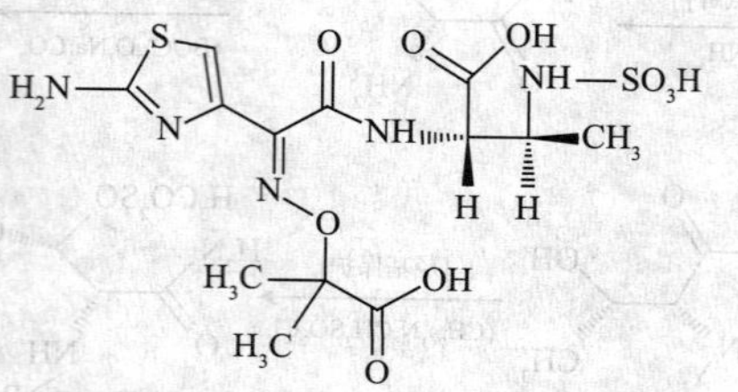

杂质 B：氨曲南开环物

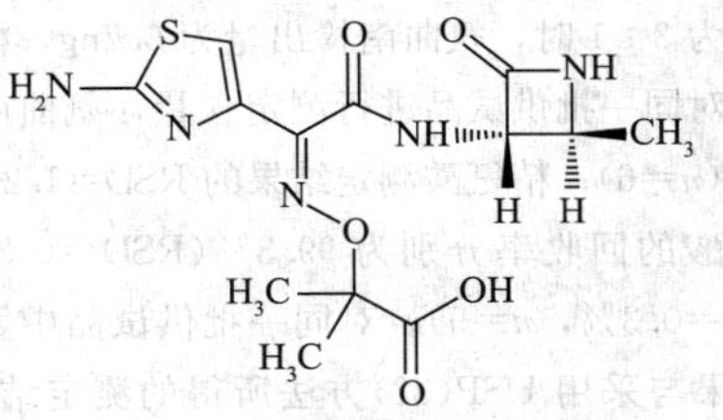

杂质 C：脱磺酸基氨曲南

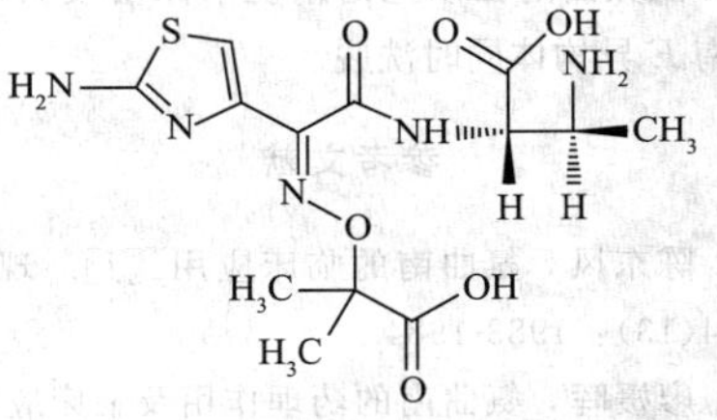

杂质 D：脱磺酸基氨曲南开环物

残留溶剂　采用毛细管气相色谱法测定本品的残留溶剂。采用标准加入法可避免基质效应的影响。气相色谱系统参照了中检院提供的头孢类抗生素通用的残留溶剂库，可以对 12 种溶剂进行分离测定。以 8%碳酸钠溶液作溶剂可促进本品在水中的溶解。国内产品中一般可检出甲醇、乙醇和二氯甲烷。检测限：甲醇为 0.48μg/ml、乙醇为 0.44μg/ml、二氯甲烷为 0.77μg/ml。

根据中国药典(2010)对三类溶剂的要求，乙醇的限度为 0.5%。由于国内产品均为稳定性较好的用乙醇重结晶后制得 β 型结晶，一般均含有约 1%～2%的乙醇[1]，根据 β 型结晶的特性，如欲将乙醇的含量控制在 1.0%以下极为困难，刚出厂的产品通常含有 1.5%～2.0%的乙醇。乙醇允许的日接触量为 166.7mg/d，氨曲南的最大日剂量为 8g/d，根据 ICH Q3c(杂质：残留溶剂的指导原则)方法 2 得乙醇的限度为 2.08%，故本品乙醇的限度放宽至 2.0%。

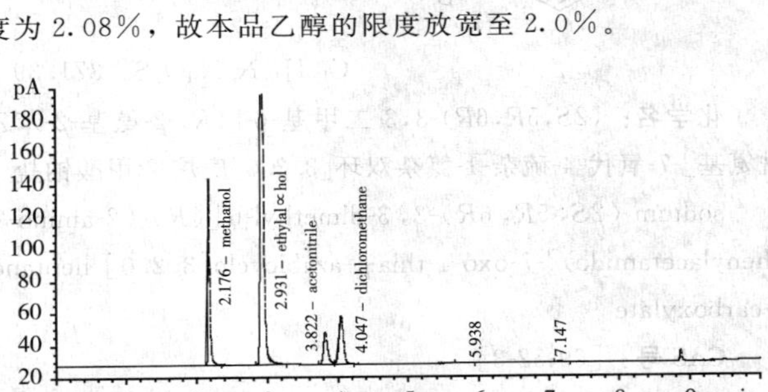

图 4　对照溶液色谱图

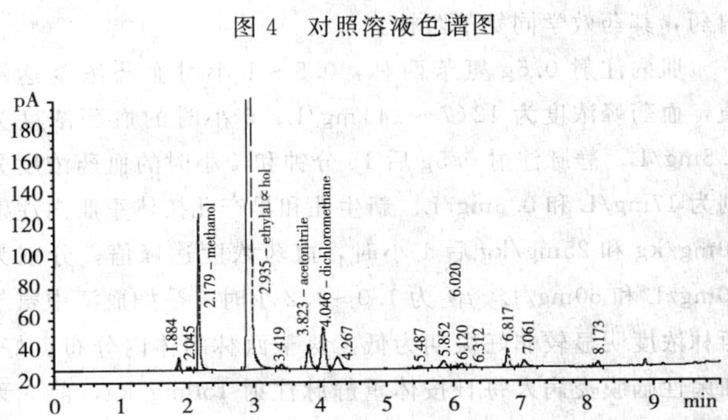

图 5　添加对照的供试品溶液色谱图

细菌内毒素　方法及限度均参照 USP(32)和 JP(15)制订。

无菌　以 2.34%无菌精氨酸溶液作溶剂以促进本品在水中的溶解。按中国药典(2010)进行方法验证试验，取规定量供试品转移至 500ml 的 2.34%无菌精氨酸溶液中，混匀，按薄膜过滤法，使用一次性全封闭薄膜过滤器，每滤膜用 0.1%无菌蛋白胨水溶液 500ml 冲洗，每次冲洗量为 100ml，共做 7 个供试品滤筒。以金黄色葡萄球菌、铜绿假单胞菌、大肠埃希菌、枯草芽孢菌、生孢梭菌、白色念珠菌、黑曲霉为试验菌进行验证，细菌均在 24 小时内能检出，霉菌和酵母菌在 48 小时内能检出。规定以大肠埃希菌为阳性对照菌。

【含量测定】参照 USP(32)采用高效液相色谱法测定。经实验并用国外杂质对照品进行确认，本品经紫外光照可产生 *E* 异构体。由于杂质对照品较难得到，采用将本品经紫外光(254nm)照射 24 小时的方法制备系统适用性试验溶液(图 6、图 7)。

方法验证结果显示，氨曲南在 1442.1～480.7μg/ml(n=5)的浓度范围内呈良好的线性关系(r=1.0000)。对同一批供试品含量测定结果的相对标准差(RSD)为 0.1%(n=6)。

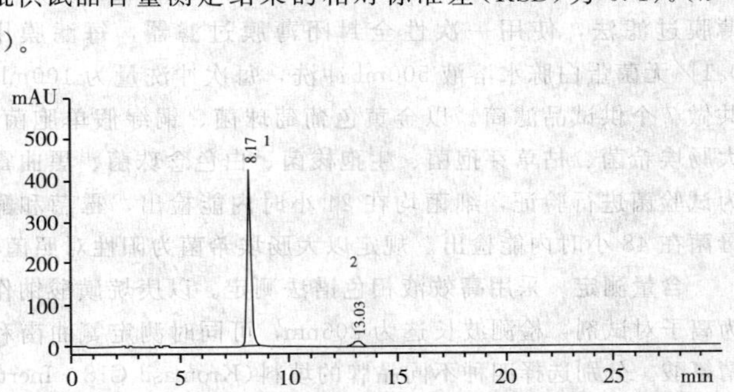

图 6　系统适用性试验溶液的色谱图

1. 氨曲南；2. 氨曲南 *E* 异构体

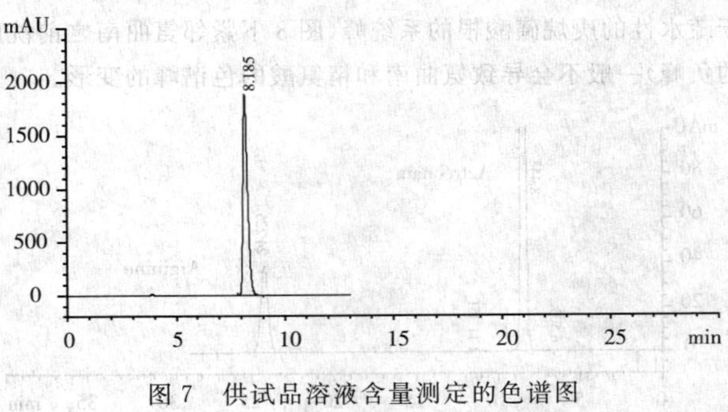

图 7　供试品溶液含量测定的色谱图

【贮藏】本品经光照(4500lx)10 天，外观颜色由白色变微黄色，有关物质显著增加；经高温(60℃)10 天，有关物质显著增加；在温度 25℃、相对湿度 90%±5%的条件下放置 10 天，外观颜色加深并呈半固体，水分由约 1%增加至 17%，有关物质显著增加；在温度 40℃±2℃、相对湿度 75%±5%的条件下避光放置 6 个月，外观颜色由白色变微黄色，有关物质稍增加，含量稍降低。在温度 25℃±2℃、相对湿度 60%±10%的条件下放置 24 个月，有关物质增加 0.7%～1.0%，含量降低 1.4%～3.3%。故宜避光，密封，在阴凉干燥处保存。

【制剂】注射用氨曲南(Aztreonam for Injection)

本品为氨曲南加适量助溶剂精氨酸制成的无菌粉末。

性状　本品如采用无菌粉混合分装制备工艺则需将氨曲南由α型结晶转变成稳定的无菌β型结晶，再与无菌精氨酸粉末进行混合分装，其稳定性较好，经高温(60℃)10天，有关物质增加约1.0%；经光照(4500lx)10天，有关物质增加约1.3%[4]。如采用冷冻干燥法制备工艺则可直接将α型结晶的氨曲南与精氨酸配成水溶液，再无菌滤过，冷冻干燥即得，工艺简化，无菌和热原易于控制，但所得产品为无定形粉末，其稳定性较差，经高温(60℃)10天，有关物质增加约2.8%，含量降低约2.9%；经光照(4500lx)10天，外观颜色由白色变微黄色，有关物质增加约1.5%[4]。

检查　有关物质　供试品溶液在4～8℃避光的条件下放置12小时，各杂质的量几乎不变。精氨酸在270nm的检测波长处无吸收，故不干扰有关物质的检测。

细菌内毒素　方法及限度均参照USP(32)和JP(15)制订。

无菌　按中国药典(2010)进行方法验证试验，取规定量供试品转移至500ml的0.9%无菌氯化钠溶液中，混匀，按薄膜过滤法，使用一次性全封闭薄膜过滤器，每滤膜用0.1%无菌蛋白胨水溶液500ml冲洗，每次冲洗量为100ml，共做7个供试品滤筒。以金黄色葡萄球菌、铜绿假单胞菌、大肠埃希菌、枯草芽孢菌、生孢梭菌、白色念珠菌、黑曲霉为试验菌进行验证，细菌均在24小时内能检出，霉菌和酵母菌在48小时内能检出。规定以大肠埃希菌为阳性对照菌。

含量测定　采用高效液相色谱法测定。以庚烷磺酸钠作为离子对试剂，检测波长选为206nm，可同时测定氨曲南和精氨酸。分别选择四种不同品牌的填料(Kromasil C18、Inertsil ODS-3、LiChrospher 100 RP-18e、TSK-GEL ODS-100S)进行测试，均能使氨曲南与其有关物质以及精氨酸之间达到良好的分离。另实验结果显示，采用优化后的色谱系统，来源于疏水性的庚烷磺酸根的系统峰(图8下紧邻氨曲南之前洗脱的负峰)一般不会导致氨曲南和精氨酸的色谱峰的变形。

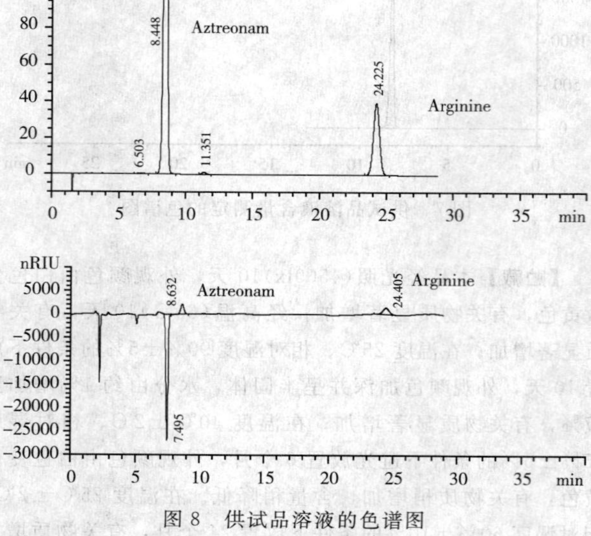

图8　供试品溶液的色谱图

上图．紫外检测；下图．示差折光检测

信噪比为3∶1时，氨曲南检出量为0.7ng，精氨酸检出量为10.0ng。对同一批供试品进行测定含量，氨曲南测定结果的RSD=0.8%(n=6)；精氨酸测定结果的RSD=1.2%(n=6)。氨曲南和精氨酸的回收率分别为99.3%(RSD=0.3%，n=9)和98.9%(RSD=0.3%，n=9)。对同一批供试品中氨曲南和精氨酸的测定结果与采用USP(32)方法所得的测定结果基本一致。USP(32)采用二羟基丙基硅烷键合硅胶柱，也可同时测定氨曲南和精氨酸，但氨曲南在该色谱系统中保留较弱，与一些有关物质如氨曲南E异构体同时洗脱。

参考文献

［1］崔红利，陈东风．氨曲南的临床应用［J］．现代医药卫生，2008，24(13)：1983-1984.

［2］李海滨，廖媛晖．氨曲南的药理作用及临床应用［J］．云南民族学院学报（自然科学版），2001，10(2)：362-363.

［3］Florey K. Analytical Profiles of Drug Substances［M］Vol. 17. New York：Academic Press，1988：1-39.

［4］吕露阳，王光明，钟丕，等．不同工艺制备注射用氨曲南的稳定性研究［J］．中南药学，2007，5(6)：516-518.

撰写　刘　浩　潘　颖　赵敬丹　上海市食品药品检验所
复核　刘　浩　上海市食品药品检验所

氨苄西林钠

Ampicillin Sodium

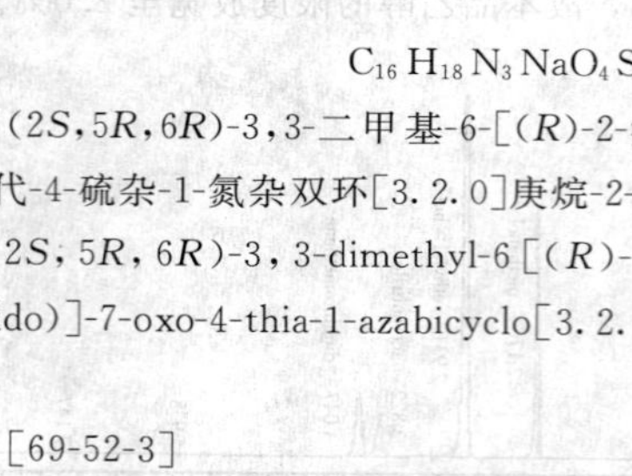

$C_{16}H_{18}N_3NaO_4S$　371.39

化学名：(2S,5R,6R)-3,3-二甲基-6-[(R)-2-氨基-2-苯乙酰氨基]-7-氧代-4-硫杂-1-氮杂双环[3.2.0]庚烷-2-甲酸钠盐

sodium (2S, 5R, 6R)-3, 3-dimethyl-6[(R)-(2-amino-2-phenylacetamido)]-7-oxo-4-thia-1-azabicyclo[3.2.0] heptane-2-carboxylate

CAS号：［69-52-3］

本品为β-内酰胺类抗生素药，为注射用氨苄西林钠的原料药，其药效学同氨苄西林。

肌内注射0.5g氨苄西林，0.5～1小时血药浓度达峰值，血药峰浓度为12(7～14)mg/L；6小时的血药浓度为0.5mg/L。静脉注射0.5g后15分钟和4小时的血药浓度分别为17mg/L和0.6mg/L。新生儿和早产儿按体重肌内注射10mg/kg和25mg/kg后1小时，血药浓度达峰值，分别为20mg/L和60mg/L，$t_{1/2}$为1.0～1.2小时。孕妇血清中氨苄西林浓度明显较非妊娠期为低。氨苄西林的体内分布良好。细菌性脑膜炎病人每日按体重静脉注射150mg/kg，前3天脑脊液中浓度可达2.9mg/L，以后浓度将随炎症减轻而降低。正常脑脊液中仅含少量氨苄西林[1]。

本品的不良反应与青霉素钠相仿，以过敏反应较为多见。

本品由 Doyle 等于 1961 年首先合成制得。国内于 1972 年开始生产。从中国药典(1977)起，历版药典均有收载。除中国药典(2015)收载外，Ph. Eur. (7.0)、BP(2013)、USP(36)、JP(16)均有收载。

【制法概要】目前，国内企业生产的氨苄西林钠有三种生产工艺：溶媒结晶法、冷冻干燥法、喷雾干燥法。

(1)溶媒结晶法

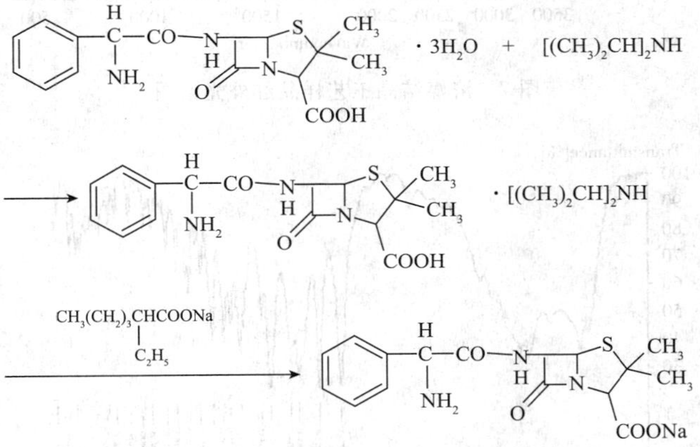

(2)冷冻干燥法、喷雾干燥法

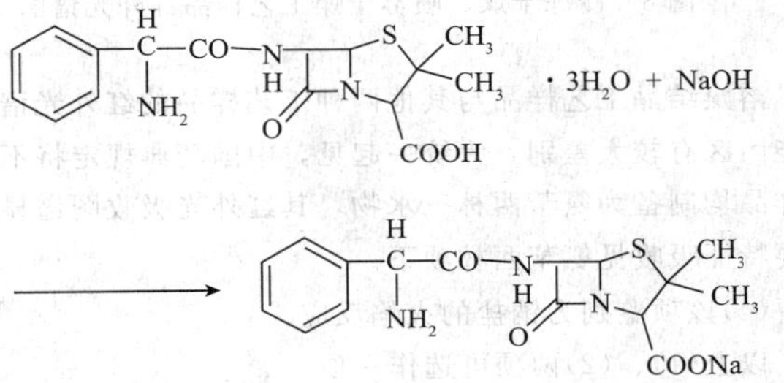

【性状】本品为白色或类白色的粉末或结晶性粉末，有引湿性，水溶液呈右旋性。水、酸、碱及青霉素酶均可使其水解而失去活性。

通过粉末 X-射线衍射图谱可以看出溶媒结晶工艺样品具有尖锐的衍射峰，为结晶型样品；喷雾干燥工艺和冷冻干燥工艺样品无明显的衍射峰，为无定型样品(图 1)。

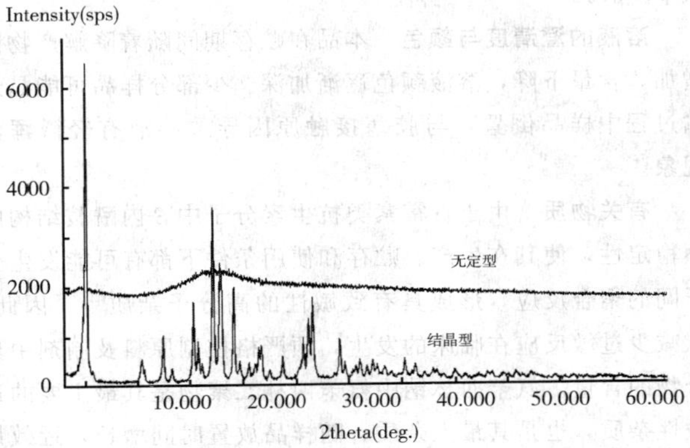

图 1　不同工艺样品粉末 X-射线衍射图

进一步选择不同企业溶媒结晶工艺样品进行比较，其高温粉末 X-射线衍射图基本一致，热重分析(TGA)和 DSC 测定图谱均一致。但同为结晶型样品，不同企业样品的扫描电镜图不同(图 2、图 3)。

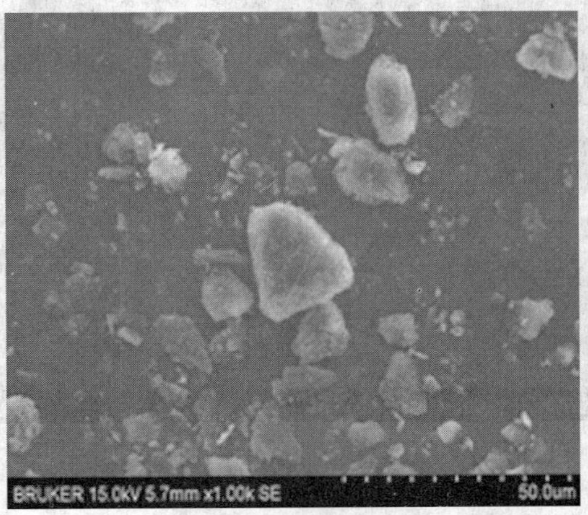

图 2　溶媒结晶企业 1 样品扫描电镜图

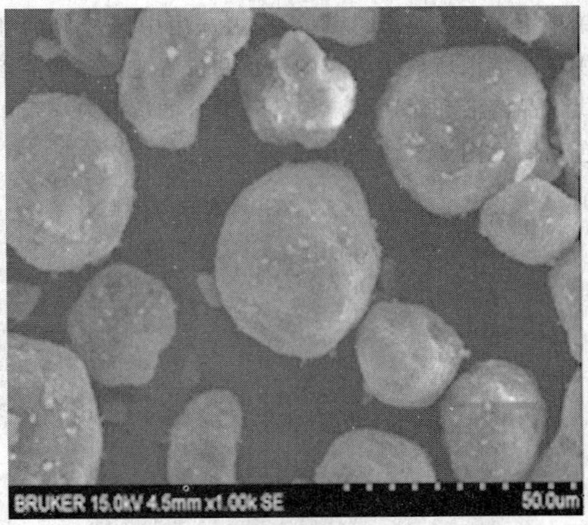

图 3　溶媒结晶企业 2 样品扫描电镜图

试验证明：氨苄西林钠对热不稳定，随温度升高而加速分解。常温下，结晶型样品的有关物质明显小于无定型样品；高温条件下(40℃以上)，结晶型样品明显较无定型样品稳定。表明氨苄西林钠的稳定性与结晶性有关。

其他两种工艺扫描电镜图分别见图 4 和图 5。

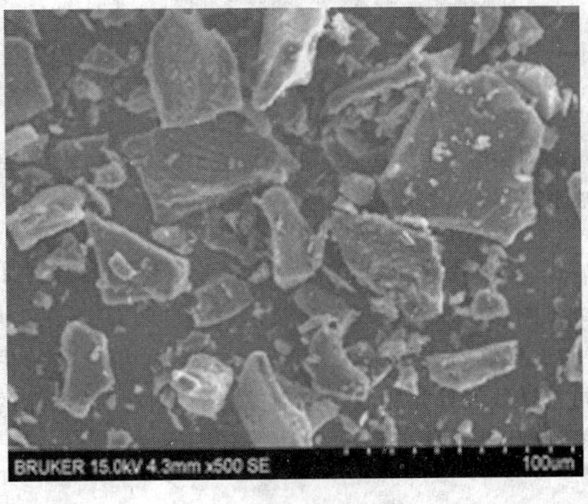

图 4　冷冻干燥工艺样品扫描电镜图

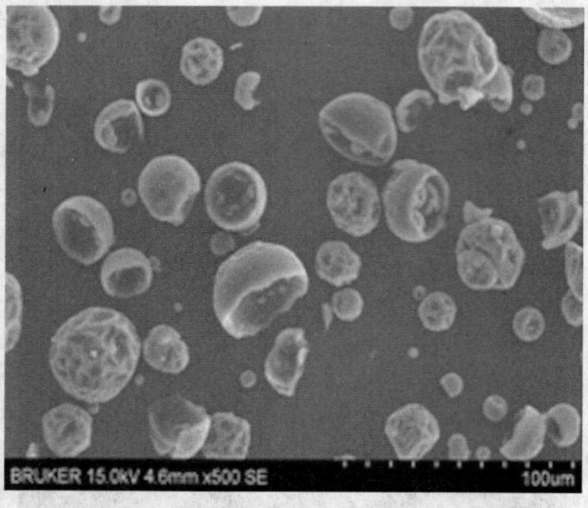

图 5　喷雾干燥工艺样品扫描电镜图

【鉴别】(1)薄层色谱法鉴别。通过比对中国药典(1995)氨苄西林钠项下和《化学药品快检工作手册》中注射用氨苄西林钠项下的薄层色谱鉴别系统，选用中国药典(1995)方法。供试品溶液所显主斑点的颜色和位置应与对照品溶液一致，供试品溶液和对照品溶液等量混合的溶液应显示单一斑点。色谱图见图 6。

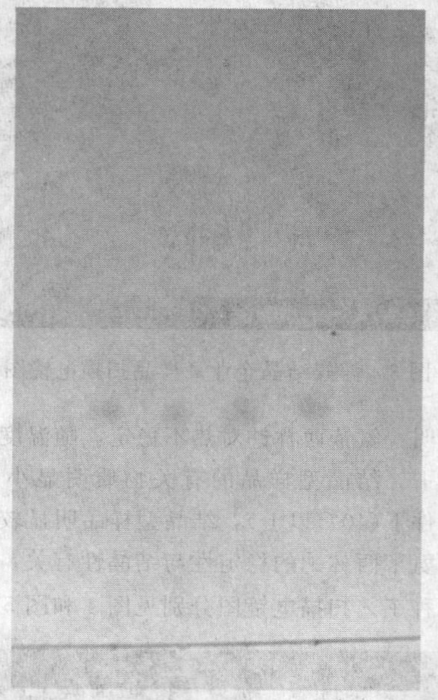

图 6　鉴别(1)薄层色谱图

1. 对照溶液主斑点；2. 混合溶液主斑点；3，4. 供试品溶液主斑点

(2)反相高效液相色谱法鉴别，考察供试品与对照品主峰保留时间的一致性，可与含量测定一并进行。

(3)试样制备方法为溴化钾压片法。由于产品的生产工艺不同，导致红外光吸收图谱有差异，不同工艺产品的红外光谱图见图 7、图 8。

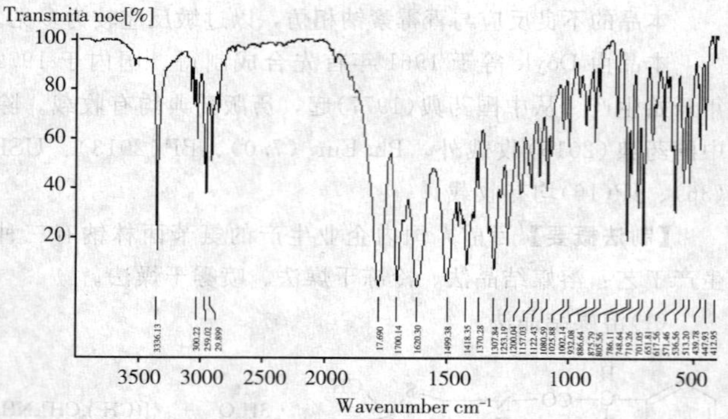

图 7　溶媒结晶工艺样品红外光谱图

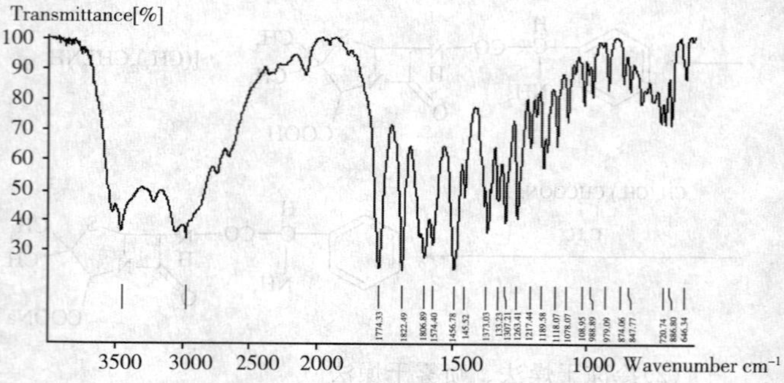

图 8　冷冻干燥、喷雾干燥工艺样品红外光谱图

溶媒结晶工艺样品与其他两种工艺样品的红外光谱图在官能团区有较大差别，为统一起见，中国药典规定将不同工艺样品均制备为氨苄西林三水物，其红外光吸收图谱显示的主要特征吸收见氨苄西林项下。

(4)该项鉴别为钠盐的火焰反应。

以上(1)、(2)两项可选作一项。

【检查】碱度　国内的氨苄西林钠生产工艺主要有溶媒结晶法、冷冻干燥法和喷雾干燥法三种。通过考察，冷冻干燥和喷雾干燥工艺产品的 pH 值在溶解后相对稳定，而溶媒结晶工艺的产品由于溶解度原因，其 pH 值在溶解后随放置时间呈下降趋势，10 分钟后趋于稳定。因此，在中国药典(2015)中规定样品溶解后的放置时间，溶解后 10 分钟测定其 pH 值。

溶液的澄清度与颜色　本品在贮存期间随着降解产物的增加，含量下降，溶液颜色逐渐加深。少部分样品可能是运输过程中样品倒置，与胶塞接触原因导致溶液有轻微浑浊现象。

有关物质　由于青霉素类抗生素分子中 β-内酰胺结构的不稳定性，使其在生产、贮存和使用条件下都有可能发生分子间的聚合反应，形成具有致敏性的高分子杂质[2]。因此，欲减少过敏反应在临床的发生，须严格控制原料及制剂中聚合物的含量。氨苄西林钠中氨苄西林二聚物是其最主要的过敏性杂质，也是其最大杂质；随样品放置时间增长，近效期样品中会有更高聚合度的氨苄西林聚合物出现；同时产品中还会有生产过程中引入的中间体等其他杂质。

该项主要参照 BP (2008)氨苄西林钠有关物质的测定方法，将中国药典(2005)检测方法由自身对照法修订为主成分对照外标法。采用高效液相色谱线性梯度洗脱法，要求在氨苄西林主峰出峰后立即开始运行梯度洗脱，采用不同的色谱柱［Waters Spherisorb ODS2 柱（4.6mm×250mm，5μm）；Waters Sunfire C18 柱（4.6mm×250mm，5μm）；Diamonsil C18 柱(4.6mm×200mm，5μm)］，其有关物质均可得到较好的分离。中国药典(2005)及 BP（2008)均采用供试品加热破坏进行系统适用性试验，利用相对保留时间确定氨苄西林二聚物峰，因所用色谱柱填料不同，根据相对保留时间难于准确定位氨苄西林二聚物峰，本版药典采用中国食品药品检定研究院（以下简称中检院）提供的氨苄西林系统适用性对照品，直接定位氨苄西林二聚物峰，记录的色谱图应与中检院提供的标准图谱一致。限度与中国药典(2005)一致，较 BP（2008)多控制了其他各杂质峰面积的和。测定结果显示：结晶型样品中有关物质明显小于无定型样品。图 9、图 10、图 11 为相关的色谱图。

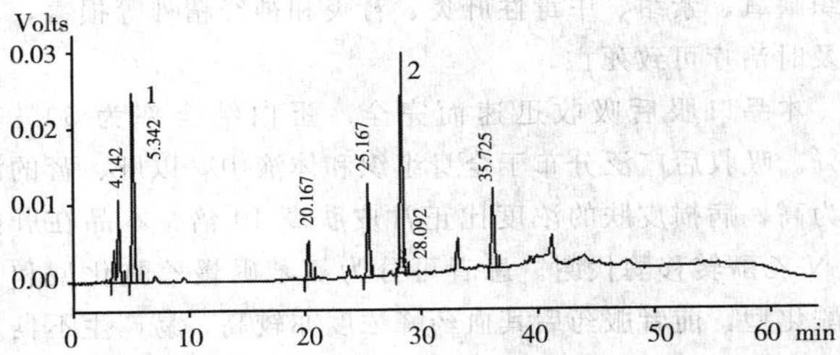

图 9　注射用氨苄西林钠系统适用性对照品色谱图

1. 氨苄西林；2. 氨苄西林二聚体

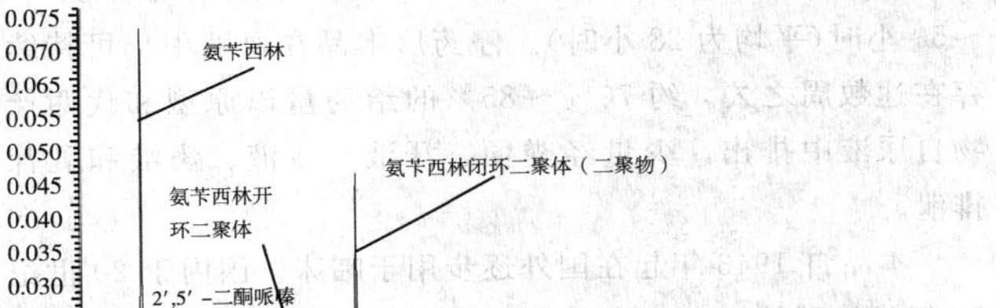

图 10　注射用氨苄西林钠系统适用性试验标准图谱

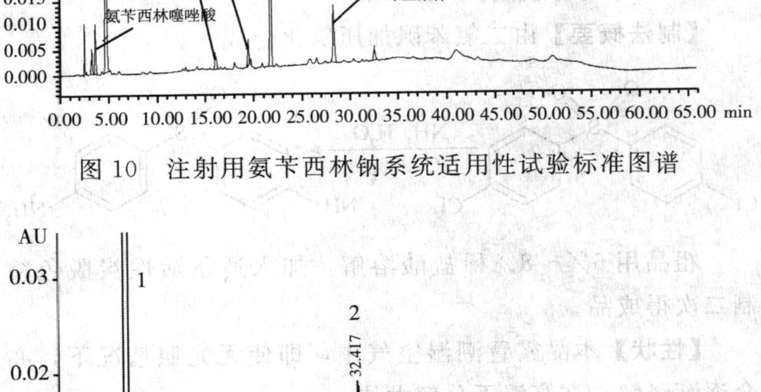

图 11　注射用氨苄西林钠有关物质 HPLC 色谱图

1. 氨苄西林；2. 氨苄西林二聚体

采用不同仪器和不同填料的色谱柱进行实验，测定结果基本一致，说明本方法耐用性好。

注意：样品溶液在室温下不稳定，同一份供试品溶液连续进样 3 针，氨苄西林二聚物峰面积、其他最大杂质峰面积及其他总杂质峰面积均明显增大，应临用新制。

残留溶剂　中国药典(2005)及 BP（2008)氨苄西林钠仅检查二氯甲烷残留量，均采用填充柱，以聚乙二醇 1000 为固定相，企业实际生产中采用的异丙醇与二氯甲烷无法分离。考虑到国内各厂家生产工艺不同，所用有机溶剂不同，参照中国药典(2005)二部附录残留溶剂测定法，采用毛细管色谱顶空进样法测定其中有机溶剂残留量。通过所收集到的生产工艺信息及对其样品进行实际考察，采用非极性的 HP-1 柱和极性的 HP-FFAP 柱两种色谱系统，最终确定除企业提供的溶剂丙酮、乙酸乙酯、异丙醇、二氯甲烷、甲基异丁基酮和正丁醇外，在个别产品中实际检测到甲苯，推断可能为其他有机溶剂引入。因甲苯为 ICH 规定的药品生产中应该限制使用的第二类溶剂，因此同样在质量标准中进行控制。考虑到二氯甲烷为氨苄西林三水物生产中所用到的主要溶剂，结合各企业产品的实际含量，参考中国药典（2005）及 BP（2008)氨苄西林钠限度，二氯甲烷限度仍定为不得过 0.2%，其他溶剂残留限度符合中国药典(2005)二部附录规定。质量标准选用 HP-FFAP 毛细管色谱柱，对照溶液色谱图见图 12。

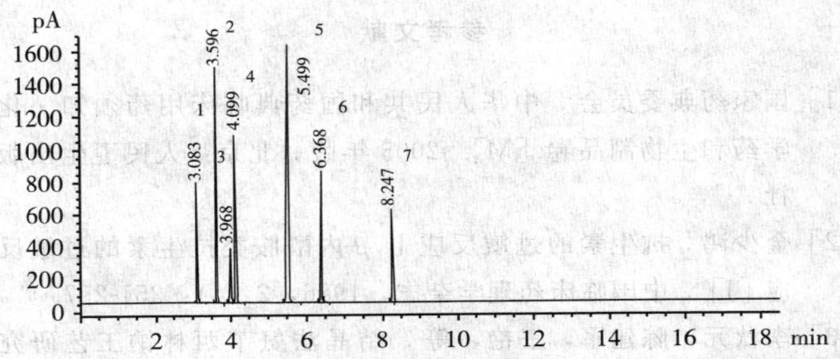

图 12　氨苄西林钠残留溶剂测定对照溶液色谱图

1. 丙酮；2. 乙酸乙酯；3. 异丙醇；4. 二氯甲烷；5. 甲基异丁基酮；6. 甲苯；7. 正丁醇

2-乙基己酸　2-乙基己酸为溶媒结晶工艺中残留的成盐剂。文献报道[3]，残留的 2-乙基己酸是导致氨苄西林钠与胶塞接触后澄清度变化的主要因素，须控制其残留量。因此，参照 BP(2008)方法，选用毛细管气相色谱法检测 2-乙基己酸，有效反映该溶剂的残留情况，检测方法按现行药典附录Ⅷ L 测定，限度为不得过 0.8%。

水分　由于生产工艺不同，产品水分差异较大。溶媒结晶工艺产品的水分较低，而冷冻干燥、喷雾干燥工艺产品的水分相对较高。据报道，25℃时含水 1.01% 的产品，存放 12 日，其含量下降 0.22%，而含水量 3.05% 者，存放 12 日，其含量则下降 4.45%。这种含量变化开始下降较快，以后变慢，最后趋于平衡状态。水分越高平衡后的含量越低。若产品水分控制在 1% 以下，包装严密，低温贮藏，则较为稳定。沿用中国药典(2005)限度，不得过 2.0%。

重金属　参照 BP（2008)方法进行实验，考察了国内产品的重金属含量，结果均小于 20ppm。

细菌内毒素 氨苄西林钠为注射用氨苄西林钠的无菌原料药。中国药典(2005)为热原检查法。为提高检测方法的灵敏度，进一步方便生产和检验，参照 BP(2008)方法，本版药典将热原检查法改为细菌内毒素检查法。

【含量测定】 同氨苄西林。

【制剂】注射用氨苄西林钠

除中国药典(2015)外，JP(16)和 USP(36)均收载了注射用氨苄西林钠，本品为氨苄西林钠的无菌粉末直接分装而得，有 0.5g、1.0g、2.0g 三种规格。按无水物计算，含氨苄西林($C_{16}H_{19}N_3O_4S$)不得少于 85.0%；按平均装量计算，含氨苄西林($C_{16}H_{19}N_3O_4S$)应为标示量的 95.0%～105.0%。

本品水溶液的稳定性取决于温度、溶剂性质和药液浓度。实验证明，温度越高，含量下降越快，氨苄西林二聚体明显增加。在注射用水和生理盐水中，本品具有较好的稳定性。在 5%葡萄糖溶液中降解迅速，并随葡萄糖浓度增大而加快。所以生理盐水是本品静脉滴注的适宜溶剂。本品药液浓度越高，降解越快。浓溶液(25%)在室温下的降解速度是稀溶液(0.5%)的 50 倍。临床静脉滴注时药液浓度最好不超过 2%；肌内注射时浓度一般在 20%～25%。本品溶于水后，pH 值在 8.5～9.0 左右，此时既易聚合又易降解，因此要临用时配制，并在 1 小时内滴注完毕，切勿配好后放置备用。

【贮藏】 因本品有引湿性，为防止样品吸湿引起降解，应严封，在干燥处保存。

参考文献

[1] 国家药典委员会．中华人民共和国药典临床用药须知·化学药和生物制品卷［M］．2005 年版．北京：人民卫生出版社．

[2] 金少鸿．抗生素的过敏反应Ⅰ．β-内酰胺类抗生素的过敏反应［J］．中国临床药理学杂志，1986，2 (4)：251-257.

[3] 李秋元，陈建军，王艳，等．结晶法氨苄西林钠工艺研究［J］．中国抗生素杂志，2005，30(1)：56.

撰写　周晓溪　万宝侠　山西省食品药品检验所

复核　郑　台　史　岑　山西省食品药品检验所

氨苯砜

Dapsone

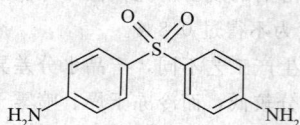

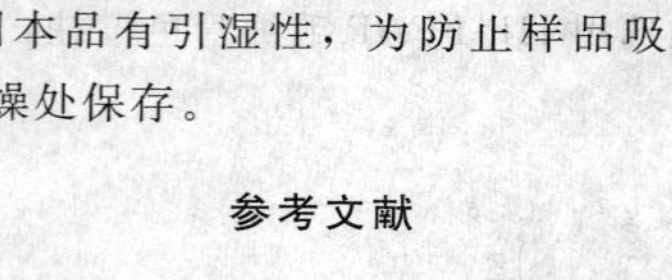

$C_{12}H_{12}N_2O_2S$　248.31

化学名： 4,4′-磺酰基双苯胺

4,4′-sulfonyldianiline

英文名： Dapsone

异名： DDS；Diaminodiphenylsulfone

CAS 号：［80-08-0］

本品为抗麻风病药。系砜类抑菌剂，对麻风杆菌有较强的抑菌作用，大剂量时显示杀菌作用，临床上对各型麻风病都有肯定疗效，是目前治疗麻风病的主要药物之一。其作用机制与磺胺类药物相似，作用于细菌的二氢叶酸合成酶，干扰叶酸的合成。两者的抗菌谱相似，均可为氨基苯甲酸所拮抗。本品亦可作为二氢叶酸还原酶抑制剂。此外，本品尚具免疫抑制作用，可能与抑制疱疹样皮炎的作用有关。如长期单用，麻风杆菌易对本品产生耐药。

本品主要的不良反应有：①治疗初期，部分患者可产生轻度不适，如恶心、上腹不适、纳差、头痛、头晕、失眠、无力等，但不久均可自行消失；②贫血，可由于溶血、缺铁或营养不良所致，一般见于治疗初期，且能自行纠正。亦可有粒细胞缺乏、白细胞减少等血液系统反应；③药疹，严重者表现为剥脱性皮炎，如有发热、淋巴结肿大、肝、肾功能损害和单核细胞增多，称为“氨苯砜综合征”；④急性中毒，一次服用大剂量本品可使血红蛋白转为高铁血红蛋白，造成组织缺氧、紫绀、中毒性肝炎、肾炎和神经精神等损害，如未及时治疗可致死亡。

本品口服后吸收迅速而完全。蛋白结合率为 50%～90%。吸收后广泛分布于全身组织和体液中，以肝、肾的浓度为高，病损皮肤的浓度比正常皮肤高 10 倍。本品在肝内经 *N*-乙酰转移酶代谢。患者可分为氨苯砜慢乙酰化型和快乙酰化型，前者服药后其血药峰浓度亦较高，易产生不良反应，尤其血液系统的不良反应，但临床疗效未见增加。快乙酰化型患者用药时可能需要调整剂量。口服后数分钟即可在血液中测得本品，达峰时间为 2～6 小时，有时为 4～8 小时，本品存在肝胆循环，所以排泄缓慢，消除半衰期为 10～50 小时(平均为 28 小时)。停药后本品在血液中仍可持续存在达数周之久。约 70%～85%的给药量以原型和代谢产物自尿液中排出，少量经粪便、汗液、唾液、痰液和乳汁排泄。

本品自 1943 年起在国外逐步用于临床。国内于 20 世纪 60 年代初开始生产。除中国药典(2015)收载外，USP(36)、BP(2013)等均有收载。

【制法概要】 由二氯苯砜加压氨化合成[1]。

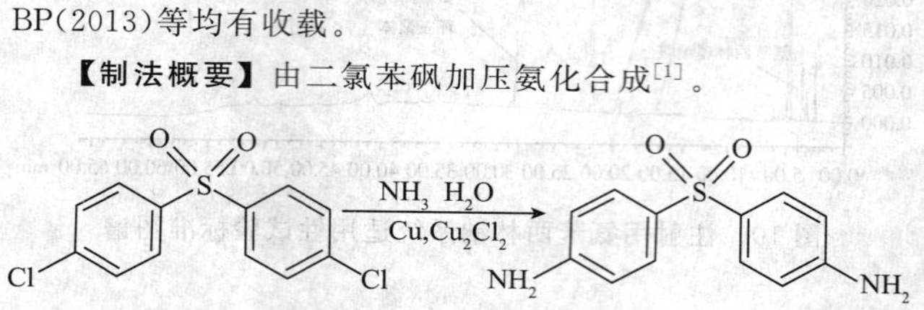

粗品用 6%～8%稀盐酸溶解，加入适量活性炭脱色精制二次得成品。

【性状】 本品露置潮湿空气中，即使无光照情况下，亦会逐渐降解；在高温下分解尤快。

熔点 中国药典(2015)规定为 176～181℃；BP(2013)、USP(36)均规定为 175～181℃。据文献[2]报道，氨苯砜有两种晶型，一种熔点约 178.5℃，另一种约 180.5℃，但这两种不同晶型的药理作用差异则未见报道。

【鉴别】 (1)本品在不同的溶剂中，显示不同的紫外光吸收。本品在氢氧化钠液(0.1mol/L)中溶解度小，在盐酸液(0.1 mol/L)中不同浓度的溶液，pH 值不同紫外区的最大吸收及吸收系数也随之而异。以甲醇为溶剂和 0.1 mol/L盐酸为溶剂的紫外吸收光谱见图 1。在 261nm 及 296nm 波长处有最大吸收。

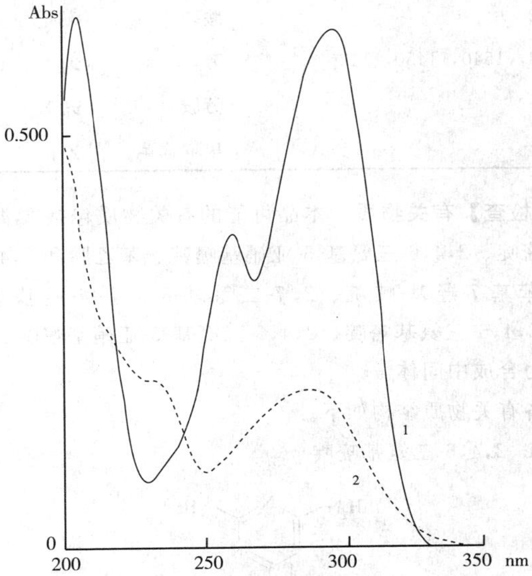

图 1　氨苯砜的紫外吸收图谱

1. 以 CH_3OH 为溶剂；2. 以盐酸液(0.1ml/L)为溶剂

(2)本品水合物和无水物的红外光谱有差异，因此样品应在 105℃干燥成无水物。其红外光吸收图谱显示的主要特征吸收如下(溴化钾片)。

特征谱带(cm^{-1})	归属	
3500～3200	胺	ν_{NH}
3060，3030	苯环	ν_{CH}
1630	胺	δ_{NH_2}
1590，1495，1446	苯环	$\nu_{C=C}$
1280，1142，1105	砜	$\nu_{S=O}$
830	对位取代苯	γ_{2H}
690	苯环	$\delta_{环}$

(3)本品呈芳香第一胺类的重氮化偶合反应。

【检查】有关物质　按药典方法检查，灵敏度和分离效果均较好，本品 0.2μg 可明显显斑[2,3]，以甲苯-丙酮(2∶1)为展开剂效果最好。除主斑点外，分离出 4 个杂质斑点，主斑点上方 3 点，主斑点下方 1 点。主斑点上方 3 点中 R_f 值最大的 1 点量甚微；主斑点下方的点经分离后再次层析，R_f 值与本品一致，紫外吸收图谱亦与本品一致，量亦较微，推测可能是本品的互变体。主斑点上方的第 2 点即 R_f 值居二的 1 点，在 254nm 紫外光灯下呈蓝色荧光，在 290nm 有最大吸收，与文献[4]记载一致；量较大是主要杂质斑点，根据文献报道与实验结果判定应为 4-氨基二苯砜。在主斑点上方，接近主斑点的 1 点在 254nm 紫外光灯下呈紫色荧光，在 283nm，248nm 处有最大吸收，其化学结构尚未能确定。

【含量测定】采用亚硝酸钠重氮化滴定法，并用永停法确定终点[1]。

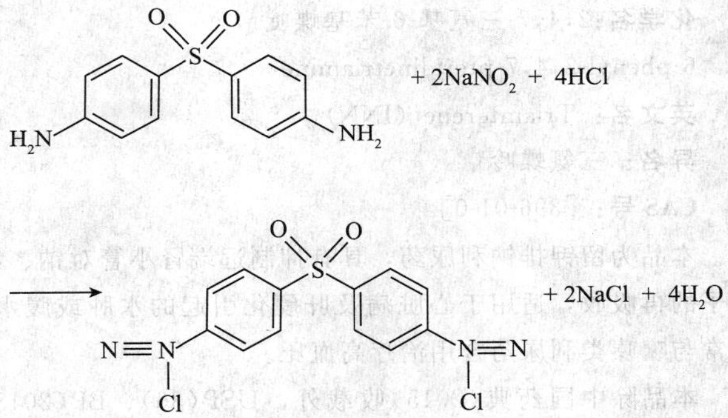

操作中应注意以下事项。

(1)重氮化反应的速度随温度的升高而加快，生成的重氮盐也能随温度的升高而加速分解[1]。

$$[Ar—N^+\equiv N]\ Cl^- + H_2O \longrightarrow Ar—OH + N_2\uparrow + HCl$$

而且温度高时亚硝酸易分解逸失，导致结果偏高。实践证明采用“快速滴定法”，滴定时将滴定管尖端插入被滴定溶液液面下 2/3 处，在 30℃以下能得到满意结果。

(2)采用快速滴定法加快滴定速度，并不断搅拌，使开始生成的亚硝酸在强烈搅动下向四方扩散并立即与伯胺起反应，可避免或减少逸失及分解，使作用完全。

(3)加溴化钾的目的在于起催化作用，加速反应进行。

(4)铂电极的灵敏度直接影响测定结果，滴定前必须活化处理。

【制剂】氨苯砜片(Dapsone Tablets)

参考文献

[1] 中华人民共和国卫生部药典委员会．中华人民共和国药典 1990 年版二部药典注释［M］．北京：化学工业出版社，1993：633-635.

[2] Florey K. Analytical Profiles of Drug Substances[M]．New York：Academic Press，1976：89.

[3] Cheung AP，Lim P. Contaminants in commercial dapsone ［J］．J Pharm Sci，1977，66 (12)：1723-1726.

[4] Gordon GR，Ghoul DC，Peters JH. Identification and quantitation of impurities in dapsone preparations ［J］．J Pharm Sci，1975，64(7)：1205-1207.

撰写　陈小茵　李思源　广州市药品检验所

复核　潘锡强　　　　　广州市药品检验所

氨苯蝶啶

Triamterene

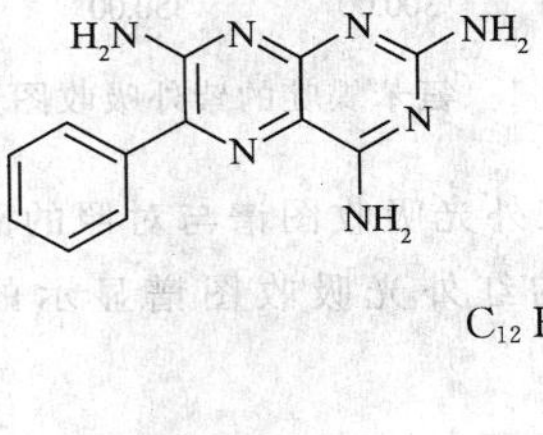

$C_{12}H_{11}N_7$　253.27

化学名：2,4,7-三氨基-6-苯基蝶啶

6-phenyl-2,4,7-pteridinetriamine

英文名：Triamterene（INN）

异名：三氨蝶呤

CAS号：[396-01-0]

本品为留钾排钠利尿药，具有抑制远端肾小管对钠、氯离子的再吸收，适用于心脏病及肝硬化引起的水肿或腹水，亦常与噻嗪类利尿药合用治疗高血压。

本品除中国药典(2015)收载外，USP(36)、BP(2013)和JP(16)亦有收载。

【制法概要】本品由Spickett和Timmis在1954年首次合成，国内于1966年投产，其合成工艺如下。

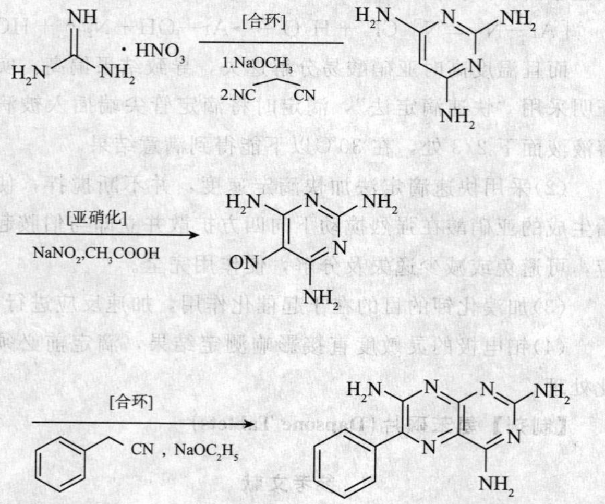

【性状】本品为黄色结晶性粉末。中国药典(2005)规定"本品在稀无机酸中几乎不溶"，未明确无机酸的种类。中国药典(2010，2015)明确"本品在稀盐酸和稀硫酸中几乎不溶"。

【鉴别】(1)蝶啶衍生物反应。本品在酸性、强碱、弱碱中呈现的荧光强弱不同，藉此可进行鉴别。

(2)本品的10%醋酸溶液在360nm波长处有最大吸收(图1)，$E_{1cm}^{1\%}$为840[1]。

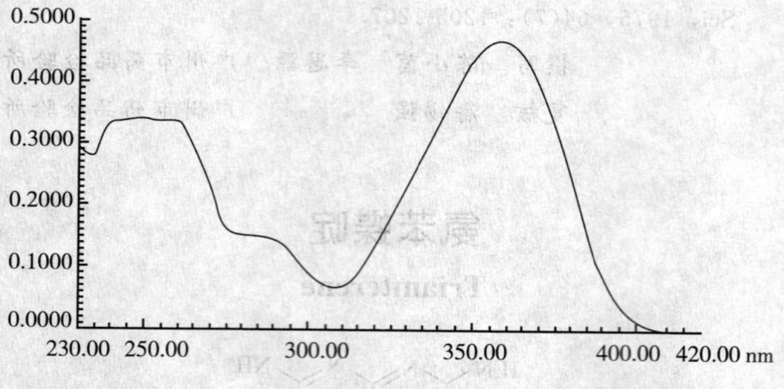

图1　氨苯蝶啶的紫外吸收图谱

(3)本品的红外光吸收图谱与对照的图谱(光谱集413图)一致，本品的红外光吸收图谱显示的主要特征吸收如下[2]。

特征谱带(cm^{-1})	归属	
3478，3375，3296，3140	胺基	ν_{N-H}
1612	胺基	δ_{NH_2}
1573，1540，1450，1426	芳环	$\nu_{C=C}$，$\nu_{C=N}$
1356	芳胺	ν_{C-N}
762	单取代苯	γ_{5H}

【检查】有关物质　本品可能的有关物质包括2,4,6-三氨基嘧啶、2,4,6-三氨基-5-亚硝基嘧啶、苯乙腈和2,4-二氨基-6-苯基-7-羟基-蝶啶、2,7-二氨基-6-苯基-4-羟基-蝶啶。其中2,4,6-三氨基嘧啶、2,4,6-三氨基-5-亚硝基嘧啶、苯乙腈均为合成中间体。

各有关物质结构如下。

A. 2,4,6-三氨基嘧啶

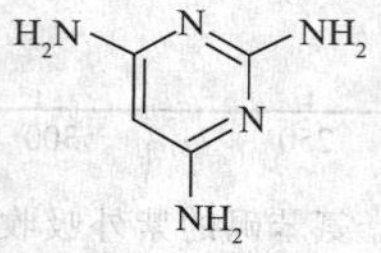

$C_4H_7N_5$　125.13

B. 2,4,6-三氨基-5-亚硝基嘧啶

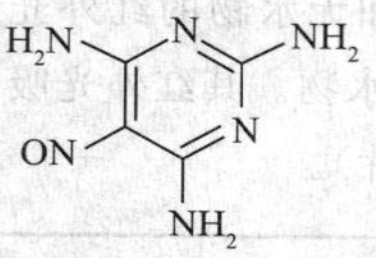

$C_4H_6N_6O$　154.13

C. 苯乙腈

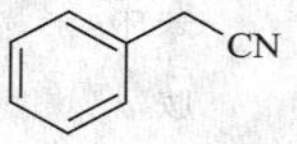

C_8H_7N　117.15

D. 2,4-二氨基-6-苯基-7-羟基-蝶啶

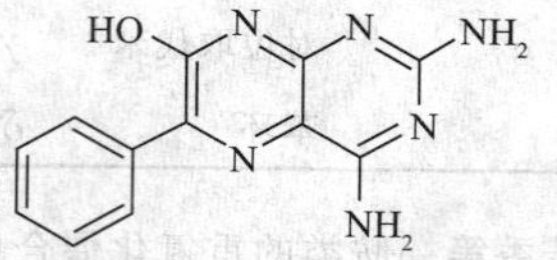

$C_{12}H_{10}N_6O$　254.25

E. 2,7-二氨基-6-苯基-4-羟基-蝶啶

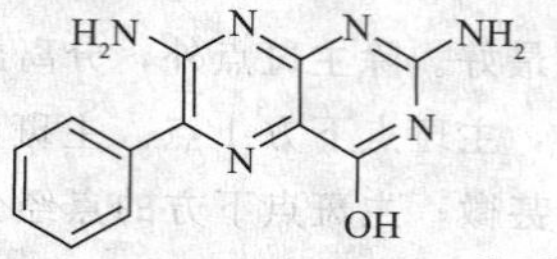

$C_{12}H_{10}N_6O$　254.25

中国药典(2005)采用薄层色谱自身对照法检查未知杂质，限度为0.5%。为增加方法专属性，中国药典(2010)设置了系统适用性试验。中国药典(2015)未作修订。考虑本品结构中含有较多的氨基，因此选择碱性较强的茶碱、氨苯砜、氨基比林、磺胺进行试验，考察与氨苯蝶啶的分离度情况，结果茶碱与氨苯蝶啶的分离度最小，可作为系统适用性试验分离度的参比对照。中国药典(2005)采用硅胶G板，365nm紫外灯下检视。由于氨苯蝶啶有较强蓝色荧光，可在365nm紫外灯下检视，茶碱等其他药物没有荧光，无法采用

365nm 紫外灯检视，因此将固定相修订为硅胶 GF_{254} 薄层板，既可在 254nm 观察茶碱与氨苯蝶啶之间的分离度，又可在 365nm 观察氨苯蝶啶的杂质，灵敏度不受影响，见图 2。将自身对照溶液用甲醇逐步稀释，分别点于同一 GF_{254} 薄层板上，置 365nm 波长紫外光灯下观察，斑点 1 清晰可见，检测限约为 1.0ng，见图 3。

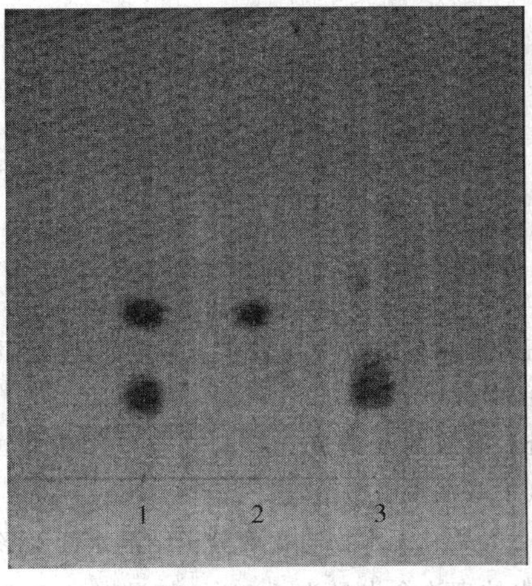

图 2　分离度试验图谱（254nm）

1. 茶碱(下)和氨苯蝶啶(上)；
2. 氨苯蝶啶；3. 茶碱

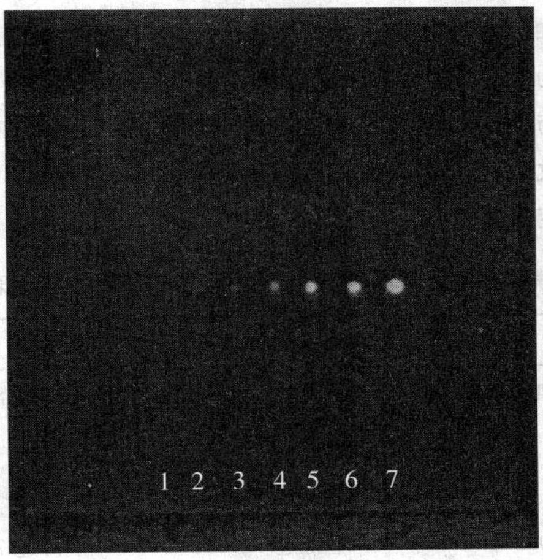

图 3　检测限试验（365nm）

USP(36)采用 HPLC 方法检查合成原料 2,4,6-三氨基-5-亚硝基嘧啶。色谱条件：氰基柱，以 0.01M 磷酸二氢钾(调节 pH 值至 3.0)-甲醇（80：20)为流动相，检测波长为 330nm。限度为不得过 0.1%。另外采用薄层色谱法检查一般杂质，规定限度为 2.0%。

BP(2013)采用 HPLC 方法检查 2,4,6-三氨基-5-亚硝基嘧啶(杂质 A)、2，7-二氨基-6-苯基-4-羟基蝶啶(杂质 B)和 2,4-二氨基-6-苯基-7-羟基蝶啶（杂质 C)。色谱条件：采用球形封尾的 C8 色谱柱，以丁胺-乙腈-甲醇-水（2：200：200：600)，用醋酸调节 pH 值至 5.3 为流动相，检测波长 320nm 和 355nm。限度：杂质 A 50ppm（320nm)；杂质 B 0.1%（355nm)；杂质 C 0.1%（355nm)；其他单个杂质：0.1%（355nm)；总杂质 0.2%（355nm)。

【残留溶剂】根据合成工艺和精制方法，可能涉及到的残留溶剂有苯乙腈、乙酸、乙醇和氨。

【含量测定】采用非水溶液滴定法。以喹哪啶红指示液为指示剂，以红色消失为终点。

USP(36)、BP(2013)采用非水电位滴定法，JP(16)采用非水滴定，结晶紫为指示剂。

【制剂】中国药典(2015)收载了氨苯蝶啶片。USP(36)、BP(2013)均收载了氨苯蝶啶胶囊。

氨苯蝶啶片（Triamterene Tablets)

溶出度　由于氨苯蝶啶在水中和稀盐酸中均不溶，因此溶出度试验是必要的。中国药典(2015)采用溶出度测定法(通则 0931 第一法)，以盐酸溶液（9→1000)1000ml 为溶出介质，转速为每分钟 100 转，测定 45 分钟后的溶出量，限度为标示量的 75%。与 USP(36)的氨苯蝶啶胶囊的溶出方法一致。BP(2013)氨苯蝶啶胶囊无溶出度检查项。

含量测定　根据氨苯蝶啶在水中不溶，在冰醋酸中极微溶解的特性，用冰醋酸和水为溶剂，加热使其溶解，再精密量取适量，用稀醋酸稀释成每 1ml 中含 5μg 的溶液，测定吸光度，在 360nm 波长处有最大吸收，按 $E_{1cm}^{1\%}$ 为 843 计算含量。

参考文献

[1] Clarke EGC. Isolation and Identification of Drug [M]. London: The Pharmaceutical Press, 1969: 581.

[2] 彭师奇. 药物的波谱解析 [M]. 北京：北医协和联合出版社，2003.

撰写　高　青　车宝泉　　北京市药品检验所

侯美琴　　上海市食品药品检验所

复核　周立春　　北京市药品检验所

氨茶碱

Aminophylline

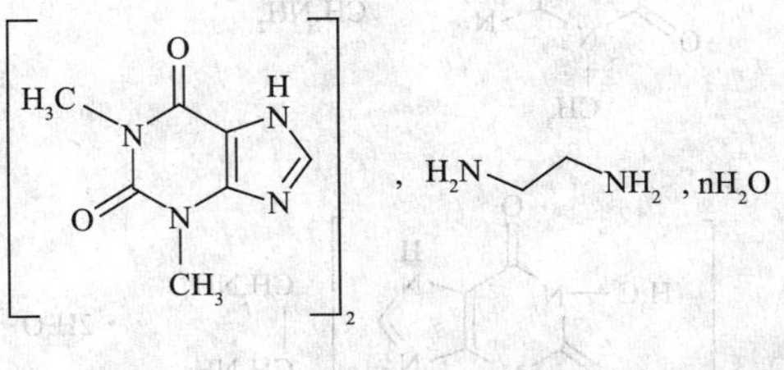

n=0，$C_2H_8N_2(C_7H_8N_4O_2)_2$　420.43

n=2，$C_2H_8N_2(C_7H_8N_4O_2)_2 \cdot 2H_2O$　456.46

化学名：1,3-二甲基-3,7-二氢-1*H*-嘌呤-2,6-二酮-1,2-乙二胺盐二水合物或无水物

1*H*-purine-2,6-dione,3,7-dihydro-1,3-dimethyl-, compound with 1,2-ethanediamine (2：1); dihydrate or anhydrous

英文名：Aminophylline(INN)；Theophylline compound with ethylenediamine；Theophylline-ethylenediamine hydrate；Aminophylline hydrate；Aminophylline dihydrate

CAS 号：［317-34-0］；［49746-06-7］、［5877-66-5］、［5897-66-5］（二水合物）

本品为平滑肌松弛药、利尿药。为茶碱与乙二胺的复合物，含茶碱约 85%，乙二胺可增强茶碱的水溶性、生物利用度和作用强度。主要作用为松弛平滑肌、增加心排血量、利尿。在慢性阻塞性肺疾患情况下，改善膈肌收缩力，减少呼吸肌疲劳。用于支气管哮喘、慢性哮喘性支气管炎、慢性阻塞性肺气肿等缓解喘息症状。用于急性心功能不全和心源性哮喘。不良反应有中枢兴奋作用，可导致失眠或不安，可导致心律失常和(或)使原有心律失常加重。

口服、直肠给药或胃肠道外给药均能迅速吸收。在体内释放出茶碱，后者的蛋白结合率为 60%。空腹状态下口服本药，2 小时后达血药峰浓度。以往认为茶碱的血药浓度为 10～20μg/ml，近来有研究提示，5～10μg/ml 的低血药浓度也可达较好疗效，故用量有减少的趋势[1]。本品大部分以代谢产物形式经肾排泄，代谢物有茶碱原型约 10%，1,3-二甲基尿酸(Ⅰ)约 50%，1-甲基尿酸(Ⅱ)约 20%。正常人体内半衰期为 3～9 小时。

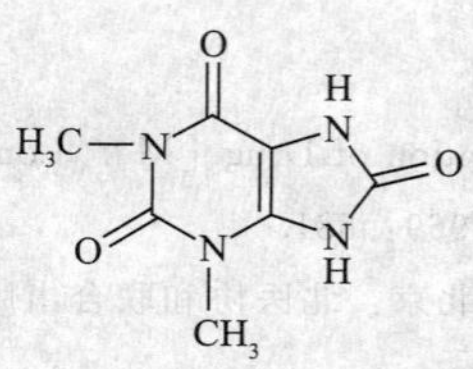

(Ⅰ)

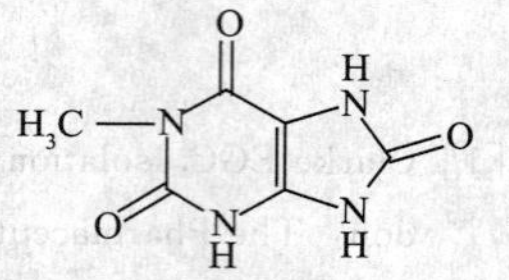

(Ⅱ)

1907 年 Heinrich 用茶碱与脂肪第一胺或第二胺制成水溶性复盐。国内于 1951 年开始生产，除中国药典(2015)收载外，Ph. Eur. (7.0)、BP(2013)、USP(36)、JP(16)均有收载。

【制法概要】[2]

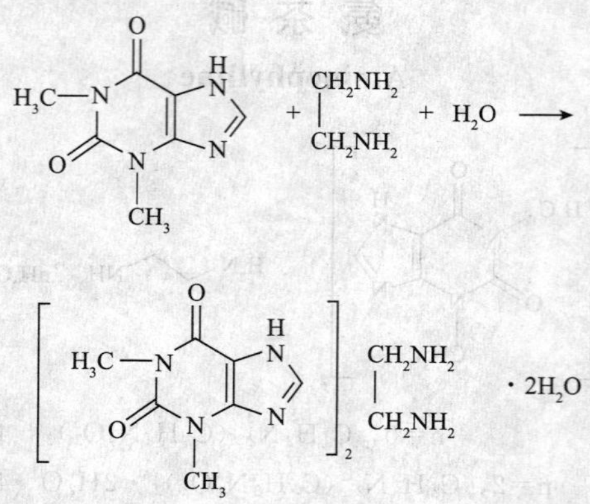

【性状】本品遇光分解，经纸色谱试验，若变为淡黄色则可出现 3 个杂质斑点，另外在生产过程中，4-氨基-5-甲酰胺基脲(FAU)质量不好也造成色黄。在空气中易吸收二氧化碳，生成碳酸乙二胺，游离析出茶碱。

$$C_2H_8N_2(C_7H_8N_4O_2)_2 \cdot 2H_2O + CO_2 \longrightarrow 2C_7H_8N_4O_2 + C_2H_8N_2 \cdot H_2CO_3$$

【鉴别】(1)茶碱的红外光吸收图谱(光谱集 272 图)显示的主要特征吸收见茶碱项下。

(2)本品水溶液加硫酸铜溶液，反应生成铜乙二胺配离子(Ⅲ)，初显紫色，继续加硫酸铜溶液渐变蓝紫色，最后显深蓝色。

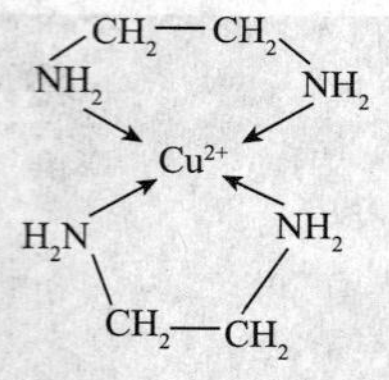

(Ⅲ)

(3)高效液相色谱法　比较供试品溶液与对照品溶液色谱峰的保留时间。

【检查】溶液的澄清度　控制在空气中吸收二氧化碳，析出茶碱(茶碱在水中微溶)。

水分　本品有无水物与含两分子结晶水两种形式，含两分子结晶水的理论含水量为 7.9%。氨茶碱、乙二胺均具有较强的吸湿性。二水物因存放时间长易结块，有时甚至局部发黄变质，从生产到使用一般不宜超过 4 个月[3]。大多生产企业均生产无水氨茶碱。中国药典(2015)与 USP(36)收载氨茶碱和二水合物，也可无水物，水分限量规定有所不同，方法均为费休水分测定法。Ph. Eur. (7.0)、BP(2013)将二水合物与无水物分别收载，方法也均为费休水分测定法，JP(16)仅收载含水物。比较各国药典对水分限度的控制，具体限度规定见表 1。

表 1　各国药典收载氨茶碱水分检查限度对比表

	无水物	含水物
中国药典(2015)	不得过 1.5%	不得过 8.0%
Ph. Eur. (7.0)	不得过 1.5%	3.0%～8.0%
BP(2013)	不得过 1.5%	3.0%～8.0%
USP(36)	不得过 0.75%	不得过 7.9%
JP(16)	/	不得过 7.9%

有关物质　中国药典(2015)采用 TLC 法，方法和限度与 Ph. Eur. (6.0)相同。Ph. Eur. (6.6)修订为 HPLC 法，色谱条件同以下的无水茶碱项下。USP(36)、JP(16)未作控制。

【含量测定】乙二胺　本品加水溶解，用硫酸液滴定，反应生成乙二胺硫酸盐，稍过量的硫酸液，使茜素磺酸钠指示液(pH5.2～3.7，紫→黄)显黄色，即为终点。

$$C_2H_8N_2(C_7H_8N_4O_2)_2 + H_2SO_4 \longrightarrow 2C_7H_8N_4O_2 + C_2H_8N_2 \cdot H_2SO_4$$

无水茶碱　中国药典(2015)采用 HPLC 法。色谱柱采用 Agilent XDB-C18(150mm×4.6mm，5μm)或 Agela-C18(150mm×4.6mm，5μm)均可，流速 1.0ml/min 为宜，茶碱

主成分峰的保留时间约为8分钟。采用茶碱与可可碱配制成系统适用性试验溶液，分离度大于3.0，见图1。精密度RSD为0.12%（$n=9$），氨茶碱的供试品溶液在20小时内稳定，方法平均回收率为99.2%（$n=9$，RSD=0.26%），且乙二胺对茶碱的测定无干扰。

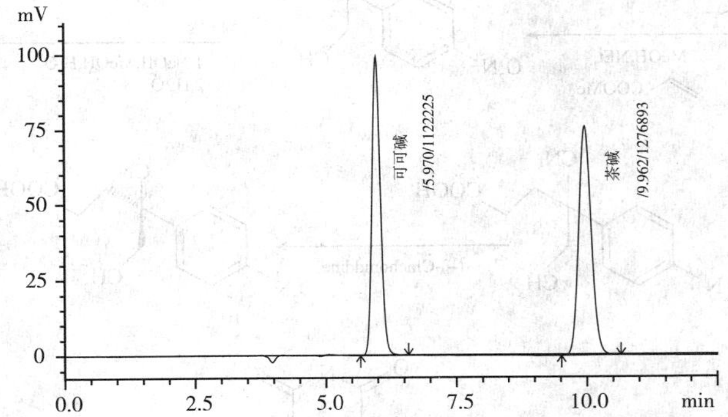

图1　氨茶碱的无水茶碱检查系统适用性试验典型色谱图

【制剂】 中国药典（2015）收载了氨茶碱片、氨茶碱注射液、氨茶碱缓释片、氨茶碱氯化钠注射液；BP(2013)氨茶碱下收载了氨茶碱片、氨茶碱注射液、氨茶碱缓释片，无水氨茶碱下收载了氨茶碱注射液；USP(36)收载了氨茶碱注射液、氨茶碱口服液、氨茶碱直肠用溶液、氨茶碱栓、氨茶碱片、氨茶碱缓释片；JP(15)收载了氨茶碱注射液。

(1)氨茶碱片(Aminophylline Tablets)

本品在湿度较大(相对湿度45%以上)条件下，遇光颜色变黄。经纸色谱法检查［展开剂为正丁醇-醋酸-水（12∶3∶5)］，可呈现3个杂质斑点，故性状规定为白色或微黄色。经试验，已有分解产物的片剂若用银量法测定含量，结果并无差异，但采用紫外-可见分光光度法则结果偏高1%～2%。故采用紫外-可见分光光度法在275nm波长处测吸光度，按吸收系数($E^{1\%}_{1cm}$)为650计算含量。经试验，未变色(分解)的供试品采用分光光度法与银量法测定结果一致。

临床应用氨茶碱片血药浓度波动较大[4]。普通氨茶碱片释放迅速，40分钟基本释放完全[5]。体外溶出速率与体内吸收程度(AUC)和血药浓度(C_M)，有显著的相关性。T_{50}与C_M的相关系数$r=0.9950$。T_{50}与AUC相关系数$r=0.9900$($P<0.01$)。

因遇光、湿易分解，故规定遮光、密封保存。

(2)氨茶碱注射液(Aminophylline Injection)

配制注射液时为了增加氨茶碱溶解度，一般每1g氨茶碱添加60mg乙二胺，但pH值不得过9.6。在生产工艺中用到的辅料有EDTA等，另有部分厂家用到苯甲醇作为防腐剂。

细菌内毒素/热原　本品临床每小时用药最大剂量是静脉/肌内/皮下注射每次250mg(中国药典临床用药须知)，内毒素计算限值约为1.2EU/mg；国外标准中USP为1EU/mg。中国药典(2015)规定本品细菌内毒素限值为0.50EU/mg，与内毒素计算值比较，安全系数为2.4，并严于USP标准。

含量测定项下乙二胺的测定中，用盐酸滴定液替代原料药乙二胺测定用的硫酸滴定液。回收率为99.8%，无水茶碱与各种辅料对乙二胺测定均无干扰。

(3)氨茶碱缓释片(Aminophylline Sustained-release Tablets)

氨茶碱是治疗支气管哮喘的有效药物，但血药浓度波动大，治疗窗比较窄，一般认为有效血药浓度为5～20μg/ml。故氨茶碱缓释片可以达到稳定、持久的有效血药浓度，毒副作用小。根据文献的药代动力学研究，其t_{max}明显长于普通片，维持相同浓度的时间可延长3～4小时，血药浓度可稳定地维持在氨茶碱的最佳治疗窗内[6]。

参考文献

［1］四川美康医药软件研究开发有限公司．MCDEX药物临床参考信息［M］．重庆：重庆出版社，2008：684．

［2］中华人民共和国卫生部药典委员会．中华人民共和国药典1990年版二部药典注释［J］．北京：化学工业出版社，1993：637-639．

［3］刘高胜．雨季生产氨茶碱的工艺条件改进［J］．山东化工，2007，36(3)：35-36．

［4］毛凤斐，朱亚萍．国内外茶碱类制剂动向简介［J］．中国医院药学杂志，1998，8（12）：552．

［5］缪倩．氨茶碱片及茶碱缓释片溶出度考察［J］．苏州大学学报(医学版)，2000，20（2）：182．

［6］周世文，徐传福，黄林清，等．国产氨茶碱缓释片的人体药代动力学［J］．华西药学杂志，1993，8（1）：18-21．

撰写　陆　丹　上海市食品药品检验所
张乃吉　山东省食品药品检验研究院
复核　杨永健　上海市食品药品检验所

氨鲁米特

Aminoglutethimide

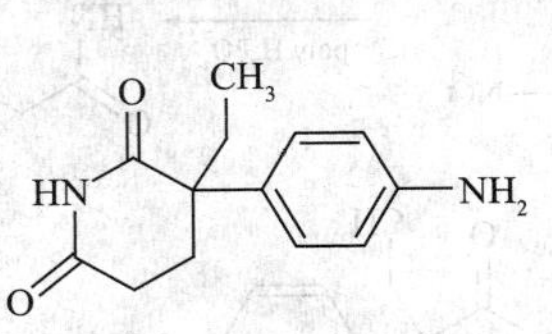

$C_{13}H_{16}N_2O_2$　232.28

化学名： 3-乙基-3-(4-氨基苯基)-2,6-哌啶二酮

3-(4-aminophenyl)-3-ethyl-2, 6-piperidinedione

英文名： Aminoglutethimide(INN)；Cytadren；Elipten；Orimenten

CAS号： ［125-84-8］

本品为肾上腺皮质激素抑制药和抗肿瘤药[1]，对胆固醇转变为孕烯醇酮的裂解酶系具有抑制作用，从而阻断肾上腺皮质激素的合成，对皮质激素合成和代谢的其他转变过程也有一定抑制作用。本品适用于皮质醇增多症（柯兴综合征）、绝经后或卵巢切除后的晚期乳腺癌，对雌激素受体或孕激素

受体阳性患者疗效较好。本品主要经肝脏代谢，其代谢产物主要为 *N*-乙酰氨鲁米特，占 4%～25%，其余代谢产物为 *N*-甲酰化物、硝基导眠能和羟基导眠能等，用药后占总药量 34%～50%的药物以原型从尿液中排出。本品可引起发热、皮疹等过敏反应，有嗜睡、眩晕、共济失调、眼球震颤等神经系统毒性，亦可有恶心呕吐、腹泻等胃肠反应。

本品有两种光学异构体，*R*-异构体作用更强[2]，临床以其消旋体用药。本品在人体内的代谢呈立体特异性，(＋)-*R*-氨鲁米特主要以原型从尿液中排出，少量代谢为（＋）-*R*-乙酰化氨鲁米特，(－)-*S*-氨鲁米特大部分被代谢为(－)-*S*-乙酰化氨鲁米特。

本品由 Hoffmann. K 于 1958 年首次合成，在美国等国家用作抗惊厥药。由于其抗惊厥能力不强，又具有抑制肾上腺皮质功能的副作用，1966 年在美国被停止使用。随着对其内分泌作用的广泛深入研究，将本品试用于柯兴综合征和晚期乳腺癌的治疗。1981 年在美国重新被批准用于柯兴综合征，1981 年起在西欧等国相继被批准作为乳腺癌内分泌治疗药物。国内于 1986 年成功合成。除中国药典(2015)收载外，Ph. Eur.（7.0）、BP(2013)、USP(36)等均有收载。

【制法概要】(1)制法一[3]

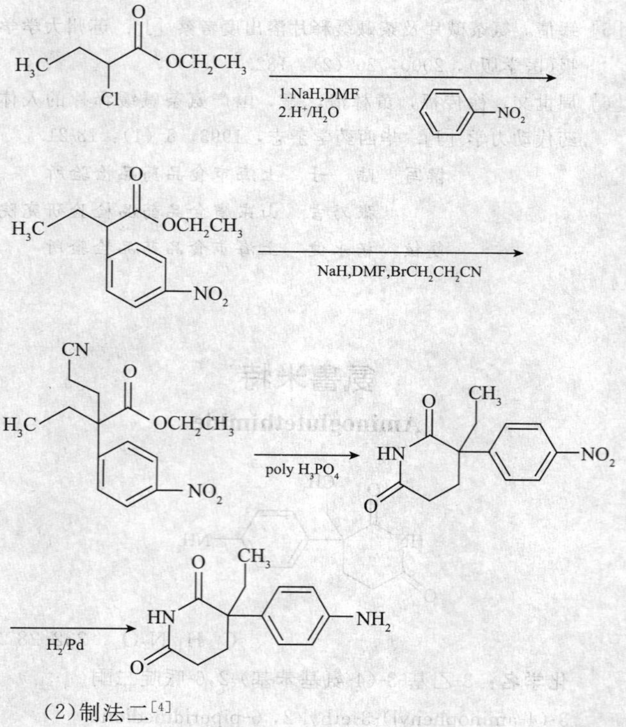

(2)制法二[4]

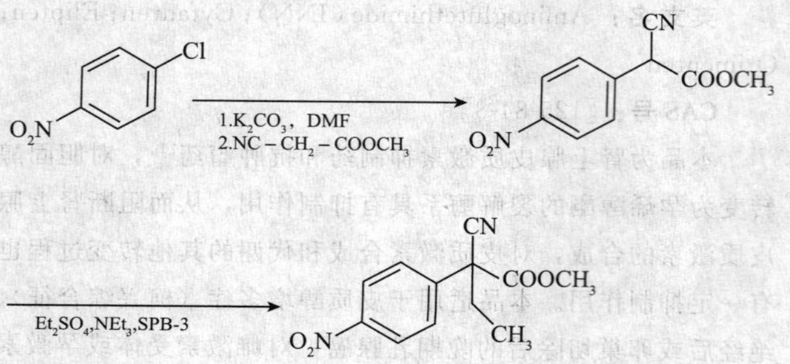

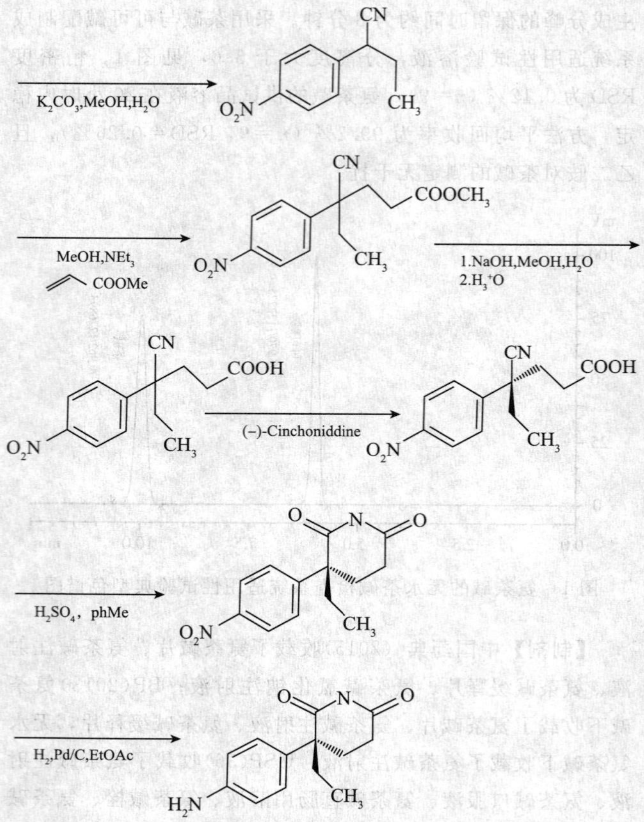

【性状】本品为白色结晶性粉末，药用为消旋体，本品的甲醇溶液无旋光性。

熔点 本品在甲醇或乙酸乙酯的结晶，熔点为 149～150℃。

吸收系数 本品的乙醇溶液在 242nm 处有最大吸收。

【鉴别】(1)鉴别本品结构中的氨基 Ar－NH_2，糠醛在醋酸存在下与苯胺作用显红色。

(2)本品的红外光吸收图谱（光谱集 417 图）显示的主要特征吸收如下[5]。

特征谱带(cm^{-1})	归属	
3500～3050	胺，酰胺	ν_{NH}
1715，1693	酰胺	$\nu_{C=O}$
1630	氨基	δ_{NH_2}
1610，1520	苯	$\nu_{C=C}$
830	对位取代苯	γ_{2H}

【检查】硫酸盐 本品在合成或生产过程中可能携带硫酸盐杂质，因此需检查硫酸盐。

有关物质 Ph. Eur. (6.0)和 USP(31)均采用 HPLC 法分别进行了“3-氨鲁米特和其他有关物质”和“3-氨鲁米特”的检查，两个药典所用检测条件基本一致，已知杂质结构式见图 2。中国药典(2005)采用 TLC 法进行有关物质的检查，用自身对照法，需反复展开 3 次，杂质最小检测浓度为 0.2mg/ml[6]。考虑到 HPLC 方法专属性较高，故中国药典(2010) 参照 Ph. Eur. (6.0)中“3-氨鲁米特和其他有关物质”检查项下的检测方法，用 C18 色谱柱，以甲醇-醋酸缓冲液(pH5.0)(27∶73)为流动相，检测波长 240nm，按自身对照法计算，限度仍维持中国药典(2005)的规定：任一单个杂质不得过 2.0%。文献[6]作了相关研究，用 C18 色谱柱(Waters Sphersorb ODS2，150mm×4.6mm，5μm)，以甲醇-醋酸缓冲液(pH5.0)(25∶75)为流动相，检测波长 240nm，色谱图见图 1，3-氨鲁米特的检测限为 2.0ng，中国药典(2015)未作修订。

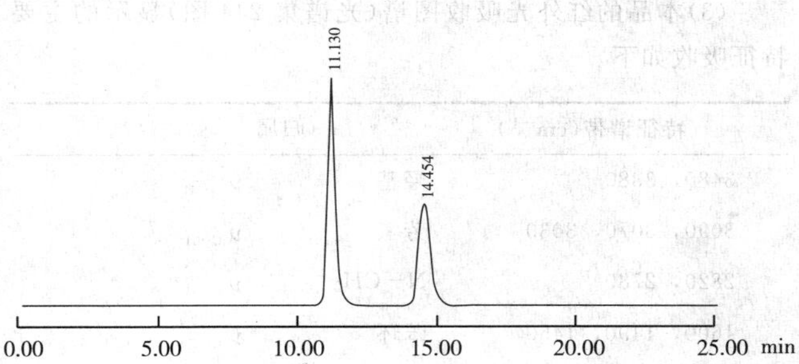

图 1　3-氨鲁米特和氨鲁米特的高效液相色谱图

氨鲁米特峰(11.130 分钟)；3-氨鲁米特峰(14.454 分钟)

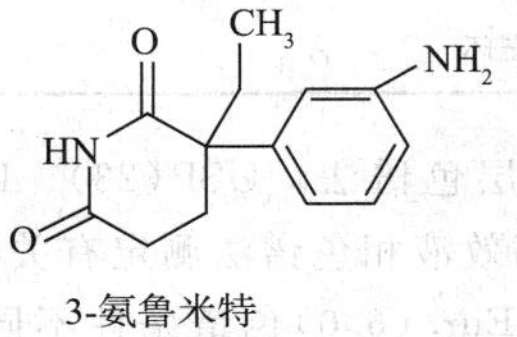

3-氨鲁米特

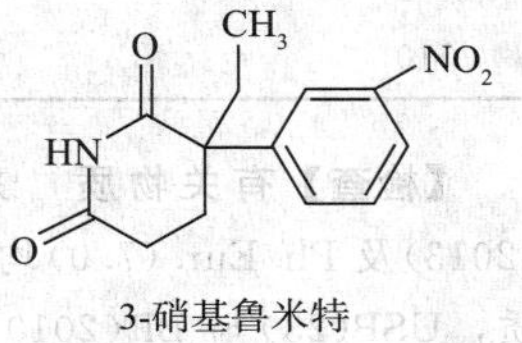

3-硝基鲁米特

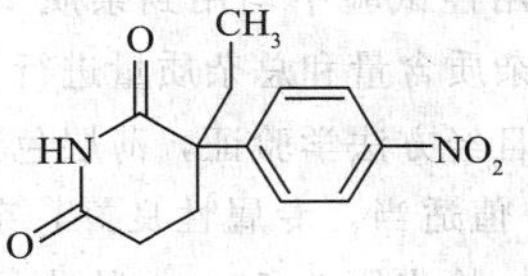

硝基鲁米特

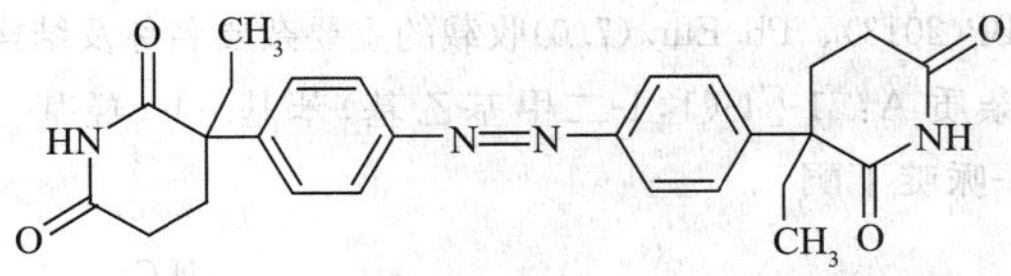

偶氮安鲁米特

图 2　氨鲁米特相关杂质结构图

【含量测定】本品为含氮碱性化合物，可在冰醋酸中以高氯酸直接滴定，以结晶紫为指示剂，以绿色指示滴定终点。

USP(36)采用高效液相色谱法，以外标法计算。

【制剂】氨鲁米特片(Aminoglutethimide Tablets)

USP(36)和 BP(2013)均有收载。

溶出度　以盐酸溶液(7→1000)为溶出介质，以紫外-可见分光光度法与对照品溶液同时测定，限度为标示量的 70%。

含量测定　本品在乙醇中略溶，供试品需在温水浴中加热 10 分钟使溶，采用紫外-可见分光光度法，以 242nm 波长处的吸收系数 504 计算。BP(2013)、USP(36)均采用高效液相色谱法，以外标法测定。

参考文献

[1] 国家药典委员会．中华人民共和国药典临床用药须知·化学药和生物制品卷［M］．2005 年版．北京：人民卫生出版社，2005：207.

[2] Samojlik E, Santen RJ. Potency of the effect of d-stereoisomer of aminoglutethimide on adrenal and extraadrenal steroidogenesis［J］. J Clin Endocrinol Metab，1980，51：462-465.

[3] Bushell SM, Crump JP, Lawrence NJ, et al. The Synthesis of (±) Aminoglutethimide via Vicarious Nucleophilic Aromatic Substitution of Hydrogen［J］. Tetrahedron，1998，54：2269-2274.

[4] Bunegar MJ, Dyer UC. Production of (*R*)-aminogluthimide：A new route from 1-chloro-4-nitrobenzene［J］. Org Process Res Dev，1999，3(6)：442-450.

[5] Glice MM, Bajdor K, Les A. IR, Raman and theoretical ab initio RHF study of aminoglutethimide-an anticancer drug［J］. J. Molecular Structure，1998，450：141-153.

[6] 葛红柳，潘欣，包建全．高效液相色谱法测定氨鲁米特中 *m*-氨鲁米特含量［J］．医药导报，2004，23(4)：257-258.

撰写　江文明　金　薇　上海市食品药品检验所

复核　杨永健　上海市食品药品检验所

特非那定

Terfenadine

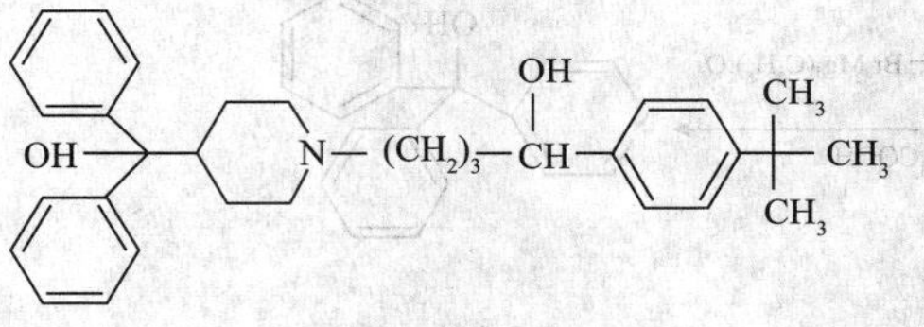

$C_{32}H_{41}NO_2$　471.68

化学名：α-(4-叔丁基苯基)-4-(羟基二苯甲基)-1-哌啶丁醇

(1*RS*)-1-[4-(1,1-dimethylethyl)phenyl]-4-[4-(hydroxydiphenylmethyl)piperidin-1-yl] butan-l-ol

英文名：Terfenadine(INN)

CAS 号：[50679-08-8]

本品为哌啶类抗组胺药，具有特异的外周 H_1 受体拮抗作用及轻度抗 5-羟色胺、抗胆碱及抗肾上腺素的作用[1]。在抗组胺有效剂量下，本品及其代谢产物均不易透过血脑屏障，故极少有中枢抑制作用。主要用于季节性过敏性鼻炎，常年性过敏性鼻炎，荨麻疹及过敏性皮肤疾患，枯草热、变应性花粉病[2]。

口服本品后，胃肠道吸收良好，蛋白结合率为 97%，有明显的首关代谢，其代谢产物为具有抗组胺药理活性的羧酸衍生物和无活性的吡啶-伯醇衍生物。口服本品 60mg 后，半小时血浆中可测出此药，2 小时达药峰浓度，其后开始以 3.4～20.4 小时的双相半衰期降解[1]。本品 99%经肝脏代谢，代谢产物以及痕量的原型药物经尿液和粪便排泄[3]。本品在肝、肺中浓度最高，脑和脊髓中几乎没有分布。主要不良反应有心律失常，如尖端扭转型室性心动过速[3]，头痛、头晕、口干、鼻干、皮疹、恶心、呕吐等。

本品80年代初由德国赫斯特制药公司研制成功[4]。我国由湖北省医工所于1988年底完成试制并通过鉴定，1989年获新药证书，江苏扬州制药厂首家生产。由于特非那定存在一定的心脏毒性[5]，1998年2月美国FDA将特非那定从市场上撤消，停止使用。欧盟成员国法国、比利时、希腊及卢森堡亦将其撤出市场。英国已决定将特非那定从非处方药(OTC)转为处方药。在USP中仅USP(23)收载该品种，中国药典(2010)开始收载，BP(2013)、Ph. Eur.(7.0)亦有收载。

【制法概要】[6]

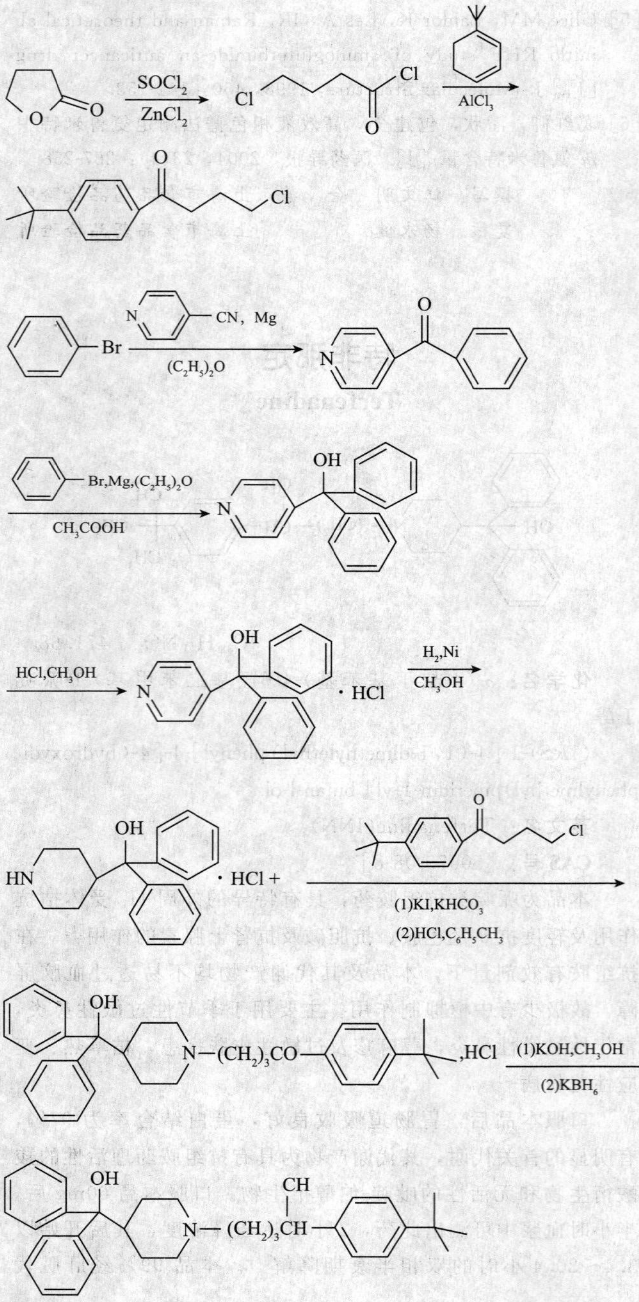

【性状】熔点 中国药典(2015)规定为147～151℃，样品实测值为149～150℃。BP(2013)、Ph. Eur.(7.0)规定熔点为146～152℃。

【鉴别】(1)本品加枸橼酸的饱和醋酐溶液在水浴加热状态下，呈红色，系本品所含脂肪环的叔胺基与枸橼酸的呈色反应。

(2)本品所含丁醇的醇羟基可被硫氧化为酮羰基，而硫则被还原，生成硫化氢气体。

(3)本品的红外光吸收图谱(光谱集244图)显示的主要特征吸收如下。

特征谱带(cm^{-1})	归属	
3480，3380	羟基	ν_{O-H}
3090，3070，3030	芳氢	ν_{C-H}
2820，2780	N－CH_2	ν_{C-H}
1600，1490，1450	苯环	$\nu_{C=C}$
1130	羟基	ν_{C-O}
790	对位取代苯	γ_{2H}
760	单取代苯	γ_{5H}
710	取代苯环	$\delta_{环}$

【检查】有关物质 采用薄层色谱法。USP(23)、BP(2013)及Ph. Eur.(7.0)均采用高效液相色谱法测定有关物质，USP(23)与BP(2010)、Ph. Eur.(6.0)色谱条件不同，但色谱系统适用性试验中均用到杂质A对照品，并对杂质A含量、单个杂质含量和总杂质量进行了控制。由于难以获得杂质对照品且经方法学验证，薄层色谱方法中杂质斑点与主成分斑点 R_f 值适当，专属性良好，杂质斑点与主成分斑点可有效分离，检出限为50ng，故中国药典(2015)采用薄层色谱法检查其有关物质。

BP(2013)、Ph. Eur.(7.0)收载的主要杂质名称及结构如下。

杂质A：1-[4-(1,1-二甲基乙基)苯基]-4-(羟基-二苯甲基)-1-哌啶丁酮

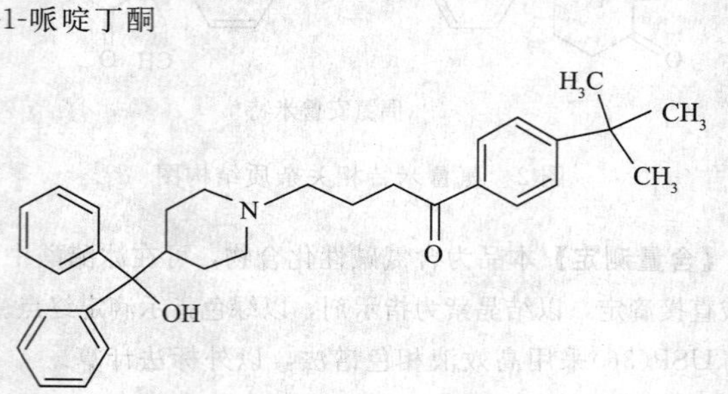

杂质B：(1*RS*)-1-[4-(1,1-二甲基乙基)苯基]-4-(4-羟基-二苯甲基)-1-哌啶丁醇

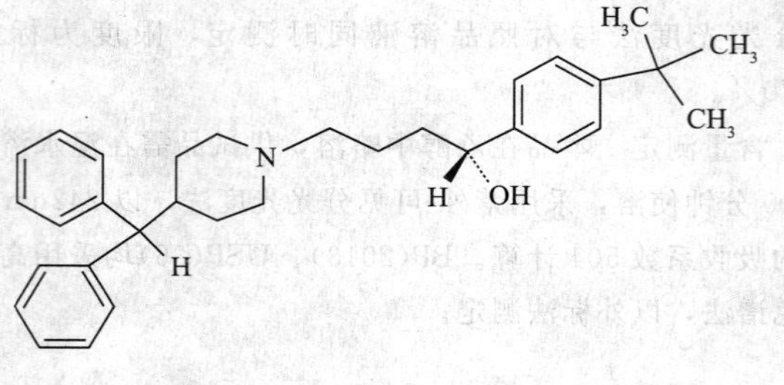

杂质 C：1-[(4*RS*)-4-[4-(1,1-二甲基乙基)苯基]-4-(羟基-丁基)-4-(羟基-二苯甲基)-1-氧化哌啶

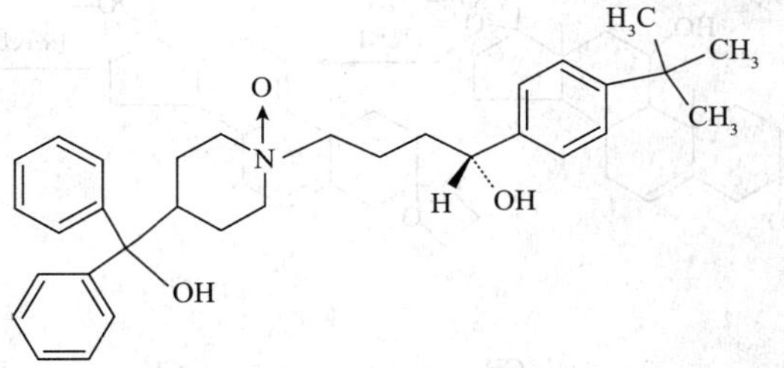

杂质 D：(1*RS*)-1-[4-(1,1-二甲基乙基)苯基]-4-(4-羟基-二苯亚甲基)-1-哌啶丁醇

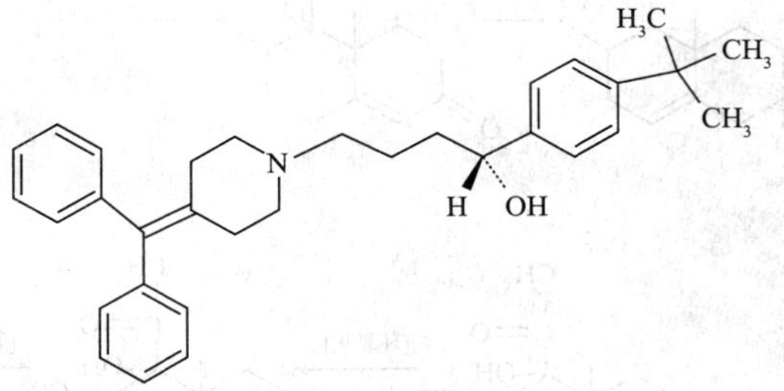

杂质 E：1-[(4*RS*)-4-[4-(1,1-二甲基乙基)苯基]-4-羟基]-4-哌啶羧酸

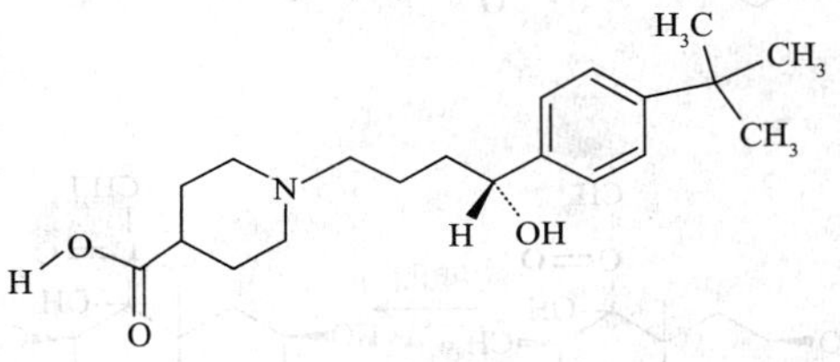

杂质 F：1-[4-[4-(1,1-二甲基乙基)苯基]-3-丁烯]-4-二苯亚甲基哌啶

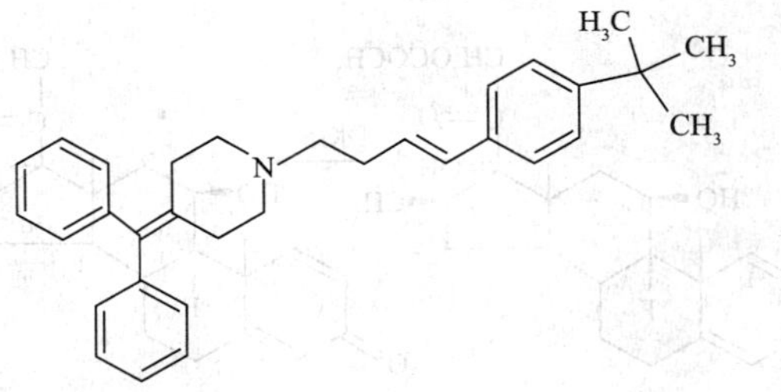

杂质 G：1-[4-[4-(1,1-二甲基乙基)苯基]-3-丁烯]-4-哌啶]-二苯基甲醇

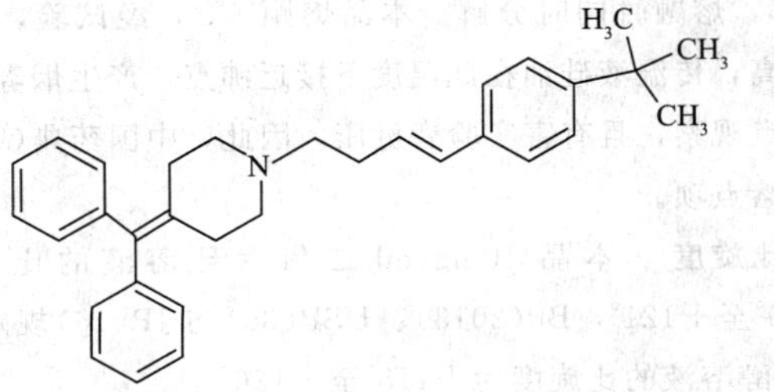

杂质 H：1-[4-[4-(1,1-二甲基乙基)苯基]-丁基]-4-哌啶联二苯甲醇

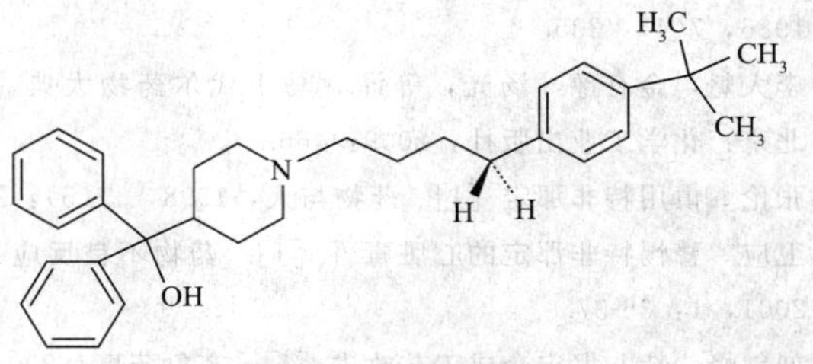

杂质 I：二苯基-(4-哌啶)-甲醇

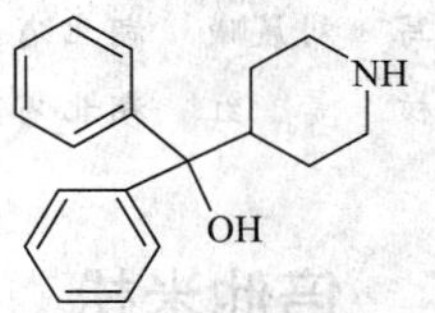

杂质 J：1-[(4*RS*)-4-[4-(1,1-二甲基乙基)苯基]-4-(羟基-丁基)-4-羧基-乙基哌啶

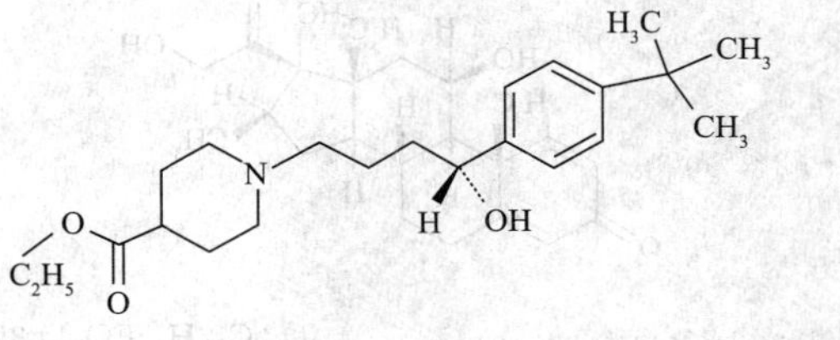

干燥失重 卫生部药品标准新药转正标准第十一册规定在105℃干燥至恒重，USP(23)、BP(2013)及Ph. Eur.(7.0)规定在60℃减压干燥至恒重。由于样品在105℃干燥至恒重后，外观无变化，减失重量与60℃减压干燥至恒重无差别，故中国药典(2015)仍延用在105℃干燥至恒重的方法。

【含量测定】采用非水溶液滴定法。本品的化学结构中有叔胺基，在醋酐中碱性增强，可用高氯酸非水溶液测定法测定含量。以结晶紫为指示剂，在滴定过程中颜色由紫→蓝→蓝绿→绿→黄绿→黄。经电位法测试，当滴定至蓝色时有最大电位突跃，故终点颜色应为蓝色。USP(23)、BP(2013)及Ph. Eur.(7.0)也采用此法，但用电位法指示终点。

【制剂】中国药典(2015)、USP(23)及BP(2013)均收载了特非那定片。

特非那定片(Terfenadine Tablets)

卫生部药品标准新药转正标准第十一册中收载的特非那定片溶出度检查和含量测定条件与USP(23)相同。中国药典(2010)将二项的色谱条件进行统一，简化了操作过程。中国药典(2015)未修订。BP(2013)亦采用液相色谱法，但色谱条件不同，并规定了特非那定片中杂质A的限度不得过0.2%。

参考文献

[1] 国家药典委员会．中华人民共和国药典临床用药须知·化学药和生物制品卷[M]．2005年版．北京：人民卫生出版社，2005：742.

[2] 特非那定[J]．国外药学：合成药、生化药、制剂分册，

1986，7(4)：235.

[3] 李大魁，金有豫，汤光，等译．马丁代尔药物大典［M］．北京：化学工业出版社，2009：466.

[4] 张伦．慎用特非那定［J］．药物与人，1998，11(5)：23.

[5] 卫应．警惕特非那定的心脏毒性［J］．药物不良反应杂志，2001，1：36-37.

[6] 刘剑峰．特非那定合成工艺改进［J］．齐鲁药事，2004，23(1)：45-46.

撰写　刘晨曦　湖北省药品监督检验研究院

复核　姜　红　湖北省药品监督检验研究院

倍他米松

Betamethasone

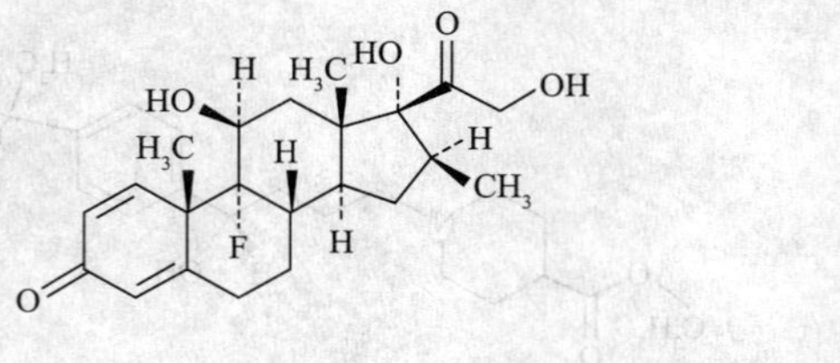

$C_{22}H_{29}FO_5$　392.47

化学名：16β-甲基-11β,17α,21-三羟基-9α-氟孕甾-1,4-二烯-3,20-二酮

16β-methyl-11β,17α,21-trihydroxy-9α-fluoro pregna-1,4-diene-3,20-dione

英文名：Betamethasone(INN)

异名：β-类松

CAS 号：［378-44-7］

本品为肾上腺皮质激素类药，是地塞米松的 16β 甲基体，其抗炎作用较地塞米松略强，为可的松的 40～50 倍，而钠潴留作用较小，故不宜用于肾上腺皮质功能不全的替代治疗。本品不宜长期应用，尤其是小儿，因其可抑制生长[1]。据文献报道，口服^{3}H 标记的倍他米松 48 小时后，约有 70% 由尿液中排泄，其中 15%～30% 是游离体；代谢物中除原型外，尚可检出 11β-氧化物、6β 氢氧化物、20 位羰基还原物和除去侧链后的 17-酮基物[2]。

除中国药典(2015)收载外，BP(2013)、Ph. Eur.(7.0)、USP(36)，JP(16)中均有收载。本品由 Taub 与 Oliveto 等于 1958 年合成，国内于 1973 年开始生产。

【**制法概要**】目前采用缩酮→还原→脱水→格氏反应→水解→生物脱氢→环氧化→氟代→碘代→置换→水解的工艺路线如下[2]。

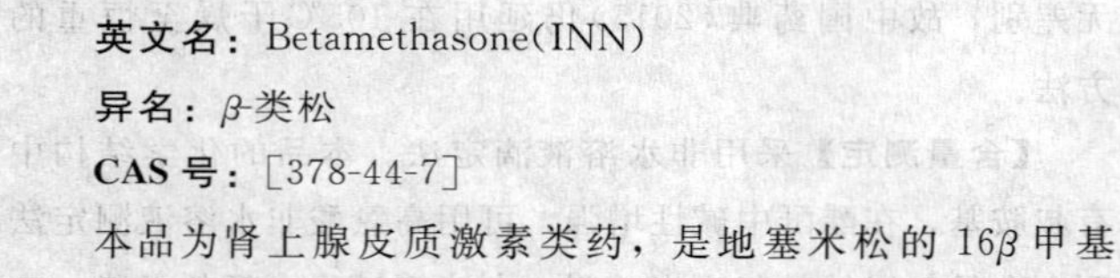

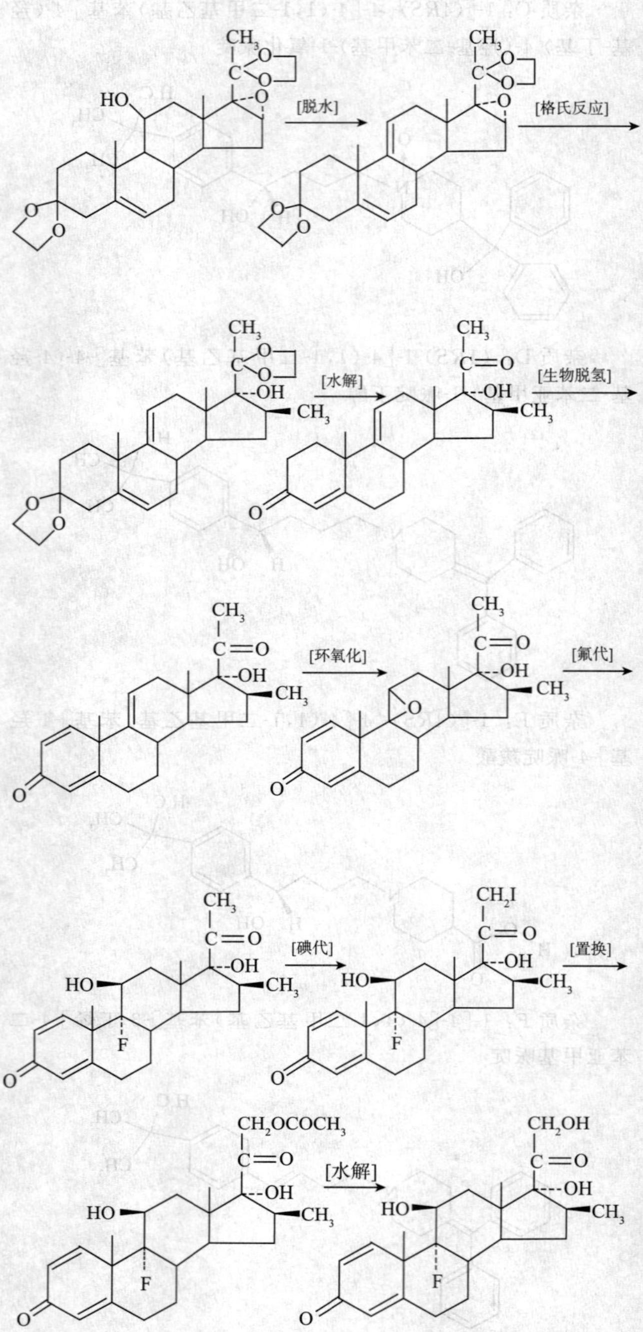

【**性状**】本品为白色或类白色结晶性粉末。

熔点　中国药典(2005)性状项下规定熔点为 236～244℃，熔融时同时分解。本品熔距 8℃，经试验，由于熔点较高，传温液硅油在此温度下接近沸点，产生烟雾，不利于熔点观察，且有害实验者健康。因此，中国药典(2010)删除了熔点项。

比旋度　本品 10mg/ml 二氧六环溶液的比旋度为 +115°至 +121°，BP(2013)、USP(36)与 JP(16)规定 5mg/ml 甲醇溶液的比旋度为 +118°至 +126°

吸收系数　本品 10μg/ml 的乙醇溶液在 239nm 的波长处有最大吸收(图 1)，吸收系数($E_{1cm}^{1\%}$)为 382～406。

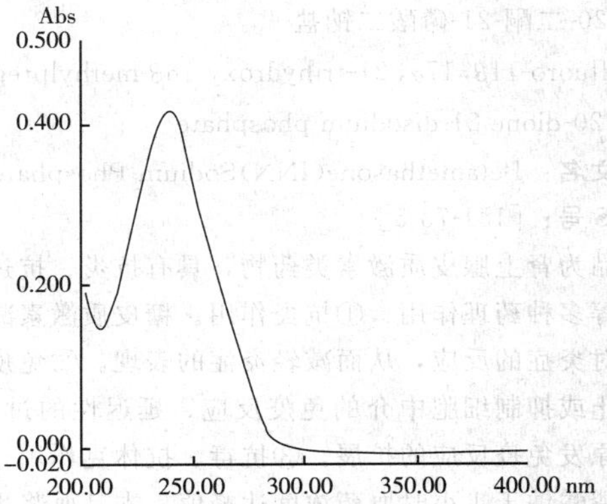

图 1　倍他米松紫外吸收图谱

【鉴别】(1)本品结构中 C_{17} 位的 α-醇酮具有强还原性，与斐林试剂反应生成红色氧化亚铜沉淀。

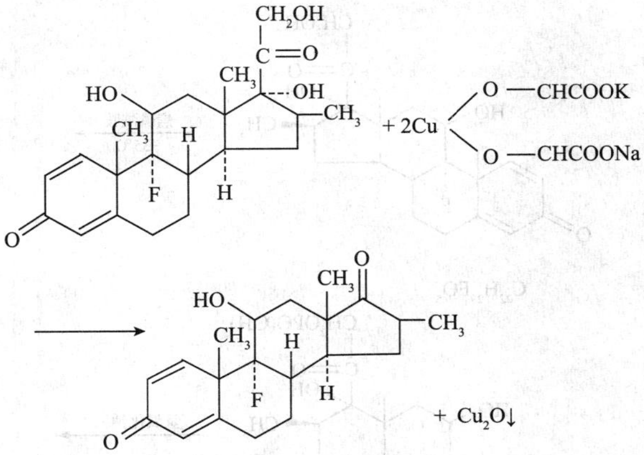

(2)本品的红外光吸收图谱应与对照的图谱(光谱集 418 图)一致，本品的红外光吸收图谱显示的主要特征吸收如下[2]。

特征谱带(cm^{-1})	归属	
3420	羟基	ν_{O-H}
1708	20 位酮	$\nu_{C=O}$
1658	3 位酮	$\nu_{C=O}$
1614，1600	1，4-烯	$\nu_{C=C}$
1053	羟基	ν_{C-O}

(3)本品结构中 9α 位有氟，故显有机氟化物的鉴别反应。

【检查】**有关物质**　采用高效液相色谱法进行检查。中国药典(2005)采用 C18 柱，以甲醇-水(56∶44)为流动相，检测波长为 240nm，并以倍他米松与甲泼尼龙混合溶液进行系统适用性试验。经工艺调研，地塞米松为生产工艺中易引入的杂质。参考 BP(2010)乙腈-水的梯度洗脱色谱系统，经试验研究与验证，采用乙腈-水(25∶75)的等度系统可将杂质完全洗脱出来。结果表明，与中国药典(2005)的色谱系统相比，该系统检出的杂质多，分离效果好。使用了三种不同型号的 C18 色谱柱：Kromasil C18 柱(250mm×4.6mm，5μm)、资生堂 C18 柱(250mm×4.6mm，5μm)、Agilent C18 柱(250mm×4.6mm，5μm)，采用安捷伦 HP1100 型液相色谱仪与岛津 2010C 型液相色谱仪上进行耐用性试验考察，结果良好。中国药典(2015)未修订。

有关物质检查典型色谱图见图 2、图 3。

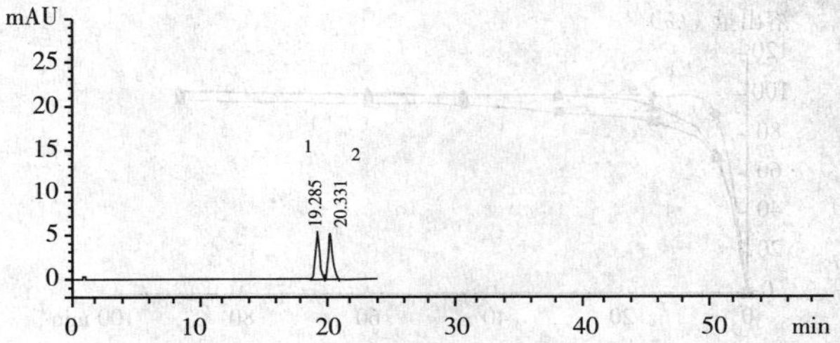

图 2　倍他米松系统适用性试验色谱图

1. 倍他米松；2. 地塞米松

色谱柱：Kromasil C18(250mm×4.6mm，5μm)

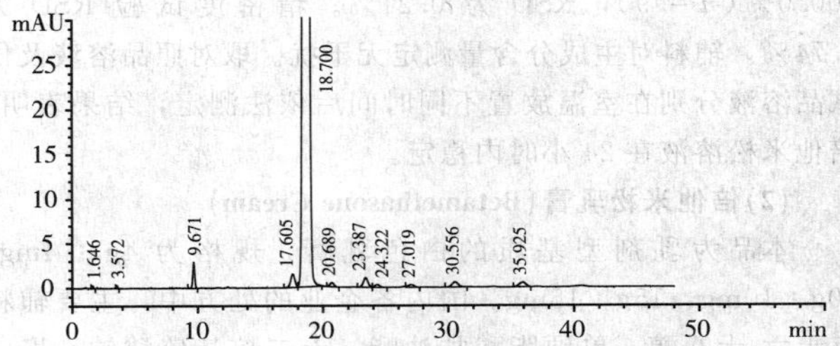

图 3　倍他米松有关物质典型色谱图

色谱柱：Kromasil C18(250mm×4.6mm，5μm)

经稳定性考察，倍他米松供试品溶液在 24 小时内基本稳定。

干燥失重　本品不含结晶水，中国药典(2015)在 105℃干燥至恒重，限度为 0.5%。BP(2013)与中国药典基本一致；USP(36)规定在 105℃干燥 3 小时，减失重量不得过 1.0%；JP(16)规定五氧化二磷减压干燥 4 小时，减失重量不得过 0.5%。

【含量测定】采用高效液相色谱法，色谱条件与有关物质项下相同。以外标法定量，经方法学验证，倍他米松在 0.2～80μg/ml 浓度范围内与其峰面积呈线性关系，精密度试验 RSD 为 0.06%($n=6$)。供试品溶液(浓度为 40μg/ml)在室温放置 24 小时基本稳定。

【制剂】中国药典(2015)收载了倍他米松片、倍他米松乳膏，USP(36)中收载了倍他米松片、倍他米松乳膏、倍他米松口服溶液，BP(2013)中收载倍他米松片、倍他米松滴眼剂、倍他米松注射液。JP(16)中收载了倍他米松片。

(1)倍他米松片(Betamethasone Tablets)

本品为白色片，规格为 0.5mg。国内各企业的处方中，主要辅料有糊精、淀粉、蔗糖(乳糖)、硬脂酸镁、羟丙基纤维素、乙醇等。

鉴别　中国药典(2005)鉴别(1)为化学反应，有生产企业反馈该方法存在问题。天津市药品检验所对 2 个厂家的 6 批样品进行了试验，反应均显橙红色。按各辅料的最大用量配制空白样品进行相同试验，结果亦显橙红色，因辅料对该化学鉴别有干扰，故中国药典(2010)标准删去了此项鉴别。

溶出度　因倍他米松片系难溶性药物，且规格较小，有必要对其进行溶出度检查。中国药典(2010)对溶出度操作法未作修订，根据不同企业 6 批样品的溶出曲线，30 分钟时已基本达到全溶出，故将取样点由 45 分钟修订为 30 分钟，限度仍维持不变。中国药典(2015)未修订。不同企业产品的溶出曲线见图 4。

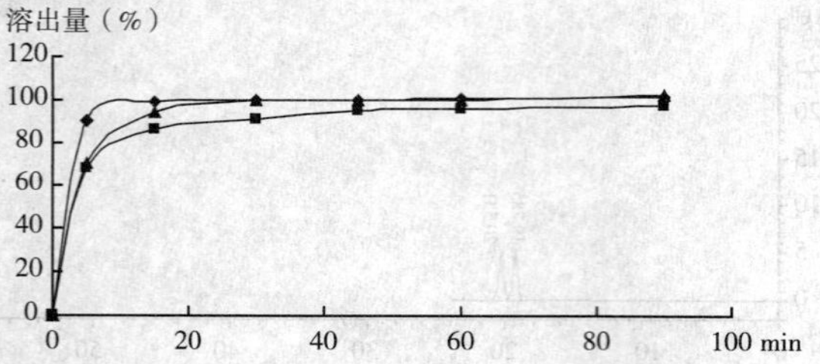

图4　倍他米松片溶出曲线图

含量测定与含量均匀度　均采用高效液相色谱法测定，色谱条件同原料药。经方法学试验，本方法平均回收率为100.0%（$n=9$），RSD 为 0.21%。精密度试验 RSD 为 0.74%。辅料对主成分含量测定无干扰。取对照品溶液及供试品溶液分别在室温放置不同时间后依法测定，结果表明，倍他米松溶液在 24 小时内稳定。

（2）倍他米松乳膏（Betamethasone Cream）

本品为乳剂型基质的白色乳膏，规格为 4g：4mg，10g：10mg，15g：15mg。国内各企业的处方中，主要辅料有十六-十八醇、单硬脂酸甘油酯、十二烷基硫酸钠、聚山梨酯 80、液体石蜡、羟苯酯类防腐剂等。

含量测定　采用高效液相色谱法，色谱条件与原料药含量测定项相同。

中国药典（2005）样品处理时采用高速匀浆机，由于许多实验室不具有此设备，为便于操作，故中国药典（2010）修订为水浴加热溶解。在供试品中加入适量甲醇后，置 80℃ 水浴中加热使基质完全融化，放冷，再用甲醇稀释至刻度，摇匀，置冰浴中冷却 2 小时以上，迅速用滤膜（0.45μm）滤过，弃初滤液 10ml 后滤膜无吸附。该方法的平均回收率为 100.3%（$n=9$），RSD 为 0.37%，精密度试验 RSD 为 0.42%。倍他米松乳膏供试品溶液在 24 小时内稳定。中国药典（2015）未修订。

参考文献

［1］国家药典委员会．中华人民共和国药典临床用药须知·化学药和生物制品卷［M］．2005 年版．北京：人民卫生出版社，2005．

［2］中华人民共和国卫生部药典委员会．中华人民共和国药典 1990 年版二部药典注释［M］．北京：化学工业出版社，1993．

撰写　左志辉　胡雅斐　天津市药品检验研究院

复核　唐素芳　天津市药品检验研究院

倍他米松磷酸钠

Betamethasone Sodium Phosphate

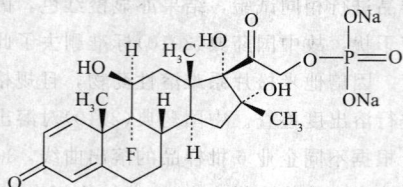

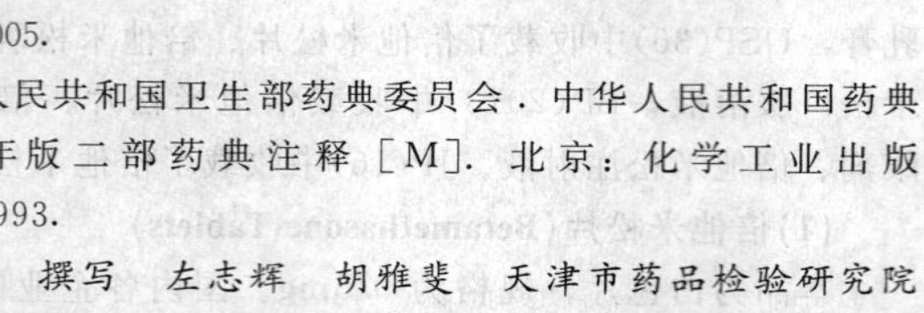

$C_{22}H_{28}FNa_2O_8P$　516.41

化学名： 16β-甲基-11β，17α，21-三羟基-9α 氟-孕甾-1，4-二烯-3，20-二酮-21-磷酸二钠盐

9α-fluoro-11β，17α，21-trihydroxy-16β-methylpregna-1，4-diene-3，20-dione 21-disodium phosphate

英文名： Betamethasone（INN）Sodium Phosphate

CAS 号：［151-73-5］

本品为肾上腺皮质激素类药物，具有抗炎、抗过敏和抑制免疫等多种药理作用：①抗炎作用。糖皮质激素减轻和防止组织对炎症的反应，从而减轻炎症的表现。②免疫抑制作用。防止或抑制细胞中介的免疫反应、延迟性的过敏反应，并减轻原发免疫反应的扩展。③抗毒、抗休克作用。肌注倍他米松磷酸钠于 1 小时血药浓度达峰值。本品血浆蛋白结合率较其他皮质激素类药物为低[1]。

除中国药典（2015）收载外，BP（2013）、Ph. Eur.（7.0）、USP（36）及 JP（16）亦有收载。

【制法概要】 本品的合成工艺如下。

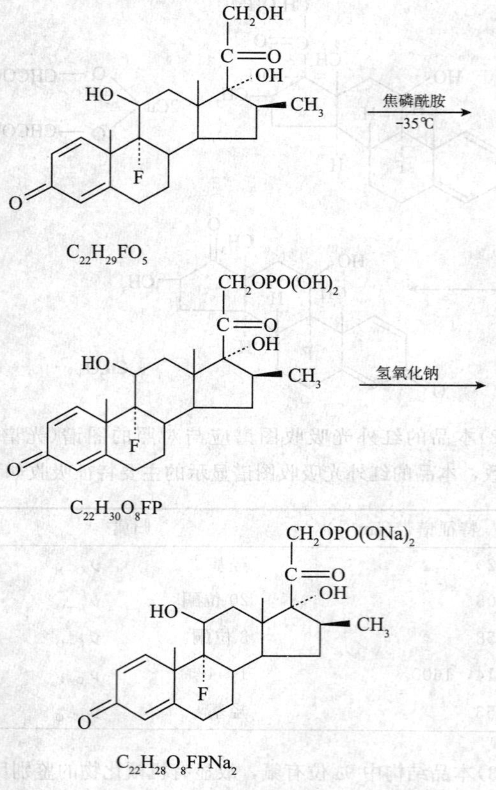

【性状】 本品为白色或类白色粉末；有引湿性。

比旋度　本品 10mg/ml 水溶液的比旋度为 +95° 至 +102°。USP（36）、JP（16）规定为 +99° 至 +105°（水，10mg/ml）；BP（2013）规定为 +98° 至 +104°（水，10mg/ml）。

【鉴别】（1）中国药典（2015）采用薄层色谱法，供试品溶液为 10mg/ml 的甲醇溶液，展开后喷以硫酸-甲醇-硝酸（10：10：1）显色剂显色。关于浓硫酸与甾体呈色机理，认为是质子化的结果。甾体激素与硫酸的呈色反应具有操作简便的优点，并且由于形成的颜色或荧光不同而能相互区别，虽因操作条件不易掌握，不是一个理想的鉴别方法，但目前仍为一些国家药典所采用[1]。

（2）本品的红外光吸收图谱应与对照的图谱（光谱集 659 图）一致，本品的红外光吸收图谱显示的主要特征吸收如下[2]。

特征谱带(cm^{-1})	归属	
3400	羟基	ν_{-OH}
1718	20-酮	$\nu_{C=O}$
1665	3-酮	$\nu_{C=O}$
1617，1605	1，4-烯	$\nu_{C=C}$
1100	磷酸盐	$\nu_{P=O}$
980	磷酸盐	ν_{P-O}

(3)本品经破坏后显钠盐与磷酸盐的鉴别反应。

【检查】碱度 本品水溶液的 pH 应为 7.0～9.0，BP(2013)、JP(16)规定为 7.5～9.0。

溶液的澄清度与颜色 本品在生产过程中，若干燥时受热时间过长或温度过高，其外观变黄或黄色加深。本品生产过程中最后一个前体(哌嗪盐)不溶于水；如此前体不能完全转化成钠盐而存留于成品中，将会影响成品的澄清度。故中国药典(2010)新增该项检查。

本品易溶于水，BP(2010)的供试品溶液浓度为 0.05g/ml，规定溶液应澄清，颜色浅于 B_7 标准比色液；JP(15)的供试品溶液浓度为 0.025g/ml，规定溶液应澄清无色。比较主要生产企业的 6 批样品，按照 BP 的浓度配制供试品溶液，6 批样品均澄清，溶液颜色为黄色，均浅于黄色 2 号标准比色液。经比较，BP 的 B_7 标准比色液与中国药典的橙黄色 2 号标准比色液接近。因起草标准时样品批次有限，难以确定其他生产工艺产品或其他批次样品的溶液颜色，故中国药典(2010)规定两种色调的标准比色液。中国药典(2015)未修订。

游离磷酸盐 本法利用在酸性溶液中磷酸盐与钼酸铵作用生成磷钼酸铵，再经还原形成磷钼酸蓝(钼蓝)，通过比色法，控制终产品中的游离磷酸盐。国外药典的方法与限度均与中国药典基本一致。

有关物质 采用高效液相色谱法进行检查。中国药典(2015)未作修订，仍沿用中国药典(2010)有关物质的检测方法，色谱条件和杂质限度与 BP、Ph. Eur. 一致。

水分 由于本品具有引湿性，干燥失重测定法在试验操作上有一定难度，故参照国外药典，修订为水分测定法，限度仍为 8.0%，与 BP、Ph. Eur. 一致，JP(16)及 USP(36)限度均为 10.0%。

【含量测定】中国药典(2005)采用比色法，经异烟肼溶液显色后在 420nm 波长处测定吸光度，不仅操作繁琐，而且专属性差。经试验研究，中国药典(2010)修订为采用 HPLC 法(外标法)测定倍他米松磷酸钠含量。经方法学验证，结果表明，倍他米松磷酸钠在 8.376～125.64μg/ml 浓度范围内与峰面积或峰面积比呈良好线性关系，方法准确度和精密度良好。稳定性试验结果表明，供试品溶液及对照品溶液在 24 小时内基本稳定。中国药典(2015)未修订。

【制剂】中国药典(2015)仅收载了倍他米松磷酸钠注射液。USP(36)、BP(2013)也均有收载。

倍他米松磷酸钠注射液(Betamethasone Sodium Phosphate Injection)

本品为无色的澄明液体。规格为 1ml：2.63mg(相当于倍他米松 2mg)；1ml：5.26mg(相当于倍他米松 4mg)。国内各企业的处方中主要辅料有氯化钠、丙二醇、乙二胺四乙酸二钠、亚硫酸氢钠、硫酸氢钠、焦亚硫酸钠等。

有关物质 中国药典(2005)注射液项下未收载有关物质检查。中国药典(2010)参考国外药典标准，经实验研究，确定了本品有关物质检查方法及限度，色谱条件中色谱柱和流动相与中国药典(2005)倍他米松磷酸钠注射液含量测定项下一致，但检测波长为 241nm。中国药典(2015)未修订。

因为供试品溶液色谱图中有辅料峰，经考察确定相对保留时间 0.2 之前的色谱峰按辅料峰计。有关物质检查典型色谱图见图 1、图 2、图 3。

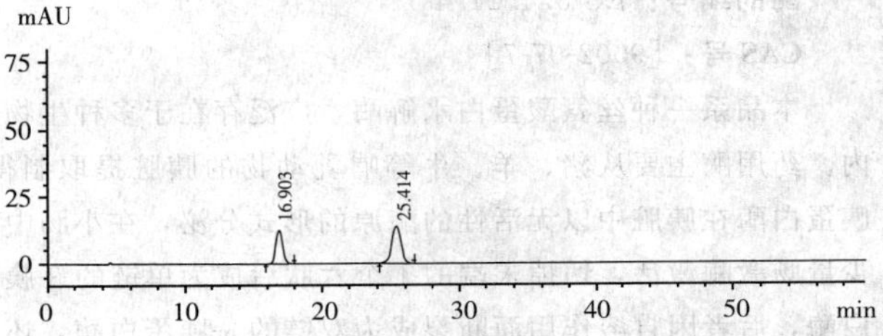

图 1 对照溶液图谱

倍他米松磷酸钠 t_R = 16.903min，倍他米松 t_R = 25.414min，Rs = 8.3；色谱柱：迪马 C18(4.6mm×250mm，5μm)

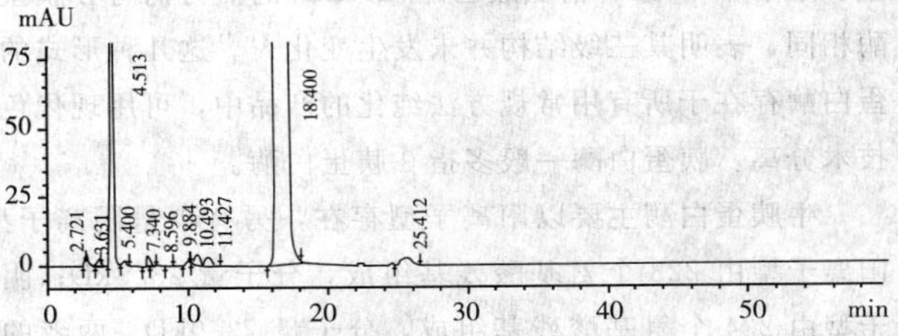

图 2 倍他米松磷酸钠注射液有关物质检查色谱图

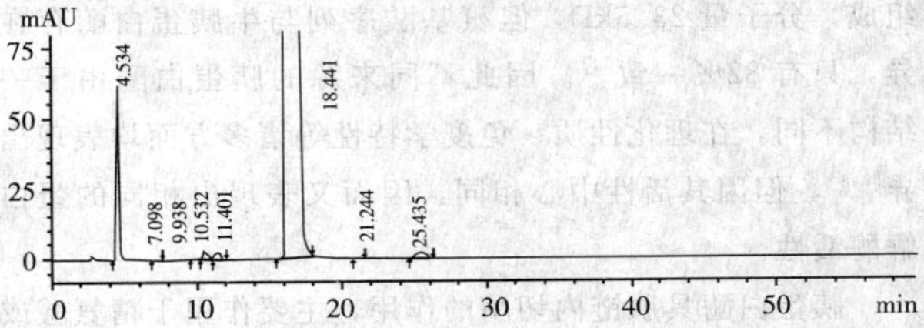

图 3 B 企业的注射液有关物质检查色谱图

细菌内毒素 本品临床每小时用药最大剂量是静脉注射每次 9mg(中国医师药师临床用药指南)，内毒素计算限值约为 33EU/mg；国外标准中 USP 为 29.2EU/mg。中国药典(2010)规定本品细菌内毒素限值为 22EU/mg，与内毒素计算值比较，安全系数为 1.5，并严于 USP 标准。中国药典(2015)未修订。

本品对内毒素检查方法有干扰，最大不干扰参考浓度约为 0.003mg/ml，可用适当灵敏度的鲎试剂经稀释至 MVD 后进行内毒素检查。

含量测定 采用高效液相色谱法，中国药典(2010)色谱条件与中国药典(2005)相同，仅将内标法修订为外标法，与原料药方法统一。经对多批样品测定，内标法与外标法的测定结果基本一致。中国药典(2015)未修订。

参考文献

[1] 安登魁. 药物分析 [M]. 3 版. 北京：人民卫生出版社，1992.

[2] 李乃芝，周其庄，李美珍. 倍他米松磷酸钠合成新工艺 [J]. 中国医药工业杂志，1983，9：1-2.

撰写 华 莲 天津市药品检验研究院
复核 唐素芳 天津市药品检验研究院

胰蛋白酶

Trypsin

酶的编号：EC 3.4.21.4

CAS 号：[9002-07-7]

本品系一种丝氨酸蛋白水解酶，广泛存在于多种生物体内。药用酶主要从猪、羊、牛等哺乳动物的胰脏提取制得。胰蛋白酶在胰脏中以无活性的酶原的形式分泌，在小肠中被少量肠激酶激活，切掉末端的1个六肽后成为单链的β-胰蛋白酶，后者因自溶作用而断裂成为双链的α-胰蛋白酶，还可再断裂成为γ、ψ-胰蛋白酶等多种形式，肽链之间仍通过二硫键相连，对不同的底物表现出不同的活力[1,2]，但分子量、水解苯甲酰-L-精氨酸乙酯(BAEE)的活力仍与β-胰蛋白酶相同，表明其三级结构并未发生变化[3]。这几种形式的胰蛋白酶存在于所有用常规方法纯化的产品中，可用现代色谱技术分离。胰蛋白酶一般多指β-胰蛋白酶。

牛胰蛋白酶主要以阳离子型存在，另有少量阴离子型。阳离子型由223个氨基酸残基组成，分子量23.3kD；阴离子型由224个氨基酸残基组成，分子量23.9kD。两者的氨基酸序列只有74%一致。猪胰蛋白酶由223个氨基酸残基组成，分子量23.5kD，但氨基酸序列与牛胰蛋白酶存在差异，只有82%一致[4]。因此不同来源的胰蛋白酶由于一级结构不同，在理化性质、免疫学特性等诸多方面均表现出差异[5,6]，但因其活性中心相同，因而又表现出相同的蛋白水解酶活性。

胰蛋白酶具肽链内切酶的作用，主要作用于精氨酸或赖氨酸羧基端的肽键，可选择性地作用于变性蛋白水解成多肽或氨基酸，提高组织通透性、抑制水肿和血栓周围的炎症反应。临床用于溶解血凝块、渗出液、坏死组织，促进伤口愈合；与其他药物配伍可用于治疗各种胃肠道疾病；喷雾口腔吸入可用于溶解黏痰；眼科用于治疗各种眼部炎症、出血性眼病以及眼外伤、视网膜震荡等。因其能分解蛇毒蛋白，还可治疗毒蛇咬伤。近年来正研究用于治疗胰腺囊性纤维化、慢性胰腺炎等胰腺疾病。本品可引起组胺释放，出现过敏反应。

胰蛋白酶由 Kühne W.F. 于1876年发现并命名。Kunitz M. 与 Northrop J.H. 于1931年首先从牛胰中分离得到胰蛋白酶结晶[7]，Travis J. 与 Leiner I.E. 又于1962年从猪胰中得到猪胰蛋白酶结晶[8]。我国于1966年开始生产牛胰蛋白酶。1980年在从猪胰提取糜胰蛋白酶共晶体的基础上，进一步分离，得到猪胰蛋白酶，1982年正式生产[9]。本品种最初收载于卫生部药品标准(生化药品)(1989年)，中国药典从1985年版开始收载，USP(36)、BP(2013)、Ph. Eur. (7.0)均收载。USP 收载的名称为结晶胰蛋白酶(Crystallized Trypsin)。

【制法概要】

猪胰 —[绞碎][酸提取]→ 提取液 —[盐析]→ 粗制酶原 —[活化][盐析]→ 粗制品 —[透析][精制]→ 胰蛋白酶

中国药典(2015)强调了所用的猪、羊、牛须经检疫合格，且生产过程应符合 GMP 要求。

【性状】本品为白色或类白色结晶性或无定型粉末，无定型有引湿性。在水中略溶，在乙醇或甘油中几乎不溶，在0.1mol/L 磷酸钠缓冲液中易溶。本品在室温、干燥状态下稳定，水溶液在室温放置3小时即失去75%的活力。1%的水溶液 pH 为3.0～6.0。在 pH3 时最稳定，pH8 时活力最高。在酸性条件下有较好的热稳定性。钙离子、镧离子可促进胰蛋白酶原转变为胰蛋白酶，还可延缓胰蛋白酶自溶，从而起到保护作用。胰蛋白酶抑制剂包括：有机磷化合物如 DFP(diisopropyl fluorophosphate)、抑肽酶、苯甲脒、甲苯磺酰-赖氨酰-氯甲烷(TLCK)等。大豆、利马豆、鸡蛋白中含有抑制剂。银离子也是潜在的抑制剂。在280nm 的吸收系数为14.3。牛、猪胰蛋白酶的等电点均为10.8。

【鉴别】采用对甲苯磺酰-L-精氨酸甲酯盐酸盐(TAME)试液作为底物，其酯键被胰蛋白酶水解产生酸，而在上述试液中含有酸碱指示剂甲基红与亚甲蓝，因此生成的酸性溶液显紫色。TAME 不被糜蛋白酶水解。

Ph. Eur. (7.0)、BP(2013)除此鉴别外，还与 TLCK 反应后，再加入 TAME 试液，3分钟内应不显紫色。TLCK 是一种烷基化试剂，可与酶活性位点的组氨酸或半胱氨酸反应，使蛋白水解酶如胰蛋白酶、凝血酶、木瓜蛋白酶、狗尿激肽原酶、梭菌蛋白酶等失活，因此该鉴别反应呈阴性。TLCK 不能使糜蛋白酶失活。

【检查】糜蛋白酶　在提取胰蛋白酶时易带入糜蛋白酶，根据胰蛋白酶与糜蛋白酶水解底物专一性的不同，采用 *N*-乙酰-L-酪氨酸乙酯(ATEE)为底物检查糜蛋白酶。由于胰蛋白酶水解 ATEE 的能力很弱，因此该法相当于测定供试品中糜蛋白酶的效价，再折算为每2500单位胰蛋白酶中所含糜蛋白酶的效价单位数。糜蛋白酶的限度为2500个胰蛋白酶单位中不得大于50单位，如按每1mg 胰蛋白酶为2500单位和每1mg 糜蛋白酶为1000单位，折算成重量，则糜蛋白酶的限度为5%(g/g)以下。需要指出的是，底物 ATEE 被酶水解后，在237nm 波长处的吸光度随酶促反应时间的延长而减小。为避免出现吸光度为负值，USP(36)是采用调节仪器使空白池的吸光度为0.200，中国药典(2015)则是采用减少空白池的底物量为2.0ml，使样品池与空白池吸光度的差值为正值(一般约为0.3～0.4)。

Ph. Eur. (7.0)、BP(2013)则是采用比较供试品和糜蛋白酶标准品分别与 ATEE 准确反应5分钟后溶液的 pH，以检查供试品中的糜蛋白酶，限度为5%(g/g)。该法简便，限度以重量百分数表示也更为合理，但需要糜蛋白酶标准品。

即使是色谱纯的胰蛋白酶仍含有0.2%的糜蛋白酶活

力[10]，这并非是因为其中含有糜蛋白酶杂质，而是由于胰蛋白酶本身也可水解ATEE，其水解速率约为糜蛋白酶的13%，但由于K_m值高10倍以上，因此表现出的水解速率仅为糜蛋白酶的1.2%[11]。两者水解ATEE的活力相差100倍[12]。

【效价测定】胰蛋白酶可专一地作用于赖氨酸、精氨酸等碱性氨基酸C末端的肽键、酰胺键及酯键，但切割位点的C末端如果存在脯氨酸会阻止反应发生，如果存在酸性氨基酸则会降低反应速率，其水解速率为酯键＞酰胺键＞肽键。也可水解间位羟基苯酸酯及脂肪酸酯，以及变性蛋白如酪蛋白、血红蛋白。因此可选用酪蛋白或含有碱性氨基酸的酰胺、酯等作为底物测定酶活力。因酪蛋白可被很多蛋白水解酶水解，缺乏专一性，故目前均采用专属性较高的合成底物，如BAEE、TAME等。

由于所用底物、反应液pH、反应温度、底物浓度及测定原理等不同，使得同一种酶的效价表示法不同，USP采用USP单位、BP采用katal；不同的试剂公司也有各自的表示法，如Sigma使用BAEE单位、Worthington使用TAME单位等，因此在使用时应注意不同单位的定义。各种单位的换算为：1katal＝7187.5USP单位，1BAEE单位＝0.33USP单位，1TAME单位＝19.2USP单位。中国药典采用与USP相同的BAEE法，因此两者的单位相同。该法的原理是BAEE在胰蛋白酶作用下，酯键被水解生成苯甲酰-L-精氨酸，在253nm波长处的吸光度随酶促反应递增，根据活力单位定义计算酶活力。

影响效价测定的因素：①在固定底物浓度、反应温度、pH等条件下，酶浓度应控制在50～60单位/ml，此时每30秒钟吸光度的变化值在0.015～0.018，且能恒定3分钟以上；②反应温度应准确控制在±0.5℃的范围内，否则对结果有较大影响；③底物溶液应在2小时内使用，以避免非酶水解。

用BAEE底物测定酶活力，操作简便，变异系数一般可控制在5%以下，但因BAEE尚可被胰脏中某些蛋白酶如胰激肽原酶水解，因此本法仅适用于测定纯度较高的胰蛋白酶。

Ph. Eur.(7.0)、BP(2013)则采用以BAEE为底物的氢氧化钠滴定中和法，通过比较样品与对照品在相同条件下水解BAEE的速率，根据效价与每秒钟消耗氢氧化钠的毫升数成正比计算而得。效价以katal表示，其定义为每秒钟转化1mol底物相当于1katal的酶。

张东裔等[13]用TAME为底物，在一定条件下被胰蛋白酶水解后释放出的游离酸与反应体系中的氢氧化钠发生中和反应，导致溶液pH降低，以酚红为指示剂，测定溶液在555nm处吸光度的变化，从而测得胰蛋白酶效价。

由于本品为动物来源，国外药典还设有对组胺的检查、最大与最小吸收波长处吸收系数的检查、微生物限度检查，这些安全性指标尚需积累考察数据后增订。

【贮藏】遮光、密封，在阴凉干燥处保存。

【制剂】注射用胰蛋白酶(Trypsin for Injection)

国外药典均未收载。本品为冻干无菌制品，辅料为甘露醇，可加入水解明胶等作稳定剂，在冻干状态下较稳定。规格有1.25万单位、2.5万单位、5万单位、10万单位。

异常毒性　本品所用原料系动物来源的提取物，有可能污染未知毒性杂质。中国药典(2015)规定供试品浓度为125单位/ml，限值剂量为3125单位/kg，为临床剂量的3.75倍。

参考文献

[1] Schroeder DD, Shaw E. Chromatography of trypsin and its derivatives. Characterization of a new active form of bovine trypsin [J]. Journal of Biological Chemistry, 1968, 243(11): 2943-2949.

[2] Foucault G, Seydoux F, Yon J. Comparative kinetic properties of α, β and φ forms of trypsin [J]. European Journal of Biochemistry, 1974, 47(2): 295-302.

[3] Ru BG, Du JZ, Zeng YH, et al. Active products of porcine trypsin after autolysis [J]. Scientia sinica, 1980, 23(11): 1453-1460.

[4] Hermodson MA, Ericsson LH, Neurath H, et al. Determination of the amino acid sequence of porcine trypsin by sequenator analysis [J]. Biochemistry, 1973, 12(17): 3146-3153.

[5] Vithayathil AJ, Buck F, Bier M, et al. On the mechanism of enzyme action. 72. Comparative studies on trypsins of various origins [J]. Arch Biochem Biophys, 1961, 92: 532-540.

[6] Buck FF, Vithayathil AJ, Bier M, et al. On the mechanism of enzyme action. 73. Studies on trypsins from beef, sheep and pig pancreas [J]. Arch Biochem Biophys, 1962, 97: 417-424.

[7] Northrop J, Kunitz M, Crystalline T Ⅰ. Isolation and Tests of Purity [J]. Journal of General Physiology, 1932, 16: 267.

[8] Travis J, Liener IE. The crystallization of pork trypsin [J]. Arch Biochem Biophys, 1962, 97: 218-219.

[9] 中华人民共和国卫生部药典委员会．中华人民共和国卫生部药品标准·抗生素生化药品注释(第一册1989)[M]. 1990: 86-88.

[10] Travis J, Liener IE. The crystallization and partial characterization of porcine trypsin [J]. Journal of Biological Chemistry, 1965, 240(5): 1962-1966.

[11] Inagami T, Sturtevan JM. Nonspecific catalyses by chymotrypsin and trypsin [J]. Jouranl of Biological Chemistry, 1960, 235(4): 1019-1023.

[12] Castaneda-Agullo M, Del Castillo LM. The effect of the medium dielectric strength on activity of alpha chymotrypsin [J]. Journal of General Physiology, 1959, 43: 127-137.

[13] 张东裔，唐建国，张龙翔．胰蛋白酶活性的定量测定方法[J]．生物化学与生物物理进展，1996，23(6):

551-553.

撰写　纪　宇　徐连连　江苏省食品药品监督检验研究院
复核　张　玫　　　　　江苏省食品药品监督检验研究院

胰　酶
Pancreatin

CAS 号：[8049-47-6]

胰酶是从猪、牛等哺乳动物胰腺中提取的一种混合酶制剂，主要成分为胰蛋白酶、胰淀粉酶、胰脂肪酶，此外还含有糜蛋白酶、羧肽酶、激肽释放酶等[1-3]。主要用于治疗消化不良、食欲不振及肝脏疾患引起的消化障碍等。本药在中性或弱碱性条件下活性较强，在肠液中可起消化淀粉、蛋白质和脂肪的作用。本药口服后 30 分钟起效，120～300 分钟时达最大效应。偶见的不良反应主要有过敏反应等[4]。

本品于 1932 年首先由 Kunitz 和 Northrop 制得纯品。中国药典(1953)起收载本品的原料，中国药典(1963)起收载原料和制剂。国外 BP(2013)、JP(16)和 USP(36)均有收载。

胰酶呈白色或淡黄色无定型粉末，有特殊的肉臭味，具有吸湿性，部分溶于水及低浓度的乙醇溶液中；遇酸、碱、重金属等失去酶活力，Ca^{2+} 可以增加其稳定性[5,6]。

【制法概要】

新鲜动物胰脏 —[剥膜、去筋]/[绞碎]→ 胰浆 —[调 pH]/[保护剂、激活剂]→ 激活胰浆 —[沉淀Ⅰ]/[离心]→ 提取液 —[沉淀Ⅱ]/[离心]→ 沉淀物 —[洗涤]/[真空干燥]→ 胰酶成品

【性状】 本品为类白色至微带黄色的粉末；微臭，但无霉败的臭气；有引湿性；水溶液煮沸或遇酸即失去酶活力。

【检查】脂肪　脂肪易使胰酶变质酸败，故需控制脂肪残留量。中国药典(2005)规定不得超过 2.0%，与 JP(15)相同，而 BP(2008)、USP(31)规定为 3.0%。其中中国药典(2005)、USP(31)、JP(15)采用乙醚作为提取溶剂，BP(2008)采用石油醚作为提取溶剂，而西安市食品药品检验所在实验中采用两种溶剂提取并对结果进行了比较。结果显示使用乙醚作为提取溶剂得到的脂肪量明显大于石油醚作为提取溶剂时得到的脂肪量，提取得比较彻底。因此，中国药典(2015)未作修订。

干燥失重　中国药典(2005)规定 105℃干燥 4 小时失重不超过 5.0%。BP(2008)规定 60℃、压力不超过 0.7kPa 干燥 4 小时的方法，限度亦为 5.0%。JP(15)规定五氧化二磷减压干燥 24 小时，限度为 4.0%。经对中国药典(2005)与 BP(2008)两种方法进行比较，结果显示中国药典(2005)干燥失重方法测得的数据高于 BP(2008)方法测得的结果，由于中国药典(2005)方法干燥比较充分，同时该方法简便、快速、准确，因此，中国药典(2010)、(2015)均沿用此法。

微生物限度　由于本药制剂常被沙门菌属污染，虽不影响酶的活力，但可使人感染，因此应检查微生物限度。控制菌中规定大肠埃希菌和沙门菌不得检出[4]。

本品不具抗菌作用，可采用常规法进行微生物限度检查。

【酶活力测定】胰蛋白酶(trypsin)

原理：酶的编号为 EC 3.4.21.4。它可以催化酪蛋白水解生成不被三氯醋酸所沉淀的肽及氨基酸，其中酪氨酸、色氨酸和苯丙氨酸在 275nm 波长处有最大吸收，采用酪氨酸对照品进行定量，从而确定胰蛋白酶活力单位。酪氨酸和胰酶样品水解溶液紫外扫描结果见图 1 和图 2。

从酪氨酸吸收光谱图和胰酶样品水解后的吸收光谱图来看，酪氨酸在 275nm 处有最大吸收，胰酶水解产物在 275nm 处也有最大吸收，并且在最大吸收处无干扰。因此，选择酪氨酸作为对照品，选择 275nm 作为测定波长。

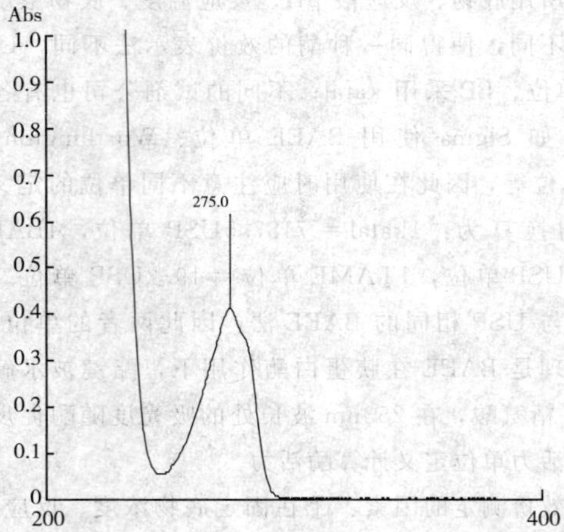

图 1　酪氨酸吸收光谱图

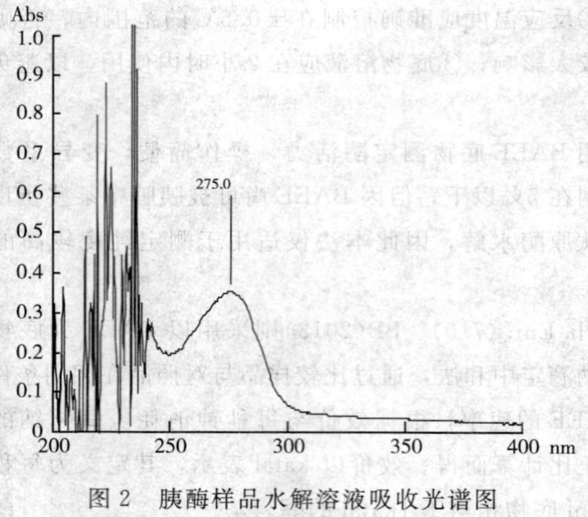

图 2　胰酶样品水解溶液吸收光谱图

底物的选择是考虑胰酶中至少有 4 种蛋白水解酶，而其对底物有不同的效能。4 种蛋白水解酶可区别为游离的蛋白水解酶和总的水解酶。后者是在所有蛋白水解酶原全部激活后测定的，故选择特性单一的底物是不合适的，应选择蛋白质作为底物才能表达对胰酶(制剂)蛋白质消化力的评价。选作底物的蛋白质，要求高纯度，组分确定和恒定。一般可用血红蛋白和酪蛋白。如应用结晶性血红蛋白或珠蛋白作底

物，测得的吸光度较低，受变性条件影响较多，用于测定胰酶制剂有一定困难。用酪蛋白作底物，优点是不需特别变性。酪蛋白可通过测定氮含量来保证其纯度，而且不含脂肪或仅含微量的矿物质。

胰蛋白酶溶液在室温下稳定性差，甚至在蛋白酶活性最适 pH 值条件下，也会发生自动降解，故测定过程中要注意保持在低温下进行。

钙离子可使胰蛋白酶稳定，可能是通过抑制变性和降解作用而实现的。

操作说明：

(1)样品加 5℃以下氯化钙溶液研磨系激活作用。

(2)酪蛋白(底物)浓度为 1.5%。

(3)硼酸盐缓冲液 pH 为 7.5±0.1。

(4)反应时间为 30 分钟。

(5)酶促反应温度为 40℃。

(6)胰蛋白酶浓度为 0.1～0.2U/ml。

结果分析：

国际酶学会议规定：任何酶每 1 分钟转化 1μmol 底物，称为一个酶活力单位。

$$每1g含胰蛋白酶活力(单位)=\frac{\overline{A}}{A_s}\times\frac{W_S}{181.19}\times\frac{13}{30}\times\frac{n}{W}$$

式中 W_S 为对照品溶液每 1ml 中含酪氨酸的量(μg)；

W 为供试品取样量(g)；

n 为供试品的稀释倍数；

13 为酶促反应时的总体积(ml)；

30 为反应时间(分钟)；

181.19 为 1 个微摩尔酪氨酸的量(μg)。

胰淀粉酶(amylopsin)

原理：胰淀粉酶属于 α-淀粉酶，系统命名为 4-α-D-葡聚糖:水解酶，酶的编号为 EC 3.2.1.1。其作用于淀粉链的 α-1,4-糖苷链，最终产物为麦芽糖和葡萄糖。利用碘在碱性溶液中生成具有强氧化性的次碘酸盐与醛基反应，使葡萄糖氧化为葡萄糖酸，剩余碘用硫代硫酸钠滴定液(0.1mol/L)滴定，从而计算出半缩醛羟基的量以确定胰淀粉酶的活力单位。

$$I_2 + 2NaOH \longrightarrow NaIO + NaI + H_2O$$

$$CH_2OH(CHOH)_4CHO + NaIO + NaOH \longrightarrow CH_2OH(CHOH)_4COONa + NaI + H_2O$$

$$I_2 + 2Na_2S_2O_3 \longrightarrow Na_2S_4O_6 + 2NaI$$

操作说明：

(1)胰淀粉酶最适宜浓度在 10～25U/ml(最佳为 15U/ml)。

(2)底物为 1%的可溶性淀粉 25ml。配制时加热煮沸与放冷都要不断搅拌。

(3)反应温度：国际酶学会规定，“活力单位定义”的反应温度为 25℃，在 25～40℃，温度-活力曲线呈线性，国内报道的测定方法多采用 40℃，故定为 40℃反应 10 分钟。

(4)α-淀粉酶可很快地和不可逆地被酸变性，但在 pH 为 5～8 的范围内显示最大活力，磷酸盐缓冲液 pH6.8 最合适。

(5)因胰淀粉酶在溶液状态极不稳定而失活，活力随时间延长和温度升高而下降，故要把一切准备工作做好，再溶解样品，并立即测定。

$$每1g含胰淀粉酶活力(单位)=\frac{(B-A)F}{10}\times\frac{9.008\times1000}{180.16}\times\frac{n}{w}$$

式中 A 为供试品消耗硫代硫酸钠滴定液的容积(ml)；

B 为空白消耗硫代硫酸钠滴定液的容积(ml)；

F 为硫代硫酸钠滴定液的浓度(mol/L)换算值；

9.008 为每 1ml 碘滴定液(0.1mol/L)相当于无水葡萄糖的毫克数；

180.16 为无水葡萄糖的分子量；

n 为供试品稀释倍数；

W 为供试品取样量(g)。

胰脂肪酶(triacylglycerol lipase)

原理：胰脂肪酶是一种脂肪水解酶，系统命名为三酰基甘油:酰基水解酶，酶的编号为 EC 3.1.1.3。在一定条件下能把甘油三酯类脂肪逐步水解，最终生成甘油及其相应的脂肪酸，用已知浓度的碱液对水解液滴定，保持滴定液在稳定的 pH 下，定量地测定脂肪酸的量可得知脂肪酶活力。

$$甘油三酯 \xrightarrow[水解]{脂肪酶} 甘油二脂 \xrightarrow[水解]{脂肪酶} 甘油一酯 \xrightarrow[水解]{脂肪酶} 甘油+脂肪酸$$

游离的脂肪酸采用 pH 指示连续滴定法，用 0.1mol/L 的 NaOH 滴定液滴定。

【制剂】(1)胰酶肠溶片(Pancreatin Enteric-coated Tablets)

本品仅收载于中国药典(2015)，JP(16)、BP(2013)和 USP(36)均未收载。

(2)胰酶肠溶胶囊(Pancreatin Enteric-coated Capsules)

本品收载于中国药典(2015)和进口药品复核标准汇编(2003)。JP(16)、BP(2013)和 USP(36)均未收载。制剂中的辅料主要有淀粉。与进口药品注册标准比较，由于制剂工艺的不同，进口药品的性状为棕色和无色透明的双色胶囊，内容物为棕色小颗粒；中国药典采用干燥失重控制制剂水分，限度为 7.0%，进口药品注册标准采用费休容量滴定法测定制剂的水分，限度为 5.0%；中国药典采用崩解时限检查肠溶胶囊在酸溶液中的耐受性，规定每粒胶囊壳不得有裂缝或崩解现象，进口药品注册标准采用耐酸力检查肠溶包衣颗粒在酸溶液中的耐受性，对未崩解的颗粒进行脂肪酶活力测定；其他方面除丙酮与异丙醇、酶释放度检查中国药典不控制外，均与进口药品注册标准相同。

参考文献

[1] 吴梧桐，薛奕干，王耀方．用离子交换树脂法制备药用弹

性蛋白［J］．生物化学与生物物理进展，1980，5：63-65.
［2］张天民．动物生化制药学［M］．北京：人民卫生出版社，1981：125.
［3］吴晓英，张聚宝，林影，等．胰酶制备新工艺的研究［J］．广东药学院学报，2005(1)：64-67.
［4］国家药典委员会．中华人民共和国药典临床用药须知·化学药和生物制品卷［M］．北京：人民卫生出版社，2005：383.
［5］陈来同，徐德昌．生化工艺学［M］．北京：科学出版社，1997：98-107.
［6］李良铸，李明哗．最新生化药物制备技术［M］．北京：中国医药科技出版社，2002：179-183.

撰写　李锋武　黄　洁　西安市食品药品检验所
陈仕昌　陈乐仪　广州市药品检验所
复核　单　敏　西安市食品药品检验所

胰激肽原酶

Pancreatic Kininogenase

异名： 血管舒缓素；胰激肽释放酶；Kallidinogenase；Kallikreins

酶的编号： EC 3.4.21.35

CAS 号：［9001-01-8］

激肽原酶是最初由 E. K. Frey 于 1926 年在人尿中发现的一种具有降低血压作用的物质[1]，后来 Kraut 等又在人与许多动物的胰脏中发现了大量类似的物质，将其称为 Kallikreins(来自希腊语 καλλικρεας 胰脏之意)。激肽原酶分为组织激肽原酶与血浆激肽原酶两类，二者在分子量大小、底物特异性、免疫学特征和释放出的激肽方面都不相同。组织激肽原酶广泛存在于胰腺、肾、胃肠道黏膜及中枢神经系统等许多组织中[2]。

胰激肽原酶提取自猪胰腺，它在体内以无活性的酶原的形式合成，可被物理、化学或酶等因素激活成为激肽原酶，使内源性底物激肽原释放出激肽，从而产生一系列的药理作用。临床主要用于扩张周围血管、改善微循环、防止血栓形成以及高血压的辅助治疗等，也有用于治疗男性不育。不良反应较少，偶有皮疹、皮肤瘙痒等过敏现象及胃部不适和倦怠等感觉，停药后消失。

本品系一种由 239 个氨基酸残基组成的糖蛋白，蛋白质部分的分子量为 26.4kD。分子中含 2 个糖苷键与 5 对二硫键。含有 18 种氨基酸、4 种己糖(氨基葡萄糖、半乳糖、岩藻糖和甘露糖)及唾液酸。唾液酸含量多寡不同，可以得到 1～5 个组分，除去唾液酸并不影响酶的活性。通过电泳、DEAE-纤维素柱层析、DEAE-葡聚糖凝胶柱层析等技术[3]可分离得到 A、B、Ⅲ、C 四种形式[4]，以 A、B 两种形式最为常见。

天然存在的酶及颌下腺、尿来源的酶，其蛋白质部分通常由一条多肽链构成，称为 α-酶；从胰脏自溶组织中可分离到由两条多肽链构成蛋白质部分的 β-酶(实际是分离过程中的降解产物)；另外还有 γ-酶。胰脏、颌下腺、尿来源的 α-酶及胰脏自溶的 β-酶均以 A、B 两种形式存在，且可根据含糖量的不同再分成若干个亚组分[5]。

本品最初由德国拜尔公司于 1930 年开始生产，商品名为 Padutin。我国于 20 世纪 60 年代开始从猪颌下腺提取生产，80 年代改为从猪胰腺提取，2005 年国内已有人尿激肽原酶上市。该品种系首次收入中国药典(2010)，国外药典仅 JP(16)收载。

【制法概要】 工艺流程如下。

猪胰 —[绞碎][丙酮脱水]→ 干粉 —[酸提取]→ 提取液 —[丙酮沉淀]→ 粗品 —[缓冲液溶解]→ 溶液 —[层析(1)][洗脱]→ 洗脱液 —[层析(2)][洗脱]→ 洗脱液 —[超滤脱盐][浓缩]→ 浓缩液 —[过滤除菌][冻干][粉碎]→ 成品

中国药典(2015)强调了所用的猪须经检疫合格，生产过程应符合 GMP，且供注射用的原料在生产过程中应采用适宜的病毒灭活工艺。

【性状】 本品为类白色或淡褐色粉末，无臭，易溶于水、稀乙醇，不溶于 95% 乙醇和常见的有机溶剂，等电点为 4.8，对热、强酸、强碱、氧化剂和紫外线均不稳定。

【鉴别】 (1)因不同蛋白水解酶对底物 *N*-苯甲酰-L-精氨酸乙酯(BAEE)的水解速率有差异，因此根据水解速率的不同加以区分。卫生部药品标准(1998 年版)曾在反应体系中加入胰蛋白酶抑制剂，现因对比活的要求大为提高，产品基本不含胰蛋白酶，故不再加入。

公式中的系数 0.0383＝1.15×0.1/3.0。1.15 为 BAEE 在 253nm 的毫摩尔吸收系数，$mmol^{-1}cm^{-1}$；0.1 为供试液取样量，ml；3.0 为反应体系总体积，ml。

(2)采用凝胶色谱法比较样品与对照品保留时间进行鉴别。

【检查】相关蛋白酶　在提取时易带入少量相关蛋白酶，故检查该项。酪蛋白是蛋白水解酶的共同底物，虽然激肽原酶也能水解酪蛋白，但水解速率仅为胰蛋白酶的 1/200[6]。因此通过控制水解产物酪氨酸的量，可间接控制相关蛋白酶。如果在 280nm 波长处的吸光度超过 0.2，则表明存在胰蛋白酶等蛋白水解酶。

中国药典与 JP(16)的方法比较，有以下几点不同：①空白池中放入的溶液不同。中国药典采用的是对照溶液，只测一次；JP 采用的是水，要测两次。②中国药典中的对照溶液要在 35℃ 同步反应 20 分钟，JP 中则不需要反应。③在滤过这一步骤，中国药典采用的是加入 TCA(三氯醋酸)5ml 后，混匀，滤过，取续滤液测定，没有写明如何滤过(一般会采用滤纸过滤)；JP 采用的是加入 TCA 5ml 后，室温放置 1 小时，用孔径为 5μm 滤膜过滤，弃去 3ml 初滤液，取续滤液测定。

纯度　严格来说，应称为色谱纯度，采用凝胶色谱法检查[1]。如用电泳法分析，可能出现多条带，其原因已在前文说明。

鉴于胰激肽原酶的不稳定性，本品是由胰激肽原酶加适量稳定剂(如乳糖等)制成的冻干品。目前的纯度检查方法能将胰激肽原酶与其他杂质分离开来，所加的稳定剂乳糖在280nm波长处不会出现色谱峰，但乳糖中的杂质可能会产生杂质峰，在纯度计算时应扣除，因此规定了拐点以前的杂质峰不计，拐点以后的色谱峰才是与酶纯度有关的杂质峰。见图1、图2、图3。

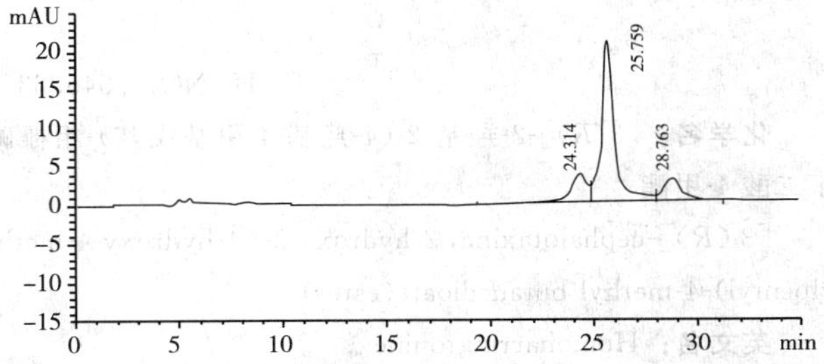

图1 胰激肽原酶(供口服用)纯度检查色谱图
已扣减空白基线

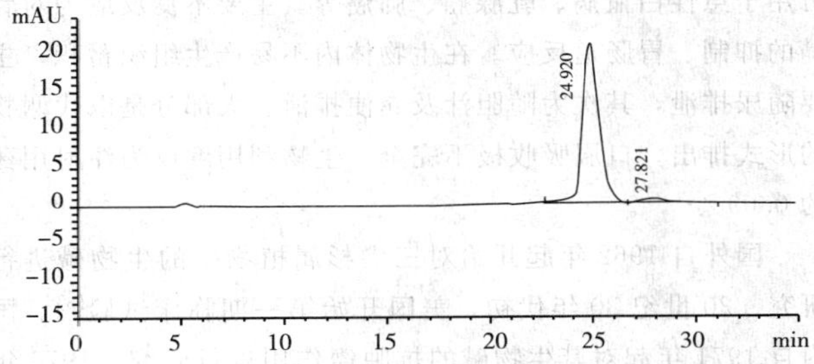

图2 胰激肽原酶(供注射用)纯度检查色谱图

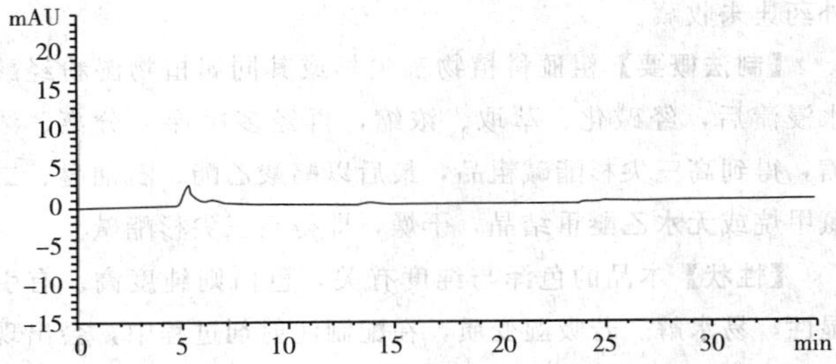

图3 乳糖色谱图

在检查本品制剂胰激肽原酶肠溶片时，有的厂家使用的辅料淀粉中有杂质峰干扰测定，可将梯度表中的20、35、36、56分钟相应改变为30、45、46、66分钟，其他不作变动。

【效价测定】酶活力 测定方法主要有[3,5,6]：①激肽释放法，以激肽原为底物，加入酶后测定激肽释放速度来反映酶活性。②狗血压降低法。③合成底物水解法。④恒pH电位滴定法[7](pH-stat)。⑤缓激肽放射免疫法等。

中国药典采用合成底物水解法。在规定条件下，比较供试品与标准品水解合成底物BAEE的速率，即每分钟吸光度的变化率，由标准品的效价单位数计算而得。

JP(15)亦采用水解速率法，不同的是，反应体系中加入了大豆胰蛋白酶抑制剂，底物为一合成三肽：缬氨酰亮氨酰精氨酸对硝基苯胺(*H*-D-valyl-L-leucyl-L-argine p-nitroanilide)，在405nm测定。

蛋白含量 通常采用福林酚法及凯氏定氮法等测定较纯物质的蛋白质含量，中国药典(2015)采用凯氏定氮法得到氮的量乘以6.25为蛋白含量，计算每1mg中含蛋白的毫克数。

比活力 表示胰激肽原酶纯度的一种重要指标，由活力单位和蛋白含量相除得到。

JP(16)还设置了胰蛋白酶样物质检查、激肽酶检查及激肽释放活力测定，由于方法较为复杂，中国药典(2015)暂未订入。

参考文献

[1] Oshima K. A review on the development of Kallikrein(Kallidinogenase)[J]. Yakushigaku Zasshi, 1994, 29(3): 498-507.

[2] Giorgio Raspi. Kallikrein and kallikrein-like proteinases: purification and determination by chromatographic and electrophoretic methods [J]. Journal of Chromatography B, 1996, 265-287.

[3] Fiedler F. Pig pancreatic kallikreins A and B. Methods in Enzymology [M]. New York/London: Academic Press, 1976: 289.

[4] Fiedler F. Enzymology of porcine tissue kallikrein [J]. Adv Exp Med Biol, 1983, 156: 263-274.

[5] 张晓云. 猪腺体激肽释放酶研究进展 [J]. 中国生化药物杂志, 1985, 2: 87-92.

[6] 周祖荫. 激肽释放酶活性的生物测定和化学测定 [J]. 中国生化药物杂志, 1984, 4: 42-48.

[7] 杨化新, 沈佳, 刘金秀. 电位滴定法测定胰激肽释放酶活力测试条件探讨 [J]. 药物分析杂志, 1994, 2: 9-12.

撰写 纪 宇 江苏省食品药品监督检验研究院
复核 张 玫 江苏省食品药品监督检验研究院

胶体果胶铋

Colloidal Bismuth Pectin

本品为胃黏膜保护药。本品在酸性介质中形成高黏度溶胶，可在胃黏膜上形成一层牢固的保护膜，增强胃黏膜的屏障保护作用，因此本品对消化性溃疡和慢性胃炎有较好的治疗作用。同时由于胶体铋剂可杀灭幽门螺杆菌，有利于提高消化性溃疡的愈合率和降低复发率。主要用于胃及十二指肠溃疡，也可用于慢性浅表性胃炎、慢性萎缩性胃炎和消化道出血的治疗[1]。本品口服后在肠道内吸收甚微，血药浓度和尿药浓度极低，绝大部分药物随粪便排出体外[2]。毒副作用低，不影响肝、肾及神经系统，服药后血、尿、粪常规检查亦无改变，但服药期间本品可使大便呈黑褐色[1]。

由国内大同市药物研究所最早研制，1992 年原卫生部颁发新药证书。仅中国药典(2015)收载。国外药典未收载。

【制法概要】

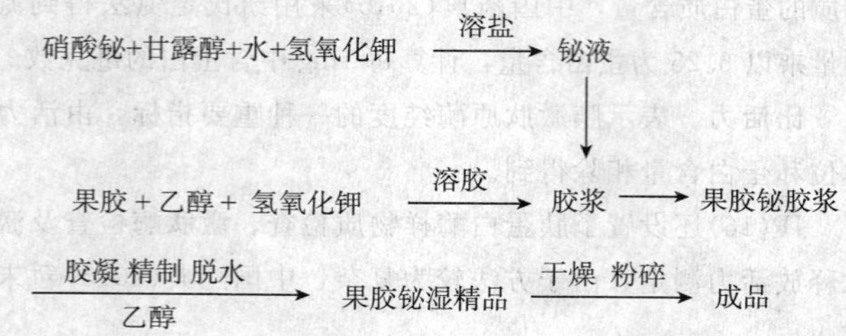

【性状】本品为黄色粉末，为果胶与铋生成组成不定的复合物，因此颜色会有少许差别。

【鉴别】[3](1)本品显铋盐的鉴别反应，硫脲与 Bi^{3+} 的颜色反应特别敏锐(1μg)，沉淀的组成视条件不同而异，Bi 与 $CS(NH_2)_2$ 的比例为 1∶1 时为黄褐色，1∶2 为黄色，1∶3 为黄褐色。

(2)亦为铋盐的鉴别反应，与碘化钾试液反应生成黄色至棕黄色溶液和沉淀。

$Bi^{3+}+3KI \rightarrow BiI_3\downarrow$(暗棕色)$+3K^+$，铋盐量少时则形成棕色溶液。

分离，沉淀在过量碘化钾试液中溶解成黄色的溶液。

$BiI_3+KI \rightarrow KBiI_4$

(3)本品溶于水，加乙醇即发生胶凝。这是源于果胶可溶于水、不溶于乙醇的特性。

【检查】碱度 本品呈碱性，在酸性介质中会形成高黏度溶胶。

【含量测定】采用络合滴定法，终点由红紫色变成黄色，即得[4]。在偏酸性(pH1～3)溶液中 EDTA 可选择性地与金属离子络合，指示剂与 Bi^{3+} 形成红紫色的络盐，滴定终点在 pH1.6 附近形成黄色，观察明显；若酸性强就形成黄褐色，观察不明显。若用盐酸代替硝酸，则形成不溶性的 BiOCl 妨碍定量。

【制剂】胶体果胶铋胶囊(Colloidal Bismuth Pectin Capsules)

参考文献

[1] 陈新谦，金有豫，汤光．新编药物学［M］．15 版．北京：人民卫生出版社，2005：438.

[2] 国家药典委员会．中华人民共和国药典临床用药须知·化学药和生物制品卷［M］．2005 年版．北京：人民卫生出版社，2005：262.

[3] 中华人民共和国卫生部药典委员会．中华人民共和国药典 1990 年版二部药典注释［M］．北京：化学工业出版社，1993.

[4] 安登魁．药物分析［M］．济南：济南出版社，1992：903.

撰写　黄　莹　广东省药品检验所
复核　罗卓雅　广东省药品检验所

高三尖杉酯碱

Homoharringtonine

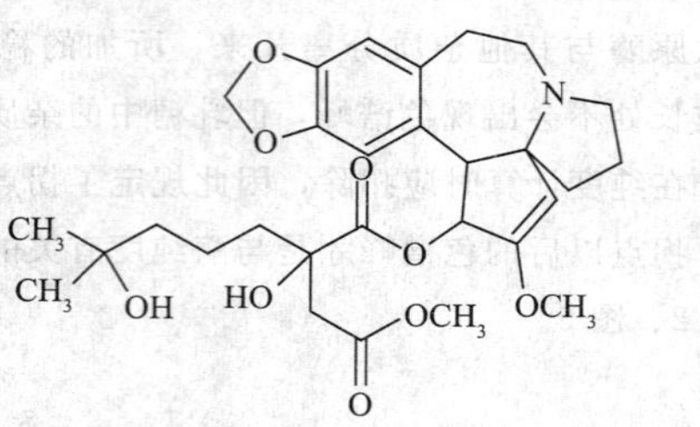

$C_{29}H_{39}NO_9$　545.63

化学名：［3(*R*)］-2-羟基-2-(4-羟基-4-甲基戊基)-粗榧碱丁二酸 4-甲酯

［3(*R*)］-cephalotaxine，2-hydroxy-2-(4-hydroxy-4-methylpentyl)-4-methyl butanedioate(ester)

英文名：Homoharringtonine

CAS 号：［26833-87-4］

本品为抗肿瘤药，用于恶性淋巴瘤及绒毛膜上皮癌，也可用于急性白血病、乳腺癌、肺癌等。主要不良反应为对骨髓的抑制、胃肠道反应。在生物体内不易产生组织蓄积，主要随尿排泄，其次为随胆汁及粪便排泄。大部分是以代谢物的形式排出。口服吸收极不完全，生物利用度仅为注射用药的 0.09%[1,2]。

国外自 1962 年起开始对三尖杉属植物中的生物碱进行研究。20 世纪 80 年代初，美国开始第一期临床试验[3]。国内自 1971 年起对其生物碱的抗肿瘤作用进行研究。1976 年临床试用，1980 年正式投产。仅中国药典(2015)收载，国外药典未收藏。

【制法概要】粗榧科植物三尖杉或其同属植物湿粉经酸水浸渍后，经碱化、萃取、浓缩，再经多次梯度分离、浓缩，得到高三尖杉酯碱粗品，最后以醋酸乙酯、石油醚、二氯甲烷或无水乙醚重结晶，干燥，即得高三尖杉酯碱。

【性状】本品的色泽与纯度有关，色白则纯度高。有引湿性，易水解。若吸湿变质，在配制注射剂过程中，会出现不易溶解的黏胶状物，故应在干燥处保存。

【鉴别】(1)本品的水溶液加碘化铋钾试液，即生成橘红色沉淀，系生物碱鉴别反应。

(2)本品结构中的亚甲二氧基 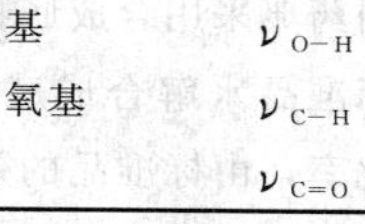 经酸加热水解后产生甲醛，再与变色酸反应，产生紫红色。

(3)本品红外光吸收图谱(光谱集 420 图)显示的主要特征吸收如下表[4]。

特征谱带(cm^{-1})	归属	
3550，3410	羟基	ν_{O-H}
2815	甲氧基	ν_{C-H}
1740	酯	$\nu_{C=O}$

续表

特征谱带(cm^{-1})	归属	
1653	烯	$\nu_{C=C}$
1623，1505，1490	苯环	$\nu_{C=C}$
1230，1030	酯	ν_{C-O-C}
932	次甲二氧基	ν_{O-C-O}

(4)中国药典曾收载如下鉴别：取本品约 2mg，加无水乙醇 1ml 溶解后，加盐酸羟胺的饱和乙醇溶液与氢氧化钾的饱和乙醇溶液各数滴，微热至有气泡发生，放冷，加稀盐酸使成酸性，加三氯化铁试液 1 滴，即显棕红色。本鉴别反应原理为：本品的酯基在氢氧化钾存在下，可与羟胺反应生成异羟肟酸盐，经稀盐酸酸化后生成游离异羟肟酸，继而与三氯化铁生成棕红色内配盐。

$$RCOOR'+NH_2OH+KOH \longrightarrow RCO(NHOK)+R'OH+H_2O$$

【检查】溶液的澄清度 本品如吸湿水解或混有非酯碱杂质，用其配制注射剂时，会出现难溶的黏胶状物或小白点、假毛等，需经反复过滤才能滤清。

有关物质 三尖杉属植物中含多种生物碱，其中三尖杉酯碱和高三尖杉酯碱又是同系物，仅在侧链上差一个亚甲基，较难分离。采用高效液相色谱法分离杂质，色谱条件同含量测定项，以自身对照法计算，杂质总量限度在 1.0%以内。

【含量测定】 高效液相色谱法。采用 Kromasil C18 (4.6mm×150mm，5μm)色谱柱得到的典型色谱图见图 1，RSD=0.4%(n=6)。

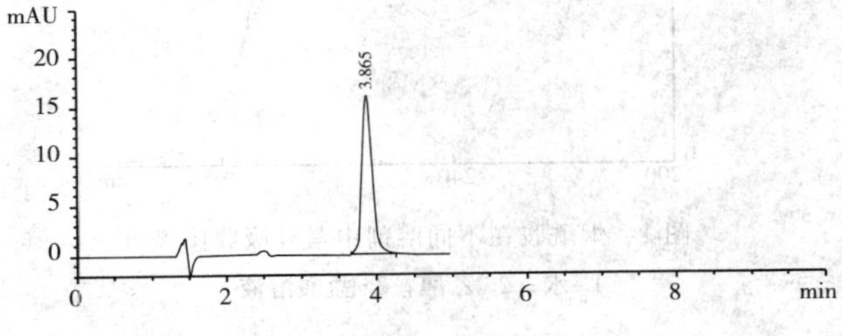

图 1 含量测定典型色谱图

高三尖杉酯碱色谱峰(3.865min)

【制剂】高三尖杉酯碱注射液(Homoharringtonine Injection)

本品具有酯结构，易水解变质，为保证制剂的稳定性，配制注射液时可加入酒石酸或枸橼酸，控制其 pH 在 3.5～4.5 之间。有关物质和含量测定均采用高效液相色谱法，色谱条件同原料，有关物质控制杂质总量限度为 3.0%。经留样观察贮存 36 个月后的样品，其各项指标均无明显变化。

细菌内毒素 本品临床每小时用药剂量是静脉注射每千克体重 0.15mg(中国药典临床用药须知)，内毒素计算限值约为 33EU/mg。中国药典(2015)规定本品细菌内毒素限值为 25EU/mg，与内毒素计算值比较，安全系数为 1.3。

参考文献

[1] 籍秀娟，刘杰峙，刘忠敏．三尖杉酯碱的代谢［J］．药学学报，1979，14(4)：234-240.

[2] 籍秀娟，刘煜，林辉，等．高三尖杉酯碱在大鼠及小鼠的代谢［J］．药学学报，1982，17(12)：881-888.

[3] 周岐新．三尖杉酯碱和高三尖杉酯碱的抗肿瘤药理研究［J］．新药与临床，1984，3(1)：29-31.

[4] 中华人民共和国卫生部药典委员会．中华人民共和国药典 1990 年版二部药典注释［M］．北京：化学工业出版社，1993：652.

撰写 彭 茗 上海市食品药品检验所

陈镇生 浙江省食品药品检验研究院

复核 杨永健 上海市食品药品检验所

烟酰胺

Nicotinamide

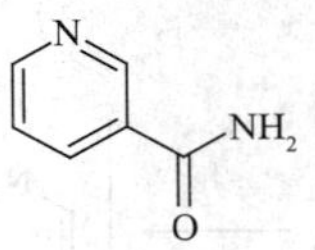

$C_6H_6N_2O$ 122.13

化学名： 3-吡啶甲酰胺

3-pyridinecarboxamide

英文名： Niacinamide；Nicotinic Acid Amide

异名： 维生素 PP；维生素 B_3

CAS 号：［98-92-0］

本品为水溶性维生素类药。是辅酶Ⅰ及Ⅱ的组成部分，成为许多脱氢酶的辅酶。缺乏时可影响细胞的正常呼吸和代谢而引起糙皮病。主要用于防治糙皮病、口炎、舌炎等。此外，本品尚有防治心脏传导阻滞和提高窦房结功能及抗快速型实验性心律失常的作用，能显著改善维拉帕米引起的心率减慢和房室传导阻滞。临床用于冠心病、病毒性心肌炎、风湿性心脏病及少数洋地黄中毒等伴发的心律失常(多数为其他药物无效后才应用)。一般对各度房室传导阻滞均有明显疗效，对病态窦房结综合征也有明显疗效，对束支传导阻滞疗效差[1]。本品是烟酸的酰胺化物，其疗效与烟酸相同，但副作用较小。

本品可迅速由肠道或注射部位吸收，分布于全身各组织中。主要代谢途径是形成烟酸、N-甲基烟酰胺与烟酸尿酸，仅少量以原型由尿中排出。

目前，除中国药典(2015)收载外，BP(2013)、Ph. Eur. (7.0)、USP(36)及 JP(16)等均有收载。

【制法概要】 本品合成工艺如下。

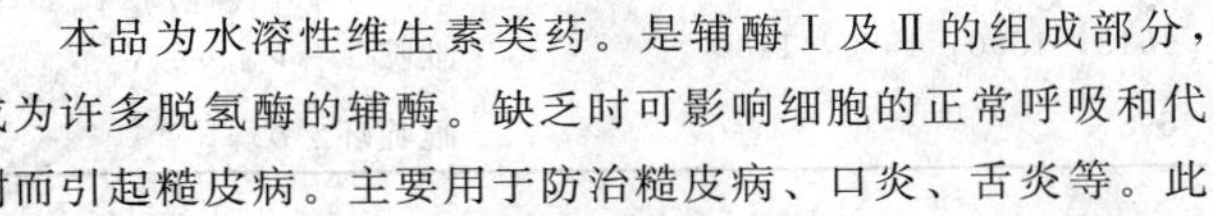

【性状】 本品在干燥条件下及在 pH5.0～6.7 的水溶液中稳定。在 pH 低于 5.0 并在 45℃贮存 6 周，水解约 2%，

在 pH 8 条件下贮存 2 年仅有 0.3%水解。经实验，本品引湿增重小于 2%且不小于 0.2%，界定为略有引湿性。

本品 1g 能溶于约 1ml 水中，或 1.5ml 乙醇中，在 10ml 甘油中溶解。

吸收系数 由于片剂和注射剂均采用吸收系数法测定含量，故在原料性状项下制订吸收系数测定项目。经实验核实，本品在盐酸溶液(9→1000)中的吸收系数($E_{1cm}^{1\%}$)为 430。根据紫外可见方法的测定误差(±3%)，故吸收系数的限度为 417～443。

【鉴别】(1)本品为酰胺类化合物，与碱共热，酰胺基水解，逸出氨气，能使湿润的红色石蕊试纸变蓝；水解产物烟酸具吡啶结构，具叔胺性质，可与重金属盐类(如硫酸铜试液)生成蓝色烟酸铜沉淀[2]。

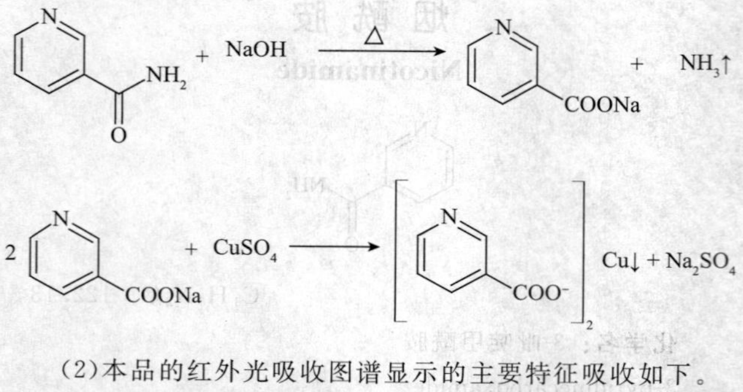

(2)本品的红外光吸收图谱显示的主要特征吸收如下。

特征谱带(cm⁻¹)	归属
3360，3155	酰胺 ν_{N-H}
1678	酰胺 $\nu_{C=O}$
1618，1590，1570，1480	吡啶 $\nu_{C=N,\ C=C}$
698	吡啶环 $\delta_{环}$

【检查】有关物质 本品在碱性条件下易水解为烟酸，烟酸既是本品的降解产物也是本品的起始原料，故控制烟酸的限量在 0.5%。同时增加 TLC 的系统适用性：用主要杂质烟酸来确定分离效能，用自身对照控制其他杂质，并增加薄层板的灵敏度检测。分离效能试验结果显示：破坏溶液中显示两个清晰分离的斑点，分别与混合溶液显示的烟酸和烟酰胺斑点一致；该展开系统对本品降解产物的分离效果良好。烟酸和烟酰胺的检测限分别为 0.25μg 和 0.20μg，比移值分别为 0.37 和 0.83。

易炭化物 考核本品的精制程度，控制药品中所含遇硫酸易炭化或氧化而显色的杂质。对照溶液的颜色与 USP 和 JP 该检查项下的对照液 A 颜色基本一致，各国药典限度相当。

干燥失重 本品略有引湿性，且具升华性，不适用于 105℃干燥失重。以五氧化二磷为干燥剂，样品在减压干燥 42 小时和 114 小时后，减失重量与减压干燥 18 小时比较，几乎未发生改变，即减压干燥 18 小时已达恒重。

【含量测定】本品在冰醋酸中呈碱性，故可用高氯酸非水溶液滴定法测定。以结晶紫为指示剂，溶液显蓝绿色为终点，经用电位法滴定核实，蓝绿色终点与电位终点一致。

BP(2013)采用非水滴定法，USP(36)采用 HPLC 外标法，JP(16)采用 HPLC 内标法。

【制剂】中国药典收载了本品的片剂和注射剂；BP 收载了片剂及复方溶液；USP 收载了片剂和注射液。

(1)烟酰胺片(Nicotinamide Tablets)

鉴别 (1) TLC 法，专属性强，空白辅料无干扰，烟酰胺的 R_f 值约为 0.8。

(2) IR 法，用无水乙醇提取后，乙醇液蒸干，残渣 80℃干燥 2 小时，绘制红外光谱图。

本品含量测定采用紫外-可见分光光度法，由于本品在水、乙醇和不同 pH(6，7，8)的磷酸盐缓冲液中，最大吸收峰均在 262nm 波长处，吸收系数($E_{1cm}^{1\%}$)约为 238，在盐酸溶液(9→1000)和硫酸溶液(6→1000)中，最大吸收峰均在 261.5nm 波长处，吸收系数($E_{1cm}^{1\%}$)为 423.4。从图 1 看，该条件明显优于用水、乙醇。据此选用盐酸溶液为溶剂在 261nm 波长处测定其含量，吸收系数($E_{1cm}^{1\%}$)为 430，回收率为 100.0%。BP(2013)采用 96%乙醇为溶剂，在 262nm 处测定其含量，吸收系数($E_{1cm}^{1\%}$)为 241。USP(36)采用溴化氰比色法。

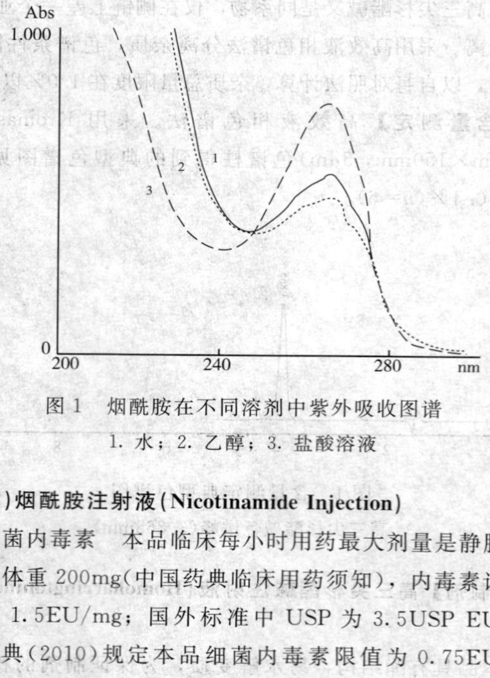

图 1 烟酰胺在不同溶剂中紫外吸收图谱

1. 水；2. 乙醇；3. 盐酸溶液

(2)烟酰胺注射液(Nicotinamide Injection)

细菌内毒素 本品临床每小时用药最大剂量是静脉注射每千克体重 200mg(中国药典临床用药须知)，内毒素计算限值约为 1.5EU/mg；国外标准中 USP 为 3.5USP EU/mg。中国药典(2010)规定本品细菌内毒素限值为 0.75EU/mg，与内毒素计算值比较，安全系数为 2，并严于 USP 标准。中国药典(2015)未修订。

本品对内毒素检查方法有干扰，最大不干扰参考浓度约为 6.25mg/ml，应采用适当灵敏度的鲎试剂经稀释至 MVD 后进行内毒素检查。

含量测定采用紫外-可见分光光度法，条件同片剂。USP(36)采用溴化氰比色法。

参考文献

[1] 陈新谦，金有豫，汤光．新编药物学［M］．15 版．北京：人民卫生出版社，2005，629.

[2] 安登魁．药物分析［M］．济南：济南出版社，1992：1451.

撰写　贝琦华　广东省药品检验所
　　　刘树春　天津市药品检验研究院
复核　罗卓雅　广东省药品检验所

烟　酸

Nicotinic Acid

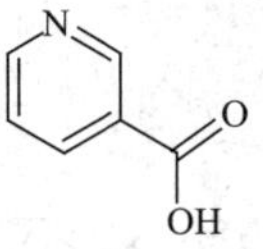

$C_6H_5NO_2$　123.11

化学名：吡啶-3-羧酸

3-pyridinecarboxylic acid

英文名：Nicotinic Acid(INN)；Niacin

CAS 号：［59-67-6］

本品为维生素类药，为 B 属维生素之一，与烟酰胺统称为维生素 PP，存在于肝脏、肉类、米糠、麦麸、酵母、番茄、鱼等内，现多用其人工合成品。本品在体内转变为烟酰胺，后者是辅酶Ⅰ和Ⅱ的组成部分，参与体内生物氧化过程，缺乏时易产生糙皮病，其症状包括皮炎、舌炎、食欲不振、烦躁失眠、感觉异常等。本品在临床上主要用于治疗糙皮病。此外，还有较强的周围血管扩张作用，可用于治疗血管性偏头痛、头痛、脑动脉血栓形成、肺栓塞、内耳眩晕症、冻伤、中心性视网膜脉络膜炎等疾病。大剂量可降低血脂（主要是甘油三酯），适用于Ⅲ、Ⅳ、Ⅴ型高脂血症[1]。

本品可迅速由肠道或注射部位吸收，分布于全身各组织中，在体内生物合成辅酶Ⅰ(NAD)和辅酶Ⅱ(NADP)，作为各种脱氢酶的辅酶参与氧化还原反应。

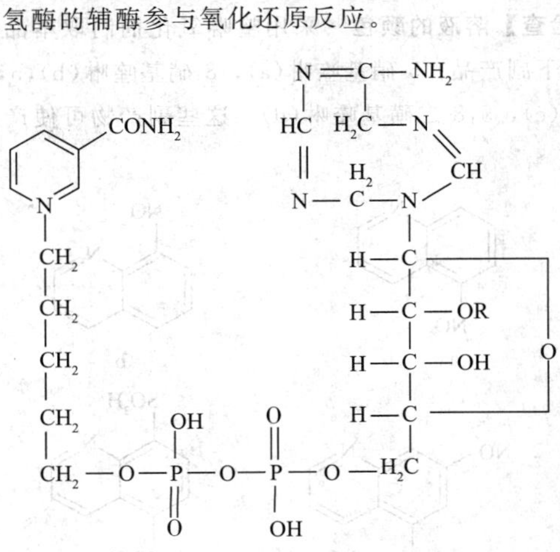

R ═ H,辅酶Ⅰ (NAD)

R ═ PO_3H,辅酶Ⅱ(NADP)

尿中排泄的烟酸或烟酰胺的代谢产物为 *N*-甲基烟酰胺（Ⅰ），*N*-甲基-6-吡啶酮-3-羧基酰胺（Ⅱ）和烟尿酸（Ⅲ）。

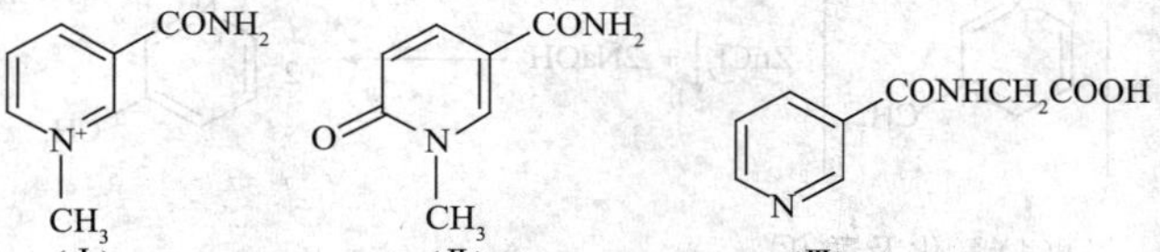

（Ⅰ）　（Ⅱ）　（Ⅲ）

由于动物种属的差异，其代谢产物也有很大不同。狗和大鼠主要是 *N*-甲基烟酰胺，人主要是 *N*-甲基-6-吡啶酮-3-羧基酰胺，其他大多是 *N*-甲基烟酰胺。

另有报道，在低剂量服用本品时，其主要代谢产物除 *N*-甲基烟酰胺外，还有 2-吡啶酮和 4-吡啶酮的衍生物。在大剂量时，主要是 *N*-甲基烟酰胺和 2-吡啶酮衍生物。

本品早在 1870 年即被合成；1931 年确证其抗糙皮病的疗效。国内于 20 世纪 50 年代已有生产。

目前，除中国药典(2015)收载外，BP(2013)、Ph. Eur.(7.0)、USP(36)、JP(16)等均有收载。

【制法概要】一法：喹啉氧化法

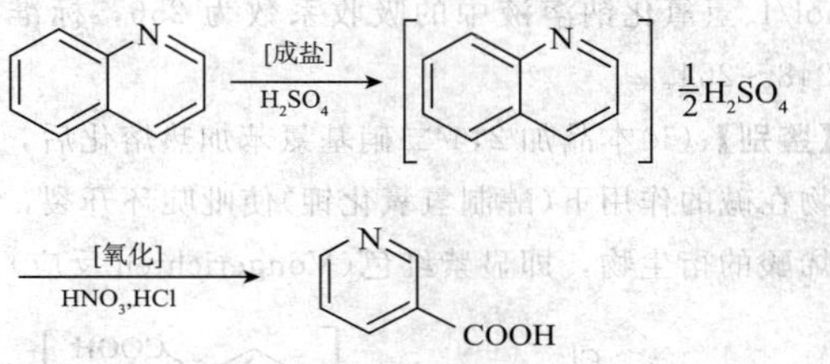

二法：混合甲基吡啶氧化法

(1)缩合去除对位异构体

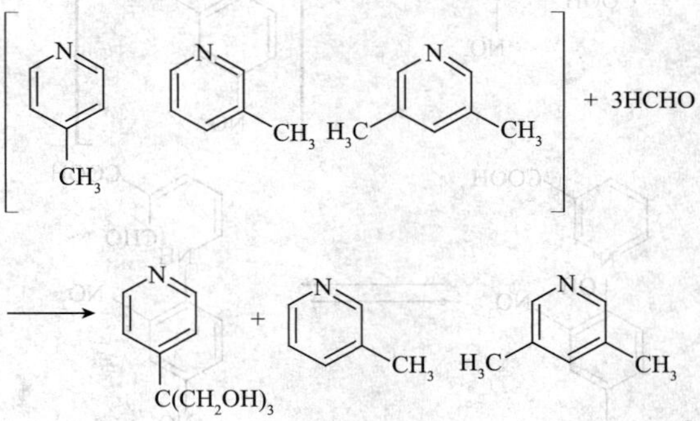

(2)配位化沉淀去除 3,5-二甲基吡啶

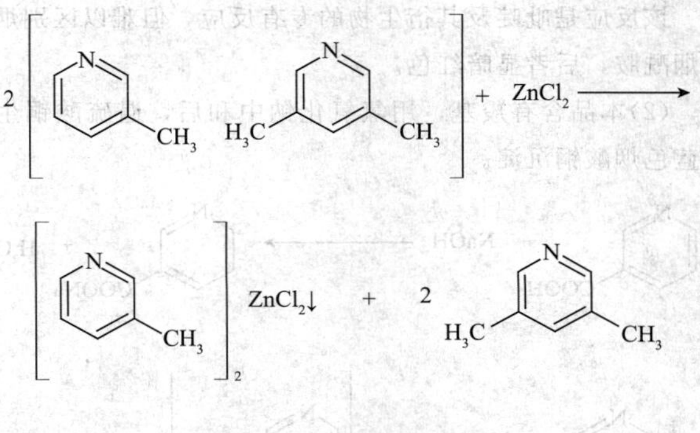

(3)游离 3-甲基吡啶

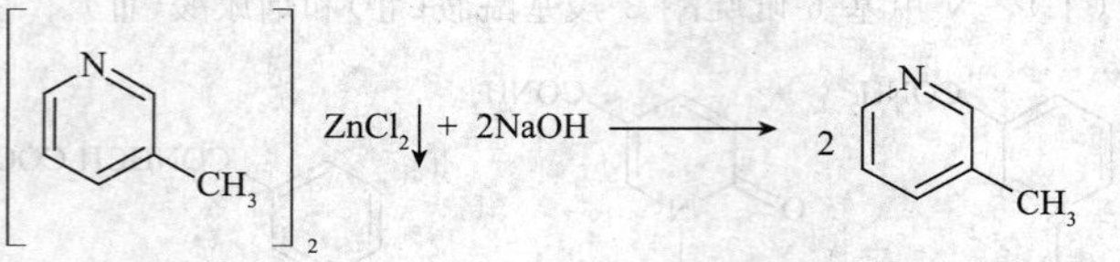

(4)氧化及酸化

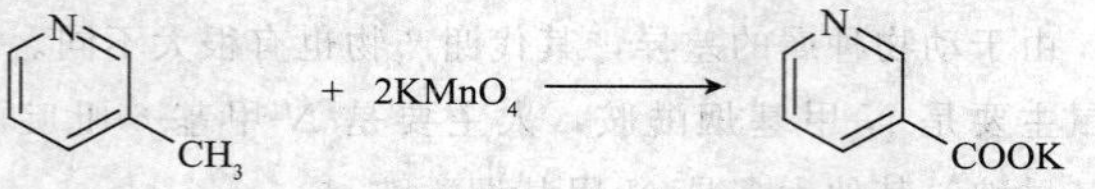

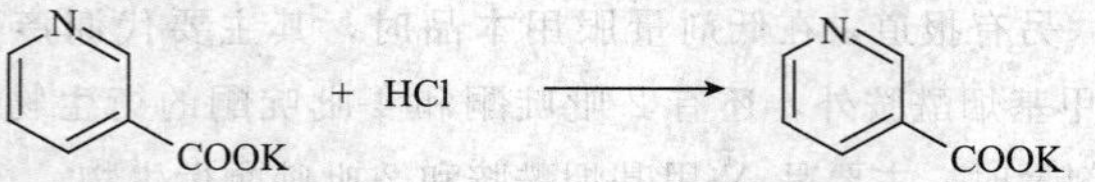

【性状】熔点　本品熔点高，为 234～238℃，未列入标准中。

吸收系数　由于注射剂采用吸收系数法测定含量，因此在原料性状项下制订吸收系数测定项目。按新化合物吸收系数测定的要求，经采用 5 台不同型号的仪器测定本品在 0.1mol/L 氢氧化钠溶液中的吸收系数为 256，标准限度订为：248～264。

【鉴别】(1)本品加 2,4-二硝基氯苯加热熔化后，生成的衍生物在碱的作用下(醇制氢氧化钾)使吡啶环开裂，产生色性胶烯酸的衍生物，即显紫红色(Vongerichten 反应)。

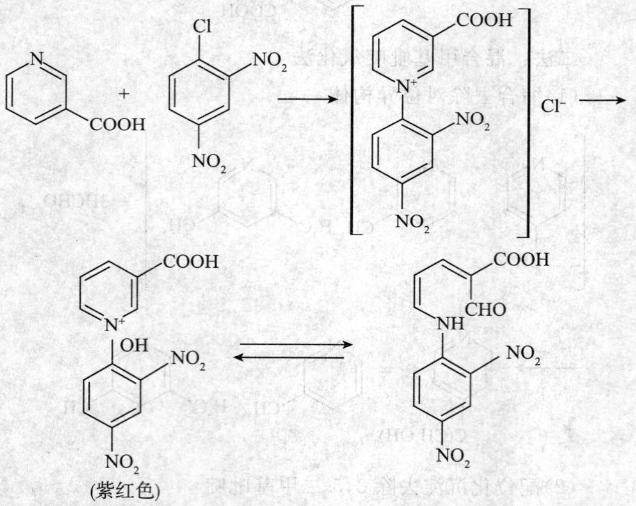

(紫红色)

该反应是吡啶及其衍生物的专有反应，但难以区别烟酸和烟酰胺，后者显暗红色。

(2)本品含有羧基，用氢氧化钠中和后，遇硫酸铜生成淡蓝色烟酸铜沉淀。

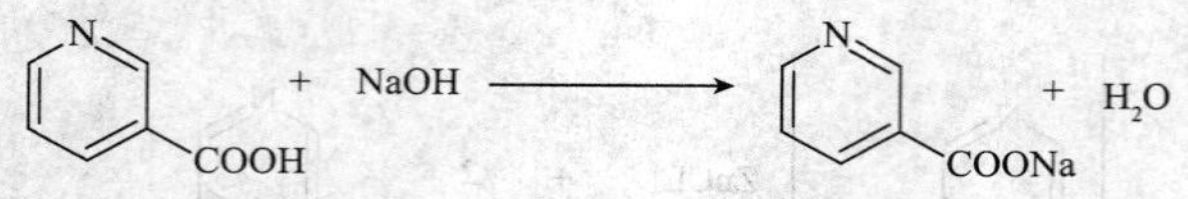

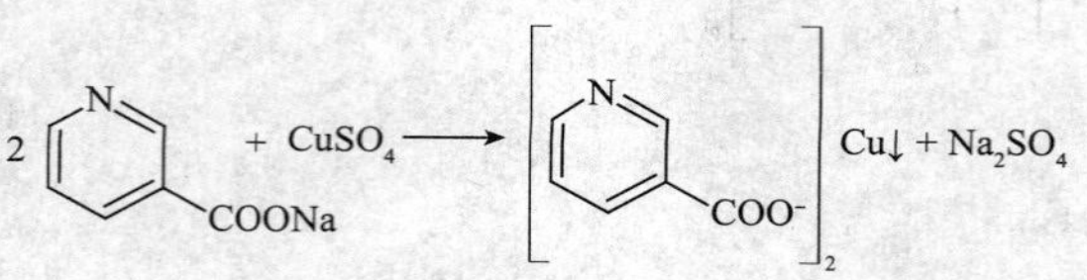

(3)本品水溶液与烟酰胺水溶液，按分光光度法测定，在 262mm 波长处均有最大吸收，烟酸在 237mm 波长处有最小吸收，烟酸胺在 254mm 波长处有最小吸收，烟酸的吸收度比值(A_{237mm}/A_{262mm})为 0.35～0.39，烟酸胺的吸收度比值(A_{245mm}/A_{262mm})为 0.63～0.67。因此可用该方法来区别烟酸和烟酰胺。另本品在不同溶剂中，其最大吸收波长略有不同(图 1)。

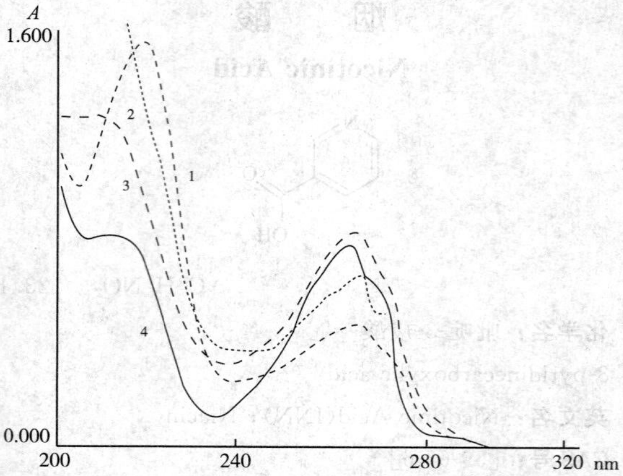

图 1　烟酸在不同溶剂中紫外吸收图谱

1. 乙醇；2. 氢氧化钠溶液(0.1mol/L)；

3. 水；4. 盐酸溶液(0.1mol/L)

(4)本品的红外光吸收图谱显示的主要特征吸收如下。

特征谱带(cm^{-1})	归属	
3000～2800	羧酸	ν_{O-H}
3070	吡啶	ν_{C-H}
1710	羧基	$\nu_{C=O}$
1596，1580，1420	吡啶	$\nu_{C=N,C=C}$
810，748	取代吡啶	$\gamma_{1H,3H}$
693	吡啶环	$\delta_{环}$

【检查】溶液的颜色　采用喹啉氧化剂制取本品，可能产生以下副产品：5-硝基喹啉(a)，8-硝基喹啉(b)，5,7-二硝基喹啉(c)，5,8-二磺基喹啉(d)。这些副产物可使产品呈现黄色。

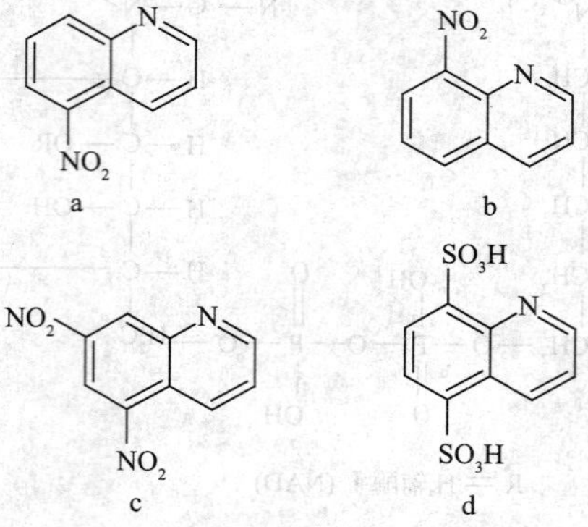

干燥失重　本品具有升华性，在加热干燥过程中不能达到恒重。但以 P_2O_5 为干燥剂，在 60℃可减压干燥至恒重。

故规定为在五氧化二磷干燥器内，减压干燥至恒重，减失重量不得过0.5%。

Ph. Eur.(7.0)采用HPLC法检查有关物质。规定单个杂质不得过0.05%，杂质总量不得过0.05%。

【含量测定】 本品为有机酸，在水溶液中呈酸性($pK_a=4.95$)，故可采用中和滴定法测定含量。以酚酞为指示剂。

在溶解供试品时应采用新沸过的冷水，除尽水中二氧化碳，否则会使含量测定结果偏高。

本法专属性较差，但准确性较好，操作简便。故本法被BP(2013)及JP(16)所采用。USP(36)采用紫外-可见分光光度法(对照品法)测定其含量。

【制剂】 中国药典收载了本品的片剂和注射液；BP收载了片剂；USP收载了片剂和注射液；JP收载了注射液。

(1)烟酸片(Nicotinici Acid Tablets)

本品的含量测定，中国药典(2015)与BP(2013)都采用中和滴定法；USP(36)采用液相色谱法(外标法)测定其含量。

(2)烟酸注射液(Nicotinici Acid Injection)

鉴别　本品薄层鉴别专属性强，烟酸的R_f值约为0.45。由于本品处方中含有一定量的氢氧化钠，与主成分烟酸形成烟酸钠，如果烟酸对照品直接用乙醇配制成对照品溶液，则对照品斑点有拖尾现象，且斑点位置略高于供试品主斑点。用含0.03%氢氧化钠的乙醇溶液作溶剂，配制成1mg/ml的溶液，点样，展开，对照品斑点无拖尾，斑点的形状和位置与供试品一致。

检查　细菌内毒素　本品临床每小时用药最大剂量是静脉注射每千克体重7.5mg(中国药典临床用药须知)，内毒素计算限值约为0.66EU/mg；国外标准中USP为3.5USP EU/mg。中国药典(2010)规定本品细菌内毒素限值为0.6EU/mg，与内毒素计算值比较，安全系数为1.1，并严于USP标准。中国药典(2015)未修订。另本品对内毒素检查方法有干扰，最大不干扰参考浓度约为0.625mg/ml，应采用适当灵敏度的鲎试剂经稀释至MVD后进行内毒素检查。

含量测定　本品性质稳定，中国药典(2015)采用吸收系数法，JP(16)采用液相色谱法(内标法)，USP(36)采用比色法，以溴化氰为显色剂，在450nm波长处测定吸收度，并用对照品作为对照测定含量。

参考文献

[1] 陈新谦，金有豫，汤光．新编药物学［M］．15版．北京：人民卫生出版社，2005：629.

撰写　刘树春　天津市药品检验研究院

贝琦华　广东省药品检验所

复核　罗卓雅　广东省药品检验所

烟酸占替诺

Xanthinol Nicotinate

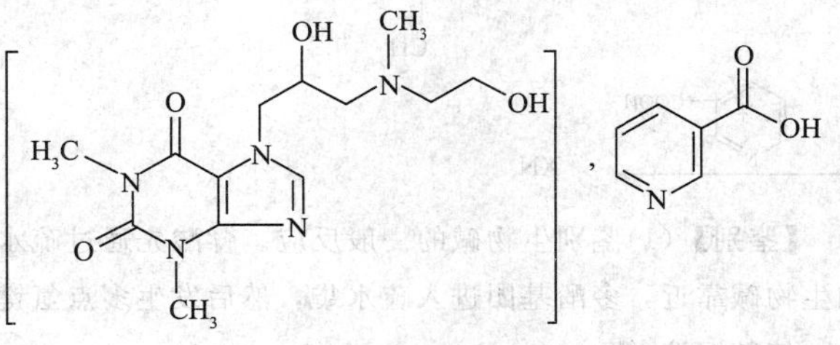

$C_{13}H_{21}N_5O_4 \cdot C_6H_5NO_2$　434.45

化学名： 7-[2-羟基-3-[(2-羟乙基)-甲胺基]-丙基]茶碱的烟酸盐

nicotinate of 7-[2-hydroxy-3-[(2-hydroxyethyl) methylamino] propyl] theophylline

英文名： Xanthinol(INN)Nicotinate

异名： 尼可占替诺

CAS号： [437-74-1]

烟酸占替诺(简称XN)为外周血管扩张剂，用于治疗心脑血管疾病。其中烟酸抑制脂肪酶(lipase)，使甘油三酯(TG)不易分解成游离脂肪酸(FFA)，并使高密度脂蛋白(HDL)数量增加，加快外周血管中的胆固醇向肝内转移，同时降低血管中蛋白a水平，增加前列环素(PGI_2)释放，从而降低血脂和血黏度，扩张血管，防止血栓形成[1]；茶碱抑制磷酸二酯酶(PDE)，减少环化磷酸腺苷(CAMP)降解，提高心肌细胞内cAMP含量，增强心输出量，改善血循环[2]。小鼠的LD_{50}为静脉注射540mg/kg；大鼠的LD_{50}为静脉注射750mg/kg[3]；兔子的LD_{50}为静脉注射539mg/kg[4]。分布相半衰期($t_{1/2\alpha}$)为0.4小时，消除半衰期($t_{1/2\beta}$)为1.67小时，表观分布容积(V_d)0.93L/kg，体内总清除率(CL)0.63(L·h)/kg[5]。

本品由德国Bestina于1960年研究开发，英国Calder公司于1971年开发成功烟酸占替诺的制剂[2]，此后在瑞、意、美、德、西班牙和芬兰等诸多国家陆续生产上市[6]。我国最早生产烟酸占替诺原料的厂家是广州医工所实验药厂，于1986年生产上市，1992年国家批准烟酸占替诺片剂和针剂进口。中国药典(2002)增补本首次收载本品[7]。国外药典均未收载。

【制法概要】 本品常用的合成线路如下。[8-13]

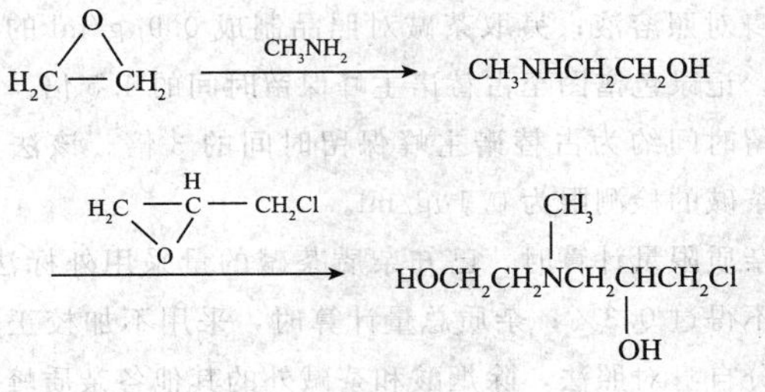

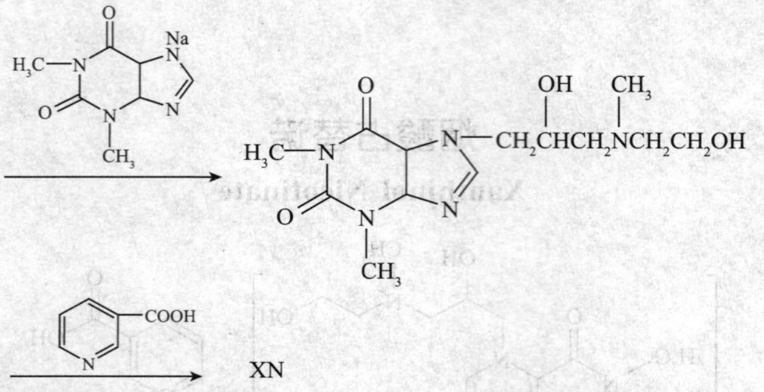

【鉴别】(1)鉴别生物碱的一般反应。鞣酸先通过疏水键向生物碱靠近，多酚基团进入疏水袋，然后发生多点氢键结合，使其沉淀[14]。

(2)烟酸中吡啶环上的N和羧基与硫酸铜的金属铜离子形成双齿螯合物的沉淀[15]。

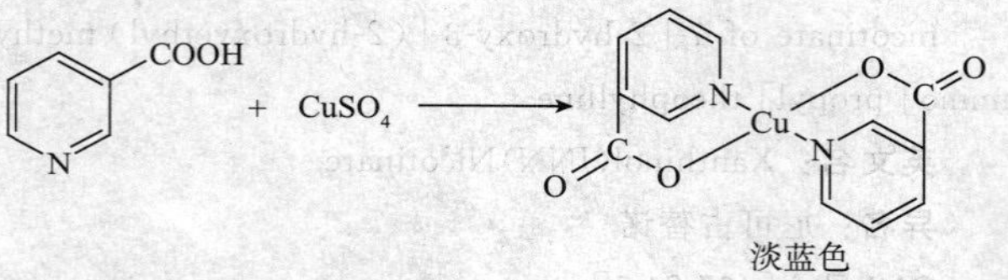

(3)根据同一物质应具有相同的色谱保留行为，取对照品进行HPLC法鉴别。

(4)本品的红外光吸收图谱(光谱集660图)显示的主要特征吸收如下。

特征谱带(cm^{-1})	归属	
3450～2800	羟基，羧基	ν_{O-H}
3140(*)	吡啶环	ν_{C-H}
1700	羧酸	$\nu_{C=O}$
1660	酰胺	$\nu_{C=O}$
1610，1590，1560	芳环	$\nu_{C=C,C=N}$

【检查】有关物质 中国药典(2005)采用薄层色谱法，取供试品加无水乙醇制成30mg/ml的溶液，以10%氨水饱和的正丁醇-三氯甲烷(1∶1)为展开剂，于硅胶GF_{254}薄层板展开，置于紫外灯254nm下检视。茶碱的检测限为0.075mg/ml。该法属于半定量法，只能对杂质进行限度检查，不能确定样品中单个杂质和总杂质的含量。

中国药典(2010，2015)则采用高效液相色谱法，用十八烷基键合硅胶为填充剂，以0.1%三乙胺(用醋酸调节pH至3.3)-甲醇(93∶7)为流动相，检测波长为267nm。取供试品制成含烟酸占替诺0.3mg/ml的供试品溶液以及1.5μg/ml的自身对照溶液；另取茶碱对照品制成0.9μg/ml的对照品溶液。记录色谱图至占替诺主峰保留时间的4.5倍。茶碱峰的保留时间约为占替诺主峰保留时间的3倍。该法灵敏度高，茶碱的检测限为0.1μg/ml。

杂质限量计算时，已知杂质茶碱的量采用外标法计算，规定不得过0.3%；杂质总量计算时，采用不加校正因子的主成分自身对照法，除烟酸和茶碱外的其他各杂质峰面积的和不得大于对照溶液中占替诺主峰面积的0.6倍(0.3%)。

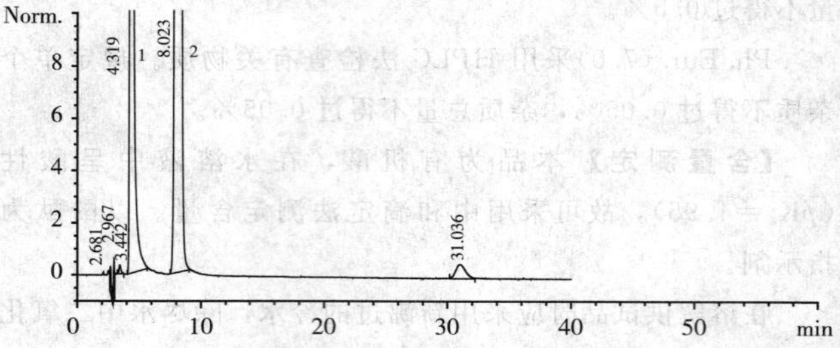

图1 烟酸占替诺的有关物质色谱图

1. 烟酸；2. 占替诺；3：茶碱

残留溶剂 中国药典(2015)采用气相色谱法测定残留溶剂甲醇、乙醇与甲苯。

【含量测定】中国药典(2005)采用紫外对照品法在267nm的波长处测定含量。而在规定测定波长267nm处，烟酸也有紫外吸收，所测得值实际上为烟酸的紫外吸收和占替诺的紫外吸收的叠加。

文献报道有高效液相色谱法和逆胶束介导化学发光法。

以十八烷基键合硅胶为填充剂，甲醇-水-冰乙酸(15∶85∶0.1)为流动相，检测波长267nm[16]。

以十八烷基键合硅胶为填充剂，甲醇-水(加5滴三乙胺，用1mol/L磷酸调节pH＝3.1±0.1)(12∶88)为流动相，检测波长267nm[17]。

逆胶束介导化学发光法的原理是在酸性条件下，烟酸占替诺与阴离子($AuCl_4^-$)形成离子缔合物，该缔合物易被三氯甲烷萃取，三氯甲烷将其带入氯化十六烷基三甲基铵(CTAC)逆胶束的“水池”中，离解出来的$AuCl_4^-$与鲁米诺反应产生化学发光，在优化的实验条件下，化学发光强度与烟酸占替诺的浓度呈线性关系，间接测定烟酸占替诺的含量。结果表明在(0.01～15)×10^{-6}g/ml浓度范围内呈良好的线性关系，检出限为0.4×10^{-9}g/ml，RSD＝1.26%[18]。

中国药典(2010，2015)采用高效液相色谱法，以十八烷基键合硅胶为填充剂，以0.1%三乙胺(用醋酸调节pH至3.3)-甲醇(93∶7)为流动相，检测波长267nm，流速1ml/min，进样量20μl。平均回收率99.6%，RSD为0.6%，37.3～1193.6μg/ml浓度范围内线性关系良好，r^2＝1.0000。溶液在8小时内稳定，RSD＝0.16%。

表1 不同测定方法结果对比

供试品编号	含量(%)	
	HPLC法	UV法
1	97.9	101.3
2	98.6	102.6
3	103.3	107.2
4	101.1	103.1
5	99.4	104.7
6	96.6	100.9

【制剂】(1)烟酸占替诺注射液(Xantinol Nicotinate Injection)

除中国药典(2015)收载外，国外药典未收载。

有关物质与含量测定同“烟酸占替诺”。

热原　本品临床每小时用药最大剂量是静脉注射每千克体重 15mg(中国药典用药须知)，内毒素计算限值约为 0.33EU/mg。中国药典(2015)规定本品热原限值为 75mg/kg，与临床剂量比较，安全系数为 5。

(2)烟酸占替诺氯化钠注射液(Xantinol Nicotinate and Sodium Chloride Injection)

中国药典(2010)新增品种，国外药典未收载。

渗透压摩尔浓度　烟酸占替诺氯化钠注射液为静脉注射液，氯化钠作为渗透压调节剂，其渗透压应在体液的等渗范围内，为 280～310mOsmol/kg。

有关物质与含量测定同“烟酸占替诺”。

细菌内毒素　本品临床每小时用药最大剂量是静脉注射每千克体重 15mg(中国药典临床用药须知)，内毒素计算限值约为 0.33EU/mg。中国药典(2015)规定本品热原限值为 75mg/kg，与临床剂量比较，安全系数为 5。盐酸占替诺氯化钠注射液按复方输液的要求内毒素限值为 0.50EU/ml。

参考文献

[1] 程源探．占替诺烟酸盐注射治疗脑动脉硬化性血栓性脑梗死 [J]．新药与临床，1996，15：199-202.

[2] Bieron K，Swies J，Kostka-Trabka E，et al. Thrombolytic and antiplatelet action of xanthinol nicotinate(sadamin)：possible mechanisms [J]．Journal of Physiology and Pharmacology，1998，2(49)：241-249.

[3] Taniguchi Shigeru，Morita Shigeru，Yamada Akio，et al. Chronic toxicity of xanthinol nicotinate in rats [J]．Oyo Yakuri，1974，8(8)：33-43.

[4] Fukawa Kazunaga，Irino Osamu，Sato Genichi，et al. Subacute toxicity tests of xanthinol nicotinate(XN) in rabbits and rats [J]．Oyo Yakuri，1971，1(5)：17-23.

[5] Kanowski S，Fischhof PK，Grobe-Einsler R，et al. Efficacy of xantinol nicotinate in patients with dementia [J]．Pharmacopsychiatry，1990，3(23)：18-24.

[6] Basinskii SN，Krasnogorskaia VN. New method of atherosclerotic macular dystroPhiesr treatment [J]．Vestn of Talmol，1997，113(6)：17-19.

[7] Shirsagar UVK，Bhave VG. Synthesis of 1,3-dimethyl-4-amino-5-ntiroso-2,6-pyrimidindione and its derivatives [J]. J Indian Chem Soc，1997，8(74)：649-651.

[8] Irikura Tustomu，Saito Keigo，Kitagwaa Morimichi，et al. L-(substiuttedbenzoyl)-4-(*N*-methyl-*N*-phenethylaminoethyl)piperazines [P]．Japan Patent，1968-02-01.

[9] Ikeda Yoshikai. Piperazine compounds lll syntheses of 1-Piperazinylalkyl-theophylline derivatives [J]．Yakugaku-Zasshi，1969，89(5)：677-688.

[10] Rozanov LS，Zamyshlyaeva MD，Izotova GS，et al. Extraction of *N*-methyl-*B*-hydroxyethylamine from auqeous-alkaline solutions with chlorofrom during Manufacutre of xanthinol nicotinate [J]．Khim-Famr Zh，1982，16(10)：1238-1240.

[11] 王卫，夏泽宽，王海燕．烟酸占替诺的合成 [J]．中国医药工业杂志，1997，28(6)：250-279.

[12] 闻韧．药物合成反应 [M]．北京：化学工业出版社，1988：78，432.

[13] Kumar K Girish. Method of rpreparing of 1，3- dimehtylxanthine derivative：64157 [P]．1971－04－06.

[14] 马志红，陆终兵，石碧．单宁酸的化学性质及应用 [J]．天然产物研究与开发，2003，1(15)：87-90.

[15] 李清禄，陈强，黄志坚，等．吡啶羧酸与铜(Ⅱ)螯合物的合成及结构表征 [J]．福建农林大学学报(自然科学版)，2007，5(3)：316-319.

[16] 李利，于淑岩，李丹．高效液相色谱法测定烟酸占替诺原料药中烟酸占替诺含量 [J]．黑龙江医药，2003，2(16)：99-100.

[17] 孙晓波，周亮，徐永丽．反相 HPLC 法测定烟酸占替诺及有关物质的含量 [J]．天津药学，2005，6(3)：5-7.

[18] 石文兵．逆胶束介导化学发光法测定烟酸占替诺 [J]．应用化学，2008，9(9)：1116-1118.

撰写　张　浩　湖北省药品监督检验研究院

复核　姜　红　湖北省药品监督检验研究院

酒石酸长春瑞滨

Vinorelbine Tartrate

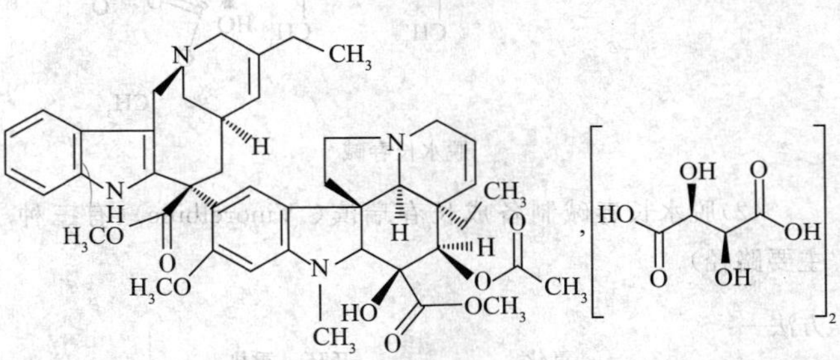

$C_{45}H_{54}N_4O_8 \cdot 2C_4H_6O_6$ 1079.12

化学名： 3′，4′-二去氢-4′-去氧-8′-去甲长春碱二酒石酸盐

3′,4′-didehydro-4′-deoxy-8′-norvincaleukoblastine L-(+)-tartrate(1∶2)(salt)

英文名： Vinorelbine(INN) Tartrate

CAS 号： [125317-39-7]

本品为一种半合成的长春花生物碱。通过阻滞微管蛋白聚合形成微管和诱导微管的解聚，使细胞分裂停止于有丝分裂中期，属于细胞周期特异性抗肿瘤药物。主要用于非小细胞肺癌、乳腺癌、卵巢癌、淋巴癌等的治疗[1]。

酒石酸长春瑞滨静脉给药后，和蛋白结合率达 50%～80%。动力学符合三室模型，终末消除相半衰期约为 40 小时，血浆清除率较高。主要在肝脏代谢与清除，经胆道从粪便排出。酒石酸长春瑞滨的主要不良反应包括血液学毒性、神经毒性、局部刺激及神经炎和轻微的消化道反应[1,2]。

酒石酸长春瑞滨由法国 Pierre Fabre 公司 1989 年研制开发上市，国内于 1999 年开始生产。

除中国药典(2015)收载外，BP(2013)、Ph. Eur. (7.0)、USP(36)亦有收载。

【制法概要】酒石酸长春瑞滨的合成一般以市售的长春碱为起始原料，经脱水得到脱水长春碱，再通过不同反应路径得到长春瑞滨，成盐后得到酒石酸长春瑞滨[3,4]。

(1) 长春碱(Vinblastine)脱水制备成脱水长春碱(Anhydrovinblastine)

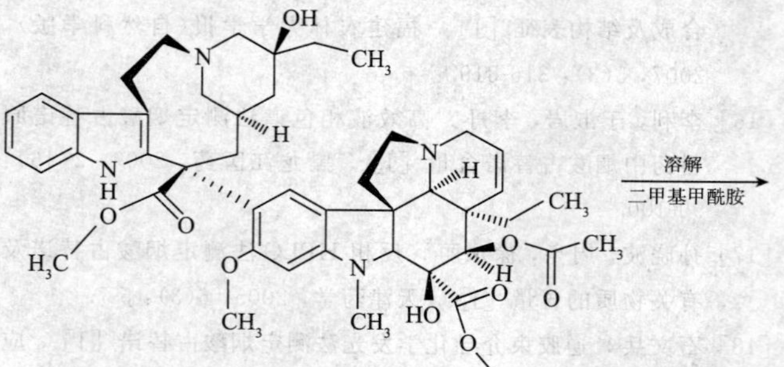

长春碱

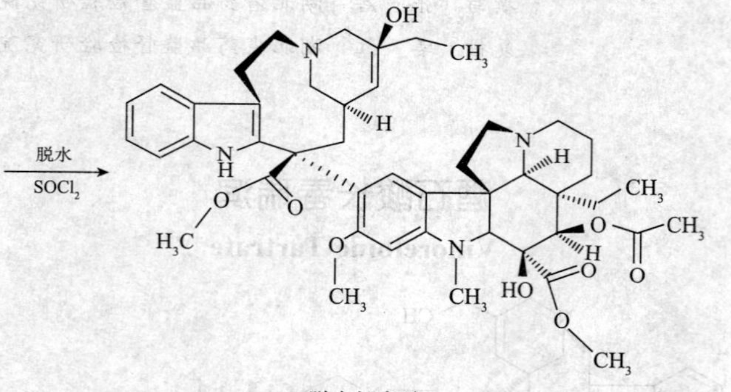

脱水长春碱

(2)脱水长春碱制备成长春瑞滨(Vinorelbine)(有三种主要路径)

方法一：

脱水长春碱 —氧化（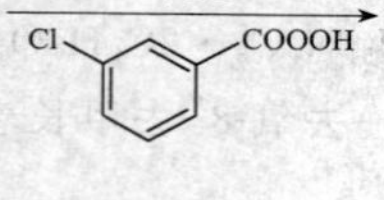）→ —开环，重排（$CF_3COOCCF_3$，H_2O）→

方法二：

脱水长春碱 —氯化（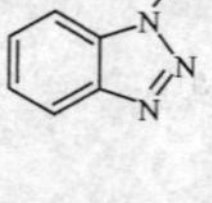）→ —缩环处理（$AgBF_4$）→

方法三：

脱水长春碱 —溴代（溴代琥珀酰亚胺(NBS)）→ —缩环处理（$AgBF_4$）→

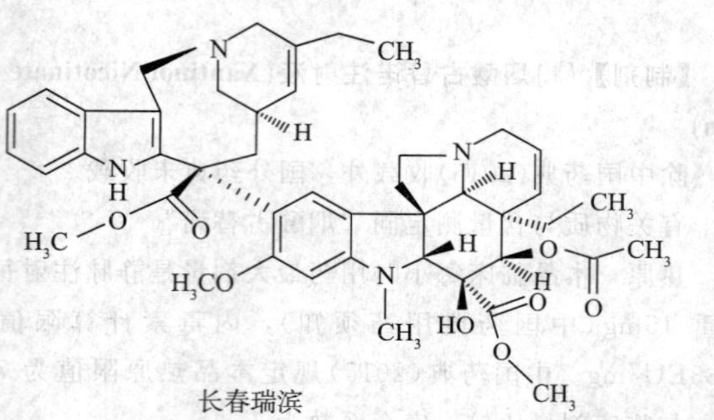

长春瑞滨

(3)长春瑞滨经成盐反应制备成酒石酸长春瑞滨

长春瑞滨 —成盐（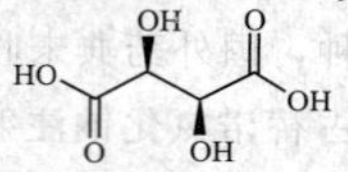）→ 酒石酸长春瑞滨

【性状】比旋度　本品结构中有多个手性中心，比旋度间接反映了本品的纯度。

【鉴别】(1)银镜反应，鉴别酒石酸盐。反应方程式如下。

$$\begin{array}{l} HO-\overset{H}{C}-COOH \\ HO-\underset{H}{C}-COOH \end{array} + 2Ag(NH_3)_2OH \xrightarrow{\triangle} 2Ag\downarrow + \begin{array}{l} HO-C-COONH_4 \\ \quad\ \ \| \\ HO-C-COONH_4 \end{array} + 2NH_3 + 2H_2O$$

(2)本品的水溶液在 214nm 与 268nm 的波长处有最大吸收，在 242nm 的波长处有最小吸收。见图 1。

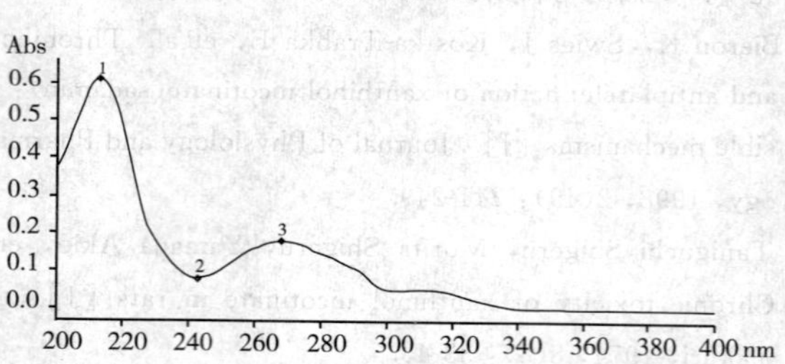

图 1　酒石酸长春瑞滨紫外吸收图谱

(3)中国药典(2010)规定本品的红外光吸收图谱应与对照品的图谱一致，为溴化钾压片法直接测定。本品的红外光吸收图谱及显示的主要特征吸收见图 2。

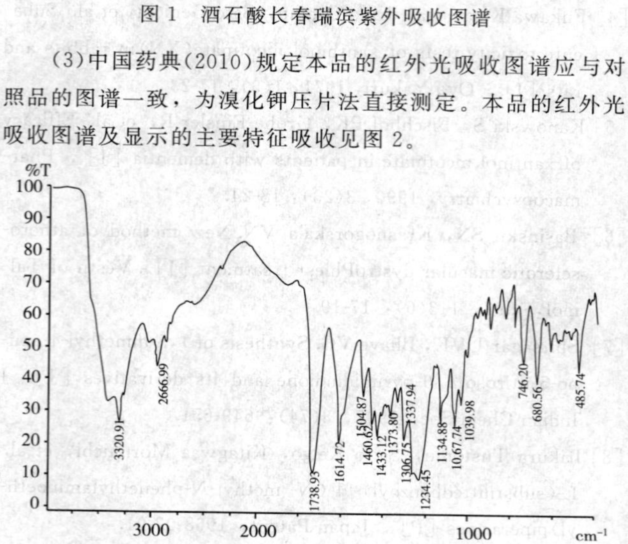

图 2　酒石酸长春瑞滨红外吸收图谱

特征谱带(cm^{-1})	归属	
3320	羟基	ν_{O-H}
3100～2300	胺盐	ν_{NH}
1739	酯	$\nu_{C=O}$
1615，1505	芳环及环烯	$\nu_{C=C}$
1234，1068	酯	ν_{C-O-C}
746	取代苯	γ_{4H}
681	取代苯环	$\delta_{环}$

中国药典(2015)规定本品的红外光吸收图谱应与对照的图谱(光谱集 1315 图)一致。

【检查】酸度 本品为弱碱中强酸盐，故水溶液显酸性。可通过控制酸度在一定范围内，来控制本品的成盐状况。中国药典(2005)的标准规定酸度范围是 3.0～4.5，中国药典(2010)将酸度控制范围缩小为 3.0～3.8，与 USP(36)(10mg/ml，3.3～3.8)和 Ph. Eur. (7.0)(14mg/ml，3.3～3.8)的酸度标准更加接近，中国药典(2015)未作修订。

溶液的澄清度与颜色 本品为注射剂原料，故控制澄清度和颜色，采用颜色检查第二法紫外-可见分光光度法，在 420nm 处测定吸光度值，不得过 0.03。

有关物质 采用高效液相色谱法进行检查。与国外药典方法基本一致。

中国药典(2015)中有关物质项下的杂质Ⅰ(4-氧-去乙酰基长春瑞滨二酒石酸盐)(图 3)与 BP(2013)和 Ph. Eur. (7.0)质量标准中的长春瑞滨杂质 B，以及 USP(36)质量标准中的长春瑞滨杂质 A 为同一化合物。中国药典(2015)中有关物质项下的光降解产物与 BP(2013)和 Ph. Eur. (7.0)质量标准中的长春瑞滨杂质 A，以及 USP(36)质量标准中的光降解产物为同一化合物。

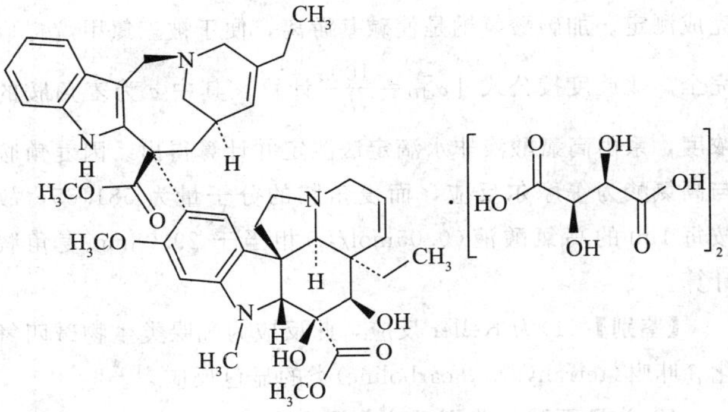

图 3 杂质Ⅰ化学结构式

强制破坏试验研究结果表明，本品在光照条件下产生较多降解物，以光降解产物为主(相对保留时间 RRT＝0.8)；高温条件下，能产生较多降解物，以 RRT 为 0.8 和 1.2 的降解物最明显；酸、碱破坏时只在 RRT＝1.2(杂质Ⅰ)处有明显降解物；氧化破坏时，几乎没有产生杂质。

供试品溶液(浓度为 1.4mg/ml)在 24 小时内稳定。

采用① YMC ODS-A 柱(150mm × 4.6mm，5μm)，②Waters Xterra MS C18 柱(150mm × 3.9mm，5μm)，③DIKMA C18 柱(150mm×4.6mm，5μm)三种不同品牌的 C18 色谱柱，分别在 Waters 2695 与 Agilent 1100 液相色谱仪上进行耐用性试验考察，系统适用性试验的各项指标均符合要求，结果基本一致。

系统适用性试验色谱图见图 4。

光降解产物、其他单个杂质(包括杂质Ⅰ)及总杂质的限度均与国外药典一致。

残留溶剂 二氯甲烷与三氯甲烷 国内厂家合成工艺后三步主要用到的“应限制溶剂”有二氯甲烷、三氯甲烷，另外还使用了甲醇、丙酮和正己烷等。

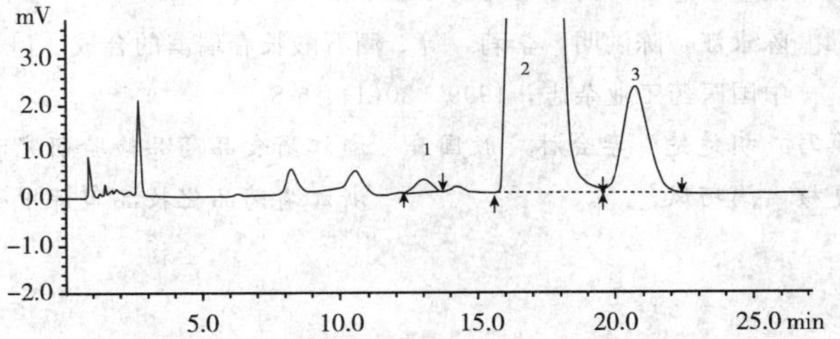

图 4 酒石酸长春瑞滨系统适用性试验色谱图

1. 光降解产物；2. 酒石酸长春瑞滨；3. 杂质Ⅰ

水分 本品受热不稳定，故用水分测定法。采用永停滴定法测定，方法及限度均与各国外药典相同。

细菌内毒素 本品临床每小时用药最大剂量是静脉注射每平方米体表面积 30mg(中国药典临床用药须知、中国医师药师临床用药指南、中国国家处方集)，内毒素计算限值约为 6.2EU/mg；国外标准中 USP 为 3.0 USP EU/mg。中国药典(2015)规定本品细菌内毒素限值为 6.0EU/mg，与内毒素计算值比较，安全系数为 1，并低于 USP 和 BP 标准。本品最大不干扰浓度为 0.125mg/ml。

【含量测定】采用高效液相色谱法。以外标法定量，酒石酸长春瑞滨在 0.056～0.196mg/ml 浓度范围内浓度与其峰面积呈线性关系，线性方程为 $A=48590.8C+12840$，$r=0.9991(n=5)$。重复性试验 RSD 为 0.5%($n=6$)。供试品溶液(浓度为 0.14mg/ml)在室温放置 24 小时基本稳定。

BP(2013)和 Ph. Eur. (7.0)酒石酸长春瑞滨含量测定采用非水滴定法。

【制剂】酒石酸长春瑞滨注射液，USP(36)也有收载，BP(2013)和 Ph. Eur. (7.0)均未收载制剂品种。

酒石酸长春瑞滨注射液(Vinorelbine Tartrate Injection)

本品为无色至微黄色的澄明液体。规格为 1ml：10mg(以 $C_{45}H_{54}N_4O_8$ 计)，国内各企业的处方中，主要辅料为注射用水。我国已有进口制剂，商品名为诺维本。

有关物质 采用高效液相色谱法，色谱条件与原料药有关物质项相同，USP(36)酒石酸长春瑞滨注射液有关物质检查项中单独对特殊杂质Ⅰ(4-氧-去乙酰基长春瑞滨二酒石酸盐)进行了控制。经过试验，得到杂质Ⅰ与酒石酸长春瑞滨的相对响应因子为 0.84，同时考虑到杂质Ⅰ的价格较昂贵，采用自身对照法来测定杂质Ⅰ。

含量测定　采用高效液相色谱法测定，色谱条件与原料药相同。辅料对主成分含量测定无干扰，方法回收率为99.6%(n=12)，RSD为0.4%。

参考文献

[1] 国家药品监督管理局安全监管司，国家药品监督管理局药品评价中心．国家基本药物［M］．2版．北京：人民卫生出版社，2002：188.

[2] 国家药典委员会．中华人民共和国药典临床用药须知·化学药和生物制品卷［M］．北京：人民卫生出版社，2005.

[3] 刘素云，阚日明．酒石酸长春瑞滨的合成［J］．中国医药工业杂志，2010，41(9)：645-648.

[4] 陈永江，陈洪明，李莉，等．酒石酸长春瑞滨的合成［J］．中国医药工业杂志，1999，30(1)：6-8.

撰写　胡楚楚　李会林　殷国真　浙江省食品药品检验研究院
复核　陶巧凤　浙江省药品化妆品审评中心

酒石酸麦角胺

Ergotamine Tartrate

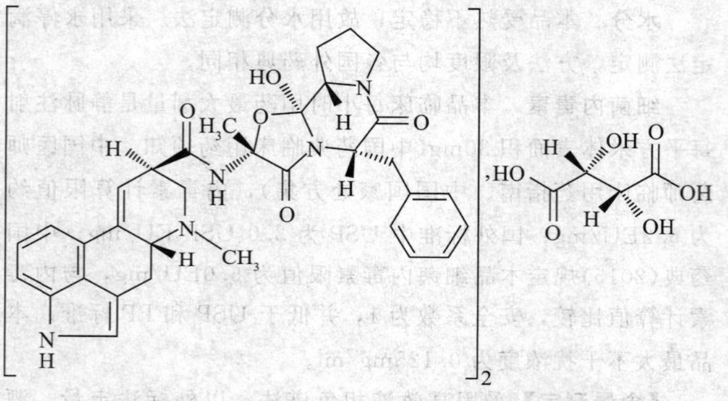

($C_{33}H_{35}N_5O_5$)$_2$·$C_4H_6O_6$　1313.43

化学名：［R-(R^*，R^*)］-2′-甲基-5′α-(苯甲基)-12′-羟基麦角烷-3′，6′，18-三酮酒石酸盐

［R-(R^*，R^*)］-2′-methyl-5′α-(phenylmethyl)-12′-hydroxyergotaman-3′，6′，18-trione tartrate

英文名：Ergotamine(INN)Tartrate

CAS号：［379-79-3］

本品为抗偏头痛药。用于颅外动脉和动脉扩张引起的偏头痛。能直接收缩血管，减小动脉搏动的幅度，从而使头痛减轻。

本品在胃肠道吸收少且不规则，生物利用度可因高度的首过效应而降低。同时给予咖啡因，可增强麦角胺的吸收。本药口服通常1～2小时起效，0.5～3小时血药浓度达峰值，半衰期约为2小时。主要在肝脏中代谢，极大部分从胆汁中排泄，仅极少量药物以原型从尿液排出[1,2]。

服用本品逾量可引起中毒。主要副作用有恶心、呕吐、手指麻木和刺痛等。现将盐酸赛克利嗪与酒石酸麦角胺、咖啡因制成复方制剂，能减轻因治疗偏头痛综合征使用麦角胺而产生的呕吐的副作用[3]。

Stoll于1945年首先从麦角中分离得到纯的麦角胺，继而在1951年阐明了麦角生物碱的化学结构。1961年，Hofmann用化学方法合成制得[1]。除中国药典(2015)收载外，Ph. Eur.(7.0)、USP(36)与JP(16)均有收载。

【制法概要】本品主要采用提取法制备。

麦角中加入硫酸铝，用苯提取，除去麦角油和类甾醇。往残留物中加入苯，边搅拌边通入氨气，使成弱碱性，放置1小时，滤过，残留物用苯洗涤；将洗液和滤液合并，低温减压浓缩使析出结晶：将粗品溶于丙酮，滤去不溶物，加水使再析出结晶，然后加入d-酒石酸的甲醇溶液，稍煮沸后，冷却，即析出酒石酸麦角胺。

【性状】本品为无色结晶或类白色结晶性粉末；微溶于水(1∶500)或乙醇(1∶500)，在酒石酸溶液中易溶。从甲醇中重结晶的产品，含2分子甲醇。麦角胺可溶于乙醇(1∶300)、甲醇(1∶70)或丙酮(1∶150)；易溶于三氯甲烷，几乎不溶于水[2]。

麦角胺的熔点约为212～214℃(分解)，其盐酸盐的熔点为212℃(分解)，磷酸盐的熔点约为200℃(分解)，硫酸盐的熔点约为207℃(分解，在80%甲醇溶液中重结晶)。在不同溶剂中重结晶的麦角胺盐，其熔点也各不相同。酒石酸麦角胺在甲醇中重结晶产物的熔点约为203℃(分解)，在苯中重结晶的产物熔点约为212～214℃(分解)，在丙酮/水混合溶液中再结晶的产物熔点约为180℃(分解)。

本品性质不稳定，遇光、湿及高温易降解变质。

由于麦角胺化学结构中C_5、C_8、$C_{2'}$、$C_{5'}$、$C_{11'}$、$C_{12'}$为不对称碳原子，有可能产生64个光学异构体；但在药物制剂中，只有手性碳原子C_8、$C_{2'}$，产生异构体[2]及光学异构体。

比旋度　为麦角胺的比旋度。应避光操作，在1小时内完成测定。加碳酸氢钠是使碱基游离，便于被三氯甲烷提取完全。比旋度按公式 $[\alpha]_D^t=\frac{100\alpha}{lc}$ 计算。其中c为麦角胺的浓度，系由高氯酸液非水滴定法测定并计算得出。因麦角胺与高氯酸为等摩尔反应，而麦角胺的分子量为581.65，故按每1ml的高氯酸液(0.05mol/L)相当于29.08mg麦角胺计算。

【鉴别】(1)为Keller反应，此反应为吲哚类生物碱四氢化β-咔啉(tetrahydro-β-carboline)类的显色反应[3]。

(2)为酒石酸的鉴别反应。酒石酸可与钾盐产生结晶性沉淀。

$$K^+ + HC_4H_4O_6^- \longrightarrow KHC_4H_4O_6\downarrow$$

(3)本品的红外光吸收图谱(光谱集424图)显示的主要特征吸收如下。

特征谱带(cm^{-1})	归属	
3300	羟基，酰胺	$\nu_{O-H,N-H}$
3100～2800	羧基	ν_{O-H}

续表

特征谱带(cm^{-1})	归属	
2700～2200	叔胺盐	ν_{NH}
1730	羧基	$\nu_{C=O}$
1690	γ-内酰胺	$\nu_{C=O}$
1660	δ-内酰胺	$\nu_{C=O}$
1640	仲酰胺(Ⅰ)	$\nu_{C=O}$
1620，1350	羧酸离子	ν_{CO_2}
1560	仲酰胺(Ⅱ)	δ_{NH}
780，750	取代苯	$\gamma_{3H,5H}$
703	苯环	$\delta_{环}$

【检查】溶液的澄清度与颜色 因本品容易氧化变色，很难得到完全无色的结晶，故规定检查其澄清度与颜色。

有关物质 酒石酸麦角胺性质不稳定，受光、湿度、高温以及氧化，均会产生各种降解产物[2]。在WHO公布的药用物质加速试验中，酒石酸麦角胺在50℃、相对湿度100%的条件下放置10天与30天，分别降解4%与21%左右。另有报道，酒石酸麦角胺的主要降解产物麦角胺宁(ergotaminine)无药用活性[4]。中国药典(2015)的检测方法同Ph. Eur.(7.0)与USP(36)，均采用薄层色谱法分离，用对二甲氨基苯甲醛试剂显色。

【含量测定】采用比色法。对照品马来酸麦角新碱与供试品麦角胺均可与对二甲氨基苯甲醛试剂(Ehrlich试剂)缩合生成有色物质[3]，在550nm波长处有最大吸收，分别测定吸收度，计算，即得。

1分子的对二甲氨基苯甲醛可与1分子的酒石酸麦角胺[$(C_{33}H_{35}N_5O_5)_2 \cdot C_4H_6O_6$ 1313.43]或2分子的马来酸麦角新碱[$C_{19}H_{23}N_3O_2 \cdot C_4H_4O_4$ 441.48]缩合，故马来酸麦角新碱1mg与酒石酸麦角胺1.488mg(1313.43÷2÷441.48=1.488)相当。

采用此比色法对麦角胺的专属性不高，麦角酸及其光降解产物会干扰测定[2]，因此控制有关物质的量很有必要性。

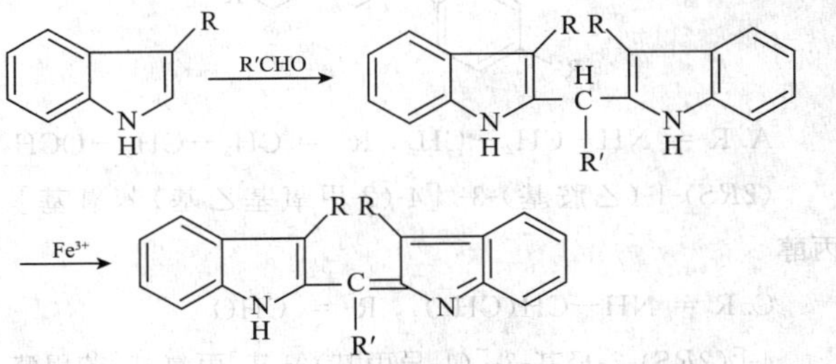

Ph. Eur.(7.0)、USP(36)与JP(16)均采用高氯酸非水溶液滴定法测定。

【贮藏】本品性质不稳定，遇光、湿及高温易降解变质，故需遮光、密封，在冷处保存。

【制剂】麦角胺咖啡因片(Ergotamine and Caffeine Tablets)

麦角胺与咖啡因合用，有协同作用。治疗偏头痛疗效较单用麦角胺好，副作用也较轻。

本品每片含酒石酸麦角胺1mg，含无水咖啡因100mg。

鉴别 (1)为麦角胺与硫酸的显色反应。

(2)为咖啡因的鉴别。因咖啡因为嘌呤类结构，可发生紫脲酸铵反应。

含量均匀度 每片含酒石酸麦角胺1mg，采用含量测定项下方法进行含量均匀度检查，限度为±20%。

溶出度 USP(36)进行溶出度的检查。分别采用紫外与荧光光度法检测咖啡因与麦角胺。

含量测定 USP(36)采用HPLC法分别用紫外与荧光检测器同时检测咖啡因与麦角胺。

参考文献

[1] Goodman LS, Gilman A. The Pharmacological Basis of Therapeutics [M]. 4th ed. London: The Macmillan Company, 1971: 899-904.

[2] Florey K. Analytical Profles of Drug Substances [M]. 6th ed. New York: Academic Press, 1977: 114-159.

[3] 刘立群．有机理论与药物分析[M]．北京：人民卫生出版社，1984：273.

[4] Pierri L, Pitman IH, Rae ID, et al. Conformational analysis of the ergot alkaloids ergotamine and ergotaminine [J]. J Med Chem, 1982, 25(8): 937-942.

撰写 曾宪华 湖北省药品监督检验研究院
宋冬梅 上海市食品药品检验所
复核 杨永健 上海市食品药品检验所

酒石酸美托洛尔

Metoprolol Tartrate

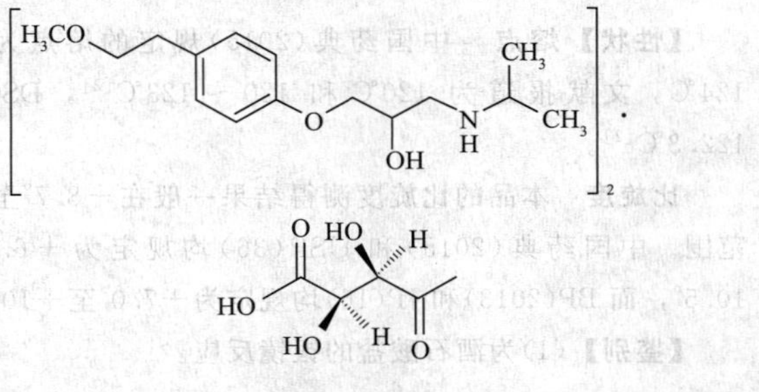

$(C_{15}H_{25}NO_3)_2 \cdot C_4H_6O_6$ 684.82

化学名：(±)1-异丙氨基-3-[对-(2-甲氧乙基)苯氧基]-2-丙醇L(+)-酒石酸盐

(±) 1-(isopropylamino)-3-[*p*-(2-methoxyethyl) phenoxy]-2-propanol L-(+)-tartrate(2:1)(salt)

英文名：Metoprolol(INN)Tartrate

CAS号：[56392-17-7]

本品为β-肾上腺素受体阻滞药，对心脏的β_1-受体有较大的选择作用。据国内药理试验及临床验证[1]，本品适用于轻中型原发性高血压和预防心绞痛，并可减少心肌梗死的危险。本品副作用较少，主要有胃肠道轻微不适、乏力和心动过缓等，但一般不影响治疗。口服后迅速吸收，经 1～2 小时血药浓度达峰值，约 12%～14%与血浆蛋白结合，其半衰期约 3 小时；主要代谢形式自尿排泄，约 3%的药物以原型排泄[2]。

本品于 1969 年首次合成，国内于 1980 年研制成功，1983 年正式生产。除中国药典(2015)收载外，USP(36)、BP(2013)、JP(16)均有收载。

【制法概要】

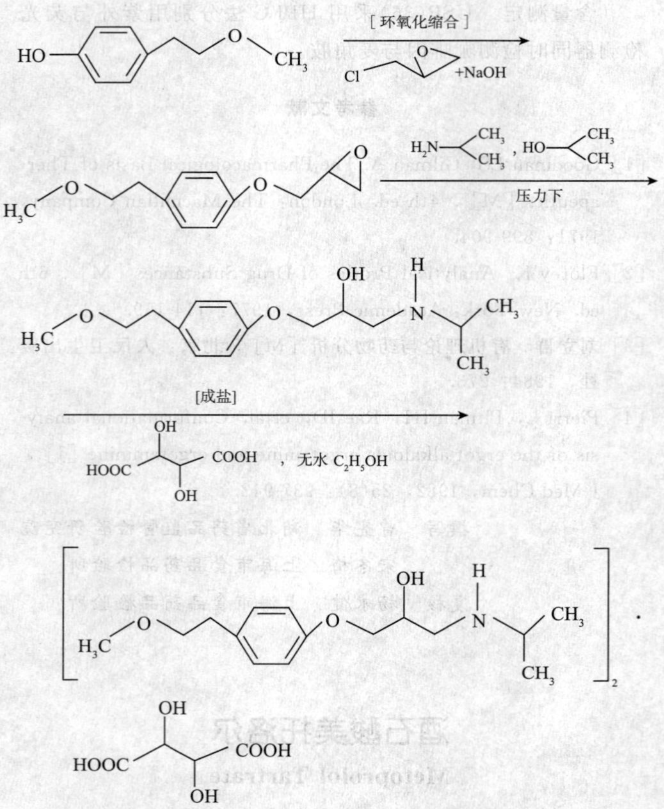

【性状】熔点　中国药典(2015)规定的熔点为 120～124℃，文献报道为 120℃和 120～123℃[2]，DSC 测得 122.3℃[2]。

比旋度　本品的比旋度测得结果一般在＋8.7°至＋8.8°范围。中国药典(2015)和 USP(36)均规定为＋6.5°至＋10.5°，而 BP(2013)和 JP(16)均规定为＋7.0°至＋10.0°。

【鉴别】(1)为酒石酸盐的银镜反应。

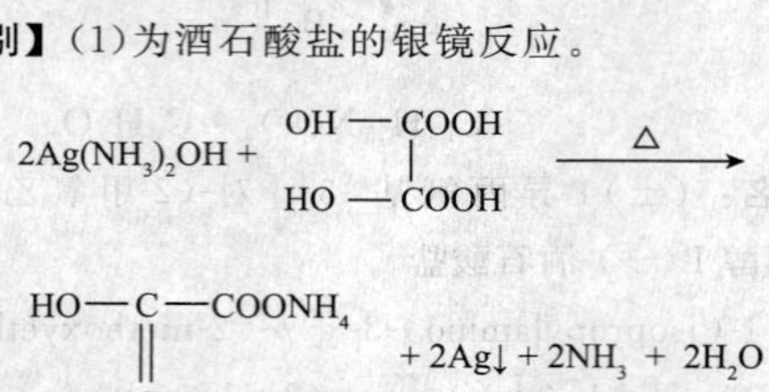

(2)本品的乙醇溶液在 224nm 波长处有最大吸收(图 1)。文献记载，本品在 0.1mol/L 盐酸溶液、水、0.01mol/L 氢氧化钠溶液、甲醇、三氯甲烷溶液中，紫外区均有最大吸收。

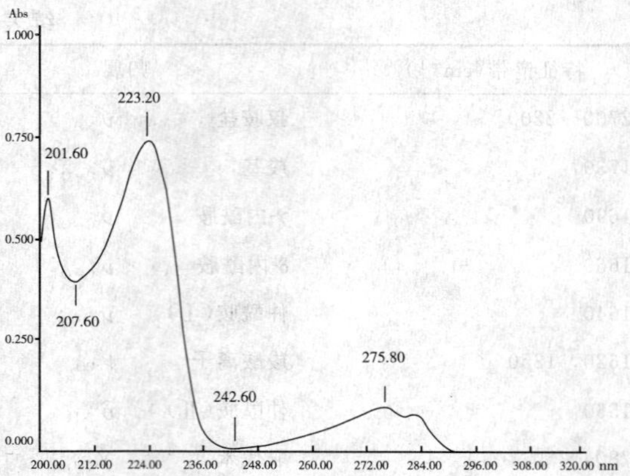

图 1　酒石酸美托洛尔在乙醇溶液中的紫外光谱图

(3)本品的红外光吸收图谱(光谱集 685 图)。光谱集收载有酒石酸美托洛尔的红外光谱图(光谱集 425 图)和美托洛尔的红外光谱图(光谱集 685 图)。本品经碱化提取后测定，应与美托洛尔的红外光谱图比较，显示的主要特征吸收如下[3,4]。

特征谱带(cm^{-1})	归属	
3310，3200～2600	羟基，氨基	$\nu_{O-H,N-H}$
1610，1580，1518	苯环	$\nu_{C=C}$
1248，1030	芳醚	ν_{C-O-C}
1110	醚，醇羟基	ν_{C-O}
810	对位取代苯	γ_{2H}

【酸度】本品 10%水溶液的 pH 经实测，一般在 6.2～6.5 范围。

【有关物质】采用薄层色谱法和液相色谱法测定，方法设计参照 BP(2013)，两方法的检测对象不同，按 BP(2013)薄层色谱法检查杂质 M、N、O；液相色谱法检查杂质 A、B、C、D、E、F、G、H、J(化学结构式和命名见图 2)。

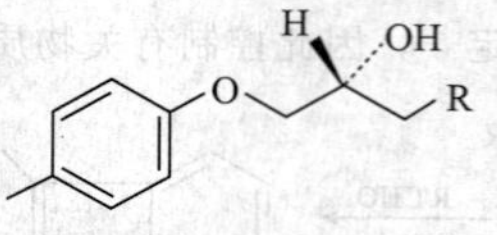

A. R ＝ $NH-CH_2-CH_3$，R′ ＝ $CH_2-CH_2-OCH_3$

(2*RS*)-1-(乙胺基)-3-［4-(2-甲氧基乙基)苯氧基］-2-丙醇

C. R ＝ $NH-CH(CH_3)_2$，R′ ＝ CHO

4-［(2*RS*)-2-羟基-3-［(1-异丙基)氨基］丙氧基］苯甲醛

D. R ＝ OH，R′＝ $CH_2-CH_2-OCH_3$

(2*RS*)-3-［4-(2-甲氧基乙基)苯氧基］-1,2-丙二醇

H. R ＝ $NH-CH(CH_3)_2$，R′ ＝ CH_2-CH_2-OH

(2*RS*)-1-［4-(2-羟乙基)苯氧基］-3-［(1-异丙基)氨基］-2-丙醇

J. R ＝ $O-CH_2-CHOH-CH_2-NH-CH(CH_3)_2$，R′ ＝ $CH_2-CH_2-OCH_3$

1-[2-羟基-3-[(1-异丙基)氨基] 丙氧基]-3-[4-(2-甲氧基乙基)苯氧基] -2-丙醇

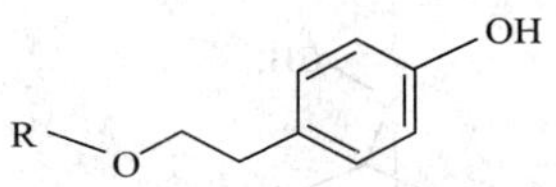

B. R = CH_3　4-(2-甲氧基乙基)酚

G. R = H　2-(4-羟苯基)乙醇

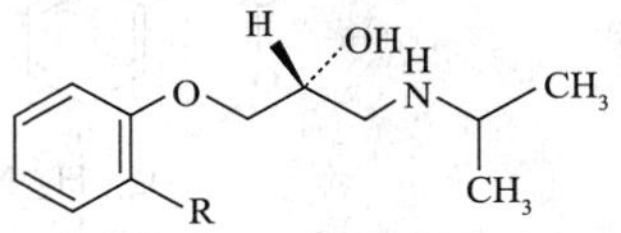

E. R = $CH_2-CH_2-OCH_3$

(2*RS*)-1-[2-(2-甲氧基乙基)苯氧基]-3-[(1-异丙基)氨基] -2-丙醇

F. R = H

(2*RS*)-1-[(1-异丙基)氨基]-3-苯氧基-2-丙醇，

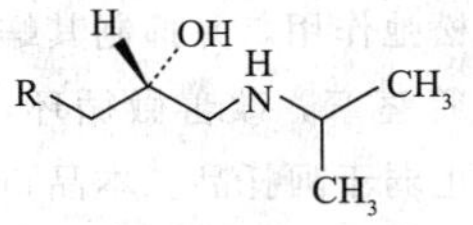

M. R = $NH-CH(CH_3)_2$

1,3-双[(1-异丙基)氨基] -2-丙醇

N. R = OH

(2*RS*)-3-[(1-异丙基)氨基] -1,2-丙二醇

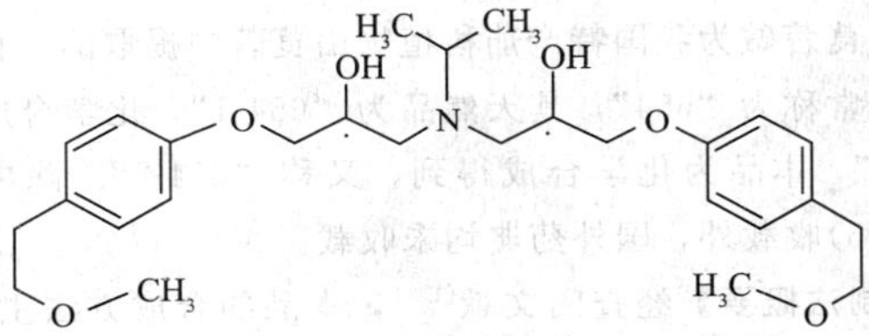

O. 1,1′-[(1-异丙基)亚胺]双[3-[4-(2-甲氧基乙基)苯氧基] -2-丙醇]

图 2　各有关物质的化学结构式和命名

薄层色谱法　中国药典(2005)采用薄层色谱法检查所有杂质，中国药典(2015)检查杂质 M、N、O，两色谱条件不同。比较两方法，中国药典(2005)方法未检出杂质斑，中国药典(2015)方法在主斑点上方接近处均检出一个杂质斑。样品测定中，杂质量均未超过规定的限度(限度规定为所有杂质不得大于 0.5%，大于 0.2%的杂质不得多于 1 个)。

液相色谱法　方法设计参考 BP(2013)，检测杂质 A、B、C、D、E、F、G、H、J，以酒石酸美托洛尔在光照 3 小时破坏后得到的杂质Ⅰ[4-(2*RS*)-2-羟基-3-[(1- 异丙基)氨基]丙氧基]苯甲醛]为系统适用性参比物，杂质Ⅰ与 BP(2013)的杂质 C 相同。

(1)色谱柱的选择　在实验中比较了 3 个牌号的色谱柱，结果如表 1。

表 1　不同牌号色谱柱柱效比较表

	迪马 Diamonsil C18	安捷伦 C18	岛津 C18
美托洛尔杂质 C 峰的保留时间(min)	2.423	4.283	2.517
酒石酸美托洛尔峰的保留时间(min)	7.253	14.492	8.467
杂质 C 峰与美托洛尔峰的相对保留时间	0.3	0.3	0.3
理论板数(以主峰计)	3022	8618	5630
拖尾因子(以主峰计)	1.76	1.02	1.21
主峰与美托洛尔杂质 C 的分离度	13.3	22.25	15.89

Diamonsil C18 (4.6mm × 150mm，5μm)、岛津 C18 (4.6mm×150mm，5μm)均适用，使用 Diamonsil C18 柱的系统适用性试验见图 3。

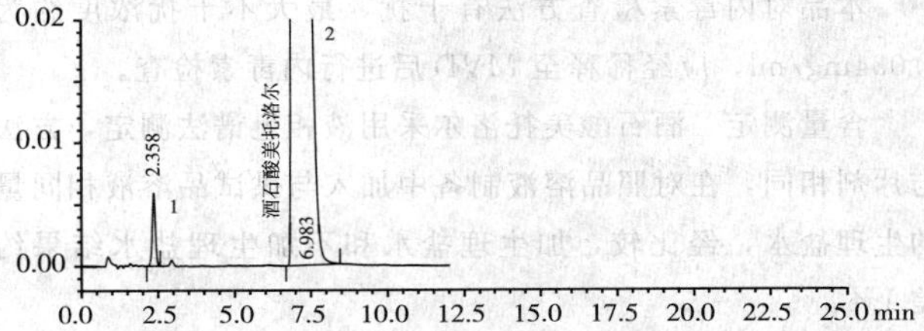

图 3　酒石酸美托洛尔在光照 3 小时后的色谱图
(系统适用性试验图)
1. 杂质Ⅰ；2. 酒石酸美托洛尔

(2)关于杂质Ⅰ　杂质Ⅰ即为 BP 的杂质 C，BP 规定杂质 C 峰的保留时间约为 2.3 分钟；相对保留时间约为 0.3，中国药典(2015)溶剂为流动相，BP(2013)溶剂为盐酸溶液，经光照破坏后得到的杂质Ⅰ作为系统适用性试验的参比物。BP 对该杂质的限度规定为："如在相对保留时间约 0.3 处检出降解物质峰，且峰面积大于对照溶液主峰面积，其峰面积除以 10(也即杂质 C 与酒石酸美托洛尔的峰面积响应比值为 10)，应不超过 0.3%。"也即杂质 C 与酒石酸美托洛尔的响应比值为 10，用杂质 C 对照品(USP)与酒石酸美托洛尔对照品经 UV 方法和 HPLC 法比较测定，杂质 C 与酒石酸美托洛尔的响应比值约为20∶1。中国药典(2015)参照 BP 规定："除以 10。"

【含量测定】非水溶液滴定法，用结晶紫作指示剂。经电位指示比较，终点为纯蓝色。

【制剂】(1) 酒石酸美托洛尔片(Metoprolol Tartrate Tablets)

有关物质　方法和限度同酒石酸美托洛尔有关物质(2)。

含量均匀度　对 25mg 规格新增的检测项目。

溶出度　酒石酸美托洛尔极易溶于水，考查两个规格(25mg、50mg)样品，均在 20 分钟时(规定取样时间为 30 分钟)溶出量已达80%以上，并与崩解时限方法比较，具体方法为：以水800ml为介质，按崩解时限测定方法测定，在15分钟时崩解完全，取崩解液测定(UV法)，9批样品崩解后的溶出量均达到90%以上。

含量测定　中国药典(2005)为UV法，中国药典(2015)采用液相色谱法，色谱条件除检测波长为275nm外，其余与酒石酸美托洛尔有关物质(2)相同。

(2) 酒石酸美托洛尔注射液(Metoprolol Tartrate Injection)

本品为酒石酸美托洛尔和氯化钠制成的等渗灭菌水溶液。

有关物质　方法和限度同酒石酸美托洛尔有关物质(2)。

细菌内毒素　本品临床每小时用药最大剂量是静脉注射每千克体重0.25mg(中国药典临床用药须知、中国医师药师临床用药指南)，内毒素计算限值约为20EU/mg；USP为25EU/mg。中国药典(2015)规定本品细菌内毒素限值为15EU/mg，与内毒素计算值比较，安全系数为1.3，并严于USP标准。

本品对内毒素检查方法有干扰，最大不干扰浓度约为0.034mg/ml，应经稀释至MVD后进行内毒素检查。

含量测定　酒石酸美托洛尔采用液相色谱法测定，方法与片剂相同，在对照品溶液制备中加入与供试品溶液相同量的生理盐水，经比较，加生理盐水和不加生理盐水结果约差1%。

氯化钠用银量法测定。

(3) 酒石酸美托洛尔胶囊(Metoprolol Tartrate Capsules)

有关物质　方法和限度同酒石酸美托洛尔有关物质(2)。

含量均匀度　对25mg规格新增的检测项目。

含量测定　方法同片剂。

(4) 酒石酸美托洛尔缓释片(Metoprolol Tartrate Sustained-release Tablets)

有关物质　方法和限度同酒石酸美托洛尔有关物质(2)，辅料对测定无干扰。

含量测定　采用液相色谱法，色谱条件除检测波长为275nm外，其余与酒石酸美托洛尔有关物质(2)相同。

参考文献

[1] 沙静妹，毛洪奎．甲氧乙心安［J］．中国药学杂志，1984，19(1)：24.
[2] Florey K. Analytical Profiles of Drug Substances［M］. New York/London：Academic Press，1983.
[3] 董庆年．红外光谱法［M］．北京：石油化学工业出版社，1977.
[4] 王宗明．实用红外光谱学［M］．北京：石油化学工业出版社，1978.

撰写　赵雪梅　张秀钦　广州市药品检验所
复核　潘锡强　广州市药品检验所

消旋山莨菪碱

Raceanisodamine

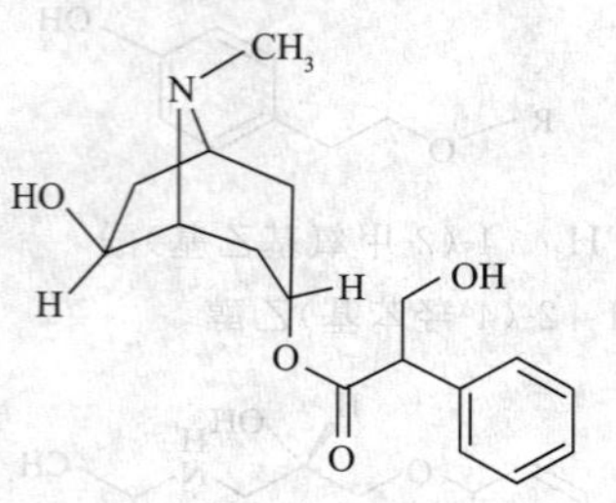

$C_{17}H_{23}NO_4$　305.38

化学名：(±)-6β-羟基-1αH，5αH-托烷-3α-醇托品酸酯
(±)-6β-hydroxy-1αH，5αH-tropan-3α-ol tropiate(ester)

英文名：Raceanisodamine

CAS号：［55869-99-3］

消旋山莨菪碱为抗胆碱药，为M胆碱受体阻滞剂，具有明显外周抗胆碱作用，能解除乙酰胆碱所致平滑肌痉挛。对胃肠道平滑肌有松弛作用，并抑制其蠕动，作用较阿托品稍弱。能解除微血管痉挛，改善微循环，因不易通过血-脑屏障，故中枢作用也弱于阿托品。本品口服吸收较差，口服30mg后组织内药物的浓度与肌注10mg的相近，静脉注射后，1～2分钟起效，半衰期为40分钟。长期使用无蓄积作用。临床主要用于解除平滑肌痉挛、胃肠绞痛、胆道痉挛以及有机磷中毒等。常见的不良反应有口干、面红、视物模糊等，上述症状多在1～3小时内消失。

山莨菪碱为我国特产茄科植物山莨菪中提取的一种生物碱，通常称为“654”，其天然品为“654-1”，化学合成品为“654-2”，本品为化学合成得到，又称“654-2”。除中国药典(2015)收载外，国外药典均未收载。

【制法概要】经查阅文献[1,2]，本品的合成方法主要有：(1)以β-基托品酮为起始原料，用甲缩醛保护6-羟基，制得6-(甲氧基)-甲氧基托品醇，然后与α-甲酰苯乙酸甲酯酯交换，引入酯基侧链，再以硼氧化钠还原甲酰基，水解除去保护基而得消旋山莨菪碱。(2)以β-乙酰氧基托品酮盐酸盐为起始原料，加氢还原得6β-乙酰氧基托品醇盐酸盐，再与α-氯甲酰苯乙酸甲酯缩合，脱乙酰基得到消旋山莨菪碱。方法2反应条件温和，产品温度较高。

【鉴别】本品的红外光吸收图谱应与对照的图谱(光谱集811图)一致，显示的主要特征吸收如下。

特征谱带(cm^{-1})	归属	
3380，3281	羟基	ν_{O-H}
3080，3028	芳氢	ν_{C-H}
2800	氮甲基	ν_{C-H}
1724	酯	$\nu_{C=O}$
1600，1585，1495	苯环	$\nu_{C=C}$
1163	酯	ν_{C-O}
1067	醇羟基	ν_{C-O}

【检查】溶液的颜色与澄清度 因本品制剂中有注射剂，为控制其制剂的质量，规定其溶液（0.5g/15ml）应澄清无色。

有关物质 中国药典（2010）新增项目。中国药典（2015）未作修订。

（1）流动相 中国药典（2005）及文献[2,3]，含量测定用流动相 pH 大于 10，需要用特定的色谱柱，适用性不强。现结合本品理化性质，对色谱条件进行了一系列的优化，选择了适用于普通的 C18 色谱柱的流动相，即以 0.01mol/L 磷酸二氢钾溶液（含 0.15%三乙胺，用磷酸调节 pH 至 6.50）-甲醇（70∶30）为流动相。

（2）溶解溶剂 为减少溶剂效应，有关物质检查一般首选流动相为溶剂，但经稳定性考察，发现本品在上述流动相中不稳定，主要是主峰前的水解峰在不断增大；改为以甲醇溶解，溶剂效应明显，峰型变差；用 0.01mol/L 盐酸溶液溶解本品后，放置 20 小时，有关物质未增加，说明本品在 0.01mol/L 盐酸溶液中稳定，选择 0.01mol/L 盐酸溶液为溶剂。

（3）测定浓度 取本品及粗品，分别制成每 1ml 中约含 0.5、1.0、1.5mg 的溶液，进样 20μl，浓度为 0.5 与 1.0mg/ml 时，结果基本一致，当浓度为 1.5mg/ml 时，能检测出更多的杂质，故选择 1.5mg/ml 为供试品浓度。

（4）专属性考察 取本品 5 份，分别经酸、碱、氧化、热及光破坏，色谱分析。结果表明，消旋山莨菪碱经氧化、强碱和加热降解试验，出现明显的降解现象，说明成品的贮存过程中或使用过程中应避免氧化、碱性和高温环境。降解后的杂质能和主峰进行有效的分离。典型图谱见图 1。

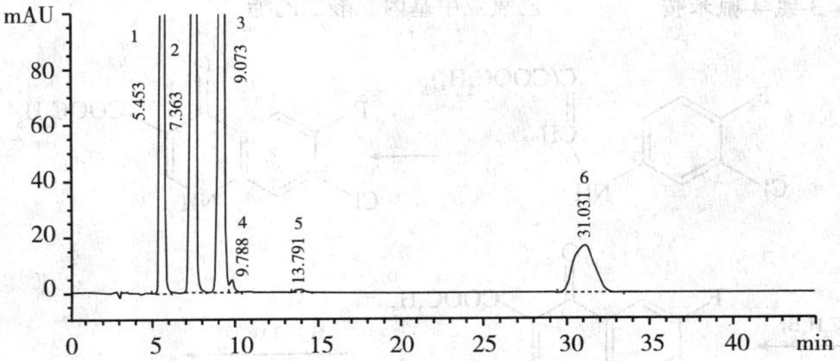

图 1 消旋山莨菪碱热破坏（100℃ 4h）的色谱图

Dikma C18（250mm×4.6mm，5μm）

1、4、5. 杂质（5.45min、9.79min、13.79min）；2、3. 消旋山莨菪碱（7.36min、9.07min）；6. 阿托酸 6β-羟基-3α-托品酯峰（31.03min）

（5）特定杂质 色谱图中杂质（t_R 31.03 分钟），经鉴定分析为阿托酸 6β-羟基-3α-托品酯，该杂质为生产工艺引入杂质，可能是边链上乙酰基与水解发生分子内脱乙酸的产物。在三根不同品牌的色谱柱中与消旋山莨菪碱第二主峰的相对保留时间分别为 3.44、4.20、3.43，规定记录时间为主峰中第二主峰保留时间的 5 倍。

阿托酸 6β-羟基-3α-托品酯的急性毒性与消旋山莨菪碱相似，但无扩瞳作用。结构如下：

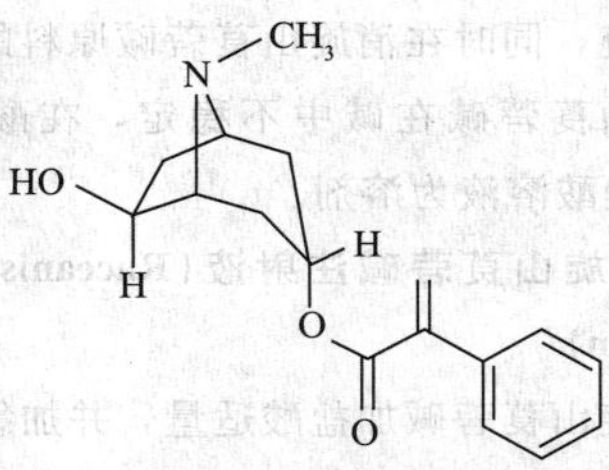

阿托酸 6β-羟基-3α-托品酯校正因子的测定：阿托酸 6β-羟基-3α-托品酯主要来自合成工艺，采用不同色谱柱，不同检测浓度测得其相对于消旋山莨菪碱的校正因子为 0.4298、0.4412 和 0.4482，平均为 0.44。标准中规定阿托酸 6β-羟基-3α-托品酯的峰面积乘以校正因子（0.44）后，再计算杂质的总量。

干燥失重 因本品易氧化，且受热不稳定，故采取 60℃减压干燥至恒重，减失重量不得过 1.0%。

【含量测定】本品为托烷生物碱，有一定的弱碱性，故采用精密加盐酸滴定液（0.1mol/L）20ml，然后用氢氧化钠滴定液（0.1mol/L）回滴定的方法测定含量。方法经典，结果可靠。

【贮藏】本品在潮湿处不稳定，易被氧化水解，应密封保存。

【制剂】（1）消旋山莨菪碱片（Raceanisodamine Tablets）

为白色或类白色片或薄膜衣片，规格有 5mg 和 10mg。主要辅料为淀粉、糊精、蔗糖、硬脂酸镁。

溶出度 本品为固体口服制剂，溶出度可在一定程度上反映药品质量。结合消旋山莨菪碱的理化性质、剂型规格等进行溶出参数的选择，考察了辅料的干扰、线性关系、回收率试验、溶出状况、溶出均一性曲线和平均溶出曲线的绘制等方法学研究工作，结果溶出度测定方法可行。溶出度测定的典型图谱见图 2。尽管本品在水中溶解，但不同厂家样品溶出度差异较大，分析认为本品的辅料选择及制剂工艺对本品溶出度有影响。

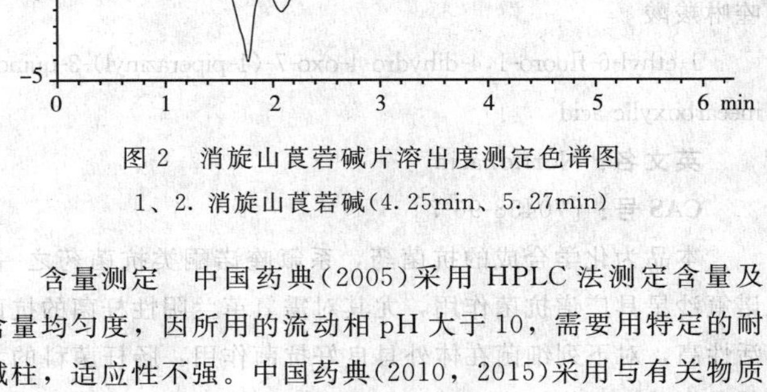

图 2 消旋山莨菪碱片溶出度测定色谱图

1、2. 消旋山莨菪碱（4.25min、5.27min）

含量测定 中国药典（2005）采用 HPLC 法测定含量及含量均匀度，因所用的流动相 pH 大于 10，需要用特定的耐碱柱，适应性不强。中国药典（2010，2015）采用与有关物质相同的色谱系统，同时在消旋山莨菪碱原料的有关物质研究中发现，消旋山莨菪碱在碱中不稳定，在酸中稳定，采用0.01mol/L的盐酸溶液为溶剂。

（2）盐酸消旋山莨菪碱注射液（Raceanisodamine Hydrochloride Injection）

本品为消旋山莨菪碱加盐酸适量，并加氯化钠适量使成等渗的灭菌水溶液，命名为盐酸消旋山莨菪碱注射液。规格较多，有1ml∶2mg、1ml∶5mg、1ml∶10mg、1ml∶20mg和2ml∶10mg。

有关物质　采用与原料一致的检查方法。限度规定为各杂质不得过1.5%，总杂质不得过2.5%。

细菌内毒素　本品临床每小时用药最大剂量是静脉注射每千克体重4mg（中国医师药师临床用药指南、中国国家处方集），内毒素计算限值约为1.25EU/mg。中国药典（2010，2015）规定本品细菌内毒素限值为0.40EU/mg，与内毒素计算值比较，安全系数为3.1。

参考文献

[1] 谢晶曦，周瑾，贾效先，等．山莨菪碱的全合成［J］，药学学报，1980，15（7）：403.

[2] 郑长胜，谢晶曦．消旋山莨菪碱的新合成法［J］．中国医药工业杂志，1989，20（3）：99-103.

[3] 吕益涛，朱文华，蔡梅，等．HPLC法测定复方消旋山莨菪碱滴眼液中消旋山莨菪碱的含量［J］．中国药事，2009，23（7）：684.

撰写　高素英　杨伟峰　殷国真　　浙江省食品药品检验研究院

复核　陶巧凤　　浙江省药品化妆品审评中心

诺氟沙星

Norfloxacin

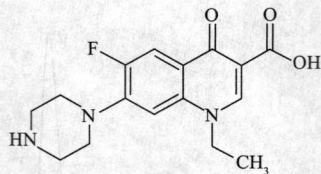

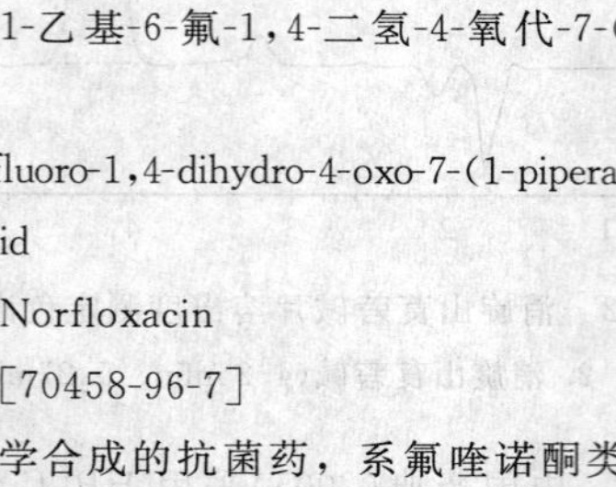

$C_{16}H_{18}FN_3O_3$　319.24

化学名：1-乙基-6-氟-1，4-二氢-4-氧代-7-（1-哌嗪基）-3-喹啉羧酸

1-ethyl-6-fluoro-1，4-dihydro-4-oxo-7-（1-piperazinyl）-3-quinolinecarboxylic acid

英文名：Norfloxacin

CAS号：［70458-96-7］

本品为化学合成的抗菌药，系氟喹诺酮类抗菌药之一。诺氟沙星具广谱抗菌作用，尤其对需氧革兰阴性杆菌的抗菌活性高，对下列细菌在体外具良好抗菌作用：肠杆菌科的大部分细菌，包括柠檬酸菌属、阴沟肠杆菌、产气肠杆菌等肠杆菌属、大肠埃希菌、克雷伯菌属、变形菌属、沙门菌属、志贺菌、弧菌属、耶尔森菌等。诺氟沙星对多重耐药菌也可具抗菌活性。对青霉素耐药的淋病奈瑟球菌、产酶流感嗜血杆菌和莫拉菌属均有高度抗菌活性。诺氟沙星为杀菌剂，现一般认为喹诺酮类作用于细菌细胞DNA螺旋酶的A亚单位，抑制DNA的合成和复制而导致细菌死亡。

诺氟沙星空腹口服吸收迅速但不完全，约吸收给药量的30%～40%；吸收后广泛分布于全身组织和体液，如肝、肾、肺、前列腺、睾丸、子宫及胆汁、痰液、水疱液、血、尿液等，但未见于中枢神经系统。血浆蛋白结合率为10%～15%，$t_{1/2}$为3～4小时，肾功能减退时可延长为6～9小时。单次口服400mg和800mg，t_{max}为1～2小时，c_{max}分别为1.4～1.6mg/L和2.5mg/L。肾脏（肾小球滤过和肾小管分泌）和肝胆系统为主要排泄途径，26%～40%以原型和<10%以代谢物形式自尿中排出，自胆汁和（或）粪便排出占28%～30%[1]。

本品的不良反应以胃肠道反应较为多见，不良反应发生率略高于氧氟沙星。

本品于1978年由日本杏林公司首次合成，并进行了药效学、药代学、毒性和广泛的临床研究。国内于1985年合成并投产。中国药典从1990年版起，历版药典均有收载。除中国药典（2015）收载外，BP（2013）、USP（36）、JP（16）亦收载。

【制法概要】

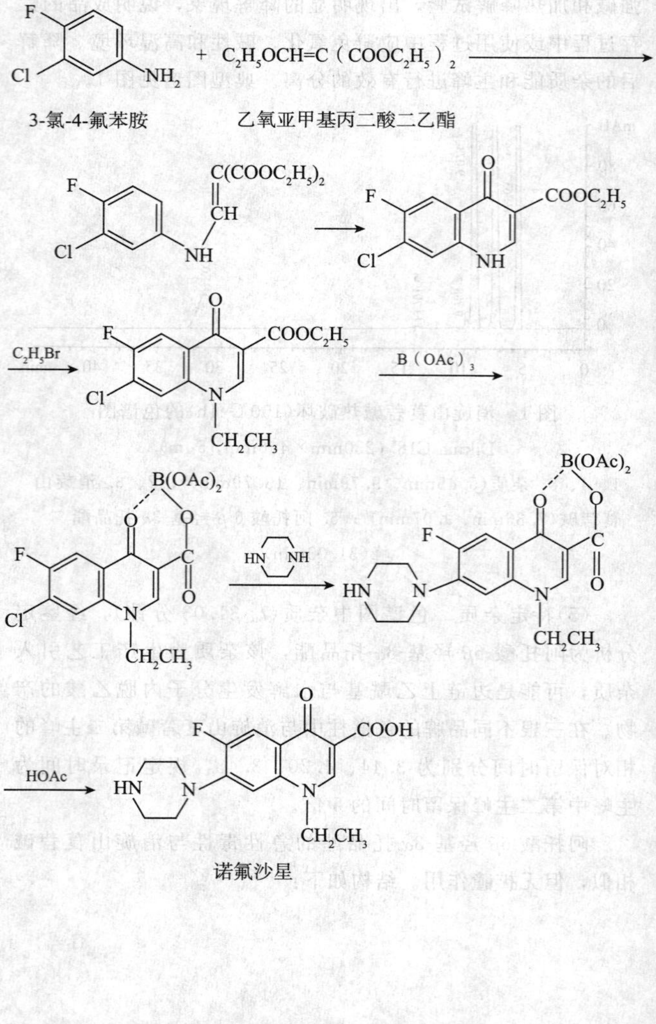

【性状】本品在不同溶剂中的溶解情况如下(25℃，mg/ml)：水 0.28，甲醇 0.98，乙醇 1.9，丙酮 5.1，三氯甲烷 5.5，乙醚 0.01，苯 0.15，乙酸乙酯 0.94，辛醇 5.1，冰醋酸 340。本品含有酸性的羧酸基团和碱性的哌嗪基团，易溶于酸和碱中。本品有引湿性，按药品引湿性试验指导原则中方法试验，引湿增重可达 5%～6%。本品对光不稳定。

熔点 文献报道[2]，本品的差热分析结果表明，在 220℃左右出现熔融时，同时呈现分解的吸放热峰。

【鉴别】(1)薄层色谱法鉴别，沿用中国药典(2005)(二部)方法，与诺氟沙星对照品比对，紫外光灯(365nm)下检视，供试品溶液所显主斑点的颜色与位置应一致。中国药典(2010，2015)未作修订。

(2)高效液相色谱法鉴别，考察供试品与对照品主峰保留时间的一致性。

以上(1)、(2)两项可选做一项。

【检查】溶液的澄清度 检查碱不溶性杂质。

有关物质 中国药典(2015)采用高效液相色谱法检查有关物质。在有关物质项下系统适用性实验中增加诺氟沙星、环丙沙星、依诺沙星的分离度实验，因诺氟沙星杂质 A 在 278nm 响应值小，改为在 262nm 检测诺氟沙星杂质 A，在 278nm 检测其他单个杂质和其他总杂质。为了更好地洗脱诺氟沙星杂质 A 和其他杂质，将洗脱方式改为梯度洗脱，流动相 A 为 0.025mol/L 磷酸溶液(用三乙胺调节 pH 至 3.0±0.1)-乙腈(87∶13)，流动相 B 为乙腈。诺氟沙星杂质 A 采用外标法计算，其他单个杂质和其他总杂质采用不加校正因子的自身对照法计算。由于各物质溶解性不同，实验中诺氟沙星供试品和对照品溶液、系统适用性溶液须先用少量 0.1mol/L 盐酸溶液使溶解，诺氟沙星杂质 A 对照品须先用乙腈使溶解。典型色谱图见图 1～图 4。

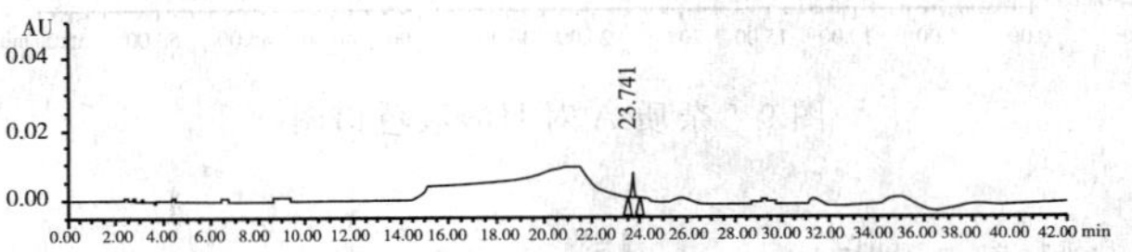

图 1 杂质 A 对照溶液色谱图(262nm)

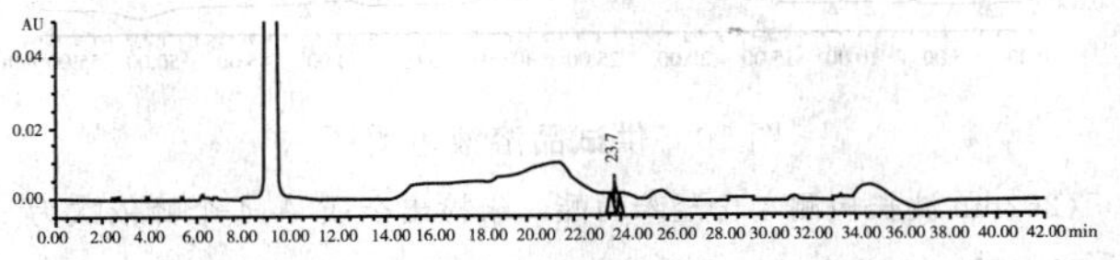

图 2 供试品溶液中杂质 A 色谱图(262nm)

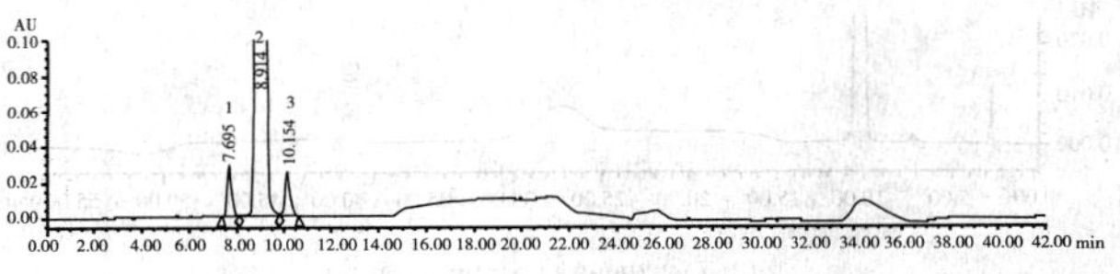

图 3 系统适用性溶液色谱图(278nm)

1. 依诺沙星；2. 诺氟沙星；3. 环丙沙星

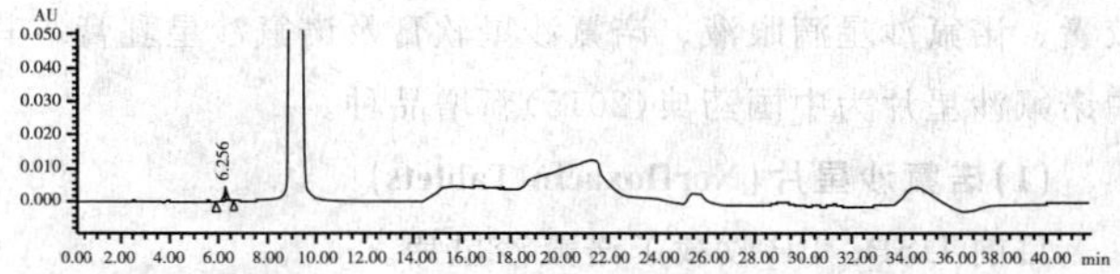

图 4 供试品溶液色谱图(278nm)

测定结果表明：本方法的检测限为 0.07ng；在 0.0744～2.9760μg/ml 范围内，样品浓度与峰面积之间呈良好的线性关系。

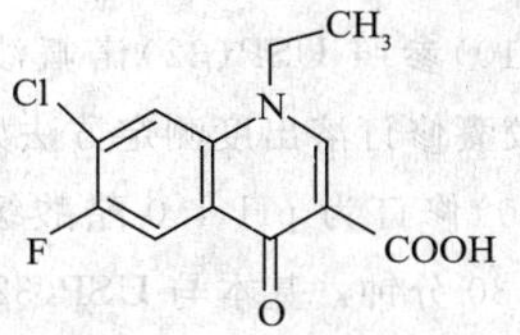

诺氟沙星杂质 A 分子结构图

化学名：7-氯-1-乙基-6-氟-4-氧代-1,4-二氢喹啉-3-羧酸

英文化学名：7-chloro-1-ethyl-6-fluoro-4-oxo-1,4-dihydroquinoline-3-carboxylic acid

干燥失重 本品在潮湿空气中易吸收水分。中国药典(2005)(二部)方法为常压干燥法，限度为不得过 2.0%；BP(2008)和 USP(31)均为减压干燥法，不得过 1.0%。考察国内 5 家生产企业的产品，采用两种方法进行测定，结果基本一致。BP(2008)和 USP(31)的减压干燥温度均为 100℃，中国药典(2005)的干燥温度为 105℃，考虑到生产企业检测的便利且两种方法结果基本一致，中国药典(2010)沿用中国药典(2005)的干燥温度 105℃，限度修订为不得过 1.0%。中国药典(2015)未作修订。

炽灼残渣 考虑到诺氟沙星为含氟化合物，应采用铂金坩埚进行实验。中国药典(2005)(二部)限度为不得过 0.2%，BP(2008)和 USP(31)限度均为不得过 0.1%。考察国内 5 家生产企业的产品，大多数企业产品炽灼残渣可达到 0.1%，为提高产品质量，中国药典(2010)限度修订为不得过 0.1%。中国药典(2015)未作修订。

重金属 取炽灼残渣项下遗留的残渣进行测定，中国药典(2005)(二部)限度为不得过 20ppm，USP(31)为不得过 15ppm，BP(2008)为不得过 10ppm。考察国内 5 家生产企业的产品，重金属含量均小于 15ppm，为提高产品质量，中国药典(2010)限度修订为不得过 15ppm。中国药典(2015)未作修订。

【含量测定】采用高效液相色谱法进行测定。用十八烷基硅烷键合硅胶柱，0.025mol/L 磷酸溶液(用三乙胺调节 pH 至 3.0±0.1)-乙腈(87∶13)为流动相，检测波长 278nm，外标法测定。在含量测定项下系统适用性试验中增加诺氟沙星、环丙沙星和依诺沙星的分离度要求，色谱图见图 3。

【制剂】中国药典(2015)收载了诺氟沙星片、诺氟沙星胶囊、诺氟沙星滴眼液、诺氟沙星软膏及诺氟沙星乳膏，其中诺氟沙星片为中国药典(2015)新增品种。

(1)诺氟沙星片(Norfloxacin Tablets)

目前USP、BP收载了诺氟沙星片。

(2)诺氟沙星胶囊(Norfloxacin Capsules)

BP(2010)、USP(32)、Ph. Eur.(6.0)、JP(15)改正版，均未收载诺氟沙星胶囊。USP(32)收载了诺氟沙星片。中国药典(1990)首次收载该品种，并于2000年版增加溶出度检查。

中国药典(2010)参照USP(32)诺氟沙星片及中国药典(2005)诺氟沙星胶囊修订溶出度测定方法如下：溶出介质由盐酸溶液(9→1000)修订为pH 4.0醋酸缓冲液；取样时间由45分钟修订为30分钟，基本与USP(32)诺氟沙星片测定方法一致。中国药典(2015)未作修订。

分别采用上述两种溶出介质考察了三家企业样品的溶出曲线，均在30分钟内全部溶出(图5、图6)。溶出介质为盐酸溶液〔盐酸溶液(9→1000)pH约为1.8〕时溶出较好，但考虑到临床病人的实际情况，尤其是老弱病人的特点，参照USP诺氟沙星片溶出度测定方法，选用弱酸性溶液——pH 4.0醋酸缓冲液为溶出介质，取样时间为30分钟。

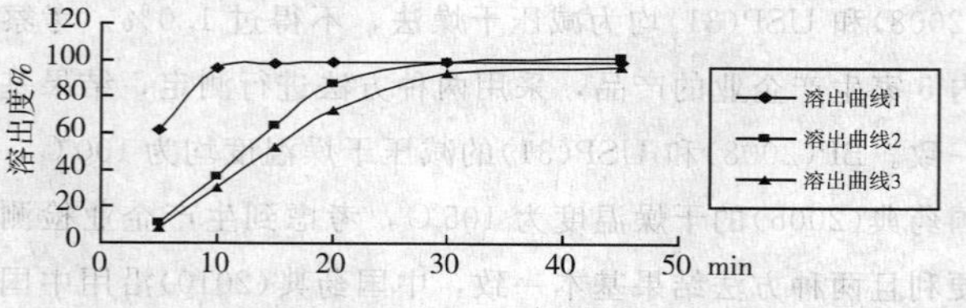

图5 溶出曲线图(溶出介质：pH 4.0醋酸缓冲液)

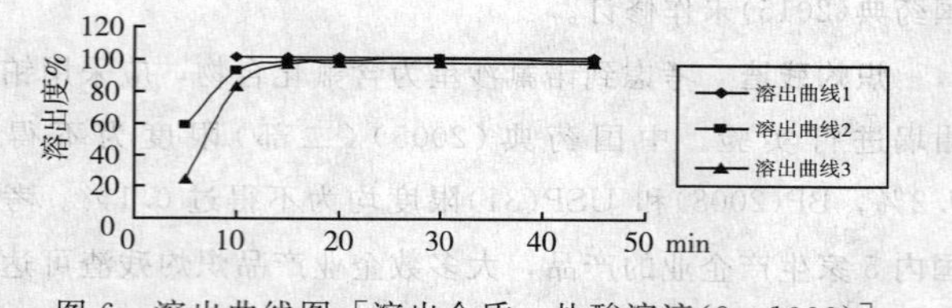

图6 溶出曲线图［溶出介质：盐酸溶液(9→1000)］

(3)诺氟沙星滴眼液(Norfloxacin Eye Drops)

国外只有BP(2010)收载该品种，中国药典从1995年版起收载。

中国药典(2005)与BP(2010)比对，鉴别、pH、含量测定方法基本一致，不作修订。中国药典(2010)增订有关物质、防腐剂含量测定、渗透压测定。中国药典(2015)继续沿用。

共收集到4个厂家的样品，各厂家处方均不相同。辅料主要为EDTA-2Na、氯化钠、5%乳酸、0.1mol/L盐酸、醋酸、10%氢氧化钠等加入羟苯甲酯、羟苯丙酯、硫柳汞、苯扎溴铵、苯扎氯铵等不同的防腐剂。

鉴别 参照诺氟沙星薄层色谱鉴别法：处方中含有羟苯甲酯的样品对测定结果有影响，供试品溶液所显主斑点的荧光和位置与对照品溶液主斑点的荧光和位置不相同，供试品R_f值小于对照品R_f值，见图7。因此暂不增订薄层色谱鉴别。

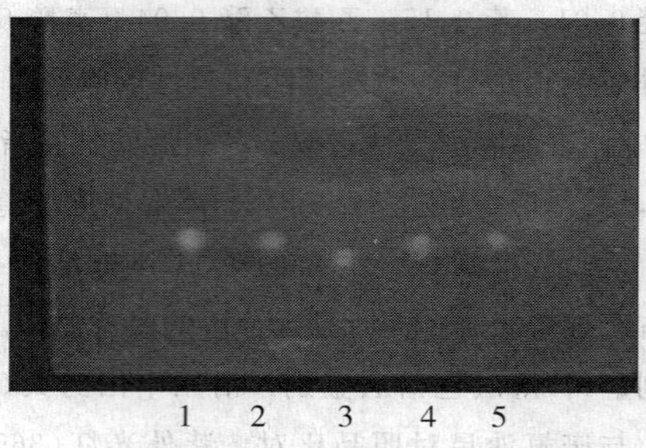

图7 诺氟沙星滴眼液鉴别薄层色谱图

1. 对照品；3. 含羟苯甲酯的样品；

2、4、5. 不含羟苯甲酯的样品

有关物质 按诺氟沙星有关物质检查方法测定。在梯度洗脱系统中，防腐剂(羟苯甲酯、羟苯丙酯)同时被洗脱，且杂质A和羟苯丙酯在同一时间出峰，为达到较好分离，调整梯度洗脱比例，结果见图8～图14。

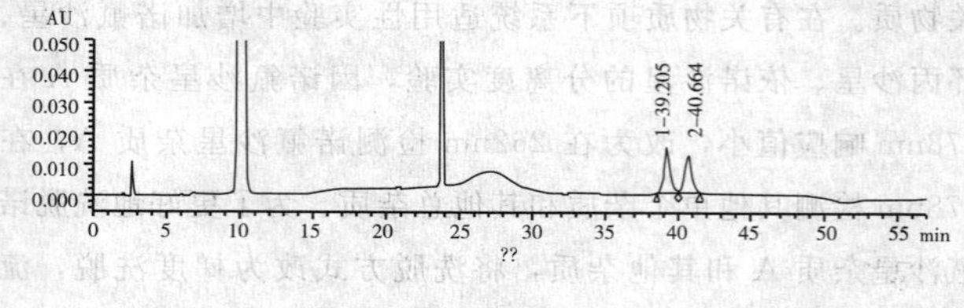

图8 羟苯丙酯与杂质A

达到良好分离(分离度2.0)

(262nm波长检测)

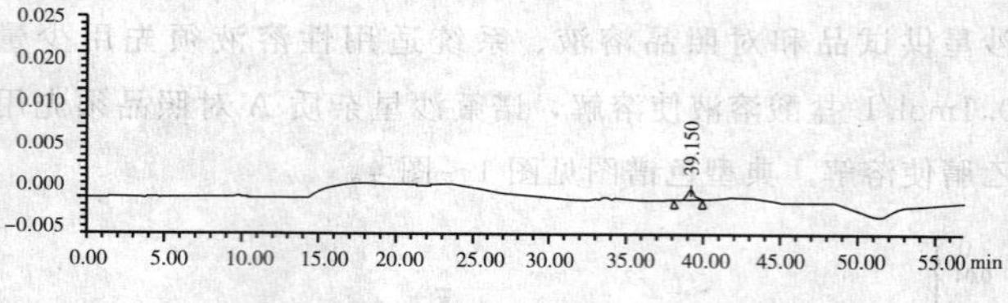

图9 杂质A对照溶液色谱图

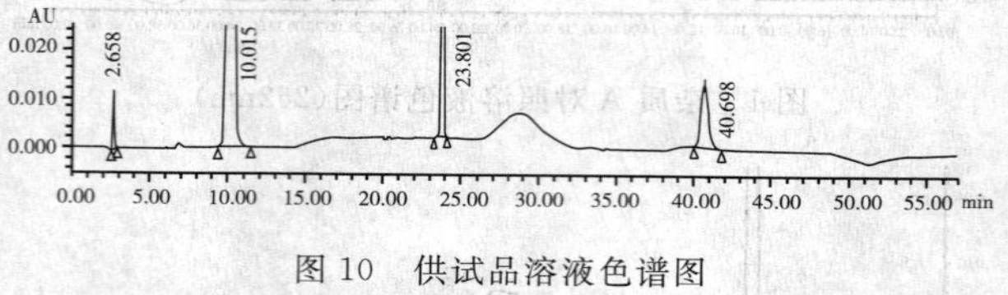

图10 供试品溶液色谱图

(262nm波长检测，含羟苯丙酯，未检出杂质A，4个峰依次为乙二胺四乙酸二钠、诺氟沙星、羟苯甲酯、羟苯丙酯)

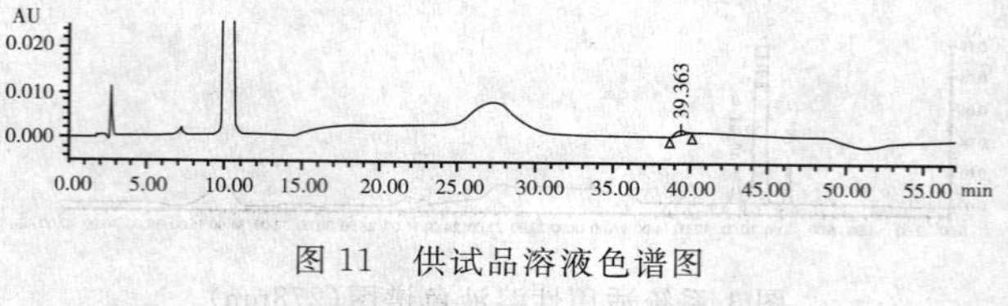

图11 供试品溶液色谱图

(262nm波长检测，不含羟苯丙酯)

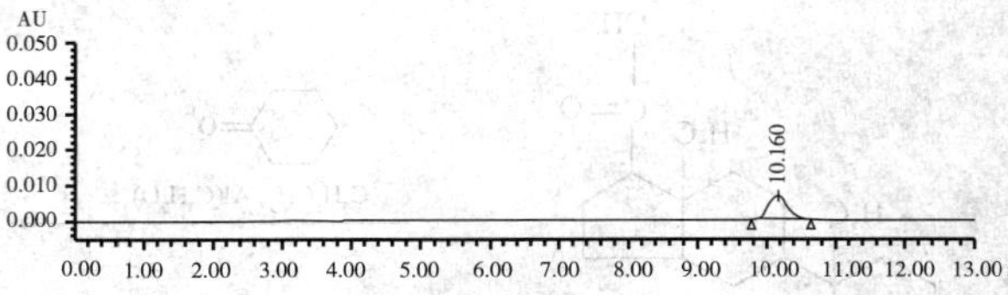

图12　自身对照溶液色谱图(278nm 波长检测)

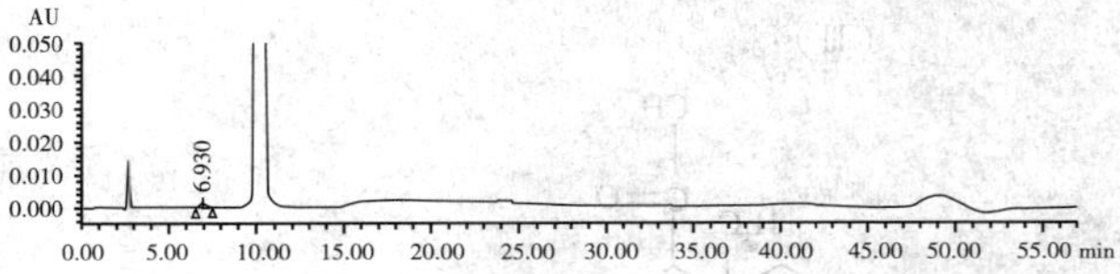

图13　供试品溶液色谱图(278nm 波长检测)

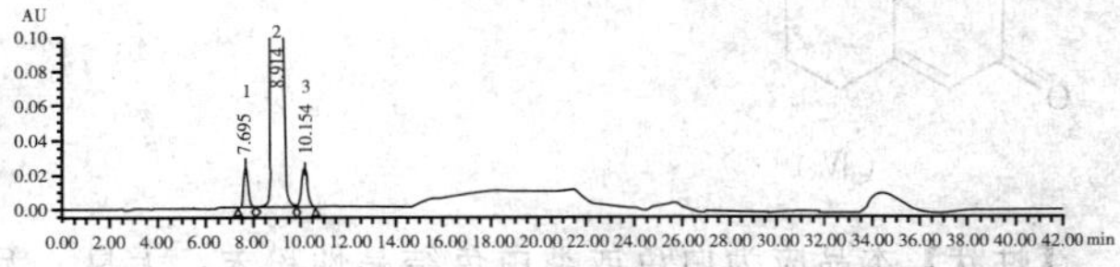

图14　系统适用性溶液色谱图(278nm 波长检测)

1. 依诺沙星；2. 诺氟沙星；3. 环丙沙星

防腐剂含量测定　检验四家企业的样品，处方中常用防腐剂：羟苯甲酯、羟苯丙酯、苯扎氯铵、苯扎溴铵等。

①羟苯甲酯、乙酯、丙酯、丁酯：照高效液相色谱法测定。

系统适用性试验及干扰试验　系统适用性 HPLC 图见图15，羟苯甲酯、乙酯、丙酯、丁酯均在 255.1nm 波长处有最大吸收；其他成分对测定无干扰。

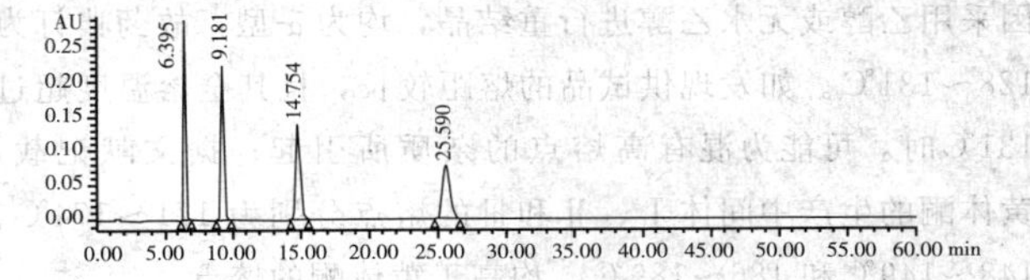

图15　系统适用性试验色谱图

出峰顺序依次为：羟苯甲酯、乙酯、丙酯、丁酯

最小检测限　羟苯甲酯、乙酯、丙酯、丁酯最小检测限分别为 0.06、0.3、0.3、1.5ng($S/N=2.5$)。

线性关系　羟苯甲酯、乙酯、丙酯、丁酯在 2.5～50μg/ml 的浓度范围线性关系良好。

取供试品溶液每间隔一定时间进样测定，记录其色谱峰面积，结果在10小时内溶液基本稳定。供试品溶液色谱图见图16。

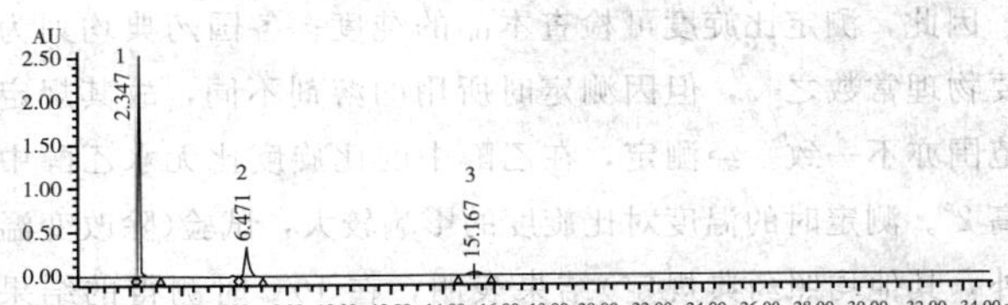

图16　供试品溶液色谱图

1. 诺氟沙星；2. 羟苯甲酯；3. 羟苯丙酯

因所收集到的样品中只含防腐剂羟苯甲酯、丙酯，最终质量标准中仅控制羟苯甲酯和丙酯含量。

②苯扎氯铵、苯扎溴铵：由于样品中苯扎氯铵、苯扎溴铵防腐剂含量较小，为 0.01%、0.05%，暂时不增订。

渗透压　由于诺氟沙星不溶于水，在生产工艺中大多加入适量盐酸和乳酸助溶，采用银量法测定氯化钠的含量时，盐酸和乳酸对氯化钠测定有影响，因增订了渗透压测定，不再测定和控制氯化钠的含量。

(4)诺氟沙星软膏(Norfloxacin Ointment)

本品为外用制剂，属局部用药，只有少量经皮肤吸收。主要用于敏感菌所致的皮肤软组织感染，如脓疱疮、湿疹感染、足癣感染、毛囊炎、疖肿等。

诺氟沙星软膏质量标准首次收载于中国药典(2000)二部，USP(32)、BP(2010)、JP(15)改正版、Ph. Eur. (6.0)等均未收载。

诺氟沙星软膏是以诺氟沙星为原料，加凡士林、桉油、液状石蜡等混匀制得的软膏剂。

含量测定采用高效液相色谱法。与原方法(紫外-可见分光光度法)比较，两种方法测定结果基本一致，经辅料干扰试验验证，所涉及的不同辅料对含量测定均不会产生干扰。

含量测定用三氯甲烷与 0.1mol/L 盐酸溶液两相提取时应静置至少60分钟，使分层完全，否则结果偏低。

本法最低检测限为 0.376ng，定量限为 1.503ng；溶液的浓度在 5.01～50.10μg/ml 范围内，线性关系良好，相关系数 $r=0.9999$；重复性试验的 RSD 为 1.51%($n=6$)；回收率为 98.98%，RSD 为 0.51%($n=9$)。

(5)诺氟沙星乳膏(Norfloxacin Cream)

本品为外用制剂，属局部用药。

诺氟沙星乳膏质量标准首次收载于中国药典(2005)二部，USP(32)、BP(2010)、JP(15)改正版、Ph. Eur. (6.0)等均未收载。

诺氟沙星乳膏是以诺氟沙星为原料，加水、液状石蜡、甘油、十八醇、硬脂酸、白凡士林、十二烷基硫酸钠、羟苯乙酯、月桂氮䓬酮、氢氧化钠、单硬脂酸甘油酯、尼泊金乙酯等混匀制得的水包油乳膏剂。

含量测定采用紫外-可见分光光度法。与高效液相色谱法比较发现，多种提取方法下的高效液相色谱法测得的含量回收率均低，暂不修订原方法。但原标准中规定，精密称取约相当于诺氟沙星4mg的供试品，最终制成每1ml中含5μg的溶液，由于稀释步骤繁琐，为了便于操作，修订含量测定方法为：精密称取约相当于诺氟沙星5mg供试品。

参考文献

[1] 国家药典委员会. 中华人民共和国药典临床用药须知·化学药和生物制品卷[M]. 2005年版. 北京：人民卫生出版社，2005.

[2] 侯美琴. 氯哌酸的水分实验研究[J]. 中国药学杂志，1989，24(9)：536.

撰写　周晓溪　常俊兰　范　金　才宝琴

山西省食品药品检验所

复核　郑　台　史　岑　山西省食品药品检验所

黄体酮

Progesterone

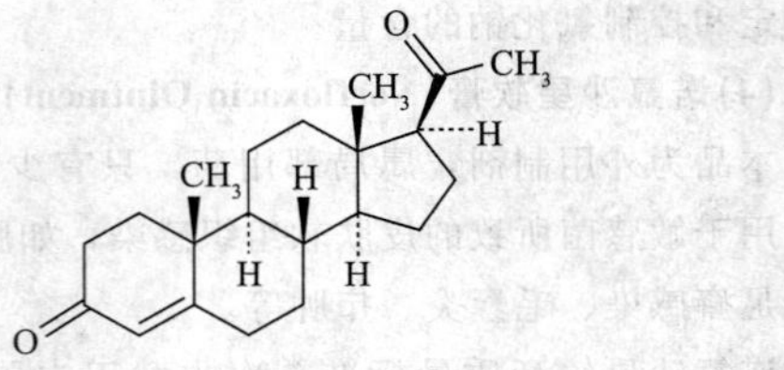

$C_{21}H_{30}O_2$　314.47

化学名：孕甾-4-烯-3,20-二酮

pregn-4-ene-3,20-dione

英文名：Progesterone(INN)

CAS 号：[57-83-0]

本品系一种由雌性动物卵巢中的黄体所分泌的激素，可促进子宫及乳腺发育，并有防止流产的作用，临床上用于先兆流产、习惯性流产、月经不调、子宫功能性出血和子宫内膜异位症等；与雌激素类药合用，能抑制排卵，可作女性避孕药。由于黄体中含量极少，不适用提取法进行制备，故工业生产均采用半合成法；国内于1958年正式投产[1]。

黄体酮口服无效，在肝脏迅速灭活，肌内注射(灭菌油溶液)吸收迅速，注射100mg，6～8小时血药浓度达68ng/kg，以后逐渐下降，可持续48小时，72小时消失。在肝内代谢，约12%代谢为孕烷二醇，代谢物与葡萄糖醛酸结合随尿排出。部分原型药物由乳汁排出[2]。

除中国药典(2015)收载外，USP(36)、BP(2013)、Ph. Eur.(7.0)、JP(16)亦有收载。

【制法概要】[1] 国内生产均以醋酸双烯醇酮(Ⅰ)为原料，经氢化成醋酸妊娠烯醇酮(Ⅱ)，再水解成妊娠烯醇酮(Ⅲ)，最后经沃氏氧化，即得黄体酮(Ⅳ)的粗品。

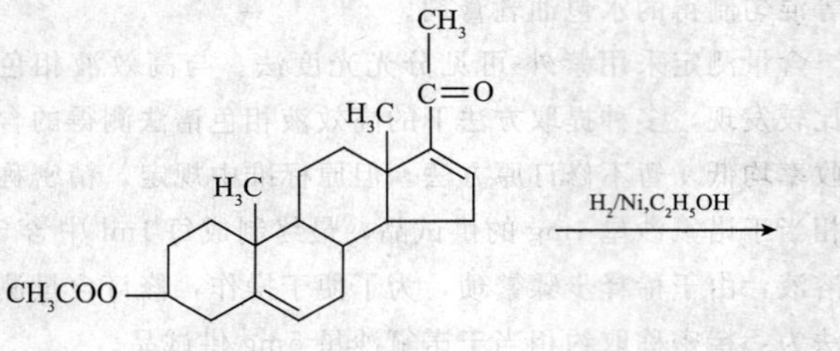

(Ⅰ)

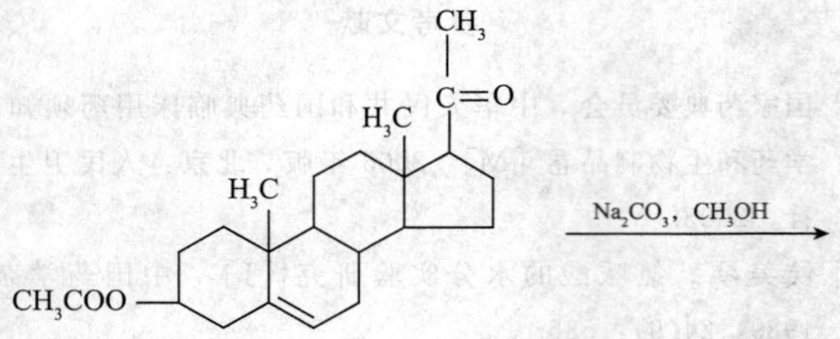

(Ⅱ)

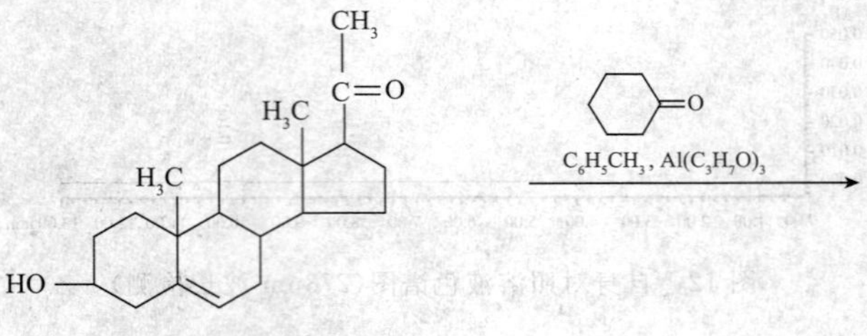

(Ⅲ)

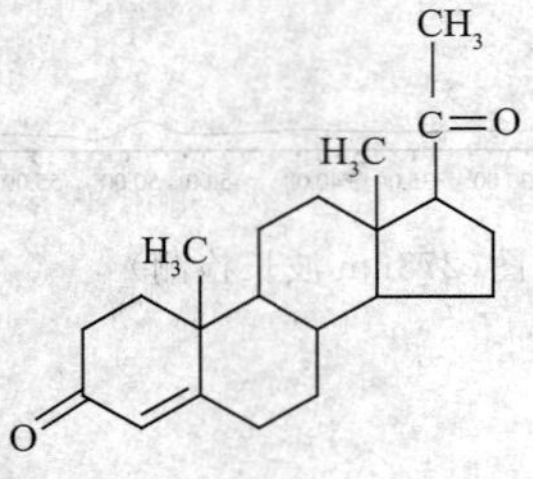

(Ⅳ)

【性状】本品应为白色或类白色结晶性粉末，无臭，无味。如有异臭，可能为生产过程中残留的环己酮，可经乙醇重结晶精制去除。在精制工艺中，如浓缩受热时间过长，则易使成品的色泽变黄。

熔点　本品有两种晶型：一种为棱柱状结晶(α-型)，熔点为129℃；另一种为针状结晶(β-型)，熔点为121℃；Cameroni曾报道用不同制备方法得熔点为130.1℃的Ⅰ型和熔点为123.1℃的Ⅱ型。两者的生理活性相同，因此国外药典对本品的熔点大多订有两种熔距(α-型和β-型)；国内产品因采用乙醇或无水乙醇进行重结晶，均为α-型，故药典订为128～131℃。如发现供试品的熔距较长，且其全熔温度超过131℃时，可能为混有高熔点的杂质所引起；据文献记载，黄体酮的生产中间体Ⅰ、Ⅱ和Ⅲ的熔点分别为171～174℃、148～149℃和186～189℃，均高于黄体酮的熔点。

比旋度　黄体酮及其中间体Ⅰ、Ⅱ和Ⅲ在乙醇中的比旋度有很大差异，见下表。

黄体酮及其中间体的比旋度(溶剂：乙醇)

化合物	浓度(%)	温度(℃)	$[\alpha]_D$
黄体酮	1～1.4	20～25	+193°±4°
妊娠烯醇酮	1	17～20	+28°±2°
醋酸妊娠烯醇酮	～1	常温	+20°±2°
醋酸双烯醇酮	0.9	20	−31°±2°

因此，测定比旋度可检查本品的纯度；各国药典均列为主要物理常数之一，但因测定时所用的溶剂不同，故其规定的范围亦不一致。经测定，在乙醇中的比旋度比无水乙醇中的高2°。测定时的温度对比旋度的影响较大，试验(除改变温度外，其他均照药典规定)结果表明，在10℃时测得的结果比25℃时高3.3℃，而35℃时测得的结果比25℃时低1.6℃。因此，测定本品比旋度时的温度，应严格按照药典规定。

【鉴别】(1)为甲基酮的亚硝基铁氰化钠呈色反应。黄体酮在17-位上有一个乙酰基，因而具有甲基酮的特性，经参考甲基酮的亚硝基铁氰化钠试验，对常见甾体激素及其部分中间体进行试验考察，其中仅黄体酮及其生产中间体Ⅲ和Ⅱ(妊娠烯酮醇及其醋酸酯)呈阳性反应(显蓝紫色)外，其他常见甾体激素(包括虽具有17-乙酰基但又具有17-乙酰氧基的安宫黄体酮、醋酸氯地孕酮和醋酸甲地孕酮，17-乙酰氧基的己酸孕酮，以及16-烯的醋酸双烯醇酮)，均不显蓝紫色。利用本反应可与其他甾体激素类药物相区别。

(2)为Δ^4-3-酮基的异烟肼呈色反应。对常见甾体激素及其部分中间体的试验结果表明：①凡具有Δ^4-3-酮基的甾体激素，在酸化后均能立即呈现淡黄色或黄色；②具有$\Delta^{1,4}$-3-酮基的甾体激素在酸化后1～3分钟也能呈现黄色；③不具上述结构的(包括黄体酮的中间体)均不显色。利用本反应(Δ^4-3-酮基甾体激素的共性反应)能明显地将黄体酮和其中间体进行区分。

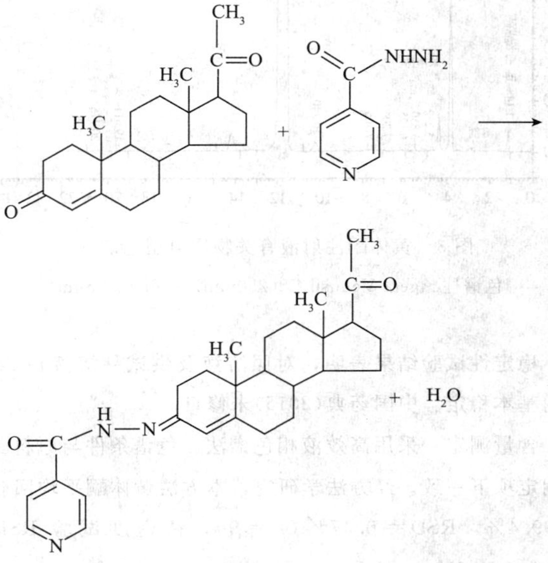

(3)本品的红外光吸收图谱应与对照的图谱(光谱集434图)一致，本品的红外光吸收图谱显示的主要特征吸收如下[1]。

特征谱带(cm^{-1})	归属	
3200	烯氢	ν_{C-H}
1696	20位酮	$\nu_{C=O}$
1660	3位酮	$\nu_{C=O}$
1615	4位烯	$\nu_{C=C}$
870	烯质子	δ_{C-H}

因本品有两种不同晶型，因此如遇测得的红外光吸收图谱与对照的图谱不一致时，可将供试品用乙醇溶解并蒸干后再压片测定。

【检查】有关物质 采用高效液相色谱法进行检查。中国药典(2005)采用C18柱，以甲醇-水(65∶35)为流动相，检测波长为254nm，并以黄体酮与内标物质己烯雌酚的混合液进行系统适用性试验。根据文献[3]报道，经试验验证，该流动相条件下黄体酮与降解产物20α-羟基-黄体酮无法分离；黄体酮及其主要降解产物20β-羟基-黄体酮、20α-羟基-黄体酮、6α-羟基-黄体酮均在241～243nm的波长处有最大吸收。由此，中国药典(2005)色谱条件不甚合理。BP(2010)、Ph. Eur.(6.0)采用C18柱，以乙腈-水系统进行梯度洗脱，检测波长为241nm，以黄体酮与杂质C(即20β-羟基-黄体酮，为碱破坏主要降解产物)的分离度大于1.5进行色谱系统控制。参照国外药典，经对检测波长、流动相系统、色谱柱填料类型等进行研究，建立了新的HPLC系统用于有关物质检查。中国药典(2010)采用C8柱，以甲醇-乙腈-水(25∶35∶40)为流动相，检测波长为241nm。结果表明，与中国药典(2005)的色谱系统相比，该系统检出的杂质多，分离效果好。专属性试验表明，黄体酮的主要降解产物为20β-羟基-黄体酮(碱性破坏即可获得)，故选择以黄体酮经碱性破坏后所得溶液进行系统适用性试验，出峰顺序依次为黄体酮、20β-羟基-黄体酮。结合供试品检验结果及降解试验情况，在黄体酮峰与20β-羟基-黄体酮峰之间尚有未知杂质峰，当黄体酮峰与20β-羟基-黄体酮峰的分离度大于4.0时，所有杂质均可获得良好分离。中国药典(2015)无修订。

使用两种品牌色谱柱：Agela Venusil C8柱(250mm×4.6mm，5μm)、Agilent Zorbax Eclipse XDB-C8柱(250mm×4.6mm，5μm)，分别在Agilent 1200与岛津LC-2010C液相色谱仪上进行耐用性试验考察，结果良好。

有关物质检查典型色谱图见图1、图2。

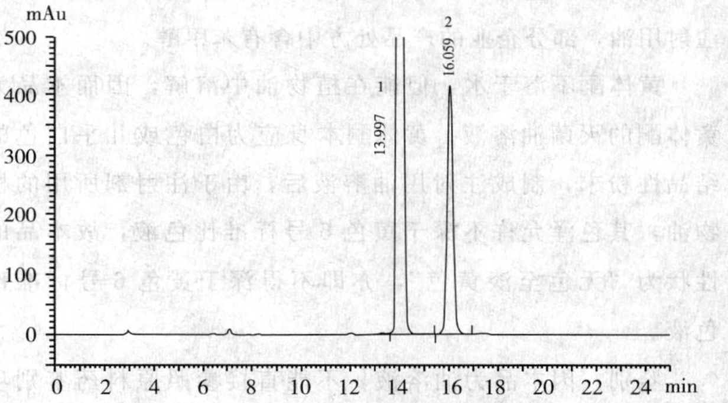

图1 有关物质检查色谱系统适用性试验色谱图

1. 黄体酮 t_R=13.997min；2. 降解产物：20β-羟基-黄体酮 t_R=16.059min

色谱柱：Agela Venusil C8(250mm×4.6mm，5μm)

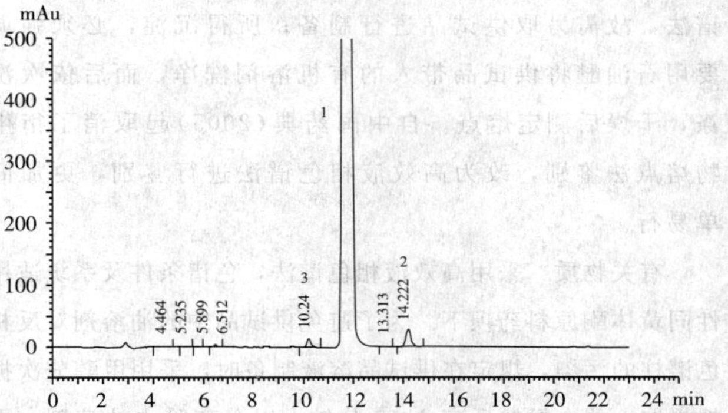

图2 黄体酮有关物质典型色谱图

1. 黄体酮；2. 20β-羟基-黄体酮；3. 20α-羟基-黄体酮

色谱柱 Agela Venusil C8(250mm×4.6mm，5μm)

经稳定性考察，结果表明对照溶液及供试品溶液在24小时内基本稳定。

干燥失重 本品为无水物，中国药典(2015)规定在105℃干燥至恒重；BP(2013)、Ph. Eur.(7.0)规定在105℃干燥2小时；USP(36)规定硅胶减压干燥4小时；JP(16)为五氧化二磷干燥4小时；减失重量均不得过0.5%。

【含量测定】采用高效液相色谱法。根据有关物质研究情况，中国药典(2010)对含量测定的色谱系统进行了修改，与有关物质色谱系统一致，并将内标法修订为外标法。经方法学验证，黄体酮在0.02～0.8mg/ml浓度范围内与其峰面积呈良好线性关系，线性方程为$A=2.89\times10^3C-8.83\times10^3$，$r=0.9998(n=5)$。精密度试验RSD为0.91%($n=6$)。供试品溶液(浓度为0.2mg/ml)在室温放置24小时基本稳定。中国药典(2015)未修订。

【制剂】中国药典(2015)、USP(36)、BP(2015)及JP(16)均收载了黄体酮注射液。

黄体酮注射液(Progestron Injection)

本品为无色至淡黄色的澄明油状液体，规格为1ml∶5mg；1ml∶10mg；1ml∶20mg。

根据生产企业提供的处方，黄体酮注射液的主要辅料为注射用油，部分企业的产品处方中含有苯甲醇。

黄体酮不溶于水，但能在植物油中溶解，因而本品为黄体酮的灭菌油溶液。黄体酮本身应为白色或几乎白色的结晶性粉末，制成注射用油溶液后，由于注射剂所用的植物油，其色泽允许不深于黄色6号标准比色液，故本品的性状为“无色至淡黄色”，亦即不得深于黄色6号标准比色液。

鉴别 因本品为油溶液，不能直接参照原料药鉴别项下的方法进行试验，为此，中国药典(1977)规定取含量测定下得到的沉淀［黄体酮-3,20-双-(2,4-二硝基苯腙)］，测定熔点(熔融时分解)，进行鉴别。1990、1995、2000年版药典仍采用该法，但因本品的含量测定已改用高效液相色谱法，故需另取供试品进行制备；所得沉淀，必须强调要用石油醚将供试品带入的有机溶剂洗净，而后依次洗涤，干燥后测定熔点。自中国药典(2005)起取消了衍生物熔点法鉴别，改为高效液相色谱法进行鉴别，更加简单易行。

有关物质 采用高效液相色谱法，色谱条件及系统适用性同黄体酮原料药项下。为了避免供试品中的油溶剂对反相色谱柱的污染，规定在供试品溶液制备时，采用甲醇分次振摇提取，并在振摇后离心15分钟，以分离除去油溶剂，取供试品溶液以0.45μm过滤，进一步除去混入的油溶剂，必要时，还可在色谱柱之前连接一预柱；另有报道[4]，用85%乙醇分次提取供试品，可将大部分油分离除去，经连续进样23次，峰高比未见明显影响，但在使用一段时间后，仍需用甲醇或异丙醇清洗色谱柱，以克服因微量油滞留聚积在色谱柱上而造成柱效下降。

鉴于部分产品处方中含有苯甲醇，在供试品溶液色谱图中显示苯甲醇的色谱峰，但对杂质检测无干扰，计算杂质量时需扣除苯甲醇色谱峰，其他辅料峰出现在相对主成分保留时间约0.1之前，也应予以扣除。注射液的有关物质典型色谱图见图3：

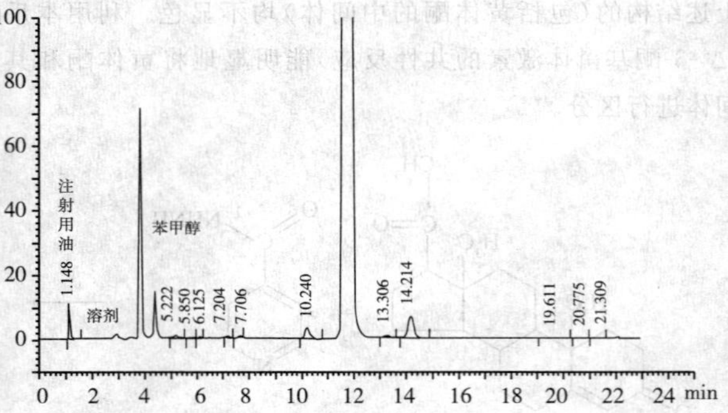

图3 黄体酮注射液有关物质典型色谱图

色谱柱 Agela Venusil C8(250mm×4.6mm，5μm)

稳定性试验结果表明，对照溶液及供试品溶液在24小时内基本稳定。中国药典(2015)未修订。

含量测定 采用高效液相色谱法。色谱条件与原料药含量测定项下一致。经方法学研究，本方法黄体酮平均回收率为99.4%，RSD=0.47%($n=9$)，精密度试验RSD=0.78%($n=6$)。

参考文献

[1] 中华人民共和国卫生部药典委员会．中华人民共和国药典1990年版二部药典注释［M］．北京：化学工业出版社，1993.

[2] 国家药典委员会．中华人民共和国药典临床用药须知［M］．2005年版．北京：化学工业出版社，2005.

[3] 张立雯，冉兰，晁若冰．HPLC测定黄体酮中的有关物质［J］．华西药学杂志，2006，21(6)：570-572.

[4] 胡家炽．HPLC定量测定三合激素注射液中黄体酮与丙酸睾丸素［J］．药物分析杂志，1982(3)：169-171.

撰写 周元瑶 武汉药品医疗器械检验所

高 娟 天津市药品检验研究院

梅志英 南京市食品药品检验研究院

复核 唐素芳 天津市药品检验研究院

萘普生

Naproxen

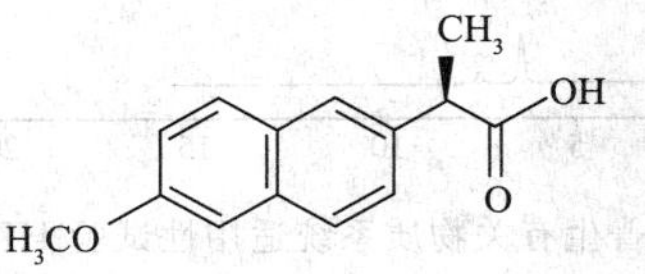

$C_{14}H_{14}O_3$　230.26

化学名：(+)-(S)-α-甲基-6-甲氧基-2-萘乙酸

(+)-6-methoxy-α-methyl-2-naphty leneacetic acid

英文名：Naproxen(INN)

CAS 号：[22204-53-1]

本品为解热镇痛非甾体抗炎药，可抑制前列腺素的合成而发挥抗炎镇痛作用。适用于风湿性关节炎、类风湿性关节炎、骨关节炎、强直性脊椎炎、痛风、运动系统的慢性和变性疾病及轻、中度疼痛，均有肯定疗效。本品与血浆蛋白有高度的结合能力，并有较长的代谢半衰期，口服吸收迅速而完全。本品部分以原型从尿中排出，部分以葡萄糖醛酸结合物的形式或以无药理活性的 6-去甲基萘普生、6-去甲基萘普生-葡萄糖醛酸从尿中排出。常见不良反应有恶心、呕吐、消化不良、便秘、胃不适、头晕、头痛、嗜睡、呼吸困难、瘙痒，可见视力障碍、腹泻、心慌、多汗，偶见胃肠出血、肾损害、精神抑郁、肌无力、肝功能损害。

除中国药典(2015)收载外，USP(36)、BP(2013)、Ph. Eur. (7.0)、JP(16)均有收载。本品右旋体具有药理活性。

【制法概要】本品由 Harrison 等于 1968 年合成。国内于 1980 年开始生产。国内厂家的工艺路线基本一致。

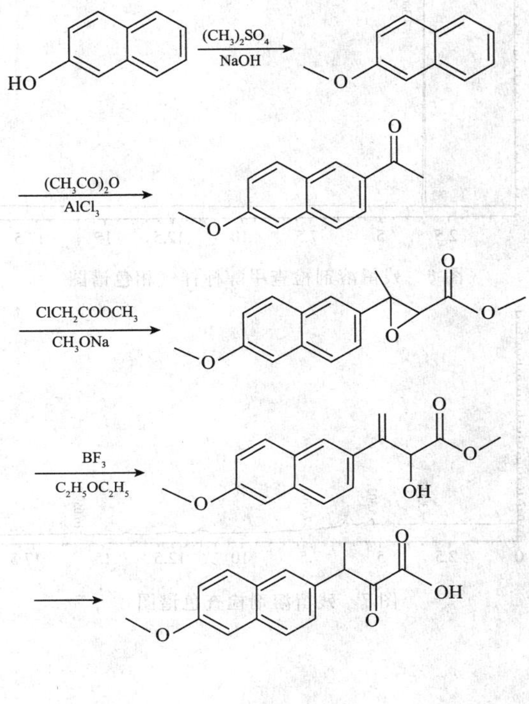

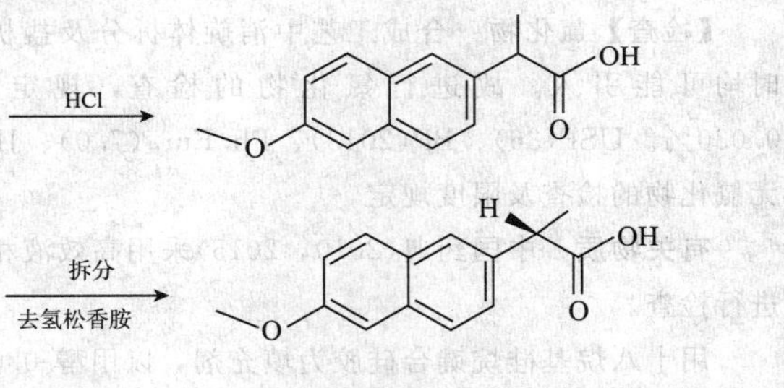

萘普生

【性状】本品为 $S(+)$构型；文献记载熔点为 155.3℃；比旋度为+65.5°(c=1，$CHCl_3$)。在日光照射下颜色变深，需遮光保存。

熔点　中国药典(2015)规定熔点为 153～158℃；USP(36)未收载熔点项；BP(2013)、Ph. Eur. (7.0)和 JP(16)规定熔点均为 154～158℃。

比旋度　本品 10mg/ml 三氯甲烷溶液比旋度为+63.0°至+68.5°。JP(16)在相同条件下测定比旋度与中国药典(2015)一致；USP(36)比旋度为+83°至+89.5°；BP(2013)与 Ph. Eur. (7.0)比旋度均为+59°至+62°。

【鉴别】(1)本品的甲醇溶液在 262nm、271nm、317nm 与 331nm 的波长处有最大吸收，紫外吸收光谱见图 1。BP(2013)、Ph. Eur. (7.0)在相同条件下测定紫外吸收特征与中国药典(2015)一致。

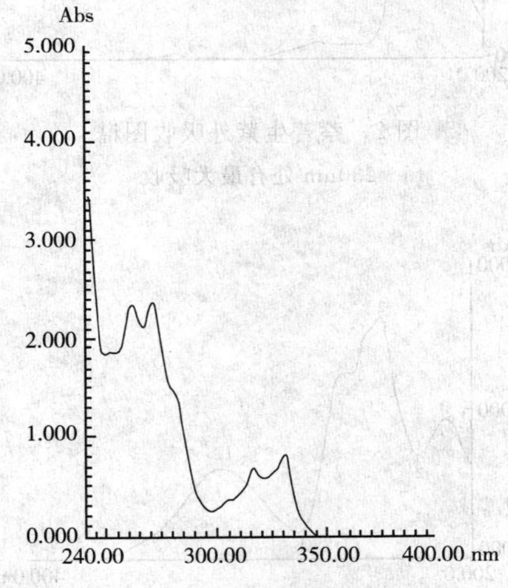

图 1　萘普生对照品甲醇溶液(20μg/ml)紫外吸收图谱

(2)本品的红外光吸收图谱(光谱集 432 图)显示的主要特征吸收如下。

特征谱带(cm^{-1})	归属	
3200～2800	羧酸	ν_{O-H}
2840	甲氧基	ν_{C-H}
1730，1690	羧酸	$\nu_{C=O}$
1630，1605，1504，1450	萘环	$\nu_{C=C}$
1230，1180，1030	芳醚	ν_{C-O-C}
820	取代苯	γ_{2H}

【检查】氯化物　合成工艺中消旋体拆分及盐析、精制时均可能引入。故进行氯化物的检查，规定限度为0.030%。USP(36)、BP(2013)、Ph. Eur. (7.0)、JP(16)尚无氯化物的检查及限度规定。

有关物质　中国药典(2010，2015)采用高效液相色谱法进行检查。

用十八烷基硅烷键合硅胶为填充剂，以甲醇-0.01mol/L磷酸二氢钾溶液(75∶25，用磷酸调节pH 3.0±0.1)为流动相，检测波长为240nm，采用已知杂质对照品法，6-甲氧基-2-萘乙酮(杂质Ⅰ)不得大于0.1%，最大杂质(除杂质Ⅰ外)不得大于0.2%，杂质总量限定在0.5%以内。

该方法与中国药典(2005)的方法基本相同，仅对方法的描述进行修订完善。方法学验证表明，该方法各杂质分离度较好，灵敏度高，专属性强。

萘普生和6-甲氧基-2-萘乙酮对照品(杂质Ⅰ)的紫外吸收图谱见图2、图3。

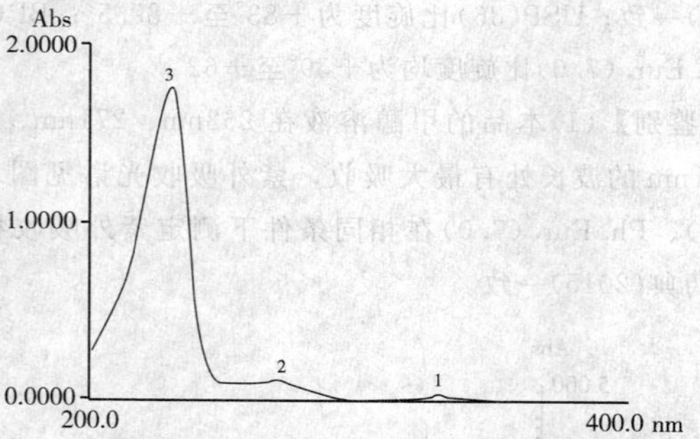

图2　萘普生紫外吸收图谱

230nm处有最大吸收

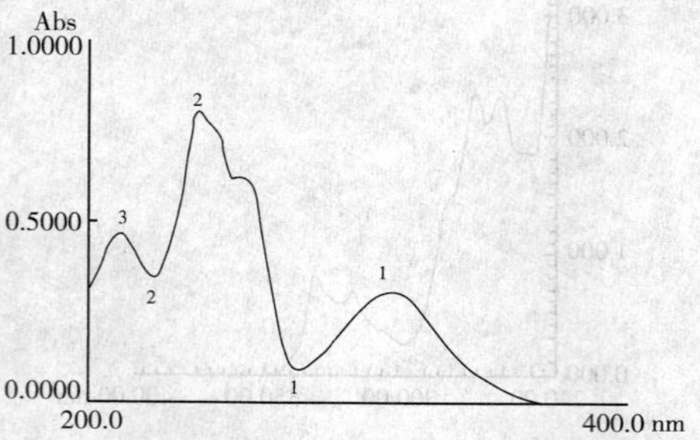

图3　6-甲氧基-2-萘乙酮紫外吸收图谱

240nm处有最大吸收

在本实验条件下，对含萘普生25μg/ml与已知杂质6-甲氧基-2-萘乙酮2.5μg/ml的混合溶液进行系统适用性试验，并对经酸、碱、热、紫外破坏后的溶液进行试验，均可检出降解产生的杂质峰，理论板数均在8000以上，萘普生与6-甲氧基-2-萘乙酮之间分离度均大于2.0，萘普生与6-甲氧基-2-萘乙酮最低检测量分别为0.008ng和0.2ng，同时采用两种不同品牌色谱柱和不同厂家的色谱仪进行测定，结果无明显差异；样品溶液4小时内稳定。说明该色谱系统专属性好，灵敏度较高，耐用性好，适用本品有关物质检查的限度要求。典型HPLC色谱图见图4、图5。

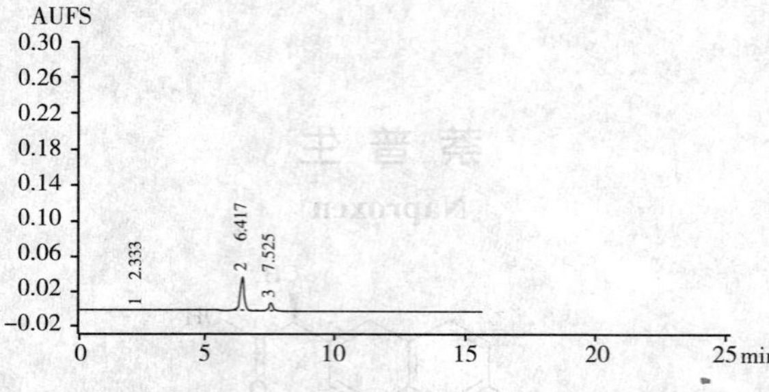

图4　萘普生有关物质系统适用性试验HPLC色谱图

6.417min萘普生　7.525min 6-甲氧基-2-萘乙酮

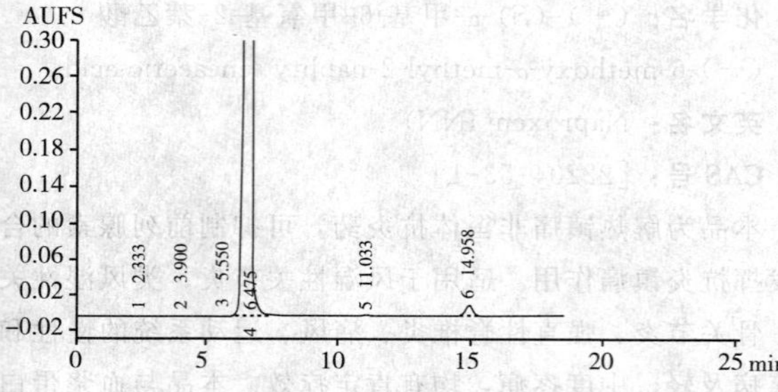

图5　萘普生有关物质典型HPLC色谱图

2、3、5、6. 未知杂质峰；4. 萘普生峰(6.47min)

采用该色谱系统对5个厂家提供的15个批次供试品进行测定，结果其中含已知杂质6-甲氧基-2-萘乙酮为0.00%～0.02%；最大杂质为0.02%～0.20%；各杂质之和在0.09%～0.42%之间。

残留溶剂　中国药典(2015)及USP(36)、BP(2013)、Ph. Eur. (7.0)、JP(16)均无溶剂残留检查项。生产厂家提供的生产工艺中使用了甲醇，经对萘普生中甲醇的残留溶剂进行研究、测定，结果收集到的三批样品均未检出甲醇残留。见图6～图8。

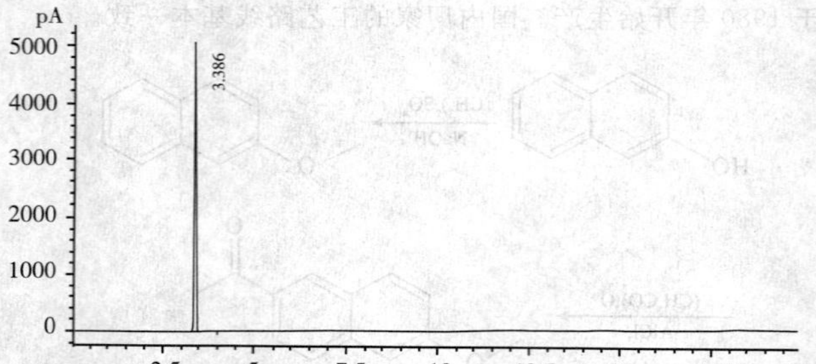

图6　残留溶剂检查甲醇标样气相色谱图

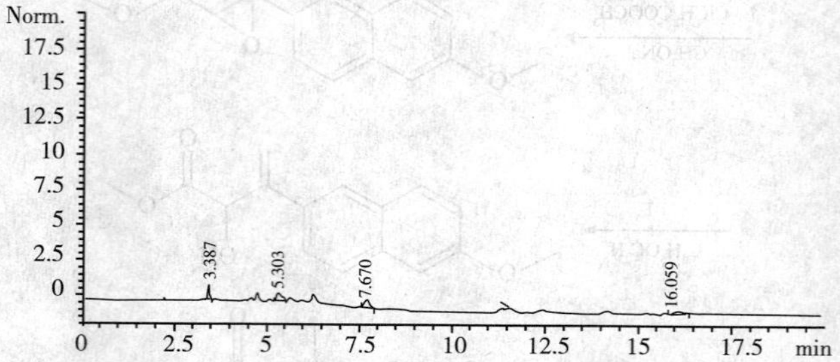

图7　残留溶剂检查色谱图

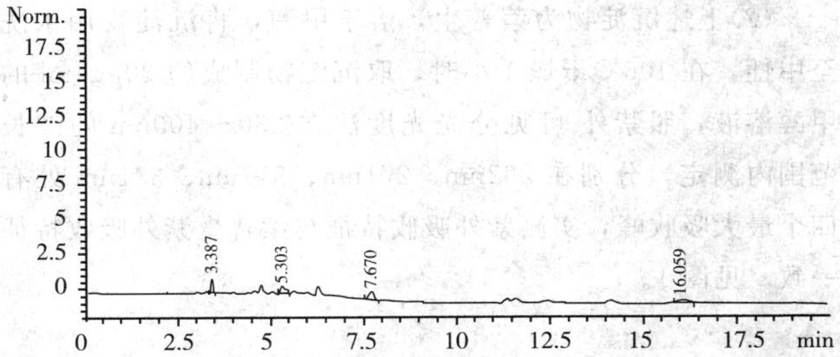

图 8　残留溶剂检查样品测定色谱图

干燥失重　本品在潮湿的空气中易吸收水分，由于萘普生在 105℃稳定，因此，采用在 105℃干燥 3 小时后称定重量，失重限度控制为不得过 0.5%。

炽灼残渣　不得过 0.1%。

重金属　主要用于控制萘普生合成与精制过程中引入的重金属量，限度为百万分之二十。

【含量测定】本品具有酸性，可直接采用氢氧化钠滴定液(0.1mol/L)滴定，结果用空白试验校正。目前 USP、BP、Ph. Eur. 和 JP 均采用酸碱滴定法。本方法成熟稳定，测定结果重现性较好。

【制剂】中国药典(2015)收载了萘普生片、萘普生胶囊、萘普生颗粒与萘普生栓。目前 USP 和 BP 收载了萘普生片；BP 收载了萘普生栓；而 USP、Ph. Eur. 和 JP 中均尚未收载萘普生胶囊、萘普生栓及萘普生颗粒。

(1)萘普生片(Naproxen Tablets)

规格为 0.1g、0.125g、0.25g，主要的辅料有糊精、淀粉、蔗糖、糖粉、硬脂酸镁等。

鉴别　增加了 HPLC 鉴别(1)和用甲醇提取后的 IR 鉴别(3)。

检查　有关物质　采用高效液相色谱法。检查方法与萘普生原料相同，辅料无干扰。限度规定：6-甲氧基-2-萘乙酮(杂质Ⅰ)不得大于 0.1%，最大杂质(除杂质Ⅰ外)不得大于 0.2%，杂质总量不得过 1.0%。

溶出度　采用转篮法，以磷酸盐缓冲液(pH 7.4)900ml 为溶出介质，每分钟 100 转，经 45 分钟取样，紫外-可见分光光度法测定溶出量，限度为标示量的 80%。经试验考察溶液在 8 小时内稳定。

本方法成熟稳定，自中国药典(2000)建立以来至今一直沿用。

含量测定　中国药典(2005)为酸碱滴定法，该方法滴定终点易受到辅料及有关物质的干扰，灵敏度低，影响测定结果的准确性，中国药典(2010)修订为高效液相色谱法。中国药典(2015)沿用。

用十八烷基硅烷键合硅胶为填充剂；以甲醇-0.01mol/L 磷酸二氢钾溶液(75∶25)，用磷酸调节 pH 3.0±0.1 为流动相；检测波长为 272nm，以外标法定量。在该色谱条件下辅料对主成分含量测定无干扰。萘普生在 5.3～84.8μg/ml 浓度范围内与峰面积呈良好的线性关系，线性方程为：$A=29220C+7093.9$，$r=1.0000$($n=6$)。重复性良好(RSD=0.25%，$n=5$)，回收率为 100.4%(RSD=0.3%，$n=9$)，经考察供试品溶液(20μg/ml)在室温放置 4 小时以上稳定(RSD=0.07%)，定量限为 0.1ng。经试验考察方法耐用性良好。

(2)萘普生胶囊(Naproxen Capsules)

本品的规格为 0.125g、0.2g、0.25g，其辅料为淀粉、糖粉、滑石粉、硬脂酸镁等。

鉴别　为提高鉴别项的专属性，增加 HPLC 鉴别(1)和 IR 鉴别(3)。

含量测定　采用高效液相色谱法测定，色谱条件与萘普生片相同。方法回收率为 100.5%，RSD 为 0.2%($n=9$)。

(3)萘普生栓(Naproxen Suppositories)

本品为乳白色或微黄色栓，其辅料为羊毛脂、凡士林、液体石蜡等。

鉴别　与片剂鉴别相同。

含量测定　采用高效液相色谱法，色谱条件与萘普生片相同。方法回收率为 100.1%，RSD 为 0.5%($n=9$)。

(4)萘普生颗粒(Naproxen Granules)

鉴别　增加了 HPLC 鉴别。

含量测定　采用高效液相色谱法，色谱条件与萘普生片相同。

萘普生制剂高效液相色谱法含量测定对照品、样品及辅料的典型图谱见图 9～11。

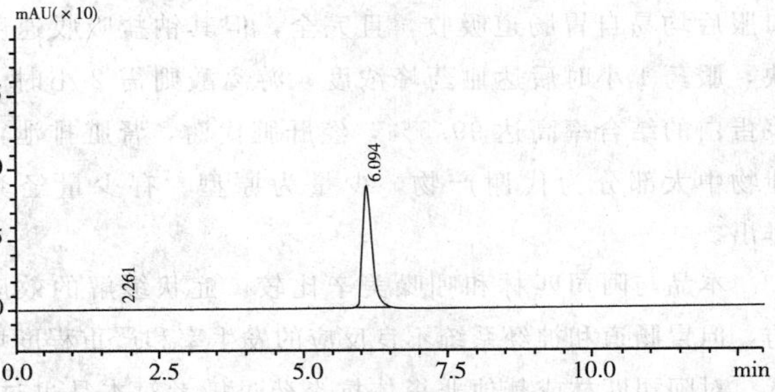

图 9　萘普生对照品(20μg/ml)液相色谱图

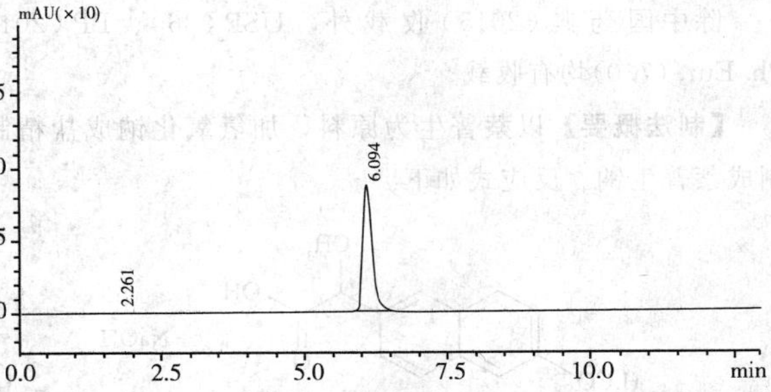

图 10　萘普生制剂样品(20μg/ml)液相色谱图

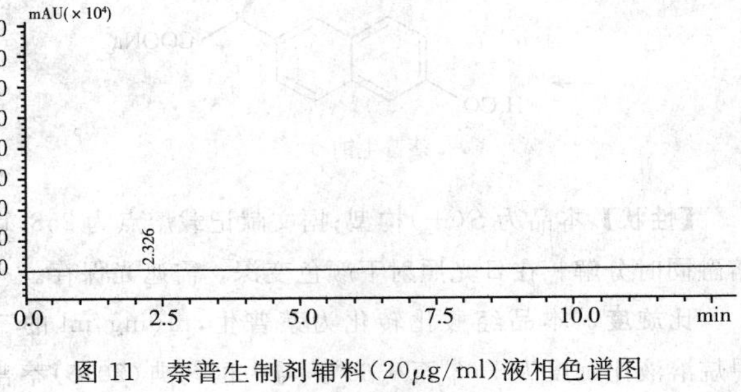

图 11　萘普生制剂辅料(20μg/ml)液相色谱图

撰写　朱惠珍　韩　君　王彩风　刘　宏
内蒙古自治区药品检验研究院
复核　韩　峰　内蒙古自治区药品检验研究院

萘普生钠

Naproxen Sodium

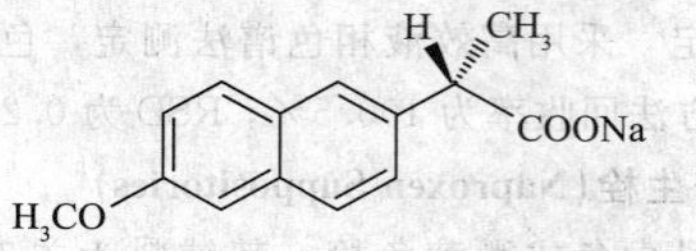

$C_{14}H_{13}NaO_3$　252.25

化学名：(*S*)-α-甲基-6-甲氧基-2-萘乙酸钠

sodium(*S*)-6-methoxy-α-methyl-2-naphthaleneacetate

英文名：Naproxen Sodium(INN)

CAS号：[26159-34-2]；碳酸二氢钠-水合物 [10049-21-51]

本品为非甾体类消炎镇痛药。适用于缓解各种轻度至中等度的疼痛，也适用于类风湿关节炎、骨关节炎、强直性脊柱炎、幼年性关节炎、肌腱炎、滑囊炎及急性痛风性关节炎，对于关节炎的疼痛、肿胀及活动受限均有缓解症状的作用。萘普生游离酸和钠盐的应用等效剂量 1∶1.1。口服后均易自胃肠道吸收，且完全，但其钠盐吸收速度更快，服药 1 小时后达血药峰浓度，游离酸则需 2 小时。血浆蛋白的结合率高达 99.5%，经肝脏代谢，肾脏排泄，排泄物中大部分为代谢产物，少量为原型。有少量经粪便排出。

本品与阿司匹林和吲哚美辛比较，症状缓解的效应相仿，但胃肠道和神经系统不良反应的发生率和严重程度均较低。对阿司匹林或其他非甾体抗炎药过敏者对本品也过敏，禁止使用，对伴有消化道溃疡或有该病史者慎用。

除中国药典（2015）收载外，USP（36）、BP（2013）、Ph. Eur.（7.0）均有收载[1,2]。

【制法概要】以萘普生为原料，加氢氧化钠成盐精制后制成萘普生钠。反应式如下。

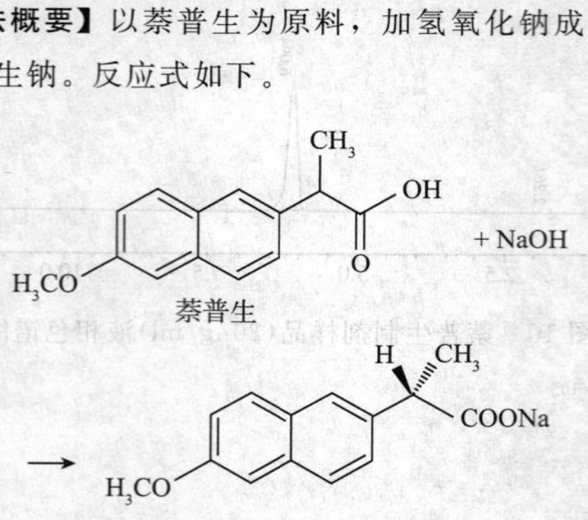

【性状】本品为 *S*(+)构型；据文献记载熔点为 258.1℃，熔融同时分解。在日光照射下颜色变深，需遮光保存。

比旋度　本品经酸化转化为萘普生，10mg/ml 的三氯甲烷溶液比旋度为+63°至+69°。与中国药典(2015)萘普生的比旋度基本一致。

【鉴别】(1)鉴于萘普生钠盐易溶于水，取其水溶液，酸化后，析出白色沉淀，滤过，滤液做钠盐鉴别。

(2)上述沉淀物为萘普生，溶于甲醇，将沉淀物用水洗至中性，在 105℃干燥 1 小时，取沉淀物制成约 30μg/ml 的甲醇溶液，照紫外-可见分光光度法在 230～400nm 的波长范围内测定，分别在 262nm、271nm、317nm、331nm 处有四个最大吸收峰，实测紫外吸收特征与萘普生紫外吸收特征一致。见图 1。

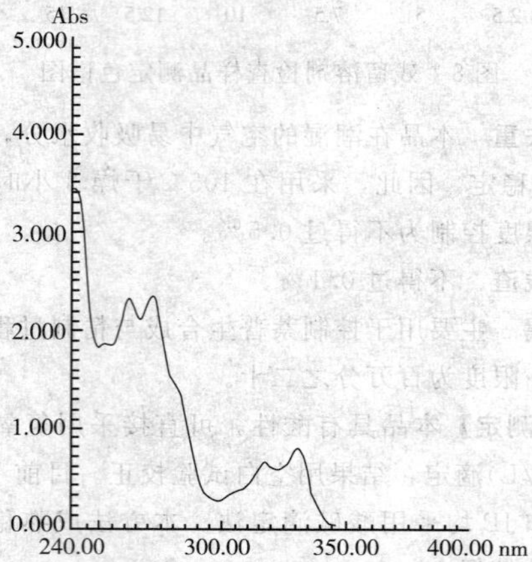

图 1　萘普生钠经酸化后的甲醇溶液(30μg/ml)紫外光谱图

(3)本品的红外吸收图谱应与对照的图谱（光谱集 433 图）一致，其红外光吸收图谱显示的主要特征吸收如下。

特征谱带(cm^{-1})	归属	
3060	芳氢	ν_{C-H}
2840	甲氧基	ν_{C-H}
1632，1608，1505	萘环	$\nu_{C=C}$
1586，1395	羧酸离子	ν_{CO_2}
1218，1037	芳醚	ν_{C-O-C}
820	取代萘	γ_{2H}

【检查】有关物质　采用薄层色谱法。有关物质主要杂质多为反应过程中的游离萘普生、6-甲氧基-2-萘乙酮等及其他相关物质。因此采用高低浓度对照法检查上述有关物质。

游离萘普生　利用萘普生在三氯甲烷中几乎不溶，在甲醇中溶解的性质，提取游离萘普生，采用酸碱滴定法测定。

干燥失重　本品微有引湿性。经试验，在相对湿度为 50%以下时，不影响测定结果。

重金属　须先加 1mol/L 盐酸溶液处理，使萘普生沉淀，用二氯甲烷提取沉淀，弃去。将剩余水层蒸干并进一步处理，依法进行重金属检查。

【含量测定】采用非水滴定法，以结晶紫为指示剂，冰醋酸为溶剂，以高氯酸滴定，显蓝绿色即为终点。方法成熟稳定。BP(2013)、Ph. Eur.(7.0)、USP(36)均采用非水滴定法。

【制剂】萘普生钠片(Naproxen Sodium Tablets)

性状、鉴别 (1)(2)同原料药。

溶出度 照溶出度测定法(通则 0931 第一法)，溶剂采用磷酸盐缓冲液(pH 7.4)(取磷酸二氢钠 2.28g、磷酸氢二钠 11.50g，加水至 1000ml)900ml 为溶出介质，此溶出介质与 USP(36)萘普生钠片采用的溶出介质相近且更接近人体的肠液，转速为 50 转时，在 10 分钟内主成分基本溶出，15 分钟后稳定。故转速定为 50 转/分，30 分钟取样测定。采用紫外-可见分光对照品比较法检测，检测波长为 332nm。限度为标示量的 80%。

含量测定 采用紫外-可见分光光度法。由于本品在甲醇中溶解，以甲醇为溶剂，在 332nm 的波长处，用对照品比较法测定吸光度。USP(36)采用 HPLC 法测定含量。

参考文献

[1] 中华人民共和国卫生部药典委员会. 中华人民共和国药典 1990 年版二部药典注释［M］. 北京：化学工业出版社，1990：681.

[2] 国家药典委员会. 中华人民共和国药典［M］二部. 北京：中国医药科技出版社，2010：876.

撰写 刘 宏 张丽凤 内蒙古自治区药品检验研究院
复核 朱惠珍 内蒙古自治区药品检验研究院

萝巴新

Raubasine

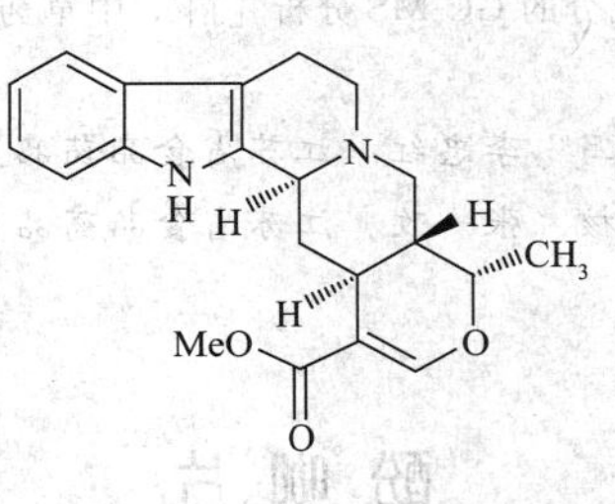

$C_{21}H_{24}N_2O_3$ 352.43

化学名：(19α)-16，17-双脱氢-19-甲基噁育亨烷-16-羟酸甲酯

(19α)-16，17-didehydro-19-methyl-oxayohimban-16-carboxylic acid methyl ester

英文名：Raubasine(INN)

异名：阿吗碱(阿玛碱)；四氢蛇根碱(tetrahydroserpentine)；阿马里新(ajmalicine)；δ-yohimbine；vinceine；vincaine[1]；萝巴辛

CAS 号：［483-04-5］

本品为脑代谢改善药，临床上主要以与二甲磺酸阿米三嗪组成的复方制剂使用，治疗老年人认知和慢性感觉神经损害的有关症状。

本品口服 1～2 小时后血药浓度达峰值，单次剂量给药后消除半衰期的范围为 7～15 小时，重复剂量给药后半衰期为 11 天。

本品于 1931 年从夹竹桃科育亨宾树［*Rauwolfia serpentine*(L). Benth.］的根中分离得到，1934 年作为 α_1-肾上腺素阻断剂从茜草科蛇根木(*Corynanthe johimbe* K. Schum.)的树皮中分离得到；本品还存在于萝芙木根、云南萝芙木根和长春花叶中[1]。目前只有中国药典(2015)收载，国外药典均未收载。

【制法概要】萝巴新为进口阿吗碱粗提物，经柱层析精制，再用乙醇重结晶得到。精制过程中使用到的有机溶剂有甲醇或三氯甲烷、乙醇。

【性状】比旋度 本品在三氯甲烷溶液中 $[\alpha]_D^{20}$ 为 −60°，在吡啶溶液中 $[\alpha]_D^{20}$ 为 −45°。

【鉴别】(1)本品为生物碱，可以与生物碱沉淀试剂碘化铋钾生成橙红色沉淀。

(2)本品在乙醇溶液中的紫外光谱图见图 1，在 227nm 波长处有最大吸收。

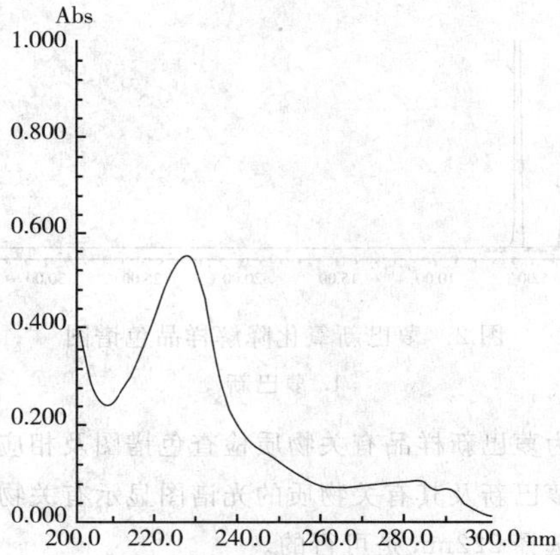

图 1 萝巴新乙醇溶液(4μg/ml)的紫外光谱图

(3)本品的红外光吸收图谱应与对照的图谱一致(光谱集 1044 图)，显示的主要特征吸收如下。

特征谱带(cm^{-1})	归属	
3362	亚胺基	ν_{N-H}
2825	甲氧基	ν_{C-H}
1687	羧基	$\nu_{C=O}$
1600	苯环，烯	$\nu_{C=C}$
1115	羧酸酯	ν_{C-O}
744	取代苯	γ_{4H}

【检查】有关物质 中国药典(2010)采用 HPLC 法代替 TLC 法检查有关物质。色谱条件与二甲磺酸阿米三嗪和复方阿米三嗪片有关物质检查项下相同，有关物质的定量计算采用自身对照法，限度要求增加单个最大杂质量不得过 0.5%，杂质总量仍为不得过 1.5%，中国药典(2015)未作修订。

表 1 不同实验室方法耐用性考察表

	仪器	柱牌号	主峰出峰时间(min)	柱效	检测主要杂质数(≥0.04%)	分离度(主峰与主峰后相邻杂质)	检测限(μg/ml)
实验室 1	Waters 2695	菲罗门 luna C18 4.6mm×250mm，5μm	5.111	7611	4	2.2	0.01
实验室 2	Waters 295	汉邦 Lichrospher C18 4.6mm×150mm，5μm	5.290	8223	4	2.5	0.003

经方法学验证，用此色谱条件分析在各种强制降解条件下得到的萝巴新样品，萝巴新峰的峰纯度都很高，能将各杂质和降解产物很好分离。实验结果显示萝巴新对酸、碱、光、热、高湿等条件均较稳定，只有在强氧化剂存在情况下才有明显的降解产物出现。图 2 为用过氧化氢氧化降解后的萝巴新样品的色谱图。

萝巴新在 0.025～100μg/ml 范围内进样 20μl，浓度(*C*)与峰面积(*A*)有良好的线性关系，回归方程为 $A=128237C+10329$，$r=0.9999$，方法的检测限为 0.01μg/ml，定量限为 0.025μg/ml。对照溶液重复进样测定 RSD 为 1.1%。经试验供试品溶液在 24 小时内其有关物质的测定结果稳定，杂质个数未见增加，杂质总峰面积基本不变。

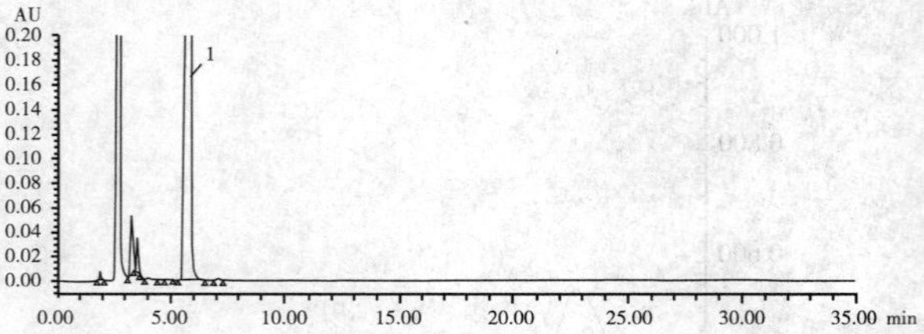

图 2 萝巴新氧化降解样品色谱图

1. 萝巴新

图 3 为萝巴新样品有关物质检查色谱图及相应色谱峰的光谱图。萝巴新及其有关物质的光谱图显示有关物质检查中检测波长选择 222nm 是可行的。

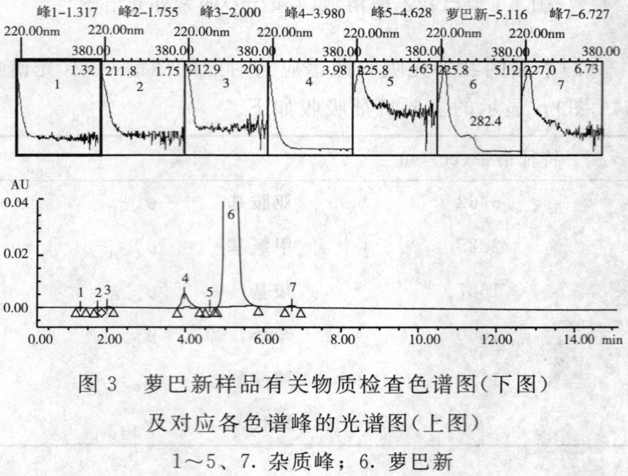

图 3 萝巴新样品有关物质检查色谱图(下图)

及对应各色谱峰的光谱图(上图)

1～5、7. 杂质峰；6. 萝巴新

两个不同实验室对本方法的耐用性进行考察，萝巴新出峰时间和柱效、杂质检测结果见表 1，结果显示本方法具有较好的耐用性。

【含量测定】 采用非水溶液滴定法。本品为生物碱，可溶于冰醋酸，用高氯酸液滴定，以结晶紫为指示剂。经电位法进行对照，同时加指示剂观察颜色变化，其终点为紫色变为蓝色。

【制剂】阿米三嗪萝巴新片(Alimitrine Bismesylate and Raubasine Tablets)

参见二甲磺酸阿米三嗪项下。

萝巴新的药用一般是与二甲磺酸阿米三嗪组成复方制剂，未见单独用药报道。萝巴新的检测方法报道主要是采用 HPLC 法进行的复方阿米三嗪片的含量测定以及血药浓度测定[2~4]；另外，有从育亨宾树皮中提取和采用 GC-MS 分析的报道[5]，萝巴新约占总提取物的 1.11%。

参考文献

[1] 孙文基，绳金房．天然活性成分简明手册［M］．北京：中国医药科技出版社，1998：17.

[2] 王雪琴，郭华，王维思．HPLC 法测定都可喜片的含量［J］．药物分析杂志，1997，17(2)：126-127.

[3] 刘蕾，李可欣，孙春华，等．国产复方阿米三嗪片人体生物等效性研究［J］．中国临床药理学杂志，1999，15(6)：440-444.

[4] 刘蕾，李可欣，孙春华，等．都可喜人体药动学研究［J］．中国药学杂志，2000，35(5)：326-329.

[5] 李开俊，张卓，陈琴华，等．育亨宾树皮中总生物碱的提取与化学成分的 GC-MS 分析［J］．中草药，2008，39(8)：1146-1147.

撰写　李忠红　江苏省食品药品监督检验研究院

复核　张　玫　江苏省食品药品监督检验研究院

酚咖片

Paracetamol and Caffeine Tablets

本品为对乙酰氨基酚与咖啡因的复方制剂。主要成分对乙酰氨基酚，系通过提高痛阈而产生镇痛作用，通过对下视丘体温调节中枢而产生解热作用。与咖啡因组成复方制剂，可增强镇痛作用，用于减轻或解除中等程度的各疼痛(头痛、牙痛、肌肉痛、关节痛、痛经等)以及因感冒等引起的发热症状。

本品在中国药典(2015)和 USP(36)、BP(2013)中均有收载。

【鉴别】 液相色谱法鉴别，在含量测定项下记录的色谱图中，供试品溶液中两主峰的保留时间应与对照品溶液相应两主峰的保留时间一致。

【检查】对氨基酚　为中国药典(2010)新增检测项目，中国药典(2015)未作修订，对氨基酚为对乙酰氨基酚工艺过程中的中间体或贮存过程中的降解产物，且毒性较大，应予检查。中国药典(2010)收载的对乙酰氨基酚及对乙酰氨基酚片、胶囊、颗粒、滴剂均检查对氨基酚，方法采用高效液相色谱法，但色谱条件不尽相同。比较试验显示，如采用本品含量测定项下的色谱条件，对氨基酚基本没有保留；参照对乙酰氨基酚颗粒、咀嚼片和滴剂的色谱条件，使用4.6mm×150mm，5μm的色谱柱，对氨基酚有保留但柱效达不到要求(理论板数按对乙酰氨基酚峰计算应不低于5000)；使用4.6mm×200mm，5μm的色谱柱能满足系统适用性试验的要求，但是咖啡因峰的保留时间太长，故最终选定4.6mm×200mm，5μm色谱柱，采用非线性梯度洗脱方式。本试验对色谱柱的选择不高，试验采用Diamonsil C18柱(图1)，t_R3.683分钟为对氨基酚峰，t_R7.240分钟为对乙酰氨基酚峰。方法的平均回收率99.8%，RSD=0.49%(n=5)；对氨基酚的最低检测限为2.081ng。对氨基酚的限度与对乙酰氨基酚片、胶囊、颗粒、滴剂相同，为不超过对乙酰氨基酚标示量的0.1%。

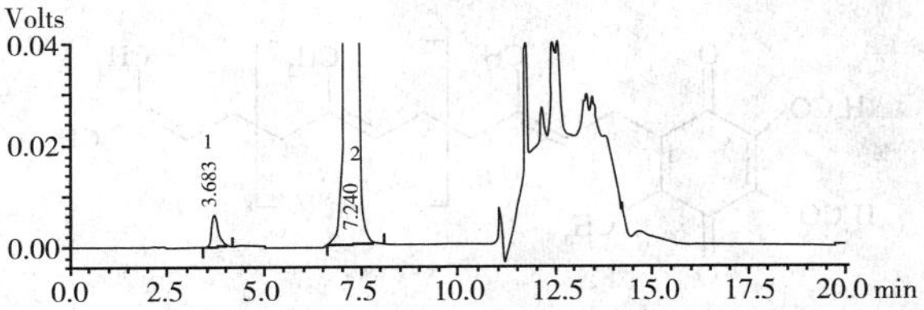

图1　对氨基酚检查系统适用性色谱图

1. 对氨基酚；2. 对乙酰氨基酚

溶出度　按中国药典(2010)溶出度指导原则要求，比较了转速(桨法)每分钟100转、75转和50转。比较结果以每分钟75转为适宜，其他溶出条件和测定方法同中国药典(2005)。中国药典(2015)未作修订。

【含量测定】采用高效液相色谱法测定。中国药典(2005)和USP(36)均采用内标法，中国药典(2010，2015)为外标法。系统适用性试验色谱图(图2)，对乙酰氨基酚与咖啡因之间的分离度为3.2。对乙酰氨基酚在50～150μg范围；咖啡因在6.5～19.5μg范围浓度对峰面积呈线性关系。线性回归方程：对乙酰氨基酚 $y=7354.2x+15609$，$r=0.9994$(n=5)；咖啡因 $y=20197x-372.37$，$r=0.9994$(n=5)。回收试验：对乙酰氨基酚回收率101.0%，RSD=1.5%(n=9)；咖啡因回收率100.8%，RSD=1.6%(n=9)。供试品溶液在13小时内稳定。

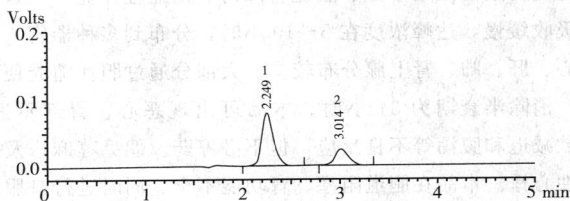

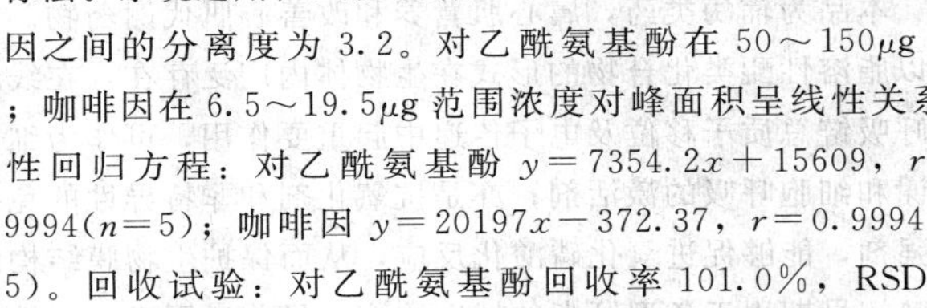

图2　含量测定系统适用性试验色谱图

1. 对乙酰氨基酚；2. 咖啡因

撰写　冯金元　广州市药品检验所

复核　潘锡强　广州市药品检验所

酚　酞

Phenolphthalein

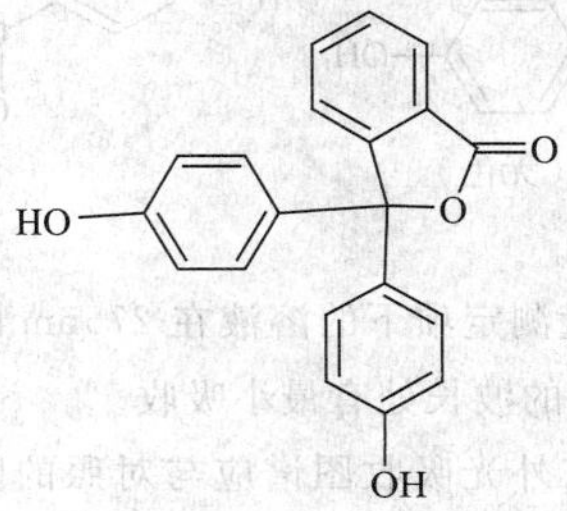

$C_{20}H_{14}O_4$　318.33

化学名：3,3-双(4-羟基苯基)-1(3H)-异苯并呋喃酮

3,3-*bis*(4-hydroxyphenyl)-1(3H)-isobenzofuranone

英文名：Phenolphthalein(INN)

异名：果导；菲诺夫他林；Laxin

CAS号：[77-09-8]

本品为泻药，适用于慢性便秘。口服本品在肠内碱性液的作用下形成可溶性钠盐，刺激结肠而导泻，故作用的大小与肠中碱性的高低有关。其导泻作用温和。服药后有15%被吸收，并经肾排泄；部分通过胆汁排泄至肠，在肠中被再吸收，形成肝肠循环，因而使作用时间延长。

本品于1871年由Baeyer合成。

除中国药典(2015)收载外，BP(2013)有收载。

【制法概要】本品由苯酚与邻苯二甲酸酐在加入脱水剂的条件下缩合而得粗品，经酸碱处理再经乙醇重结晶而得精品。此方法目前为我国主流生产工艺。

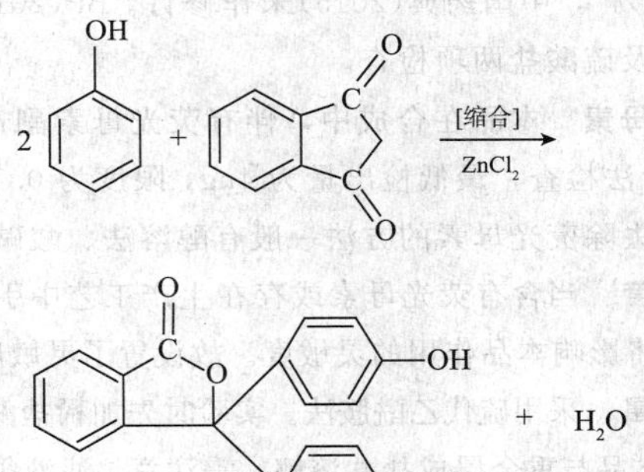

【性状】本品在水中几乎不溶，在乙醇中溶解(1∶15)，略溶于乙醚(1∶100)。

【鉴别】(1)本品为一种弱有机酸，在pH<8.2的溶液里为无色的内酯式结构，当pH>8.2时为红色的醌式结构。本品在氢氧化钠试液或热的碳酸钠试液中均极易溶解而呈红色；当向溶液中加入过量的酸，红色即消失。反应式如下。

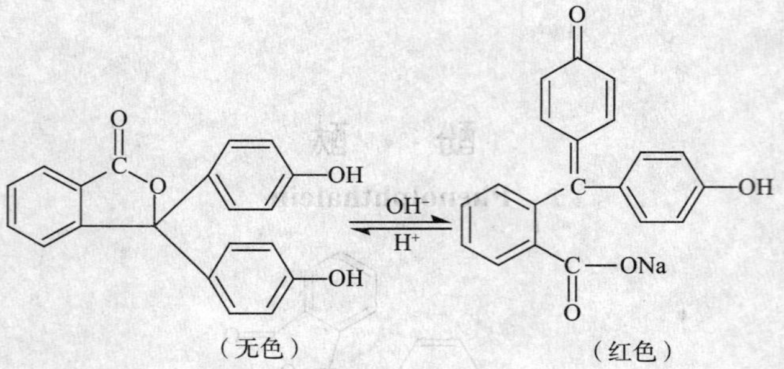

(2)本品含量测定项下的溶液在 275nm 的波长处有最大吸收，在 259nm 的波长处有最小吸收。

(3)本品的红外光吸收图谱应与对照的图谱一致。本品的红外光吸收图谱显示的主要特征如下。

特征谱带，cm^{-1}	归属	
3500～3100	酚羟基	ν_{O-H}
1734	酯	$\nu_{C=O}$
1610，1592，1510，1440	苯环	$\nu_{C=C}$
1260，1230	酚，酯	ν_{C-O}
840，830	取代苯	γ_{2H}
750	取代苯	γ_{4H}

据报道，本品还可采用液-质联用法进行定性检测[1]。

【检查】乙醇溶液的颜色 本项检查主要是控制本品在生产工艺中可能引入的碱性杂质及其他有色杂质，如羟基蒽醌等黄色氧化产物。

氯化物、硫酸盐 根据本品生产工艺中使用脱水剂硫酸及催化剂氯化锌的情况，中国药典(2010)增加了氯化物与硫酸盐的检查，限度为“氯化物不得过 0.01%”、“硫酸盐不得过 0.02%”，中国药典(2015)未作修订。BP(2013)亦收载了氯化物及硫酸盐两项检查。

荧光母素 本品在合成中，伴有荧光母素副产物生成。采用 TLC 法检查，最低检出量为 4ng，限度为 0.1%。生产工艺中，去除荧光母素的方法一般有醇溶法、酸碱法。

灵敏度 当含有荧光母素或存在生产工艺中引入的其他杂质时，将影响本品作用的灵敏度。故设置了灵敏度检查项。

重金属 采用硫代乙酰胺法。实验时先加稀盐酸处理，其目的是使本品与重金属成盐并溶解。需注意，滤液须蒸干后方可进行下一步处理，否则会因酸度过强，而降低检测灵敏度。

【含量测定】中国药典(1963)曾收载碘量回滴法，但由于操作繁琐，且终点不易掌握，影响测定结果的准确性，故从中国药典(1977)起即取消了含量测定项。中国药典(2000)增订了紫外-可见分光光度法测定本品及其片剂的含量测定方法，方法简便易行，结果准确，中国药典(2015)继续采用本法。BP(2013)采用碘量回滴法。

此外，本品的含量测定方法还有波伏安法、高效液相色谱法、极谱法等。

【制剂】酚酞片(Phenolphthalein Tablets)

本品为白色至微黄色片。常用辅料有：淀粉、硬脂酸镁、蔗糖。

除中国药典(2015)收载外，国外药典均无收载。中国药典(2010)增加了已知杂质荧光母素的限度检查；中国药典(2015)未作修订。

参考文献

[1] 邱颖姮．液相色谱-串联四极杆质谱联用法检测中成药中非法掺入酚酞的研究［J］．药物分析杂志，2006，26(11)：1609-1611.

撰写　李　宁　辽宁省药品检验检测院
　　　宋景梅　北京市药品检验所
复核　潘　阳　辽宁省药品检验检测院

辅酶 Q_{10}

Ubidecarenone

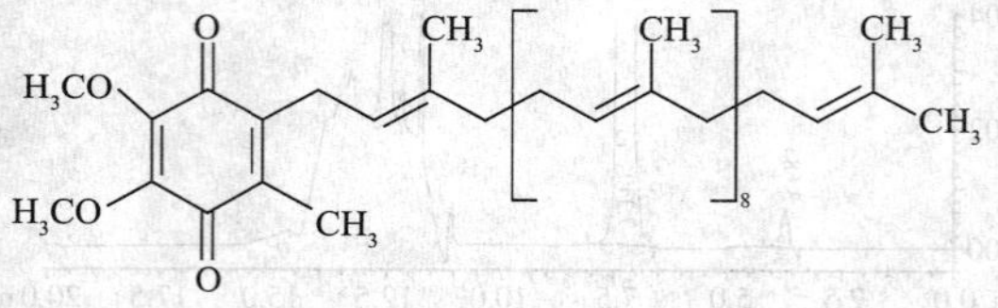

$C_{59}H_{90}O_4$　863.34

化学名：2-［(全-*E*)3,7,11,15,19,23,27,31,35,39-十甲基-2,6,10,14,18,22,26,30,34,38-四十癸烯基］-5,6-二甲氧基-3-甲基-*p*-苯醌

2-［(all-*E*)3,7,11,15,19,23,27,31,35,39-decamethyl-2,6,10,14,18,22,26,30,34,38-tetracontenyl］-5,6-dimethoxy-3-methyl-*para*-quinone

异名：Coenzyme Q_{10}；泛癸利酮

CAS 号：［303-98-0］

本品为辅酶类药，属心肌营养和改善心肌代谢药物。本品以脂溶性醌类化合物的形式在生物体内广泛存在，在线粒体呼吸链总质子移位及电子传递中起重要作用，可作为细胞代谢和细胞呼吸的激活剂；亦是抗氧化剂和非特异性的免疫增强剂，能够促进氧化磷酸化反应，从而保护生物膜结构的完整。早期用于各型肝炎的辅助治疗。目前还用于充血性心力衰竭、冠心病、高血压病的辅助治疗，也可试用于原发性和继发性醛固酮增多症、脑血管障碍、出血性休克等。口服后吸收缓慢，达峰浓度在 5～10 小时，分布到多种器官，尤其心、肝、肺、肾上腺分布较多。大部分通过胆汁随粪便排出，消除半衰期为 34 小时。本品可出现恶心、胃部不适、食欲减退和腹泻等不良反应，但不必停药。偶见荨麻疹及一过性心悸。本品在胆道阻塞、肾功能不全、同时进行口服降血糖药治疗时应慎用，口服剂量较大时可出现血清氨基转移酶增高[1]。

本品由 Crane 于 1957 年首先发现[2]，国内于 20 世纪 70 年代开始生产。除中国药典(2015)收载外，BP(2013)、Ph. Eur.(7.0)、USP(36)和 JP(16)均有收载。

【制法概要】辅酶 Q_{10} 的合成方法有生物提取法、微生物发酵法和化学合成法[3]。目前国内辅酶 Q_{10} 常用的生产方法为微生物发酵法和半化学合成法，产品为非水溶性辅酶 Q_{10}，USP 收载的为水溶性和非水溶性辅酶 Q_{10}。

(1)微生物发酵法　本品由微生物发酵经过三级培养后，将发酵液进行预处理，预处理液过滤得到滤渣(胞内物是产品)，滤渣经气流干燥烘干后用溶剂浸泡，浸出液用带碱性的乙醇溶液水洗，水洗液经过浓缩、硅胶层析、浓缩，用乙醇结晶得到粗品，粗品反复用乙醇溶解重结晶，烘干，即得本品。

(2)茄尼醇半合成法[4]　本品是由从天然茄科植物(烟草、马铃薯叶等)中提取得到的茄尼醇为原料，采用半合成法，经溴代、缩合、水解、格氏加成等反应，最后与辅酶 Q_0 缩合得到辅酶 Q_{10}，反应如下。

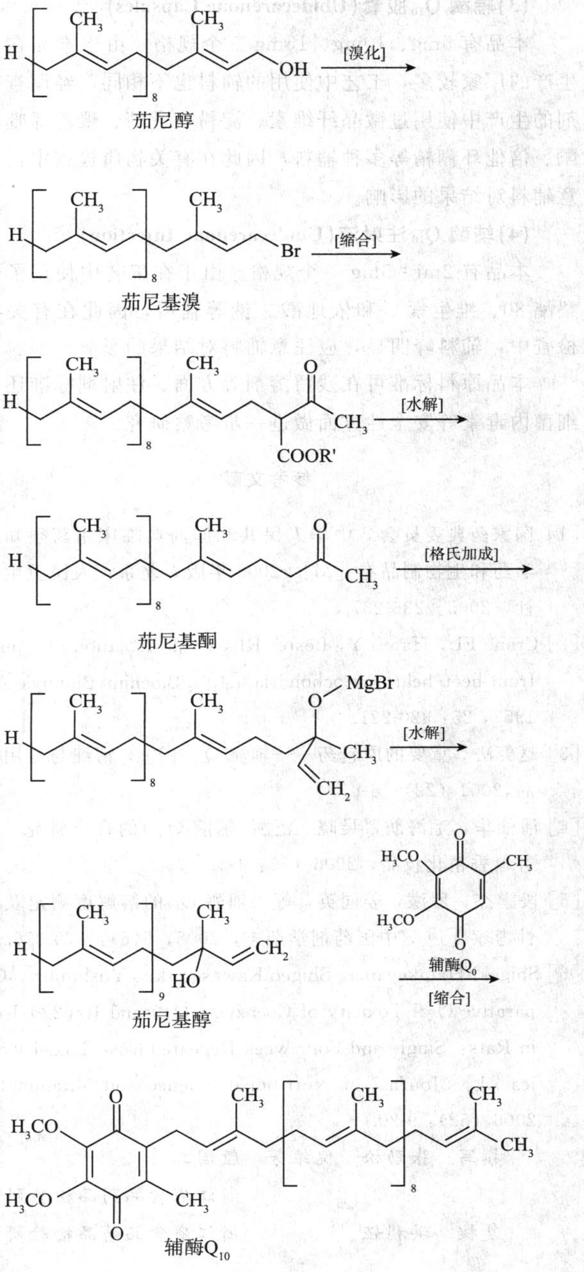

【性状】本品为黄色至橙黄色结晶性粉末，无臭无味；遇光易分解[5]，因此进行有关物质检查和含量测定等检验时应避光操作。

溶解度　原标准中本品在乙醚或石油醚中溶解，考虑到这两种溶剂对人体有害，故参照 BP(2009)标准，将其从原中国药典(2005)标准项下删除。

【鉴别】(1)为苯醌中羰基的还原反应。

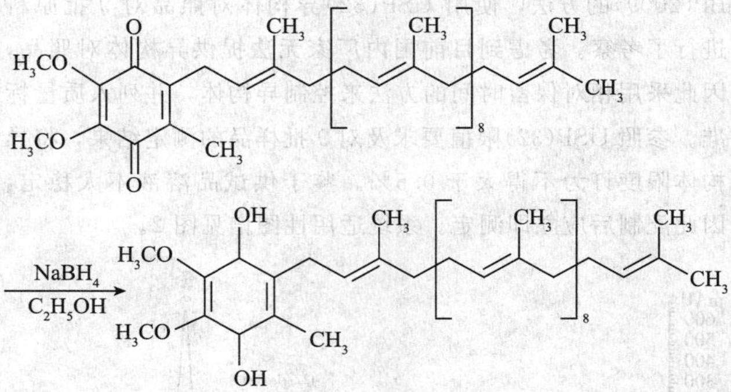

(2)采用 HPLC 保留时间法，BP(2009)和 Ph. Eur.(6.0)也采用此法。

(3)本品的红外光吸收图谱（光谱集 1046 图）显示的主要特征吸收如下。

特征谱带(cm^{-1})	归属	
2835	甲氧基	ν_{C-H}
1648	苯醌	$\nu_{C=O}$
1611	苯醌	$\nu_{C=C}$
1264	芳香醚	ν_{C-O}

【检查】**有关物质**　USP(32)、BP(2009)和 Ph. Eur.(6.0)在有关物质检查中均使用了含辅酶 Q_9 的对照品进行系统适用性试验。对有关物质采用中国药典(2015)二部和USP(32)的方法进行了比较，辅酶 Q_9 和辅酶 Q_{10} 均能达到良好的分离度，检出的杂质数量和含量基本一致，考虑到USP(32)采用调节流速控制主峰的保留时间，使柱压升高、理论板数下降，因此仍维持原标准方法。该检查项系统适用性试验中用到对照品，目前只有 USP(32)中使用的 *USP Ubidecarenone Related Compound A RS* 和 BP(2009)中使用的 *Ubidecarenone CRS*，国内中检院已制备。系统适用性图谱见图 1。

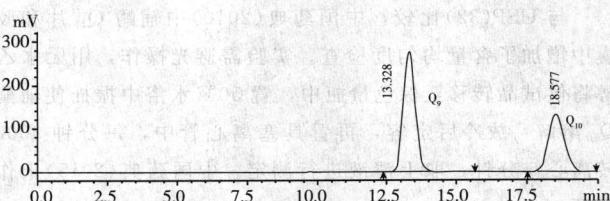

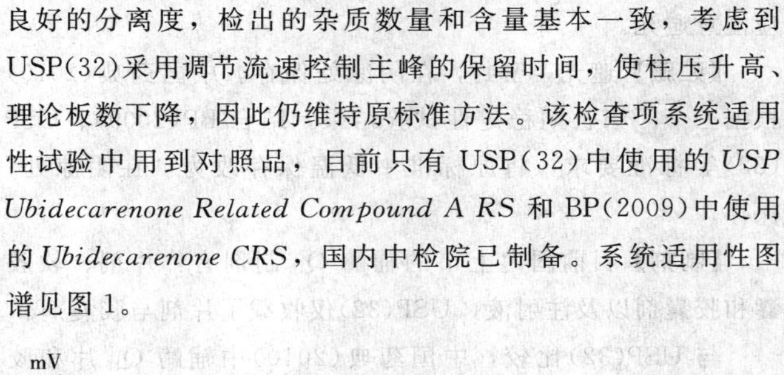

图 1　有关物质系统适用性色谱图

色谱柱：Diamonsil C18(150mm×4.6mm，5μm)

异构体　辅酶 Q_{10} 异构体被认为在化学合成工艺中产

生，但实际工作中发现发酵产品中也存在异构体。文献报道此反式异构体毒性表现与顺式辅酶 Q_{10} 相同[6]，可能药理活性较低，USP(32)和 BP(2009)对异构体均做检查，并使用了含异构体的对照品进行系统适用性试验和异构体的定位，USP(32)中使用的 *USP Ubidecarenone for System Suitability RS* 和 BP(2009)中使用的 *Ubidecarenone impurity D CRS*。中国药典(2005)未收录此项检查，采用 USP(32)和 BP(2009)的方法，使用 USP(32)异构体对照品对 9 批原料进行了考察。考虑到目前国内厂家无法提供异构体对照品，因此采用相对保留时间的方法来控制异构体，并列入质量标准。参照 USP(32)限值要求及对 9 批样品的测定结果，将异构体限度订为不得大于 0.5%。鉴于供试品溶液不太稳定，因此配制后应立即测定。系统适用性图谱见图 2。

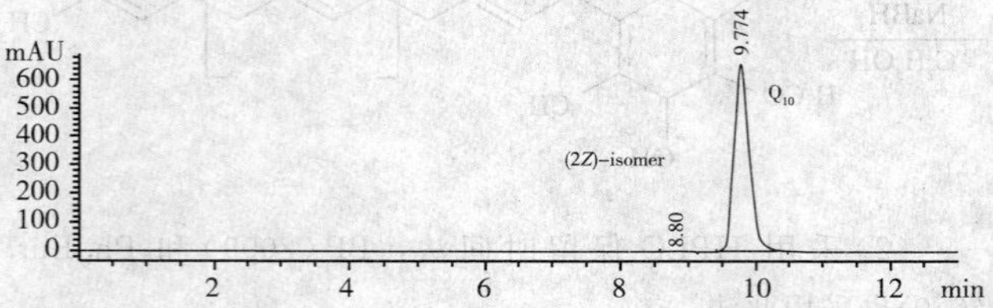

图 2　异构体检查系统适用性色谱图

色谱柱：Kromasil SIL (250mm×4.6mm，5μm)

水分　中国药典(2005)中水分测定未规定特定溶剂，由于辅酶 Q_{10} 在甲醇中几乎不溶，因此中国药典(2010)参考文献，将溶剂改为三氯甲烷。中国药典(2015)未作修订。

细菌内毒素　本品临床每小时用药最大剂量是静脉注射每次 100mg(中国医师药师临床用药指南)，内毒素计算限值约为 3.0EU/mg。中国药典(2015)尚未规定细菌内毒素检查项，有待研究后增补。

【含量测定】国外药典除 BP(2009)和 Ph. Eur. (6.0)采用 UV 方法外，其他均采用 HPLC 法。从本品影响因素试验中发现本品遇光不稳定，降解产物明显增加，因此操作中应注意避光。

【贮藏】遮光，密封，在阴凉处保存。中国药典(2010)根据三个厂家长期稳定性试验结果，结合 BP(2009)、USP(32)等标准要求，将原标准中低温保存改为"在阴凉处"保存。

【制剂】目前国内上市的辅酶 Q_{10} 制剂有：片剂、软胶囊和胶囊剂以及注射液，USP(32)仅收载了片剂与胶囊剂。

与 USP(32)比较，中国药典(2010)中辅酶 Q_{10} 片和胶囊中增加了含量均匀度检查。实验需避光操作，用无水乙醇将供试品转移至棕色量瓶中，置 50℃水浴中振摇使辅酶 Q_{10} 溶解，放冷后定容，再置具塞离心管中，每分钟 3000 转离心 5 分钟，取上清液进行测定。中国药典(2015)未作修订。

USP(32)收载的辅酶 Q_{10} 片与胶囊中包括水溶性辅酶 Q_{10}，因此列有溶出度检查。国内目前无水溶性辅酶 Q_{10} 产品批准，且辅酶 Q_{10} 在水中不溶，在以水、0.5%十二烷基磺酸钠溶液或 0.5%聚山梨酯 80 溶液为溶出介质时，辅酶 Q_{10} 均无法溶出，故暂不将此项列入标准，有待进一步研究。

(1)辅酶 Q_{10} 片(Ubidecarenone Tablets)

本品有 5mg、10mg、15mg 三个规格。在中国药典(2005)二部的性状描述中只有普通片剂，中国药典(2010)增加薄膜衣片和糖衣片的描述。由于本品国内生产的厂家较多，工艺中使用的辅料也不相同，经调查在片剂的生产中使用过羟丙纤维素、微晶纤维素、淀粉、乳糖、滑石粉、二氧化钛、硬脂酸镁、聚山梨酯 80 等数十种辅料，因此在有关物质检查中，应注意辅料对结果的影响。

(2)辅酶 Q_{10} 软胶囊(Ubidecarenone Soft Capsules)

本品有 5mg、10mg、15mg 三个规格。由于在工艺中使用了辛癸酸甘油脂、大豆油、大豆磷脂、留兰香油和聚山梨酯 80 等辅料，因此在有关物质检查中，辅料峰明显，应注意辅料对结果的影响。

(3)辅酶 Q_{10} 胶囊(Ubidecarenone Capsules)

本品有 5mg、10mg、15mg 三个规格。由于本品在国内生产的厂家较多，工艺中使用的辅料也不相同，经调查在片剂的生产中使用过微晶纤维素、淀粉、乳糖、聚乙烯吡咯烷酮、倍他环糊精等多种辅料，因此在有关物质检查中，应注意辅料对结果的影响。

(4)辅酶 Q_{10} 注射液(Ubidecarenone Injection)

本品有 2ml∶5mg 一个规格。由于在工艺中使用了聚山梨酯 80、维生素 C 和依地酸二钠等辅料，因此在有关物质检查中，辅料峰明显，应注意辅料对结果的影响。

本品原料标准可在残留溶剂等方面、注射剂标准还可在细菌内毒素等安全性方面做进一步考察研究。

参考文献

[1] 国家药典委员会．中华人民共和国药典临床用药须知・化学药和生物制品卷［M］．2005 年版．北京：人民卫生出版社，2005：236-237.

[2] Crane FL，Hatefi Y，Lester RL，et al. Isolation of a quinine from beef heart mitochondria［J］. Biochim Biophys Acta，1957，25：220-221.

[3] 赵美法．重要的原料药——辅酶 Q_{10}［J］．精细与专用化学品，2001 (22)：6-8.

[4] 潘仙华，毛海舫，吴晓．泛醌(辅酶 Q_{10})的合成研究［J］．香料香精化妆品，2006 (5)：1-4.

[5] 段鹏杰，罗濛，姜同英，等．辅酶 Q_{10} 的溶解度测定及稳定性考察［J］．中国药剂学杂志，2008，6(6)：370-376.

[6] Shigeki Hatakeyama，Shigeo Kawase，Ikuo Yoshimura. Comparative Oral Toxicity of Coenzyme Q10 and Its(2Z)-Isomer in Rats：Single and Four-week Repeated Dose Toxicity Studies［J］. Journal of Nutritional Science and Vitaminology，2006 (52)：9-20.

撰写　张劲松　倪维芳　殷国真

浙江省食品药品检验研究院

复核　洪利娅　浙江省食品药品检验研究院

铝 酸 铋

Bismuth Aluminate

$Bi_2(Al_2O_4)_3 \cdot 10H_2O$　951.99

化学名：铝酸铋

英文名：Bismuth Aluminate

CAS 号：[308796-32-9]

本品为抗酸药。口服可在胃及十二指肠黏膜上形成保护性薄膜，防止胃酸的逆向扩散及胃酶对胃肠溃疡面的侵蚀，并具有收敛作用和明显抗酸作用。口服后在胃黏膜及溃疡表面形成的保护膜，不被胃肠道吸收，通过肠道排出体外。在复方制剂中，与碳酸氢钠、重质碳酸镁、甘草浸膏、弗朗鼠李皮、茴香配成复方，可调节胃酸过多、胃肠胀气，消除大便秘结，增强胃及十二指肠黏膜屏障，使黏膜再生，促进溃疡面愈合[1]。

临床主要用于胃溃疡、十二指肠溃疡、慢性浅表性胃炎、胃酸过多、十二指肠球部炎症等。不良反应较少，偶见便秘、稀便、口干、失眠、恶心、腹泻，停药后可自行消失。

本品 1956 年由英国以收敛剂和抗酸剂进行了药理方面的系列研究，国内 1986 年合成，并做为复方铝酸铋片主要成分加以研究。

除中国药典(2015)收载外，BP(2013)、Ph. Eur.(7.0)、USP(36)及 JP(16)均未收载。

【制法概要】本品目前主要制备工艺路线为：将铝酸钠和硝酸铋分别于 80℃溶解成铝酸钠水溶液和硝酸铋硝酸溶液，然后将硝酸铋硝酸溶液缓慢的滴入铝酸钠水溶液中，在搅拌下反应而得，其反应温度控制在 35～55℃之间，pH 值控制为 8.6～9.5。反应式如下。

$$3Na_2OAl_2O_3 + 2Bi(NO_3)_3 \longrightarrow Bi_2(Al_2O_4)_3 + 6NaNO_3$$

【鉴别】(1)本品加酸，生成铋盐而溶解，加水稀释后，与碘化钾试液生成棕黑色的碘化铋沉淀。反应式如下。

$$Bi^{3+} + 3I^- = BiI_3\downarrow(\text{棕黑色})$$

碘化铋与过量碘化钾试液反应而溶解，溶液呈橙黄色。反应式如下。

$$BiI_3 + KI \longrightarrow KBiI_4$$

(2)铝酸铋与稀盐酸在加热条件下生成氯化铝，氯化铝与氨水再生成白色氢氧化铝沉淀。茜素磺酸钠与铝离子在 pH4～9 范围内形成樱桃红色螯合物沉淀。反应式如下。

$$AlCl_3 + 3NH_3 \cdot H_2O \longrightarrow Al(OH)_3\downarrow(\text{白色}) + 3NH_4Cl$$

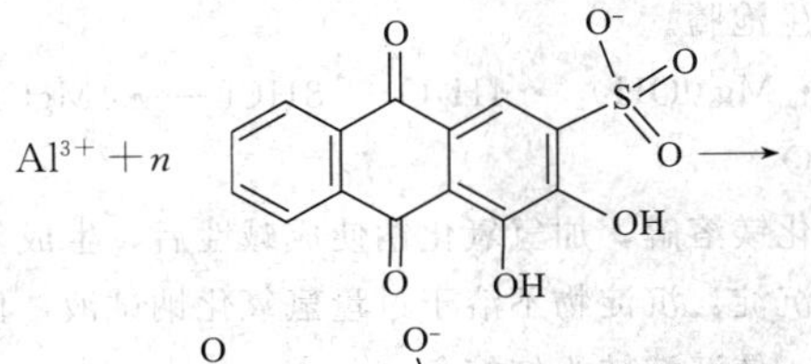

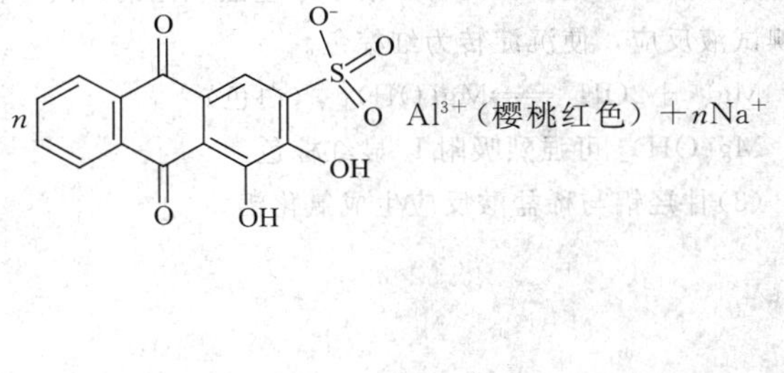

【检查】氯化物　本品加硝酸即溶解同时分解生成硝酸铋。在过量硝酸存在下，加水稀释时，硝酸铋不会发生水解，溶液澄清，避免氯化氧铋对氯化物检查的影响。

硫酸盐　本品加盐酸即溶解，同时分解，生成氯化铋。当加多量水稀释并加氨试液使成中性时，氯化铋水解成氯化氧铋。滤过得澄清液，避免氯化氧铋对硫酸盐检查的影响。

硝酸盐　采用靛胭脂(靛蓝二磺酸钠)法检查。靛胭脂对氧化剂很敏感，常用作检出硝酸盐、亚硝酸盐、氯酸盐等的试剂。靛胭脂试液久贮易变质(色渐减退)，应密塞避光保存，使用期不超过 3 个月。

氯化物、硫酸盐和硝酸盐为信号杂质，多用于不能以其他更直接的方法控制确切的杂质时，考察样品纯度是否达到一定要求。

【含量测定】采用络合滴定法分别测定铋和铝。

Bi^{3+}，Al^{3+} 均能与 EDTA 形成稳定的 1∶1 络合物，其 $\lg K$ 分别为 27.94 和 16.1，两者相差较大，可通过控制不同的 pH 值，进行连续滴定来测定混合液中铋、铝的含量。由酸效应曲线查得，滴定 Al^{3+} 的最佳 pH 值为 6，滴定 Bi^{3+} 的最低 pH 值为 0.7。在实际滴定中，通常在 pH≈1 的硝酸介质中滴定 Bi^{3+}，在 pH≈5～6 的缓冲溶液中滴定 Al^{3+}。

在 Al^{3}-Bi^{3+} 混合溶液中，先调节溶液 pH≈1，加入二甲酚橙指示剂，此时 Bi^{3+} 与指示剂形成配合物，溶液显橘红色。用 EDTA-2Na 滴定液滴定，当溶液颜色由橘红色变为柠檬黄色时，即为 Bi^{3+} 的滴定终点。

在测定制剂中铋的含量时，样品破坏后，加水，pH 值约为 0.8，不能调节 pH 值至 1.0，但实验结果证明，pH 值 0.8 能够满足铋的含量测定条件，不影响含量测定结果。

由于 Al^{3+} 与 EDTA 反应速度很慢，并对指示剂有封闭作用，故采用加热回滴法[2,3]。

反应过程如下。

滴定前：$Al^{3+} + H_2Y^{2-}(\text{过量}) \longrightarrow AlY^- + 2H^+$

滴定开始至计量点前：$H_2Y^{2-}(\text{余}) + Zn^{2+} \longrightarrow ZnY^{2-} + 2H^+$

计量点：$Zn^{2+} + H_3In^{4-}(\text{黄色}) = ZnH_3In^{2-}(\text{紫色})$

终点颜色为橙红色(黄色与紫色的混合色)

【制剂】中国药典(2015)未收载本品单方制剂品种，但收载了复方铝酸铋片和复方铝酸铋胶囊两个复方制剂，USP(36)、Ph. Eur.(7.0)、BP(2013)和 JP(16)均未收载此品种。

(1)复方铝酸铋片(Compound Bismuth Aluminate Tablets)

本品为淡黄色至黄褐色片。注释同复方铝酸铋胶囊。

(2)复方铝酸铋胶囊(Compound Bismuth Aluminate Capsules)

鉴别 (1)铋的鉴别同铝酸铋原料。

鉴别 (2)铝盐的鉴别同铝酸铋原料。

鉴别 (3)碳酸镁的鉴别。Mg^{2+} 在强碱性溶液中生成 $Mg(OH)_2$ 白色沉淀，$Mg(OH)_2$ 遇镁试剂(5%对硝基苯偶氮间苯二酚)，沉淀由白色转成天蓝色。大量 NH_4^+ 存在阻碍 $Mg(OH)_2$ 沉淀的生成，因此，用氨试液调节至中性后，加入氨-

氯化铵缓冲液(pH10.0)来实现强碱性环境。反应式如下。

$Mg^{2+} + 2NaOH \longrightarrow Mg(OH)_2\downarrow$(白色)$+ 2Na^+$

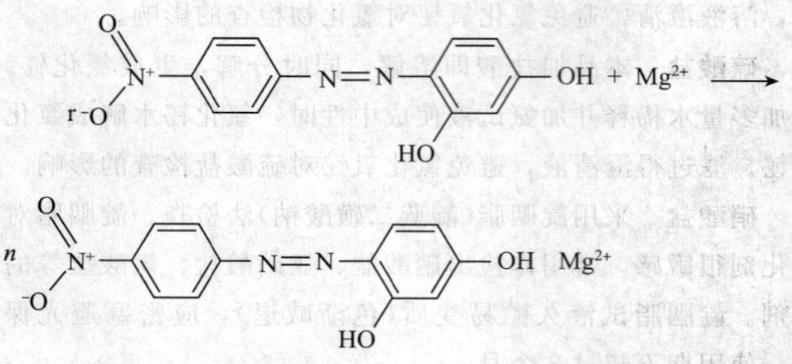

鉴别 (4)碳酸氢钠的鉴别。碳酸氢钠遇稀硫酸生成二氧化碳，二氧化碳与氢氧化钙生成碳酸钙白色沉淀。反应式如下。

$2NaHCO_3 + H_2SO_4 \longrightarrow Na_2SO_4 + 2H_2O + 2CO_2\uparrow$

$CO_2 + Ca(OH)_2 \longrightarrow CaCO_3\downarrow + H_2O$

鉴别 (5)弗朗鼠李皮的鉴别。弗朗鼠李皮的有效成分为欧鼠李葡萄糖苷，经乙醚提取后，分取醚层，加碱液，能够使碱液层显色。

鉴别 (6)茴香粉的鉴别。茴香粉中含有挥发油，其主要成分为反式茴香脑，其次为茴香醛，以及少量桉数脑、柠檬烯、α-蒎烯等，由于化学结构中存在不饱和双键，可在紫外光激发下显黄绿色荧光。

鉴别 (7)甘草浸膏的鉴别。甘草浸膏料中含有甘草酸属五环三萜类化合物，在无水条件下，与浓硫酸发生颜色反应。

含量测定 铋、铝的含量测定同铝酸铋原料。

氧化镁的含量测定采用络合滴定法。镁离子与 EDTA 的络合常数≥6，可以直接滴定，三乙醇胺为掩蔽剂，用于掩蔽溶液中存在的铝离子。NH_3-NH_4Cl 缓冲溶液用于控制溶液 pH 值在 10 左右进行滴定，铬黑 T 与 Mg^{2+} 显色很灵敏，铬黑 T 显兰色，与形成配位物的红色有明显区别，则终点时颜色变化明显。

甘草酸的含量测定采用高效液相色谱法。以甘草酸铵为对照品外标法定量。甘草酸铵在 0.0426～0.5328mg/ml 浓度范围内与其峰面积呈线性关系，线性回归方程为：$A=7E+06C-2729.7$，$r=0.9987$。重复性试验 RSD＝1％，$n=6$。供试品溶液(浓度为 0.2 mg/ml)在室温放置 5 小时基本稳定。平均回收率 99.3％，RSD＝1％[4]。

参考文献

[1] 李平．铝酸铋及其制剂治疗胃病的研究［J］．沈阳医药，1992，7(4)：24-26.

[2] 姜淑娟．铝铋混合液中铝和铋的连续测定［J］．吉林师范大学学报(自然科学版)，1988(2)：79.

[3] 赵滨，马林，沈建中．无机化学与化学分析实验(高等学校教材)［M］．上海：复旦大学出版社，2008.

[4] 冯会生，田桂芳．高效液相色谱法测定复方铝酸铋颗粒中甘草酸含量［J］．中国药业，2007，(6)：32-33.

撰写　付璀莹　　黑龙江省食品药品检验检测所

复核　白政忠　张秋生　　黑龙江省食品药品检验检测所

铝镁司片

Aspirin, Heavy Magnesium Carbonate and Dihydroxyaluminium Aminoacetate Tablets

本品为解热镇痛非甾体类抗炎药，用于治疗头痛、牙痛、月经痛、关节痛、神经痛及感冒发热等症。本品由阿司匹林，重质碳酸镁和甘羟铝组成。其中，阿司匹林为药效成分，能抑制前列腺素合成，具有解热、镇痛作用；重质碳酸镁和甘羟铝为抗酸药，能减少阿司匹林对胃黏膜的刺激而引起的胃部不适、恶心、呕吐、食欲缺乏等不良反应。

除中国药典(2015)收载外，USP(36)，BP(2013)及 JP(16)中均未收载。

【制法概要】由阿司匹林、重质碳酸镁、甘羟铝、酒石酸、淀粉、羟丙基纤维素、滑石粉、柠檬黄制得。工艺过程：①将酒石酸、羟丙基纤维素、滑石粉、阿司匹林混匀，即得 A 层颗粒，压制 A 层片；②将淀粉、滑石粉、柠檬黄、甘羟铝、重质碳酸镁混匀，湿法制粒，干燥，整粒、混合得 B 层颗粒，压制双层片。

【性状】A 层片的所有原辅料均为白色，故外观为白色；B 层片中有柠檬黄，外观颜色为黄色。本品由 A、B 层片压制而成，性状为白色和黄色双层片。

【鉴别】(1)阿司匹林加三氯化铁试液不反应，加热水解后生成水杨酸。

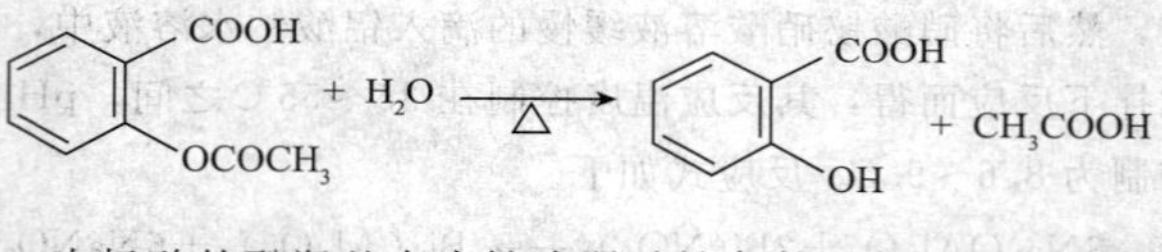

水杨酸的酚羟基在中性或弱酸性条件下与三氯化铁试液反应，生成紫堇色配位化合物，反应式如下。

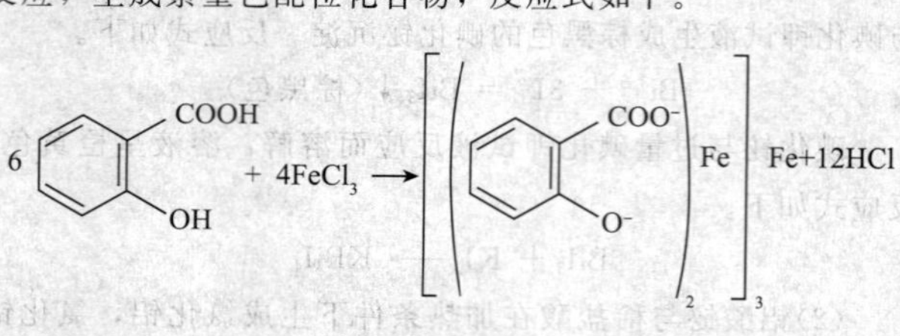

本反应极为灵敏。反应适宜的 pH 值为 4～6，在强酸性溶液中配位化合物分解。

(2)重质碳酸镁与稀盐酸作用，生成氯化镁，释放出二氧化碳，即发生泡腾。

$3MgCO_3 \cdot Mg(OH)_2 \cdot 4H_2O + 8HCl \longrightarrow 4MgCl_2 + 3CO_2\uparrow + 9H_2O$

微热使氯化镁溶解，加氢氧化钠使成碱性后，生成氢氧化镁白色胶状沉淀；沉淀物不溶于过量氢氧化钠试液，但能与碘试液反应，使沉淀转为红棕色。

$Mg^{2+} + 2OH^- \rightleftharpoons Mg(OH)_2\downarrow$(白色)

$Mg(OH)_2$ 可强烈吸附 I_2 显红棕色

(3)甘羟铝与稀盐酸反应生成氯化铝。

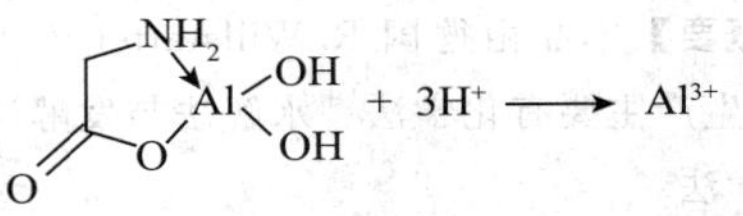

氯化铝与氨试液反应，生成氢氧化铝白色胶状沉淀。

$Al^{3+} + 3NH_3 \cdot H_2O \rightleftharpoons Al(OH)_3\downarrow$（白色）$+ 3NH_4^+$

氢氧化铝与茜素磺酸钠发生络合反应，生成樱红色沉淀[1]。

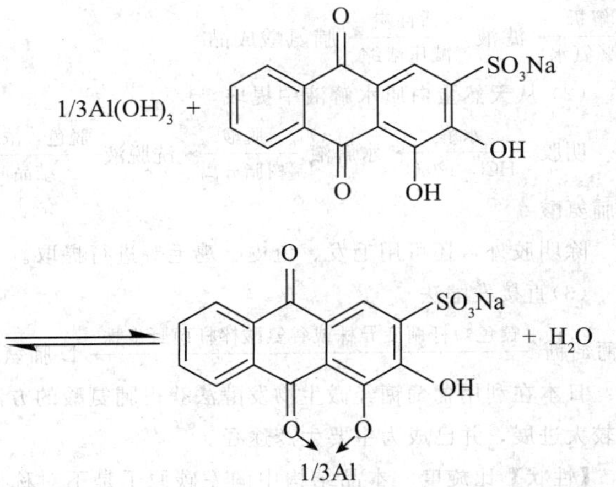

(4)采用阿司匹林含量测定项下的色谱图，供试品溶液主峰的保留时间应与对照品溶液主峰的保留时间一致。

【检查】游离水杨酸 阿司匹林在生产过程中乙酰化不完全或贮存过程中水解产生水杨酸，而水杨酸对人体胃黏膜有刺激，因此必须限量控制。中国药典(2005)采用显色目视法，辅料干扰大，且结果判定较主观。中国药典(2010)修订为高效液相色谱法，色谱条件同阿司匹林游离水杨酸项下，见图1。经方法学验证，水杨酸的最低检出量为0.0006ng；水杨酸进样量在212～393ng范围内，其峰面积(y)与进样量(x)呈良好的线性关系，线性方程为 $y=1.497x+4.641$，$r=0.9997(n=7)$；准确度试验的平均回收率为100.0%，RSD为0.6%($n=9$)：精密度试验RSD为4.1%($n=6$)；稳定性试验结果显示：供试品液随着放置时间的增长，降解的水杨酸含量不断增加，故标准规定"临用前新配"。中国药典(2015)未作修订。

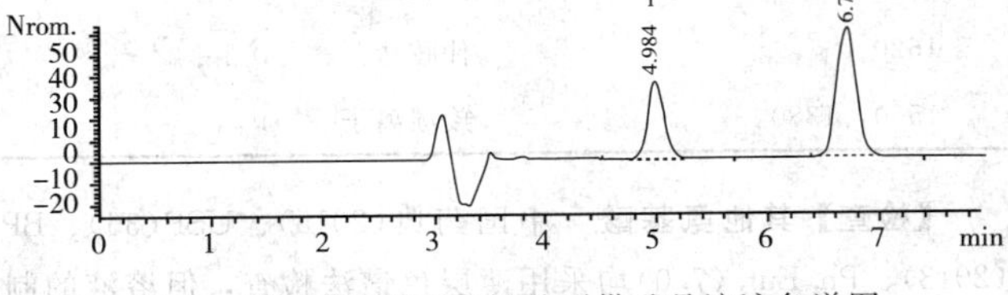

图1 铝镁司片游离水杨酸项供试品溶液色谱图

1. 阿司匹林；2. 水杨酸

色谱柱：Kromasil C18(250mm×4.6mm，5μm)

溶出度 中国药典(2005)供试品溶出液经水浴加热，0.4%氢氧化钠液处理，使阿司匹林水解生成水杨酸，再采用紫外-吸收系数法测定阿司匹林的含量。该法操作较繁琐，且紫外-吸收系数法易受辅料干扰。中国药典(2010)修订为高效液相色谱法，色谱条件与阿司匹林含量测定相同，见图2。经方法学验证，辅料对测定无干扰，准确度试验回收率为99.1%($n=9$)，RSD为0.57%。中国药典(2015)未作修订。

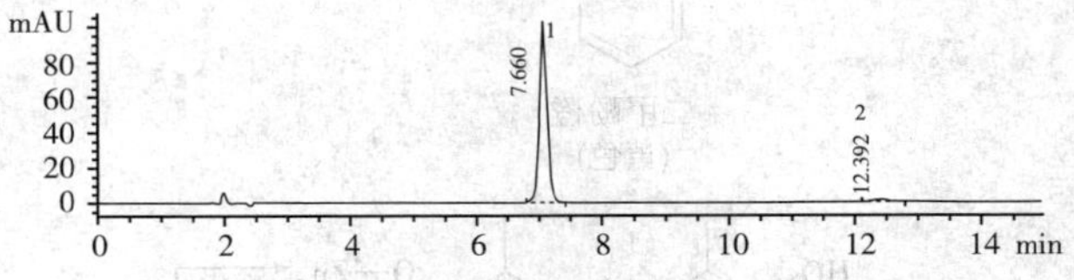

图2 铝镁司片溶出溶液色谱图

1. 阿司匹林；2. 水杨酸

色谱柱：Kromasil C18，250mm×4.6mm，5μm

【含量测定】阿司匹林 中国药典(2005)测定方法为紫外法，由于辅料干扰测定，中国药典(2010)修订为高效液相色谱法，色谱条件同阿司匹林片含量测定项。经方法学验证，准确度试验的回收率为100.7%，RSD为0.38%($n=9$)；精密度试验RSD为0.94%($n=6$)；线性试验表明，阿司匹林进样量在0.755～1.402μg范围内与其峰面积(y)呈线性关系，线性方程为 $y=13.14x+198.71$，$r=0.9999(n=7)$，中国药典(2015)未作修订。

氧化镁 采用EDTA络合滴定法，以铬黑T为指示剂。在pH值约为10的条件下，铬黑T与镁离子络合生成稳定性较小的内配盐，溶液显酒红色。

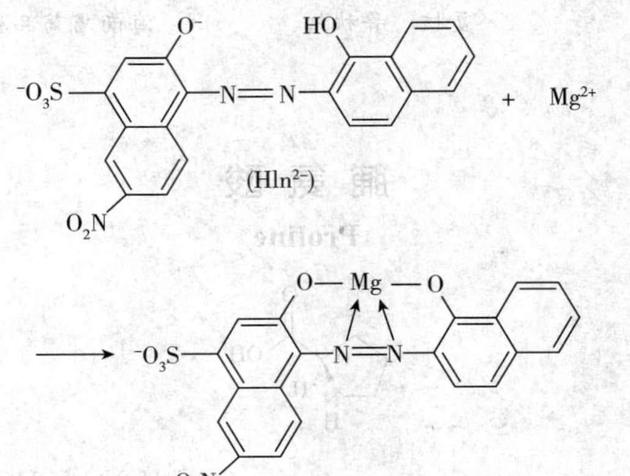

此时，若加入EDTA二钠溶液，能与镁离子形成更稳定的内配盐，置换出铬黑T。整个滴定过程可以用下列图式表示[2]。

$$Mg^{2+} \xrightarrow{HIn^{2-}} \frac{Mg^{2+}}{MgIn^-} \xrightarrow{H_2Y^{2-}} \frac{MgY^{2-}}{MgIn^-} \xrightarrow[\text{终点}]{H_2Y^{2-}} \frac{MgY^{2-}}{MgY^{2-}} + HIn^{2-}$$

EDTA二钠与镁离子形成内配盐的稳定度，以在pH值为9.6～10.4为最佳。其中三乙醇胺为掩蔽剂，避免 Al^{3+} 对测定的干扰。实际操作中，滴定终点时，供试品溶液呈蓝紫色。

氧化铝 甘羟铝先与稀盐酸反应生成氯化铝，然后加入过量的EDTA二钠滴定液(0.05mol/L)，并加热煮沸10分钟，使铝离子(Al^{3+})与EDTA反应完全，再用锌滴定液(0.05mol/L)回滴剩余的EDTA，以二甲酚橙为指示剂，终点由黄色变为红色[3]。

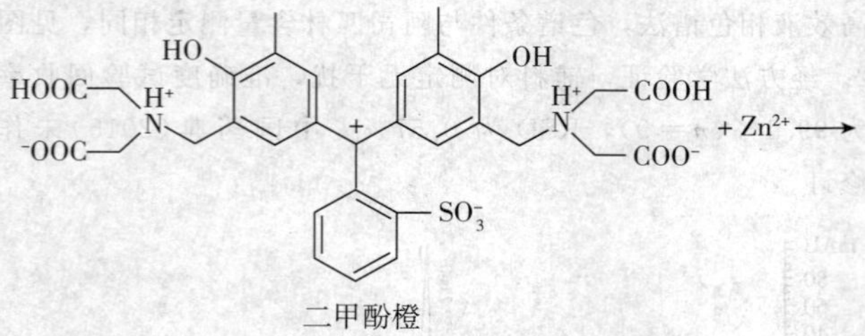

二甲酚橙
(黄色)

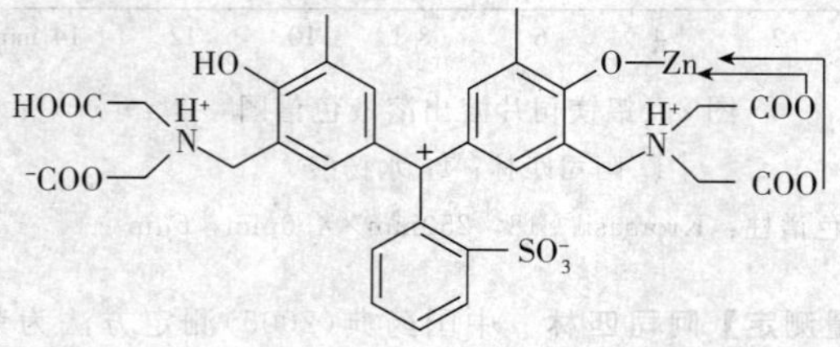

(红色)

参考文献

[1] 许瑞庭. 实用药物分析化学［M］. 杭州：浙江科学技术出版社，1992：73.

[2] 中华人民共和国卫生部药典委员会. 中华人民共和国药典 1990 年版二部药典注释［M］. 北京：化学工业出版社，1993：807.

[3] 许瑞庭. 实用药物分析化学［M］. 杭州：浙江科学技术出版社，1992：284.

撰写 王 印 陈赞民 海南省药品检验所

复核 鲁秋红 海南省药品检验所

脯氨酸

Proline

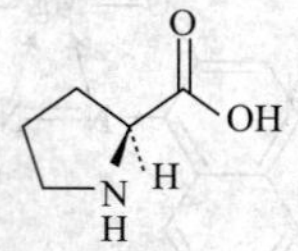

$C_5H_9NO_2$ 115.13

化学名：L-吡咯烷-2-羧酸

L-pyrrolidine-2-carboxylic acid

英文名：Proline(INN)

CAS 号：［147-85-3］

本品为氨基酸类药。L-脯氨酸在生物体内由谷氨酸或鸟氨酸合成；代谢分解为谷氨酸、有机酸和 CO_2[1]。L-脯氨酸是人体非必需氨基酸，是组成蛋白质的 20 种氨基酸中唯一有二级氨基的亚氨基酸。L-脯氨酸在复方氨基酸注射液的制备和医药合成工业中用途广泛，与其他氨基酸配伍组成各种复方氨基酸注射液如 14AA、15AA、18AA 等，用于营养不良、蛋白质缺乏症、严重肠胃道疾患、烫伤及外科手术后的氮源补充；是制备巯甲丙脯酸、苯丁酯丙脯氨酸等药物的重要原料[2]。

除中国药典（2015）收载外，USP（36）、BP（2013）、Ph. Eur.（7.0）均有收载。

【制法概要】 本品由德国 R. Willstatter 于 1900 年合成。L-脯氨酸的生产主要有化学法、水解法与发酵法[2~4]。

(1)化学法

酯化

L-谷氨酸 —酯化（C_2H_5OH，H_2SO_4，三乙胺）→ 谷氨酸-γ-乙酯 —环合/还原（KBH_4，H_2O）→ 脯氨酸粗品溶液 —沉淀（五氯酚乙醇液）→ 复盐沉淀 —解析（3%氨水）→ 滤液 —活性炭（减压浓缩）→ 脯氨酸成品

(2) 从天然蛋白质水解液中提取

明胶 —水解（HCl，120℃）→ 水解液 —脱酸（树脂分离）→ 洗脱液 —脱色，浓缩（结晶）→ L-脯氨酸

除明胶外，还可用毛发、鱼皮、鸡毛等进行提取。

(3)直接发酵法

葡萄糖 —黄色短杆菌变异株或谷氨酸棒杆菌野生株→ L-脯氨酸

日本在利用葡萄糖经微生物发酵法获得脯氨酸的方法上有较大进展，并已成为主要生产途径。

【性状】比旋度 本品结构中的 α-碳原子是不对称碳原子，有立体异构体，故具有旋光性。本品 40mg/ml 溶液的比旋度，中国药典（2015）同中国药典（2005），规定为 −84.5°至 −86.0°；USP(36)规定为 −84.3°至 −86.3°；BP(2013)、Ph. Eur.(7.0)规定为 −84.0°至 −86.0°。

【鉴别】(1)薄层色谱法 采用茚三酮丙酮溶液显色，供试品溶液所显主斑点位置与颜色应与脯氨酸对照品溶液的斑点相同。脯氨酸与水合茚三酮一起加热时，能生成黄色(或红色)的化合物[5]。

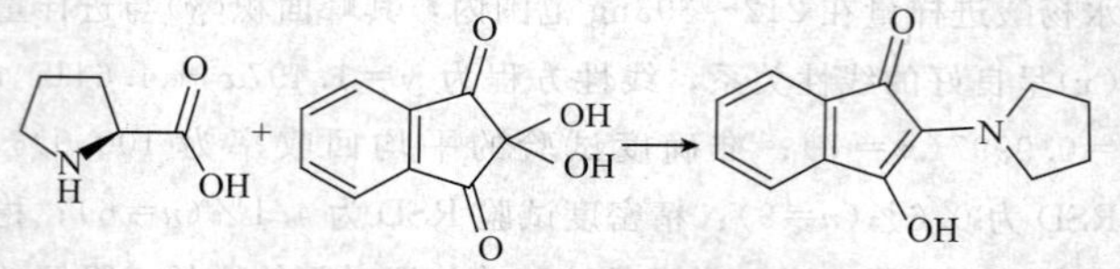

(2)本品的红外光吸收图谱（光谱集 1041 图）显示的主要特征吸收如下。

特征谱带(cm^{-1})	归属	
3100～2000	仲胺盐	$\nu_{NH_2^+}$
1620	仲胺盐	$\delta_{NH_2^+}$
1560，1380	羧羰离子	$\nu_{CO_2^-}$

【检查】其他氨基酸 中国药典(2015)、USP(36)、BP(2013)、Ph. Eur.(7.0)均采用薄层色谱法检查，但溶液的制备、点样量和展开系统不同。USP(36)、BP(2013)、Ph. Eur.(7.0)用酸性展开系统，以正丁醇-冰醋酸-水(60：20：20)展开；用 0.1mol/L 盐酸溶液制备供试品溶液与对照溶液，供试品点样量为 50μg。；BP(2013)、Ph. Eur.(7.0)采用主成分自身对照，规定单一杂质限度不得过 0.5%；USP(36)配制脯氨酸对照品溶液，控制单一杂质不得过 0.5%、杂质总量不得过 2.0%。中国药典(2010)同中国药典(2005)采用主成分自身

对照，用碱性展开系统，以正丁醇-无水乙醇-浓氨溶液-水(8∶8∶1∶3)展开，用水为溶剂制备供试品溶液与对照溶液，供试品点样量为100μg，单一杂质限度规定不得过0.5%；增加了系统适用性试验，采用酪氨酸与苏氨酸的混合溶液作为系统适用性试验的对照溶液；无论是采用手涂硅胶G板或预制板(Merck)，脯氨酸与苏氨酸均能显现清晰分离的斑点；将供试品溶液分别稀释成相当于限度为0.1%、0.2%、0.3%、0.4%与0.5%的对照溶液，进行灵敏度试验，结果表明限度为0.1%斑点清晰可视，最低检出量为0.1μg以下。中国药典(2015)未作修订。见图1。

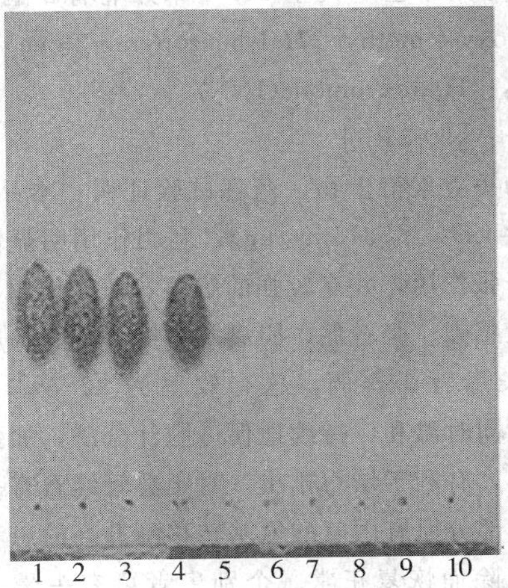

图1　其他氨基酸检查薄层色谱图

1，2，3. 脯氨酸溶液 50mg/ml　2μl；
4. 脯氨酸溶液 50mg/ml+苏氨酸溶液 0.05 mg/ml　2μl；
5. 脯氨酸+苏氨酸溶液 各0.4 mg/ml　2μl；
6，7，8，9，10 自身对照溶液 0.05、0.10、0.15、0.20、0.25 mg/ml　2μl

细菌内毒素　在复方氨基酸中本品临床每小时用药最大剂量是静脉滴注每千克体重约19mg(按复方氨基酸注射液处方中最大用量和滴注用量估计)，内毒素计算限值为260EU/g。中国药典(2000)热原检查限值为0.45g/kg。中国药典(2015)规定本品细菌内毒素限值为10EU/g，与内毒素计算值比较，安全系数为26，并与热原标准相当。

【含量测定】本品的亚氨基在强质子介质——冰醋酸中，显碱性，与高氯酸反应，以电位法指示终点。取干燥后样品，加冰醋酸溶解测定。USP(36)含量测定方法与中国药典(2015)一致；BP(2013)、Ph. Eur. (7.0)采用萘酚苯甲醇(naphtholbenzein)作为指示剂进行非水溶液滴定。

参考文献

[1] 张正仁，宋长銑．脯氨酸的代谢［J］．南京大学学报，1987，23(3)：430-441.

[2] 缪正兴，张仲明，李宝忠．L-脯氨酸的生产及其应用［J］．发酵科技通讯，2004，33(2)：14-16.

[3] 郑素慧，李文军，娄恺．L-脯氨酸发酵生产的研究进展［J］．新疆农业科学，2007，44(S2)：6-10.

[4] 李良铸，李明晔．最新生化药物制备技术［M］．北京：中国医药科技出版社，2002：73-75.

[5] 李少军，龚月桦，王俊儒，等．关于茚三酮测定脯氨酸含量中脯氨酸与茚三酮反应之探讨［J］．植物生理学通讯，2005，(6)：365-367.

撰写　刘　甲　广州市药品检验所
复核　佟爱东　广州市药品检验所

羟丁酸钠

Sodium Hydroxybutyrate

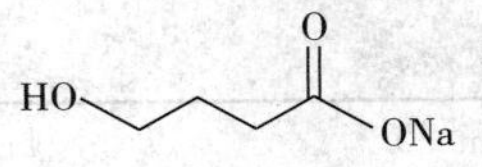

$C_4H_7NaO_3$　126.09

化学名：4-羟基丁酸钠

sodium 4-hydroxybutyrate；butanoic acid，4-hydroxy-，sodium salt

英文名：Sodium Hydroxybutyrate

异名：γ-羟基丁酸钠；Sodium oxybate；Sodium γ-Hydroxybutyrate

CAS号：[502-85-2]

羟丁酸钠为静脉全麻药。系γ-氨基丁酸(GABA)的中间代谢产物，主要阻抑乙酰胆碱对受体的作用，干扰突触部位冲动的传递，为一种中枢抑制性介质。正常剂量对呼吸和循环影响不大，但过量则产生锥体系活动亢进，出现木僵状，情况与氯胺酮相似。体内过程是中枢神经系统正常中间代谢产物，由γ-氨基丁酸脱氧羟化而来。神经和其他组织都能利用它作为能量的来源。静脉给药量大，有10%左右呈原形随尿排出[1]。

本品静脉注射10分钟后即可进入麻醉，呼吸减慢。一次注射可维持1～3小时，对循环系统影响小，适用于较长时间手术。肌肉松弛不好，必要时可与其他麻醉剂、箭毒类、安定药等合用。单用或注射过快可出现运动性兴奋、谵妄肌肉抽动等，甚至呼吸停止。本品能抑制氮的分解代谢，促进钾离子进入细胞而引起血钾过低，故需同时给予钾盐。严重高血压、心脏房室传导阻滞以及癫痫患者禁用[1]。

本品由Marvel等人于1929年试制成功，为一种非巴比妥酸类的静脉麻醉药，它的特点是具有机体中一种中间代谢产物性质。

国内1974年天津、上海已收载为地方标准[1]，现除中国药典(2010)二部收载外，国外药典未见收载。

【制法概要】本品的制备方法为：四氢呋喃经氧化生成γ-丁内酯，再在碱性条件下水解开环，即得本品[1]。

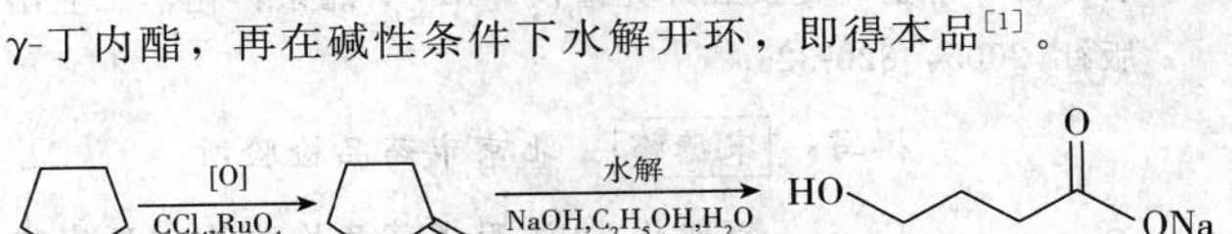

【鉴别】(1)大多数酚类、烯醇类遇三氯化铁均能形成有色配位化合物。大多数酚与三氯化铁反应产生红、蓝、紫或绿色反应。有人将许多常见的酚类与三氯化铁反应所生成的颜色作了总结[2]，发现所呈现的颜色随所用溶剂、试剂浓度、反应与观察时间的间隔长短以及 pH 值的不同而改变。本品反应式如下。

$$3HOCH_2CH_2CH_2COONa + FeCl_3 \longrightarrow 3NaCl + (HOCH_2CH_2CH_2COO)_3Fe\text{(红色)}$$

(2)羟基酸水溶液遇硝酸铈铵试液即产生橙红色颜色反应[1]。

(3)本品的红外光吸收图谱(光谱集 437 图)显示的主要特征吸收如下[3,4]。

特征谱带(cm^{-1})	归属
3400～3300	羟基 ν_{O-H}
1560，1420	羧酸离子 $\nu_{CO_2^-}$

【检查】碱度　本品系弱酸强碱组成的盐，故水溶液呈弱碱性，通过对碱度的控制以控制成盐情况。

溶液的澄清度与颜色　本品溶液的澄清度和颜色可以反映其精制程度和降解变化的情况。

【含量测定】本品系弱酸强碱组成的盐，具有弱碱性，可将其溶于冰醋酸中，以高氯酸滴定液进行滴定，微过量的高氯酸滴定液结晶紫指示剂显蓝绿色为终点。

$$3HOCH_2CH_2CH_2COONa + HClO_4 \longrightarrow NaClO_4 + HOCH_2CH_2CH_2COOH$$

【制剂】羟丁酸钠注射液(Sodium Hydroxybutyrate Injection)

中国药典(2010)收载了羟丁酸钠注射液，国外药典均未见收载。

细菌内毒素　本品临床每小时用药最大剂量是静脉注射每千克体重 300mg(中国药典临床用药须知、中国医师药师临床用药指南、中国国家处方集)，内毒素计算限值约为 0.017EU/mg。中国药典(2010)规定本品细菌内毒素限值为 0.017EU/mg，与内毒素计算值比较，安全系数为 1。

含量测定方法同原料。

参考文献

[1] 中华人民共和国卫生部药典委员会．中华人民共和国药典 1990 年版二部药典注释［M］．北京：化学工业出版社，1993：695-696.
[2] 余仲建．有机化合物的系统鉴定法［M］．北京：商务印书馆，1958.
[3] 中华人民共和国卫生部药典委员会．药品红外光谱集：一卷［M］．北京：化学工业出版社，1996：1.
[4] 翁诗甫．傅里叶变换红外光谱仪［M］．北京：化学工业出版社，2005：320-326.

撰写　宋德裕　北京市药品检验所
　　　万凯化　江西省药品检验检测研究院
复核　程奇珍　江西省药品检验检测研究院

羟甲香豆素

Hymecromone

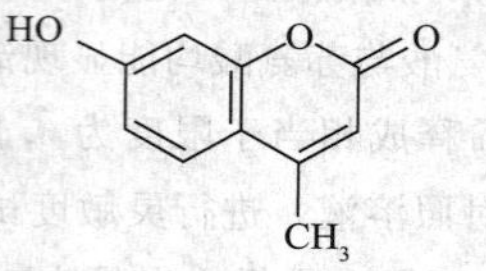

$C_{10}H_8O_3$　176.17

化学名：4-甲基-7-羟基-2*H*-1-苯并吡喃-2-酮
7-hydroxy-4-methyl-2*H*-1-benzopyran-2-one

英文名：Hymecromone(INN)

CAS 号：［90-33-5］

本品为香豆素衍生物，药理试验证明，本品毒性低(小鼠急性毒性 LD_{50} 为 5375mg/kg)，利胆作用明显，对胆道口括约肌有舒张作用，并有较强的解痉、镇痛作用。适用于胆囊炎、胆道感染、胆石症、胆囊术后综合征。临床试用于胆道系统感染患者 165 例，总有效率为 92.7%，显效率为 48.5%。可同时温和、持续地促进胆汁分泌，加强胆囊收缩和抑菌作用，有利于结石排出，对胆总管结石有一定排石效果。此外，部分原有丙氨酸氨基转移酶升高的患者，服药后随炎症的消除而恢复正常。个别患者可有头晕、腹胀、胸闷、皮疹、腹泻等不良反应，停药后可自行消失。大剂量可引起胆汁分泌过度和腹泻。梗阻性或传染性黄疸病人须慎用[1]。

本品最早于 1883 年由佩希曼(Pechmann)以间苯二酚和乙酰乙酸乙酯合成成功。我国于 1985 年由广州市医药工业研究所研制成功。

本品中国药典(2015)、BP(2013)、JP(16)均有收载。

【制法概要】

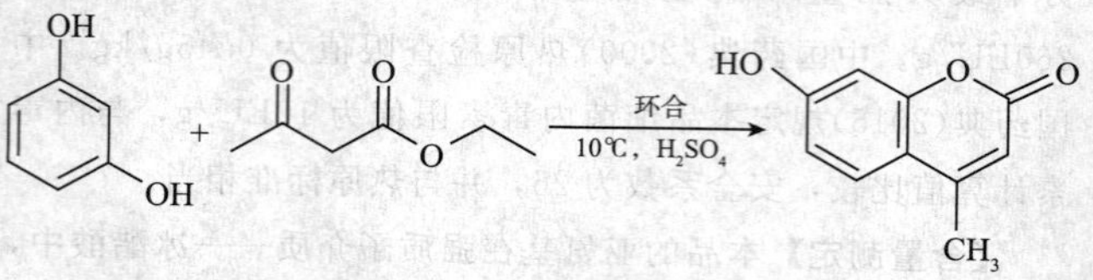

【性状】熔点　188～192℃，也有报道[2]从乙醇中重结晶的，熔点为 194～195℃。

吸收系数　中国药典(2015)规定在氢氧化钠溶液中的吸收系数($E_{1cm}^{1\%}$)为 1031～1139；BP(2013)规定为在氯化铵缓冲溶液(pH10.4)中吸收系数($E_{1cm}^{1\%}$)为1020～1120。

【鉴别】(1)为香豆素类化合物特有的荧光反应。

(2)本品的红外光吸收图谱主要的特征吸收如下[2,3]。

特征谱带(cm^{-1})	归属
1680	不饱和酯 $\delta_{C=O}$
1595	共轭烯 $\delta_{C=C}$
1595，1450	芳环 $\nu_{C=C}$
840	取代苯 γ_{2H}

【检查】酸度　检查工艺过程中残留的酸。

有关物质　本品的已知杂质有两种，间苯二酚和2-甲基-7-羟基-4*H*-1-苯并吡喃-4-酮。前者为合成羟甲香豆素的原料，后者为羟甲香豆素的同分异构体。检测方法为液相色谱法，以间苯二酚为系统适用性试验的参照物，以羟甲香豆素峰的保留时间、间苯二酚峰的相对保留时间以及间苯二酚峰与羟甲香豆素峰之间的分离度为指标，见图1。记录色谱图至30分钟，是考虑保留时间约27分钟处尚有未知杂质峰（图2）。该杂质应为分解产物，因为在破坏性试验中的加热破坏、酸碱破坏、氧化破坏、光照破坏中均可见。

色谱柱的选择　按现设的色谱条件，比较了三个牌号的色谱柱（表1），实验用的是Dikma C18（20cm×4.6mm，5μm）。

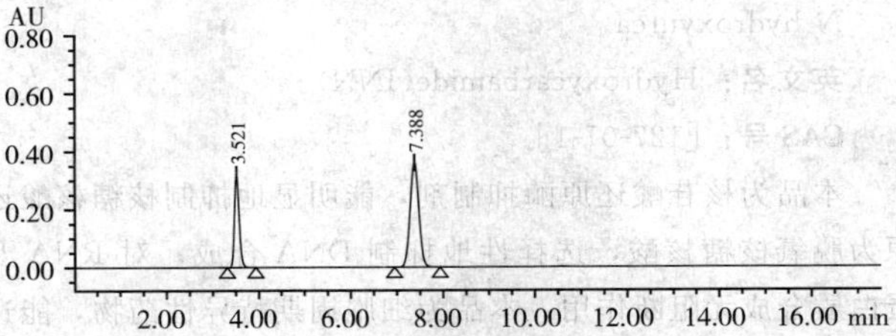

图1　羟甲香豆素有关物质检查系统适用性试验色谱图

1. 间苯二酚峰（3.521min）；2. 羟甲香豆素峰（7.388min）

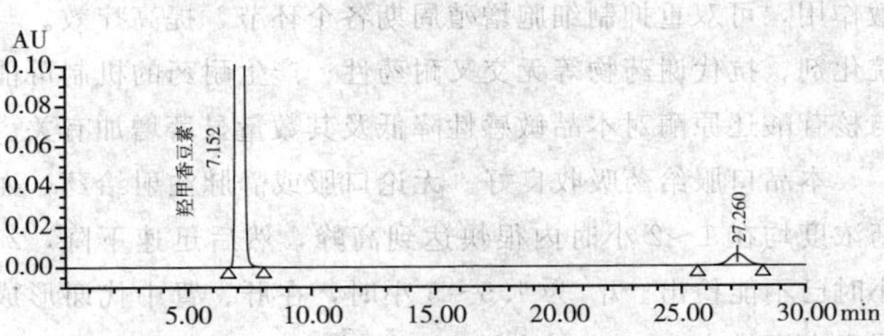

图2　羟甲香豆素样品有关物质检查色谱图

表1　柱效比较表

柱牌号	Dikma C18	Agilent C18	Ultimate C18
间苯二酚峰的保留时间（min）	3.481	4.214	2.552
羟甲香豆素峰的保留时间（min）	7.429	7.555	4.538
羟甲香豆素峰理论板数	7011	8118	6797
间苯二酚峰与羟甲香豆素峰的分离度	14	12	11

已知杂质的结构如下。

间苯二酚

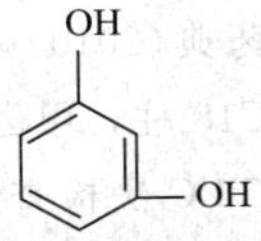

分子式：$C_6H_6O_2$；分子量：110.11；最小检出量：0.2ng。

2-甲基-7-羟基-4*H*-1-苯并吡喃-4-酮

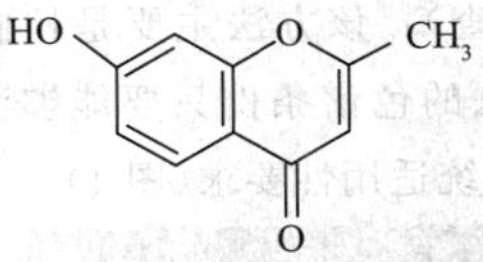

分子式：$C_{10}H_8O_3$；分子量：176.17。

【含量测定】容量分析法，用氢氧化四丁基铵滴定液滴定，电位指示终点。以水8.5ml加二甲基甲酰胺40ml为空白试验溶液。其中二甲基甲酰胺40ml为溶解样品的溶剂，水8.5ml为预计滴定时消耗的滴定液的体积（滴定液为水溶液）。

【制剂】(1)羟甲香豆素片（Hymecromone Tablets）

溶出度　羟甲香豆素在水中不溶，溶出度检查项为中国药典（2010）新增项目，起草单位在方法研究中，筛选过多种溶出介质，最后选定硼酸缓冲液（pH 8.6）为介质，羟甲香豆素该介质中的溶解度为0.5g/L。当介质体积为1000ml时，不完全符合漏槽条件（符合漏槽条件溶解度应大于0.6g/L），pH 8.6也不符合溶出度常规溶出介质的要求（pH值一般不超过8.0），但此品种特殊，至今无法找到符合要求的溶出介质。中国药典（2015）未作修订。

有关物质　本品较稳定，经对4个厂家7批片剂和胶囊剂进行测定，均未检出杂质，故暂未订于标准中。

含量测定　用紫外吸收系数法。

(2)羟甲香豆素胶囊（Hymecromone Capsules）

溶出度及含量均同片剂。

参考文献

[1] 陈新谦，金有豫，汤光．新编药物学［M］．15版．北京：人民卫生出版社，2003：476.
[2] 董庆年．红外光谱法［M］．北京：石油工业出版社，1977.
[3] 王宗明．实用红外光谱学［M］．北京：石油工业出版社，1978.

撰写　黎志芳　广州市药品检验所
复核　潘锡强　广州市药品检验所

羟基脲

Hydroxycarbamide

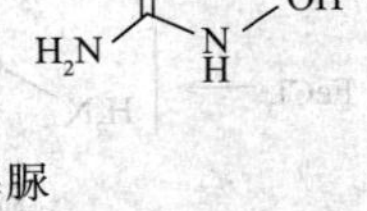

$CH_4N_2O_2$　76.06

化学名：*N*-羟基脲

N-hydroxyurea

英文名： Hydroxycarbamide(INN)

CAS 号： [127-07-1]

本品为核苷酸还原酶抑制剂，能明显地抑制核糖核酸还原为脱氧核糖核酸，选择性地抑制 DNA 合成；对 RNA 及蛋白质合成无阻断作用。本品为细胞周期特异性药物，能选择性杀伤 S 期细胞，并可使癌细胞集中在 G_1 期达到同步化；因 G_1 期细胞对放射线高度敏感，故与放疗合用可起增敏作用，可双重抑制细胞增殖周期各个环节，提高疗效。与烷化剂、抗代谢药物等无交叉耐药性；产生耐药的机制可能与核苷酸还原酶对本品敏感性降低及其数量显著增加有关。

本品口服给药吸收良好。无论口服或静脉注射给药，血药浓度均在 1～2 小时内很快达到高峰，然后迅速下降，24 小时已不能检出。$t_{1/2}$ 为 1.5～5 小时，在肝、肾中代谢形成尿素由尿排出。12 小时内排出 80%[1]。

本品对黑色素瘤的有效率为 10%～20%；对慢性粒细胞白血病有确切疗效，与白消安类似。与放疗合用，对坏死型鼻咽癌、脑瘤有一定治疗价值。对结肠癌、肾癌、胃癌、肝癌、乳腺癌、食管癌、肺癌、膀胱癌等实体瘤部分病例有效。作为免疫抑制剂，可用于脓疱疮、顽固性银屑病。

本品收载于中国药典(2015)和 BP(2013)，USP(36)、JP(16)均未收载。

【制法概要】(1)德国原来的方法　以硫酸羟胺与氰酸钾为原料，在水中或无水乙醚中反应，产品为羟基脲及异羟基脲的混合物。

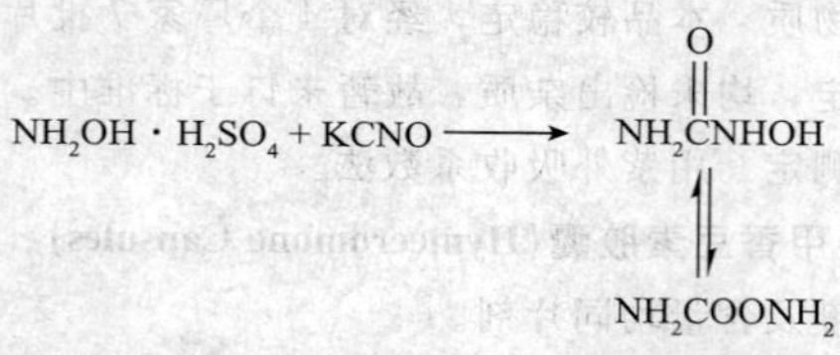

(2)美国专利法　以氰酸钠为原料，通过苯乙烯型强碱性阴离子交换树脂，再与盐酸羟胺作用而成。

$$NaCNO \xrightarrow{NH_2OH \cdot HCl} NH_2\overset{O}{\overset{\|}{C}}NHOH$$

(3)目前采用的路线

$$NH_2COOC_2H_5 + NH_2OH \cdot HCl \xrightarrow{NaOH} NH_2\overset{O}{\overset{\|}{C}}NHOH + C_2H_5OH + NaCl$$

【性状】本品为白色结晶性粉末；室温下久置易分解，吸湿后更促进分解，对热不稳定，易溶于水，水溶液亦不稳定。

【鉴别】(1)本品在强碱作用下，可发生分解反应生成氨气。

(2)羟基脲具有还原性，能使碱性酒石酸铜还原生成氧化亚铜。

(3)本品能与三氯化铁发生羟肟酸铁的显色反应。

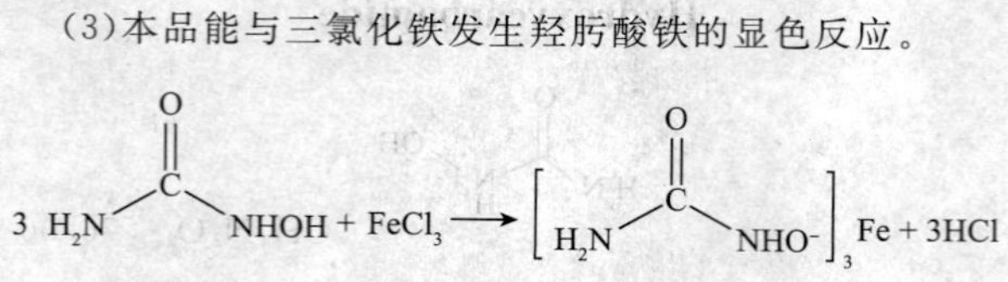

(4)本品的红外光吸收图谱应与对照的图谱(光谱集 663 图)一致。红外光吸收图谱显示的主要特征吸收如下[2]。

特征谱带(cm^{-1})	归属	
3420，3310，2820	羟基，胺基	$\nu_{O-H,N-H}$
1640	酰胺(Ⅰ)	$\nu_{C=O}$
1590	酰胺(Ⅱ)	δ_{NH_2}
1495	酰胺(Ⅱ)	δ_{NH}
1420	酰胺(Ⅲ)	ν_{C-N}
1110	酰胺	δ_{NH_2} (ip)

【检查】溶液的澄清度　合成和储存过程中，容易引入和分解产生一些不溶性杂质，影响溶液的澄清度。

氯化物　合成过程中用到盐酸羟胺，生成的产物中含有氯离子，故要控制氯化物的限量，限度为 0.05%。

脲及有关物质　在生产工艺中，可能会产生脲、异羟基脲等副产物，也可能带入盐酸羟胺和其他中间体。因此，要控制脲、盐酸羟胺及其他有关物质。

中国药典(2005)采用纸色谱法对脲及有关物质进行控制，该方法以处理过的色谱滤纸为载体，以异丁醇-水(1∶1)为展开剂，用对甲氨基苯甲醛溶液显色后检视。纸色谱法存在操作复杂、耗时长(72 小时)、不易准确定量等缺陷。BP(2009)中，羟基脲的有关物质和脲分别采用 HPLC 法和 TLC 法加以控制，其限度为单个杂质 0.1%，总杂质 0.2%，脲不得过 0.5%，限度要求均低于中国药典(2005)。为了更好地控制产品质量，中国药典(2010)参考 BP(2009)采用 HPLC 法和 TLC 法分别控制有关物质和脲。经试验研究和方法学验证，中国药典(2010)采用 HPLC 法进行有关物质检查，色谱条件：C18 柱，甲醇-水(5∶95)为流动相，检测波长 214nm；采用 TLC 法检查脲，色谱条件：以硅胶 G 为载体，吡啶-水-乙酸乙酯(2∶2∶10)为展开剂，对甲氨基苯甲醛为显色剂。中国药典(2015)未作修订。

TLC 法(脲检查)：该方法主要是控制样品中的已知杂质-脲，因此该方法的色谱条件只要能够满足脲和供试品完全分离即可符合系统适用性要求(图 1)。

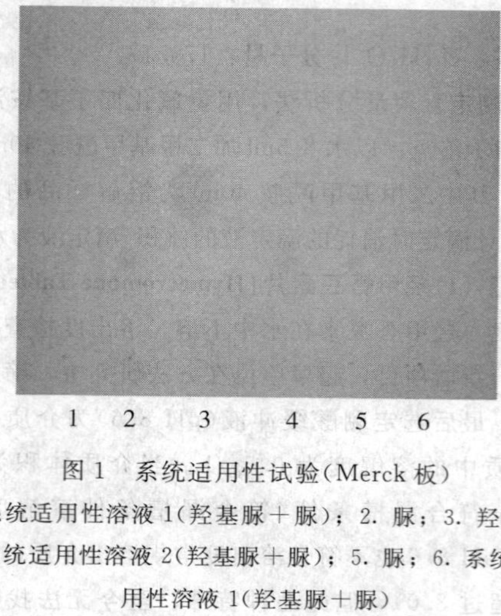

1　2　3　4　5　6

图 1　系统适用性试验(Merck 板)

1. 系统适用性溶液 1(羟基脲＋脲)；2. 脲；3. 羟基脲；4. 系统适用性溶液 2(羟基脲＋脲)；5. 脲；6. 系统适用性溶液 1(羟基脲＋脲)

试验证明，当对照品溶液为(0.05mg/ml)时，TLC板上亦能检出，因此，检出限应≥0.05mg/ml(图2)。

图2 检出限试验(Merck板)

1.对照品溶液(0.25 mg/ml)；2.对照品溶液(0.15 mg/ml)；3.对照品溶液(0.10 mg/ml)；4.对照品溶液(0.05 mg/ml)

HPLC法(有关物质检查)：经过对样品进行酸、碱、氧化、光照和高温等破坏试验，样品对酸、碱的破坏较为敏感，对氧化、光照和高温等破坏比较稳定，而且酸、碱破坏的产物中主要是羟胺和脲，羟胺在紫外光区属于末端吸收，而脲在紫外光区基本上没有吸收，因此，在方法的制定上将盐酸羟胺和脲分别控制。有关物质的测定系统中，只要系统能将盐酸羟胺与羟基脲完全分离即可有效的控制有关物质，故在有关物质的测定系统中规定了盐酸羟胺与羟基脲的系统适用性试验(图3)。

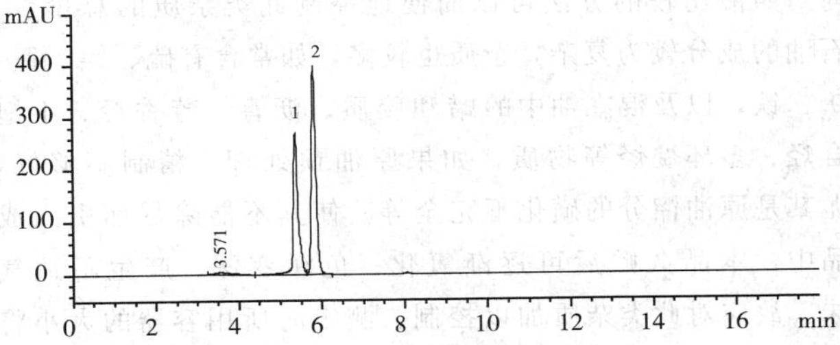

图3 系统适用性试验

1.盐酸羟胺；2.羟基脲

色谱柱：岛津 Shimadzu VP-ODS C18

由于盐酸羟胺和羟基脲形成混合溶液后，溶液的稳定性会发生变化，故系统适用性溶液必须临用新配，放置30分钟后使用。

干燥失重 本品受热时容易分解，故置五氧化二磷干燥器中减压干燥，限度为1.0%。

【含量测定】羟基脲是一个小分子物质，分子的极性较强，在反相色谱柱上的保留时间较短，并且分子的紫外吸收强度亦比较小，属于紫外末端吸收，因此，选择了低疏水性色谱柱(岛津 Shimadzu VP-ODS C18)，以甲醇-水(5∶95)为流动相，检测波长为214nm，流速为0.5ml/min，这种色谱条件既可以增加羟基脲在色谱柱上的保留时间，又可以有效地消除溶剂的干扰。

【制剂】羟基脲片(Hydroxycarbamide Tablets)

除中国药典(2015)收载外，BP(2009)、USP(32)、JP(15)均未收载。

参考文献

[1] 陈新谦，金有豫．新编药物学［M］．14版．北京：人民卫生出版社，2001：514．

[2] 孙毓庆．分析化学［M］．4版．北京：人民卫生出版社，2001：100．

撰写 徐玉文 徐志洲 山东省食品药品检验研究院

复核 王 杰 山东省食品药品检验研究院

液状石蜡

Liquid Paraffin

英文名：Liquid Paraffin

异名：液体石蜡；石蜡油；矿物油；重液蜡；药用白油；Petrolatum Liquid；Mineral oil；Paraffin oil；Glymol

CAS号：［8012-95-1］

本品为润滑性缓泻药。是一种不消化的和吸收性有限的碳氢化合物。直肠内给药治疗粪块嵌塞特别有效。口服给药能减少排解干燥硬便时的因难，使粪稀释变软，同时润滑肠壁，使粪便易于排出。临床上主要用于肠梗阻、粪便嵌塞、便秘、器械润滑等，睡前服用，亦可用作软膏基质。本品优于刺激性泻药，相对更安全和不易发生耐受。近年来不提倡口服液状石蜡，因为有干扰脂溶性维生素吸收和吸入肺部的危险等。过量可导致渗溢和肛门刺激。本品不宜久用，因其可妨碍脂溶性维生素和钙、磷的吸收。曾有报道，在全身性吸收液状石蜡后，可在肝、脾或肠系膜淋巴结内发生异物肉芽肿或液状石蜡瘤(paraffinomas)[1,2]。

本品按其相对密度及黏度的不同，可分重质与轻质。前者可供内服；后者主要外用。

本品于1887年制成。我国在20世纪60年代中期就有重液蜡生产技术，但由于种种原因，到20世纪80年代末我国重液蜡生产能力较小，进入20世纪90年代以后迅速发展。

除中国药典(2015)收载外，BP(2013)、Ph. Eur.(7.0)及JP(16)亦有收载。中国药典(2015)收载的液状石蜡为重质。碳链上的碳达16个以上的液蜡通常称为重质液体石蜡[3]。

【制法概要】本品系由石油馏分经深度精制所获得的烃类混合物，主要为石油馏分中的正构烷烃部分，其中含有异构烷烃。从我国的生产现状看，液状石蜡是指C_9～C_{24}的正构烷烃的混合物。本品的生产方法较多，国内液状石蜡的生产方法主要有分子筛脱蜡法和尿素络合法，此外也有用溶剂脱蜡、压榨脱蜡法、还有用白油经磺化等工艺制备本品[4,5]。以下简述2种方法。

(1)方法一 异丙醇-尿素脱蜡法[3,6]

原理：利用尿素与原料油中的正构烷烃在一定条件下生成络合物，而异构烷烃、环烷烃和芳烃不能与尿素络合，从而使正构烷烃从石油馏分中分离出来，形成的络合物是可逆的，加热后络合物分解，分别得到液状石蜡及尿素水溶液。

制备方法：将异丙醇尿素水溶液和石油馏分液投入反应器中，在搅拌下尿素与正构烷烃生成络合物。分离出脱蜡油，络合物经洗涤油（200号溶剂油）洗涤后，与水混合，并加热，使络合物分解，分别得到蜡液和尿素水溶液。蜡液经精馏、脱色后即得液体石蜡。尿素水溶液经蒸发、结晶，可循环使用。

(2)方法二　以白油为起始原料。取白油加热脱水，将白油料抽入酸化罐，搅拌，加热，缓缓加入硫酸，升温待硫酸与烷烃中的芳烃及其衍生物进行磺化反应完毕，打入沉降罐，沉降后，排放酸渣，酸化油加氢氧化钙中和，得粗品，脱色，得半成品，过滤、调和、检验，得液状石蜡成品。

【性状】石油分馏液中常含有不饱和烃类以及沥青质、树胶质、含硫化合物（如噻吩等）和含氮化合物（如吡啶等），遇光、热、空气能缓缓氧化生成过氧化物，进而促使氧化进程加速，生成醛和酸类，因而色渐变深，并且有不适臭气。USP(22)、JP(11)均规定可加适量稳定剂；英国曾规定稳定剂为生育酚或丁基化羟甲苯（BHF），其量在10ppm以下。国内药用产品系精制品，有关杂质已基本上除去，曾试用500W紫外灯照射24小时不变色；留样观察亦未见有黏度改变、沉淀或变色情况，显示性状已属稳定，可不加稳定剂。

相对密度、黏度　相对密度和黏度是本品重要的质量指标。各国产品因原油的来源不同，对相对密度和黏度有一定的影响。本品组成中含低分子量烃类多者，其相对密度和黏度也低，反之相对密度高和黏度较高。黏度大小对临床使用有一定影响，黏度过低，服用后不能很好地滞留在大肠内发挥其应有的缓泻作用。故供内服用的本品，其黏度应有规定。中国药典(2015)对于黏度测定的温度与国际标准化组织(ISO)规定的温度(40℃)相同。相对密度和黏度的限度，中国药典(2015)分别规定为0.845～0.890和40℃，≥36mm^2/s。

【检查】酸度　石油中含有少量有机酸，若生产中磺化后碱中和不完全，以及久贮产生酸等，均可使本品呈酸性，故检查此项，以控制其纯度。

稠环芳烃　稠环芳烃是一类由两个或两个以上苯环彼此共用两个相邻的碳原子连接起来的化合物。以苯并嵌二萘，3,4-苯并芘为代表的稠环芳烃，是一类致癌性的物质，必须严格控制。稠环芳烃主要来自原油中，当精制不够，特别是磺化不完全等易带入。在各国食品添加剂管理条例中均严格规定了液状石蜡中稠环芳烃的限量。各国药典也均有此检查项目。根据稠环芳烃类在紫外光260～350nm波长范围内有最大吸收的性质，可采用紫外-可见分光光度法进行测定。目前检测方法有两种，即1959年由Haenni-Hall提出的直接测定法和以二甲基亚砜抽提后再测定的间接测定法，直接法具有操作简便快速等优点，但除稠环芳烃外，其他芳烃亦有紫外吸收，故其选择性及灵敏度不如间接法。中国药典(2015)采用间接法，USP(36)、BP(2013)、JP(16)及WHO亦均采用间接法。供试品先经正己烷稀释后再用二甲基亚砜抽提稠环芳烃，可大大降低背景吸收，并浓缩富集了稠环芳烃，提高了检测灵敏度(0.3ppm)。在260～350nm波长范围内，供试品吸收度应不超过0.10。

测定时所用的分液漏斗活塞不宜涂润滑剂，以免润滑剂溶入溶剂中影响吸收度。溶剂均要求光谱纯；正己烷在260nm波长处以水为空白，其吸收度不得超过0.02；必要时取正己烷25ml，先用5ml二甲基亚砜振摇处理，分取澄清液使用。二甲基亚砜紫外吸收应符合要求，必要时亦可通过硅胶和活性炭进行精制处理。供试品在提取与测定时，室温应不低于20℃，以免二甲基亚砜凝固。二甲基亚砜有引湿性，在20℃、相对湿度为60%时，可吸收相当于其本身重量70%以上的水分，所以测定时应尽量避免与空气接触。此外，还有稠环芳烃的荧光光度法同时测定，解析萘、菲芘、芴混合物的组成的报道[7]。

固形石蜡　可由生产过程中脱蜡不完全所引入，其为高熔点烃类[8]。检查方法的原理为：在较低温度下使含有的固形石蜡（18个以上碳的烷烃，熔点50～57℃）凝固析出而呈浑浊，与同体积的对照液比较，判定限量。为了排除水分存在对结果观察的影响，须先经105℃干燥。

易炭化物　检查本品中遇硫酸易炭化或易氧化而呈色的微量有机杂质。这类杂质多数结构未知，用硫酸显色并与对照液比较的方法可以简便地控制此类杂质的总量[9]。石油的成分较为复杂，杂质也较多，如常含有硫、镍、氮、钒、铁，以及混在油中的蜡和胶质、沥青、芳香烃、不饱合烃、多环烷烃等物质，如果原油预处理、精制不够好，尤其是原油馏分的磺化不完全等，使其不能除尽而引入成品中，本品久贮后可逐渐氧化、色泽变深、产生不适气味。故应对此类杂质加以控制。测定时所用容器的大小将影响振摇的程度，从而影响测定结果，故中国药典(2015)明确规定了容器规格。加酸振摇后，有时油层会混有少量硫酸的细微液滴或由于含微量水分使油层显轻微浑浊，都可能影响结果观察，故必要时可将油层离心，使之分层后观察。

此外，JP(16)及BP(2013)和Ph. Eur.(7.0)还分别收载了沸点(>300℃)、2项鉴别及气味、重金属、砷盐检查项目及1项鉴别、硫化物检查项目。我国化工行业质量指标与国外标准接近[5]，如正构烷烃含量为90%～95%，检测的项目还有总硫含量、碱性氮、过氧化值、溴指数等。有文献报道，采用气相色谱法测定液状石蜡及原料正构烷烃和碳数分布[10]。液状石蜡的主要成分为正构烷烃，因此应测定正构烷烃。在中国药典(2015)液状石蜡标准研究过程中，由于液状石蜡样品不足，故对其标准难以进行深入研究，因此无法确定是否应参照国内外标准增加检验项目，同时各国及各地的石油质量存在差异，所含杂质也不尽相同，故需要充分考察及综合分析，方能确定是否应参照国内外标准增加检验项目。

中国药典(2015)未收载本品制剂，BP(2013)收载了液体石蜡硫酸镁口服乳剂。

参考文献

[1] 金同珍，栗德林，于贵长．中国药物大辞典：下册[M]．北京：中国医药科技出版社，1991：557.

[2] 国家药典委员会．中华人民共和国药典临床用药须知·化学药和生物制品卷［M］．2005年版．北京：人民卫生出版社，2005：304.

[3] 姚致远，黄荣荣，姜仁玲，等．尿素络合法生产重质液体石蜡的工艺研究［J］．化学工业与工程技术，2001，23(6)：11.

[4] 韩德奇，洪国忠，李平．我国液体石蜡生产技术与重液蜡市场分析［J］．化工科技市场，2001(8)：20-22.

[5] 王丽君，张忠清．我国石油蜡类产品标准现状分析及研究进展［J］．当代石油化工，2008，16(12)：28，32.

[6] 郭丽光，王俭，刘奎，等．我国重液生产及前景［J］．辽宁化工，2004，33(5)：296-297.

[7] 张军延，顾志澄，丛培盛，等．稠环芳烃的荧光光度法同时测定［J］．分析化学，1991，19(12)：1379-1382.

[8] 毛文仁．药品检定方法原理［M］．成都：西南交通大学出版社，1989：314.

[9] 覃志高，陈易燎，李如栋，等．《中国药典》中易炭化物查法若干问题的讨论［J］．中国药品标准，2008，9(6)：413-419.

[10] 郑波．液体石蜡及原料正构烷烃和碳数分布测定法［J］．石化技术，1999，6(1)：30-37.

撰写　赵晓玲　辽宁省药品检验检测院

杨荣华　浙江省食品药品检验研究院

复核　潘　阳　辽宁省药品检验检测院

维生素 A

Vitamin A

本品系用每1g含270万单位以上的维生素A醋酸酯结晶加精制植物油制成的油溶液。

化学名：3,7-二甲基-9-(2,6,6-三甲基-1-环己烷-1-基)-2,4,6,8-壬四烯-1-醇醋酸酯

3,7-dimethyl-9-(2,6,6-trimethyl-1-cyclohexen-1-yl)-2,4,6,8-nonatetraen-1-ol acetate

英文名：Vitamin A；Retinol(INN)

异名：视黄醇

CAS 号：［127-47-9］

合成维生素A醋酸酯，主要为全反式维生素A醋酸酯。其化学结构式如下。

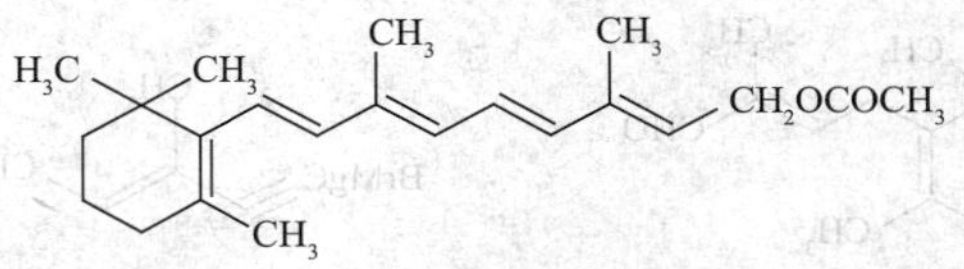

$C_{22}H_{32}O_2$　328.49

此外，尚含有少量2-顺式维生素A醋酸酯、逆转维生素A醋酸酯等。

维生素A[1]是一种黄色片状晶体或结晶性粉末，属脂溶性维生素，不溶于水和甘油，能溶于醇、醚、烃、卤代烃等大多数有机溶剂。本品为维生素类药。为生长发育所必需，维持皮肤、角膜及多种黏膜的正常功能，参与视紫质的合成，增强视网膜感光性能；用于维生素A缺乏症。口服后经小肠吸收，在通过肠壁时水解成维生素A醇，在体内多贮藏于肝脏中。本品一般无毒性，但长期大量服用(每日50000～500000单位，连服数月)能引起食欲不振、皮肤发痒、易激动、毛发脱落、骨膜增生性改变，婴幼儿大量摄入(每日10000单位，连服数月)，易引起慢性中毒。除上述症状外，还可引起脑积水、颅内压增高、皮炎、复视、视乳头水肿甚至失明[2]。

本品除中国药典(2015)收载外，JP(16)、BP(2013)与USP(36)等均有收载。BP(2013)收载合成浓维生素(油状)，每1g含维生素A500000单位；JP(16)收载维生素A醋酸酯纯品。

【制法概要】虽然维生素A可从动物组织中提取，但资源分散，步骤烦杂，成本高。商品维生素A都是化学合成产品。世界上维生素A的工业合成，主要有Roche和BASF两条合成工艺路线。

(1)Roche $C_{14}+C_6$ 合成工艺[1]

维生素A于1947年首先由Isler为首的研究群体合成，工业合成品多为其醋酸酯或棕榈酸酯。Roche合成工艺以β-紫罗兰酮为起始原料，格氏(grignard)反应为特征，经Darzens反应、格氏反应、选择加氢、羟基溴化、脱溴化氢，六步反应完成了维生素A醋酸酯的合成。

Roche合成工艺的优点是技术较成熟，收率稳定，各反应中间体的立体构型比较清晰，不必使用很特殊的原料。缺陷是使用的原辅料高达40余种，数量较大。该技术路线是世界上维生素A厂商采用的主要合成方法。我国合成的维生素A醋酸酯于1964年开始生产，主要采用Roche合成路线。

Roche $C_{14}+C_6$ 合成工艺：

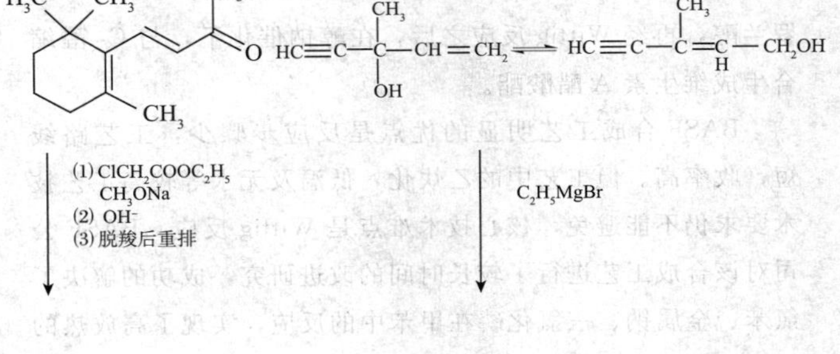

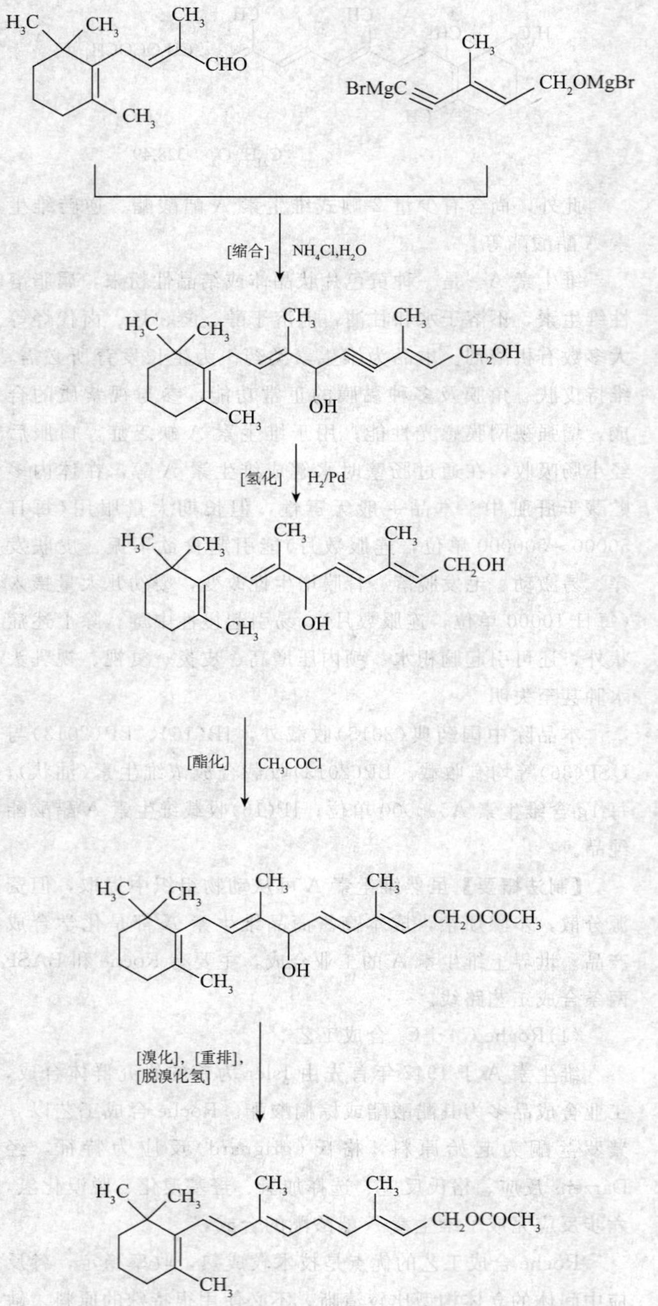

(2)BASF $C_{15}+C_5$ 合成工艺[1]

Pommer 等人 20 世纪 50 年代研究开发的维生素 A 合成方法，为 BASF 技术路线奠定了基础，后经数十年的不断改进完善，BASF 公司 1971 年投入工业生产。典型特征是 Wittig 反应。以 β-紫罗兰酮为起始原料和乙炔进行格氏(grignard)反应生成乙炔-β-紫罗兰醇，选择加氢得到乙烯-β-紫罗兰醇，再经 Wittig 反应之后，在醇钠催化下，与 C_5 醛缩合生成维生素 A 醋酸酯。

BASF 合成工艺明显的优点是反应步骤少，工艺路线短，收率高。但工艺中的乙炔化，低温及无水等较高工艺技术要求仍不能避免，核心技术难点是 Wittig 反应。BASF 公司对该合成工艺进行了较长时间的改进研究，成功的解决了氯苯、金属钠、三氯化磷在甲苯中的反应，实现了高放热的 Wittig 缩合瞬间完成。由于三苯膦价格较高，Wittig 反应后，副产的三苯氧膦通过与光气反应，生成二氯三苯膦，再与赤磷反应，还原成三苯膦，成功的回收套用。BASF 合成工艺主要的缺陷是需使用剧毒的光气，对工艺和设备要求高，较难实现。

在 $C_{15}+C_5$ 的合成工艺中，1992 年 Babler 等人使用亚磷酸四乙酯与 C_{15} 醛反应，成功的合成了 C_{15} 醛磷酸酯。1994 年田中光孝等人将其反应用于维生素 A 醋酸酯的合成，从而开发了利用 Wittig 反应制备维生素 A 的新方法，可避免传统 BASF 合成工艺使用价格高的三苯膦和剧毒的光气。是一条潜在工业应用前景、值得深入研究的维生素 A 合成新工艺。

BASF $C_{15}+C_5$ 合成工艺：

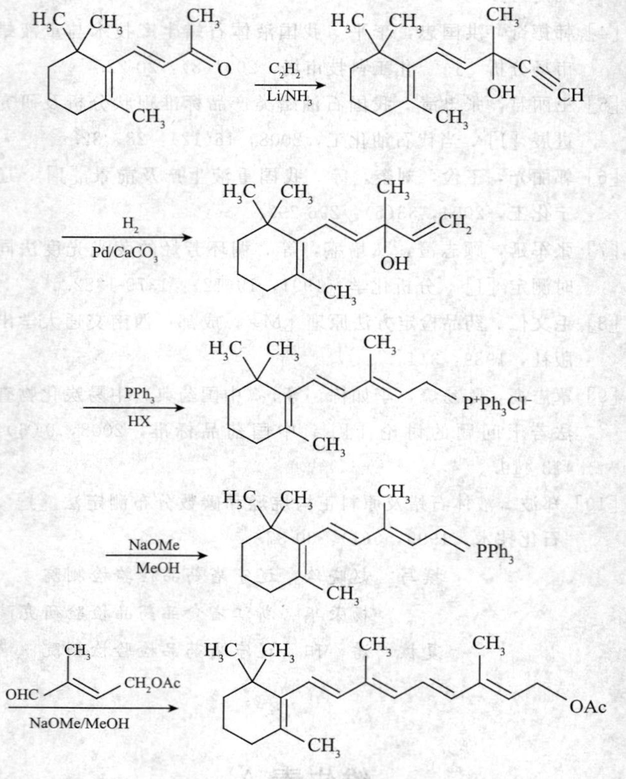

中国药典(2015)规定本品系用每 1g 含 270 万单位以上的维生素 A 醋酸酯结晶加精制植物油制成的油溶液，以控制含量。

【性状】 由于维生素 A 醋酸酯在植物油中的溶解度较棕榈酸酯小，故本品通常为结晶与油的混合物，在使用时一定要在 60℃加热，使结晶完全溶解并混合均匀；对用金属包装的本品尤应注意。本品接触空气后，易被空气氧化，生成环氧化物，致使效价降低，故不宜长期存放。

【鉴别】 维生素 A 与三氯化锑的三氯甲烷溶液呈色(Carr-Price 反应)。

BP(2013) 采用薄层色谱法分离后，在紫外光灯 254nm 下检视。

USP(36) 采用薄层色谱法分离后，喷磷钼酸溶液显色进行鉴别。

【检查】酸值 检查游离醋酸。

过氧化值 检查氧化生成的过氧化物。

USP(36) 规定用含量测定时在 325nm 的波长处测定的已校正的吸光度比值不得小于 0.85，作为纯度控制项目。

BP(2013) 采用紫外光谱吸光度比值测定有关物质。

JP(16)检查项酸值和酸败。

【含量测定】世界卫生组织(1960-1)规定 1 单位的维生素 A 相当于 0.000344mg 的全反式维生素 A 醋酸酯。本品除含有全反式维生素 A 醋酸酯以外，尚含有少量异构体。

中国药典(2010)附录Ⅶ J 维生素 A 测定法增加了高效液相检查法，并于 2009 年 2 月在浙江杭州专门召开了维生素 A 测定法的研讨会，根据会议讨论的结果确定维生素 A 原料和单方制剂均采用紫外-可见分光光度法测定，最终确定维生素 A 原料的含量测定方法照附录Ⅶ J 维生素 A 项下紫外-可见分光光度法的第一法或第二法测定。

中国药典(2015)规定本品按维生素 A 测定法第一法进行，即可用三点校正法(详见附录注释)，但由于本品系用合成维生素 A 醋酸酯，加植物油稀释而成，其纯度较由鱼肝提取而得者高，一般校正后的吸光度与未校正的吸光度差值不大于±3%，如果发现校正后的吸光度超过未校正的吸光度的－15%至＋3%，或吸收峰波长不在 326～329nm 之间，则表明供试品纯度不符合规定。

环己烷中可能含有苯等具有紫外吸收的杂质，应按中国药典(2015)通则紫外-可见分光光度法项下有关要求检验，如不符合规定，可用发烟硫酸处理后，以少量水及稀氢氧化钠溶液洗至不呈酸性，再用水洗去碱性，分取有机层，用无水氯化钙脱水、蒸馏，即得。或通过 40～60 目的色谱用硅胶处理。

国内外药典含量测定方法比较如下。

(1)国内外药典附录维生素 A 测定法收载情况。

USP(36)附录收载两种方法，分别为 Chemical Method (皂化后紫外法)和 Chromatographic Method(高效液相色谱法)。

BP(2013)和 Ph. Eur. (7.0)维生素 A 测定方法均列在每个品种含量测定项下，附录未收载。

JP(16)附录收载三种方法，分别为 Method1-1(紫外法)、Method1-2(高效液相色谱法)和 Method2(皂化后紫外法)。

中国药典(2015)收载三种方法(紫外法、皂化后紫外法和高效液相色谱法)。

(2)国内外药典中正文收载含维生素 A 品种及测定方法如下。

药典名称	品种名称	测定方法
USP(36)	维生素 A	照通则维生素 A 法(未明确采用的方法)
	维生素 A 胶囊	取不少于 5 粒，照通则维生素 A 法(未明确采用的方法)
	维生素 AD 油	照通则维生素 A 法(未明确采用的方法)
	维生素 AD 油胶囊	取不少于 5 粒，照通则维生素 A 法 Chemical Method(皂化后紫外法)
BP(2013)/ Ph. Eur. (7.0)	Vitamin A	紫外法
	Synthetic Retinol Concentrate(Oily Form)	先紫外法，若不满足紫外测定条件，改用高效液相色谱法
	Synthetic Retinol Concentrate(Powder Form)	高效液相色谱法
	Synthetic Retinol Concentrate, Solubilisate/ Emulsion	高效液相色谱法
JP(16)		
	维生素 A 油(人工合成维生素 A 酯)	照通则 Method 1-1(紫外法)或 1-2(高效液相法)，若不满足 Method 1-1 测定条件，改用 Method2(皂化后紫外法测定)
	维生素 A 油胶囊(人工合成维生素 A 酯)	照通则 Method 1-1(紫外法)或 Method 1-2(高效液相法)，若不满足第一法测定条件，改用 Method2(皂化后紫外测定)
中国药典(2015)	维生素 A	照通则紫外-可见分光光度法测定，若不满足第一法测定条件，采用第二法测定
	维生素 A 胶丸	照通则紫外-可见分光光度法测定，若不满足第一法测定条件，采用第二法测定
	维生素 AD 胶丸	照通则紫外-可见分光光度法测定，若不满足第一法测定条件，采用第二法测定
	维生素 AD 滴剂	照通则紫外-可见分光光度法测定，若不满足第一法测定条件，采用第二法测定
	鱼肝油	照通则紫外-可见分光光度法定，若不满足第一法测定条件，采用第二法测定

【制剂】(1)维生素 A 软胶囊(Vitamin A Soft Capsules)

本品如为加鱼肝油稀释制成者，由于鱼肝油中含天然鱼肝油及其他物质，则含量测定有时需用第二法。

(2)维生素 AD 软胶囊(Vitamin A and D Soft Capsules)

由于中国药典(2010)附录Ⅶ J 维生素 A 测定法在原有标准基础上增加了高效液相检查法，附录Ⅶ K 维生素 D 测定法对维生素 D 测定法进行了修订。并于 2009 年 2 月在浙江杭州专门召开了维生素 A 测定法的研讨会，根据会议讨论的结果确定维生素 AD 复方制剂中维生素 A 含量采用高效液相检查法测定，对维生素 D 测定法进行了修订。

中国药典(2010)附录对维生素 D 测定法进行修订，与中国药典(2005)相比，主要作了以下修订。

①修订了第一法中校正因子的测定方法，将原来的内标法改成了外标法，并将术语“校正因子”变更为“响应因子”。

②修订了供试品溶液与对照品溶液的浓度，使两者浓度保持一致。

规格增加了含维生素 A 1500 单位与维生素 D 500 单位。

中国药典(2015)未修订。

(3)维生素 AD 滴剂(Vitamin A and D Drops)

标准修改同维生素 AD 软胶囊。

由于婴幼儿维生素 A 用量过大时，可引起毒性反应，而婴幼儿对维生素 D 的需要量大，为此从中国药典(1985)起，增加了每 1g 含维生素 A 9000 单位与维生素 D 300 单位的规格。

参考文献

[1] 李专成．维生素 A 合成工艺评述［J］．化学工程与装备，2009(2)：95-100.

[2] 黄峻，黄祖瑚．临床药物手册［M］．2 版．上海：上海科学技术出版社，1986：429.

撰写　于大海　余永铭　辽宁省药品检验检测院

复核　潘　阳　　　　　辽宁省药品检验检测院

维生素 B_6

Vitamin B_6

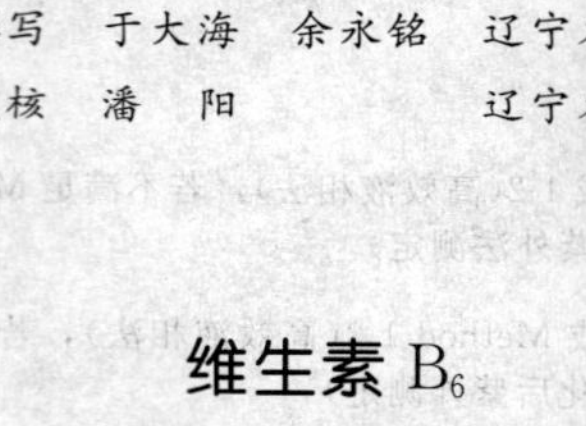

$C_8H_{11}NO_3 \cdot HCl$　205.64

化学名：6-甲基-5-羟基-3,4-吡啶二甲醇盐酸盐

5-hydroxy-6-methyl-3，4-pyridinedimethanol hydrochloride

英文名：Pyridoxine(INN) Hydrochloride；Vitamin B_6

异名：盐酸吡多辛；Pyridoxol Hydrochloride

CAS 号：［58-56-0］

本品为具有辅酶作用的水溶性维生素类药物。在自然界存在的维生素 B_6 除吡多辛外，尚有吡多醛、吡多胺，它们在体内按下式互相转变。

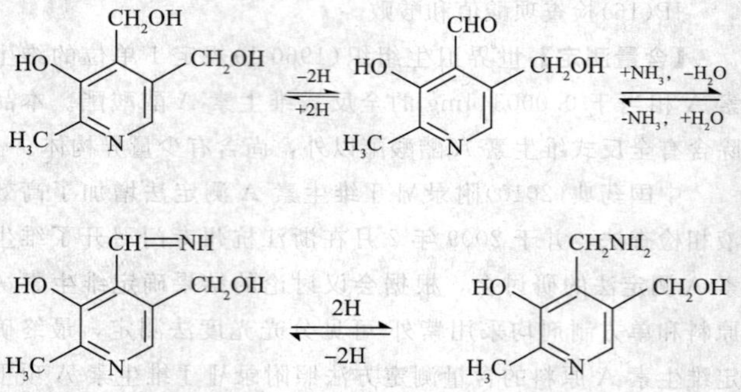

由于最初分离出来的是吡多辛，因此一般以它作为维生素 B_6 的代表。

本品口服易自消化道吸收，口服 100mg 于 12 小时后有一半变为代谢产物，少量以原型出现于尿中。维生素 B_6 在体内与三磷酸腺苷经过酶的作用形成具有生理活性的磷酸吡多醛与磷酸吡多胺，是氨基酸代谢中的重要酶类，如转氨酶、氨基酸脱羧酶的辅酶。此外磷酸吡多醛也参与脂肪代谢过程。因食物中维生素 B_6 含量丰富，而人的生理需要量又低，每日需要量估计约 2mg，故维生素 B_6 缺乏症很少发生，偶见于人工哺乳的婴儿，其症状有中枢神经兴奋现象，如不安、惊厥等。长期或大量服用抗结核药异烟肼，可使尿中维生素 B_6 排泄量增加，并出现头痛、精神兴奋、失眠等症状。因磷酸吡多醛是谷氨酸脱羧酶的辅酶，当维生素 B_6 缺乏时，谷氨酸脱羧酶形成 γ-氨基丁酸的过程受阻，后者在脑中的含量下降。据文献报道[1]，大剂量服用维生素 B_6 能引起严重的神经毒性。怀孕期间服用大量维生素 B_6 的孕妇，可生育畸胎[2]。过去认为几乎无毒的维生素 B_6，现认为应引起高度重视，慎用维生素 B_6。

1938 年 Keresztesy 等分离得到本品，1939 年 E. T. Stiller 等确定其结构；同年 Harris，Folkers 等首次合成。我国于 1966 年开始生产。中国药典(2015)、USP(36)、BP(2013)及 JP(16)均收录。

【制法概要】合成工艺如下。

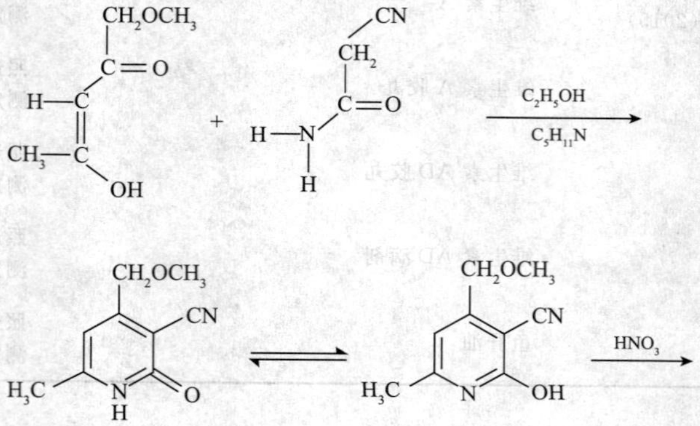

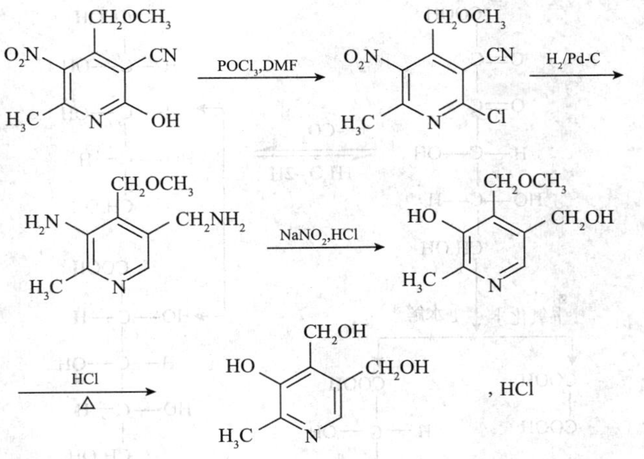

【性状】 本品为白色结晶性粉末，易溶于水（1∶4.5），略溶于乙醇（1∶90），微溶于丙酮，不溶于乙醚或三氯甲烷。水溶液显酸性，10%的溶液 pH 值约为 3.2。紫外吸收与 pH 值有关，pH 值为 2 时，在 291nm 波长处有最大吸收。pH 值为 7 时，在 254 和 324nm 波长处有最大吸收。本品的红外光吸收图谱显示的主要特征吸收如下[3,4]。

特征谱带（cm^{-1}）	归属	
3400～3000	酚和醇羟基	ν_{O-H}
3000～2500	吡啶盐	ν_{NH}
1624，1540	吡啶环	$\nu_{C=N,\,C=C}$
1278	酚羟基	ν_{C-O}
1016	醇羟基	ν_{C-O}
868	吡啶	ν_{C-H}

【制剂】（1）维生素 B_6 片（Vitamin B_6 Tablets）

（2）维生素 B_6 注射液（Vitamin B_6 Injection）

如由于安瓿玻璃游离碱的影响，可使溶液的 pH 值升高，也极易受空气的氧化作用，渐渐变黄色或黄棕色。此反应在 pH 值 5.5 时变化最显著。此氧化作用，主要是由于本品结构中存在三个羟基所引起的。

本品遇三氯化铁试液呈红色，故制备注射液时，不宜用含微量铁盐的砂芯过滤。

熔点 本品熔点为205～209℃，熔融同时分解，并有升华性。

本品在干燥状态时对空气和光稳定。由于分子中含有三个羟基，其水溶液可被空气氧化变色；pH 值升高，易导致进一步氧化。本品在中性或碱性溶液中能被紫外线破坏，但在酸性溶液中则较稳定。本品于 120℃ 加热 30 分钟亦不分解，但在中性水溶液中加热至 120℃时可发生聚合。

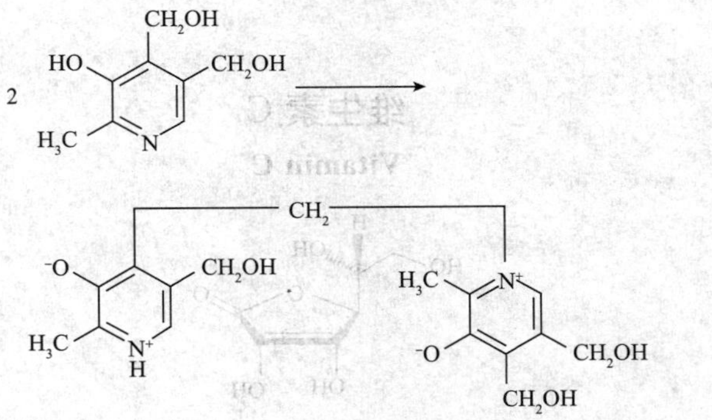

【鉴别】 靛酚试验法，系对位未取代酚类的一般反应。为了提高这一鉴别反应的特异性，因而增加了一个不呈色的对照试验。此反应当加入硼酸后，由于形成维生素 B_6 配位化合物，失去了酚羟基的性质，不能再与氯亚胺基-2,6-二氯醌试液作用，故试验中的乙管不显蓝色，通过不显色的对照鉴别试验，能区分维生素 B_6 及其他酚类化合物；也能区分吡多胺和吡多醛。后二者同样具有维生素 B_6 的活性，但它们结构中对位没有羟亚甲基，所以不能与硼酸形成配位化合物，故在硼酸存在下，仍能和氯亚胺基-2,6-二氯醌试液作用而显色。氯亚胺基-2,6-二氯醌试液宜临用新制。试液放置后颜色变深，结果不易观察。

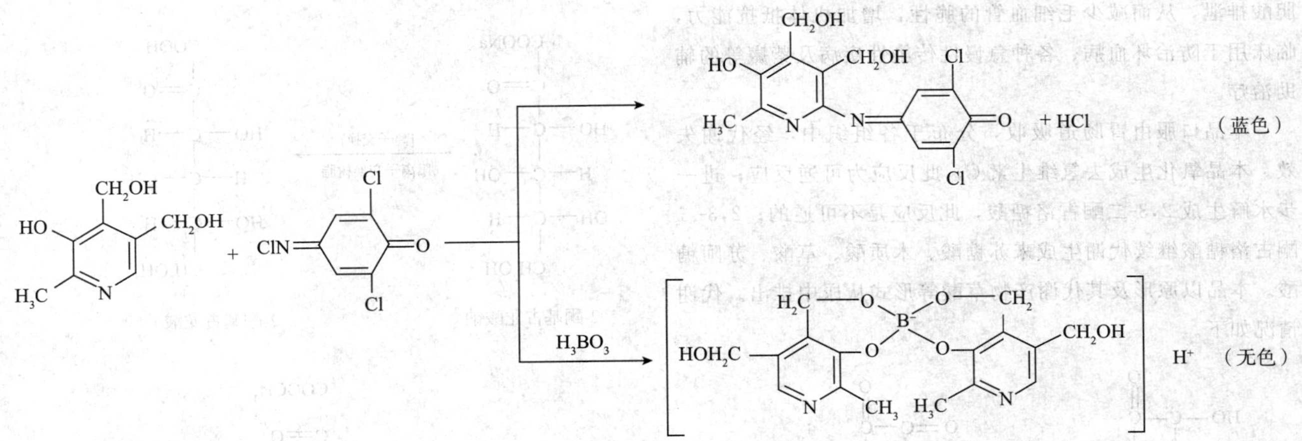

参考文献

[1] 岳步星．大剂量维生素 B_6 能引起神经性疾病［J］．中国药学杂志，1984(12)：765.

[2] 张秀清．慎用维生素 B_6［J］．中国药学杂志，1986(12)：762.

[3] 王宗明，何欣翔，孙殿卿．实用红外光谱学［M］．2 版．北京：石油工业出版社，1990．
[4] 荆煦瑛，陈式棣，么恩云．红外光谱实用指南［M］．天津：天津科学技术出版社，1992．

撰写　张敏敏　　北京市药品检验所
　　　阮浩澜　黎　旸　广东省药品检验所
复核　罗卓雅　　广东省药品检验所

维生素 C

Vitamin C

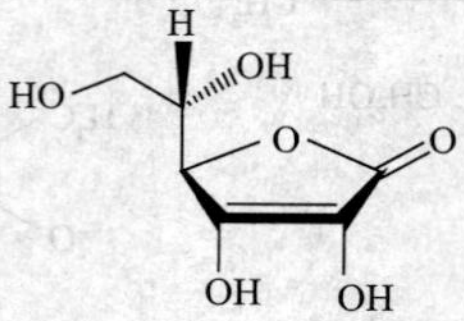

$C_6H_8O_6$　176.13

化学名：L-抗坏血酸
L-3-ketothreohexuronic acid lactone

英文名：Vitamin C；Ascorbic Acid(INN)

异名：L-抗坏血酸

CAS 号：［50-81-7］

本品为维生素类药物。1903～1913 年发现坏血病系由缺乏某种维生素所致。1918～1925 年由柠檬汁中提出可以抗坏血病的浓缩物，并确定了维生素的基本性质。1928 年由肾上腺、橘子及白菜内提出具有抗坏血病作用的维生素 C 纯品。1933 年确定其分子结构并进行了合成。

本品能参与体内多种代谢过程，帮助酶将胆固醇转化为胆酸排泄，从而减少毛细血管的脆性，增加机体抵抗能力，临床用于防治坏血病、各种急慢性传染性疾病及紫癜等的辅助治疗。

本品口服由胃肠道吸收，分布于各组织中，经代谢失效。本品氧化生成去氢维生素 C，此反应为可逆反应；进一步水解生成 2,3-二酮古洛糖酸，此反应是不可逆的；2,3-二酮古洛糖酸继续代谢生成来苏糖酸、木质酸、草酸、苏阿糖酸。本品以原形及其代谢产物草酸等形式从尿中排出。代谢情况如下。

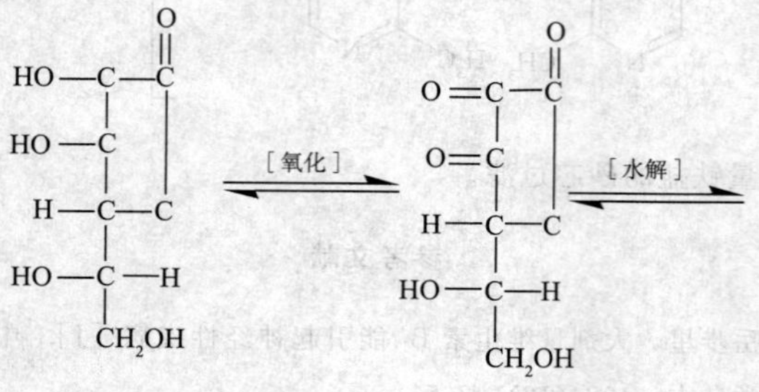

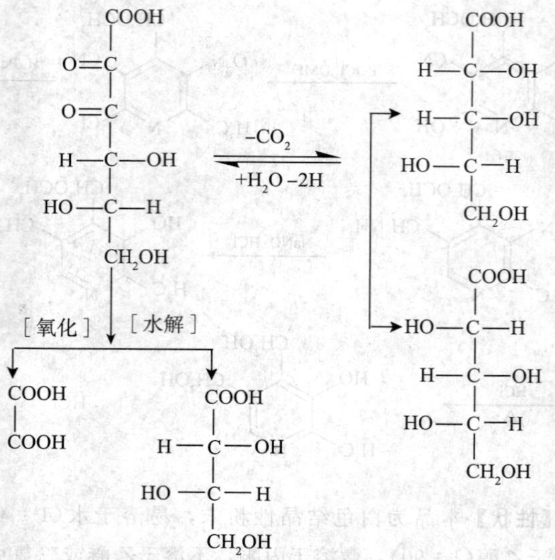

维生素 C 在化学结构上和糖类十分相似，有四种光学异构体，其中以 L-构型右旋体的生物活性最强。目前除中国药典（2015）收载外，BP（2013）、USP（36）、JP（16）及 Ph. Eur.（7.0）等收载的都是 L-抗坏血酸。国内于 1958 年正式生产。

【制法概要】目前国内生产工艺多为二步发酵法。

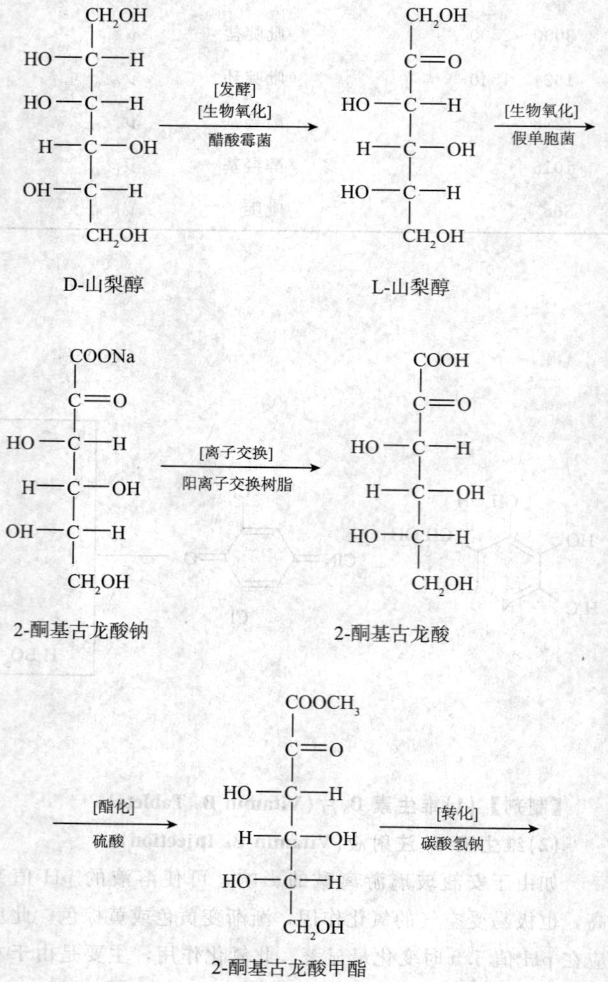

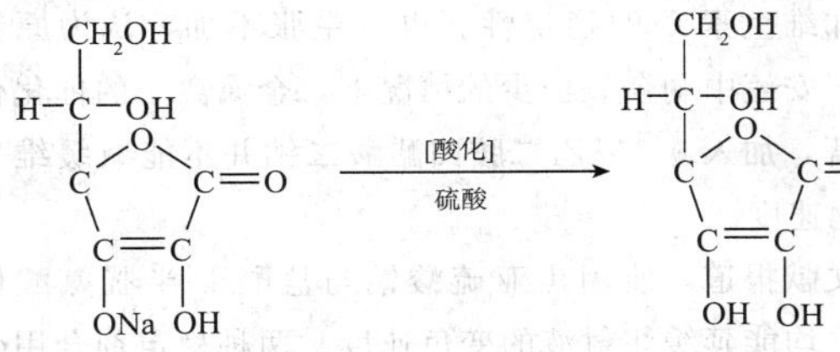

维生素C钠　　　　　　　　　　维生素C

【性状】本品为白色结晶或结晶性粉末。因性质不稳定，在贮藏期间易氧化变质，色渐变黄。

熔点　升温速率对维生素C熔点测定结果影响较大。经试验，升温速率由1.0℃/min提高至3.0℃/min时，样品熔点由188℃升至192℃。国外药典均规定维生素C熔点为约190℃。

比旋度　分子中有两个手性碳原子，故有四个光学异构体，其中L(+)-抗坏血酸活性最强。不同浓度的溶液对比旋度测定结果有影响。为减少测定误差，经试验，供试液浓度定为0.1g/ml。

【鉴别】由于维生素C中分子中有二烯醇基 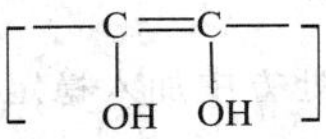 的存在，可被氧化为二酮基 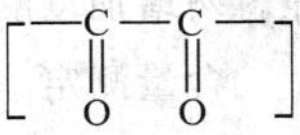，而具有强还原性，很多鉴别和含量测定的反应，就是根据这一特性进行的。

(1)遇硝酸银试液即发生氧化还原反应，生成去氢维生素C，并产生银的黑色沉淀。

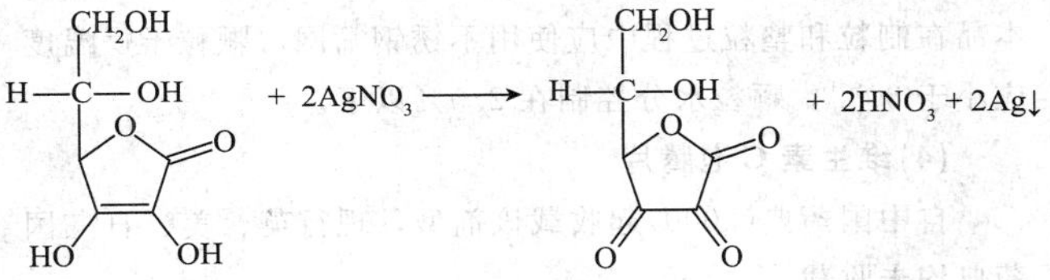

(2)本品可被二氯靛酚钠试液所氧化，生成去氢维生素C(Ⅰ)，蓝色的二氯靛酚钠(Ⅱ)被还原生成无色的3,5-二氯-4,4′-二羟基二苯胺(Ⅲ)。

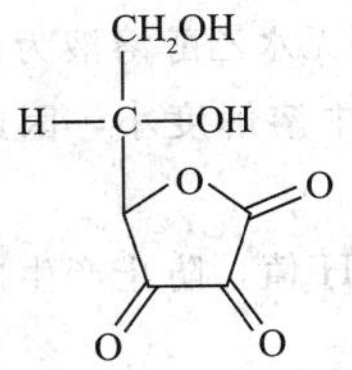

(Ⅰ)

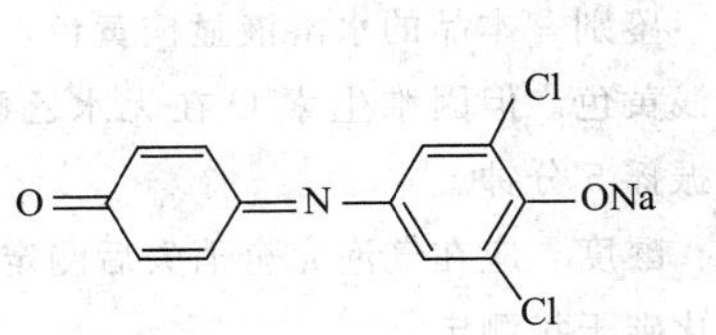

(Ⅱ)

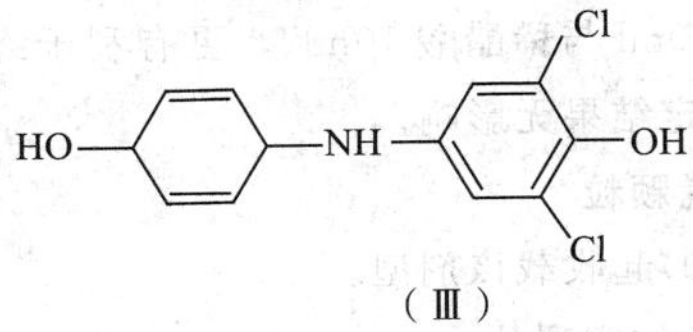

(Ⅲ)

维生素C还可被亚甲蓝、高锰酸钾、碱性酒石酸铜试液、磷钼酸等氧化剂氧化为去氢抗坏血酸，同时，抗坏血酸可使这些试剂褪色，产生沉淀或呈现颜色。

(3)红外鉴别　本品的红外光吸收图谱应与对照的图谱(光谱集450图)一致。本品的红外光吸收图谱显示的主要特征吸收如下。

特征谱带(cm^{-1})	归属	
3550～2600	羟基	ν_{O-H}
1758	酯	$\nu_{C=O}$(未烯醇化的β-酮酯)
1675	酯	$\nu_{C=O}$(烯醇化后的酯)
1500	烯	$\nu_{C=C}$
1140	酯	$\nu_{C=O}$
1120	烯醇	ν_{C-O}
1025	醇羟基	ν_{C-O}

【检查】**溶液的澄清度与颜色**　根据产品考察结果，浊度定为0.5号。因本品0.2g/ml的浓度接近维生素C的饱和浓度，配制供试品溶液时室温不宜过低，否则会影响检验结果。另外，塑料袋等包装材料也会给本品的浊度带来影响。

自本品生产以来，就存在贮存期间外观变色的问题，且颜色随着贮存时间的延长逐渐变深，变色的主要原因为受空气、光线和温度等的影响，维生素C分子中的内酯环可发生水解，并进一步发生脱羧反应生成糠醛聚合成色。中国药典采用分光光度法控制有色降解产物，若供试品溶液不完全澄清，会影响吸光度测定结果，故规定用4号垂熔玻璃漏斗滤过后测定。

BP(2013)和JP(16)均采用标准比色液比色法控制有色杂质量。

草酸　草酸为维生素C降解产物之一，中国药典(2010)参照BP(2009)增加了草酸检查项，采用比浊法控制草酸杂质量，限度为0.3%。其原理为草酸在弱酸条件下与钙离子生成草酸钙浑浊。因反应进行较慢，应放置1小时后观察溶液浊度。方法学验证表明，辅料无干扰，检测限为0.3mg。中国药典(2015)未作修订。

Ph. Eur.(7.0)收载了维生素C有关物质检查方法，采用HPLC自身对照法，并说明可能测得的杂质包括杂质A、C、D、E、F、G、H。根据其杂质结构式，可知杂质A为2-呋喃甲醛(即糠醛)；杂质C和杂质D分子式分别与国内维生素C生产工艺中间体2-酮基-L-古龙酸和2-酮基-L-古龙酸甲酯一致，但构型不同；杂质E为草酸；杂质F为维生素C的(R)异构体。

铁、铜　合成工艺中带入的微量金属元素对维生素C的氧化分解有显著的催化作用。中国药典从2000年版开始对铁、铜离子进行检查，采用原子吸收标准加入法，铁的限度为百万分之二，铜的限度为百万分之五。

BP(2013)亦收载铁和铜的检查项，采用原子吸收标准曲线法测定。

【含量测定】采用碘量法。维生素C在酸性溶液中与碘发生氧化还原反应，生成去氢维生素C和碘化氢，终点时过量 1 滴，碘遇淀粉指示剂形成蓝色。

滴定反应在酸性溶液中进行，可使维生素 C 受空气中氧的氧化速度减慢；加新沸过放冷的水溶解是为了减少溶解氧的影响。溶液显蓝色并持续 30 秒不退为终点。如有还原性物质存在时，易使结果偏高。

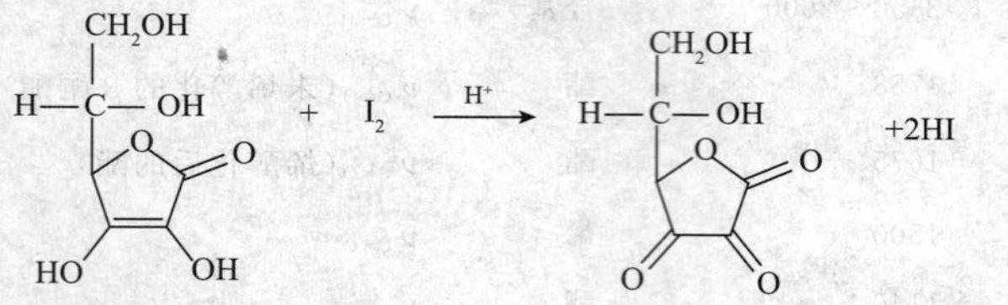

USP(36)、BP(2013)及 JP(16)均采用碘量法测定含量。

也可采用 HPLC 法测定维生素 C 含量[1]，但因维生素 C 极性较强，通常色谱峰保留时间较短。

【贮藏】本品变色速度、颜色深浅与光、湿度有关，因此应遮光，密封，在干燥处保存。

【制剂】(1)维生素 C 片

本品在生产过程中要注意避免与金属器具直接接触。因维生素 C 的湿颗粒与金属(如铜、铁等)接触时不仅促进氧化反应，而且更易变色，如遇铁常使其表面出现暗红色或黄色斑点，因此对所用辅料要求检查铁。乙醇通过蒸馏除去铁后方可使用。制粒用的筛网要求用尼龙或其他非金属材料所制成。

处方中的酒石酸为稳定剂，目的是与铁离子形成配位化合物，避免铁离子与维生素 C 作用而发生变色反应。

鉴别　因化学鉴别专属性较差，中国药典(2010)增加了专属性较强的薄层鉴别，辅料无干扰，检测限为 0.8μg。经采用自制薄层板和两种市售普通薄层板(烟台吉德精细化工有限公司、德国 MN 板)试验，维生素 C 的 R_f 值分别为 0.7、0.3 和 0.5。中国药典(2015)未作修订。

含量测定　中国药典采用碘量法；USP(32)采用 2,6-二氯靛酚滴定法。2,6-二氯靛酚滴定法专属性较碘量法高，但 2,6-二氯靛酚滴定液不够稳定，贮存时易缓慢分解，故需经常标定，贮存液不宜超过一周[2]。

(2)维生素 C 注射液

维生素 C 在水溶液中极不稳定，容易氧化降解变黄，并随着时间的增加颜色变深。因此国内各生产厂家在处方中加入焦亚硫酸钠、亚硫酸氢钠等还原剂作为注射液的稳定剂。因溶液中溶解的氧和安瓿空间残余的氧对本品的稳定性影响很大，为此常在生产过程中通入惰性气体(氮气或二氧化碳)以去除溶液中溶解的氧并置换液面上方的空气。惰性气体要求纯度高，否则效果不好。氮气比二氧化碳效果好。氮气中如含有微量氧，可通过碱式焦性没食子酸溶液(取氢氧化钠 160g，溶于 300ml 水中，加焦性没食子酸 10g 使溶解，即得)将氧吸除。

微量金属元素对维生素 C 的氧化分解有显著的催化作用，以铜离子为甚。一般认为溶液中加入乙二胺四醋酸二钠能够增加维生素 C 的稳定性。也有主张不加，认为原料药质量好，安瓿中剩余氧极少的情况下，金属离子的催化作用并不显著，加入 0.1%乙二胺四醋酸二钠并不能减缓维生素 C 的氧化速度。

有文献报道，使用焦亚硫酸钠与盐酸 L-半胱氨酸作为稳定剂，均能延缓注射液的变色速度。两种稳定剂合用效果更好，其最佳用量各为 0.1%。

鉴别　处方中普遍使用的焦亚硫酸钠和盐酸 L-半胱氨酸均有还原性，干扰维生素 C 与二氯靛酚钠的反应。二者也可与硝酸银生成白色沉淀，但因量小，干扰不明显。中国药典(2010)参照 USP(32)方法，采用维生素 C 与亚甲蓝反应，辅料无干扰。中国药典(2015)未作修订。

pH 值　应为 5.0～7.0。由于维生素 C 具有烯二醇结构，使水溶液显强酸性(4%溶液 pH 值为 2.4)，导致肌内注射时产生较大的刺激性，故处方中加入碳酸氢钠或者碳酸钠，使部分维生素 C 合成为维生素 C 钠，以减轻注射时给患者带来的疼痛。

草酸　维生素 C 在水溶液中不稳定，因此参照维生素 C 原料药增加草酸杂质的检查。

含量测定　中国药典采用碘量法，由于处方中加入稳定剂焦亚硫酸钠，而焦亚硫酸钠易水解生成亚硫酸氢钠，消耗一定量的碘液，对测定结果有影响，所以在滴定前加入丙酮以消除干扰。

(3)维生素 C 颗粒

因维生素 C 在湿、热、金属离子存在等条件下不稳定，本品在制粒和整粒过程中应使用不锈钢筛网，颗粒干燥温度应小于 80℃，颗粒水分控制在 2.0%以下。

(4)维生素 C 泡腾片

自中国药典(2000)起收载该剂型，现行英、美、日三国药典均未收载。

性状　本品处方中含有色辅料较多，各生产企业产品因处方不同而性状不同，中国药典(2010)将性状修订为“白色或着色片，片面可有散在的着色小点。”中国药典(2015)未作修订。

鉴别　本品的水溶液显橙黄色，而无水乙醇溶液为无色至浅黄色。但因维生素 C 在无水乙醇中溶解度小，因此规定振摇 5 分钟。

酸度　应在气泡完全消失后测定 pH 值，防止产生的二氧化碳干扰测定。

含量测定　碘滴定法。溶剂由“0.1mol/L 硫酸”更改为“新沸过的冷水 100ml 与稀醋酸 10ml”，更有利于终点颜色的观察，对含量测定结果无影响。

(5)维生素 C 泡腾颗粒

自中国药典(2000)起收载该剂型。

(6)复方维生素 C 钠咀嚼片

本品系中国药典(2010)新增品种。处方中的维生素 C 钠主要用于调整维生素 C 酸度，改善口感。

鉴别　部分辅料可使二氯靛酚钠试液显色，因此未收载此项鉴别。

含量测定　有报道曾采用阴离子树脂交换法、高氯酸非水滴定法和原子吸收法单独测定维生素C钠，但因回收率过高或过低、辅料干扰等原因，上述方法均不可行。仍采用碘滴定法，测定维生素C和维生素C钠总量（按维生素C计）。

参考文献

[1] 钟大放，韩峰超，刘阳，等．大学生维生素C稳态血浆浓度分析［J］．沈阳药科大学学报，2001，18(5)：341-334.

[2] 刘文英．药物分析［M］．5版．北京：人民卫生出版社，2006.

撰写　赵　霓　关玉秀　辽宁省药品检验检测院

复核　孙苓苓　辽宁省药品检验检测院

维生素C钙

Calcium Ascorbate

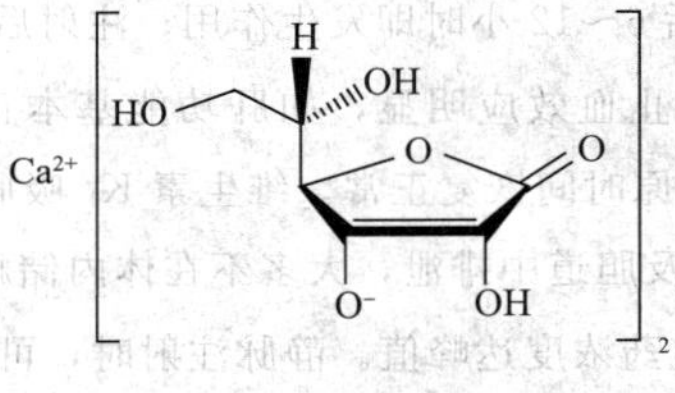

$C_{12}H_{14}CaO_{12}\cdot 2H_2O$　426.35

化学名：L-抗坏血酸钙二水合物

calcium di[(*R*)-2-[(*S*)-1,2-dihydroxyethyl]-4-hydroxy-5-oxo-2*H*-furan-3-olate] dihydrate

英文名：Calcium Ascorbate

异名：抗坏血酸钙

CAS号：[5743-28-2]

维生素C钙是由维生素C与钙盐络合而成，最早由罗氏公司研制。临床上用于治疗维生素C与钙缺乏症，是防治佝偻病和坏血病的双功能制剂。我国药品生产企业于1991年按美国FDA标准(FCc)成功研制维生素C钙，级别为食品级。由于结构的不同，维生素C钙改变了传统维生素C易氧化、酸性强、不稳定、易变质等缺点，不仅保证了更稳定、更安全有效的维生素C的生理作用，又同时起到补钙作用。

维生素C钙主要用作食品抗氧剂，添加到食品中不改变原食品味道，因此可用于汤、羹类食品中。

除中国药典（2015）收载外，BP(2013)、USP(36)及Ph. Eur.(7.0)等均有收载。

【制法概要】国内生产工艺为由维生素C作起始原料，与碳酸钙反应生成维生素C钙。

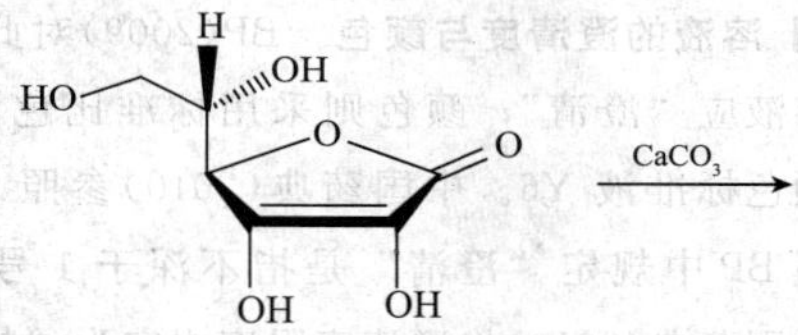

维生素C

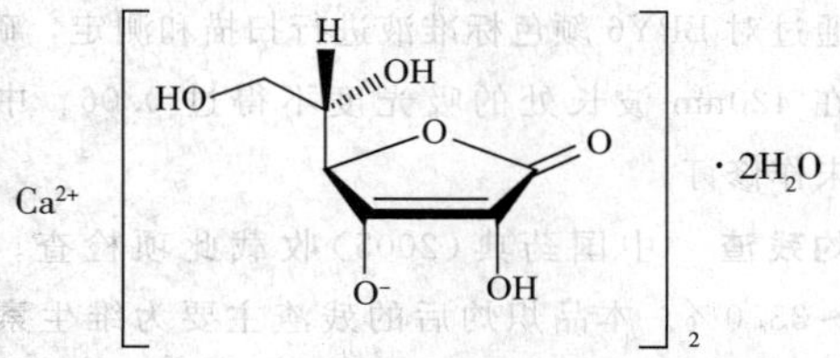

维生素C钙

【性状】比旋度　BP(2013)、USP(36)及Ph. Eur.(7.0)均收载比旋度，限度均为+95°至+97°，经试验，供试品水溶液浓度定为0.1g/ml。

【鉴别】(1)由于维生素C钙结构中有二烯醇基 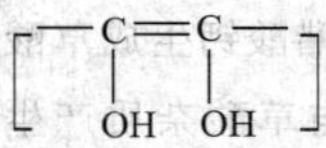 的存在，可被氧化为二酮基 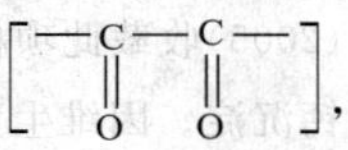，而具有强还原性，可被二氯靛酚钠试液所氧化，生成去氢维生素C(Ⅰ)，蓝色的二氯靛酚钠(Ⅱ)被还原生成无色的3,5-二氯-4,4′-二羟基二苯胺(Ⅲ)。

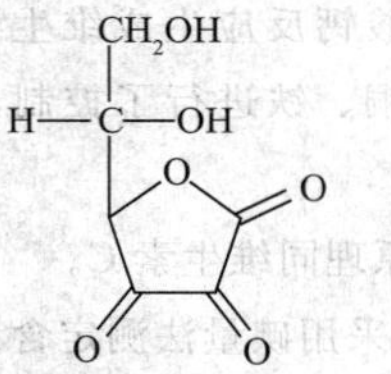

(Ⅰ)

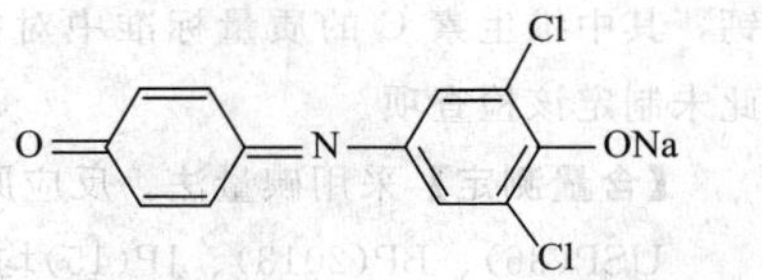

(Ⅱ)

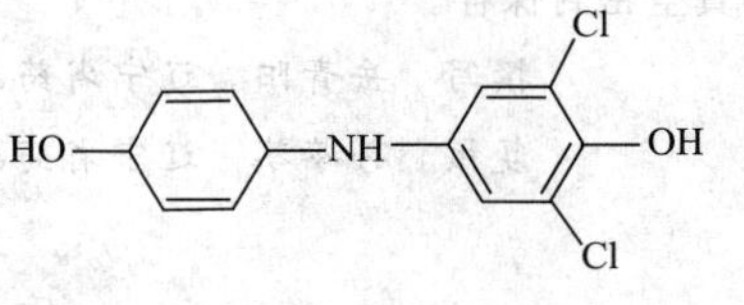

(Ⅲ)

维生素C钙还可被亚甲蓝、高锰酸钾、碱性酒石酸铜试液、硝酸银等氧化剂氧化为去氢抗坏血酸，同时，抗坏血酸可使这些试剂褪色，产生沉淀或呈现颜色，例如Ph. Eur. 7.0采用与硝酸银试液反应生成银的黑色沉淀进行鉴别。

(2)红外鉴别　本品的红外光吸收图谱应与对照的图谱（光谱集451图）一致。本品的红外吸收图谱显示的主要特征吸收如下。

特征谱带(cm^{-1})	归属	
3500～2300	羟基	ν_{O-H}
1725	内酯	$\nu_{C=O}$
1615	环烯	$\nu_{C=C}$
1575	抗坏血酸盐	ν_{C-O^-}

【检查】溶液的澄清度与颜色　BP(2009)对此项进行控制，规定溶液应“澄清”；颜色则采用标准比色液比色法，应不深于颜色标准液 Y6。中国药典(2010)参照 BP 增加此项检查。因 BP 中规定“澄清”是指不深于 1 号浊度标准液，因此中国药典(2010)将澄清度限度规定为“与 1 号浊度标准液比较，不得更浓”；颜色检查则采用更科学的分光光度法，通过对 BPY6 颜色标准液进行扫描和测定，确定颜色限度为在 420nm 波长处的吸光度不得过 0.06。中国药典(2015)未作修订。

炽灼残渣　中国药典(2005)收载此项检查。限度为 30.0%～33.0%。本品炽灼后的残渣主要为维生素 C 钙与硫酸反应生成的硫酸钙，并非杂质，国外药典未收载此项检查。但考虑硫酸钙分子量(约 136)约占维生素 C 钙分子量(约 426)的 32%，此项检查可间接反映本品钙的含量，因此仍保留此项检查。

草酸盐　草酸为维生素 C 降解产物之一，中国药典(2005)收载此项检查。其反应原理为草酸与醋酸钙生成草酸钙沉淀。因维生素 C 钙中已有钙离子，可与草酸杂质产生浑浊，因此通过溶液的澄清度检查即可控制草酸杂质。综上所述，中国药典(2010)删除草酸盐检查。

铜、铁、镍　因目前国内无维生素 C 钙注射制剂，且本品合成工艺系采用维生素 C 与碳酸钙反应生成维生素 C 钙，其中维生素 C 的质量标准中对铜、铁进行了控制，因此未制定该检查项。

【含量测定】采用碘量法。反应原理同维生素 C。

USP(36)、BP(2013)、JP(15)均采用碘量法测定含量。

【贮藏】本品变色速度、颜色深浅与光、湿度有关，因此应遮光，真空密封保存。

撰写　岳青阳　辽宁省药品检验检测院
复核　孙苓苓　辽宁省药品检验检测院

维生素 K_1

Vitamin K_1

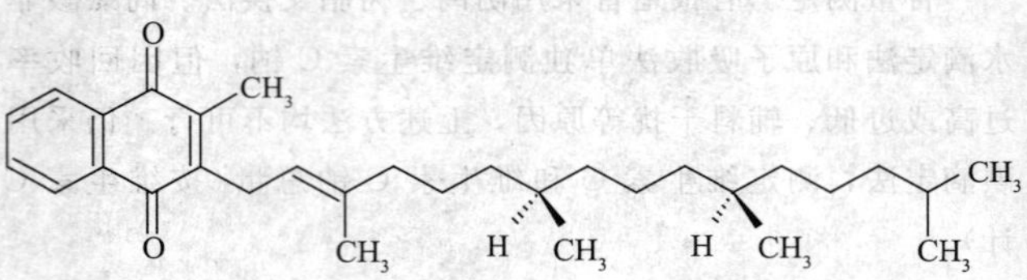

$C_{31}H_{46}O_2$　450.71

化学名：2-甲基-3-(3,7,11,15-四甲基-2-十六碳烯基)-1,4-萘二酮

2-methyl-3-(3,7,11,15-tetramethyl-2-hexadecenyl)-1,4-naphthalene-dione

英文名：Vitamin K_1；Phytomenadione(INN)

CAS 号：［84-80-0］

本品为维生素类药。维生素 K 是肝脏合成因子Ⅱ、Ⅶ、Ⅸ、Ⅹ所必需的物质。维生素 K 缺乏可引起这些凝血因子合成障碍或异常，临床上用于维生素 K 缺乏症及低凝血酶原血症。本品可口服、静脉注射或肌内注射。维生素 K_1 为脂溶性，口服必须在胆汁和胰脂肪酶存在下才能有效吸收。口服维生素 K_1 后 6～12 小时即发生作用；注射后 1～2 小时起效，3～6 小时止血效应明显，如肝功能基本正常，12～24 小时后凝血酶原时间恢复正常。维生素 K_1 吸收后在肝内迅速代谢，经肾及胆道中排泄，大多不在体内储藏。静脉注射后 2～3 小时血药浓度达峰值。静脉注射时，可出现胸闷、面部潮红和出汗等症状，静脉注射速度应缓慢[1,2]。

本品存在于苜蓿、卷心菜、蕃茄和甘蓝中，最初由苜蓿粉中分离而得。1939 年由 Almquist 等合成[1]。国内于 1969 年开始生产。除中国药典(2015)收载外，USP(36)、BP(2013)和 JP(16)均有收载。

【制法概要】维生素 K_1 的制备方法有很多，一般以甲萘醌为起始原料，典型合成路线如下。

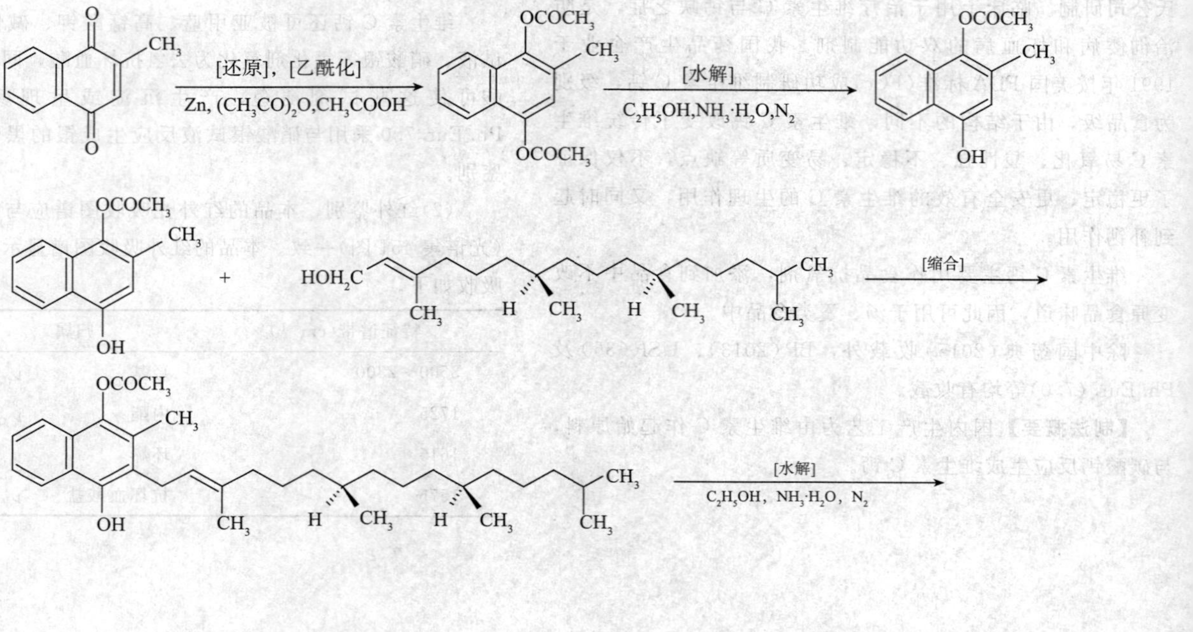

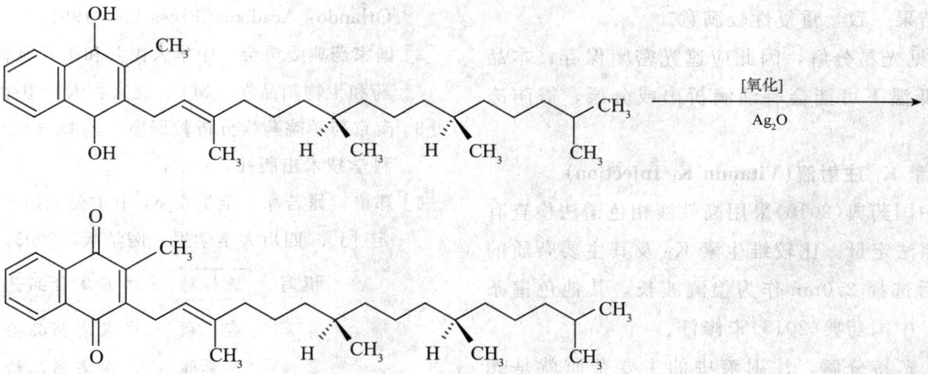

【性状】本品在空气、湿气或稀酸中较稳定；遇碱或还原剂即分解；遇光极易分解。

本品的相对密度约为 0.967。

本品结构中存在两个手性中心(侧链 C_7 和 C_{11})，侧链上还有一双键，存在几何异构现象。由天然植物醇合成的本品中两个手性中心与天然植物醇构型相似，即 $7'R$ 和 $11'R$ 以及 $2',3'$ 双键的反式构型相当于天然植物醇的构型。经 NMR 分析是一致的。本品的比旋度比较小，不易测定，在苯中 $[\alpha]_D^{25}$ 为 $-0.58°(c=1.0)$[1]。

【鉴别】中国药典(2015)和 BP(2010)用氢氧化钾与维生素 K_1 反应进行鉴别，颜色从绿色变成紫红色，最后变成棕红色。

本品的 0.001% 三甲基戊烷溶液在 243nm、249nm、261nm、270nm 与 327nm 的波长处有最大吸收，吸收系数($E_{1cm}^{1\%}$)分别约为 400、420、385、390 与 70；在 228nm、246nm、254nm、266nm 与 285nm 的波长处有最小吸收，见图 1。

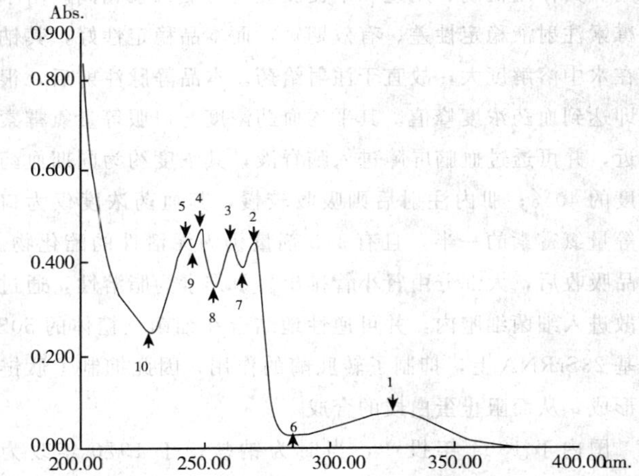

图 1　维生素 K_1 紫外吸收图谱($10\mu g/ml$ 的三甲基戊烷溶液)

此外，本品的红外光吸收图谱(光谱集 456 图)显示的主要特征吸收如下。

特征谱带(cm^{-1})	归属	
1661	醌式酮	$\nu_{C=O}$
1620	烯	$\nu_{C=C}$
1598	芳环	$\nu_{C=C}$
718	邻位取代苯	γ_{4H}

【检查】**甲萘醌**　本品的三甲基戊烷溶液加氨试液-乙醇(1∶1)与氰基乙酸乙酯，若含有甲萘醌，即生成蓝色化合物，与甲萘醌对照品的三甲基戊烷溶液同法试验比较，限度为 0.2%[3]。甲萘醌与氰基乙酸乙酯的化学反应式如下。

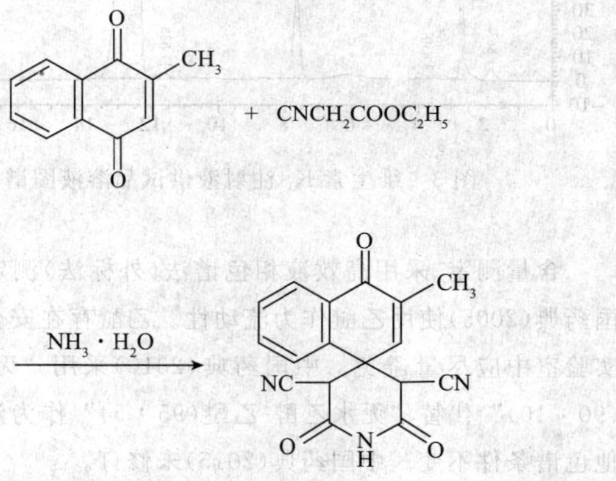

JP(15)用 3-甲基-1-苯基-5-吡唑啉酮与甲萘醌反应显色。BP(2013)采用薄层色谱法，与甲萘醌对照液比较，任何杂质斑点均不得超过对照液的斑点，限度为 0.2%。

顺式异构体　采用高效液相色谱法，按峰面积归一法计算，顺式异构体的含量不得过 21.0%。本品为反式和顺式异构体的混合物，天然产品是 $2',3'$-反式构型，合成产品往往含有一些顺式异构体，而后者几乎没有生理活性，因此应控制顺式异构体的含量。当分别用植物醇和异植物醇作为原料时，顺式异构体含量差异很大。用植物醇为原料，顺式异构体含量为 10% 以下；而用异植物醇合成时，顺式异构体含量要高出 1～2 倍。

【含量测定】采用高效液相色谱法(内标法)。

本法能分别测出顺式和反式异构体的含量。经与外标法比较，测定总量结果一致，重复性较满意。

【贮藏】本品见光易分解，因此应遮光密闭保存；本品为脂溶性药品在低温下可能会有油滴析出或分层，需防冻保存。

【制剂】维生素 K_1 注射液(Vitamin K_1 Injection)

有关物质　中国药典(2010)采用高效液相色谱法检查有关物质，自身对照法定量。比较维生素 K_1 及其主要杂质的紫外吸收光谱图后选择 270nm 作为检测波长，其他色谱条件同含量测定项。中国药典(2015)未修订。

维生素 K_1 见光易分解，注射液中的主要杂质就是光降解产物，化学结构见图 2[4]。该杂质液相色谱相对主成分色谱峰的保留时间约 0.60，代表性供试品溶液色谱图见图 3。

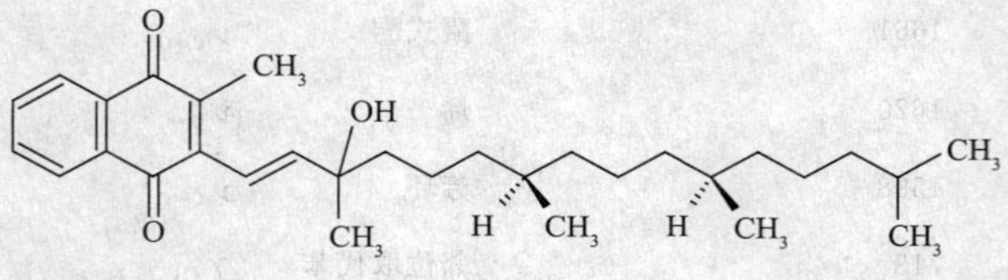

图 2　光降解产物的化学结构

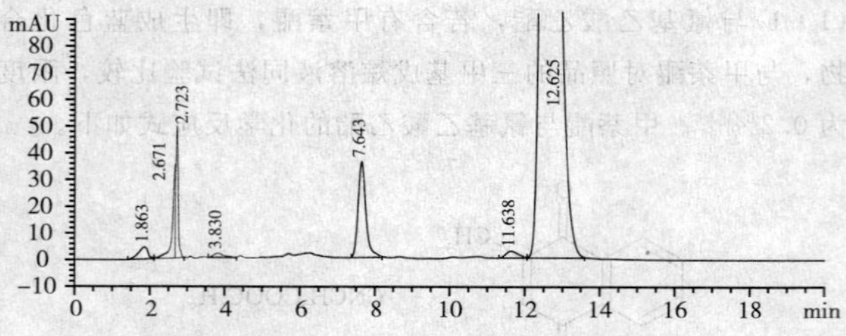

图 3　维生素 K_1 注射液供试品溶液图谱

含量测定 采用高效液相色谱法(外标法)测定含量。中国药典(2005)使用乙醚作为流动性。乙醚存在安全隐患，在实验室中应尽量避免。中国药典(2010)采用“无水乙醇-水(90∶10)”代替“无水乙醇-乙醚(95∶5)”作为流动相，其他色谱条件不变。中国药典(2015)未修订。

维生素 K_1 浓度在 0.04～0.15mg/ml 范围内，峰面积与测定浓度呈良好的线性关系，检测限约为 2.1ng，重复性实验的相对标准偏差为 0.1%($n=6$)，供试品溶液在 24 小时内稳定，平均回收率为 101.7%，RSD 为 0.9%($n=9$)。考察了 Diamonsil C18(250mm×4.6mm，5μm)，Ultimate XB-C18(250mm×4.6mm，5μm)，伊利特 Hypersil C18(200mm×4.6mm，5μm)三根色谱柱，各种主要杂质均能洗脱出，结果良好。为保证维生素 K_1 峰与相邻杂质峰分开，推荐使用长柱，调节色谱条件使主成分色谱峰的保留时间约为 12 分钟，理论板数按维生素 K_1 峰计算应不低于 3000。

参考文献

[1] Florey K. Analytical Profiles of Drug Substances: Vol. 20[M]. Orlando: Academic Press Inc, 1991.

[2] 国家药典委员会. 中华人民共和国药典临床用药须知·化学药和生物制品卷 [M]. 北京: 人民卫生出版社, 2005.

[3] 南京药学院药物分析教研室. 药物分析 [M]. 南京: 江苏科学技术出版社, 1981.

[4] 郑艳, 晁若冰. 维生素 K_1 中主要光解产物的分离和结构鉴定 [J]. 四川大学学报: 医学版, 2005, 36(5): 720-722.

撰写　姚桂棣　江苏省食品药品监督检验研究院
雷　毅　广东省药品检验所
复核　罗卓雅　广东省药品检验所

琥珀氯霉素

Chloramphenicol Succinate

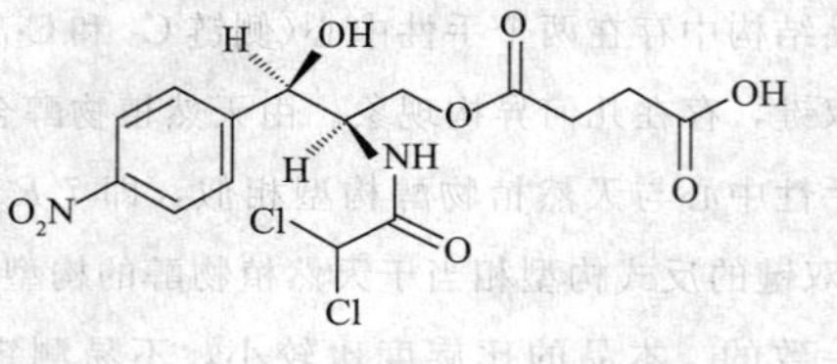

$C_{15}H_{16}Cl_2N_2O_8$　423.21

化学名： D-苏式-(−)-*N*-[α-(羟基甲基)-β-羟基-对硝基苯乙基]-2,2-二氯乙酰胺-α-琥珀酸酯

D-threo(−)-2,2-dichloro-*N*-[β-hydroxy-α-(hydroxymethyl)-*p*-nitrophenethyl]acetamide-α-succinate

英文名： Chloramphenicol(INN)Succinate

异名： 氯霉素琥珀酸酯

CAS 号： [3544-94-3]

由氯霉素和琥珀酸酐反应制得的氯霉素酯性化合物，体外无生物活性，注射后在人体内水解成氯霉素而显示其抗菌作用。其作用机制、用途和不良反应均与氯霉素相同。由于氯霉素注射液稳定性差、有效期短，而本品稳定性好，其钠盐在水中溶解度大，故宜于注射给药。本品静脉注射后，很快即达到血药浓度峰值。其平均血药浓度与口服等量氯霉素相近，并可透过血脑屏障进入脑脊液，其浓度约为同期血药浓度的 40%；肌内注射后则吸收较慢，其血药浓度仅为口服等量氯霉素的一半，且有 1/3 剂量仍为无活性的酯化物。本品吸收后，大部分由肾小管排出。氯霉素为脂溶性，通过扩散进入细菌细胞内，并可逆性地结合在细菌核糖体的 50S 亚基 23SrRNA 上，抑制了转肽酶的作用，因此抑制了肽链的形成，从而阻止蛋白质的合成[1]。

国内于 1964 年投产，当时为钠盐；于 1970 年改为生产氯霉素琥珀酸酯。除中国药典(2015)收载外，USP(36)、BP(2013)、Ph. Eur.(7.0)、JP(16)均有收载其钠盐。

【制法概要】[2]

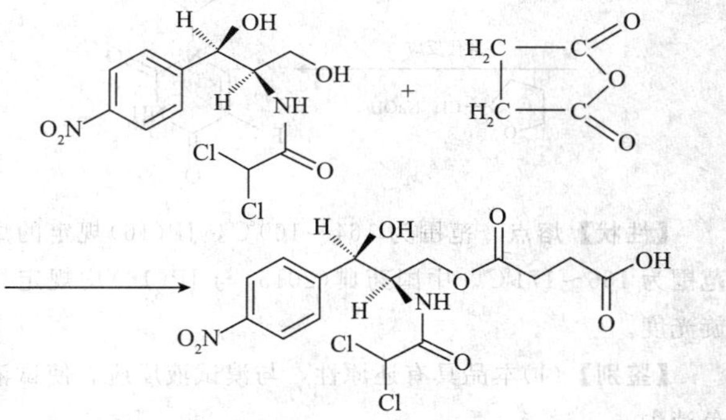

【性状】本品为白色或类白色的结晶性粉末；无臭，味苦。在乙醇或丙酮中易溶，在水中微溶；在碱溶液中易溶。BP(2013)、Ph. Eur.(7.0)、JP(16)性状项下规定为白色至黄白色粉末，具吸湿性，极易溶于水，易溶于乙醇。

熔点 中国药典(2015)规定为126～131℃。

比旋度 本品每1ml中含50mg的无水乙醇溶液比旋度为+22°至+26°。USP(36)、BP(2013)、Ph. Eur.(7.0)、JP(16)规定每1ml中含50mg的水溶液比旋度为+5.0°至+8.0°。

【鉴别】(1)本品加吡啶与氢氧化钠试液，在水浴上加热，吡啶层显深红色。为硝基化合物遇碱的显色反应。

(2)本品的红外光吸收图谱(光谱集460图)显示的主要特征吸收如下[2]。

特征谱带(cm^{-1})	归属	
3375	羟基和酰胺	$\nu_{O-H,N-H}$
3100，3080	芳氢	ν_{C-H}
1740	酯	$\nu_{C=O}$
1716	酸	$\nu_{C=O}$
1690	仲酰胺(Ⅰ)	$\nu_{C=O}$
1608	苯环	$\nu_{C=C}$
1520，1350	硝基	ν_{NO_2}
1172	酯	ν_{C-O}
1077	羟基	ν_{C-O}
816	取代苯	γ_{2H}
710	苯环	$\delta_{环}$

(3)本品分子中二氯乙酰胺基部分的共价氯在碱性溶液中被水解，产生盐酸，与氢氧化钾生成氯化钾，故显氯化物鉴别反应。

USP(36)收载的鉴别方法为紫外-可见分光光度法，规定在276nm波长处有最大吸收。BP(2013)、Ph. Eur.(7.0)收载了4种鉴别方法，方法A：TLC法；方法B：化学方法C：本品显氯化物的沉淀反应；方法D：本品显钠盐的鉴别反应。

【检查】**溶液的澄清度与颜色** 采用本法是为了检查未酯化氯霉素或琥珀双酯，由于此类杂质在碳酸钠溶液中不溶，而琥珀氯霉素在碱性溶液中易溶，因此加碳酸钠溶液溶解后检查其澄清度。取本品1.32g(相当于氯霉素1g)，加4%碳酸钠溶液(应事先检查澄清度)5ml，所用浓度与制剂配比相同，与临床肌内注射的浓度也相同。

乙醇中不溶物 系检查供试品中是否存在残余的琥珀酸酐。

硫酸盐 本品精制工艺中，用碱溶解后，再加硫酸使结晶析出，故规定控制硫酸盐。依法处理后，加稀盐酸，析出的琥珀氯霉素经过滤除去后，依法检查。

游离氯霉素 采用薄层色谱法，氯霉素与琥珀氯霉素能较好地分离，限度为2.0%。USP(36)、BP(2013)、Ph. Eur.(7.0)均采用高效液相色谱法，限度与中国药典(2015)一致。USP(36)使用的流动相为0.05mol/L的$NH_4H_2PO_4$溶液(用10%磷酸调节pH值至2.5±0.1)-甲醇(60∶40)，检测波长275nm，C18柱。BP(2013)、Ph. Eur.(7.0)使用的流动相为2%磷酸-甲醇-水(5∶40∶55)，检测波长275nm，C18柱。BP(2013)、Ph. Eur.(7.0)还增加了琥珀双酯的检查，限度亦为2.0%。

干燥失重 中国药典(2015)规定以五氧化二磷为干燥剂，在60℃减压干燥至恒重，减失重量不得过0.5%。USP(36)、BP(2013)、Ph. Eur.(7.0)虽均无此检查项，但采用了水分检查，USP(36)规定限度为5.0%，BP(2013)、Ph. Eur.(7.0)规定限度为2.0%。

炽灼残渣 中国药典(2015)规定不得过0.1%。

细菌内毒素 加无内毒素的碳酸钠溶液适量使溶解，用内毒素检查用水制成所需浓度，限度与USP(36)相同，为0.20EU/mg。BP(2013)、Ph. Eur.(7.0)为热原检查。

【含量测定】采用紫外-可见分光光度法，以吸收系数直接计算的方法，含量限度定为含氯霉素($C_{15}H_{16}Cl_2N_2O_8$)应为75.0%～79.0%。约相当于琥珀氯霉素98.0%～102.0%。USP(36)、BP(2013)、Ph. Eur.(7.0)、JP(16)均采用紫外-可见分光光度法。

此方法专属性不强，今后可考虑采用高效液相的方法来进一步完善。

【制剂】**注射用琥珀氯霉素(Chloramphenicol Succinate for Injection)**

本品为琥珀氯霉素与无水碳酸钠(0.66∶0.1)混合制成的灭菌粉末，相当于氯霉素0.5g，其他规格，配比相同。

参考文献

[1] 国家药典委员会．中华人民共和国药典临床用药须知·化学药和生物制品卷[M]．北京：人民卫生出版社，2005：332-335.

[2] 中华人民共和国卫生部药典委员会．中华人民共和国药典1990年版二部药典注释[M]．北京：化学工业出版社，1993：733.

撰写 查涵美 上海市食品药品检验所
孙春艳 湖北省药品监督检验研究院
复核 姜 红 湖北省药品监督检验研究院

替加氟

Tegafur

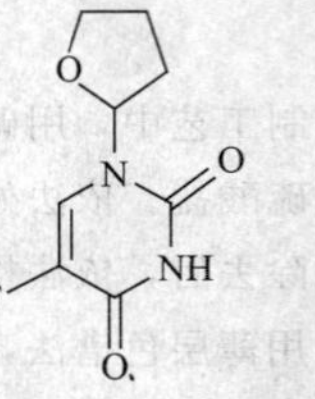

$C_8H_9FN_2O_3$　200.17

化学名：1-(四氢-2-呋喃基)-5-氟-2,4-(1*H*,3*H*)-嘧啶二酮

5-fluoro-1-(tetrahydro-2-furanyl)-2,4-(1*H*,3*H*)-pyrimidinedione

英文名：Tegafur(INN)；Ftorafur

异名：喃氟啶；呋氟尿嘧啶；呋喃氟尿嘧啶

CAS号：[17902-23-7]

本品为抗肿瘤药，是氟尿嘧啶的前体药物，在体内缓慢转变为氟尿嘧啶而起到抗肿瘤作用，因此有长效低毒的优点。替加氟为第二代的5-Fu衍生物，其作用机制与5-Fu相同，属于抗代谢抗肿瘤药物胸苷酸合成酶抑制剂。其抗肿瘤作用主要由于其代谢活化物氟尿嘧啶脱氧核苷酸干扰了脱氧尿嘧啶核苷酸向脱氧胸腺嘧啶核苷酸转化，从而抑制DNA的合成并可渗入mRNA中干扰其功能，影响蛋白质的合成[1]。主要治疗消化道肿瘤，也可用于乳腺癌、支气管肺癌和肝癌等。

本品口服吸收良好，以较高浓度均匀分布于肝、肾、小肠、脾和脑，在肝、肾中的浓度最高。本品经肝脏代谢，主要由尿和呼吸道排除，在尿中以原型排出，呼吸道中以二氧化碳形式排出。不良反应主要为骨髓抑制中度的粒细胞减少、恶心和厌食等肠胃反应[2]。

替加氟于1966年由Hiller等合成，经医学基础研究和临床试验，确认对消化道癌等有效。20世纪70年代初在日本、苏联上市。我国在1973～1979年试制成功，并投入生产[3]。本品除中国药典(2015)收载外，JP(16)亦有收载。

【制法概要】(1)一法

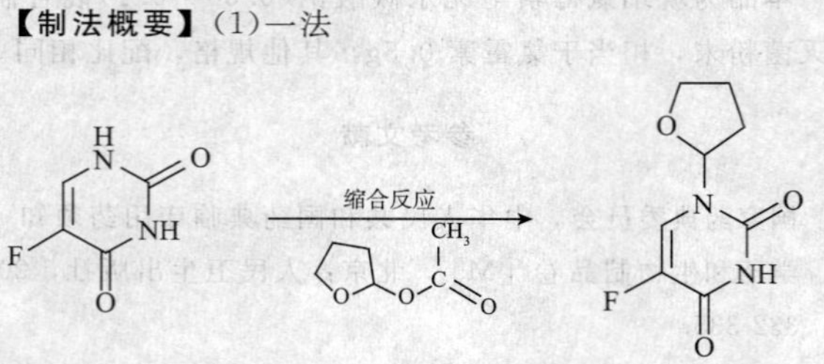

(2)二法[4,5]

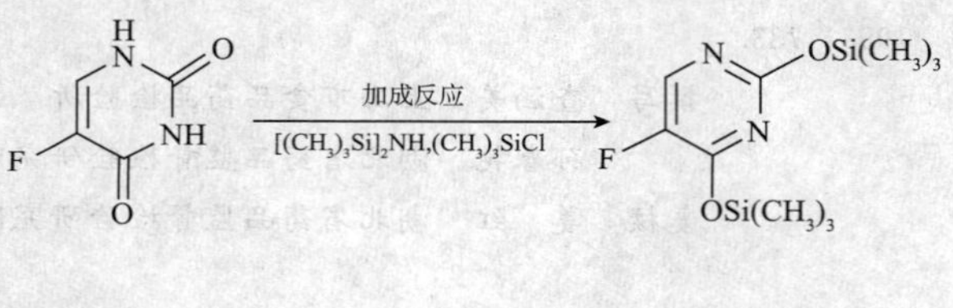

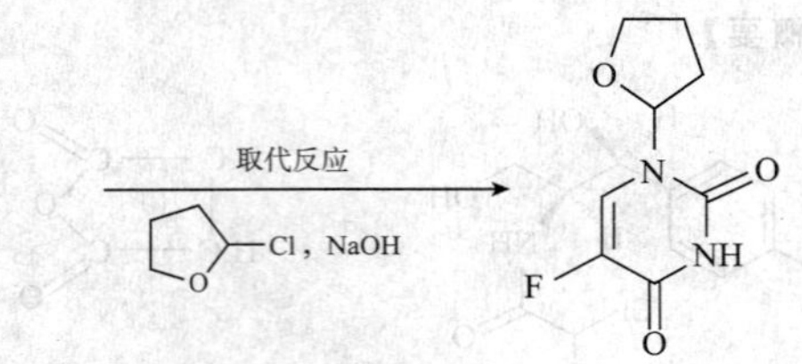

【性状】熔点　范围为164～169℃，JP(16)规定的熔点范围为166～171℃。中国药典(2015)与JP(16)均规定检查旋光度。

【鉴别】(1)本品具有还原性，与溴试液反应，使试液颜色消失。

(2)本品用无水乙醇制成每1ml中约含10μg的溶液，照紫外-可见分光光度法测定，在270nm的波长处有最大吸收，在235nm的波长处有最小吸收。见图1。

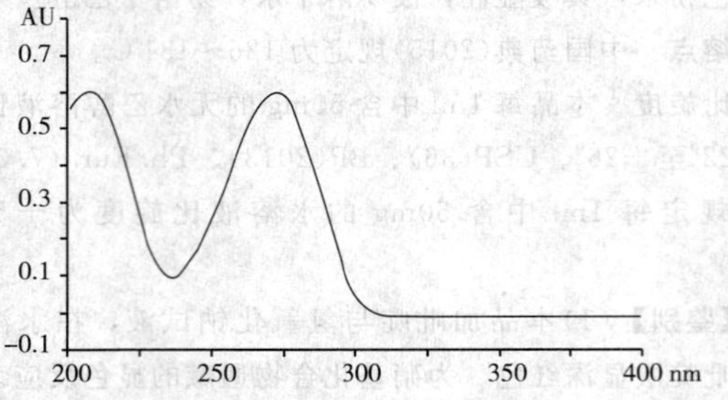

图1　替加氟紫外吸收光谱图

(3)本品的红外光吸收图谱应与对照的图谱(光谱集861图)一致，显示的主要特征吸收如下[6]。

特征谱带(cm^{-1})	归属	
3170，3030	酰胺	ν_{N-H}
3080	烯氢	ν_{C-H}
1720，1690	环酰亚胺	$\nu_{C=O}$
1660	烯	$\nu_{C=C}$
1260	氟代环	ν_{C-F}
1065	环醚	ν_{C-O}

(4)本品为有机氟化物，按氧瓶燃烧法进行有机破坏后显有机氟化物鉴别反应。

【检查】酸度　检查游离酸。pH值范围为4.2～5.2。

含氯化合物　氯化物的限度为0.1%。JP(16)规定限度为0.011%。

有关物质　替加氟在生产和贮藏过程中可能带入和产生的有关物质为氟尿嘧啶。采用高效液相色谱法进行测定，用十八烷基硅烷键合硅胶为填充剂；以甲醇-乙腈-水(10∶5∶85)为流动相；检测波长为271nm。理论板数按替加氟峰计算不低于1500，替加氟和氟尿嘧啶的检测限/定量限分别为70ng/ml、235ng/ml与10.5ng/ml、35ng/ml。供试品溶液在12小时内稳定。限度范围为氟尿嘧啶按外标法计算不得过0.5%；其他各杂质峰面积之和不得大于对照溶液主峰面积的0.5倍(0.5%)。见图2、图3。

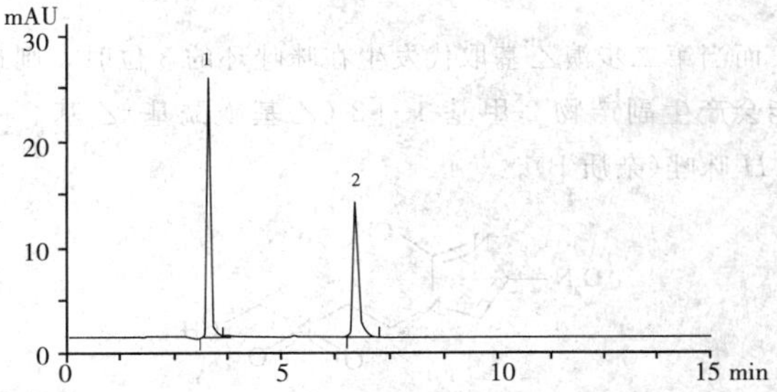

图 2　混合对照溶液色谱图

1. 氟尿嘧啶；2. 替加氟

色谱柱：Agilent TC-C18(4.6mm×250mm，5μm)

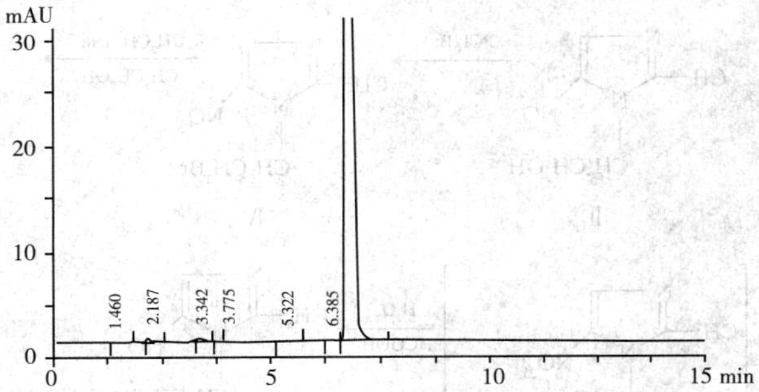

图 3　替加氟有关物质检查色谱图

色谱柱：Agilent TC-C18(4.6mm×250mm，5μm)

杂质结构式如下。

氟尿嘧啶

5-fluoropyrimidine-2，4-(1*H*，3*H*)-dione

$C_4H_3FN_2O_2$　130.08

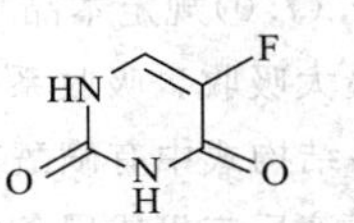

JP(16)采用薄层色谱法检查，限度为总杂质小于0.5%。

【含量测定】 本品具有还原性，在酸性条件下与定量的溴酸钾与溴化钾反应生成定量的溴，生成的溴再与本品反应，待反应完全后，加入过量的碘化钾使与溶液的剩余量的溴作用，析出等当量的碘，然后再用硫代硫酸钠滴定液滴定，以淀粉指示剂指示终点。限度为不少于98.5%。

$KBrO_3 + 5KBr + HCl \longrightarrow 3Br_2 + 3H_2O + 6HCl$

Br_2(剩余) $+ 2KI \longrightarrow I_2 + 2KBr$

$I_2 + 2Na_2S_2O_3 \longrightarrow 2NaI + Na_2S_4O_6$

JP(16)亦采用相同方法，限度为不少于98.0%。

【制剂】(1)替加氟片(Tegafur Tablets)

规格为50mg和100mg。国内各企业的处方中，主要辅料有淀粉、硬脂酸镁、糊精、羟甲基淀粉钠、硫酸钙等。

含量测定采用高效液相色谱法，色谱条件同原料有关物质项下，替加氟定量线性范围为0.102～204μg/ml，回归方程为 $y=52872x+27908$，$r=0.9999(n=9)$。含量平均回收率为99.87%，RSD=0.13%(n=9)，重复性试验RSD=0.51%(n=6)，辅料无干扰。供试品溶液在室温下10小时内稳定。

(2)替加氟胶囊(Tegafur Capsules)

规格为0.1g和0.2g。国内各企业所用主要辅料为淀粉。含量测定方法与替加氟片相同，辅料无干扰。

(3)替加氟注射液(Tegafur Injection)

规格为5ml∶0.2g。所用的主要辅料有焦亚硫酸钠、氢氧化钠、EDTA、活性炭。

细菌内毒素　本品临床每小时用量最大剂量是静脉注射每千克体重20mg(中国药典临床用药须知、中国国家处方集)，内毒素计算值约为0.25EU/mg。中国药典(2015)规定本品细菌内毒素限值为0.25EU/mg，与内毒素计算值比较，安全系数为1。

有关物质　检查方法与原料相同，含量测定方法与替加氟片相同，辅料无干扰。见图4。

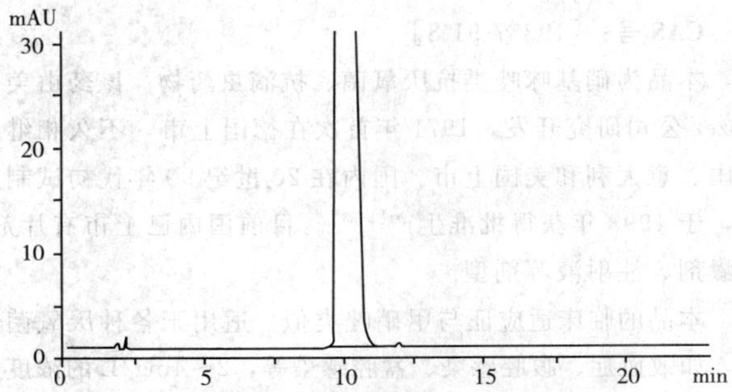

图 4　替加氟注射液有关物质检查色谱图

色谱柱：Phenomenex C18(4.6mm×250mm，5μm)

参考文献

[1] Yoshihiko Maehare，Ikuo Takahashi，Motofumi Yoshida，et al. Metabolism of 1-(2-tetrahydrofuryl)-5-fluorouracil to-5-fluorouracil in partially hepatectomized rats [J]. Anti Cancer Drugs，1992，3：117-120.

[2] 朱蕙燕，王亚农，蔡宏，等. 替加氟注射液联合化疗治疗消化道肿瘤安全性评价 [J]. 中国肿瘤，2006，3(15)：205-206.

[3] 罗金德. FT-207及其制剂 [J]. 中国医院药学杂志，1982，2(1)：19-22.

[4] 倪明红，范国萍，陈留村. 喃氟啶的合成 [J]. 中国医药工业杂志，1989，20(6)：250-251.

[5] 黄恺，郑筠青，吴家骅，等. 喃氟啶生产工艺改进 [J]. 中国医药工业杂志，1982(6)：14-15.

[6] 朱明华. 仪器分析 [M]. 2版. 北京：高等教育出版社，1995：366.

撰写　兰玉坤　江　生　重庆市食品药品检验检测研究院

复核　王白露　重庆市食品药品检验检测研究院

替硝唑

Tinidazole

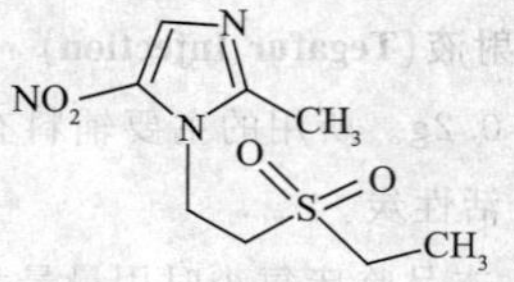

$C_8H_{13}N_3O_4S$　247.28

化学名：2-甲基-1-[2-(乙基磺酰基)乙基]-5-硝基-1*H*咪唑

2-methyl -1-[2-(ethylsulfonyl) ethyl)]-5-nitro-1*H* -imidazol

英文名：Tinidazole(INN)

异名：替尼达唑

CAS 号：[19387-91-8]

本品为硝基咪唑类抗厌氧菌、抗滴虫药物。该药由美国Pfizer公司研究开发，1971年首次在德国上市，不久相继在法国、意大利和美国上市。国内在20世纪90年代初试制成功，于1993年获得批准生产[1~3]。目前国内已上市有片剂、胶囊剂、注射液等剂型。

本品的临床适应证与甲硝唑类似，适用于各种厌氧菌感染，如败血症、腹腔感染、盆腔感染等，2～4mg/L的浓度可抑制大多数厌氧菌；可用于肠道及肠道外阿米巴病、阴道滴虫病等的治疗；也可作为甲硝唑的替代药用于幽门螺杆菌所致的胃窦炎及消化性溃疡的治疗[3]。与甲硝唑相比，替硝唑有起效快、口服吸收好、强效、长效、毒副作用发生率低等优点[4,5]。本品的不良反应一般少见而轻微，常见的不良反应有恶心、呕吐、食欲下降及口腔异味。本品可通过胎盘进入胎儿血循环，妊娠早期禁用，妊娠中、晚期及哺乳期慎用。

本品口服吸收完全，服药2小时血药浓度达最高峰，血药浓度为40～51mg/L。替硝唑排泄缓慢，口服2g 72小时后血浓度仍有1.3mg/L。本品主要由尿排泻(原药25%，代谢物12%)，少量随粪便排出[6]。

除中国药典(2015)收载外，BP(2013)、Ph. Eur. (7.0)、USP(36)及JP(16)均收载。

【制法概要】 主要有两个合成途径合成替硝唑(Ⅰ)。

(1)以2-甲基-5-硝基咪唑(Ⅲ，杂质A)为起始原料

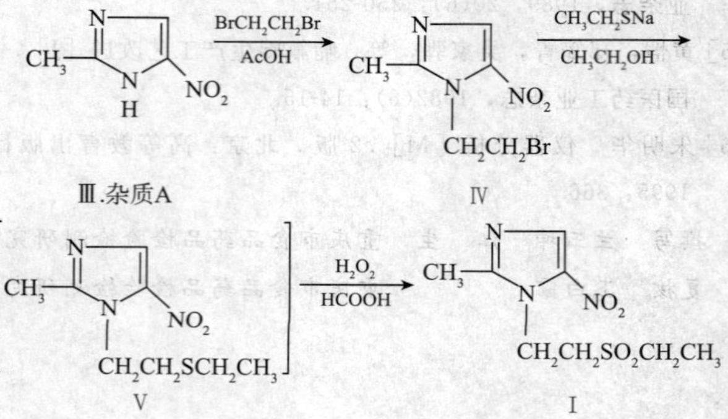

而当第二步溴乙基取代发生在咪唑环的3位时，则最终可能会产生副产物2-甲基-1-[2-(乙基磺酰基)乙基]-4-硝基-1*H*咪唑(杂质B)。

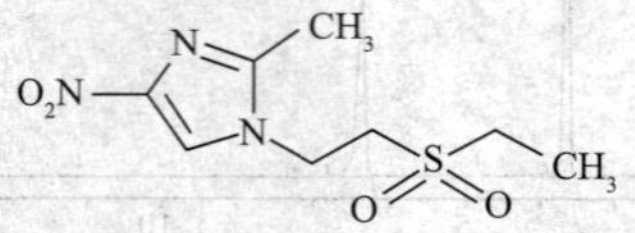

2-甲基-1-[2-(乙基磺酰基)乙基]-4-硝基-1*H*咪唑(杂质B)

(2)以2-甲基-5-硝基咪唑-1-乙醇(甲硝唑，Ⅱ)为起始原料

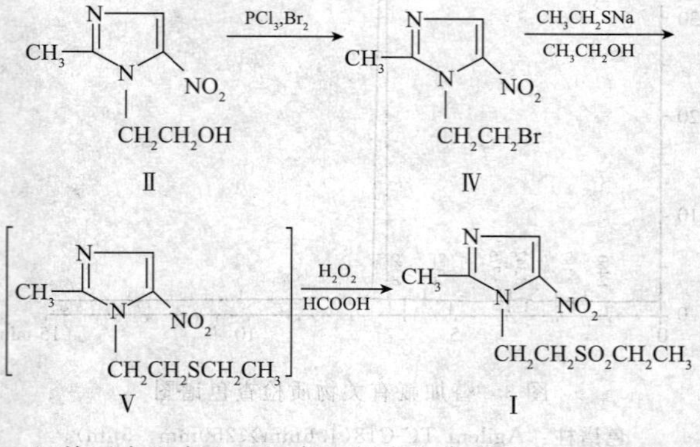

目前国内生产企业生产工艺多为合成途径1，但合成途径2起始原料价格便宜，来源方便，避免了杂质A、B的产生，文献报道，合成总收率较高，有较好的优势[7,8]。

【性状】吸收系数　中国药典(2015)规定本品12μg/ml的水溶液在317nm的波长处有最大吸收，吸收系数($E_{1cm}^{1\%}$)为352～378；Ph. Eur. (7.0)规定本品10μg/ml的甲醇溶液在310nm的波长处有最大吸收，吸收系数($E_{1cm}^{1\%}$)为340～360。

【鉴别】(1)本品结构式中有磺酰基，加热，即产生二氧化硫，与硝酸亚汞试液反应生成黑色的硫化汞。

(2)本品为含氮杂环化合物，与三硝基苯酚试液反应生成黄色沉淀。

(3)本品的红外光吸收图谱应与对照的图谱(光谱集665图)一致，显示的主要特征吸收如下。

特征谱带(cm^{-1})	归属	
3130，3020	芳氢	ν_{C-H}
1523，1366	硝基	ν_{-NO_2}
1455	咪唑	$\nu_{C=C,C=N}$
1302，1123	砜	ν_{SO_2}

【检查】有关物质　USP(36)、JP(16)采用TLC法，方法中对合成工艺(1)中的杂质A和杂质B两特定杂质分别控制。中国药典(2015)采用HPLC法，以自身对照法测定，色谱条件同中国药典(2005)，中国药典(2010)进行了方法耐用性实验，杂质A、B与替硝唑在Diamonsil C18(250mm×4.6mm，5μm)、Agillent TC-C18(250mm×4.6mm，5μm)和Shimadzu VP-ODS(150mm×4.6mm，5μm)色谱柱下均能达到良好的分离，分离度均大于3。杂质A、杂质B和替硝

唑的最低检测限分别为0.4ng、1.0ng和1.0ng，分别相当于样品的0.002%、0.005%和0.005%。杂质A、杂质B与替硝唑的相对响应因子分别是0.7与1.2，经对多批样品采用外标法和自身对照法计算杂质基本无差异，考虑到USP(36)和JP(16)规定杂质A、B限度均为不得过0.5%，增加了单个杂质不得过0.5%，总杂质仍为不得过1.0%，中国药典(2015)未作修订。系统适用性试验色谱图见图1，有关物质典型色谱图见图2。

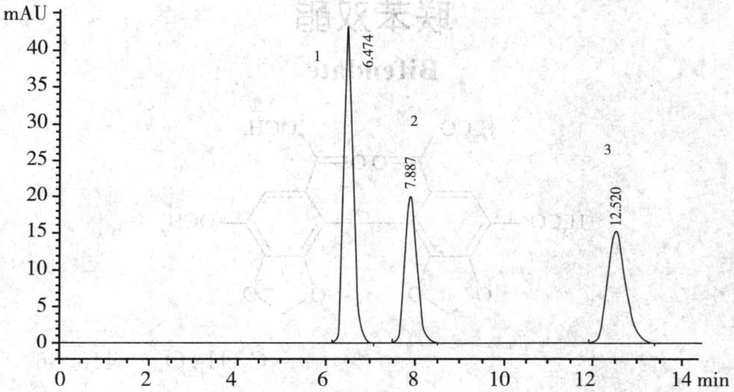

图1 替硝唑有关物质检查系统适用性试验色谱图

1. 杂质A；2. 杂质B；3. 替硝唑

色谱柱：Diamonsil C18色谱柱，250mm×4.6mm，5μm

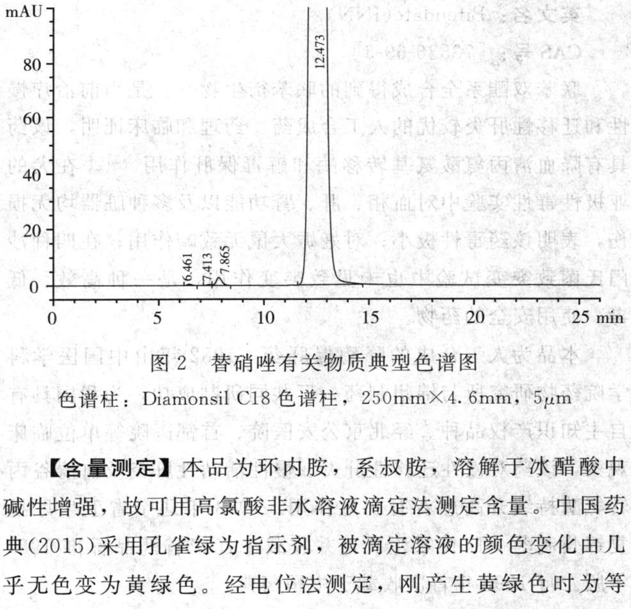

图2 替硝唑有关物质典型色谱图

色谱柱：Diamonsil C18色谱柱，250mm×4.6mm，5μm

【含量测定】本品为环内胺，系叔胺，溶解于冰醋酸中碱性增强，故可用高氯酸非水溶液滴定法测定含量。中国药典(2015)采用孔雀绿为指示剂，被滴定溶液的颜色变化由几乎无色变为黄绿色。经电位法测定，刚产生黄绿色时为等当点。

USP(36)、Ph. Eur.(7.0)、BP(2013)和JP(16)均采用高氯酸非水滴定法，电位指示终点。

【制剂】中国药典(2015)收载了替硝唑片、替硝唑阴道片、替硝唑阴道泡腾片、替硝唑含片、替硝唑栓、替硝唑胶囊、替硝唑葡萄糖注射液、替硝唑氯化钠注射液，USP(36)、Ph. Eur.(7.0)、BP(2013)和JP(16)均未收载本品制剂。

(1)替硝唑片(Tinidazole Tablets)

原料性状为"白色至淡黄色结晶或结晶性粉末"，中国药典(2015)性状为"本品应为类白色至淡黄色片或薄膜衣片，除去包衣后显类白色或淡黄色"，规格为0.5g。国内各企业的处方中，主要辅料有淀粉、羟丙纤维素、羟甲淀粉钠、硬脂酸镁等。

含量测定　采用高效液相色谱法，色谱系统与原料有关物质一致。

(2)替硝唑阴道泡腾片(Tinidazole Vaginal Effervescent Tablets)

含量测定　采用高效液相色谱法测定，色谱系统与原料有关物质一致。定量线性范围为0.060～0.144 mg/ml，相关系数$r=1.0000$；定量限为3.1ng；平均回收率为99.8%，RSD为0.2%($n=9$)；日内日间精密度RSD分别为0.1%和0.2%($n=6$)。

(3)替硝唑栓(Tinidazole Suppositories)

本品为类白色至淡黄色栓，规格为0.2g。主要辅料为混合脂肪酸甘油酯、乳酸等。

含量测定　采用高效液相色谱法，色谱系统与原料有关物质一致。

(4)替硝唑胶囊(Tinidazole Capsules)

本品内容物为微黄色颗粒或粉末。主要辅料有淀粉、羧甲基淀粉钠、硬脂酸镁等，规格有0.2g、0.25g和0.5g。

含量测定　采用高效液相色谱法，色谱系统与原料有关物质一致。

(5)替硝唑葡萄糖注射液(Metronidazole and Glucose Injection)

有关物质　采用高效液相色谱法测定，色谱系统与原料药有关物质方法相同。2-甲基-5-硝基咪唑(杂质Ⅰ，即国外药典杂质A)为可能存在的较大杂质，供试品中也有检出该杂质，中国药典(2015)采用对照品外标法测定杂质Ⅰ，限度为不得过0.5%。

5-羟甲基糠醛　5-羟甲基糠醛是葡萄糖等单糖化合物在高温或弱酸等条件下脱水产生的醛类化合物。采用高效液相色谱外标法测定，除检测波长为284nm外，其余色谱条件与有关物质方法相同，5-羟甲基糠醛与2-甲基-5-硝基咪唑的分离度应符合规定。

细菌内毒素　本品临床每小时用药最大剂量是静脉注射每次1.6g(中国药典临床用药须知)，内毒素计算限值约为0.18EU/mg。中国药典(2015)按复方输液要求规定本品内毒素检查限值为0.50EU/ml(相当于0.125～0.25EU/mg)，与临床剂量比较，安全系数为0.72～1.44。

含量测定　替硝唑采用高效液相色谱法测定，色谱条件与原料有关物质一致。葡萄糖采用25℃测定旋光度，结果与单位体积标准一水合葡萄糖旋光度与重量(g)的系数2.0852相乘，计算。

(6)替硝唑氯化钠注射液(Tinidazole and Sodium Chloride Injection)

本品为替硝唑与氯化钠的灭菌水溶液，为供静脉滴注用的抗厌氧菌药。规格为①100ml：替硝唑0.2g与氯化钠0.9g；②100ml：替硝唑0.4g与氯化钠0.9g；③200ml：替硝唑 0.4g 与氯化钠 1.8g；④200ml：替硝唑 0.8g 与氯化钠 1.8g。

中国药典(2005)名称为替硝唑注射液，因本品为大体积的静脉输液，中国药典(2010)命名为替硝唑氯化钠注射液，明确了本品组成为替硝唑和氯化钠，中国药典(2015)未作修订。根据范霍夫公式计算得出 0.2911mol/L 的非电解质溶液，与泪液（或血浆）渗透压相等[7]。替硝唑的分子量为 247.28，即替硝唑的等渗浓度为 0.2911×247.28(g/L)≈7.2%(g/ml)。替硝唑注射液规格 100ml：0.2g，200 ml：0.4g，所产生的渗透压相当于约 0.025%氯化钠所产生的渗透压，0.9%的氯化钠为等渗溶液，所以从理论上计算，100ml 需要添加氯化钠为：0.9－0.025＝0.875(g)，替硝唑注射液规格 100ml：0.4g，200ml：0.8g 所产生的渗透压相当于约 0.05%氯化钠所产生的渗透压，0.9%的氯化钠为等渗溶液，所以从理论上计算，100ml 需要添加氯化钠为：0.9－0.05＝0.85(g)，收载规格中统一为 0.9%，故将渗透压摩尔浓度范围规定为 260～340mOsmol/kg，较正常人体血液的渗透压摩尔浓度范围 285～310mOsmol/kg 略宽。

有关物质　采用高效液相色谱法测定，色谱条件与原料药有关物质方法相同。2-甲基-5-硝基咪唑(杂质Ⅰ，即国外药典杂质 A)为可能存在的较大杂质，供试品中也有检出该杂质，中国药典(2015)采用对照品外标法测定杂质Ⅰ，限度为不得过 0.5%。

细菌内毒素　本品临床每小时用药最大剂量是静脉注射每次 1.6g(中国药典临床用药须知)，内毒素计算限值约为 0.18EU/mg。中国药典(2015)按复方输液要求规定本品内毒素检查限值为 0.50EU/ml(相当于 0.125～0.25EU/mg)，与临床剂量比较，安全系数为 0.72～1.44。

含量测定　替硝唑采用高效液相色谱法测定，色谱条件与原料有关物质一致。氯化钠采用硝酸银滴定法，以荧光黄为指示剂的吸附指示剂法，同时加 2%糊精溶液保护生成的氯化银呈胶体状态，加入碳酸钙维持溶液的微碱性，有利于荧光黄阴离子的形成，终点指示灵敏。由于氯化银胶体沉淀遇光极易分解析出黑色的金属银，因此在滴定过程中应避免强光直接照射。

参考文献

[1] 杜大耿．替硝唑简介［J］．中国医院药学杂志，1991，14：232.

[2] Sitting M. Pharmaceutiacl Manufacturing Encyclopedia［M］. 2 td ed. New Jersey：Noyes Publications，1988：1491-1492.

[3] 国家药典委员会．中华人民共和国药典临床用药须知·化学药和生物制品卷［M］.2005 年版．北京：人民卫生出版社，2005：571.

[4] 胡葆诚，曹筱秀．国内上市的5-硝基咪唑药物评价［J］．医药导报，1995，14(2)：75.

[5] 杨阳．替硝唑［J］．中国药理学报，1994，10(5)：386.

[6] 陈新谦，金有豫，汤光．新编药物学［M］.15 版．北京：人民卫生出版社，2002：111.

[7] 许佑君，刘少诚，刘悦秋．替硝唑的合成［J］．中国医院药学杂志，1998，29(5)：195.

[8] 杨艺虹，杨建设，张珩，等．替硝唑合成路线述评[J]．武汉化工学院学报，2001，23(1)：31-32.

撰写　贾　飞　杨伟峰　殷国真　浙江省食品药品检验研究院

复核　陶巧凤　浙江省药品化妆品审评中心

联苯双酯

Bifendate

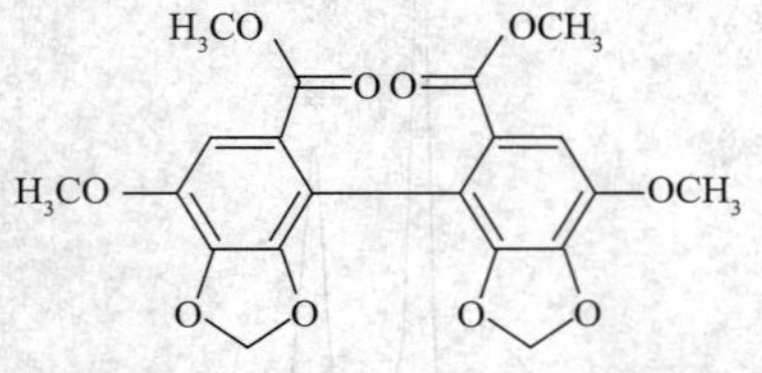

$C_{20}H_{18}O_{10}$　418.36

化学名：4,4′-二甲氧基-5,6,5′,6′-二次甲二氧-2,2′-联苯二甲酸二甲酯

4，4′-dimethoxy-5，6，5′，6′-dimethylenedioxy-2，2′-di(methyl-formate)diphenyl

英文名：Bifendate(INN)

CAS 号：［73536-69-3］

联苯双酯系全合成得到的联苯衍生物[1]，是当前治疗慢性和迁移性肝炎较优的人工合成药。药理和临床证明，该药具有降血清丙氨酸氨基转移酶和解毒保肝作用[2,3]。在犬的亚极性毒性实验中对血相、肝、肾功能以及多种脏器均无损伤，表明该药毒性极小；对妊娠大鼠无致畸作用；在四种沙门氏菌致突变试验中也未见致突变作用，是一种高效、低毒，使用安全的药物。

本品为人工合成的降酶保肝药，1982 年由中国医学科学院药物研究所与锦州制药一厂共同研制成功，为我国具有自主知识产权品种。经北京公安医院、首都医院等单位临床观察，该药对慢性迁移性肝炎、慢性活动性肝炎及血清谷丙转氨酶持续升高患者有明显作用。1983 年辽宁省卫生厅批复锦州制药一厂首家生产，并收载于辽宁省药品标准 1987 年版。自 1995 年首次收载于中国药典。

【制法概要】

(1)酯化反应

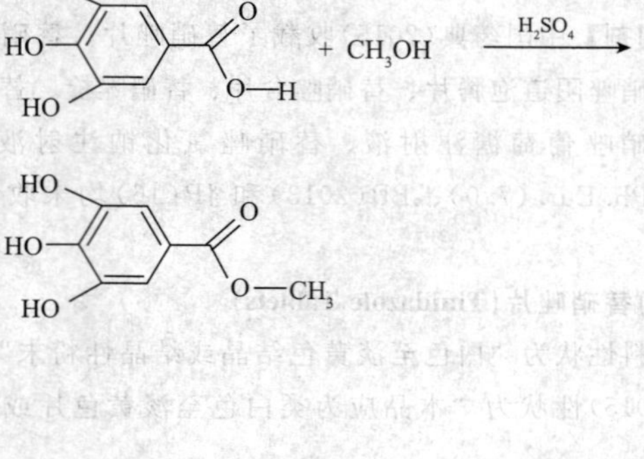

(2)醚化反应

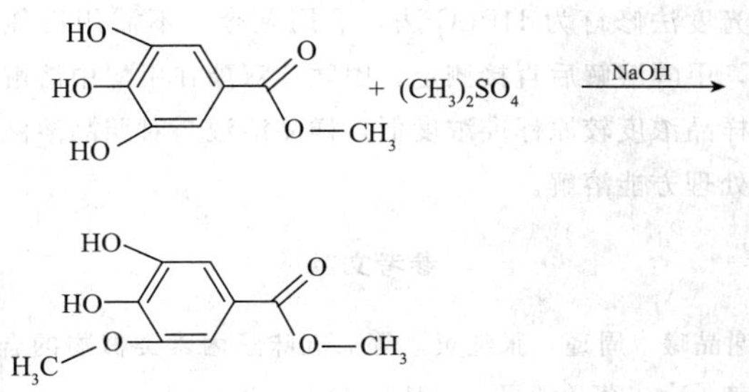

(3)环合反应

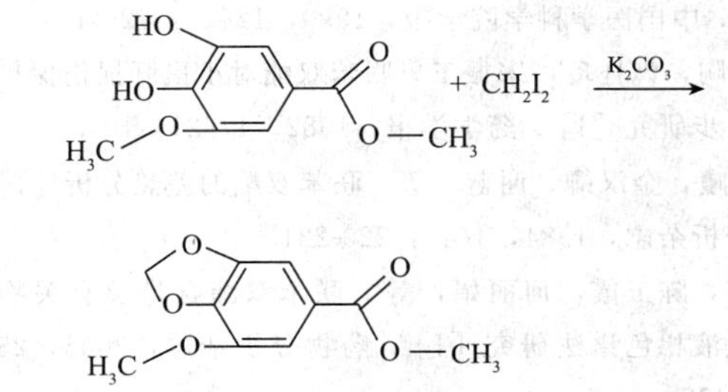

(4)溴化反应

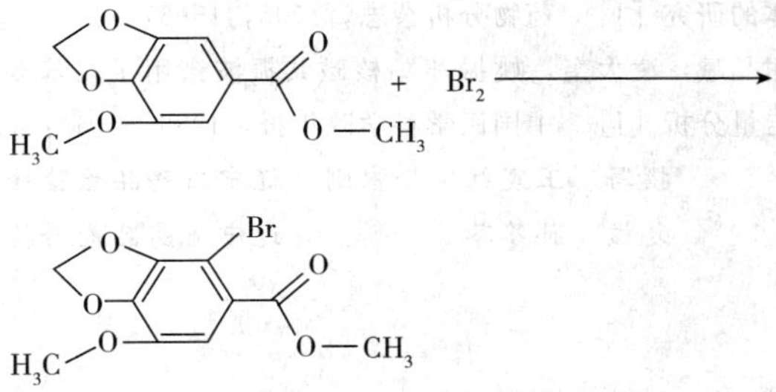

(5) UIIMAN 反应

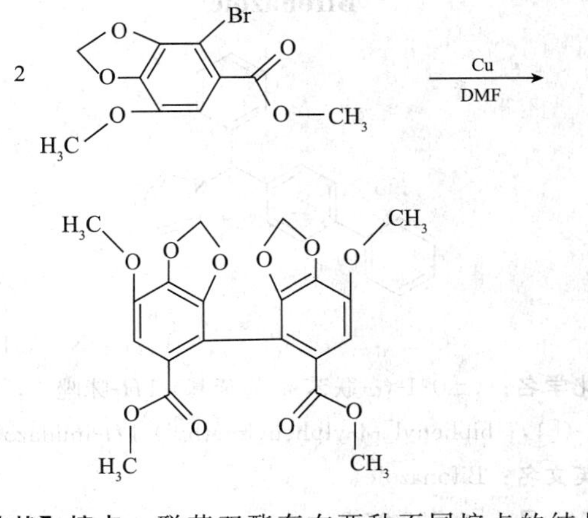

【性状】熔点 联苯双酯存在两种不同熔点的结晶体，一种为片状晶体，熔点 159～161℃，另一种为棱柱状晶体，熔点 178～180℃(毛细管目测法)[4]，为同物多晶型。DSC 图谱结果显示，其低熔点晶型随温度增加逐渐转换为高熔点晶型(图 1)。因本品在高温条件下进行晶型转化，从低熔点晶型转化为高熔点晶型，无法准确测定熔点(熔程较长)，故药典规定将样品提前在 150℃放入，待加热完全转换成高熔点晶型后再进行测定，方可准确测定其熔点。

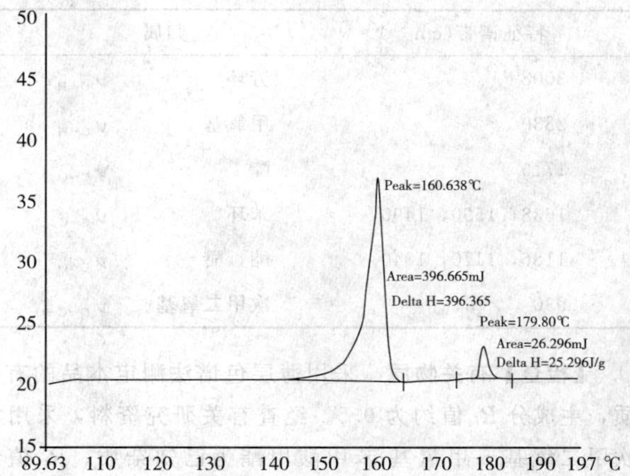

A 低熔点晶型

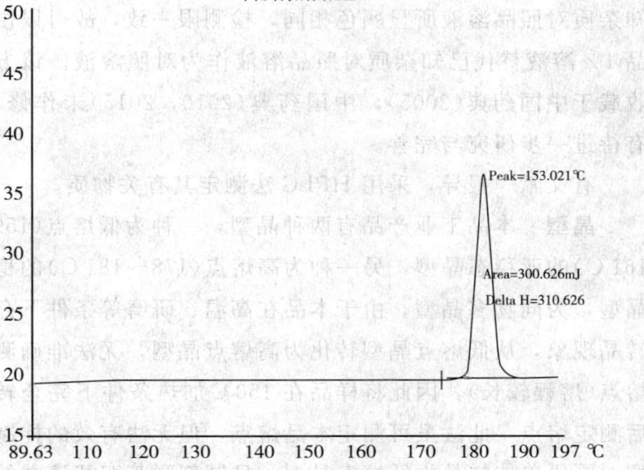

B 高熔点晶型

图 1 不同晶型联苯双酯 DSC 图谱

【鉴别】(1)为羧酸酯类反应 羧酸酯类在碱金属氢氧化钠环境下与羟胺生成羟肟酸的碱金属盐。碱金属盐在酸性条件下释放出游离酸。

$$RCO(NHONa) + HCl \longrightarrow RCO(NHOH) + NaCl$$

释放出的游离羟肟酸可与三氯化铁显紫色。

$$3RCO(NHOH) + FeCl_3 \longrightarrow Fe[RCO(NHO)]_3 + 3HCl$$

(2)为亚甲二氧基反应 联苯双酯分子中的亚甲二氧基与浓硫酸反应生成的甲醛使变色酸显紫色。

(3)利用联苯双酯在紫外区域 278nm 与 260nm 波长处的特征吸收光谱性质进行鉴别，见图 2。

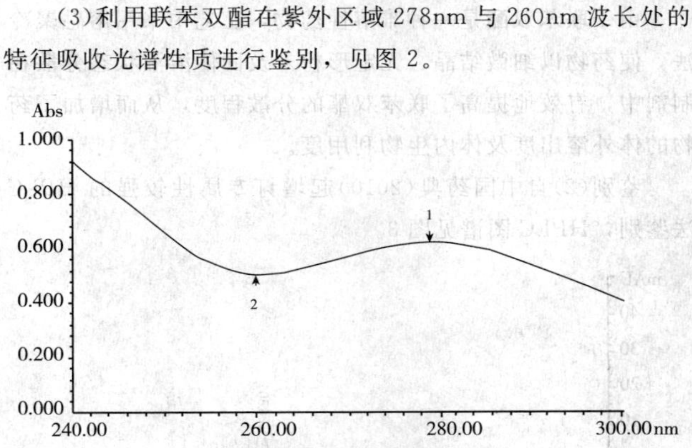

图 2 联苯双酯紫外吸收图谱

(4)本品的红外光吸收图谱应与对照图谱(光谱集 461 图)一致，显示的主要特征吸收如下。

特征谱带（cm^{-1}）	归属	
3008	芳环	ν_{C-H}
2830	甲氧基	ν_{C-H}
1716	酯	$\nu_{C=O}$
1638，1590，1490	苯环	$\nu_{C=C}$
1186，1170，1040	酯，醚	ν_{C-O}
930	次甲二氧基	ν_{O-C-O}

【检查】有关物质 采用薄层色谱法测定本品的有关物质，主成分 R_f 值约为 0.5。经查有关研究资料，采用 3,4-次甲二氧基-5-甲氧基-苯甲酸甲酯为已知杂质，R_f 值约为 0.85，最低检出量为 0.5μg；供试品自身 1%对照溶液与已知杂质对照品溶液所显颜色相同，检测限一致，故可以供试品 1%溶液替代已知杂质对照品溶液作为对照溶液。该方法收载于中国药典（2005），中国药典（2010，2015）未作修订，有待进一步研究与完善。

有文献[5]报导，采用 HPLC 法测定其有关物质。

晶型 本品工业产品有两种晶型，一种为低熔点（159～161℃）的亚稳态晶型，另一种为高熔点（178～181℃）的稳态晶型，为同物多晶型。由于本品在高温、研磨等条件下存在转晶现象，从低熔点晶型转化为高熔点晶型，无法准确测定熔点（熔程较长），因此将样品在 150℃加热条件下完全转晶后测定熔点，此法虽可测定本品熔点，但无法有效的控制晶型。原研单位样品为低熔点晶型，且制剂联苯双酯滴丸的生产工艺不会引起晶型转换，药典标准未对原料进行晶型检查，如欲开发其他固体剂型，应作生物利用度考察。

有文献报导，采用热分析[4]法及红外分光光度法[5,6]对其晶型进行研究。

【含量测定】 紫外-可见分光光度法。以乙醇为溶剂，在 278nm 最大吸收波长处测定吸收度。因本品在乙醇中几乎不溶，故需水浴加热助溶。

有文献报导，采用 HPLC 法[5]及核磁共振法[7]测定含量。

【制剂】联苯双酯滴丸（Bifendate Pills）

由于联苯双酯是一种难溶性药物，工艺中采用熔融聚冷法，使药物以细微结晶、无定形粉末及固体溶液状态分散在制剂中，有效地提高了联苯双酯的分散程度，从而增加了药物的体外溶出度及体内生物利用度。

鉴别（2）自中国药典（2010）起增订专属性较强的 HPLC 法鉴别，HPLC 图谱见图 3。

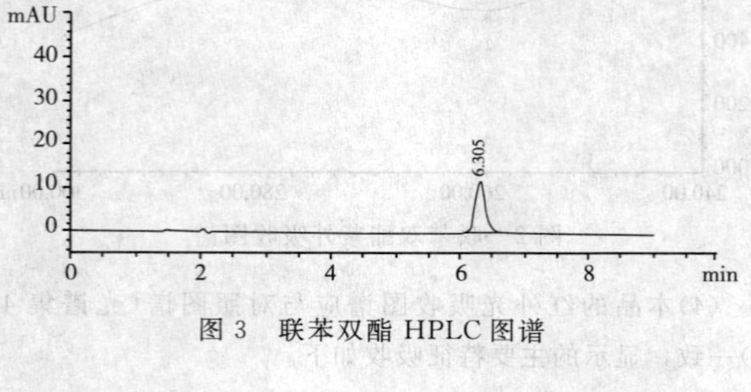

图 3 联苯双酯 HPLC 图谱

中国药典（2010）含量均匀度、含量测定 由紫外-可见分光光度法修订为 HPLC 法，沿用至今，不需用三氯甲烷提取，甲醇溶解后直接测定，因联苯双酯在甲醇中溶解性较差，样品浓度较原标准浓度低，样品溶液与对照品溶液均需超声处理方能溶解。

参考文献

[1] 谢晶曦，周瑾，张纯贞，等．五味子丙素类似物的合成研究［J］．药学学报，1981，16(4)：306.

[2] 童强，王世真，谢晶曦，等．氘标记联苯双酯的制备研究［J］．中国医学科学院学报，1990，12(1)：42-44.

[3] 刘耕陶，魏怀玲，宋振玉．联苯双酯对小鼠肝损伤保护作用进一步研究［J］．药学学报，1982，17(2)：101.

[4] 谢晶曦，金汉卿，谢蓝，等．联苯双酯的差热分析［J］．药物分析杂志，1984，4(4)：220-221.

[5] 刘东，陈玉霞，何丽娟，等．联苯双酯含量及有关物质的高效液相色谱法研究［J］．药物分析杂志，2005，25(5)：496-498.

[6] 王绪明，谢晶曦．红外分光光度法测定联苯双酯同质异晶体的研究［J］．药物分析杂志，1995，15(6)：6-7.

[7] 谢晶曦，凌大奎，姚振萍．核磁共振波谱用于联苯双酯的定量分析［J］．中国医学科学院年报，1986，7(6)：425.

撰写 王震红 杨永刚 辽宁省药品检验检测院

复核 孙苓苓 辽宁省药品检验检测院

联苯苄唑

Bifonazole

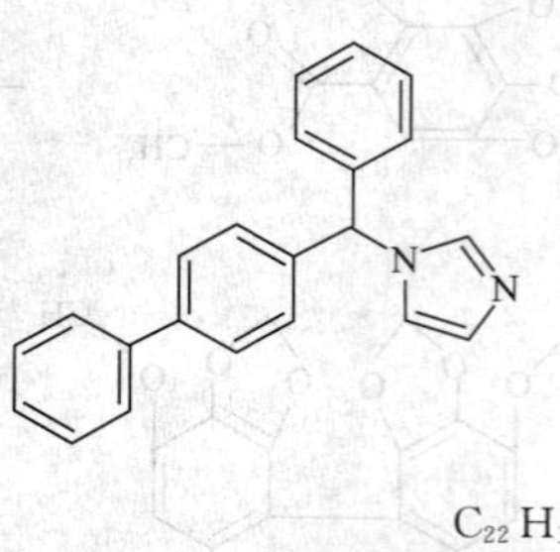

$C_{22}H_{18}N_2$ 310.40

化学名：（±）-1-（α-联苯-4-基苄基）-1*H*-咪唑

1-([1,1-biphenyl]-4-ylphenylmethyl)-1*H*-imidazole

英文名：Bifonazole

CAS 号：［60628-96-8］

本品是一种新型的氮取代基不含卤素的咪唑类局部抗真菌药，能通过多种途径抑制、杀灭真菌，显示其广谱、高效的抗真菌活性。临床用于各种皮肤癣菌病，疗效确切，作用持久，安全可靠，经皮吸收甚少，不产生全身副作用，广泛使用不产生抗药性[1]。

本品由联邦德国贝尔研究中心首先合成，1982 年登记注册。国内 1988 年由中国军事医学科学院合成[1]。除中国药典（2015）收载外，BP（2013）、Ph. Eur.（7.0）和 JP（16）均有收载。

【制法概要】

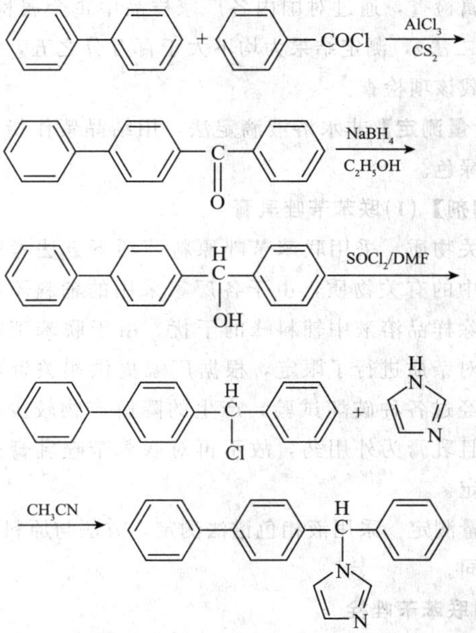

【性状】熔点　目前国内生产工艺均采用乙醇为溶剂重结晶，其熔点为148～153℃，JP(16)为147～151℃，Merck 13报道，从乙腈中重结晶的产品熔点为142℃。

【鉴别】(1)为芳香族化合物的鉴别反应，联苯类的芳香族化合物在无水三氯化铝的存在下，与三氯甲烷反应生成紫色或紫红色物质，其反应的详细历程尚不完全明了。

(2)为结构中叔胺的鉴别反应，叔胺在枸橼酸醋酐试液的存在下，溶液颜色变为紫色。

(3)本品的甲醇溶液在254nm的波长处有最大吸收。

(4)本品的红外吸收图谱应与对照的图谱(光谱集666图)一致，显示的主要特征吸收如下。

特征谱带(cm^{-1})	归属	
3125，3070，3030	苯氢	ν_{C-H}
1600，1580，1490，1455	芳环	$\nu_{C=C,C=N}$
823	对位取代苯	ν_{2-H}
760，724	单取代苯	ν_{5-H}
696	单取代苯环	$\delta_{环}$

【检查】联苯苄唑分子结构中有一个手性碳，本品使用其消旋体，因此Ph. Eur.(7.0)采用比旋度确认其消旋体。

有关物质　采用液相色谱法测定，方法沿用中国药典(2005)方法，中国药典(2010，2015)未作修订。采用C18柱，以甲醇-水-四氢呋喃(84∶15∶1)为流动相；检测波长为254nm。供试品溶液浓度为1mg/ml。已知杂质联苯苄醇按外标法计算含量，限度为0.5%；单个杂质按自身对照法计算含量，限度为0.5%，其他总杂质限度为1.5%。其系统适应性试验色谱图和供试品色谱图分别见图1、图2。

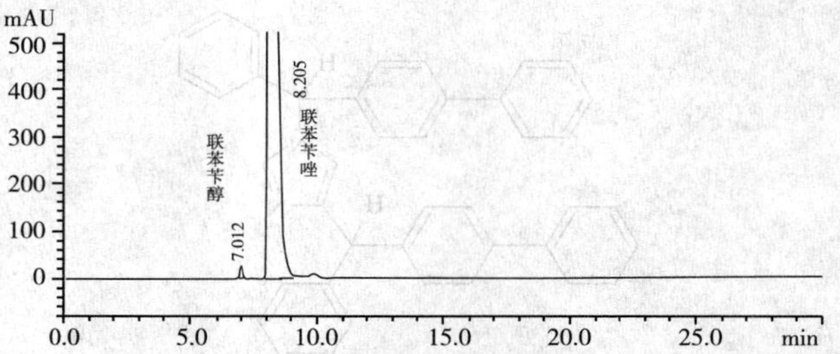

图1　分离度色谱图

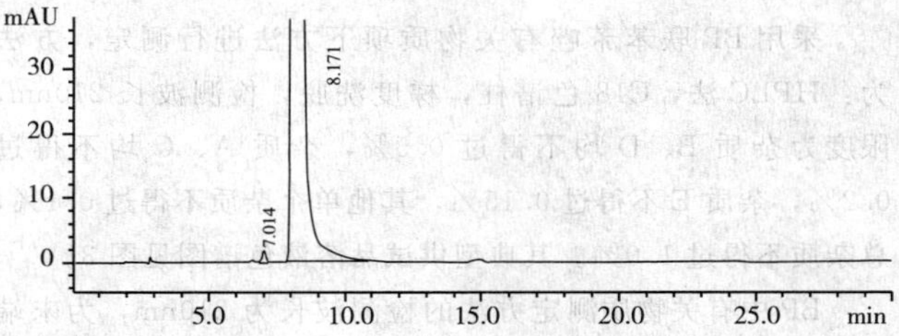

图2　供试品溶液色谱图

标准中的已知杂质联苯苄醇为合成过程中出现的工艺杂质，根据BP(2013)，可能出现的杂质如下。

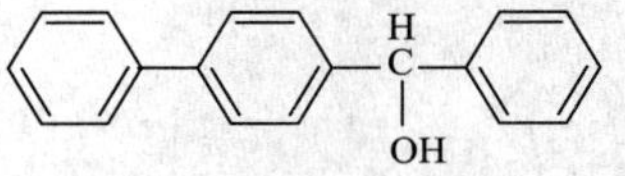

联苯苄醇

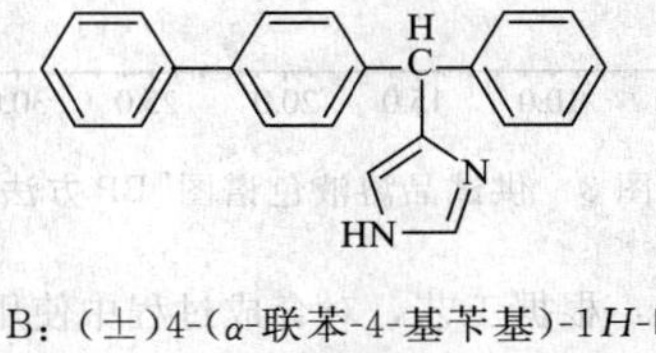

杂质B：(±)4-(α-联苯-4-基苄基)-1*H*-咪唑

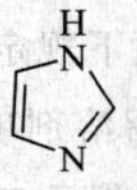

杂质C：1*H*-咪唑

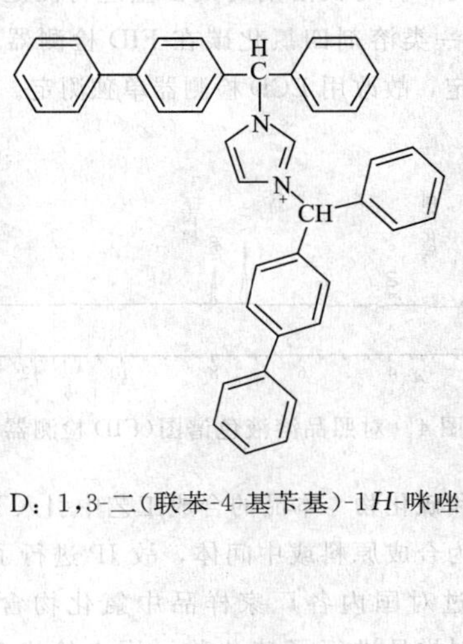

杂质D：1,3-二(联苯-4-基苄基)-1*H*-咪唑离子

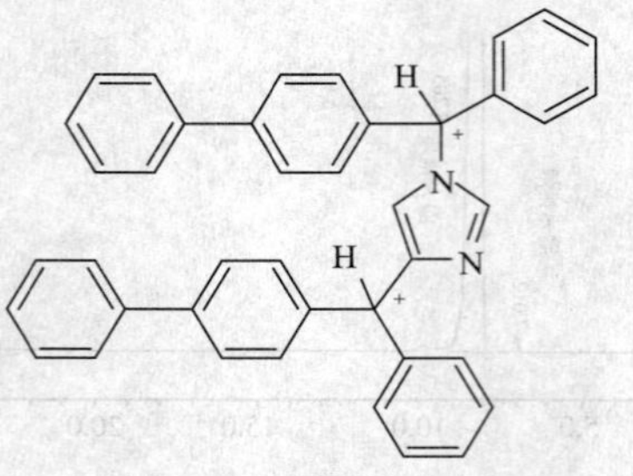

杂质 E：1,4-双[(二苯基-4-基)苯甲基]-1*H*-咪唑

采用 BP 联苯苄唑有关物质项下方法进行测定，方法为：HPLC 法，C18 色谱柱，梯度洗脱，检测波长 210nm，限度为杂质 B、D 均不得过 0.5%，杂质 A、C 均不得过 0.2%，杂质 E 不得过 0.15%，其他单个杂质不得过 0.1%，总杂质不得过 1.0%。其典型供试品溶液色谱图见图 3。

BP 中有关物质测定方法的检测波长为 210nm，为末端吸收，对杂质峰的响应较强，色谱图中杂质峰较多且峰面积较小，故按 BP 联苯苄唑有关物质项下规定小于 0.05%对照溶液峰面积的杂质峰不计入杂质总和。

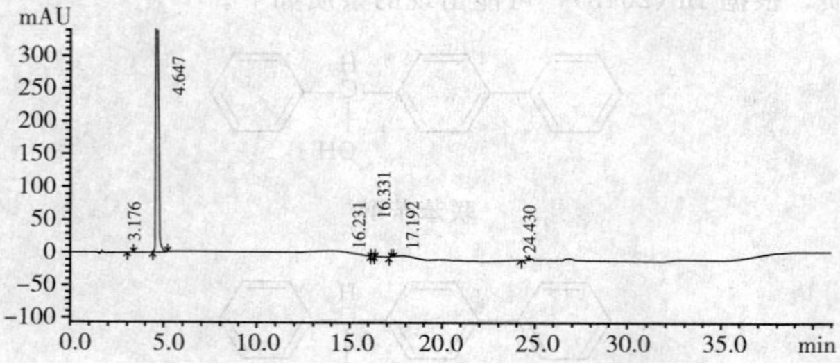

图 3　供试品溶液色谱图[BP 方法]

残留溶剂　根据工艺，对合成过程中使用的一类和二类溶剂进行测定，分别为四氯化碳、苯、乙腈和 *N*,*N*-二甲基甲酰胺。本品的干燥失重项下规定：105℃干燥至恒重，减失重量不得过 0.5%，故残留溶剂项下不再对三类溶剂进行考察。采用毛细管气相色谱(聚乙二醇)的方法，程序升温，顶空进样，可对 4 种有机溶剂的残留量进行测定(典型色谱图见图 4)由于一类溶剂四氯化碳在 FID 检测器上响应较小，无法准确测定，故改用 ECD 检测器单独测定。

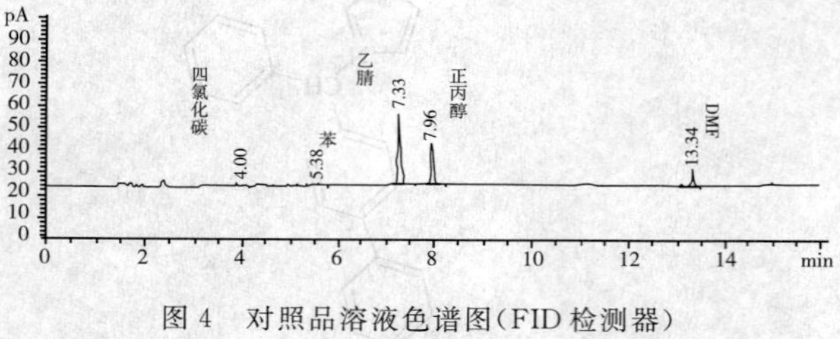

图 4　对照品溶液色谱图(FID 检测器)

氯化物和硫化物　本品的合成工艺中引入了多种氯化物和硫化物作为合成原料或中间体，故 JP 进行了氯化物限度检查，但通过对国内各厂家样品中氯化物含量均不高于 0.0005%；对样品进行了硫化物，均未检出硫斑(均低于 0.0005%)，故在标准中不收载其检查项目。

干燥失重和炽灼残渣　与 BP 一致，Ph. Eur. (7.0)还收载重金属检查，通过对国内各厂家样品中重金属检查(通则 0821 第二法)，测定结果为均不大于百万分之五，故标准中暂不收载该项检查。

【含量测定】非水溶液滴定法，用结晶紫作指示剂，终点为蓝绿色。

【制剂】(1)联苯苄唑乳膏

有关物质　采用联苯苄唑原料药项下方法考察联苯苄唑乳膏中的有关物质，由于各厂家采用的辅料不同，不能完全排除样品溶液中辅料峰的干扰。由于联苯苄唑原料药项下已对杂质进行了限定，根据厂家提供相关资料说明联苯苄唑经过各种破坏试验，产生的降解产物较少，稳定性良好。且乳膏为外用药，故不再对联苯苄唑乳膏进行有关物质测定。

含量测定　采用液相色谱法测定，方法与原料有关物质检查相同。

(2)联苯苄唑栓

有关物质　采用联苯苄唑原料药项下方法考察联苯苄唑栓中的有关物质，由于栓剂的辅料较多，无法排除样品溶液中辅料峰的干扰。由于联苯苄唑原料药项下已对杂质进行了限定，根据厂家提供相关资料说明联苯苄唑经过各种破坏试验，产生的降解产物较少，稳定性良好。且栓剂为外用药，故不再对联苯苄唑栓进行有关物质测定。

含量测定　采用阴离子表面活性剂滴定法测定联苯苄唑的含量，以二甲基黄，溶剂蓝 19 混合指示液为指示剂，以三氯甲烷为溶剂[2]。

(3)联苯苄唑溶液

有关物质　采用联苯苄唑原料药项下方法考察联苯苄唑溶液中的有关物质，无法排除样品溶液中辅料峰的干扰。由于联苯苄唑原料药项下已对杂质进行了限定，根据厂家提供相关资料说明联苯苄唑经过各种破坏试验，产生的降解产物较少，稳定性良好。且联苯苄唑溶液为外用药，故不再对联苯苄唑溶液进行有关物质测定。

含量测定　采用液相色谱法测定，方法与原料有关物质检查相同。

联苯苄唑的血药浓度测定及其药物动力学研究见文献[3]。

参考文献

[1] 王斌，王宏图．局部抗真菌药联苯苄唑 [J]．中国新药与临床杂志，1999，18(4)：243-245.

[2] 于明颜，郭春．阴离子表面活性剂滴定法测定联苯苄唑溶液的含量 [J]．中国医院药学杂志，2003，23(1)：49-50.

[3] 骆传环，王作华．联苯苄唑的药物动力学研究(GC-MS)[J]．药物分析杂志，1995，15(A01)：48-49.

撰写　魏宁漪　中国食品药品检定研究院

复核　宁保明　中国食品药品检定研究院

葛根素

Puerarin

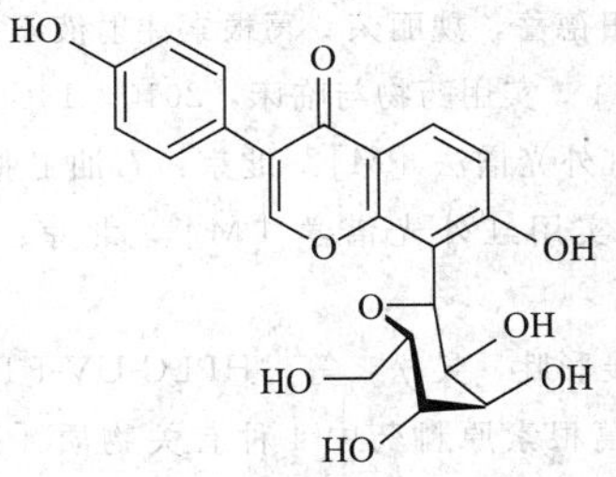

$C_{21}H_{20}O_9$　416.38

化学名： 8-β-D-葡萄吡喃糖-4′,7-二羟基异黄酮

8-β-D-glucopyranol-4′,7-dihydroxyisoflavone

英文名： Puerarin

异名： 葛根黄素；葛根黄酮；黄豆苷元 8-*C*-葡萄糖苷

CAS 号：［3681-99-0］

本品系由豆科植物野葛 *Puerarin lobata*（Willd.）Ohwi 的干燥根中提取，分离得到的 8-β-D-葡萄吡喃糖-4′,7-二羟基异黄酮，具有提高免疫，保护心肌细胞，降低血压，抗血小板聚集等作用。本品为皂苷类化合物，对肝组织免疫损害具有保护作用，能扩张血管、降低血压、改善微循环。另外葛根素还具有保护红细胞的变形能力，增强造血系统功能。可以抗血小板聚集，降低血黏度作用；对肾炎、肾病肾衰模型均有保护作用；对非特异性免疫、体液免疫、细胞免疫有明显的调节作用；可促进正常人和肿瘤病人的淋巴细胞转化率，增强自然素作用；对干扰系统有明显的刺激和诱生作用。

本品主要从尿、大便及胆汁中排泄。在体内分布广，消除快，不易积蓄，对肝组织免疫损害具有保护作用。葛根素可保护肝损伤，同时具有多方面的生理活性。葛根素对微循环障碍也有明显的改善作用，对缺氧心肌具有保护作用，能明显降低缺血心肌的耗氧量[1]。

葛根素的不良反应涉及消化管系统、免疫系统、泌尿系统、神经系统、血液系统、肝肾功能反应、心血管系统等系统，主要为消化道出血，药物性发热，过敏性休克，血管神经性水肿，排尿困难、尿色加深(茶尿)，皮疹、皮炎，心肌梗死(心源性休克)、左心衰竭、阵颤、窦房结抑制、心跳骤停，溶血性贫血，有肝损害(溶血性黄疸)、肾绞痛、急性肾功能衰竭等多方面的不良反应[1,2]。

除中国药典(2015)收载外，其他各国药典均未收载。

【制法概要】(1)方法 1　中药葛根经水提醇沉后，用聚酰胺柱层析，以水洗脱、浓缩、放置析出葛根素粗品，粗品再次经聚酰胺柱层析、水洗脱、浓缩析出结晶，再经冷冻干燥或喷雾干燥或用 70%～80%的醇重结晶制得精品。

(2)方法 2　野葛根用水提取后分离出提取液，浓缩成膏状后干燥成粉状，干粉用溶剂溶解，向溶解液中加入天然沉降剂并过滤，过滤产物加入醋酸结晶，并二次重结晶即得≥98%的葛根素。

【性状】葛根素为白色至微黄色的结晶性粉末。

【鉴别】(1)为酚类成分的鉴别反应。

(2)葛根素在乙醇溶液中的紫外吸收光谱图(图 1)。

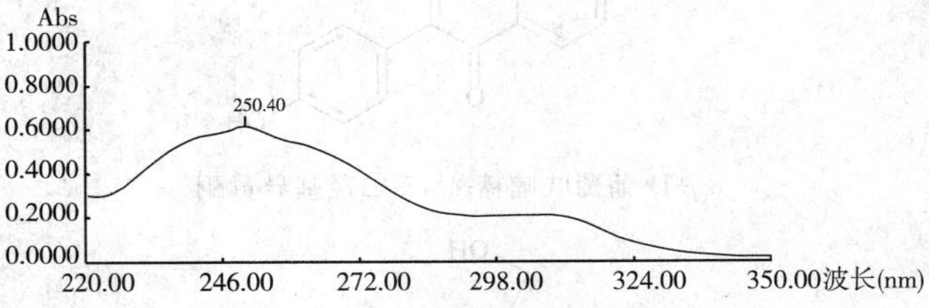

图 1　葛根素紫外吸收光谱图

(3)本品的红外光吸收图谱应与对照的图谱(光谱集 878 图)一致，显示的主要特征吸收[3,4]如下：

特征谱带(cm^{-1})	归属	
3400	羟基	ν_{O-H}
1635	酮式酮	$\nu_{C=O}$
1610，1590，1560，1515	芳环	$\nu_{C=C}$
1270	酚羟基	ν_{C-O}
1100～1000	糖	ν_{C-O}
835，800	取代苯	γ_{2H}

【检查】溶液的澄清度和颜色　本品为中药提取物，作为注射剂的原料，检查溶液的澄清度和颜色，能在一定程度上反映产品的纯度。

有关物质　本品的降解产物根据文献[5,6]报道主要为 3′-羟基葛根素、染料木素-8-*C*-葡萄糖苷、新葛根素 B 和新葛根素 A，3′-羟基葛根素和染料木素-8-*C*-葡萄糖苷可能来源于药材的提取分离过程中，由葛根素原药材引入。新葛根素 B 和新葛根素 A 在制剂中命名为杂质Ⅰ和杂质Ⅱ，这两个杂质主要是在制备过程中加热灭菌产生，为葛根素的同分异构体，4 个有关物质化学结构式和名称如下。

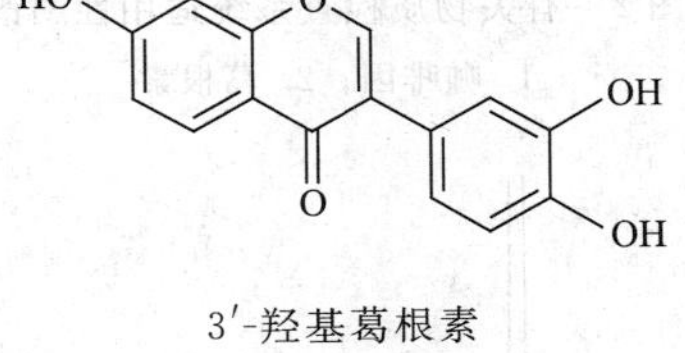

3′-羟基葛根素

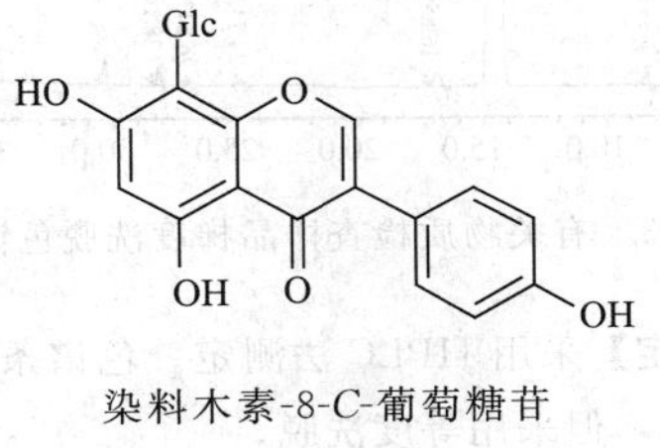

染料木素-8-*C*-葡萄糖苷

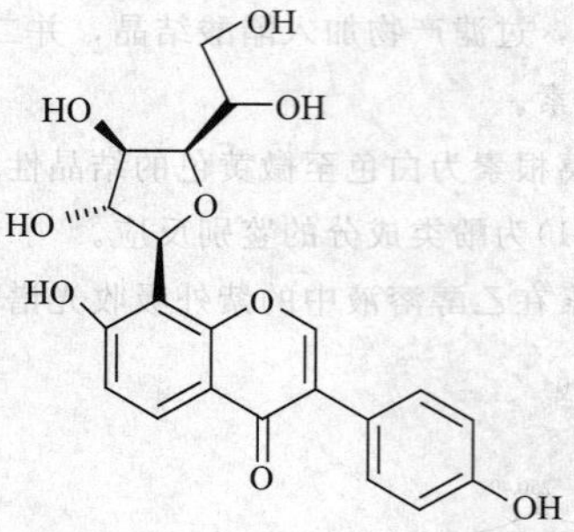

8-β-D-葡萄呋喃糖-4′,7-二羟基异黄酮

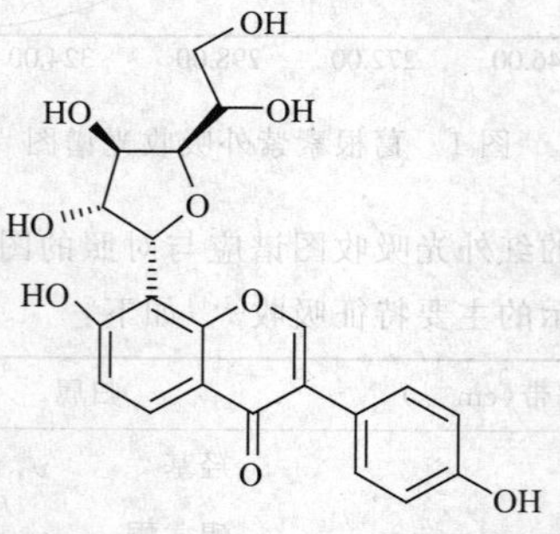

8-α-D-葡萄呋喃糖-4′,7-二羟基异黄酮

有关物质检查采用 HPLC 法测定，色谱系统有等度洗脱与梯度洗脱两种，经试验，用等度洗脱时，约 70 分钟处仍有杂质峰出现，而杂质峰主要出现在主峰后，所以将测定方法确定为梯度洗脱，并增加系统适用性试验(图 2)，用梯度洗脱样品色谱图见图 3。葛根素在 0.12～30.67 μg/ml范围呈线性，线性回归方程：$y=44772x+3581.8$，$r=0.9999$ ($n=5$)。最低检测限：以 S/N 为 3∶1 计算，结果最低检测限为 0.066ng。另外溶液在 24 小时内测定均为稳定，杂质没有明显增加。

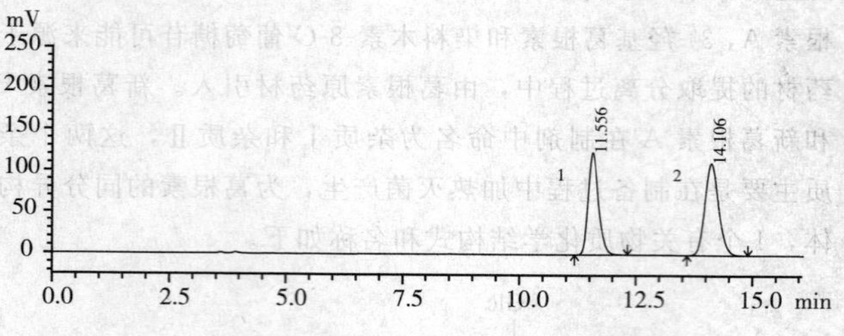

图 2　有关物质检查系统适用性图谱

1. 咖啡因；2. 葛根素

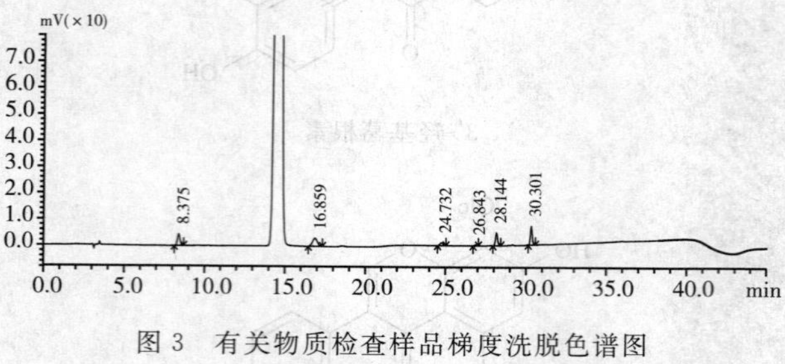

图 3　有关物质检查样品梯度洗脱色谱图

【含量测定】采用 HPLC 法测定。色谱条件与有关物质检查基本相同，但采用等度洗脱。

【制剂】(1)葛根素注射液

(2)注射用葛根素

参考文献

[1] 谢雯熙，吴小杨．201 例葛根素的不良反应分析［J］．海峡药学，2008，20(3)：151-152.

[2] 陈晓红，田德蕾，魏丽荣．葛根素注射液不良反应文献分析与探讨［J］．实用药物与临床，2010，13(4)：293-295.

[3] 董庆年．红外光谱法［M］．北京：石油工业出版社，1977.

[4] 王宗明．实用红外光谱学［M］．北京：石油工业出版社，1978.

[5] 王鹏远，吴彩胜，吴松，等，HPLC-UV-FTICRMS/MS^n 法分离鉴定葛根素原料药中 4 种有关物质［J］．质谱学报，2010，31(3)：143-151.

[6] 张璐，陈民辉，蔡美明，等．HPLC 和 LC-MS 分析葛根素及其注射剂中的有关物质［J］．中国生化药物杂志，2008，29(6)：361-365.

撰写　李玮玲　广州市药品检验所

复核　潘锡强　广州市药品检验所

葡甲胺

Meglumine

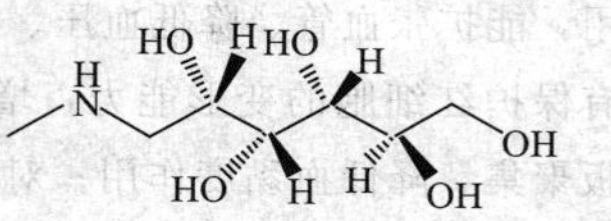

$C_7H_{17}NO_5$　195.22

化学名： 1-脱氧-1-(甲氨基)-D-山梨醇

D-glucitol,1-deoxy-1-(methylamino)

英文名： Meglumine(INN)

CAS 号： ［6284-40-8］

本品是一种重要的有机化工原料，主要用于合成表面活性剂、医药、染料和树脂等。葡甲胺(N-甲基葡糖胺)分子中存在有碱性基团，$pK_a=9.5$[1]是一种安全无毒的游离碱类化合物，在医药工业中常用作助溶剂。在一定条件下，葡甲胺与一些疏水难溶性药物形成非金属盐化合物或形成分子复合物，从而大大提高原药物的溶解度，为难溶性药物的应用提供新的化合物形式[2]，本品为诊断用药，用于配制泛影葡胺注射液与胆影葡胺注射液。本品与铝、铜、无机酸和氧化剂有配伍禁忌[3]。由 P. Karrer 于 1937 年合成，国内于 1964 年开始生产。

除中国药典（2015）收载外，USP（36）、BP（2013）、Ph. Eur.（7.0）、JP(16)均有收载。

【制法概要】

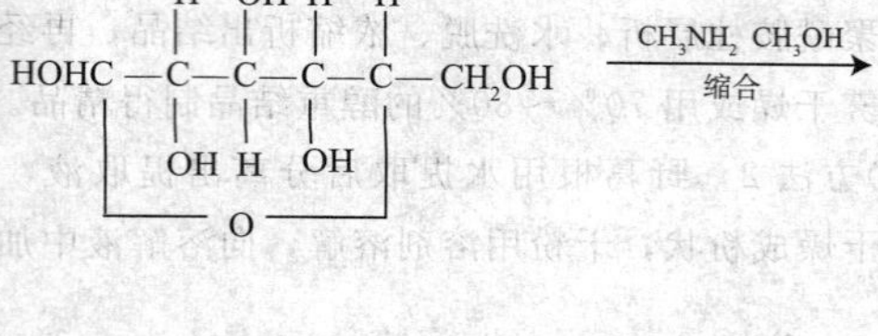

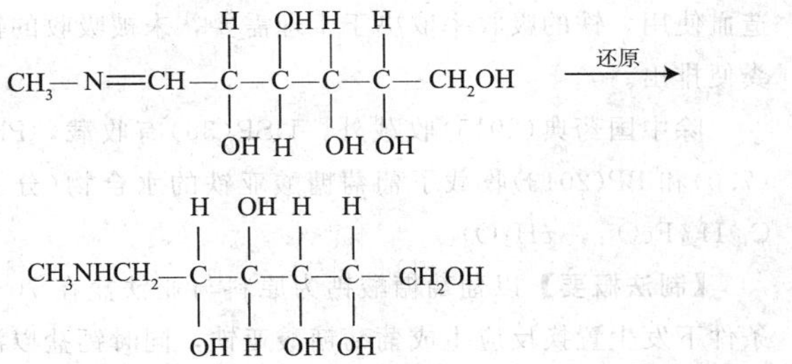

【性状】熔点　128～132℃，与 USP 规定相同，BP 及 Ph. Eur. 规定为约 128℃，JP 规定为 128～131℃。

比旋度　按干燥品计算，为－15.5°至－17.5°。USP 规定为－15.7°至－17.3°，BP、Ph. Eur. 及 JP 规定为－16.0°至－17.0°。

pH 值　JP 规定：取本品的水溶液（1→10），pH 值应为 11.0～12.0。中国药典及 USP、BP 未作规定。

【鉴别】（1）本品具有还原性，能使氨制硝酸银还原生成银镜。

（2）本品加三氯化铁试液与氢氧化钠溶液，生成 $Fe(OH)_3$ 棕红色沉淀，随即配位化合使沉淀溶解，形成棕红色溶液。

（3）本品具有仲胺结构，与二硫化碳、硫酸镍反应，即显黄绿色，并生成黄绿色沉淀。

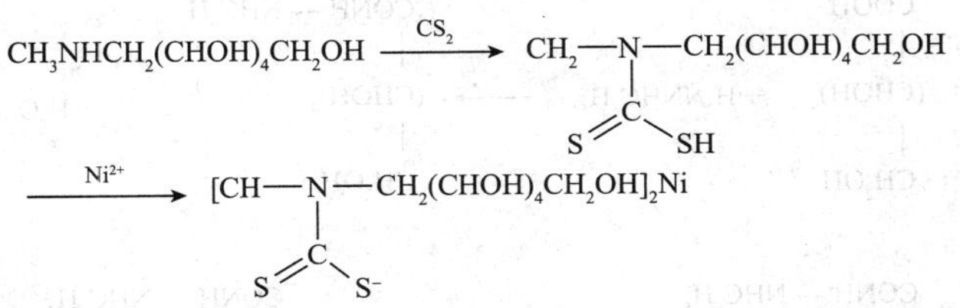

（4）本品的红外光吸收图谱应与对照图谱（光谱集 463 图）一致，主要特征吸收如下。

特征谱带（cm^{-1}）	归属	
3400～2500	羟基，氨基	$\nu_{O-H,N-H}$
2980，2950，2920	甲基，亚甲基	ν_{C-H}
1100，1075，1050，1020	羟基	ν_{C-O}

【检查】溶液的澄清度与颜色　USP、BP、Ph. Eur.、JP 中均有此项。JP 与中国药典（2005）的方法相同，为目视检测，经试验，当供试品溶液与对照溶液的颜色相近时，肉眼无法准确判断结果，而 USP 及 BP 均采用紫外-可见分光光度计法：取本品的水溶液（1→5），溶液应澄清，并且在 420nm 波长处的吸收度不得过 0.03。通过限定吸光度的值加以控制，此方法既简便又客观。中国药典（2010）采用紫外-可见分光光度法检测，中国药典（2015）未作修订。

有关物质　中国药典（2005）及各国药典均无此项检查。葡甲胺系葡萄糖经还原胺化的产物，除可能含有中间体葡亚胺外，其合成过程中还可能生成山梨醇、亚胺和二葡胺等副产物[5]。并且在实验中发现，葡甲胺经氧化破坏后，产生了 5 个未知杂质（图 1）。为严格控制产品质量，中国药典（2010）增加了有关物质检查，中国药典（2015）未作修订。

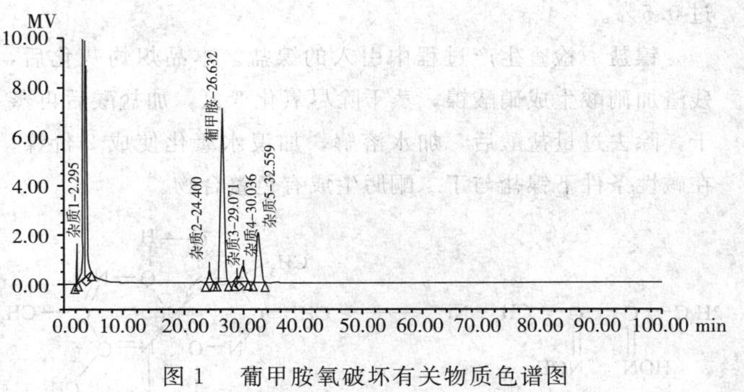

图 1　葡甲胺氧破坏有关物质色谱图

中国药典（2010）有关物质检测方法为高效液相色谱法，用氢型阳离子交换树脂，磺化交联的苯乙烯-二乙烯基共聚物为填充剂的硅胶基质色谱柱，以三氟乙酸-甲酸-水（0.05∶0.3∶100）为流动相，示差折光检测器，柱温为 35℃。综合示差及质谱检测结果，该液相色谱条件能够使葡甲胺主峰与破坏后产生的杂质峰完全分离，主峰当中未包含杂质峰。柱温在（30～40℃）、流速（0.4～0.8ml/min）、不同品牌的同类色谱柱（只考察了资生堂、沃特斯两个品牌），此色谱条件均适用，本方法具有良好的耐用性，中国药典（2015）未作修订。见图 2。

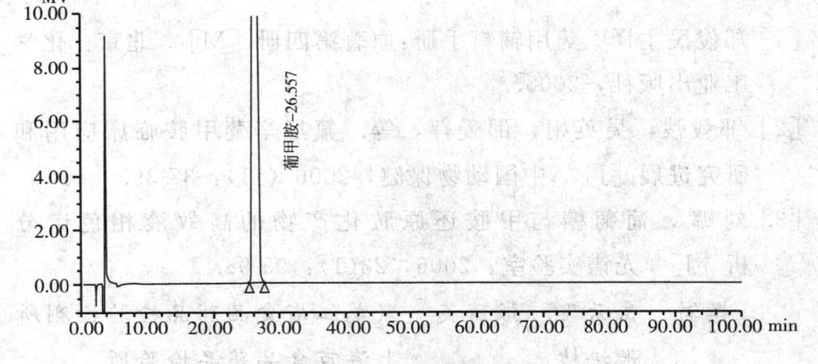

图 2　葡甲胺有关物质典型色谱图

本实验中影响因素较大的是流动相中三氟乙酸与甲酸的浓度，试验结果表明：若这两种酸浓度同时增加 0.2%，则流动相 pH 值过低（pH1.8），超出色谱柱承受范围（pH 值 2～8），若同时减少 0.2%，则葡甲胺主峰的保留时间较长（超过 50 分钟），并且峰型变宽，理论板数由 10000 降低至 2000。甲酸含量的少量变化对峰型影响较大，如果三氟乙酸量不变，每 1000ml 流动相中甲酸量减少 0.2ml，会造成前伸峰（拖尾因子 0.8），甲酸量增加 0.2ml，则造成拖尾峰（拖尾因子 1.2）。三氟乙酸与甲酸的配比对出峰时间和峰型的影响较大，配制流动相时，准确控制上述两种酸的量，保持 pH 值在 2.2～2.3 范围内。

还原性物质　中国药典（2005）规定检查易碳化物。国外药典均无易碳化物检查项，而是检查还原性物质。BP 采用化学反应方法，既方便判断实验结果，又给出了明确的限度。因此，依照 BP，中国药典（2010）删除易碳化物检查项，增订还原性物质，规定含还原性物质以葡萄糖计，不得过 0.2%，中国药典（2015）未作修订。

干燥失重 本品为无水物，中国药典(2015)规定不得过0.5%。

镍盐 检查生产过程中引入的镍盐。本品炽灼灰化后，残渣加硝酸生成硝酸镍，蒸干除尽氧化亚氮，加盐酸后再蒸干，除去过量盐酸后，加水溶解，加溴水氧化使成2价镍；在碱性条件下镍盐与丁二酮肟生成有色螯合物。

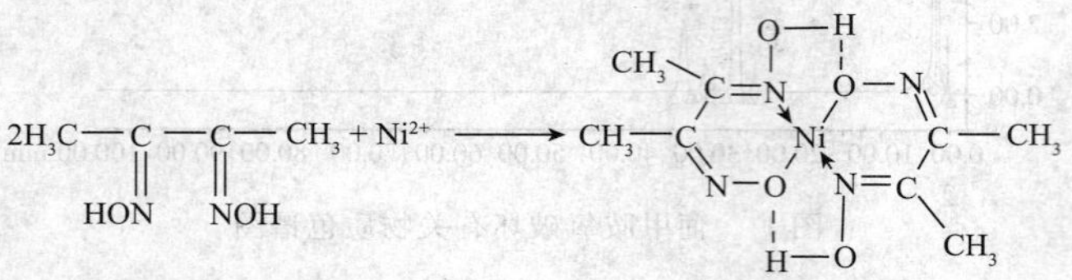

砷盐 中国药典(2005)及USP、BP均无砷盐检查，JP对砷盐作出了规定，同中国药典第二法测定，不得过1ppm。经试验，中国药典砷盐检查一法和二法检验结果一致，考虑一法操作较为简便，采用第一法为中国药典(2010)新增，2015未作修订。

【含量测定】本品具仲胺结构，呈碱性，采用中和法测定。USP、JP方法同中国药典，BP采用电位滴定法。

【制剂】(1)泛影葡胺注射液

(2)胆影葡胺注射液

参考文献

[1] 郑俊民主译．药用辅料手册：原著第四册［M］．北京：化学工业出版社，2005.

[2] 邹毅改，吴英娟，邵爱萍，等．氟尼辛葡甲胺临床应用和研究进展［J］．中国动物保健，2006（11）：37-39.

[3] 刘娜．葡萄糖与甲胺还原胺化产物的高效液相色谱分析［J］．光谱实验室，2006，23(1)：95-98.

撰写 岳云飞 张丽英 黑龙江省食品药品检验检测所
张培棣 上海市食品药品检验所
复核 张秋生 白政忠 黑龙江省食品药品检验检测所

葡萄糖酸亚铁

Ferrous Gluconate

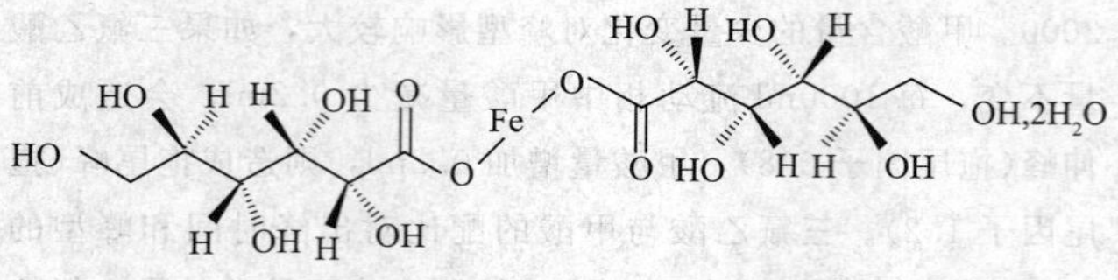

$C_{12}H_{22}FeO_{14}\cdot 2H_2O$ 482.17

化学名：D-葡萄糖酸亚铁盐二水合物

英文名：Ferrous Gluconate

CAS号：［299-29-6］

本品为抗贫血药，用于缺铁性贫血的治疗[1]。葡萄糖酸亚铁中的亚铁离子经十二指肠吸收，进入血液，生成高铁离子，并与血浆中的运铁蛋白的球蛋白结合，形成血清铁。血清铁以运铁蛋白为载体，转运到机体各贮铁组织，并供骨髓造血使用。铁的吸收率取决于生理需要，未被吸收的铁可随粪便排出。

除中国药典(2015)收载外，USP(36)有收载，Ph. Eur.(7.0)和BP(2013)收载了葡萄糖酸亚铁的水合物(分子式为$C_{12}H_{22}FeO_{14}$，xH_2O)。

【制法概要】以葡萄糖酸钙为原料与亚铁盐在70～80℃条件下发生置换反应生成葡萄糖酸亚铁，同时钙盐以沉淀的形式过滤，葡萄糖酸亚铁经脱色、浓缩、结晶、分离、精制、干燥等过程即得。

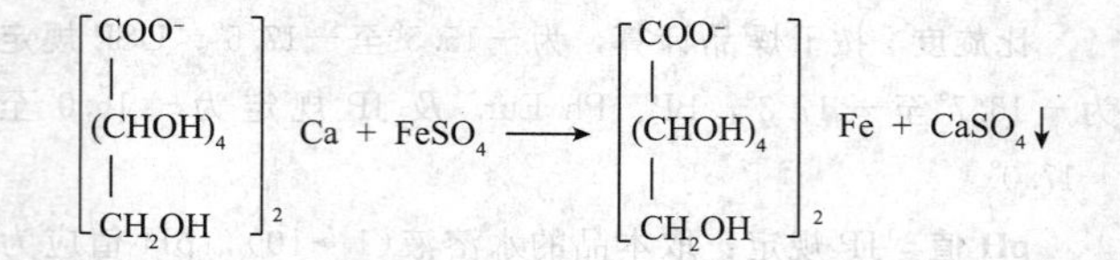

【鉴别】(1)葡萄糖酸亚铁与苯肼在酸性条件下加热生成葡萄糖酸的糖脎黄色结晶。

化学反应方程式如下。

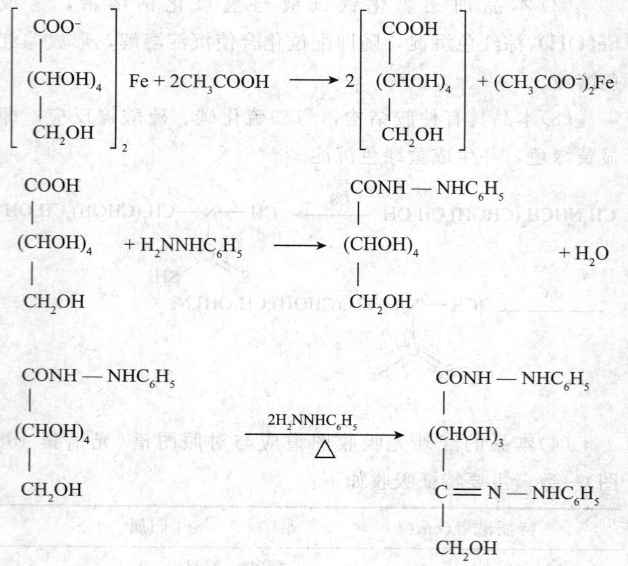

(2)二价铁离子与铁氰化钾反应生“滕氏蓝”的沉淀。化学反应方程式如下。

$$K^+ + Fe^{2+} + [Fe(CN)_6]^{3-} \longrightarrow KFe[Fe(CN)_6]\downarrow$$

【检查】酸度 检查工艺中引入的游离酸。

溶液的澄清度与颜色 系检查生产中带入的不溶于水的硫酸钙或碳酸钙(在75℃时100ml水中可溶解0.0018g)，而葡萄糖酸亚铁在新沸过的冷水中，则完全溶解，显微棕绿色。

氯化物 用盐酸水解制取，发酵过程中加入的营养盐以及成盐时均可能带入氯化物。本试验溶解供试品时需微温。

硫酸盐 本品是葡萄糖酸钙与硫酸亚铁或碳酸亚铁在溶液中反应制备而成的，用硫酸水解制取葡萄糖酸钙时可能带入硫酸盐。

钡盐 在制备时加入的硫酸或硫酸亚铁或碳酸亚铁或在精制过程用钡盐除去硫酸盐，有可能会引入钡盐。

蔗糖与还原糖 葡萄糖酸亚铁溶液，在碱性条件下，通入硫化氢气体沉淀亚铁离子，加入盐酸酸化生成葡萄糖，煮沸，同时除去硫化氢气体，葡萄糖在生产过程中的弱碱性条件下，即有差向异构化反应，生成甘露糖和果糖。三者均能与碱性酒石酸铜试液(斐林试液)反应，生成氧化亚铜沉淀。

高铁盐 葡萄糖酸亚铁中二价铁容易在空气中易氧化形成三价铁。

干燥失重 本品易溶于水，遇到空气中的水易结合成水合物，吸取水分后容易被氧化。

重金属 由原料亚铁盐或硫酸引入。供试品中如含有微量高铁离子，加入抗坏血酸可使高铁盐离子被还原成亚铁离子以消除干扰。

【含量测定】在酸性溶液中，加入锌粉使葡萄糖酸亚铁脱色，四价铈为强氧化剂，在 0.5～4mol/L 硫酸中，可将二价铁氧化为高铁，以邻二氮菲为指示剂[2]，滴定开始时，溶液中的 Fe^{2+} 与其结合，溶液显橘黄色，当硫酸铈微过量时，指示剂中 Fe^{2+} 氧化成 Fe^{3+}，溶液显绿色，为滴定终点，并用空白试验校正。

$$2Ce(SO_4)_2 + 2FeSO_4 \longrightarrow Fe_2(SO_4)_3 + Ce_2(SO_4)_3$$

实验中为消除水中溶解氧的影响，需采用新沸冷水溶解供试品；由于亚铁盐极易被氧化，故规定供试品滤液立即用硫酸铈液滴定，否则结果偏低。

【制剂】中国药典(2015)收载了葡萄糖酸亚铁片、葡萄糖酸亚铁胶囊、葡萄糖酸亚铁糖浆。USP(36)收载了葡萄糖酸亚铁片、葡萄糖酸亚铁胶囊。

(1)葡萄糖酸亚铁片(Ferrous Gluconate Tablets)

(2)葡萄糖酸亚铁胶囊(Ferrous Gluconate Capsules)

上述二种制剂的鉴别、高铁盐的检查、含量测定检测方法同原料药。USP(36)葡萄糖酸亚铁片、葡萄糖酸亚铁胶囊均有溶出度检查，其中葡萄糖酸亚铁片的含量测定方法为紫外对照品法(亚铁盐与联吡啶显红色，波长 522nm)。

(3)葡萄糖酸亚铁糖浆(Ferrous Gluconate Syrup)

本品辅料主要为蔗糖、柠檬酸、食用香精、苯甲酸钠或羟苯乙酯等。

鉴别 由于糖浆剂的颜色较深，用原料药的鉴别(1)方法检测，结果(黄色结晶)不明显，因此按照中国药典(2015)(通则)中的亚铁盐鉴别反应进行。

检查 高铁盐 此项检查为中国药典(2010)新增项目，检测方法与原料药一致，中国药典(2015)未作修订。

含量测定 检测方法与原料药一致，辅料不干扰测定。

参考文献

[1] 国家药典委员会．中华人民共和国药典临床用药须知·化学药和生物制品卷［M］．2005 年版．北京：人民卫生出版社，2005：362.

[2] 中华人民共和国卫生部药典委员会．中华人民共和国药典 1990 年版二部药典注释［M］．北京：化学工业出版社，1993：776.

撰写 郭艳芳 江西省药品检验检测研究院

复核 程奇珍 江西省药品检验检测研究院

葡萄糖酸钙

Calcium Gluconate

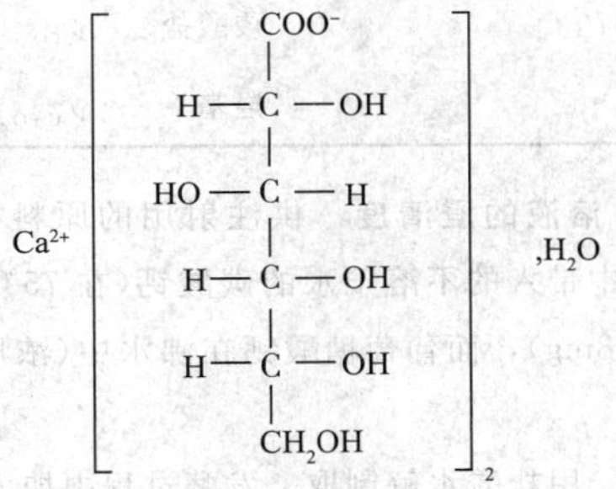

$C_{12}H_{22}CaO_{14} \cdot H_2O$ 448.40

化学名：D-葡萄糖酸钙盐一水合物

D-gluconic acid, calium salt(2∶1), monohydrate

英文名：Calcium Gluconate, Monohydrate

CAS 号：［299-28-5］；［18016-24-5］

本品为补钙药，用于缺钙症及过敏性疾患，亦用于血钙过低引起的手足搐搦症。本品还能改善组织细胞膜的通透性，增加毛细血管壁的致密性，使渗出减少，有消炎、消肿及抗过敏作用，故亦用于荨麻疹渗性水肿、瘙痒性皮肤病。

静脉注射时可有全身发热感，注射速度应缓慢，过快会使血内钙浓度突然增加，引起心律失常，甚至心搏骤停，本品有强烈刺激性，不宜作皮下注射或肌内注射。静脉注射分布相的半衰期 $t_{1/2\alpha} = 3.1$ 分钟；消除相半衰期，$t_{1/2\beta} = 30.53$ 分钟。静脉注射后 120～150 分钟血钙浓度恢复正常[1]。

1816 年 Hlasiwetz 用氯气氧化葡萄糖制成葡萄糖酸后再制得钙盐。1884 年 Kiliani 改用溴氧化制取。国内采用发酵法于 1954 年开始生产。

除中国药典(2015)收载外，USP(36)、BP(2013)、Ph. Eur. (7.0)。

【制法概要】将淀粉于 105～108℃用硫酸或盐酸进行水解，所得糖化物加入黑霉菌和营养盐，使 pH 值为 4.5 以上，在 29～31℃条件下，通入空气进行发酵；将发酵液用石灰乳中和至 pH 6.8～7.0，压滤，减压浓缩，使冷却结晶，用热水重结晶即得。

【鉴别】(1)本品与三氯化铁作用，生成黄色的碱式葡萄糖酸铁。

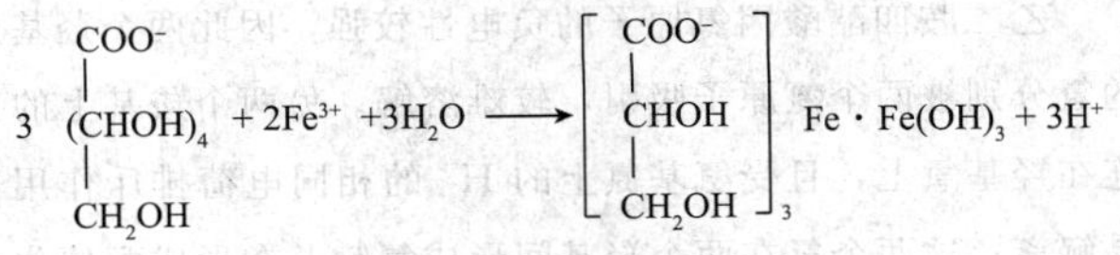

(2)本鉴别试验中使用的显色剂需临用新配，加热显色时加热时间应充足。

(3)本品的红外光吸收图谱应与对照的图谱(光谱集 465 图)一致，主要特征吸收如下。

特征谱带(cm^{-1})	归属	
3220	羟基	ν_{O-H}
1590，1370	羧酸盐	$\nu_{CO^{2-}}$
1100	羟基	ν_{C-O}

【检查】溶液的澄清度 供注射用的原料检查本项目。系检查生产中带入的不溶于水的碳酸钙(在 75℃时 100ml 水中可溶解 1.8mg)，而葡萄糖酸钙在沸水中(浓度为 10%)则完全溶解。

氯化物 用盐酸水解制取、发酵过程中加入的营养盐以及成盐时均可能带入氯化物。本试验溶解供试品时需微温。

硫酸盐 用硫酸水解制取时可能带入硫酸盐。

蔗糖或还原糖类 葡萄糖在生产过程中的弱酸性条件下，即有差向异构体反应，生产甘露糖与果糖。三者均能与碱性酒石酸铜试液(斐林试液)反应，生成氧化亚铜。

本试验如所加碳酸钠试液的量不足，红色氧化亚铜沉淀即不能生成。

镁盐与碱金属盐 发酵液中有镁离子，另外用石灰乳中和时，也易引入可溶性镁盐和碱金属。本项检验加氯化铵是增强镁盐溶解度，同时可使草酸钙溶解度减少，使该盐全部沉淀。滤液中可溶性盐类加硫酸蒸干后，炽灼，使成硫酸盐称残渣重量。

【含量测定】采用配位滴定法。所用乙二胺四醋酸二钠盐与钙离子有螯合效应，形成稳定的金属配位化合物。

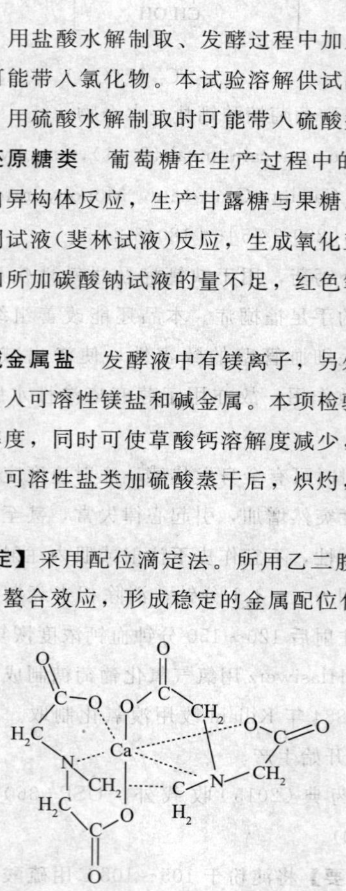

钙与乙二胺四醋酸比例 1：1

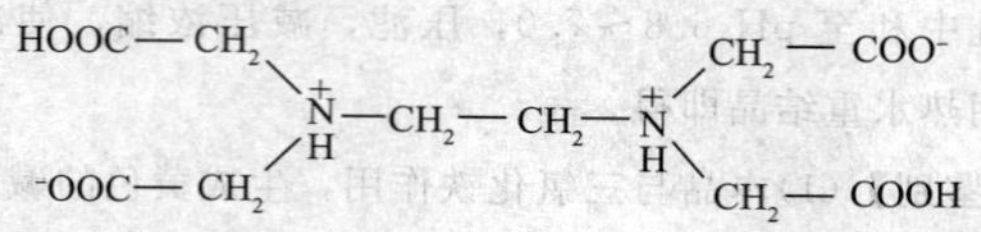

乙二胺四醋酸因氮原子的负电性较强，因此两个羟基上的氢分别被两个氮原子吸引，较难溶解。另两个羧基上的氢连在羟基氧上，且受氨基氮上的 H^+ 的相同电荷排斥作用容易解离；这两个氢在两个羟基间形成氢键，在形成配位化合物时，便发生解离。氢离子的解离程度取决于溶液的酸性，所以在配位反应中，溶液的酸度影响是非常重要的。溶液的 pH 值降低，生成质子化形式 HY^{3-}、H_2Y^{2-}……H_MY 的倾向增大，会引起 H_MY 的解离，反应即不能进行完全；若溶液 pH 值增高，则反之。但 pH 值太高，容易生产氢氧化物沉淀。因此本试验所加氢氧化钠试液 15ml 应较准确，配制试药时要注意氢氧化钠中碳酸钠的影响，否则终点不易观察。

本法采用钙紫红素(Calcon)为指示剂，经试验，变色敏锐，操作较铬黑 T 方便，而且两者结果一致。该指示剂的水溶液或乙醇溶液均不稳定，故采用粉末。应注意此指示剂也具有酸碱指示剂的性质。因此滴定液的最佳 pH 值为 11.5～13。

【制剂】中国药典(2015)收载了葡萄糖酸钙口服液、葡萄糖酸钙片、葡萄糖酸钙含片、葡萄糖酸钙注射液、葡萄糖酸钙颗粒。

(1)葡萄糖酸钙口服溶液(Calcium Gluconate Oral Solution)

国内各企业的处方中，主要辅料为乳酸、氢氧化钙、甜菊糖苷、香精。

(2)葡萄糖酸钙片(Calcium Gluconate Tablets)

国内各企业处方中，主要辅料有淀粉、硬脂酸镁、滑石粉。

溶出度 本品在水中缓缓溶解，有必要进行溶出度检查。

由于本品溶出后浓度较低，不能采用滴定方法进行测定，故选择原子吸收分光光度法。

(3)葡萄糖酸钙含片(Calcium Gluconate Buccal Tablets)

国内各企业处方中，主要辅料为蔗糖、硬脂酸镁。

(4)葡萄糖酸钙注射液(Calcium Gluconate Injection)

国内各企业处方中，主要辅料为氢氧化钙、乳酸、注射用水。

本品易产生浑浊，在生产中须尽量减少制剂中铁盐来源，选择适宜的配制容器。

(5)葡萄糖酸钙颗粒(Calcium Gluconate Graules)

国内各企业处方中，主要辅料为糖粉、淀粉。

(6)复方葡萄糖酸钙口服溶液(Compound Calcium Gluconate Oral Solution)

参考文献

[1] 中华人民共和国卫生部药典委员会．中华人民共和国药典 1990 年版二部药典注释［M］．北京：化学工业出版社，1993：740-742.

撰写 张逦吉 山东省食品药品检验研究院
易 根 江西省药品检验检测研究院
复核 程奇珍 江西省药品检验检测研究院

葡萄糖酸锌

Zinc Gluconate

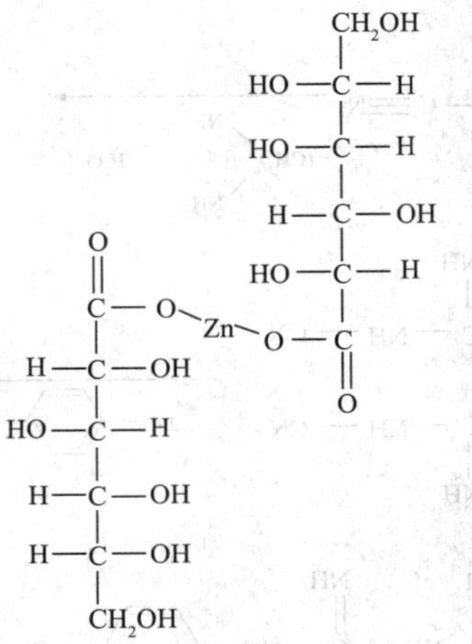

$C_{12}H_{22}O_{14}Zn$　455.68

化学名：D-葡萄糖酸锌

zinc D-gluconate(1：2)

英文名：Zinc Gluconate

CAS 号：[4468-02-4]

葡萄糖酸锌用于预防及治疗锌缺乏。锌具有促进生长发育，改善味觉的作用。锌缺乏时出现味觉、嗅觉差，厌食，生长与智力发育低于正常。过量的锌进入体内可引起铅和铁缺乏，影响铜、铁离子的代谢。本品与铝，钙，锶盐，硼砂，硫酸盐和氢氧化物(碱)，蛋白银及鞣酸合用为禁忌，与青霉胺合用，可使后者的作用减弱[1]。

葡萄糖酸锌最先收载于美国 Food Chemicals Codex (FCC)Ⅲ作为微量元素锌补充剂，并入 US. GRAS(Genrorally Recognized as Safe)作为营养和食品补充剂。

除中国药典(2015)收载外，BP(2013)、USP(36)、Ph. Eur. (7.0)均有收载。

【制法概要】合成葡萄糖酸锌可用直接复分解法、间接合成法、葡萄糖酸内脂为原料的合成法、空气催化氧化法、发酵法、电解氧化法等。较常见的有发酵法、空气催化氧化法和葡萄糖酸钙间接合成法。

(1)发酵法[2]　以葡萄糖为原料，用曲霉菌发酵(氧化)成葡萄糖酸。经分离，提纯后与氧化锌或氢氧化锌中和制备葡萄糖酸锌。该法是国内外主要采用的方法，反应简单，原料易得，成本低，但发酵过程技术要求较高。

$C_6H_{12}O_6 + O_2$ [黑曲霉] $\rightarrow C_6H_{11}O_6OH$ [ZnO] $\longrightarrow (C_6H_{11}O_6O)_2Zn + H_2O$

(2)空气催化氧化法[3]　在催化剂的存在下，葡萄糖经空气氧化生成葡萄糖酸，然后滴加氢氧化钠溶液至 pH 值为 9.0～10.0，使之转化为葡萄糖酸钠，过滤分离催化剂后，葡萄糖酸钠溶液经强酸性阳离子交换树脂转化为高纯度的葡萄糖酸溶液，最后与氧化锌或氢氧化锌反应生成葡萄糖酸锌，经浓缩，结晶，重结晶即得产品，收率在 80%以上。该法原料易得，成本低，产品质量好。

$C_6H_{12}O_6 + O_2$ [催化剂] $\rightarrow C_6H_{11}O_6OH$ [NaOH] $\rightarrow C_6H_{11}O_6ONa + H_2O$

$C_6H_{11}O_6ONa$ [R-H] $\rightarrow C_6H_{11}O_6OH$ [ZnO] $\rightarrow (C_6H_{11}O_6O)_2Zn + H_2O$

(3)葡萄糖酸钙间接合成法[4]　葡萄糖酸钙经硫酸酸化，滤除硫酸钙沉淀得葡萄糖酸溶液，经离子交换树脂提纯后与氧化锌或氢氧化锌反应得葡萄糖酸锌，经过滤，结晶，干燥得成品。

$(C_6H_{11}O_6O)_2Ca$ [H_2SO_4] $\rightarrow C_6H_{11}O_6OH$ [ZnO] $\rightarrow (C_6H_{11}O_6O)_2Zn + H_2O$

【鉴别】(1)本品与三氯化铁作用，生成黄色的碱式葡萄糖酸铁。

$$3\begin{matrix}COO^-\\|\\(CHOH)_4\\|\\CH_2OH\end{matrix} + 2Fe^{3+} + 3H_2O \longrightarrow \left[\begin{matrix}COO^-\\|\\(CHOH)_4\\|\\CH_2OH\end{matrix}\right]_3 Fe\cdot Fe(OH)_3 + 3H^+$$

【检查】氯化物　检查本品在工艺中用盐酸水解、发酵过程中加入的营养盐以及成盐时可能带入的氯化物。本试验溶解供试品时需微温。

硫酸盐　检查本品在葡萄糖酸钙经硫酸酸化得葡萄糖酸溶液过程中可能带入的硫酸盐。

还原物质　葡萄糖在生产过程中的弱碱性条件下，即有差向异构化反应，生成甘露糖和果糖。三者均能与碱性酒石酸铜试液(斐林试液)反应，生成氧化亚铜。

干燥失重　本品易溶于水，遇到空气中的水易结合成水合物，吸取水份后容易被氧化。

【含量测定】采用配位滴定法。所用乙二胺四醋酸二钠盐与锌离子有螯合效应，形成稳定的金属配位化合物。

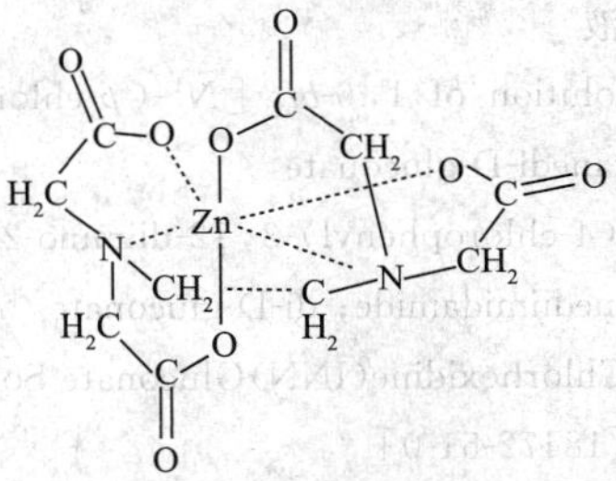

采用铬黑 T(EBT)为指示剂。

在 pH≈10 的溶液中铬黑 T(EBT)与 Zn^{2+} 形成比较稳定的酒红色螯合物(Zn-EBT)，而 EDTA 与 Zn^{2+} 能形成更为稳定的无色螯合物。因此，滴定至终点时，铬黑 T 便被 EDTA 从 Zn-EBT 中置换出来，游离的铬黑 T 在 pH＝8～11 的溶液中呈纯蓝色[5]。

Zn — EBT ＋ EDTA ＝ Zn — EDTA ＋EBT

酒红色　　　　　　　　　　纯蓝色

葡萄糖酸锌溶液中游离的锌离子也可以与 EDTA 形成稳定的络合物，因此 EDTA 滴定法能确定葡萄糖酸锌的含量。

【制剂】中国药典(2015)收载了葡萄糖酸锌口服溶液、葡萄糖酸锌片、葡萄糖酸锌颗粒，USP(36)收载了葡萄糖酸锌片、葡萄糖酸锌口服溶液、葡萄糖酸锌颗粒，Ph. Eur.(7.0)，BP(2013)均未收载。

(1)葡萄糖酸锌口服溶液(Zinc Gluconate Oral Solution)

(2)葡萄糖酸锌片(Zinc Gluconate Tablets)

溶出度　以水为溶出介质，根据不同规格样品，精密量取适宜体积，制成约 3.5μg/ml 供试品溶液；以葡萄糖酸锌对照品配制系列对照品溶液，照原子吸收分光光度法在 213.9nm 的波长处测定。限度为标示量的 75%。

(3)葡萄糖酸锌颗粒(Zinc Gluconate Granules)

参考文献

[1] 国家药典委员会．中华人民共和国药典临床用药须知·化学药和生物制品卷［M］．2005 年版．北京：人民卫生出版社，2005.

[2] 蔡汉民．葡萄糖酸锌的制备［J］．中国医药工业杂志，1986，17：3302.

[3] 陈建初，刘丽华．用催化法合成葡萄糖酸锌［J］．中国药学杂志，1990(1)：374.

[4] 杜有功，陈赛贞，胡大平，等．离子交换树脂法制备葡萄糖酸锌［J］．中国医药工业杂志，1992，23(4)：1566.

[5] 刘文英. 药物分析［M］. 2001 年版. 北京：人民卫生出版社，2001.

撰写　周　敏　江西省药品检验检测研究院

复核　程奇珍　江西省药品检验检测研究院

葡萄糖酸氯己定溶液

Chlorhexidine Gluconate Solution

化学名：1,6-双(N^1-对氯苯基-N^5-双胍基)己烷二葡萄糖酸盐的水溶液

aqueous solution of 1,6-*bis*［N^1-(*p*-chlorophenyl)-N^5-biguanide］hexanedi-D-gluconate

N,*N″*-*bis*(4-chlorophenyl)-3,12-diimino-2,4-11,13-tetraazatetradeca nediimidamide; di-D-gluconate

英文名：Chlorhexidine(INN)Gluconate Solution

CAS 号：［18472-51-0］

本品为消毒防腐药，对革兰阳性、阴性细菌和真菌有杀灭作用，具有广谱、强效杀菌作用，但对结核杆菌、真菌及细菌芽孢仅有抑制作用，其杀菌作用机制主要是迅速吸附于细菌表面，破坏胞浆膜，改变胞浆膜的通透性，使胞浆向外渗漏所致。另一方面，还能抑制脱氢酶的活性、高浓度时可凝聚胞浆组分，形成细小颗粒引起细菌死亡[1]。涂于腕部 3 小时后，6～24 小时血液中检出，10 小时内尿中检出，便中检出 0.009%。

葡萄糖酸氯己定由 Rose，F. L and Swain. G. 于 1954 年首先合成，除中国药典(2015)收载外，USP(36)、BP(2013)和 JP(16)有收载。

【制法概要】

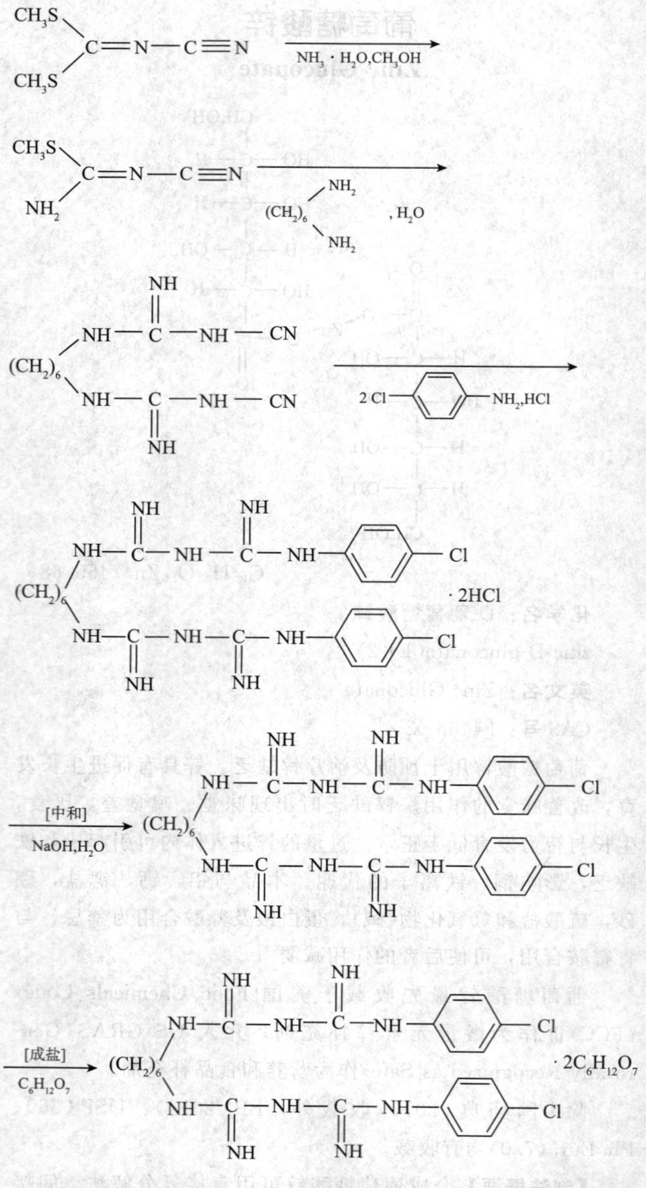

【性状】葡萄糖酸氯己定溶液在较高的环境温度放置时间较长时易分解，溶液颜色变黄。

【鉴别】(1)葡萄糖酸氯己定分子结构中含有胍基，硫酸铜与胍基反应生成沉淀，煮沸后显淡紫色。

(2)鉴别葡萄糖酸，与葡萄糖酸反应生成配位化合物。

(3)为氯己定的鉴别反应。氯己定加溴试液，在碱性条件下即显深红色；其反应机理尚不清楚。反应中加溴化十六烷基三甲胺溶液是防止氯己定在碱性条件下沉淀，影响反应进行[2]。

【检查】对氯苯胺　对氯苯胺为合成中的中间体和贮存的过程中降解产物，对人体产生不良反应，因此，在生产和贮藏过程中控制对氯苯胺的量。中国药典(2015)、JP(16)和 BP(2013)均为比色法，USP(36)为 HPLC 法。

有关物质　TLC 法，采用自身对照法，在薄层板展开时，应保持较高的室内温度，否则，斑点的 R_f 值较小(约

0.2)左右。USP(36)为 HPLC 法。

【含量测定】中国药典(2015)采用紫外-可见分光光度法测定含量，USP(36)为 HPLC 法，JP(16)和 BP(2013)为非水滴定法；经用紫外-可见分光光度法与 HPLC 方法比较，结果基本一致。

【制剂】(1)稀葡萄糖酸氯己定溶液(Dilute Chlorhexidine Gluconate Solution)

仅有中国药典(2015)收载此品种，其他药典均未收载。

鉴别及含量测定均同葡萄糖酸氯己定。

(2)葡萄糖酸氯己定含漱液(Chlorhexidine Gluconate Gargle)

中国药典(2015)、USP(36)收载。

鉴别(1)为紫外鉴别，在 259nm 的波长处有最大吸收。

鉴别(2)原理同葡萄糖酸氯己定溶液鉴别(2)。

含量测定　中国药典(2005)采用比色法，USP 采用 HPLC 法，因比色法的辅料对测定结果有影响，因此，中国药典(2010)将含量测定方法修订为 HPLC 法，中国药典(2015)未作修订。采用色谱柱为 Kromasil C18(150mm×4.6mm，5μm)。方法的回收率为 100.1%($n=9$，RSD 为 0.49%)，经用比色法和 HPLC 法同时测定样品的含量，比色法比 HPLC 法测定结果高 20%。

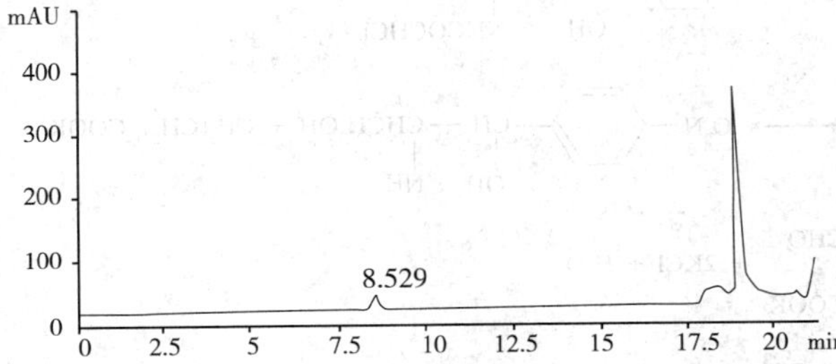

系统适用性色谱图

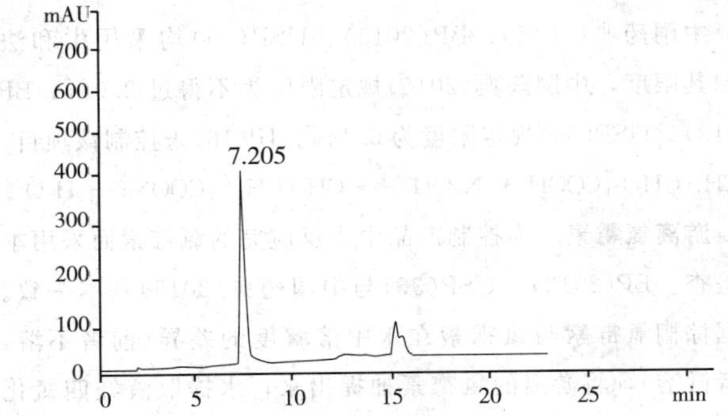

醋酸氯己定对照品色谱图

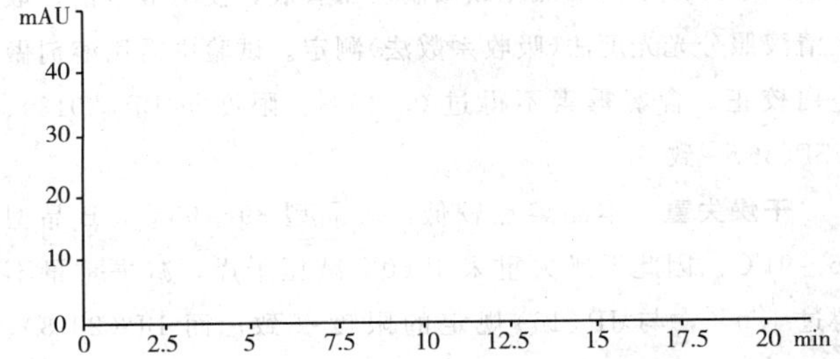

辅料干扰试验色谱图

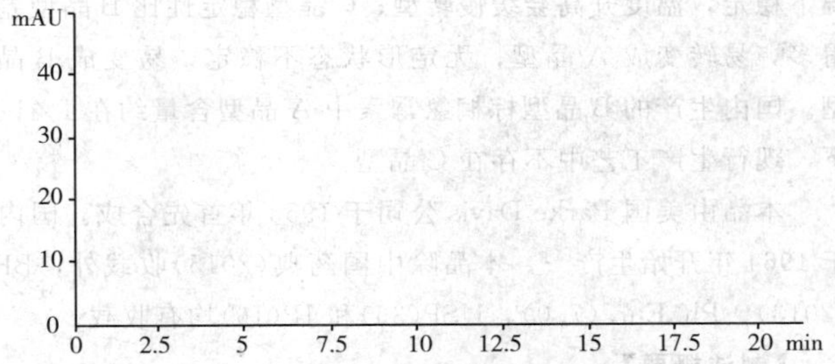

样品色谱图

参考文献

[1] 刘新民，徐韬园，张克义，等. 实用临床治疗药典［M］. 沈阳：辽宁科学技术出版社，2003：1008-1009.

[2] 中华人民共和国卫生部药典委员会. 中华人民共和国药典 1990 年版二部药典注释［M］. 北京：化学工业出版社，1993：932-934.

撰写　王　璐　辽宁省药品检验检测院

复核　于　明　辽宁省药品检验检测院

棕榈氯霉素

Chloramphenicol Palmitate

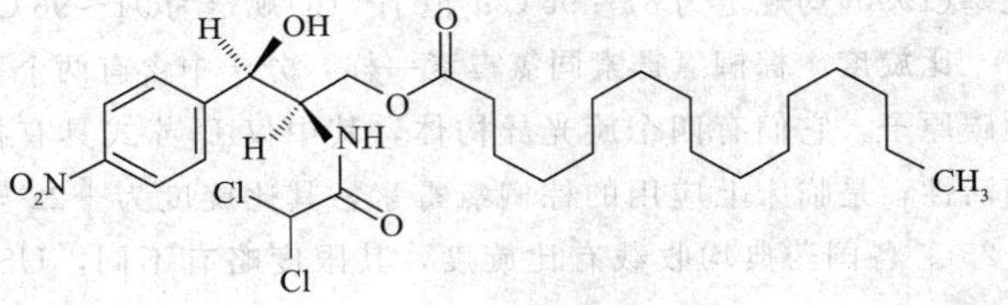

$C_{27}H_{42}Cl_2N_2O_6$　561.55

化学名：D-苏-(－)-*N*-[α-(羟基甲基)-β-羟基-对硝基苯乙基]-2,2-二氯乙酰胺-α-棕榈酸酯

D-threo(－)-2,2-dichloro-*N*-[β-hydroxy-α-(hydroxymethyl)-*p*-nitrophenethyl] acetamide α-palmitate

异名：无味氯霉素

CAS 号：［530-43-8］

本品为氯霉素的棕榈酸酯，本身并无抗菌作用，在十二指肠内经胰酯酶水解后，释放出氯霉素而发挥疗效。其药理作用同氯霉素。本品服用后血浓度高峰出现较迟，峰浓度亦较低，但维持时间较长。新生儿由于肠内胰酯酶活力低，肠黏膜上皮细胞吸收功能亦差，故口服后血药浓度更低，一般于服药后 12 小时血中方可测出。表面活性剂可促进本品的吸收。

本品存在多种晶型现象，应引起足够重视，20 世纪 70 年代发现本品有 A、B、C 三种晶型与一种无定形，B 晶型稳定且易被胰酯酶水解而被机体吸收，溶出速度比 A 晶型快，血药浓度几乎为 A 晶型的 7 倍，为活性型。A 晶型难被胰酶水解，溶出速度缓慢，为非活性型。C 晶型溶出速度则介于 A、B 晶型之间，一般亦称为非活性型。B 晶型在室温下稳定，温度升高会缓慢转型；C晶型稳定性比B晶型差得多，易转变成A晶型；无定形状态不稳定，易变成B晶型。国内生产的B晶型棕榈氯霉素中A晶型含量约在1%以下，现行生产工艺中不存在C晶型。

本品由美国 Parke Davis 公司于1953年首先合成。国内于1964年开始生产[1]。本品除中国药典(2015)收载外，BP(2013)、Ph. Eur. (7.0)、USP(36)和JP(16)均有收载。

【制法概要】

$$CH_3(CH_2)_{14}—COOH + SOCl_2 \longrightarrow CH_3(CH_2)_{14}COCl + HCl + SO_2$$

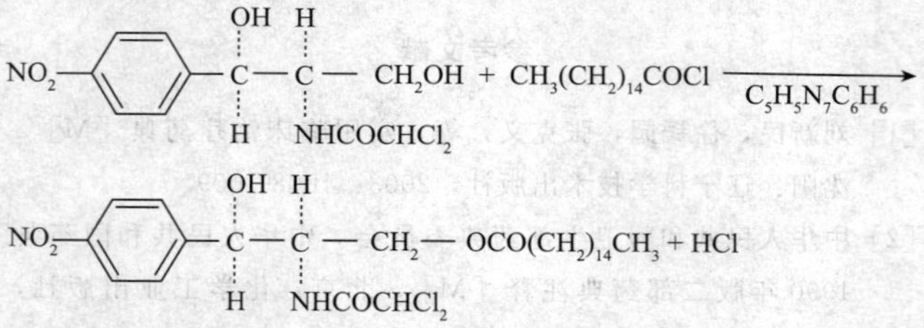

本品的粗品溶于乙酸乙酯，在石油醚中析出结晶，为A晶型棕榈氯霉素。在精制后的A晶型棕榈氯霉素中加入1∶1的乙醇，加热溶解后，冲入蒸馏水中，析出B晶型棕榈氯霉素。

【性状】熔点　中国药典(2015)收载的棕榈氯霉素有A、B两种晶型，其熔点不同：A晶型89～95℃，B晶型86～91℃。这与国外药典有所区别，BP(2013)、USP(36)及日抗基(1990)均规定为87～95℃；但JP(16)规定为91～96℃。

比旋度　棕榈氯霉素同氯霉素一样，分子中含有两个手性碳原子，它们有四个旋光异构体，其中仅D-苏式具有抗菌活性，是临床上应用的棕榈氯霉素，其比旋度为+22°至+25°。各国药典均收载有比旋度，其限度略有不同，USP(32)、JP(16)规定为+21°至+25°，BP(2013)规定为+22.5°至+25.5°。

【鉴别】(1)本品的无水乙醇溶液在271nm的波长处有最大吸收，利用吸光度的差异可以区分棕榈氯霉素、琥珀氯霉素和氯霉素，三者在271nm波长处的吸收度分别约为0.35、0.5和0.6。

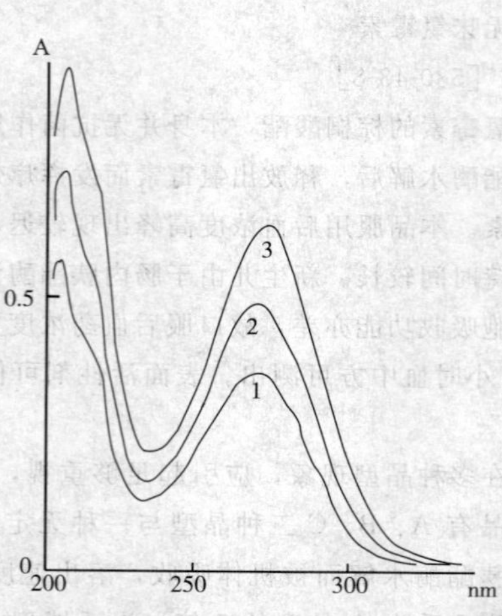

图1　0.002%酰胺醇类无水乙醇溶液的紫外吸收图谱
1. 棕榈氯霉素；2. 琥珀氯霉素；3. 氯霉素

(2)本品的红外光吸收图谱应与同晶型对照的图谱(光谱集37图或38图)一致。A晶型和B晶型的红外光谱图基本相同，但在790～910cm⁻¹区域内明显不同，并具各自的特征吸收峰峰位：A晶型约在843cm⁻¹处有特征吸收；B晶型约在858cm⁻¹处有特征吸收。此外，本品的红外光吸收图谱显示的主要特征吸收如下。

特征谱带(cm⁻¹)	归属	
3480，3320	羟基和酰胺	$\nu_{-OH,-NH}$
1740	酯	$\nu_{C=O}$
1684	酰胺(Ⅰ)	$\nu_{C=O}$
1610，1603，1510	苯环	$\nu_{C=C}$
1520，1350	硝基	ν_{NO_2}
1195，1070	酯	ν_{C-O-C}
810	对位取代苯	γ_{2H}
720	长链烷基	$\delta_{(CH_2)_{14}}$

(3)本品分子结构中二氯乙酰胺基部分的共价氯在碱性溶液中被水解，产生盐酸，与氢氧化钾生成氯化钾，显氯化物的鉴别反应。

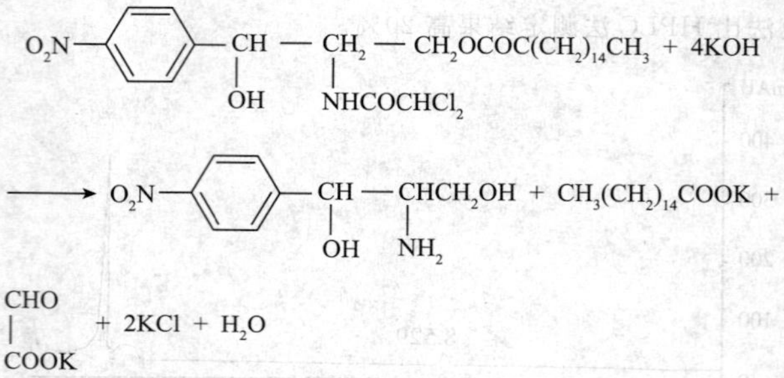

【检查】游离棕榈酸　系由工艺中未酰氯化的棕榈酸带进成品所致，需要控制其量。

中国药典(2015)、BP(2013)、USP(36)均采用中和法控制其限度，中国药典(2015)规定限度为不得过2.0%；BP(2013)、USP(36)规定限度为0.1%。JP(16)未控制该项目。

$$CH_3(CH_2)_{14}COOH + NaOH \longrightarrow CH_3(CH_2)_{14}COONa + H_2O$$

游离氯霉素　为控制产品中未反应完的氯霉素而采用本法检查。BP(2013)、USP(36)与中国药典(2015)基本一致。根据棕榈氯霉素与氯霉素在水中溶解度的差异(前者不溶，后者微溶)，将游离的氯霉素抽提出来，水提取液经四氯化碳［BP(2013)、USP(36)用甲苯］洗涤后，离心，以便将分散在水溶液中的四氯化碳微滴沉于管底，使溶液澄清，取上清液照分光光度法(吸收系数法)测定。试验中需用溶剂做空白校正。含氯霉素不得过0.045%，限度与BP(2013)、USP(36)一致。

干燥失重　本品熔点较低，A晶型89～95℃，B晶型86～91℃。因此干燥失重采用60℃减压干燥，减失重量不得过1.0%，与JP(16)规定的限度一致；而BP(2013)、USP(36)规定限度不得过0.5%。

【含量测定】采用紫外-可见分光光度法(吸收系数法)，与 BP(2013)一致。

本品含量限度规定为按干燥品计算，含氯霉素应为 56.5%～59.0%。按照氯霉素与棕榈氯霉素分子量比值，计算结果时应乘以 0.5754，即得相当于氯霉素的量。

USP(36)、JP(16)采用 HPLC 法测定含量，方法专属性高。

【制剂】(1)棕榈氯霉素混悬液(Chloramphenicol Palmitate Suspension)

除中国药典(2015)收载外，USP(36)亦有收载。

本品是以 A 晶型或 B 晶型棕榈氯霉素为原料制成的 B 晶型棕榈氯霉素混悬液。如为 A 晶型原料药，则必须在制剂过程中转型，以便制成 B 晶型棕榈氯霉素混悬液。因此标准中采用红外光谱法对 A 晶型的量进行控制。

混悬液中的辅料较多，影响鉴别，必须经由三氯甲烷抽提主药或通过离心处理方可鉴别，否则有干扰。

本品采用 A、B 两种晶型两个峰位处的基线校正法对 A 晶型限量进行检查，与 USP(36)检查方法基本一致。先测定 20%A 晶型对照品红外光谱，确定约 885cm^{-1} 和 790cm^{-1} 波数处的最小吸收峰、约 858cm^{-1} 和 843cm^{-1} 波数处的最大吸收峰(分别为 B、A 两种晶型的特征吸收峰位)的精确波数；再分别测定 10%A 晶型对照品和供试品的图谱，计算 B、A 两种晶型的特征吸收峰位处的校正吸收值之比(ab/cd)，见图 2。供试品的校正吸收值之比应大于 10%A 晶型对照品校正吸收值之比，即 A 晶型的量小于 10%。

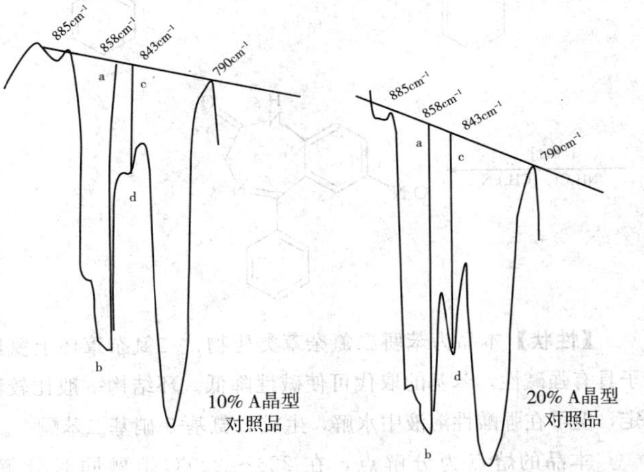

图 2 棕榈氯霉素混悬液 A 晶型检查计算法示意图

求校正吸收值 ab 与 cd 之比

棕榈氯霉素制剂含量测定均采用吸收系数法的紫外-可见分光光度法，由于所含辅料较多，本品需要用三氯甲烷多次提取，宜采用专属性强的 HPLC 法。

(2)棕榈氯霉素(B 型)片［Chloramphenicol Palmitate (Polymorph B) Tablets］

本品为 B 晶型棕榈氯霉素制成的片剂，限于目前国内的生产条件，B 晶型原料药尚达不到微粒要求，因此在制片工艺中，必须加入表面活性剂，以提高血药浓度。

因片剂(颗粒剂)中辅料较多，影响鉴别，需用水多次洗涤以除去辅料，取沉淀用三氯甲烷溶解滤过，再取滤液减压干燥，测定红外吸收图谱。现行生产工艺中的辅料不干扰含量测定。

(3)棕榈氯霉素(B 型)颗粒［Chloramphenicol Palmitate (Polymorph B) Granules］

中国药典(1995)开始收载本品。中国药典(2015)收载标准与中国药典(2010)一致。

参考文献

[1] 中华人民共和国卫生部药典委员会．中华人民共和国药典 1990 年版二部药典注释［M］．北京：化学工业出版社，1993：43.

撰写 沈佳特 湖北省药品监督检验研究院
复核 姜 红 湖北省药品监督检验研究院

硝 西 泮

Nitrazepam

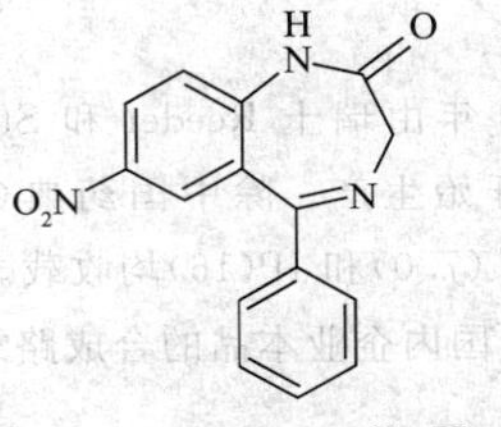

$C_{15}H_{11}N_3O_3$ 281.27

化学名： 5-苯基-7-硝基-1,3-二氢-2*H*-1,4-苯并二氮杂䓬-2-酮

1,3-dihydro-7-nitro-5-phenyl-2*H*-1,4-benzodiazepin-2-one

英文名： Nitrazepam(INN)

异名： 硝基安定

CAS 号：［146-22-5］

本品主要用于治疗失眠以及抗惊厥、婴儿痉挛、肌阵挛癫痫[1]。

本品口服经胃肠道快速吸收，口服后 1.6～2 小时血药浓度达峰值，2～3 天血药浓度可达稳态，在老年精神病人体内达稳态时间会有所延长[2]。口服后吸收 50%～95%，吸收后药物与血浆蛋白结合率为 86%～87%。在体内主要经肝脏代谢。短至中等半衰期，$t_{1/2}$ 为 8～36 小时。口服 24 小时后，排泄率为 13%～20%。大部分以代谢产物随尿排出，20%随粪便排出。

本品(Ⅰ)在体内的代谢途径主要是 7 位上的硝基还原为相应的胺(Ⅱ)，再经乙酰化作用生成 7-乙酰氨基衍生物(Ⅲ)。尚有少量的(Ⅱ)和(Ⅲ)在 3 位上经羟基化作用生成化合物(Ⅳ)和(Ⅴ)。另外的代谢途径为苯二氮䓬环开环，生成二苯甲酮衍生物(Ⅵ)和(Ⅶ)，见图 1。

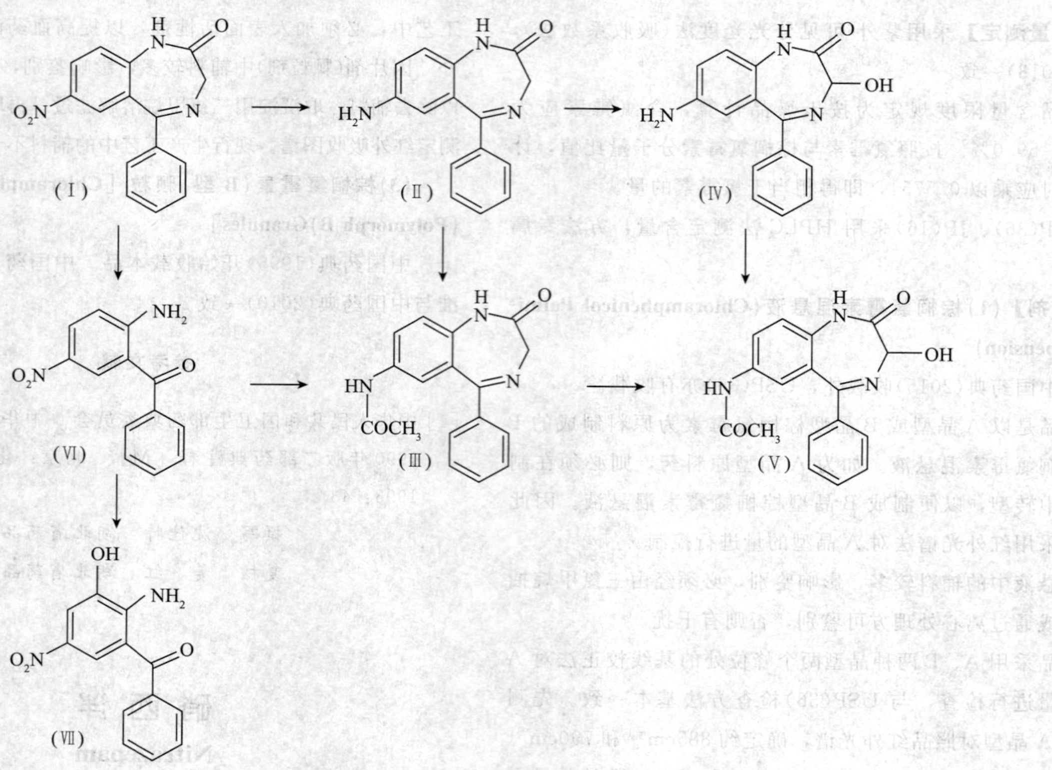

图1 硝西泮的代谢途径

本品于1963年由瑞士Reeder和Sternbach首先合成。国内于1975年开始生产。除中国药典(2015)收载外，BP(2013)、Ph. Eur.(7.0)和JP(16)均收载。

【制法概要】国内企业本品的合成路线主要有两条[3]。

(1)一法

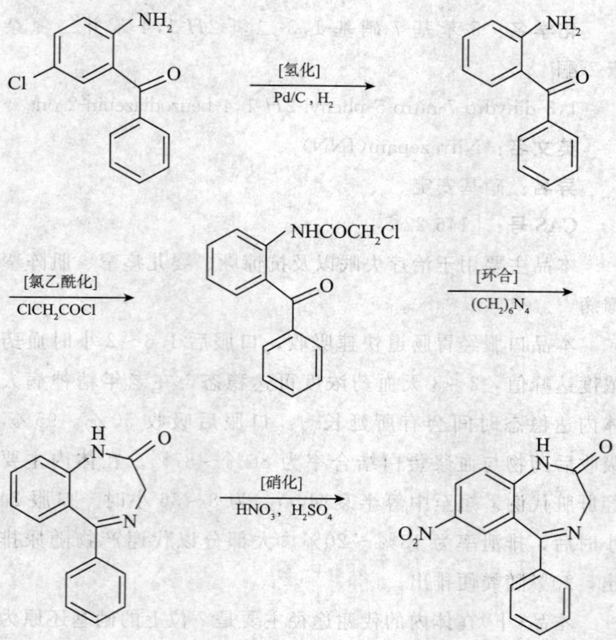

(2)二法

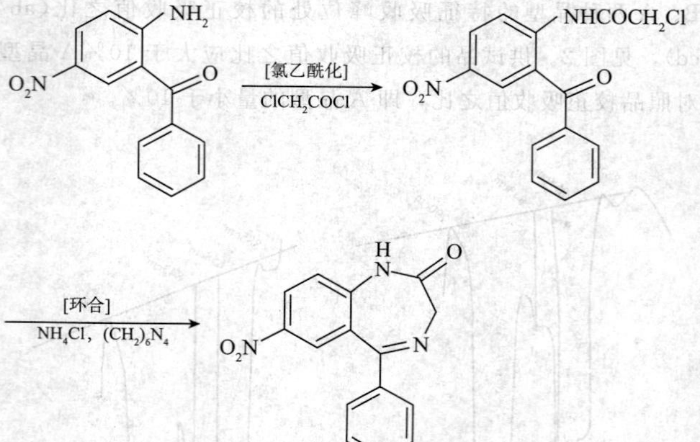

【性状】本品为苯骈二氮杂䓬类药物，二氮杂䓬环上氮原子具有强碱性，苯基的取代可使碱性降低。环结构一般比较稳定，但可在强酸性溶液中水解，生成2-氨基-5-硝基二苯酮[4]。

本品的熔点为分解点，在226～229℃熔融同时分解。在测试过程中，供试品的颜色由淡黄色逐渐变成棕色至黑色，且向上冲，是典型的分解现象，所以中国药典未规定熔点。

本品的光降解实验[5]结果与氯硝西泮基本一致，在缺氧的介质中，光降解途径为生成二聚体亚硝化物，然后进一步降解为氨基化物，降解途径见图2。在氧充足的介质中，则相对较稳定。

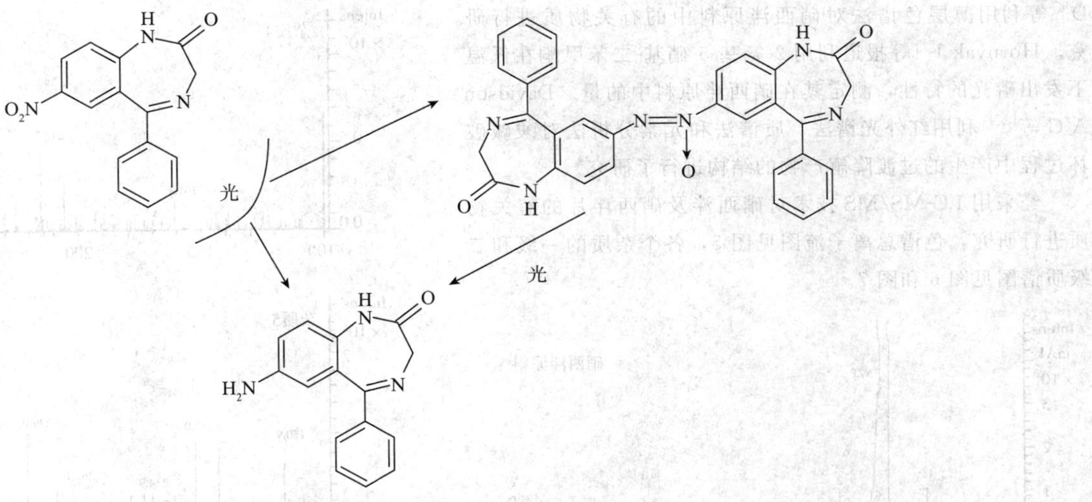

图 2　硝西泮光降解途径

【鉴别】(1)本品的甲醇溶液几乎无色，加氢氧化钠试液后，能引起酰胺上质子脱离，进而形成对醌式结构，使共轭体系延伸而呈现鲜黄色。

(2)本品的母体结构苯二氮䓬，由于 7 位上的 H 被 $-NO_2$取代，致使苯环的 K 吸收带和 B 吸收带红移，本品无水乙醇溶液的紫外光吸收图谱在 260nm、310nm 的波长处有最大吸收，见图 3。为增进鉴别的专属性，规定了 260nm 处吸光度与 310nm 处吸光度的比值为 1.45～1.65。

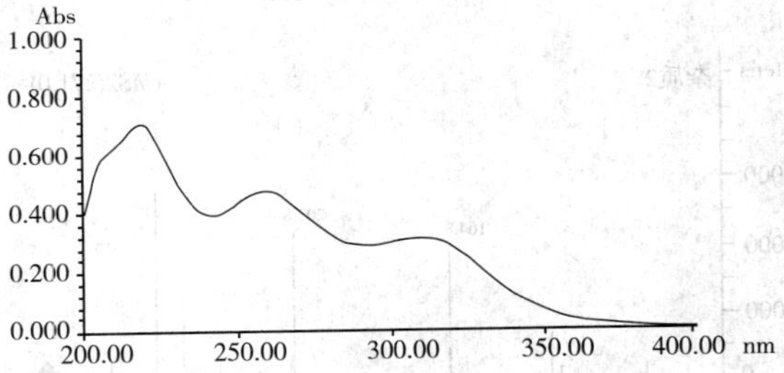

图 3　硝西泮在无水乙醇中的紫外吸收光谱图

(3)本品的红外光吸收图谱(光谱集 470 图)显示的主要特征吸收如下。

特征谱带(cm^{-1})	归属	
3200，3095	酰胺	ν_{N-H}
2962	亚甲基	ν_{C-H}
1698	酰胺	$\nu_{C=O}$
1610，1560，1490	苯环，二氮杂䓬环	$\nu_{C=C}$，$\nu_{C=N}$
1536，1340	硝基	ν_{NO_2}
750	单取代苯	γ_{5H}
702	单取代苯环	$\delta_{环}$

(4)本品水解后生成 2-氨基-5-硝基-二苯酮，因此显芳香第一胺类的鉴别反应。

【检查】有关物质　采用薄层色谱法检查合成起始原料、中间体，以及在贮存期发生分解而产生的 2-氨基-5-硝基-二苯酮。本品的检测限浓度为 0.025mg/ml，以供试品液浓度 25mg/ml 计算，可以检测得到 0.1%含量的有关物质。

BP(2009)同 Ph. Eur. (6.0)和 JP(15)均采用薄层色谱法检查有关物质，BP(2013)和 Ph. Eur. (7.0)已修订为 HPLC 法，JP(16)仍采用 TLC 法。BP(2009)还列出了两个已知杂质的结构，其中杂质 A 为合成反应副产物。

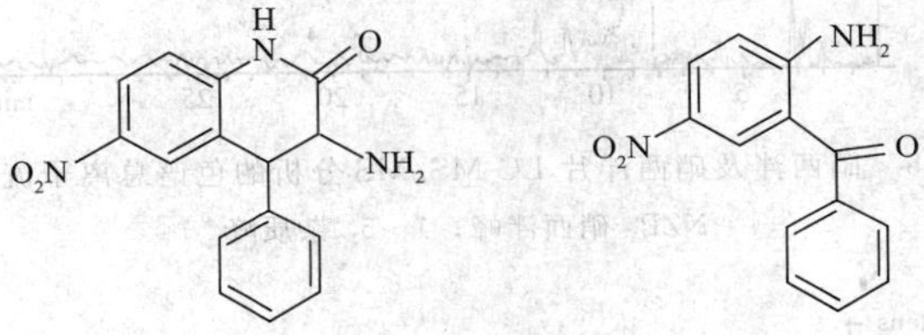

A　　B

A. 3-氨基-6-硝基-4-苯基喹啉-2(1*H*)-酮

3-amino-6-nitro-4-phenylquinolin-2(1*H*)-one

B. 2-氨基-5-硝基-二苯酮

(2-amino-5-nitrophenyl)phenylmethanone

本方法的展开剂系统可以将已知杂质 A 和 B 与主斑点分离，见图 4。

图 4　硝西泮与硝西泮杂质 A 与杂质 B 的分离度实验

薄层板上样品斑点从左到右依次为：硝西泮样品、杂质 A 对照品、杂质 B 对照品

对硝西泮有关物质进行研究的报道不多，Beckstead H

D[6]等利用薄层色谱法对硝西泮原料中的有关物质进行研究。Hornyak I[7]等报道利用2-氨基-5-硝基-二苯甲酮在低温下发出磷光的特性，测定其在硝西泮原料中的量。Davidson A G等[8,9]利用红外光谱法、质谱法和元素分析法对酸碱破坏过程中产生的过渡降解产物的结构进行了研究。

经采用LC-MS/MS技术对硝西泮及硝西泮片的有关物质进行研究，色谱总离子流图见图5，各个杂质的一级和二级质谱图见图6和图7。

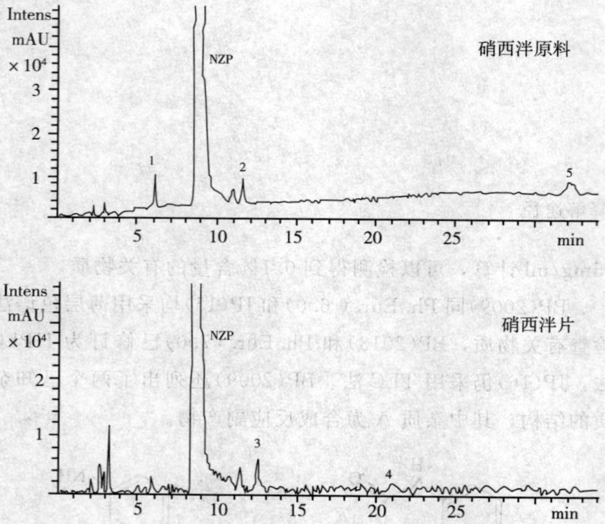

图5 硝西泮及硝西泮片LC-MS/MS分析的色谱总离子流图
NZP. 硝西泮峰；1～5. 杂质峰

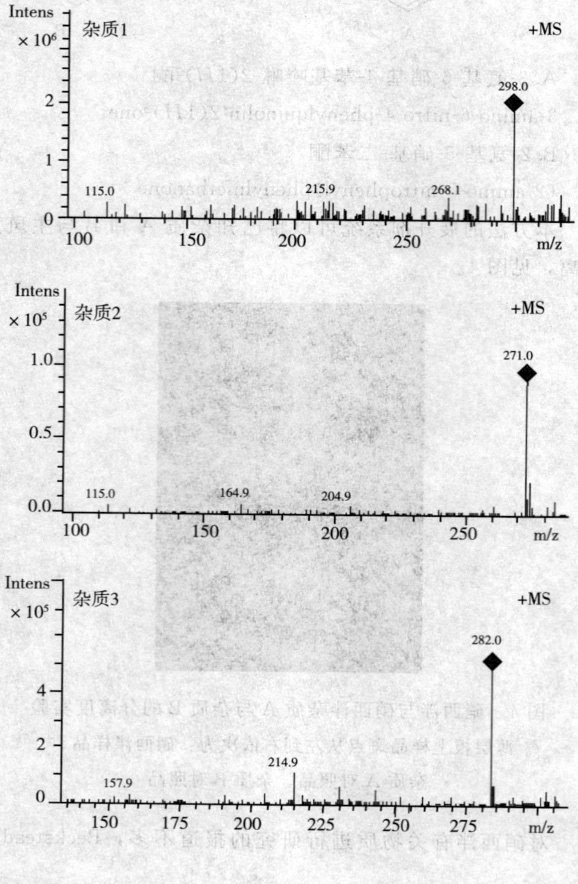

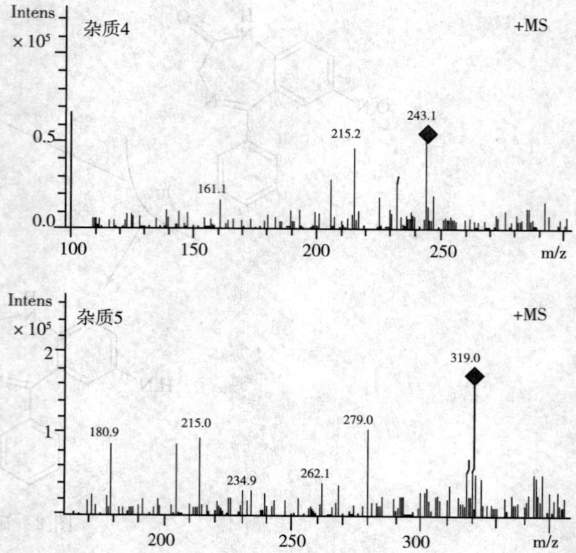

图6 杂质1、2、3、4、5的一级质谱图

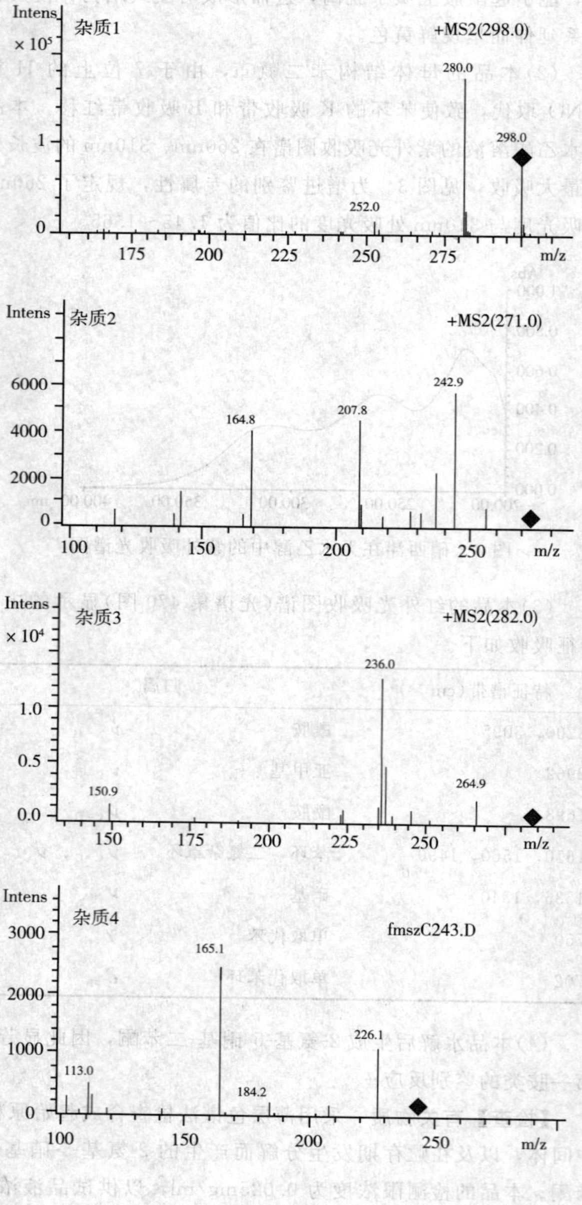

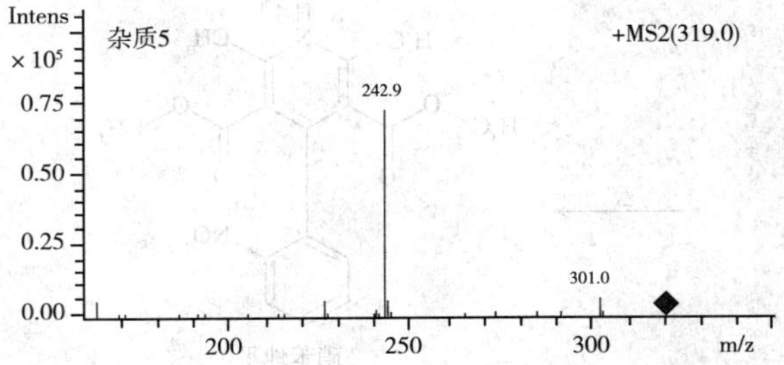

图 7　杂质 1、2、3、4、5 的二级质谱图

5 个杂质中，杂质 3 和杂质 4 即为已知杂质 3-氨基-6-硝基-4-苯基喹啉-2(1*H*)-酮(BP 杂质 A)和 9-氨基-5-硝基-二苯酮，杂质 5 为合成反应(2)的中间体，简称硝基酰化物。推断的杂质 2 的结构见图 8。

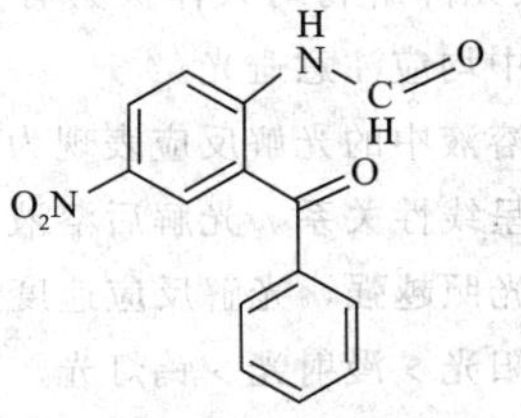

杂质2

图 8　推断的杂质 2 的结构

研究过程中还通过合成，确定了杂质 1 的结构，杂质 1 为合成副产物，其结构和化学名称如下。

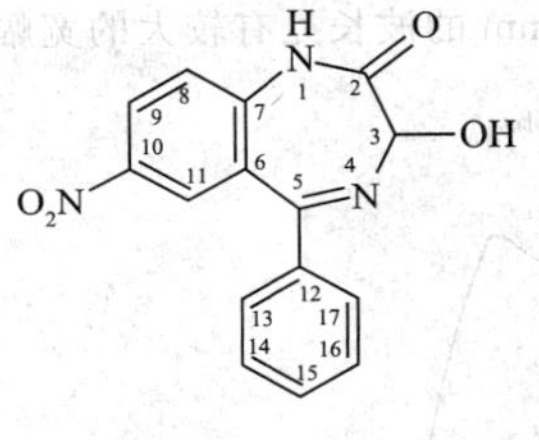

3-羟基-5-苯基-10-硝基-1,3-二氢-1,4-苯二氮䓬-2-酮

研究过程还建立了本品有关物质检查的 HPLC 方法[10]。对硝西泮的 HPLC 分析方法也有多篇文献报道[11-16]，另外还有气相色谱-质谱检测的报道[17]可供参考。

【含量测定】本品属于有机弱碱，在冰醋酸中碱性增强，故可用非水溶液滴定法测定含量，以结晶紫为指示剂，在滴定的过程中溶液的颜色由紫→蓝→蓝绿→黄绿→黄。经电位滴定法测定，当滴定至溶液显黄绿色时，有最大电位突跃，故确定终点颜色为黄绿色。

【制剂】硝西泮片（Nitrazepam Tablets）

有关物质　中国药典(2010)增加有关物质检查，方法同原料药有关物质检查项，中国药典(2015)未作修订。

溶出度　中国药典(2010)增加溶出度检查，方法参照BP(2013)制订，中国药典(2015)未作修订。

含量均匀度和含量测定方法　由紫外吸收系数法修订为对照品法。

参考文献

[1] 国家药典委员会．中华人民共和国药典临床用药须知·化学药和生物制品卷［M］．2005 年版．北京：人民卫生出版社，2005：9.

[2] L. Kangas，E. Iisalo，J. Kanto，et al. Human pharmacokinetics of nitrazepam：effect of age and diseases［J］．Eur J Clin Pharmacol，1979，15：163-170.

[3] 赖宜生，李月珍．硝基安定的合成研究［J］．广西中医学院学报，1999，16(3)：121-123.

[4] 安登魁．药物分析［M］．济南：济南出版社，1992：1046-1047.

[5] P J G Cornelissen，GM J. Beijersbergen van henegouwen. Photochemical activity of 7-nitro-1,4-benzodiazepines［J］．Pharmaceuyisch weekblad scientific edition，1981，3：96-105.

[6] Beckstead HD，Smith SJ. Detection of impurities in medicinal 1，4-benzodiazepines and related compounds by thin-layer chromatography［J］．Arzneimittel Forschung，1968，(18)：529-535.

[7] Hornyak I，Szekelyhidi L. Determination of 2-amino-5-nitro-benzophenone contamination in nitrazepam by low-temperature spectrophosphorimetry［J］．Analytica Chimica Acta，1980，(120)：415-417.

[8] Davidson AG，Smail GA. Isolation and characterisation of an acid-catalyzed intermediate hydrolysis product of nitrazepam［J］．Internatianai Journal of Pharmaceutics，1991，69：1-3.

[9] Davidson AG，Chee SM，Millar FM，et al. Isolation and identification of an alkali-catalyzed hydrolysis product of nitrazepam［J］．International Journal of Pharmaceutics，1990，63：29-34.

[10] 刘菁，蔡梅，蔡美明，等．HPLC 法对硝西泮有关物质的研究［J］．药物分析杂志，2010，(8)：1477-1481.

[11] 毛桂福．高效液相色谱法同时测定人血浆中地西泮、硝西泮、氯硝西泮［J］．中国医院药学杂志，2004，24(11)：684-686.

[12] 谭生建，刘刚，张捷，等．HPLC 法测定复方苯硝那敏片中苯巴比妥马来酸氯苯那敏和硝西泮含量［J］．解放军药学学报，2007，23(5)：284-286.

[13] 唐细兰，宋湘芝，陈子和，等．高效液相色谱法同时测定血清中 4 种苯二氮类药物浓度［J］．广东药学，2001，11(6)：39-41.

[14] 刘香臣．RP-HPLC 法测定血清硝基安定及临床适用性［J］．中国药事，2005，19(1)：56-58.

[15] 王艳春，采用高效液相色谱法测定人血清中地西泮和硝西泮含量方法的探讨［J］．现代医药卫生，2008，24(17)：2587-2588.

[16] 李媛，于晓菲，段旭．高效液相色谱法同时测定血浆和尿中阿普唑仑和硝西泮浓度［J］．医药导报，2009，28(4)：445-446.

[17] 李军，魏春敏，袁桂艳，等．人血浆6种中枢神经系统药物气相色谱-质谱法测定及临床应用［J］．中国药学杂志，2009，44(22)：1745-1748.

撰写　李忠红　蔡　梅　刘　菁
江苏省食品药品监督检验研究院
杨纯华　湖北省药品监督检验研究院
复核　张　玫　江苏省食品药品监督检验研究院

硝苯地平

Nifedipine

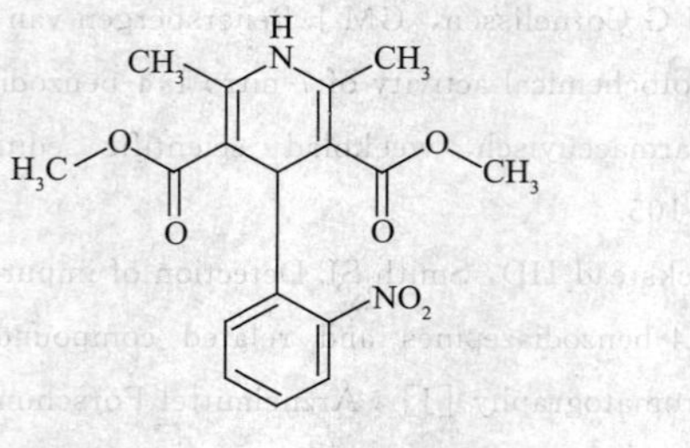

$C_{17}H_{18}N_2O_6$　346.34

化学名：2,6-二甲基-4-(2-硝基苯基)-1,4-二氢-3,5-吡啶二甲酸二甲酯

2,6-dimethyl-4-(2-nitrophenyl)-1,4-dihydro-3,5-pyridinedicarboxylic acid dimethylester

英文名：Nifedipine(INN)

异名：硝苯吡啶；硝苯啶；尼非地平；艾克地平

CAS号：［21829-25-4］

本品为二氢吡啶类钙拮抗剂，是一种钙离子内流阻滞剂或慢通道阻滞剂，阻滞钙离子经过心肌或平滑肌细胞细胞膜的通道而进入细胞内，由此引起周身血管，包括冠状动脉的血管张力减低而扩张，因而可以降低血压，增加冠状动脉血供。并能抑制自发或麦角新碱诱发的冠状动脉痉挛。另一方面能抑制心肌收缩，降低心肌代谢，减少心肌耗氧量，缓解心绞痛。用于治疗高血压、心绞痛。本品口服胃肠道吸收良好，吸收率达90%左右。蛋白结合率约90%，口服1小时血药浓度达到高峰。血浆半衰期 $t_{1/2}$ 呈双相，$t_{1/2\alpha}$ 为2.5～3小时，$t_{1/2\beta}$ 为5小时，$t_{1/2}$ 不受剂量影响。在肝脏代谢，产生无活性代谢产物，80%经肾排出，20%随粪便排出。

除中国药典(2015)收载外，BP(2013)、Ph. Eur.(7.0)、USP(36)、JP(16)均有收载。

【制法概要】本品由Bossert与Vater于1968年首次合成，国内于1979年开始生产。据文献报道，本品的合成工艺有20种，而国内各厂家的合成工艺基本一致，均采用Hantzsch反应。《日本药局方解说书》(第十五改正)中收录的合成路线与国内基本相同。合成路线如下。

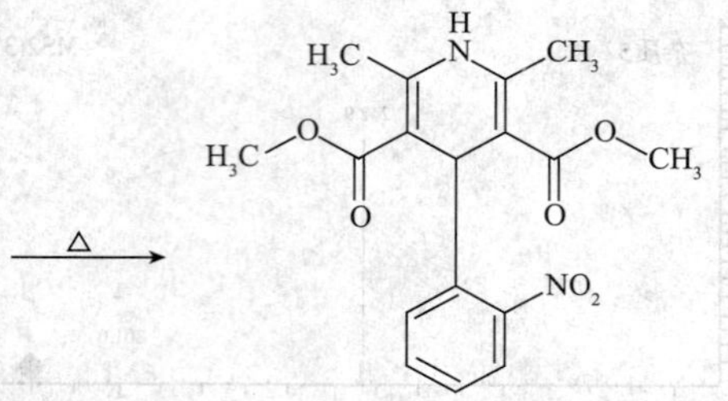

硝苯地平

【性状】本品遇光极不稳定，分子内部发生光化学歧化作用，降解为硝苯吡啶衍生物及(或)亚硝苯吡啶衍生物，分别为硝苯吡啶类似物：2,6-二甲基-4-(2-硝基苯基)-3,5-吡啶-二甲酸二甲酯(硝苯地平杂质Ⅰ)和亚硝苯吡啶类似物：2,6-二甲基-4-(2-亚硝基苯基)-3,5-吡啶-二甲酸二甲酯(硝苯地平杂质Ⅱ)。因其光降解物对人体极为有害，故在生产、贮存以及检验过程中均应注意避光。

本品在甲醇溶液中的光解反应表现为一级反应，光解浓度的对数与时间呈线性关系。光解后溶液的颜色变为浅蓝绿色。浓度越稀、光照越强，光解反应速度越快。不同光源下的光解速度为：阳光 > 漫射光 > 钨灯光。

本品固态对光的稳定性大于液态，在日光及紫外光照射下，20分钟后即有光解物产生。

【鉴别】(1)本品的丙酮溶液与碱作用，二氢吡啶环1,4-位氢均可发生解离，形成p-π共轭而发生颜色变化。

(2)本品的无水乙醇溶液，在237nm波长处有最大吸收，在320～355nm的波长处有较大的宽幅吸收(图1)。

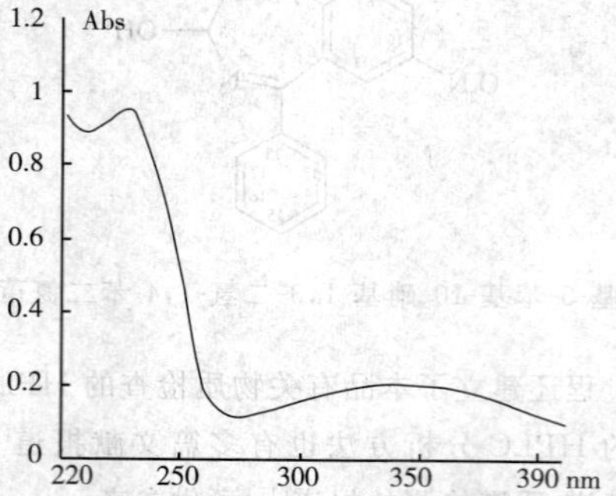

图1　硝苯地平紫外吸收图谱

(3)本品的红外光吸收图谱应与对照的图谱(光谱集469图)一致，主要特征吸收如下。

特征谱带(cm^{-1})	归属	
3332	胺基	ν_{N-H}
3100，3030	芳氢	ν_{C-H}
1690，1680	酯	$\nu_{C=O}$
1647，1620，1604，1497	芳环	$\nu_{C=C}$
1530，1350	硝基	$\nu_{N=O}$
1227，1023	酯	ν_{C-O-C}
745	取代苯	γ_{4H}

【检查】有关物质　二氢吡啶类药物遇光极不稳定，分

子内部发生光化学歧化作用，降解为硝苯吡啶衍生物及(或)亚硝苯吡啶衍生物。在生产和储藏过程中都有可能引入包括上述光分解物在内的有关物质[1,2]。因此，国内外药典中均规定对二氢吡啶类药物在避光的条件下进行有关物质检查。中国药典(2015)用高效液相色谱法，以已知杂质对照品和自身对照法对有关物质进行了控制。限度规定为杂质Ⅰ、杂质Ⅱ不得过0.1%，其他单个杂质不得过0.2%，杂质总量不得过0.5%。Ph. Eur. (7.0)规定，硝苯地平杂质Ⅰ、Ⅱ及其他单个杂质不得过0.1%，杂质总量不得过0.3%。系统适用性试验色谱图见图2。

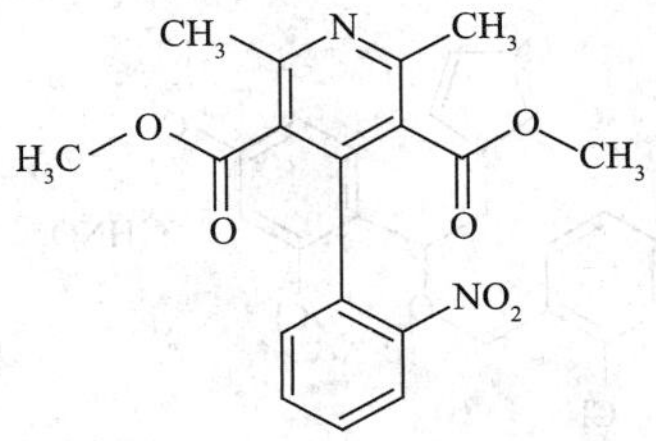

硝苯地平杂质Ⅰ

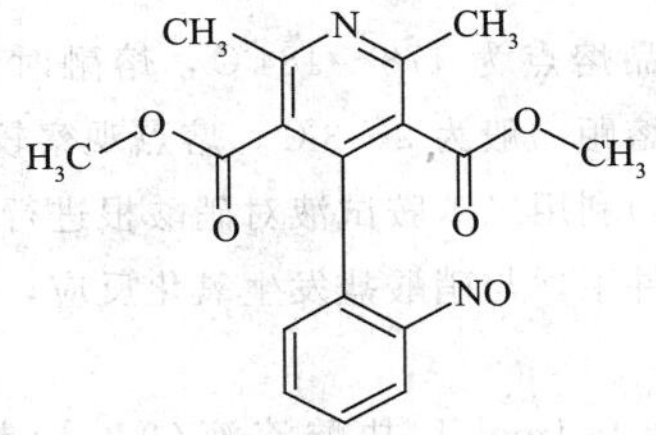

硝苯地平杂质Ⅱ

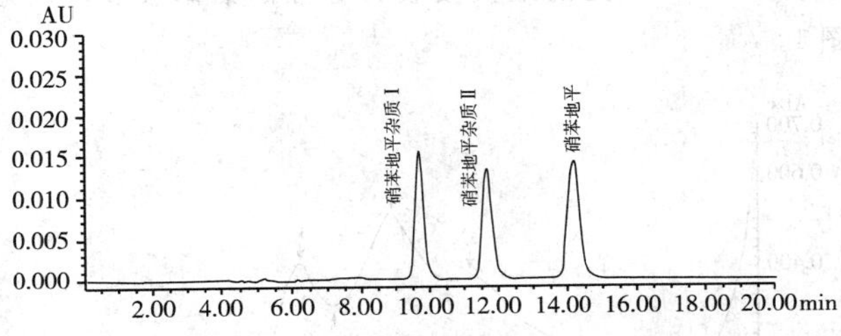

图2　硝苯地平系统适用性试验色谱图

【含量测定】采用铈量法(氧化还原滴定法)。

中国药典(2015)与BP(2013)、Ph. Eur. (7.0)均采用铈量法测定硝苯地平含量。由于硫酸铈做滴定剂具有较高的氧化电位，为一价还原，因此该法专属性较强、结果稳定可靠。

硝苯地平在酸性介质中对硫酸铈具有还原性，其反应的化学计量摩尔比为1∶2。反应式如下。

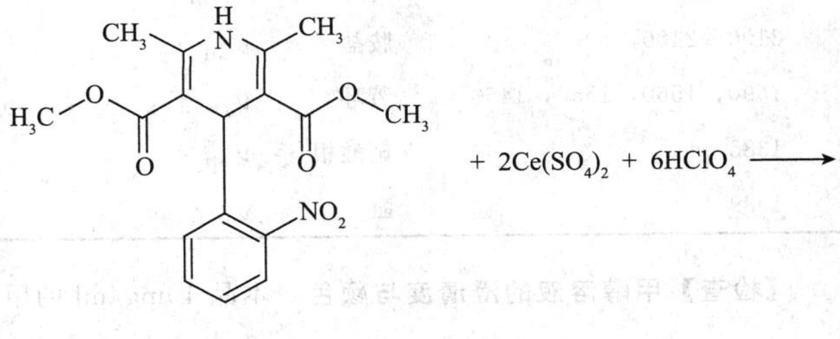

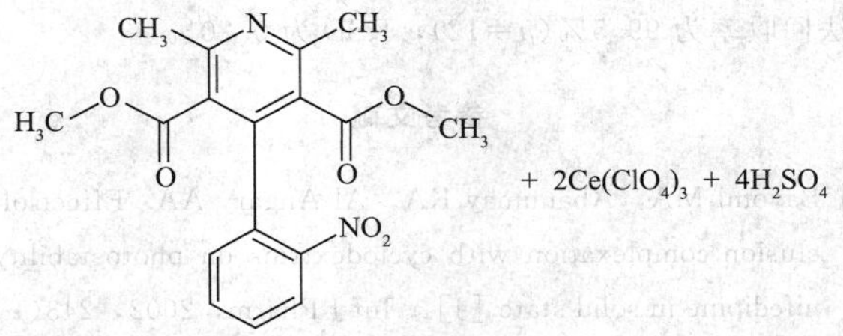

用邻二氮菲指示液指示终点。终点时，微过量的Ce^{4+}将指示液中的Fe^{2+}氧化为Fe^{3+}，使橙红色配合物离子转化为淡蓝色或无色的配合物离子，以指示终点的到达。

【制剂】中国药典(2015)收载了硝苯地平片、硝苯地平胶囊与硝苯地平软胶囊，USP(36)收载了硝苯地平胶囊与硝苯地平缓释片，BP(2013)收载了硝苯地平胶囊。

(1)硝苯地平片(Nifedipine Tablets)

本品为糖衣片或薄膜衣片，规格为5mg、10mg两种。国内各企业的处方中，主要辅料为淀粉、蔗糖、硬脂酸镁等。

溶出度　因硝苯地平在水中几乎不溶，有必要对其进行溶出度检查。按照生物药剂学分类系统(The Biopharmaceutics Classifica System，简称BCS)，硝苯地平属于低溶解性高渗透性这一类药物。对这类药物制成的制剂，溶出过程往往成为吸收过程中的限速步骤，影响药物的吸收。

USP(36)、BP(2013)等均未收载硝苯地平片，但收载了硝苯地平胶囊。与USP(36)及BP(2013)收载的硝苯地平胶囊的溶出条件比，中国药典(2015)的溶出条件相对剧烈。

考察结果表明，在中国药典(2015)的溶出条件下，各厂家样品的溶出曲线差异较大，结合样品的考察结果，本着标准从严的原则，中国药典(2010)将溶出限度由65%提高到75%，中国药典(2015)未作修订。

有关物质　本品遇光极不稳定，因其光降解物对人体极为有害，对其制剂也应进行有关物质检查。检查方法同原料药项下，辅料对有关物质检测无干扰。

含量测定与含量均匀度　均采用高效液相色谱法测定，色谱条件与有关物质相同。辅料对主成分含量测定无干扰，方法回收率为99.7%($n=12$)，RSD为0.21%。

(2)硝苯地平胶囊(Nifedipine Capsules)

溶出度　中国药典(2015)未检查溶出度。自中国药典(1995)开始收载硝苯地平胶囊，按照胶囊剂的要求进行崩解时限检查。

有关物质　同片剂。

含量测定与含量均匀度　同片剂。

(3)硝苯地平软胶囊(Nifedipine Soft Capsules)

溶出度　中国药典(2015)未检查溶出度。自中国药典(1995)开始收载硝苯地平软胶囊以来，按照胶囊剂的要求进行崩解时限检查。

有关物质　检查方法同原料药项下，辅料对有关物质检测无干扰。

含量测定与含量均匀度　均采用高效液相色谱法测定，色谱条件与有关物质相同。辅料对主成分含量测定无干扰，方法回收率为 99.5%(n=12)，RSD 为 0.20%。

参考文献

[1] Bayomi MA，Abanumay KA，Al-Angary AA. Effect of inclusion complexation with cyclodextrins on photostability of nifedipine in solid state [J]. Int J Pharm，2002，243(1-2)：107.

[2] Teraoka R，Otsuka M，Matsuda Y. Evaluation of photostability of solid-state dimethy 1，4-dihydro-2，6-dimethyl-4-(2-nitrophenyl)-3，5-pyridinedicarboxylat by using Fourier-transformed reflection-absorption infrared specopy [J]. Int J Pharm，1999，184(1)：35.

撰写　刘　芳　翟惠民　陕西省食品药品监督检验研究院

复核　徐长根　刘海静　陕西省食品药品监督检验研究院

硝酸咪康唑

Miconazole Nitrate

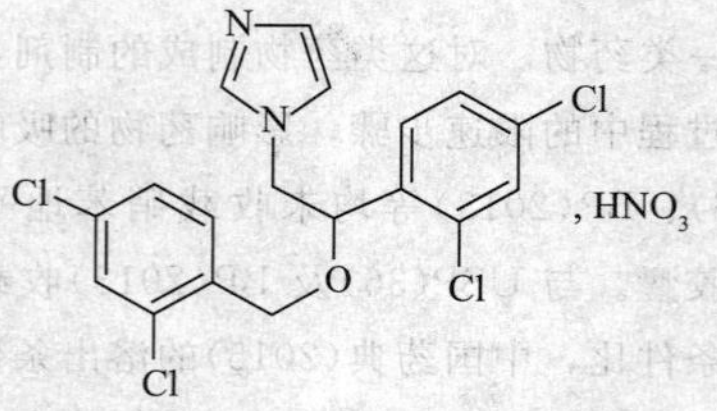

$C_{18}H_{14}Cl_4N_2O \cdot HNO_3$　479.15

化学名：1-[2-(2,4-二氯苯基)-2-[(2,4-二氯苯基)甲氧基]乙基]-1*H*-咪唑的硝酸盐

1-[2-(2,4-dichlorophenyl)-2-[(2,4-dichlorophenyl) methoxy]ethyl]- 1*H*-imidazole,nitrate(1∶1)

英文名：Miconazole(INN)Nitrate

异名：达克宁；美康唑；密康唑；双氯苯咪唑；酶康唑；硝酸氯益康唑

CAS 号：[22832-87-7]；[22916-47-8]（咪康唑）

本品为咪唑类抗真菌药。其通过干扰细胞色素 P-450 的活性，从而抑制真菌细胞膜主要固醇类——麦角固醇的生物合成，损伤真菌细胞膜并改变其通透性，以致重要的细胞内物质外漏；可抑制真菌的三酰甘油和磷脂的生物合成，抑制氧化酶和过氧化酶的活性，引起细胞内过氧化氢积聚导致细胞亚微结构变性和细胞坏死。对许多临床致病真菌如白色念珠菌、严重隐球菌、球孢子菌等真菌，都有良好的抗菌作用。用于治疗念珠菌属真菌所致的严重感染，如念珠菌性外阴阴道病，皮肤癣菌所致的浅表皮肤真菌感染[1]。

本品于 1969 年由 Godefroi 等制得，1970 年开始用于临床，1984 年咪康唑硝酸盐作为广谱抗真菌药获准上市。1989 年，引进中国市场。除中国药典(2015)收载外，BP(2013)、Ph. Eur.(7.0)、JP(16)、USP(36)中均有收载。BP(2013)、Ph. Eur.(7.0)、JP(16)、USP(36)还收载了咪康唑。

【制法概要】目前国内生产采用以下生产工艺。

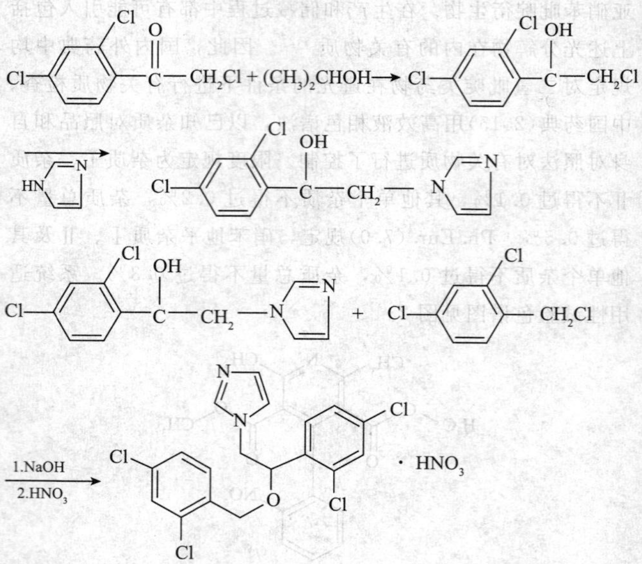

【性状】本品肉眼观察时为白色或类白色粉末，有结晶性颗粒的反光。

熔点　本品熔点为 178～184℃，熔融时同时分解。经试验，本品的熔距一般为 2～3℃，熔点观察较清晰。

【鉴别】(1)利用二苯胺试液对硝酸根进行鉴别试验，二苯胺在强酸条件下，与硝酸盐发生氧化反应，生成呈蓝色的醌式联二苯胺。

(2)以甲醇-0.1mol/L 盐酸溶液（9∶1）制成每 1ml 含 0.4mg 的溶液，在 264nm、272nm 与 280nm 的波长处有最大吸收，264nm 处的最大吸收为标准的氯苯吸收峰。见图 1。

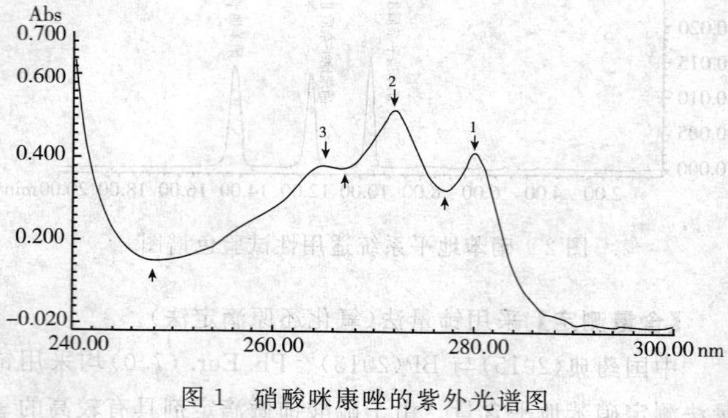

图 1　硝酸咪康唑的紫外光谱图

(3)本品的红外光吸收图谱应与对照的图谱（光谱集 474 图）一致，显示的主要特征吸收如下。

特征谱带(cm^{-1})	归属	
3180，3120，3030	芳氢	ν_{C-H}
3100～2400	胺盐	ν_{NH}
1590，1560，1550，1450	芳环	$\nu_{C=C,C=N}$
1385	硝酸根	ν_{NO_3}
1089	醚	ν_{C-O}

【检查】甲醇溶液的澄清度与颜色　本品 10mg/ml 的甲

醇溶液，应澄清无色。澄清与颜色限度与 JP(16)、BP(2013)(黄色 7 号标准比色液)相同。

有关物质 采用高效液相色谱法测定，色谱条件与 BP(2013)、Ph. Eur. (7.0)、USP(36)收载的有关物质检查基本相同，JP(16)采用薄层色谱法测定。系统适用性试验控制硝酸咪康唑与硝酸益康唑峰分离度应不小于 10，有关物质检查典型色谱图见图 2。采用该色谱条件，考察了以下四种已知杂质，*α*-(2,4-二氯苯基)-1*H*-咪唑-1-乙醇(R014821)、2,4-二氯苯甲醇(R066716)、*N*- [2-(2,4-二氯苯基)-2-[(2,4-二氯苯基)甲氧基]乙基]甲酰铵(R060524)和 2,4-二氯-*β*-[(2,4-二氯苯基)甲氧基]苯乙铵(R066921)。

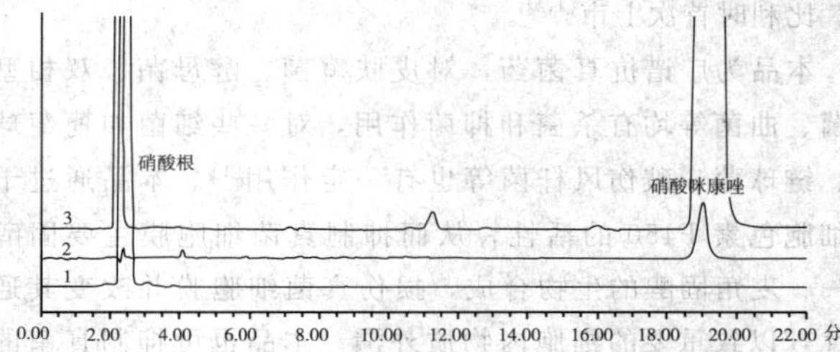

图 2 硝酸咪康唑有关物质典型色谱图

1. 硝酸根；2. 0.5%自身对照；3. 硝酸咪康唑样品

色谱柱：Venusil XBP C18(150mm×4.6mm，5μm)

使用中国药典(2015)色谱条件，当硝酸咪康唑与硝酸益康唑分离度达到 10 以上时，四个杂质均可与硝酸咪康唑主峰达到基线分离，见图 3。取硝酸钾或硝酸钠适量，加少量水溶解，用甲醇稀释成每 1ml 含硝酸离子约 0.02mol/ml 的溶液，其保留时间一般在咪康唑主峰保留时间的 0.2 倍以前。硝酸咪康唑的最低检测量为 0.5ng。

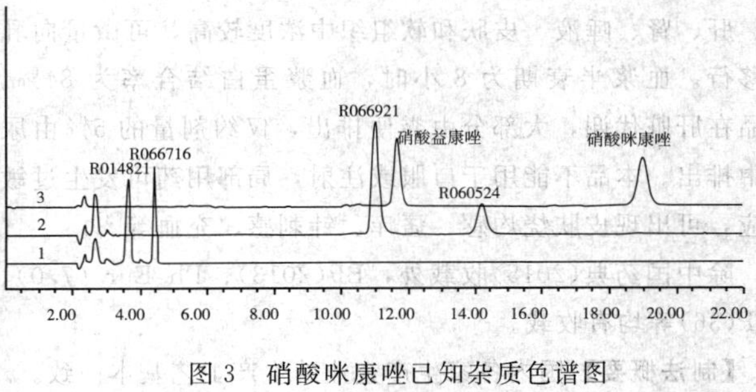

图 3 硝酸咪康唑已知杂质色谱图

1. R066716 R014281；2. R066921 R060524；3. 硝酸咪康唑与硝酸益康唑分离度

色谱柱：Venusil XBP C18(150mm×4.6mm，5μm)

BP(2013)列出了 9 个已知杂质的结构。

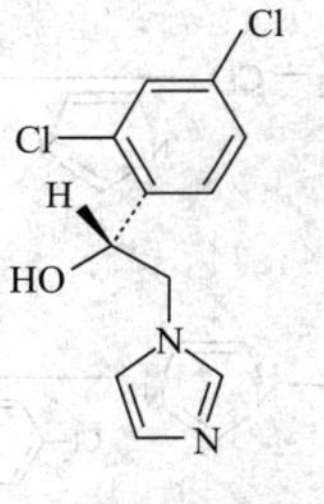

A. (1*RS*)-1-(2,4-dichlorophenyl)-2-(1*H*-imidazol-1-yl)ethanol

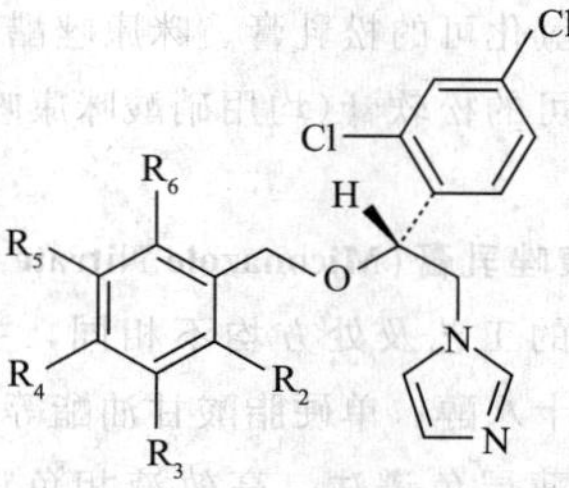

B. $R_2=R_3=R_5=R_6=H, R_4=Cl$：1-[(2*RS*)-2-[(4-chlorobenzyl)oxy]-2-(2,4-dichlorophenyl)ethyl]-1*H*-imidazole

D. $R_2=R_6=Cl, R_3=R_4=R_5=H$：1-[(2*RS*)-2-[(2,6-chlorobenzyl)oxy]-2-(2,4-dichlorophenyl)ethyl]-1*H*-imidazole

F. $R_2=R_5=R_6=H, R_3=R_4=Cl$：1-[(2*RS*)-2-[(3,4-chlorobenzyl)oxy]-2-(2,4-dichlorophenyl)ethyl]-1*H*-imidazole

G. $R_2=R_5=Cl, R_3=R_4=R_6=H$：1-[(2*RS*)-2-[(2,5-chlorobenzyl)oxy]-2-(2,4-dichlorophenyl)ethyl]-1*H*-imidazole

H. $R_2=R_3=R_4=R_5=R_6=H$：1-[(2*RS*)-2-benzyloxy-2-(2,4-dichlorophenyl)ethyl]-1*H*-imidazole

I. $R_2=Cl, R_3=R_4=R_5=R_6=H$：1-[(2*RS*)-2-[(2-chlorobenzyl)oxy]-2-(2,4-dichlorophenyl)ethyl]-1*H*-imidazole

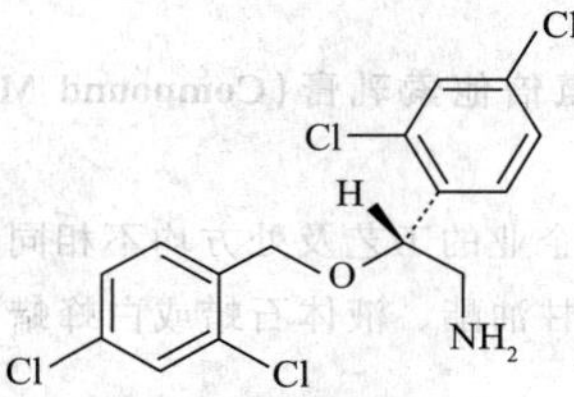

C. (2*RS*)-2-[(2,4-dichlorobenzyl)oxy]-2-(2,4-dichlorophenyl)ethanamine

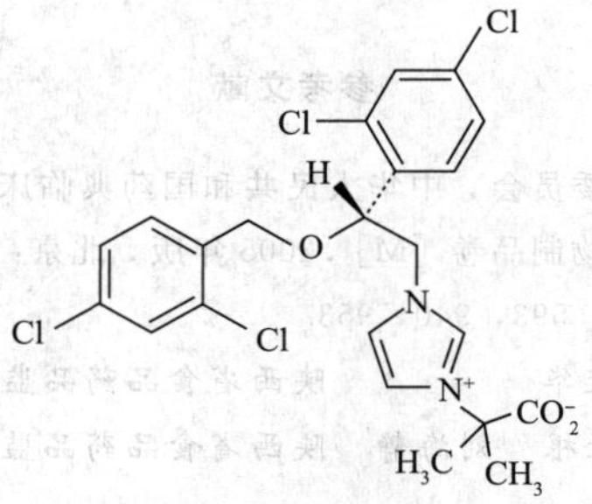

E. 2-[1-(2*RS*)-2-[(2,4-dichlorobenzyl)oxy]-2-(2,4-dichlorophenyl)ethyl]-1*H*-imidazol-3-io]-2-methylpropanoate

【含量测定】采用电位滴定法。硝酸咪康唑结构中的咪唑环系有机氮化合物，呈弱碱性，可采用非水酸碱滴定法测定含量。此外，由于在强酸条件下，硝酸盐具有氧化性，可氧化指示剂，会干扰滴定终点的观察，故采用电位法指示终点。

【制剂】中国药典(2015)收载硝酸咪康唑阴道片，硝酸咪康唑阴道软胶囊，硝酸咪康唑阴道泡腾片、硝酸咪康唑乳膏、硝酸咪康唑栓、硝酸咪康唑胶囊、硝酸咪康唑搽剂及咪康唑氯倍他索乳膏。USP(36)收载硝酸咪康唑乳膏、硝酸咪康唑局部用散剂和硝酸咪康唑阴道栓：BP(2013)收载咪康唑乳膏、咪康唑氢化可的松乳膏、咪康唑醋酸氢化可的松乳膏和咪康唑氢化可的松软膏(均用硝酸咪康唑)；JP(16)未收载制剂。

(1)硝酸咪康唑乳膏(Miconazole Nitrate Cream)

国内各企业的工艺及处方均不相同，主要辅料有卡波姆、液体石蜡、十八醇、单硬脂酸甘油酯等。

鉴别　采用薄层色谱法、高效液相色谱法两选一进行鉴别。

含量测定　采用高效液相色谱法，中国药典(2010)改用以外标法计算，不再使用中国药典(2005)的内标物质邻苯二甲酸二丁酯，测定线性范围为 1～1000μg/ml，中国药典(2015)未作修订。

(2)硝酸咪康唑胶囊(Miconazole Nitrate Capsules)

本品原料为白色或类白色的结晶或结晶性粉末，本品含辅料极少，仅占内容物的8%左右，故性状同原料药的结晶性粉末。

有关物质色谱条件同原料及本品含量测定。

(3)硝酸咪康唑搽剂(Miconazole Nitrate Liniment)

鉴别、含量测定均采用高效液相色谱法，条件同原料有关物质检查项。

(4)咪康唑氯倍他索乳膏(Compound Miconazole Nitrate Cream)

本品国内各企业的工艺及处方均不相同，主要辅料有十八醇、单硬脂酸甘油酯、液体石蜡或白蜂蜡、白凡士林、甘油、聚山梨酯等。

含量测定　采用高效液相色谱法，线性范围为 5.0～50.0μg/ml($r^2=0.9997$)，平均回收率为 100.8%($n=9$)，RSD 为 0.7%。

参考文献

[1] 国家药典委员会．中华人民共和国药典临床用药须知・化学药和生物制品卷［M］．2005 年版．北京：人民卫生出版社，2005：593，940，953.

撰写　张秉华　　　　陕西省食品药品监督检验研究院
复核　徐长根　刘海静　陕西省食品药品监督检验研究院

硝酸益康唑
Econazole Nitrate

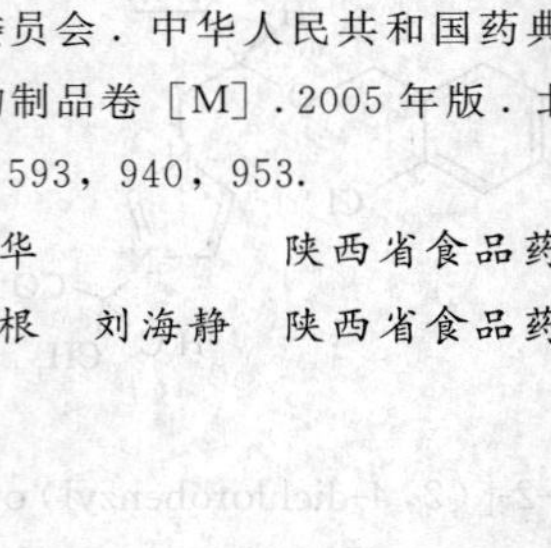

$C_{18}H_{15}Cl_3N_2O \cdot HNO_3$　444.70

化学名：(±)-1-[2,4-二氯-β-(4-氯苄氧基)苯乙基]咪唑硝酸盐

(±)-1-[2,4-dichloro-β-[(p-chlorobenzyl) oxy] phenethyl]-imidazole mononitrate(USP)

1-[(2RS)-2-[(4-chlorobenzyl) oxy]-2-(2,4-dichlorophenyl)ethyl]-1H-imidazole nitrate(BP)

英文名：Econazole(INN)Nitrate

异名：氯苯甲氧咪唑[1]

CAS 号：[68797-31-9]

本品为咪唑类广谱抗真菌药，为咪康唑的去氯衍生物，1967 年由比利时 Janssen 公司合成，并于 1974 年 11 月在瑞士、比利时首次上市[1,2]。

本品为广谱抗真菌药，对皮肤癣菌、酵母菌、双相型真菌、曲菌等均有杀菌和抑菌作用，对一些细菌如葡萄球菌、链球菌、破伤风杆菌等也有一定作用[1]。本品通过干扰细胞色素 P450 的活性，从而抑制真菌细胞膜主要固醇类——麦角固醇的生物合成，损伤真菌细胞膜并改变其通透性，以致重要的细胞内物质外漏。本品也可抑制真菌的三酰甘油和磷脂的生物合成，抑制氧化酶和过氧化酶的活性，引起细胞内过氧化氢积聚导致细胞亚微结构变性和细胞坏死。对白色念珠菌则可抑制其自芽孢转变为侵袭性菌丝的过程[3]。

本品局部用于皮肤念珠菌病的治疗；也可用于治疗体癣、股癣、足癣、花斑癣等[3]。

据文献报道[1]，动物实验证实，单剂量 0.25g 顿服，血药浓度达峰时间(t_{max})为 2 小时，血药浓度峰值(C_{max})为 3mg/L，1～2 小时后迅速下降；单剂量 0.2g 静脉滴注，t_{max} 为 1.2 小时，C_{max} 为 1～2.5mg/L 。在体内分布广泛，在胆汁、肝、肾、唾液、皮肤和软组织中浓度较高，可微量向乳汁移行。血浆半衰期为 8 小时，血浆蛋白结合率为 84%。本品在肝脏代谢，大部分由粪便排出，仅约剂量的 5% 由尿液中排出。本品不能用于口服或注射，局部用药可发生过敏反应，可出现皮肤烧灼感、瘙痒、针刺感、充血等[3]。

除中国药典(2015)收载外，BP(2013)、Ph. Eur. (7.0)、USP(36)等均有收载。

【制法概要】国内各家生产企业的生产工艺基本一致。

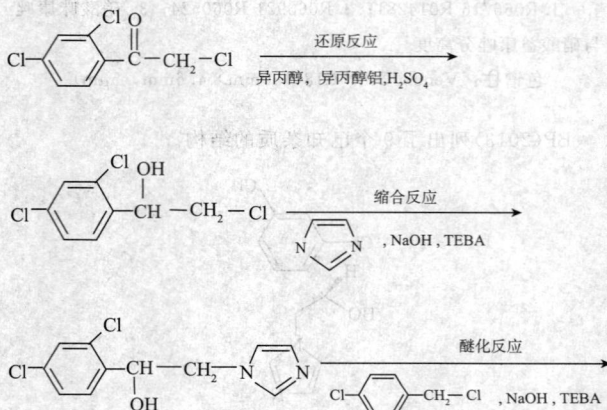

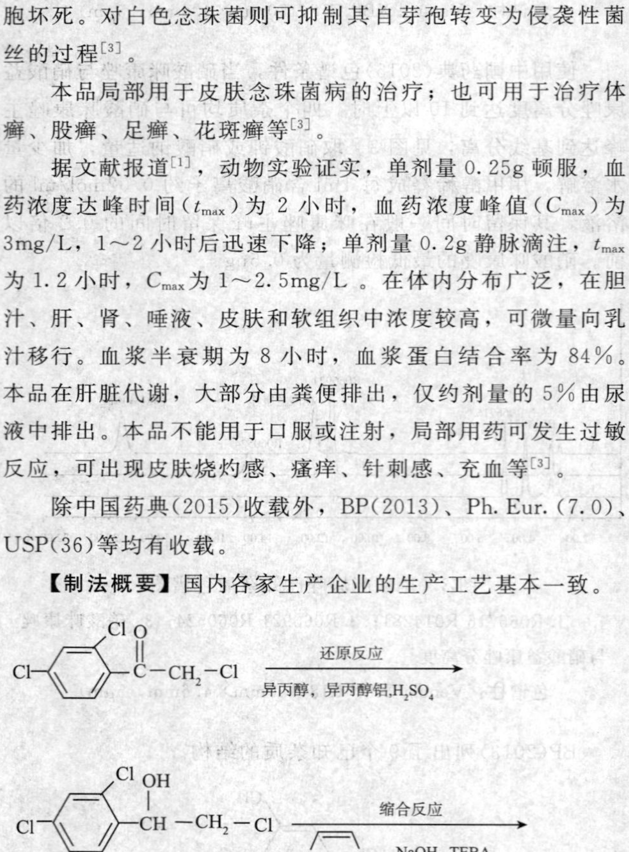

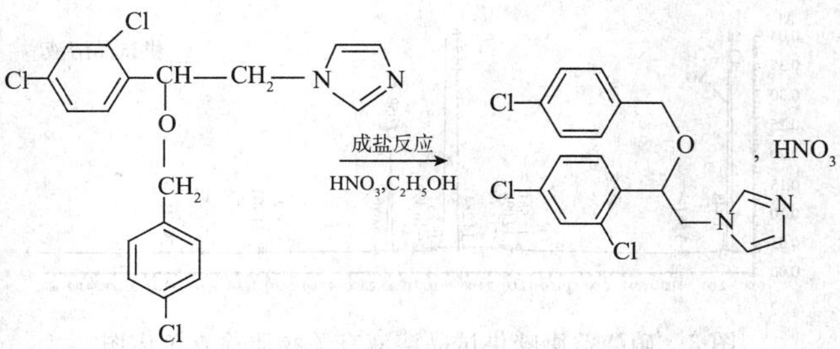

【性状】熔点　BP(2013)、Ph. Eur.(7.0)、USP(36)和中国药典(2015)规定略有不同，测定的供试品熔点范围均在为164～166℃之间，熔融同时分解。

【鉴别】(1)NO_3^- 氧化二苯胺的特有反应，溶液由无色变为深蓝色。本品为硝酸盐，在酸性介质中，有机化合物的硝酸盐(酯)和亚硝酸盐(酯)可使二苯胺氧化，生成蓝色的醌型化合物[4]。

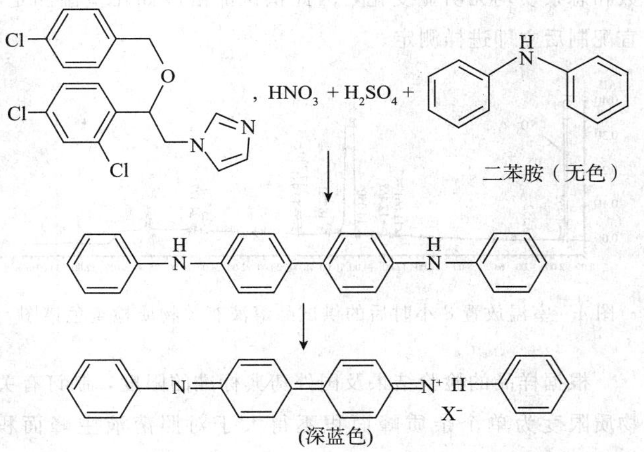

(2)本品以0.1mol/L盐酸溶液-甲醇(1∶9)为溶剂，制成每1ml中约含0.4mg的溶液，在265nm、272nm与280nm的波长处有最大吸收，见图1。

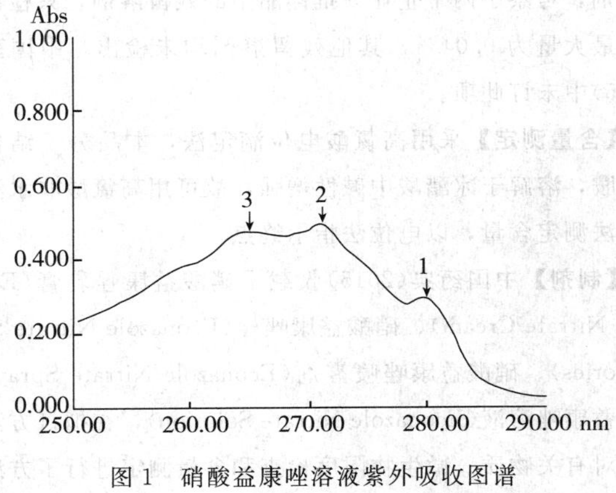

图1　硝酸益康唑溶液紫外吸收图谱

(3)本品的红外光吸收图谱应与对照的图谱(光谱集475图)一致，显示的主要特征吸收[5]见表1。

表1　硝酸益康唑红外光吸收图谱主要特征吸收峰归属

特征谱带(cm^{-1})	归属	
3174，3109	芳氢	ν_{C-H}
1585，1550，1492	芳环	$\nu_{C=C,C=N}$
1384，804	硝酸根	$\nu_{NO_3^-}$
1091	醚	ν_{C-O}

中国药典(2005)鉴别项下收载氧瓶燃烧法用于鉴别分子结构中的Cl元素，考虑到氧瓶燃烧法操作较繁复，且已有红外光谱整体结构鉴别，而BP(2013)、Ph. Eur.(7.0)与USP(36)均未收载该法。因此，中国药典(2010)删除了氧瓶燃烧鉴别项。

【检查】酸度　本品为强酸(硝酸)弱碱(咪唑环)盐，故水溶液应呈弱酸性。本品在水中极微溶解，故在70℃水浴中加热5分钟助溶，放冷后滤过，取滤液测定。

有关物质　中国药典(2005)有关物质检查方法为薄层色谱法，检测中使用正己烷、三氯甲烷等二类溶剂作为展开剂，对人体、环境均造成危害，该法灵敏度较低，仅规定单个杂质的限度不得过0.5%，未规定总杂质的限度。BP(2013)与Ph. Eur.(7.0)采用梯度洗脱HPLC法测定有关物质，系统适用性试验有专用的对照品(含有少量杂质A、B、C的硝酸益康唑对照品)，中国药典(2010)参照BP(2013)的色谱条件，将有关物质检查修订为HPLC法，同时建立了系统适用性试验及杂质限度。中国药典(2015)未作修订。

根据国内企业的生产工艺、BP(2013)及文献资料[6]，本品的有关物质主要是合成中间体及反应副产物。已知的部分有关物质的结构式、分子式、分子量和化学名如下，杂质A为合成中间体，杂质B与杂质C可能是反应副产物。

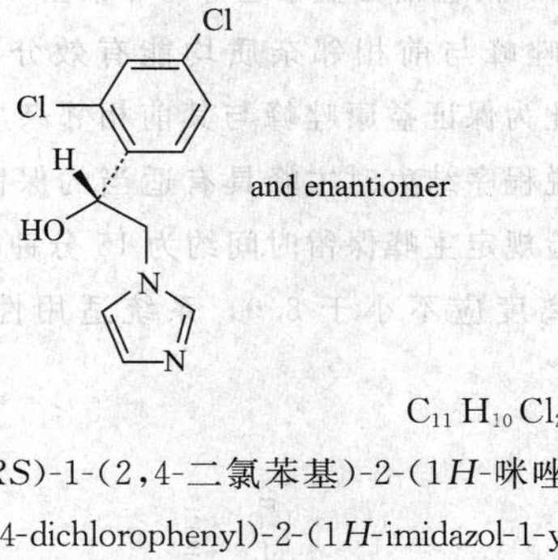

$C_{11}H_{10}Cl_2N_2O$　257

杂质A. (1*RS*)-1-(2,4-二氯苯基)-2-(1*H*-咪唑基)乙醇

(1*RS*)-1-(2,4-dichlorophenyl)-2-(1*H*-imidazol-1-yl)ethanol

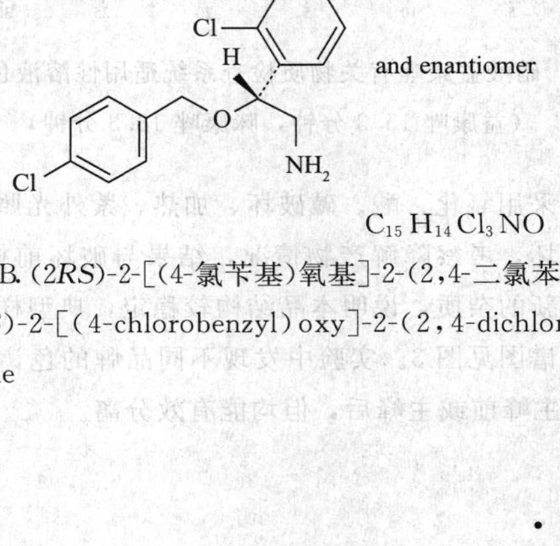

$C_{15}H_{14}Cl_3NO$　330.5

杂质B. (2*RS*)-2-[(4-氯苄基)氧基]-2-(2,4-二氯苯基)乙胺

(2*RS*)-2-[(4-chlorobenzyl)oxy]-2-(2,4-dichlorophenyl)ethanamine

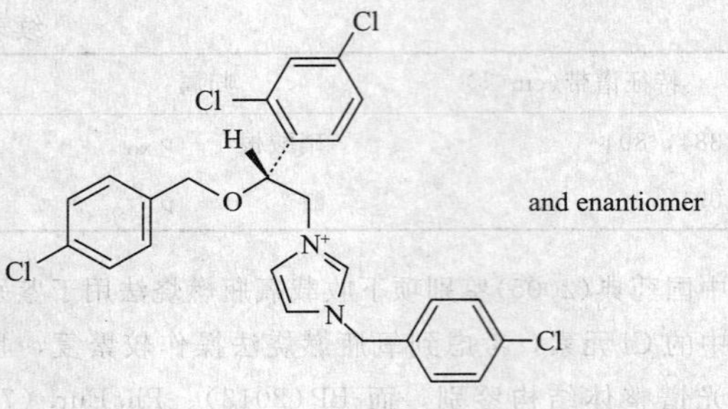

$C_{25}H_{21}Cl_4N_2O$　507

杂质 C. 1-(4-氯苄基)-3-[(2*RS*)-2-[(4-氯苄基)氧基]-2-(2,4-二氯苯基)乙烷基]咪唑盐

1-(4-chlorobenzyl)-3-[(2*RS*)-2-[(4-chlorobenzyl)oxy]-2-(2,4-dichlorophenyl)ethyl]imidazolium

参照文献的色谱条件，通过比较选择与硝酸益康唑结构相似的硝酸咪康唑配制系统适用性溶液，采用 5 种不同品牌 Diamonsil、Phenomenex Gemini、Agilent Zorbax Extend、依利特 Hypeisil BDS 和 Thermo Hypeisil BDS 等六根 C18 色谱柱，同时考察系统适用性试验与供试品溶液中有关物质分离效果的相关性，确定系统适用性的指标参数。结果六根色谱柱益康唑峰的保留时间(约 15 分钟)与咪康唑峰的保留时间(约 18 分钟)均基本一致，两峰分离度为 4.0～15.1，杂质 A、杂质 B 与杂质 C 及其他杂质均能有效分离。实验中发现供试品溶液主峰前、后均有一个较小的相邻杂质峰，其中主峰与前相邻杂质峰(相对保留时间约为 0.97)最难分离，在六根色谱柱中，依利特 Hypeisil BDS(150mm×4.6mm，5μm)色谱柱，益康唑峰与咪康唑峰的分离度为 4.0，此时益康唑峰与其前相邻的杂质峰的分离度只有 0.8，未能完全分离，其他品牌的色谱柱益康唑峰与咪康唑峰的分离度均大于 8.0，益康唑峰与前相邻杂质均能有效分离(分离度大于 1.0)，因此为保证益康唑峰与其前相邻杂质能有效分离以及梯度洗脱程序结束时主峰具有适当的保留时间，故系统适用性试验规定主峰保留时间约为 15 分钟时，主峰与咪康唑峰的分离度应不小于 8.0，系统适用性试验色谱图见图 2。

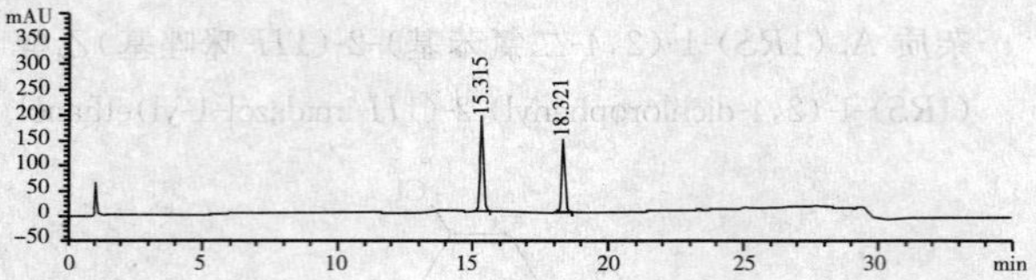

图 2　硝酸益康唑有关物质检查系统适用性溶液色谱图
(益康唑 15.3 分钟，咪康唑 18.3 分钟)

本品采用氧化、酸、碱破坏、加热、紫外光照射等不同的条件破坏，考察降解产物情况，结果与破坏前样品比较，均未产生新的杂质，说明本品结构较稳定，典型样品有关物质检查色谱图见图 3。实验中发现不同品牌的色谱柱，杂质 C 可能在主峰前或主峰后，但均能有效分离。

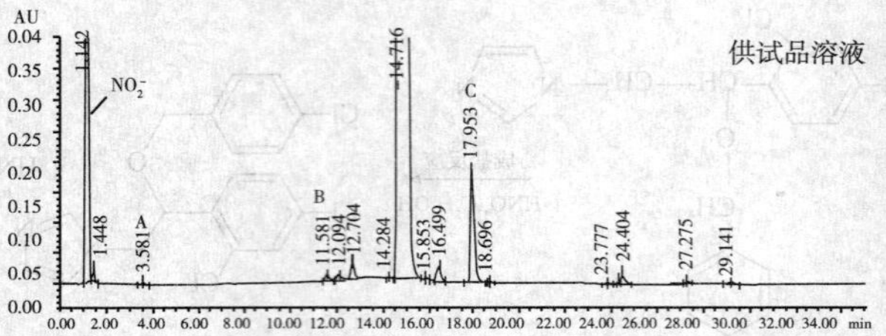

图 3　硝酸益康唑供试品溶液有关物质检查色谱图
NO_3^- 峰 1.1 分钟；杂质 A 3.6 分钟；杂质 B 11.5 分钟；益康唑 14.7 分钟；杂质 C 17.9 分钟

经稳定性考察，供试品溶液在室温(25℃)下随着放置时间延长，杂质总量虽然基本不变，但从 2 小时起，杂质 C 峰逐渐分裂成 2 个峰，随着放置时间延长，裂峰明显，见图 4。在 10℃时放置稳定性良好，48 小时内溶液稳定，杂质个数和总杂质均无明显变化，因此供试品溶液如在室温测定，宜配制后立即进样测定。

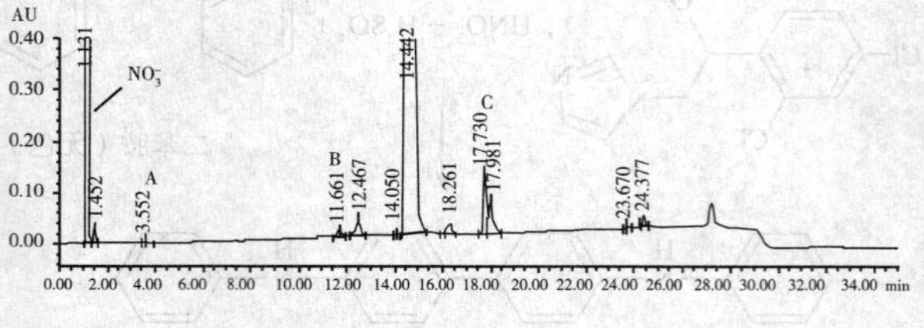

图 4　室温放置 8 小时后的供试品溶液有关物质检查色谱图

根据样品的检验结果及国外药典标准的限度，制订有关物质限度为单个杂质峰面积不得大于对照溶液主峰面积(0.2%)，各杂质峰面积的和不得大于对照溶液主峰面积的 2.5 倍(0.5%)。

残留溶剂　硝酸益康唑合成中使用了丙酮、甲苯和乙醇等溶剂，考察了两个企业 5 批样品中的残留溶剂，只检出乙醇，最大量为 0.04%，其他残留溶剂均未检出，中国药典(2015)中未订此项。

【含量测定】采用高氯酸电位滴定法，本品分子结构中含叔胺，溶解于冰醋酸中碱性增强，故可用高氯酸非水溶液滴定法测定含量，以电位法指示终点。

【制剂】中国药典(2015)收载了硝酸益康唑乳膏(Econazole Nitrate Cream)、硝酸益康唑栓(Econazole Nitrate Suppositories)、硝酸益康唑喷雾剂(Econazole Nitrate Spray)与硝酸益康唑溶液(Econazole Nitrate Solution)，在拟订方法时重点对有关物质、微生物限度检查和含量测定进行了方法学验证及质量考察。

BP(2013)与 Ph. Eur. (7.0)收载了硝酸益康唑乳膏和硝酸益康唑栓，USP(36)中未收载制剂品种。

微生物限度　中国药典(2015)乳膏剂、栓剂和喷雾剂的制剂通则均规定应检查微生物限度，而硝酸益康唑溶液为外用制剂，参照搽剂的制剂通则拟订，并对拟订方法进行了方法学验证。由于不同制剂采用的基质不同，拟订方法时按基质的性质及制剂剂型，制备相应的供试品溶液(表 2)，基本统一了四种制剂的微生物限度检查方法，即细菌数、霉菌和酵母菌数采用薄膜过滤法，金黄色葡萄球菌采用培养基稀释法，铜绿假单胞菌采用常规法检查。

经方法验证，制剂微生物限度检查方法见表 3。

表 2 供试品溶液制备方法

制剂		供试液制备
硝酸益康唑乳膏		取本品 10g，加入 pH7.0 无菌氯化钠-蛋白胨缓冲液 100ml，使分散均匀，作为 1∶10 供试液。
硝酸益康唑栓	水溶性基质	取本品 10g，加入 pH7.0 无菌氯化钠-蛋白胨缓冲液 100ml，45℃水浴温热使溶化，摇匀，作为 1∶10 供试液
	油脂性基质	取本品 10g，加至含 20ml 无菌十四烷酸异丙酯和无菌玻璃珠的三角瓶中，置 45℃水浴加热使溶化，加入 pH7.0 无菌氯化钠-蛋白胨缓冲液 100ml，充分振摇 5～10 分钟，静置使油水明显分层，取下层作为 1∶10 供试液
硝酸益康唑喷雾剂		/
硝酸益康唑溶液		/

表 3 制剂微生物限度检查方法

检查方法	硝酸益康唑乳膏	硝酸益康唑栓		硝酸益康唑喷雾剂	硝酸益康唑溶液
		水溶性基质	油脂性基质		
细菌数	按薄膜过滤法，取 1∶10 供试液 1ml，加入预热至 45℃的含 1%聚山梨酯 80 的 pH7.0 无菌氯化钠-蛋白胨缓冲液 200ml 中，摇匀，全量通过滤膜，用 pH7.0 无菌氯化钠-蛋白胨缓冲液 300ml 冲洗，取出滤膜，贴膜至营养琼脂平板培养	同乳膏	取 1∶10 供试液 10ml，按乳膏方法同法操作	取本品 1ml，按乳膏方法同法操作	同喷雾剂
霉菌和酵母菌数	按薄膜过滤法，取 1∶10 供试液 1ml，加入 45℃的含 1%聚山梨酯 80 的 pH7.0 无菌氯化钠-蛋白胨缓冲液 200ml 中，摇匀，全量通过滤膜，用 pH7.0 无菌氯化钠-蛋白胨缓冲液 300ml 冲洗，取出滤膜，贴膜至含 0.1%卵磷脂及 0.7%聚山梨酯 80 的玫瑰红钠琼脂平板培养	同乳膏	取 1∶10 供试液 10ml，按乳膏方法同法操作	取本品 1ml，按乳膏方法，用 500ml 冲洗液同法操作	同喷雾剂
金黄色葡萄球菌	取 1∶10 供试液 10ml，加至含 0.1%卵磷脂及 0.7%聚山梨酯 80 的营养肉汤培养基 100ml，按常规法检查	按乳膏方法，培养用量增加至 400ml	同乳膏	取本品 1ml，按乳膏方法，培养用量增加至 200ml	同喷雾剂
铜绿假单胞菌	常规法	常规法	常规法	常规法	常规法
白色念球菌	/	取 1∶10 供试液 10ml，加至含 0.1%卵磷脂及 0.7%聚山梨酯 80 的沙氏葡萄糖液体培养基 300ml，按常规法检查。		/	/

验证中需注意的问题　细菌数检查，除油脂性基质栓剂供试液用量为 10ml 外，其他制剂供试液均取 1ml。经实验比较，在霉菌、酵母菌计数培养基中加 0.1%卵磷脂及 0.7%聚山梨酯 80，试验菌在规定时间内生长较好，回收率均大于 70%；在营养肉汤培养基中加 0.1%卵磷脂及 0.7%聚山梨酯 80，试验菌的生长良好，否则即使营养肉汤培养基的用量增大至 200ml、400ml，试验组均未检出试验菌。

含 0.1%卵磷脂及 0.7%聚山梨酯 80 的培养基中国药典(2010)未收载，可购买“卵磷脂聚山梨酯 80 醇液”试剂(北京三药科技开发公司生产，中国药品生物制品所监制，每 1L 中含卵磷脂 50g，聚山梨酯-80 350g，乙醇 600g。用于配制 SCDLP 液体和卵磷脂聚山梨酯 80 营养琼脂)。

含 0.1%卵磷脂及 0.7%聚山梨酯 80 的玫瑰红钠琼脂培养基的配制：每 1L 玫瑰红钠琼脂培养基中加卵磷脂聚山梨酯 80 醇液 20ml 摇匀，分装，121℃高压灭菌 15 分钟，即得。

含 0.1%卵磷脂及 0.7%聚山梨酯 80 的营养肉汤培养基的配制：每 1L 营养肉汤培养基中加卵磷脂聚山梨酯 80 醇液 20ml 摇匀，分装，121℃高压灭菌 15 分钟，即得。

有关物质　按照中国药典(2015)硝酸益康唑原料方法，对以上四种制剂有关物质均进行了考察，考察结果见表 4，鉴于产品均为外用制剂，未增订有关物质检查项。

表 4 制剂有关物质考察结果

		硝酸益康唑乳膏	硝酸益康唑栓	硝酸益康唑喷雾剂	硝酸益康唑溶液
样品	生产企业(个)	2	7	3	4
	数量(批)	6	7	4	4
结果	单个杂质(%)	均小于 1.0	均小于 1.0	均小于 1.0	均小于 0.2
	总杂质(%)	均小于 2.0	均小于 2.0	均小于 2.0	均小于 1.0

制剂供试品典型色谱图见图 5-1～图 5-4，空白辅料对测定未见干扰。

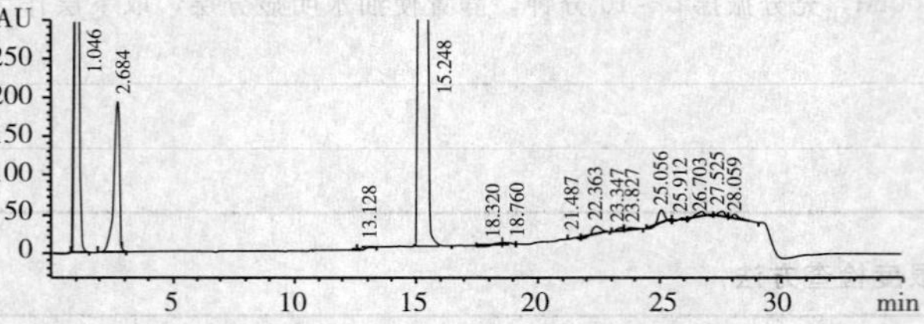

图 5-1 硝酸益康唑乳膏有关物质检查色谱图

硝酸根 1.046 分钟；辅料峰 2 684 分钟；

益康唑 15.248 分钟；杂质 C 18.320 分钟

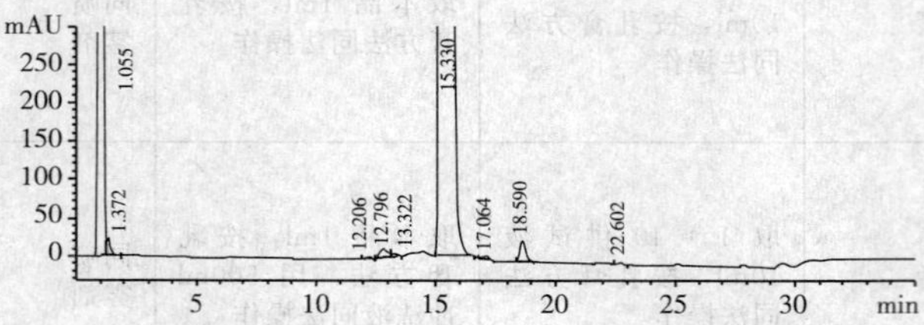

图 5-2 硝酸益康唑栓剂有关物质检查色谱图

硝酸根 1.055 分钟；杂质 B 12.206 分钟；

益康唑 15.330 分钟；杂质 C 18.590 分钟

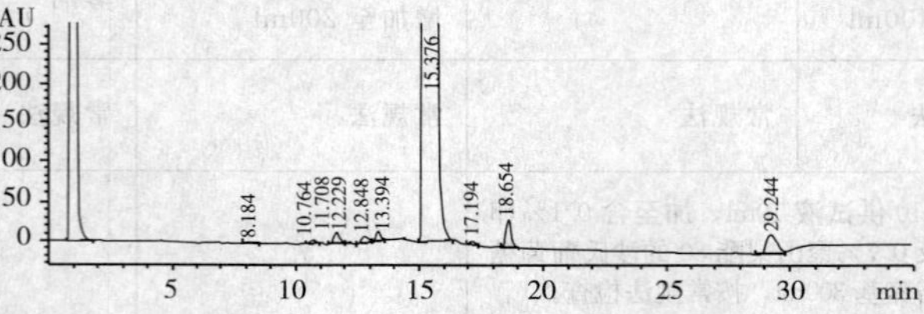

图 5-3 硝酸益康唑喷雾剂有关物质检查色谱图

硝酸根 1.090 分钟；杂质 B 12.229 分钟；

益康唑 15.376 分钟；杂质 C 18.654 分钟

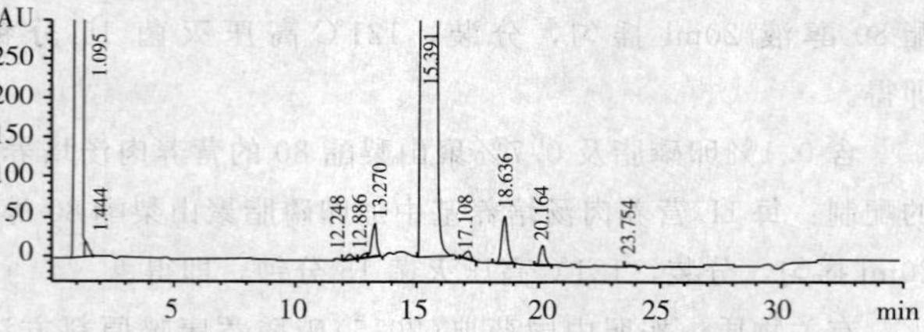

图 5-4 硝酸益康唑溶液有关物质检查色谱图

硝酸根 1.095 分钟；杂质 B 12.248 分钟；

益康唑 15.391 分钟；杂质 C 18.636 分钟

含量测定 参考 BP(2013) 硝酸益康唑乳膏色谱条件，将含量测定方法统一修订为按外标法计算的 HPLC 法，并选用与硝酸益康唑原料有关物质项下相同的系统适用性溶液。样品采用强光照射、高温、酸、碱水解及氧化破坏，硝酸益康唑峰与降解产物峰均能达到良好的分离。

乳剂、栓剂中含有硬脂酸、白凡士林、甘油或聚乙二醇、硬脂酸酯等辅料基质，制备供试品溶液时，加入甲醇振摇分散后，置水浴中温热，使辅料基质溶解，由于使用的溶剂为甲醇，温热时间应控制在 5 分钟内，边热边振摇，使基质尽快溶解，否则温热时间过长，易造成溶剂挥发，测定结果偏低。

使用三种不同品牌的 C18 色谱柱（Agilent Zorbax Extend，4.6mm × 250mm，5μm；依利特 Hypersil BDS，4.6mm × 250mm，10μm；钻石 Diamonsil®，4.6mm × 150mm，5μm），硝酸益康唑峰与硝酸咪康唑峰的分离均符合要求，见图 6，空白辅料对测定均未见干扰。

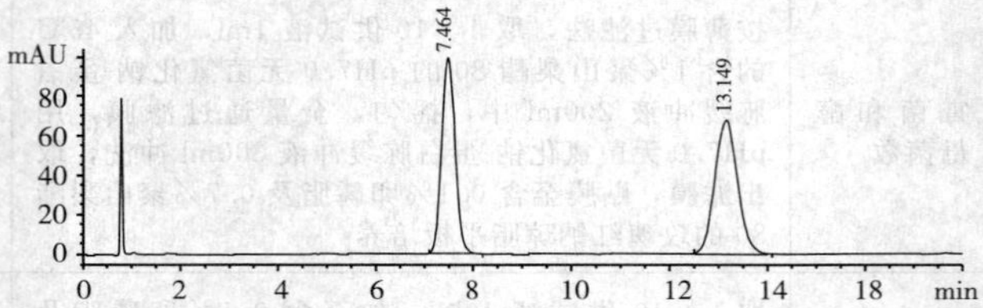

图 6 硝酸益康唑系统适用性色谱图

硝酸益康唑 7.4 分钟；硝酸咪康唑 13.1 分钟

色谱柱：Agilent Zorbax Extend

参考文献

[1] 张石革，孙定人．新药临床药理与应用手册［M］．北京：化学工业出版社，2001：753-754.

[2] 廖清江．合成抗菌药物的研究、开发与应用概况［J］．药学进展，1987，11(1)：1-9.

[3] 国家药典委员会．中华人民共和国药典临床用药须知·化学药和生物制品卷［M］．2005 年版．北京：人民卫生出版社，2005：598，592.

[4] 刘立群．有机理论与药物分析［M］．北京：人民卫生出版社，1984：248.

[5] 张正行，杭太俊，袁耀佐．有机光谱分析［M］．北京：人民卫生出版社，2009：80-130.

[6] 律绍成，陈红，黄小燕，等．正交设计法优化硝酸益康唑合成工艺［J］．药学实践杂志，2007，25(2)：102-103.

撰写 张慧文 林 玲 广州市药品检验所

复核 何铭新 董顺玲 广州市药品检验所

硫代硫酸钠

Sodium Thiosulfate

$Na_2S_2O_3 \cdot 5H_2O$ 248.19

化学名： thiosulfuric acid;disodium salt;pentahydrate

英文名： Sodium Thiosulfate

CAS号： [10102-17-7]

本品为解毒药，在医疗上用于氰化物解毒，在酶的参与下可与体内游离的或与高铁血红蛋白结合的氰离子相结合，使变为无毒的硫氰酸钾盐，由尿液排出体外而解毒，亦可用于治疗砷、汞、铋、铅和碘中毒。本品在胃肠道吸收，在体内被氧化，在尿中主要以 SO_4^{2-} 形式排出体外，生物半衰期为0.65小时，服药后可能发生头晕、乏力、恶心、呕吐等不良反应。静脉注射不宜过快，以免引起血压下降。

本品除中国药典(2015)收载外，BP(2013)、USP(36)与JP(16)均有收载。

【制法概要】[1] (1)一法　本品可用硫化钙，在空气中放置氧化，制得硫代硫酸钙，经硫酸钠置换即得硫代硫酸钠。

$CaS+2H_2O \longrightarrow Ca(SH)_2+Ca(OH)_2$

$Ca(SH)_2+2O_2 \longrightarrow CaS_2O_3+H_2O$

$CaS_2O_3+Na_2SO_4 \longrightarrow Na_2S_2O_3+CaSO_4$

(2)二法　以碳酸钠为原料，制备亚硫酸钠，再与硫反应，即得硫代硫酸钠。

$Na_2CO_3+2SO_2+H_2O \longrightarrow 2NaHSO_3+CO_2$

$2NaHSO_3+Na_2CO_3 \longrightarrow 2Na_2SO_3+CO_2+H_2O$

$Na_2SO_3+S \longrightarrow Na_2S_2O_3$

(3)三法　在碳酸钠存在下，硫化钠溶液中通入二氧化硫，即得硫代硫酸钠。

$2Na_2S+3SO_2 \longrightarrow 2Na_2SO_3+S$

$2Na_2S+Na_2CO_3+4SO_2 \longrightarrow 3Na_2S_2O_3+CO_2$

【性状】本品含5个结晶水，为无色、透明的结晶或结晶性颗粒；无臭，味咸；在干燥的空气中风化，在湿空气中潮解；水溶液呈微弱的碱性反应。

【鉴别】(1)本品水溶液加盐酸即产生二氧化硫的刺激性特臭，并析出硫的白色沉淀。放置时渐变黄色，系反应中生成的硫代硫酸极不稳定，立即分解为二氧化硫、硫和水[1]。

$Na_2S_2O_3+2HCl \longrightarrow 2NaCl+SO_2\uparrow+S\downarrow+H_2O$

(2)当硫代硫酸根离子与三氯化铁反应时，由于生成 $NaFe(S_2O_3)_2$，呈现暗紫色，短时间内被氧化成连四硫酸根离子，使紫色消失。此反应为硫代硫酸盐的特殊反应。

$2S_2O_3^{2-}+2Fe^{3+} \longrightarrow S_4O_6^{2-}+2Fe^{2+}$

(3)水溶液呈钠盐的鉴别反应。

(4)BP(2013)还有硝酸银鉴别反应，鉴别方法为加入过量的硝酸银，生成白色沉淀，此沉淀在水中不稳定，放置时沉淀由白变黄变棕最后呈黑色(硫化银)。硝酸银对硫代硫酸根离子反应灵敏。此颜色变化迅速又明显。

【检查】酸碱度　限度为6.0～8.4。BP(2013)为6.0～8.4；JP(16)为6.0～8.0：样品制备均为1.0g，加水10.0ml溶解，即得。

硫酸盐和亚硫酸盐、硫化物　生产制备过程中可能带入。BP(2013)亦有此三项检查。

干燥失重　本品含5分子结晶水，理论含水量为36.3%，在48.2℃以上会出现熔化现象。开始应以40～50℃加热，可使结晶水缓缓释去，然后逐渐升高温度，在105℃干燥至恒重。如果一开始就升至较高温度，结晶水过快释出，再经加热，表面结成一层膜，将会影响干燥效果。USP(36)和JP(16)均规定在40～45℃减压干燥16小时，此法可防止本品分解，但所需时间太长。在105℃加热，本品易分解，虽不影响水分测定，但不能用此干燥品测定含量。

钙盐　在制备过程中，由于先生成硫化钙，再转为硫代硫酸钙，故可能带入钙盐。

重金属　在酸性条件中，硫代硫酸钠易分解析出硫沉淀，所以不能进行重金属检查。须缓缓加入稀盐酸，蒸干，加水滤除沉淀，滤液加溴试液氧化，使其成为硫酸盐，经氨试液中和，再依法检查重金属限量[1]。

$S_2O_3^{2-}+4Br_2+5H_2O \longrightarrow 2SO_4^{2-}+10H^++8Br^-$

砷盐　可由原料碳酸钠带入，用硝酸先分解出去析出的硫，滤液洗净蒸干，再按砷盐检查法进行试验[1]。

$Na_2S_2O_3+8HNO_3 \longrightarrow Na_2SO_4+8NO_2\uparrow+H_2SO_4+3H_2O$

【含量测定】采用碘量法。硫代硫酸钠具有还原性，与碘反应生产连四硫酸钠($Na_2S_4O_6$)，以淀粉为指示剂，终点显持续蓝色[1]。

$2Na_2S_2O_3+I_2 \longrightarrow 2NaI+Na_2S_4O_6$

BP(2013)按含结晶水的硫代硫酸钠($Na_2S_2O_3 \cdot 5H_2O$)计算含量，而中国药典(2015)、USP(36)与JP(16)均按干燥品计算含量。

【制剂】硫代硫酸钠注射液(Sodium Thiosulfate Injection)

由于硫代硫酸钠水溶液在酸性条件下可析出硫而变浑浊，如长期放置吸收空气中二氧化碳会缓缓分解，因此硫代硫酸钠注射液制备时需加适量稳定剂，如无水亚硫酸钠等，并需用新鲜注射用水配制。药液中使用的活性炭必须用无水亚硫酸钠处理。在调配及灌封工序中为防止药液吸收二氧化碳，需通足氮气，调节注射液pH值至8.5～10.0，如pH值偏低会影响其澄明度；过高则会增加疼痛。

细菌内毒素　本品临床每小时用药最大剂量是静脉注射每千克体重375mg(中国药典临床用药须知、中国国家处方集)，内毒素计算限值约为0.013EU/mg；国外标准中USP(36)为0.03USP EU/mg。中国药典(2015)规定本品细菌内毒素限值为0.015EU/mg，与内毒素计算值比较，安全系数为0.87，并严于USP(36)标准。

含量测定　方法与原料药相同，但需加入丙酮和稀醋酸各2ml，因处方中含有的稳定剂无水硫酸钠可消耗碘液，使含量偏高，加入丙酮和稀醋酸能消除干扰[1]。

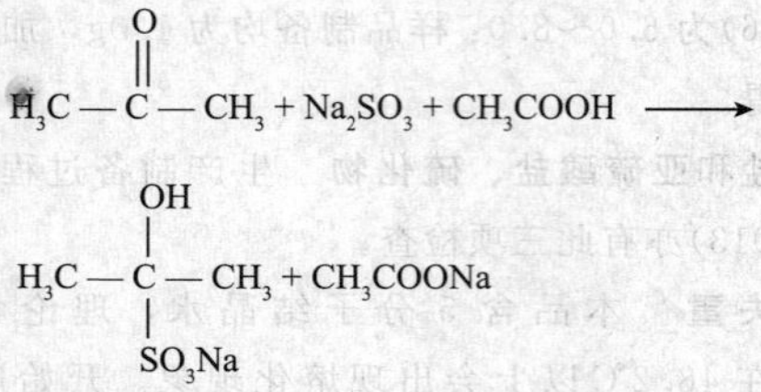

参考文献

[1] 中华人民共和国卫生部药典委员会．中华人民共和国药典1990年版二部药典注释［M］．北京：化学工业出版社，1993.

撰写　方潞锡　天津市药品检验研究院

杨国伟　山西省食品药品检验所

复核　李青翠　郭景文　山西省食品药品检验所

硫鸟嘌呤

Tioguanine

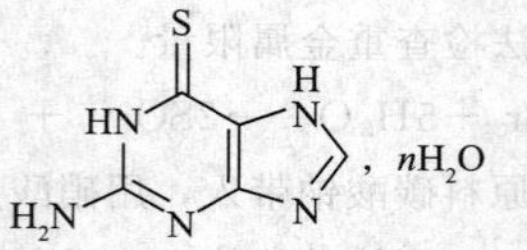

$C_5H_5N_5S$　167.19

化学名： 2-氨基嘌呤-6(1*H*)硫酮

2-aminopurine-6(1*H*)-thione

英文名： Tioguanine(INN)

异名： 6-硫代鸟嘌呤；2-氨基-6-巯基嘌呤；6-巯基鸟嘌呤

CAS号： ［154-42-7］

本品为嘌呤类抗代谢型抗肿瘤药。通过拮抗嘌呤合成途径中的常用嘌呤代谢，抑制细胞DNA及RNA的合成而发挥抗肿瘤作用，临床主要用于急性淋巴细胞性白血病及急性非淋巴细胞性白血病的诱导缓解期及继续治疗期，对慢性粒细胞性白血病的慢性期及急变期亦有较好作用。

本品口服后吸收不完全，约30%，活化及分解过程均在肝脏内进行，经甲基化作用转为氨甲基巯嘌呤或经脱氨作用转为巯嘌呤而失去活性，大部分药物在24小时内以代谢产物形式经尿液排出。

主要的毒性反应为骨髓抑制、消化系统反应及性腺功能抑制[1]。

国内于1974年首次将该药用于治疗各种急性、慢性白血病，取得了较好疗效。本品除中国药典(2015)收载外，BP(2013)和USP(36)均有收载。

【制法概要】 国内各生产企业的生产工艺基本一致，合成路线如下。

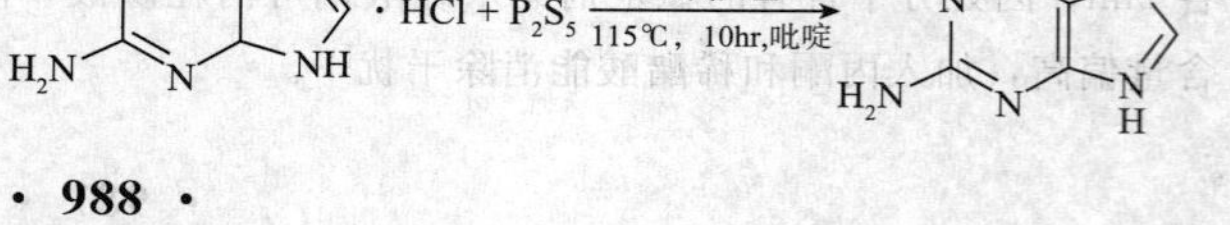

【性状】 本品在水、乙醇或三氯甲烷中不溶；在氢氧化钠试液中易溶，因此有关物质和含量测定等应先在氢氧化钠试液中溶解后再进行测定。

【鉴别】 (1)为显色反应。本品结构中C_6的硫酮具有还原性，与甲酸钠共热反应，逸出的气体(H_2S)使醋酸铅试纸变黑[2]。

$$2HCOONa \xrightarrow{加热} NaOOCCOONa + H_2\uparrow$$

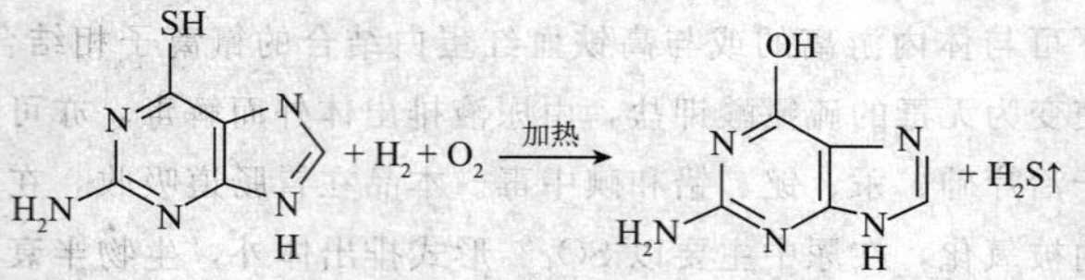

$$H_2S + Pb(CH_3COO)_2 \longrightarrow 2CH_3COOH + PdS\downarrow$$

(2)采用HPLC保留时间法。

(3)本品为杂环类化合物，具有紫外可见光特征吸收光谱，其盐酸溶液在257nm与348nm的波长处有最大吸收，348nm的吸收系数($E_{1cm}^{1\%}$)为1240[2]，可以此作为鉴别依据。见图1。

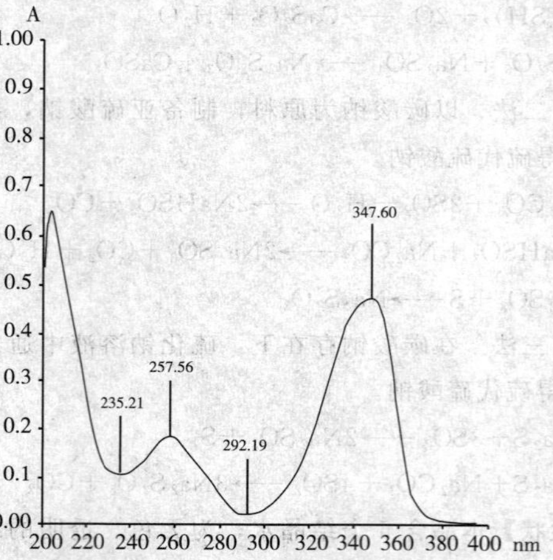

编号	峰/谷	波长(nm)
1	峰	257.56
2	峰	347.60
3	谷	235.21
4	谷	292.19

图1　硫鸟嘌呤的紫外吸收图谱

(4)本品的红外吸收光谱收载于药品红外光谱集(光谱集477图)，呈现主要特征如下。

特征谱带(cm^{-1})	归属	
3290，3130	胺基	ν_{N-H}
1670，1620，1540，1485	芳环	$\nu_{C=C,C=N}$
1260	硫羰基	$\nu_{C=S}$

【检查】 氮　由于本品为嘌呤结构，含有5个氮原子，根据分子式$C_5H_5N_5S$，分子量167.19计算，氮的理论百分比$14\times5\div167.19\times100\%=41.9\%$，由于结晶水的不同以及试验过程的可能误差，将含氮量限度定为40.6%～

43.1%。用凯氏定氮法测定其含量。

含磷物质 生产过程中加入了五硫化二磷，有毒，易被湿空气分解产生硫和磷，磷易被空气氧化，生成氧化物和卤化物，使样品带有含磷物质，故对其进行限量控制，限度定为0.03%。

游离硫 生产过程中加入的五硫化二磷分解产生的硫呈黄色，且易溶于苛性碱溶液，故加氢氧化钠试液进行溶液的澄清度检查。

有关物质 中国药典(2015)采用高效液相色谱法进行检查[3]。

TLC法检测：中国药典(2005)和BP(2009)采用此法，由于方法的局限性，只发现一种杂质，同时杂质斑点在主成分斑点下方，位置与主斑点比较接近，主成分斑点拖尾时常常掩盖了杂质斑点，使杂质较难得到有效分离。

HPLC法检测：中国药典（2010）参照USP(33)标准，用十八烷基硅烷键合硅胶为填充剂；以0.05mol/L磷酸二氢钠溶液(用磷酸调节pH值至3.0)为流动相，检测波长为248nm。此方法与中国药典(2005)的TLC法相比，检出的杂质多，分离效果好。中国药典（2015）未作修订。系统适应性试验色谱图见图2，有关物质典型图谱见图3。

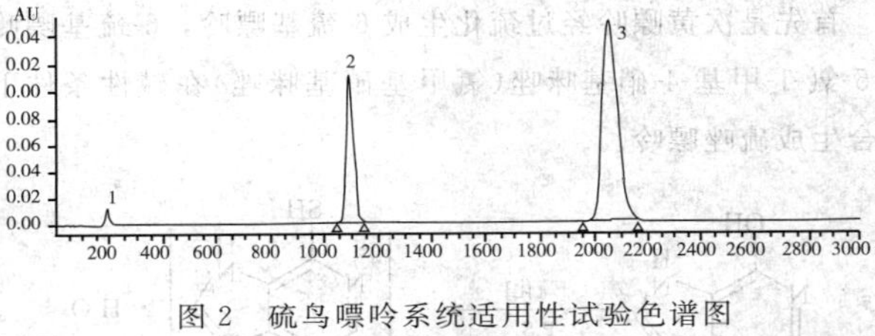

图2 硫鸟嘌呤系统适用性试验色谱图

1. 杂质；2. 鸟嘌呤；3. 硫鸟嘌呤

色谱柱：Altima C18柱(4.6mm×250mm，5μm)

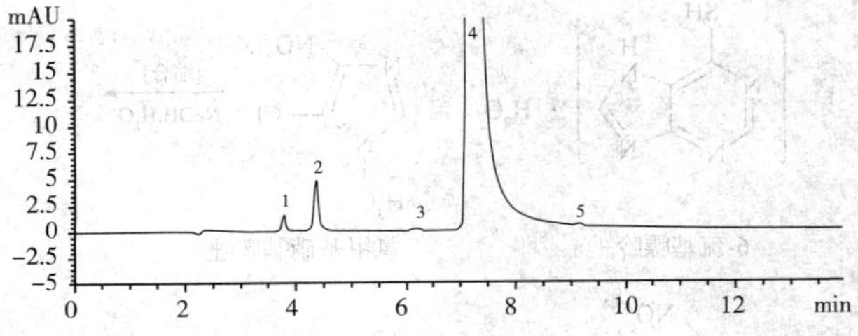

图3 硫鸟嘌呤有关物质典型色谱图

1,3,5. 其他杂质；2. 鸟嘌呤；4. 硫鸟嘌呤

色谱柱：Diamosil C18(4.6mm×150mm，5μm)

鸟嘌呤是生产中带入及储存期间降解的主要杂质，由于本品是由鸟嘌呤半合成而来，其原料鸟嘌呤可能带入成品中，同时其硫酮双键不够稳定，在破坏试验中发现，硫鸟嘌呤易受剧烈反应条件(强酸、强碱和强氧化)的影响而使硫被氧取代再次生成鸟嘌呤，故应控制鸟嘌呤的杂质含量；国外药典均采用外标法测定鸟嘌呤含量。鸟嘌呤的最小检出量(检测限)为0.083μg/ml。已知杂质为鸟嘌呤，其基本信息如下。

结构式：

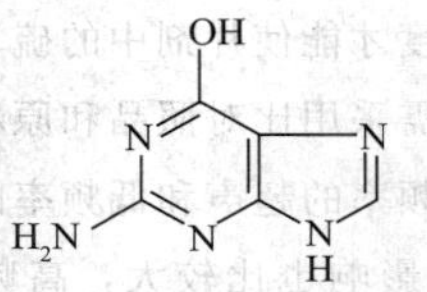

分子式：$C_5H_5N_5O$，分子量：151.13，化学名：2-氨基-6-羟基嘌呤，英文名：Guanlne。

其他杂质采用整体控制，限度为不得大于1.0%。使用五根不同品牌色谱柱：Altima C18柱(4.6mm×250mm，5μm)；Diamosil C18(4.6mm×150mm，5μm)；Kromasil C18(4.6mm×250mm，5μm)；Agilent Extand C18(4.6mm×250mm，5μm)；VP-ODS C18(4.6×250mm，5μm)。分别在Waters2690-2487与Agilent1200液相色谱仪上进行耐用性考察，结果良好。

供试品溶液(400μg/ml)放置24小时后，杂质含量增加，故供试品溶液应临用配制。

在BP(2013)中，有关物质检查已经由TLC法改为HPLC法，色谱系统与中国药典(2015)基本相同，只在系统适用性两峰的分离度有差异。其对杂质的控制包括鸟嘌呤、其他单个杂质、其他总杂质。

干燥失重 本品吸湿性不强，不含吸附水，但含有不确定的结晶水，为了控制生产工艺结晶条件，结晶水的限度订为不得过6.0%

【含量测定】中国药典(2015)采用高效液相色谱法[3]。

使用外标法定量。硫鸟嘌呤在8.057～120.858μg/ml浓度范围内与其峰面积呈线性关系，线性方程为：$A=21982C-32258$，$r=1.0000(n=5)$；重复性试验RSD为0.40%($n=6$)，供试品溶液(40μg/ml)在室温放置1周基本稳定。

本法与BP(2013)和USP(36)收载的方法基本一致。

【制剂】硫鸟嘌呤片(Tioguanine Tablets)

中国药典(2015)、USP(36)和BP(2013)均收载。

本品为白色片或类白色片，规格为25mg、50mg、100mg，目前市面主要以25mg规格为主。国内各企业的处方中，主要辅料有乳糖、交聚维酮、淀粉、硬脂酸镁等。

含量均匀度 因本品不溶于水，为防止样品分布不均及投料混合不均，中国药典(2015)对25mg规格样品进行含量均匀度检查。以紫外-可见分光光度法，在348nm波长处测定，限度规定为±15%。USP(36)标准中亦有含量均匀度检查。

溶出度 因硫鸟嘌呤为难溶性药物，故中国药典(2015)对其进行溶出度检查。以水900ml为溶出介质，采用第二法，转速为每分钟50转，45分钟限度为标示量的75%。溶出液经滤过并适当稀释后，以紫外-可见分光光度法，在348nm波长处测定，以吸收系数计算。BP(2009)未收载该项目，BP(2013)采用对照品法。

含量测定 中国药典(2015)采用HPLC法，色谱条件与原料药相同。本品的辅料对片剂的溶解有干扰，通过实验发现只有增加碱溶液的浓度才能使片剂中的硫鸟嘌呤充分溶解，因此，供试品的溶解需采用比对照品和原料高十倍浓度的碱溶液。在溶解中，高频率的超声和低频率的超声以及手工振摇对硫鸟嘌呤的溶出影响也比较大，高频率超声溶解差，滤液呈乳白色的浑浊，低频率和手工振摇效果好，滤液无色透明，可能是高频率超声使辅料变得更细，促进辅料溶解在溶液中，辅料在溶液中溶解度增加影响了硫鸟嘌呤的溶解或溶液中的辅料包裹了硫鸟嘌呤，影响硫鸟嘌呤的检出。尽管辅料对片剂的溶解有干扰，但在溶解充分的情况下，辅料对主成分硫鸟嘌呤的含量测定无干扰，方法回收率为99.3%($n=9$)，RSD为0.75%。BP(2013)也采用HPLC法，方法基本相同。

辅料产生的干扰峰对硫鸟嘌呤和鸟嘌呤没有影响，但对其他杂质影响较大，辅料峰和其他杂质的峰位很多发生重叠，基本不能有效分离出其他杂质。中国药典(2015)未采用此方法控制有关物质。BP(2009)采用TLC法控制鸟嘌呤，BP(2013)则采用HPLC法控制鸟嘌呤、其他单个杂质、其他总杂质，且色谱条件与中国药典(2015)基本相同，方法应用的差异与国内外产品使用辅料不同有关。

参考文献

[1] 国家药典委员会．中华人民共和国药典临床用药须知·化学药和生物制品卷［M］．2005年版．北京：人民卫生出版社，2005.

[2] 安登魁．药物分析［M］．济南：济南出版社，1992.

[3] 邓祖跃，倪维芳，辛艳飞，等．高效液相色谱法测定硫鸟嘌呤的含量及有关物质［J］．中国药学杂志，2009，13(44)：1029-1032.

撰写　邓祖跃　浙江省食品药品检验研究院
复核　洪利娅　浙江省食品药品检验研究院

硫唑嘌呤

Azathioprine

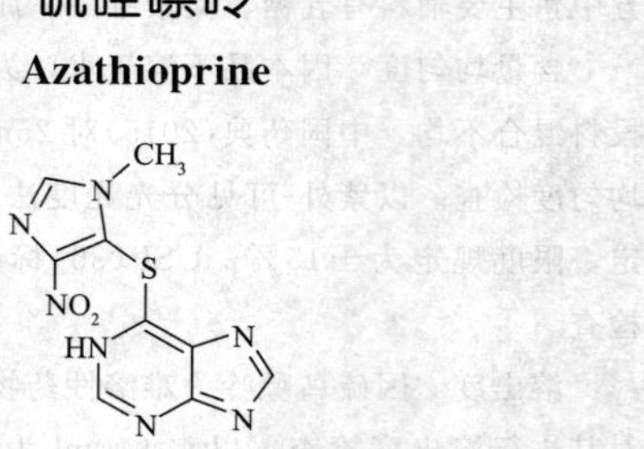

$C_9H_7N_7O_2S$　277.27

化学名：6-[5-(1-甲基-4-硝基-1*H*-咪唑基)硫代]-1*H*-嘌呤
6-[(1-methyl-4-nitro-1*H*-imidazol-5yl)thio)-1*H*-purine

英文名：Azathioprine(INN)

异名：依木兰；依米兰；义美仁；咪唑巯嘌呤

CAS号：[446-86-6]

硫唑嘌呤为免疫抑制剂，是6-巯基嘌呤的咪唑衍生物，进入人体后迅速分解为6-巯基嘌呤和甲基硝化咪唑。6-巯基嘌呤可迅速通过细胞膜，并在细胞内转化为几种硫代嘌呤类似物，导致嘌呤合成障碍，进而抑制核酸的生物合成及向脱氧核糖核酸(DNA)链内掺入硫代嘌呤类似物，而导致DNA破坏，阻止参与免疫识别和免疫放大的细胞的增殖。本品对T-淋巴细胞的抑制作用较强。本品口服吸收良好，经同位素^{35}S-硫唑嘌呤测定，血浆放射性达峰时间为1～2小时，半衰期为4～6小时。本品主要以6-硫脲酸从尿液排泄，在尿中同时还有少量1-甲基-4-硝基-5-硫代咪唑，仅有少量的硫唑嘌呤以原型经尿液排出。本品主要用于①器官移植时抑制排斥反应，如肾移植、心脏移植和肝移植；②多系统的自身免疫性疾病，如系统性红斑狼疮等。主要的不良反应为①过敏反应；②骨髓抑制；③增加感染的易感性；④肝毒性；⑤胃肠道反应[1]。

硫唑嘌呤于20世纪60年代问世，目前除中国药典(2015)二部收载外，BP(2013)、Ph. Eur. (7.0)、USP(36)和JP(16)中均有收载。

【制法概要】硫唑嘌呤人工合成于1959年，1962年首次用于肾脏移植[2]，曾经是抗肾移植排斥的主要药物。

首先是次黄嘌呤经过巯化生成6-巯基嘌呤，6-巯基嘌呤和5-氯-1-甲基-4-硝基咪唑(氯甲基硝基咪唑)在碱性条件下缩合生成硫唑嘌呤。

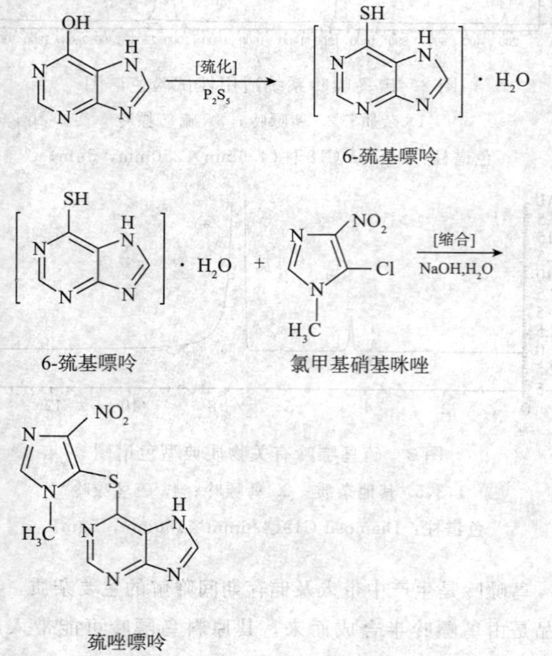

【鉴别】(1)为化学反应鉴别。本品分子结构中具有嘌呤和咪唑两个杂环，故具有杂环化合物的特征反应，即在盐酸酸性条件下，与碘试液生成棕色沉淀，盐酸(1→2)量为1ml时生成的棕色沉淀易于观察。

(2)本品为杂环类化合物，具有紫外可见光特征吸收。在280nm的波长处有最大吸收，可以作为鉴别依据。紫外吸收图谱见图1。

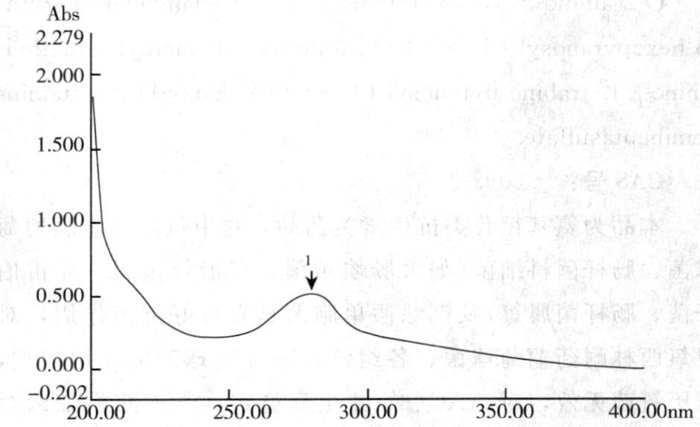

图1 硫唑嘌呤的紫外吸收图谱

(3)本品的红外吸收光谱收载于药品红外光谱集(光谱集478图)，呈现主要特征吸收见表1，BP(2013)和USP(36)也用此法。

表1 硫唑嘌呤红外吸收光谱主要特征吸收

特征谱带(cm^{-1})	归属
3190，3100	胺基 ν_{N-H}
1590，1570，1493	芳环 $\nu_{C=C,C=N}$
1530，1370	硝基 ν_{NO_2}

【检查】酸碱度 由于本品是由6-巯基嘌呤和硝基咪唑在碱的催化下缩合制成，而硝基咪唑是由5-氯-1-甲基咪唑经硝酸硝化制成。在整个合成过程中，既使用了酸也使用了碱，所以必须控制其酸碱度。由于本品不溶于水，所以将0.50g的本品，加水搅拌15分钟使酸性或碱性杂质均溶解在水中，然后过滤，用甲基红指示液测定滤液的酸碱性，再用0.02mol/L的盐酸滴定液或氢氧化钠滴定液检测其限度。BP(2010)、USP(36)和JP(16)中也用本法控制本品的酸碱度，BP(2013)删除了此项目。

有关物质 中国药典(2015)采用高效液相色谱法进行检查，同时控制6-巯基嘌呤、硝基咪唑和总杂质的量，所订限度比国外药典严格。

中国药典(2005)采用高效液相色谱，外标法控制6-巯基嘌呤，以自身对照法控制其他总杂质，限度均为0.5%。BP(2010)、USP(33)均用TLC法检测有关物质，BP(2010)既控制了6-巯基嘌呤又控制氯甲基硝基咪唑，限度均为1.0%，USP(33)只控制6-巯基嘌呤，限度也为1.0%。如前所述，氯甲基硝基咪唑是合成硫唑嘌呤的原料，6-巯基嘌呤既是合成硫唑嘌呤的主要中间体，又是硫唑嘌呤经破坏性试验后的主要降解产物，故有必要控制两者含量。有关文献[3]也进行了该方法的研究，选择240nm为测定波长。中国药典(2010)有关物质检查采用中国药典(2005)的色谱系统，同时控制6-巯基嘌呤、氯甲基硝基咪唑和其他杂质的量。中国药典(2015)未作修订。

该色谱体系能完全分离6-巯基嘌呤、氯甲基硝基咪唑和硫唑嘌呤(图2)，两两峰之间的分离度均大于2.0。

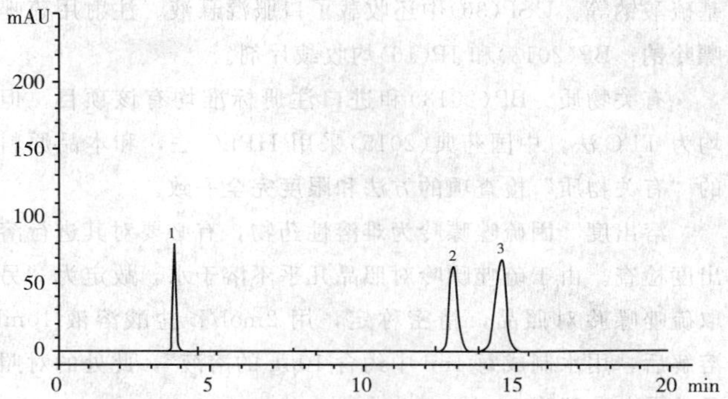

图2 硫唑嘌呤有关物质检查分离度试验

1.6-巯基嘌呤；2.氯甲基硝基咪唑；3.硫唑嘌呤

色谱柱：Diamonsil(4.6mm×200mm，5μm)

强力破坏结果表明，高温、强酸、强碱、氧化和光照破坏后硫唑嘌呤均有不同程度的降解，主要降解产物为6-巯基嘌呤。

采用外标法控制杂质6-巯基嘌呤和氯甲基硝基咪唑的量，6-巯基嘌呤和硝基咪唑在0.125～1.80μg/ml浓度范围内(相当于杂质含量为0.75%～0.05%)浓度与峰面积呈良好线性关系，r值分别为0.9998和0.9999。6-巯基嘌呤定量限为2.242ng，检出限为0.787ng；氯甲基硝基咪唑定量限为2.581ng，检出限为0.933ng。6-巯基嘌呤和氯甲基硝基咪唑的峰面积RSD均小于1.0%。6-巯基嘌呤和氯甲基硝基咪唑的回收率分别为100.3%和100.0%。

用含6-巯基嘌呤、氯甲基硝基咪唑和硫唑嘌呤的溶液，按上述色谱条件，进行不同生产厂家的ODS色谱柱、不同比例流动相、不同浓度醋酸钠溶液、不同柱温和不同流速的耐用性试验，结果表明，上述条件变化时，主峰和各有关物质的保留时间各有不同程度的变化。相对保留时间随之变化，但理论板数、主峰与氯甲基硝基咪唑峰的分离度仍均能满足有关物质检查要求。

干燥失重 本品吸湿性不强，也不含结晶水，减失重量订为不得过0.5%。

炽灼残渣 为控制其他无机杂质，进行“炽灼残渣”检查，限度订为不得过0.1%。

【含量测定】中国药典(2015)含量测定采用剩余滴定法，在一定量的硫唑嘌呤中加入过量的硝酸银滴定液(0.1mol/L)，生成沉淀过滤，取续滤液，以硫酸铁铵为指示剂，用硫氰酸铵滴定液(0.1mol/L)滴定和硫唑嘌呤反应过量的硝酸银滴定液(0.1mol/L)，此方法终点明确。BP(2013)、USP(36)和JP(16)也用滴定法，但是用氢氧化四丁基铵滴定液直接滴定。

【贮藏】由于本品在光照、氧化和其他条件下可能分解，所以需遮光，密封保存。

【制剂】硫唑嘌呤片(Azathioprine Tablets)

硫唑嘌呤片收载于中国药典(2015)二部，在BP(2013)、USP(36)和JP(16)也有收载。国内生产的规格为50mg和

100mg，主要的辅料有：淀粉、微晶纤维素、乳糖、十二烷基硫酸钠等。USP(36)中还收载了口服混悬液、注射用硫唑嘌呤钠；BP(2013)和JP(16)均收载片剂。

有关物质　BP(2013)和进口注册标准均有该项目，但均为TLC法，中国药典(2015)采用HPLC法，和本品原料的“有关物质”检查项的方法和限度完全一致。

溶出度　因硫唑嘌呤为难溶性药物，有必要对其进行溶出度检查。由于硫唑嘌呤对照品几乎不溶于水，故定为“另取硫唑嘌呤对照品，精密称定，用2mol/L盐酸溶液10ml溶解后，用水制成每1ml中约含10μg的溶液”，此处的对照品的量，一般为10mg。

含量测定　本品中国药典(2005)使用“容量法”；BP(2013)和JP(16)均使用UV法，USP(36)采用HPLC法。中国药典(2010)将本品的含量测定方法由“容量法”修订为HPLC外标法，和原料及制剂中的“有关物质”检查项所使用的色谱条件完全一致。此方法24小时内，供试品溶液基本稳定；辅料对硫唑嘌呤的含量测定几无影响：在10.0～150.0μg/ml浓度范围内，硫唑嘌呤浓度与峰面积呈良好线性关系，相关系数为0.9999；回收率为99.4%，重复进样的峰面积的RSD小于1.0%。中国药典（2015）未作修订。

参考文献

[1] 国家药典委员会．中华人民共和国药典临床用药须知·化学药和生物制品卷［M］．2005年版．北京：人民卫生出版社，2005：802.

[2] 顾有守．硫唑嘌呤在皮肤科应用［J］．临床皮肤科杂志，1995，2：119.

[3] 庄建芬，曾焕群．HPLC测定硫唑嘌呤中有关物质［J］．中国现代应用药学，2008，25(5)：446-448.

撰写　匡　荣　浙江省食品药品检验研究院
复核　洪利娅　浙江省食品药品检验研究院

硫酸小诺霉素

Micronomicin Sulfate

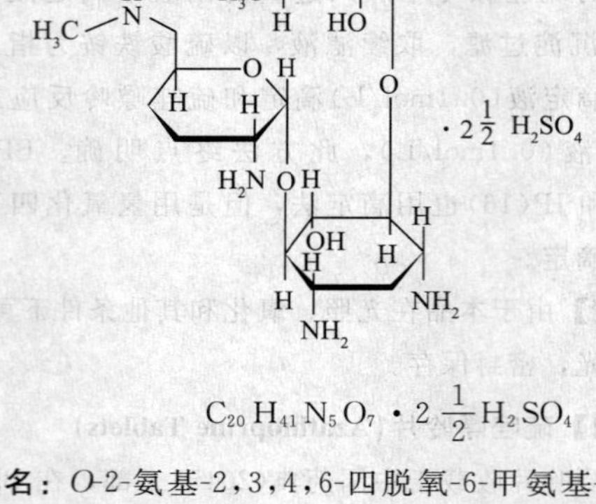

$C_{20}H_{41}N_5O_7 \cdot 2\frac{1}{2}H_2SO_4$　708.77

化学名：*O*-2-氨基-2,3,4,6-四脱氧-6-甲氨基-*α*-D-赤-己吡喃糖基-(1→4)-*O*-[3-脱氧-4-*C*-甲基-3-甲氨基-*β*-L-阿吡喃糖基-(1→6)]-2-脱氧-D-链霉胺硫酸盐

O-2-amino-2,3,4,6-tetradeoxy-6-methylamino-*α*-D-erythro-hexopyranosyl-(1→4)-*O*-[3-deoxy-4-*C*-methyl-3-methylamino-*β*-L-arabino-pyranosyl-(1→6)]-2-deoxy-D-streptamine hemiheptasulfate.

CAS号：[52093-21-7]

本品为氨基糖苷类抗生素类药品，对甲氧西林敏感葡萄球菌、肠杆菌科细菌(如大肠埃希菌、变形杆菌属、克雷伯杆菌、肠杆菌属等)及铜绿假单胞菌具有良好抗菌作用，对甲氧西林耐药葡萄球菌、各组链球菌和肠球菌的作用较差，对厌氧菌无效，对AAC(6′)钝化酶稳定，产该酶的细菌对庆大霉素、妥布霉素、阿米卡星和西索米星等药物耐药，但对小诺霉素仍敏感。本品主要不良反应亦为耳、肾毒性。根据动物实验资料，小诺霉素耳、肾毒性低于庆大霉素[1]。

本品来源于硫酸相模霉素，硫酸相模霉素是日本协和发酵公司奈良高从神奈川县相模原市的土壤中分离得到的一株小单孢菌(*M. sagamiensis* var. *norreducaus*)产生的氨基糖苷类抗生素。国内在对庆大霉素产生菌进行诱变育种时，得到变异株JMI-401，它所产生的抗生素主要为二个氨基糖苷类抗生素，其中一个组分与相模霉素基本相同，另一个组分则与庆大霉素C_{1a}相同。硫酸小诺霉素属多组分抗生素，与国外为同类品种，其含小诺霉素(C_{2b})应在85%以上[2,3]，为主要成分，还含有少量的C_{1a}和其他微量成分。

我国于1987年开始生产，现为中国药典(2015)收载，JP(16)亦有收载，BP(2013)、USP(36)均无收载。

【制法概要】

砂土管 —(接种)→ 一级种子罐 —(培养)→ 二级繁殖罐 —(培养)→ 三级发酵罐 —(发酵)→ 发酵液 —(过滤)→ 滤液 —(732树脂吸附)→ 饱和树脂 —(解析)→ 解析液 —(脱色)→ 脱色液 —(浓缩)→ 浓缩液 —(结晶)→ 结晶 —(浓缩)→ 溶液 —(树脂吸附、氨水解析)→ 解析液 —(浓缩、成盐)→ 硫酸盐浓缩液 —(冷冻干燥)→ 成品

【性状】本品为无定型白色或类白色粉末，无臭，有引湿性，在水中易溶，在甲醇、乙醇、丙酮、乙酸乙酯等有机溶剂中几乎不溶，稳定性良好。

本品的水溶液呈右旋性，中国药典(2015)、JP(16)规定测定比旋度，规定相同，均为+110°至+130°。

【鉴别】(1)本品具有氨基糖苷的环状结构，具有羟基胺类和*α*-氨基酸相同性质，可与茚三酮缩合成紫色缩合物。

(2)薄层色谱法鉴别　供试品溶液与硫酸小诺霉素标准品溶液对比，所显主斑点的位置和颜色相同；JP(16)采用的展开剂为乙醇：丁醇：氨溶液(10：8：7)，显色剂为茚三酮试液。

(3)高效液相色谱法　供试品溶液与硫酸小诺霉素标准品溶液主峰的保留时间一致。

【检查】碱度　规定pH值应为4.0～6.5；而JP(16)规定pH值应为3.5～5.5，两者稍有差异。

水分　规定不得过12.0%；JP(16)规定水分不得

过 10.0%。

组分 中国药典(2015)采用 HPLC-ELSD 方法[4]测定，方法简便、重现性好，测定中应注意以下三点。

载气流速的恒稳(与基线稳定有关)，接压缩氮气瓶比采用空气压缩机供气效果好。

三氟乙酸对色谱柱损害大，完成测定后即时冲洗 HPLC 柱，降低柱损害。

在配制标准品溶液和供试品溶液的浓度均以活性成分小诺霉素($C_{20}H_{41}N_5O_7$)计，换算成效价单位。

【含量测定】中国药典(2005)采用抗生素微生物检定法中的管碟法测定硫酸小诺霉素的含量，中国药典(2010)增订浊度法，增加方法的选择性。浊度法具有快速，易于操作，结果用仪器测定，便于自动化操作等优点；更重要的是采用液体培养基，消除了多组分抗生素在固体培养基中扩散不同的影响，使得试验的灵敏度高，精密度和准确度都较琼脂扩散法好。中国药典(2015)未作修订。

浊度法的灵敏度高，所用的玻璃仪器清洁要求高，杀菌剂甲醛或其他物质的残留，往往会影响细菌的生长，因此，必须冲洗干净。试验菌生长的速度在没有外加抑制物的情况下，受培养基的成分、pH 值、培养温度、通气条件以及细菌内在合力能力的影响。浊度法测定用的培养基必须保证试验菌能在短时间内快速生长的要求，pH 值不仅能影响试验菌生长而且能影响抗生素的抗菌活性，一般在 pH7.1±0.1 之间。

本方法的回收率在 98%至 102%之间，准确度较好。

测定中注意事项如下。

(1)氨基糖苷类抗生素的吸湿性强，在称量标准品和供试品，需控制湿度，且称量速度要快。

表 1 处方

原辅料名称	规格		
	1ml：30mg(30000 单位)	2ml：60mg(60000 单位)	2ml：80mg(80000 单位)
硫酸小诺霉素	3000 万单位	6000 万单位	8000 万单位
焦亚硫酸钠	3.0g	3.0g	3.0g
氯化钠	3.0g	3.0g	3.0g
活性炭	1.0g	1.0g	1.0g
注射用水	加至 1000ml	加至 1000ml	加至 1000ml

(2)操作中的平行性，标准品和供试品溶液在配制所用缓冲液、稀释方法和滴加顺序尽量一致。

(3)采用 pH8.2～8.4 的磷酸缓冲液和 pH8.2～8.4 的Ⅰ号培养基[5]，可使抑菌圈边缘清晰、圆整，并且能达到平均可信限率 5.2%($n=4$)。

(4)据文献报道[6]，$NaHCO_3$、$CaCl_2$、$Ca(NO_3)_2$、NaCl 等，若存在于供试品或琼脂培养基中，将影响检定的敏感性，所以测定过程中，所用仪器及培养基要避免带入无机离子，以保证结果的准确性。

【制剂】中国药典(2015)收载了硫酸小诺霉素口服溶液、硫酸小诺霉素片、硫酸小诺霉素注射液，USP(36)、BP(2013)和 JP(16)等国外药典均未收载该品种剂型。

(1)硫酸小诺霉素口服溶液

〔处方工艺〕

处方：

硫酸小诺霉素	8000 万单位
蔗糖	2.8 kg
亚硫酸氢钠	30g
苯甲酸钠	20g
香精	适量
蒸馏水	加至 10000ml
	制成 1000 支

工艺 蔗糖＋沸水溶解→依次加入亚硫酸氢钠、苯甲酸钠，搅拌溶解→煮沸 5 分钟→放冷→用灭菌的砂棒抽滤→滤液加入用少量水溶解的硫酸小诺霉素、香精，混匀→加水至全量→灌装，封口。

性状 本品为硫酸小诺霉素加适量的抗氧剂、蔗糖和香精溶于水所制成的澄明溶液，为几乎无色至黄色澄清液体；味甜。

(2)硫酸小诺霉素片

处方工艺

处方：

硫酸小诺霉素	0.6 亿
糊精	40g
淀粉	230g
乙醇(70%)	适量
	制成 1500 粒

工艺 将硫酸小诺霉素原料、糊精、淀粉加入混合机内干混 30 分钟，再加入 70%的乙醇适量，湿混 6 分钟，制粒干燥，压片，包衣，即得。

性状 硫酸小诺霉素具引湿性，为防治其引湿变质，影响疗效，故而将其制成糖衣片。除去糖衣后的色泽取决于原料及辅料，故规定为白色至微黄色。

含量测定 浊度法的方法回收率在 98%至 102%之间，准确度较好，辅料无干扰。

(3)硫酸小诺霉素注射液

处方中使用到的辅料有焦亚硫酸钠、亚硫酸钠、亚硫酸氢钠、氯化钠、活性炭、依地酸二钠等，硫酸小诺霉素注射液共有 3 个规格，其较典型的处方如表 1。

工艺情况　工艺包括配制、终端过滤、充氮气、灌装、灭菌、印包等生产流程，完整的工艺过程如下：量取处方量3/4的注射用水，分别加入处方量的焦亚硫酸钠、氯化钠，搅拌溶解后，加入处方量的硫酸小诺霉素，搅拌溶解，用氢氧化钠调pH值至6.0～7.0，补加冷却至室温的注射用水至全量，搅拌均匀，加入活性炭，吸附20分钟后脱炭过滤，测定pH值合格后，精滤至澄明度合格，灌封，通氮气封口，流通蒸汽100℃、30分钟灭菌，灯检、印字、包装。

无菌　进行了方法学验证。采用薄膜过滤法处理，冲洗液用量为每膜800ml，分8次冲洗，其抑菌活性已被充分消除到可以忽略不计，7株阳性菌可以正常生长。

参考文献

[1] 国家药典委员会．中华人民共和国药典临床用药须知·化学药和生物制品卷［M］．2005年版．北京：人民卫生出版社，2005：525.

[2] 赵敏，范瑾，柏建新，等．棘孢小单孢突变型菌株产生相模湾霉素的研究Ⅰ棘孢小单孢菌JIM-401变株的鉴定［J］．抗生素，1983，8(5)：285-289.

[3] 胡昌勤，刘炜．抗生素微生物鉴定法及其标准操作［M］．北京：气象出版社，2004：149-153.

[4] 王明娟，胡昌勤，金少鸿．采用HPLC-ELSD法分析小诺霉素及其有关物质［J］．药物分析杂质，2002，22(3)：205-230.

[5] 张玫，蔡美明．硫酸小诺霉素微生物检定法条件的改进［J］．现代应用药学，1992，9(5)：229-230.

[6] 中华人民共和国卫生部药典委员会．中华人民共和国药典1990年版二部药典注释［M］．北京：化学工业出版社，1993：780-781.

撰写　王庆全　江西省药品检验检测研究院

复核　叶久之　江西省药品检验检测研究院

硫酸长春地辛

Vindesine Sulfate

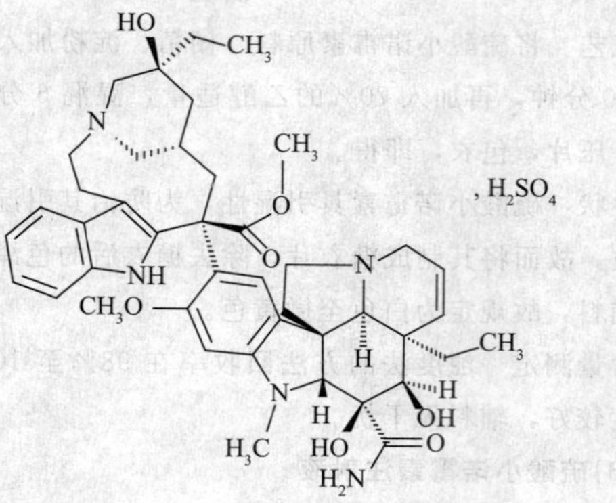

$C_{43}H_{55}N_5O_7 \cdot H_2SO_4$　852.02

化学名：3-氨基碳酰-4-去乙酰基-3-去甲氧碳酰长春碱的硫酸盐

3-aminocarbonyl-4-deacetyl-3-de(methoxycarbonyl) vincaleukoblastrine sulfate

英文名：Vndesine(INN)Sulfate

异名：硫酸长春花碱酰胺

CAS号：［59917-39-4］

本品为天然来源抗肿瘤药，为半合成的长春碱衍生物[1]，抗瘤谱较广，为周期特异性药物，它作用于肿瘤细胞的有丝分裂中期。据文献报道[2]，静脉注射后，广泛分布于组织中。脾、肺、肝、周围神经和淋巴结等的浓度高于血浆浓度数倍，但在脑脊液中的浓度很低。药物动力学符合三室模型，$t_{1/2\alpha}$为0.037小时±0.016小时，$t_{1/2\beta}$为0.912小时±0.373小时，$t_{1/2\gamma}$为24.2小时±10.4小时。血清中半衰期短于长春新碱。与血浆蛋白不结合。大部分以未代谢物由胆汁分泌到肠道排出，约有10%经尿液排出。

本品是美国Lilly药厂开发的一种抗肿瘤药，1979年首次上市，商品名为Eldesine，继而在西德、日本等七个国家陆续上市。国内于20世纪80年代开始研制。本品收载于中国药典(2015)、BP(2013)和Ph. Eur.(7.0)。

【制法概要】本品为半合成药，以夹竹桃科植物长春花(*Vinva rosea* L.)中提取得到的长春碱为原料，经肼化、叠氮化、水解、成盐的工艺路线进行合成。

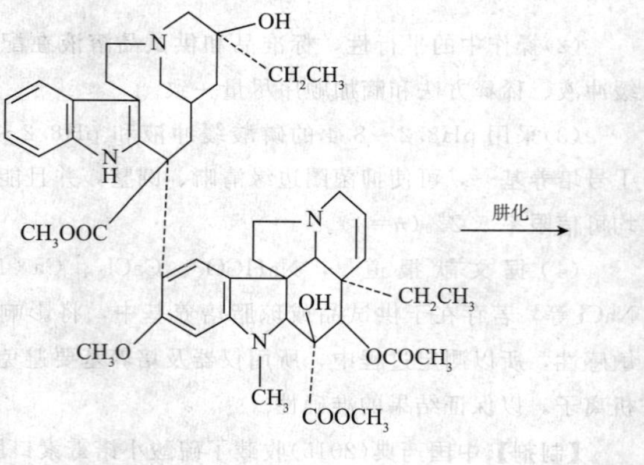

长春碱

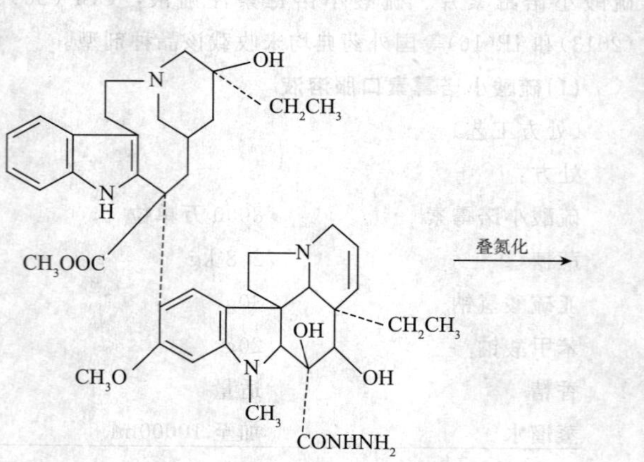

去乙酰长春碱酰肼

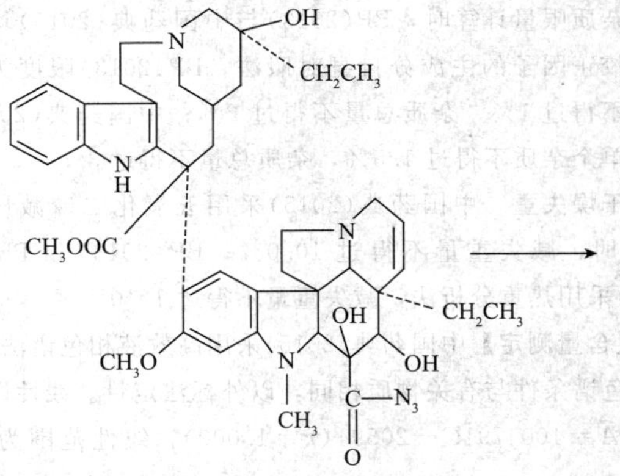

叠氮化合物

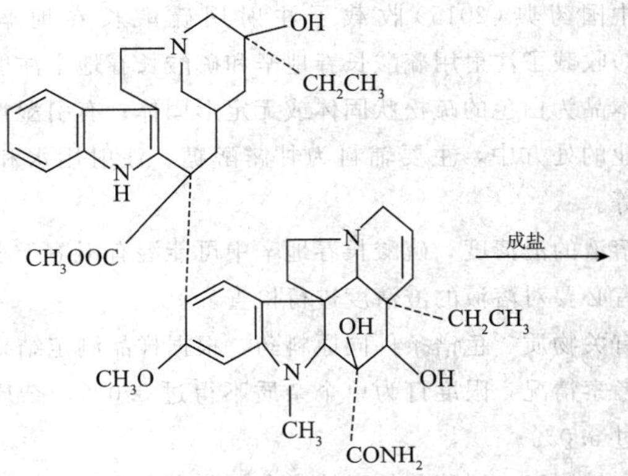

长春地辛

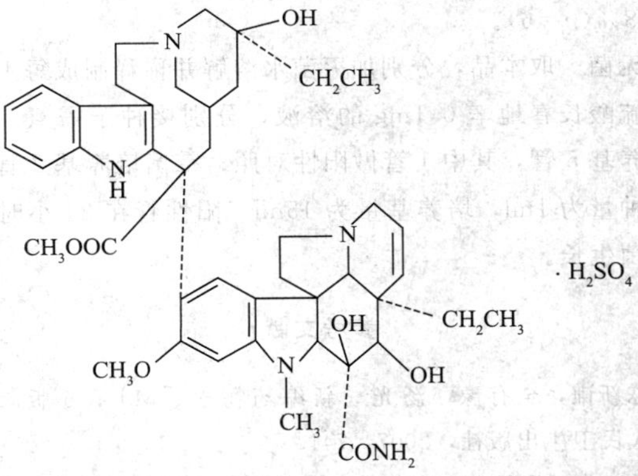

硫酸长春地辛

【性状】本品为白色或类白色的块状物或粉末；引湿性较强，在湿度较大的情况下，样品置称量瓶数天，即呈溶液状。由于本品分子结构中吲哚环易被氧化变色，遇光、热颜色变黄，故应遮光、密封冷冻保存。

【鉴别】(1)本品与硫酸铈铵的磷酸溶液反应，即显紫红色，系吲哚类生物碱的颜色反应[3]。

(2)本品的水溶液在 215nm 和 270nm 的波长处有最大吸收，见图 1。

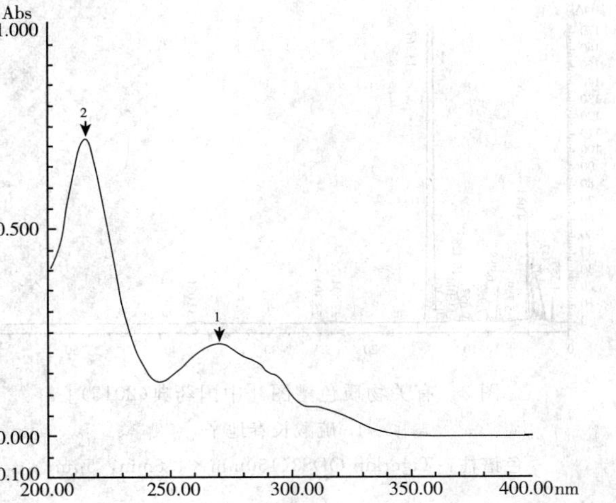

图 1　硫酸长春地辛紫外光谱图

(3)本品的红外光吸收图谱应与对照品图谱一致（图 2)，显示的主要特征吸收如下[4]。

特征谱带(cm^{-1})	归属	
3398	羟基和胺	$\nu_{-OH,NH}$
3060	芳氢	ν_{C-H}
1720	酯	$\nu_{C=O}$
1678	酰胺	$\nu_{C=O}$
1616，1503	芳环	$\nu_{C=C}$
1120	芳醚	ν_{C-O}
748	取代苯	ν_{4H}

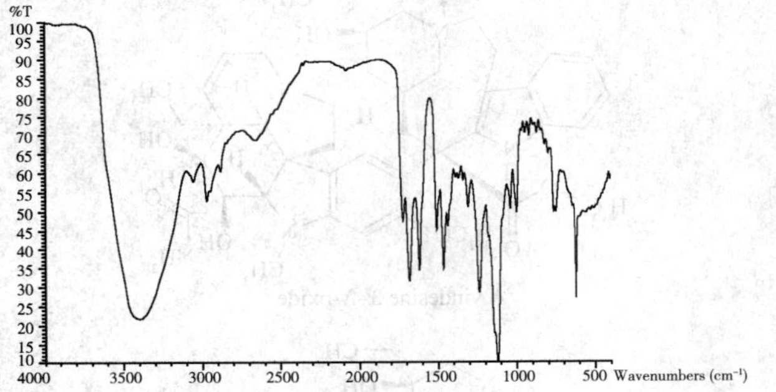

图 2　硫酸长春地辛红外光吸收图谱

【检查】酸度　控制在成盐工艺中可能带入的过量硫酸。中国药典(2015)、BP(2013)和 Ph. Eur. (7.0)均规定检查酸度。中国药典(2015)规定 0.1%溶液 pH 值为 3.5～4.5。

溶液的澄清度与颜色　由于本品分子结构中吲哚环易被氧化变色，遇光、热颜色变黄，故采用供试品一定浓度溶液的澄清度与颜色来进行控制。

有关物质　采用高效液相色谱法。中国药典(2015)采用等度洗脱，流动相为 0.02 mol/L 磷酸二氢钾溶液(用磷酸调节 pH 值至 6.6)-甲醇(35：65)，检测限为 2ng。BP(2013)采用梯度洗脱，流动相 A 为 1.5%二乙胺溶液(用磷酸调节 pH 值为 7.4)，流动相 B 为甲醇。经实验比对，检出的单个杂质量和杂质总量基本一致。有关物质色谱图见图 3、图 4。

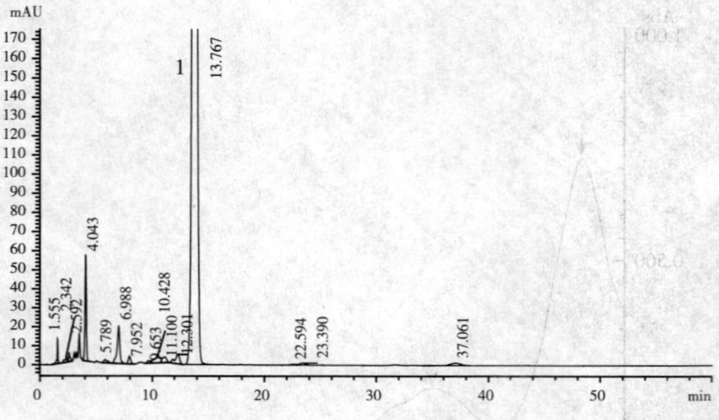

图3　有关物质色谱图［中国药典(2015)］

1. 硫酸长春地辛

色谱柱：Tigerkin ODS3(150mm×4.6mm，5μm)

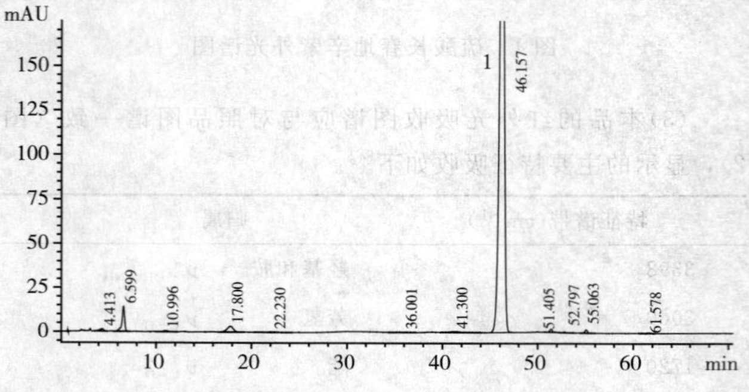

图4　有关物质色谱图［BP(2013)］

1. 硫酸长春地辛

色谱柱：Tigerkin ODS3(150mm×4.6mm，5μm)

BP(2013)标准中规定了三个特定杂质，结构如下。

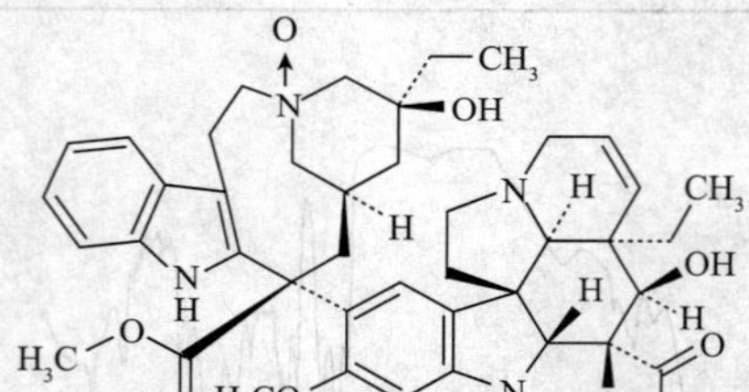

A.vindesine 3′-*N*-oxide

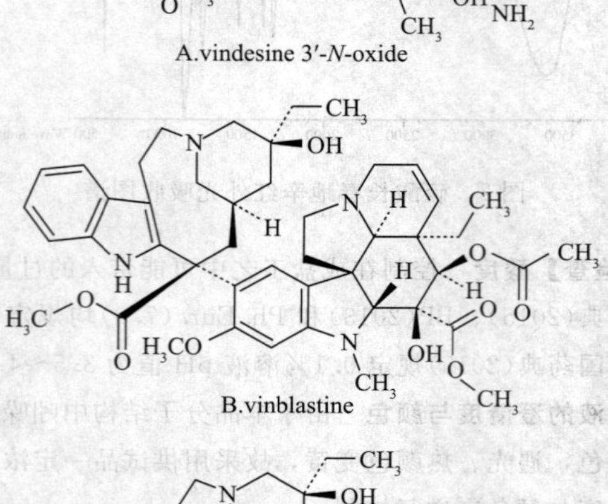

B.vinblastine

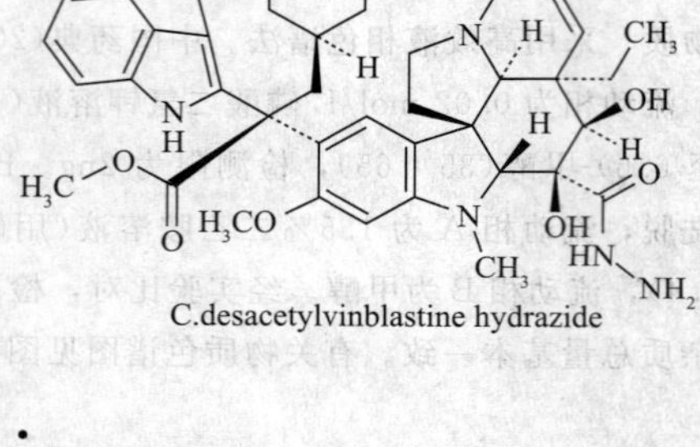

C.desacetylvinblastine hydrazide

杂质限量计算时，BP(2013)与中国药典(2015)均采用不加校正因子的主成分自身对照法。BP(2013)限度为单个杂质不得过1%，杂质总量不得过2%；中国药典(2015)限度为单个杂质不得过1.5%，杂质总量不得过3.5%。

干燥失重　中国药典(2015)采用五氧化二磷减压干燥24小时，减失重量不得过10.0%；BP(2013)和Ph. Eur.(7.0)采用热重分析法，减失重量不得过10.0%。

【含量测定】中国药典(2015)采用高效液相色谱法。

色谱条件与有关物质相同，以外标法定量。线性回归方程为 $A=1004791C-20594$ ($r=1.000$)，线性范围为25～150μg/ml。

【制剂】注射用硫酸长春地辛(Vindesine Sulfate for Injection)

中国药典(2015)收载了注射用硫酸长春地辛，BP(2013)收载了注射用硫酸长春地辛和硫酸长春地辛注射液。

本品为白色的疏松状固体或无定形固体；有引湿性。国内企业的处方中，主要辅料为甘露醇糖、注射用水和75%乙醇等。

溶液的澄清度　硫酸长春地辛中可能混有不溶于水的杂质，有必要对溶液的澄清度进行检查。

有关物质　色谱条件同原料药，根据样品测定结果及稳定性考察情况，限度订为单个杂质不得过3.0%，杂质总量不得过5.0%。

含量测定　照硫酸长春地辛含量测定方法，经方法学实验，辅料无干扰，规格1mg/ml的回收率为100.3%，RSD为0.7%($n=6$)；规格4mg/ml的回收率为100.2%，RSD为0.8%($n=6$)。

无菌　取本品，分别加灭菌水溶解并稀释制成每1ml中约含硫酸长春地辛0.1mg的溶液，分别接种于需氧、厌氧菌培养基5管，其中1管做阳性对照；霉菌培养基2管。每管接种量为1ml，培养基量为15ml。阳性管在24小时内应有细菌生长。

参考文献

［1］陈新谦，金有豫，汤光．新编药物学［M］．16版．北京：人民卫生出版社，2007：741.

［2］国家药典委员会．中华人民共和国临床用药须知化学药和生物制品卷［M］．2005年版．北京：人民卫生出版社，2005：671.

［3］中华人民共和国卫生部药典委员会．中华人民共和国药典1990年版二部药典注释［M］．北京：化学工业出版社，1993：368.

［4］谢晶曦，常俊标，王绪明．红外光谱在有机化学和药物化学中的应用［M］．北京：科学出版社，2011：39.

撰写　石云峰　杨伟峰　殷国真　浙江省食品药品检验研究院

复核　洪利娅　浙江省食品药品检验研究院

硫酸长春新碱

Vincristine Sulfate

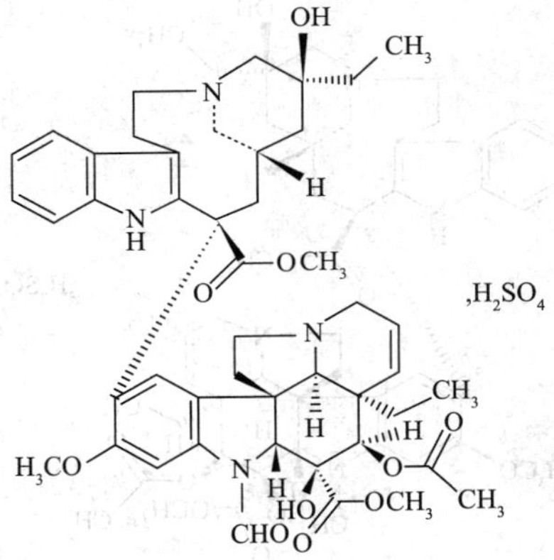

$C_{46}H_{56}N_4O_{10} \cdot H_2SO_4$　923.04

化学名： leurocristine sulfate(1∶1)(salt)

vincaleukobjastine，22-oxo-sulfate(1∶1)(salt)

英文名： Vincristine(INN) Sulfate

异名： 硫酸醛基长春碱

CAS号： [2068-78-2]

本品为抗肿瘤药，用于恶性淋巴瘤、急性白血病、绒毛膜上皮癌等。本品作用机制与长春碱相似，为周期特异性药物，主要作用于细胞增殖周期的M期，对动物肿瘤的疗效超过长春碱，二者之间没有交叉耐药现象。毒性反应与长春碱相近，但对神经系统毒性较突出，多在用药6～8周出现，有的病人可能发生运动障碍，骨髓抑制和胃肠道反应较轻。本品静脉注射后迅速由血中消失，进入肝脏，在肝脏代谢，通过胆汁排泄。

长春新碱为由夹竹桃科植物长春花 *Vinca rasea* L. [或称 *Catharanthus roseus*(L.)G. Don] 中提取得到的一种生物碱，其化学结构与长春碱的不同点，仅是在二氢吲哚核氢原子的取代基为甲酰基(长春碱为甲基)，现已通过半合成方法制取。临床上用其与硫酸等分子结合的硫酸盐。

国外20世纪60年代已有文献报道提取方法。国内于1967年从国产长春花植物中提取分离而得，1969年改用低温氧化法将长春碱转化为长春新碱。

中国药典(2015)、USP(36)、BP(2013)、JP(16)均有收载。

【制法概要】 长春碱(粗品)先经控制性氧化反应(铬酐低温氧化)，再甲酰化直接使长春碱转化为长春新碱，经氧化铝柱分离，收集后段洗脱液，加硫酸乙醇溶液成盐，即得硫酸长春新碱。

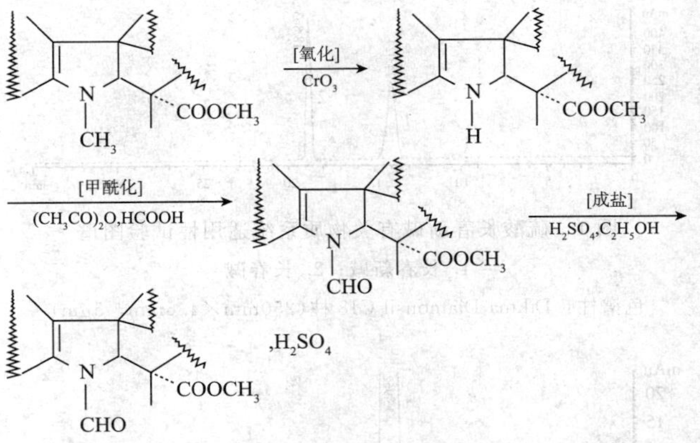

【性状】 本品为白色或类白色的结晶性粉末；引湿性较强。由于本品分子结构中吲哚环易被氧化变色，遇光、热颜色变黄，应在10℃以下遮光、密封保存。BP(2013)规定在－20℃保存。

【鉴别】 (1)本品具有吲哚基团，与硫酸铈铵的磷酸溶液反应，即显蓝色，可与长春碱区别。

(2)本品的红外光吸收图(光谱集408图)显示的主要特征吸收如下[1,2]。

特征谱带(cm^{-1})	归属	
3450	羟基和胺	$\nu_{O-H,N-H}$
3060	芳氢	ν_{C-H}
1750	酯	$\nu_{C=O}$
1685	酰胺	$\nu_{C=O}$
1620，1602，1503	芳环	$\nu_{C=C}$
1232，1040	酯	ν_{C-O-C}
1120	硫酸根	$\nu_{S=O}$
748	邻取代苯	γ_{C-H}
620	硫酸根	ν_{S-O}

【检查】 **酸度**　检查在成盐工艺中可能带入的过量硫酸。中国药典(2015)样品溶液的浓度为1ml含1mg，限度为pH值3.5～4.5，与BP(2013)和USP(36)相同。

溶液的澄清度与颜色　本品遇光或热易变黄，溶液的澄清度和颜色能够反映出其精制程度和降解变化情况。溶液浓度为5mg/ml，与BP(2013)和USP(36)一致。

有关物质　用高效液相色谱法测定，梯度洗脱，长春新碱峰的保留时间约为14分钟，长春碱峰和长春新碱峰的分离度大于4.0时，杂质有很好的分离(图1、图2)。硫酸长春新碱的主要杂质有：3′-羟基-长春新碱(3′-hydroxy-VCR)、4′-脱氧长春新碱(4′-deoxyvincristine)、*N*-去甲基长春碱(*N*-desmethylvinblastine)、去乙基长春新碱(deacetylvincristine)、去乙基长春碱(deacetylvinblastine)、长春碱(vinblastine)、环氧长春碱(leurosine)、甲羧长春碱(formylleurosine)等杂质结构式及化学名可参见 Ph. Eur.(7.0)。

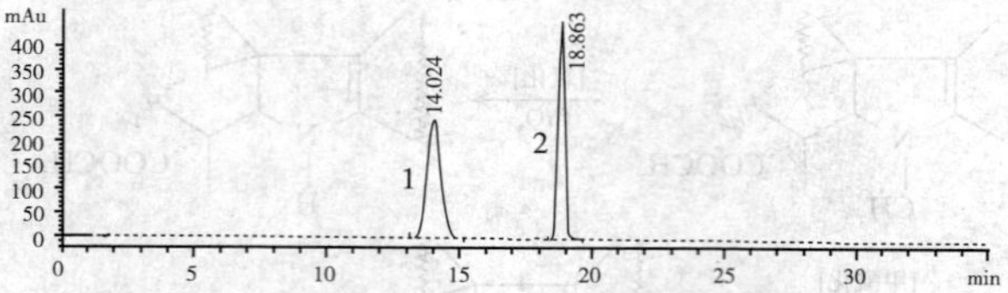

图 1　硫酸长春新碱有关物质系统适用性试验图谱

1. 长春新碱；2. 长春碱

色谱柱：Dikma Diamonsil C18 柱(250mm×4.6mm，5μm)

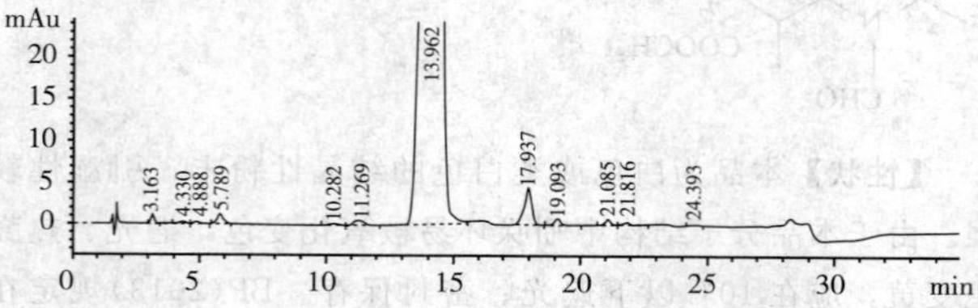

图 2　硫酸长春新碱有关物质典型色谱图

色谱柱：Dikma Diamonsil C18 柱(250mm×4.6mm，5μm)

干燥失重　中国药典(2015)采用 105℃真空干燥法，BP(2013)和 USP(36)采用热重分析法；经比较两方法，105℃真空干燥法测得结果与热重分析法测得结果基本一致。

【含量测定】中国药典(2010)采用紫外吸收系数法。考虑硫酸长春新碱有引湿性，对光、热、空气氧化均不稳定，需在冷冻条件下保存，对照品储存与标定有一定难度。中国药典(2015)未作修订，仍采用紫外吸收系数法测定含量。BP(2013)、USP(36)、JP(16)均采用液相色谱法。

【制剂】注射用硫酸长春新碱(Vincristine Sulfate for Injection)

本品中国药典(2015)、USP(36)及 BP(2013)均有收载。

水分　按本品的处方，每瓶含硫酸长春新碱 1mg，其余为辅料乳糖，测定其水分为考察工艺过程的干燥程度。

细菌内毒素　本品临床每小时用药最大剂量是静脉注射每千克体重 0.075mg(中国药典临床用药须知)，内毒素计算限值约为 67EU/mg；国外标准中 USP(36)注射液为 62.5USP EU/mg，注射用为 100USP EU/mg。中国药典(2015)规定本品细菌内毒素限值为 30EU/mg，与内毒素计算值比较，安全系数为 2.2，并严于 USP(36)标准。

含量测定　方法同硫酸长春新碱，取 10 瓶测定，以平均值计算含量。

参考文献

[1] 董庆年．红外光谱法［M］．北京：石油工业出版社，1977.

[2] 王宗明．实用红外光谱学［M］．北京：石油工业出版社，1978.

撰写　邱　娟　广州市药品检验所

冯　明　浙江省食品药品检验研究院

复核　潘锡强　广州市药品检验所

硫酸长春碱

Vinblastine Sulfate

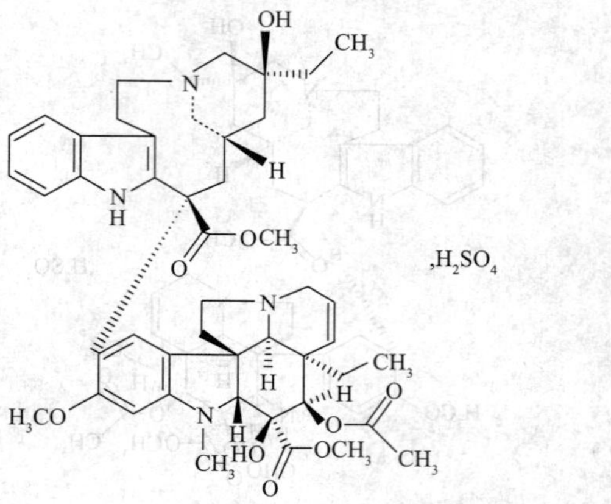

$C_{46}H_{58}N_4O_9 \cdot H_2SO_4$　909.06

化学名：vincaleukoblastine sulfate(1∶1)(salt)

英文名：Vinblastine(INN) Sulfate

CAS 号：［143-67-9］

本品为抗肿瘤药，对恶性淋巴瘤的疗效较好，对绒毛膜上皮癌的疗效也较突出，副作用与毒性有严重骨髓抑制、白细胞剧降、肌痛或麻木感、食欲减退和恶心呕吐等。本品静脉注射后在血中迅速消失，部分与血小板结合，在肝内代谢，通过胆汁排泄，尿中排出量低于 5%。由于长春碱抗癌活性并不太高，毒性较大(表现为对神经毒性反应)，因此临床应用受到限制[1]。

长春碱系由夹竹桃科植物长春花(*Vinca rosea* L.)［或称 *Catharanthus roseus*(L.)G. Dori］[2]中提取得到的一种生物碱，是由一个含有吲哚核的四元环与另一含有二氢吲哚核的五元环以碳碳键直接连接而成。长春碱与长春新碱的区别仅是二氢吲哚核氢原子上的取代基不同，前者为甲基，后者为甲酰基。分子中虽含 4 个氮原子，但只有 2 个非吲哚核上的氮能与酸成盐。临床上应用其等分子结合的硫酸盐。

国外 20 世纪 60 年代已有文献报道提取方法，国内于 1967 年从国产长春花植物中提取制得。中国药典(2015)、USP(36)、BP(2013)、JP(16)均有收载。

【制法概要】长春花全草干粉，以水湿润后，用苯渗漉，渗漉液加酒石酸溶液进行提取，提取液加稀氨水调 pH 值，用三氯甲烷提取，减压回收三氯甲烷，得总生物碱，加乙醇溶解，再加硫酸乙醇溶液制成混合长春碱硫酸盐，用氨水碱化，再用三氯甲烷提取得混合长春碱，经氧化铝柱分离，收集前段洗脱液，加硫酸乙醇溶液使成盐，即得。

【性状】本品为白色或类白色的结晶性粉末；引湿性较强。由于本品分子结构中吲哚环易被氧化变色，遇光、热颜色变黄，应在 10℃以下遮光、密封保存。BP(2013)规定在不超过－20℃保存。

【鉴别】(1)本品与硫酸铈铵的磷酸溶液反应，即显紫红色，系吲哚类生物碱的颜色反应。

(2)本品的无水乙醇溶液在215nm与264nm的波长处有最大吸收，可以此作为鉴别依据。见图1。

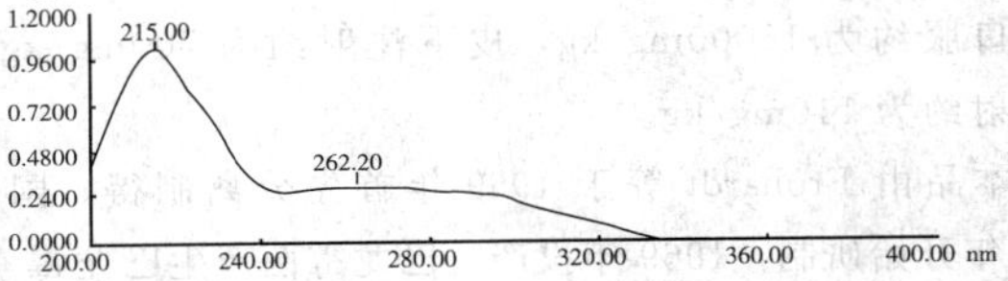

图1　硫酸长春碱紫外光谱图

(3)本品的红外光吸收图谱(光谱集481图)显示的主要特征吸收如下[3,4]。

特征谱带(cm^{-1})	归属	
3450	羟基和胺	$\nu_{O-H,N-H}$
3060	芳氢	ν_{C-H}
1745	酯	$\nu_{C=O}$
1620，1510	芳环	$\nu_{C=C}$
1376	叔胺	ν_{C-N}
1232，1045	酯	ν_{C-O-C}
1120	硫酸根	$\nu_{S=O}$
748	邻取代苯	γ_{4H}
623	硫酸根	ν_{S-O}

【检查】酸度　控制成盐工艺中残留的硫酸。

溶液的澄清度与颜色　本品遇光或热易变黄，溶液的澄清度和颜色能够反映出其精制程度和降解变化情况。

有关物质　中国药典(2015)同中国药典(2010)，均用液相色谱法测定。中国药典(2005)用薄层色谱法检查其他生物碱，其主要杂质斑点为异长春碱(Ⅰ)与长春胺(Ⅱ)。比较两方法，液相色谱法在专属性、灵敏度均优于薄层色谱法。长春碱峰和长春新碱(系统适用性试验参比物)峰的分离度大于4.0时，杂质有良好分离(图2、图3)。比较三种不同品牌规格的色谱柱：Welch Materials UltimateXB-C18柱(150mm×4.6mm，5μm)，Phenomenex Prodigy ODS3 C18(250mm×4.6mm，5μm)、Dikma Diamonsil C18柱(250mm×4.6mm，5μm)，结果表明耐用性良好。在图2中t_R 8.727分钟为长春新碱峰；t_R 12.069分钟为长春碱峰。

有关物质检查中长春碱检测限按信噪比为3计算为6.8ng。

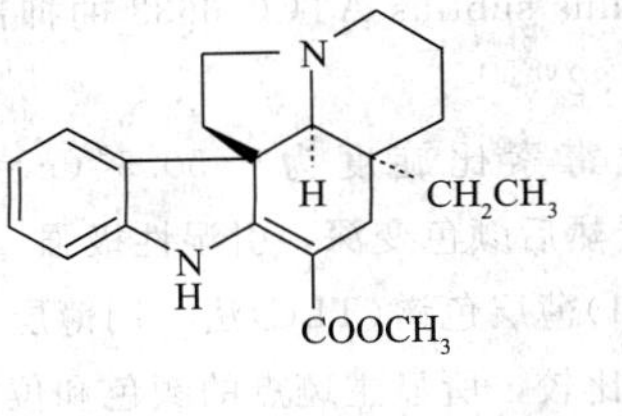

(Ⅰ)

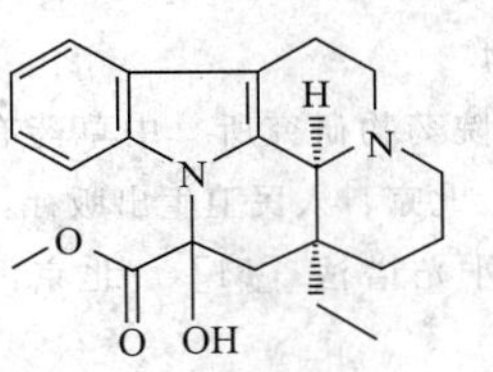

(Ⅱ)

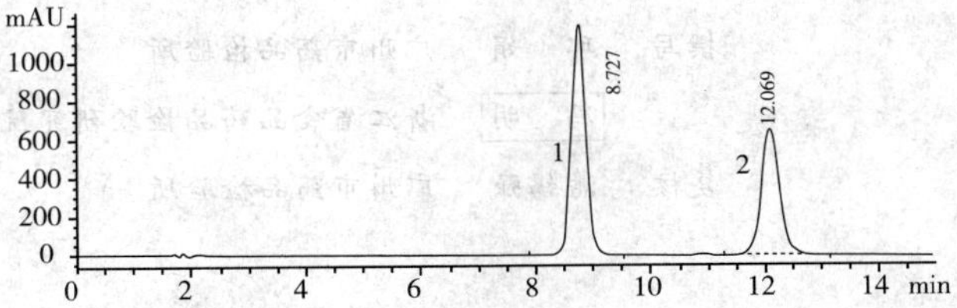

图2　硫酸长春碱有关物质检查系统适用性色谱图

色谱柱：Phenomenex Prodigy ODS3 C18(250mm×4.6mm，5μm)

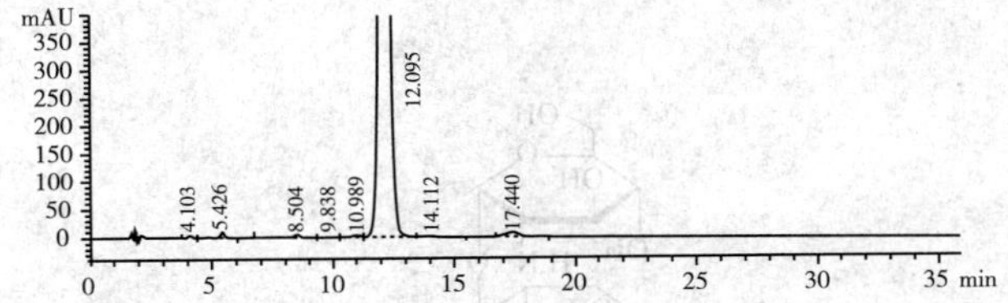

图3　硫酸长春碱有关物质典型色谱图

色谱柱：Phenomenex Prodigy ODS3 C18柱(250mm×4.6mm，5μm)

干燥失重　中国药典(2015)采用五氧化二磷80℃真空干燥法；BP(2013)、USP(36)、JP(16)均采用热重分析法，美国药典对照品也标明在使用前应用热重分析法测定干燥失重。比较两种方法对样品及对照品的测定结果发现，真空减压干燥的方法不能够完全去除硫酸长春碱中的水分，该方法有待研究。

【含量测定】中国药典(2010)采用紫外吸收系数法。考虑硫酸长春碱有引湿性，对光、热、空气氧化均不稳定，需在冷冻条件下保存，对照品储存与标定有一定难度。中国药典(2015)未作修订，仍采用紫外吸收系数法测定含量。BP(2013)、USP(36)、JP(16)均采用液相色谱法。

【制剂】注射用硫酸长春碱(Vinblastine Sulfate for Injection)

除中国药典(2015)外，USP(36)、BP(2013)、JP(16)均有收载。

由于注射用硫酸长春碱临床使用毒副作用较大，目前已均采用注射用硫酸长春新碱。此品种国内厂家已久未生产。

细菌内毒素　本品临床每小时用药最大剂量是静脉注射每平方米体表面积18.5mg(中国国家处方集)，内毒素计算限值约为10EU/mg；国外标准中USP(36)和JP(16)为10EU/mg。中国药典(2015)尚未规定细菌内毒素检查项。

参考文献

[1] 北京医学院．中草药成分化学[M]．北京：人民卫生出版

社，1983：154.

[2] 中国医学科学院药物研究所．中草药有效成分的研究：第一分册［M］．北京：人民卫生出版社，1972：392.

[3] 董庆年．红外光谱法［M］．北京：石油工业出版社，1977.

[4] 王宗明．实用红外光谱学［M］．北京：石油工业出版社，1978.

撰写　邱　娟　广州市药品检验所

冯　明　浙江省食品药品检验研究院

复核　潘锡强　广州市药品检验所

硫酸巴龙霉素

Paromomycin Sulfate

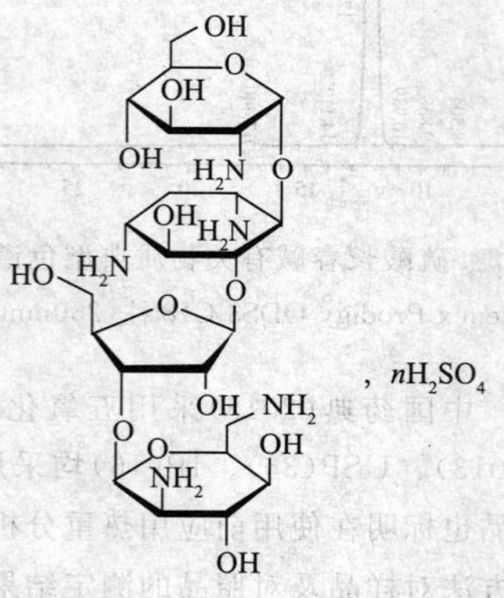

$C_{23}H_{45}N_5O_{14} \cdot nH_2SO_4$　615.63（碱基）

化学名：*O*-2-氨基-2-脱氧-*α*-D-葡吡喃糖基-(1→4)-*O*-［*O*-2,6-二氨基-2,6-二脱氧-*β*-L-艾吡喃糖基-(1→3)-*β*-D-核呋喃糖基-(1→5)-2-脱氧-D-链霉胺硫酸盐

D-streptamine, *O*-2-amino-2-deoxy-*α*-D-glucopyranosyl-(1→4)-*O*-［*O*-2, 6-diamino-2, 6-dideoxy-*β*-L-idopyranosyl-(1→3)-*β*-D-ribofuranosyl-(1→5)］-2-deoxy, sulfate(salt)

异名：Aminosidine Sulfate；Estomycin Sulfate；Catenulin

CAS 号：［1263-89-4］；［59-04-1；7542-37-2］（巴龙霉素碱基）

本品是从龟裂链霉菌（*Streptomyces rimosus*）的培养液中获得的一种氨基糖苷类、碱性水溶性广谱抗生素，主要作用于细菌30S核糖体亚基的16SrRNA而抑制蛋白质的合成，对阿米巴原虫以及革兰阴性与阳性细菌有较强的抗菌活性，临床上是治疗阿米巴痢疾、细菌性痢疾及肠炎等肠道感染的有效药物。近年来，由于巴龙霉素被用来治疗伴随艾滋病人的隐性孢子虫病而被重新予以开发利用[1~3]，巴龙霉素也用于有效治疗耐甲硝唑的阴道滴虫感染[4,5]，目前Oneworld健康组织将巴龙霉素作为治疗内脏利什曼原虫病的有效药物，正在印度进行Ⅳ期临床实验[6]，同时巴龙霉素亦具有一定的抗结核作用，用于耐多药肺结核[7,8]。巴龙霉素在胃肠道很少被吸收，大部分从粪便中排出，因而口服毒性低，不良反应小。大剂量口服给药可引起恶心、呕吐和腹泻，偶可引起吸收不良综合征。本品小鼠的LD_{50}口服约为15000mg/kg，皮下注射约为700mg/kg，静脉注射约为110mg/kg。

本品由Frohardt等于1959年首先分离制得。国内于1963年开始研制，1969年投产。巴龙霉菌产生巴龙霉素Ⅰ、Ⅱ两种立体异构体，临床上常用其硫酸盐。

USP(36)收载硫酸巴龙霉素、硫酸巴龙霉素胶囊和硫酸巴龙霉素口服液；BP(2013)、Ph. Eur.(7.0)与JP(16)均未收载。

【制法概要】

沙土孢子 —孢子培养→ 母斜面 —孢子培养→ 子斜面 —→ 孢子悬浮液 —种子培养→ 一级种子 —种子培养→ 一级种子 —发酵→ 发酵液 —盐酸酸化、泡敌消沫→ 酸化液 —氢氧化钠中和→ 中和液 —732树脂吸附→ —用饮用水进行树脂分离、漂洗→ 饱和树脂 —盐酸/氨水/纯化水洗涤→ —稀氨水洗涤→ —浓氨解吸、711树脂脱色→ 洗脱液 —减压浓缩→ 浓缩液 —硫酸成盐→ —活性炭炭脱→ —压缩→ 炭脱液 —过滤→ 喷雾液 —喷雾干燥→ 硫酸巴龙霉素干粉 —检验→ —分装→ 硫酸巴龙霉素成品

【性状】 硫酸巴龙霉素有Ⅰ和Ⅱ两种组分，属同分异构体[9]，结构式如下。

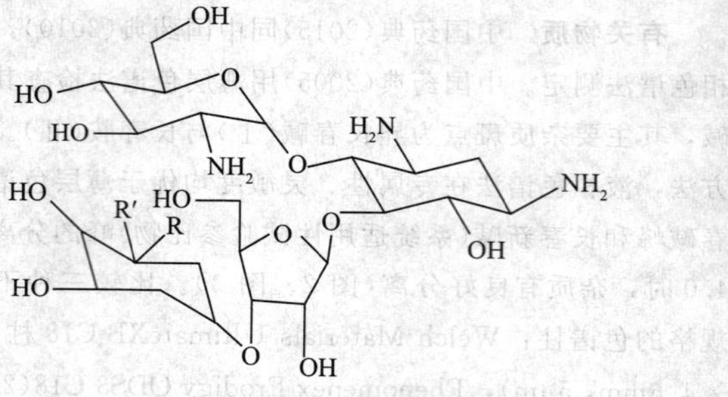

巴龙霉素Ⅰ：R=H, R′=CH_2NH_2
巴龙霉素Ⅱ：R=CH_2NH_2，R′=H

经核磁共振、质谱以及色谱和光学性质的研究证实，由巴龙霉素水解得到的巴龙霉胺（Paromamine）和新霉素D相同，巴龙霉素Ⅰ、Ⅱ分别与新霉素E、F相同[10]。硫酸巴龙霉素Ⅱ对Bacillus subtilis ATCC 6633的抑制活性仅为硫酸巴龙霉素Ⅰ的32%[11]。

硫酸巴龙霉素比旋度为＋50.5°（c＝1.5，水溶液，pH＝6.0），受热后颜色变深，引湿性极强。

【鉴别】（1）薄层色谱（TLC）法　用薄层色谱法使供试品与标准品进行比较，所显主斑点的颜色和位置应相同，方法简便。

由于巴龙霉素无紫外吸收，所以采用显色剂显色进行观

察。本类抗生素分子中均含有氨基糖苷或氨基糖苷衍生物的环状结构，具羟基胺类和 α-氨基酸性质，经薄层色谱分离后，与茚三酮缩合成如下结构的蓝紫色缩合物。

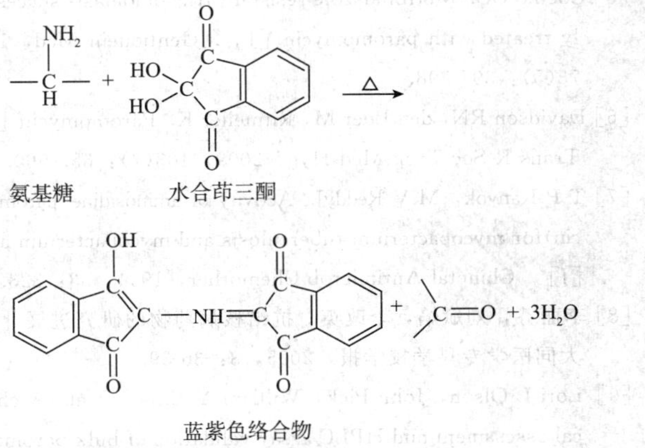

需要注意的是，本方法中巴龙霉素的 R_f 值偏小，具体的影响因素未进行深入的探讨，也无相关的文献报道，但文献[12]针对同类品种庆大霉素、阿米卡星和西索米星薄层色谱中的主斑点 R_f 值偏小、拖尾严重、展开时间过长等问题。采用新的展开剂三氯甲烷-甲醇-氨水-丙酮(10∶10∶8∶3)，得到很好的效果，可供参考。

(2)HPLC-ELSD法　主要是利用比较供试品与对照品的色谱保留时间进行鉴别，由于 TLC 法与 HPLC 法鉴别的原理相同，即同一物质应具有相同的色谱保留行为，因此，本标准中规定鉴别试验中可根据实际情况选择 TLC 法或 HPLC 法。

(3)本品的红外光吸收图谱应与对照的图谱(光谱集 483 图)一致，红外图谱显示的主要特征吸收如下。

特征谱带(cm^{-1})	归属	
3500～3100	羟基	ν_{O-H}
3100～2200	胺盐	ν_{NH_3}
1630，1525	胺盐	δ_{NH_3}
1150～1000	硫酸根，醚，羟基	$\nu_{SO_4^{2-}}$，ν_{C-O}
615	硫酸根	$\delta_{SO_4^{2-}}$

(4)硫酸盐的鉴别　本品为巴龙霉素的硫酸盐，应具备硫酸盐的鉴别反应。

【检查】酸碱度　本品是强酸(硫酸)弱碱(氨基糖苷)盐，故本品水溶液呈弱酸性。本品水溶液的 pH 值和硫酸含量相关，结合的硫酸过量，影响本品的纯度；结合的硫酸量不足，不能充分成盐，因此通过酸碱度的控制，基本可以达到对本品成盐质量情况的控制。

干燥失重　由于本品引湿性极强，需对其水分进行控制以保证药物的稳定性，同时由于引湿性导致恒重比较困难，因此采用105℃干燥 3 小时，减失重量不少于 7%。

巴龙霉素组分　中国药典(2015)采用 HPLC-蒸发光散射检测器测定组分含量的方法，该方法快速简便，准确可行，重复性好。

USP(36)与中国药典(2005)均未对组分加以控制，而文献[13]报道新霉胺的 L 和 D 构型的抗菌作用与毒副作用均有差别，并分析说明氨基糖苷类抗生素的对映体具有不同的抗菌作用和毒性。巴龙霉素含巴龙霉素Ⅰ、Ⅱ两种异构体，同时含有发酵产生的其他氨基糖苷类杂质以及分离纯化时伴随的杂质，巴龙霉素Ⅱ的抗枯草芽孢杆菌活性只有巴龙霉素Ⅰ的 32%[11]，因而应对其组分和有关物质加以控制。由于其无特征的紫外吸收，无法采用通用的 HPLC-UV 进行检测，中国药典(2010)采用 HPLC-ELSD 法对组分进行测定，中国药典(2015)未作修订。

在巴龙霉素发酵过程中会产生新霉素和新霉胺，这些杂质与巴龙霉素的结构比较相近，故采用 0.2mol/L 三氟乙酸-乙腈(80∶20)配制的巴龙霉素标准品溶液作为系统适用性试验溶液，典型色谱图见图 1，该方法中巴龙霉素与酸、碱、热、氧化降解产物均可达到有效分离。

该方法选择水作溶剂制备供试品溶液，以防止供试品溶液中巴龙霉素的降解。硫酸巴龙霉素水溶液在 8 小时内，巴龙霉素的主峰面积的 RSD=1.1%，说明硫酸巴龙霉素的水溶液在 8 小时内稳定，可以满足实验工作的需要。

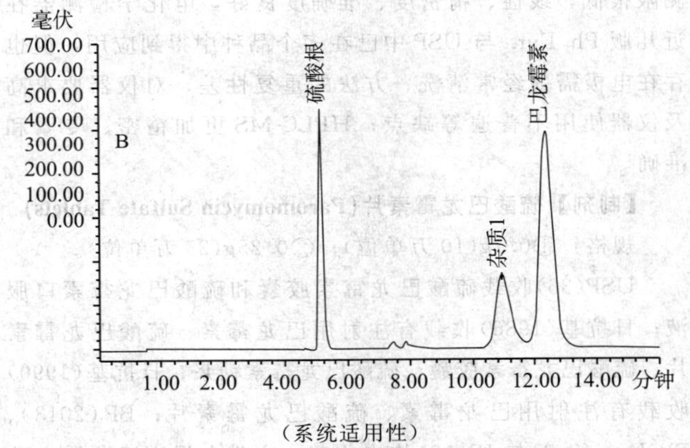

(系统适用性)

图 1　0.2mol/L 三氟乙酸-乙腈(80∶20)配制的巴龙霉素标准品溶液色谱图

色谱柱：建议使用耐酸性色谱柱(流动相的 pH 值约为 1)，目前商品化或宽 pH 值范围的色谱柱较多，实验中使用过下列色谱柱：Grace Alltima C18(250mm×4.6mm，5μm)，Grace Kromasil C18(250mm×4.6mm，5μm)，Agilent Zorbax SB-C18(250mm×4.6mm，5μm)，均可满足实验要求。

检测器：实验中使用了 Waters 2424 ELSD 与 Alltech 2000 ELSD，二者均可满足组分测定的需要。

计算方法：由于 ELSD 色谱响应值(峰面积)与对应的质量呈对数线性关系，采用标准品溶液的三点浓度随行双对数标准曲线法，并且回归系数要求不小于 0.99。

本品在 0.0236～0.7841mg/ml 浓度范围内，溶液浓度的对数值与峰面积的对数值线性关系良好(r=0.9998)，最低检测限为 45ng(信噪比 S/N 为 3∶1)、最低定量限为

151ng(信噪比 S/N 为 10∶1)，重复性 RSD 为 0.6%，日内 RSD 为 1.3%(10 小时)，该方法的专属性较强，准确度较好。

【含量测定】中国药典(2015)与 USP(36)均采用抗生素微生物效价管碟法测定含量，但所采用菌种不同，中国药典(2015)为枯草芽孢杆菌，USP(36)为表皮葡萄球菌。与其他氨基糖苷类抗生素一样，巴龙霉素缺乏紫外吸收，报道巴龙霉素含量测定的文献方法较少。微生物限度检测方法简便、经济，最低检测浓度为 0.5～1.0μg/ml。另外据报道还有衍生化紫外-可见分光光度法[14]或高效液相色谱柱前衍生化法[9,15]，气相色谱法分析巴龙霉素异构体[16]，高效阴离子交换-积分脉冲安培检测器测定巴龙霉素[17,18]，毛细管电泳氩离子激光诱导荧光检测器测定巴龙霉素含量[19]，HPLC-MS、纳米银膜金为电极的基质辅助激光解吸离子化质谱测定巴龙霉素[20～22]等。由于巴龙霉素热不稳定，GC 或 GC-MS 不太适合；因巴龙霉素无紫外吸收，HPLC-UVD 或 HPLC-FLD 需要衍生化，但衍生化方法操作繁琐、费时，实验结果的影响因素较多，而且由于衍生化方法的复杂性，其反应过程可能产生的副产物对测定的干扰，导致方法的不稳定性；HPLC-脉冲安培电极检测器线性范围广、最低检测限很低，线性、精密度、准确度良好，电化学检测器在近几版 Ph. Eur. 与 USP 中已在多个品种中得到应用，但也存在电极需要经常清洗、方法的重复性差、对仪器要求高及仪器使用不普遍等缺点；HPLC-MS 更加精密、专属和准确。

【制剂】硫酸巴龙霉素片(Paromomycin Sulfate Tablets)

规格：①0.1g(10 万单位)；②0.25g(25 万单位)。

USP(36)收载硫酸巴龙霉素胶囊和硫酸巴龙霉素口服液；日抗基(1986)收载有注射用巴龙霉素、硫酸巴龙霉素片、硫酸巴龙霉素胶囊、硫酸巴龙霉素糖浆；日抗基(1990)收载有注射用巴龙霉素、硫酸巴龙霉素片；BP(2013)、Ph. Eur. (7.0)与 JP(16)均未收载。文献[4]报道巴龙霉素乳膏可有效治疗耐甲硝唑的阴道滴虫感染，文献[23]报道巴龙霉素脂质体有效治疗利什曼原虫，文献报道有注射用缓释巴龙霉素，缓释植入剂和软膏剂在有效获得和维持局部灶有效药物浓度的同时明显降低其全身毒性。

因巴龙霉素片在水中黏度较大，崩解后的碎片易黏筛网，故将崩解时限标准放宽至 30 分钟。

参考文献

[1] Andrew P C. Functional insights from the structure of the 30s ribosomal subunit and its interactions with antibiotics [J]. Nature, 2000, 407: 340-348.

[2] Stefani H N, Levi GC, Amato Neto V, et al. The treatment of crytosporidiosis in AIDS patients using paromomycin [J]. Rev Soc Bras Med Trop, 1996, 29(4): 355-357.

[3] Cirioni O, Giacometti A, Balducci M, et al. Anticryptosporidial activity of paromomycin [J]. J Infect Dis, 1995, 172 (4): 1169-1170.

[4] Nyirjesy P, Sobel JD, Weitz MV, et al. Difficult-to-treat trichomoniasis: results with paromomycin cream [J]. Clin Infect Dis, 1998, 26(4): 986-988.

[5] Coelho DD. Metronidazole resistant trichomoniasis successfully treated with paromomycin [J]. Gentiouein Med, 1997, 73(5): 397-398.

[6] Davidson RN, den Boer M, Ritmeijer K. Paromomycin [J]. Trans R Soc Trop Med Hyg, 2009, 103(7): 653-660.

[7] T P Kanyok, M V ReddyJ. Activity of aminosidine(paromomycin) for mycobacterium tuberculosis and mycobacterium avium [J]. Chinetal Antimicrob Chemother, 1994, 33: 323.

[8] 李丽芬，刘斌焰，李改英. 抗结核病药物的研究进展 [J]. 大同医学专科学校学报，2005，3：36-39.

[9] Lori L Olson, John Pick, William Y Ellis, et al. A chemical assessment and HPLC assay validation of bulk paromomycin sulfate [J]. J Pharm Biomed Anal, 1997, 15(6): 783-793.

[10] Edward, J H, Heinz K J, John H R, et al. Neomycins D, E and F: identity with paromamine, paromomycin Ⅰ and paromomycin Ⅱ [J]. J Antibiotics, 1970, 23(9): 464.

[11] Reuter, G, Liebermann, B, Koester, H. Physiology and biochemistry of streptomycetes. 1. Isolation identification, and studies on the microbial synthesis of stereoisomers in the paromomycin complex [J]. Pharmazie, 1975, 30(11): 733-736.

[12] 张跃春. 同一种方法鉴别三种氨基糖苷类抗生素 [J]. 首都医药，2001，8(10)：40.

[13] Ryu DH, Litovchick A, Rando RR. Stereospecificity of aminoglycoside-ribosomal interactions [J]. Biochemistry, 2002, 41(33): 10499-10509.

[14] 钱树德，刘有龙. 巴龙霉素片的分光光度测定 [J]. 中国医药工业杂志，1996，27(11)：520-521.

[15] Jie Liu, Michael Cwik, Thomas Kanyok. Determination of paromomycin in human plasma and urine by reversed-phase high-performance liquid chromatography using 2, 4-dinitrofluoro benzene derivatization [J]. J Chromatogr B, 1997, 695: 329-335.

[16] K Tsuji, J H Robertson. Gas-liquid chromatographic determination of amino-glycoside antibiotics: kanamycin and paromomycin [J]. Anal Chem, 1970, 42: 1661.

[17] Pastore P, Gallina A, Magno F. Description and validation of an analytical method for the determination of paromomycin sulfate in medicated animal feeds [J]. Analyst, 2000, 125(11): 1955-1958.

[18] 高效阴离子交换-积分脉冲安培检测法测定巴龙霉素 [J]. 环境化学，2008，27 (6)：859-861.

[19] Lin YF, Wang YC, Chang SY. Capillary electrophoresis of aminoglycosides with argon-ion laser-induced fluorescence detection [J]. J Chromatogr A, 2008, 25(2): 331-333.

[20] Oertel R, Neumeister V, Kirch W. Hydrophilic interaction

chromatography combined with tandem-mass spectrometry to determine six aminoglycosides in serum [J]. J Chromatogr A, 2004, 26(1-2): 197-201.

[21] Rona K, Klausz G, Keller E, et al. Determination of paromomycin residues in turkey tissues by liquid chromatography/mass spectrometry [J]. J Chromatogr B, 2009, 15 (30): 3792-3798.

[22] Wang MT, Liu MH, Wang CR, et al. Silver-coated gold nanoparticles as concentrating probes and matrices for surface-assisted laser desorption/ionization mass spectrometric analysis of aminoglycosides [J]. J Am Soc Mass Spectrom, 2009, 20(10): 1925-1932.

[23] Jaafari MR, Bavarsad N, Bazzaz BS, et al. Effect of topical liposomes containing paromomycin sulfate in the course of Leishmania major infection in susceptible BALB/c mice [J]. Antimicrob Agents Chemother, 2009, 53(6): 2259-2265.

撰写 刘 英 安华民 崔春英 河南省食品药品检验所
复核 闻京伟 河南省食品药品检验所

硫酸双肼屈嗪

Dihydralazine Sulfate

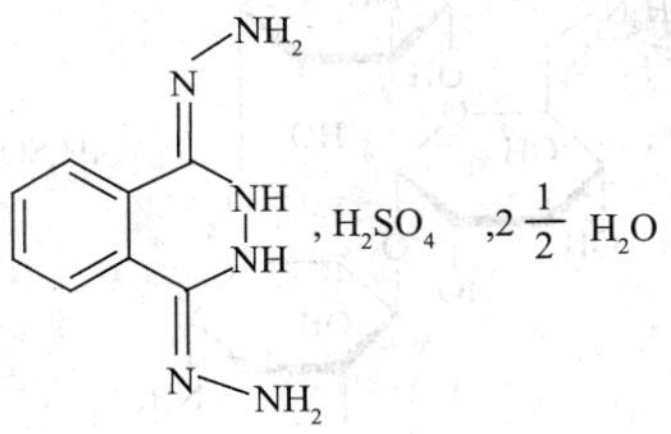

$C_8H_{10}N_6 \cdot H_2SO_4 \cdot 2\frac{1}{2}H_2O$ 333.32

化学名：1,4-双肼基-2,3-二氮杂萘的硫酸盐二倍半水合物

1,4-dihydrazinophthalazine sulfate

英文名：Nepresol

异名：双肼苯哒嗪；双肼酞嗪；血压达静

CAS 号：[7327-87-9]；[484-23-1]（无水物）

本品用于轻、中度高血压，与利舍平、利尿药合用有协同作用。本品口服首过效应明显，吸收达 90%以上，口服后 1～2 小时血药浓度达高峰，口服的生物利用度为 30%～50%，血浆蛋白结合率为 87%。本品在肝内经乙酰化产生有活性的代谢产物，$t_{1/2}$ 为 3～7 小时，肾功能衰竭时延长，但不必调整剂量。由于本品持久存在于血管壁内，故其降压作用的半衰期比血药浓度半衰期为长。口服为 45 分钟起作用，持续 3～8 小时。经肾排出，2%～4%为原型。

不良反应有心悸、心动过速、心绞痛、充血性心衰、恶心、呕吐、腹泻；严重时有头痛、眩晕、忧郁、焦虑、震颤、周围神经炎及药热和皮诊。长期大量应用可引起类风湿关节炎或全身性红斑狼疮样综合征，骨髓抑制现象。

除中国药典(2015)收载外，Ph. Eur.（7.0）与 BP(2013)亦有收载。

【制法概要】

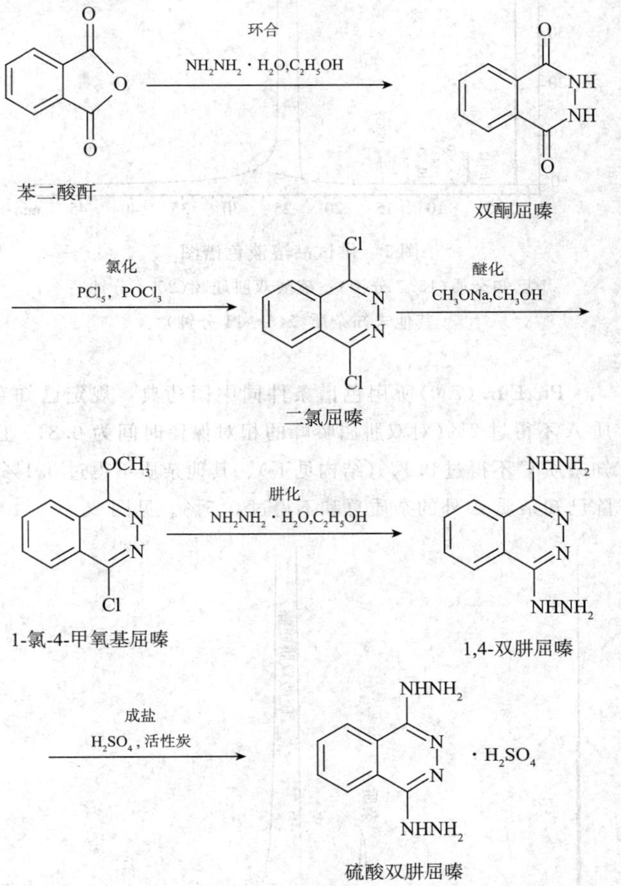

【性状】本品含 2.5 分子结晶水的水合物呈白色至微黄色结晶性粉末，无水物则为黄色粉末。本品的熔点为分解点，在 241～245℃熔融同时分解。因熔点超过 200℃，中国药典(2010)取消了熔点的规定。

【鉴别】(1)重氮化反应衍生物的熔点为 150～156℃。

(2)本品加碱性碘化汞钾显棕黑色；加三氯化铁生成的配合物而显蓝色。

$NH_4^+ + 2[HgI_4]^{2-} + 4OH^- \rightarrow HgO \cdot Hg(NH_2)I$(棕黑色) $+ 7I^- + 3H_2O$

【检查】游离肼 生产工艺中环合反应、肼化反应中均加入肼，可带入微量肼。在酸性溶液条件下，肼与对二甲氨基苯甲醛作用，生成对二甲氨基苄连氮黄色化合物，其颜色深浅，在一定浓度范围内与肼的含量成正比，在 450nm 波长处测定，吸光度不得过 0.05。Ph. Eur.（7.0）采用 HPLC 法测定，用十八烷基硅烷键合硅胶为填充剂，以 0.3g/L EDTA-乙腈(300：70)为流动相，检测波长为 305nm，限度为不得过 10ppm。

有关物质 HPLC 法，用氰基硅烷键合硅胶(Kromasil KR60-5CN，250mm × 4.6mm，5μm 或 Hypersil BDS CN 250mm×4.6mm，5μm)为填充剂，流速 1.5ml/min。以自身对照法计算杂质含量，见图 1。

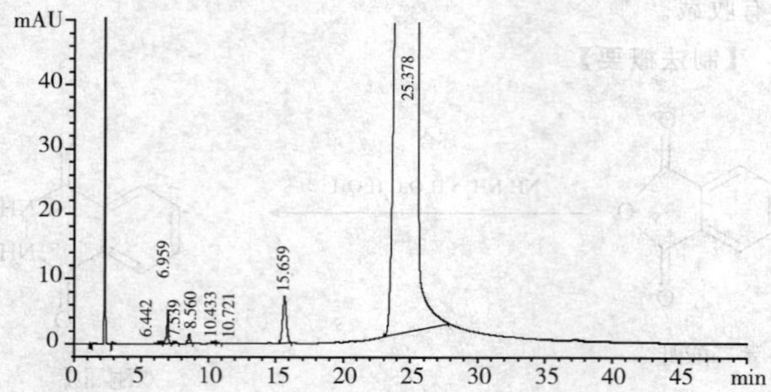

图 1　供试品溶液色谱图

已知杂质(15.7 分钟)；硫酸双肼屈嗪(25.4 分钟)；

其他未知杂质峰(5～11 分钟)

Ph. Eur. (7.0)所用色谱条件同中国药典，规定已知杂质 A 不得过 2%(对双肼屈嗪峰的相对保留时间为 0.8)、已知杂质 C 不得过 0.1%(结构见下)、其他杂质不得过 0.1%、除已知杂质 A 外的杂质总和不得过 0.5%。见图 2。

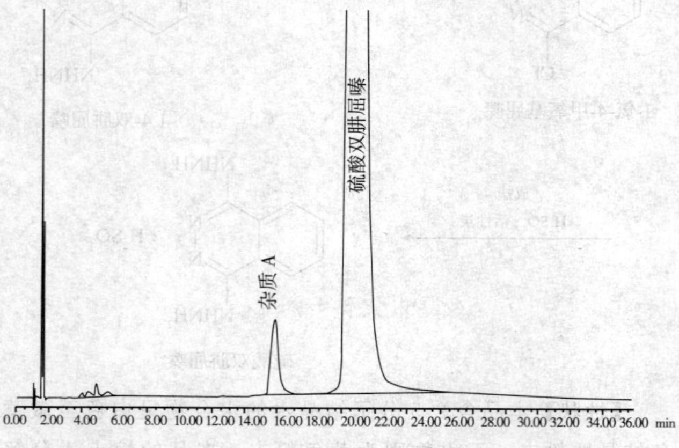

图 2　Ph. Eur. 色谱条件系统适用性试验色谱图

色谱柱：Hypersil BDS CN(250mm×4.6mm，5μm)

杂质 A：4-hydrazinophthalazin-1-amine

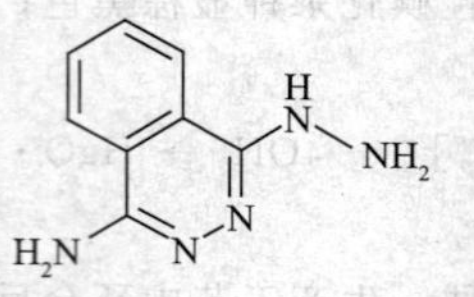

杂质 C：(phthalazin-1-yl)hydrazine(hydralazine)

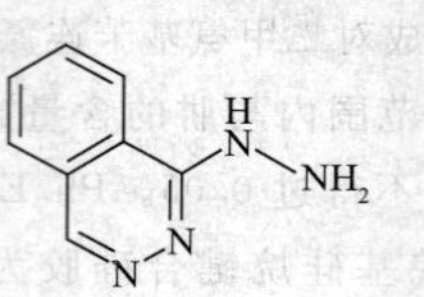

对于不同型号的色谱柱，杂质 A 对硫酸双肼屈嗪的相对保留时间存在一定差异，因尚未获得杂质 A 对照品，同时考虑本品作为口服固体制剂的原料，现规定均以未知杂质进行控制，单一最大杂质不得过 2.0%(只允许有一个)，其他单个杂质不得过 0.3%，其他杂质总和(除最大杂质外)不得过 0.5%。硫酸双肼屈嗪的检测限为 2ng(0.01%)。

干燥失重　本品含 2.5 分子结晶水，理论含水量应为 13.5%，中国药典(2015)规定 80℃减压干燥至恒重，减失重量为 12.0%～15.0%。恒重后失去结晶水的硫酸双肼屈嗪为黄色粉末。Ph. Eur. (7.0)规定在 50℃减压干燥 5 小时，限度为 13.0%～15.0%。

【含量测定】采用永停滴定法。硫酸双肼屈嗪在盐酸存在下，能定量地与亚硝酸钠产生重氮化反应。用已知浓度的亚硝酸滴定液滴定，根据消耗的浓度和毫升数，可计算出本品的含量。Ph. Eur. (7.0)采用碘酸钾滴定液滴定，电位法指示终点。

【制剂】硫酸双肼屈嗪片(Dihydralazine Sulfate Tablets)

硫酸双肼屈嗪味苦，故制成糖衣片。

撰写　刘　瑾　丁文静　　上海市食品药品检验所
复核　杨永健　　上海市食品药品检验所

硫酸卡那霉素

Kanamycin Sulfate

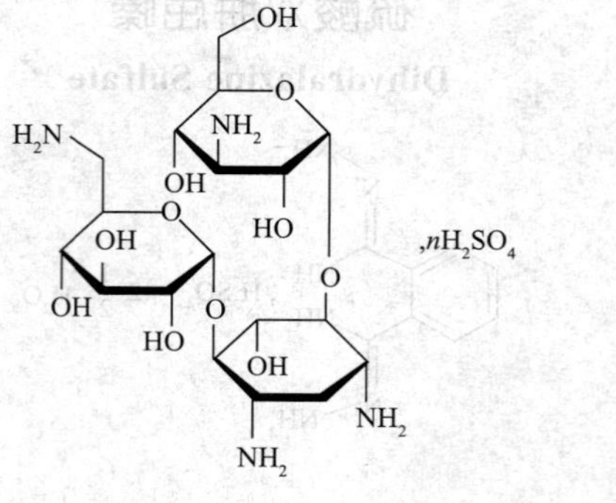

$C_{18}H_{36}N_4O_{11} \cdot nH_2SO_4$

化学名：*O*-3-氨基-3-脱氧-*α*-D-葡吡喃糖基-(1→6)-*O*-[6-氨基-6-脱氧-*α*-D-葡吡喃糖基-(1→4)]-2-脱氧-D-链霉胺硫酸盐

O-3-amino-3-deoxy-*α*-D-glucopyranosyl-(1→6)-*O*-[6-amino-6-deoxy-*α*-D-glucopyranosyl(1→4)]-2-deoxy-D-streptamine sulfate

CAS 号：[25389-94-0]

卡那霉素为氨基糖苷类抗生素，适用于治疗敏感革兰阴性杆菌如大肠埃希菌、肺炎克雷伯菌、变形杆菌属、产气肠杆菌、黏质沙雷菌等所致严重感染。临床应用时本品通常与 *β*-内酰胺类或其他抗菌药联合应用。由于其毒性较大，卡那霉素不宜用于长程治疗(如结核病)。卡那霉素对铜绿假单胞菌无效。成人常用量：肌内注射或静脉滴注，一次 0.5g(按卡那霉素计)，一日 1g，或 5mg/kg，每 8 小时 1 次；或 7.5mg/kg，每 12 小时 1 次。成人一日用量不超过 1.5g，疗程 7～14 日。肌内注射后 t_{max} 为 1～2 小时，胆汁中浓度在肌内注射后约 6 小时达峰值。不良反应发生率较高者有听力减退、耳鸣或耳部饱满感(耳毒性)，血尿，排尿次数减少或尿量减少，食欲减退、极度口渴(肾毒性)、步履不稳、眩晕(耳毒性：影响前庭)、恶心和呕吐(耳毒性：影响前庭，肾毒性)。发生率较少者有呼吸困难、嗜睡或软弱(神经肌肉阻滞，肾毒性)。停药后发生听力减退、耳鸣或耳部饱满感，提示可能为耳毒性，须引起注意[1]。

卡那霉素是1957年梅泽滨夫从卡那霉素链霉菌(*Streptomyces kanamyceticus*)培养液中分离到的一种氨基糖苷类抗生素[2]。《中国药典》自1977年版始收载卡那霉素，有单硫酸卡那霉素(制剂为硫酸卡那霉素注射液)和硫酸卡那霉素(注射用硫酸卡那霉素)；1985、2000年版与1977年版相同，但增加了硫酸卡那霉素滴眼液(为硫酸卡那霉素的制剂)，单硫酸卡那霉素中列有结构式、分子式和化学名，而硫酸卡那霉素中卡那霉素与硫酸成盐的分子比约为1：1.7，其项下结构式、分子式、分子量和化学名称均无描述，仅言明“本品系由单硫酸卡那霉素或卡那霉素加一定的硫酸制得”；2005年版未收载单硫酸卡那霉素，并在硫酸卡那霉素项下增加结构式、分子式和化学名称，并在结构式、分子式中加写 nH_2SO_4，但实际 H_2SO_4 量约为1.7。除中国药典(2015)收载外，BP(2013)、Ph. Eur. (7.0)和JP(16)中均有收载，BP(2013)和Ph. Eur. (7.0)同时收载了单硫酸卡那霉素，USP(36)只收载了单硫酸卡那霉素。关于英文名称应加以说明，中国药典(2015)仍维持Kanamycin Sulfate，与JP(16)一致，但BP(2013)和USP(36)中Kanamycin Sulfate、Ph. Eur. (7.0)和JP(16)中Kanamycin Monosulfate为单硫酸卡那霉素，BP(2013)称硫酸卡那霉素为Kanamycin Acid Sulfate。

【制法概要】本品由卡那霉素链霉菌(*Streptomyces kanamyceticus*)发酵制取，发酵液经树脂工艺结晶纯化。一般采用阳离子交换树脂(Amberlite IRC-50，70% Na^+ 或 NH_4^+ 型)柱→用1mol/L氨水洗脱→洗脱液经蒸发浓缩除去氨→用硫酸酸化至pH3→用活性炭脱色→再通过阴离子交换树脂→调节溶液pH值至8.0～8.2→在搅拌和冷却下，加乙醇使结晶→经溶解炭脱色后→再结晶→无菌过滤→喷雾干燥，即得。

【性状】外观 本品为白色至类白色粉末。

溶解性 本品水中易溶，在乙醇、丙酮、三氯甲烷和乙醚中几乎不溶。

比旋度 本品50mg/ml的水溶液的比旋度为+102°至+110°，Ph. Eur. (7.0)、BP(2013)和JP(16)溶液的浓度为均10mg/ml，比旋度为+103°至+115°。

【鉴别】(1)化学显色反应。本品属于氨基糖苷类抗生素，具有氨基糖苷类抗生素化学显色反应，即将其经过不同过程的水解，得到相应的苷元、双糖或单糖，再利用糖类的一般反应和苷元的特殊反应来鉴别或区别它们，常见的化学反应有α-萘酚显色、蒽酮显色和茚三酮显色反应[3]，这是早期各国药典中用于氨基糖苷类抗生素鉴别的典型反应，由于其专属性较差，现在基本被专属性更好的方法替代，但因其操作简便，不需要特殊仪器，被广泛应用于这类药物的快速检验中。中国药典(2015)收载的为蒽酮显色，显色原理如下。

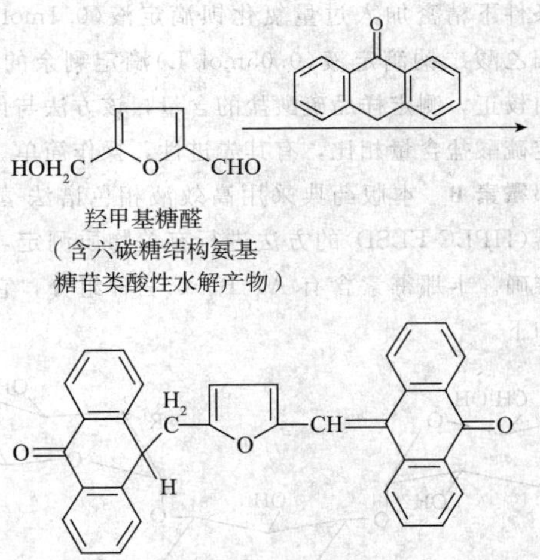

(蓝紫色)

(2)HPLC-ELSD法。利用比较供试品与对照品的色谱保留时间进行鉴别。

(3)本品的红外光吸收图谱应与对照图谱(光谱集484图)一致。本品的红外光吸收图谱显示的主要特征吸收如下[4-6]。

特征谱带(cm^{-1})	归属	
3500～3100	羟基	ν_{O-H}
3100～2200	胺盐	$\nu_{NH_3^+}$
1620，1520	胺盐	$\delta_{NH_3^+}$
1130	硫酸根	$\nu_{SO_4^{2-}}$
1050	醚，羟基	ν_{C-O}
620	硫酸根	$\delta_{SO_4^{2-}}$

(4)硫酸盐的鉴别。本品为卡那霉素的硫酸盐，应具备硫酸盐的鉴别反应。

【检查】溶液的澄清度与颜色 本品的颜色极易出现偏色调(与药典标准比色液色调不一致)现象，根据中国药典(2015)通则要求，在检查溶液颜色时如出现偏色调现象，应将第一法与第三法结合应用。另外，硫酸卡那霉素的颜色变化与原料引入的杂质相关，杂质不同的环境条件下，对注射剂的变色有不同程度的影响，在偏酸性的条件下较为稳定[7,8]。

硫酸盐 本品是用单硫酸卡那霉素加硫酸调至一定pH值制成，加硫酸的量决定了硫酸根的含量。检查pH值，对于 SO_4^{2-} 的含量限度可以起到控制作用。如在调节pH值时硫酸加过量需另加氢氧化钠调回，这时pH值虽合格，但 SO_4^{2-} 的含量将偏高，故需检查硫酸盐加以控制。硫酸量不足会影响溶液的澄清度；硫酸加过量，则多余的 SO_4^{2-} 会降低产品纯度。按硫酸卡那霉素分子式 $C_{18}H_{36}N_4O_{11} \cdot 1.7H_2SO_4$ 计算，SO_4^{2-} 的理论值为25.08%，考虑到本品是在卡那霉素碱加适量硫酸后，用喷雾干燥方法制得，而不是结晶，故规定其限度控制范围为23.0%～26.0%。

中国药典(2015)中测定其含量采用的是容量法：即采用在碱性条件下精密加入过量氯化钡滴定液(0.1mol/L)，用乙二胺四乙酸二钠滴定液(0.05mol/L)滴定剩余的钡离子，通过空白校正，测定样品硫酸盐的含量，该方法与传统的重量法测定硫酸盐含量相比，有其先进性，操作简单。

卡那霉素B 本版药典采用高效液相色谱法-蒸发光散射检测器(HPLC-ELSD)的方法进行有关物质测定，该方法快速、准确。卡那霉素含有A、B、C三种组分，它们的化学结构如下。

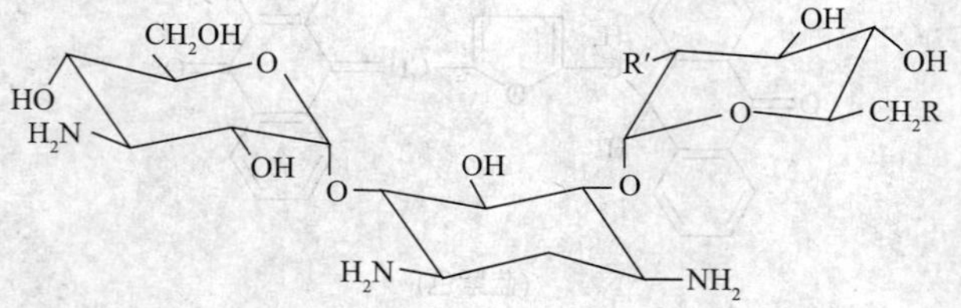

	R	R′
卡那霉素A	—NH_2	—OH
B	—NH_2	—NH_2
C	—OH	—NH_2

卡那霉素主要含卡那霉素A，卡那霉素B对绝大部分微生物的作用强于卡那霉素A，但毒性也大，小鼠静脉急性半数致毒量随着pH值不同为卡那霉素A的1/2～1/4.4，卡那霉素B对中耳的毒性也大于卡那霉素A，所以在以卡那霉素A为主要成分的卡那霉素药品中，B是作为杂质加以控制的[9]。中国药典(2000)采用的薄层色谱法(TLC)测定卡那霉素B，属于半定量方法，只能进行限度检查，不能准确测定样品中卡那霉素B的含量，需要建立快速准确的高效液相色谱，由于卡那霉素只有紫外末端吸收，不能采用紫外检测器。ELSD属于通用型检测器，几乎对所有的化合物均有响应，适宜用于无特征紫外吸收化合物的定性和定量分析。

实验中应注意以下几个方面。

(1)色谱柱 需要使用耐酸性条件的色谱柱(流动相的pH值在1左右)，现在商品化的耐酸或宽pH值范围的色谱柱较多，试验中曾使用过下列规格的色谱柱：Inertsil ODS-3(4.6mm×250mm，5μm)，Phenomenex Luna C18(4.6mm×250mm，5μm)，Hypersil C18(4.6mm×250mm，5μm)，Inertsil ODS-3(4.6mm×150mm，5μm)，Dikma Diamonsil C18(4.6mm×250mm，5μm)，均可满足实验要求，可使卡那霉素与卡那霉素B峰分离度达到5.0以上。

(2)检测器 检测器的灵敏度影响卡那霉素B的测定结果，试验采用Alltech2000蒸发光散射检测器，在适宜的色谱条件下，定量检测限能达到7.74μg/ml左右。

(3)杂质对照品 目前已有卡那霉素B对照品，但未标纯度，仅用系统适用性中要求卡那霉素B的定位。故卡那霉素B仍采用主成分自身对照品法测定。

干燥失重 干燥时加热温度过高，会使硫酸卡那霉素颜色变黄，故干燥时温度应不超过105℃。Ph. Eur.(7.0)、BP(2013)和JP(16)均为在60℃减压干燥，限度为5.0%。

无菌 本品除进行一般的无菌检查外，还须进行抗生素依赖菌的检查。抗生素依赖菌是依赖低浓度抗生素生长的细菌，是由抗生素发酵、提炼等生产过程中引入的。依赖菌有的在30～35℃生长，有的在20～25℃生长，常见的有链霉素依赖菌和卡那霉素依赖菌。

【含量测定】 采用HPLC-ELSD法测定含量，试验注意点同卡那霉素B；计算方法：由于ELSD的色谱响应值(峰面积)与对应的质量呈对数线性关系，不能采用对照品外标法计算，实验中需要配制不同浓度卡那霉素对照品制备随行双对数标准曲线，采用五点浓度进行，并且回归系数值要求不小于0.99。但本法也有一些不足之处，例如：灵敏度比紫外检测低(差2～3个数量级)，数据处理相对繁琐等。USP(32)采用电化学检测器测定卡那霉素的含量，目前本方法验证结果显示，该计算方法可以满足要求。见图1。

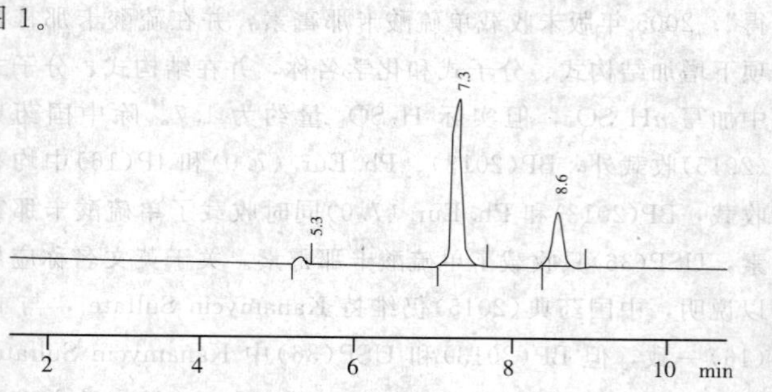

图1 系统适用性典型的色谱图

图中各色谱峰的顺序依次为硫酸根峰、卡那霉素峰和卡那霉素B峰

文献中还报道了其他的含量测定方法，如抗生素微生物检定法、衍生化紫外法[10]等，方法各有特色，生产企业可以根据具体情况进行应用，但必须与药典方法进行对照。Ph. Eur.(7.0)、BP(2013)和JP(16)均采用抗生素微生物检定法。

【制剂】 ①硫酸卡那霉素注射液(Kanamycin Sulfate Injection)，规格为2ml∶0.5g；②注射用硫酸卡那霉素(Kanamycin Sulfate for Injection)，规格为0.5g、1g；③硫酸卡那霉素滴眼液(Kanamycin Sulfate Eye Drops)，规格为8ml∶40mg。

硫酸卡那霉素溶液易受空气氧化变色，需加适当的抗氧剂；注射液需充氮。因此上述制剂共同的问题均控制溶液的颜色。硫酸卡那霉素滴眼液应增订卡那霉素B的检查。

参考文献

[1] 国家药典委员会．中华人民共和国药典临床用药须知·化学药和生物制品卷[M]．2005年版．北京：人民卫生出版社，2005：520.

[2] 陈钧鸣．抗生素工业分析(增订版)[M]．北京：中国医药科技出版社，1991：213-214.

[3] 安登魁．药物分析［M］．济南：济南出版社，1992：1607.

[4] 国家药典委员会．药品红外光谱集：一卷［M］．北京：化学工业出版社，1990.

[5] 谢晶曦．红外光谱在有机化学和药物化学中的应用［M］．北京：科学出版社，2002.

[6] 荆煦瑛．红外光谱实用指南［M］．天津：天津科学技术出版社，1992.

[7] Nikolaos C Megoulas，Michael A Koupparis. Enhancement of evaporative light scattering detection in high-performance liquid chromatographic determination of neomycin based on highly volatile mobile phase，high-molecular-mass ion-pairing reagents and controlled peak shape［J］. Journal of Chromatography A，2004，1057：125-131.

[8] 章光文，罗永明，晏天宝，等．硫酸卡那霉素注射剂变色问题的探讨［J］．医药工业，1984，15(2)：31-33.

[9] 董社英，刑远清，罗琼，等．高效液相色谱法-蒸发光散射检测器结合化学计量学方法测定硫酸卡那霉素注射液中卡那霉素A［J］．分析仪器，2009，29(1)：39-41.

[10] 刘浩，潘颖，仇仕林．高效液相色谱-蒸发光散射检测法测定氨基糖苷类抗生素中硫酸盐含量的研究［J］．药物分析杂志，2001，21(6)：429-434.

撰写　陆　岩　王俊秋　连圣田　北京市药品检验所

复核　周立春　北京市药品检验所

硫酸亚铁

Ferrous Sulfate

$FeSO_4 \cdot 7H_2O$　278.01

化学名： 七水合硫酸亚铁

英文名： Ferrous Sulfate(INN)

CAS号：［7782-63-0］；［720-78-7］(无水物)

本品为抗贫血药，用于缺铁性贫血治疗。本品含铁量约20%，口服后，以2价铁离子形式主要从十二指肠吸收进入血液，立即被氧化成高铁，并与血浆中的转铁蛋白的β_1球蛋白结合，成为血浆铁。血浆铁以转铁蛋白载体，转运到机体各储铁组织，供骨髓造血使用。经示踪法研究表明，肠道、皮肤等的细胞脱落是铁的主要排泄途径，少量随胆汁、尿液、汗液排出。

除中国药典(2015)收载外，BP(2013)、Ph. Eur.(7.0)、USP(36)、JP(16)均有收载。

【制法概要】 用硫铁矿在潮湿空气中氧化制得硫酸亚铁粗品，溶于含稀硫酸的水中，加入少量纯铁屑，煮沸后过滤，将滤液浓缩至相对密度为1.29左右，冷却，收集结晶，用乙醇洗涤，干燥，即得[1]。

$$2FeS_2 + 7O_2 + 2H_2O \longrightarrow 2FeSO_4 + 2H_2SO_4$$

亦可用硫铁矿烧渣(硫铁矿生产硫酸的过程中排出的工业废渣)制备硫酸亚铁[2]，一般有两种方式：还原焙烧酸浸法和酸浸还原法。亦可用铁屑与稀硫酸为原料制取，然后用水重结晶，精制，即得。

$$Fe + Fe_2(SO_4)_3 \longrightarrow 3FeSO_4$$

$$\text{或}\quad Fe + H_2SO_4 \longrightarrow FeSO_4 + H_2\uparrow$$

【性状】 本品为亚铁盐，在潮湿空气中易被氧化水解，表面生成黄棕色的碱式硫酸铁，在干燥空气中即风化，失去结晶水，结晶表面显白色。本品在30～40℃即开始失水，加热至70～80℃可失去5分子水，100℃失去6分子水，250～300℃时，不再有结晶水存在，若继续加热，即分解放出二氧化硫和三氧化硫。

$$2FeSO_4 \xrightarrow{\Delta} Fe_2O_3 + SO_2\uparrow + SO_3\uparrow$$

【检查】 **酸度**　检查制备时引入的游离酸。本品在潮湿空气中被氧化分解亦可产生微量硫酸。

中国药典(2015)规定本品5%水溶液pH值应为3.0～4.0。JP(16)系利用本品在乙醇中不溶，而游离酸在乙醇中溶解的性质，用乙醇将游离酸洗出，规定本品2.5g应消耗氢氧化钠滴定液(0.1mol/L)0.5ml以下。

氯化物　由原料硫铁矿或铁引入。检查时供试品取样量根据限度，以满足对照管50ml中含氯化物0.05～0.08mg(即相当于标准氯化钠溶液的取用量为5.0～8.0ml)，使其浊度的梯度明显，操作时应严防氯化物污染。

碱式硫酸盐　本品在潮湿空气中易氧化水解，生成黄棕色不溶性碱式盐。取本品加规定量的水溶解，所得溶液应澄清。

$$4FeSO_4 \cdot 7H_2O + O_2 \longrightarrow 2Fe_2SO_4(OH)_4 + 2H_2SO_4 + 22H_2O$$

锰盐　由原料夹杂物可能带入。当高碘酸盐在锰盐的强酸性(硝酸、磷酸)溶液中煮沸时，可生成高锰酸盐，高锰酸根显紫红色，与高锰酸钾滴定液(0.02mol/L)1.0ml用同方法制成的对照液比较，不得更浓。

$$2MnSO_4 + 5NaIO_4 + 3H_2O \longrightarrow 2HMnO_4 + 5NaIO_3 + 2H_2SO_4$$

Fe^{2+}、氯化物以及其他还原性物质均干扰测定，必须在加入高碘酸钾以前用硝酸或硝酸-硫酸蒸发冒烟除去。Fe^{3+}硫酸介质中呈浅黄色，干扰测定。可加入磷酸生成无色的$[Fe(PO_4)_2]^{3-}$配离子，消除其影响，并能阻止高碘酸铁的沉淀生产。

所用玻璃仪器不得使用洗液洗涤，使用前需用硝酸溶液(1→2)浸泡24小时以上，以重蒸馏水洗净后使用。

高铁盐　生产过程和贮藏期间部分亚铁被氧化产生高铁，致使亚铁含量下降，高铁含量相应增加。

高铁在酸性溶液中能使碘化钾氧化，析出的碘以硫代硫酸钠滴定液滴定，可测得高铁含量。

锌盐　由原料硫铁矿或铁引入。本法在盐酸酸性条件下，用过氧化氢溶液将亚铁离子氧化成$HFeCl_6^{2-}$，用甲基异丁基甲酮提取除去。锌盐可在酸性溶液中与亚铁氰化钾反应生成亚铁氰化锌及亚铁氰化锌钾的白色浑浊或沉淀。

$$2ZnCl_2 + K_4[Fe(CN)_6] \longrightarrow 4KCl + Zn_2[Fe(CN)_6]\downarrow(\text{白})$$

$$3Zn_2[Fe(CN)_6] + K_4[Fe(CN)_6] \longrightarrow 2K_2Zn_3[Fe(CN)_6]_2\downarrow(\text{白})$$

汞盐 在酸性溶液中汞与双硫腙生成橙红色络合物，用三氯甲烷提取，比色测定。

双硫腙易被氧化，日光、高温、一些金属离子及氧化剂均能氧化双硫腙为二苯硫代偕二腙，因此在提纯、保存及分析各个环节时，应注意保持双硫腙的纯度和稳定性。双硫腙应置于棕色瓶低温贮存。

三氯甲烷在贮存过程中常会生成光气，它会使双硫腙生成氧化产物，不仅失去与汞螯合的功能，还溶于三氯甲烷(不能被双硫腙洗脱液除去)显深黄颜色，故所用双硫腙提取溶液应预加乙醇作保护剂，置冰箱中保存。

多数资料报道，双硫腙汞对光敏感，因此强调要避光或在半暗室里操作，或加入乙酸防止双硫腙汞见光分解。也有资料报道“采用不纯的双硫腙时双硫腙汞见光分解很快，而采用纯的双硫腙时，双硫腙汞可在室内光线下稳定几小时以上”，因此，双硫腙的纯化对提高双硫腙汞的稳定性以至分析的准确度是很重要的。

参照USP(36)利用盐酸羟胺还原性质，防止了萃取时双硫腙被氧化的现象，加枸橼酸盐除了可防止氢氧化物沉淀外，同时加入乙二胺四醋酸二钠做掩蔽剂和严格控制反应pH值以消除其他金属离子干扰。

所用玻璃仪器不得使用洗液洗涤，使用前需用硝酸溶液(1→2)浸泡24小时以上，以重蒸馏水洗净后使用。

重金属 由原料硫铁矿或铁与硫酸引入。中国药典(2015)及JP(16)规定在盐酸酸性条件下，用过氧化氢溶液将亚铁离子氧化成 $HFeCl_6^{2-}$，用甲基异丁基甲酮提取除去，再将盐酸酸性溶液用6mol/L氨试液中和，加pH3.5缓冲液，加硫代乙酰胺试验显色与一定量标准铅溶液产生的颜色进行比较即得。USP(36)规定采用原子吸收分光光度法测定铅盐。

砷盐 中国药典(2015)采用古蔡法，USP(36)、JP(16)均采用二乙基二硫代氨基甲酸银(Ag-DDC)比色法在535～540nm波长处测定吸收度。该方法利用砷化氢与Ag-DDC吡啶溶液作用。使Ag-DDC中银还原为红色的胶态银，反应式如下。

以Ag-DDC表示 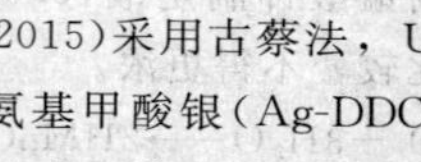

$$AsH_3 + 6Ag\text{-}DDC \rightarrow AsAg_3 \cdot 3Ag\text{-}DDC + 3HDDC$$

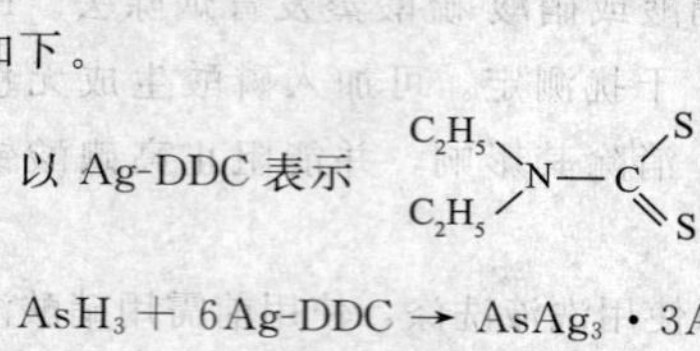

该法优点为可避免目视法引起的误差，灵敏度较高；呈色后在2小时内稳定，重现性亦好。

【含量测定】采用氧化还原法。因亚铁离子具有还原性，在硫酸酸性条件下，用高锰酸钾滴定液滴定，达等当点后，微过量的 MnO_4^- 离子使溶液呈现粉红色，指示终点。

$$10FeSO_4 + 2KMnO_4 + 8H_2SO_4 \longrightarrow 5Fe_2(SO_4)_3 + K_2SO_4 + 2MnSO_4 + 8H_2O$$

溶液酸度对测定结果有较大影响，酸度低会析出二氧化锰。通常溶液中酸的浓度应接近0.5～1.0mol/L。另外，为防止供试品在空气中氧化，溶解后应立即进行滴定。USP(36)、BP(2013)采用铈量法。

【制剂】中国药典(2015)收载了硫酸亚铁片与硫酸亚铁缓释片，USP(36)则收载了硫酸亚铁片、硫酸亚铁口服液和硫酸亚铁糖浆，BP(2013)仅收载了硫酸亚铁片，JP(16)中未收载制剂品种。

(1)硫酸亚铁片(Ferrous Sulfate Tablets)

溶出度 采用原子吸收分光光度法测定溶出量，实验证明，铁在2～10mg/L的范围内火焰法线性良好，线性方程为：$y=0.0374x+0.0064$，相关系数 r 为0.9992。

含量测定 由于本品为糖衣片，含有糖、淀粉等辅料，也能还原高锰酸钾，故采用铈量法测定含量。在酸性溶液中，四价铈为强氧化剂，它在0.5～4mol/L硫酸中，可将硫酸亚铁氧化成硫酸高铁，赋形剂无干扰。以邻二氮菲为指示剂，滴定开始时，溶液中的 Fe^{2+} 与其结合为深红色络离子，当硫酸铈微过量时，指示剂中之 Fe^{2+} 氧化成 Fe^{3+}，呈淡蓝色配离子，以指示终点。

$$2Ce(SO_4)_2 + 2FeSO_4 \longrightarrow Fe_2(SO_4)_3 + Ce_2(SO_4)_3$$

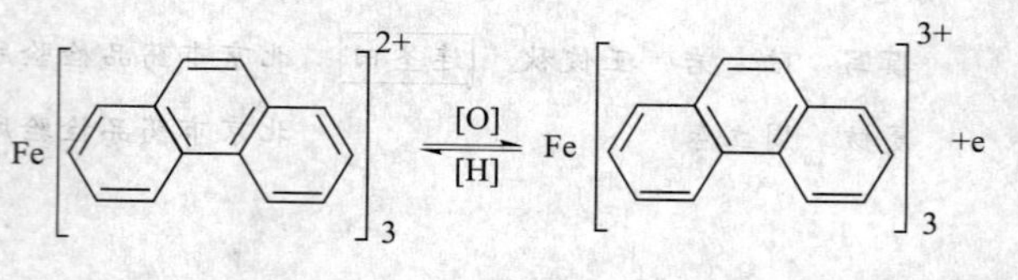

实验中为消除水中溶解氧的影响，应用新沸冷水溶解供试品；亚铁盐极易被氧化，故规定取供试品滤液立即用硫酸铈液滴定，否则测得结果偏低。

(2)硫酸亚铁缓释片(Ferrous Sulfate Sustained-release Tablets)

本品为薄膜包衣片，通常使用羟丙甲纤维素、微晶纤维素、硬脂酸镁或二氧化硅等作为缓释片的辅料。溶出度采用中国药典(2015)通则0921溶出度第一法装置，转速为每分钟100转，原子吸收分光光度法测定。含量测定采用铈量法，但因缓释片片重较大及缓释材料黏性较大的原因，一般超声60分钟硫酸亚铁仍未能全溶，需振摇5小时以上离心后取上清液测定。

参考文献

[1] 中华人民共和国卫生部药典委员会．中华人民共和国药典1990年版二部药典注释［M］．北京：化学工业出版社，1993：774-776.

[2] 李振飞，文书明，周兴龙，等．我国硫铁矿加工业现状及硫铁矿烧渣利用综述［J］．国外金属矿选矿，2006，6：10-12，33.

撰写 周 征 宁波市药品检验所
刘学孟 天津市药品检验研究院
复核 卓开华 宁波市药品检验所

硫酸吗啡

Morphine Sulfate

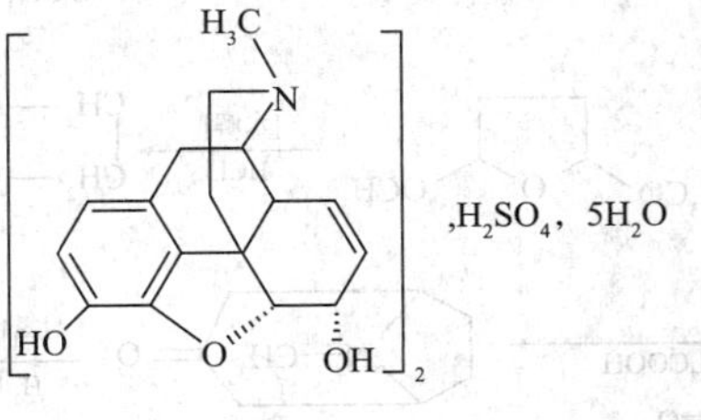

$(C_{17}H_{19}NO_3)_2 \cdot H_2SO_4 \cdot 5H_2O$　758.83

化学名： 17-甲基-4，5α-环氧-7，8-二脱氢吗啡喃-3，6α-二醇硫酸盐五水合物

(5α，6α)-7,8-didehydro-4,5-epoxy-17-methylmorphinan-3,6-diol

sulfate(2∶1)(salt)，pentahydrate

英文名： Morphine Sulfate

CAS 号： ［6211-15-0］

本品为中枢神经系统抑制药，具有镇静、镇痛、镇咳及抑制肠蠕动的作用。临床主要用作镇痛药。对于各种慢性疼痛、急性锐痛均有效，但有便秘、呕吐和抑制呼吸等副作用。本品具有成瘾性，故忌长期持续应用。吗啡对小鼠的 LD_{50}(mg/kg)：皮下注射为 531，腹腔注射为 500。右旋吗啡的抑制中枢作用很弱，在剂量低于 3200mg/kg 时，对小鼠无镇痛作用；而左旋吗啡在剂量 5mg/kg 时，即有明显镇痛作用。

本品口服，不易为胃肠道吸收。皮下和肌内注射吸收迅速，皮下注射 30 分钟后即可吸收 60％，镇痛作用大约维持 4～6 小时，分布于全身各种组织中，如肺、肝、脾、肾及骨骼肌中。吗啡不易透过血脑屏障，只有少量进入中枢发挥镇痛作用。60％～70％的吗啡在肝脏中与葡萄糖醛酸结合，10％脱甲基变为去甲基吗啡，20％为原型排泄，主要经肾脏排出，少量经胆汁排出。吗啡能通过胎盘到达胎儿体内；也有少量从乳腺排出，故临产前和哺乳期妇女禁用。治疗量吗啡还扩张脑血管而升高脑压，这可能与呼吸抑制、CO_2 堆积有关，因此脑外伤时应禁用。吗啡的镇痛原理初步认为吗啡可能直接作用于吗啡受体或通过释放内源性吗啡肽而发挥镇痛作用[1]。

除中国药典(2015)收载外，USP(36)、BP(2013)、JP(16)第一增补本均有收载。

【制法概要】 吗啡早在 1804 年已从阿片中提取纯品，但直到 1952 年才合成成功，结构得到确定。

本品可从阿片或罂粟果提取物(CPS-1 粉)中提取制得。将阿片(或罂粟果提取物)用丁醇-苯提取，析出水后制得粗制吗啡。粗制吗啡精制后加硫酸成盐，即得。

吗啡虽能合成，但步骤繁杂，尚不能用于工业生产。

【性状】 本品为白色针状结晶或结晶性粉末；无臭。

【鉴别】 (1)本品加甲醛硫酸试液，显紫堇色，为吗啡生物碱的呈色反应，称 Marquis 反应。

(2)吗啡具弱还原性。本品水溶液加稀铁氰化钾试液，吗啡被氧化生成伪吗啡，而铁氰化钾则被还原为亚铁氰化钾，再与试液中的三氯化铁反应生成普鲁士蓝。可待因无还原性，不能还原铁氰化钾，故此反应可区别本品与可待因。

此外，本品的水溶液在 285nm 的波长处有最大吸收，其吸收系数约为 49；本品水溶液在碱性条件下，在 298nm 的波长处有最大吸收，其吸收系数约为 83。

【检查】 **酸度**　检查在成盐过程中引入的游离硫酸。

铵盐　在生产中加入氯化铵或氨液时引入。该杂质在氢氧化钠试液中加热，释出氨气。

其他生物碱　指除吗啡以外，在提取过程中可能带入的生物碱，如可待因、蒂巴因、罂粟碱、那可丁等。这些生物碱在强碱性条件下皆游离而溶于三氯甲烷，吗啡则成钠盐而溶于水层。取三氯甲烷提取液蒸干称重，即可检出本品中其他生物碱的量。

【含量测定】 采用非水滴定法测定含量。本品为生物碱的硫酸盐，加入冰醋酸使溶解，用高氯酸液进行滴定，以结晶紫为指示剂，终点为绿色。

【贮藏】 本品在光照下易氧化变质，应遮光，密封保存。

【制剂】 **(1)硫酸吗啡注射液(Morphine Sulfate Injection)**

制法　取注射用水，依次加入枸橼酸、磷酸钠、依地酸二钠、焦亚硫酸钠，搅拌使溶解后，加入硫酸吗啡，搅拌使溶解，加注射用水至全量，调节 pH 值。

含量测定　采用高效液相色谱法，以庚烷磺酸钠溶液-甲醇-冰醋酸(720∶280∶10)为流动相，十八烷基硅烷键合硅胶为填充剂，检测波长为 284nm，以外标法测定。

细菌内毒素　本品临床每小时用药最大剂量是静脉注射每千克体重 1mg，鞘内注射每次 5mg(中国药典临床用药须知、中国医师药师临床用药指南、中国国家处方集)，内毒素计算限值约为 5.0EU/mg，用于鞘内注射 2.4EU/mg；国外标准中 USP(36)为 17.0USP EU/mg。中国药典(2015)规定本品细菌内毒素限值为 17EU/mg，与内毒素计算值比较，安全系数为 0.14～0.29。本限值与盐酸吗啡注射液 2.4EU/mg的规定有差异。

(2)硫酸吗啡缓释片(Morphine Sulfate Sustained-release Tablets)

制法　以硫酸吗啡为原料，无水乳糖、混合脂肪醇、羟乙基纤维素等为辅料，经混合、制粒、加蜡、整粒、压片等步骤制成蜡质骨架片，再经包衣，最终形成薄膜衣片。

含量均匀度、释放度和含量测定　均采用高效液相色谱法，十八烷基硅烷键合硅胶为填充剂，以甲醇-庚烷磺酸钠醋酸溶液(50∶50)为流动相，检测波长为 233nm，以外标法测定。

参考文献

[1] 中华人民共和国卫生部药典委员会. 中华人民共和国药典

1990年版二部药典注释[M].北京：化学工业出版社，1993.

撰写　段广佩　青海省药品检验检测院
复核　刘海青　青海省药品检验检测院

硫酸阿托品
Atropine Sulfate

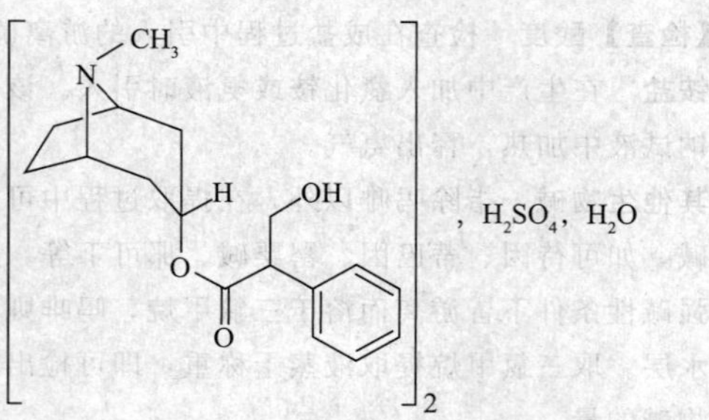

$(C_{17}H_{23}NO_3)_2 \cdot H_2SO_4 \cdot H_2O$　694.84

化学名：(±)-α-(羟甲基)苯乙酸-8-甲基-8-氮杂双环[3.2.1]-3-辛酯硫酸盐一水合物。

benzeneacetic acid, α-(hydroxymethyl)-, 8-methyl-8-azabicyclo[3.2.1]oct-3-yl ester, *endo*-(±)-, sulfate(2∶1)(salt), monohydrate

英文名：Atropine Sulfate(INN)

CAS号：[5908-99-6]

本品为选择性毒蕈碱样胆碱受体阻断药，但对受体亚型无选择性。因此，阿托品能对抗有机磷毒物中毒引起的外周M样症状与中枢症状，但不能对抗烟碱样作用，对中枢作用弱，抗惊厥作用及兴奋呼吸中枢作用较差，不能对抗外周性呼吸肌麻痹。用于各种内脏绞痛，有机磷中毒，抢救感染中毒性休克，阿-斯综合征，眼科散瞳等。

硫酸阿托品肌内注射后15～20分钟血药浓度达峰值，吸收后广泛分布全身组织，能透过血脑屏障，0.5～1小时在中枢神经可达显著浓度，作用一般持续4～6小时，扩瞳时效更长。消除相半衰期为3.7～4.3小时。主要通过肝细胞酶的水解代谢，约有13%～50%在12小时内以原型随尿液排出。硫酸阿托品极毒，毒副作用可表现为副交感神经兴奋的相反现象，如瞳孔散大、唾液及汗分泌减少、心跳加速等[1]。

除中国药典(2015)收载外，BP(2013)、USP(36)及JP(16)均有收载。

【制法概要】(1)提取法

三分三(*Scopolia acutangula*)干粉 —[浸渍] / 80%～85% C_2H_5OH→ 浸渍液 —[减压浓缩] / 60℃以下→ 浸膏 —[加水调相对密度] / [放置分层]→ 上清液 —$[NH_3 \cdot H_2O$ 调pH值] / $[CCl_4$ 萃取]→ 粗制莨菪碱 —[重结晶] / CCl_4→ 精制莨菪碱 —[消旋化] / C_2H_5OH，NaOH→ 消旋液 —$[10\%\ H_2SO_4$ 乙醇溶液中和] / [活性炭脱色过滤并减压浓缩]→ 硫酸盐浓缩液 —$(CH_3)_2CO$→ 精制硫酸阿托品 —[重结晶] / CH_3OH，$(CH_3)_2CO$→ 硫酸阿托品

(2)合成法

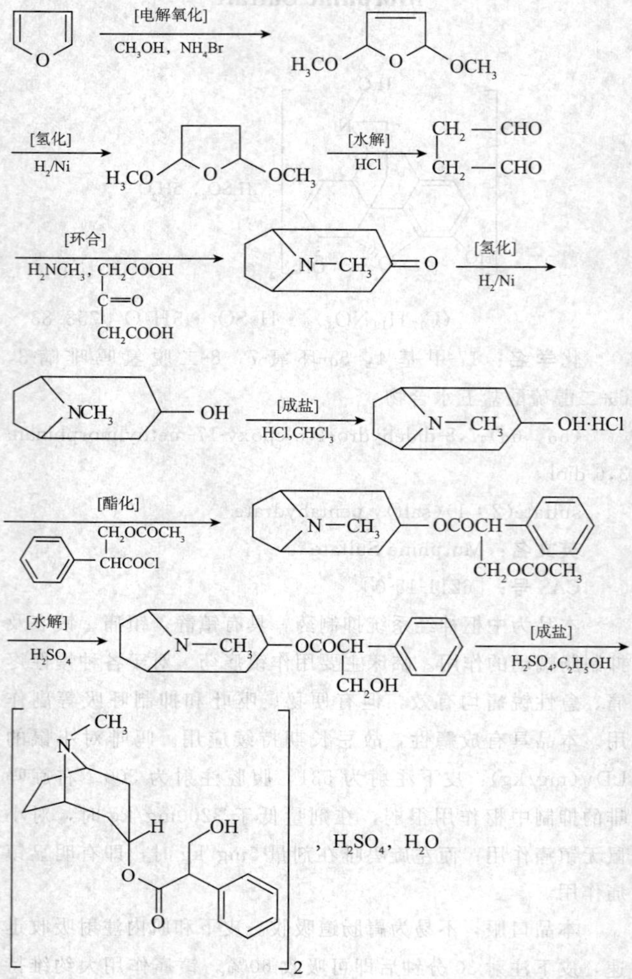

【鉴别】(1)本品的红外光吸收图谱应与对照的图谱(光谱集487图)一致，本品的红外光吸收图谱显示的主要特征吸收如下。

特征谱带(cm^{-1})	归属	
3350	羟基	ν_{O-H}
3060，3030	芳氢	ν_{C-H}
3000～2500	叔胺盐	$\nu_{\overset{+}{N}-H}$
1730	酯	$\nu_{C=O}$
1602，1582，1455	苯环	$\nu_{C=C}$
1170，1030	酯及醇	ν_{C-O}
1125	硫酸根	$\nu_{SO_4^{2-}}$
740	单取代苯	γ_{5H}
705	苯环	$\delta_{环}$

(2)本品为莨菪碱、莨菪酸合成的酯，经水解生成莨菪酸，当用发烟硝酸处理时，发生硝基化反应，生成三硝基衍生物，再与苛性碱溶液反应，而呈现颜色，先显深紫色，后转为暗红色，最后颜色消失，此反应通称Vitali反应。

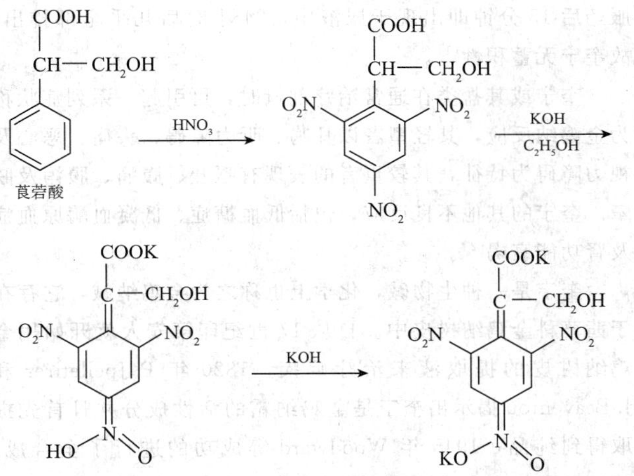

(3)本品为阿托品的硫酸盐，应具备硫酸盐的鉴别反应。

【检查】酸度　检查生产工艺中引入硫酸或因水解生成的莨菪酸。

莨菪碱　由消旋不完全引入。莨菪碱具有左旋性，因此规定检查旋光度不得过−0.40°。

有关物质　中国药典(2015)建立了有关物质的检查。用十八烷基硅烷键合硅胶柱，以0.05mol/L磷酸二氢钾溶液(内含0.0025mol/L庚烷磺酸钠)-乙腈(84∶16)(调pH值为5.0)为流动相；检测波长为225nm。所有杂质与阿托品峰均可获得良好分离，最低检出量约为5ng。有关物质典型图谱见图1。

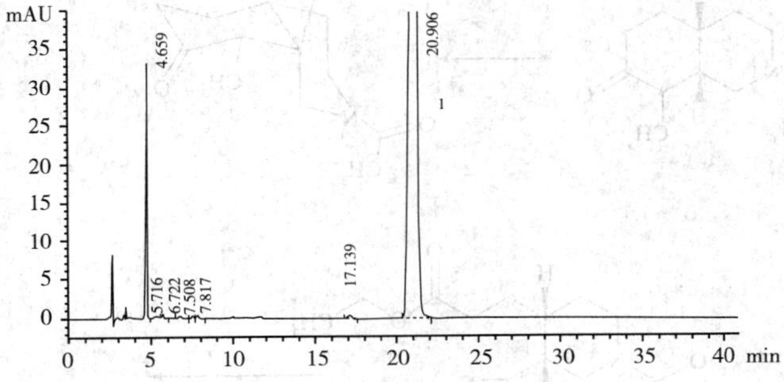

图1　硫酸阿托品有关物质典型色谱图

1. 阿托品

色谱柱：Supelco C18(250mm×4.6mm，5μm)

干燥失重　中国药典(2015)规定120℃干燥4小时，减失重量不得过5.0%；BP(2013)用费休法测定水分，应为2.0%～4.0%；USP(36)规定为不得过4.0%；JP(16)规定以P_2O_5为干燥剂，110℃减压干燥4小时，减失量在4.0%以下。本规定是检查附着水及结晶水。结晶水理论含量为2.59%。

【含量测定】采用非水溶液滴定法，以结晶紫为指示剂，终点易观察。经与电位法对照，结果基本一致。

【制剂】中国药典(2015)收载了硫酸阿托品片、硫酸阿托品注射液和硫酸阿托品眼膏，BP(2013)与USP(36)中均收载了硫酸阿托品片、硫酸阿托品注射液、硫酸阿托品滴眼剂、硫酸阿托品眼膏，JP(16)中收载了硫酸阿托品注射液。

(1)硫酸阿托品片(Atropine Sulfate Tablets)

性状　本品为白色片，规格为0.3mg。国内各企业的处方中，主要辅料有淀粉、糊精、糖粉、硬脂酸镁等[2]。

含量均匀度　采用比色法测定。

含量测定　在一定pH值介质中，硫酸阿托品可与酸性染料溴甲酚绿定量地结合成有色离子对，用有机溶剂提取后进行比色。

本法中1.027换算因数系1g无水硫酸阿托品相当于一水合硫酸阿托品的量(g)，由下式求得。

$$\frac{(C_{17}H_{23}NO_3)_2 \cdot H_2SO_4 \cdot H_2O}{(C_{17}H_{23}NO_3)_2 \cdot H_2SO_4}=\frac{694.84}{676.84}=1.027$$

含量测定方法操作繁琐，今后可以参考原料药项下有关物质的高效液相色谱系统，加以改进完善。

(2)硫酸阿托品注射液(Atropine Sulfate Injection)

国内各企业的处方中，主要辅料有氯化钠、硫酸等。

有关物质　实验条件下辅料不干扰杂质的测定。

细菌内毒素　本品临床每小时用药最大剂量是静脉注射每次20mg(中国国家处方集)，内毒素计算限值约为15EU/mg；国外标准中USP(36)为55.6USP EU/mg。中国药典(2015)规定本品细菌内毒素限值为25EU/mg，与内毒素计算值比较，安全系数为0.6，并严于USP标准。

参考文献

[1] 国家药典委员会．中华人民共和国药典临床用药须知·化学药和生物制品卷［M］．2010年版．北京：中国医药科技出版社，2011：1224-1225.

[2] 王泽民．当代结构药物全集［M］．北京：科学技术出版社，1993：1775-1776.

撰写　李光壁　萧昌敏

云南省食品药品监督检验研究院

车　慧

中国人民解放军总后勤部卫生部药品仪器检验所

复核　武向锋

中国人民解放军总后勤部卫生部药品仪器检验所

硫酸奎宁

Quinine Sulfate

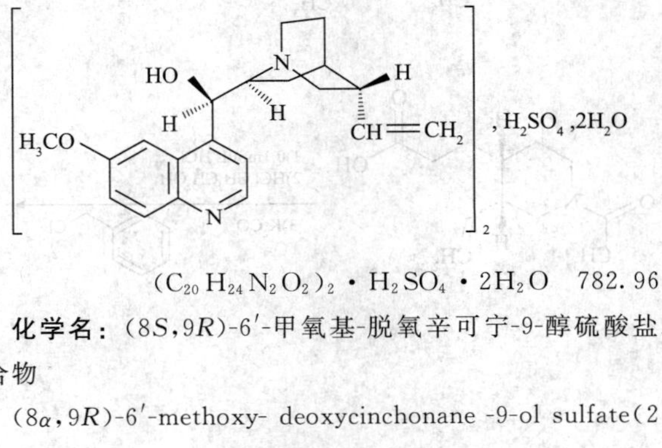

$(C_{20}H_{24}N_2O_2)_2 \cdot H_2SO_4 \cdot 2H_2O$　782.96

化学名：(8*S*,9*R*)-6′-甲氧基-脱氧辛可宁-9-醇硫酸盐二水合物

(8*α*,9*R*)-6′-methoxy- deoxycinchonane -9-ol sulfate(2∶

1)(salt)dihydrate

英文名：Quinine Sulfate

CAS号：[6119-70-6]

本品为抗寄生虫药，用于治疗恶性疟，也可用于治疗间日疟。本品为奎宁的二水合硫酸盐。奎宁是喹啉类衍生物，抑制原虫的蛋白合成，作用较氯喹为弱。另外，奎宁能降低疟原虫的耗氧量，抑制疟原虫内的磷酸化酶而干扰其糖代谢。在血液中，一定浓度的奎宁可导致被寄生红细胞早熟破裂，从而阻止裂殖体成熟。本品对红外期无效，不能根治疟疾，对恶性疟的配子体亦无直接作用，故不能中断传播。奎宁对心肌有抑制作用，延长不应期，减慢传导，并减弱其收缩力。本品对妊娠子宫有微弱的兴奋作用[1]。

口服后吸收迅速而完全。蛋白结合率约为70%。吸收后分布于全身组织，以肝脏浓度最高，肺、肾、脾次之，骨骼肌和神经组织中最少。一次服药后1～3小时血药浓度达峰值，半衰期($t_{1/2}$)为8.5小时。奎宁于肝中被氧化分解，迅速失效，其代谢物及少量原型药（约10%）均经肾排出，服药后15分钟即出现于尿液中，24小时后几乎全部排出，故奎宁无蓄积性[1]。

奎宁或其盐类在通常治疗剂量时，可引起一系列症状称为金鸡纳反应，其轻型者以耳鸣、听力障碍、头痛、恶心及视力障碍为特征，其较重者的表现有呕吐、腹痛、腹泻及眩晕。奎宁的其他不良反应，包括低血糖症、低凝血酶原血症及肾功能衰竭[2]。

奎宁是一种生物碱，化学上也称之为金鸡纳碱，它存在于茜草科金鸡纳树皮中。自从17世纪印第安人就开始用金鸡纳树皮的提取液来治疗疟疾，1820年P. Jpelletirer和J. Bcaventou揭示出奎宁是金鸡纳霜的活性成分并且首先提取得到纯品，1945年Woodward等成功的进行了全合成。硫酸奎宁经奎宁成盐即可获得[2,3]。除中国药典(2015)收载外，USP(36)、BP(2013)、Ph. Eur. (7.0)及JP(16)亦有收载。本品目前仍主要从天然植物中提取而得。

【制法概要】[2,3]

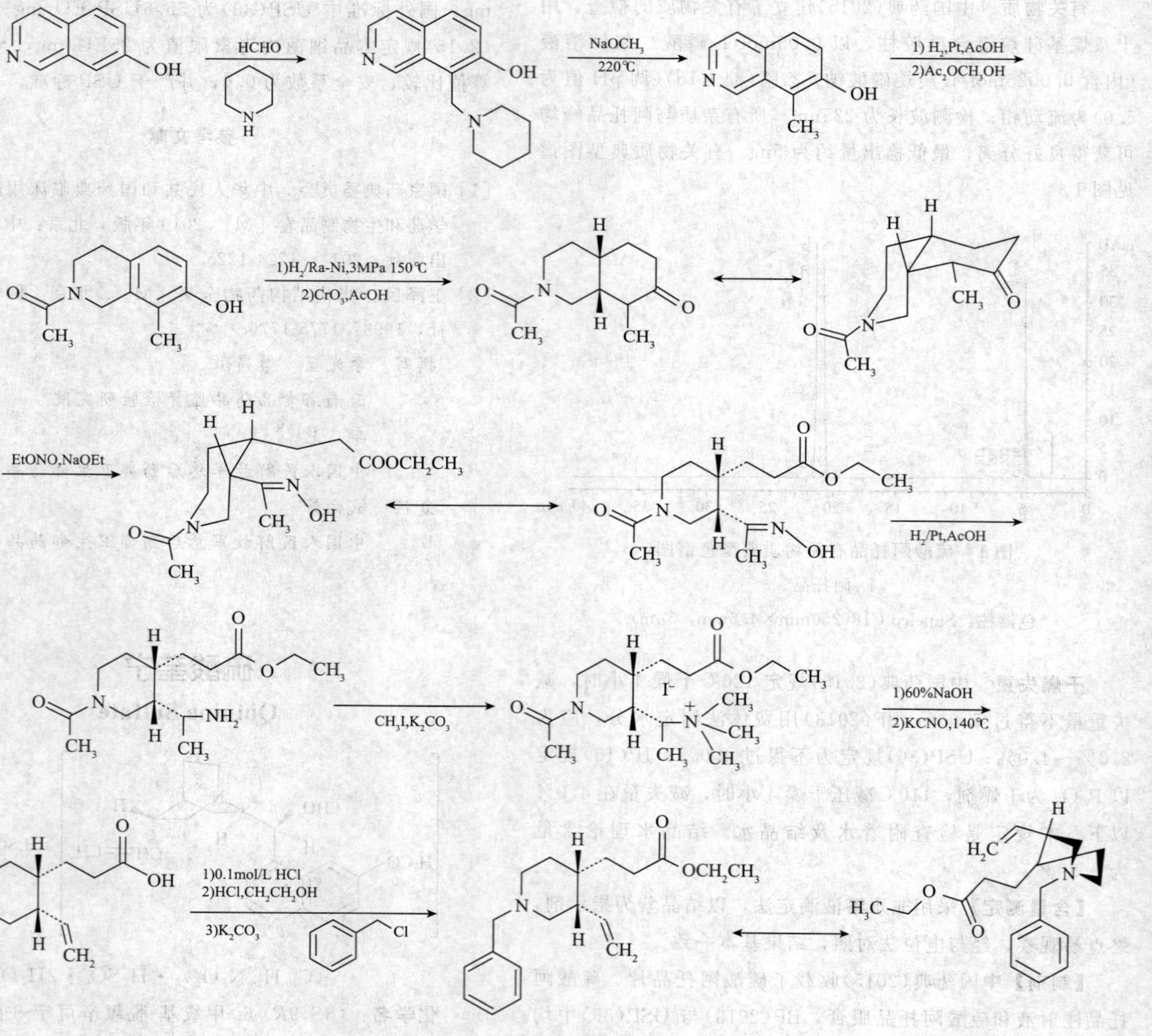

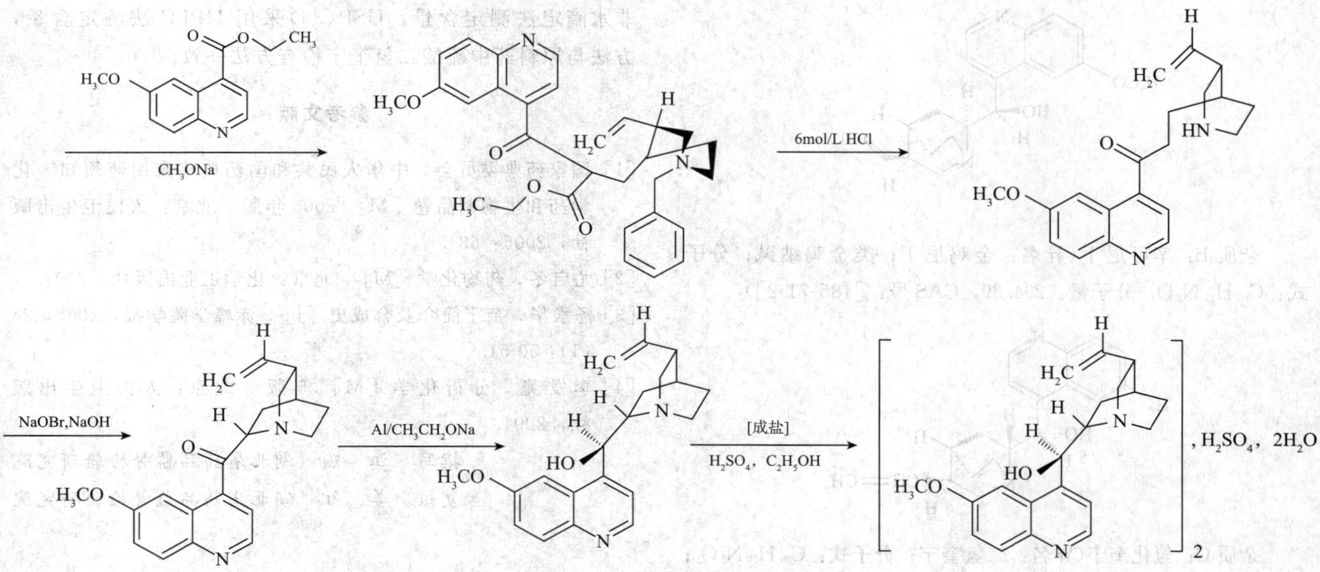

【性状】**比旋度**　本品20mg/ml的0.1mol/L盐酸溶液比旋度为−237°至 −244°。USP(36)、JP(16)在相同条件下规定比旋度均为−235°至−245°，BP(2013)、Ph. Eur.(7.0)在相同条件下规定比旋度为−237°至−245°。

【鉴别】(1)本品具有荧光特性，在稀硫酸溶液中显蓝色荧光。

(2)本品6位含氧喹啉衍生物，可以发生绿奎宁反应。

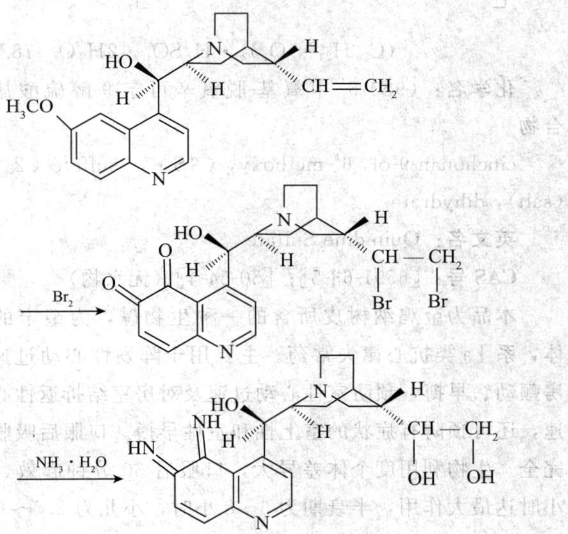

（翠绿色）

(3)本品为奎宁的硫酸盐，具有硫酸盐的氯化钡沉淀反应。

(4)本品的红外光吸收图谱(光谱集488图)显示的主要特征吸收如下。

特殊谱带(cm^{-1})	归属	
3070，3030	芳氢，烯氢	ν_{C-H}
2700～2200	胺盐	$\nu_{\overset{+}{N}H}$
1640(肩)	双键	$\nu_{C=C}$
1620，1590，1505	芳环	$\nu_{C=C,C=N}$
1240，1020	芳醚	ν_{C-O-C}
1120，600	硫酸根	$\nu_{SO_4^{2-}}$
852，820	取代喹啉	γ_{2H}
715	苯环	$\delta_{环}$

【检查】**酸度**　中国药典(2015)规定取本品0.20g，加水20ml溶解后，pH值应为5.7～6.6。BP(2013)和Ph. Eur.(7.0)规定供试品溶液为10g/L的混悬液，pH值为5.7～6.0；JP(16)规定取本品2.0g，加新沸放冷水20ml，混匀，过滤，滤液的pH值为5.5～7.0。

其他金鸡纳碱　中国药典(2010)采用薄层色谱法进行检查，与中国药典(2005)一致。用硅胶G薄层板，以三氯甲烷-丙酮-二乙胺(5∶4∶1.25)为展开剂，碘铂酸钾试液显色检视斑点，限度为0.5%。中国药典(2015)未作修订。

USP(36)采用薄层色谱法检查奎宁酮、辛可尼丁等有关物质，用硅胶G薄层板，以三氯甲烷-丙酮-二乙胺(5∶4∶1)为展开剂，365nm紫外灯检视，奎宁酮不得过1%，辛可尼丁不得过2%，其他单个杂质量不得过1%；采用高效液相色谱法检查硫酸二氢奎宁，规定不得过10.0%。BP(2013)、Ph. Eur.(7.0)及JP(16)均采用高效液相色谱法检查有关物质。BP(2013)、Ph. Eur.(7.0)规定硫酸二氢奎宁不得过10%，在奎宁峰之前的单个杂质量不得过5%，其他单个杂质量不得过2.5%。JP(16)规定硫酸二氢奎宁不得过5.0%，其他杂质总量不得过2.5%。

BP(2013)、Ph. Eur.(7.0)收载的主要杂质名称及结构如下。

杂质A：奎尼丁(异名：康奎宁；分子式：$C_{20}H_{24}N_2O_2$；分子量：324.42；CAS号：[56-54-2])

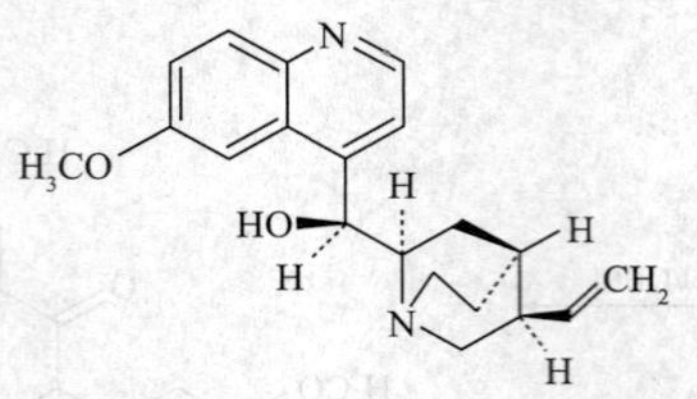

杂质 B：辛可尼丁(异名：金鸡尼丁；类金鸡纳碱；分子式：$C_{19}H_{22}N_2O$；分子量：294.39，CAS 号：[485-71-2])

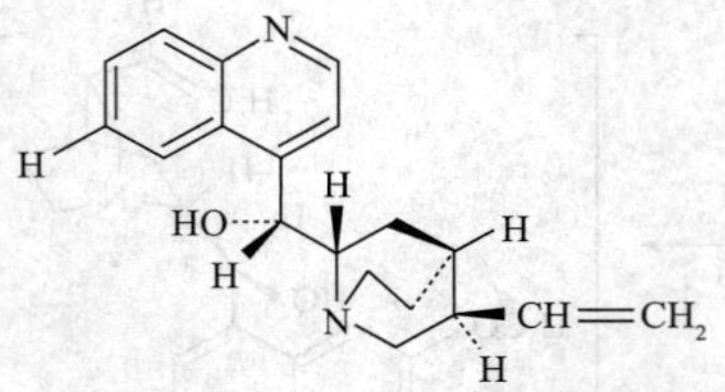

杂质 C：氢化奎宁(异名：二氢奎宁；分子式：$C_{20}H_{26}N_2O_2$；分子量：326.44；CAS 号：[522-66-7])

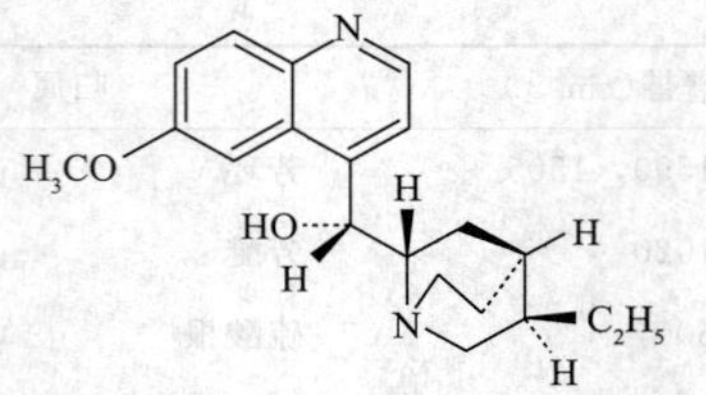

干燥失重 中国药典(2015)规定在 105℃ 干燥至恒重，减失重量不得过 5.0%。BP(2013)、Ph. Eur. (7.0)、JP(16)在相同条件下限度规定为 3.0%～5.0%。USP(36)采用费休法测定水分，规定为 4.0%～5.5%。

此外，USP(36)和 JP(16)收载了重金属检查项，BP(2013)收载了溶液的澄明度与颜色检查项。

【含量测定】采用非水溶液滴定法。本品为有机碱(含杂环氮)的硫酸盐，在水溶液中碱性弱，在冰醋酸中显示较强的碱性，用高氯酸进行滴定[4]，以结晶紫为指示剂，滴定至蓝绿色为终点。USP(36)、BP(2013)、Ph. Eur. (7.0)及 JP(16)中均采用此方法进行测定。

【制剂】中国药典(2015)和 BP(2013)中收载了硫酸奎宁片，USP(36)收载了硫酸奎宁片与硫酸奎宁胶囊，Ph. Eur. (7.0)、JP(16)未收载制剂品种。

硫酸奎宁片(Quinine Sulfate Tablets)

鉴别 中国药典(2015)除收载与原料药一致的化学鉴别外，还利用本品旋光度为左旋的光学特性鉴别本品与硫酸奎尼丁片(右旋)的区别。

检查 USP(36)收载了含量均匀度和溶出度检查项。含量均匀度采用 UV 法检查。溶出度检查中，以 0.1mol/L 盐酸溶液 900ml 为溶出介质，转速为每分钟 100 转，溶出时间为 45 分钟；采用 UV 法，检测波长 248nm；限度为标示量的 75%。BP(2013)收载了其他金鸡纳生物碱和溶出度检查项，其他金鸡纳生物碱采用 HPLC 法进行限度检查，检查方法与原料药类似。

含量测定 中国药典(2015)、BP(2013)同原料药采用非水滴定法测定含量。USP(36)采用 HPLC 法测定含量，方法与原料药中硫酸二氢奎宁检查方法一致。

参考文献

[1] 国家药典委员会. 中华人民共和国药典临床用药须知·化学药和生物制品卷[M]. 2005 年版. 北京：人民卫生出版社，2005：634.

[2] 尤启冬. 药物化学[M]. 北京：化学工业出版社，2004.

[3] 杨素华. 奎宁简介及合成史[J]. 赤峰学院学报，2008，24(1)：50-51.

[4] 李发美. 分析化学[M]. 5 版. 北京：人民卫生出版社，2004.

撰写 江 燕 湖北省药品监督检验研究院
复核 姜 红 湖北省药品监督检验研究院

硫酸奎尼丁

Quinidine Sulfate

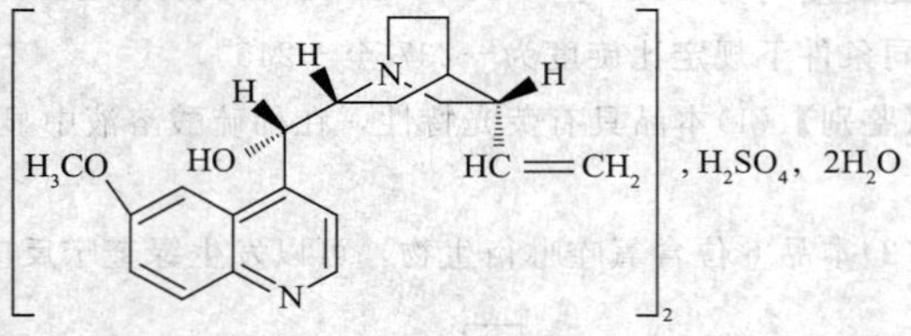

$(C_{20}H_{24}N_2O_2)_2 \cdot H_2SO_4 \cdot 2H_2O$ 782.96

化学名：(9*S*)-6′-甲氧基-脱氧辛可宁-9-醇硫酸盐二水合物

cinchonan-9-ol, 6′-methoxy, (9*S*)-, sulfate (2 : 1) (salt), dihydrate

英文名：Quinidine Sulfate

CAS 号：[6591-63-5]；[50-54-4](无水物)

本品为金鸡纳树皮所含的一种生物碱，为奎宁的异构体，系Ⅰa 类抗心律失常药。主要用于阵发性心动过速、心房颤动、早搏，预防室性心动过速及对房室结折返性心动过速，还可预防有症状的室上性和室性早搏。口服后吸收快而完全。生物利用度个体差异大，口服后 30 分钟起效，1～3 小时达最大作用，半衰期为 6～8 小时，小儿为 2.5～6.7 小时，主要经肝脏代谢，主要由肾脏排泄，以原型随尿液排出量约 18.4%，粪便可排出约 5%，乳汁及唾液也有少量排泄。不良反应主要为心血管系统的致心率失常作用，消化系统的恶心、腹泻、腹痛、呕吐，及金鸡纳反应如耳鸣、耳聋、视力模糊、神经错乱、谵妄等。

1944 年 Woodward R B，Doering W E，合成了奎宁[1]。Doering 1947 年发现了从奎宁异构化制得奎尼丁的方法[2]。除中国药典(2015)收载外，Ph. Eur. (7.0)、BP(2013)、USP(36)与 JP(16)亦有收载。

【制法概要】(1)从金鸡纳树皮提取 金鸡纳树皮中含奎尼丁 0.25～3.0%不等。

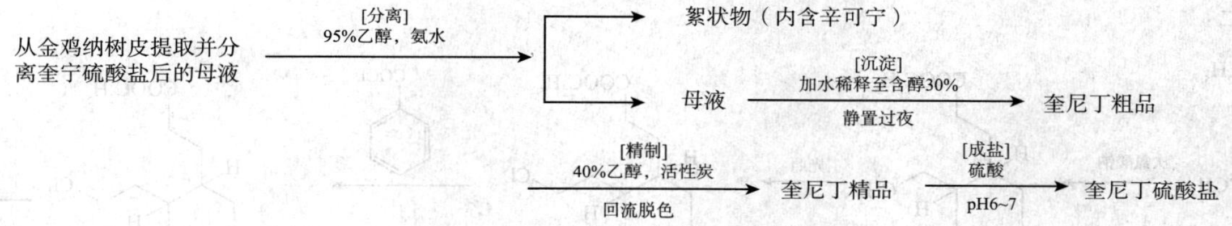
从金鸡纳树皮提取并分离奎宁硫酸盐后的母液
[分离]
95%乙醇，氨水
絮状物（内含辛可宁）
母液
[沉淀]
加水稀释至含醇30%
静置过夜
奎尼丁粗品
[精制]
40%乙醇，活性炭
回流脱色
奎尼丁精品
[成盐]
硫酸
pH6~7
奎尼丁硫酸盐

(2)奎尼丁的合成路线[3]

路线一：

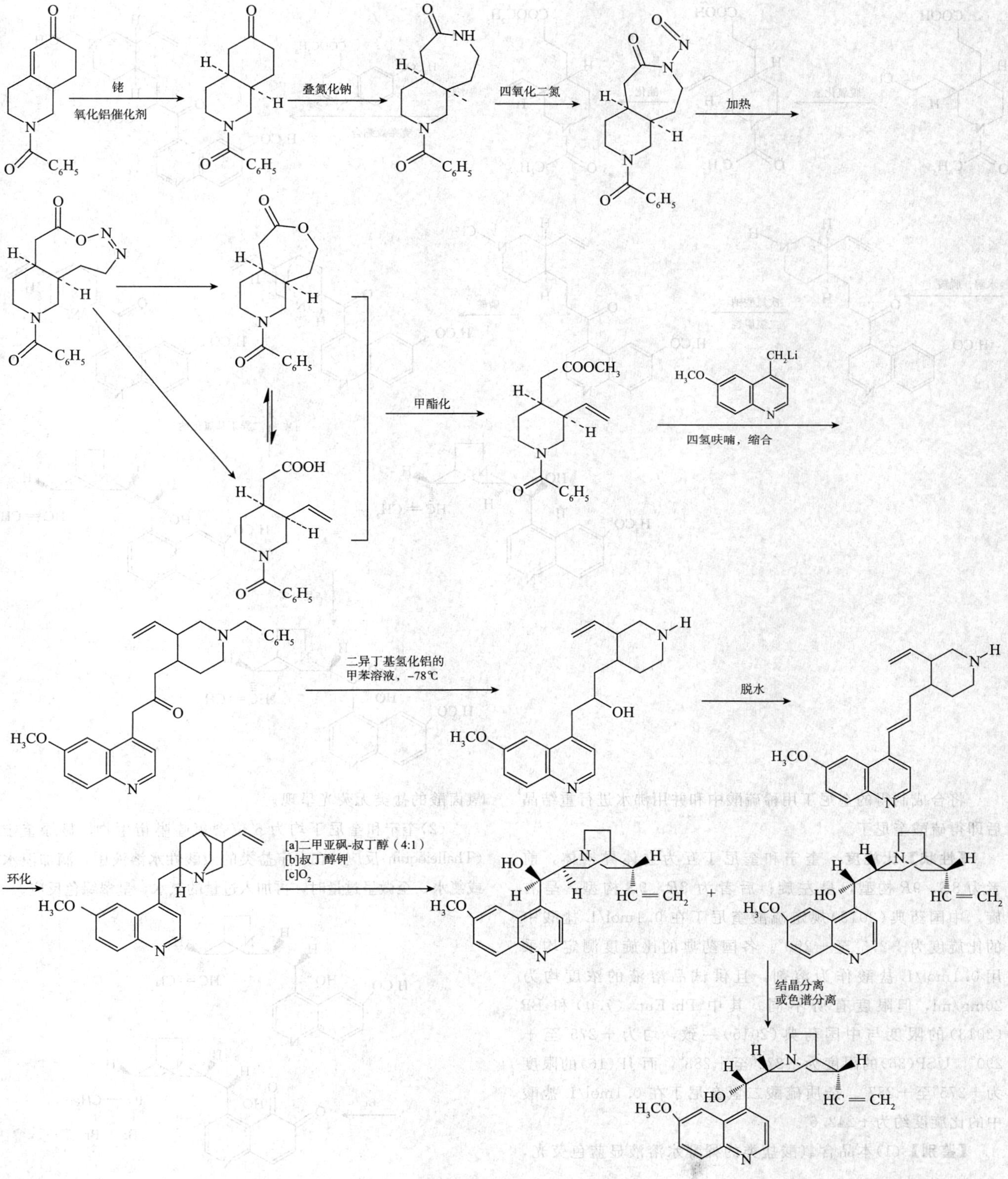
铑
氧化铝催化剂
叠氮化钠
四氧化二氮
加热
甲酯化
四氢呋喃，缩合
二异丁基氢化铝的
甲苯溶液，−78℃
脱水
环化
[a]二甲亚砜-叔丁醇（4:1）
[b]叔丁醇钾
[c]O2
结晶分离
或色谱分离

路线二：

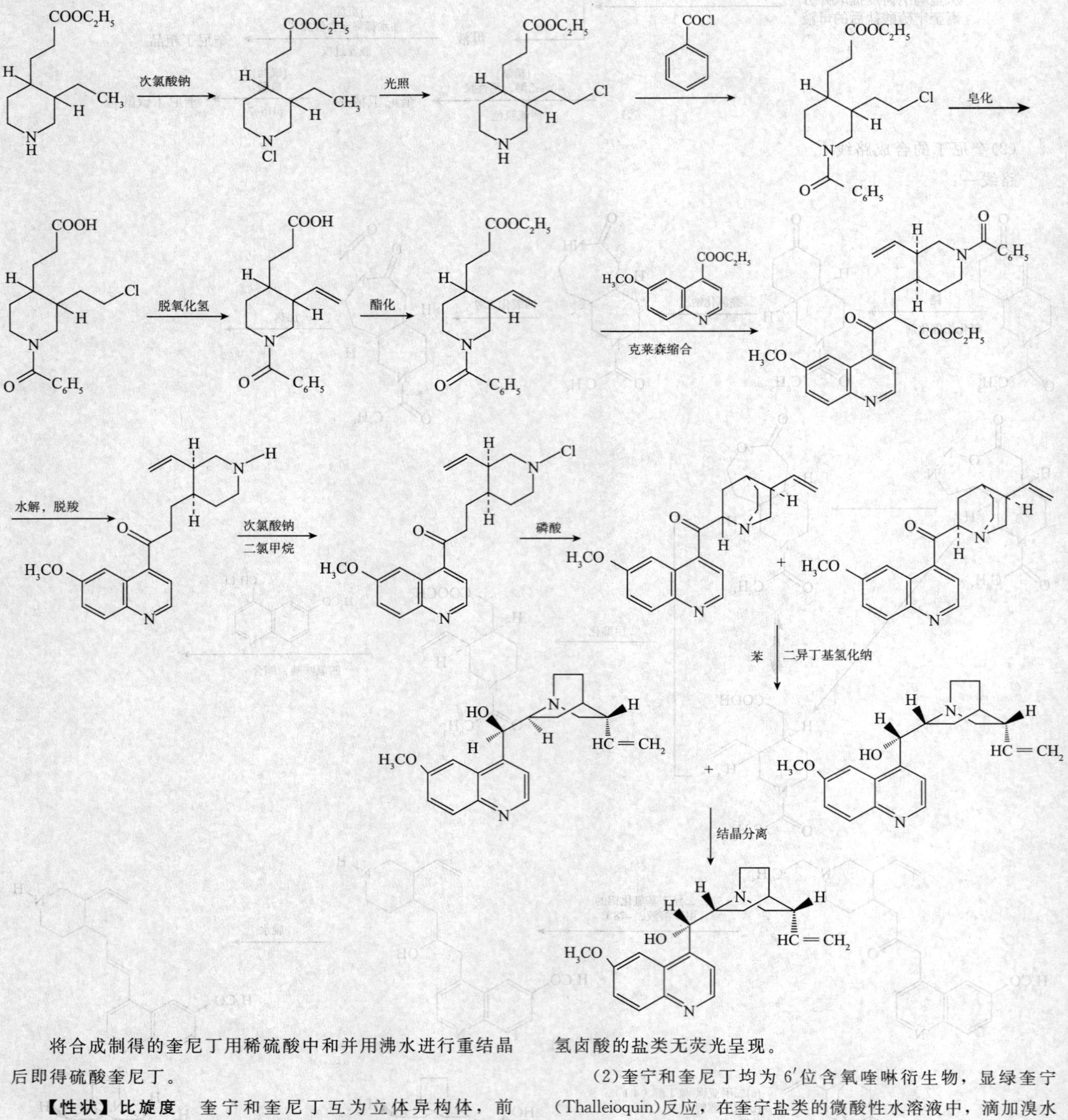

将合成制得的奎尼丁用稀硫酸中和并用沸水进行重结晶后即得硫酸奎尼丁。

【性状】比旋度 奎宁和奎尼丁互为立体异构体，前者为 8*S*，9*R* 构型，呈左旋；后者为 8*R*，9*S* 构型，呈右旋。中国药典(2015)规定硫酸奎尼丁在 0.1mol/L 盐酸中的比旋度为＋275°至＋290°。各国药典的比旋度测定均采用 0.1mol/L 盐酸作为溶剂，且供试品溶液的浓度均为 20mg/ml，但限度有所不同。其中 Ph. Eur. (7.0) 和 BP (2013) 的限度与中国药典(2015)一致，均为＋275°至＋290°，USP(36)的限度为＋275°至＋288°，而 JP(16)的限度为＋275°至＋287°。杂质硫酸二氢奎尼丁在 0.1mol/L 盐酸中的比旋度约为＋242.6°。

【鉴别】(1)本品含氧酸盐类的稀释水溶液显蓝色荧光，氢卤酸的盐类无荧光呈现。

(2)奎宁和奎尼丁均为 6′位含氧喹啉衍生物，显绿奎宁(Thalleioquin)反应，在奎宁盐类的微酸性水溶液中，滴加溴水或氯水，至微呈过量时，再加入过量的氨水，呈翠绿色反应。

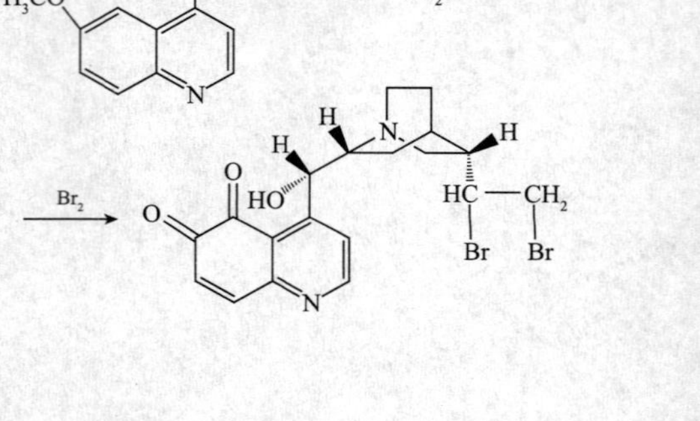

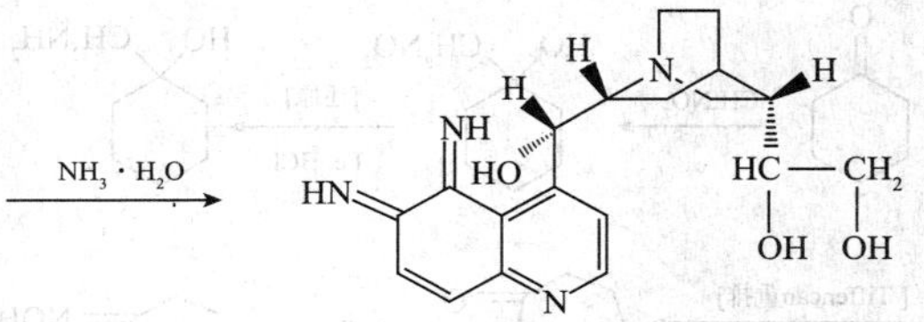

Ph. Eur. (7.0)采用 TLC 法进行薄层色谱鉴别，固定相为硅胶 G 薄层板，展开剂为二乙胺-乙醚-甲苯(10∶24∶40)，展开后晾干，于 105℃加热 30 分钟，用碘铂酸钾试液显色，供试品溶液主斑点的位置和颜色与对照品溶液应一致。

【检查】酸度 中国药典(2015)规定 10mg/ml 水溶液的 pH 值为 6.0～7.0，与 JP(16)限度一致。Ph. Eur. (7.0)限度为 6.0～6.8，且将此检查作为鉴别的一项。

三氯甲烷-乙醇中不溶物质 中国药典(2015)用于检查硫酸钠、硫酸铵等三氯甲烷-乙醇中不溶物质的残留，规定不得过 0.1%。

有关物质 中国药典(2015)采用 TLC 法检查有关物质，硅胶 H 薄层板，三氯甲烷-丙酮-二乙胺(5∶4∶1)为展开剂，展开后晾干，喷以冰醋酸，在 365nm 下检视，再用碘铂酸钾试液显色。限度规定除二氢奎尼丁外，其他杂质均不得过 1%。

USP(36)采用 TLC 法检查色谱纯度，除用硅胶 G 作为固定相外，其余色谱条件和检视条件均与中国药典(2015)一致。奎宁酮(Quininone)和辛可宁(Cinchonine)分别不得过 1%和 2%，除二氢奎尼丁外的其他杂质不得过 1%。除此之外，USP(36)另采用 HPLC 法对硫酸二氢奎尼丁进行检查，用 C18 色谱柱(3.9mm×30cm)，流动相为水-乙腈-甲磺酸溶液-二乙胺溶液(860∶100∶20∶20)(用二乙胺调节 pH 2.6)，检测波长 235nm，规定硫酸二氢奎尼丁不得过 20.0%。

Ph. Eur. (7.0)和 JP(16)均采用 HPLC 法对其他金鸡纳碱进行检查。其中 Ph. Eur. (7.0)采用 C18 柱(150mm×4.6mm 或 250mm，5 或 10μm)，取磷酸二氢钾 6.8g 与己胺 3.0g 溶解于 700ml 水中，用稀磷酸调节 pH2.8，加入乙腈 60ml，用水稀释至 1000ml 为流动相，检测波长 316nm，该色谱条件下，奎尼丁、奎宁、二氢奎尼丁和二氢奎宁依次出峰。按归一化法计算，硫酸二氢奎尼丁不得过 15%，在奎尼丁前出峰的杂质不得过 5%，其他杂质不得过 2.5%。而 JP(16)采用 C18 柱(250mm×4mm，10μm)，水-乙腈-甲磺酸试液-10%二乙胺溶液(43∶5∶1∶1)为流动相，检测波长 235nm，在此色谱条件下，奎尼丁、奎宁、二氢奎尼丁和二氢奎宁依次出峰。规定硫酸二氢奎尼丁不得过 15.0%，硫酸奎宁与硫酸二氢奎宁不得过 1.0%。其他总杂质不得过 2.5%。各国药典控制的有关物质名称及结构见图 1。

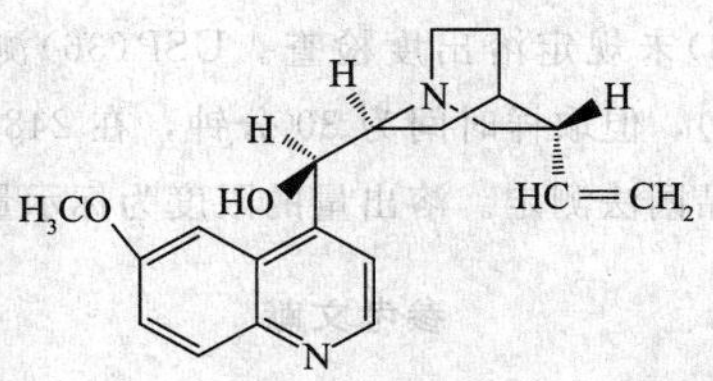

a. 奎宁(Quinine)

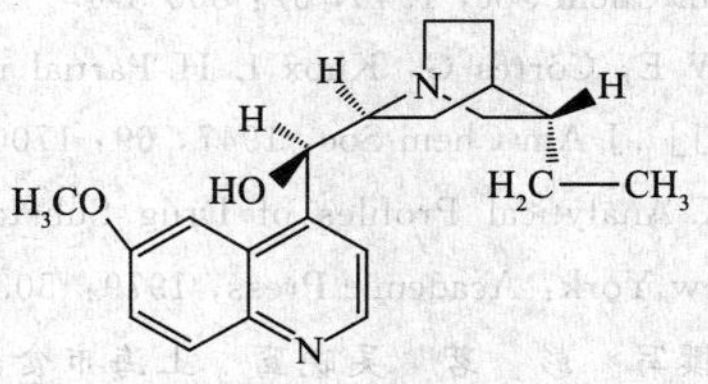

b. 二氢奎宁(Dihydroquinine)

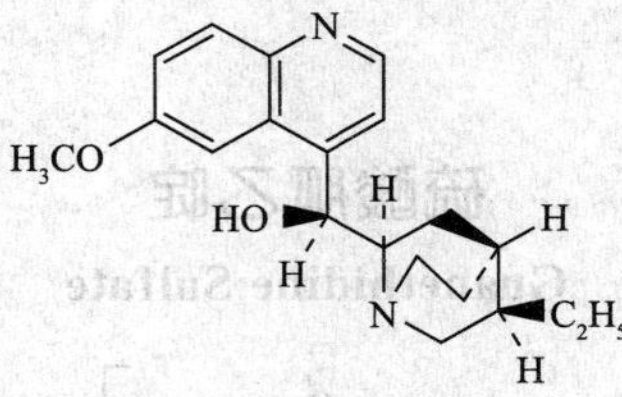

c. 二氢奎尼丁(Dihydroquinidine)

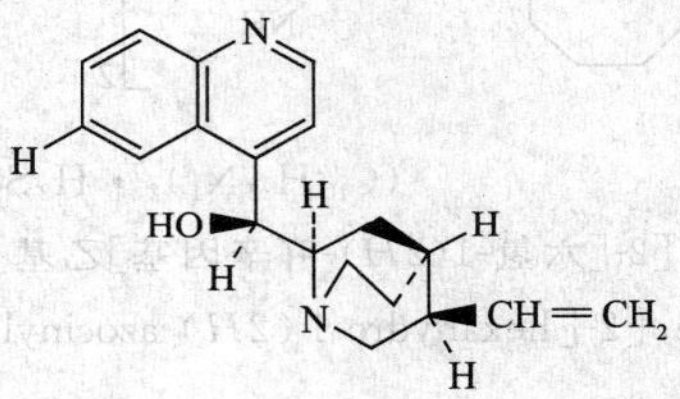

e. 辛可宁(Cinchonine)

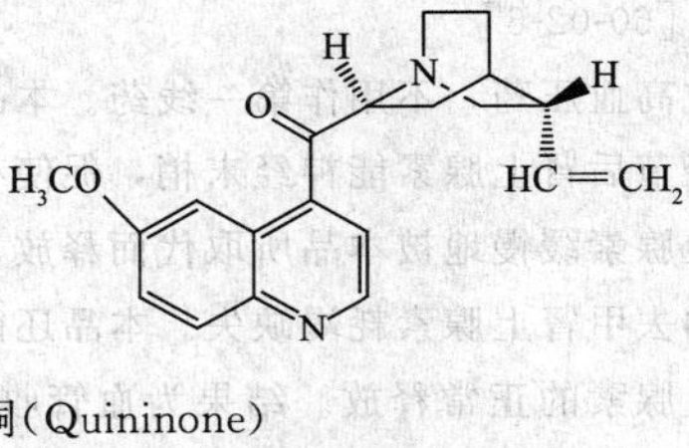

f. 奎宁酮(Quininone)

图 1 奎尼丁有关物质结构与名称

干燥失重 本品 1 分子中含 2 份结晶水，含水量理论值为 4.6%。中国药典(2015)规定：在 120℃干燥至恒重，规定减失重量不得过 5.0%。Ph. Eur. (7.0)规定：在 130℃干燥至恒重，减失重量不得过 3.0%～5.0%；JP(16)规定：在 130℃干燥 3 小时，减失重量不得过 5.0%；而 USP(36)采用水分测定法，限度为 4.0%～5.5%。

【含量测定】奎尼丁为生物碱，可用高氯酸滴定，用结晶紫为指示液，滴定终点显绿色。

【制剂】硫酸奎尼丁片(Quinidine Sulfate Tablets)

中国药典(2015)、BP(2013)和 USP(36)均收载硫酸奎尼丁片。中国药典(2015)的溶出度检查采用转篮法，以 0.1mol/L 盐酸为溶出介质，在 347nm 波长处测定吸光度，以$(C_{20}H_{24}N_2O_2)_2 \cdot H_2SO_4$的吸收系数 $E_{1cm}^{1\%}$ 为 149 计算，结果乘以 1.048，为二水合物和无水物分子量的折算。

BP(2013)未规定溶出度检查。USP(36)测定方法同中国药典(2015)，但取样时间为 30 分钟，在 248nm 测定吸光度，取对照品同法测定。溶出量的限度为标示量的 85%。

参考文献

[1] Woodward R B，Doering W E. The total synthesis of quinine [J]. J Am Chem Soc，1945，67：860-874.

[2] Doering W E，Cortes G，Knox L H. Partial racemization of quinine [J]. J Am Chem Soc，1947，69：1700-1710.

[3] Florey K. Analytical Profiles of Drug Substances：Vol. 12 [M]. New York：Academic Press，1979：503-511.

撰写　彭　茗　吴晓鸾　上海市食品药品检验所
复核　杨永健　上海市食品药品检验所

硫酸胍乙啶

Guanethidine Sulfate

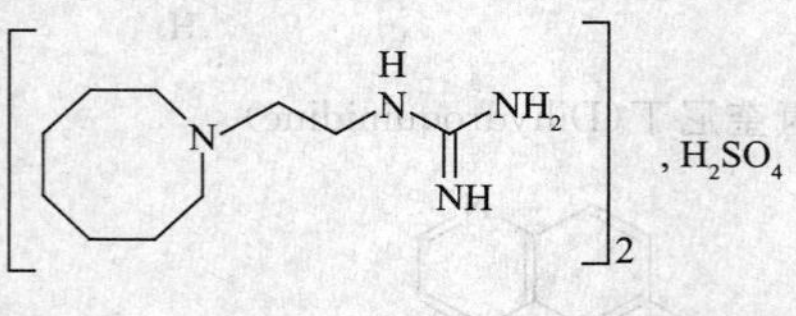

$(C_{10}H_{22}N_4)_2 \cdot H_2SO_4$　494.69

化学名：[2-[六氢-1(2*H*)-吖辛因基]乙基]胍硫酸盐
guanidine，[2-[hexahydro-1(2*H*)-azocinyl] ethyl]-，sulfate(2∶1)

英文名：Guanethidine(INN)Sulfate

CAS 号：[60-02-6]

本品为抗高血压药，不用作第一线药。本品选择性地作用于交感神经节后肾上腺素能神经末梢，促使在神经末梢贮藏的去甲肾上腺素缓慢地被本品所取代而释放，神经末梢和组织中应有的去甲肾上腺素耗竭缺失。本品还能阻止神经刺激时去甲肾上腺素的正常释放。结果为血管收缩作用减弱，尤其在体位改变时交感神经反应迟钝，应有的兴奋减弱，因而降低血压。

口服后，被吸收量因个体差异而不同，吸收率在 3%～30%之间，不与血浆蛋白结合。一次口服给药后 8 小时起作用，多次给药 1～3 周达最大作用，停药后 1～3 周血压上升至治前水平。$t_{1/2\alpha}$ 为 1～2 天，$t_{1/2\beta}$ 为 5～10 天，肾功能不全时不变。在肝内代谢，经肾排泄，25%～50%为原型，其余为代谢产物[1]。

本品与 1957 年由 Ciba 公司研制成功。国内于 1965 年开始生产。除中国药典(2015)收载的硫酸胍乙啶为双胍硫酸盐外，Ph. Eur.(7.0)、USP(36)、BP(2013)、JP(16)收载的均为单胍硫酸盐(Guanethidine Monosulfate)。

【制法概要】(1)本品用环丙酮为原料，经二次扩环法制取。

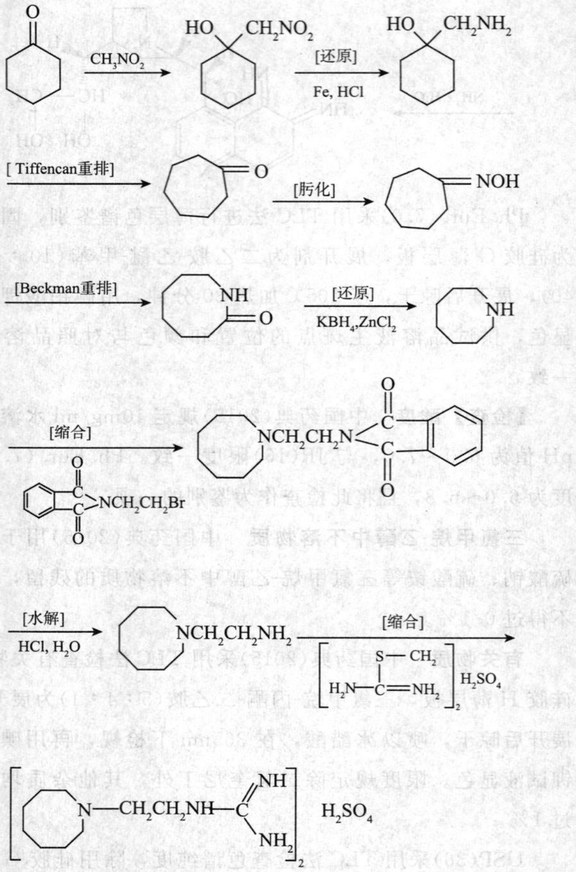

(2)JP(15)解说书另收载了另两条合成路线，在中间产物环庚烷亚胺后的合成路线与中国药典有所区别，其中一条如下。

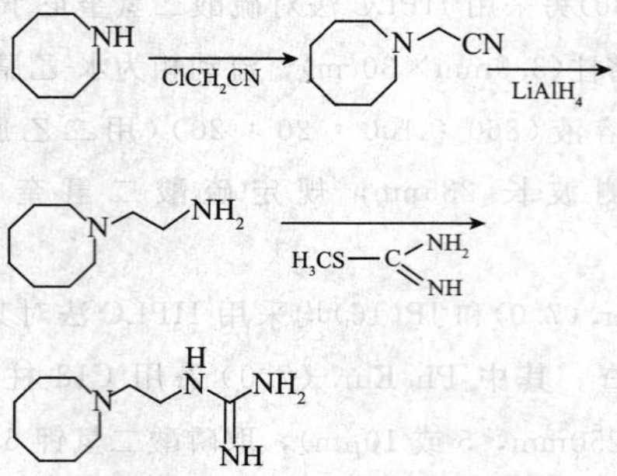

(3)另一条合成路线如下。

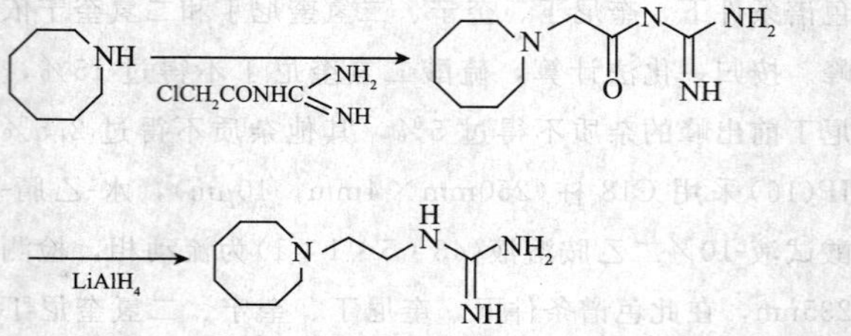

【鉴别】(1)本品与三硝基苯酚在碱性溶液中生成黄色复盐，在 156～162℃熔融时同时分解。

(2)本品水溶液加 α-萘酚的碱性溶液及 2,3-丁二酮溶液，发生 Voges-Proskauer 反应，溶液显红色，为胍基的特征反应。用α-萘酚可提高反应灵敏度。

【检查】碱度　硫酸胍乙啶系双胍硫酸盐，其0.2%水溶液呈弱碱性，pH值为9.0～10.0。单胍硫酸盐其水溶液偏酸性，JP(16)与USP(36)规定2%水溶液的pH值为4.7～5.7。Ph. Eur.(7.0)pH值为4.7～5.5。

硫酸甲基异硫脲(易氧化物)　硫酸甲基异硫脲为工艺合成路线中最后一步反应中加入的化合物。

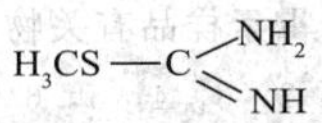

JP(16)规定了该化合物的检查法，供试品溶液加入溴化钠、溴酸钾溶液与碘化锌-淀粉溶液，应显蓝色。若成品中混有硫酸甲基异硫脲，会与上述试剂产生氧化还原反应，溶液则不显蓝色。Ph. Eur.(7.0)中也有易氧化物检查项，与JP中硫酸甲基异硫脲的测定方法相似，只是最终判断未用淀粉试液显色判断，而是在溶液中加入碘化钾后用硫代硫酸钠滴定液(0.05mol/L)滴定反应产生的碘，消耗硫代硫酸钠滴定液(0.05mol/L)不得低于0.3ml。

【含量测定】本品为有机弱碱硫酸盐，在冰醋酸中碱性增强，故可采用高氯酸非水溶液滴定法测定含量。中国药典(2015)、Ph. Eur.(7.0)与JP(16)均用此法测定含量，中国药典以结晶紫为指示剂，滴定终点为蓝绿色。其他两国药典则均用电位法指示终点。

USP(36)采用比色法测定。在碱性溶液中，胍基氯化亚硝基铁氰化物呈稳定的红色，在500nm波长处测定吸收度，用对照品对照测定。

【制剂】硫酸胍乙啶片(Guanethidine Sulfate Tablets)

采用凯氏定氮法测定含量。因本品在消化时，八元环上的氮不易被消化破坏。故在消化时加入黄氧化汞催化，使氮杂环消化破坏，多余的黄氧化汞在蒸馏时加入硫代硫酸钠溶液还原。

USP(36)采用对照品比色法测定片剂的含量。BP(2013)中采用供试品溶液中加入亚硝基铁氰化钠试液、亚铁氰化钾试液与过氧化氢的氢氧化钠溶液，混合物反应后在520nm测定吸光度。USP(36)则采用供试品溶液中加入硼酸缓冲液与苦味酸盐试剂，混合后在412nm测定吸光度计算。

参考文献

[1] 国家药典委员会．中华人民共和国药典临床用药须知·化学药和生物制品卷[M]．2005年版．北京：人民卫生出版社，2005.

撰写　夏柳影　陆　丹　上海市食品药品检验所

复核　杨永健　上海市食品药品检验所

硫酸核糖霉素

Ribostamycin sulfate

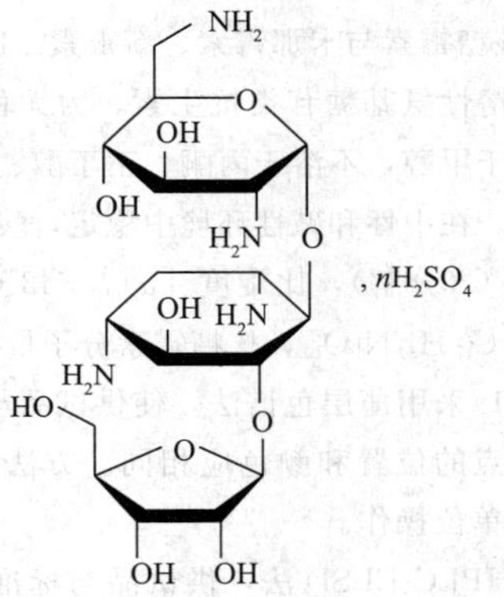

$C_{17}H_{34}N_4O_{10} \cdot nH_2SO_4 (n<2)$

化学名：O-β-D呋喃核糖-(1→5)-O-[α-2,6-二氨基-2,6-二脱氧-α-D-吡喃葡糖-(1→4)]-2-去氧链霉胺硫酸盐

O-β-D-ribofuranosyl-(1 → 5)-O-[α-2, 6, diamino-2, 6-dideoxy-α-D-glucopy ranosyl (1 → 4)]-2-deoxy-streptamine, sulfuric acid salt

异名：威他霉素

CAS号：[25546-65-0]

核糖霉素是20世纪80年代开始使用的氨基糖苷类抗生素，系核糖苷链霉菌产生的抗生素。核糖霉素对革兰阳性、阴性菌均有抑制作用，对枯草杆菌最低抑菌浓度为0.39μg/ml，对金黄色葡萄菌、大肠埃希菌、伤寒沙门菌等均有较好的抑菌效果。其活性较卡那霉素稍差，但毒性较小；由于耳毒性较其他氨基糖苷类抗生素低，尤其适合儿童使用。氨基糖苷类抗生素抗菌机制主要是作用在细菌的核糖体上，抑制了细菌蛋白质的生物合成而呈现杀菌作用。药物进入细菌体后，与30S亚基的蛋白结合，引起tRNA在翻译mRNA上的密码时出错，合成无功能的蛋白质，抑制了细菌生长[1]。

临床中本品对大肠埃希菌、肺炎克雷伯菌、普通变形杆菌、志贺菌属、沙门菌属有良好抗菌作用，对部分葡萄球菌属、淋病奈瑟球菌、脑膜炎奈瑟球菌亦有较好作用，对链球菌属和结核分枝杆菌有微弱作用，对铜绿假单胞菌、厌氧菌无效。本品与卡那霉素交叉耐药。正常人肌注0.5g后t_{max}为0.5小时，C_{max}为25mg/L，1小时、2小时、4小时和6小时的血药浓度分别为23.1mg/L、17.2mg/L、9.4mg/L和2.1mg/L，8小时仅有微量。本品可进入全身各种组织中，也有一定量进入乳汁及羊水中。肌注后脐带血中浓度约为母血药浓度之半。给药后12小时内尿排出85%～90%。本品毒性较卡那霉素轻，但剂量亦应比后者大。不良反应不多，主要有皮疹、麻木、耳鸣、头痛、恶心、呕吐、腹泻等，个别可出现听力减退、眩晕、维生素K或维生素B缺乏、血尿素氮及血氨基转移酶增高等[2]。

我国核糖霉素于1984年正式投产并用于临床。除中国药典(2005)开始收载外，JP(16)亦有收载。

【制法概要】生产上采用深层通气搅拌，三级发酵，发酵液经酸处理，用 732 交换树脂，静态吸附，以氨水解析，用 711 阴离子交换树脂脱色，解析液浓缩后成盐脱色，喷雾干燥而得成品。

【性状】 核糖霉素与卡那霉素、新霉素、巴龙霉素等同属右旋、碱性水溶性氨基糖苷类抗生素。为无色针状结晶，易溶于水，微溶于甲醇，不溶于丙酮、正丁醇、醋酸乙酯、苯、己烷和乙醚等。在中性和碱性环境中稳定，酸性中稍不稳定。熔点 192～195℃(分解)，比旋度 $[\alpha]_D^{25}+42°(c=1, 水)$，核糖霉素分子式 $C_{17}H_{34}N_4O_{10}$，核糖霉素分子量454.44[1]。

【鉴别】 (1)采用薄层色谱法，使供试品与标准品进行比较，所显主斑点的位置和颜色应相同。方法简便，成本低，特别适合基层单位操作。

(2)采用 HPLC-ELSD 法，供试品与标准品主峰的色谱保留时间应一致。

(3)本品为核糖霉素的硫酸盐，应具备硫酸盐的鉴别反应。

鉴别(1)(2)可根据实际情况选做一项。

【检查】 **酸碱度** 通过酸碱度的控制，对成盐情况可以起到控制作用。

有关物质 采用高效液相色谱法-蒸发光散射检测器(HPLC-ELSD)。

由于生产工艺等因素，核糖霉素产品中除主成分外，还含有结构相似而活性很低的杂质新霉胺。新霉胺既是核糖霉素的降解产物，又是生产过程中的副产品。核糖霉素结构中不含紫外吸收基团，不适合采用紫外检测器，采用高效液相色谱法-蒸发光散射检测器(HPLC-ELSD)的方法进行氨基糖苷类抗生素检测的文献有很多报道，HPLC-ELSD 法灵敏度和专属性高，准确可靠，

系统适用性试验色谱图见图 1，有关物质检查典型色谱图见图 2，该系统可以有效分离分析样品中可能存在的主要杂质，但对色谱柱的选择性较高。研究中发现，样品在高浓度条件下主峰保留时间略有缩短，试验条件下有关物质检查供试品溶液主峰保留时间与对照溶液主峰相差约 1 分钟。图 2 色谱图显示，核糖霉素主峰后紧邻一杂质峰，与系统适用性试验新霉胺色谱峰的保留时间一致。本法硫酸核糖霉素进样量(以核糖霉素计算)在 0.118～9.428μg 范围内，峰面积对数(y)与进样量对数(x)线性相关：$y=1.1284x+0.841$，$r=0.9998$，线性关系良好；方法的最低检测量为 126ng、最小检出量为 63ng。标准中规定单个杂质不得过 2.0%。

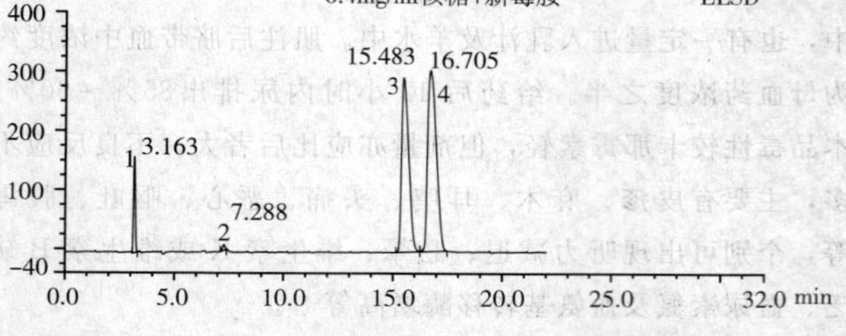

图 1 硫酸核糖霉素系统适用性试验的色谱图

1. 硫酸根；2. 未知杂质；3. 核糖霉素；4. 新霉胺

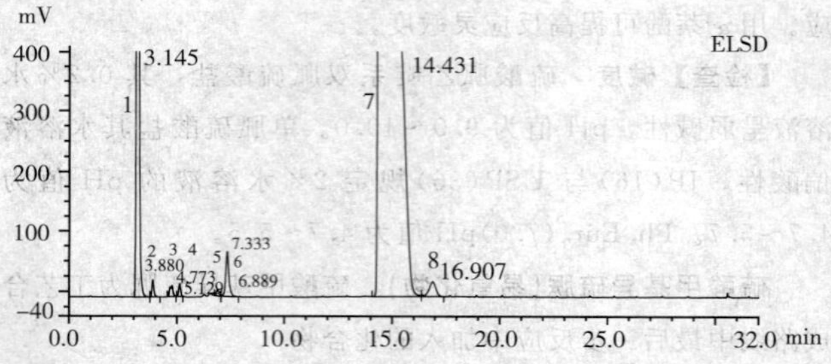

图 2 硫酸核糖霉素样品有关物质检查的色谱图

1. 硫酸根；2，3，4，5，6. 未知杂质；

7. 核糖霉素；8. 新霉胺

已知杂质新霉胺(neamine)就是新霉素 A(neomycin A)，分子式 $C_{12}H_{26}O_6N_4$，分子量 322.36，是新素胺和脱氧链霉胺缩合而成。国内产品中新霉胺含量一般在 1%左右。新霉胺的化学名和结构如下。

(1′*R*，3′*S*，3*S*，5*R*，6*R*)-5-amino-2-aminomethyl-6-(4，6-diamino-2，3-dihydroxy-cyclohexyloxy)-tetrahydro-pyran-3，4-diol；

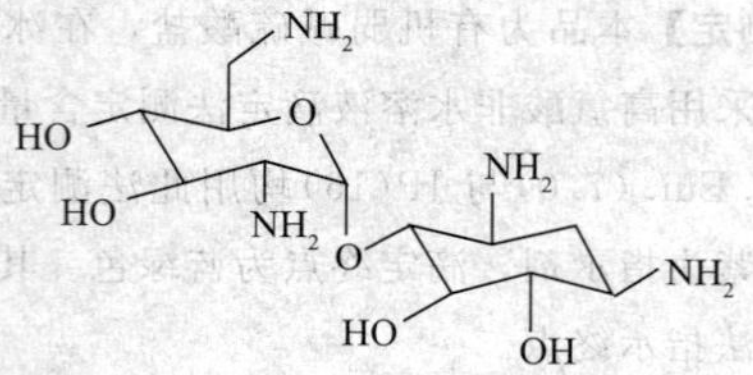

注意：(1)色谱柱的选择。一般使用耐酸性条件的色谱柱(流动相的 pH 在 1 左右)，实验中曾使用过 Agela Technologies Venusil ASB-C18 150(250mm×4.6mm，5μm)、资生堂 Capcell PAK TYPE：ACR C18(250mm×4.6mm，5μm)、Diamonsil C18 100A(250mm×4.6mm，5μm)色谱柱，分离效果均较好。

(2)计算方法。由于 ELSD 的色谱响应峰面积与对应的浓度(或进样量)呈对数线性关系，不能直接采用不加校正因子的主成分自身对照外标法计算单个杂质和总杂质的量，需要配制不同浓度核糖霉素对照溶液(最好接近杂质含量限度，以减小误差)，采用随行标准曲线法。不可以直接将总杂质峰面积相加，而应按外标法先分别计算出各单个杂质的量再相加。

(3)流速的影响。流速对样品的分离影响不显著，但对基线有影响。流速为 1.0ml/min 时，基线噪声较大，且分析时间越长越严重。曾试验将流速降低为 0.6ml/min，主峰保留时间较长，以 0.8ml/min 流速进行洗脱，基线基本保持稳定。降低漂移管温度(100℃、105℃)和氮气流速(2.6L/min、2.8L/min)，基线噪声增大，当漂移管温度为 110℃，氮气流速为 3.0L/min，撞击器关时，基线保持稳定，噪声较小。

JP(16)对有关物质进行了控制，采用 TLC 法，杂质总量规定不得过 5%。

无菌 取本品，用 0.9%无菌氯化钠溶液溶解并制成每

1ml中含10mg的溶液，照无菌检查法中的薄膜过滤法检查，用0.9%无菌氯化钠溶液冲洗，每张滤膜冲洗量不少于500ml，以金黄色葡萄球菌为阳性对照菌，应符合规定。

细菌内毒素　本品临床为肌内注射给药，一次最大给药剂量为20mg/kg[2]，理论计算内毒素限值为0.25EU/mg，中国药典(2015)规定内毒素限值为2.5EU/mg。

【含量测定】 中国药典(2015)、JP(16)均采用微生物检定法。

【制剂】注射用硫酸核糖霉素(Ribostamycin Sulfate for Injection)

除中国药典(2005)开始收载外，日抗基(2000)亦有收载。

中国药典(2005)、日抗基(2000)均未对有关物质进行控制，中国药典(2010)增加了薄层色谱鉴别和有关物质检查项，方法与原料一致。含量测定采用微生物检定法，中国药典(2015)未作修订。

国内大部分生产厂的注射用硫酸核糖霉素，是在100级洁净的条件下，将硫酸核糖霉素原料(注射用)直接分装得到。本品临床仅用于肌内注射，通常疗程不宜超过14天。

参考文献

[1] 陈钧鸣，徐玲娣．抗生素工业分析［M］．北京：中国医药科技出版社，1991.

[2] 国家药典委员会．中华人民共和国药典临床用药须知·化学药和生物制品卷［M］．2005年版．北京：人民卫生出版社，2005.

撰写　陈宁林　湖北省药品监督检验研究院
复核　姜　红　湖北省药品监督检验研究院

硫酸特布他林
Terbutaline Sulfate

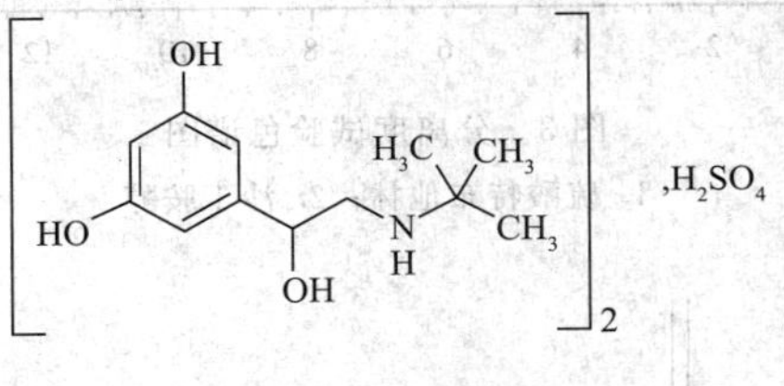

$(C_{12}H_{19}NO_3)_2 \cdot H_2SO_4$　548.66

化学名：(±)-α-[(叔丁氨基)甲基]-3，5-二羟基苯甲醇硫酸盐(2∶1)

(±)-α-[(tert-butylamino)methyl]-3，5-dihydroxybenzyl alcohol sulfate(2∶1)(salt)

英文名：Terbutaline Sulfate(INN)

CAS号：[23031-32-5]

本品选择性激动β_2受体而舒张支气管平滑肌，也可舒张子宫平滑肌。临床用于治疗支气管哮喘、慢性支气管炎、肺气肿和其他伴有支气管痉挛的肺部疾病。口服60～120分钟作用开始，最大作用2～3小时出现，持续4～8小时。本品在肝脏灭活经肾脏排泄。不良反应主要为震颤、强直性痉挛、心悸等[1]。

本品为瑞典Astra公司产品之一，1970年上市，1971年在瑞典注册，1984年由华瑞制药有限公司引进。从中国药典(2000)开始收载，USP(36)、BP(2013)、Ph. Eur.(7.0)及JP(16)均收载。

【制法概要】[2] 3,5-二羟基苯甲酸经酯化，苄基保护、水解、缩合制得3,5-二苄氧基苯乙酮，再经氧化，与叔丁胺缩合、硼氢化钠还原、氢化脱苄基和硫酸成盐制得。

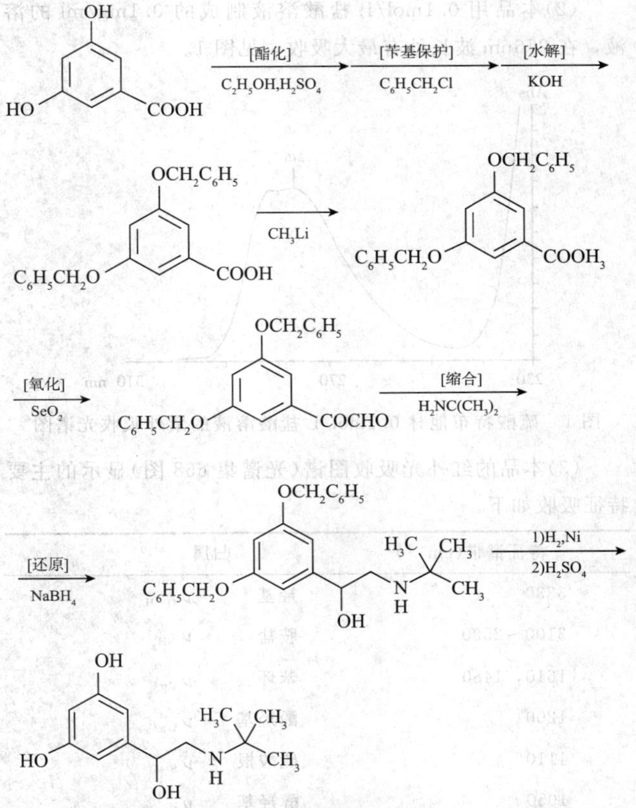

【性状】 本品含有酚羟基易氧化，遇光会氧化变色。

【鉴别】 (1)铁氰化钾在弱碱性条件下将酚氧化为醌，然后与4-氨基安替比林缩合形成有色产物[3]。

$$4K_3[Fe(CN_6)] + 2H_2O \xrightarrow{OH^-} 3K_6[Fe(CN_6)] + H_4[Fe(CN_6)] + 2(O)$$

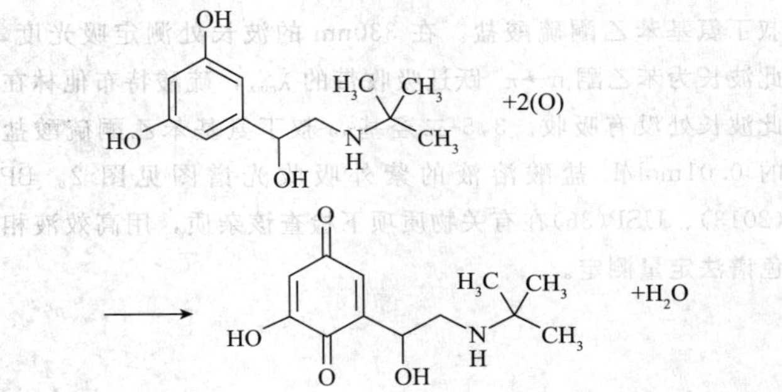

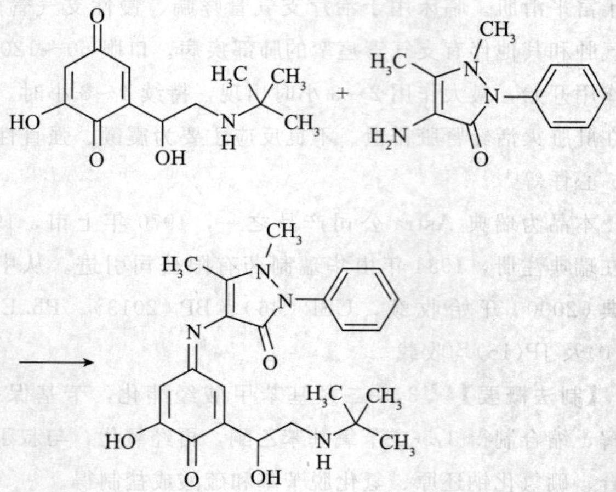

(2)本品用 0.1mol/L 盐酸溶液制成的 0.1mg/ml 的溶液，在 276nm 波长处有最大吸收，见图 1。

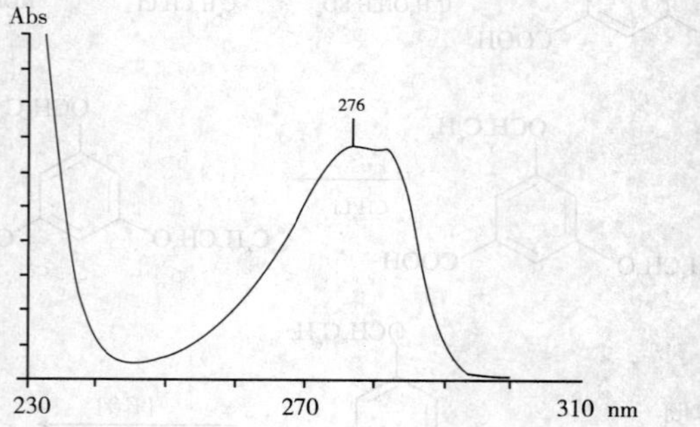

图 1　硫酸特布他林 0.1mol/L 盐酸溶液的紫外吸收光谱图

(3)本品的红外光吸收图谱(光谱集 668 图)显示的主要特征吸收如下。

特征谱带(cm^{-1})	归属	
3330	羟基	ν_{O-H}
3100～2500	胺盐	ν_{NH_2}
1610，1480	苯环	$\nu_{C=C}$
1200	酚羟基	ν_{C-O}
1110	硫酸根	$\nu_{S=O}$
1050	醇羟基	ν_{C-O}

【检查】酸度　主要是为了控制残留的未成盐的硫酸量。

溶液的澄清度与颜色　控制中间体 3，5-二苄氧基苯乙酮等水不溶性杂质及氧化产生的醌。

3,5-二羟基-ω-叔丁氨基苯乙酮硫酸盐　检测方法同 JP(16)，检查未被硼氢化钠还原而产生的杂质 3,5-二羟基-ω-叔丁氨基苯乙酮硫酸盐。在 330nm 的波长处测定吸光度，此波长为苯乙酮 n→π* 跃迁吸收带的 λ_{max}，硫酸特布他林在此波长处没有吸收。3,5-二羟基-ω-叔丁氨基苯乙酮硫酸盐的 0.01mol/L 盐酸溶液的紫外吸收光谱图见图 2。BP(2013)、USP(36)在有关物质项下检查该杂质，用高效液相色谱法定量测定。

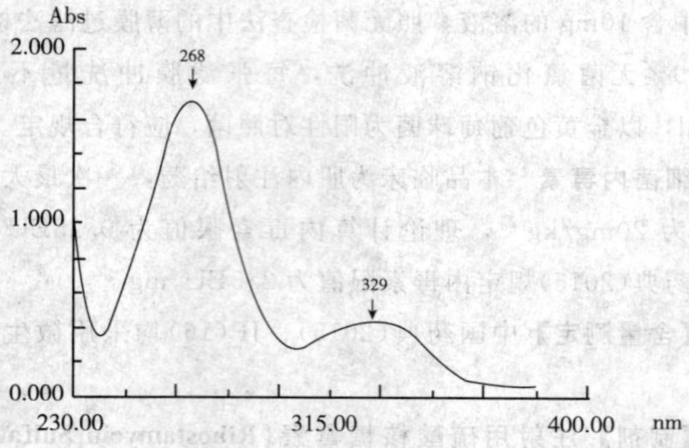

图 2　3,5-二羟基-ω-叔丁氨基苯乙酮硫酸盐的 0.01mol/L 盐酸溶液(0.067mg/ml)的紫外吸收光谱图

有关物质　由于酚遇光易氧化，需避光操作。

中国药典(2005)采用薄层色谱法，以高锰酸钾试液为显色剂，氧化酚生成醌而显色，但检测灵敏度较低。

USP(36)、BP(2013)、Ph. Eur. (7.0)均用高效液相色谱法，以已烷磺酸钠为离子对试剂，用 C18 柱进行分离，276nm 波长处检测。JP(16)仅控制 3,5-二羟基-ω-叔丁氨基苯乙酮硫酸盐而无有关物质检查项。

中国药典(2010)参照 BP(2009)方法制定，中国药典(2015)未修订。因我国无杂质 C(3,5-二羟基-ω-叔丁氨基苯乙酮)的对照品，所以改用与硫酸特布他林在化学结构上极为相近的沙丁胺醇来考察分离度。色谱柱建议选用 150mm×4.6mm 规格，如 Waters spherisorb ODS、Agilent Zorbax SB-Aq，分离度试验色谱图见图 3，硫酸特布他林原料药有关物质检查色谱图见图 4。本法最低检测浓度约为 0.3μg/ml，相当于 0.03%。

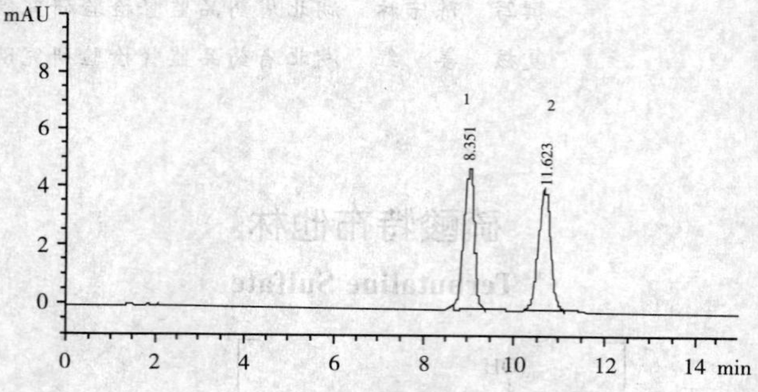

图 3　分离度试验色谱图

1. 硫酸特布他林；2. 沙丁胺醇

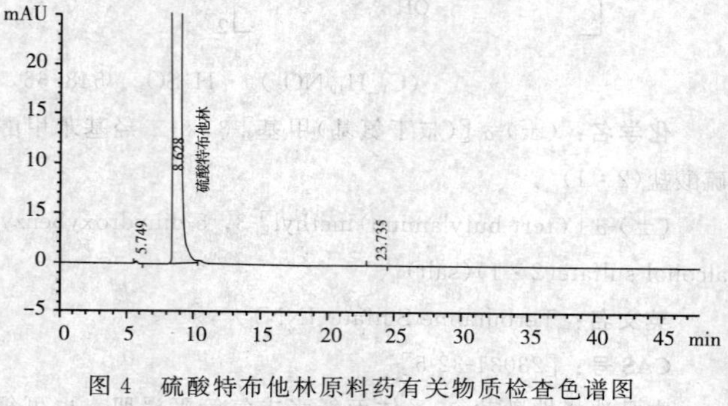

图 4　硫酸特布他林原料药有关物质检查色谱图

【含量测定】采用非水溶液滴定法，用电位法指示终点。USP(36)采用离子对反相色谱法，方法同有关物质检查项。

【制剂】中国药典(2015)收载硫酸特布他林片、硫酸特布他林吸入气雾剂。

硫酸特布他林吸入气雾剂(Terbutaline Sulfate Inhalation Aerosol)

鉴别　用三氯甲烷除去抛射剂后，进行红外光谱鉴别(光谱集 668 图)。

检查　每揿主药含量与微细粒子剂量均采用反相离子对色谱法，以辛烷磺酸钠为离子对试剂。

含量测定　采用比色法，测定时应准确控制 75 秒的反应时间。

参考文献

[1] 国家药典委员会．中华人民共和国药典临床用药须知·化学药和生物制品卷［M］．2005 年版．北京：人民卫生出版社，2005：247.

[2] 殷敦祥，严晓明，郑亚平，等．硫酸特布他林的合成［J］．中国医药工业杂志，1999，30(1)：4-6.

[3] 安登魁．药物分析［M］．济南：济南出版社，1992：585-586.

撰写　薛敏华　江苏省食品药品监督检验研究院

复核　张　玫　江苏省食品药品监督检验研究院

硫酸链霉素

Streptomycin Sulfate

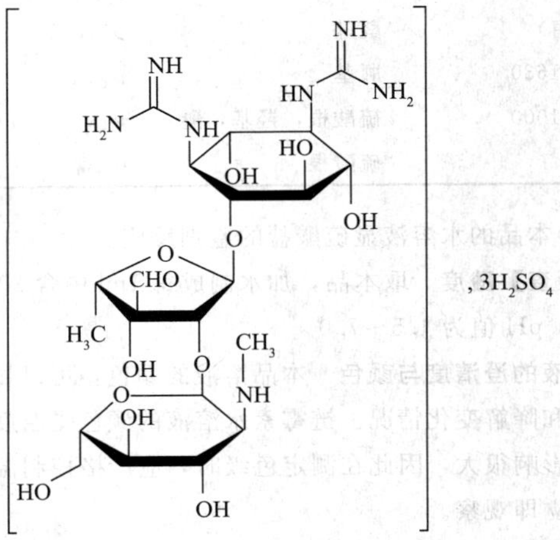

$(C_{21}H_{39}N_7O_{12})_2 \cdot 3H_2SO_4$　1457.40

化学名：*O*-2-甲基-2-脱氧-α-L-葡吡喃糖基-(1→2)-*O*-5-脱氧-3-*C*-甲酰基-α-L-来苏呋喃糖基-(1→4)-N^1，N^3-二脒基-D-链霉胺硫酸盐

O-2-deoxy-2-(methylamino)-α-L-glucopyranosyl-(1→2)-*O*-5-deoxy-3-*C*-formyl-α-L-lyxo-furanosyl-(1→4)-N^1，N^3-bis(aminoiminomethyl)-streptamine sulfate(2∶3)

CAS 号：［3810-74-0］

本品是从灰色链霉菌(*Streptomyces griseus*)的培养液中提取的抗生素，为第一个应用于临床的氨基糖苷类抗生素，也是第一个应用于治疗肺结核的抗生素。它除对革兰阳性菌有抑制作用外，对多数革兰阴性菌也有良好的效果。尤其是对结核分枝杆菌的抗菌作用很强。

氨基糖苷类的抗菌机制主要是作用在细菌的 30S 核糖体亚基 16S rRNA 上，抑制了细菌蛋白质的生物合成[1]。本类药物对细菌静止期细胞的杀灭作用也较强。

治疗用途：治疗肺结核，但易复发，复发后的结核菌有抗药性，无法再进行链霉素治疗；链霉素、氯霉素和四环素可用于治疗鼠疫，阴沟肠杆菌所致的心内膜炎。一些带有 R-因子的革兰阴性菌能产生各种酶(磷酸转移酶、核苷转移酶、乙酰转移酶)，通过与氨基糖苷类分子中的羟基或氨基发生酰化或核苷化及磷酸化，而使这类抗生素钝化，需与其他抗结核药联用。

本品对结核分枝杆菌有强大抗菌能力，其最低抑菌浓度(MIC)一般为 0.5mg/L。非典型分枝杆菌对本品大多耐药。本品口服不吸收，肌内注射后吸收良好，主要分布于细胞外液，并可分布于除脑以外的所有器官组织。本品与血清蛋白结合率低，绝大多数在体内不代谢失活，以原药形式经肾小球滤过排出，对肾脏产生毒性。

链霉素常见的毒副作用是耳毒性[1]，主要是损害第八对颅脑神经，引起不可逆耳聋，尤其对儿童毒性更大。链霉素会在耳内蓄积，损害前庭神经和耳蜗神经。链霉素可导致永久性听力丧失。文献报道，链霉素在某些患者会有过敏反应。由于链霉素这些毒性，使其应用受到一定限制。

本品由 S. A. Waksman 于 1944 年首先发现，国内于 1958 年开始生产。除中国药典(2015)收载外，BP(2013)、USP(36)、JP(16)，日抗基(2000)均有收载[2]。

【制法概要】菌种发酵，发酵液经酸化、过滤，除去菌丝及固体物，然后中和，通过弱酸型阳离子交换树脂进行离子交换，再用稀硫酸洗脱，收集高浓度洗脱液——链霉素硫酸盐溶液。洗脱液再经磺酸型离子交换树脂脱盐，此时溶液呈酸性，用阴离子树脂中和后，再经活性炭脱色得到精制液。精制液经薄膜浓缩成浓缩液，再经喷雾干燥得到无菌粉状产品，或者将浓缩液直接做成水针剂。

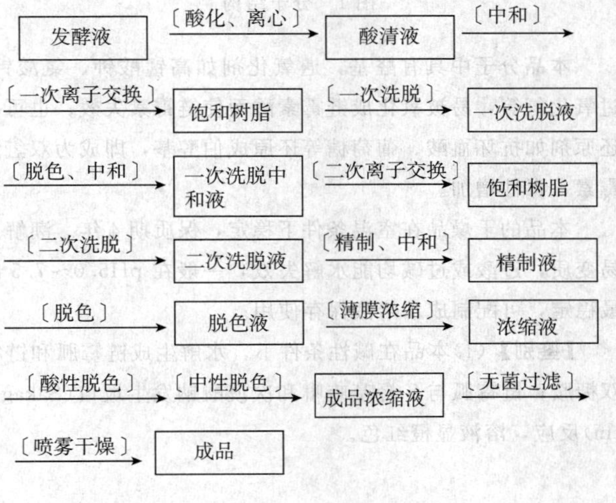

【性状】本品为白色或类白色粉末，无臭或几乎无臭，味微苦，有引湿性。易溶于水中，不溶于乙醇或三氯甲烷。熔点190～200℃，比旋度 $[\alpha]_D^{25}$ 为＋84°(c＝1，H_2O)，分子量1457.40，各国药典对其性状描述大致相同，唯独JP(15)中列出的[2]分子式为 $C_{21}H_{39}N_7O_{12}\cdot 1^1/_2H_2SO_4$，其分子量728.69，表达有所不同。

链霉素分子由链霉胍、链霉糖和 *N*-甲基-L-葡萄糖胺组成。链霉素分子中链霉糖部分的醛基被还原成伯醇基后，就成为双氢链霉素，其抗菌效能与链霉素大致相同，但对听神经的毒性比链霉素大。

由于含有氨基和其他碱性基团，氨基糖苷类抗生素均表现出碱性，可与无机酸或有机酸形成可溶性盐，临床常用其硫酸盐或盐酸盐，配制成注射液。这类抗生素的分子中有多个羟基，亲水性好，亲脂性很差，在胃肠道不易吸收，一般需注射给药。

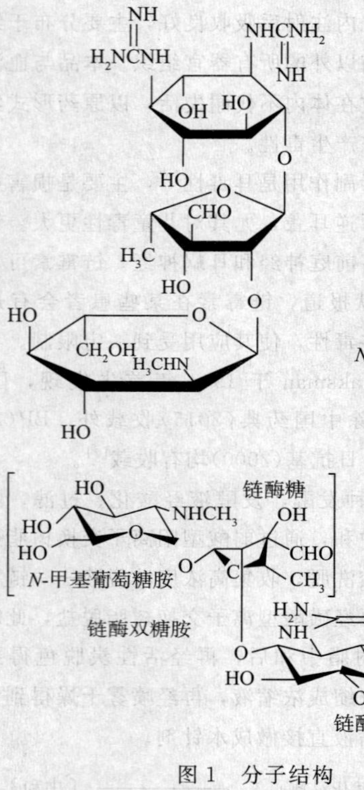

图1　分子结构

本品分子中具有醛基，遇氧化剂如高锰酸钾、氯酸钾、过氧化氢等，易被氧化成链霉素酸而使链霉素失效；也可被还原剂如抗坏血酸、葡萄糖等还原成伯醇基，即成为双氢链霉素，毒性增加。

本品的干燥品在室温条件下稳定，保质期4年。潮解后易变质，过酸或过碱均能水解失效，一般在pH5.0～7.5时最稳定，可配制成水溶液保存使用。

【鉴别】(1)本品在碱性条件下，水解生成链霉胍和链霉双糖胺；链霉胍与8-羟基喹啉和次溴酸钠发生坂口(Sakaguchi)反应，溶液显橙红色。

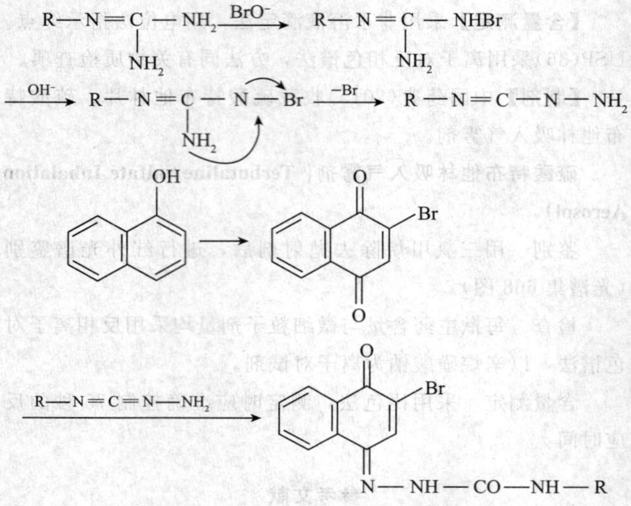

(2)本品另一水解产物链霉双糖胺，进一步水解生成链霉糖和 *N*-甲基葡萄糖胺。链霉糖经脱水重排，生成麦芽酚，此产物在弱酸性溶液中与三价铁离子作用，生成紫红色配合物。这是链霉素特有反应，既可鉴别又可进行含量测定。

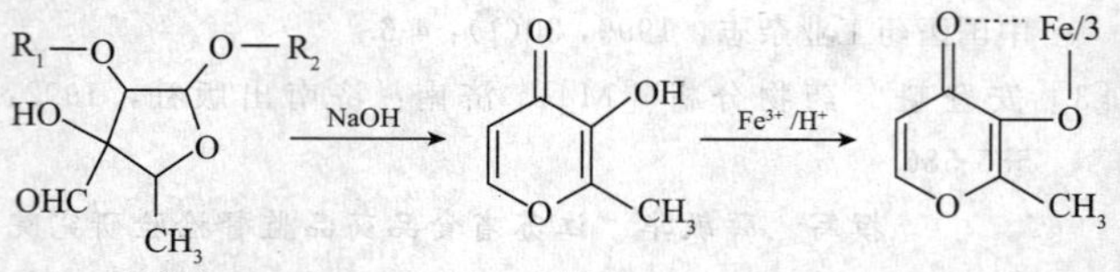

链霉糖　　麦芽酚　　配合物

(3)使用干燥的光谱纯溴化钾为分散剂，采用压片法制样。

本品的红外光谱法鉴别所得红外吸收图谱(光谱集491图)显示的主要特征吸收如下。

特征谱带(cm^{-1})	归属	
3500～3000	胍基，羟基	ν_{N-H}，ν_{O-H}
1720(肩)	醛基	$\nu_{C=O}$
1670，1630	胍基	$\nu_{C=N}$
1150～1000	硫酸根，羟基，醚	$\nu_{SO_4^{2-}}$，ν_{C-O}
610	硫酸根	$\delta_{SO_4^{2-}}$

(4)本品的水溶液显硫酸盐的鉴别反应。

【检查】**酸度**　取本品，加水制成每1ml中含20万单位的溶液，pH值为4.5～7.0。

溶液的澄清度与颜色　本品溶液的颜色，可以显示其精制程度和降解变化情况。链霉素水溶液的颜色受温度和放置时间的影响很大，因此在测定色级时，应严格控制温度并且溶解后立即观察。

有关物质　由于氨基糖苷类抗生素其结构中无紫外吸收，故参照同为氨基糖苷类抗生素的硫酸庆大霉素的C组分检查项下色谱条件，建立HPLC-ELSD方法控制硫酸链霉素有关物质。

强制破坏试验研究表明，在加酸、加碱或加热破坏时，能产生较多降解物；氧化亦能导致较大程度破坏。

根据现有生产工艺，发酵之后的提炼过程中，酸化、热凝易引起水解，现已知主要杂质有链霉胍、双氢链霉素、妥布霉素。

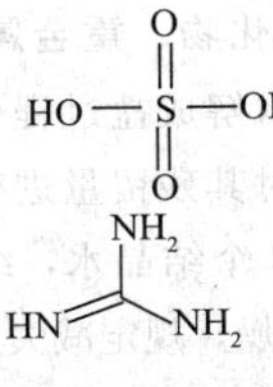

链霉胍 Guanidine sulfate

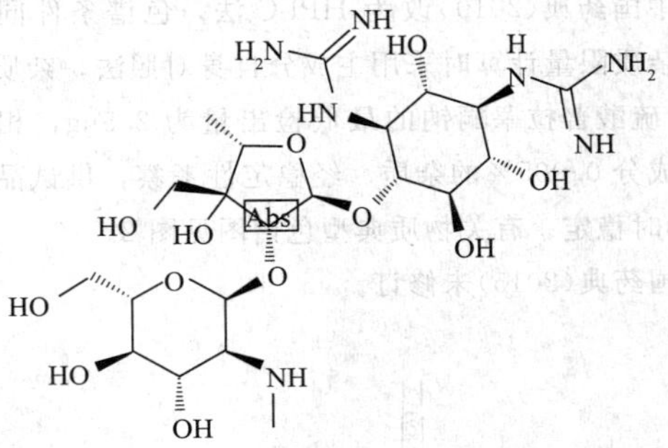

双氢链霉素 dihydrostreptomycine sulphate

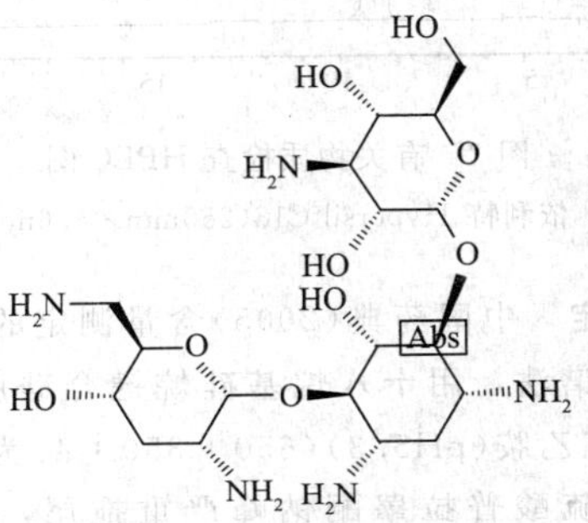

妥布霉素 Tobramycine

当信噪比为 3 时，此色谱条件下，链霉素的最小检出量为 20ng。

取本品适量，精密称定，加水溶解并定量稀释制成每 1ml 中约含 3.5 mg 的溶液，分别于 0 小时、6 小时、10 小时、24 小时时测定有关物质的总量，结果表明：该溶液室温下放置 24 小时内基本稳定。

分别用 Apollo C18(250 mm×4.6 mm，5 μm)，Diamonsil™ C18(200 mm×4.6 mm，5 μm)，EDS HYPERSIC C18(150 mm×4.6 mm，5 μm)三种不同牌号 ODS 柱考察色谱条件粗放度，结果表明通常使用的 ODS 色谱柱均可满足系统适用性试验的要求，其中 Apollo C18 耐受性较好。

干燥失重 因硫酸链霉素遇热易分解，故采用减压干燥的方式，五氧化二磷为干燥剂，减压至 0.67kPa。

【含量测定】浊度法 抗生素微生物检定用一剂量法测定。本品的浓溶液及点样用稀溶液放置冰箱 4℃存放，分别可稳定 30 天和 7 天，可以满足实验需要的抗生素贮备溶液和测定溶液的存放时间和条件。

BP(2013)、Ph. Eur.(7.0)和日本抗生素药品基准(2000)均对该品种浊度法测定效价有收载，一般采用标准曲线法、二剂量法。

【制剂】注射用硫酸链霉素(Streptomycin Sulfate for Injection)

本品系硫酸链霉素无菌粉末直接分装所得，其生产工艺及流程图如下：洗西林瓶→西林瓶灭菌、干燥→胶塞灭菌、干燥→铝盖消毒→原料检视→分装→压塞→轧盖→包装

与中国药典(2005)相比，增订了有关物质检查及浊度法测定效价，参照中国药典(2010)原料药项下。中国药典(2015)未作修订。

参考文献

[1] Andraw P，Carter. Functional insights from the structure of the 30S ribosomal subunit and its interactions with antibiotics [J]. Nature，2000，407：340-348.

[2] 日本药局方解说书［M］. 第十六改正. 东京：广川书店，2010：c-1901.

撰写 吴宇美 韩 彬 河北省药品检验研究院

复核 杨 梁 河北省药品检验研究院

硫酸普拉睾酮钠

Sodium Prasterone Sulfate

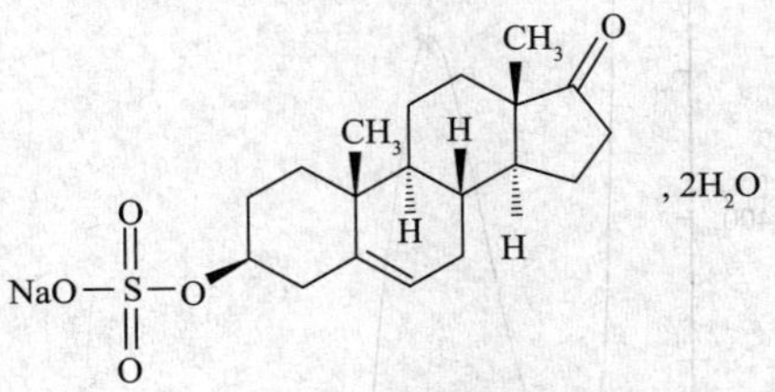

$C_{19}H_{27}NaO_5S \cdot 2H_2O$　426.51

化学名：3β-羟基-5-雄甾烯-17-酮硫酸钠二水合物

5-androsten-17-one-3β-ol-17-one sulfate salt dehydrate

英文名：Sodium Prasterone Sulfate

CAS 号：［78590-17-7］

本品为脱氢表雄酮，在体内代谢成雌二醇，直接作用于子宫颈组织，促进宫颈组织 b 型纤维芽细胞增生和平滑肌细胞增大，使颈管组织血管通透性增加，水分增多，细胞基质酸性黏多糖增加，并增强组织胶原蛋白酶活性，促使胶原纤维断裂，导致宫颈管组织软化，伸展性增强，宫口松弛。临床上用于妊娠足月引产前使宫颈成熟[1]。2003 年，FDA 批准其用于肾功能不全患者的治疗[2]。

硫酸普拉睾酮钠由日本钟纺制药有限公司于 1980 年首次以商品名 Mylis 上市[3]。

目前国内有两家企业生产，除中国药典(2015)外，JP(16)版亦有收载。

【制法概要】本品以醋酸去氢表雄酮为原料，在甲醇中碱性水解得去氢表雄酮，以硫酸、醋酐酯化，再以碳酸钠成盐得粗品，乙醇中精制得成品。

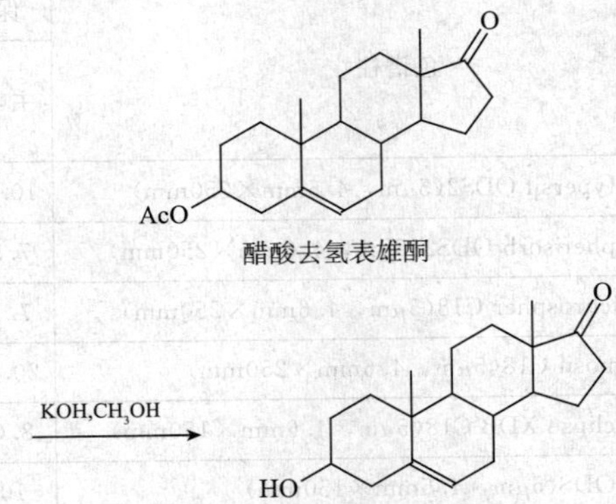

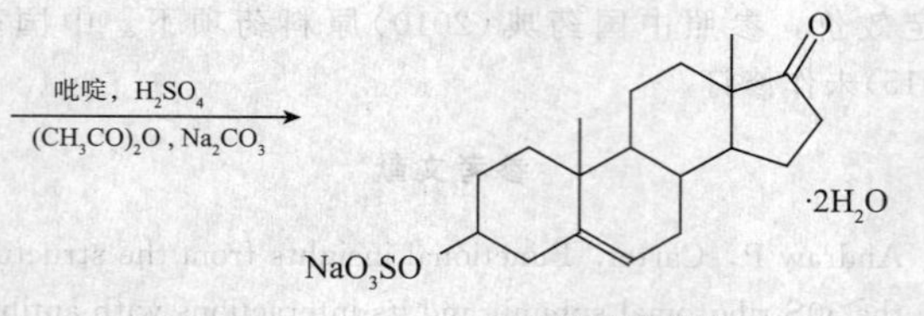

硫酸普拉睾酮钠

【鉴别】(1)本品为含活泼亚甲基的甾体激素类药物，与间二硝基苯反应呈色。

(2)本品水溶液(5mg/ml)在289nm波长处有最大吸收，在241nm波长处有最小吸收(图1)。

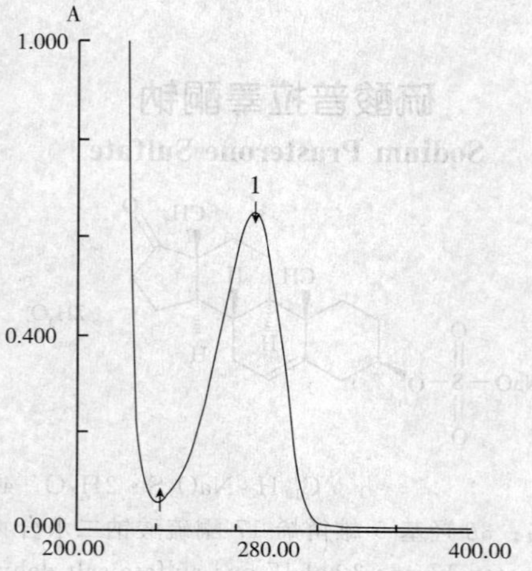

图1 硫酸普拉睾酮钠水溶液的紫外吸收光谱图

(3)本品的红外光吸收图谱应与对照的图谱(光谱集874图)一致，主要特征吸收见表1[4]。

表1 硫酸普拉睾酮钠的红外光谱

特征谱带(cm^{-1})	归属	
3500	水	ν_{O-H}
3050	烯氢	$\nu_{=C-H}$
3000～2800	烷基	ν_{C-H}
1760	17-酮	$\nu_{C=O}$
1640	水	δ_{H_2O}
1260～1220	硫酸酯	ν_{SO_4}
980	硫酸酯	ν_{S-O-C}

【检查】硫酸盐、氯化物、重金属 本品在合成工艺过程中使用到了硫酸，在水解成盐过程中可能引入了氯化物和重金属，故标准中规定对其残留量进行检查。

干燥失重 本品含2个结晶水，结晶水的理论含量应为8.45%，采用60℃减压干燥，规定减失重量应为8.0%～9.3%。

有关物质 中国药典(2005)采用薄层色谱法。为了准确定量，中国药典(2010)改为HPLC法，色谱条件同含量测定项。杂质限量计算时采用主成分自身对照法，杂质限度为0.5%。硫酸普拉睾酮钠的最低检出量为2.5ng，相当于可检出主成分0.005%的杂质。经稳定性考察，供试品溶液放置30小时稳定。有关物质典型色谱图见图2。

中国药典(2015)未修订。

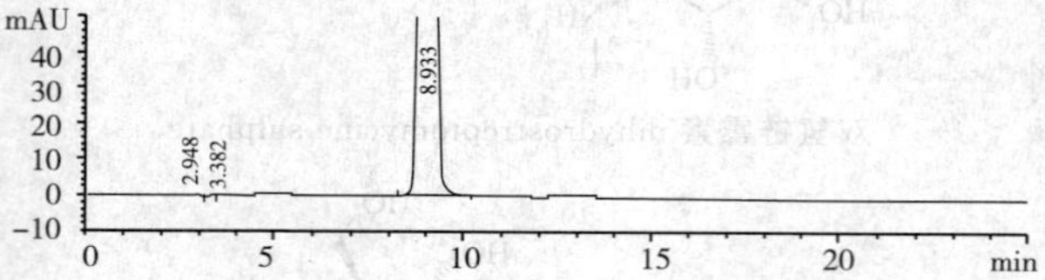

图2 有关物质检查HPLC图

色谱柱：依利特 Hypersil C18(250mm×4.6mm，5μm)

含量测定 中国药典(2005)含量测定的检测方法为高效液相色谱法，用十八烷基硅烷键合硅胶为填充剂；以甲醇-水-三乙胺(pH5.3)(650：350：4)为流动相，经实验中发现硫酸普拉睾酮钠峰严重拖尾，拖尾因子约为0.3。

中国药典(2010)调节流动相为甲醇-水-三乙胺(pH5.3)(650：350：50)，实验表明：与中国药典(2005)的色谱条件相比，该系统的硫酸普拉睾酮钠峰峰形较好，拖尾因子约为0.9。

为使色谱条件能对降解物质达到有效分离，标准增加了分离度要求，采用对照品经浓过氧化氢(30%)氧化的溶液进行系统适用性试验测定，选用6种品牌色谱柱进行试验结果表明，色谱峰保留时间略有差异，见表2，但大多数柱子对2个降解峰均可达到有效分离，耐用性好。见表2、图3、图4。

表2 不同色谱柱系统适用性试验结果

色谱柱	保留时间(分钟)			相对保留时间		主峰		
	主峰	杂质1	杂质2	杂质1	杂质2	对称性	理论板数	分离度(主峰与杂质2)
依利特 Hypersil ODS2(5μm，4.6mm×250mm)	10.1	5.4	8.4	0.53	0.83	0.92	9725	4.2
Waters Spherisorb ODS2(5μm，4.6mm×250mm)	7.9	4.7	7.3	0.59	0.92	0.67	3495	1.2
Habon Lichrospher C18(5μm，4.6mm×250mm)	7.1	4.5	未检出	0.63	未检出	0.76	3412	/
迪马 Diamosil C18(5μm，4.6mm×250mm)	20.0	9.2	16.4	0.46	0.82	0.95	7644	4.3
安捷伦 Eclipse XDB-C18(5μm，4.6mm×150mm)	8.0	3.5	5.7	0.42	0.69	0.81	6494	6.6
岛津 VP-ODS(5μm，4.6mm×150mm)	10	4.5	7.7	0.45	0.77	0.84	7290	5.4

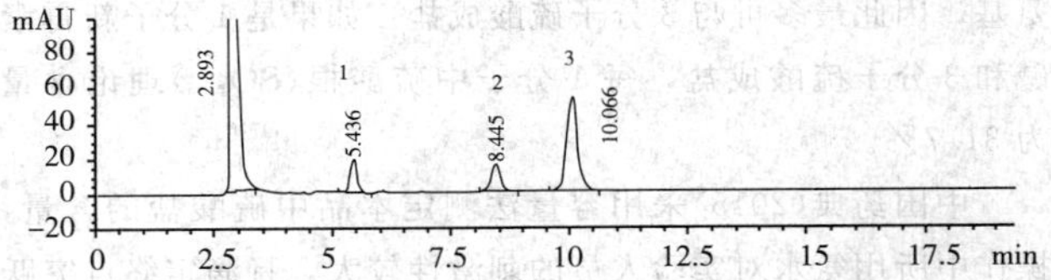

图3 系统适用性试验色谱图

1. 杂质1；2. 杂质2；3. 硫酸普拉睾酮钠

色谱柱：依利特 Hypersil C18(250mm×4.6mm，5μm)

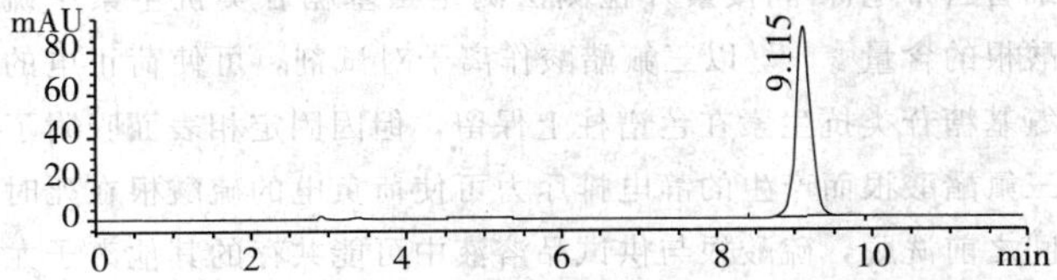

图4 中国药典(2010)色谱条件下的含量测定色谱图

1. 硫酸普拉睾酮钠

色谱柱：依利特 Hypersil C18(250mm×4.6mm，5μm)

硫酸普拉睾酮钠的进样量(x)在 2.0～25.1μg 范围内，与其峰面积(y)呈线性关系，线性方程为 $y=84.9+274.6x$，$r=0.9999(n=12)$；精密度试验 RSD 为 0.27%($n=6$)；供试品溶液 24 小时稳定。

中国药典(2015)未作修订。

【制剂】注射用硫酸普拉睾酮钠(Sodium Prasterone Sulfate for Injection)

本品为硫酸普拉睾酮钠的无菌粉末或无菌冻干品。无菌粉末是由无菌原料直接分装制得；冻干品是由硫酸普拉睾酮钠、甘氨酸配制成溶液，再进行冻干制得。目前国内有两家企业生产，批准文号分别为国药准字 H10960259 和国药准字 H10940064。除中国药典(2015)收载本品外，其他国家药典均未收载。

有关物质　采用高效液相色谱法，色谱条件与原料药相同。其冻干品中所用辅料甘氨酸在保留时间约为 2.9 分钟处有 1 色谱峰，见图 5，测定时应予扣除。

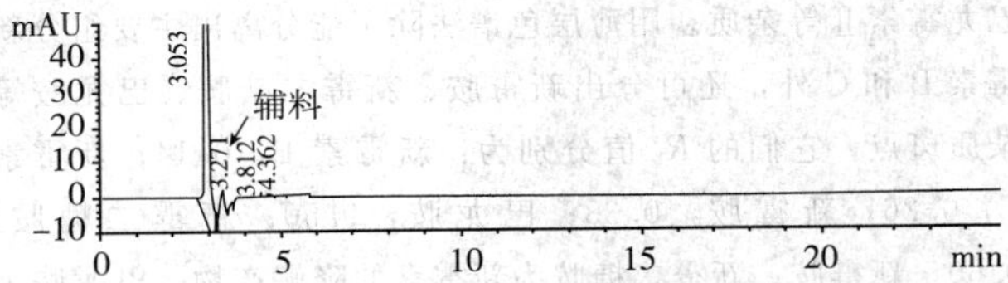

图5 有关物质-空白辅料的 HPLC 图

无菌　经实验复核，本品采用薄膜过滤法处理，供试液浓度为 20mg/ml，冲洗液为 0.1%蛋白胨水溶液，每膜冲洗量为 300ml，人工污染金黄色葡萄球菌、铜绿假单胞菌、枯草芽孢杆菌、生孢梭菌、白色念珠菌、黑曲霉菌的试验组菌生长良好，满足中国药典无菌验证的要求。

细菌内毒素　本品临床每小时用药最大剂量是静脉注射每次 200mg(中国药典临床用药须知)，内毒素计算限值约为 1.5EU/mg。中国药典(2015)规定本品细菌内毒素限值为 1.5EU/mg，与内毒素计算值比较，安全系数为 1。

参考文献

[1] 国家药典委员会．中华人民共和国药典临床用药须知·化学药和生物制品卷［M］．2005 年版．北京：人民卫生出版社，2005：936.

[2] FDA 批准普拉睾酮上市［J］．世界临床药物，2003，24(10)：578.

[3] 马玉卓．硫酸普拉睾酮钠二水合物的合成［J］．广东药学院学报，2000，18(3)：181-182.

[4] 张正行．有机光谱分析［M］．北京：人民卫生出版社，2009.

撰写　李　艳　王　印　海南省药品检验所

复核　鲁秋红　　　　　海南省药品检验所

硫酸新霉素

Neomycin Sulfate

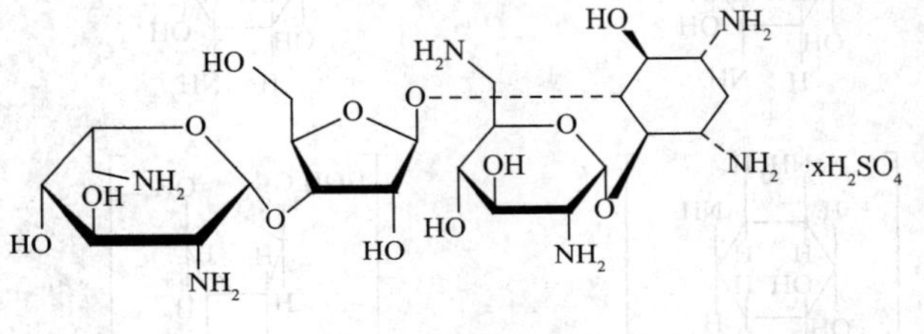

$C_{23}H_{46}N_6O_{13}$　614.64

化学名：2-脱氧基-4-氧-(2,6-二氨基-2,6-二脱氧基-α-D-吡喃葡糖基)-5-氧-[3-氧-(2,6-二氨基-2,6-二脱氧基-β-L-吡喃艾杜糖基)-β-D-呋喃核糖基]-D-链霉胺硫酸盐(硫酸新霉素 B)

sulphate of 2-deoxy-4-*O*-(2,6-diamino-2,6-dideoxy-α-D-glucopyranosyl)-5-*O*-[3-*O*-(2, 6-diamino-2, 6-dideoxy-β-L-idopyranosyl)-β-D-ribofuranosyl]-D-streptamine

英文异名：Fradiomycin Sulfate

CAS 号：［1405-10-3］

本品为氨基糖苷类抗生素，一般含有 3.0%～15.0%的新霉素 C。本品对革兰阳性、阴性菌及结核杆菌等均有抗菌作用。口服很少吸收，主要用于肠道、皮肤、耳、鼻、咽喉等感染的治疗。

本品由 Waksman 等于 1949 年发现。国内于 1964 年开始生产。除中国药典(2015)收载外，USP(36)、BP(2013)及 JP(16)均有收载。

【制法概要】新霉素发酵液通过强酸型阳离子交换树脂吸附后，用氨水洗脱，洗脱液经薄膜浓缩，硫酸中和后喷雾干燥，即得[1]。

【性状】本品极易吸湿，引湿增重达 29.36%，引湿后呈糊状。

比旋度：新霉素 B 为 $+83°$(0.2mol/L 盐酸溶液为溶剂)，其硫酸盐为 $+58°$(水为溶剂)；新霉素 C 为 $+121°$

（0.1mol/L 硫酸溶液为溶剂），其硫酸盐为＋82°（水为溶剂）[2]。

本品的固体粉末于 110℃加热 10 小时效价不变，但外观变黄。水溶液在碱性条件下尚稳定，但在酸性条件下会降解，降解途径以新霉素 B 为例如下所示[3]。

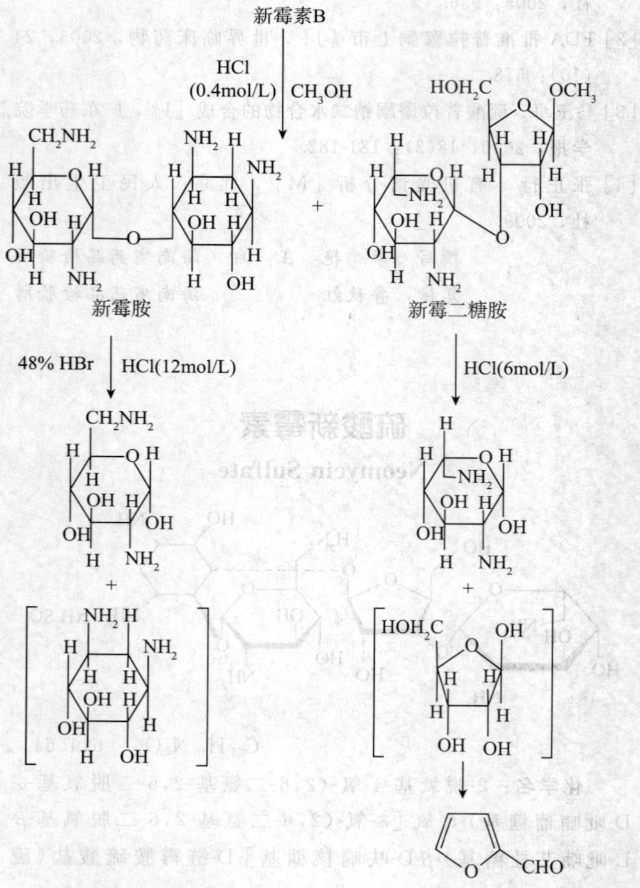

【鉴别】（1）本品为氨基糖苷类抗生素，在酸性条件下加热水解可产生氨基糖。氨基糖在碱性条件下可与乙酰丙酮缩合成吡咯衍生物，再与对二甲氨基苯甲醛试液反应，产生樱桃红色[4]。该法对氨基糖类专属性较高，多种非氨基糖、氨基酸及葡萄糖醛酸等均无此呈色反应，亦不干扰氨基糖的鉴别反应。

（2）为了区分本品与其他氨基糖苷类抗生素，采用薄层色谱法与已知对照品比较进行鉴别。显色剂用 10％次氯酸钠溶液与碘化钾淀粉溶液，也可以用茚三酮试液，但前者显色灵敏度更好。

（3）本品的红外光吸收图谱（光谱集 492 图）显示的主要特征吸收如下。

特征谱带（cm^{-1}）	归属	
3450	羟基	ν_{O-H}
3100～2300	胺盐	$\nu_{NH_3^+}$
1610，1510	胺盐	$\delta_{NH_3^+}$
1115	硫酸根	$\nu_{SO_4^{2-}}$
1050	羟基，醚	ν_{C-O}
615	硫酸根	$\delta_{SO_4^{2-}}$

【检查】**硫酸盐** 本品主要组分的每 1 分子中含有 6 个氨基，因此最多可与 3 分子硫酸成盐。如果是 1 分子新霉素碱和 3 分子硫酸成盐，每 1 分子中硫酸根（SO_4^{2-}）理论含量为 31.7％。

中国药典（2015）采用容量法测定本品中硫酸盐的含量，操作中所用氨水对实验人员的刺激性较大，且滴定终点突跃不明显，初试者不易掌握。

有报道可采用分别以三氟醋酸或正己胺作离子对试剂的反相高效液相色谱（HPLC）-蒸发光散射检测（ELSD）法或毛细管区带电泳-间接紫外检测法测定氨基糖苷类抗生素中硫酸根的含量[5~7]。以三氟醋酸作离子对试剂，可使荷正电的氨基糖苷类抗生素在色谱柱上保留，但因固定相表面吸附了三氟醋酸根而产生的静电排斥力可使荷负电的硫酸根在死时间之前洗脱，硫酸根与供试品溶液中可能共存的其他离子尤其是无机阴离子等的分离较差。图 1 以硫酸庆大霉素的分析为例显示了硫酸根与其他无机离子的分离情况，分析硫酸新霉素时亦如此。因此，中国药典（2010）在测定硫酸庆大霉素等氨基糖苷类抗生素中硫酸根的含量时，采用降低供试品溶液的浓度以增加硫酸根与其他离子之间的分离度的方式，以增加测定结果的准确性。以正己胺作离子对试剂或采用毛细管电泳法，则硫酸根与可能共存的离子之间均可达基线分离，专属性相对较好[6,7]。

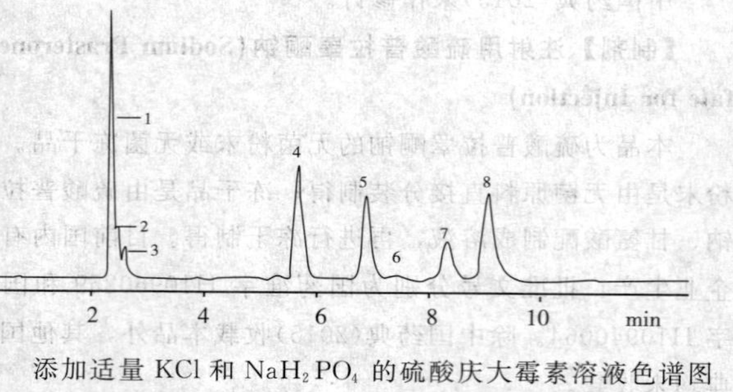

图 1　添加适量 KCl 和 NaH_2PO_4 的硫酸庆大霉素溶液色谱图

1. SO_4^{2-}；2. $H_2PO_4^{2-}$；3. $K^+ + Na^+$；4. 庆大霉素 C_{1a}；5. 庆大霉素 C_2；6. 小诺霉素；7. 庆大霉素 C_{2a}；8. 庆大霉素 C_1

新霉胺 本品含有微量的新霉胺、巴龙胺、巴龙霉素Ⅰ、巴龙霉素Ⅱ等杂质。用薄层色谱法除了能分离出主要组分新霉素 B 和 C 外，还可分出新霉胺、新霉二糖胺、巴龙胺等杂质斑点，它们的 R_f 值分别为：新霉素 B，0.14；新霉素 C，0.26；新霉胺，0.33；巴龙胺，0.50；新霉二糖胺，0.60。新霉胺、新霉二糖胺为新霉素的降解产物，巴龙胺为巴龙霉素的降解产物。如果供试品中存在巴龙霉素，则其 R_f 值介于新霉素 C 和新霉胺之间，会影响新霉胺的分离。不同品牌的硅胶可能影响该色谱系统的选择性。

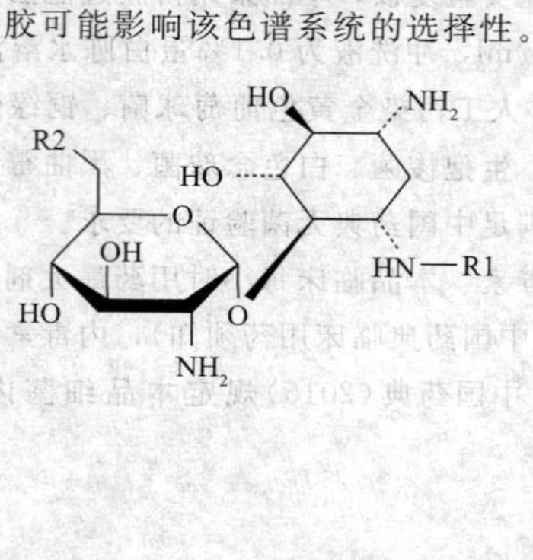

杂质 A：R1＝H，R2＝NH_2：新霉胺或新霉素 A

杂质 B：R1＝CO－CH_3，R2＝NH_2：3-乙酰新霉胺或新霉素 LP-A

杂质 D：R1＝H，R2＝OH：巴龙胺或新霉素 D

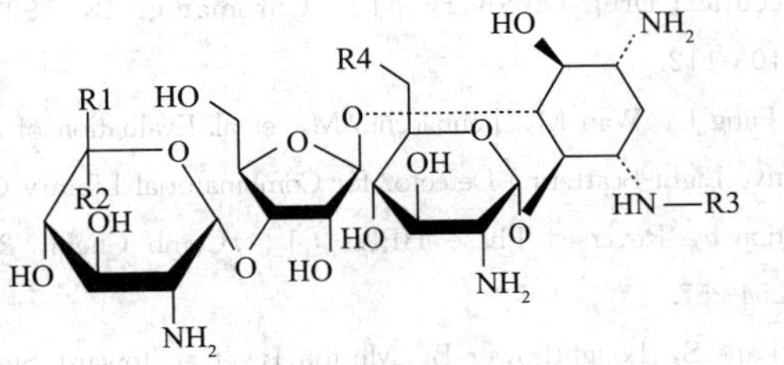

杂质 C：R1＝CH_2－NH_2，R2＝R3＝H，R4＝NH_2：新霉素 C

杂质 E：R1＝R3＝H，R2＝CH_2－NH_2，R4＝OH：巴龙霉素Ⅰ或新霉素 E

杂质 F：R1＝CH_2－NH_2，R2＝R3＝H，R4＝OH：巴龙霉素Ⅱ或新霉素 F

杂质 G：R1＝H，R2＝CH_2－NH_2，R3＝CO－CH_3，R4＝NH_2：新霉素 LP-B

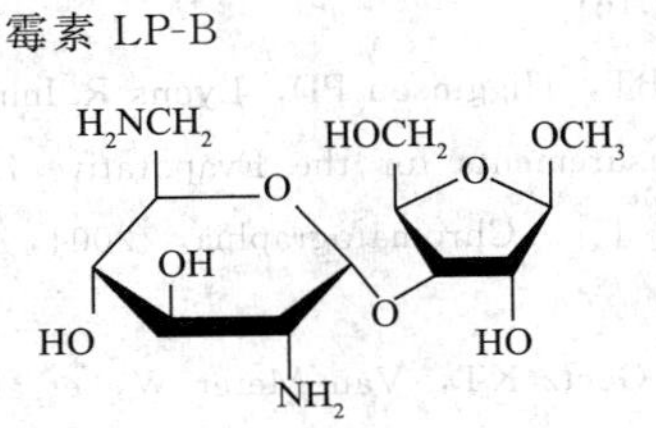

杂质 H：新霉二糖胺

新霉素 C 与新霉素 B 互为差向异构体。两者的抗菌谱基本相同，但新霉素 B 的抗菌作用比新霉素 C 强 2～4 倍，毒性却低于新霉素 C。中国药典(2015)对新霉素 C 含量未作规定，BP(2013)规定新霉素 C 含量为 3.0%～15.0%。若少于 3.0%则为硫酸新霉素 B(framycetin sulfate)。

新霉素无特征紫外吸收，无法采用 HPLC-紫外检测。BP(2013)采用反相离子对 HPLC-脉冲安培检测器(PAD)检测有关物质，但 PAD 的稳定性较差，以致测定结果的重现性较差[8,9]。

有文献报道可以高浓度的三氟醋酸作离子对试剂，采用反相离子对 HPLC-ELSD 检测本品的有关物质[10]。参考该方法，采用两台不同品牌的 ELSD(SEDEX-75 型和 Alltech2000 型-分流模式)对国内两个厂家的 4 批产品进行检测。结果显示，两台 ELSD 对同一批供试品的测定结果差异较大，如新霉素 C 组分测定结果的相对偏差可高达 16%～19%。

该现象在 ELSD 的 40 余年的应用史上并不鲜见[11,12]。由于其检测原理上固有的局限性，ELSD 可能导致 10%～20%的定量误差[13-15]，采用一些改进的方法或可提高定量结果的准确性[16-18]。

此外，采用相同的色谱柱和流动相，两台 ELSD 检测同一份供试品溶液所得的色谱图显示，有关物质的个数和相互间的分离效果存在一定的差异，其原因可能源于两台 ELSD 结构上的不同。

中国药典(2010)参照 BP(2010)采用柱前衍生化-反相 HPLC 分析硫酸阿米卡星。同样有文献报道可采用柱前衍生化的方式分析硫酸新霉素，唯因新霉素结构中有 6 个可发生衍生化反应的伯氨基，如欲使 6 个伯氨基均衍生化，则可供选择的衍生化试剂种类较少，且反应条件较为苛刻[19-22]。此外，因新霉素 C 与新霉素 B 的衍生化产物仍互为差向异构体，反相 HPLC 较难分离，一般需选用正相 HPLC[19-21]。

【含量测定】采用管碟法测定效价。由于实验剂量所致抑菌圈直径较小。为了提高检测灵敏度和重现性，可以采取下列措施。

(1)试验溶液滴入钢管后放置一段时间再置 37℃培养，可使抑菌圈增大。亦有报道，在培养前将琼脂平板于冰箱放置比 20℃放置更能提高灵敏度和扩大抑菌圈。

(2)新霉素与琼脂能进行物理性结合，加入 KCl 或 NaCl 可使之逆转，因此在试验溶液中加入一定量的 NaCl 或 KCl 可以显著地增加新霉素在琼脂中的扩散作用。实验表明，抑菌圈的大小随加入 NaCl、KCl 浓度的增加而增大，但以 3%为宜。

(3)提高缓冲液和培养基的 pH 值均能使抑菌圈的直径扩大，但 pH 值过高不利于细菌的生长，会使抑菌圈的边缘不整齐，故一般以 pH7.8～8.0 为宜[34]。有人认为磷酸盐对抑菌圈的扩大有影响，而采用 0.1mol/L 三羟甲基氨基甲烷缓冲液能提高检测的灵敏度。

此外，由于本品中一般含有适量的新霉素 C 和微量的新霉胺，而新霉素 C 的抗菌活性一般为新霉素 B 的 30%～50%，新霉胺的抗菌活性更低。因此，检定菌种的选择对测定结果的专属性有很大关系。中国药典(2015)及 USP(32)、JP(15)等均采用金黄色葡萄球菌作检定菌，而 BP(2009)则采用短小芽孢杆菌作检定菌。这两种菌的比较实验结果见下表。

检定菌 / 供试品	效价，μ/mg		
	金黄色葡萄球菌	短小芽孢杆菌	差值
新霉素 B	700	682	17
新霉素 C	335	389	−54
新霉胺	123	175	−52

显然，金黄色葡萄球菌对新霉素 B 敏感度较高，对新霉素 C 及新霉胺则较低，故采用该菌种作检定菌是较为适宜。

【贮藏】因本品极易吸湿，且本品的固体粉末于 20℃贮存 3 年以上稳定，故规定本品应密封，在干燥处保存。

【制剂】(1)硫酸新霉素片(Neomycin Sulfate Tablets)

含量测定　本品中因含有水中不溶性辅料，在进行含量测定前要充分研磨混匀后才能取样。在溶解供试品时，须充分振摇提取。供试液中的辅料不必过滤除去；若采取过滤操作往往会使测定结果偏低。因此供试液只需静置，待不溶性辅料沉淀后，取上清液测定即可。

(2)硫酸新霉素滴眼液(Neomycin Sulfate Eye Drops)

防腐剂　羟苯乙酯、羟苯丙酯和苯扎氯铵。参照中国药典(2015)妥布霉素滴眼液的防腐剂检查项制订。

(3)复方新霉素软膏(Compound Neomycin Ointment)

参考文献

[1] 中华人民共和国卫生部药典委员会．中华人民共和国药典 1990年版二部药典注释［M］．北京：化学工业出版社，1993：803.

[2] 抗菌素生物理化特性编写组．抗菌素生物理化特性：第二分册［M］．北京：人民卫生出版社，1981：271-274.

[3] Florey K. Analytical Profiles of Drug Substances：Vol. 8［M］. New York：Academic Press，1979：399.

[4] 张治锬．抗菌素药品检验［M］．北京：人民卫生出版社，1987：207.

[5] Nikolaos CM，Michael AK. Enhancement of Evaporative Light Scattering Detection in High-performance Liquid Chromatographic Determination of Neomycin Based on Highly Volatile Mobile Phase，High-molecular-mass Ion-pairing Reagents and Controlled Peak Shape［J］. J Chromatogr A2004，1057(2)：125-131.

[6] 刘浩，潘颖，仇仕林．高效液相色谱-蒸发光散射检测法测定氨基糖苷类抗生素中硫酸盐含量的研究［J］．药物分析杂志，2001，21(6)：429-434.

[7] Liu H，Sunderland VB. Determination of Sulfate in Aminoglycoside Antibiotics by Capillary Electrophoresis with Indirect UV Detection［J］. J Liq Chromatogr & Rel Tech，2004，27(4)：677.

[8] Adams E，Schepers R，Roets E，et al. Determination of Neomycin Sulfate by Liquid Chromatography with Pulsed Electrochemical Detection［J］. Chromatogr A，1996，741(2)：233-240.

[9] Ghinami C，Giuliani V，Menarini A. Electrochemical Detection of Tobramycin or Gentamicin According to The European Pharmacopoeia Analytical Method［J］. Chromatogr A，2007，1139：53-56.

[10] Clarot I，Regazzeti A，Auzeil N，et al. Analysis of Neomycin Sulfate and Framycetin Sulfate by High-performance Liquid Chromatography Using Evaporative Light Scattering Detection［J］. Chromatogr A，2005，1087(1/2)：236-244.

[11] Guiochon G，Moysan A，Holley C. Influence of Various Parameters on the Response Factors of the Evaporative Light Scattering Detector for A Number of Non-volatile Compounds［J］. Liq Chromatogr & Rel Technol，1988，11(12)：2547-2570.

[12] Righezza M，Guiochon G. Effects of the Nature of the Solvent and Solutes on the Response of a Light-scattering Detection［J］. Liq Chromatogr & Rel Technol，1988，11(9/10)：1967-2004.

[13] Kibbey CE. Quantitation of Combinatorial Libraries of Small Organic Molecules by Normal-phase HPLC with Evaporative Light-scattering Detection［J］. Diversity，1996，1：247-258.

[14] Hsu BH，Orton E，Tang SH，et al. Application of Evaporative Light Scattering Detection to the Characterization of Combinatorial and Parallel Synthesis Libraries for Pharmaceutical Drug Discovery［J］. Chromatogr B，1999，725：103-112.

[15] Fang L，Wan M，Pennacchio M，et al. Evaluation of Evaporative Light-Scattering Detector for Combinatorial Library Quantitation by Reversed Phase HPLC［J］. Comb Chem，2000，2：254-257.

[16] Lane S，Boughtflower B，Mutton I，et al. Toward Single-Calibrant Quantification in HPLC. A Comparison of Three Detection Strategies：Evaporative Light Scattering，Chemiluminescent Nitrogen，and Proton NMR［J］. Anal Chem，2005，77：4354-4365.

[17] Villiers A，Gorecki T，Lynen F，et al. Improving the Universal Response of Evaporative Light Scattering Detection by Mobile Phase Compensation［J］. Chromatogr A，2007，1161：183-191.

[18] Mathews BT，Higginson PD，Lyons R. Improving Quantitative Measurements for the Evaporative Light Scattering Detector［J］. Chromatographia，2004，60（11/12）：625-633.

[19] Tsuji K，Goetz KT，Van Meter W，et al. Normal-phase High-performance Liquid Chromatographic Determination of Neomycin Sulfate Derivatized with 1-Fluoro-2，4-dinitrobenzene［J］. Chromatogr，1979，175：141-152.

[20] Helboe P，Kryger S. Improved High-performance Liquid Chromatographic Method for Simultaneous Determination of Neamine，Neomycin B and Neomycin Cin Neomycin Sulfate［J］. Chromatogr，1982，235：215-220.

[21] Tsuji K，Jenkins KM. Derivatization of Primary Amines by 2-Naphthalenesulfonyl Chloride for High-performance Liquid Chromatographic Assay of Neomycin Sulfate［J］. Chromatogr，1986，369：105-115.

[22] Caturla MC，Cusido E. High-performance Liquid Chromatography Method for the Determination of Aminoglycosides Based on Automated Pre-column Derivatization with *o*-Phthalaldehyde［J］. Chromatogr，1992，593：69-72.

撰写　仇仕林　刘　浩　潘　颖　赵敬丹

上海市食品药品检验所

复核　刘　浩　　上海市食品药品检验所

硫酸镁

Magnesium Sulfate

$MgSO_4 \cdot 7H_2O$　246.48

化学名：硫酸镁

英文名： Magnesium Sulfate(1∶1)Heptahydrate

异名： 泻盐；硫苦；苦盐；镁磺氧；麻苦乐儿[1]

英文异名： Magnesium Sulphate Heptahydrate；Epsom Salts；Bitter salts；Salamarum；Magnesium Sulphate

CAS 号： [10034-99-8]；无水硫酸镁（Anhydrous Magnesium Sulfate）的 CAS 号为 [7487-88-9]、三水合硫酸镁（Trihydrate Magnesium Sulfate）的 CAS 号为 [15320-30-6]、亚硫酸镁（$MgSO_3$，Magnesium sulfite）的 CAS 号为 [7757-88-2]

本品为泻药和利胆药。但其不同的给药途径可呈现不同的药理作用，如口服为容积性泻药及利胆药，注射用则为抗惊厥药。本品口服仅少量被肠道吸收，在小肠内起高渗作用，并刺激肠蠕动而排便，同时还促使肠壁释放胆囊收缩素，致泻增强。小剂量可使奥狄括约肌松弛，促进胆囊排空，产生利胆作用。口服约有 20%吸收入血液，而后随尿排出。约 1 小时起效，持续 1～4 小时。主要不良反应为大量服用可致脱水。

本品注射给药可作为抗惊厥药，常用于妊娠高血压综合征，降低血压，治疗先兆子痫和子痫，也可用于治疗早产，以及低镁血症的预防和治疗，尤其适用于急性低镁血症伴有肌肉痉挛、手足抽搐时。肌内注射后 20 分钟起效，静脉注射几乎立即起效。作用时间持续 30 分钟。肌内和静脉注射，药物均由肾脏排出。主要不良反应为：静脉注射常引起潮热、出汗、口干等症状，快速静脉注射可引起恶心、呕吐、心慌、头晕以及血压降低及呼吸暂停等症状；肾功能不全的患者或用药剂量大时，可发生血镁积聚，出现肌肉兴奋性受抑制，呼吸停止和心律失常，心脏传导阻滞，浓度再高时，可使心跳停止；镁离子可自由透过胎盘，造成新生儿高镁血症[2,3]。

另外，近年来研究表明，硫酸镁对缺血缺氧造成的中枢神经系统损伤有保护作用，并能减缓由损伤所引发的功能紊乱[4]。

本品由格莱茹（N. GRERU）于 1695 年在英国 Epsom 的矿泉水蒸发时发现 Sal angelicum 又称为 Epsom salt 后，于 1717 年从海水中制得，1868 年从硫酸镁矿中制取，之后采用硫酸与菱镁矿等含镁矿石反应制得[5]。我国于 1949 年开始投产。

除中国药典（2015）收载外，USP（36）、BP（2013）、Ph. Eur.（7.0）及 JP（16）均有收载。其中中国药典（2015）、BP(2013)、Ph. Eur.（7.0）及 JP(16)仅收载了七水合硫酸镁，USP(36)还收载了无水硫酸镁和一水合硫酸镁。

【制法概要】 本品的制备方法较多，包括硫酸法、高温盐溶浸法、苦卤复晒法、震荡转化法，以及盐湖苦卤法。近些年又开发了一些副产法，如硼镁矿制硼酸联产七水硫酸镁等。以下简述硫酸法。

硫酸法是以苦土粉为原料，利用苦土中的氧化镁与硫酸反应生成硫酸镁，一次加入过量的硫酸使 pH 值为 1，生成硫酸镁，再用少量苦土粉中和，调节 pH 值至 5～8，使铁、铝形成氢氧化物混合沉淀，钙、铅等形成不溶性硫酸盐沉淀被去除；另外除杂质的方法还有用过氧化氢，在酸性条件下使二价铁氧化为三价铁，生成氢氧化铁沉淀被去除；用氢氧化物沉淀铅及汞等重金属，同生成的氢氧化镁与砷的化合物共沉淀和吸附作用[6]，滤过除去这些杂质，经活性炭脱色，浓缩，结晶，洗涤，干燥即得。

工艺流程：苦土粉→打浆→中和→氧化→共沉淀→滤过→脱色→浓缩→结晶→精制→干燥→成品

【性状】 本品由于结晶条件不同而形成不同晶型，故中国药典（2015）未规定结晶形态，USP（36）、BP（2013）、JP（16）、Ph. Eur.（7.0）也未规定。一般在结晶时自然冷却所得产品为针状结晶；在机械搅拌下冷却所得产品为颗粒状结晶；结晶时间过长不搅拌形成斜方形结晶。

本品易风化失去结晶水。在干燥空气中，常温约失去 1 分子水；70～80℃约失去 4 分子水，100 ℃约失去 5 分子水，120 ℃约失去 6 分子水，约 238 ℃失去全部结晶水变为无水物。

【检查】酸碱度 检查游离酸和碱式盐。

氯化物 本品为镁盐，成品中混有氯化物可生成毒性较大的氯化镁，故设置本项检查并应严格控制。

炽灼失重 因本品含有 7 分子结晶水，故需先在 105 ℃干燥除去大部分结晶水，再经高温炽灼使其成为无水物。硫酸镁长时间在 450～550℃强热会减量，因此在实验时应避免时间过长。

本品含水量的理论值为 51.17%。本品易风化，在干燥空气中，常温约失去 1 分子水，约为 7.3%，如果按已失去 1 分子计算，含 6 个结晶水理论上为 43.87%。因此，中国药典（2015）与 BP（2013）、Ph. Eur.（7.0）的限度定为 48.0%～52.0%，USP(36)定为 40.0%～52.0%。JP(16)定为 45.0%～52.0%，是以 $MgSO_4 \cdot 7H_2O$ 风化失去一分子结晶水变为 $MgSO_4 \cdot 6H_2O$ 为基础确定的。但是此项检查的限度各国药典的差异较大，限度的合理性有待于进一步考查。

钙 本品系由氧化镁（苦土）与硫酸反应制得。其在生产过程中，经由菱镁矿预处理、煅烧粉碎，含杂质较多，尤其是含钙（氧化钙）量较多，而且本品的制剂又为注射剂，因此有必要控制生产工艺中残留的不溶性钙盐，中国药典（2010）参考 JP(15)钙检查法，建立了原子吸收分光光度检查法，该法在 0.04～20 μg/ml 浓度范围内线性关系良好（r=0.9994），检测限为 0.013 μg，限度为 0.02%。中国药典（2015）未作修订。

锌盐 本品生产用原料为苦土粉，含杂质较多。为控制其生产过程中残留的锌盐，中国药典（2010）参考 JP（15）锌盐检查法建立本检查方法，中国药典（2015）未作修订。方法原理为锌的水溶液加醋酸后可与亚铁氰化钾产生沉淀，限度规定为实验溶液不得显浑浊。反应式如下。

$3Zn^{2+} + 2K_4[Fe(CN)_6] \rightleftharpoons Zn_3K_2[Fe(CN)_6]_2 \downarrow$(白色)$+ 6K^+$

铁盐、重金属、砷 本品生产用原料为苦土粉，含杂质较多。虽经过调 pH 值、结晶、洗涤等步骤，成品中仍可能带入微量金属杂质，故应控制其含量。

另外，USP 现行版有硒检查项，中国药典(2015)及 BP 现行版、Ph. Eur. 现行版、JP 现行版均未有此项检查，是否对硒进行控制，应根据国内各地原料来源及生产各环节的实际情况确定。

【含量测定】 采用络合滴定法，USP(36)、BP(2013)、Ph. Eur. (7.0)及 JP(16)采用同法。本方法以铬黑 T 为指示剂。乙二胺四醋酸二钠与镁离子形成内配盐，结构如下[5]。

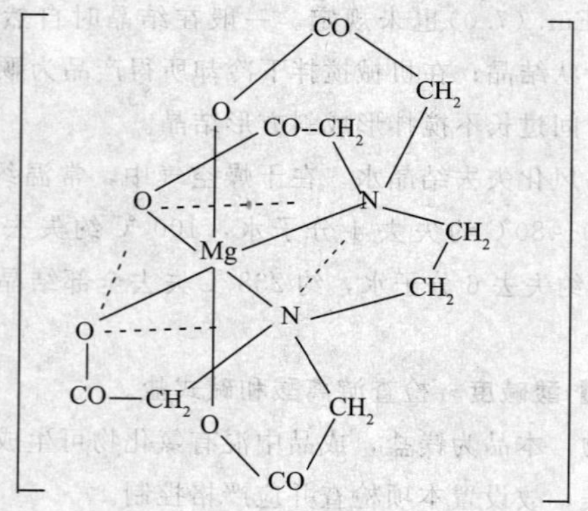

在 pH 值约为 10 的条件下，铬黑 T 溶液呈蓝色，与镁离子配位化合后呈酒红色。滴定前，镁离子先与铬黑 T 生成稳定性较小的内配盐，溶液为红色。

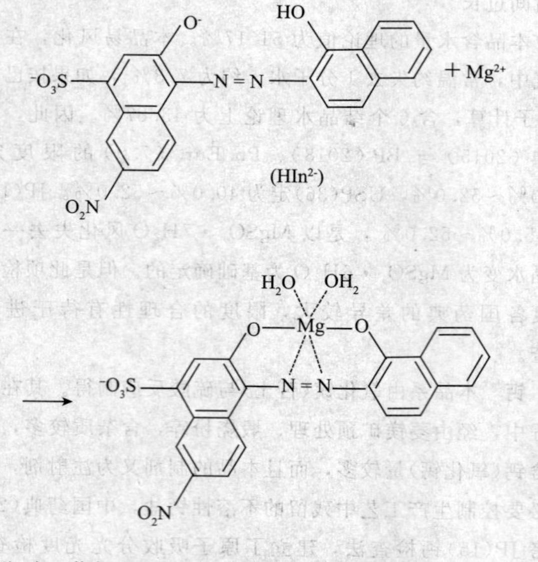

此时，若加入乙二胺四醋酸二钠溶液，镁离子能与其生成更稳定的内配盐，致使镁离子从铬黑 T 的内配物中解离，而使铬黑 T 恢复原有的蓝色。滴定过程图示如下。

$$Mg^{2+} \xrightarrow{HIn^{2-}} \begin{matrix} Mg^{2+} \\ MgIn^- \end{matrix} \xrightarrow{H_2Y^{2-}} \begin{matrix} MgY^{2-} \\ MgIn^- \end{matrix} \xrightarrow{H_2Y^{2-}} \begin{matrix} MgY^{2-} \\ MgY^{2-} \end{matrix} + HIn^{2-}$$

(红色)　　(红色)　　(蓝色)

乙二胺四醋酸二钠与镁离子形成内配盐的稳定度，以 pH 在 9.6～10.4 为最佳。

中国药典(2015)规定含量限度为不得少于 99.5%，USP(36)、BP(2013)、Ph. Eur. (7.0)及 JP(16)的含量限度的下限规定为 99.0%。相比之下，中国药典(2015)的要求更为严格。

【制剂】硫酸镁注射液(Magnesium Sulfate Injection)

中国药典(2015)收载了硫酸镁注射液，另外还有硫酸镁葡萄糖注射液尚未载入本版药典。USP(36)收载了硫酸镁注射液及硫酸镁葡萄糖注射液，BP(2013)收载了硫酸镁注射液、硫酸镁合剂及硫酸镁糊剂，JP(16)收载了硫酸镁注射液、硫酸镁合剂。

本品为硫酸镁的灭菌水溶液。规格为 10ml：1g、10ml：2.5g。从中国药典(1985)起增加了热原检查项，从中国药典(2010)起药典采用细菌内毒素检查法。

细菌内毒素　本品临床每小时用药最大剂量是静脉注射每千克体重 150mg(中国国家处方集)，内毒素计算限值约为 0.033EU/mg；国外标准中 JP 为 0.09EU/mg。中国药典(2015)规定本品细菌内毒素限值为 0.030EU/mg，与内毒素计算值比较，安全系数为 1.1 并严于 JP 标准。

本品对内毒素检查方法有干扰，最大不干扰浓度约为 10mg/ml，可采用适当灵敏度的鲎试剂经稀释至 MVD 后进行内毒素检查。

参考文献

[1] 许涛，贺春宝．硫酸镁临床应用概述［J］．微量元素与健康研究，2004，21(2)：60-61.

[2] 陈新谦，金有豫，汤光．新编药物学［M］．北京，人民卫生出社，2007：497.

[3] 国家药典委员会．中华人民共和国药典临床用药须知·化学药生物制品卷［M］．2005 年版．北京：人民卫生出版社，2005：302，794，937-938.

[4] 桑楠，孟紫强．硫酸镁对大鼠海马神经元瞬间外向钾电流和延迟整流钾电流的抑制作用［J］．药学学报，2002，37(7)：510-515.

[5] 程芳琴，董川．硫酸镁的生产方法及发展前景［J］．盐湖研究，2006，14(2)：62-66.

撰写　李毓琴　孙苓苓　赵晓玲　辽宁省药品检验检测院
复核　潘　阳　辽宁省药品检验检测院

硫酸黏菌素

Colistin Sulfate

英文名： Colistin Sulfate(INN)；Colimicin

异名： Polymyxin E sulfate；硫酸多黏菌素 E

CAS 号：［1264-72-8］

本品为多肽类抗生素。抗菌活性与多黏菌素 B 相似，但较 B 弱，为杀菌性抗生素。主要对铜绿假单胞菌及大多数阴性杆菌有高度抗菌活性，包括大肠埃希菌属、克雷伯菌属。对铜绿假单胞菌的 MIC 为 1.2～33.3μg/ml，而变形杆菌和黏质沙雷菌大多对本品耐药。黏菌素对所有革兰阳性菌均无抗菌作用，对真菌亦无作用。细菌对黏菌素不易产生耐药性。少数铜绿假单胞菌菌株可产生耐药。细菌对多黏菌素 B 与黏菌素之间存在完全交叉耐药性，但细菌对多黏菌素与其他抗生素之间并无交叉耐药现象。

本品在胃肠道吸收极微，可用于由大肠埃希菌或其他敏感性菌引起的婴幼儿的急性或反复发作的细菌性肠炎腹泻，口服剂量极少出现不良反应，可与其他药物如新霉素、杆菌肽同时口服作肠道手术前准备。

硫酸黏菌素的第 1 次国际标准品(1968)定为 1 单位黏菌素相当于 0.00004878mg，即 1mg 相当于 20500 单位。国内采用国际单位制。

本品由 Koyama 于 1963 年发现。国内于 1965 年开始生产。除中国药典(2015)收载外，Ph. Eur. (7.0)、BP(2013)、USP(36)、日抗基(2000)等均有收载。

【制法概要】

发酵液 —[酸化过滤]→ 酸化液 —[中和]，[过滤]→ 中和滤液 —[离子交换]→ 饱和树脂 —[解析]→ 解析液 —[中和]→ 中和液 —[氧化脱色]，[过滤]→ 脱色液 —[浓缩]→ 浓缩液 —[沉淀]，[洗涤]，[离心]→ 黏菌素碱 —[成盐]→ 硫酸盐浓缩液 —[脱色]→ 浓缩液 —[丙酮沉淀]→ 硫酸黏菌素

【性状】本品的水溶液在室温下 4 周内效价无明显变化；在 2～4℃可维持 8 周。在偏酸溶液中稳定，在偏碱性溶液中不稳定。在 pH 2 溶液中煮沸 1 小时亦不失效，在 pH 7.5 以上可使碱沉淀析出。

【鉴别】(1)为茚三酮反应。

(2)为双缩脲反应，均系鉴别多肽类物质。

(3)为硫酸盐的沉淀反应。

Ph. Eur. (7.0)、BP(2013)均采用将本品在盐酸溶液中，于 135℃水解 5 小时后，经薄层色谱法可检出亮氨酸、L-苏氨酸及 2,4-二氨基丁酸，但无 L-苯丙氨酸及丝氨酸。藉此法可与多黏菌素 B 及 M 等区别，专属性较强，值得借鉴。

【检查】酸度 取本品，加水制成每 1ml 中含 10mg 的溶液，pH 值应为 4.0～6.5。Ph. Eur. (7.0)及 BP(2013)为 pH 值 4.0～6.0，USP(36)为 pH 值 4.0～7.0，JP(16)为 pH 值 4.0～6.0。

干燥失重 本品较稳定，可采用 105℃干燥法，限度为 6.0%。Ph. Eur. (7.0)、BP(2013)及 USP(36)均采用 60℃减压干燥法；Ph. Eur. (7.0)及 BP(2013)限度为 3.5%，USP(36)限度为 7.0%。

【含量测定】采用微生物检定法。

【制剂】硫酸黏菌素片(Colistin Sulfate Tablets)

撰写 张治锬 姚尚辰 中国食品药品检定研究院

复核 胡昌勤 中国食品药品检定研究院

硫糖铝

Sucralfate

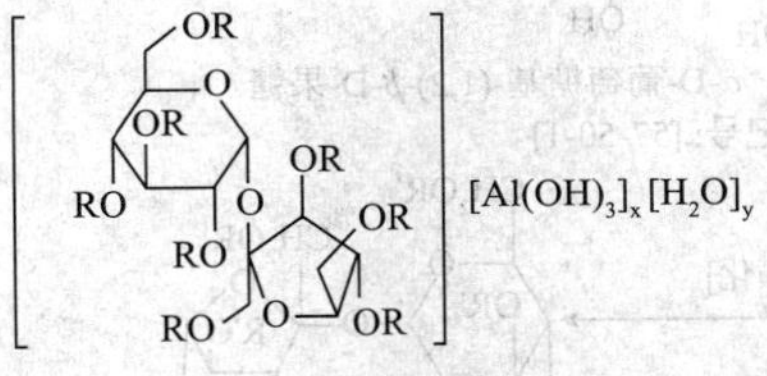

R=$SO_3Al(OH)_2$

$C_{12}H_{54}Al_{16}O_{75}S_8$

$Al_8(OH)_{16}(C_{12}H_{14}O_{35}S_8)[A(OH)_3]_x[H_2O]_y$ 其中 $x=8\sim10$，$y=22\sim31$

sucrose octakis(hydroger sulfate)aluminnm complex

化学名：蔗糖硫酸酯碱式铝盐

英文名：Sucralfate(INN)

英文异名：Sucralfate Hydrate

CAS 号：[54182-58-0]

本品为抗酸药，是抗消化酶的药物之一，在胃酸作用下能解离为氢氧化铝和具有高度极性的硫酸蔗糖阴离子；硫糖铝的作用可概括为两方面：一是通过与蛋白质(主要是白蛋白和纤维蛋白原)形成大分子复合物，覆盖于溃疡表面，形成一层保护膜，阻止胃酸、胃蛋白酶和胆汁酸对溃疡的渗透，选择性地直接黏附在溃疡病灶部位起保护作用[1]，以及通过吸附胃蛋白酶和胆汁酸，抑制其活性；二是通过促进碳酸氢盐的分泌、促进黏液分泌和改变黏液成分增强黏膜抵抗力、刺激前列腺素(PG)分泌、保护血管、保护和刺激黏膜增殖促进上皮增生以及刺激生长因子如表皮生长因子产生等激发黏膜的防御机制，起细胞保护作用[2]。本品是一种安全、易于耐受、不良反应小的药物。不良反应发生率约为 2%～4%，主要为便秘、口干、恶心、呕吐、腹部不适、皮疹等。其中便秘发生率较多(2%)。这些不良反应较轻微，大多可以耐受，除过敏症外，一般无需停药。硫糖铝在胃腔内约有 10%的铝游离出来，与胃腔的磷和各种阴离子结合而成不易溶解的化合物，故吸收入体内的铝极少。测定口服硫糖铝者血浆中铝浓度为 8～49μg/L，在安全范围内。但因吸收入体内的微量铝主要从肾脏排出，故对于肾功能不全的患者不宜应用硫糖铝[3]。动物实验表明，肺内蓄积大量吸入的硫糖铝可导致急性肺炎和肺出血，故临床用药时应注意[3]，胆消化道结石的发生率低(<2%)[4]。

本品 1967 年由 M. Namekata 等首创。1968 年作为抗消化性溃疡制剂在日本问世后，相继在世界各国广泛应用，国内 1974 年试制成功并投产[5]。

除中国药典(2015)收载外，USP(36)及 Ph. Eur. (7.0)有收载。JP(16)收载名称为 Sucralfate Hydrate。

【制法概要】

1. 蔗糖-氯磺酸法

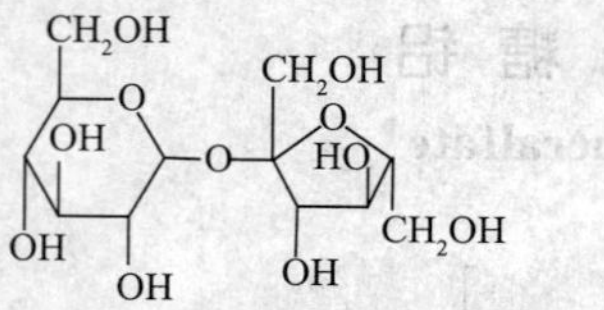

化学名：*α*-D-葡萄糖基-(1,2)-*β*-D-果糖

CAS登记号：[57-50-1]

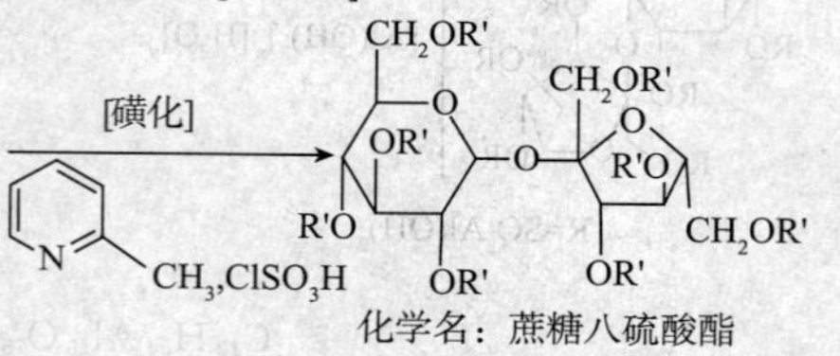

化学名：蔗糖八硫酸酯

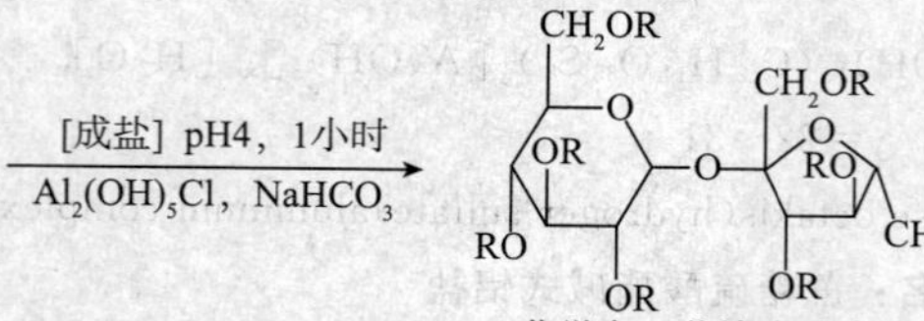

化学名：蔗糖硫酸酯碱式铝盐

CAS登记号：[54182-58-0]

R= $SO_3[Al_2(OH)_5]$，其分子式为 $C_{12}H_{54}Al_{16}O_{75}S_8$，分子量为 2086.74。

2. 蔗糖-硫酸法

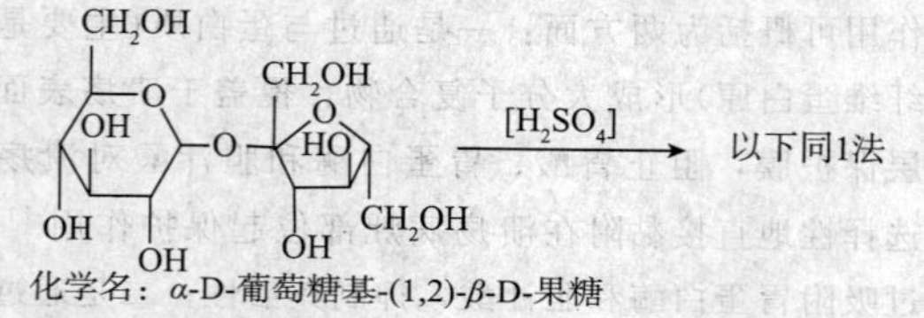

化学名：*α*-D-葡萄糖基-(1,2)-*β*-D-果糖

CAS登记号：[57-50-1]

本品为蔗糖硫酸酯碱式铝盐，具有下列不定结构：

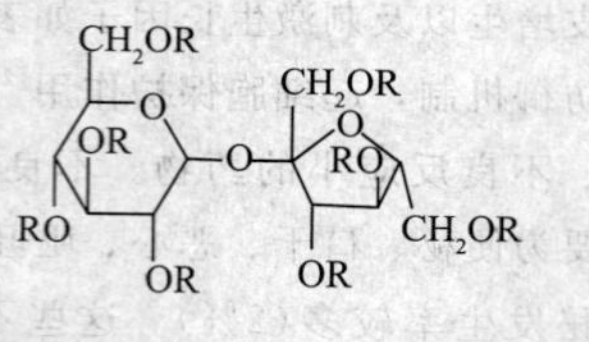

R= $SO_3[Al_2(OH)_5]$，其分子式为 $C_{12}H_{54}Al_{16}O_{75}S_8$，分子量为 2086.74。

【性状】本品为白色无定形粉末。溶解在盐酸溶液和氢氧化钠溶液中。几乎不溶在水、乙醇、三氯甲烷。pK_a 值为 0.43 至 1.19。铝溶解发生在 pH 值<3；硫酸蔗糖溶解发生在 pH>4。

【鉴别】(1)本品水解出 D-葡萄糖和 D-果糖，蔗糖水解产物与碱性酒石酸铜发生氧化还原反应，生成氧化亚铜的红色沉淀。

(2)本品加酸溶解后，其中硫酸根离子与钡离子反应生成硫酸钡白色沉淀。

(3)本品的稀盐酸溶液，加氨试液成碱性，显铝盐的鉴别反应。

①取上述供试品溶液中滴加氢氧化钠试液，即生成白色氢氧化铝沉淀，分离，沉淀能在过量的氢氧化钠试液中溶解。

$$Al^{3+} + 3OH^- \longrightarrow Al(OH)_3 \xrightarrow{NaOH} NaAlO_2 + H_2O$$

②取上述供试品溶液中加氨试液至生成白色氢氧化铝沉淀，滴加茜素磺酸钠指示液 4 滴，沉淀即显樱红色。

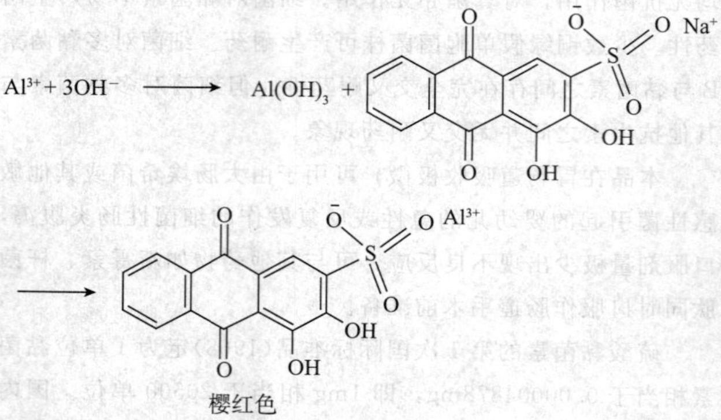

樱红色

【检查】**制酸力** 由于制备条件不同，成品中会引入部分合成反应试剂及副产物，致使制酸力有所差异。

酸度 在硫糖铝的合成过程中会使用到 $Al_2(OH)_5Cl$，$ClSO_3H$ 或 H_2SO_4，该项主要检查游离酸及碱式盐。

酸性溶液的澄清度 在硫糖铝的合成过程中会使用到 $Al_2(OH)_5Cl$，其中 Al_2O_3 是 $Al_2(OH)_5Cl$ 中含有的杂质，同时 $Al_2(OH)_5Cl$ 水解会生成 $Al(OH)_3$，$Al(OH)_3$ 在干燥后会失水变为 Al_2O_3，因 Al_2O_3 不溶于稀盐酸，故该项为控制 Al_2O_3 的量，从而间接地控制合成过程中残留的 $Al_2(OH)_5Cl$。

***α*-甲基吡啶** *α*-甲基吡啶为蔗糖-氯磺酸法磺化时引入，接触本品可出现疲乏、全身无力、嗜睡等，重者出现神经系统症状，如步态不稳、短暂意识丧失等。故采用气相色谱法进行其限量检查，具体色谱条件可随色谱仪的不同而作相应调整。

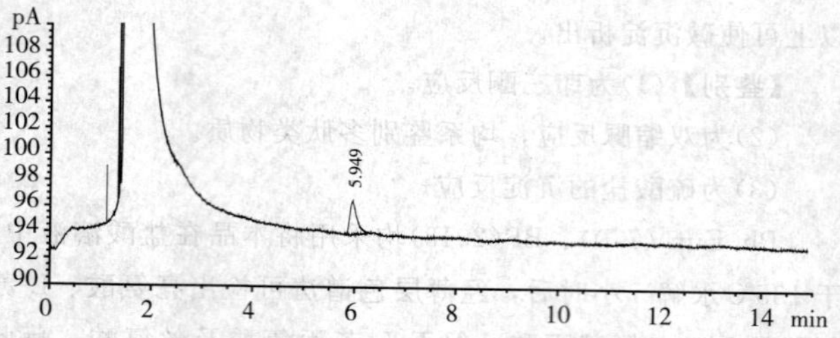

图 1 10μg/ml *α*-甲基吡啶对照溶液色谱图

色谱柱：Agilent HP-PLOT Q(30m×0.32mm，20μm)

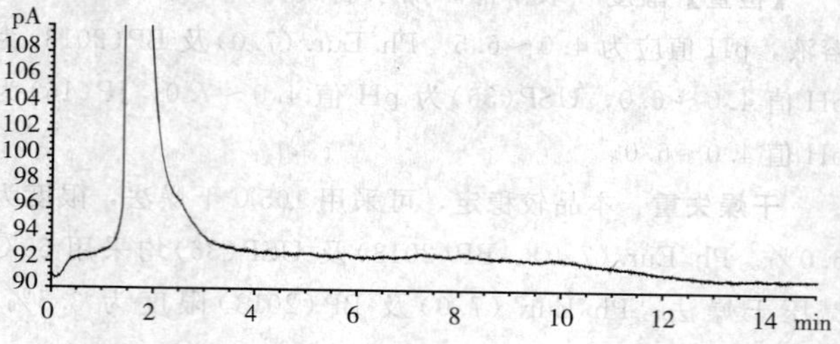

图 2 供试品典型色谱图

色谱柱：Agilent HP-PLOT Q(30m×0.32mm，20μm)

氯化物 蔗糖-氯磺酸法磺化及成盐时引入，主要检查合成过程中剩余的 $Al(OH)_2Cl$ 以及游离的盐酸。

干燥失重 应避免干燥时间超过 3 小时，长时间干燥会使 $Al(OH)_3$ 分解为 Al_2O_3 和 H_2O，分解产生的水分的损失会造成干燥失重结果的偏高。

砷盐 采用古蔡氏法。样品先用稀硫酸溶解是为了避免样品消耗产生氢气用的盐酸，以保证产生足够量的砷化氢气体。

重金属 采用硫化钠比色法。样品在酸溶解后加碱除去铝盐，保证在加入硫化钠试液后不会出现缓冲液 pH 值的大范围变化以及可能出现样品不溶或有沉淀产生对试验的干扰。

【含量测定】铝 采用络合滴定法，本品在酸作用下能解离出 Al^{3+}，加入过量的乙二胺四乙酸二钠滴定液(0.05mol/L)，使生成的 Al^{3+} 与乙二胺四乙酸二钠生成乙二胺四乙酸二钠铝。再用锌滴定液(0.05mol/L)回滴过量的乙二胺四乙酸二钠。

本法在操作中需注意：加入的醋酸-醋酸铵缓冲液(pH6.0)在使用前最好测定其 pH 值，如缓冲液 pH 值超出缓冲液配制规定允许范围，应重新配制，因为只有在 $pH<4$ 时，不至于形成多核氢氧基络合物。又因乙二胺四乙酸二钠滴定液过量较多，故能使 Al^{3+} 与乙二胺四乙酸二钠络合完全。络合完全后，加入二甲酚橙，即可顺利的利用 Zn^{2+} 标准溶液进行回滴。滴定速度要适宜，近终点时乙二胺四乙酸二钠滴定液要逐滴加入，并充分振摇，以防滴过终点。

硫 采用络合滴定法，加入过量的氯化钡溶液，使生成的 SO_4^{2-} 与 Ba^{2+} 生成硫酸钡沉淀析出。再用乙二胺四乙酸二钠滴定液(0.05mol/L)回滴过量的 Ba^{2+}。

本法操作时，滴定速度要适宜，近终点时乙二胺四乙酸二钠滴定液要逐滴加入，并充分振摇，以防滴过终点。

USP(36)及 JP(16)中硫糖铝的含量测定均采用高效液相色谱-示差折光检测的方法，但经试验，其拖尾因子均在 10 以上，经对流动相的优化，拖尾因子可改善到不超过 3，但其拖尾仍较严重，导致测定重复性受到一定影响。

【制剂】(1)硫糖铝咀嚼片(Sucralfate Chewable Tablets)

主要辅料为：淀粉、硬脂酸镁、微粉硅胶、羟丙甲纤维素等。

除中国药典(2015)收载外，USP(36)亦有收载，其收载名称为 Sucralfate Tablets。

(2)硫糖铝分散片(Sucralfate Dispersible Tablets)

除中国药典(2015)收载外，国外药典均未收载。其主要辅料为：淀粉、硬脂酸镁、微粉硅胶、交联羧甲基纤维素钠、乳糖等。

分散均匀性 硫糖铝有结晶状态、粉末状态、颗粒状态等，比容均不相同，且硫糖铝在水中几乎不溶，质轻，故本品使用时应振摇充分，以防止其黏附在容器壁上。

(3)硫糖铝胶囊(Sucralfate Capsules)

除中国药典(2015)收载外，国外药典均未收载。其主要辅料为：淀粉、硬脂酸镁、微粉硅胶、羟丙甲纤维素等。

崩解时限 硫糖铝有结晶状态、粉末状态、颗粒状态等，比容均不相同，且硫糖铝在水中几乎不溶，质轻，故本品崩解后有时出现粘附在筛网、挡板底部以及漂浮在液面的现象。

(4)硫糖铝口服混悬液(Sucralfate Oral Suspension)

除中国药典(2015)收载外，国外药典均未收载。其主要辅料为：羟丙甲纤维素、枸橼酸钠、聚山梨酯 80、山梨醇、香精、水、防腐剂等。

沉降体积比 由于硫糖铝几乎不溶于水，故其口服混悬液中硫糖铝也并未溶解，其沉降体积比均在 0.90 以上，因此测定取样前要充分振摇，使沉淀的固体硫糖铝与液体部分混合均匀，保证取样的准确。

参考文献

[1] 刘未雄．硫糖铝的临床应用研究［J］．齐齐哈尔医学院学报，2001，22(9)：1089-1090.

[2] Nagashima R. Mechanisms of action of sucralfate［J］. Clin Gastroenterol，1981，31(Suppl. 2)：S117-S127.

[3] Mathews DR，Dahl NG. Safety of Sucralfate. In：Hollander D & Tytgat G N J ed. Sucralfate from basic to the bedside［M］. New York：Plenum Medical book Company，1995：215-224.

[4] ASHp Comission on Therapeutics. ASHp therapeutic guidelines stress ulcer prophylaxis［J］. Am J Health syst phann，1999，56：347-349.

[5] Ishimori Akira. History of the development of sucralfate. In：Hollander D & Tytgat G N J ed. Sucralfate from basic to the bedside［M］. New York：Plenum Medical book Company，1995：35-45.

撰写 孙 煌 黑龙江省食品药品检验检测所

陶宙镕 广西壮族自治区食品药品检验所

复核 白政忠 张秋生 黑龙江省食品药品检验检测所

紫杉醇

Paclitaxel

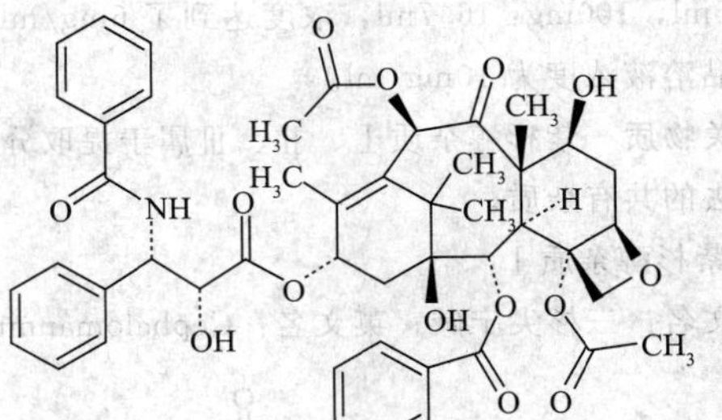

$C_{47}H_{51}NO_{14}$ 853.91

化学名：(2*aR*,4*S*,4*aS*,6*R*,9*S*,11*S*,12*S*,12*aR*,12*bS*)-1,2*a*,3,4,4*a*,6,9,10,11,12,12*a*,12*b*-十二氢-4,6,9,11,12,12*b*-六羟基-4*a*,8,13,13-四甲基-7,11-亚甲基-5*H*-环节癸[3,4]苯并[1,2-*b*]氧杂环丁烷-5-酮-6,12*b*-二醋酸酯,12-苯甲酸醋,9-(2*R*,3*S*)-*N*-苯甲酰-3-苯基异丝氨酸酯

(2*aR*,4*S*,4*aS*,6*R*,9*S*,11*S*,12*S*,12*aR*,12*bS*)-1,2*a*,3,4,4*a*,6,9,10,11,12,12*a*,12*b*-dodecahydoo-4,6,9,11,12,12*b*-

hexahydroxy-4*a*, 8, 13, 13-te tramethyl-7, 11-methano-5*H*-cyclodeca[4, 4]-benz[1, 2-*b*]oxet-5-one 6, 12*b*-diacebate, 12*b*-benzoate, 9-ester with (2*R*, 3*S*)-*N*-benzoyl-3-phenyliso-serine..

英文名： Paclitaxel

CAS 号：[33069-62-4]

紫杉醇除主要用于治疗乳腺癌、卵巢癌外，联合用药时对非小细胞肺癌(NSCLC)、小细胞肺癌(SCLC)也有明显的疗效[1]。本品是由美国施贵宝开发的抗癌药，1992 年在美国 FDA 批准上市[2]，中国药典(2015)、USP(36)、BP(2013)、Ph. Eur.(7.0)均有收载。

【制法概要】1. 天然提取 从红豆杉中提取。

2. 半合成 从紫杉醇提取副产物经半合成制得。

【鉴别】本品的红外吸收光谱(光谱集 875 图)显示的特征吸收如下表所示。

特征谱带(cm^{-1})	归属	
3500～3300	羟基，酰胺	$\nu_{O-H,N-H}$
3050，3030	芳氢	ν_{C-H}
1733	酯	$\nu_{C=O}$
1715	酮	$\nu_{C=O}$
1650	酰胺(Ⅰ)	$\nu_{C=O}$
1605，1585，1515，1450	苯环	$\nu_{C=C}$
1540	酰胺(Ⅱ)	δ_{NH}
1245	酯	ν_{C-O}
713	单取代苯	γ_{5H}

【检查】比旋度 本品有光学活性，可以通过测定比旋度反映其光学特性与纯度。将本品浓度规定为 10mg/ml 时，测得的旋光度约为 0.5。

溶液的澄清度与颜色 考虑到紫杉醇注射液的规格为 30mg：5ml，100mg：16.7ml，浓度达到了 6mg/ml，因此规定供试品溶液浓度为 10mg/ml。

有关物质 紫杉醇杂质Ⅰ、Ⅱ、Ⅲ属于提取分离过程中不易除去的共有杂质。

a. 紫杉醇杂质Ⅰ

中文名：三杉尖宁碱；英文名：Cephalomannine

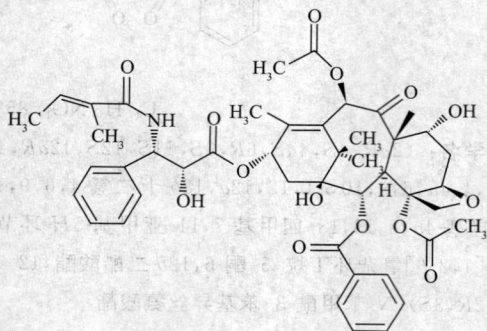

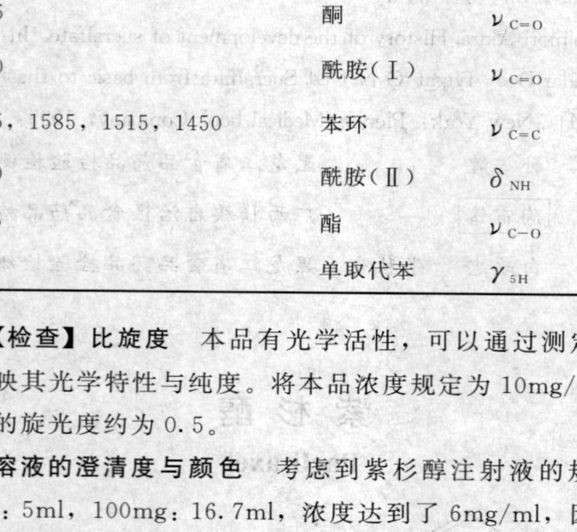

b. 紫杉醇杂质Ⅱ

中文名：7-表-10-去乙酰基紫杉醇

英文名：10-Deacetyl-7-epipaclitaxel

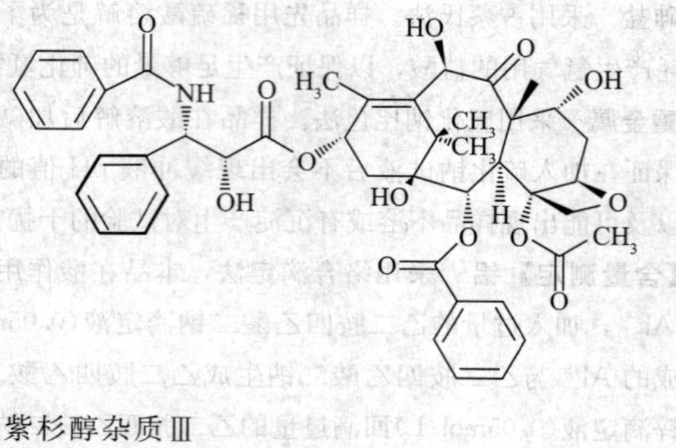

c. 紫杉醇杂质Ⅲ

中文名：7-表-紫杉醇

英文名：7-Epipaclitaxel

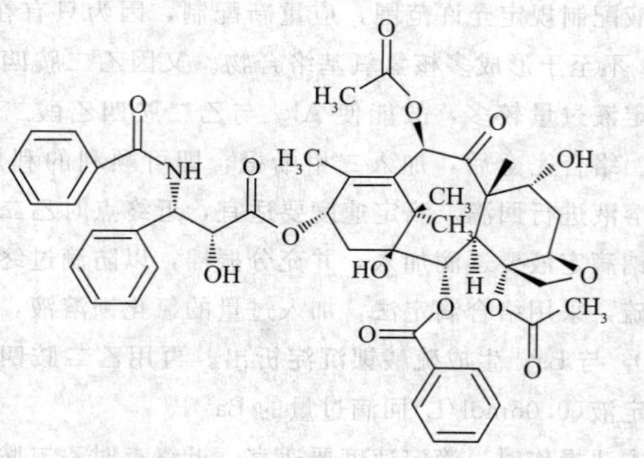

中国药典(2015)规定杂质Ⅱ和紫杉醇主峰分离度不得小于 1.2，经实验，大部分色谱柱能够达到 1.5 的分离，考虑到当紫杉醇杂质Ⅱ和紫杉醇主峰在大于 1.2 时，已基本能保证分离，故将两者分离度规定为不得小于 1.2。杂质Ⅲ和主峰分离度较大，未列入系统适用性溶液中，杂质Ⅰ的校正因子为 1.26，因此在系统适用性溶液中加入杂质Ⅰ，仅起定位的作用。

本品在甲醇中溶液稳定性较差，容易发生降解，故采用乙腈为溶剂。

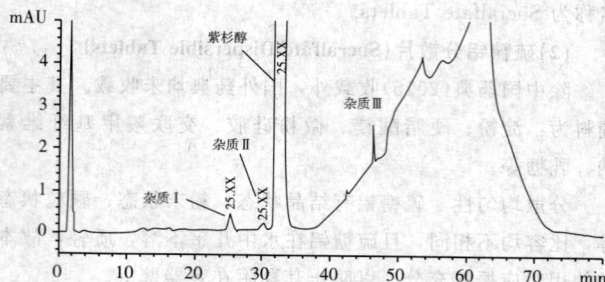

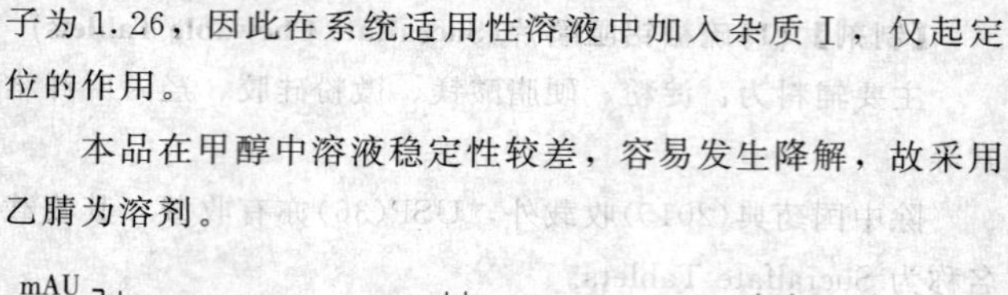

图 1 紫杉醇有关物质检查系统适用性典型色谱图

残留溶剂 紫杉醇在水中几乎不溶，易溶于 *N*,*N*-二甲基甲酰胺，因此以 *N*,*N*-二甲基甲酰胺为溶剂。各企业紫杉醇生产工艺中涉及到的 16 种应控制的溶剂，经测定，除丙酮外，其他溶剂含量均远低于限度或未检出，而丙酮为多个企业最后一步精制溶剂，故列入拟订标准；二类溶剂中二氯甲烷多家产品均被检出，且含量较高，列入拟订标准；一类溶剂中，只有一家企业使用了1,2-二氯乙烷，并检出，所以列入拟订标准。最终拟定的标准，仅对1,2-二氯乙烷、二氯甲烷、丙酮进行控制。其中标准中强调了流速为3.0ml/min，目的是保证工艺中涉及的其他溶剂，均可以很好的分离，避免给测定带来干扰。

【含量测定】 采用HPLC法等度洗脱，系统适用性试验图谱见图2，因紫杉醇杂质Ⅲ与主峰和杂质Ⅰ、Ⅱ分离度较大，故在系统适用性溶液中不加入杂质Ⅲ。

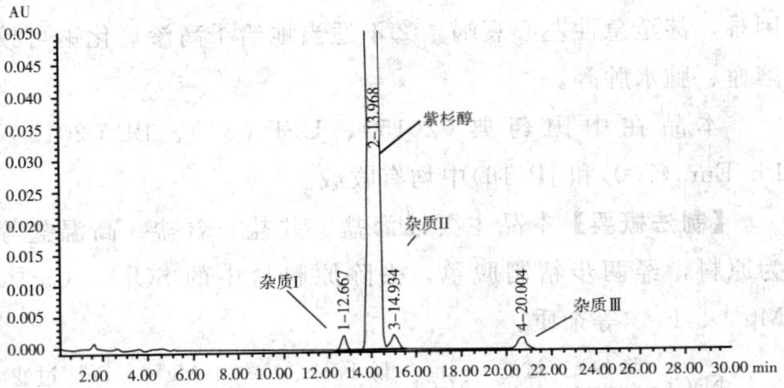

图2 紫杉醇含量测定系统适用性色谱图

【制剂】 中国药典(2015)、USP(36)收载有紫杉醇注射液。

紫杉醇注射液(Paclitaxel Injection)

紫杉醇注射液为紫杉醇加适量助溶剂和稳定剂制成的灭菌溶液。由紫杉醇加辅料聚氧乙基蓖麻油和乙醇制成，其中乙醇为助溶剂，聚氧乙基蓖麻油为助溶剂和稳定剂，部分企业还加入了枸橼酸作为保护剂，抗氧化，或作为pH调节剂。

有关物质 在分离度色谱图中，同原料有关物质一样，杂质Ⅰ、Ⅱ分别起到了定位与分离度的作用，此外，辅料聚氧乙烯蓖麻油对测定有干扰，在梯度洗脱时会出现较大的干扰峰，参照各企业样品色谱图，杂质Ⅲ为保留时间最长的杂质，在杂质Ⅲ后出的色谱峰基本为聚氧乙烯蓖麻油的色谱峰，故规定杂质Ⅲ后出现的色谱峰不积分，将系统适用性溶液定为用乙醇溶解并稀释制成每1ml含本品0.5mg，杂质Ⅰ、杂质Ⅱ和杂质Ⅲ分别为2.5μg的溶液。

细菌内毒素 本品临床每小时用药最大剂量是静脉注射每平方米体表面积175mg(中国药典临床用药须知)，内毒素计算限值为1.05EU/mg；国外标准中USP为0.4USP EU/mg(原料)、0.67 USP EU/mg(注射液)；BP为0.4EU/mg。中国药典(2015)规定本品细菌内毒素限值为0.40EU/mg；与内毒素计算值比较，安全系数为2.6，并与USP和BP标准相当。

本品对内毒素检查方法有干扰，最大不干扰浓度为0.15mg/ml，可用适当灵敏度的鲎试剂经稀释至MVD后进行内毒素检查。

含量测定 本品较为黏稠，应采用内容量移液管。

参考文献

[1] 张珏，吕加国，朱驹．抗肿瘤药物紫杉醇的化学研究进展[J]．中国新药杂志，2006，(15)3：178-181.

[2] 匡燕．紫杉醇的研究进展[J]．西南军医，2004，6(2)：35-37.

撰写 张才煜 中国食品药品检定研究院
复核 宁保明 中国食品药品检定研究院

氯化钙

Calcium Chloride

$CaCl_2 \cdot 2H_2O$ 147.02

化学名： Calcium chloride,dihydrate

英文名： Calcium Chloride

CAS号： [10035-04-8]

本品为补钙药，能促进骨骼和牙齿的钙化，维持神经与肌肉的正常兴奋性，降低毛细血管的通透性，用于缺钙症及过敏性疾患；由于高浓度钙离子与镁离子之间存在竞争性拮抗作用，也可作为镁中毒的解毒剂。本品对胃肠道及肌肉组织的刺激性较大，常用静脉注射法给药，不宜做皮下或肌内注射，以免引起组织坏死。静脉注射时，若浓度过高或注射速度过快均可产生心律失常，甚至室颤或心脏骤停与收缩期。

除中国药典(2015)收载外，USP(36)、Ph. Eur.(7.0)、BP(2013)和JP(16)均有收载。

【制法概要】 以大理石和盐酸为原料制取。反应完成后，加氢氧化钙至弱碱性以除去铁、镁、铝等离子，滤去沉淀物，滤液用盐酸中和后，浓缩至相对密度约1.44，放冷，析出结晶，用水重结晶后，在不超过200℃温度下，不断搅动使干燥，即得氯化钙的二水物。

$$CaCO_3 + 2HCl \rightarrow CaCl_2 + CO_2\uparrow + H_2O$$

本品也可以从氨碱法制碱的副产物中或井盐提制氯化钠后的母液中制取。

【性状】 本品为氯化钙的二水物，为白色碎块、颗粒或粉末，易潮解。在氯化钙的生产过程中，因结晶条件及干燥温度不同，可能有六水物、四水物、二水物和无水物等多种形式存在，当六水物加热至165℃，即失去4分子结晶水而成二水物，在加热至200℃以上，失去全部结晶水变为无水物。随着分子中含水量减少，其吸湿性增强，故无水氯化钙为常用的干燥剂和脱水剂。

氯化钙溶于醇后生成复盐($CaCl_2 \cdot 4CH_3OH$或$CaCl_2 \cdot 4C_2H_5OH$)，称结晶醇，故制备无水醇时不能用氯化钙脱水。

【检查】 **酸碱度** 生产过程中因加热时间过长或温度过高，可生成氧化钙，致使溶液呈碱性；中和时加入盐酸过量，可使溶液呈酸性，故规定检查酸碱度。

USP(36)是规定检查 50mg/ml 的 pH 值，范围是 4.5～9.2。

溶液的澄清度 若生产中有氧化钙生成，即影响成品的澄清度。

硫酸盐、钡盐 精制过程用钡盐除硫酸盐或用硫酸除钡盐时引入。可溶性钡盐毒性大，应严格控制，利用生产不溶性硫酸钡进行检查。

铝盐、铁盐与磷酸盐 在氨碱性溶液中，铝盐与铁盐均生成氢氧化物沉淀；而磷酸盐则与钙盐作用生成磷酸钙沉淀。经试验，本法检查 Fe^{3+}、Al^{3+}、PO_4^{3-} 的最低检出量分别为 0.1mg、0.2mg 和 0.1mg。

$$Fe^{3+} + 3NH_3 \cdot H_2O \rightarrow Fe(OH)_3 \downarrow + 3NH_4^+$$

$$Al^{3+} + 3NH_3 \cdot H_2O \rightarrow Al(OH)_3 \downarrow + 3NH_4^+$$

$$2PO_4^{3-} + 3Ca^{2+} \rightarrow Ca_3(PO_4)_2 \downarrow$$

镁盐与碱金属盐 本品溶液中加过量草酸铵使钙完全沉淀，滤去草酸钙，滤液中加硫酸，使生成镁与碱金属的硫酸盐，炽灼称量。

重金属、砷盐 本品生产用原料为自然界大理石，所含杂质较多，虽经过酸、碱、重结晶、洗涤等步骤，成品中仍可能带入微量金属或砷盐。

【含量测定】 配位滴定法。以钙紫红素为指示剂，EDTA-2Na 液直接滴定。在 pH12～13 的溶液中，钙紫红素的离子色为蓝色，而与钙离子形成的配位化合物呈紫红色。当滴定至终点时，由于 EDTA-Ca 配位化合物的稳定常数($\lg K = 10.7$)大于钙紫红素-钙的稳定常数($\lg K = 5.6$)，指示剂从配位化合物中游离出来，溶液由紫红色变为蓝色。

实践中发现钙紫红素的质量对滴定终点的颜色变化有一定影响，在使用市售的指示剂时，有时终点不显纯蓝色，而是蓝中略带红色，但仍有突跃。经比较试验，对测定结果无影响。

各国药典均用配位滴定法测定本品的含量，但所用指示剂不同，BP 和 JP 使用钙红，而 USP(36)用羟基萘酚蓝。对含量限度规定也不一致，中国药典(2015)、Ph. Eur. (7.0)规定含 $CaCl_2 \cdot 2H_2O$ 均为 97.0%～103.0%；USP(36)规定含 $CaCl_2 \cdot 2H_2O$ 在 99.0%～107.0%。

【制剂】 氯化钙注射液（**Calcium Chloride Injection**）

撰写　蔡景蓉　重庆市食品药品检验检测研究院
段和祥　江西省药品检验检测研究院
复核　程奇珍　江西省药品检验检测研究院

氯化钠

Sodium Chloride

NaCl　58.44

英文名： Sodium Chloride［7647-14-5］

本品为电解质补充药。钠和氯是机体重要的电解质，主要分布于细胞外液，对维持人体正常的血液和细胞外液的容量和渗透压起着非常重要的作用。人体主要通过下丘脑、垂体后叶和肾脏进行调节，维持体液容量和渗透压的稳定。在胃肠道，钠通过肠黏膜细胞的主动转运，几乎全部被吸收。钠主要由肾脏排泄。临床适应证：①各种原因所致的失水，包括低渗性、等渗性和高渗性失水。②高渗性非酮症昏迷，应用等渗或低渗氯化钠可纠正失水和等渗状态。③低氯性代谢性碱中毒。④外用生理盐水冲洗眼部、洗涤伤口。⑤用于产科的水囊引产。不良反应：①输注或口服过多、过快，可致水钠潴留，引起水肿、血压升高、心率加快、胸闷、呼吸困难，甚至急性左心衰竭。②不适当地给予高渗氯化钠可致溶血、脑水肿等。

本品在中国药典（2015）、USP（36）、BP（2013）、Ph. Eur.（7.0）和 JP(16)中均有收载。

【制法概要】 本品主要以海盐、井盐、岩盐、高温盐等为原料，经两步精制脱色，去除原料盐中的 SO_4^{2-}、Ca^{2+}、Mg^{2+}、Fe^{2+} 等杂质。

$$NaCl \xrightarrow[\text{加 }BaCl_2]{\text{除 }SO_4^{2-}\text{ 过滤}} NaCl \xrightarrow[\text{加 }Na_2CO_3\text{、}NaOH\text{ 离心}]{\text{除 }Ba^{2+}\text{、}Ca^{2+}\text{、}Mg^{2+}\text{、}Fe^{2+}\text{ 过滤}}$$

$$NaCl \xrightarrow[\text{加 HCl}]{\text{中和过量 }CO_3^{2-}} \text{过滤} \longrightarrow \text{浓缩} \longrightarrow NaCl$$

① $SO_4^{2-} + BaCl_2 \longrightarrow BaSO_4 \downarrow + 2Cl^-$

② $Ba^{2+} + Na_2CO_3 \longrightarrow BaCO_3 \downarrow + 2Na^+$

$2Ca^{2+} + Na_2CO_3 + 2NaOH \longrightarrow CaCO_3 \downarrow + Ca(OH)_2 \downarrow + 4Na^+$

$2Mg^{2+} + Na_2CO_3 + 2NaOH \longrightarrow Mg(OH)_2 \downarrow + MgCO_3 \downarrow + 4Na^+$

$Fe^{2+} + 2NaOH \longrightarrow Fe(OH)_2 \downarrow + 2Na^+$

③ $CO_3^{2-} + 2HCl \longrightarrow H_2CO_3 + 2Cl^-$

$\quad\quad\quad\quad\quad\quad\quad\quad\quad\quad \longrightarrow CO_2 \uparrow + H_2O$

【检查】酸碱度 酸碱杂质主要是从原料或精制过程中调节 pH 值使用的盐酸和碳酸钠带入的。本品加水溶解后，加溴麝香草酚蓝指示液(pH6.0～7.6，黄→蓝)；如有酸性杂质，即显黄色，加氢氧化钠滴定液(0.02mol/L)0.10ml，应变为蓝色，表示酸度不超过 0.002mmol NaOH/5g；如有碱性杂质，即显蓝色或绿色，加盐酸滴定液(0.02mol/L)0.20ml，应变为黄色，表示碱度不超过 0.004mmol HCl/5g。

溶液的澄清度与颜色 检查有色物质和水中不溶性杂质氧化钙或氧化镁等。

碘化物 与氯化钠共存于原料中，制备时未除尽，可引入成品中。在酸性条件下，碘化物经光照作用，能被亚硝酸钠氧化而析出碘，遇淀粉显蓝色。经实验，碘化物的检出限(以 I 计)为 0.0006%。

$$2NaNO_2 + 2NaI + 2H_2SO_4 \xrightarrow{\text{光}} 2NO + I_2 + 2Na_2SO_4 + 2H_2O$$

溴化物 来源于原料。中国药典(2005)采用氯胺 T 比色法，限度为不得过 0.05%，对 11 批样品进行检查，结果均符合规定。USP(33)、BP(2010)和 JP(15)方法相同，均采用紫外-可见分光光度法，波长 590nm，限度为不得过 0.01%。考虑到两种方法的灵敏度不同，且限度要求有较大差异，若按中国药典(2005)方法，限度修订为不得过 0.01%检验时，结果发现对照管的颜色极浅，难于比较。中国药典(2010)参照 USP、BP 方法及限度，制订了紫外-可见分光光度法并进行了回收率试验，方法可行。检查了 11 批样品，结果均小于 0.01%。中国药典(2015)未作修订。

硫酸盐和钡盐 由原料卤水引入或由精制过程用钡盐除硫酸盐或用硫酸除钡盐时引入。可溶性钡盐毒性大，应严格控制，利用生成不溶性硫酸钡进行检查。经实验，硫酸盐的检出限(以 SO_4 计)为 0.001%，钡盐的检出限(以 Ba 计)为 0.004%。

亚硝酸盐 参照 USP 与 BP 的方法及限度增订该项。检出限(以亚硝酸钠计)相当于 0.005%。

磷酸盐 USP、BP、JP 均收载该项检查，方法相同，均采用钼蓝法比色，与标准磷酸盐溶液比较，限度为 0.0025%。

亚铁氰化物 采用普鲁士蓝显色反应，即亚铁氰化物与铁离子作用，反应生成深蓝色的普鲁士蓝沉淀。

$$Fe^{3+} + K_4[Fe(CN)_6] \rightarrow 3K^+ + KFe[Fe(CN)_6]\downarrow$$

铝盐 USP(33)、BP(2009)对供制备血液透析液、血液过滤液或腹膜透析液等用途的氯化钠原料订有铝盐检查，均采用荧光分光光度法，激发波长 392nm，发射波长 518nm，限度为不得过 0.00002%。考虑到以上用途的氯化钠制剂一般供患者长期大量使用，易引起铝的蓄积并引起高铝血症和中毒并发症，中国药典(2010)参照 USP(33)、BP(2009)方法增订该检查项目。铝离子与 8-羟基喹啉生成络合物，用三氯甲烷提取，照荧光分光光度法(通则 0405)测定，与铝标准溶液比较，以控制限量。中国药典(2015)未作修订。

钙盐 本品加水溶解，加氨试液及草酸铵试液，若含有钙盐，即生成草酸钙而发生浑浊。经实验，钙盐的检出限(以 Ca 计)为 0.01%。

$$Ca^{2+} + C_2O_4^{2-} \rightarrow CaC_2O_4\downarrow$$

镁盐 由原料卤水引入。用太坦黄法检查。本品加水溶解后，加氢氧化钠试液和太坦黄溶液使 pH 值大于 12，形成氢氧化镁胶体，吸附太坦黄而染色。反应温度在 20～30℃为宜，1 小时内显色灵敏且稳定。经实验，镁盐的检出限(以 Mg 计)为 0.0002%。

钾盐 由原料卤水引入。中国药典(2005)采用四苯硼钠比浊法，限度为不得过 0.02%；USP(33)、BP(2009)仅对供制备注射剂、血液透析液、血液过滤液或腹膜透析液等用途的氯化钠原料要求检验该项，限度均为不得过 0.05%，USP(33)采用原子吸收光谱法，BP(2009)采用原子发射光谱法；JP(15)未收载该项检查。中国药典(2010)起草时，将四苯硼钠比浊法与 USP(33)方法进行比较，结果表明：按两种方法对 11 批原料进行检查，测得钾含量均小于 0.02%；按四苯硼钠比浊法配制的钾浓度分别为 0.005%、0.01%、0.015%、0.02%的对照液，其浊度梯度明显，该法简便快速，已可有效控制钾盐，且限度严于 USP(33)、BP(2009)，中国药典(2015)故不作修改。其原理为钾盐加稀醋酸及四苯硼钠溶液后生成不溶性四苯硼钾而产生浑浊，与硫酸钾对照液比较，以控制限量。

$$(C_6H_5)_4BNa + KCl \rightarrow (C_6H_5)_4BK\downarrow + NaCl$$

【含量测定】采用银量法。

$$NaCl + AgNO_3 \rightarrow AgCl\downarrow + NaNO_3$$

滴定终点用有机染料荧光黄为指示剂，在水溶液中荧光黄(Ⅰ)解离，终点前氯化银胶粒吸附氯离子而带负电荷，不吸附荧光黄阴离子(Ⅱ)，溶液显荧光黄的黄绿色；当硝酸银微过量时，氯化银胶粒吸附银离子而带正电荷，强烈地吸附荧光黄阴离子，在氯化银表面上形成荧光黄而使沉淀表面显淡红色，即为终点。糊精为亲水性高分子化合物，形成保护胶体，使氯化银具有较大的表面，有利于指示剂的吸附。加硼砂是调节 pH 值，使测定溶液的 pH 值在 7～10 间，是荧光黄指示剂测氯化物适合的 pH 值。

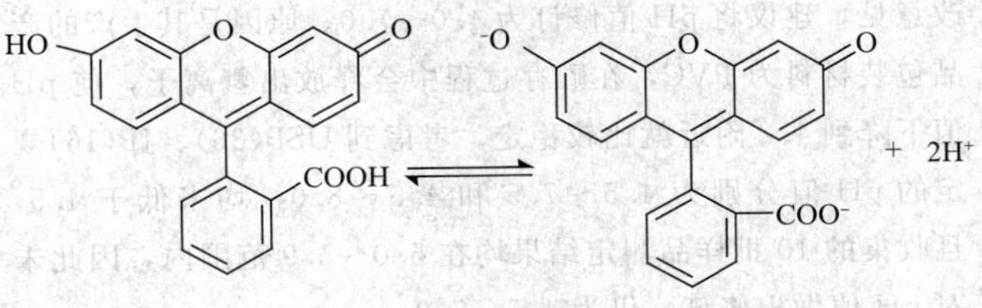

(Ⅰ) (Ⅱ)

【制剂】(1)生理氯化钠溶液(Sodium Chloride Physiological Solution)

生理氯化钠溶液为冲洗剂，中国药典(2015)、USP(36)、BP(2013)和 JP(16)均有收载但英文名称不相同。中国药典(2010)在中国药典(2005)基础上增订重金属检查项，并对无菌检查进行方法验证，细菌内毒素检查进行干扰试验。中国药典(2015)未作修订。

重金属 USP(33)、JP(15)均收载该项检查，均为比色法，限度 USP(33)以 NaCl 计为不得过 0.001%，即以生理氯化钠溶液计为不得过 0.00001%；JP(15)以生理氯化钠溶液计为不得过 0.00003%；BP(2009)未收载该项检查。考虑到中国药典(2010)虽在氯化钠中已有控制重金属(不得过百万分之二)，但在制剂工艺中有可能由器皿带进，故中国药典(2010)增订该项，限度参照中国药典(2010)氯化钠注射液项下重金属的限度，即以生理氯化钠溶液计为不得过 0.00003%。对样品 12 批进行检查，结果均小于 0.00001%，中国药典(2015)未作修订。

细菌内毒素 生理氯化钠溶液 2 倍稀释后与 2 个厂家生产的灵敏度为 0.25 EU/ml 鲎试剂进行干扰试验，均无干扰作用。限度按中国药典(2015)四部通则 0128 冲洗剂项下规定细菌内毒素限度为 0.5EU/ml，样品 7 批按要求检查细菌内毒素，结果均符合规定。

无菌 按中国药典(2005)验证，用薄膜过滤法处理，选用金黄色葡萄球菌[CMCC(B)26003]为阳性对照菌。经验证，该品种无抑菌作用，无菌检查样品无需特殊处理。

铁盐和砷盐　USP(36)收载铁盐检查项，而 BP(2013)、JP(16)均未收载该项，考虑中国药典(2015)氯化钠已控制铁盐，在制剂工艺中不会增加，所以中国药典(2015)不作增订。JP(16)收载砷盐检查项，而 USP(36)、BP(2013)均未收载该项检查，考虑中国药典(2015)氯化钠已控制砷盐，在制剂工艺中不会增加，所以中国药典(2015)不作增订。

(2)氯化钠注射液(Sodium Chloride Injection)

氯化钠注射液为氯化钠的等渗灭菌水溶液，中国药典(2015)、USP(36)、BP(2013)和 JP(16)均有收载。中国药典(2010)在中国药典(2005)基础上增订渗透压检查项，并对无菌检查进行方法验证，细菌内毒素检查进行干扰试验，中国药典(2015)未作修订。

渗透压　按中国药典(2015)四部通则 0102 注射剂的要求，本品为等渗灭菌水溶液，渗透压应在等渗范围内，故增订渗透压检查项，限度为 260～320mOsmol/kg。

pH 值　在修订本品标准时，企业对 pH 值项目提出修改意见，建议将 pH 值修订为 4.0～7.0。原因是其生产的产品包装材料为 PVC，在贮存过程中会释放出氢离子，使 pH 值下降到 4.2 附近就比较稳定。考虑到 USP(36)、JP(16)规定的 pH 值分别为 4.5～7.5 和 4.5～8.0，均未低于 4.5，且收集的 10 批样品测定结果均在 5.0～5.9 范围内，因此未对 pH 值做出修订，仍为 4.5～7.0。

细菌内毒素　本品临床每小时用药最大剂量是静脉注射 500ml 约 4.5g(中国药典临床用药须知)，内毒素计算限值约为 0.06EU/ml(66EU/g)；国外标准中 USP 为 0.5USP EU/ml(0.5%～0.9%)、3.6USP EU/ml(3%～24.3%)；BP 为 0.25EU/ml(0.9%)、0.5EU/g(原料)；JP 为 0.5EU/ml(0.9%)、3.6EU/ml(10%)。中国药典(2015)规定本品细菌内毒素限值为 0.50EU/ml(0.9%)和 25EU/g(10%)，与内毒素计算值比较，安全系数为 1.2，并略严于 USP 和 JP、低于 BP 标准。

无菌、铁盐和砷盐　同生理氯化钠溶液注释相应项。

(3)浓氯化钠注射液(Concentrated Sodium Chloride Injection)

本品中国药典(2015)、JP(16)有收载，USP、BP 则没有单列出浓氯化钠注射液，而是将各浓度的氯化钠注射液统一收载在氯化钠注射液项下，仅在标签一栏中说明不同的浓度。

重金属　同生理氯化钠溶液注释相应项。

细菌内毒素　中国药典(2005)限度为 0.05EU/ml，国家食品药品监督管理局国家药品标准修订件(批件号：XGB2007-010)中浓氯化钠注射液细菌内毒素限度修订为 0.025EU/ml。据此，中国药典(2015)修订限度为 0.025EU/mg，同时进行干扰试验，并对收集的 6 批浓氯化钠注射液样品检查细菌内毒素，结果均小于 25EU/g。

无菌　同生理氯化钠溶液注释相应项。

(4)复方氯化钠注射液(Compound Sodium Chloride Injection)

复方氯化钠注射液为氯化钠、氯化钾与氯化钙混合制成的灭菌水溶液，中国药典(2015)收载，USP、BP 和 JP 均未收载。

中国药典(2010)在中国药典(2005)基础上增订渗透压检查项，氯化钙含量测定由 2005 年版的铬黑 T 指示剂修订为羟基萘酚蓝，中国药典(2015)未作修订。另对无菌检查进行方法验证，细菌内毒素检查进行干扰试验。

渗透压　依据中国药典(2015)四部通则 0102 注射剂的要求，本品为等渗灭菌水溶液，渗透压应在等渗范围内，故增订渗透压检查项，限度为 260～320mOsmol/kg。对收集到的 6 批样品进行测定，结果均符合规定。

氯化钾　重量法测定。原理：钾离子与四苯硼钠滴定液反应生成四苯硼钾沉淀，四苯硼钾沉淀不溶于水。反应式：

$$K^+ + NaB(C_6H_5)_4 \rightarrow KB(C_6H_5)_4\downarrow + Na^+$$

该反应条件在 pH2.0～6.5 时为宜，加入冰醋酸是为了调节 pH 值在此范围内。

$$\frac{KCl\ 分子量}{KB(C_6H_5)_4\ 分子量}=0.2081$$，所得沉淀重量与 0.2081 相乘，即得供试品中含有 KCl 的重量。

氯化钙　中国药典(2005)采用络合滴定法测定复方氯化钠注射液中氯化钙的含量。此方法滴定终点渐变过程缓慢，颜色变化不明显，且消耗滴定液的体积小。中国药典(2010)将指示剂由铬黑 T 改为羟基萘酚蓝，滴定液乙二胺四乙酸二钠浓度由 0.05mol/L 改为 0.025mol/L，滴定终点溶液从紫红色→纯蓝色，变色敏锐，终点比较容易判断，消耗的滴定液体积较大，减少了误差。化学反应过程如下。

Ca^{2+} + In(羟基萘酚蓝，蓝色)→ $CaIn^{2+}$(紫红色)

$CaIn^{2+}$(紫红色) + Y^{2-}($EDTA^{2-}$)→ CaY + In(蓝色)

修订前后的两种方法测定结果基本一致，中国药典(2015)未作修订。

另用原子吸收分光光度法测定了复方氯化钠注射液中氯化钙的含量，测定结果比容量法略高。

细菌内毒素、无菌　同生理氯化钠溶液注释相应项。

撰写　李春盈　王　自　广州市药品检验所
　　　唐树荣　　　　　江苏省食品药品监督检验研究院
复核　张玉英　　　　　广州市药品检验所

氯化钾

Potassium Chloride

KCl　74.55

英文名：Potassium Chloride [7447-40-7]

本品为电解质补充药。药效学：钾在细胞代谢、维持细胞内液渗透压、保持细胞内外酸碱平衡、神经冲动的传递、肌肉收缩、心肌兴奋性、自律性和传导性及正常脏器功能的维持等方面都起重要作用。药动学：钾 90%由肾脏排泄，

10%由肠道排泻。排出速度随摄入量的增加而增加，但钾摄入不足时每天仍有相当量的钾排出。临床适应证：①治疗低钾血症。②预防低钾血症。③洋地黄中毒引起频发、多源性早搏或快速性心律失常。不良反应：①口服可有胃肠道刺激症状。②静脉滴注浓度较高、速度较快或静脉较细时，易刺激静脉引起疼痛[1]。

本品除中国药典(2015)收载外，USP(36)、BP(2013)、Ph. Eur.(7.0)和JP(16)均有收载。

【制法概要】本品主要用工业氯化钾精制而得。

【检查】酸碱度 检查制备过程中可能引入的酸、碱性杂质，如盐酸、氢氧化钾或碳酸钾。本品加水溶解后，加酚酞指示液(pH值8.0～10.0)，应不显色，即pH值<8.0。加氢氧化钠液(0.02mol/L)0.30ml后，应显粉红色，即酸度不超过0.006mmol HCl/5g。

钠盐 由原料氯化钾引入；如果在无色火焰中燃烧时，显持续黄色的时间应不长于4秒。

锰盐 由工艺中改用高锰酸钾代替液氯以除去碘化物和溴化物杂质而引入。本品加水溶解后，如含有锰盐，在碱性条件下，被氧化而呈黄色。5μg/10ml即可检出[2]，检出限相当于0.00025%。

$$Mn^{2+} + 2OH^- \rightarrow Mn(OH)_2$$

$$Mn(OH)_2 \xrightarrow{[O]} MnO(OH)_2$$

溴化物 中国药典(2005)、USP(33)、JP(15)、BP(2009)均有溴化物检查项。前三者方法相同，采用氯胺T比色法，目视判断结果，但限度不同。中国药典(2005)规定不得过0.05%，USP(33)规定不得过0.1%，JP(15)规定不得显黄色至黄红色。样品9批按中国药典(2005)方法检验，均符合规定，其中2批(批号以A、B表示)结果接近0.05%限度值。BP(2009)采用显色后溶液在590nm测定吸光度，规定不得过0.1%。按BP(2009)方法检验样品9批，有6批小于0.05%，1批大于0.05%、但小于0.1%，2批(批号A、B)结果略大于0.1%，表明BP(2010)的方法灵敏度较高，较目视判断结果客观。同时考察了BP(2009)方法的回收率，方法可行。中国药典(2010)将此项修订为BP(2009)的方法和限度，中国药典(2015)未作修订。

溶液的澄清度与颜色、硫酸盐、铝盐、碘化物、钡盐、钙盐、镁盐、铁盐、重金属和砷盐见氯化钠注释相应项下。

【含量测定】采用银量法。详见氯化钠含量测定注释项下。

【制剂】(1)氯化钾片(Potassium Chloride Tablets)

本品中国药典(2015)收载，USP(36)、BP(2013)、Ph. Eur.(7.0)和JP(16)均未收载。

含量测定方法同氯化钾。起草时以原子吸收法测定含量，并与银量法进行比较，结果两者一致，为方便操作，选用银量法作为含量测定方法。

(2)氯化钾缓释片(Potassium Chloride Sustained-release Tablets)

本品是氯化钾的缓释制剂，在体内缓慢非恒速释放氯化钾，为电解质补充药。除中国药典(2015)收载外，USP(36)和BP(2013)有收载。

氯化钾缓释片有糖衣片和薄膜衣片。

溶解度 采用银量法测定释放量，以铬酸钾为指示剂。

终点前 $Ag^+ + Cl^- \rightarrow AgCl\downarrow$

终点时 $2Ag^+ + CrO_4^{2-} \rightarrow Ag_2CrO_4\downarrow$(砖红色)

根据分步沉淀的原理，溶解度小的先沉淀，溶解度大的后沉淀。由于AgCl的溶解度小于Ag_2CrO_4的溶解度，当Ag^+进入浓度较大的Cl^-溶液中时，AgCl将首先生成沉淀，当Ag^+过量时，生成Ag_2CrO_4，显砖红色沉淀，指示滴定终点。

含量测定 采用原子吸收分光光度法测定钾含量，与释放度中采用银量法测定氯含量互补，更好地控制产品质量。

钾的吸收波长有766.5nm、769.9nm、404.4nm和407.7nm，后三者的灵敏度分别为第一吸收波长的1/2、1/200和1/200，实验中选用波长766.5nm为测定波长。对照品溶液和供试品溶液均加入氯化钠为消电离剂，火焰中过量的钠原子电离产生大量自由电子，使待测元素钾的电离平衡向左移动，消除其电离干扰。

(3)氯化钾注射液(Potassium Chloride Injection)

本品为氯化钾的灭菌水溶液。中国药典(2015)、USP(36)和BP(2013)有收载。

细菌内毒素 本品临床每小时用药最大剂量是静脉注射每千克体重25mg(中国药典临床用药须知)，内毒素计算限值约为0.20EU/mg；国外标准中USP为0.12USP EU/mg；BP为0.6EU/mg。中国药典(2015)规定本品细菌内毒素限值为0.12EU/mg，与内毒素计算值比较，安全系数1.7，并与USP标准相当、严于BP标准。

本品对内毒素检查方法有干扰，最大不干扰浓度约为0.5mg/ml，可用0.06EU/ml或灵敏度更高的鲎试剂经稀释至MVD后进行内毒素检查。

无菌 同氯化钠注射液注释相应项。

参考文献

[1] 国家药典委员会．中华人民共和国药典临床用药须知·化学药和生物制品卷[M]．2005年版．北京：人民卫生出版社，2005.
[2] 中华人民共和国卫生部药典委员会．中华人民共和国药典1990年版二部药典注释[M]．北京：化学工业出版社，1993.

撰写 谢演晖 李春盈 广州市药品检验所
唐树荣 江苏省食品药品监督检验研究院
复核 张玉英 广州市药品检验所

氯化铵

Ammonium Chloride

NH_4Cl 53.49

英文名：Ammonium Chloride

异名：氯化铔[1]

CAS号：[12125-02-9]

本品为祛痰药、辅助利尿药及酸碱平衡调节药。口服后刺激胃黏膜的迷走神经末梢，反射性地引起气管、支气管腺体分泌增加而祛痰。能增加肾小管氯离子浓度，因而增加钠和水的排出，具利尿作用。其氯离子吸收入血后可酸化体液和尿液，并可纠正代谢性碱中毒（碱血症）[1]。

口服本品后可完全被吸收，在体内几乎全部转化降解，仅极少量随粪便排出。服用剂量过大对胃有刺激性，且过量或长期服用可造成中毒和低钾血症[2]。

氯化铵药用在《本草纲目》上早有记载，称为硇砂。1774年由氨与盐酸作用，首次人工制取[3]。除中国药典（2015）收载外，BP、Ph. Eur.、USP现行版均有收载，JP未收载。

【制法概要】 多采用工业用氯化铵经水重结晶制取。取工业用氯化铵加入蒸馏水、活性炭，加热溶解后，过滤，滤液浓缩，冷却，结晶，离心，干燥即得。

【性状】 本品有引湿性，在潮湿空气中能吸潮结块有挥发性，加热不熔融，分解为氨及氯化氢。

【检查】 **酸度** 检查可能残留的盐酸。由于氯化铵为强酸弱碱盐，水溶液显酸性，pH值应为4.0～6.0。

钡盐 在精制氯化铵时，因用钡盐去除硫酸盐时带入。最小检出量为2μg。

干燥失重 由于对热不稳定，受热易分解挥散，故采用硫酸为干燥剂，以测定其干燥失重。

铁盐 本品加热不熔融，分解为氨及氯化氢而挥散，氯化铵散尽后，残渣中三价铁盐在盐酸酸性溶液中与硫氰酸盐生成红色可溶性硫氰酸铁配位化合物[4]。

【含量测定】 采用银量法，以荧光黄为指示剂。

$$NH_4Cl + AgNO_3 \rightarrow AgCl\downarrow + NH_4NO_3$$

加糊精溶液能使氯化银呈胶状态，具有较大的表面积。碳酸钙能使滴定时溶液保持弱碱性，有利于荧光黄指示剂阴离子的形成，使滴定终点变化明显。滴定过程应避免强光照射，否则氯化银沉淀易分解析出金属银。BP（2009）采用加入甲醛，铵盐与之形成乌洛托品，析出定量的酸，用氢氧化钠滴定液滴定[5]。

$$4NH_4Cl + 6HCHO \rightarrow N_4(CH_2)_6 + 4HCl + 6H_2O$$

【贮藏】 本品有吸湿性，吸潮后易粘结，色变黄或出现色斑，故应密封，在干燥处保存。

【制剂】 中国药典（2015）收载氯化铵片，BP（2013）收载复方氯化铵口服溶液，USP（36）收载氯化铵缓释片、氯化铵注射液及复方氯化铵口服溶液。

氯化铵片（Ammonium Chloride Tablets）

含量测定同原料药采用银量法。

参考文献

[1] 陈新谦．新编药物学［M］．16版．北京：人民卫生出版社，2007：422.

[2] 国家药典委员会．中华人民共和国药典临床用药须知·化学药和生物制品卷［M］．2005年版．北京：人民卫生出版社，2005：241，797.

[3] 中华人民共和国卫生部药典委员会．中华人民共和国药典1990年版二部药典注释［M］．北京：化学工业出版社，1993：816.

[4] 刘文英．药物分析［M］．4版．北京：人民卫生出版社，2000：26.

[5] 南京药学院．分析化学［M］．北京：人民卫生出版社，1979：30.

撰写 孙吉令 王小兵 徐志洲 山东省食品药品检验研究院

复核 王杰 山东省食品药品检验研究院

氯化琥珀胆碱

Suxamethonium Chloride

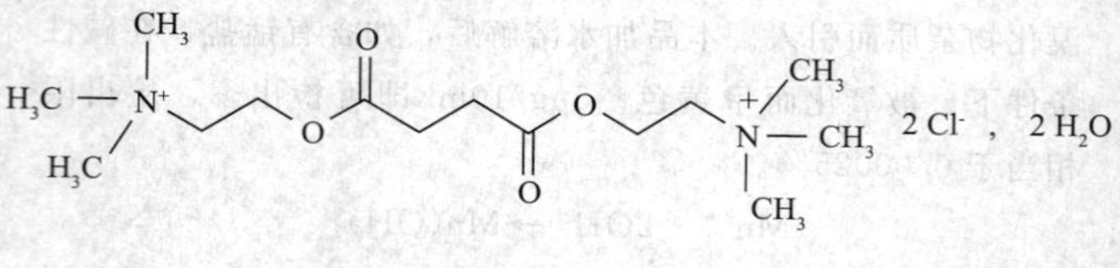

$C_{14}H_{30}Cl_2N_2O_4 \cdot 2H_2O$ 397.34

化学名：本品为二氯化2,2′-[（1,4-二氧代-1,4-亚丁基）双（氧）]双[*N*,*N*,*N*-三甲基乙铵]二水合物

2.2′-[(1,4-dioxo-1,4-butanediyl)-bis(oxy)]-bis[*N*,*N*,*N*-trimethylethanaminium]dichloride, dihydrate

英文名：Suxamethonium Chloride（INN）

异名：Succinylcholine Chloride

CAS号：[6101-15-1]

本品为去极化型骨骼肌松弛药，松弛作用迅速，但持续时间较短。与烟碱样受体结合后，产生稳定的去极化作用，引起骨骼肌松弛。本品进入体内能迅速被血液和肝中的丁酰胆碱酯酶（假性胆碱酯酶）水解，先分解成琥珀酰单胆碱，再缓缓分解为琥珀酸和胆碱，成为无肌松作用的代谢物，只有10%～15%的药量到达作用部位，约2%以原形，其余以代谢物的形式从尿液中排泄。血浓度半衰期为2～4分钟。常用于气管内插管手术的全身麻醉，也可用于缓解破伤风等惊厥性疾病的肌肉痉挛。常见的不良反应有：①在本品作用下可引起异常的大量K^+外流致高血钾症，产生严重室性心律失常甚至心搏停止。②本品的拟乙酰胆碱作用可引起心动过缓、结性心律失常和心搏骤停，尤其是重复大剂量给药最易发生。③本品对眼外肌引起痉挛性收缩以致眼压升高。④胃内压升高可引起饱胃患者胃内容反流误吸。⑤恶性高热多见于本品与氟烷合用的患者或小儿。⑥术后肌痛。⑦肌张力增强，大剂量可引起长时间的呼吸肌麻痹而致呼吸停止。

本品对热稳定，2%水溶液在pH3.0～4.5时稳定，在碱液中迅速分解，故不能与碱性药物如硫喷妥钠等合用[1]。

国内于1959年开始生产，中国药典（1990）至今，历版均有收载，BP(2013)、Ph. Eur.(7.0)、JP(16)等亦有收载。USP(36)除二水合物外，还收载了无水物。

【制法概要】本品目前主要有两种常见的合成工艺。

工艺路线一[2]：以琥珀酸为起始原料，在三氯甲烷中与五氯化磷进行酰氯化，在高真空条件下收集产物琥珀酰氯(Ⅰ)，进一步在三氯甲烷中与氯化胆碱进行酯化，最后加吡啶调节 pH 至 4～5，并经 95%乙醇重结晶而制得含 2 分子结晶水的氯化琥珀胆碱。反应式为：

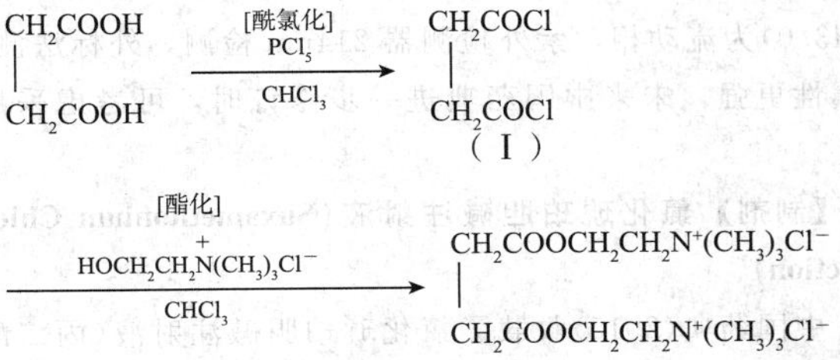

工艺路线二：以琥珀酸或琥珀酸酐为起始原料，以 DMF 为催化剂，与酰氯化试剂亚硫酰氯进行酰氯化反应，生成化合物琥珀酰氯(Ⅰ)，将酰氯化反应液直接在丙酮中与氯化胆碱进行酯化，最后加吡啶调节 pH 至 4～5，并经 95%乙醇重结晶而制得含 2 分子结晶水的氯化琥珀胆碱。反应式为：

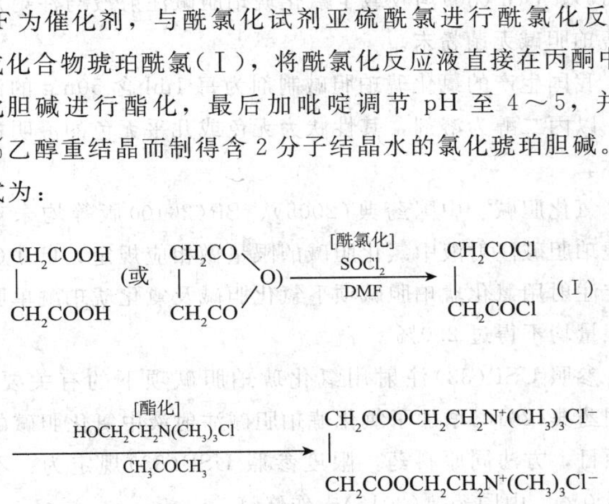

其中，工艺路线二由于采用亚硫酰氯进行酰氯化反应，过程中无液态副产物生成，可直接用于酯化反应，同时溶剂以丙酮取代三氯甲烷，既降低了成本，又可改善生产环境。

【性状】本品无水物有引湿性，水中溶解度为 1∶1，100ml 乙醇能溶解本品约 0.42g。

熔点　本品熔点为 157～163℃，无水物熔点为 180～185℃。

本品具有酯键结构，在结晶状态是稳定的，其水溶液随 pH 值、温度的改变而变化。其 5%水溶液在室温下，pH 值为 3～5 时水解很慢；当 pH 值为 7.4 时，缓慢水解；当 pH 值为 10～11 时，很快水解[3]。

【鉴别】(1)本品为季铵盐，加入硫氰酸铬铵在酸性介质中，反应生成红色硫氰酸氨铬酸琥珀胆碱不溶性复盐。

反应原理：

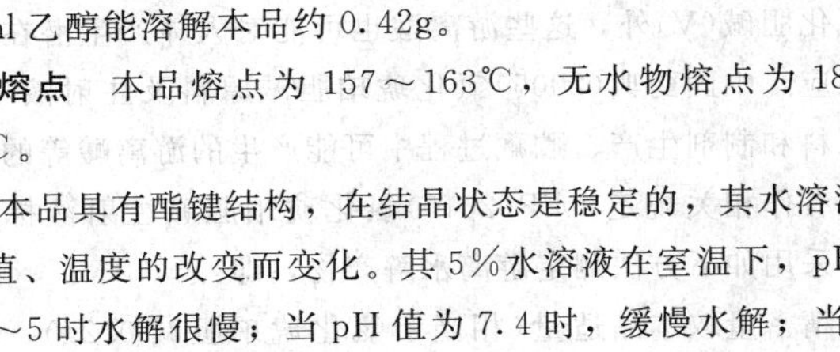

(2)本品为季铵盐，在 pH4.5 时，可与氯化钴及亚铁氰化钾形成复盐，而显持久的翠绿色。氯化钴及亚铁氰化钾试液混合时也能显绿色，但显色不持久。

(3)本品的红外光吸收图谱应与对照的图谱(光谱集 496 图)一致，本品的红外光吸收图谱显示的主要特征吸收如下表。

特征谱带(cm^{-1})	归属
1735	酯　$\nu_{C=O}$
1150，1048	酯　ν_{C-O-C}

(4)本品的结构中含有氯离子，故显氯化物的鉴别反应。

【检查】酸度　因所得成品用吡啶调节 pH，故多国药典均控制其 1%水溶液的 pH 值，中国药典(2015)规定 pH 值为 3.5～5.0，BP(2013)、Ph. Eur.(7.0)、JP(16)等均规定为 4.0～5.0，USP(36)未对 pH 值进行规定。

氯化胆碱　采用薄层色谱法进行检查。

本品是由琥珀酰氯与氯化胆碱缩合而得，如反应不完全或贮存过久，有可能产生水解产物，如氯化胆碱、琥珀酸、琥珀酸的单酯等。

JP(15)采用薄层色谱法进行有关物质的控制，薄层板为微晶纤维素板，以 1%醋酸铵-丙酮-正丁醇-甲酸(20∶20∶20∶1)为展开剂，高低稀释自身对照法，供试品液中除主斑点以外的其他杂质斑点颜色均不得深于对照溶液主斑点的颜色(0.5%)。

BP(2010)、Ph. Eur.(6.0)也均采用薄层色谱法进行氯化胆碱的检查，薄层板为微晶纤维素板，以无水甲酸-水-正丁醇(10∶40∶50)放置后的上层溶液为展开剂，供试品液中除主斑点以外的其他杂质斑点颜色不得深于氯化胆碱对照品溶液主斑点的颜色(0.5%)。

USP(33)采用高效液相色谱法进行有关物质的测定，采用十八烷基硅烷键合硅胶柱。其中，胆碱以乙腈-0.1M 己烷磺酸-水(5∶5∶90)为流动相 A，乙腈-水(50∶50)的溶液为流动相 B，梯度洗脱，电导检测器检测，限度为 0.3%；琥珀酸、氯化琥珀酰单胆碱等以乙腈-离子对缓冲液(每 1L 中含戊烷磺酸 3.85g 和氯化钠 2.9g 的混合水溶液)(5∶95)为流动相，紫外检测器 214nm 检测，限度为琥珀酸不得过 0.1%，氯化琥珀酸单胆碱和以单组分计算的双联峰均不得过 0.4%，其他杂质峰均不得过 0.2%；两种方法下的总杂质不得过 1.5%。

中国药典(2010)与 BP(2010)、JP(15)等国药典的有关物质检查方法一致，采用薄层色谱法对其中的主要分解产物氯化胆碱进行限度控制，限度为 0.5%，中国药典(2015)继续沿用此方法进行氯化胆碱的质量控制。由于本法所采用薄层板为不太常用的微晶纤维素板，而自制微晶纤维素薄层板的重现性相对一般，故在实际检查中建议酌情调整展开剂的比例。

本品薄层色谱法检查所得典型色谱图如图 1。

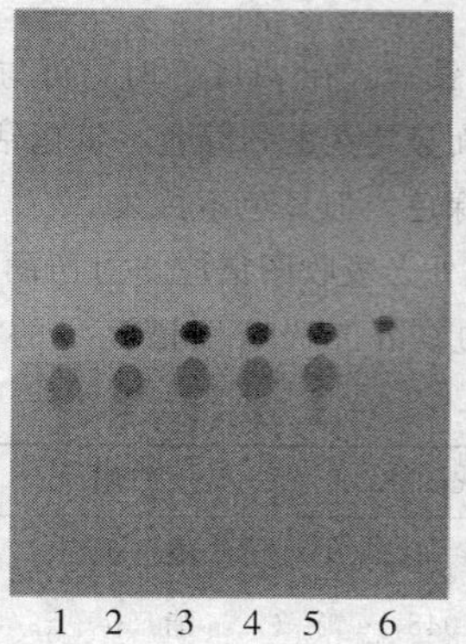

图 1　氯化琥珀胆碱及其制剂的薄层色谱图

1. 氯化琥珀胆碱对照品；2. 氯化琥珀胆碱原料(061201)；3、4、5. 氯化琥珀胆碱注射液(030801，040601，060901)；6. 氯化胆碱对照品

展开剂：正丁醇-水-无水甲酸(67∶25∶20)；

显色剂：稀碘化铋钾试液，105℃加热至显色清晰

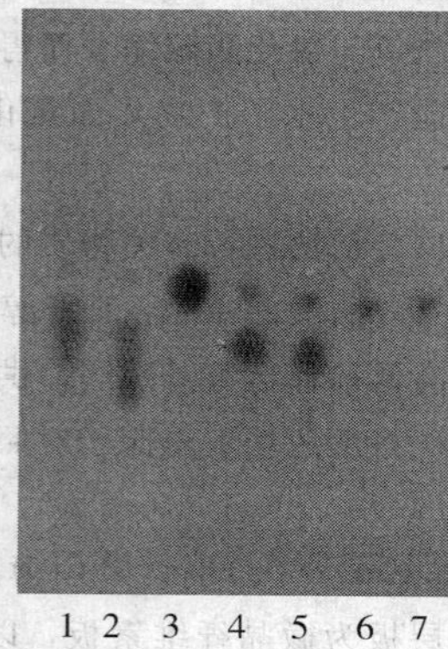

图 2　各种破坏液薄层色谱图

1. 氯化琥珀胆碱对照品；2. 酸破坏液；3. 碱破坏液；4. 氧化破坏液；5 热破坏液；6、7. 氯化胆碱对照品

展开剂：正丁醇-水-无水甲酸(67∶25∶20)；

显色剂：稀碘化铋钾试液，105℃加热至显色清晰

由图 1、图 2 可见，各种破坏液所产生的杂质均能与氯化琥珀胆碱、氯化胆碱完全分离，方法的专属性良好，可用于氯化琥珀胆碱原料及其制剂中氯化胆碱的控制。

水分　本品含有 2 分子结晶水，在整个分子中所占比例约为 9.1%，因遇热不稳定，故采用费休法测定，限度定为 8.0%～10.0%。

炽灼残渣　不得过 0.1%。USP(36)限度为 0.2%，中国药典(2015)严于 USP(36)。

【含量测定】采用非水溶液滴定法。本品为氯化季铵盐，加入冰醋酸和醋酸汞试液后，用高氯酸滴定液滴定。

反应原理：

$$\begin{array}{l} CH_2COOCH_2CH_2N^+(CH_3)_3Cl^- \\ | \\ CH_2COOCH_2CH_2N^+(CH_3)_3Cl^- \end{array} + 2HClO_4 + Hg(Ac)_2$$

$$\longrightarrow \begin{array}{l} CH_2COOCH_2CH_2N^+(CH_3)_3ClO_4^- \\ | \\ CH_2COOCH_2CH_2N^+(CH_3)_3ClO_4^- \end{array} + HgCl_2 + 2HAc$$

根据上述反应原理，本品与高氯酸的反应摩尔比为 1∶2，故每 1ml 高氯酸滴定液(0.1mol/L)相当于 18.07mg 的 $C_{14}H_{30}Cl_2N_2O_4$(无水物)。

BP(2013)、Ph. Eur.(7.0)、JP(16)等国药典也均采用高氯酸非水溶液滴定法测定含量，方法同中国药典(2015)；USP(36)采用高效液相色谱法，以氯化四甲基铵溶液-甲醇(pH3.0)为流动相，紫外检测器 214nm 检测，外标法测定，专属性更强，未来中国药典进一步修订时，可考虑采用此方法。

【制剂】氯化琥珀胆碱注射液(Suxamethonium Chloride Injection)

中国药典(2015)收载了氯化琥珀胆碱注射液(丙二醇为溶剂)；BP(2013)收载了氯化琥珀胆碱注射液(水为溶剂)；JP(16)、USP(36)均收载了氯化琥珀胆碱注射液与注射用氯化琥珀胆碱无菌粉末。

我国生产的氯化琥珀胆碱制剂为每 1ml 含 50mg 的注射液，以丙二醇为溶剂，其性状为无色或几乎无色的澄明黏稠液体。

氯化胆碱　中国药典(2005)、BP(2010)版等均未对氯化琥珀胆碱注射液中氯化胆碱的限量做相应规定；USP(33)规定注射用氯化琥珀胆碱项下氯化胆碱及氯化琥珀酰单胆碱的限量均不得过 2.0%。

参照 USP(33)注射用氯化琥珀胆碱项下的有关要求，中国药典(2010)增加了氯化琥珀胆碱注射液中氯化胆碱的检查项目，方法同原料药，限度参照 USP(33)规定为：不得过 2.0%。中国药典(2015)未作修订。

水解产物　文献报道[2]，以丙二醇为溶剂的注射液，稳定性较好；而以水为溶剂的氯化琥珀胆碱注射液稳定性相对较差，经贮存后，易水解，可产生琥珀酸(Ⅰ)、柠檬酸(Ⅱ)、氯化琥珀酰单胆碱(Ⅲ)等游离酸以及氯化胆碱(Ⅴ)，除氯化胆碱(Ⅴ)外，这些游离酸也可能对人体产生潜在的不良反应，中国药典(2005)氯化琥珀胆碱原料及注射液项下，对原料和制剂生产、贮藏过程中可能产生的游离酸等的限量并没有作相关规定；BP(2010)氯化琥珀胆碱注射液标准项下，采用如下方法测定游离水解产物，即：

精密量取本品适量(相当于氯化琥珀胆碱 0.2g)，加新沸放冷的蒸馏水 30ml，摇匀，用乙醚提取 5 次，每次 20ml，合并乙醚液，水溶液备用；用新沸放冷的蒸馏水洗涤乙醚液 2 次，每次 10ml，弃去乙醚液。再用乙醚回洗水液 2 次，每次 10ml，弃去乙醚液，合并水溶液，加溴麝香草酚蓝指示液，用氢氧化钠滴定液(0.1mol/L)滴定至中性；再精密加氢氧化钠滴定液(0.1mol/L)25ml，加热回流 40 分钟，放冷，加溴麝香草酚蓝指示液，用盐酸滴定液(0.1mol/L)滴定。同时用新沸放冷的蒸馏水 50ml，自“精密加氢氧化钠滴定液(0.1mol/L) 25ml”起，同法操作，进行空白试验校正。初次中和所需氢氧化钠滴定液(0.1mol/L)的体积不得

大于初次中和与水解后所需氢氧化钠滴定液（0.1mol/L）体积总和的十分之一（10%）。

虽然以丙二醇为溶剂的注射液稳定性相对较好，但为保证药品质量，中国药典（2010）参照 BP（2010）收载的氯化琥珀胆碱注射液项下的有关方法及限度规定，将水解产物列为质量标准检查项之一，并规定水解产物的限度为不得过10%。中国药典（2015）未作修订。

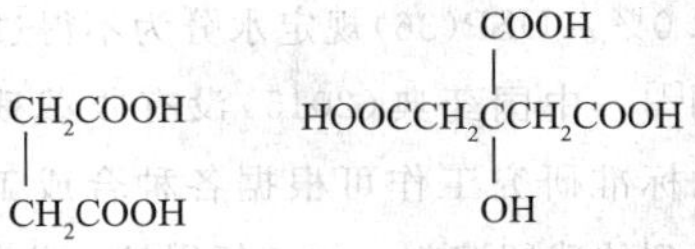

琥珀酸（Ⅰ）　　琥珀酸（Ⅱ）

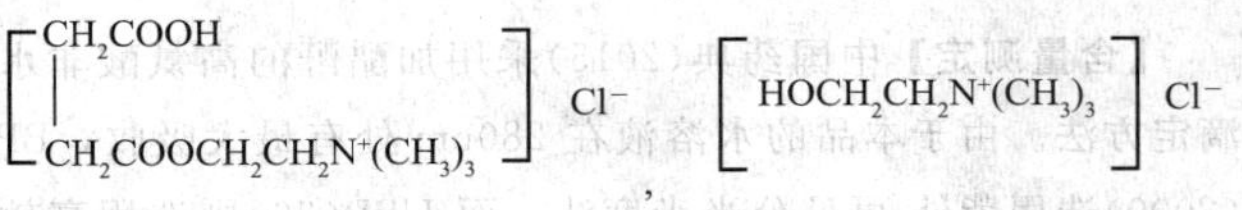

氯化琥珀酰单胆碱（Ⅲ）　　氯化胆碱（Ⅴ）

细菌内毒素　本品临床每小时用药最大剂量是静脉注射每千克体重 2.5mg（中国药典临床用药须知），内毒素计算限值约为 2.0USP EU/mg；国外标准中 USP 为 2.0USP EU/mg。中国药典（2015）规定本品细菌内毒素限值为 2.0EU/mg，与内毒素计算值比较，安全系数为 1，并与 USP 标准相当。

含量测定　用银量法。

JP（16）与 BP（2013）均采用加过量氢氧化钠水解后，用盐酸回滴多余碱液的方法来测定注射液中主药的含量；USP（36）采用高效液相色谱法，以氯化四甲基铵溶液-甲醇为流动相，紫外检测器 214nm 检测，外标法测定制剂中的主药含量。

中国药典（2015）继续沿用中国药典（2005）项下的银量法测定制剂中的主药含量，由于本品黏稠，实验中应以内容量移液管量取供试品，用水分次洗出并全部转入锥形瓶中，加溴酚蓝指示液数滴，以稀醋酸中和至黄色后（pH 值约为 2.8），用硝酸银滴定液滴定。本品分子中含 2 个氯离子，故本品与硝酸银的反应摩尔比为 1∶2，每 1ml 硝酸银滴定液（0.1mol/L）相当于 19.87mg 的 $C_{14}H_{30}Cl_2N_2O_4 \cdot 2H_2O$。

参考文献

［1］南京药学院．药物分析［M］．北京：人民卫生出版社，1980：9.

［2］中华人民共和国卫生部药典委员会．中华人民共和国药典 1990 年版药典注释二部［M］．北京：化学工业出版社，1993：817.

［3］南京药学院．分析化学［M］．北京：人民卫生出版社，1979：130.

撰写　武向锋　中国人民解放军总后勤部卫生部药品仪器检验所
　　　忻美娟　上海市食品药品检验所
复核　靳守东　中国人民解放军总后勤部卫生部药品仪器检验所

氯化筒箭毒碱

Tubocurarine Chloride

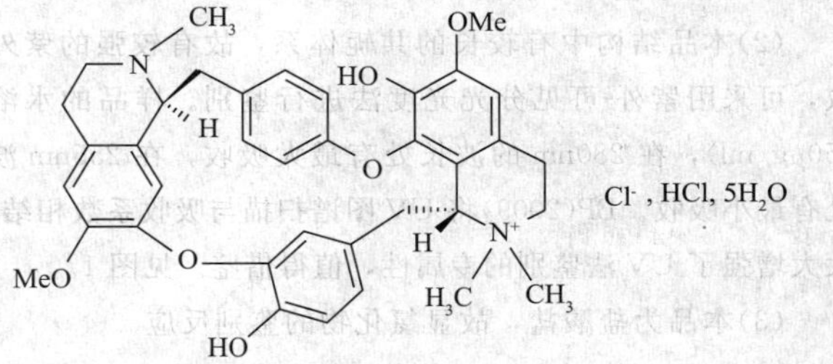

$C_{37}H_{41}ClN_2O_6 \cdot HCl \cdot 5H_2O$　771.73

化学名：2,2′,2′-三甲基-6,6′-二甲氧基-7′,12′-二羟基-氯化筒箭毒鎓盐酸盐五水合物

7′,12′-dihydroxy-6,6′-dimethoxy-2,2′,2′-trimethyltubocuraranium chloride hydrochloride pentahydrate

英文名：Tubocurarine Chloride（INN）

CAS 号：［6989-98-6］；无水物［57-94-3］

氯化筒箭毒碱是从箭毒中提出的一种生物碱，为非去极化类肌肉松弛药，能与运动终板膜的胆碱受体相结合，阻止乙酰胆碱对运动终板膜所起的去极化作用，使骨骼肌松弛。此外还有阻断神经节的组胺释放作用，产生暂时性血压下降和心率减慢。本品口服难吸收，静脉注射后 2 分钟出现肌松作用，4 分钟达高峰，作用时间可维持 40～60 分钟。临床主要用作麻醉辅助剂，与麻醉剂并用，使浅麻醉即可获得外科手术所要求的肌肉松弛程度。也常用于减轻和抑制各种肌肉痉挛。本品静脉给药后，30%～50%的药物与血浆蛋白结合，大部分以原形、其余以代谢物随尿排出，3 小时内排出 30%～40%，24 小时约排出 75%；部分由胆汁排泄，本品不透过血脑屏障。不良反应主要为呼吸抑制、缺氧，支气管痉挛。大剂量可引起血压下降和虚脱。

除中国药典（2015）收载外，BP（2009）、USP（36）、Ph. Eur.（7.0）和 JP（15）均有收载。

【制法概要】对南美箭毒的研究始于 19 世纪初，直到 1935 年才由 King·H 首次从箭毒中提取分离出本品。随后人们通过用水提取南美防己科植物的方法制取粗制的氯化筒箭毒碱，直至 1952 年 Dutcher 用稀盐酸重结晶法才获得纯品晶体[1]。目前制备本品的主要方式仍是防己科植物提取法。

工艺的流程为：

防己科植物→水提取→过滤→浓缩→分离→三氯甲烷除杂质→纯化→结晶

【性状】本品熔点约为 270℃，熔融同时分解。

比旋度　本品结构中具有手性碳原子，故显旋光性，需要测定旋光度。中国药典（2015）规定本品 10mg/ml 水溶液的比旋度为＋210°至＋224°，USP（36）与其限度一致，BP（2009）规定比旋度为＋210°至＋222°。

吸收系数　BP（2009）在 UV 鉴别中规定本品水溶液在

280nm 最大吸收波长处的吸收系数应为 113～123。

【鉴别】(1)本品水溶液加硝酸汞试液后显红色，属于生物碱类的化学反应。从环境友好的角度出发，此鉴别使用了硝酸汞试液，应考虑撤换。

(2)本品结构中有较长的共轭体系，故有较强的紫外吸收，可采用紫外-可见分光光度法进行鉴别。样品的水溶液(50μg/ml)，在 280nm 的波长处有最大吸收，在 255nm 波长处有最小吸收。BP(2009)将 UV 图谱扫描与吸收系数相结合，大大增强了 UV 法鉴别的专属性，值得借鉴。见图 1。

(3)本品为盐酸盐，故显氯化物的鉴别反应。

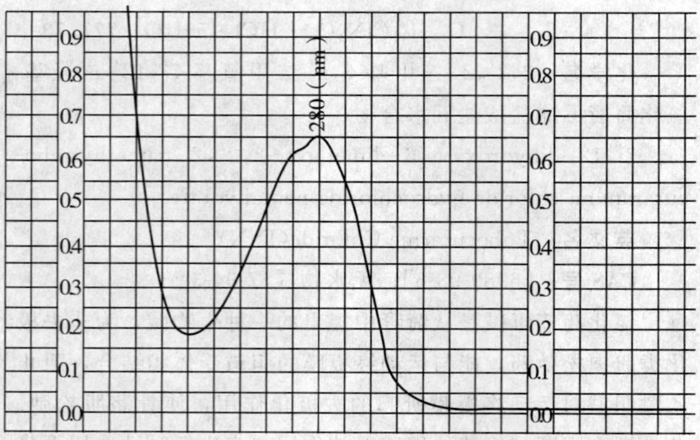

图 1　氯化筒箭毒碱水溶液的紫外吸收

【检查】溶液的澄清度与颜色　本品见光易分解，为了保证产品的质量，需要对溶液的澄清度与颜色加以控制。

酸度　本品水溶液呈弱酸性，中国药典(2015)及 BP(2009)均有此项检查，样品水溶液(10mg/ml)的 pH 值应为 4.0～6.0。USP(36)未作要求。

有关物质　本品用植物提取法制备，各国药典均未指定具体的有关物质。

中国药典(2015)有关物质的检测方法与中国药典(2005)一致，为薄层色谱法，BP(2009)同为薄层色谱法。

USP(36)采用高效液相色谱法，用十八烷基硅烷键合硅胶柱；以乙腈-甲醇混合液(3∶2)-水(270∶710)，加 25%四丁基氢氧化铵甲醇溶液 20ml，用磷酸调节 pH 值至 4.0，作为流动相；测波长为 220nm；用归一化法对杂质进行控制。

由于薄层色谱法检测灵敏度不高，无法准确定量，进一步的标准研究可参照 USP(36)及其他文献将有关物质修改为高效液相色谱法，通过深入研究工艺和采用理论推导的方式，对杂质的结构进行确证。

总氯量　氯化筒箭毒碱五水合物的分子量为 771.73，无水物分子量为 681.73，其结构中有两个 Cl 离子，则其无水物含氯的理论值为 10.41%。中国药典(2015)及 USP(36)规定按无水物计算，总氯量应为 9.9%～10.7%。BP(2009)未作要求。

三氯甲烷中溶解物　本检查主要是控制在制备氯化筒箭毒碱过程中，某些提取工艺中可能使用的三硝基苯酚(用来与筒箭毒碱粗品生成沉淀进行分离纯化；易溶于三氯甲烷)。因本品不溶于三氯甲烷，故可用三氯甲烷中溶解物的量来对大多数脂溶性杂质进行控制。中国药典(2015)及 BP(2009)均有此项检查，且限度一致。USP(36)未作要求。

水分　本品为五水合物，分子量为 771.73，其无水物分子量为 681.66，则其含水分的理论值为 11.66%；而且本品的吸湿性不高，中国药典(2015)及 BP(2009)均规定水分为 9.0%～12.0%。USP(36)规定水分为不得过 12.0%。

残留溶剂[1]　中国药典(2015)没有收载残留溶剂检查项。进一步的标准研究工作可根据各种合成工艺和精制方法，检查涉及到的残留溶剂，如三氯甲烷，此外还可能有甲醇、乙醇及丙酮等有机溶剂。

【含量测定】中国药典(2015)采用加醋酐的高氯酸非水滴定方法。由于本品的水溶液在 280nm 处有最大吸收，BP(2009)选用紫外-可见分光光度法，而 USP(36)则选用高效液相色谱法。进一步的标准研究工作可参考 USP(36)或相关文献，将含量测定方法改为灵敏度较高、专属性较强且污染较小的高效液相色谱法。

【制剂】氯化筒箭毒碱注射液(Tubocurarine Chloride Injection)

中国药典(2015)、USP(36)和 JP(15)收载了氯化筒箭毒碱注射液，BP(2013)中未收载。

细菌内毒素　本品临床每小时用药最大剂量是静脉注射每千克体重 0.5mg(中国药典临床用药须知)，内毒素计算限值约为 10EU/mg。国外标准中 USP 为 10USP EU/mg。中国药典(2015)尚未规定本品细菌内毒素限值，有待试验研究后增定。

含量测定　氯化筒箭毒碱注射液在 280nm 处有最大吸收，中国药典(2015)选用紫外-可见分光光度法测定含量，吸收系数($E_{1cm}^{1\%}$)为 105。因本品的吸收系数较小，进一步的标准研究时可考虑改用对照品法或 HPLC 法。

参考文献

[1] Florey, K. Analytical Profiles of Drug Substances: Vol.7 [M]. NewYork: Academic Press, 1978: 477.

撰写　刘　晶　车宝泉　北京市药品检验所

复核　余　立　北京市药品检验所

氯芬待因片

Diclofenac Sodium and Codeine Phosphate Tablets

本品为双氯芬酸钠和磷酸可待因的复方制剂，国内有两家企业生产，BP(2013)、USP(36)和 JP(16)均未收载该品种。处方中除两种主药外，主要辅料有淀粉、硬脂酸镁、羧甲基淀粉钠等。双氯芬酸钠为苯基乙酸衍生物，为非甾体类抗炎药，具有镇痛、抗炎、解热作用。其镇痛作用比阿司匹林和吲哚美辛强，系外周型镇痛药。可待因为吗啡的甲基衍生物，其镇痛作用为吗啡的1/10，系中枢型弱阿片类镇痛药。服用本品，有可能出现消化道反应，呼吸抑制很弱，成瘾性较低。根据欧洲专利：可待因与非甾体消炎镇痛药的复方制剂，二者在药理作用有相加的镇痛效应。双氯芬酸钠和可待因组成的复方制剂在1∶1至3∶1的重量范围内，其组方药效确定，性质稳定，且镇痛起效快。有较长的作用持续时间。

氯芬待因片是根据我国国情，分别选择单方的最小用药剂量，即双氯芬酸钠25mg和磷酸可待因15mg组成复方制剂，其药效、药理、毒理研究结果证明：该复方制剂与单方制剂比较，镇痛作用加强，而毒副作用减小。

【鉴别】本品为白色片，磷酸可待因为弱生物碱类，加稀碱可以使其从水溶液中析出，再用三氯甲烷提取出来，挥去溶剂后残渣可进行磷酸可待因的鉴别试验，水溶液可进行双氯芬酸钠的鉴别。

(1)样品加氢氧化钠溶液后，磷酸可待因析出，水溶液用于双氯芬酸钠的紫外光谱最大吸收波长检测。

(2) 磷酸可待因具有生物碱样性质，与生物碱显色剂亚硒酸硫酸溶液反应，初显绿色，渐变成蓝色。

(3)为薄层色谱鉴别。在紫外灯下双氯芬酸钠与磷酸可待因可观察到与对照品相同 R_f 值的暗斑。另磷酸可待因具生物碱样性质，遇稀碘化铋钾试液显色，见图1。

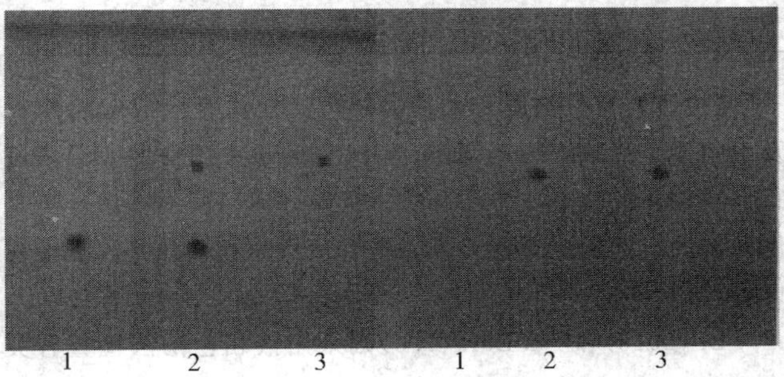

1　2　3　1　2　3

图1　薄层色谱图

紫外 λ_{254nm}　稀碘化铋钾显色

1. 双氯芬酸钠对照品；2. 供试品；3. 磷酸可待因对照品

【溶出度】溶出度为评价口服固体制剂有效性的重要指标，对复方制剂尤为重要，故进行了研究并订入标准中。以水900ml为溶出介质，采用第二法，转速为每分钟75转，取样时间为45分钟，限度为标示量的75%。三批产品的溶出曲线见图2、图3。

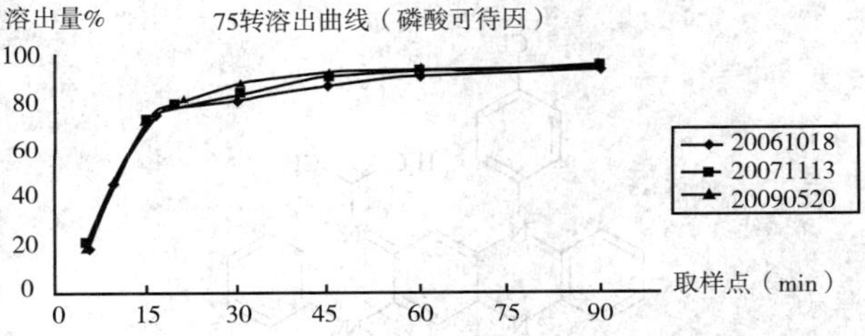

图2　氯芬待因片磷酸可待因溶出曲线

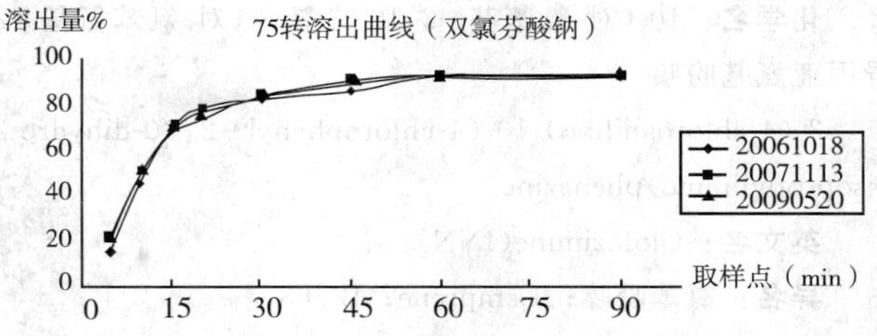

图3　氯芬待因片双氯芬酸钠溶出曲线

由于为复方制剂，两主药成分紫外吸收光谱交叉，无法用紫外-可见分光光度法测定，故采用含量测定项下高效液相色谱法进行测定。

【含量均匀度】因两成分规格为25mg以下，按照通则要求，对其含量均一性采用高效液相色谱法测定，色谱条件与含量测定项相同。

【含量测定】采用高效液相色谱法。

以外标法定量，磷酸可待因在0.06～1.50mg/ml范围内与峰面积线性关系良好，相关系数为 $r=0.9998$，重复性试验RSD＝0.28%（$n=5$）；双氯芬酸钠在0.10～2.50mg/ml范围内与峰面积线性关系良好，相关系数为 $r=0.9998$。重复性试验RSD＝0.28%（$n=5$）；供试品溶液（磷酸可待因浓度为0.3mg/ml，双氯芬酸钠浓度为0.5mg/ml）在室温放置8小时基本稳定。见图4。

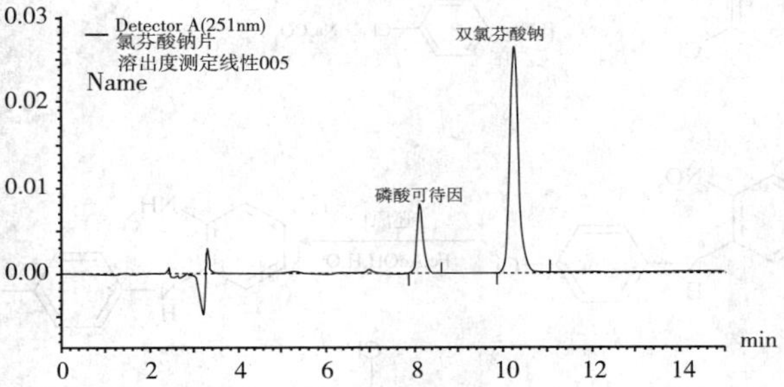

图4　氯芬待因片含量测定色谱图

色谱柱：Agilent SB-C8/Kromail-C8/Capcellpak C8

(250mm×4.6mm，5μm)

撰写　杨国伟　山西省食品药品检验所

复核　李青翠　郭景文　山西省食品药品检验所

氯法齐明

Clofazimine

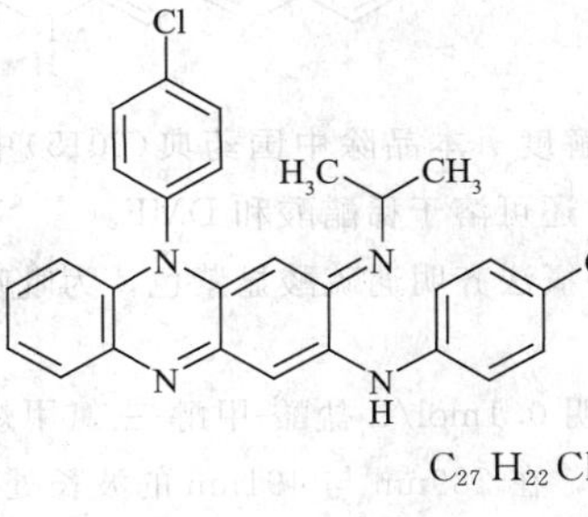

$C_{27}H_{22}Cl_2N_4$　473.40

化学名：10-(对-氯苯基)-2,10-二氢-3-(对-氯苯氨基)-2-异丙亚氨基吩嗪

3-(4-chloroanilino)-10-(4-chlorophenyl)-2,10-dihydro-2-(isopropylimino)phenazine

英文名：Clofazimine(INN)

异名：氯苯吩嗪；Lamprene；B-663

CAS 号：[2030-63-9]

本品为治疗瘤型麻风的首选药，包括耐氨苯砜菌株所致的病例；也可用于有红斑结节性Ⅱ型麻风反应的瘤型麻风[1]。本品口服吸收个体差异较大，吸收率为45%～70%，与食物同服可增加吸收，本品制成微晶制剂也有利于吸收。血药浓度达稳态的时间长于42天。由于药物的高亲脂性，被巨噬细胞摄取后，分布至肠系膜淋巴结、肾上腺、皮下脂肪、肝、胆、脾、小肠、肌肉、骨、皮肤、胆汁和乳汁中，脑脊液内浓度低。本品可在体内蓄积，大部分以原型通过粪便排泄，只有约1%通过尿液排泄，少数也可通过脂肪分泌、汗腺分泌和痰液排出体外。

本品由V. C. Barry等于1957年制得。国内于1985年开始生产。除中国药典(2015)收载外，USP(36)、BP(2013)和Ph. Eur. (7.0)均有收载。

【制法概要】本品的合成路线如下。

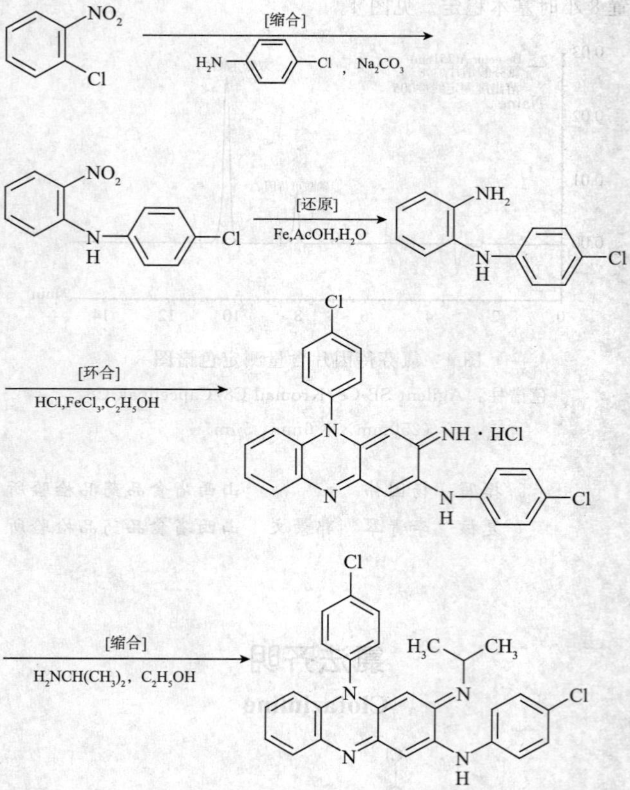

【性状】溶解度　本品除中国药典(2015)中载明的可溶于三氯甲烷外，还可溶于稀醋酸和DMF。

【鉴别】(1)氯法齐明遇硫酸显紫色，为吡嗪结构特有的颜色反应[2]。

(2)氯法齐明0.1mol/L盐酸-甲醇-三氯甲烷溶液的紫外吸收图谱见图1，在289nm与491nm的波长处有最大吸收。

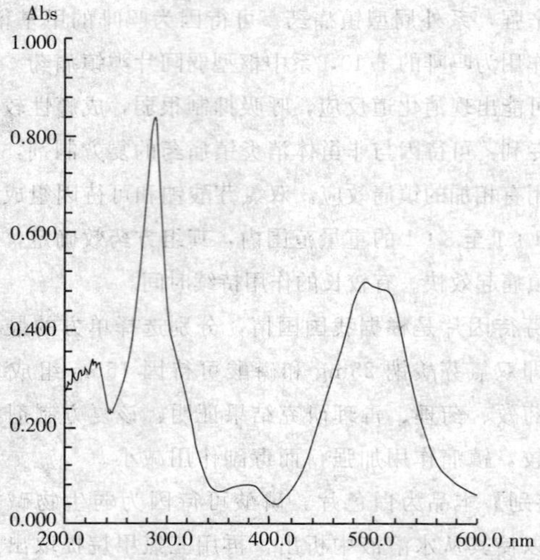

图1　氯法齐明溶液(7.5μg/ml)紫外吸收图谱

(3)本品的红外光吸收图谱收录于光谱集(671图)，显示的主要特征吸收如下。

特征谱带(cm⁻¹)	归属	
3060，3020	芳氢	ν_{C-H}
1626，1595，1575，1520，	芳环及环外双键	$\nu_{C=C}$
1493		$\nu_{C=N}$
820	对取代苯	γ_{2H}
747	邻取代苯	γ_{4H}

【检查】有关物质　采用薄层色谱法检查合成起始原料及中间体、降解产物等杂质。USP(36)也采用薄层色谱法进行有关物质的检查，方法与中国药典(2015)基本一致，只是展开剂的溶剂配比有所差异，展开后只需在紫外光灯下检视即可。

BP(2013)和Ph. Eur. (7.0)则采用液相色谱法检查有关物质，鉴别采用了薄层色谱法。BP(2013)与Ph. Eur. (7.0)还列出了2个已知杂质的结构式。

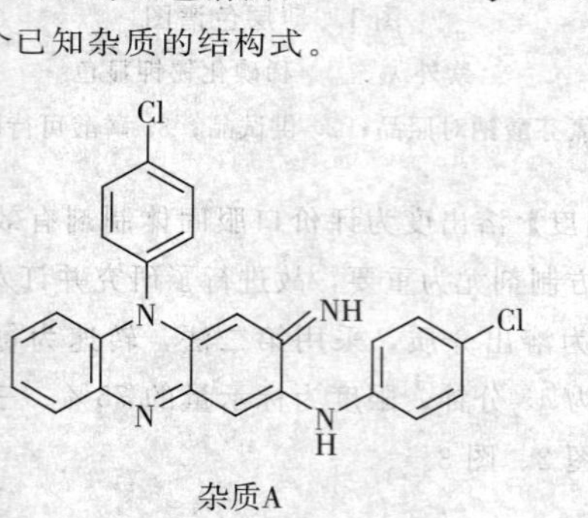

杂质A

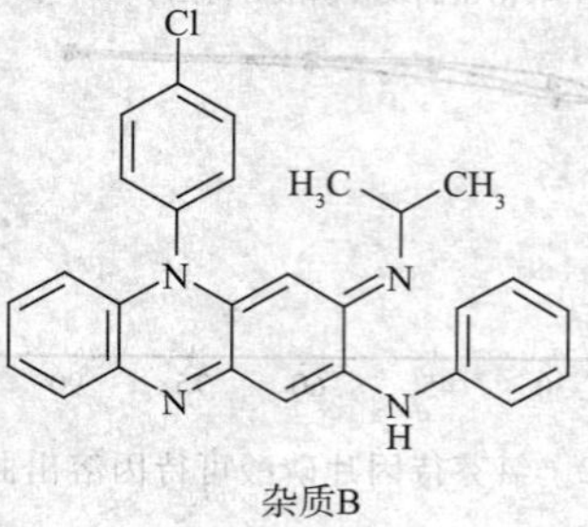

杂质B

A. *N*, 5-bis(4-chlorophenyl)-3-imino-3, 5-dihydrophenazin-2-amine

B. 5-(4-chlorophenyl)-3-[(1-methylethyl) imino-*N*-phenyl-3, 5-dihydrophenazin-2-amine

文献报道[3]采用 HPLC 法检查本品的有关物质，检测到两个杂质：iminophenazine 和 iminophenazine base。

铁盐 检查合成过程可能残留的铁盐。因氯法齐明颜色为棕红色至红褐色，对检查有干扰，因此将样品消化后测定。

【含量测定】 采用非水溶液滴定法。本品具有弱碱性，可溶于冰醋酸，用高氯酸滴定液滴定，以电位法指示终点。

氯法齐明的含量测定方法文献报道的还有比色法[4]和 HPLC 法[5,6]。

【制剂】氯法齐明软胶囊(Clofazimine Soft Capsules)

中国药典(2005)中本品名称为“氯法齐明胶丸”，由于样品实际为软胶囊，因此在中国药典(2010)的名称更为“氯法齐明软胶囊”。中国药典(2015)名称未作修订。

中国药典(2005)鉴别项收载紫外光谱鉴别。因样品内容物中含辅料食用油约 85%，干扰主成分在 289nm 的最大吸收波长的检出，所以只规定检测 491nm 的最大吸收波长，样品考察结果显示，供试品溶液虽然分别在 491 nm、492 nm、493 nm 的波长处有最大吸收，但在 490～510nm 是一个平坦的最大吸收峰，所以紫外光谱检测误差大，不适合继续收载。中国药典(2010)删除紫外鉴别项，并按增加的有关物质检查 TLC 条件，增订了 TLC 鉴别，以提高鉴别的专属性，对供试品溶液进行适当稀释，以适合于鉴别项检验。中国药典(2015)未作修订。

增加有关物质检查，方法同原料药项下。USP 收载的胶囊剂采用薄层色谱法，展开剂种类与中国药典(2015)氯法齐明原料药有关物质项下一致，只是比例略有变化。经比较实验，结果两种比例均可将杂质与主斑点进行良好的分离，详见图 2。

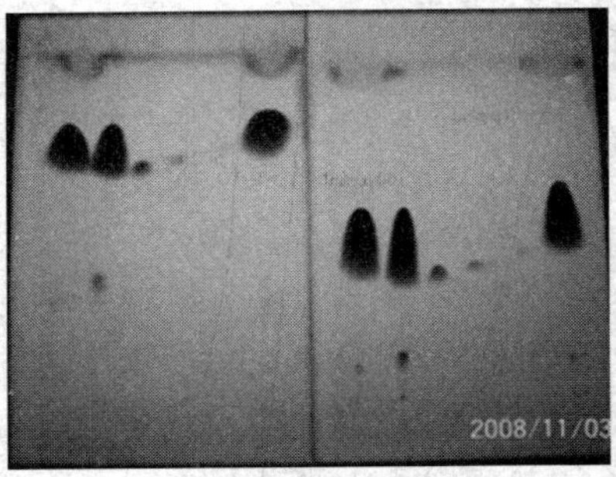

图 2 氯法齐明软胶囊有关物质检查薄层色谱图

紫外光灯(254nm)下检视

展开剂(USP)：二氯甲烷-正丙醇(10∶1)；展开剂(中国药典)：二氯甲烷-正丙醇(85∶4)

两块薄层板上样品斑点从左到右依次为：软胶囊样品(1)、原料药(0702051)、溶液 A(2.5%对照)、溶液 B(0.5%对照)、溶液 C(0.2%对照)、软胶囊样品(2)

根据实验结果也可表明，中国药典(2015)氯法齐明软胶囊的有关物质检查展开剂比例可与原料药相同，即为二氯甲烷-正丙醇(85∶4)。

本法检测限为 10μg/ml(相当于供试品溶液浓度的 0.05%)；供试品溶液浓度为 20mg/ml，对照液浓度梯度分别为供试品溶液浓度的 0.2%、0.5%、1.5%，符合检测灵敏度的要求。

经实验，软胶囊中氯法齐明加热降解后产生的杂质 R_f 值均小于主斑点，且与主斑点分离良好。由于软胶囊的辅料植物油在供试液的制备过程中不能完全去除，在本实验条件下植物油的 R_f 值大于主斑点，能够使 R_f 值大于主斑点的杂质斑点发生扩散，不再为规则的圆形斑点，影响结果的判断，因此规定只对 R_f 值小于主斑点的杂质进行检测；对于 R_f 值大于主斑点的杂质斑点由原料药质量标准控制其含量。

BP(2013)收载的氯法齐明胶囊有关物质检查法为 HPLC 法，由于本品为软胶囊，与 BP 收载的氯法齐明胶囊剂型不完全一样，实验显示氯法齐明软胶囊内容物在流动相中溶解度较差，无法完全溶解，配制与对照品同浓度的供试品溶液，在测定供试品溶液有关物质时，主峰峰面积仅为对照品的一半，因为内容物中 85%的辅料食用油，影响了氯法齐明的溶解度，所以该检查方法无法适用于氯法齐明软胶囊的有关物质检查。

含量测定 方法同原料药项下。由于氯法齐明软胶囊内容物为混悬油状液，因此规定取装量差异项下的全部内容物与洗涤囊壳的全部三氯甲烷液进行供试液的制备，可以保证取样的代表性。

参考文献

[1] 国家药典委员会．中华人民共和国药典临床用药须知·化学药和生物制品卷［M］．2005 年版．北京：人民卫生出版社，2005，587-588.

[2] 安登魁．药物分析［M］．济南：济南出版社，1992：1006.

[3] R Nageswara Rao，V Nagaraju. An overview of the recent trends in development of HPLC methods for determination of impurities in drugs［J］. Journal of Pharmaceutical Analysis，2003，33：335-377.

[4] David E Nix，Rodney D Adam，Barbara Auclair，et al. Pharmacokinetics and relative bioavailability of clofazimine in relation to food，orange juice and antacid［J］. Tuberculosis，2004，84：365-373.

[5] Klaus Borner，Hildegard Hartwig，Sabine Leitzke，et al. HPLC determination of clofazimine in tissues and serum of mice after intravenous administration of nanocrystalline or liposomal formulations［J］. International Journal of Antimicrobial Agents，1999，11：75-79.

[6] Robert O Connor，JF O Sullivan，Richard O Kennedy. Determination of serum and tissue levels of phenazines including clofazimine［J］. Journal of Chromatography B，1996，681：

307-315.

撰写　李忠红　江苏省食品药品监督检验研究院
复核　张　玫　江苏省食品药品监督检验研究院

氯唑西林钠

Cloxacillin Sodium

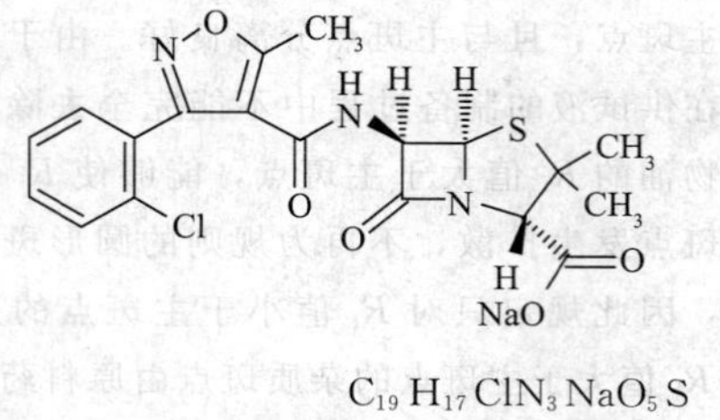

$C_{19}H_{17}ClN_3NaO_5S$　457.87

化学名：(2*S*,5*R*,6*R*)-3,3-二甲基-6-[5-甲基-3-(2-氯苯基)-4-异噁唑甲酰氨基]-7-氧代-4-硫杂-1-氮杂双环[3.2.0]庚烷-2-甲酸钠盐

(2*S*,5*R*,6*R*)-3,3-dimethyl-6-[5-methyl-3-(2-chlorophenyl)-isoxazolcarboxamido-4-yl]-7-oxo-4-thia-1-azabicyclo [3.2.0] heptane-2-carboxylate, monosodium salt

异名：邻氯青霉素

CAS 号：[642-78-4]

本品为半合成青霉素类抗生素。对革兰阳性球菌如葡萄球菌、链球菌、肺炎球菌、淋球菌和脑膜炎球菌等有抗菌作用，但较青霉素为差；对革兰阴性菌基本无作用。本品耐霉和耐酸，用于产青霉素酶的金黄色葡萄球菌感染。本品因能与β-内酰胺酶结合而防止氨苄青霉素遭受破坏，故可与氨苄青霉素联合应用。不仅使抗菌谱更广，可用于革兰阴性杆菌的感染，且对产酶耐药菌仍具较强抗菌作用。

本品主要的作用机制是通过抑制细菌细胞壁的合成而起杀菌作用。本品给药途径除注射外亦可口服。空腹口服 0.5g，血药浓度于 1 小时达峰值，为 9.1μg/ml。食物影响本品在胃肠道的吸收，空腹后服药的血药浓度为进食后的 2～4 倍。肌内注射 0.5g 的血药浓度于 30 分钟达峰值，约为口服同剂量的 2 倍。

本品在体内吸收后分布于全身，以肝、肾中浓度最高，可渗入急性骨髓炎的骨组织、脓液和关节腔积液中；胸腔积液中也有较高浓度，能透过胎盘进入胎儿，但难以透过正常的血脑屏障。其血清蛋白结合率为 95%。主要通过肾小球滤过自尿中排出。口服本品后，40%～50%的摄入量约 6 小时后经尿排出。

本品由 Beecham 于 1966 年首先合成，国内于 1979 年开始生产。除中国药典(2015)收载外，BP(2013)、Ph. Eur.(7.0)、USP(36)和 JP(16)也有收载，但后三个药典收载的均为一水物。

【制法概要】本品以青霉素裂解产物 6-APA 为原料，通过下列工艺合成而得[1]。

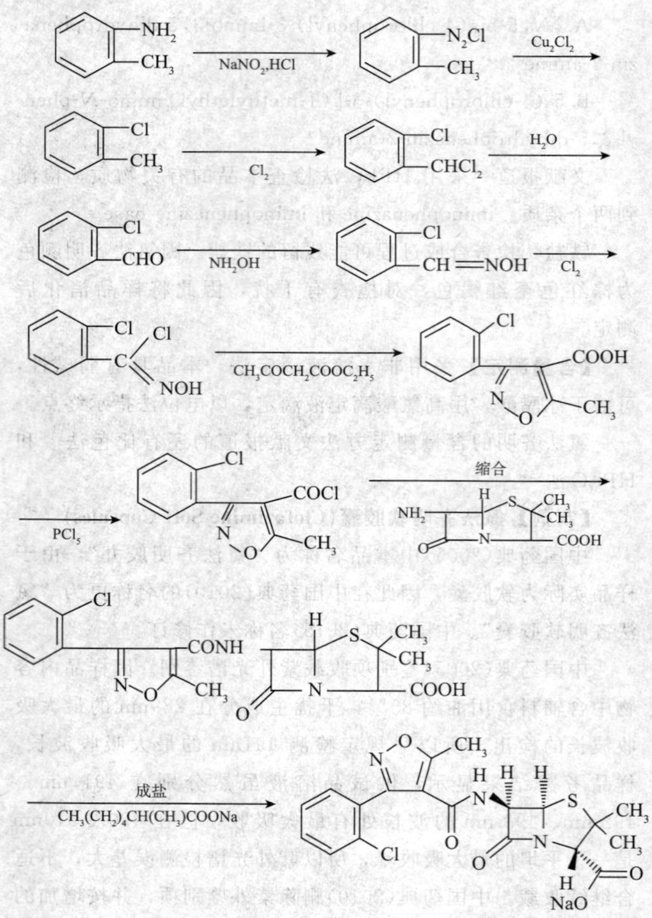

【性状】本品有喷雾干燥的无定型产品和含结晶水的重结晶产品。在偏光显微镜下观察到双折射和消光值可判断为结晶体[1]。国外药典收载的本品均为结晶型，结构式中含 1 分子结晶水。中国药典(2015)中本品的化学结构式及命名为不含结晶水的氯唑西林钠。

喷雾工艺的产品于 25℃、相对湿度 89%放置 48 小时，引湿增重 21.46%。结晶产品的引湿性较小。

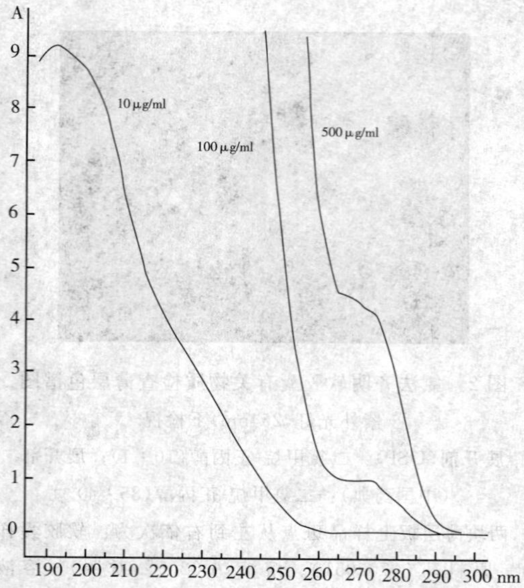

图 1　供试品水溶液的紫外光谱图

本品的水溶液在 194nm 波长处有最大吸收；另于 267 和 273nm 有弱肩峰(图 1)[2]。本品的三氯甲烷溶液在 240nm ±2nm 波长处有最大吸收[1]。本品于 170℃熔融同时分解，DSC 分析显示在 176℃(脱水)和 193℃有宽吸热峰[2]。

本品 pH1.3 的 50%乙醇溶液于 35℃经 160 分钟降解 50%。本品 4mg/ml 的水或生理盐水溶液于 pH5.5～6.0 经 7 小时降解 15%～25%。本品在水溶液中的降解动力学与 pH 值、缓冲液种类、离子强度和温度等均有关；pH6 时较稳定；磷酸盐缓冲液对水解反应的催化作用较大[2]。

比旋度　本品有 3 个不对称碳原子，为右旋性。温度对比旋度的影响很大，25℃测得的比旋度比 20℃的测定结果低＋4°，故测定时应严格控制温度[1]。

【鉴别】中国药典(2015)的鉴别项为高效液相色谱法、红外光谱和钠盐的火焰反应；BP(2013)的鉴别项为(1)红外光谱和钠盐的火焰反应、(2)薄层色谱、显色反应和钠盐的火焰反应。

本品的红外光吸收图谱显示的主要特征吸收如下[1]。

特征谱带	归属	
3519，3365，3290	羟基，酰胺	$\nu_{O-H, N-H}$
1770	β-内酰胺	$\nu_{C=O}$
1665	仲酰胺(Ⅰ)	$\nu_{C=O}$
1623，1500	苯环和异噁唑	$\nu_{C=C, C=N}$
1604，1340	羟酸离子	ν_{COO^-}
775	邻取代苯	γ_{4H}

【检查】有关物质　中国药典(2010)采用高效液相色谱法测定。参照 BP(2008)建立方法。中国药典(2015)未作修订。

供试品经强碱、强酸、110℃加热、氧化和紫外光照射等条件破坏后，产生的杂质峰均能与氯唑西林分离。氯唑西林在 2.005～20.05μg/ml($n=8$)范围内呈良好线性($r=0.9999$)。信噪比为 3∶1 时，氯唑西林的检出量为 0.6ng。取浓度为 10.03μg/ml 的对照溶液连续分析，峰面积的 RSD 为 0.1%($n=6$)。

取系统适用性溶液，使用 4 根色谱柱(3 号柱和 4 号柱除新旧程度不同外，为同一品牌填料)进行试验。各色谱柱的分离情况均良好，但仅 3、4 号柱的拖尾因子符合系统适用性试验的要求。见表 1。

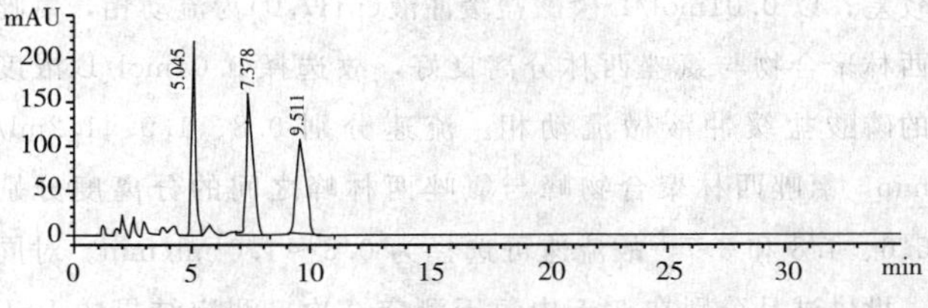

图 2　与同类抗生素分离情况的色谱图

苯唑西林：5.0min；氯唑西林：7.4min；氟氯西林：9.5min

表 1　采用不同品牌填料色谱柱对分离的影响

柱编号	生产厂家	柱长×内径	填料名称	粒径	柱效	与氟氯西林的分离度	拖尾因子
1	德国默克	125mm×4.0 mm	Lichrospher®100 RP-18e	5μm	3307	4.17	1.82
2	日本 TOSOH	150mm×4.6 mm	TSK-Gel ODS-80TM	5μm	5171	4.63	1.97
3	德国默克	250mm×4.0 mm	Lichrospher®100 RP-18e	5μm	6336	4.92	1.24
4	德国默克	250mm×4.0 mm	Lichrospher®100 RP-18e	5μm	2982	3.44	1.16

有关杂质信息如下。

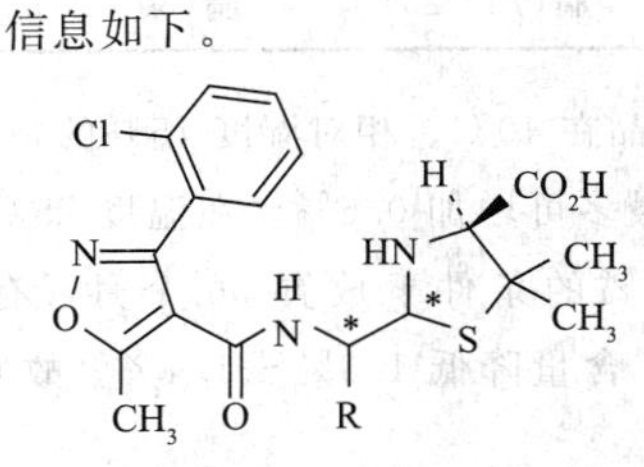

杂质 A：R=CO_2H：(4*S*)-2-［羧基［［［3-(2-氯苯基)-5-甲基-4-异噁唑基］羰基］氨基］甲基］-5,5-二甲基噻唑烷-4-甲酸(氯唑西林噻唑酸)

杂质 B：R=H：(2*RS*，4*S*)-2-［［［［3-(2-氯苯基)-5-甲基-4-异噁唑基］羰基］氨基］甲基］-5,5-二甲基噻唑烷-4-甲酸(氯唑西林酮酸)

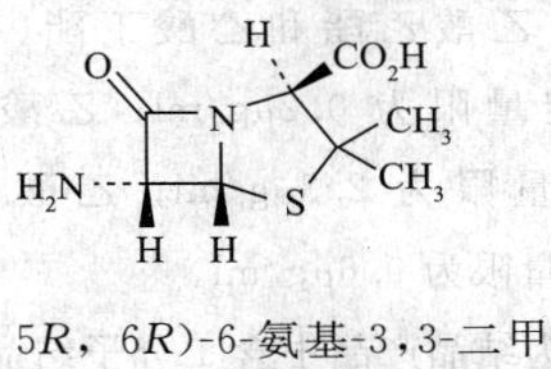

杂质 C：(2*S*，5*R*，6*R*)-6-氨基-3,3-二甲基-7-氧代-4-硫杂-1-氮杂双环［3.2.0］庚烷-2-甲酸(6-氨基青霉烷酸)

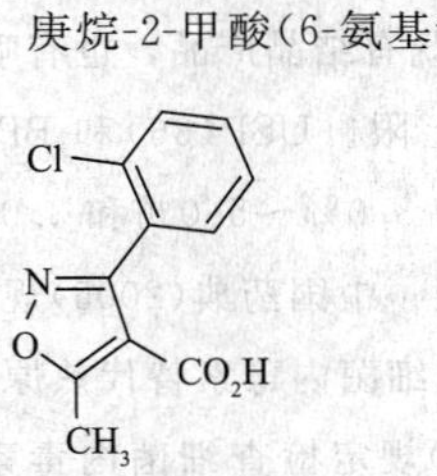

杂质 D：3-(2-氯苯基)5-甲基异噁唑基-4-甲酸

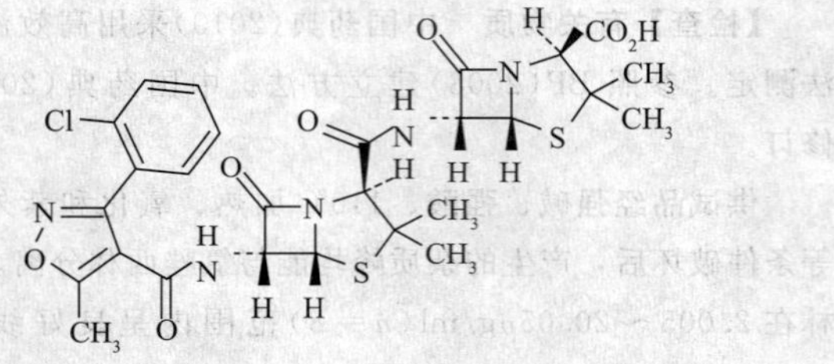

杂质 E：(2*S*,5*R*,6*R*)-6-[[(2*S*,5*R*,6*R*)-6-[[[3-(2-氯苯基)-5-甲基-4-异噁唑基]羰基]氨基]-3,3-二甲基-7-氧代-4-硫杂-1-氮杂双环[3.2.0]庚烷-2-羰基]氨基]-3,3-二甲基-7-氧代-4-硫杂-1-氮杂双环[3.2.0]庚烷-2-甲酸(6-APA 氯唑西林酰胺)

氯唑西林聚合物　以 0.02mol/L 磷酸盐缓冲液(pH7.0)为流动相，氯唑西林聚合物峰明显展宽，与氯唑西林的分离较差；以 0.01mol/L 磷酸盐缓冲液(pH7.0)为流动相，氯唑西林聚合物与氯唑西林分离良好，故选择 0.01mol/L 浓度的磷酸盐缓冲液做流动相。流速分别 0.8、1.0、1.2ml/min，氯唑西林聚合物峰与氯唑西林峰之间的分离度分别 5.6、4.8 和 3.7，故流速可选择为 0.8～1.0 ml/min。对同一批供试品分别在 3 天内每天测定 3 次，测定结果的 RSD 为 1.2%～4.0%(n=3)。对同一批供试品分别在 9 天内连续进行测定，测定结果的 RSD 为 6.2%(n=9)。

2-乙基己酸　参照 BP(2010)建立测定方法，限度规定为不得过 0.8%。平均回收率为 102.8%，RSD=0.5%(n=9)。当信噪比为 10∶1 时，2-乙基己酸的定量限为 1.2ng，相当于供试品溶液浓度的 0.0004%。

残留溶剂　采用毛细管气相色谱法测定本品的残留溶剂。采用标准加入法可避免基质效应的影响。气相色谱系统参照了中检院提供的头孢类抗生素通用的残留溶剂库，可以对 12 种溶剂进行分离测定。柱温为 40℃时，乙酸丁酯峰发生变形，故将柱温改为：在 40℃维持 8 分钟，再以每分钟 30℃的升温速率升至 100℃并维持 5 分钟。国内产品中一般可检出丙酮、乙酸乙酯和乙酸丁酯。丙酮的检测限为 0.06μg/ml，定量限为 0.2μg/ml；乙酸乙酯的检测限为 5.8μg/ml，定量限为 2.3μg/ml；乙酸丁酯的检测限为 2.7μg/ml，定量限为 0.6μg/ml。

水分　因为结晶产品中含 1 分子结晶水(理论含水量为 3.78%)。国内既有结晶产品，也有喷雾干燥的无定型粉末，故水分只规定上限。USP(36)和 BP(2013)均收载结晶品，水分分别规定为 3.0%～5.0%和 3.0%～4.5%。

细菌内毒素　中国药典(2005)规定本品应检查热原。中国药典(2010)用细菌内毒素替代热原。中国药典(2015)未作修订。BP(2013)规定检查细菌内毒素，USP(36)和 JP(16)均未规定检查细菌内毒素。

根据中国药典(2005)热原项下的规定：家兔注射剂量为 25mg 氯唑西林/kg，按此剂量计算细菌内毒素限值 L=K/M=5EU/(kg·h)/25mg/(kg·h)=0.2EU/mg 氯唑西林。《临床用药须知》中注射用氯唑西林钠的用法与用量项下规定：静脉滴注，成人每日 4～6g，分 2～4 次；小儿每日按体重 50～100mg/kg，分 2～4 次[3]。按临床一次最大剂量计算限值为：L=K/M=5EU/(kg·h)/50mg/(kg·h)=0.10EU/mg 氯唑西林，故将内毒素限值订为 0.10EU/mg 氯唑西林(供注射用)，较 BP(2013)规定的限度(0.20EU/mg 氯唑西林)为严。

对 5 家企业提供的 14 批原料药样品和 1 家企业提供的 3 批注射剂样品，分别用 2 个厂家的鲎试剂进行试验，结果表明用稀释法可消除样品对内毒素试验的干扰作用，可用凝胶法进行内毒素检测。

无菌　按中国药典(2015)进行方法验证试验，取规定量供试品转移至 500ml 的 0.9%无菌氯化钠溶液中，混匀，按薄膜过滤法，使用一次性全封闭薄膜过滤器每滤膜用 0.1%无菌蛋白胨水溶液 300ml 冲洗，每次冲洗 100ml，共做 7 个供试品滤筒，在相应的硫乙醇酸盐流体培养基中加入 2ml 青霉素酶(每毫升大于 300 万单位)。以金黄色葡萄球菌、铜绿假单胞菌、大肠埃希菌、枯草芽孢菌、生孢梭菌、白色念珠菌、黑曲霉为试验菌进行验证，细菌均在 24 小时内能检出，霉菌和酵母菌在 48 小时内能检出。以金黄色葡萄球菌为阳性对照菌。

【含量测定】中国药典(2010)参照 BP(2008)采用高效液相色谱法测定。中国药典(2015)未作修订。

氯唑西林在 20.00～200.0μg/ml(n=8)范围内呈良好线性(r=0.9999)。取同一批供试品 6 份分别测定，测定结果的 RSD=0.06%(n=6)。

各国药典的比较如下所示。

中国药典(2015)	BP(2013)	USP(36)	JP(16)
高效液相色谱法：ODS 柱；流动相：磷酸盐缓冲液(pH5.0)-乙腈(75∶25)	高效液相色谱法：ODS 柱；流动相：磷酸盐缓冲液(pH5.0)-乙腈(75∶25)	高效液相色谱法：ODS 柱；流动相：磷酸盐缓冲液(pH6.8)-乙腈(80∶20)	微生物检定法

【贮藏】本品在 40℃、相对湿度 75%的条件下放置 6 个月，有关物质最多可增加 0.6%。在温度 25℃±2℃、相对湿度 60%±10%的条件下放置 36 个月，有关物质增加 0.1%～0.2%，含量降低 1.3%～1.4%。故宜严封，在干燥处保存。

【制剂】(1)氯唑西林钠胶囊(Cloxacillin Sodium Capsules)

(2)氯唑西林钠颗粒(Cloxacillin Sodium Granules)

本品的辅料可干扰有关物质检测，故未规定该项目检查。

(3)注射用氯唑西林钠(Cloxacillin Sodium for Injection)

本品为不含辅料的无菌制剂。

参考文献

[1] 中华人民共和国卫生部药典委员会．中华人民共和国药典

1990 年版二部药典注释［M］. 北京：化学工业出版社，1993：282.

［2］ Florey K. Analytical Profiles of Drug Substances：Vol. 4［M］. New York：Academic Press，1975：113.

［3］国家药典委员会. 中华人民共和国药典二部临床用药须知［M］. 2000 年版. 北京：化学工业出版社，2001：612.

撰写　刘　浩　赵敬丹　上海市食品药品检验所

复核　刘　浩　　　　　上海市食品药品检验所

氯硝西泮

Clonazepam

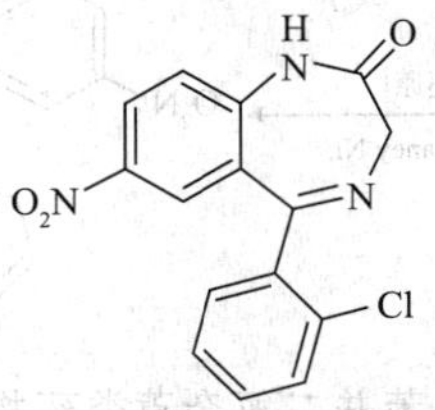

$C_{15}H_{10}ClN_3O_3$　315.72

化学名： 1,3-二氢-7-硝基-5-(2-氯苯基)-2*H*-1,4-苯并二氮杂䓬-2-酮

5-(2-chlorophenyl)-1,3-dihydro-7-nitro-2*H*-1,4-benzodiazepin-2-one

英文名： Clonazepam(INN)

异名： 氯硝安定

CAS 号： ［1622-61-3］

本品用于控制各型癫痫发作，对失神小发作、婴儿痉挛症、肌阵挛及运动不能性发作疗效较好。亦可用于 Lennox-Gastaut 综合征。静脉给药用于癫痫持续状态[1]。

本品口服吸收良好，t_{max} 为 1～4 小时。生物利用度(*F*)＞80%。由于高脂溶性，分布快速。V_d 为 1.5～4.4L/kg。静脉注射和口服 1.5mg 后，血浓度分别为 5～7.8ng/ml 和 3.75～5.9ng/ml，$t_{1/2}$ 分别为 30.5～40.3 小时和 26.5～49.2 小时。血浆蛋白结合率为 86%。可通过胎盘进入胎儿血液循环。在肝内代谢，主要以代谢产物形式经肾排泄，在 24 小时内仅有小于 0.5%以原形随尿排出；本品主要代谢产物为 7-氨基氯硝西泮[2]，代谢途径见图 1。红霉素对本品的代谢有显著的抑制作用[3]，其相关机制为红霉素破坏肝细胞滑面内质网，使 P450 酶的含量降低。丙戊酸钠对本品的代谢也有影响[4]。本品有效血浓度范围 20～80ng/ml，口服 30～60 分钟发生作用，作用持续 6～8 小时。初生婴儿对本品的清除率约比成年人和儿童低 50%～70%，$t_{1/2}$ 与成人相同[5]。

本品于 1962 年由 Sternbach 合成[6]，国内于 1982 年开始生产。除中国药典(2015)收载外，USP(36)、BP(2013)、Ph. Eur. (7.0)和 JP(16)均收载。

【制法概要】 目前国内企业的主要生产路线见路线(1)。JP(15)注释中还收录了 2 种合成路线，见路线(2)和(3)。国内有文献报道[6]的合成路线与路线(2)基本相同，除第一步反应采用 $BrCH_2COBr$ 代替 $ClCH_2COCl$ 生成溴乙酰化产物外。

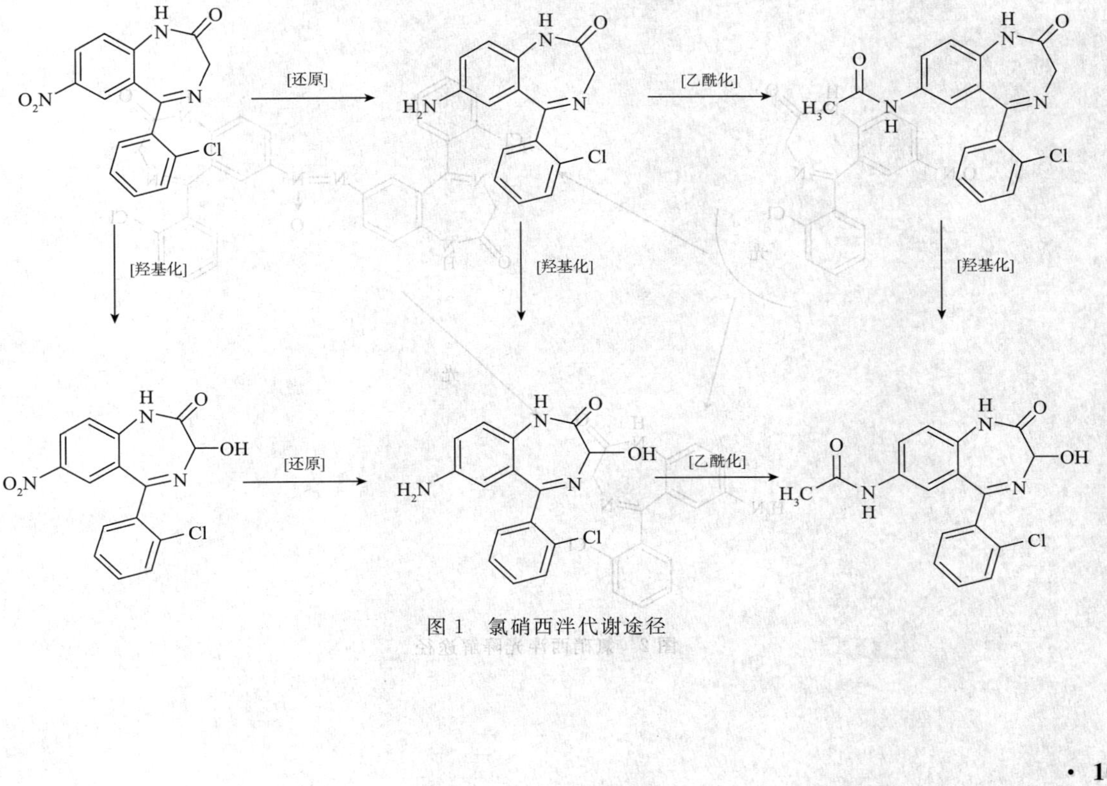

图 1　氯硝西泮代谢途径

路线(1)

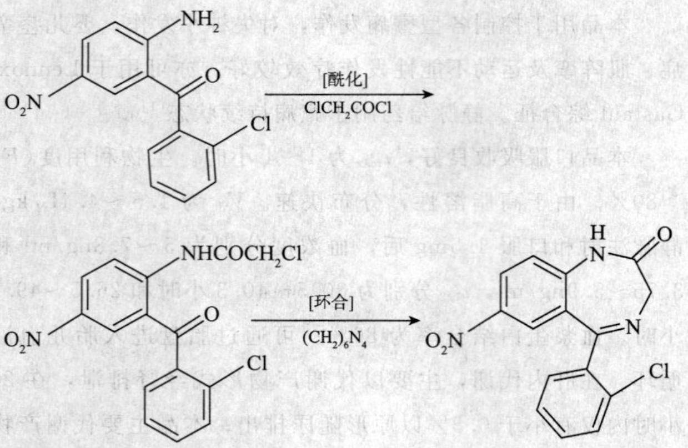

路线(2)

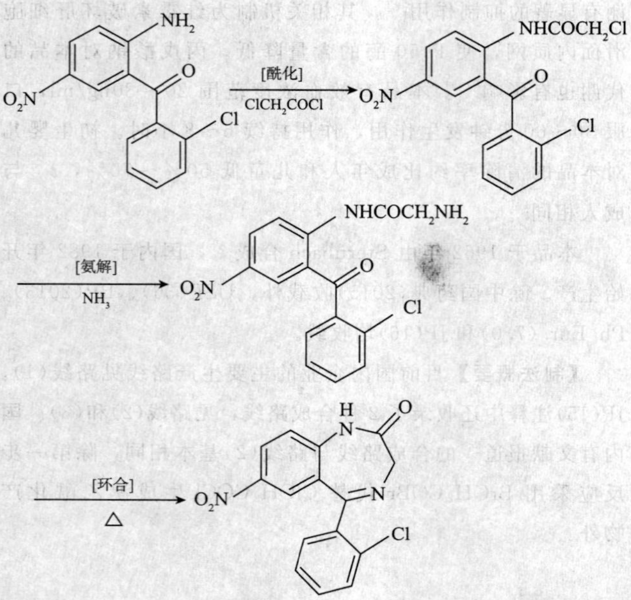

路线(3)

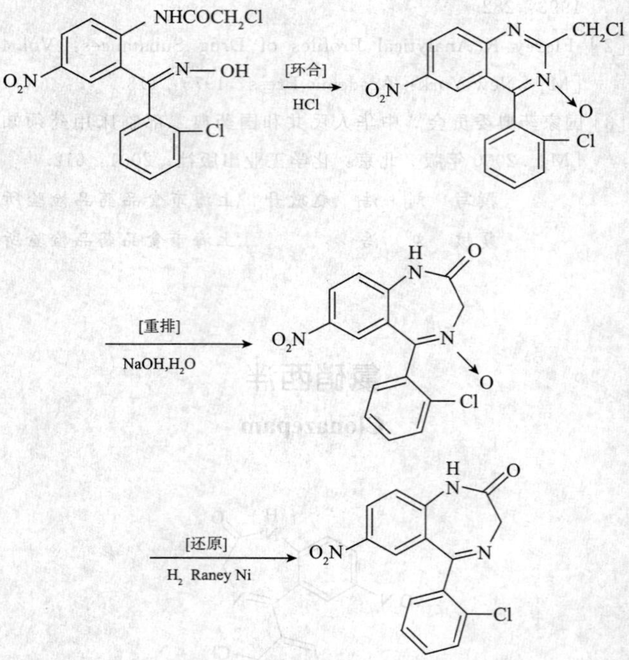

【性状】本品为苯并二氮杂䓬类药物，二氮杂䓬环上氮原子具有强碱性，苯基的取代可使碱性降低。结构一般比较稳定，但可在强酸性溶液中水解，生成 2-氨基-2′-氯-5-硝基二苯酮[7]。

本品的光降解实验[8]结果表明，在缺氧的介质中，本品光降解途径为生成二聚体亚硝化物，然后进一步降解为氨基化物，降解途径见图 2。在氧充足的介质中，本品则相对较稳定。本品光降解途径与硝西泮相同。

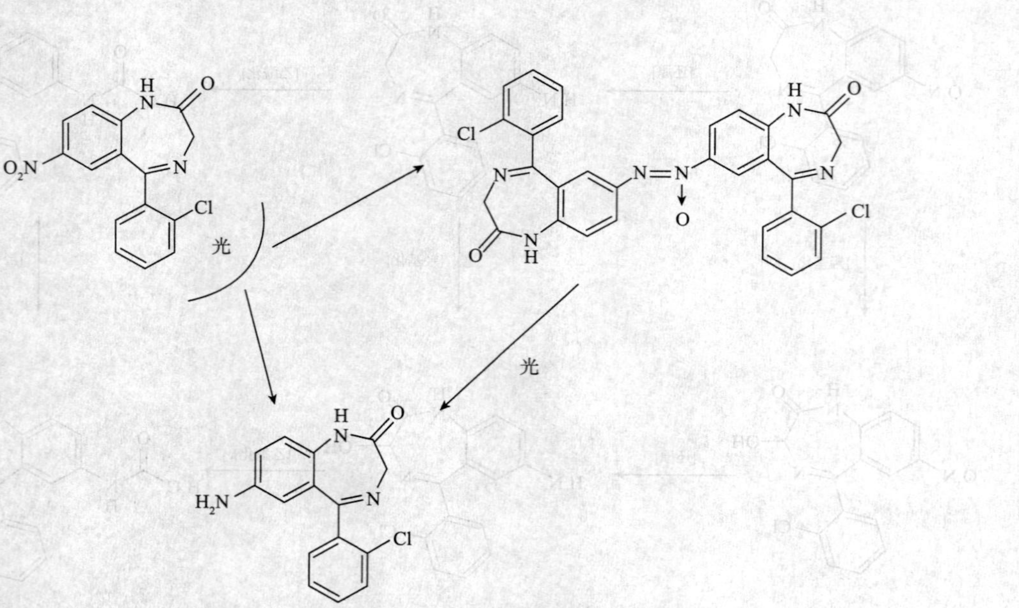

图 2　氯硝西泮光降解途径

【鉴别】(1)本品结构中的二氮杂草环上氮原子具有强的碱性，在酸性条件下可以与生物碱沉淀试剂碘化铋钾生成橙红色沉淀，放置后，沉淀颜色变深。

(2)本品在酸、碱或有机溶剂中的紫外吸收光谱有一定差别[7]，中国药典(2015)中以本品的 0.5%硫酸乙醇溶液紫外吸收光谱作为鉴别，在 252nm 与 307nm 波长处有最大吸收，见图 3。

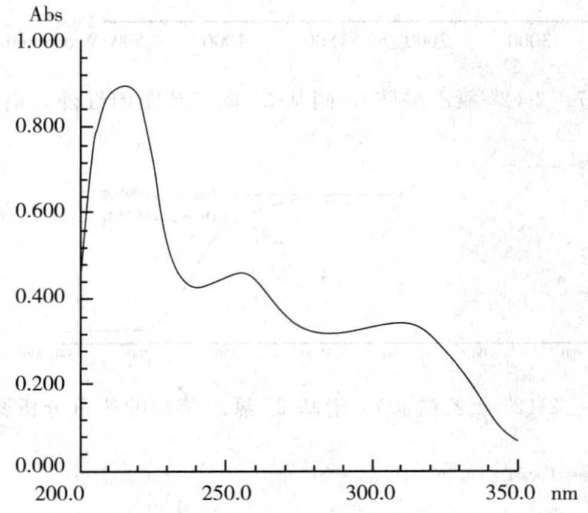

图 3 氯硝西洋 0.5%硫酸乙醇溶液(10μg/ml)的紫外光谱图

(3)本品的红外光吸收图谱(光谱集 502 图)显示的主要特征吸收见表 1。

表 1 氯硝西洋红外光特征吸收

特征谱带(cm^{-1})	归属	
3190，3105	酰胺	ν_{N-H}
1685	酰胺	$\nu_{C=O}$
1616，1583，1484	苯环，二氮杂草环	$\nu_{C=C}$，$\nu_{C=N}$
1540，1340	硝基	ν_{NO_2}
1255	酰胺	ν_{C-N}
852，759	取代苯	$\gamma_{2H,4H}$

【检查】**有关物质** 中国药典(2010)将薄层色谱法修订为液相色谱法。中国药典(2005)收载的已知杂质(既是起始原料又是降解产物)，命名为 2-氨基-2′-氯-5-硝基二苯酮，中国药典(2015)仍收载该已知杂质，为避免混淆，命名采用兼顾法，简称应用 BP 法，起始原料称Ⅰ，即：命名为氯硝西洋杂质Ⅰ(2-氨基-2′-氯-5-硝基二苯酮)；因该杂质的相对响应因子为 0.94，在检测时用该已知杂质定位，用不加校正因子的主成分自身对照法计算，限度为不大于 0.1%。

经方法学验证，氯硝西洋在 0.05～500μg/ml 范围内浓度(C)与峰面积(A)有良好的线性关系，回归方程为 $A=125576C+128722$，$r=0.9999$，方法的检测限为 0.02μg/ml，定量限为 0.05μg/ml。

图 4 为氯硝西洋与 3 个已知杂质 3-氨基-4-(2-氯苯)-6 硝基喹啉-2(1H)-酮［合成反应副产物］、2-氨基-2′-氯-5-硝基二苯酮和 2-(2″-氯乙酰胺)5-硝基-2′-氯二苯酮(中间体)在本色谱条件下的光谱图与色谱图，所用色谱柱为 Pexchroms5-100-C8 柱(4.6mm×250mm，5μm)。

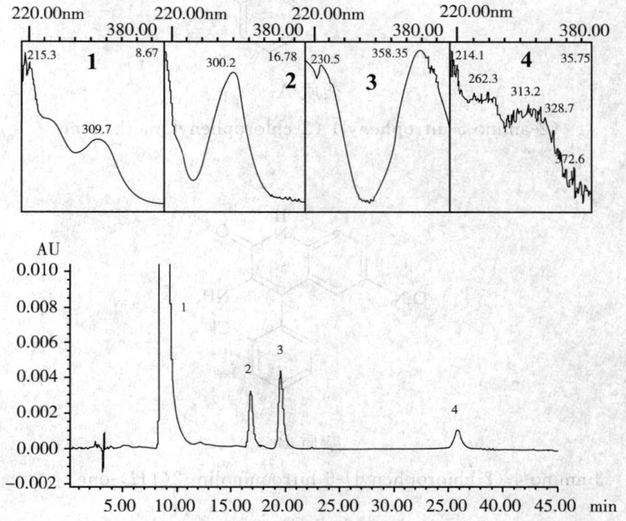

图 4 氯硝西洋与已知杂质分离度测定的图谱

上图为光谱图，下图为色谱图

1. 氯硝西洋；2. 3-氨基-4-(2-氯苯)-6 硝基喹啉-2(1H)-酮；3. 2-氨基-2′-氯-5-硝基二苯酮；4. 2-(2″-氯乙酰胺)5-硝基-2′-氯二苯酮

氯硝西洋供试品有关物质测定色谱图见图 5，所用色谱柱为 Agilent Zorbax Eclipsc XDB-C8 柱(4.6mm×250mm，5μm)。对供试品溶液的稳定性考察结果显示，在 10 小时内其有关物质的测定结果稳定，杂质个数未见增加，杂质总峰面积基本不变。

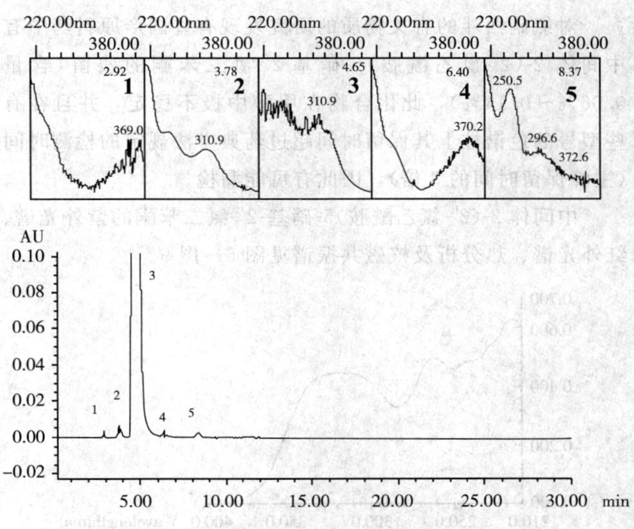

图 5 氯硝西洋样品有关物质检查图谱

上图为光谱图，下图为色谱图

1、2、4、5. 杂质峰；3. 氯硝西洋峰

BP(2013)和 Ph. Eur. (7.0)列出了 2 个已知杂质的结构。

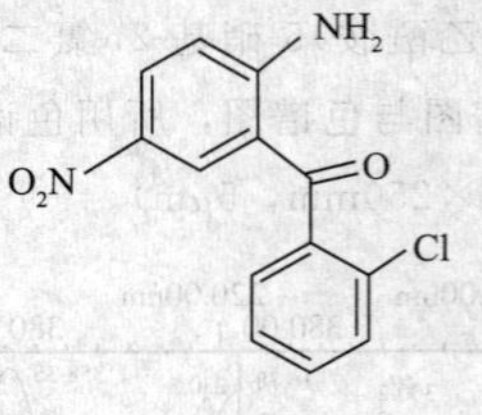

杂质 A

(2-amino-5-nitrophenyl)-(2-chlorophenyl)methanone

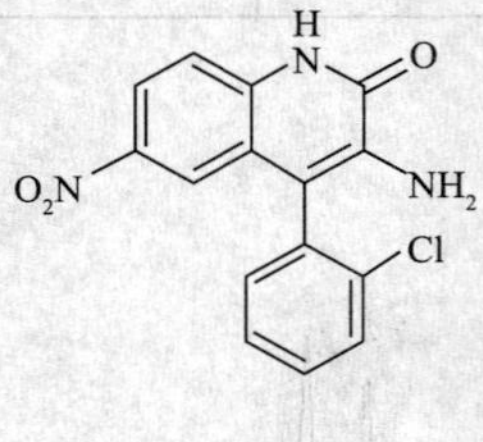

杂质 B

3-amino-4-(2-chlorophenyl)-6-nitroquinolin -2(1*H*)-one

USP(36)列出了 3 个已知杂质，杂质 A 和杂质 B 分别与 BP(2013)的杂质 B 和杂质 A 相同，杂质 C 结构如下。

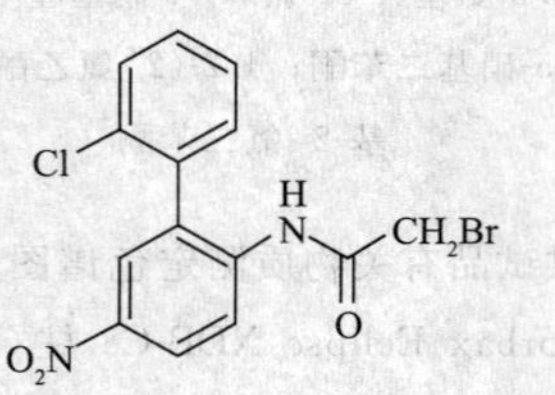

杂质 C

2-bromo-2′-(2-chlorophenyl)-4′ -nitroacetanilide

对氯硝西泮的有关物质的研究发现有些国产原料药中有中间体 2-(2″-氯乙酰胺)5-硝基-2′-氯二苯酮的残留（含量 0.06%～0.14%），此化合物在甲醇中极不稳定，并且在有些型号的色谱柱上其保留时间超过药典方法规定的检测时间（主峰保留时间的 3 倍），因此有可能漏检。

中间体 2-(2″-氯乙酰胺)5-硝基-2′-氯二苯酮的紫外光谱、红外光谱、热分析及核磁共振谱见图 6～图 9。

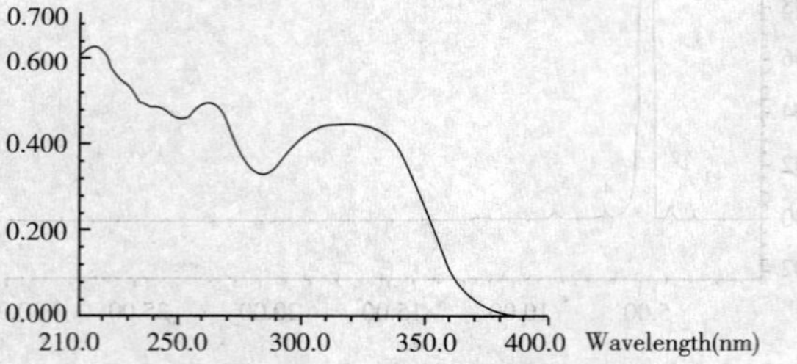

图 6　2-(2″-氯乙酰胺)5-硝基-2′-氯二苯酮的紫外光谱图

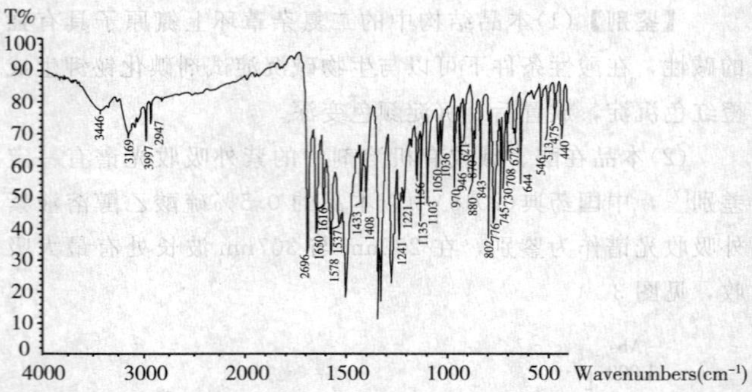

图 7　2-(2″-氯乙酰胺)5-硝基-2′-氯二苯酮的红外光谱图

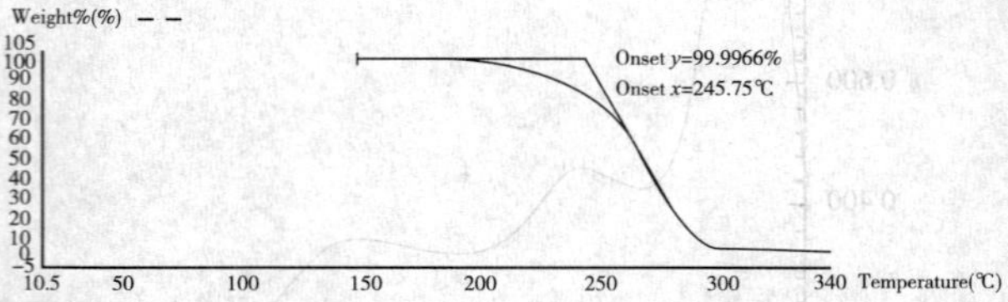

图 8　2-(2″-氯乙酰胺)5-硝基-2′-氯二苯酮的热重分析图谱

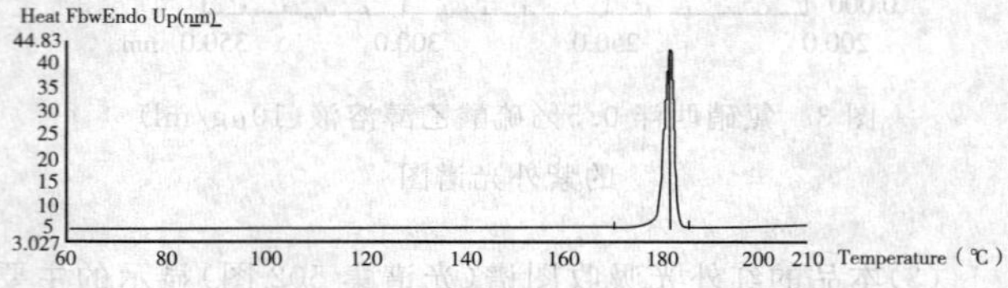

图 9　2-(2″-氯乙酰胺)5-硝基-2′-氯二苯酮的差示扫描量热分析图谱

对于氯硝西泮的检测，文献报道了很多，尤其是用 HPLC 和 HPLC-MS 对血药浓度的测定[9～14]；还有 GC-ECD[2] 和 GC-MS 法对氯硝西泮进行快速检验[15] 以及 TLC-MS 测定氯硝西泮在中药中的非法添加[16] 等，有关氯硝西泮有关物质研究的文献少有报道。

【含量测定】中国药典(2005)含量测定方法为非水滴定法，采用 1%盐酸耐尔兰冰醋酸溶液作为指示剂指示终点，由于盐酸耐尔兰不是常用指示剂，因此中国药典(2010)将终点判别方法修订为电位法。中国药典(2015)未作修订。

国外药典 BP(2013)、JP(16)也采用电位滴定法测定本品含量。

【制剂】(1)氯硝西泮片(Clonazepam Tablets)

本品辅料主要有淀粉、乳糖、蔗糖、羟丙纤维素、羧甲淀粉钠、微晶纤维素、硬脂酸镁等。

有关物质　中国药典(2010)增加有关物质检查，色谱条件同原料药有关物质检查项。对国内 3 个生产企业样品考察结果表明辅料对检测结果基本没有干扰，在标准中不作扣除辅料峰的处理。中国药典(2015)未作修订。

溶出度　中国药典(2010)将桨法的转速由中国药典(2005)的 100 转/分钟修订为 75 转/分钟，取样时间由 60 分钟修订为 45 分钟，并将溶出度限度提高至 75%。同时对溶出度项下的对照品溶液配制溶剂进行了修改，并在浓度上作相应的调整，以适应 0.5mg、2mg 两种规格的检测需要。中国药典(2015)未作修订。

含量均匀度和含量测定　中国药典(2010)仍旧采用紫外-可见分光光度法。文献报道的含量测定方法还有 HPLC 法[17,18]。中国药典(2015)未作修订。

(2)氯硝西泮注射液(Clonazepam Injection)

由于氯硝西泮在水中几乎不溶，在制备氯硝西泮注射液的处方中加入丙二醇作为溶剂；注射液 pH 值为 4.0～6.0，为酸性环境，因此本品在贮藏过程中氯硝西泮水解产物 2-氨基-2′-氯-5-硝基二苯酮呈逐渐上升趋势，应注意监测。

氯硝西泮注射液处方中有丙二醇作助溶剂，对鉴别(1)试验中所产生的沉淀有溶解作用，干扰了鉴别(1)试验中的结果，故中国药典(2010)对方法进行了修改，即先用三氯甲烷提取后再依法操作，可排除丙二醇的干扰。中国药典(2015)未作修订。

有关物质　中国药典(2015)采用 HPLC 法。在本色谱条件下，氯硝西泮与已知杂质 2-氨基-2′-氯-5-硝基二苯酮分离度试验色谱图见图 10。用两种不同品牌的色谱柱考察方法的耐用性，结果见表 2。

表 2　耐用性考察结果

组分	Agilent TC-C18(4.6mm×150mm，5μm)		Agilent XDB-C18(4.6mm×150mm，5μm)	
	相对保留时间	分离度	相对保留时间	分离度
氯硝西泮	1.00	/	1.00	/
2-氨基-2′-氯-5-硝基二苯酮	1.88	13.17	1.95	12.8

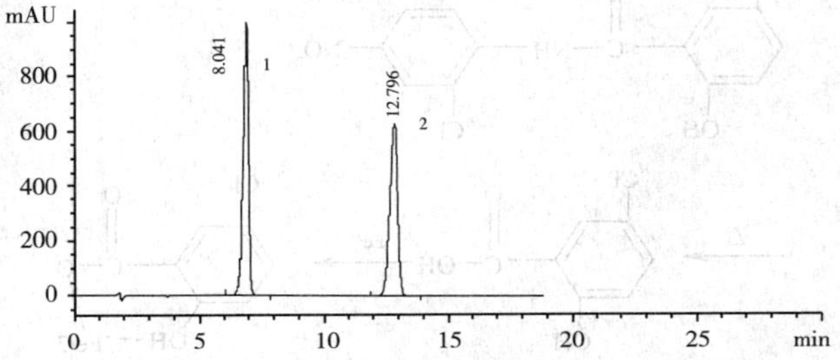

图 10　氯硝西泮及其已知杂质分离度试验色谱图

1. 氯硝西泮；2. 2-氨基-2′-氯-5-硝基二苯酮

细菌内毒素　本品临床每小时用药最大剂量是静脉注射每次 12mg(中国医师药师临床用药指南)，内毒素计算限值约为 25EU/mg。中国药典(2015)规定本品细菌内毒素限值为 15EU/mg，与内毒素计算值比较，安全系数为 1.7。

参考文献

[1] 国家药典委员会．中华人民共和国药典临床用药须知·化学药和生物制品卷［M］．2005 年版．北京：人民卫生出版社，2005：30-31.

[2] 邢丽梅，谈家镒，李发美，等．血、尿中氯硝西泮及其代谢物 7-氨基氯硝西泮的 GC-ECD 法检测［J］．分析试验室，2003，22(1)：28-31.

[3] 王晓东，于丽．红霉素对氯硝西泮药代动力学的影响及其机理的研究［J］．中华儿科杂志，2001，39(10)：620-623.

[4] 于晓尔，王丽．丙戊酸钠对氯硝西泮药物动力学的影响及机理［J］．中国医院药学杂志，1998，18(5)：197-199.

[5] M Antre，M J Boutroy，C Dubrue，et al. Clonazepam pharmacokinetics and therapeutic efficacy in neonatal seizures［J］．Eur J Clin Pharmacol，1986，30：585-589.

[6] 上海医药工业研究院．抗癫痫药氯硝安定试制研究［J］．医药工业，1979，5：21，24.

[7] 安登魁．药物分析［M］．济南：济南出版社，1992：1046-1049.

[8] P J G Cornelissen，G M J Beijersbergen van henegouwen. Photochemical activity of 7-nitro-1，4-benzodiazepines［J］．Pharmaceuyisch weekblad scientific edition，1981，3：96-105.

[9] 陈靖．HPLC 法同时测定血清中苯巴比妥和氯硝西泮的浓度［J］．海峡药学，2009，21(4)：75-76.

[10] 张华年，张宝华，刘智胜，等．高效液相色谱法检测癫痫患儿血清中氯硝泮［J］．儿科药学杂志，2000，6(3)：14-15.

[11] 毛桂福．高效液相色谱法同时测定人血浆中地西泮、硝西泮、氯硝西泮［J］．中国医院药学杂志，2004，24(11)：684-686.

[12] 张吟，陈一农，郑兴中．固相萃取-反相高效液相色谱法同时测定人血清中地西泮及氯硝西泮［J］．中国医院药学杂志，2002，22(6)：337-339.

[13] 乔静，刘宪平，辛国斌．固相萃取 HPLC/MS 法测定血中氯硝安定［J］．中国法医学杂志，2007，22(3)：149-150.

[14] 赵媚，肖琳，黄绍平．氯硝西泮单次给药与重复给药的实验研究［J］．陕西医学杂志，2005，34(9)：1043-1045.

[15] 曹洁，王玉谨，贾娟．氯硝西泮的气相色谱/质谱联用法快速检测［J］．中国药物与临床，2007，12(7)：542-543.

[16] 刘元瑞，葛海生，汪杰．应用 TLC 联合 MS 技术鉴定中药制剂中非法添加的地西泮利氯硝西泮［J］．药物分析杂志，2009，29(11)：1927-1930.

[17] 刘斐，陈长青，张爱国．高效液相色谱法测定氯硝西泮片中氯硝西泮的含量［J］．中国药业，2006，15(12)：25.

[18] 张薇，鄂立勋，阚鹏甲．高效液相色谱法测定氯硝西泮含量［J］．中国医药指南，2009，7(22)：7-8.

撰写　李忠红　杜　宁　江苏省食品药品监督检验研究院
复核　张　玫　江苏省食品药品监督检验研究院

氯硝柳胺

Niclosamide

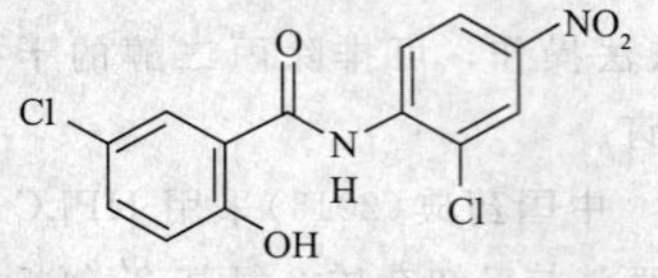

$C_{13}H_8Cl_2N_2O_4$　327.12

化学名： 4′-硝基-2′,5 二氯水杨酰苯胺

5-chloro-*N*-(2-chloro-4-nitrophenyl)-2-hydroxy-benzamide

英文名： Niclosamide(INN)

CAS 号： [50-65-7]

本品为抗蠕虫药，适用于人及动物绦虫感染，对大多数绦虫都有效，包括牛带绦虫、鱼绦虫(阔节裂头绦虫)、短绦虫(微小膜壳绦虫)和犬绦虫(犬复孔绦虫)[1]。主要作用可能为抑制绦虫细胞内线粒体的氧化磷酸化过程，阻碍虫体吸收葡萄糖并阻断其摄取葡萄糖的作用，从而使之发生退变。药物能破坏头节及体节前段，排出时不易辨认。口服后很少吸收，从粪便排出[2]。本品偶可引起乏力、头晕、胸闷、胃肠道功能紊乱、发热、瘙痒等。

本品由 Schraufstatter 等于 1959 年研制成功。国内于 1973 年开始生产。除中国药典(2015)收载外，BP(2013)、Ph. Eur. (7.0)亦有收载。

【制法概要】[3]

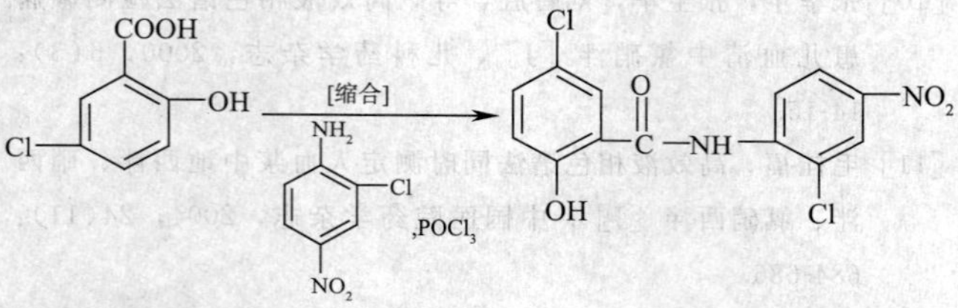

【鉴别】(1)本品加盐酸与锌粉，加热还原成相应的氨基化合物，加亚硝酸钠试液生成重氮盐，过量的亚硝酸用氨基磺酸铵除去，再加入二盐酸萘基乙二胺溶液，与重氮盐偶合，生成深红色的偶氮化合物。

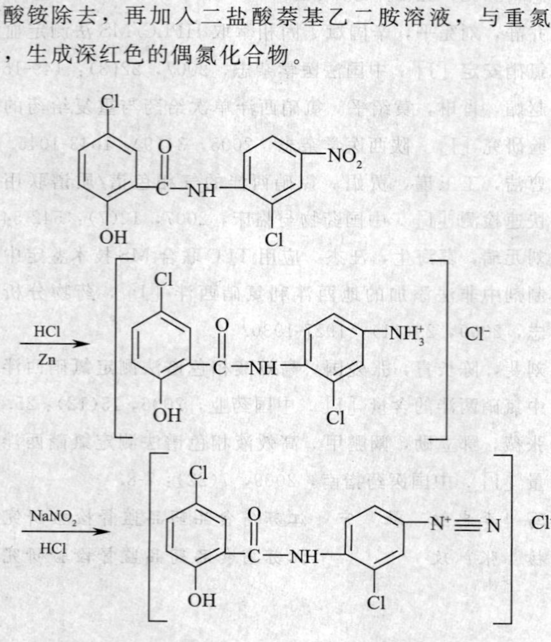

$$2HNO_2 + 2H_2NSO_3NH_4 \rightarrow 2N_2\uparrow + (NH_4)_2SO_4 + H_2SO_4 + H_2SO_4 + 2H_2O$$

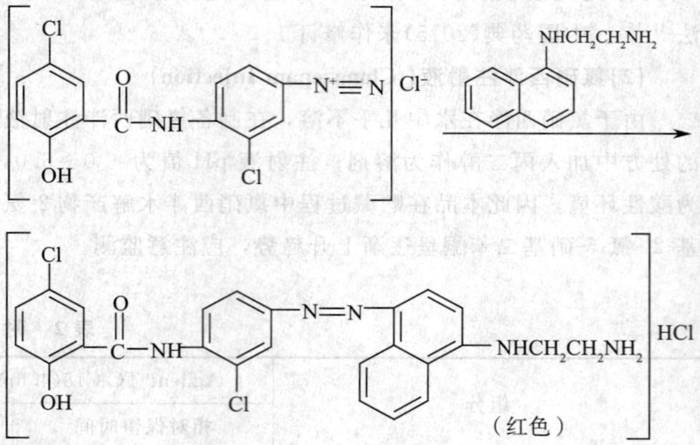

(2)本品经小火加热，即分解生成具有升华性的 5-氯水杨酸，与三氯化铁试液反应生成紫色配位化合物。

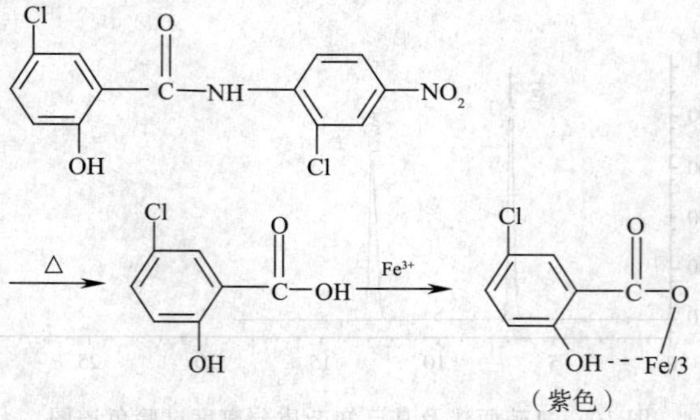

(3)本品经氧瓶燃烧法进行破坏，使有机氯转化成无机氯，用氢氧化钠溶液吸收后，溶液显氯化物的鉴别反应。

(4)本品的红外光吸收图谱(光谱集 503 图)显示的主要特征吸收如下表。

特征谱带(cm^{-1})	归属	
3200	羟基及酰胺	$\nu_{N-H,O-H}$
1650	酰胺(Ⅰ)	$\nu_{C=O}$
1612，1590，1570	苯环	$\nu_{C=C}$
1520	酰胺(Ⅱ)	δ_{NH}
1330	酰胺(Ⅲ)	ν_{C-N}
1520，1348	硝基	ν_{NO_2}
900	取代苯	γ_{1H}
830	取代苯	γ_{2H}
690	苯环	$\delta_{环}$

【检查】2-氯-4-硝基苯胺　为生产原料之一。本品加甲醇煮沸，使 2-氯-4-硝基苯胺溶解，滤过，除去不溶性的本品，滤液依法检查，原理同本品鉴别(1)。

限度中国药典(2015)规定为 0.05%，BP(2013)、Ph. Eur. (7.0)规定为 100ppm。

5-氯水杨酸　为制备原料之一。本品加水煮沸，使 5-氯水杨酸溶解，滤过，除去不溶性的本品，滤液加三氯化铁试液，如有5-氯水杨酸存在，则生成红色或紫色配位化合物。反应式见鉴别(2)。BP(2013)、Ph. Eur.(7.0)规定的限度为60ppm。

【含量测定】采用非水溶液滴定法。本品为酚羟基化合物，显弱酸性，在二甲基甲酰胺中，酸性增强，可用电位滴定法以甲醇钠液滴定。

【制剂】氯硝柳胺片(Niclosamide Tablets)

除中国药典(2015)和BP(2013)收载外，其他国外药典中未见收载。

中国药典(2015)中国药典(2015)含量测定采用凯氏定氮法。BP(2013)则仍采用非水溶液滴定法。

参考文献

[1] 希恩.C.斯威曼.马丁代尔药物大典[M].35版.李大魁，金有豫，汤光，等译.北京：化学工业出版社：2009：120.

[2] 国家药典委员会.中华人民共和国药典临床用药须知·化学药和生物制品卷[M].2005年版.北京：人民卫生出版社，2005：634.

[3] 中华人民共和国卫生部药典委员会.中华人民共和国药典1990年版二部药典注释[M].北京：化学工业出版社，1993：828.

撰写　夏柳影　上海市食品药品检验所

　　　刘　君　湖北省药品监督检验研究院

复核　姜　红　湖北省药品监督检验研究院

氯氮平

Clozapine

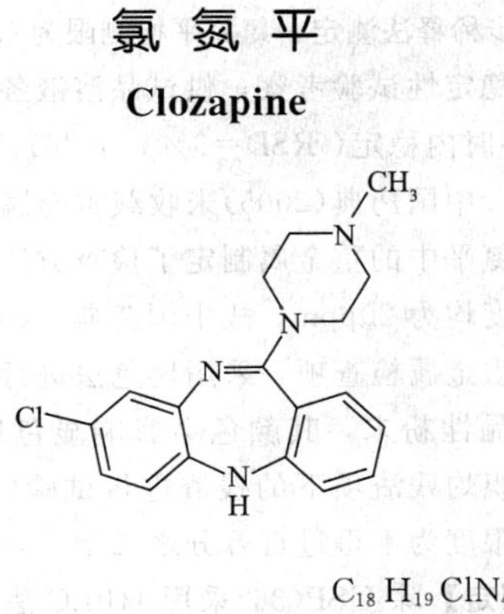

$C_{18}H_{19}ClN_4$　326.84

化学名：8-氯-11-(4-甲基-1-哌嗪基)-5*H*-苯并[*b*,*e*][1,4]二氮杂䓬

8-chloro-11-(4-methyl-1-piperazinyl)-5*H*-dibenzo[*b*, *e*][1,4] diazepine

英文名：Clozapine

CAS号：[5786-21-0]

氯氮平是二苯并二氮䓬类抗精神病药，为非典型精神药物。对多种受体如多巴胺D_1、D_2、D_4、5-HT_2、M、α、H等有较高亲和力。其中对多巴胺D_4受体的亲和力高于5-HT_2、多巴胺D_2和D_1受体，与其抗精神病作用强而锥体外系反应少有关。适用于精神分裂症等精神病性障碍，尤其是其他抗精神病药治疗无效的难治性精神分裂症。

本品口服吸收迅速、完全，有首关代谢，达峰时间为2.2(1～6)小时，生物利用度(*F*)为50%。血浆蛋白结合率高达95%，可进入乳汁、几乎完全在肝脏代谢，主要经CYP1A2催化，生成*N*-去甲基、羟化及*N*-氧化代谢产物。代谢产物及极微量原形药物由尿及粪便排出体外。血药浓度达稳态时，半衰期($t_{1/2}$)平均为12小时。

本品常见不良反应有头痛、头晕、精神萎靡、多汗、流涎、恶心或呕吐、便秘、体重增加、血糖升高和血脂升高。少见不良反应有不安与易激怒、精神错乱、视物模糊、血压升高、严重连续的头痛、强迫症状等[1]。

本品除中国药典(2015)收载外，BP(2013)、Ph. Eur.(7.0)、USP(36)也有收载。

【制法概要】本品以邻氨基苯甲酸和2,5-二氯硝基苯为原料，经缩合、还原等反应后得到环合物，再与*N*-甲基哌嗪缩合制得氯氮平。工艺中所用有机溶剂为甲苯和乙醇。其生产工艺路线如下。

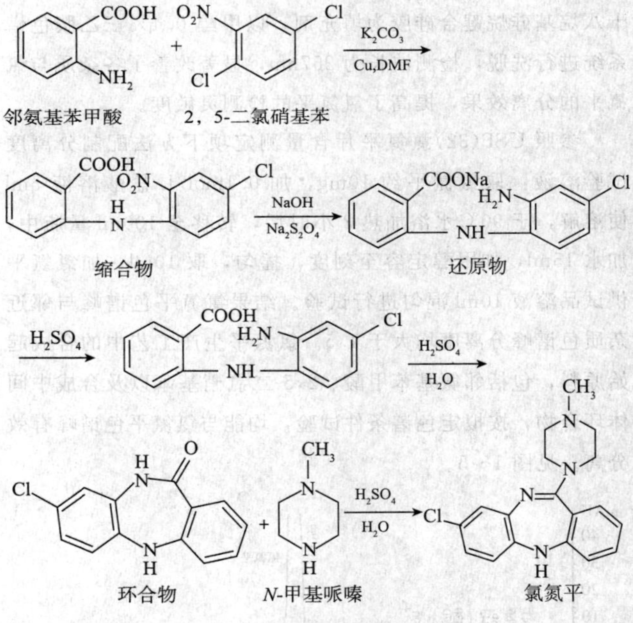

【鉴别】(1)氯氮平在灼烧受热时，生成伯胺类物质(仲胺、叔胺不与1，2-萘醌-4-磺酸钠反应显色)，与1,2-萘醌-4-磺酸钠(Folin试剂)反应显色；碳酸钠在整个过程中起到吸水作用。

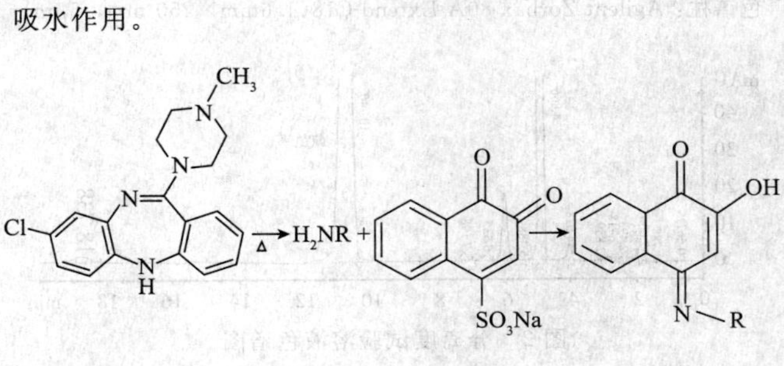

(2)本品的红外光吸收图谱应与对照图谱(光谱集 504 图)一致，主要特征吸收如下。

特征谱带(cm^{-1})	归属
3300	胺 ν_{C-H}
3060，3010	芳氢 ν_{C-H}
2805	氮甲基 ν_{C-H}
1610，1596，1550，1455	芳环 $\nu_{C=C,C=N}$
825	取代苯 γ_{2H}
783	芳氯 ν_{C-Cl} 取代苯 γ_{4H}
700	苯环 $\delta_{环}$

【检查】有关物质 采用高效液相色谱法进行检查。

除中国药典(2015)外各国药典均采用 HPLC 法检查氯氮平的有关物质，由 BP(2009)列出的 4 种氯氮平有关物质(氯氮平杂质 A、B、C 和 O)的结构式可知，其中氯氮平杂质 B、C 均为反应副产物，而氯氮平杂质 A 则为反应中间体环合物，由其结构特征可知均具有紫外吸收特征。参照 USP (32) 氯氮平片含量测定的 HPLC 方法的色谱条件建立了氯氮平有关物质的 HPLC 分析方法。

中国药典(2010)建立的有关物质 HPLC 检查方法，以十八烷基硅烷键合硅胶为填充剂，以甲醇-0.4%三乙胺色谱系统进行洗脱，检测波长为 257nm，显著改善了各杂质与氯氮平的分离效果，提高了氯氮平的检测灵敏度。

参照 USP(32)氯氮平片含量测定项下方法配制分离度试验溶液：取氯氮平约 10mg，加 0.1mol/L 盐酸溶液 5ml 使溶解，于 90℃水浴加热 2 小时后，转移至 100ml 量瓶中，加水 15ml，加甲醇定容至刻度，摇匀，取 10ml，加氯氮平供试品溶液 10ml 混匀进行试验。结果氯氮平色谱峰与邻近杂质色谱峰分离度均大于 1.5。氯氮平生产工艺中的合成起始原料，包括邻氨基苯甲酸、2,5-二氯硝基苯以及合成中间体环合物，按拟定色谱条件试验，均能与氯氮平色谱峰有效分离。见图 1～5。

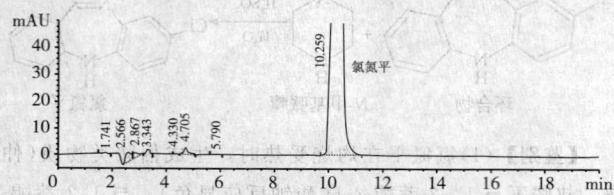

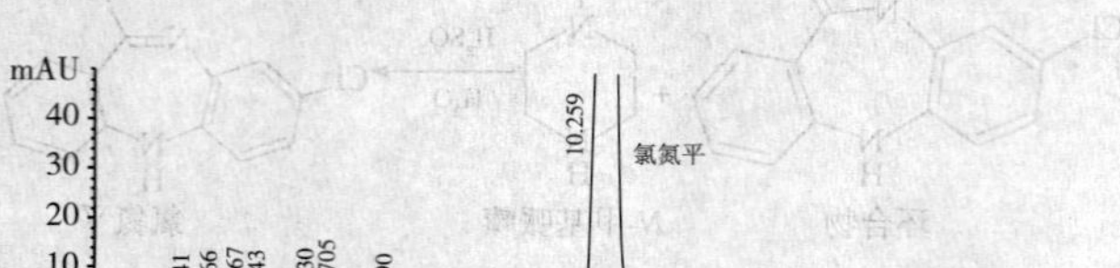

图 1 氯氮平有关物质典型色谱图

色谱柱：Agilent Zorbax 80A Extend-C18(4.6mm×250 mm，5μm)

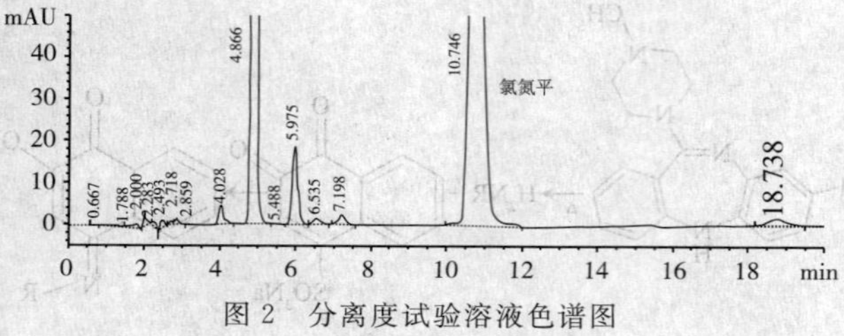

图 2 分离度试验溶液色谱图

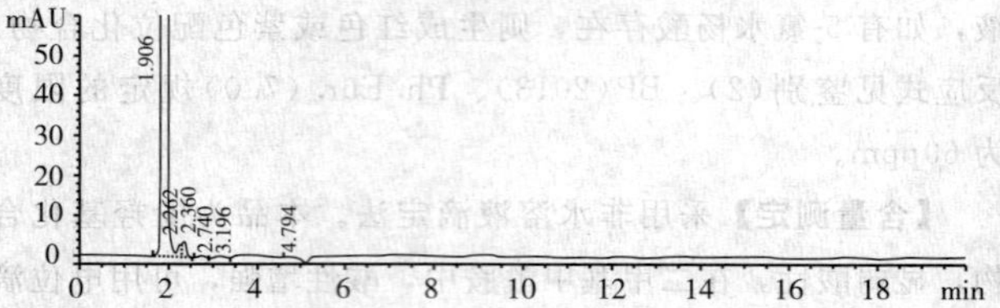

图 3 邻氨基苯甲酸色谱图

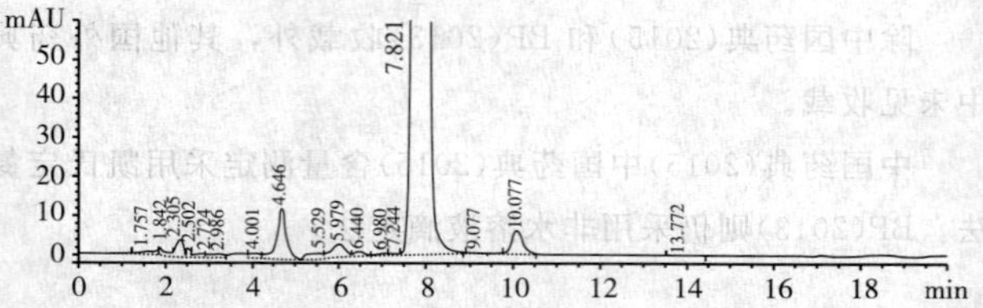

图 4 2,5-二氯硝基苯色谱图

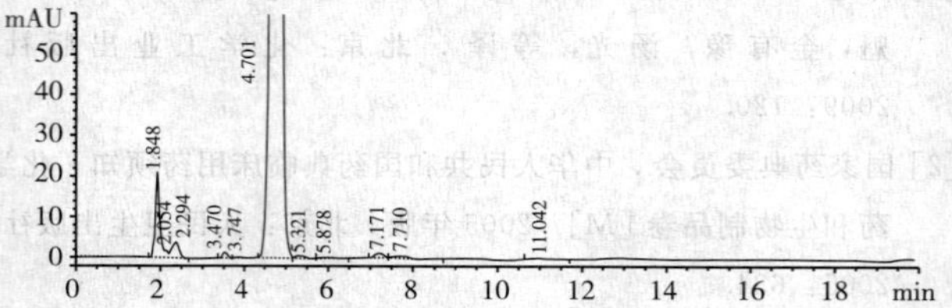

图 5 环合物色谱图

使用 5 种品牌色谱柱：Agilent Zorbax 80A Extend-C18 柱(4.6mm×250 mm，5μm)、Shiseido Capcell PAK C18 柱(4.6mm×250 mm，5μm)、Shiseido Capcell PAK C18 柱(4.6mm×150 mm，5μm)、Phenomenex Gemini C18 柱(4.6mm×250 mm，5μm)、Phenomenex Luna C18 柱(4.6mm×150 mm，5μm)进行耐用性试验考察，结果杂质峰与氯氮平峰的分离度均能达到 1.5 以上。

采用逐步稀释法测定，氯氮平检测限为 0.27ng ($S/N=3$)。

经溶液稳定性试验考察，供试品溶液各杂质色谱峰面积总和在 16 小时内稳定(RSD=9%，$n=6$)。

重金属 中国药典(2005)未收载重金属检查项，而各国药典均对氯氮平中的重金属制定了检查方法，检查方法均为比色法，限度均为 20ppm。故中国药典 (2010) 参照上述国外药典增订重金属检查项，采用比色法进行检查。因氯氮平为淡黄色结晶性粉末，其颜色会影响显色后溶液的颜色比较，故采用炽灼残渣项下的残渣进行试验(附录Ⅳ第二法)，规定重金属限度为不得过百万分之二十。

【含量测定】 除 USP(36)采用 HPLC 法，其他各国药典均采用非水滴定法测定氯氮平的含量，但中国药典(2005)采用指示剂法确定终点，人为判断误差较大：国外药典均采用电位法，能精确指示终点，故中国药典(2010)将指示剂法修订为电位法。中国药典(2015)未作修订。

试验表明，指示剂法的测定结果均低于电位法测定结果约 2%。中国药典(2005)中氯氮平用 20ml 无水冰醋酸溶解后，用指示剂法滴定过程中，溶液颜色变化过程为：紫色→灰紫色→蓝紫色→亮绿色→黄绿色→黄色。同时用电位滴定仪观察溶液电位变化，发现当溶液颜色变为亮绿色发生突跃时，溶液电位滴定曲线未到达等当点；而当溶液电位滴定曲线到达等当点时，溶液颜色已变为黄绿色。可见原指示剂法不能准确地指示终点，从而可能导致氯氮平含量测定结果偏低。因而按电位法测定得到的氯氮平含量的结果更能真实反映氯氮平的含量水平。

【制剂】中国药典(2015)收载了氯氮平片，USP(36)也有收载。

氯氮平片(Clozapine Tablets)

本品为淡黄色片，规格为25mg和50mg，国内各企业的处方中，主要辅料有淀粉、糊精、蔗糖、预胶化淀粉、羟丙纤维素、硬脂酸镁、95%乙醇、羧甲淀粉钠、微晶纤维素、十二烷基硫酸钠、滑石粉等。

有关物质　中国药典(2005)未制定有关物质检查项，USP(32)设定了该项检查，并采用TLC法。采用硅胶G薄层板，展开剂为正庚烷-三氯甲烷-无水乙醇-氨水(30∶30∶30∶1)；供试品溶液：5mg/ml；对照溶液：0.025 mg/ml。点样量：20μl，254nm波长处检视。规定单个杂质不得过0.5%，杂质总量不得过2.0%。

中国药典(2010)参照氯氮平质量标准有关物质检查的方法建立氯氮平片的有关物质检查方法，采用HPLC方法，色谱条件与氯氮平有关物质检查方法相同，空白辅料对测定无干扰。如图6～8。

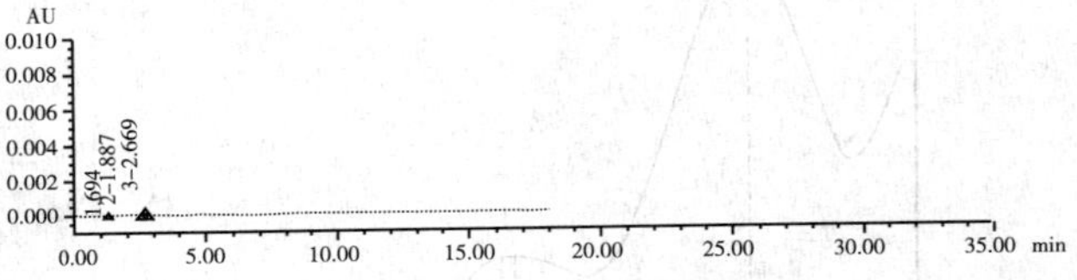

图6　流动相色谱图

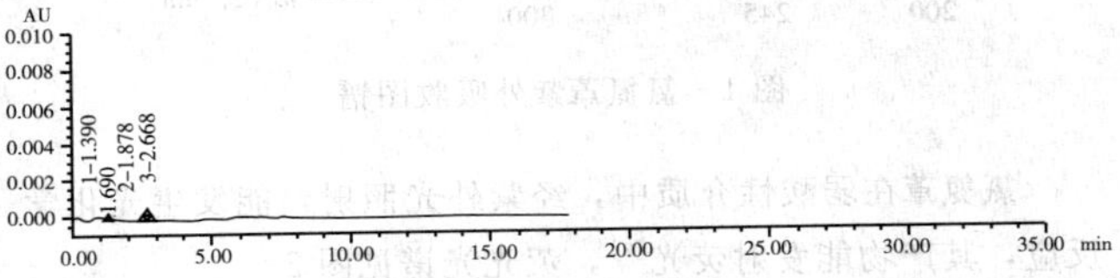

图7　混合空白辅料溶液

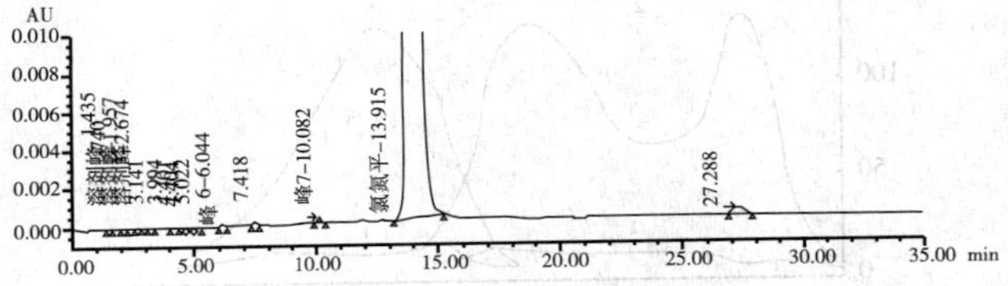

图8　氯氮平片有关物质典型色谱图

色谱柱：Phenomenex Luna C18(4.6mm×250 mm，5μm)

中国药典(2010)限度制定为：单个杂质不得过0.5%，杂质总量不得过1.0%。中国药典(2015)未作修订。

含量测定　中国药典(2005)氯氮平片含量测定方法为紫外-可见分光光度法，该方法专属性不高，易受辅料的干扰。USP(32)采用HPLC法测定氯氮平片的含量，方法更具专属性。中国药典(2010)参照USP(32)含量测定方法建立氯氮平片的HPLC含量测定方法，以外标法定量。采用257nm作为检测波长。空白辅料在氯氮平色谱峰何置处均无干扰。氯氮平进样量在0.1016～2.0336μg范围内，峰面积与进样量呈良好的线性关系，线性方程为：$y=3012399x+2339$，$r=1.0000(n=6)$。重复性试验RSD为0.4%($n=6$)。供试品溶液在室温放置24小时基本稳定(RSD=0.3%，$n=10$)。方法回收率为100.6%($n=9$，RSD=0.8%)。中国药典(2015)未作修订。

参考文献

[1] 国家药典委员会. 中华人民共和国药典临床用药须知·化学药和生物制品卷[M]. 2010年版. 北京：中国医药科技出版社，2011：165.

撰写　戴向东　梁飞燕　广西壮族自治区食品药品检验所
复核　赵　庄　　　　　广西壮族自治区食品药品检验所

氯氮䓬
Chlordiazepoxide

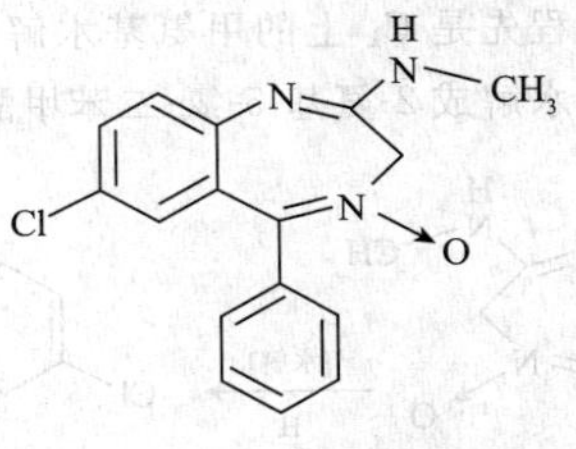

$C_{16}H_{14}ClN_3O$　299.76

化学名：N-甲基-5-苯基-7-氯-3H-1,4-苯并二氮䓬-2-胺-4-氧化物

7-chloro-N-methyl-5-phenyl-3H-1, 4-benzodiazepine-2-amine-4-oxide

英文名：Chlordiazepoxide(INN)

异名：利眠宁

CAS号：[58-25-3]

本品是1,4-苯并二氮杂䓬类抗焦虑药、抗惊厥药。具有安定、肌肉松弛和抗惊厥作用。主要用于治疗焦虑性和一般性失眠，偶尔作为麻醉前用药以减少焦虑和紧张。也用于治疗特发性震颤[1]。口服易吸收，肌注吸收慢，且不规则。血浆蛋白结合率96%。口服后2～4小时血药浓度达峰值；消除半衰期为5～30小时；血药浓度达稳态需5～14天。经肝脏代谢，主要代谢途径是2-甲氨基水解成内酰胺衍生物，大部分从尿中排出；另一部分继续水解，开环生成对应的氨基酸以此型或结合体排泄。反复给药有蓄积作用，代谢产物可滞留在血液中数天甚至数周，消除缓慢。

本品由Sternbach于1959年制得，1960年用于临床，国内于1980年开始生产。除中国药典(2015)收载外，USP(36)、BP(2013)、Ph. Eur.(7.0)和JP(16)均有收载。

【制法概要】国内生产企业的合成路线相同，只是起点不同，有的企业仅一步反应，即最后一步扩环反应。JP(15)注释中收录的合成路线与国内基本相同，不同之处除将酰化与环合分两步进行(国内为一步完成)外，起始原料2-氨基-5-氯-二苯甲酮的合成也不同。详细合成路线见下图，图中路线②为JP(15)合成路线，可供参考。

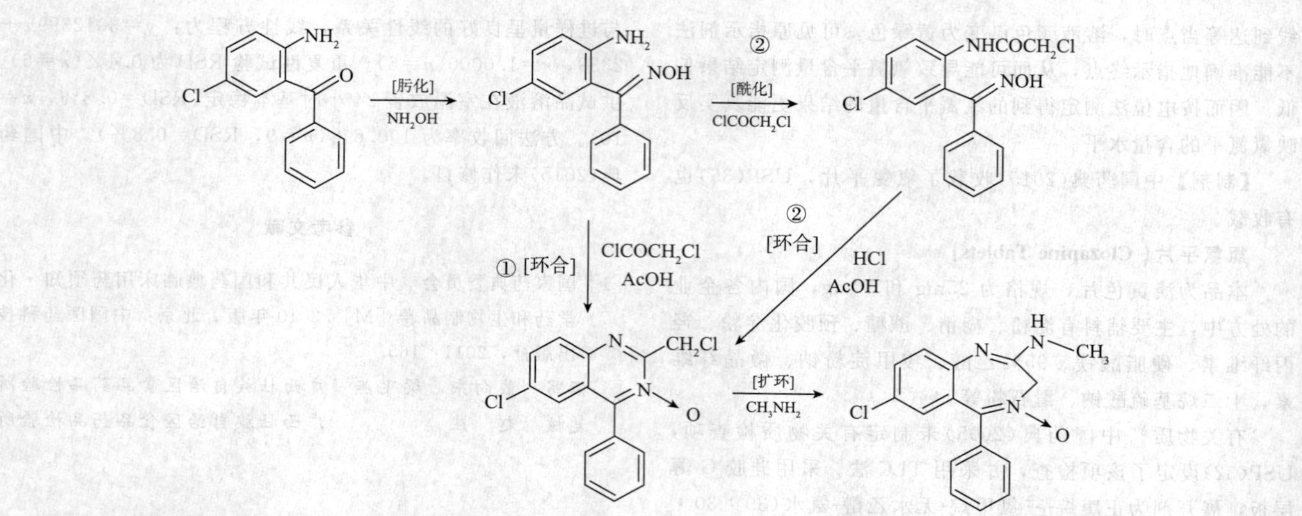

反应过程中使用过的有机溶剂主要有乙醇。

【性状】本品七元环上氮原子具有强碱性，苯基的取代可使碱性降低。环结构一般比较稳定，但可在强酸性溶液中水解，其反应过程先是 C_2 上的甲氨基水解成羰基，其后内酰胺开环并继续水解成2-氨基-5-氯-二苯甲酮和氮氧甘氨酸。

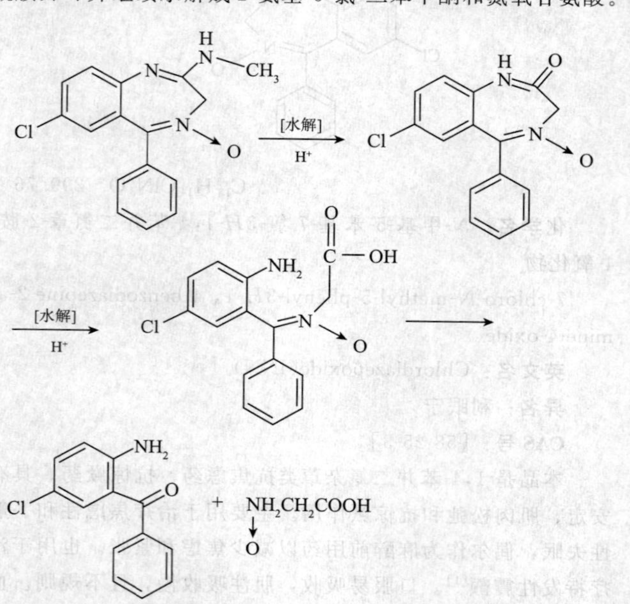

本品在酸中能在N→O上质子化，pH 7～12时发生去质子化。其 pK_a 为4.6。在日光作用下发生热可逆的异构化作用，形成氧氮杂环丙烷，因此须避光。

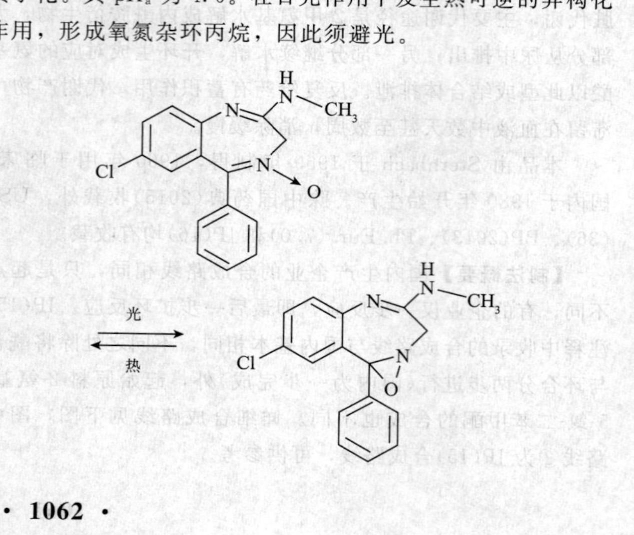

吸收系数 本品溶于盐酸溶液（9→1000），在244～248nm，306～310nm波长处有最大吸收；216～220nm和288～292nm波长处有最小吸收（图1）。当pH＞5时，246nm处的极大值移至260～264nm。在308nm处的吸收系数（$E_{1cm}^{1\%}$）为309～329。

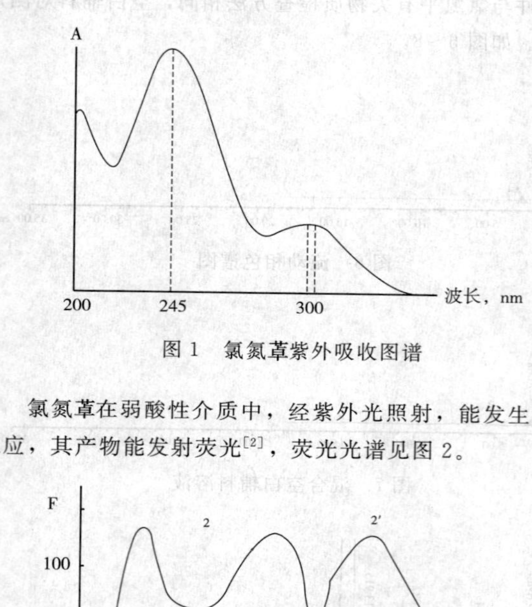

图1 氯氮䓬紫外吸收图谱

氯氮䓬在弱酸性介质中，经紫外光照射，能发生光化学反应，其产物能发射荧光[2]，荧光光谱见图2。

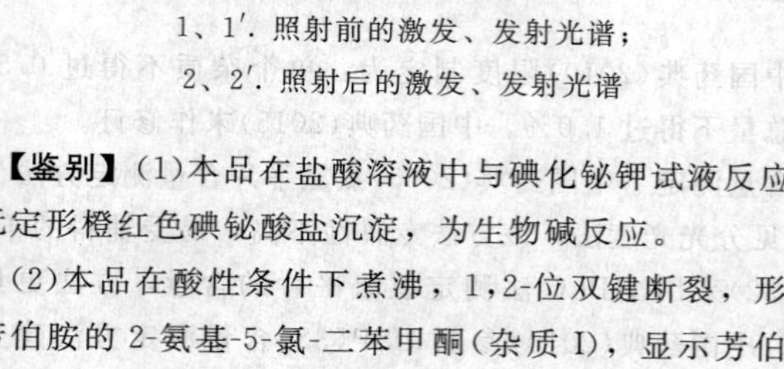

图2 氯氮䓬的荧光光谱

1、1′. 照射前的激发、发射光谱；

2、2′. 照射后的激发、发射光谱

【鉴别】（1）本品在盐酸溶液中与碘化铋钾试液反应，生成无定形橙红色碘铋酸盐沉淀，为生物碱反应。

（2）本品在酸性条件下煮沸，1，2-位双键断裂，形成具有芳伯胺的2-氨基-5-氯-二苯甲酮（杂质Ⅰ），显示芳伯胺的反应。

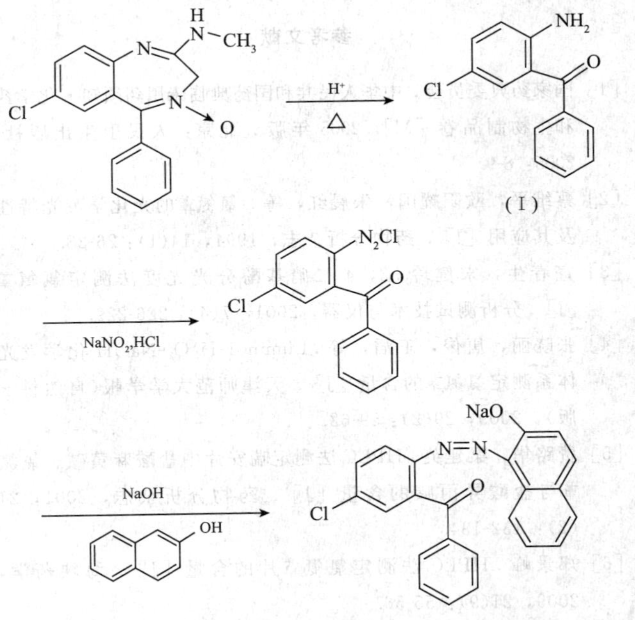

(3)本品的红外光吸收图谱(光谱集505图)显示的主要特征吸收见表1。

表1　氯氮䓬红外光特征吸收

特征谱带(cm^{-1})	归属	
3300	胺	ν_{N-H}
3060, 3010	芳氢	ν_{C-H}
2803	氮甲基	ν_{C-H}
1610, 1596	苯环	$\nu_{C=C}$
1550	二氮杂䓬	$\nu_{C=N}$
1268	氮氧化物	$\nu_{N\to O}$
823, 783	取代苯	$\gamma_{2H,4H}$
700	苯环	$\delta_{环}$

【检查】酸性溶液的澄清度　检查中间体2-氯甲基-4-苯基-6-氯喹唑啉-3-氧化物等水不溶性杂质。

有关物质　采用液相色谱法检查氯氮䓬合成起始原料及中间体、降解产物等杂质。在本实验条件下，氯氮䓬的检测限为0.32×10^{-2} μg/ml，定量限为1.62×10^{-2} μg/ml，2-氨基-5-氯-二苯甲酮(氯氮䓬已知杂质，也为合成起始原料，BP杂质C)检测限为2.03×10^{-2} μg/ml，定量限为8.11×10^{-2} μg/ml。对照溶液重复进样测定RSD为0.4%。供试品溶液不稳定，应于临进样之前配制。

样品有关物质检查色谱图见图3，国内样品均可检出已知杂质7-氯-5-苯基-1,3-二氢-1,4-苯并二䓬-2-酮-4-氧化物(杂质Ⅱ，BP杂质A)。

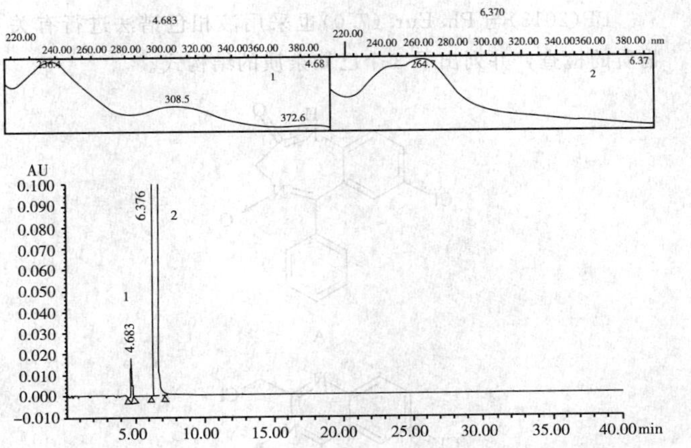

图3　氯氮䓬样品有关物质检查图谱

(上图为UV，F图为HPLC)

1.7-氯-5-苯基-1,3-二氢-1,4-苯并二䓬-2-酮-4-氧化物；2.氯氮䓬

在本实验条件下已知杂质2-氨基-5-氯二苯甲酮的保留时间约24分钟，其光潜图以及氯氮䓬与两个已知杂质的分离度色谱图见图4。国内样品种均未检出已知杂质2-氨基-5-氯二苯甲酮。

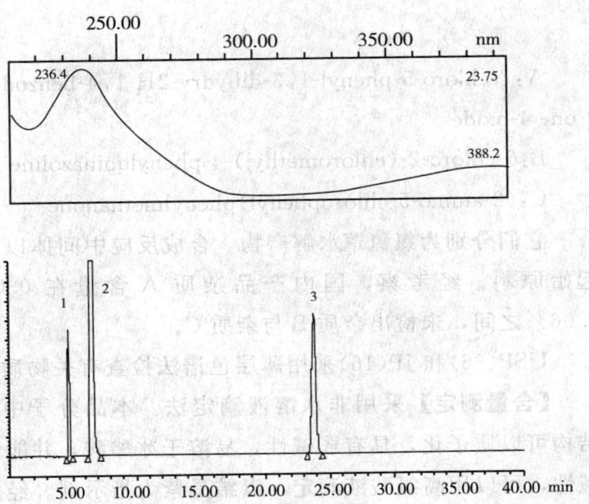

图4　氯氮䓬已知杂质的分离度色谱图

上图为2-氨基-5-氯二苯甲酮UV光潜图

1.7-氯-5-苯基-1,3-二氢-1,4-苯并二䓬-2-酮-4-氧化物(杂质Ⅱ)

2.氯氮䓬　3.2-氨基-5-氯二苯甲酮(杂质Ⅰ)

不同实验室用3种不同牌号C18柱、两台高效液相色谱仪对样品的有关物质进行考察，氯氮䓬与各杂质峰出峰时间、柱效、分离度等考察结果见表2。

表2　不同牌号C18柱考察结果表

柱牌号	主峰出峰时间	柱效	已知杂质A相对保留时间	2-氨基-5-氯二苯甲酮相对保留时间	已知杂质A与主峰分离度
VP-ODS	6.308	13291	0.7	3.7	8.3
Sepax GP-C18	6.656	5907	0.7	4.1	9.4
Sepax Bio-C18	3.761	9565	0.7	2.6	9.9

BP(2013)与 Ph. Eur. (7.0)也采用液相色谱法进行有关物质的检查，并列出了 3 个已知杂质的结构式。

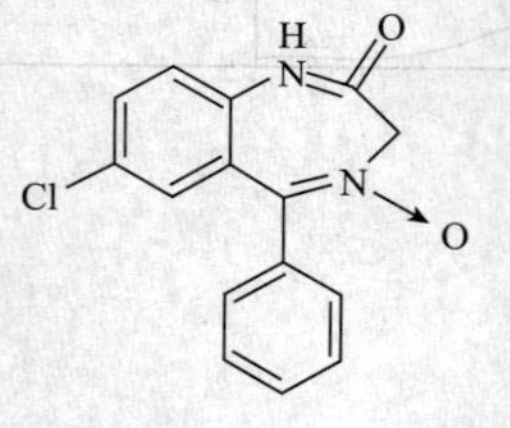

A

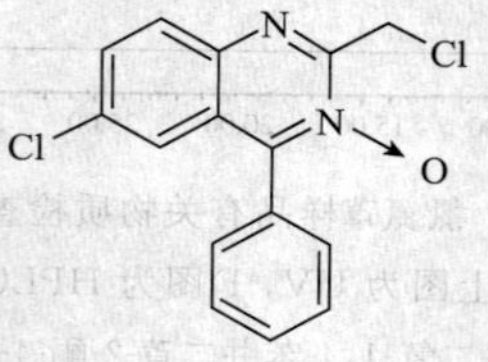

B

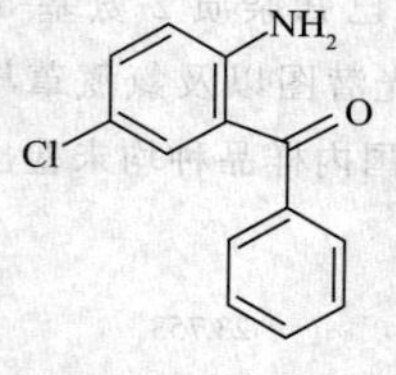

C

A:7-chloro-5-phenyl-1,3-dihydry-2H-1,4-benzodiazepin-2-one 4-oxide

B:6-chloro-2-(chloromethyj)-4-phenylquinazoline 3-oxide

C:(2-amino-5-chlorophenyl)phenylmethanone

它们分别为氯氮䓬水解产物、合成反应中间体以及合成起始原料。经考察，国内产品杂质 A 含量在 0.01%～0.06%之间，未检出杂质 B 与杂质 C。

USP(36)和 JP(16)采用薄层色谱法检查有关物质。

【含量测定】采用非水溶液滴定法。本品分子中 N→O 结构可以质子化，具有弱碱性，易溶于冰醋酸，并能增强其碱性，可以用高氯酸液滴定，以结晶紫为指示剂。经用电位法进行对照，同时加指示剂观察颜色变化，其终点为紫色变为蓝色。

有文献报道[2~7]氯氮䓬还含量还可以采用分光光度法、荧光光度法、化学发光法和液相色谱法测定。

【制剂】氯氮䓬片(Chlordiazepoxide Tablets)

有关物质　中国药典(2010)增加片剂的有关物质检查，方法同原料药有关物质项下。对国内两个生产企业样品考察结果表明辅料对检测结果基本没有干扰。中国药典(2015)未作修订。

溶出度　氯氮䓬在水中微溶，但在酸性溶液中溶解，因此氯氮䓬片在溶出介质盐酸溶液（9→1000）中溶出良好，10 分钟即能溶出完全。中国药典(2010)将溶出度测定方法、含量均匀度及含量测定方法由吸收系数法修订为对照品法。中国药典(2015)未作修订。

参考文献

[1] 国家药典委员会．中华人民共和国药典临床用药须知·化学药和生物制品卷［M］.2005 年版．北京：人民卫生出版社，2005：8-9.

[2] 蔡维平，欧阳耀国，朱晨红，等．氯氮䓬的光化学荧光特性及其应用［J］．药物分析杂志，1994，14(1)：26-28.

[3] 宣春生，宋健玲.2，4-二硝基酚分光光度法测定氯氮䓬［J］.分析测试技术与仪器，2001，7(4)：226-229.

[4] 张晓丽，唐俊，王滔，等．Luminol-H_2O_2-NaOH 化学发光体系测定氯氮䓬的含量［J］．天津师范大学学报(自然科学版)，2009，29(2)：59-62.

[5] 费路华，梁建英．HPLC 法测定喘安片中盐酸麻黄碱、氯氮䓬与盐酸异丙嗪的含量［J］．药物分析杂志，2001，21(2)：132-134.

[6] 郑景峰．HPLC 法测定氯氮䓬片的含量［J］．海峡药学，2009，21(9)：55-56.

[7] 王丽娜，李艳杰．HPLC 法同时测定罗己降压片中氯氮䓬和盐酸异丙嗪的含量［J］．中国药事，2009，23(1)：60-62.

撰写　李忠红　　　　　　江苏省食品药品监督检验研究院

　　　文建民　李桂春　　山西省食品药品检验所

复核　张　玫　　　　　　江苏省食品药品监督检验研究院

氯碘羟喹

Clioquinol

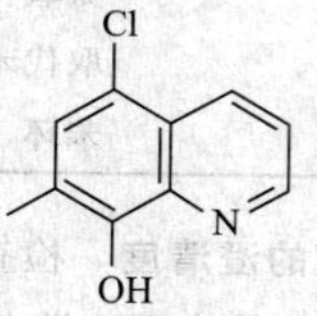

C_9H_5ClINO　305.50

化学名：5-氯-7-碘-8-羟基喹啉

5-chloro-7-iodo-8-quinolinol

英文名：Clioquinol(INN)

异名：Indochlorhydroxyquin；5-chloro-8-hydroxy-7-iodoquinoline；chloroiodoquin；iodochlorohydroxyquinoline；iodochloroxyquinoline

CAS 号：［130-26-7］

本品为抗阿米巴病药，于 1899 年由 Ciba 公司研发，1900 年获得专利，系卤代 8-羟喹啉衍生物；口服可直接杀灭阿米巴滋养体，曾广泛用作肠腔内抗阿米巴药。本品可致腹泻和亚急性脊髓-视神经病(表现为双足麻木、刺痛、无力、瘫痪、失明症状)，许多国家已禁止或限制其应用；局部外用可用于治疗化脓性皮肤病、脓胞疮、毛囊炎、传染性湿疹样皮炎、手癣、足癣、体癣、股癣、急性湿疹样皮炎、真菌、细菌混合感染的皮肤病，不良反应偶有轻度刺激、红斑、灼痛感。[1]

该品种 BP(2013)、Ph. Eur.(7.0)和 USP(36)均有

收载。

【制法概要】本品常用的合成路线[2]如下。

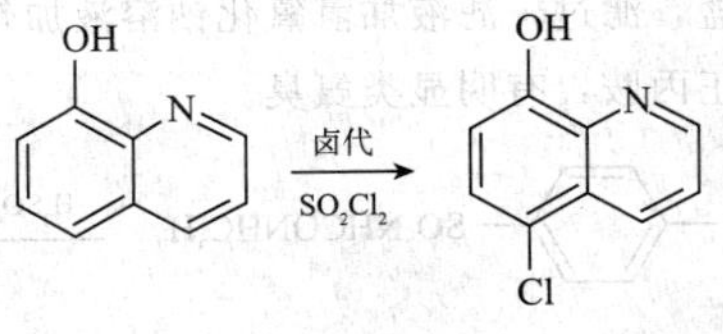

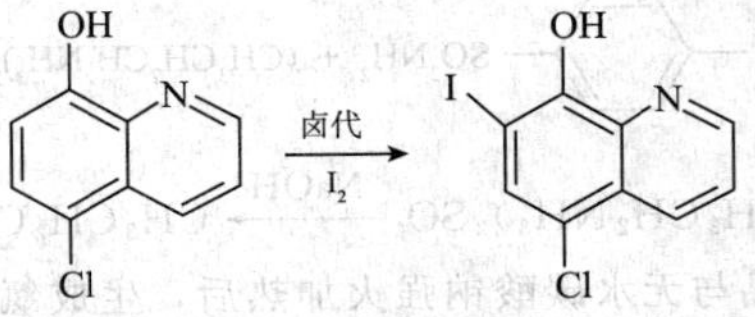

【鉴别】(1)本品为有机碘化物，与硫酸共热即产生紫色碘蒸气。

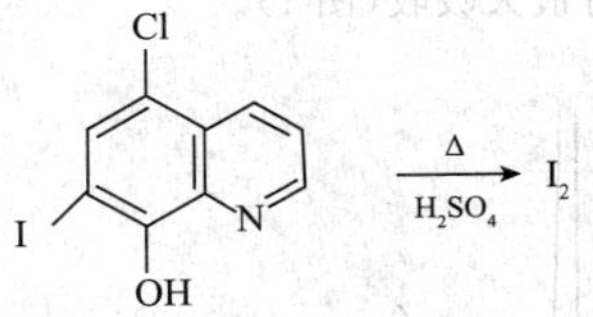

(2)本品结构中的酚羟基与三氯化铁试液发生络合反应，产生暗绿色。

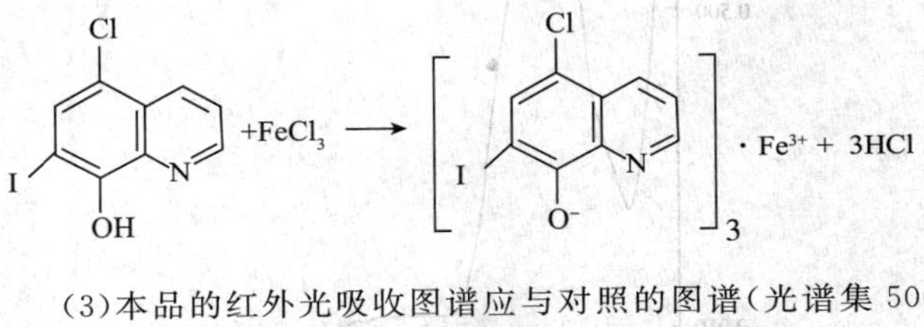

(3)本品的红外光吸收图谱应与对照的图谱(光谱集 506 图)一致，红外光吸收图谱显示的主要特征吸收如下表。

特征谱带(cm^{-1})	归属	
1610，1580，1490，1460	芳环	$\nu_{C=N,C=C}$
1200	酚羟基	ν_{C-O}
805	取代吡啶	γ_{3H}

【检查】有关物质　氯碘羟喹原料中通常含有以下三种杂质。

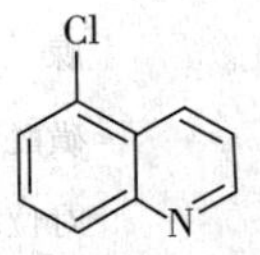

杂质甲：5-氯-8-羟基喹啉

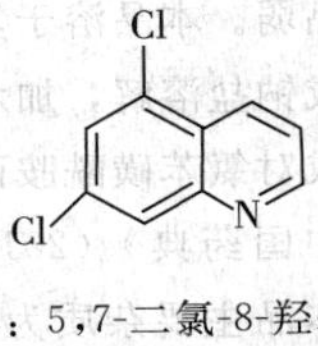

杂质乙：5,7-二氯-8-羟基喹啉

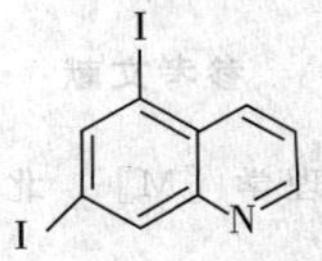

杂质丙：5,7-二碘-8-羟基喹啉

(双碘羟啉，口服抗阿米巴药)

对有关物质中国药典(2005)、USP(32)未加控制，BP(2010)、Ph. Eur.(6.0)均采用高效液相色谱法进行测定，限度为杂质甲不得过 2.0%；杂质乙不得过 1.0%；杂质丙不得过 1.0%；其他单个杂质不得过 0.1%；杂质总和不得过 3.0%。

中国药典(2010)参照 BP(2010)增订了有关物质检查，在 BP 色谱条件的基础上略做调整，中国药典(2015)未作修订。由于氯碘羟喹是 8-羟基喹啉的衍生物，易与金属离子络合，引起紫外吸收曲线的变化，故流动相中加入乙二胺四乙酸二钠，竞争络合可能存在的金属离子，稳定氯碘羟喹的结构。氯碘羟喹有关物质系统适用性色谱图见图 1。

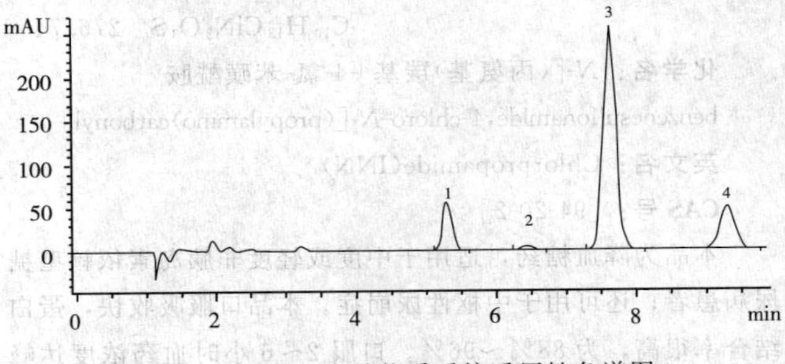

图 1　氯碘羟喹有关物质系统适用性色谱图

1. 杂质甲；2. 杂质乙；3. 氯碘羟喹；4. 杂质丙

游离碘与碘化物　中国药典(2015)延续了中国药典(2010)的检查方法。旨在检查在合成过程中引入的碘和氯碘羟喹遇光、氧化析出的游离碘。

【含量测定】中国药典(2005)采用氧瓶燃烧后分别以滴定法测定氯元素和碘元素的含量；BP(2010)、Ph. Eur.(6.0)均采用非水滴定法，限度 98.0%～102.0%；USP(32)采用硅烷化试剂衍生化后以气相色谱法(内标法，内标物质为芘)定量。

中国药典(2010)参照 BP(2010)改为非水电位滴定法控制含量，中国药典(2015)未作修订。该方法系利用喹啉环上的羟基的碱性，用高氯酸滴定液滴定总 8-羟基喹啉及其衍生物。

【制剂】氯碘羟喹乳膏(Clioquinol Cream)

含量测定采用与氯碘羟喹原料有关物质相同的色谱条件，按外标法测定，回收率 99.7%，精密度试验 RSD 0.2%。本制剂辅料有十八醇、聚乙二醇 6000、丙二醇，在该色谱条件下辅料无干扰。

中国药典(2015)收载了氯碘羟喹乳膏，USP(36)收载了氯碘羟喹乳膏和氯碘羟喹软膏，BP(2013)、Ph. Eur. (7.0)、JP(16)未收载制剂品种。

参考文献

[1] 中山医学院．药理学［M］．北京：人民卫生出版社，1980：414.

[2] Alfonso R Gennaro. Remington Pharmaceutical Sciences［M］. 17th ed. Easton：Mack Publishing Compmany，1985：1227.

撰写　张　毅　河北省药品检验研究院

复核　杨　梁　河北省药品检验研究院

氯磺丙脲

Chlorpropamide

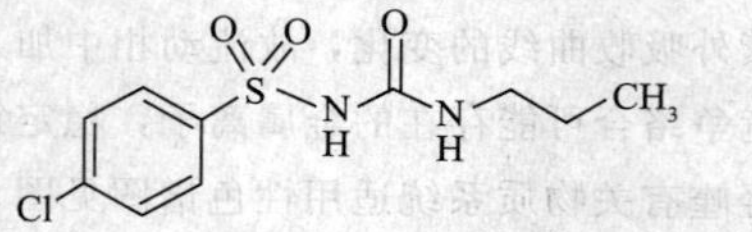

$C_{10}H_{13}ClN_2O_3S$　276.74

化学名： *N*-［(丙氨基)羰基］-4-氯-苯磺酰胺

benzenesulfonamide,4-chloro-*N*-［(propylamino)carbonyl］-

英文名： Chlorpropamide(INN)

CAS号：［94-20-2］

本品为降血糖药，适用于中度或轻度非胰岛素依赖型糖尿病患者；还可用于中枢性尿崩症。本品口服吸收快，蛋白结合率很高，为88%～96%。口服2～6小时血药浓度达峰值，持续作用24～48小时，个体差异大，个别作用可达数周，$t_{1/2}$为25～60小时，口服量的80%～90%经肾排出[1]。

本品由F. Marshall等于1958年合成，国内于1966年开始生产。

除中国药典(2015)收载外，BP(2013)、Ph. Eur.(7.0)、USP(36)、JP(16)中均有收载。

【制法概要】[2]

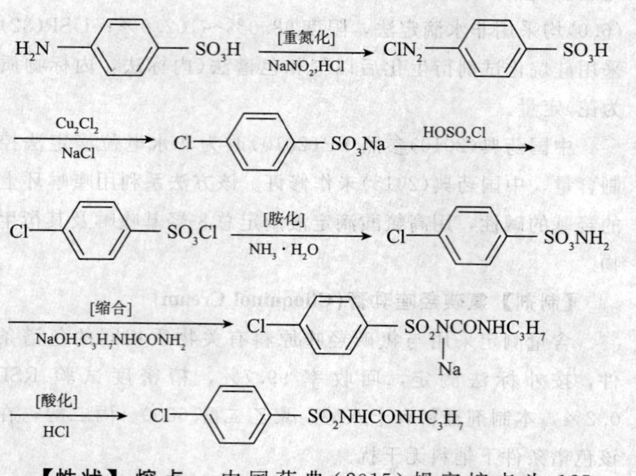

【性状】熔点　中国药典(2015)规定熔点为125～130℃，USP(36)为126～129℃、BP(2013)为126～130℃、JP(16)为127～131℃。有文献记载，用稀乙醇结晶者熔点为127～129℃[2]。

【鉴别】(1)本品在酸性条件下水解成对氯苯磺酰胺和正丙胺的硫酸盐，滤过，滤液加氢氧化钠溶液加热，正丙胺硫酸盐游离出正丙胺，有明显类氨臭。

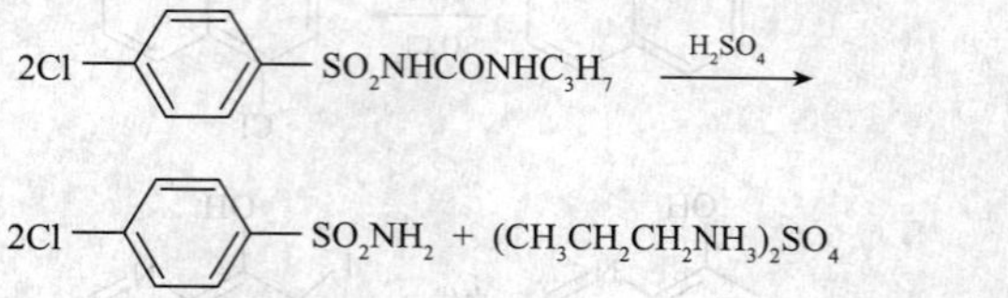

$$(CH_3CH_2CH_2NH_3)_2SO_4 \xrightarrow{NaOH} CH_3CH_2CH_2NH_2$$

(2)本品与无水碳酸钠强火加热后，生成氯化钠，显氯化物反应。

(3)本品的甲醇溶液用盐酸液(0.01mol/L)稀释后，在232nm波长处有最大吸收(图1)。

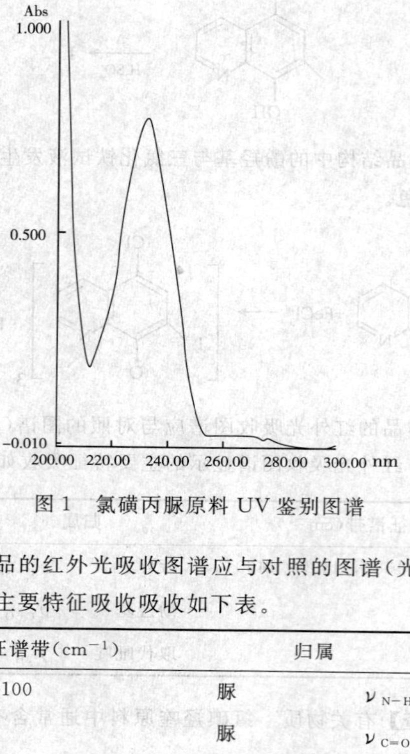

图1　氯磺丙脲原料UV鉴别图谱

(4)本品的红外光吸收图谱应与对照的图谱(光谱集508图)一致，主要特征吸收吸收如下表。

特征谱带(cm^{-1})	归属	
3350，3100	脲	ν_{N-H}
1663	脲	$\nu_{C=O}$
1590	苯	$\nu_{C=C}$
1550	脲	δ_{NH}
1360，1170	磺酰胺	ν_{SO_2}
820	对位取代苯	γ_{2H}

【检查】碱性溶液的澄清度与颜色　检查中间体对氯苯磺酰胺，其酸性比本品弱。本品溶于氢氧化钠试液后，如有对氯苯磺酰胺，即生成钠盐溶解，加水稀释后，对氯苯磺酰胺钠盐水解，重新生成对氯苯磺酰胺而混浊。

有关物质　为《中国药典》(2010年版)增订项目，采用高效液相色谱法。本品主要杂质为4-氯苯磺酰胺(4-chlorobenzenesulphonamide)和1,3-二丙基脲(1,3-dipropylurea)。国外药典采用杂质对照品检查法。经试验考察，在中国药典(2010)色谱条件下，4-氯苯磺酰胺相对于主成分的响应因子为 0.86；1,3-二丙基脲相对于主成分的响应因子为 3.9。鉴于上述两个杂质对照品目前国内尚无供应，故采用加校正因子的主成分自身对照法。在专属性试验考察中，本品经加热回流破坏产生的主要降解产物（相对保留时间约为 0.8，与主峰分离度 6.0 以上）与已知杂质 4-氯苯磺酰胺保留时间相同，故中国药典（2010）采用高温降解制备色谱系统适用性溶液，以满足有关物质测定的要求。

使用两种品牌色谱柱：Kromasil C18 色谱柱（250mm×4.6mm，5μm）及 Accurasil C18 色谱柱（250mm×4.6mm，5μm）分别在 Waters2695 高效液相色谱仪与岛津 LC-2010C 液相色谱仪上进行耐用性试验考察，结果良好。系统适用性试验色谱图见图 2，有关物质典型色谱图见图 3。中国药典（2015）未修订。

BP(2013)、JP(16)均采用 TLC 法，USP(36)未检查有关物质。

干燥失重 本品不含结晶水，由于本品热稳定性不佳，中国药典（2015）规定在 80℃干燥至恒重，减失重量不得过 1.0%。USP(36)规定 60℃减压干燥，限度为 1.0%。

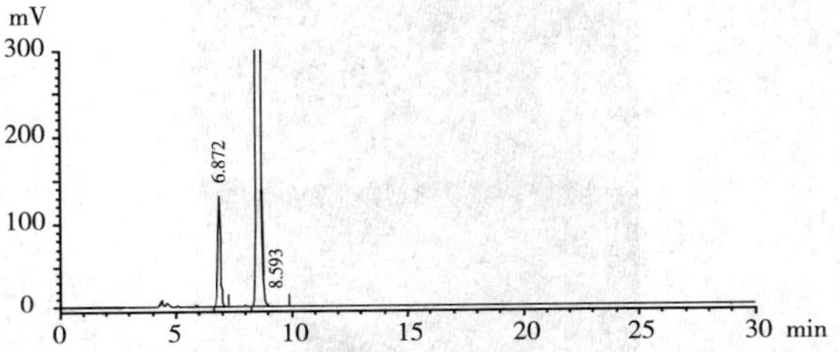

图 2　系统适用性试验色谱图

降解物 t_R=6.872min，氯磺丙脲 t_R=8.593min

色谱柱：Kromasil C18 柱（250mm×4.6mm，5μm）

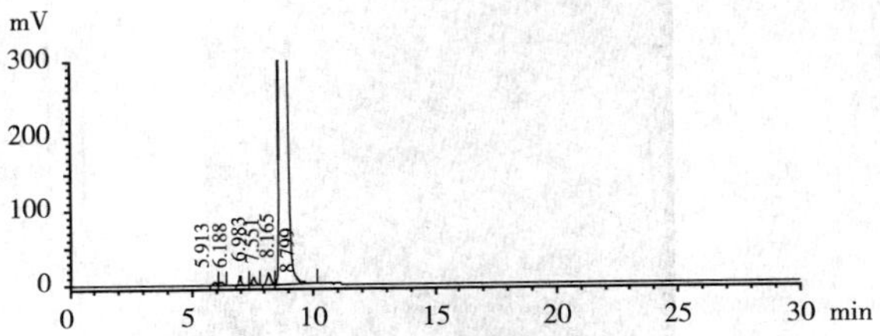

图 3　有关物质典型色谱图

色谱柱：Kromasil C18 柱（250mm×4.6mm，5μm）

【含量测定】中国药典（2015）未作修订，仍采用中和滴定法。本品为磺酰胺类药物，分子中酰亚胺基氮上的氢较活泼、酸性较强，在乙醇中可与氢氧化钠发生定量反应。

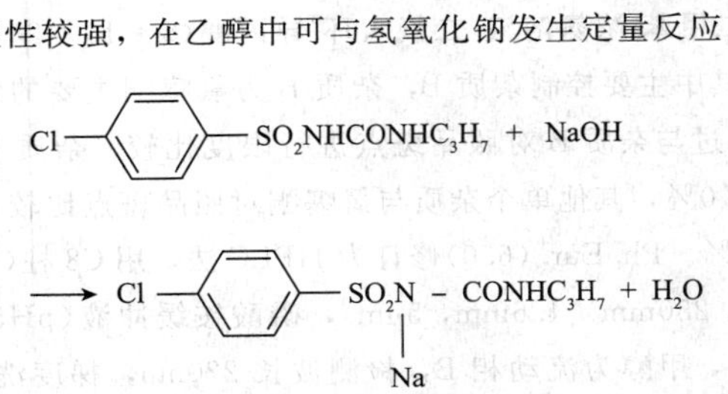

BP(2013)、JP(16)均采用此法，USP(36)采用高效液相色谱法。

【制剂】氯磺丙脲片（Chlorpropamide Tablets）

中国药典（2015）、USP(36)、JP(16)及 BP(2013)均有收载。

USP(36)、BP(2013)、JP(16)均设定了溶出度检查。BP(2013)还设定了有关物质检查。

参考文献

[1] 国家药典委员会．中华人民共和国临床用药须知化学药和生物制品卷［M］．2005 年版．北京：人民卫生出版社，2005.

[2] 中华人民共和国卫生部药典委员会．中华人民共和国药典 1990 年版二部药典注释［M］．北京：化学工业出版社，1990.

撰写　周建玉　天津市药品检验研究院

复核　唐素芳　天津市药品检验研究院

氯噻酮

Chlortalidone

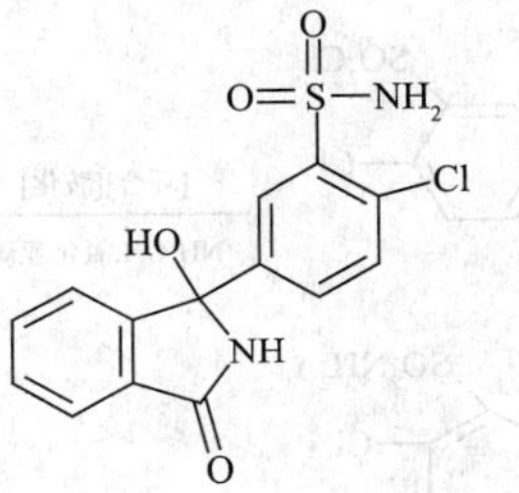

$C_{14}H_{11}ClN_2O_4S$　338.76

化学名：5-(2，3-二氢-1-羟基-3-氧代-1*H*-异氮杂茚-1-基)-2-氯苯磺酰胺

2-chloro-5-(2，3-dihydro-1-hydroxy-3-oxo-1*H*-isoindol-1-yl)-benzenesulfonamide

英文名：Chlortalidone(INN)

异名：Chlorthalidone

CAS 号：［77-36-1］

本品为利尿药，有利尿、降压作用。主要用于治疗水肿性疾病、原发性高血压、中枢性或肾性尿崩症及肾石症等。本品作用于始端远曲小管管腔膜上皮细胞 Na^+-Cl^- 协同转运载体，抑制 Na^+、Cl^- 的重吸收，管腔液中 Na^+、Cl^- 浓度升高，影响了肾脏的稀释功能，产生利尿作用。由于远曲小管管腔液中 Na^+ 增多，通过 Na^+-K^+ 交换，尿中 K^+ 排出增加。此外，本类药物在近球小管还可抑制碳酸酐酶，故尿中 HCO_3^- 排出量也增多。

本品口服吸收不规则，主要与红细胞内碳酸酐酶结合，而与血浆蛋白结合很少，严重贫血时与血浆蛋白（主要是白蛋白）的结合增多。口服 2 小时起效，服药后 2 小时作用达峰，作用持续时间为 24～72 小时。$t_{1/2}$ 为 35～50 小时，本药半衰期和作用持续时间显著长于其他噻嗪类药物。主要以原形从尿中排泄，部分在体内被代谢，由肾外途径排泄。

本品以水、电解质紊乱所致的副作用较为常见，另有高糖血症、高尿酸血症等不良反应。

Graf 等于 1959 年首次合成。除中国药典(2015)收载外，Ph. Eur. (7.0)、BP(2013)和 USP(36)均有收载。氯噻酮分子含有一个手性碳原子，临床上使用的是氯噻酮外消旋体。

【制法概要】

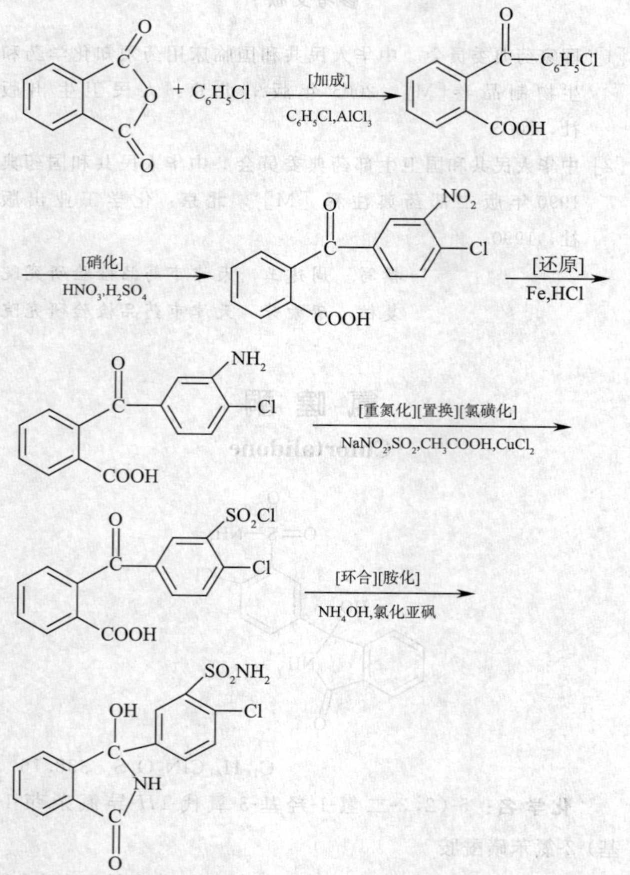

【性状】熔点 本品的熔点为 214～220℃，熔融时同时分解。中国药典(2010)后删除了熔点测定。Ph. Eur. (5.0)中的熔点约为 220℃，熔融时同时分解；USP(31)中的熔点约为 215℃，熔融时同时分解。

【鉴别】(1)内酰胺结构，加硫酸后，即显深黄色。

(2)本品的乙醇溶液，在 275nm 与 284nm 的波长处有最大吸收，见图 1。

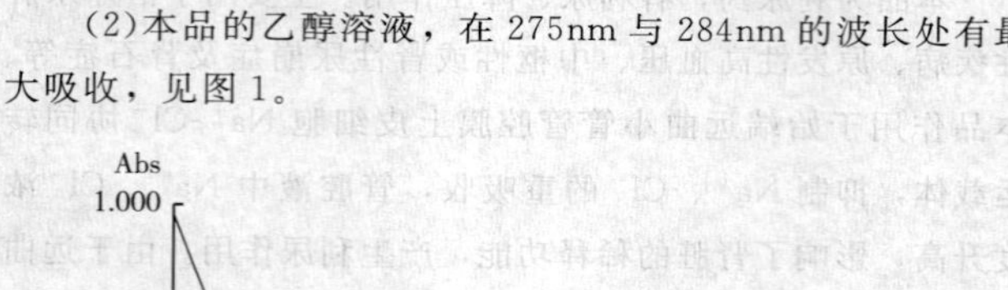

图 1 氯噻酮在乙醇中的紫外吸收图谱

Ph. Eur. (5.0)中的紫外光谱条件与中国药典(2015)一致，除规定最大吸收波长外，另规定在 284nm 与 275nm 波长处的吸光度比值应为 0.73～0.88。

(3)本品的红外光吸收图谱(光谱集 673 图)显示的主要特征吸收如下[1]。

特征谱带(cm^{-1})	归属
3360，3260	羟基，胺基 $\nu_{O-H,N-H}$
1690	酰胺 $\nu_{C=O}$
1345，1170	磺酰胺 ν_{SO_2}
1040	醇 ν_{C-O}

【检查】氯化物 合成过程中使用盐酸，需要控制氯化物。限度与 Ph. Eur. (7.0)、BP(2013)、USP(36)一致。

有关物质 采用薄层色谱法以自身对照进行有关物质检查，控制单个杂质不得过 1.0%，见图 2。氯噻酮的检出限为 0.08mg。取氯噻酮对照品(中检院，批号：0195-9701)进行试验，在主斑点上方有一明显的杂质斑点。

1 2 3

图 2 氯噻酮有关物质薄层图

1. 检出限；2. 对照溶液；3. 供试品溶液

Ph. Eur. (5.3)也采用薄层色谱法进行检查，展开剂为甲苯-二甲苯-浓氨溶液-二氧六环-异丙醇(5∶10∶20∶30∶30)。其中主要控制杂质 B，杂质 B 为氯噻酮主要的水解产物，通过与杂质 B 对照品斑点进行限度比较，杂质 B 的限度为 1.0%，其他单个杂质与氯噻酮对照品斑点比较，不得过 0.5%。Ph. Eur. (6.0)修订为 HPLC 法，用 C8 柱(Zorbax SB-C8，250mm×4.6mm，5μm)，磷酸铵缓冲液(pH5.5)为流动相，甲醇为流动相 B，检测波长 220nm，梯度洗脱(图 3)。可能的有关物质结构式见下。

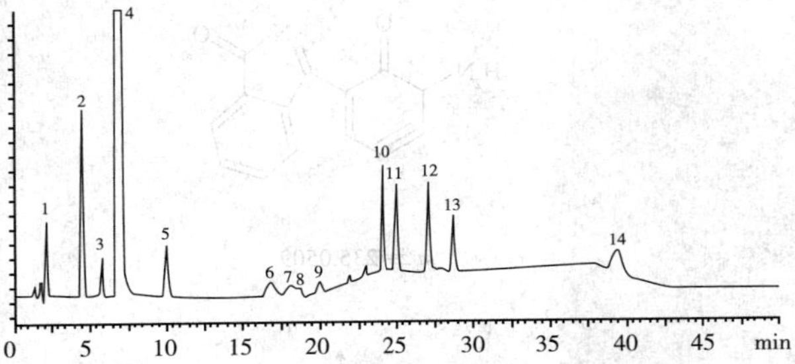

图 3　添加杂质的样品色谱图

1. 杂质 A；2. 杂质 B；3. 杂质 C；4. 氯噻酮；5. 杂质 E；6. 杂质 Fa；7 杂质 Fb；8. 杂质 K；9. 杂质 L；10. 杂质 D；11. 杂质 C；12. 杂质 H；13. 杂质 I；14. 杂质 G

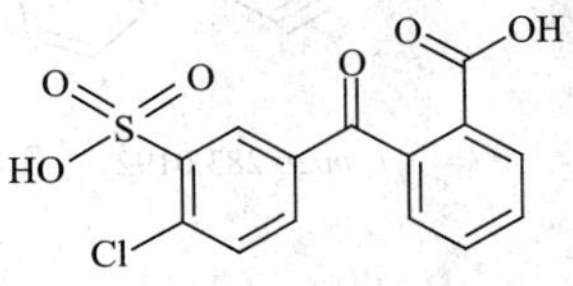

A. 2-(4-chloro-3-sulphobenzoyl) benzoic acid

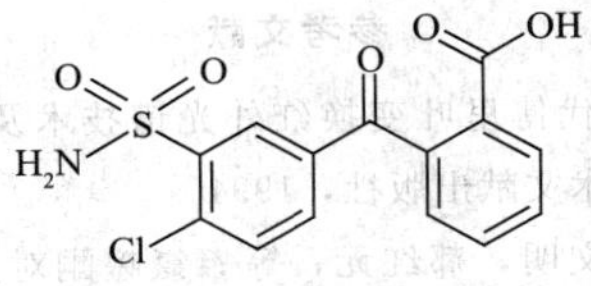

B. 2-(4-chloro-3-sulphamoylbenzoyl) benzoic acid

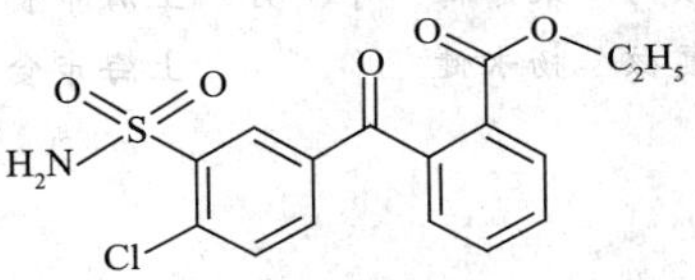

C. ethyl 2-(4-chloro-3-sulphamoylbenzoyl) benzoate

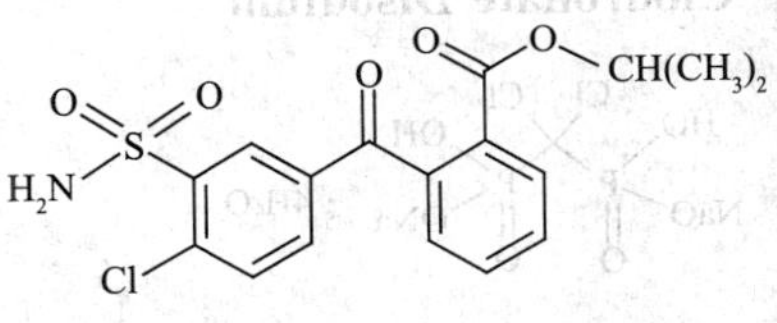

I. 1-methylethyl 2-(4-chloro-3-sulphamoylbenzoyl) benzoate

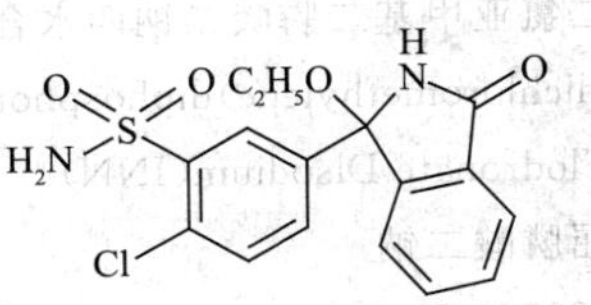

D. 2-chloro-5-［(1*RS*)-1-ethoxy-3-oxo-2，3-dihydro-1*H*-isoindol-1-yl］benzenesulphonamide

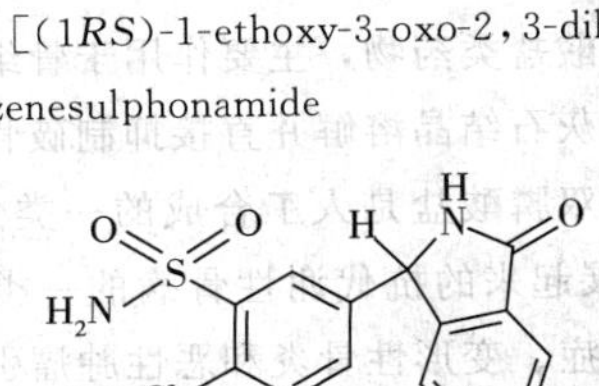

E. 2-chloro-5-［(1*RS*)-3-oxo-2，3-dihydro-1*H*-isoindol-1-yl］benzenesulphonamide

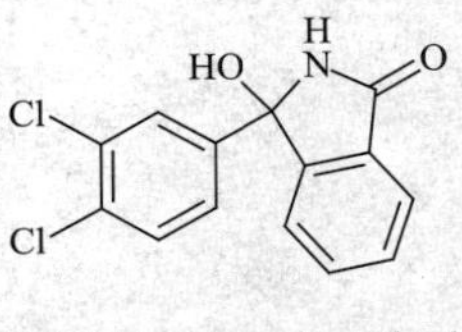

G.（3*RS*）-3-（3，4-dichlorophenyl）-3-hydroxy-2，3-dihydro-1*H*-isoindol-1-one

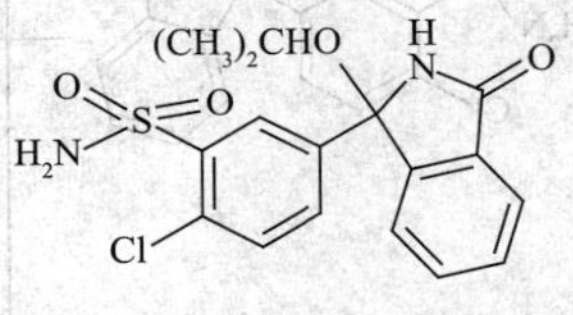

H. 2-chloro-5-［（1*RS*）-1-（1-methylethoxy）-3-oxo-2，3-dihydro-1*H*-isoindol-1-yl］benzenesulphonamide

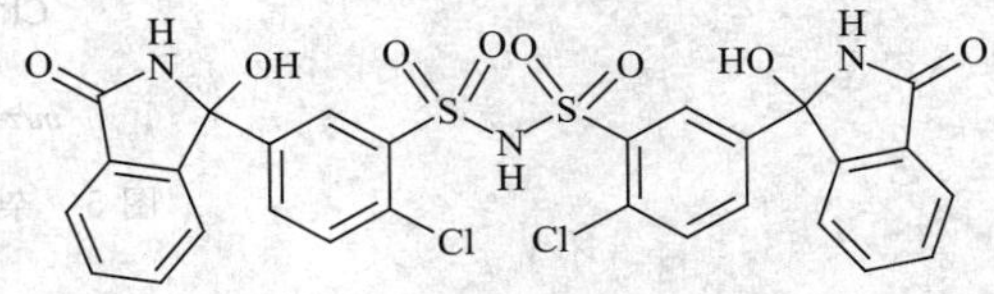

F. bis［2-chloro-5-（1-hydroxy-3-oxo-2，3-dihydro-1*H*-isoindol-1-yl）benzenesulphonyl］amine

USP(36)采用含量测定项下色谱条件进行有关物质检查，仅控制杂质 A（4′-chloro-3′-sulfamoyl-2-benzophenone carboxylic acid），该杂质与 Ph. Eur.（7.0）中的杂质 B 为同一化合物，限度同样为 1.0%。USP(36)中含量测定液相条件与中国药典一致。

取氯噻酮对照品，按含量测定项下的色谱条件进行试验，在对氯噻酮主成分峰的相对保留时间为 0.86 处有一杂质峰，见图 4。

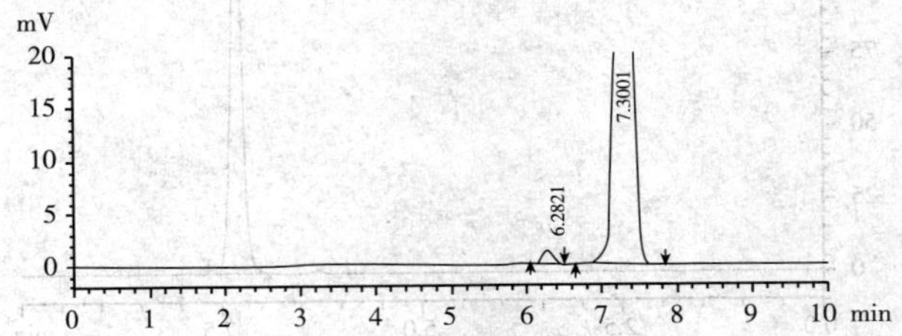

图 4　对照品典型图谱

采用 LCMS-IT-TOF 系统（日本岛津公司），色谱柱 Shimadzu Shim-pack XR-ODS C18 柱（75mm × 2.0mm，2.2μm）；流动相 0.01 mol/L 醋酸铵溶液（用醋酸调节 pH 值至 5.5）-甲醇（70∶30）；流速 0.4 ml/min；柱温室温；进样量 5μl。质谱条件为离子源 ESI 源；检测方式负离子模式；扫描范围 MS1 *m/z* 50～400；加热模块温度 200℃；CDL 温度 200℃；雾化气流速 1.5L/min；干燥气流速 10 L/min；离子源电压 −3.5kV；检测器电压 1.70kV；校准方法自动调谐优化电压，外标法校准质量数。杂质可能的结构及裂解方式见图 5[2]。

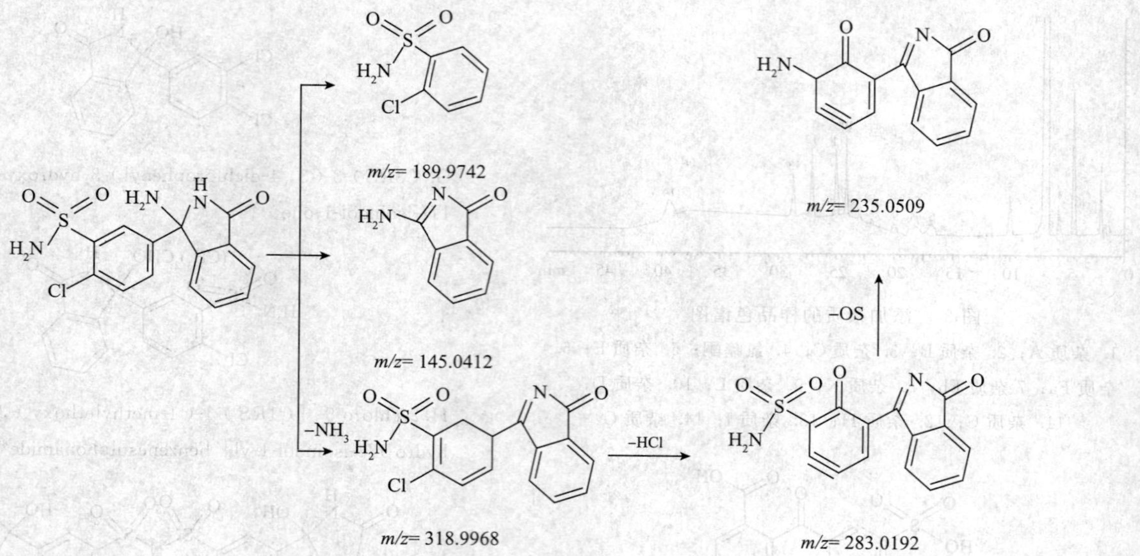

图 5　杂质可能的结构及裂解方式

由上述推测可知，对照品中所含杂质不是 4′-chloro-3′-sulfamoyl-2-benzophenone carboxylic acid 。

【含量测定】中国药典(2010)采用 HPLC 法测定，色谱条件与 USP(36)一致。采用 Ultimate XB-C8(25mm × 0.46cm，5μm)，色谱图见图 6。中国药典(2015)未作修订。

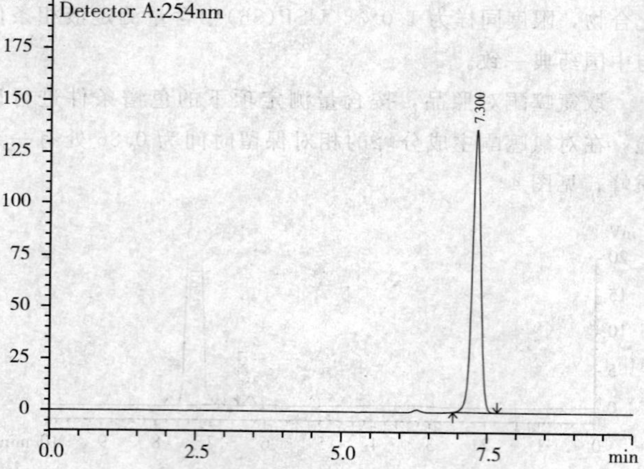

图 6　氯噻酮含量测定色谱图

氯噻酮结构中因具有酸性基团，故可采用非水酸量法测定其含量，以电位法指示终点，Ph. Eur. (5. 0)即采用此方法。取本品加丙酮溶解，在氮气流下，用四丁基氢氧化铵滴定液(0. 1mol/L)滴定，电位法指示终点。

【制剂】氯噻酮片(**Chlortalidone Tablets**)

BP(2013)与 USP(36)均有收载。

鉴别　本品加氢氧化钠 1g，用小火熔融，即放出氨气，能使湿润的碱性碘化汞钾试纸变棕黄色，其残渣显亚硫酸盐的鉴别反应。

$NH_4^+ + 2\,[HgI_4]^{2-} + 4OH^- \rightarrow HgO \cdot Hg(NH_2)I$(棕黄色)$+ 7I^- + 3H_2O$

溶出度与含量测定均采用紫外-可见分光光度法进行测定。

参考文献

[1] 吴瑾光．近代傅里叶变换红外光谱技术及应用［M］．北京：科学技术文献出版社，1994.

[2] 杨永健，江文明，郝红元，等．氯噻酮对照品中杂质的结构解析［J］．中国医药工业杂志，2010，41(5)：363-365.

撰写　宋冬梅　李　丹　上海市食品药品检验所

复核　杨永健　　　　上海市食品药品检验所

氯膦酸二钠

Clodronate Disodium

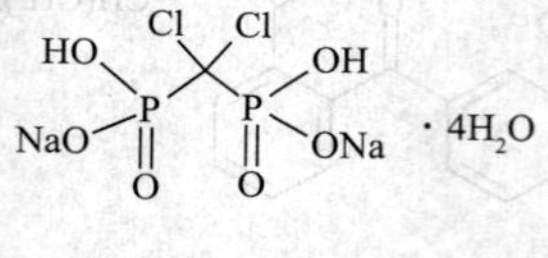

$CH_2Cl_2Na_2O_6P_2 \cdot 4H_2O$　360. 92

化学名：二氯亚甲基二膦酸二钠四水合物
disodium(dichloromethylene)diphosphonate tetrahydrate

英文名：Clodronate Disodium(INN)

异名：氯屈膦酸二钠

CAS 号：[22560-50-5]

本品为双膦酸盐类药物，主要作用于骨组织，其作用机制是防止羟基磷灰石结晶溶解并直接抑制破骨细胞活性，从而抑制骨吸收。双膦酸盐是人工合成的一类焦磷酸类似物，是近 20 年来发展起来的抗代谢性骨病的一类新药，主要用于治疗骨质疏松症、变形性骨炎和恶性肿瘤引起的高钙血症和骨痛症等。在不良反应方面，氯膦酸二钠耐受性良好，虽然在一些临床试验中报道有一些消化道反应如胃部不适、腹泻、恶心、呕吐、食欲不振等，但与安慰剂相比，多数无明显差异；稀释后缓慢静滴发生肾脏毒性的可能性几乎为零。

含氮类双膦酸盐虽然可以使疗效进一步提高，但增加的氨基侧链使毒性也有可能增加，在含氮类双膦酸盐(帕米膦酸和唑来膦酸)的坏死性颌骨炎这一少见而严重的毒副反应，在氯膦酸二钠尚未见报道。从理论上讲，双膦酸盐可影响骨矿化过程，但在氯膦酸二钠长达 20 多年的临床使用中尚未见报道。

氯膦酸二钠由芬兰罗拉斯(Leiras)药厂在 20 世纪 80 年代开发，1986 年上市。我国在 20 世纪 90 年代由南京制药厂和上海医工院首次研制成功，并于 1998 年获得国家药品监督管理局颁发的药品批准文号。[1-3]

除中国药典(2015)外，BP(2013)和 Ph. Eur. (7.0)也有收载，USP(36)和 JP(16)均未收载该品种。

【制法概要】氯膦酸二钠的制备方法如下。

$$CH_2Br_2 + 2P(OC_2H_5)_3 \xrightarrow{\text{亚甲基}} H_2C\,[P(O)(OC_2H_5)_2]_2 \xrightarrow{\text{氯化}}$$

$$Cl_2C\,[P(O)(OC_2H_5)_2]_2 \xrightarrow{\text{酸水解}} Cl_2C\,[P(O)(OH)_2]_2 \xrightarrow{\text{成盐}}$$

$$Cl_2C\,[P(O)(ONa)(OH)]_2 \cdot 4H_2O$$

上述方法以亚膦酸三乙酯和二溴甲烷为起始原料，经过亚甲基化、氯化、酸水解和成盐四步反应制得氯膦酸二钠。最后一步成盐也是粗品通过调节 pH 值重结晶纯化的过程。也有报道以亚膦酸三异丙酯和二溴甲烷为起始原料的，合成工艺与上述方法基本类似[3,4]。使用的主要有机溶剂包括有三氯甲烷、二氯甲烷、1,1,2,2-四氯乙烯、异丙醚、乙醇等。

【性状】本品为含 4 个结晶水的白色结晶或结晶性粉末，在干燥固态时比较稳定。

【鉴别】需要注意的是，无水氯膦酸二钠($CH_2Cl_2Na_2O_6P_2$)与氯膦酸二钠($CH_2Cl_2Na_2O_6P_2 \cdot 4H_2O$)的红外图谱不完全一致。本品的红外光吸收图谱应与对照的图谱(光谱集 1219 图)一致，主要特征吸收如下[5]。

特征谱带(cm^{-1})	归属	
3625，3450，3080，2450，1650	膦酸	ν_{P-O-H}
1250，1105	膦酸根	$\nu_{P=O}$
915	膦酸根	δ_{P-C}
760	碳氯键	ν_{C-Cl}

【检查】有关物质 采用离子色谱法测定，为自身对照。离子色谱法能有效分离氯膦酸二钠的各种杂质和中间体，而且氯离子、亚磷酸根离子和磷酸根离子均与其他杂质完全分离，可与有关物质同时测定。

本法采用梯度洗脱程序，推荐使用“IonPac AS11-HC”型号的阴离子交换色谱柱。温度对离子色谱的色谱行为影响较大，需要准确控制。氯膦酸二钠在水溶液中对热比较敏感，加热后相对保留时间约 0.37 的杂质含量明显增加；氧化后相对保留时间约 0.17 的杂质明显增加；其水溶液对光、酸和碱相对比较稳定。氯膦酸二钠在固体状态比较稳定，105℃加热 18 小时后几乎没有产生新的杂质。氯膦酸二钠的检测限约为 0.3 ng，供试品溶液在 23 小时内稳定。供试品溶液、加热破坏、氧化破坏的典型色谱图见图 1。

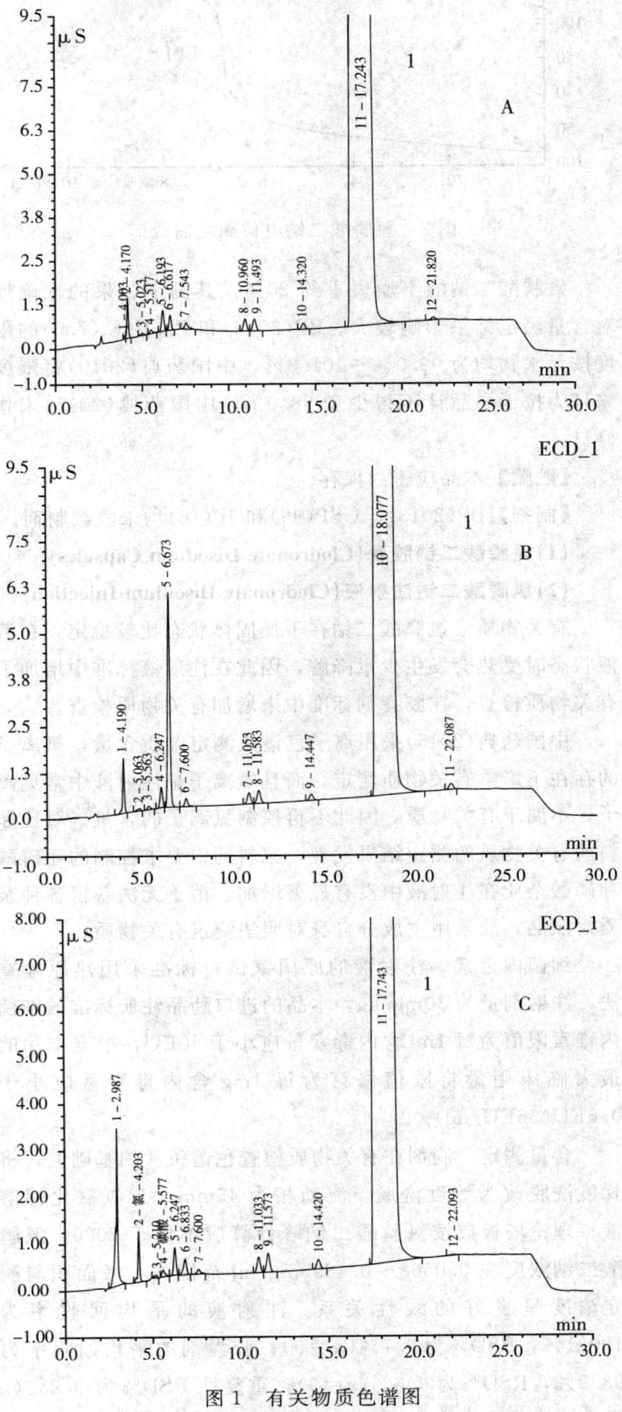

图 1　有关物质色谱图

A. 供试品溶液；B. 加热破坏；C. 氧化破坏；1. 氯膦酸二钠

【含量测定】采用容量分析法。在加热回流条件下氯膦酸二钠与氢氧化钠反应成氯离子，再用硝酸银滴定氯离子的含量，间接测得氯膦酸二钠的含量。氯膦酸二钠在取样量 0.08～0.16g 范围内，滴定体积与取样量呈良好的线性关系，重复性实验的相对标准偏差为 0.3%($n=6$)，滴定曲线见图 2。

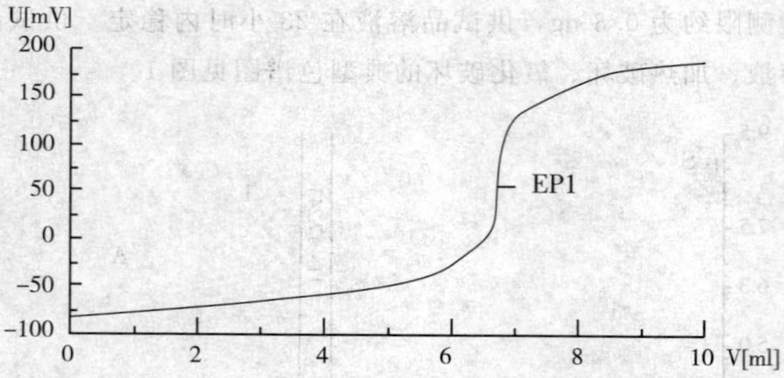

图 2　氯膦酸二钠电位滴定曲线

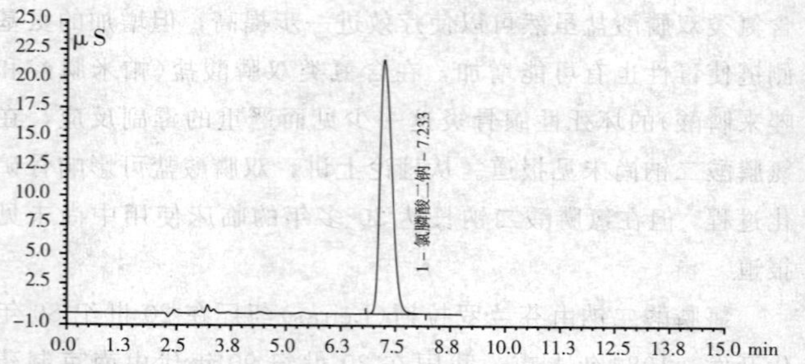

图 3　含量测定供试品溶液代表性图谱

1. 氯膦酸二钠

氯膦酸二钠的干燥失重约 20%，其测定结果的准确性对含量测定结果影响较大。BP(2013)和 Ph. Eur. (7.0)的限度按无水物均为 99.0%～101.0%，中国药典(2010)将限度修订为按干燥品计不得少于 98.0%。中国药典(2015)未作修订。

【贮藏】 本品应密封保存。

【制剂】 BP(2013)、USP(36)和 JP(16)均未收载制剂。

(1)氯膦酸二钠胶囊(Clodronate Disodium Capsules)

(2)氯膦酸二钠注射液(Clodronate Disodium Injection)

有关物质　氯膦酸二钠在干燥固体状态比较稳定，在溶液状态时受热会发生少量降解，因此在注射液标准中增加了有关物质检查，在胶囊剂标准中未增加有关物质检查。

中国药典(2015)采用离子色谱法测定杂质含量，氯离子的存在不影响有关物质测定，而且氯离子是注射液中常见离子，不属于有关物质，因此不再控制氯离子的含量。对比原料药有关物质的测定结果发现，原料药中要求控制的亚磷酸和磷酸杂质在注射液中没有显著增加。由于无法获得各种杂质对照品，故采用主成分自身对照法测定有关物质。

细菌内毒素　注射液的原国家试行标准采用热原检查法，注射剂量为 30mg/kg。本品的进口药品注册标准的细菌内毒素限值为每 1ml 含内毒素量应小于 40EU，根据本品的最大临床用量将限值修订为每 1mg 含内毒素量应小于 0.6EU(36EU/ml)。

含量测定　制剂在有关物质检查色谱条件的基础上，将梯度洗脱改为等度洗脱，流动相为 45mmol/L 氢氧化钾溶液；理论塔板数按氯膦酸二钠峰计算应不低于 2000。氯膦酸二钠浓度在 0.0568～0.1895mg/ml 范围内，峰面积与测定浓度呈良好的线性关系。注射液的平均回收率为 100.1%，RSD%为 0.7%($n=9$)；胶囊剂的平均回收率为 98.9%，RSD%为 0.6%($n=9$)；重复性 RSD%为 0.2%($n=6$)；供试品溶液在 8 小时内稳定。柱温对离子色谱的行为影响较大，但是随着温度的增加，氯膦酸二钠的保留时间明显增加，理论塔板数降低，因此设定柱温为 30℃。

采用抑制型电导检测器的离子色谱系统比传统的液相色谱系统需要更长的平衡时间。在上述色谱条件下，一般需要预先平衡约 1 天时间，如抑制器为新抑制器或长时间未使用，则需要平衡更长的时间。适当增大抑制器电流可以加快色谱系统的平衡。采用供试品溶液与对照品溶液平行进样的方式能够减少抑制型电导离子色谱方法的误差。

参考文献

[1] 陈新谦，金有豫，汤光．新编药物学［M］.15 版．北京：人民卫生出版社，2004.

[2] 吴宁，葛才荣．双膦酸盐类药物的临床应用进展［J］．中国误诊学杂志，2007，7(16)：3707.

[3] 张世红，吴立昌，赵忠林，等．氯屈膦酸二钠合成工艺改进［J］．中国现代应用药学杂志，2001，18(1)：48.

[4] 龙仲涛．氯膦酸二钠新合成工艺［J］．国际医药卫生导报，2008，14(3)：82.

[5] Williams D H，Fleming L．有机化学中的光谱方法［M］．王剑波，施卫峰，译．北京：北京大学出版社，2001.

撰写　雷　毅　广东省药品检验所

复核　罗卓雅　广东省药品检验所

奥沙普秦

Oxaprozin

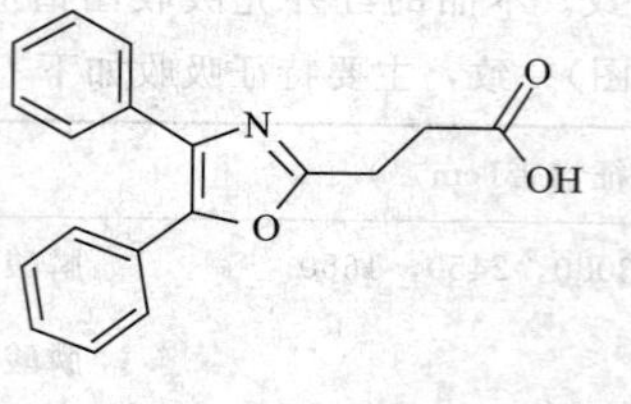

$C_{18}H_{15}NO_3$　293.32

化学名： 4,5-二苯基噁唑-2-丙酸

4,5-diphenyloxazol-2-yl)propionic acid

英文名： Oxaprozin(INN)

异名： 噁丙嗪；苯噁丙酸

CAS 号： ［21256-18-8］

奥沙普秦是一种新型丙酸类非甾体抗炎镇痛药，是一种有效的抑制环氧化酶进而抑制前列腺素生物合成的抑制剂。有实验表明，奥沙普秦能有效地治疗风湿性关节炎、变形性关节炎、骨关节炎、强直性脊椎炎、肩关节周围炎、键鞘炎和痛风发作等疾病以及用于外伤和手术后的消炎、镇痛，与布洛芬、阿司匹林一样有明显的抗炎镇痛作用，并且其应用剂量较布洛芬、阿司匹林所用剂量小(400～600mg/d)，副作用也小于其他非甾体抗炎药[1-5]。奥沙普秦口服给药后，3～4 小时血药浓度达到峰值，与血浆蛋白的结合率为

99.9%[6,7]，药物在体内主要分布于血液中。

该品种于1968年由美国Wyeth-Ayerst公司研制开发，1983年首先在葡萄牙上市，商品名为Duraprox。美国FDA 1992年批准奥沙普秦上市，商品名为Daypro，是在美国批准的此类药物中第一个可以每天给药一次的药物[8]。在日本奥沙普秦由大正株式会社生产，商品名为Alvo。1992年我国批准奥沙普秦原料药和片剂的生产。

奥沙普秦与其他非甾体抗炎药相类似，口服时易引起胃痛、胃不适、恶心、腹泻等不良反应，严重者可导致胃溃疡。因此1999年我国又批准奥沙普秦肠溶胶囊的生产，以减轻奥沙普秦对胃部的刺激。

除中国药典(2015)收载外，USP(36)、JP(16)亦有收载。

【制法概要】常规方法制备奥沙普秦，首先由安息香与琥珀酸酐形成单酯，再经环合制得。第一步为酯化反应，第二步为环合反应。合成路线如下。

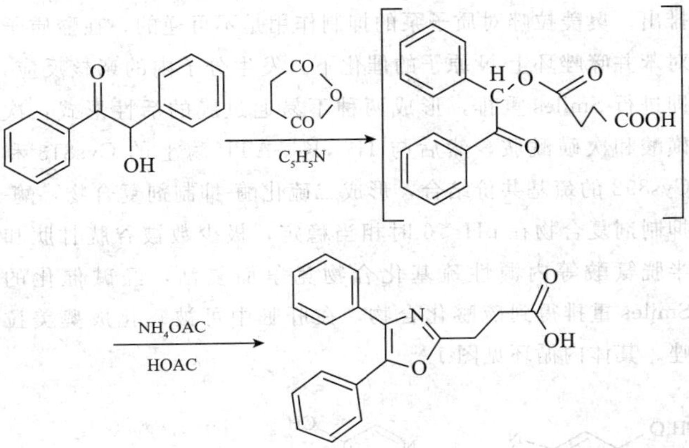

【性状】熔点 本品的熔点为161～165℃，与JP(16)的规定相同。

【鉴别】(1)本品的乙醇溶液，在222nm与286nm的波长处有最大吸收；USP(36)规定本品的甲醇溶液在285nm处的吸光度为0.455～0.495；JP(16)则规定本品的甲醇溶液在285nm的$E_{1cm}^{1\%}$为455～495。

(2)本品的红外光吸收图谱显示的主要特征吸收如下。

特征谱带(cm^{-1})	归属	
3100～2500	羧基	ν_{O-H}
3060，3030	芳氢	ν_{C-H}
1720	羧基	$\nu_{C=O}$
1604，1570，1500，1440	噁唑和苯环	$\nu_{C=N,C=C}$
1280	羧基	ν_{C-O}
760，755	单取代苯	γ_{5H}
690	单取代苯环	$\delta_{环}$

【检查】酸度 中国药典(2015)采用酸碱滴定的方法控制本品的酸度。USP(36)、JP(16)未作相应的规定。

有关物质 中国药典(2015)采用高效液相色谱法进行检查，与中国药典(2010)一致。用十八烷基硅烷键合硅胶为填充剂；以乙腈-水(磷酸调pH值为2.5)(50∶50)为流动相；检测波长254nm。各杂质的和不得大于1.0%。

USP(36)亦采用高效液相色谱法检查，色谱条件：L7色谱柱(4.6mm×15cm)；流动相比例按表进行变化。

时间(分钟)	0.1%磷酸溶液(磷酸调pH值为2.0±0.1)(%)	乙腈(%)
0	70	30
0～20	70	30
21～60	70→0	30→100
60～61	0→70	100→30
61～70	70	30

规定相对保留时间为0.14、0.42、0.73、0.84、1.08、1.50、1.57的杂质校正因子分别为1.15、1.21、0.91、0.85、1.29、1.46、2.09；单个杂质不得过0.1%，总量不得过0.5%。

JP(16)采用薄层色谱法检查，用硅胶GF_{254}薄层板，以乙酸乙酯-冰醋酸(99∶1)为展开剂，254nm紫外灯检视，各杂质的和不得大于1.0%。

干燥失重 中国药典(2015)规定在105℃干燥至恒重，减失重量不得过1.0%。USP(36)、JP(16)在相同条件下限度规定为0.3%。

炽灼残渣 中国药典(2015)中规定遗留残渣不得过0.1%。USP(36)、JP(16)限度规定为0.3%。

重金属 中国药典(2015)中规定重金属不得过百万分之二十。USP(36)及JP(16)规定不得过百万分之十。

此外，USP(36)、JP(16)还收载了砷盐检查项。

【含量测定】采用酸碱滴定法。以中性无水乙醇为溶剂、酚酞为指示剂，用氢氧化钠滴定液进行滴定。USP(36)、JP(16)中均采用相同的滴定液，但采用电位法指示终点。

【制剂】中国药典(2015)收载了奥沙普秦肠溶片和奥沙普秦肠溶胶囊，USP(36)仅收载了奥沙普秦片。

(1) 奥沙普秦肠溶片(Oxaprozin Enteric-coated Tablets)

(2) 奥沙普秦肠溶胶囊(Oxaprozin Enteric Capsules)

含量测定均采用紫外-可见分光光度法，此法操作简便，辅料无干扰。奥沙普秦的乙醇溶液在286nm的波长处有最大吸收。

参考文献

[1] Todd PA，Brogden RN. Oxaprozin：apreliminary review of Pharmacodynamic and Pharmacokinetic properties and therapeutic efficacy [J]. Drugs，1986，32(4)：291-312.

[2] Mltnick PD，Greenberg A，DeOreo PB，et al. Effects of two nonsteroidal anti-inflammatory drugs indomethacin and oxaprozin，on the kidney [J]. Clin Pharmacol Ther，1980，28(5)：680-89.

[3] Chiang ST，Lasseter KC，Huck ER，et al. Oxaprozin dose proportionality [J]. Clin Pharmacol，1984，24(5)：515-522.

[4] Ballard IM，Walker BR，Gold JA. A multicenter comparison of oxaprozin and aspirin therapy on theumatoid arthritis

[J]. J Clin Phamacol，1978，23：108

[5] Hubsher JA，Ballard IM，Walker BR，et al. A multicenter double-blind comparison of oxaprozin aspirin therapy on theumatoid arthrltis [J]. Int Med Res，1979，7：69-76.

[6] Chiang ST，Morrison G，Knowles JA，et al. Oxaprozin disposition in renal disease [J]. Clin Pharmacol Ther，1982，31：509-515.

[7] Janssen FW，Jusko WJ，Chiang ST，et al. Metabolism and kineties of oxaprozin in normal subjects [J]. Clin Pharmacol Ther，1980，27：352-362.

[8] 甘黎光. 国外非甾体消炎药的发展与动向 [J]. 中国新药杂志，1994，3(4)：53-61.

撰写　刘晨曦　湖北省药品监督检验研究院
复核　姜　红　湖北省药品监督检验研究院

奥美拉唑

Omeprazole

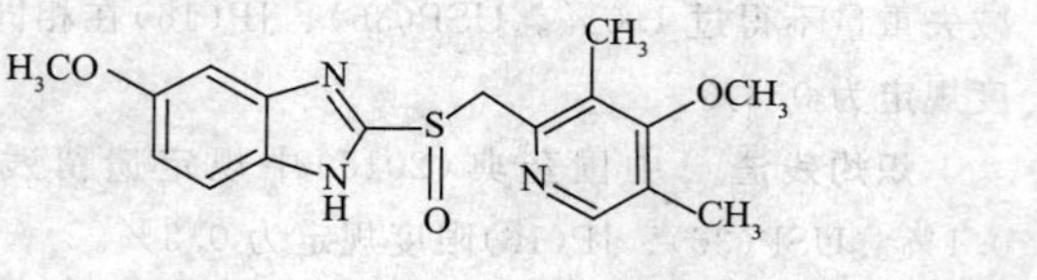

$C_{17}H_{19}N_3O_3S$　345.42

化学名： 5-甲氧基-2-[[(4-甲氧基-3，5-二甲基-2-吡啶基)甲基]亚硫酰基]-1*H*-苯并咪唑

5-methoxy-2-[[(4-methoxy-3，5-dimethyl-2-pyridyl) methyl] sulfinyl]-1*H*-benzimidazol

英文名： Omeprazole(INN)

CAS号： [73590-58-6]

本品为质子泵抑制剂，是一种脂溶性弱碱性药物，易浓集于酸性环境中，特异性地作用于胃黏膜壁细胞顶端膜构成的分泌性微管和胞质内的管状泡上，即胃壁细胞质子泵(H^+，K^+-ATP酶)所在部位，并转化为亚磺酰胺的活性形式，通过二硫键与质子泵的巯基发生不可逆的结合，从而抑制H^+，K^+-ATP酶的活性，阻断了胃酸分泌的最后步骤，使胃液中的酸含量大为减少。主要用于十二指肠溃疡和卓-艾综合征，也可用于胃溃疡和反流性食管炎。主要不良反应有恶心、上腹痛等，偶有皮疹。本品具有酶抑制作用，可延长双香豆素、地西泮、苯妥英钠等药的$t_{1/2}$。孕妇及哺乳期妇女应慎用[1]。

本品口服吸收良好，生物利用度54%，$t_{1/2}$为1小时，给药16小时后大部分从体内排出，几乎全部以代谢物形式排出。奥美拉唑对质子泵的抑制作用是不可逆的，在酸质子对苯并咪唑环上N原子的催化下，发生分子内的亲核反应，即进行Smiles重排，形成两种不易通过膜的活性形式：次磺酸和次磺酰胺，然后与H^+，K^+-ATP酶上的Cys813和Cys892的巯基共价结合，形成二硫化酶-抑制剂复合物，酶-抑制剂复合物在pH<6时相当稳定，极少数被谷胱甘肽和半胱氨酸等内源性巯基化合物竞争而复活，经碱催化的Smiles重排得到硫醚化合物，在肝脏中可被氧化成奥美拉唑。其体内循环见图1[2]。

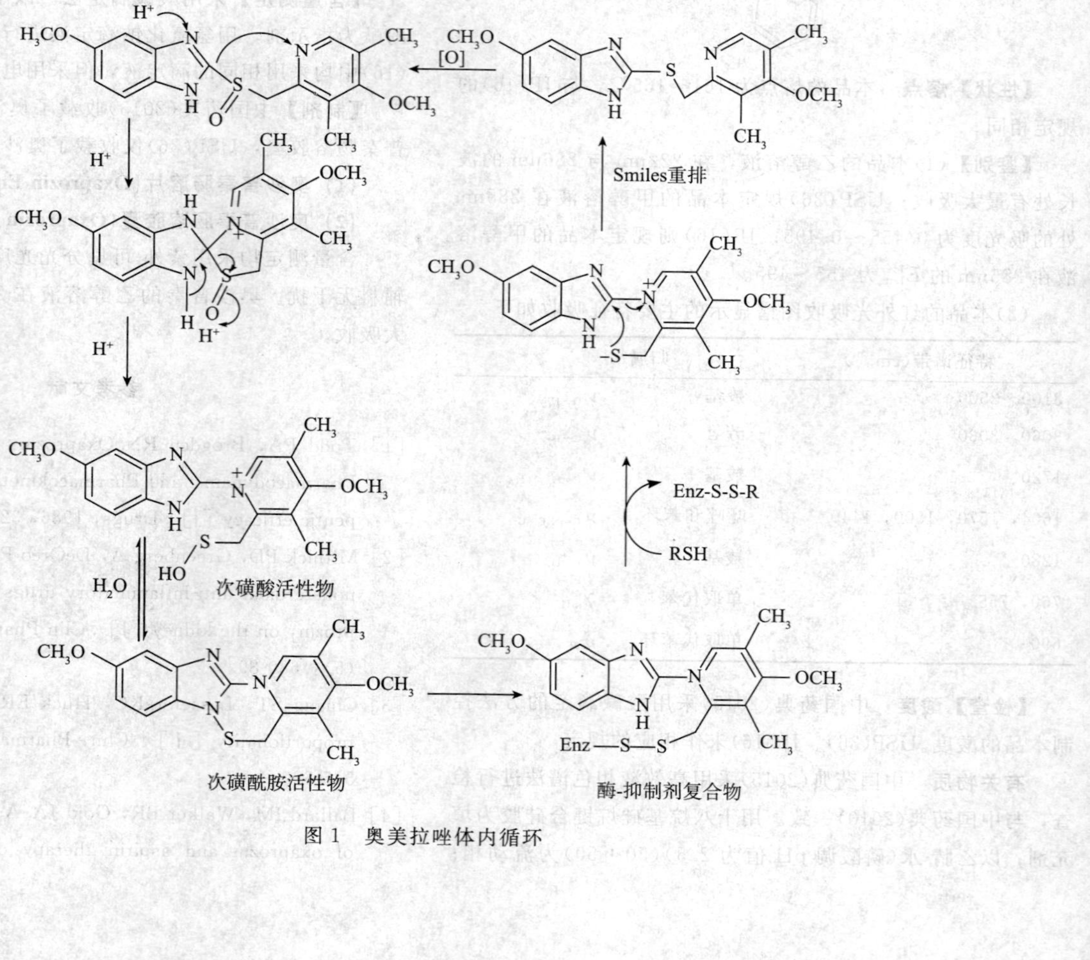

图1　奥美拉唑体内循环

该药1979年由瑞典Astra制药公司合成，1982年首次应用于临床，由于对消化性溃疡的疗效显著而得到临床上的重视，并在1987年在瑞典上市，后于1989年在美国上市。

国内于1994年研制成功，目前除中国药典(2015)收载外，BP(2013)、Ph. Eur. (7.0)和USP(36)均有收载。

【制法概要】 奥美拉唑的合成方法较多[3-6]，主要是通过3,5-二甲基-2-氯甲基-4-甲氧基吡啶与2-巯基-5-甲氧基苯并咪唑经缩合反应得到关键中间体(Ⅰ)，再以间氯过氧苯甲酸(MCPBA)将硫醚氧化成亚砜即得。

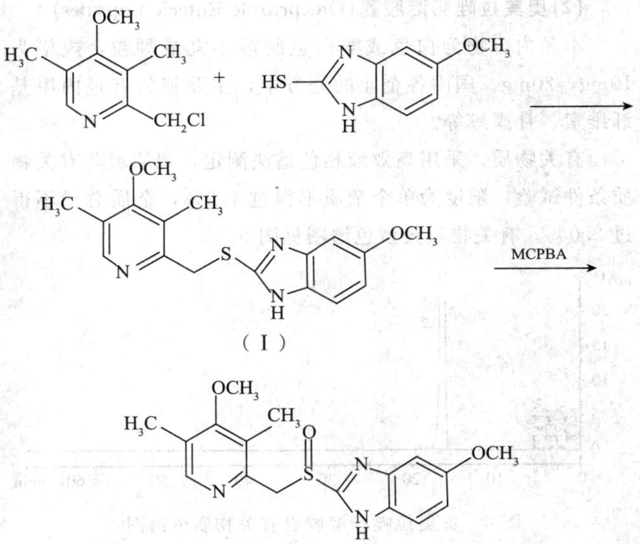

【鉴别】 (1)为咪唑基和磺酰基与生物碱沉淀试剂硅钨酸试液的沉淀反应。

(2)本品的氢氧化钠溶液(0.1mol/L)在276nm与305nm的波长处有最大吸收，在256nm与281nm的波长处有最小吸收。如图2。

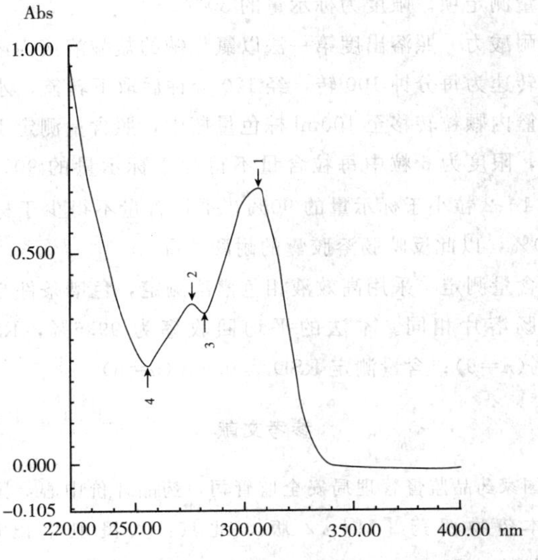

图2　奥美拉唑在氢氧化钠溶液(0.1mol/L)中紫外光吸收图谱

(3)本品的红外吸收光谱收载于药品红外光谱集第一卷(1995)(图谱号675)与第三卷(2005)(图谱号1050)，本品的红外光吸收图谱显示的主要特征吸收如下。

特征谱带(cm^{-1})	归属	
3200～2700	咪唑	ν_{N-H}
3058	芳氢	ν_{C-H}
2800	甲氧基	ν_{C-H}
1627，1588，1568，1512	芳环	$\nu_{C=C,C=N}$
1204，1078	芳基烷基醚	ν_{C-O-C}
1014	亚砜	$\nu_{S=O}$
822	取代苯	γ_{2H}

【检查】二氯甲烷溶液的澄清度与颜色　本品易溶于二氯甲烷，通过澄清度检查，可以控制不溶性杂质；本品易被氧化变色，可通过UV法在440nm波长处测定吸光度控制相关降解产物。

有关物质　采用高效液相色谱法进行检查，用辛烷基硅烷键合硅胶为填充剂，以0.01mol/L磷酸氢二钠溶液(用磷酸调节pH值至7.6)-乙腈(75∶25)为流动相，检测波长为280nm，理论板数按奥美拉唑峰计算不低于2000，奥美拉唑峰与奥美拉唑磺酰化物峰的分离度应大于2.0。含单个杂质不得过0.3%，杂质总量不得过1.0%。USP(36)有关物质项下收载有两种方法，方法一为薄层色谱法，方法二为高效液相色谱法，用辛烷基硅烷键合硅胶为填充剂，以磷酸盐缓冲液(取磷酸二氢钠0.725g和无水磷酸氢二钠4.472g，溶于300ml水中，加水至1000ml，混匀，取此溶液250ml用水稀释至1000ml，必要时用磷酸调节pH至7.6)-乙腈(75∶25)为流动相，检测波长为280nm。根据计算，USP(36)的流动相缓冲盐浓度与中国药典基本一致；Ph. Eur. (7.0)、BP(2013)系统与中国药典(2015)完全一致。系统适用性试验色谱图见图3，有关物质典型色谱图见图4。

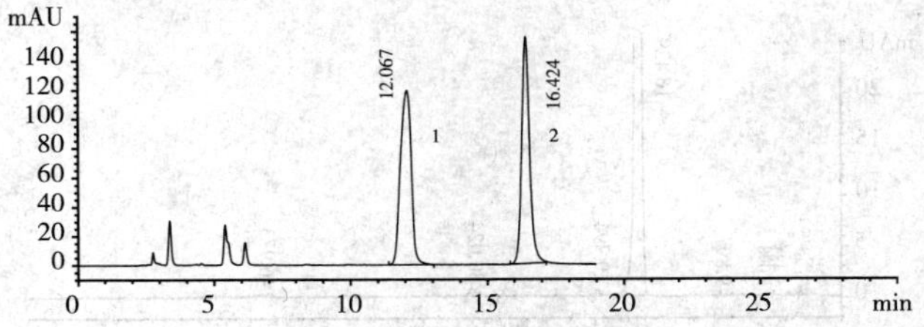

图3　奥美拉唑系统适用性试验色谱图

1. 奥美拉唑磺酰化物；2. 奥美拉唑

色谱柱：Alltima C8色谱柱(250mm×4.6mm，5μm)

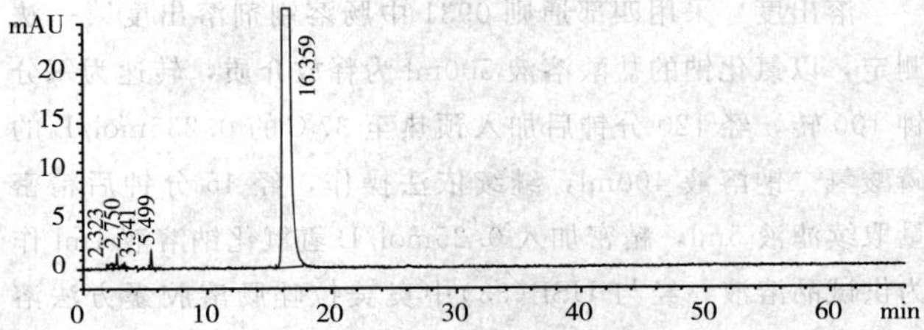

图4　奥美拉唑有关物质色谱图

色谱柱：Alltima C8色谱柱(250mm×4.6mm，5μm)

采用C8分析柱，经破坏试验并对Ph. Eur.和BP中列出的杂质A(5-甲氧基-2-巯基-1*H*-苯并咪唑)、杂质C(缩合物)、杂质D(氧化物)的色谱分析，各杂质能得到较好分离。同时考察溶液稳定性，待测溶液在4小时内基本无变化，在5小时增加一杂质，但量小于0.1%，在20小时该杂质量大于1.0%，建议待测溶液应在5小时内完成测定。待测溶液在光照下有降解，故试验条件为避光操作。限度与USP(36)一致，单个杂质不得过0.3%，杂质总量不得过1.0%。

国外药典还采用TLC法控制有关物质(杂质C)，经试验并采用了两种展开系统：①浓氨饱和的二氯甲烷-二氯甲烷-异丙醇(4∶4∶2)；②三氯甲烷-丙酮-甲醇(4∶4∶2)。结果主斑点靠近前沿，杂质C的斑点略高于主斑点更接近前沿，有时能检出与杂质C相应位置的杂质(小于或接近0.1%)，更多时因前沿阴影的干扰影响杂质斑点的检出，故TLC法系统重现性不理想，同时杂质C在HPLC法中也有响应可检出[7,8]。

【含量测定】 本品含1*H*-苯并咪唑环，在乙醇中略溶，故采用氢氧化钠滴定液(0.1mol/L)滴定电位法指示终点来测定含量。USP(36)采用HPLC对照品法测定，Ph. Eur.(7.0)、BP(2013)均采用氢氧化钠滴定液滴定，用电位法指示终点。

【制剂】 中国药典(2015)收载了奥美拉唑肠溶片、奥美拉唑肠溶胶囊，USP(36)中收载了奥美拉唑肠溶胶囊，BP(2013)中收载奥美拉唑肠溶胶囊、奥美拉唑肠溶片和奥美拉唑口服混悬液。

(1)奥美拉唑肠溶片(Omeprazole Enteric-coated Tablets)

本品为肠溶衣片，规格为10mg，20mg。国内各企业的处方中，主要辅料有预胶化淀粉、微晶纤维素、乳糖等。

有关物质　采用高效液相色谱法测定，照原料药有关物质条件试验，限度为单个杂质不得过1.0%，杂质总量不得过2.0%。有关物质典型色谱图见图5。

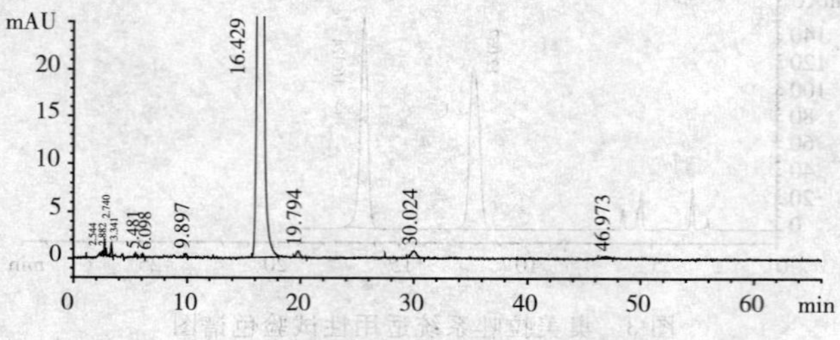

图5　奥美拉唑肠溶片有关物质色谱图

色谱柱：Alltima C8色谱柱(250mm×4.6mm，5μm)

溶出度　采用四部通则0931中肠溶制剂溶出度第一法测定，以氯化钠的盐酸溶液500ml为释放介质，转速为每分钟100转，经120分钟后加入预热至37℃的0.235mol/L的磷酸氢二钠溶液400ml，继续依法操作，经45分钟后精密量取续滤液5ml，精密加入0.25mol/L氢氧化钠溶液1ml作为供试品溶液。经与USP(33)中奥美拉唑肠溶胶囊方法溶出介质比较，并考察了转篮法和桨法的溶出曲线，根据实验结果确定采用当前溶出介质和转篮法，测定方法同含量测定项。限度参照USP(33)为标示量的75%。

耐酸力　考察肠溶包衣片在酸中溶出度情况，经观察酸中2小时后，片子完整，无显色、裂缝或崩解等现象，能反映肠溶片的耐酸情况，但中国药典(2015)奥美拉唑肠溶胶囊已收载此检查项，故耐酸力仍需进一步考察和完善。

含量测定　采用高效液相色谱法测定，色谱条件除检测波长为302nm外，其余条件同原料药有关物质检查。本法的定量线性范围为5.0～30.2μg/ml，相关系数r=1.0000；平均回收率为99.5%，RSD为0.3%(n=9)；含量测定RSD为0.8%(n=6)。

(2)奥美拉唑肠溶胶囊(Omeprazole Enteric Capsules)

本品内容物为白色或类白色肠溶小丸或颗粒，规格为10mg，20mg。国内各企业的处方中，主要辅料有羟丙甲基纤维素、甘露醇等。

有关物质　采用高效液相色谱法测定，照原料药有关物质条件试验，限度为单个杂质不得过1.0%，杂质总量不得过2.0%。有关物质典型色谱图见图6。

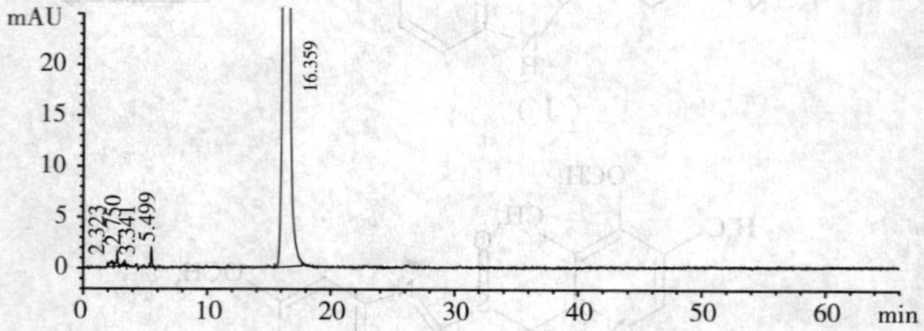

图6　奥美拉唑肠溶胶囊有关物质色谱图

色谱柱：Alltima C8色谱柱(250mm×4.6mm，5μm)

溶出度　照溶出度与释放度第二法方法1测定，其余条件同奥美拉唑肠溶片方法。经与USP(33)中奥美拉唑肠溶胶囊方法溶出介质比较，并考察了转篮法和桨法的溶出曲线，根据实验结果确定采用当前溶出介质和桨法，测定方法同含量测定项。限度为标示量的80%。

耐酸力　照溶出度第一法以氯化钠的盐酸溶液为溶出介质，转速为每分钟100转，经120分钟后取下转篮，水洗后将转篮内颗粒转移至100ml棕色量瓶中，照含量测定下方法试验，限度为6粒中每粒含量不得少于标示量的90%；或如有1～2粒小于标示量的90%，平均含量不得少于标示量的90%，以此反映肠溶胶囊的耐酸情况。

含量测定　采用高效液相色谱法测定，色谱条件与奥美拉唑肠溶片相同。本法的平均回收率为99.6%，RSD为0.4%(n=9)；含量测定RSD为0.6%(n=6)。

参考文献

[1] 国家药品监督管理局安全监管司，药品评价中心．国家基本药物西药［M］．2版．北京：人民卫生出版社，2002：473.

[2] 尤启冬．药物化学［M］．北京：化学工业出版社，2004：385.

[3] 傅建渭．奥美拉唑的合成［J］．中国医药工业杂志，2007，38(2)：78-80.

[4] 饶国武．奥美拉唑的合成进展［J］．合成化学，2002，4(10)：297-313.
[5] 李洪运．奥美拉唑合成工艺的优化［J］．安徽医药，2005，9(12)：894-895.
[6] 颜国和，王飞武．奥美拉唑合成路线图解［J］．中国医药工业杂志，1991，22(6)：283-284.
[7] 陶巧凤，陈雪帆．奥美拉唑原料及其肠溶胶囊有关物质检查方法的研究［J］．药物分析杂志，2005，25(5)：576-578.
[8] Gregory W Sluggett，John D Stong，James H Adam s，et al. Omeprazole determination using HPLC with coulometric detection［J］．J Pharm Biomedical Anal，2001(25)：357.

撰写　陈雪帆　　浙江省食品药品检验研究院
复核　杨伟峰　陶巧凤　浙江省食品药品检验研究院

舒林酸

Sulindac

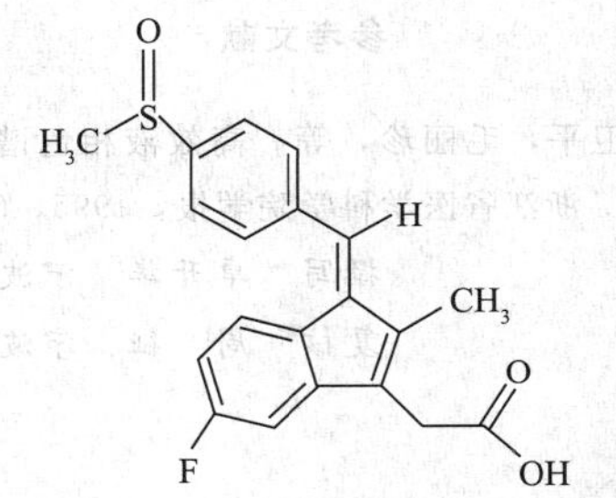

$C_{20}H_{17}FO_3S$　356.41

化学名：(Z)-2-甲基-1-[(4-甲基亚磺酰苯基)亚甲基]-5-氟-1*H*-茚-3-乙酸

(Z)-5-fluoro-2-methyl-1-[(*p*-methylsulfinl) benzylidene] indene-3-acetic acid

英文名：Sulindac(INN)

CAS 号：［38194-50-2］

本品为吲哚乙酸类非甾体抗炎药。作为活性极小的前体药，进入人体后代谢为硫化物，该硫化物可抑制环氧酶(抑制作用较母体药舒林酸强 500 倍)、减少前列腺素合成，具有消炎、镇痛、解热的作用。本品的另一特点是对肾脏的生理性前列腺素的抑制不明显，因此对肾血流量和肾功能的影响较小。适用于各种慢性关节炎，尤其对老年人、肾血流量有潜在不足者；各种原因引起的疼痛。本品口服后至少 88%被吸收，血药浓度达峰时间为 1～2 小时。活性代谢物的半衰期为 14 小时。本品最终以原型或无活性代谢物或葡萄糖醛酸结合物形式通过粪便及尿液排出，有活性成分大部分转回母药。胃肠道反应是本品最常见的不良反应，发生率与布洛芬、萘普生相似，比阿司匹林少且轻。

本品由 Tsung-Ying Shen 等于 1970 年首先合成。国内于 1994 年开始生产。

除中国药典（2015）收载外，USP（36）、BP（2013）、Ph. Eur.（7.0）均收载。

【制法概要】本品的合成路线如下。

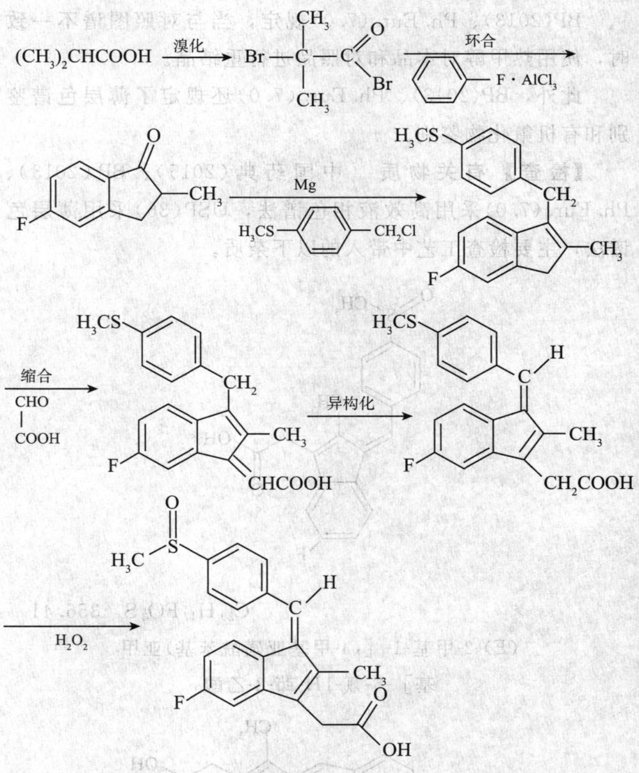

【性状】熔点　据文献记载本品熔点为 182～185℃(分解)，BP(2013)、Ph. Eur. (7.0)规定为 182～186℃。

【鉴别】(1)为鉴别样品中的有机硫。炽烧后生成二氧化硫，可嗅到二氧化硫的刺激性特臭，二氧化硫将碘还原，使湿润的蓝色碘-淀粉试纸褪色。反应式：

$$I_2 + SO_2 + 2H_2O \rightarrow 2HI + H_2SO_4$$

(2)本品加 0.1mol/L 盐酸甲醇溶液制成 20μg/ml 的溶液，在 230～350nm 波长范围内的紫外吸收图谱见图 1。

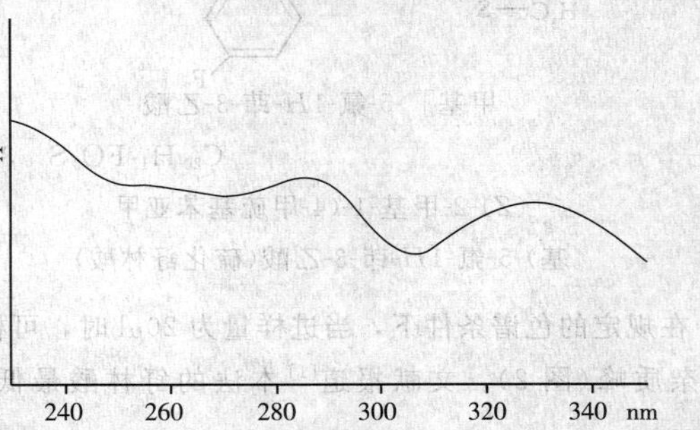

图 1　舒林酸的紫外吸收图谱

(3)本品的红外光吸收图谱(光谱集 877 图)显示的主要特征吸收如下表。

特征谱带(cm⁻¹)	归属	
3000～2000	羧基	ν_{O-H}
1703	羧基	$\nu_{C=O}$
1625	烯	$\nu_{C=C}$
1603，1590，1470	芳环	$\nu_{C=C}$
1270	羧基	ν_{C-O}
1160	氟苯	ν_{C-F}
1007	亚砜	$\nu_{S=O}$

BP(2013)、Ph. Eur. (7.0)规定，当与对照图谱不一致时，使用热甲醇对本品和对照品进行重结晶。

此外，BP(2013)、Ph. Eur. (7.0)还规定了薄层色谱鉴别和有机氟化物鉴别。

【检查】有关物质 中国药典(2015)、BP(2013)、Ph. Eur. (7.0)采用高效液相色谱法，USP(36)采用薄层色谱法，主要检查工艺中带入的以下杂质。

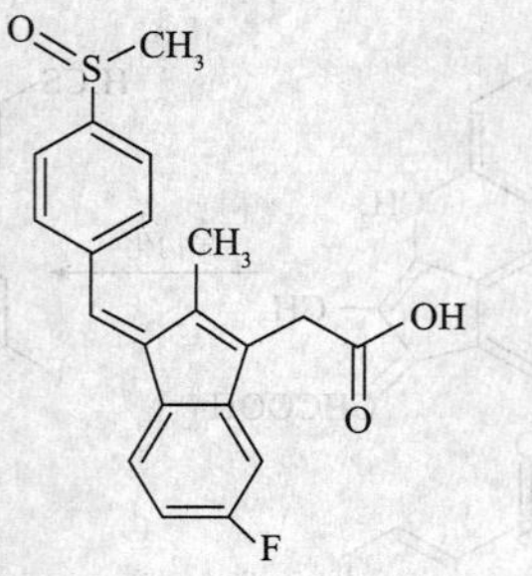

$C_{20}H_{17}FO_3S$ 356.41

(*E*)-2-甲基-1-[(4-甲基亚磺酰苯基)亚甲基]-5-氟-1*H*-茚-3-乙酸

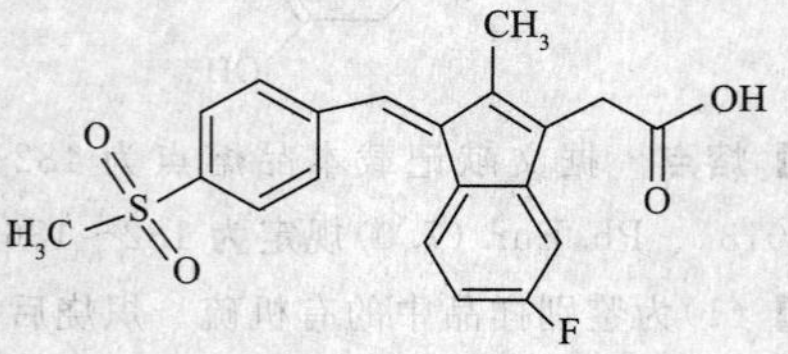

$C_{20}H_{17}FO_4S$ 372.41

(*Z*)-2-甲基-1-[(4-甲基磺酰苯基)亚甲基]-5-氟-1*H*-茚-3-乙酸

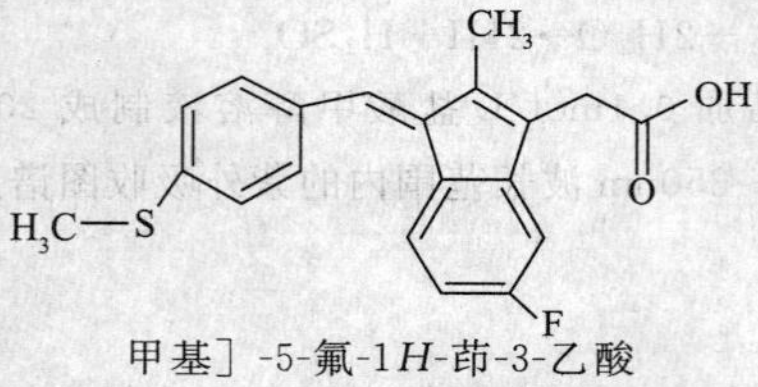

$C_{20}H_{17}FO_2S$ 340.41

(*Z*)-2-甲基-1-(4-甲硫基苯亚甲基)-5-氟-1*H*-茚-3-乙酸(硫化舒林酸)

在规定的色谱条件下，当进样量为20μl时，可检出4～9个杂质峰(图2)。文献报道[1]本法的舒林酸最低检出量为5ng。

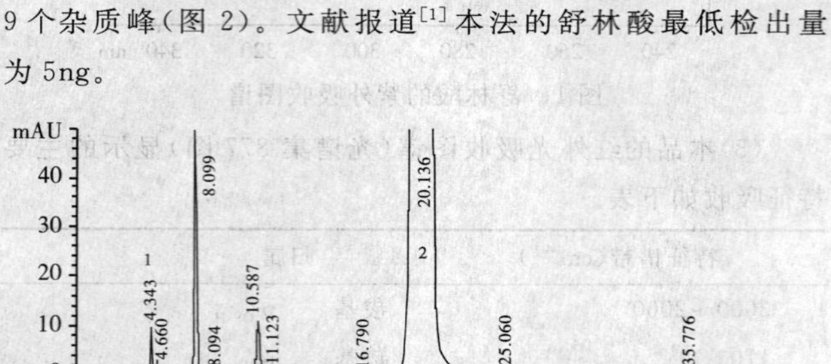

图2 舒林酸的有关物质色谱图(进样量：20μl)

1. 硫化舒林酸；2. 舒林酸

色谱柱：GL Sciences Inc. Inertsil硅胶柱(250mm×4.6mm，5μm)

【含量测定】由于本品结构中含有羧基，故含量测定可采用酸碱中和法。因本品为橙黄色，若采用化学指示剂，终点较难判断，各国药典均采用电位滴定，但所用溶剂不同。中国药典(2015)采用乙醇，USP(36)、BP(2013)、Ph. Eur. (7.0)采用甲醇。

【制剂】舒林酸片(Sulindac Tablets)

有关物质 测定方法同原料药。USP(36)采用高效液相色谱法，硅胶柱，冰醋酸-乙酸乙酯-三氯甲烷(1∶5∶38)为流动相，检测波长为332nm。BP(2013)采用C8柱，梯度洗脱，检测波长为330nm。

溶出度 中国药典(2015)、USP(36)、BP(2013)均采用溶出度二法(桨法)以磷酸盐缓冲液(pH7.2)为溶出介质，转速为每分钟50转，45分钟时的溶出量中国药典(2015)、USP(36)均规定为标示量的80%以上，BP(2013)规定为标示量的70%以上。

含量测定 中国药典(2015)、BP(2013)采用紫外-可见分光光度法；USP(36)采用高效液相色谱法。

参考文献

[1] 刘放，黄卫平，毛丽珍，等. 高效液相色谱法测定舒林酸含量[J]. 浙江省医学科学院学报，1995，6(3)：21.

撰写 卓开华 宁波市药品检验所

复核 周 征 宁波市药品检验所

普罗布考

Probucol

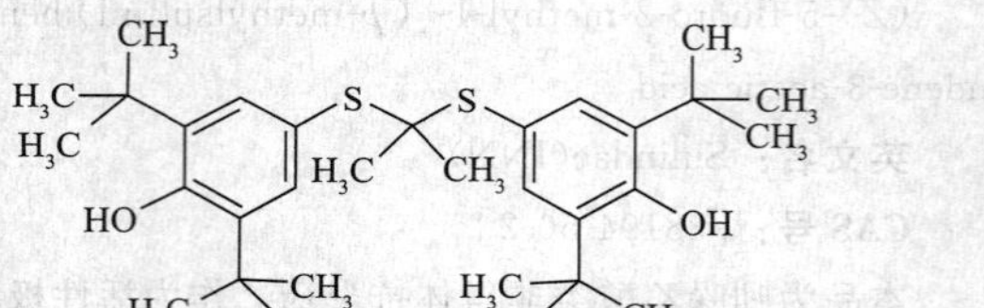

$C_{31}H_{48}O_2S_2$ 517.86

化学名：4,4′-[(1-甲基亚乙基)二硫]双[2,6-二(1,1-二甲乙基)苯酚]

phenol,4,4′[(1-methylethylidene)bis(thio)]bis[2,6-bis(1,1-dimethylethyl)]

英文名：Probucol(INN)

异名：丙丁酚

CAS号：[23288-49-5]

普罗布考为血脂调节药并具有抗动脉粥样硬化作用。其降脂作用是通过降低胆固醇合成与促进胆固醇分解使血胆固醇和低密度脂蛋白降低，同时改变高密度脂蛋白亚型的性质和功能，使血高密度脂蛋白胆固醇降低。本品对血甘油三酯的影响小。本品还有显著的抗氧化作用，能抑制泡沫细胞的形成，延缓动脉粥样硬化斑块的形成，消退已形成的动脉粥样硬化斑块。本品适用于低密度脂蛋白高的高胆固醇血症，其他类型高脂蛋白症治疗效果较差。与考来替泊和考来烯胺合用有加强作用。为用于治疗原发性高胆固醇血症的二线用药。本品经胃肠道吸收有限且不规则，如与食物同服可使其吸收达最大。一次口服本品后 18 小时达血药浓度峰值，半衰期为 52～60 小时。每天服本品，血药浓度逐渐增高，3～4 个月达稳态水平。本品在体内产生代谢产物。口服剂量的 84%从粪便排出，1%～2%从尿中排出，粪便中以原型为主，尿中以代谢产物为主。本品最常见的不良反应为胃肠道不适，腹泻的发生率大约为 10%，还有胀气、腹痛、恶心和呕吐；偶有头痛、头晕、感觉异常、失眠、耳鸣、皮疹、皮肤瘙痒等。有报道发生过血管神经性水肿的过敏反应。罕见的严重的不良反应有：心电图 Q-T 间期延长、室性心动过速、血小板减少等。服用本品对诊断有干扰，可使血氨基转移酶、胆红素、肌酸磷酸激酶、尿酸、尿素氮短暂升高。本品在妊娠期的安全性未知，是否排泌进入乳汁尚不清楚，故不推荐用于孕妇及哺乳期妇女。本品对儿童的安全性未知，故不宜应用。本品用于 65 岁以上的老年人，其降胆固醇和低密度脂蛋白胆固醇的效果较年轻患者更为显著。已有的研究未发现本品有致癌、致突变作用。

普罗布考由 M·D·魏因加藤和 J·A·西科尔斯基首先合成。1977 年首先在美国上市。

【制法概要】普罗布考为 4-巯基-2,6-二叔丁基苯酚与丙酮在酸催化下缩合而得。

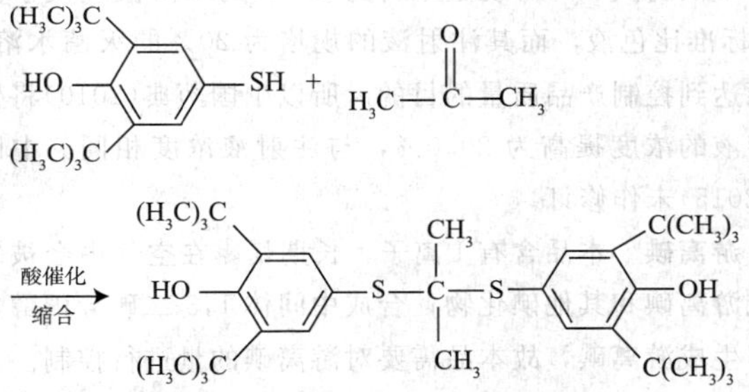

除中国药典(2015)收载外，USP(36)、JP(16)亦有收载；BP(2013)、Ph. Eur. (7.0)均未收载。

【性状】熔点 本品熔点为 124～127℃。

根据文献报道，本品用乙醇重结晶，得到白色晶体，其熔点为 124.5～126℃；本品用异丙醇重结晶，得到精细的黄色结晶，其熔点为 125～126.5℃。

【鉴别】本品的红外光吸收图谱应与对照的图谱(光谱集 1054 图)一致。本品的红外光吸收图谱显示的主要特征吸收[1]见表 1。

表 1 普罗布考红外光吸收图谱主要特征吸收

特征谱带(cm^{-1})	归属	
3625，3538	羟基	ν_{O-H}
1578	苯环	$\nu_{C=C}$
1240	酚羟基	ν_{C-O}
890	取代苯	γ_{1H}

【检查】有关物质 采用高效液相色谱法检测有关物质，色谱系统与 USP(36)标准中的色谱系统基本一致。按不加校正因子的主成分自身对照法计算，杂质量不得过 1.0%。而 USP(36)标准中检测三种已知杂质：普罗布考杂质 A、杂质 B、杂质 C。按外标法计算，杂质 A 不得过 0.0005%，杂质 B 不得过 0.02%，杂质 C 不得过 0.5%。

普罗布考杂质 A 为：2,2′,6,6′-四叔丁基二苯醌

分子式：$C_{28}H_{40}O_2$　分子量：408.63

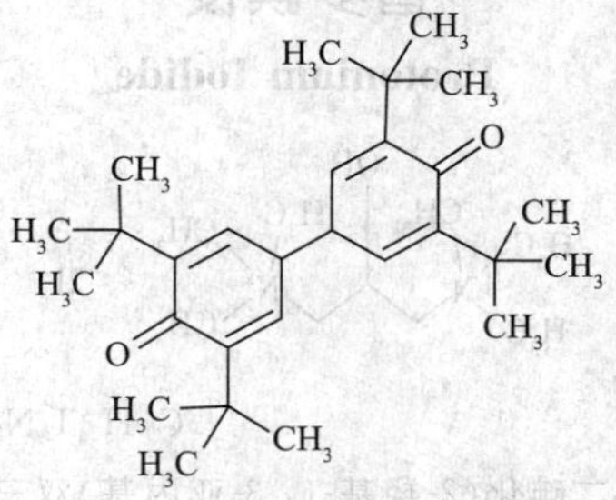

普罗布考杂质 B 为：4,4′-(二硫)双(2,6-二叔丁基酚)

分子式：$C_{28}H_{42}O_2$　分子量：474.78

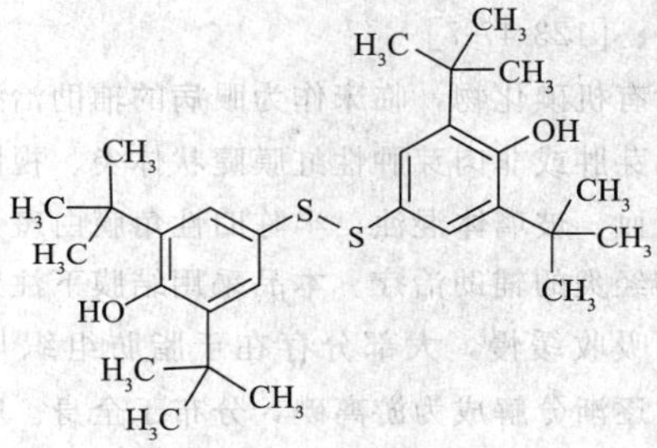

普罗布考杂质 C 为：4-［(3,5-二叔丁基-2-羟基苯基硫)异亚丙基硫］-2,6-二叔丁基酚

分子式：$C_{31}H_{48}O_2S_2$　分子量：516.86

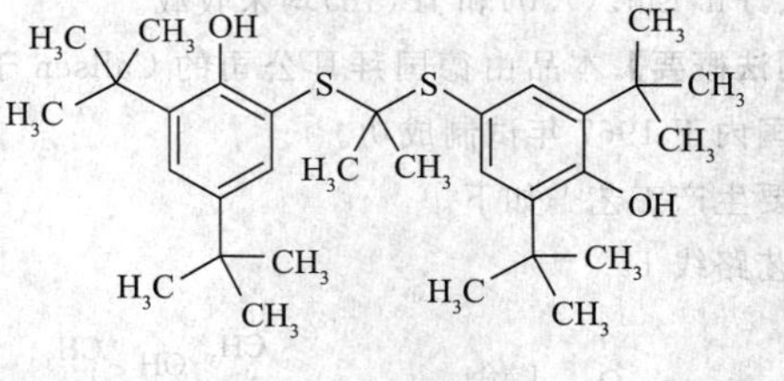

【含量测定】采用高效液相色谱法测定含量，色谱系统与 USP(36)标准中的色谱系统一致。检测浓度为 150μg/ml，而 USP(36)标准中的检测浓度为 63μg/ml。

【制剂】中国药典(2015)收载普罗布考片，USP(36)收载普罗布考片，JP(16)收载颗粒剂；BP(2013)、Ph. Eur. (7.0)均未收载该品种制剂。

普罗布考片(Probucol Tablets)

普罗布考为难溶性药物，应考察其溶出状况。

含量测定 采用高效液相色谱法，与普罗布考原料的测定方法一致。

参考文献

[1] 于如椵．分析化学［M］．北京：人民卫生出版社．

撰写　田　兰　河北省药品检验研究院

复核　杨　梁　河北省药品检验研究院

普罗碘铵

Prolonium Iodide

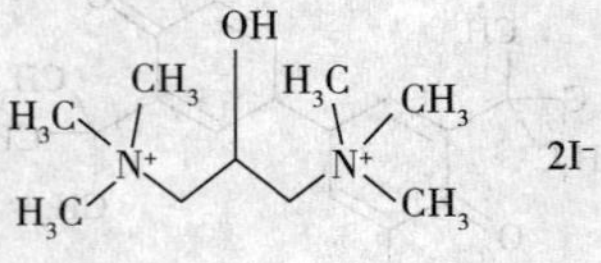

$C_9H_{24}I_2N_2O$　430.11

化学名： 二碘化(2-羟基-1，3-亚丙基)双三甲铵

(2-hydroxy-1，3-propylenyl)-bis(trimethylammonium)diiodide

英文名： Prolonium Iodide(INN)

异名： 安妥碘

CAS 号：［123-47-7］

本品为有机碘化物，临床作为眼病的辅助治疗药，主要用于晚期肉芽肿或非肉芽肿性虹膜睫状体炎、视网膜脉络膜炎、眼底出血、玻璃体混浊、半陈旧性角膜白斑、斑翳，亦可作为视神经炎的辅助治疗。本品采用结膜下注射或肌内注射，注射后吸收缓慢，大部分存在于脂肪组织与神经组织中，在体内逐渐分解成为游离碘，分布于全身。吸收后能促进组织内炎症渗出物及其他病理沉着物的吸收和慢性炎症的消散。本品久用可偶见轻度碘中毒症状，如恶心、发痒、皮肤红疹等。

本品仅在中国药典(2015)中收载，USP(36)、BP(2013)、Ph. Eur.(7.0)和 JP(16)均未收载。

【制法概要】 本品由德国拜耳公司的 Callsen 于 1924 年合成，国内于 1967 年试制成功。

主要生产工艺[1]如下。

工艺路线 1：

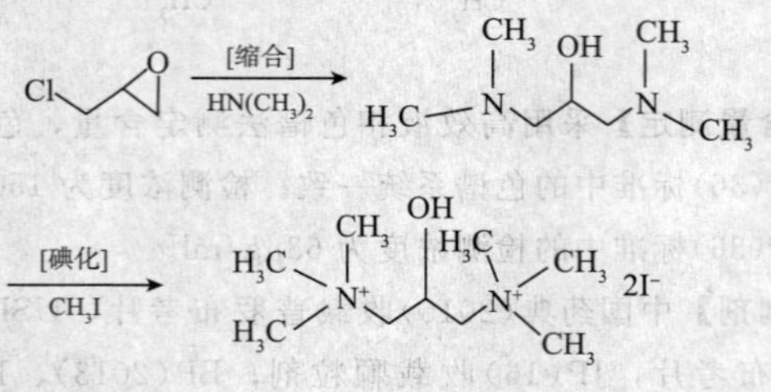

工艺路线 2：

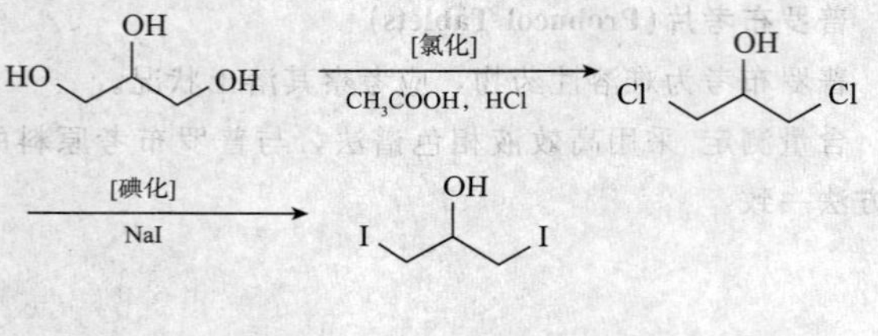

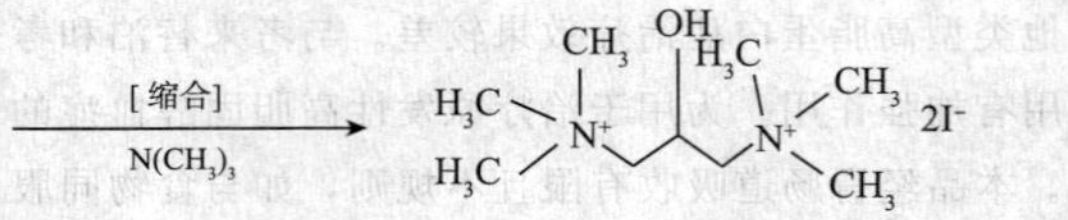

【鉴别】(1)本品在重铬酸钾的稀硫酸溶液中生成碘，从而使三氯甲烷层显玫瑰红色，并可使水层中的淀粉试液变蓝。

(2)本品在强碱溶液中加热时，即分解释放出似鱼腥臭的三甲胺，后者可与碱性碘化汞钾试液反应，产生淡棕黄色的沉淀物。

$$—CH_2—N^+(CH_3)_3 + OH^- \xrightarrow{加热} —CH_2OH + N(CH_3)_3\uparrow$$

(3)本品的红外光吸收图谱(光谱集 512 图)显示的主要特征吸收如下表[2]。

特征谱带(cm⁻¹)	归属
3220	羟基 ν_{O-H}
1075	羟基 ν_{C-O}

【检查】酸碱度　在合成工艺中，采用氯化氢气及冰醋酸进行氯化，故需检查酸碱度以控制酸性物质的残留。

溶液的澄清度与颜色　由于本品在空气中露置能逐渐被氧化，颜色变黄，普罗碘铵注射液性状为无色澄明液体，所以应从原料药的澄清度与颜色加以控制才能有效保证制剂质量。中国药典(2005)规定原料药 2.0%的水溶液应浅于黄色 6 号标准比色液，而其注射液的规格为 20%的灭菌水溶液，不能达到控制产品质量的目的。所以中国药典(2010)将供试品溶液的浓度提高为 20.0%，与注射液浓度相同。中国药典(2015)未作修订。

游离碘　本品含有 I 离子，长期暴露在空气中会被氧化生成游离碘和其他碘化物；合成中间体 1,3-二碘异丙醇也易分解生成游离碘，故本品需要对游离碘的量进行控制。

氯化物　生产工艺中，氯化及碘化等步骤均有氯化物存在，不仅影响本品纯度，并对含量测定有一定影响。

有关物质　本品中可能存在的有关物质为杂质 A 至杂质 E。其中杂质 A 和杂质 B 是不同工艺路线最后一步合成的反应原料；杂质 C 和杂质 D 是工艺路线 2 氯化步骤产生的杂质继续反应生成的副产物；杂质 E 是工艺路线 1 最后一步反应的副产物。

各有关物质结构如下。

1. 杂质 A　三甲基胺

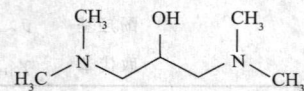

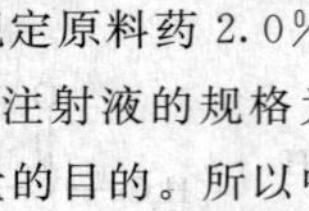

C_3H_9N　59.11

2. 杂质 B　1,3-二(*N*,*N*-二甲氨基)-异丙醇

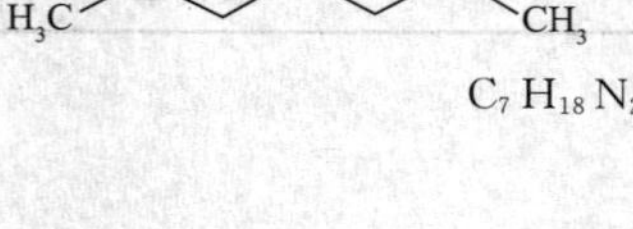

$C_7H_{18}N_2O$　146.23

3. 杂质 C

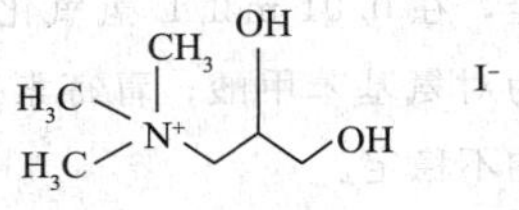

$C_6H_{16}INO_2$　261.1

4. 杂质 D

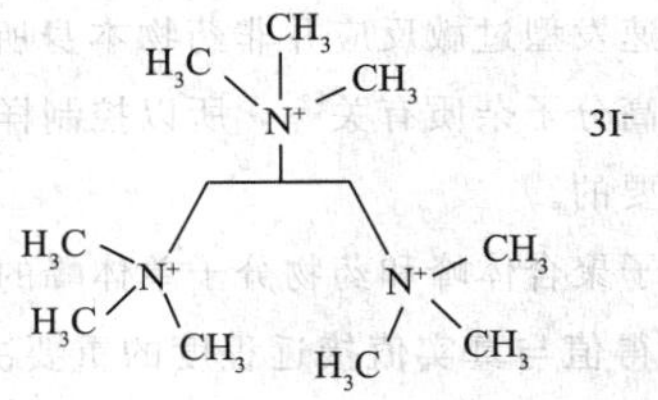

$C_{12}H_{32}I_3N_3$　602.1

5. 杂质 E

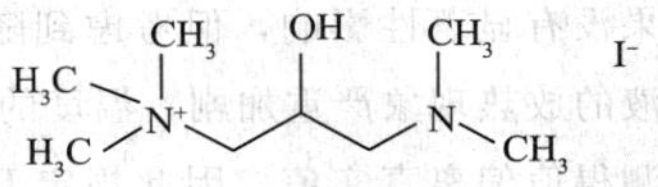

$C_8H_{21}IN_2O$　288.17

中国药典(2015)尚无有关物质检查项，因本品及杂质均无明显的紫外发色基团，用常规紫外检测器的液相色谱法检查有关物质存在困难。但本品含量测定采用银量法，有些有关物质会干扰测定结果，因此，进一步的标准研究可考虑采用其他类型检测器或其他方法控制有关物质。

残留溶剂[1,2] 根据各种合成工艺和精制方法，可能涉及到的残留溶剂和挥发性物质主要为乙醇，此外还可能含有三甲基胺、1,3-二(*N*,*N*-二甲基氨基)-异丙醇、甲苯。

【含量测定】 采用银量法，铬酸钾为指示剂，操作简便。

【制剂】普罗碘铵注射液(Prolonium Iodide Injection)

本品为普罗碘铵的灭菌水溶液，灭菌后，pH 值明显下降。制备时，通氮气能使 pH 稳定。

细菌内毒素　本品临床每小时用药最大剂量是眼球后和肌内注射每次 400mg(中国药典临床用药须知、中国医师药师临床用药指南、中国国家处方集)，内毒素计算限值约为 0.75EU/mg。中国药典 2015 年版尚未规定本品细菌内毒素检查项，有待试验研究后增定。

参考文献

[1] 上海医药工业研究院技术情报站. 有机药物合成手册 [M]. 上海：上海医药工业研究院，1976，1261-1262.

[2] 彭师奇. 药物的波谱解析 [M]. 北京：北医协和联合出版社，2003.

撰写　郭小洁　车宝泉　宋景梅　北京市药品检验所

复核　余　立　北京市药品检验所

普鲁卡因青霉素

Procaine Benzylpenicillin

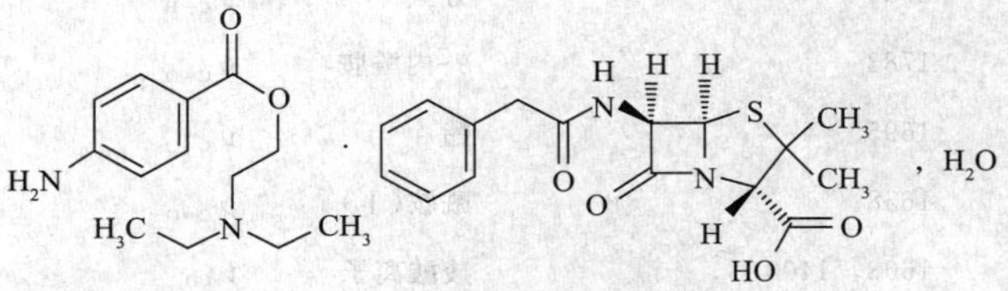

$C_{13}H_{20}N_2O_2 \cdot C_{16}H_{18}N_2O_4S$　588.72

化学名：对氨基苯甲酰基-2-(二乙氨基)-乙酯(6*R*)-6-(2-苯基乙酰氨基)-青霉烷酸盐一水合物

2-diethylaminoethyl-4-aminobenzoate-(6*R*)-6-(2-phenylacetamido)-penicillanate monohydrate

英文名：Procaine Benzylpenicillin(INN)

异名：Procaine Penicillin G

CAS 号：[54-35-3]

本品为抗生素类药，是苄基青霉素的普鲁卡因复盐，深部肌内注射后，青霉素徐缓释放和吸收，抗菌作用和青霉素相仿。成人肌内注射 30 万 U 普鲁卡因青霉素后，24 小时后仍可测得。60%～90%的给药量经肾排出。应注意用药前必须先做青霉素皮肤试验及普鲁卡因皮肤试验[1]。

本品国内于 1953 年开始生产，除中国药典(2015)收载外，Ph. Eur.(7.0)、BP(2013)、USP(36)亦有收载。

【制法概要】 本品由苄基青霉素钾盐溶解于 pH6.8～7.2 磷酸盐缓冲液中，滴加过量的盐酸普鲁卡因水溶液进行复分解反应，即得。

上述工艺产生的普鲁卡因青霉素分子中含有 1 分子结晶水。

【性状】比旋度　本品 10mg/ml 的水-丙酮(2∶3)溶液的比旋度为＋165°至＋180°。

【鉴别】 Ph. Eur.(7.0)的鉴别项包括 IR 法、TLC 法和两个化学反应；USP(36)为 TLC 法。中国药典(2015)采用 HPLC 的保留时间定性结合 IR 法(与对照图谱比较)作为鉴别，其中 HPLC 法与国外药典的 TLC 法和化学反应相比，专属性更强，但考虑到基层药检所检验及监督检验中快检的需要，因此参照 Ph. Eur.(7.0)在鉴别项中增订 TLC 法，作为选择性鉴别项，可在特殊情况下用于替代 HPLC 法。

(1)在碘蒸气中显色，供试品溶液所显两主斑点的位置和颜色应分别与相对应对照品的主斑点的位置和颜色相同。

(2)在含量测定项下记录的色谱图中，供试品溶液两个主峰的保留时间应与对照品溶液两个主峰的保留时间一致。

(3)本品的红外光吸收图谱应与对照的图谱(光谱集 511 图)一致，本品的红外光吸收图谱显示的主要特征吸收如下表。

特征谱带(cm^{-1})	归属	
3485，3330，3220	胺，酰胺	ν_{N-H}
2800～2200	胺盐	ν_{NH}

续表

特征谱带(cm^{-1})	归属	
3030	芳氢	ν_{C-H}
1783	β-内酰胺	$\nu_{C=O}$
1695	酯	$\nu_{C=O}$
1658	酰胺(Ⅰ)	$\nu_{C=O}$
1603，1400	羧酸离子	$\nu_{CO_2^-}$
1553	酰胺(Ⅱ)	δ_{N-H}
1272	酯	ν_{C-O}
848	对位取代苯	γ_{2H}
777	单取代苯	γ_{5H}
703	苯环	$\delta_{环}$

【检查】酸碱度 pH 值应为 5.0 ～7.5 。

甲醇溶液的澄清度与颜色 普鲁卡因青霉素在水中微溶，在甲醇中易溶，为保证产品的质量，对甲醇溶液的澄清度与颜色须加以控制。

有关物质 采用高效液相色谱法进行检查。

普鲁卡因在水中不稳定，受外界条件影响易被水解和氧化使其麻醉作用降低，其水解产物为对氨基苯甲酸，在一定条件下对氨基本甲酸可进一步脱羧生成有毒的苯胺。而青霉素也易降解或聚合生成多种杂质。中国药典(2010)增订有关物质检查项，取青霉素、盐酸普鲁卡因及中检所新制的青霉素系统适用性试验对照品配制混合溶液考察系统适用性，使用经优化的梯度洗脱条件，得到的系统适用性试验色谱图(图 1)同时满足以下几点要求：尽可能快速、彻底洗脱所有青霉素杂质；较好地分离各主峰和主要杂质峰；基线变化也较为平缓，不影响青霉素的积分；青霉素主峰均在 25 分钟内出峰，减少降解的机会。中国药典(2015)未作修订。

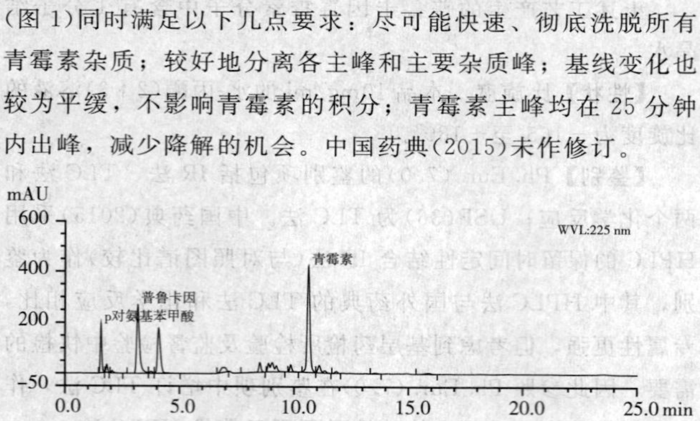

图 1 普鲁卡因青霉素系统适用性试验色谱图

色谱柱：Symmetry Shield™ RP18(150mm×3.9mm，5μm)

为了确保色谱条件满足分离要求，规定除两个主峰和对氨基苯甲酸外，应检出一个较大的青霉素主杂质，避免出现普鲁卡因峰与青霉素主杂质峰重叠而误判断的情况。

使用 5 根不同长度、品牌的色谱柱：Symmetry Shield™ RP18 柱(150mm × 3.9mm，5μm)、Nucleodur C18 Gravity 柱(150mm×4.6mm，5μm)、Alltima HP C18 柱(250mm×4.6mm，5μm)、VP ODS 柱(250mm×4.6mm，5μm)、Synergi Fusion-RP80A C18 柱(250mm×4.6mm，5μm)，进行耐用性试验考察，结果良好。

强破坏试验表明，普鲁卡因对酸、热、光、氧化均较稳定，对碱较不稳定，在 0.01 mol/L 氢氧化钠溶液中破坏 30 分钟就部分降解为对氨基苯甲酸；青霉素对光和热较稳定，对酸、碱、氧化均不稳定。

青霉素聚合物 照分子排阻色谱法(通则 0514)测定。

普鲁卡因青霉素是青霉素的普鲁卡因盐，其抗菌活性成分青霉素是β-内酰胺类抗生素。多年研究证明，β-内酰胺类抗生素所致的速发型过敏反应并非药物本身所致，是和此类药物中存在的高分子杂质有关[2]，所以控制样品中青霉素聚合物的量是必要的。

由于高分子聚合体峰和药物分子单体峰的分离情况是高分子聚合物测得值与真实值接近程度的重要决定因素之一，因此增加分离度的考察，确定色谱系统的可行性。

经考察发现，加入太少的 *N*,*N*-二甲基甲酰胺(以下简称 DMF)不足以彻底溶解样品，加入 2.0～4.0ml 的 DMF 对聚合物测定结果没有显著性影响，但考虑到随着 DMF 加入量的增大，溶液的放热现象严重加剧，温度的升高可能会导致聚合物含量测得值偏离真实值，因此规定 DMF 的加入量为 2ml。但需注意的是数据采集完毕后需及时地用水(或先用 DMF 再用水)冲洗进样器和凝胶柱。

残留溶剂 制备工艺过程中主要使用的有机溶剂有乙酸乙酯和正丁醇。由于普鲁卡因青霉素在水中微溶，为保证样品和待测有机溶剂的溶解性，选择 DMF 为溶剂。采用顶空进样气相色谱法测定，并选用丙醇为内标物，在一定的程序升温条件下，按丙醇、乙酸乙酯、正丁醇、DMF 顺序出峰，专属性实验结果表明，内标物、待测成分、溶剂和杂质各峰间分离良好，无相互干扰，色谱图见图 2。

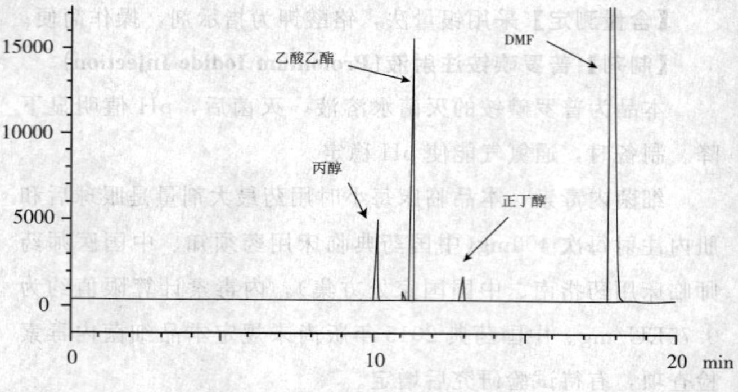

图 2 (样品＋内标物＋对照品)混合溶液图谱

色谱柱：VF-5ms 毛细管柱(60m×0.32mm，1μm)

水分 应为 2.8%～4.0%。

抽针试验 取本品 1.5g，加水 5ml 制成混悬液，用装有 4 $\frac{1}{2}$ 号针头的注射器抽取，应能顺利通过，不得阻塞。

细菌内毒素 每 100 青霉素单位中含内毒素的量应小于 0.01EU。

无菌 取本品规定量，用 0.1%无菌蛋白胨水稀释成约 18mg/ml 作为供试液，采用薄膜过滤法(每膜过滤量不大于

3g 供试品），用 0.1% 无菌蛋白胨水溶液冲洗，冲洗量 500ml/膜，分 5 次冲洗(每次 100ml)，细菌采用含青霉素酶(大于 100 万单位/100ml)的硫乙醇酸盐流体培养基培养，真菌采用改良马丁液体培养基培养，选择金黄色葡萄球菌作为阳性对照。依法检查，应符合规定。

【含量测定】 采用高效液相色谱法。

Ph. Eur.(7.0)的检测波长为 225nm，经比较，225nm 较 235nm 主峰响应值较大，但由于含量测定项下配制的对照品和供试品溶液浓度均较高，在 235nm 的响应值已远远满足定量分析的要求，且避免了边缘吸收波长检测可能出现的多种因素的影响，因此中国药典(2015)选用 235nm 为检测波长。典型色谱图见图 3。

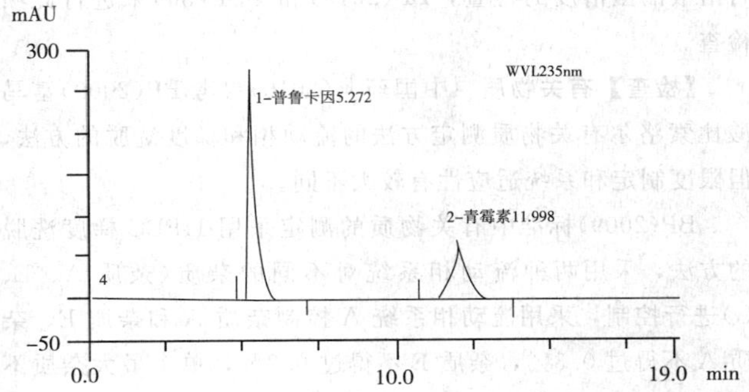

图 3　普鲁卡因青霉素典型色谱图

色谱柱：VP-ODS C18(250mm×4.6 mm，5μm)

【制剂】注射用普鲁卡因青霉素(Procaine Benzylpenicillin for Injection)

除中国药典(2015)收载外，USP(36)亦有收载。

甲醇溶液的澄清度与颜色　注射用普鲁卡因青霉素系普鲁卡因青霉素与青霉素钠(钾)加适宜的混悬剂与缓冲液制成的。普鲁卡因青霉素在水中微溶、在甲醇中易溶，常用的悬浮剂及缓冲液——磷酸氢二钠及磷酸二氢钠在甲醇中几乎不溶，因此选用水或甲醇单一溶剂均无法完全溶解样品，因此溶解方法为：加水 1ml(80 万单位规格加水 2ml)使磷酸氢二钠及磷酸二氢钠溶解，再加甲醇 5ml(80 万单位规格加水 10ml)溶解普鲁卡因青霉素[3]。

参考文献

[1] 国家药典委员会．中华人民共和国药典临床用药须知·化学药生物制品卷［M］．2005 年版．北京：人民卫生出版社，2005．

[2] 中国药品生物制品检定所．中国药品检验标准操作规范［M］．北京：中国科学技术出版社，2005．

[3] 朱建平，高燕霞．注射用普鲁卡因青霉素澄清度及澄明度检查方法考察［J］．中国药事，2000，14(5)：319-320．

撰写　殷　果　深圳市药品检验研究院
王庆全　江西省药品检验检测研究院
复核　杨　敏　深圳市药品检验研究院

富马酸比索洛尔

Bisoprolol Fumarate

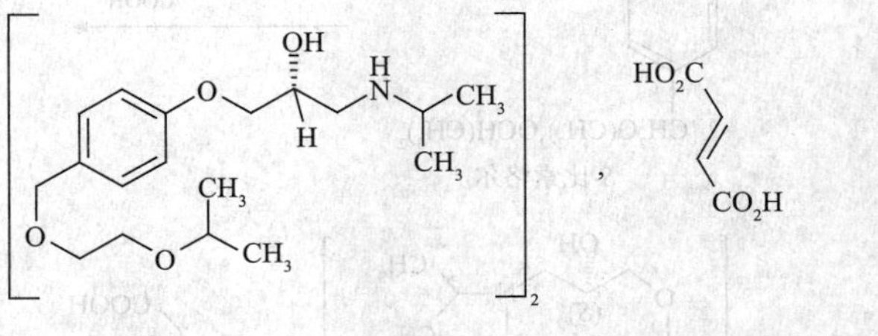

$(C_{18}H_{31}NO_4)_2 \cdot C_4H_4O_4$　766.96

化学名：(±)1-[4-[[2-(1-甲基乙氧基)乙氧基]甲基]-苯氧基]-3[(1-甲基乙基)胺基]-2-丙醇富马酸盐

(*RS*)-1-[4-[[2-(1-methylethoxy) ethoxy] methyl] phenoxy] -3-[(1- methyl ethyl)amino]-propan-2-ol fumarate

英文名： Bisoprolol Fumarate

CAS 号： [104344-23-2]

富马酸比索洛尔是一种强效、长效的 β_1 受体阻滞剂，无内在拟交感活性和膜稳定作用。可用于治疗高血压、心绞痛和心律失常等疾病。

不同模型动物实验表明，它与 β_1-受体的亲和力比 β_2-受体大 11～34 倍，对 β_1-受体的选择性是同类药物阿替洛尔的 4 倍。本品作用时间长(24 小时以上)，连续服用控制症状好且无耐受现象。对呼吸道不良反应极小，未见对糖和脂肪分解代谢的影响[1]。

本品口服吸收好(达 90%)，生物利用度高(>90 %)，首过效应低(<10%)，体内半衰期长($t_{1/2}$为 10 小时)，血浆浓度达峰时间 2～3 小时，作用时间可持续 24 小时。人体对该药的处理特点是肝脏代谢和肾脏双通道清除，有平衡清除的特点，肝或肾功能单方面不全时不妨碍使用[1]。

中国药典(2015)收载了本品的原料、片剂和胶囊剂，USP(36)收载了本品的原料和片剂，BP(2013)、Ph. Eur.(7.0)、JP(16)收载了本品的原料。

【制法概要】 本品最早由德国 Merck 药厂生产[2]，富马酸比索洛尔是由比索洛尔与富马酸成盐制得的。比索洛尔有一个手性中心，2 个对映异构体，分别 *R* 和 *S* 构型。目前该药物在临床用药、药理学和毒理学研究的报道中，都是以消旋体形式供给的。有报道合成路线，即以 *R*-环氧氯丙烷作为手性源试剂，与 4-((2-异丙氧基乙氧基)甲基)-苯酚缩合，经异丙胺化得到化合物 *S*-比索洛尔，用同样的方法得到 *R*-比索洛尔，然后与富马酸成盐，制得手性富马酸比索洛尔，并采用手性柱对其 ee 值([*R*]-[*S*])/([*R*]+[*S*])*100%)进行了测定。该路线原料廉价易得，反应条件温和，步骤少，操作简单，收率高，光学纯度好，是获得手性富马酸比索洛尔最直接的方法[3~5]。合成路线如下。

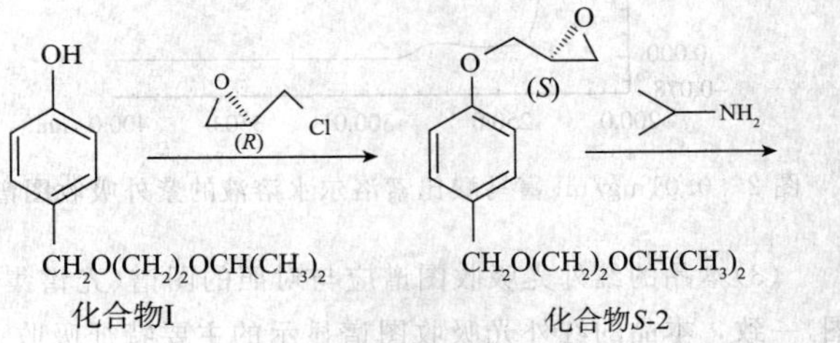

化合物I　　化合物*S*-2

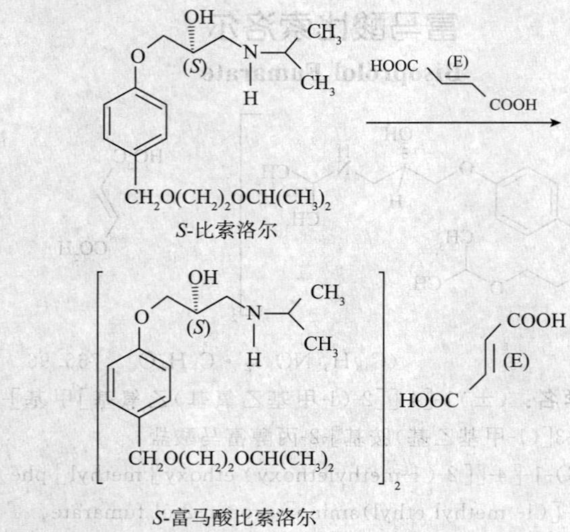

S-比索洛尔

S-富马酸比索洛尔

【鉴别】本品标准采用了紫外、红外和化学反应鉴别方法；USP(36)采用红外和高效液相鉴别法；BP(2013)采用了红外鉴别。

(1)化学鉴别：富马酸与高锰酸钾试液的氧化还原反应。

(2)紫外鉴别：本品的水溶液在271nm和223nm处有最大吸收。但两波长处的响应值相差很大，无法在同一浓度下实现吸收值在0.3～0.7之间，故分别配制成0.1mg/ml和0.01mg/ml两种浓度的溶液进行测定。富马酸比索洛尔水溶液紫外吸收图谱见图1、图2。

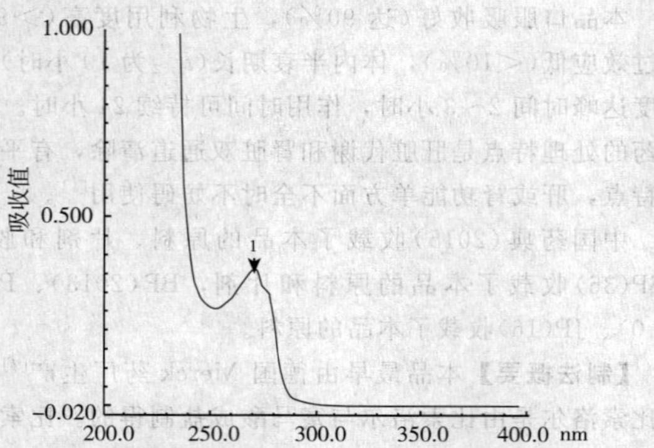

图1　0.1mg/ml富马酸比索洛尔水溶液的紫外吸收图谱

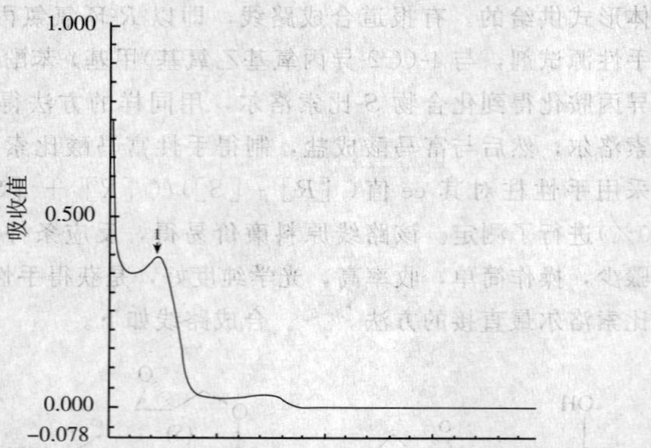

图2　0.01mg/ml富马酸比索洛尔水溶液的紫外吸收图谱

(3)本品的红外光吸收图谱应与对照的图谱(光谱集859图)一致，本品的红外光吸收图谱显示的主要特征吸收[6]如下表。

特征谱带	归属	
3200～2400	胺盐	ν_{NH_2}
1612，1515	苯环	$\nu_{C=C}$
1575，1350	羧酸离子	ν_{CO_2}
1250	芳醚	ν_{C-O}
1080，1048	醚，羟基	ν_{C-O}
985	反式烯	δ_{C-H}

酸度　检查游离富马酸与在成盐工艺过程中可能引入的酸性杂质，BP(2013)和USP(36)未进行此项检查。

溶液的澄清度　本品为富马酸盐，为检查成盐程度，进行溶液的澄清度的检查，BP(2013)和USP(36)未进行此项检查。

【检查】有关物质　中国药典(2010)参考BP(2009)富马酸比索洛尔有关物质测定方法的流动相和梯度洗脱的方法，但限度制定和系统适应性有较大不同。

BP(2009)标准中有关物质的测定采用HPLC梯度洗脱的方法，采用两种流动相系统对不同的杂质(杂质A、E、G)进行控制，采用流动相系统A控制杂质A和杂质E，杂质A不得过0.3%，杂质E不得过0.2%，单个最大杂质不得过0.1%，总杂质不得过0.3%，系统适应性规定比索洛尔出峰时间约在14.5min，比索洛尔峰与杂质B峰之间的分离度要大于5.0，通过与比索洛尔峰的相对保留时间定位杂质A、杂质B、杂质E。采用流动相系统B控制杂质A和杂质G，杂质A不得过0.3%，杂质G不得过0.2%，单个最大杂质不得过0.1%，总杂质不得过0.5%。系统适应性规定比索洛尔出峰时间约在13.4min，通过与比索洛尔峰的相对保留时间定位杂质A、杂质G、杂质E。

本标准选择与BP(2009)流动相系统A相似的流动相(磷酸氢二铵溶液-乙腈系统)和梯度洗脱方法。此色谱系统与其他色谱系统比较，杂质检出个数最多(约10个)，基线平稳。最低检测限浓度约为0.01μg。

试验中发现，比索洛尔峰相对保留时间1.03处的杂质峰较难通过破坏试验得到或者增大，且与比索洛尔峰较难分离，经与BP(2009)方法所得图谱以及相对保留时间分析比较，该杂质可能为BP(2009)方法中的杂质G［在BP(2009)两种色谱系统中杂质G对比索洛尔的相对保留时间分别为1.02和1.05］，采用本标准的流动相，进行梯度洗脱，比索洛尔峰与其相对保留时间约为1.03处的杂质峰(杂质G)分离度符合规定，故系统适应性规定比索洛尔峰与相邻杂质峰之间的分离度应符合规定。

本标准控制单个最大杂质和总杂质的量，规定单个最大杂质不得过0.5%，总杂质不得过1.0%。此HPLC方法同样适用于富马酸比索洛尔制剂的有关物质测定。富马酸比索洛尔有关物质典型图谱见图3。中国药典(2015)未作修订。

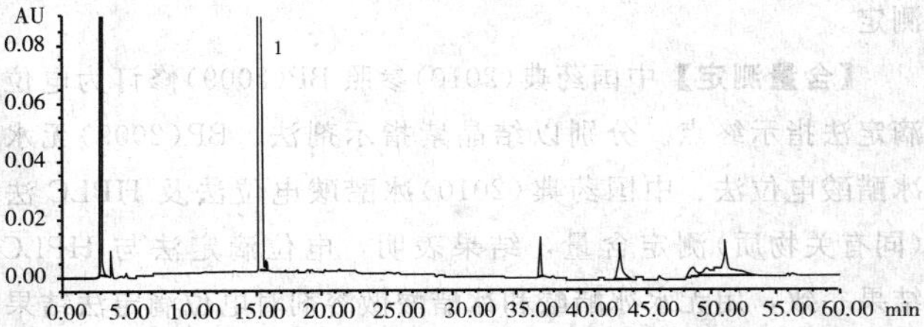

图3　富马酸比索洛尔有关物质典型图谱

1. 比索洛尔峰

Angilent-HC C18 柱

BP(2009)中，除列出特定杂质 A、E、G 的结构外，还列出了另外的潜在杂质 B、C、D、F、K、L、N、Q、R、S、T、U，结构式如下。

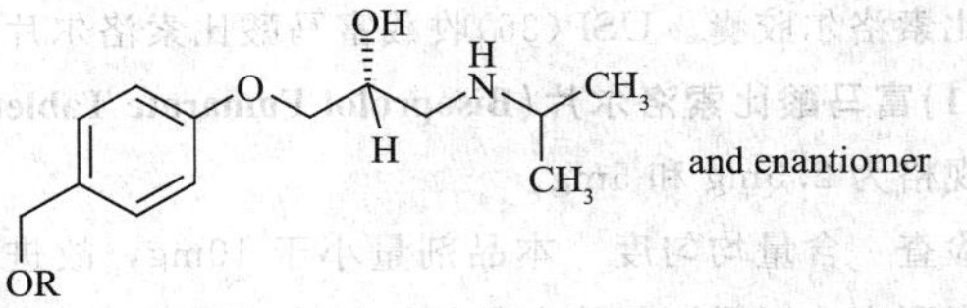

杂质 A：R＝H　$C_{13}H_{21}NO_{3}$2 39.32

(*RS*)-1-(4-hydroxymethyl-phenoxy)-3-isopropylaminopropan-2-ol

杂质 B：R ＝ $CH_2CH_2O(CH_2)_2CH_3$　$C_{18}H_{31}NO_4$　309.45

(*RS*)-1-isopropylamino-3-[4-(2-propoxy-ethoxymethyl) phenoxy]propan-2-ol

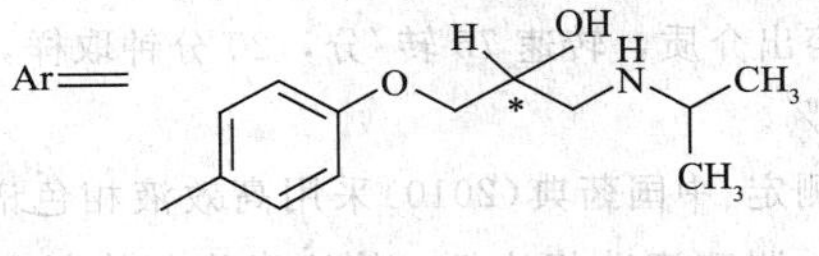

杂质 C：Ar—CH_2—Ar　$C_{25}H_{38}N_2O_4$　430.59

(*RS*)-1-[4-[4-(2-hydroxy-3-isopropylamino-propoxy) benzyl]phenoxy]-3-isopropylaminopropan-2-ol

杂质 D：Ar—CH_2OCH_2－Ar　$C_{26}H_{40}N_2O_5$　460.62

(*RS*)-1-[4-[4-(2-hydroxy-3-isopropylaminopropoxy) benzyloxylmethyl]phenoxy]-3-isopropylaminopropan-2-ol

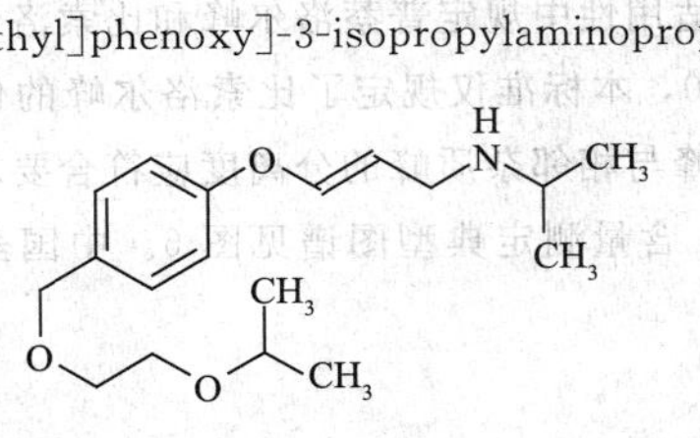

杂质 E：$C_{18}H_{29}NO_3$　307.44

(*EZ*)-[3-[4-(2-isopropoxy-ethoxymethyl) phenoxy] allyl] isopropylamine

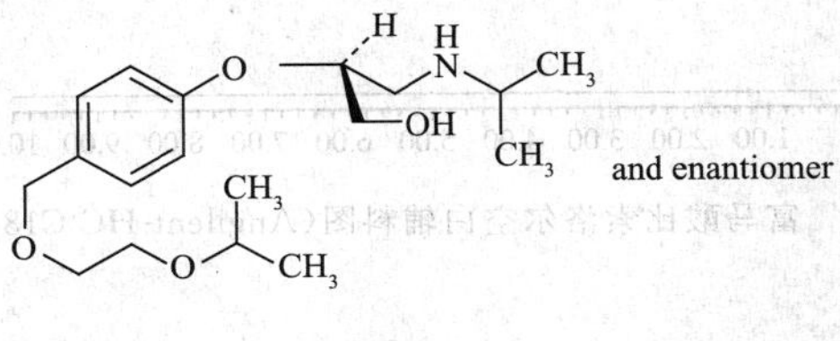

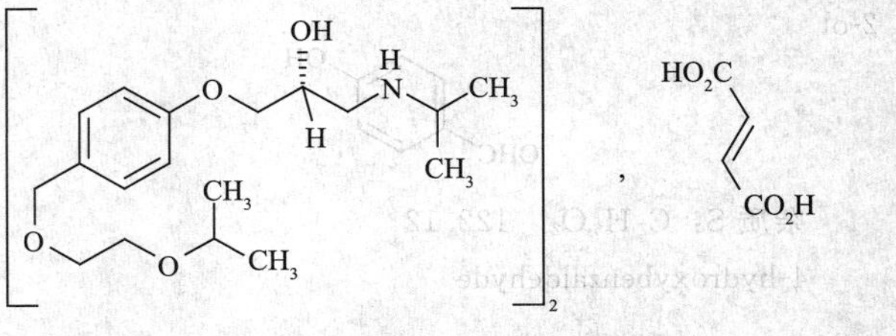

杂质 F：$C_{18}H_{31}NO_4$　325.46

(*RS*)-2-[4-(2-isopropoxy-ethoxymethyl) phenoxy]-3-isopropylaminopropan-2-ol

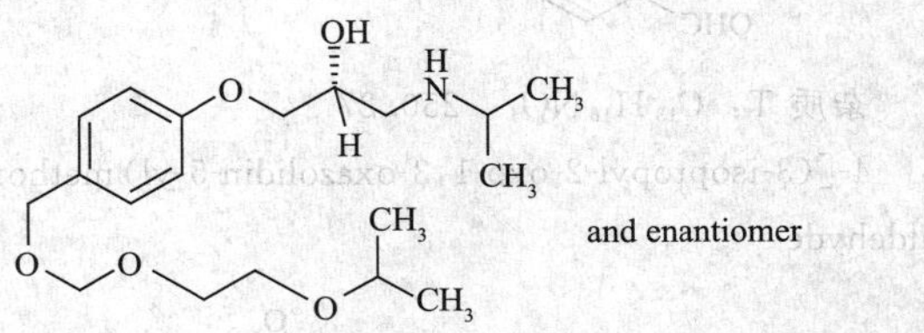

杂质 G：$C_{19}H_{33}NO_5$　355.47

(2*RS*)-1-[4-[[(2-isopropoxyethoxy) methoxy] methyl] phenoxy]-3-isopropylaminopropan-2-ol

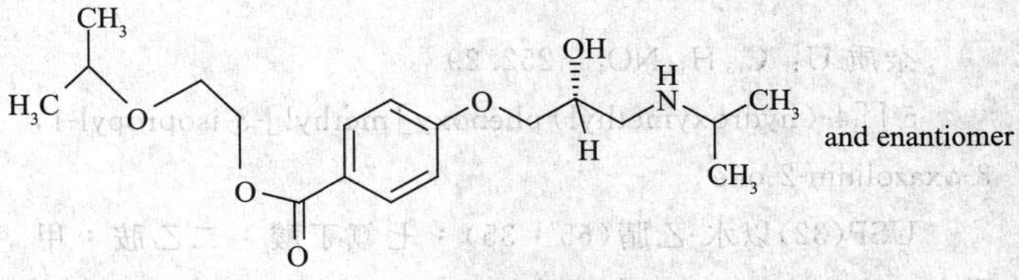

杂质 K：$C_{18}H_{29}NO_5$　339.44

2-isopropoxyethyl-4-[[(2*RS*)-2-hydroxy-3-(isopropylamino) propyl]oxy]benzoate

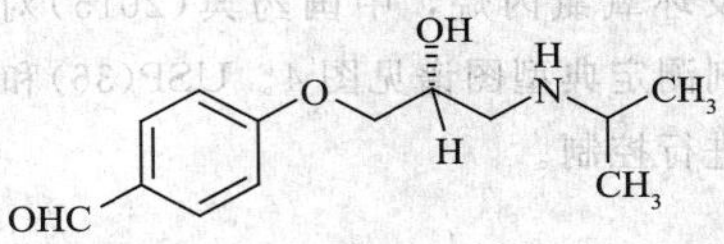

杂质 L：$C_{13}H_{19}NO_3$　237.30

4-[[(2*RS*)-2-hydroxy-3-(isopropylamino) propyl] oxy]benzaldehyde

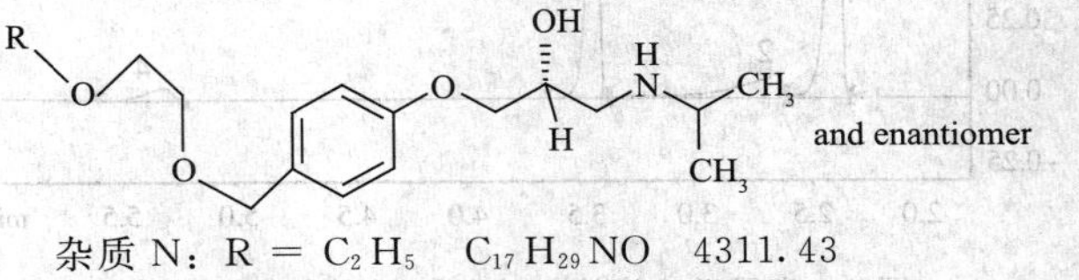

杂质 N：R ＝ C_2H_5　$C_{17}H_{29}NO$　4311.43

[(2*RS*)-1-[4-[(2-ethoxyethoxy) methyl]phenoxy]-3-isopropylaminopropan-2-ol

杂质 Q：R ＝ CH_3　$C_{16}H_{27}NO_4$　297.41

(2*RS*)-1-(isopropylamino)-3-[4-(2-methoxyethoxy) methyl]phenoxypropan-2-ol

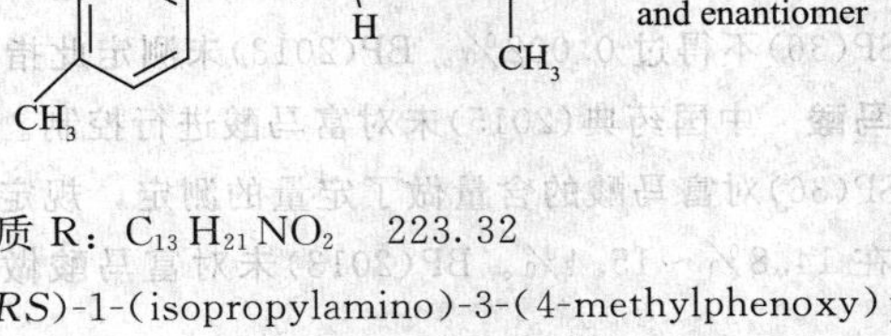

杂质 R：$C_{13}H_{21}NO_2$　223.32

(2*RS*)-1-(isopropylamino)-3-(4-methylphenoxy) propan-

2-ol

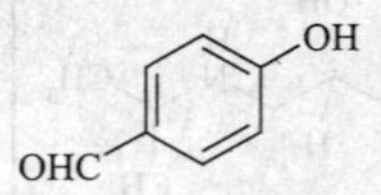

杂质 S：$C_7H_6O_2$　122.12

4-hydroxybenzaldehyde

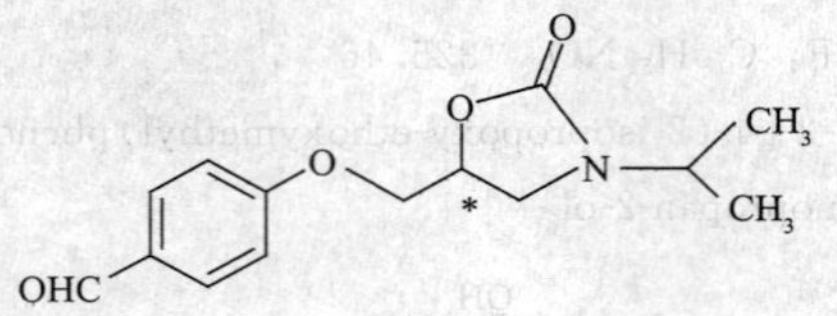

杂质 T：$C_{13}H_{16}NO_4$　250.27

4-[(3-isopropyl-2-oxo-1,3-oxazolidin-5-yl)methoxy]benzaldehyde

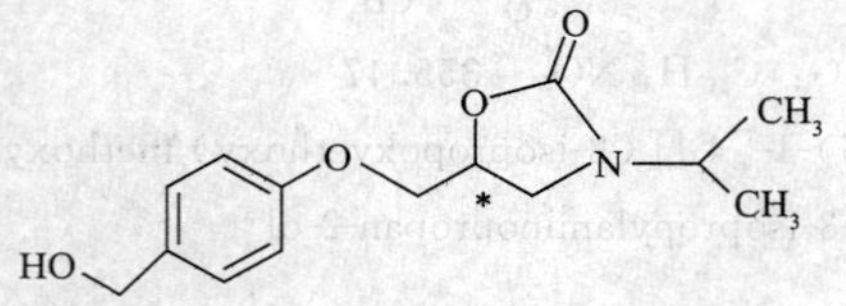

杂质 U：$C_{13}H_{18}NO_4$　252.29

5-[[4-(hydroxymethyl)phenoxy]methyl]-3-isopropyl-1,3-oxazolidin-2-one

USP(32)以水-乙腈(65∶35)∶七氟丁酸∶二乙胺∶甲酸(1000∶5∶5∶2.5)为流动相，以归一化法计算有关物质的含量，总杂质量不得过0.5%。

残留溶剂　生产工艺使用的有机溶剂有乙醇、醋酸乙酯、异丙胺及环氧氯丙烷，中国药典(2015)对其进行了控制。残留溶剂测定典型图谱见图4。USP(36)和BP(2013)未对残留溶剂进行控制。

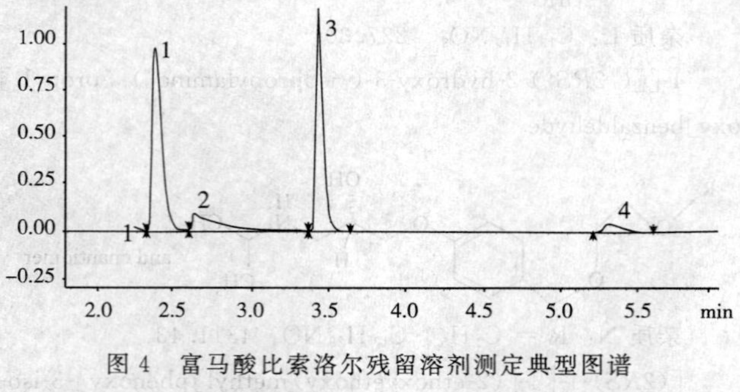

图4　富马酸比索洛尔残留溶剂测定典型图谱

1.乙醇；2.异丙胺；3.乙酸乙酯；4.环氧氯丙烷(DB-1柱)

干燥失重　中国药典(2015)采用干燥失重的方法测定水分含量，不得过0.3%。

BP(2013)和USP(36)均采用费休法测定水分含量，均为不得过0.5%。

重金属　考察产品的纯度，含重金属不得过百万分之十，USP(36)不得过0.002%。BP(2013)未测定此指标。

富马酸　中国药典(2015)未对富马酸进行控制。

USP(36)对富马酸的含量做了定量的测定，规定富马酸的含量在14.8%～15.4%。BP(2013)未对富马酸做定量的测定。

【含量测定】中国药典(2010)参照BP(2009)修订为电位滴定法指示终点。分别以结晶紫指示剂法、BP(2009)无水冰醋酸电位法、中国药典(2010)冰醋酸电位法及HPLC法(同有关物质)测定含量，结果表明，电位滴定法与HPLC结果一致，用无水冰醋酸和冰醋酸做溶剂对电位滴定法结果无影响，指示剂法因受颜色判断终点的影响，含量结果偏低。本品含量测定方法订为冰醋酸做溶剂的电位滴定法。中国药典(2015)未作修订。USP(36)采用与其有关物质相同的HPLC法测定含量，系统适用性规定普萘洛尔峰和比索洛尔峰之间的分离度大于7.0，拖尾因子不大于2.0，进样精密度不大于2.0%。

【制剂】中国药典(2015)收载了富马酸比索洛尔片和富马酸比索洛尔胶囊。USP(36)收载富马酸比索洛尔片。

(1)富马酸比索洛尔片(Bisoprolol Fumarate Tablets)

规格为2.5mg和5mg。

检查　含量均匀度　本品剂量小于10mg，故进行含量均匀度测定，以保证每片含量的均匀性。USP(36)未进行此项指标的控制。

溶出度　采用溶出度第三法测定，以水100ml或200ml为溶出介质，转速35转/分，30分钟取样，限度为标示量的80%。取样品按溶出度检查方法，分别在1、3、5、10、15、20、30分钟处取样，HPLC法测定，以时间为横坐标，溶出量为纵坐标做溶出曲线。结果显示在30分钟取样，本品溶出量均能达到标示量的80%。USP(36)为桨法，水900ml为溶出介质，转速75转/分，20分钟取样，限度为标示量的80%。

含量测定　中国药典(2010)采用高效液相色谱法，经方法学验证，调整流动相比例，使比索洛尔峰保留时间约为6～8分钟，规定主峰保留时间以避免主峰出峰太快影响杂质检出。该方法在1～1000μg/ml范围内，主峰峰面积与其浓度呈良好线性关系，$r=0.9999$，此法测定的精密度良好，RSD=0.3%($n=6$)，辅料无干扰，回收率100.02%。USP(36)在系统适用性中规定普萘洛尔峰和比索洛尔峰之间的分离度大于7.0，本标准仅规定了比索洛尔峰的保留时间，以及比索洛尔峰与相邻杂质峰的分离度应符合要求。空白辅料图谱见图5，含量测定典型图谱见图6。中国药典(2015)未作修订。

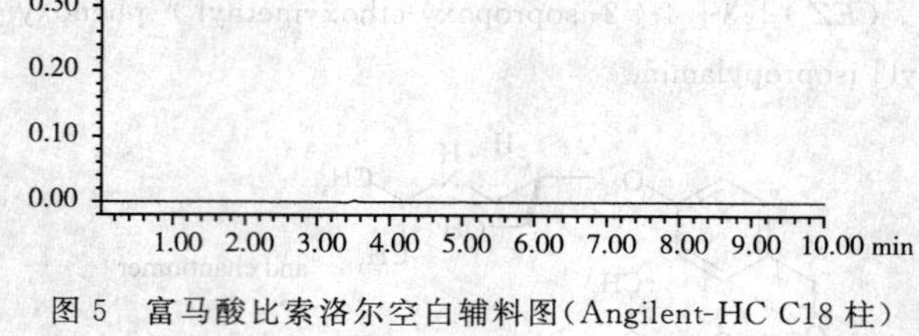

图5　富马酸比索洛尔空白辅料图(Angilent-HC C18柱)

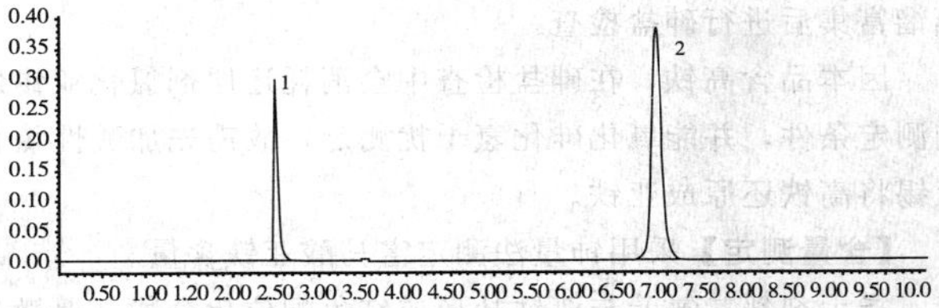

图 6　富马酸比索洛尔含量测定典型图谱

1. 富马酸峰；2. 比索洛尔峰

Angilent-HC C18 柱

(2)富马酸比索洛尔胶囊(Bisoprolol Fumarate Capsules)　规格为 2.5mg、5mg 和 10mg。

含量均匀度、溶出度、有关物质和含量测定　方法同富马酸比索洛尔片。

参考文献

[1] 张鲜利，崔敏．洛雅［J］．中国新药杂志，2002，11(3)：66-67.

[2] 于波涛，尧剑虹，舒明锡，等．富马酸比索洛尔片制备工艺与质量控制研究［J］．药学服务与研究，2005，(03)：50-52.

[3] Kitaori K，Furukawa Y，Yosh Imoto H，et al．CsF in organic synthesis：The f irst and convenient synthesis of enantiopurebisoprolol by use of glycidyl nosylate［J］．Tetrahedron Letters，1998，39(20)：3173-3176.

[4] 姚军，张显，王颖明，等．手性药物富马酸比索洛尔的合成研究［J］．河北科技大学学报，2010，31(4)：35-38.

[5] 张宝华，陈向民，史兰香．美普他酚合成工艺改进［J］．河北科技大学学报，2009，30(2)：163-165.

[6] 安登魁．药物分析［M］．济南：济南出版社，1992.

[7] 武彤，李朝阳，李巧玲．三唑类手性农药高效液相色谱分离的研究［J］．河北科技大学学报，2008，29(4)：279-291.

撰写　张锦琳　江苏省食品药品监督检验研究院

复核　袁耀佐　江苏省食品药品监督检验研究院

富马酸亚铁

Ferrous Fumarate

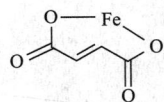

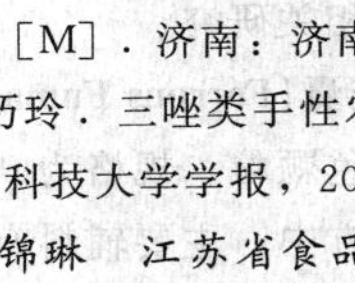

$C_4H_2FeO_4$　169.90

化学名：(*E*)-2-丁烯二酸亚铁盐

2-Butenedioic acid,(*E*)-,iron(2＋)salt

英文名：Ferrous Fumarate

异名：富血铁

CAS 号：［141-01-5］

本品为抗贫血药。用于多种原因(如慢性失血、营养不良、妊娠、儿童发育期)引起的缺铁性贫血。本品含铁量约为 33%，口服后，体内吸收类似硫酸亚铁，但吸收的铁量较高，对胃肠道刺激也相对较小。在人体内主要从十二指肠吸收进入血液，立即氧化为高铁，并与血浆中铁蛋白(transferrin)的 β_1 球蛋白结合成为铁蛋白，再进入骨髓的幼红细胞内，在血红素合成酶的作用下形成血红蛋白。胃酸、维生素 C 以及食物中还原性物质有利于铁吸收。当红细胞破坏后，血红蛋白分解所释放出的铁大多能再被利用。肠道、皮肤等的含铁细胞的脱落是铁的主要排泄途径，少量铁从胆汁、尿、汗中排出。本品对胃肠道有刺激性。此外，铁可与肠内硫化氢结合形成硫化铁。硫化氢为肠蠕动的刺激剂；当肠内含量减少，致使肠蠕动减弱，即出现便秘。长期大量服用可使体内铁质过多，引起慢性中毒。

本品于 1958 年由 Bertsch 等首先制得。国内于 1969 年开始生产。

除中国药典(2015)收载外，BP(2013)、Ph. Eur.(7.0)、USP(36)均有收载。

【制法概要】

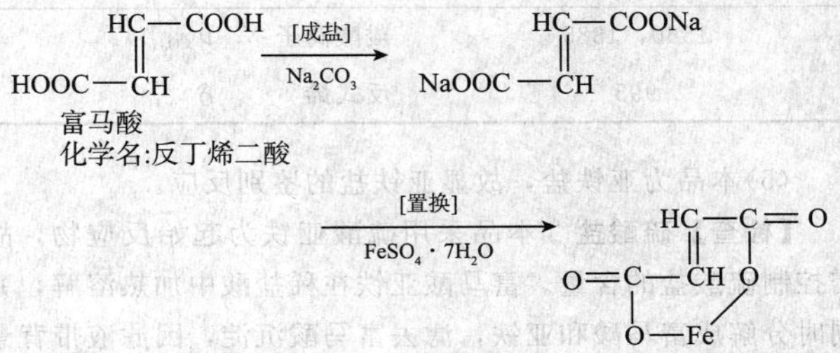

【性状】本品为亚铁盐，在生产过程和贮存期间，遇光及空气均易氧化，含量逐渐下降。故生产时应在氮气中进行，包装时亦需充氮。

【鉴别】(1)本品与间苯二酚和硫酸混匀加热时，先分解成富马酸，富马酸与间苯二酚缩合生成暗红色荧光素类型染料(Ⅰ)，放冷，加适量水稀释后，溶液显橙红色，并有绿色荧光，再加氢氧化钠使成碱性，溶液即显红色，并有荧光。

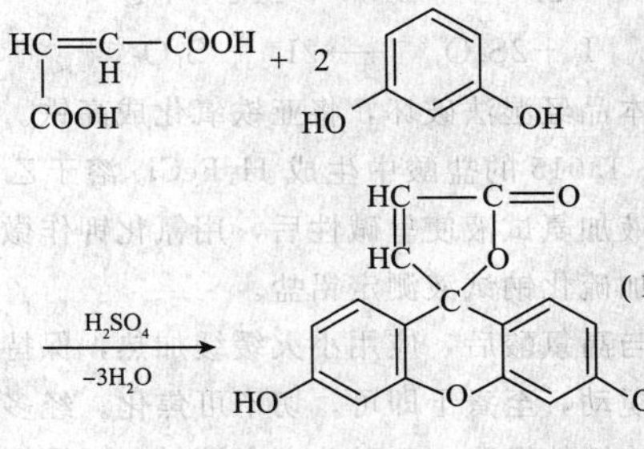

(2)本品在盐酸溶液(1→8)中加热溶解，并同时分解成富马酸和亚铁，冷却，富马酸不溶析出，滤取富马酸沉淀，残渣用盐酸溶液(1→8)洗涤多次，除去残留的铁离子。残渣经 105℃干燥后，加碳酸钠溶液溶解，富马酸含双键显还原性，在弱碱性条件下与氧化剂高锰酸钾试液反应，生成二氧化锰沉淀。

$$MnO_4^- + 2H_2O + 3e \rightarrow MnO_2 + 4OH^-$$

(3)富马酸结构中含共轭双键，在 206nm 波长处有最大吸收(图 1)。

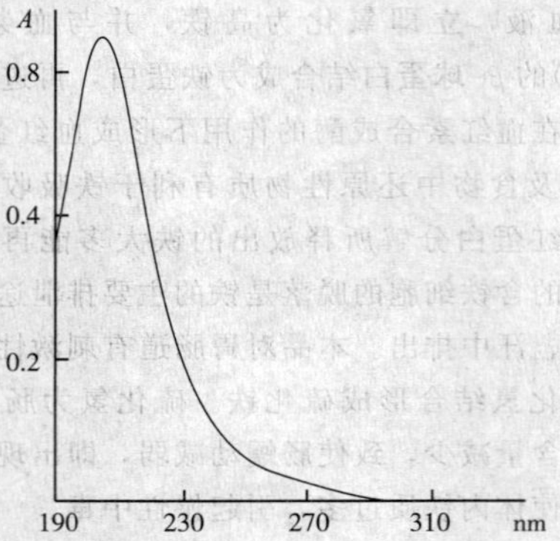

图1　富马酸紫外吸收图谱

(4)本品的红外光吸收图谱应与对照的图谱(光谱集513图)一致，本品的红外光吸收图谱显示的主要特征吸收如下表。

特征谱带(cm^{-1})	归属	
1560，1385	羧酸离子	ν_{CO_2}
995	反式烯	δ_{C-H}

(5)本品为亚铁盐，故显亚铁盐的鉴别反应。

【检查】硫酸盐　本品采用硫酸亚铁为起始反应物，故需控制硫酸盐的含量。富马酸亚铁在稀盐酸中加热溶解，并同时分解成富马酸和亚铁，滤去富马酸沉淀，因滤液带背景颜色会干扰硫酸盐检查，故取滤液分成两等份，一份中加氯化钡除去硫酸盐后作为对照液的溶剂，另一份作为样品溶液检查硫酸盐含量。

高铁盐　本品在生产过程和贮藏期间部分亚铁氧化产生高铁，致使亚铁含量下降，高铁含量相应增加。

高铁在酸性溶液中能使碘化钾氧化，析出的碘以硫代硫酸钠滴定，可测得高铁含量。

$$2Fe^{3+} + 2I^- \longrightarrow 2Fe^{2+} + I_2$$

$$I_2 + 2S_2O_3^{\ 2-} \longrightarrow 2I^- + S_4O_6^{\ 2-}$$

铅盐　本品经湿法破坏，将亚铁氧化成高铁。在相对密度为1.013～1.015的盐酸中生成H_3FeCl_6溶于乙醚而被除去。酸性溶液加氨试液使呈碱性后，用氰化钾作微量高铁的掩蔽剂，再加硫化钠试液测定铅盐。

加硝酸与高氯酸后，应用小火缓缓加热，保持微沸，并用玻棒时时搅动，至煮干即可，切不可焦化。经多次试验发现，酸度影响铁的提取；乙醚分离高铁时，不易提尽，应反复提取，至酸液近无色为止；乙醚提取时，应待两液层分清后，再分取酸液，否则在酸液中将增加铁的残留量。

加氨试液碱化时，溶液出现浑浊［$Fe^{3+} + 3NH_3 \cdot H_2O \rightarrow Fe(OH)_3 \cdot 3NH_4^{\ +}$］，表明仍有微量高铁盐存在，与氰化钾作用，生成铁氰化氨而溶解。

因本品铅盐测定中使用了剧毒物氰化钾，后续将考虑采用原子吸收分光光度法对铅盐进行有效控制。

砷盐　本品起始原料硫酸亚铁为矿物来源，容易引入砷，因此控制砷盐是控制纯度的一个很重要方面。本品经加碱熔融，在高温炽灼下对样品进行有机破坏，残渣加溴-盐酸溶液和水溶解，在溴化钾和酸性氯化亚锡的共同作用下，将溶液中的+5价砷盐(As^{5+})还原为+3价砷盐(As^{3+})，经蒸馏富集后进行砷盐检查。

因本品含高铁，在砷盐检查中会消耗还原剂氯化亚锡影响测定条件，并能氧化砷化氢干扰测定，故需先加酸性氯化亚锡将高铁还原成亚铁。

【含量测定】采用铈量法测定富马酸亚铁含量。

指示剂邻二氮菲与亚铁盐形成红色配位化合物，遇微过量的氧化剂(硫酸铈)被氧化生成浅蓝色高铁离子配位化合物而指示终点。

$$\underset{\text{红色}}{Fe(C_{12}H_8N_2)_3^{\ 2+}} + Ce^{4+} \rightarrow \underset{\text{浅蓝色}}{Fe(C_{12}H_8N_2)_3^{\ 3+}} + Ce^{3+}$$

由于本品在水中几乎不溶而能溶于热稀矿酸，同时分解，故供试品加稀硫酸后需加热助溶，溶液放冷后立即滴定。

【制剂】中国药典(2015)收载了富马酸亚铁片、富马酸亚铁胶囊、富马酸亚铁颗粒和富马酸亚铁咀嚼片。USP(36)收载了富马酸亚铁片，BP(2013)收载了富马酸亚铁片和富马酸亚铁胶囊，Ph. Eur. (7.0)未收载制剂品种。

由于富马酸亚铁在制剂制备过程以及贮存期间，遇光和空气易氧化产生高铁，本品收载的4个制剂均制订了高铁盐检查，限度均与原料富马酸亚铁一致(2.0%)，为方便检验，具体描述为每单位制剂或每克富马酸亚铁消耗硫代硫酸钠滴定液(0.1mol/L)的体积。

(1)富马酸亚铁片(Ferrous Fumarate Tablets)

本品为糖衣片，除去包衣后显红棕色。规格为0.05g，0.1g，0.2g。

溶出度　富马酸亚铁为水中难溶性药物，有必要对其进行溶出度检查。但由于具有富马酸亚铁片生产批准文号的企业近几年均未生产，在后续的药典标准提高中应关注富马酸亚铁片溶出度并进行相关研究。

(2)富马酸亚铁胶囊(Ferrous Fumarate Capsules)

本品内容物为棕色颗粒。规格为0.2g。

国内各企业的处方中，主要辅料有淀粉等。

溶出度　因富马酸亚铁为水中难溶性药物，有必要对其进行溶出度检查。中国药典(2010)参照USP(34)和BP(2011)收载的富马酸亚铁制剂的溶出度方法，采用桨法，转速为每分钟75转，以含0.5%十二烷基硫酸钠的0.1mol/L盐酸溶液和0.1mol/L盐酸溶液900ml分别作为溶出介质，富马酸亚铁胶囊的溶出曲线如图2所示。

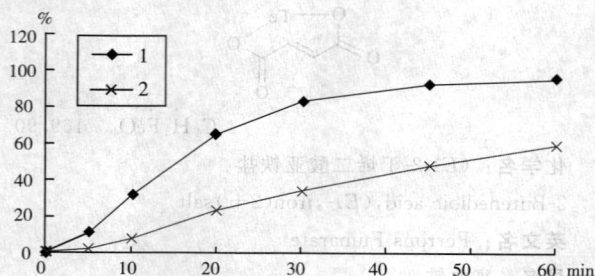

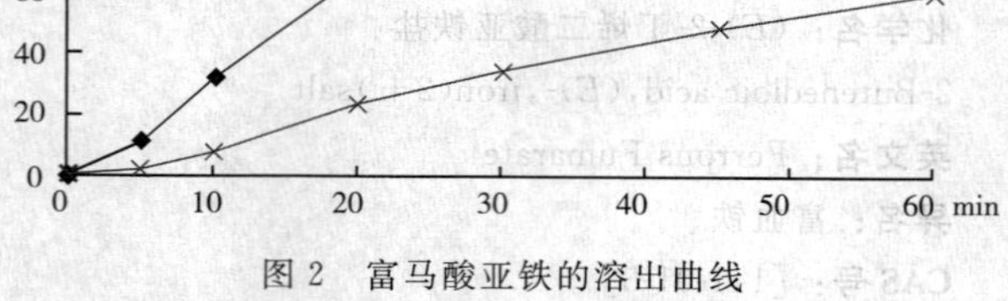

图2　富马酸亚铁的溶出曲线

1. 含0.5%十二烷基硫酸钠的0.1mol/L盐酸溶液；

2. 0.1mol/L盐酸溶液

现标准选择含0.5%十二烷基硫酸钠的0.1mol/L盐酸

溶液 900ml 为溶出介质，限度为标示量的 80%。由于供试品溶出度浓度较稀，采用铈量法滴定操作不方便，因此参照 USP(34)方法，采用原子吸收分光光度法测定富马酸亚铁含量。辅料对主成分溶出度测定干扰较小，方法回收率 98.3%($n=9$)，RSD 为 0.83%。滤膜吸附试验结果表明，滤膜对主成分无吸附。中国药典(2015)未作修订。

(3)富马酸亚铁颗粒(Ferrous Fumarate Granules)

本品为灰褐色至棕褐色的颗粒；气芳香，味甜。规格为 1g：0.1g；2g：0.2g。国内各企业的处方中，主要辅料有蔗糖、苯甲酸钠、淀粉、无水枸橼酸等。

(4)富马酸亚铁咀嚼片(Ferrous Fumarate Chewable Tablets)

本品为灰褐色至棕褐色片，或略带斑痕，味香甜。规格为 0.1g，0.2g。国内各企业的处方中，主要辅料有蔗糖、脱脂奶粉、硬脂酸镁、羟丙甲纤维素、枸橼酸、苯甲酸钠等。

参考文献

[1] 中华人民共和国卫生部药典委员会．中华人民共和国药典 1990 年版二部药典注释［M］．北京：化学工业出版社，1991：843-845.

[2] 刘文英．药物分析［M］．4 版．北京：人民卫生出版社出版，1999：30-33.

[3] 武汉大学．分析化学［M］．3 版．北京：高等教育出版社出版，1992：256-285.

撰写　黄巧巧　李会林　殷国真　浙江省食品药品检验研究院

郁梅影　安徽省食品药品检验研究院

复核　陶巧凤　浙江省药品化妆品审评中心

富马酸氯马斯汀

Clemastine Fumarate

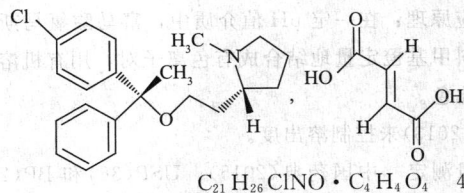

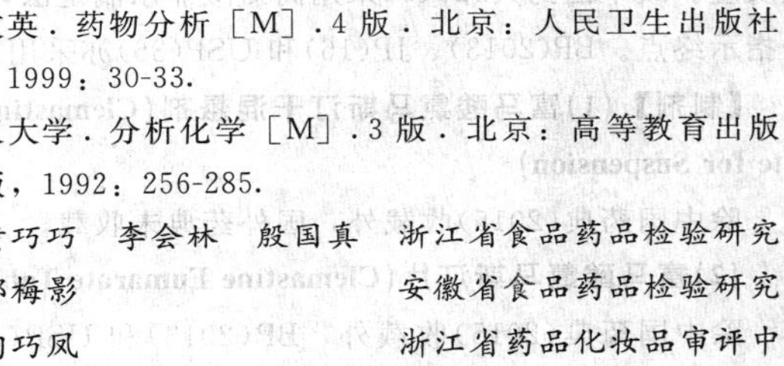

$C_{21}H_{26}ClNO \cdot C_4H_4O_4$　459.97

化学名：[R-(R^*,R^*)]-1-甲基-2-[2-[1-(4-氯苯基)-1-苯乙氧基]乙基]-吡咯烷(E)-2-丁烯二酸盐

pyrrolidine，2-[2-[1-(4-chlorophenyl)-1-phenylethoxy]ethyl]-1-methyl-，[R-(R^*,R^*)]-，(E)-2-butenedioate

英文名：Clemastine Fumarate(INN)

CAS 号：[14976-57-9]

本品为抗组胺药，是第 2 代 H_1 受体拮抗剂，具有极强的 H_1 受体拮抗作用，能阻断组胺与 H_1 受体结合，减少毛细血管的渗透性，从而抑制其引起的过敏反应。药理研究表明，以 5×10^{-8}g/ml 浓度的组胺刺激离体的回肠，分别用氯马斯汀和氯苯那敏对抗，其结果是，50%回肠收缩抑制率所需氯马斯汀的浓度为 2.2×10^{-10}g/ml，比氯苯那敏的拮抗作用约强 10 倍。另有试验，以豚鼠肺组织做变态反应模型，发现高剂量的氯马斯汀和 H_2 受体拮抗剂甲氰咪呱合用，对支气管痉挛有很强的抑制作用。文献报道，氯马斯汀不仅对嗜碱粒细胞和肺组织所释放的组胺有对抗作用，而且在高浓度时对细胞毒素也有一定的对抗作用，提示该药对过敏性疾病具有多方面的治疗作用。口服后吸收迅速，30 分钟内起效，约 4 小时达最高血药浓度，生物半衰期为 12 小时。药物在消化道黏膜吸收后，多分布于肝、肾、脾、肺等组织。主要由尿及粪便排泄，其 120 小时尿中排泄率约 45%，粪便中约 19%，已知的代谢物有葡萄糖醛酸复合物[1]。临床上主要用于过敏性鼻炎、荨麻疹、湿疹及其他过敏性皮肤病。亦可用于支气管哮喘。

除中国药典(2015)收载外，BP(2013)、USP(36)、JP(16)、Ph. Eur.(7.0)均有收载。

【制法概要】

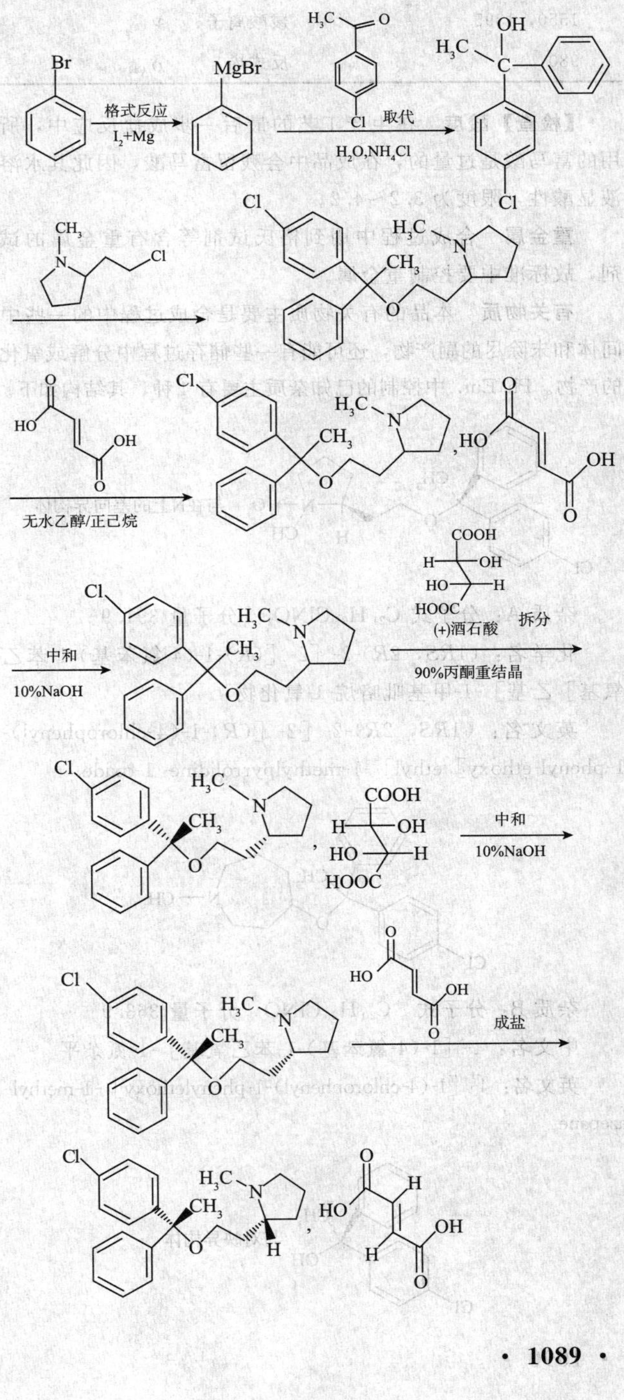

【性状】比旋度 由于氯马斯汀分子结构中含有两个手性碳原子，在制备过程中如果拆分不完全，容易引入异构体，导致比旋度下降。因此，比旋度是样品纯度的一个重要指标。BP(2013)、Ph. Eur.(7.0)、USP(36)、JP(16)等各国药典也均收载了比旋度，除JP(16)限度为+16°至18°外，其余限度均为+15°至+18°。

【鉴别】本品的红外光吸收图谱应与对照的图谱(光谱集514图)一致，主要特征吸收如下表。

特征谱带(cm^{-1})	归属	
3090，3060，3030	芳氢	$\nu_{\phi H}$
2700～2200	铵盐	$\nu_{\dot{N}H}$
1705	羧酸	$\nu_{C=O}$
1655	烯	$\nu_{C=C}$
1550，1395	羧酸离子	$\nu_{CO_2^-}$
980	反式烯	$\delta_{CH=CH}$

【检查】酸度 在生产工艺的最后一步成盐反应中，所用的富马酸是过量的，在成品中会残留富马酸，因此其水溶液显酸性，限度为3.2～4.2。

重金属 合成过程中用到格氏试剂等含有重金属的试剂，故标准中要控制重金属。

有关物质 本品的有关物质主要是合成过程中的一些中间体和未除尽的副产物，还可能有一些储存过程中分解或氧化的产物。Ph. Eur. 中控制的已知杂质主要有4种，其结构如下。

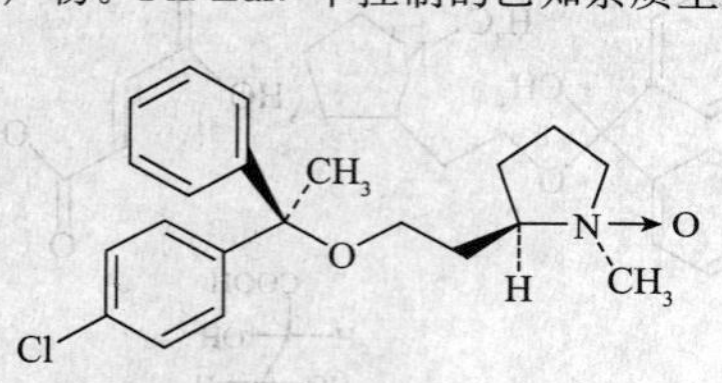

与在N上的差向异构体

杂质A：分子式 $C_{21}H_{26}ClNO_2$ 分子量 391.9

化学名：(1*RS*，2*R*)-2-[2-[(*R*)-1-(4-氯苯基)-1-苯乙氧基]乙基]-1-甲基吡咯烷-1-氧化物

英文名：(1*RS*，2*R*)-2-[2-[(*R*)-1-(4-chlorophenyl)-1-phenyl-ethoxy] ethyl] -1-methylpyrrolidine- 1-oxide

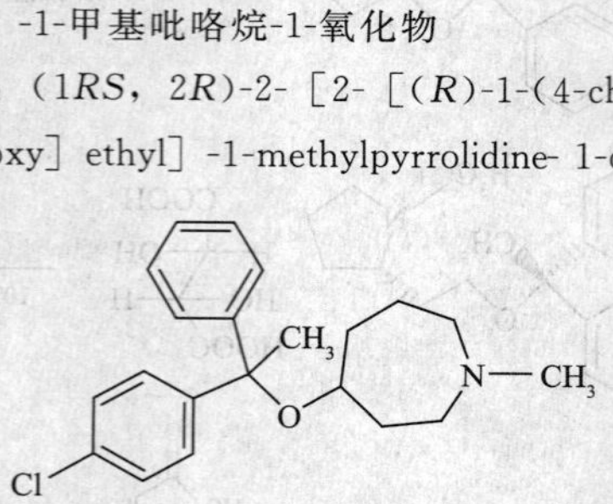

杂质B：分子式 $C_{20}H_{26}ClNO$ 分子量 363.9

中文名：4-[1-(4-氯苯基)-1-苯乙氧基]-1-氮杂平

英文名：4-[1-(4-chlorophenyl)-1-phenylethoxy] -1-methyl-azepane

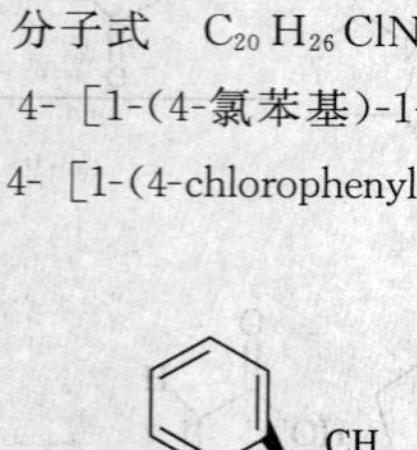

与对映异构体

杂质C：分子式 $C_{12}H_{13}ClO$ 分子量 208.7

中文名：(*RS*)-1-(4-氯苯基)-1-苯乙醇

英文名：(*RS*)-1-(4-chlorophenyl)-1-phenylethanol

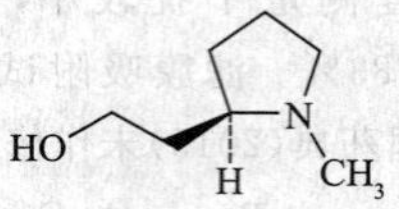

与对映异构体

杂质D：分子式 $C_7H_{15}NO$ 分子量 129.2

中文名：2-[(2*RS*)-1-甲基吡咯烷-2-基]乙醇

英文名：2-[(2*RS*)-1-methylpyrrolidin-2-yl] ethanol

中国药典(2015)、USP(36)、JP(16)均采用TLC法控制有关物质，BP(2013)除采用TLC法控制有关物质外，还采用HPLC法对已知杂质1-(4-氯苯基)-1-苯乙醇进行单独控制(限度为0.3%)。在限度控制上，中国药典(2015)和USP(36)均规定总杂质不得过1.0%，单个杂质不得过0.5%；BP(2013)规定单个杂质不得过0.3%，大于0.1%杂质不得超过4个；JP(16)规定总杂质不得过0.4%，单个杂质不得过0.2%。

【含量测定】本品结构中含有叔胺结构单元，能与高氯酸反应。故中国药典(2015)采用高氯酸非水滴定法，以电位法指示终点。BP(2013)、JP(16)和USP(36)亦采用此方法。

【制剂】(1)富马酸氯马斯汀干混悬剂(Clemastine Fumarate for Suspension)

除中国药典(2015)收载外，国外药典未收载。

(2)富马酸氯马斯汀片(Clemastine Fumarate Tablets)

除中国药典(2015)收载外，BP(2013)和USP(36)亦有收载。

含量均匀度 中国药典(2015)和BP(2013)均采用HPLC法。而USP(36)则采用酸性染料比色法。

溶出度 中国药典(2015)和USP(36)测定均采用甲基橙显色后，三氯甲烷提取，于420nm波长处测定吸光度。

反应原理：在一定pH值介质中，富马酸氯马斯汀可与酸性染料甲基橙定量地结合成有色离子对，用有机溶剂提取后进行比色。

BP(2013)未控制溶出度。

含量测定 中国药典(2015)、USP(36)和BP(2013)均采用HPLC法，USP(36)采用C8色谱柱，流动相：甲醇-磷酸盐缓冲液(83∶17)，检测波长：220nm，而中国药典(2015)和BP(2013)则采用C18色谱柱。

中国药典(2015)方法的精密度良好(RSD<0.2%，n=6)。

有关物质 USP(36)未控制有关物质，BP(2013)采用TLC法控制有关物质。中国药典(2015)采用含量测定项下的HPLC色谱条件增订有关物质检查。

参考文献

[1] 陈新谦，金有豫．新编药物学[M]．14版．北京：人民卫生出版社，2001，412.

撰写 徐玉文 徐志洲 山东省食品药品检验研究院
复核 王 杰 山东省食品药品检验研究院

富马酸酮替芬

Ketotifen Fumarate

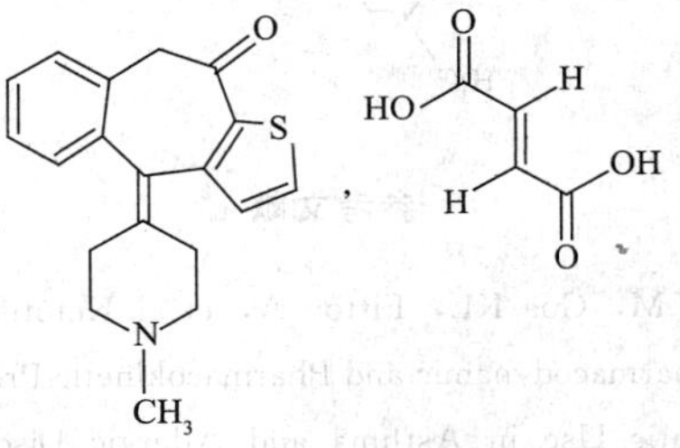

$C_{19}H_{19}NOS \cdot C_4H_4O_4$　425.50

化学名： 4,9-二氢-4-(1-甲基-4-亚哌啶基)-10*H*-苯并[4,5]环庚[1,2-*b*]噻吩-10-酮反丁烯二酸盐

4-(1-methylpiperidin-4-ylidene)-4,9-dihydro-10*H*-benzo[4,5]cyclohepta[1,2-*b*]thiophen-10-one hydrogen(*E*)-butenedioate

英文名： Ketotifen Fumarate

CAS 号： [34580-14-8]

本品为抗组胺药物。其机制为抑制肥大细胞和嗜碱性粒细胞释放组胺、慢反应物质等反应介质，也能抑制血中嗜酸性粒细胞释放组胺、慢反应物质等反应介质，产生抗过敏作用；同时对 H_1 受体具有拮抗作用，对 H_2 受体亦具有一定的拮抗作用。

据文献报道[1]，酮替芬口服后，经胃肠道可迅速完全吸收，2～4 小时达峰浓度。酮替芬在体内的主要代谢物为酮替芬-*N*-葡萄糖醛酸苷和 *N*-去甲基酮替芬。48 小时内约有服用剂量的 60%～70% 由尿液排泄出体外，其中约 50% 为代谢物酮替芬-*N*-葡萄糖醛酸苷，约 10% 为代谢物 *N*-去甲基酮替芬，只有 1% 以原型排出。

我国于 20 世纪 80 年代开始生产。

本品除中国药典（2015）收载外，BP(2013)、Ph. Eur.(7.0)、JP(16)亦有收载。

【制法概要】 本品用 10-甲氧基-4*H* 苯并［4,5］环庚三烯并［1,2-*b*］噻吩-4-酮作为原料，经过加成、脱水、成盐等反应制得。

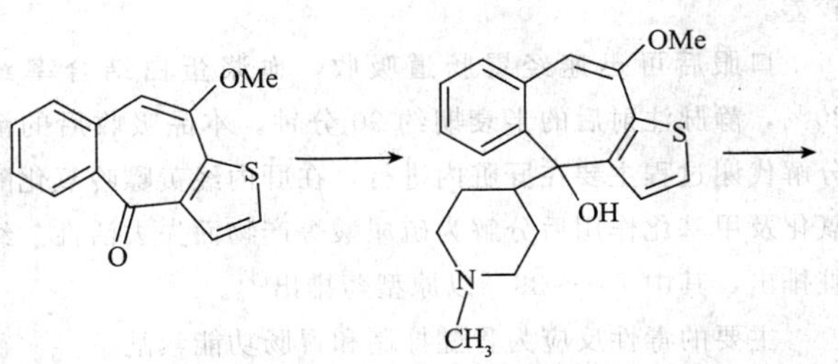

10-甲氧基-4*H*-苯并[4,5]环庚三烯并[1,2-*b*]噻吩-4-酮（起始原料）　　10-甲氧基-4-(1-甲基-4-哌啶基)-4*H*-苯并[4,5]环庚三烯[1,2-*b*]噻吩-4-醇（杂质 I）

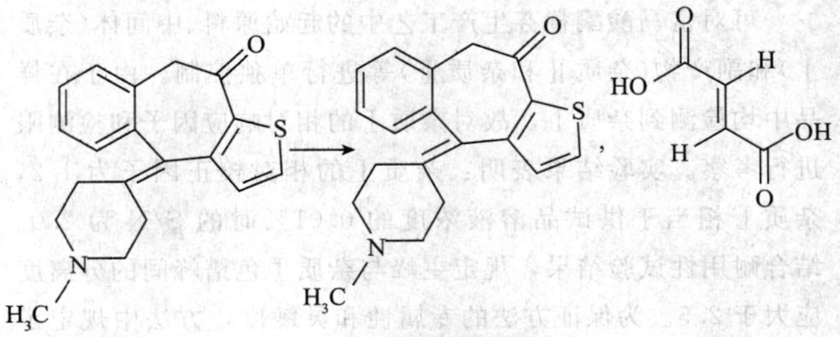

酮替芬　　富马酸酮替芬

【鉴别】（1）本品在硫酸作用下显橙黄色，加水后，橙黄色消失。

（2）本品的结构中含有羰基，与二硝基苯肼反应生成二硝基苯腙的红色絮状沉淀。

（3）本品的结构中含有碳碳双键，在碱性条件下，高锰酸钾被还原为二氧化锰，故红色褪去，生成棕色沉淀。

（4）本品的水溶液（10μg/ml）在 301nm 的波长处有最大吸收（图 1）。

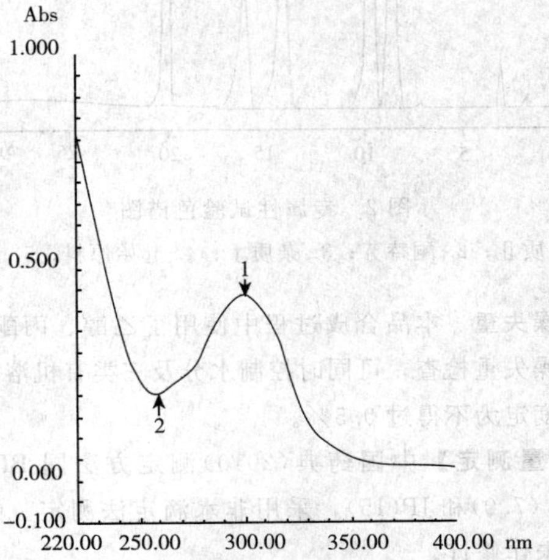

图 1　富马酸酮替芬紫外光谱图

（5）本品的红外光吸收图谱应与对照的图谱（光谱集 515 图）一致，主要特征如下。

特征谱带(cm^{-1})	归属	
3100，3080，3012	芳氢	ν_{C-H}
2700～2300	铵盐	$\nu_{\overset{+}{N}H}$
1720	环酮	$\nu_{C=O}$
1652，1400	羧酸离子	$\nu_{CO_2^-}$
760	邻取代苯	γ_{4H}

【检查】有关物质　中国药典(2005)采用 TLC 法检查有关物质，中国药典(2010)参照 Ph. Eur. (7.0)或 BP(2010)采用高效液相色谱法测定。

可对富马酸酮替芬生产工艺中的起始原料、中间体（杂质Ⅰ）和副产物（杂质Ⅱ和杂质Ⅲ）等进行单独控制。由于在样品中均检测到杂质Ⅰ，故对杂质Ⅰ的相对响应因子和检测限进行考察。实验结果表明：杂质Ⅰ的相对校正因子为1.2，杂质Ⅰ相当于供试品溶液浓度的0.01%时的S/N为2.0。结合耐用性试验结果，规定主峰与杂质Ⅰ色谱峰间的分离度应大于2.5。为保证方法的专属性和灵敏度，方法中规定了系统适用性的要求，经方法学验证，采用自身对照法可以有效检测有关物质。对单个杂质和杂质总量进行了控制，限度分别为不得过0.2%和0.5%。本品有关物质限度控制与BP（2010）、Ph. Eur.（7.0）一致。有关物质专属性典型色谱图见图2。中国药典（2015）未修订。

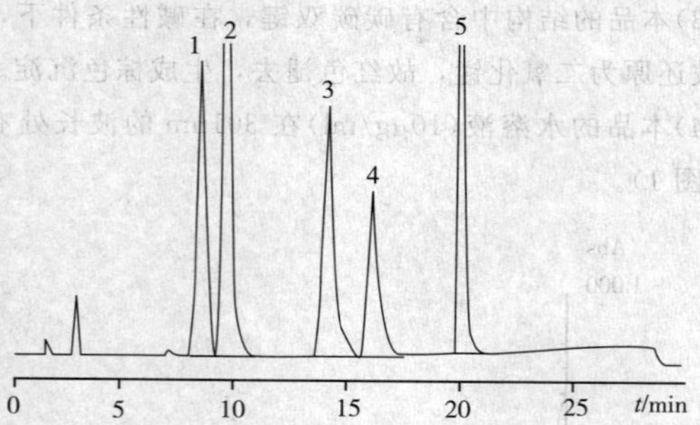

图2　专属性试验色谱图

1. 杂质Ⅱ；2. 酮替芬；3. 杂质Ⅰ；4. 起始原料；5. 杂质Ⅲ

干燥失重　本品合成过程中使用了乙醇、丙酮等溶剂，进行干燥失重检查，可同时控制水分及三类有机溶剂残留情况，限度定为不得过0.5%。

【含量测定】 中国药典（2010）测定方法同BP（2010）、Ph. Eur.（7.0）和JP（15），采用非水滴定法测定。中国药典（2015）未作修订。

【制剂】 中国药典（2015）收载了富马酸酮替芬口服溶液、富马酸酮替芬片、富马酸酮替芬胶囊、富马酸酮替芬滴眼液和富马酸酮替芬滴鼻液等制剂，国外药典均未收载相关制剂。

（1）富马酸酮替芬片

基于溶出度测定方法的合理性（转速偏高），有必要作进一步研究。

（2）富马酸酮替芬胶囊

基于溶出度测定方法的合理性（转速偏高），有必要作进一步研究。

附杂质结构：

杂质Ⅱ：

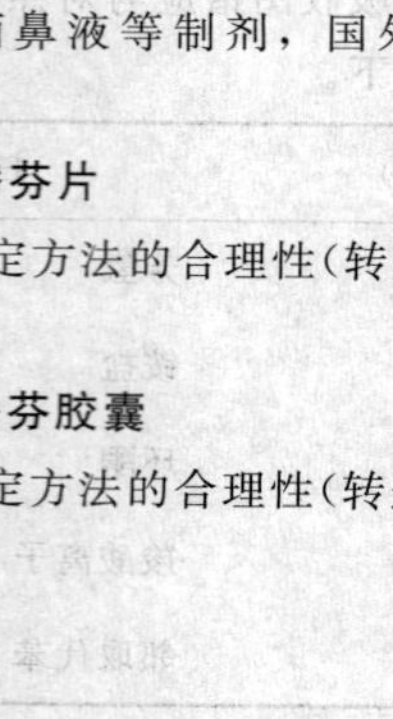

杂质Ⅲ：

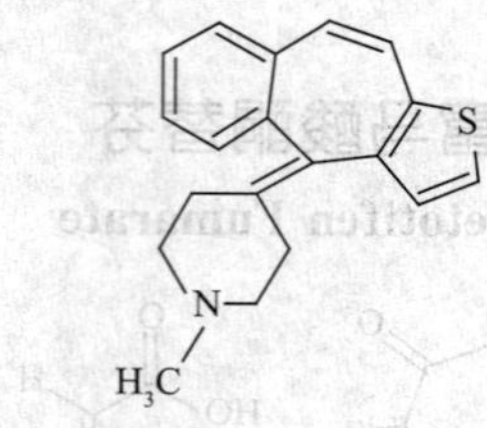

参考文献

[1] Grant S M, Goa KL, Fitton A, et al. Ketotifen. A Review of its Pharmacodynamic and Pharmacokinetic Properties, and therapeutic Use in Asthma and Allergic Disorders [J]. Drugs, 1990, 40(3): 412-448.

撰写　楼永军　李会林　殷国真　浙江省食品药品检验研究院
复核　陶巧凤　浙江省药品化妆品审评中心

巯嘌呤

Mercaptopurine

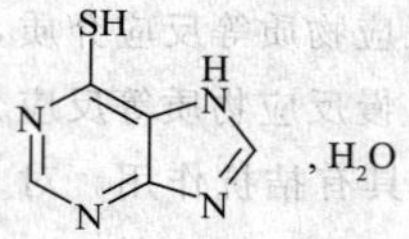

$C_5H_4N_4S \cdot H_2O$　170.19

化学名：6-嘌呤巯醇一水合物

6-mercaptopurine monohydrate

英文名：6-Mercaptopurine(INN)；Prine-6-thiol；6MP

CAS号：[6112-76-1]

本品系嘌呤类抗代谢型抗肿瘤药。属于抑制嘌呤合成途径的细胞周期特异性药物。其化学结构与次黄嘌呤相似，因而能竞争性地抑制次黄嘌呤的转变过程。进入体内后，在细胞内必须由磷酸核糖转移酶转为6-巯基嘌呤核糖核苷酸后，方具有活性。临床适用于绒毛膜上皮癌、恶性葡萄胎、急性淋巴细胞白血病及急性非淋巴细胞白血病、慢性粒细胞白血病的急变期。对儿童急性白血病的缓解作用较好，成人较差。

口服后可迅速经胃肠道吸收，血浆蛋白结合率约为20%，静脉注射后的半衰期约90分钟。本品吸收后的活化分解代谢过程主要在肝脏内进行，在肝内经黄嘌呤氧化酶等氧化及甲基化作用后分解为硫尿酸等产物而失去活性。经肾脏排出，其中7%～39%以原型药排出[1]。

主要的毒性反应为骨髓抑制和胃肠功能紊乱。

本品由Elion等于1952年首先合成。1953年，6-巯嘌呤通过了美国食品药品管理局批准上市。国内于1961年开始生产。除中国药典（2015）收载外，BP（2013）、Ph. Eur.（7.0）、USP（36）、JP（16）均有收载。

【制法概要】

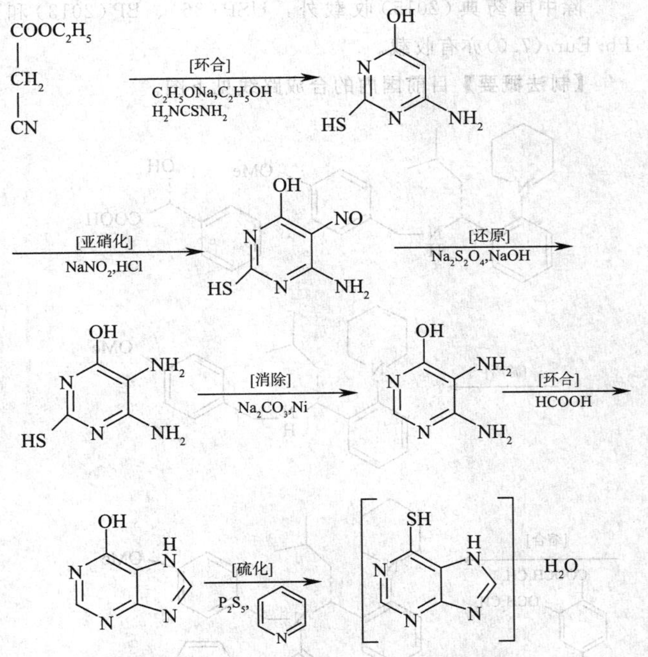

【鉴别】(1)本品加乙醇溶解后，与醋酸铅的乙醇溶液反应，生成巯嘌呤铅黄色沉淀[2]。

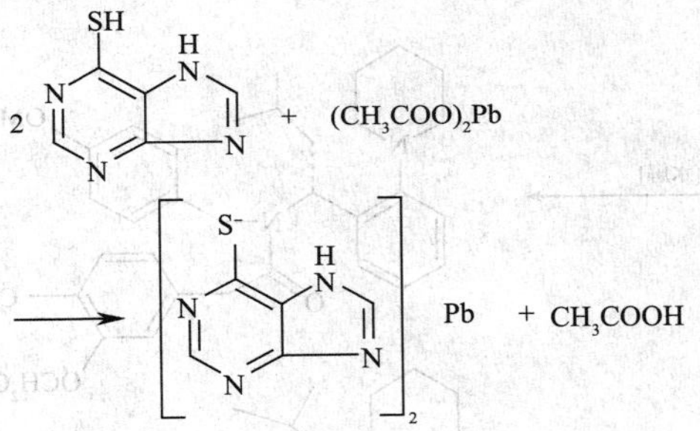

(2)为巯基的呈色反应。巯嘌呤分子上的巯基(—SH)与强氧化剂硝酸作用，被氧化成6-嘌呤亚磺酸，进一步氧化成为6-嘌呤磺酸显黄色，再与氢氧化钠试液反应，生成6-嘌呤磺酸钠呈黄棕色。

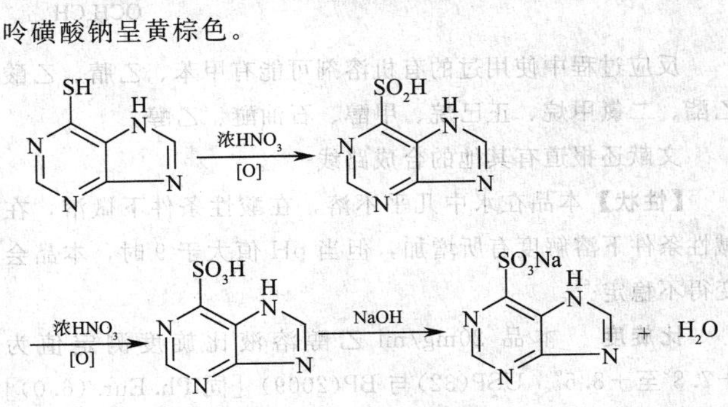

(3)巯嘌呤分子上的巯基(—SH)与 NH_3 反应，生成铵盐，溶解度增大，再与硝酸银试液反应，生成溶解度较小的巯嘌呤银白色絮状沉淀，在热硝酸中不溶。

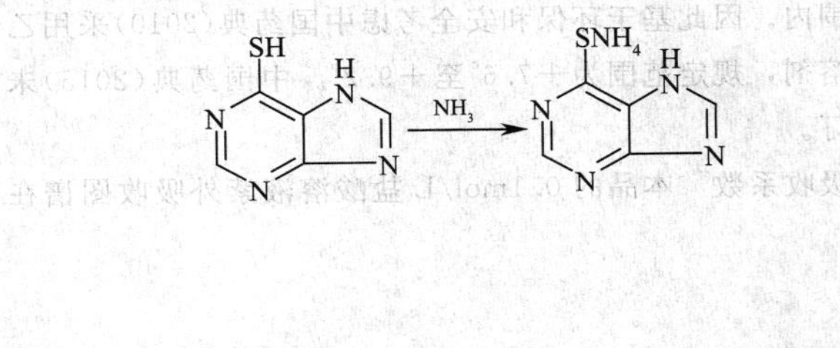

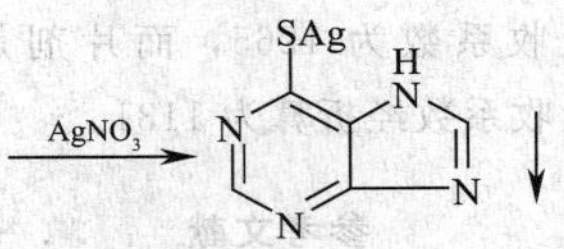

(4)本品的红外光吸收图谱显示的主要特征吸收如下(光谱集516图)。

特征谱带(cm^{-1})	归属
3200～2500	芳胺 ν_{N-H}
3080	芳环 ν_{C-H}
1610，1570，1530	芳环 $\nu_{C=C,C=N}$

【检查】有文献报道[3]，巯嘌呤在0.1mol/L氢氧化钠溶液中回流6天，主要降解产物为4-氨基咪唑-5-硫代甲酰胺与4-氨基-5-氰基咪唑。在0.1mol/L盐酸溶液中回流4天或以水配成混悬液7天，主要降解产物为4-氨基咪唑-5-硫代甲酰胺。当巯嘌呤以0.1mol/L氢氧化钠溶液或水配成混悬液时，用中压汞灯照射72小时，其降解产物为6-羟基嘌呤(次黄嘌呤)。

6-羟基嘌呤 6-羟基嘌呤是合成巯嘌呤的中间体。残存的6-羟基嘌呤会影响成品的真实含量。中国药典(2010)采用紫外-可见分光光度法，分别在255nm与325nm波长处测定吸光度，比值不得过0.06(≤4%)。在pH1的酸溶液中，6-羟基嘌呤的最大吸收波长为255nm，而主成分6-巯基嘌呤的最大吸收波长为325nm，通过两个吸收波长的比值规定可以控制杂质的含量。Ph. Eur.(6.0)与JP(15)均采用薄层色谱法检查，取6-羟基嘌呤对照品配制成占主成分浓度一定比例的对照品溶液测定，前者的展开剂为浓氨-水-丙酮(3∶7∶90)，后者为甲醇-三氯甲烷-甲酸丁酯-氨溶液(8∶6∶4∶1)。限度分别为2%与1%。中国药典(2015)未作修订。

水分 本品含1分子结晶水，理论含水量为10.58%。中国药典(2005)采用干燥失重的方法测定，干燥温度较高：140℃，减失重量不得过11.0%。Ph. Eur.(6.0)、USP(32)与JP(15)均采用卡尔费休法测定水分，限度分别为10.0%～12.0%、不得过12.0%与10.0%～12.0%。中国药典(2010)也修订为水分测定。中国药典(2015)维持不变。

磷 由于生产工艺中最后一步合成用到了五硫化二磷，USP(32)与JP(15)均规定了磷检测项，限度均为0.01%。加入钼酸铵试液与氨基萘酚磺酸试液显色，在750nm测定吸光度与标准磷溶液比较计算。

【含量测定】中国药典(2010)采用紫外-可见分光光度法，在325nm波长处测定吸收度值，以吸收系数($E_{1cm}^{1\%}$)为1265计算含量。Ph. Eur.(6.0)、USP(32)与JP(15)均采用非水滴定法，以二甲基甲酰胺溶解，USP(32)用甲醇钠液(0.1mol/L)滴定，百里酚蓝指示液指示终点；Ph. Eur.(6.0)与JP(15)均用氢氧化四丁基铵滴定液滴定，电位指示终点。中国药典(2015)未作修订。

【制剂】巯嘌呤片(**Mercaptopurine Tablets**)

含量测定亦采用紫外-可见分光光度法。原料药

$(C_5H_4N_4S)$的吸收系数为 1265，而片剂是以 $C_5H_4N_4S \cdot H_2O$ 计算，故吸收系数经折算为 1131。

参考文献

[1] 国家药典委员会．中华人民共和国药典临床用药须知·化学药和生物制品卷［M］．2005 年版．北京：人民卫生出版社，2005．

[2] 洪盈．有机化学［M］．北京：人民卫生出版社，1985：203．

[3] Klaus Florey. Analytical Profiles of Drug Substances［M］. Vol. 7. New York：Academic Press，1978，343-355．

撰写　王秀琴　西安市食品药品检验所

陆　丹　上海市食品药品检验所

复核　杨永健　上海市食品药品检验所

瑞格列奈

Repaglinide

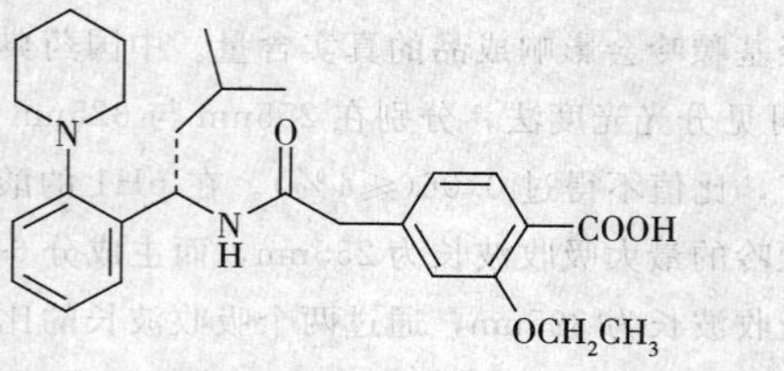

$C_{27}H_{36}N_2O_4$　452.59

化学名：(*S*)-2-乙氧基-4-[2-[[甲基-1-[2-(1-哌啶基)苯基]丁基]氨基]-2-氧代乙基]苯甲酸

2-ethoxy-4-[2-[[(1*S*)-3-methyl-1-[2-(piperidinyl) phenyl]butyl]amino]-2-oxoethyl]benzoic acid

英文名：Repaglinide(INN)

CAS 号：[135062-02-1]

瑞格列奈(Repaglinide)为非磺酰脲类结构的胰岛素分泌促进剂，能与胰岛 β 细胞膜处 ATP 依赖的钾离子通道上的 36kDa 蛋白特异性结合，使钾通道关闭，β 细胞去极化，钙通道开放，钙离子内流，促进胰岛素分泌[1]。常用于饮食控制及运动锻炼不能有效控制高血糖的Ⅱ型糖尿病(非胰岛素依赖性)患者。

本品空腹或进食时服用均吸收良好，30～60 分钟后达血药浓度峰值，血浆 $t_{1/2}$ 约 1 小时。本品在多次给药的情况下，单次口服 0.5 小时后健康人体血药浓度为 16.84～36.65ng/ml[2]；本品在轻中度肾损伤与肾功能正常的 2 型糖尿病患者体内的药代动力学参数无显著差异[3]，多次给药后本品在肾功能严重衰竭的患者体内半衰期延长。本品在肝脏内由 CYP3A4 酶系快速代谢为非活性物，大部分随胆汁清除，肝功能损害者血浆药物浓度升高。本品主要通过粪便排泄，通过肾脏排泄量约为 8%。本品 LD_{50} ＞1g/kg(大鼠，口服)。

本品由 W. Grell 等人于 1993 年制得。国内于 2000 年开始生产。

除中国药典（2015）收载外，USP（36）、BP（2013）和 Ph. Eur.（7.0）亦有收载。

【制法概要】目前国内的合成路线见下图。

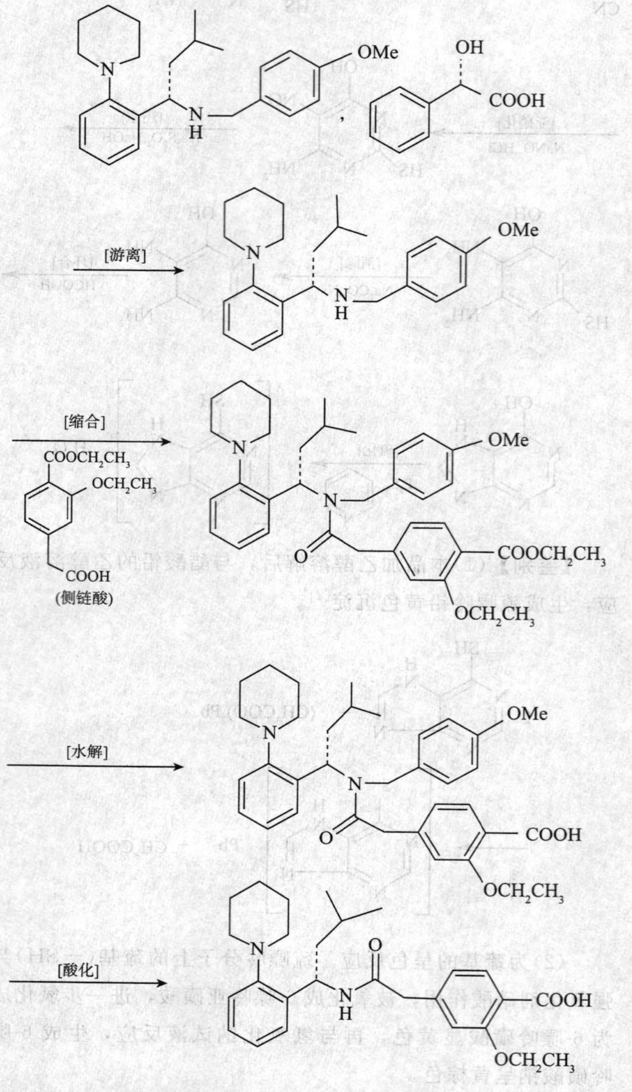

反应过程中使用过的有机溶剂可能有甲苯、乙腈、乙酸乙酯、二氯甲烷、正己烷、甲醇、石油醚、乙醇。

文献还报道有其他的合成路线[4,5]。

【性状】本品在水中几乎不溶，在酸性条件下微溶，在碱性条件下溶解度有所增加，但当 pH 值大于 9 时，本品会变得不稳定[6]。

比旋度　本品 20mg/ml 乙醇溶液比旋度测定值为＋7.8°至＋8.5°。USP(32)与 BP(2009)［同 Ph. Eur.（6.0)］规定比旋度在甲醇溶剂中测定，样品浓度为50mg/ml，范围分别规定为＋6.3°至＋7.3°与＋6.3°至＋7.7°。国产样品按 USP(32)方法测定，实测值为＋6.3°至＋6.6°，都在标准规定范围内。因此基于环保和安全考虑中国药典(2010)采用乙醇做溶剂，规定范围为＋7.6°至＋9.2°。中国药典(2015)未作修订。

吸收系数　本品的 0.1mol/L 盐酸溶液紫外吸收图谱在

243nm 与 298nm 波长处有最大吸收(图 1)。在 243nm 波长处的吸收系数($E_{1cm}^{1\%}$)为 223～225。

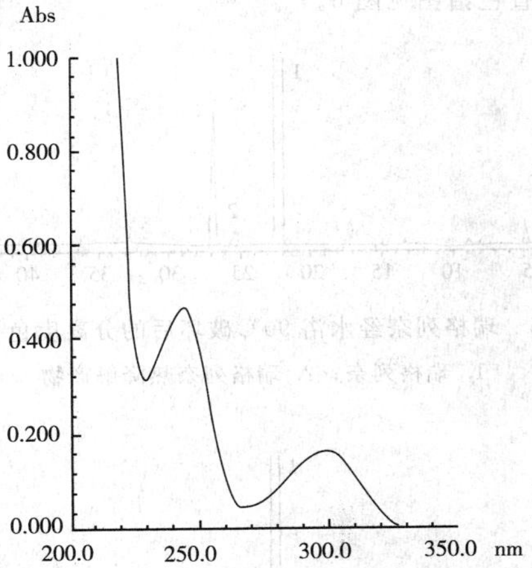

图 1　瑞格列奈紫外吸收图谱(0.1mol/L 盐酸溶液)

本品从乙醇-水(2∶1)中结晶出的成品熔点为 126～128℃，从中和了的水中结晶出的成品熔点为 130～131℃。USP(32)收载本品熔点约为 132～136℃。BP(2009)[同 Ph. Eur.(6.0)]载明本品具多晶型，未收载熔点。

欧洲专利(WO2004/018442 A1)[7]公开了四种晶型，分别为晶型Ⅰ、晶型Ⅱ、晶型Ⅲ和无定型态，晶型Ⅰ和晶型Ⅱ的熔点分别为 130～131℃和 99～101℃，晶型Ⅲ的 DSC 吸收峰值为 80℃。欧洲专利(WO2005/021524 A1)[8]公开的无定型态的红外图谱见图 2，无定型态的 DSC 吸收峰值为 52.98℃。

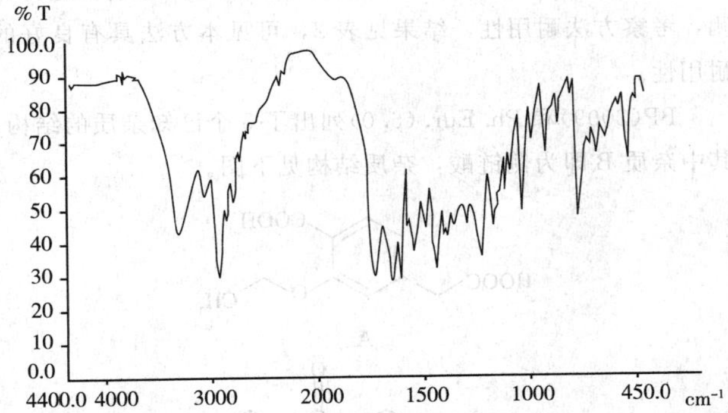

图 2　瑞格列奈无定型态红外光吸收图谱

【鉴别】(1)本品与丙二酸、醋酐的颜色反应为叔胺基团的鉴别反应。

(3)中国药典红外光谱集收载的本品红外对照图谱(1068 图)为晶型Ⅰ的红外图谱，主要特征吸收如下。

表 1　瑞格列奈红外光谱图特征吸收

特征谱带(cm^{-1})	归属	
3307	酰胺	ν_{N-H}
3080，3050，3020	芳氢	ν_{C-H}
3100～2500	羧基	ν_{O-H}
1687	羧基	$\nu_{C=O}$
1640	酰胺(Ⅰ)	$\nu_{C=O}$

续表

特征谱带(cm^{-1})	归属	
1607，1501，1495，	苯环	$\nu_{C=C}$
1568	酰胺(Ⅱ)	δ_{NH}
1217，1040	芳香醚	ν_{C-O-C}
760	取代苯	γ_{4H}

有文献报道[9]本品的红外光谱图与中国药典红外光谱集收载的对照图谱不一致，可能为不同晶型。BP(2009)规定若样品的红外光吸收图谱与对照品不一致，则将样品与对照品同时用无水乙醇重结晶后再予以测定。

【检查】有关物质　中国药典(2010)采用液相色谱法进行有关物质的检测。中国药典(2015)未作修订。

经实验，此色谱条件可以将制备线路中的起始原料 1{(*S*)-*N*-(4-甲氧基苄基)-3-甲基-1-[2-(1-哌啶基)苯基]丁基-1-胺-L-扁桃酸盐}、起始原料 2(侧链酸)、中间体(Ⅰ)、中间体(Ⅱ)和中间体(Ⅲ)与瑞格列奈很好地分离，分离度试验色谱图见图 3，使用的色谱柱为菲罗门 Luna C18(4.6mm×250mm，5μm)。

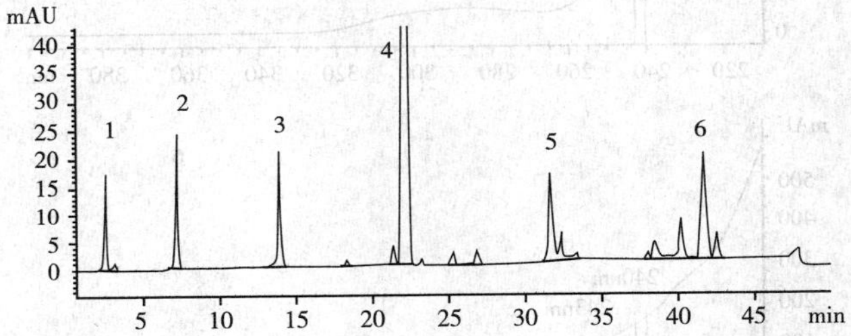

图 3　瑞格列奈的合成起始原料、中间体与主峰的分离度色谱图

1. 中间体Ⅰ；2. 侧链酸；3. 起始原料 1；4. 瑞格列奈；5. 中间体Ⅲ；6. 中间体Ⅱ

瑞格列奈与制备线路中的起始原料 1、起始原料 2、中间体(Ⅰ、Ⅱ、Ⅲ)在流动相中的光谱图见图 4，中国药典(2010)选用 240nm 检测有关物质。

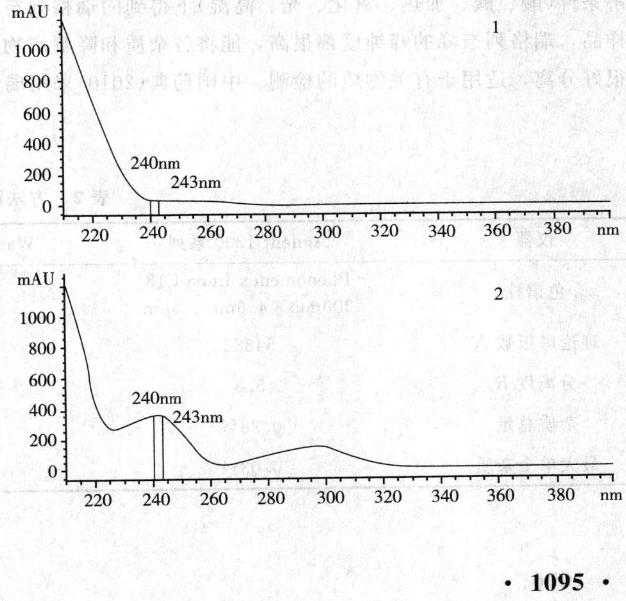

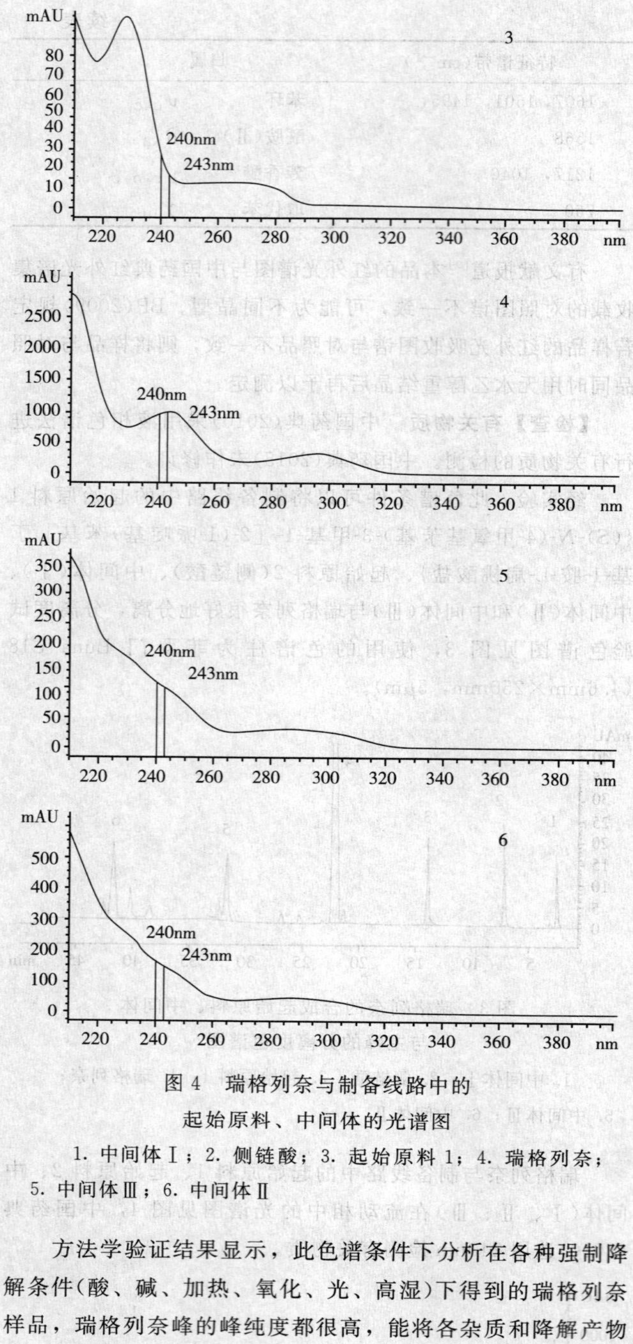

图 4　瑞格列奈与制备线路中的起始原料、中间体的光谱图

1. 中间体Ⅰ；2. 侧链酸；3. 起始原料 1；4. 瑞格列奈；5. 中间体Ⅲ；6. 中间体Ⅱ

方法学验证结果显示，此色谱条件下分析在各种强制降解条件(酸、碱、加热、氧化、光、高湿)下得到的瑞格列奈样品，瑞格列奈峰的峰纯度都很高，能将各杂质和降解产物很好分离，适用于有关物质的检测。中国药典(2010)采用瑞格列奈经水浴 90℃破坏 24 小时后的样品作为系统适用性试验溶液作分离度测定用，其色谱图见图 5。瑞格列奈样品有关物质检查色谱图见图 6。

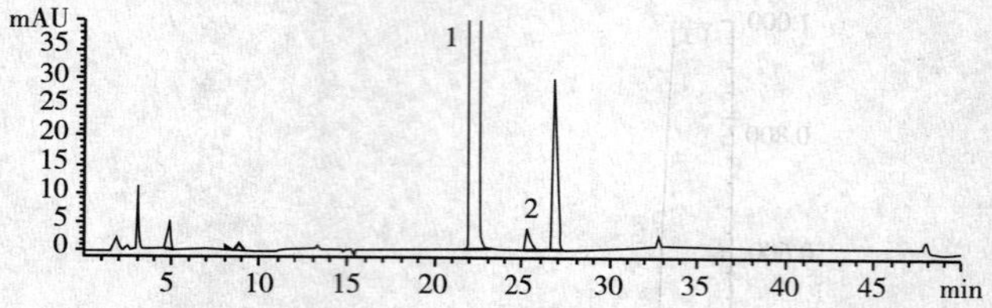

图 5　瑞格列奈经水浴 90℃破坏后的分离度色谱图

1. 瑞格列奈；2. 瑞格列奈热降解产物

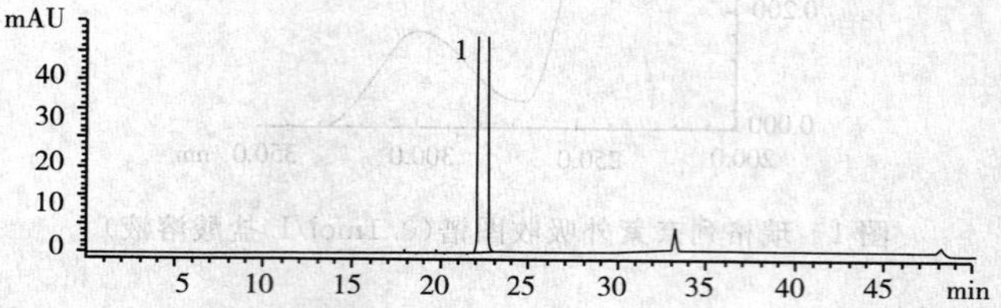

图 6　瑞格列奈样品有关物质检查色谱图

1. 瑞格列奈

在本实验条件下，检测限为 0.4ng，定量限为 0.8ng，测定时供试品溶液 1mg/ml、对照溶液 0.005 mg/ml、限度单个杂质 0.1%(0.001mg/ml)，各进样 20μl，即：检测的样品量为 20μg，0.1%对照限度的量为 0.02μg，是检测限的 50 倍，符合检测灵敏度要求。对供试品溶液的稳定性进行考察的结果显示其在 24 小时内稳定。

取样品由不同人员在不同仪器上，用不同色谱柱进行检测，考察方法耐用性，结果见表 2，可见本方法具有良好的耐用性。

BP(2009)和 Ph. Eur. (6.0)列出了 5 个已知杂质的结构，其中杂质 B 即为侧链酸，杂质结构见下图。

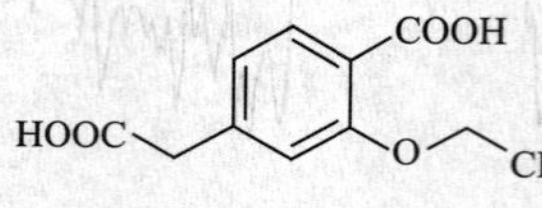

A

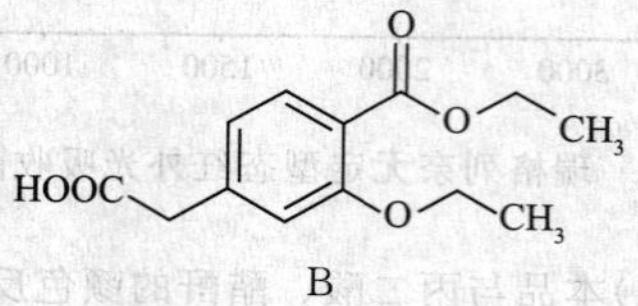

B

表 2　方法耐用性考察结果

仪器	Agilent 1200 系列	Waters 2695 分离单元与 2487 检测器	Agilent 1200 系列
色谱柱	Phenomenex Luna C18 200mm×4.6mm，5μm	Dikma Diamonsil C18 200mm×4.6mm，5μm	Waters Xterra MS C18 150mm×3.9mm，5μm
理论塔板数 N	54382	33752	25726
分离度 R	5.8	4.3	8.5
杂质总量	0.28%	0.30%	0.27%
最大单个杂质	0.03%	0.04%	0.05%

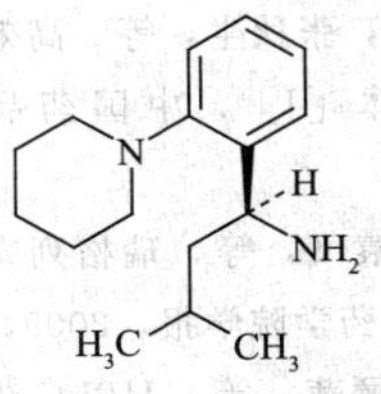

C

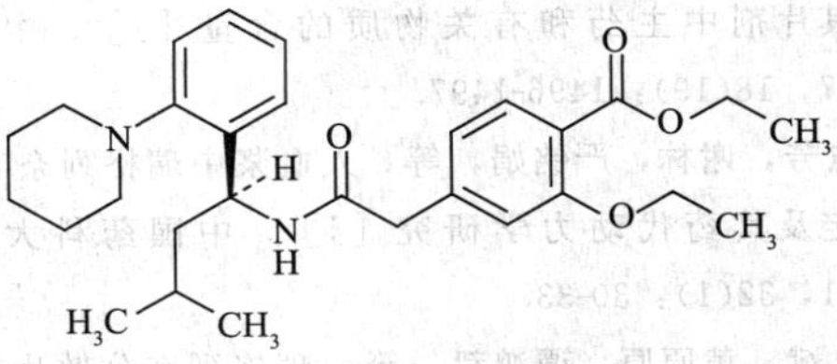

D

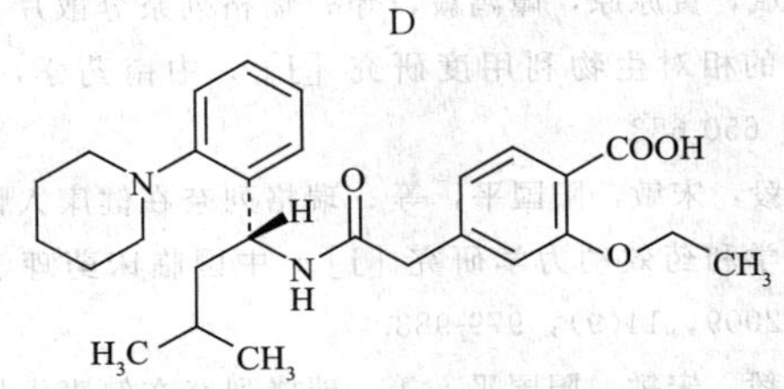

E

A：4-(carboxymethyl)-2-ethoxybenzoic acid

B：[3-ethoxy-4-(ethoxycarbonyl)phenyl]acetic acid

C：(1S)-3-methyl-1-[2-(piperidin-1-yl) phenyl] butan-1-amine

D：ethyl 2-ethoxy-4-[2-[[(1S)-3-methyl-1-[2-(piperidin-1-yl)phenyl]butyl]amino]-2-oxoethyl] benzoate

E：2-ethoxy-4-[2-[[(1R)-3-methyl-1-[2-(piperidin-1-yl)phenyl]butyl]amino]-2-oxoethyl]benzoic acid

USP(32)列出了 3 个已知杂质的名称，其中杂质 B 同 BP 杂质 B(侧链酸)，其余两个杂质结构见下图。

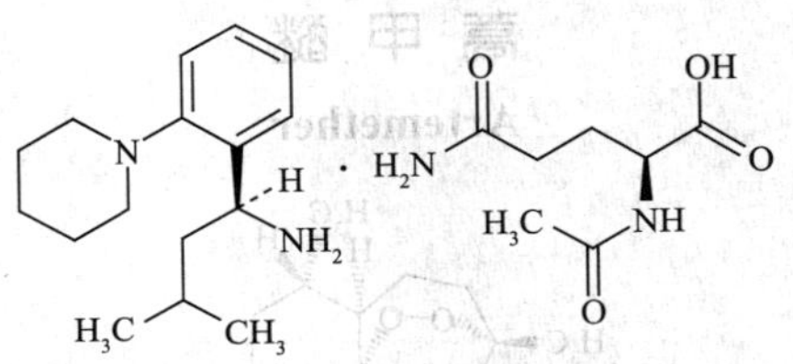

A. (S)-3-methyl-1-[2-(1-piperidinyl) phenyl] butylamine, N-acetyl-L-glutamate salt

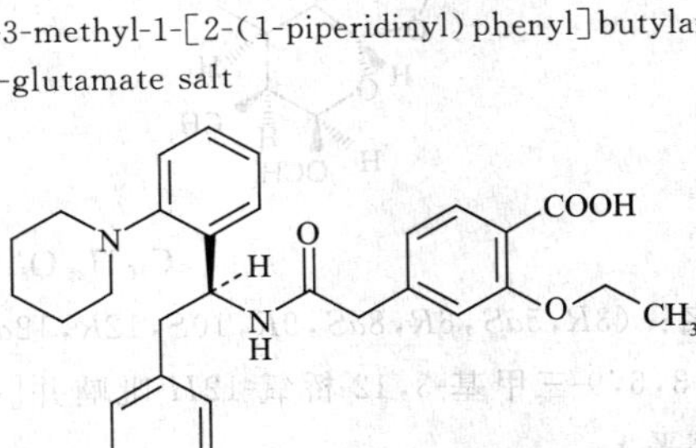

C. (S)-2- ethoxy-4-[2-[[2-phenyl-1-[2-(1-piperidinyl) phenyl]ethyl]amino]-2-oxoethyl]benzoic acid

左旋异构体　即 R-异构体。瑞格列奈结构中含有一个手性碳原子，活性具有立体选择性，S(+)构型体的活性是 R(−)构型体的 100 倍[10]，因此需控制瑞格列奈中 R-异构体的含量。

方法学验证实验结果显示该方法左、右旋异构体检测限均为 0.3ng(比文献[9]所载检测限均为 0.1ng 略高)，定量限为 0.6ng，所以供试品溶液 0.2mg/ml、对照溶液(限度 1.0%)0.002mg/ml 各进样 20μl，即检测的样品量为 4μg，1.0 %对照限度的量为 0.04μg，是检测限的 133 倍，符合检测灵敏度要求。瑞格列奈消旋体分离度的色谱图见图 7。

对于瑞格列奈对映体的拆分，文献报道[11]使用 Kromasil TBB 柱，流动相为正乙烷-异丙醇-冰醋酸，流速 0.5ml/min，能将两个对映体分离，出峰顺序为瑞格列奈、左旋异构体，保留时间分别约 32 分钟和 34 分钟，分离度为 1.8。

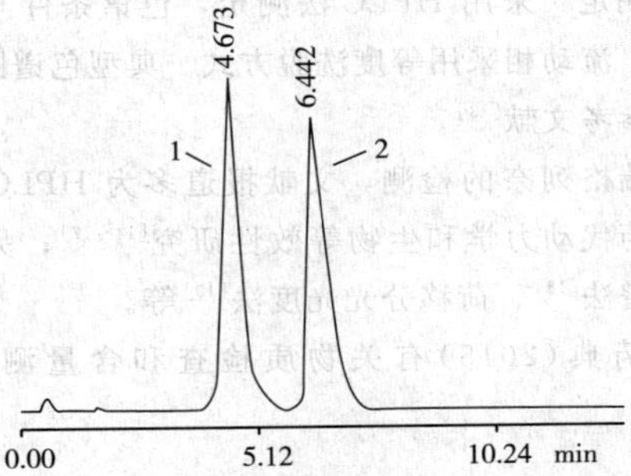

图 7　瑞格列奈消旋体色谱图

1. 瑞格列奈；2. R-异构体

干燥失重　经实验考察，本品以五氧化二磷为干燥剂，在 80℃减压干燥至恒重与在 105℃干燥至恒重减失重量结果一致，因此中国药典(2010)采用在 105℃干燥至恒重测定本品的干燥失重，限度规定为不得过 0.5%。USP(32)采用热分析法，规定从 30℃升到 200℃减失重量不得过 0.7%。中国药典(2015)未作修订。

【含量测定】采用非水溶液滴定法。本品分子具有弱碱性，易溶于冰醋酸，可以用高氯酸液滴定，以结晶紫为指示剂。经用电位法进行对照，同时加指示剂观察颜色变化，其终点为紫色变为蓝色。

【制剂】瑞格列奈片(Chlordiazepoxide Tablets)

本品为中国药典(2010)新增品种。

有关物质　中国药典(2010)采用 HPLC 法检测，色谱条件同原料药有关物质检查项下。本品每片主药量很小，因此辅料的量较大，辅料种类也较多，包括磷酸氢钙、微晶纤维素、羧甲淀粉钠、葡甲胺、聚维酮 K30、硬脂酸镁、微粉硅胶等。这些辅料对有关物质的测定没有干扰。见图 8。

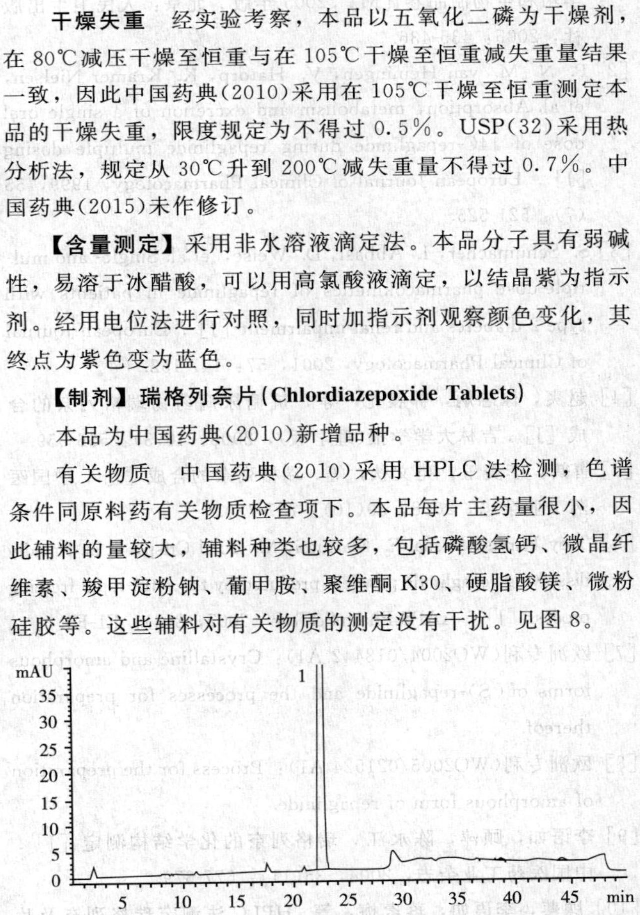

图 8　瑞格列奈片有关物质检查色谱图

1. 瑞格列奈

由于瑞格列奈在水中溶解性很差，可以利用制剂工艺提高瑞格列奈溶解性从而提高其生物利用度。文献报道[6]运用极度快速冷冻(ultra-rapid freezing)技术将瑞格列奈制成可迅速溶解于水的粉末，由于加入了表面活性剂，碱性试剂的加入并未使瑞格列奈的有关物质增多，制剂的稳定性良好。

国内也有文献报道[12]通过片剂处方的筛选提高瑞格列奈片的溶出度，采用交联羧甲基纤维素钠、微晶纤维素以及聚维酮K30等辅料，制得的片剂溶出度在10分钟时已超过90%。

含量测定　采用HPLC法测定，色谱条件与有关物质检查不同，流动相采用等度洗脱方式。典型色谱图及方法学参数可见参考文献[13]。

对于瑞格列奈的检测，文献报道多为HPLC法，主要是应用于药代动力学和生物等效性研究[14~17]；另外还有线性扫描极谱法[18]、荷移分光光度法[19]等。

中国药典(2015)有关物质检查和含量测定均未作修订。

参考文献

[1] 国家药典委员会．中华人民共和国药典临床用药须知·化学药和生物制品卷［M］．2005年版．北京：人民卫生出版社，2005：435-436.

[2] P. N. M. van Heiningen, V. Hatorp, K. Kramer Nielsen, et al. Absorption, metabolism and excretion of a single oral dose of 14C-repaglinide during repaglinide multiple dosing［J］. European Journal of Clinical Pharmacology, 1999, 55(7): 521-525.

[3] S. Schumacher, I. Abbasi, D. Weise, et al. Single- and multiple-dose pharmacokinetics of repaglinide in patients with type 2 diabetes and renal impairment［J］. European Journal of Clinical Pharmacology, 2001, 57: 147-152.

[4] 赵爽，徐志炳，鄂晨光，等．抗糖尿病药物瑞格列奈的合成［J］．吉林大学学报(理学版)，2008，46(3)：556-559.

[5] 唐鹤，李美玉，苑文秋，等．瑞格列奈的合成［J］．中国医药工业杂志，2008，39(10)：727-730.

[6] Troy Purvis, Michal E. Mattucci, M. Todd Crisp, et al. Rapidly dissolving repaglinide powders produced by the ultra-rapid freezing process［J］. AAPS PharmSciTech, 2007, 8(3): E1-E9.

[7] 欧洲专利(WO2004/018442 A1)：Crystalline and amorphous forms of (S)-repaglinide and the processes for preparation thereof.

[8] 欧洲专利(WO2005/021524 A1)：Process for the preparation of amorphous form of repaglinide.

[9] 李语如，顾萍，陈永江．瑞格列奈的化学结构测定［J］．中国医药工业杂志，2004，35(11)：677-679.

[10] 顾萍，李语如，蒋素梅，等．HPLC法测定瑞格列奈及片剂中的R-异构体［J］．中国药师，2004，7(10)：773-774.

[11] 尹燕杰，张启明，张秋生，等．高效液相色谱法直接拆分瑞格列奈对映体［J］．中国药品标准，2007，8(1)：34-36.

[12] 丁钢，龙晓英，袁飞，等．瑞格列奈片的制备和质量标准研究［J］．广东药学院学报，2009，25(6)：555-559.

[13] 孙浩，蒋素梅，顾萍，等．HPLC法测定瑞格列奈原料药及其片剂中主药和有关物质的含量［J］．中国药房，2007，18(19)：1496-1497.

[14] 季慧芳，谢林，严铭娟，等．人血浆中瑞格列奈HPLC法测定及其药代动力学研究［J］．中国药科大学学报，2001，32(1)：30-33.

[15] 谢自斌，黄原原，谭鸿毅，等．瑞格列奈分散片在健康人体内的相对生物利用度研究［J］．中南药学，2009，7(9)：650-653.

[16] 谭鸿毅，宋敏，阳国平，等．瑞格列奈在健康人体的药代动力学和药效动力学研究［J］．中国临床药理学与治疗学，2009，14(9)：979-983.

[17] 谭鸿毅，宋敏，阳国平，等．瑞格列奈在健康人体的药代动力学和药效动力学研究［J］．中国临床药理学与治疗学，2009，14(9)：990-994

[18] 丘则海，胡志彪，张著森，等．瑞格列奈的线性扫描极谱法研究［J］．延安大学学报(自然科学版)，2009，28(4)：62-64.

[19] 刘晓庚，陈优生．荷移分光光度法分析两种降糖药物［J］．理化检验-化学分册，2008，44(2)：111-113.

撰写　李忠红　江苏省食品药品监督检验研究院

复核　张　玫　江苏省食品药品监督检验研究院

蒿甲醚

Artemether

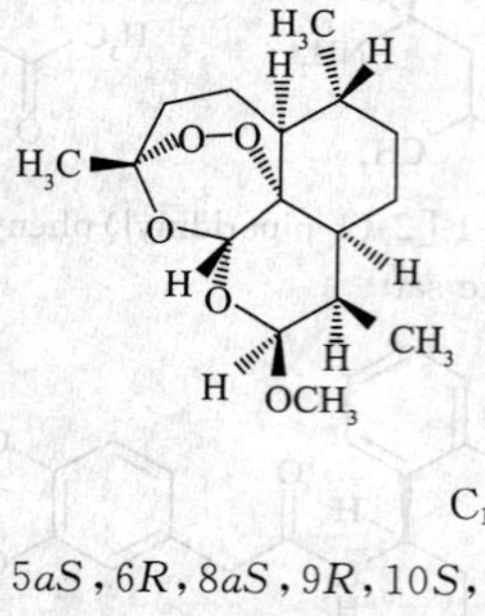

$C_{16}H_{26}O_5$　298.4

化学名：(3*R*，5*aS*，6*R*，8*aS*，9*R*，10*S*，12*R*，12*aR*)-十氢-10-甲氧基-3，6，9-三甲基-3，12-桥氧-12*H*-吡喃并[4，3-*j*]-1，2-苯并二塞平

(3*R*，5*aS*，6*R*，8*aS*，9*R*，10*S*，12*R*，12*aR*)-decahydro-10-methoxy-3，6，9-trimethyl-3，12-epoxy-12*H*-pyrano[4，3-*j*]-1，2-benzodioxepin

英文名：Artemether

CAS号：［71963-77-4］

本品为抗疟药，是对青蒿素进行结构改造获得的一类新药。青蒿素是从黄花蒿(*Artemisia annua* L.)中提取，含有

过氧基团的倍半萜内酯药物，是我国首创的新型抗疟药。蒿甲醚是中国科学院上海药物研究所、昆明制药股份有限公司等八家单位经过多年研究，研发的青蒿素衍生物。1981 年全国疟疾防治领导小组在上海召开的疟疾防治新药蒿甲醚鉴定会认为：该药具有高效(剂量小)、速效(退热快、血中原虫消失快)、毒性低(不良反应轻，且尚未发现与该药肯定有关的毒性反应等优点)，为疟原虫红细胞内期杀灭剂。适用于各型疟疾，主要用于抗氯喹恶性疟治疗和凶险型恶性疟的急救[1]。

陈蕾基等人对青蒿素实验治疗动物血吸虫病研究表明，青蒿素及其衍生物具有抗血吸虫[2]及华支睾吸虫作用[3]；体外抗弓形虫作用试验表明，蒿甲醚在 0.1pg/ml 可完全抑制弓形虫生长，其作用优于青蒿素[4]。蒿甲醚作为青蒿素的衍生物，治疗疟疾有特效[5]，对疟原虫的红内期有迅速而强大的杀灭作用，抗疟活性较青蒿素高 6～10 倍。用蒿甲醚治疗中国人恶性疟疾，临床治愈率达 100%[6]，对于非洲黑色人种恶性疟疾的治疗以使用 7～10 天为佳[7]。青蒿素及其衍生物除了具有良好的抗疟作用且不产生耐药性外，近年来还发现，青蒿素及其衍生物具有明显的抗肿瘤效应[8]。

蒿甲醚作用机制同青蒿素[1]。肌内注射后吸收较快且完全。肌内注射 10mg/kg 后，血药达峰时间(t_{max})为 7 小时，峰浓度(C_{max})可达 0.8mg/L 左右，半衰期($t_{1/2}$)约为 13 小时。在体内分布甚广，以脑组织最多，肝、肾次之。主要通过肠道排泄，其次为尿排泄[1]。不良反应轻微，个别患者有门冬氨酸氨基转移酶、丙氨酸氨基转移酶轻度升高，网织红细胞可能有一过性减少[1]。

昆明制药集团股份有限公司从 1974 年参与全国疟疾防治药物研究领导小组进行的蒿甲醚研究工作，1980 年蒿甲醚原料试生产成功；1981 年获国家生产批件，1985 年完成青蒿素、蒿甲醚、蒿甲醚注射液工业生产验证及成果鉴定，1987 年获国家卫生部一类新药批件。

蒿甲醚 2000 年首次收载入中国药典，此后历版中国药典均有收载，IP(Ⅲ，vol. 10)亦有收载。

【制法概要】本品为菊科植物黄花蒿(*Artemisia annua* L.)提取物青蒿素(Ⅰ)，与钾硼氢(或钠硼氢)反应成双氢青蒿素(Ⅱ)，在酸催化下，双氢青蒿素与甲醇作用得到一对差向异构体：甲基双氢青蒿素 β 体(Ⅲ、β-蒿甲醚)和甲基双氢青蒿素 α 体(Ⅳ、α-蒿甲醚)，经结晶纯化得到 β-体。

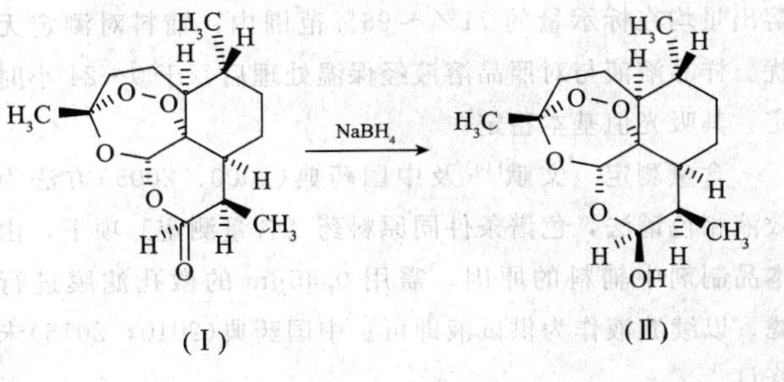

(Ⅰ)　(Ⅱ)

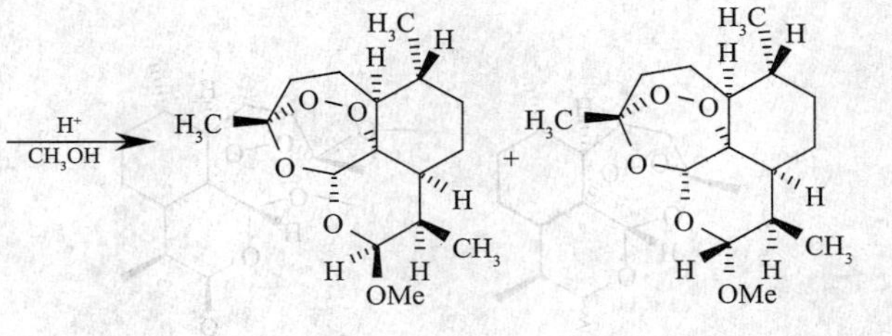

(Ⅲ)　(Ⅳ)

【鉴别】(1)母核结构中的过氧键与碘化钾的颜色鉴别反应。

(2)蒿甲醚结构中倍半萜过氧化物与 1% 香草醛硫酸溶液的颜色反应。

(3)为 HPLC 鉴别。

(4)本品的红外光吸收图谱应与对照的图谱(光谱集 519 图)一致。与 IP(Ⅲ，vol. 10)中鉴别试验 A 相同。本品的红外光吸收图谱显示的主要特征吸收如下。

特征谱带(cm^{-1})	归属	
2840，2820	甲氧基	ν_{C-H}
1107，1040	醚键，过氧桥	$\nu_{C-O,C-O-O}$
880，830	过氧键	ν_{O-O}

【检查】氯化物　本品因在合成粗品、中间产物双氢青蒿素还原时，用到盐酸、氯化钙，中国药典(2015)、IP(Ⅲ，vol. 10)均将氯化物列入检查项下。

有关物质　蒿甲醚可能存在的杂质来源于两方面：①制备过程中因反应不完全而存在的原料及中间产物。青蒿素是蒿甲醚的合成原料，双氢青蒿素是中间产物，因反应不完全均可能存在于最终产物中；②在酯化过程中形成的差向异构体 α-蒿甲醚。

昆明制药集团股份有限公司多年对蒿甲醚质量控制的数据表明，蒿甲醚纯品中无青蒿素存在；蒿甲醚为低熔点物质，在光、热、酸及储存等作用下，蒿甲醚纯品中会产生极微量“未知物”——蒿甲醚的衍生物。昆明制药集团股份有限公司与瑞士诺华公司合作，做了进一步研究，将其分别命名为杂质 KPC0897、CGP79146、CGP79147 及 ZE9732。但由于该类物质稳定性极差，无法大量获得。故在实际检验中采用高效液相色谱法自身稀释对照法进行蒿甲醚有关物质的检查。

昆明制药集团股份有限公司在实验室采用柱层析进行分离制备，以供毒性预试验用。该毒性试验结果表明，小鼠肌内注射蒿甲醚中“未知物”的毒性远较蒿甲醚(按 Karber 法 LD_{50} 为 268mg/kg，Finneys 法为 263mg/kg)为低。

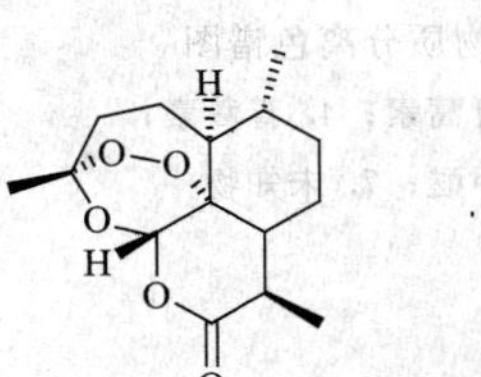

青蒿素

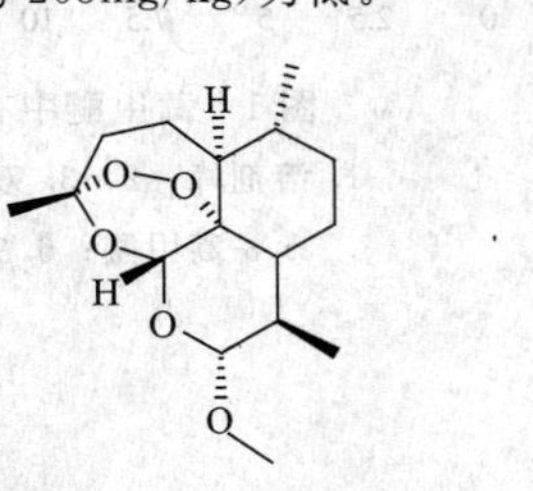

α-蒿甲醚

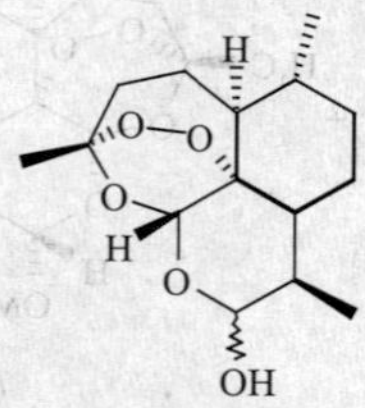

双氢青蒿素

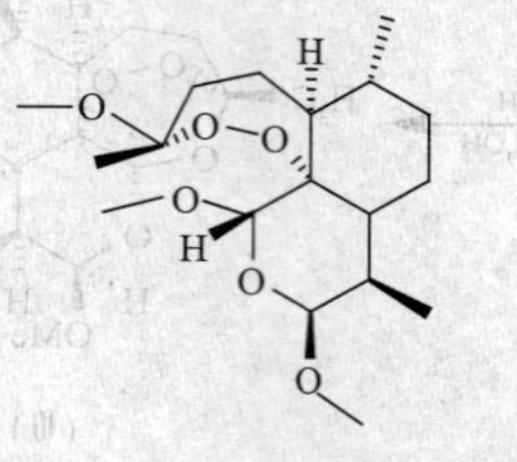

CGP79146

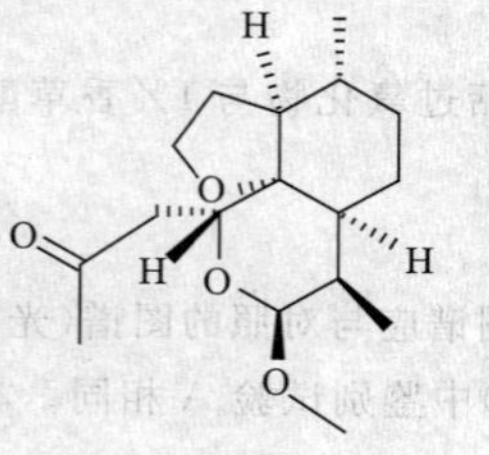

CGP79147

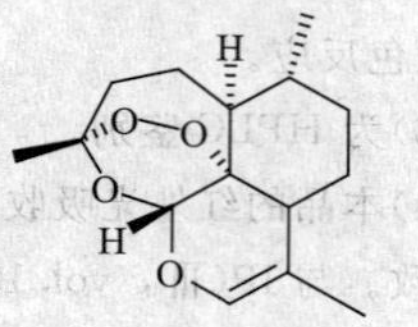

KPC0897

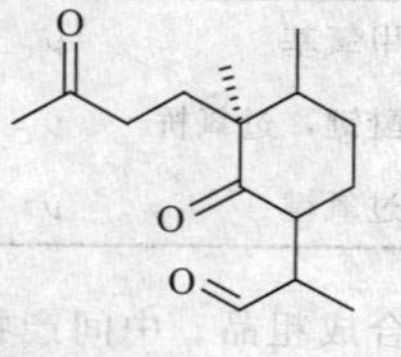

ZE9732

中国药典（2000、2005）采用薄层色谱法，以苯-乙酸乙酯（9∶1）为展开剂，用供试品与对照品在同一硅胶薄层色谱板，展开后，置碘蒸气中显色，除主斑点外，不得显其他斑点。

按中国药典（2010）蒿甲醚有关物质检查法，色谱柱为 Zorbax SB-C18（5μm，4.6mm×250mm），流动相为乙腈-水（62∶38），检测波长216nm的色谱条件进行已知有关物质检查，各有关物质均与蒿甲醚达到有效分离，见图1、图2。信噪比为3时，蒿甲醚检测浓度为0.02μg/ml。供试品溶液室温放置15小时内稳定。中国药典（2015）未作修订。

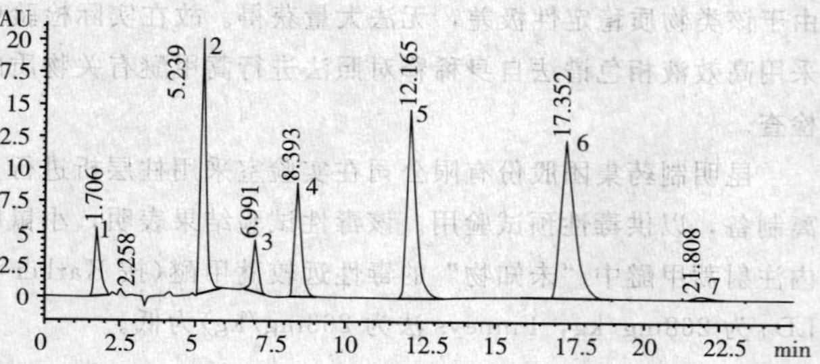

图1 蒿甲醚中有关物质分离色谱图

1. 溶剂峰；2，3. 双氢青蒿素；4. 青蒿素；5. α-蒿甲醚；6. β-蒿甲醚；7. 未知物

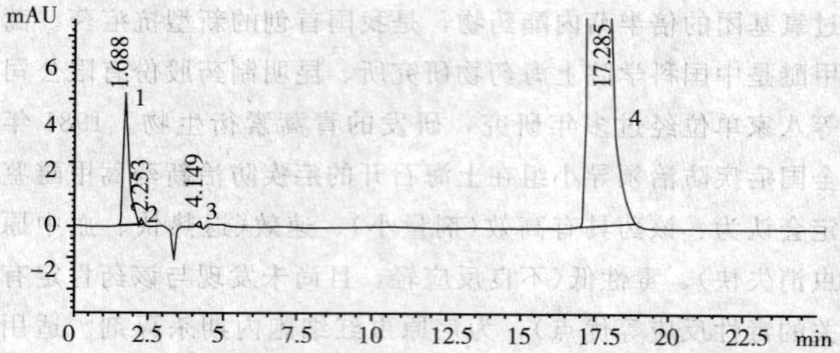

图2 蒿甲醚有关物质检查色谱图

1，2，3 溶剂峰；4. β-蒿甲醚

残留溶剂 因蒿甲醚合成过程中，用到甲醇、二氯甲烷等有机溶剂。中国药典（2015）新增该项检查。采用 Elite-1 毛细管色谱柱（30m×0.25mm，0.25μm），顶空瓶平衡温度60℃，平衡时间10分钟，进样量为1.0ml。

干燥失重 本品为低熔点物质，受热不稳定，故中国药典（2015）仍沿用五氧化二磷作干燥剂，在室温条件下减压干燥至恒重的方法。

【含量测定】 中国药典（2000、2005）方法为高效液相色谱法，采用十八烷基硅烷键合硅胶柱，以乙腈-水（55∶45）为流动相；检测波长210nm。蒿甲醚出峰时间约为15分钟。

IP（Ⅲ，vol. 10）有两种方法：方法A——UV法；方法B——HPLC法，此法同中国药典（2000、2005）。

IP（Ⅲ，vol. 10）采用216nm为测定波长。为减弱末端吸收对测定的干扰，中国药典（2015）将测定波长由210nm修改为216nm。流动相比例修订后，蒿甲醚出峰时间约为11分钟。

蒿甲醚的线性范围：40.648～2032.4μg/ml，线性方程：$y=649.13x-5300.4$，$r=0.9999$（$n=6$），重复性试验RSD为0.35%（$n=6$），浓度与其峰面积呈线性关系，供试品溶液在室温条件下放置15小时稳定。

【制剂】蒿甲醚胶囊（Artemether Capsules）

中国药典（2015）收载了蒿甲醚胶囊；IP（Ⅲ，vol. 10）收载有蒿甲醚注射液、蒿甲醚片、蒿甲醚胶囊。

蒿甲醚胶囊处方中主要辅料有淀粉、乳糖、可压性淀粉及微晶纤维素。

溶出度 蒿甲醚是难溶性药物，有必要进行溶出度检查。方法来源文献[9]及中国药典（2000、2005），中国药典（2010，2015）未作修订。

对不同规格多批蒿甲醚胶囊进行溶出度测定，60分钟溶出量均在标示量的71%～96%范围内，辅料对测定无干扰。样品溶液与对照品溶液经保温处理后，于0～24小时测定，其吸光值基本稳定。

含量测定 文献[10]及中国药典（2000、2005）方法为高效液相色谱法，色谱条件同原料药〔含量测定〕项下，由于本品制剂中辅料的原因，需用0.45μm的微孔滤膜进行过滤，以续滤液作为供试液即可。中国药典（2010，2015）未作修订。

参考文献

[1] 国家药典委员会．中华人民共和国药典临床用药须知·化学药和生物制品卷［M］．2005年版．北京：人民卫生出版社，2005.

[2] 陈蕾基，傅丽芳，邵萍萍，等．青蒿素实验治疗动物血吸虫病的研究［J］．中华医学杂志，1980，60：422-424.

[3] 陈荣信，届振蕞．曾明安，等．青蒿素及其衍生物驱大鼠华支睾吸虫的效果观察［J］．药学通报，1983，18：410-411.

[4] 欧阳颖，杨家芬．青蒿提取物对刚地弓形虫的抑制作用［J］．湖南医科大学学报，1994，14(2)：19.

[5] 凌磊，王东亮，刘碧坚，等．蒿甲醚和伯氨喹治疗多国维和部队疟疾病人82例临床分析［J］．中国寄生虫病防治杂志，2004，17：插页5.

[6] 李兴亮，车立刚，高白荷，等．蒿甲醚片治疗疟疾的疗效观察［J］．实用寄生虫病杂志，1994，2：22-24.

[7] 罗忠叁，宫学林，李蔓，等．蒿甲醚胶囊治疗非洲黑色人种恶性疟疾的临床疗效［J］．中华传染病杂志，2007，25(9).

[8] 张会军，王莎莉．青蒿素及其衍生物抗肿瘤作用机制的研究进展［J］．重庆医科大学学报，2006，31(99)：99-101.

[9] 王子幼，陈祖芬，等．新药蒿甲醚胶囊含量及溶出度测定法的改进［J］．中国现代应用药学，1999，16(7)：80.

[10] 王子幼，陈祖芬．高效液相色谱法测定蒿甲醚胶囊的含量［J］．药物分析杂志，2000，20(3)：178.

撰写　秦　立　云南省食品药品监督检验研究院

　　　王子幼　昆明制药集团股份有限公司

复核　陈祖芬　云南省食品药品监督检验研究院

赖诺普利

Lisinopril

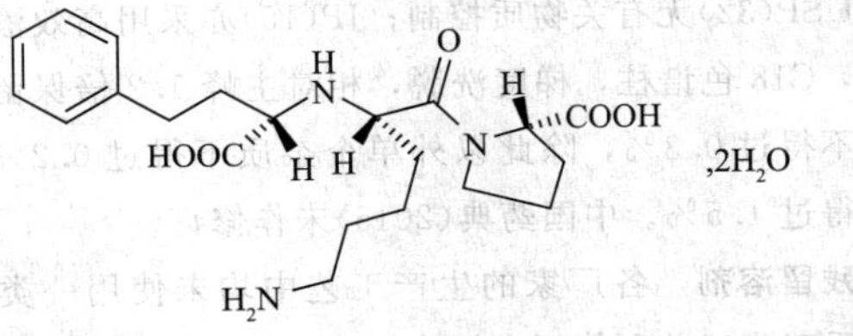

$C_{21}H_{31}N_3O_5 \cdot 2H_2O$　441.52

化学名： 1-[N^2-[(*S*)-1-羧基-3-苯基丙基]-L-赖氨酰]-L-脯氨酸二水合物

1-[N^2-[(*S*)-1-carboxy-3-phenylpropyl]-L-lysyl]-L-proline dihydrate

英文名： Lisinopril

CAS号： [83915-83-7]

本品为抗高血压药，用于治疗高血压和充血性心力衰竭。本品是一个不含巯基的血管紧张素转化酶抑制剂(ACEI)，通过抑制血管紧张素转化酶(ACE)以减少血管紧张素Ⅰ向血管紧张素Ⅱ的转化，降压作用缓慢而持久。本品为依那普利的赖氨酸衍生物，口服吸收后不需肝脏转化，其本身就是活性物质，因此对肝病患者或肝功能有损者极为合适。

口服本品后吸收约25%(6%～60%)，吸收不受食物影响。本品与血浆蛋白基本不结合。本品的$t_{1/2}$为12小时，肾功能衰竭时延长。口服本品单剂后7小时血药浓度达峰值，在急性心肌梗死时略延长。口服本品单剂后1小时内起作用，6小时达峰作用，作用维持约24小时。本品100%经肾清除，血液透析时本品可被透析清除。大多数患者对本品的耐受性良好，较常见轻微且短暂的不良反应为头昏、头痛、腹泻和疲劳。

本品由美国Merck Sharp & Dohme公司开发，1988年在新西兰首次上市。国内于1996年开始生产。中国药典(2005)增补本开始收载，USP(36)、BP(2013)、Ph. Eur.(7.0)和JP(16)均收载。

【制法概要】(1)制法1　本品以三氟乙酸为原料，经酯化得三氟乙酸乙酯，与L-赖氨酸酰化得三氟乙酸赖氨酸，与苯酯经加成、还原得氢化物，与三光气环合得到赖诺醋酐，与L-脯氨酸酰化，然后水解、酸化、水中结晶制得[1]。

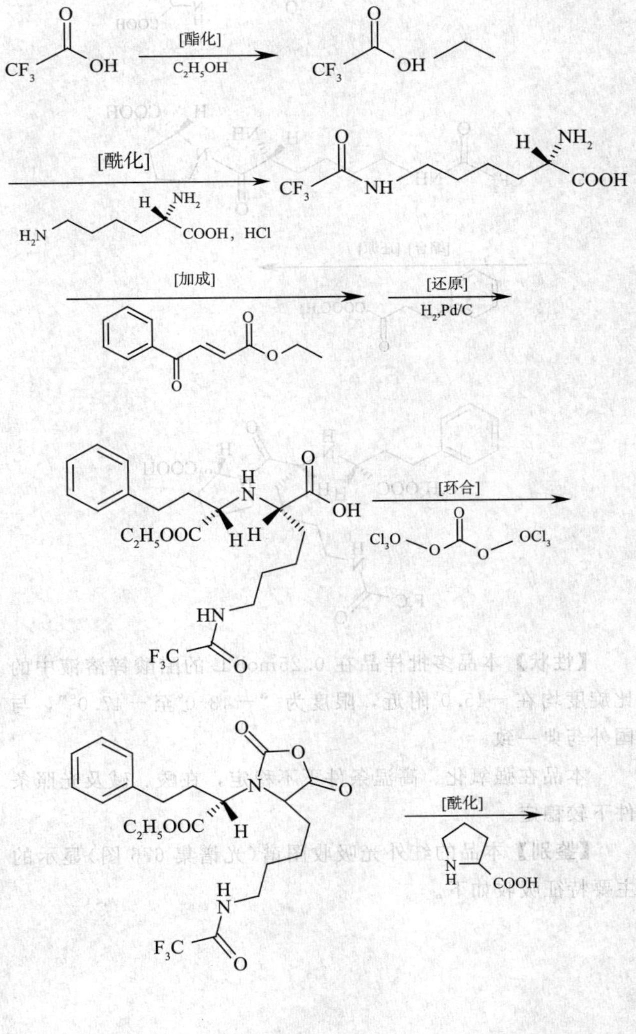

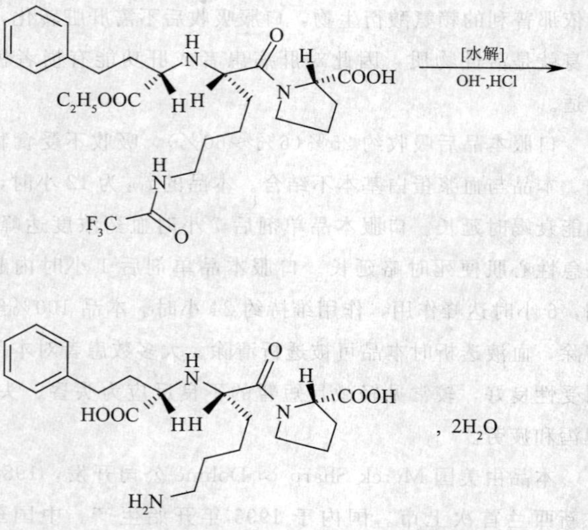

(2)制法 2　前后步骤与制法 1 相同，不再重复。

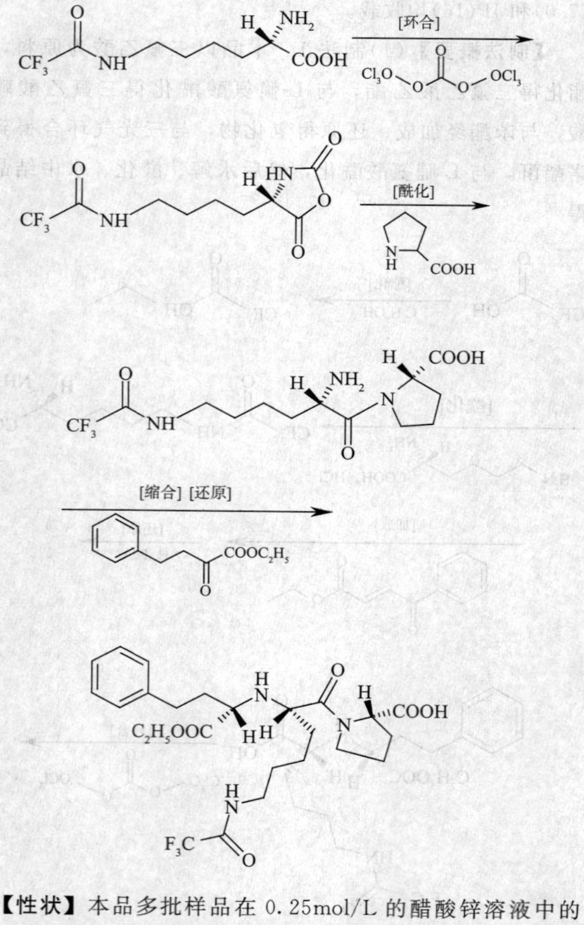

【性状】本品多批样品在 0.25mol/L 的醋酸锌溶液中的比旋度均在 $-45.0°$ 附近，限度为“$-43.0°$至$-47.0°$”，与国外药典一致。

本品在强氧化、高温条件下不稳定，在酸、碱及光照条件下较稳定。

【鉴别】本品的红外光吸收图谱（光谱集 676 图）显示的主要特征吸收如下。

特征谱带(cm^{-1})	归属	
3530	水	ν_{O-H}
3200～2400	胺盐	$\nu_{NH_2^+,NH_3^+}$
1658	酰胺	$\nu_{C=O}$
1575，1390	羧酸离子	$\nu_{CO_2^-}$
1610，1550，1510，1450	苯环	$\nu_{C=C}$
750	单取代苯	γ_{5H}
700	单取代苯	$\delta_{环}$

有关物质　中国药典(2010)采用高效液相色谱自身对照法，色谱条件同含量测定，单个杂质的限度为 0.3%，总杂质的限度为 0.5%。对数个厂家的样品进行考察，*R*,*S*,*S*-赖诺普利均小于 0.3%，单个杂质小于 0.3%，总杂质小于 0.5%，有关物质限度要求略严于 BP(2009)。参照 BP(2009)条件试验，未检出更多杂质峰。见图 1。

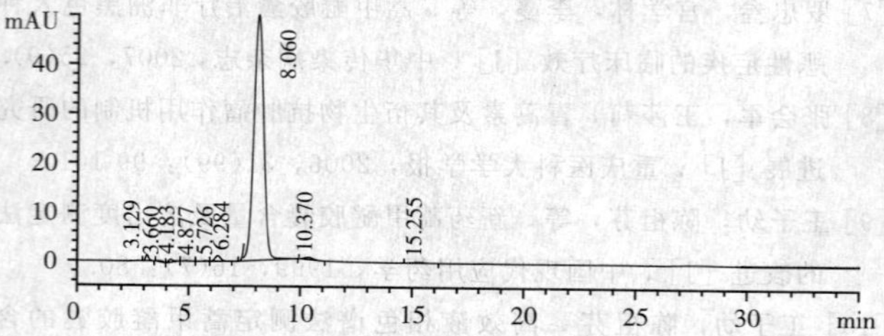

图 1　有关物质检查供试品溶液色谱图

BP(2009)采用高效液相色谱法，C8 色谱柱，梯度洗脱，从本品中分离出六种杂质，分别为 2-氨基-4-苯基丁酸(A)、对氨基苯磺酸(B)、赖诺二酮及异构体(C、D)、*R*,*S*,*S*-赖诺普利(E)及环己基赖诺普利(F)，用赖诺普利与 2-氨基-4-苯基丁酸(杂质 A)和 *R*,*S*,*S*-赖诺普利(杂质 E)的分离度来考察系统适用性，限度为单个杂质不得过 0.3%，总杂质除 *R*,*S*,*S*-赖诺普利外不得过0.5%。

USP(32)无有关物质控制；JP(15)亦采用高效液相色谱方法，C18 色谱柱，梯度洗脱，相对主峰 1.2 倍保留时间的杂质不得过 0.3%，除此以外单个杂质不得过 0.2%，总杂质不得过 1.5%。中国药典(2015)未作修订。

残留溶剂　各厂家的生产工艺中均未使用一类有机溶剂；后三步工艺所使用有机溶剂各厂家不完全一致，分别为二氯甲烷、正己烷、乙醇、丙酮或无水乙醇、乙醇、四氢呋喃、乙酸乙酯、正丁醇、甲苯、二氯甲烷；使用极性和非极性色谱柱，用顶空进样气相色谱法，测定供试品中挥发性成分的保留时间，根据两个色谱柱系统下得到的 RT 值与对照溶液的 RT 值进行比对，确定样品中需要控制的残留溶剂为乙醇、二氯甲烷、甲苯。如工艺中使用其他有机溶剂，亦应符合规定。

【含量测定】中国药典(2010)采用高效液相色谱法，增订了分离度试验要求。

BP(2009)是用赖诺普利与 2-氨基-4-苯基丁酸(杂质 A)和 *R*,*S*,*S*-赖诺普利(杂质 E)的分离度来考察系统适用性，采用其系统适用性试验对照品（*Lisinopril dihydrate for performance test CRS*）进行试验（图 2），结果表明，赖诺普利与杂质 A 较难分离，故系统适用性试验改为赖诺普利与杂质 A 的分离度应符合要求（图 3）。2-氨基-4-苯基丁酸又称高苯丙氨酸，国内有试剂级产品，其纯度可满足分离度试验的要求。

色谱柱耐用性考察结果显示，采用 4 根色谱柱（4.6mm×250mm，5μm），分别为 Agilent TC-C18 柱、Phenomenex Gemini C18 柱、Phenomenex Kromasil C18 柱和 Agilent Zorbax SB-Aq C18 柱，赖诺普利峰与 2-氨基-4-苯基丁酸峰在 Agilent TC-C18 柱上的分离度为 1.7，在 Agilent Zorbax SB-Aq C18 柱上的分离度为 3.3，其余两根色谱柱赖诺普利峰与 2-氨基-4-苯基丁酸峰基本重合。

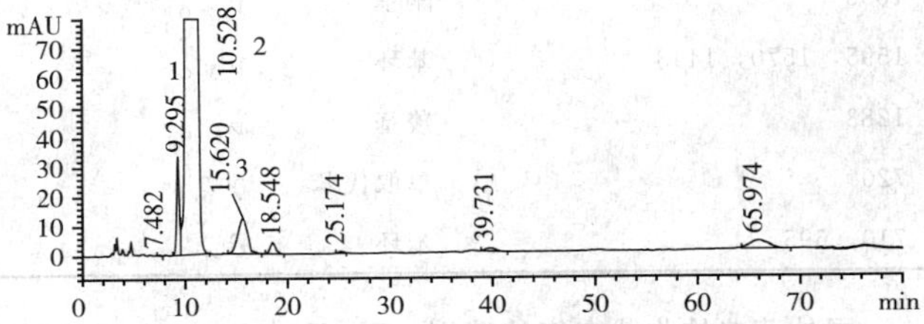

图 2　赖诺普利有关物质检查系统适用性色谱图

1. 2-氨基-4-苯基丁酸；2. 赖诺普利；3. *R*,*S*,*S*-赖诺普利

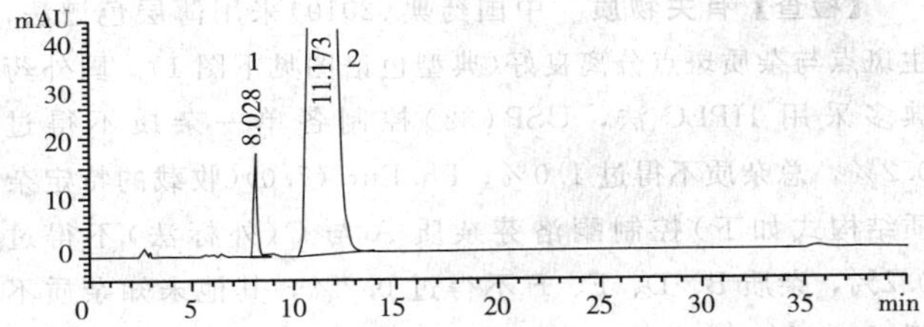

图3　分离度试验色谱图

本实验柱温采用 50℃，温度对峰形与柱效有较大影响，若将柱温降为 40℃，则色谱峰展宽，柱效降低。理论板数要求不低于 700，用不同填料类型的多根 C18 色谱柱试验，均可达到要求。

USP(32)含量测定亦采用高效液相色谱法，流动相与本版药典相同，采用 C8 色谱柱，检测波长为 210nm，理论板数要求为不低于 180；BP(2009)和 JP(15)为容量法，以氢氧化钠溶液为滴定液，电位法指示终点。中国药典（2015）未作修订。

文献报道，可采用分光光度法或荧光光度法测定制剂中赖诺普利的含量，本品为氨基酸的衍生物，结构中有伯氨基和仲氨基，能与氯醌、二氯萘醌或苯肼等反应后用分光光度测定[2,3]，与乙酰丙酮-甲醛、邻苯二醛（OPA）或 4-氯-7-硝基苯并呋咱（NBD-Cl）等反应后进行荧光光度测定[2~4]。另外，还有更灵敏的方法如荧光免疫[5]、放射免疫、GC-MS 等应用于赖诺普利的药物代谢与药物动力学研究。

【制剂】(1)赖诺普利片(Lisinopril Tablets)

(2)赖诺普利胶囊(Lisinopril Capsules)

溶出度　赖诺普利胶囊原国家标准中，溶出度方法为第三法（水 100ml，50 转/分，30 分钟），与赖诺普利片的方法（二法，水 900ml，50 转/分，30 分钟）不一致。中国药典(2010)将其进行了统一。取每个厂家一批样品进行溶出曲线测定，各家溶出曲线不完全一致，但均在 10～15 分钟即全部溶出。另对赖诺普利片的溶出度进行溶出曲线考察，结果与胶囊一致，均在较短时间内即全部溶出。赖诺普利在水中溶解，且本品规格小，最大规格为 20mg，故溶出速率较快。中国药典（2015）对其片剂和胶囊剂溶出度未作修订。

参考文献

[1] 吴健龙，康敏华，方元文．赖诺普利合成新工艺研究［J］．江西化工，2008，4：135-137.

[2] F. A. El-Yazbi，H. H. Abdine，R. A. Shaalan. Specterophotometric，spectrofluorometric methods for the assay of lisinopril in single and multicomponet pharmaceutical dosage forms. J［J］．Pharm. Biomed. Anal.，1999，19(6)：819-827.

[3] A. E1-Gindy，A. Ashour，L. Abdel-Fattah. Specterophotometric，spectrofluorometric and LC determination of lisinopril［J］．J. Pharm. Biomed. Anal.，2001，25(5-6)：913-922.

[4] E. S. Aktas，L. Ersoy，O. Sagirh. A new spectrofluorometric methods for determination of lisinopril in tablets［J］. Farmaco，2003，58(2)：165-168.

[5] A. S. Yuan，J. D. Gilbert. Time-resolved fluoroimmunoassay for the determination lisinopril and enalaprilat［J］. J. Pharm. Biomed. Anal.，1996，14(7)：773-781.

撰写　吴小曼　江苏省食品药品监督检验研究院

复核　张　玫　江苏省食品药品监督检验研究院

酮洛芬

Ketoprofen

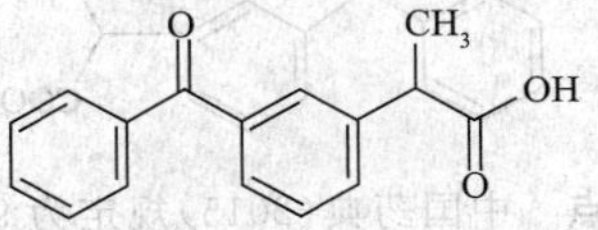

$C_{16}H_{14}O_3$　254.29

化学名： α-甲基-3-苯甲酰基-苯乙酸

α-methyl-3-benzoylbenzeneacetic acid

英文名： Ketoprofen(INN)

CAS 号：［22071-15-4］

本品为芳基烷酸类化合物。具有镇痛、消炎及解热作用。消炎作用较布洛芬为强，副作用小，毒性低。口服易自胃肠道吸收。1 次给药后，约 0.5～2 小时可达血浆峰浓度。$t_{1/2}$ 为 1.6～1.9 小时。在血中与血浆蛋白结合力极强。在 24 小时内自尿中的排出率为 30%～90%。主要以葡萄糖醛酸结合物形式排出。用于类风湿性关节炎、风湿性关节炎、骨关节炎、关节强硬性脊椎炎及痛风等。本品的镇痛、消炎作

用机制尚未完全明确，可能是通过抑制前列腺素或其他刺激性递质的合成而在炎症组织局部发挥作用。本品耐受性良好、副作用低，副作用一般为肠、胃部不适或皮疹、头痛、耳鸣。

除中国药典(2015)收载外，USP(36)、Ph. Eur. (7.0)、JP(16)亦有收载。

【制法概要】(1)一法　以3-苯甲酰基苯基-乙腈为原料。

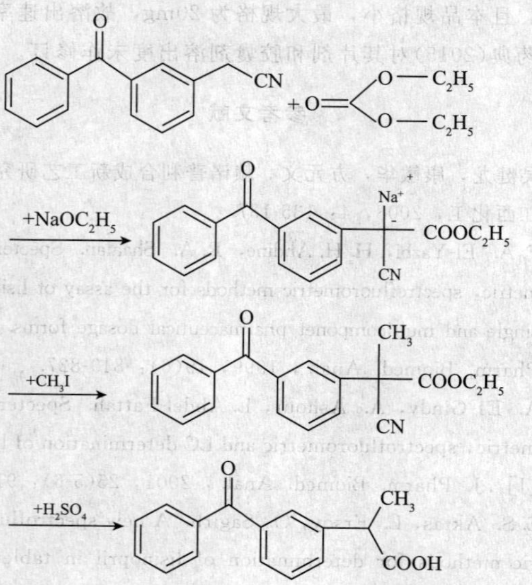

(2)二法[4,5]　以3-羧基苯基-2-丙腈为原料。

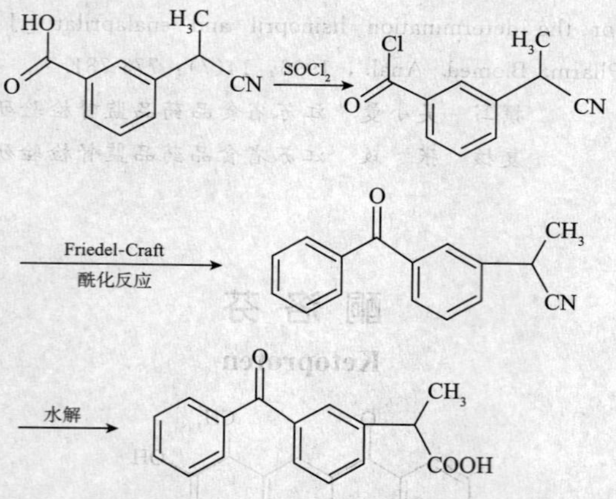

【性状】熔点　中国药典(2015)规定为93～96℃，国外药典略有不同，Ph. Eur. (7.0)和JP(16)均为94～97℃；USP(36)为92.0～97.0℃，并规定了比旋度＋1°～－1°的要求。

【鉴别】(1)2,4-二硝基苯肼的氨基(—NH_2)与本品的羰基(>C=O)相连接，同时失去一分子的水，形成腙类N=C，即产生橙红色沉淀。

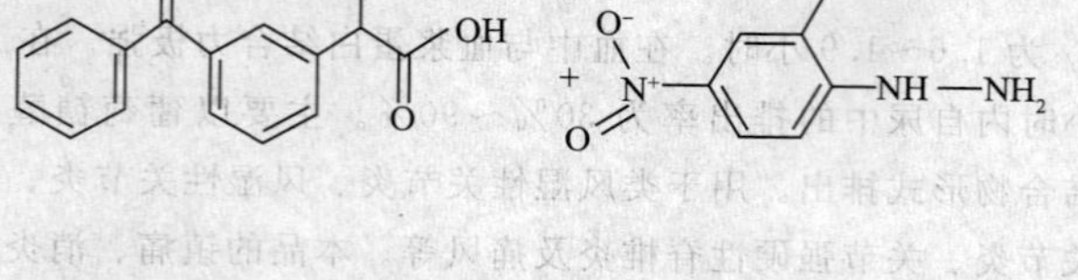

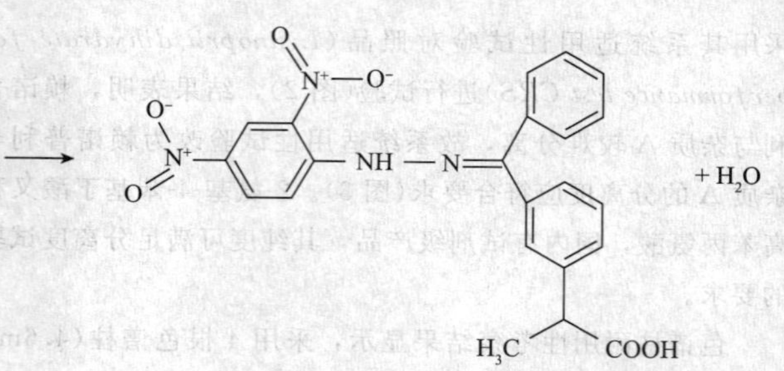

(2)本品的红外光吸收图谱(光谱集517图)显示的主要特征吸收如下。

特征谱带(cm^{-1})	归属	
3100～2500	羧基	ν_{O-H}
1690	羧基	$\nu_{C=O}$
1653	酮基	$\nu_{C=O}$
1595，1570，1443	苯环	$\nu_{C=C}$
1283	羧基	ν_{C-O}
720	单取代苯	γ_{5H}
710，695	苯环	$\delta_{环}$

国外药典均收载有红外鉴别，Ph. Eur. (7.0)为可选项，可用熔点、UV、TLC鉴别替代；USP(36)与JP(16)均收载有UV鉴别。

【检查】有关物质　中国药典(2010)采用薄层色谱法，主斑点与杂质斑点分离良好(典型色谱图见下图1)。国外药典多采用HPLC法，USP(32)控制各单一杂质不得过0.2%，总杂质不得过1.0%；Ph. Eur. (7.0)(收载的特定杂质结构式如下)控制酮洛芬杂质A与C(外标法)不得过0.2%，杂质B、D、E、F不得过0.2%，其他未知杂质不得过0.1%，除杂质A与C以外，总杂质不得过0.4%；JP(15)要求操作尽量避光，对保留时间相对于主峰1.5与0.3的单一杂质、其他单一杂质及其他杂质的总量进行控制，限度分别为0.9%、0.4%、0.2%与0.4%。中国药典(2015)未作修订。

图1　典型色谱图

斑点从左到右依次为：对照溶液(1)(0.5%)、对照溶液(2)(0.2%)、供试品溶液、0.1%与0.05%自身对照溶液。其中0.05%自身对照溶液为最低检出浓度

Ph. Eur. (7.0)收载特定杂质 A、B、C、D、E 的结构式如下。

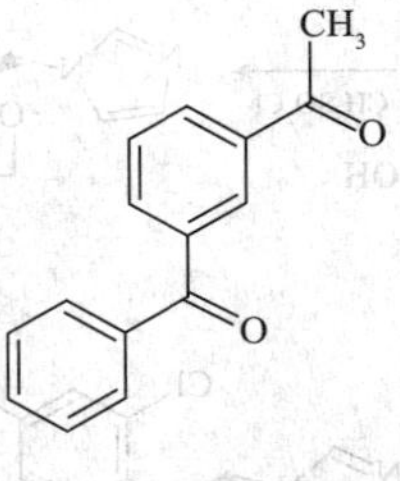

A. 1-(3-苯甲酰基)-苯乙酮

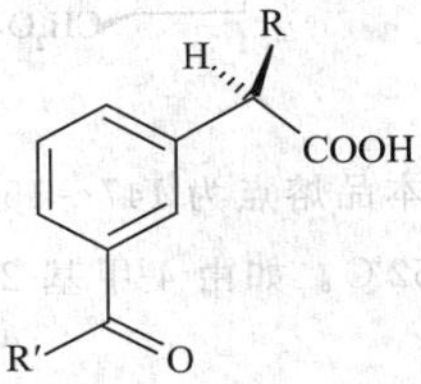

B. (3-苯甲酰基)-苯乙酸　R-H，$R'=C_6H_5$

C. 3-［(1*RS*)-1-羧乙基)］-苯甲酸　$R=CH_3$，$R'=OH$

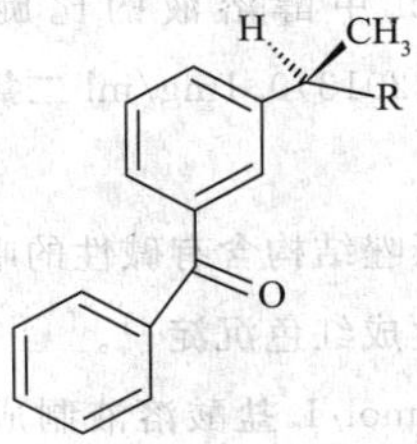

D. (2*RS*)-2-［3-(4-甲基苯甲酰基)苯基］丙酸　R＝CO_2H，$R'=CH_3$

E. (2*RS*)-2-(3-苯甲酰基苯基)丙酰胺　R＝CO－NH_2，R′＝H

F. (2*RS*)-2-(3-苯甲酰基苯基)丙腈　R＝CO－NH_2，R′＝H

重金属　限度除 USP(36)为百万分之二十以外，上述各国药典均为百万分十。

【含量测定】本品为芳基烷酸类化合物，在水中难溶解，各国药典均采用中性乙醇-酸碱滴定法进行含量测定。

【制剂】中国药典(2015)收载了酮洛芬肠溶胶囊与搽剂。BP(2013)收载胶囊与凝胶剂，USP(36)收载缓释胶囊。

(1)酮洛芬肠溶胶囊(Ketoprofen Enteric Capsules)

本品内容物为白色粉末，规格为 25mg 与 50mg 两种，国内各企业的处方中，主要辅料有淀粉、硬脂酸镁、预胶化淀粉、低取代羟丙基纤维素等。

检查　溶出度　中国药典(2010、2015)采用紫外-可见分光光度法进行测定，将中国药典(2005)的吸收系数法改为对照品法。

含量测定　中国药典(2005)采用容量法，用 0.1mol/L 氢氧化钠滴定液进行滴定，样品处理方法较为繁琐。中国药典(2010)参考 USP(32)原料有关物质检查方法，建立了 HPLC 法进行含量测定。以十八烷基硅烷键合硅胶柱，以磷酸盐缓冲液(取磷酸二氢钾 68.0g，加水溶解并稀释至 1000ml，用磷酸调节 pH 值至 3.5±0.05)-乙腈-水(2：43：55)为流动相，检测波长为 255nm。该方法分离效果好，辅料对主成分含量测定不干扰，方法回收率为 100.6%(*n*＝9)，RSD 为 1.5%。(典型色谱图见图 2)。中国药典(2015)未作修订。

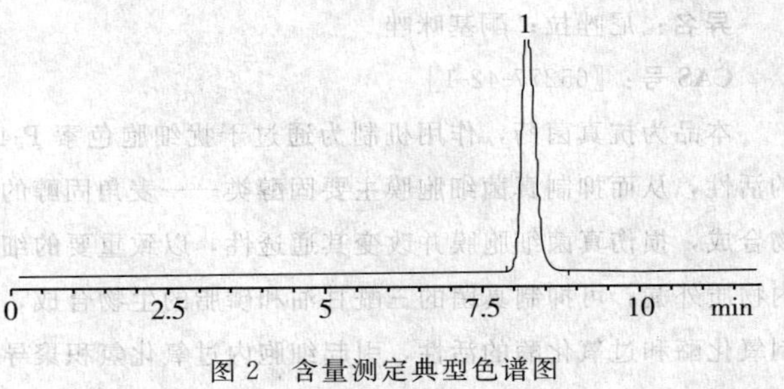

图 2　含量测定典型色谱图

USP(36)缓释胶囊 HPLC 法流动相为乙腈-水-冰醋酸(90：110：1)。

(2)酮洛芬搽剂(Ketoprofen Liniment)

本品为无色至微黄色澄清溶液，规格为 30ml：0.9g 与 10ml：0.3g 两种，辅料仅为乙醇。

含量测定　采用高效液相色谱法，色谱条件与酮洛芬肠溶胶囊含量测定项下相同。方法回收率为 101.0%(*n*＝9)，RSD 为 0.9%。(典型色谱图见图 3)。

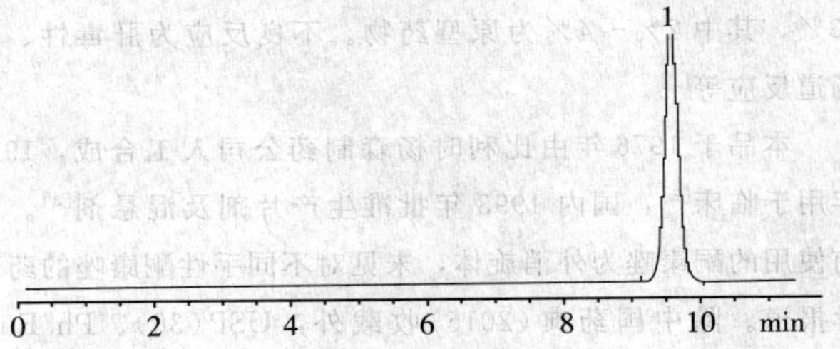

图 3　含量测定典型色谱图

撰写　李　娟　武汉药品医疗器械检验所

复核　聂小春　武汉药品医疗器械检验所

酮康唑

Ketoconazole

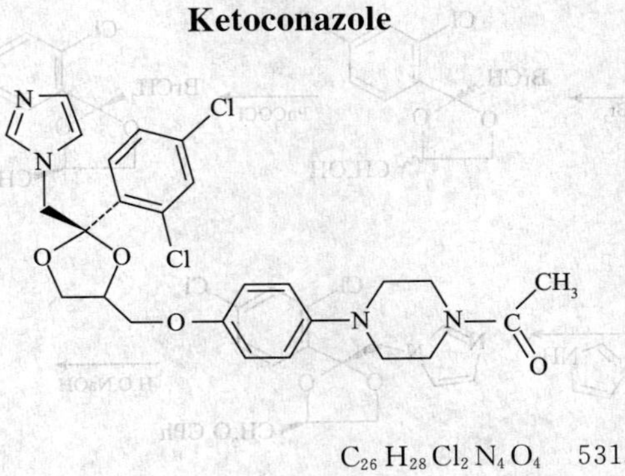

$C_{26}H_{28}Cl_2N_4O_4$　531.44

化学名：(±)-顺-1-乙酰基-4-[4-[[2-(2,4-二氯苯基)-2-(1-咪唑-1-甲基)-1,3-二氧戊-4-环基]甲氧基]苯基]哌嗪

cis-l-acetyl-4-[4-[[2-(2,4-dichlorophenyl)-2-(1-imidazol-1-ylmethyl)-1,3-dioxolan-4-yl]methoxy]phenyl]piperazine

英文名：Ketoconazole(INN)；Fungares；Fungoral；Ketoderm；Nizoral

异名：尼唑拉；酮基咪唑

CAS 号：[65277-42-1]

本品为抗真菌药，作用机制为通过干扰细胞色素 P-450 的活性，从而抑制真菌细胞膜主要固醇类——麦角固醇的生物合成，损伤真菌细胞膜并改变其通透性，以致重要的细胞内物质外漏；可抑制真菌的三酰甘油和磷脂的生物合成，抑制氧化酶和过氧化酶的活性，引起细胞内过氧化氢积聚导致细胞亚微结构变性和细胞坏死。用于治疗念珠菌病、慢性皮肤黏膜念珠菌病、口腔念珠菌感染、念珠菌尿路感染、皮炎芽生菌病等。本品在胃酸内溶解易吸收，吸收后在体内广泛分布，不易通过血脑屏障，可穿过胎盘进入胎儿血液循环。血浆蛋白结合率达 99% 以上。单次口服 200mg 和 400mg 后，C_{max} 分别可达 3.6mg/L ± 1.65mg/L 和 6.5mg/L ± 1.44mg/L，t_{max} 为 1～4 小时。餐后服药约吸收给药量的 57%，$t_{1/2}$ 为 6.5～9 小时。部分药物在肝内代谢为数种无活性的代谢产物主要由胆汁排泄，由肾排出量仅占给药量的 13%，其中 2%～4% 为原型药物。不良反应为肝毒性、胃肠道反应等[1]。

本品于 1976 年由比利时杨森制药公司人工合成，1978 年用于临床[2]，国内 1993 年批准生产片剂及混悬剂[3]。目前使用的酮康唑为外消旋体，未见对不同手性酮康唑的药理学报道。除中国药典(2015)收载外，USP(36)、Ph. Eur.(7.0)、BP(2013)、JP(16)均收载。

【制法概要】[4]

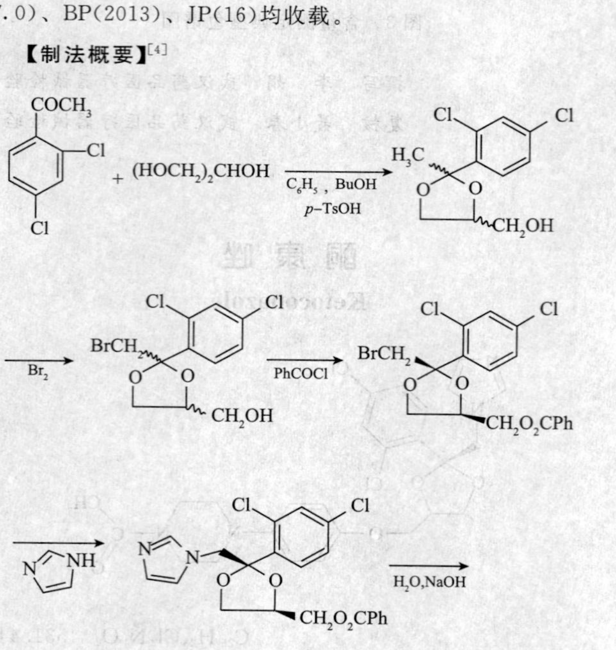

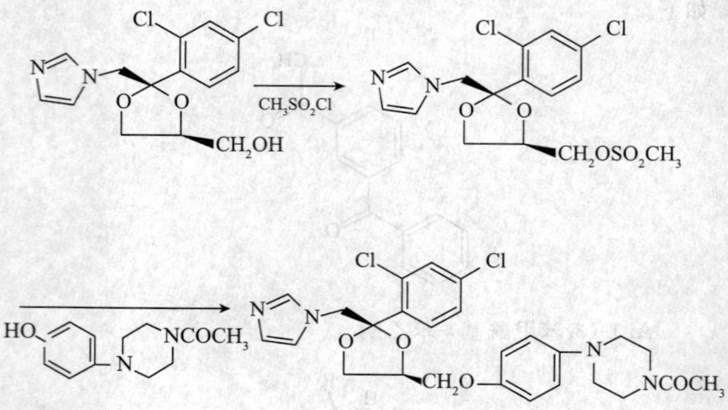

【性状】熔点　本品熔点为 147～151℃。USP(36)、BP(2013)规定 148～152℃。如由 4-甲基-2-戊酮中结晶，熔点为 146℃。

旋光度　本品为消旋体，0.1mg/ml 二氯甲烷溶液的比旋度为－0.1°至＋0.1°。目前各国药典收载的均为消旋体，USP(36) 0.04mg/ml 甲醇溶液的比旋度为－1°至＋1°，Ph. Eur.(7.0)、BP(2013)0.1mg/ml 二氯甲烷的溶液的比旋度为－0.1°至＋0.1°。

【鉴别】(1)酮康唑结构含有碱性的吡啶环，可以与重金属盐类(碘化铋钾)生成红色沉淀[4]。

(2)本品用 0.01mol/L 盐酸溶液制成 15μg/ml 酮康唑溶液，在 221nm 与 269nm 波长处有最大吸收，在 276nm 波长处有一肩峰，紫外吸收图谱见图 1。

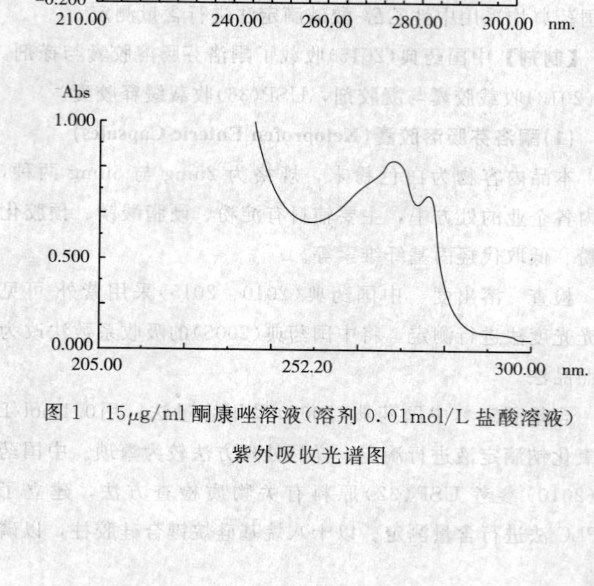

图 1　15μg/ml 酮康唑溶液(溶剂 0.01mol/L 盐酸溶液)紫外吸收光谱图

(3)本品的红外光吸收图谱应与对照的图谱(光谱集677图)一致，主要特征吸收如下。

特征谱带(cm^{-1})	归属	
3120，3040	芳氢	ν_{C-H}
1650	酰胺	$\nu_{C=O}$
1585，1550，1510	芳环	$\nu_{C=N,C=C}$
1244，1030	芳醚与环醚	ν_{C-O-C}
810	取代苯	γ_{2H}

【检查】三氯甲烷溶液的澄清度与颜色 本品放置易变色，颜色逐渐加深，故需控制溶液的颜色。

有关物质 采用高效液相色谱法检查。系统适用性试验色谱图见图2，供试品溶液色谱图见图3，检查法与BP(2013)收载方法基本相同。因酮康唑属咪唑类化合物，为碱性化合物，采用普通C18色谱柱分离时，柱效偏低，拖尾严重，峰对称性差，影响分离效果。当使用pH值适用范围偏碱性的C18色谱柱分离时，可明显改善柱效，满足系统适用性试验的要求，曾使用Capcell Pak C18(150mm×4.6mm，5μm)柱、Diamonsil(钻石)C18(150mm×4.6mm，5μm)柱和Agela Technologies C18(150mm×4.6 mm，5μm)柱3个厂家的BDS色谱柱进行实验，均可满足分离度的要求，故建议在实验中采用BDS色谱柱。此外，BP(2009)均规定采用填料直径为3μm的色谱柱，国内常用色谱柱的填料直径为5μm，经对柱填料粒径的大小及流速的试验，结果显示可通过改变色谱柱柱长使分离度达到要求。实验结果表明，与中国药典(2005)的薄层色谱系统相比，该系统检出的杂质多，分离效果好，定量更准确。当系统适用性试验中酮康唑峰与洛哌丁胺峰的分离度大于15时，酮康唑在生产及存放过程中易产生的5个已知杂质均可满足良好分离的要求。USP(36)采用同中国药典(2005)的薄层色谱法进行测定。

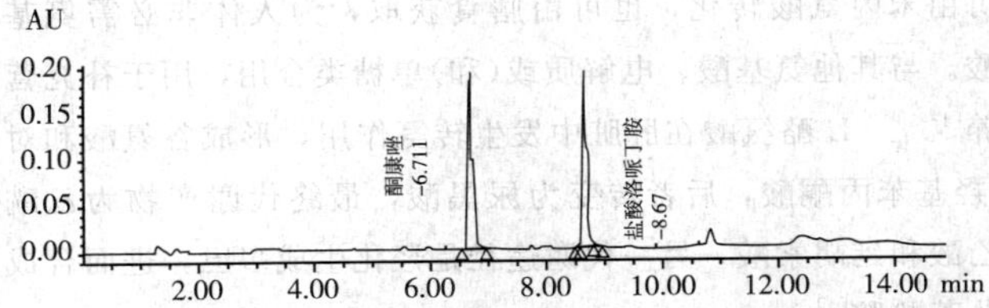

图2 酮康唑有关物质检查系统适用性试验色谱图

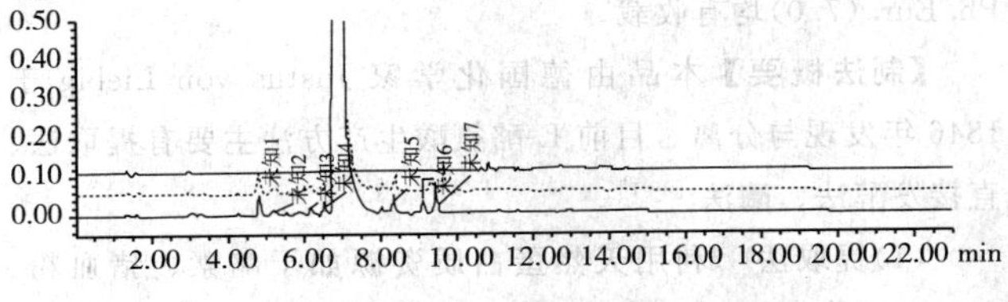

图3 酮康唑有关物质检查供试品溶液色谱图

BP(2009)列出了酮康唑在生产及存放过程中易产生的5种杂质。

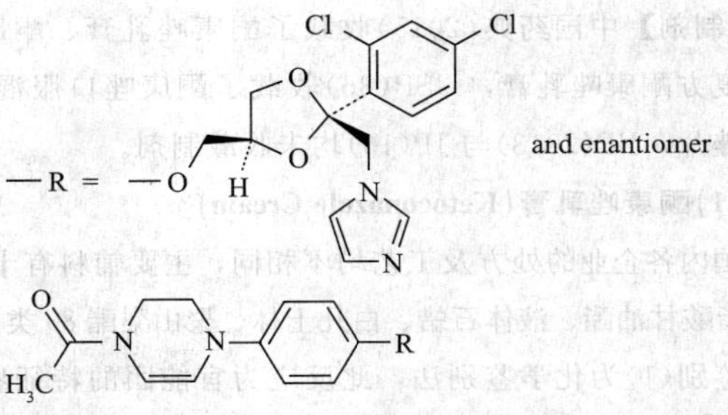

A：1-acetyl-4-［4［［(2*RS*，4*SR*)-2-(2，4-dichlorophenyl)-2-(1*H*-imidazol-1-ylmethyl)-1，3-dioxolan-4-yl］methoxy］phenyl］1,2,3,4-tetrahydropyrazine

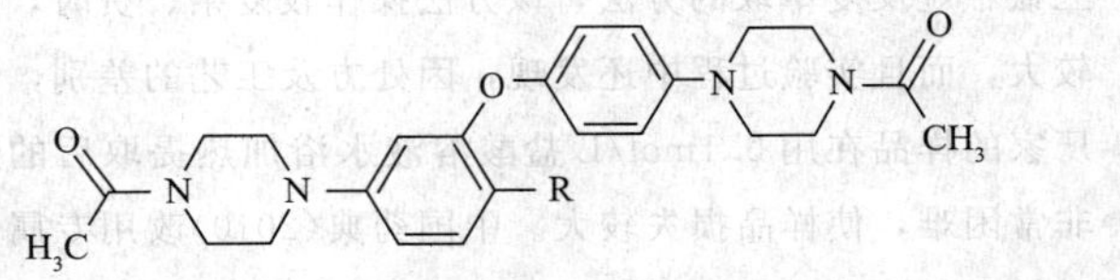

B：1-acetyl-4-[4-[[(2*RS*,4*SR*)-2-(2,4-dichlorophenyl)-2-(1*H*-imidazol-1-ylmethyl)-1,3-dioxolan-4-yl] methoxy]-3-[4-(4-acetylpiperazin-l-yl)phenoxy] phenyl] piperazine

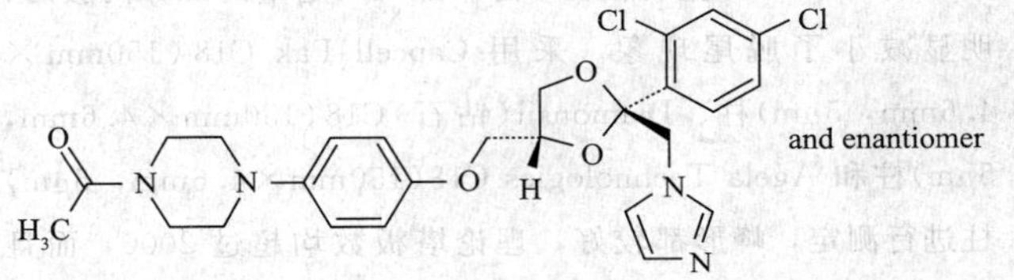

C：1-acetyl-4-[4-[[(2*RS*,4*RS*)-2-(2,4-dichlorophenyl)-2-(1*H*-imidazol-1-ylmethyl)-1，3-dioxolan-4-yl］methoxy］phenyl］piperazine

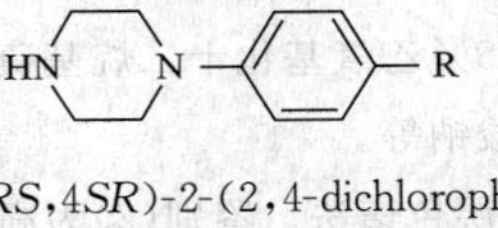

D：1-［4-[[(2*RS*,4*SR*)-2-(2,4-dichlorophenyl)-2-(1*H*-imidazol-1-ylmethyl)-1,3-dioxolan-4-yl]methoxy］phenyl］piperazine

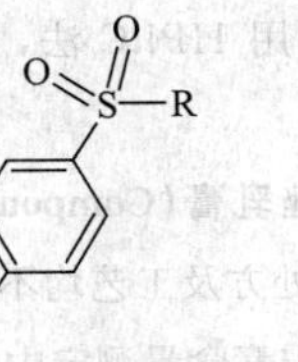

E：［(2*RS*,4*SR*)-2-(2,4-dichlorophenyl)-2-(1*H*-imidazol-1-ylmethyl)-1,3-dioxolan-4-yl］methyl 4-methylbenzenesulphonate

干燥失重 酮康唑无结晶水，且无引湿性，主要控制其合成和储存过程中的吸附水及包埋水，含水量测定采用105℃干燥至恒重的减失重量法，与BP(2013)收载方法相同。

【含量测定】采用电位滴定法。本品为弱有机碱，在冰醋酸中呈碱性，故可用冰醋酸为滴定介质，以高氯酸非水溶液滴定法测定含量。BP(2013)采用冰醋酸-甲基丁酮(1∶7)作为滴定介质。

【制剂】中国药典(2015)收载了酮康唑乳膏、酮康唑洗剂、复方酮康唑乳膏，USP(36)收载了酮康唑口服混悬液、酮康唑片，BP(2013)与 JP(16)均未收载制剂。

(1)酮康唑乳膏(Ketoconazole Cream)

国内各企业的处方及工艺均不相同，主要辅料有十八醇、单硬脂酸甘油酯、液体石蜡、白凡士林、聚山梨酯 80 类等。

鉴别(1)为化学鉴别法，此反应为官能团的特征鉴别反应，空白辅料均不干扰该反应。

中国药典(2005)采用紫外-可见分光光度法进行含量测定，样品处理采用 0.1mol/L 盐酸溶液水浴加热提取后，用三氯甲烷反复萃取的方法，该方法操作较复杂、费时，损失较大，而且实验过程中还发现，因处方及工艺的差别，部分厂家的样品在用 0.1mol/L 盐酸溶液水浴加热提取后的过滤非常困难，使样品损失较大。中国药典(2010)改用专属性和灵敏度都较好的高效液相色谱法，简化了样品的前处理，辅料对主成分含量测定无干扰，线性范围为 0.1～2.0mg/ml，线性相关系数为 0.99995，平均回收率为 100.4%($n=9$)，RSD 为 0.59%。流动相在甲醇中加入一定量的二异丙胺后，明显减小了脱尾现象。采用 Capcell Pak C18(150mm×4.6mm，5μm)柱、Diamonsil(钻石)C18(150mm×4.6mm，5μm)柱和 Agela Technologies C18(150mm×4.6mm，5μm)柱进行测定，峰形都较好，理论塔板数均超过 2000，而且适当改变流动相比例、柱温及流速，除酮康唑的保留时间有少许变动外，峰形都较好。中国药典(2015)未作修订。

(2)酮康唑洗剂(Ketoconazole Lotion)

国内各企业的处方及工艺均不相同，本品主要辅料有十二烷基硫酸钠、25%乙氧基化十二烷基硫酸钠、十二烷基甜菜酸、无水亚硫酸钠等。

鉴别(1)为薄层色谱法。鉴别(2)为高效液相色谱法，两者可任选一项。

含量测定　采用 HPLC 法，方法同酮康唑乳膏含量测定项下。

(3)复方酮康唑乳膏(Compound Ketoconazole Cream)

国内各企业的处方及工艺均不相同，因各厂家所用乳化剂的不同，给硫酸新霉素含量测定中样品前处理带来一定困扰。

鉴别(1)采用高效液相色谱法鉴别酮康唑、丙酸氯倍他索。鉴别(2)采用薄层色谱法鉴别硫酸新霉素，因硫酸新霉素无紫外吸收，故需显色后定性鉴别。

含量测定　采用高效液相色谱法对酮康唑和丙酸氯倍他索进行测定，采用微生物检定法对硫酸新霉素效价进行测定。在硫酸新霉素效价测定的样品前处理时，采用 80℃水浴加热或分散后超声 30 分钟，可有助于基质的溶解或分散。曾将石油醚(沸程 90～120℃)改为石油醚(沸程 90～120℃)-三氯甲烷(1∶1)或三氯甲烷等作为溶剂，超声处理 30 分钟后再萃取，可使一部分厂家样品中硫酸新霉素的萃取率得到提高，但是有一部分厂家样品萃取后水相与有机相却不能完全分层，致使萃取效率很低。

参考文献

[1] 国家药典委员会．中华人民共和国药典临床用药须知·化学药和生物制品卷［M］．2005 年版．北京：人民卫生出版社，2005：952.

[2] 杨宝甲．酮康唑在皮肤科的临床应用及其进展［J］．皮肤病与性病，1994，16(4)：25.

[3] 1993 年第二季度卫生部批准生产的新药［J］．中国新药杂志，1994，3(6)：61.

[4] 周伟澄，周后元．唑类抗真菌药的合成评述［J］．中国医药工业杂志，2006，37(2)：125.

撰写　李　继　李　霞　陕西省食品药品监督检验研究院

复核　徐长根　刘海静　陕西省食品药品监督检验研究院

酪氨酸

Tyrosine

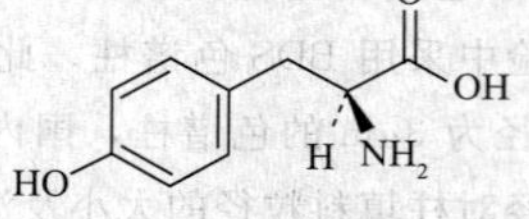

$C_9H_{11}NO_3$　181.19

化学名：L-2-氨基-3-(4-羟基苯基)丙酸

L-2-amino-3-(4-hydroxyphenyl)propanoic acid

英文名：Tyrosine(INN)

CAS 号：［60-18-4］

本品为氨基酸类药，是合成甲状腺激素和选择性神经递质如多巴、去甲肾上腺素的合成前体。L-酪氨酸在生物体内可由苯丙氨酸转化，也可由膳食获取，为人体非必需氨基酸。与其他氨基酸、电解质或(和)单糖类合用，用于补充营养[1~3]。L-酪氨酸在肝脏中发生转氨作用，形成谷氨酸和对-羟基苯丙酮酸，后者转变为尿黑酸，最终代谢产物为乙酰乙酸和延胡索酸。另一代谢途径是羟化生成多巴，进而合成儿茶酚胺[4]。

除中国药典(2015)收载外，USP(36)、BP(2013)、Ph. Eur.(7.0)均有收载。

【制法概要】本品由德国化学家 Justus von Liebig 于 1846 年发现与分离。目前 L-酪氨酸生产方法主要有提取法、直接发酵法、酶法[5~7]。

(1)提取法　利用天然蛋白质资源如干酪素、猪血粉、动物的蹄壳、角、毛发等原料经水解、浓缩、结晶等步骤分离提取。

(2)直接发酵法　利用短杆菌和棒杆菌经常规诱变育种处理，通过发酵过程生产。

(3)酶转换法　以苯酚、丙酮酸、氨为原料，草生欧文菌(β-酪氨酸酶)酶促合成。

【性状】比旋度　本品结构中的α-碳原子是不对称碳原子，有立体异构体，故具有旋光性。本品50mg/ml的1mol/L盐酸溶液的比旋度，中国药典(2015)同中国药典(2010)，规定为－11.3°至－12.1°；USP(32)规定为－9.8°至－11.2°；BP(2009)、Ph. Eur.(6.0)规定比旋度为－11.0°至－12.3°。

【鉴别】(1)薄层色谱法，色谱条件同其他氨基酸，采用茚三酮丙酮溶液显色，供试品溶液所显主斑点的位置与颜色应与酪氨酸对照品溶液的主斑点相同。本品为α-氨基酸，与水合茚三酮一起加热时，能生成蓝紫色的化合物[8]。

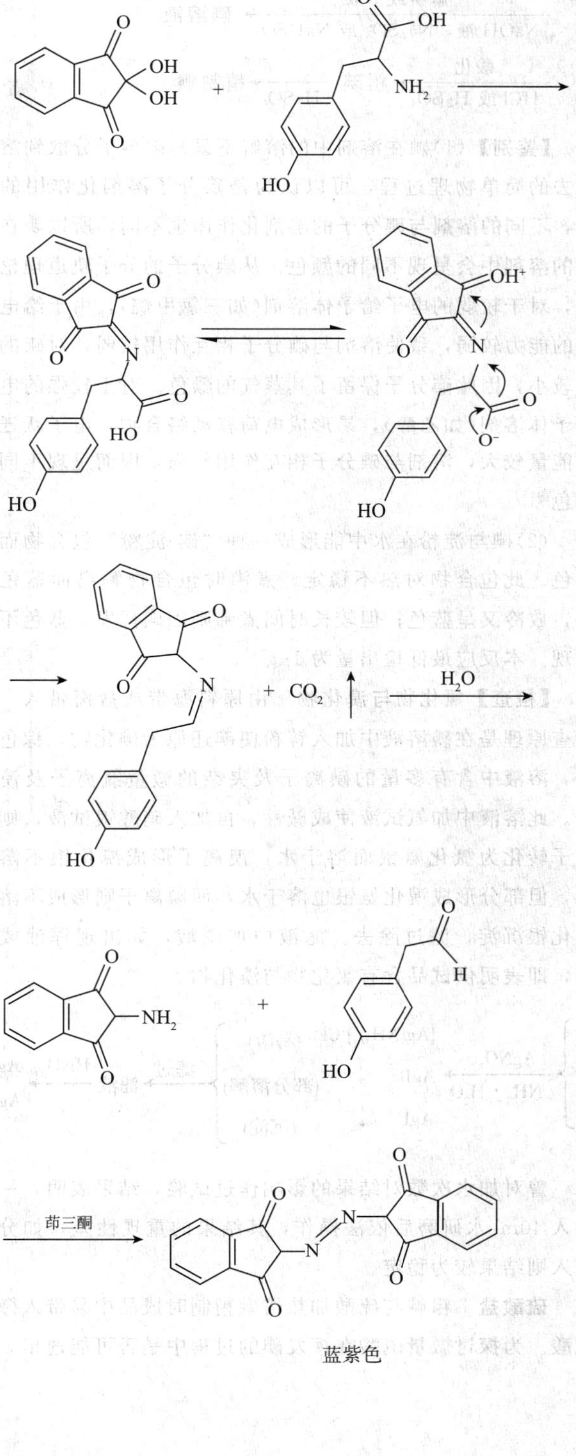

蓝紫色

(2)本品的红外光吸收图谱应与对照的图谱(光谱集1072图)一致，本品的红外光吸收图谱显示的主要特征吸收如下。

特征谱带(cm^{-1})	归属	
3200	酚羟基	ν_{-OH}
3100～2400	伯胺盐	ν_{NH_3}
1590，1520	伯胺盐	δ_{NH_3}
1610，1360	羧酸根	ν_{-CO_2}
1250	酚	ν_{C-O}
850	对位取代苯环	γ_{2H}

【检查】其他氨基酸　各国药典均采用薄层色谱法检查，但样品溶液的制备、薄层板与展开系统不同。英美药典，样品用氨试液溶解，采用硅胶G薄层板，用碱性展开系统，BP(2009)以正丙醇-浓氨溶液(7：3)展开，USP(32)以异丙醇-浓氨溶液(7：3)展开；BP采用主成分自身对照，规定单一杂质限度不得过0.5%；USP配制酪氨酸对照品溶液，控制单一杂质不得过0.5%、杂质总量不得过2.0%。中国药典(2005)用0.5mol/L盐酸溶液溶解样品，采用微晶纤维素薄层板，酸性展开系统：正丁醇-水-冰醋酸(5：2：1)展开，主成分自身对照，单一杂质限度为不得过0.4%，试验结果显示，斑点拖尾。中国药典(2010)改为稀氨溶液溶解样品，采用硅胶G薄层板，以正丙醇-浓氨溶液(7：3)为展开剂，并增加了系统适用性试验，采用酪氨酸与苯丙氨酸的混合溶液作为系统适用性试验的对照溶液，以保证色谱系统的有效性，限度同中国药典(2005)。将供试品溶液分别稀释成相当于限度为0.1%、0.2%、0.4%、0.6%的对照溶液进行灵敏度试验，结果表明限度为0.1%的斑点清晰可见，最低检出量为0.02μg以下。见图1。中国药典(2015)未作修订。

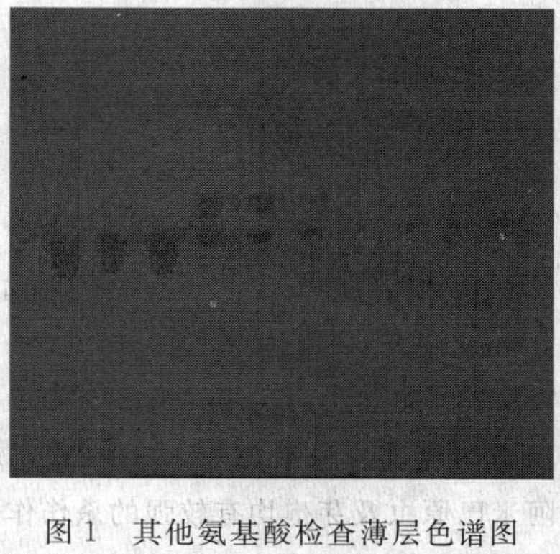

图1　其他氨基酸检查薄层色谱图

1，2，3. 供试品溶液(10mg/ml)2μl；4，5. 酪氨酸与苯丙氨酸混合溶液各(0.4 mg/ml)2μl；6. 酪氨酸对照溶液(0.2 mg/ml) 2μl；7，8，9，10. 自身对照溶液(0.01、0.02、0.04、0.06 mg/ml)点2μl

细菌内毒素　中国药典(2010)将中国药典(2005)中热原检查改为细菌内毒素检查，限度为1g加100ml内毒素检查用水制成的饱和溶液每1ml中含内毒素的量应小于

0.25EU。在复方氨基酸中本品临床每小时用药最大剂量是静脉滴注每千克体重约1.2mg(按复方氨基酸注射液处方中最大用量和滴注用量估计)，内毒素计算限值约为4200EU/g。中国药典(2000)热原检查限值为0.1g/kg。中国药典(2010)规定本品细菌内毒素限值为25EU/g，与内毒素计算比较，安全系数为168，并严于热原标准。中国药典(2015)未作修订。

【含量测定】本品的氨基在强质子介质-冰醋酸中，显碱性，与高氯酸反应，以电位法指示终点。取干燥后样品，加无水甲酸溶解后，再加冰醋酸测定。USP(32)、BP(2009)、Ph. Eur.(6.0)含量测定方法与中国药典(2010，2015)一致。

参考文献

[1] 罗明生，高天惠，劳家华．现代临床药物大典［M］．成都：四川科学技术出版社，2001：878.

[2] 周红宇，张士善．酪氨酸药理作用的研究进展［J］．中国药理学通报，1993，9(4)：251-253.

[3] 李宝成，张怡，熊正英．补充酪氨酸对运动能力影响的可能机制［J］．北京体育大学学报，2007，30(1)：68-70.

[4] 马休兹，佛里兰德，米斯菲尔德．生物化学简明教程［M］．北京：北京大学出版社，2001，249-251.

[5] 李良铸，李明晔．最新生化药物制备技术［M］．北京：中国医药科技出版社，2002：72～73.

[6] 李秀华，王自瑛，王后方．L-酪氨酸的合成研究［J］．科技信息，2007，(33)：343.

[7] 陈宁．氨基酸工艺学［M］．北京：轻工业出版社，2007：379.

[8] 颜朝国．有机化学［M］．北京：化学工业出版社，2009，2：618.

撰写　谢少斐　广州市药品检验所

复核　佟爱东　广州市药品检验所

碘
Iodine

I　126.90

英文名：Iodine

CAS号：[7553-56-2]

本品为消毒防腐药。酚系数为180～237，对真菌、细菌、病毒、阿米巴原虫及芽孢均有较强的杀伤作用。其杀菌作用机制是能氧化细菌细胞浆的活性基因，并与蛋白质的氨基结合而使其变性，使代谢机能发生障碍使其死亡。在无有机物的干扰下，0.005%的碘液在1分钟内可杀死大部分细菌，约15分钟可杀死芽孢[1]。由于碘的刺激性较大，宜用其稀溶液，1%碘甘油用于治疗口腔黏膜及齿龈感染；2%碘酊用于皮肤消毒；3%、5%碘酊用于手术和皮肤消毒；复方碘溶液有调节甲状腺功能，用于甲状腺功能亢进的术前准备，但对碘过敏者禁用[2]。

1811年德国化学家Countois在处理海藻灰时发现碘，1919年应用于临床，是一种常用的外科消毒防腐药，至今仍广泛应用。除中国药典(2015)收载外，BP(2013)、Ph. Eur.(7.0)、USP(36)及JP(16)均有收载。

【制法概要】主要从海洋植物(海带、海藻等)中提取[3]。

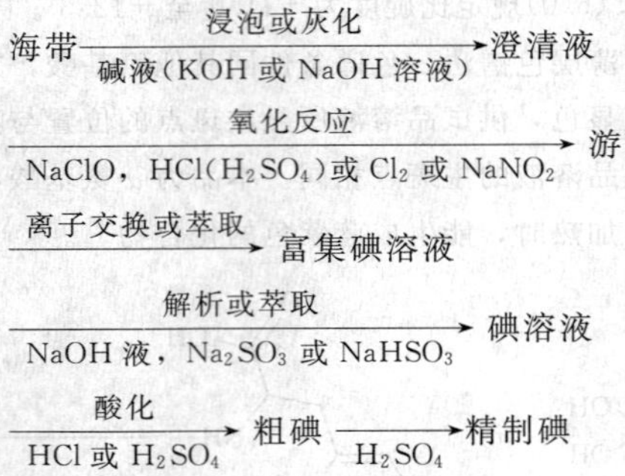

【鉴别】(1)碘在溶剂中的溶解不只是碘分子分散到溶剂中去的简单物理过程，可以认为是碘分子溶剂化作用的过程，不同的溶剂与碘分子的溶剂化作用也不同，所以碘在不同的溶剂中会呈现不同的颜色。从碘分子的分子轨道理论解释，对于较弱的电子给予体溶剂(如三氯甲烷)，由于给电子对的能力较弱，致使溶剂与碘分子相互作用较弱，对碘的影响较小，因此碘分子保留了其蒸气的颜色。对于较强的电子给予体溶剂(如乙醇)，易形成电荷移动络合物，电子跃迁所需能量较大，溶剂与碘分子相互作用较强，因而呈现不同的颜色[4,5]。

(2)碘与淀粉在水中能形成一种“碘-淀粉”包合物而显蓝色。此包合物对热不稳定，煮沸时包合物解离而蓝色消失，放冷又呈蓝色；但较长时间煮沸则因碘挥发，蓝色不再出现。本反应最低检出量为1μg[3]。

【检查】氯化物与溴化物　由原料海带或盐卤带入，其检查原理是在碘溶液中加入锌粉使碘还原为碘化物，棕色消退，溶液中含有多量的碘离子及夹杂的微量氯离子及溴离子。此溶液中加氨试液使成碱性，再加入硝酸银试液，则氯离子转化为氯化氨银而溶于水，溴离子形成溴化银不溶于水，但部分形成溴化氨银也溶于水，而碘离子则形成不溶性碘化银沉淀，滤过除去。滤液中加硝酸，如出现浑浊或沉淀，即表明供试品含有氯化物与溴化物。

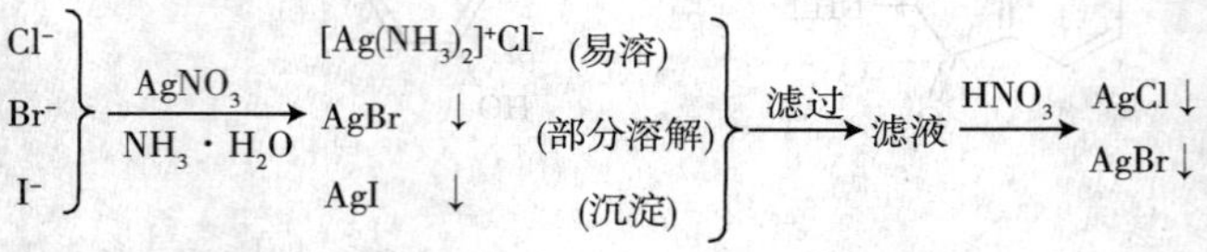

曾对加水次数对结果的影响作过试验，结果表明，一次加入40ml水研磨后依法操作，其结果的重现性差，如分次加入则结果较为稳定。

硫酸盐　粗碘与硫酸加热熔融精制时成品中易带入微量硫酸。为探讨微量硫酸在挥发碘的过程中是否可能逸出，曾进行了以下试验：①在水浴上挥散碘时，微量硫酸并不挥发；②用检查不挥发物后遗留的残渣检查硫酸盐，所得结果的浑浊程度较在水浴上蒸干者为浅，故认为微量硫酸在105℃干燥恒重时有所挥发，故不宜采用检查不挥发物后遗留的残渣供检查硫酸盐之用。

【含量测定】采用碘量法。因碘在常温下易挥发，故使之先溶于已称定重量的碘化钾溶液中再精密称量，可以避免损失。

【制剂】(1)碘甘油(Iodine Glycerol)

除中国药典(2015)收载外，BP(2013)、USP(36)及JP(16)均未收载。

碘甘油由1%碘、1%碘化钾、水及适量甘油组成，其杀菌力与浓度成正比，对机体的腐蚀性与刺激性也与浓度成正比。

鉴别(2)为钾离子的鉴别反应，K^+在中性或醋酸酸性条件下，与亚硝酸钴钠生成黄色结晶性沉淀，反应如下。

$$2K^+ + Na^+ + [Co(NO_2)_6]^{3-} \rightarrow K_2Na[Co(NO_2)_6]\downarrow$$

曾参照中国药典(1990)甘油的化学鉴别方法，对本品中甘油的鉴别进行考察，结果不明显，且生成的气体对人体有害；参照中国药典(2005)甘油的红外鉴别，样品不用前处理，直接取碘甘油样品用膜法进行扫描，所得图谱与甘油的对照图谱(光谱集77图)一致。

中国药典(2010)收载碘化钾的含量测定，考察其回收率为99.30%，RSD为0.36%($n=9$)。中国药典(2015)未作修订。

(2)碘酊(Iodine Tincture)

中国药典(2015)、USP(36)及JP(16)均有收载。中国药典(2015)规定本品为含2%碘及1.5%碘化钾的稀乙醇溶液；USP(36)规定为含2%碘及2.4%碘化钠的稀乙醇溶液；JP(16)规定为含6%碘及4%碘化钾的稀乙醇溶液。

据报道[1]，本品贮藏半年内碘与碘化钾的含量均在药典规定的范围内，质量比较稳定。配制碘酊关键在于碘化钾溶液的浓度，配位反应的速度与溶液浓度成正比，故溶解碘化钾时应尽量少加水[6]，可先配成饱和或过饱和溶液(碘化钾在水中的溶解度为1∶0.7)，15g碘化钾加水约10ml即可。而后加入碘即能迅速溶解，再加乙醇，最后加水；如先加水后加醇，即会析出沉淀。提高碘化钾剂量能增加浓碘酊中碘的稳定性，且碘与碘化钾比例1∶0.6，乙醇浓度76%时稳定性最好[7,8]。

乙醇量结合JP(16)的样品前处理方法制订，方法回收率99.60%，RSD为0.37%($n=9$)。

碘化钾含量测定为取碘含量测定项下的溶液，用硝酸银滴定液滴定。USP(36)、JP(16)中用碘酸钾滴定液滴定。

BP(2013)收载碘乙醇液(Alcoholic Iodine Solution)、口服碘溶液(Aqueous Iodine Oral Solution)。

参考文献

[1] 侯世祥．碘酊处方合理性的研讨［J］．中国医院药学杂志，1984，11(4)：31-33.

[2] 国家药典委员会．中华人民共和国药典临床用药须知·化学药和生物制品卷［M］．2005年版．北京：人民卫生出版社，2005：420.

[3] 中华人民共和国卫生部药典委员会．中华人民共和国药典1990年版二部药典注释［M］．北京：化学工业出版社，1993：849.

[4] 丁宗庆，毕秀成．碘在有机溶剂中的颜色［J］．郧阳师范高等专科学校学报，2001，21(6)：66-68.

[5] 何彩霞，王寿红，贾晓春．对碘溶液的颜色及其影响因素的探讨［J］．北京教育学院学报，2002，16(1)：34-37.

[6] 董可因，郑芝屏．对新药典(1977年版)碘酊制剂的探讨［J］．中国医院药学杂志，1981，4(1)：5-8.

[7] 吴兹景．正交试验优选浓碘酊处方［J］．中国药业，2006，15(9)：43-44.

[8] 吴兹景．浓碘酊中不同碘化钾剂量对碘稳定性的影响［J］．中国现代应用药学，2005，22(Z1)：668-669.

撰写　陈祖森　王小兵　徐志洲　山东省食品药品检验研究院

复核　王　杰　山东省食品药品检验研究院

碘化油

Iodinated Oil

本品为植物油与碘结合的一种有机碘化合物。

碘化油主要用于支气管及子宫、输卵管、瘘管等的造影检查，亦用于预防地方性甲状腺肿。造影检查：导管直接导入。预防地方甲状腺肿：多用肌内注射，亦可口服。

除中国药典(2015)收载外，各国药典均未收载碘化油及制剂；目前有进口碘化油注射液，进口质量标准为X20010284(法国Guerbet产品)。

【制法概要】碘化油生产的主要步骤是向植物油中通碘化氢气体得到粗碘化油，碘化油使用的植物油目前国家没有具体规定。例如罂粟油、核桃油等。

植物油主要成分为脂肪酸的三酰甘油，脂肪酸的种类主要有油酸、亚油酸、亚麻酸、棕榈酸、蓖麻酸等，基于植物油的成分复杂性及碘化位置稳定的不确定性，无法给出碘化油的单一结构式。

【鉴别】本品缓缓加热，分解生成碘并产生碘蒸汽，遇湿润的碘化钾淀粉试纸即显蓝色。

【检查】酸度　碘化油系植物油与碘化氢结合成的一种有机碘化合物，酸度的增加可使碘化油分解，故对酸度进行了限定。

颜色 植物油的颜色能够表明油质量的优劣。碘化油颜色来自植物油的色原物质与游离碘接触而产生的颜色，一般颜色常接近黄色10号标准比色液。故标准限度规定不得比黄色10号标准比色液更深。

游离碘 碘与植物油的结合本身不稳定，光、热、空气的氧化作用等均可加速碘化油的分解，产生游离碘，因此标准对游离碘进行了检查。

【含量测定】采用银量法。碘化油经碱水解为碘化物，加冰醋酸酸化后，用硝酸银液滴定。

现行质量标准缺少对降解产物的专属性检查方法，曾尝试分别采用正、反相HPLC测定法，采用蒸发光散射检测器检查有关物质，但均未取得理想效果。

【制剂】中国药典(2015)收载了碘化油软胶囊、碘化油注射液。

(1)碘化油注射液(Iodinated Oil Injection)

本品灌注入某些腔道后，可阻断X射线透过而显影。用于支气管、子宫、输卵管、瘘管、鼻旁窦等的造影。深部肌内注射防治地方性甲状腺肿。碘化油注射液为碘化油终端过滤，充氮，灌封制成的注射液，未加任何添加剂。因此注射液质量标准除应符合注射液项下的各项规定外，其他各项检验方法同碘化油。

颜色 起草单位参照进口标准的颜色检查法，“取本品以水为空白，照分光光度法测定，在420nm波长处吸收度应不得过0.60；在460nm波长处吸收度应不得过0.50”；并与黄色10号标准比色比较，实验结果见下表。

	吸收度(λ=420nm)	吸收度(λ=460nm)
碘化油注射液	0.4671	0.2665
黄色10号标准比色液	0.4070	0.3532
进口标准规定	不得过0.60	不得过0.50

测定结果表明，进口标准规定限度同黄色10号标准比色液比较制定较松；选择420nm和460nm波长处作比较点，理由也不够充分。由于碘化油注射液颜色同黄色10号标准比色液为同色调系列，实验操作人员目视比较直观，不易产生色差，所以注射液颜色检查法同碘化油。

(2)碘化油软胶囊(Iodinated Oil Soft Capsules)

碘化油软胶囊是口服补碘药，由纯化水、甘油、明胶及尼泊金乙酯原辅料组成。中国药典(2015)中收载5个规格。

撰写 吴建敏 中国食品药品检定研究院

张培棣 上海市食品药品检验所

复核 张启明 中国食品药品检定研究院

碘他拉酸

Iotalamic Acid

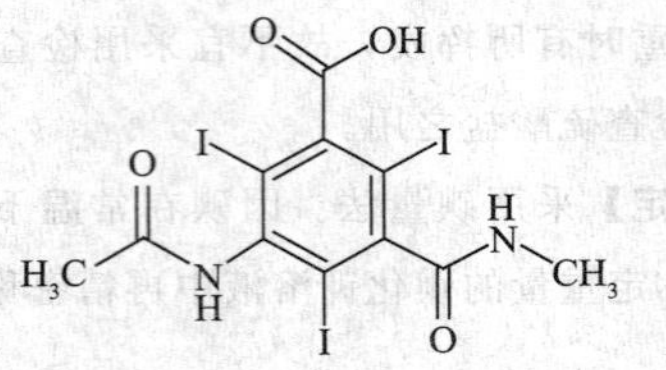

$C_{11}H_9I_3N_2O_4$ 613.92

化学名：5-[(甲氨基)羰基]-3-(乙酰氨基)-2,4,6-三碘苯甲酸

3-(acetylamino)-2,4,6-tri-iodo-5-(methylamino carbonyl)-benzoic acid

异名：异泛影酸

英文名：IotalaAcid(INN)；Iotalamic Acid

CAS号：[2276-90-6]

本品为诊断用药，系苯甲酸类有机碘X射线造影剂，为泛影酸的同分异构体。本品注入血管内后迅速分布到全身各组织细胞外液中。蛋白结合率低。在体内几乎不参与代谢过程。主要经肾排泄，小部分经粪便排出。肾功能严重损害者可主要通过胆汁排泄。本品可经腹膜透析或血液透析排出。临床应用其葡甲胺或钠盐制成的注射液，用于心血管、脑血管及静脉肾盂造影以及周围血管造影等。经内窥镜逆行胰胆管造影和脑或全身性计算机处理X线体层摄影(CT)增强扫描。具有水溶性大，黏稠度较小及不良反应较少的优点。

本品于1963年由Hoey等首先合成。国内于1968年正式生产。

除中国药典(2015)收载外，BP(2009)曾有收载，BP(2013)删除品种，Ph. Eur.(7.0)、JP(16)均有收载。

【制法概要】

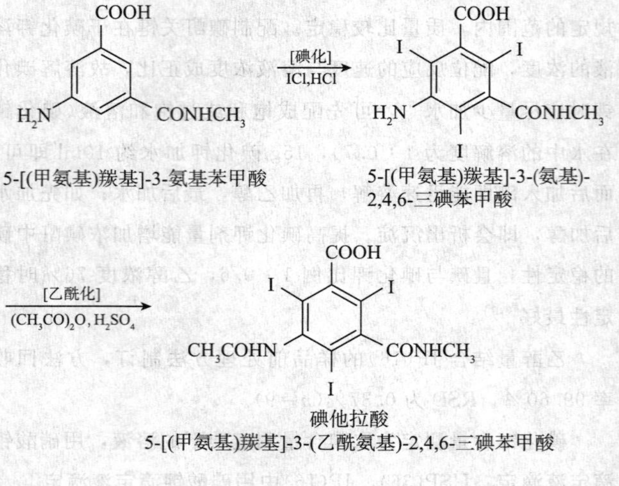

【性状】本品为苯甲酸类化合物的衍生物，故易溶于强碱溶液中而成盐。

【鉴别】(1)本品分子结构中含有机碘，经加热可分解为碘，挥发成紫色蒸气。

(2)本品的红外光吸收图谱应与对照的图谱(光谱集 678 图)一致，主要特征吸收如下。

特征谱带(cm^{-1})	归属	
3500～2300	酰胺，羧酸	$\nu_{N-H,O-H}$
1705	羧基	$\nu_{C=O}$
1650	酰胺(Ⅰ)	$\nu_{C=O}$
1620，1515	苯环	$\nu_{C=O}$
1540	酰胺(Ⅱ)	δ_{N-H}
1265	羧基	ν_{C-O}

【检查】**氯化物** 主要检查生产中带入的氯化物。由于本品在水中微溶，易溶于碱液，故先以氨试液促使溶解，再加硝酸使碘他拉酸析出，滤除，用水将包藏在沉淀内的氯化物洗出，依法检查。

游离碘 未结合状态的碘不宜供注射用，需加以控制。取本品加氢氧化钠试液溶解，再加酸使其析出，用三氯甲烷将游离碘提取后，观察三氯甲烷层显色情况。

氨基化合物 系检查生产中可能存在的未乙酰化的氨基化合物 5-[(甲氨基)羰基]-3-氨基-2,4,6-三碘苯甲酸。利用芳香伯胺可以发生重氮化反应，产生重氮盐能与 β-萘酚生成橙红色的偶氮染料，用分光光度法在 485nm 波长处测定吸收度。当吸收值为 0.25 时，相当于含杂质的量为 0.06%。

USP(32)采用与标准品对照的分光光度法，在 485nm 波长处同时测定吸收度值，供试品溶液的吸收度不得大于对照溶液的吸收度，限量为 0.05%。

【含量测定】采用银量法。本品在碱性还原剂(氢氧化钠试液与锌粉)的剧烈作用下，使 C-1 键断裂，分解为无机碘离子。以曙红钠为指示剂，用硝酸银滴定液滴定至终点。BP(2009)、Ph. Eur.(6.0)采用电位滴定法，用电位的突跃指示终点。

【制剂】**碘他拉葡胺注射液(Meglumine Iotalamate Injection)**

JP(16)中收载了碘他拉葡胺注射液。

含量测定 采用银量法，供试品处理同碘他拉酸，唯其计算因子系由复合物分子 $C_{11}H_9I_3N_2O_4 \cdot C_7H_{17}NO_5$ 的分子量 809.14 换算而来，即每 1ml 硝酸银液(0.1mol/L)相当于 26.97mg 的 $C_{11}H_9I_3N_2O_4 \cdot C_7H_{17}NO_5$。JP(16)采用 HPLC 法测定其含量。

撰写 杨凤来 西安市食品药品检验所
邱 婧 湖南省药品检验研究院
复核 刘利军 李瑞莲 湖南省药品检验研究院

碘 苷

Idoxuridine

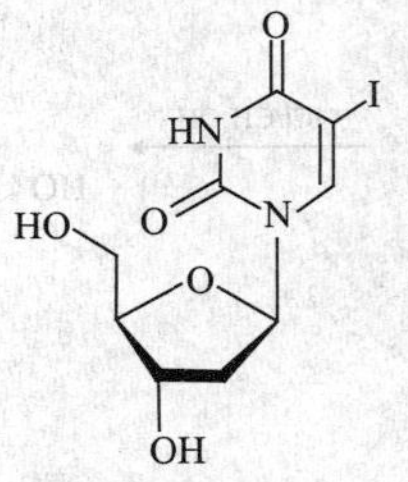

$C_9H_{11}IN_2O_5$ 354.10

化学名： 2′-脱氧-5-碘尿苷

2′-deoxy-5-iodouridine

英文名： Idoxuridine(INN)

异名： 1-(2-deoxy-β-D-ribofuranosyl)-5-iodouracil；1-(2-脱氧-β-D-核苷)-5-碘尿嘧啶；疱疹净

CAS 号： [54-42-2]

本品为嘧啶类抗病毒药物，能抑制病毒(如单纯疱疹病毒、牛痘苗病毒和线病毒)DNA 生长。作用机制是利用它与胸腺嘧啶核苷化学结构相似的特点，与胸腺嘧啶核苷相互竞争磷酸化酶及 DNA 聚合酶，从而抑制病毒 DNA 中胸腺嘧啶核苷的合成，或代替胸腺嘧啶核苷渗入病毒 DNA 中，产生有缺陷的 DNA，使其失去感染力或不能重组，使病毒停止繁殖或失去活性。

临床上用于治疗单纯疱疹性角膜炎、牛痘病毒性角膜炎和带状疱疹病毒感染。单纯疱疹病毒对碘苷可发生耐药性，故对单纯疱疹病毒Ⅱ型感染无效。本品很难穿透角膜，故对虹膜炎和深层角膜炎无效。

本品在脱氨基酶和核苷酸酶的作用下迅速失去效应[1]，可穿透胎盘组织，动物实验可引起兔子胎仔异常(突眼和杆状前肢)及老鼠染色体畸变，在人体还未经证实。有畏光、充血、水肿、痒或疼痛等不良反应，全身给药有明显不良反应，并抑制骨髓，使白细胞和血小板减少，因此致使全身应用受限。

本品于 1959 年首先由 Prusoff WH 合成[2]，国内 1965 年开始生产。除中国药典(2015)收载外，USP(36)、BP(2013)、Ph. Eur.(7.0)和 JP(16)均有收载。

【制法概要】(1)合成路线 1

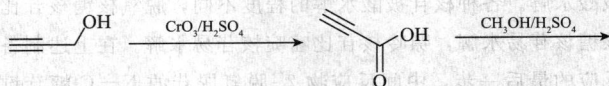

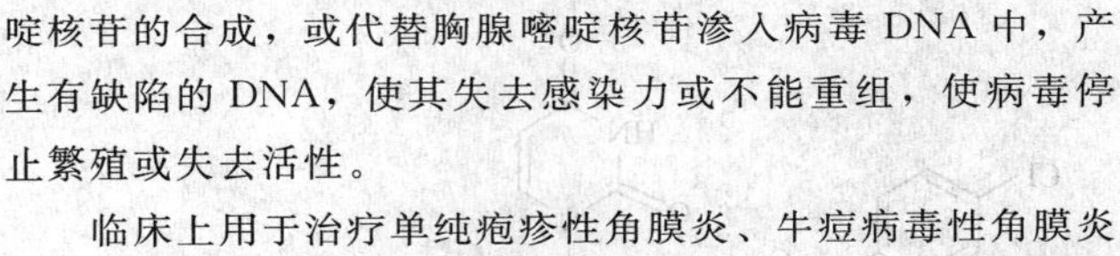

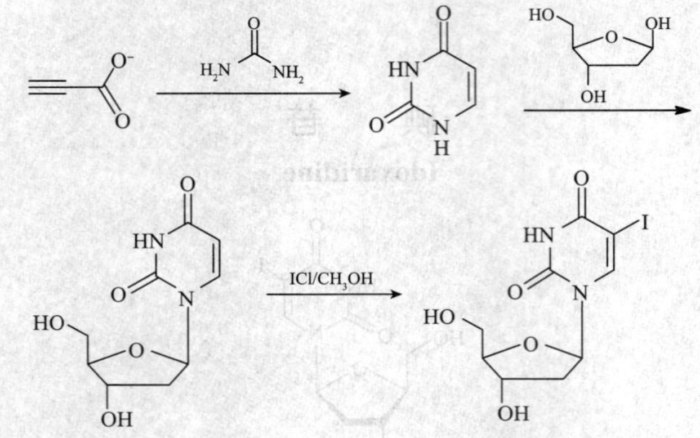

(2)合成路线 2

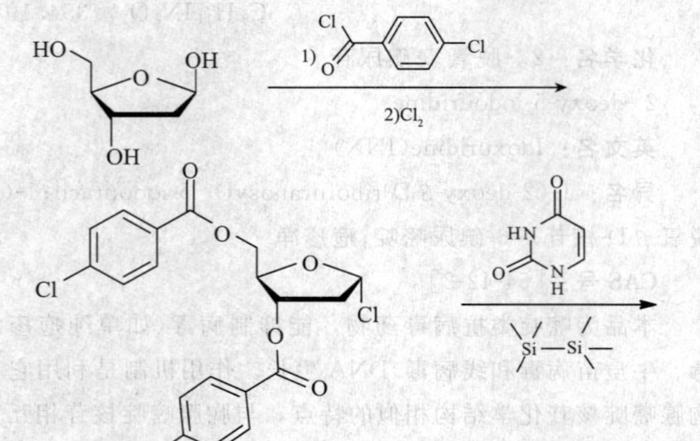

在核苷中，N－C 糖苷键对碱较稳定，对酸不稳定，易被酸水解。各种核苷被酸水解的程度不同，脱氧核糖核苷比核糖核苷易水解，嘌呤核苷比嘧啶核苷易水解。在上述制备反应的最后一步，中间反应物 2′-脱氧尿苷的 N－C 糖苷键可能断裂，生成 5-碘尿嘧啶。因此，在所得粗品中，可能存在未反应完全的中间反应物 2′-脱氧尿苷和因 N－C 糖苷键断裂而引入的 5-碘尿嘧啶。

【性状】本品应为白色结晶性粉末。其 0.1% 的水溶液微显酸性，$pK_a=8.25$。

比旋度 本品在水溶液中的比旋度为＋7.4°，在氢氧化钠试液中的比旋度为＋29°，中国药典(2015)控制在氢氧化钠试液中的比旋度，限度为＋25°至＋30°。本品系苷类药物，在碱溶液中不稳定，制备溶液后应立即测定。USP(36)没有此检查项；BP(2013)、Ph. Eur. (7.0)采用 1mol/L 的氢氧化钠溶液作为溶剂，限度为＋28°至 ＋32°；JP(16)同中国药典(2015)以氢氧化钠试液为溶剂，限度为＋28°至＋31°。各国药典采用的测定浓度均为 10mg/ml。

熔点 176～184 ℃，熔融时同时分解。BP (2013)、Ph. Eur. (7.0)熔点为 180 ℃，熔融时同时分解。JP(16)熔点为 176 ℃，熔融时同时分解。

【鉴别】(1)本品为有机碘化物，不稳定，加热即分解，放出紫色碘蒸气。

(2)本品加盐酸半胱氨酸溶液与硫酸后显色，系脱氧核糖的显色反应。

(3)核苷在不同的 pH 值的溶液中显示不同的紫外吸收。本品的 0.01mol/L 氢氧化钠溶液在 279nm 的波长处有最大吸收，在 253nm 的波长处有最小吸收(图 1)。

(4)本品的红外光吸收图谱与对照的图谱(光谱集 520 图)一致；Ph. Eur. (7.0)规定为与对照品的图谱一致。其特征吸收如下表所示。

特征谱带(cm⁻¹)	归属	
3410	羟基，酰胺	$\nu_{O-H,N-H}$
3080，3050	芳氢	ν_{C-H}
1710，1680	环酰亚胺	$\nu_{C=O}$
1618	环内双键	$\nu_{C=C}$
1108	环醚	ν_{C-O}

【检查】酸度 本品 1mg/ml 的水溶液 pH 值应为 5.5～6.5。

溶液的澄清度与颜色 规定供试液的浓度为 10mg/ml 的 0.1mol/L 氢氧化钠溶液，应澄清无色。Ph. Eur. (7.0)的规定与中国药典(2015)相同，JP(16)规定的浓度为 40mg/ml (0.5%氢氧化钠溶液)的溶液。

5-碘尿嘧啶 在生产或贮存过程中容易产生 2′-脱氧尿苷和 5-碘尿嘧啶两种杂质。5-碘尿嘧啶对角膜有刺激性，并能抑制碘苷的抗病毒活性，因此必须加以控制。

检查方法 中国药典(2015)采用吸光度比值法，比值应不得过 0.40(据参考文献[3]相当于含 5-碘尿嘧啶不得过 2.0%)。USP(36)无此检查项。Ph. Eur. (7.0)与 JP(16)均采用 TLC 法，以“有关物质”项列出，限度均为不得过 0.5%。

碘苷及杂质 2′-脱氧尿苷和 5-碘尿嘧啶在酸性溶剂和碱性溶剂中的紫外吸收图谱见图 1。在碱性溶剂中最大吸收波长分别为 279nm、261nm、303nm，与在酸性溶剂中最大吸收波长分别为 289nm、261nm、281nm 相比，有明显的区别。故检查 5-碘尿嘧啶选用氢氧化钠溶液(0.01mol/L)为溶剂。

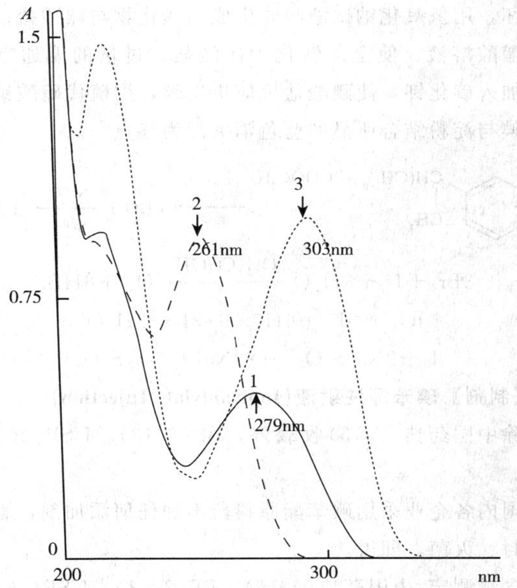

图 1A　碘苷的氢氧化钠溶液(0.01mol/L)

紫外吸收图谱

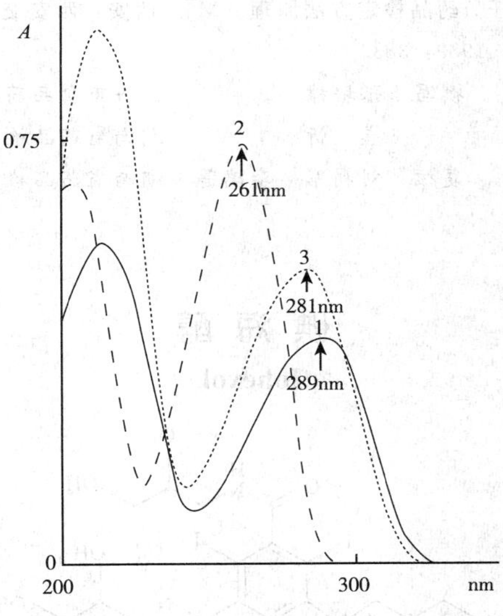

图 1B　碘苷的盐酸溶液(0.01mol/L)

紫外吸收图谱

1. 碘苷；2. 2′-脱氧尿苷；3. 5-碘尿嘧啶

吸光度比值法的原理为碘苷精制品溶于氢氧化钠溶液(0.01mol/L)中，吸光度比值 A_{261}/A_{279} 和 A_{303}/A_{279} 为一固定值，当含有杂质 2′-脱氧尿苷和 5-碘尿嘧啶时，比值 A_{261}/A_{279} 和 A_{303}/A_{279} 增大，而且比值的数值与对应杂质的浓度成良好的性行关系。以比值 A_{303}/A_{279} 对百分浓度 C 进行线性回归，得 5-碘尿嘧啶的回归方程：$y=0.366+0.013x$，$r=0.9994$。通过回归方程计算可知，当 A_{303}/A_{279} 比值≤0.40 时，供试品溶液中 5-碘尿嘧啶的浓度≤2%；当比值≤0.41 时，5-碘尿嘧啶的浓度≤3%。

实验结果表明，杂质 2′-脱氧尿苷和 5-碘尿嘧啶的存在不仅使上述吸光度比值增大，还将使 λ_{max}(279nm)产生位移。5-碘尿嘧啶使 λ_{max} 向长波方向移动。每增加 5%，λ_{max} 增大约 2nm。2′-脱氧尿苷(≤2%时)对本项检查无干扰。

干燥失重　国内外药典的干燥条件均为 60℃减压干燥；干燥时间中国药典(2015)与 Ph. Eur. (7.0)为干燥至恒重，USP(36)为 2 小时，JP(16)为 3 小时；中国药典(2015)限度与 USP(36)、BP(2013)和 Ph. Eur. (7.0)相同，为不得过 1.0%，JP(16)限度为不得过 0.5%。

炽灼残渣　中国药典(2015)同 JP(16)，限度为不得过 0.3%，Ph. Eur. (7.0)限度为不得过 0.1%，JP(16)限度为不得过 0.3%，。

【含量测定】采用紫外-可见分光光度法。用 0.01mol/L 氢氧化钠溶液为溶剂配制供试品溶液，在 279nm 波长处测定吸光度，按 $E_{1cm}^{1\%}=158$ 计算含量。国外药典均采用非水溶液滴定法，Ph. Eur. (7.0)与 JP(16)采用氢氧化四丁基铵滴定液，USP(36)采用甲醇钠滴定液。

【制剂】碘苷滴眼液(Idoxuridine Eye Drops)

鉴别(1)

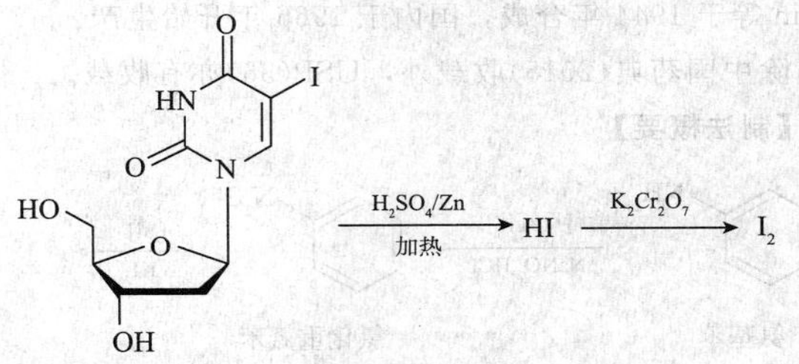

单质碘遇淀粉指示液显蓝色。

5-碘尿嘧啶　本品 pH 值偏酸性，此条件下碘苷中的 N—C 糖苷键易被水解，生成 5-碘尿嘧啶，随储存时间的延长而增加，因此必须加以控制。中国药典(2015)采用吸收度比值法测定，限度为 303nm 波长处的吸光度与 279nm 波长处的吸光度的比值不得过 0.41(据参考文献[3]相当于含 5-碘尿嘧啶不得过 3.0%)；USP(36)无此检查项；JP(16)则用 HPLC 法，检查项目改用“5-碘尿嘧啶和 2′-脱氧尿苷”，限度为 5-碘尿嘧啶不得过 1.5%，2′-脱氧尿苷不得过 0.5%。

渗透压摩尔浓度　等渗为 286mOsm/kg，取限度为±10%，即 260～320 mOsm/kg。

参考文献

[1] 国家药典委员会. 中华人民共和国药典临床用药须知·化学药和生物制品卷［M］. 2000 年版. 北京：化学工业出版社，2001：868.

[2] Prusoff WH. Synthesis and biological activities of iododeoxyuridine, an analog of thymidine. Biochim. Biophys. Acta, 1959, 32：295-296.

[3] 中华人民共和国卫生部药典委员会. 中华人民共和国药典 1990 年版二部药典注释［M］. 北京：化学工业出版社，

1993：858.

撰写　张若兰　黄慧芬　武汉药品医疗器械检验所
复核　聂小春　　　　　武汉药品医疗器械检验所

碘苯酯
Iophendylate

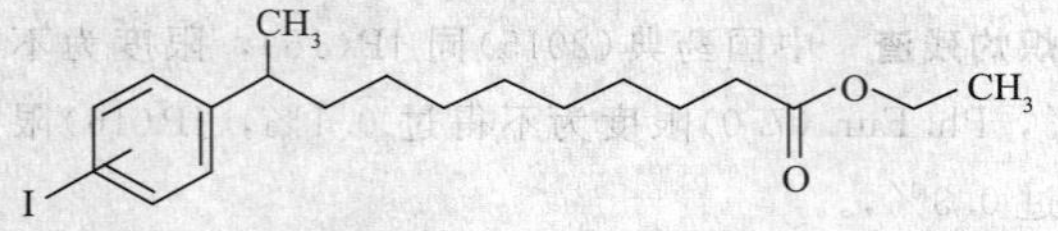

$C_{19}H_{29}IO_2$　416.34

化学名：10-对碘苯基十一酸乙酯与邻、间位的碘苯基十一酸乙酯的混合物

benzenedecanoic acid, iodo-1-methyl-ethyl ester

英文名：Iofendylate(INN)；Iophendylat

CAS 号：[1320-11-2]

本品为诊断用药，主要用于脊髓造影。本品由 W. H Strain 等于 1944 年合成，国内于 1966 年开始生产。

除中国药典(2015)收载外，USP(36)亦有收载。

【制法概要】

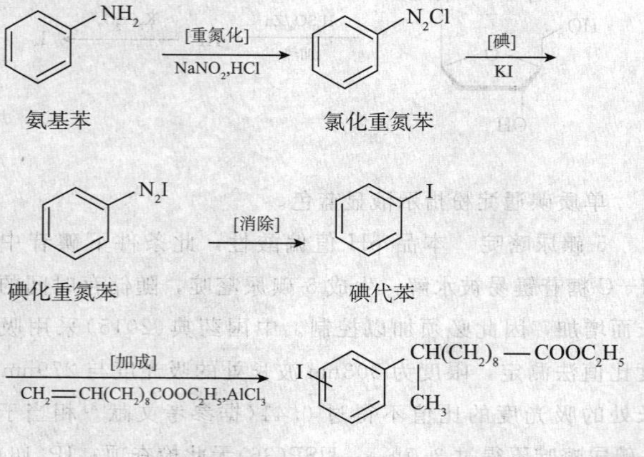

【鉴别】本品以重铬酸钾及硫酸回流加热氧化，使侧链断裂生成碘代苯甲酸，受热升华，生成白色针状结晶。

【检查】酸度　检查未酯化的游离酸，即 10-碘苯基十一酸。

游离碘　检查生产过程中碘代苯反应不完全或成品贮藏过程中所析出的游离碘。

直链碘　本品如杂有直链碘，以乙醇制氢氧化钾溶液水解生产碘化物，并加硫酸溶液(1→2)使 10-碘苯基十一酸等析出，滤过，滤液加高锰酸钾溶液(1→10000)1～2 滴，使碘化物氧化生成微量的碘，与淀粉指示液结合显蓝色。显蓝色碘化物用硝酸银滴定液滴定，生成碘化银沉淀；当滴定至溶液中无碘离子时，则碘与淀粉结合的蓝色消退，即为滴定终点。

【含量测定】本品系有机碘化物。用氧瓶燃烧法进行有机破坏，用氢氧化钠试液吸收生成的碘化物与碘酸盐；加入溴的醋酸溶液，使全部转化为碘酸盐，过量的溴通空气去除。加入碘化钾，使碘酸盐反应析出碘，用硫代硫酸钠液滴定，碘与淀粉结合所显的蓝色消失即为终点[1]。

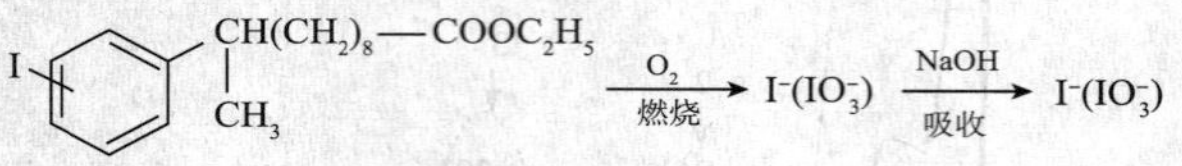

$$3Br_2 + I^- + 3H_2O \xrightarrow{CH_3COOH} IO_3^- + 6HBr$$

$$IO_3^- + 5I^- + 6H^+ \longrightarrow 3I_2 + 3H_2O$$

$$I_2 + 2Na_2S_2O_3 \longrightarrow 2NaI + Na_2S_4O_6$$

【制剂】碘苯酯注射液(Iophendylate Injection)

除中国药典(2015)收载外，BP(2013)、USP(36)亦有收载。

国内各企业采用碘苯酯原料药不加任何添加剂，直接充氮灌封、灭菌，即得。

含量测定　中国药典(2015)、BP(2013)、USP(36)均为硫代硫酸钠滴定液容量分析法。

参考文献

[1] 毛文任．药品检定方法原理［M］．西安：西安交通大学出版社，1989：383.

撰写　张培棣　　　　　上海市食品药品检验所
　　　盛　忻　　　　　湖南省药品检验研究院
复核　刘利军　李瑞莲　湖南省药品检验研究院

碘海醇
Iohexol

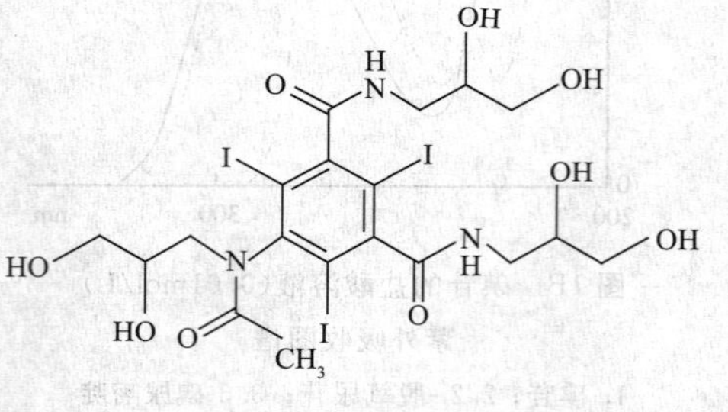

$C_{19}H_{26}I_3N_3O_9$　821.14

化学名：5-[乙酰基(2,3-二羟丙基)胺基]-*N*,*N'*-双(2,3-二羟丙基)-2,4,6-三碘-1,3-苯二甲酰胺

5-[acetyl(2,3-dihydroxypropyl)amino]-*N*,*N'*-*bis*(2,3-dihydroxypropyl)-2,4,6-triiodo-1,3-benzenedicarboxamine

英文名：Iohexol(INN)

CAS 号：[66108-95-0]

本品为非离子型水溶性造影剂，其渗透压与血浆接近，黏度适中，易于注射。毒性比离子型造影剂小，用于脊髓造影较安全。本品不穿透细胞膜，静脉注射后在间质腔中，器官组织并不吸收，不代谢，大部分以原型由尿排出。适用于脊髓造影，亦可用于心血管造影、动静脉造影、尿路造影及

增强 CT 扫描等，有万能造影剂之称。

本品由挪威奈科明公司于 1976 年开发，我国对碘海醇的研究生产则始于 1995 年。

除中国药典（2015）收载外，BP（2013）、USP（36）及 Ph. Eur.（7.0）、JP（16）亦有收载。

【制法概要】本品有多种合成方法[1,2]，主要的合成方法如下。

（1）方法 1

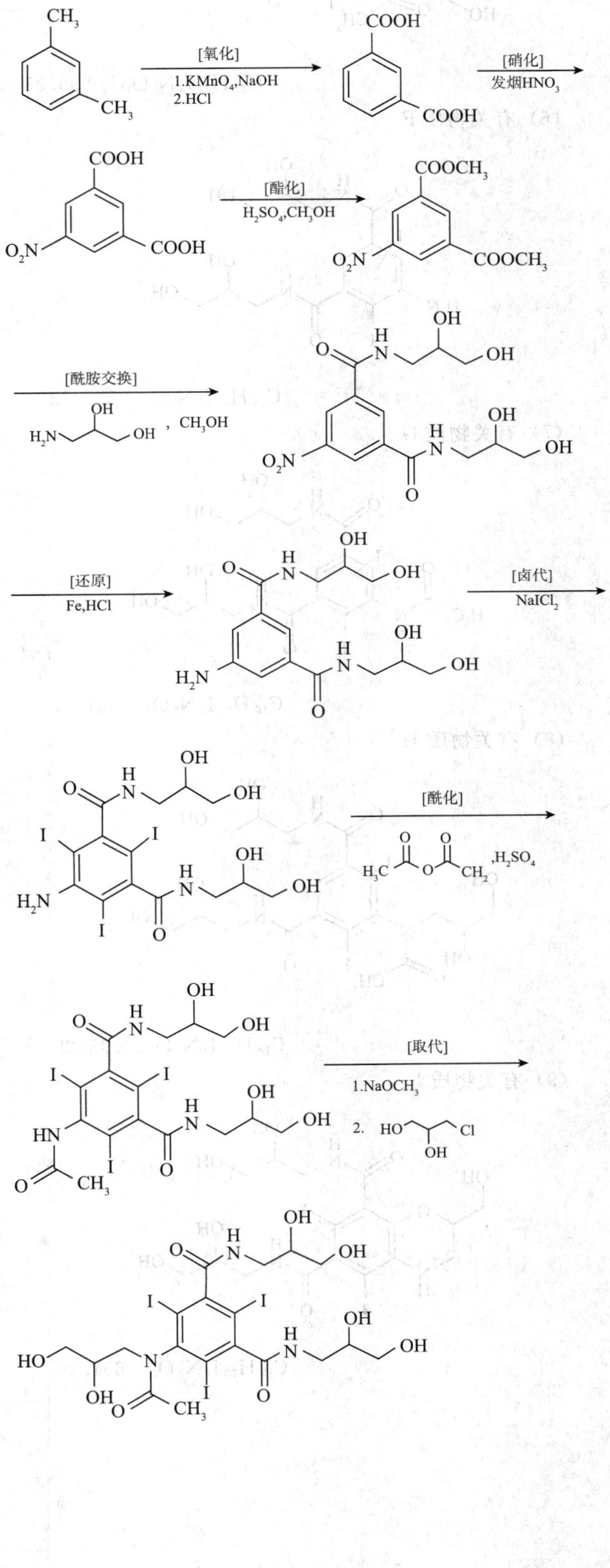

（2）方法 2

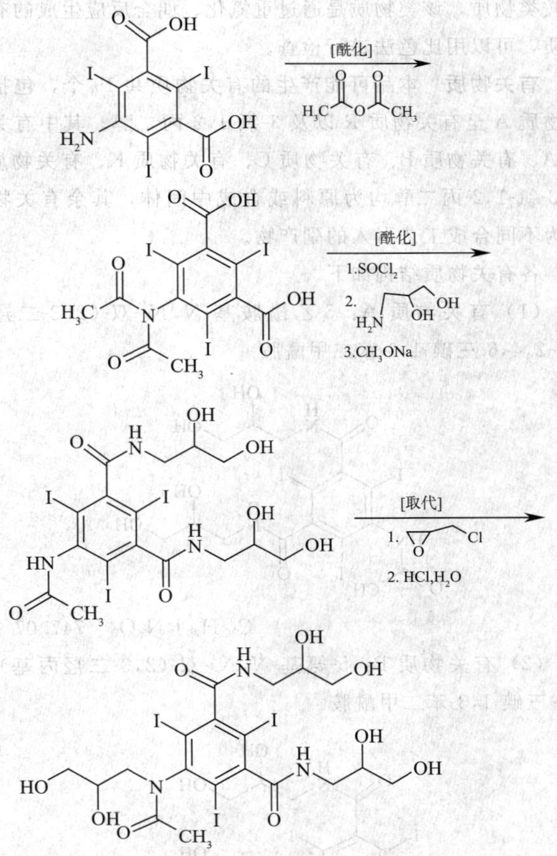

【性状】旋光度 本品为外消旋化合物，为保证消旋比例需测定旋光度，本品 50mg/ml 水溶液的旋光度为 −0.5° 至 +0.5°，与 USP(36) 一致。

【鉴别】（1）本品结构中含碘，加热破坏后会产生碘蒸气。

（3）本品结构中有较长的共轭体系，故有较强的紫外吸收，采用紫外-可见分光光度法进行鉴别。

（4）本品的红外光吸收图谱应与对照的图谱（光谱集 1069 图）一致，主要特征吸收如下。

特征谱带（cm^{-1}）	归属	
3500～3000	羟基，酰胺	$\nu_{O-H,N-H}$
1650	酰胺（Ⅰ）	$\nu_{C=O}$
1550	酰胺（Ⅱ）	δ_{NH}
1265	酰胺（Ⅲ）	ν_{C-N}

【检查】游离碘 本品合成中的碘化反应会引入无机杂质，故需对游离碘化物进行检查。

无机碘化物 本品为含结合碘的造影剂原料，在生产和储存中的环合反应可产生碘离子，用电位滴定银量法可测得无机碘离子的含量。

离子化合物 某些与造影无关的离子型化合物渗透压很高，化学毒性强，需加以控制。通过检查电导率的方式控制。

游离芳香胺 有关物质项中的某些杂质，如有关物质

B、有关物质F、有关物质K、有关物质L等均属于游离芳香胺类物质，该类物质是通过重氮化、偶合反应生成的有色物质，可以用比色法进行检查。

有关物质 本品可能产生的有关物质共19个，包括有关物质A至有关物质R以及3-氯-1,2-丙二醇。其中有关物质A、有关物质B、有关物质C、有关物质K、有关物质L和3-氯-1,2-丙二醇均为原料或合成中间体，其余有关物质均为不同合成工艺引入的副产物。

各有关物质结构如下。

（1）有关物质A：5-乙酰胺基-*N*,*N'*-双-(2,3-二羟丙基)-2,4,6-三碘-1,3-苯二甲酰胺

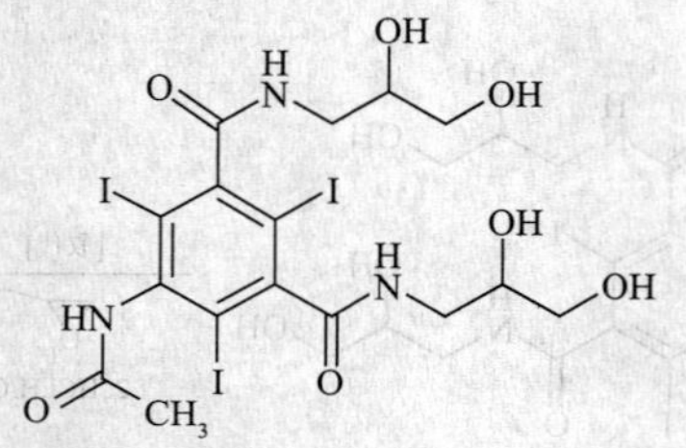

$C_{16}H_{20}I_3N_3O_7$ 747.07

（2）有关物质B：5-氨基-*N*,*N'*-双-(2,3-二羟丙基)-2,4,6-三碘-1,3-苯二甲酰胺

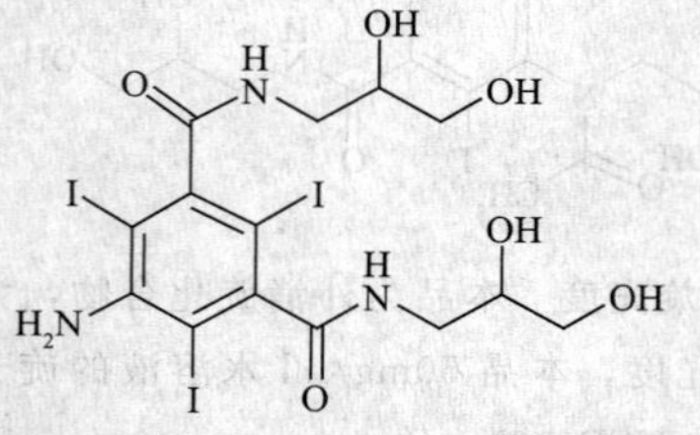

$C_{14}H_{18}I_3N_3O_6$ 705.03

（3）有关物质C：5-硝基-*N*,*N'*-双-(2,3-二羟丙基)-1,3-苯二甲酰胺

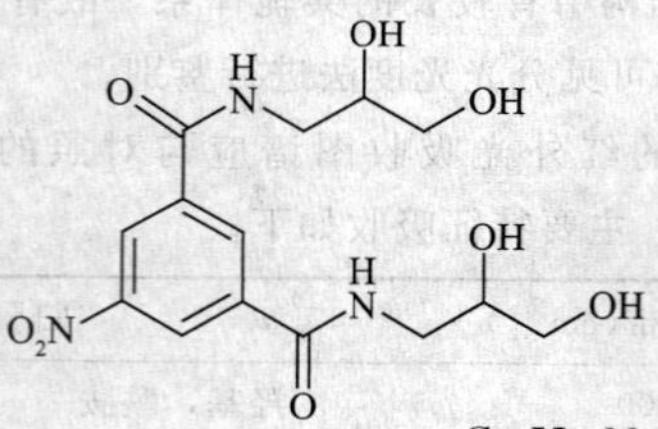

$C_{14}H_{19}N_3O_8$ 357.32

（4）有关物质D

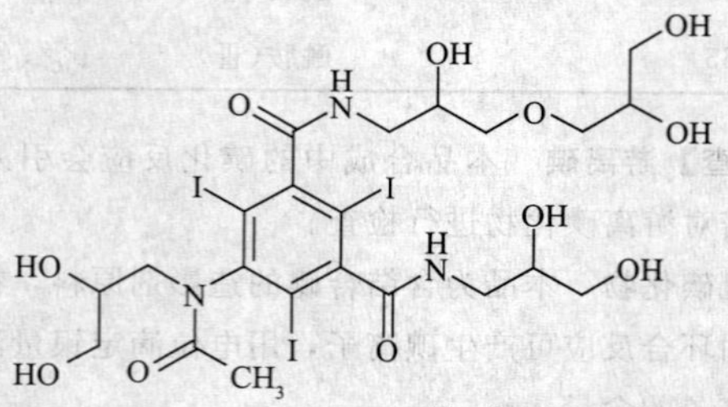

$C_{22}H_{32}I_3N_3O_{11}$ 895.23

（5）有关物质E

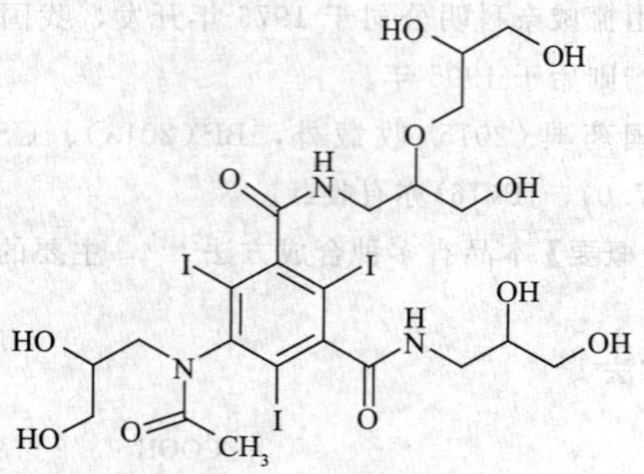

$C_{22}H_{32}I_3N_3O_{11}$ 895.23

（6）有关物质F

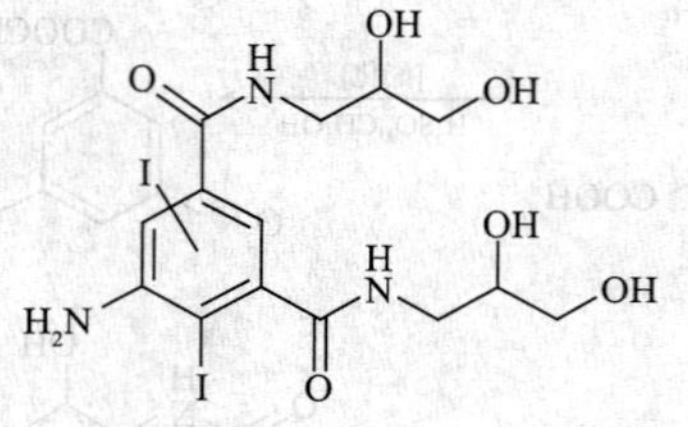

$C_{14}H_{19}I_2N_3O_6$ 579.13

（7）有关物质G

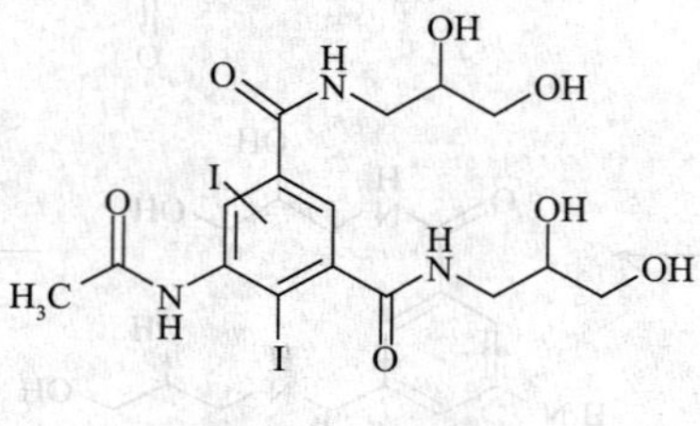

$C_{16}H_{21}I_2N_3O_7$ 621.17

（8）有关物质H

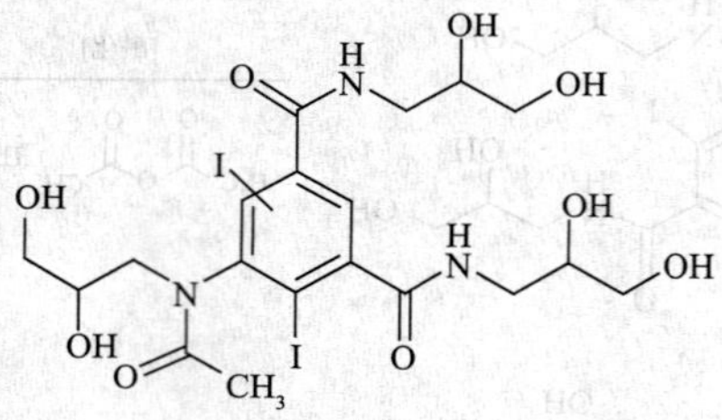

$C_{19}H_{27}I_2N_3O_9$ 695.25

（9）有关物质I

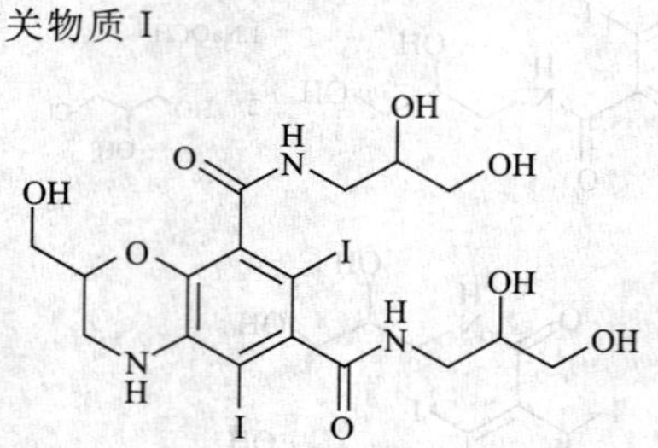

$C_{17}H_{23}I_2N_3O_8$ 651.20

(10) 有关物质 J

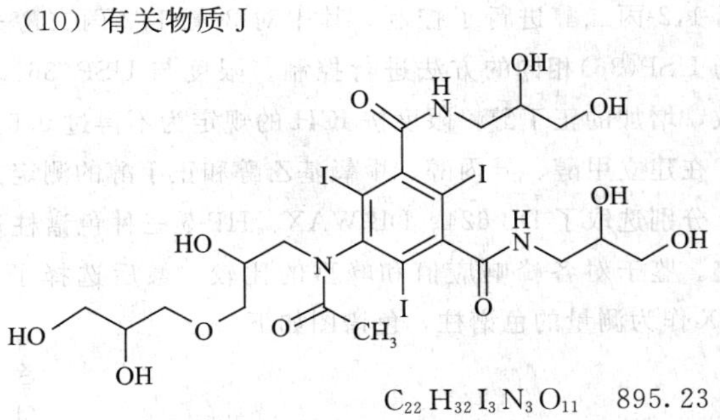

$C_{22}H_{32}I_3N_3O_{11}$　895.23

(11) 有关物质 K

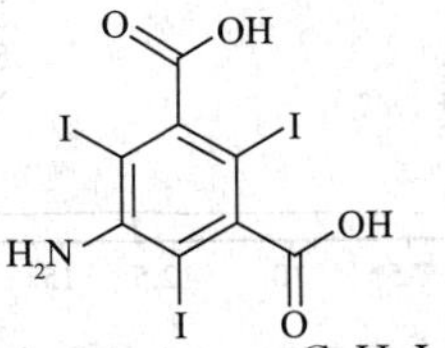

$C_8H_4I_3NO_4$　558.84

(12) 有关物质 L

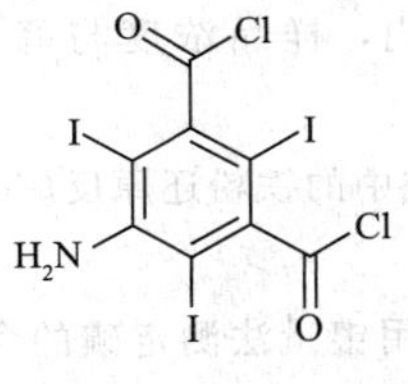

$C_8H_2Cl_2I_3NO_2$　595.73

(13) 有关物质 M

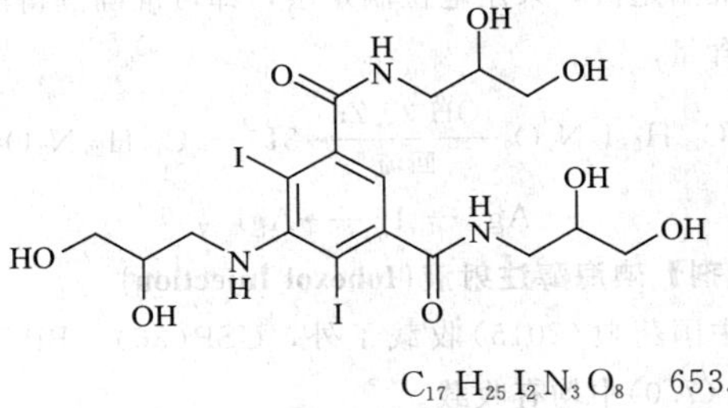

$C_{17}H_{25}I_2N_3O_8$　653.21

(14) 有关物质 N

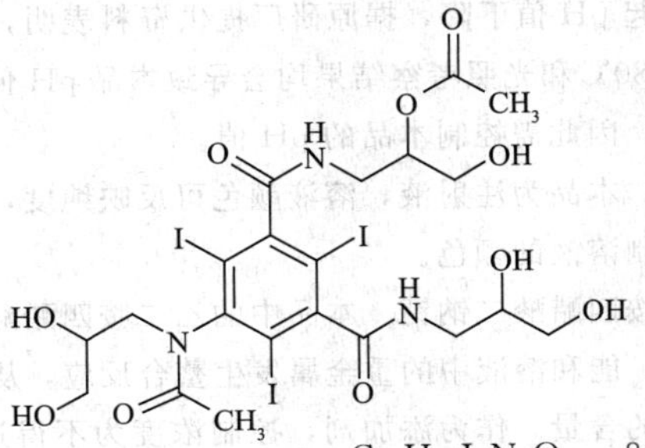

$C_{21}H_{28}I_3N_3O_{10}$　863.18

(15) 有关物质 O

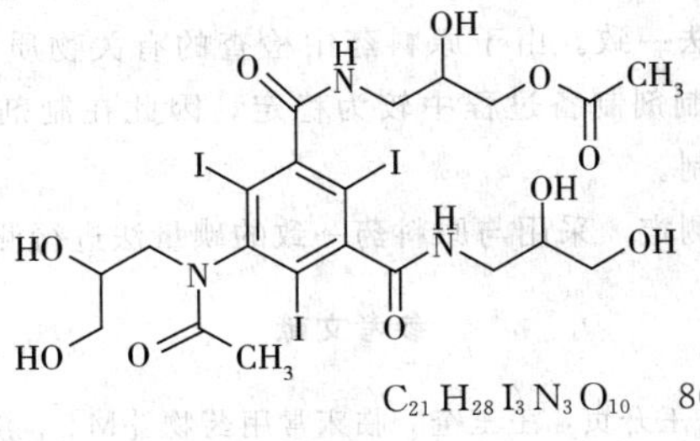

$C_{21}H_{28}I_3N_3O_{10}$　863.18

(16) 有关物质 P

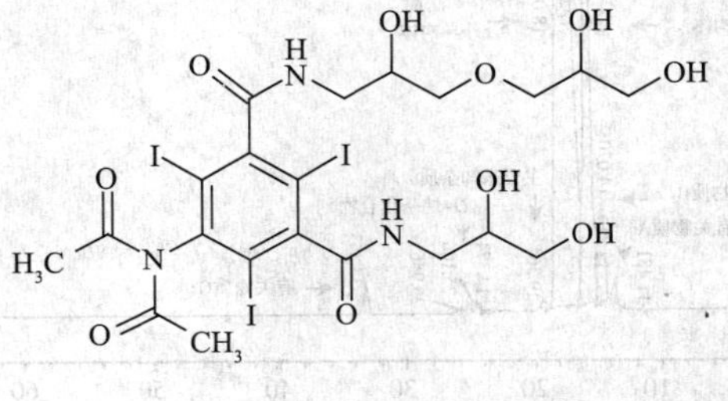

$C_{21}H_{28}I_3N_3O_{10}$　863.18

(17) 有关物质 Q

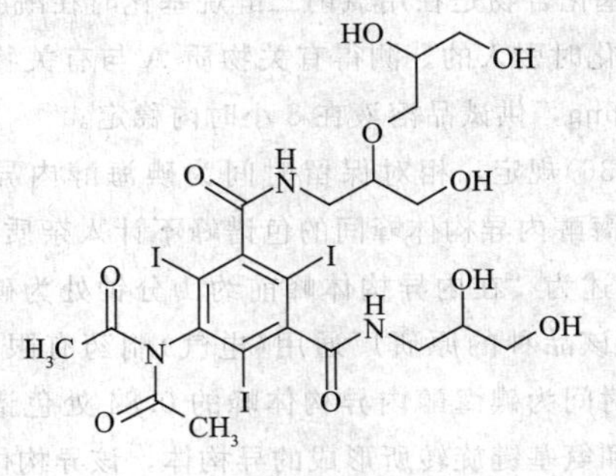

$C_{21}H_{28}I_3N_3O_{10}$　863.18

(18) 有关物质 R

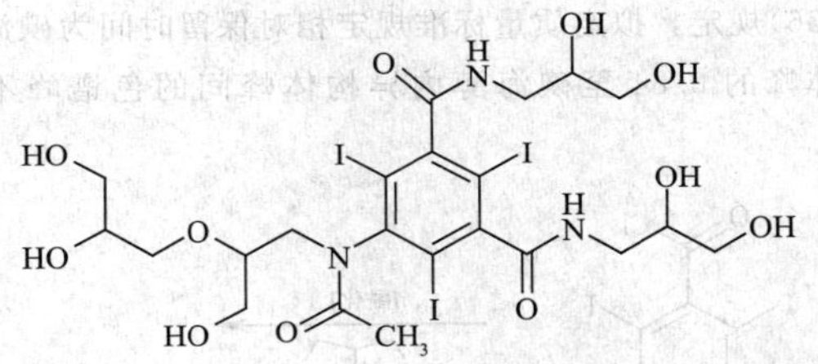

$C_{22}H_{32}I_3N_3O_{11}$　895.23

(19) 3-氯-1,2-丙二醇

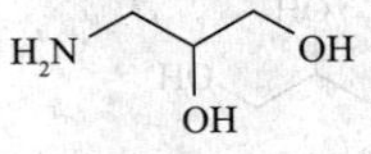

$C_3H_9NO_2$　91.11

BP(2013)收载的有关物质为有关物质 A、B 以及有关物质 D 至 R 共计 17 个。Ph. Eur. (7.0)及一些进口注册标准中采用两种方法（即 HPLC 法和 TLC 法）对有关物质进行控制。在实验中发现，Ph. Eur. (7.0)方法杂质 A 与主成分无法完全分离，如果降低供试品浓度或减小点样量，则杂质 A 检测限不满足检验要求。试验多种薄层板并改变条件均无显著改善，因此参照 USP(36)只采用液相色谱法检查有关物质，检测方法及限度与欧洲药典基本一致，但缺少对杂质总量的控制。

由于本品有关物质较多，试验中对不同品牌与规格的色谱柱进行了比较，发现安捷伦公司生产的 Zorbax SB-AQ (250mm×4.6mm，5μm)色谱柱对杂质的分离效果较好，能够将两主峰附近的杂质峰有效分离出来，色谱图如下。

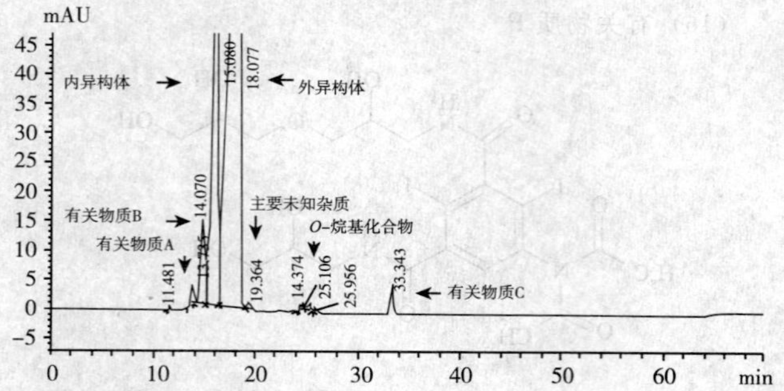

有关物质A与有关物质C均为合成反应中带入的中间体，*O*-烷基化合物是在用氯丙二醇烷基化时在酰胺的第二醇上*O*-烷基化时引入的。测得有关物质A与有关物质C的检测限均为6ng，供试品溶液在8小时内稳定。

USP(36)规定，相对保留时间为碘海醇内异构体峰的0.84至碘海醇内异构体峰间的色谱峰不计入杂质，Ph. Eur.(7.0)的描述为"在内异构体峰前约1分钟处为碘海醇的异构体峰"；该品种的原研厂通用（电气）制药有限公司提出，相对保留时间为碘海醇内异构体峰的0.84处色谱峰为碘海醇的羰基和氨基键旋转所形成的异构体，该异构体的形成与温度有关，称之为温度依赖峰，属于碘海醇活性成分，不计入杂质。但液相色谱法无法分离温度依赖峰和杂质A，参照USP(36)规定，拟定质量标准规定相对保留时间为碘海醇内异构体峰的0.84至碘海醇内异构体峰间的色谱峰不计入杂质。

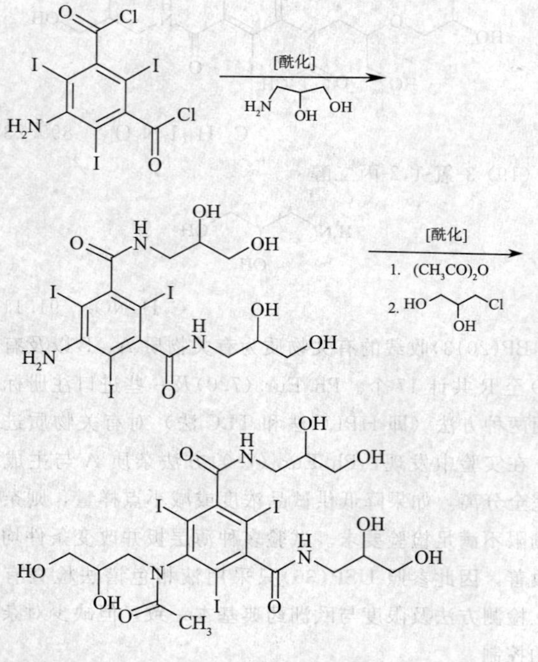

残留溶剂 根据合成工艺和精制方法，可能涉及到的残留溶剂和挥发性物质主要有甲醇、异丙醇、甲氧基乙醇、3-氯-1,2-丙二醇以及重结晶溶剂正丁醇，此外还可能有吡啶、氨、乙二醇单甲醚、1,2-丙二醇。Ph. Eur.(7.0)和USP(36)等标准中均没有控制正丁醇，国内一些厂家的生产工艺中已经用正丁醇代替异丙醇，考虑到国内主要生产厂家的合成工艺，本方法仅对甲醇、异丙醇、甲氧基乙醇、正丁醇和3-氯-1,2-丙二醇进行了控制。其中对3-氯-1,2-丙二醇采用了与USP(36)相同的方法进行控制。限度与USP(36)基本一致，增加的正丁醇，限度按ICH的规定为不得过0.5%。

在建立甲醇、异丙醇、甲氧基乙醇和正丁醇的测定方法时，分别选取了DB-624、DB-WAX、HP-5三种色谱柱进行测定。鉴于对各峰响应值和峰型的比较，最后选择了DB-WAX作为测量的色谱柱，色谱图如下。

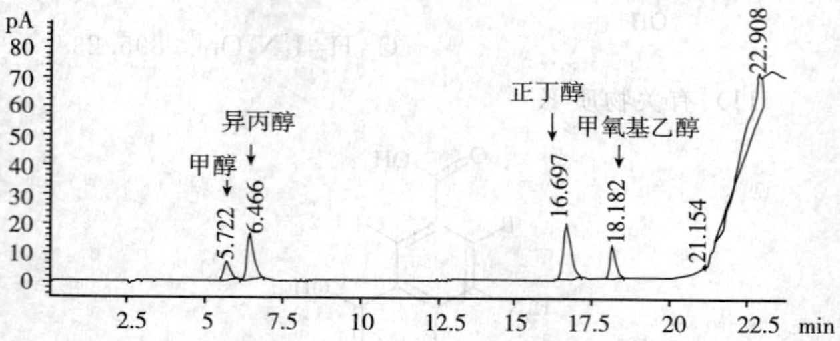

该方法中甲醇、异丙醇、正丁醇的检测限为2μg，甲氧基乙醇的检测限为10μg。四种组分的溶液浓度在0.01～0.08mg/ml的范围内，样品浓度与峰面积的线性关系均良好。

铁盐 本品合成中的铁粉还原反应会引入无机杂质，故需对铁盐进行检查。

【含量测定】采用银量法测定碘的含量。本品为含有机结合卤素碘的化合物，在碱性条件下，加锌粉回流后，可使本品还原、分解，生成碘化物，在醋酸酸性条件下，以硝酸银为标准滴定液，采用电位滴定法，即可准确测得溶液中碘离子的含量。

$$C_{19}H_{26}I_3N_3O_9 \xrightarrow[\text{回流}]{OH^-、Zn} 3I^- + C_{19}H_{29}N_3O_9$$

$$Ag^+ + I^- \longrightarrow AgI\downarrow$$

【制剂】碘海醇注射液(Iohexol Injection)

除中国药典(2015)收载了外，USP(36)、BP(2013)和Ph. Eur.(7.0)中均有收载。

检查 pH值 本品在生产和储存中易发生环合反应产生醋酸引起pH值下降，据原研厂提供资料表明，稳定性实验中高温80℃和光照考察结果均会导致本品pH值有一定程度的下降，因此需控制本品的pH值。

颜色 本品为注射液，溶液颜色可反映纯度，用溶液吸光度可控制溶液的颜色。

乙二胺四醋酸二钠钙 本品中的乙二胺四醋酸二钠钙作为螯合剂，能和溶液中的重金属发生螯合反应，从而控制游离重金属的含量。作为添加剂，控制浓度为不得过0.012%(g/ml)。

有关物质 本品采用高效液相色谱法测定，色谱条件与原料药方法一致。由于原料药中检查的有关物质A与有关物质C在制剂制备过程中较为稳定，因此在制剂中不再单独进行控制。

含量测定 采用与原料药一致的碘量法进行测定。

参考文献

[1] 徐红，王开贞，王玉奎. 临床常用药物[M]. 济南：山东

科学技术出版社，2005：471-472.

[2] 罗世能，谢敏浩，奚月芬，等．非离子型 X-CT 造影剂碘海醇的合成［J］．中国医药工业杂志，1995，26（10）：433-435.

撰写　陈安东　车宝泉　北京市药品检验所
复核　周立春　北京市药品检验所

碘番酸

Iopanoic Acid

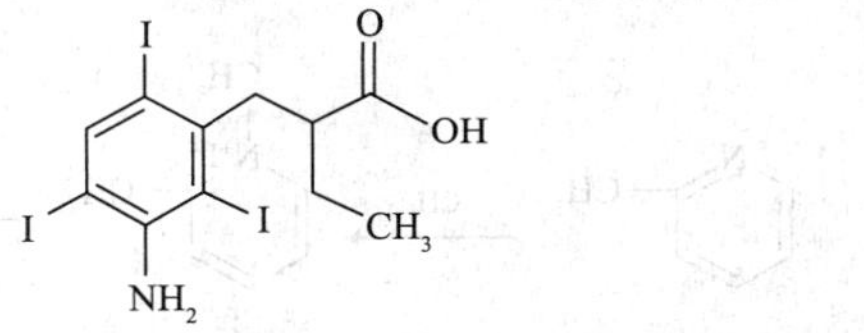

$C_{11}H_{12}I_3NO_2$　570.93

化学名：α-乙基-3-氨基-2，4，6-三碘苯丙酸

benzenepropanoic acid，3-amino-α-ethyl-2，4，6-triiodo

英文名：Iopanoic Acid（INN）

CAS 号：［96-83-3］

本品为诊断用药，属排泄性口服胆道造影剂，用于胆囊造影。

本品由 S. Archer 于 1955 年合成，国内于 1966 年开始生产。

除中国药典（2015）收载外，USP（36）、BP（2013）、Ph. Eur.（7.0）均有收载。JP（14）曾有收载，JP（16）删除品种。

【制法概要】

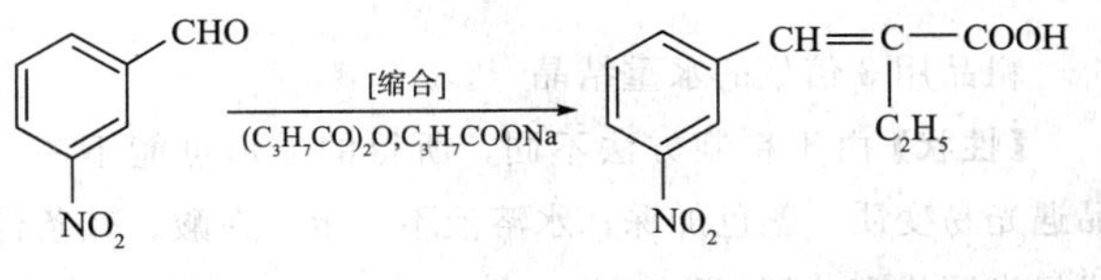

3-硝基苯甲醛　　2-乙基-3-(3-硝基苯基)丙烯酸

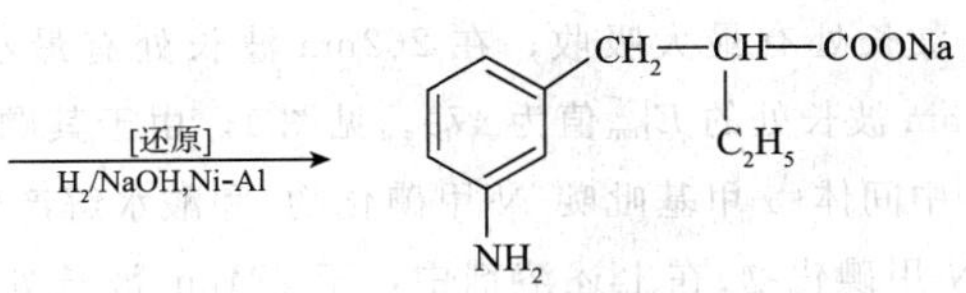

2-乙基-3-(3-氨基苯基)丙酸钠

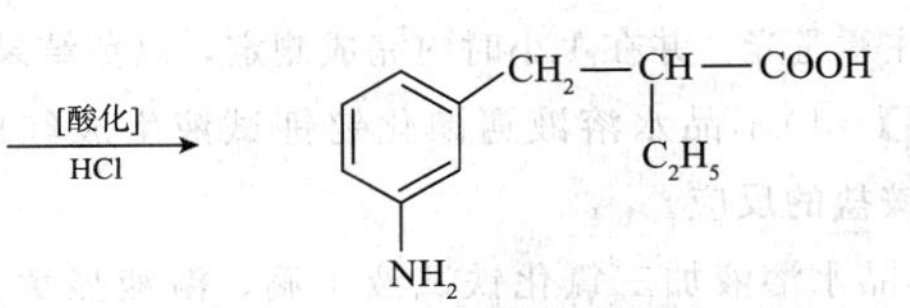

2-乙基-3-(3-氨基苯基)丙酸

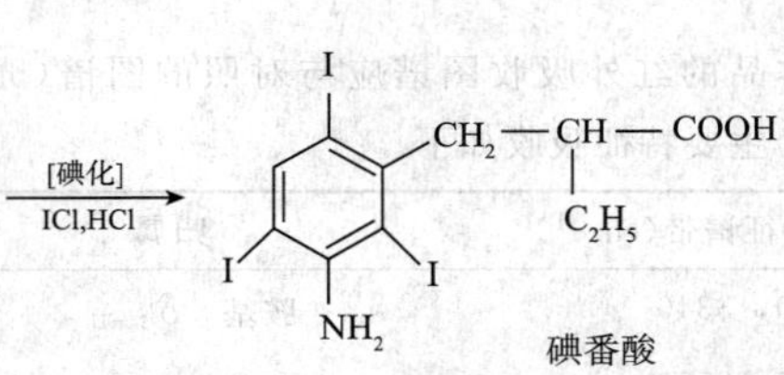

碘番酸

α-乙基-3-氨基-2,4,6-三碘苯丙酸

【性状】本品为消旋体，熔点规定为 152～158℃，熔融时同时分解。默克索引（14 卷）中，本品消旋体为乳白色固体，熔点 155.2～157℃；左旋体熔点 162～163℃，$[\alpha]_D^{20}=-5.2°$（2%乙醇溶液）；右旋体熔点 162℃，$[\alpha]_D^{20}=+5.1°$（2%乙醇溶液）。

本品见光易变色。

【鉴别】（1）本品受热分解，产生紫色的碘蒸气。

（2）本品具有芳香第一胺的结构，经亚硝酸重氮化后与间苯二酚偶合产生橙红色。由于本品在稀盐酸中不易溶解，若按照中国药典芳香第一胺一般鉴别试验操作，则反应不明显，且与 β-萘酚偶合出现棕色；采用与浓盐酸加热后再重氮化，在碳酸钠溶液中与间苯二酚偶合，则生成橙红至酒红色。

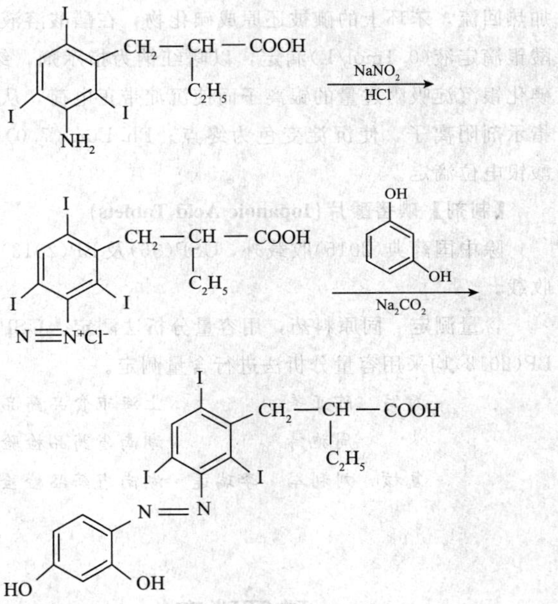

（3）本品以 0.04%氢氧化钠溶液配制的溶液在 230nm 波长处有最大吸收（图 1）。

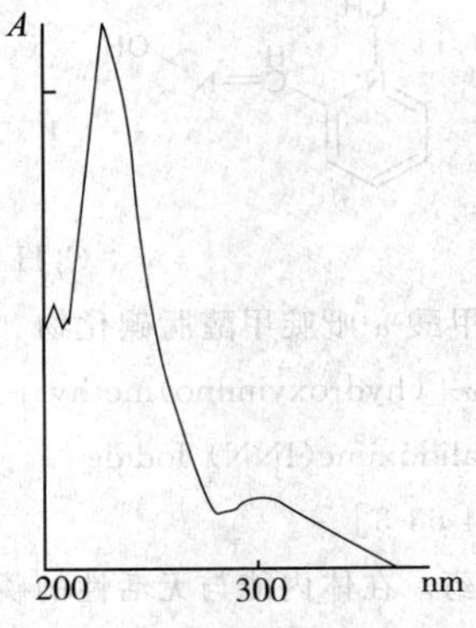

图 1　碘番酸紫外吸收图谱

(4)本品的红外吸收图谱应与对照的图谱(光谱集 522 图)一致，主要特征吸收如下。

特征谱带(cm^{-1})	归属
3440，3340	胺基 δ_{N-H}
3100～2500	羧基 ν_{O-H}
1695	羧基 δ_{C-O}
1600，1520	苯环 $\nu_{C=C}$

【检查】卤化物 工艺路线中的碘化反应系采用一氯化碘在盐酸溶液中进行的，故可能引入卤化物。为使包含在结晶中的卤化物释出，采用加碱使成钠盐溶解后，再加酸使碘番酸析出，取滤液依法检查。

干燥失重 本品受热时间过长(4 小时以上)，即易分解，并发生升华现象，应予以注意。

BP(2013)与 USP(36)、Ph. Eur. (7.0)均为 105℃干燥 1 小时，限度分别为 0.5%与 1.0%，Ph. Eur. (7.0)限度为 0.5%。

【含量测定】采用银量法。本品加氢氧化钠试液与锌粉，加热回流，苯环上的碘被还原成碘化物，在醋酸溶液中用硝酸银滴定液(0.1mol/L)滴定，以曙红钠为指示剂，终点时，碘化银沉淀吸附过量的银离子而使沉淀带正电荷，从而吸附指示剂阴离子，使沉淀变色为终点。Ph. Eur. (7.0)采用硝酸银电位滴定。

【制剂】碘番酸片(Iopanoic Acid Tablets)

除中国药典(2015)收载外，USP(36)及 BP(2013)中亦有收载。

含量测定 同原料药，用容量分析法测定。USP(36)及 BP(2013)均采用容量分析法进行含量测定。

撰写 陈亚美 上海市食品药品检验所
周施诗 湖南省药品检验研究院
复核 刘利军 李瑞莲 湖南省药品检验研究院

碘解磷定

Pralidoxime Iodide

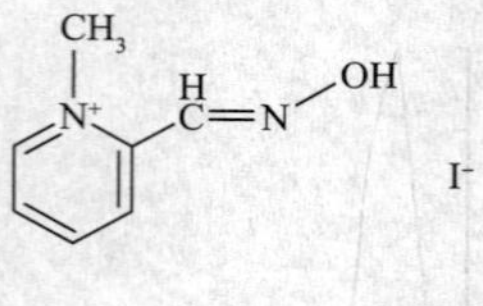

$C_7H_9IN_2O$ 264.07

化学名：1-甲酸-α-吡啶甲醛肟碘化物

pyridinium,α-[(hydroxyimino)methyl]-1-methyl, iodide

英文名：Pralidoxime(INN) Iodide

CAS 号：[94-63-3]

本品为解毒药。在体内能与无活性的磷酰化胆碱酯酶中的有机磷酰基相结合，使胆碱酯酶游离，恢复其水解乙酰胆碱的能力，从而使被抑制的胆碱酯酶复活。静脉给药和肌内注射都能迅速吸收，血中半衰期约 1 小时，静脉注射后 24 小时内完全经肾排出，连续用药，无积蓄作用。毒性很小，但静脉注射过速可能引起短暂眩晕、视力障碍、头痛、乏力、恶心、呕吐及心动过速等反应。剂量过大，可直接抑制神经肌肉活动，甚至抑制呼吸中枢。由于含碘，有时会引起咽痛及腮腺肿大，对皮肤有刺激性。

本品在碱性溶液中易水解为氰化物，故禁与碱性药物配伍。

国内于 1959 年合成。仅有中国药典(2015)收载。

【制法概要】(1)一法[1]

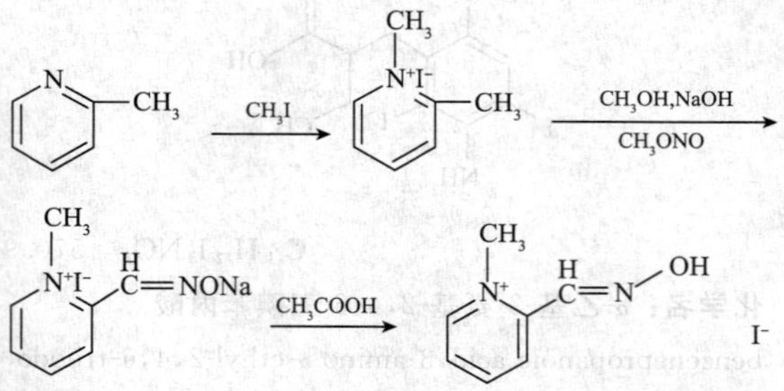

粗品用 13 倍量的 80%乙醇重结晶。

(2)二法[1]

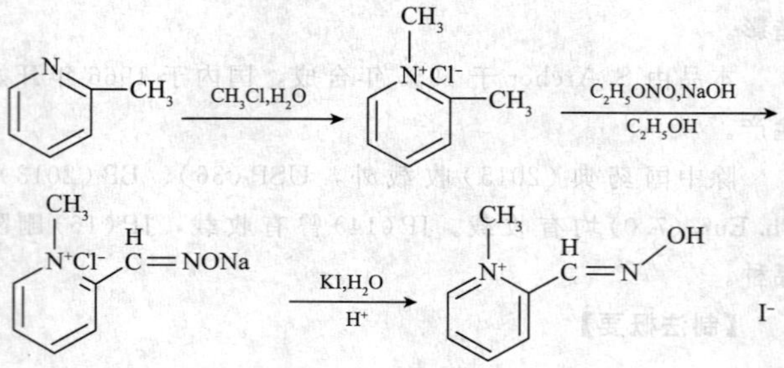

粗品用 3 倍量的水重结晶[1]。

【性状】由于精制方法不同，所得的晶形可能不一。本品遇光易变质，颜色加深；水溶液不稳定，在酸、碱条件下或经光照均有分解产物产生。

吸收系数 本品在盐酸溶液(0.1mol/L)中于 225nm 与 294nm 波长处有最大吸收；在 262nm 波长处有最小吸收，在 294nm 波长处的 $E_{1cm}^{1\%}$ 值为 479。见图 1。由于其顺式异构体[2]、中间体(α-甲基吡啶-N-甲碘化物)和酸水解产物(α-吡啶醛-N-甲碘化物)在上述溶剂中，于 294nm 波长处均无吸收，因此测定本品在 294nm 波长处的吸收系数，可用于鉴别、纯度检查和制剂的含量测定。在配制供试溶液和测定过程中，应注意避光，并在 1 小时内完成测定，以免结果偏低。

【鉴别】(1)本品水溶液遇碘化铋钾试液生成红棕色沉淀，系季铵盐的反应。

(2)本品水溶液加三氯化铁试液 1 滴，溶液显黄色，系肟基的鉴别反应，但如继续滴加三氯化铁试液，则因部分碘化物被氧化为碘，并与季铵盐生成棕色复盐沉淀。后者可与氯解磷定区别[1]。

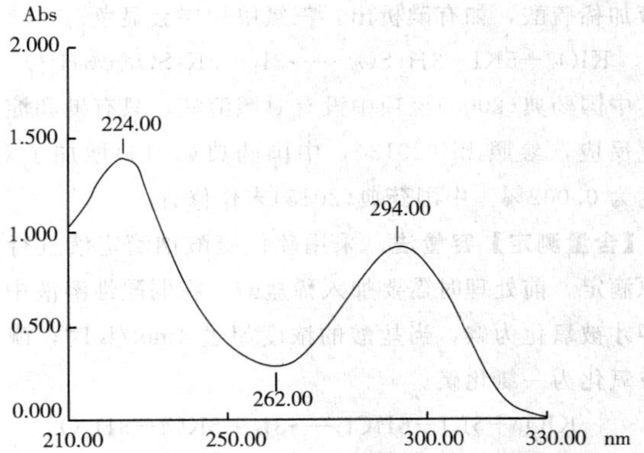

图 1　碘解磷定在盐酸溶液(0.1mol/L)中的
紫外光吸收图谱(10μg/ml)

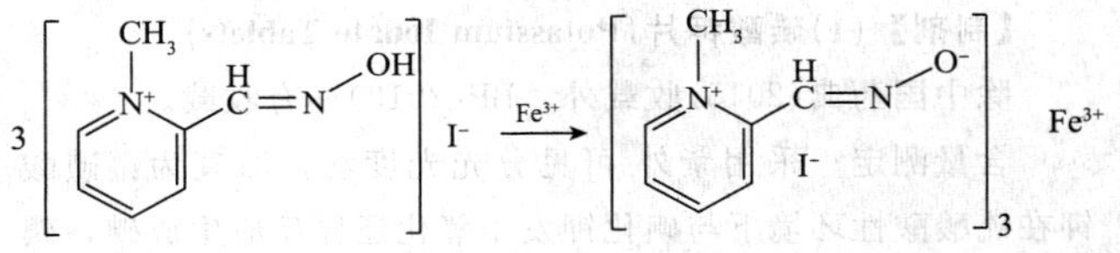

(3)本品红外光吸收图谱显示的主要特征吸收如下表(光谱集 523 图)。

特征谱带(cm^{-1})	归属	
3200～2500	羟基	ν_{O-H}
1630	肟基	$\nu_{C=N}$
1590，1580，1506	芳环	$\nu_{C=C,C=N}$
780	邻取代芳环	γ_{4H}

【检查】氰化物　据文献报道[3]，本品在酸性($pH<4$)或碱性溶液中均易分解，生成多种分解产物。其中以氰化物毒性最大，故规定含氰化物不得过 0.0005%。

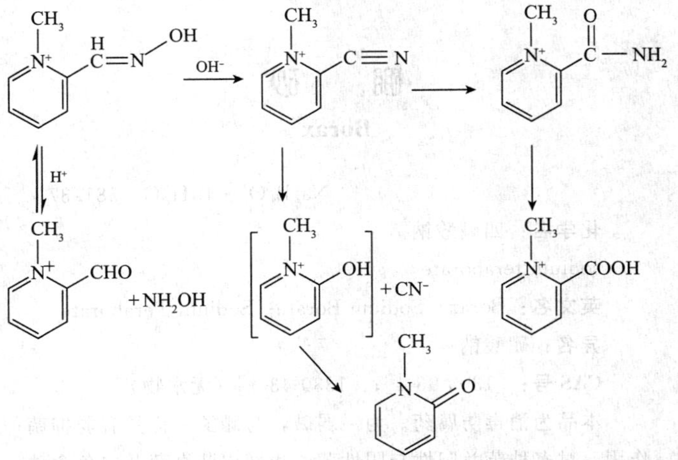

游离碘　贮存期间碘离子易被氧化析出游离碘，本品的水溶液不得使淀粉指示液显蓝色或紫色。

总碘量　中国药典(1985)用银量法测定含量，用硫氰酸铵滴定液回滴定样品中过量加入的硝酸银。由于本品在酸或碱中生成多种降解产物，该方法专属性差，故从中国药典(1990)起将项目名改为"总碘量"。采用法杨司法，在稀醋酸酸性条件下，以曙红钠为指示剂，用硝酸银液(0.1mol/L)滴定。化学计量点前，吸附指示剂(曙红钠)不被吸附，呈现玫瑰红色；化学计量点后，微过量的银离子使氯化银沉淀吸附银离子带正电荷，此时吸附曙红钠的阴离子，使指示剂结构发生改变，呈现紫红色。由玫瑰红色变为紫红色即为滴定终点，变色明显，易于控制。根据结构式，碘的理论含量为 48.06%，规定总碘量应为 47.6%～48.5%，即为理论值的 99.0%～101.0%。

【制剂】碘解磷定注射液(Pralidoxime Iodide Injection)

本品加 5%的葡萄糖作稳定剂，可防止游离碘的形成，避免颜色发黄，并能增大碘解磷定于较低室温下在水中的溶解度。如不加葡萄糖，则久贮或与日光接触，即缓缓分解变为黄色或绿色，甚至变为棕色；遇冷时，还会有黄色结晶析出。

据上海第一医学院药学系药剂教研组于 1962 年报道，本品在 pH 值为 4.2～5.0 时最为稳定，pH 值大于 7 时迅速分解。Ellin[3] 认为最佳 pH 值为 4.36；Lehman 等[4] 报道，当 pH 值为 5 时，本品的半衰期为 9.3 年。

本品处方中虽加有葡萄糖作为稳定剂，但经加热或自然光照射不同时间后，采用离子对高效液相色谱法[5]测定含量及其分解产物，发现有含量下降和分解产物增加的现象。分解变质后，其在 294nm 处的吸光度下降，而在 262nm 处的吸光度增大，二波长处吸光度的比值，可用以检查分解产物。武汉市药品检验所曾测定碘解磷定精制品在该二波长处吸光度的比值为 3.39。

热原　本品临床每小时用药最大剂量是静脉滴注每千克体重 40mg(中国药典临床用药须知)，内毒素计算限值约为 0.125EU/mg。中国药典(2015)规定本品热原限值为 2ml/kg (25mg/ml 和 30mg/ml)，与临床剂量比较，安全系数为 1.25 和 1.5。

含量测定　采用原料药项下测定吸收系数的方法。

参考文献

[1] 中华人民共和国卫生部药典委员会．中华人民共和国药典 1990 年版二部药典注释［M］．北京：化学工业出版社，1993：864-867.

[2] Ellin R. J.，Kondritzer A. A.. Dertermination of pyridine-2-aldoxine methiodide and its corresponding stereoisomer by ultraviolet analysis［J］. Anal chem.，1959，31(2)：200.

[3] Ellin R. J.，Carlese J. S.，Kondritzer A. A.. Stability of pyridine-2-aldoxime methiodide. Ⅱ. Kinetics of deterioration in dilute aqueous solutions［J］. J Pharm Sci，1962，51：141-146.

[4] Lehman R. A.，Bloch L. P.. Effect of aging of aqueous parlidoxime solutions on assay，toxicity，and antidotal activity［J］. J Pharm Sci，1965，54(7)：1035.

[5] Utley D.. Determination of 2-hydroxyiminomethyl-1-methylpyridinium methanesulphonate (pralidoxime mesylate，P2S) and its degradation products in solution by liquid chromatography［J］. J. Chromatogr. B，1983，265：311-332.

撰写　尚素琴　武汉药品医疗器械检验所
彭　茗　上海市食品药品检验所
复核　杨永健　上海市食品药品检验所

碘酸钾
Potassium Iodate

KIO_3　214.00

英文名：Potassium Iodate(INN)

CAS号：[7758-05-6]

本品为补碘药。碘元素作为甲状腺合成甲状腺激素所必需的原料，可以预防和治疗地方性甲状腺肿，提高体能，也可预防地方性克汀病和亚克汀病的发生，即预防缺碘所致的脑发育落后，提高人口素质。

口服碘酸钾后，碘酸根在接触体液后很快被还原成碘离子，在胃肠道吸收迅速而完全。碘在血液中以无机碘离子形式存在，由肠道吸收的碘约30%被甲状腺摄取，其余主要由肾脏排出，少量由乳汁和粪便中排出，极少量由皮肤与呼吸道排出[1]。

除中国药典(2015)收载外，BP(2013)、Ph. Eur. (7.0)亦有收载。

【制法概要】(1)一法　以纯碘为原料，经氯酸钾氧化、氢氧化钾中和的方法制备。

$$6I_2+11KClO_3+3H_2O \longrightarrow 6KH(IO_3)_2+5KCl+3Cl_2$$

$$KH(IO_3)_2+KOH \longrightarrow 2KIO_3+H_2O$$

(2)二法　用过氧化氢在硝酸酸性条件下氧化单质碘得到碘酸，再用碳酸钾中和碘酸制得。

$$5H_2O_2+I_2 \xrightarrow{\triangle} 2HIO_3+4H_2O$$

$$2HIO_3+K_2CO_3 \longrightarrow 2KIO_3+H_2O+CO_2\uparrow$$

【性状】本品由于受结晶条件如pH值、温度、结晶方式等因素影响，晶型有所不同。

【检查】酸碱度　制备中用硝酸调节溶液pH值至1～2之间，以保证反应完全，溶解固体碘酸氢钾，用氢氧化钾中和至溶液pH=10，整个过程中有酸碱参与，若酸碱度过高，对人体组织均有刺激作用。

BP(2013)规定5%溶液的pH值应在5.0～8.0。

溶液的澄清度与颜色　中国药典(2010)新增项。制备本品所用的原料中常含有钙盐、镁盐或铁盐，这些盐类在水中的溶解度较小，能使供试液呈现浑浊。颜色检查主要控制有色分解产物，在制备和贮存过程中都有可能析出碘而显色。中国药典(2015)未作修订。

硫酸盐　中国药典(2010)新增项。试验过程中如果碘不能完全除尽会影响最终结果的观察，因此，小心加盐酸12.5ml，水浴上蒸干后，应重复操作一次至碘完全除尽，再依法检查。中国药典(2015)未作修订。

氯酸盐　主要由原料引入，在生产过程中也会产生氯化物、溴化物与溴酸盐，这些产物对人体会产生危害。BP(2013)将"氯化物、溴化物、氯酸盐与溴酸盐"一起检查，限度为不得过0.02%。

碘化物　由原料引入和制备中的副产物碘化钾。本品水溶液加稀硫酸，如有碘析出，三氯甲烷层会显色。

$$KIO_3+5KI+3H_2SO_4 \longrightarrow 3I_2+3K_2SO_4+3H_2O$$

中国药典(2005)该项中没有对照溶液，只有碘和淀粉的显色反应，参照BP(2013)，中国药典(2010)增加了对照，限度为0.002%。中国药典(2015)未作修订。

【含量测定】容量法　采用硫代硫酸钠滴定液进行氧化还原滴定，前处理时需要加入稀盐酸，在弱酸性溶液中，碘化钾才被氧化为碘，当盐酸的浓度超过4mol/L时，碘化钾会被氧化为一氯化碘。

$$KIO_3+5KI+6HCl \longrightarrow 3I_2+6KCl+3H_2O$$

$$KIO_3+2I_2+6HCl \longrightarrow 5ICl+KCl+3H_2O$$

因生成的碘易挥发，所以加碘化钾与稀盐酸后应密塞，在暗处放置5分钟。

【制剂】(1)碘酸钾片(Potassium Iodate Tablets)

除中国药典(2015)收载外，BP(2013)亦有收载。

含量测定　采用紫外-可见分光光度法。原理为：碘酸钾在硫酸酸性环境下与碘化钾发生氧化还原反应生成碘，碘与淀粉在水中能形成一种"碘-淀粉"包合物而显蓝色，与基准碘酸钾同法操作，在580nm的波长处测定吸光度。BP(2013)采用容量法。

(2)碘酸钾颗粒(Potassium Iodate Granules)

参考文献

[1] 张象麟. 药物临床信息参考[M]. 四川：四川科学技术出版社，2007：1225.

撰写　张冬梅　徐志洲　山东省食品药品检验研究院
复核　王　杰　山东省食品药品检验研究院

硼砂
Borax

$Na_2B_4O_7\cdot 10H_2O$　381.37

化学名：四硼酸钠

sodium teraborate

英文名：Borax；Sodium Borate；Sodium Teraborate

异名：硼酸钠

CAS号：[1303-96-4]；[1330-43-4]（无水物）

本品为消毒防腐药。为一弱碱，与硼酸一样具有弱抑菌作用，对多种革兰阳性与阴性菌、浅部皮肤真菌及白色念珠菌有不同程度抑制作用，并略有防腐作用。对皮肤和黏膜还有收敛和保护作用。可用于冲洗溃疡、脓肿，特别是黏膜发炎、口腔感染的消毒防腐，毒性极低。不良反应可引起脱发及与硼酸相同的其他不良反应[1]。

除中国药典(2015)收载外，BP(2013)、Ph. Eur. (7.0)、USP(36)、JP(16)均有收载。

【制法概要】本品系采用工业硼砂精制而得，即将工业硼砂溶于沸水，加适量碳酸钠与活性炭精制处理，压滤，滤液冷却，结晶，即得[2]。

工业硼砂产于干旱地区盐湖和干盐湖的蒸发沉积物中，与食盐、天然碱、钠硼解石、无水芒硝、钾芒硝、钙芒硝、石膏、方解石、钠硝石、碳酸芒硝及其他少见的硫酸盐等伴生。工业上多采用常压碱解法和纯碱碱解法处理硼镁矿和钠硼解石矿。

(1)制法1　常压碱解法

$$2MgO \cdot B_2O_3 + 2NaOH + H_2O \longrightarrow 2NaBO_2 + 2Mg(OH)_2$$

$$4NaBO_2 + CO_2 \longrightarrow Na_2B_4O_7 + Na_2CO_3$$

(2)制法2　纯碱碱解法(钠硼解石)

$$2(Na_2O \cdot 2CaO \cdot 5B_2O_3 \cdot 16H_2O) + Na_2CO_3 + 4NaHCO_3 \longrightarrow 5Na_2B_4O_7 + 4CaCO_3 + CO_2 + 34H_2O$$

【性状】　含10分子结晶水的本品呈无色半透明结晶；风化而失去部分结晶水后则呈白色结晶性粉末。100℃时失去5分子结晶水，150℃时失去9分子结晶水，320℃时成无水物。

【检查】碱度　本品为强碱弱酸盐，水溶液显弱碱性，有一定的碱度，pH值约9.5，因本品原料药生产采用碱水解法，所以规定碱度限值可对生产中的碱性残留进行一定程度的控制。BP(2013)、JP(16)也均有收载，限度分别为9.0～9.6与9.1～9.6。

溶液的澄清度　本品系工业硼砂处理而得，如处理不彻底仍残存碳酸钙等不溶性杂质，会影响本品的澄清度。

钙盐　生产中由原料药工业硼砂引入。在酸性条件下，钙盐与草酸铵反应，生成草酸钙沉淀。操作中加入乙醇，可抑制草酸钙晶核生长，使草酸钙沉淀结晶均匀，而提高反应灵敏度和准确度。

$$Ca^{2+} + C_2O_4^{2-} \longrightarrow CaC_2O_4 \downarrow (白色)$$

因本品原料工业硼砂由天然矿物开采加工制得，伴生的矿物较多，氯化物、硫酸盐、碳酸盐与碳酸氢盐、铁盐、重金属、砷盐均为常见伴生天然矿物质，容易引起毒性反应或造成药物质量问题，故对这些项目做常规性检查，以控制因原料药处理不彻底而引入的这些杂质。USP(36)、JP(16)主要控制本品生产过程中使用碳酸钠而可能引入的碳酸盐及碳酸氢盐，以及原料药处理不彻底而可能引入的毒性杂质重金属、砷盐。

【含量测定】　本品的含量测定采用二次酸碱滴定法。

首先硼砂($Na_2B_4O_7$)在水中发生如下反应。

$$B_4O_7^{2-} + 5H_2O \longrightarrow 2H_3BO_3 + 2H_2BO_3^-$$

0.04　　　　　0.08　　　　0.08 mol/L

因为H_3BO_3的$pK_a = 9.24$，$K_a c < 10^{-8}$，所以不能用0.1mol/L氢氧化钠滴定液直接滴定。先滴加0.1mol/L盐酸滴定液，以甲基橙作为指示剂，使后者完全转化为H_3BO_3，滴定反应如下。

$$H_2BO_3^- + H^+ \longrightarrow H_3BO_3$$

0.08　　0.08　　0.08 mol/L

约消耗20ml的0.1mol/L盐酸滴定液，此时H_3BO_3浓度约为0.09mol/L。

$$[H^+] = \sqrt{cK_a} = \sqrt{0.09 \times 10^{-9.24}} = 10^{-5.14}$$

故用0.1mol/L盐酸滴定液滴定硼砂，等量点pH值为5.14，±0.2%的突跃范围pH值6.30～4.0。但是，为了使本品中含有的杂质碳酸盐和碳酸氢盐更完全的转变成碳酸，需要盐酸滴定液稍稍过量，从而通过加热完全去除碳酸，以免影响最终滴定结果的准确性，所以在这一步不选用理论上更适合的甲基红(变色范围pH 4.4～6.2)，而选用甲基橙(变色范围pH 3.1～4.4)作为指示剂。但用量宜少，否则将影响氢氧化钠液滴定时的终点观察。

总反应式：

$$Na_2B_4O_7 \cdot 10H_2O + 2HCl \longrightarrow 2NaCl + 4H_3BO_3 + 5H_2O$$

中和产物硼酸与甘油作用，生成酸性更强的硼酸甘油酯，可用氢氧化钠滴定液直接滴定，用酚酞作指示剂。

$$H_3BO_3 + C_3H_5(OH)_3 \longrightarrow C_3H_5(OH) \cdot HBO_3 + 2H_2O$$

$$C_3H_5(OH) \cdot HBO_3 + NaOH \longrightarrow C_3H_5(OH) \cdot NaBO_3 + H_2O$$

由于生产过程中使用了碳酸钠，故可能引入碳酸盐及碳酸氢盐，在第一次滴定中，碳酸盐和碳酸氢盐也同时被滴定，煮沸后，碳酸成为二氧化碳被排除，所以第二次滴定的仅为由硼砂被中和而得到的硼酸。

BP(2013)、Ph. Eur.(7.0)含量测定采用1mol/L氢氧化钠滴定液一步滴定，以酚酞作指示剂，而USP(36)、JP(16)采用0.5mol/L盐酸滴定液一步滴定，以甲基作指示剂。

参考文献

[1] 国家药典委员会．中华人民共和国药典临床用药须知·化学药和生物制品卷［M］．2005年版．北京：人民卫生出版社，2005：865.

[2] 中华人民共和国卫生部药典委员会．中华人民共和国药典1990年版二部药典注释［M］．北京：化学工业出版社，1993：867.

撰写　周振兴　黄　瑛　刘晓晴　四川省食品药品检验检测院
复核　袁　军　　　　　　　　　四川省食品药品检验检测院

硼　酸

Boric Acid

H_3BO_3　61.83

英文名： Boric Acid

CAS号： ［10043-35-3］

本品为消毒防腐药。有微弱的抑制细菌和霉菌作用。因其刺激性较小，适用于洗涤眼、口腔、胃、膀胱、子宫等感觉敏锐的黏膜，也用于急性皮炎、湿疹等治疗，以及治疗对一线药物耐药的慢性真菌性阴道炎。

本品口服可吸收，不易穿透完整皮肤，但可以从破损皮肤、伤口和黏膜等处吸收。约有50%吸收量在12小时内从尿中排出，其余在3～7天内排泄。血浆置换和腹透可加速消除。半衰期10.5～21小时。硼酸大量吸收后可出现恶心、呕吐、腹泻，严重者可因循环衰竭致死[1]。

本品工业制备始于1975年。本品除中国药典(2015)收载外，BP(2013)、Ph. Eur. (7.0)、USP(36)、JP(16)均有收载。

【制法概要】本品可由工业硼砂或硼酸制得[2]。

(1)制法1　由工业硼砂加酸(硫酸或盐酸)制取。

$$Na_2B_4O_7 \cdot 10H_2O + H_2SO_4 \longrightarrow 4H_3BO_3 + Na_2SO_4 + 5H_2O$$

$$Na_2B_4O_7 \cdot 10H_2O + 2HCl \longrightarrow 4H_3BO_3 + 2NaCl + 5H_2O$$

(2)制法2　工业硼酸溶于热水中，加高锰酸钾煮沸去除铁盐等杂质后，用硫酸调pH值，并用活性炭脱色、滤过，冷却，结晶，即得。

【性状】以自然冷却结晶得到的硼酸，为无色微带珍珠光泽的鳞片状结晶或白色疏松的粉末。

【检查】酸度　本品为弱酸，水溶液显弱酸性，有一定的酸度，因本品生产中使用硫酸或本品原料药生产采用酸水解法，所以规定酸度限值可对生产中的酸性残留进行一定程度的控制。BP(2013)、JP(16)也均有收载，限度分别为3.8～4.8与3.5～4.1。

溶液(水溶液与乙醇溶液)的澄清度　本品原料药由井盐生产的硼土(焦硼酸钙镁)或硼矿(含 $Mg_7Cl_2B_{16}O_{30}$)制成。因而原料中易引入硫酸钙、硫酸镁或相应的磷酸盐。硫酸钙及磷酸钙在水溶液中溶解度较小，能使本品水溶液呈现浑浊。硫酸镁、硫酸钙及磷酸钙在乙醇中微溶，故也能使本品的乙醇溶液呈现浑浊。

铁盐　生产工艺中除铁盐不尽而引入。

磷酸盐　在酸性条件下，磷酸盐与钼酸铵作用生成不溶性的磷钼酸铵 $(NH_4)_3[P(Mo_3O_{10})_4]$，此沉淀再被磷试剂还原，沉淀消失，即生成蓝色产物，称钼蓝。

钙盐　在氨碱性溶液中，钙盐与草酸铵反应，生成草酸钙沉淀。操作中加入乙醇的作用及反应式见硼砂钙盐检查项。

镁盐　在氨碱性溶液中，镁盐与磷酸氢二钠反应，生成磷酸铵镁沉淀。

$$Mg^{2+} + NH_4^+ + PO_4^{3-} \rightarrow MgNH_4PO_4\downarrow$$

在pH12时太坦黄(Titanum Flavum)与镁盐作用，生成玫瑰色吸附化合物。反应温度宜在20～30℃，1小时内显色灵敏、稳定。

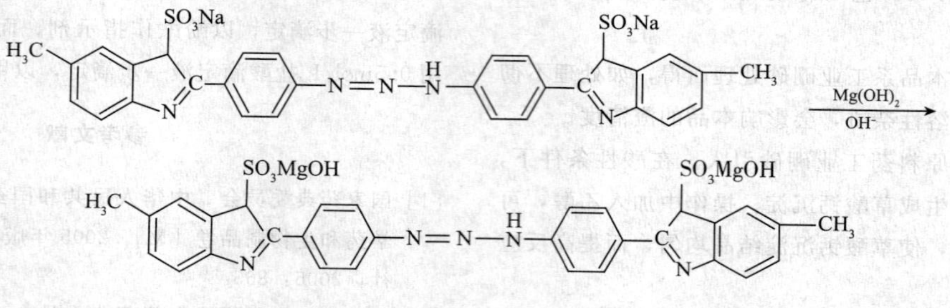

氯化物、硫酸盐、重金属　均为生产过程中可能引入，故需对这些项目做常规性检查。

【含量测定】采用碱滴定法。因硼酸系弱酸，不能直接用氢氧化钠滴定，加入甘露醇与硼酸生成酸性较强的配位化合物，可用酚酞作指示剂，以氢氧化钠滴定液(0.5mol/L)滴定。但甘露醇需加足量，方可得到稳定、准确的结果。

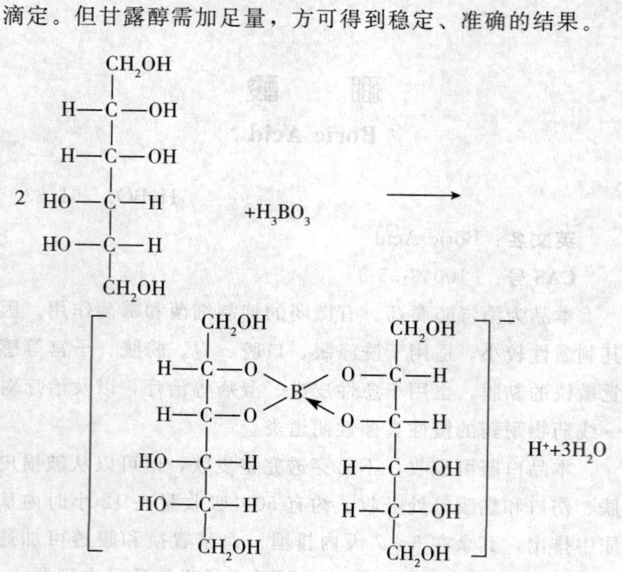

【制剂】硼酸软膏(Boric Acid Ointment)

微生物限度　本品为软膏剂，按中国药典(2015)四部通则0109规定应进行微生物限度检查。本品具有微弱的抑制细菌和霉菌作用，经方法学验证，采用培养基稀释法，增加培养基用量以消除供试品具有的抑菌作用，进行细菌、霉菌及酵母菌计数和控制菌检查。

BP(2013)、Ph. Eur. (7.0)、USP(36)、JP(16)均未见制剂收载。

参考文献

[1] 国家药典委员会．中华人民共和国药典临床用药须知·化学药和生物制品卷［M］．2005年版．北京：人民卫生出版社，2005：865.

[2] 中华人民共和国卫生部药典委员会．中华人民共和国药典1990年版二部药典注释［M］．北京：化学工业出版社，1993：868.

撰写　张仲玉　周振兴　四川省食品药品检验检测院

复核　袁　军　四川省食品药品检验检测院

腺苷钴胺

Cobamamide

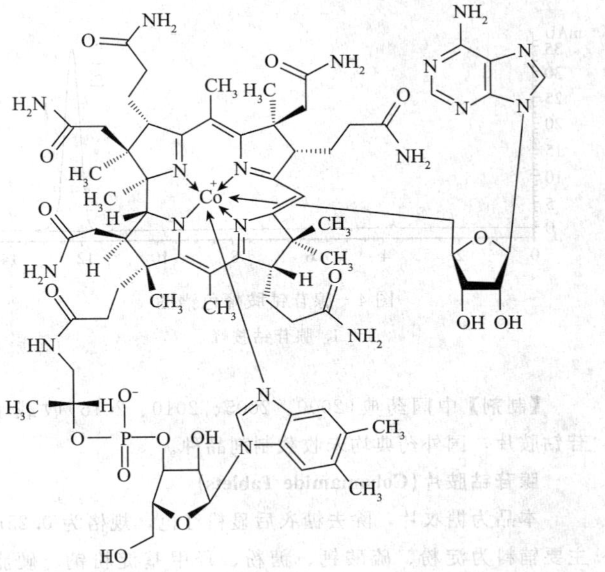

$C_{72}H_{100}CoN_{18}O_{17}P$　1579.60

化学名：5,6-二甲基苯并咪唑基-5′-脱氧腺嘌呤核苷基钴胺

5,6-dimethylbenzimidazolyl-5′- deoxyadenosyl cobalamin

英文名：Cobamamide(INN)

异名：辅酶维生素 B_{12}

CAS 号：[13870-90-1]

本品为维生素类药物，是氰钴型维生素 B_{12} 的同类物，即其 CN 基被腺嘌呤取代成为 5′-脱氧腺苷钴胺，它是体内维生素 B_{12} 的两种活性辅酶形式之一，是细胞生长繁殖和维持神经髓鞘完整所必需的物质。本品可直接吸收利用，活性强，与组织细胞亲和力强，排泄较慢。主要用于巨幼红细胞性贫血、营养不良性贫血、妊娠期贫血、亦用于神经性疾患如多发性神经炎、神经根炎、三叉神经痛、坐骨神经痛、神经麻痹。也可用于营养性神经疾患以及放射线和药物引起的白细胞减少症的辅助治疗。本品可直接吸收利用，活性强，但排泄较慢。口服吸收时，首先与胃壁细胞分泌的专一性结合蛋白结合，然后与回肠 IF 受体结合，通过细胞吞噬作用进入肠细胞。8～12 小时血药浓度达到高峰，肌内注射 40 分钟后，约 50% 被吸收进入血液，会在体内蓄积并广泛分布。血浆中游离的钴胺素与 *R*-蛋白结合，进入粪便排泄。在尿中也有小量排泄，每 24 小时的排出量小于 0.25μg，但由肾小球过滤的很少，主要来源于管状上皮细胞和淋巴细胞。每天排泄的总量约占全身总量的 0.1%～0.2%，对人来说，大约 2～5μg/d。不良反应：本品极少过敏反应，但只限于皮疹、荨麻疹或瘙痒。腺苷钴胺应当尽可能不用于为确诊的病人和孕妇。在叶酸缺乏的病人中，每天用药剂量超过 10μg，可能引起血液学反应；不加选择的使用腺苷钴胺可能妨碍疾病的正确诊断。除中国药典（2000、2005、2010、2015）以外，国外药典均尚未收载此品种。

【制法概要】1973 年 Woodward 成功的完成了维生素 B_{12} 的全化学合成，但在我国目前仍采用微生物法生产腺苷钴胺。微生物发酵工艺主要采用两条路线：一是微生物厌氧发酵工艺；二是微生物好氧深层发酵工艺。

微生物厌氧发酵工艺

发酵用培养基主要成分为玉米浆、葡萄糖和无机盐类。发酵液经离心过滤得到菌丝，菌丝经水解，过滤后得到滤液。滤液经树脂吸附解析粗提后，再经过层析精制分析纯化后得到腺苷钴胺原液，加丙酮结晶，洗涤、干燥后得到成品。工艺流程图如下。

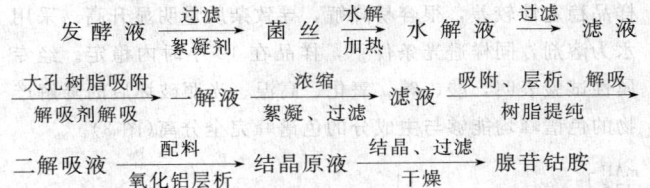

发酵液 —过滤/絮凝剂→ 菌丝 —水解/加热→ 水解液 —过滤→ 滤液 —大孔树脂吸附/解吸剂解吸→ 一解液 —浓缩/絮凝、过滤→ 滤液 —吸附、层析、解吸/树脂提纯→ 二解吸液 —配料/氧化铝层析→ 结晶原液 —结晶、过滤/干燥→ 腺苷钴胺

【性状】默克索引《The Merck Index》将本品性状描述为：本品为橙黄色六晶面晶体，暴露于空气中即呈深红色。在水、乙醇、苯酚中溶解，在丙酮、乙醚、二氯乙烯、二氧六环中难溶。本品的结晶在干燥条件下稳定，室温下可保存 3 年以上。本品易吸收空气中的水分，见光容易分解，降解生成维生素 B_{12} 和 5′,8-脱氧腺苷，进一步反应生成羟钴胺素[1]。本品在高温、高湿环境下不稳定。

【鉴别】(1)本品的氯化钾溶液紫外吸收光谱见图 1。

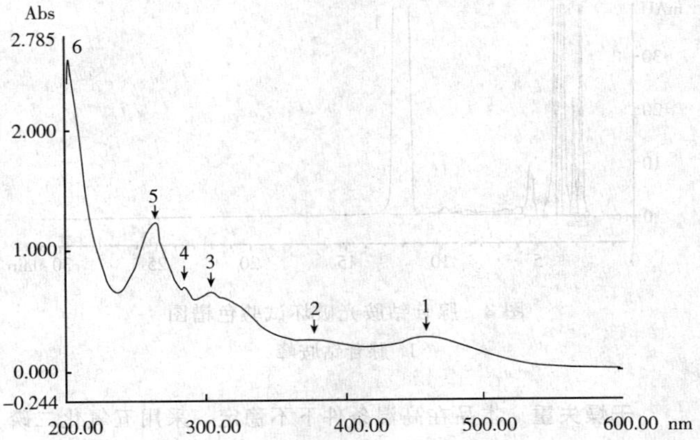

图 1　腺苷钴胺紫外吸收光谱

(2)本品的红外光吸收图谱（光谱集 887 图）显示的主要特征吸收如下。

特征谱带(cm^{-1})	归属	
3354，3197	羟基，胺基	$\nu_{N-H,O-H}$
1665	酰胺	$\nu_{C=O}$
1220	磷酸酯	$\nu_{P=O}$
1070	磷酸脂	ν_{P-O}

【检查】羟钴胺素　羟钴胺素是腺苷钴胺的主要降解物，羟钴胺素在 352nm 处有最大吸收。由于腺苷生产工艺中可能因见光分解或分离不彻底等原因造成羟钴胺素偏高，所以通过控制 A_{460nm}/A_{352nm} 的比值限制本品中羟钴胺素的量。

有关物质 采用高效液相色谱法测定。在此条件下采用 Intersil ODS-3 色谱柱，柱效为 4302，分离度为 1.929，拖尾因子为 0.76，腺苷钴胺的保留时间约为 12 分钟（图 2），采用不同品牌 C18 色谱柱，出峰时间会有一定差异。中国药典（2005）要求记录色谱图至主峰保留时间的 2 倍，经试验发现，在保留时间 2 倍以后还有杂质峰出现，故中国药典（2010）修订为记录色谱图至主峰保留时间的 3 倍，柱效不低于 1500。测得最小检出限为 0.12ng。中国药典（2015）年版未作修订。

经试验发现，测定过程中使用流动相为溶剂溶解样品，样品稳定性较差，很容易降解，导致杂质量明显升高。采用水为溶剂，同样避光条件下，样品在 12 小时内稳定。经专属性试验表明，酸、碱、氧化、高温、光照破坏后的降解产物的色谱峰均能够与主成分的色谱峰完全分离（图 3）。

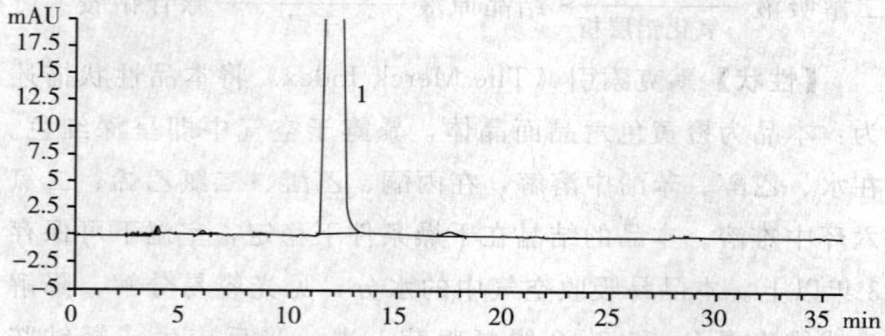

图 2 腺苷钴胺样品有关物质色谱图

1. 腺苷钴胺峰

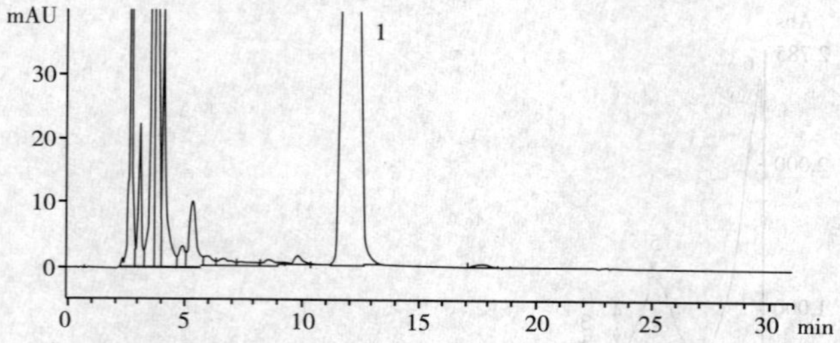

图 3 腺苷钴胺光破坏试验色谱图

1. 腺苷钴胺峰

干燥失重 本品在高温条件下不稳定，采用五氧化二磷干燥剂减压 60℃进行干燥。

【含量测定】采用高效液相色谱法，同有关物质的色谱条件一致。在规定的色谱条件下，腺苷钴胺的保留时间约为 12 分钟。增加流动相中乙腈的比例，其保留时间相应减小。中国药典（2005）采用的是差示分光光度法测定的，经试验发现，在避光条件下，本品的氯化钾缓冲液溶液和磷酸盐缓冲液在 3 小时内的吸收光谱和差示光谱均几乎没有变化，但是长期放置后，本品的氯化钾缓冲液溶液迅速降解，所以测定应在 3 小时内完成，否则会导致较大的试验误差[2]。中国药典（2010）修订为高效液相色谱外标法测定含量，溶剂为水，在严格避光的条件下，样品比较稳定，12 小时中无明显变化。高效液相色谱法相对于差示分光光度法更加简便。通过方法学研究表明，腺苷钴胺在 20～500μg/ml 范围内，线性关系良好，平均回收率为 99.14%，其 RSD 为 0.8%（$n=9$），精密度 RSD 为 0.2%（$n=6$）。分别使用 3 种不同品牌的色谱柱 intersil ODS-3、Waters C18 柱、Angela C18 柱进行耐用性试验，结果良好。腺苷钴胺色谱图见图 4。

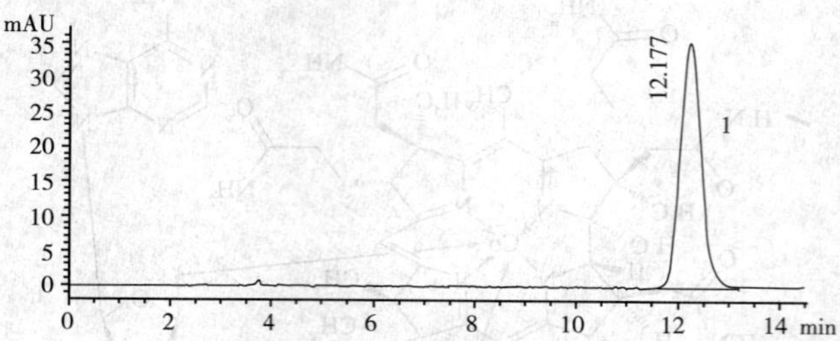

图 4 腺苷钴胺峰色谱图

1. 腺苷钴胺峰

【制剂】中国药典（2000、2005、2010、2015）收载了腺苷钴胺片，国外药典均未收载制剂品种。

腺苷钴胺片（Cobamamide Tablets）

本品为糖衣片，除去糖衣后显粉红色，规格为 0.25mg。主要辅料为淀粉、硫酸钙、糖粉、羟甲基淀粉钠、硬脂酸镁、糊精等。

本品的含量测定采用高效液相色谱法测定，同原料项下的色谱条件一致。按照各厂家处方，不加主药配成和含量测定同样的样品，同法测定。结果显示，辅料在此色谱条件下有吸收峰，但不干扰腺苷钴胺主峰的测定。由于本品的规格较小，辅料及包衣对含量测定影响很大，测定过程中应尽量去除包衣，微露粉红色片心，否则测定的含量会偏低；同时，由于辅料的影响，该品种不适合用滤纸过滤，应采用离心的方法取上清液试验。本品见光容易分解，所测项目均需严格避光操作。

参考文献

[1] 封淑华，李力更，王丽萍．腺苷钴胺的光解研究［J］．中国药科大学学报，1997，28(3)：183-186.

[2] 卫生部药政局，中国生物制品检定所．中国药品检验标准操作规范［M］．北京：中国医药科技出版社，1996：403.

撰写 刘红莉 河北省药品检验研究院

复核 杨 梁 河北省药品检验研究院

羧甲司坦

Carbocysteine

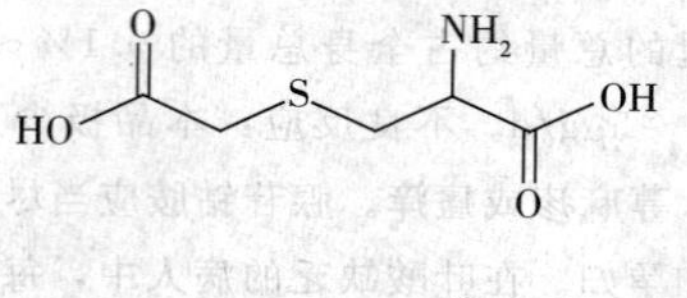

$C_5H_9NO_4 \cdot S$ 179.19

化学名：R-2-氨基-3-羧甲基巯基丙酸；S-(羧甲基)半胱氨酸

(*R*)-2-amino-3-[(carboxymethyl)suphanyl]propanoic acid

英文名： Carbocisteine(IUPAC)

CAS 号：［638-23-3］；［2387-59-9-47-2］(*S*-型)

本品为祛痰药。作用于支气管腺体，调节黏液成分，使低黏度的唾液黏蛋白(Sialomucins)分泌增加，高黏度的岩藻黏蛋白(Fucomucins)产生减少，痰的黏稠性降低而易于咳出；促进支气管黏膜纤毛上皮细胞的修复，使黏膜正常化；改善黏膜纤毛的运输功能；具有抗氧化与抗炎特性等[1,2]。用于慢性支气管炎、支气管哮喘等疾病引起的痰液黏稠，咳嗽困难等[3]，我国医务工作者使用羧甲司坦治疗慢性阻塞性肺疾病进行了大量临床应用研究[4,5]。本品口服给药后迅速吸收，血药浓度符合血管外给药一室模型，1～2 小时达峰，半衰期 1.33 小时；代谢复杂，个体差异大[6]。

除中国药典(2015)收载外，BP(2013)、JP(16)、Ph. Eur. (7.0)均有收载。

【制法概要】 20 世纪 30 年代国外就已化学合成了羧甲司坦[7]。目前，国内外厂家大多仍采用半胱氨酸和氯乙酸缩合反应制备。我国企业采用盐酸半胱氨酸和氯乙酸在氨水的碱性条件下缩合反应生成羧甲司坦粗品，加盐酸中和精制而成。

反应原理如下。

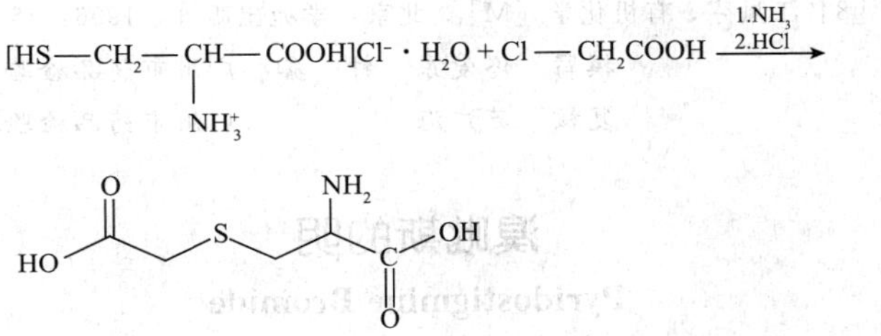

【性状】比旋度 本品加氢氧化钠溶液溶解，再用盐酸溶液调节 pH 值为 6.0 的 100mg/ml 溶液的比旋度为－32.5°至－36.0°；JP(16)相同条件下规定为－33.5°至－36.5°；BP(2013)与 Ph. Eur. (7.0)pH 值为 6.3 的 100mg/ml 溶液的比旋度规定为－32.5°至－35.5°。

【鉴别】(1)本品被碱加热分解产生硫离子，硫离子与醋酸铅作用生成硫化铅的黑色沉淀。

(2)薄层色谱法，供试品溶液所显主斑点的位置与颜色应与羧甲司坦对照品溶液的主斑点相同。本品为 α-氨基酸，与水合茚三酮一起加热时，能生成蓝紫色的化合物[8]。

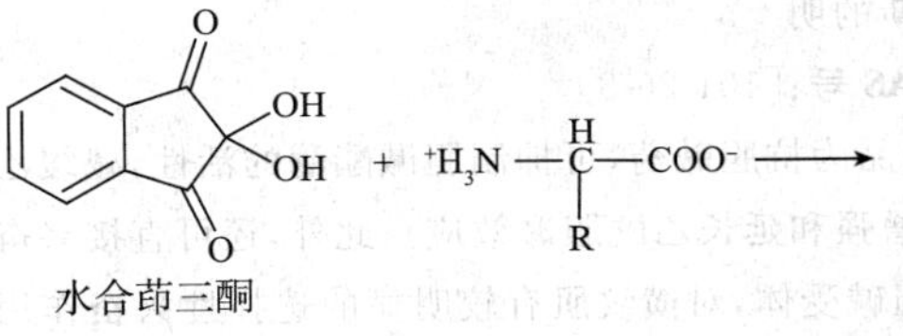

水合茚三酮

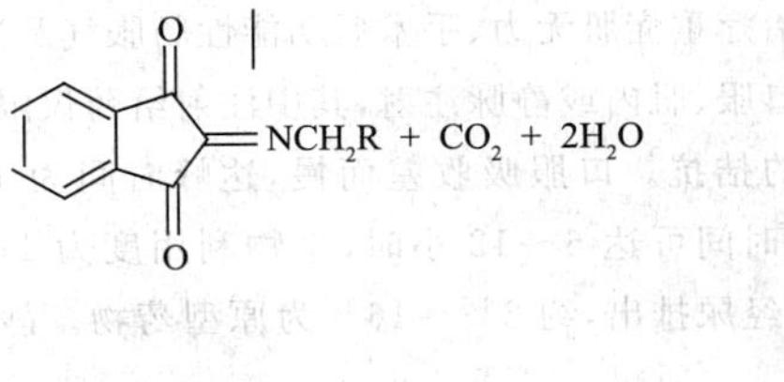

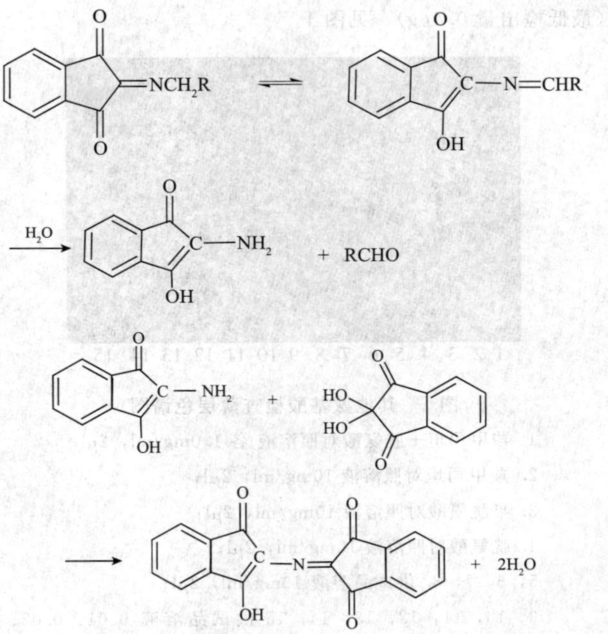

蓝紫色

(3)本品的红外光吸收图谱应与对照的图谱(光谱集 885 图)一致，显示的主要特征吸收如下。

特征谱带(cm^{-1})	归属	
3100～2400	伯胺盐	$\nu_{\overset{+}{N}H_3}$
1690	羧基	$\nu_{C=O}$
1635，1510	伯胺盐	$\delta_{\overset{+}{N}H_3}$
1580，1320	羧酸根	$\nu_{CO_2^-}$

【检查】酸度 羧甲司坦有两个羧基，一个氨基，中国药典(2015)按中国药典(2010)规定，1%的水溶液(混悬液)pH 值应为 2.8～3.0。与 BP(2013)、Ph. Eur. (7.0)规定相同；JP(16)没有该检查项。

溶液的透光率 检查溶液的颜色与澄清度，在 430nm 的波长处测定透光率，不得低于 95.0%。BP(2013)、Ph. Eur. (7.0)、JP(16)采用目测法比较溶液澄清度和颜色。

半胱氨酸和其他氨基酸 本品可能含有半胱氨酸、胱氨酸等其他氨基酸。中国药典(2010)保留原中国药典(2005)采用比色法检查半胱氨酸；增加了薄层色谱法检查项检查胱氨酸等其他氨基酸，中国药典(2015)未作修订。BP(2013)、Ph. Eur. (7.0)、JP(16)均采用薄层色谱法检查其他氨基酸，样品用氨试液溶解，硅胶 G 薄层板，用酸性展开系统：正丁醇-冰醋酸-水(3∶1∶1)展开，均采用主成分自身对照，英国药典供试品溶液 10mg/ml，点样 5μl，限度为不得过 0.5%，用羧甲司坦与盐酸精氨酸对照品溶液作系统适用性试验；日本药局方 15mg/ml，点样 5μl，限度为不得过 0.2%。中国药典(2015)采用 2mol/L 盐酸溶解样品，10mg/ml，点样 2μl，用羧甲司坦与胱氨酸对照品溶液作系统适用性试验，限度规定不得过 0.5%，将供试品溶液分别稀释成相当于限度为 0.1%、0.2%、0.5%、1.0%等对照溶液进行灵敏度试验，结果表明，相当于 0.2%的斑点清晰可见

（最低检出量 0.4μg）。见图 1。

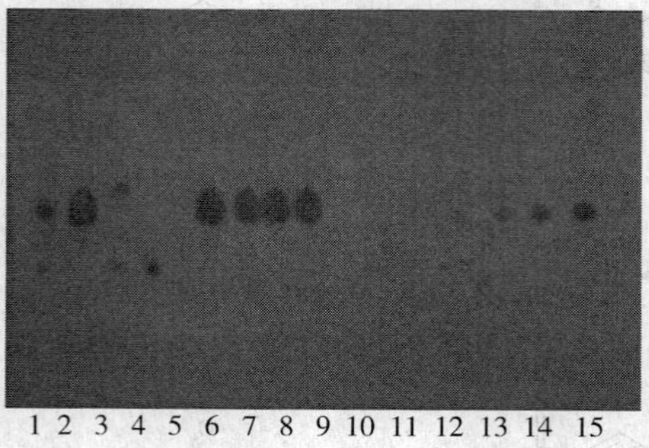

图 1　其他氨基酸检查薄层色谱图

1. 羧甲司坦＋胱氨酸对照溶液 各 1.0mg/ml，2μl；

2. 羧甲司坦对照溶液 10mg/ml，2μl；

3. 半胱氨酸对照溶液 10mg/ml，2μl；

4. 胱氨酸对照溶液 10mg/ml，2μl；

5，6，7，8. 供试品溶液 10mg/ml，2μl；

9，10，11，12，13，14，15 供试品溶液 0.01、0.02、0.05、0.1、0.2、0.5、1.0 mg/ml，2μl

有关物质的研究　国家食品药品监督管理局标准 YBH06412004 采用磺酸型强离子交换柱，以枸橼酸钠溶液(pH3.1)为流动相，邻苯二甲醛(OPA)柱后衍生法检测，激发波长 370nm，发射波长 490nm 的液相色谱法进行有关物质检查(实质上也是检查其他氨基酸)，按峰面积归一化法计算，杂质总量不得过 1.0%。

正在进行的羧甲司坦质量标准提高工作的研究中，将采用高效液相色谱法进行有关物质检查，用外标法控制半胱氨酸、胱氨酸的量，自身对照控制其他杂质。

鉴于合成中使用了氯乙酸，故在羧甲司坦的质量标准提高工作的研究中，将采用气相色谱法或离子色谱法进行氯乙酸残留量的检测。

铵盐　将在质量标准提高工作增订此检查项。铵盐与氧化镁(作为碱化剂)一起加热，分解生成氨，蒸馏出的氨与碱性碘化汞钾反应测定。因本品含有巯基，采用 60℃减压蒸馏，以防其分解，影响检测。

【含量测定】本品的氨基在强质子介质-冰醋酸中，显碱性，与高氯酸反应，以电位法指示终点。取干燥后样品测定。

【制剂】中国药典(2015)收载了羧甲司坦口服溶液、羧甲司坦片与羧甲司坦颗粒。USP(36)、BP(2013)、Ph. Eur.(7.0)、JP(16)均未收载制剂品种。

(1) 羧甲司坦口服溶液

含量测定　采用茚三酮比色法测定。

(2) 羧甲司坦片与羧甲司坦颗粒

含量测定　本品含有巯基，采用溴酸钾滴定法测定。

在质量标准提高工作的研究中，将采用液相色谱法测定羧甲司坦制剂的含量。

参考文献

[1] C Hooper., J Calvert. The role for S-carboxymethylcysteine (carbocisteine) in the management of chronic obstructive pulmonary disease [J]. International Journal of COPD, 2008: 3(4)660-669.

[2] David T. Brown. Carbocysteine [J]. Drug Intelligence and Clinical Pharmacy, 1988, 22: 603-608.

[3] 国家药典委员会. 中华人民共和国药典临床用药须知·化学药和生物制品卷 [M]. 2005 年版. 北京: 人民卫生出版社, 2005: 243.

[4] Zheng J P, Kang J, Huang S G,, et al. Effect of Carbocisteine on acute exacerbation of chronic obstructive pulmonary disease(PEACE Study), Arandornized placebo-controlled Study [J]. Lancet, 2008, 371(9629): 2013-2018.

[5] 冯志军，藤伟. 羧甲司坦片治疗慢性阻塞性肺疾病缓解期疗效观察 [J]. 中华实用诊断与治疗杂志, 2010, 24(7): 697-698.

[6] Antonio Maccio, Madeddu C, Panzone F, et al. Carbocysteine: clinical experience and new perspectives in the treatment of chronic flammatory disease [J]. Expert Opinion Pharmacother, 2009, 10(4): 693-703.

[7] Marvin D. Armstrong and Joy D. Lewis. Thioether Dervatives of Cysteine and Homocysteine [J]. The Journal of organic Chemistry, 1951, (16): 749-753.

[8] 江佩芬. 有机化学 [M]. 北京: 学苑出版社, 1996: 460.

撰写　佟爱东　钟　鑫　广州市药品检验所

复核　苏广海　　　　　广州市药品检验所

溴吡斯的明

Pyridostigmine Bromide

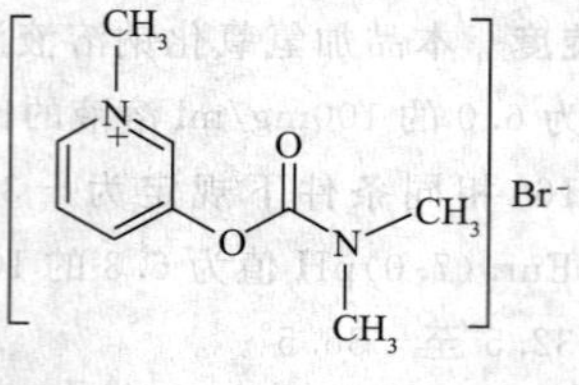

$C_9H_{13}BrN_2O_2$　261.12

化学名：溴化 1-甲基-3-羟基吡啶鎓二甲氨基甲酸酯

3-hydroxy-1-methylpyridinium bromide dimethylcarbamate

英文名：Pyridostigmine Bromide(INN)

异名：比啶斯的明；溴比斯的明；美斯地浓；溴吡啶斯的明；吡斯的明

CAS 号：[101-26-8]

本品为抗胆碱药，可抑制胆碱酯酶的活性，减缓乙酰胆碱灭活，增强和延长乙酰胆碱效应。此外，还可直接兴奋横纹肌的 N 胆碱受体，对横纹肌有较明显的选择性兴奋作用。临床上主要用于治疗重症肌无力、手术后功能性肠胀气及尿潴留。给药途径为口服、肌内或静脉注射，其中注射给药仅限于非去极化肌松药的拮抗。口服吸收差而慢，达峰时间为 1～2 小时，作用持续时间可达 6～12 小时，生物利用度为 11.5%～18.9%，主要经尿排出，约 2%～16%为原型药物。静脉注射后半衰期为1.9小时。本品主要不良反应为出现轻度抗胆碱酯酶的毒性反应，如腹痛、腹泻、唾液增多、气管内黏液分泌增多、出汗、缩瞳、血压下降和心动过缓，一般均能自行消失。如长期口服可出现溴化物的毒性反应，如皮疹、乏力、恶心、呕吐等[1,2]。

本品由罗氏制药(Roche)于1945年合成，国内20世纪70年代开始生产。除中国药典(2015)收载外，USP(36)、BP(2013)、Ph. Eur.(7.0)和JP(16)亦有收载。

【制法概要】本品的制备方法主要为两步反应：酰化反应和甲基化反应。目前国内外共有三种工艺路线，主流工艺路线为“路线二”和“路线三”。合成工艺中常用的有机溶剂包括甲苯、乙酸乙酯、丙酮、乙醇等

(1)工艺路线一[2]

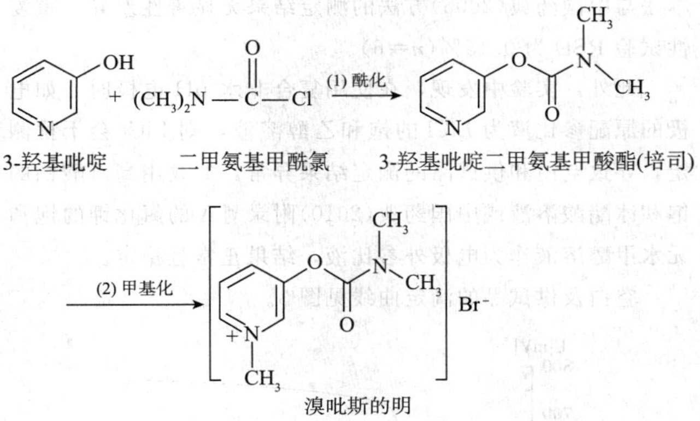

(2)工艺路线二

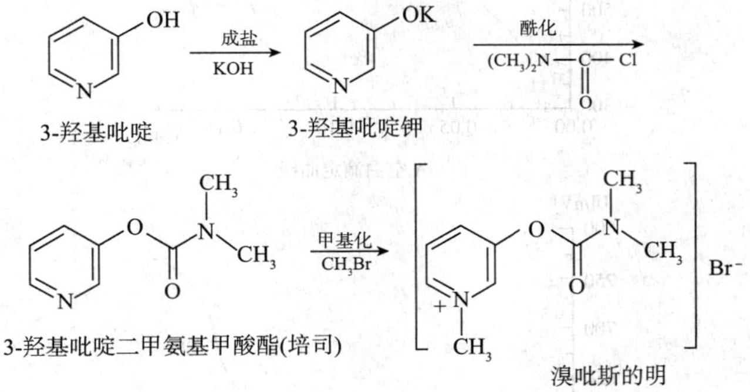

(3)工艺路线三(由上海三维制药有限公司提供)

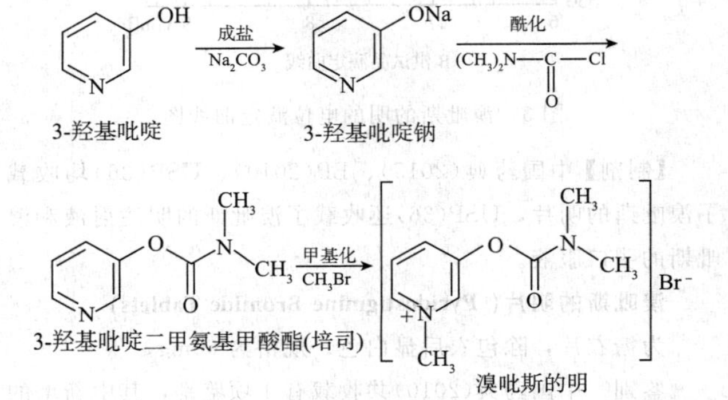

【性状】熔点 中国药典(2010)规定为153～157℃，中国药典(2015)未作修订。USP(36)规定为154～157℃，Merck Index给出的熔点数值为152～154℃。

吸收系数 本品的水溶液(25μg/ml)在269nm的波长处有最大吸收，吸收系数($E_{1cm}^{1\%}$)为180～190。见图1。

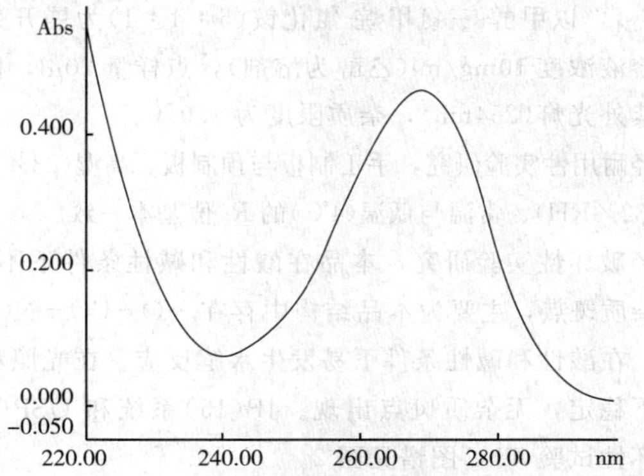

图1 溴吡斯的明紫外吸收光谱图

【鉴别】(1)本品在碱性条件下水解，产生的二甲胺气体能使润湿的红色石蕊试纸变蓝。

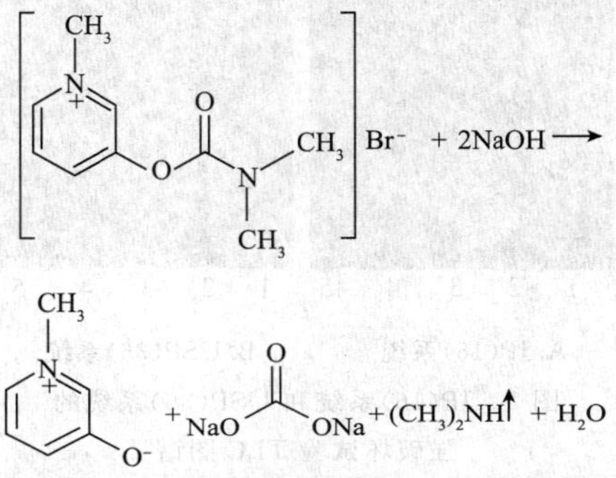

(2)本品的红外光吸收图谱应与对照的图谱(光谱集527图)一致，其红外光吸收图谱显示的主要特征吸收如下。

特征谱带(cm^{-1})	归属	
3090	芳氢	ν_{C-H}
1736	酯	$\nu_{C=O}$
1646，1591，1515	吡啶环	$\nu_{C=C,C=N}$
1159	酯	ν_{C-O}
810	取代吡啶	γ_{3H}

(3)本品与硝酸银反应生成淡黄色溴化银沉淀。

$$C_9H_{13}N_2O_2Br + AgNO_3 \longrightarrow (C_9H_{13}N_2O_2)NO_3 + AgBr\downarrow \text{(淡黄色)}$$

本品能被氯氧化产生溴，溴在三氯甲烷层显黄色或红棕色。

$$2C_9H_{13}N_2O_2Br + Cl_2 \rightarrow 2C_9H_{13}N_2O_2Cl + Br_2$$

【检查】酸度 本品的水溶液偏酸性，同时生产过程中的洗涤是否彻底会导致本品酸度变化，所以中国药典(2015)规定本品水溶液(1→10)的pH值应为3.6～6.0。JP(16)规定本品溶液(1→10)的pH值为4.0～6.0。BP(2013)采用甲基红指示剂法控制，甲基红指示剂的变色范围为4.2～6.3。

溶液的澄清度与颜色 本品生产过程中的过滤效果会影响本品的澄清度，澄清度可在一定程度上反映药品的质量和生产工艺水平。中国药典(2015)规定本品水溶液(1→100ml)应澄清无色。BP(2013)规定相同，但要求溶解样品的水应

去除 CO_2。

有关物质 采用薄层色谱自身对照法检查。薄层板为硅胶 GF_{254}，以甲醇-三氯甲烷-氯化铵（5：4：1）为展开剂，供试品溶液浓度10mg/ml（乙醇为溶剂），点样量20μl，检视方法为紫外光灯（254nm），杂质限度为 1.0%。

经耐用性实验研究，手工制板与预制板、高湿（88%RH）与低湿（32%RH）、常温与低温（4℃）的 R_f 值基本一致。

经破坏性实验研究，本品在酸性和碱性条件下不稳定，出现杂质斑点，主要为本品结构中存在$-O-CO-N(CH_3)_2$ 基团，在酸性和碱性条件下易发生水解反应。在光照和氧化条件下稳定，无杂质斑点出现。JP（15）系统和 USP（32）系统破坏性试验 TLC 图谱见图 2。

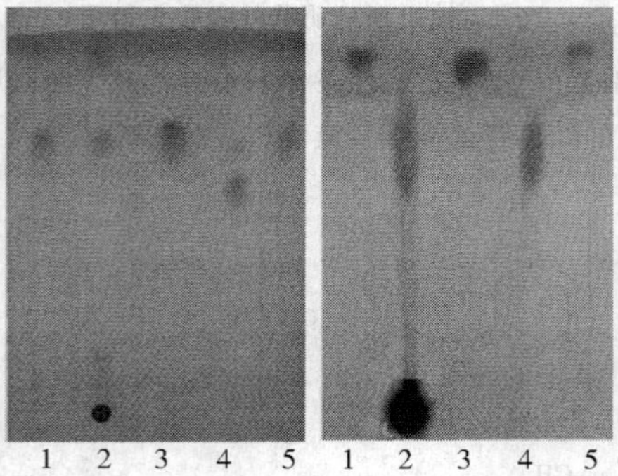

A. JP（16）系统　B. USP（36）系统

图 2　JP（16）系统和 USP（36）系统的强破坏试验 TLC 图谱

1. 光照破坏；2. 酸破坏；3. 供试品原液；4. 碱破坏；5. 氧化破坏

USP（36）和 JP（16）均采用薄层色谱法进行有关物质检查。USP（32）使用 F_{254} 薄层板，以甲醇-水（1：1）为展开剂，甲醇为溶剂，杂质限度为 2.0%。USP（36）系统主斑点的 R_f 值约为 0.88，斑点形状较散，且杂质斑点拖尾；JP（15）使用 HF_{254} 薄层板，其他同中国药典（2015）。JP（16）系统主斑点的 R_f 值约为 0.68，杂质斑点和主斑点的形状均小而集中、且不拖尾。BP（2013）和 Ph. Eur.（7.0）采用反相高效液相色谱法检查有关物质，使用 BDS 色谱柱，以 4.33g/L 十二烷基硫酸钠（磷酸调节 pH 2.0）-乙腈（70：30）为展开剂，流速 1ml/min，检测波长为 220nm，溶剂为流动相。规定杂质 A 和 B 的含量均不得过 0.4%，总杂质量不得过 0.5%。杂质 A 和 B 的结构如下。

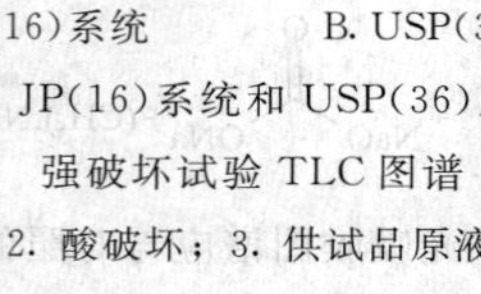

杂质 A. pyridin-3-yl dimethylcarbamate

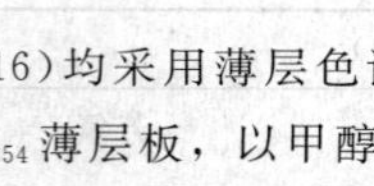

杂质 B. 3-hydroxy-1-methylpyridinium

干燥失重 中国药典（2010）规定在 105℃ 干燥至恒重，减失重量不得过 2.0%，中国药典（2015）未作修订。BP（2013）和 Ph. Eur.（7.0）规定的干燥温度为 100～105℃，限度为 0.5%；USP（36）和 JP（16）规定的干燥条件均为五氧化二磷 100℃ 真空干燥，干燥时间 USP（36）为 4 小时，JP（16）为 5 小时，其限度均为 2.0%。

【含量测定】 中国药典（2005）、USP（36）采用高氯酸非水滴定法，以喹哪啶红指示液指示终点，并加入醋酸汞试液排除干扰。鉴于醋酸汞试液对环境的污染，中国药典（2010）将需要加入汞盐的高氯酸非水滴定指示剂法改为电位滴定法。中国药典（2015）未作修订。每 1ml 高氯酸滴定液（0.1mol/L）相当于 21.66mg 的 $C_9H_{13}BrN_2O_2$。BP（2013）和 Ph. Eur.（7.0）、JP（16）均采用电位滴定法。实验结果表明，本法与中国药典（2005）方法的测定结果无显著性差异，重复性试验 RSD 为 0.15%（$n=6$）。

此外，实验中发现，在使用复合非水 pH 电极时，如电极的原配参比液为 LiCl 的饱和乙醇溶液，则 LiCl 会干扰测定，导致空白和供试品的测定结果异常，如改用高氯酸钠的饱和冰醋酸溶液或中国药典（2010）附录Ⅶ A 的氯化钾的饱和无水甲醇溶液作为电极外参比液，结果正常且稳定。

空白及供试品的滴定曲线见图 3。

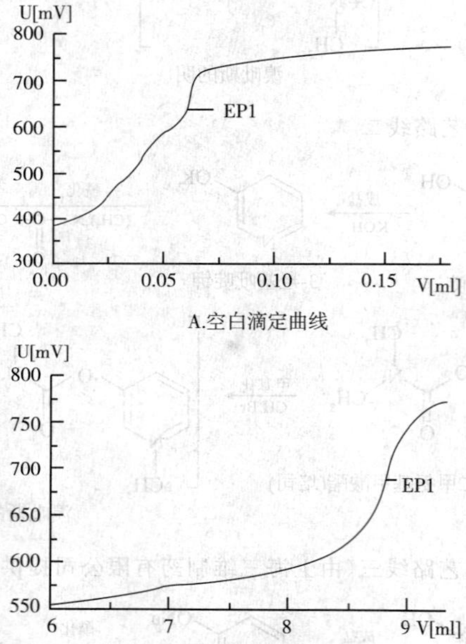

A.空白滴定曲线

B.供试品滴定曲线

图 3　溴吡斯的明的电位滴定曲线图

【制剂】 中国药典（2015）、BP（2010）、USP（36）均收载了溴吡斯的明片，USP（36）还收载了溴吡斯的明注射液和溴吡斯的明口服液。

溴吡斯的明片（Pyridostigmine Bromide Tablets）

为糖衣片，除包衣后显白色。规格为 60mg。

鉴别 中国药典（2010）共收载有 4 项鉴别，其中新增的 TLC 法和 HPLC 法可以选做一项，提高了鉴别试验的专属性。TLC 法的系统与溴吡斯的明原料有关物质检查的 TLC 色谱系统相同；HPLC 法的系统与本品含量测定的 HPLC

色谱系统相同。中国药典(2015)未作修订。BP(2010)采用UV、TLC和化学法，USP(36)采用HPLC法和化学法。

含量测定　中国药典(2005)、BP(2010)采用紫外-可见分光光度吸收系数法。中国药典(2010)、USP(36)采用高效液相色谱法，色谱条件基本一致：用十八烷基硅烷键合硅胶为填充剂，以庚烷磺酸钠溶液-乙腈(90：10为流动相)，检测波长为270nm，以理论板数按溴吡斯的明峰计算不低于2000、拖尾因子应不大于1.5进行系统控制。以外标法定量，溴吡斯的明在0.25～25μg范围内线性关系良好，线性方程为$A=309.5663C+0.9163$，$r=0.9999(n=6)$。重复试验RSD为0.8%($n=6$)，供试品溶液(250μg/ml)在室温放置12小时基本稳定。溴吡斯的明片的典型色谱图见4。

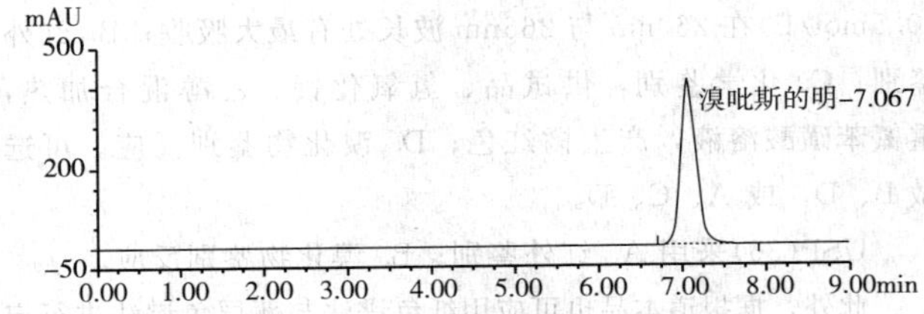

图4　溴吡斯的明片的典型色谱图

流动相中庚烷磺酸钠浓度、三乙胺浓度、pH值，以及供试品溶剂等因素的实验研究表明：

(1) 流动相中庚烷磺酸钠的浓度对主峰的理论塔板数和对称因子影响不大，但对保留时间有影响，按保留时间适中和选取较低的离子对浓度为原则，庚烷磺酸钠的浓度控制在0.1%较为适宜；见图5。

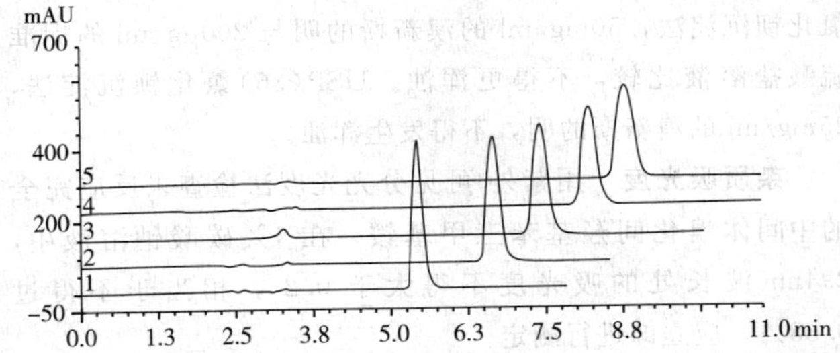

图5　庚烷磺酸钠浓度的影响

1. 0.05%；2. 0.10%；3. 0.15%；4. 0.2%；5. 0.25%

(2)随着三乙胺浓度的增大，主峰的保留时间缩短，理论塔板数提高，而对称因子影响不大。当三乙胺的浓度为0.5%时，主峰的保留时间和理论塔板数均较理想。见图6。

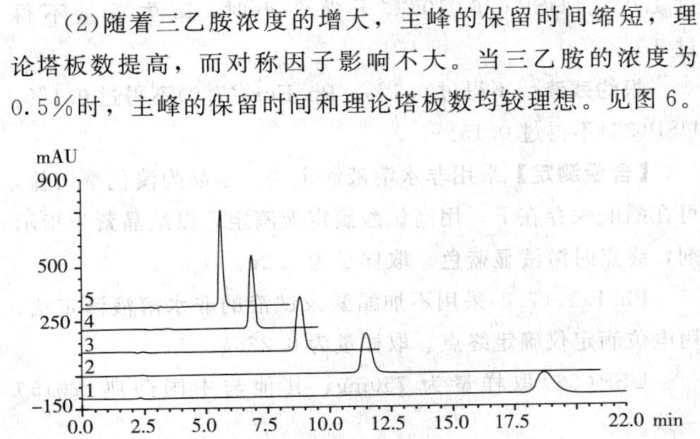

图6　三乙胺浓度的影响

1. 0.00%；2. 0.10%；3. 0.25%；4. 0.50%；5. 1.00%

(3)pH值对主峰的保留时间、理论塔板数和对称因子影响不大。pH值3.0时，保留时间、理论板数和对称因子较为适中。见图7。

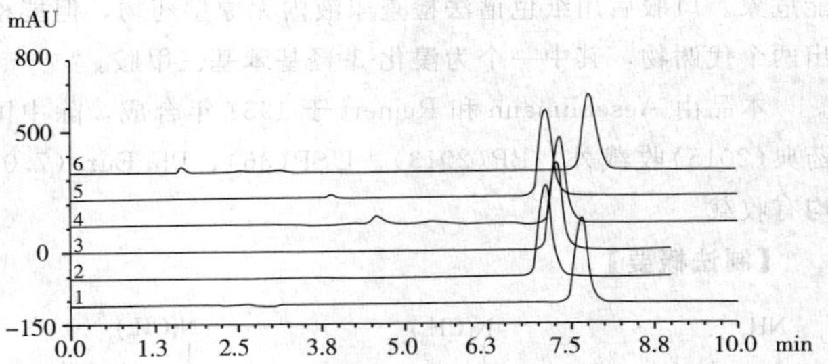

图7　pH值的影响

1. pH 2.5；2. pH 3.0；3. pH 3.5；4. pH 4.0；5. pH 5.0；6. pH 6.0

(4)中国药典(2015)采用高效液相色谱法，以水为对照品和供试品的溶剂，USP(36)采用缓冲液为溶剂，经比较无显著性差异。

参考文献

[1] 国家药典委员会. 中华人民共和国药典临床用药须知·化学药和生物制品卷［M］. 2005年版. 北京：人民卫生出版社，2005.

[2] ZHAO B，MOOCHHALA SM，et al. Determination of pyridostigmine bromide and its metabolites in biological samples. J Pharm Sci，2006，9(11)：71-81.

撰写　李　军　李玉兰　深圳市药品检验研究院

侯美琴　上海市食品药品检验所

复核　庞发根　刘　敏　深圳市药品检验研究院

溴新斯的明

Neostigmine Bromide

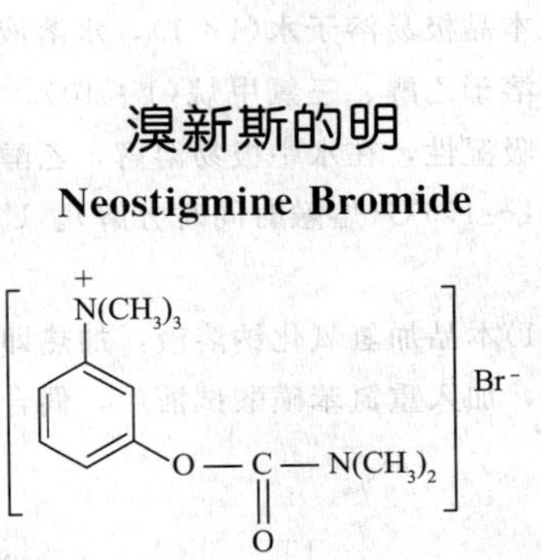

$C_{12}H_{19}BrN_2O_2$　303.20

化学名： 溴化-*N*，*N*，*N*-三甲基-3-[(二甲氨基)甲酰氧基]苯铵

benzenaminium，3-[[(dimethylamino)carbonyl]oxy]-*N*，*N*，*N*-trimethyl-，bromide

英文名： Neostigmine Bromide(INN)

异名： Prostigmine Bromide

CAS号： [114-80-7]

本品为抗胆碱酯酶药，具有抗胆碱酯酶作用，其特点是对骨骼肌兴奋作用特强，缩瞳作用较弱。临床上用于重症肌

无力，腹部术后的肠麻痹和尿潴留并可对抗筒箭毒碱及三碘季胺酚等竞争型肌松药的过量中毒。过量时可出现恶心、呕吐、腹痛、腹泻、流泪、流涎、心动徐缓、肌肉震颤及胆碱能危象。口服后用纸色谱法检查尿液内无原型药物，但能检出两个代谢物，其中一个为溴化-3-羟基苯基三甲胺。

本品由 Aeschlimann 和 Reinert 于 1931 年合成，除中国药典(2015)收载外，BP(2013)、USP(36)、Ph. Eur. (7.0)均有收载。

【制法概要】

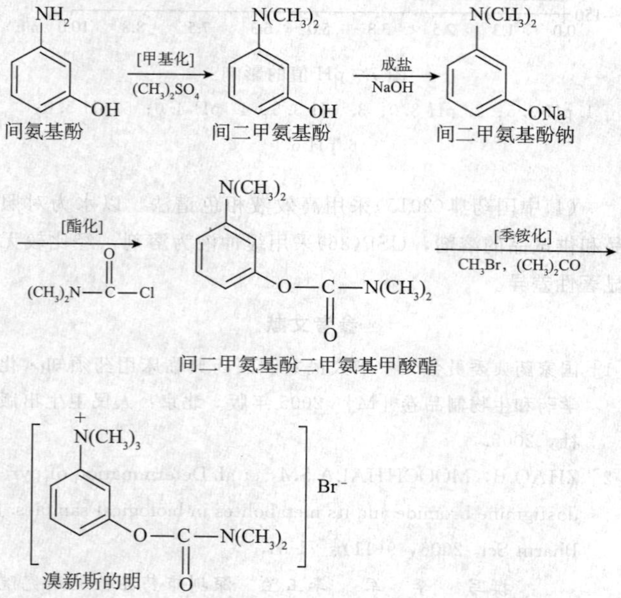

【性 状】 本品为白色结晶性粉末；无臭，味苦。Ph. Eur. (7.0)中描述为“白色结晶性粉末或无色结晶。具吸湿性，在水中极易溶解，乙醇中易溶。”

溶解度 本品极易溶于水(1∶1)，水溶液遇石蕊试纸呈中性反应。易溶于乙醇、三氯甲烷(1∶10)。Ph. Eur. (7.0)中描述为“具吸湿性，在水中极易溶解，乙醇中易溶。”

熔点 171～176℃(熔融时同时分解)。USP(36)中的描述完全相同。

【鉴别】(1)本品加氢氧化钠溶液，加热即水解生成间二甲氨基酚钠盐，加入重氮苯磺酸试液后，偶合成偶氮化合物而显红色。

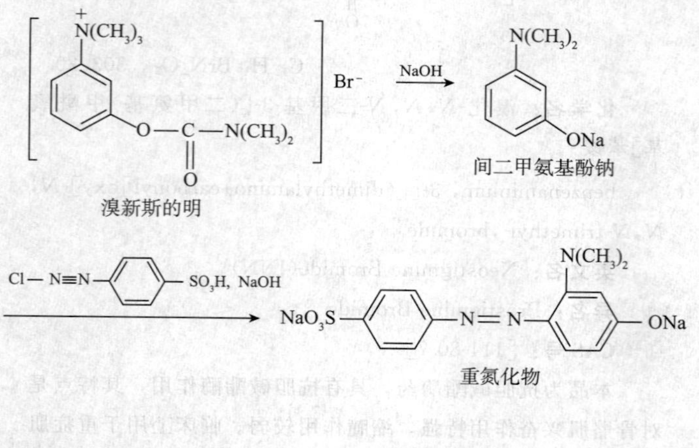

(2)本品的红外光吸收图谱应与对照的图谱(光谱集 526 图)一致，红外光吸收图谱显示的主要特征吸收如下。

特征谱带(cm^{-1})	归属	
3110，3060，3030	芳氢	ν_{C-H}
2820	氮甲基	ν_{C-H}
1728	酯	$\nu_{C=O}$
1608，1590	苯环	$\nu_{C=C}$
1220，1160	酯	ν_{C-O-C}
780	邻位取代苯	γ_{3H}
690	苯环	$\nu_{环}$

Ph. Eur. (7.0)采用 A. 紫外鉴别，0.02% 的硫酸溶液(0.5mol/L)在 260nm 与 266nm 波长处有最大吸收；B. 红外鉴别；C. 化学鉴别，供试品、氢氧化钾、乙醇混合加热，重氮苯磺酸溶液，产生橘红色；D. 溴化物鉴别反应。可选做 B、D，或 A、C、D。

USP(36)采用 A. 红外鉴别；B. 溴化物鉴别反应。

此外，据报道本品也可应用纸色谱法与薄层色谱法进行定性试验。纸色谱法的展开剂为枸橼酸 4.8g 溶于水 130ml、正丁醇 810ml 的混合液。展开后，在紫外光灯下检视，或用碘铂酸钾或溴甲酚绿显色剂显色。也可应用醋酸盐缓冲液(pH 4.58)或磷酸盐缓冲液(pH 7.4)为展开剂，在紫外光灯下检视。

薄层色谱法以甲醇-浓氨溶液(100∶1.5)为展开剂，用硅胶 G 薄层板展开后，用酸性碘铂酸钾显色剂显色。

【检查】硫酸盐 硫酸根与钡离子生成硫酸钡沉淀(25mg/ml 的溴新斯的明，不得发生浑浊)。Ph. Eur. (7.0)氯化钡沉淀法，50mg/ml 的溴新斯的明与 200μg/ml 的标准硫酸盐溶液比较，不得更浑浊。USP(36)氯化钡沉淀法，25mg/ml 的溴新斯的明，不得发生浑浊。

杂质吸光度 用紫外-可见分光光度法检查未反应完全的中间体溴化间羟基苯三甲基铵。在 1% 碳酸钠溶液中，294nm 波长处的吸光度不得大于 0.25，相当于不得过 0.33%。应立即进行测定。

干燥失重 105℃干燥至恒重，减失重量不得过 1.0%。Ph. Eur. (7.0)在 100℃～105℃干燥至恒重，减失重量不得过 1.0%。USP(36) 105℃ 干燥 3 小时，减失重量不得过 2.0%。

炽灼残渣 不得过 0.1%。Ph. Eur. (7.0)不得过 0.1%。USP(36)不得过 0.15%。

【含量测定】采用非水溶液滴定法。本品为溴化季铵盐，可在醋酸汞存在下，用高氯酸滴定液滴定，以结晶紫为指示剂，终点时溶液显蓝色。取样量为 0.2g。

Ph. Eur. (7.0)采用不加醋酸汞试液的非水溶液滴定法，用电位滴定仪确定终点。取样量为 0.225g。

USP(36)取样量为 750mg，其他与中国药典(2015)一致。

【制剂】溴新斯的明片(Neostigmine Bromide Tablets)

溴新斯的明片除中国药典(2015)收载外，USP(36)有收载。规格为15mg。

鉴别　中国药典(2015)共收载2项鉴别：(1)与重氮苯磺酸试液发生化学反应，即显红色；(2)显溴化物的鉴别反应。USP(36)共收载2项鉴别：红外光谱法和溴化物的鉴别反应。

USP(36)采用比色法测定。以六硝基二苯胺的二氯甲烷溶液及NaOH溶液提取，合并二氯甲烷层，在420nm波长处测定吸光度。另收载有溶出度与含量均匀度的检查。

撰写　侯美琴　上海市食品药品检验所
梁智渊　深圳市药品检验研究院
复核　李玉兰　深圳市药品检验研究院

塞替派

Thiotepa

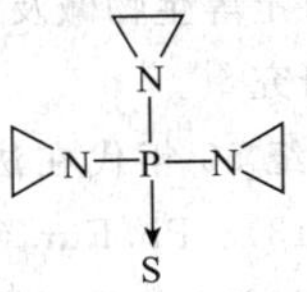

$C_6H_{12}N_3PS$　189.22

化学名：1,1′,1″-硫次膦基三氮丙啶

1,1′,1″-phosphinothioylidyne trisaziridine

英文名：Thiotepa(INN)

CAS号：[52-24-4]

塞替派(英文缩写：TEPA)为乙撑亚胺类烷化剂，是20世纪50年代初期合成的抗肿瘤药。临床主要用于乳腺癌、卵巢癌、癌性体腔积液的腔内注射以及膀胱癌的局部灌注等，也可用于原发性肝癌、子宫颈癌、胃肠道癌和黑色素瘤等。本品为细胞周期非特异性药物，在生理条件下形成不稳定的亚乙基亚胺基，具有较强的细胞毒作用。塞替派因有3个功能基团，可与DNA形成交叉联结，干扰DNA和RNA的功能，从而影响癌细胞的分裂。本品可采用静脉或肌内注射，胸腔或心包腔内注射，动脉注射，膀胱腔内灌注，注射后广泛分布在各组织内，主要通过肾脏排泄。本品不良反应有：骨髓抑制是最常见的剂量限制毒性，多在用药1～6周后发生，停药后大多可恢复。其他可有食欲减退、恶心及呕吐等，个别有发热及皮疹。

除中国药典(2015)收载外，BP(2013)、USP(36)、JP(16)亦有收载。

【制法概要】本品由美国氰胺公司于1952年合成，国内于1959年开始生产。国内外生产方法基本一致[1]，其工艺路线如下。

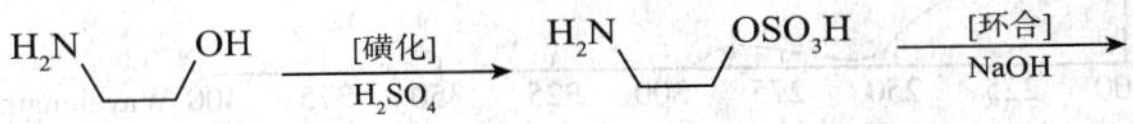

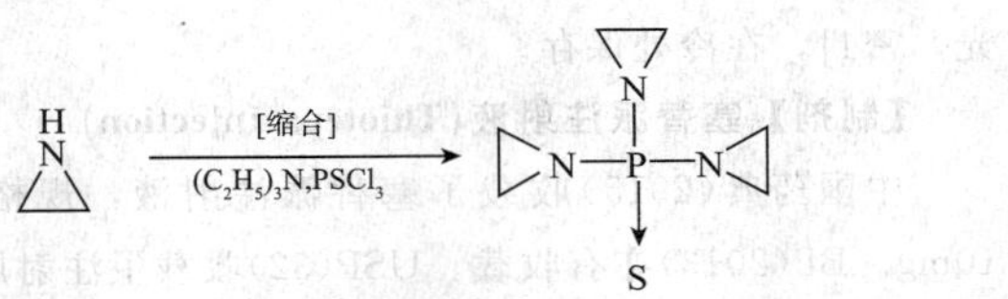

粗品在石油醚或其他有机溶剂中重结晶，约30℃干燥，即得精制品。

本品吸附于皮肤上被吸收，可引起白血球减少症，操作时需注意防护。

【性状】本品晶型极不稳定，不宜久贮，否则易形成聚合物；本品水溶液也不稳定，遇酸及碱性溶液均会迅速分解。

熔点　本品重结晶精制工艺如带入水分，对熔点及含量均有一定影响。

【鉴别】(1)本品结构中含有硫、磷等，需先进行有机破坏，可加无水碳酸钠炽灼灰化，也可用氧瓶燃烧法，然后在酸性溶液中进行磷酸盐与硫酸盐的鉴别反应。

(2)本品的红外光吸收图谱(光谱集530图)显示的主要特征吸收如下。

特征谱带(cm^{-1})	归属	
3060，2992	环氮己烷	ν_{C-H}
1255	碳氮键	ν_{C-N}
925	氮磷键	ν_{P-N}
720	硫磷配价键	$\nu_{P\rightarrow S}$

【检查】溶液的澄清度　本品结晶极不稳定，易聚合成水不溶性物质，最直观的变化就是溶液变得浑浊，贮存3个月或经冷藏的产品，其澄清度均有明显变化，因此，可通过溶液的澄清度检查其变化程度。

有关物质　本品溶液和固态的晶体均不稳定，故须冷藏贮存。可能的有关物质为杂质A和杂质B。

中国药典(2015)、USP(36)和JP(16)均无有关物质项目。BP(2013)列出杂质A、B(给出了具体结构)，采用HPLC法检查有关物质，并规定杂质A不得过0.15%，其他单个杂质不得过0.1%，其他杂质总量不得过0.2%。

杂质A. 氯化加成产物(chloro-adduct)

杂质B. 羟基塞替派(hydroxthiotepa)

残留溶剂　根据合成工艺和精制方法，可能涉及到的残留溶剂主要为石油醚，此外还可能有苯和甲苯。

水分　BP(2013)有此项检查，规定水分含量不得过0.5%，含量限度也按无水物计算。

【含量测定】　据文献报道，含有亚乙基的化合物可先破坏此基团，再进行测定。BP(2013)采用20%硫代硫酸钠溶液破坏；中国药典(2015)、JP(16)则用15%硫氰酸钾溶液破坏，而USP(36)则采用高效液相色谱方法进行测定。

破坏后产生氢氧化钾，加一定量硫酸液(0.05mol/L)反应，用氢氧化钠液(0.1mol/L)回滴剩余的硫酸，以甲基红为指示液，至显淡黄色为终点。

【贮藏】本品对光、水、温度敏感，故贮藏条件应为遮光，密封，在冷处保存。

【制剂】塞替派注射液(Thiotepa Injection)

中国药典(2015)收载了塞替派注射液，规格为 1ml：10mg。BP(2013)亦有收载。USP(32)收载了注射用塞替派。

性状　本品为加有聚乙二醇-400 为助溶剂的注射液。制备时如安瓿中残余空气未除净，则因空气氧化作用，致使产品色泽由无色变为黄色，使含量降低，故应在灌封时增加通氮工艺。

pH 值　由于聚乙二醇本身的 pH 值为 4.5～7.5，本品贮存后 pH 值时有升高现象。当溶液 pH 值升至 8.5 呈碱性时，会引起本品分解，含量即降低。故中国药典(2015)规定 pH 值为 4.5～8.0。

细菌内毒素　本品临床每小时用药最大剂量是静脉注射每千克体重 0.5mg(中国药典临床用药须知)，内毒素计算限值约为 10EU/mg；国外标准中 USP 为 6.25EU/mg。中国药典(2015)规定本品细菌内毒素限值为 6.2EU/mg，与内毒素计算值比较，安全系数为 1.6，并与 USP 标准相当。本品 0.04mg/ml 浓度无干扰。

含量测定　USP(36)用红外光谱法定量。中国药典(2015)采用原料药项下的容量滴定方法。

贮藏　稳定性试验显示塞替派注射液常温放置会引起 pH 值上升，含量下降，故应遮光，密闭，在冷处保存。

参考文献

[1] 上海医药工业研究院技术情报站．有机药物合成手册 [M]．上海：上海医药工业研究院，1976：623-625.

撰写　忻美娟　　上海市食品药品检验所

段永生　车宝泉　　北京市药品检验所

复核　余　立　　北京市药品检验所

福尔可定

Pholcodine

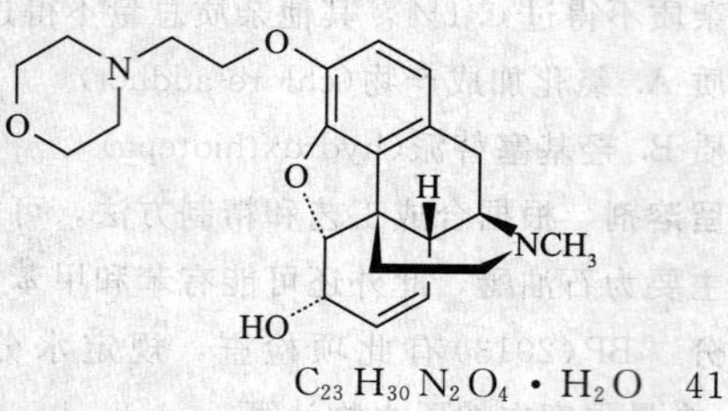

$C_{23}H_{30}N_2O_4 \cdot H_2O$　416.52

化学名：17-甲基-3-[2-(4-吗啉基)乙氧基]-4,5α-环氧-7,8-二脱氢吗啡喃-6α-醇一水合物

(5α，6α)-7，8-didehydro-4，5-epoxy-17-methyl-3-[2-(4-morpholinyl)ethoxy]morphinan-6-ol monohydrate

英文名：Pholcodine(INN)

CAS 号：[509-67-1]

本品系吗啡衍生物，为中枢镇咳抑制药，可抑制咳嗽中枢，具有镇咳、镇痛作用，口服效果比可待因好，特别对干咳更为有效。其毒性及成瘾性比可待因小，对新生儿和儿童耐受性好，不引起便秘或消化道紊乱。对呼吸中枢的抑制作用较吗啡弱，有微弱镇静作用。用于剧烈干咳和中等程度的疼痛。尽管该药物多用于治疗儿童咳嗽，但在使用时应小心，并避免 2 岁及以下儿童服用[1]。与含乙醇食物或其他抑制中枢神经系统的药物合用时，会增强对中枢神经的抑制作用。

福尔可定的镇咳作用最早研究开始于 20 世纪 50 年代至 60 年代，于 80 年代至 90 年代在各国注册用于治疗咳嗽。在我国的注册年代是 1982 年。1987～1989 年，福尔可定作为镇咳剂逐步被国际市场淘汰，20 世纪 90 年代后期开始，福尔可定被用于由免疫球蛋白 E(IgE)介导的针对神经肌肉阻滞剂(NMBA)产生过敏反应的研究，IgE 是人体内产生，并与体外抗原反应诱发变态反应的主要物质，现已证明抗原表位上的季铵离子与 IgE 和 NMBA 产生过敏反应有关，尽管对于服用福尔可定以后，人体内如何产生 IgE 的机制暂不明确，但是目前福尔可定等生物碱及其衍生物因其含有季铵基团而被用于相关的研究[2]。

本品最早于 20 世纪 50 年代在法国合成。除中国药典(2015)收载外，BP(2013)、Ph. Eur. (7.0)亦有收载。

【制法概要】国内生产企业采用的合成路线如下。

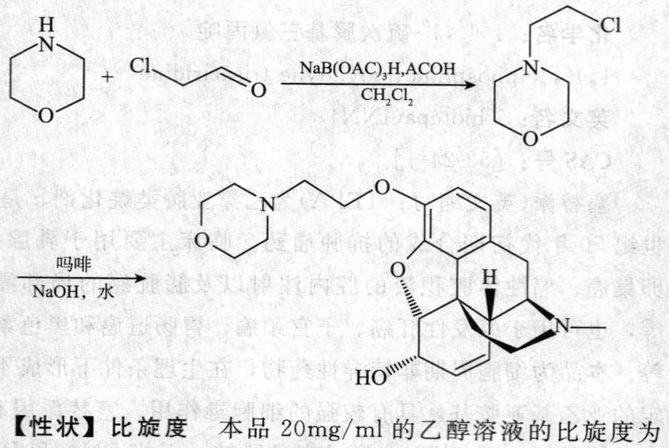

【性状】比旋度　本品 20mg/ml 的乙醇溶液的比旋度为 −94°至 −98°。

【鉴别】(1)本品为吗啡衍生物，Frohde 反应是吗啡生物碱的特征反应。

(2)本品的 0.4%氢氧化钠溶液(0.1mg/ml)在 284nm 的波长处有最大吸收，在 262nm 的波长处有最小吸收。见图 1。

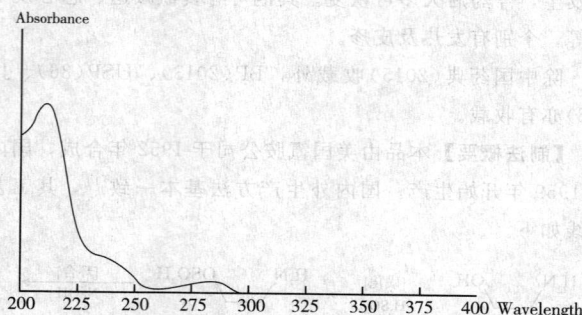

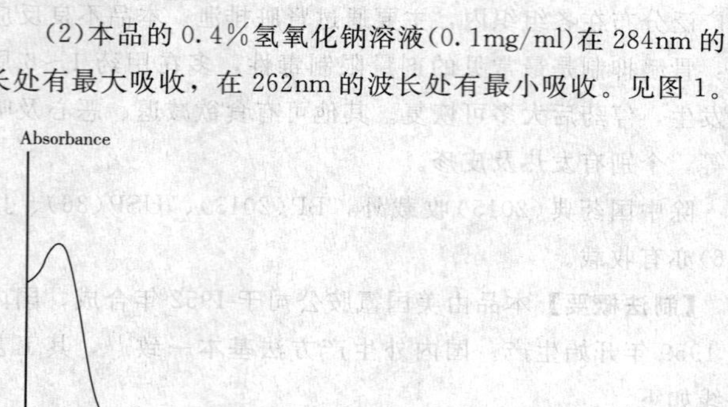

图 1　福尔可定紫外吸收图谱

(3)本品的红外光吸收图谱(光谱集 531 图)显示的主要特征吸收如下。

特征谱带(cm^{-1})	归属	
3280	羟基	ν_{O-H}
3060，3030	芳氢，烯氢	ν_{C-H}
1630	环烯	$\nu_{C=C}$
1600，1490	苯环	$\nu_{C=C}$
1250	芳醚	$\nu_{\phi-O}$
1020	醚，羟基	ν_{C-O}

【检查】吗啡 在本品的合成工艺中吗啡作为反应物参与合成，由于吗啡属于麻醉药品具有成瘾性，应对其进行控制。中国药典(2015)采用颜色检查法检查。

有关物质 中国药典(2010，2015)采用薄层色谱的自身对照法检查，与中国药典(2005)一致。以乙醇-甲苯-丙酮-浓氨溶液(70∶70∶65∶5)为展开剂，置碘蒸气中显色检视。规定单个杂质的量不得过 1%，超过 0.5%的杂质个数不得过 1 个。

水分 中国药典(2005)采用 105℃干燥失重法测定。在实验研究中发现，常压下在温度达到 40℃时样品即有熔融现象，105℃时则融化。BP(2010)采用水分测定法，由于本品分子结构中含一分子结晶水，其理论含水量为 4.32%。考察 1 家生产企业提供的 3 批样品，测定结果均约为 4.5%，中国药典(2010)也采用了水分测定法(费休法)，并将原"减失重量应为 3.9%～4.5%"修订为"含水分应为 3.9%～4.9%"。中国药典(2015)未作修订。

炽灼残渣 不得过 0.1%。

【含量测定】采用电位滴定法测定。本品为有机弱碱，在冰醋酸中碱性增强，可用高氯酸滴定液滴定测定其含量。

中国药典(2005)采用非水滴定方法，但在滴定过程中易产生油状物，使得滴定终点不明显，干扰滴定终点的判定。参考 BP(2010)、Ph. Eur. (6.0)采用电位滴定法测定其含量，规定第二个滴定突跃为滴定终点，但在试验中发现第一个滴定突跃不明显，这可能是由于滴定时产生的油状物附着在电极上，使电极钝化不敏感所致，所以在测定完成后应立即清洗电极。参考 BP(2010)、Ph. Eur. (6.0)规定，将限度修订为不得少于 98.5%。中国药典(2015)直接采用电位滴定法测定，限度未作修订。

【制剂】福尔可定片 (Pholcodine Tablets)

除中国药典(2015)收载外，国外药典均未收载。中国药典(2015)收载标准与中国药典(2005，2010)一致。

本品主药为生物碱衍生物，在稀盐酸中与 H^+ 离子结合形成具有阳离子的盐，酸性染料溴甲酚绿在稀盐酸解离成阴离子，这两种阴阳离子可以定量的结合成有色的离子对化合物，经三氯甲烷提取后形成有色溶液，该溶液可以用比色法测定。故本制剂采用酸性染料比色法测定含量和含量均匀度。已有采用高效液相色谱法进行研究的报道[3]。

参考文献

[1] 希恩.C. 斯威曼主编，李大魁，金有豫，汤光，等译. 马丁代尔药物大典［M］. 35 版. 北京：化学工业出版社，2009：1238.

[2] Florvaag E，Johansson SG. The pholcodine story［M］. Immunology and Allergy Clinics of North America. 2009，29，(3)：419-427.

[3] 李莉娥，蔡涛，汪汶，等. 高效液相色谱法测定福尔可定片含量及含量均匀度［J］. 化学与生物工程，2005(7)：55-56.

撰写 鲍 实 湖北省药品监督检验研究院
复核 姜 红 湖北省药品监督检验研究院

聚维酮碘

Povidone Iodine

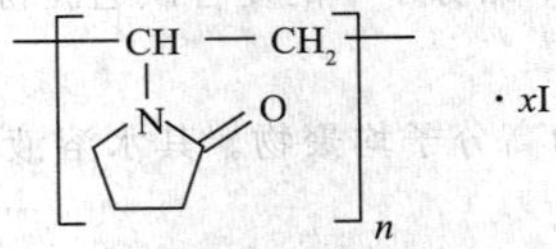

$(C_6H_9NO)_n \cdot xI$

化学名：1-乙烯基-2-吡咯烷酮均聚物与碘的复合物

2-pyrrolidinone，1-ethenyl-homopolymer，compound with iodine；1-vinyl-2-pyrrolidinone polymer，compound with iodine

英文名：Povidone Iodine；Polyvidone Iodine；Iodinated Povidone

CAS 号：［25655-41-8］

本品为消毒防腐药。系碘与聚乙烯吡咯烷酮(简称聚维酮，PVP)组成的水溶性复合物。无刺激性，一般不引起过敏反应。当接触皮肤和黏膜后，逐渐释放出碘而起杀菌作用。对细菌、真菌、病毒和阿米巴原虫有很强的杀灭能力和消毒效果。其作用机理可能是氧化细菌原浆蛋白的活动基因，并与蛋白质的氨基结合而使其变性。聚维酮本身无抗菌作用，但与碘复合后生成聚维酮碘提高了碘的溶解度，有助于提高碘溶液对物体的润湿和穿透能力，使有效碘对细胞膜的亲和力增强，能将有效碘直接引入到细菌的细胞膜和细胞质上，进而增强碘的杀菌能力。本品改变了碘的溶解性、稳定性和刺激性，因此对人体无一般碘制剂的不良反应，且作用持久[1]，细菌很少产生耐药性反应。临床上已广泛用于皮肤、黏膜创面和体腔的局部消毒[2]。

聚维酮碘于 1955 年由 Beller 等创制，国内于 1985 年开始生产。除中国药典(2015)收载外，USP(36)、BP(2013)、Ph. Eur. (7.0)和 JP(16)亦有收载。

【制法概要】本品由 1-乙烯基-2-吡咯烷酮均聚物(PVP)与碘经加热复合而成，没有固定的分子量，但其分子结构是一种比较稳定的结构形式。

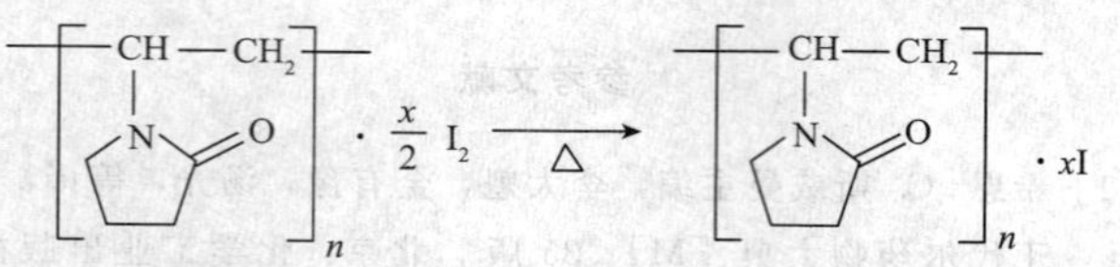

反应可在固相体系或液相体系中进行[2,3]。固相反应是以固体 PVP 和碘在高温下反应制得，产品纯度高，反应完全，质量均匀，杂质较少。液相反应为 PVP 与碘在溶剂（如三氯甲烷和乙醇）存在条件下，加热到 80℃进行复合反应，得到聚维酮碘，需蒸馏除去溶剂，产品杂质相对较多。上述两种反应工艺目前以固相反应为主。据报道，参加反应的 PVP 分子量过低会导致聚维酮碘中的碘含量减少，并会使其水溶液在贮存过程中有效碘的含量逐渐下降[4]；参加反应的 PVP 分子量高，产生的聚维酮碘比较稳定，且以 K 值 30 为宜[2]。

【性状】不同合成工艺的产品因粒度大小不同，色泽可有差异。经考察，国内固相反应产品为红棕色，液相反应产品为黄棕色。

【鉴别】（1）本品分子中的复合碘遇淀粉，即生成深蓝色配位化合物。

（2）聚维酮为高分子均聚物。其水溶液干燥后可形成薄膜，且易溶于水。

【检查】干燥失重　本品有潮解性，应控制其水分等挥发性杂质。

炽灼残渣、重金属　以该两项检查对本产品的生产过程中可能由起始原料和试剂、设备带入的无机离子和重金属等杂质进行控制。

砷盐　该项检查是对本产品的生产过程中可能由起始原料和试剂、设备带入的砷盐杂质进行控制。由于本品为高分子均聚物，较难完全灰化，需完全灰化后依法检查。

含氮量　本品分子式中含有氮，含氮量测定间接反映了聚维酮（PVP）的分子量，分子量过低会导致复合碘的含量减少。当产品中的 PVP 与 I_2 有一个合适的配比范围时，即有效碘的含量在合适范围，制备时应控制含氮量为 9.5%～11.5%。

碘离子　系合成过程中的中间产物。因当 PVP 与 I_2 长时间混合加热时，进行下列反应。

$$I_2 + H_2O \rightleftharpoons I^- + H^+ + HIO$$

$$I_2 + I^- \rightleftharpoons I_3^-$$

$$3IO^- \longrightarrow IO_3^- + 2I^-$$

$$5I^- + IO_3^- + 6H^+ \longrightarrow 3I_2 + 3H_2O$$

$$PVP + I_3^- \rightleftharpoons PVP \cdot I_3^-$$

$$PVP + I_2 \rightleftharpoons PVP \cdot I_2$$

本品起消毒作用的是有效碘（I_2），而碘离子（I^-）则无消毒作用，故应控制碘离子。测定原理：碘离子量＝总碘量－有效碘量。其中总碘量的测定系利用碘与 PVP 复合后，仍保持碘的化学特性，即其有氧化性，能与还原剂亚硫酸氢钠作用。在溶液中存在下列平衡关系。

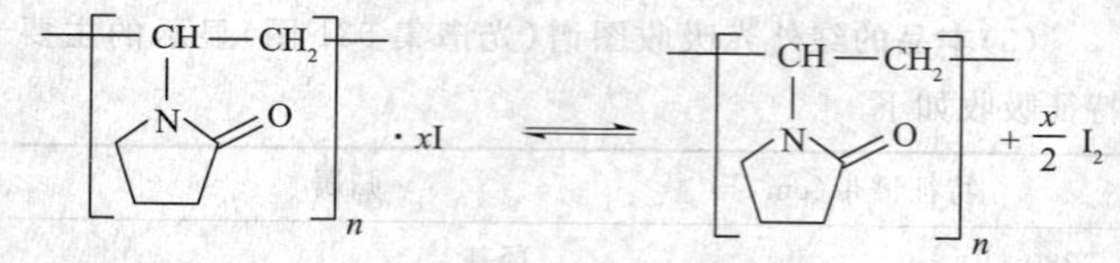

$$I_2 + NaHSO_3 + H_2O \longrightarrow NaHSO_4 + 2I^- + 2H^+$$

从而溶液中碘的颜色消失。继以银量法测定 I^- 的量［包括由有效碘（I）所生成的 I^- 及原有的杂质 I^-］。碘离子的限度为小于 6.6%，与国外药典基本一致。

【含量测定】采用电位滴定法。以硫代硫酸钠滴定液与产品中的有效碘（I）进行氧化还原反应，将 I 定量还原成 I^-，从而定量地测定出有效碘（I）的含量。

【贮藏】本品有潮解性，故须密封，在阴凉干燥处保存。据文献报道，本品在具塞的普通玻璃容器中 18℃保存 3 年，有效碘几乎无损失[4]。

【制剂】中国药典（2015）收载了聚维酮碘乳膏、聚维酮碘栓、聚维酮碘溶液和聚维酮碘凝胶；USP（36）中收载了聚维酮碘气雾剂、聚维酮碘软膏、聚维酮碘清洗液和聚维酮碘外用溶液；BP（2013）收载了聚维酮碘漱口液、聚维酮碘滴眼液、聚维酮碘溶液；Ph. Eur.（7.0）和 JP（16）未收载制剂品种。

本品制剂均为消毒防腐药，具有较强的抑菌能力，抑菌的活性成分为碘。微生物限度检查时尝试采用硫代硫酸钠中和法，中和碘的抑菌能力，且不对微生物的检出构成影响。但部分厂家生产的制剂采用中和法对微生物限度检查有干扰，故本品种的微生物限度检查方法有待进一步研究。

（1）聚维酮碘乳膏（Povidone Iodine Cream）

本品系水包油型乳膏，故以水溶解后进行鉴别试验，〔鉴别〕（1）中其水溶性基质无干扰；〔鉴别〕（2）系根据聚维酮与碘复合后使碘在水中的溶解度增大，用淀粉指示液浸润的滤纸试验时，由于无碘蒸气挥发，故不显蓝色，实验应在室温下进行，环境温度不宜过高，否则碘易挥发，影响结果判定。含量测定时，为使基质溶解，置 50℃水浴中加热，应注意温度不宜过高，否则碘易挥发，导致测定结果偏低。基质对含量测定无干扰。

（2）聚维酮碘栓（Povidone Iodine Suppositories）

基质对含量测定无干扰。

（3）聚维酮碘溶液（Povidone Iodine Solution）

控制一定酸度可使所含有效碘稳定，当溶液的 pH 值为 5 时，溶液稳定性相对较高[5]，故中国药典（2015）规定 pH 值应为 3.0～6.5，USP（36）为 1.5～6.5，BP（2013）为 3.0～6.5。温度对本品的稳定性影响较大，在高温环境下，有效碘含量有一定程度地下降，说明碘有挥发性[6,7]，因此，本品应在阴凉处保存。溶液在放置过程中能不断地解离出碘，碘与水反应生成 HIO 和 I^-，而 HIO 能进一步歧化成 HIO_3，使反应继续进行下去，聚维酮碘不断减少，含量不断下降，可在聚维酮碘溶液中加入碘酸钾增加稳定性[8]。BP（2013）对游离碘离子进行了控制。经对长期留样的聚维酮碘溶液进行游离碘离子考察，在贮藏条件下的有效期内，游离碘离子稳定。鉴于聚维酮碘溶液由聚维酮碘加适当辅料稀释而成，聚维酮碘原料中已控制了游离碘离子，故未将游离碘离子的检查订入质量标准中。基质对含量测定无干扰。

(4)聚维酮碘凝胶(Povidone Iodine Gel)

控制一定酸度可使制剂及所含有效碘稳定，故中国药典(2015)规定 pH 值应为 3.5～4.5。基质对含量测定无干扰。

参考文献

[1] 沙静姝．合成高分子治疗药物概述(上)［J］．国外药学(合成药、生化药、制剂分册)，1984，5(4)：203-206.

[2] 陆光裕．聚维酮碘的制备［J］．医药工业，1987，18(2)：74-75.

[3] 范文元．聚维酮碘的溶剂法制备［J］．医药工业，1988，19(6)：268-269.

[4] Siggia S. The Chemistry of Polyvinylpyrrolidone-iodine［J］. J Am Pharm Asso，1957，46(3)：201-204.

[5] 冯常强，陈越斌，秦雄．聚维酮碘溶液不同 pH 值下稳定性观察及贮存期预测［J］．海峡药学，2007，19(1)：16-18.

[6] 黄爱玲．聚维酮碘溶液稳定性研究［J］．山东医药工业，1998，17(3)：3-4.

[7] 鸾海云，张树平，李淑翠．聚维酮碘溶液的制备［J］．宾州医学院学报，2007，30(4)：297-298.

[8] 姜山，周大勇．提高聚维酮碘溶液稳定性的方法［J］．中国医院药学杂志，2002，22(3)：189-190.

撰写　沈云骊　郑金琪　李会林　殷国真

浙江省食品药品检验研究院

复核　陶巧凤　　浙江省药品化妆品审评中心

碱式碳酸铋

Bismuth Subcarbonate

$(BiO)_2CO_3$　509.97

化学名：碱式碳酸铋

英文名：Bismuth Subcarbonate；Bismuth Oxycarbonate

异名：次碳酸铋；碳酸二氧化二铋；碳酸氧铋；碳酸铋；半水合次碳酸铋；次碳苍；硷式碳酸铋

CAS 号：［5892-10-4］

本品为抗酸药及收敛药。具有较弱的抗酸作用，可在胃肠黏膜上形成保护层；利用此性质，常用作消化不良、腹泻、胃及十二指肠溃疡等对症治疗或复方制剂的成分之一。具有收敛性保护作用，外用于轻度刺激性皮肤病等。口服给药吸收极微，不代谢，随粪便排出。不良反应及禁忌证：①中和胃酸时所产生的二氧化碳可能引起嗳气，继发性胃酸分泌增加，以及引起严重胃溃疡者的溃疡穿孔；②长期或大量服用可引起便秘和铋性脑病。

铋化合物作为医药应用已有 200 余年的历史，最早用无机酸铋，如次碳酸铋，次硝酸铋来治疗消化不良，1899 年用铋剂治疗梅毒。1950 年后，无机酸铋如次硝酸铋和次碳酸铋用于治疗单纯性消化不良发展缓慢，后转入用有机酸铋的年代。

本品化学组成随制造过程中沉淀条件的不同而不同，但近似符合分子式 $(BiO)_2CO_3 \cdot 1/2H_2O$；含铋(Bi)量按无水物计算约为 80.7%。

除中国药典(2015)收载外，BP(2013)、Ph. Eur.(7.0)、USP(36)等亦有收载。

【制法概要】本品目前主要制备工艺路线为：取金属铋溶于硝酸，得硝酸铋，过滤，加碳酸钠溶液(pH 8.5～9.0)水解生成碱式碳酸铋，过滤，洗涤，干燥，即得。

$$4Bi(NO_3)_3 + 6Na_2CO_3 + H_2O \longrightarrow [(BiO)_2CO_3]_2 \cdot H_2O + 12NaNO_3 + 4CO_2\uparrow$$

本品为无定形的粉末，化学结构式具有不确定性，基本结构如下。

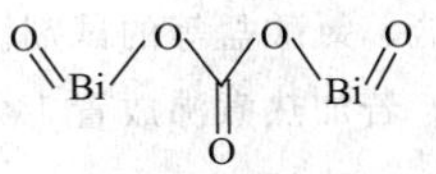

【鉴别】(1)本品加稀盐酸即分解并发生泡沸。反应式如下。

$$(BiO)_2CO_3 + 6HCl \longrightarrow 2BiCl_3 + 3H_2O + CO_2\uparrow$$

加水稀释，则氯化铋水解成氯化氧铋，生成白色沉淀，再加硫化钠试液，即被分解，生成棕褐色硫化铋。反应式如下。

$$BiCl_3 + H_2O \longrightarrow BiOCl\downarrow\text{(白色)} + 2HCl$$

$$2BiOCl + 3Na_2S + 2H_2O \longrightarrow 2NaCl + 4NaOH + Bi_2S_3\downarrow\text{(棕褐色)}$$

加 10% 硫脲溶液，氯化铋与硫脲生成黄色络合物，反应式如下。

$$BiCl_3 + CS(NH_2)_2 \longrightarrow Bi[CS(NH_2)_2]Cl_3\text{(黄色络合物)}$$

硫脲与多数金属离子能形成有色沉淀，与 Bi^{3+} 的反应尤为灵敏(1μg)，沉淀的组成随条件而异。当 Bi 与 $CS(NH_2)_2$ 的组成比为 1∶1 时显黄褐色；为 1∶2 时显黄色；1∶3 时为黄褐色。此反应亦可用于铋的比色测定。

(2)本品加硝酸生成硝酸铋而溶解，加碘化钾试液，即生成碘化铋沉淀，再加过量的碘化钾试液，即生成四碘铋钾而溶解。反应式如下。

$$Bi(NO_3)_3 + 3KI \longrightarrow BiI_3\downarrow\text{(棕黑色)} + 3KNO_3$$

$$BiI_3 + KI \longrightarrow KBiI_4\text{(黄橙色)}$$

BP(2013)及 USP(36)中鉴别项下均为本品应显碳酸盐和铋盐的鉴别反应。

【检查】制酸力　BP(2013)及 USP(36)未收载制酸力检查。鉴于本品为抗酸药及收敛药，并且其制酸力会因生产干燥温度过高、时间过长以及贮藏时间久而降低，从而影响药效。因此中国药典(2010)增加了制酸力检查项。中国药典(2015)未作修订。

制酸力的考量方法为：在指定的条件下，每 1g 供试品消耗盐酸滴定液(0.1mol/L)的毫升数。理论上每1g碱式碳酸铋最小消耗盐酸液(0.1mol/L)的量为38ml。反应式如下。

$(BiO)_2CO_3 \cdot 0.5H_2O + 2HCl \longrightarrow 2(BiO)Cl\downarrow + CO_2\uparrow + 1.5H_2O$

氯化物 因本品为抗酸药，其目的为降低酸浓度，而氯化物在胃中与氢离子结合生成盐酸从而提高胃中酸的浓度，故本品应控制氯化物的含量。原理为本品加硝酸即溶解同时分解生成硝酸铋。在过量硝酸存在下，加水稀释时，硝酸铋不会发生水解，溶液澄清，对氯化物检查无影响。

硫酸盐 硫酸盐在胃中与氢离子结合生成硫酸从而提高胃中酸的浓度，故本品应控制硫酸盐的含量。原理为本品加盐酸即溶解，同时分解，生成氯化铋。当加多量水稀释并加氨试液使成中性时，氯化铋水解成氯化氧铋。滤过得澄清液，对硫酸盐检查无影响。

硝酸盐 硝酸盐在胃中与氢离子结合生成硝酸从而提高胃中酸的浓度，故本品应控制硝酸盐的含量。采用靛胭脂(靛蓝二磺酸钠)法检查。靛胭脂对氧化剂很敏感，常用作检查硝酸盐、亚硝酸盐、氯酸盐等的试剂。其反应温度和放置时间对结果有影响。若加热煮沸放置1分钟后观察，则结果的重现性较好。

靛胭脂贮存易氧化变质，配制试液时宜先按下法测定其含量：取靛胭脂置105℃干燥至恒重，精密称取约0.25g，加水30ml使溶解，加硫酸1ml，再加水至约600ml，用高锰酸钾液(0.02mol/L)滴定，至溶液由绿色变为亮蓝色，即得。每1ml高锰酸钾液(0.02mol/L)相当于11.65mg的$C_{16}H_8N_2O_2(SO_3Na)_2$。反应式如下。

$5C_{16}H_8N_2O_2(SO_3Na)_2 + 4KMnO_4 + 11H_2SO_4 \longrightarrow 5C_{16}H_8N_2O_4(SO_3H)_2 + 2K_2SO_4 + 5Na_2SO_4 + 4MnSO_4 + 6H_2O$

靛胭脂试液久贮易变质(色渐减退)，应密塞避光保存，使用期不超过3个月。

BP(2013)及US(36)均采用靛胭脂滴定法，限度均为0.4%，区别是BP(2013)根据样品消耗的滴定液体积计算出硝酸盐的含量，而USP(36)则是根据标准溶液和样品溶液消耗的靛胭脂试液的体积比较得出结论。

碱金属与碱土金属盐 主要检查不被硫化氢沉淀的金属盐类杂质，其总量按硫酸盐计算，限度为0.5%。

铜盐 由于本品制备原料铋是由含铋的矿石经复分解反应制得，矿石中可能含有铜盐，因此对铜盐进行控制。采用原子吸收分光光度法。检查的限度，按铜(Cu)计算约为0.0025%。BP(2013)及USP(36)均采用比色法。

银盐 检查可能由原料引入的银盐。利用银离子和氯离子在水溶液中反应生成不溶于水的氯化银的特性，根据标准溶液和样品溶液产生的浑浊程度比较得出结果。检查的限度，按银(Ag)计算约为0.0025%。

铅盐 检查可能由原料引入的铅盐。采用原子吸收分光光度法。限度按铅(Pb)计算约为0.002%。BP(2013)及USP(36)样品配制的浓度较高，为0.125g/ml，且溶解时需要煮沸处理，溶剂均为无铅硝酸溶液，其中USP(36)采用了标准曲线法。

【含量测定】 采用络合滴定法。以二甲酚橙为指示剂。二甲酚橙在酸性溶液中为黄色，其金属配位化合物为橙红色。当金属离子如铋、镉、汞、锌等用乙二胺四醋酸二钠液滴定时，终点明显。

【制剂】 **碱式碳酸铋片(Bismuth Subcarbonate Tablets)**

除中国药典(2015)收载外，BP(2013)、USP(36)等均未收载。

本品为白色至微黄色片，规格为0.3g、0.5g。主要辅料有淀粉、淀粉浆、硬脂酸镁等。

参考文献

[1] Joseph Rosin. Reagent Chemicals and Standards [M]. 15th ed. D. Van Nostrand Company Inc., 1967: 234.

[2] 国家药品监督管理局药品审评中心. 化学药物杂质研究技术指导原则 [Z]. 2005-3.

[3] 郑奕辉，周泽清，李荔. 胃舒散中碱式碳酸铋的鉴别 [J]. 中国药房，2005，16(10)：777.

撰写 杨 杨 黑龙江省食品药品检验检测所

复核 白政忠 张秋生 黑龙江省食品药品检验检测所

碳酸钙

Calcium Carbonate

$CaCO_3$ 100.09

化学名：碳酸钙

英文名：Calcium Carbonate

异名：药用碳酸钙；沉淀碳酸钙；Carbonic acid(INN) calcium salt；Limestone(INN)；Marble(INN)

CAS号：[471-34-1]

本品为补钙药、抗酸药。主要用于胃与十二指肠溃疡病引起的胃酸过多；补充钙缺乏；肾功能衰竭时纠正低钙高磷血症以及继发性甲状旁腺功能亢进纤维性骨炎高磷血症磷酸滞留时的磷酸盐结合剂。本品可中和或缓冲胃酸，作用缓和而持久，但对胃酸分泌无直接抑制作用，并可因提高胃酸pH值而消除胃酸对壁细胞分泌的反馈性抑制。本品与胃酸作用产生二氧化碳与氯化钙，前者可引起嗳气，后者在碱性液中再形成碳酸钙、磷酸钙而引起便秘。对肾功能不全继发甲状旁腺功能亢进，骨病患者的高磷血症，本品可结合食物中的磷酸盐以减轻机体磷酸盐负荷，一般多用氢氧化铝作磷酸结合剂，但因可发生铝中毒，且本品能更有效结合磷酸盐，近年来主张在应用低钙含量透析液基础上，选用本品作磷酸盐结合剂，可防止并发高钙血症[1]。本品在胃酸中转变为氯化钙，小肠吸收部分钙，由尿排泄，其中大部分由肾小管重吸收。本品口服后约85%转变为不溶性钙盐如磷酸钙、碳酸钙，由粪便排出[1]。本品心肾功能不全患者慎用；与噻嗪类利尿药合用，可增加肾小管对钙的重吸收；长期大量用药应定期测血钙浓度[1]。

1775 年，Black 发现了石灰石的组成。1788 年，Werner 发现了方解石与石灰石的区别，同年，Klaproth 发现方解石与石灰石组成相同。1824 年，Mitscherlich 发现了两者的结晶形态。

除中国药典(2015)收载外，BP(2013)、Ph. Eur. (7.0)、USP(36)、JP(16)亦有收载。

碳酸钙根据生产方式的不同可分为重质碳酸钙、轻质碳酸钙、胶体碳酸钙和晶体碳酸钙四种，药用碳酸钙主要为轻质碳酸钙和晶体碳酸钙。轻质碳酸钙包括无定型和结晶型两种形态，结晶型又可分为斜方晶系和六方晶系，呈柱状或菱形；晶体碳酸钙为六方结晶型粉末。碳酸钙的粒径越小，钙吸收率越高[2]。

【制法概要】国内厂家主要采用以下两种制备工艺路线。

(1)烧制法

$$\text{石灰石}\xrightarrow{\text{煅烧}}\text{氧化钙}\xrightarrow{\text{消化}}\text{氢氧化钙}\xrightarrow{\text{碳化}}\text{碳酸钙}$$

(2)化学合成法

$$CaCl_2 + 2NH_4HCO_3 \longrightarrow CaCO_3\downarrow + 2NH_4Cl + CO_2\uparrow + H_2O$$

【性状】本品为白色极细微的结晶性粉末；无臭，无味。因制法不同会导致成品颜色稍有不同。本品在 825℃ 加热分解为 CaO 和 CO_2。

本品在含二氧化碳的水中反应式为：

$$CaCO_3 + H_2CO_3 \longrightarrow Ca(HCO_3)_2$$

本品在含铵盐的水中反应式为：

$$CaCO_3 + 2NH_4^+ \longrightarrow Ca^{2+} + 2NH_3 + CO_2\uparrow + H_2O$$

【鉴别】本品为钙离子和碳酸根结合而成的无机盐，鉴别反应主要通过鉴别钙离子和碳酸根进行。

(1)钙离子鉴别　通过钙的火焰反应对钙离子进行鉴别，火焰呈砖红色。

(2)钙离子鉴别　本品与稀盐酸作用后，生成钙离子、二氧化碳和水，钙离子与草酸铵在溶液恰呈酸性条件下生成草酸钙沉淀，该沉淀溶于盐酸，但不溶于醋酸。反应式如下：

$$CaCO_3 + 2HCl \longrightarrow CaCl_2 + CO_2\uparrow + H_2O$$

$$CaCl_2 + (NH_4)_2C_2O_4 \longrightarrow CaC_2O_4\downarrow(\text{白色}) + 2NH_4Cl$$

(3)碳酸根鉴别　本品与稀盐酸作用后，生成钙离子、二氧化碳和水，将二氧化碳气体导入氢氧化钙试液中，生成碳酸钙白色沉淀。反应式如下：

$$CaCO_3 + 2HCl \longrightarrow CaCl_2 + CO_2\uparrow + H_2O$$

$$Ca(OH)_2 + CO_2 \longrightarrow CaCO_3\downarrow(\text{白色}) + H_2O$$

【检查】氯化物　目前国内主要采用的两种制备方法都可能引入氯离子，尤其是化学合成法，所以中国药典(2010)增加了此项检查以对氯化物进行控制。方法中加硝酸的主要目的为：在硝酸酸性溶液中，可避免弱酸银盐如碳酸银、磷酸银以及氧化银沉淀的形成而干扰检查，同时还可加速氯化银沉淀的生成并产生较好的乳浊。在煮沸过程中应加玻璃珠，防止爆沸。中国药典(2015)未作修订。

硫酸盐　目前国内主要采用的两种制备方法都可能引入硫酸根离子，所以中国药典(2010)增加了此项检查以对硫酸盐进行控制。方法中加盐酸的主要目的为：在盐酸酸性溶液中，可防止碳酸钡或磷酸钡等沉淀的生成。在煮沸过程中应加玻璃珠，防止爆沸。中国药典(2015)未作修订。

酸中不溶物　检查由原料引入的硅酸盐、二氧化硅及硫酸钙等酸不溶性杂质。

干燥失重　检查水分及其他挥发性杂质。本品对热稳定，故干燥条件为 105℃ 干燥至恒重。

钡盐　可由原料引入。可溶性钡盐的毒性大，应严格控制，利用金属钡的火焰反应进行检查。

镁盐与碱金属盐　可由原料引入。方法原理：本品加水及稀盐酸溶解后，加热，使碳酸钙与盐酸反应完全，用氨试液中和掉过量的盐酸后，加入过量草酸铵使钙完全沉淀，滤去草酸钙沉淀，滤液中加硫酸，生成镁与碱金属的硫酸盐，炽灼恒重后称量。

铁盐　可由原料引入。采用硫氰酸盐法。原理：铁盐在盐酸酸性溶液中与硫氰酸铵生成红色可溶性硫氰酸铁配位离子，再与一定量标准铁溶液用同法处理后所呈的颜色进行比较，颜色不得更深。

$$Fe^{3+} + 6SCN^- \xrightarrow{H^+} \underset{\text{红色}}{[Fe(SCN)_6]^{3-}}$$

用硫酸铁铵配制标准铁溶液，并加入硫酸防止铁盐水解，易于保存。样品加盐酸的目的是：在盐酸酸性条件下，可防止 Fe^{3+} 水解。氧化剂硫酸铵既可氧化供试品中 Fe^{2+} 成 Fe^{3+}，同时可防止由于光线使硫氰酸铁还原或分解褪色。

镉　由于制备本品的原料为天然矿物，可能会引入镉元素。镉是一种毒性很大的重金属，其化合物也大都属毒性物质。从用药安全性考虑，中国药典(2010)增加镉检查项。方法参照中国药典(2005)一部(附录ⅨB)有害元素项下原子吸收法，采用石墨炉原子吸收分光光度法测定微量镉。

检测条件：采用石墨炉-原子吸收分光光度法。检测波长 228.8nm，干燥温度：120℃，持续 20 秒；灰化温度：250℃、持续 10 秒，300℃、持续 13 秒；原子化温度：1500℃，持续 3 秒。

线性范围：1.0～40.0ng/ml；定量限：5.63ng/ml；检测限：1.69ng/ml。

综合各国药典及国内生产实际情况，将镉元素限度规定为 0.0002%。碳酸钙制剂服用量折合成碳酸钙约为 0.6～1.3g/d，按限度计算镉摄取量 2.6μg/d，远低于 60μg/d 的安全限度(世界卫生组织规定)[3]。中国药典(2015)未作修订。

汞　由于制备本品的原料为天然矿物，可能会引入汞元素。汞在常温下即能挥发，进入人体主要蓄积在肾、肝、脑等组织而且排泄时间慢，每天仅排出贮存总量的 1%。种类不同的汞及汞化物进入人体后，会蓄积在不同的部位，从而造成这些部位受损。从用药安全性考虑，中国药典(2010)增加了汞检查项。方法参照中国药典(2005)一部(附录ⅨB)有害元素项下原子吸收法，采用冷蒸气-原子吸收法测定微量汞。

检测条件：采用冷蒸气-原子吸收法。采用适宜的氢化物发生装置，以含 0.5%硼氢化钠和 0.1%氢氧化钠的溶液(临用前配制)作为还原剂，盐酸溶液(1→100)为载液，氮气为载气，检测波长为 253.6nm。

线性范围：1～20.0ng/ml；定量限 16.7ng/ml；检测限：5.0ng/ml。

USP(36)碳酸钙原料中有害元素汞的限度为 0.00005%，综合国内生产实际情况，规定碳酸钙汞元素限度为 0.00005%，按限度计算汞摄取量为 0.625μg/d，远低于 43μg/d 的安全限度(食品添加剂联合专家委员会规定)。中国药典(2015)未作修订。

重金属 可由原料及生产过程中引入。采用硫代乙酰胺法检查，在规定实验条件下供试液澄清、无色，对检查无干扰。先加稀盐酸经煮沸处理，目的是使其与重金属成盐并溶解。由于滤液酸性过大，影响金属离子与硫化氢的显色，应先加氨试液至溶液对酚酞显中性，然后加稀醋酸和抗坏血酸(将高铁离子还原为亚铁离子以防止溶液中微量高铁盐使硫代乙酰胺水解生成的硫化氢进一步氧化析出乳硫而影响检查)进行检查。注意煮沸过程中应加入玻璃珠，防止爆沸。

砷盐 可由原料及生产过程中引入。采用古蔡氏法检查。

国外药典在本品检查项目设置、限度上与中国药典(2015)存在一定差异，如 USP(36)较中国药典(2015)相比，多设了氟化物、铅检查项目，而中国药典(2015)较 USP(36)相比，多设了镉、氯化物、硫酸盐的检查项目；USP(36)中铁盐、重金属、砷盐的限度分别为 0.1%、0.002%、0.0003%，而中国药典(2015)中限度分别为 0.04%、0.003%、0.0004%。

【含量测定】采用络和滴定法测定。用钙紫红素为指示剂，终点明显。方法简便、快速、引入的误差较小。

钙紫红素属于邻羟基偶氮类指示剂，具有酸碱指示剂的性质。在碱性溶液(pH12～13)中与钙离子配位化合呈现紫红色，当 EDTA-2Na 与被测的钙离子全部配位化合时，稍过量的 EDTA-2Na 夺取与钙紫红素结合的钙离子，钙紫红素成游离钠盐状态，呈现蓝色而指示终点。

【制剂】中国药典(2015)收载了碳酸钙咀嚼片与碳酸钙颗粒。USP(36)收载了碳酸钙片、碳酸钙锭剂、碳酸钙口服混悬剂，BP(2013)收载了碳酸钙咀嚼片。

(1)碳酸钙咀嚼片(Calcium Carbonate Chewable Tablets)

本品为白色或着色片，规格为 0.5g、0.125g(以 Ca 计)。主要辅料有糊精、阿斯巴甜、食用香精、山梨醇、甘露醇、木糖醇等。

含量测定 前处理与原料的含量测定方法有所差别。因制剂中所含辅料较多，需对供试品进行炭化炽灼处理，否则会对滴定终点的判断造成较大的影响，其中酒石酸溶液及三乙醇胺均为掩蔽剂。

(2)碳酸钙颗粒(Calcium Carbonate Granules)

本品为白色或着色的颗粒，规格为 0.25g(以 Ca 计)。主要辅料有聚维酮、微晶纤维素、木糖醇、蔗糖等。

含量测定 前处理与原料的含量测定方法有所差别。因制剂中所含辅料较多，需对供试品进行炭化炽灼处理，否则会对滴定终点的判断造成较大的影响，其中酒石酸溶液及三乙醇胺均为掩蔽剂。

以上两种剂型均为补钙剂，从药物有效性考虑，有增加溶出度检查以进一步控制其质量的必要性，但因其原料遇酸可发生化学反应又是难溶性盐的特殊性，所以，建立适宜的溶出度方法尚需研究。

参考文献

[1] 四川美康医药软件研究开发有限公司．药物临床信息参考[M]．2006 版．成都：四川科学技术出版社，2006.

[2] 王保芳，王葆辉，崔占军，等．不同粒径超细碳酸钙在小鼠体内的吸收率[J]．河南大学学报，2009，28(4)：270-272.

[3] 国家药品监督管理局药品审评中心．化学药物杂质研究技术指导原则[Z]．2005-3.

撰写 于新颖 黑龙江省食品药品检验检测所

复核 白政忠 张秋生 黑龙江省食品药品检验检测所

碳酸氢钠

Sodium Bicarbonate

$NaHCO_3$ 84.01

化学名：碳酸氢钠

carbonic acid monosodium salt

英文名：Sodium Bicarbonate；Sodium Hydrogen Carbonate；Monosodium Carbonate(INN)

异名：小苏打；重曹；重碳酸钠；酸式碳酸钠

CAS 号：[144-55-8]

本品为弱碱性抗酸药。口服吸收或静脉输入。主要用于治疗代谢性酸中毒，能直接增加机体的碱储备，其解离度大，可提供较多的碳酸氢根离子以中和氢离子，使血中 pH 值较快上升。碱化尿液，能使尿中碳酸氢根离子浓度升高，尿液 pH 值升高，从而使尿酸、血红蛋白等不易在尿中形成结晶或聚集，使尿酸结石或磺胺类药物得以溶解。制酸作用，口服后能迅速中和或缓解胃酸，缓解胃酸过多引起的症状，对胃酸分泌无直接作用[1,2]。

本品口服给药的不良反应有：中和胃酸时所产生的二氧化碳可能引起嗳气、继发性胃酸分泌增加。注射给药的不良反应有：①大量注射时可出现心律失常、肌肉痉挛、疼痛、异常疲倦虚弱等，主要由于代谢性碱中毒引起低钾血症所致；②剂量偏大或存在肾功能不全时，可出现水肿、精神症状、肌肉疼痛或抽搐、呼吸减慢、口内异味、异常疲倦虚弱等。主要由代谢性碱中毒所致；③长期应用时可引起尿频、尿急、持续性头痛、食欲减退、恶心呕吐、异常疲倦虚弱等。

除中国药典(2015)收载外，BP(2013)、USP(36)、JP(16)均有收载。

【制法概要】本品有两种制法：一法为布鲁兰法制碱生成碳酸钠及副产品二氧化碳。将二氧化碳通入用水浸没的碳酸盐结晶中，即得碳酸氢钠。

$$Na_2CO_3 + H_2O + CO_2 \rightarrow 2NaHCO_3$$

二法为氨碱法，即索尔维法，反应式如下。

$$NaCl + NH_3 + H_2O + CO_2 \rightarrow NaHCO_3 + NH_4Cl$$

我国碳酸氢钠的主流生产工艺为第一法。

【性状】本品在潮湿空气中缓缓分解；水溶液放置稍久，或振摇，或加热，生成碳酸钠，碱性增强。

【鉴别】碳酸氢钠的水溶液显钠盐与碳酸氢盐的鉴别反应。

【检查】碱度 本品水溶液，同时存在水解和电离平衡两个过程，水解产生［OH^-］，电离产生［H^+］，其水解倾向大于电离倾向，所以溶液呈碱性。根据碳酸氢盐在水溶液中的电离平衡常数($pK_1=6.43$，$pK_2=10.28$)计算，溶液的pH值应为8.34。若本品在制备或贮存过程中，受温度和潮湿空气的影响，生成碳酸盐，致使碱性增强。所以控制其pH值在8.6以下。

溶液的澄清度 澄清度可在一定程度上反映产品质量和生产工艺水平，如原料引入不溶性杂质，含钙较多等均影响溶液的澄清度。

目前，我国药用碳酸氢钠原料的生产均以工业或食品级碳酸氢钠为原料进行精制而成，为控制在精制时未能完全除去的杂质，如硫酸盐、钙盐、铁盐等，建立了相关杂质的检查。

氯化物 若制取方法为氨碱法，原料为氯化钠，故控制氯化物。

硫酸盐 检查游离的硫酸盐。

铵盐 生产过程中引入。铵盐在氢氧化钠试液中释出氨，能使湿润的红色石蕊试纸变蓝色。

干燥失重 本品受湿度影响会产生碳酸盐，采用干燥失重检查项控制碳酸氢钠的分解。本品受温度影响会分解产生碳酸盐和二氧化碳，因此干燥失重不宜采用加热干燥的方式，故以硅胶为干燥剂，常温常压干燥，测定减失重量。

铝盐、铜盐 本品临床可用于配制腹膜透析液及血液透析液，铝过量可引起的主要毒性有透析性骨营养不良、透析性脑病综合征及帕金森综合征等。铜过量可引发肝硬化及脑组织病变。故控制铝盐及铜盐的限度。实验时使用聚乙烯容量瓶可以避免干扰试验结果。

钙盐 在氨碱性溶液中，钙盐与草酸铵反应，生成草酸钙沉淀。

$$Ca^{2+} + C_2O_4^{2-} \longrightarrow CaC_2O_4 \downarrow$$

铁盐 本品水溶液在酸性条件下，经加热煮沸，使亚铁盐被氧化为高铁盐，再与硫氰酸盐生成红色可溶性的硫氰酸铁配位化合物。

$$Fe^{3+} + 6SCN^- \longrightarrow [Fe(SCN)_6]^{3-}$$

由于本品在检查过程中加硝酸进行了处理，故可不加过硫酸铵。

【含量测定】本品为酸式碳酸盐，采用酸碱中和法，滴定近终点时，加热煮沸2分钟，以除去反应产生的二氧化碳，使终点变色敏锐，易于观察，减小滴定误差。

【制剂】(1)碳酸氢钠片(Sodium Bicarbonate Tablets)

本品为白色片。主要辅料为淀粉及硬脂酸镁，其他还有滑石粉、蔗糖、羟丙纤维素、糊精、羧甲淀粉钠、聚乙烯吡咯烷酮等。

除中国药典(2015)收载外，美国药典亦有收载。但项目设置有所差异。

本品的湿粒干燥时温度不宜过高，因碳酸氢钠在潮湿情况下受高温易分解生成碳酸钠，使颗粒表面带有黄色。颗粒中水分应控制适宜，如烘得过干，会影响压片(产生粉片等现象)。

(2)碳酸氢钠注射液(Sodium Bicarbonate Injection)

本品为碳酸氢钠的灭菌水溶液。本品在灭菌和贮存中产生小白点及雾状颗粒(“冒烟”现象)，主要由于原料和玻璃容器中钙镁离子引起；为了除去这些杂质，在注射液中加少量乙二胺四醋酸二钠，使其形成配位化合物而溶解，有助于改善澄明度。

碳酸氢钠制备成水溶液后，在热压灭菌前通入适量的二氧化碳，控制溶液的pH值在8.2以下，可增加碳酸氢钠注射液的稳定性。

细菌内毒素 本品临床每小时用药最大剂量是静脉注射每千克体重103mg(中国药典临床用药须知)，内毒素计算限值约为48EU/g；国外标准中USP为0.06USP EU/mg；BP为1.7EU/ml(2.5%，68EU/g)和热原限值250mg/kg(2010年版)；JP为0.06EU/mg。中国药典(2015)规定本品细菌内毒素限值为25EU/g，与内毒素计算值比较，安全系数为1.9，并严于USP、BP、JP标准。本品对内毒素检查方法有干扰，最大不干扰浓度约为6.25mg/ml，应采用适当灵敏度的鲎试剂经稀释至MVD后进行内毒素检查。

参考文献

［1］中华人民共和国卫生部药典委员会．中华人民共和国药典1990年版二部药典注释．北京：化学工业出版社，1993.

［2］四川美康医药软件开发研究有限公司．药物临床信息参考［M］．2006版．成都：四川科学技术出版社，2006.

撰写 郭天丽 重庆市食品药品检验检测研究院

王常禹 张丽英 黑龙江省食品药品检验检测所

复核 白政忠 黑龙江省食品药品检验检测所

碳酸锂

Lithium Carbonate

Li_2CO_3 73.89

化学名：碳酸锂

英文名：Lithium Carbonate(INN)

异名：Camcolit；Candamide；Carbolith；Ceglution；Dilithium Carbonate；Hypnorex；Lithonate；Plenur；Priadel

CAS号：[554-13-2]

本品为抗躁狂药，可稳定情绪。机制尚未完全阐明，可能与 K^+、Na^+、Ca^{2+}、Mg^{2+} 等电解质，5-HT、去甲肾上腺素、多巴胺、乙酰胆碱、γ-氨基丁酸等神经递质，以及环磷酸腺苷、磷酸肌酐等有关。口服易吸收，且吸收较完全，t_{max} 为 0.5～3 小时(缓释剂为 3～12)。体内不代谢，绝大多数原型药物从尿排出，半衰期为 20～24 小时。肾功能减低者可达 36 小时，老年人和肾功能损害者可长达 40～50 小时。临床上主要用于双相情感障碍躁狂状态及双相障碍抑郁期治疗，双相障碍缓解期维持治疗，难治性辅助治疗以及与丙戊酸钠和卡马西平联用治疗难治性双相障碍和与抗精神病药联用治疗分裂情感障碍躁狂型精神病。本品的不良反应发生率为 70%，多数较轻，减量可减轻，主要为恶心、呕吐、畏食、腹胀、口干、手细颤、多尿、烦渴、记忆力减退，中性白细胞升高，皮疹，T 波平坦或倒置；长期治疗可能出现低钾、甲状腺肿，肾小管重吸收功能受损，多尿，少数出现肾性尿崩症[1]。

除中国药典(2015)收载外，USP(36)、BP(2013)、Ph. Eur.(7.0)和 JP(16)亦有收载。

【制法概要】本品的生产方法因所用资源的不同可分为两大类：矿石提锂和盐湖卤水提锂。盐湖卤水提锂自 1996 年逐步成为世界主流生产方法，盐湖卤水提锂的工艺方法很多，主要分为沉淀法、溶剂萃取法、离子交换吸附法、碳化法、煅烧浸取法等。矿石提锂的产能主要集中在我国[3,4]，矿石提锂的主要原料为锂矿石。常用的锂矿石包括锂辉石($Li_2O \cdot Al_2O_3 \cdot 4SiO_2$)、锂云母($K_2Li_3Al_4Si_7O_2[OH \cdot F]_3$)和磷锂石($LiAl[OH \cdot F]PO_4$)，其中锂矿石因为储量丰富，含锂量高(3.75%)，使用最多。通常采用的生产工艺如下。

(1)硫酸法　以锂辉石为原料生产碳酸锂，本法为工业上比较成熟的生产工艺[3]。其基本原理为硫酸与锂辉石在 250～300℃下发生置换反应，生成 Li_2SO_4。Li_2SO_4 溶于水，从而与矿石残渣分离。Li_2SO_4 溶液再与 Na_2CO_3 反应，经过蒸发浓缩等步骤使碳酸锂沉淀下来。反应式如下。

$$Li_2O \cdot Al_2O_3 \cdot 4SiO_2 + H_2SO_4 \longrightarrow Li_2SO_4 + H_2O \cdot Al_2O_3 \cdot 4SiO_2$$

$$Li_2SO_4 + Na_2CO_3 \longrightarrow Li_2CO_3 \downarrow + Na_2SO_4$$

硫酸法生产碳酸锂收率较高，也可用来处理锂云母和磷铝石。

(2)碳酸钠加压浸出法　本法首先将锂辉石磨细，然后按 Li_2O 量配比加入 3.5～7 倍碳酸钠混匀，在反应器中于 200℃加压浸出，并通入 CO_2 气体，即生成可溶性 $LiHCO_3$ 溶液，过滤除去残渣，加热至 95℃逐出 CO_2，沉淀、过滤，滤饼烘干得碳酸锂[5,6]。

(3)氯化焙烧法[7]　本法主要是利用氯化剂使矿石中的锂及其他有价金属转化为氯化物进行提取获得。氯化剂为钾、钠、铵和钙的氯化物。反应式如下。

$$Li_2O \cdot Al_2O_3 \cdot 4SiO_2 + 14CaCO_3 + CaCl_2 \longrightarrow 2LiCl + 14CO_2 \uparrow + 4(3CaO \cdot SiO_2) + 3CaO \cdot Al_2O_3$$

$$2LiCl + Na_2CO_3 \longrightarrow Li_2CO_3 + 2NaCl$$

(4)石灰石焙烧法[8,9]等。

此外，海水中提取碳酸锂的工艺也逐渐成熟。

【性状】本品在强无机酸中分解，产生二氧化碳；在水中，其溶解性随温度的上升而下降。本品在常用溶剂中的溶解度见表 1[10]。

表 1　碳酸锂在常见溶剂中的溶解性

溶剂	溶解度(g/100ml)
水，0℃	1.5
水，37℃	1.0
水，100℃	0.7
0.1N 氢氧化钠，37℃	1.1
1.0N 氢氧化钠，37℃	1.7
0.05M 三羟甲基氨基甲烷	1.1
乙醇	不溶
丙醇	不溶

【鉴别】(1)本品在酸性条件下，可产生 CO_2，CO_2 能使氢氧化钙试液产生白色浑浊。反应式如下。

$$Li_2CO_3 + 2HCl \longrightarrow 2LiCl + CO_2 \uparrow + H_2O$$

$$CO_2 + Ca(OH)_2 \longrightarrow CaCO_3 \downarrow + H_2O$$

(2)本品燃烧，可使锂火焰原子化而呈胭脂红色。

【检查】氯化物、硫酸盐、铝盐与铁盐、酸中不溶物、钙盐、镁盐、钾、钠、重金属、砷盐　本品制备的主要原料为矿石，容易在生产过程中引入无机杂质，在贮存过程中引入的可能性相对较小，其主要途径为：原料引入、反应过程中的副产物或未反应完全的试剂，如：钠盐、钾盐、硫酸盐、氯化物、硫化物等；以及生产过程所用的金属器皿、管道以及其他不耐酸、碱的金属工具，如砷盐、铅、铁、铜、锌等金属杂质。中国药典(2015)对上述杂质进行控制，一方面可以反映药物的纯度水平，如控制氯化物、硫酸盐等，同时还可以降低药物中有害杂质对人体的危害，如控制砷盐、重金属等。其中，酸中不溶物主要检查在酸中不溶的铝或硅酸化合物等，控制限度为 2mg。氯化物控制的限度为 0.07%、硫酸盐控制的限度为 0.1%、钙盐的控制限度为 0.15%、镁盐的控制限度为 0.015%、钾和钠的控制限度均为 0.030%、重金属的控制限度为百万分之二十、砷盐(古蔡氏法)的控制限度为 0.0002%。各项检查的方法除 JP(16)钠盐的测定方法为火焰光度法外，各国药典基本相同；限度指标各国药典略有差别，其中中国药典(2015)的指标与 USP(36)较为接近。

此外，USP(36)未收载镁盐、钾盐及砷盐检查，收载了干燥失重检查(测定条件和限度为 200℃、4 小时和≤1.0%)。JP(16)收载了干燥失重检查，测定条件和限度为 105℃、3 小时和≤0.5%。JP(16)和 BP(2013)还收载了溶液的澄清度检查。

【含量测定】采用间接酸碱滴定法测定。在样品溶液中加过量的硫酸滴定液(0.5mol/L)后，煮沸除尽二氧化碳，冷却，加酚酞指示液，用氢氧化钠滴定液(1mol/L)滴定剩余的硫酸，并将滴定的结果用空白试验校正。每1ml硫酸滴定液(0.5mol/L)相当于36.95mg的Li_2CO_3。

$$Li_2CO_3 + H_2SO_4 \rightarrow Li_2SO_4 + CO_2\uparrow + H_2O$$

$$H_2SO_4 + 2NaOH \rightarrow Na_2SO_4 + 2H_2O$$

各国药典采用的方法基本相同，差别主要为指示剂(酚酞、甲基红、甲基橙)和第一滴定液(硫酸、盐酸)的种类不同。

【制剂】中国药典(2015)、USP(36)和BP(2013)收载了碳酸锂片、碳酸锂缓释片，USP(36)还收载了碳酸锂胶囊。

(1)碳酸锂片(Lithium Carbonate Tablets)

本品为白色片，规格为0.1g和0.25g。

溶出度　本品在水中微溶，且治疗量与中毒量接近，因此有必要进行溶出度检查。照溶出度与释放度测定法(通则0931第一法)，以水900ml为溶出介质，转速为每分钟100转，30分钟后取样，限度为标示量的65%。检测方法为酸碱滴定法。USP(36)收载了溶出度检查，检测方法为火焰光度法，限度为80%。

含量测定　方法同原料药。BP(2013)采用同法，但使用的指示剂和第一滴定液不同，分别为甲基橙和盐酸。USP(36)采用火焰光度法。

(2)碳酸锂缓释片(Lithium Carbonate Sustained-release Tablets)

本品为白色或类白色片，规格为0.3g。

释放度　本品的释放度采用溶出度与释放度测定法第一法装置，照溶出度与释放度测定法(第一法)测定。先以0.1mol/L盐酸溶液1000ml为溶出介质，转速为每分钟100转，三小时时取样过滤，取续滤液(1)备用，残片继续以磷酸盐缓冲液(pH6.0)1000ml为溶剂，转速为每分钟100转，三小时时取样过滤，取续滤液(2)备用。溶出液采用原子吸收分光光度法测定，测定波长670.7nm，三小时释放限度为45%～65%，六小时释放限度为65%～85%。本法分别以0.1mol/L盐酸溶液和磷酸盐冲液(pH6.0)为溶出介质，主要是模拟人体胃和肠道的pH值环境，以使体外实验的条件更贴近体内环境。一般情况下，人体胃的pH值范围为1.2～7.6、十二指肠为3.1～6.8、小肠为5.2～6.0。人体胃的消化排空时间一般为3～4小时，所以在0.1mol/L盐酸溶液中释放的时间为3小时。

USP(36)规定了五种方法，均为多时间点取样，检测方法均火焰光度法。

含量测定　方法同原料药。

参考文献

[1] 国家药典委员会．中华人民共和国药典临床用药须知·化学药和生物制品卷［M］．2005年版．北京：人民卫生出版社，2005.

[2] 孙晓刚，肖明．世界锂的生产消费及中国锂工业的发展问题［J］．世界有色金属，1999(9)：7-8.

[3] 李承元，李勤，朱景和．国内外锂资源概况及其选冶加工工艺综述［J］．世界有色金属，2001(8)：4-7.

[4] 张江峰．我国碳酸锂生产现状及展望［J］．中国金属通报．2009，8：30-32.

[5] 汪镜亮．锂矿物的综合利用［J］．矿产综合利用，1992(5)：19-26.

[6] 冯安生．锂矿物的资源，加工和应用［J］．矿产保护和应用，1993(1)：39-46.

[7] 凌宝萍，高纯碳酸锂制备过程中氢化与除硼研究［D］．西宁：中国科学院青海盐湖研究所，2004：16-17.

[8] 扬仁武．单水氢氧化锂及其锂盐生产技术［J］．江西冶金，1997，17(5)：73-76.

[9] 张长信，煤代重油在锂辉石-石灰石烧结法制取锂盐工艺中的应用［J］．昆明工学院学报，1994，19(3)：70-72.

[10] Florey，K. Analytical profiles of Drug Substances［J］．Academic press，1986，15：367.

撰写　李　军　庞发根　深圳市药品检验研究院

侯美琴　上海市食品药品检验所

复核　李玉兰　刘　敏　深圳市药品检验研究院

罂粟果提取物

Poppy Capsule Extractive

本品为罂粟科植物罂粟 *Papaver somnifernm* L. 果实的提取物，经干燥后再加入干燥的罂粟果粉制成。

我国医用阿片一直采用罂粟割胶的传统技术生产，手工操作，工艺落后，容易造成流失。罂粟夏季花开后花瓣脱落露出蒴果(罂粟果)，未成熟蒴果用刀割开果皮，有乳白色汁液流出，在空气中氧化成棕褐色或黑色膏状物，这就是生阿片(鸦片)，可用于麻醉。罂粟壳含少量吗啡(Morphine)、可待因(Codeine)、蒂巴因(Thebaine)、那可丁(Narcotine)、罂粟壳碱(Narcotoline)和罂粟碱(Papaverine)；另含有多糖约2.4%，水解可得乳糖10%、阿拉伯糖6%、木糖6%、鼠李糖4%等。从1996年以来，用割胶方法生产阿片总量已不足罂粟种植总面积的百分之十，而百分之九十以上是采用机械化收割提取生产的罂粟果提取物。

【制法概要】罂粟果提取物(CPS)生产工艺如下。

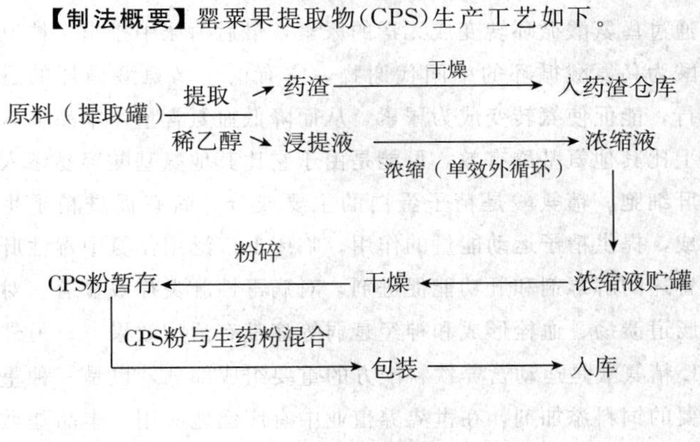

【性状】本品为浅棕色粉末，臭特殊，味苦。

【鉴别】本品主要含阿片生物碱，鉴别项同阿片。

【检查】干燥失重　规定减失重量不得过8.0%，控制水分，便于贮藏。

本品为植物提取物，检查总灰分控制无机盐的量，检查重金属控制重金属污染。

【含量测定】方法原理同阿片[1]。

【制剂】罂粟果提取物粉(Powdered Poppy Capsule Extractive)

本品为罂粟果提取物在70℃以下干燥、研细，测定吗啡含量后，加磷酸可待因及其他稀释剂，研匀，制成，为复方甘草片的主要原料。罂粟果提取物中可待因含量偏少，加入可待因制成罂粟果提取物粉用于替代阿片粉。

含量测定　以固相萃取后，用高效液相色谱法测定吗啡及可待因含量。

参考文献

[1] 李永庆，陈蕾，赵文，等．中国药典中阿片系列品种吗啡含量测定方法的研究与建立［J］．中国药品标准，2004，5(1)：18-21.

撰写　董海彦　姜世贤　青海省药品检验检测院
复核　张敏娟　　　　　青海省药品检验检测院

精氨酸

Arginine

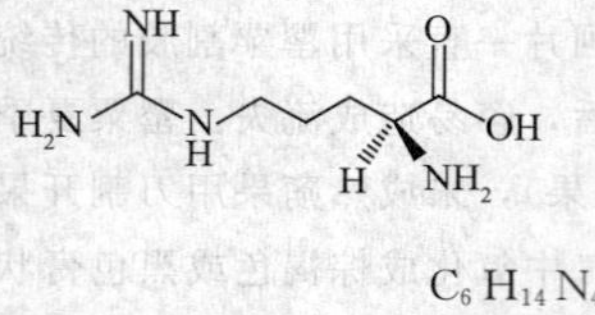

$C_6H_{14}N_4O_2$　174.20

化学名：L-2-氨基-5-胍基戊酸

L-2-amino-5-guanidinopentanoic acid

英文名：Arginine (INN)

CAS号：[74-79-3] [1119-34-2]（盐酸精氨酸）

本品为氨基酸类药，属于碱性氨基酸。临床上除作为复方氨基酸注射液中的主要组分之一外，本品及其盐类还作为维持婴儿生长发育必不可少的氨基酸。人体内产生的氨可以通过鸟氨酸循环转变成无毒的尿素，最后由尿中排出，精氨酸为鸟氨酸循环的中间代谢物，它有助于鸟氨酸循环的进行，能促使氨转变成为尿素，从而降低血氨含量。本品临床上比其他氨基酸有效，可能是由于它比其他氨基酸容易渗入肝细胞。精氨酸是精子蛋白的主要成分，尚有促进精子生成，提供精子运动能量的作用。临床上广泛用作氨中毒性肝昏迷的解毒剂和肝功能促进剂，对病毒性肝炎疗效显著。对肠道溃疡、血栓形成和神经衰弱等症都有治疗效果[1]。另外L-精氨酸是运动营养饮料配方的重要组成部分，也是一种重要的饲料添加剂，在世界养殖业中有广泛地应用。本品盐酸盐的不良反应为可引起高氯性酸血症，肾功能不全者忌用。除中国药典(2015)外，USP(36)、BP(2013)及Ph. Eur.(7.0)均收载该品种。

【制法概要】(1)水解法[2]　毛发水解提取胱氨酸的废弃母液中，含有脯氨酸、缬氨酸、组氨酸、赖氨酸及精氨酸等，利用精氨酸pI 10.67，调节溶液pH 10～10.5，使精氨酸呈正离子状态，其他氨基酸呈负离子状态，通过离子交换树脂将精氨酸分离出来，制得结晶。

$$\text{母液}\xrightarrow[\text{80℃以下，减压，过滤}]{\text{（浓缩、除盐）}}\text{浓缩液}\xrightarrow[\text{pH 3～4}]{NH_4^+\ \text{阳离子树脂}}\text{吸附柱}\xrightarrow{\text{洗脱　2mol/L氨水}}\text{洗脱液（含精氨酸、赖氨酸等氨基酸）}$$

$$\xrightarrow[\text{pH 10～15}]{OH^-\ \text{型阴离子树脂}}\text{精氨酸流出液}\xrightarrow[\text{薄膜减压浓缩}]{\text{浓缩}}\text{浓缩液}\xrightarrow[\text{5℃以下}]{\text{结晶}}\text{结晶}\xrightarrow[\text{70～80℃}]{\text{75%、95%乙醇}}\text{精氨酸粗品}$$

取粗品，加入纯化水，加热溶解，活性炭脱色，调节pH值，冷却后，结晶并干燥，得到L-精氨酸精品。

(2)发酵法　在灭菌的发酵罐中加入细菌成长所需的碳源、氮源等，用能生成L-精氨酸的微生物菌株（黄色短杆菌、谷氨酸棒杆菌等）接种，并通入无菌空气。在一定温度下进行发酵，调节发酵液的pH值，进入离子交换树脂，取收集液，浓缩并干燥，得到L-精氨酸粗品。取粗品，加入纯化水，加热溶解，活性炭脱色，调节pH值，冷却后，结晶并干燥，得精品[3]。

【性状】2010年版药典修订本品在乙醇中的溶解性，几乎不溶；增加了在稀盐酸中的溶解性，应易溶。2015年版未作修订。

比旋度　因本品结构中的α-碳原子是不对称碳原子，有立体异构体，故具有旋光性。由于在不同的pH条件下，氨基和羧基的解离状态不同，而影响旋光性。本版药典规定以6mol/L盐酸溶液为溶剂，供试品浓度为80mg/ml，比旋度值应为+26.9°至+27.9°。BP(2013)及Ph. Eur.(7.0)规定以25%(W/V)盐酸溶液为溶剂，样品浓度为80mg/ml，比旋度值应为+25.5°至+28.5°；USP(36)规定以6mol/L盐酸溶液为溶剂，样品浓度为80mg/ml，比旋度值应为+26.3°至+27.7°。

【鉴别】(1)薄层色谱鉴别　中国药典(2010)增订薄层色谱鉴别法，使用硅胶G板作为薄层板，照其他氨基酸项下的色谱条件试验，规定：供试品溶液所显主斑点的位置和颜色应与对照品溶液的主斑点相同。中国药典(2015)未作修订。

(2)本品的红外光谱图收载于《药品红外光谱集》第三卷(2005版)中，光谱号为1075。其1075号红外光谱图显示的主要特征吸收如下。

特征谱带(cm^{-1})	归属	
3360，3300	胍基	ν_{N-H}
3100～2000	胺盐	$\nu_{\overset{+}{N}H_3}$
1680	胍基	$\nu_{C=N}$
1630，1420	羧酸离子	$\nu_{CO_2^-}$
1560	伯胺盐	$\delta_{\overset{+}{N}H_3}$

【检查】溶液的透光率　目前生产精氨酸的工艺多为水解法和微生物发酵法，因而在生产过程中以及最后的粗品精制都有可能引入有色杂质，同时在贮藏过程中也可能会有其他有色杂质产生。对样品溶液在 430nm 波长处测定透光率，可控制其药物中有色杂质的含量。透光率越高，说明含有色杂质的量越少。

铵盐　2015 年版药典采用碘化汞钾法即奈氏法检查铵盐。用奈氏法检查铵盐时，在很微量的情况下，得到的为黄色溶液；若含量很高时，则得到的为红棕色的碘化氧二汞铵沉淀。奈氏法检测灵敏度为 0.1μg/ml。目前也有采用靛酚法检查铵盐，如谷氨酸某注册标准灵敏度约为 0.04μg/ml，靛酚法显色较稳定，不需使用有毒的汞盐[4]。

蛋白质　因生产精氨酸的工艺有些采用毛发水解提取，利用蛋白质和三氯醋酸可产生沉淀的反应原理，配制供试品溶液，加 20% 三氯醋酸溶液，观察有无沉淀，以此控制某些杂蛋白的引入。

其他氨基酸　在制备精氨酸的生产中会含有一些其他氨基酸等副产物，在精制后，其他氨基酸也不会完全被除尽。因此，2015 年版药典采用薄层色谱的方法，检查其他氨基酸(图 1)。以正丙醇-浓氨水(6∶3)为展开剂，同时建议使用青岛海洋化工厂生产的硅胶 G 板试验，因精氨酸与盐酸赖氨酸分子量相近，故取精氨酸和盐酸赖氨酸对照品适量，用 0.1mol/L 盐酸溶液制成含 10mg/ml 和 0.4mg/ml 的混合对照品溶液，作为系统适用性溶液。试验结果，应显两个完全分离的斑点。以 0.04mg/ml 的溶液作为对照溶液，供试品溶液如显杂质斑点，不得超过 1 个，其颜色不得深于对照溶液的主斑点。

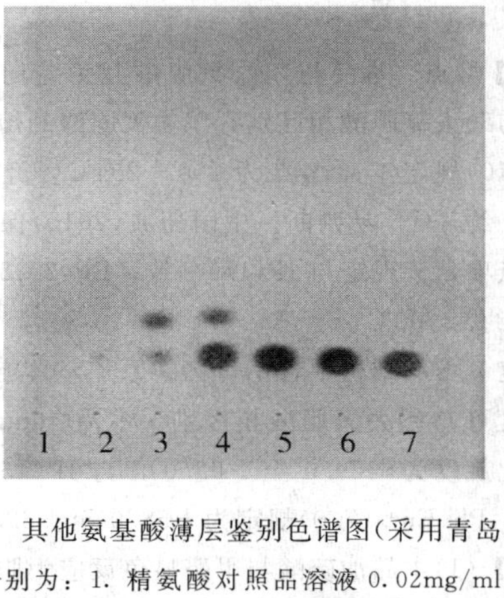

图 1　其他氨基酸薄层鉴别色谱图(采用青岛板)

从左至右分别为：1. 精氨酸对照品溶液 0.02mg/ml；2. 精氨酸对照品溶液 0.04mg/ml；3. 系统适用性试验：精氨酸和盐酸赖氨酸各 0.4mg/ml；4. 系统适用性试验：精氨酸 10mg/ml 和盐酸赖氨酸 0.4mg/ml；5. 供试品溶液 10mg/ml；6. 供试品溶液 10mg/ml；7. 供试品溶液 10mg/ml

因薄层色谱检查其灵敏度较低，可考虑在下一版药典中使用离子色谱分析的方法测定其他氨基酸的残留量。

铁盐　因原料在生产中使用试剂及设备等都有可能带入铁盐，故需要进行该项检查。本品系非环状结构，并在水中易溶，故可不经炽灼残渣即可进行检查。

砷盐　采用古蔡氏法，根据药物中微量的砷盐在酸性溶液中与锌粉产生的新生态氢生成具有挥发性的砷化氢，遇溴化汞试纸产生黄色至棕黑色的砷斑，与一定量的标准砷溶液在同样的条件下生成的砷斑比较，以判断砷盐量。反应液的酸度相当于 2mol/L 的盐酸溶液，碘化钾的浓度为 2.5%，氯化亚锡浓度为 0.3%，加入锌量为 2g。反应中尽可能保持干燥及避免强光，反应完毕后应立即与标准砷斑比较。

细菌内毒素　在复方氨基酸中本品临床每小时用药最大剂量是静脉滴注每千克体重约 24mg(按复方氨基酸注射液处方中最大用量和每分钟 2ml 缓慢滴注用量估计)，内毒素计算限值约为 208EU/g。中国药典(2000)热原检查限值为 0.5g/kg。中国药典(2010)规定本品细菌内毒素限值为 10EU/g，与内毒素计算值比较，安全系数为 20.8，并与热原标准相对。2015 年版未作修订。

本品对内毒素检查方法有干扰，最大不干扰参考浓度约为 12.5mg/ml，可调节 pH 值和用适当灵敏度的鲎试剂稀释至 MVD 后进行内毒素检查。

【含量测定】本品为有机弱碱，采用非水电位滴定法测定本品含量。使用电位滴定仪，玻璃-饱和甘汞电极系统。用无水甲酸溶解本品，样品溶液可在超声状态下溶解，应溶解完全。在搅拌的条件下，使用 0.1mol/L 高氯酸滴定液滴定样品。滴定样品时的温度与标定高氯酸滴定液时的温度应不超过 10℃，否则应重新标定高氯酸滴定液。BP(2013)及 Ph. Eur. (7.0)采用酸碱滴定法，用甲基红做指示剂测定含量。

【贮藏】氨基酸类原料药物，因防止吸潮，故密封保存。

参考文献

[1] 华东化工学院．生化药物［M］．上海：上海科学技术出版社，1984：30.

[2] 李良铸．最新生化药物制备技术［M］．北京：中国医药科技出版社，2001：47.

[3] 陈宁．氨基酸工艺学［M］．北京：中国轻工业出版社，2007：5.

[4] 刘德蔚．靛酚法与奈氏法在药品铵盐检查中的比较研究［J］．中国医药工业杂志．2000，31(12)：551-552.

撰写　张　莉　黄哲甦　天津市药品检验研究院

复核　高立勤　天津市药品检验研究院

熊去氧胆酸

Ursodeoxycholic Acid

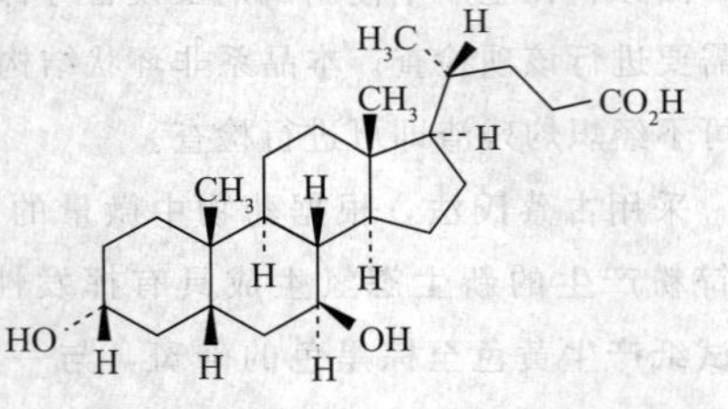

$C_{24}H_{40}O_4$　392.58

化学名： 3α,7β-二羟基-5β-胆甾烷-24-酸

3α,7β-dihydroxyl-5β-cholan-24-oic acid

英文名： Ursodeoxycholic Acid(INN)、Ursodiol

CAS 号： [128-13-2]

本品为胆石溶解药。首先发现于熊胆汁中，1927 年由日本的 Shoda 分离得到结晶；1937 年 Kaziro 确定其化学结构；1955 年由胆酸合成，1957 年开始用于临床。本品除能溶解胆固醇性结石外，还有利胆、保护肝细胞和免疫调节等功效，20 世纪 80 年代起，在原发性胆汁肝硬化等肝病的治疗、肝移植术后的使用、预防结肠癌、调节艾滋病患者免疫力等方面进行了大量的临床应用研究[1]。

除中国药典(2015)收载外，BP(2013)、Ph. Eur. (7.0)、JP(16)亦有收载。

【制法概要】[2] 化学合成法　用胆酸(Ⅰ)为原料，经甲酯化得胆酸甲酯(Ⅱ)，经乙酰化得 3α,7β-二乙酰胆酸甲酯(Ⅲ)，经氧化得 3α,7β-二乙酰氧基-12-酮基胆烷酸甲酯(Ⅳ)，经还原得鹅去氧胆酸(Ⅴ)，再氧化为 3α-羟基-7-酮基胆烷酸(Ⅵ)，再还原后制得熊去氧胆酸(Ⅶ)。

国内企业采用生化制药法，用鹅去氧胆酸为原料，经氧化、还原制备熊去氧胆酸。

20 世纪 80 年代国外研究报道，用真菌发酵法由石胆酸制备熊去氧胆酸，我国科学工作者也有开展此项研究。真菌发酵的特异性强，反应一步完成[3]。

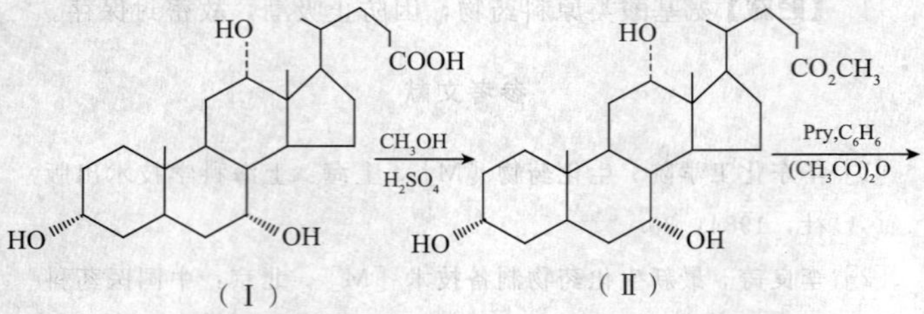

(Ⅰ)　(Ⅱ)

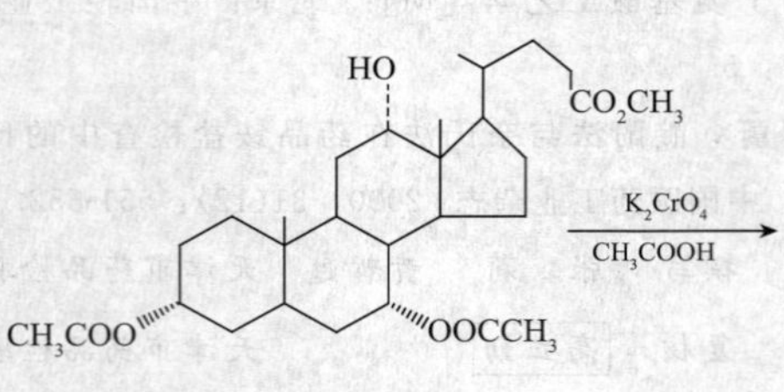

(Ⅲ)

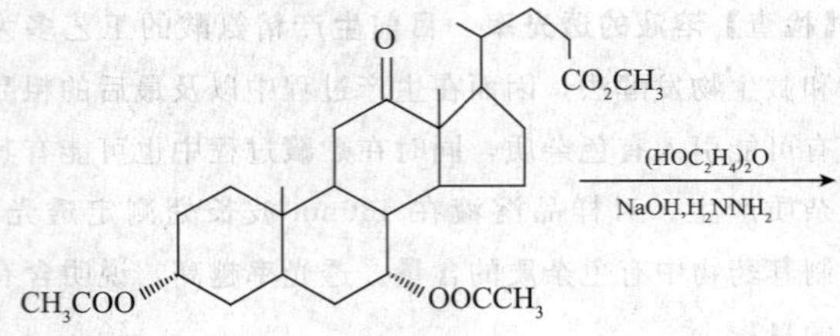

(Ⅳ)

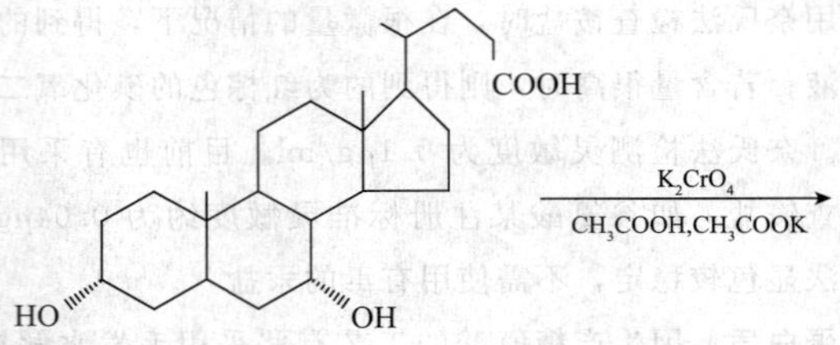

(Ⅴ)

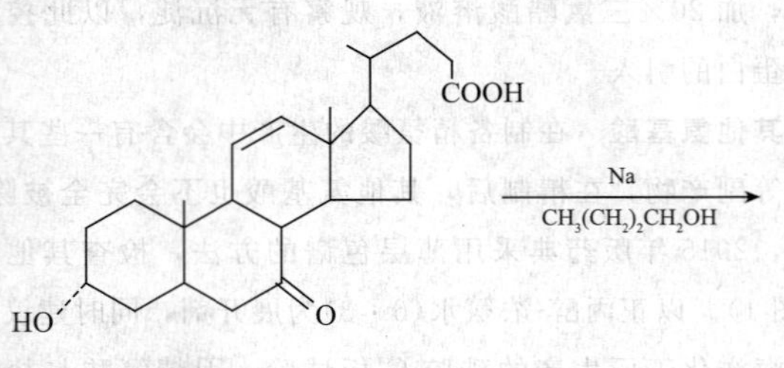

(Ⅵ)

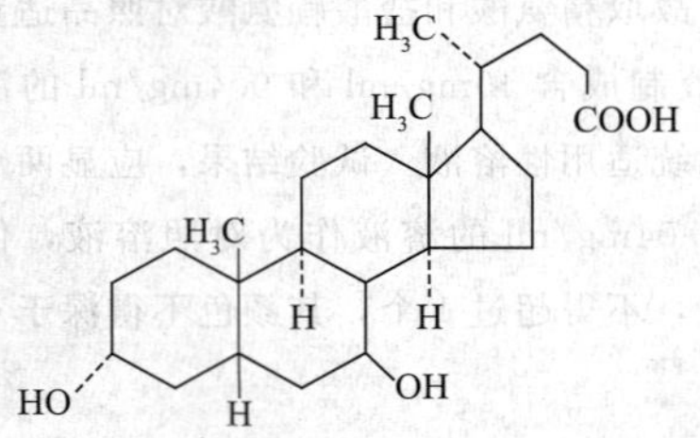

(Ⅶ)

【性状】熔点　本品与鹅去氧胆酸互为差向异构体，测定熔点可与鹅去氧胆酸相区别，鹅去氧胆酸的熔点较低。中国药典(2010)规定本品熔点为 200～204℃，经试验，本品熔距较短，约 1℃，易判断。中国药典(2015)保留中国药典(2010)熔点项，该规定与 JP(16)一致；BP(2013)、Ph. Eur. (7.0)规定约为 202℃。

比旋度　本品结构中含不对称碳原子，具旋光性，通过测定比旋度可与鹅去氧胆酸相区别。本品 40mg/ml 无水乙醇溶液的比旋度为＋59.0°至＋62.0°，与 JP(16)规定相同；BP(2013)、Ph. Eur. (7.0)规定为＋58.0°至＋62.0°。

【鉴别】(1)本品加硫酸与甲醛显色反应为胆酸类的颜色反应。

(2)本品的红外光吸收图谱应与对照的图谱(光谱集 534 图)一致，主要特征吸收如下。

特征谱带(cm^{-1})	归属
3400	羟基 ν_{O-H}
3100～2500	羧基 ν_{O-H}
1720	羧基 $\nu_{C=O}$
1050	羟基 ν_{C-O}

【检查】氯化物、硫酸盐 因本品在水中不溶，在冰醋酸中易溶，故先加冰醋酸溶解后，再加水稀释使熊去氧胆酸析出，滤过后，取滤液检查。

有关物质 中国药典(2005)、BP(2009)与JP(15)均采用薄层色谱法测定。BP(2009)列出熊去氧胆酸有7种杂质，对熊去氧胆酸原料可能存在的鹅去氧胆酸、胆石酸、胆酸三种杂质进行限量检查，限度分别为1.0%、0.1%、0.5%，并采用自身对照对其他单个杂质进行控制，限度为不得过0.25%，但未控制杂质总量；中国药典(2005)与JP(15)相同，对鹅去氧胆酸进行限度检查，限度为1.5%，采用胆石酸为对照，检查其他杂质，限度为0.1%，中国药典(2005)除点样量小于JP(15)50%外，其他条件均与JP(15)相同。

中国药典(2005)与BP(2009)均采用硅胶G薄层板，但点样量、展开系统及显色剂均不同。中国药典(2005)用三氯甲烷-乙醇(9：1)制备供试品溶液，浓度为1.0mg/ml，点样10μl，三氯甲烷-丙酮-冰醋酸(7：2：1)为展开剂，20%磷钼酸乙醇溶液显色。鹅去氧胆酸和主斑点的分离效果较好，但胆石酸对照斑点没能显色，表明其点样量太少(0.01μg)，没能起到控制杂质的作用[4]。BP(2009)用丙酮-水(9：1)制备供试品溶液，浓度为40mg/ml，点样5μl，并取熊去氧胆酸对照品与鹅去氧胆酸对照品，加丙酮-水(9：1)制成每1ml各含0.4mg的混合溶液，作为系统适用性试验用溶液，点样5μl，二氯甲烷-丙酮-冰醋酸(60：30：1)为展开剂，4.76%磷钼酸的硫酸-冰醋酸(1：20)溶液显色。供试品溶液的主斑点大，拖尾。胆酸的比移值偏小。

中国药典(2010)考虑三氯甲烷的毒性大，选用丙酮-水(9：1)制备供试品溶液，采用不同的硅胶G薄层板(手涂板、预制板、铝板)，不同的展开系统，不同的点样量，不同的显色剂进行试验，优化后色谱条件：取本品，加丙酮-水(9：1)制成每1ml中含10mg的溶液，作为供试品溶液，以二氯甲烷-丙酮-冰醋酸(60：30：3)为展开剂，4.5%磷钼酸的硫酸-冰醋酸(1：20)为显色剂。系统适用性试验表明，熊去氧胆酸与鹅去氧胆酸分离较好。见图1。灵敏度试验表明相当于限度0.1%的熊去氧胆酸，0.25%鹅去氧胆酸，0.05%胆石酸和0.05%胆酸的斑点均清晰可见。中国药典(2015)未作修订。

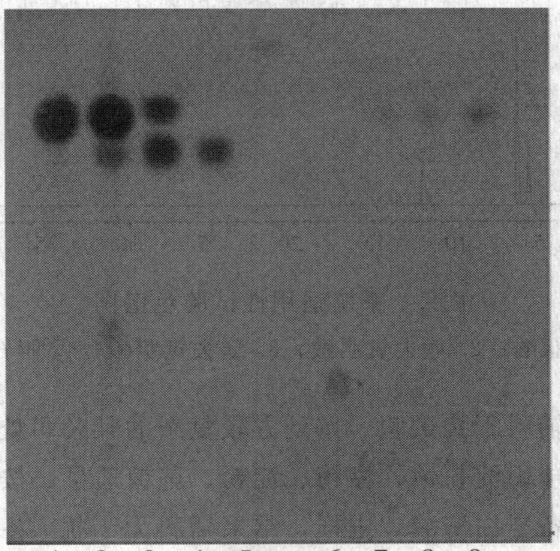
1 2 3 4 5 6 7 8 9

图1 熊去氧胆酸有关物质检查图

1. 熊去氧胆酸样品(1) 10mg/ml，5μl；2. 熊去氧胆酸样品(2) 10mg/ml，5μl；3. 熊去氧胆酸＋鹅去氧胆酸对照各0.4mg/ml；4. 鹅去氧胆酸对照0.1mg/ml，5μl；5. 胆石酸对照0.01mg/ml，5μl；6. 胆酸对照0.05mg/ml，5μl；7，8，9. 熊去氧胆酸样品(1)0.01、0.02、0.05 mg/ml，5μl

砷盐 本品不溶于水，采用硝酸镁进行有机破坏后，用古蔡氏法进行检测。

【含量测定】本品结构中含有羧基，显酸性，采用氢氧化钠滴定液中和法测定含量。

【制剂】熊去氧胆酸片(Ursodeoxycholic Acid Tablets)

中国药典(2015)收载熊去氧胆酸片，BP(2013)收载熊去氧胆酸片与熊去氧胆酸胶囊。USP(36)收载熊去氧胆酸片、胶囊与口服混悬剂，JP(16)收载熊去氧胆酸片与颗粒。

鉴别 中国药典(2005)用胆酸的化学反应鉴别，方法专属性不强，中国药典(2010)未采用化学鉴别试验。根据熊去氧胆酸能溶于乙醇而片剂的辅料不溶于乙醇的特性，取熊去氧胆酸片，加无水乙醇溶解后，考察水浴加热蒸发与氮气吹干、干燥等处理条件，研究样品的前处理方法。结果表明样品加无水乙醇溶解，取滤液置水浴上快速蒸干或用氮气流吹干，残渣用五氧化二磷为干燥剂，减压干燥24小时后，用溴化钾压片，其红外光吸收图谱均与熊去氧胆酸的对照图谱(光谱集534图)一致。中国药典(2015)未作修订。

含量测定 中国药典(2005)采用中和滴定法；BP(2009)采用液相色谱法，但流动相组成复杂：四甲基氢氧化铵离子对，磷酸盐缓冲液，乙腈等。参考BP(2009)熊去氧胆酸胶囊含量测定方法及文献报道[5]，建立熊去氧胆酸片含量测定的液相色谱方法。

(1) 检测波长的选择 本品的紫外吸收特征不强，选择末端吸收波长210nm作为测定波长。

(2) 系统适用性试验 采用熊去氧胆酸(UDCA)、鹅去氧胆酸(CDCA)、胆酸(CA)、胆石酸(LCA)作分离度试验，考察依利特 Hypersil ODS_2、Dikma Diamonsil C18、Grace Smart RP18 与 Agilent Hypersil ODS 等四种牌号的色谱柱，熊去氧胆酸与鹅去氧胆酸的分离度均大于4，熊去氧胆酸峰的理论板数均大于5000。系统适用性试验色谱图见图2。

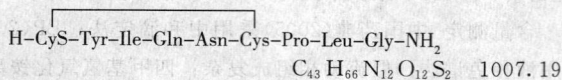

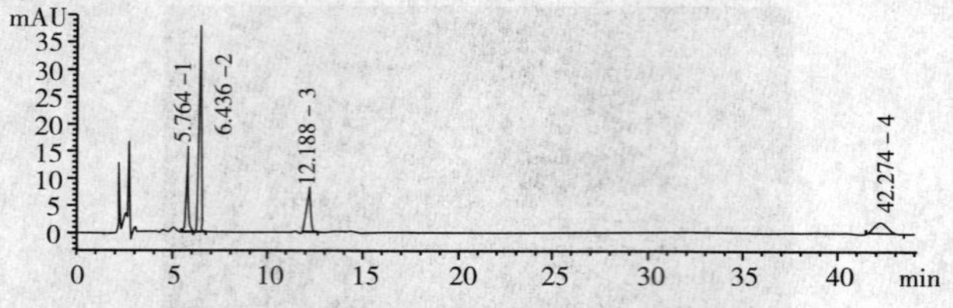

图 2 系统适用性试验色谱图

1. 胆酸；2. 熊去氧胆酸；3. 鹅去氧胆酸；4. 胆石酸

(3) 辅料干扰试验 按处方较复杂的某公司处方，取硬脂酸镁、羧甲淀粉钠、糊精、淀粉、蔗糖适量，按供试品溶液方法制备空白溶液，进样，结果辅料无干扰。各药厂所用辅料基本相同，组成配比有差异。

(4) 稳定性试验 供试品溶液与对照品溶液室温放置 24 小时内稳定。

参考文献

[1] 刘娓娓，沈锡中．熊去氧胆酸临床应用进展［J］．世界临床药物，2003，24(4)：213-216.

[2] 李良铸，李明晔．最新生化药物制备技术［M］．北京：中国医药科技出版社，2002：362-363.

[3] 孙黎，法幼华．转化石胆酸为熊去氧胆酸的菌种筛选和产物鉴定［J］．微生物学报，1995，35(3)：197-203.

[4] 黄哲甦，李海生，周珺．对中国药典收载品种熊去氧胆酸中胆石酸检出量的考察及修订建议［J］．药物分析杂志，2000，20(3)：266.

[5] 陈华，梁蔚阳．高效液相色谱法测定熊去氧胆酸胶囊中有关物质的含量［J］．药物生物技术，2005，2(4)：248-250.

撰写 佟爱东 张 燕 广州市药品检验所

陈品汇 武汉药品医疗器械检验所

复核 何铭新 广州市药品检验所

缩宫素注射液

Oxytocin Injection

H-CyS-Tyr-Ile-Gln-Asn-Cys-Pro-Leu-Gly-NH_2

$C_{43}H_{66}N_{12}O_{12}S_2$ 1007.19

英文名： Oxytocin(INN) Injection

异名： 催产素注射液

CAS 号： [50-56-6]

缩宫素是哺乳动物垂体后叶中两种主要激素之一，有直接兴奋子宫平滑肌，加强其收缩的作用。主要用于引产、催产，也可用于流产和产后因宫缩无力或缩复不良而引起的子宫出血[1]。缩宫素兴奋子宫平滑肌，加强其收缩的作用以效价单位表示，其作用强度取决于用药剂量及子宫的生理状态。妊娠后期，孕妇体内雌激素水平增高，子宫对缩宫素的敏感性增强，反应增强；临产时子宫对缩宫素最为敏感，产生的收缩作用和临产的自然收缩相似。因此，适时适量地小剂量注射缩宫素可以很好的发挥引产催产效果，剂量过大将引起子宫强烈收缩，导致胎儿窒息或子宫出血。但大剂量可引起子宫强直性收缩，压迫子宫肌内的血管而止血，因此可用于产后出血或不可避免流产及不全流产后的止血，临床上常与麦角新碱配合用来止血。缩宫素还能刺激乳腺平滑肌收缩，引起排乳，但无促进乳汁生成的作用。缩宫素也直接作用于血管平滑肌产生显著但短暂的松弛作用，使四肢血流增加，血压下降。鸟类的血管平滑肌对缩宫素有高度敏感的扩张作用，其作用强度和子宫收缩作用平行。利用此作用可进行缩宫素的生物效价检定[2]。

缩宫素口服无效，引产催产常用静脉滴注，也可肌内注射。口腔黏膜或鼻黏膜给药吸收快，国内外已有缩宫素滴鼻剂或喷雾剂，鼻腔给药用于促排乳，作用时效约 20 分钟；肌内注射在 3～5 分钟起效，作用持续 30～60 分钟；静脉注射立即起效，15～60 分钟内子宫收缩的频率与强度逐渐增加，然后稳定，滴注完毕后 20 分钟，其效应渐减退。半衰期($t_{1/2}$)约 1～6 分钟。本品经肝、肾代谢，经肾排泄，极少量是原型物[1]。

早在 20 世纪初即开始从牛、猪等动物垂体后叶提取制备垂体后叶提取液，其中含缩宫素(催产素)及加压素(抗利尿素)两种主要成分。USP(11)及 BP(1932)先后收入垂体后叶粉及溶液；用离体豚鼠子宫或离体豚鼠回肠测定其收缩平滑肌的活性。1942 年 Van DyKe 从垂体后叶提取液中分离制得具有收缩子宫及抗利尿(加压)等活性成分，BP(1948)开始收载缩宫素注射液，用于引产催产。1953 年 du Vigneaud 阐明了缩宫素和抗利尿素两种成分的化学结构均为 9 肽，且牛、猪垂体中缩宫素的结构完全相同，并成功地合成了此激素。60 年代合成缩宫素的注射液开始用于临床，能较好地达到引产催产效果，且减少了抗利尿素等成分的不良反应[2]。

国内 1963 年由猪垂体后叶提取分离制得缩宫素注射液，代替垂体后叶注射液用于临床引产催产。中国药典(1963)开始收载催产素注射液。1969 年国内开始合成缩宫素，1970 年以后用于临床；中国药典(1977)收入合成缩宫素注射液与提取产品并列。目前市场上供应的大多是合成品，且绝大多数企业在生产过程中添加了三氯叔丁醇作为防腐剂。缩宫素注射液除中国药典(2015)收载外，BP(2013)、USP(36)、JP(16)均有收载。

此外，BP(2013)、Ph. Eur. (7.0)、USP(36)、JP(16)均收载了缩宫素原料，BP(2013)、Ph. Eur. (7.0)还收载了缩宫素浓溶液，中国药典(2015)未收载缩宫素原料或溶液，但目前有缩宫素溶液的国家药品标准 WS-10001-(HD-0903)-2002(地标升国标第九册)。

【制法概要】 用活化酯法按其分子结构的氨基酸排列顺序，由甘氨酸、亮氨酸端开始，合成 2 肽、3 肽……至 7 肽，每接一肽均需结晶，并测熔点和比旋度；7 肽再和半胱氨酸端的 2 肽缩合得 9 肽；在水溶液中 9 肽分子中的两个半胱氨酸巯基环化，得含二硫键的 9 肽缩宫素溶液，用葡聚糖凝胶去除钠盐及铵盐，冷冻干燥即得干粉。缩宫素在制备合成过程中，如能逐步分离去除其中的短肽，可得纯度较高的缩宫素[2]。

缩宫素晶粉比旋度 $[\alpha]_D^{22}$ 达－26.2°者，每 1mg 效价可达 450～500u。我国目前生产的缩宫素原料每 1mg 效价约为 250～310u。而 BP(2013)规定每 1mg 缩宫素肽(按无水、无醋酸物计)的效价达 600u，USP(36)规定每 1mg 缩宫素原料的效价应大于 400u。相比之下，我国生产的原料质量与国外相比还有很大距离。

我国目前注射液生产工艺汇总如表 1

【鉴别】(1)采用生物测定法以子宫收缩作用来定。

(2)在高效液相色谱图中，对照品和样品的主峰保留时间一致。

【检查】pH 值 本品 pH 值在 3.0～4.5 时，多肽性质稳定，活性不降低。

升压物质 以动物垂体后叶中分离提取的缩宫素注射液，如分离不完全，可能含有过多的升压素成分，易发生临床不良反应，故必须进行升压物质限量检查，不得超过规定的最高限量。合成缩宫素本身只有轻微的收缩血管、升高血压作用。由于此作用极弱，理论上可以不进行升压物质检查。目前，BP(2013)、USP(36)、JP(16)中缩宫素注射液均不检查本项目，缩宫素原料标准中仅 USP(32)规定对动物来源者进行本项检查。由于国内合成缩宫素纯度尚不够高，效价比活较低，其中杂肽有可能影响血压，因此中国药典(2015)缩宫素注射液规定，不论合成或天然提取者都要进行升压物质检查。

表 1 我国注射液生产工艺

序号	辅料	制备工艺
方法一	三氯叔丁醇	处方量 80%的注射用水，加入处方量的缩宫素液，搅拌均匀，加入三氯叔丁醇，以冰醋酸调节 pH 值至 3.4～3.6；经 0.45μm、0.22μm 过滤芯滤过，灌封；100℃流通蒸气灭菌 30(20)分钟，即得成品
方法二	无	量取注射用水，加入处方量的缩宫素液，搅拌均匀，pH 值应为 3.5～4.0(4.5)；经 0.45(0.65)μm、0.22μm 筒式过滤器滤过，灌封、灭菌(100℃流通蒸气灭菌 30 分钟)，即得成品
方法三	三氯叔丁醇	处方量 80%的注射用水加入三氯叔丁醇，以冰醋酸调节 pH 值至 3.4～3.6，加入处方量的缩宫素液，加注射用水至全量搅拌均匀，经 2 个串联 0.22μm 过滤芯滤过，除菌液终端除菌过滤，灌封，即得成品

各国药典升压物质检查均采用大白鼠血压法和垂体后叶国家标准品中升压物质的标示效价进行比较。各国药典规定的限量比较如表 2。

表 2 各国药典升压物质限量

药典	动物	升压物质限量(u/10u 缩宫素)
中国药典(2010)	雄性大白鼠	0.5
BP(1988)	同上	0.25(指天然提取品)
USP(32)	同上	0.1
JP(11)	同上	0.5

细菌内毒素 本品临床每小时用药最大剂量是静脉注射每次 10 单位(中国药典临床用药须知)，内毒素计算限值约为 30EU/单位；国外标准中 USP(32)为 35.7USP EU/单位；BP(2009)为 0.5EU/单位；JP(15)为 10EU/单位。中国药典(2015)规定本品细菌内毒素限值为 2.5EU/单位，与内毒素计算值比较，安全系数为 12，并严于 USP 和 JP、低于 BP 标准。本品对内毒素检查方法有干扰，最大不干扰浓度约为 0.05 单位/ml，可采用适当灵敏度的鲎试剂经稀释至 MVD 后进行内毒素检查。

异常毒性和过敏试验 BP(2009)、USP(32)、JP(15)和中国药典(2005)均未检查这两个项目，由于国内合成缩宫素纯度尚不够高，效价比活较低，其中杂肽误肽有可能聚合，有潜在的安全隐患，上海市食品药品检验所根据国家药典委员会国药典化发［2007］4 号文注射剂质量标准提高的要求，增订这两项检查。江苏省食品药品监督检验研究院在 2010 年国家评价性抽验中对缩宫素注射剂进行皮肤被动过敏试验，结果提取原料制得的注射剂采用超滤管截留分子量大于 5000 的杂质，进行豚鼠全身主动及皮肤被动过敏试验，结果皮肤被动过敏试验呈阳性。因此对于提取工艺原料的缩宫素注射剂可能存在产生过敏反应的风险，故 2010 年版制订了异常毒性和过敏试验检查项。中国药典(2015)未作修订。下版药典可考虑对高分子物质进行控制。

无菌 起草单位选取了防腐剂含量测定结果中三氯叔丁醇含量最高的供试品，按中国药典(2010)二部附录Ⅺ H 方法中常规的薄膜过滤法进行无菌验证，每张滤膜冲洗量 100ml。以金黄色葡萄球菌、铜绿假单胞菌、枯草芽孢菌、生孢梭菌、白色念珠菌、黑曲酶为试验菌进行验证，结果细菌均在 24 小时内能检出，霉菌和酵母菌在 48 小时内能检出，表明防腐剂三氯叔丁醇作用不大。由于样品量有限，起草单位仅验证了部分企业的产品，此验证数据是否能涵盖所有企业的产品尚存疑问，故暂不在正文中作具体规定。

有关物质 中国药典(2015)未增订本项目。BP(2013)、USP(36)、JP(16)中缩宫素注射液均未检查本项目，但均在其原料的标准中采用 HPLC 法对该项目进行了控制，缩宫素注射液某注册标准亦采用了相同的 HPLC 法检查本项目。参考 BP(2009)缩宫素溶液中有关物质项下的方法，采用 C18 色谱柱(Agilent TC-C18，5μm，250mm×4.6mm)，柱温 35℃，流速 1.0ml/min。并适当调整了 BP(2009)中流动相的梯度洗脱程序，使缩宫素峰与去氨加压素峰的分离度大于 5.0，典型色谱图见图 1。低纯度样品色谱图见图 2。按峰面积归一化法计算，样品中单个最大杂质为 5.5%～17.6%，总杂质为 20.0%～33.3%。

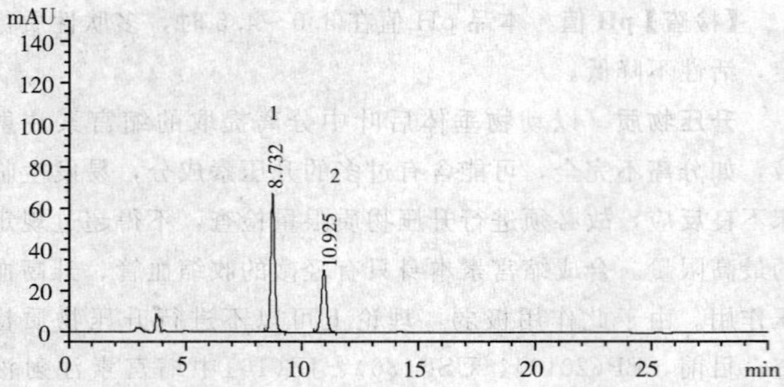

图1　系统适用性色谱图

1. 缩宫素；2. 去氨加压素

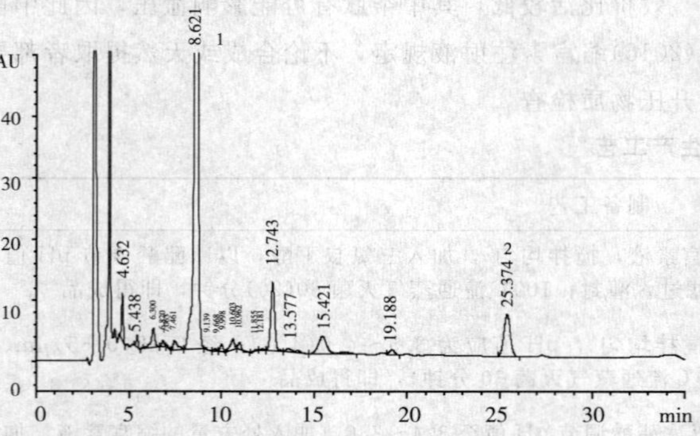

图2　低纯度缩宫素样品色谱图

1. 缩宫素；2. 三氯叔丁醇；其余均为杂质峰

采用LC-MS/MS方法，对缩宫素注射液中的杂质进行了一级质谱和二级质谱测定，结果表明：样品中的杂质可能为由酪氨酸-异亮氨酸-谷氨酰胺-门冬酰胺-保护基团组成的四肽、双脱酰胺缩宫素（Asn6和Gly9）、单脱酰胺缩宫素（Asn6或Gln4）、三硫化缩宫素等，起始原料也有部分相同杂质，推测部分杂质为原料带入；对缩宫素注射液和起始原料模拟灭菌100℃加热后，除了以上杂质还有四硫化缩宫素、缩宫素二聚体等杂质。这进一步证明以流通蒸汽辅助灭菌易造成产品不稳定，生产大量脱酰胺缩宫素，尤其是由原料引入的杂质。

另外，关于注射剂工艺，缩宫素注射液中三氯叔丁醇加入量相差较大，随意性强，体现在同一企业批间RSD%较大。一方面表明缩宫素原料中抑菌剂的量不恒定，企业投料是按效价单位折算的，另一方面，说明企业对抑菌剂的添加并未进行有效控制，应对添加抑菌剂的量进行抑菌效率研究和测定。因此有必要制定标准进行控制，以确保产品质量稳定、安全、有效。

【效价测定】 缩宫素注射液效价的生物检定法是根据其药理作用设计的，大致有以下3种。

①大鼠离体子宫收缩法：利用其直接兴奋子宫平滑肌的作用。

②鸡血压降低法：利用缩宫素对鸟类血管平滑肌有高度敏感的扩张作用。

③哺乳期大鼠促排乳法：利用缩宫素刺激乳腺平滑肌收缩引起排乳的作用。

一般认为此3种作用的强度是互相平行的。以排乳法专属性较好。

缩宫素生物检定的标准品，中国药典（1990）和USP（22）曾以垂体后叶粉标准品。中国药典垂体后叶粉国家标准品的效价是和第3次垂体后叶粉国际标准品标化比较而得的，检定时和其中缩宫素的标示效价比较。1978年WHO已研究制得合成缩宫素第4次国际标准品。BP（1988）起缩宫素生物检定要求用合成缩宫素标准品。目前，我们国家也有了合成缩宫素标准品。

比较各国药典缩宫素注射液标准的含量测定方法，仅中国药典（2015）采用生物检定法测定，BP（2013）、USP（36）、JP（16）均采用高效液相色谱法测定，且色谱条件基本一致。此外，另有文献报道可用毛细管电泳、酶联免疫、液质联用等方法测定缩宫素的含量[3~5]。

参考BP（2009）缩宫素溶液中含量测定项下的方法，色谱条件与有关物质项下一致。经试验，在1.065～19.174 IU/ml浓度范围内（进样体积100μl），缩宫素浓度与峰面积呈良好线性，相关系数$r=1.0000$（$n=6$），按处方量配制相当于标示量80%、100%、120%的平均回收率试验，结果分别为99.9%、100.9%、100.7%。试验中分别采用Agilent TC-C18（5μm，250mm×4.6mm）和Waters Symmetry C18（5μm，150×3.0mm）色谱柱考察了供试品的有关物质和含量，发现15cm色谱柱由于杂质峰未能与缩宫素主峰分开，因此含量测定结果偏高，有关物质测定结果则偏低，故采用25cm色谱柱。另分别用欧洲药典缩宫素对照品（0.96mg/瓶，600IU/mg，批号：4.0）、美国药典缩宫素对照品（46IU/瓶，批号：F1G134）和缩宫素国家标准品（16.6IU/支，批号：0529-9601），同一样品测定结果分别为标示量的100.4%和98.9%，说明三种对照品的效价基本一致。

参考文献

[1] 国家药典委员会．中华人民共和国药典临床用药须知·化学药和生物制品卷［M］．2005年版．北京：人民卫生出版社，2005.

[2] 中华人民共和国卫生部国家药典委员会．中华人民共和国药典1990年版二部药典注释．北京：化学工业出版社，1993.

[3] Nora M. Vizioli, María L. Rusell, Clyde N. Carducci. On-line preconcentration capillary electrophoresis for purity profiling of synthetic peptides［J］. Analytica Chimica Acta, 2004, 514: 167-177.

[4] Prakash BS, Metten M, Schams D, et al. Development of a sensitive enzymeimmunoassay for oxytocin determination in bovine plasma［J］. Animal Reproduction Science, 1998, 51: 185-194.

[5] Christine M. Karbiwnyk, Kent C. Faul, Sherri B. Turnipseed, et al. Determination of oxytocin in a dilute Ⅳ solution by LC-MS［J］. Journal of Pharmaceutical and Biomedical Analysis, 2008, 48(3): 672-677.

撰写　郑璐佚　陈蔼芬　上海市食品药品检验所

复核　陈　钢　上海市食品药品检验所

樟脑(天然)

Camphor(Natural)

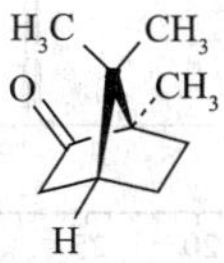

$C_{10}H_{16}O$　152.24

化学名：(1*R*,4*R*)-1,7,7-三甲基二环[2.2.1]庚烷-2-酮
(1*R*,4*R*)-1,7,7-trimethylbicyclo[2.2.1]heptan-2-one

英文名：Camphor(Natural)、Natural Camphor、*d*-Camphor

CAS 号：[464-49-3]

明代李时珍著《本草纲目》中记载："樟脑出韶州、漳州，状似龙脑，色白如雪，樟树脂膏也。"明末郑成功收复台湾后，樟脑也开始传入台湾。1863 年起樟脑行销国外，台湾樟脑由此闻名世界。随着赛璐珞工业的迅速发展，天然樟脑供不应求。

樟脑属皮肤科用药，外用适用于瘙痒性皮肤病、冻疮、纤维组织炎、神经痛。USP(36)收载樟脑，Ph. Eur.(7.0)、BP(2013)及 JP(16)均有收载天然樟脑和合成樟脑。

药理作用：外用，用力涂擦为发红剂或刺激剂，有轻度止痛及止痒作用，涂在皮肤有清凉感。身体各个部位都可吸收，在肝内羟化形成羟化樟脑代谢产物。与葡糖醛酸结合从肾脏排出。

不良反应：可引起接触性皮炎。误服樟脑油或樟脑搽剂可引起恶心、呕吐、腹绞痛、头痛、头晕、发热感、谵妄、肌肉抽搐、癫痫样抽搐、中枢神经系统抑制和昏迷，亦可有呼吸困难、尿闭，偶见呼吸衰竭，并可导致死亡。小儿服 1g 可致死[1]。

【制法概要】将木樟(*Cinnamomum camphora* L)或芳樟(*C. camphora* Nees vet Eberm)的枝叶切细，通水蒸气蒸馏，得樟脑和粗制樟脑油(通称为山制樟脑)；再采用减压分流将粗制樟脑油中所含的樟脑及沸点不同的白油、芳油、松油醇等先后分离出来，此时获得的樟脑称再制樟脑，收率约为油的 50%以上。最后将再制樟脑与山制樟脑混合，经连续升华制成精制樟脑，供作药用[2]。

【性状】熔点　樟脑为结晶性粉末或硬块，难以研磨成细粉，测定熔点时为便以装管，采用内径较常规毛细管粗 1 倍的薄壁玻璃管。

比旋度　自然界存在的樟脑有右旋体、左旋体和消旋体。右旋樟脑存在于香樟中，左旋樟脑存在于艾纳香中，消旋樟脑存在于 Chrysanthemumsin-ensevarjapanica 中。天然樟脑大多为右旋体，罕见左旋体和外消旋体。本品 0.1g/ml 乙醇溶液的比旋度为＋41°至＋44°。

【鉴别】(1)本品的乙醇溶液在 289nm 处有最大吸收，系分子中羰基的未成键电子吸收能量，产生 *n*-π 跃迁所致。本品的乙醇溶液在 230～350nm 的波长范围内的扫描图谱见图 1。

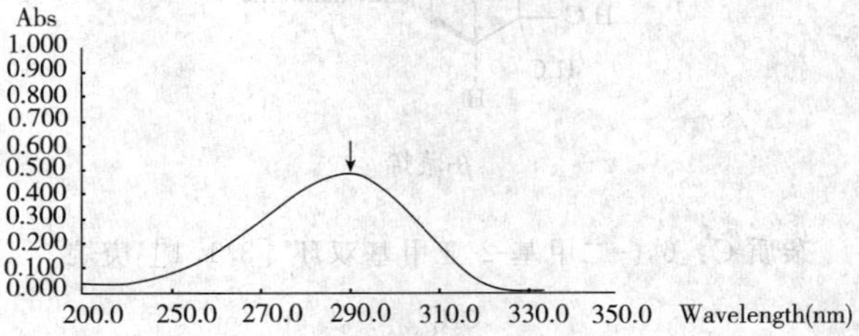

图 1　樟脑乙醇溶液紫外扫描图

(2)本品的红外光吸收图谱应与对照的图谱(光谱集 535 图)一致，本品的红外光吸收图谱显示的主要特征吸收如下[3]。

特征谱带(cm^{-1})	归属
2960，2870	烷基　ν_{C-H}
1740	环酮　$\nu_{C=O}$

中国药典(2015)没有化学反应鉴别。日本药局方采用 2,4-二硝基苯肼试剂对樟脑分子结构上的酮基进行了特征性鉴别：樟脑溶于甲醇后，加入 2,4-二硝基苯肼，水浴 5 分钟，即显橘红色沉淀。

【检查】酸度　用于控制樟脑中酸碱杂质。

乙醇溶液的澄清度　用于控制不溶于乙醇的杂质及溶于乙醇的有色杂质。

卤化物　采用对照比较法，对樟脑中可能存在的卤化物进行控制。樟脑及卤化物在过氧化钠作用下，灰化成无机卤化钠，溶解于水中，加入适量稀硝酸酸化排除干扰，在相同条件下与对照溶液比较。

有关物质　采用气相色谱法。用于控制樟脑中有关物质的总量及单个杂质量，天然樟脑中主要存在的杂质为各类香精油(如桉叶油素、芳樟醇、松油醇、黄樟素等)及精制过程的副产品(如白樟油、红樟油、蓝樟油等)。典型图谱见图 2、图 3。参考 Ph. Eur.(6.0)，樟脑中存在的杂质结构式如下。

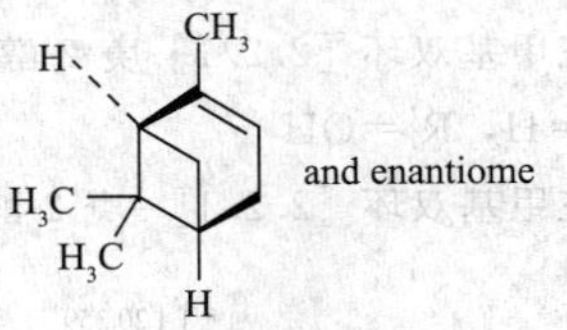

α-蒎烯

杂质 A：2,6,6-三甲双环 [3.1.1] 庚-2-烯

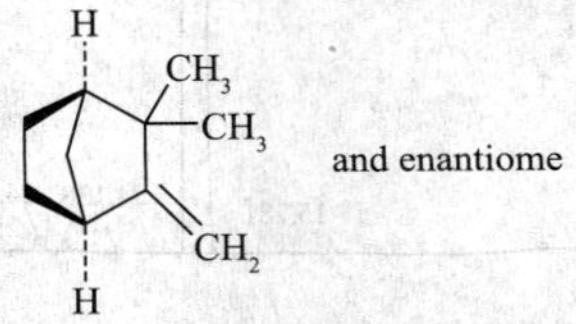

莰烯

杂质 B：2,2-二甲基-3-亚甲基双环 [2.2.1] 庚烷

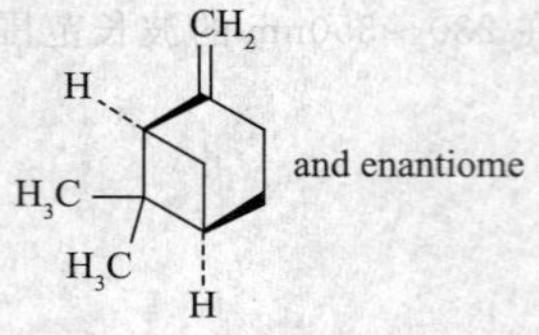

β-蒎烯

杂质 C：6,6-二甲基-2-亚甲基双环［3.1.1］庚烷

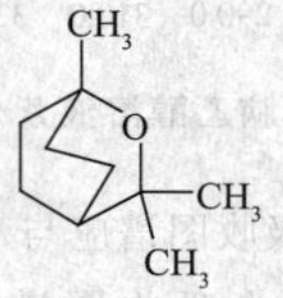

桉树脑

杂质 D：1,3,3-三甲基-2-氧双环［2.2.2］辛烷

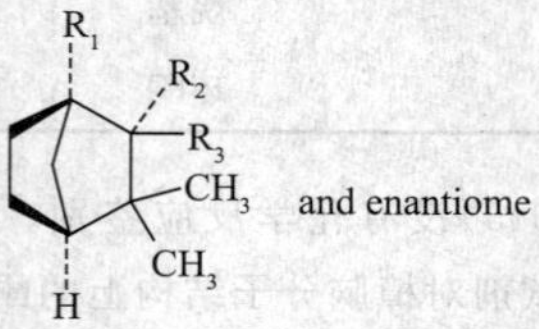

杂质 E：$R_1=CH_3$，$R_2+R_3=O$

1,3,3-三甲基双环［2.2.1］庚-2-酮(葑酮)

杂质 F：$R_1=CH_3$，$R_2=OH$，$R_3=H$

异-1,3,3-三甲基双环［2.2.1］庚-2-醇(葑醇)

杂质 G：$R_1=H$，$R_2=OH$，$R_3=CH_3$

异-2,3,3-三甲基双环［2.2.1］-庚-2-醇(水合莰烯)

杂质 H：$R_1=H$，$R_2=CH_3$，$R_3=OH$

正-2,3,3-三甲基双环［2.2.1］庚-2-醇(甲基莰尼醇)

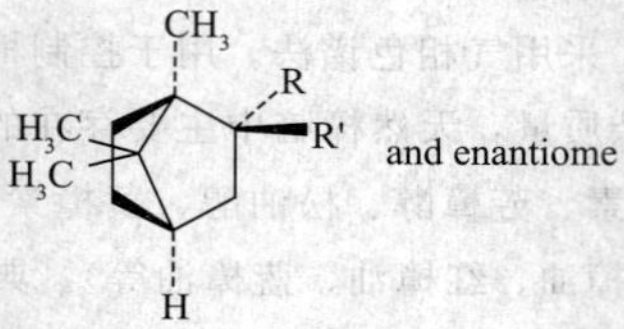

杂质 I：R=OH，R′=H

异-1,7,7-三甲基双环［2.2.1］庚-2-醇(异龙脑)

杂质 J：R=H，R′=OH

正-1,7,7-三甲基双环［2.2.1］-庚-2-醇(龙脑)

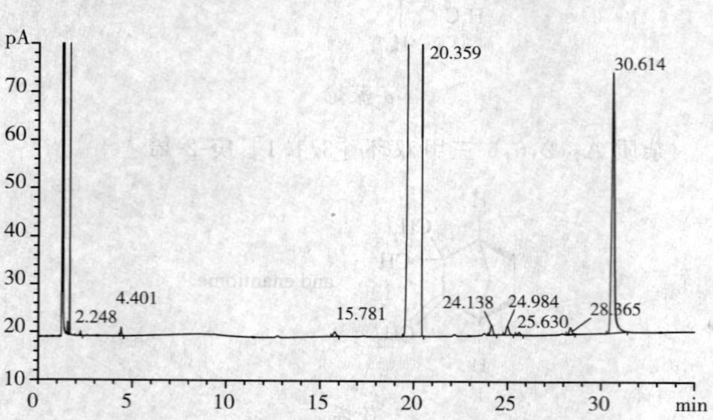

图 2　樟脑(天然)有关物质典型图谱

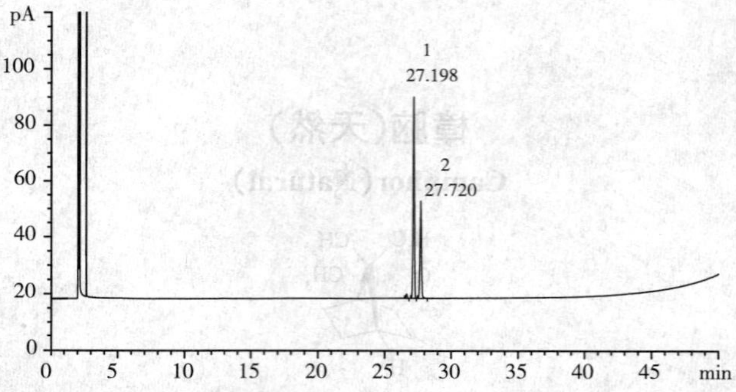

图 3　樟脑有关物质系统适应性试验色谱图

1. 3,7-二甲基-1,6-辛二烯-3-醇；2. 乙酸龙脑酯

不挥发物　检查樟脑中的无机盐含量。

水分　本品在石油醚中易溶，而水在石油醚中不溶，如含有水分，与石油醚不溶而产生浑浊。

【含量测定】采用气相色谱内标法。樟脑在甲醇中易溶，考虑到樟脑在水中极微溶解，减少水分对含量测定的影响，采用无水甲醇做溶剂；且为提高精密度，以水杨酸甲酯为内标的方法对含量进行控制。典型色谱图见图 4。

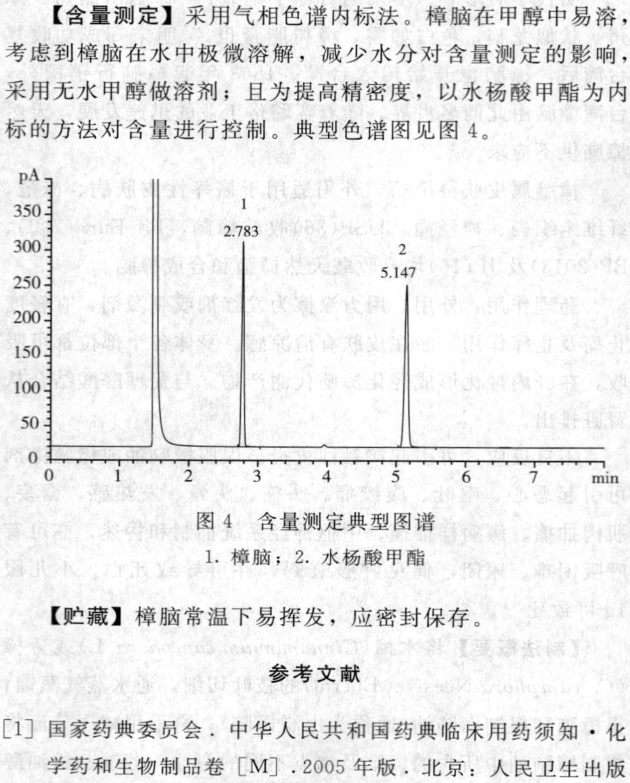

图 4　含量测定典型图谱

1. 樟脑；2. 水杨酸甲酯

【贮藏】樟脑常温下易挥发，应密封保存。

参考文献

［1］国家药典委员会．中华人民共和国药典临床用药须知·化学药和生物制品卷［M］．2005 年版．北京：人民卫生出版社，2005：969-970.

［2］中华人民共和国卫生部药典委员会．中华人民共和国药典 1990 年版二部药典注释［M］．北京：化学工业出版社，1993：897-898.

［3］翁诗甫．傅里叶变换红外光谱仪［M］．北京：化学工业出版社，2005：320-326.

撰写　徐青春　　江西省药品检验检测研究院

沈家昌　郭毅新　　云南省食品药品监督检验研究院

复核　程奇珍　　江西省药品检验检测研究院

樟脑(合成)

Camphor(Racemic)

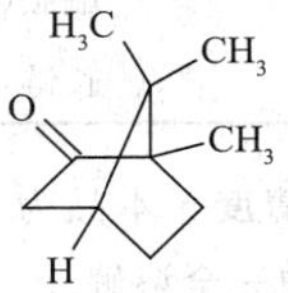

$C_{10}H_{16}O$　152.24

化学名：(1*RS*,4*RS*)-1,7,7-三甲基二环[2.2.1]庚烷-2-酮

(1*RS*,4*RS*)-1,7,7-trimethylbicyclo[2.2.1]heptan-2-one

英文名：Camphor(Racemic)、Racemic Camphor、*dl*-Camphor

CAS 号：[76-22-2]

20 世纪初德国首先以松节油中的蒎烯为原料进行樟脑的工业合成研究。中国自 20 世纪 50 年代中期开始生产合成樟脑。世界樟脑年消耗量约 1 万吨。国际贸易量每年约 0.7～0.8 万吨。USP(36)收载了樟脑，Ph. Eur. (7.0)、BP(2013)及 JP(16)均有收载天然樟脑和合成樟脑。

合成樟脑的药理作用和不良反应同天然樟脑。

【制法概要】目前，国内合成樟脑生产工艺路线大概有两种。

(1)经典樟脑生产工艺路线法(酯化皂化法)　由松节油经分馏得到 α-蒎烯，以钛催化剂直接异构成莰烯，在硫酸催化下与醋酸酯化，减压分馏得到醋酸异龙脑酯。然后经皂化水解得到异龙脑，异龙脑经脱氢，升华等工序得到合成樟脑[1]。其工艺路线如图 1。

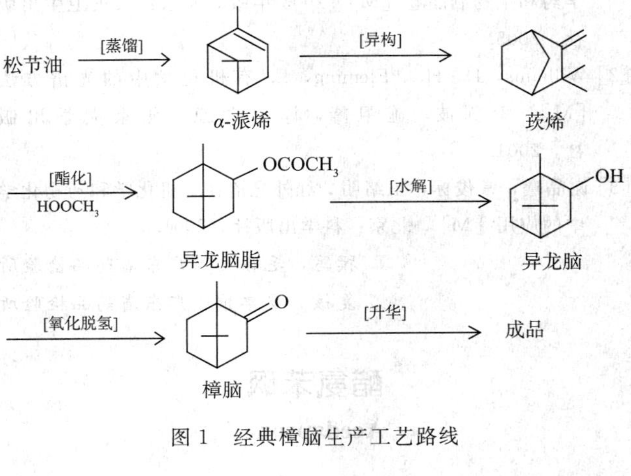

图 1　经典樟脑生产工艺路线

(2)水合法　由松节油经分馏得到 α-蒎烯，以钛催化剂直接异构成莰烯，经酸性树脂(如大孔强酸性阳离子交换树脂)水合化得到异龙脑，然后经脱氢、升华等得到合成樟脑[2]。工艺路线如图 2。

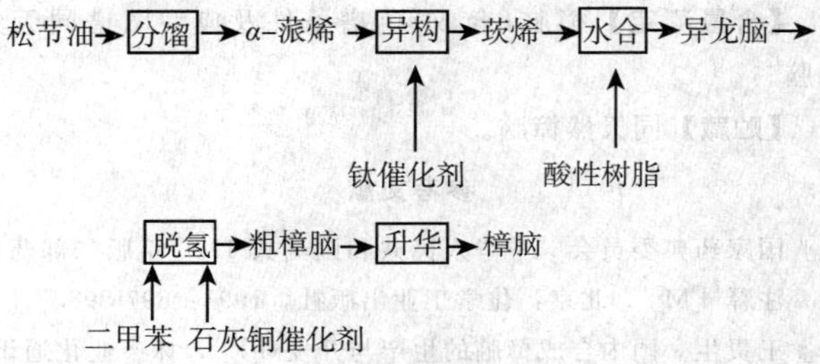

图 2　水合法合成樟脑工艺路线

【性状】熔点　同天然樟脑。

【鉴别】(1)紫外鉴别同天然樟脑。

(2)红外图谱主要特征同天然樟脑。

【检查】旋光度　合成樟脑为一对对映体(构型如下)，因其等量存在，故为外消旋体。本品 0.1g/ml 乙醇溶液的旋光度为－1.5°至＋1.5°。

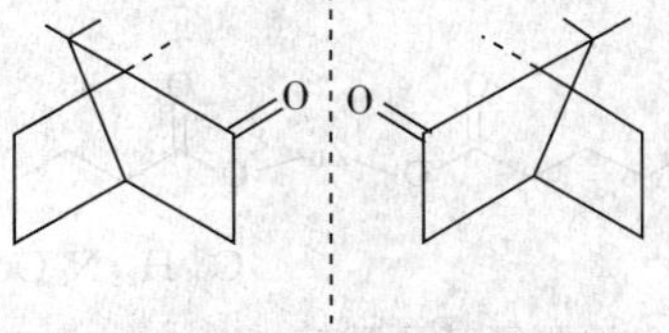

酸度、乙醇溶液的澄清度、卤化物、不挥发物与水分　同天然樟脑。

有关物质　用于控制合成樟脑过程中产生的中间体(如莰烯、醋酸异龙脑酯、醋酸龙脑酯、异龙脑等)及副产物，典型图谱见图 3。

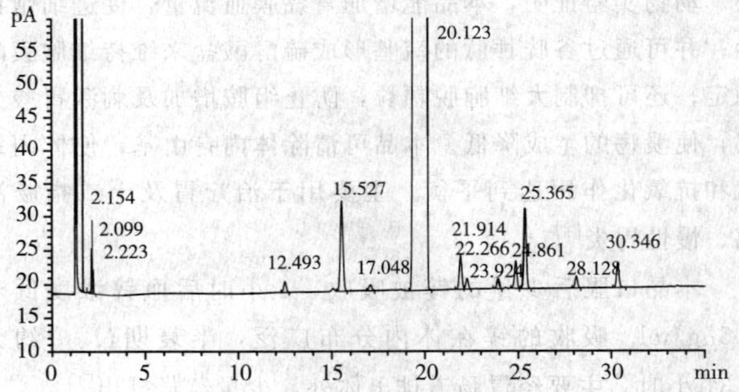

图 3　樟脑(合成)有关物质典型图谱

残留溶剂(二甲苯)　二甲苯为合成过程中异龙脑酯氧化脱氢反应时使用的溶剂。典型图谱见图 4。

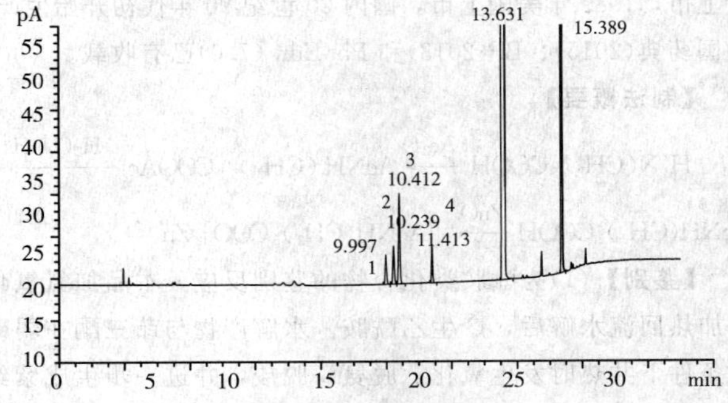

图 4　樟脑(合成)溶剂残留典型图谱

1，2，3，4. 二甲苯中四种混合物峰对(二甲苯、间二甲苯、邻二甲苯、乙苯)

【含量测定】樟脑(合成)色谱条件及典型图谱同天然樟脑。

【贮藏】同天然樟脑。

参考文献

[1] 国家药典委员会. 中华人民共和国药典1990年版二部药典注释[M]. 北京：化学工业出版社，1993：897-898.

[2] 王贵生. 国内合成樟脑的生产与开发[J]. 林产业化通讯，1993(6)：39-41.

撰写 徐青春 江西省药品检验检测研究院

沈家昌 郭毅新 云南省食品药品监督检验研究院

复核 程奇珍 江西省药品检验检测研究院

醋氨己酸锌

Zinc Acexamate

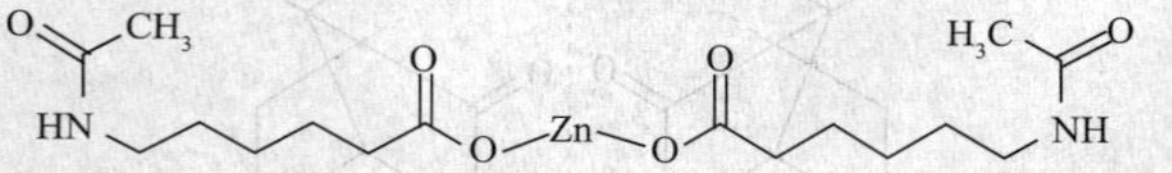

$C_{16}H_{28}N_2O_6Zn$ 409.79

化学名：6-乙酰氨基己酸锌

zinc 6-(acetylamino)hexanoate

英文名：Zinc Acexamate

CAS号：[70020-71-2]

本品为有机锌类药物，可保护胃黏膜，轻度抑制胃酸分泌。动物实验证明，本品能增加胃黏膜血流量，促进细胞再生；并可通过谷胱甘肽的巯基形成硫醇酸盐来维持细胞膜的稳定；还可抑制大细胞脱颗粒，防止组胺增加及刺激胃酸分泌，使溃疡的生成降低。本品可清除体内自由基，使体内氧化和抗氧化作用达到平衡。主要用于治疗胃及十二指肠溃疡、慢性胃炎[1]。

本品口服后少量的锌被吸收，4小时后血锌浓度低于0.5μg/ml。吸收的锌在体内分布广泛，半衰期($t_{1/2}$)约为1.31小时。主要经胃肠道排出体外，少量经肾排出[1]。

少数病人有恶心、呕吐、便秘、口干、便稀、失眠及皮疹等[1]。

本品于1978年由西班牙Vinas公司合成[2]，1988年西班牙上市，1989年美国上市，国内20世纪90年代初开始生产。中国药典(2015)、BP(2013)和Ph. Eur. (7.0)已有收载。

【制法概要】

$$H_2N(CH_2)_5COOH \xrightarrow{Ac_2O} AcNH(CH_2)_5COOAc \xrightarrow{H_2O,\ H^+}$$

$$AcNH(CH_2)_5COOH \xrightarrow{ZnO} [AcNH(CH_2)_5COO]_2Zn$$

【鉴别】(1)为酰胺类化合物的鉴别反应。本品加氢氧化钾加热回流水解后，产生乙酰胺。水解产物与茚三酮在弱碱性条件下共热时发生氧化、脱氨、脱羧，并进一步生成紫红色物质。

(2)本品的红外光吸收图谱[2,3](光谱集1103图)显示的主要特征吸收如下。

特征谱带(cm^{-1})	归属	
3285	酰胺	ν_{N-H}
1630	酰胺(Ⅰ)	$\nu_{C=O}$
1560，1400	羧酸离子	$\nu_{CO_2^-}$
1530	酰胺(Ⅱ)	δ_{NH}
740	长链烷基	$\delta_{(CH_2)_5}$

【检查】**溶液的澄清度** 本品为有机酸的锌盐，在过量的10%氢氧化钠溶液中完全溶解。

$$Zn^{2+} + 2OH^- \rightleftharpoons Zn(OH)_2\downarrow$$

$$Zn(OH)_2 + 2OH^- \rightleftharpoons [Zn(OH)_4]^{2-}$$

这有别于其他金属盐类。此项可控制其他金属盐类的存在。

有关物质 中国药典(2015)、BP(2013)和Ph. Eur. (7.0)均采用高效液相色谱法检查本品的杂质。

6-氨基己酸 中国药典(2015)、BP(2013)和Ph. Eur. (7.0)均采用薄层色谱法检查主要杂质6-氨基己酸。

镉盐与铅盐 在制备过程中从原料氧化锌中带入有害金属镉和铅，用原子吸收分光光度法对镉和铅进行检查。

【含量测定】采用络合滴定法。

【制剂】**醋氨己酸锌胶囊(Zinc Acexamate Capsules)**

溶出度 按溶出度第一法操作，照紫外-可见分光光度法，在620nm波长处测定吸光度。锌标准溶液，中国药典(2005)是采用锌滴定液(0.05mol/L)定量稀释而成，不易掌握准确性。中国药典(2010)改为精密称取基准氧化锌加一定量的水配制而成。中国药典(2015)未作修订。

参考文献

[1] 国家药典委员会. 中华人民共和国药典临床用药须知·化学药和生物制品卷[M]. 2005年版. 北京：人民卫生出版社，2005.

[2] Williams，D. H.，Fleming，L. 有机化学中的光谱方法[M]. 王剑波，施卫峰，译. 北京：北京大学出版社，2001.

[3] 谢晶曦，常俊标，王绪明. 红外光谱在有机化学和药物化学中的应用[M]. 北京：科学出版社，2001.

撰写 毛杏飞 广东省药品检验所

复核 罗卓雅 广东省药品检验所

醋氨苯砜

Acedapsone

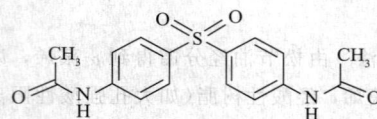

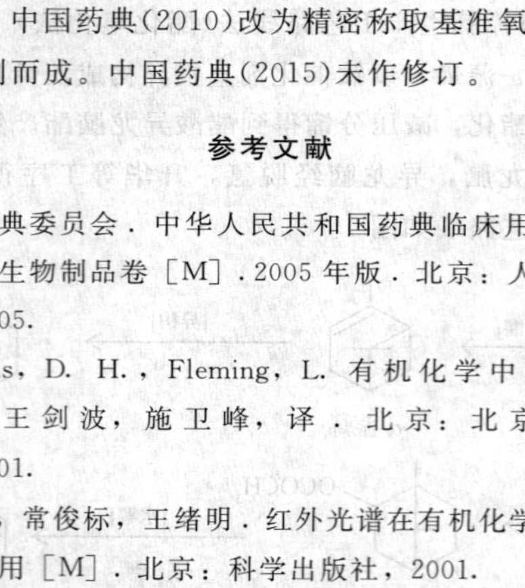

$C_{16}H_{16}N_2O_4S$ 332.38

化学名：4,4′-磺酰基双(乙酰苯胺)

4,4′-sulfonylbis[acetanilide]

acetamide, *N*, *N'*-(sulfonyldi-4,1-phenylene)bis

英文名： Acedapsone(INN)

异名： 双乙酰氨苯砜；DADDS(Diacetyldapsone)

CAS 号： [77-46-3]

本品为抗麻风病药。系氨苯砜的双乙酰衍生物，为砜类抑菌剂，具有与氨苯砜相同的作用，但毒性低，具长效，注射1次可维持60～75日。在体内经酶水解而缓慢脱去乙酰基，释放出单乙酰氨苯砜和氨苯砜而起抗麻风杆菌作用。其肌注后吸收缓慢，能较长时间维持相对恒定的血药浓度[1,2]。经临床试液结果表明，本品对瘤型、结核型和界线型麻风的治疗效果最为显著。

国内于1972年合成，1975年开始生产。国外药典均未收载。

【制法概要】 由氨苯砜乙酰化而成。

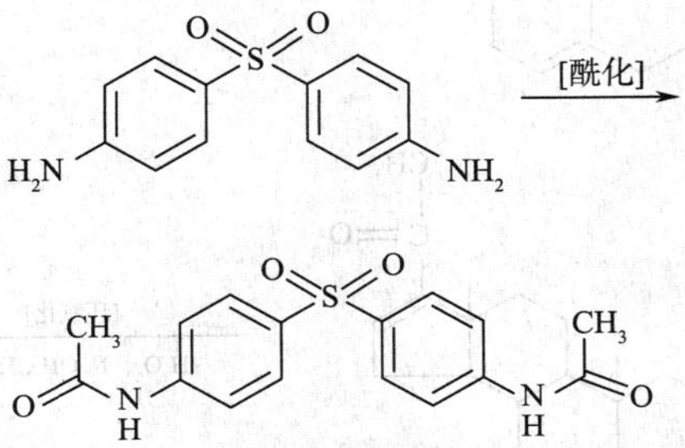

【鉴别】 (1)本品加乙醇与硫酸加热后生成乙酸乙酯，为乙酰基的反应。

(2)本品的无水乙醇溶液在256nm与284nm的波长处有最大吸收，见图1。文献记载，本品的甲醇溶液在256nm和284nm的波长处有最大吸收，摩尔吸收系数(ε)分别为25500和36200。

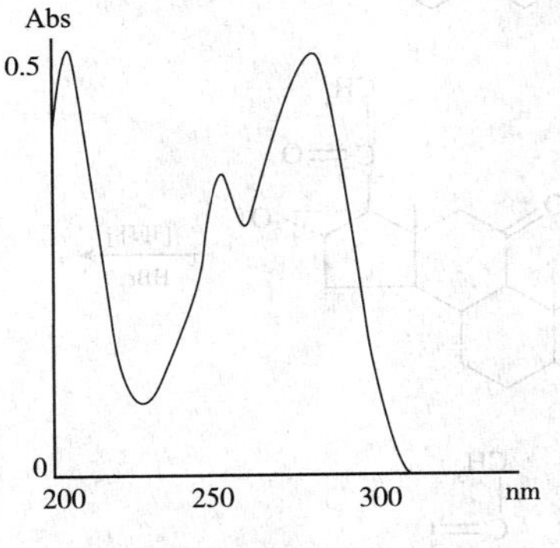

图1 醋氨苯砜的紫外吸收图谱

(3)本品的红外光吸收图谱显示的主要特征吸收如下。

特征谱带(cm^{-1})	归属	
3340，3260	胺	ν_{N-H}
3100，3060，3040	芳氢	ν_{C-H}
1680	酰胺(Ⅰ)	$\nu_{C=O}$
1584	苯环	$\nu_{C=C}$
1530	酰胺(Ⅱ)	δ_{N-H}
1318，1260，1148	砜	$\nu_{S=O}$

(4)本品水解后产生氨苯砜，显芳香第一胺类的反应。

【检查】氨苯砜类 生产工艺中易带入游离氨苯砜及乙酰化不完全的单乙酰氨苯砜。采用薄层色谱法检查。用硅胶G薄层板，在规定的实验条件下，主斑点不显色，氨苯砜R_f值约0.49，最低检出量为0.01μg，单乙酰氨苯砜R_f值约0.35，最低检出量为0.02μg。

【含量测定】 本品经酸水解后产生氨苯砜，采用重氮化法，永停滴定指示终点。

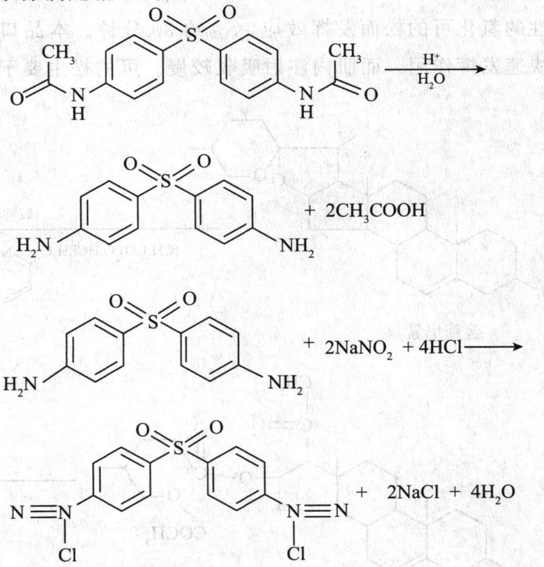

【制剂】醋氨苯砜注射液(Acedapsone Injection)

检查 混悬液颗粒细度 本品所用的原料药系采用微粒结晶法处理，颗粒大小比采用研磨法均匀。

参考文献

[1] Glazko AJ, Dill WA, Montalbo RG, et al. A new analytical procedure for dapsone. Application to blood-level and urinary-excretion studies in normal men [J]. Am J Trop Med Hyg, 1968, 17 (3): 465-473.

[2] 中华人民共和国卫生部药典委员会. 中华人民共和国药典1990年版二部药典注释 [M]. 北京：化学工业出版社，1993：898-900.

撰写 张秀钦 李思源 广州市药品检验所

复核 潘锡强 广州市药品检验所

醋酸可的松

Cortisone Acetate

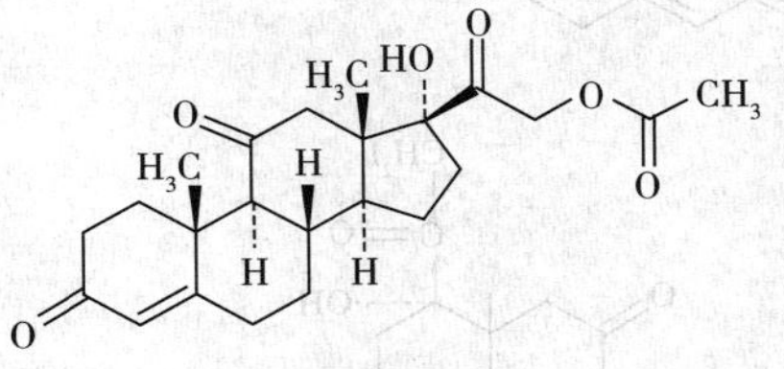

$C_{23}H_{30}O_6$ 402.49

化学名： 17α,21-二羟基孕甾-4-烯-3,11,20-三酮-21-醋酸酯

17,21-dihydroxypregn-4-ene-4- 3,11,20-trione 21- acetate

英文名： Cortisone(INN) Acetate

异名： 醋酸考的松；醋酸皮质酮

CAS 号：［50-04-4］

本品为肾上腺皮质激素类药，主要用于肾上腺皮质功能减退症及垂体功能减退症的替代治疗，亦可用于过敏性和炎症性疾病。本品可迅速由消化道吸收，经肝药酶转化为具有活性的氢化可的松而发挥效应，$t_{1/2}$ 约 30 分钟。本品口服后能快速发挥作用，而肌内注射吸收较慢。可的松主要于肝脏代谢，大部分被还原为 3-羟基化合物，几乎全部通过肾脏排泄，其中少部分以原型出现在尿中[1]。

本品在 1935～1943 年间从肾上腺皮质中分离得到。1946 年由 Sarett 用化学法合成，国内于 1960 年开始生产[2]。

除中国药典(2015)收载外，BP(2013)、Ph. Eur. (7.0)、USP(36)、JP(16)均有收载。

【制法概要】 国内经过多次工艺调整，目前采用皂素→裂解→氧化→水解→环氧化→沃氏氧化→霉菌→上碘→置换的工艺路线[2]。

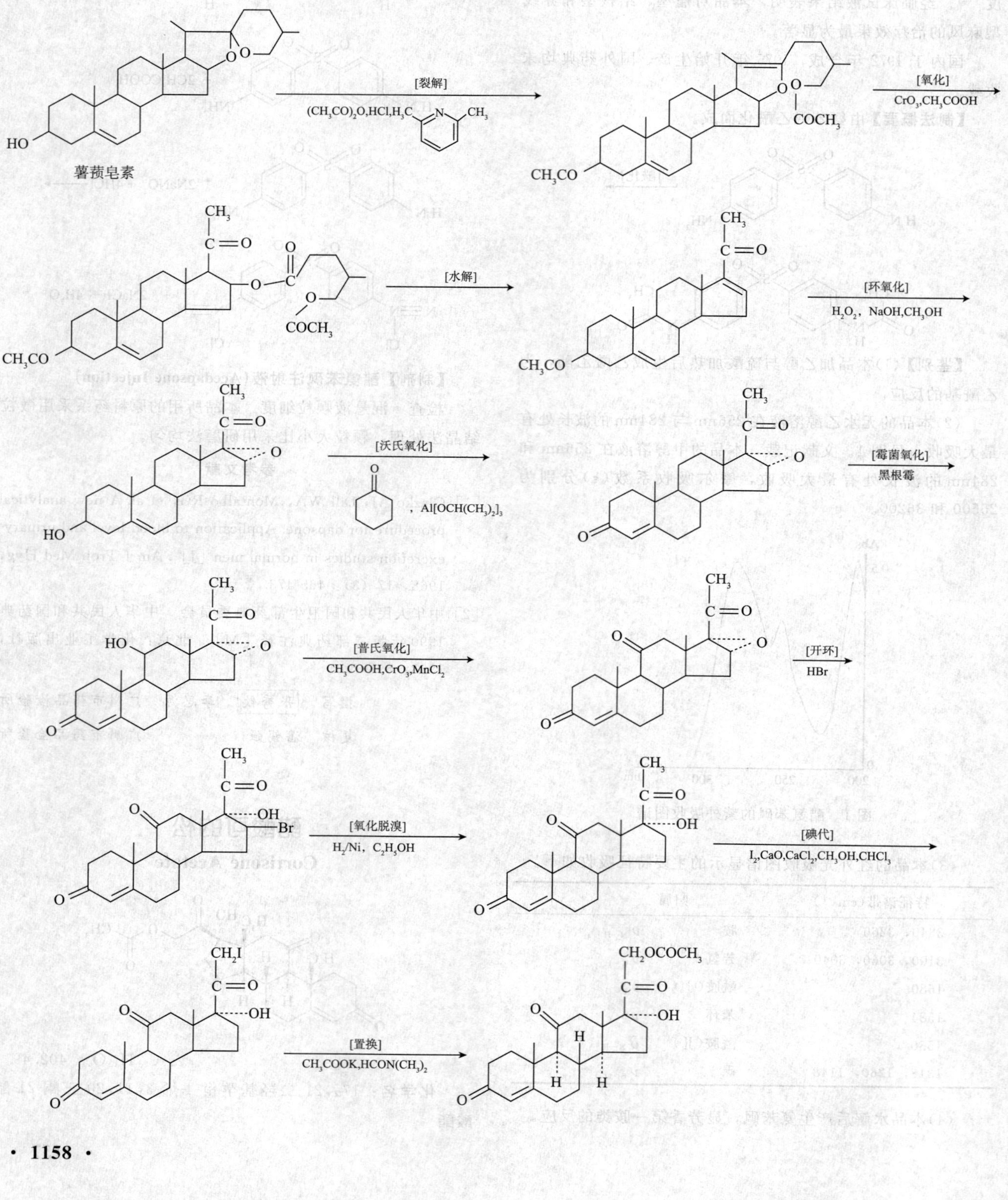

【性状】比旋度 本品 10mg/ml 的二氧六环溶液的比旋度为＋210°～＋217°。USP(36)规定为＋208°～＋217°(二氧六环，10mg/ml)；BP(2013)、Ph. Eur.(7.0)规定为＋211°至＋220°(二氧六环，10mg/ml)，JP(16)规定为＋207°至＋216°(甲醇，10mg/ml)。

【鉴别】(1)本品甲醇溶液加新制的硫酸肼试液，加热即显黄色。此为17,21-二羟基-20-酮基甾体较专属的反应。

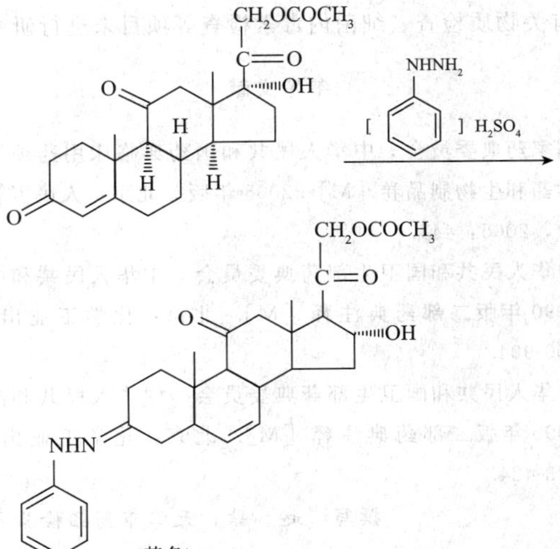

(黄色)

(2)本品加硫酸显色反应系甾酮与硫酸的呈色反应。文献报道其反应机制，认为是酮基的质子化反应，形成正碳离子，然后进行 HSO_4^- 添加[3]。

①质子化

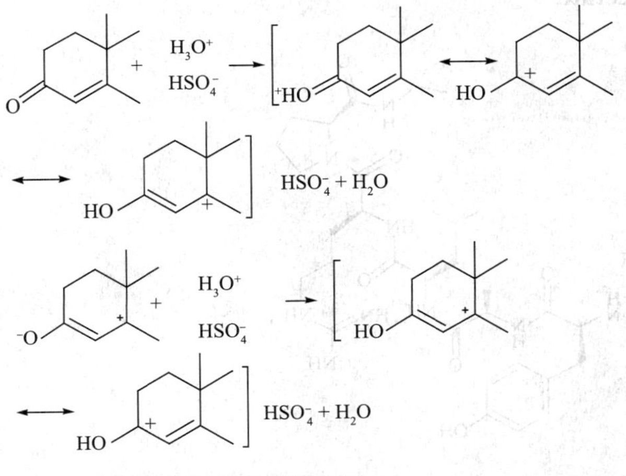

②硫酸氢盐的添加及质子化

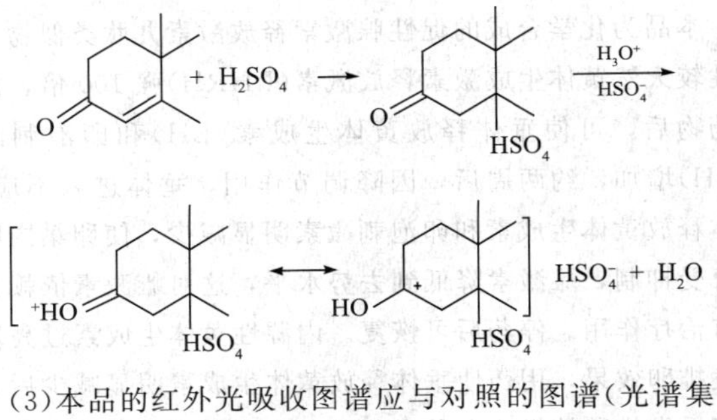

(3)本品的红外光吸收图谱应与对照的图谱(光谱集 544 图)一致，主要特征吸收如下[2]。

特征谱带(cm^{-1})	归属	
3420	羟基	ν_{O-H}
1750	酯	$\nu_{C=O}$
1720	20 位酮	$\nu_{C=O}$
1698	11 位酮	$\nu_{C=O}$
1648	3 位酮	$\nu_{C=O}$
1610	烯	$\nu_{C=C}$
1232，1050	酯及醇	ν_{C-O}

【检查】有关物质 中国药典(2015)，USP(36)、BP(2013)、Ph. Eur.(7.0)及 JP(16)均采用 HPLC 法检查有关物质，色谱条件中色谱柱填料、检测波长及流动相组分均相同，但流动相洗脱方式存在差异，中国药典(2015)、BP(2013)和 Ph. Eur.(7.0)采用等度洗脱方式，USP(36)和 JP(16)采用梯度洗脱方式，梯度洗脱程序基本一致。在中国药典(2010)修订工作中，对同批样品分别采用等度洗脱和梯度洗脱的方法进行有关物质检查。采用 Waters 2695 高效液相色谱仪，色谱柱为 Dikma C18 柱(4.6mm×250mm，5μm)，柱温 40℃，流速 1.0ml/min，结果表明，同一批样品采用两种方法测定，无论从检出杂质的个数、单个最大杂质的量，还是杂质总量，结果基本一致(见表 1，图 1～3)，虽然醋酸可的松峰的保留时间等度洗脱方法比梯度洗脱方法略长，但基线稳定，而梯度洗脱方法对色谱仪的性能和色谱系统的稳定性要求较高，梯度变化时产生一些小的色谱峰，可能会对杂质的测定产生干扰，故中国药典(2010)仍然采用中国药典(2005)的有关物质测定方法，本方法最低检出限为0.01%，为增强质量标准的可操作性，在中国药典(2010)增加了检出限以下色谱峰面积可忽略不计的描述，并增加了理论板数的限定。中国药典 (2015) 未作修订。

表 1 两种测定方法比较

标准	中国药典(2015)	USP(33)
杂质个数	9	10
单个最大杂质量	0.23%	0.22%
杂质总量	0.71%	0.70%
醋酸氢化可的松	检出	检出

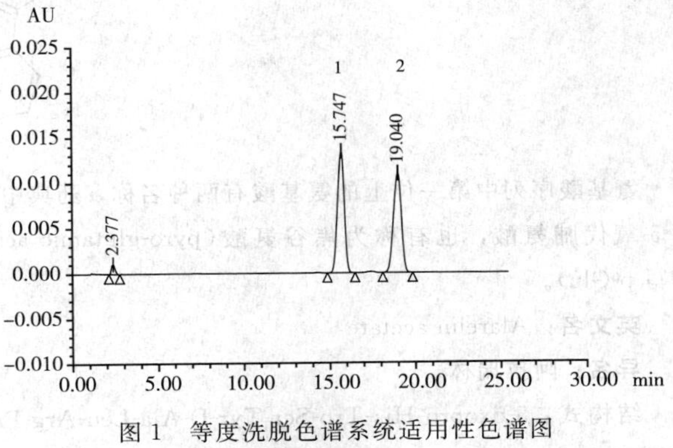

图 1 等度洗脱色谱系统适用性色谱图

1. 醋酸氢化可的松；2. 醋酸可的松

色谱柱：Dikma C18，250mm×4.6mm，5μm

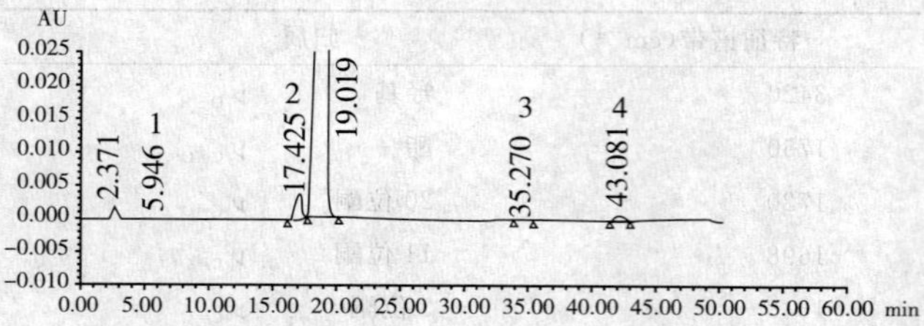

图 2　等度洗脱样品色谱图(1,2,3,4均为杂质峰)

色谱柱：Dikma C18，250mm×4.6mm，5μm

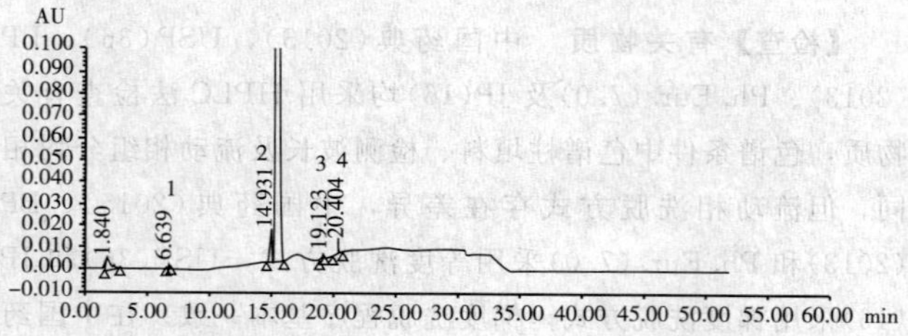

图 3　梯度洗脱样品色谱图(1,2,3,4均为杂质峰)

色谱柱：Dikma C18，250mm×4.6mm，5μm

【含量测定】采用高效液相色谱法，色谱条件与有关物质检查项相同，中国药典(2015)未作修订。

【制剂】中国药典(2015)收载了醋酸可的松片、醋酸可的松注射液；USP(36)收载了醋酸可的松片、醋酸可的松注射用混悬液；BP(2013)收载了醋酸可的松片。

(1)醋酸可的松片(Cortisone Acetate Tablets)

含量测定　采用紫外法。中国药典(2015)未作修订。USP(36)、BP(2013)含量测定均采用 HPLC 法，另外均收载了溶出度测定项，BP(2013)还收载了有关物质检查项。

(2)醋酸可的松注射液(Cortisone Acetate Injection)

含量测定　采用 HPLC 法。中国药典(2015)未作修订。有关物质检查、细菌内毒素检查等项目未进行研究。

参考文献

[1] 国家药典委员会. 中华人民共和国药典临床用药须知·化学药和生物制品卷[M]. 2005年版. 北京：人民卫生出版社，2005：441.

[2] 中华人民共和国卫生部药典委员会. 中华人民共和国药典1990年版二部药典注释[M]. 北京：化学工业出版社，900-904.

[3] 中华人民共和国卫生部药典委员会. 中华人民共和国药典1990年版二部药典注释[M]. 北京：化学工业出版社，423-424.

撰写　赵　喆　天津市药品检验研究院

常国武　辽宁省药品检验检测院

复核　唐素芳　天津市药品检验研究院

醋酸丙氨瑞林
Alarelin Acetate

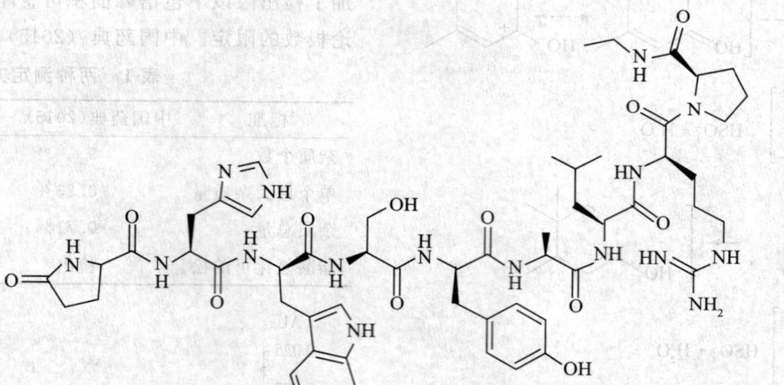

$C_{56}H_{78}N_{16}O_{12} \cdot C_2H_4O_2$　1227.39

氨基酸序列中第一位上的氨基酸有两种名称，药典中称为5-氧代脯氨酸，也有称为焦谷氨酸(pyro-glutamic acid，缩写 p-Glu)。

英文名： Alarelin acetate

异名： 阿拉瑞林

结构式：5-oxopro-His-Trp-Ser-Tyr-D-Ala-Leu-Arg-Pro-$NHCH_2CH_3$，CH_3COOH

p-Glu-His-Trp-Ser-Tyr-D-Ala-Leu-Arg-Pro-NH-C_2H_5

CAS：[79561-22-1]

本品为化学合成的促性腺激素释放激素九肽类似物，其活性较天然黄体生成激素释放激素(LHRH)强100倍，注射本药物后，可使垂体释放黄体生成素(LH)和卵泡刺激素(FSH)增加，约两周后，因降调节作用，垂体进入不应期，垂体释放黄体生成素和卵泡刺激素明显减少，使卵巢内卵泡发育受抑制，雌激素降低到去势水平，这对雌激素依赖性疾病有治疗作用。停药后可恢复。内源性黄体生成素过高影响诱发排卵效果，用药使垂体释放黄体生成素明显减少后，可提高诱发排卵效果。本品主要用于治疗子宫内膜异位症、子宫肌瘤、性早熟，也可用于辅助生育技术[1]。

本品大鼠肌内注射后，吸收迅速，20 分钟左右达 C_{max}，$t_{1/2}$ 约为 1.8 小时。静脉注射时 $t_{1/2}$ 约 1.2 小时。其生物利用度可达 80%左右。血浆蛋白结合率为 27%～35%，组织分布中以肾脏最高，其次是肝脏、性腺和垂体，药物可从胆汁分泌，24 小时内在体内完全代谢分解，并全部从尿和粪中排出，其中 80%由尿中排出[2]。用药初期会使患者原有症状加重，其他不良反应有雌激素低下症状，如潮热、出汗、外阴阴道萎缩引起的阴道干燥、性欲减退和性交困难，治疗超过 6 个月会造成骨量丢失，个别妇女出现头痛、虚弱、情绪变化等症状。

由于天然的黄体生成激素释放激素（LHRH）在体内含量极微，难以提取制备。本品是继戈那瑞林（Gonadorelin，氨基酸序列与天然的 LHRH 相同）后又一个人工合成的促性腺激素释放激素九肽类似物（［D-丙氨酸^{6}，去甘酰胺^{10}］促黄体激素释放激素乙胺），是中国科学院上海生物化学研究所多肽合成室与上海丽珠东风生物技术有限公司在 20 世纪 70 年代研制开发。其纯度达 98%以上，生物活性比 LHRH 大大提高。1985 年由上海市计划生育委员会与安徽省科学技术委员会通过对该药的鉴定[3]。2005 年正式批准上市。

国外自 20 世纪 70 年代初就开始人工合成 LHRH 及其类似物。美国 Wyeth 公司曾研制过丙氨瑞林，TAP 公司也对它进行过临床研究，但均未有商品上市。

本品除中国药典（2005、2010、2015）收载外，BP（2013）、USP(36)、JP(16)、Ph. Eur.（7.0）均未收载，但均收载了类似品种戈那瑞林（Gonadorelin Acefate）。

【制法概要】本品采用固相合成方法制备。

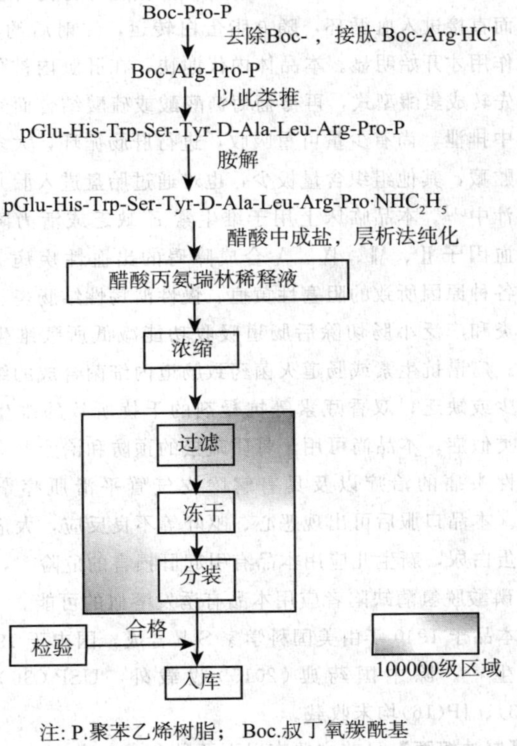

注：P.聚苯乙烯树脂；Boc.叔丁氧羰酰基

本品是在改变戈那瑞林结构的基础上，人工合成的多肽激素。天然的 LHRH 是由下丘脑分泌的生物活性多肽，其结构是：焦谷^{1}-组^{2}-色^{3}-丝^{4}-酪^{5}-甘^{6}-亮^{7}-精^{8}-脯^{9}-甘^{10}。但是 LHRH 在体内极易失活，因为甘^{6}-亮^{7}，脯^{9}-甘^{10}之间的肽键易被肽裂解酶水解而丧失生物活性。修饰天然 LHRH 第六、十位氨基酸能阻止和减慢酶对分子的酶解作用，增加蛋白和膜的结合，提高对 LHRH 受体的亲和性而产生中、高效类似物，丙氨瑞林是由 D-丙氨酸取代 LHRH 第六位的甘氨酸，去掉第十位上的甘氨酰胺代之以乙胺，这样，它的生物活性比天然的 LHRH 大大提高。

【性状】本品 1g 可溶于不到 1ml 水或醋酸（1%，ml/ml）中，溶于 10～30ml 甲醇中。

本品购自 Sigma 对照品测得的比旋度范围为－50.2°至－51.2°。

用 Sigma 对照品与国内产品用三种不同型号的紫外-可见分光光度计测定光吸收及紫外光谱图。结果表明，本品与对照品用不同仪器测得结果最大吸收波长在 279nm±1nm。同时用三种不同型号的紫外-可见分光光度计测得的 $E_{1cm}^{1\%}$ 范围为 54.5～55.9，相对标准偏差在 2%以内。

【鉴别】（1）通过对比对照品和样品的主峰在高效液相色谱中的保留时间是否一致进行鉴别。

（2）薄层色谱　分别考察了四种展开剂：①三氯甲烷-甲醇-氨水（60：45：20）；②三氯甲烷-甲醇-水-冰醋酸（60：45：14：6）；③正丁醇-乙酸乙酯-冰醋酸-水（1：1：1：1）；④乙酸乙酯-吡啶-冰醋酸-水（5：5：1：3）。用展开剂①展开，显示在不同温度下效果不同，在 8℃以下，样品在板层上只显示一个斑点，随着温度的升高，样品由一个斑点变为拖尾现象、二个斑点、甚至二个斑点以上。这反映丙氨瑞林在此展开剂系统中，随着温度的升高，丙氨瑞林逐渐被氨水分解，说明丙氨瑞林在碱性条件下不稳定。为了证实这一推论，将样品 20μl 加 180μl 展开剂（最终浓度为 1mg/1ml）室温放置 2 小时，用 HPLC 检测，样品由一个峰变为二个峰，与薄层色谱结果相符，同时提示用此展开系统展开，温度必须控制在 8℃以下，才能得到正确的结果。

用展开剂②展开，不管在 12℃或在 24℃条件下，样品都只显示一个斑点，说明丙氨瑞林在酸性情况下是稳定的。

用展开剂①或展开剂②，不论哪种测试条件下试验，本样品和 Sigma 公司丙氨瑞林对照品测试结果都是一致的，检测灵敏度为 1μg。

用展开剂①和②鉴别丙氨瑞林和黄体激素释放激素，可以得到有效的鉴别。

用展开剂③展开结果不理想。

用展开剂④展开，在 12℃展开效果与展开剂①、②相似。

综上所述，用展开剂②分离效果最佳且可以在室温下进行。

【检查】氨基酸比值　该项目参照 BP（2013）戈那瑞林品种的方法，但戈那瑞林是以精氨酸为基数计算氨基酸比例，结果发现经常有个别氨基酸偏高，研究表明，丙氨酸结构简单，稳定性好，以丙氨酸为基数计算氨基酸比例较为理想。色氨酸在水解时被破坏，丝氨酸、脯氨酸等在水解时也易破坏，所以氨基酸比例范围丝氨酸定为0.7～1.0，脯氨酸定为0.8～1.0。同时5-氧代脯氨酸(也称焦谷氨酸，结构如下图[4])在高温水解下转化成谷氨酸，所以在计算时以谷氨酸的比值代替5-氧代脯氨酸(焦谷氨酸)。

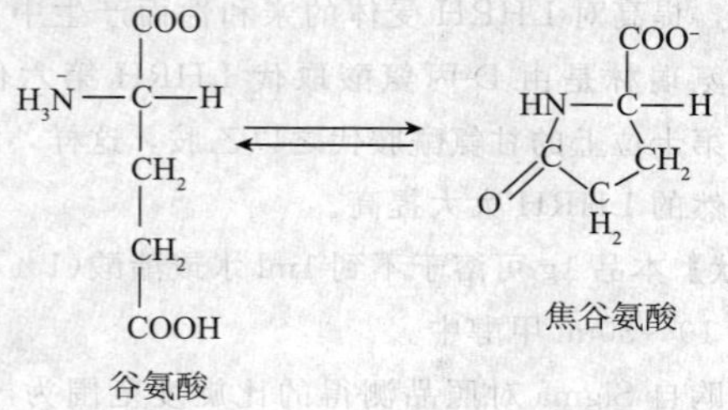

醋酸 醋酸是在多肽合成过程中引入的，测定方法按照中国药典(2015)四部通则合成多肽的醋酸测定法(通则0872)，限度规定参照BP(2013)戈那瑞林醋酸测定项为不得过7.5%。经测定，冰醋酸在0.16～1.25mg/ml浓度范围内，浓度与峰面积呈良好线性($r=0.9999$)，三个浓度(80%、100%及120%)回收率试验结果平均为98.1%(RSD%为1.1%)，三个浓度(80%、100%及120%)重复性试验RSD为0.29%($n=9$)。

有关物质 曾经采用薄层色谱法，使用了碱性和酸性展开剂进行展开，结果表明，碱性展开剂需要控制温度在8℃以下，条件苛刻。在酸性展开剂下展开，温度在24℃以下都可以进行，结果稳定，分离效果好，但杂质检出结果难于量化计算。现采用高效液相色谱法，测定条件同含量测定项下。以自身对照法计算杂质的量。

水分 采用中国药典(2015)四部通则0832第一法1卡氏水分测定法进行测定，限度参照BP(2013)戈那瑞林规定为不得过7.0%。

【含量测定】参照BP(2013)戈那瑞林含量测定方法，采用高效液相色谱法进行测定。该方法测定的是无水、无醋酸的丙氨瑞林。限度为95.0%～103.0%，比BP(2013)戈那瑞林含量限度95.0%～102.0%稍宽。

【制剂】注射用醋酸丙氨瑞林(Alarelin Acetate for Injection)

注射用醋酸丙氨瑞林为醋酸丙氨瑞林加适量甘露醇制成的无菌冻干品，规格有25μg、150μg。本品经皮下或肌内注射给药，在临用前用氯化钠注射液2ml溶解。

参考文献

[1] 国家药典委员会．中华人民共和国药典临床用药须知·化学药和生物制品卷［M］．2005年版．北京：人民卫生出版社．

[2] 张瑶华，李端．中国常用药品集［M］．上海：上海交通大学出版社，2006．

[3] 丙氨瑞林申报资料．上海丽珠东风生物技术有限公司．1997．

[4] 王镜岩．生物化学：第三册上册［M］．北京：高等教育出版社，2002．

撰写 陆 明 上海市食品药品检验所
复核 陈 钢 上海市食品药品检验所

醋酸甲萘氢醌
Menadiol Diacetate

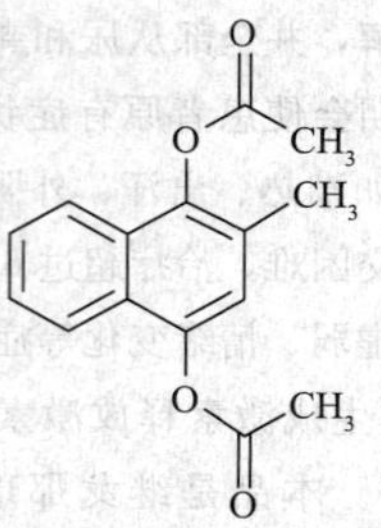

$C_{15}H_{14}O_4$ 258.27

化学名：2-甲基-1,4-萘二酚双醋酸酯
2-methyl-1,4-naphthalenediol diacetate

英文名：Menadiol Diacetate

CAS号：［573-20-6］

本品为维生素类药，属维生素K系列，又名维生素K_4。维生素K是肝脏合成凝血因子Ⅱ、Ⅶ、Ⅸ、Ⅹ所必需的物质[1]，维生素K促使这些凝血因子合成的确切机制尚不明确，一般认为维生素K到达细胞后在微粒体环氧化酶作用下可转化为环氧叶绿醌，环氧叶绿醌有助于因子Ⅱ的前身(无功能前体蛋白)氨基末端γ-羧基谷氨酸的加羧基作用，促使其转化为γ-双羧基化的凝血因子Ⅱ(又名凝血酶原)[2]。在因子Ⅶ、Ⅸ和Ⅹ的合成中，维生素K也起类似作用[3]。本品为人工合成的维生素K，活性较强，口服后不依赖胆汁分泌即能良好吸收而直接进入血循环，随β脂蛋白转运，注射后约8～24小时作用才开始明显。本品体内代谢快，在肝脏内被代谢利用，先转成氢醌型式，再与葡萄糖醛酸或硫酸结合而经肾及胆道中排泄，尚有少量可重吸收，进行肝肠循环，大多不在体内贮藏，其他组织含量极少，也难通过胎盘进入胎儿及进入乳汁中[4]。本品临床上用于维生素K缺乏或活力降低导致凝血因子Ⅱ、Ⅶ、Ⅸ、Ⅹ合成障碍的出血性疾病[5]，包括：各种原因所致的阻塞性黄疸、慢性溃疡性结肠炎、慢性胰腺炎和广泛小肠切除后肠道吸收功能减低所致维生素K缺乏；广谱抗生素或肠道灭菌药致肠道内细菌合成的维生素K减少或缺乏；双香豆素等抗凝剂的干扰所致的维生素K缺乏类似症。本品尚可用于骨质疏松的预防和治疗[6]、血管神经性头痛的治疗以及具有解除支气管平滑肌痉挛的作用[7]。本品口服后可出现恶心、呕吐等不良反应，大剂量可引起蛋白尿，新生儿应用本品有引起肝损害的危险[8]，葡萄糖-6-磷酸脱氢酶缺陷者应用本品有诱发溶血的可能。

本品于1940年由美国科学家Sah合成，国内于1957年开始生产。除中国药典(2015)收载外，USP(36)、BP(2013)、JP(16)均未收载。

【制法概要】目前主要有以下两种合成方法。

(1)一法[9]

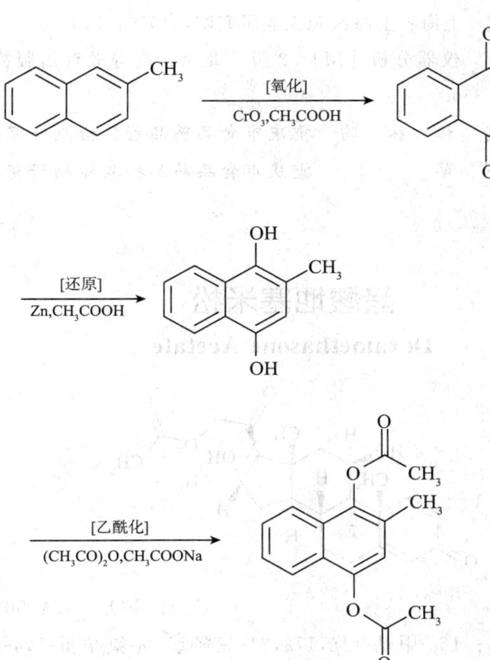

(2)二法[9]

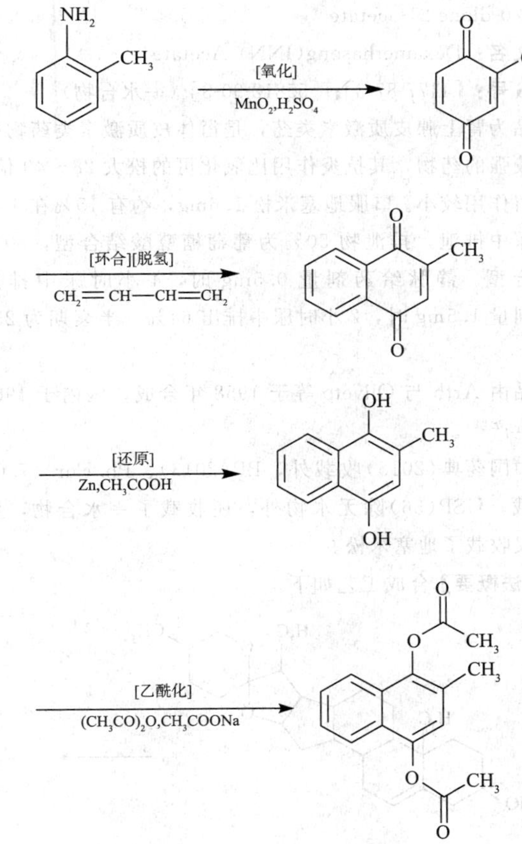

【性状】本品在空气中稳定，暴露空气中(室温 30℃)7日不变色。

吸收系数　本品 30μg/ml 的无水乙醇溶液在 285nm 的波长处有最大吸收，吸收系数($E^{1\%}_{1cm}$)为 230～260。紫外吸收光谱见图 1。

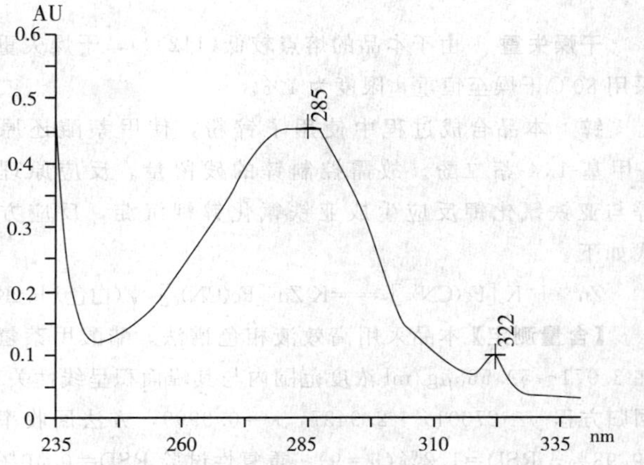

图 1　醋酸甲萘氢醌的紫外吸收光谱图

【鉴别】本品的红外光吸收图谱应与对照的图谱(光谱集 458 图)一致，本品的红外光吸收图谱显示的主要特征吸收如下[10]。

特征谱带(cm^{-1})	归属	
3070	芳氢	ν_{C-H}
1758	酯	$\nu_{C=O}$
1642、1605、1573、1510	苯环	$\nu_{C=C}$
1200、1160、1070	酯	ν_{C-O-C}
775	取代苯	γ_{4H}

【检查】有关物质　采用高效液相色谱法，控制生产过程中的起始原料和引入的中间体，如 2-甲基-1,4-萘二酚和甲萘醌等。色谱条件同含量测定项下，采用供试品溶液稀释液作自身对照，单个杂质不得过 0.2%，杂质总量不得过 1.0%。见图 2。

杂质结构式：

2-甲基-1,4-萘二酚
2-methyl-1,4-naphthalenediol
$C_{11}H_{10}O_2$　174.20

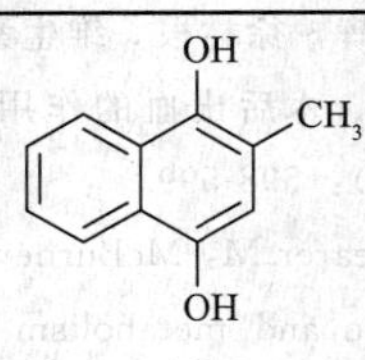

甲萘醌
2-methyl-1,4-naphthaquinone
(menadione)
$C_{11}H_8O_2$　172.18

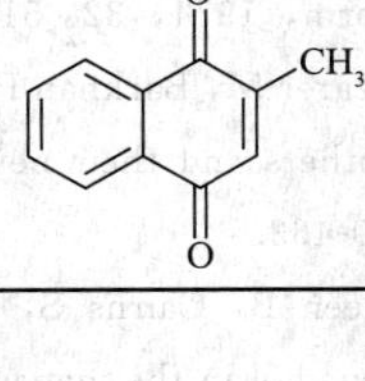

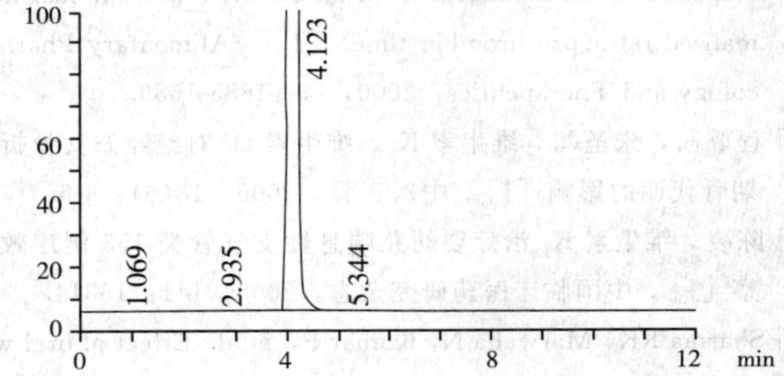

图 2　醋酸甲萘氢醌的有关物质检查色谱图
色谱柱：Welch Materials C18 (4.6mm×150mm，5μm)

干燥失重 由于本品的熔点较低(112℃)，干燥失重宜采用80℃干燥至恒重，限度为1%。

锌 本品合成过程中使用了锌粉，使甲萘醌还原成2-甲基-1,4-萘二酚。故需控制锌的残留量。反应原理为锌与亚铁氰化钾反应生成亚铁氰化锌钾沉淀，反应方程式如下。

$$Zn^{2+} + K_4[Fe(CN)_6] \rightleftharpoons K_2Zn[Fe(CN)_6]\downarrow(\text{白色}) + 2K^+$$

【含量测定】本品采用高效液相色谱法。醋酸甲萘氢醌在3.971～59.565μg/ml浓度范围内与其峰面积呈线性关系，回归方程 $y=27001x+2.9437$，$r=0.9999$，方法回收率为99.98%，RSD=1.2%($n=9$)。重复性试验RSD=0.40%($n=6$)，检测限和定量限分别为16.25ng/ml和54.21ng/ml。

【制剂】醋酸甲萘氢醌片(Menadiol Diacetate Tablets)

本品为糖衣片，主要辅料有：淀粉、糊精、蔗糖、乙醇、硬脂酸镁、硫酸钙、羧甲基淀粉钠、虫白蜡、滑石粉、明胶等。

溶出度 因醋酸甲萘氢醌为水中难溶物质，有必要对其进行溶出度检查。由于本品规格较小，溶出度检查采用小杯法，根据不同规格采用不同体积的溶出介质，采用高效液相色谱法测定溶出量，辅料对主成分测定无干扰，滤膜吸附试验结果表明，弃去初滤液5ml后，滤膜对主成分无吸附。

含量测定与含量均匀度 采用高效液相色谱法测定，色谱条件与原料药相同，辅料对主成分测定无干扰，方法回收率为99.92%，RSD=1.2%($n=9$)。

参考文献

[1] Finkel M J. Vitamin K_1 and the vitamin K analogues [J]. Clin Pharmacol Ther, 1961, 2: 794-814.

[2] 姜辉，徐林根．维生素C与维生素K_4对减少扁桃体手术术中、术后出血的作用[J]．中华医学实践杂志，2007，6(7)：598-599.

[3] Shearer M, McBurney A, Barkhan P. Studies on the absorption and metabolism of phylloquinone in man [J]. Vit Horm, 1974, 32: 513-542.

[4] Shearer M, Barkhan P, Rahim S, et al. Plasma vitamin K_1 in mothers and their newborn babies [J]. Lancet, 1982, 2: 460-463.

[5] Green B, Cairns S, Harvey R, et al. Phytomenadione or menadiol in the management of an elevated international normalized ratio(prothrombin time) [J]. Alimentary Pharmacology and Therapeutics, 2000, 14: 1685-1689.

[6] 程璐茜，朱圣陶．维生素K_4、维生素D_2对绝经妇女骨折早期骨代谢的影响[J]．中医正骨，2006，18(6)：4-6.

[7] 陈凌．维生素K_4治疗婴幼儿喘息性支气管炎153例疗效观察[J]．中国临床医药研究杂志，2005，141：15314.

[8] Sharma RK, Marwaha N, Kumar P, et al. Effect of oral water soluble vitamin K on PIVKA-II levels in newborns [J]. Indian Pediatr, 1995, 32: 863-867.

[9] 上海医药工业研究院技术情报站．有机药物合成手册[M]．上海：上海医药工业研究院，1976：1196.

[10] 朱明华．仪器分析[M]．2版．北京：高等教育出版社，1995：366.

撰写 杨 林 林 昀 重庆市食品药品检验检测研究院

复核 罗 萍 重庆市食品药品检验检测研究院

醋酸地塞米松

Dexamethasone Acetate

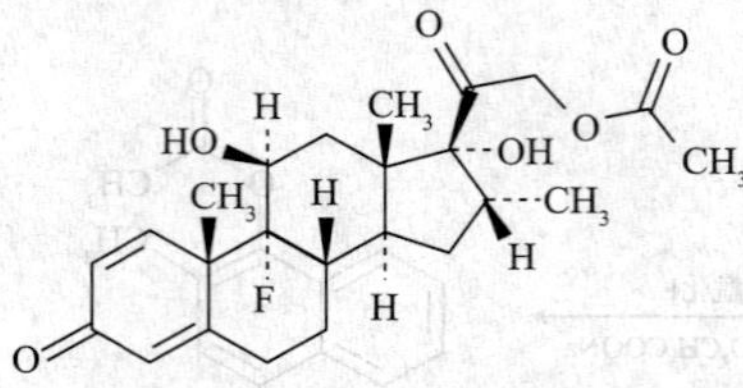

$C_{24}H_{31}FO_6$ 434.50

化学名：16α-甲基-11β,17α,21-三羟基-9α-氟孕甾-1,4-二烯-3,20-二酮-21-醋酸酯

9α-fluoro-11β, 17α, 21-trihydroxy-16α-methylpregna-1,4-diene-3,20-dione 21-acetate

英文名：Dexamethasong(INN) Acetate

CAS号：[1177-87-3]；[55812-90-3]（一水合物)

本品为肾上腺皮质激素类药，是甾体皮质激素类药物中作用比较强的药物，其抗炎作用比氢化可的松大28～40倍，而钠潴留作用较小。口服地塞米松1.6mg，约有15%在4小时内由尿中排泄，排泄物50%为葡萄糖醛酸结合型，50%为非结合型。静脉给药剂量0.5mg时，4小时尿中排出16%；剂量1.5mg时，2小时尿中排出64%。半衰期为252分钟[1]。

本品由Arth与Oliveto等于1958年合成，国内于1968年开始生产[2]。

除中国药典(2015)收载外，BP(2013)、Ph. Eur.(7.0)亦有收载，USP(36)除无水物外，还收载了一水合物，JP(16)中仅收载了地塞米松。

【制法概要】合成工艺如下。

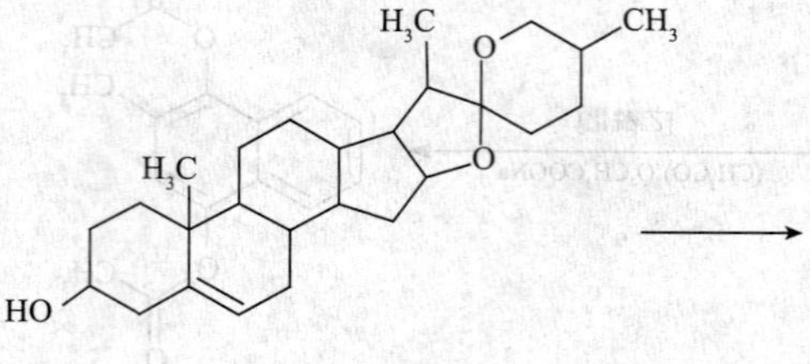

薯蓣皂素

(25R)-螺甾-5-烯-3β羟基

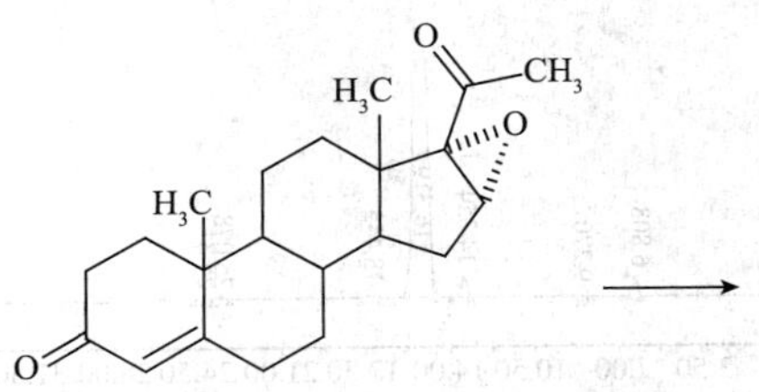

沃氏氧化物
16,17α-环氧-孕甾-4-烯-3,20-二酮

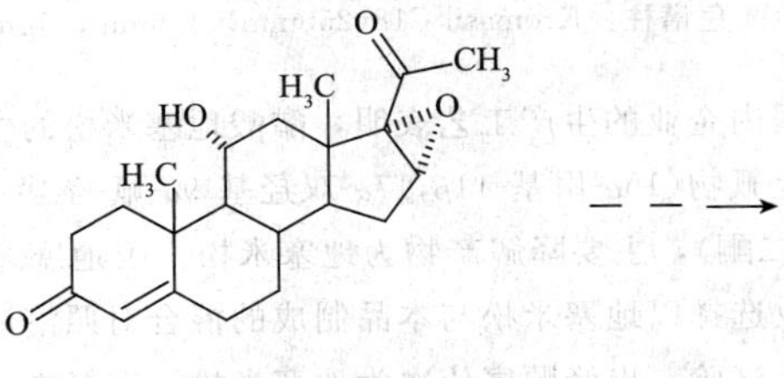

霉菌氧化物
16,17α-环氧-11α-羟基-孕甾
-4 -烯-3,20-二酮

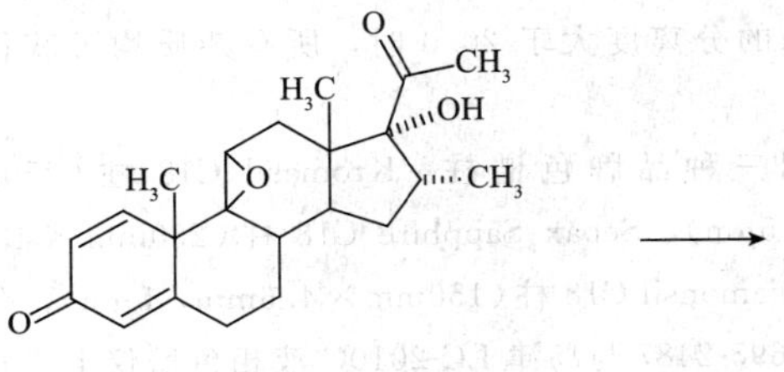

环氧物
16α-甲基-9,11β-环氧-17α
-羟基-孕甾-1，4-二烯-3,20-二酮

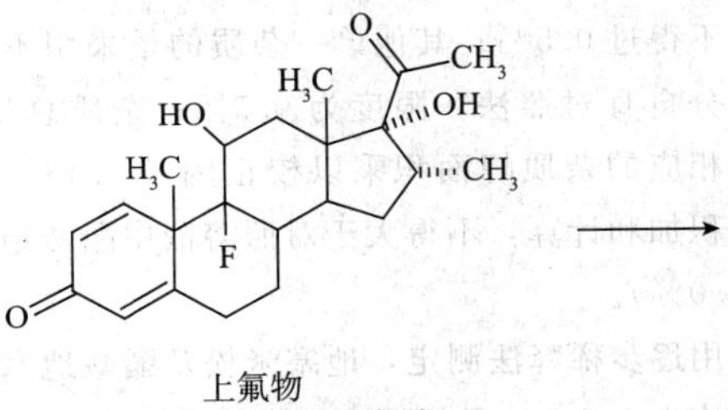

上氟物
16α-甲基-11β,17α-双羟基
-9α-氟-孕甾-1,4 -二烯-3,20-二酮

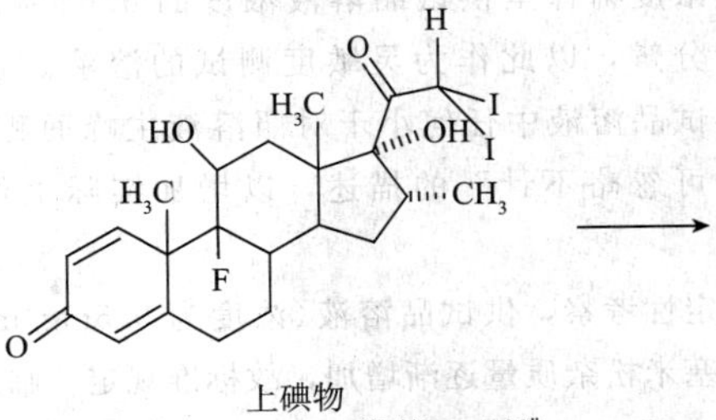

上碘物
16α-甲基-11β，17α-双羟基-21-双碘
-9α-氟-孕甾-1,4 -二烯-3,20-二酮

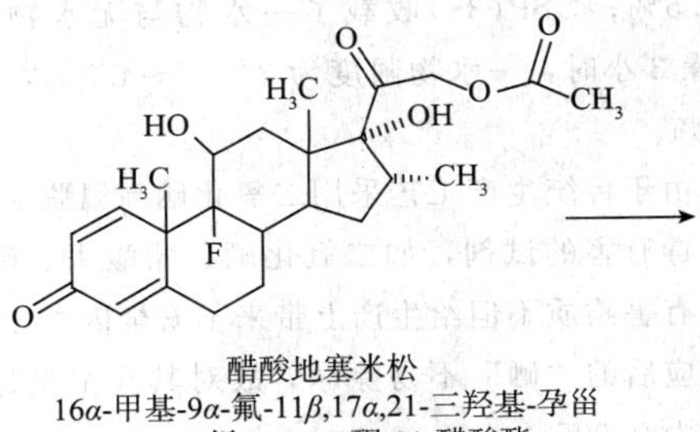

醋酸地塞米松
16α-甲基-9α-氟-11β,17α,21-三羟基-孕甾
-1,4-二烯-3,20-二酮-21-醋酸酯

【性状】比旋度 本品 10mg/ml 二氧六环溶液的比旋度为＋82°至＋88°，BP(2010)在相同条件下规定比旋度为＋84°至＋90°，BP(2013)溶剂修订为无水乙醇，比旋度为＋94°至＋99°。

吸收系数 本品的乙醇溶液在 240nm 的波长处有最大吸收(图 1)，吸收系数($E_{1cm}^{1\%}$)为 343～371。

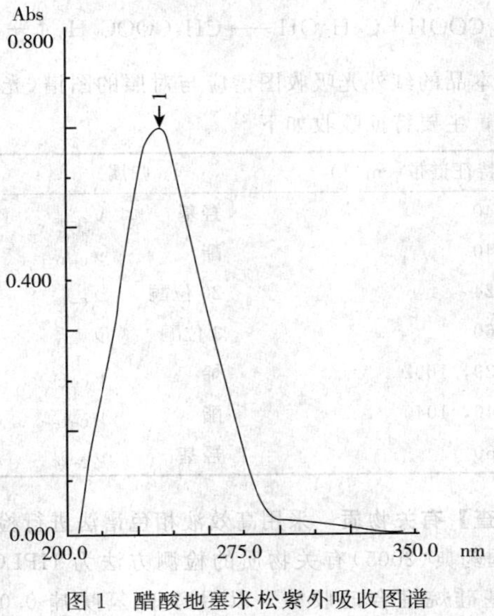

图 1　醋酸地塞米松紫外吸收图谱

熔点 中国药典(2005)性状项下规定熔点为 223～233℃，熔融时同时分解。本品熔距 10℃，经试验，由于熔点较高，传温液硅油在此温度下接近沸点，产生烟雾，不利于熔点观察，且有害实验者健康。因此，自中国药典(2010)起删除了熔点项。

【鉴别】(1)本品结构中 C_{17} 位的 α-醇酮具有强还原性，与斐林试剂反应生成红色氧化亚铜沉淀。

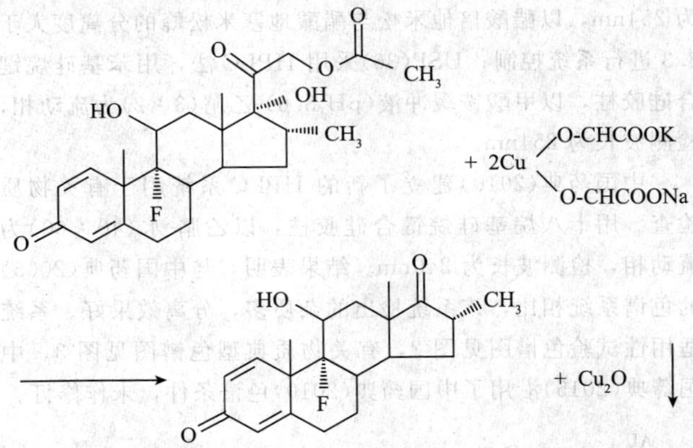

(2)本品加乙醇制氢氧化钾及硫酸可产生乙酸乙酯的香气。

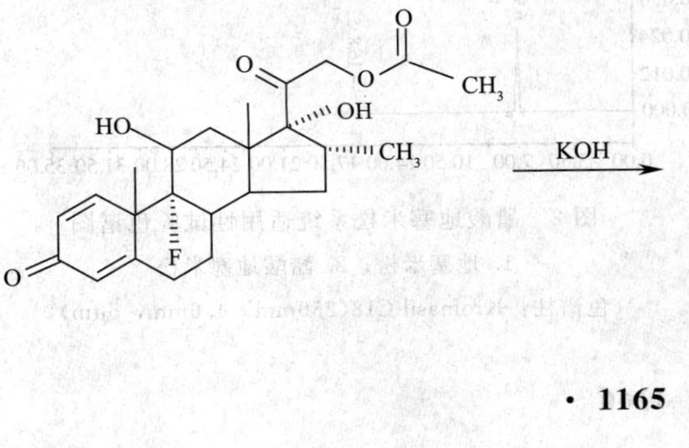

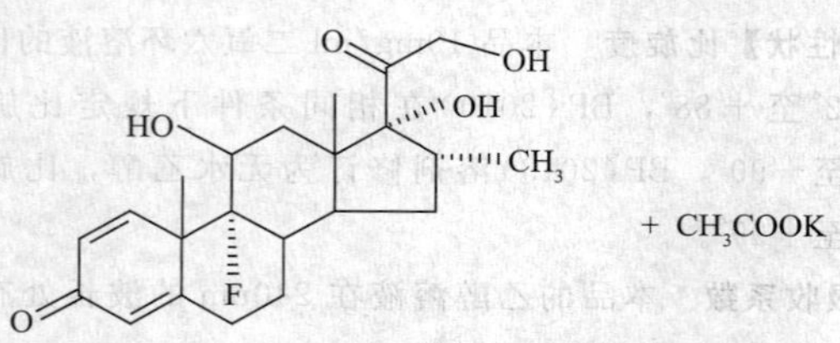

$$CH_3COOK + H_2SO_4 \longrightarrow CH_3COOH + K_2SO_4$$

$$CH_3COOH + C_2H_5OH \longrightarrow CH_3COOC_2H_5\uparrow + H_2O$$

(3)本品的红外光吸收图谱应与对照的图谱(光谱集546图)一致，主要特征吸收如下[2]。

特征谱带(cm^{-1})	归属	
3440	羟基	ν_{O-H}
1740	酯	$\nu_{C=O}$
1724	20位酮	$\nu_{C=O}$
1660	3位酮	$\nu_{C=O}$
1629，1602	烯	$\nu_{C=C}$
1240，1040	酯	ν_{C-O-C}
1060	羟基	ν_{C-O}

【检查】有关物质 采用高效液相色谱法进行检查。

中国药典(2005)有关物质的检测方法为HPLC法，用十八烷基硅烷键合硅胶柱，以甲醇-四氢呋喃-0.075mol/L醋酸钠缓冲液(pH 4.5)(30：10：60)为流动相，检测波长为242nm，并以醋酸氢化可的松与醋酸地塞米松的分离度进行系统适用性试验。实际工作中发现，四氢呋喃与水相混合后易出现混浊；流动相中含有缓冲盐，对色谱柱有一定的伤害；而且醋酸氢化可的松不是本品的工艺杂质或降解产物，以其作为系统适用性试验物质，不甚合理。

BP(2013)、Ph. Eur.(7.0)采用HPLC法，用十八烷基硅烷键合硅胶柱，以乙腈-水(38：62)为流动相，检测波长为254nm，以醋酸倍他米松与醋酸地塞米松峰的分离度大于3.3进行系统控制；USP(36)采用HPLC法，用苯基硅烷键合硅胶柱，以甲酸铵缓冲液(pH 3.6)-乙腈(3：2)为流动相，检测波长为254nm。

中国药典(2010)建立了新的HPLC系统用于有关物质检查。用十八烷基硅烷键合硅胶柱，以乙腈-水(40：60)为流动相，检测波长为240nm。结果表明，与中国药典(2005)的色谱系统相比，该系统检出的杂质多，分离效果好。系统适用性试验色谱图见图2，有关物质典型色谱图见图3。中国药典(2015)沿用了中国药典(2010)色谱条件，未作修订。

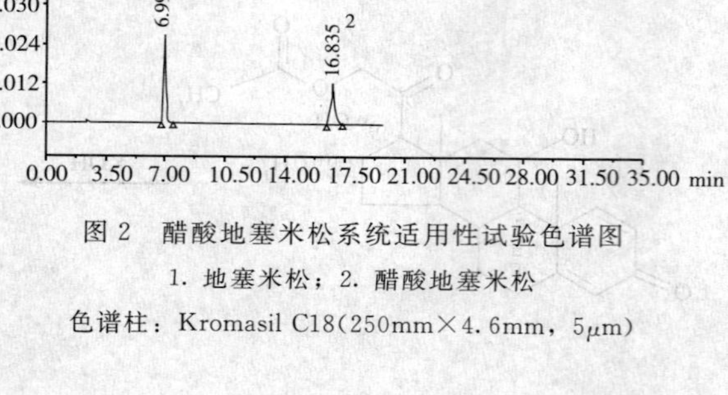

图2 醋酸地塞米松系统适用性试验色谱图

1. 地塞米松；2. 醋酸地塞米松

色谱柱：Kromasil C18(250mm×4.6mm，5μm)

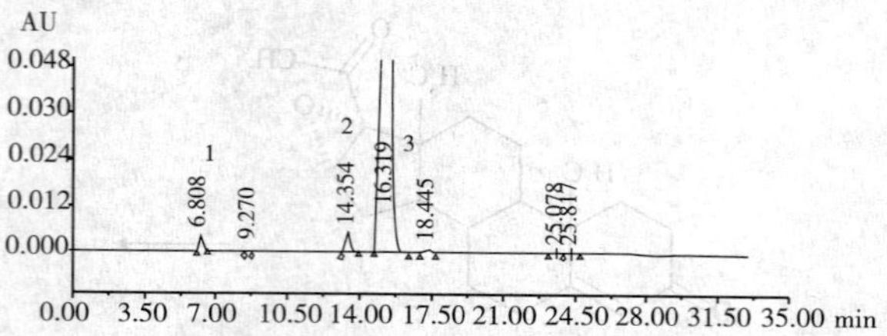

图3 醋酸地塞米松有关物质典型色谱图

1. 地塞米松；2. 上氟物；3. 醋酸地塞米松

色谱柱：Kromasil C18(250mm×4.6mm，5μm)

国内企业的生产工艺表明，醋酸地塞米松的主要工艺杂质为上氟物(16α-甲基-11β,17α-双羟基-9α-氟-孕甾-1,4-二烯-3,20-二酮)，主要降解产物为地塞米松。因地塞米松较易获得，故选择以地塞米松与本品制成的混合对照溶液进行系统适用性试验，出峰顺序依次为地塞米松、上氟物、醋酸地塞米松。结合供试品检验结果及降解试验情况，在上氟物与醋酸地塞米松峰之间有一未知杂质峰，当地塞米松峰与醋酸地塞米松峰的分离度大于20.0时，所有杂质均可获得良好分离。

使用三种品牌色谱柱：Kromasil C18柱(250mm×4.6mm，5μm)、Sepax Sapphire C18柱(250mm×4.6mm，5μm)、Diamonsil C18柱(150mm×4.6mm，5μm)，分别在Waters 2695-2487与岛津LC-2010C液相色谱仪上进行耐用性试验考察，结果良好。

杂质限量计算时，已知杂质地塞米松的量采用外标法计算，规定不得过0.5%；其他单一杂质的量采用不加校正因子的主成分自身对照法，限度为0.5%；杂质总量计算时，地塞米松相应的杂质峰面积乘以校正因子1.13，与其他各杂质峰面积加和计算，不得大于对照溶液中醋酸地塞米松的峰面积(1.0%)。

经采用逐步稀释法测定，地塞米松及醋酸地塞米松的最低检出量均为0.5ng，最低检出限为0.005%($S/N=3$)。当对照溶液浓度稀释至供试品溶液浓度的0.01%，色谱峰仍可清晰分辨，以此作为灵敏度测试的溶液。在标准中规定“供试品溶液中任何小于对照溶液主峰面积0.01倍的色谱峰可忽略不计”的描述，以增加实际工作的可操作性。

经稳定性考察，供试品溶液(浓度为0.5mg/ml)放置4小时后地塞米松杂质量逐渐增加，故标准规定“临用现制”。

干燥失重 本品为无水物，中国药典(2015)与BP(2013)、Ph. Eur.(7.0)规定在105℃干燥至恒重，减失重量不得过0.5%；USP(33)收载了一水物与无水物，规定在105℃干燥3小时，一水物限度为3.5%～4.5%，无水物限度为0.4%。

硒 由于传统生产工艺采用二氧化硒高温脱氢法，需使用多种有毒有害的试剂，如二氧化硒、醋酸汞、硫化钠等，这些有毒有害物质不但给生产上带来不安全因素，还污染环境，且反应后的“硒”不易除净，故对其残留量进行检查。规定限度为0.005%。

现国内已有部分企业改进生产工艺，采用生物脱氢法脱氢。

【含量测定】采用高效液相色谱法。

以外标法定量，醋酸地塞米松在0.0125～0.15mg/ml浓度范围内与其峰面积呈线性关系，线性方程为$A=21.09C+19.25$，$r=0.99997(n=5)$。重复性试验RSD为0.71%($n=6$)。供试品溶液(浓度为50μg/ml)在室温放置24小时基本稳定。

【制剂】中国药典(2015)收载了醋酸地塞米松片、醋酸地塞米松乳膏、醋酸地塞米松注射液以及复方醋酸地塞米松乳膏，USP(36)中收载了醋酸地塞米松注射用混悬液。

(1)醋酸地塞米松片(Dexamethasone Acetate Tablets)

国内各企业的处方中，主要辅料有糊精、淀粉、蔗糖、硬脂酸镁等。

溶出度　因醋酸地塞米松为难溶性药物，有必要对其进行溶出度检查。醋酸地塞米松几乎不溶于水，以含有0.5% SDS水溶液900ml为溶出介质。

由于本品规格较小，供试品溶出液无法直接用紫外-可见分光光度法进行测定，故选择高效液相色谱法测定溶出量，色谱条件与含量测定相同，溶出液的色谱图见图4。辅料对主成分溶出度测定无干扰，方法回收率为99.26%($n=9$)，RSD为0.65%。滤膜吸附试验结果表明，在弃去初滤液5ml后，滤膜对主成分无吸附。

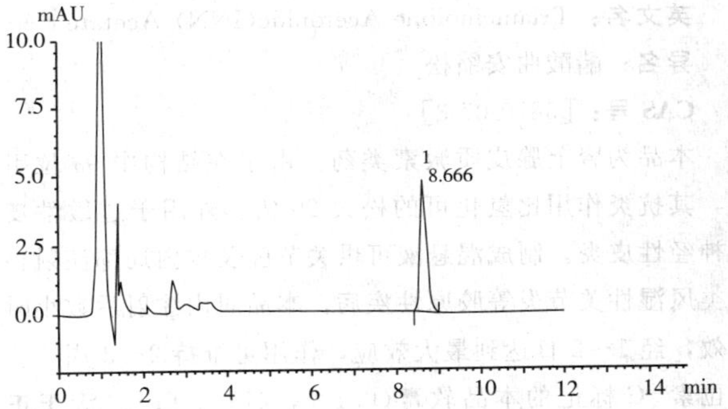

图4　醋酸地塞米松片溶出液色谱图

1. 醋酸地塞米松

色谱柱：Agilent C18(150mm×4.6mm，5μm)

含量测定与含量均匀度　均采用高效液相色谱法测定，色谱条件与原料药相同。辅料对主成分含量测定无干扰，方法回收率为99.6%($n=12$)，RSD为0.39%。

(2)醋酸地塞米松乳膏(Dexamethasone Acetate Cream)

本品为乳剂型基质的白色乳膏。国内各企业的处方中，主要辅料有硬脂酸、单硬脂酸甘油酯、白凡士林、液体石蜡、羟苯酯类防腐剂等。

含量测定　采用高效液相色谱法，色谱条件与原料药含量测定项下不同，有待今后进一步统一完善。

样品处理时采用高速匀浆机，亦可采用水浴加热溶解法。在供试品中加入适量甲醇后，置80℃水浴中加热使基质完全融化，放冷，再用甲醇稀释至刻度，摇匀，置冰浴中冷却2小时以上，迅速用滤膜(0.45μm)滤过。

(3)醋酸地塞米松注射液(Dexamethasone Acetate Injection)

含量测定　采用氯化三苯四氮唑比色法。醋酸地塞米松结构中17位侧链上有α-醇酮基，本品的无水乙醇溶液在碱性条件下与氯化三苯四氮唑试液反应，生成红色溶液，在485nm的波长处有最大吸收，供试品与对照品同法处理后，测定吸光度值计算含量。

该方法专属性不强，容易受到其他甾体化合物的干扰，且测定时易受反应温度与时间、pH值、氧化和光照等各种因素的影响，因此在操作中应严格控制试验条件，才能获得满意的结果。可参考原料药项下的高效液相色谱系统，加以改进完善。

(4)复方醋酸地塞米松乳膏(Compound Dexmethasone Acetate Cream)

复方醋酸地塞米松乳膏为醋酸地塞米松与樟脑、薄荷脑组成的复方制剂，根据国内多数企业提供的处方工艺，本品处方中的辅料主要有单硬脂酸甘油酯、硬脂酸、液体石蜡、甘油、十六或十八醇及羟苯乙酯，各个生产厂家的辅料配比及组成各不相同。

中国药典(2005)采用HPLC法测定醋酸地塞米松的含量，对处方中的樟脑与薄荷脑进行鉴别。鉴于樟脑与薄荷脑均为药效成分，应对其含量进行控制，起草单位着重对樟脑与薄荷脑含量测定法进行了研究。

首先对色谱柱的极性进行了考察，分别采用HP-20M色谱柱(25m×0.32mm，0.3μm)及Agilent INNOWax色谱柱(30m×0.53mm，1μm)试验，发现样品的色谱峰基线无法平衡，同时，樟脑对照品进样显示，在薄荷脑峰位处有一杂质峰，按照面积归一法计算约为0.5%，考虑到处方中含有甘油等极性成分，在强极性柱可能保留较强，干扰测定。故采用中等极性色谱柱DB-624进行考察分离条件。结果显示，樟脑对照品中的杂质峰与薄荷脑峰基本分离，辅料峰不干扰测定。试验中考察了三种柱温130℃、140℃、150℃，及四种流速0.5、1.0、1.5、2.0ml/min，试验结果显示，在低温及高流速条件下，樟脑中的杂质峰干扰薄荷脑峰测定，故选择140℃，1.0ml/min的色谱条件。经专属性试验考察，按各生产厂家提供的处方中辅料组成的最大量配制混合辅料，中国药典(2010)色谱条件下，辅料及溶剂均不干扰测定。经线性试验考察，樟脑在0.07916～1.1874mg/ml浓度范围内，薄荷脑在0.08024～1.2036mg/ml浓度范围内，峰面积比值与浓度均呈良好的线性关系。该方法下樟脑和薄荷脑的回收率分别为101.3%(RSD=0.4%，$n=9$)，101.6%(RSD=0.3%，$n=9$)，按照信噪比($S/N=10$)计算，樟脑和薄荷脑的定量限分别为8.024μg/ml和7.916μg/ml。溶液稳定性试验结果表明，对照品溶液和供试品溶液在20小时内稳定。在下述色谱条件(表1)下，全辅料溶液、对照品溶液及供试品溶液典型色谱图分别见图5、图6、图7。

表 1

仪器：Aglient 7890A 气相色谱仪；7683B 自动进样器

色谱柱：DB624 30m×0.32mm，1.8μm

载气：氮气

FID 检测器温度：220℃

进样口温度：200℃

分流比：10∶1

进样量：1μl

柱程序：

	温度	维持时间	氮气流速
分析程序	140℃	20min	1ml/min
后运行程序	200℃	5min	2ml/min

H_2：30ml/min

Air：300ml/min

N_2：30ml/min

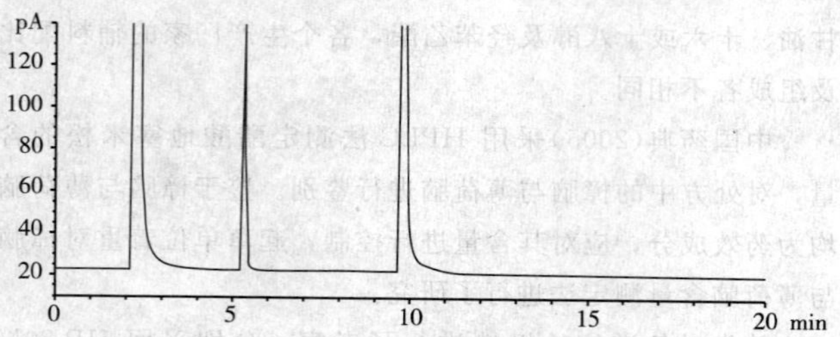

图 5　全辅料色谱图

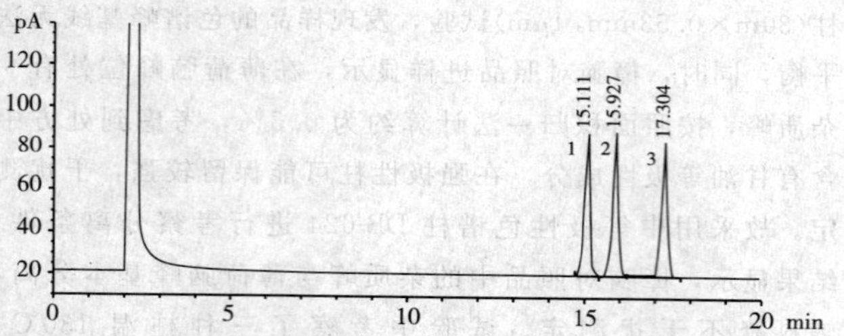

图 6　对照品溶液色谱图

1. 樟脑；2. 薄荷脑；3. 内标

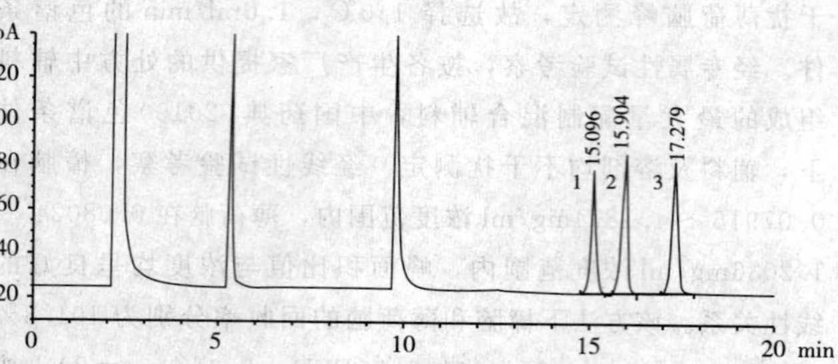

图 7　供试品溶液色谱图

1. 樟脑；2. 薄荷脑；3. 内标

参考文献

[1] 国家药典委员会．中华人民共和国药典临床用药须知·化学药及生物制品卷［M］．2005 年版．北京：化学工业出版社，2005：406.

[2] 中华人民共和国卫生部药典委员会．中华人民共和国药典 1990 年版二部药典注释［M］．北京：化学工业出版社，1993.

撰写　贾艺琦　胡雅斐　天津市药品检验研究院

复核　唐素芳　天津市药品检验研究院

醋酸曲安奈德

Triamcinolone Acetonide Acetate

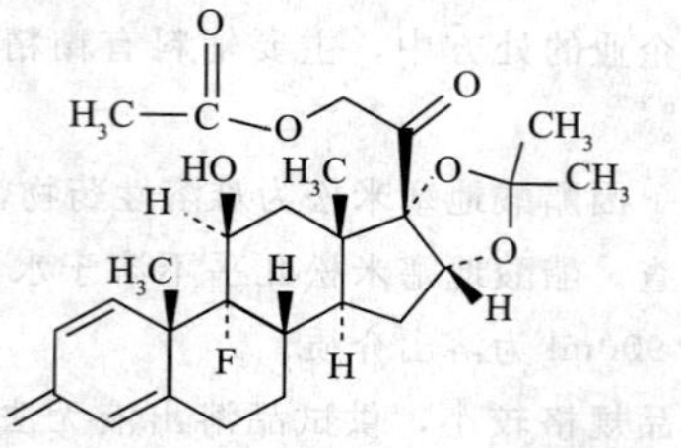

$C_{26}H_{33}FO_7$　476.54

化学名：16α,17-[(1-甲基亚乙基)双(氧)]-11β,21-二羟基-9-氟孕甾-1,4-二烯-3,20-二酮 21-醋酸酯

9-fluoro-11β,21-dihydroxy-16α,17-(1-methylethylidenedioxy)-pregna-1,4-diene-3,20-dione-21-acetate

英文名：Triamcinolone Acetonide(INN) Acetate

异名：醋酸曲安缩松

CAS 号：[3870-07-3]

本品为肾上腺皮质激素类药。由于在结构中 9α 位引入氟，其抗炎作用比氢化可的松大 20 倍。外用于过敏性皮炎及神经性皮炎。制成混悬液可供关节腔及皮内局部注射，治疗类风湿性关节炎等胶原性疾病。本品肌内注射后数小时内生效，经 1～2 日达到最大效应，作用可维持 2～3 周[1]。用同位素 ^{14}C 标记的本品软膏（0.1%，218.3kBg/g）涂于正常皮肤，1 周后在表皮尚存有 ^{14}C 放射性物质[2]。

本品的游离体曲安奈德首先由 Fried 及 Bernstein 等于 1958 年合成，本品国内于 1971 年研制成功。

本品仅中国药典（2015）收载，BP（2013）、Ph. Eur.（7.0）、USP(36)、JP(16)中均收载游离体曲安奈德。

【制法概要】国内企业提供的合成工艺简述如下。

(1)氧化

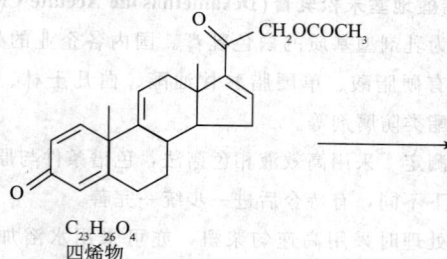

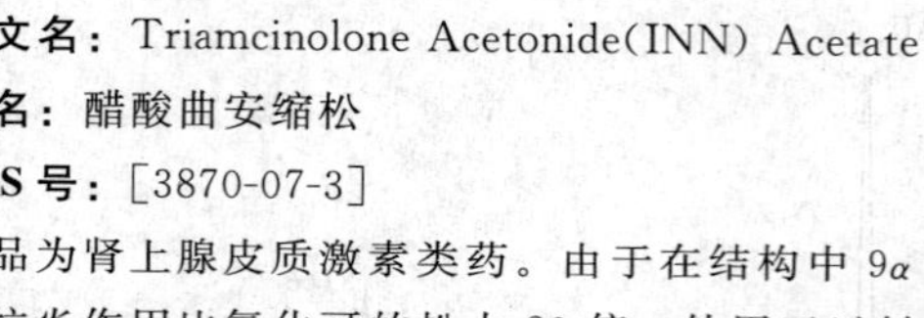

$C_{23}H_{26}O_4$
四烯物

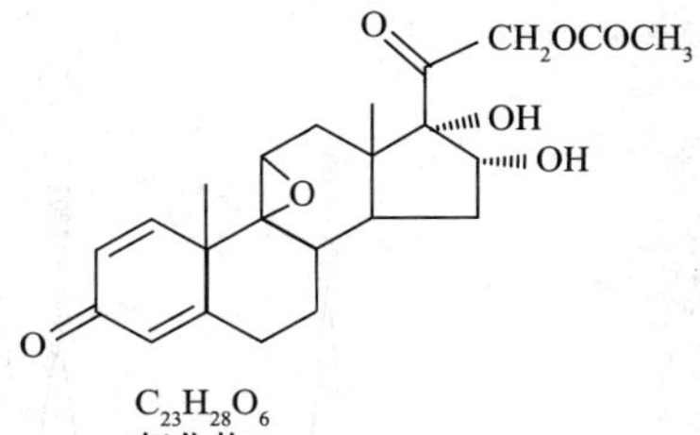

$C_{23}H_{28}O_6$
氧化物

(2)缩环

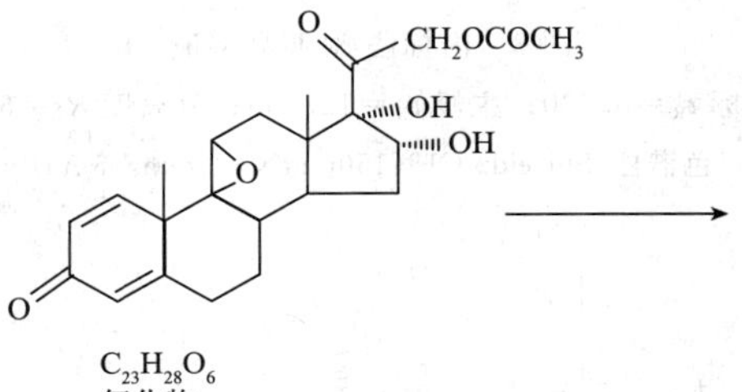

$C_{23}H_{28}O_6$
氧化物

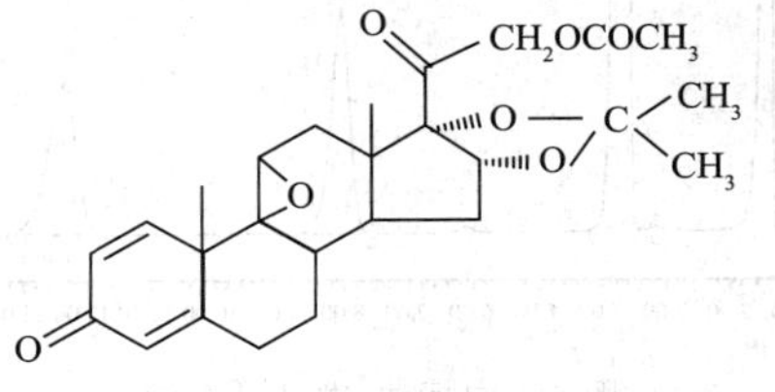

$C_{26}H_{32}O_7$
缩环物

(3)上氟

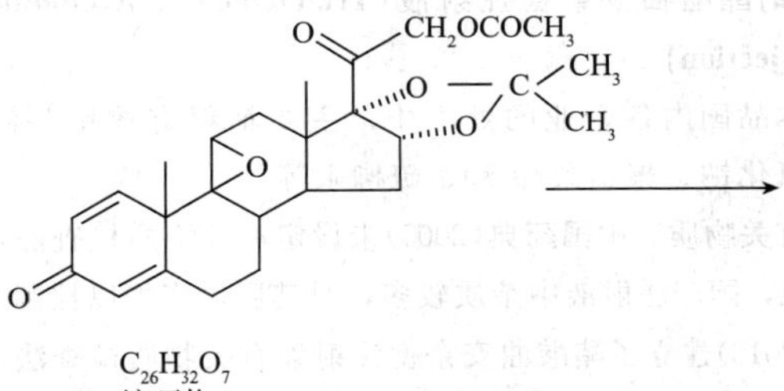

$C_{26}H_{32}O_7$
缩环物

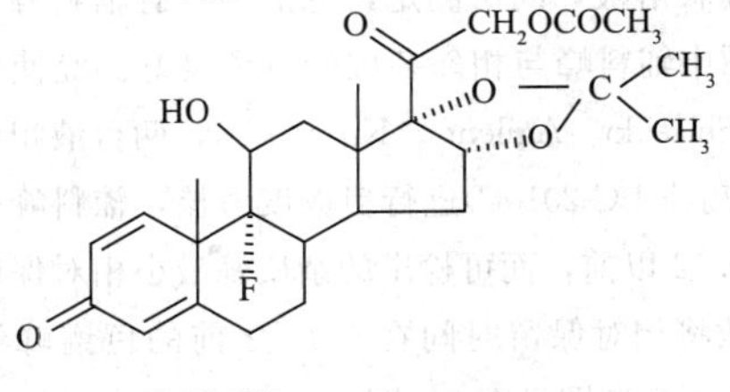

$C_{26}H_{32}FO_7$
上氟物

【性状】比旋度 本品 10mg/ml 的二氧六环溶液，比旋度应为＋92°至＋98°。《默克索引》第 13 版记载其三氯甲烷溶液在 23℃时比旋度为＋92°。

本品的乙醇溶液在紫外光照射下 A 环易降解。

【鉴别】(1)本品结构中 C_{17} 位的 α-醇酮具有强还原性，与斐林试剂反应生成红色氧化亚铜沉淀。

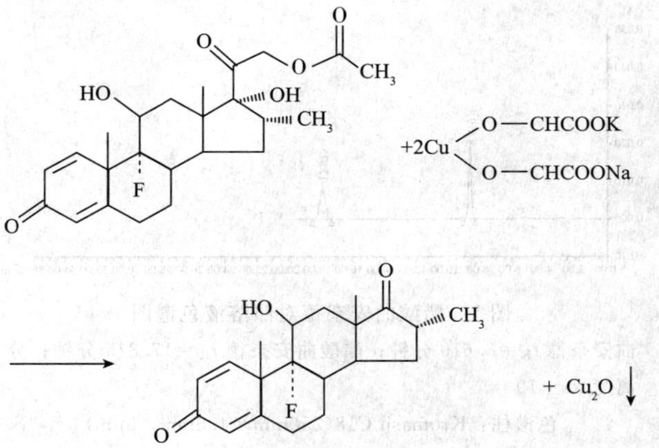

(2)本品的红外光吸收图谱应与对照的图谱(光谱集 547 图)一致，主要特征吸收如下[2]。

特征谱带(cm^{-1})	归属	
3350	羟基	ν_{O-H}
1755	酯	$\nu_{C=O}$
1730	20 位酮	$\nu_{C=O}$
1668	3 位酮	$\nu_{C=O}$
1650，1610	1,4-二烯	$\nu_{C=C}$
1232	酯	ν_{C-O}
1058	醚及酯	ν_{C-O}

【检查】氟 本品理论含氟量为 3.99%，中国药典(2010)规定含氟量为 3.6%～4.4%。

有关物质 中国药典(2005)采用薄层色谱法检查有关物质，经考察，该方法专属性不强，灵敏度低。中国药典(2010)建立了 HPLC 系统用于有关物质检查。用 C18 柱，以甲醇-水(60∶40)为流动相，检测波长为 240nm。参考生产工艺及本品的稳定性，在醋酸曲安奈德原料药中含有曲安奈德，而且醋酸曲安奈德经光照、氧化等均可产生降解物曲安奈德。所以曲安奈德既是工艺杂质也是贮藏时可产生的降解杂质。故选择以曲安奈德与本品制成的混合对照溶液进行系统适用性试验，出峰顺序依次为曲安奈德及醋酸曲安奈德。结合供试品检验结果及降解试验情况，当曲安奈德峰与醋酸曲安奈德峰的分离度大于 10.0 时，所有杂质均可获得良好分离。

使用三种品牌色谱柱：Kromasil C18 柱(250mm×4.6mm，5μm)；Agilent C18 柱(250mm×4.6mm，5μm)；Shiseido C18 柱(150mm×4.6mm，5μm)。分别在 Waters 2695-2487 与岛津 LC-2010C 液相色谱仪上进行耐用性试验考察，结果良好。

经与中国药典(2005)的色谱系统相比，该 HPLC 系统检出的杂质多，分离效果好。

有关物质典型色谱图见图 1、图 2。经稳定性考察，供试品溶液在 24 小时内基本稳定。

中国药典(2015)未作修订。

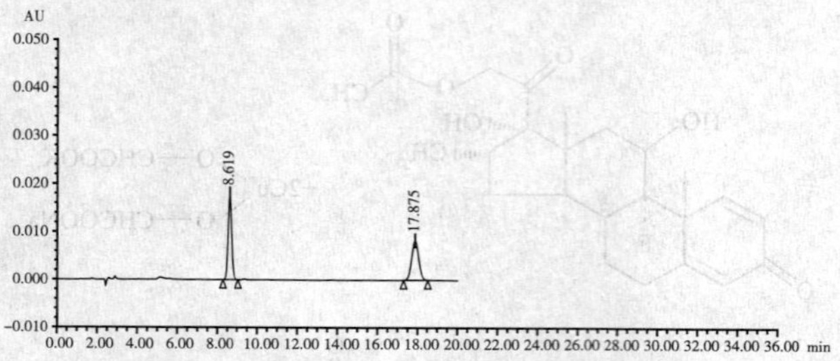

图 1　醋酸曲安奈德对照溶液色谱图

曲安奈德 t_R＝8.619 分钟；醋酸曲安奈德 t_R＝17.875 分钟；分离度 Rs＝19

色谱柱：Kromasil C18(250mm×4.6mm，5μm)

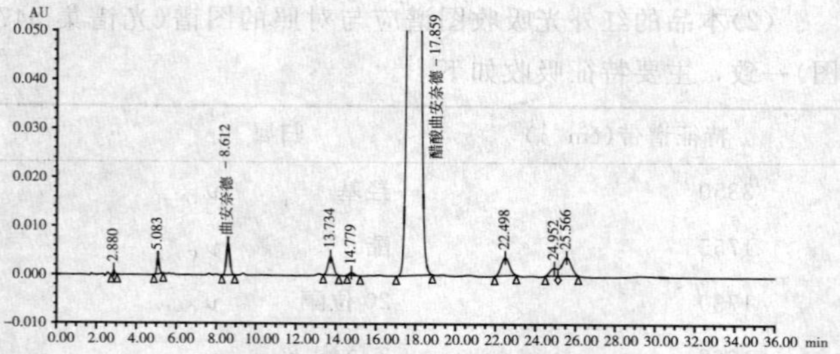

图 2　醋酸曲安奈德有关物质典型色谱图

色谱柱：Kromasil C18(250mm×4.6mm，5μm)

硒　由于传统生产工艺采用二氧化硒高温脱氢法，需使用多种有毒有害的试剂，如二氧化硒、醋酸汞、硫化钠等，这些有毒有害物质不但给生产上带来不安全因素，还污染环境，且反应后的“硒”不易除净，严重影响了药品质量，故对其残留量进行检查。规定限度为 0.005%。

现国内已有部分企业改进生产工艺，采用生物脱氢法脱氢。

【含量测定】中国药典(2005)为高效液相色谱法，流动相为甲醇-水-乙醚(62：38：2)，以炔诺酮为内标物。因上述色谱条件中含有乙醚，在实际工作中因乙醚极具挥发性造成色谱系统不稳定，影响测定结果，故中国药典(2010)对色谱条件进行了修改，将含量测定色谱系统与有关物质统一，并修订为外标法，供试品溶液及对照品溶液的浓度未修订。经方法学验证，醋酸曲安奈德在 5.076～126.9μg/ml 浓度范围内与其峰面积呈线性关系，线性方程为 $A=3.8\times10^4C-1.9\times10^4$，$r=0.99998(n=5)$。精密度试验 RSD 为 0.43%($n$=6)。中国药典（2015）未作修订。

【制剂】中国药典(2015)收载了醋酸曲安奈德乳膏与醋酸曲安奈德注射液。

(1)醋酸曲安奈德乳膏(Triamcinolone Acetonide Acetate Cream)

本品为乳剂型基质的白色乳膏。本品在生产及贮存期间易水解，致使含量下降，国内生产厂均通过试验证实，故生产时应加入适宜的稳定剂。国内各企业的处方中，主要辅料有十八醇、甘油、白凡士林、液体石蜡、羟苯酯类防腐剂等。

含量测定　采用高效液相色谱法，方法回收率为 99.1%；RSD 为 0.45%(n=9)。基质中各成分峰与主成分峰完全分离。乳膏剂含量测定典型色谱图见图 3、图 4。

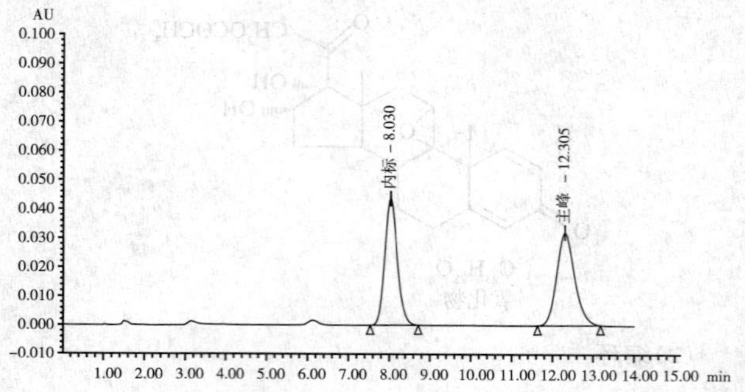

图 3　内标法-对照品溶液

内标 t_R＝8.030；主峰 t_R＝12.305；分离度 Rs＝6.3

色谱柱：Shiseido C18(150mm×4.6mm，5μm)

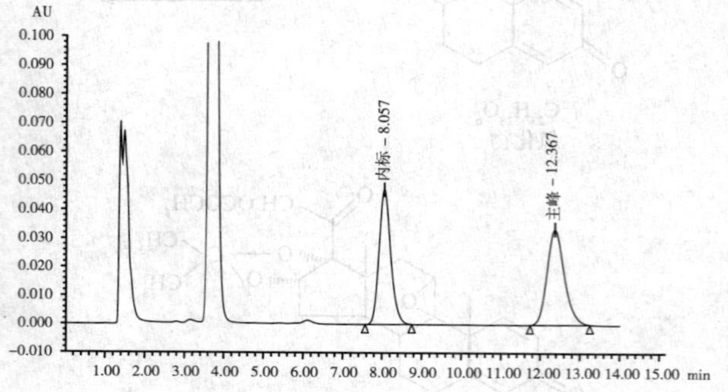

图 4　内标法-供试品溶液

内标 t_R＝8.057；主峰 t_R＝12.367

色谱柱：Shiseido C18(150mm×4.6mm，5μm)

(2)醋酸曲安奈德注射液(Triamcinolone Acetonide Acetate Injection)

本品国内各企业的处方中，主要辅料有羧甲基纤维素钠、氯化钠、聚山梨酯 80、硫柳汞等。

有关物质　中国药典(2005)未设定有关物质检查法，经考察发现，国产注射液中杂质较多，对其质量应加以控制，中国药典(2010)建立了醋酸曲安奈德注射液有关物质检查法。按处方量配制空白辅料溶液，同法测定，色谱图中有辅料峰，在供试品溶液色谱图中辅料峰与相邻杂质峰分离良好。经使用了三种品牌色谱柱(Shiseido、Agilent 、Kromasil)，两台液相色谱仪(Waters 2695、岛津 LC-2010C)进行粗放度考核，辅料峰的相对保留时间均在 0.12 以前，而可检出的杂质峰最小相对保留时间均大于 0.15，故将相对保留时间在 0.15 之前的色谱峰予以扣除。有关物质典型色谱图见图 5、图 6。

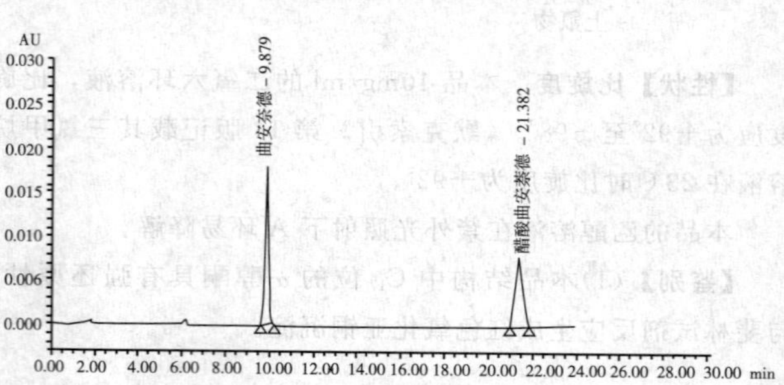

图 5　醋酸曲安奈德注射液对照溶液色谱图

曲安奈德 t_R＝9.879 分钟；醋酸曲安奈德 t_R＝21.382 分钟；R＝19

色谱柱：Kromasil C18(250mm×4.6mm，5μm)

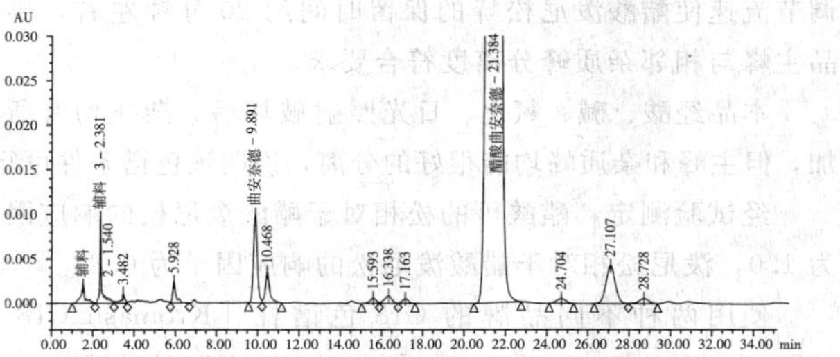

图 6　醋酸曲安奈德注射液有关物质典型色谱图

色谱柱：Kromasil C18(250mm×4.6mm，5μm)

经稳定性考察，供试品溶液中曲安奈德的量随时间逐渐增大，故供试品溶液应临用现制。

中国药典（2015）未作修订。

细菌内毒素　本品临床每小时用药最大剂量是肌内注射每次 100mg(中国医师药师临床用药指南)，内毒素计算限值约为 3.0EU/mg；国外标准中 USP(36)收载的曲安奈德注射混悬液为 4.4USP EU/mg。中国药典(2015)规定本品细菌内毒素限值为 3.0EU/mg，与内毒素计算值比较，安全系数为 1(供肌内注射安全系数可更大)。

本品 1.25mg/ml 对内毒素检查方法未见干扰。

含量测定　中国药典(2005)含量测定为比色法，三氯甲烷提取后用碱性四氮唑试液显色后在 485nm 波长处测定吸光度，不但操作繁琐，而且专属性较差。根据研究结果，中国药典(2010)含量测定采用高效液相色谱法。中国药典(2015)未作修订。方法回收率为 100.8%；RSD 为 1.0%(n=9)，辅料不干扰，精密度试验 RSD 为 1.0%(n=6)。

参考文献

[1] 国家药典委员会．中华人民共和国药典临床用药须知·化学药及生物制品卷［M］．2005 年版．北京：化学工业出版社．

[2] 中华人民共和国卫生部药典委员会．中华人民共和国药典 1990 年版二部药典注释［M］．北京：化学工业出版社，1993.

撰写　贾艺琦　王　祥　天津市药品检验研究院

复核　唐素芳　天津市药品检验研究院

醋酸泼尼松

Prednisone Acetate

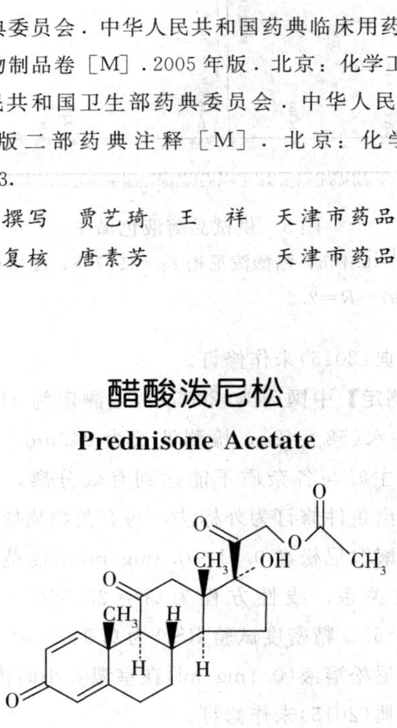

$C_{23}H_{28}O_6$　400.47

化学名： 17α,21-二羟基孕甾-1,4-二烯-3,11,20-三酮 21-醋酸酯

17,21-dihydroxypregna-1,4-diene-3,11,20-trione 21-acetate

英文名： Prednisone(INN) Acetate

异名： 醋酸强的松

CAS 号： ［125-10-0］

本品为肾上腺皮质激素类药[1]。具有抗炎及抗过敏作用，能抑制结缔组织的增生，降低毛细血管壁和细胞膜的通透性，减少炎性渗出，并能抑制组胺及其他毒性物质的形成和释放。本品还能促进蛋白质分解转变为糖，减少葡萄糖的利用，因而使血糖及肝糖元增加，并出现糖尿；同时增加胃液分泌，促进食欲。临床上主要用于各种急性严重细菌感染、严重过敏性疾病、胶原性疾病(红斑狼疮、结节性动脉周围炎等)、风湿病、类风湿性关节炎、肾病综合征、严重支气管哮喘、血小板减少性紫癜、粒细胞减少症、急性淋巴性白血病、各种肾上腺皮质功能不全症、剥脱性皮炎、天疱疮、神经性皮炎、湿疹等。泼尼松易于被胃肠道吸收，但需经肝脏转化为泼尼松龙后才能生效；转化生物半衰期约为 60 分钟。不宜作关节腔注射或表面用药。本品的生物利用度约为泼尼松龙的 80%[1]。其抗炎、糖代谢、钠潴留、血浆半衰期及生物半衰期分别为氢化可的松的 3.5、4、0.6、0.7 及 1.5 倍。体内分布以肝中含量最高，依次为血浆、脑脊液、胸水、腹水、肾，在血中本品大部分与血浆蛋白结合，游离的和结合型的代谢物自尿中排出，部分以原型排出，小部分可经乳汁排出。长期大量服用引起柯兴征，诱发神经精神症状以及消化系统溃疡、骨质疏松、生长发育受抑制、并发和加重感染。

泼尼松首先由美国 Schering 公司于 1959 年采用美国专利 2897296 生产，国内于 1963 年开始生产。

除中国药典(2015)收载外，BP(2013)、Ph. Eur. (7.0)、USP(36)中均未收载，但均收载了泼尼松(Prednisone)。

【制法概要】 利用节杆菌(Arthrobacter Simplex By-2-13)在发酵过程中所产生的脱氢酶对醋酸可的松的 A 环 1，2 位进行脱氢而制得醋酸泼尼松。国内企业提供的合成工艺简述如下。

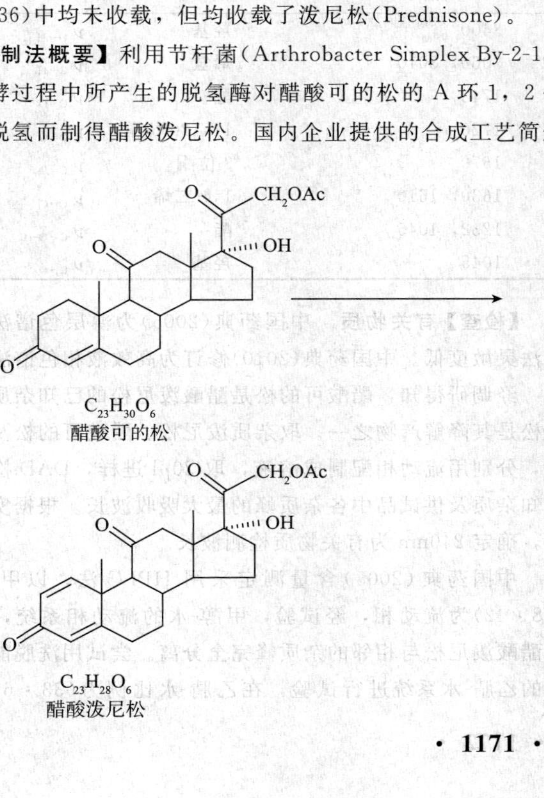

【性状】吸收系数　本品的无水乙醇溶液在 238nm 的波长处有最大吸收(图 1)，吸收系数($E_{1cm}^{1\%}$)为 373～397。

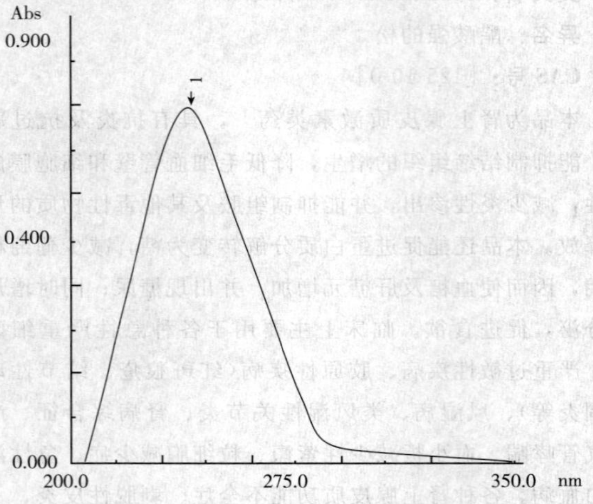

图 1　醋酸泼尼松紫外吸收图谱

熔点　中国药典(2005)性状项下规定熔点为 235～242℃，熔融时同时分解。经试验，由于熔点较高，传温液硅油在此温度下接近沸点，产生烟雾，不利于熔点观察，有害于实验者健康，因此自中国药典(2010)起不收载熔点。

【鉴别】(1)因结构中 17 位侧链上有 α-醇酮基，本品的乙醇溶液在碱性条件下与氯化三苯四氮唑试液反应，生成红色溶液。

(2)系甾酮与硫酸的显色反应，文献报道其反应机制，认为是酮基的质子化反应，形成正碳离子，然后进行 HSO_4^- 添加[2]。

(3)本品的红外光吸收图谱应与光谱集 549 图一致，其主要特征吸收如下[2]。

特征谱带(cm^{-1})	归属	
3400	羟基	ν_{O-H}
3060，3010	烯氢	ν_{C-H}
1743	酯	$\nu_{C=O}$
1720	11，20 位酮	$\nu_{C=O}$
1670	3 位酮	$\nu_{C=O}$
1630，1610	1,4-二烯	$\nu_{C=C}$
1232，1045	酯	ν_{C-O-C}
1045	羟基	ν_{C-O}

【检查】有关物质　中国药典(2005)为薄层色谱法，该方法灵敏度低。中国药典(2010)修订为高效液相色谱法。

经调研得知，醋酸可的松是醋酸泼尼松的已知杂质，泼尼松是其降解产物之一。取杂质泼尼松、醋酸可的松及供试品，分别用流动相配制成溶液，取 20μl 进样，DAD 检测各已知杂质及供试品中各杂质峰的最大吸收波长。根据实验结果，确定 240nm 为有关物质检测波长。

中国药典(2005)含量测定采用 HPLC 法，以甲醇-水(58∶42)为流动相，经试验，甲醇-水的流动相系统，无法使醋酸泼尼松与相邻的杂质峰完全分离。尝试用洗脱能力更强的乙腈-水系统进行试验，在乙腈-水比例为(33∶67)时，调节流速使醋酸泼尼松峰的保留时间约 20 分钟左右，供试品主峰与相邻杂质峰分离度符合要求。

本品经酸、碱、氧化、日光照射破坏后，杂质均有所增加，但主峰和杂质峰均能很好的分离，说明该色谱条件可行。

经试验测定，醋酸可的松相对于醋酸泼尼松的响应因子为 1.0，泼尼松相对于醋酸泼尼松的响应因子为 0.8。

使用两种不同品牌的 C18 色谱柱［Kromasil C18 柱(250mm × 4.6mm，5μm)、Diamonsil C18 柱(150mm × 4.6mm，5μm)］、两台液相色谱仪(Waters 2695-248、岛津 LC-2010C)进行试验，结果检出的杂质个数与杂质量基本一致，且杂质与主成分之间均达到完全分离。

试验结果表明对照溶液在 12 小时内稳定，但供试品溶液稳定性较差，随着时间的延长杂质量逐渐增加，故应临用现制。有关物质检查的典型色谱图见图 2、图 3。

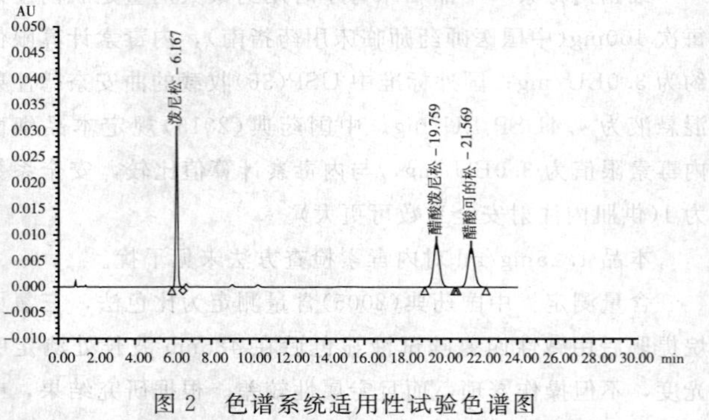

图 2　色谱系统适用性试验色谱图

泼尼松 t_R＝6.167；醋酸泼尼松 t_R＝19.759；醋酸可的松 t_R＝21.569，R＝2.9

色谱柱：Kromasil C18(250mm×4.6mm，5μm)

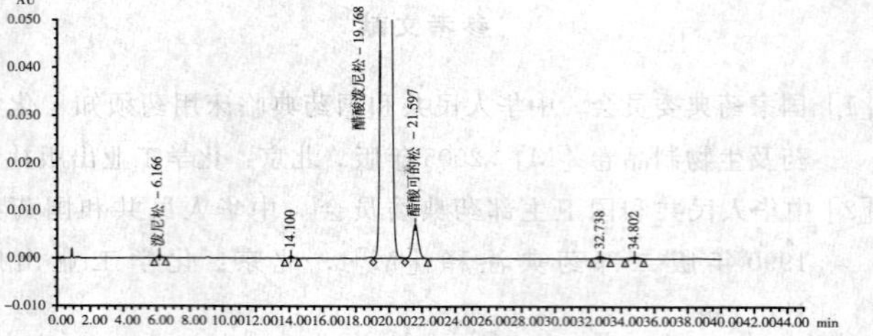

图 3　供试品溶液色谱图

泼尼松 t_R＝6.166；醋酸泼尼松 t_R＝19.768；醋酸可的松 t_R＝21.597　R＝2.9

中国药典(2015)未作修订。

【含量测定】中国药典(2005)含量测定为 HPLC 法，流动相为甲醇-水(58∶42)，检测波长为 240nm，内标法。原色谱条件下主峰与各杂质不能达到有效分离，故中国药典(2010)将色谱条件修订为外标法，与有关物质统一。经方法学研究，醋酸泼尼松在 0.01～0.3mg/ml 浓度范围内与其峰面积呈线性关系，线性方程为 $A＝22.69C＋13.22$，$r＝0.99998$(n＝5)。精密度试验 RSD 为 0.94%(n＝6)。试验表明，醋酸泼尼松溶液(0.1mg/ml)在室温 8 小时内稳定。

中国药典(2015)未作修订。

【制剂】中国药典(2015)收载了醋酸泼尼松片、醋酸泼尼松眼膏。

(1)醋酸泼尼松片(Prednisone Acetate Tablets)

国内各企业的处方中，本品的辅料主要有淀粉、乳糖、微晶纤维素、硬脂酸镁、糊精、磷酸氢钙等，各厂家的用量不尽相同。

溶出度　中国药典(2005)溶出度测定法为：桨法，转速为每分钟 100 转，以 0.25%十二烷基硫酸钠 600ml 为溶出介质，45 分钟取样，采用分光光度法测定溶出量，限度为 70%。中国药典(2010)采用 HPLC 法测定溶出量，色谱条件与含量测定相同。试验结果表明，HPLC 法测定结果较计算分光光度法低，消除辅料干扰的效果更佳，结果也更为准确可靠。方法平均回收率为 100.9%($n=9$)，RSD 为 0.90%。中国药典(2015)未作修订。

含量及含量均匀度测定　中国药典(2005)含量测定方法为高效液相色谱法，中国药典(2010)根据原料药的研究结果，修订了色谱系统，与原料药含量测定方法统一。经试验，本方法平均回收率为 99.9%($n=9$)，RSD 为 0.87%。中国药典(2015)未作修订。

(2)醋酸泼尼松眼膏(Prednisone Acetate Eye Ointment)

含量测定　提取处理后采用氯化三苯四氮唑比色法。该方法专属性不强，易受其他甾体化合物的干扰，且测定时易受反应温度与时间、pH 值、氧化和光照等各种因素的影响。可参考原料药项下的高效液相色谱系统，加以改进和完善。

参考文献

[1] 国家药典委员会．中华人民共和国药典临床用药须知·化学药及生物制品卷［M］．2005 年版．北京：化学工业出版社，2005.

[2] 中华人民共和国卫生部药典委员会．中华人民共和国药典 1990 年版二部药典注释［M］．北京：化学工业出版社，1993.

撰写　贾艺琦　王　祥　天津市药品检验研究院
复核　唐素芳　天津市药品检验研究院

醋酸泼尼松龙

Prednisolone Acetate

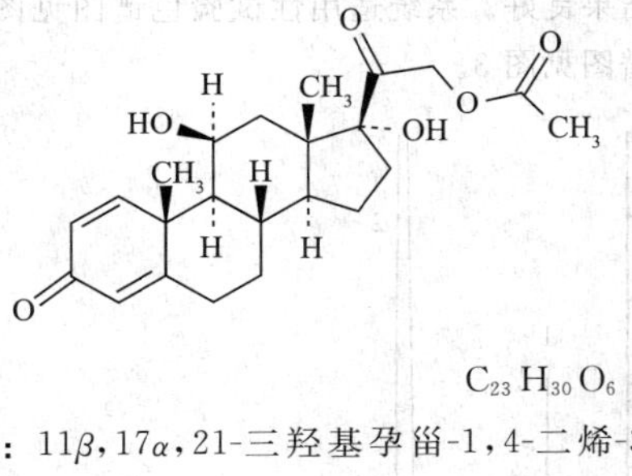

$C_{23}H_{30}O_6$　402.49

化学名：11β，17α，21-三羟基孕甾-1，4-二烯-3，20-二酮-21-醋酸酯

11β，17α，21-trihydroxypregna-1，4-diene-3，20-dione-21-acetate

英文名：Prednisolone(INN) Acetate

异名：醋酸强的松龙；醋酸氢化泼尼松

CAS 号：［52-21-1］

本品为肾上腺皮质激素药。其主体泼尼松龙(PL)与氢化可的松(HC)的药理作用相似。在化学结构上，其不同点是前者在 $C_1—C_2$ 处为双键，其糖代谢和抗炎作用较后者强 4～5 倍，而电解质代谢作用较后者弱[1]。二者药理作用的比较见表 1。

表 1

	抗炎	糖代谢	钠潴留	血浆半衰期	生物半衰期	抗炎等效剂量
HC(短效)	1	1	1	90min	8～12h	20mg
PL(中效)	4	4	1	7200min	12～30h	5mg

临床用于过敏性与自身免疫性炎症疾病，胶原性疾病。如类风湿性关节炎、红斑狼疮、严重支气管哮喘、肾病综合征、各种肾上腺皮质功能不足征、剥脱性皮炎、无疱疮神经性皮炎、类湿疹等。

本品极易由消化道吸收，其本身以活性形式存在，无需经肝脏转化及发挥其生物效应。口服后约 1～2 小时血药浓度达峰值，$t_{1/2}$ 为 2～3 小时。在血中本品大部分与血浆蛋白结合(但结合率低于氢化可的松)，游离的与结合型代谢物自尿中排出，小部分可经乳汁排出[2]。糖皮质激素在应用生理剂量替代治疗时无明显不良反应，不良反应多发生在应用药理剂量时，而且与疗程、剂量、用药种类、用法及给药途径等有密切关系。常见不良反应有以下几类：①长程使用可引起医源性库欣综合征、骨质疏松及骨折、消化性溃疡或穿孔，儿童生长受到抑制等；②患者可出现精神症状如欣快感、激动、谵妄、不安、定向力障碍，也可表现为抑制；③并发感染为肾上腺皮质激素的主要不良反应；④糖皮质激素停药综合征。

本品由 Nobile 等于 1955 年用微生物法制得；由 Herzog 等于同年用合成法制得。国内于 1965 年投产。

除中国药典(2015)收载外，BP(2015)、Ph. Eur.(7.0)、USP(36)、JP(16)中亦有收载。

据报道[3]，本品有两种晶型(A 型和 B 型)和一种水合物(C 型)。A 型为稳态晶型，由醇重结晶制得；B 型为亚稳态晶型，是水合物干燥所得。实验表明，同质多晶型物的表面自由能、溶解度和摩尔溶化热及其片剂的溶解度均有显著差异。

【制法概要】[1]

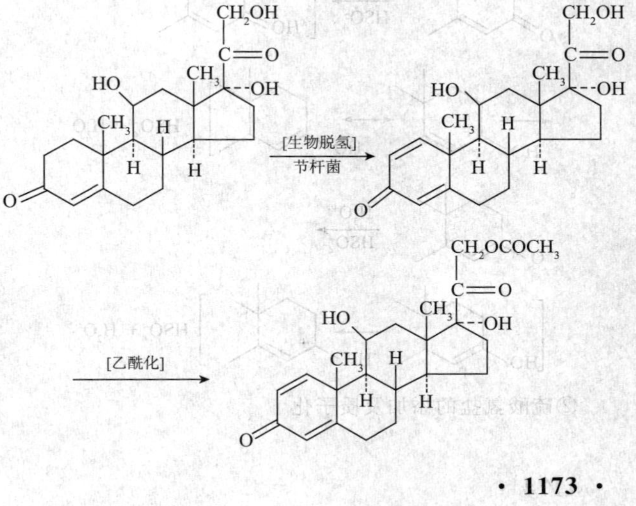

【性状】比旋度 中国药典(2015)、USP(36)规定本品的10mg/ml二氧六环溶液的比旋度为+112°至+119°；BP(2013)、Ph. Eur.(7.0)、JP(16)规定本品3.5 mg/ml甲醇溶液的比旋度为+128°至+137°。

吸收系数 本品的无水乙醇溶液在243nm的波长处有最大吸收，吸收系数($E_{1cm}^{1\%}$)为355～385，紫外吸收图谱见图1。

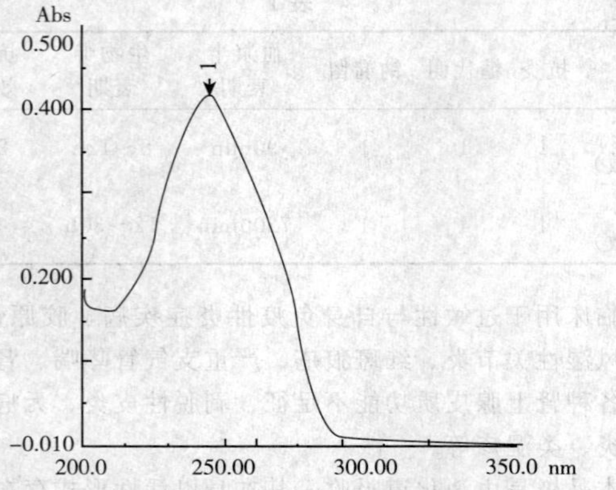

图1 醋酸泼尼松龙紫外吸收图谱

【鉴别】(1)本品结构中C_{17}位的α-醇酮具有强还原作用，与斐林试剂反应生成红色氧化亚铜沉淀。

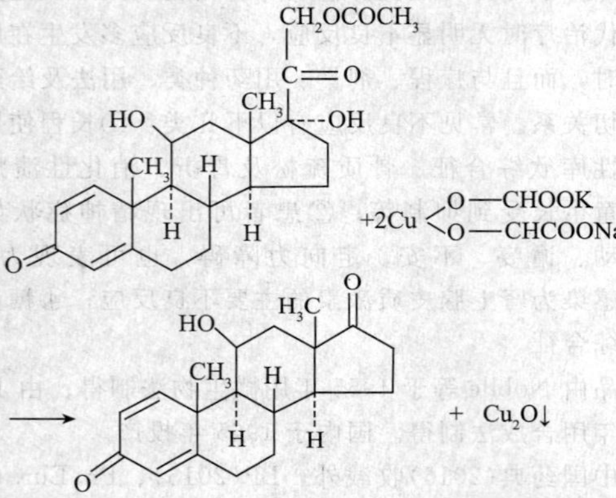

(2)本品加硫酸显玫瑰红色，系甾酮与硫酸的显色反应。文献报道其反应机制，认为是酮基的质子化反应，形成正碳离子，然后进行HSO_4^-添加[1]。

①质子化

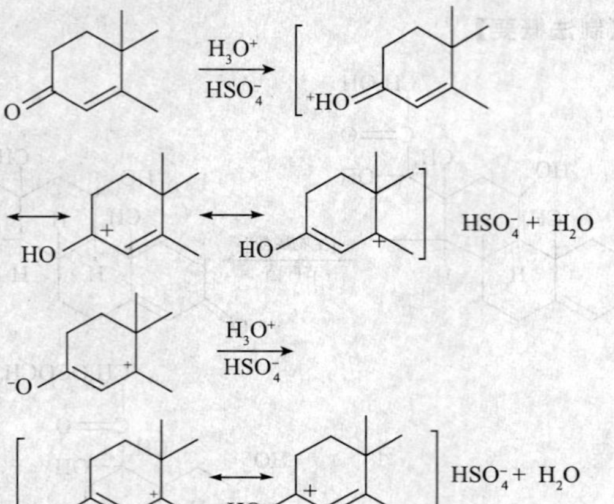

②硫酸氢盐的添加及质子化

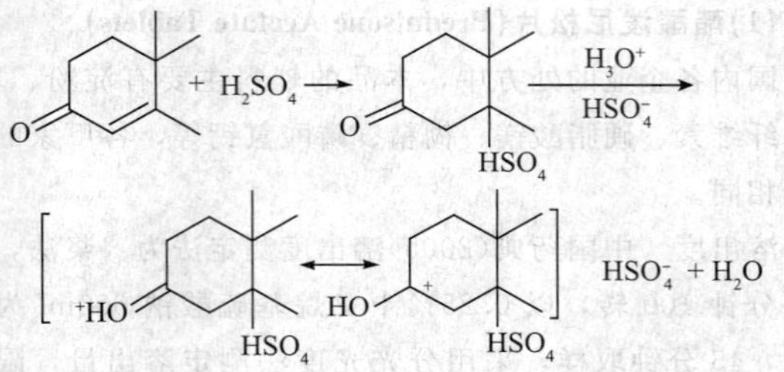

(3)本品的红外光吸收图谱应与光谱集553图一致，其主要特征吸收如下[1]。

特征谱带(cm⁻¹)	归属	
3400，3290	羟基	ν_{O-H}
3060，3020	烯氢	ν_{C-H}
1750	酯	$\nu_{C=O}$
1724	20位酮	$\nu_{C=O}$
1652	3位酮	$\nu_{C=O}$
1605，1592	1,4-二烯	$\nu_{C=C}$
1230，1050	酯，醇	ν_{C-O}

【检查】有关物质 采用高效液相色谱法。

Ph. Eur.(7.0)采用高效液相色谱法，用C18柱，以乙腈-水(35∶65)为流动相，检测波长为254nm；USP(36)采用高效液相色谱法，用硅胶柱，以异辛烷-氯丁烷-甲醇(49∶49∶2)为流动相，检测波长为254nm；中国药典(2005)、JP(15)均采用TLC法。中国药典(2010)参考Ph. Eur.(7.0)，将有关物质方法修订为HPLC法，并进行了相应的方法学研究。

按照中国药典(2005)TLC法检验三批样品，结果3批样品均仅检出2～3个杂质。中国药典(2010)建立了新的HPLC系统用于有关物质检查，用C18柱，以乙腈-水(35∶65)为流动相，检测波长为246nm。为确认供试品溶液中的已知杂质峰及色谱系统的分离效能，以杂质泼尼松龙、醋酸氢化可的松和主成分配制系统适用性试验用溶液。结果显示，新方法不仅杂质检出的个数多(6～7个)，分离效果好，而且各杂质量能较为准确的测定，明显优于原方法。使用三种品牌色谱柱：Agilent Eclipse Plus C18柱(250mm×4.6mm，5μm)、Venusil C18柱(150mm×4.6mm，5μm)、Sepax Sapphire C18柱(250mm×4.6mm，5μm)，分别在Agilent 1200与岛津LC-2010C液相色谱仪上进行耐用性试验考察，结果良好。系统适用性试验色谱图见图2，有关物质典型色谱图见图3。

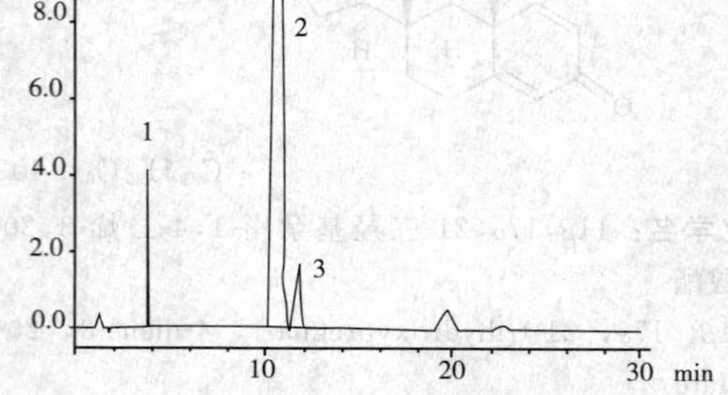

图2 系统适用性试验色谱图

1. 泼尼松龙；2. 醋酸泼尼松龙；3. 醋酸氢化可的松

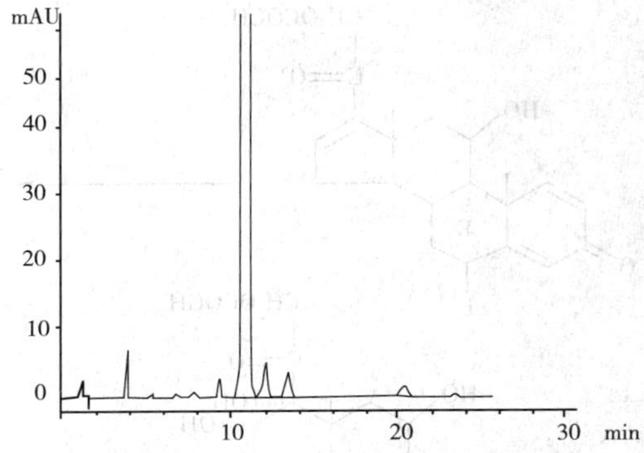

图 3　醋酸泼尼松龙有关物质典型色谱图

经试验，泼尼松龙对主成分的相对响应因子为 1.12，醋酸氢化可的松对主成分的相对响应因子为 1.09，根据中国药典(2005)药品杂质分析指导原则的规定，可采用主成分自身对照法测定有关物质。

精密量取线性试验项下对照品贮备液适量，采用逐步稀释法，测得醋酸泼尼松龙定量限为 0.05μg/ml($S/N=10$)，检测限为 0.015μg/ml($S/N=3$)。为增强质量标准的可操作性，在标准中增加了供试品溶液中任何小于对照溶液(1μg/ml)主峰面积 0.01 倍的色谱峰可忽略不计的描述。

经稳定性考察，供试品溶液在室温条件下杂质泼尼松龙随着时间的延长而显著增加，故标准中规定有关物质供试品溶液临用现配。

中国药典(2015)沿用中国药典(2010)的方法，未作修订。

干燥失重　本品不含结晶水，中国药典(2015)与 Ph. Eur. (7.0)规定在 105℃干燥至恒重，减失重量不得过 0.5%；USP(36)和 JP(16)均规定在 105℃干燥 3 小时，减失重量不得过 1.0%。

【含量测定】采用 HPLC 法测定。中国药典(2005)采用内标法(以醋酸氟轻松为内标)。中国药典(2010)修订为外标法，色谱条件与有关物质相同，经方法学验证，醋酸泼尼松龙在 0.5～50μg/ml 浓度范围内，线性关系良好，精密度试验 RSD 为 0.6%($n=6$)。中国药典(2015)未作修订。

【制剂】中国药典(2015)收载了醋酸泼尼松龙片、醋酸泼尼松龙乳膏与醋酸泼尼松龙注射液。BP(2013)、Ph. Eur. (7.0)、JP(16)均未收载制剂，USP(36)收载有眼用软膏等制剂。

(1)醋酸泼尼松龙片(Prednisolone Acetate Tablets)

本品自中国药典(1985)开始增加含量均匀度检查。用紫外-可见分光光度法测定含量。

(2)醋酸泼尼松龙乳膏(Prednisolone Acetate Cream)

含量测定　采用氯化三苯四氮唑比色法。醋酸地塞米松结构中 17 位侧链上有 α-醇酮基，本品的无水乙醇溶液在碱性条件下与氯化三苯四氮唑试液反应，生成红色溶液，在 485nm 的波长处有最大吸收，供试品与对照品同法处理后，测定吸光度值计算含量。该方法专属性不强，易受其他甾体化合物的干扰，且测定时易受反应温度与时间、pH 值、氧化和光照等各种因素的影响。因此在操作中应严格控制试验条件，才能获得满意的结果。

(3)醋酸泼尼松龙注射液(Prednisolone Acetate Injection)

有关物质　为中国药典(2010)新增项目。经方法专属性验证，辅料对杂质检测无干扰。供试品溶液典型色谱图见图 4。

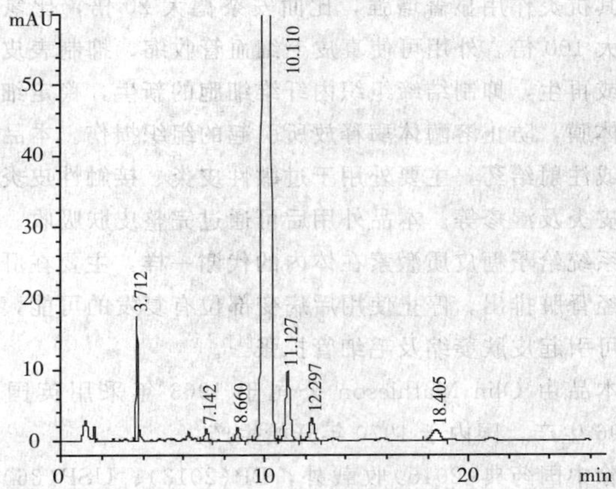

图 4　醋酸泼尼松龙注射液有关物质典型色谱图

含量测定　中国药典(2005)采用氯化三苯四氮唑比色法。中国药典(2010)修订为高效液相色谱法。经方法学验证，平均回收率为 99.9%(RSD 为 1.0%，$n=9$)。中国药典(2015)未作修订。

参考文献

[1] 中华人民共和国卫生部药典委员会. 中华人民共和国药典 1990 年版二部药典注释［M］. 北京：化学工业出版社，1993.

[2] 国家药典委员会. 中华人民共和国药典临床用药须知·化学药和生物制品卷［M］. 2005 年版. 北京：化学工业出版社.

[3] 高崇凯，张汝华. 皮质激素类药物的多晶型及其片剂的溶出度研究［J］. 医药工业，1987：18(7)：301.

撰写　周健鹏　天津市药品检验研究院
复核　唐素芳　天津市药品检验研究院

醋酸氟轻松

Fluocinonide

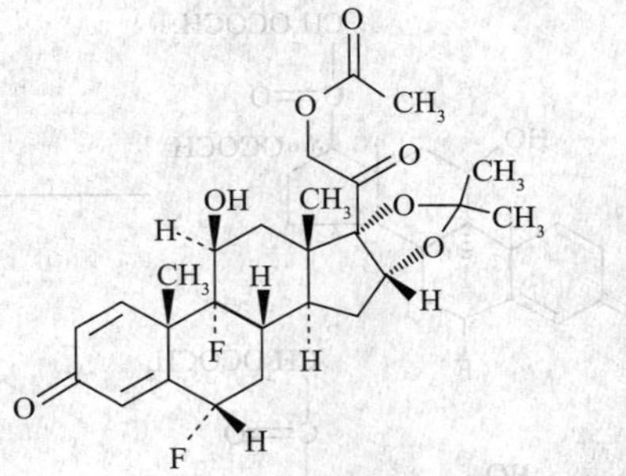

$C_{26}H_{32}F_2O_7$　494.53

化学名：11β-羟基-16α,17-[(1-甲基亚乙基)-双(氧)]-21-(乙酰氧基)-6α,9-二氟孕甾-1,4-二烯-3,20-二酮

6α, 9-difluoro-11β, 16α, 17, 21-tetrahydroxypregna-1, 4-diene-3,20-dione, cyclic 16,17-acetal with acetone, 21-acetate

英文名：Fluocinonide(INN)

异名： 醋酸肤轻松

CAS 号：［356-12-7］

本品为肾上腺皮质激素药。由于结构中 6α、9α 位引入氟，其抗炎作用显著增强，比曲安奈德大 20 倍，比氢化可的松大 100 倍。外用可使真皮毛细血管收缩，抑制表皮细胞增殖或再生，抑制结缔组织内纤维细胞的新生，稳定细胞内溶酶体膜，防止溶酶体酶释放所引起的组织损伤。本品不作内服或注射给药，主要外用于过敏性皮炎、接触性皮炎、脂溢性皮炎及湿疹等。本品外用后可通过完整皮肤吸收。吸收后与系统给予糖皮质激素在体内的代谢一样，主要在肝脏代谢，经肾脏排出。停止使用后病变部位有复发的可能，长期使用可引起皮肤萎缩及毛细管扩张[1]。

本品由 Olin Mathieson 公司于 1963 年采用英国专利 916996 生产，国内于 1970 年开始生产。

除中国药典(2015)收载外，BP(2013)、USP(36)、JP(16)均有收载。

【制法概要】 国内目前采用以脱氢物为原料，经氟代→消除→氧化→缩丙酮等工序的工艺路线，国内企业提供的合成工艺简述如下。

①氟代

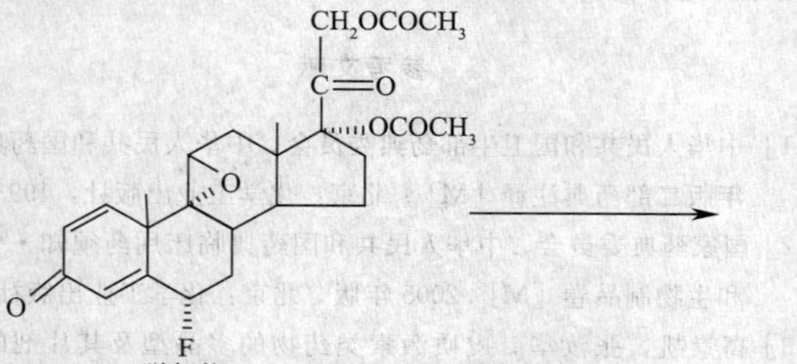

脱氢物

②消除

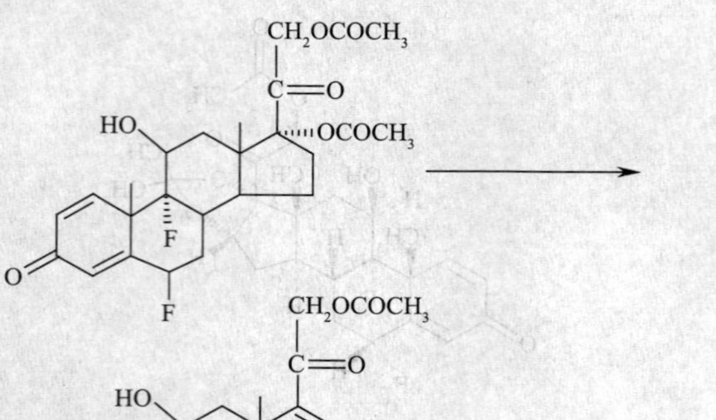

③氧化

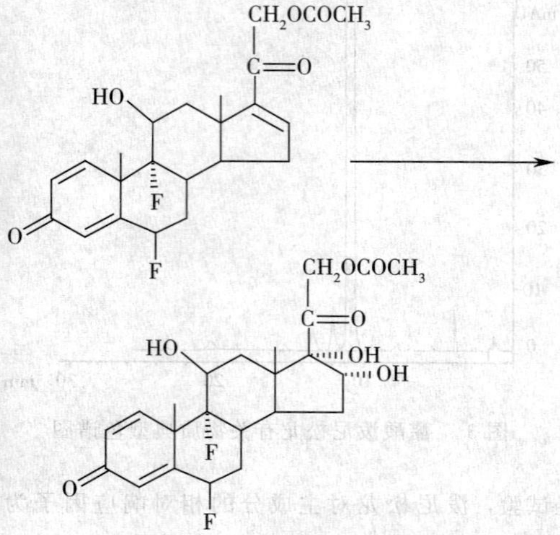

④缩丙酮

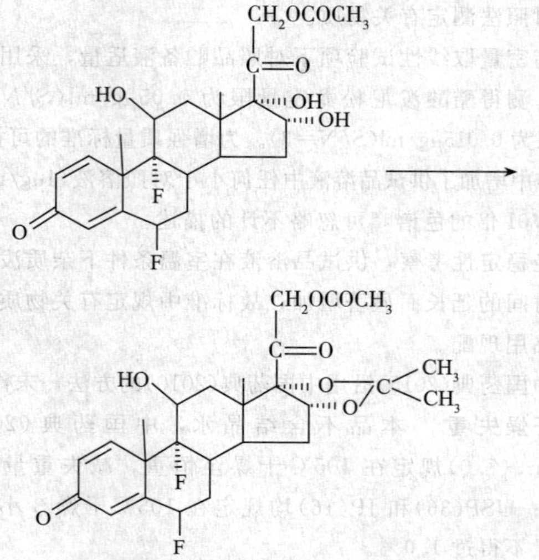

缩丙酮（醋酸氟轻松）

【性状】比旋度 本品 10mg/ml 二氧六环溶液的比旋度为 +80°至 +88°，BP(2013)、USP(36)、JP(16)均是 10mg/ml 三氯甲烷溶液的比旋度为 +81°至 +89°。

【鉴别】(1)本品结构中 C_{17} 位的 α-醇酮具有强还原性，与斐林试剂反应生成红色氧化亚铜沉淀。

(2)本品的红外光吸收图谱应与光谱集 550 图一致，其主要特征吸收如下[1]。

特征谱带(cm^{-1})	归属	
3360	羟基	ν_{-OH}
1748	酯	$\nu_{C=O}$
1728	20 位酮	$\nu_{C=O}$
1670	3 位酮	$\nu_{C=O}$
1630，1614	1,4-二烯	$\nu_{C=C}$
1236	酯	ν_{C-O}
1070	酯，醚，醇	ν_{C-O}

【检查】氟 本品理论含氟量为 7.68%，中国药典(2015)规定含氟量不得少于 7.0%，而 USP(36)、BP(2013)和 JP(16)均未检查此项。

有关物质　中国药典(2005)有关物质的检测方法为TLC法，中国药典(2010)修订为HPLC法。在建立有关物质检测方法的过程中，通过对醋酸氟轻松的专属性试验考察发现在苛刻的试验条件下，醋酸氟轻松降解产生的杂质的个数与杂质的量均有不同程度的增加，特别是相对保留时间约为0.59的杂质峰在不同的破坏条件下均有明显的增加，而且在色谱图中该峰与主峰的分离度均在10以上，经分析，该降解杂质可能为氟轻松。根据研究结果，中国药典(2010)标准中增加了采用加热降解法制备色谱系统适用性溶液，以便更有效地检出杂质，典型色谱图见图1、图2，中国药典(2015)沿用中国药典(2010)方法，未作修订。

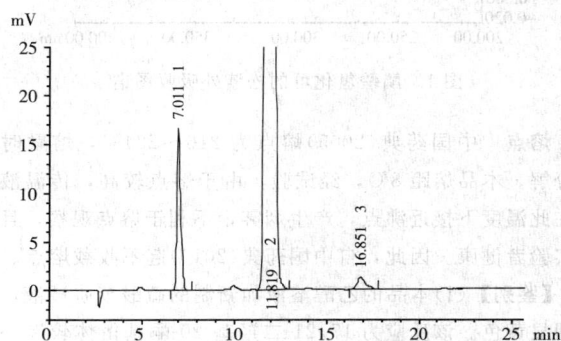

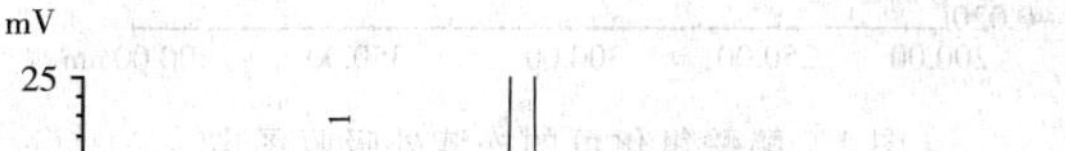

图1　色谱系统适用性图谱

色谱柱：Agilent Extend C18(250mm×4.6mm，5μm)

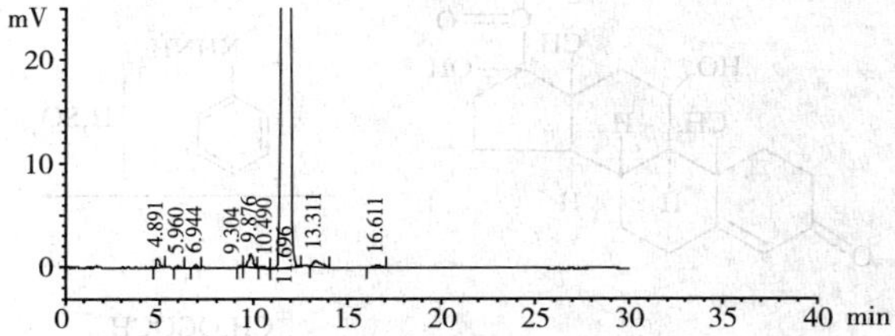

图2　醋酸氟轻松有关物质典型色谱图

色谱柱：Agilent Extend C18(250mm×4.6mm，5μm)

经采用逐步稀释法测定，醋酸氟轻松的最低检出量为0.6ng，最低检出限为0.02%(s/n=3)。当对照溶液浓度稀释至供试品溶液浓度的0.02%，色谱峰仍可清晰分辨，以此作为灵敏度测试的溶液，其峰面积相当于对照溶液主峰面积的0.02倍。在标准中规定“供试品溶液中任何小于对照溶液主峰面积0.02倍的色谱峰可忽略不计”的描述，以增加实际工作的可操作性。

经稳定性考察，供试品溶液(0.14mg/ml)放置12小时后杂质量逐渐增加，故标准规定“临用现制”。

BP(2013)、JP(16)采用TLC方法检查有关物质，USP(36)采用HPLC归一化法，色谱系统为乙腈-水。

干燥失重　本品为无水物，中国药典(2015)规定在105℃干燥至恒重，减失重量不得过0.5%；BP(2013)、USP(36)及JP(16)均规定在105℃干燥3小时，减失重量不得过1.0%。

硒　由于传统生产工艺采用二氧化硒高温脱氢法，需使用多种有毒有害的试剂，如二氧化硒、醋酸汞、硫化钠等，这些有毒有害物质不但给生产上带来不安全因素，还污染环境，且反应后的“硒”不易除净，严重影响了药品质量，故对其残留量进行检查。现国内已有部分企业改进生产工艺，采用生物脱氢法脱氢。

【含量测定】测定采用高效液相色谱法测定含量。中国药典(2010)色谱条件与中国药典(2005)相同，但后者采用内标法(以氢化可的松为内标)。中国药典(2010)修订为外标法，经方法学验证，醋酸氟轻松在5.05～50.5μg/ml浓度范围内与其峰面积呈线性关系，线性方程为$A=3.70\times10^4C-1.09\times10^3$，相关系数$r=0.9999(n=7)$。精密度与重复性试验RSD为0.8%($n=6$)。供试品溶液及对照品溶液(浓度为14μg/ml)在室温放置24小时内稳定。同批样品内、外标方法测定结果一致。中国药典(2015)未作修订。

【制剂】中国药典(2015)仅收载了醋酸氟轻松乳膏，USP(36)中收载了醋酸氟轻松凝胶、醋酸氟轻松软膏、醋酸氟轻松溶液，BP(2013)收载了醋酸氟轻松乳膏和醋酸氟轻松软膏。

醋酸氟轻松乳膏(Fluocinonide Cream)

国内各企业的处方中，主要辅料有硬脂酸、单硬脂酸甘油酯、白凡士林、液体石蜡、羟苯酯类防腐剂等。

含量测定　中国药典(2005)中含量测定采用HPLC法，流动相为甲醇-水-乙醚(62∶38∶2)，检测波长为240nm，以炔诺酮为内标测定醋酸氟轻松含量。由于流动相中的乙醚成分挥发性强，试验过程中易发生流动相组分比例的变化。中国药典(2010)将含量测定方法与醋酸氟轻松原料含量测定的色谱条件统一，按外标法测定含量。经方法学验证，辅料对主成分含量测定无干扰，方法回收率为101.4%($n=9$)，RSD为0.6%。在试验中发现本品在水浴溶解过程中，如水浴加热温度过高或加热时间过长都会导致醋酸氟轻松的分解，致使含量下降，因此以在80℃水浴中加热2分钟为宜。中国药典(2015)未作修订。

参考文献

[1] 中华人民共和国卫生部药典委员会．中华人民共和国药典1990年版二部药典注释［M］．北京：化学工业出版社，1993：916-921.

撰写　赵　喆　王　祥　　天津市药品检验研究院
复核　唐素芳　　天津市药品检验研究院

醋酸氢化可的松
Hydrocortisone Acetate

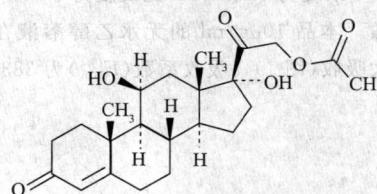

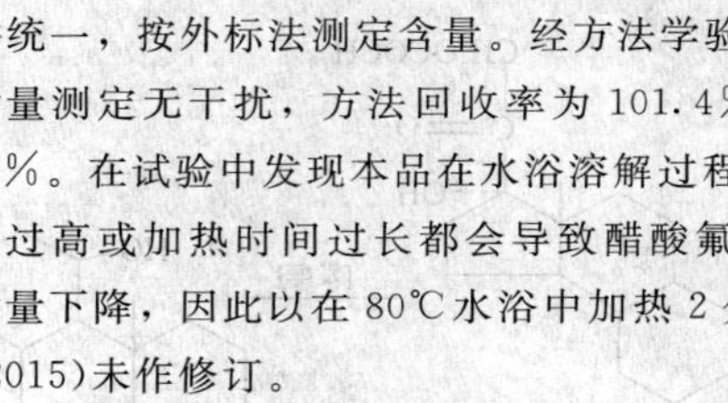

$C_{23}H_{32}O_6$　404.50

化学名：11β,17α,21-三羟基孕甾-4-烯-3,20-二酮-21-醋酸酯

11β,17α,21-trihydroxypregn-4-ene-3,20-dione 21-acetate

英文名：Hydrocortisone (INN) Acetate

异名：乙酸可的索；17-羟基乙酸皮质

CAS号：［50-03-3］

本品为肾上腺皮质激素药。具有抗炎作用，免疫抑制作用，抗休克作用等。用于过敏性、非感染性皮肤病和一些增生性皮肤疾患，如皮炎、湿疹、神经性皮炎、脂溢性皮炎及瘙痒症等。本品口服难以吸收，肌内注射吸收较慢，可经皮肤吸收，尤其在皮肤破损处吸收更快。据文献报道[1]，氢化可的松在尿中回收的代谢产物，70%以葡萄糖醛酸形式存在，大部分是氢化可的松和可的松的四氢衍生物，另有皮甾酮和皮甾酮五醇，少数6β-羟基可的松和17-酮基化合物。Toothaker等报道，氢化可的松口服剂量为10、30和50μg时，其半衰期分别为90、97和97分钟。本品长期使用可引起局部皮肤萎缩、毛细血管扩张、色素沉着、毛囊炎、口周皮炎以及继发感染[2]。

氢化可的松首先由Mason等从副肾上腺皮质中得到结晶，后由Wendler等于1951年合成。国内于1960年开始生产。

除中国药典(2015)收载外，BP(2013)、Ph. Eur.(7.0)、USP(36)，JP(16)均有收载。

【制法概要】本品采用发酵→乙酰化的工艺路线[3]。

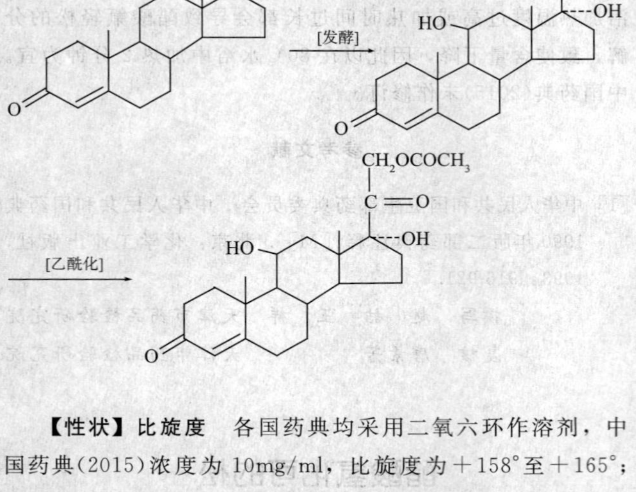

【性状】比旋度　各国药典均采用二氧六环作溶剂，中国药典(2015)浓度为10mg/ml，比旋度为＋158°至＋165°；USP(36)、BP(2013)浓度为10mg/ml，比旋度为＋158°至＋167°；JP(16)浓度为5mg/ml，比旋度为＋158°至＋165°。

吸收系数　本品10μg/ml的无水乙醇溶液在241nm的波长处有最大吸收(图1)，吸收系数($E_{1cm}^{1\%}$)为383～407。

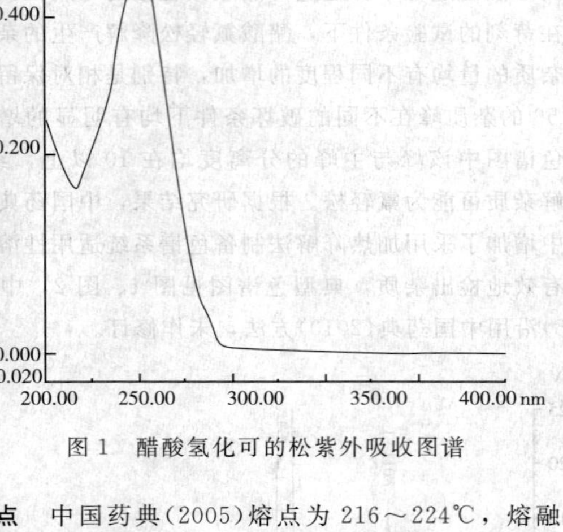

图1　醋酸氢化可的松紫外吸收图谱

熔点　中国药典(2005)熔点为216～224℃，熔融时同时分解。本品熔距8℃，经试验，由于熔点较高，传温液硅油在此温度下接近沸点，产生烟雾，不利于熔点观察，且有害实验者健康。因此，自中国药典(2010)起不收载熔点。

【鉴别】(1)本品的乙醇溶液加新制的硫酸苯肼试液，加热即显黄色。该反应为17,21-二羟基-20-酮基甾体较专一的化学反应。

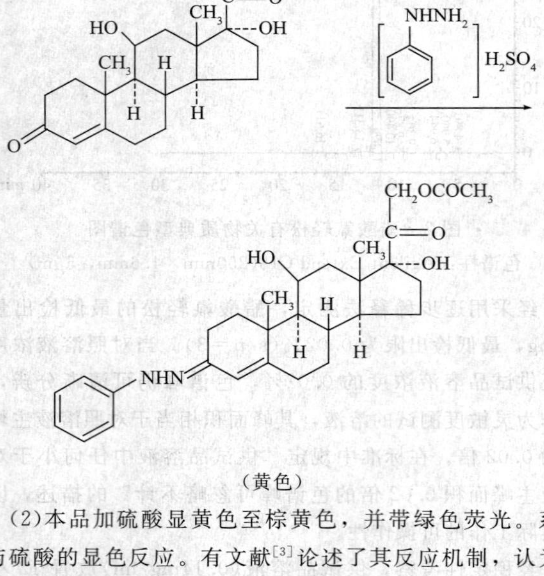

(黄色)

(2)本品加硫酸显黄色至棕黄色，并带绿色荧光。系甾酮与硫酸的显色反应。有文献[3]论述了其反应机制，认为是酮基的质子化反应，形成正碳离子，然后进行HSO_4^-添加。

①质子化

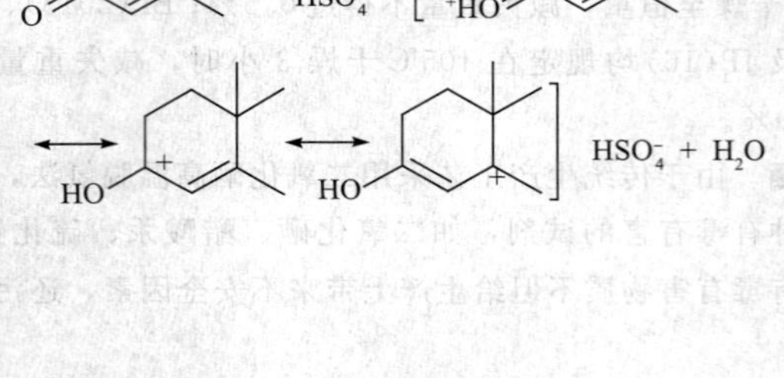

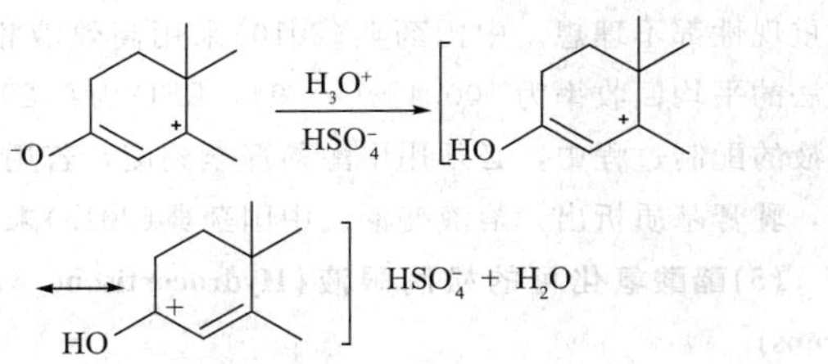

②硫酸氢盐的添加及质子化

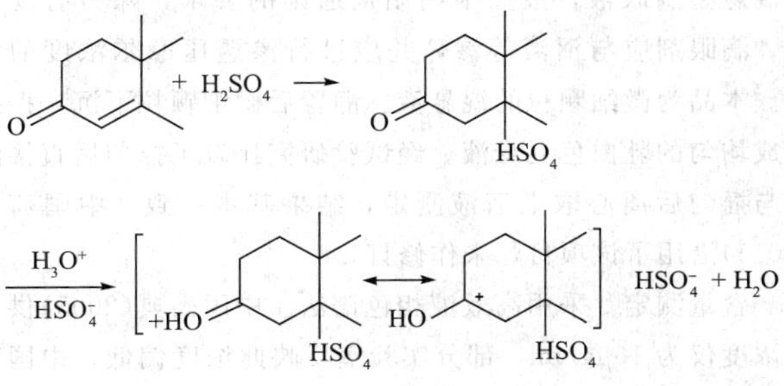

(3)本品的红外光吸收图谱应与光谱集 552 图一致，其主要特征吸收如下。

特征谱带(cm^{-1})	归属	
3420，3330	羟基	ν_{O-H}
3020	4-烯氢	ν_{C-H}
1748	酯	$\nu_{C=O}$
1725	20 位酮	$\nu_{C=O}$
1630	3 位酮	$\nu_{C=O}$
1232	酯	ν_{C-O}
1052	酯及醇	ν_{C-O}

【检查】有关物质 采用高效液相色谱法。中国药典(2005)采用 C18 柱，以乙腈-水(38∶62)为流动相，检测波长为 254nm，取醋酸氢化可的松与醋酸可的松混合溶液进行系统适用性试验，要求二者的分离度不低于 5.5。实验发现，在上述流动相比例下，分离度较难达到要求，经试验，中国药典(2010)将流动相比例调整为乙腈-水(36∶64)，醋酸氢化可的松峰与醋酸可的松峰的分离度可达 6.5 。为提高方法的灵敏度，有效控制药品的杂质量，将供试液浓度由 0.34mg/ml 提高为 0.5mg/ml。结果表明，与中国药典(2005)的色谱系统相比，该系统检出的杂质多，分离效果好。使用了两种不同型号的 C18 色谱柱：Kromasil C18 柱(250mm×4.6mm，5μm)、Agilent HC C18 柱(250mm×4.6mm，5μm)，采用安捷伦 HP1100 型液相色谱仪与岛津 2010C 型液相色谱仪进行耐用性试验考察，两种方法检出的杂质个数与杂质量基本一致，且杂质与主成分之间均达到完全分离。经稳定性考察，醋酸氢化可的松供试品溶液在 24 小时内基本稳定。有关物质典型色谱图见图 2、图 3。中国药典(2015)未作修订。

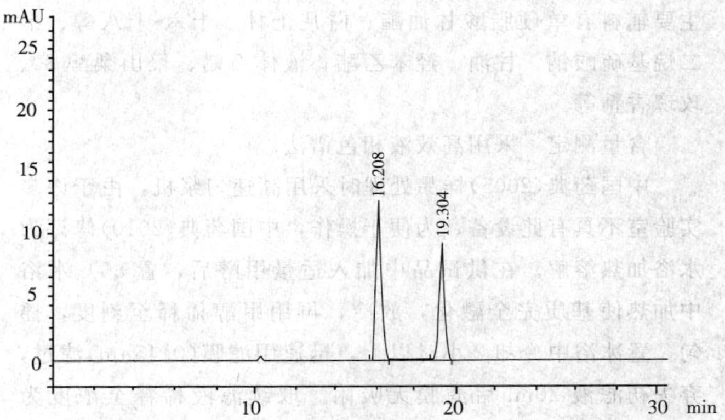

图 2 有关物质检查系统适用性溶液色谱图

醋酸氢化可的松 t_R=16.208；醋酸可的松 t_R=19.304min

色谱柱：Agilent HC C18(250mm×4.6mm，5μm)

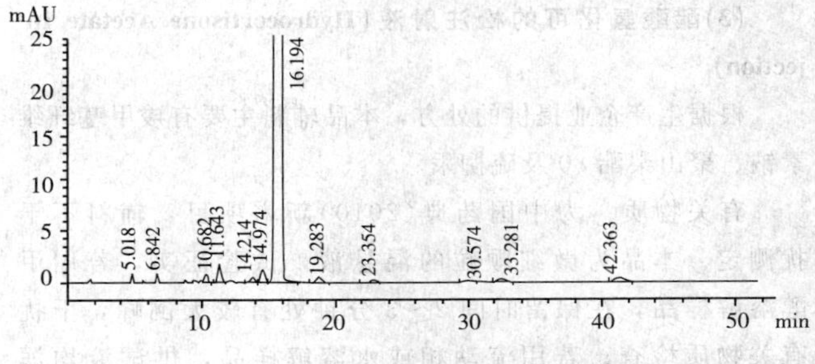

图 3 有关物质—供试品溶液色谱图

醋酸氢化可的松 t_R=16.194min

色谱柱：Agilent HC C18(250mm×4.6mm，5μm)

干燥失重 本品不含结晶水，中国药典(2015)规定在 105℃干燥至恒重，减失重量不得过 0.5%；BP(2013)、USP(36)规定在 60℃减压干燥 3 小时，减失重量分别不得过 0.5%，1.0%；JP(16)规定在 105℃干燥 3 小时，减失重量不得过 1.0%。

【含量测定】采用高效液相色谱法。醋酸氢化可的松在 12.6～202.4μg/ml 浓度范围内与其峰面积呈线性关系，精密度 RSD 为 0.28%。供试品溶液(浓度为 50μg/ml)在室温放置 24 小时内稳定。

【制剂】中国药典(2015)收载了醋酸氢化可的松片、醋酸氢化可的松乳膏、醋酸氢化可的松注射液、醋酸氢化可的松眼膏、醋酸氢化可的松滴眼液；USP(36)收载了醋酸氢化可的松乳膏、醋酸氢化可的松洗液、醋酸氢化可的松软膏、醋酸氢化可的松眼膏、醋酸氢化可的松注射混悬液、醋酸氢化可的松眼用混悬液等；BP(2013)收载了醋酸氢化可的松乳膏、醋酸氢化可的松注射液、醋酸氢化可的松软膏等 7 种制剂。

(1)醋酸氢化可的松片(Hydrocortisone Acetate Tablets)

本品中国药典(2015)未收载溶出度检查，含量测定方法为氯化三苯四氮唑衍生比色法测定，建议标准提高增订溶出度检查，修订含量测定法。

(2)醋酸氢化可的松乳膏(Hydrocortisone Acetate Cream)

本品为乳剂型基质的白色乳膏。国内各企业的处方中，主要辅料有单硬脂酸甘油酯、白凡士林、十六-十八醇、十二烷基硫酸钠、甘油、羟苯乙酯、液体石蜡、聚山梨醇80、玫瑰香精等。

含量测定　采用高效液相色谱法。

中国药典(2005)样品处理时采用高速匀浆机，由于许多实验室不具有此设备，为便于操作，中国药典(2010)修订为水浴加热溶解。在供试品中加入适量甲醇后，置80℃水浴中加热使基质完全融化，放冷，再用甲醇稀释至刻度，摇匀，置冰浴中冷却2小时以上，迅速用滤膜(0.45μm)滤过，弃去初滤液20ml后滤膜无吸附。取续滤液稀释至浓度为50μg/ml的溶液作为供试液。方法的平均回收率为99.28%(n=9)，RSD为0.42%，醋酸氢化可的松乳膏供试品溶液在24小时内稳定。中国药典(2015)与中国药典(2010)一致，未作修订。

(3)醋酸氢化可的松注射液(Hydrocortisone Acetate Injection)

根据生产企业提供的处方，本品辅料主要有羧甲基纤维素钠、聚山梨酯80及硫柳汞。

有关物质　为中国药典(2010)新增项目，辅料不干扰测定。本品为微细颗粒的混悬液，试验证实，若用甲醇溶解样品，在保留时间2～3分钟处有较大倒峰，干扰有关物质检查；若用流动相或水溶解样品，供试液均浑浊；如先加乙腈超声使溶解，溶液微混，再加水稀释，供试品溶液澄清。在供试品溶液的色谱图中，辅料有吸收峰，为排除辅料对测定结果的干扰，经试验确认，在质量标准中规定“扣除相对保留时间为0.15以前的辅料峰”。本实验分别使用了Kromasil C18柱(250mm×4.6mm，5μm)、岛津2010C型液相色谱仪和Agilent HC C18柱(250mm×4.6mm，5μm)、安捷伦HP1100型液相色谱仪进行方法耐用性试验考查，结果良好。对照溶液及供试品溶液在室温12小时内稳定。有关物质检查典型色谱图见图4。中国药典(2015)沿用了中国药典(2010)方法，未作修订。

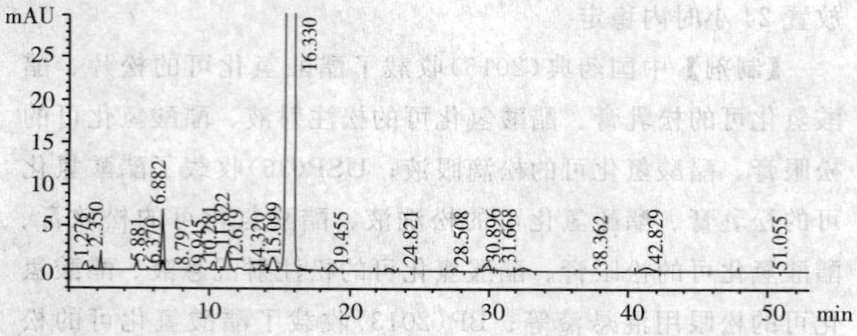

图4　注射液的供试品溶液色谱图

醋酸氢化可的松　t_R=16.330min

(4)醋酸氢化可的松眼膏(Hydrocortisone Acetate Eye Ointment)

本品为凡士林基质的黄色软膏。

含量测定　中国药典(2005)采用氯化三苯四氮唑试液显色，于485nm测定吸光度的方法测定含量。该方法专属性与重现性都不理想。中国药典(2010)采用高效液相色谱法，方法的平均回收率为100.4%(n=9)，RSD为0.29%。在供试液的配制过程中，必须用甲醇稀释至刻度，若用流动相稀释，乳膏基质析出，溶液变混。中国药典(2015)未作修订。

(5)醋酸氢化可的松滴眼液(Hydrocortisone Acetate Eye Drops)

渗透压摩尔浓度　为中国药典(2010)新增检查项。本品为混悬型滴眼液，按照眼用制剂通则的要求，除另有规定外，滴眼剂应与泪液等渗，并应进行渗透压摩尔浓度的测定。本品为微细颗粒的混悬液。静置后微细颗粒下沉，振摇后成均匀的乳白色混悬液。经试验研究比较了摇匀后直接测定与摇匀后离心取上清液测定，结果基本一致。中国药典(2015)沿用了该项目，未作修订。

含量测定　采用高效液相色谱法。中国药典(2005)供试液浓度仅为16μg/ml，部分实验室反映此浓度偏低，中国药典(2010)将供试液浓度修订为50μg/ml，与原料药统一。中国药典(2015)与中国药典(2010)一致，未作修订。

参考文献

[1] Florey, K. Analytical Profiles of Drug Substance [M]. Vol. 12. New York: Academic Press, 1983: 310.

[2] 国家药典委员会. 中华人民共和国药典临床用药须知·化学药和生物制品卷[M]. 2005年版. 北京：人民卫生出版社，2005.

[3] 中华人民共和国卫生部药典委员会. 中华人民共和国药典药典注释二部[M]. 1990年版. 北京：化学工业出版社，1990.

撰写　左志辉　胡雅斐　天津市药品检验研究院

复核　唐素芳　天津市药品检验研究院

醋酸氯己定

Chlorhexidine Acetate

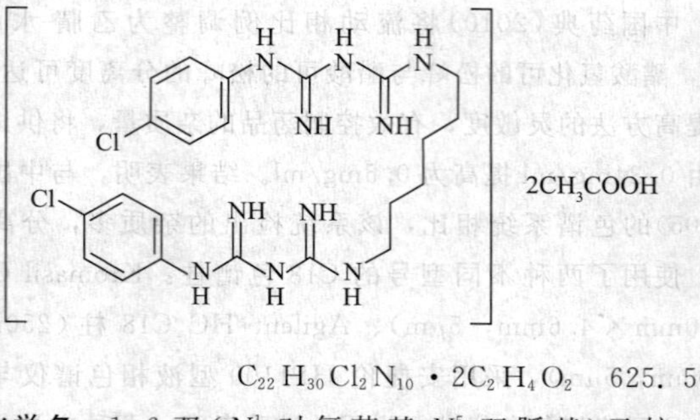

$C_{22}H_{30}Cl_2N_{10}\cdot 2C_2H_4O_2$　625.56

化学名：1,6-双(N^1-对氯苯基-N^5-双胍基)己烷二醋酸盐

1,6-Bis(N^1-(*p*-chlorophenyl)-N^5-biguanido) hexane diacetate

2,4,11,13-tetraazatetradecanediimidamide, N, N''-bis(4 chlorophenyl)-3,12-diimino-, diacetate

英文名：Chlorhexidine (INN) Acetate

异名：醋酸洗必泰

CAS号：[56-95-1]

本品为消毒防腐药，对革兰阳性与阴性菌（包括铜绿假单胞菌）都有杀灭作用。冲洗创伤伤口用0.05%的水溶液。烧伤、烫伤用0.5%乳膏或气雾剂。手术野消毒用0.5%乙醇液。手术前洗手用0.02%的水溶液浸泡3分钟。手术器械消毒用0.1%的水溶液加0.5%亚硝酸钠浸泡。0.5%乙醇（70%）溶液用作皮肤消毒剂。0.1%油膏或乳膏可涂擦皮肤消毒。1%喷雾剂可喷于皮肤或创面上做消毒用。

本品的栓剂，用于内痔、外痔等肛肠疾病。

本品由Rose等于1954年合成。国内于1966年生产。除中国药典（2015）收载外，Ph. Eur.（7.0）、BP（2013）、USP(36)亦有收载。

【制法概要】

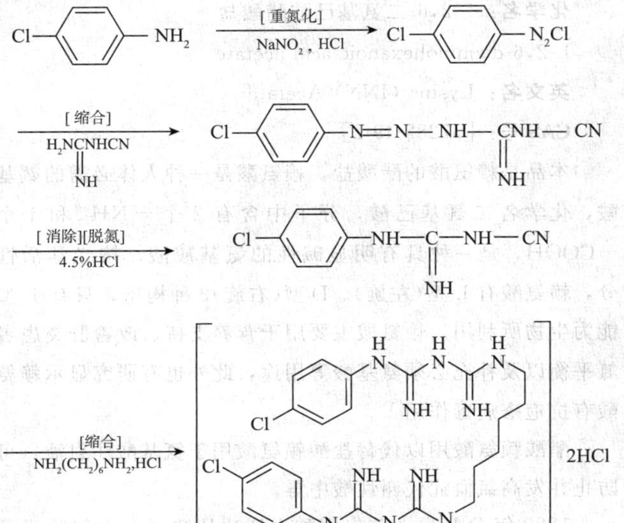

【性状】本品在常温下稳定，加热可分解生成少量的对氯苯胺；水溶液可缓慢分解，1%以下的溶液可用115℃、30分钟灭菌，浓度较高的溶液（1%以上）不能高压灭菌。

【鉴别】（1）氯己定加溴试液，在碱性条件下即显深红色；其反应机制尚不清楚。反应中加溴化十六烷基三甲胺溶液的目的是防止氯己定在碱性条件下沉淀，影响反应进行。

（2）本品水溶液加重铬酸钾试液即生成在稀硝酸中溶解的黄色沉淀，其反应机制尚不清楚。

（3）本品的乙醇溶液在259nm波长处有最大吸收（图1）。

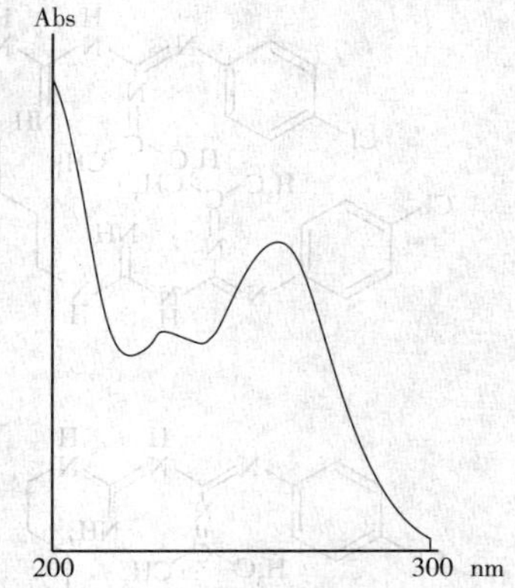

图1 紫外吸收图谱

（4）BP采用IR法，或碱沉制成氯己定后测定溶点方法。

【检查】对氯苯胺 系生产过程中引入的未反应物或分解产物。以芳香第一胺重氮化显色反应加以检查。用对照品控制限量。

有关物质 根据BP，本品除对氯苯胺外，还存在A、B、C、D杂质（附杂质结构），BP采用HPLC法测定，采用C18，以0.2%辛烷磺酸钠的甲醇-水-冰醋酸（73∶27∶12）溶液为流动相，检测波长为254nm。中国药典采用TLC法测定，USP(36)采用梯度洗脱HPLC法测定有关物质含量。

（3）干燥失重与炽灼残渣 同BP一致。

【含量测定】采用非水溶液滴定法。鉴于醋酸氯己定在丙酮中能产生互变异构，即与苯环形成π键后，再与丙酮反应脱掉2分子水。利用此性质，中国药典（2010）含量测定方法修改为以甲基橙的饱和丙酮溶液为指示剂，进行非水滴定。中国药典（2015）沿用该方法，未作修订。

电位滴定曲线锐敏，指示剂终点易观察。由于反应中只有2个胍基参加反应，故滴定度为中国药典（2005）含量测定方法的2倍。滴定时应注意，本品加丙酮后不完全溶解，滴定开始时可出现橙色，随着滴定的进行即完全溶解，橙色消失。

由于丙酮的酸性较冰醋酸弱，故仅有离苯环较近的胍基与苯环形成共轭π键。

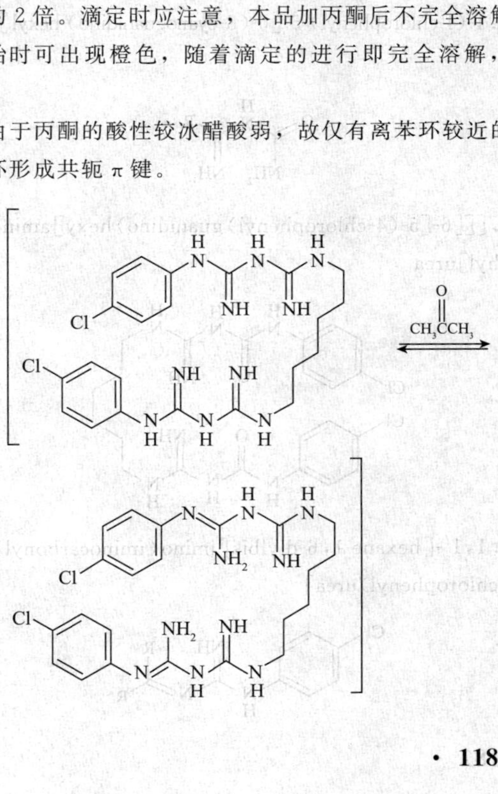

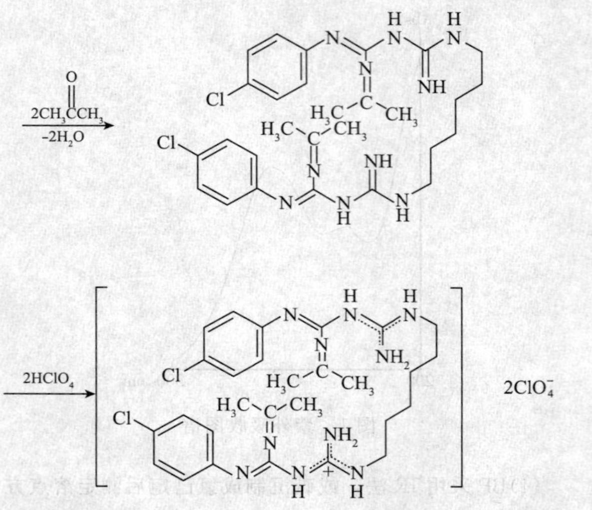

BP(2013)以及中国药典(2005)均是采用以冰醋酸与醋酐为溶剂，结晶紫为指示剂，用高氯酸液进行滴定，但滴定终点突跃不明显，不易精确判定，且加入醋酐，产生乙酰化反应，使含量测定结果降低。USP(36)采用 HPLC 法测定含量。

【制剂】醋酸氯己定软膏(Chlorhexidine Acetate Ointment)

醋酸氯己定杂质

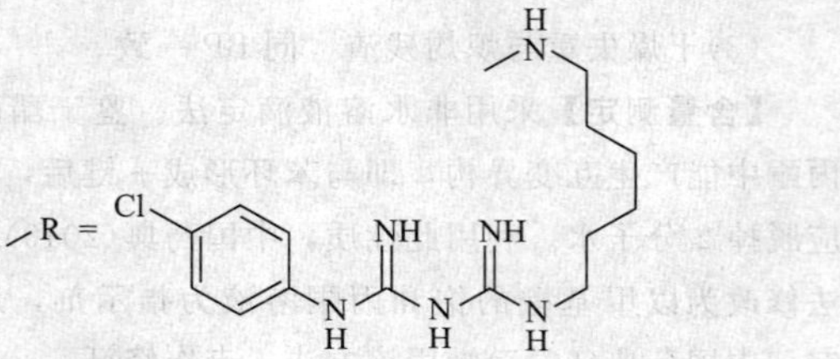

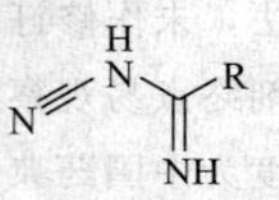

A. 1-(4-chlorophenyl)-5-[6-(3-cyanoguanidino) hexyl] biguanide

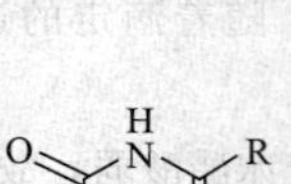

B. [[[6-[5-(4-chlorophenyl) guanidino) hexy]amino] iminomethyl]urea

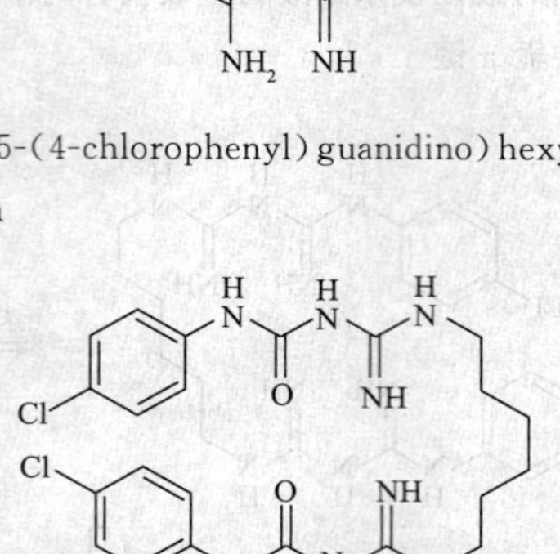

C. 1,1′-[hexane-1,6-diylbis[imino(iminocarbonyl)]]bis[3-(4-chlorophenyl)urea]

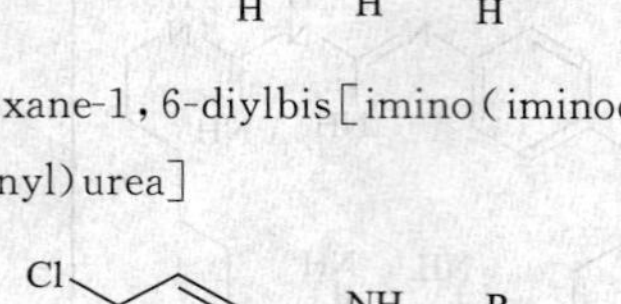

D. 1,1′-[[[[[(4-chlorophenyl) amino] iminomethyl] imino]methylene]bis[imino(hexane-1,6-diyl)]]bis[5-(4-chlorophenyl)biguanide]

撰写　陈荣谅　矫　科　辽宁省药品检验检测院

复核　王　璐　于　明　辽宁省药品检验检测院

醋酸赖氨酸

Lysine Acetate

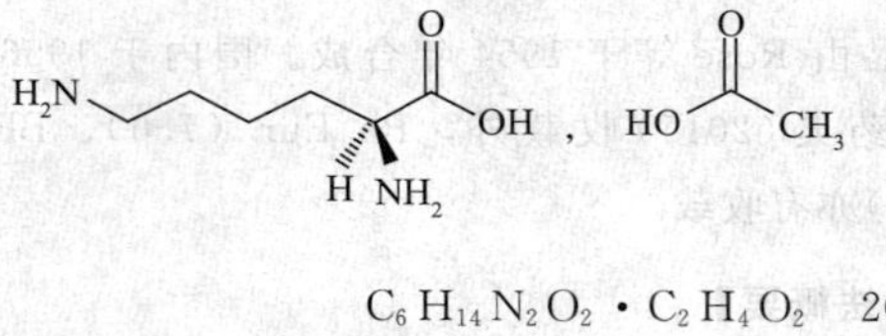

$C_6H_{14}N_2O_2 \cdot C_2H_4O_2$　206.24

化学名： L-2,6-二氨基己酸醋酸盐

L-2,6-diaminohexanoic acid acetate

英文名： Lysine (INN) Acetate

CAS 号： [57282-49-2]

本品是赖氨酸的醋酸盐。赖氨酸是一种人体必需的氨基酸，化学名二氨基己酸，分子中含有 2 个 $-NH_2$ 和 1 个 $-COOH$，是一种具有明显碱性的氨基羧酸。按光学活性分，赖氨酸有 L 型(左旋)、D 型(右旋)2 种构型，只有 L 型能为生物所利用。赖氨酸主要用于营养支持、改善肝炎患者氮平衡以及补充必须氨基酸等用途，此外也有研究显示赖氨酸有抗疱疹病毒作用[1]。

醋酸赖氨酸用以代替盐酸赖氨酸用于氨基酸注射液，可防止并发高氯血症代谢性酸中毒。

1889 年 Delessert 首先用酸水解法从酪蛋白水解物中分离出赖氨酸和精氨酸混合物。1891 年 H. E Fischer 及 Delessert 分别从上述混合物中分离到纯的赖氨酸。1902 年 Fischer 用合成法制成赖氨酸并确定了赖氨酸的化学结构[2]。1957 年加拿大理查德、都伦纳、汉斯肯等人采用黑粉菌发酵生产赖氨酸，这是最早有关发酵法生成赖氨酸的研究。赖氨酸的工业生产始于 1958 年。日本木下祝郎、中山清等的研究使赖氨酸生成量达到工业生产水平。除中国药典(2015)有收载外，BP(2013)、Ph. Eur. (7.0)、USP(36)、JP(16)均有收载。

【制法概要】 目前工业生产的主要生产工艺有水解法、发酵法、酶法等 3 种[3]。发酵法为国内主要生产工艺。

水解法：采用蛋白水解提取、树脂吸附、分离、再浓缩精制而成。

酶法：主要用生产尼龙原料己内酰胺时生成的大量副产物环己烯为起始原料，用化学方法合成 DL-氨基己内酰胺，然后以此作为酶反应的底物，经 L-氨基己内酰胺水解酶和 α-氨基己内酰胺外消旋酶共同作用，转变为 L-赖氨酸。

直接发酵法：常用的原料为甘蔗或甜菜制糖后的废糖

蜜、淀粉水解液等廉价糖质原料。此外，醋酸、乙醇等也是可供选用的原料。直接发酵生产赖氨酸的工艺流程如图1所示。

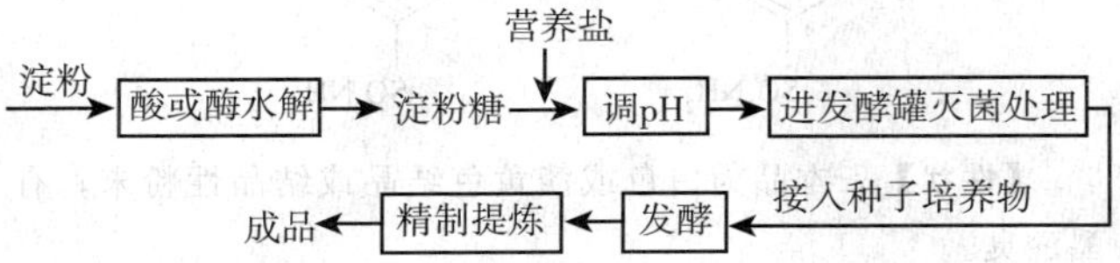

图1　直接发酵法生产赖氨酸的工艺流程

【性状】比旋度　本品0.10g/ml的水溶液比旋度为+8.5°至+10.0°。相同条件下，USP(36)为+8.4°至+9.9°，JP(16)、BP(2013)和Ph. Eur.(7.0)为+8.5°至+10.0°。

【鉴别】(1)采用薄层色谱法，使供试品与对照品进行比较，所显主斑点的位置和颜色应相同。方法详见其他氨基酸检查项。

(2)本品红外鉴别对照图谱收载于《药品红外光谱集》890图。样品无需处理。USP(33)没有样品前处理过程，BP(2009)采用水溶后60℃干燥制备样品。对多批样品考察，未发现红外图谱差异。

本品的红外光吸收图谱显示的主要特征吸收如下。

特征谱带(cm^{-1})	归属	
3400～2200	胺盐	$\nu_{\overset{+}{N}H_3}$
1635，1515	胺盐	$\delta_{\overset{+}{N}H_3}$
1580，1400	羧酸离子	$\nu_{CO_2^-}$

【检查】酸碱度　中国药典(2015)、JP(16)规定酸度为6.5～7.5，USP(36)、BP(2013)和Ph. Eur.(7.0)未收载该项检查。

溶液的透光率　控制溶液的澄清度和颜色。本品粗品溶液常呈现黄色。中国药典(2015)规定本品0.1g/ml水溶液在430nm波长处的透光率不得低于98.0%。BP(2013)、Ph. Eur.(7.0)和JP(16)采用比色法，本品0.1g/ml水溶液澄清无色。

氯化物　控制在生产中加入盐酸调节pH和离子交换柱洗脱时引入的氯离子，采用与比浊法测定。中国药典(2015)、BP(2013)、Ph. Eur.(7.0)规定限度为0.02%。USP(36)规定限度为0.05%。

硫酸盐　控制硫酸根离子的残留量，采用与比浊法测定。中国药典(2015)规定限度为0.02%。BP(2013)、Ph. Eur.(7.0)、USP(36)规定限度为0.03%，JP(16)则为0.028%。

铵盐　控制在生产中加入氨水调节pH和离子交换柱洗脱时引入的铵离子，采用比浊法检查。中国药典(2015)、BP(2013)、Ph. Eur.(7.0)、JP(16)规定限度为0.02%。USP(36)未收载该项检查。

其他氨基酸　采用薄层色谱法进行检查。(图2)

本品易溶于水，极性大，采用硅胶G薄层色谱检查。展开剂为正丁醇-浓氨溶液(2∶1)。采用茚三酮作为显色剂。

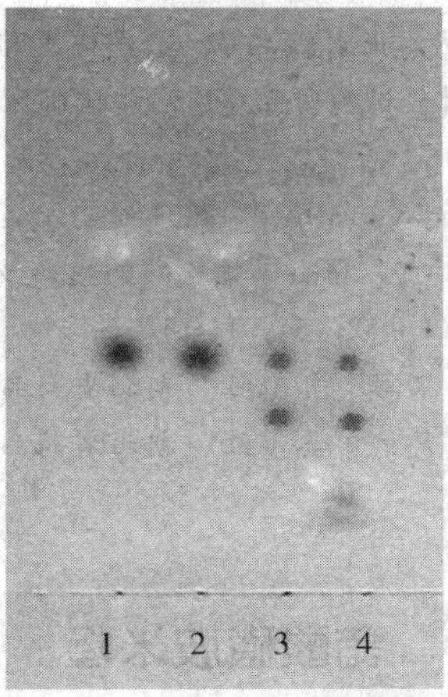

图2　醋酸赖氨酸薄层色谱图

1. 盐酸赖氨酸(20μg)；2. 醋酸赖氨酸(20μg)；
3. 盐酸赖氨酸和精氨酸混合溶液(0.4μg)；
4. 醋酸赖氨酸和精氨酸混合溶液(0.4μg)

中国药典(2010)增加了系统适用性试验。要求0.1mg/ml(相当于供试品溶液的0.2%)的对照溶液应显一明显斑点。BP(2009)中将门冬氨酸、谷氨酸、丙胺酸、缬氨酸、鸟氨酸、精氨酸列为特异杂质。参考BP(2009)采用精氨酸作为特殊杂质用于考察系统适应性，要求浓度均为0.4mg/ml的醋酸赖氨酸和精氨酸混合溶液应显两个完全分离的斑点，否则试验无效。本品点样量为5μl，样品最低检出限约为0.4μg。中国药典(2015)未作修订。

干燥失重　本品为无水物，由于醋酸在高温下会挥发，采用低温干燥。中国药典(2015)采用在80℃干燥3小时，减失重量不得过0.5%。在相同干燥条件下，USP(33)规定减失重量不得过0.2%，JP(16)则为0.3%。BP(2013)、Ph. Eur.(7.0)采用在60℃干燥3小时，减失重量不得过0.5%。

铁盐　控制生产所使用的设备及试剂中引入的铁离子。中国药典(2015)、JP(16)规定限度为0.001%。USP(36)、BP(2013)、Ph. Eur.(7.0)规定限度为0.003%。

细菌内毒素　在复方氨基酸中本品临床每小时用药最大剂量是静脉注射每千克体重约25mg(按复方氨基酸注射液处方中最大用量和每分钟2ml缓慢滴注用量估计)，内毒素计算限值约200EU/g。中国药典(2000)热原检查限值为0.5g/kg。中国药典(2015)规定本品细菌内毒素限值为10EU/g，与内毒素计算值比较，安全系数为20，并与热原标准相当。

【含量测定】采用非水电位滴定法测定含量。加甲酸是为了增加溶解度和提高非水溶剂提供质子的能力，增加赖氨酸的碱性。醋酸赖氨酸有2个氨基，因此滴定度为每1ml高氯酸滴定液(0.1mol/L)相当于10.31mg的$C_6H_{14}N_2O_2 \cdot C_2H_4O_2$。

参考文献

[1] 贾永蕊，胡然，张永鹤，等．金丝桃素和盐酸赖氨酸抗疱疹病毒作用体外试验研究［J］．中国临床康复，2004，(8) 5：996-997.

[2] The Merck Index. 13th ed，2001.

[3] 许朝阳，朱敏宜，马杰．赖氨酸的生产及发展建议［J］．安徽化工，2003，29(5)：14-16.

撰写　郭鹏程　湖北省药品监督检验研究院
复核　姜　红　湖北省药品监督检验研究院

醋酸磺胺米隆

Mafenide Acetate

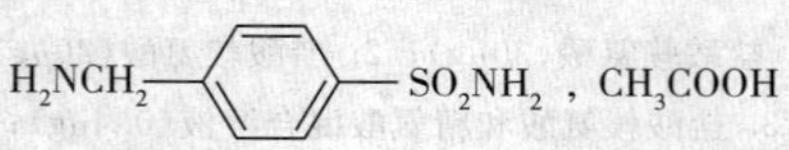

$C_7H_{10}N_2O_2S \cdot C_2H_4O_2$　246.29

化学名：α-氨基-对甲苯磺酰胺醋酸盐

α-amino-*p*-toluenesulfonamide monoacetate

benzenesulfonamide-4-(aminomethyl)- monoacetate

英文名：Mafenide Acetate(INN)

异名：醋酸氨苄磺胺

CAS 号：［13009-99-9］

本品为外用磺胺类药。由于化学结构与一般磺胺药的基本结构不完全相同，在氨基与苯环间由次甲基分开。其抗菌作用不受对氨基苯甲酸的影响，因而对化脓和有坏死组织的创伤感染也有治疗作用。它又能渗入灼伤的焦痂，可用于预防和治疗Ⅱ、Ⅲ度烧伤后继发创面感染，用药量较大，10%制剂外敷时有灼烧感。

本品在血液中分解失效，半衰期仅有 17 分钟，不适于口服和注射，用于创面局部湿敷或涂敷。一次用量不宜超过 5g。用量过大，吸收最增多，可导致代谢性酸中毒。

本品由 Miller 等于 1940 年制得。国内于 1970 年开始生产[1]。除中国药典(2015)收载外，USP(36)亦有收载。

【制法概要】[1]

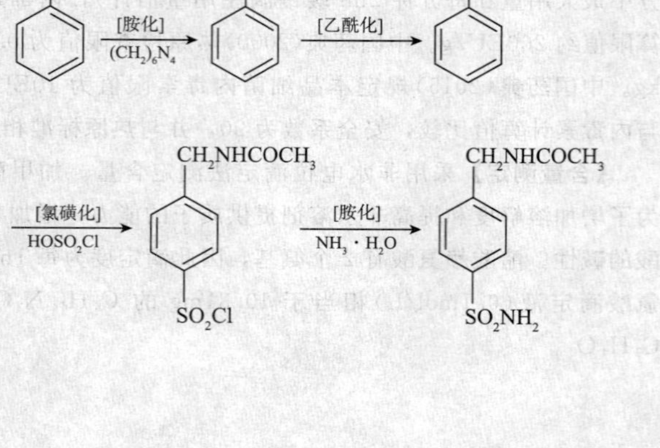

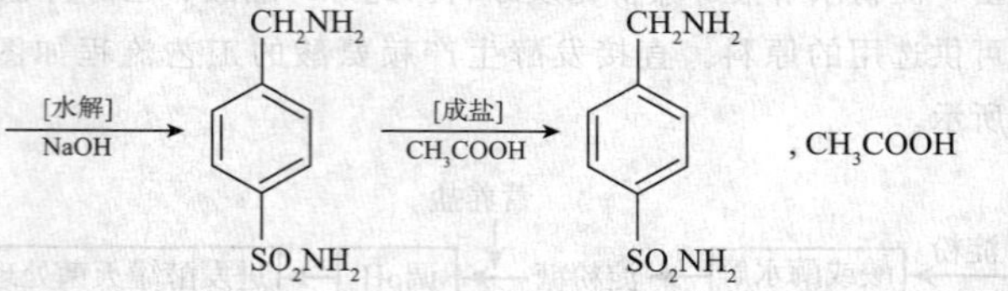

【性状】[1]本品为白色或淡黄色结晶或结晶性粉末，有醋酸臭。

本品未经干燥测定熔点为 163～167℃。经考察，熔点随干燥条件不同而变化。未经干燥的供试品熔点高；经 60℃减压干燥 16 小时熔点则较低；经干燥剂干燥 24 小时熔点亦低。USP 规定熔点为 162～171℃，并规定初熔与终熔之间的范围不得超过 4℃。

【鉴别】(1)磺胺中的磺酰胺基($R-SO_2-NH_2$)在碱性溶液中与 1,2-萘醌-4-磺酸钾反应，生成橙红色的复合物，遇氯化铵则变为蓝绿色。由于 1,2-萘醌-4-磺酸钾溶液很不稳定，时间较长后反应就不灵敏，甚至失效而不产生反应，故应临用时配制。

(2)本品的红外光吸收图谱(光谱集 556 图)显示的主要特征吸收如下。

特征谱带(cm^{-1})	归属	
3180	磺酰胺	ν_{N-H}
3100～2400	伯胺盐	$\nu_{NH_3^+}$
1650	磺酰胺	δ_{NH_2}
1605	伯胺盐	$\delta_{NH_3^+}$
1540，1420	羧酸离子	$\nu_{CO_2^-}$
1325，1150	磺酰胺	ν_{SO_2}
803	取代苯	γ_{2H}

【检查】铵盐　如有铵盐存在，与氢氧化钠试液共热，产生的氨气可使湿润的红色石蕊试纸变蓝。

重金属　由于本品的水溶液不澄清，因此采用第二法检查重金属。

USP(36)规定了有关物质检查(TLC 法)，根据生产企业提供的生产工艺，在合成醋酸磺胺米隆过程中不能产生杂质 A(对磺酰胺苯甲酸)，故未增加有关物质检查。

【含量测定】采用非水滴定法测定含量。

USP(36)采用紫外-可见分光光度法，以醋酸磺胺米隆为对照品，在 267nm 的波长处测定含量。

参考文献

[1] 中国人民共和国卫生部药典委员会．中华人民共和国药典 1990 年版二部药典注释［M］．北京：化学工业出版社，1993：935-936.

撰写　金素芝　张　迪　辽宁省药品检验检测院
复核　孙苓苓　辽宁省药品检验检测院

缬氨酸

Valine

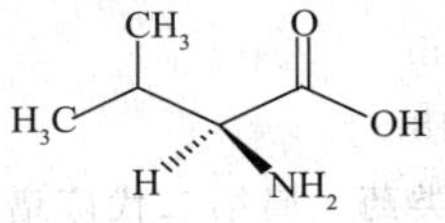

$C_5H_{11}NO_2$ 117.15

化学名： L-2-氨基-3-甲基丁酸

L-2-amino-3-methylbutyric acid

英文名： Valine(INN)

CAS 号： [72-18-4]

本品是必需的 8 种氨基酸之一，是一种支链氨基酸。体内代谢处于高分解状态时，本品可用来维持机体能量，节省肌肉消耗，减少负氮平衡，Fischer 于 1976 年证明含有丰富支链氨基酸（缬氨酸、亮氨酸、异亮氨酸）的溶液对纠正肝性脑病患者的氮平衡，改善患者的肝功能损害和蛋白营养不良是非常有效的[1]。常用于纠正血中支链氨基酸和芳香族氨基酸的比值，可预防和治疗各种原因引起的肝性脑病、重症肝炎以及肝硬变、慢性迁延性肝炎、慢性活动性肝炎等引起的氨基酸代谢紊乱[2]。

本品由 Von Group Besanez 于 1856 年从胰脏的浸提液中发现；Schützenberger 于 1879 年从蛋白质分离出，并定义其为氨基酸；E. Fischer 于 1906 年确认结构，并将其命名为缬氨酸（Valine）。除中国药典（2015）有收载外，BP(2013)、Ph. Eur.(7.0)、USP(36)和 JP(16)均有收载。

【制法概要】 本品生产方法有水解法、发酵法。最初多以酸水解蛋白质制造。自 1956 年日本协和发酵公司用发酵法生产谷氨酸以后，氨基酸的发酵生产发展很快。微生物发酵法生产缬氨酸具有原料成本低，反应条件温和，容易实现大规模生产等优点，是目前生产缬氨酸最主要的方法。

发酵后的缬氨酸通过离子交换分离纯化。

【性状】熔点 本品熔点为 315℃。中国药典(2015)未收载。

比旋度 本品具旋光性，中国药典(2005)规定用 6mol/L 盐酸溶液制得的浓度为 80mg/ml 的本品溶液比旋度为 +26.5°至 +29.0°。中国药典(2010)修订为 +26.6°至 +28.8°。中国药典(2015)与中国药典(2010)一致，未作修订。USP(36)为 +26.6°至 +29.0°，BP(2013)、Ph. Eur.(7.0)和 JP(16)规定为 +26.5°至 +29.0°。

【鉴别】 (1)采用薄层色谱法，使供试品与对照品进行比较，所显主斑点的位置和颜色应相同。方法详见其他氨基酸检查项。此项检查为中国药典(2010)新增项目。中国药典(2015)未作修订。

(2)本品的红外光吸收图谱（光谱集 1076 图）显示的主要特征吸收如下。

特征谱带(cm^{-1})	归属	
3200～2500	胺盐	$\nu_{\mathrm{NH}_3^+}$
1617，1510	胺盐	$\delta_{\mathrm{NH}_3^+}$
1590，1397	羧酸离子	$\nu_{\mathrm{CO}_2^-}$

【检查】酸度 本品通过调节母液的 pH 以精制，中国药典(2015)、JP(16)规定酸度为 5.5～6.5。USP(36)规定酸度为 5.5～7.0，BP(2009)和 Ph. Eur.(6.0)未收载该项检查。

溶液的透光率 控制溶液的澄清度和颜色。规定 430nm 波长处的透光率不得低于 98.0%。USP(33)未收载该项检查，BP(2009)和 Ph. Eur.(6.0)采用比色法，规定 25mg/ml 水溶液应澄清，与标准黄绿色 6 号(BY_6)比色液比较，JP(16)则规定溶液应澄清无色。

氯化物 控制在生产中加入盐酸调节 pH 和离子交换柱洗脱时引入的氯离子。采用比浊法检查。中国药典(2015)、BP(2013)、Ph. Eur.(7.0)规定限度为 0.02%。USP(36)规定限度为 0.05%，JP(16)规定限度为 0.021%。

硫酸盐 控制硫酸根离子的残留量，采用与比浊法测定。中国药典(2015)、BP(2013)、Ph. Eur.(7.0)和 USP(36)限度为 0.03%。JP(16)限度为 0.028%。

铵盐 控制在生产中加入氨水调节 pH 和离子交换柱洗脱时引入的铵离子，采用比浊法检查。中国药典(2015)与 JP(16)限度均为 0.02%，BP(2013)、Ph. Eur.(7.0)限度均为 0.01%。USP(31)没有该项检查。

其他氨基酸 采用薄层色谱法进行检查。如图 1。

本品极性大，采用硅胶 G 薄层色谱检查。展开剂为正丁醇-水-冰醋酸(3∶1∶1)。采用茚三酮作为显色剂。

中国药典(2010)增加了系统适用性试验。要求浓度为 0.1mg/ml(相当于供试品溶液的 0.5%)的对照溶液应显一明显斑点。参考 BP(2009)采用苯丙氨酸作为特殊杂质用于考察系统适应性，要求浓度均为 0.4mg/ml 的缬氨酸和苯丙氨酸混合溶液应显两个完全分离的斑点，否则试验无效。本品点样量为 5μl，样品最低检出限约为 0.4μg。中国药典(2015)按中国药典(2010)，未作修订。

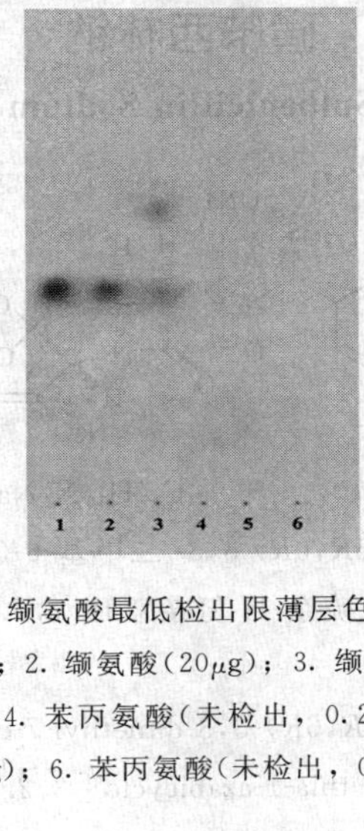

图 1 缬氨酸最低检出限薄层色谱图谱

1. 缬氨酸(40μg)；2. 缬氨酸(20μg)；3. 缬氨酸和苯丙氨酸混合溶液(0.4μg)；4. 苯丙氨酸(未检出，0.2μg)；5. 苯丙氨酸(未检出，0.12μg)；6. 苯丙氨酸(未检出，0.04μg)

干燥失重 中国药典(2015)规定为105℃干燥3小时，减失重量不得过0.2%，USP(33)和JP(16)限度均为0.3%，BP(2009)和Ph. Eur.(6.0)限度为0.5%。

铁盐 中国药典(2010)新增项目。控制在发酵或水解生产中使用了不锈钢反应釜或管路引入的铁离子。本品经炽灼破坏后，溶液颜色与未破坏样品一致，所以未采用有机破坏后测定的方式。USP(33)限度为0.003%。BP(2013)、Ph. Eur.(7.0)限度同中国药典(2015)一致，为0.001%。JP(16)未收载。

细菌内毒素 在复方氨基酸中本品临床每小时用药最大剂量是静脉滴注每千克体重约25mg(按复方氨基酸注射液处方中最大用量和滴注用量估计)，内毒素计算限值约200EU/g。中国药典(2000)热原检查限值为0.25g/kg。中国药典(2010)修订为细菌内毒素检查，限值为20EU/g，与内毒素计算值比较，安全系数为10，并与热原标准相当。中国药典(2015)与中国药典(2010)一致，未作修订。

【含量测定】 采用非水滴定测定，加甲酸是为了增加溶解度和提高非水溶剂提供质子的能力，增加缬氨酸的碱性。缬氨酸只有1个氨基，因此滴定度为每1ml高氯酸滴定液(0.1mol/L)相当于11.72mg的$C_5H_{11}NO_2$。

参考文献

[1] Fischer JE, Rosen HM, Ebeid AM, et al. The effect of normalization of plasma amino acids on hepatic encephalopathy in man [J]. Surgery, 1976, 80(1): 77-91.

[2] 国家药典委员会. 中华人民共和国药典临床用药须知·化学药和生物制品卷 [M]. 2005年版. 北京：人民卫生出版社，2005：770.

撰写 郭鹏程 湖北省药品监督检验研究院

复核 姜 红 湖北省药品监督检验研究院

磺苄西林钠

Sulbenicillin Sodium

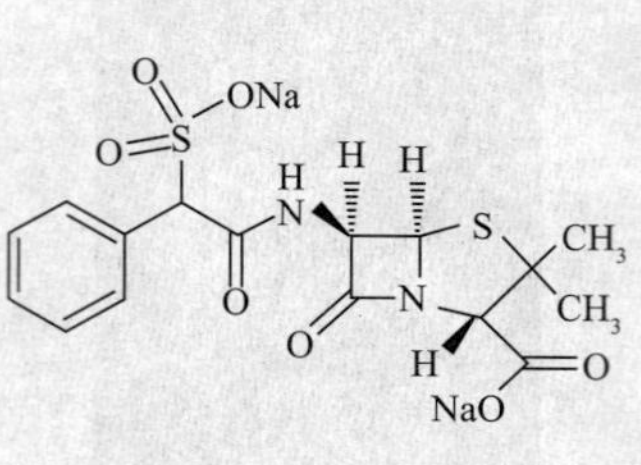

$C_{16}H_{16}N_2Na_2O_7S_2$ 458.42

化学名：(2*S*,5*R*,6*R*)-3,3-二甲基-6-(2-苯基-2-磺基乙酰氨基)-7-氧代-4-硫杂-1-氮杂双环[3.2.0]庚烷-2-甲酸二钠盐

disodium(2*S*,5*R*,6*R*)-3,3-dimethyl-7-oxo-6-(2-phenyl-2-sulfoacetylamido)-4-thia-1-azabicyclo[3.2.0]heptane-2-carboxylate

4-thia-lazabicyclo[3.2.0]heptane-2-carboxylic acid, 3,3-dimethyl-7-oxo-6-[(phenylsulfoacetyl)amino]-, disodium salt, [2*S*-(2α,5α,6β)]

英文名：Sulbenicillin (INN) Sodium

异名：Kedacillin

CAS：[28002-18-8]

本品为抗生素类药。属第二代广谱半合成青霉素，其抗菌谱与羧苄青霉素类似，但抗铜绿假单胞菌和葡萄球菌优于羧苄青霉素。本品即使在最小抑菌浓度下也能产生杀菌作用，对铜绿假单胞菌、变形杆菌等革兰阴性菌及革兰阳性菌有着广泛的杀菌作用；对金黄色葡萄球菌产生的β-内酰胺酶比较稳定。据本品对金黄色葡萄球菌MIC试验表明，在pH 7，37℃时抗菌活性最稳定，7日内最低抑菌浓度不变；pH 4和pH 9时，2日内最低抑菌浓度不变；当pH 2时，其最低抑菌浓度仅维持1日。本品口服不吸收，肌内注射1g后0.5小时血药浓度可达峰值，浓度约为30μg/ml。1～2小时内静脉滴注本品5g，高峰血药浓度于滴注结束时到达，浓度约为200μg/ml以上。本品血清蛋白结合率约为50%，其体内分布，在胆汁中浓度高，约为血药浓度的3倍。主要经肾脏排泄，24小时尿中排泄量约为给药量的80%。

本品毒性低，副反应以胃肠道反应居多，偶有皮疹、发热。但对容易引起支气管哮喘、荨麻疹等过敏性体质者应慎重给药。本品在理论上含有10mg/g的钠，对患有心功能、肾功能不全、高血压症的患者，如长期给药，应测定血清中电解质浓度，以控制给药量。本品可使血小板黏附功能降低，其主要原因是由本品的代谢产物磺苄青霉噻唑酸所致。

磺苄西林的抗菌作用与其构型和光学异构性有关。实验证明D(—)构型的抗菌活性为L(+)构型的抗菌活性的4～8倍。两种构型的抗菌活性比较见表1。

表1 D(—)与L(+)构型磺苄西林的抗菌活性比较

菌别	MIC(μg/ml)	
	D(—)	L(+)
绿脓杆菌	25.0	100
大肠埃希菌	12.5	100
变形杆菌	1.56	12.5
葡萄球菌	0.78	6.25
枯草杆菌	0.1	1.56
八叠球菌	0.2	3.13

本品由S. Morimoto等于1970年首先合成，国内于1985年开始生产，除中国药典(2015)收载外，JP(16)亦有收载。

【制法概要】

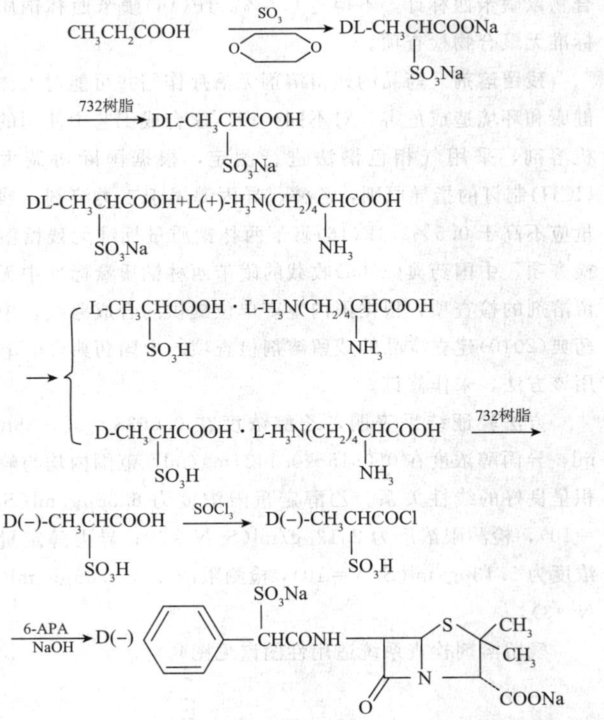

【性状】 本品为白色或淡黄色粉末；有引湿性，由酰基侧链上的不对称碳原子产生两个非对映异构体［D(－)、L(＋)］。

比旋度 按无水物计算，$[\alpha]_D^{22}$＝＋167°～＋182°。文献报道，D(－) $[\alpha]_D^{22}$＝＋162.8°；L(＋) $[\alpha]_D^{22}$＝＋182.9°；外消旋体 $[\alpha]_D^{22}$＝＋171.8°。上述均用水做溶剂。测定方法与限度与JP(16)磺苄西林钠质量标准相同，限度均为＋167°至＋182°。

【鉴别】 (1)本品分子中的β-内酰胺环在碱性条件下与羟胺作用形成羟胺酸，然后在酸性条件下与高铁离子作用形成复盐而呈现赤褐色。

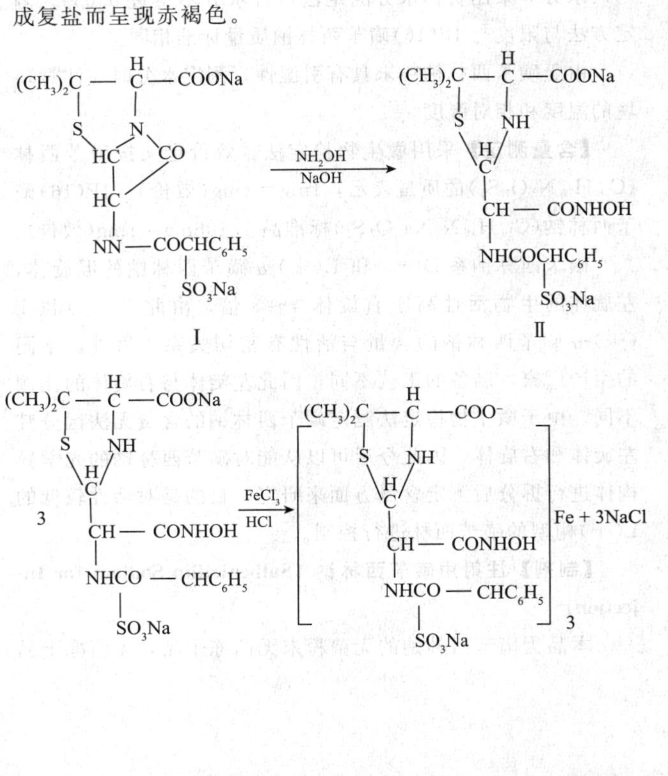

(2)本品的红外光吸收图谱显示的主要特征如下。

特征谱带(cm^{-1})	归属	
1770	β-内酰胺	$\nu_{C=O}$
1675	仲酰胺(Ⅰ)	$\nu_{C=O}$
1615，1356	羧酸离子	ν_{COO^-}
1525	酰胺(Ⅱ)	δ_{NH}
1215，1047	磺酸离子	$\nu_{SO_3^-}$
700	苯	$\delta_{环}$

【检查】**溶液的澄清度与颜色** 本品的澄清度与产品内残留溶剂的量有关。溶液应澄清无色；如显浑浊，与2号浊度标准液比较，均不得更浓；如显色，与黄色4号标准比色液比较，均不得更深。JP(16)磺苄西林钠质量标准规定：取磺苄西林钠2.5g，加水5ml溶解，溶液应澄清无色至淡黄色。

有关物质 采用高效液相色谱法进行检查。

JP(16)采用高效液相色谱法，用十八烷基硅烷键合硅胶柱，以1%磷酸二氢钾溶液(氢氧化钠试液调节pH值至6.0±0.1)-乙腈(94：6)为流动相，检测波长为254nm，以磺苄西林两个主峰之间的分离度应不小于2.0进行系统控制。杂质限量计算按面积归一化法计算，单个杂质不得过2.0%，杂质总量不得过4.0%

中国药典(2010)建立的HPLC系统用十八烷基硅烷键合硅胶柱，以0.05mol/L磷酸二氢钾溶液-乙腈(88：12)为流动相，检测波长：220nm。结果表明，与JP(16)的色谱系统相比，该系统检出的杂质多，记录的色谱图峰形良好，理论板数按磺苄西林峰计均为1000以上，磺苄西林峰与相邻的峰的分离度均在1.5以上。中国药典(2015)未作修订。

用二极管阵列检测器(PDA)在400～200nm波长范围内扫描，结果磺苄西林钠在220nm波长处有最大吸收，确定220nm为有关物质检查的检测波长(图1)。有关物质典型色谱图见图2。

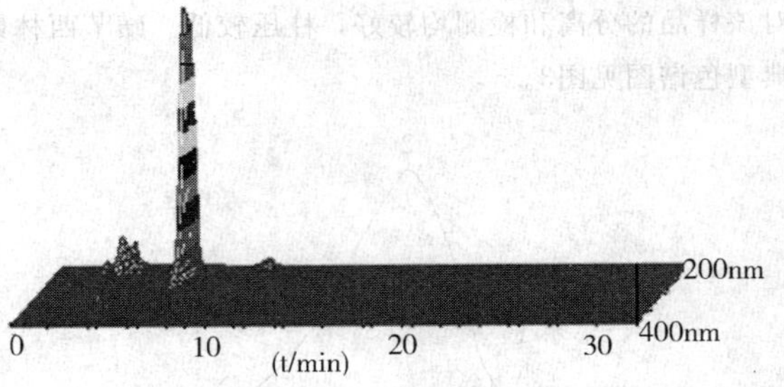

图1 磺苄西林钠在流动相条件下的UV光谱图

使用4种品牌色谱柱：Kromasil C18柱(5μm，4.6mm×250mm)、依利特C18柱(5μm，4.6mm×250mm)、Thermo C18柱(5μm，4.6mm×250mm)、Agilent C18柱(5μm，4.6mm×250mm)，分别对磺苄西林钠中有关物质进行测定，记录的色谱图峰形均良好，理论板数按磺苄西林主峰计均为2000以上，磺苄西林主峰与相对保留时间约为0.9处峰的分离度均在 1.5 以上，耐用性好。

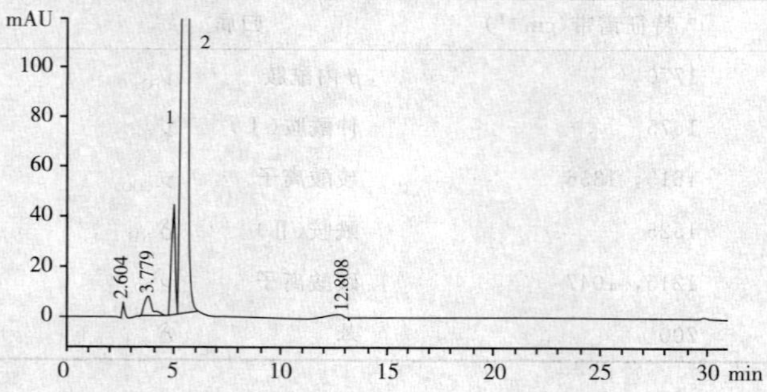

图 2　磺苄西林钠有关物质典型色谱图

1. 相对保留时间约为 0.9 处峰；2. 磺苄西林主峰

验证结果表明，磺苄西林浓度在 1.0224～13.2912μg/ml 范围内与峰面积呈良好的线性关系（r=0.9999），方法的最小定量浓度约为 1.5μg/ml、最小检测浓度约为0.15μg/ml。

杂质限量计算按自身对照法，相对保留时间约为 0.9 处峰系磺苄西林的异构体，因此规定除相对保留时间约为 0.9 处的峰外，单个杂质峰面积不得大于对照溶液主峰与相对保留时间约为 0.9 处峰面积和的 2 倍(2.0%)，各杂质峰面积的和不得大于对照溶液主峰与相对保留时间 0.9 处峰面积和的 4 倍(4.0%)。

磺苄西林聚合物　抗生素所致的速发型过敏反应并非由药物本身所致，而是与药物中存在的高分子杂质有关，根据国内生产该原料的生产单位提供的合成路线，采用分子排阻色谱法测定磺苄西林聚合物。用葡聚糖凝胶 G-10(40～120μm)为填充剂，玻璃柱内径 1.0～1.4cm，柱长 30～40cm，流动相 A 为 pH 7.0 的 0.05mol/L 磷酸盐缓冲液[0.05mol/L 磷酸氢二钠-0.05mol/L 磷酸二氢钠(61∶39)]；流动相 B 为水，流速约为每分钟 1.5ml，检测波长为 254nm。分别以流动相 A、B 为流动相，取 1mg/ml 蓝色葡聚糖 2000 溶液 20μl，注入液相色谱仪，理论板数按蓝色葡聚糖 2000 峰计算均为 1000 以上，拖尾因子均小于 2.0。因流速对样品的分离有影响，结果表明，以 0.5 ml/min 的流速对该样品的分离和检测均较好，柱压较低。磺苄西林聚合物典型色谱图见图3。

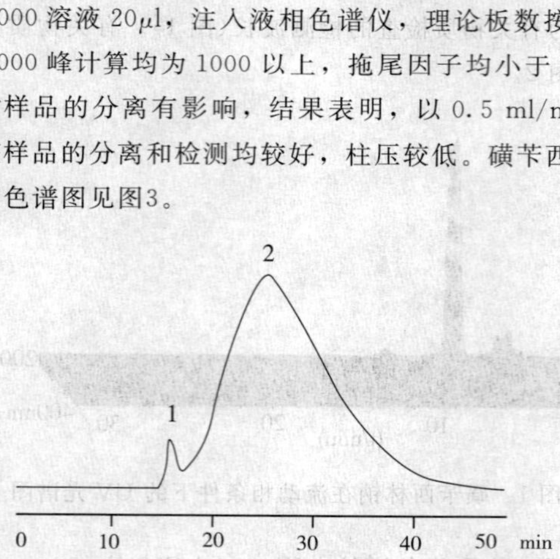

图 3　磺苄西林聚合物样品色谱图

1. 磺苄西林聚合物峰；2. 磺苄西林主峰

验证结果表明，溶液浓度在 50.72～405.76μg/ml 范围内与峰面积呈良好的线性关系（r=0.9999），方法的检测限浓度为 10.14μg/ml(S/N=3)。

高分子杂质限度按外标法以峰面积计算，含磺苄西林聚合物以磺苄西林计，不得过 0.5%。JP(16)磺苄西林钠质量标准无聚合物检查项。

残留溶剂　药品的残留溶剂无治疗作用并可能对人体的健康和环境造成危害，对不同生产厂家合成工艺中使用的有机溶剂，采用气相色谱法进行测定，根据国际协调大会(ICH)制订的指导原则，乙醇、异丙醇属于三类溶剂，残留量应不高于 0.5%。JP(16)磺苄西林钠质量标准无残留溶剂检查项。中国药典(2005)收载的磺苄西林钠质量标准中无残留溶剂的检查项，根据国内生产单位提供的合成路线，中国药典(2010)建立本品的残留溶剂检查项。中国药典(2015)沿用该方法，未作修订。

方法验证结果表明，乙醇浓度在 0.0638～0.1488mg/ml，异丙醇浓度在 0.0615～0.1437mg/ml，范围内均与峰面积呈良好的线性关系。乙醇定量限浓度为 6.38μg/ml(S/N=10)，检测限浓度为 2.12μg/ml(S/N=3)；异丙醇定量限浓度为 5.13μg/ml(S/N=10)，检测限浓度为 2.05μg/ml(S/N=3)。

残留溶剂检查系统适用性图谱见图4。

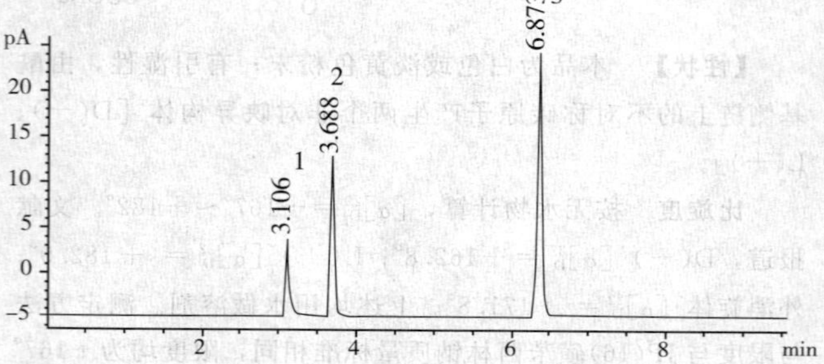

图 4　磺苄西林钠残留溶剂系统适用性色谱图

1. 乙醇；2. 异丙醇；3. 乙酸乙酯

水分　采用费休水分测定法，含水分不得过 6.0%。测定方法与限度与 JP(16)磺苄西林钠质量标准相同。

由于磺苄西林钠粉末具有引湿性，测定水分时应注意环境的温度和相对湿度。

【含量测定】采用微生物检定法。效价定义按磺苄西林($C_{16}H_{18}N_2O_7S_2$)的质量表示，1mg=1mg(效价)。JP(16)磺苄西林钠($C_{16}H_{16}N_2Na_2O_7S_2$)标准品 1.106mg=1mg(效价)。

磺苄西林钠系 D(−)和 L(+)-α-磺苄西林钠的混旋体，左旋体的生物活性高于右旋体 4～8 倍，由此 D(−)和 L(+)-α-磺苄西林钠的含量与活性有密切关系；另外，不同的生产厂家，制备的工艺不同，因此左旋体与右旋体的比例不同。由于微生物检定法测定磺苄西林钠的含量无法区分其左旋体和右旋体，因此今后可以从能对磺苄西林钠的光学异构体进行拆分后测定含量方面来研究，目的是对活性较低的 L(+)构型的磺苄西林进行控制。

【制剂】注射用磺苄西林钠（Sulbenicillin Sodium for Injection)

本品为磺苄西林钠的无菌粉末无菌冻干品，无菌冻干品为磺苄西林钠制成无菌水溶液，滤过后进行无菌灌装，然后经冻干干燥，在无菌条件下严封制成的粉针剂。

除中国药典(2015)外，USP(36)、Ph. Eur. (7.0)、BP(2013)、JP(16)等均未收载。

加速试验结果显示，本品对光、热、湿度较稳定，长期稳定实验结果显示，本品有效期可达2年。

注射用磺苄西林钠临床应用时使用的溶剂为水、利多卡因注射液及葡萄糖注射液。利多卡因注射液溶解磺苄西林钠进行肌内注射可缓解注射时的疼痛。本品在3种溶剂中的稳定性以静脉滴注用1%磺苄西林葡萄糖溶液为最佳，其次为利多卡因注射液及水。

本品与青霉素G有交叉过敏反应，故使用本品前需做青霉素G的皮内敏感试验，显阳性反应者禁用。

撰写　马晓宁　郑桂英　湖南省药品检验研究院

复核　李晓燕　湖南省药品检验研究院

磺胺甲噁唑

Sulfamethoxazole

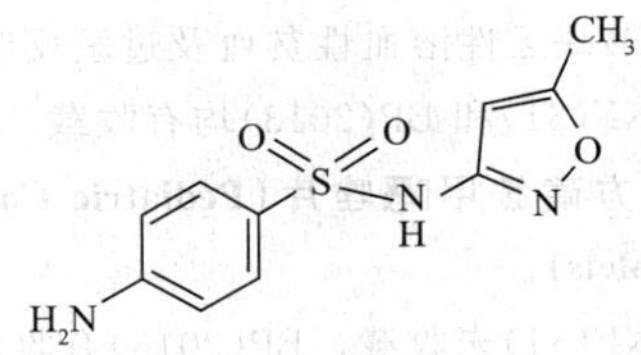

$C_{10}H_{11}N_3O_3S$　253.28

化学名：*N*-(5-甲基-3-异噁唑基)-4-氨基苯磺酰胺

benzenesulfonamide，4-amino-*N*-(5-methyl-3-isoxazolyl)-

N^1-(5-methyl-3-isoxazolyl) sulfanilamide

英文名：Sulfamethoxazole(INN)

异名：磺胺甲基异噁唑；SMZ

CAS号：[723-46-6]

本品为磺胺类药，属于中效磺胺。其抗菌谱与磺胺嘧啶相似，但抗菌作用较强。本品口服2～4小时后，血药浓度最高，有效维持时间较长，排泄较慢。主要经尿排出，服药后4～6小时排出量多，24小时排出50%～70%，48小时全部排出。在尿中乙酰化率为50%；乙酰化物溶解度较低，故较易出现结晶尿、血尿。本品用于治疗全身性感染、呼吸道感染等症。主要不良反应有泌尿系统反应、过敏性反应、消化道反应及影响造血系统。本品与甲氧苄氨嘧啶(TMP)联合使用，抗菌作用增加较大，而毒性减少。小鼠口服LD_{50}：单独使用SMZ为3662mg/kg，与TMP联合使用为5513mg/kg，为较好的广谱抗菌剂。

本品为Kano等人于1959年制备成功。国内于1966年投入生产。除中国药典(2015)收载外，JP(16)、BP(2013)与USP(36)-NF(31)等均有收载。

【制法概要】草酸二乙酯法[1]

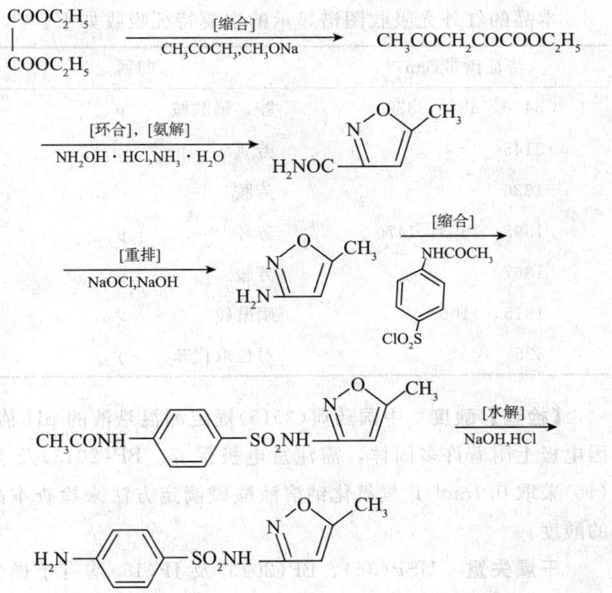

【鉴别】　磺胺类药物的钠盐可与铜盐生成金属取代物的沉淀，随取代基(R)的不同生成的沉淀的颜色也随之不同(表1)。借此可以区别各种磺胺。磺胺类药铜盐沉淀的颜色反应如下。

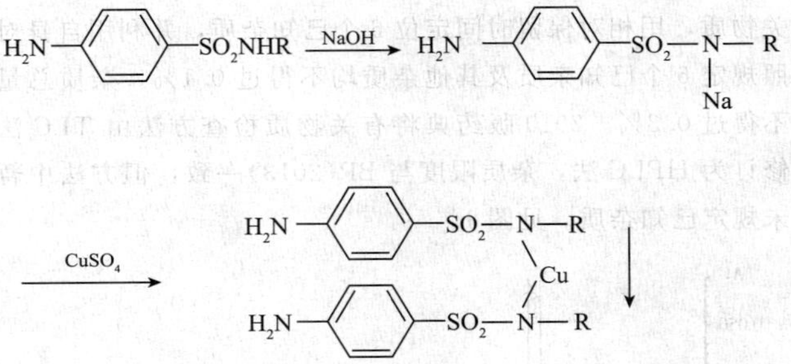

表1　不同的沉淀

品名	沉淀的颜色反应
磺胺二甲嘧啶	黄绿色并随即变为红棕色沉淀
磺胺多辛	黄绿色沉淀，放置后变淡蓝色
磺胺甲噁唑	草绿色沉淀
磺胺异噁唑	淡棕色，放置后，析出暗绿色絮状沉淀
磺胺对甲氧嘧啶	淡咖啡色沉淀，放置后变为紫红色
磺胺间甲氧嘧啶	黄绿色沉淀
磺胺嘧啶	黄绿色沉淀，放置后变为紫色
磺胺醋酰钠	蓝绿色沉淀

据报道，经红外光谱测定和X射线衍射分析结果表明，本品晶型分A型、B型和AB混合型。另据报道，经核磁共振和X射线衍射确证，当中和温度高于80℃时，红外光谱属于对氨基苯磺酰胺型；当中和温度低于75℃时，红外光谱属于对氨基苯磺酰亚胺型。两者在中和温度变化条件下，成为互变异构体。又据报道，在一定的温度下B型会转变为A型。在水溶液中重结晶，只要控制冷却和结晶的速度，可选择地制得A型或B型。

本品的红外光吸收图谱显示的主要特征吸收如下。

特征谱带(cm^{-1})	归属	
3470，3380，3300	胺，磺酰胺	ν_{N-H}
3145	芳氢	ν_{C-H}
1620	芳胺	δ_{NH_2}
1598，1503，1470	芳环	$\nu_{C=N,C=C}$
1367	芳胺	ν_{C-N}
1315，1106	磺酰胺	ν_{SO_2}
825	对位取代苯	γ_{2H}

【检查】酸度 中国药典(2015)规定测混悬液的pH值。因电极上附着许多固体，需注意电极保养。BP(2013)及JP(16)采取0.1mol/L氢氧化钠溶液酸碱滴定方法来检查本品的酸度。

干燥失重 USP(36)、BP(2013)及JP(16)均有干燥失重检查项(105℃，不得过0.5%)，本版增订干燥失重检查，限度定为“在105℃干燥至恒重，不得过0.5%”。含量限度修订为“按干燥品计算，含 $C_{10}H_{11}N_3O_3S$ 不得少于99.0%”。

有关物质 BP(2013)采用HPLC法测定磺胺甲噁唑有关物质，用相对保留时间定位6个已知杂质，并利用自身对照规定6个已知杂质及其他杂质均不得过0.1%，杂质总量不得过0.3%。2010版药典将有关物质检查方法由TLC法修订为HPLC法，杂质限度与BP(2013)一致，但方法中暂未规定已知杂质。见图1。

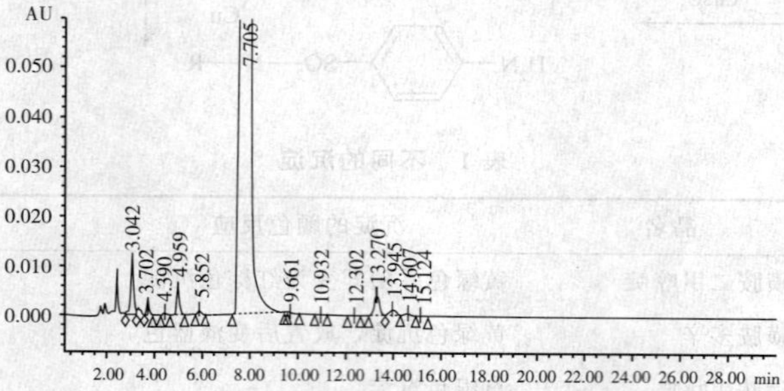

图1 磺胺甲噁唑有关物质HPLC色谱图

USP(36)-NF(31)设硒(Selenium)检查，结合我国实际情况，在生产过程中不采用硒作为催化剂，故未将硒定为检查项目。

【含量测定】采用重氮化法，永停滴定指示终点。本品在盐酸溶液(1→2)中不易溶解，根据实验，加盐酸溶液(1→2)25ml混匀，溶液呈乳白色浑浊状态，再加水25ml，振摇即全部溶解。因此修订原标准中“加盐酸溶液(1→2)25ml溶解后”的描述为“加盐酸溶液(1→2)25ml，再加水25ml，振摇使溶解”。此供试液的酸度可减少电极钝化。

USP(36)-NF(31)、BP(2013)采用重氮化永停滴定法，JP(16)采用非水酸量法，将样品溶于二甲基甲酰胺中，用氢氧化钠液滴定，麝香草酚酞指示终点。

【制剂】(1)磺胺甲噁唑片(Sulfamethoxazole Tablets)

本品为单一成分的片剂。

(2)复方磺胺甲噁唑片(Compound Sulfamethoxazole Tablets)

异名 复方新诺明片

本品为磺胺甲噁唑与甲氧苄氨嘧啶(5∶1)的复方片剂。

甲氧苄氨嘧啶(TMP)的抗菌作用和磺胺类药基本相似，而且作用强；二者联合应用，可使细菌的叶酸代谢受到双重阻断，抗菌作用可增加数倍至数十倍。若单独使用，TMP能较快产生抗药性。

SMZ经肝代谢，生成 N^4-乙酰化和 N^4-葡萄糖醛酸衍生物。TMP在24～27小时内，主要经尿排泄，50%～75%为原药，余为代谢物。不论它们是合并应用或是分开应用，这些化合物的药代动力学性质基本不变。尿的pH影响肾小管对这些化合物的排泄，但对总的排出量没有显著的改变。体外试验证明，SMZ和TMP呈现其最大协同作用的浓度比是20∶1，其5∶1的处方能使肾功能正常患者的血清药浓度接近此比例。其半衰期，正常成人SMZ约8～11小时；TMP为6～17小时。有严重肾功能衰竭的患者，SMZ和TMP二者都明显延长(20～30小时或更长)[2]。据报道[2]，不良反应主要是血小板减少症、巨成红细胞性贫血与葡萄糖-6-磷酸脱氢酶(G6PD)缺乏性溶血性贫血及过敏反应。

USP(36)-NF(31)和BP(2013)均有收载。

(3)小儿复方磺胺甲噁唑片(Pediatric Compound Sulfamethoxazole Tablets)

USP(36)-NF(31)未收载，BP(2013)有收载。

(4)复方磺胺甲噁唑口服混悬液(Compound Sulfamethoxazole Oral Suspension)

USP(36)-NF(31)和BP(2013)均有收载。原标准含量测定项中“理论板数按磺胺甲噁唑峰计算不低于4000”经与同系列品种质量标准对比并经试验，修订为“理论板数按甲氧苄啶峰计算不低于4000”。

(5)复方磺胺甲噁唑胶囊(Compound Sulfamethoxazole Capsules)

原标准含量测定为紫外双波长法，操作较为繁琐，部分生产企业亦提出同样的修订意见，因此含量测定的方法修订为HPLC外标法。见图2。

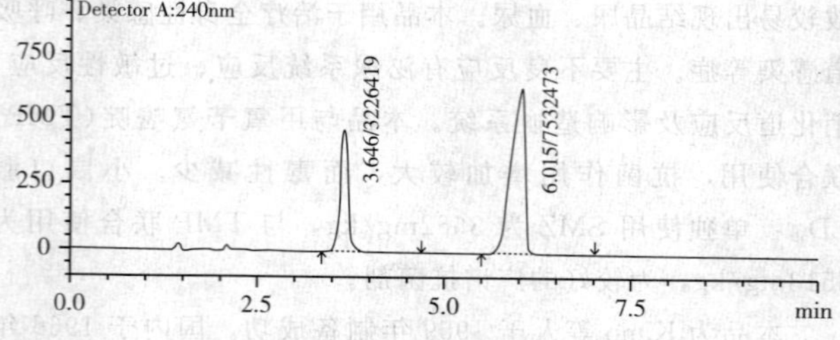

图2 复方磺胺甲噁唑胶囊HPLC色谱图

(6)复方磺胺甲噁唑颗粒(Compound Sulfamethoxazole Granules)

原标准含量测定为HPLC内标法，修订为HPLC外标法。

(7)小儿复方磺胺甲噁唑颗粒(Pediatric Compound Sulfamethoxazole Granules)

原标准含量测定为紫外双波长法，操作较为繁琐，部分生产企业亦提出同样的修订意见，因此含量测定的方法修订为 HPLC 外标法。

(8)联磺甲氧苄啶片(Sulfamethoxazole，Sulfadiazine and Trimethoprim Tablets)

现行 USP(36)、BP(2013)、JP(16)均未收载联磺甲氧苄啶片质量标准。

原标准中甲氧苄啶化学鉴别操作繁琐，且有生产厂家提出该化学鉴别现象不明显。经检验，包括对甲氧苄啶原料的实验，均未观察到明显的黄绿色荧光，因此删除原标准鉴别中的甲氧苄啶化学鉴别。

原标准含量测定磺胺甲噁唑、磺胺嘧啶与甲氧苄啶分别为重氮化永停滴定法、紫外双波长法、紫外吸收系数法，操作较为繁琐，修订为 HPLC 法。见图 3。

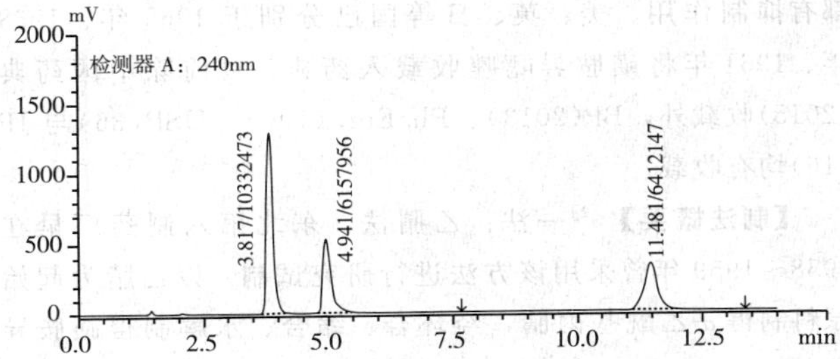

图 3　联磺甲氧苄啶片 HPLC 色谱图

参考文献

[1] 中华人民共和国卫生部药典委员会．中华人民共和国药典 1990 年版二部药典注释［M］．北京：化学工业出版社，1993：941.

[2] (美)J. E 诺本，P. O. 安德森，A. S. 沃他那布．临床药物资料手册［M］．陈兰英，刘国杰，译．北京：人民卫生出版社，1982：289.

撰写　孙幼琼　佟宝光　辽宁省药品检验检测院

复核　孙苓苓　　　　　辽宁省药品检验检测院

磺胺多辛

Sulfadoxine

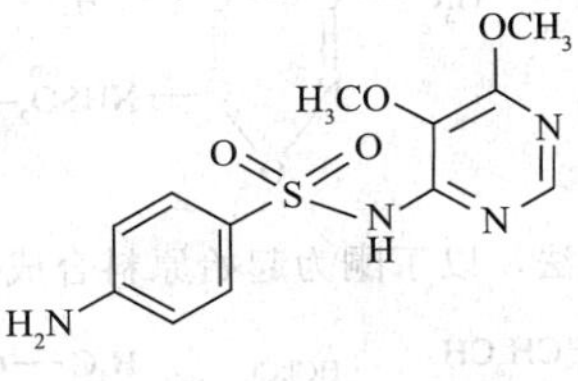

$C_{12}H_{14}N_4O_4S$　310.33

化学名： 4-(对氨基苯磺酰氨基)-5,6-二甲氧基嘧啶

benzenesulfonamide，4-amino-*N*-(5，6-dimethoxypryrimjdin-4-yl) benzenesulphonamide，N^1-(5，6-Dimethoxy-4-pyrimidinyl) sulfanilamide

英文名： Sulfadoxine(INN)

异名： 磺胺邻二甲嘧啶；周效磺胺

CAS 号： [2447-57-6]

本品为磺胺类药，属于长效磺胺。用于溶血性链球菌、肺炎球菌及志贺菌属等所致感染，现已少用。本品的抗菌作用较弱，因其具有抗虐原虫作用，故与乙胺嘧啶联合，对氯喹耐药的疟原虫有效，亦可用于疟疾的预防。一般口服，首剂 1～1.5g，以后依次 0.5～1g，1/4～7d[1]。

本品口服吸收后可广泛分布于红细胞、白细胞、肾、肺、肝和脾，并可透过胎盘。单剂口服本品 0.5g，在给药后 2.5～6 小时，血药浓度达到峰值约 50～75μg/ml。$t_{1/2}$ 为 100～230 小时，平均约 170 小时。本品主要自肾排泄，亦可自乳汁中分泌[1]。

除中国药典(2015)收载外，USP(36)及 BP(2013)均有收载。

【制法概要】 国内生产工艺如下。

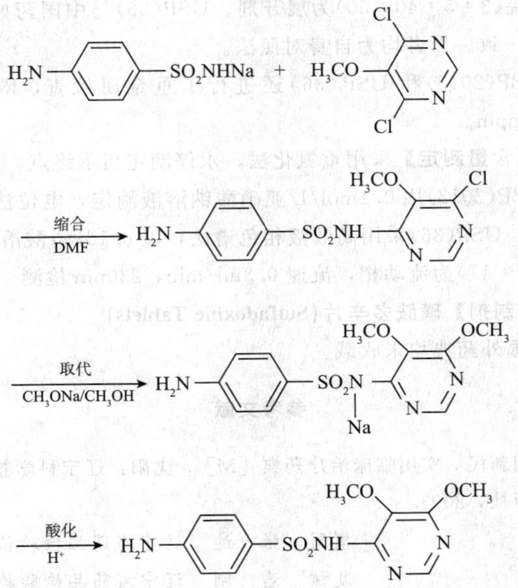

【鉴别】 (1)磺胺类药物的钠盐可与铜盐生成金属取代物的沉淀，其沉淀的颜色，随取代基不同生成的沉淀的颜色也随之不同，本品生成黄绿色沉淀，放置后变为淡蓝色。该反应可将磺胺多辛与磺胺二甲嘧啶区分。

(2)本品的红外光吸收图谱应与对照的图谱(光谱集 567 图)一致，其显示的主要特征吸收如下。

特征谱带(cm^{-1})	归属	
3460，3370，3235	胺及磺酰胺	ν_{N-H}
1650	胺基	δ_{NH_2}
1598，1584，1486，1446	嘧啶和苯环	$\nu_{C=C,C=N}$
1320，1156	磺酰胺	$\nu_{S=O}$
1305，1085	芳醚	ν_{C-O-C}

USP(36)还收载了紫外-可见分光光度法鉴别，以0.1mol/L氢氧化钠为溶剂，供试品溶液的浓度为6μg/ml和HPLC鉴别。

【检查】酸度 检查在缩合和精制过程中加入的游离酸。

碱性溶液的澄清度与颜色 在精制过程中使用的$Ca(OH)_2$（消石灰）和其他中间产物的残留，将影响成品的澄清度，由于本品在水中几乎不溶，故检查其碱性溶液的澄清度。碱性溶液色泽来源于磺胺多辛本身，磺胺苯核上的胺基可被氧化，生成偶氮苯化合物（Ⅰ）而产生颜色，具体见磺胺嘧啶。

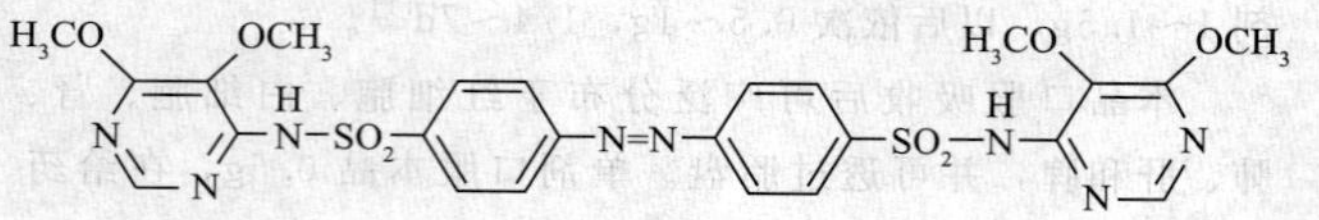

（Ⅰ）

氯化物 反应过程中使用了盐酸，故需进行氯化物检查。

有关物质 采用薄层色谱法。

BP(2013)亦采用薄层色谱法，以氨试液-水-硝基甲烷-二噁烷(3：5：40：50)为展开剂。USP(36)与中国药典色谱条件一致。二者均为自身对照法。

BP(2013)和USP(36)还进行了重金属检查，限度均为20ppm。

【含量测定】采用重氮化法，永停滴定指示终点。

BP(2013)用0.1mol/L亚硝酸钠溶液滴定，电位法指示终点。USP(36)采用高效液相色谱法，以0.1%磷酸溶液-乙腈(83：17)为流动相，流速0.3ml/min，230nm检测。

【制剂】磺胺多辛片(Sulfadoxine Tablets)

国外药典均未收载。

参考文献

[1] 刘新民．实用临床治疗药典［M］．沈阳：辽宁科学技术出版社，2003.

撰写　张　迪　辽宁省药品检验检测院

复核　潘　刚　辽宁省药品检验检测院

磺胺异噁唑

Sulfafurazole

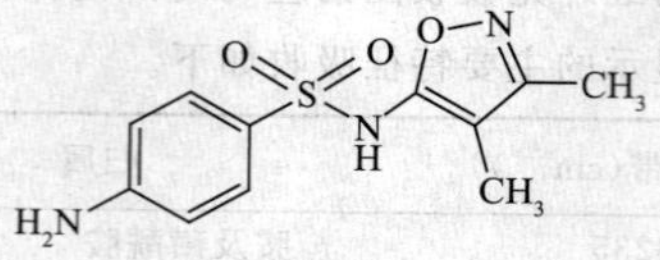

$C_{11}H_{13}N_3O_3S$　267.30

化学名：5-(对氨基苯磺酰氨基)-3,4-二甲基异噁唑

5-(*p*-aminophenyl sulfonyl-amino)-3,4-dimethyl-isoxazole

英文名：Sulfafurazole(INN)

异名：磺胺二甲异噁唑；Sulfisoxazole；Sulfadimethyloxazole

CAS号：[127-69-5]

本品属全身应用的短效磺胺类抗菌药，其抗菌作用机制与其他磺胺类药相似，通过与对氨基苯甲酸(PABA)竞争性作用于细菌体内的二氢叶酸合成酶，阻止细菌二氢叶酸的合成，从而抑制细菌的生长繁殖。作用特点是吸收快、排泄快，一次给药后其有效药物浓度约可维持4～8小时；本品的乙酰化代谢物在尿中溶解度比其他磺胺类药高，不易形成结晶尿，并有利于泌尿道感染的治疗。本品抗菌谱与磺胺嘧啶相同，但抗菌活性比磺胺嘧啶强；与甲氧嘧啶(TMP)合用可提高抗菌活性。本品口服吸收迅速，生物利用度为100%[1]。服用本品后有的出现轻微的恶心、呕吐、食欲减退、腹泻等胃肠道不良反应。

本品为Hoffman-La-Roche创制，于1944年发表，1946年Schnizer R.J.做了抑菌试验，它对革兰阳性菌及阴性菌都有抑制作用。美、英、日等国已分别于1965年、1968年、1961年将磺胺异噁唑收载入药典。目前除中国药典(2015)收载外，BP(2013)、Ph. Eur.(7.0)、USP(36)与JP(16)均有收载。

【制法概要】[2]一法：乙腈法，东北第六制药厂早在1958～1959年曾采用该方法进行研究试制。以乙腈为起始原料制得α-乙酰基丙腈，经环合、缩合、水解制得磺胺异噁唑。

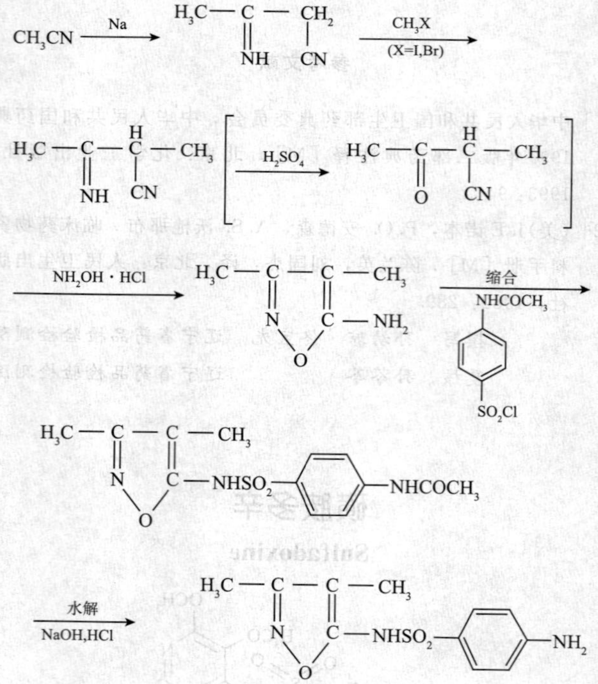

二法：丁酮法，以丁酮为起始原料合成磺胺异噁唑。

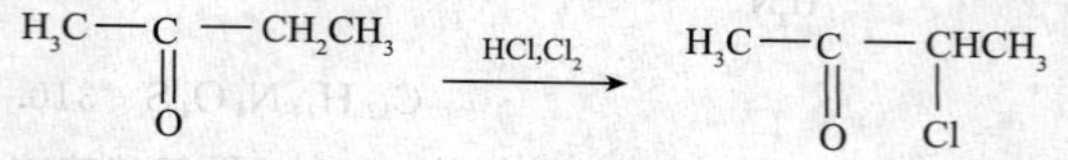

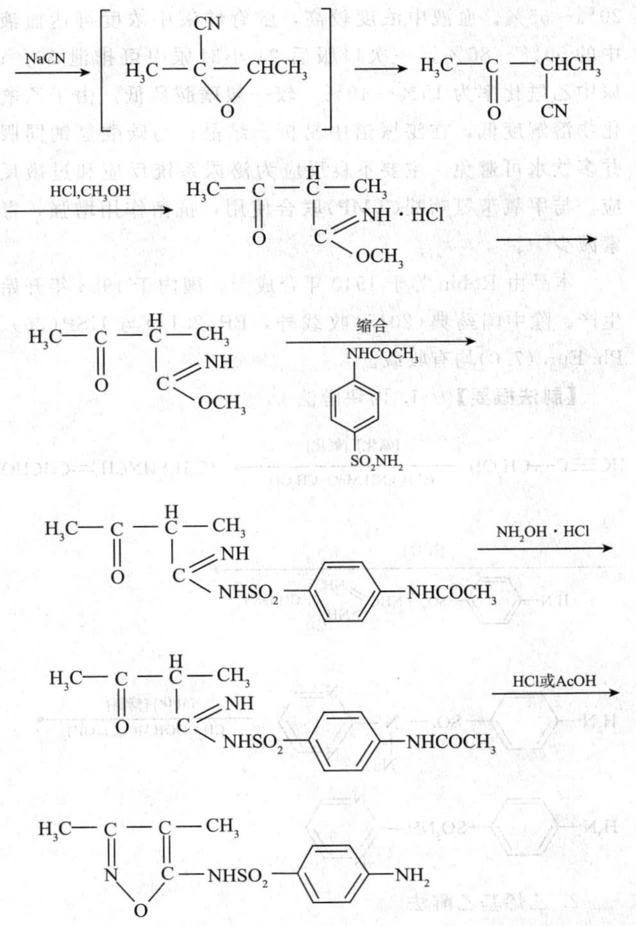

三法：乙酰乙酸乙酯法，上海第二制药厂于 1973 年发表了以乙酰乙酸乙酯为起始原料合成磺胺异噁唑的路线。

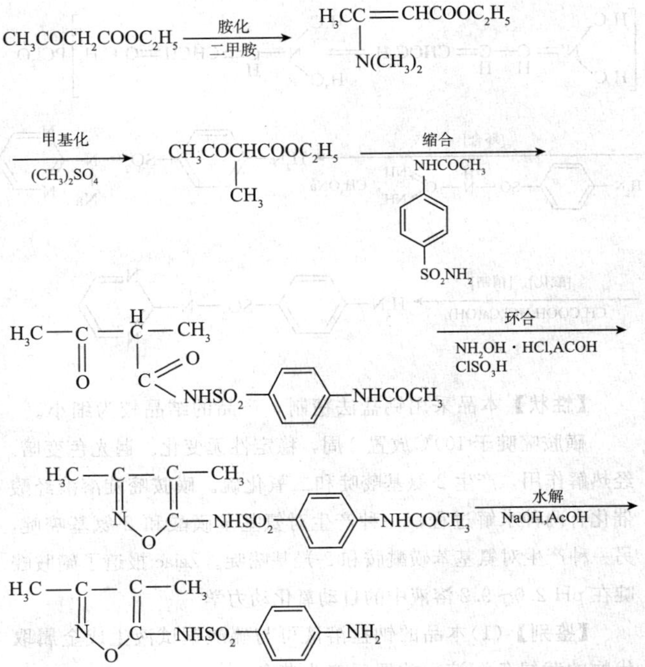

【鉴别】(1)金属的取代反应：磺胺类药物的钠盐可与铜盐、银盐或钴盐发生反应，生成金属取代物沉淀。其铜盐沉淀的颜色，随取代基 R($-SO_2NHR$)的不同而异，有的伴有颜色变化过程。常用来作为磺胺类药物鉴别和初步的区别反应。

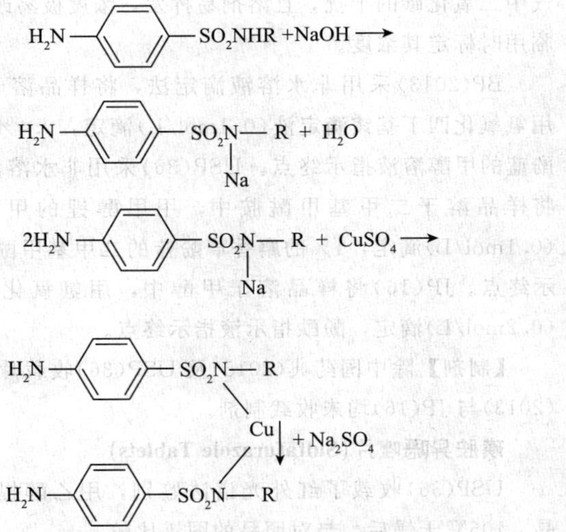

(2)本品的红外光吸收图谱应与对照的图谱(光谱集 561 图)一致，红外光吸收图谱显示的主要特征吸收如下。

特征谱带(cm^{-1})	归属	
3490，3380，3300～2700	胺基	ν_{N-H}
1635，1600，1575，1510	芳环	$\nu_{C=C}$，$\nu_{C=N}$
1350，1170	磺酰胺	ν_{SO_2}
845	对位取代苯	γ_{2H}

(3)本品显芳香第一胺类的鉴别反应。

【检查】氯化物 生产工艺中缩合与水解反应，均可能带入含氯杂质。中国药典(2015)限度规定为 0.014%。BP(2013)、USP(36)与 JP(16)均未对氯化物进行控制。

有关物质 采用薄层色谱法检查在生产过程中可能引入的原料及中间体等杂质，采用自身对照法控制，限度为 0.5%。BP(2013)与 USP(36)均采用薄层色谱法检查，前者限度为 0.5%，后者限度为 2.0%。JP(16)未对有关物质进行控制。

干燥失重 中国药典(2015)与 BP(2013)干燥条件一致，均为 105℃干燥至恒重；USP(36)与 JP(16)干燥温度与上述相同，不同的是前者干燥时间为 2 小时，后者为 4 小时，且 JP(16)规定称样量为 2g；上述各国药典的限度均为 0.5%。

【含量测定】采用非水溶液滴定法，将样品溶于二甲基甲酰胺中，用甲醇钠滴定液(0.1mol/L)滴定，偶氮紫指示液指示终点，并将滴定的结果用空白试验校正。反应原理如下。

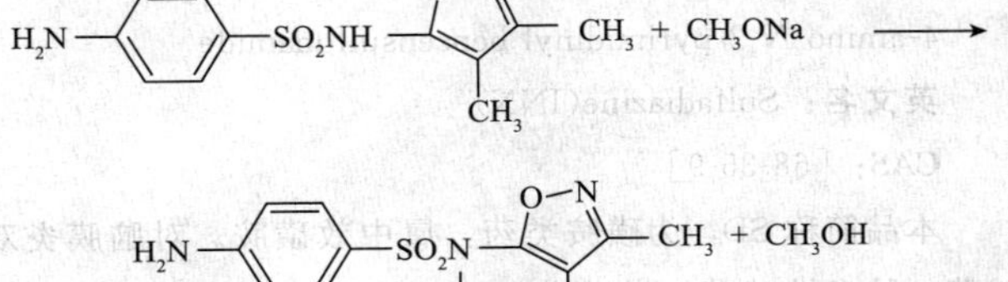

本法终点明显，不仅适用于磺胺异噁唑的测定，也适用于磺胺异噁唑片的测定。但滴定液的配制比较复杂，易受空气中二氧化碳的干扰，且溶剂易挥发，浓度极易改变，必须临用时标定其浓度。

BP(2013)采用非水溶液滴定法，将样品溶于丙酮中，用氢氧化四丁基铵滴定液(0.1mol/L)滴定，0.4%的麝香草酚蓝的甲醇溶液指示终点。USP(36)采用非水溶液滴定法，将样品溶于二甲基甲酰胺中，用甲醇锂的甲苯滴定液(0.1mol/L)滴定，1%的麝香草酚蓝的二甲基甲酰胺溶液指示终点。JP(16)将样品溶于甲醇中，用氢氧化钠滴定液(0.2mol/L)滴定，酚酞指示液指示终点。

【制剂】除中国药典(2015)及USP(36)收载片剂外，BP(2013)与JP(16)均未收载制剂。

磺胺异噁唑片(Sulfafurazole Tablets)

USP(36)收载了红外光谱法鉴别，用乙醇提取、重结晶、105℃干燥后，与对照品的图谱比较。

有关物质　中国药典(2015)采用薄层色谱法对磺胺进行控制；USP(36)未对其进行控制。

溶出度　本品为难溶性药物，中国药典(2015)暂未收载；USP(36)采用转篮法，以900ml盐酸溶液(1→12.5)为溶出介质，转速为每分钟100转，取样时间为30分钟，采用紫外-可见分光光度法测定其供试品溶液与对照品溶液的吸收度，检测波长为267nm，限度为标示量的70%。

参考文献

[1] 四川美康医药软件研究开发有限公司．药物临床信息参考[M]．2006版．成都：四川科学技术出版社，2006：214.

[2] 湖南医药工业研究所．磺胺异草唑合成方法综述[J]．医药工业，1974(5)：39-44.

撰写　郑　静　徐志洲　山东省食品药品检验研究院

复核　王　杰　山东省食品药品检验研究院

磺胺嘧啶

Sulfadiazine

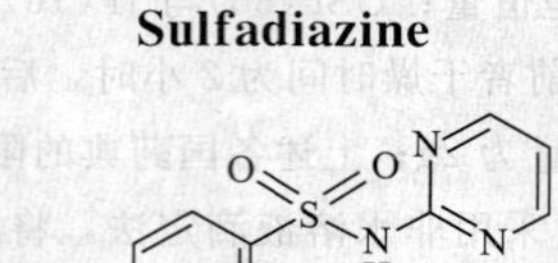

$C_{10}H_{10}N_4O_2S$　250.28

化学名：*N*-2-嘧啶基-4-氨基苯磺酰胺

4-amino-*N*-2-pyrimidinyl benzensulfonamide

英文名：Sulfadiazine(INN)

CAS：[68-35-9]

本品简称SD，为磺胺类药，属中效磺胺。对脑膜炎双球菌、肺炎链球菌、淋球菌、溶血性链球菌的抑制作用较强，对葡萄球菌感染疗效稍差。本品在血中与蛋白结合率为20%～65%。血液中浓度较高，脑脊髓液中浓度可达血液中的50%～80%。一次口服后24小时尿中可排泄50%；尿中乙酰化率为15%～40%，较一般磺胺药低。由于乙酰化物溶解度低，在泌尿道中易析出结晶；与碳酸氢钠同服并多饮水可避免。主要不良反应为泌尿系统反应和过敏反应。与甲氧苄氨嘧啶(TMP)联合使用，抗菌作用增强，毒素减少[1]。

本品由Robin等于1940年合成[2]。国内于1958年开始生产。除中国药典(2015)收载外，BP(2013)与USP(36)、Ph. Eur.(7.0)均有收载。

【制法概要】[1] 1. 丙炔醇法

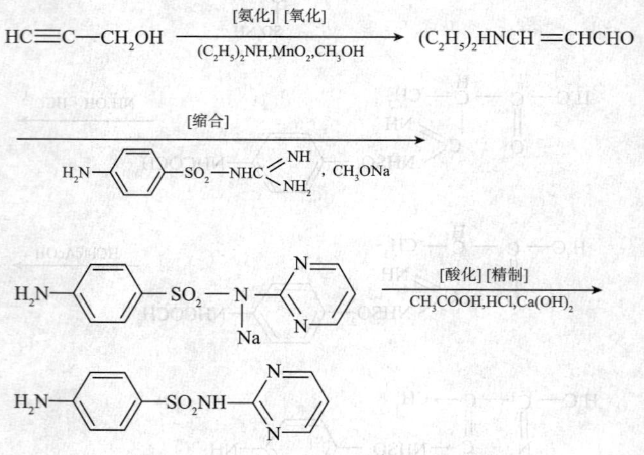

2. 乙烯基乙醚法

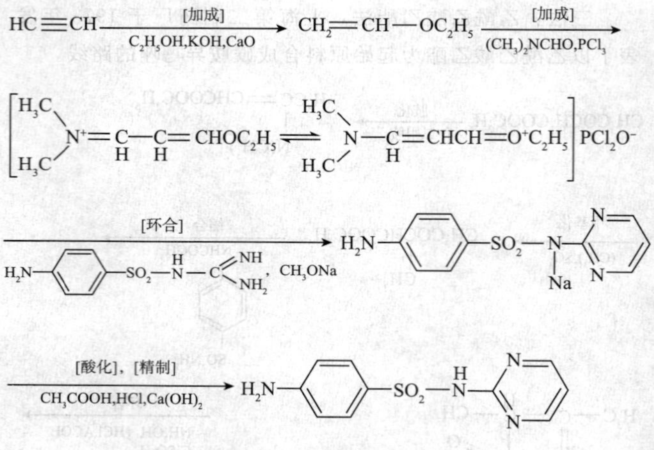

【性状】本品采用钙盐法精制，产品的结晶较为细小。

磺胺嘧啶于100℃放置2周，稳定性无变化。遇光色变暗。经热解作用，产生2-氨基嘧啶和二氧化硫。磺胺嘧啶溶液经酸催化有两种水解过程，一种产生对氨基苯磺酸和2-氨基嘧啶，另一种产生对氨基苯磺酰胺和2-羟基嘧啶。Zzjac报道了磺胺嘧啶在pH 2.0～9.2溶液中的自动氧化动力学。

【鉴别】(1)本品的钠盐溶液可与硫酸铜试液生成金属取代物的黄绿色沉淀，放置后变为紫色。

(2)本品的红外光吸收图谱(光谱集570图)显示的主要特征吸收如下。

特征谱带(cm^{-1})	归属	
3500～2700	胺及磺酰胺	ν_{N-H}
1650	胺基	ν_{NH_2}
1580，1490，1440	嘧啶和苯环	$\nu_{C=C,C=N}$
1325，1155	磺酰胺	$\nu_{S=O}$

(3)本品具芳香第一胺结构，显芳香第一胺的鉴别反应。

【检查】酸度 检查精制过程中引入的醋酸。本品在不同的 pH 值时溶解度不同。在 37℃ pH 5.5 时，100ml 水中可溶解 13mg；pH 7.5 时，可溶解 200mg。水温升高，溶解度加大，因此测定时要按规定立即放冷。最好在容器外用冷水冲淋，冷却要充分，否则由于磺胺嘧啶本身溶解少量而致酸度偏高。

碱性溶液的澄清度与颜色 本品溶液的颜色分为酸性溶液色泽和碱性溶液色泽。酸性溶液色泽来源于合成中缩合反应的中间体 *β*-磺胺胍基丙烯醛，此物残留可使产品色泽变黄；且该产物不易溶解，使溶液混浊。生产中加入水合肼，可使其还原，生成无色的水溶性物质除去，其反应如下。

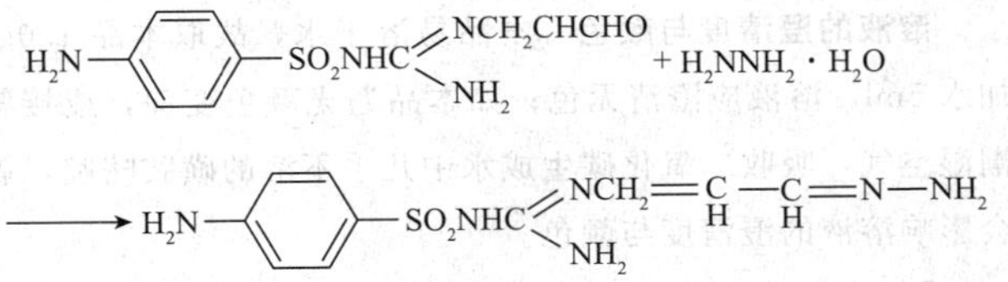

碱性溶液色泽来源于磺胺嘧啶本身，磺胺苯核上的胺基可被氧化，生成偶氮苯化合物(Ⅰ)而产生颜色。

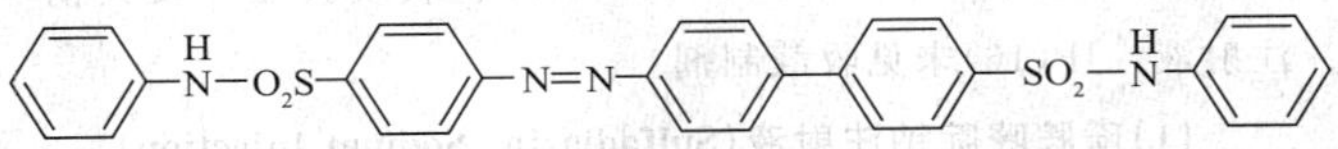

(Ⅰ)

微量金属离子对上述氧化反应起催化作用。生产中如有微量铁离子和钙离子混入，生成醋酸铁和碳酸钙，将影响溶液的澄清度。当磺胺嘧啶溶剂的 pH<11 时，有微量的絮状物析出，引入成品中，也影响溶液的澄清度。

干燥失重 取本品，在 105℃干燥至恒重，减失重量不得过 0.5%。

BP(2013)磺胺嘧啶原料药、注射液规定了有关物质检查(TLC 法)，Ph. Eur. (7.0)该原料药规定有关物质检查(TLC 法)，USP(36)规定了一般杂质检查(TLC 法)。经考察，均未检出上述有关物质及一般杂质，故中国药典(2015)未增订有关物质检查。

USP(36)设有硒检查，我国在实际生产过程中不采用硒作为催化剂，故未增加硒检查。

【含量测定】采用重氮化法，永停滴定指示终点。

USP(36)采用高效液相法，用 C18 为填充剂，以水-乙腈-冰醋酸(87∶21∶1)为流动相，检测波长为 254nm。BP(2013)采用重氮化法，电位滴定指示终点。

【制剂】(1)磺胺嘧啶片(Sulfadiazine Tablets)

溶出度 本品为单一成分的片剂，几乎不溶于水，在稀盐酸中溶解，在氢氧化钠溶液中易溶。因盐酸溶液(9→1000)接近人的胃液，故中国药典(2015)以盐酸溶液(9→1000)为溶出介质，选用桨法，转速为每分钟 75 转，限度为 60 分钟，溶出量不得少于标示量的 70%。采用紫外-可见分光光度法测定磺胺嘧啶含量，规定 254nm 为测定波长，以 $E_{1cm}^{1\%}$ 计算溶出百分含量。

含量测定 中国药典(2005)采用永停滴定法。中国药典(2015)采用高效液相色谱法，用十八烷基硅烷键合硅胶为填充剂，以乙腈-0.3%醋酸铵溶液(20∶80)为流动相；检测波长为 260nm。见图 1。

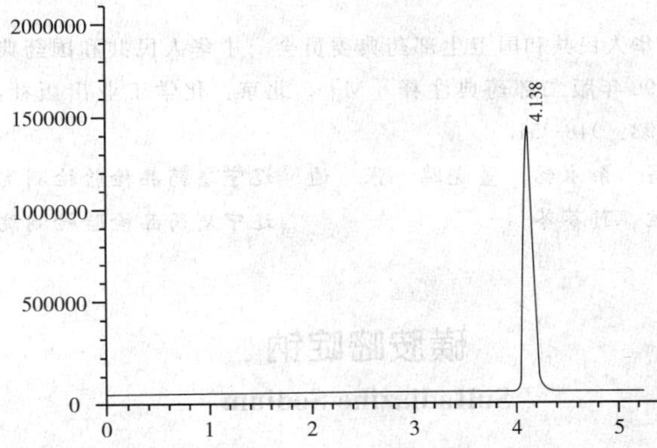

图 1 磺胺嘧啶片含量测定 HPLC 色谱图

由于在 0.1mol/L 氢氧化钠溶液中磺胺嘧啶浓度不同，可导致在 260nm 附近最大吸收波长的改变，故在供试品与对照品溶液的制备过程中应注意 0.1mol/L 氢氧化钠溶液的加入量，使磺胺嘧啶在其中的浓度保持一致。

(2)复方磺胺嘧啶片(双嘧啶片)(Compound Sulfadiazine Tablets)

异名 增效磺胺嘧啶片

本品为磺胺嘧啶与甲氧苄啶(8∶1)的复方片剂。

甲氧苄啶(简称 TMP)与磺胺类药作用于细菌的同一代谢过程的两个不同阶段，两者的抗菌谱相似，将其联合应用，可使细菌的叶酸代谢受到双重阻断，抗菌作用可增强数倍至数十倍，甚至出现杀菌作用，且抗菌范围也有扩大。

服用单一剂量的本品，磺胺嘧啶和甲氧苄啶分别在 4 小时和 1 小时达到血药浓度峰值，TMP∶SD，在 1 小时为 1∶10，24 小时为 1∶63，尿液中，TMP∶SD 为 1∶6。血液中 SD 的乙酰化率约为 10%，尿液中乙酰化率，8 小时为 21%，15～24 小时为 41%。服药后，60% 的 SD 原型和 32%的乙酰化 SD 从尿中排泄。尿液中原型药的比例，TMP∶SD 为 1∶44[1]。

溶出度 磺胺嘧啶在稀盐酸中溶解，甲氧苄啶在冰醋酸中易溶。故中国药典(2015)采用了接近人胃液的溶出介质盐酸溶液(9→1000)，选用桨法，转速为 75r/min，限度为 60 分钟溶出量均不得少于标示量的 70%。测定方法同含量测定。

含量测定 本品的含量测定采用高效液相色谱法，试验结果表明，辅料对测定无影响，磺胺嘧啶和甲氧苄啶的回收率分别为 100.1%（RSD 为 0.5%，$n=9$）和 99.9%（RSD 为 0.3%，$n=9$），重复性 RSD 均小于 1%，供试品溶液在 8 小时内稳定。

(3)磺胺嘧啶软膏(Sulfadiazine Ointment)

鉴别、含量测定方法同原料药。

(4)磺胺嘧啶眼膏(Sulfadiazine Eye Ointment)

鉴别、含量测定方法同原料药。

(5)磺胺嘧啶混悬液(Sulfadiazine Suspension)

鉴别、含量测定方法同磺胺嘧啶片。

参考文献

[1] 中华人民共和国卫生部药典委员会．中华人民共和国药典 1990 年版二部药典注释［M］．北京：化学工业出版社，1993：948-951.

撰写　余永铭　董晓鸥　张　迪　辽宁省药品检验检测院

复核　孙苓苓　辽宁省药品检验检测院

磺胺嘧啶钠

Sulfadiazine Sodium

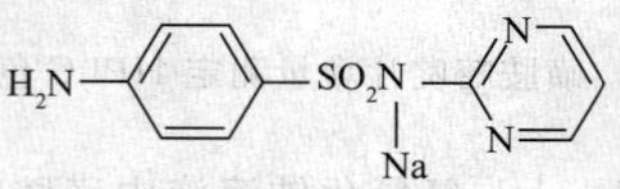

$C_{10}H_9N_4NaO_2S$　272.26

化学名：*N*-2-嘧啶基-4-氨基苯磺酰胺钠盐

benzenesulfonamide，4-amino-*N*-2-pyrimidiny，monosodium salt

英文名：Sulfadiazine Sodium(INN)

CAS 号：［547-32-0］；磺胺嘧啶：［68-35-97］

本品为磺胺类抗菌药。作用与用途同磺胺嘧啶。主要供配制注射剂用，本品 20%或 5%的水溶液供肌内或静脉注射，用于治疗溶血性链球菌、肺炎球菌、脑膜炎球菌等感染。因其注射液的碱度较大，肌内注射时应注于深部臀肌，一般用稀释成 5%的溶液做静脉缓慢注射，不得用于皮下及鞘内注射，并应注意过敏反应。本品的水溶液呈碱性，因此，不得与酸性较强的药物，如盐酸氯丙嗪、重酒石酸去甲肾上腺素等合用，以免析出结晶[1]。

本品于 1940 年由 Roblin 等制得，国内于 1960 年开始生产，除中国药典（2015）收载外，USP（36）亦有收载，Ph. Eur.（7.0）、BP(2013)与 JP(16)未见收载。

【制法概要】将磺胺嘧啶加入氢氧化钠水溶液中，加热溶解，调节 pH 至 11.5，加活性炭脱色，过滤，滤液浓缩至糖浆状，加乙醇放置析出结晶[2]。

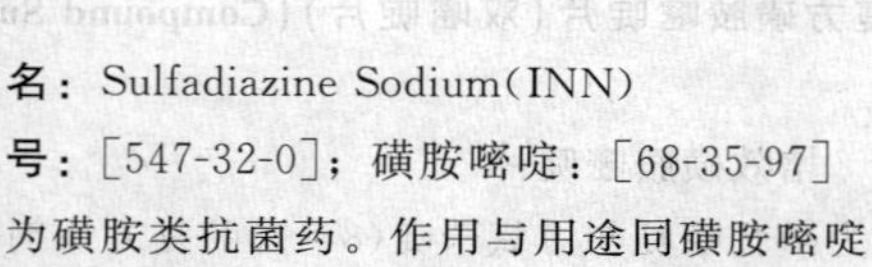

【性状】　本品遇光能生成偶氮化合物或醌类，而致颜色变暗[3]。

【鉴别】　(1)本品的水溶液加醋酸后生成磺胺嘧啶，析出白色沉淀；沉淀物显磺胺嘧啶的鉴别反应。

(2)本品的红外光吸收图谱应与对照的图谱（光谱集 571 图）一致，红外光吸收图谱显示的主要特征吸收如下。

特征谱带(cm^{-1})	归属	
3420，3300，3200	胺基	ν_{N-H}
3045，3020	芳氢	ν_{C-H}
1630	胺基	δ_{NH_2}
1600，1584，1540，1500，1440	芳环	$\nu_{C=C,C=N}$
1420，1130	磺酰胺	ν_{SO_2}
800	对位取代苯	γ_{2H}

【检查】碱度　制备中引入的氢氧化钠。碱度过高时，其注射液 pH 偏高，易使容器玻璃脱片[3]。

溶液的澄清度与颜色　本品易溶于水，故取本品 1.0g，加水 5ml，溶液应澄清无色；如本品遇光颜色变深，或接触潮湿空气，吸收二氧化碳生成水中几乎不溶的磺胺嘧啶，就会影响溶液的澄清度与颜色。

【含量测定】采用重氮化永停滴定法。

【制剂】中国药典(2015)收载磺胺嘧啶钠注射液、注射用磺胺嘧啶钠，BP(2013)、USP(36)收载磺胺嘧啶及其钠注射液，JP(16)未见收载制剂。

(1)磺胺嘧啶钠注射液(Sulfadiazine Sodium Injection)

本品用磺胺嘧啶钠配制，配制时可加硫代硫酸钠等为稳定剂。BP(2013)收载的磺胺嘧啶注射液为磺胺嘧啶加适量氢氧化钠配制的，标准中采用 TLC 法检查有关物质。

含量测定同原料项下的重氮化永停滴定法。

(2)注射用磺胺嘧啶钠(Sulfadiazine Sodium for Injection)

含量测定同原料项下的重氮化永停滴定法。

细菌内毒素　本品临床每小时用药最大剂量是静脉注射每千克体重 50mg(中国药典临床用药须知)，内毒素计算限值约为 0.10EU/mg；国外标准中 USP 为 0.1USP EU/mg。中国药典(2015)规定本品细菌内毒素限值为 0.10EU/mg，与内毒素计算值比较，安全系数为 1，并与 USP 标准相当。

参考文献

[1] 胡文铎，崔乃杰，高仲阳．国家基本药物及新特药物临床指南［M］．天津：天津科技翻译出版公司，1996：551.

[2] 南京药学院．药物化学［M］．北京：人民卫生出版社出版，1978：245.

[3] 中华人民共和国卫生部药典委员会．中华人民共和国药典 1990 年版二部药典注释［M］．北京：化学工业出版社，

1993：952.

撰写　陈新善　暴　铱

中国人民解放军总后勤部卫生部药品仪器检验所

余永铭　辽宁省药品检验检测院

复核　武向锋　中国人民解放军总后勤部卫生部药品仪器检验所

磺胺嘧啶银
Sulfadiazine Silver

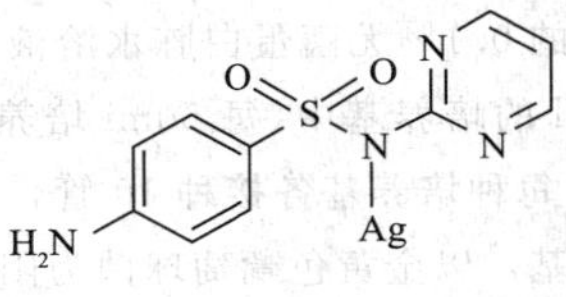

$C_{10}H_9AgN_4O_2S$　357.14

化学名：*N*-2-嘧啶基-4-氨基苯磺酰胺银盐

benzenesulfonamide，4-amino-*N*-2-pyrimidinyl-，monosilver salt

英文名：Sulfadiazine Silver(INN)

异名：磺胺嘧啶银；Flamazine

CAS号：[61906-15-8]

本品为局部应用的磺胺类药物[1]，由磺胺嘧啶与硝酸银反应而得到，药效与磺胺嘧啶相同，具有广谱抗微生物活性，对革兰阳性菌、革兰阴性菌、酵母菌和其他真菌均有良好的抗菌作用，且不为对氨基苯甲酸所拮抗；同时，所含银盐具有收敛作用，有利于创面干燥、结痂和早期愈合，具有磺胺嘧啶和银盐两者的作用。本品作为外用抗感染药物，主要用于局部预防及治疗Ⅱ、Ⅲ度烧伤继发创面感染。当本品与创面渗出液接触时缓慢代谢，部分药物可自局部吸收入血，一般吸收量低于给药量的1/10，磺胺嘧啶血药浓度可达10～20mg/L，当创面广泛，用药量大时吸收量增加，血药浓度可更高。一般情况下本品中银的吸收量不超过其含量的1%。本品对坏死组织的穿透性较差。本品的不良反应有局部轻微刺激性，偶可发生短暂性疼痛及皮疹。本品不可用于对磺胺过敏的患者。

本品除中国药典(2015)收载外，USP(36)、BP(2010)、Ph. Eur.(6.0)及JP(16)均有收载。

【制法概要】一法(钠盐-银盐法)[2]：采用磺胺嘧啶与氢氧化钠溶液反应，形成可溶性钠盐，进而与硝酸银反应，得到磺胺嘧啶银沉淀。

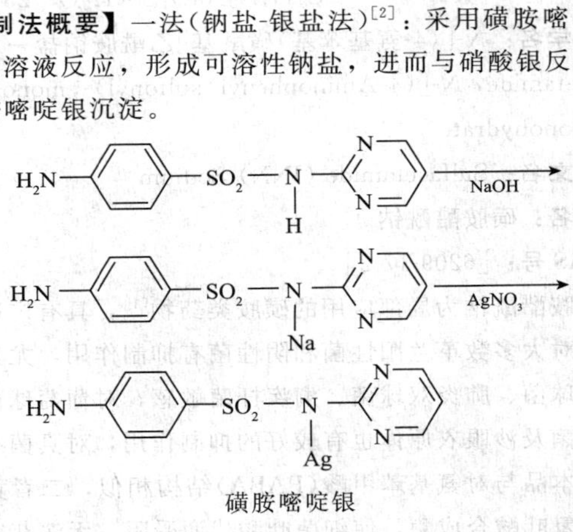

磺胺嘧啶银

二法(铵盐—银盐)：生产企业提供合成工艺。采用磺胺嘧啶与氨水反应，形成可溶性铵盐，进而与硝酸银反应，得到磺胺嘧啶银沉淀。

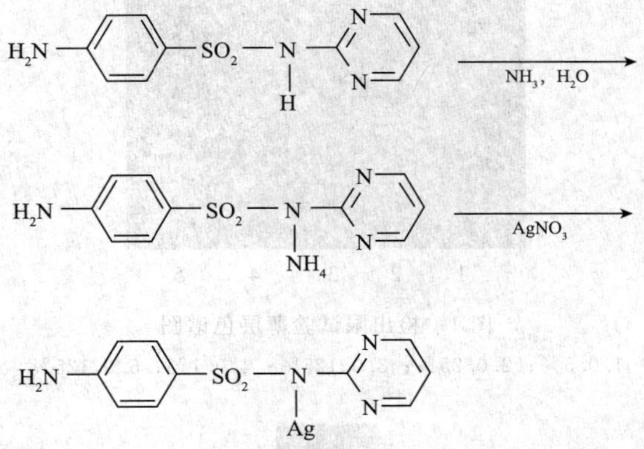

磺胺嘧啶银

【性状】本品为白色或类白色的结晶性粉末，遇光或遇热渐变为黄棕色至灰黑色，系银盐被还原的结果，故应遮光密闭，在阴凉处保存。

JP(16)收载了熔点为275℃，熔融同时分解。

【鉴别】(1)本品加硝酸使之成为硝酸盐溶解后，加氯化钠，生成氯化银沉淀，将银除去；溶液中的硝酸用氢氧化钠中和，再加稀醋酸酸化，析出磺胺嘧啶的白色沉淀，滤过，沉淀用水洗净，干燥，显磺胺嘧啶的鉴别反应。

(2)本品的红外光吸收图谱应与对照的图谱(光谱集572图)一致，本品的红外光吸收图谱显示的主要特征吸收如下。

特征谱带(cm^{-1})	归属	
3340，3320	胺	ν_{N-H}
1650	胺	δ_{NH_2}
1600，1580，1500，1450	嘧啶与苯环	$\nu_{C=C}$　$\nu_{C=N}$
1418，1130	磺酰基	ν_{SO_2}

(3)本品加硝酸溶解后，溶液显银盐的鉴别反应。

【检查】酸度　因本品多直接撒布于创面，酸度对创面愈合有很大影响。pH值为5.5～7.0接近于体液的酸度，可减少疼痛，促进伤口愈合[2]。

USP(33)与JP(15)均未设酸度检查，USP(36)、JP(16)未作修订。

有关物质　中国药典(2005)无杂质检查项。中国药典(2010)修订采用薄层色谱法检查有关物质。曾对薄层板的种类、展开剂的组成、比例、检视方法等对杂质分离情况的影响进行了考察。经实验，本方法的最低检出浓度为6.25μg/ml(0.125%)。磺胺嘧啶银溶液的稳定性不佳，当溶液经长时间光照，或当有过氧化氢存在时，易分解，在TLC图谱中，分别在主斑点的上、下方出现相应的杂质斑点。典型色谱图见图1、图2。中国药典(2015)未作修订。

1　2　3　4　5

图 1　检出限试验薄层色谱图

1. 0.5%；2. 0.25%；3. 0.125%；4. 0.1%；5. 0.125%

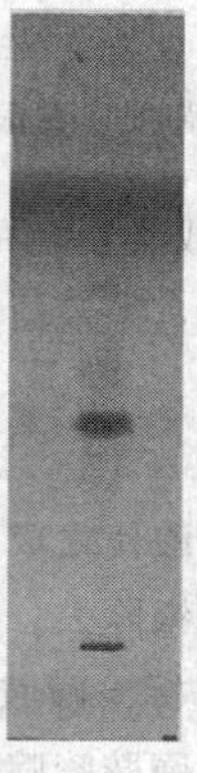

图 2　光降解产物薄层色谱图

USP(36)的杂质检查法与中国药典(2015)相同。JP(16)的展开剂组分与中国药典(2015)相同，但比例有差异。

硝酸盐　中国药典(2005)无硝酸盐检查。中国药典(2015)采用变色酸与硝酸根离子反应，生成紫色的配位化合物，在 408nm 波长处测定生成物的吸光度，限度为 0.1%。经实验，本方法的最低检出限为 0.01%。USP(36)的限度与中国药典(2015)相同，JP(16)限度为 0.05%。

干燥失重　因本品遇强热易分解，故在 80℃干燥至恒重，减失重量不得过 1.0%。JP(16)为 P_2O_5，80℃减压干燥 4 小时，不得过 0.5%。

另外，USP(36)与 JP(16)均检查银含量，USP(36)还收载了粒度检查，规定平均粒度不得大于 10μm，且大于 40μm 的颗粒不得过 10%。

【含量测定】 采用银量法，本品在酸性条件下，用 0.1mol/L 硫氰酸铵滴定液滴定，生成硫氰酸银沉淀。以硫酸铁铵为指示剂，过量的硫氰酸铵与硫酸铁铵生成红色的配位化合物指示终点。

USP(36)采用 HPLC 法，C18 柱，流动相为水-乙腈-磷酸(900∶99∶1)，检测波长 254nm，内标物为磺胺甲嘧啶。JP(16)采用紫外对照品法，在 255nm 波长处测定。

【制剂】 中国药典(2015)收载了磺胺嘧啶银软膏、磺胺嘧啶银乳膏，USP(36)收载了磺胺嘧啶银乳膏。

(1) 磺胺嘧啶银软膏(Sulfadiazine Silver Ointment)

(2) 磺胺嘧啶银乳膏(Sulfadiazine Silver Cream)

无菌检查　本品 USP(36)进行微生物限度控制。根据产品说明书“用于预防和治疗轻度烧伤继发创面感染”，应进行无菌检查。本品为乳剂型基质的乳膏，在 0.1%无菌蛋白胨水溶液中呈乳状混悬，无法用薄膜过滤法处理，故只能采用直接接种法进行无菌检查。本品有 10g∶0.1g、20g∶0.2g、50g∶0.5g 和 500g∶5g 4 种规格。根据“其他非注射产品”批出厂产品最少检验数量要求，每种培养基最少检验数量为 10 支；“M≥5g 固体制剂”每支样品接入每管培养基的最少样品量为 500mg，最少检验数量为 10 支，故无菌检查时，4 种规格样品均应取样品 11 支，每支取 1g，用含 1%聚山梨酯 80 的 0.1%无菌蛋白胨水溶液 22ml 分散均匀，取 1ml 加至 50ml 的培养基中(每 50ml 培养基加 1%对氨基苯甲酸 0.5ml)，每种培养基各接种 10 管，另接种 1 支硫乙醇酸盐流体培养基，以金黄色葡萄球菌为阳性对照菌进行阳性对照试验，可满足药典通则无菌检查法要求。依上法进行方法学验证试验，各验证菌株的验证结果均符合药典要求。样品无菌检验结果符合规定。

参考文献

[1] 国家药典委员会．中华人民共和国药典临床用药须知·化学药和生物制品卷[M]．2005 年版．北京：人民卫生出版社，2005.

[2] 中华人民共和国卫生部药典委员会．中华人民共和国药典 1990 年版二部药典注释［M］．北京：化学工业出版社，1993.

撰写　田　勇　郁月娥　天津市药品检验研究院

复核　唐素芳　天津市药品检验研究院

磺胺醋酰钠

Sulfacetamide Sodium

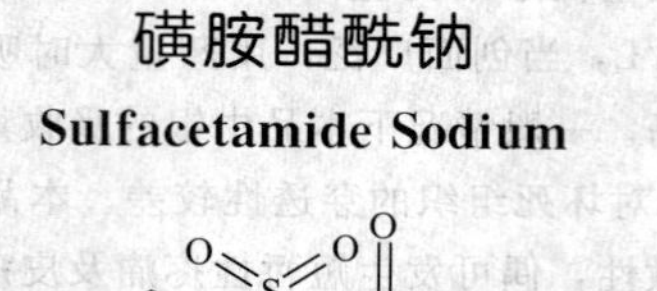

$C_8H_9N_2NaO_3S \cdot H_2O$　254.24

化学名： *N*-[(4-氨基苯基)磺酰基]乙酰胺钠盐一水合物

acetamide，*N*-[(4-Aminophenyl) sulfonyl]-，monosodium salt，monohydrate

英文名： Sulfacetamide (INN) Sodium

异名： 磺胺醋酰钠

CAS 号： [6209-17-2]

磺胺醋酰钠为局部应用的磺胺类药物[1]，具有广谱抑菌作用。对大多数革兰阳性菌和阴性菌有抑制作用，尤其对溶血性链球菌、肺炎双球菌、痢疾杆菌敏感，对葡萄球菌、脑膜炎球菌及沙眼衣原体也有较好的抑制作用，对真菌有一定作用。本品与对氨基苯甲酸(PABA)结构相似，二者竞争细菌的二氢叶酸合成酶，使细菌叶酸代谢受阻，无法获得所需嘌呤和核酸，致细菌生长繁殖受到抑制。磺胺醋酰钠易溶于水，其水溶液能迅速通过角膜、结膜或皮肤吸收，到达晶体内部及眼内组织。主要用于结膜炎、角膜炎、泪囊炎、沙眼及其他敏感菌引起的眼部感染。本品的不良反应有局部刺激性，如烧灼感、疼痛等；局部点眼后可引起眼部过敏反应，如：眼睑红肿、结膜充血、流泪、接触性皮炎等。

本品由 Crossley 等人于 1939 年合成。除中国药典(2015)收载外，BP(2013)、Ph. Eur. (7.0)、USP(36)均有收载。

【制法概要】

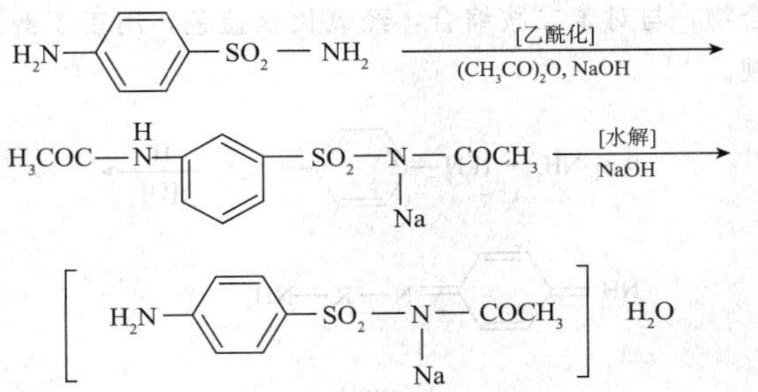

【性状】本品为白色结晶性粉末，其水溶液在贮存过程中，由于氧化和水解作用，可使溶液颜色从无色至黄色到黄棕色直至最后转变为深红棕色，其产物为磺胺、偶氮苯-4,4′-二磺酰胺和氧化偶氮苯-4,4′-二磺酰胺。水解呈一级反应。0.2～1.0mol/L 的溶液半衰期为 22 小时。另外，水溶液与空气接触，易吸收二氧化碳而析出磺胺醋酰沉淀。故本品水溶液应密闭保存，避免与金属接触，特别是铜，以免溶液颜色变深。

【鉴别】(1)本品水溶液与硫酸铜试液反应，生成蓝绿色铜盐沉淀。

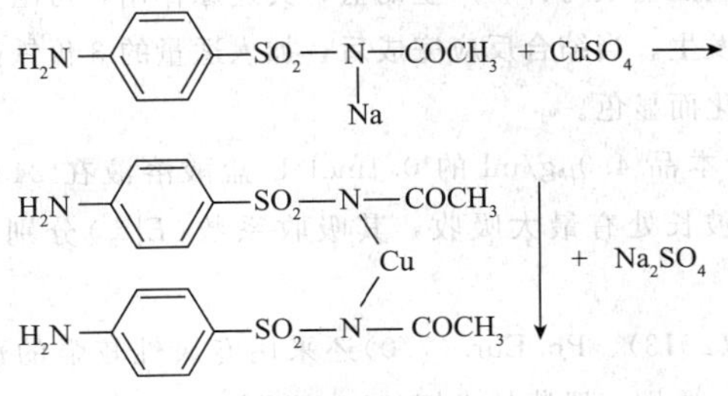

(2)本品的红外光吸收图谱应与对照的图谱(光谱集 574 图)一致，本品的红外光吸收图谱显示的主要特征吸收如下。

特征谱带(cm^{-1})	归属	
3340	胺	ν_{N-H}
1685	胺	δ_{NH_2}
1603，1585，1504	苯环	$\nu_{C=C}$
1555	酰胺(Ⅰ)	$\nu_{C=O}$
1340，1150	磺酰基	ν_{SO_2}

(3)本品加水溶解，加醋酸，即生成沉淀，过滤，滤液显钠盐的鉴别反应。

【检查】碱度 本品在合成工艺中使用了氢氧化钠，应测定 pH 值加以控制。

溶液的澄清度与颜色 本品水溶液与空气接触，易吸收二氧化碳而析出磺胺醋酰沉淀，影响澄清度；另外，氧化、水解生成的磺胺类化合物，可使溶液显黄色到黄棕色直至深红棕色。因此可通过检查溶液的澄清度及颜色控制产品质量。

有关物质 采用薄层色谱法，检查生产过程中可能引入的磺胺及中间体磺胺醋酰等杂质，或因贮存不当引起的氧化水解而产生的杂质。显色原理为对-二甲氨基苯甲醛在酸性溶液中与磺胺类药物作用生成黄色希夫碱(Schiff's base)。

BP(2010)、Ph. Eur. (6.0)的方法及限度与中国药典(2010)相同。中国药典(2015)未作修订。

干燥失重 本品为一水合物，中国药典(2015)采用在105℃干燥，限度为6.0%～8.0%。国外药典均采用水分测定法，限度基本一致。

【含量测定】采用重氮化永停滴定法，用0.1mol/L 亚硝酸钠滴定液滴定。国外药典也均采用该方法。

【制剂】中国药典(2015)收载了磺胺醋酰钠滴眼液，USP(33)也收载了该制剂。

磺胺醋酰钠滴眼液(Sulfacetamide Sodium Eye Drops)

本品为无色至淡黄色澄明液体。为防止氧化水解变色，一般多加入适量抗氧化剂或稳定剂。

磺胺 中国药典(2010)按原料药的研究情况，也相应增加了色谱系统适用性试验的内容，并对结果的判定做出了修改。本项试验的最低检测浓度为 10μg/ml，典型色谱图见图 1。中国药典(2015)未作修订。

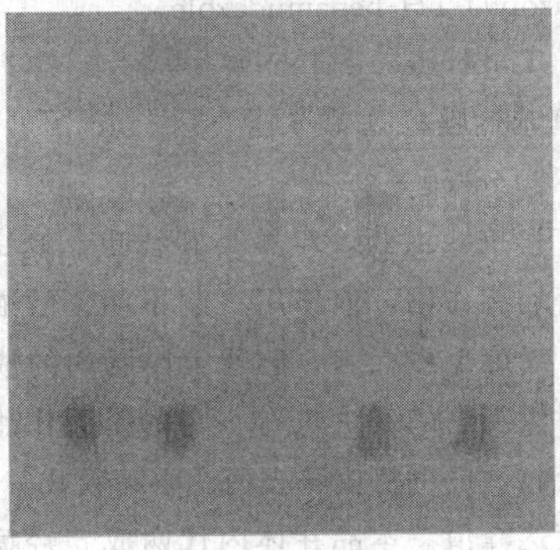

1 2 3 4 5

图 1 系统适用性溶液及供试品溶液色谱图

1. 供试液 1#；2. 供试液 2#；3. 对照品液；4. 系统适用性液；5. 供试液 3#

无菌 本品规格为15%(8ml)。按中国药典(2005)二部附录(ⅪH)无菌检查法要求，根据“眼用其他非注射产品”批出厂产品最少检验数量要求，每种培养基最少检验数量为 10 支；薄膜过滤法应增加 1/2 的最小检验数量做阳性对照用，故无菌检查时，应取样品 15 支，可满足批出厂产品最少检验数量要求。取本品 15 支，用薄膜过滤法处理，每膜冲洗液用量不少于 200ml，分次冲洗，以金黄色葡萄球菌为阳性对照菌，依法进行无菌检查。取样品 5 支，按上述方法进行每一菌种的验证试验，各验证菌的验证结果均符合药典要求。样品无菌检验结果符合规定。

本品规格为15%，经计算，理论渗透压约为1180mOsmol/kg，曾采用3台不同品牌渗透压仪对样品进行了考察，渗透压值在1253～1369mOsmol/kg，并制备了不同浓度的标示量模拟样品及空白滴眼液，考察其渗透压，实验结果显示，磺胺醋酰钠滴眼液为高渗溶液，其渗透压主要由磺胺醋酰钠产生，其余抑菌剂、稳定剂等的作用很小。

参考文献

[1] 国家药典委员会．中华人民共和国药典临床用药须知·化学药和生物制品卷［M］．2005年版．北京：化学工业出版社，2005.

撰写　周海明　扬州市食品药品检验检测中心
田　勇　天津市药品检验研究院
复核　唐素芳　天津市药品检验研究院

噻苯唑
Tiabendazole

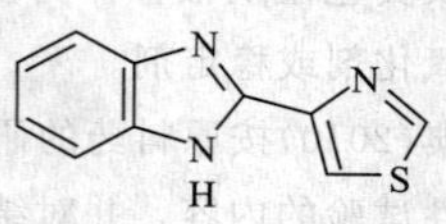

$C_{10}H_7N_3S$　201.25

化学名： 2-(4-噻唑基)-1*H*-苯并咪唑

2-(4-thiazolyl)-1*H*-benzimidazole

英文名： Tiabendazole(INN)

异名： 噻苯达唑；噻苯咪唑

CAS号： ［148-79-8］

本品为广谱抗线虫药，对粪类圆线虫、蛲虫、钩虫、蛔虫、旋毛虫等均有作用，但作用机制不明。低浓度时对幼虫有杀灭作用，对旋毛虫而言，能杀灭小肠内的成虫使之不再排出幼虫，对组织内的幼虫也有一定的杀灭作用。口服后迅速由胃肠道吸收，也可从皮肤表面及眼睛吸收。服药1～2小时后血药浓度达峰值。本品在体内代谢成5-羟噻苯咪唑，主要以葡萄醛酸或硫酸结合形式由尿中排出，在48小时内排出90%左右，其余部分由粪便排出。也可由乳汁中排出。常规剂量下，其不良反应率为5%～30%，多发生在服药后3～4小时，可持续2～8小时。常见的不良反应有：厌食、恶心、呕吐、眩晕、上腹不适。偶可见尿结石及肝内胆汁郁积[1]。

本品由H. D. Brown于1961年研制成功。国内于1970年开始生产。除中国药典(2015)收载外，BP(2013)、Ph. Eur. (7.0)、USP(36)亦有收载，JP(16)中未见收载。

【制法概要】[2]

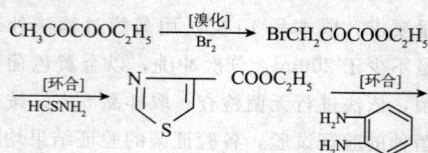

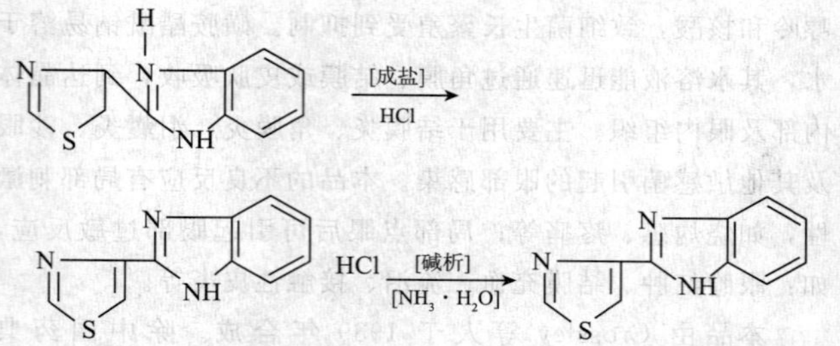

【鉴别】(1)本品与锌粉和稀盐酸反应，分子中的硫原子即被还原为硫化氢，遇醋酸铅试纸生成硫化铅呈黑色。

(2)本品在盐酸及锌粉的作用下，发生裂解产生芳胺类化合物，与对苯二胺缩合，经氧化呈蓝色，用正丁醇提取检视。

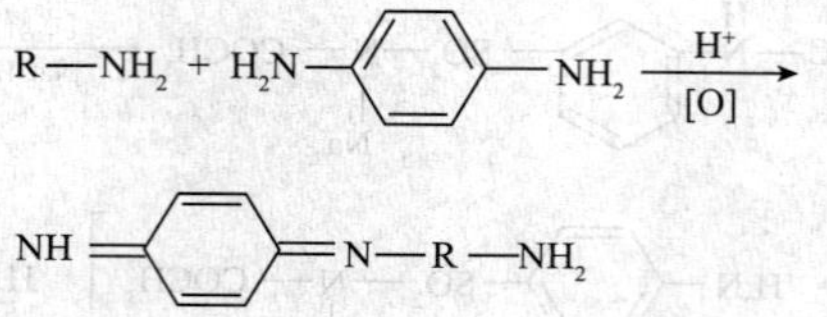

(蓝色)

但对苯二胺自身也可能被氧化变色。

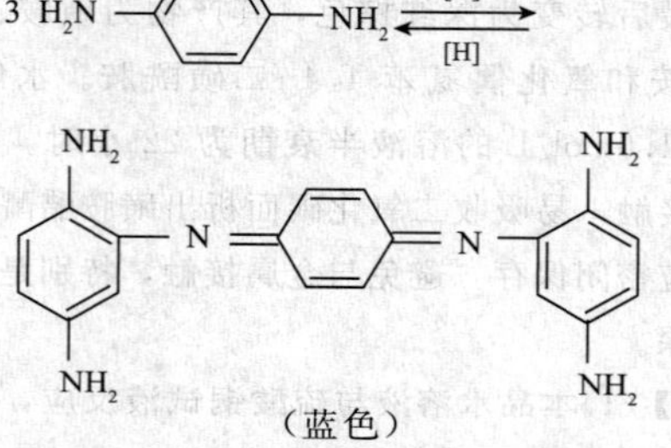

(蓝色)

加入的盐酸与锌粉产生的氢，具还原作用，可阻止上述反应的发生。当缩合反应完成后，加入适量的3价铁离子使产物氧化而显色。

(3)本品4.0μg/ml的0.1mol/L盐酸溶液在243nm及302nm波长处有最大吸收，其吸收系数($E_{1cm}^{1\%}$)分别为620及1240[3]。

BP(2013)、Ph. Eur. (7.0)还采用专属性较强的薄层色谱法进行鉴别，置紫外光灯(254nm)下检视。

【检查】有关物质　中国药典(2015)采用薄层色谱法，与中国药典(2010)一致。用硅胶GF_{254}薄层板，以甲苯-冰醋酸-丙酮-水(50：20：8：2)为展开剂，置紫外光灯(254nm)下检视，杂质不得过1.5%。

BP(2013)及Ph. Eur. (7.0)采用薄层色谱法检查有关物质：用硅胶HF_{254}薄层板，以水-丙酮-冰醋酸-甲苯(2.5：10：25：62.5)为展开剂，置紫外光灯(254nm)下检视，单个杂质不得过1.0%，大于0.4%的杂质斑点不得多于1个。

BP(2013)及Ph. Eur. (7.0)均收载了有关物质邻苯二胺的检测。取本品5.0g，置带有磨口玻璃塞的容量瓶中，加甲醇-水(1：2)混合溶液25ml，振摇3分钟，滤过，量取

10ml 过滤液，加盐酸溶液和戊二酮溶液各 0.5ml，振摇直至溶液变澄清。如显色，与红色 7 号标准比色液比较，不得更深(10ppm)。该杂质异名：1,2-二氨基苯、1,2-苯二胺，分子式：$C_6H_8N_2$，分子量：108.14，CAS 号：[95-54-5]，结构式如下。

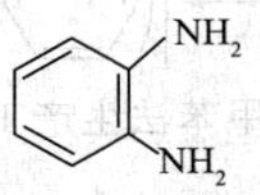

【含量测定】采用非水溶液滴定法。由于本品分子内两个杂环结构中的叔氮原子均呈碱性。图示如下。

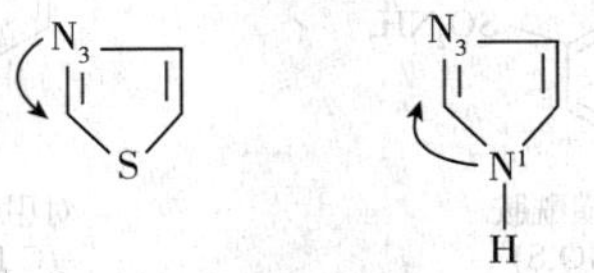

但二者分别受 S 和 N 的影响，而使其碱性强弱有所不同。S 原子的吸电子诱导作用大于次电子的共轭作用，而 N 原子则斥电子作用更大，故在咪唑环中 3-N 的电负性大于噻唑环中的 3-N，使之表现出更强的碱性[4]。在一般中和反应中，咪唑环上的叔氮将首先与质子结合成盐。

本法即基于上述原理，在冰醋酸中，以高氯酸滴定液滴定，每一分子本品只与一个 H^+ 结合，当用高氯酸滴定液(0.1mol/L)滴定时，每 1ml 高氯酸滴定液(0.1mol/L)相当于 20.13mg 的 $C_{10}H_7N_3S$。

【制剂】中国药典(2015)和 BP(2013)均收载了噻苯唑片，Ph. Eur. (7.0)、USP(36)及 JP(16)中未收载。

噻苯唑片(Tiabendazole Tablets)

【检查】中国药典(2015)仅收载了制剂通则项下的片剂检查方法。BP(2013)收载了有关物质的检查，采用薄层色谱法进行检查，检查方法与原料药一致。

【含量测定】采用紫外-可见分光光度法(吸收系数法)。

参考文献

[1] 国家药典委员会．中华人民共和国药典临床用药须知·化学药和生物制品卷[M]．北京：人民卫生出版社，2005：631.

[2] 中华人民共和国卫生部药典委员会．中华人民共和国药典 1990 年版二部药典注释[M]．北京：化学工业出版社，1993：956.

[3] 沈克强．实用药物分离鉴定手册[M]．北京：人民军医出版社，1986：1001.

[4] 沈阳药学院．有机化学[M]．北京：人民卫生出版社，1978：344，350.

撰写　杨凤来　西安市食品药品检验所

江　燕　湖北省药品监督检验研究院

复核　姜　红　湖北省药品监督检验研究院

糖精钠

Saccharin Sodium

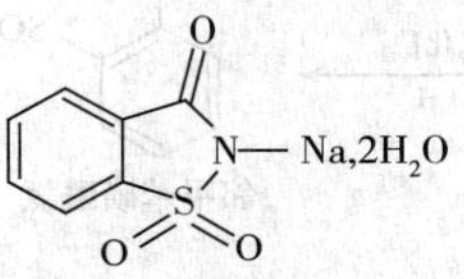

$C_7H_4NNaO_3S \cdot 2H_2O$　241.19

化学名：1,2-苯并异噻唑-3(*2H*)-酮-1,1-二氧化物钠盐二水合物

1,2-benzisothiazolin-3(*2H*)-one-1,1-dioxide, sodium salt, dihydrate

英文名：Saccharin Sodium

CAS 号：[128-44-9]

本品为诊断用药和矫味剂。用于测定血液循环时间和糖尿病患者的饮食调味剂。能迅速被胃肠道吸收，猴血中浓度 1～2 小时达峰值。大部分随尿排泄，一部分随粪便排泄。食用较多时，会影响肠胃消化酶的正常分泌，降低小肠的吸收能力，使食欲减退。

1879 年俄国化学家 Constantin Fahlberg 无意中在试验中合成并发现。国内于 1956 年开始生产，除中国药典(2015)收载外，BP(2013)、USP(36)、JP(16)、Ph. Eur. (7.0)均有收载。

但 Ph. Eur. (7.0)和 BP(2013)没有明确结晶水的量，注明可含有不定量的水，分子式及分子量均为无水物。

【制法概要】一法：苯酐法

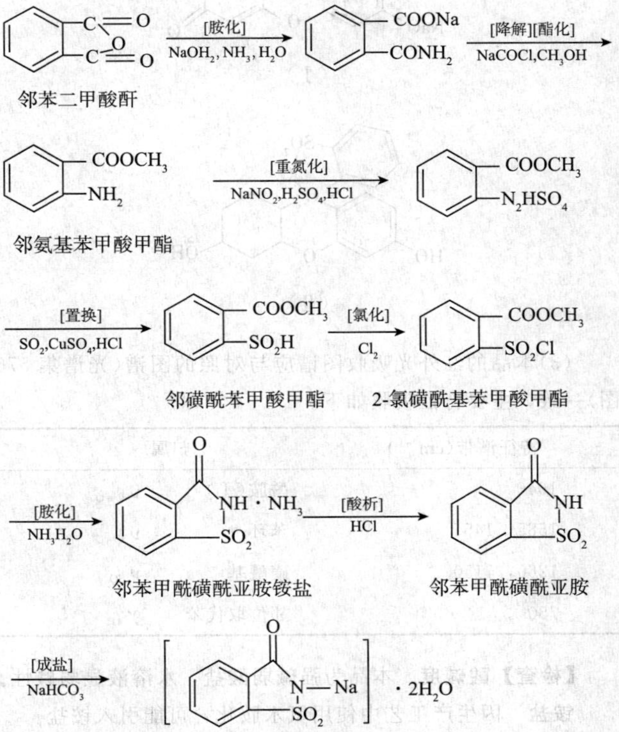

糖精钠

1,2-苯并异噻唑-3(*2H*)-酮-1,1-二氧化物钠盐二水合物

二法：甲苯法

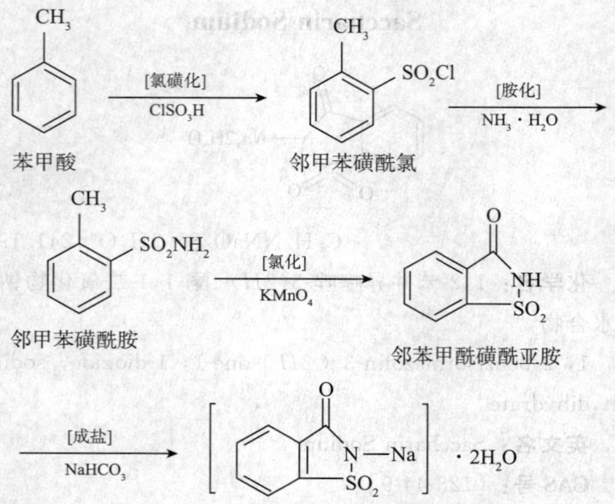

糖精钠

1,2-苯并异噻唑-3(2*H*)-酮-1,1-二氧化物钠盐二水合物

【性状】本品为无色结晶或白色结晶性粉末，一般含有两个结晶水，易失去结晶水而成无水糖精，呈白色粉末，在空气中缓缓风化可失去1分子结晶水。

【鉴别】(1)本品的水溶液加稀盐酸即析出糖精，用水洗净后，经105℃干燥，熔点为226～230℃。

(2)本品在浓硫酸存在下，与间苯二酚共热，缩合成绿色的磺酰荧光素（Ⅰ），加过量氢氧化钠试液，生成钠盐（Ⅱ），溶液显绿色荧光。

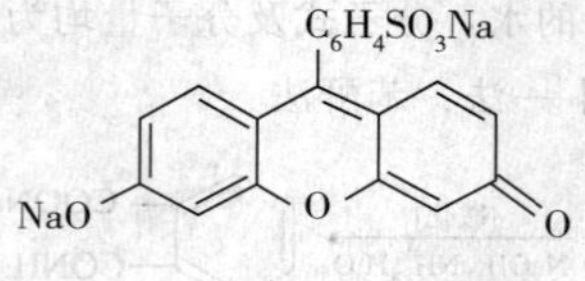

（Ⅰ）

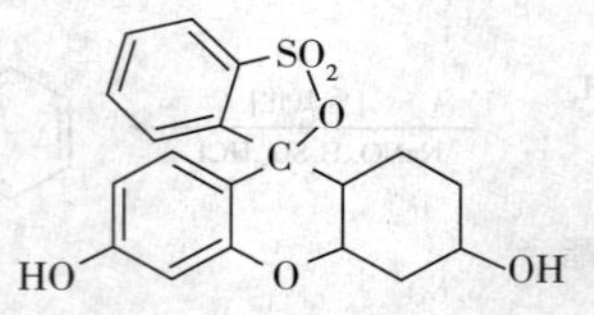

（Ⅱ）

(3)本品的红外光吸收图谱应与对照的图谱（光谱集576图）一致，主要特征吸收如下。

特征谱带(cm^{-1})	归属	
1640	酰胺（Ⅰ）	$\nu_{C=O}$
1585，1455	苯环	$\nu_{C=C}$
1260，1150	磺酰基	ν_{SO_2}
750	邻位取代苯	γ_{4H}

【检查】酸碱度 本品为强碱弱酸盐，水溶液显弱碱性。

铵盐 因生产工艺中使用氨水胺化，可能引入铵盐。

苯甲酸盐与水杨酸盐 苯甲酸盐在醋酸酸性水溶液中，与三氯化铁生成碱式苯甲酸铁盐沉淀；水杨酸盐与三氯化铁生成配位化合物，而显紫堇色[1]。

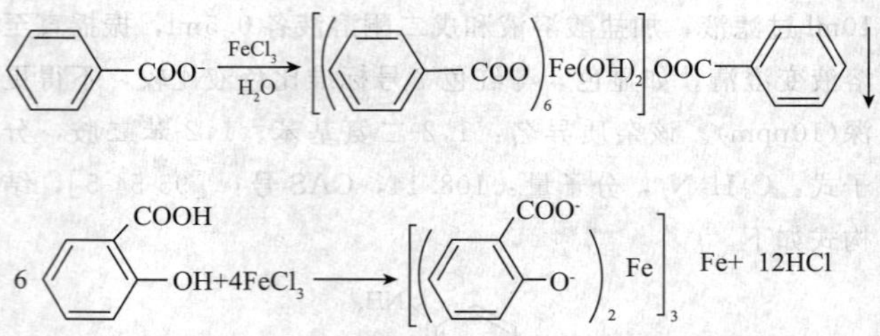

甲苯磺酰胺 检查甲苯法生产工艺中可能带入的邻、对-甲苯磺酰胺中间体杂质。

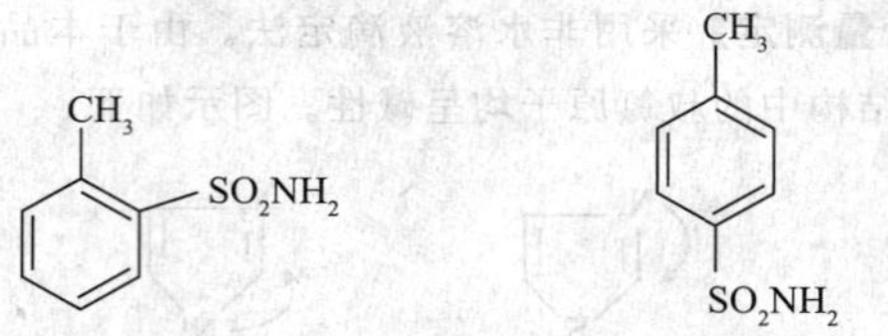

邻甲苯磺酰胺 ($C_7H_9NO_2S$)　　对甲苯磺酰胺 ($C_7H_9NO_2S$)

本品的碳酸钠溶液先通过硅藻土柱，分离除去糖精钠，然后采用气相色谱法测定邻、对-甲苯磺酰胺杂质。JP(16)采用气相色谱法检查邻甲苯磺酰胺和对甲苯磺酰胺。USP(36)、BP(2013)、Ph. Eur. (7.0)亦采用气相色谱法检查邻甲苯磺酰胺和对甲苯磺酰胺，二种杂质的限度均为10ppm。

重金属 为避免检查时糖精析出妨碍观察，故预先加盐酸液处理，滤去析出的糖精后再依法检查，限度订为10ppm。

砷盐 需灰化完全，否则会产生硫化物，使溴化汞试纸变黑，影响砷斑的显色。

【含量测定】采用非水溶液滴定法。用结晶紫指示液指示终点，终点为蓝绿色，突跃敏锐。BP(2013)采用非水溶液滴定法，电位法指示终点。

参考文献

[1] 毛文仁．药品检定方法原理［M］．成都：西南交通大学出版社，1989：420.

撰写　潘　悌　　上海市食品药品检验所
　　　邱　婧　　湖南省药品检验研究院
复核　刘利军　李瑞莲　　湖南省药品检验研究院

磷酸二氢钠

Sodium Dihydrogen Phosphate

$NaH_2PO_4 \cdot H_2O$　137.99

化学名：phosphoric acid monosodium salt，monohydrate

英文名：Sodium Dihydrogen Phosphate；Sodium Dihydrogen Phosphate Monohydrate；Monosodium Phosphate Monohydrate

CAS号：［10049-21-5］

本品为酸碱度调节剂及补磷药。人体内磷以有机和无机两种形式存在，临床上测定的血磷为血液中的无机磷，后者大部分为游离磷，仅12%与血浆蛋白结合。正常成人血磷浓度为 0.87～1.45mmol/L，儿童为 1.45～1.78mmol/L，某些原因导致磷摄入减少或磷需求量增加，可引起低磷血症，并出现相应的临床表现，此时须补充磷。血磷与血钙浓度有密切关系，正常时两者的乘积维持在一定范围，当血钙浓度升高时，给予磷酸盐可降低血钙浓度。

本品主要用于如下病症：①低磷血症预防和治疗。亦作为全静脉高营养疗法磷添加剂，预防低磷血症。②尿路感染的辅助用药，本药能使尿液酸化，从而增强杏仁酸乌洛托品和马尿酸乌洛托品的抗菌活性，并能消除尿路感染时含氨尿液的气味和浑浊。③含钙肾结石的预防。本药能使尿液酸化，增加钙的溶解度，阻止尿中钙沉积，从而预防含钙肾结石的复发。④高钙血症的治疗。近年来已不常用本药治疗高钙血症，而应用其他更为安全和有效方法。

本品主要的不良反应有：①口服时可出现恶心、呕吐、腹痛、大便次数增多或腹泻。②高钠血症出现口渴、心率加快、尿量减少、头痛、眩晕及神智改变。③高钾血症出现心律失常、口唇麻木或刺痛、四肢乏力等现象。④高磷血症并诱发低钙血症：出现手足麻木、搐搦、肌痉挛、呼吸困难等现象。⑤水钠潴留：水肿、体重增加等。

中国药典(2015)收载一水合物；BP(2013)及 Ph. Eur. (7.0)收载一水合物、二水合物及无水物。

【制法概要】

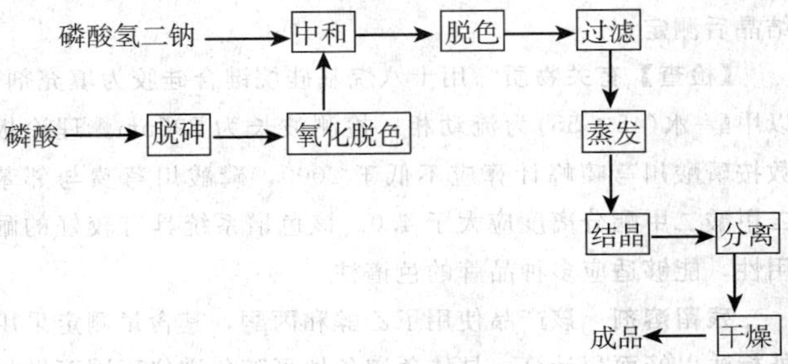

【鉴别】本品水溶液显弱酸性，加碳酸钠即产生二氧化碳；藉此可与磷酸氢二钠区别[1]。

$$2NaH_2PO_4 + Na_2CO_3 \longrightarrow 2Na_2HPO_4 + CO_2\uparrow + H_2O$$

【检查】溶液的澄清度与颜色 用于检查有色杂质和不溶性物质。BP(2009)检查此项，USP(36)检查不溶性物质。

干燥失重 磷酸二氢钠一水合物含水量理论值为13.06%，因其微有潮解性，因此规定干燥失重为 10.0%～15.0%[1]。

铝盐、钙盐 由原料磷酸氢二钠或磷酸带入[1]。

【含量测定】采用中和法。本品为酸式盐，水溶液显酸性，用氢氧化钠液滴定，生成磷酸氢二钠，等当点为碱性，故以酚酞为指示剂。加入氯化钠饱和溶液可增强溶液的离子强度，增大氢离子活度，使终点更敏锐[1]。

$$NaOH + NaH_2PO_4 \longrightarrow Na_2HPO_4 + H_2O$$

【贮藏】因有潮解性，故需密封保存。

参考文献

[1] 国家药典委员会．中华人民共和国药典 1990 年版二部药典注释［M］．北京：化学工业出版社，1993．

撰写 肖春阳 四川省食品药品检验检测院
李思源 广州市药品检验所
复核 潘锡强 广州市药品检验所

磷酸川芎嗪

Ligustrazine Phosphate

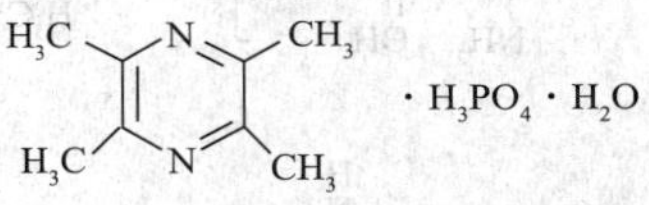

$C_8H_{12}N_2 \cdot H_3PO_4 \cdot H_2O$　252.20

化学名：2,3,5,6-四甲基吡嗪磷酸盐一水合物

2,3,5,6-tetramethylpyrazine phosphate,monohydrate

英文名：Ligustrazine Phosphate

川芎嗪 CAS 号：［1124-11-4］

磷酸川芎嗪有抗血小板聚集，扩张小动脉，改善微循环和活血化淤作用。并对已聚集的血小板有解聚作用。吸收及排泄迅速，可以通过血-脑脊液屏障。适用于缺血性脑血管疾病(如脑供血不足、脑血栓形成、脑栓塞)。不良反应偶见胃部不适、口干、嗜睡等。药物过量可出现胃部不适、口干、垂涎等症状。本品酸性较强，不宜与碱性药物配伍。

川芎嗪是中药川芎的有效成分，从川芎中提取而得，是一种生物碱，又名川芎 1 号碱、四甲基吡嗪，有盐酸川芎嗪和磷酸川芎嗪两种，现已可人工合成。

除中国药典(2015)收载外，USP(36)、BP(2013)与Ph. Eur.(7.0)均未收载本品原料与制剂。

【制法概要】本品生产工艺有以下几种。

磷酸川芎嗪生产工艺一：

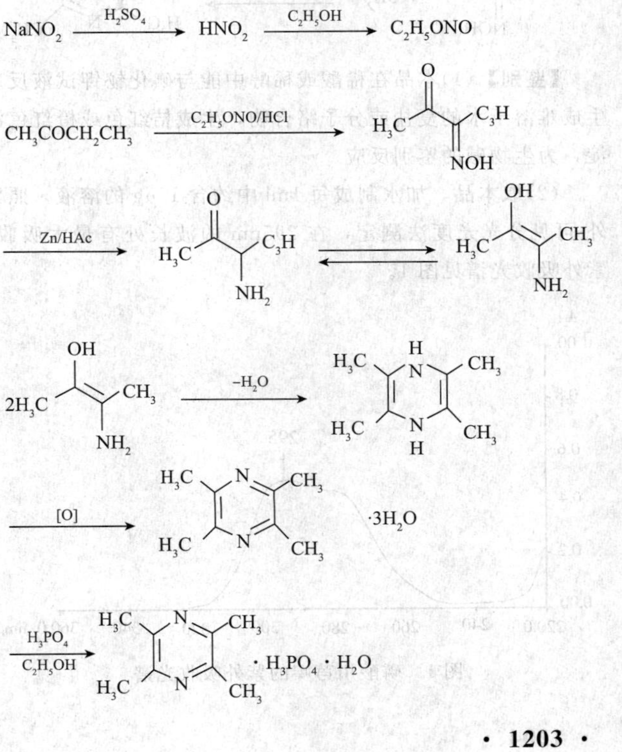

磷酸川芎嗪生产工艺二：

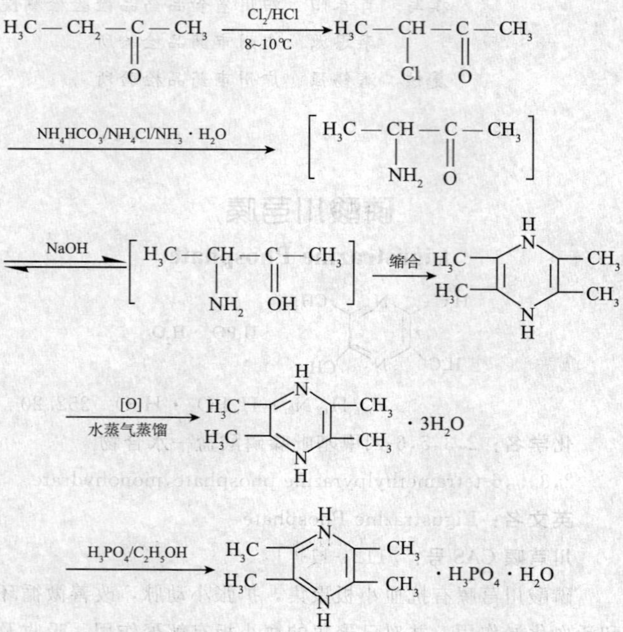

川芎嗪生产工艺三：

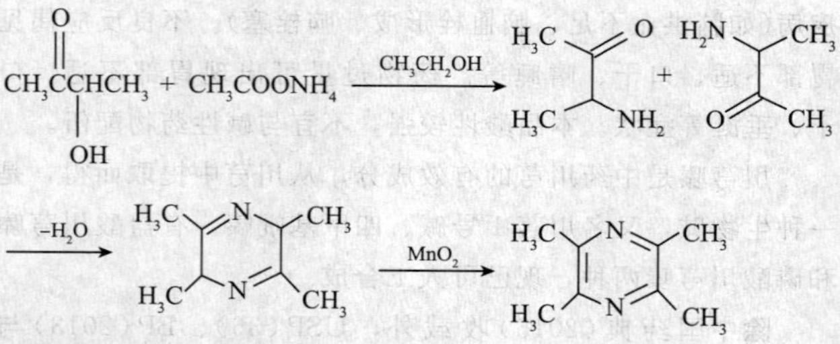

川芎嗪生产工艺四：

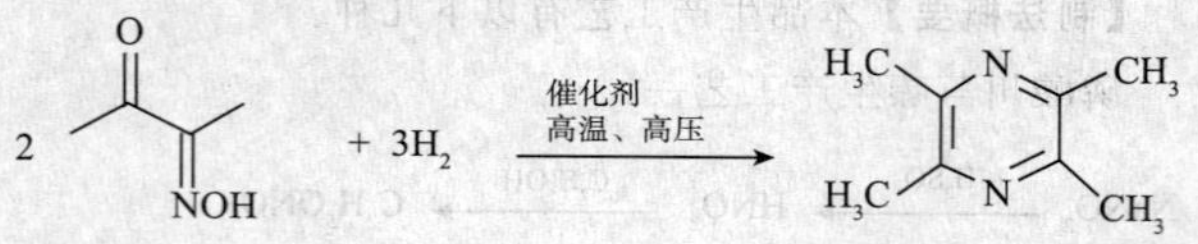

【鉴别】(1)本品在稀酸或稀醇中能与碘化铋钾试液反应生成难溶于水的复盐或分子络合物，生成桔红色或橙红色沉淀，为生物碱的鉴别反应。

(2)取本品，加水制成每1ml中约含15μg的溶液，照紫外-可见分光光度法测定，在295nm的波长处有最大吸收。紫外吸收光谱见图1。

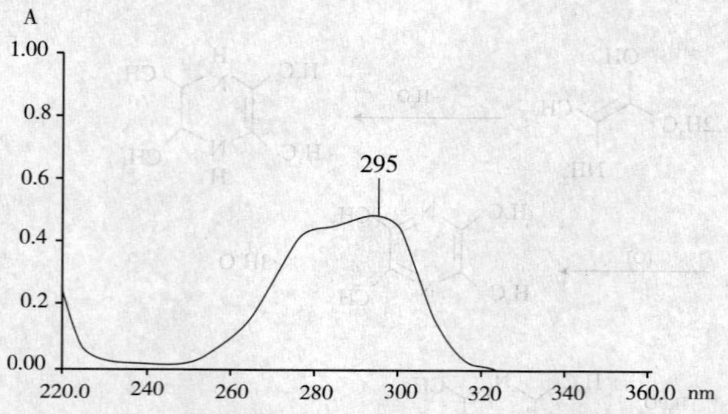

图1 磷酸川芎嗪的紫外吸收光谱

(3)本品的红外光吸收图谱应与对照品的图谱一致。红外光吸收图谱见图2。

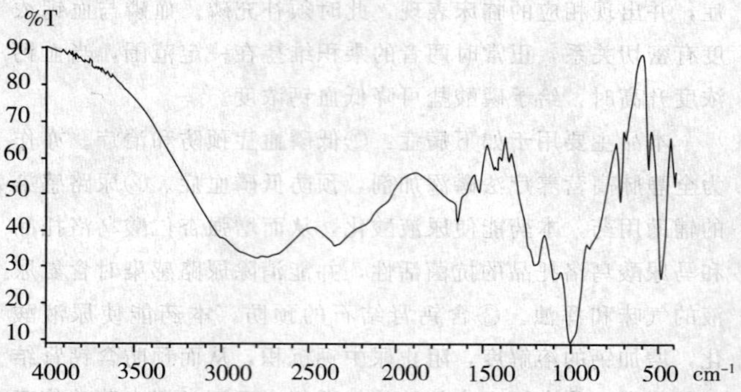

图2 磷酸川芎嗪的红外光吸收图谱

本品的红外光吸收图谱显示的主要特征吸收如下[1]。

特征谱带（cm^{-1}）	归属	
3500～2000	水，叔胺盐，磷酸盐	$\nu_{O-H, \dot{N}H, PO-H}$
1650，1530，1450	吡嗪环	$\nu_{C=C, C=N}$
1300～850	磷酸根	$\nu_{P=O, P-O}$
710	吡嗪环	$\delta_{环}$

由于磷酸川芎嗪存在多晶型现象，不同原料厂家的产品晶型不一致，因此将样品和对照品在相同条件下同时进行重结晶后测定。

【检查】有关物质 用十八烷基硅烷键合硅胶为填充剂；以甲醇-水(45：55)为流动相；检测波长为295nm。理论板数按磷酸川芎嗪峰计算应不低于2000，磷酸川芎嗪与邻苯二甲酸二甲酯分离度应大于4.0。该色谱系统具有较好的耐用性，能够适应多种品牌的色谱柱。

残留溶剂 该产品使用了乙醇和丙酮，其含量测定采用外标法以峰面积计算，具体色谱条件可随色谱仪不同而做相应改变。

水分 磷酸川芎嗪一水合物结晶水的理论含量为7.14%，故水分定为6.0%～8.0%。

【含量测定】采用非水条件下的高氯酸滴定是测定生物碱的常用方法。

【制剂】中国药典(2010)收载了磷酸川芎嗪片、磷酸川芎嗪胶囊，磷酸川芎嗪注射液与磷酸川芎嗪氯化钠注射液。中国药典(2015)收载了磷酸川芎嗪片及胶囊剂。

(1)磷酸川芎嗪片(Ligustrazine Phosphate Tablets)

含量测定 采用高效液相色谱法，回收率为99.7%(RSD=0.3%，$n=9$)。仪器：Agilent1100；色谱柱：Agilent Zobax SB-C18(250 mm×3.0 mm，5μm)；检测器：紫外检测器，检测波长295nm；流动相：甲醇：水(45：55)；流速：1.0ml/min，进样量：20μl。理论板数按磷酸川芎嗪峰计算为2302，辅料对测定无干扰。含量测定色谱图见图3。

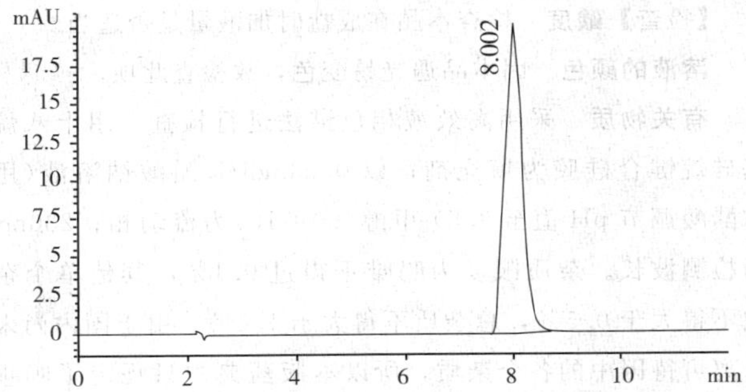

图 3　磷酸川芎嗪含量测定色谱图

(2)磷酸川芎嗪胶囊(Ligustrazine Phosphate Capsules)

含量测定　方法与磷酸川芎嗪片相同。

(3)磷酸川芎嗪注射液(Ligustrazine Phosphate Injection)

有关物质　方法和限度同磷酸川芎嗪。

细菌内毒素　本品临床每小时用药最大剂量是静脉滴注每千克体重 1.33mg(中国药典临床用药须知、中国国家处方集)，内毒素计算值约为 3.75EU/mg。中国药典(2010)规定本品细菌内毒素限值为 1.2EU/mg，与内毒素计算值比较，安全系数为 3.1。

本品对内毒素检查方法有干扰，不干扰参考浓度约为 0.40mg/ml，可采用调节 pH 或用适当灵敏度的鲎试剂经释至 MVD 后进行内毒检查。

含量测定　用高效液相色谱法测定，磷酸川芎嗪在 2～25μg/ml 范围内呈线性关系，线性方程为 $y=2994208x+10258.1$，$r=0.9995$($n=9$)。精密度试验 RSD 为 0.5%($n=6$)。平均回收率为：100.6%，RSD=0.96%。

(4)磷酸川芎嗪氯化钠注射液(Ligustrazine Phosphate and Sodium Chloride Injection)

有关物质　方法和限度同磷酸川芎嗪。

渗透压摩尔浓度　本品加有氯化钠调节等渗，故测定渗透压摩尔浓度，限度为 260～320mOsmol/kg。

含量测定　磷酸川芎嗪　方法与磷酸川芎嗪注射液相同。

氯化钠　用银量法测定。

细菌内毒素　本品临床每小时用药最大剂量是静脉注射每千克体重 1.33mg(中国药典临床用药须知、中国国家处方集)，内毒素计算限值约为 3.75EU/mg。中国药典(2010)规定本品细菌内毒素限值为 0.5EU/ml，与内毒素计算值比较，安全系数为 3.1。与氯化钠组成的复方注射液按输液要求规定内毒素限值为 0.50EU/ml。

本品对内毒素检查方法有干扰，不干扰参考浓度约为 0.40mg/ml，可采用调节 pH 或用适当灵敏度的鲎试剂经稀释至 MVD 后进行内毒素检查。

参考文献

[1] 安登魁．药物分析［M］．济南：济南出版社，1992：166-172.

原料药及口服制剂注释
撰写　陈　杰　河南省食品药品检验所
复核　闻京伟　河南省食品药品检验所
注射液注释
撰写　邱　娟　广州市药品检验所
复核　潘锡强　广州市药品检验所

磷酸可待因

Codeine Phosphate

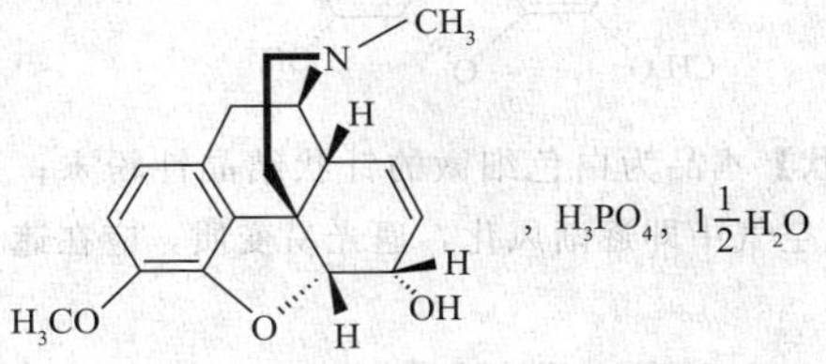

$C_{18}H_{21}NO_3 \cdot H_3PO_4 \cdot 1\frac{1}{2}H_2O$　424.39

化学名称：17-甲基-3-甲氧基-4,5α-环氧-7,8-二去氢吗啡喃-6α-醇 磷酸盐倍半水合物

morphinan-6-ol, 7, 8-didehydro-4, 5-epoxy-3-methoxy-17-methyl-, (5α, 6α)-phosphate(1：1)(salt), sesquihydrate

英文名：Codeine Phosphate

CAS 号：[5913-76-8]

可待因为镇痛药和镇咳药，其镇痛作用虽不及吗啡，但比一般解热镇痛药略强，可用于中度疼痛。作为中枢性镇咳药，尤其适用于无痰的干咳。其呼吸抑制、欣快感和成瘾性均比吗啡弱，但久用亦能成瘾。作用持续时间为 4～6 小时。对心血管系统无明显影响，对胃肠道平滑肌以及膀胱括约肌的兴奋作用均较弱。

本品口服或肌内注射，均吸收良好。主要在肝脏内代谢，经肾排泄。代谢途径主要为葡萄糖醛酸结合物；5%～15%以原形排泄。长期以来，可待因一直被认为是在肝脏内转化成吗啡，然后进入脑中与受体结合发挥镇痛作用。但亦有报道，可待因易于透过血脑屏障，在脑中代谢成吗啡而发挥镇痛作用。

磷酸可待因(倍半水合物)BP(2013)与 Ph. Eur. (7.0)均有收载，其中 BP(2013)、Ph. Eur. (7.0)还收载了磷酸可待因(半水合物)、可待因和盐酸可待因，USP(36)收载了磷酸可待因(半水合物)和硫酸可待因，JP(15)收载了磷酸可待因(半水合物)。

【制法概要】1832 年 Robiguet 自阿片中分离出可待因，为吗啡的 3-甲醚。供药用的可待因除从阿片提取外，主要由吗啡经甲基化制得。

1. 提取法　将阿片加水与生石灰加热，溶解，滤过，滤液加氯化铵后用有机溶剂丁醇-苯的混合液提取；提取液加氢氧化钠溶液提出吗啡后，将有机溶剂蒸干，即得粗制可待因，精制，成盐，即得磷酸可待因。

2. 合成法　吗啡经甲基化得可待因，精制，成盐，即得磷酸可待因。

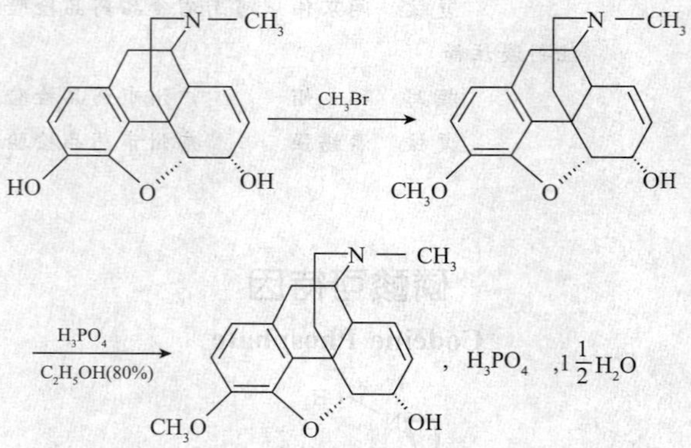

【性状】本品为白色细微的针状结晶性粉末；无臭、味苦，露置空气中即逐渐风化，遇光易变质，应在遮光容器内密封保存。

熔点为235℃（熔融时同时分解）。

可待因分子中有5个不对称碳原子（C_5、C_6、C_9、C_{13}、C_{14}），故有旋光性，其水溶液比旋度约为－100°。

【鉴别】(1)本品的水溶液，滴加氢氧化钠溶液至碱性，并用玻璃棒搅拌、摩擦器壁，即析出游离可待因的白色沉淀，沉淀物干燥后的熔点为153～156℃。

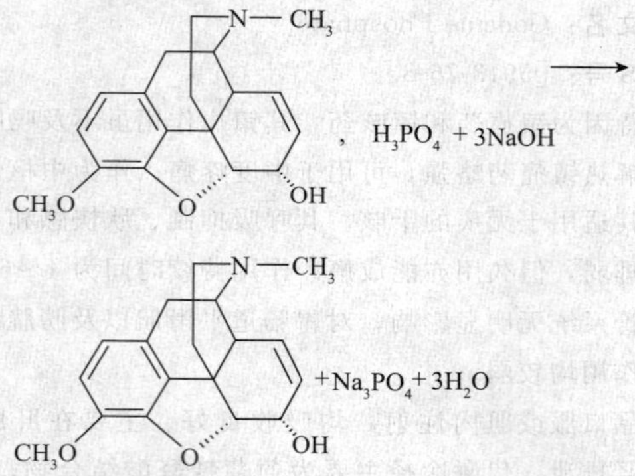

(2)本品水溶液加氨试液后，因为游离可待因可溶于氨碱性溶液中，故不生成沉淀。可与盐酸吗啡、盐酸乙基吗啡相区别。

(3)取本品少许，加含亚硒酸的硫酸，立即显绿色，逐渐变为蓝色。可与其他阿片类生物碱相区别。

(4)本品的红外光吸收图谱（光谱集577图）应显示的主要特征吸收如下。

特征谱带(cm^{-1})	归属	
3550～3300	水，羟基	ν_{O-H}
3000～2000	叔胺盐	ν_{NH}
1628	环烯	$\nu_{C=C}$
1600，1496	苯环	$\nu_{C=C}$
1261	芳醚	ν_{C-O}
1050	磷酸根	$\nu_{P=O}$
940	磷酸根	ν_{P-O}

【检查】酸度　检查本品在成盐时加酸量是否适当。

溶液的颜色　因本品遇光易变色，故检查此项。

有关物质　采用高效液相色谱法进行检查。用十八烷基硅烷键合硅胶为填充剂；以0.03mol/L醋酸钠溶液（用冰醋酸调节pH值至3.5）-甲醇（60∶10）为流动相；230nm为检测波长。杂质限度为吗啡不得过0.1%，其他单个杂质不得大于0.5%，总杂质不得大于1.0%。由于国内尚未分离可待因中的各个杂质，所以本版药典中只规定了吗啡的限度。

USP(36)、JP(16)采用薄层色谱法检测色谱纯度和有关物质，限度均为1.0%。

BP(2009)、Ph. Eur. (6.0)采用高效液相法测定有关物质，流动相为1.08g辛烷磺酸钠溶解在20ml冰醋酸和250ml乙腈的混合物中，然后用水稀释至1000ml；检测波长245nm；分析柱为端基封闭的辛烷键合硅胶柱。BP分离得到7个杂质，限度分别为：甲基可待因不得过1.0%，吗啡、可待因二聚物、可待因吗啡聚合物、10-羟基可待因均为不得过0.2%，其他单个杂质不得过0.1%，除甲基可待因外的总杂质不得过1.0%。

干燥失重　本品因含有1.5分子结晶水，理论含水量为6.36%，中国药典(2015)规定减失重量应为5.0%～7.5%，与BP、Ph. Eur. 相同。

【含量测定】采用非水溶液滴定法。本品为磷酸盐，加冰醋酸溶解后，以结晶紫为指示剂，用高氯酸液滴定至溶液显绿色为终点，并用将滴定结果用空白试验校正。

【制剂】(1)磷酸可待因片(Codeine Phosphate Tablets)

含量均匀度　采用高效液相法，与含量测定方法一致。

含量测定　用高效液相色谱法测定。用十八烷基硅烷键合硅胶为填充剂，以0.03mol/L醋酸钠溶液（用冰醋酸调节pH值至3.5）-甲醇（25∶10）为流动相；检测波长为280nm。

(2)磷酸可待因注射液(Codeine Phosphate Injection)

细菌内毒素　本品临床每小时用药最大剂量是皮下注射每次30mg（中国药典临床用药须知），内毒素计算限值约为10EU/mg；USP为5.8EU/mg。中国药典(2015)尚未规定本品细菌内毒素检查项，有待研究后考虑增补。

含量测定　采用蒸干并干燥后非水滴定法。

(3)磷酸可待因糖浆(Codeine Phosphate Syrup)

含量均匀度　依然采用提取后滴定法。

含量测定　磷酸可待因采用高效液相色谱法测定。

桔梗皂苷采用提取后恒重法测定桔梗总皂苷。该方法比较繁琐，恒重时间比较长，有待于改进方法。

撰写　郑鸿英　何毓襄　张敏娟　青海省药品检验检测院

复核　姜世贤　青海省药品检验检测院

磷酸丙吡胺

Disopyramide Phosphate

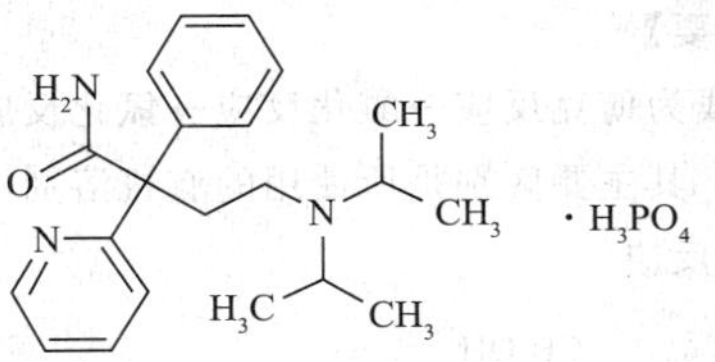

$C_{21}H_{29}N_3O \cdot H_3PO_4$　437.47

化学名：(±)α-[2-[双-(1-甲基乙基)氨基]乙基]-α-苯基-2-吡啶乙酰胺磷酸盐

(±)α-[2-(disopropylamino)ethyl]-α-phenyl-2-pyridineacetamide phosphate(1∶1)

英文名：Disopyramide Phosphate(INN)

CAS号：[22059-60-5]

本品属Ⅰa类抗心律失常药，曾用于治疗各种心律失常，但由于其促心律失常作用，现仅推荐用于其他药物无效的危及生命的室性心律失常。其电生理及血液动力学类似奎尼丁，具有抑制快钠离子内流作用，延长动作电位及有效不应期，减低心房和附加束的传导速度，降低心肌传导纤维的自律性，抑制心房及心室肌的兴奋性，减低心肌收缩力。此外有较明显的抗胆碱作用，故可能使窦房结频率及房室交界区传导速度加快，但原有病态窦房结综合征或房室传导障碍者病情仍可加重。

口服后吸收良好。广泛分布于全身，表观分布容积为3.0～5.7L/kg。主要经肾排泄，口服后80%在12～14小时内排出，静脉注射后大部分在8小时内排出。中毒血药浓度在人体尚未确定，一般认为超过10μg/ml就易出现不良反应。

负性肌力作用是本品最重要的副作用，可使50%患者心力衰竭复发或加重，无心力衰竭史者发生心力衰竭的机会少于5%，可致低血压，甚至休克。已有报道静注可产生明显的冠状动脉收缩。

除中国药典(2015)收载外，USP(36)亦有收载，BP(2013)、Ph. Eur.(7.0)除磷酸丙吡胺外，还收载了丙吡胺，JP(16)中仅收载丙吡胺。

【制法概要】本品由John W. Cusic等于1962年合成，国内于1979年开始生产[1]，采用苯乙腈与2-溴吡啶缩合→烃化→水解→成盐的工艺路线[2~5]。

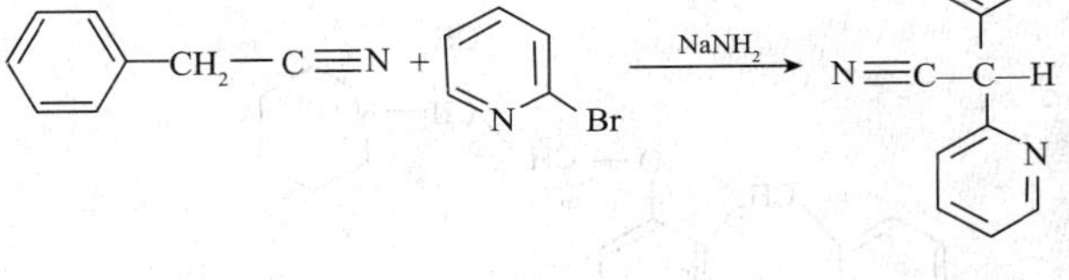

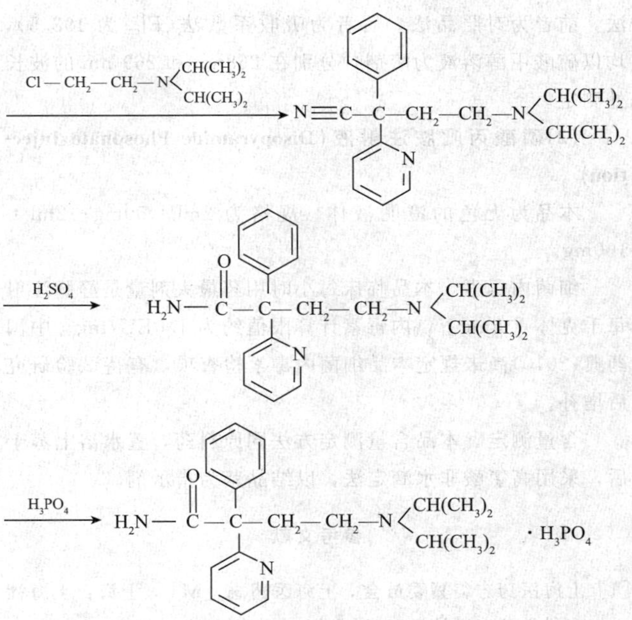

【鉴别】本品的红外光吸收图谱应与对照的图谱(光谱集892图)一致，本品的红外光吸收图谱显示的主要特征吸收如下。

特征谱带(cm^{-1})	归属	
3460，3270	胺基	ν_{N-H}
1680	羰基	$\nu_{C=O}$
1630，1590，1075，940	芳环和吡啶环	$\nu_{C=C}$，$\nu_{C=N}$

【检查】酸度　限度规定为4.0～5.0，与国外药典一致。

有关物质　采用薄层色谱法进行，供试品溶液的浓度较国外药典高，规定除主斑点外，不得显其他斑点。国外药典均采用TLC法，USP(36)的杂质限度规定为1%，BP(2013)为0.5%，JP(16)为0.25%。

干燥失重　限度规定为0.5%。

重金属　不得过百万分之二十。与USP(36)一致。BP(2013)、Ph. Eur.(7.0)的规定不得过百万分之十。

【含量测定】采用高氯酸非水滴定法，以结晶紫为指示剂。国外药典亦采用高氯酸非水滴定法，USP(36)用电位法指示终点，BP(2013)、Ph. Eur.(7.0)以萘酚苯甲醇为指示剂。

【制剂】中国药典(2015)收载了磷酸丙吡胺片与磷酸丙吡胺注射液，USP(36)中收载了磷酸丙吡胺胶囊和缓释胶囊，BP(2013)中收载了磷酸丙吡胺胶囊和丙吡胺胶囊，JP(16)中未收载制剂品种。

(1)磷酸丙吡胺片(Disopyramide Phosphate Tablets)

本品为白色片，规格为0.1g。

溶出度　中国药典(2015)未进行溶出度检查。USP(36)和BP(2013)采用紫外-可见分光光度法测定了磷酸丙吡胺胶囊的溶出度。

含量测定　本品含量测定方法同原料药。USP(36)和BP(2013)收载的磷酸丙吡胺胶囊均采用紫外-可见分光光度法，前者为对照品法，后者为吸收系数法（$E_{1cm}^{1\%}$为 198.5），均以硫酸甲醇溶液为溶剂，分别在 268nm 和 269 nm 的波长处测定。

(2)磷酸丙吡胺注射液(Disopyramide Phosphate Injection)

本品为无色的澄明液体。规格为 2ml：50mg；2ml：100mg。

细菌内毒素　本品临床每小时用药最大剂量是静脉注射每千克体重 5mg[5]，内毒素计算限值约为 1.0EU/mg。中国药典(2010)尚未规定本品细菌内毒素检查项，有待试验研究后增补。

含量测定　本品含量测定方法同原料药，置水浴上蒸干后，采用高氯酸非水滴定法，以结晶紫为指示剂。

参考文献

[1] 上海医药志编纂委员会．上海医药志［M］．上海：上海社会科学院出版社，1997.

[2] 上海医药工业研究院合成药物研究室．双异丙吡胺的试制［J］．医药工业，1978(4)：12-15.

[3] 戴立春．抗心律失常药磷酸双异丙吡胺（达舒平）已鉴定［J］．南京药学院学报，1980(1)：74.

[4] 项曼雯，倪沛洲．双异丙吡胺中间体合成方法的改进［J］．南京药学院学报，1981(1)：26-30.

[5] 国家药典委员会．中华人民共和国药典临床用药须知·化学药和生物制品卷［M］．2010 年版．北京：中国医药科技出版社，2011.

撰写　陶胜源　中国人民解放军总后勤部卫生部药品仪器检验所
复核　靳宁东　中国人民解放军总后勤部卫生部药品仪器检验所

磷酸苯丙哌林
Benproperine Phosphate

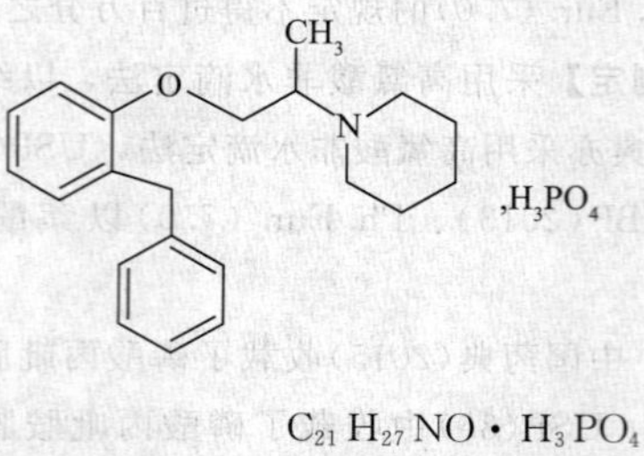

$C_{21}H_{27}NO \cdot H_3PO_4$　407.44

化学名： 1-[2-(2-苄基苯氧基)-1-甲基乙基]哌啶磷酸盐
1-[2-(2-benzylphenoxy)-1-methylethyl] piperidine phosphate

英文名： Benproperine Phosphate(INN)

CAS 号： [2156-27-6]

本品为非麻醉性镇咳药，其作用具有双重镇咳性。即：①阻断肺、胸膜的牵张感受器产生的肺迷走神经反射；②直接对咳嗽中枢产生抑制。其镇咳作用较可待因强 2～4 倍，起效快，不抑制呼吸[1]。

本品对平滑肌的作用类似罂粟碱，但临床上不引起胆管和十二指肠痉挛，不至于造成便秘，无成瘾性，未发现耐药性[1]。苯丙哌林于 1960 年由瑞典 Kabi Pharmacia 公司开发，该公司后被美国 Pfizer(辉瑞)收购。

除中国药典(2015)收载外，BP(2013)、Ph. Eur. (7.0)、USP(36)、JP(16)均未收载。

【制法概要】

工艺路线为傅克反应→醚化反应→氯化反应→缩合反应→成盐反应，其主要区别是所使用的有机溶剂不一致。

A. 傅克反应

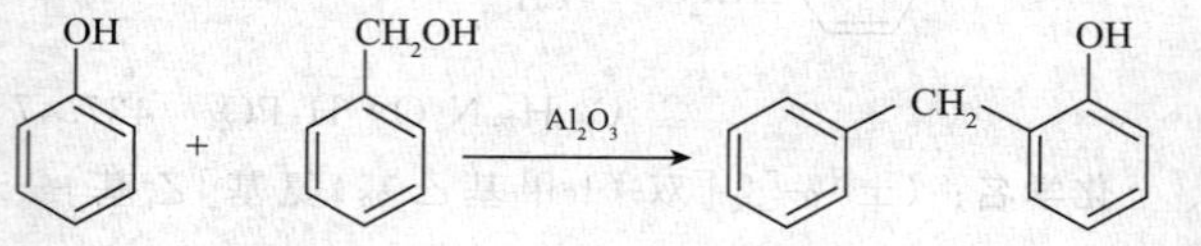

B. 醚化反应

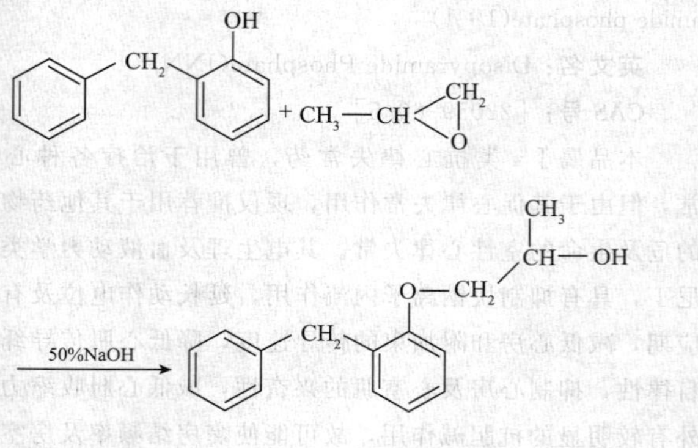

C. 氯化反应

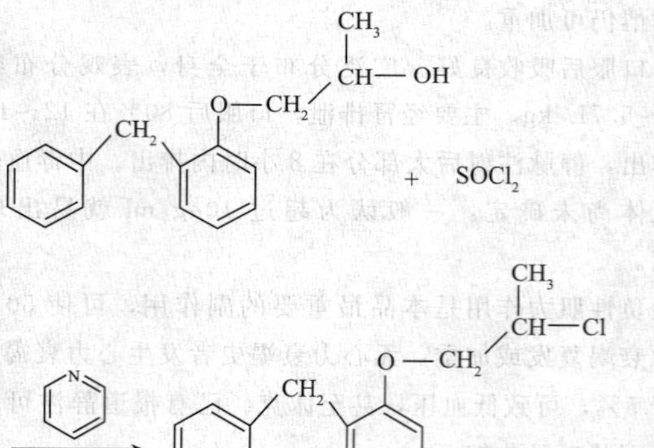

D. 缩合反应

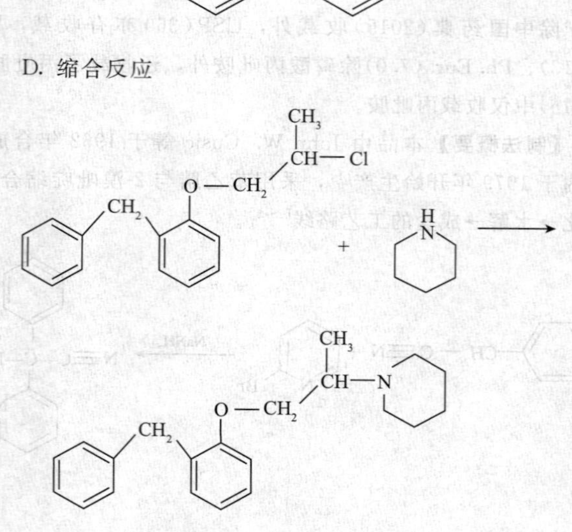

E. 成盐反应

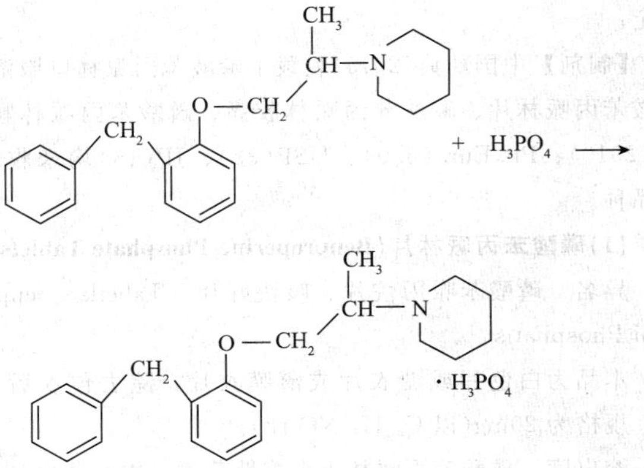

【鉴别】(1)本品具叔胺结构，发生雷氏盐反应，与硫氰酸铬铵反应产生粉红色络合物[2]。

$C_{21}H_{27}NO + NH_4[Cr(NH_3)_2(SCN)_4] \xrightarrow{H^+} C_{21}H_{27}NO[Cr(NH_3)_2(SCN)_4]\downarrow$(粉红色)

(2)本品苯环苄基质子与对二甲氨基苯甲醛发生缩合反应，脱去1分子水，溶液产生颜色。

(3)紫外光谱　因本品的共轭结构而具有紫外光特征吸收光谱，0.01%水溶液在270nm与276nm的波长处有最大吸收。如图1。

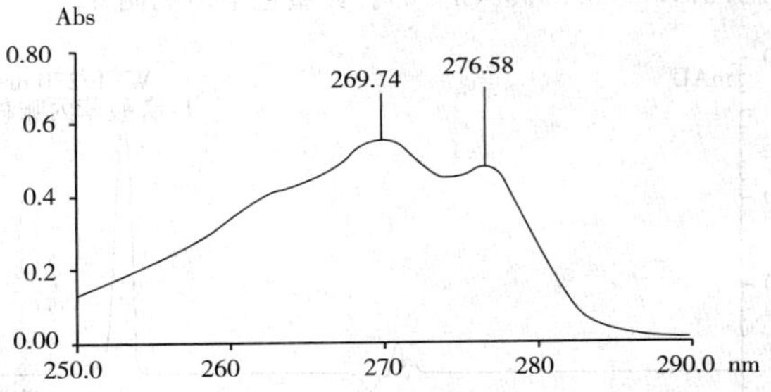

图1　磷酸苯丙哌林水溶液的紫外吸收图谱

(4)本品的红外光吸收图谱应与对照的图谱(光谱集1285图)一致，红外光吸收图谱显示的主要特征吸收如下[3]。

特征谱带(cm^{-1})	归属	
3065，3027	芳氢	ν_{C-H}
3000～2200	磷酸，胺盐	$\nu_{O-H,NH}$
1603，1589，1495，1453	苯环	ν_{C-C}
1245	芳醚	ν_{C-O}
1108，1060	磷酸根	$\nu_{P=O}$
950	磷酸根	ν_{P-O}
745，728	取代苯	$\nu_{4H,5H}$
695	取代苯环	$\delta_{环}$

研磨程度对本品红外光谱峰形有影响，具体为：研磨初期在$2950cm^{-1}$处吸收峰强度、$2530\sim2330cm^{-1}$处峰形、$1305\sim1295cm^{-1}$和$745\sim730cm^{-1}$处双峰相对强度出现一定变化，随着研磨程度的加剧，$1400\sim500cm^{-1}$处吸收峰峰形出现明显转变，因此录制样品红外光谱图时不能过度研磨，本品在过度研磨后的红外光谱见图2。中国药典(2015)改为膜法测定。

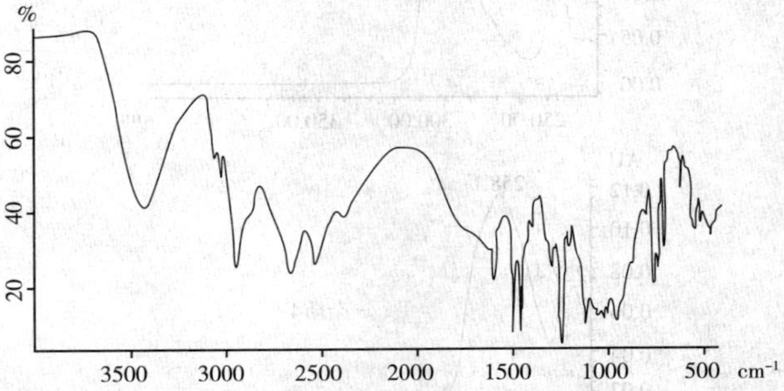

图2　磷酸苯丙哌林的过度研磨红外光谱图

【检查】溶液的澄清度与颜色　控制本品在水中的不溶性杂质及有色杂质。

氯化物　因本品合成流程中有氯化反应，作为特定的离子杂质，采用比浊法检测。

有关物质　采用高效液相色谱法进行检查。本品在常温条件下非常稳定，长期稳定性试验表明5年没有变化。强破坏试验表明，本品对酸、碱、热、光均较稳定，对强氧化较不稳定。在规定的色谱条件下，各杂质与主成分的色谱图见图3。将供试品溶液的浓度提高至0.1g/ml，各杂质的光谱图见图4。

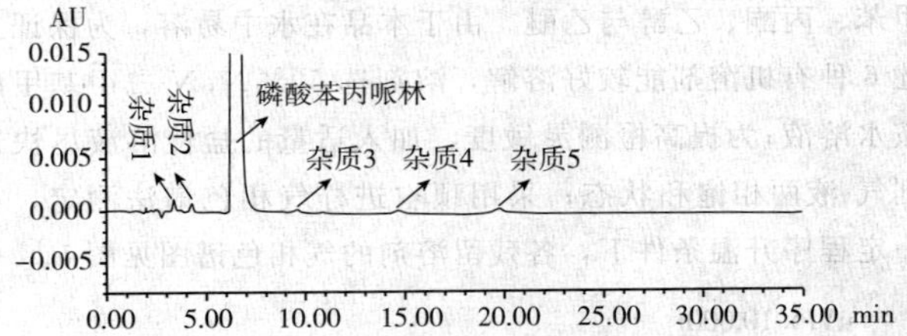

图3　有关物质典型HPLC图谱

色谱柱：Diamonsil™ C18(250mm×4.6mm，5μm)

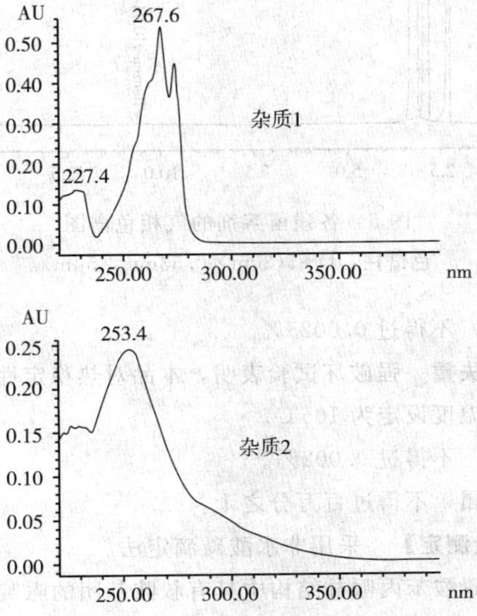

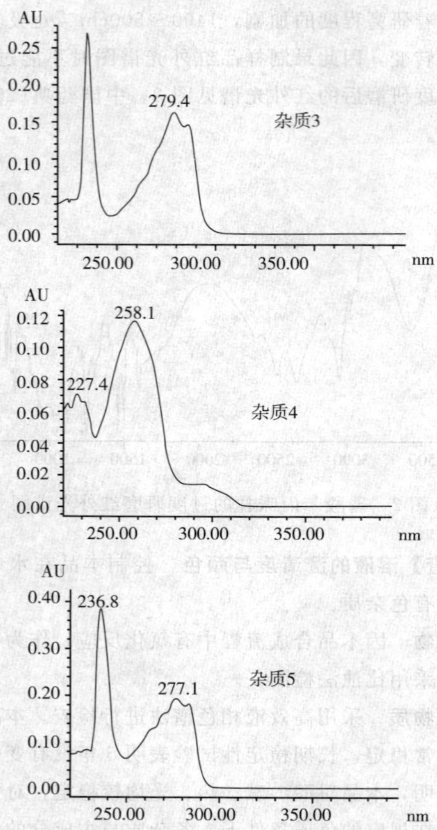

图 4　有关物质——各杂质的光谱图

残留溶剂　合成工艺中使用到的有机溶剂有苯、吡啶、甲苯、丙酮、乙醇与乙醚。由于本品在水中易溶，为保证上述 6 种有机溶剂能较好溶解，溶剂选 50%*N*,*N*-二甲基甲酰胺水溶液；为提高检测灵敏度，加入适量的盐使溶液尽快达到气-液两相饱和状态；采用顶空进样气相色谱法测定，在一定程序升温条件下，各残留溶剂的气相色谱图见图 5。

图 5　各残留溶剂的气相色谱图

色谱柱：DB-5(30m×0.53mm，5μm)

钡盐　不得过 0.0025%。

干燥失重　强破坏试验表明，本品对热稳定性良好，干燥恒重的温度设定为 105℃。

铁盐　不得过 0.002%。

重金属　不得过百万分之十。

【含量测定】　采用非水酸碱滴定法。

由于磷酸苯丙哌林结构中具有叔胺基团的哌啶环，以结晶紫为指示剂，以冰醋酸为滴定介质，用高氯酸滴定液滴定。

【制剂】 中国药典(2015)收载了磷酸苯丙哌林口服溶液、磷酸苯丙哌林片、磷酸苯丙哌林胶囊、磷酸苯丙哌林颗粒。BP(2010)、Ph. Eur.(6.0)、USP(32)、JP(15)均未收载制剂品种。

(1)磷酸苯丙哌林片(Benproperine Phosphate Tablets)

异名　磷酸苯哌丙烷片、咳快好片，Tabellae Benproperini Phosphatis[4]。

本品为白色片或糖衣片或薄膜衣片，除去包衣后显白色，规格为 20mg(以 $C_{21}H_{27}NO$ 计)。

溶出度　磷酸苯丙哌林为水溶性药物，中国药典(2005)未收载溶出度检查，采用崩解时限控制产品质量。崩解时限检查在客观上存在反映药物与赋形剂之间的关系和影响不足的情况，而溶出度检查则包括了崩解及溶解过程，所以有必要对其进行溶出度检查。

以 0.1mol/L 盐酸溶液 200ml 为溶出介质，采用小杯法，转速为每分钟 50 转，限度为标示量的 70%。

含量测定　采用高效液相色谱法。

色谱系统同磷酸苯丙哌林原料的有关物质检查项下的色谱条件。以外标法定量，磷酸苯丙哌林在 0.04～1mg/ml 浓度范围内与其峰面积呈线性关系，线性方程为 $A=106.6666C-0.0767$，$r=0.99999(n=6)$。典型色谱图见图 6。

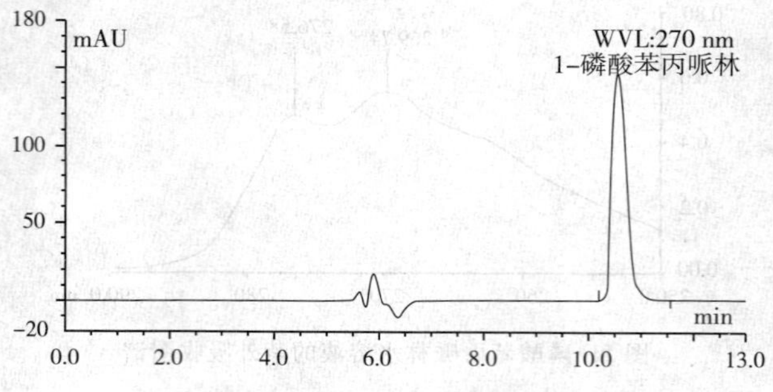

图 6　磷酸苯丙哌林典型色谱图

色谱柱：Eclipse XDB- C18(4.6mm×250mm，5μm)

(2)磷酸苯丙哌林口服溶液(Benproperine Phosphate Oral Solution)

含量测定　可用本品直接稀释后作为供试品溶液，其余同磷酸苯丙哌林片。

(3)磷酸苯丙哌林胶囊(Benproperine Phosphate Capsules)

含量均匀度　按中国药典(2015)四部要求检查，测定方法同含量测定项下。

溶出度　溶出条件同磷酸苯丙哌林片。试验表明，生产厂家所提供的产品在上述溶出条件下平均溶出度能达到 80%以上，按照标准就高不就低的原则，中国药典(2015)将溶出限度订为 80%。

含量测定　同磷酸苯丙哌林片。

(4)磷酸苯丙哌林颗粒(Benproperine Phosphate Granules)

含量均匀度　按中国药典(2015)四部要求检查，测定方法同含量测定项下。

含量测定　同磷酸苯丙哌林片。

参考文献

[1] 国家药典委员会．中华人民共和国药典临床用药须知·化学药和生物制品卷［M］．2005年版．北京：人民卫生出版社，2005，241.

[2] 安登魁．药物分析［M］．山东：济南出版社，1992.

[3] 李发美．分析化学［M］．北京：人民卫生出版社，2005：268-272.

[4] 中华人民共和国卫生部药典委员会．中华人民共和国卫生部药品标准(二部)［M］．第四册．1995.

撰写　邱颖妲　刘克江　李美芳　深圳市药品检验研究院

复核　李玉兰　　　　　　　　　深圳市药品检验研究院

磷酸组胺

Histamine Phosphate

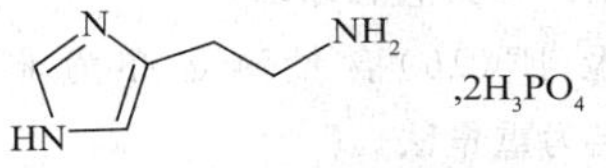

$C_5H_9N_3 \cdot 2H_3PO_4$　307.14

化学名： 1*H*-咪唑-4-乙胺磷酸盐

1*H*-imidazol-4-ethanamine phosphate

英文名： Histamine Phosphate

CAS号：［51-74-1］；二水合物CAS号：［51-74-10］

本品为诊断用药——磷酸组胺注射液的原料药。主要用于胃液分泌功能的检查，以鉴别恶性贫血的绝对胃酸缺乏和胃癌的相对缺乏，也可用于麻风病的辅助诊断。

除中国药典(2015)收载外，USP(36)、BP(2013)、Ph. Eur.(7.0)均有收载；JP(16)未收载。

【性状】 经查阅文献，在日光下易变质，可能由于本品在日光和氧气存在下氧化而变质。

【鉴别】 (1)在酸性条件下，亚硝酸钠与对氨基苯磺酸重氮化，产生重氮盐，此重氮盐再与组胺偶合形成红色化合物。

$$2HCl + H_2N^{-}-C_6H_4-SO_3H + NaNO_2 \xrightarrow{\text{重氮化}} N{=}NCl-C_6H_4-SO_3H + NaCl + 2H_2O$$

$$C_5H_9N_3 + N{=}NCl-C_6H_4-SO_3H \xrightarrow{\text{偶合}} C_5H_8N_3-N{=}N-C_6H_4-SO_3H + HCl$$

(2)自中国药典(2010)起增加红外光谱鉴别，KBr压片法。对照品图谱如图。BP、Ph. Eur.(6.2)也规定本品的红外光谱，应与对照品图谱一致。

本品的红外光吸收图谱显示的主要特征吸收如下。

特征谱带(cm⁻¹)	归属	
3560，3340，3140	胺基	ν_{N-H}
3045	芳氢	ν_{C-H}
3000～1600(3个宽带)	磷酸	ν_{PO-H}
1625，1490	咪唑环	$\nu_{C=C,C=N}$
1115，1030	磷酸根	$\nu_{P=O}$
960	磷酸根	ν_{P-O}

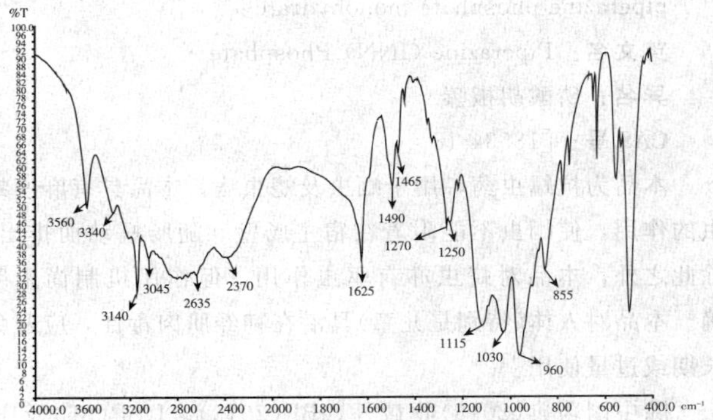

图1　磷酸组胺红外图谱

【检查】干燥失重　中国药典(2015)规定在105℃干燥至恒重，减失重量不得过3.0%；USP(32)规定在105℃干燥2小时，不得过3.0%；BP(2009)规定：取样品0.30g，采用卡尔费休法测定，应为5.0%～6.2%。

【含量测定】 本品为磷酸盐，呈酸性，中国药典(2015)采用中和法测定。USP(36)方法同中国药典一致。BP(2013)采用电位滴定法。

【制剂】磷酸组胺注射液(Histamine Phosphate Injection)

USP(36)也收载了磷酸组胺注射液。

含量测定　采用比色法，在碱性条件下，组胺的氨基取代了*β*-萘醌磺酸钠中的磺酸基，生成橙红色的*N*-烷胺基萘醌，加热使反应更加完全。加入酸性甲醛及硫代硫酸钠溶液，使过量的*β*-萘醌磺酸钠脱色。

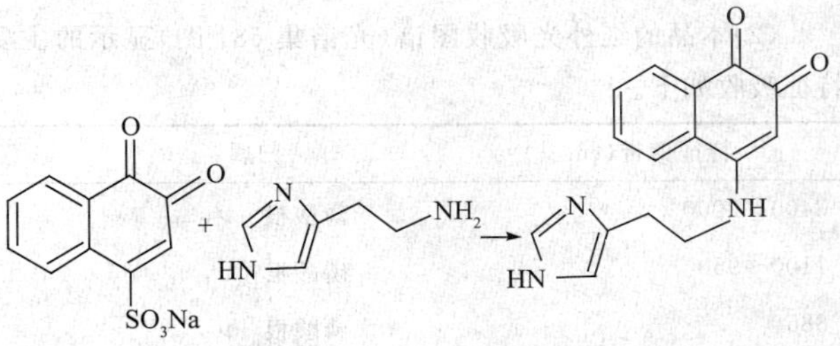

β-萘醌磺酸钠　　组胺　　*N*-烷胺基萘醌

撰写　岳云飞　黑龙江省食品药品检验检测所

复核　张丽英　黑龙江省食品药品检验检测所

磷酸哌嗪

Piperazine Phosphate

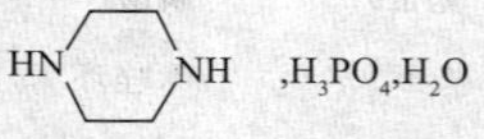

$C_4H_{10}N_2 \cdot H_3PO_4 \cdot H_2O$　202.15

化学名：磷酸哌嗪一水合物

piperazine phosphate monohydrate

英文名：Piperazine (INN) Phosphate

异名：磷酸胡椒嗪

CAS 号：[18534-18-4]

本品为抗蠕虫药，用于蛔虫及蛲虫病。本品具有麻痹蛔虫的作用，使蛔虫不能附着在宿主肠壁，随肠蠕动而排出。除此之外，本品对蛲虫亦有驱虫作用，但作用机制尚未明确。本品对人体(特别是儿童)具潜在神经肌肉毒性，应避免长期或过量使用[1]。

除中国药典(2015)收载外，BP(2013)、USP(36)及 JP(16)均有收载。

【制法概要】[2]

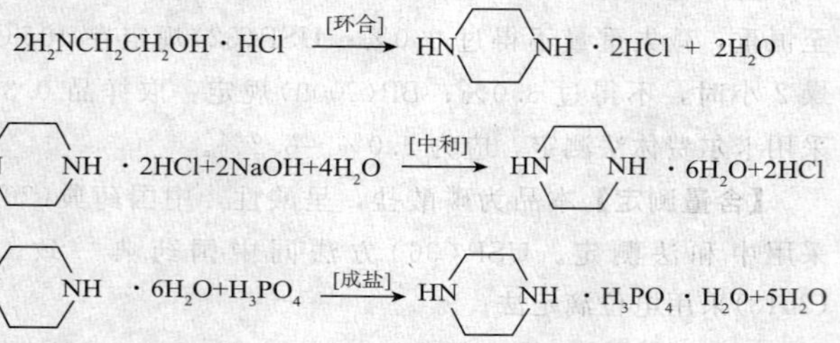

【性状】本品在潮湿空气中具有引湿性；在干燥空气中具有风化性，故应密闭保存。此外，本品属杂环类药物，对日光较为敏感，需避光保存。

【鉴别】(1)本品在弱碱性条件下，加铁氰化钾试液与汞，振摇后放置，显红色，为对二氮己环的专属性反应，能与吗啉、哌啶、枸橼酸乙胺嗪相区别。

(2)本品的红外光吸收图谱(光谱集 581 图)显示的主要特征吸收如下。

特征谱带(cm^{-1})	归属
3400～2000	磷酸根 ν_{O-H}
1100～950	磷酸根 $\nu_{P=O}$
885	磷酸根 ν_{P-O}

BP(2013)除收载二氮己环的专属性反应鉴别外，还采用 2mol/L 盐酸溶液中加入 50%$NaNO_2$ 冰浴结晶测其熔点应为 159℃的鉴别；USP(36)采用薄层色谱法进行鉴别；JP(16)鉴别与中国药典(2015)一致。

【检查】第一胺与氨　本品在生产工艺中可能带入乙二胺、三乙二胺、吗啉等碱性物质，贮存期间的变色与含乙二胺有关。

第一胺和氨在碱性溶液中加丙酮和亚硝基铁氰化钠试液，呈紫色，称 Rimini 试验。此反应主要用于检验脂肪族伯胺，具有专属性，本品中的哌嗪为第二胺，无此反应。

加显色剂后，应准确计时，进行测定。因随着时间的延长，吸光度比值有逐步减少的趋势。

水分　本品分子中含一分子结晶水，理论含水为 8.9%，但考虑本品具有一定风化性并带有部分吸附水分，故规定为 8.0%～9.5%。与 BP(2013)、USP(36)及 JP(16)限度规定一致(费休法)。

BP(2013)、USP(36)及 JP(16)均收载酸度检查项，规定 1%溶液的 pH 值应为 6.0～6.5。USP(36)及 JP(16)均收载有关物质检查项，均为薄层色谱法。

【含量测定】采用非水溶液滴定法。在一般实验条件下，磷酸哌嗪往往不能全部溶解而影响测定结果，故先加无水甲酸，微热溶解，再加冰醋酸进行测定。

在配制高氯酸滴定液时，需先测定其含水量，再加水及醋酐调节使其含水量为 0.01%～0.2%，否则过量的醋酐存在，将使供试品乙酰化，含量偏低，重现性较差。经与电位法对照结果，滴定终点为蓝绿色。但终点突跃不够敏锐，采用空白试验校正，可获满意结果。

USP(36)及 JP(16)含量测定亦为非水滴定法，BP(2013)含量测定为重量法。

【制剂】磷酸哌嗪片(Piperazine Phosphate Tablets)

除中国药典(2015)收载外，BP(2013)、JP(16)均有收载。

鉴别　BP(2013)对二氮己环的专属性反应和磷酸盐的鉴别反应同中国药典(2015)，另有一项结晶后晶体的熔点测定，熔点约 159℃；JP(16)亦为化学反应。

溶出度　中国药典(2015)及其他各国药典均未对片剂做溶出度检查，有文献建立了测定方法：采用桨法，以水 1000 ml 为溶剂，转速为 100 转/分钟，溶出度测定采用高效液相色谱法，C18 柱以 0.05mol/ml 磷酸二氢钾溶液-甲醇-三乙胺(94∶6∶0.2)为流动相，检测波长为 210 nm[3]。

含量测定　重量法(三硝基苯酚沉淀法)。

本法所产生的沉淀用垂熔坩埚滤过后，用哌嗪的三硝基苯酚复盐($C_4H_{10}N_2 \cdot 2C_6H_3N_3O_7$)的饱和溶液洗涤，以防止反应发生的复盐损失。

根据以上反应，一分子哌嗪与二分子三硝基苯酚反应。故乘以系数 0.3714，即每 1g 沉淀物相当于磷酸哌嗪 0.3714g。

参考文献

[1] 希恩．C．斯威曼．马丁代尔药物大典[M]．35 版．李大魁，金有豫，汤光，等译．北京：化学工业出版社，2009：122.

[2] 中华人民共和国卫生部药典委员会．中华人民共和国药典 1990 年版二部药典注释[M]．北京：化学工业出版社，1993：967.

[3] 江生．磷酸哌嗪片溶出度测定法［J］．中国药业，2006，15（3）：33.

撰写　范志佳　湖北省药品监督检验研究院
孙彤云　江苏省食品药品监督检验研究院
复核　姜　红　湖北省药品监督检验研究院

磷酸氢钙

Calcium Hydrogen Phosphate

$CaHPO_4 \cdot 2H_2O$　172.09

英文名：Calcium hydrogen phosphate(INN)

英文异名：Dibasic calcium phosphate[1]；Dicalcium orthophosphate[1]；Brushite[1]

CAS 号：［7789-77-7］；其无水物：［7757-93-9］

本品为补钙药，用于钙缺乏症，对于急性低钙患者无效，对低钙、低磷患者，由于形成不溶性磷酸钙，对低磷血症疗效果不理想。3%磷酸氢钙加于糖果内可预防龋齿[2]。钙离子是保持神经、肌肉和骨骼正常功能所必需的元素，对维持正常的心、肾、肺和凝血功能，以及细胞膜和毛细血管通透性起重要作用。另外，钙还参与调节神经递质和激素的分泌与贮存、氨基酸的摄取和结合、维生素 B_{12} 的吸收等。

中国药典(2015)只收载二水合物，BP(2013)、Ph. Eur.(7.0)、USP(36)及 JP(16)均收载二水合物与无水物。

【制法概要】制药工业中常采用磷酸与碳酸钙中和精制生产磷酸氢钙。

$$H_3PO_4 + CaCO_3 \longrightarrow CaHPO_4 + H_2O + CO_2\uparrow$$

【鉴别】本品的酸性溶液显钙盐与磷酸盐的鉴别反应。

【检查】氟化物　由原料磷酸或碳酸钙带入。中国药典(2015)氟含量的测定采用高氯酸蒸馏氟，茜素磺酸钠为指示剂，硝酸钍滴定氟的方法，限度为 0.015%；BP(2013)与 USP(36)氟含量的测定均采用氟离子选择性电极法，BP(2013)规定二水合物与无水物的限度均为 0.01%，USP(36)规定二水合物与无水物的限度均为 0.005%。

氯化物　中国药典(2015)规定的限度为 0.05%；BP(2013)与 USP(36)规定二水合物与无水物的限度均为 0.25%；JP(16)规定二水合物与无水物的限度均为 0.248%。

硫酸盐　中国药典(2015)规定的限度为 0.2%；BP(2013)与 USP(36)规定二水合物与无水物的限度均为 0.5%；JP(16)规定二水合物的限度为 0.160%，无水物的限度为 0.200%。

碳酸盐、钡盐　由原料磷酸或碳酸钙带入。

盐酸中不溶物　制备本品的原料可能会含有微量的硅酸盐，通过测定盐酸中不溶物来控制本品含硅酸盐的量。中国药典(2015)规定的限度为遗留残渣不得过 5mg(0.1%)；BP(2013)与 USP(36)规定二水合物与无水物的限度均为遗留残渣不得过 10mg(0.2%)；JP(16)规定二水合物与无水物的限度均为遗留残渣不得过 2.5mg(0.05%)。

炽灼失重　磷酸氢钙为二水合物，含水量理论值为 20.9%，其可能含有吸附水或挥发性无机物，且在 430℃磷酸氢钙可生成焦磷酸钙[3]，生成水的理论值为 6.6%，

$$2CaHPO_4 \longrightarrow Ca_2P_2O_7 + H_2O$$

因此，根据试验，中国药典(2015)规定在 600℃炽灼至恒重，减失重量为 24.5%～26.5%；BP(2013)与 USP(36)规定二水合物与无水物在 800～825℃炽灼至恒重，二水合物的限度为 24.5%～26.5%，无水物的限度为 6.6%～8.5%；JP(16)规定二水合物与无水物在 200℃炽灼 3 小时，二水合物的限度为 19.5%～22.0%，无水物的限度为 1.0%。

重金属　中国药典(2015)规定的限度为百万分之三十；BP(2013)规定二水合物与无水物的限度均为 0.004%；JP(16)规定二水合物与无水物的限度均为 0.0031%。

砷盐　中国药典(2015)规定的限度为 0.0004%；BP(2013)规定二水合物与无水物的限度均为 0.001%；USP(36)规定二水合物与无水物的限度均为 0.0003%；JP(16)规定二水合物与无水物的限度均为 0.0002%。

【含量测定】采用络合容量法，BP(2013)、USP(36)及 JP(16)均与中国药典(2015)方法相同，用乙二胺四醋酸二钠滴定液进行配位滴定，铬黑 T 为指示剂。

【贮藏】磷酸氢钙二水合物不吸潮，相对稳定，但在特定条件下会失去结晶水，因此应密封保存。

【制剂】磷酸氢钙片(Calcium Hydrogen Phosphate Tablets；Dibasic Calcium Phosphate Tablets)

除中国药典(2015)收载外，USP(36)亦有收载。

含量测定　方法同原料药。USP(36)也采用络合滴定法。

溶出度　中国药典(2015)新增项目，USP(36)采用第二法(桨法)，以 0.1mol/L 盐酸溶液 900ml 为溶出介质，转速为每分钟 75 转，经 45 分钟时取样，采用原子吸收分光光度法，在 422.7nm 的波长处测定，限度为标示量的 75%。

因磷酸氢钙为难溶性药物，有必要对其进行溶出度检查。起草单位参照 USP(36)进行溶出度测定方法的研究，以 0.1mol/L 盐酸溶液 900ml 为溶出介质，采用第二法(桨法)，转速为每分钟 100 转，经 45 分钟时取样，采用原子吸收分光光度法，在 422.7nm 的波长处测定。经考察辅料对磷酸氢钙溶出度测定无干扰，方法回收率为 101.70%(n=9)，RSD 为 1.7%。

参考文献

[1] 国家药典委员会．中华人民共和国药典临床用药须知·化学药和生物制品卷［M］．2005 年版．北京：人民卫生出版社，2005：761.

[2] 魏菊兰，孟继善．磷酸氢钙烧结性质的研究［J］．大连轻工业学院学报，1989，8(1，2)：6-12.

撰写　郑　静　徐志洲　山东省食品药品检验研究院
复核　王　杰　山东省食品药品检验研究院

磷酸氯喹

Chloroquine Phosphate

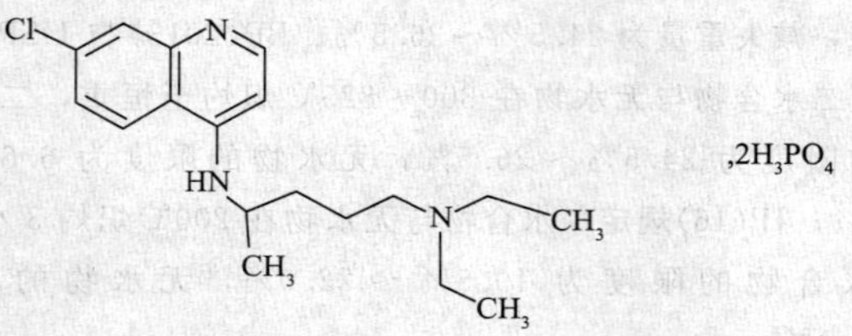

$C_{18}H_{26}ClN_3 \cdot 2H_3PO_4$　515.87

化学名： *N'*，*N'*-二乙基-*N*⁴-(7-氯-4-喹啉基)-1，4-戊二胺二磷酸盐

*N*⁴-(7-chloro-4-quinolinyl)-*N'*，*N'*-diethyl-1，4-pentanediamine phosphate(1∶2)

英文名： Chloroquine Phosphate(INN)

异名： 氯化喹啉磷酸盐；氯喹磷酸盐；磷酸氯化喹啉；磷酸氯喹啉

CAS 号： [50-63-5]

本品为4-氯基喹啉类抗疟药，主要作用于红内期裂殖体，经48～72小时，血中裂殖体被杀灭。本品可使疟原虫的核碎裂，细胞浆出现空泡，疟色素聚成团块。已知氯喹并不能直接杀死疟原虫，但能干扰其繁殖。本品对间日疟的红外期无效。故不能根治间日疟。恶性疟可根治。氯喹对红外期无效，对配子体也无直接作用，故不能做病因预防及中断传播之用[1]。

氯喹口服后，肠道吸收快而充分，服药后1～2小时血中浓度最高。约55%的药物在血中与血浆成分结合。半衰期($t_{1/2}$)为2.5～10日。氯喹与组织蛋白结合更多，在肝、脾、肾、肺中的浓度高于血浆浓度达200～700倍。在脑组织及脊髓组织中的浓度为血浆浓度的10～30倍。氯喹在体内的代谢转化是在肝脏进行的，其主要代谢产物是去乙基氯喹与双脱乙基氯喹[2]，此物仍有抗疟作用。小部分(10%～15%)氯喹以原型经肾排泄，其排泄速度可因尿液酸化而加快、碱化而降低。约8%随粪便排泄，氯喹也可从乳汁中排出。

本品的不良反应主要有：头昏、头痛、食欲减退、烦躁等。反应大多较轻，停药后可自行消失。本品相当部分可在组织内蓄积，久服可影响视力，常不可逆。氯喹还可损害听力，本品尚可导致药物性精神病、白细胞减少、轻度短暂头痛等。

本品于1939年由德国最先研究成功，1946年美国亦相继合成。曾先后收载于美、英、日、法等各国药典中。国内于1958年开始生产，中国药典(1963)开始收载，除中国药典(2015)收载外，USP(32)、BP(2010)、Ph. Eur.(6.0)亦有收载。JP(15)未收载该品种。

【制法概要】

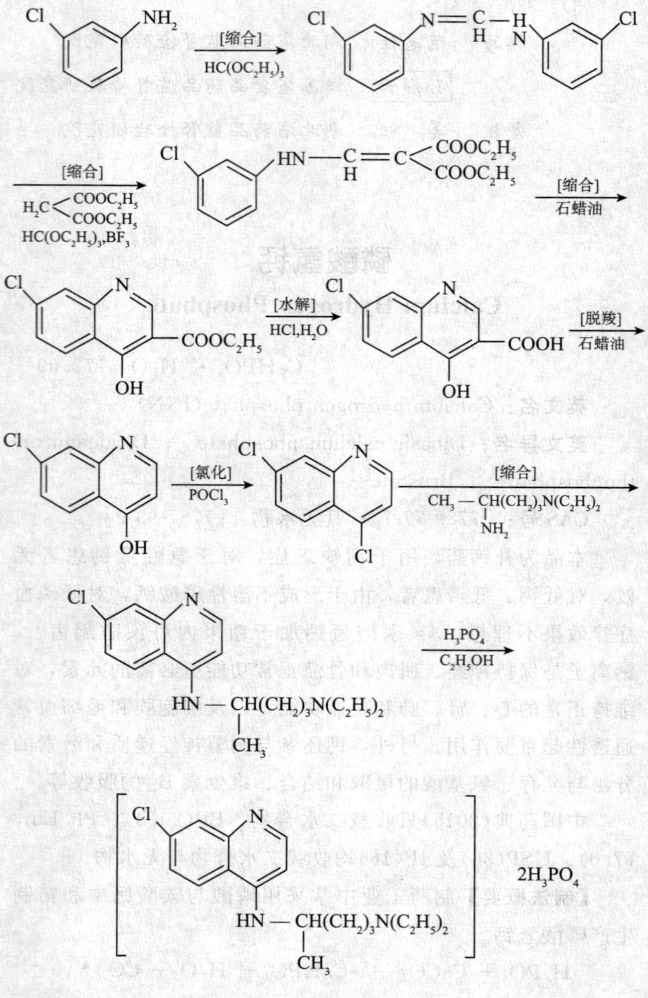

侧链 *N*-(4-氨基戊基)-二乙胺的合成：

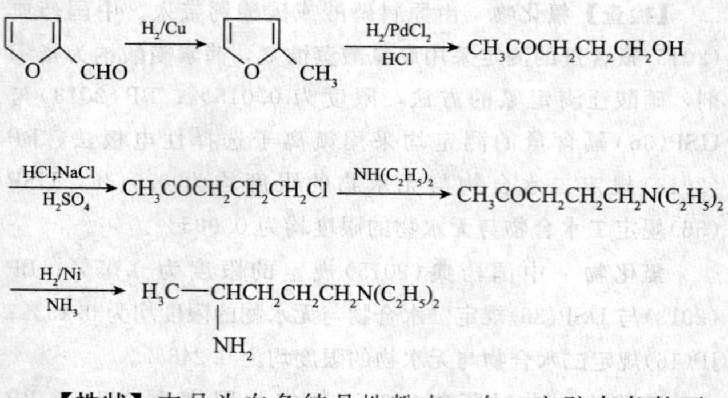

【性状】 本品为白色结晶性粉末，在一定贮存条件下，可逐渐吸湿至含水量达5%左右趋于稳定。此时外观无变化，但X射线粉末衍射图谱的峰形及峰位有改变，经试验证明，可能系水分子进入晶格内部生成水合物所致。本品吸湿后影响片剂生产投料比，故在包装贮存及制剂生产时应予注意。

由于结晶条件及生产厂家不同，会同时存在两种晶型，其差热分析法(DTA)吸热峰分别为约196℃和216℃。USP及JP曾对其高、低熔点及混合晶型的熔点做过规定。国内产品经差示扫描量热法(DSC)证实无高熔点晶型存在，故熔点订为193～196℃，熔融同时分解。

测定本品的熔点时，其融熔现象较为特殊，融熔过程为发毛、收缩后，出现部分液化，同时产生气泡（判为初熔），以后气泡逐渐增多，扩大，最后固形物消失，出现充满气泡的黄色糊状物，全熔点不易判断掌握，故可以只观察初熔点。

BP(2010)、Ph. Eur.(6.0)注明本品有两种晶型，一种熔点为195℃，另一种熔点为218℃。

本品与三硝基苯酚作用，生成三硝基苯酚氯喹盐(1∶2)而析出黄色沉淀，熔点为205～210℃，中国药典(1990)收载衍生物熔点鉴别，中国药典(2005)取消此项鉴别。

【鉴别】(1)本品的0.01mol/L盐酸溶液(10μg/ml)在222，257，329和343nm波长处有最大吸收。USP(32)规定343nm和329nm波长处吸光度的比值应为1.00～1.15。

(2)为磷酸氯喹游离碱基的红外光吸收图谱鉴别，规定应与氯喹的对照图谱（光谱集672图）一致。其特征吸收如下。

特征谱带(cm^{-1})	归属	
3250	胺基	ν_{N-H}
3110，3070，3020	芳氢	ν_{C-H}
2810	氮亚甲基	ν_{C-H}
1630，1580，1550，1495	芳环	$\nu_{C=C,C=N}$
804	取代芳环	γ_{2H}

本品以磷酸盐形式存在时，红外光吸收图谱简单，峰形特征极不明显，国外药典采用三氯甲烷提取游离碱，用液体吸收池，取游离碱的三氯甲烷溶液直接测定；中国药典用乙醚提取游离碱，五氧化二磷减压干燥获取氯喹晶体，用KBr压片法测定。

氯喹熔点较低(87～88℃)，不易获取晶体，采用甲醇、乙醇和三氯甲烷作为重结晶溶剂，均难以获得晶体；由于乙醚密度低、沸点低，便于水洗和干燥，故中国药典选择乙醚作为提取溶剂[2]。

(3)本品中有两分子磷酸，故其水溶液显磷酸盐的鉴别反应。

【检查】溶液的澄清度 生产过程中母液套用次数过多，含铁量较高或磷酸洗涤不净等均影响成品的澄清度。

砷盐 本品如含有砷盐，加入氢氧化钙后炽灼，生成亚砷酸钙，以避免炽灼时砷盐挥散损失。炽灼残渣加盐酸与水，砷盐生成氯化砷而溶解后，依法检查。

干燥失重 BP(2010)、Ph. Eur.(6.0)规定在105℃干燥至恒重，减失重量不得过2.0%；USP(32)规定在105℃干燥16小时，减失重量不得过2.0%；由于在此温度下失重缓慢，不易恒重，故中国药典(2015)采用120℃干燥，测定结果与105℃干燥一致。两种温度干燥后的供试品的熔点、有关物质及含量测定结果均无差异。

重金属 在进行有机破坏时，本品对瓷坩埚有腐蚀作用，应采用石英坩埚。

有关物质 采用薄层色谱法[3]。

磷酸氯喹合成与贮存过程中可能产生的杂质：脱乙基氯喹及氯喹的同分异构体（包括N',N'-二乙基N^4-(5-氯-4-喹啉基)-1,4-戊二胺）及乙胺。

脱乙基氯喹结构如下。

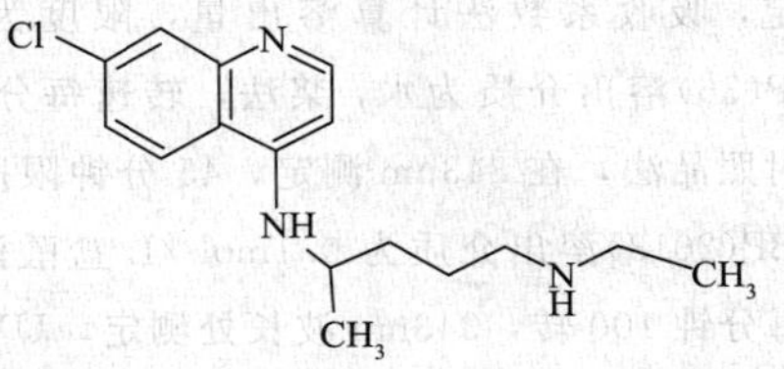

N',N'-二乙基N^4-(5-氯-4-喹啉基)-1,4-戊二胺结构如下：

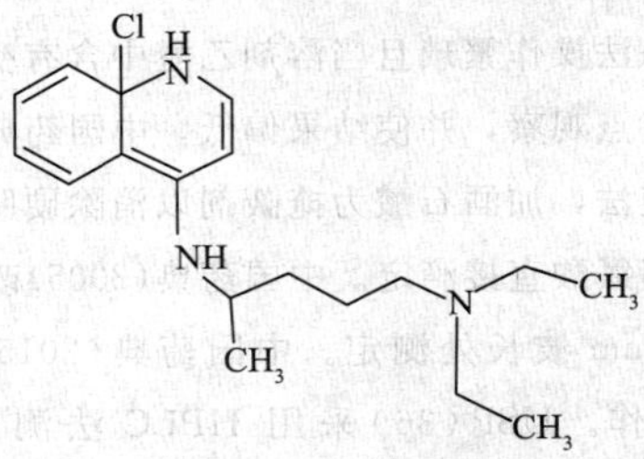

中国药典(2005)采用TLC法检查有关物质，为增加方法的可靠性，避免因薄层板的差异引起结果的差异，中国药典(2010)增加了系统适用性试验，浓度为0.125mg/ml（相当于供试品溶液的0.25%）的对照溶液应显一明显斑点，否则试验无效，应重新试验。本品点样量为2μl，最低检出浓度为125μg/ml，置紫外灯(254nm)下检视，主斑点的R_f值约0.6～0.7。在主斑点下方有一明显的杂质斑点，可能是脱乙基氯喹。

【含量测定】本品为有机碱的磷酸盐，在冰醋酸中显碱性，用高氯酸滴定时，与高氯酸反应生成高氯酸氯喹。微过量的高氯酸使结晶紫显绿色为终点，同时做空白试验。

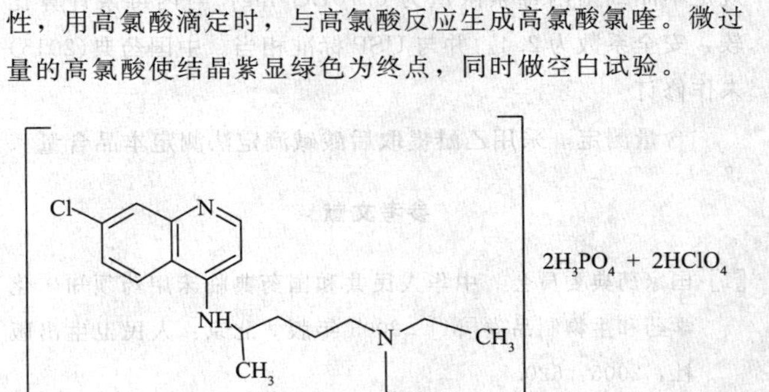

【制剂】中国药典(2015)收载了磷酸氯喹片和磷酸氯喹注射液，BP(2013)、USP(36)收载了磷酸氯喹片。

(1)磷酸氯喹片(Chloroquine Phosphate Tablets)

有关物质　采用薄层色谱法，同原料药。

溶出度　中国药典(2015)未作修订。溶出介质为0.1mol/L盐酸溶液，转篮法，转速每分钟100转，在343nm测定，吸收系数法计算溶出量，限度为标示量的75%。USP(36)溶出介质为水，桨法，转速每分钟100转，采用UV对照品法，在343nm测定，45分钟限度为标示量的75%。BP(2013)溶出介质为0.1mol /L盐酸溶液，转篮法，转速每分钟100转，343nm波长处测定，UV吸收系数法，45分钟限度为标示量的75%。

含量测定　中国药典(1985)采用提取后酸碱滴定的方法测定含量，该法操作繁琐且当溶剂乙醚中含有少量过氧化物时，即影响终点观察，并使结果偏低。中国药典(1990)改用直接非水滴定法，加酒石酸为掩蔽剂以消除硬脂酸镁等辅料的干扰，用高氯酸直接滴定。中国药典(2005)改为UV对照品法，在343nm波长处测定。中国药典(2015)未作修订。注意避光操作。USP(36)采用HPLC法测定含量，BP(2013)采用提取非水滴定法测定含量。

(2)磷酸氯喹注射液(Chloroquine Phosphate Injection)

熔点　本品与三硝基苯酚作用，生成氯喹的三硝基苯酚盐(1∶2)而析出黄色沉淀，熔点为207℃。

有关物质　采用薄层色谱法。检查方法同原料药，但浓度不同。

细菌内毒素　本品临床每小时用药最大剂量是静脉注射每千克体重3mg(中国药典临床用药须知)，内毒素计算限值为1.67EU/mg。USP为0.7USP EU/mg。中国药典(2010)规定本品细菌内毒素限值为0.70EU/mg，与内毒素计算比较，安全系数为2.4，并与USP标准相当。中国药典(2015)未作修订。

含量测定　采用乙醚提取后酸碱滴定法测定本品含量。

参考文献

［1］国家药典委员会．中华人民共和国药典临床用药须知·化学药和生物制品卷[M]．2005年版．北京：人民卫生出版社，2005：620.

［2］张晓松．磷酸氯喹游离碱基的制备及红外光谱图的测定[J]．药物分析杂志，1995，15(1)：58.

［3］方文仪，陈日南，陈隽，等．磷酸氯喹中有关杂质的分析[J]．中国医药工业杂志，1997，28(12)：548.

撰写　李劲松　赵亚萍　湖北省药品监督检验研究院

蔡景蓉　重庆市食品药品检验检测研究院

复核　姜　红　湖北省药品监督检验研究院

磷霉素钙

Fosfomycin Calcium

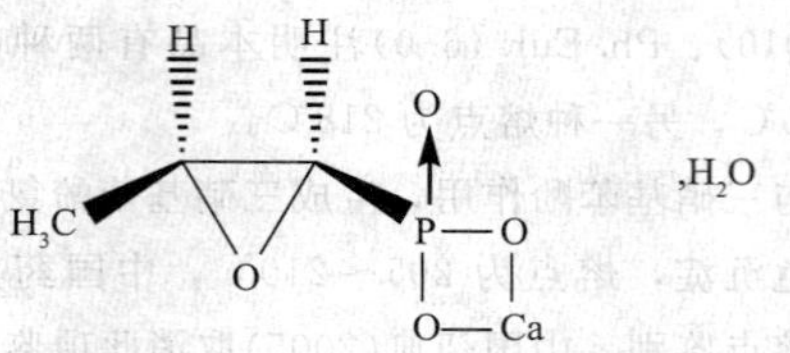

$C_3H_5CaO_4P \cdot H_2O$　194.14

化学名：(−)-(1*R*,2*S*)-1,2-环氧丙基膦酸钙盐一水合物

calcium (−)-(1*R*, 2*S*)-1, 2-epoxypropyl phosphonic acid monohydrate

英文名：Fosfomycin Calcium

CAS：[26016-98-8]

磷霉素的分子中含有磷，并且碳-磷键直接相连，是天然存在的一种有机磷化合物，在结构上属于磷酸衍生物。它最初从*Streptomyces fradicle*中分离，主要用于革兰阴性和阳性细菌感染，属广谱抗菌素，对葡萄球菌、大肠埃希菌、沙雷菌属和志贺菌属等均有较高抗菌活性，对铜绿假单胞菌、变形杆菌属、产气杆菌、肺炎杆菌、链球菌和部分厌氧菌也有一定抗菌作用，但均较青霉素类和头孢菌素类为差。细菌对本品和其他抗生素间不产生交叉耐药性。磷霉素的体内作用较体外作用为强，其作用机制为抑制细菌细胞壁的早期合成而导致细菌死亡。磷霉素抑制细菌细胞壁的早期合成，其分子结构与磷酸烯醇丙酮酸相似，与其竞争丙酮酸UDP-NAG转移酶，阻抑了黏肽合成的第一步，使细菌细胞壁的合成受到阻抑而导致细菌死亡。而且本品不易被细菌转化为菌体内有用的物质，是广谱杀菌性抗菌药。本品作用于敏感菌后，电镜观察发现细菌形态有明显改变，中隔细胞壁增厚、弯曲和不规则，细胞壁变薄或消失。

磷霉素分子中含有一个环氧丙基，化学结构简单独特，磷霉素钙盐分子量为194.14，这就使其具有了不同于其他抗菌药的药动学特征。正常人口服磷霉素钙后约30%～40%可自胃肠道吸收，口服0.5g、1g和2g，2～4小时血药浓度达峰值(C_{max})，其吸收不受食物的影响[1]。磷霉素在组织、体液中分布广泛，组织浓度以肾为最高，其次为心、肺、肝等器官，在胎儿循环、胆汁、乳汁、骨髓及脓液中也有相当浓度，并可进入胸水、腹水、淋巴液、支气管分泌物和眼房水中。磷霉素分子量小，不与血浆蛋白结合，可透过血脑屏障进入脑脊液中，炎症时可达血药浓度的50%以上。口服磷霉素钙后约1/3于24小时自尿中排出，1/3在72小时内随粪便排出。磷霉素分子结构体内稳定性高，成分不降解以原型药主要经肾由尿中排出，故本品对用药患者机体影响小，安全性大。磷霉素吸收后广泛分布于各组织和体液中，表观分布容积为22L/kg[2]。

该品于1967年由美国默沙东和西班牙CEPA公司在西

班牙土壤的链丝菌中发现；1975 年在西班牙首先投入工业化生产。在我国，东北制药总厂于 1983 年开始实现磷霉素的工业化生产。除中国药典（2015）收载外，JP（16）、Ph. Eur.（7.0）、BP(2013)中有收载。

【制法概要】

1. 游离

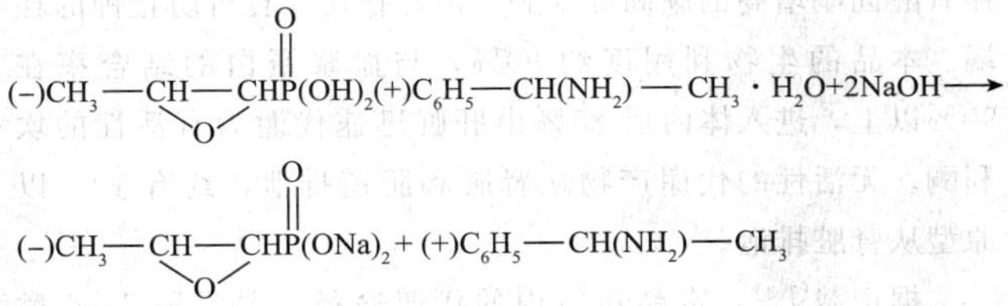

2. 成盐

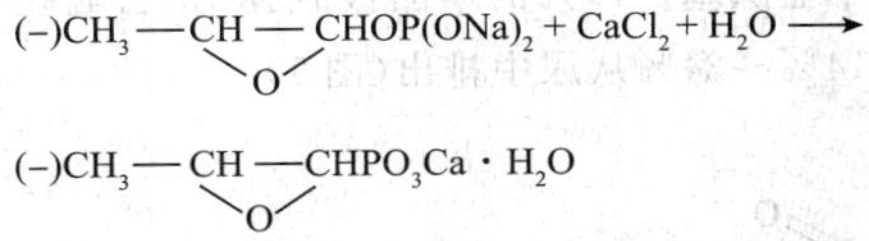

【性状】本品为白色结晶性粉末，具有光学各向异性。在各溶剂中的溶解度极小，微溶于水，几乎不溶于甲醇，不溶于丙酮、三氯甲烷、乙醚、苯。以 0.2mol/L 乙二胺四醋酸二钠溶液为溶剂，浓度为 50mg/ml 的溶液进行旋光度测定，结果比旋度在 −3.5°至 −5.0°之间。

【鉴别】（1）取本品，加水溶解，加高氯酸及高氯酸钙，水浴加热，加入钼酸铵试液及 1-氨基-2-萘酚-4 磺酸试液，显蓝色。

（2）薄层色谱法。

（3）红外光吸收图谱与光谱集 1080 对照图谱一致，其特征吸收如下。

特征谱带（cm^{-1}）	归属
1100	磷酸根 $\nu_{P\to O}$
1020	磷酸根 ν_{P-O}

（4）本品为磷霉素钙盐，显钙盐的火焰鉴别反应。

【检查】结晶性　本品为结晶性粉末，在偏光显微镜下，可观察呈现双折射现象，由于原料药晶体大小不一致，故双折射现象有所差别。

碱度　以浓度为 4mg/ml 的水混悬液进行测定，测定时混旋液要摇匀，限度较前版药典严格，pH 为 8.5～9.6。

二醇物　磷霉素分子中含有一个环氧基，化学性质较为稳定，在强酸性介质中，环氧基被打开而成二醇物[3]。考虑到本品为小分子，且无紫外吸收，采用 ELSD 检测器，选用用四种色谱条件，两种不同品牌检测器、两种不同品牌的色谱柱以及不同的柱温、蒸发温度、雾化气压、流速等色谱条件，对相关物质检测条件进行了考察，结果表明上述任意色谱条件所能达到的高灵敏度仅为检测量的 1%，不符合有关物质的检测要求。

因此，中国药典(2015)采用化学滴定法检测二醇物，实验中应注意反应过程的避光与反应时间的控制。

水分　本品含有一个结晶水，水分的理论含量为 9.3%。由于本品不溶于甲醇，故采用甲酰胺-甲醇（1：1）为溶剂进行测定，且注意样品的溶解程度可能会影响测定结果。

重金属　限度为不得过百万分之二十，与 BP(2013)限度一致。

【含量测定】中国药典(2015)、JP(16)中收载的磷霉素钙及其制剂含量测定方法为抗生素微生物检定法——管碟法，Ph. Eur.(2008)、BP(2009)中磷霉素钙原料采用化学滴定法。因化学滴定法专属性不强，我国药典未收载此方法。另由于本品的抗菌作用相对较弱，管碟法测定含量时影响因素较多，故建立了浊度法测定磷霉素钙及其制剂的含量方法，与管碟法同时作为磷霉素钙的含量测定方法。

浊度法含量测定方法学研究和注意事项详见磷霉素钠项下。

【制剂】磷霉素钙片、磷霉素钙胶囊、磷霉素钙颗粒

磷霉素钙片、磷霉素钙胶囊在中国药典(2015)和日抗基中有收载；磷霉素钙颗粒只有中国药典(2015)年版有收载。

鉴别　鉴别(1)、(2)与磷霉素原料的鉴别(1)、(2)相同，磷霉素钙片和磷霉素钙胶囊的辅料对实验无干扰。磷霉素钙颗粒的鉴别(2)，即薄层鉴别中，辅料中如含蔗糖，且其含量较多时，对斑点的分离效果会产生一定的影响，但不影响实验结果。

检查　溶出度　国外药典未控制片剂和胶囊剂的溶出度，中国药典(2015)收载了溶出度检查项，片剂和胶囊剂的方法相同。

溶出度方法：采用桨法，75 转/分钟，溶出介质为 0.1mol/L 盐酸，取样时间为 30 分钟；采用自身对照法进行对照测定，测定方法为衍生化显色后，测定可见光吸收值，计算溶出量。实验过程应注意衍生化的操作，试剂应临用新配，关注反应时间、反应温度，对照及空白应与样品同时操作，消除系统误差。

含量测定　磷霉素钙片、磷霉素钙胶囊、磷霉素钙颗粒均参见磷霉素钙原料。

参考文献

[1] 戴自英．磷霉素的实验室和临床研究重新评价［J］．上海第一医学院学报，1981，8（5）：321-327.

[2] 上海第一医学院华山医院抗菌素临床研究室．对磷霉素的重新评价［J］．中国医药工业杂志，1978：12.

[3] 王寅．砱霉素（phosphonomycin）［J］．中国抗生素杂志，1978，02：110-116.

撰写　赫爱平　辽宁省药品检验检测院

复核　张亚杰　辽宁省药品检验检测院

螺内酯

Spironolactone

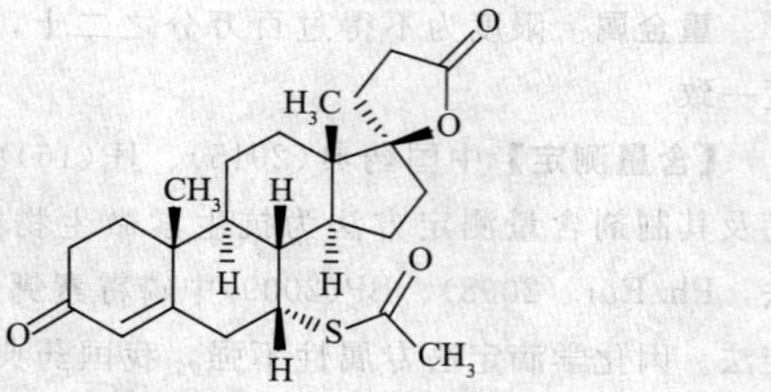

$C_{24}H_{32}O_4S$　416.57

化学名： 17β-羟基-3-氧代-7α-(乙酰硫基)-17α-孕甾-4-烯-21-羧酸 γ-内酯

17β-hydroxy-7α-acetylsulfanyl-3-oxo-17α-pregn-4-ene-21-carboxylic acid acetate

英文名： Spironolactone(INN)

异名： 安体舒通

CAS 号： [52-01-7]

本品为贮钾利尿药，是醛固酮的竞争性对抗剂[1]。与其他利尿药合用，治疗充血性水肿、肝硬化腹水等水肿性疾病，通过纠正上述疾病伴发的继发性醛固酮分泌增多，并对抗其他利尿药的排钾作用。也可作为治疗高血压的辅助药物。以竞争性抑制的方式，对抗醛固酮对肾小管的作用，对伴有醛固酮增高的顽固性水肿有治疗作用，且可防止钾的耗竭。本品的生物利用度约 90%，与血浆蛋白的结合率在 90%以上，进入体内后 80%由肝脏迅速代谢为有活性的坎利酮。无活性的代谢产物从肾脏和胆道排泄，约有 10%以原型从肾脏排泄。

据记载[2,3]，本品在体内的代谢途径，主要是 7α-乙酰硫基被脱掉，生成坎利酮。同时 7α-乙酰硫基可能被氧化为甲砜基或甲亚砜基。79%的本品被脱掉 7α-乙酰硫基而生成坎利酮，14%～24%从尿中排出(图 1)。

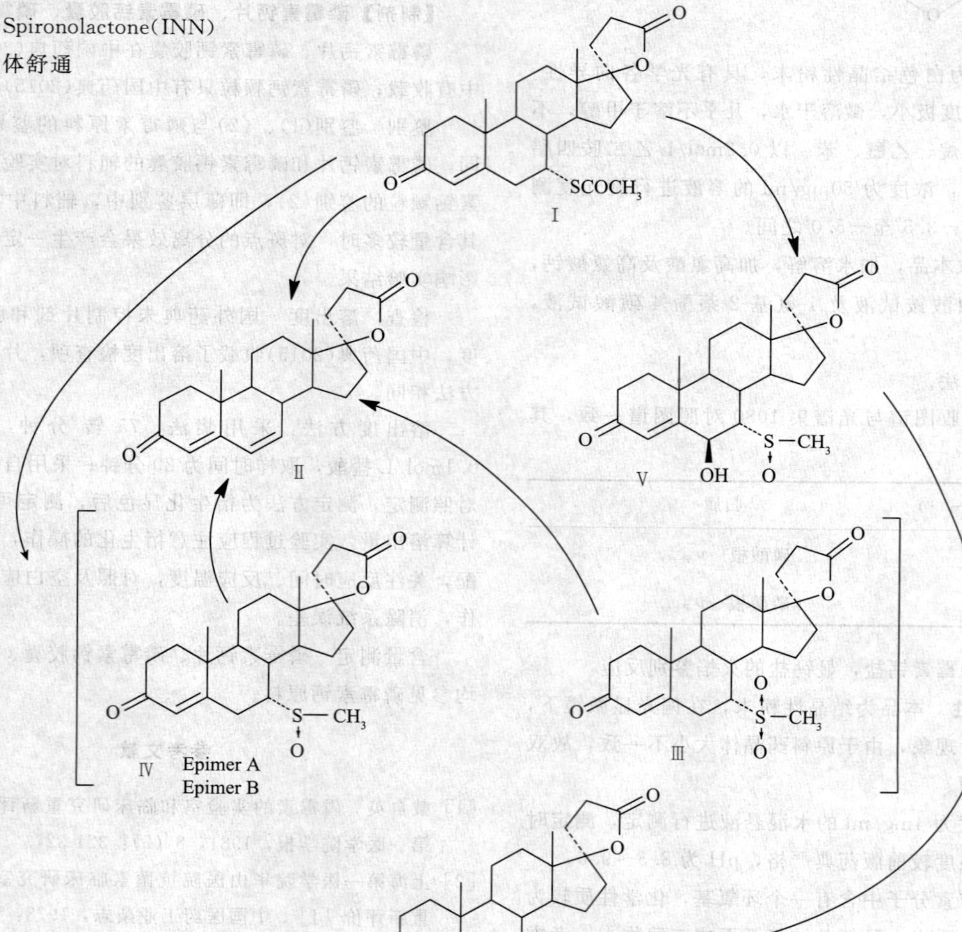

图 1　螺内酯的代谢途径

本品由 Tweit 等于 1959 年首先制得。国内于 1962 年开始生产，除中国药典(2015)收载外，USP(32)、BP(2009)、Ph. Eur.(6.0)、JP(15)均有收载。

【制法概要】 制法一[4]：

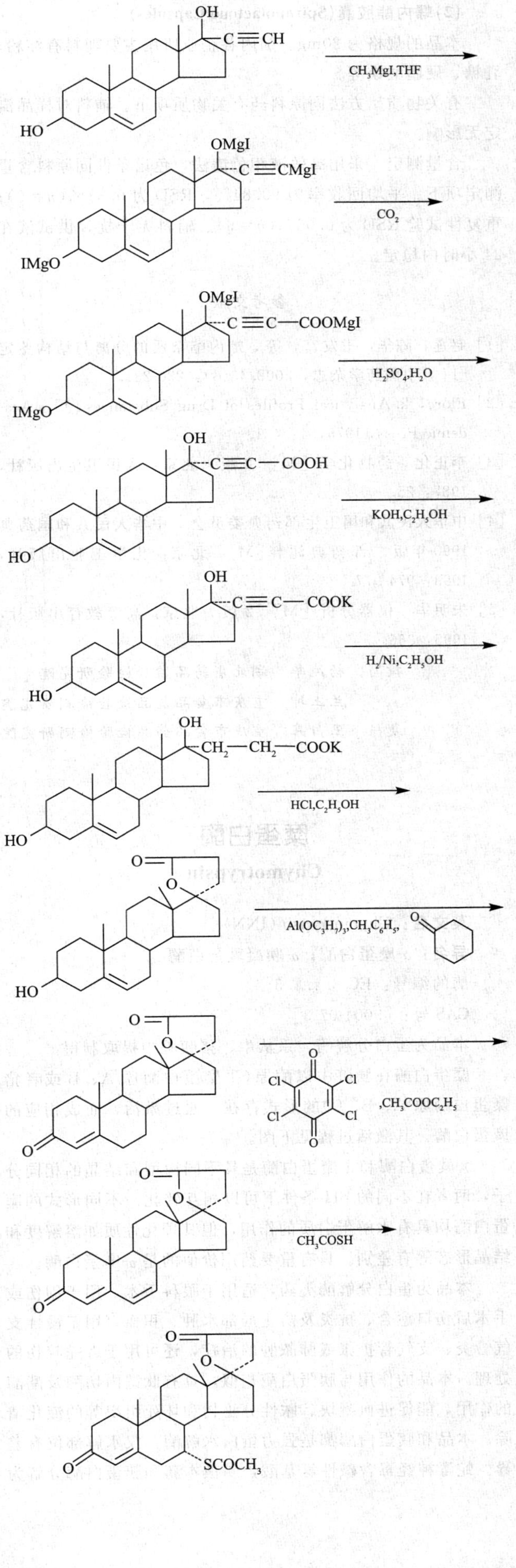

制法二：生产企业提供合成工艺。

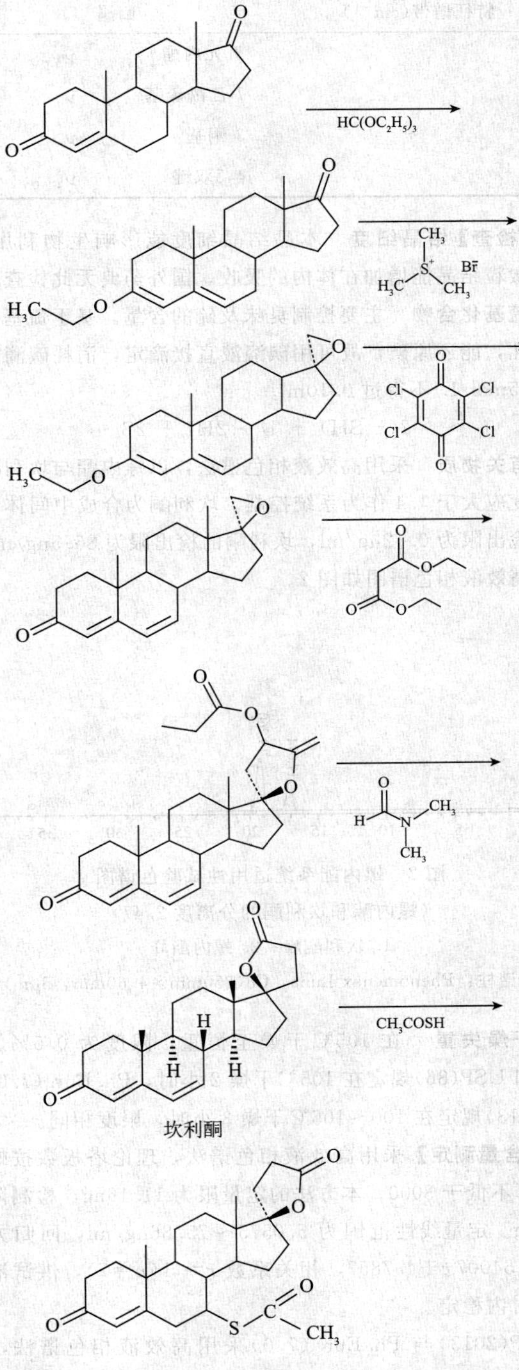

【性状】本品在空气中稳定。熔点为 203～209℃；JP(16)规定为 198～207℃，测定时需改变传温液的升温速率，方法为：于 125℃放入毛细管，每 1 分钟升温 3℃，至 140℃时每 1 分钟升温 10℃，至 185℃时，再将升温速率改变为 1 分钟约 3℃，直至全熔。

【鉴别】(1)本品为不饱和甾体药物，与硫酸反应除呈色外，还有强烈的黄绿色荧光产生；同时被破坏，放出硫化氢，用醋酸铅试纸可检出硫化氢。

(2)本品的红外光谱吸收受干燥条件影响较大。因此需用进行干燥失重检查后的样品压片测定。本品的红外光吸收图谱应与对照的图谱(光谱集 582 图)一致，本品的红外光吸收图谱显示的主要特征吸收如下[5]。

特征谱带(cm^{-1})	归属	
1773	五元内酯	$\nu_{C=O}$
1695	7-乙酰硫基	$\nu_{C=O}$
1678	3-酮基	$\nu_{C=O}$
1620	4,5双键	$\nu_{C=C}$

【检查】结晶细度 本品结晶细度能影响生物利用度，且其微粒结晶能增加在体内的吸收。国外药典无此检查项。

巯基化合物 主要控制臭味及硫的含量。基于巯基的强还原性，能还原碘，故可用碘溶液直接滴定，消耗碘滴定液(0.005mol/L)不得过0.10ml。

$$2(-SH) + I_2 \rightarrow 2HI + 2S$$

有关物质 采用高效液相色谱法，以螺内酯与坎利酮的分离度应大于1.4作为系统控制。坎利酮为合成中间体。样品的检出限为0.12μg/ml，坎利酮的检出限为86.5ng/ml。

高效液相色谱图如图2。

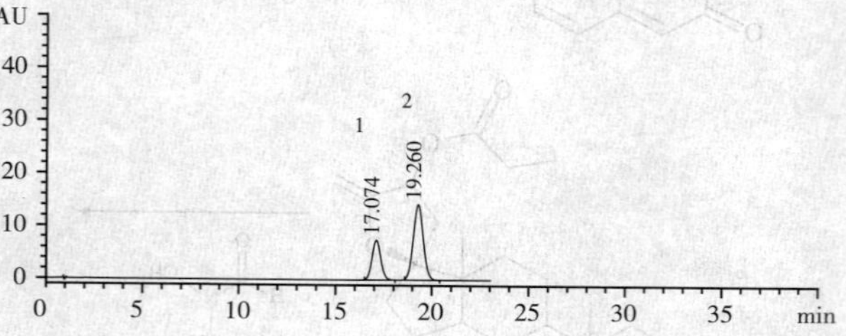

图2 螺内酯系统适用性试验色谱图

(螺内酯和坎利酮的分离度2.47)

1. 坎利酮峰；2. 螺内酯峰

色谱柱：Phenomenex Luna，C8(250mm×4.60mm，5μm)

干燥失重 在105℃干燥至恒重，限度为0.5%。JP(16)和USP(36)规定在105℃干燥2小时，Ph. Eur. (7.0)与BP(2013)规定在100～105℃干燥3小时，限度相同。

【含量测定】采用高效液相色谱法，理论塔板数按螺内酯计算不低于3000。本方法的定量限为11.16ng，检测限为3.35ng。定量线性范围为5.0575～75.86μg/ml，回归方程为$A=54007x+4.7857$，相关系数$r=1(n=7)$，供试液在24小时内稳定。

BP(2013)与Ph. Eur. (7.0)采用高效液相色谱法，JP(16)采用紫外对照品法。

【制剂】中国药典(2015)收载了螺内酯片与螺内酯胶囊。USP(36)和BP(2013)收载了螺内酯片。

(1)螺内酯片(Spironolactone Tablets)

本品为白色片，规格为12mg和20mg。国内各企业的处方中，主要辅料有淀粉、硬脂酸镁、糊精、羟甲基淀粉钠、羟丙甲纤维素、乙醇、聚维酮K30等。

有关物质 方法同原料药有关物质项下。辅料对样品测定无影响。

含量测定 采用高效液相色谱法，色谱条件同原料药含量测定项下。

(2)螺内酯胶囊(Spironolactone Capsules)

本品的规格为20mg。国内各企业所用主要辅料有淀粉、乳糖、硬脂酸镁等。

有关物质 方法同原料药有关物质项下。辅料对样品测定无影响。

含量测定 采用高效液相色谱法，色谱条件同原料含量测定项下。平均回收率为99.84%，RSD为0.33%($n=9$)；重复性试验RSD为0.06%($n=6$)。辅料无干扰，供试液在24小时内稳定。

参考文献

[1] 赵莲，陈华，王友富，等．螺内酯杂质的分离与结构鉴定[J]．中国药学杂志，2008.43(3)：230-231.
[2] Flore，k. Analytical Profiles of Drug Substances [J]．Academic Press，1975，4：431.
[3] 李正化．药物化学 [M]．2版．北京：人民卫生出版社，1987：25.
[4] 中华人民共和国卫生部药典委员会．中华人民共和国药典1990年版二部药典注释[M]．北京：化学工业出版社，1993：974-977.
[5] 朱明华．仪器分析 [M]．2版．北京：高等教育出版社，1995：366.

撰写 杨纯华 湖北省药品监督检验研究院
兰玉坤 重庆市食品药品检验检测研究院
复核 王白露 重庆市食品药品检验检测研究院

糜蛋白酶

Chymotrypsin

英文名：Chymotrypsin(INN)

异名：α-糜蛋白酶；α-胰凝乳蛋白酶

酶的编号：EC 3.4.4.5

CAS号：[9004-07-3]

本品为蛋白分解酶。系从牛、猪胰脏中提取制得。

糜蛋白酶在胰脏中以酶原(牛糜蛋白酶原A、B或者猪糜蛋白酶原A、B、C)的形式存在。通过激活，而成相应的糜蛋白酶。其激活过程见下图。

γ-糜蛋白酶和α-糜蛋白酶是具不同构型和结晶的相同分子，两者在不同的pH条件下可以相互转化。不同形式的糜蛋白酶均具有水解蛋白质的作用，但其理化性质如溶解度和结晶形态等有差别。具有重要药用价值的是α-糜蛋白酶。

本品为蛋白分解酶类药，适用于眼科手术，用于创伤或手术后伤口愈合、抗炎及防止局部水肿、积血，用于慢性支气管炎、支气管扩张或肺脓肿的治疗，还可用于毒蛇咬伤的处理。本品的作用与胰蛋白酶相似，具有肽链内切酶及酯酶的作用，能促进血凝块、脓性分泌物和坏死组织等的液化清除。本品和胰蛋白酶都是强力蛋白水解酶，仅水解部位有差异。蛇毒神经毒含碱性氨基酸，易被本药和胰蛋白酶分解为

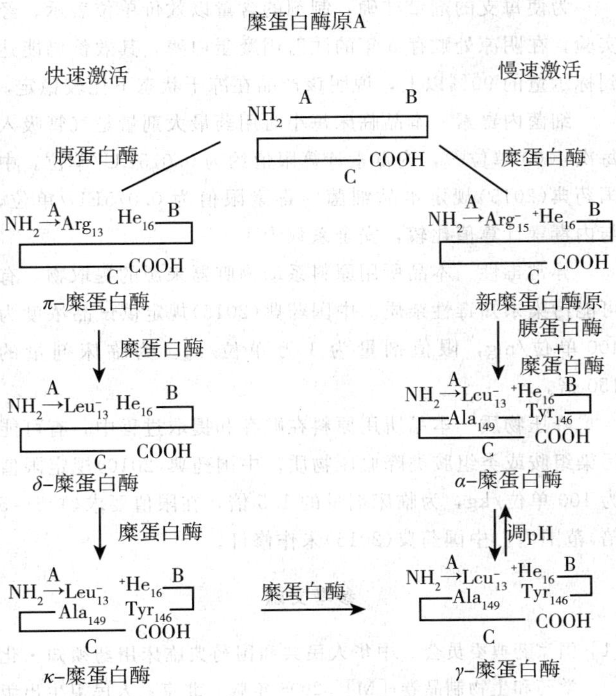

无毒蛋白质，从而阻断毒素进入血液系统产生中毒作用。本药对蝮亚科蛇伤疗效优于胰蛋白酶。

本品作为眼科局部用药可引起短期的眼压增高，导致眼痛、眼色素膜炎和角膜水肿等，全身用药可造成凝血功能障碍，还可引起过敏性休克等不良反应[1]。

国内于1961年开始从牛胰脏中制取。1980年在猪胰脏提取的糜胰蛋白酶共晶体的基础上，进一步分离得到猪糜蛋白酶。1982年开始有产品上市。从生产企业了解到，目前国内生产的糜蛋白酶均来源于牛。除中国药典(2010)收载外，USP(32)、BP(2009)、Ph. Eur.(6.0)均有收载。

【效价比活的限度规定】中国药典效价测定方法与USP(32)相同。现国内生产企业改进了工艺，使效价比活能达到1000单位/mg(以干燥品计)以上。故中国药典(2010)将限度规定由800单位/mg提高至1000单位/mg(以干燥品计)，与USP(32)一致。中国药典(2015)未作修订。

【制法概要和要求】

一法：从牛胰脏中提取

牛胰脏 —[绞碎]，[提取]→ 提取液 —[分级盐析]，[结晶]→

糜蛋白酶原 —[胰蛋白酶活化]→ 糜蛋白酶粗品

—[结晶]，[透析]，[冷冻干燥]→ 结晶糜蛋白酶

二法：从猪胰脏中提取

猪胰脏 —[绞碎]，[提取]→ 提取液 —[分级盐析]，[透析]→

滤饼 —[活化]，[透析]→ 酶液 —[树脂柱洗脱]→ 洗脱液

—[盐析]，[透析]，[干燥]→ 糜蛋白酶

上述方法为经典的糜蛋白酶提取纯化工艺，目前超滤、层析纯化技术也被应用于糜蛋白酶的提取纯化中。

国内曾有单位用圆二色散谱实验证实，猪胰脏提取的糜蛋白酶与牛胰脏提取的糜蛋白酶的二级结构相似，都是含有丝氨酸的蛋白水解酶，其生理活性也相似。

对于动物来源的提取制品，中国药典(2015)二部的凡例中均有原则要求，如果是有注射制剂的原料药，还需在原料各论中增订【制法要求】。从生产企业提供工艺的资料看，生产原料不是从牛(猪)胰开始，而是从粗制品——糜蛋白酶原起始，故在制法要求中强调了所用的脏器应来源于检疫合格的动物，生产过程应符合现行版《药品生产质量管理规范》的要求。

本品一级结构及主要理化性质已基本阐明。但从不同种的胰脏中得到的糜蛋白酶，其一级结构、分子量、等电点等稍有差异。牛糜蛋白酶由241个氨基酸残基3条肽链被5个二硫键结合在一起。分子量为25000，等电点pH值为8.6。活性中心为组氨酸(HiS_{57})、丝氨酸(Ser_{195})和天冬氨酸(Asp_{102})组成。猪糜蛋白酶未见明确阐述。

【性状】本品易溶于水，不溶于有机溶剂。在水溶液中不稳定。溶液在pH 3～4时稳定；pH小于3时，发生可逆变性；pH大于10时失活。在pH 7～9时活性最高。能专属性地水解芳香族氨基酸(如L-酪氨酸和L-苯丙氨酸)的羧酸形成的肽键、酰胺键及酯键。Ca^{2+}能增加酶的稳定性，而重金属离子Ca^{2+}、Hg^{2+}、Ag^{+}等能抑制其活性。

据BP(2013)、USP(36)，本品为结晶性粉末或无定型粉末。经考察，国内生产的糜蛋白酶均为无定型粉末，故中国药典(2010)将本品的性状修订为“白色或类白色结晶性粉末或无定型粉末”。中国药典(2015)未作修订。

【鉴别】反应原理详见效价测定项下。糜蛋白酶将*N*-乙酰-L-酪氨酸乙酯水解为*N*-乙酰-L-酪氨酸和乙醇，反应体系pH值降低，使甲基红-亚甲蓝混合指示剂显紫红色。

【检查】溶液的澄清度与颜色　在性状项下描述本品为白色或类白色，为有效控制各类杂质，中国药典(2010)增订了溶液的澄清度与颜色检查。中国药典(2015)未作修订。

胰蛋白酶　在提取糜蛋白酶时易带入。胰蛋白酶能专一地作用于赖氨酸、精氨酸等碱性氨基酸的羧基组成的肽键、酰胺键和酯键，选用甲苯磺酰基-L-精氨酸甲酯(TAME)为底物，酯键被水解生成酸，可使甲基红-亚甲蓝试液变成紫红色。因该法呈色速度与胰蛋白酶的量和试剂纯度有关，故与胰蛋白酶对照品比较。由于糜蛋白酶或胰蛋白酶批与批之间活性差异较大，为使控制严格，操作方便，中国药典(2010)将供试品溶液、对照溶液的配制都折算到单位/ml。

【效价测定】BP(2009)采用与标准品比较的方法，用ATEE做底物，用氢氧化钠液滴定法测定酶水解速率。而中国药典(2010)方法与USP(32)一致，采用紫外-可见分光光度法测定糜蛋白酶水解*N*-乙酰-L-酪氨酸乙酯(ATEE)的速率。其测定原理为本品在一定条件下，水解底物ATEE生成*N*-乙酰-L-酪氨酸，使吸光度变小。根据单位定义，由吸光度的变化率计算活力单位，以ATEE单位表示效价。其反应式如下：

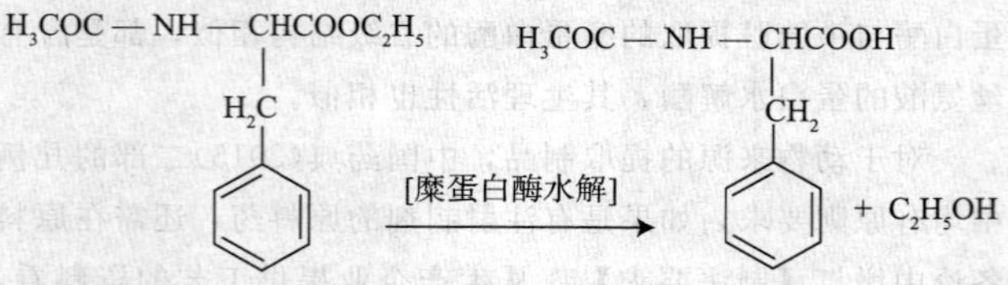

在 USP(32)中，用糜蛋白酶参照标准品调节底物和校正分光光度计，以保证实验的精确度。

若测定时反应速率不能恒定，除了适当调节供试液浓度外，也应注意比色池内温度的控制。经实验，温度在 25℃±2℃以内，测定结果稳定。本法专一性强，胰蛋白酶存在无干扰，相对标准偏差(RSD)小于 5.0%。

在 USP 中，1 个酶活力单位是指在特定条件(25℃，其他为最适条件)下，在 1 分钟内能转化 1μmol 底物的酶量，或是转化底物中 1μmol 的有关基团的酶量。

BP(2009)及 Ph. Eur. (6.0)规定效价测定亦用 ATEE 做底物，用氢氧化钠液滴定法测定其水解速率，效价单位用 microkatal 表示，其定义为：每 1 秒可以转变 1μmol 底物的酶活性。

中国药典(2015)未作修订。

【制剂】注射用糜蛋白酶(Chymotrypsinum pro Injectione)

除中国药典(2015)收载注射用糜蛋白酶外，USP(32)、BP(2009)、Ph. Eur. (6.0)均未收载。中国药典(2010)制剂标准中的检测项目在 2005 年版的基础上做了部分增修订，特别是增订了胰蛋白酶、异常毒性、降压物质和细菌内毒素等检查项目，以确保用药安全。中国药典(2015)未作修订。

为使每支的剂量准确，制剂的含量以效价单位表示。经实验，在阴凉处贮存 5 年的注射用糜蛋白酶，其效价仍能达到标示量的 90%以上，说明该产品在冻干状态下比较稳定。

细菌内毒素　本品临床每小时用药最大剂量是气管吸入每次 4000 单位[2]，内毒素计算限值约为 0.075EU/单位。中国药典(2015)规定本品细菌内毒素限值为 0.075EU/单位，与内毒素计算值比较，安全系数为 1。

异常毒性　本品所用原料系动物脏器来源的提取物，有可能污染未知毒性杂质。中国药典(2015)规定供试品浓度为 400 单位/mg，限值剂量为 1 万单位/kg，为临床剂量的 150 倍。

降压物质　本品所用原料在贮存和提取过程中，有可能污染组胺或类组胺类降血压物质。中国药典(2010)规定限值为 100 单位/kg，为临床剂量的 1.5 倍，在限值要求(1/5～5 倍)范围内。中国药典(2015)未作修订。

参考文献

[1] 国家药典委员会．中华人民共和国药典临床用药须知·化学药和生物制品卷［M］.2005 年版．北京：人民卫生出版社，2005.

[2]《中国国家处方集》编委会．中国国家处方集［M］.2010 年版．北京：人民军医出版社，2010.

撰写　匡佩英　史芳亮　上海市食品药品检验所
复核　陈　钢　上海市食品药品检验所

中篇

修订品种

乙　醇

Ethanol

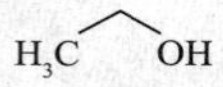

C_2H_6O　46.07

化学名：乙醇

ethyl alcohol

英文名：Ethanol (INN)

异名：酒精

CAS 号：[64-17-5]

本品为消毒防腐剂，也是常用的溶剂。因其能使蛋白变性，因而有杀菌作用。70%(按重量计算)的乙醇杀菌效力最强，乙醇对芽孢无效。主要用于皮肤及器械消毒。使用20%～30%的乙醇，可使高热病人降低体温，40%～50%乙醇可促进局部血液循环，防止发生压疮。内服后迅速吸收，通过肾、肝、肺脏和肌肉迅速代谢。本品能导致急性和慢性中毒，血液中浓度超过0.4% (g/ml)时能失去知觉，甚至引起死亡[1]。

本品除中国药典(2015)收载外，BP(2013)、USP(36)、JP(16)均有收载，同时还收载了无水乙醇。

【制法概要】[2] **一法(发酵法)**　用甘薯、马铃薯等为原料，经淀粉酶糖化、生成麦芽糖，然后加乙醇酵母，经酵母中的麦芽糖酶作用，使麦芽糖水解生成，再经醇化酶作用生成乙醇和二氧化碳，得到的稀乙醇经分馏后，可得含量为94%～96% (ml/ml)的乙醇。

二法(合成法)　用石油裂解气中的乙烯为原料，直接水合制取，即在催化剂存在下，将乙烯与过热水蒸气在约8.1MPa加热进行水合反应，先蒸除乙醚后，再经分馏，即可得到含量约为95% (ml/ml)的乙醇。催化剂为以多孔材料(如硅酸铝)作载体的磷酸。亦可用乙烷、丙烷通过加压氧化制取。

$$CH_2=CH_2+H_2O \xrightarrow{\text{催化剂}} CH_3CH_2OH$$

【性状】相对密度　中国药典(2015)规定在20℃测定，应不大于0.8129，相当于含乙醇不少于95.0%(ml/ml)，此体积百分浓度可根据乙醇相对密度表换算而来：

$$c=\frac{c'\times d}{0.7907}=92.40\%\times\frac{0.8129}{0.7907}=94.99\%$$

式中　c—乙醇体积百分浓度，%(V/V)；

c'—乙醇重量百分浓度，%(g/g)；

0.7907—100%乙醇的相对密度；

92.40%—相对密度为0.8129时乙醇重量的百分浓度，%(g/g)。

也可直接查阅乙醇相对密度—体积百分浓度%(V/V)表。

当相对密度不大于0.8129时，才能符合含乙醇不少于95.0%(V/V)的要求。JP (16)规定在15℃时测乙醇相对密度为0.809～0.816，含乙醇95.1%～96.9% (V/V)；BP (2013)规定在20℃时测乙醇相对密度为0.805～0.812；USP (36)规定在15.56℃时测乙醇相对密度为0.812～0.816，相当于乙醇浓度为94.9%～96.0%(V/V)。

【鉴别】(1)乙醇在碱性条件下被碘氧化生成甲酸盐[2]，产生碘仿臭气和黄色沉淀，此反应为Lieben试验(碘仿反应)，凡具有CH_3CO—基或化合物被氧化产生此基团的都能发生此反应，如丙酮、异丙酮。乙醇是唯一发生碘仿反应的伯醇。

$$CH_3CH_2OH+4I_2+6NaOH \longrightarrow CHI_3\downarrow+5NaI+HCOONa+5H_2O$$

(2)本品的红外光吸收图谱应与对照图谱(光谱集1290图)一致。本品的红外光吸收图谱显示的主要特征吸收如下：

特征谱带 (cm^{-1})	归属
3350	羟基　ν_{O-H}
2960	甲基　ν_{C-H}
2925	亚甲基　ν_{C-H}
1380	甲基　δ_{CH_3}
1050	羟基　ν_{C-O}

【检查】酸碱度　无论用发酵法或是合成法制备的乙醇，都可能引入酸性物质，而且乙醇本身也有弱酸性。取本品20ml，加水20ml，摇匀，滴加酚酞指示液2滴，溶液应为无色；再加0.01mol/L氢氧化钠溶液1.0ml，溶液显粉红色，以醋酸计限度为0.003%。

溶液的澄清度与颜色　检查残留的水中不溶的脂溶性杂质及有色杂质。取本品适量，与同体积的水混合后，溶液澄清；在10℃放置30分钟，溶液仍澄清。

吸光度　采用紫外-可见分光光度法控制其他杂质。取本品，以水为空白，照紫外-可见分光光度法 (通则0401)测定吸光度，在240nm的波长处不得过0.08；250～260nm的波长范围内不得过0.06；270～340nm的波长范围内不得过0.02。

国外药典均采用5cm吸收池，其相应波长范围内的吸光度限度均提高5倍。

挥发性杂质　中国药典(2005)中主要利用化学法对乙醇中的各种挥发性杂质进行检查和限定。中国药典(2010)采用气相色谱法测定甲醇、乙醛和乙缩醛、苯及其他挥发性杂质。中国药典(2010)第一增补本对计算公式进行订正。中国药典(2015)未做修订。

经方法学研究，甲醇在0.792～31.68μg/ml(相当于杂质量：0.001%～0.04%)范围内线性方程为$A_{面积}=52.3C+0.052$ ($r=0.9999$)，最低检出限为0.001%。苯在0.351～5.272μg/ml(相当于杂质量：0.00004%～0.0006%)范围内，线性方程为$A_{面积}=19.5C-0.111$ ($r=0.9991$)，最低检出限为0.00004%。乙醛在0.8～12ng/ml范围内线性方程为$A_{面积}=5.91C-0.002$ ($r=0.9920$)，最低检出限为0.8ng/ml。乙缩醛在0.0166～0.166μg/ml范围内线性方程为$A_{面积}=112.0C+1.61$ ($r=0.9996$)，最低检出限为0.0166μg/ml。乙醇中的其他挥发性杂质量以4-甲基-2-戊醇计，经试验，

最低检出限为0.00015%。

采用Aglient7890A气相色谱仪，DB-624毛细管柱（内径0.32mm，长30m，内涂层厚度1.8μm）；FID检测器；载气流速：氮气0.7ml/min；分流进样，分流比1∶20；柱温采用程序升温方式，40℃保持12分钟，然后以每分钟10℃的速度升温至240℃，保持10分钟，进样口温度280℃，检测器温度280℃。典型色谱图如图1～图6。

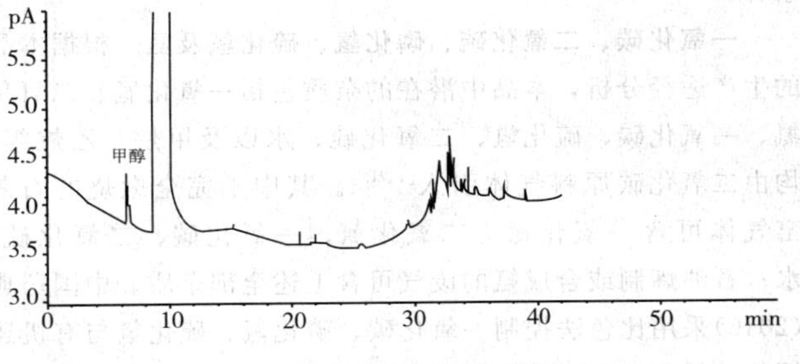

图1 对照溶液(a)色谱图

甲醇

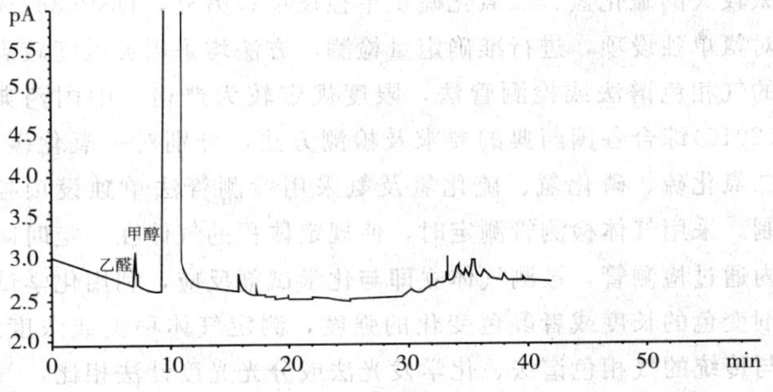

图2 对照溶液(b)色谱图

甲醇与乙醛的分离度为1.7

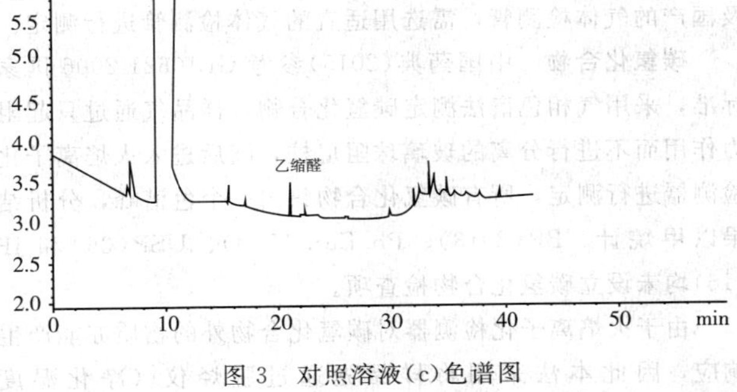

图3 对照溶液(c)色谱图

乙缩醛

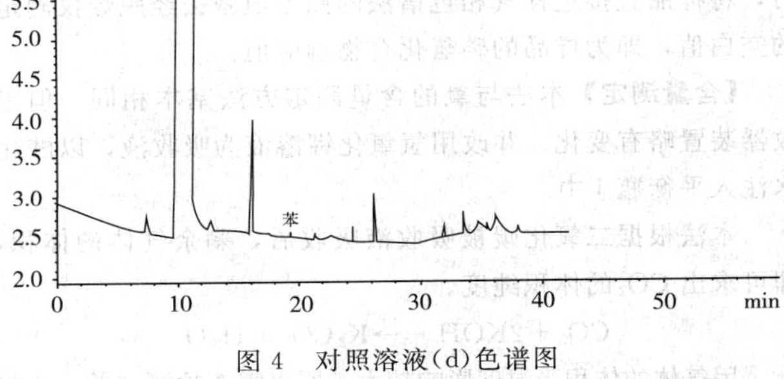

图4 对照溶液(d)色谱图

苯

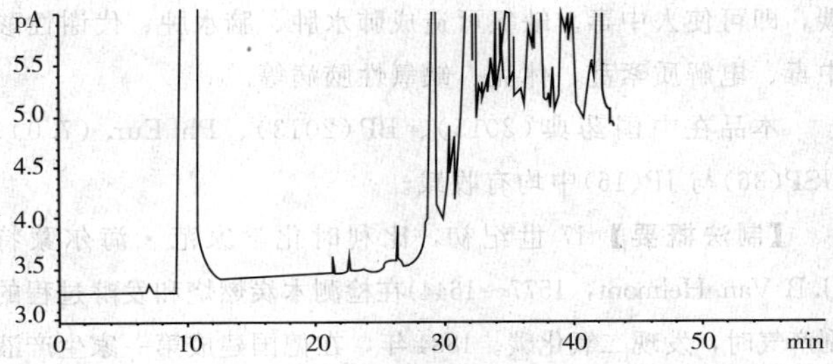

图5 供试品溶液(a)色谱图

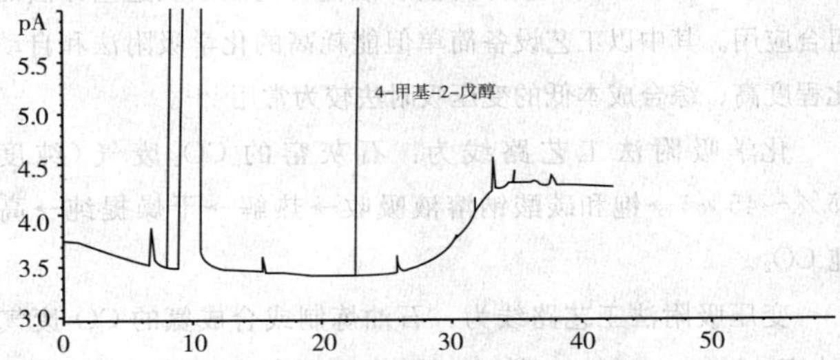

图6 供试品溶液(b)色谱图

4-甲基-2-戊醇

不挥发物 主要检查糠醛等不挥发物。取本品40ml，置105℃恒重的蒸发皿中，于水浴上蒸干后，在105℃干燥2小时，遗留残渣不得过1mg。

参考文献

[1] 国家药典委员会. 中华人民共和国药典临床用药须知（2005年版）[M]. 北京：化学工业出版社，2005.

[2] 卫生部药典委员会. 中华人民共和国药典（1990年版）二部药典注释[M]. 北京：化学工业出版社，1993.

撰写　屈　颖　天津市药品检验研究院

复核　唐素芳　天津市药品检验研究院

二氧化碳

Carbon Dioxide

CO_2 44.01

化学名：二氧化碳

英文名：Carbon Dioxide(INN)

异名：碳酸气；碳酐

CAS号：[124-38-9]

本品为呼吸中枢兴奋药，用于呼吸功能不全。当空气中本品含量超过正常量（0.03%）时，能使呼吸速度加快。临床上多以本品5%～7%与氧气93%～95%混合吸入，用以解救溺毙、吗啡或一氧化碳中毒、新生儿窒息等。在乙醚麻醉时，如加用含有本品3%～5%的氧气吸入，可使乙醚麻醉的效率增加，并减少对呼吸道的刺激。本品25%高浓度吸入可使呼吸中枢麻痹，引起酸中毒，故吸入浓度不宜超过10%。试验证明氧充足的空气中二氧化碳浓度为5%时对人尚无害；但是，氧浓度为17%以下的空气中含4%二氧化碳，即可使人中毒。缺氧可造成肺水肿、脑水肿、代谢性酸中毒、电解质紊乱、休克、缺氧性脑病等。

本品在中国药典（2015）、BP（2013）、Ph. Eur.（7.0）、USP(36)与JP(16)中均有收载。

【制法概要】 17世纪初，比利时化学家范·海尔蒙特(J. B. Van. Helmont，1577～1644)在检测木炭燃烧和发酵过程的副产气时，发现二氧化碳。1884年，在德国建成第一家生产液态二氧化碳的工厂。国内本品的生产方式有溶剂吸收法，变压吸附法，低温精馏法，膜分离法和催化转化法以及这些方法的组合应用。其中以工艺设备简单但能耗高的化学吸附法和自动化程度高、综合成本低的变压吸附法较为常用[1,2]。

化学吸附法工艺路线为：石灰窑的 CO_2 废气（纯度15%～45%）→饱和碳酸钠溶液吸收→热解→干燥提纯→高纯 CO_2。

变压吸附法工艺路线为：石油炼制或合成氨的 CO_2 废气（纯度98%～99%）→脱硫、脱烃、脱氮氧化物→变压吸附→提纯→高纯 CO_2。

【性状】 本品密度为空气的1.5倍，易液化，在15℃加压至52atm（5.26MPa）时，即液化成液体。在高度冷却下，可凝结成白色雪状固体，称为干冰。

本品的化学性质不活泼，只在高温下能与金属钾、镁、锌等作用，也与红热的炭发生反应。

本品在水中的溶解度较大，10℃时，1体积水可溶解1.19体积本品，它溶于水生成碳酸（H_2CO_3），是一种二元弱酸。

$$CO_2 + H_2O \rightleftharpoons H_2CO_3 \rightleftharpoons H^+ + HCO_3^- \rightleftharpoons 2H^+ + CO_3^{2-}$$

H_2CO_3 的电离常数 $K_1 = 4.57\times10^{-7}$，$K_2 = 5.61\times10^{-11}$

【鉴别】（1）本品与氢氧化钡试液作用生成白色的碳酸钡沉淀；沉淀能在醋酸中溶解，并产生 CO_2，反应式如下：

$$CO_2 + Ba(OH)_2 \longrightarrow BaCO_3\downarrow + H_2O$$

$$BaCO_3 + 2CH_3COOH \longrightarrow Ba(CH_3COO)_2 + CO_2\uparrow + H_2O$$

（2）由于本品不能燃烧且没有助燃性，故可使燃烧的火焰熄灭。

（3）本品的红外光吸收图谱应与对照的图谱一致。本品的红外光吸收图谱显示的主要特征吸收如下。

特征谱带（cm^{-1}）	归属
667	羰基 $\nu_{C=O}$ 弯曲振动的吸收峰
2369	羰基 $\nu_{C=O}$ 反对称伸缩振动的吸收峰

【检查】酸度 本项目的是检查酸性杂质，如除碳酸外的其他酸与二氧化硫等。在常温下，本品饱和水溶液的pH值约为4.5，如含有酸性杂质，就会引起其pH值的降低，因此，通过加入甲基橙指示液，将本品饱和水溶液与对照液[取盐酸液（0.01mol/L）1ml并稀释50倍（pH值约为3.7）]进行比较，规定本品饱和水溶液所显红色不得比对照液更深，也即pH值不明显低于3.7，从而间接控制酸性杂质的含量，使得临床吸入使用时避免对呼吸道产生刺激和损害。

水分 USP(36)采用水分检测管法测定水分，该方法操作简单，但研究发现，测定结果与标气误差较大，这可能是因为在充气和测定过程中，难以避免与空气（60%～80% RH）接触，而空气中的水分对检测结果影响显著。中国药典（2015）参考Ph. Eur.（7.0）采用露点法测定水分，露点法要求的置换体积更大，通气流速高，不易受到环境水分的影响，结果显示，露点法所测水分含量更接近于样品本身的水分。

一氧化碳、二氧化硫、磷化氢、硫化氢及氨 根据本品的生产途径分析，本品中潜在的杂质包括一氧化氮、二氧化氮、一氧化碳、硫化氢、二氧化硫、水以及甲烷、乙烷等，均由二氧化碳原料气体引入[1,2,3]。其中不完全燃烧的石灰窑气体可含一氧化氮、二氧化氮、一氧化碳、二氧化硫、水；石油炼制或合成氨的废气可含上述全部杂质。中国药典（2010）采用比色法控制一氧化碳、磷化氢、硫化氢与有机还原物总量。BP(2013)、USP(36)和JP(16)均对毒性较大的一氧化碳单独设项；BP（2013）和USP（36）还对呼吸道刺激较大的硫化氢、二氧化硫也单独设项；另外，USP(36)还对氨单独设项，进行准确定量检测，方法均采用灵敏度较高的气相色谱法或检测管法，限度规定较为严格。中国药典（2015）综合各国药典的要求及检测方法，分别对一氧化碳、二氧化硫、磷化氢、硫化氢及氨采用检测管法单独设项控制。采用气体检测管测定时，使规定体积的气体在一定时间内通过检测管，被测气体立即与化学试剂反应，利用化学试剂变色的长度或者颜色变化的强度，测定气体种类或浓度。与传统的气相色谱法、化学发光法或分光光度计法相比，气体检测管所需样品量小，操作简便，也能在接近含量限度的浓度范围内准确地反映二氧化碳气体中一氧化碳、二氧化硫、磷化氢、硫化氢及氨的含量。目前有日本、德国进口以及国产的气体检测管，需选用适宜的气体检测管进行测定。

碳氢化合物 中国药典（2015）参考GB10621-2006国家标准，采用气相色谱法测定碳氢化合物，样品气通过只起阻力作用而不进行分离的玻璃珠阻尼柱，随后进入火焰离子化检测器进行测定，所有碳氢化合物只出一个色谱峰，分析结果以甲烷计。BP（2013）、Ph. Eur.（7.0）、USP（36）和JP（16）均未设立碳氢化合物检查项。

由于火焰离子化检测器对碳氢化合物外的物质亦能产生响应，因此本法采用将样品先通过脱烃仪（净化温度360℃）除去碳氢化合物再经气相色谱法测定，从而测定样品中除碳氢化合物外的响应值，即样品空白本底。样品测定时，将样品直接进样气相色谱法的测定值减去经脱烃仪测定的空白值，即为样品的碳氢化合物响应值。

【含量测定】 本法与氧的含量测定方法基本相同，但吸收器装置略有变化，并改用氢氧化钾溶液为吸收液，以酸化水注入平衡瓶J中。

本法根据二氧化碳被吸收液吸收后，剩余气体的体积，即可求出 CO_2 的体积纯度。

$$CO_2 + 2KOH \longrightarrow K_2CO_3 + H_2O$$

因气体的体积受温度影响较大，所以需在检测之前，先将供试品钢瓶在实验室环境温度下放置6小时以上，使其恒温。

参考文献

[1] 高全，邱景平，宋守志．石灰窑废气 CO_2 的综合利用［J］．矿业工程，2004，4：60-62.

[2] 陈中明，李传华．二氧化碳的生产及综合利用［J］．精细化工中间体，2001，31(5)：9-11.

[3] 陈小伟，张涛．高纯 CO_2 制备的研究：催化燃烧法脱除 CO_2 中微量甲烷、乙烷［J］．低温与特气，1999，4：32-36.

撰稿　陈安东　车宝泉　北京市药品检验所
　　　陈　爽　浙江省食品药品检验研究院
复核　余　立　　　　　北京市药品检验所
　　　洪利娅　浙江省食品药品检验研究院

三唑仑

Triazolam

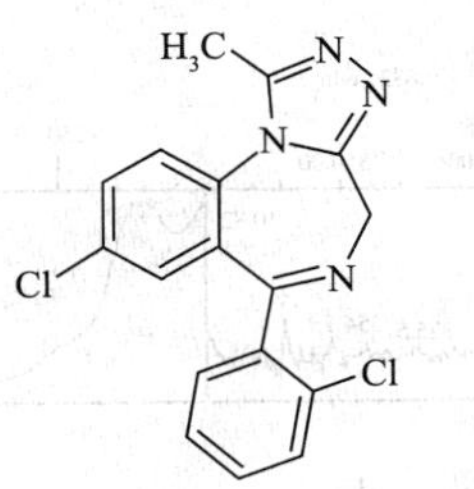

$C_{17}H_{12}Cl_2N_4$　343.21

化学名：1-甲基-8-氯-6-(2-氯苯基)-4*H*-[1,2,4]三氮唑[4,3-*a*](1,4)-苯并二氮杂䓬

8-chloro-6-(2-chlorophenyl)-1-methyl-4*H*-*s*-triazolo[4,3-*a*][1,4]-benzodiazepin

英文名：Triazolam (INN)

异名：U-33030，hypnostat，halcion(商品名)

CAS 号：[28911-01-5]

三唑仑为苯二氮䓬类抗焦虑药。有显著的镇静、催眠作用。临床用于镇静、催眠和抗焦虑有显著疗效。本品起效时间快(15～30 分钟)，血浆蛋白结合率约 90%。其常见不良反应为头昏、乏力和嗜睡，严重过量者可导致昏迷和呼吸抑制。三唑仑在体内经历广泛代谢，主要代谢途径为羟基化[1,2]，生成 α-羟基三唑仑和 4-羟基三唑仑。

本品为美国普强(Upjohn)公司 1978 年开发的苯二氮䓬类药物，1982 年美国 FDA 批准以催眠镇静剂上市，此后陆续在意大利、日本、瑞士等国销售。国内三唑仑于 1991 年由上海医药工业研究院和徐州第三制药厂(现更名为徐州恩华药业集团有限责任公司)研制成功并上市。中国药典(2015)和 USP(36)均有收载，其他国家药典未见收载。

【制法概要】国内合成三唑仑主要以 5,2′-二氯-2-氨基二苯甲酮为起始原料，经酰化、环合、硫代和乙酰肼反应合成而得。粗品用二氯甲烷-丙酮精制处理，去除杂质，再经无水乙醇精制得成品。反应过程中及精制过程中使用过的有机溶剂有甲苯、丙酮、乙酸乙酯、吡啶、二氯甲烷、正丁醇和乙醇。

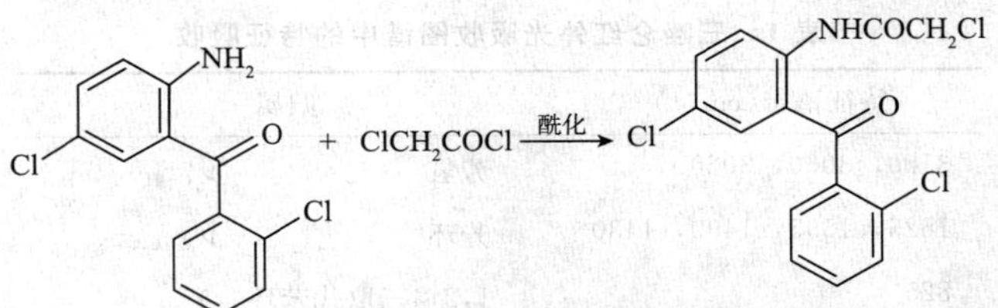

5,2′-二氯-2-氯乙酰氨基二苯甲酮

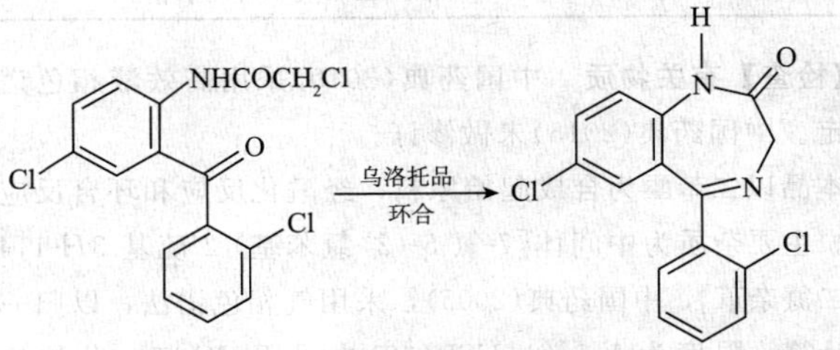

7-氯-5-(2′-氯苯基)-2-酮-3*H*-1,4-苯并二氮杂䓬

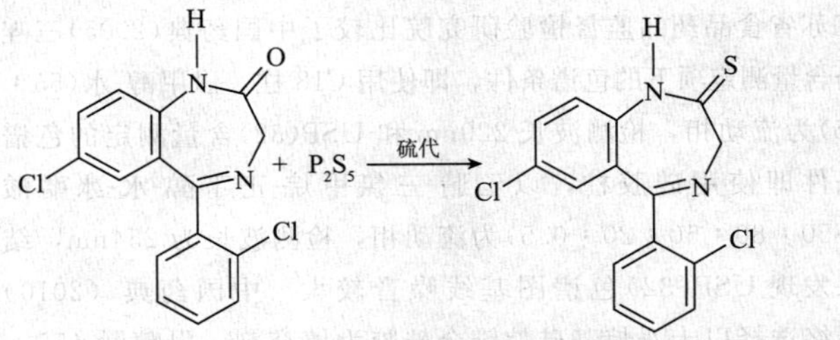

7-氯-5-(2′-氯苯基)-2-硫基-3*H*-1,4-苯并二氮杂䓬

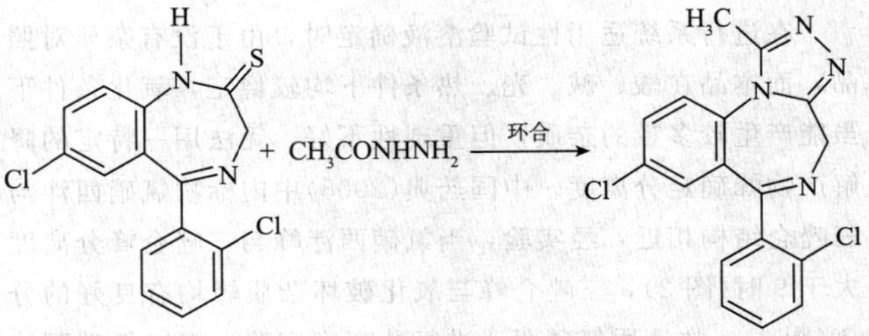

【鉴别】(1)本类药物分子中有较长的共轭体系，在紫外区有特征吸收。本品在无水乙醇溶液中的紫外光谱图见图 1，在 221nm 波长处有最大吸收。

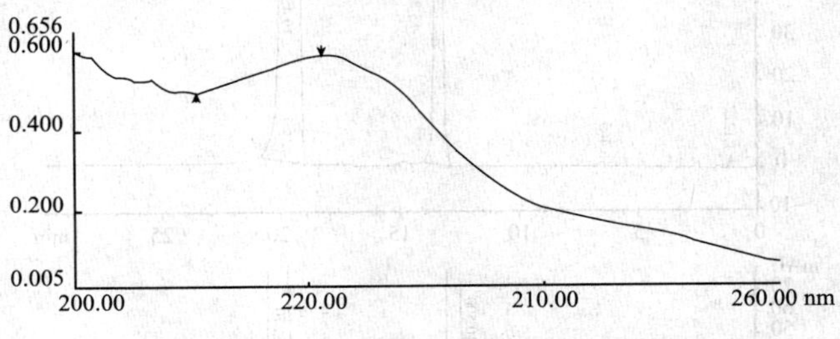

图 1　三唑仑的无水乙醇溶液的紫外吸收图谱

(2)液相色谱鉴别　供试品溶液主峰的保留时间与对照品溶液主峰的保留时间一致。

(3)红外光吸收图谱　本品的红外光吸收图谱(光谱集 586 图)主要特征吸收见表 1。

表 1　三唑仑红外光吸收图谱中的特征吸收

特征谱带(cm^{-1})	归属	
3100，3060，3020	芳氢	ν_{C-H}
1625，1595，1490，1430	芳环	$\nu_{C=C,C=N}$
825	1,2,4三取代苯环	γ_{2H}
755	邻位二取代苯环	γ_{4H}

【检查】有关物质　中国药典(2010)采用高效液相色谱法测定。中国药典(2015)未做修订。

本品以二苯酮为合成起始原料，经酰化反应和环合反应得到。主要杂质为中间体[7-氯-5-(2'-氯苯基)-2-硫基-3*H*-1,4苯并二氮杂草]，中国药典(2005)，采用气相色谱法，以归一化法计算，限度为 1.5%；USP(32)也采用 GC 归一化法检查，限度为 1.5%。两国药典均未对系统适用性进行控制。江苏省食品药品监督检验研究院比较了中国药典(2005)三唑仑含量测定项下的色谱条件，即使用 C18 柱，以甲醇-水(55：45)为流动相，检测波长 220nm 和 USP(32)含量测定的色谱条件即使用硅胶柱，以乙腈-三氯甲烷-正丁醇-水-冰醋酸(850：80：50：20：0.5)为流动相，检测波长为 254nm，结果发现 USP(32)色谱图基线噪音较大。中国药典 (2010)最终选择以十八烷基硅烷键合硅胶为填充剂，甲醇-水(55：45)为流动相，检测波长为 220nm。

在进行系统适用性试验溶液确定时，由于没有杂质对照品，而本品在酸、碱、光、热条件下均较稳定，氧化条件下虽能产生较多量的杂质，但重现性不好，无法用一特定的降解产物峰确定分离度。中国药典(2005)中内标物氯硝西泮与三唑仑结构相近，经实验，当氯硝西泮峰与三唑仑峰分离度大于 9 时(图 2)，三唑仑峰与氧化破坏杂质峰均有良好的分离(图 3)。故选用氯硝西泮进行分离度实验，规定氯硝西泮峰与三唑仑峰分离度应不得小于 9。

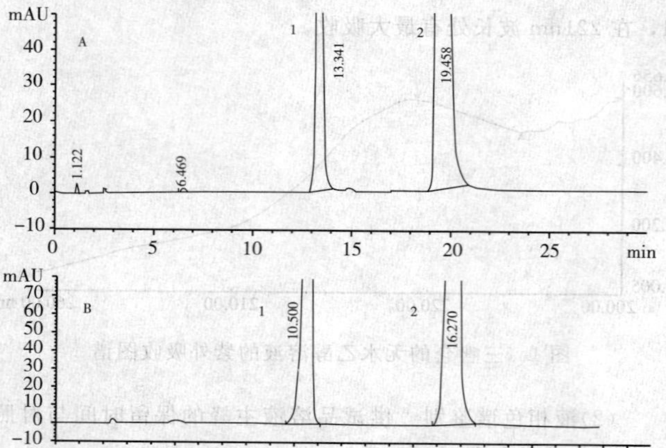

图 2　三唑仑(0.5mg/ml)与氯硝西泮(0.2mg/ml)混合溶液色谱图

A：色谱柱：Phenomenex Synergi C18；B：色谱柱：Agilent Zobax SB-C18

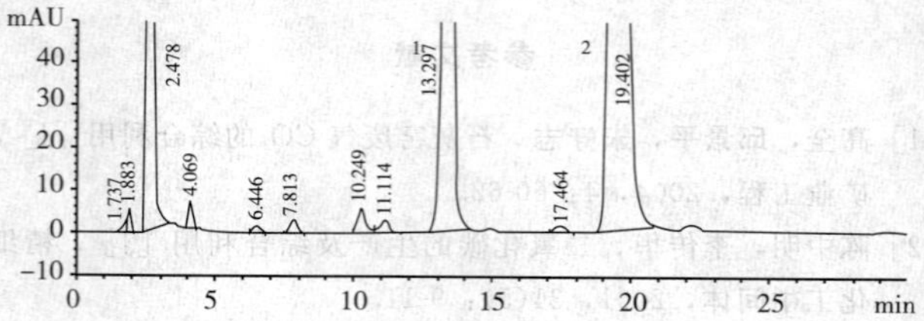

图 3　三唑仑(0.5mg/ml，氧化加热破坏)与氯硝西泮(0.2mg/ml)混合溶液色谱图

1. 氯硝西泮；2. 三唑仑

色谱柱：Phenomenex Synergi C18

经方法学验证，线性范围：0.24～500μg/ml 回归方程为 $A=681971C-9572.4$，$r=1$，最低检测限为 80ng/ml，定量限为 240ng/ml。供试品溶液在 10 小时内其有关物质的测定结果稳定。图 4 为三唑仑样品的有关物质检查色谱图及每个色谱峰的光谱图。

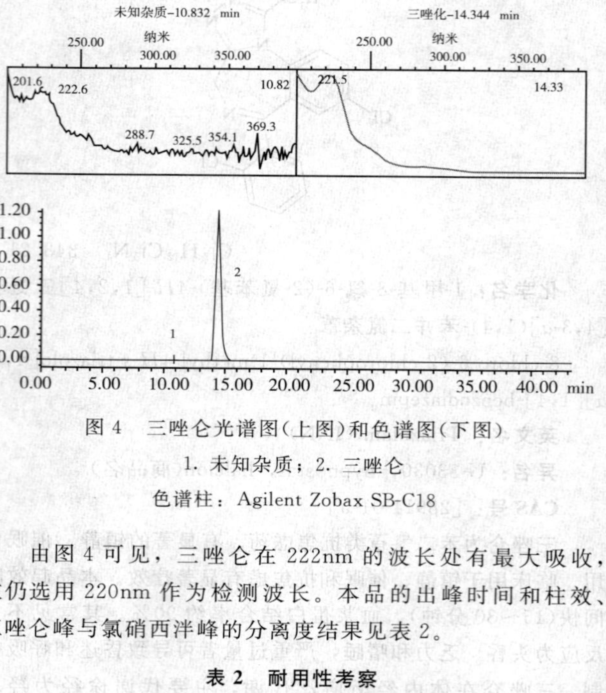

图 4　三唑仑光谱图(上图)和色谱图(下图)

1. 未知杂质；2. 三唑仑

色谱柱：Agilent Zobax SB-C18

由图 4 可见，三唑仑在 222nm 的波长处有最大吸收，故仍选用 220nm 作为检测波长。本品的出峰时间和柱效、三唑仑峰与氯硝西泮峰的分离度结果见表 2。

表 2　耐用性考察

色谱柱	出峰时间	柱效	分离度
Agilent Zobax	16.570	9507	10.8
Phenomenex Synergi	19.458	10235	9.3

中国药典(2005)中有关物质的限度规定为：按峰面积计算，除溶剂峰外所有杂质峰峰面积总和不得过主峰面积的 1.5%。因起草时样品收集困难，同时缺乏杂质对照品，杂质未经质谱结构确证，故难以将不同类别的杂质分别规定限度，中国药典 (2010) 仍采用原标准规定的限值。对一批样品的有关物质用原 GC 法和新建立的 HPLC 法对测定结果进行比较，GC 法未检出杂质，HPLC 法测出杂质含量为 0.1%。

【含量测定】中国药典(2005)为 HPLC 内标法。采用氯硝西泮作为内标。中国药典(2010)将内标法修订为外标法，以氯硝西泮作为系统适用性实验用分离物质。经考察，含量测定方法线性范围：0.0960～0.1448mg/ml。测定结果与原内标法测定结果基本一致。中国药典(2015)未做修订。

【制剂】 三唑仑片(**Triazolam Tablets**)

目前只有三唑仑片，包括0.25mg和0.125mg两种规格，有含量均匀度检查。在溶出度检查中也因规格较小，所以选用小杯法，采用含量测定项下的测定方法测定溶出量。

参考文献

[1] Coassolo P, Aubert C, Cano J P. Simulataneous assay of triziazolam and its main hydroxy metabolite in plasma and urin by capillary gas chromatography [J]. J Chromatogr, 1983, 274: 161-170.

[2] 王松材，邢若葵，戴列维，等. 血、尿中三唑仑和α-羟基三唑仑的检验 [J]. 中国法医学杂，2002，17(5)：299-230.

撰写　陆益红　刘　琦　江苏省食品药品监督检验研究院

复核　张　玫　　　　　江苏省食品药品监督检验研究院

三磷酸腺苷二钠

Adenosine Disodium Triphosphate

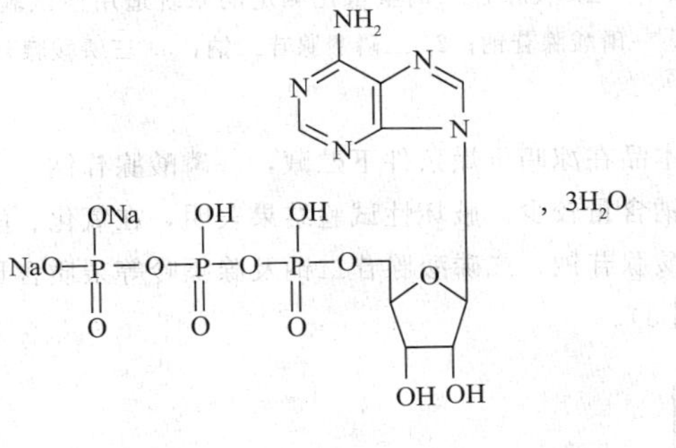

$C_{10}H_{14}N_5Na_2O_{13}P_3 \cdot 3H_2O$　605.19

化学名：腺嘌呤核苷-5′-三磷酸酯二钠盐三水合物

adenosine-5′-(tetrahydrogen triphosphate) disodium salt, trihydrate

英文名：Adenosine Disodium Triphosphate (INN)

CAS号：[987-65-5]

本品为细胞代谢改善类药，是三磷酸腺苷(ATP)的二钠盐，含有三个结晶水。ATP是组织细胞所合成的高能量化合物，为体内的一种重要辅酶，直接参与体内脂肪、蛋白质、糖、核酸以及核苷酸的代谢，与组织生长、修补及再生均有密切关系，是体内能量的主要来源，能扩张冠状动脉及周围血管，具有改善机体代谢的作用。ATP在体内迅速水解为腺苷，后者半衰期仅为10～30秒。临床上主要用于心力衰竭，心肌炎、脑动脉硬化、脑溢血后遗症、急性脊髓灰质炎、进行性肌肉萎缩性疾病，也可用于终止阵发性室上性心动过速而转复为窦性心律。其不良反应主要有暂时性呼吸困难、低血压、头晕、胸闷、咳嗽、呃逆等，有哮喘史者可能诱发哮喘[1]。

除中国药典(2015)收载外，日本药局方外医药品规格(1997)亦有收载。

【制法概要】 本品制备的关键是生产ATP。ATP由Karl Lohmann于1929年发现，由Alexander Todd于1948年人工合成。早期ATP主要从动物的肌肉组织中提取，后来曾用化学合成法进行生产，60年代起开始用发酵法合成ATP。目前三磷酸腺苷二钠生产方法主要为发酵法[2]。

$$\text{腺嘌呤核苷} + H_3PO_4 \xrightarrow[\text{37℃，搅拌}]{\text{啤酒酵母}} \text{三磷酸腺苷} + \text{副产物}$$

$$\text{(二磷酸腺苷、一磷酸腺苷)} \xrightarrow{\text{纯化、结晶}} \text{三磷酸腺苷二钠}$$

【鉴别】(1)磷酸盐的鉴别反应　磷酸盐与过量的钼酸铵在含有硝酸的水溶液中加热，可慢慢析出黄色磷钼酸铵沉淀：

$$PO_4^{3-} + 12MoO_2 + 24H^+ + 3NH_4^+ \longrightarrow (NH_4)_3PO_4 \cdot 12MoO_3\downarrow + 12H_2O$$

(2)戊糖的鉴别反应　在酸性条件下，分子中的戊糖基脱水变为糠醛，可与3,5-二羟基甲苯反应，缩合生成深绿色化合物。三价铁作为催化剂，可增加呈色的灵敏度。

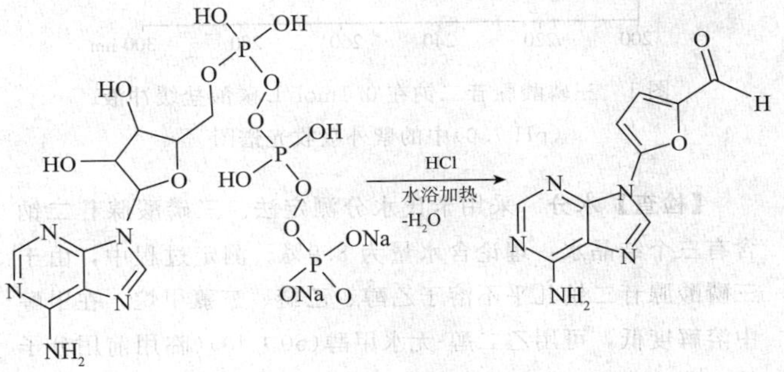

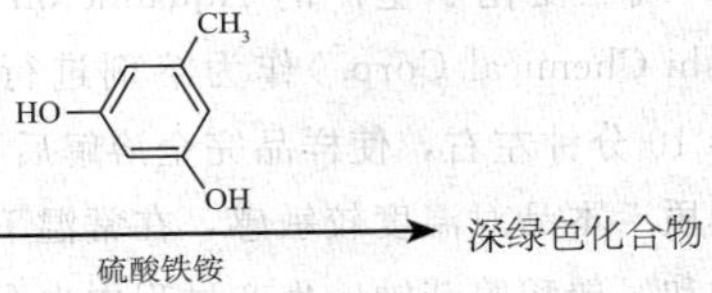

(3)本品的红外光吸收图谱(光谱集903图)显示的主要特征吸收如下。

特征谱带(cm^{-1})	归属	
3500～3000	羟基，胺基	$\nu_{O-H,N-H}$
2370，1715	磷酸	ν_{OH}
1300～1200	磷脂	$\nu_{P=O}$

中国药典(2015)未收载其紫外光谱鉴别项。其他质量标准紫外光谱鉴别比较见表1。经对3家企业生产的8批样品进行紫外光谱鉴别试验，结果发现，由于250nm、280nm均在紫外光谱图的陡坡上(图1)，不同仪器测定结果差异较大，A_{250nm}/A_{260nm}均为0.80，A_{280nm}/A_{260nm}为0.17～0.19；A_{290nm}/A_{260nm}为0.03～0.06。

表 1　各质量标准中紫外光谱鉴别比较

质量标准	日本药局方外医药品规格 1997 进口药品注册标准 JX20000547	进口药品注册标准 JX20040099
供试品溶液	12.5μg/ml 0.1mol/L 磷酸盐缓冲液(pH 7.0)	20μg/ml 0.1mol/L 磷酸盐缓冲液(pH 7.0)
标准规定	257～261nm 有最大吸收 223～227nm 有最小吸收 A_{250nm}/A_{260nm}：0.78～0.82 A_{280nm}/A_{260nm}：0.13～0.17	259nm 有最大吸收 226nm 有最小吸收 A_{250nm}/A_{260nm}：0.78～0.82 A_{280nm}/A_{260nm}：0.14～0.16 A_{290nm}/A_{260nm}：0～0.01

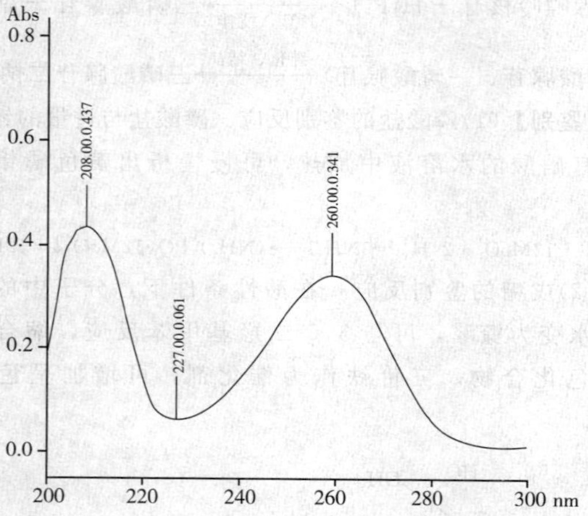

图 1　三磷酸腺苷二钠在 0.1mol/L 磷酸盐缓冲液(pH 7.0)中的紫外吸收光谱图

【检查】水分　采用卡氏水分测定法。三磷酸腺苷二钠含有三个结晶水，理论含水量为 8.9%。测定过程中，由于三磷酸腺苷二钠几乎不溶于乙醇、乙醚、三氯甲烷，在甲醇中溶解度低，可用乙二醇-无水甲醇(60∶40)(临用前用分子筛充分除水)或三菱化学生产的 Aquamicron solvent ME 试剂(Mitsurishi Chemical Corp.)作为溶剂进行溶解。检测时一般需搅拌 10 分钟左右，使样品完全溶解后再滴定。

有关物质　本品对温度较敏感，在常温下易分解为二磷酸腺苷二钠和一磷酸腺苷钠，生产过程中也会产生二磷酸腺苷二钠和一磷酸腺苷钠等，故需控制有关物质。方法同含量测定项下。中国药典(2010)规定有关物质总量不得大于 5.0%。中国药典(2015)增加规定，除一磷酸腺苷钠和二磷酸腺苷二钠外的其他杂质不得过 1.0%。

残留溶剂　生产过程的纯化、精制等步骤中使用的有机溶剂多为乙醇。经对 3 家企业生产的 8 批样品进行残留溶剂检查，结果均小于 0.5%。中国药典(2010)和中国药典(2015)正文均未订残留溶剂检查项目。

细菌内毒素　本品临床每小时用药最大剂量是静脉注射每千克体重 1.0mg(中国药典临床用药须知)，内毒素计算限值约为 5.0EU/mg。中国药典(2010)规定本品细菌内毒素限值为 2.0EU/mg，与内毒素计算值比较，安全系数为 2.5。中国药典(2015)未修订。

本品对内毒素检查方法有干扰，不干扰参考浓度约为 0.08mg/ml，可采用适当灵敏度的鲎试剂经稀释至 MVD 后进行内毒素检查。

【含量测定】采用紫外-可见分光光度法测定总核苷酸量，以 0.1mol/L 磷酸盐缓冲液为溶剂在 259nm 的波长处测定吸光度，按 $C_{10}H_{14}N_5Na_2O_{13}P_3$ 的 $E_{1cm}^{1\%}$ 为 279 计算含量。再以 HPLC 法测定三磷酸腺苷二钠在总核苷酸中的重量比(系统适用性试验色谱图见图 2)，计算本品含量。

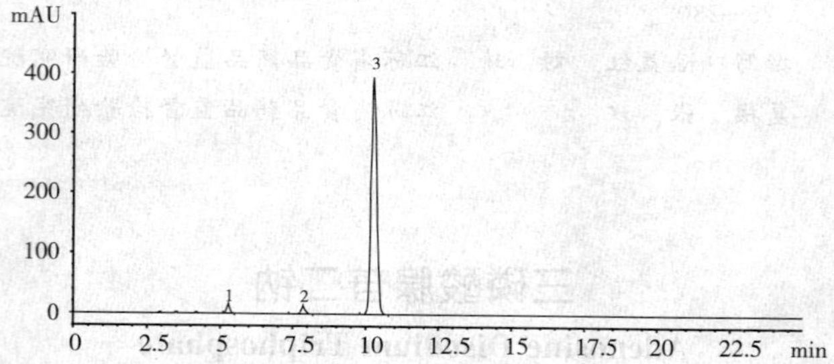

图 2　三磷酸腺苷二钠重量比测定的系统适用性试验色谱图

1. 一磷酸腺苷钠；2. 二磷酸腺苷二钠；3. 三磷酸腺苷二钠

本品在凉暗干燥条件下贮藏，一磷酸腺苷钠、二磷酸腺苷二钠含量较少。破坏性试验结果表明，在氧化、酸破坏时一磷酸腺苷钠、二磷酸腺苷二钠及腺嘌呤等杂质含量明显增加(图 3)。

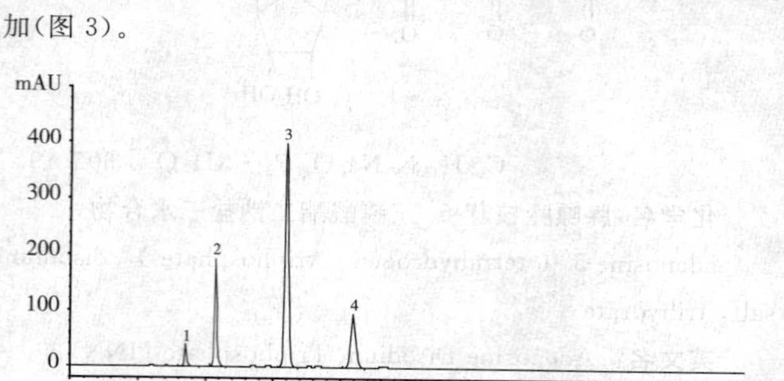

图 3　三磷酸腺苷二钠酸破坏性试验色谱图

1. 腺嘌呤；2. 一磷酸腺苷钠；3. 二磷酸腺苷二钠；4. 三磷酸腺苷二钠

【制剂】中国药典(2010)收载了三磷酸腺苷二钠注射液、注射用三磷酸腺苷二钠。美国药典、英国药典及日本药局方均未收载。

中国药典(2010)对上述制剂均增加了有关物质检查项。由测定结果可知，三磷酸腺苷二钠不稳定，降解产物以一磷酸腺苷钠和二磷酸腺苷二钠为主，含量较高，无法保证药品质量。因此中国药典(2015)暂未收载该制剂。

参考文献

[1] 国家药典委员会．中华人民共和国药典临床用药须知(化学药与生物制品卷)(2005年版)［M］．北京：人民卫生出版社，2005：168.

[2] 王龙耀．5′-三磷酸腺苷的分离与提纯研究［D］．南宁：广西大学，2004：1-2.

撰写　方海顺　谢少斐　广州市药品检验所

复核　苏广海　广州市药品检验所

门冬酰胺酶(埃希)

Asparaginase(Escherichia)

系统名： 门冬酰胺氨基水解酶

酶的编号： EC 3.5.1.1

CAS号：［9015-68-3］

异名： 天门冬酰胺酶；天冬酰胺酶；左旋门冬酰胺酶；L-天门冬酰胺酶

门冬酰胺酶(埃希)是从大肠埃希菌中分离提取的一种酰胺基水解酶，它在血液中能特异性地将L-门冬酰胺基水解，生成门冬氨酸和氨(L-asparagine + H_2O = L-aspartate + NH_3)。肿瘤细胞生长依赖于外源性的L-门冬酰胺，而正常细胞自身可以合成L-门冬酰胺，门冬酰胺酶的作用机制即降低血液中L-门冬酰胺浓度，从而快速消耗肿瘤细胞合成蛋白质的底物而不影响正常细胞，该药物广泛应用于急性淋巴细胞白血病(ALL)、非霍奇金淋巴瘤(NHL)等的治疗。

门冬酰胺酶首次是于1904年，由科学家Lang. S和Shibata. K分别在牛肉组织和真菌中发现的。由于细菌来源的门冬酰胺酶产量较高，被普遍作为药用来源。我国曾于1974年生产该品种，后因菌种退化、产量降低而停产。2002年国内厂家再次开始进行门冬酰胺酶(埃希)的生产。

大肠埃希菌来源的门冬酰胺酶分为两种类型，Ⅰ型和Ⅱ型。Ⅰ型门冬酰胺酶表达于细胞质中，具有门冬酰胺和谷氨酰胺水解酶的作用，但无抗癌活性；Ⅱ型门冬酰胺酶表达于细胞膜间周质的无氧环境中，具有特异性的门冬酰胺水解作用，药用门冬酰胺酶均为Ⅱ型[1]。

本品经肌内注射后达峰时间为12～24小时，血浆$t_{1/2}$为39～49小时，静脉注射的血浆$t_{1/2}$为8～30小时。本品排泄似呈双相性，仅有微量呈现于尿中[2]。该药品的不良反应主要可分为两类，一类为异体蛋白所致的不良反应，主要有过敏性休克、荨麻疹等过敏反应和由于抗体产生而造成的酶活力降低；第二类是由于其具有微弱的谷氨酰胺酶活性而导致一系列副作用，包括神经毒、胰腺炎、肝功能障碍、凝血功能紊乱、高脂血症及糖耐量异常等。

门冬酰胺酶收载于中国药典(2015)二部和日本局外方(1989年版)，USP(36)、BP(2013)、JP(16)均未收载。

【制法概要】 本品工艺线路见下图。有报道经羧甲基纤维素离子交换色谱后，纯度可达到203单位/mg蛋白。再经Sepharose亲和色谱，可使酶纯度达到520单位/mg蛋白[3]。

大肠埃希菌$\xrightarrow{\text{发酵}}$发酵液$\xrightarrow{\text{离心收集}}$菌体$\xrightarrow{\text{破壁}}$破壁液$\xrightarrow{\text{盐析}}$盐析沉淀离心液$\xrightarrow{\text{压滤}}$过滤液$\xrightarrow{\text{乙醇沉淀}}$乙醇沉淀物$\xrightarrow{\text{上柱液制备}}$上柱液$\xrightarrow{\text{上柱}}$洗脱液$\xrightarrow{\text{浓缩脱盐}}$浓缩脱盐液$\xrightarrow{\text{配料}}$配料液$\xrightarrow{\text{除菌}}$除菌液$\xrightarrow{\text{冻干}}$冻干粉

【制法要求】 中国药典(2015)明确规定，本品所用的生产菌种来源途径应经国家有关部门批准并应符合国家的管理规范，生产过程应符合现行版《药品生产质量管理规范》的要求。

【性状】 本品是由4个相同亚基通过非共价结合形成的四聚体，每个亚基含326个氨基酸，分子量约14万，每个亚基中有一对二硫键，该品对热、光较稳定。不同来源的门冬酰胺酶的等电点变化较大，大肠埃希菌来源的约为4.6～5.5。大肠埃希菌来源的门冬酰胺酶的米氏常数K_m值为(1.15～1.25)×10^{-5}M。K_m值越小，酶与底物的亲和力越高，抗癌作用就越强[4]。

【鉴别】 (1)双缩脲显色法鉴别蛋白质，不是该品种的专属性鉴别方法。

双缩脲反应是指具有两个或两个以上肽键的化合物在碱性条件下与Cu^{2+}反应，生成红紫色的络合物，所有的蛋白质均有此显色反应。双缩脲试剂就是指能与具有两个以上肽键的化合物发生红紫色显色反应的试剂，为氢氧化钠和硫酸铜两种溶液。在实验过程中，先在含蛋白质的溶液中加入等体积的氢氧化钠溶液，混合均匀后再滴入少量硫酸铜溶液。若在氢氧化钠中预先混入硫酸铜，再加入到含蛋白质的溶液中，混合液中就没有Cu^{2+}，显色反应就不会发生。除—CONH—有此反应外，—$CONH_2$，—CH_2—，NH_2—，—CS—CS—NH_2等基团亦有此反应。

(2)使用RP-HPLC方法进行鉴别，RP-HPLC较SEC方法的分辨能力更强，两种来源的门冬酰胺酶在该条件下可达到较好的分离，为该品种的专属性鉴别方法，色谱柱为Agilent Zorbax 300SB-C8(4.6mm×250mm，5μm)。采用分子排阻色谱法，门冬酰胺酶(埃希)和门冬酰胺酶(欧文)二者不能有效区分，分离度仅为0.8。而采用RP-HPLC法，二者分离度为5.3。门冬酰胺酶(埃希)、门冬酰胺酶(欧文)对照品混合液使用SEC方法和RP方法的分离色谱图见图1、图2。

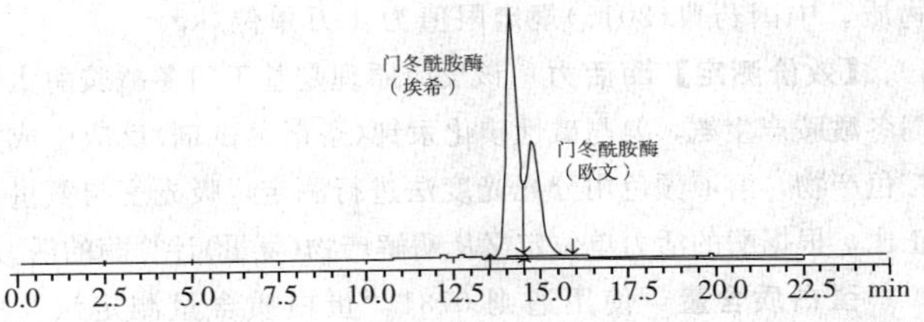

图1　SEC法色谱图

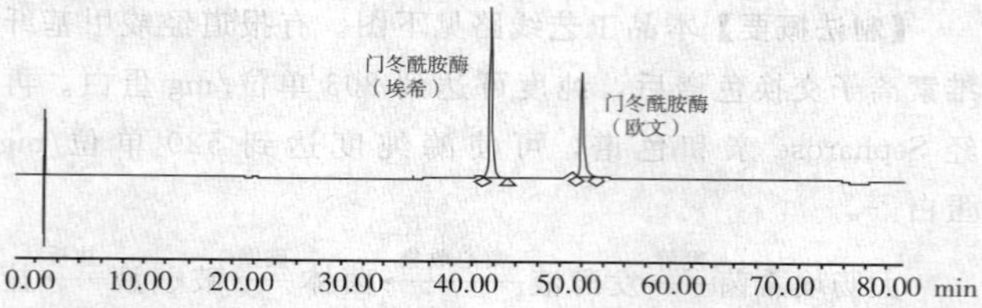

图 2 RP-HPLC 法色谱图

另据文献报道[5]，使用等电聚焦法也可鉴别不同来源的门冬酰胺酶。

【检查】酸碱度 沿用中国药典(2010)限度，未做修改。

溶液的澄清度与颜色 本品为注射用原料药，应控制其澄清度与颜色。

纯度 使用 SEC-HPLC 法进行测定，色谱柱可选择与 TSK G3000SWXL 相近的产品（可分离分子量 10000～500000 球状蛋白)。本品为注射级原料药，且临床使用中有过敏等不良反应，应严格控制高分子物质，中国药典(2010)将纯度限度提高至不得低于 97.0%。中国药典 (2015) 未做修改。

干燥失重 沿用中国药典(2010)限度，未做修改。

重金属 采用通则 0821 第二法进行检查。中国药典(2005)中重金属测定采用附录ⅧD 第一法。由于本品为大分子蛋白，第一法在加入醋酸盐缓冲液(pH 3.5)后，门冬酰胺酶(埃希)因 pH 值过低导致部分蛋白析出，出现白色絮状沉淀，干扰终点判断，因此中国药典(2010)改为第二法检查。中国药典 (2015) 未做修改。

异常毒性 本品所用原料系微生物发酵液提取物，有可能污染未知急性毒性杂质。中国药典(2015)规定取本品照注射用门冬酰胺酶(埃希)项下的方法检查，应符合规定。

细菌内毒素 本品来源为大肠埃希菌发酵，因此必须设置热原或细菌内毒素检查项。为提高检查方法的灵敏度，排除实验动物个体差异的影响，缩短检验时间，中国药典(2010)使用细菌内毒素检查替代中国药典(2005)中的热原检查，限度参考企业的建议和实验结果规定为“每 1 单位中含内毒素的量应小于 0.015EU”。本品临床每小时用药最大剂量是静脉注射每平方米体表面积 2000 单位，内毒素计算限值约为 0.09EU/单位。中国药典(2010)规定本品细菌内毒素限值为 0.015EU/单位，与内毒素计算值比较，安全系数为 6。国外曾推荐成人用量 200 单位/kg，故对内毒素标准要求较严。中国药典(2015)未做修改。

降压物质 同中国药典(2010)未做修改。本品所用原料系微生物发酵液提取物，有可能污染组胺或类组胺样降血压物质。中国药典(2015)规定限值为 1 万单位/kg。

【效价测定】酶活力 该反应原理是基于门冬酰胺酶水解门冬酰胺产生氨，氨与碱性碘化汞钾(奈斯勒试剂)反应生成黄棕色产物，溶液颜色用分光光度法进行测定，吸光度与氨量呈正比，根据酶的活力单位定义从酶解产物(氨量)计算酶的活力。

蛋白质含量 使用通则 0731“蛋白质含量测定法”中的第一法(凯氏定氮法)进行检测，根据含氮量计算蛋白质含量。

比活 为每 1mg 蛋白质中含有门冬酰胺酶(埃希)的活力单位。

比活＝酶活力 / 蛋白质含量

【贮藏】遮光，密封，冷处保存。

【制剂】注射用门冬酰胺酶(埃希)

本品仅收载于中国药典 (2015)，USP(36)、BP(2013)和 JP(16)均未收载。有 5000 单位和 10000 单位两种规格。制剂中所用的辅料主要是甘露醇和注射用水。与该药进口药品注册标准比较，中国药典采用RP-HPLC 法进行鉴别和 SEC-HPLC 法进行纯度检查，而进口药品注册标准采用 TLC 法进行鉴别，比活力进行纯度控制；其余均与进口药品注册标准相同。

门冬酰胺酶(欧文)

Asparaginase(Erwinia)

系统名：门冬酰胺氨基水解酶

酶的编号：EC 3.5.1.1

CAS 号：[9015-68-3]

异名：天门冬酰胺酶；天冬酰胺酶；左旋门冬酰胺酶；L-天门冬酰胺酶

门冬酰胺酶(欧文)是从欧文菌中分离提取的一种酰胺基水解酶，其作用机制与门冬酰胺酶(埃希)一致。和门冬酰胺酶(埃希)相比，门冬酰胺酶(欧文)在抗人白血病细胞株的细胞毒作用较门冬酰胺酶(埃希)低，然而由于其谷氨酰胺水解活性低，因该不良反应引发的副作用较小。另外，门冬酰胺酶(欧文)能应用在那些曾经使用过门冬酰胺酶(埃希)后发生过敏反应的病人的治疗，相反的情况也是合理的[1]。

门冬酰胺酶收载于中国药典(2015)二部和日本局外方(1989 年版)，USP(36)、BP(2013)、JP(16)均未收载。

【制法概要】本品工艺线路见下图。

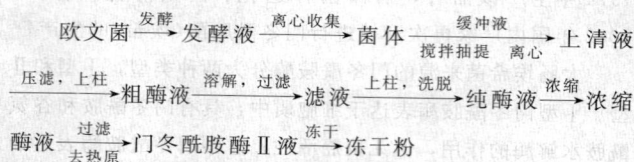

欧文菌 —发酵→ 发酵液 —离心收集→ 菌体 —缓冲液 / 搅拌抽提 离心→ 上清液 —压滤，上柱→ 粗酶液 —溶解，过滤→ 滤液 —上柱，洗脱→ 纯酶液 —浓缩→ 浓缩酶液 —过滤 / 去热原→ 门冬酰胺酶Ⅱ液 —冻干→ 冻干粉

【制法要求】中国药典(2015)明确规定，本品所用的生产菌种来源途径应经国家有关部门批准并应符合国家有关的管理规范，生产过程应符合现行版《药品生产质量管理规范》的要求。

【性状】本品是由 4 个相同亚基通过非共价结合形成的四聚体，分子量约 140000，和门冬酰胺酶(埃希)相比，氨基酸序列中没有半胱氨酸和色氨酸．因此分子结构中无二硫键。不同来源的门冬酰胺酶的等电点变化较大，欧文菌来源的约为 7.6～8.9。欧文菌来源的门冬酰胺酶的米氏常数 K_m 值为 1.0×10^{-5} M。K_m 值越小，酶与底物的亲和力越高，抗癌作用就越强[4]。门冬酰胺酶(欧文)的晶体结构是由两个四聚体的二聚物构成。

其余项目详见门冬酰胺酶(埃希)。

【制剂】注射用门冬酰胺酶(欧文)

参考文献

[1] 吴晓英，吴振强，林影，等. L-天冬酰胺酶的研究进展. 广东药学，2003，13(6)：4.

[2] 国家药典委员会. 中华人民共和国药典临床用药须知·化学药和生物制品卷. 北京：人民卫生出版社，2005：676.

[3] 刘红，潘红春，钟世荣. 大肠杆菌 L-天冬酰胺酶的分离纯化及其特性. 中国生物制品学杂志，2002，15(2)：93.

[4] 刘红，潘红春. 抗癌药物 L-天冬酰胺酶及其研究进展. 四川轻化工学院学报，2000，13(2)：31.

[5] 李薇，陈引环，周震. 2 种菌株来源的左旋门冬酰胺酶的鉴别和效价测定研究. 中国药房，2010，21(21)：1959.

撰写　王　悦　中国食品药品检定研究院

复核　范慧红　中国食品药品检定研究院

双氢青蒿素

Dihydroartemisinin

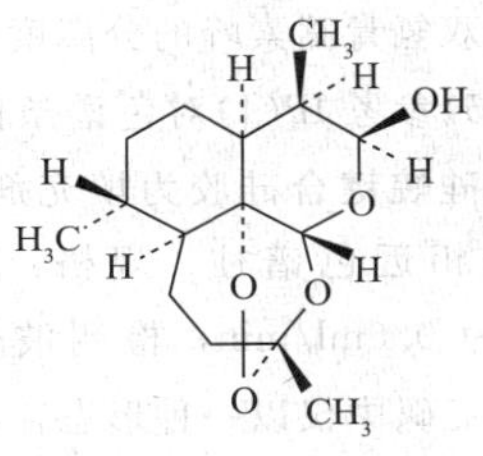

$C_{15}H_{24}O_5$　284.35

化学名：化学名：(3*R*，5α*S*，6*R*，8α*S*，9*R*，10*S*，12*R*，12α*R*)-八氢-3,6,9-三甲基-3,12-桥氧-12*H*-吡喃并[4,3-j]-1,2-苯并二噻平-10(3*H*)醇

(3*R*,5α*S*,6*R*,8α*S*,9*R*,10*S*,12*R*,12α*R*)-decahydro-3,6,9-trimethyl-3,12-epoxy-12*H*-pyrano[4,3-j]-1,2-benzodioxepin-10-ol

英文名：Dihydroartemisinin；Artenimol(INN)

CAS 号：[81496-81-3]

双氢青蒿素是青蒿素的衍生物，为抗疟药，对疟原虫红内期有强大且快速的杀灭作用，能迅速控制临床发作及症状。适用于各种类型疟疾的症状控制，尤其对抗氯喹恶性及凶险型疟疾有较好疗效。本品口服吸收良好，起效迅速。健康成人口服双氢青蒿素 2mg/kg 后，血药浓度于 1.33 小时可达峰值，峰浓度为 0.71mg/L。血浆半衰期为 1.57 小时。体内分布广，排泄和代谢迅速[1]。

原中国中医研究院 1985 年开始以青蒿素为基础，还原得到双氢青蒿素，于 1992 年 7 月获得新药证书[2]。双氢青蒿素抗疟疗效高于青蒿素 10 倍，能以口服途径给药，而且复发率明显降低。通过临床比较，口服双氢青蒿素片杀虫速度与静脉注射青蒿琥酯相当，优于肌内注射的蒿甲醚。本品推荐剂量未见不良反应。少数病例有轻度网织红细胞一过性减少[1]。

本品除中国药典(2015)收载外，在 IP(4)中亦有收载。

【制法概要】双氢青蒿素合成工艺[3]

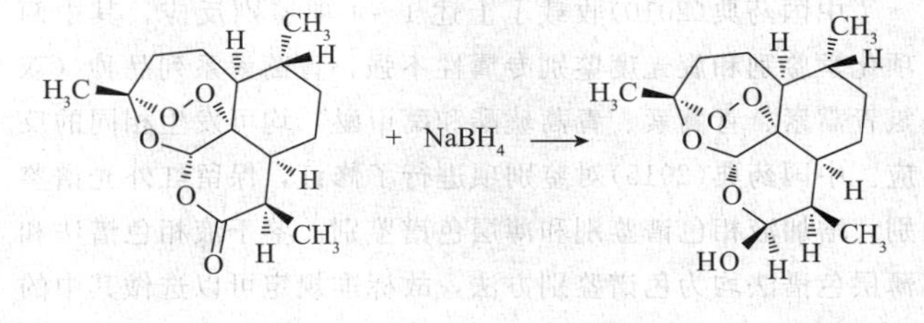

青蒿素　　双氢青蒿素

【性状】熔点　双氢青蒿素熔点为 145～150℃，熔融时同时分解；IP(4)熔点为 137℃，熔融时同时分解。

【鉴别】(1)本品具有含过氧键的七元环，氧化性强，可以从碘化钾中置换出碘，与淀粉作用而呈蓝色。

(2)本品具有倍半萜类结构，遇香草醛浓硫酸显色。原理是使羧基脱水，增加双键结构，再经双键位移，双分子缩合等反应生成共轭双键系统，又在酸作用下形成阳碳离子盐而显色。

(3)本品由青蒿素化学还原而得，结构中显多个手性碳，其旋光性呈右旋。

(4)本品的红外光吸收图谱应与对照的图谱(光谱集 696 图)一致，本品的红外光吸收图谱显示的主要特征如下。

特征谱带(cm^{-1})	归属
3370	羟基　ν_{O-H}
1030	羟基　ν_{C-O}
880，845	过氧桥　ν_{O-O}

(5)薄层色谱鉴别　采用薄层色谱法，以石油醚(40～60℃)-乙醚（1：1）作为展开剂，在硅胶 G 薄层板上点样，喷以 2%香草醛硫酸乙醇溶液显色。供试品溶液所显主斑点的位置和颜色应与对照品溶液的主斑点一致。该色谱条件与 IP(4)相同，分别选用双氢青蒿素、青蒿素、青蒿琥酯、蒿甲醚以及上述四种物质的混合溶液作为测试对象，结果发现：双氢青蒿素供试品和对照品在相同位置上显相同颜色和强度的斑点；双氢青蒿素与青蒿素系列品种能有效分离，不相互干扰，可作为双氢青蒿素的鉴别试验(图 1)。

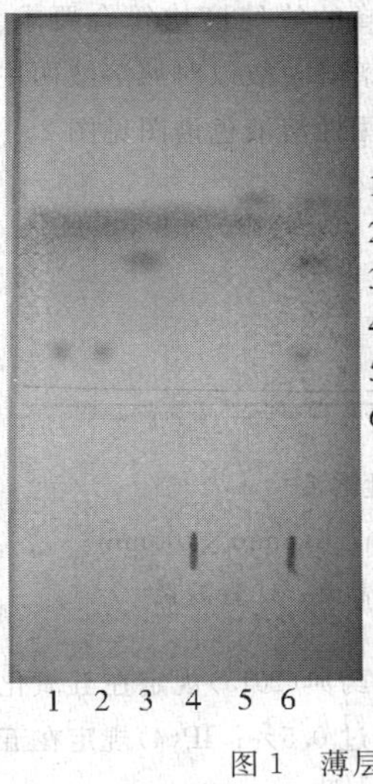

1-双氢青蒿素供试品溶液（0.1mg/ml）
2-双氢青蒿素对照品溶液（0.1mg/ml）
3-青蒿素对照品溶液（2.5mg/ml）
4-青蒿琥酯对照品溶液（0.5mg/ml）
5-蒿甲醚对照品溶液（0.1mg/ml）
6-混合溶液

图 1　薄层色谱鉴别试验色谱图

(6) 液相色谱鉴别　供试品溶液主峰的保留时间应与对照品溶液主峰的保留时间一致。

中国药典(2010)收载了上述 1～4 项鉴别反应，其中两项化学鉴别和旋光度鉴别专属性不强，青蒿素系列品种（双氢青蒿素、青蒿素、青蒿琥酯和蒿甲醚）均可发生相同的反应。中国药典(2015)对鉴别项进行了修订，保留红外光谱鉴别，增加液相色谱鉴别和薄层色谱鉴别。鉴于液相色谱法和薄层色谱法均为色谱鉴别方法，故标准规定可以选做其中的一项。

【检查】有关物质　中国药典(2010)采用薄层色谱法，中国药典(2015)修订为液相色谱法。

中国药典(2005)采用 TLC 法检查有关物质，展开剂为苯-乙酸乙酯(8：2)，溶剂为三氯甲烷。其中苯和三氯甲烷为毒性大的一类溶剂，不符合环保要求。试验发现此展开剂效果并不好，斑点拖尾严重。此外显色剂为香草醛硫酸溶液，黏度大，对斑点检出不甚灵敏。中国药典(2010)建立了新的 TLC 系统，改变了供试品溶液制备溶剂、展开剂、显色剂。显色剂为含 2%香草醛的 20%硫酸溶液，显色后在 85℃加热 10～20 分钟，应注意避免因过度加热薄层色谱板黏合剂发生炭化而导致检视困难。此外，还增加了系统适用性试验的方法，使方法更具可操作性，提高了检测灵敏度。

中国药典(2015)将薄层色谱法修订为专属性和灵敏度更高的液相色谱法，色谱条件与 IP(4)相同。用十八烷基硅烷键合硅胶为填充剂（4.6mm × 100mm，3μm）；流速为 0.6ml/min；线性梯度洗脱：前 17 分钟流动相为乙腈-水(6：4)，后 13 分钟流动相中乙腈比例由 60%变为 100%，最后 10 分钟流动相中乙腈比例恢复至 60%；检测波长为 216nm。取双氢青蒿素和青蒿素对照品各适量制备系统适用性溶液，取适量注入液相色谱仪，出峰顺序为 α-双氢青蒿素、β-双氢青蒿素和青蒿素，与青蒿素峰(保留时间约为 10 分钟)相比，α-双氢青蒿素的相对保留时间约为 0.6，β-双氢青蒿素的相对保留时间约为 0.8，各成分峰之间的分离度应大于 2.0。酸、碱、加热、氧化和高温破坏试验结果显示，各杂质峰之间、各杂质峰与双氢青蒿素峰之间均能有效分离，并经 DAD 作峰纯度检查，主峰的峰纯度均符合要求。在色谱图上双氢青蒿素出现两个色谱峰，故以对照溶液两主峰面积的和计算杂质含量。系统适用性溶液色谱图见图 2。

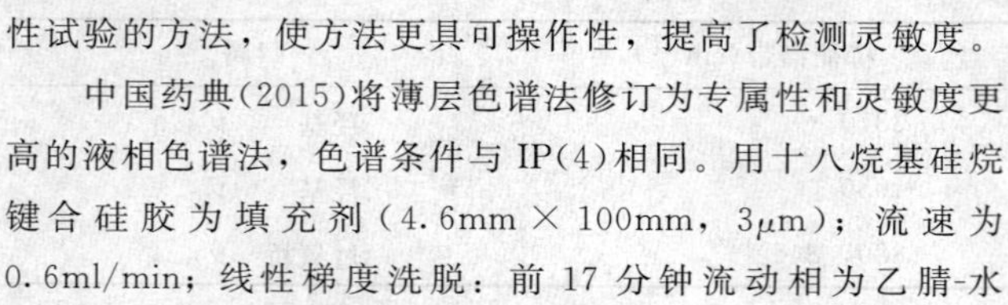

图 2　系统适用性溶液

(CAPCELL PAK C_{18} MGⅡ 3μm，4.6mm×100mm)

1. α-双氢青蒿素；2. β-双氢青蒿素；3. 青蒿素

干燥失重　本品为无水物，中国药典(2015)规定在五氧化二磷减压干燥至恒重，减失重量不得过 0.5%；IP(4)规定在五氧化二磷减压干燥至恒重，减失重量不得过 10.0mg/g(1%)。

炽灼残渣　遗留残渣不得过 0.1%；IP(4)规定遗留残渣不得过 1.0mg/g，两者一致。

重金属　含重金属不得过百万分之十(第二法)；IP(4)中没有收载重金属检测。

【含量测定】采用高效液相色谱法。

中国药典(2005)含量测定方法为 UV 法，测定样品加碱反应后溶液的吸光度，专属性不强；中国药典(2010)采用 HPLC 法，用十八烷基硅烷键合硅胶为填充剂；乙腈-水(6：4)为流动相；流速：1ml/min；检测波长为 210nm；外标法定量。双氢青蒿素进样量在 2.0315～101.57μg 范围内与其峰($\alpha+\beta$)面积线性关系良好，线性方程为 $y=41655x+25363$，$r=0.9997$ ($n=6$)；重复性试验 RSD 为 0.54%($n=9$)；供试品溶液(浓度为 1mg/ml)在室温放置 8 小时内稳定性好，8 小时后 α、β 峰面积和变化较大，故规定供试品溶液配制后在 8 小时内测定。双氢青蒿素的—OH 基团具有差向异构，差向异构体 α 体、β 体在溶剂中有一相互转化的平衡过程。因 α 体 12 位的—OH 取代基位置与分子中极性较大的含氧基团部分处于同侧，而 β 体的—OH 取代基则处于异侧，故 α 体的极性较 β 体大，保留时间较短的是 α 体。因此，规定青蒿素与相邻双氢青蒿素峰的分离度应大于 2.0。

中国药典(2015)参考 IP(4)对色谱条件进行修订，推荐色谱柱用十八烷基硅烷键合硅胶为填充剂(CAPCELL PAK C18 MGⅡ或效能相近色谱柱，规格：100mm × 4.6mm，3μm)，流速修订为 0.6ml/min，检测波长修订为 216nm。双氢青蒿素在二甲亚砜中仅以一种形态存在。若采用二甲亚砜为溶剂配制溶液，在进样到出峰的较短时间内，双氢青蒿素二峰间转化较少，并且转化程度可控。因此，中国药典(2015)采用二甲亚砜为溶剂制备供试品溶液和对照品溶液，溶液浓度为 4mg/ml。方法学验证结果显示，双氢青蒿素进样量在 0.50535～50.535μg 范围内线性关系良好，相关系数为 1.0000。连续进样 6 次，精密度良好(RSD=0.35%)；取样 6 份进行测定，平均含量为 99.62%(RSD=0.38%)。双氢青蒿素的定量限为 174.39ng、检测限为 52.314ng。供试品溶液在 8 小时内稳定(RSD=0.35%)。应当注意的是，如二甲亚砜中含有水分或者流动相中水比例增大时，会导致 β-双氢青蒿素向 α-双氢青蒿素的转化，从而出现双峰(其中第一个峰较小，峰面积约占第二个峰峰面积的 0.5%，而且两峰面积稳定)。系统适用性溶液(溶剂为流动相)色谱图见图 3，供试品溶液(溶剂为二甲亚砜)色谱图见图 4。

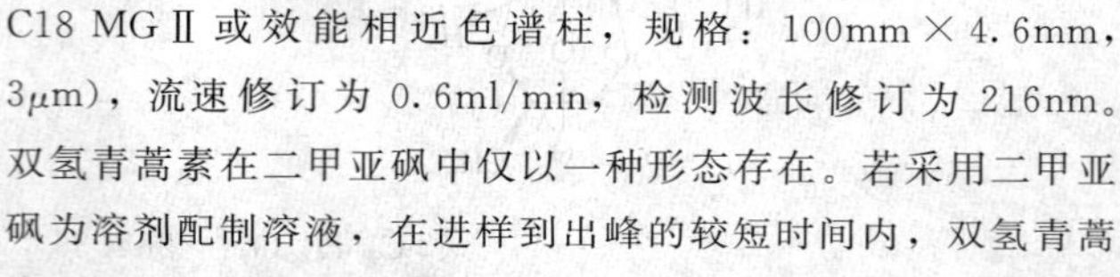

图 3　系统适用性溶液色谱图

1. α-双氢青蒿素峰；2. β-双氢青蒿素；3. 青蒿素

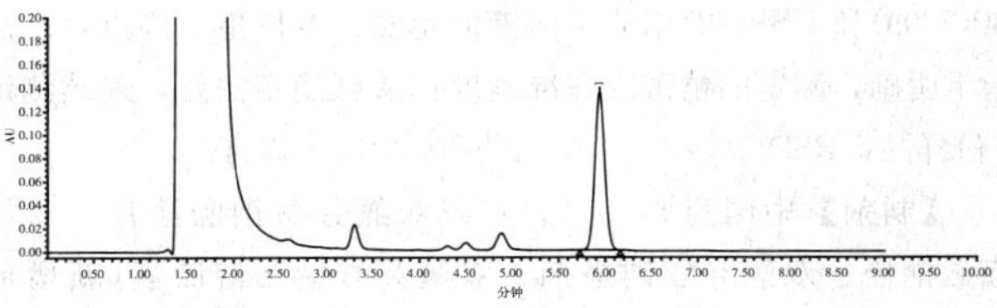

图 4　供试品溶液色谱图

【制剂】 中国药典（2015）收载了双氢青蒿素片，IP(4)中未见收载。

有关物质及含量测定均照原料项下方法测定。

参考文献

[1] 国家药典委员会．中华人民共和国药典临床用药须知·化学药和生物制品卷［M］．2010 年版．北京：中国医药科技出版社，2011：860.

[2] 李英．青蒿素研究［J］．上海：上海科学技术出版社，2007：4.

[3] 刘静明，倪慕云，樊菊芬，等．青蒿素(Arteannuin)的结构和反应［J］．化学学报，1979，2(37)：129.

撰写　王　爽　刘向红　广西壮族自治区食品药品检验所

复核　戴向东　　　　　广西壮族自治区食品药品检验所

　　　罗　萍　　　　　重庆市食品药品检验检测研究院

双氯芬酸钠

Diclofenac Sodium

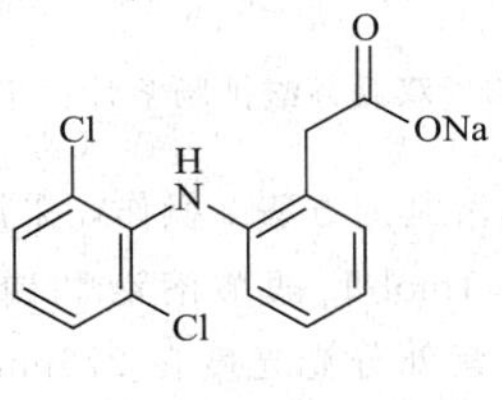

$C_{14}H_{10}Cl_2NNaO_2$　318.13

化学名：2-［(2,6-二氯苯基)氨基］-苯乙酸钠

sodium-［2-［(2, 6-dichlorophenyl)-amino］-phenyl］-acetate, benzeneacetic acid; 2-［(2, 6-dichlorophenyl) amino］-, monosodium salt.; Sodium [O-(2,6-dichloroanilino)phenyl]acetate

英文名：Diclofenac (INN) Sodium

CSA 号：［15307-79-6］

本品由瑞士 Ciba-Geigy 药厂于 1974 年研制上市，我国于 1981 年研制成功后被广泛使用。

本品为解热镇痛及非甾体抗炎镇痛药，抑制环氧合酶从而减少前列腺素的合成，在一定程度上抑制脂氧酶，减少白三烯、缓激肽等产物的生成而发挥解热镇痛及抗炎作用。口服吸收迅速且完全，服药 50mg，20～60 分钟后，血药浓度达到峰值，平均 3.8μmol/L，吸收量与计量呈线性关系。食物对双氯芬酸钠的吸收没有影响。约一半在肝脏经首过效应时被代谢。服用常规剂量血浆中无积蓄。本品的血浆蛋白结合率为 99.7%，主要与白蛋白结合(99.4%)，表观分布容积为 0.12～0.17L/kg。本品的总清除率为(263±56)ml/min，其血浆半衰期为 1～2 小时。本品给药量的 60%以代谢物形式经尿排泄，原型药物排泄不足 1%。剩余部分以代谢物形式通过胆汁从粪便中清除。临床上用于类风湿性关节炎、神经炎、红斑狼疮及癌症、手术后疼痛，各种原因引起的发热[1]。服药后个别患者有胃肠不适、皮疹、末梢性水肿[2]。

本品除中国药典(2015)收载外，BP(2013)、USP(36)、JP (16)均有收载。

【制法概要】[3]

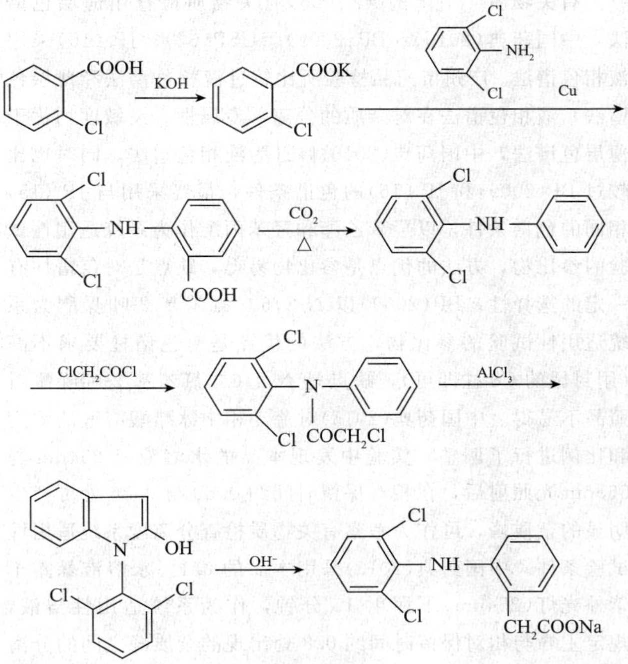

【性状】 本品为白色或类白色结晶性粉末，有刺鼻感与引湿性。

【鉴别】 (1)本品的水溶液在 276nm 的波长处有最大吸收(图 1)。

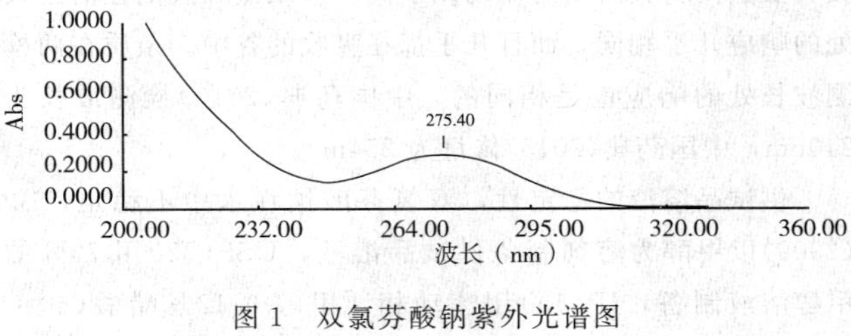

图 1　双氯芬酸钠紫外光谱图

(2)本品的红外光吸收图谱应与对照的图谱(光谱集 53 图)一致，红外光吸收图谱显示的主要特征吸收如下[4,5]。

特征谱带(cm^{-1})	归属	
3385，3265	芳香胺	$\nu_{N\text{-}H}$
3080，3030	芳氢	$\nu_{C\text{-}H}$
1570，1400	羧酸盐	$\nu_{CO_2^-}$
1600，1552，1500，1450	苯环	$\nu_{C=C}$
760，740	取代苯	$\gamma_{3H,4H}$

(3)取样品适量，加碳酸钠灼烧后，使氯游离，再作氯化物的鉴别试验。

(4)取样品适量灼烧，有机破坏后再作钠盐的鉴别试验。

【检查】酸碱度 本品 1% 水溶液，pH 值为 6.5～7.5，USP(36) 规定为 pH 值 7.0～8.5。

乙醇溶液的澄清度与颜色 本品不稳定，遇光、空气、水、酸、碱均易降解变色，中国药典(2015)规定 95% 乙醇溶液应澄清，颜色浅于 3 号黄色标准比色液。BP(2013)规定甲醇溶液，在 440nm 的波长处吸光度不得大于 0.05。

氯化物 为检查工艺过程的游离氯，限度为 0.02%。

有关物质 中国药典(2005)有关物质检查用薄层色谱法，中国药典(2010)、BP(2009)、USP(32)、JP (15)采用液相色谱法。广州市药品检验所比较过液相色谱法和薄层色谱法，液相色谱法在对杂质的分离、专属性、灵敏度均优于薄层色谱法，中国药典(2010)修订为液相色谱法。同时也比较过 BP(2009)和 JP (15)的色谱条件，最终采用与 JP (15)相同的色谱条件，以羟苯乙酯和羟苯丙酯作为系统适用性试验的参比物，方法的优点是参比物易得，缺点是对色谱柱有一定的选择性。BP(2009)以 *N*-2,6二氯苯基-2-吲哚酮为系统适用性试验的参比物，方法的优点是对色谱柱要求不高(用封尾的 C8 柱即可)，缺点是 *N*-2,6二氯苯基-2-吲哚酮对照品不易得。中国药典(2015)对流动相中冰醋酸溶液的浓度和比例进行了调整。实验中发现本品的水溶液经 254nm 与 365nm 光照射后，在相对保留时间约 0.80 与 0.86 处可产生明显的杂质峰，可作为考察有关物质检查分离度系统适用性试验条件。中国药典(2015)采用本品的 0.1% 水溶液暴露于紫外光灯(254nm)下照射 15 分钟，作为系统适用性溶液，规定主峰与相对保留时间约 0.8 处出现的杂质峰之间的分离度应不小于 6.0。

检测波长的选择，双氯芬酸钠在水、甲醇、乙醇、流动相中的最大吸收通常在 276～284nm 波长处，BP(2009)的检测波长为 254nm，日本药局方的检测波长为 240nm，经比较，虽然两药典所用的流动相不同，但双氯芬酸钠在两波长处的响应几乎相同，而且几乎都在吸收的谷中。杂质在两检测波长处的响应也是相同的。中国药典(2010)检测波长为 240nm，中国药典(2015)修订为 254nm。

供试品溶液的稳定性，双氯芬酸钠在水中不稳定，BP(2009)以甲醇为溶剂制备供试品溶液，USP(32)用 70% 的甲醇溶液制备，JP(15)用流动相［甲醇-0.12%醋酸(60：40)］制备。分别以甲醇和流动相为溶剂作比较，经考查 9 小时，双氯芬酸钠在流动相中出现明显降解，中国药典(2010)采用甲醇作溶剂。中国药典(2015)未修订。

干燥失重 本品有引湿性，易吸潮，在 105℃干燥，BP(2013)、USP(36)、JP(16)均规定为不超过 0.5%，中国药典(2015)规定为不超过 1.0%。

【含量测定】中国药典(2005)采用酸碱滴定法，JP(15)用氢氧化钾甲醇溶液电位滴定，终点不易判断。BP(2009)、USP(32)用非水溶液滴定法，电位指示终点。中国药典(2010)参照 BP(2009)和 USP(32)用非水溶液滴定法，电位指示终点，终点指示明确，测定的精密度和准确度比酸碱滴定法好，连续测定 6 份样品，RSD=0.26%。中国药典(2015)未修订。

【制剂】中国药典(2015)收载双氯芬酸钠肠溶片、双氯芬酸钠栓、双氯芬酸钠搽剂、双氯芬酸钠肠溶胶囊(新增剂型)和双氯芬酸钠滴眼剂(新增剂型)；BP(2013)、USP(36)收载双氯芬酸钠肠溶片和缓释片；JP(16)未收载制剂品种。

双氯芬酸钠肠溶片(Diclofenac Sodium Enteric-coated Tablets)

有关物质 BP(2013)、USP(36)均收载有关物质检查，中国药典(2015)有关物质检查方法与原料药相同。广州市药品检验所对不同厂家的样品作考查，结果为：①辅料中的包衣材料欧巴代中含有邻苯二甲酸二乙酯(t_R 8.233 分钟)，在色谱图中可见明显的色谱峰(图 2)；②本品的生产工艺、辅料组成、放置的条件和时间，对产品的质量稳定性均有影响，图 2 中 t_R15.367 分钟的杂质峰在原料药检查中未检出，在光照破坏试验中可见，说明本品对光不稳定；t_R25.337 分钟的杂质峰，在原料药检查中也未检出，但在本品中可见，说明该杂质是在放置过程中产生的降解产物；③ t_R15.367 分钟和 t_R 25.337 分钟的杂质峰可随放置时间的延长而增大，说明本品放置过程不稳定。中国药典(2015)分别设定了已知杂质、单个杂质和杂质总量限度。

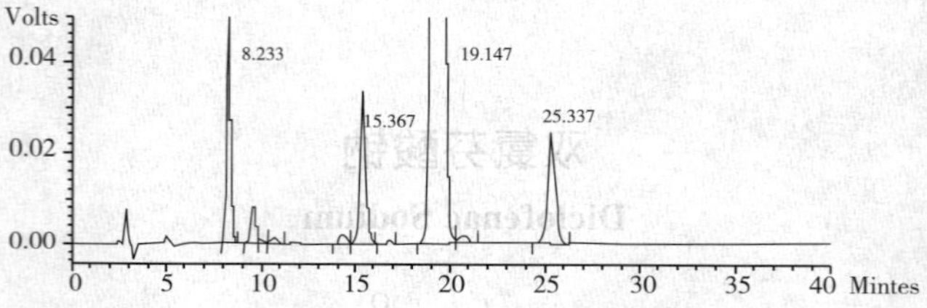

图 2 双氯芬酸钠肠溶片色谱图

溶出度 照肠溶制剂方法 2 操作，采用转篮法，每分钟 100 转，分别以 0.1mol/L 盐酸溶液和磷酸盐缓冲液(pH 6.8)为溶出介质，紫外分光光度在 276nm 波长处测定吸光度，45 分钟时溶出量不得低于标准量的 70%。USP(36)除采用桨法(每分钟 50 转)外，其他操作与中国药典(2015)基本相同。

【含量测定】 采用高效液相色谱法，液相条件与有关物质检查大致相同、检测波长改为 276nm，流动相中甲酸和 4% 冰醋酸溶液的比例有所变化。

双氯酚酸钠肠溶胶囊的检测项目和方法与肠溶片基本相同。双氯芬酸钠滴眼液的有关物质和含量测定方法与肠溶片相同；另外还有渗透压摩尔浓度和无菌检查，当处方中含有防腐剂苯扎氯胺时，采用液相色谱法进行测定，每 1ml 中含苯扎氯铵不得过 0.12mg。双氯芬酸钠栓剂和搽剂均采用紫外可见分光光度法在 282mm 或 284nm 进行含量测定。

参考文献

[1] 陈新谦．新编药物学［M］．15 版．北京：人民卫生出版社，2003.

[2] 王泽文．当代结构药物全集［M］．北京：北京科学技术出版社，1993.

[3] 费声钱，蔡允明．解热镇痛消炎药双氯灭痛的合成［J］．医药工业，1979，11：14.

[4] 董庆年．红外光谱法［M］．北京：石油化学工业出版社，1977.

[5] 王宗明．实用红外光谱学［M］．北京：石油化学工业出版社，1978.

撰写　黄红深　广州市药品检验所

审核　潘锡强　广州市药品检验所

甘油果糖氯化钠注射液

Glycerol Fructose and Sodium Chloride Injection

本品药用成分为甘油、果糖和氯化钠。临床采用静脉滴注给药，主要用于脑血管病、脑外伤、脑肿瘤、颅内炎症及其他原因引起的急慢性颅内压增高、脑水肿等。一般无不良反应，偶有瘙痒、皮疹、头痛、恶心、口干、溶血等现象。

本品收载于中国药典（2015），美国药典、英国药典和日本药局方中均未收载，国内收载的还有原国家食品药品监督管理局注册标准及进口药品注册标准。

本品制剂工艺一般为将甘油、果糖和氯化钠分别配制成适宜浓度的溶液后混合，调节 pH 值，滤过，灌装后灭菌。有些厂家为防止果糖分解[1]，在生产中添加了少量亚硫酸氢钠。

【鉴别】 本品的鉴别（1）为果糖与间苯二酚、盐酸共热生成红色络合物的显色反应，作为果糖的鉴别。

【检查】5-羟甲基糠醛　本品药用成分中氯化钠最稳定，甘油较为稳定，果糖则具有较易降解的特性，其降解产物 5-羟甲基糠醛随着灭菌温度的升高和灭菌过程的延长而增加[2]，效期内也随着贮存时间的增长而增加。因此采用在 284nm 的波长处测定用水稀释 4 倍后溶液的吸光度（不得过 0.80），对生产及过程中果糖的降解情况进行监控。

渗透压摩尔浓度　本品为高渗制剂，临床利用其高渗透性为患者脱水，能使脑水分减少，降低颅内压。因本品毫渗透压摩尔浓度测定值较高，约为 2000mOsmol/kg，所以限度规定参照进口药品注册标准以渗透压摩尔浓度比的形式表达。同时考虑到虽然目前渗透压仪测定的线性范围可以达到 0～3000mOsmol/kg，但为测定准确起见，方便检验者随时对仪器进行校准，标准备注项给出了一种渗透压摩尔浓度值为 1800mOsmol/kg 的标准溶液制备方法。

无菌　依据日常检验工作中对本品进行过的无菌检查方法学的研究，证明本品无抑菌作用，确定了本品的无菌检查方法，并将无菌检查单独列项。

二甘醇　本品药用成分之一甘油中有杂质二甘醇存在的可能性。中国药典（2010）甘油标准参照 USP 增订了二甘醇和其他杂质检查项，采用气相色谱法进行测定。进口药品注册标准也设有“二甘醇”检查项，色谱条件为“用铅离子型阳离子交换树脂为填充剂的离子交换色谱柱；以超纯水为流动相，流速 0.4ml/min，柱温 80℃，示差折光检测器”，限度规定为“二甘醇峰不得检出”，即二甘醇限度理论上是该方法的最低检测限。经试验，若采用本品含量测定的色谱条件，二甘醇的检测灵敏度仅约为 0.25μg，定量限约为 1.25μg，达不到检测的灵敏度需要。鉴于甘油原料已对二甘醇的含量予以控制，故在本制剂中暂不增加对其的检查。后续可参照进口药品注册标准或甘油原料药方法对其进行研究考察。

热原　本品临床每小时用药最大剂量是静脉注射每次 250ml（中国药典临床用药须知），内毒素计算限值约为 1.2EU/mg。中国药典（2015）规定本品热原限值为 10ml/kg，与临床剂量比较，安全系数为 2.4。

【含量测定】 采用液相色谱法，经试验发现在此色谱条件下，如果样品中含有二甘醇，中国药典（2005）所使用的内标物质 1,2-丙二醇与二甘醇峰有叠加现象（图 1），这样对氯化钠、果糖和甘油 3 个主成分的准确定量均产生影响，故中国药典（2010）含量测定将内标法修改为外标法。中国药典(2015)未修订。

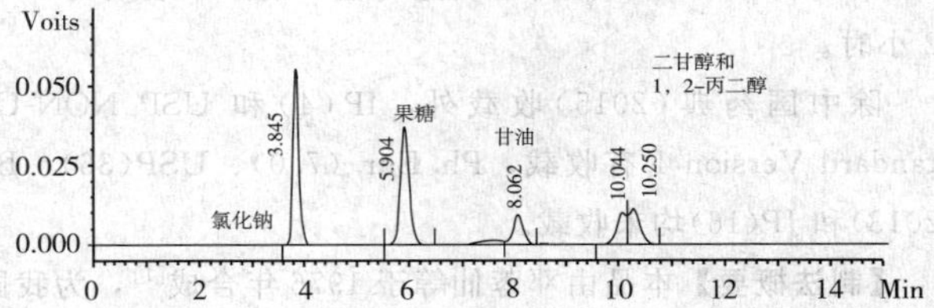

图 1　中国药典（2005）含量测定典型色谱图

色谱条件：用磺酸型聚苯乙烯与二乙烯苯共聚体阳离子交换树脂 H 型为填充剂；以 0.04mol/L 磷酸溶液为流动相，检测波长为 200nm，柱温为 50℃。

参考文献

[1] 汪茂先，陈晓燕．果糖注射液工艺探讨［J］．广东药学，1999，9（4）：35-36.

[2] 李新生，钟湘．5%果糖注射液制备及灭菌工艺探讨［J］．中国药业，2006，15（20）：35-36.

撰写　纪　宏　周长明　北京市药品检验所

复核　余　立　北京市药品检验所

本芴醇

Lumefantrine

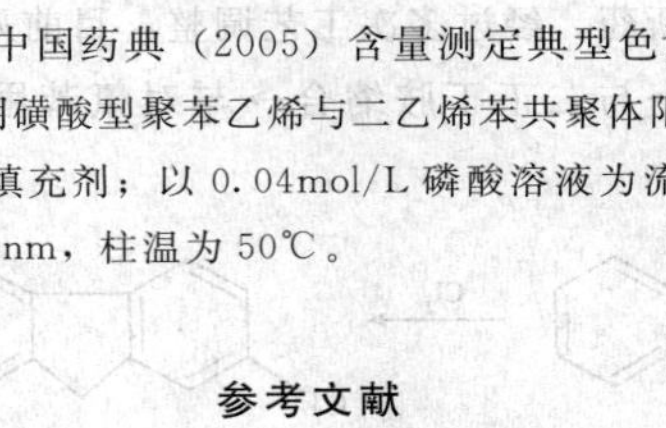

$C_{30}H_{32}Cl_3NO$　528.94

化学名：(9*Z*)-2-(二丁氨基)-1-[2,7-二氯-9-(4-氯苯基亚

甲基)-9*H*-芴-4-基]乙醇

(1*RS*)-2-(dibutylamino)-1-{(9*Z*)-2，7-dichloro-9-[(4-chlorophenyl)methylidene]-9*H*-fluoren-4-yl}ethanol

英文名：Lumefantrine

CAS 号：[82186-77-4]

本品属芳香环甲醇类，是我国创制的甲氟喹类抗疟新药[1,2]，对间日疟有性体和无性体有明显的杀灭作用，对间日疟有良好的防治作用；对恶性疟无性体也有杀灭作用，但起效缓慢；能降低血中配子体率，抑制配子体在蚊体内发育。动物疗效试验证明其具有较好的抗疟作用，能杀灭疟原虫红内期无性体，杀虫彻底，作用持久，治愈率为 95%左右，但控制症状缓慢，对红细胞前期和配子体无效，对氯喹仍显示有交叉抗性。本品主要用于恶性疟疾的治疗，尤其适用于抗氯喹恶性疟疾的治疗。本品与蒿甲醚的抗疟作用可以互补，蒿甲醚速效，两者配伍增效。小鼠、大鼠的 LD_{50} 均大于 10g/kg，属微毒类药，致突变和致畸试验均为阴性，临床未见不良反应。口服吸收慢，消除慢，在体内停留时间长，给药后 4～5 小时血药浓度达峰值，消除半衰期为 24～72 小时。

除中国药典(2015)收载外，IP(4)和 USP NON-US Standard Version 1 有收载，Ph. Eur.(7.0)、USP(36)、BP(2013)和 JP(16)均未收载。

【制法概要】本品由邓蓉仙等于 1976 年合成[1]，为我国创制的抗疟新药。经过多次工艺调整，目前采用芴→上氯→酰化→还原→与二正丁胺缩合→与对氯苯甲醛缩合的工艺路线[3]。

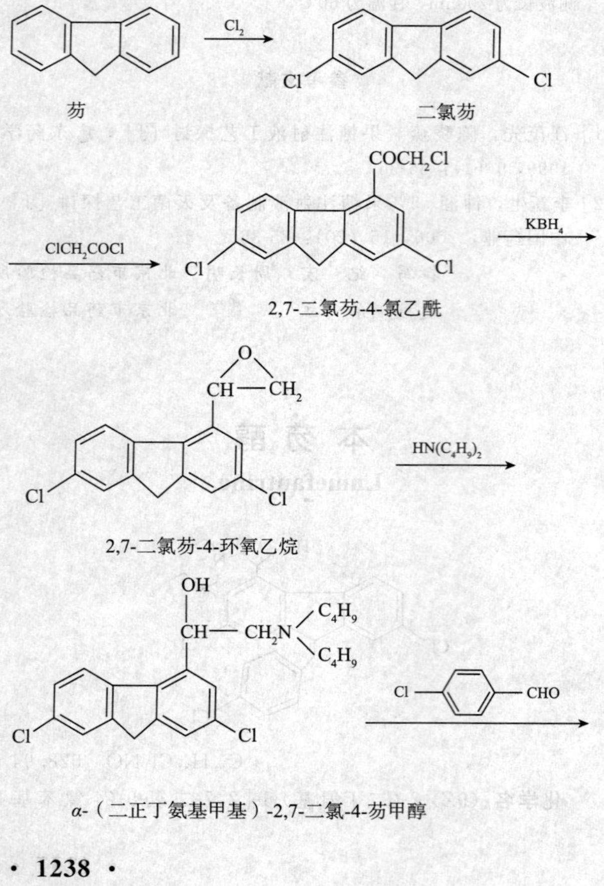

α-(二正丁氨基甲基)-2,7-二氯-4-芴甲醇

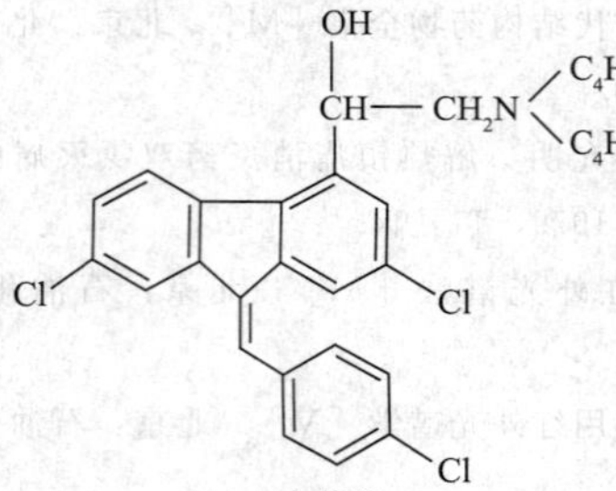

本芴醇

【鉴别】(1)本芴醇中具有叔胺结构，与枸橼酸醋酐试液水浴加热，即显紫色。

(2)本品在乙醇中几乎不溶，因此在制备供试品溶液时应置水浴中微温使溶解，本品在 234nm，266nm，301nm 和 335nm 的波长处有最大吸收，见图1。

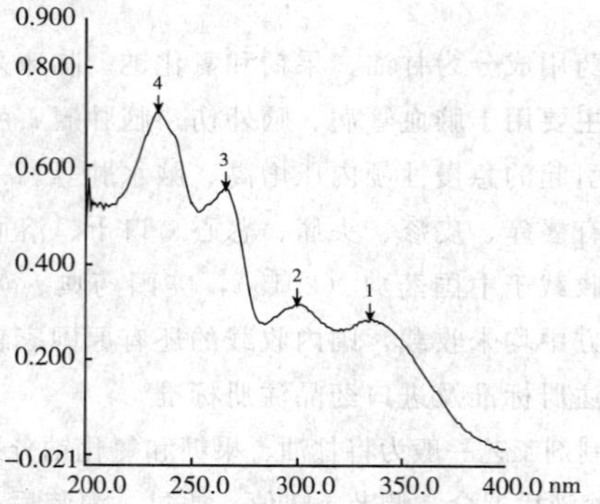

图 1　本芴醇乙醇溶液的紫外吸收图谱(10μg/ml)

(3)本品的红外光吸收图谱应与对照图谱(光谱集 76 图)一致，显示的主要特征吸收如表 1。

表 1　本芴醇红外光吸收图谱主要特征吸收

特征谱带(cm^{-1})	归属
3400	羟基　ν_{O-H}
3095，3060，3030	芳氢　ν_{C-H}
1632	烯键　$\nu_{C=C}$
1588，1564，1490	苯环　$\nu_{C=C}$
1087，1072	取代苯　ν_{C-Cl}
828	取代苯　γ_{2H}

【检查】有关物质　中国药典(2010)采用 TLC 法，使用硅胶 GF_{254} 薄层板，以正己烷-丙酮-二乙胺(80：14：6)为展开剂，展开后，置紫外光灯(254nm)下检视，供试品溶液如显杂质斑点不得多于 4 个，其颜色与对照溶液的主斑点比较，不得更深(0.5%)。

USP NON-US 标准采用 HPLC 法进行有关物质检查，采用 C18 柱，梯度洗脱，流动相组分中有含己烷磺酸钠的离子对溶液(pH 2.3)、乙腈、正丙醇、水，在 265n 波长处检测。称取本芴醇对照品 13mg 和本芴醇有关物质 A {(*RS*,Z)-2-(二丁基氨基)-2-[2,7-二氯-9-(4-氯苯基亚甲基)-9*H*-芴-4-yl]乙醇} 和本芴醇有关物质 B(立体异构体 A 和 B 混合物，立体异构体 A：{(1*S*,3*R*,5*R*)-1,3-二[(*EZ*)-2,7-二氯-9-(4-氯苯基亚甲基）-9*H*-芴-4-yl］-2,6-二乙二酸二环(3.1.0)己烷｝，立体异构体B：｛2-［(*EZ*）-2,6-二氯-9-(4-氯苯基亚甲基）-9*H*-芴-4-yl］-3′-［(*EZ*)-2,7-二氯-9-(4-氯苯基亚甲基）-9*H*-芴-4-yl］-2,2′-二环氧乙烷｝）对照品各1.0mg溶解于乙腈中并稀释至50.0ml，作为系统适用性溶液。取系统适用性溶液20μl注入液相色谱仪，记录色谱图，见图2，要求本芴醇有关物质A与本芴醇之间的分离度不得小于0.5；本芴醇峰面积的相对偏差不大于2.0%(n=6)。本芴醇与有关物质的相对保留时间及限度见表2。IP(4)采用HPLC法进行有关物质检查，色谱条件与USP NON-US相同。

表2　本芴醇有关物质的相对保留时间及限度

化合物	相对保留时间	限度(%)
本芴醇有关物质A	0.8	0.1
本芴醇有关物质B(立体异构体A)	3.7	0.1
本芴醇有关物质B(立体异构体B)	4.0	0.3
本芴醇	1.0	—
其他单一未知杂质	—	0.10
总杂质	—	0.3

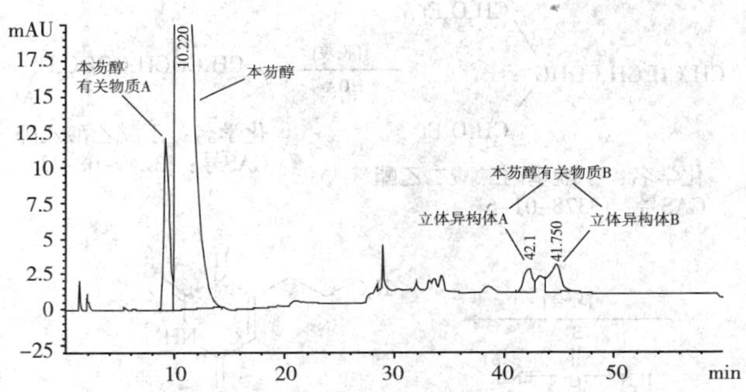

图2　本芴醇有关物质检查系统适用性溶液HPLC色谱图

中国药典(2015)有关物质检查方法修订为液相色谱方法，色谱条件与USP NON-US和IP(4)相同。USP NON-US和IP(4)系统适用性溶液中均含本芴醇、杂质A和杂质B，杂质A与本芴醇结构相近，极难分离，标准中均只需杂质A与本芴醇的分离度达到0.5即符合规定。中国药典(2015)系统适用性溶液分离度要求与上述国外标准相同，实验中测得杂质A与本芴醇的分离度为0.89～1.46。由于杂质B对照品无市场供应，且样品中均未检测到杂质B，故中国药典(2015)杂质B不作为已知杂质控制，系统适用性溶液中也不包含杂质B。中国药典(2015)规定单个杂质不得过0.1%(即规定杂质A、杂质B立体异构体A、杂质B立体异构体B和单个未知杂质均不得过0.1%)，杂质总量不得过0.3%，限度严于上述国外标准。方法学验证结果显示，本芴醇在0.1734～0.6932μg/ml浓度范围内线性关系良好，相关系数r=0.9990，杂质A在0.1716～0.6864μg/ml浓度范围内线性关系良好，相关系数r=0.9998，杂质A平均回收率为105.2%，RSD=3.4%(n=9)，按信噪比3∶1计算检测限为0.07μg/ml，供试品溶液在24小时内稳定。破坏试验显示，在酸、碱、氧化、光照和加热条件下，降解产物与主峰均能获得良好的分离并得到有效检测。供试品溶液有关物质典型色谱图见图3。

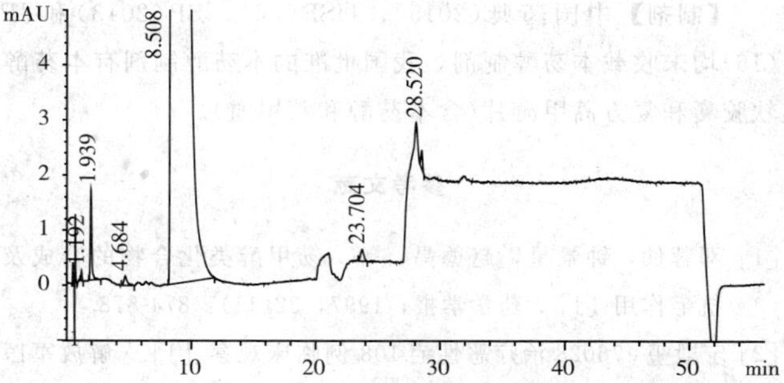

图3　供试品溶液有关物质典型色谱图

残留溶剂　中国药典(2015)新增检查项，采用顶空气相色谱法测定。本品生产工艺中使用的有机溶剂为：甲醇、乙醇、丙酮、异丙醇、乙酸乙酯和甲苯，根据中国药典和ICH要求，需进行残留溶剂检查。方法学验证结果显示，甲醇在2.382～238.2μg/ml、乙醇在3.955～395.5μg/ml、丙酮在3.950～395.0μg/ml、异丙醇在3.930～393.0μg/ml、乙酸乙酯在3.604～360.4μg/ml和甲苯在0.694～69.4μg/ml浓度范围内线性关系良好，相关系数均在0.9999以上。平均回收率(n=9)分别为甲醇101.3%(RSD=0.6%)、乙醇101.5%(RSD=1.0%)、丙酮99.4%(RSD=0.7%)、异丙醇101.5%(RSD=1.2%)、乙酸乙酯99.7%(RSD=0.9%)和甲苯99.3(RSD=1.1)。检测限分别为甲醇0.238μg/ml、乙醇0.396μg/ml、丙酮0.198μg/ml、异丙醇0.393μg/ml、乙酸乙酯0.360μg/ml和甲苯0.173μg/ml。进样精密度(n=5)RSD在0.3%～0.7%。混合对照品溶液色谱图见图4。

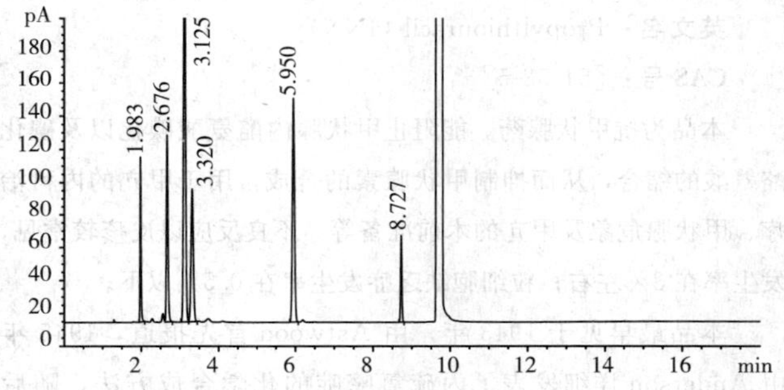

图4　混合对照品溶液色谱图

炽灼残渣　中国药典(2010)规定遗留残渣不得过0.2%，中国药典(2015)修订为不得过0.1%，与USP NON-US相同。

重金属　中国药典(2010)规定含重金属不得过百万分之二十，中国药典(2015)修订为不得过百万分之十，与USP NON-US相同。

【含量测定】中国药典(2010)采用非水溶液滴定法，本品加醋酐和结晶紫指示液，用高氯酸滴定液(0.1mol/L)滴定至溶液显纯蓝色。中国药典(2015)参照IP(4)，将指示剂指示终点修订为电位法指示终点，将含量限度由不得少于98.0%修订为不得少于98.5%。IP(4)分别采用容量法和

HPLC 法测定含量。USP NON-US 采用 HPLC 法测定含量。

【制剂】 中国药典（2015）、USP（36）、BP（2013）和 JP（16）均未收载本芴醇制剂，我国批准的本芴醇制剂有本芴醇软胶囊和复方蒿甲醚片（含本芴醇和蒿甲醚）。

参考文献

[1] 邓蓉仙，钟景星，赵德昌，等．芴甲醇类化合物的合成及抗疟作用［J］．药学学报，1997，32(11)：874-878.

[2] 宁殿玺．76028 治疗恶性疟 108 例临床观察［J］．解放军医学杂志，1981，6(5)：260-262.

[3] 邓蓉仙，钟景星，赵德昌，等．抗疟药本芴醇的合成新路线［J］．药学学报，2000，35(1)：22-25.

撰写　郑金琪　杨伟峰　殷国真　浙江省食品药品检验研究院

复核　陶巧凤　浙江省食品药品检验研究院

丙硫氧嘧啶

Propylthiouracil

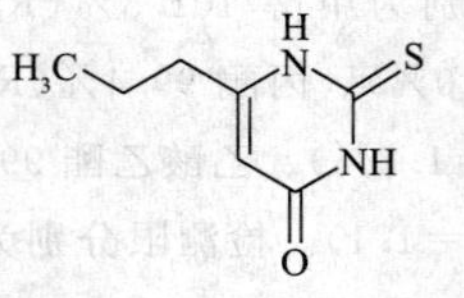

$C_7H_{10}N_2OS$　170.24

化学名：6-丙基-2-硫代-2,3-二氢-4(1*H*)-嘧啶酮

2,3,-dihydro-6-propy-2-thioxo-4-(1*H*)-pyrimidinone

英文名：Propylthiouracil（INN）

CAS 号：［51-52-5］

本品为抗甲状腺药。能阻止甲状腺内酪氨酸碘化以及碘化酪氨酸的缩合，从而抑制甲状腺素的合成，用于甲亢的内科治疗、甲状腺危象及甲亢的术前准备等。不良反应以皮疹较常见，发生率在 3%左右；粒细胞缺乏症发生率在 0.5%以下。

本品最早见于 1943 年，由 Astwood 首先报道，1945 年由 Anderson 详细发表了丙硫氧嘧啶的化学合成方法，随后就有商品出售。国内在 20 世纪 50 年代后期已有研制文章报道。

除中国药典（2015）收载外，BP（2013）、USP（36）、Ph. Eur.（7.0）、JP(16)均有收载。

【制法概要】 一法：

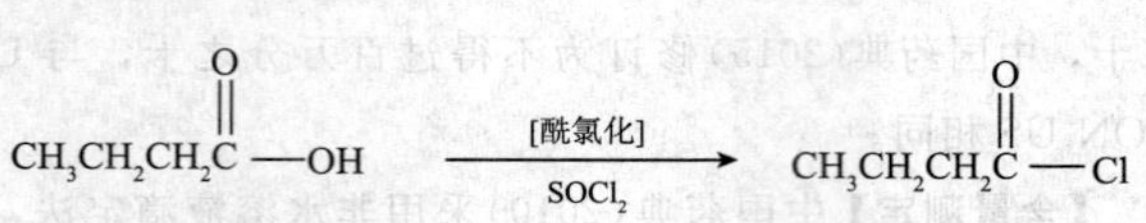

化学名：丁酸　CAS号：[107-92-6]

化学名：正丁酰氯　CAS号：[141-75-3]

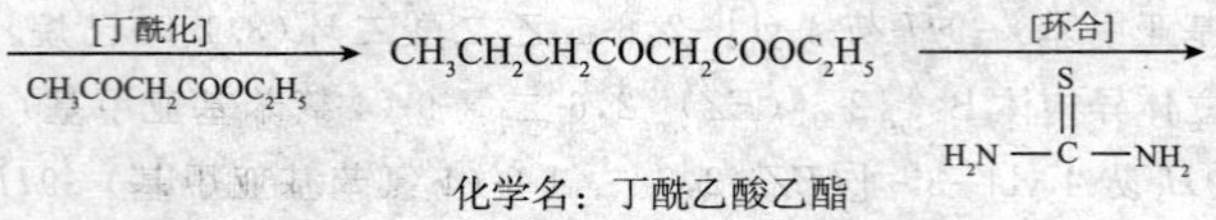

化学名：丁酰乙酸乙酯　CAS号：[3249-68-1]

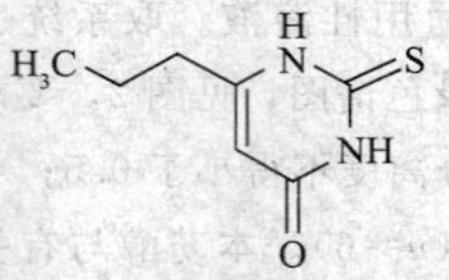

丙硫氧嘧啶

化学名：6-丙基-2-硫代-2,3-二氢-4（1*H*）嘧啶酮　CAS号：[51-52-5]

二法：

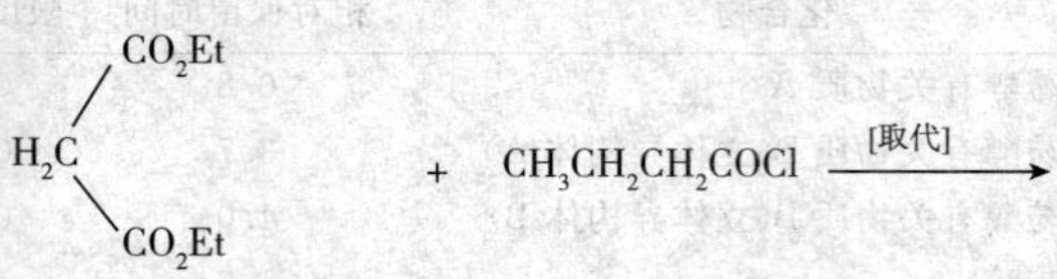

化学名：丙二酸二乙酯　CAS号：[105-53-3]

化学名：正丁酰氯　CAS号：[141-75-3]

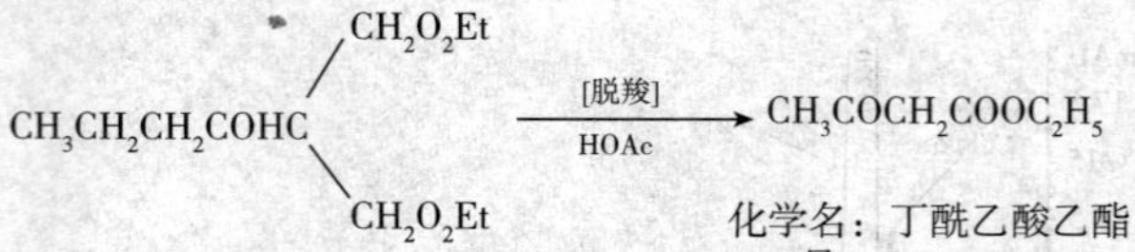

化学名：丁酰基丙二酸二乙酯　CAS号：[3378-01-6]

化学名：丁酰乙酸乙酯　CAS号：[3249-68-1]

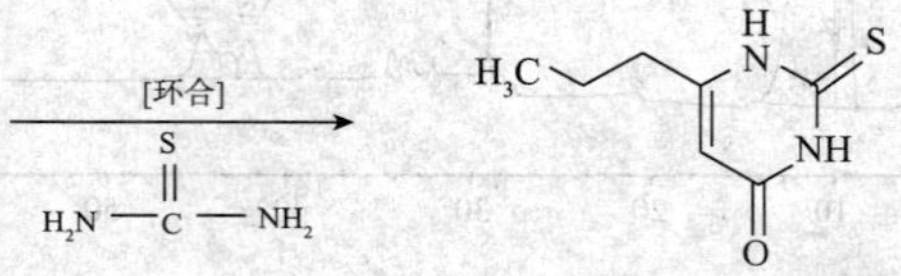

丙硫氧嘧啶

化学名：6-丙基-2-硫代-2,3-二氢-4（1*H*）嘧啶酮　CAS号：[51-52-5]

【性状】 本品在氢氧化铵或氢氧化钠等碱溶液中溶解，生成相应的铵盐或碱金属盐。

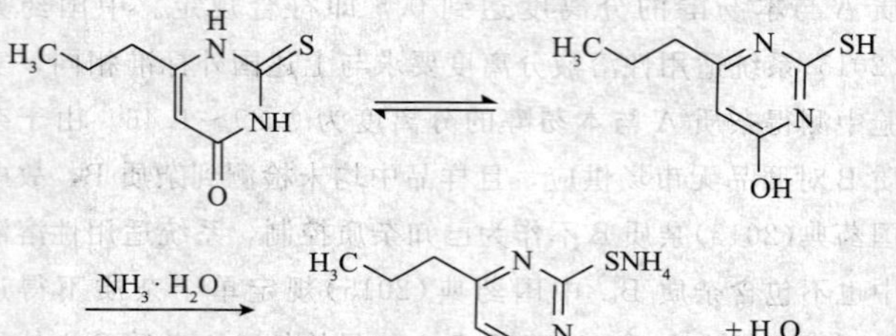

【鉴别】（1）本品含有—SH 基，与亚硝基铁氰化钠形成配盐呈绿蓝色。

（2）本品滴加溴试液振摇溶解后，加热使过量的溴挥发。放冷，加入氢氧化钡试液，生成硫酸钡，该白色沉淀在 1 分钟内不变成紫色，可与硫脲嘧啶区别。在操作过程中加溴后渐渐溶解，亦可在水浴中温热助溶，当溴过量时发生乳白色沉淀，可过滤并加热使挥散，再加入氢氧化钡试液生成硫酸钡沉淀。

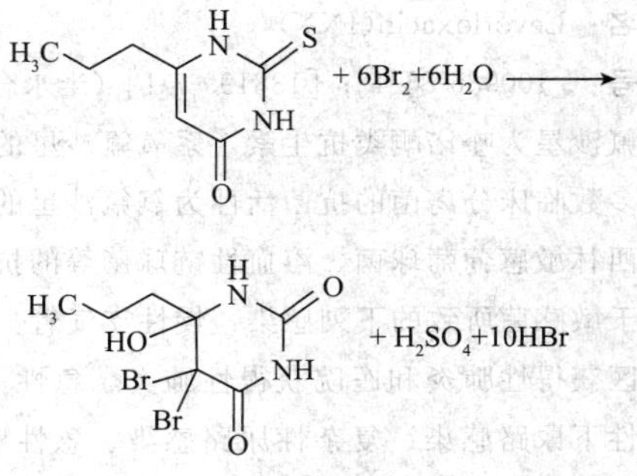

$$H_2SO_4 + Ba(OH)_2 \longrightarrow BaSO_4\downarrow + 2H_2O$$

(3) 本品的红外光吸收图谱应与对照的图谱（光谱集 70 图）一致，本品的红外光吸收图谱显示的主要特征吸收如下表。

特征谱带(cm^{-1})	归属
3100	内酰胺　ν_{N-H}
1657	内酰胺　$\nu_{C=O}$
1625	环内双键　$\nu_{C=C}$
1191	硫羰基　$\nu_{C=S}$

【检查】硫脲　中国药典(2010)采用比色法测定。本品生产工艺的最后一步加硫脲环合，故需控制硫脲残留量；其反应是根据硫脲与硝酸银作用生成硫化银沉淀，在乳白色凝胶状沉淀中显黄色而进行比色。

$$CS(NH_2)_2 + 2AgNO_3 + 2CH_3COONa \longrightarrow Ag_2S\downarrow + CNNH_2 + 2NaNO_3 + 2CH_3COOH$$

对照管中含丙硫氧嘧啶 10mg 作为底物，再加入对照品硫脲 0.1mg，而供试品管取样 100mg，扣去底物部分 10mg，实际量是 90mg 的丙硫氧嘧啶，含硫脲残留量所显色泽与对照管相比较，其限度为 0.11%。

中国药典(2015)参考有关物质检查色谱条件，经过优化与改进，建立了硫脲的液相色谱检查方法，用十八烷基硅烷键合硅胶为填充剂，以水-乙腈(60：40)为流动相；检测波长为 238nm(硫脲最大吸收)。相比薄层色谱法[Ph. Eur.(7.0)]和比色法[中国药典(2010)]，液相色谱法更具专属性和准确性。方法学验证结果显示，在 20.1～180.9ng /ml 范围内，浓度与峰面积有良好的线性关系，相关系数为 0.9995。加样平均回收率为 98.56%，RSD 为 0.82%(n=9)。连续进样 6 次，RSD 为 0.77%，进样精密度良好；测定 6 份样品，RSD 为 0.69%，重复性良好。设 S/N 值为 10，硫脲的定量限为 4ng/ml。供试品溶液在 24 小时内稳定，RSD 为 0.54%。供试品溶液典型色谱图见图 1。

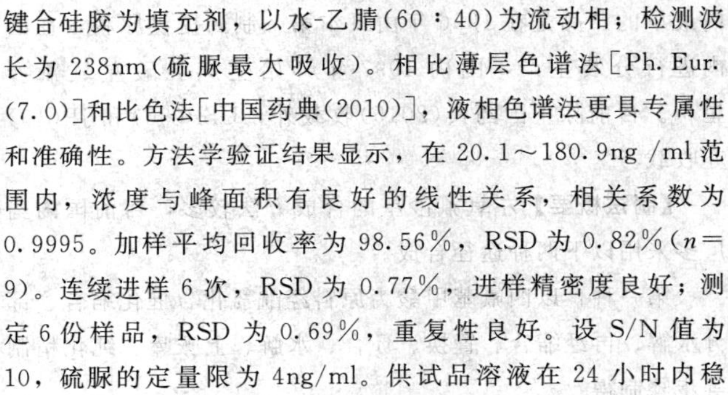

图 1　供试品溶液硫脲检查色谱图

有关物质　采用高效液相色谱法进行检查。

丙硫氧嘧啶及其降解产物均有一定的紫外吸收，故采用高效液相紫外检测法进行有关物质检查。用十八烷基硅烷键合硅胶为填充剂，0.02mol/L 磷酸盐缓冲液（取 3.40g 磷酸二氢钾，溶于 500ml 水中，用磷酸或 0.1mol/L 氢氧化钠调节 pH 值至 4.6，加水稀释至 1000ml，即得）-乙腈（70：30）为流动相，检测波长为 273nm。该色谱条件下丙硫氧嘧啶出峰时间约为 8 分钟，拖尾因子为 1.07，理论板数为 6567(图 2)。经方法学验证，丙硫氧嘧啶对酸、碱、热及光较稳定，易被氧化破坏，所产生的降解产物在该色谱条件下能与主峰有效的分离。

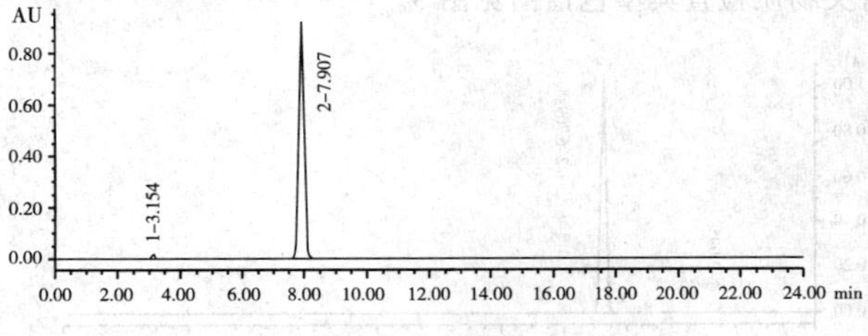

图 2　供试品溶液有关物质检查色谱图

1. 未知杂质；2. 丙硫氧嘧啶

色谱柱：Diamonsil™ C18（4.6mm×200mm，5μm）

【含量测定】有剩余银量法及汞量法。

中国药典(2005)采用汞量法，该法指示剂需新配制，虽突跃明显，但硝酸汞滴定液污染环境，而 JP(15)、USP(32)、BP(2009)、Ph. Eur.(6.0) 均采用剩余银量法，JP(15)用 0.1%溴麝香草酚蓝试液指示终点，终点为蓝绿色。而 USP(32)、BP(2009)、Ph. Eur.(6.0) 用电位法指示终点。故在中国药典(2010)中采用剩余银量法、电位法指示终点。中国药典(2015)未修订。

第一次加入氢氧化钠液(0.1mol/L)，以增加丙硫氧嘧啶的溶解度。

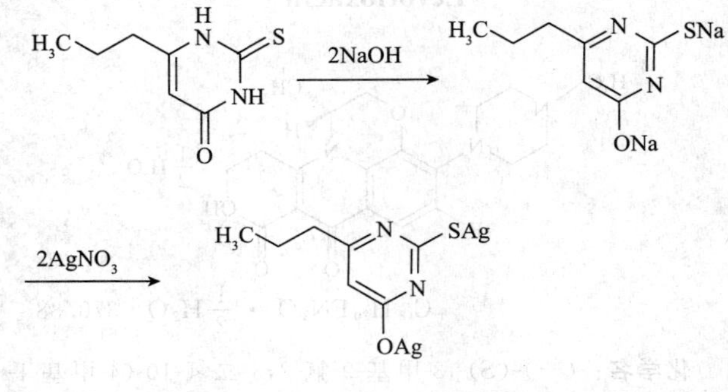

剩余部分的丙硫氧嘧啶则直接与硝酸银成银盐后继续用氢氧化钠液(0.1mol/L) 滴定产生的硝酸。

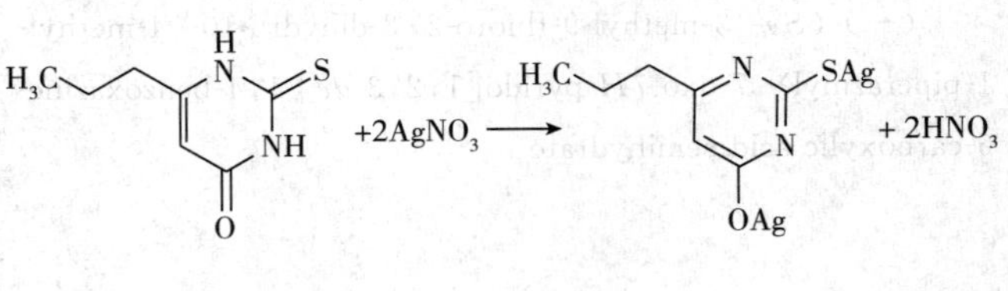

【制剂】中国药典（2015）收载了丙硫氧嘧啶片和丙硫氧嘧啶肠溶片（新增剂型）。USP（36）、BP（2013）和 JP（16）仅收载普通片。

丙硫氧嘧啶片（Propylthiouracil Tablets）

本品为白色片，有 50mg 与 100mg 两种规格。国内各企业的处方中，主要辅料有淀粉、蔗糖、羧甲淀粉钠、硬脂酸镁等。

有关物质　采用高效液相色谱法测定，色谱条件与丙硫氧嘧啶有关物质项相同。经方法学验证，丙硫氧嘧啶片对酸、碱、热及光较稳定，易被氧化破坏，所产生的降解产物在该色谱条件下能与主峰有效地分离，辅料对测定无干扰。有关物质检查典型色谱图见图 3。

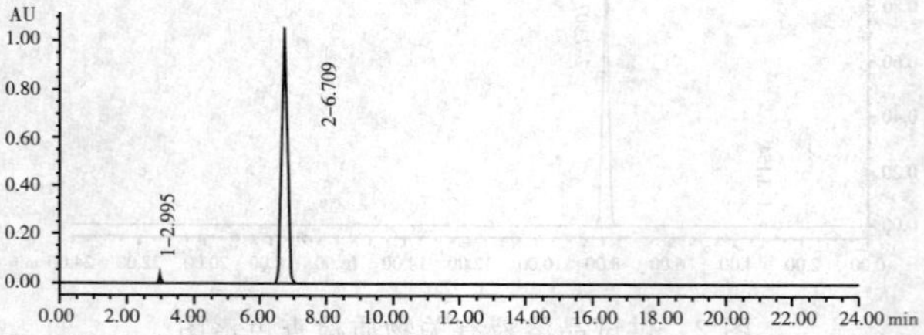

图 3　丙硫氧嘧啶片供试品溶液色谱图

1. 未知杂质；2. 丙硫氧嘧啶

含量测定　采用高效液相色谱法测定，色谱条件与丙硫氧嘧啶有关物质项相同，辅料对测定无干扰。含量测定方法回收率为 98.9%（$n=9$），RSD 为 0.35%，重复性试验 RSD 为 0.71%（$n=6$），定量线性范围为 7.449～99.32μg/ml，相关系数 $r=0.9999$（$n=5$）。

修订　李　帅　　湖南省药品检验研究院

复核　刘利军　李瑞莲　　湖南省药品检验研究院

左氧氟沙星

Levofloxacin

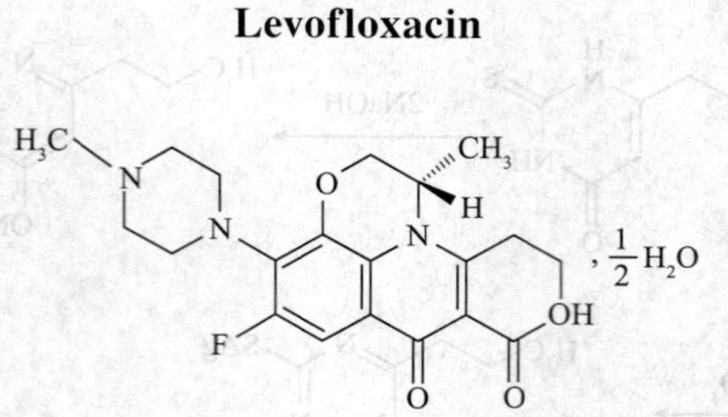

$C_{18}H_{20}FN_3O_4 \cdot \frac{1}{2}H_2O$　370.38

化学名：（－）-（*S*）-3-甲基-9-氟-2,3-二氢-10-（4-甲基-1-哌嗪基）-7 氧代-7*H*-吡啶并［1,2,3-*de*］-［1,4］苯并噁嗪-6-羧酸半水合物

（－）-（*S*）-3-methyl-9-fluoro-2,3-dihydro-10-（4-methyl-1-piperazinyl）-7-oxo-7*H*-pyrido［1,2,3-*de*］-1,4-benzoxazine-6-carboxylic acid semihydrate

英文名：Levofloxacin（INN）

CAS 号：［100986-85-4］；［138199-7-1］（半水合物）

左氧氟沙星为喹诺酮类抗生素，系氧氟沙星的左旋异构体，对大多数临床分离菌的抗菌活性为氧氟沙星的 2 倍，尤其对甲氧西林敏感葡萄球菌、溶血性链球菌等的抗菌作用增强，适用于敏感菌所致的下列感染：慢性支气管炎急性细菌感染、社区获得性肺炎和医院获得性肺炎、急性上颚窦炎、急性单纯性下尿路感染、复杂性尿路感染、急性肾盂肾炎、复杂性和非复杂性皮肤及皮肤结构感染等。本品口服吸收完全，吸收给药量的近 100%。单次空腹口服 100mg 和 200mg 后，C_{max} 分别可达 1.36mg/L 和 3.06mg/L。t_{max} 为 1 小时；单次空腹口服 250mg 和 500mg 后，C_{max} 分别为 2.8mg/L 和 5.1mg/L。每日一次，每次 500mg 或 750mg 多剂量口服给药后，达稳态时平均峰、谷浓度分别为（5.7±1.4）mg/L 和（0.5±0.2）mg/L，以及（8.6±1.9）mg/L 和（1.1±0.4）mg/L。该药 500mg 与食物同服时，达峰时间略推迟（约 1 小时），血药峰浓度略降低（约降低 14%）。体内广泛分布，表观分布容积为 74～112L，肺组织药物浓度可达血浓度的 2～5 倍，皮肤组织、水泡液、扁桃体、前列腺组织、女性生殖道组织、痰液、泪液、唾液中药物浓度约为血浓度的 1～2 倍。$t_{1/2}$ 为 6～8 小时。本品体内代谢甚少，主要经肾排除，给药后 48 小时内自尿中以药物原形排出给药量的约 87%，以代谢物的形式排出量小于给药量的 5%。给药后 72 小时内自粪排除＜4%。肾功能减退时，该药消除半衰期长，消除缓慢，需调整剂量。主要不良反应包括：恶心、腹泻、腹痛、腹胀等胃肠道反应；失眠、头晕、头痛等中枢神经系统反应；皮肤瘙痒、皮疹等过敏反应等[1]。

本品为第三代喹诺酮类抗生素。由日本第一制药株式会社研制开发，1993 年在日本获得了生物许可并销售。国内最早的产品是在 1996 年由日本第一制药提供原料，在国内进行分装生产，国内 1997 年开始生产乳酸左氧氟沙星[2]。目前除中国药典（2015）收载外，USP（36）和 JP（16）亦收载。

【制法概要】左氧氟沙星的合成方法较多，目前国内药厂多采用以下两种途径合成。

第一种：以四氟苯甲酸为原料经酰氯化、催化缩合、部分水解、再经缩合、置换、环合、水解、上哌嗪、纯化精制等步骤制得[2,3]。

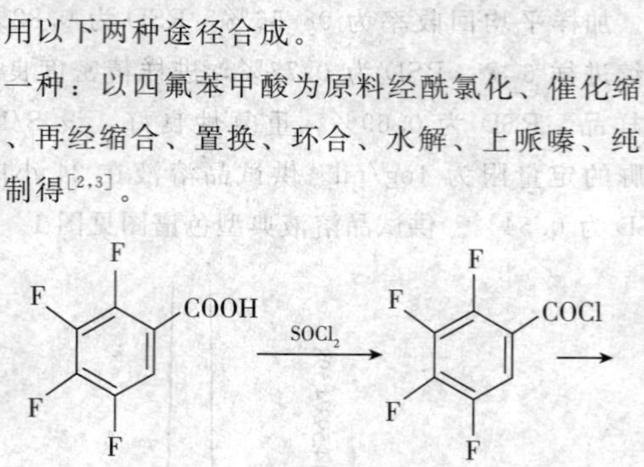

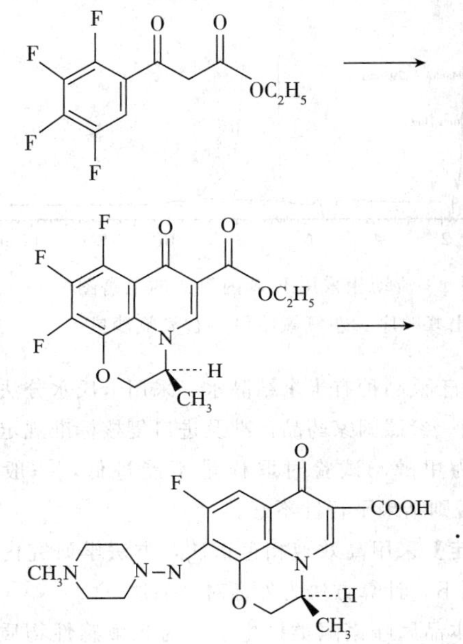

第二种：以左氧氟羧酸为起始原料，水解、上哌嗪、纯化精制等步骤制得。

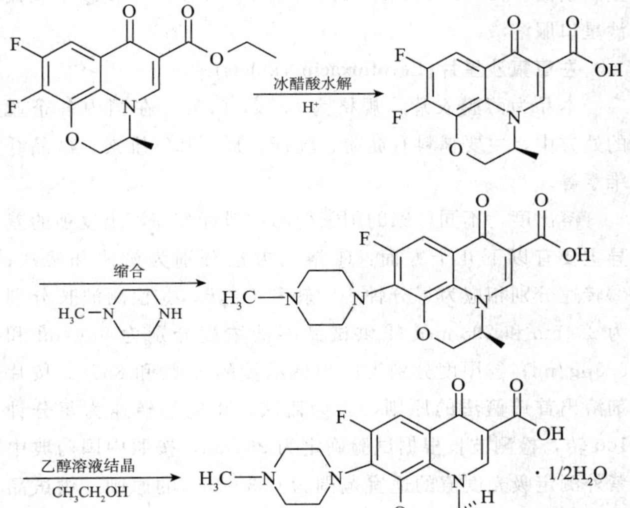

【性状】外观　本品为类白色至淡黄色结晶或结晶性粉末。

溶解性　本品在水中微溶，在乙醇中极微溶解，在乙醚中不溶，在冰醋酸中易溶，在 0.1mol/L 盐酸溶液中略溶。左氧氟沙星在 pH 为 2 以下时其溶解度较低，在 pH 2～5 时呈相对稳态的溶解性，在 pH 7～8 时溶解度较低。

熔点　左氧氟沙星没有熔点只有分解点，在约 220℃开始显褐色，约在 224℃开始变化，在 224～229℃下完全液化成黑褐色。未见有固体物生成，其分解点为 224～229℃。因此，熔点未列入标准中。

比旋度　左氧氟沙星为光学活性物质。比旋度为 −92°～−99°(10mg/ml 甲醇溶液)。

左氧氟沙星的水溶液经在 pH 1.68，pH 7.0 和 pH 10.02 磷酸盐缓冲液中考察其稳定性，发现在酸性溶液中(pH 1.68)变化速度最小，在碱性溶液中(pH 10.02)变化速度最大[4]。

【鉴别】(1)液相鉴别：左氧氟沙星为氧氟沙星的左旋光学异构体，该项为鉴别左氧氟沙星，区别氧氟沙星而设定。鉴别采用的液相色谱方法同光学异构体检查项下。

(2)紫外鉴别：本品的 0.1mol/L 的盐酸溶液(5μg/ml)在 226nm 与 294nm 的波长处有最大吸收，此为 4-喹诺酮环的特征吸收峰，而在 263nm 的波长处有最小吸收，见图 1。

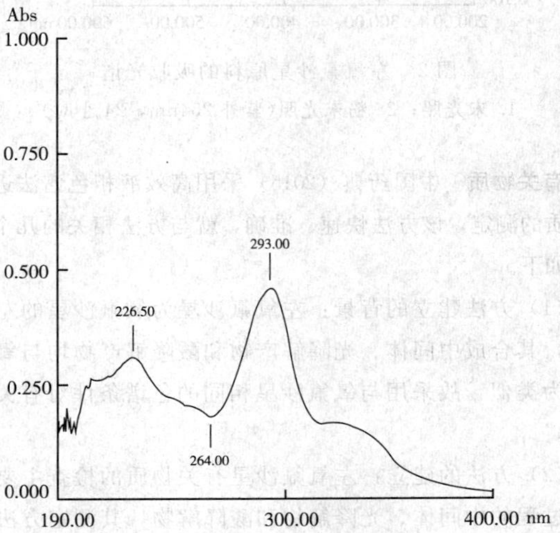

图 1　左氧氟沙星 0.1mol/L 的盐酸溶液的紫外光谱图

(3)本品的红外吸收光谱已收集在《药品红外光谱集》中，光谱号 1128。本品的红外光吸收图谱显示的主要特征吸收如下表[5~7]。

特征谱带(cm^{-1})	归属	
3030	芳氢	ν_{C-H}
2780	氮甲基	ν_{C-H}
1720	羧酸	$\nu_{C=O}$
1625	酮	$\nu_{C=O}$
1555，1530，1450	芳环	$\nu_{C=C}$
1060	氟苯	ν_{C-F}

【检查】吸光度　左氧氟沙星见光易分解，颜色加深，取光照前的左氧氟沙星及在紫外灯 254nm 照射 24 小时后的左氧氟沙星，分别加水配制成 5mg/ml 的溶液，在 300～600nm 波长范围内扫描，结果左氧氟沙星经光照后，溶液颜色加深，紫外吸收整体向长波段移动，见图 2。因此通过测定固定波长溶液的吸光度可以对光解杂质的产生情况进行监控。按本版药典附录“溶液颜色检查法”规定，此测定方法属第二种方法，即测定吸光度的方法，项目名称相应改为“吸光度”。限度规定为：在 450nm 的波长处测定吸光度，均不得过 0.1。

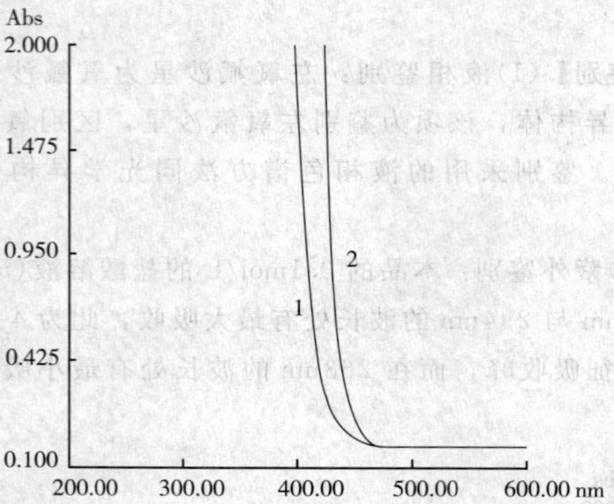

图 2　左氧氟沙星原料的吸收光谱

1. 未光照；2. 粉末光照(紫外 254nm，24 小时)

有关物质　中国药典（2015）采用高效液相色谱法进行有关物质的测定，该方法快速、准确，就与方法相关的几个问题说明如下。

（1）方法建立的背景：左氧氟沙星为氧氟沙星的左旋异构体，其合成中间体、光降解产物和酸降解产物均与氧氟沙星极为类似，故采用与氧氟沙星相同的色谱条件对有关物质检测。

（2）方法的建立：左氧氟沙星有关物质的检查主要针对合成过程的中间体、光降解物和酸降解物，其测定方法及方法学研究内容详见氧氟沙星项下。其中杂质 E 为光分解产物，杂质为 A 为合成杂质。色谱条件中检测波长定为 294nm 和 238nm，左氧氟沙星和杂质 E 在 294nm 均有最大吸收，而杂质 A 在 238nm 有最大吸收，因此，在方法中，杂质 E 和其他未知杂质是在 294nm 检测采用自身对照法计算的，而杂质 A 是在 238nm 检测采用杂质对照品外标法计算的，避免了因响应因子不同造成杂质计算的不准确。

光学异构体　左氧氟沙星是氧氟沙星经过拆分后的左旋异构体，因此应控制其中右旋体的量。目前控制右旋体的方法有两种，方法一：流动相中含有 D-苯丙氨酸，采用该方法右旋异构体在左氧氟沙星峰前出峰，见图 3；方法二：流动相中含有 L-苯丙氨酸，采用该方法右旋异构体在左氧氟沙星峰后出峰，见图 4。为了避免右旋异构体峰由于主成分峰形的拖尾而影响检测结果，采用方法一进行检测。该测定方法采用含有光学活性的氨基酸及铜离子为流动相，左氧氟沙星及其光学异构体均具有与金属离子螯合的能力，但两种螯合物由于其构型上的差异而造成在色谱柱中保留时间不同，达到分离的目的。

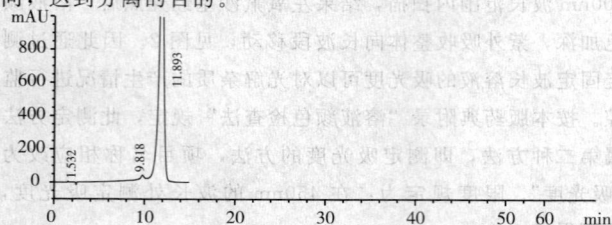

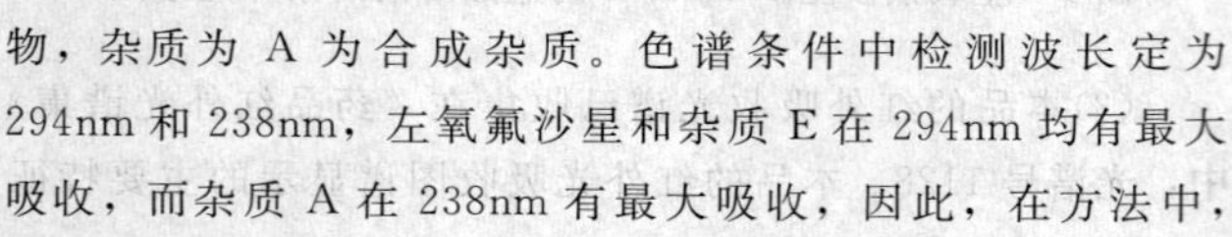

图 3　流动相采用 D-苯丙氨酸的色谱图

出峰顺序：右氧氟沙星、左氧氟沙星

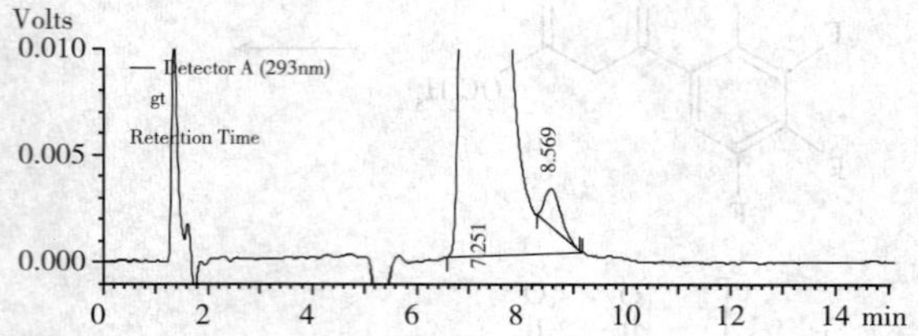

图 4　流动相采用 L-苯丙氨酸的色谱图

出峰顺序：左氧氟沙星、右氧氟沙星

水分　由于该品种有半个结晶水，采用卡氏水分法测定水分比较准确。参照国家药品标准及进口复核标准规定水分检查的溶剂为甲醇。试验时取样量不能过低，一般应在 0.5g 左右，否则结果平行性不好。

【含量测定】采用高效液相色谱法，方法学研究内容详见氧氟沙星项下，计算方法为外标对照品法。

【贮藏】本品属喹诺酮类抗生素，为光敏感性物质，应遮光，密封保存。

【制剂】中国药典(2015)收载左氧氟沙星片和左氧氟沙星滴眼液。JP(16)收载左氧氟沙星片，USP(36)收载左氧氟沙星口服溶液。

左氧氟沙星片(Levofloxacin Tablets)

本品为薄膜衣片，规格为 0.1g，0.5g，在国内各企业的处方中，主要辅料有淀粉、乳糖、羟丙基纤维素、微晶纤维素等。

溶出度　不同厂家的国家药品注册标准在溶出度项的差异主要有以下几个方面：①溶出方法分别为篮法和桨法；②转速分别相应为每分钟 100 转和 50 转；③检测波长分别为 294nm 和 293nm；④供试品溶液浓度分别为 9μg/ml 和 5.5μg/ml；⑤限度分别为应为标示量的 80% 和 85%。按片剂溶出首选篮法的原则，定为篮法，相应的转速为每分钟 100 转，检测波长根据试验确定为 294nm，按照中国药典中紫外测定吸光度值的适宜范围为 0.3～0.7 的原则，供试品溶液浓度定为 5.5μg/ml，限度与盐酸左氧氟沙星片和胶囊统一，定为应为标示量的 80%。经试验复核，辅料对溶出测定无干扰。

有关物质与含量测定　均采用高效液相色谱法，色谱条件与原料药相同，经试验复核，辅料对测定无干扰。

参考文献

[1] 国家药典委员会．中华人民共和国药典临床用药须知·化学药和生物制品卷［M］．2005 年版．北京：人民卫生出版社，2005：563.

[2] 朱圣东，吴迎．左氧氟沙星的合成工艺及市场［J］．山西化工，2001，21(1)：12-13，28.

[3] 苗华，郭惠元．左氟沙星合成路线图解［J］．中国医药工业杂志，1994，4(25)：185-188.

[4] 杨亚莉，胡昌勤，金少鸿．4 种氟喹诺酮类抗生素的光稳定性研究［J］．药物分析杂志，2004，24(1)：711.

[5] 国家药典委员会．药品红外光谱集．第四卷［M］．2010年版．北京：化学工业出版社，2010.
[6] 谢晶曦．红外光谱在有机化学和药物化学中的应用［M］．北京：科学出版社，1987.
[7] 荆煦瑛．红外光谱实用指南［M］．天津：天津科学技术出版社，1992.

撰写　王丽荣　王俊秋　北京市药品检验所
复核　周立春　　　　　北京市药品检验所

卡马西平

Carbamazepine

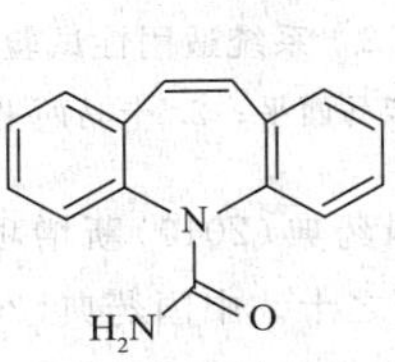

$C_{15}H_{12}N_2O$　236.27

化学名：5*H*-二苯并[*b*,*f*]氮杂-5-甲酰胺

5*H*-dibenzo(*b*,*f*)azepine-5-Carboxamide

英文名：Carbamazepine（INN）

CAS号：[298-46-4]

本品为广谱抗惊厥药，具有抗癫痫及抗外周神经痛的作用。对癫痫大发作及精神运动性发作最有效，对局限性发作和混合型癫痫有一定疗效，是用于治疗癫痫的首选药物；对三叉神经痛和舌咽神经痛的疗效优于苯妥英钠。用药后24小时即见效。口服后在消化道吸收，经肝脏代谢，在肝中有首过效应；半衰期大于14小时。主要代谢产物为10,11-二羟基卡马西平（Ⅰ）与10,11-环氧卡马西平（Ⅱ）。

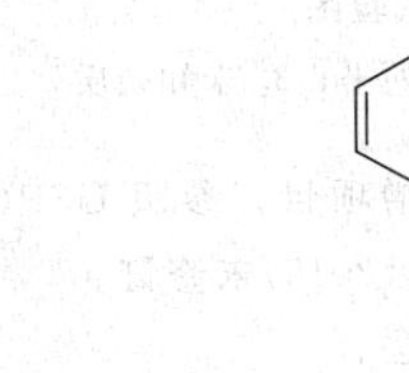

（Ⅰ）

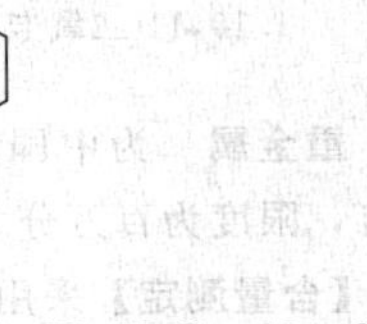

（Ⅱ）

卡马西平在水中几乎不溶，在油中的溶解性也不好，而且卡马西平容易与各种溶剂形成溶剂化合物，从而影响其溶解度，例如在水中很容易形成稳定的、更难溶的二水化合物。低溶解性和高膜渗透性使得卡马西平经口服后在胃肠道吸收慢且不规则，血药浓度个体差异较大，而且治疗窗狭窄，容易产生各种毒性和不良反应，例如致敏反应、肝损伤、共济失调、白细胞减少等。口服制剂的研究开发重点在于提高胃肠道中的溶出度，从而提高生物利用度。

国内于1980年投产。

除中国药典（2015）收载外，BP（2013）、JP（16）、USP（36）均有收载。

【制法概要】国内企业合成路线如下：

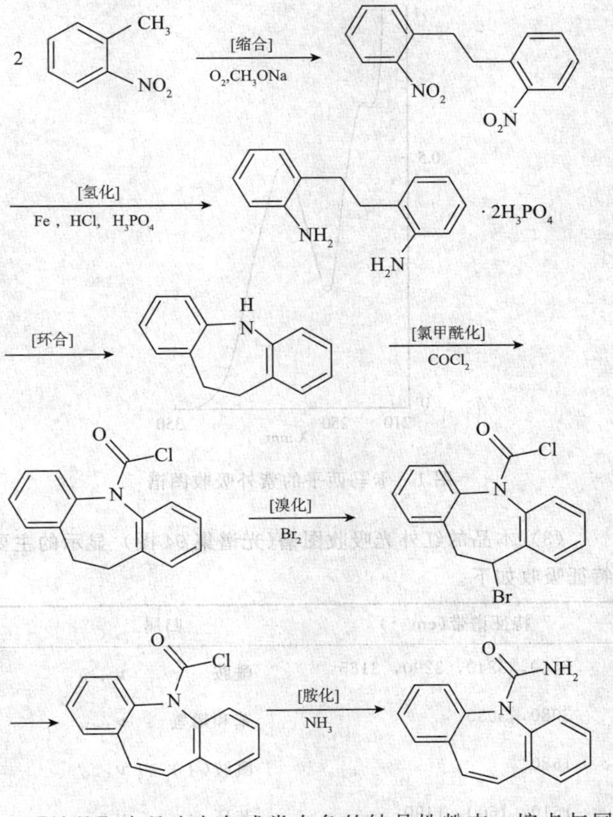

【性状】本品为白色或类白色的结晶性粉末。熔点与国外药典规定相符。本品的晶型很多，据报道，其无水物至少有4种晶型，已确定的4种晶型分别为Ⅰ、Ⅱa、Ⅱb、Ⅲ，其中在室温中最稳定的是晶型Ⅲ，不同的晶型其溶解度不同，在胃肠道中的溶出速率也不同。国内尚未对晶型做出规定。

【鉴别】（1）硝酸显色反应。

在硝酸的作用下，卡马西平被氧化为化合物1或者生成其二聚体：化合物2。

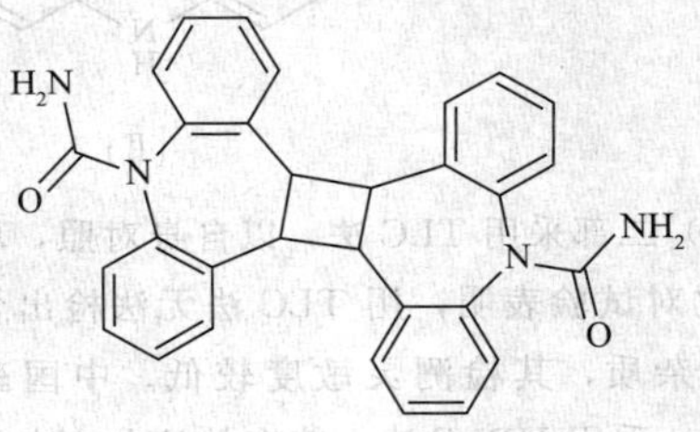

化合物2

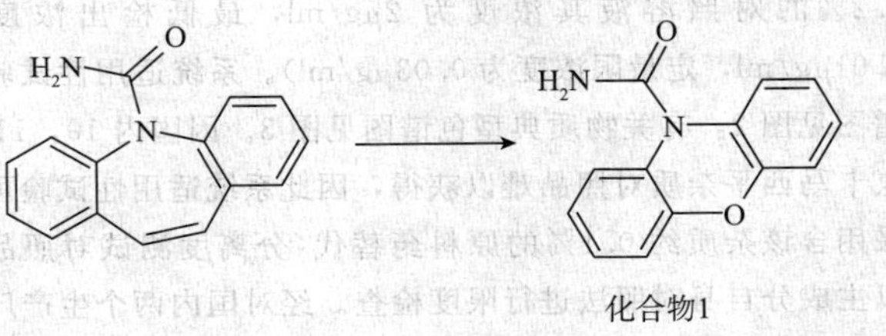

化合物1

（2）本品的乙醇溶液（10μg/ml）在238nm与285nm波长处有最大吸收（图1）。在285nm波长的吸收度为0.47～0.51。

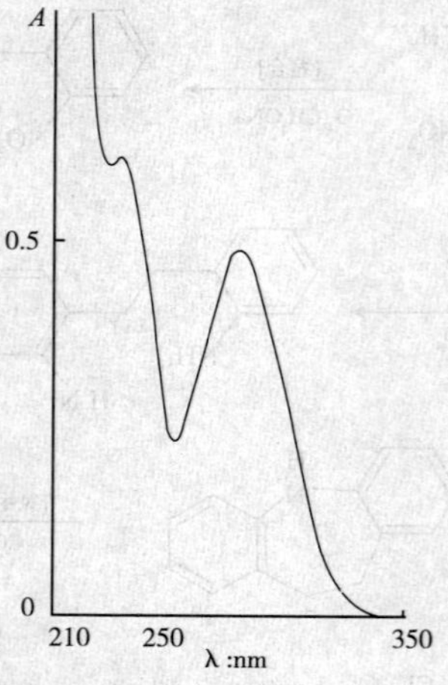

图1　卡马西平的紫外吸收图谱

(3) 本品的红外光吸收图谱(光谱集 94 图) 显示的主要特征吸收如下。

特征谱带(cm^{-1})	归属	
3460，3340，3290，3165	酰胺	ν_{N-H}
3080，3030	苯和烯氢	ν_{C-H}
1680	酰胺(Ⅰ)	$\nu_{C=O}$
1610，1600，1490	苯环	$\nu_{C=C}$
770	邻位取代苯	γ_{4H}

【检查】有关物质　采用高效液相色谱法检查。

主要检查中间体 5*H*-10，11-二氢二苯并［*b*，*f*］氮杂䓬(iminodibenzyl)（Ⅰ）和降解物 5*H*-二苯并［*b*，*f*］氮杂䓬(iminostilbene)（Ⅱ）。

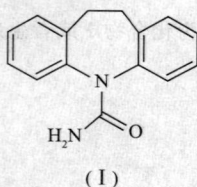

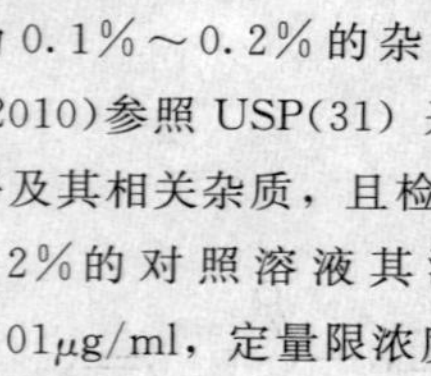

(Ⅰ)

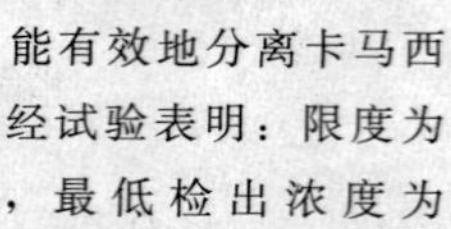

(Ⅱ)

中国药典(2005) 二部采用 TLC 法，以自身对照，单个杂质限度为 1%。比对试验表明，用 TLC 法无法检出含量为 0.1%～0.2% 的杂质，其检测灵敏度较低。中国药典(2010)参照 USP(31) 采用 HPLC 法，能有效地分离卡马西平及其相关杂质，且检测灵敏度较高(经试验表明：限度为 0.2% 的对照溶液其浓度为 2μg/ml，最低检出浓度为 0.01μg/ml，定量限浓度为 0.03μg/ml)。系统适用性试验色谱图见图 2，有关物质典型色谱图见图 3。因国内 10，11-二氢卡马西平杂质对照品难以获得，因此系统适用性试验可以采用含该杂质约 0.1% 的原料药替代(分离度测试对照品)，以主成分自身对照法进行限度检查。经对国内两个生产厂家的多批样品进行测定，发现全部含有中间体(Ⅰ)，但限度均小于 0.1%；另有一批检出降解物(Ⅱ)，其限度大于 0.2%，杂质总量均小于 0.5%。根据我国生产企业的具体情况，有关物质的限度定为：单个杂质不得过 0.2%，杂质总量不得过 0.5%。经 3 个以上品牌填料色谱柱的耐用性试验，分离情况均达到要求。因该实验要采集 6 倍保留时间的图谱，因此在满足系统适用性试验各项条件下，采用 1.5ml/min 流速。中国药典（2015）未修订。

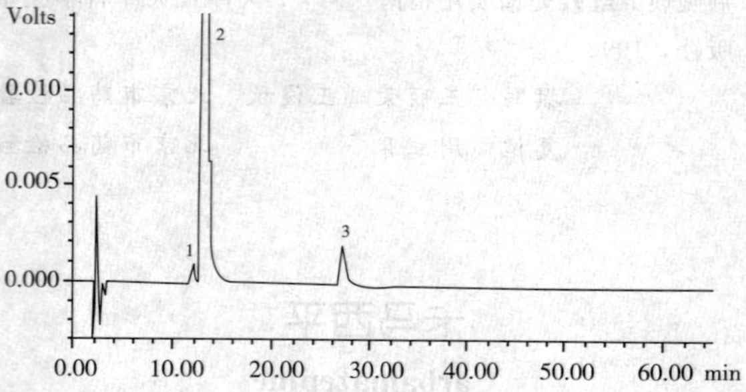

图2　系统适用性试验图

1. 10，11-二氧卡马西平；2. 卡马西平；3. 未知杂质

重金属　为中国药典(2010)新增项目，参照 USP(31) 制订，限度为百万分之十。中国药典(2015)未修订。

【含量测定】采用高效液相色谱法。

中国药典(2005) 采用紫外对照品法测定含量，因所含杂质也有紫外吸收，其测定值也包括杂质的量，不能反映卡马西平实际含量。鉴于有关物质项色谱条件能够将杂质与主成分完全分离，中国药典(2010)采用该条件在适当浓度下可进行定量分析。以外标法定量，卡马西平在 0.1～0.4mg/ml 浓度范围内与其峰面积呈线性关系。供试品溶液（浓度为 0.2mg/ml 在室温放置 24 小时稳定。含量限度为：按干燥品计算，含卡马西平($C_{15}H_{12}N_2O$) 应为 98.0%～102.0%。中国药典(2015)未修订。

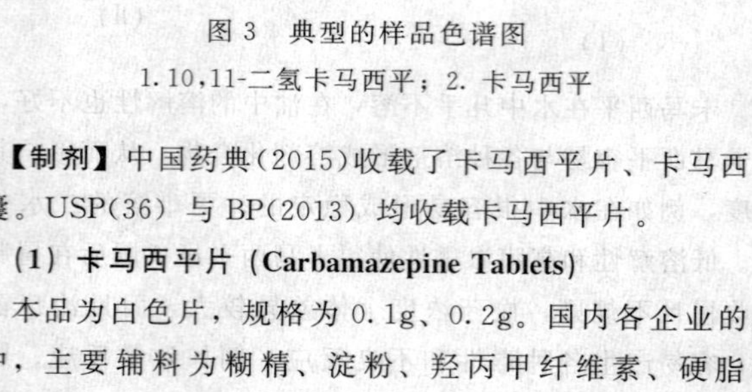

图3　典型的样品色谱图

1. 10，11-二氢卡马西平；2. 卡马西平

【制剂】中国药典(2015)收载了卡马西平片、卡马西平胶囊。USP(36) 与 BP(2013) 均收载卡马西平片。

(1) 卡马西平片(Carbamazepine Tablets)

本品为白色片，规格为 0.1g、0.2g。国内各企业的处方中，主要辅料为糊精、淀粉、羟丙甲纤维素、硬脂酸镁等。

鉴别(2)　采用含量测定项下的色谱图，供试品溶液主峰的保留时间应与对照品溶液主峰的保留时间一致。

有关物质与含量测定　方法与原料药相同。辅料对主成分含量测定无干扰，方法回收率为 101.1%，RSD 为 0.5%。

(2) 卡马西平胶囊 (Carbamazepine Capsules)

本品内容物为白色或类白色粉末，规格为 0.2g。

鉴别(2) 采用含量测定项下的色谱图，供试品溶液主峰的保留时间应与对照品溶液主峰的保留时间一致。

有关物质与含量测定 方法与原料药相同。

撰写 宋 一 王 磊 大连市药品检验检测院

复核 毕秀玲 大连市药品检验检测院

卡比多巴

Carbidopa

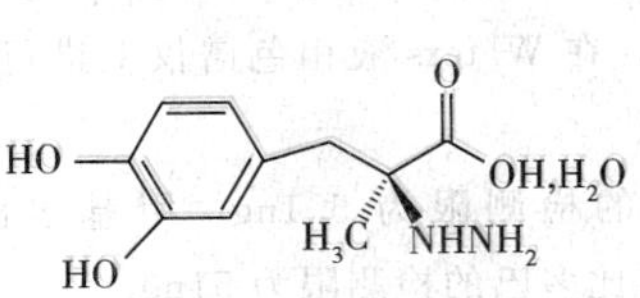

$C_{10}H_{14}N_2O_4 \cdot H_2O$ 244.25

化学名：(*S*)-α-甲基-α-肼基-3,4-二羟基苯丙酸一水合物

benzenepropanoic acid, α-hydrazino-3, 4-dihydroxy-α-methyl-, monohydrate, (*S*)-

英文名：Carbidopa(INN)；Lodosyn

CAS 号：[38821-49-7]；其无水物 CAS 号：[28860-95-9]

本品为外周脱羧酶抑制剂，单独应用无治疗作用，但卡比多巴可抑制脑外左旋多巴脱羧酶，降低左旋多巴在外周的代谢，使其进入中枢神经系统的量增多，最终提高脑内多巴胺浓度发挥功效。卡比多巴与左旋多巴合并使用一直是治疗帕金森病和帕金森综合征的首选疗法。本品 1962 年由美国 Merck 公司开发研制而成[1]。国内 1984 年开始研制，1990 年 11 月批准生产。本品存在 *R* 和 *S* 两种构型，但仅 *S* 型具有生理活性。卡比多巴口服吸收迅速，2～4 小时血中浓度达峰值，半衰期 2～3 小时，但对脱羧酶的抑制作用可维持 24 小时。约 50% 的卡比多巴及其代谢产物从尿中排出。动物试验表明，卡比多巴主要分布在大鼠的肾、肺、小肠、血液中和血管壁上，以肾中浓度最高，脑中含量几乎无法测出。人和实验动物中发现卡比多巴两种代谢产物，即 α-甲基-3-甲氧基-4-羟基苯丙酸和 α-甲基-3,4-二羟基苯丙酸，形成该两个化合物的过程包括甲基化和失去肼官能团。卡比多巴无特殊的不良反应，其虽可减少单用左旋多巴而产生的不良反应率，但在服用卡比多巴与左旋多巴时，仍可出现口干、便秘、恶心、呕吐、头晕、多动、心悸、流泪等不良反应。

除中国药典(2015)收载外，BP(2013)、Ph. Eur. (7.0)、USP(36)、JP(16)等均有收载。

【制法概要】[2]

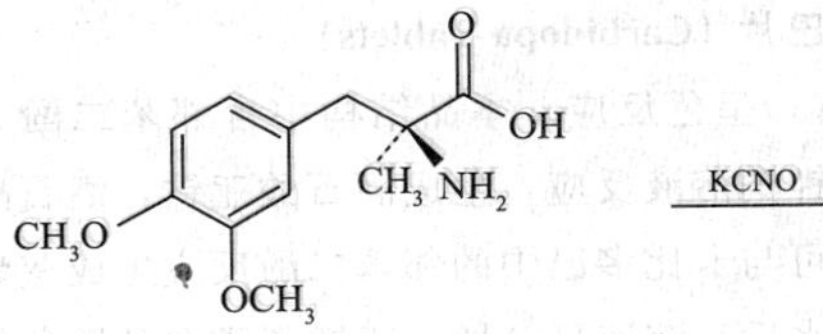

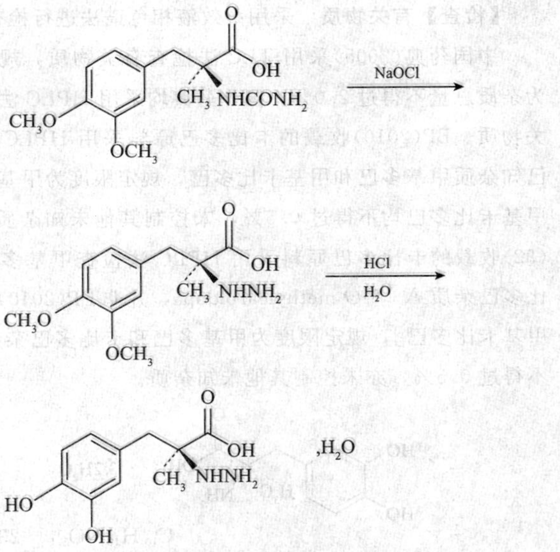

【性状】熔点 JP(16)规定本品熔点约 197℃，熔融时同时分解。中国药典(2015)未规定。

比旋度 中国药典(2010)规定本品 10mg/ml 三氯化铝溶液的比旋度为 −21.0°至 −23.5°，Ph. Eur. (7.0)规定比旋度为 −22.5°至 −26.5°(0.250g/25ml 三氯化铝溶液)。中国药典(2015)修订限度与 Ph. Eur. (7.0)相同。

吸收系数 本品 0.1 mol/L 盐酸溶液在 281nm 波长处有最大吸收，吸收系数($E_{1cm}^{1\%}$)为 117～129。(图 1)

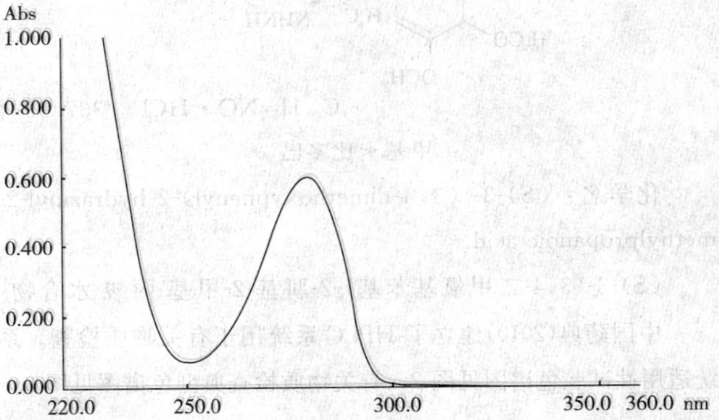

图 1 卡比多巴紫外吸收图谱

【鉴别】本品的红外光吸收图谱应与对照的图谱(光谱集 97 图)一致。本品的红外光吸收图谱显示的主要特征吸收如下。

特征谱带(cm^{-1})	归属	
3555	水	ν_{O-H}
3400～3000	羟基，胺基	$\nu_{O-H,N-H}$
3000～2300	胺盐	$\nu_{NH_3^+}$
1630，1380	羧酸离子	$\nu_{CO_2^-}$
1605，1535	苯环	$\nu_{C=C}$
1270	酚羟基	ν_{C-O}
890	三取代苯	γ_{1H}
840	三取代苯	γ_{2H}

【检查】有关物质 采用高效液相色谱法进行检查。

中国药典(2005)采用TLC法检查有关物质，规定限度为杂质总量不得过2.0%。国外药典均采用HPLC法检查有关物质。BP(2010)收载的卡比多巴原料采用HPLC法检查已知杂质甲基多巴和甲基卡比多巴，规定限度为甲基多巴和甲基卡比多巴均不得过0.5%，未控制其他未知杂质；USP(32)收载的卡比多巴原料采用HPLC法检查甲基多巴和卡比多巴杂质A［3-*O*-methylcarbidopa，并非BP(2010)控制的甲基卡比多巴］，规定限度为甲基多巴和卡比多巴杂质A均不得过0.5%，亦未控制其他未知杂质。

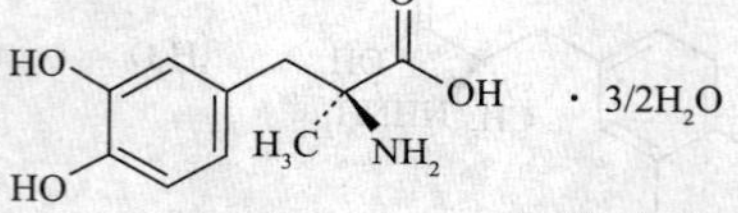

$C_{10}H_{16}NO_{5.5}$ 238.24

甲基多巴

化学名：(*S*)-2-amino-3-(3,4-dihydroxyphenyl)-2-methylpropanoic acid

(*S*)-2-氨基-3-(3,4-二羟基苯基)-2-甲基-丙酸水合物

中文异名：2-甲基-3-(3,4-二羟基苯基)-L-丙氨酸水合物

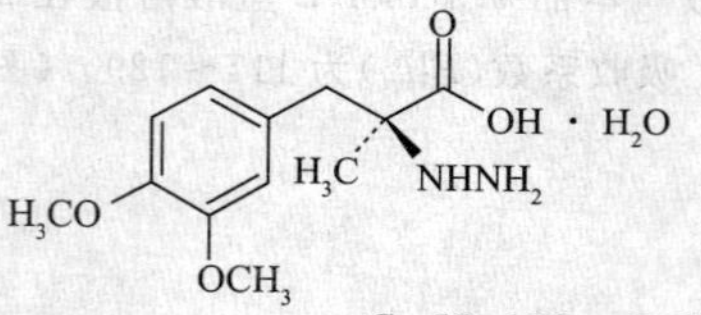

$C_{20}H_{31}NO \cdot HCl$ 337.93

甲基卡比多巴

化学名：(*S*)-3-(3,4-dimethoxyphenyl)-2-hydrazinyl-2-methylpropanoic acid

(*S*)-3-(3,4-二甲氧基苯基)-2-肼基-2-甲基-丙酸-水合物

中国药典(2010)建立了HPLC系统用于有关物质检查。系统适用性试验色谱图见图2，有关物质检查典型色谱图见图3。

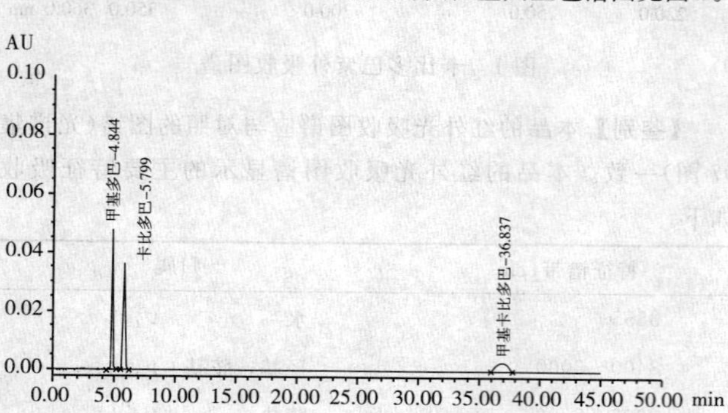

图2 系统适用性试验溶液色谱图

注：实际系统适用性试验溶液中只含有甲基多巴和卡比多巴。这里加入甲基卡比多巴只是为了确定其出峰时间，以便制定合理的记录色谱图的时间

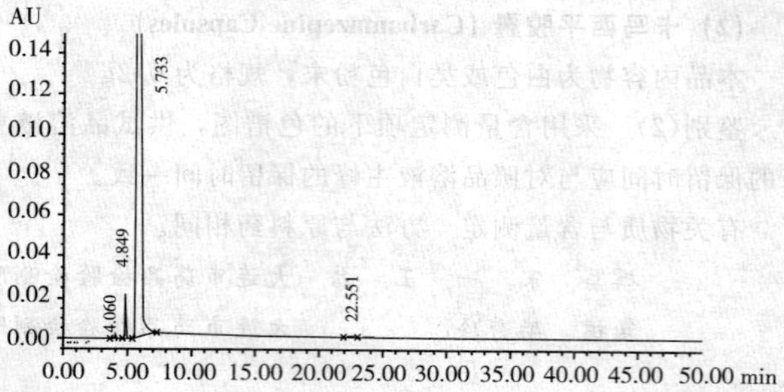

图3 卡比多巴有关物质检查典型色谱图

使用两种品牌色谱柱：Phenomenex Luna 5μ C18(2) 100A，25cm×0.46cm，5μm和Ultimate XB-C18，15cm×0.46cm，5μm，在Waters液相色谱仪上进行耐用性试验考察，结果良好。

卡比多巴的检测限为5.1ng，甲基多巴的检测限为5.1ng，甲基卡比多巴的检测限为51ng。

经两根不同品牌的色谱柱分别试验，系统适用性试验溶液中甲基卡比多巴峰保留时间约为卡比多巴峰保留时间的6.5倍，标准中规定"记录色谱图至卡比多巴峰保留时间的8倍"，在该分析时间内，供试品溶液中可能存在的杂质均能流出。由于国内尚无法定的甲基卡比多巴对照品，且供试品溶液亦未检出该杂质，故标准中未单独规定其含量，仅对已知杂质甲基多巴进行控制。限度为甲基多巴不得过0.5%，其他单个未知杂质不得过0.5%，杂质总量不得过1.0%。中国药典(2015)未修订。

对供试品溶液的稳定性考察显示，16小时内供试品溶液中甲基多巴量无明显变化，而未知杂质量和杂质总量则随时间推移不断增加，供试品溶液稳定性较差，需临用新制，及时测定。

水分 本品结构式中含有一分子结晶水。中国药典(2015)采用费休氏水分测定法测定本品水分，国外药典均采用干燥失重法。其中Ph. Eur.(7.0)采用105℃干燥至恒重的方法，USP(36)采用100℃减压干燥至恒重的方法，规定限度均为6.9%～7.9%(理论值7.38%)。经对上述三种方法分别考察，结果基本一致。

【含量测定】中国药典(2015)采用非水滴定法。

BP(2013)亦采用非水滴定法，取0.150g样品，溶解于75ml无水醋酸中，小心加热，高氯酸滴定液(0.1 mol/L)滴定，电位法指示终点。USP(36)、JP(16)均采用HPLC法测定含量。

【制剂】中国药典(2015)收载了卡比多巴片，BP(2013)、USP(36)、JP(16)均未收载。USP(36)收载了卡比多巴与左旋多巴的复方片剂。

卡比多巴片(Carbidopa Tablets)

鉴别 (1)呈色反应。本品结构中含邻苯二酚。硫酸亚铁和酒石酸钾钠溶液反应，生成酒石酸亚铁，酒石酸亚铁中的亚铁离子可与卡比多巴中的邻苯二酚反应生成蓝紫色络合物。加浓氨水后，溶液呈碱性，亚铁离子在碱性条件下易氧化生成三价铁离子，三价铁离子与卡比多巴络合物较二价亚铁离子络合物的颜色更深。反应式如下所示：

$$FeSO_4 + NaKC_4H_4O_6 \longrightarrow FeC_4H_4O_6 + Na^+ + K^+ + SO_4^{2-}$$

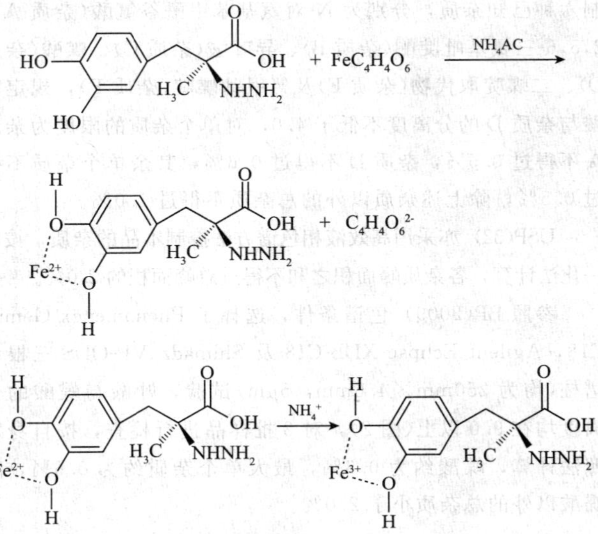

在酸性溶液中，卡比多巴与对二甲氨基苯甲醛反应，可生成黄色络合物。

参考文献

[1] Porter CC, Watson LS, Titus DC, et al. Inhibition of Dopa Decarboxylase by the Hydrazino Analog of α-Methyldopa, Biochem [J]. Pharmacol, 1962, 11: 1067.

[2] Sandor Karady, Manuel G. Ly, Seemon H. pines, et al. Sletzinger, Synthesis of D- and L-. alpha. -(3, 4-dihydroxybenzyl) -. alpha. -hydrazinopropionic acid via resolution [J]. J Org Chem, 1971, 36(14): 1946-1948.

撰写 林 梅 上海市食品药品检验所

复核 陈桂良 上海市食品药品检验所

叶 酸

Folic Acid

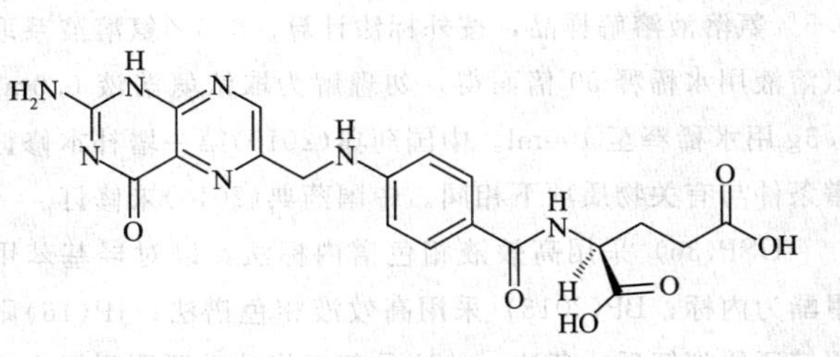

$C_{19}H_{19}N_7O_6$ 441.40

化学名： *N*-[4-[(2-氨基-4-氧代-1,4-二氢-6-蝶啶)甲氨基]苯甲酰基]-L-谷氨酸

N-[4-[[(2-amino-1, 4-dihydro-4-oxo-6-pteridinyl) methyl]amino]benzoyl]-L-glutamic acid

英文名： Folic Acid (INN)

异名： 维生素 Bc；维生素 M

CAS 号： [59-30-3]

本品为抗贫血药，属于 B 族维生素，在体内参与氨基酸及核酸的合成，并与维生素 B_{12} 共同促进红细胞的生长和成熟，故可用于各种巨幼细胞性贫血，尤适用于孕妇和婴幼儿红细胞性贫血。除用于治疗贫血外，亦用于预防胎儿神经畸形的发生。

本品在胃肠道几乎完全吸收（主要在空肠近端及十二指肠），生物利用度为 76%～93%，达峰时间为 60～90 分钟。大部分贮存在肝内，在二氢叶酸还原酶作用下，转变为具有活性的四氢叶酸。体内叶酸主要被分解为蝶啶和对氨基苯甲酰谷氨酸。由胆汁排至肠道中叶酸可被再吸收，形成肝肠循环。本品 30% 经肾脏排泄，少量由胆汁排出。本品不良反应较少，罕见过敏反应。

本品于 1941 年由 Mitchell 等从多种菜叶中分离成功，命名为叶酸。1945 年 Angier 等合成蝶酰谷氨酸（Pteroyl glutamine acid）时发现与叶酸为同一物质。本品天然存在于动物的肝、肾、酵母及绿叶蔬菜如豆类、菠菜、番茄、胡萝卜内，目前临床应用的为人工合成品。国内于 1959 年开始生产。中国药典自 1963 年版以来一直收载，USP(36)、BP(2013)、Ph. Eur. (7.0) 和 JP(16) 均收载。

【制法概要】 本品以对硝基苯甲酸为原料，经过氯化，与 L-谷氨酸缩合、还原，得 *N*-对氨基苯甲酰谷氨酸（杂质 A），在焦亚硫酸钠存在下，与三氯丙酮和 2,4,5-三氨基-6-羟基嘧啶环合制得。

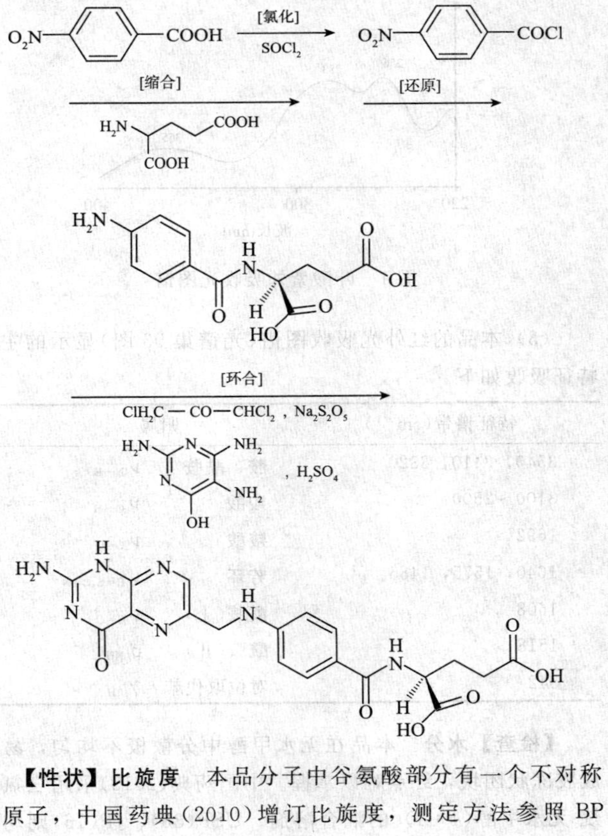

【性状】比旋度 本品分子中谷氨酸部分有一个不对称碳原子，中国药典(2010)增订比旋度，测定方法参照 BP

(2009) 相应项下，10mg/ml(0.1mol/L 氢氧化钠溶液)，比旋度约为+20°，限度为+18°至+22°。中国药典(2015)未修订。

本品在酸性环境下不稳定，当 pH 低于 4.5 时，1 小时即完全被破坏；在碱性环境中稳定，其水溶液(pH 约 8.0)于室温可保存 6 周；有一定的耐热性，但在较高温度或维生素 B_1、维生素 B_2 和重金属离子存在下可加速分解；对光照不稳定，在直射日光或者紫外线照射下加速分解。

【鉴别】(1) 本品在碱性溶液中能被高锰酸钾氧化，生成 2-氨基-4-氧代蝶啶-6-甲酸(Ⅰ)，溶液显蓝绿色，在紫外光照射下显蓝绿色荧光[1]。

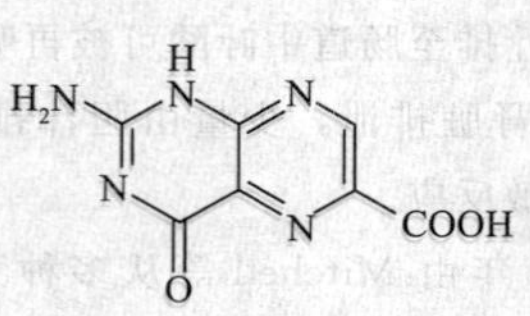

(Ⅰ)

若叶酸浓度太高(如改用叶酸 0.5mg)，则反应迅速而明显，当加高锰酸钾试液摇匀后，即显蓝绿色，但较难观察荧光；用叶酸 0.2mg 进行反应，则反应速度慢，但荧光较易观察。

(2) 本品的 0.4%氢氧化钠溶液在 256nm、283nm 与 (365±4) nm 的波长处有最大吸收(图 1)，256nm 与 365nm 处的吸收来自蝶啶部分，而 283nm 处的吸收来自对氨基苯甲酸部分。256nm 与 365nm 波长处的吸光度比值为 2.8～3.0。

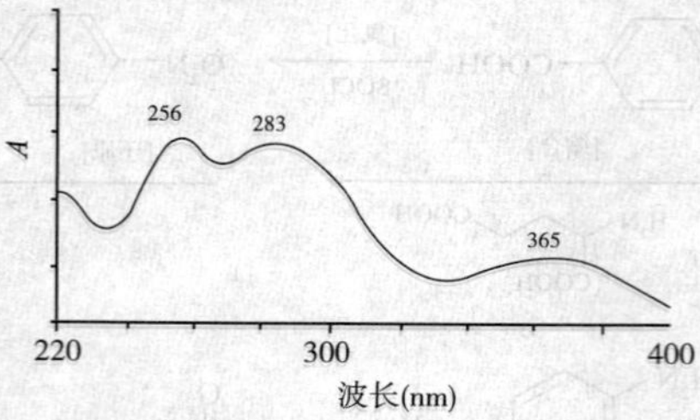

图 1　叶酸紫外吸收光图谱

(3) 本品的红外光吸收图谱(光谱集 93 图)显示的主要特征吸收如下。

特征谱带(cm^{-1})	归属	
3540，3410，3320	胺、酰胺	ν_{N-H}
3100～2500	羧酸	ν_{O-H}
1692	羧酸	$\nu_{C=O}$
1640，1575，1485	芳环	$\nu_{C=C,C=N}$
1608	酰胺(Ⅰ)	$\nu_{C=O}$
1518	酰胺(Ⅱ)	δ_{NH}
842	对位取代苯	γ_{2H}

【检查】水分　本品在无水甲醇中分散极不均匀，易形成胶冻状团块，终点难以掌握。中国药典(2015)采用三氯甲烷-无水甲醇(4∶1) 的混合溶剂。USP(36)、JP(16)则均采用无水甲醇为溶剂。

有关物质　本品的有关物质主要有合成过程中的起始原料、中间体以及异构体。BP(2009) 采用高效液相色谱法控制六种已知杂质，分别为 *N*-对氨基苯甲酰谷氨酸(杂质 A)、2,5,6-三氨基吡啶酮(杂质 B)、异叶酸(杂质 C)、蝶酸(杂质 D)、二蝶啶取代物(杂质 E)及氯甲基蝶啶(杂质 F)，规定叶酸与杂质 D 的分离度不低于 4.0，对单个杂质的限度为杂质 A 不得过 0.5%，杂质 D 不得过 0.6%，其余单个杂质不得过 0.5%，除上述杂质以外的总杂质不得过 1.0%。

USP(32) 亦采用高效液相色谱方法控制本品的杂质，按归一化法计算，各杂质峰面积之和不得过总峰面积的 2.0%。

参照 BP(2009) 色谱条件，选择了 Phenomenex Gemini C18，Agilent Eclipse XDB-C18 及 ShimadzuVP-ODS 三根色谱柱(均为 250mm×4.6mm，5μm)试验，叶酸与蝶酸的分离度均在 9.0 以上(图 2)，对 3 批样品进行检查，按自身对照法计算，蝶酸约为 0.3%，最大单个杂质约为 0.6%，除蝶酸以外的总杂质小于 2.0%。

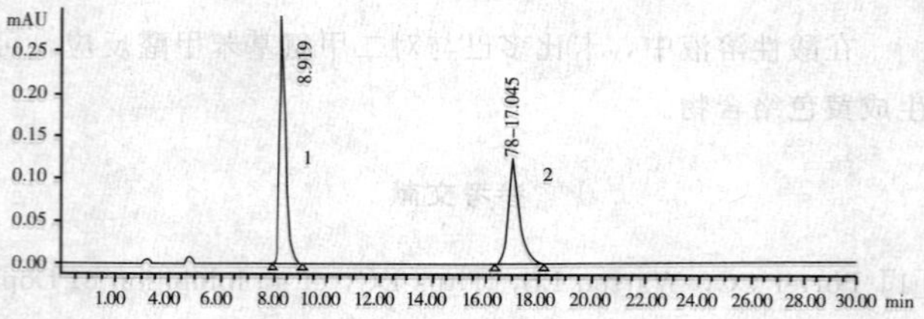

图 2　分离度试验色谱图

1. 蝶酸；2. 叶酸

中国药典(2010)第一增补本增订有关物质检查项，色谱条件与 BP(2009)基本相同。用十八烷基硅烷键合硅胶为填充剂，以磷酸盐缓冲液和甲醇为流动相，检测波长为 280nm。要求蝶酸峰与叶酸峰的分离度应大于 4.0，蝶酸和其他单个杂质的限度为 0.6%，除蝶酸峰外其他杂质的总量不得过 2.0%。中国药典(2015)未修订。

JP(16)规定检查游离胺，以 *N*-对氨基苯甲酰谷氨酸为对照品，照含量测定项下的方法测定，限度为 1.0%。

【含量测定】中国药典(2010)采用高效液相色谱法，以十八烷基硅烷键合硅胶为填充剂，检测波长为 254nm，以 0.5%氨溶液溶解样品，按外标法计算。0.5%氨溶液系取浓氨溶液用水稀释 50 倍而得，勿理解为取浓氨溶液 0.5ml 或 0.5g 用水稀释至 100ml。中国药典(2010)第一增补本修订色谱条件与有关物质项下相同。中国药典(2015)未修订。

USP(36) 采用高效液相色谱内标法，以对羟基苯甲酸甲酯为内标；BP(2013) 采用高效液相色谱法；JP(16)则采用锌还原裂解后比色法，此法是基于将叶酸还原裂解为 2-氨基-4-羟基-6-甲基蝶啶与对氨基苯甲酰谷氨酸，后者经重氮化后，与 *N*-(1-萘)-*N'*-二乙基乙二胺偶合形成紫红色的偶氮化合物，于 550nm 波长处有最大吸收[2]。中国药典(1977)曾采用该法。

本品含量测定方法众多，有比色法、荧光法、薄层色谱法、电化学法和高效液相色谱法等[3]，另有紫外分光光度法[4]、流动注射化学发光法、流动注射-电化学氧化荧光[5,6]、原子吸收光谱法[7]、微乳液增敏荧光光度法[8]、表面等离子体共振技术[9]等。

【制剂】叶酸片(Folic Acid Tablets)

溶出度　中国药典(2010)0.4mg规格的转速由中国药典(2005)的70转/分降低为50转/分，其余内容未做修改。对5个不同厂家的0.4mg规格样品分别以50转/分，其余条件同中国药典(2005)进行了溶出曲线考察，并用其中一个厂家的样品做了不同转速下的溶出曲线对比。考察结果表明，各厂家溶出曲线形状不全相同，均一性均较好。不同厂家的叶酸片(0.4mg规格)按50转/分试验，均能达到30分钟溶出75%的限度要求；但如果减少取样时间，部分厂家样品的溶出量达不到限度要求。同一厂家不同转速的溶出曲线比较，70转/分在5分钟时的溶出量已超过70%，显然转速偏高。中国药典(2015)未修订。

有关物质　中国药典(2010)第一增补本增订有关物质检查项，色谱条件与原料相同。蝶酸的限度为0.6%，其他单个杂质限度为1.0%，除蝶酸峰外其他杂质的总量不得过3.0%。中国药典(2015)未修订。

含量测定　含量测定色谱条件同原料，但供试品溶液的制备方法不同，加入0.5%氨溶液后，需置热水浴中20分钟并时时振摇。因叶酸在水中不溶，若复方制剂或制剂辅料中有酸性物质，则应增大氨溶液浓度或加入量，否则叶酸会溶解不完全而造成结果偏低。

中国药典(2000)曾采用内标法测定，内标为烟酰胺，自2005年版改为外标法。由于本品规格小，特别是0.4mg规格，需取样12.5片量，而辅料在溶剂中不能完全溶解，不同厂家辅料所占25ml量瓶的体积从2.2%～6.8%，造成含量测定结果偏高，因此内标法的结果更为准确。如采用外标法，宜降低供试品溶液的浓度至40～50μg/ml，以减小辅料所占体积对测定结果的影响。还可考虑用含量均匀度结果的平均值作为含量测定的结果。

参考文献

[1] 第十五改正日本药局方解说书．[EB/OL][2006－04－01]．http//www.Urugfuture.com/pharmacopoeia/JP15/[M]．

[2] 安登魁．药物分析[M]．第4版．济南：济南出版社，1992：1468-1474.

[3] 汪锦邦，顾鹏，章德宏，等．叶酸分析方法的研究进展[J]．中国食品添加剂，2000，3：49-53.

[4] 叶立，田义梅．紫外分光光度法测定叶酸片的含量[J]．天津药学，2000，12(3)：63-64.

[5] 李银环，吕九如．测定叶酸的流动注射化学发光新方法[J]．陕西师范大学学报，2002，30(2)：79-81.

[6] 陈素明，章竹君，杨春艳，等．流动注射——电化学氧化荧光测定叶酸[J]．分析试验室，2006，25(11)：15-18.

[7] 王伟，孙为德．原子吸收光谱法间接测定叶酸的含量[J]．理化检测·化学分册，2004，40(10)：599-600.

[8] 李慧芝，许崇娟，郭建方．微乳液增敏荧光光度法测定叶酸的研究[J]．分析科学学报，2009，25(2)：208-210.

[9] 夏敏，罗进，李宝明．应与表面等离子体共振技术测定叶酸[J]．现代科学仪器，2008，5：39-41.

撰写　吴小曼　江苏省食品药品监督检验研究院

复核　张　玫　江苏省食品药品监督检验研究院

甲状腺粉

Powdered Thyroid

异名：干甲状腺；Gland

本品为甲状腺激素药。主要用于呆小病(克汀病)、黏液性水肿、地方性甲状腺及各种原因引起的甲状腺功能减退症[1]。本品系由食用动物的甲状腺腺体制备而成，主要成分为甲状腺激素，尚含有少量的碘甲腺氨酸及双碘络氨酸。本品经口服吸收水解后即可得到甲状腺素(T_4)、3，5，3′-三碘甲状腺原氨酸(T_3)、3-单碘酪氨酸(T_1)、3，5-二碘酪氨酸(T_2)及其他氨基酸。其中T_3与受体的亲和力较T_4高10倍，作用增强4倍[1]，但其含量较少。

动物甲状腺具有摄取和富集血液中碘的功能，在过氧化酶催化作用下氧化生成活性碘[I]或I^+，进一步与酪氨酸结合生成3-单碘酪氨酸和3,5-二碘酪氨酸。二分子3,5-二碘酪氨酸可缩合生成甲状腺素。而3-单碘酪氨酸与3,5-二碘酪氨酸可缩合生成3,5,3′-三碘甲状腺原氨酸，再经碘化也可生成甲状腺素。二分子3-单碘酪氨酸可缩合生成3,3′-二碘甲状腺原氨酸(Ⅰ)，碘化后生成3,3′,5′-三碘甲状腺原氨酸(Ⅱ)。后两者的生物活性较弱。

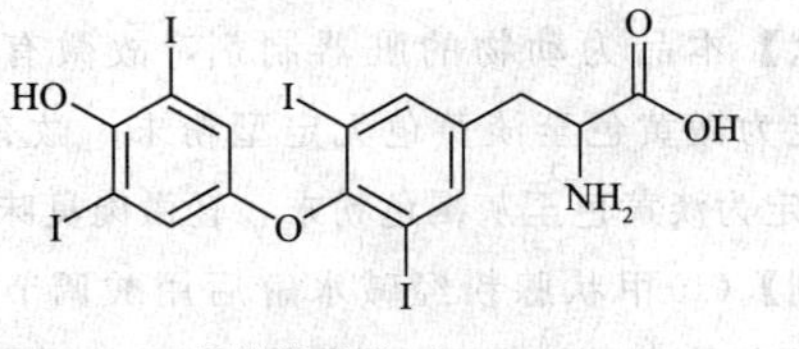

甲状腺素(T_4)

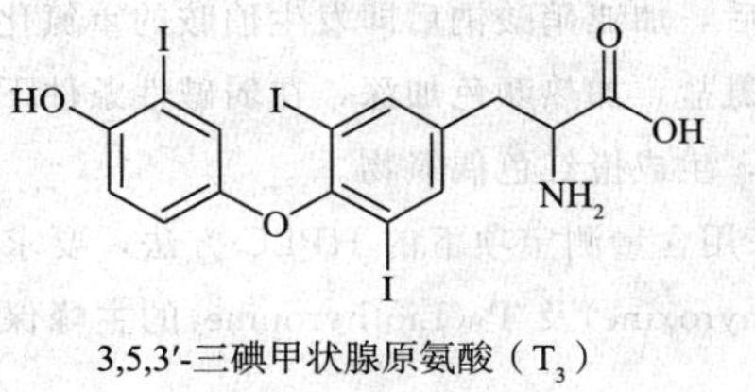

3,5,3′-三碘甲状腺原氨酸(T_3)

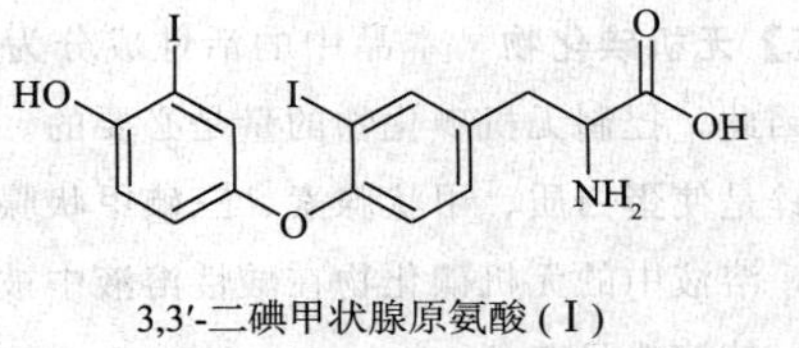

3,3′-二碘甲状腺原氨酸(Ⅰ)

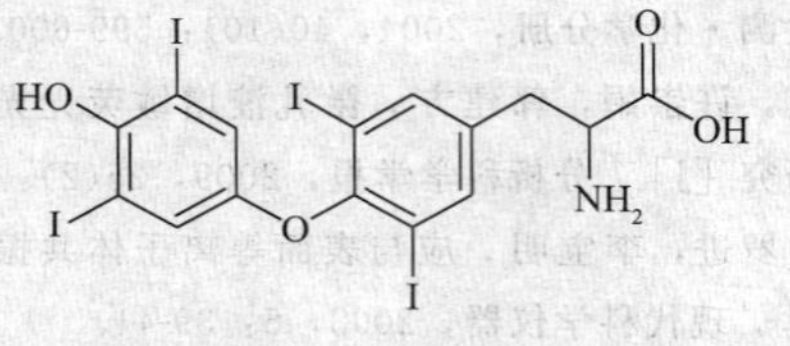

3,3′,5′-三碘甲状腺原氨酸(Ⅱ)

本品中所含的 T_4 及 T_3 具有促进基础代谢的作用，对维持机体正常发育，特别是儿童中枢神经发育很重要，能提高机体感受性，可使肝糖原贮存减少，血液内胆固醇量降低，促进水、钙的排泄，消除水肿。如服用剂量过大，会发生心悸、手指震颤、多汗、神经兴奋性增高、失眠等反应，重者可引起呕吐、腹泻、发热、脉搏增快且不规则，甚至诱发心绞痛、冠状动脉阻塞或休克等。

本品中所含的 T_4 可由胃肠道吸收，但吸收不完全，吸收后绝大部分与血浆蛋白结合；T_3 钠盐胃肠道吸收完全，吸收后与血浆蛋白的结合程度较 T_4 低，24～72 小时作用达到高峰。小部分甲状腺激素(约 5%)经肝脏代谢后随胆汁排出，绝大部分经各组织吸收后逐渐脱碘，所脱出的碘化物，一部分由尿中排出，而大部分则由甲状腺摄捕供合成甲状腺素用。

Kendall 于 1915 年自甲状腺制取甲状腺素；Harington 等于 1927 年合成该品，Gross 等于 1953 年分离出 T_3。除中国药典(2015)收载外，USP(36)、JP(16)亦有收载。

【制法概要】本品系取猪、牛、羊等食用动物的甲状腺体，除去结缔组织与脂肪，绞碎、脱水、脱脂，在 60℃ 以下的温度干燥，研细制成。如左甲状腺素与碘塞罗宁含量较高时，可根据含量测定的结果，加乳糖、蔗糖、氯化钠或淀粉稀释。每 1g 含左甲状腺素(T_4)应为 0.52～0.64mg，含碘塞罗宁(T_3)应为 0.13～0.15mg。

【性状】本品为动物的脏器制剂，故微有肉臭。USP(36) 规定为微黄色至淡黄色无定型粉末，微有肉的特臭。JP(16)规定为淡黄色至灰褐色粉末，轻微肉臭味。

【鉴别】(1)甲状腺粉经碱水解后用酸调节 pH 值至约 4.0 时，甲状腺素和三碘甲状腺原氨酸析出，再用稀乙醇与盐酸溶解后，加亚硝酸钠后即发生伯胺的重氮化反应，生成黄色的重氮盐，加热颜色加深，在弱碱性条件下又与酚羟基发生反应，生成橙红色偶氮物。

(2)采用含量测定项下的 HPLC 方法，要求供试品中的 T_4(Levothyroxine)及 T_3(Liothyronine)的主峰保留时间与对照品一致。

【检查】无机碘化物　本品中的活性成分为含碘甲状腺原氨酸，因此，控制无机碘化物的量是必要的。操作中加入饱和硫酸锌是使蛋白质、甲状腺素、三碘甲状腺素等生成锌盐而沉淀，溶液中的无机碘化物在酸性溶液中被亚硝酸钠氧化生成 I_2，使淀粉显蓝色：

$$2NaNO_2+2KI+2H_2SO_4 \longrightarrow 2NO\uparrow+I_2+K_2SO_4+Na_2SO_4+2H_2O$$

USP(36) 采用电位法测定。取本品 1.00g，加稀硫酸溶液(1→100) 100 ml，超声 5 分钟后，作为供试品溶液；以碘化钾用稀硫酸溶液(1→100) 配制成每 1ml 含碘 1.0μg，作为对照品溶液；采用 pH 计测定电位，指示电极为碘离子选择性电极，参比电极为 Ag-AgCl 电极；供试品溶液中的电位应高于对照品溶液(0.01%)。

脂肪　本项检查是控制生产过程中脱脂的程度，若残留脂肪过多，在贮藏过程中易引起酸败变质。USP(36) 中未做此项规定。

干燥失重　中国药典(2015)采用在 105℃ 干燥至恒重的方法。USP(36) 则规定在 60℃ 减压干燥 4 小时，减失限度与中国药典(2015)一致。

残留溶剂　本品在生产过程中采用了有机溶剂脱脂。经采用顶空进样气相色谱法对 1 家生产企业提供的 1 批样品进行考察，结果显示：气相色谱图中出现较多未知溶剂峰，经初步分析部分峰的保留时间与石油醚(戊烷、己烷的混合物)一致。由于研究尚待完善，故中国药典(2015)暂未增设此项。

【含量测定】中国药典(2010)采用氧瓶燃烧破坏后，用硫代硫酸钠滴定法测定总碘量。氧瓶燃烧破坏并经氢氧化钠液吸收后，碘形成碘酸钠及碘化钠，用溴将碘化钠氧化成碘酸钠。

$$2NaI+6Br_2+12NaOH \longrightarrow 2NaIO_3+12NaBr+6H_2O$$

过量的溴用甲酸除去；甲酸的存在不影响滴定。再在酸性溶液中用碘化钾还原碘酸钠，析出 I_2。

$$IO_3^-+5I^-+6H^+ \longrightarrow 3I_2+3H_2O$$

用硫代硫酸钠液(0.005mol/L)滴定碘。

$$I_2+2Na_2S_2O_3 \longrightarrow Na_2S_4O_6+2NaI$$

由于甲状腺粉中有多种含碘甲状腺原氨酸，其中仅甲状腺素(T_4)和 3,5,3′-三碘甲状腺原氨酸(T_3)具有生理活性，USP(36) 是采用将甲状腺粉经蛋白水解酶水解后，T_4 及 T_3 从甲状腺素结合球蛋白中释放出来，再以左旋甲状腺素(Levothyroxine)及 3,5,3′-三碘甲状腺原氨酸(Liothyronine)进行对照，用高效液相色谱法分别测定两者的含量。

中国药典 (2015) 采用 HPLC 方法测定左甲状腺素(T_4)和碘塞罗宁 (T_3)的含量，色谱条件、操作方法和限度与 USP (36)相同。用十八烷基硅烷键合硅胶为填充剂；以水-乙腈-磷酸 (650 ∶ 350 ∶ 5) 为流动相；检测波长为 230nm。方法学验证结果显示，T_3、T_4 检测浓度分别在 0.11～84.64、0.40～320.16mg/L 范围内，浓度与峰面积呈良好的线性关系，相关系数均为 0.9997。溶液在 24 小时内稳定，T_3、T_4 RSD 分别为 1.0%、0.3%。按信噪比 10∶1 计算 T_3 和 T_4 定量限分别为 380ng/ml 和 90ng/ml。片剂回收率 T_3 为 101.35% ($n=9$，RSD＝0.97%)，T_4 为 101.46% (n=9，RSD＝1.65)。选择四个品牌的高效液相色谱仪和两个品牌的色谱柱进行试验，T_3 峰和 T_4 峰的峰形良好、分离度符合要求。典型色谱图见图 1、图 2。

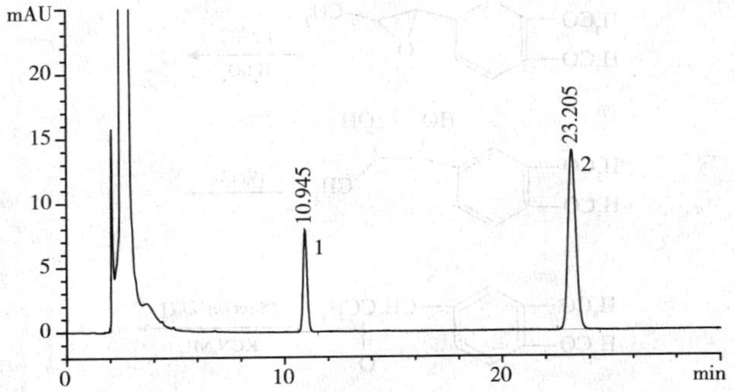

图 1　对照品溶液图谱

1. T_3 色谱峰　2. T_4 色谱峰

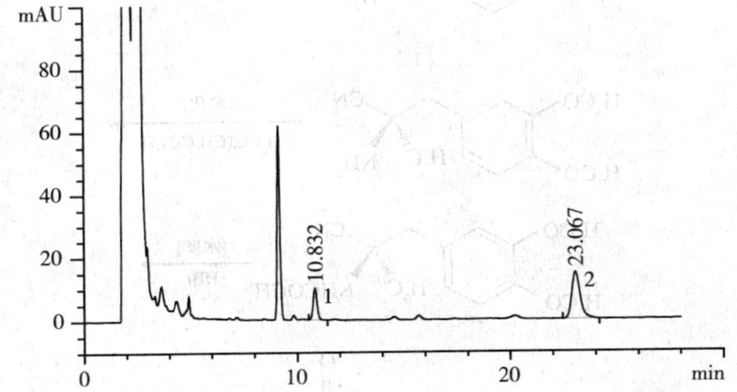

图 2　供试品溶液图谱

1. T_3 色谱峰　2. T_4 色谱峰

【制剂】甲状腺片(Thyroid Tablets)

本品除中国药典(2015)收载外，USP(36) 亦有收载。

崩解时限　本品为糖衣片，处方中添加的崩解剂及其他辅料主要有淀粉、淀粉浆、糊精、羧甲淀粉钠、羧甲纤维素、蔗糖、糖粉等。按药典通则中崩解时限检查法项下规定，应在 1 小时内全部崩解。USP(36) 规定应在 15 分钟内全部崩解。

含量均匀度　按照药典通则含量均匀度检查法，采用 HPLC 方法检测(同含量测定)，限度为±20%。USP(36)也有此项检查，方法为将本品加入碳酸钾、675～700℃炽灼后，用水溶解制备供试品溶液，极谱法测定，并规定每片碘含量在 85.0%～115.0%之间。

微生物限度　中国药典(2015)规定每 1g 供试品中除需氧菌总数不得超过 10000 个，霉菌和酵母菌总数不得超过 100 个外，不得检出大肠埃希菌，10g 供试品中不得检出沙门菌。USP(36)只规定沙门菌、大肠埃希菌不得检出。

本品不具抗菌作用，可采用常规法进行微生物限度检查。

含量测定　中国药典(2010)采用比色法测定甲状腺片中总碘的含量，其原理是用氧瓶燃烧破坏后，将碘转变为游离碘，采用碘-淀粉显色法。规定含甲状腺特有的化合碘(I)应为0.255%～0.345%。USP(36) 采用高效液相色谱法，色谱条件与其原料药一致。规定含左旋甲状腺素及 3，5，3′-三碘甲状腺原氨酸应各为标示量的 90.0%～110.0%，其标示量为每 65mg 的甲状腺粉中含左旋甲状腺素 38μg 和 3，5，3′-三碘甲状腺原氨酸 9μg。

中国药典 (2015)采用 HPLC 方法进行含量测定，色谱条件与原料药相同。药典收载 3 个规格，每片含甲状腺粉 10mg、40mg 和 60mg，参考美国药典制定限度为“本品按甲状腺粉的标示量计算，每 1mg 中含左甲状腺素 ($C_{15}H_{11}I_4NO_4$，T_4)与碘塞罗宁 ($C_{15}H_{12}I_3NO_4$，T_3)应分别为 0.52～0.64μg 和 0.13～0.15μg。”

参考文献

[1] 国家药典委员会. 中华人民共和国药典临床用药须知. 2005 年版. 北京：人民卫生出版社，2005：634，415.

撰写　徐小玲　胡远华　湖北省食品药品监督检验研究院

刘荷英　江西省药品检验检测研究院

复核　姜　红　湖北省食品药品监督检验研究院

程奇珍　江西省药品检验检测研究院

甲基多巴

Methyldopa

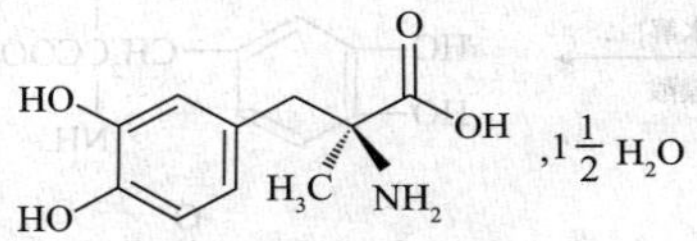

$C_{10}H_{13}NO_4 \cdot 1\frac{1}{2}H_2O$　238.24

化学名：L-3-(3,4-二羟基苯基)-2-甲基丙氨酸倍半水合物

L-3-(3,4-dihydroxyphenyl)-2-methylalanine sesquihydrate

L-tyrosine, 3-hydroxy-α-methyl-, sesquihydrate

英文名：Methyldopa (INN)；Aldomet；Dopamet；Medomet；Methoplain

CAS 号：[41372-08-1]；无水物：[555-30-6]

本品为抗高血压药，为芳香氨酸脱羧酶抑制剂，仅左旋异构体对人有抗高血压活性。其抗高血压作用可能是通过其活性代谢产物 α-甲基去甲肾上腺素刺激中枢的抑制性 α-肾上腺素受体和假性神经递质，减少血浆肾素活性，从而降低动脉血压。本品适用于治疗轻、中度高血压，肾性高血压。本品口服吸收不定，约为 50%，与血浆蛋白结合不到 20%。血浆半衰期约为 1.7 小时，无尿时为 3.6 小时。药物主要在肝脏代谢，产生 α-甲基去甲肾上腺素等多种代谢产物，近 70%以原型和少量代谢物的形式经尿排泄。口服 36 小时后体内基本完全清除。主要不良反应是嗜睡、口干、乏力等，

一般均能耐受[1]。

本品由美国 Merck 公司创制和开发[2]，由日本 Merck-万有制药公司引入技术开发，1962 年 8 月以 Aldomet 的商品名取得许可，从 1962 年 8 月开始销售片剂，以后又开发和销售胶囊剂。国内于 20 世纪 60 年代中期开始研制。除中国药典(2015)收载外，Ph. Eur. (7.0)、USP(36)和 JP(16)均有收载。

【制法概要】 制法一[3]：用香兰醛作原料，合成中间体 3,4-二甲氧基苯基丙酮(藜芦酮)，再与碳铵和氰化钾反应制备 4-甲基-4-(3′,4′-二甲氧基苄基)-乙内酰脲(环合物)，经水解后制备得到 DL-甲基多巴，然后经拆分得到目标产物 L-甲基多巴。

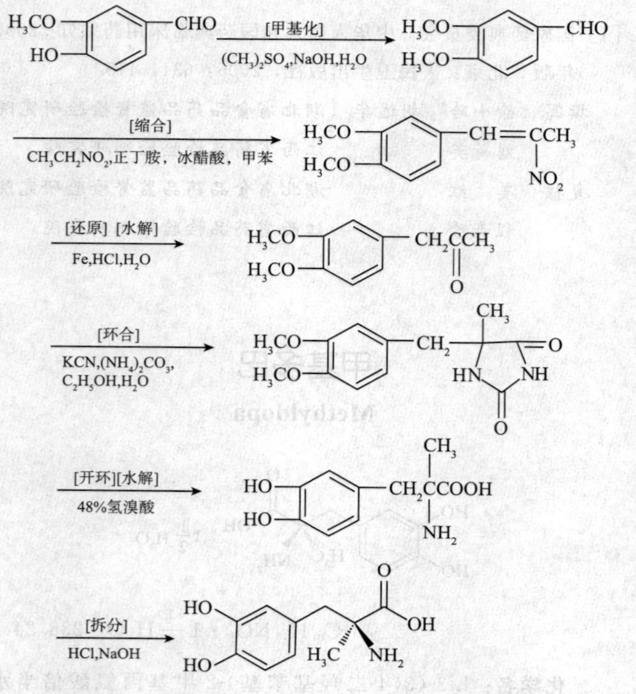

制法二：用丁香酚作原料，合成中间体 3,4-二甲氧基苯基丙酮(藜芦酮)，经 Strecker 反应转化，然后用酒石酸盐拆分得其对映体，再用 NH_4OH 中和并进行乙酰化，HBr 水解，得含有 5 个结晶水的 L-甲基多巴。

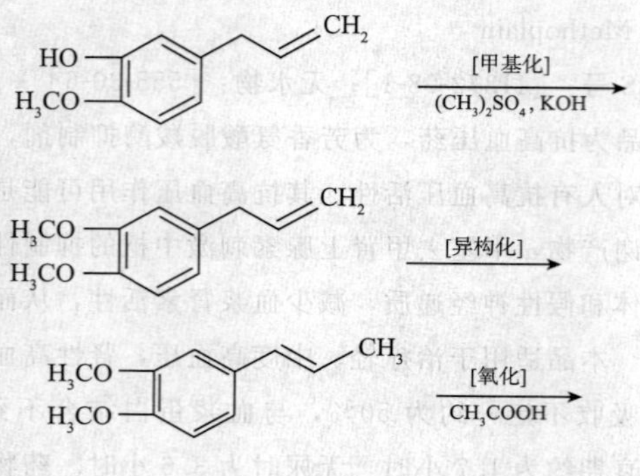

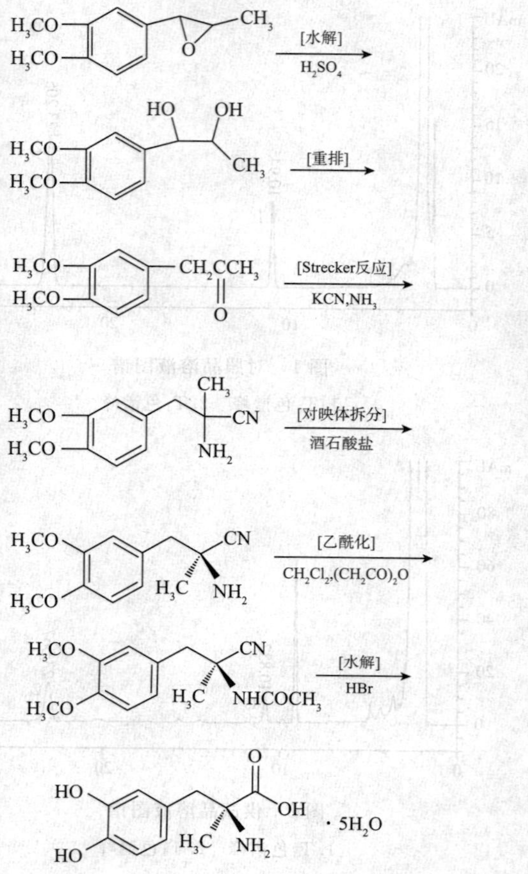

制法三[4]：采用 1-(3,4-亚甲氧基苯基)-2-丙酮为原料，在相转移催化条件下，用手性胺替代 NH_3 进行不对称诱导合成，产物经氢解、水解，得到光学活性的甲基多巴。

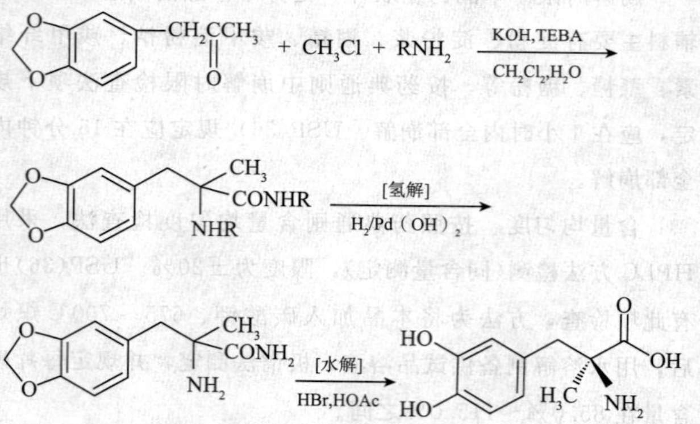

【性状】 本品为白色或类白色结晶性粉末，熔点约为 300℃，熔融同时分解。本品为 L-甲基多巴，具有旋光性，取本品的三氯化铝溶液测定，比旋度应为 −25°至 −30°。

【鉴别】（1）在水和 0.1mol/L 盐酸溶液中，本品在 280nm 波长处有最大吸收，在 220nm 波长附近有一肩峰；在 0.1mol/L 氢氧化钠溶液中，在 318nm、274nm 与 230nm 波长处有最大吸收，紫外吸收光谱最大吸收峰发生红移，这是结构中含有酚(羧酸)羟基与氢氧化钠反应成盐后，共轭作用增强所致[5]。

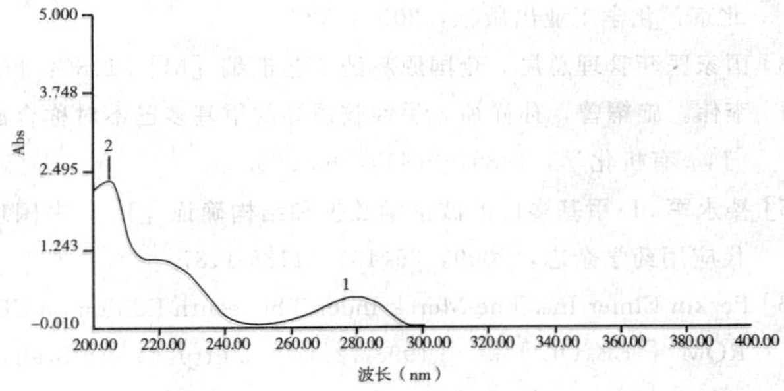

图1　甲基多巴鉴别紫外扫描图谱

40μg/ml，水溶液

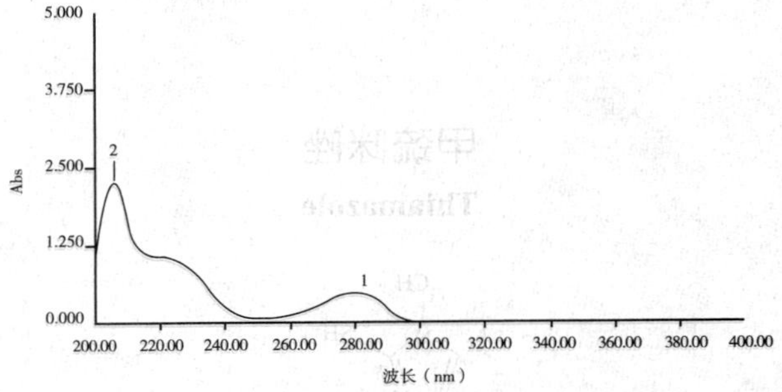

图2　甲基多巴鉴别紫外扫描图谱

40μg/ml，0.1mol/L 盐酸溶液

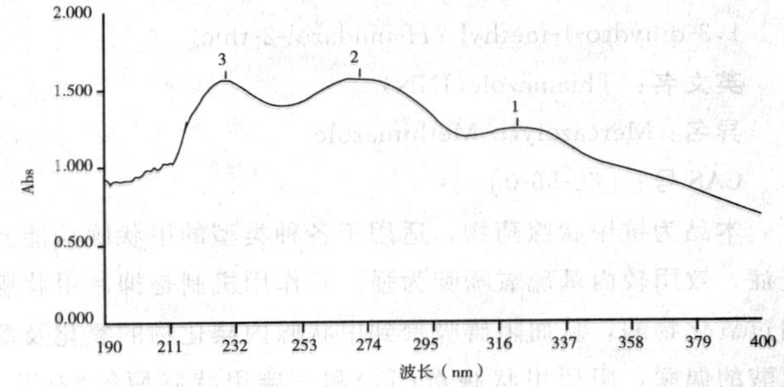

图3　甲基多巴鉴别紫外扫描图谱

40μg/ml，0.1mol/L 氢氧化钠溶液

(2)本品结构中具有氨基酸基团，加茚三酮试液显深紫色。

【检查】酸度　本品结构中含有酚(羧酸)羟基，具有弱酸性。本品1%水溶液的pH值约为5.0[6]，遇甲基红显红色。

氯化物　本品的生产工艺中使用过盐酸，会有氯化物存在，因此检查氯化物。

有关物质　中国药典(2010)采用薄层色谱自身对照法试验，芳香族伯胺(对硝基苯胺)在强酸溶液中与亚硝酸钠作用，生成重氮盐。在弱碱性(25%碳酸钠溶液)条件下，重氮盐和本品(含有酚类结构)偶合，生成有颜色的偶氮(—N＝N—)化合物而显色。显色后比较杂质斑点与对照斑点，单个杂质不得过1.0%，见图4。USP(31)中亦采用TLC法检测已知杂质3-甲氧基甲基多巴，限度为单个杂质不得过0.5%。Ph. Eur.(6.5)则将TLC法修订为HPLC法，见图5，采用0.1%自身对照法对有关物质进行控制，单个已知杂质不得过0.15%，单个未知杂质不得过0.05%，杂质总量不得过0.5%。中国药典(2010)第一增补本，将TLC法修订为HPLC法。用C18色谱柱(Kromasil 100-5 C18，25cm×0.46cm，5μm)，以乙腈-磷酸盐缓冲液(取磷酸二氢钾2g和磷酸1g，加水900ml使溶解)(5：95)为流动相，检测波长为278nm，采用自身对照法对甲基多巴有关物质进行考察，见图6、图7。在此色谱条件下，甲基多巴峰和3-甲氧基甲基多巴及其他降解产物峰均能很好地分离。甲基多巴和3-甲氧基甲基多巴的检测限分别为0.6ng、1.2ng。中国药典(2015)未修订。

对映体纯度　本品结构中含有一个手性碳，仅左旋异构体对人有抗高血压活性。Ph. Eur.(7.0)采用HPLC法，用C18色谱柱(Waters Symmetty C18，15cm×0.39cm，5μm)为色谱柱，以含有手性添加剂的溶液(取醋酸铜0.2g和*N*,*N*-二甲基-L-苯丙氨酸0.387g，加水适量使溶解，用醋酸调节pH值至4.3，加甲醇50ml，用水稀释至1000ml，摇匀)为流动相，检测波长为280nm，见图8，按自身对照法，D-甲基多巴不得过0.5%。中国药典(2015)未设定此检查项。

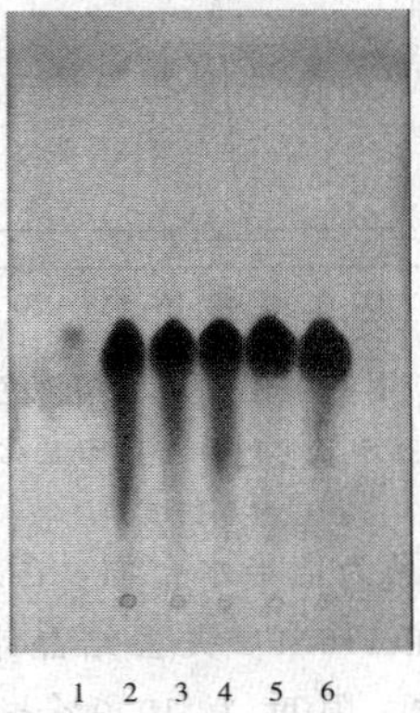

图4　甲基多巴有关物质测定薄层色谱图

1. 对照品溶液；2～6. 供试品溶液

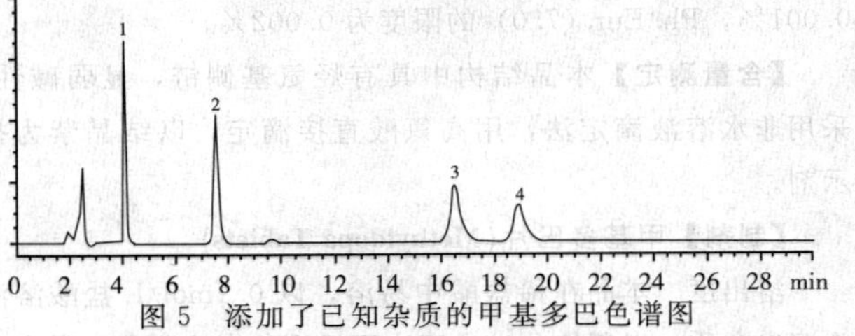

图5　添加了已知杂质的甲基多巴色谱图

1. 甲基多巴；2. 3-甲氧基甲基多巴；3. 4-甲氧基甲基多巴；4. 3,4-二甲氧基甲基多巴

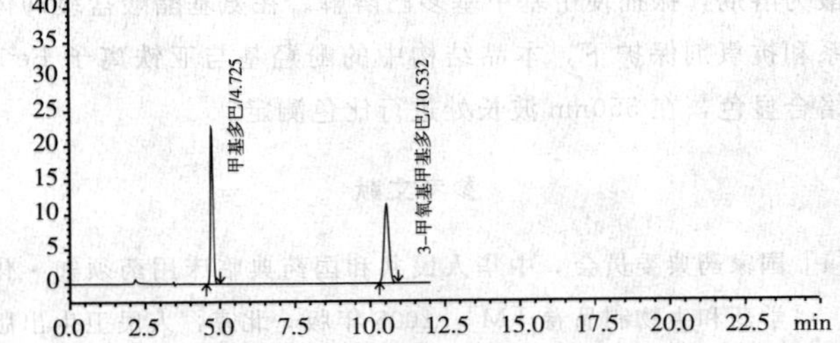

图6　有关物质测定——甲基多巴与3-甲氧基甲基多巴对照品溶液色谱图

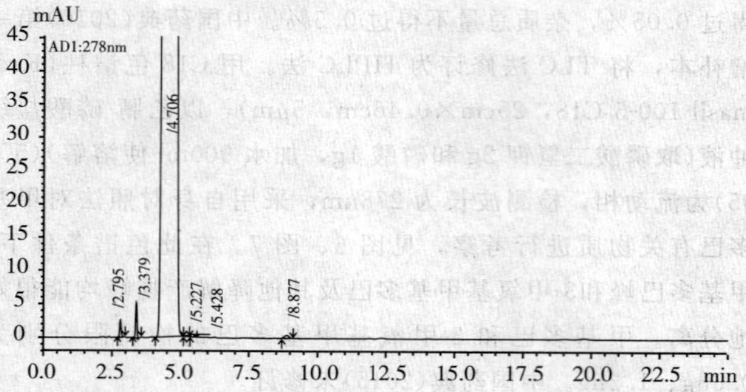

图 7　有关物质测定——供试品溶液色谱图

甲基多巴色谱峰保留时间 4.706 分钟；

其余均为未知杂质色谱峰

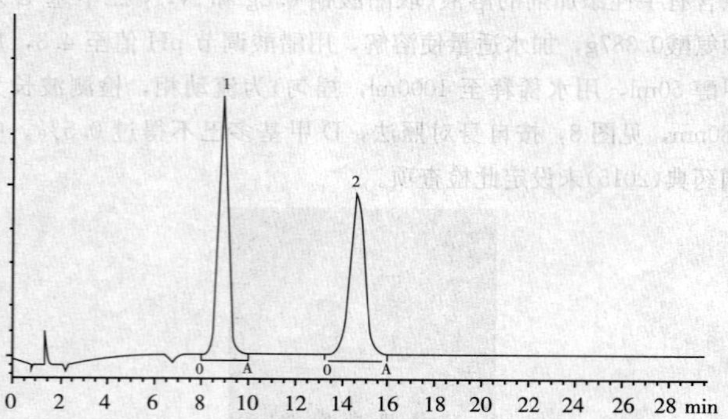

图 8　甲基多巴消旋体溶液色谱图

1. D-甲基多巴；2. L-甲基多巴

干燥失重　本品为倍半水合物，含水量约 11.3%，热重分析表明本品在 116.4℃失去结晶水，因此取本品在 125℃干燥至恒重，限度为 10.0%～13.0%。Ph. Eur.(7.0)、USP(36) 和 JP(16)均采用水分测定法。

重金属　取炽灼残渣项下遗留的残渣进行检查，含重金属不得过百万分之十。USP(36) 和 JP(16)的限度均为 0.001%，Ph. Eur.(7.0) 的限度为 0.002%。

【含量测定】本品结构中具有烃氨基侧链，显弱碱性，采用非水溶液滴定法，用高氯酸直接滴定，以结晶紫为指示剂。

【制剂】甲基多巴片(Methyldopa Tablets)

溶出度　本品在稀盐酸中易溶，以 0.1mol/L 盐酸溶液为溶出介质，以紫外分光光度法不经比色直接测定，限度为标示量的 70%。

含量测定　本品在稀酸溶液中易溶，以 0.05mol/L 硫酸为溶剂，振摇使甲基甲基多巴溶解。在氨基醋酸盐缓冲体系和抗氧剂保护下，本品结构中的酚羟基与亚铁离子 Fe^{2+} 络合显色，在 550nm 波长处进行比色测定。

参考文献

[1] 国家药典委员会．中华人民共和国药典临床用药须知·化学药和生物制品卷［M］．2005 年版．北京：人民卫生出版社，2005：207.

[2] 朱宝泉，李安良，杨光中，等．新编药物合成手册［M］．北京：化学工业出版社，2003：922.

[3] 国家医药管理总局．全国原料药工艺汇编［M］．1980：47.

[4] 李伟，施耀曾，孙祥祯．手性胺诱导的甲基多巴不对称合成［J］．有机化学，1989，9(4)：363-366.

[5] 楼永军．L-甲基多巴的波谱学数据和结构确证［J］．中国现代应用药学杂志，2009，26(13)：1135-1137.

[6] Perkin Elmer Inc. The Merck Inder Thirteenth Edition on CD-ROM［EB/OL］．［1998-12-02］．http://cambridge-soft. com

撰写　江文明　闻宏亮　上海市食品药品检验所

复核　杨永健　上海市食品药品检验所

甲巯咪唑

Thiamazole

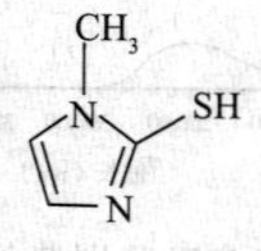

$C_4H_6N_2S$　114.16

化学名：1-甲基咪唑-2-硫醇

1,3-dihydro-1-methyl-2*H*-imidazol-2-thiol

英文名：Thiamazole(INN)

异名：Mercazolyl；Methimazole

CAS 号：［60-56-0］

本品为抗甲状腺药物，适用于各种类型的甲状腺功能亢进症，效用较丙基硫氧嘧啶为强。其作用机制是抑制甲状腺内过氧化物酶，从而阻碍吸聚到甲状腺内碘化物的氧化及酪氨酸的偶联，阻碍甲状腺素(T_4)和三碘甲状腺原氨酸(T_3)的合成。口服后由胃肠道迅速吸收，吸收率约 70%～80%，广泛分布于全身，但浓集于甲状腺，半衰期约 3 小时，甲巯咪唑及代谢物 75%～80%经尿排泄，易通过胎盘，并经乳汁分泌。

本品于 1889 年由 Wohl，Marckwald 合成，国内于 1959 年开始生产，其结构式有以下两种表达方法。

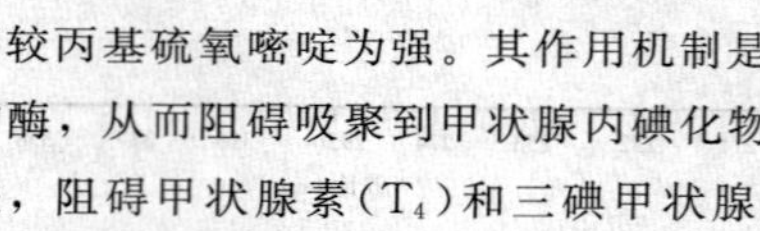

(1)　(2)

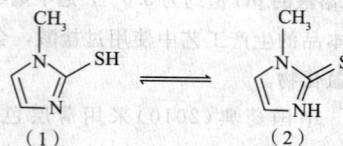

中国药典(2015)与 JP(16)采用(1)表示其结构式，BP(2013)、Ph. Eur.(7.0)、USP(36)采用(2)表示其结构式。

除中国药典(2015)收载外，USP(36)、BP(2013)、Ph. Eur.(7.0)、JP(16)均有收载。

【制法概要】本品主要的合成路线有以下两条，目前国内主要采用第一条路线制备。

一法：

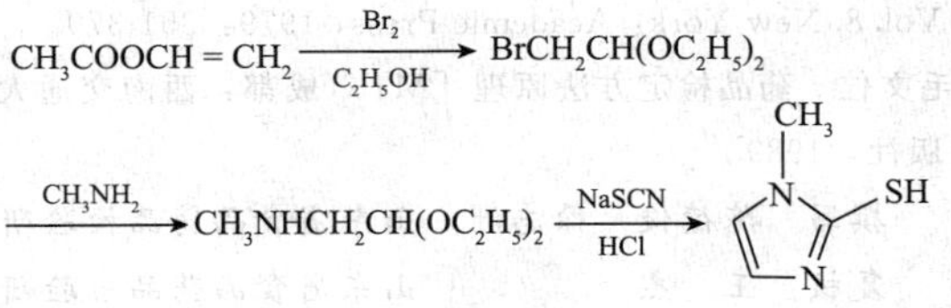

二法：

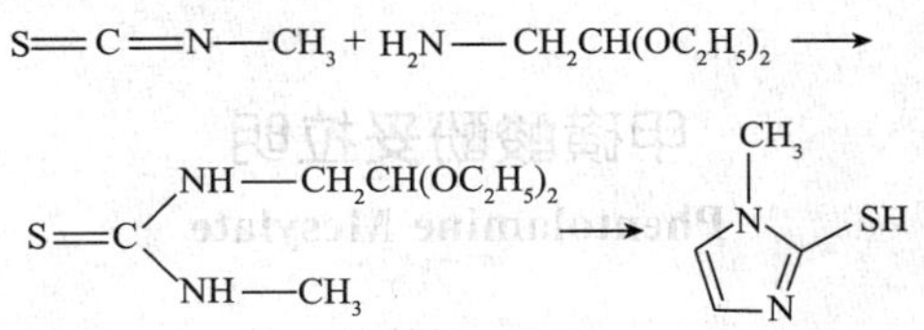

【性状】本品为白色至淡黄色结晶性粉末，微有特臭，熔点为144～147℃，文献报道[1]其沸点为280℃，同时会发生部分分解。

【鉴别】（1）为硫化物的显色反应，生成物为$Na_4[Fe(CN)_5NOS]$。

(2)本品的红外光吸收图谱应与对照的图谱(光谱集117图)一致，由于本品可异构化，故红外光吸收图谱显示的主要特征吸收如下。

特征谱带(cm^{-1})	归属
3100～2600	氨基 ν_{N-H}
1580	芳环 $\nu_{C=C,C=N}$

中国药典(2005)曾收载了另一化学鉴别反应，即本品的水溶液遇二氯化汞试液，产生甲巯咪唑汞盐沉淀。

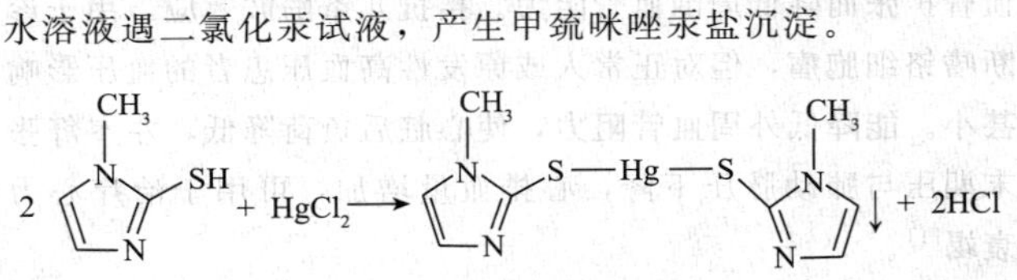

本品的N杂环碱性极弱，分子量很小，不具有一般生物碱通性，故遇三硝基苯酚不产生沉淀。由于该鉴别方法使用的汞盐对环境污染较大，故中国药典(2010)删除了该鉴别项。

(3)其他光谱特征[2]

①紫外光谱(UV)：本品在下列溶剂中的紫外吸收特征如下。

溶剂	λ_{max}(nm)	$E_{1cm}^{1\%}$
0.05mol/L硫酸溶液	211	593
	251.5	1528
水	252	—

②核磁共振(NMR)：采用60MHz的核磁共振仪，以$CDCl_3$为溶剂，以TMS为内标，本品的^{1}H-NMR特征数据如下。

基团	化学位移(δ, ppm)
N－CH_3	3.63(s)
4-H，5-H	6.70(s)

其他核磁共振及质谱数据见参考文献[2]。

【检查】**有关物质** 采用薄层色谱法，碘铂酸钾溶液显色，检出限为0.2μg，最低检出量为0.1%。典型色谱图见图1。

USP(36)亦采用此法，BP(2013)采用气相色谱法测定。

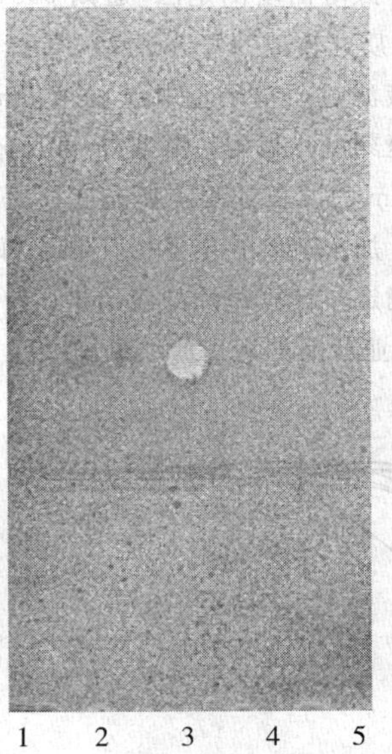

图1 有关物质色谱图

1. 2.0%对照溶液；2. 1.0%对照溶液；3. 供试品溶液；4. 0.5%对照溶液；5. 0.1%对照溶液

残留溶剂 中国药典(2015)新增残留溶剂检查项。山东省食品药品检验研究院对生产工艺中用到的一类溶剂苯进行了考察，采用顶空方法进行残留溶剂检测，色谱柱为DB-624(30m×0.25mm，1.40μm)。方法学研究显示，在0.1025～2.0500μg/ml浓度范围内线性关系良好(相关系数均在0.997)。按$S/N=3$计算，最低检出浓度为0.041μg/ml。

【含量测定】本品的水溶液中先加入少量氢氧化钠滴定液(0.1mol/L)，使部分甲巯咪唑与之生成钠盐，再加入过量的硝酸银溶液，使甲巯咪唑及其钠盐生成银盐，并生成等分子的硝酸，其中部分硝酸即被加入的氢氧化钠滴定液中和，剩余的硝酸用氢氧化钠滴定液(0.1mol/L)滴定，溴麝香草酚蓝为指示剂，至显蓝绿色为终点[3]。反应式如下。

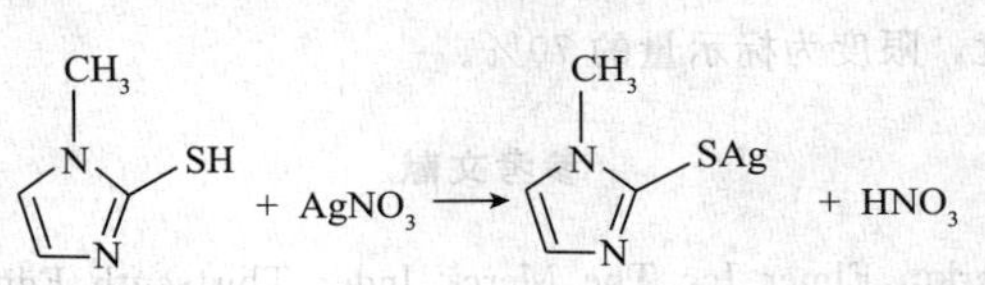

$$HNO_3 + NaOH \longrightarrow NaNO_3 + H_2O$$

【制剂】(1)甲巯咪唑片(Thiamazole Tablets，Methimazole Tablets)

除中国药典(2015)收载外，USP(36)与 JP(16)亦有收载，BP(2013)未收载。

本品为白色片，规格为 5mg。国内各企业的处方中，主要辅料有糊精、淀粉、蔗糖、硬脂酸镁等。

溶出度　本品原料药在水中易溶，中国药典(2015)未收载溶出度。参照 USP(36)中该制剂的溶出度检查方法对本品进行了考察。照溶出度测定法(通则 0931 第一法)，以水 500ml 为溶出介质，转速为每分钟 100 转，依法操作，经 30 分钟时，取溶液滤过，精密量取续滤液 5ml，置 10ml 量瓶中，用水稀释至刻度，摇匀，照紫外-可见分光光度法(通则 0401)，在 252nm 的波长处测定吸光度；另取甲巯咪唑对照品，精密称定，加水溶解并定量稀释制成每 1ml 中约含 5μg 的溶液，同法测定，计算每片的溶出量。

7 家不同企业产品的溶出曲线见图 2。

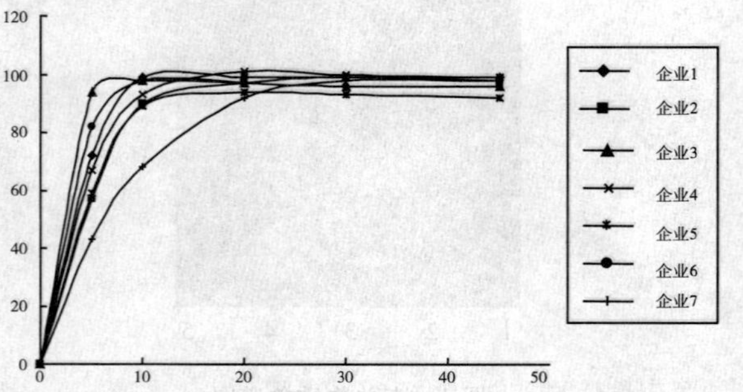

图 2　溶出曲线

各企业的溶出曲线显示，企业 7 的溶出行为与其他企业有一定的差异，在进一步的研究中可考虑增加溶出度检查项。

含量均匀度　与 USP(36)方法相同，采用紫外分光光度法，在 252nm 的波长处测定吸光度，与对照品的吸光度进行比较计算。

含量测定　方法与原料及 USP(36)的方法基本一致。

(2)甲巯咪唑肠溶片(Thiamazole Enteric-coated Tablets)

本品为中国药典(2015)新增剂型，除溶出度检查项外，其他项目和方法与甲巯咪唑片相同。溶出度照通则 0931 第一法方法 2，以 0.1mol/L 盐酸溶液 1000ml 为溶出介质，转速为每分钟 100 转，经 2 小时时检查，片剂不得有裂缝或崩解现象，再更换溶出介质为 pH 6.8 磷酸盐缓冲液 1000ml，45 分钟时取样，照紫外-可见分光光度法在 252nm 波长处测定吸光度，限度为标示量的 70%。

参考文献

[1] Perkin Elmer Inc. The Merck Inder Thirteenth Edition on CD-ROM [EB/OL]. [1998-12-02]. http://cambridgesoft.com

[2] Florey, K. Analytical Profiles of Drug Substances [M]. Vol. 8. New York: Academic Press, 1979: 351-370.

[3] 毛文仁. 药品检定方法原理 [M]. 成都：西南交通大学出版社，1989.

撰写　陈德俊　徐志洲　山东省食品药品检验研究院

复核　王　杰　　　　　山东省食品药品检验研究院

甲磺酸酚妥拉明

Phentolamine Mesylate

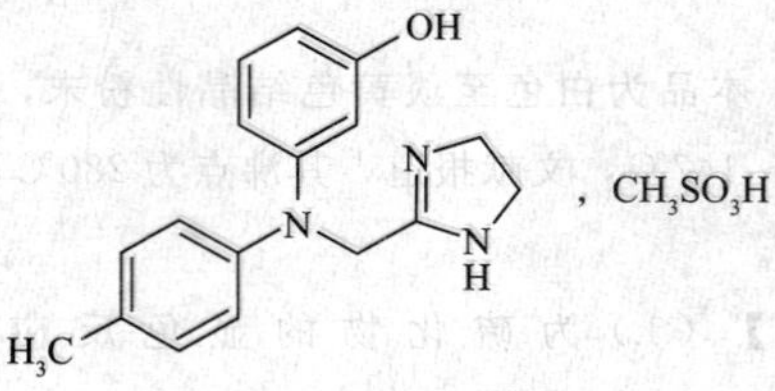

$C_{17}H_{19}N_3O \cdot CH_4O_3S$　377.46

化学名：3-[[(4,5-二氢-1*H*-咪唑-2-基)甲基](4-甲苯基)氨基]苯酚甲磺酸盐

Phenol，3-[[(4，5-dihydro-1*H*-imidazol-2yl) methyl](4-methylphenyl)amino]-，monomethanesulfonate(salt)

英文名：Phentolamine(INN)Mesylate

CAS 号：[65-28-1]

本品是 α 肾上腺素受体阻滞药，对 α_1、α_2 受体均有作用，能拮抗血液循环中肾上腺素和去甲肾上腺素的作用，使血管扩张而降低周围血管阻力。拮抗儿茶酚胺效应，用于诊断嗜铬细胞瘤，但对正常人或原发性高血压患者的血压影响甚小。能降低外周血管阻力，使心脏后负荷降低，左室舒张末期压与肺动脉压下降，心排血量增加，可用于治疗心力衰竭[1]。

口服生物利用度低，口服 40mg 30 分钟后起最大作用，持续 3～6 小时，肌内注射 20 分钟血药浓度达峰值，持续 30～45 分钟，静脉注射 2 分钟血药浓度达峰值，作用持续 15～30 分钟。静脉注射的 $t_{1/2}$ 约 19 分钟。静脉注射后约有一次给药量的 13%以原型自尿排出[1]。

临床用于预防和治疗嗜铬细胞瘤所致的高血压症，包括手术切除时出现的阵发性高血压，也可根据血压对本品的反应用于协助诊断嗜铬细胞瘤；治疗左心衰竭；治疗去甲肾上腺素静脉给药外溢；用于防止皮肤坏死；它也用于治疗勃起功能障碍[1]。还可以治疗胰腺疼痛[2]和多汗症[3]。

不良反应较常见的有直立性低血压和心动过速或心律失常、鼻塞、恶心和呕吐等；昏倒和乏力较少见；突然胸痛(心肌梗死)、神志模糊、头痛、共济失调和言语含糊等极少见，这些都反映可能是脑血管痉挛或堵塞的表现[1]。

本品首先由 Karl Miescher 等人 1950 年合成[4,5]；国内于 1960 年投产[5]。除中国药典(2015)收载外，Ph. Eur. (7.0)、BP(2013)、USP(36)中均收载甲磺酸酚妥拉明。

【制法概要】酚妥拉明系由 3-(4-甲苯胺)苯酚与2-氯甲基咪唑缩合制成[4]。

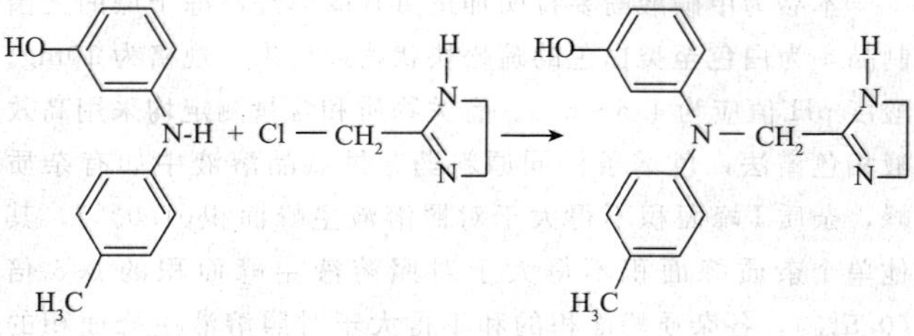

3-(4-甲苯胺)苯酚　2-氯甲基咪唑　2-[[N-(3′-羟苯基)-对-甲苯]甲基]-2-咪唑

【性状】本品为白色至类白色的结晶性粉末；无臭，味苦。

本品在水或乙醇中易溶，在三氯甲烷中微溶。Ph. Eur. (7.0)为白色或几乎白色，轻度吸湿性结晶粉末，易溶于水和乙醇(96%)，几乎不溶于二氯甲烷。

经实验考察，本品的熔点为 176～181℃，熔融时同时分解。Ph. Eur. (7.0)熔点为 178～182℃。

【鉴别】(1)本品具有叔胺结构，与碘试液、碘化汞钾试液、三硝基苯酚试液等生物碱沉淀剂生成不溶性复盐或盐类[4]。

(2) 本品与氢氧化钠生成甲磺酸钠和酚妥拉明，加热熔融破坏，有亚硫酸钠生成，加水和过量的稀盐酸，温热，即放出二氧化硫的特殊臭气[4]。

(3)本品的红外光谱吸收图谱应与对照的图谱(光谱集 121 图)一致。Ph. Eur. (7.0)和 USP(36)均采用红外光谱法鉴别，样品的红外光谱应与对照光谱/对照品的光谱一致。

特征谱带(cm^{-1})	归属	
3200	酚、胺和磺酸	ν_{O-H}
1621，1597，1510	芳环	$\nu_{C=C,C=N}$
1214	酚羟基	ν_{C-O}
1155，1040	甲磺酰	ν_{SO_2}
837	取代苯	γ_{2H}
768	取代苯	γ_{3H}

【检查】酸碱度　1%水溶液的 pH 值为 4.5～5.5。检查游离的盐酸、甲基磺酸和碱基酚妥拉明等。Ph. Eur. (7.0)中规定取本品 0.1g，置 10ml 量瓶中，加无二氧化碳的水使溶解并稀释至刻度，加 0.1ml 甲基红指示剂，如显红色，用 0.1mol/L 氢氧化钠溶液滴定使颜色变黄，消耗的体积不得大于 0.05ml。

氯化物　在工艺路线中先合成盐酸盐，再转制成甲磺酸盐，故检查氯化物[4]。

有关物质　采用高效液相色谱法检查。

中国药典(2005)没有收载有关物质检查项。

USP(36)采用薄层色谱法，样品溶液中除主斑点外，单个杂质斑点不得大于 0.5%，杂质总量不得大于 1.0%。

Ph. Eur. (7.0)采用高效液相色谱法，色谱柱为苯基柱，250mm×4.6mm，5μm，柱温 30℃，流速 1.5ml/min，检测波长为 230nm，进样量 10μl，流动相为乙腈-0.5g/L 醋酸铵溶液(用稀醋酸调节 pH=5.9，33∶67)，杂质 A(*N*-(2-氨乙基)-2-[(3-羟苯基)(4-甲苯基)氨基]乙酰唑胺)不得大于 0.2%，其他未知杂质不得过 0.10%，杂质总量不得大于 0.5%。

中国药典(2010)采用高效液相色谱法，用十八烷基硅烷键合硅胶为填充剂；以乙腈-0.01mol/L 庚烷磺酸钠(含 0.1%三乙胺，用磷酸调节 pH 至 3.0)(36∶64)为流动相；检测波长为 278nm。理论塔板数按甲磺酸酚妥拉明峰计算不低于 3000，进样量 20μl。记录色谱图至主成分峰保留时间的 5 倍，甲磺酸酚妥拉明峰与相邻杂质峰之间的分离度应符合要求。规定供试品溶液的色谱图中如有杂质峰[小于对照溶液主峰面积 2%的杂质峰忽略不计]，单个杂质峰面积不得大于对照溶液的主峰面积的 0.5 倍(0.5%)，各杂质峰面积之和不得大于对照溶液的主峰面积(1.0%)。色谱图见图 1 和图 2。总后药检所进一步研究并结构确认，本品主要降解杂质与 Ph. Eur. (7.0)杂质 A 结构相同，故在中国药典(2015)明确，酚妥拉明杂质Ⅰ峰的峰面积及其他单个杂质的峰面积均不得大于对照溶液主峰面积的 0.5 倍(0.5%)。

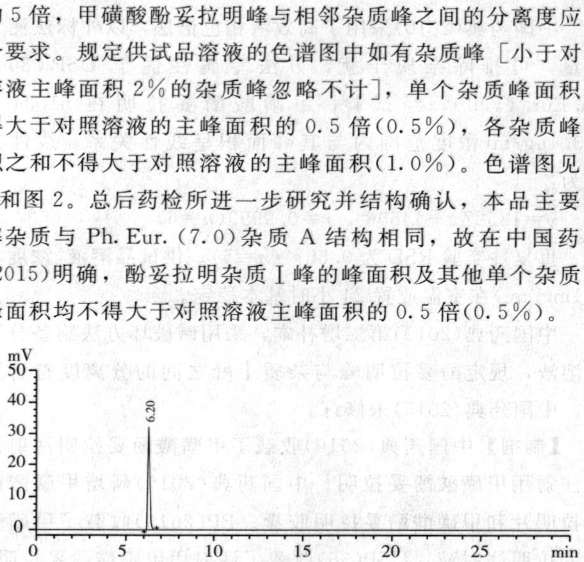

图 1　对照溶液色谱图

色谱柱：Capcell pak，C18，250mm×4.6mm，5μm

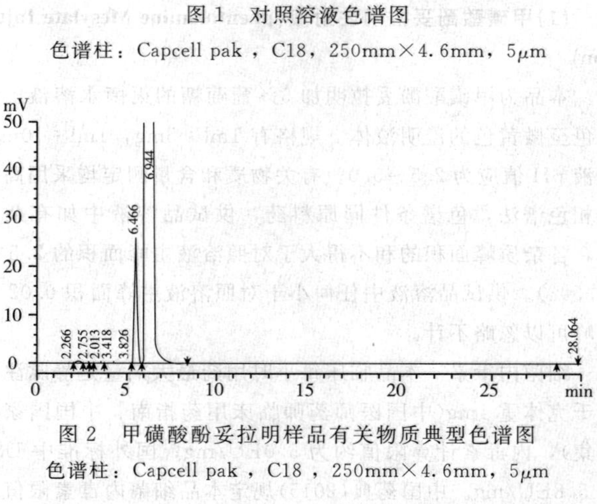

图 2　甲磺酸酚妥拉明样品有关物质典型色谱图

色谱柱：Capcell pak，C18，250mm×4.6mm，5μm

残留溶剂　中国药典 (2015)新增残留溶剂检查项。根据各厂家合成工艺，对可能存在的残留溶剂甲醇、乙醇、乙酸乙酯、二甲苯采用气相色谱法进行测定。方法学研究显示，各溶剂的线性相关性良好(相关系数均在 0.9999 以上)、最低检测量分别为甲醇 1.5ng、乙醇 1.0ng、乙酸乙酯 1.0ng、二甲苯最高峰 1.1ng 和最低峰 8.6ng。两批样品均未检出甲醇和二甲苯，乙醇含量均低于 0.023%，乙酸乙酯含量均低于 0.092%，结果均符合规定。

干燥失重 本品具轻度吸湿性，在105℃干燥至恒重，减失重量不得过0.5%。USP(36)在60℃真空干燥4小时，减失重量不得大于0.5%，Ph. Eur.(7.0)在105℃干燥至恒重不得大于0.5%；各国药典限度一致。

炽灼残渣 不得过0.1%。USP(36)要求不得大于0.1%。Ph. Eur.(7.0)硫酸灰分不得大于0.1%；各国药典限度一致。

【含量测定】中国药典(2005)采用与10%三氯醋酸生成衍生物的重量法，沉淀易黏附于容器，不易洗净，恒重操作费时。USP(36)和Ph. Eur.(7.0)均采用电位滴定法，按干燥品计算，USP(36)为98.0%～102.0%，Ph. Eur.(7.0)为98.0%～101.0%。

中国药典(2010)采用了高效液相色谱法，以外标法测定含量，可排除杂质干扰，方法专属性优于USP(36)、Ph. Eur.(7.0)，经试验，甲磺酸酚妥拉明在51.34～513.4μg/ml浓度范围内与其峰面积呈线性关系。线性方程为：

$$y=13527x+14696,\ r=0.9999(n=6)$$

重复性实验RSD为0.30%($n=5$)。供试品溶液(浓度为0.1mg/ml)在室温放置24小时基本稳定。

中国药典(2010)第二增补本，采用碱破坏方法制备分离度溶液，规定酚妥拉明峰与杂质Ⅰ峰之间的分离度符合要求。中国药典(2015)未修订。

【制剂】中国药典(2010)收载了甲磺酸酚妥拉明注射液和注射用甲磺酸酚妥拉明。中国药典(2015)新增甲磺酸酚妥拉明片和甲磺酸酚妥拉明胶囊。BP(2013)收载了甲磺酸酚妥拉明注射液，USP(36)收载了注射用甲磺酸酚妥拉明。

(1)甲磺酸酚妥拉明注射液(phentolamine Mesylate Injection)

本品为甲磺酸酚妥拉明加5%葡萄糖的灭菌水溶液，为无色至微黄色的澄明液体。规格有1ml∶5mg，1ml∶10mg。溶液pH值应为2.5～5.0。有关物质和含量测定均采用高效液相色谱法，色谱条件同原料药，供试品溶液中如有杂质峰，各杂质峰面积的和不得大于对照溶液主峰面积的2.5倍(2.5%)。供试品溶液中任何小于对照溶液主峰面积0.02倍的峰可以忽略不计。

细菌内毒素 本品临床每小时用药最大剂量是静脉注射每千克体重1mg(中国医师药师临床用药指南、中国国家处方集)，内毒素计算限值约为5.0EU/mg；国外标准中USP为5.8EU/mg。中国药典(2015)规定本品细菌内毒素限值为5.0EU/mg，与内毒素计算值比较，安全系数为1，并严于USP标准。

本品对内毒素检查方法有干扰，最大不干扰参考浓度约为0.3mg/ml，可用适当灵敏度的鲎试剂经稀释至MVD后进行内毒素检查。

BP(2013)溶液pH值应为3.5～5.0，鉴别采用薄层色谱法和HPLC法，有关物质和含量测定均采用HPLC法，色谱条件与原料有关物质相同。

(2)注射用甲磺酸酚妥拉明(Phentolamine Mesylate for Injection)

本品为甲磺酸酚妥拉明加适量甘露醇经冷冻干燥的无菌制品，为白色至类白色的疏松块状物或粉末。规格为10mg。酸度pH值应为4.5～6.5。有关物质和含量测定均采用高效液相色谱法，色谱条件同原料药。供试品溶液中如有杂质峰，杂质Ⅰ峰面积不得大于对照溶液主峰面积(1.0%)，其他单个杂质峰面积不得大于对照溶液主峰面积的0.5倍(0.5%)，各杂质峰面积的和不得大于对照溶液主峰面积的2倍(2.0%)。供试品溶液中任何小于对照溶液主峰面积0.02倍的峰可以忽略不计。中国药典(2010)第二增补新增含量均匀度检查项。

细菌内毒素 本品临床每小时用药最大剂量是静脉注射每千克体重1mg(中国医师药师临床用药指南、中国国家处方集)，内毒素计算限值约为5.0EU/mg；国外标准中USP为5.8EU/mg。中国药典(2015)规定本品细菌内毒素限值为5.0EU/mg，与内毒素计算值比较，安全系数为1，并严于USP标准。

本品对内毒素检查方法有干扰，最大不干扰参考浓度约为0.3mg/ml，可用适当灵敏度的鲎试剂经稀释至MVD后进行内毒素检查。

USP(36)pH值应为4.5～6.5。鉴别采用三氯甲烷提取干燥后制红外光谱，检查均匀度，含量测定采用紫外对照品法，方法的专属性不如中国药典(2015)。

(3)甲磺酸酚妥拉明片(Phentolamine Mesylate Tablets)

有40mg和50mg两种规格。除化学鉴别外还有液相色谱鉴别和紫外鉴别，紫外最大吸收为278nm。有关物质和含量测定均采用高效液相色谱法，色谱条件同原料药。有关物质杂质限度与注射用甲磺酸酚妥拉明相同。溶出度采用转篮法，以水1000ml为溶出介质，转速为每分钟50转，紫外－可见分光光度法测定，限度为不得低于标示量的80%。

(4)甲磺酸酚妥拉明胶囊(Phentolamine Mesylate Capsules)

规格为40mg，检测项目、方法和限度与片剂相同。

参考文献

[1] 国家药典委员会．中华人民共和国药典临床用药须知(化学和生物制品卷)[M]．2005年版．北京：人民卫生出版社，2005：175.

[2] McCleane GJ. Phentolamine abolishes the pain of chronic pancreatitis [J]. J Hosp Med，1996，55：521.

[3] McCleane G. The use of intravenous phentolamine mesilate in the treatment of hyperhidrosis [J]. Br J Dermatol，2002，146：533-534.

[4] K. Miescher，et al. U. S. Pat. 2，503，059(1950).

[5] 中华人民共和国卫生部药典委员会．中华人民共和国药典1990年版二部注释[M]．北京：化学工业出版社，1993：159.

撰写 陶胜源 总后药检所

复核 靳守东 总后药检所

生长抑素

Somatostatin

$C_{76}H_{104}N_{18}O_{19}S_2$　1637.89

化学名： L-丙氨酰-L-甘氨酰-L-半胱氨酰-L-赖氨酰-L-门冬酰氨酰-L-苯丙氨酰-L-苯丙氨酰-L-色氨酰-L-赖氨酰-L-苏氨酰-L-苯丙氨酰-L-苏氨酰-L-丝氨酰-L-半胱氨酰环（3→14）二硫键

L-Alanylglycyl-L-cysteinyl-L-lysyl-L-asparaginyl-L-phenylalanyl-L-phenylalanyl-L-tryptophyl-L-lysyl-L-threonyl-L-phenylalanyl-L-threonyl-L-seryl-L-cysteine cylic（3→14）-disulfide

英文名： Somatostatin

异名： 生长激素释放抑制激素；施他宁

CAS 号： ［38916-34-6］

生长抑素是从下丘脑分离或合成而得的下丘脑激素，天然生长抑素为十四肽。本品为人工合成的环状氨基酸十四肽，与天然生长抑素在原始结构、化学反应及生物效应上完全相同，同样具有广泛的生理和药理作用：①可抑制生长激素、甲状腺刺激激素、胰岛素、胰高糖素等的分泌。②可抑制胃酸、胃蛋白酶、胃泌素的分泌，可用于治疗应激性溃疡、消化性溃疡及急性胃炎引起的出血。③可显著地减少内脏血流，有效治疗食管胃底曲张静脉破裂所致的出血。④可用于治疗急性胰腺炎、预防和治疗胰腺手术后并发症。⑤可抑制胰高糖素的分泌，作为糖尿病酮症酸中毒胰岛素治疗的辅助用药。⑥可影响胃肠道吸收、运动和营养功能。健康人内源性生长抑素的血浆浓度很低，一般在 175ng/L 以下。以每小时 75μg 的速度静脉滴注，15 分钟内可达到血药浓度峰值（1250ng/L），代谢消除率为每分钟 1L 左右。半衰期短，静脉注射后正常人、肝病患者、慢性肾衰竭患者的半衰期分别为 1.1～3.0 分钟、1.2～4.8 分钟、2.6～4.9 分钟。本品的不良反应主要为出现恶心、呕吐，较少见眩晕、面部潮红、腹痛、腹泻和血糖轻微变化[1]。

Brazean 等首次于 1973 年从绵羊下丘脑提取物中提取出了生长抑素，同年 Burgus 等确定了其化学结构，Rivier 等用化学方法合成了生长抑素[2]。国内于 2004 年首次生产。本品在中国药典（2015）、BP（2013）、Ph. Eur.（7.0）均有收载，USP（36）和 JP（16）尚未收载。

【制法概要】 生长抑素采用 Fmoc 固相合成法，以 Wang 树脂作为起始原料，以 Fmoc 保护的氨基酸为载体，逐个接上氨基酸，接肽反应完成后，从树脂上将肽链切下，加入乙醚沉淀粗肽，再通氧气氧化，用 C18 柱进行分离纯化、去盐、冻干等得到生长抑素成品。工艺流程如下：

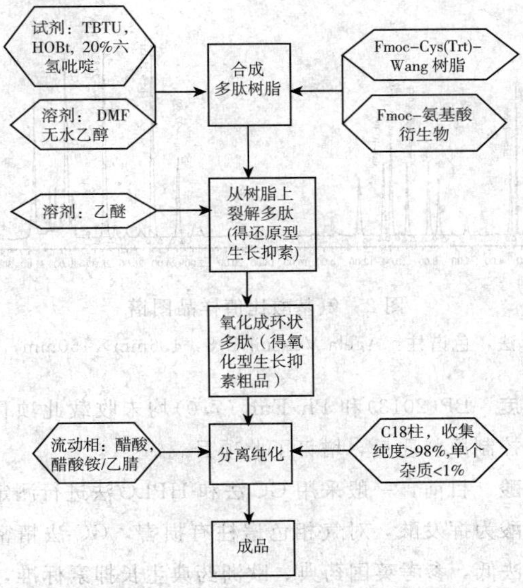

【性状】比旋度　参照 BP（2010）和 Ph. Eur.（6.0）比旋度项下方法，中国药典（2010）比旋度项下的溶剂由冰醋酸改为 1%醋酸溶液。

【鉴别】（1）采用薄层色谱法鉴别，展开剂与 BP（2013）和 Ph. Eur.（7.0）的相同，考虑到样品用水溶解，故将点样量 20μl 修改为 10μl，R_f 值约为 0.25。曾试验用 30%醋酸溶液-吡啶-水-正丁醇（10：15：20：45）为展开剂，结果展开剂配制后浑浊，放置后出现分层；而以冰醋酸替代 30%醋酸溶液，展开剂配制后澄清，R_f 值更大，故采用后者作为展开剂（图 1）。

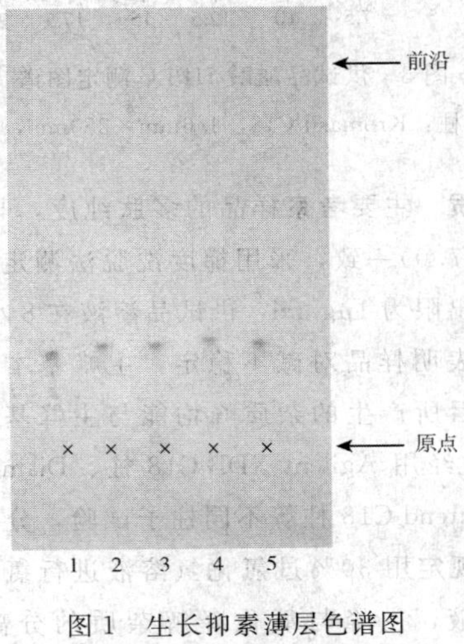

图 1　生长抑素薄层色谱图

1，2，4，5. 供试品；3. 对照品

（2）采用含量测定项下色谱条件，以 HPLC 保留时间法来鉴别，与 BP（2013）和 Ph. Eur.（7.0）相同。

【检查】氨基酸比值　本品的氨基酸组成中有半胱氨酸，当采用不同的柱前衍生方法进行测定时，需考虑对半胱氨酸先进行保护再水解测定，一般 PITC 法和 OPA 法可采用二硫代二丙酸结合半胱氨酸后再抽真空或充氮气进行水解。选择对照品时可用胱氨酸代替半胱氨酸，氨基酸比值的限度与 Ph. Eur.（7.0）的要求相同，见图 2。

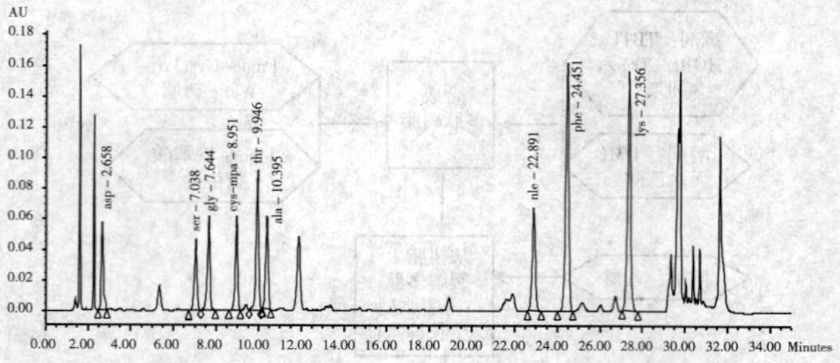

图2　氨基酸比值样品图谱

PITC法，色谱柱：Agela Vensuil C18，4.6mm×150mm，5μm

酸度　BP(2013)和Ph. Eur.(7.0)均未收载此项目，为更好地控制原料质量，增订了此项目。

醋酸　目前，一般采用GC法和HPLC法进行测定，考虑到醋酸为挥发酸，对气相色谱柱有损害，GC法精密度比HPLC法低，参考英国药典、欧洲药典生长抑素标准，采用HPLC法测定醋酸含量，HPLC具体方法参见中国药典(2015)通则中的“合成多肽中的醋酸测定法”。醋酸峰的保留时间在3分钟左右，梯度洗脱开始后，多肽被洗脱，基线急剧抬高，见图3。

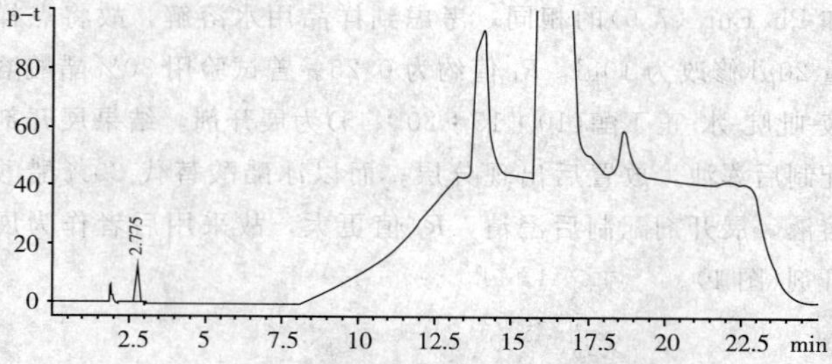

图3　供试品醋酸HPLC测定图谱

色谱柱：Kromasil C18，4.6mm×250mm，5μm

有关物质　主要考察样品的多肽纯度，与BP(2013)和Ph. Eur.(7.0)一致，采用梯度洗脱法测定。经过方法学复核，检出限为1μg/ml，供试品溶液在8小时内稳定，破坏性试验表明样品对碱不稳定，主峰基本消失，高温及氧化破坏后所产生的杂质峰均能与主峰基线分离，见图4～图6。经用Agilent XDB-C18柱、Diamonsil C18柱和Agilent Extend-C18柱等不同柱子试验，分离效果基本一致。标准规定用30%过氯化氢溶液进行氯化破坏，制备分离度溶液，主峰与氯化降解杂质的分离度应不小于2.0。

细菌内毒素　本品临床每小时用药最大剂量是静脉注射每小时0.5mg，鞘内注射首次0.25mg(中国医师药师临床用药指南)，内毒素计算限值约为48EU/mg(鞘内)；国外标准中BP和Ph. Eur.均为10EU/mg。中国药典(2010)规定生长抑素细菌内毒素限值为10EU/mg，生长抑素注射液为50EU/mg，与内毒素计算值比较，安全系数为5和1，与国外标准相当。中国药典(2015)修订限值为30EU/mg，控制更严格。

本品不干扰参考浓度约为0.05mg/ml。

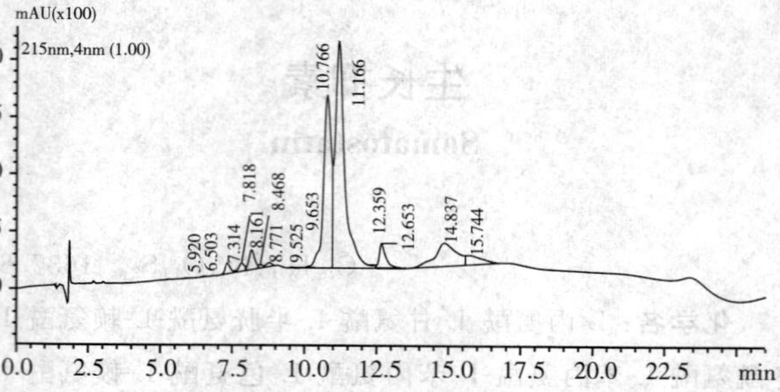

图4　供试品溶液碱破坏的图谱

生长抑素主峰保留时间：8～10min

色谱柱：Agilent Extend- C18，4.6mm×250mm，5μm

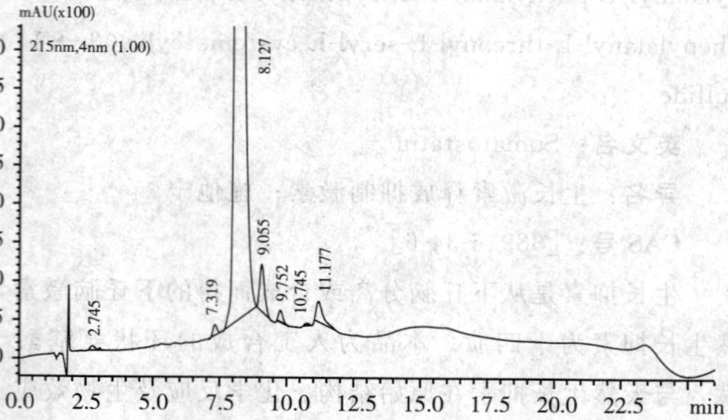

图5　供试品溶液高温破坏的图谱

生长抑素主峰保留时间：8～13min

色谱柱：Agilent Extend- C18，4.6mm×250mm，5μm

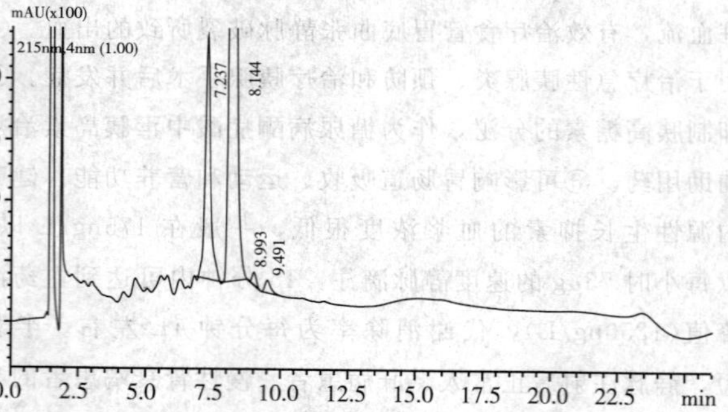

图6　供试品溶液氧化破坏的图谱

生长抑素主峰保留时间：8～14min

色谱柱：Agilent Extend- C18，4.6mm×250mm，5μm

【含量测定】采用HPLC法，除将梯度洗脱改为等度测定外，其余色谱条件同有关物质，与BP(2013)和Ph. Eur.(7.0)标准一致。典型图谱见图7。在0.0104～0.522mg/ml范围内线性关系良好，回归方程为$A=10633166C-40531$，$r=1.0000$；方法的精密度为0.59%($n=6$)；供试品溶液在8小时内稳定，RSD为0.48%。中国药典(2010)含量限度为95.0%～103.0%，参照国外药典，中国药典(2015)含量限度修订为95.0%～104.0%。

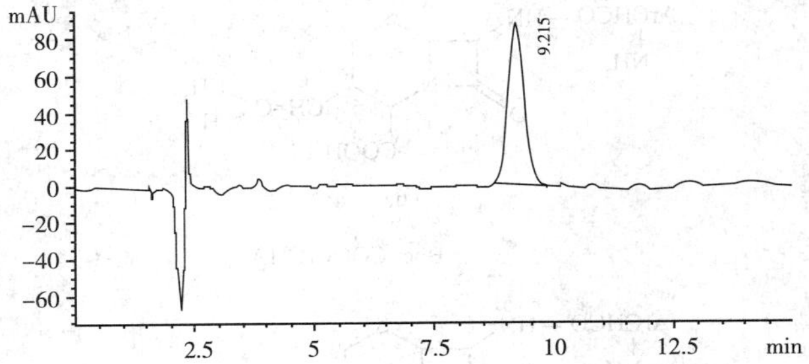

图 7　供试品含量测定 HPLC 图谱

色谱柱：Diamonsil C18，4.6mm×250mm，5μm

【贮藏】根据企业提供的稳定性研究资料及破坏试验结果，本品对光、热不稳定，故统一制订为"遮光，密封，在冷处保存"。

【制剂】注射用生长抑素（Somatostatin for Injection）

本品为白色或类白色的疏松块状物或粉末，规格为0.25mg、0.75mg、2mg 和 3mg。综合国内十个厂家生产工艺，采用生长抑素加上赋形剂甘露醇、醋酸或盐酸，用活性炭脱色后制成。

鉴别项下与原料药不同，增加了双缩脲反应，可用于本品在市场上快速检测使用。中国药典(2015)新增含量均匀度检查项，细菌内毒素限值由 50EU/ml 修订为 30EU/ml。

参考文献

[1] 国家药典委员会．中华人民共和国药典临床用药须知(化学药和生物制品卷［M］．北京：人民卫生出版社，2005：321-322.

[2] 陈执中，章月华．现代生化药物与基因工程药物分析[M]．上海：上海医科大学出版社，2000：143-146.

撰写　金　瓯　倪维芳　殷国真　浙江省食品药品检验研究院

复核　洪利娅　浙江省食品药品检验研究院

头孢丙烯

Cefprozil

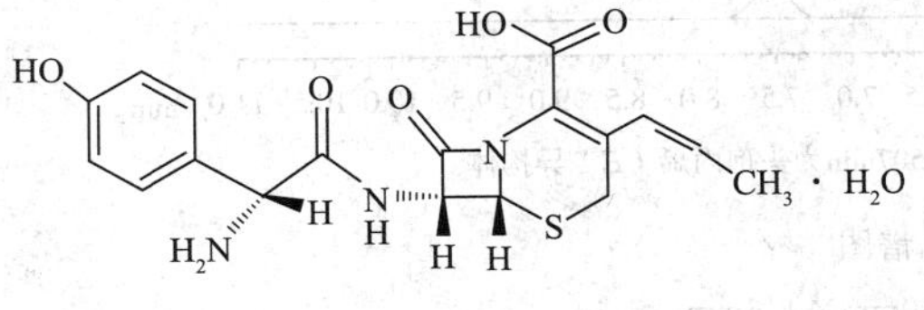

$C_{18}H_{19}N_3O_5S \cdot H_2O$　407.44

化学名：(6*R*,7*R*)-3-丙烯基-7-［(*R*)-2-氨基-2-(4-羟基苯基)乙酰氨基］-8-氧代-5-硫杂-1-氮杂双环［4.2.0］辛-2-烯-2-羧酸一水合物

(6*R*,7*R*)-7-［(*R*)-2-amino-2-(*p*-hydroxyphenyl) acetamido]-8-oxo-3-propenyl-5-thia-1-azabicyclo［4.2.0］oct-2-ene-2-carboxylic acid

英文名：Cefprozil(INN)

CAS 号：［121123-17-9］

头孢丙烯属非酯型口服头孢菌素，由 Bristol-Myers 公司东京研究所于 1983 年开发，1991 年美国百时美施贵宝公司研制的头孢丙烯一水合物获 FDA 批准上市，我国自 2004 年起开始生产。

该品种在中国药典(2015)、USP(36)和 BP(2013)均有收载。

头孢丙烯的作用机制是通过阻碍细菌细胞壁的合成从而起到抗菌作用，它在化学结构上有两个独特的侧链：头孢菌素 7 位上的对羟基苯甘氨酸侧链和 3 位上的丙烯基侧链。前一侧链改善了头孢丙烯的药动学特性，赋予较长的半衰期和较高的生物利用度，增加了在酸性环境中的稳定性和水溶性；后一侧链在药动学上提高了脂溶性，增加了口服吸收和对组织的渗透性，同时还提高了其在体内的化学稳定性，从而延长了半衰期，在药效学上可提高其抗革兰阳性菌的活性。

头孢丙烯抗菌谱包括常见呼吸道、尿道、皮肤和皮肤组织感染的革兰阳性、阴性菌。文献表明，对敏感菌株头孢丙烯最低抑菌浓度≤8μg/ml，对中等敏感菌株最低抑菌浓度为 16μg/ml，对有一定抗药能力菌株最低抑菌浓度≥32μg/ml。头孢丙烯具有较宽的革兰阳性菌抗菌谱，对革兰阴性菌如大肠埃希菌、克雷伯肺炎菌等有较好的抑菌作用[1,2]。其抗菌谱优于头孢氨苄、头孢羟氨苄，与头孢克洛相似[3]。抗葡萄球菌、溶血性链球菌和肺炎链球菌活性优于头孢克洛，抗流感嗜血杆菌和黏膜炎布兰汉菌活性可与头孢克洛相比[4]。

本品口服后血药浓度高，半衰期约 1.3 小时，血清蛋白结合率约 45%，尿中 24 小时原型回收率约 70%～80%。头孢丙烯剂量达 1000mg 时耐受性仍良好，主要由肾清除。口服吸收良好，呈线性药动学关系[3]。临床应用主要治疗细菌性肺炎、儿科感染、皮肤软组织感染、扁桃体炎。目前已知的不良反应主要是皮症与胃部不适。

【制法概要】头孢丙烯基本合成工艺在文献中[5,6]有报道，大部分合成工艺是以头孢母核为起始原料，3-位引入丙烯基、7-位脱保护基后引入侧链，最后水解制得。现就文献[5]报道工艺概述如下：合成以二苯基甲基 7-氨基-3-氯甲基-3-头孢烯-4-羧酸酯(1)为初始物，与以 *N*-叔-丁氧羰基(Boc)保护的苯甘氨酸(2)用二环己基碳二酰胺(DCC)酰化，得到 7-(*N*-Boc-苯甘氨酰基)-3-氯甲基头孢羧酸酯(3)，再用碘化钠处理得到相应的碘化物，三苯膦处理使碘化物转成为三苯膦鎓碘化物(4)。(4)在二氯甲烷或三氯甲烷中，碱性条件下，于室温用适量的醛完成 Wittig 反应，其混合物经硅胶柱纯化得 3-烷烯基衍生物(5)，(5)在室温下用三氟乙酸、茴香醚去保护得终产物的三氟乙酸盐粗品，以反相柱色谱纯化得到主要为顺式异构物(6)和少量的反式异构物(7)的产物。

由于以反相柱色谱纯化，合成中使用的极性溶剂可以得到分离。关键要控制的是重结晶用的溶剂。

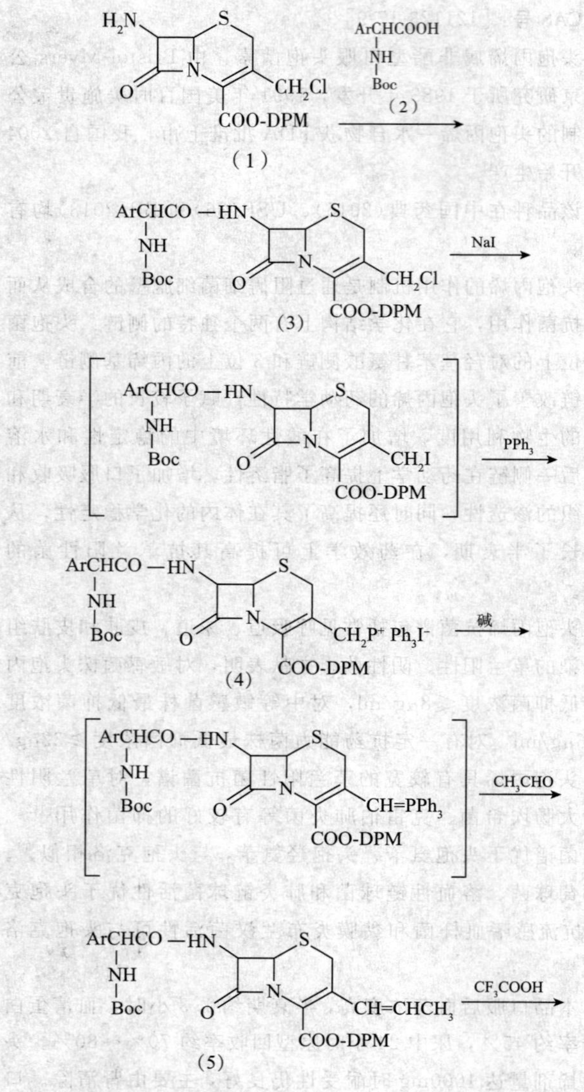

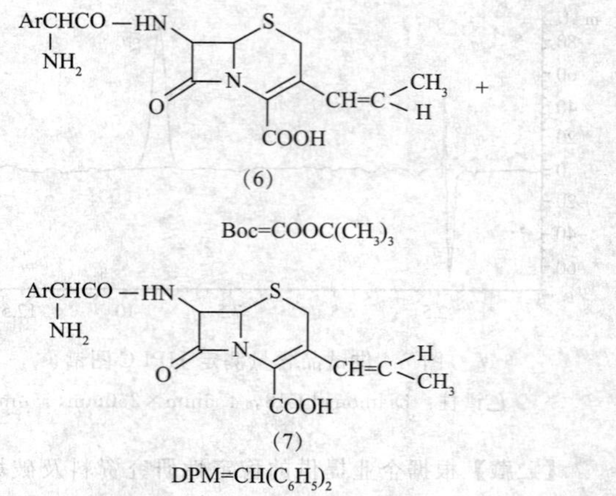

【鉴别】(1)液相色谱法，头孢丙烯为顺式和反式异构体混合物，其中顺式异构体(*Z*)约占90%，因此在色谱图中表现为头孢丙烯(*Z*)异构体峰和(*E*)异构体两个色谱峰(图1)。

(2)红外吸收图谱，采用与对照的图谱(光谱集1120图)比较方法，显示的主要特征吸收如下：

特征谱带(cm^{-1})	归属
3600～3200	酰胺及羟基 $\nu_{N-H,O-H}$
3100～2300	胺盐 $\nu_{NH_3^+}$
1762	β-内酰胺 $\nu_{C=O}$
1682	仲酰胺(Ⅰ) $\nu_{C=O}$
1561，1396	羧酸离子 $\nu_{CO_2^-}$
1515	仲酰胺(Ⅱ) δ_{N-H}
1235	酚羟基 ν_{C-O}
811	对位取代苯 γ_{2H}

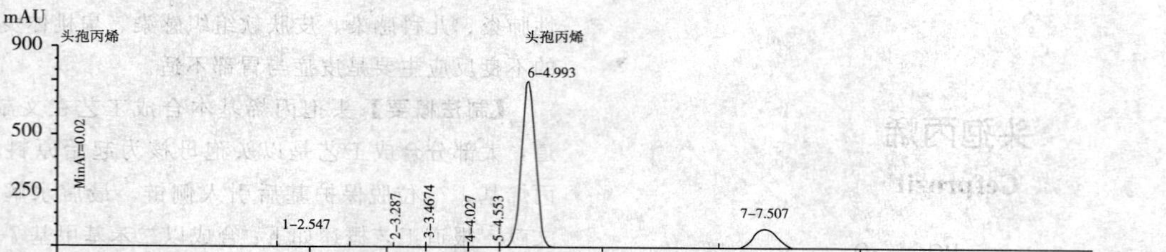

t_R=4.993min为头孢丙烯(*Z*)异构体　t_R=7.507min为头孢丙烯(*E*)异构体

图1　头孢丙烯液相色谱图

色谱柱：依利特 Hypersil BDS C18，150mm×4.6mm，5μm

【检查】结晶性　在头孢丙烯的纯化过程中，采用从含水的有机溶剂析出结晶，因此具有结晶物质的双折射现象。

酸度　头孢丙烯在结构上具有酚羟基及甲酸，化合物偏酸性。

头孢丙烯(*E*)异构体比率　头孢丙烯为顺、反式异构体混合物，顺式异构体系3-位侧链丙烯基为顺式、7-位侧链α-碳为D型的(*Z*)异构体，反式异构体系3-位侧链丙烯基为反式、7-位侧链α-碳为D型的(*E*)异构体。早期的文献[5]报道(*E*)异构体含量为15%～20%，最近文献[6]报道(*E*)异构体含量为7.74%，(*Z*)异构体含量为86.69%。中国药典(2015)规定头孢丙烯(*E*)异构体比率为0.06～0.11，与美国药典(36)和BP(2013)一致。

有关物质 头孢丙烯具有β-内酰胺环，在合成及纯化过程中会产生副产物或降解产物，头孢羟氨苄是其中含量较高的副产物，可能由三苯膦鎓碘化物与醛完成Wittig反应时产生，其与头孢丙烯的差异主要是3-位侧链，前者为甲基，后者为丙烯基。

美国药典(36)未设有关物质检查项，BP(2013)采用梯度洗脱法测定。国内各企业注册标准中均采用梯度洗脱法，中国药典(2010)综合各厂家标准，采用梯度洗脱法。

(1)关于杂质定位 一些注册标准采用杂质对照品对部分杂质定位，采用加校正因子的主成分自身对照法；另一些注册标准则采用相对保留时间对部分杂质定位。考虑到除头孢羟氨苄有国家对照品外，其他杂质对照品均不易得到，而且不同厂家合成路线不同，杂质也不同，另试验证明在不同的色谱柱中杂质相对保留时间不同，以头孢羟氨苄为例，见表1，故以杂质对照品和相对保留时间定位在实际应用中均有困难，中国药典(2010)对头孢羟氨苄采用对照品外标法，采用规定主成分的保留时间和理论板数的方式使其他杂质能检出，而没有对杂质分别定位。

表1 头孢羟氨苄在不同色谱柱中的相对保留时间

色谱柱	柱1	柱2	柱3
头孢羟氨苄相对头孢丙烯(*Z*)相对保留时间	0.353	0.363	0.370

(2)波长与溶剂的选择 头孢丙烯水溶液在228nm与280nm处有最大吸收(图2)。

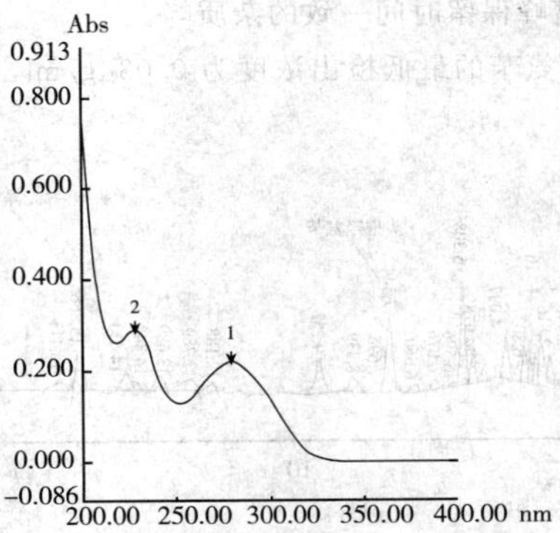

图2 头孢丙烯紫外吸收图

采用多波长检测，对样品在215nm、225nm、235nm、280nm波长处进行测定，前三个波长检出的杂质数基本相同，而280nm波长检出的杂质数量相对较少。在225nm波长处，4.6分钟处有一杂质峰，而280nm波长则未检出该杂质峰(图3，图4)，在215nm和225nm检测的单个最大杂质和杂质总量均比280nm高，但由于215nm为末端吸收，干扰因素多，又有文献[7]报道，在225nm波长处，部分杂质有较为接近的$E_{1cm}^{1\%}$，所以波长选择225nm。

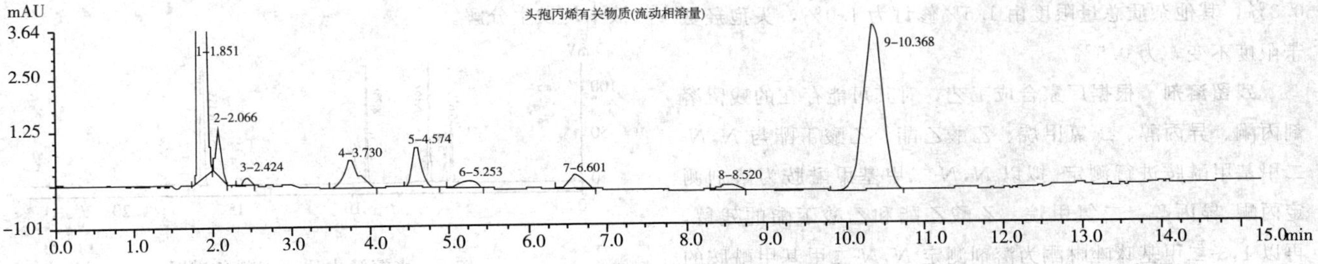

图3 225nm波长头孢丙烯局部放大HPLC图

色谱柱：依利特Hypersil BDS C18，150mm×4.6mm，5μm

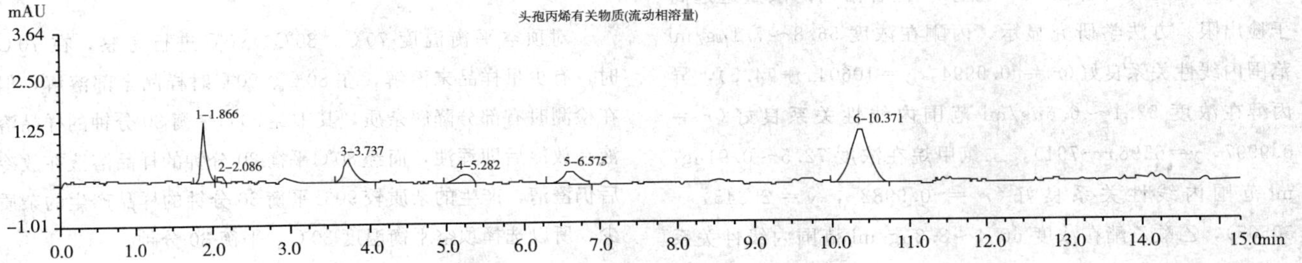

图4 280nm波长头孢丙烯局部放大HPLC图

色谱柱：依利特Hypersil BDS C18，150mm×4.6mm，5μm

溶剂的选择 若采用水为溶剂，在1.3～2.5分钟间有溶剂峰干扰，所以中国药典(2010)以起始流动相作溶剂以减少干扰。

采用色谱柱Dikma platisil ODS 150mm × 4.6mm，5μm，理论板数可达到18457，头孢丙烯(*Z*)异构体的保留时间为26.32；采用色谱柱大连依利特Hypersil BDS C18 150mm×4.6mm，5μm，理论板数可以达到18556，头孢丙烯(*Z*)异构体的保留时间为23.05。

将 α-对羟基苯甘氨酸和 7-ACA 进样测试，样品中存在与 α-对羟基苯甘氨酸色谱峰保留时间一致的杂质峰，未见与 7-ACA 色谱峰保留时间一致的杂质峰。

头孢羟氨苄的最低检出浓度为 0.03μg/ml，头孢丙烯 Z 异构体的最低检出浓度为 0.008μg/ml。

本品酸、碱、热、氧化降解产物均能与两异构体峰有效分离，典型色谱图见图 5、图 6。

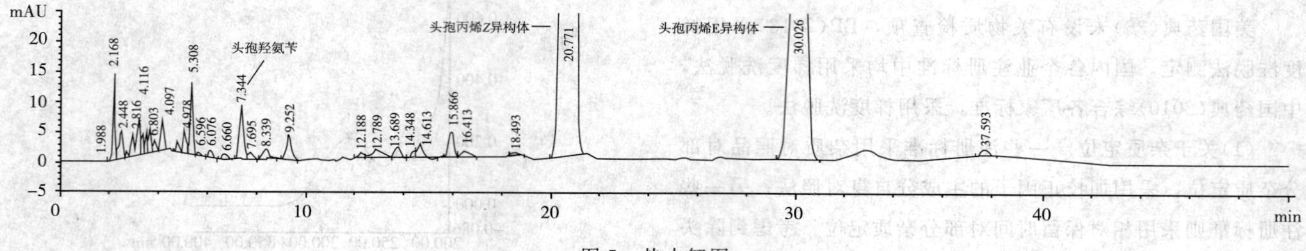

图 5　热水解图

色谱柱：依利特 Hypersil BDS C18，200mm×4.6mm，5μm

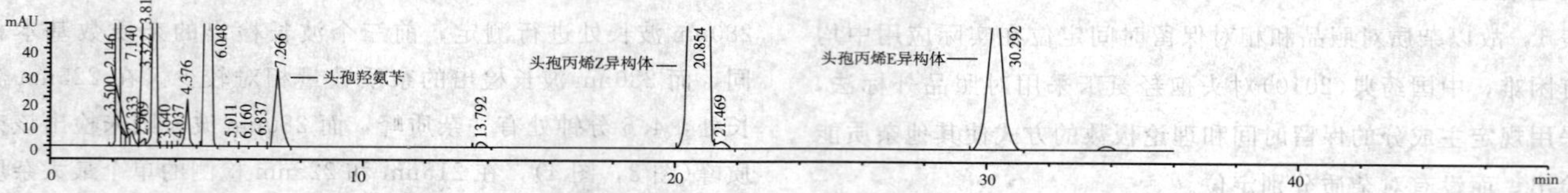

图 6　氧化水解图

色谱柱：依利特 Hypersil BDS C18，200mm×4.6mm，5μm

中国药典(2015)增加了灵敏度溶液的测定及要求，对杂质限度进行了修订，其他单个未知杂质限度由 0.5%修订为 0.3%，其他杂质总量限度由 1.5%修订为 1.0%，头孢羟氨苄限度不变，为 0.5%。

残留溶剂　根据厂家合成工艺，对其可能存在的残留溶剂丙酮、异丙醇、二氯甲烷、乙酸乙酯、乙酸丁酯与 *N*,*N*-二甲基甲酰胺进行测定。拟以 *N*,*N*-二甲基甲酰胺为溶剂测定丙酮、异丙醇、二氯甲烷、乙酸乙酯和乙酸丁酯的残留，再以 1,3-二甲基咪唑啉酮为溶剂测定 *N*,*N*-二甲基甲酰胺的残留，但头孢丙烯在 *N*,*N*-二甲基甲酰胺中极微溶解，在水中略溶，最后选择以水为溶剂(图 7)。尽管溶液浓度不高(50mg 头孢丙烯溶解在 5ml 水里)，但各溶剂的限量远远高于检出限。方法学研究显示，丙酮在浓度 56.8～7.1μg/ml 范围内线性关系良好(r = 0.9994，y=10604x+74.5)，异丙醇在浓度 53.1～6.6μg/ml 范围内线性关系良好(r = 0.9997，y=6596x−791)，二氯甲烷在浓度 72.5～0.91μg/ml 范围内线性关系良好(r = 0.9982，y = 25345x − 50565)，乙酸乙酯在浓度 66.4～8.3μg/ml 范围内线性关系良好(r = 0.9998，y=26001x−28939)，乙酸丁酯在浓度 83～5.2μg/ml 范围内线性关系良好(r = 0.9998，y= 64325x−57513)；丙酮、异丙醇、二氯甲烷、乙酸乙酯和乙酸丁酯最低检出浓度分别为 0.14μg/ml、0.13μg/ml、0.09μg/ml、0.17μg/ml 和 0.10μg/ml；回收率分别为 92.4%、103.7%、99.1%、96.0%和 96.5%。

曾尝试用 0.2mol/L 氢氧化钾溶液作溶剂，3ml 可溶解 200mg 头孢丙烯，但溶液经过 90℃保温 30 分钟的顶空进样过程后，乙酸乙酯、乙酸丁酯和 *N*,*N*-二甲基甲酰胺在碱溶液中均发生分解。

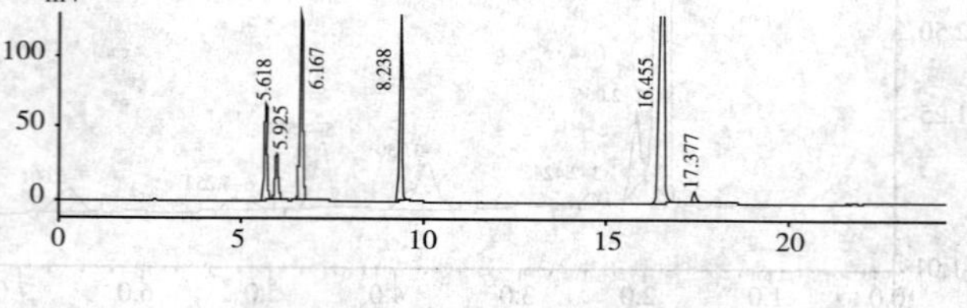

图 7　水溶液中残留溶剂色谱图

1. 丙酮(5.618)；2. 异丙醇(5.925)；3. 二氯甲烷(6.612)；4. 乙酸乙酯(9.329)；5. 乙酸丁酯(16.465)；6. *N*,*N*-二甲基甲酰胺(17.377)

对顶空平衡温度 70℃、80℃、90℃进行考察，在 70℃时，有少量样品未溶解，在 80℃、90℃时样品全部溶解，但在检测时有部分降解杂质，其中经 90℃平衡 30 分钟的样品溶液在放冷后即浑浊，而经 80℃平衡 30 分钟的样品溶液在放冷后仍澄清，产生的杂质较 90℃平衡 30 分钟的样品产生的杂质少，所以选择顶空平衡温度 80℃，平衡 30 分钟。

N,*N*-**二甲基甲酰胺**　在水溶液中 *N*,*N*-二甲基甲酰胺的测定极不稳定，时而出峰，时而不出峰，回收试验不能进行，所以 *N*,*N*-二甲基甲酰胺的测定以 1,3-二甲基咪唑啉酮为溶剂。国产 1,3-二甲基咪唑啉酮在 *N*,*N*-二甲基甲酰胺出峰处有干扰，建议尽量采用进口试剂或扣除空白计算。试验结果显示最低检出限为 6μg/ml，回收率为 103.2%。方法稳定。见图 8、图 9。

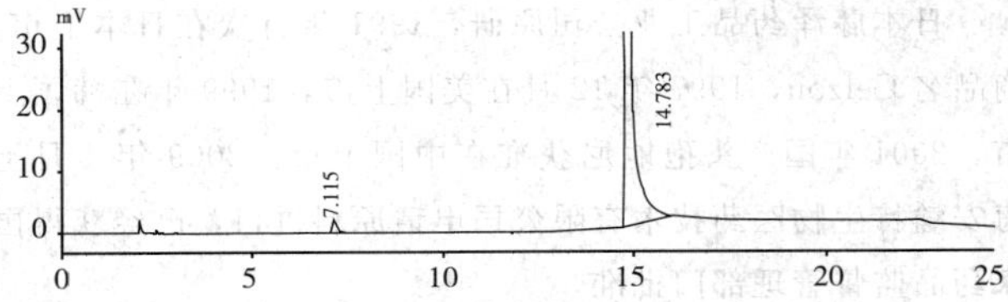

图 8　N,N-二甲基甲酰胺对照品色谱图

N,N-二甲基甲酰胺7.115min，后面大峰为溶剂峰

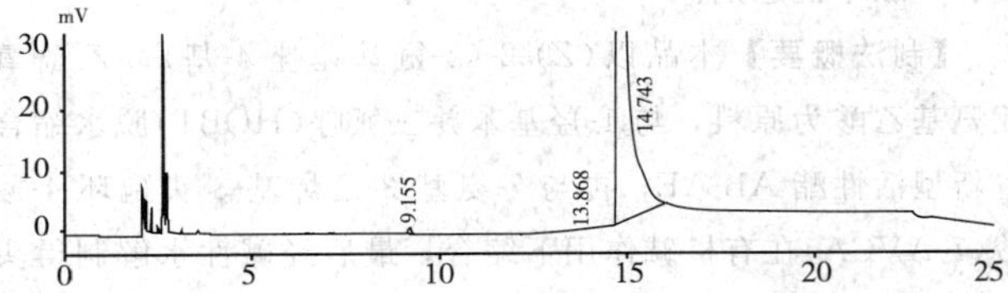

图 9　N,N-二甲基甲酰胺供试品色谱图

水分　头孢丙烯为一水化合物，理论含水量为 4.4%，已有标准均定为 3.5%～6.5%。

【含量测定】采用 C18 色谱柱，等度洗脱，头孢丙烯(Z)异构体、头孢丙烯(E)异构体间的分离度良好(图 1)。

头孢丙烯 Z 异构体和 E 异构体的回归方程分别为：

$A = 10705C + 33559$，$r = 0.9999$ 线性范围 14～690μg/ml

$A = 17514C - 269$，$r = 0.9999$ 线性范围 1.3～63.6μg/ml

头孢丙烯 Z 异构体的最低定量限为 0.02μg/ml(S/N= 10：1)。

【制剂】中国药典(2010)收载了头孢丙烯干混悬剂和片剂，中国药典(2015)增加了胶囊剂和颗粒剂。USP(36)也收载了头孢丙烯干混悬剂和片剂。

(1) 头孢丙烯片(Cefprozil Tablets)

本品主要辅料为微晶纤维素、羟丙纤维素、欧巴代和硬酯酸镁等。

鉴别　国家药品标准 WS1-(X-065)-2002Z 为红外法鉴别，辅料可能会有干扰，所以参照 USP(31)标准采用 TLC 法鉴别。

为了考察 USP TLC 色谱条件的适应性，以头孢丙烯与头孢羟氨苄的混合溶液作为分离度测试溶液，色谱图见图 10。

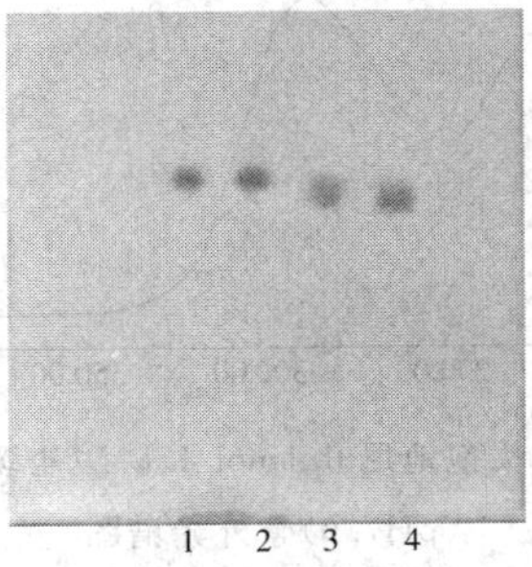

图 10　色谱图

1，2. 均为头孢丙烯对照品；3. 为头孢丙烯与头孢羟氨苄混合溶液；4. 头孢羟氨苄

从图 10 可见，头孢丙烯与头孢羟氨苄的混合溶液未能很好分离，而且混合溶液斑点的 R_f 值与头孢丙烯的 R_f 值不同，计算头孢丙烯与头孢羟氨苄的 R_f 值分别为 0.66 与 0.61。虽然对展开剂进行过调整，但结果均不理想。

中国药典(2010)头孢丙烯片鉴别展开系统与 USP 不同，能使头孢丙烯异构体之间，头孢丙烯与头孢羟氨苄之间均能得到较好分离(图 11)。中国药典(2015)未修订。

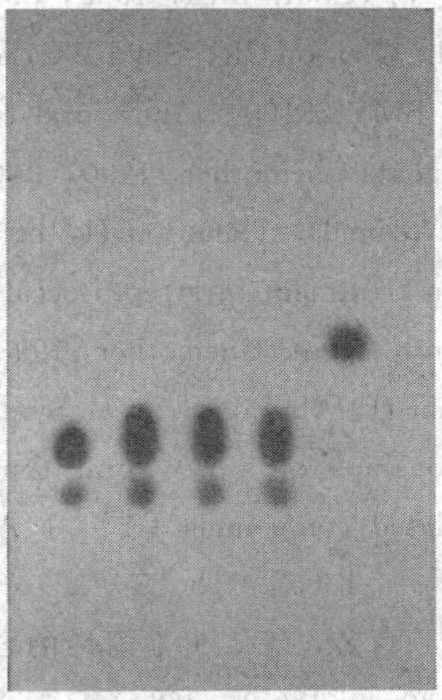

图 11　头炮丙烯薄层色谱图

从左至右，1. 头孢丙烯对照品；2. 供试品 1；3. 供试品 2；4. 供试品 3；5. 头孢羟氨苄(对照品与各厂家供试品中，上下两点分别为头孢丙烯 Z-异构体和头孢丙烯 E-异构体)

溶出度　因头孢丙烯为微溶性药品，有必要进行溶出度检查。以水为溶出介质，照拟定方法做溶出曲线，取样时间为 5、15、30、45、60 分钟，以时间为横坐标，溶出量为纵坐标作图得溶出曲线，两家企业的溶出曲线见图 12。与中国药典(2010)比较，中国药典(2015)进行了以下修订，转速由 100 转修订为 75 转，取样时间由 45 分钟修订为 30 分钟，溶出限度由 75%修订为 80%。

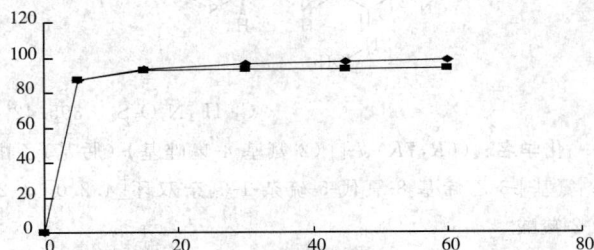

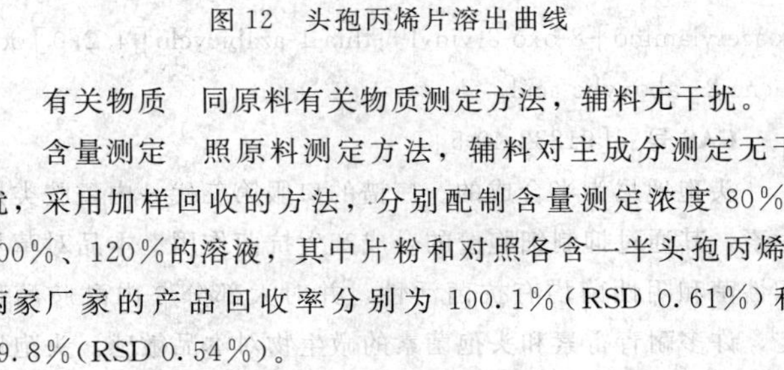

图 12　头孢丙烯片溶出曲线

有关物质　同原料有关物质测定方法，辅料无干扰。

含量测定　照原料测定方法，辅料对主成分测定无干扰，采用加样回收的方法，分别配制含量测定浓度 80%、100%、120%的溶液，其中片粉和对照各含一半头孢丙烯，两家厂家的产品回收率分别为 100.1%(RSD 0.61%)和 99.8%(RSD 0.54%)。

(2)干混悬剂、胶囊剂和颗粒剂的检测项目和方法与片剂相同。

参考文献

[1] Thomsberry C. Review of the in vitro anti bacterial activity of Cefprozil，a new oral cephalosporin [J]. Clin Infect Dis，1992，149(suppl 2)：189-194.

[2] Gainer RB. Cefprozil. A new cephalosporin，its use in various clinical trials [J]. South Med，1995，88：338-346.

[3] Barbhayia RH，Gleason CR，Shyu WC，et al. Phase 1 study of single-dose BMY-28100，a new oral cephalosporin [J]. Antimicrob Agents Chemother，1990，34(2)：202.

[4] Milatovic D，Adam D，Hamilton H，et al. Cefprozil versus penicillin Ⅴ in treatment of streptococcal tonsillohary ngitis [J]. Antimicrob Agents Chemother，1993，37(8)：1620.

[5] Naito T，Hoshi H，Aburaki S，et al. Synthesis and structure activity relationships of a new oral cephalosporin，BMY-28100 and related compounds [J]. J Antibiot (Tokyo)，1987，40(7)：991-1005.

[6] 肖涛，张孝清，曹芳，等. 头孢丙烯的合成 [J]. 中国医药工业杂志，2004，35(7)：388.

[7] 乐键，洪战英. 高效液相色谱法测定头孢丙烯中的有关物质 [J]. 药物分析杂志，2004，24(2)：153-156.

撰写　涂　林　武汉市药品医疗器械检验所

复核　付丽娟　武汉市药品医疗器械检验所

头孢地尼

Cefdinir

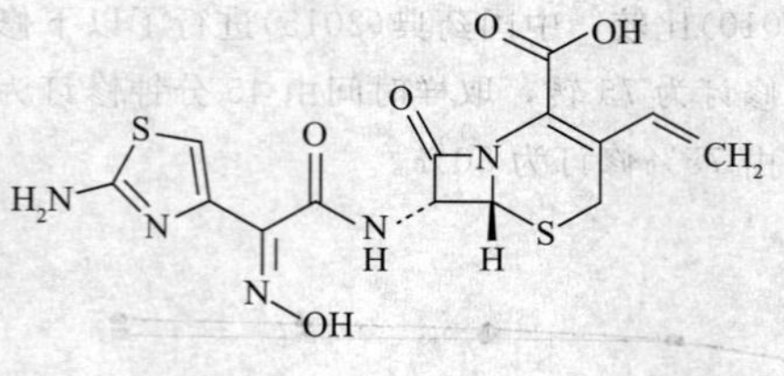

$C_{14}H_{13}N_5O_5S_2$　395.42

化学名：(6*R*,7*R*)-7-[[(2-氨基-4-噻唑基)-(肟基)乙酰基]氨基]-3-乙烯基-8-氧代-5-硫杂-1-氮杂双环[4.2.0]辛-2-烯-2-羧酸

(6*R*,7*R*)-7[(*Z*)-2-(2-aminothiazol-4-yl)-2-hydroxyiminoacetylamino]-8-oxo-3-vinyl-5-thia-1-azabicyclo[4.2.0]oct-2-ene-2-caboxylic acid

CAS 号：[91832-40-5]

头孢地尼为半合成的、广谱的口服第三代β-内酰胺类抗生素，其通过抑制细胞壁的合成产生抗菌作用。本品对革兰阳性菌和阴性菌均有抗菌活性，并对大部分β-内酰胺酶稳定，许多耐青霉素和头孢菌素的微生物对本品敏感。头孢地尼上市以来，在临床上广泛应用于内科、外科、皮肤科、妇产科、泌尿科等敏感菌导致的感染。

日本藤泽药品工业公司原研，1991 年首次在日本上市，商品名 Cefzon，1997 年 12 月在美国上市，1999 年在韩国上市，2001 年国产头孢地尼获准在中国上市。2009 年 4 月上海安瀚特生物医药技术有限公司申请原料进口，已经获得国家药品监督管理部门批准。

中国药典(2015)收载了原料及胶囊剂；JP(16)收载了原料、胶囊剂和细颗粒剂；USP(36)收载了头孢地尼原料、胶囊和口服干混悬剂。

【制法概要】本品以(*Z*)-2-(2-氨基噻唑-4-基)-2-乙酰氧亚氨基乙酸为原料，与 1-羟基苯并三氮唑(HOBT)脱水缩合得新型活性酯 AB-AE；再与 7-氨基-3-乙烯基-3-头孢环-4-羧酸(7-AVCA)在有机碱作用下缩合，最后经碱性水解制得头孢地尼。

【性状】溶解度与比旋度　因中国药典(2015)的磷酸盐缓冲液(pH7.0)与 JP(16)的 0.1mol/L 磷酸盐缓冲液(pH7.0)离子强度不同(配制见后)，头孢地尼在两种缓冲液中的溶解度也不同，在 0.1mol/L 磷酸盐缓冲液(pH7.0)中为略溶，而在磷酸盐缓冲液(pH7.0)中为微溶。因此中国药典(2015)采用 0.1mol/L 磷酸盐缓冲液(pH7.0)并在正文中说明制备方法，同时将溶解度订为：在 0.1mol/L 磷酸盐缓冲液(pH 值 7.0)中略溶，在水、乙醇和乙醚中不溶。

缓冲液配制：(1)中国药典(2015)的磷酸盐缓冲液(pH7.0)　磷酸二氢钾 0.68g，加 0.1mol/L 氢氧化钠溶液 29.1ml 至 100ml。

(2)JP(16)的 0.1mol/L 磷酸盐缓冲液(pH7.0)　取 0.1mol/L 磷酸氢二钠溶液与 0.1mol/L 磷酸二氢钾溶液混合，体积比约为 2∶1，pH 值约为 7.0。

以中国药典(2015)磷酸盐缓冲液(pH7.0)与0.1mol/L磷酸盐缓冲液(pH7.0)为溶剂分别制备供试品溶液，测得比旋度结果基本一致。

吸收系数　用上述两种缓冲液分别制备供试品溶液，在 287nm 波长处测定样品的吸收系数，结果相同。头孢地尼的紫外光谱见图 1。

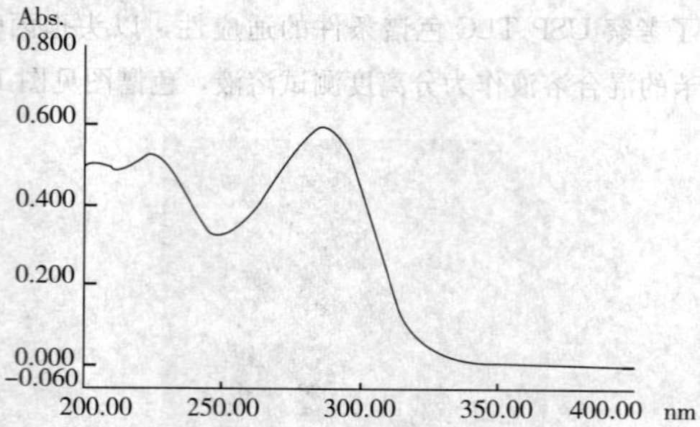

图 1　头孢地尼 0.1mol/L 磷酸盐缓冲液(pH7.0)紫外光谱图

【鉴别】采用高效液相色谱法与红外光吸收光谱法。头孢地尼的红外光谱见图 2。

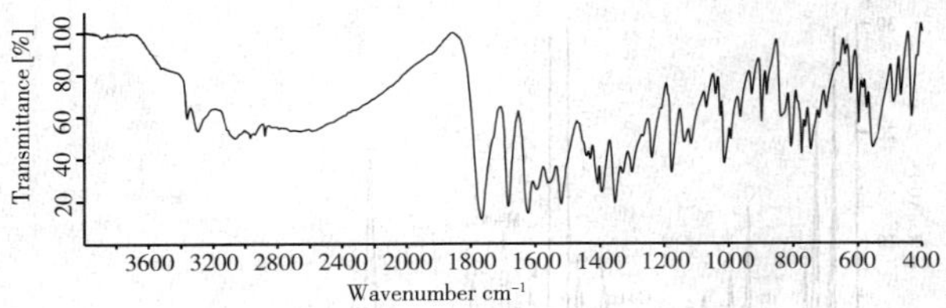

图 2　头孢地尼红外光谱图

特征谱带(cm^{-1})	归属	
3400～2500	胺盐、羟基	ν_{OH,NH_2}
1767	β-内酰胺	$\nu_{C=O}$
1685	酰胺(Ⅰ)	$\nu_{C=O}$
1623	肟	$\nu_{C=N}$
1520	酰胺(Ⅱ)	δ_{NH}
1600，1354	羧酸离子	ν_{COO^-}

【检查】有关物质　(1)JP(15)和日抗基(2000)用杂质对照品进行系统适用性试验，在头孢地尼溶液浓度为1.5mg/ml，开环物对照品浓度0.1mg/ml的混合溶液中，规定洗脱顺序依次为头孢地尼开环物1、头孢地尼开环物2、头孢地尼、头孢地尼开环物3和头孢地尼开环物4；头孢地尼开环物3的保留时间不低于头孢地尼保留时间的1.09倍；主成分头孢地尼峰保留时间约为22分钟，*E*-异构体相对头孢地尼的保留时间为1.5；以面积归一化法计算*E*-异构体不得过0.8%，杂质总量不得过3.0%。

(2)中国药典(2010)采用JP(15)规定的HPLC梯度洗脱方法检查有关物质，因国内无杂质对照品，中国药典(2010)采用热破坏试验，取头孢地尼对照品适量，加0.1mol/L磷酸盐缓冲液使溶解后，加流动相A制成每1ml中含1.5mg的溶液，在水浴中加热不少于30分钟后的混合溶液的色谱图与JP(15)规定的洗脱顺序一致，在头孢地尼主峰前后均有约2%的杂质峰，两杂质峰的相对保留时间分别为0.95与1.1，与JP(15)的开环物2、开环物3相似。比较了溶液在水浴中加热30分钟、60分钟和120分钟后的色谱图，认为加热30分钟后的混合溶液中的相对保留时间0.95(图3中杂质2)与1.1(图3中杂质3)处的杂质量已能满足试验要求，故中国药典(2010)采用加热不少于30分钟后的溶液作为分离度试验用溶液。经验证，供试品溶液浓度在7.64～76.40μg/ml范围内，溶液浓度与峰面积呈良好线性关系，回归方程$A=16300.25+41381.83C$，$r=0.9999$。最低检出浓度为0.764μg/ml。中国药典(2010)限度订为：*E*-异构体不得过0.5%，单个杂质不得过1.0%，杂质总量不得过3.0%。典型色谱图见图3、图4。

(3)USP(34)的流动相系统及梯度程序与中国药典(2010)一致，系统适用性试验采用头孢地尼相关混合物A对照品进行试验，该对照品即为JP(15)开环物对照品。其给出的4个峰的相对保留时间与中国药典(2010)加热破坏产生的4个峰的相对保留时间一致。USP(34)头孢地尼4个相关化合物相对保留时间分别为0.85、0.93、1.11和1.14，中国药典(2010)起草时用4个品牌的色谱柱进行试验(详见表1和表2)，结果头孢地尼4个开环物相对保留时间平均分别为0.87、0.95、1.10和1.14，USP(34)规定4个杂质总含量不得过0.7%，国产样品4个杂质总含量远远低于该限值；USP(34)相对保留时间1.51处杂质G与中国药典(2010)相对保留时间1.48处杂质*E*-异构体为同一物质，限值为0.7%，国产样品该杂质含量远远低于此限值；USP(34)总杂质规定不得过3.0%与中国药典(2010)一致；USP(34)规定其他最大单一杂质不得过0.2%，还对不同相对保留时间的各个杂质给出限值。

表1　杂质在不同色谱柱的相对保留时间

色谱柱 ODS 150mm×4.6mm，5μm	头孢地尼 R_t	杂质1	杂质2	杂质3	杂质4	杂质5	*E*-异构体
		RR_t	RR_t(R_S，含量)	RR_t(R_S，含量)	RR_t	RR_t	RR_t
迪马钻石1	22.544分	0.87	0.95(1.39，2.2%)	1.10(3.13，1.7%)	1.14	1.18	1.42
菲罗门	20.205分	0.88	0.96(1.04，3.2%)	1.11(3.44，2.8%)	1.16	1.20	1.50
Ameritech	19.480分	0.87	0.95(1.31，3.2%)	1.11(3.24，2.8%)	1.15	1.20	1.53
安捷伦TC	21.130分	0.85	0.93(2.42，2.5%)	1.08(3.38，1.7%)	1.12	1.16	1.49

表2　不同色谱柱的色谱参数(0.2 mg/ml)

色谱柱 ODS 150mm×4.6mm 5μm	头孢地尼 R_t	杂质1	杂质2	杂质3	杂质4	杂质5
		RR_t	RR_t(R_S)	RR_t(R_S)	RR_t	RR_t
菲罗门-1	13.808分	0.79	0.94(1.08)	1.25(3.94)	1.37	1.51
Ameritech	8.286分	0.76	0.90(1.52)	1.23(3.22)	1.33	1.51
安捷伦TC	8.099分	0.80	0.92(1.14)	1.20(2.96)	1.31	1.41
安捷伦XDB	7.964分	0.79	0.91(1.26)	1.22(3.01)	1.32	1.48
迪马钻石1	8.091分	0.79	0.91(1.25)	1.17(2.28)	1.27	1.41

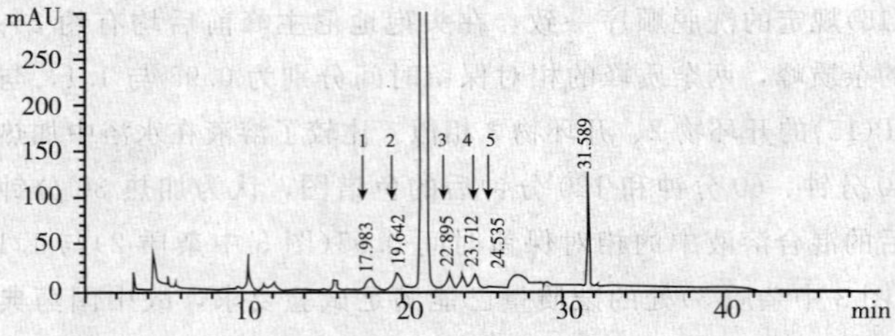

图 3　系统适用性试验的色谱图

1. 杂质 1；2. 杂质 2；3. 杂质 3；4. 杂质 4；5. 杂质 5；*E*-异构体(31.589min)

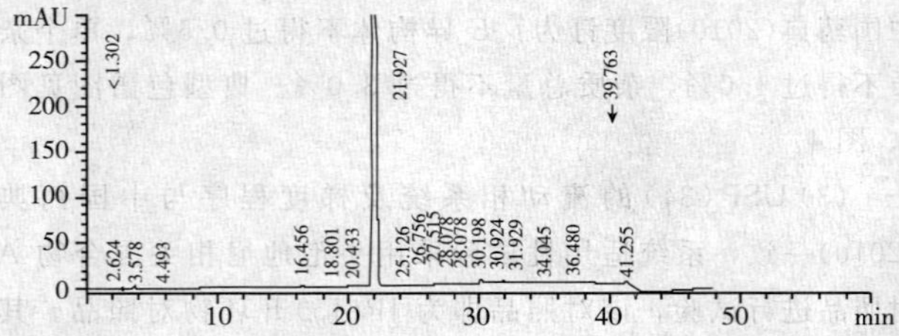

图 4　供试品溶液的典型色谱图

(4)中国食品药品检定研究院在对国产头孢地尼的评价研究中发现，USP(36)采用相对保留时间法将原料中的 12 个杂质峰、口服制剂中的 20 个杂质峰作为特定杂质进行控制，中国药典(2010)仅将 *E*-异构体作为特定杂质进行控制。通过典型色谱图的比较以及二维色谱相关光谱识别技术，结果显示中国药典(2010)方法与 USP(36)方法分离的色谱峰个数以及色谱峰的出峰顺序均一致，中国药典(2010)色谱系统的杂质分离能力更强，色谱图中主峰的理论板数以及主峰与邻近杂质的分离度两个参数略优于 USP(36)。但是上述两种方法均无法将 *E*-异构体和合成中间体 *N*-乙酰化头孢地尼进行有效分析，故中国药典(2015)在中国药典(2010)方法的基础上仅对梯度条件进行了优化，使得该两种杂质的分离度达到了 1.4 以上，从而提高了中国药典方法的杂质分离水平。中国药典(2015)对 21 个杂质采用相对保留时间进行定位，分别给出杂质限度，并规定单个未知杂质限度不得过 0.2%，杂质总量不得过 3.0%。中国药典(2015)增加了各个杂质的结构式、分子式、分子量和化学名称，并附头孢地尼系统适用性溶液的典型色谱图(图 5、图 6)。

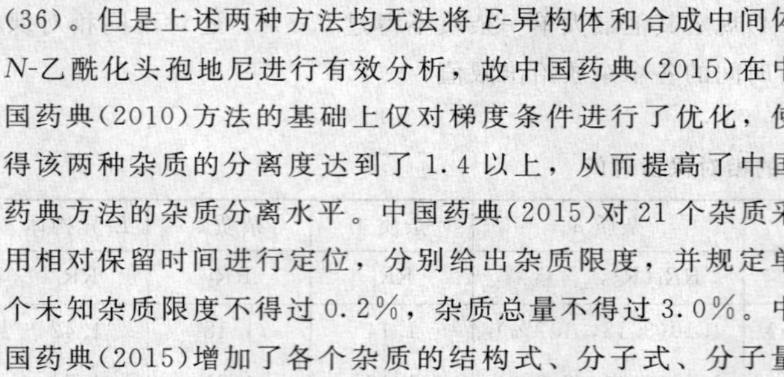

图 5　头孢地尼系统适用性溶液的典型色谱图

(注释：A～R：杂质 A～R)

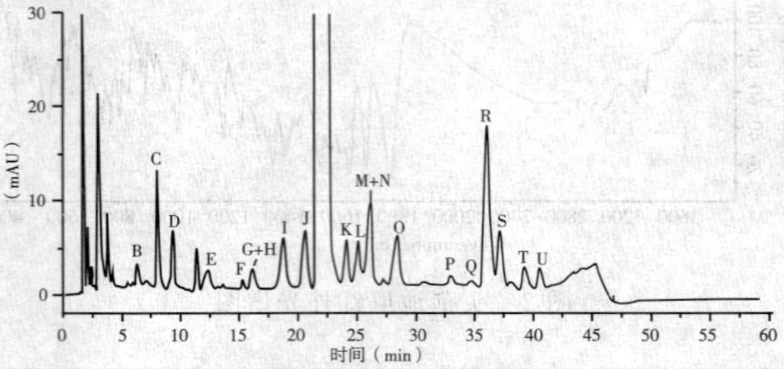

图 6　头孢地尼特定杂质的参考色谱图

【**含量测定**】日抗基(2000)和 JP(15)采用 HPLC 法进行含量测定，用杂质对照品进行系统适用性试验，头孢地尼供试品溶液浓度 0.2mg/ml，混合杂质对照品溶液为 0.5mg/ml，洗脱顺序依次为头孢地尼开环物 1、头孢地尼开环物 2、头孢地尼、头孢地尼开环物 3 和头孢地尼开环物 4；头孢地尼与其开环物 2 的分离度应大于 1.2。USP(34)采用相同色谱条件和浓度，规定头孢地尼相关混合物 A 中第二个峰与头孢地尼峰的分离度应大于 1.2。

中国药典(2010)采用 HPLC 法，参考有关物质测定的分离度试验进行系统适用性试验。由于供试品溶液与有关物质溶液的浓度不同，用 0.2mg/ml 和 1.5mg/ml 两个浓度溶液进行比较，分别水浴加热 30 分钟、1 小时和 2 小时，以 ODS (150mm×4.6mm，5μm)为色谱柱，加热破坏后溶液的色谱图与 JP(15)描述的一致。0.2mg/ml 溶液头孢地尼与其前后相邻峰的分离度均大于 1.2，而 1.5mg/ml 的溶液由于浓度太大，不能满足需要。故确定分离度试验溶液浓度为 0.2mg/ml，水浴加热不少于 30 分钟(图 7，图 8)。经验证供试品溶液在 59.0～589.5μg/ml 范围内，溶液浓度与峰面积呈良好线性关系，回归方程：$A=11203C+2855$，$r=1.0000$。中国药典(2015)未修订。

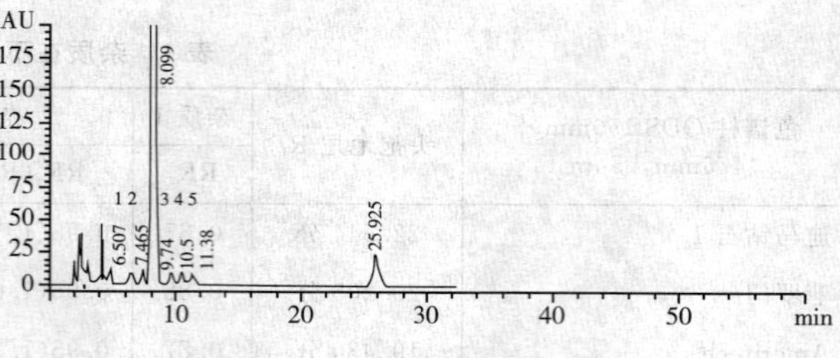

图 7　系统适用性试验的色谱图(0.2mg/ml)

(安捷伦 TC 色谱柱)

1. 杂质 1；2. 杂质 2；3. 杂质 3；4. 杂质 4；5. 杂质 5；*E*-异构体(25.925min)

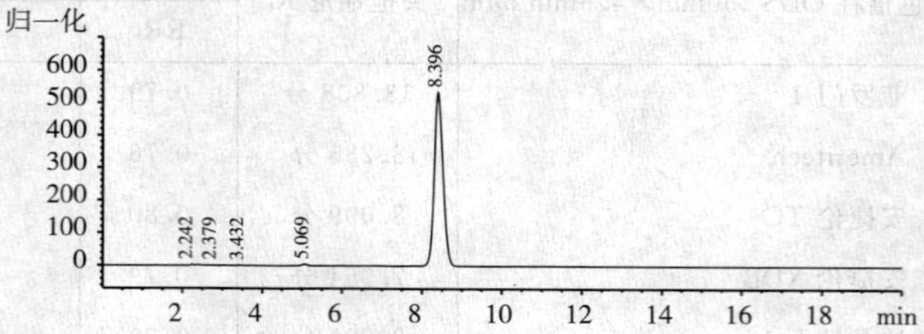

图 8　供试品溶液的典型色谱图

图中标示的“杂质 2”可以相对保留时间约为 0.9 限定；“杂质 3”可以相对保留时间约为 1.2 限定。

【制剂】头孢地尼胶囊（Cefdinir Capsules）

JP(16)收载了头孢地尼胶囊和颗粒剂；USP(36)收载了头孢地尼胶囊和口服混悬液；中国药典(2015)只收载了头孢地尼胶囊 0.1g 规格。

有关物质　同头孢地尼。辅料对检测无干扰，USP(36)规定检测 20 个已知杂质和未知杂质，杂质总量不得过 5.0%，并对所有杂质进行了相对保留时间及校正因子的限定。

溶出度　中国药典(2010)采用盐酸溶液(24→1000)为溶出介质，限度为标示量的 75%。USP(34)的溶出介质为 pH 值 6.8 的磷酸盐缓冲液，限度为标示量的 80%。中国药典(2015)未修订。

〔含量测定〕测定方法与原料相同，辅料对测定无影响，回收率为 99.1%，RSD 为 0.41%。

USP(34)的流动相系统与中国药典(2010)不同，中国药典(2010)的流动相为 0.25%四甲基氢氧化铵溶液-乙腈-甲醇(900∶60∶40)；USP(34)的流动相为甲醇-四氢呋喃-枸橼酸缓冲液(111∶28∶1000)，系统适用性试验要求头孢地尼色谱与间羟基苯甲酸的分离度大于 3。中国药典(2015)未修订。

撰写　郭福庆　天津市药品检验研究院
复核　邵建强　天津市药品检验研究院
胡昌勤　中国食品药品检定研究院

头孢曲松钠

Ceftriaxone Sodium

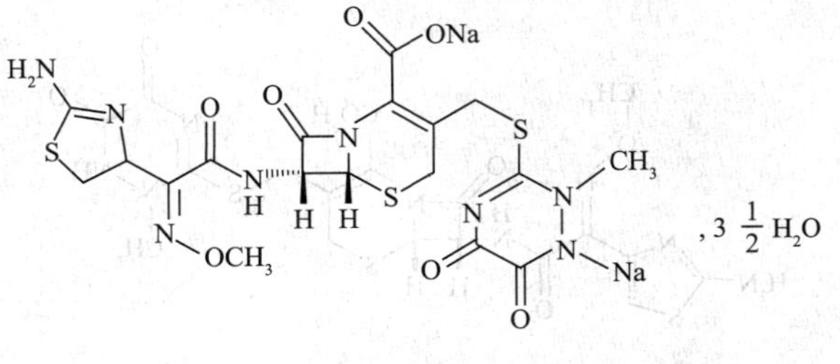

$C_{18}H_{16}N_8Na_2O_7S_3 \cdot 3\frac{1}{2}H_2O$　661.59

化学名：(6*R*,7*R*)-7-[[(2*Z*)-(2-氨基噻唑-4-基)(甲氧基亚氨基)乙酰基]氨基]-3-[[(2-甲基-6-羟基-5-氧代-2,5-二氢-1,2,4-三嗪-3-基)硫基]甲基]-8-氧代-5-硫杂-1-氮杂双环[4.2.0]辛-2-烯-2-羧酸二钠盐三倍半水合物。

Disodium(6*R*,7*R*)-7-[[(2*Z*)-(2-aminothiazol-4-yl)(methoxyimino)acetyl]amino]-3-[[(2-methyl-6-oxido-5-oxo-2,5-dihydro-1,2,4-triazin-3-yl)sulfanyl]methyl]-8-oxo-5-thia-1-azabicyclo[4.2.0]oct-2-ene-2-carboxylate 3.5 hydrate

异名：头孢三嗪钠

CAS 号：[104376-79-6]

本品为半合成头孢菌素类抗生素。对肠杆菌科细菌有强的抗菌活性；对大肠埃希菌、肺炎克雷伯菌、产气肠杆菌、氟劳地枸橼酸杆菌、吲哚阳性变形杆菌、普鲁威登菌属、沙雷菌属、流感嗜血杆菌、淋病奈瑟菌和脑膜炎奈瑟菌的抗菌活性较强。对溶血性链球菌和肺炎球菌亦有良好的抗菌活性。阴沟肠杆菌、不动杆菌属和铜绿假单胞菌对本品的敏感性差。多数脆弱拟杆菌、耐甲氧西林葡萄球菌和肠球菌对本品耐药。

本品通过抑制细菌细胞壁的合成而产生抗菌活性。对革兰阴性菌和革兰阳性菌产生的 β-内酰胺酶具有很高的稳定性。

肌内注射本品 1g，约于 2 小时后达到血药峰浓度。本品能可逆性地与白蛋白结合，其结合率随药物浓度的增高而降低，蛋白结合率为 85%～95%。本品具有很好的组织与体液的穿透性，在肺脏、心脏、胆道、肝脏、扁桃体、中耳及鼻黏膜、骨骼、脑脊液、胸膜液、前列腺液及滑膜液等 60 多种组织和体液中药物浓度保持高于感染致病菌的最低抑菌浓度达 24 小时以上。静脉注射后能迅速弥散至间质液中，并保持对敏感细菌的杀菌浓度达 24 小时。头孢曲松在人体内不被代谢，约 40%～50%的药物以原型自胆道和肠道排出，50%～60%自尿中排出。

本品临床用于敏感致病菌所致的下呼吸道感染、尿路、胆道感染以及盆腔感染、皮肤软组织感染、骨和关节感染、败血症、脑膜炎等及手术期感染预防。本品单剂可治疗单纯性淋病。

本品的不良反应与治疗的剂量和疗程有关。局部反应有静脉炎，此外可有皮疹、瘙痒、发热、支气管痉挛和血清病等过敏反应，头痛或头晕，腹泻、恶心、呕吐、腹痛、结肠炎、黄疸、胀气、味觉障碍和消化不良等消化道反应。

本品由 M. Montavon 等于 1979 年制得，由瑞士罗氏公司开发并于 1982 年在瑞士首次上市。除中国药典(2015)收载外，BP(2013)、USP(36)和 JP(16)均有收载。

【制法概要】本品可以发酵产物头孢菌素 C 水解所得 7-氨基头孢烷酸(7-ACA)为原料，通过下列工艺合成而得(活性酯法)[1,2]。

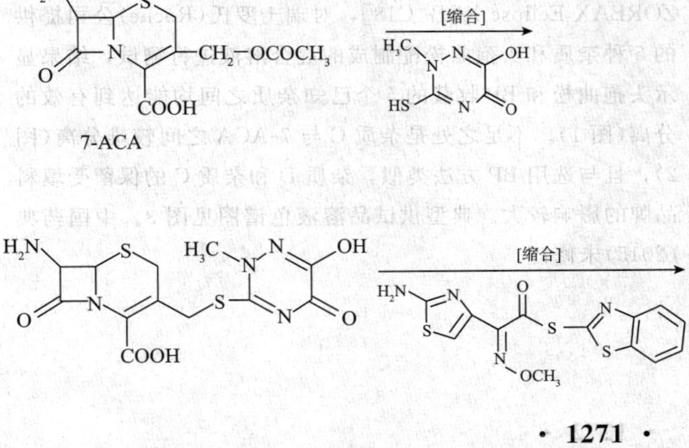

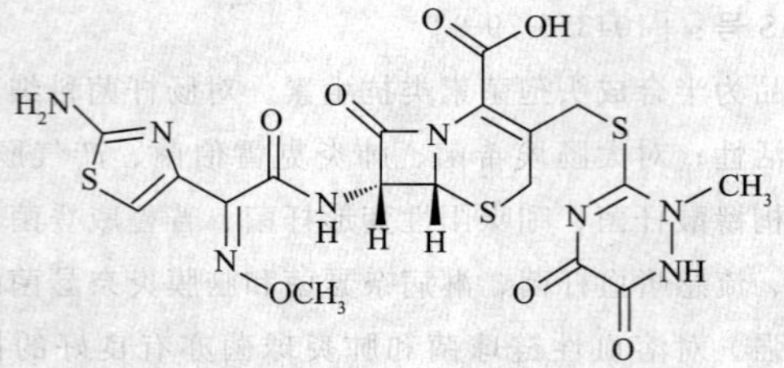

【性状】本品熔点 155℃（分解）。用差示扫描热量法(DSC)测定（升温速度 10℃/min），本品分别在 108℃（脱水）、127℃（脱水）和 178℃（熔化/分解）有吸热峰。用热重量分析法(TGA)测定，供试品加热到 200℃后即随温度增加而逐步分解[3]。

【鉴别】(1)高效液相色谱中本品与头孢曲松反式异构体的保留时间不同，可据此加以鉴别。

(2)本品的红外光吸收图谱（光谱集 124 图）显示的主要特征吸收如下[3]：

特征谱带(cm^{-1})	归属	
3440，3260	胺，酰胺	ν_{N-H}
1740	β-内酰胺	$\nu_{C=O}$
1650	酰胺（Ⅰ）	$\nu_{C=O}$
1610，1400	羧酸离子	ν_{COO^-}
1592	肟	$\nu_{C=N}$
1535	酰胺（Ⅱ）	δ_{NH}
1500，1365	噻唑环	$\nu_{C=N,C=C}$

【检查】有关物质　该项检查同含量测定采用的高效液相色谱法。头孢曲松的亲水性较强，在常用的反相液相色谱系统中保留较弱，无法与有关物质之间进行有效的分离。故一般采用反相离子对色谱系统。BP(2010)以价格昂贵的溴化四庚烷铵和溴化四癸烷铵为离子对试剂，USP(32)和 JP(15)同样以溴化四庚烷铵为离子对试剂。在 BP(2010)的色谱系统中，杂质 B 在死时间处洗脱，杂质 D 与杂质 E 和杂质 C 的洗脱顺序可能随填料品牌和流动相中乙腈浓度的不同而发生改变。

中国药典(2010)选用廉价的正辛胺为离子对试剂。分别选择五种不同品牌的填料［Hypersil BDS C18，Shim-pack CLC-ODS，Phenominex Luna C18 (2)，Inertsil ODS-3，ZORBAX Eclipse XDB- C18］，对瑞士罗氏(Roche)公司提供的 5 种杂质和头孢曲松配制成的混合溶液进行测试，结果显示头孢曲松和 BP 收载的 5 个已知杂质之间均能达到有效的分离（图 1）。不足之处是杂质 C 与 7-ACA 之间较难分离（图 2），且与选用 BP 方法类似，杂质 D 和杂质 C 的保留受填料品牌的影响较大。典型供试品溶液色谱图见图 3。中国药典(2015)未修订。

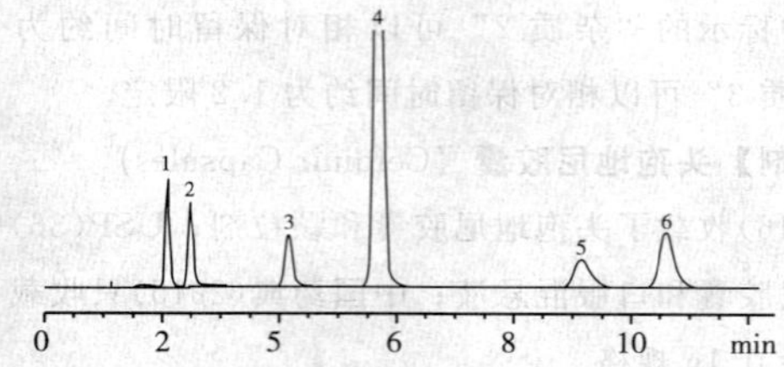

图 1　头孢曲松与 5 个已知杂质的混合溶液的色谱图

(Hypersil BDS C18)

1. 杂质 B；2. 杂质 C；3. 杂质 E；4. 头孢曲松；5. 杂质 D；6. 头孢曲松反式异构体

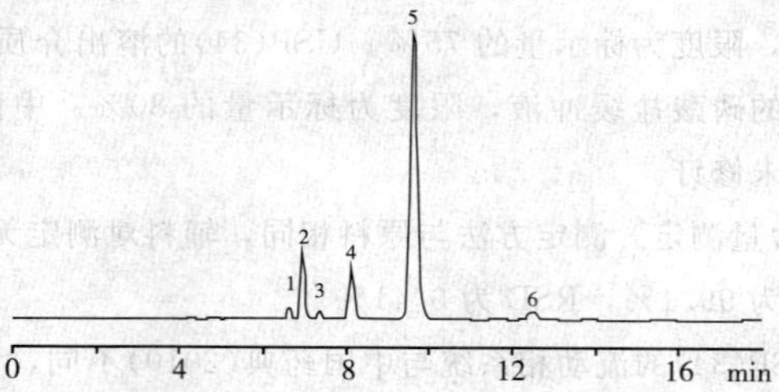

图 2　头孢曲松与已知杂质的混合溶液的色谱图

(Kromasil C18)

1. 7-ACA；2. 杂质 C；3. 杂质 B；4. 杂质 E；5. 头孢曲松；6. 头孢曲松反式异构体

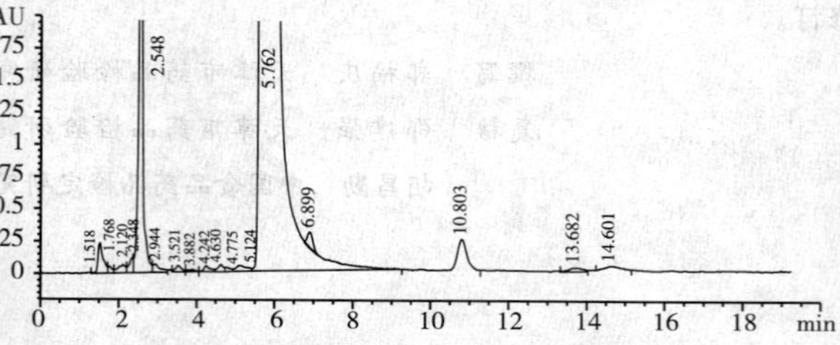

图 3　供试品溶液的色谱图

杂质 C：2.548min；头孢曲松：5.762min；头孢曲松反式异构体：10.803min

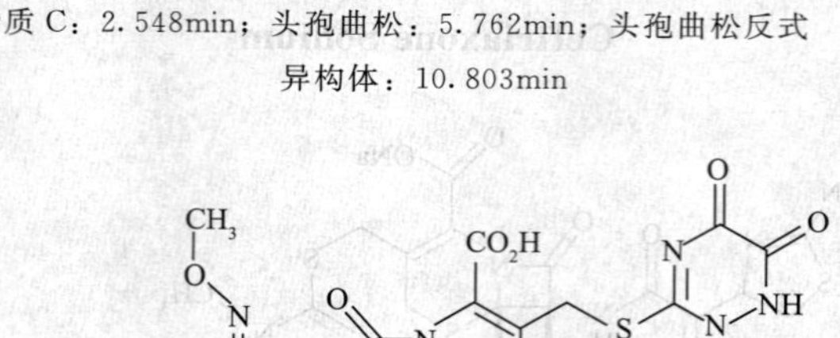

杂质 A：头孢曲松反式异构体

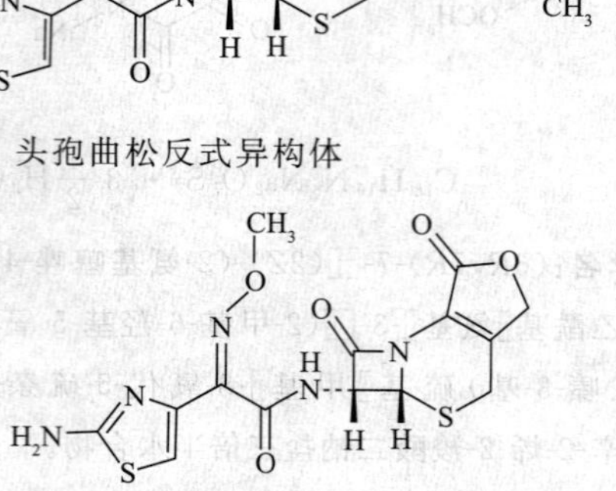

杂质 B：(5aR，6R)-6-[[(2Z)-(2-氨基-4-噻唑基)(甲氧亚氨基)乙酰]氨基]-5a，6-双氢-3H，7H-氮杂[2，1-b]呋喃[3，4-d][1，3]噻嗪-1，7(4H)-二酮

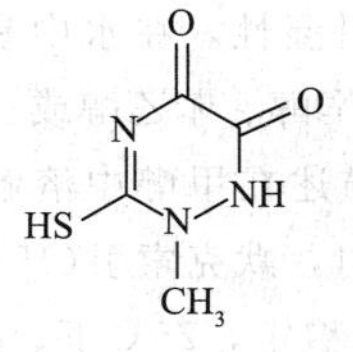

杂质 C：2-甲基-3-巯基-1,2-双氢-1,2,4-三嗪-5,6-二酮

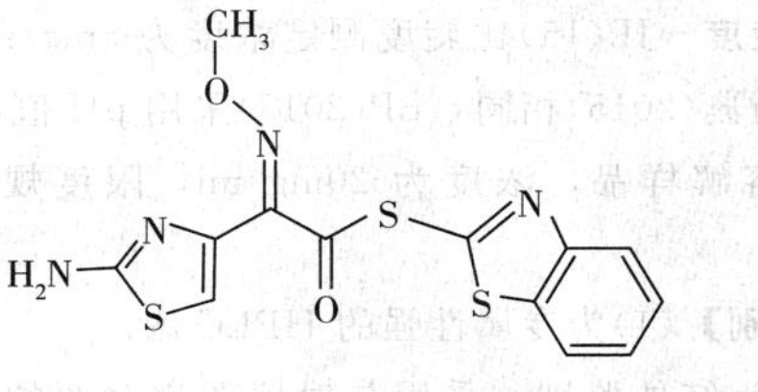

杂质 D：*S*-苯并噻唑-2-基(2*Z*)-(2-氨基-4-噻唑基)（甲氧亚氨基）硫代乙酸酯

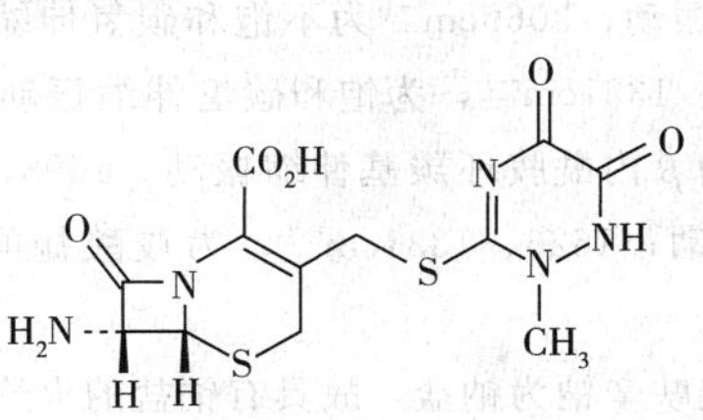

杂质 E：(6*R*，7*R*)-7-氨基-3［［(2-甲基-5,6-二氧代-1,2,5,6-四氢-1,2,4-三嗪-3-基)巯基］甲基］-8-氧代-5-硫代-1-氮杂双环［4.2.0］辛-2-烯-2-羧酸

残留溶剂 采用毛细管气相色谱法测定本品的残留溶剂。采用标准加入法可避免基质效应的影响。气相色谱系统参照了中国食品药品检定研究院提供的头孢类抗生素通用的残留溶剂库，可以对 12 种溶剂进行分离测定。国内产品中一般可检出甲醇、乙醇、丙酮和乙酸乙酯。当信噪比为 3：1 时，甲醇检测限为 1.3μg/ml，定量限为 4.3μg/ml；乙醇的检测限为 0.5μg/ml，定量限为 1.8μg/ml；丙酮的检测限为 0.06μg/ml，定量限为 0.2μg/ml；乙酸乙酯的检测限为 19ng/ml，定量限为 63ng/ml。

细菌内毒素 方法和限度参照 USP(32)制订。中国药典(2010)的限度(0.20EU/mg 头孢曲松)较 BP(2010)的限度(0.08IU/mg 本品)为宽。中国药典(2015)未修订。

无菌 中国药典(2015)规定，取本品稀释后，经薄膜过滤法处理，照通则规定方法检查，应符合规定。

【含量测定】对同一批供试品测定结果的相对标准差(RSD)为 0.1%（*n*=6）。对同一批供试品的测定结果与采用 USP(32)的测定结果一致（图 4）。中国药典(2015)未修订。

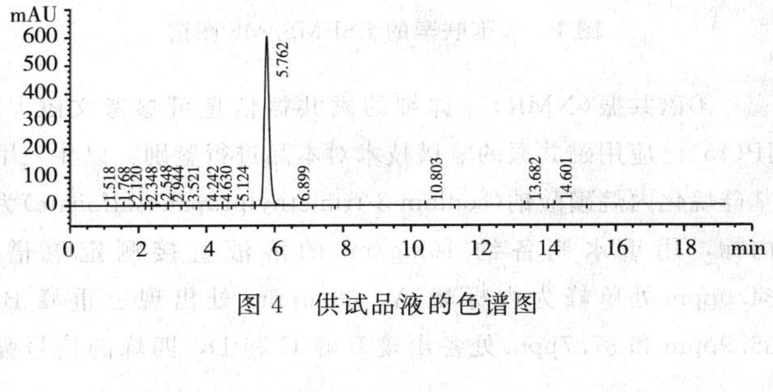

图 4 供试品液的色谱图

【贮藏】本品经光照(4500 lx)10 天，外观颜色由白色变为微黄色，溶液的颜色增加5～6 个色级，头孢曲松聚合物增加 0.3%，有关物质增加 0.6%，含量降低约 1%；经高温(60℃)10 天，外观颜色由类白色变为淡黄色，溶液的颜色增加4～5 个色级，头孢曲松聚合物增加 0.8%，有关物质增加 0.7%，含量降低约 1%；在相对湿度 75%的条件下放置 10 天，外观颜色由白色变为淡黄色，溶液的颜色增加 5～6 个色级，水分增加 3%，有关物质增加 0.3%；在相对湿度 92.5%的条件下放置 5 天，外观颜色由白色变为淡黄色，溶液的澄清度大于 3 号浊度标准液，溶液的颜色增加 5～6 个色级，水分增加 8%，有关物质增加 0.2%；在温度 40℃±2℃、相对湿度 75%±5%的条件下避光放置 6 个月，溶液的颜色增加 1 个色级，头孢曲松聚合物增加 0.3%，有关物质增加 0.3%～0.4%，含量降低约 3%；在温度 25℃±2℃、相对湿度 60%±10%的条件下放置 24 个月，溶液的颜色增加 2～3 个色级，有关物质增加 0.1%～0.3%，含量降低 1%～2%。故宜避光，密封，在阴凉干燥处保存。

【制剂】注射用头孢曲松钠(Ceftriaxone Sodium for Injection)

本品为不含辅料的无菌制剂。

参考文献

[1] 覃宁，陈舜让．Vilsmeir 法合成头孢曲松钠的工艺研究［J］．广东药学，2003，13(5)：30-32.

[2] 路德让．头孢曲松合成工艺改进［J］．中国医药工业杂质，1998，29(8)：346-347.

[3] Brittain HG. Profiles of drug Substances，excipients and related methodology［M］. Vol. 30. New York：Academic Press，2003，21-57.

撰写 刘 浩 赵敬丹 上海市食品药品检验所
复核 刘 浩 上海市食品药品检验所

头孢呋辛钠

Cefuroxime Sodium

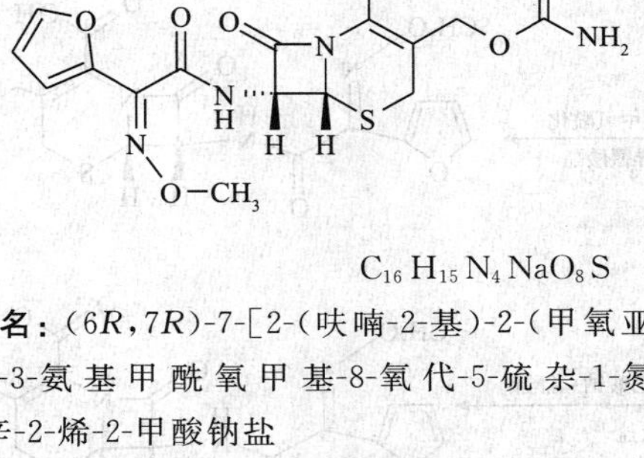

$C_{16}H_{15}N_4NaO_8S$ 446.37

化学名：(6*R*,7*R*)-7-[2-(呋喃-2-基)-2-(甲氧亚氨基)乙酰氨基]-3-氨基甲酰氧甲基-8-氧代-5-硫杂-1-氮杂双环[4.2.0]辛-2-烯-2-甲酸钠盐

(6*R*, 7*R*)-7-[2(2-furyl)glyoxylamido]-3-(hydroxymethyl)-8-oxo-5-thia-1-azabicyclo[4.2.0] oct-2-ene-2-carbaxylate

头孢呋辛 CAS 号：［55268-75-2］

头孢呋辛钠 CAS 号：［56238-63-2］

本品为第二代半合成头孢菌素，原研企业为英国葛兰素(Glaxo Smith Kline)公司，1978 年首次在英国上市，随后美国的 Eli Lilly 获得许可，并且上市。我国在 20 世纪 80 年代就开始进口注射用头孢呋辛钠，随后国内开始仿制生产[1]。

本品对金葡菌、链球菌、脑膜炎球菌、流感杆菌、克雷伯杆菌、大肠埃希菌、奇异变形杆菌、沙门菌、志贺菌等有高度抗菌作用；对大多数 β-内酰胺酶稳定，对耐青霉素的金葡菌有效。临床主要用于敏感菌所致的呼吸道感染、肾盂肾炎、尿路感染及骨、关节、耳鼻咽喉、软组织等的感染。本品在脑膜炎症时有足量进入脑脊液中，对脑膜炎球菌所致的脑膜炎疗效显著。对革兰阳性菌(包括耐青霉素金葡萄)的活性与第一代头孢相仿；对革兰阴性菌的作用较第一代头孢强[2]。

头孢呋辛钠及其注射用制剂在中国药典(2015)二部及 USP(36)、BP(2013)和 JP(15)中也均有收载。

【制法概要】头孢呋辛钠的制备路线最初是由 Glaxo 公司提出的，以 7-氨基头孢烷酸(7-aminocephalosporanic acid，7-ACA)为原料，经过 8 步的合成反应，得到目标产物，因起始物 7-ACA 的氨基和羧基均需要保护，合成路线长，收率低，未被工业化采用，为简化工艺、节约成本、提高收率，不同生产企业相继开发出不同的合成路线[1,3,4]，目前常用的工艺路线是以 7-ACA 为起始物，经过水解制成中间体 3-去乙酰基-7-氨基头孢烷酸(3-deacetyl-7- aminocephalosporanic acid，7-DACA)，接着在 7 位经甲氧亚氨基呋喃乙酸酰化、3 位氨甲酰化，得到头孢呋辛酸或钠，工艺流程如下。

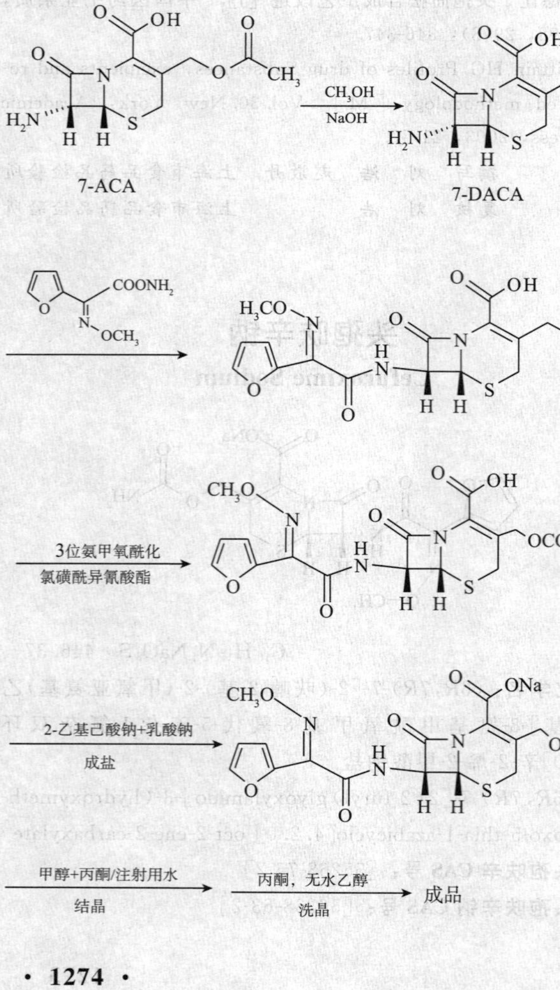

【性状】本品有引湿性，在水中易溶，在甲醇中略溶，在乙酸乙酯、乙醚、辛醇、苯乙醇或三氯甲烷中不溶，USP(36)和 JP(15)中均描述在甲醇中溶解，在水和 DMF 中的 pK_a 分别为 2.5 和 5.1，默克索引(15th)中描述，本品水溶液在室温、13 小时内稳定，25℃下、48 小时内主成分降解少于 10%。

比旋度 JP(15)比旋度测定浓度为 5mg/ml，其余规定与中国药典(2015)相同，BP(2013)采用 pH 值 4.6 的醋酸盐缓冲液溶解样品，浓度为 20mg/ml，限度规定为 +59°～+66°。

【鉴别】(1)为专属性强的 HPLC 法。

(2)为红外鉴别，采用与对照图谱对照的方法(光谱集 721 图)；主要的吸收峰归属为：3257、3365、3255 cm^{-1}，为氨基伸缩振动；3060cm^{-1}为不饱和碳氢伸缩振动；2937、2819、1401、1331cm^{-1}，为饱和碳氢伸缩振动和弯曲振动；1758 cm^{-1}为 β-内酰胺环羰基伸缩振动；1698、1668cm^{-1}为羰基伸缩振动；1626、1331cm^{-1}，为羧酸盐的非对称和对称伸缩振动。

(3)头孢呋辛钠为钠盐，故具有钠盐的火焰反应。

(4)其他特征

①薄层色谱(TLC) BP(2005)曾收载 TLC 方法用于本品鉴别，邹文博[5]等对其展开剂进行了优化，认为 15%pH 值 6.2 醋酸铵溶液-四氢呋喃(3∶7)更合适，这些方法对本品的鉴别尤其是快速鉴定是有力的补充。

②紫外光谱(UV) 在水溶液中，在 273.5nm 的波长处有最大吸收。

③质谱行为 崇小萌[6]等曾对本品的 ESI-MS/MS 进行了考察，并对其二级质谱裂解规律进行了总结，经验证，在 0.2%醋酸铵-乙腈溶液中，其一级质谱出现三个离子峰：m/z 483、442、364，其中 m/z 483 为头孢呋辛(M)的 $[M+H_2O+CH_3CN+H]^+$，m/z 442 为 $[M+H_2O+H]^+$，m/z 364 为其裂解碎片，m/z 442 的二级质谱如图 1 所示。赵卫良[1]等采用 ESI-Q-TOF 测定其一级质谱，其基峰为 m/z 469 ($[M-H+Na+Na]^+$)。

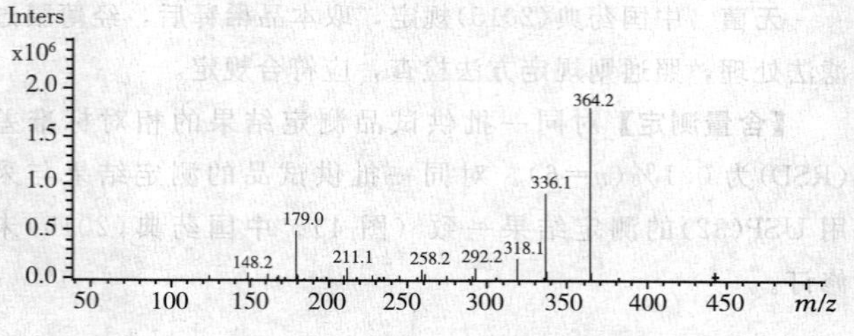

图 1 头孢呋辛的 ESI-MS/MS 图谱

④磁共振(NMR) 详细的磁共振信息可参考文献[1]。JP(15)已应用磁共振的氢谱技术对本品进行鉴别：以 3-三甲基硅烷化丙烷磺酸钠(sodium 3-trimethylpropanesulfonate)为内标，用重水制备约 10mg/ml 的溶液直接测定氢谱，δ4.0ppm 处单峰为内标峰 A，δ6.6ppm 处出现三重峰 B，δ6.9ppm 和 δ7.7ppm 处各出现双峰 C 和 D，四峰的信号强

度比为 A∶B∶C∶D=3∶1∶1∶1。

【检查】酸碱度 BP(2013)供试品溶液浓度为 0.01g/ml，控制范围 5.5～8.5，USP(36)、JP(15)与中国药典(2015)一致。

溶液的颜色 头孢呋辛钠溶液的颜色检查项有所争议，USP(36)未控制其颜色，BP(2013)和 JP(15)规定为 0.1g/ml 头孢呋辛钠溶液颜色在 450nm 处的吸光度不得过 0.25(吸光度法)，中国药典(2000)增补本规定取本品 5 份，各 0.6g，分别加水 5ml 使溶解后比较其色级，但以水为溶剂时，溶液颜色不稳定，变化极快，严重影响了该项目结果的判断，为此，饶春意[7]等通过对头孢呋辛钠溶液颜色变化原因的探讨和研究不同溶剂对溶液颜色的影响，最后认为 0.05 mol/L EDTA·2Na 是头孢呋辛钠颜色测定的理想溶剂。自中国药典(2005)起，溶液颜色检查所用溶剂均为 0.05mol/L EDTA·2Na 溶液。

中国药典的目视比色法与吸光度法相关性较差，目视比色法测定不合格的样品用吸光度法测定有可能合格，很多企业要求中国药典改变标准，其理由是溶液颜色较深的样品其含量和有关物质不一定差，实际上，很多事实已经证明，影响颜色变化的杂质量是很微量的，用紫外检测的有关物质检查或特定的波长可见光测定吸光度的方法是不能得到有效控制的，从另外一个角度恰恰反映目视比色法是有色杂质控制的有效手段，崔熙顺等[8]曾对原料来源不同的注射用头孢呋辛钠的稳定性进行比较研究，加速实验 6 个月结果显示，起始溶液颜色较浅的样品，含量下降较少，颜色和澄清度变化也不明显，可见溶液的颜色在一定程度上是可以反映其质量的优劣，并影响其稳定性，陈兆坤[9]还建立了高效薄层色谱法(HPTLC)，用于研究头孢呋辛钠中的有色杂质，但未能对有色杂质的结构和成因进行阐明，这些方面还有待深入。

有关物质 USP(36)无有关物质检查项。中国药典(2005)、BP(2009)、JP(15)及进口注册标准均采用 HPLC 方法进行有关物质检查，流动相的组成一致，但色谱柱、洗脱方式及检测波长各异：中国药典(2005)采用 C18 柱、等度洗脱的方式测定有关物质，BP(2009)和 JP(15)均采用 C6 柱、等度洗脱的方式，进口注册标准采用 C8 柱、梯度洗脱的方式，检测波长除中国药典(2005)为 254nm，其余标准均采用 273nm。为了系统了解不同方法的优缺点，中国药典(2010)利用企业提供的 5 个主要杂质对照品即杂质 A、B、C、H、I(图 2)，对可能影响有关物质和含量测定的关键性因素如专属性、检测波长、溶液稳定性、耐用性等方面进行了系统的考察，结果显示：采用进口注册梯度洗脱的色谱系统分离能力最强，典型的色谱分离如图 3 所示；PDA 检测显示，已知杂质和主要未知杂质的最大吸收均在 268～285nm 的范围，采用 273nm 作为检测波长；头孢呋辛的定量限浓度约为 0.2μg/ml；杂质 A、B、C、H 与头孢呋辛之间的相对校正因子均在 0.9～1.1 之间，杂质 I 与头孢呋辛之间的相对校正因子为 2.02，但杂质谱研究表明国产头孢呋辛钠及其制剂中均未检出杂质Ⅰ，为此，有关物质计算方法仍采用不加校正因子主成分自身对照外标法；对本品 12 小时内不同温度下溶液稳定性进行了考察，溶液在室温和 15℃条件下降解均较快，而在 8℃条件下，相对稳定，在 18 小时内，8℃条件下的溶液中，除杂质 A 和总杂质稍有增加外，其余杂质和含量无显著变化，故规定供试品溶液应临用现配或保存在 2～8℃条件下。分别用 Kromasil (4.6mm×250mm，5μm)、LicroCART® (4.6mm×250mm，5μm)、Lichrospher(4.6mm×250mm，5μm)、Hypersil (4.6mm×200mm，5μm)、KR100-5 (kromasil，4.6mm×250mm，5μm)、Agilent HC-C8(4.6mm×250mm，5μm)对方法的耐用性进行考察，不同厂家和柱长的 C8 柱均可使杂质 A、B、C、H、I、头孢呋辛与相邻杂质之间有效分离、峰型良好，但不同柱长和内径的色谱柱中各杂质与头孢呋辛保留时间有一定差别。中国药典(2015)未进行修订。

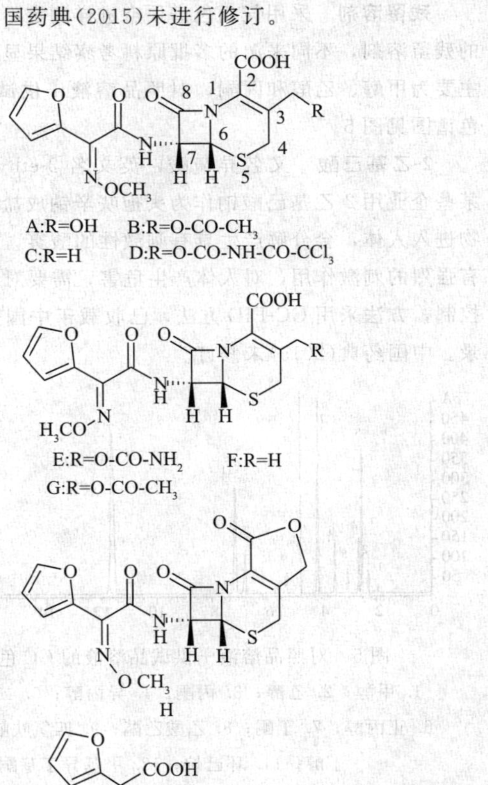

图 2 头孢呋辛钠中可能存在杂质的结构

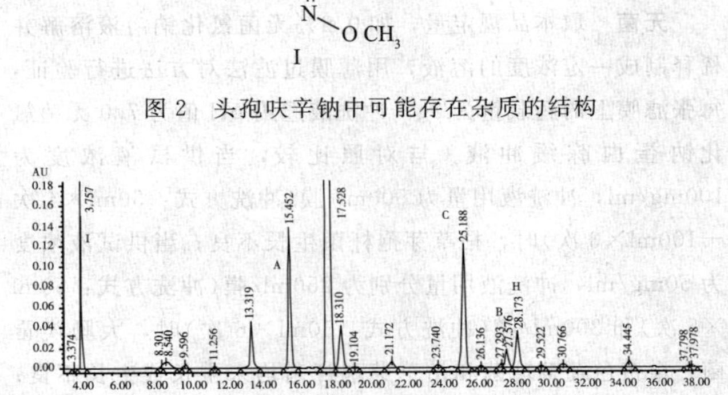

图 3 部分杂质与头孢呋辛钠混合溶液(37℃放置 72 小时)色谱分离图

头孢呋辛聚合物 本项检查为中国药典的特色，为缩短分析时间，中国药典(2010)对聚合物的测定方法进行了修订，改用内径为1.0～1.4cm的细径柱，为控制色谱柱手工装填的效果，增加了系统适用性要求，典型的高聚物分离色谱图见图4。中国药典(2015)未修订。

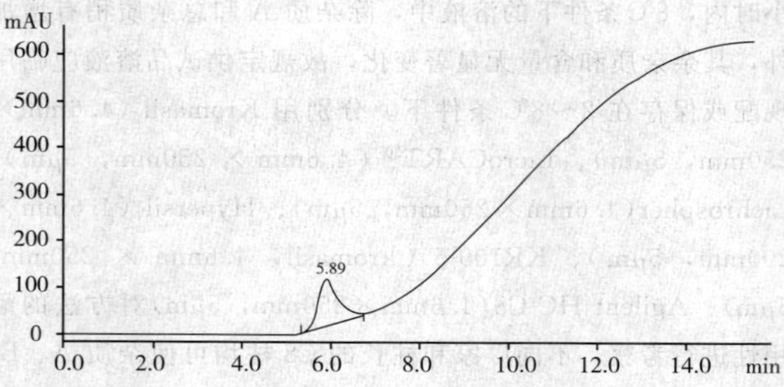

图4　典型的头孢呋辛高聚物分离图

残留溶剂　采用气相色谱顶空进样测定不同工艺中可能的残留溶剂，不同来源的多批原料考察结果显示，残留溶剂主要为甲醇、乙醇和丙酮，对照品溶液＋供试品溶液的GC色谱图见图5。

2-乙基己酸　又名异辛酸，英文名2-ethylexanoic acid，某些企业用2-乙基己酸钠作为头孢呋辛钠成盐剂，如其随药物进入人体，会分解产生具有刺激性的酸雾，对皮肤、黏膜有强烈的刺激作用，对人体产生危害，需要对其残留量进行控制，方法采用GC-FID方法，已收载于中国药典(2010)附录。中国药典(2015)未修订。

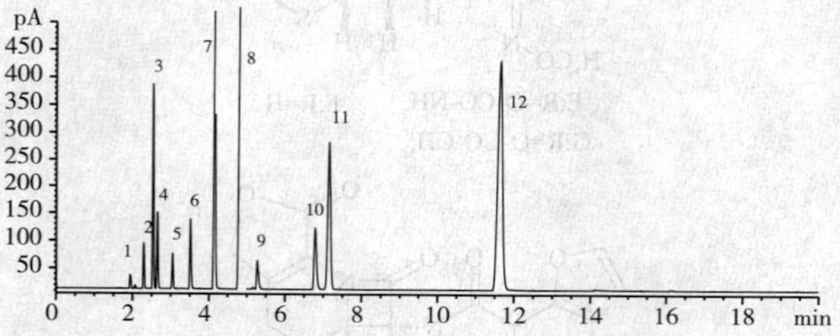

图5　对照品溶液＋供试品溶液的GC色谱图

1. 甲醇；2. 乙醇；3. 丙酮；4. 异丙醇；5. 二氯甲烷；6. 正丙醇；7. 丁酮；8. 乙酸乙酯；9. 四氢呋喃；10. 正丁醇；11. 环己烷；12. 甲基异丁基酮

无菌　取本品规定量，加0.9%无菌氯化钠溶液溶解并稀释制成一定浓度的溶液，用薄膜过滤法对方法进行验证，每张滤膜上的药载量为3g，冲洗液选用pH值为7.0无菌氯化钠-蛋白胨缓冲液。与对照比较，当供试液浓度为100mg/ml，冲洗液用量为500ml/膜(冲洗方式：50ml×4次＋100ml×3次)时，枯草芽孢杆菌生长不良；当供试液浓度为50mg/ml，冲洗液用量分别为250ml/膜(冲洗方式：50ml×5次)和300ml/膜(冲洗方式：50ml×6次)时，大肠埃希菌、金黄色葡萄球菌和枯草芽孢杆菌均未生长或生长不良；当供试液浓度为50mg/ml，冲洗液用量为400ml/膜时(冲洗方式：50ml×4次＋100ml×2次)，各试验菌均能生长良好。根据上述验证结果，确定了无菌试验方法，阳性对照菌选择金黄色葡萄球菌。

【含量测定】由于有关物质测定色谱条件时间较长，参考USP(36)、BP(2013)、JP(15)，采用等度洗脱方法进行含量测定，可以缩短分析时间，典型的含量测定色谱图如图6所示，方法验证结果显示，等度条件可以使头孢呋辛与相邻杂质有效分离，0.6mg/ml的溶液，进样体积20μl，部分色谱柱有过载现象，0.00995～0.31854mg/ml浓度范围内，浓度与色谱峰面积呈线性($r=1$)，根据此结果确定含量测定浓度为0.1mg/ml，定量限浓度为0.2μg/ml，方法的精密度良好，采用5根不同品牌的色谱柱对方法耐用性考察，分离能力和测定结果无显著性差异。

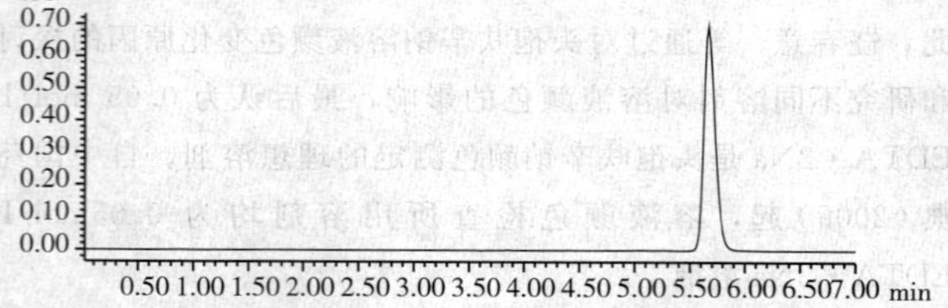

图6　典型的含量测定色谱分离图

【贮藏】各国药典对原料和制剂的要求一致，但不同药典的要求有区别：USP要求密封，BP要求密闭，如为无菌原料，应在无菌、密闭、防伪的容器中，JP要求密封即可，对温度均无严格要求。为此，中国药典(2010)将其贮藏条件进行修订，保留原来“遮光，密封”的要求，将“在冷处保存”修订为“在阴凉处保存”。中国药典(2015)未修订。

【制剂】注射用头孢呋辛钠(Cefuroxime Sodium for Injection)

为头孢呋辛钠原料无菌分装，有11个规格。

参考文献

[1] 赵卫良．头孢呋辛的合成研究［D］．济南：山东大学，2005.

[2] 国家药典委员会．中华人民共和国药典临床用药须知(化学药生物制品卷)［M］．北京：人民卫生出版社，2005.

[3] 李爱军，周雪琴，刘东志．头孢呋辛钠合成工艺优化［J］．天津大学学报，2007，40(11)：1342-1345.

[4] 杨旭．头孢呋辛钠和头孢呋辛酯制备工艺的研究［D］．北京：北京化工大学，2001.

[5] 邹文博，许明哲，李娅萍，等．应用英国药典2005版中薄层色谱法鉴别注射用头孢呋辛钠［J］．中国药品标准，2008，9(4)：293-294.

[6] 崇小盟．β-内酰胺粉针剂NIR鉴别模型及其ESI-MS质谱库的建立［D］．北京：中国药品生物制品检定所，2006.

[7] 饶春意．头孢呋辛钠溶液颜色测定方法的研究［J］．广东药学，2003，13(5)：27-28.

[8] 崔熙顺，钟萍，彭丽辉，等．注射用头孢呋辛钠的稳定性研究［J］．中国药业，2003，12(2)：49-50.

[9] 陈兆坤，胡昌勤，沈永嘉．头孢呋辛钠有色杂质的HPTLC分析［J］．海南医学院学报，2007，13(4)：312-313.

撰写　袁耀佐　江苏省食品药品监督检验研究院
复核　张　玫　江苏省食品药品监督检验研究院

头孢孟多酯钠

Cefamandole Nafate

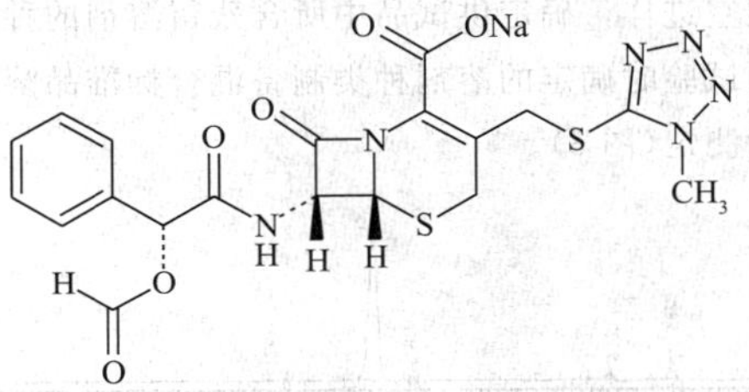

$C_{19}H_{17}N_6NaO_6S_2$　512.49

化学名：(6*R*,7*R*)-7-(*R*)-(2-甲酰氧基-2-苯基乙酰氨基)-3-[[(1-甲基-1*H*-四氮唑-5-基)硫基]甲基]-8-氧代-5-硫杂-1-氮杂双环[4.2.0]辛-2-烯-2-羧酸钠盐

(6*R*,7*R*)-7-[[(2*R*)-2-(formyloxy)-2-phenylacetyl]amino]-3-[[(1-methyl-1H-tetrazol-5-yl) sulphanyl] methyl]-8-oxo-5-thia-1-azabicyclo[4.2.0]oct-2-ene-2-carboxylate, monosodium salt

CAS 号：[42540-40-9]

头孢孟多酯钠是对革兰阴性菌和革兰阳性菌引起的各种疾病均有效的一种广谱抗生素[1]。本品为头孢孟多($C_{18}H_{18}N_6O_5S_2$)即头孢孟多酸的前体药物，其抗菌活性仅为头孢孟多的1/5～1/10，进入体内迅速水解为头孢孟多，所以两者在体内的抗菌作用基本相同[2]。头孢孟多酯钠除具头孢唑啉相同作用外，还对一些革兰阳性菌有抗菌作用。抗菌谱与头孢噻啶相似，对革兰阳性球菌的抗菌作用不如头孢噻啶。本品主要特点是对革兰阴性菌作用强，优于头孢唑啉。对厌气梭状芽孢杆菌、脑膜炎球菌、淋球菌、大肠埃希菌、肺炎杆菌、流感杆菌及吲哚阳性变形杆菌等作用较强，特别是对嗜血杆菌属，本品最有效。临床上主要用于敏感菌所致的各种感染，如呼吸道感染、胆道感染、肾盂肾炎、尿路感染、腹膜炎、败血症及皮肤软组织、骨、关节等感染。

正常成人肌内注射和静脉给药的血消除半衰期($t_{1/2}$)为0.5和1.2小时。肾功能中度和重度减退病人的血消除半衰期($t_{1/2}$)分别延长至3小时和10小时以上。本品在体内不代谢，经肾小球滤过和肾小管分泌，自尿中以原型排出。肌内注射1g后0～3小时的尿药浓度在3000mg/L以上，24小时的排出量为61%。静脉给药后24小时的尿排泄量为70%～90%。少量(0.08%)可经胆汁中排泄，胆汁中可达有效治疗浓度。口服丙磺舒可增加本品的血药浓度并延长半衰期。腹膜透析清除本品的效能差，透析12小时只能清除给药量的3.9%；血液透析的清除率较高，重度肾功能损害经血液透析后，半衰期可缩短至6.2小时。不良反应少，约为7.8%，可有肌内注射区疼痛和血栓性静脉炎，后者较头孢噻吩为重。过敏反应表现为药物疹，嗜酸粒细胞增多、Coombs反应阳性等，药物热偶见。少数患者出现血清门冬氨酸氨基转移酶、血清丙氨酸氨基转移酶、碱性磷酸酶、血清肌酐值升高，多系暂时性。头孢孟多所致的可逆性肾病也有报道[2]。

本品为美国礼来公司(Eli Lilly and Company)1972年研制的第二代半合成的头孢菌素，于1978年应用于临床。我国于1979年由上海第三制药厂抗生素研究所研制成功，除中国药典(2015)收载外，USP(36)、Ph. Eur. (7.0)、BP(2013)等均有收载。

【制法概要】本品以发酵产物头孢菌素C裂解后的7氨基头孢烷酸(7-ACA)为原料，通过下列工艺合成而得。

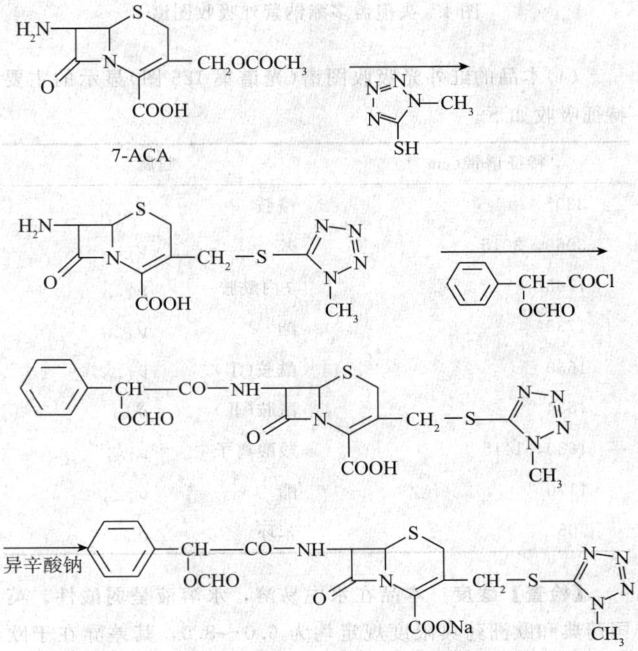

【性状】本品不含结晶水；极易引湿，引湿增重约为5.4%。

【鉴别】(1)使用薄层色谱法鉴别，对照品溶液显示两个斑点，分别为头孢孟多酯钠与头孢孟多，头孢孟多酯钠为清晰的主斑点，由于头孢孟多量少，所呈斑点不够清晰。

Ph. Eur. (7.0)、BP(2013)均未收载此鉴别项，仅USP(32)收载，供试品浓度为10mg/ml，点样量为10μl，根据此条件试验发现供试品浓度与点样量过大，导致主斑点过大，拖尾现象严重，经试验摸索，供试品浓度为2 mg/ml，点样量为5μl时斑点清晰，无明显拖尾现象。USP(36)修订为液相色谱鉴别。

(2)采用高效液相色谱法，可与含量测定一并进行，详见[含量测定]项下所得典型色谱图。

(3)本品水溶液在200～300nm间有紫外吸收，在269nm波长处有最大吸收，见图1。

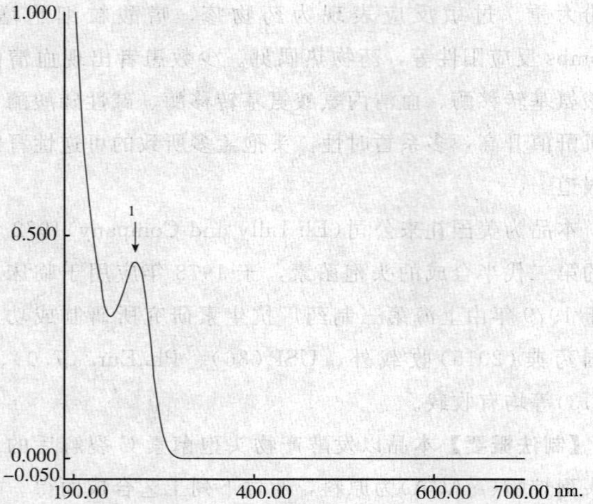

图 1　头孢孟多酯钠紫外吸收图谱

(4)本品的红外光吸收图谱(光谱集 125 图)显示的主要特征吸收如下。

特征谱带(cm^{-1})	归属	
3305	酰胺	ν_{N-H}
3060，3015	苯	ν_{C-H}
1765	β-内酰胺	$\nu_{C=O}$
1735	酯	$\nu_{C=O}$
1680	酰胺(Ⅰ)	$\nu_{C=O}$
1534	酰胺(Ⅱ)	δ_{NH}
1630，1415	羧酸离子	ν_{COO^-}
1170	酯	ν_{C-O}
705	苯环	$\delta_{环}$

【检查】酸度　本品在水中易溶，水溶液呈弱酸性。英国药典和欧洲药典限度规定均为 6.0～8.0，其差异在于欧洲原料药中含有碳酸钠，而我国生产的原料药中不含碳酸钠。美国原料药与我国相同，美国药典规定限度为 3.5～7.0，经考察我国生产企业生产的头孢孟多酯钠的酸度大部分在 5.0 左右。

吸光度　限度与 BP 和 Ph. Eur. 相同，取本品加水溶解制成 0.1g/ml 的溶液，在 475nm 的波长处测定吸光度，未见吸光度随放置时间增加而增大，20 分钟内吸光度稳定。

头孢孟多　由于受合成工艺以及该前体药物化学稳定性的影响，头孢孟多酯钠通常含有少量头孢孟多。采用高效液相色谱法测定含量，不得过 9.5%。

有关物质　采用高效液相色谱法。在供试品测定时要注意系统适用性试验必须符合要求，即头孢孟多峰与头孢孟多酯钠峰间的分离度应大于 7.0，这样存在于样品中的有关杂质才能与二者完全分离，从而保证结果的准确性。

由于头孢孟多为头孢孟多酯钠的活性形式，不应将峰视为杂质峰，因此限度规定供试品溶液色谱图中如有杂质峰，计算时应将头孢孟多峰除外，单个杂质峰面积不得大于对照溶液主峰面积(1.0%)，各杂质峰面积的和不得大于对照溶液主峰面积的 3.0 倍(3.0%)。见图 2。

残留溶剂　参照中国药典(2015)四部通则 0861 残留溶剂测定第二法，采用毛细管色谱顶空进样法测定。

不同生产厂家的合成工艺不同，主要涉及到的有机溶剂有丙酮、乙酸乙酯、乙醇、异丙醇等，试验前可依据标准规定使用顶空进样，确定供试品中所含残留溶剂的种类，试验时根据预试验时确定的溶剂种类制备混合标准品溶液进行残留溶剂的测定(图 3)。

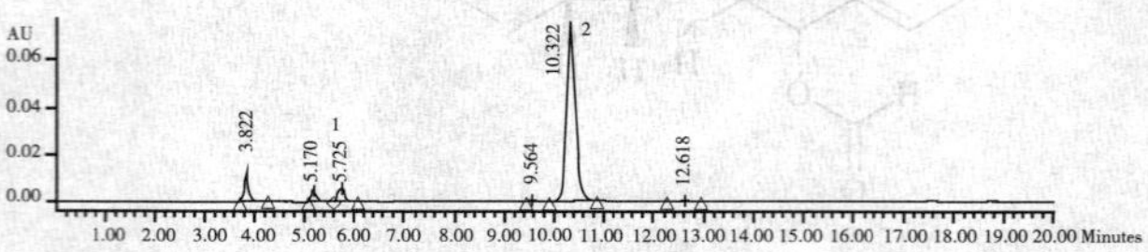

图 2　用 50μg/ml 对照品溶液置 60℃水浴中加热 30 分钟所得的系统适应性色谱图

保留时间为 5.725min—头孢孟多，

保留时间为 10.322 min—头孢孟多酯钠

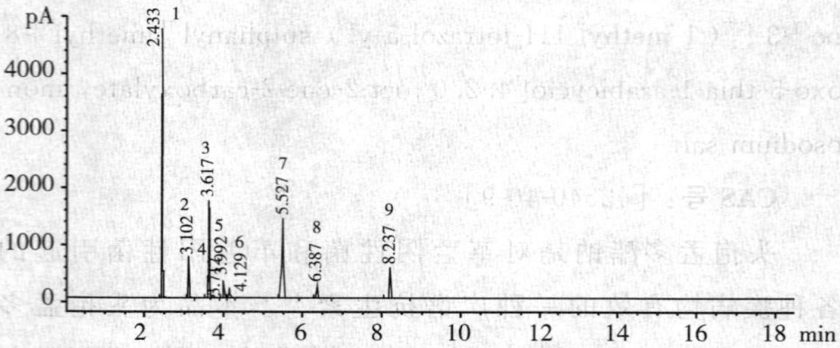

图 3　对照品系统适用性图

1. 乙醚；2. 丙酮；3. 乙酸乙酯；4. 甲醇；5. 异丙醇
6. 乙醇；7. 甲基异丁基酮；8. 甲苯；9. 正丁醇

2-乙基己酸　头孢孟多酯钠的合成工艺中使用了异辛酸钠，使头孢孟多酯酸转化生成头孢孟多酯钠，同时也生成了 2-乙基己酸，因此应对头孢孟多酯钠中的 2-乙基己酸进行检测，以更好地控制头孢孟多酯钠的质量。限度与英国药典和欧洲药典相同。

水分　采用费休氏法测定水分，限度规定为不得过 1.0%，而美国药典、英国药典和欧洲药典水分规定限度均为不得过 2.0%，由于头孢孟多酯钠极易引湿，且遇水不稳定，因此应该严格控制水分的限度。经考察我国生产企业生产的头孢孟多酯钠的水分均可以达到不得过 1.0% 的要求。

无菌　经试验验证，取规定量全部溶解于 500ml 的 0.9%无菌氯化钠溶液中，制成每 1ml 中含 40mg 的溶液，用薄膜过滤法处理，以 0.1%蛋白胨水溶液为冲洗液，每膜用量不少于 500ml，分次冲洗后，在最后一次冲洗液中加入 2ml 青霉素酶(每 1ml 大于 300 万单位)，结果显示对枯草芽孢杆菌、金黄色葡萄球菌、铜绿假单胞菌、大肠埃希菌、生孢梭菌、白色念珠菌、黑曲霉没有抑菌性，故试验时以大肠埃希菌为阳性对照菌，依法检查（通则 1101）应符合规定。

【含量测定】 采用高效液相色谱法。USP(36)、BP

(2013)和 Ph. Eur.(7.0)亦采用此法，USP(32)采用极谱法，另有文献使用磁共振法[3]。由于受合成工艺以及该前体药物化学稳定性的影响，头孢孟多酯钠通常含有少量头孢孟多。英国药典与欧洲药典收载的头孢孟多酯钠标准中，检查项下对头孢孟多的含量控制为不得过 9.5%(以无水无碳酸钠物计)。鉴于头孢孟多为活性形式，因此在进行含量测定时，应以头孢孟多和头孢孟多酯钠(以头孢孟多计)二者的含量之和计算供试品中头孢孟多的含量。

头孢孟多酯钠在 30.18～150.89μg/ml 浓度范围内与峰面积之间呈良好的线性关系；相关系数 $r=0.9996$；定量限为 60.59 ng。用头孢孟多对照品测定头孢孟多酯钠的重复性 RSD 为 0.2%($n=6$)。

【制剂】注射用头孢孟多酯钠(Cefamandole Nafate for Injection)

注射用头孢孟多酯钠为中国药典(2010)新增品种，USP(36)亦收载。

本品为不含辅料的无菌制剂。

【贮藏】本品为 β-内酰胺类抗生素，稳定性较差，要求严封，在凉暗干燥处保存。经考察本品在规定条件下贮存稳定性良好。

参考文献

[1] 金锦花，王旭，金程远．头孢孟多钠的精制 [J]. 黑龙江医药，2000，13(5)：272-273.

[2] 国家药典委员会，中华人民共和国药典临床用药须知(化学药生物制品卷)[M]．北京：人民卫生出版社．2005.

[3] 胡敏，胡昌勤．1H-NMR 法分析头孢孟多酯钠对照品 [J]. 中国抗生素杂志，2004，29(9)：534-538.

起草　田　方　　　山西省食品药品检验所

复核　郑　台　史　岺　山西省食品药品检验所

头孢拉定
Cefradine

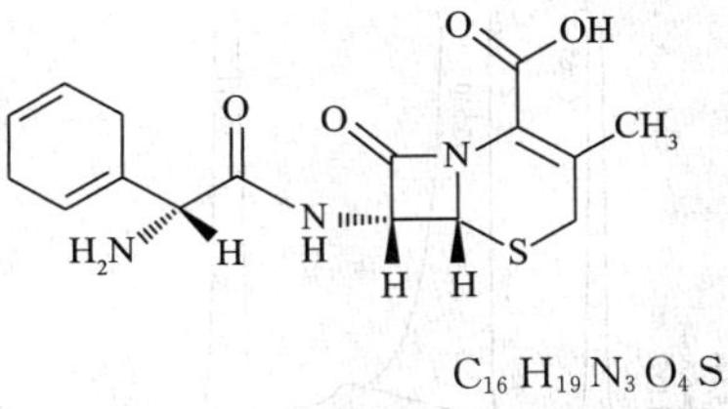

$C_{16}H_{19}N_3O_4S$　349.40

化学名：(6*R*,7*R*)-7-[(*R*)-2-氨基-2-(1,4-环己二烯-1-基)乙酰氨基]-3-甲基-8-氧代-5-硫杂-1-氮杂双环[4.2.0]辛-2-烯-2-羧酸

(6*R*,7*R*)-7-[(*R*)-2-amino-2-(1,4-cyclohexadien-1-yl)acetamido]-3-methyl-8-oxo-5-thia-1-azabicyclo [4.2.0] oct-2-ene-2-carboxylic acid

英文名：Cefradine (INN)

异名：头孢六号；先锋六号；环己烯头孢菌素；头孢环己烯

CAS 号：[38821-53-3]

本品为第一代半合成头孢菌素类抗生素。对不产青霉素酶和产青霉素酶金黄色葡萄球菌、凝固酶阴性葡萄球菌、A 组溶血性链球菌、肺炎链球菌和草绿色链球菌等革兰阳性球菌的部分菌株具良好抗菌作用。本品对淋病奈瑟菌有一定作用，对产酶淋病奈瑟菌也具活性；对流感嗜血杆菌的活性较差。

本品主要的作用机制是通过与细菌细胞一个或多个青霉素结合蛋白(PBPs)相结合，抑制细菌分裂细胞的胞壁合成。头孢拉定抑制细菌细胞壁合成的机制是使细菌合成渗透性不稳定的缺陷细胞壁；其另一个作用机制可能是抑制细胞分裂所需的胞壁水解酶的抑制因子，进而促使细菌胞壁崩解。

头孢拉定口服后吸收迅速，肌内注射吸收虽然较口服差，但持续时间较久。空腹口服 0.5g，1 小时后血药浓度达峰值，约为 11～18μg/ml；肌内注射 0.5g，1～2 小时后血药浓度达峰值，约为 6μg/ml；静脉注射 0.5g，5 分钟后血药浓度为 46μg/ml。药物吸收后在组织及体液内分布良好。本药在心肌、子宫、肺、前列腺和骨组织中皆可达有效抗菌浓度，在肝组织中药物浓度与血药浓度相等，但脑组织中浓度仅为血药浓度的 5%～10%。头孢拉定血清蛋白结合率较低，约为 6%～10%，半衰期约为 1 小时。本药在体内很少代谢。口服 0.5g 后，24 小时尿排出量超过给药量的 99%；肌内注射后 6 小时尿中排出量约为给药量的 66%；静脉注射后 6 小时尿排出量超过给药量的 90%；另有少量药物可随胆汁排泄。

本品适用于敏感菌所致的急性咽炎、扁桃体炎、中耳炎、支气管炎和肺炎等呼吸道感染、泌尿生殖道感染及皮肤软组织感染等。

本品由 Dolfini 等于 1969 年制得[1]，由美国 Squibb 公司开发，1977 年首次在日本上市。除中国药典(2015)收载外，BP(2013)、USP(36)和 JP(14)均有收载。

【制法概要】本品可以 7-ADCA 为起始原料，通过下列工艺合成而得[2]。

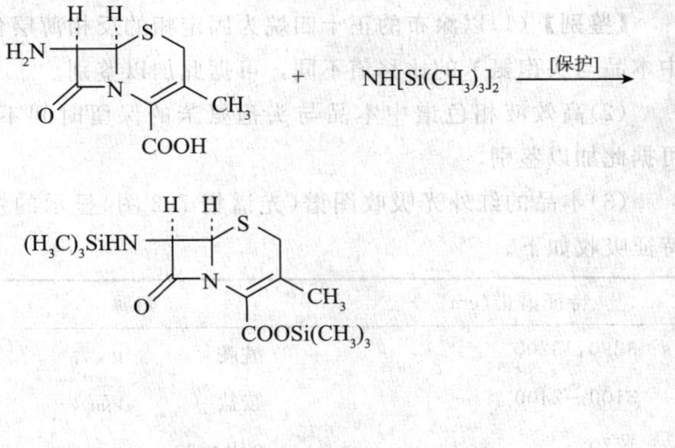

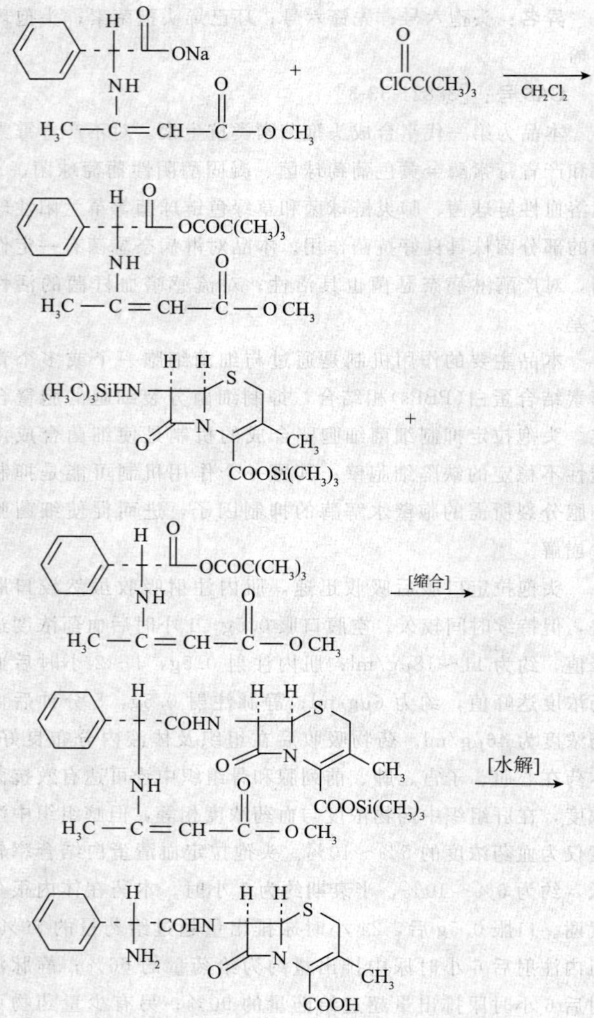

【性状】本品熔点 183～185℃，熔融时同时分解[3]。本品的1,4-环己二烯-1-基易于氧化，水分和痕量的金属如铁等可催化该反应[3]。低温、无氧并干燥的条件下可避免本品氧化为头孢氨苄等降解产物。本品的水溶液在 pH 值 4.0 时较稳定；在碱性溶液中的稳定性较差[3]。本品可以无水物、水合物、二水合物、乙腈-水重结晶一水合物和甲醇重结晶一水合物等形式存在[3]。无水物、二水合物、乙腈-水重结晶一水合物和甲醇重结晶一水合物的红外光吸收图谱有显著差别，可据此加以判断[3]。

【鉴别】(1)以涂布的正十四烷为固定相的反相薄层色谱中本品与头孢氨苄的比移值不同，可据此加以鉴别。

(2)高效液相色谱中本品与头孢氨苄的保留时间不同，可据此加以鉴别。

(3)本品的红外光吸收图谱(光谱集 722 图)显示的主要特征吸收如下。

特征谱带(cm^{-1})	归属
3290，3200	酰胺　ν_{N-H}
3100～2400	胺盐　$\nu_{NH_3^+}$
1770	β-内酰胺　$\nu_{C=O}$
1690	仲酰胺(Ⅰ)　$\nu_{C=O}$

续表

特征谱带(cm^{-1})	归属
1600，1395	羧酸离子　ν_{COO^-}
1530	仲酰胺(Ⅱ)　δ_{NH}

【检查】有关物质　BP(2010)采用梯度洗脱，检测波长220nm，基线波动较大，强保留的杂质峰与基线波动叠加，难以分辨并积分定量，此外，该系统无法分离紧邻头孢拉定洗脱的未知杂质(图 1)。故中国药典(2010)采用等度洗脱，分别在 220nm 和 254nm 处检测，基线较平稳(图 2、图 3)。中国药典(2010)的不足之处在于色谱过程的初始阶段因流动相的洗脱能力较强，保留弱的杂质相互之间以及与辅料之间的分离较差(图 3)。

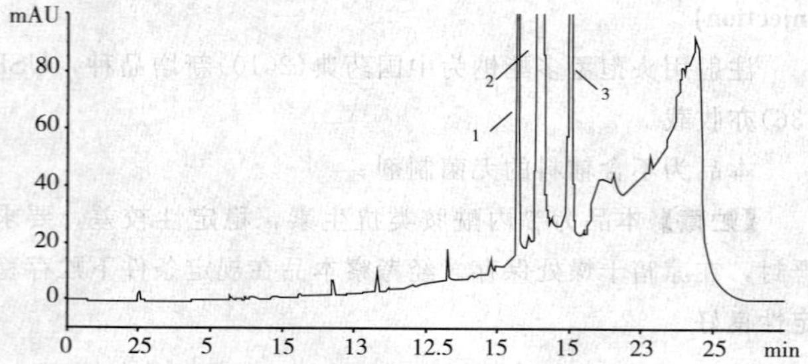

图 1　供试品溶液的色谱图

1. 头孢氨苄；2. 头孢拉定；3. 4′,5′-双氢头孢拉定

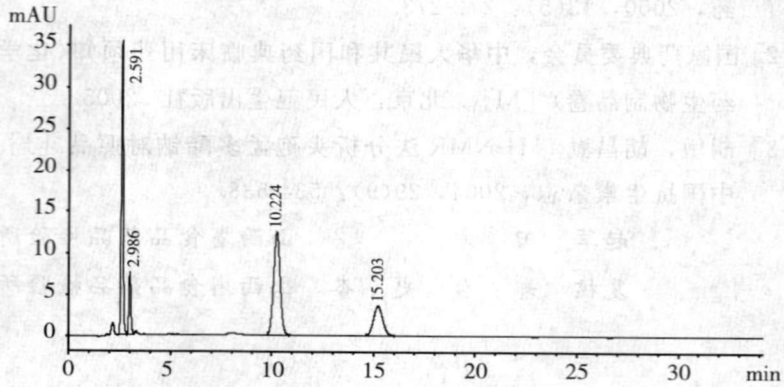

图 2　杂质对照溶液的色谱图(220nm 处检测)

1. 7-ADCA(2.591min)；2. 双氢苯甘氨酸(2.986min)；3. 头孢氨苄(10.224min)；4. 头孢拉定(15.203min)

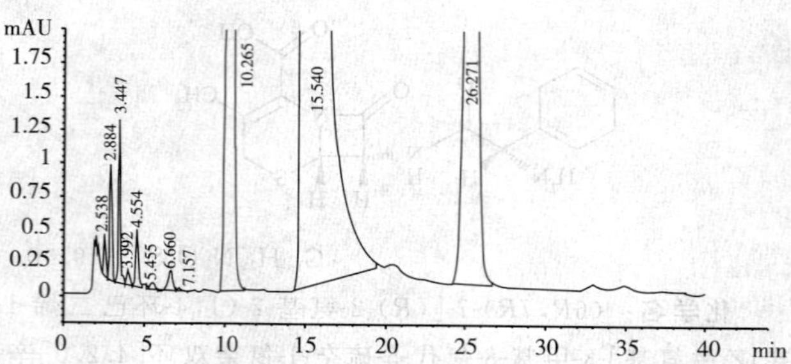

图 3　供试品溶液的色谱图(254nm 处检测)

1. 7-ADCA(2.538min)；2. 头孢氨苄(10.205min)；3. 头孢拉定(15.540min)；4. 4′,5′-双氢头孢拉定(25.271min)

分别采用 BP(2010)和中国药典(2010)对 32 批供试品的测定结果显示，两种方法的测定结果基本一致，测定结果的

少许差异可能源于检测波长的不同、个别杂质测定方法的差异以及供试品溶液浓度的不同。BP(2010)和中国药典(2010)的浓度分别为6mg/ml和1mg/ml，采用BP(2010)的浓度可检出较多的杂质。但如根据BP(2010)小于0.05%的杂质均不计，则一些批号供试品的杂质总量结果报告为未检出。中国药典(2015)未进行修订。

残留溶剂 参照中国食品药品检定研究院起草的头孢类抗生素残留溶剂库方法配制供试品溶液，供试品不能完全溶解，因此暂不将残留溶剂检查项订入质量标准中。

水分 参照BP(2013)、USP(36)和JP(14)制订，唯USP(36)规定本品如为二水合物则限度为8.5%～10.5%。

头孢拉定聚合物 对照溶液进行测定前，必须用足量的含0.2mol/L氢氧化钠与0.5mol/L氯化钠的混合溶液冲洗色谱柱以消除或减少填料表面的强吸附点，后者可能导致头孢拉定缔合物在色谱柱上的强吸附或色谱峰展宽并拖尾。

2-萘酚 中国药典(2015)新增检查项。在头孢氨苄和头孢拉定原料的生产工艺中，需要从最终产物母液中分离和纯化头孢氨苄或者头孢拉定。由于所用原料(苯甘氨酸衍生物、7-ADCA等)和头孢氨苄、头孢拉定的理化性质相近，很难用普通方法分离提纯。目前国内在生产头孢氨苄、头孢拉定时常用反应结晶法进行分离提纯。部分生产企业用2-萘酚(2-naphthol)作为沉淀剂，利用头孢氨苄、头孢拉定能与2-萘酚定量形成络合物并沉淀的方法，将反应体系中的头孢氨苄、头孢拉定完全分离，然后再对2-萘酚进行回收。如果对2-萘酚回收不完全，导致在头孢氨苄、头孢拉定原料中残留的2-萘酚，经口服吸收甚至静脉注射途经进入人体，就会造成严重的安全隐患。中国食品药品检定研究院研究建立了头孢氨苄、头孢拉定原料中残留2-萘酚的HPLC检测方法[4]，采用C18色谱柱，以甲醇-水(55：45)为流动相，在225nm检测。

方法学验证结果显示，在0.0055～22.1μg/ml(0.00055%～0.221%)的范围内，线性关系良好，相关系数r=1.000。以S/N=3计，检测限为0.0002%，以S/N=10计，定量限为0.0006%。重复性试验2-萘酚平均含量(n=6)为0.00012%，RSD=5.2%。采用加样回收法，分别制成2-萘酚浓度为0.0221μg/ml(相当于0.00022%)、0.1106μg/ml(相当于0.0011%)和0.442μg/ml(相当于0.0044%)的混合供试溶液，以标准曲线法计算出加样回收率(n=3)分别为103.4%(RSD=17.0%)、109.1%(RSD=3.7%)、105.5%(RSD=1.8%)。耐用性试验显示，采用不同品牌的2台液相色谱仪和2根色谱柱进行测定，2-萘酚和主成分峰分离良好，峰形正常，显示方法具有比较充分的色谱耐用性。

鉴于历版中国药典和国外药典均未收载2-萘酚检查项，也没有确定有关限度，中国食品药品检定研究院研究查阅了2-萘酚相关的药理、毒理资料，参照中国药典关于残留溶剂检查项的处理方式，根据ICH指导原则残留溶剂第2类溶剂限度的计算公式，通过计算每日容许接触量(PDE)来计算限度。最终中国药典(2015)规定2-萘酚的限度，头孢氨苄"应不得过0.05%"(原料供口服制剂用)、头孢拉定"应不得过0.05%"(原料供口服制剂用)或者"应不得过0.0025%"(原料供注射用)。

细菌内毒素 JP(14)和BP(2013)均未规定检查细菌内毒素。USP(36)规定检查细菌内毒素但未规定具体方法。因头孢拉定在水中的溶解度不高，故中国药典(2015)采用2.6%无内毒素碳酸钠溶液为本品的溶剂。限度参照USP(36)制订。

无菌 经试验验证，取规定量供试品转移至500ml的0.9%无菌氯化钠溶液(45℃)中，混匀，按薄膜过滤法，使用一次性全封闭薄膜过滤器，每滤膜用0.1%无菌蛋白胨水溶液300ml冲洗，每次冲洗100ml，共做7个供试品滤筒，在相应的硫乙醇酸盐流体培养基中加入2ml青霉素酶(中检院，每毫升大于300万单位)。以金黄色葡萄球菌、铜绿假单胞菌、大肠埃希菌、枯草芽孢菌、生孢梭菌、白色念珠菌、黑曲霉为试验菌进行验证，细菌均在24小时内能检出，霉菌和酵母菌在48小时内能检出。规定以金黄色葡萄球菌为阳性对照菌。

【含量测定】 中国药典(2010)参照USP(32)和JP(14)的色谱系统制订。BP(2010)则以磷酸盐缓冲液-甲醇为流动相。中国药典(2015)未修订。

【制剂】 中国药典(2015)收载了头孢拉定干混悬剂、颗粒剂、片剂、胶囊剂和注射剂。

(1)头孢拉定干混悬剂(Cefradine for Suspension)

性状 收集到的样品中，有一个厂家提供的生产工艺显示有制粒过程，但样品性状均为粉末状，且厂方检验报告性状亦为粉末，故性状规定为加矫味剂的粉末。

酸度 个别厂家的产品制成的混悬液可能呈黏稠状，可直接测定pH值，并不影响测定结果的准确性。

有关物质 实验结果显示：制剂中大量存在的辅料干扰杂质的检查，且不同厂家的处方差异较大，干扰检测的杂质各不相同，即针对某个厂家处方优化的色谱系统虽可减少(无法避免)辅料的干扰，但该方法未必适用于其他厂家的产品。因未能得到通用的HPLC方法，故暂不对本品和头孢拉定颗粒制订该项检查，仅将指针性杂质头孢氨苄作为质量控制指标。

溶出度 USP(32)和BP(2010)中该品种均无此检查项目，为严格控制药品质量，中国药典(2010)参考头孢拉定片和头孢拉定胶囊的溶出度检查方法，分别制定了本品及头孢拉定颗粒的溶出度检查。中国药典(2015)未修订。

①溶出介质 参考中国药典(2010)中头孢拉定胶囊，采用0.1mol/L盐酸溶液为溶出介质。

②转速及取样时间 分别比较了转篮法(100转/分和150转/分)和桨法(50转/分和75转/分)溶出曲线。实验结果显示，干混悬剂在20分钟左右溶出量已达到恒定状态，考虑到收集到的本品性状均为粉末，故溶出度方法订为桨法50转/分，取样时间为30分钟；头孢拉定颗粒在20～30分钟左右溶出量才达到恒定状态，考虑其性状为颗粒，故溶出

度方法定为桨法 50 转/分，取样时间为 45 分钟。

③限度　参照中国药典(2010)中头孢拉定胶囊的限度定为 80%。

④溶出量的测定方法　参考中国药典(2010)中头孢拉定原料含量测定项下的 HPLC 方法制订。如采用中国药典(2010)中头孢拉定片和头孢拉定胶囊采用紫外-可见分光光度法，则辅料对测定可能存在干扰，使得测定结果偏高。HPLC 色谱图显示(图 4)，辅料与头孢拉定之间分离良好，且回收率试验结果亦显示辅料不干扰头孢拉定的检测。

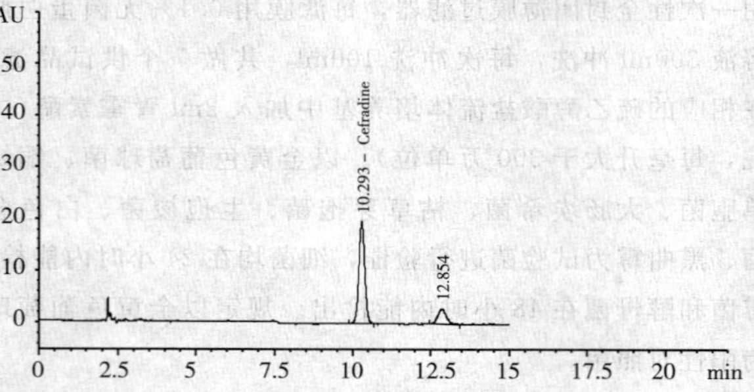

图 4　头孢拉定干混悬剂溶出度检查的色谱图
头孢拉定(10.293min)；辅料(12.854min)

(2)头孢拉定片(Cefradine Tablets)

有关物质　实验结果显示：国内制剂中的辅料不干扰杂质的检查。

溶出度　中国药典(2010)参照 USP(32)制订。中国药典(2015)未修订。

(3)头孢拉定胶囊(Cefradine Capsules)

有关物质　实验结果显示：国内制剂中的辅料不干扰杂质的检查。

溶出度　中国药典(2010)参照 USP(32)和 BP(2010)制订，唯采用 0.1mol/L 盐酸溶液作溶出介质，国外药典则采用 0.12mol/L 盐酸溶液作溶出介质。中国药典(2015)未修订。

(4)头孢拉定颗粒(Cefradine Granules)

有关物质和溶出度　同头孢拉定干混悬剂。

(5)注射用头孢拉定(Cefradine for Injection)

本品为头孢拉定加适量助溶剂精氨酸制成的无菌粉末。

有关物质　精氨酸不干扰杂质的检查。

含量均匀度　本品中的头孢拉定与 L-精氨酸的比例约为 2∶1。为了能有效地控制本品的混合均匀性，特制订该项检查。

含量测定　采用高效液相色谱法测定。以辛烷磺酸钠作为离子对试剂，检测波长选为 206nm，可同时测定头孢氨苄、头孢拉定和精氨酸。分别选择三种不同品牌填料的色谱柱［Kromasil C18(4.6mm×250mm，5μm)，Inertsil ODS(4.6mm×250mm，5μm)，LiChrospher 100 RP-18e(4.0mm×250mm，5μm)］进行测试，均能使头孢氨苄、头孢拉定以及精氨酸达到良好分离，符合系统适用性试验的要求。另，实验结果显示，采用优化后的色谱系统，来源于疏水性的辛烷磺酸根的系统峰(图 5 下在精氨酸之后洗脱的正峰)一般不会导致头孢氨苄、头孢拉定和精氨酸的色谱峰的变形。

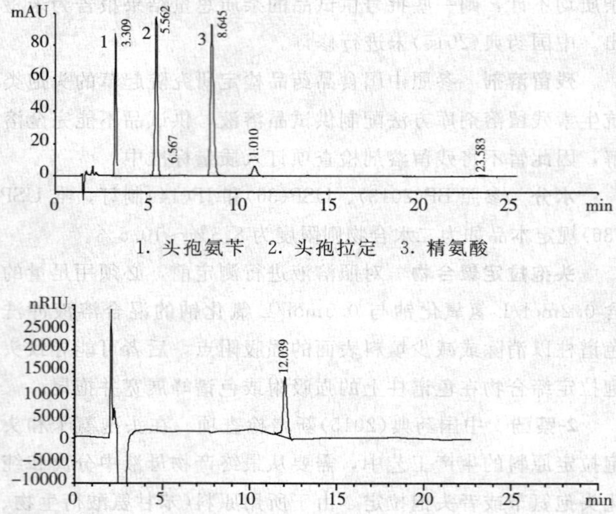

图 5　供试品溶液(上：紫外检测)和水
(下：示差折光检测)的色谱图

信噪比为 3∶1 时，头孢氨苄检出量为 0.8ng，头孢拉定检出量为 1.5ng，精氨酸检出量为 14.9ng。对同一批供试品进行测定，头孢拉定测定结果的 RSD＝0.4%(n＝6)；精氨酸测定结果的 RSD＝0.5%(n＝6)；头孢氨苄测定结果的 RSD＝0.6%(n＝6)。头孢拉定和精氨酸的回收率分别为 99.7%(RSD＝0.7%，n＝9)和 99.7%(RSD＝0.8%，n＝9)。对同批号供试品中头孢拉定和头孢氨苄的测定结果与采用中国药典(2015)头孢拉定含量测定方法所得的测定结果基本一致；对同批号供试品中精氨酸的测定结果与采用 USP(36)注射用氨曲南中精氨酸含量测定方法所得的测定结果基本一致。

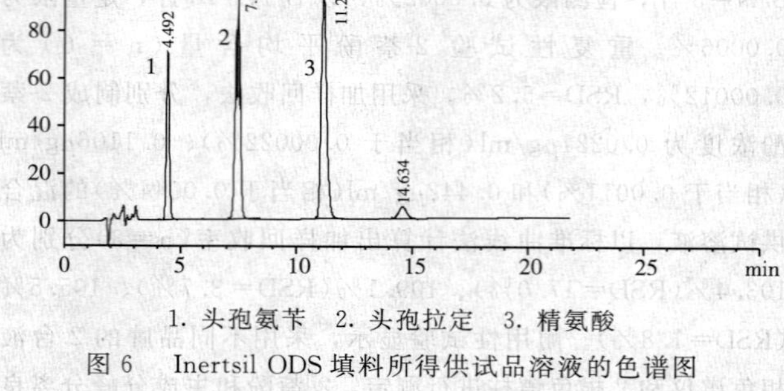

图 6　Inertsil ODS 填料所得供试品溶液的色谱图

参考文献

[1] Dolfini JE，Applegate HE，Bach G，et al. U. S. Patent 3，485，819(1969).

[2] 陈宁．头孢拉定的合成研究［J］．广东化工，2010，37(11)：62-63.

[3] Florey K. Analytical Profiles of Drug Substances［M］.

Vol. 5. New York: Academic Press, 1976: 21-57.
[4] 李娅萍，胡昌勤. 兴孢氨苄、头孢拉定原料中残留 2-苯酚的控制 [J]. 药物分析杂质，2012，32(4)：555-565.

撰写　刘　浩　潘　颖　裘　亚　上海市食品药品检验所
复核　刘　浩　　　　　　　　　上海市食品药品检验所

头孢泊肟酯

Cefpodoxime Proxetil

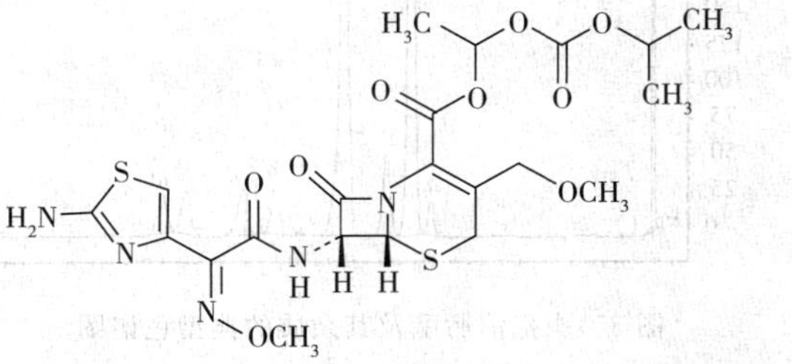

$C_{21}H_{27}N_5O_9S_2$　557.60

化学名：(6*R*, 7*R*)-3-甲氧基甲基-7-[2-(2-氨基-4-噻唑基)-2-((*z*)-甲氧亚氨基)乙酰氨基]-8-氧代-5-硫杂-1-氮杂双环[4.2.0]辛-2-烯-2-羧酸-(*RS*)-1-(异丙氧基甲酰氧基)乙酯

[6*R*-[6*α*,7*β*(*Z*)]]-(±)-1-hydroxyethyl(+)-(6*R*,7*R*)-7-[2-(2-amino-4-thiazolyl) glyoxylamido]-3-methoxymethyl)-8-oxo-5-thia-1-azabicyclo [4.2.0] oct-2-ene-2-carboxylate, 7^2-(Z)-(*O*-methyloxime), isopropyl carbonate (ester)

英文名：Cefpodoxime Proxetil

CAS 号：[87239-81-4]

头孢泊肟酯(Cefpodoxime Proxetil)是日本三共公司开发的第三代口服头孢菌素，1990 年在日本首次上市，系头孢泊肟(Cefpodoxime)的前体药物，其本身无抗菌活性，口服后经肠道吸收，在肠壁被非特异性酯酶水解为头孢泊肟而起效。头孢泊肟通过与特异性青霉素结合蛋白 1A、1B、2 和 3 的相互作用，引起异常的细菌细胞壁合成和溶解。本品抗菌谱广，具有较强的抗革兰阴性菌和阳性菌的作用，组织分布广泛，$t_{1/2}$较长，为 2.5～3 小时，对*β*-内酰胺酶稳定，耐受性良好，具有治疗剂量小，给药次数少的优点，广泛应用于呼吸道、泌尿道、妇产科感染性疾病和化脓性中耳炎等的治疗[1,2]。

除中国药典(2015)二部收载外，USP(36)、BP(2013)、Ph. Eur. (7.0)、JP(16)均有收载。

【制法概要】头孢泊肟酯既可以 7-ACA 为原料，经 3 位甲氧基化、缩合、酯化三步反应合成[3,4]，也可以氨噻肟头孢为原料，经氯乙酰化、甲氧基化、酯化、水解四步反应合成[5,6]。可能的残留溶剂有：甲醇、丙酮、异丙醇、乙腈、二氯甲烷、丁酮、乙酸乙酯、四氢呋喃、四氯化碳、环己烷、苯、1，2-二氯乙烷、乙酸异丙酯、二氧六环、甲基异丁基酮、吡啶、甲苯、乙酸丁酯等。

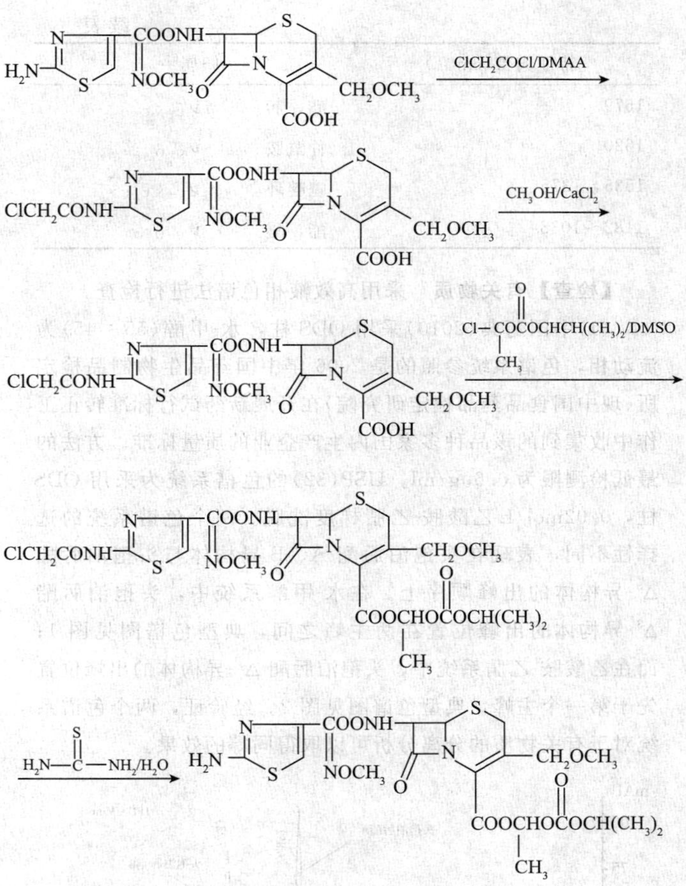

【性状】比旋度　中国药典(2010)中本品 5mg/ml 的乙腈溶液的比旋度为+18.3°～+31.4°，参照的标准是 2006 年中国药品生物制品检定所(现中国食品药品检定研究院)在开展新药试行标准转正工作中收集到的该品种多家国内生产企业的质量标准。USP(32)的标准为本品 10mg/ml 的甲醇溶液的比旋度为+35°～+48°。中国药典(2015)未做修订。

【鉴别】中国药典(2010)采用 HPLC 法和 IR 法鉴别。USP(32)采用 IR 法、UV 法和显色反应鉴别。HPLC 法较之 UV 法专属性更强，与鉴别原理不同的 IR 法二者相互补充。中国药典(2015)未修订。

本品为一对非对映异构体头孢泊肟酯 A 和头孢泊肟酯 B 的混合物，因此采用 HPLC 法鉴别时供试品溶液两个主峰的保留时间应分别与对照品溶液两个主峰的保留时间一致。

头孢泊肟酯的红外光吸收图谱应与对照的图谱(光谱集 1124 图)一致，显示的主要特征吸收如下。

特征谱带(cm^{-1})	归属[7]	
3342	胺，酰胺	ν_{N-H}
2810	甲氧基	ν_{C-H}
1780	β-内酰胺	$\nu_{C=O}$
1760	二酯(-O-C(=O)-O-)	$\nu_{C=O}$

续表

特征谱带(cm^{-1})	归属[7]	
1679	酯，肟	$\nu_{C=N,C=O}$
1620	仲酰胺	$\nu_{C=O}$
1535，1375	噻唑环	$\nu_{C=N,C=C}$
1182～1038	酯，醚	ν_{C-O-C}

【检查】有关物质 采用高效液相色谱法进行检查。

(1)中国药典(2010)采用ODS柱，水-甲醇(55∶45)为流动相，色谱系统参照的是2006年中国药品生物制品检定所(现中国食品药品检定研究院)在开展新药试行标准转正工作中收集到的该品种多家国内生产企业的质量标准。方法的最低检测限为0.6μg/ml。USP(32)的色谱系统为采用ODS柱，0.02mol/L乙酸胺-乙腈梯度洗脱。两个色谱系统的选择性不同，表现在头孢泊肟酯A、B异构体与头孢泊肟酯Δ^3-异构体的出峰顺序上。在水-甲醇系统中，头孢泊肟酯Δ^3-异构体的出峰位置在两主峰之间，典型色谱图见图1；而在乙酸胺-乙腈系统中，头孢泊肟酯Δ^3-异构体的出峰位置先于第一个主峰，典型色谱图见图2。经验证，两个色谱系统对于有关物质的分离分析可以取得同等的效果。

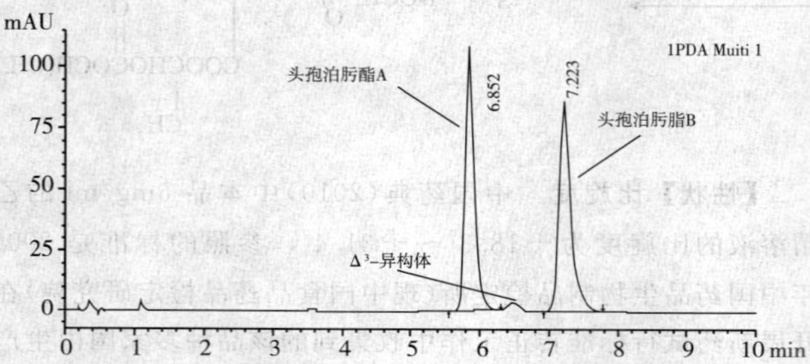

图1 水-甲醇系统测定头孢泊肟酯的有关物质的典型色谱图

色谱柱：Kromasil 100-5 C18，4.6mm × 250mm，5μm

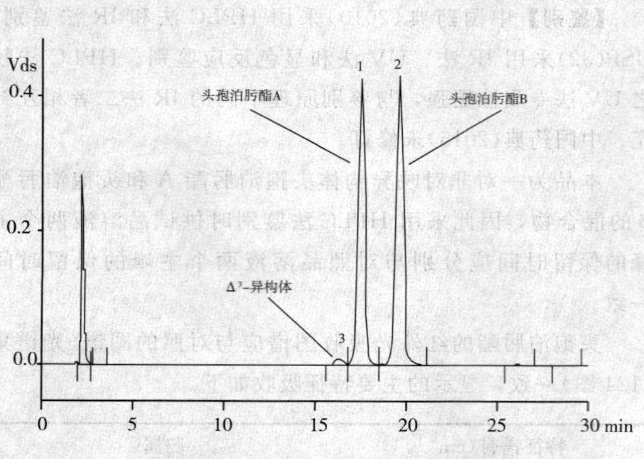

图2 乙酸胺-乙腈系统测定头孢泊肟酯的有关物质的典型色谱图

色谱柱：Kromasil 100-5 C18，4.6mm × 250mm，5μm

(2)中国药典(2010)限度为，头孢泊肟酯Δ^3-异构体不得过3.0%，其他单个杂质不得过1.0%，总杂质不得过6.0%。与USP(32)的标准一致。

本品所含杂质较多，将6种主要杂质的杂质对照品与头孢泊肟酯对照品混合，得到的头孢泊肟酯及其杂质的典型色谱图见图3。

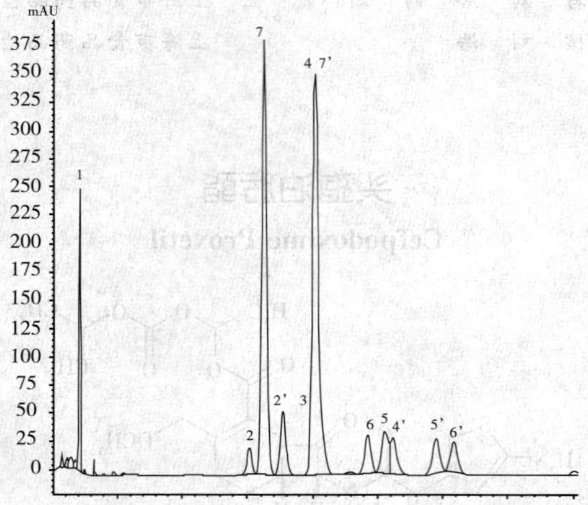

图3 头孢泊肟酯及其杂质的典型色谱图

色谱柱：Kromasil 100-5 C18，4.6mm × 250mm，5μm

1. cefpodoxime；2，2'. de-methoxyl CP；3. Δ^3-CP 4，4'. N-formacyl CP；5，5'. anti-CP；6，6'. N-acetyl CP；7，7'. cefpodoxime proxetil (CP)

6种主要的杂质结构如下：

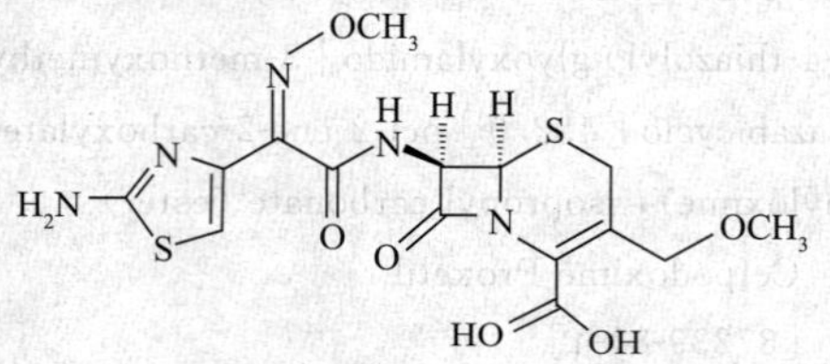

cefpodoxime

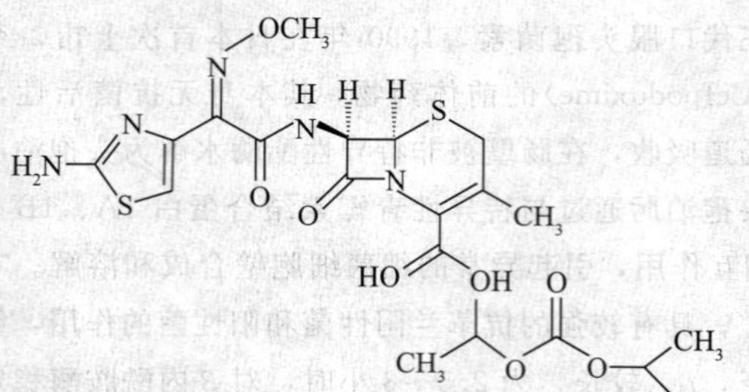

de-methoxyl cefpodoxime proxetil

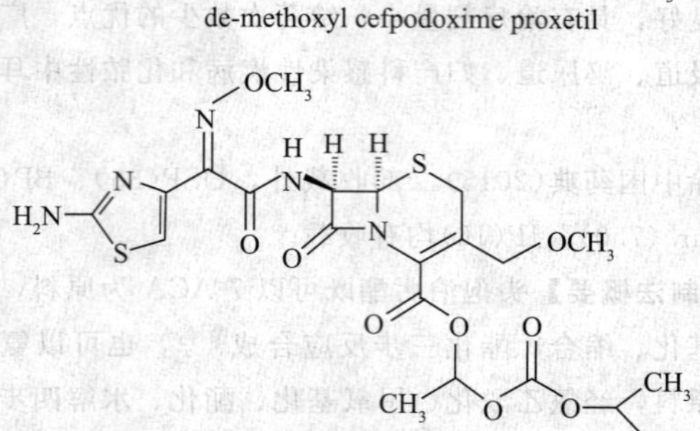

Δ^3- cefpodoxime proxetil

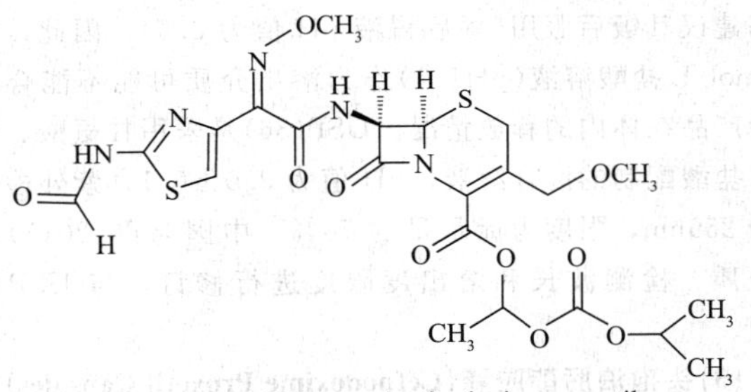

N-formacyl cefpodoxime proxetil

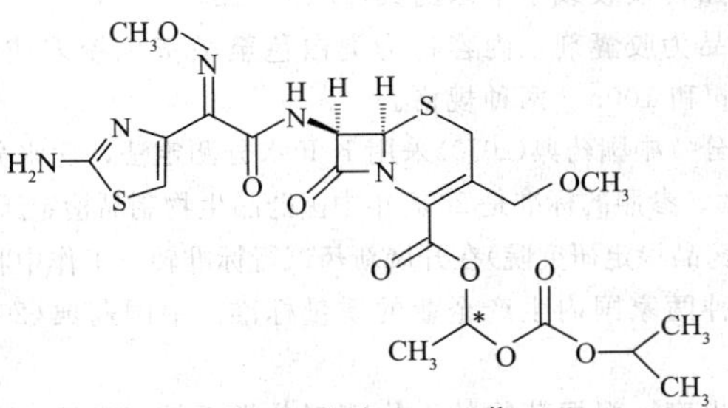

anti- cefpodoxime proxetil

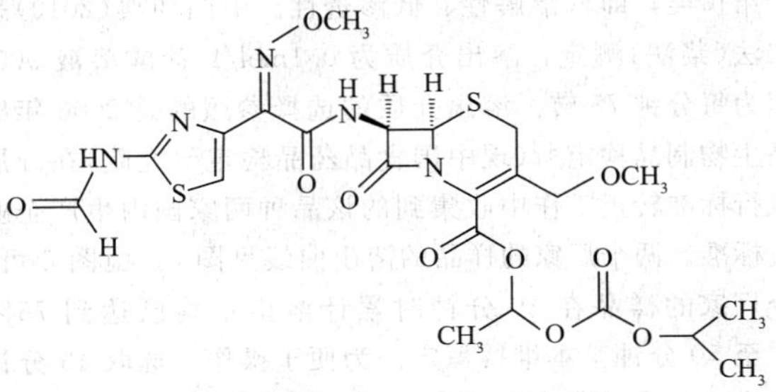

N-acetyl cefpodoxime proxetil

(3)中国食品药品检定研究院对各国药典中收载的头孢泊肟酯有关物质分析方法进行比较，发现中国药典(2010)采用水-甲醇体系、Ph. Eur.(7.5)和JP(16)均采用甲酸-水-甲醇体系；其中中国药典为等度洗脱，Ph. Eur.(7.5)和JP(16)分别采用两种不同的梯度程序进行洗脱。USP(36)采用乙酸铵-乙腈系统进行梯度洗脱。Ph. Eur.(7.5)收载了部分杂质的结构信息，并在标准中对B、C、D、H四种特定杂质进行限度控制；USP(36)采用相对保留时间法对3种杂质进行限度控制，日本药局方和中国药典仅对1种杂质(Δ^3异构体)进行限度控制。中国食品药品检定研究院通过强制降解实验考察了Ph. Eur.(7.5)收载的色谱系统对杂质的分离能力，并采用LC-MS法对国产头孢泊肟酯的杂质谱进行了系统的研究。优化后的色谱系统可以对10余种杂质进行有效分离；采用LC-MS方法并结合Ph. Eur.(7.5)提供的杂质结构信息，对17种杂质在Ph. Eur.(7.5)色谱系统中进行了定位。中国药典(2015)参照Ph. Eur.(7.5)标准，对头孢泊肟酯有关物质的色谱系统和杂质限度进行了修订，采用相对保留时间对各个杂质进行定位，分别给出杂质限度，并规定单个未知杂质限度不得过0.1%，杂质总量不得过4.0%。中国药典(2015)增加了各个杂质的结构式、分子式、分子量和化学名称，并附头孢泊肟酯系统适用性溶液的典型色谱图和头孢泊肟酯特定杂质的参考色谱图。

异构体 在含量测定项下记录的供试品溶液的色谱图中，头孢泊肟酯B异构体峰面积与头孢泊肟酯A、B异构体峰面积和之比应为0.50～0.60。与USP(36)的标准一致。本品为一对非对映异构体的混合物，因此需要控制异构体比率。

残留溶剂 结合本品的生产工艺，对样品中的残留溶剂进行测定。

(1)色谱系统的选择 应用“药品残留溶剂测定知识库”，在推荐的程序升温条件下，分别以非极性柱SPB-1和极性柱HP-INNOWAX对样品中的残留溶剂种类进行初筛，并采用GC-MS法对苯、四氯化碳、乙酸异丙酯和乙酸丁酯四种溶剂进行确证。本品在生产工艺中接触的二类溶剂和使用较多的溶剂为四氢呋喃、二氧六环、吡啶、*N*,*N*-二甲基甲酰胺和二甲基亚砜。综合双柱初筛、GC-MS法确证和工艺考察的结果，最终确定需要测定的残留溶剂有甲醇、丙酮、异丙醇、乙腈、二氯甲烷、丁酮、乙酸乙酯、四氢呋喃、四氯化碳、环己烷、苯、1,2-二氯乙烷、乙酸异丙酯、二氧六环、甲基异丁基酮、吡啶、甲苯与乙酸丁酯、*N*,*N*-二甲基甲酰胺和二甲基亚砜。选择中等极性的DB-624毛细管柱，采用顶空进样法测定除*N*,*N*-二甲基甲酰胺和二甲基亚砜以外的其他各种溶剂，选择弱极性的CP-8毛细管柱，采用直接进样法测定*N*,*N*-二甲基甲酰胺和二甲基亚砜。

(2)测定步骤的确定 因本品所含的残留溶剂种类较多，在实际操作中，为简化对照品溶液的配制，测定时依照如下步骤进行：先配制并进样供试品溶液，通过计算色谱图中各残留溶剂相对于内标物的相对调整保留时间(RART)预测出供试品中可能含有的残留溶剂种类，再有目标地配制并进样对照品溶液，最后采用内标法计算含量。

(3)限度 各残留溶剂的限度均与ICH的相关规定一致。

重金属 本品含重金属不得过百万分之二十。与USP(36)的标准一致。本品在合成工艺中有接触重金属的可能，因此需要控制重金属。

【含量测定】采用高效液相色谱法进行测定。

(1)方法 中国药典(2010)含量测定色谱条件与有关物质检查项相同。中国药典(2015)未修订。

(2)限度 按无水物计算，含头孢泊肟($C_{15}H_{17}N_5O_6S_2$)不得少于69.0%。USP(36)的限度为69.0%～80.4%。结合国产品的生产实际，对含量上限暂不做规定。抗生素含量如以活性部分计，严格来说，应制定上限，待今后统一考虑。

【制剂】(1)头孢泊肟酯干混悬剂(Cefpodoxime Proxetil for Suspension)

除中国药典(2015)收载外，USP(36)亦有收载。

本品为颗粒状粉末或粉末，规格为50mg。根据生产企业提供的信息，本品在制剂过程中使用的主要辅料有蔗糖、甘露醇、羧甲基纤维素钠、阿斯巴甜、枸橼酸、枸橼酸钠、苯甲酸钠等。

水分 采用K-F水分测定法，含水分不得过1.5%。与USP(36)的标准一致。

溶出度 按照中国药典的相关要求，口服制剂需进行溶出度检查。根据药物的生物药剂分类系统(BCS)，该品种属于第Ⅳ类，即低溶解性、低渗透性。参考该品种片剂和胶囊的检查方法，制订了干混悬剂的检查方法。在建立的方法下，样品的溶出曲线见图 4。

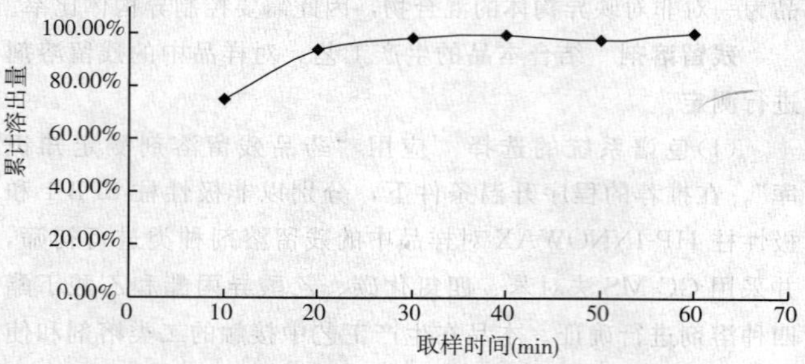

图 4　头孢泊肟酯干混悬剂的溶出曲线图

由图 4 可见，样品在 30 分钟时累计溶出量已达 80％以上，至 50 分钟基本维持恒定。为便于操作，选取 45 分钟作为取样时间点，限度规定为标示量的 80％。USP(36)未规定溶出度。

(2)头孢泊肟酯片(Cefpodoxime Proxetil Tablets)

除中国药典(2015)收载外，USP(36)亦有收载。

本品为薄膜衣片，除去包衣后显类白色至微黄色，有 50mg 和 100mg 两种规格。根据生产企业提供的信息，本品在制剂过程中使用的主要辅料有乳糖、羧甲基纤维素钙、交联羧甲基纤维素钠、羟丙基纤维素、硬脂酸镁、二氧化硅、滑石粉等。

水分　采用 K-F 水分测定法，含水分不得过 5.0％。与 USP(36)的标准一致。

溶出度　根据药物的生物药剂分类系统(BCS)，该品种属于第Ⅳ类，即低溶解性、低渗透性。中国药典(2010)采用第二法(桨法)测定，溶出介质为 0.1mol/L 盐酸溶液 900ml，检测波长为 264nm，转速为每分钟 75 转。溶出介质的选择参照的是 2006 年中国药品生物制品检定所(现中国食品药品检定研究院)在开展新药试行标准转正工作中收集到的该品种多家国内生产企业的质量标准。六个厂家的样品的溶出曲线见图 5。由图 5 可见，六个厂家的样品在 20 分钟时累计溶出量均已达到 80％以上，至 40 分钟基本维持恒定。为便于操作，选取 30 分钟作为取样时间点，限度规定为标示量的 80％。

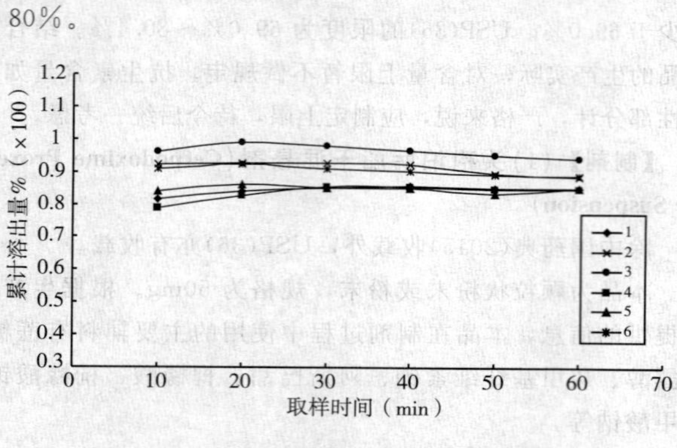

图 5　头孢泊肟酯片的溶出曲线图

中国食品药品检定研究院进一步研究表明，头孢泊肟酯为一种碱性物质，极难溶于水，是溶解度相差较大的“pH 值依赖性药物”，pH 值在 1～3 之间其溶解度急剧下降，在 pH 1.2 以下会发生凝胶化现象。头孢泊肟酯制剂的使用说明书建议其饭后服用(餐后胃液 pH 值为 3.5)，因此，采用 0.1mol/L 盐酸溶液(pH1.1)作为溶出介质可能不能合理地评价产品在体内的释放情况。USP(36)是采用甘氨酸、氯化钠、盐酸配制的混合溶液，pH 值为 3.0±0.1，紫外检测波长为 259nm，限度为标示量的 70％。中国药典(2015)对溶出介质、检测波长和溶出度限度进行修订，与 USP(36)相同。

(3)头孢泊肟酯胶囊(Cefpodoxime Proxetil Capsules)

该品种仅收载于中国药典(2015)二部。

本品为胶囊剂，内容物为类白色至微黄色粉末或颗粒，有 50mg 和 100mg 两种规格。

水分　中国药典(2010)采用 K-F 水分测定法，含水分不得过 7.0％。参照的标准是 2006 年中国药品生物制品检定所(现中国食品药品检定研究院)在开展新药试行标准转正工作中收集到的该品种两家国内生产企业的质量标准。中国药典(2015)未修订。

溶出度　根据药物的生物药剂分类系统(BCS)，该品种属于第Ⅳ类，即低溶解性、低渗透性。中国药典(2010)采用第二法(桨法)测定，溶出介质为 0.1mol/L 盐酸溶液 900ml，转速为每分钟 75 转。溶出介质的选择参照的是 2006 年中国药品生物制品检定所(现中国食品药品检定研究院)在开展新药试行标准转正工作中收集到的该品种两家国内生产企业的质量标准。两个厂家的样品的溶出曲线见图 6。由图 6 可见，两个厂家的样品在 30 分钟时累计溶出量均已达到 75％以上，至 50 分钟基本维持恒定。为便于操作，选取 45 分钟作为取样时间点，限度规定为标示量的 75％。

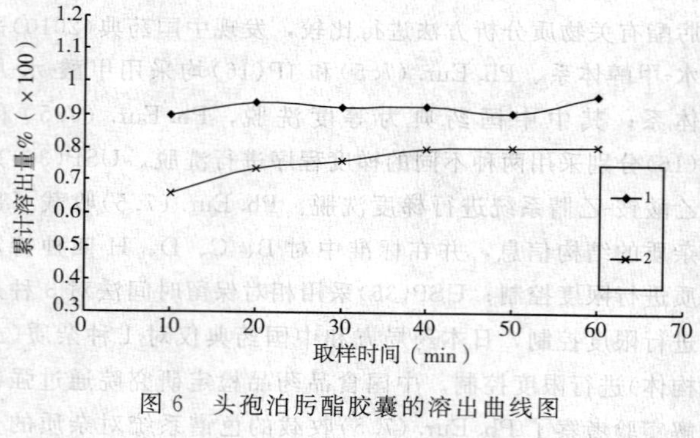

图 6　头孢泊肟酯胶囊的溶出曲线图

中国药典(2015)对溶出介质、检测波长和溶出度限度进行了修订。修订理由同片剂。

参考文献

[1] 葛楠，全丹．头孢泊肟酯的研究进展［J］．中国药房，2009，20(32)：2548-2550.

[2] 邵长周，瞿介明，何礼贤．第 3 代口服头孢菌素——头孢泊肟酯［J］．中国新药与临床杂志，2004，23(11)：746-750.

[3] 张彦龙，常中．头孢泊肟酯的制备［J］．应用科技，2002，29(8)：55-56.

[4] OCHIAI M，MORIMOTO A，MATSUSHITA Y. Synthesis and structure activity relationships of 7β-［2-(2-aminothiazol-4-yl) acetamino］cephalosporin［J］. J. Antibiot，1981，34 (2)：160-173.

[5] 邢为藩，陈淑珍，周绪华，等．头孢泊肟酯的合成［J］．江

苏药学与临床研究，1996，4(2)：29-31.

[6] Fujimoto，K.，Ishihara，S.，Yanagisawa，H，et al. Studies on orally active cephalosporin esters [J]. J. Antibiot，1987，40 (3)：370-383.

[7] 李发美. 分析化学[M]. 5版. 北京：人民卫生出版社，2003.

撰写　李　进　薛　晶　中国食品药品检定研究院

复核　姚尚辰　胡昌勤　中国食品药品检定研究院

头孢唑肟钠

Ceftizoxime Sodium

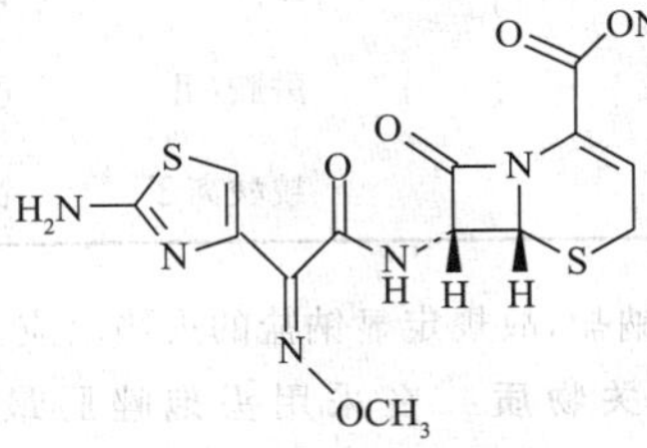

$C_{13}H_{12}N_5NaO_5S_2$　405.38

化学名：(6*R*,7*R*)-7-[2-(2-氨基噻唑-4-基)-2-(甲氧亚氨基)乙酰氨基]-8-氧代-5-硫杂-1-氮杂双环[4.2.0]辛-2-烯-2-羧酸钠盐

monosodium(6*R*,7*R*)-7-[(*Z*)-2-(2-aminothiazol-4-yl)-2-(methoxyimino) acetylamino]-8-oxo-5-thia-1-azabicyclo[4.2.0]oct-2-ene-2-carboxylate

本品为半合成广谱耐β-内酰胺酶第三代头孢菌素，具广谱抗菌作用，对多种革兰阳性菌和革兰阴性菌产生的广谱β-内酰胺酶(包括青霉素酶和头孢菌素酶)稳定。本品对大肠埃希菌、肺炎克雷伯菌、奇异变形杆菌等肠杆菌科具有强大抗菌作用。铜绿假单胞菌等假单胞菌属和不动杆菌属对本品敏感性差。头孢唑肟对流感嗜血杆菌和淋病奈瑟球菌有良好的抗菌作用。本品对金黄色葡萄球菌和表皮葡萄球菌(包括产β-内酰胺酶菌株及非产酶菌株)的抗菌作用较第一代及第二代头孢菌素为差。甲氧西林耐药葡萄球菌和肠球菌属对本品耐药。各种链球菌对本品均高度敏感。消化球菌、消化链球菌和部分拟杆菌属等厌氧菌对本品多呈敏感，艰难梭菌对本品耐药。本品通过抑制细菌细胞壁黏肽的生物合成而达到杀菌作用。

肌内注射本品0.5g或1.0g后 C_{max} 分别为13.7mg/L和39mg/L，于给药后一小时到达。静脉注射本品2g或3g，5分钟后 C_{max} 分别为131.8mg/L和221.1mg/L。头孢唑肟广泛分布于全身各种组织和体液中，包括胸水、腹水、胆汁、胆囊壁、脑脊液(脑膜有炎症时)、前列腺液和骨组织中均可达到治疗浓度。本品血清除半衰期为1.7小时。在体内不代谢，24小时内给药量的80%以上以原型经肾排泄，因此尿中血药浓度高[1]。

本品最先由日本藤泽药品工业株式会社开发，并于1982年首先在日本和中国台湾省上市，商品名为Cefizox[2]。国内于1989年开始生产。

除中国药典(2015)收载外，JP(16)和USP(36)亦有收载。

【制法概要】目前国内头孢唑肟主要是以7-氨基-3-去乙酰氧甲基-3-头孢烷酸为起始物合成来生产。[2]

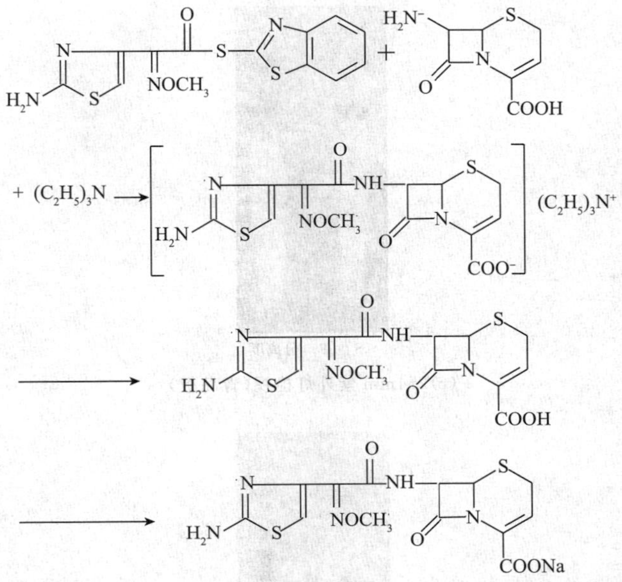

【性状】比旋度　中国药典(2015)采用10mg/ml水溶液作为供试品溶液测定，限度为+125°至+145°，与JP(16)规定一致，USP(36)未作规定。

【鉴别】(1)薄层色谱　分别采用默克公司的 GF_{254} 薄层板、青岛海洋化工厂分厂和天津思利达科技有限公司高效 GF_{254} 薄层板试验，结果均较为满意。以分离度测试溶液多次重复试验，重现性良好(图1)。

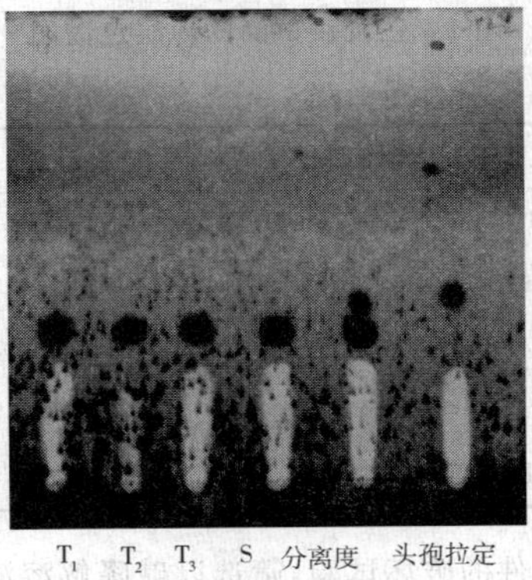

(a)默克板，紫外光灯254nm

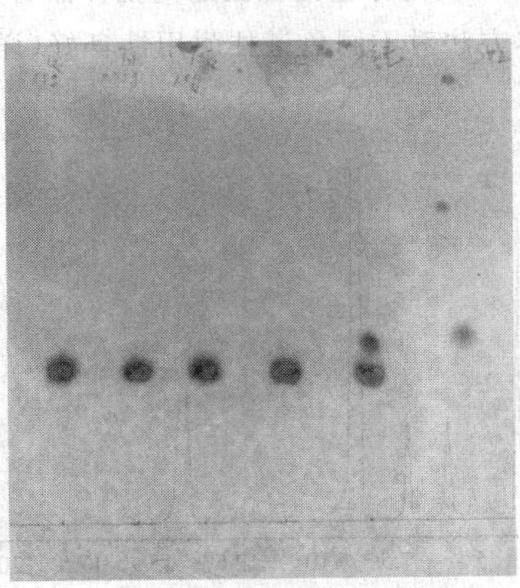

(b)默克板，碘蒸气

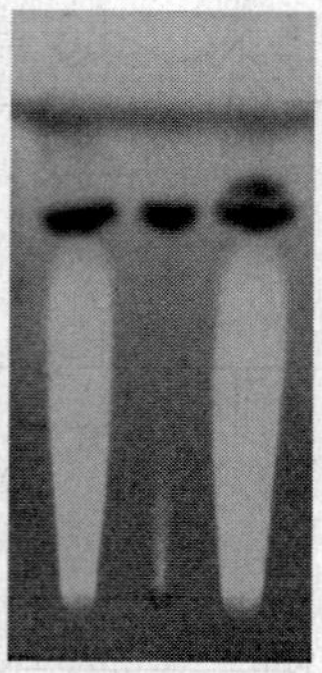

S　T　分离度

(c)254mm 紫外灯检视(青岛板)

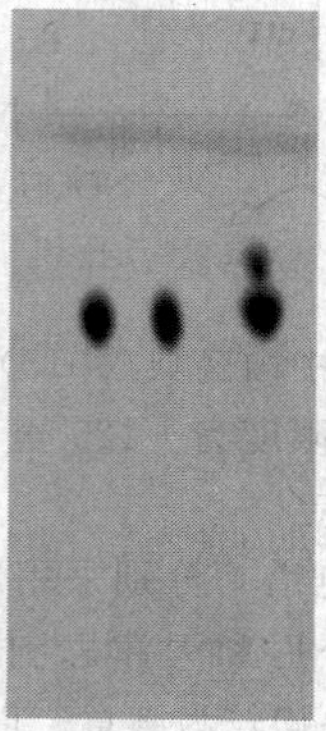

S　T　分离度

(d)254nm 紫外灯检视(思利达板)

图 1　三批供试品的薄层色谱图

(2)高效液相色谱　采用含量测定项下系统，供试品溶液主峰的保留时间应与对照品溶液主峰的保留时间一致。

(3)本品的红外光吸收图谱(光谱集 723 图)，显示的主要特征吸收如下：

特征谱带(cm^{-1})	归属	
3450～2700	胺，酰胺	ν_{NH}
1745	β-内酰胺	$\nu_{C=O}$
1647	酰胺(Ⅰ)	$\nu_{C=O}$
1625	芳环	$\nu_{C=C,C=N}$
1539	酰胺(Ⅱ)	δ_{NH}
1590，1364	羧酸离子	ν_{COO^-}

(4)本品为钠盐，故规定显钠盐的火焰反应。

【检查】有关物质　在采用头孢唑肟最大吸收波长 235nm 测定时，有较大溶剂峰，以 254nm 波长测定时，可避免溶剂峰干扰，结果与 235nm 波长测定时基本一致，故确定检测波长为 254nm。本品在 pH 7.0 的磷酸盐缓冲液中的稳定性较在水和流动相中好，故采用 pH 7.0 的磷酸盐缓冲液作为溶剂。

表 1　耐用性试验的结果

色谱柱型号	主峰保留时间	降解物相对 Rt	柱效(头孢唑肟峰计)	与主峰分离度
Agilent TC-C18 250mm×4.6mm，5μm	8.375	0.83	13434	5.5
资生堂 150mm×4.6mm，5μm	7.630	0.76	8993	6.4
岛津 150mm×4.6mm，5μm	7.813	0.78	9417	6.0
迪马钻石 200mm×4.6mm，5μm	9.626	0.86	7516	3.4
Thermo ODS HYPERSIL 150mm×4.6mm，5μm	6.507	0.75	3323	4.2

经不同条件的破坏试验，筛选以碱降解溶液作为分离度测试溶液。用不同型号色谱柱测定同批样品有关物质，结果一致，表明本方法对不同色谱柱耐用性良好(详见表 1，图 2 和图 3)。

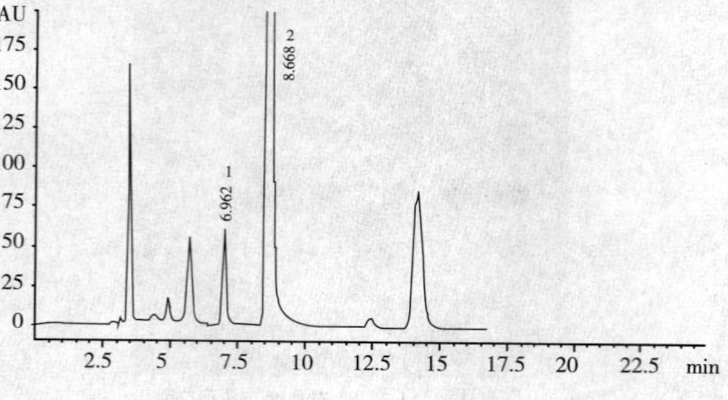

图 2　系统适用性试验的色谱图

1. 碱降解物；2. 头孢唑肟

Agilent TC-C18 250mm×4.6mm，5μm

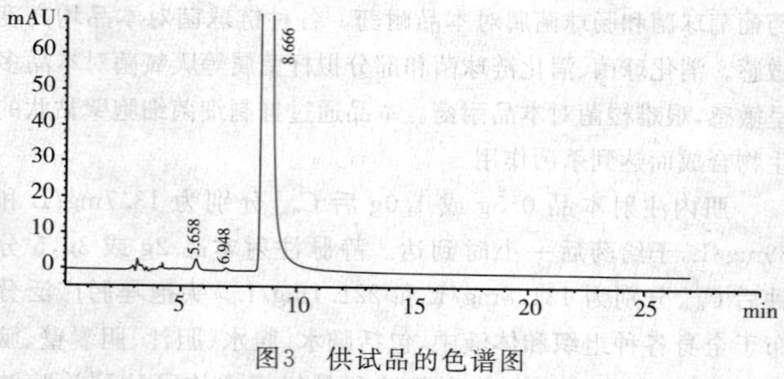

图3　供试品的色谱图

Agilent TC-C18，250mm×4.6mm，5μm

在1.06～21.14μg/ml 浓度范围内，头孢唑肟钠浓度与峰面积呈良好的线性关系，回归方程为：$y=4.1590\times10^4x+1.0429\times10^4$，相关系数 $r=1.0000$，最低检出浓度为 0.05μg/ml(相当于供试品溶液的 0.01%)；供试品溶液室温放置 2 小时内稳定。

头孢唑肟聚合物　与中国药典(2015)同类品种相同，采用分子排阻色谱法测定(图 4、图 5)。

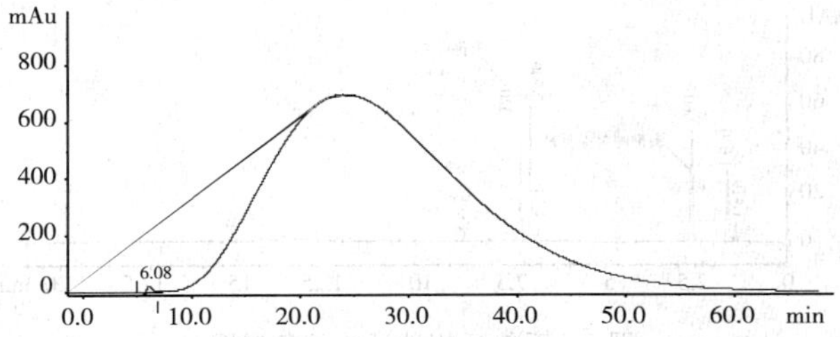

图4　供试品的色谱图

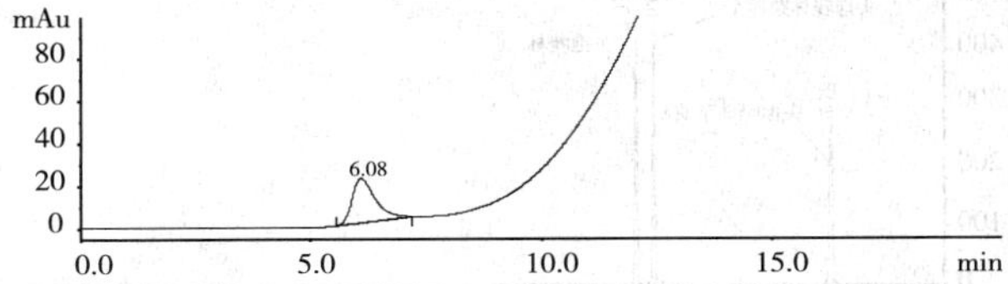

图5　系统适用性试验的色谱图

测定结果表明：对照品溶液浓度在 11.79～584.3μg/ml 范围内（进样 100μl），溶液浓度与测得的峰面积呈良好的线性关系，回归方程 $Y=0.5298X+1.2846$，相关系数 $r=0.9998$。经试验测试最低检测浓度为 0.29μg/ml，其峰高为噪音的 3 倍，计算最低检测限为 0.0001%。供试品溶液在 20.34～40.22mg/ml 范围内，溶液浓度与聚合物峰面积呈良好线性关系，相关系数 $r=0.9982$。重复测定 F 值，日内 RSD 在 0.87%～3.3%之间；日间平均 F 值为 1.8457×10^{-3}，RSD 为 3.2%（$n=3$）。

【不溶性微粒】 由于不溶性微粒光阻法测定结果仅与一定范围浓度的供试品溶液成正比关系，经试验，确定相对合理的供试品溶液浓度，为每 1ml 含 60mg/ml 的溶液。

【细菌内毒素】 USP(36) 限值为"每 1mg 头孢唑肟中含细菌内毒素的量应不大于 0.10EU"，本标准限度制定为"应小于 0.10EU"。

【无菌】 取本品，加 0.1%无菌蛋白胨水溶液溶解并稀释制成每 1ml 中含 40mg 的溶液，用薄膜过滤法处理后，用 1800ml 的 0.1%无菌蛋白胨水溶液分次冲洗，依法检查。也可采用以 0.1%无菌蛋白胨水溶液 600ml 分次冲洗，滤干，注入含酶的培养基（在每 100ml 培养基中加入 20 万单位的头孢菌素酶）的方法进行试验。按上述两种方法分别进行验证试验，各菌种的验证结果均符合药典要求。金黄色葡萄球菌和大肠埃希菌不同冲洗量的比较试验结果表明，以大肠埃希菌最为敏感，故采用大肠埃希菌为阳性对照菌。

【含量测定】 用不同型号色谱柱测定同批样品含量，结果基本一致。重复性 RSD（$n=6$）为 0.19%。供试品溶液在 39.4～196.9μg/ml 浓度范围内，溶液浓度与峰面积呈良好的线性关系，回归方程为：$Y=4.370\times10^{4}X+5.558\times10^{4}$，相关系数 $r=1.0000$。

【贮藏】 本品为 β-内酰胺类抗生素，稳定性较差，要求密封，在凉暗干燥处保存。

【制剂】注射用头孢唑肟钠（Ceftizoxime Sodium for Injection）

本品为不含辅料的无菌制剂。

参考文献

[1]国家药典委员会．中华人民共和国药典临床用药须知：化学药和生物制品卷[M]．北京：人民卫生出版社，2005，560.

[2]张凤霞，董传明，窦振国．头孢唑肟钠的合成[J]．广东药学学报，2007，23(3)：284-285.

撰写　郭艳娟　曹晓云　天津市药品检验所

复核　邵建强　天津市药品检验所

头孢唑林钠

Cefazolin Sodium

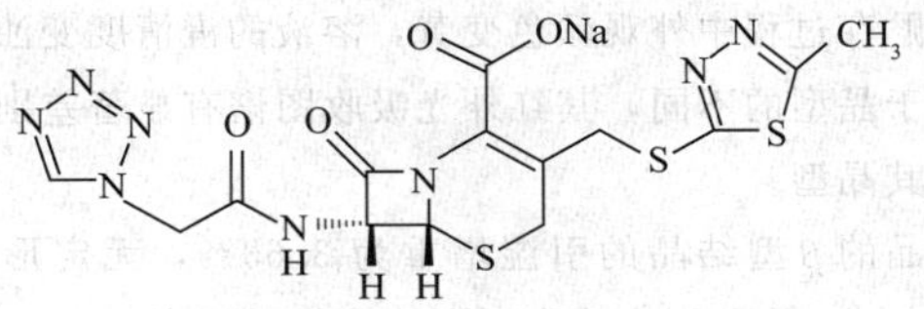

$C_{14}H_{13}N_8NaO_4S_3$　476.50

化学名： (6*R*，7*R*)-3-[[(5-甲基-1，3，4-噻二唑-2-基)硫基]甲基]-8-氧代-7-[2-(1*H*-四氮唑-1-基)乙酰氨基]-5-硫杂-1-氮杂双环[4.2.0]-2-辛烯-2-羧酸钠盐

(6*R*，7*R*)-3-[[(5-methyl-1，3，4-thiadiazol-2-yl) thio] methyl]-8-oxo-7-[2-(1*H*-tetrazol-1-yl) acetamido]-5-thia-1-azabicyclo[4.2.0]oct-2-ene-2-carboxylate monosodium salt

异名： 头孢菌素 V

CAS 号： [27164-46-1]

本品为半合成头孢菌素类抗生素。对革兰阳性菌的活性与头孢噻吩钠和头孢噻啶相似，对革兰阴性菌的活性则较之为强。

肌注本品 0.5g 后 1～2 小时，血药浓度达峰值，峰值血药浓度相当于头孢噻吩的 3～4 倍。蛋白结合率为 74%～86%。正常成人的 $t_{1/2}$ 为 1.4～1.8 小时。

本品在体内主要自尿中排出。不良反应较少，多见肌注区局部疼痛。与头孢噻吩钠、头孢噻啶有完全的交叉耐药性[1]。

本品由 Takano 等于 1969 年制得。1971 年由日本藤泽公司开发上市，国内于 1985 年开始生产，除中国药典(2015)收载外，USP(36)、BP(2013)和 JP(16)均有收载。

【制法概要】 本品可以发酵产生的头孢菌素 C 为原料，经化学半合成而得[2]。

【性状】 本品的精制工艺主要有溶剂结晶法、结晶脱水法和冷冻干燥法。由于精制工艺不同，头孢唑林钠有 α 型(CASRN 115850-11-8)、β 型(CASRN 179118-72-0)和 γ 型(CASRN 89389-72-0)等晶型以及脱水无晶型(CASRN 68104-06-3)和无定形粉末(CASRN 27164-46-1)五种存在形态。α 型含 5 分子结晶水，m.p. 185～186℃(分解)；β 型含 1.5 分子结晶水，m.p. 188～189℃(分解)；γ 型含 1 分子乙二醇，m. p. 172～174℃(分解)。α 型结晶用适当溶剂处理失水后可转为 β 型，进一步失水可转成不含结晶水的无定形粉末；反之，β 型结晶暴露于 100% 相对湿度条件下亦会转成 α 型结晶。α 晶型头孢唑林钠的稳定性最好，目前国外只有日本藤泽公司在生产。近年来，国内由王静康院士等研制的 α 晶型头孢唑林钠制备新工艺也已实现了产业化[3]。胡昌勤等在异丙醇-水体系中得到了一种与 α 晶型头孢唑林钠的晶体结构相似的含 4～6 分子结晶水的新晶体，该晶体具有与 α 晶型头孢唑林钠相似的理化特性和稳定性[4]。

中国药典(2015)、USP(36)和 BP(2013)均收载无定形头孢唑林钠(结晶脱水工艺和冷冻干燥工艺产品)，仅 JP(16)中分别收载无定形头孢唑林钠和 α 晶型头孢唑林钠。头孢唑林钠因含硫基团而与胶塞促进剂成分类似，会与丁基胶塞起化学反应产生有害物质，导致本品尤其是无定形头孢唑林钠在贮存过程中外观颜色变黄，溶液的澄清度变浊。

由于晶型的不同，其红外光吸收图谱有显著差别，可藉以判断其晶型。

本品的 β 型结晶的引湿增重为 3.63%，无定形粉末则为 18.33%，故分别为略有引湿性和易引湿[5]。

本品在光照下逐渐变黄，稳定性随含水量增加及贮存温度升高而降低；水溶液中的稳定性与 pH 值密切相关，pH 值 5～6 较稳定，而 pH 值 4 以下或 pH 值 7 以上则不稳定。对 β-内酰胺酶不稳定，但对不同菌种产生的酶稳定性有差异，如由金黄色葡萄球菌产生的 β-内酰胺酶只能分解本品 40%～60%。

本品呈左旋性，其比旋度值不仅与纯度有关，而且随测定温度的升高而降低，例如在 15℃、20℃、25℃ 测定的比旋度分别为 −24.2°、−21.5° 及 −17.7°。

【鉴别】 中国药典(2015)收载 HPLC、UV 和钠盐鉴别。另本品的红外光吸收图谱显示的主要特征吸收如下[6]：

特征谱带(cm⁻¹)	归属	
3300	酰胺	ν_{N-H}
3140，3075	芳环	$\nu_{C=N,C=C}$
1760	β-内酰胺	$\nu_{C=O}$
1690	酰胺(Ⅰ)	$\nu_{C=O}$
1600，1390	羧酸离子	ν_{COO^-}
1550	酰胺(Ⅱ)	δ_{NH}

【检查】有关物质 中国药典(2010)参照 BP(2010)含量测定方法采用梯度洗脱-高效液相色谱法。选择五种不同品牌的色谱柱填料(Kromasil 100A C18、Amethyst C18-H、YWG C18、Nucleodur C18 Gravity 及 LiChrospher 60 RP-Select B)，分别测试系统适用性试验溶液和供试品溶液，各色谱峰之间均能达到良好的分离，符合系统适用性试验的规定(图 1～图 3，采用 LiChrospher 60 RP-Select B，250 mm×4.6mm，5μm)。中国药典(2015)未修订。

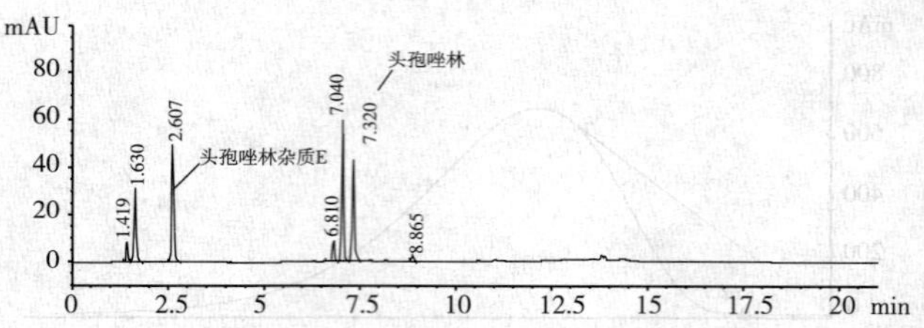

图 1　系统适用性试验的色谱图

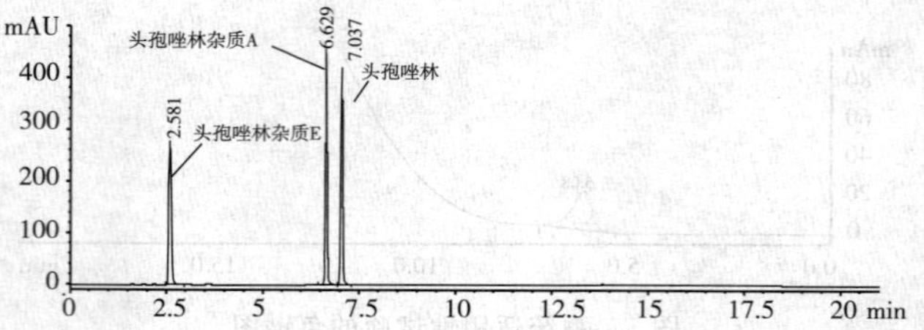

图 2　系统适用性试验的色谱图

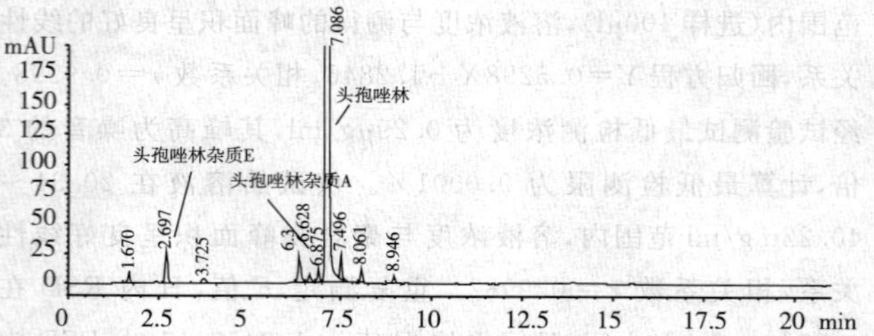

图 3　供试品溶液的色谱图

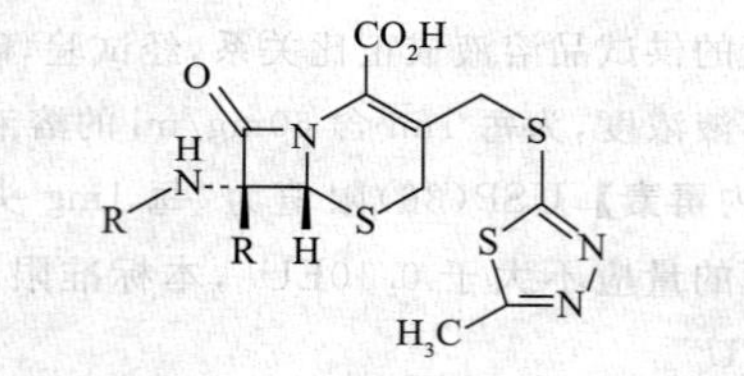

杂质 A：R=H：(6*R*,7*R*)-7-氨基-3-［［(5-甲基-1,3,4-噻二唑-2-基)硫代］甲基］-8-氧代-5-硫杂-1-氮杂双环［4.2.0］辛-2-烯-2-羧酸

杂质 B：R=CO-C(CH₃)₃：(6*R*,7*R*)-7-［(2,2-二甲基丙酰基)氨基］-3-［［(5-甲基-1,3,4-噻二唑-2-基)硫代］甲基］-8-氧代-5-硫杂-1-氮杂双环［4.2.0］辛-2-烯-2-羧酸

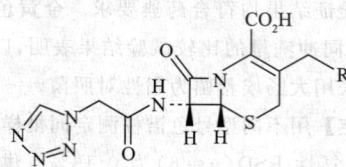

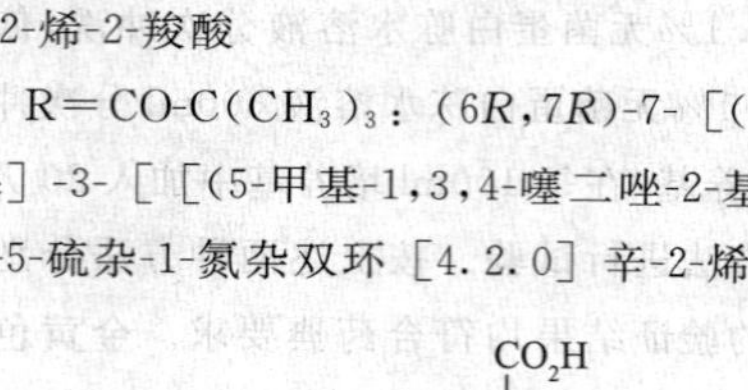

杂质 C：R=H：(6*R*,7*R*)-3-甲基-8-氧代-7-［(1*H*-四唑-1-基乙酰基)氨基］-5-硫杂-1-氮杂双环［4.2.0］辛-2-烯-2-羧酸

杂质 D：R=O-CO-CH₃：(6*R*,7*R*)-3-［(乙酰氧基)甲基］-8-氧代-7-［(1*H*-四唑-1-基乙酰基)氨基］-5-硫杂-1-氮杂双环［4.2.0］辛-2-烯-2-羧酸

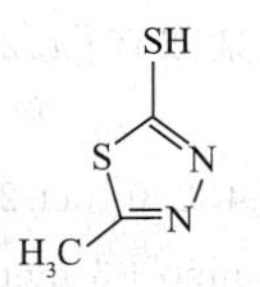

杂质 E：5-甲基-2-巯基-1，3，4-噻二嗪(MMTD)

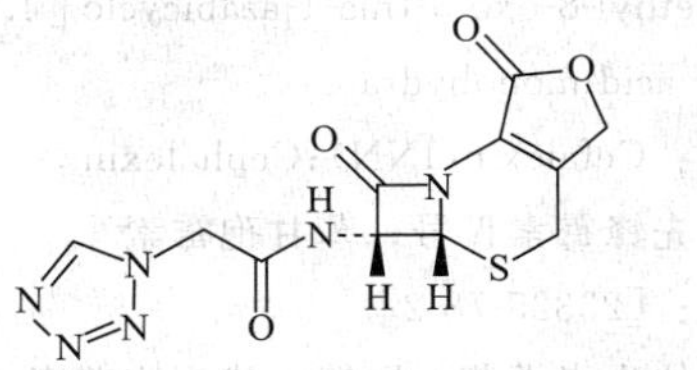

杂质 G：5a*R*，6*R*)-6-［(1*H*-四唑-1-基乙酰基)氨基］-5a，6-二氢-3*H*，7*H*-氮杂环丁二烯［2，1-*b*］呋喃并［3，4-*d*］［1，3］噻嗪-1，7(4*H*)-二酮

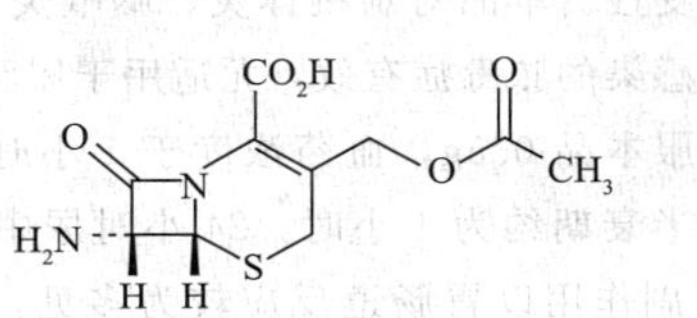

杂质 H：(6*R*，7*R*)-3-［(乙酰氧基)甲基］-7-氨基-8-氧代-5-硫杂-1-氮杂双环［4.2.0］辛-2-烯-2-羧酸(7-ACA)

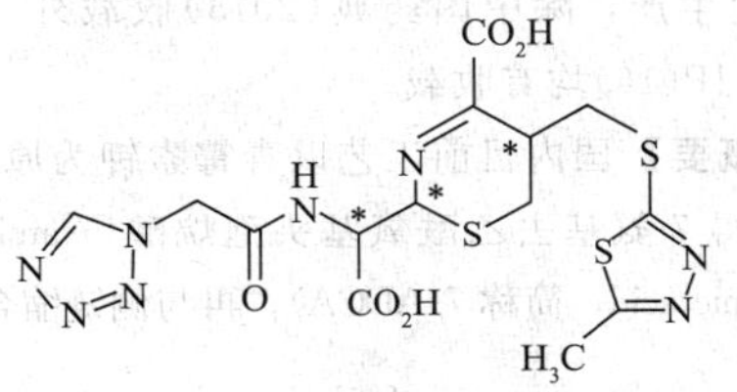

杂质 I：2-［羧基［(1*H*-四唑-1-基乙酰基)氨基］甲基］-5-［［(5-甲基-1，3，4-噻二唑-2-基)硫代］甲基］-5，6-二氢-2*H*-1，3-噻嗪-4-甲酸(头孢唑林酸)

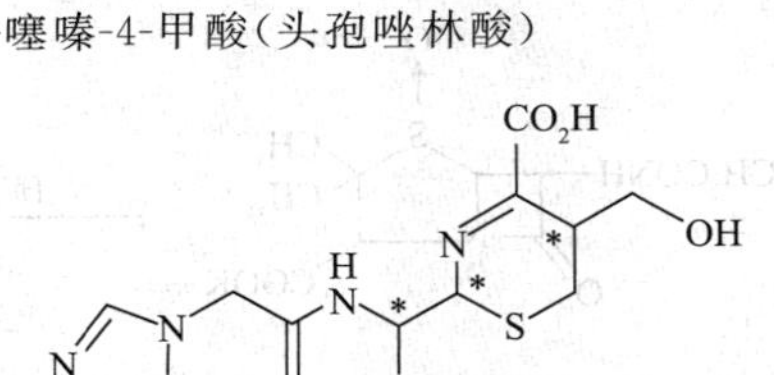

杂质 J：2-［羧基［(1*H*-四唑-1-基乙酰基)氨基］甲基］-5-(羟甲基)-5，6-二氢-2*H*-1，3-噻嗪-4-甲酸(头孢唑林酸水解物)

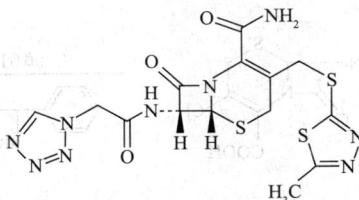

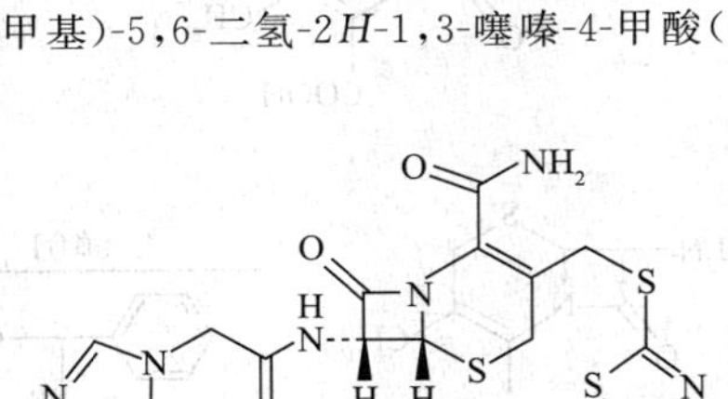

杂质 K：(6*R*，7*R*)-3-［［(5-甲基-1，3，4-噻二唑-2-基)硫代］甲基］-8-氧代-7-［(1*H*-四唑-1-基乙酰基)氨基］-5-硫杂-1-氮杂双环［4.2.0］辛-2-烯-2-甲酰胺(头孢唑林酰胺)

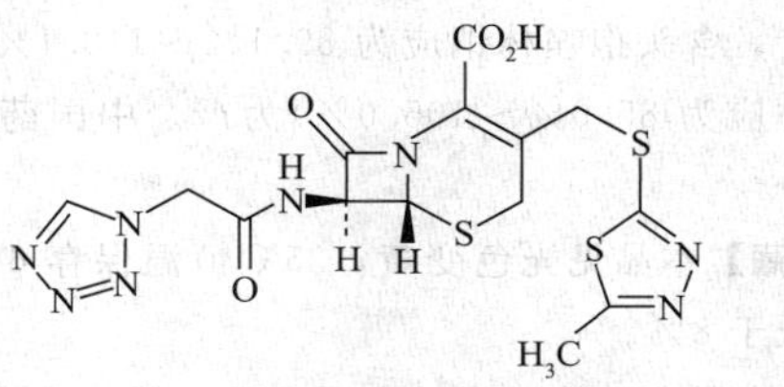

杂质 L：(6*R*，7*R*)-3-［［(5-甲基-1，3，4-噻二唑-2-基)硫］甲基］-8-氧代-7-［(1*H*-四唑-1-基乙酰基)氨基］-5-硫代-1-氮杂双环［4.2.0］辛-2-烯-2-羧酸

头孢唑林聚合物 中国药典(2010)方法可同时适用于细径柱(1.0cm)和中国药典(2005)规定的粗径柱(1.3～1.6cm)。研究结果显示，采用细径柱和粗径柱的测定结果一致。

中国药典(2005)规定头孢唑林钠/注射用头孢唑林钠的头孢唑林聚合物检查的限度分别为不得过0.03%和0.04%。该限度的制订是建立在对部分厂家的部分批号产品的检验数据基础上的。自该版药典实施以来，有厂家反映该限度过于严格，个别效期内产品的该项检查不符合规定，建议适当放宽限度。为此，中国药典(2010)根据对国内几乎所有厂家产品的的测定结果，将原料药和制剂的限度作适当放宽，分别订为不得过0.04%和0.05%。中国药典(2015)未修订。

残留溶剂 采用毛细管气相色谱标准加入法测定本品的残留溶剂，可避免基质效应的影响。色谱系统系参照中检院提供的头孢类抗生素通用的残留溶剂库，可以对11种溶剂进行分离测定。国内产品中一般可检出丙酮。丙酮的检测限为0.06μg/ml，定量限为0.2μg/ml。

水分 本品α型含5分子结晶水，理论含水量为15.9%。β型含1.5分子结晶水，理论含水量为5.4%。无定形粉末仅含游离水。水分对本品的稳定性影响较大，故降低含水量有利于提高产品质量。

细菌内毒素 方法参照USP(32)和BP(2010)制订。中国药典(2010)的限度(0.10EU/mg头孢唑林)较USP(32)的限度(0.15EU/mg头孢唑林)和BP(2010)的限度(0.15IU/mg本品)为严。中国药典(2015)未修订。

无菌 经试验验证，取规定量供试品转移至0.9%无菌氯化钠溶液500ml中，混匀，按薄膜过滤法，使用一次性全封闭薄膜过滤器，每滤膜用0.1%无菌蛋白胨水溶液400ml冲洗，每次冲洗100ml，共做7个供试品滤筒，在相应的硫乙醇酸盐流体培养基中加入2ml青霉素酶(中国食品药品检定研究院，每1ml大于300万单位)，以金黄色葡萄球菌、铜绿假单胞菌、大肠埃希菌、枯草芽孢杆菌、生孢梭菌、白色念珠菌、黑曲霉为试验菌进行验证，细菌均在24小时内能检出，霉菌和酵母菌在48小时内能检出。规定以金黄色葡萄球菌为阳性对照菌。

【含量测定】 中国药典(2010)含量测定色谱系统参照JP(15)、USP(32)和BP(2010)制订，但BP(2010)在270nm处检测。限度(按无水物计，含头孢唑林不得少于86.0%)较JP(15)的限度(900～975μg/mg)和BP(2010)的限度(按无水物计，含头孢唑林钠应为95.0%～102.0%；相当于含头孢唑林应为90.6%～97.3%)为宽，但较USP(32)的限度(按无水物计，含头孢唑林钠应为 89.1%～110.1%；相当于含头孢唑林应为 85.0%～105.0%）为严。中国药典（2015）未修订。

【贮藏】 本品见光色变黄，35℃恒温保存 6 个月含量下降幅度低于 8%。

本品在温度 40℃±2℃、相对湿度 75%±5%的条件下放置 6 个月，外观颜色由白色变为类白色，溶液的颜色增加 1 个色级，水分增加 0.3%～0.7%，有关物质增加 1.6%～2.0%，头孢唑林聚合物增加 0.01%～0.03%，含量降低 5.6%～7.0%。在温度 25℃±2℃、相对湿度 60%±10%的条件下放置 24 个月，溶液的颜色增加 1 个色级，有关物质增加 0.4%～0.7%，含量降低 1.1%～2.0%。故宜严封，在凉暗干燥处保存。

【制剂】注射用头孢唑林钠（Cefazolin Sodium for Injection）

本品为不含辅料的无菌制剂。市售包装在温度 40℃±2℃、相对湿度 75%±5%的条件下放置 6 个月，溶液的颜色增加 2 个色级，有关物质增加约 0.6%，含量降低 2.0%。在温度不大于 20℃的条件下放置 18 个月，有关物质增加 0.5%～0.6%，含量降低 0.2%～0.6%。故宜密闭，在凉暗干燥处保存。

参考文献

[1] Nishida M，Matsubara T，Matsubara T，et al. Cefazolin，a new semisynthetic cephalosporin antibiotic. 3. Absorption，excretion and tissue distribution in parenteral administration［J］. J Antibiot，1970，23（3）：137.

[2] 中华人民共和国卫生部药典委员会．中华人民共和国药典 1990 年版二部药典注释［M］．北京：化学工业出版社，1993：167.

[3] 王静康，钱昱昕，张美景，等．五水头孢唑林钠晶体结构及晶体分子组装制备方法［P］．中国专利申请号：200510016123.5.

[4] 胡昌勤，尹立辉，朗雅宁．头孢唑林钠水合物新晶体及其理化特性的研究［J］．药学学报，2008，43(8)：868.

[5] 仇士林，林素青．抗菌类药品引湿性测定方法探讨［J］．药物分析杂志，1981，1(2)：108.

[6] Florey K. Analytical Profiles of Drug Substances［M］. Vol. 4. New York：Academic Press，1975：1-17.

撰写　刘　浩　赵敬丹　陈　佳　上海市食品药品检验所
复核　刘　浩　上海市食品药品检验所

头孢氨苄

Cefalexin

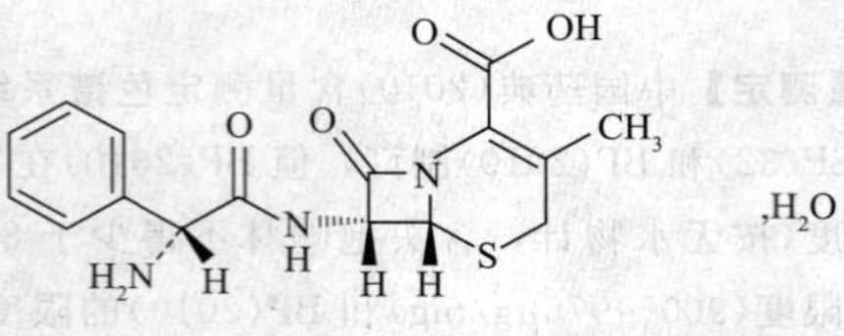

$C_{16}H_{17}N_3O_4S \cdot H_2O$　365.41

化学名：（6*R*,7*R*）-3-甲基-7-［（*R*）-2-氨基-2-苯基乙酰氨基］-8-氧代-5-硫杂-1-氮杂双环［4.2.0］辛-2-烯-2-甲酸一水合物

5-thia-1-azabicyclo［4.2.0］oct-2-ene-2-carboxylic acid，7-［（aminophenylacetyl）amino］-3-methyl-8-oxo，monohydrate，［6*R*-［6*α*，7*β*（*R**）］］-（6*R*，7*R*）-7-［（*R*）-2-amino-2-phenylacetamido］-3-methyl-8-oxo-5-thia-1-azabicyclo［4.2.0］oct-2-ene-2-carboxylic acid monohydrate

英文名： Cefalexin（INN）；Cephalexin

异名： 先锋霉素Ⅳ号；苯甘孢霉素

CAS 号：［23325-78-2］

本品为抗生素类药，属第一代头孢菌素。特点为口服吸收良好，体内稳定，毒副作用较小，蛋白结合率低。对葡萄球菌产生的青霉素酶稳定；对革兰阳性菌产生的 *β*-内酰胺酶有一定的耐受性。本品对扁桃体炎、咽喉炎、呼吸道感染、皮肤软组织感染的脓毒症有效，尤适用于尿路感染。

空腹口服本品 0.5g，血药浓度于 1 小时达峰值。正常人的血清中半衰期约为 1 小时，24 小时尿中排出量为给药量的 80%。副作用以胃肠道反应较为多见，偶有皮疹，与头孢菌素类有交叉过敏。

本品由英国 Glaxo 公司于 1967 年半合成制得，国内于 1973 年开始生产，除中国药典（2015）收载外，BP（2013）、USP（36）及 JP（16）均有收载。

【制法概要】 国内目前工艺以青霉素钾为原料，经氧化、扩环、裂解得 7-氨基去乙酰氧基头孢烷酸（7-aminodesacetoxycephalosporanic acid，简称 7-ADCA），再与侧链缩合而成。

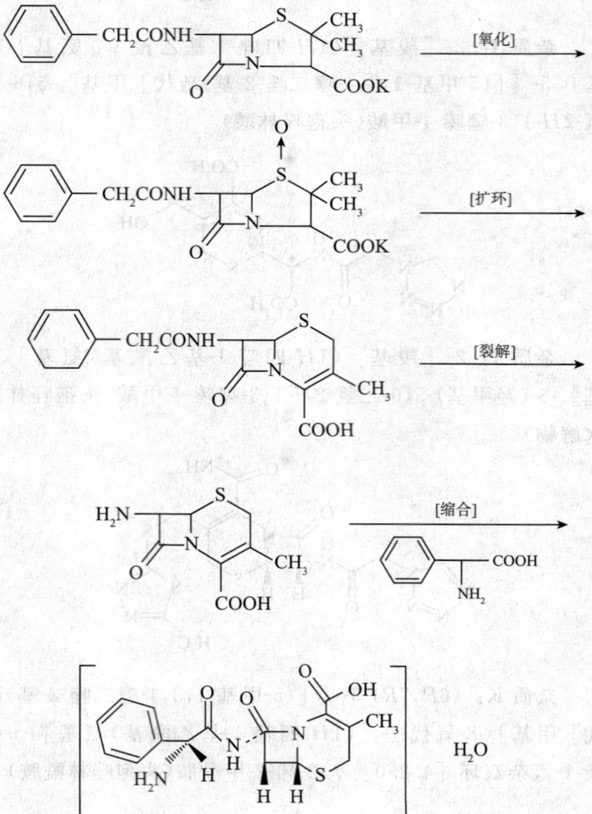

【性状】头孢氨苄有结晶型和非结晶型二种，从 X 射线衍射分析可知，无水物为非晶型；含水物为晶型，有一水物和二水物。相对湿度＜70％时，二水物转化为一水物[1]。差热分析显示，一水化合物的分解点为 203℃[1]。不同含水量的头孢氨苄其溶解度与引湿性也不同。

本品在干燥状态下稳定，于 37℃ 放置 12 个月仅有变色。45℃放置 6 个月，效价几乎不变；放置 12 个月则下降约 40％。溶液的稳定性因 pH 值而异，碱性溶液效价有下降。在 25℃时，pH 3～5 的溶液放置 3 日未发现变化。pH 6 和 pH 7 时，效价则有不同程度的下降。热、强碱、强酸和紫外线均能促使本品降解[1]。

比旋度 中国药典(2015)规定＋149°～＋158°，水为溶剂。BP(2013)与 USP(36)均以 pH 4.4 的邻苯二甲酸氢钾缓冲液为溶剂，JP(16)则以水为溶剂。经用水与缓冲液二种溶剂对比测定，结果相同。

吸收系数 本品水溶液在 262nm 波长处有最大吸收，236nm 波长处有最小吸收(图 1)。系 β-内酰胺环中发色团所致，以无水物计 $E_{1cm}^{1\%}$ 为 236。

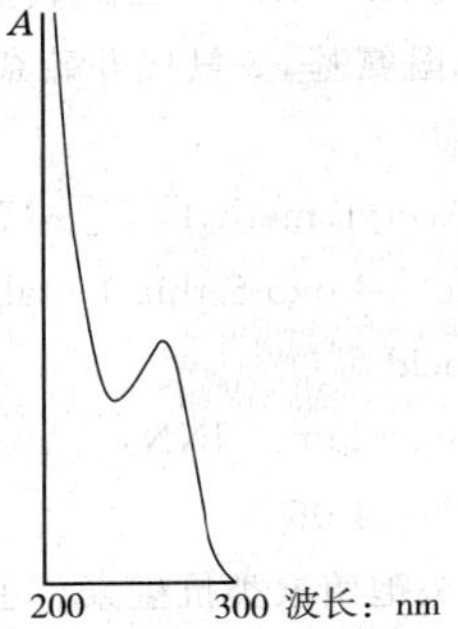

图 1　头孢氨苄紫外吸收图谱

【鉴别】(1)采用高效液相色谱法，供试品主峰保留时间应与对照品主峰的保留时间一致。

(2)本品的红外光吸收图谱(光谱集 1090 图)，显示的主要特征吸收如下：

特征谱带(cm^{-1})	归属
3500～2500	水、酰胺和胺盐　$\nu_{O\text{-}N,N\text{-}H}$
1765	β-内酰胺　$\nu_{C=O}$
1690	酰胺(Ⅰ)　$\nu_{C=O}$
1600，1400	羧酸离子　ν_{COO^-}
1550	酰胺(Ⅱ)　δ_{NH}
695	苯环　$\delta_{环}$

【检查】**酸度** 中国药典(2010)规定用 0.5％的溶液测 pH 值，浓度与 BP(2009)和 JP(15)相同，pH 值范围与 JP(15)相同，均为 3.5～5.5，BP(2009)的 pH 值范围则为 4.0～5.5。USP(32)用 5％的溶液测定，pH 值范围为 3.0～5.5，按此两种不同的浓度对比测定，结果 0.5％浓度比 5％混悬液的 pH 值约高 0.5。中国药典(2015)未修订。

有关物质 检查制备工艺中可能引入的 α-苯甘氨酸、7-氨基去乙酰氧基头孢烷酸(7-ADCA)和其他未知杂质。中国药典(2010)采用高效液相色谱法检查，用外标法测定样品中 α-苯甘氨酸和 7-ADCA 的含量，用不加校正因子的主成分自身对照法测定样品中其他杂质的含量(图 2)。中国药典(2015)未修订。

在各种破坏试验中，发现本品在强酸和光照条件下相对较稳定，在强碱、氧化和热条件下产生的降解产物较多。经对四个厂家生产的头孢氨苄原料用中国药典(2010)二部方法检测有关物质，发现该品种有关物质含量较低，总杂质均在 0.5％以下，除一个厂家检出 7-ADCA 外，其余厂家均未检出 α-苯甘氨酸和 7-ADCA，认为本品在规定贮藏条件下较为稳定。

有关物质检查如采用 HPLC 法等度洗脱分离样品中的主成分和杂质，溶剂峰与 α-苯甘氨酸峰和 7-ADCA 难以分离，干扰样品结果的测定，中国药典(2010)采用梯度洗脱，分离效果更好且无溶剂峰干扰(图 3)。

HPLC 法 7-ADCA 最低检测限为 0.3ng，定量限为 1ng；α-苯甘氨酸最低检测限为 0.15ng，定量限为 0.5ng；头孢氨苄最低检测限为 0.6ng，定量限为 2ng。

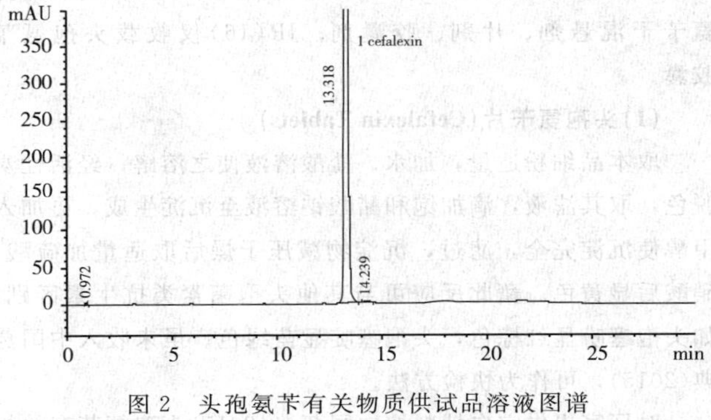

图 2　头孢氨苄有关物质供试品溶液图谱

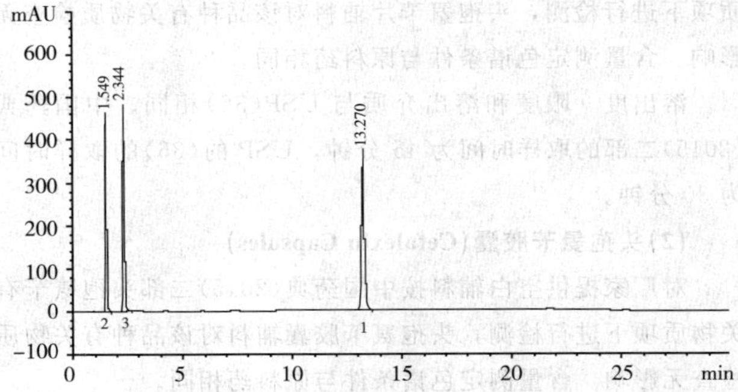

图 3　有关物质系统适应性图谱

1. 头孢氨苄；2. α-苯甘氨酸；

3. 7-氨基去乙酰氧基头孢烷酸

2-萘酚 中国药典(2015)新增检查项，采用液相色谱法测定[2]，详见头孢拉定项下。

水分 本品分子结构中含 1 分子结晶水，理论含水量为 4.93％。中国药典(2015)规定限度为 4.0％～8.0％。

炽灼残渣 与 BP(2013)相同，限度均为 0.2％。USP(36)和 JP(15)对该项目未作规定。

【含量测定】中国药典(2010)与BP(2009)均采用HPLC等度洗脱外标法(供试品溶液图谱见图4)，中国药典(2010)限度规定为以无水物计，不得少于95.0%，BP(2009)为以无水物计，应为95.0%～102.0%。USP(32)与JP(15)均采用HPLC内标法，限度为以无水物计，应为95.0%～103.0%。中国药典(2015)未修订。

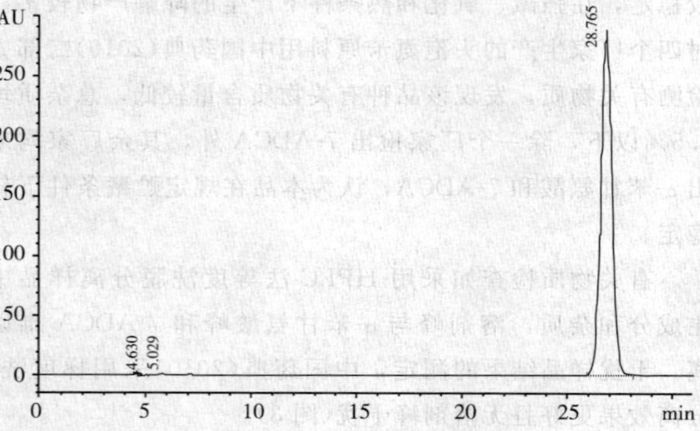

图4 含量测定供试品溶液图谱

【制剂】中国药典(2015)二部收载了头孢氨苄干混悬剂、片剂、胶囊剂和颗粒剂，USP(36)、BP(2013)收载了头孢氨苄干混悬剂、片剂、胶囊剂；JP(16)仅收载头孢氨苄胶囊。

(1)头孢氨苄片(Cefalexin Tablets)

取本品细粉适量，加水、盐酸溶液使之溶解，经活性炭脱色，取其滤液，滴加饱和醋酸钠溶液至沉淀生成，再加入甲醇使沉淀完全，滤过，沉淀物减压干燥后取适量加硫酸、硝酸后显黄色。藉此反应可与其他头孢菌素类抗生素区别，如头孢噻吩显红棕色，头孢噻啶显蓝绿色。虽未收入中国药典(2015)，可作为快检方法。

对厂家提供空白辅料按中国药典(2015)头孢氨苄有关物质项下进行检测，头孢氨苄片辅料对该品种有关物质检查无影响。含量测定色谱条件与原料药相同。

溶出度　限度和溶出介质与USP(36)相同。中国药典(2015)二部的取样时间为45分钟，USP的(36)的取样时间为30分钟。

(2)头孢氨苄胶囊(Cefalexin Capsules)

对厂家提供空白辅料按中国药典(2015)二部头孢氨苄有关物质项下进行检测，头孢氨苄胶囊辅料对该品种有关物质检查无影响。含量测定色谱条件与原料药相同。

溶出度　限度和溶出介质与USP(36)相同。中国药典(2015)二部的取样时间为45分钟，USP的(36)的取样时间为30分钟。

参考文献

[1] Florey，K. Analytical profiles of drug Substances[M]. New York：Academic Press，1975，4：21-42.

[2] 李娅萍，胡昌勤．头孢氨苄、头孢拉定原料中残留2-萘酚的控制[J]．药物分析杂质，2012，32(4)：555-565.

撰写　张　昕　广东省药品检验所
钱景莛　上海市食品药品检验所
顾芝芬　上海市食品药品检验所
复核　罗卓雅　广东省药品检验所

头孢硫脒

Cefathiamidine

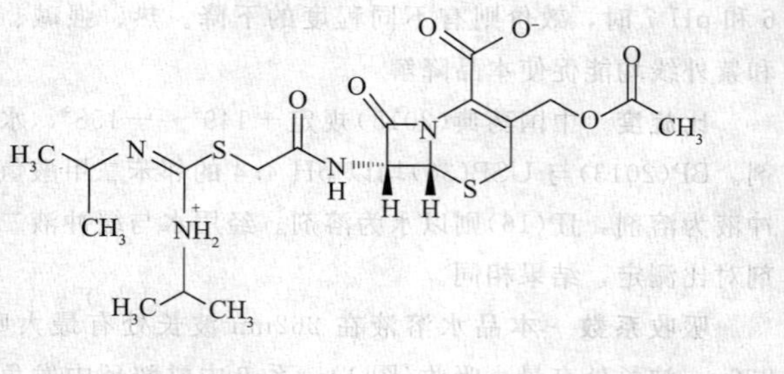

$C_{19}H_{28}N_4O_6S_2$　472.59

化学名：本品为(6*R*,7*R*)-3[(乙酰氧基)甲基]-7-[α-(*N*,*N*-二异丙基脒硫基)乙酰氨基]-8-氧代-5-硫杂-1-氮杂双环[4.2.0]辛-2-烯-2-甲酸内铵盐

(6*R*,7*R*)-3[(Acetyl)methyl]-7-[α-(*N*,*N*-diisopropylamidinothio)-acetamido]-8-oxo-5-thia-1-azabicyclo[4.2.0]oct-2-ene-2-carboxylic acid

英文名：Cefathiamidine (INN)

CAS号：[51627-14-06]

本品为第一代头孢菌素类抗生素。主要用于治疗敏感病原菌所致的呼吸道感染、腹腔内感染、泌尿生殖系统感染、皮肤软组织感染、败血症等严重感染。

本品由上海医药工业研究院和广州白云山制药股份有限公司研制且首先应用于临床，为我国自行研制的头孢菌素[1]。20世纪90年代中期由广州白云山制药厂独家生产上市(商品名：仙力素)。除中国药典(2015)外，国外药典均未收载。

【制法概要】本品以7-氨基头孢烷酸(7-ACA)为原料，与溴乙酰溴缩合，所得产物再与*N*,*N*′-二异丙基硫脲缩合得头孢硫脒。

【性状】本品为白色或类白色结晶性粉末，具引湿性，干燥粉末存于冷暗干燥处(2～10℃)，密闭保存，其水溶液不稳定，详见有关物质。

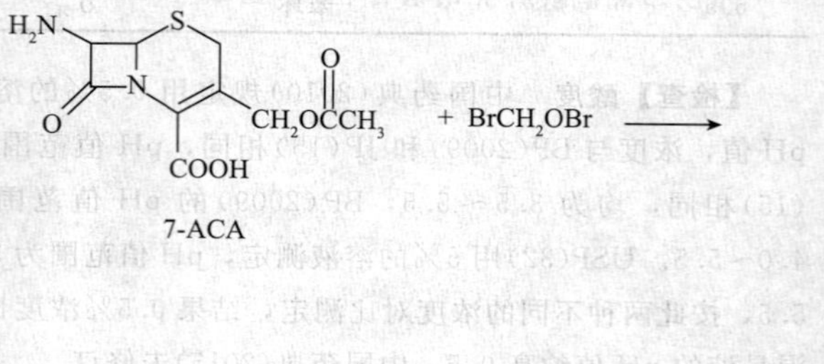

7-ACA

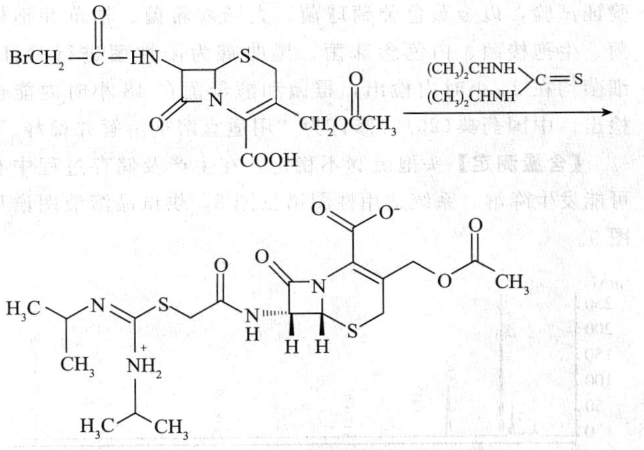

【鉴别】(1)薄层色谱　手铺板宜用0.3%～0.5%的羧甲基纤维素钠涂布薄层板。图谱见图1、图2。

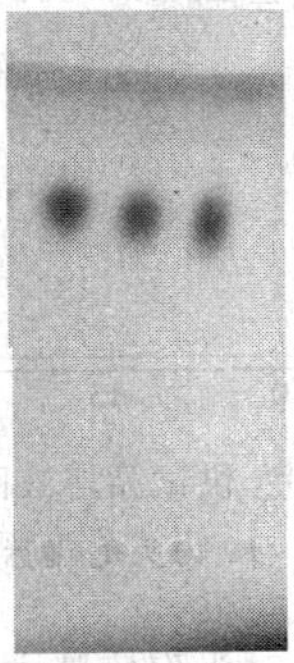

1　2　3

图1　手铺板薄层图谱

1. 头孢硫脒对照品；2. 头孢硫脒供试品；3. 混合溶液

1　2　3

图2　用磷酸盐缓冲液(pH 5.8)预展开后，Merck预制板

1. 头孢硫脒对照品；2. 头孢硫脒供试品；3. 混合溶液

(2)本品的红外光吸收图谱(光谱集924图)显示的主要特征吸收如下：

特征谱带(cm^{-1})	归属	
3400，3200	酰胺	ν_{NH}
3100～2600	胺盐	ν_{NH_2}
1782	β-内酰胺	$\nu_{C=O}$
1743	醋酸酯	$\nu_{C=O}$
1602～1608，1390	羧酸离子	ν_{COO^-}

【检查】结晶性　临床应用的本品应为结晶性粉末。其冻干粉为无定型，不稳定。

溶液的澄清度与颜色　本品水溶液颜色随放置时间的延长会逐渐变深，因此，在进行溶液颜色的检查时，应在溶液配制后立即检查。

有关物质　(1)本品不稳定，在水溶液中容易水解生成去乙酰头孢硫脒，去乙酰头孢硫脒可以进一步降解生成头孢酯脒(头孢硫脒内酯)[2,3]。中国药典(2010)采用HPLC方法测定，色谱条件与含量测定相同，流动相为磷酸盐缓冲液-乙腈(80∶20)，检测波长为254nm，取头孢硫脒对照品加热降解制备系统适用性溶液(产生杂质D)。中国药典(2010)规定，单个杂质不得过0.5%，杂质总量不得过1.5%。

(2)广东省药品检验所进一步研究发现，调整流动相中有机相的比例对于杂质的分离有很大的影响。杂质D峰在头孢硫脒峰前时，杂质C与其相邻杂质峰才能实现分离，且杂质D与头孢硫脒峰的分离度约为2时，各杂质峰的分离最佳。因此中国药典(2015)优化了中国药典(2010)的色谱条件，最终确定采用磷酸盐缓冲液-乙腈(86∶14)作为流动相，检测波长不变，分离度和基线均较好。方法学验证结果显示，头孢硫脒浓度在1～108μg/ml范围内线性关系良好，相关系数 $r=0.9999$；进样量为2ng时，信噪比为3.3；精密度和重复性均良好。稳定性试验结果显示，供试品溶液在8℃时内基本稳定，室温放置时，最大杂质不稳定，随时间推移逐渐增大，杂质C变化不明显。供试品溶液制备后宜立即进样。典型色谱图见图3、图4。

(3)中国药典(2015)新增对杂质C的控制限度。企业在长期稳定性留样试验过程中发现，杂质C的含量影响溶液的颜色。当杂质C的含量控制在0.1%以下时，冷库存放两年的产品，其溶液的颜色可小于黄绿色5号。由于杂质C为工艺杂质，在储运的过程中不会增加，制剂由原料直接分装，因此，原料及制剂的限度相同，均为不得过0.1%。中国药典(2015)其他单个杂质和杂质总量限度与中国药典(2010)相同。此外，杂质A为合成过程中的副产物、降解杂质，随温度的升高而增大，在储运的过程中会增加；杂质B为合成过程中的副产物，为工艺杂质。根据2010年国家评价性抽样注射用头孢硫脒质量分析情况及原研企业稳定性考察，杂质A、杂质B可通过最大单个杂质的限度控制，不单独规定限度。

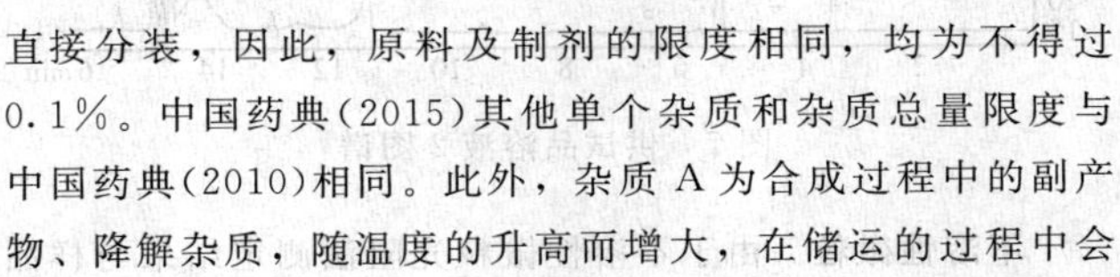

图3　头孢硫脒有关物质系统适用性溶液液相色谱图

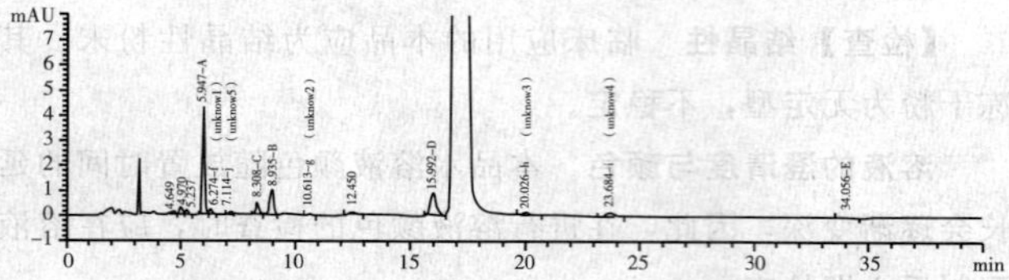

图 4 头孢硫脒有关物质供试品溶液液相色谱图

残留溶剂 中国药典(2005)二部采用直接进样的方式，对色谱柱伤害较大，且容易污染进样口，因此中国药典(2010)将进样方式修订为顶空进样。色谱峰流出依次为甲醇、乙醇、丙酮、二氯甲烷（图 5～图 7）。中国药典(2015)未修订。

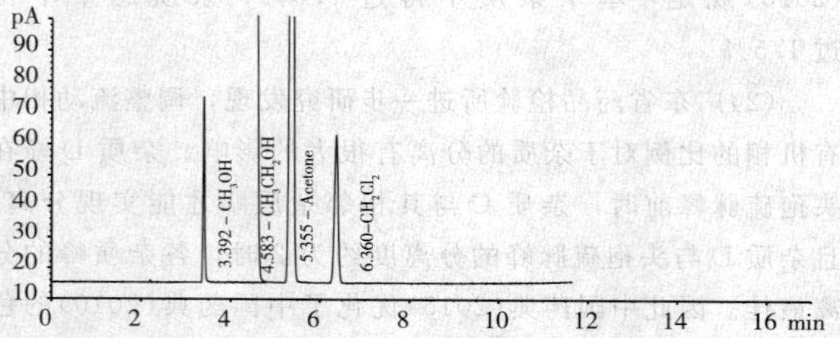

图 5 对照品图谱

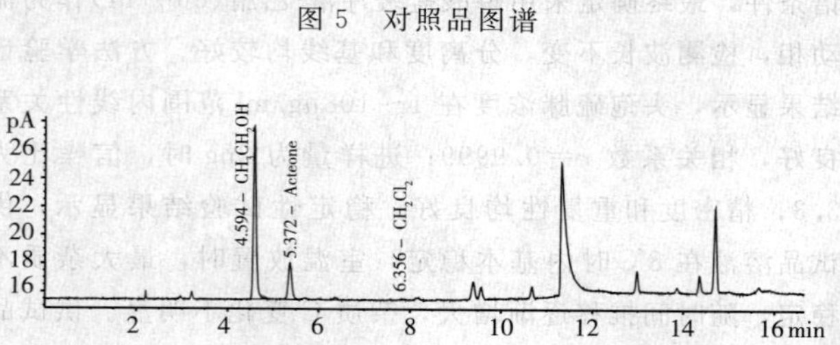

图 6 供试品溶液 1 图谱

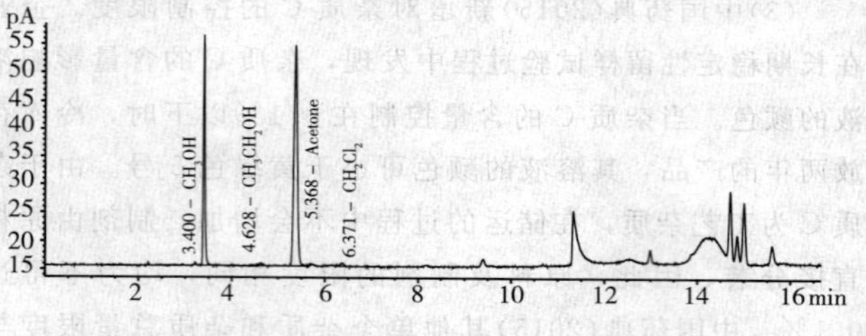

图 7 供试品溶液 2 图谱

不溶性微粒 由于不溶性微粒光阻法测定结果与样品溶液浓度不成正比关系，在计算每 1g(或每个容器)样品中微粒数时要乘以稀释倍数，样品测试浓度过稀或过浓，造成结果计算差别较大，将样品溶液制成不同浓度溶液分别测定，结果显示溶液在 10～90mg/ml 浓度范围内与测得每 1ml 中大于 10μm 的微粒数呈现相关性，溶液在 60～90mg/ml 浓度范围内与测得每 1ml 中大于 25μm 的微粒数呈现相关性，故中国药典(2010)测定浓度定为 80mg/ml。中国药典(2015)未修订。

无菌 取本品，加 0.9%氯化钠溶液 500ml 溶解(浓度为 0.018g/ml)摇匀，用薄膜过滤法处理，以 0.1%蛋白胨水溶液为冲洗液，冲洗液用量不少于 500ml。使用一次性全封闭薄膜过滤器，按中国药典(2010)二部附录Ⅺ H 方法验证试验，以金黄色葡萄球菌、大肠埃希菌、枯草芽孢杆菌、生孢梭菌、白色念珠菌、黑曲霉为阳性菌进行验证，细菌均在 24 小时内检出，霉菌和酵母菌在 48 小时内能被检出。中国药典(2015)修订为“用适宜溶剂溶解并稀释。”

【含量测定】 头孢硫脒不稳定，在生产及储存过程中有可能发生降解。系统适用性图谱见图 8，供试品溶液图谱见图 9。

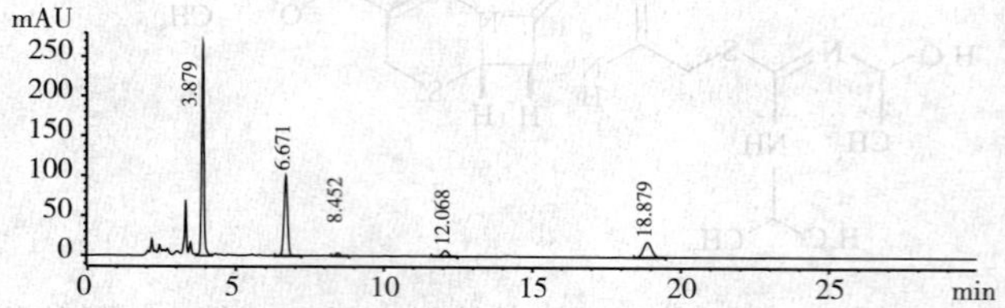

图 8 头孢硫脒系统适用性图谱

(R_t6.671 为头孢硫脒主峰，R_t8.452 为头孢硫脒降解产物)

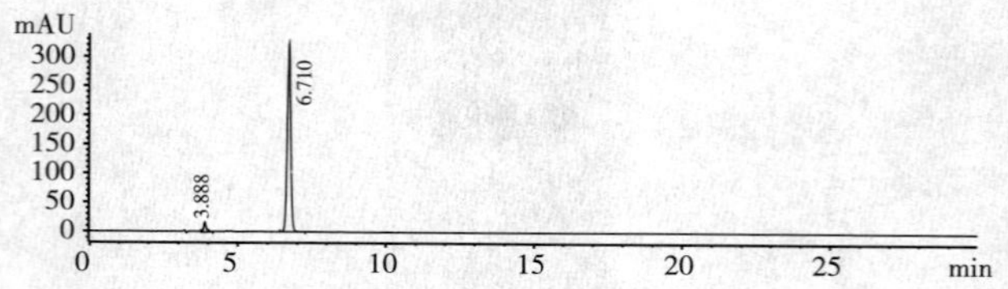

图 9 供试品溶液图谱

(R_t6.710 为头孢硫脒主峰)

流动相比例的调整对头孢硫脒主峰与该降解产物的分离有一定的影响。当流动相中有机相比例缩小时，头孢硫脒主峰与该降解物峰的分离度将降低。中国药典(2015)进一步明确，与主峰相邻的杂质峰为杂质 D 峰。

【制剂】注射用头孢硫脒(Cephathiamidine for Injection) 本品为原料直接分装而成，不含辅料。

参考文献

[1] 王文梅．我国自行研制的头孢菌素——头孢硫脒［J］．世界临床药物，2003，24(3)：179-181.

[2] 叶放，胡海容，谭少云，等．头孢硫脒降解产物的 LC-MS 分析［J］．中国抗生素杂志，2005，30(12)：741-743.

[3] 胡敏，胡昌勤．LC-MS 法分析头孢硫脒降解产物［J］．药学学报，2006，41(10)：1015-1019.

撰写 彭 洁 洪建文 广东省药品检验所
复核 罗卓雅 广东省药品检验所

头孢噻肟钠

Cefotaxime Sodium

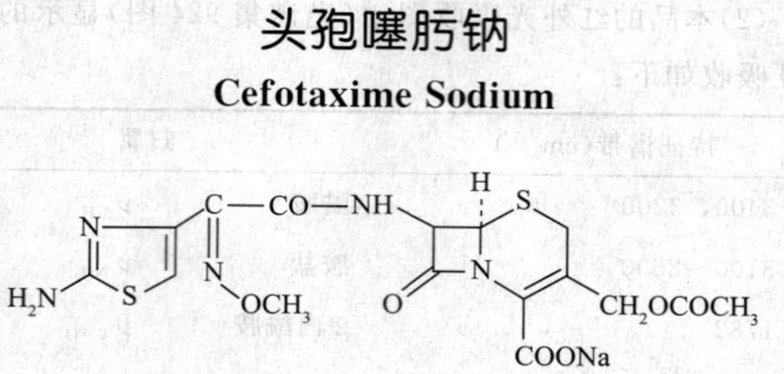

$C_{16}H_{16}N_5NaO_7S_2$ 477.45

化学名：(6*R*,7*R*)-3-〔(乙酰氧基)甲基〕-7-〔2-(2-氨基噻唑-4-基)-2-(甲氧亚氨基)乙酰氨基〕-8-氧代-5-硫杂-1-氮杂双环〔4.2.0〕辛-2-烯-2-甲酸钠盐

5-Thia-1-azabicyclo[4.2.0]oct-2-ene-2-carboxylic acid,3-[(acetyloxy)-methyl]-7-{[(2-amino-4-thiazolyl)(methoxyimino)acetyl]amino]-8-oxo,monosodium salt,[6*R*-[6*a*,7*β*(Z)]}

CAS 号：[64485-93-4]

本品为第三代半合成头孢菌素类抗生素，具有抗菌谱广，抗菌作用强，毒副作用小，对β-内酰胺酶稳定等特点。对大多数革兰阳性和革兰阴性菌均有抗菌活性。对溶血性链球菌、肺炎球菌、流感杆菌及脑膜炎球菌等有极高的抗菌活力，但对肠球菌的作用很弱；对金黄色葡萄球菌的抗菌活性略低于青霉素G，但对耐青霉素G的菌株仍有抗菌活力[1]。对革兰阴性菌的抗菌作用一般较"第一代"和"第二代"头孢菌素强，特别是肠杆菌科细菌，包括对多种抗生素耐药的菌株均呈极高的抗菌活性；对β-内酰胺酶(包括青霉素酶和头孢菌素酶)具有较高的稳定性，仅能被少数细菌产生的肟型头孢菌素酶水解[1,2]。临床用于耐药的革兰阴性菌引起的肠道、呼吸道、胆道和泌尿道系统感染及其他严重感染、败血症、心内膜炎、腹膜炎等。

本品肌内注射吸收迅速，生物利用度约为91.5%。正常人肌注1g头孢噻肟钠，给药后平均于1小时血药浓度(C_P)达峰值，约为20～30μg/ml，消除半衰期约为1.07小时，肾消除率(Q)为137ml/min，静脉注射1g头孢噻肟钠，C_P出现在推注完毕，约为80～102μg/ml，消除半衰期为0.84～1.25小时，Q为175ml/min[3]，头孢噻肟钠主要经肾脏消除，给药后24小时尿中回收分别为给药量的51.8%(肌注)和64.2%(静注)。两种给药途径肾清除率均较高，表明给药不易蓄积，比较安全。

近年来临床发现头孢噻肟钠的变态反应发生率最高，其次为血液系统的不良反应，泌尿系统、心血管系统、神经系统和呼吸系统的不良反应发生率低，但危害性高[4]。

头孢菌素类与青霉素之间存在共同过敏和交叉过敏现象，交叉过敏反应发生率约8%[5]。

本品有顺式和反式两种同分异构体，供药用的是顺式结构(*Z*)，顺式的抗菌活性和对β-内酰胺酶的耐受性均较反式强[3]；顺式体的抗菌活性约是反式结构的80倍[6,7]。

本品由M. Ochiai等于1976年首先合成制得。国内1985年开始生产。除中国药典(2015)收载外，USP(36)、Ph. Eur.(7.0)、BP(2013)、JP(16)均有收载。中国药典(2015)、BP(2013)收载头孢噻肟钠原料与注射用头孢噻肟钠，USP(36)收载头孢噻肟钠原料、头孢噻肟钠注射液和注射用头孢噻肟钠。

【制法概要】本品以发酵生产的头孢菌素C为原料，经裂解得7-氨基头孢烷酸(7-ACA)，再硅脂化，用硅脂化的7-ACA与侧链酸(先经酰氯化)缩合、水解、结晶得头孢噻肟，再与醋酸钠成盐，经脱色，无菌过滤，结晶，即得。

本品钠盐存在不同的晶形，其中D晶型非常稳定，该晶形容易制备并可复现。

【性状】本品为顺式、D型结晶。差热分析显示本品无结晶水，在186℃熔融同时分解[8]。

比旋度 本品每1ml中含10mg的水溶液，比旋度为+58°至+64°。与USP(36)、BP(2013)、Ph. Eur.(7.0)规定相同。比旋度受温度的影响较大，测定温度相差1℃，其比旋度值差约0.52°[8]。

吸收系数 本品每1ml中含20μg的水溶液，在235nm的波长处吸收系数($E_{1cm}^{1\%}$)为360～390。与BP(2013)、Ph. Eur.(7.0)规定相同。

【鉴别】本品的红外光吸收图谱应与顺式、D型结晶的头孢噻肟钠标准品的图谱(光谱集130图)一致。顺反异构体的头孢噻肟钠红外光吸收图谱(石蜡糊)呈明显差异，同时红外光吸收图谱也可以反映晶型。

本品红外光吸收图谱显示的主要特征吸收如下。

特征谱带(cm^{-1})	归属	
3450～3200	胺及酰胺	ν_{N-H}
3100，3040	芳氢	ν_{C-H}
1758	β-内酰胺	$\nu_{C=O}$
1730	酯	$\nu_{C=O}$
1650	酰胺(Ⅰ)	$\nu_{C=O}$
1610，1385	羧酸离子	ν_{COO^-}
1534	酰胺(Ⅱ)	δ_{N-H}

【检查】酸度 头孢噻肟钠是由其头孢噻肟酸与无水醋酸钠成盐制成，由于成盐不彻底，可能残留头孢噻肟酸，由于其在水中有一定的溶解度，水溶液呈弱酸性，故控制每1ml中含0.1g的溶液，pH值应在4.5～6.5。

溶液的澄清度 澄清度可间接反映样品的纯度，加入冰醋酸后的检查系控制其酸中不溶物。本项规定与USP(36)、BP(2013)、Ph. Eur.(7.0)相同。

溶液的颜色 中国药典(2005)规定颜色不得深于黄色、黄绿色、橙黄色8号标准比色液。本品在430nm处的吸光度分别约为0.16、0.15、0.13，故中国药典(2010)设立吸光度检查项，在430nm波长处测定吸光度，不得过0.20，与USP(36)规定相同。BP(2013)、Ph. Eur.(7.0)规定吸光度限度为0.40。中国药典(2015)再次修订为目视比色法，规定颜色不得深于黄色、黄绿色、橙黄色6号标准比色液。因本品水溶液放置后产生的杂质随放置时间而增加，且颜色随之加深，故配制好的溶液应尽快测定。

有关物质 头孢噻肟钠分子结构中含有β-内酰胺环，化学稳定性较差，易产生降解产物。中国药典(1995)采用微生物检定法测定头孢噻肟钠的含量，中国药典(2000)修订为HPLC法，但直到中国药典(2005)仍未对有关物质进行检查。美国、欧洲和英国等各国药典对注射用头孢噻肟钠有关

物质的测定方法均有收载，且在 Ph. Eur.（6.0）和 BP(2008) 中已确证头孢噻肟钠中可能存在 6 个杂质，国内尚未见有报道。为完善我国药典收载的质量标准，中国药品生物制品检定所（现中国食品药品检定研究院）抗生素室做了专题研究，并提供了控制头孢噻肟钠有关物质的分析方法。起草时对该法进行了方法学验证，最终确定了中国药典（2010）的检测方法（表 1）。

结果表明，中国药典(2010)的色谱系统检出的杂质多，分离效果好。中国药典(2015)未修订。有关物质典型色谱图见图 1。

随着国内头孢噻肟钠质量水平的提高，头孢噻肟钠有关物质的含量已经逐步降低，但由于生产工艺的不同，需要对可以确认结构的有关物质做进一步研究。

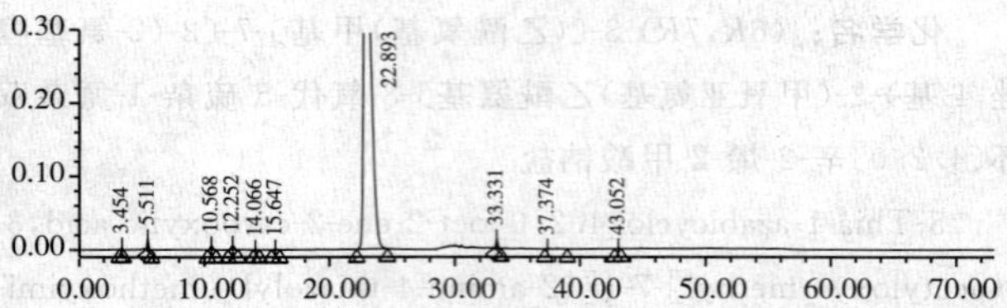

图 1　头孢噻肟钠有关物质典型色谱图

使用四种品牌的色谱柱，Kromasil KR100-5 C18 柱 (150mm×4.6mm，5μm)、Agilent Zorbax Extend - C18 柱 (250mm×4.6mm，5μm)、Waters Symmetry shield - C18 柱 (250mm×4.6mm，5μm)、Ultimate Column：XB- C18 柱 (250mm×4.6mm，5μm)进行耐用性试验考察，结果良好。

表 1　四国药典有关物质方法比较

标准项目	ChP(2010)	Ph. Eur.（6.0）	BP(2008)	USP(31)
有关物质	方法：对照品对照 色谱条件： 色谱柱：C18 流动相：甲醇--磷酸盐缓冲溶液(7.1g 磷酸氢二钠加水溶解并稀释至 1000ml，用磷酸调节 pH 值至 6.25) 洗脱方式：梯度 检测波长：235nm 柱温：未作规定 标准规定： 单一杂质不得过 1.0% 杂质总和不得过 3.0% 供试品溶液色谱图中任何小于对照溶液主峰面积 0.05 倍的峰可忽略不计	方法：主成分自身对照 色谱条件： 色谱柱：C18 流动相：甲醇-磷酸盐缓冲溶液(7.1g 磷酸氢二钠加水溶解并稀释至 1000ml，用磷酸调节 pH 值至 6.25) 洗脱方式：梯度 检测波长：235nm 柱温：30℃ 标准规定： 已知杂质 A/B/C/D/E/F 不得过 1.0% 其他单一杂质不得过 0.2% 杂质总和不得过 3.0% 供试品溶液色谱图中任何小于对照溶液主峰面积 0.05 倍的峰可忽略不计	同 Ph. Eur.（6.0）	方法：峰面积归一法 色谱条件： 色谱柱：C18 流动相：甲醇-磷酸盐缓冲溶液(7.1g 磷酸氢二钠加水溶解并稀释至 1000ml，用磷酸调节 pH 值至 6.25) 洗脱方式：梯度 检测波长：235nm 柱温：30℃ 标准规定： 单一杂质不得过 1.0% 杂质总和不得过 3.0% 供试品溶液色谱图中任何小于主峰面积 0.1%倍的峰可忽略不计

经采用逐步稀释法测定，头孢噻肟钠的最低检出量为 1ng，最低检出限为 0.01%($S/N=3$)。为增加实际工作的可操作性，在标准中规定“供试品溶液色谱图中任何小于对照溶液主峰面积 0.05 倍的峰可忽略不计”。经稳定性考察，供试品溶液(1mg/ml)室温放置 2 小时后杂质量开始明显增加，故标准规定“溶液配置后应立即进样”。

头孢噻肟聚合物　中国药典(2010)同中国药典(2005)，但在系统适用性试验中增加了“高聚体的峰高与单体与高聚体之间的谷高比应大于 2.0”，目的为使聚合物和单体达到更好的分离，积分更为科学。中国药典(2015)未修订。

残留溶剂　根据已收集的合成及精制工艺涉及的有机溶剂有甲醇、乙醇、丙酮、异丙醇、乙酸乙酯、二氯甲烷、四氢呋喃等，限度按中国药典通则设定。采用 JW SPB-1 30m(I)×0.25mm(I.D.)×1.0μm(Film)色谱柱，对照品色谱图见图 2。

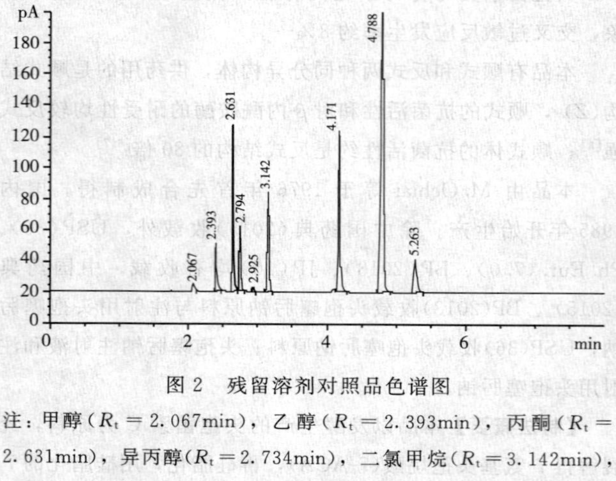

图 2　残留溶剂对照品色谱图

注：甲醇($R_t=2.067$min)，乙醇($R_t=2.393$min)，丙酮($R_t=2.631$min)，异丙醇($R_t=2.734$min)，二氯甲烷($R_t=3.142$min)，丁酮($R_t=4.171$min)，乙酸乙酯($R_t=4.788$min)，四氢呋喃($R_t=5.263$min)；出峰顺序和分离度均符合要求

水分 本品含水量对稳定性有很大影响，中国药典(2010)、BP(2008)、Ph. Eur. (6.0)均采用费休氏法，USP(31)采用干燥失重法，中国药典(2010)规定含水分不得过 6.0%，BP(2008)、Ph. Eur. (6.0)、USP(31)规定不得过 3.0%。根据本品的热分析图谱，在热失重曲线中 110～140℃之间较平坦，110℃附近的失重已达到恒值；经分析其失重是供试品失去吸附水。说明水分检查可采用干燥失重法，经实验，采用 110℃干燥法与费休氏法测定水分结果一致[8]。中国药典(2015)仍采用费休氏法，限度修订为含水分不得过 3.0%。

无菌 经试验验证，本品用不少于 500ml 的灭菌生理盐水溶解后，采用薄膜过滤法处理，当冲洗量为 400～700ml/筒时，大肠埃希菌和枯草芽孢杆菌的试验管中微生物生长微弱、缓慢，和阳性对照管不能呈现一致的生长情况；当冲洗量为 800ml/筒时，对大肠埃希菌和枯草芽孢杆菌没有抑菌性。在样品溶液抽入集菌器前，需先用少量灭菌生理盐水润湿滤膜以减轻滤膜对抗生素的吸附作用。由于本品对肠杆菌科细菌等革兰阴性菌有强大抑菌活性，故选取大肠埃希菌为阳性对照菌。

【含量测定】含量测定线性范围为 0.001012～5.060mg/ml，线性相关系数为 $r=0.9999$；因本品为无辅料无菌分装制剂，对照品加样回收平均回收率为 99.91%($n=9$)，RSD 为 0.46%。含量测定的 RSD 为 0.40%($n=5$)。分别采用如前所述的 Kromasil KR100-5 C18 柱(150mm×4.6mm，5μm)和 Agilent Zorbax Extend - C18 柱(250mm×4.6mm，5μm)两种品牌和规格色谱柱按中国药典(2005)和(2010)两个色谱条件进行测定，两者无显著性差异。中国药典(2010)修订含量测定方法的目的是与新增订的有关物质检查系统相一致。中国药典(2015)未修订。

【贮藏】本品为β-内酰胺类抗生素，稳定性较差，要求密封，在干燥、凉暗处保存。

经留样避光考察，本品在干燥条件下稳定，供试品于 0℃贮存 25 个月，含量变化甚小；于室温保存 25 个月，含量下降 4%左右；37℃存放 2 年，含量下降 7%左右。但在高湿度环境中不稳定，在相对湿度 80%条件下存放 1.5 个月，含量下降 3%～4%，外观发黄；9 个月后含量下降 7%～9%。而在 60%的相对湿度下贮存 9 个月，含量下降低于 4%。本品微有吸湿性，其临界相对湿度为 88%；在此环境中供试品吸湿增重 1.5%，贮存 1.5 个月含量下降约 6%[8]。

本品水溶液 pH 值为 4.0～6.5 时最为稳定，16 小时降解率小于 10%[3]。头孢噻肟钠在水溶液中有 3 个部位可能发生降解反应：酰胺侧链、β-内酰胺环及乙酰基。降解以后二者为主，可同步发生。其降解速度与温度有关，本品溶于注射用水或生理盐水(1g/ml)于 5～10℃冷藏 48 小时含量下降 7.7%，而室温(25℃±2℃)放置 24 小时后含量下降 17.5%，48 小时后下降 29.8%[8]。

【制剂】中国药典(2015)和 BP(2013)均收载了头孢噻肟钠和注射用头孢噻肟钠，USP(36)收载了头孢噻肟钠注射液。

本品为头孢噻肟钠的无菌粉末，无辅料，故修订项目与原料相同。

参考文献

[1] 盛家琦，刘钧翰，王其南，等．国产氨噻肟头孢菌素对常见致病菌的体外抗菌作用研究［J］．抗生素，1984，9(1)：37.

[2] Carmine，A. A.．国外药学·抗生素分册，1984，5(3)：236.

[3] 周思亮．氨噻肟头孢菌素药代动力学与给药方案［J］．国外药学·抗生素分册，1986：7(1)，30.

[4] 向萍，王世萍．头孢噻肟钠的临床不良反应分析［J］．药事组织，2004，13(2)：57-58.

[5] 张玲，张芳，曹敬花，等．头孢菌素类与青霉素类抗生素交叉过敏反应的临床观察［J］．泰山医学院学报，2003，24(1)：32-34.

[6] 藥事(日)．24(2)：1982，63.

[7] Costa，A，Botta GA．Configuration of the methoxyimino group and penetration ability of cefotaxime and its structural analogues［J］．J Antibiot，1983，36 (8)：1007.

[8] 卫生部药典委员会．中华人民共和国药典 1990 年版二部药典注释［M］．北京：化学工业出版社，1993：178-181.

撰写　刘　华　崔学文　四川省食品药品检验检测院

复核　袁　军　四川省食品药品检验检测院

司帕沙星

Sparfloxacin

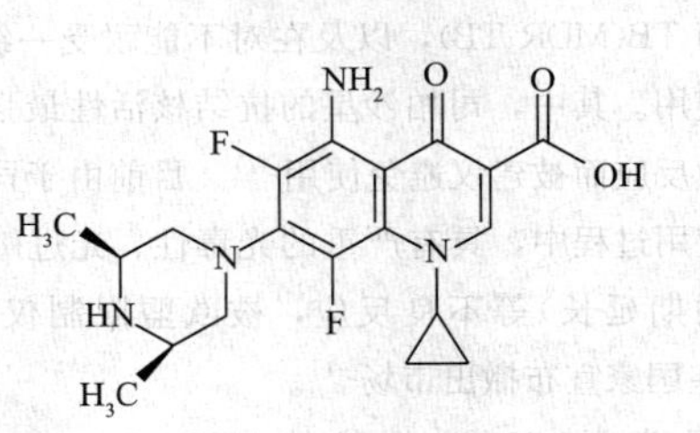

$C_{19}H_{22}F_2N_4O_3$　392.41

化学名：5-氨基-1-环丙基-7-(顺-3,5-二甲基-1-哌嗪基)-6,8-二氟-1,4-二氢-4-氧代-喹啉 3-羧酸

5-amino-1-cyclopropyl-6，8-difluoro-1，4-dihydro-7-(cis-3,5-dimethyl-1-piperazidine)-4-oxoquinoline-3-carboxylic acid

英文名：Sparfloxacin

异名：司氟沙星；司巴乐；巴沙

CAS 号：［111542-93-9］

司帕沙星是第三代氟喹诺酮类抗生素，日本制药株式会社 1989 年首先研制，1993 年在日本上市，1997 年进入中国市场并用于临床[1]；国内中国医学科学院医药生物技术研究所和河南郑州瑞达制药有限公司于 1993 年试制成功，1998 年批准上市，本品临床前药理研究经过华西医科大学药理教研室验证，与国外样品一致[2,3]。

司帕沙星主要通过作用于细菌DNA促旋酶，抑制细菌的DNA合成而产生杀菌作用[4]。司帕沙星母核氧代喹啉骨架的5位上引入氨基，6位和8位上加氟，7位上有3,5-二甲基哌嗪基[5]，这些化学结构的改变使口服吸收增加，半衰期延长，抗菌谱增宽，对革兰阳性菌抗菌活性增强，与其他喹诺酮抗菌药物相比，其最大的改进是对葡萄球菌和链球菌的抗菌活性增强，还对现有的新喹诺酮类敏感性较差的肺炎球菌、支原体、衣原体、军团菌、结核杆菌及非典型分枝杆菌等也显示有较强大的抗菌活性[6,7]，同时，还具有消化吸收良好、组织分布广、渗透性强、生物利用度高等特点[8,9]，临床上主要用于敏感菌所致呼吸系统、肠道、肝道、泌尿生殖系统、皮肤、软组织、口腔等感染性疾病[10,11]。

司帕沙星口服后经十二指肠、空肠、回肠和结肠吸收良好，而胃不吸收。司帕沙星消除缓慢，平均半衰期为15～24小时，是同类药物中半衰期最长者之一。司帕沙星与人体血浆蛋白的结合率为37％～44％，在组织中分布良好，痰、胸腔积液、胆汁、前列腺液、乳汁、扁桃体、子宫内膜、卵巢及皮肤组织浓度为血浆浓度的1～11倍，尤以胆汁内浓度最高，因此司帕沙星可有效治疗呼吸道、皮肤软组织、耳鼻喉、胆道、腹腔、盆腔及泌尿生殖道感染、性传播性疾病。司帕沙星的代谢产物仅有在C-3羧酸位发生生物转化形成的葡萄糖醛酸共轭物。其血浆浓度为原型药物浓度的30％～40％，尿浓度为原型药物浓度的2～3倍，胆汁浓度为原型药物浓度的4～20倍，粪便中未发现代谢物[3]。

WHO于1996年推出的耐药结核(TB)治疗指南及美国消灭TB咨询委员会明确把司帕沙星、环丙沙星、氧氟沙星等氟喹诺酮类药物作为二线抗TB药物，与其他抗TB药物联合使用治疗多药耐药TB(MDR-TB)，以及在对不能耐受一线抗TB药物的患者中使用。其中，司帕沙星的抗结核活性最强，但因存在明显的光敏反应而被建议避免使用[12]。目前由于司帕沙星上市后在临床应用过程中，具有严重的光毒性、光过敏性及心脏毒性(Q-Tc间期延长)等不良反应，被欧盟限制仅用于治疗肺炎[13]，有些国家宣布撤出市场[14]。

除中国药典(2015)收载外，BP(2013)、USP(36)、Ph. Eur.(7.0)、JP(16)均未收载。

【制法概要】司帕沙星最有代表性的合成方法是以五氟苯甲酰醋酸乙酯为起始原料，与原甲酸三乙酯在醋酐中回流反应后与环丙胺反应制得氨基乙烯基衍生物，在DMF中用Na_2CO_3环合得5,6,7,8-四氟-1-环丙基-4-氧代-1,4-二氢喹啉-3-羧酸乙酯，溶剂与苄胺回流反应，得苄胺衍生物，在甲醇中用5%Pd/C氢化还原去保护基得5-氨基-1-环丙基-6,7,8-三氟-4-氧代-1,4-二氢喹啉-3-羧酸乙酯，经酸水解得游离酸，与顺式-2,6-二甲基哌嗪在DMF中缩合制得司帕沙星，反应式见图1[2,15]。

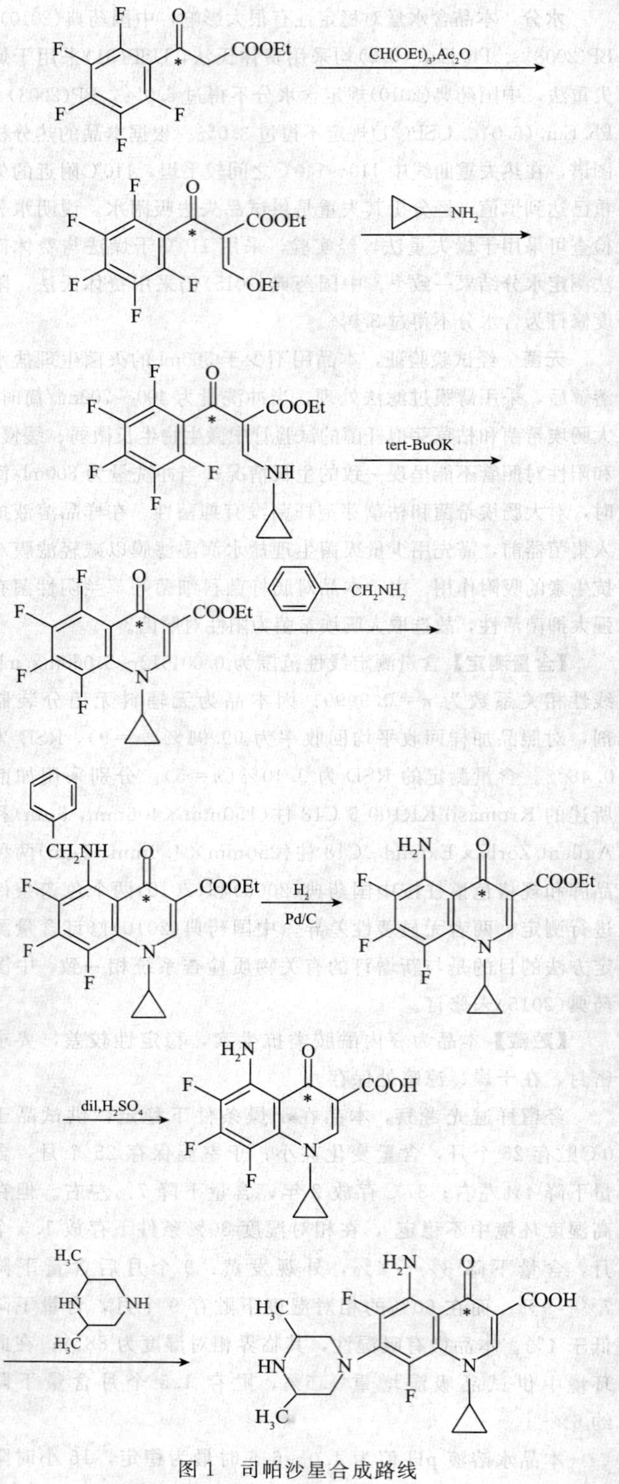

图1 司帕沙星合成路线

【性状】司帕沙星本身具有紫外吸收的特征，在0.1mol/L的氢氧化钠溶液中，最大吸收波长为291nm(图2)；在0.01mol/L的盐酸溶液中，最大吸收波长为298nm(图3)。

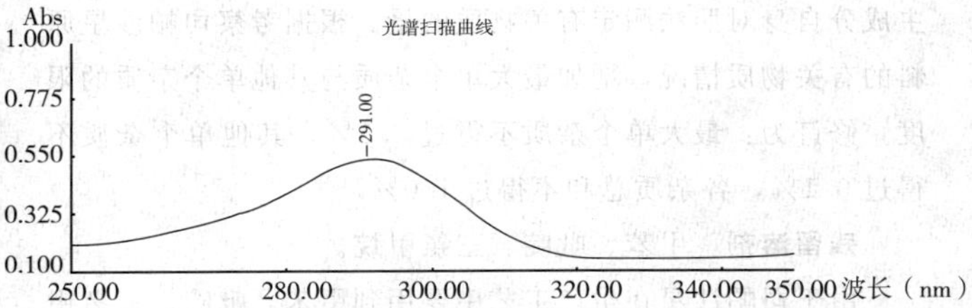

图 2 司帕沙星的 0.1mol/L 氢氧化钠溶液的紫外吸收光谱图

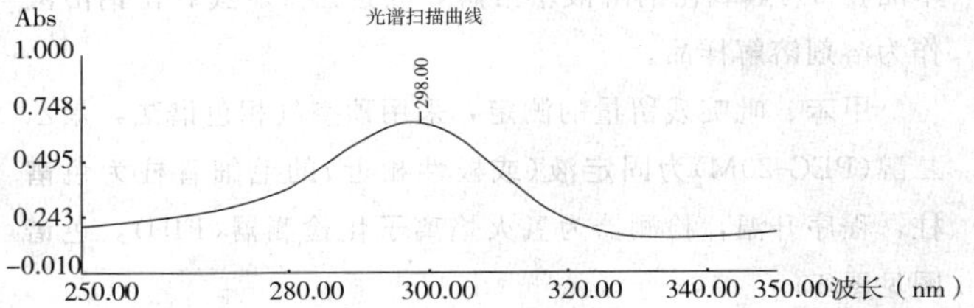

图 3 司帕沙星的 0.01mol/L 盐酸溶液中的紫外吸收光谱图

【鉴别】(1)HPLC 法 主要是利用比较供试品溶液与对照品溶液的色谱保留时间进行鉴别，即同一物质应具有相同的色谱保留行为。

(2) 红外光谱(IR) 本品的红外光吸收图谱应与对照的图谱(光谱集 921 图)一致。红外光吸收图谱显示的主要特征吸收如下。

特征谱带(cm^{-1})	归属	
3450，3360	胺	ν_{N-H}
3090，3030	环丙烷，芳氢	ν_{C-H}
1720	羧酸	$\nu_{C=O}$
1650	酯式酮	$\nu_{C=O}$
1540(强)，1585，1560，1535，1450	芳环	$\nu_{C=C}$
1290(强)	氟苯	ν_{C-F}

【检查】吸光度 本品为黄色结晶，对光敏感，易降解产生杂质，从而导致颜色加深，在 440nm 波长处测定吸光度，以控制本品的纯度。

有关物质 中国药典(2010)对司帕沙星的有关物质测定方法与限度进行了修订，使该方法更加专属、可控。中国药典(2015)未修订。

司帕沙星水溶液光照射 4 小时后产生至少三种光降解产物，一种为 8 位脱氟光降解产物即杂质 A，一种为 1 位脱环丙基光降解产物即杂质 B(图 4)，还有一种为未知杂质，三种光降解产物最大吸收波长均蓝移 6～8nm[17]；司帕沙星对光敏感，用高效液相色谱法测定紫外光照 24 小时和 36 小时的 1.0mg/ml 的司帕沙星溶液，色谱柱为 C18，流动相为 5%冰醋酸-甲醇-乙腈(80∶10∶10)，二极管阵列检测器，结果分离出 5 个光降解产物和数个分离较差的小杂质峰，同时含量明显下降(图 5)，这些降解产物与司帕沙星的毒副反应有关，因此需要对这些杂质进行严格控制[18]。

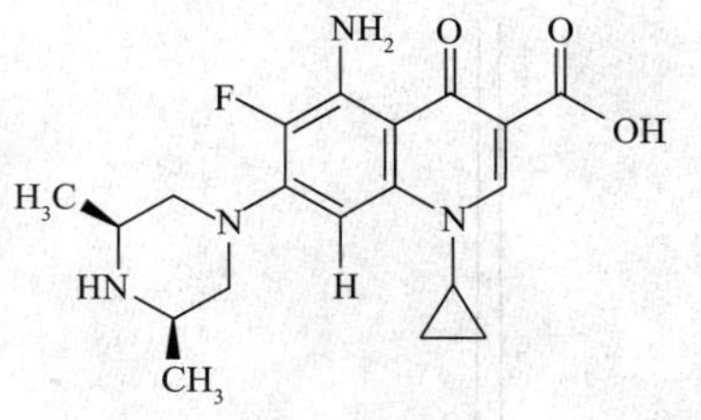

杂质A

5-氨基-1-环丙基-7-(顺-3,5-二甲基-1-哌嗪基)-6-氟-1,4-二氢-4-氧代-喹啉-3-羧酸

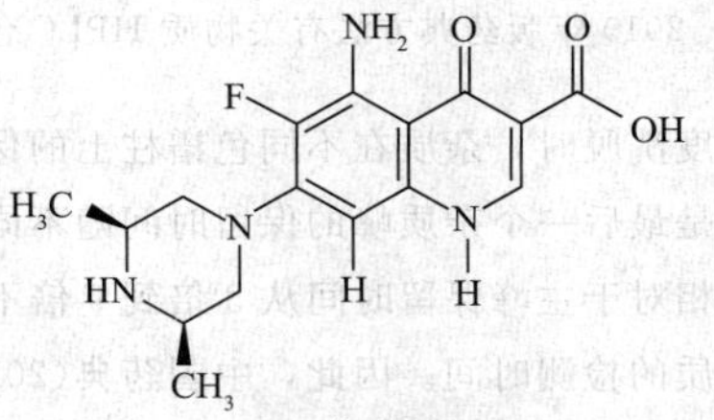

杂质B

5-氨基-7-(顺-3,5-二甲基-1-哌嗪基)-6,8-二氟-1,4-二氢-4-氧代-喹啉-3-羧酸

图 4 司帕沙星光降解杂质结构图

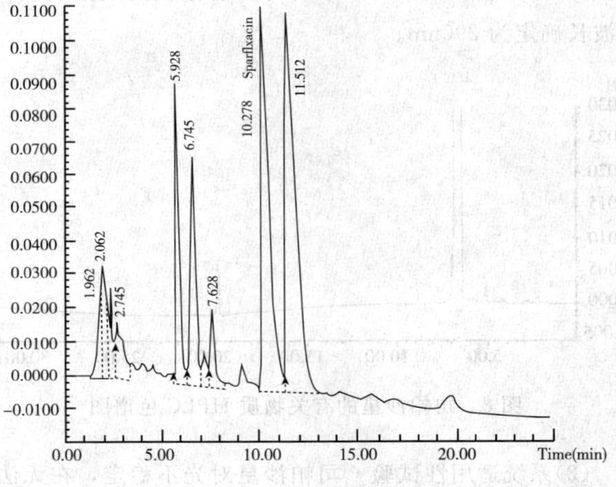

图 5 司帕沙星及其光降解产物色谱图

(1)色谱条件 中国药典(2010)的液相色谱条件参照进口注册标准，液相色谱测定条件和中国药典(2005)的色谱条件比较，2010 年版的条件测定有关物质的灵敏度优于 2005 年版，对同一批样品，采用同一根色谱柱测定有关物质的色谱图比较见图 6、图 7。

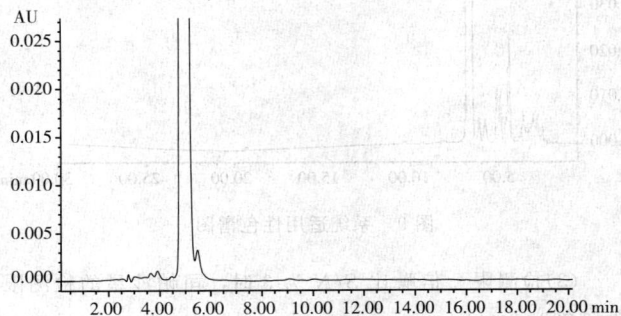

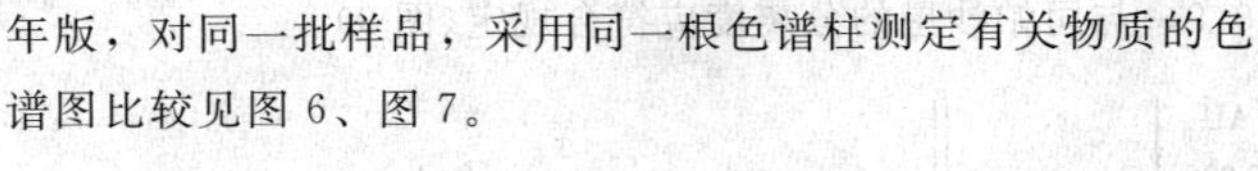

图 6 中国药典(2005)方法有关物质 HPLC 色谱图

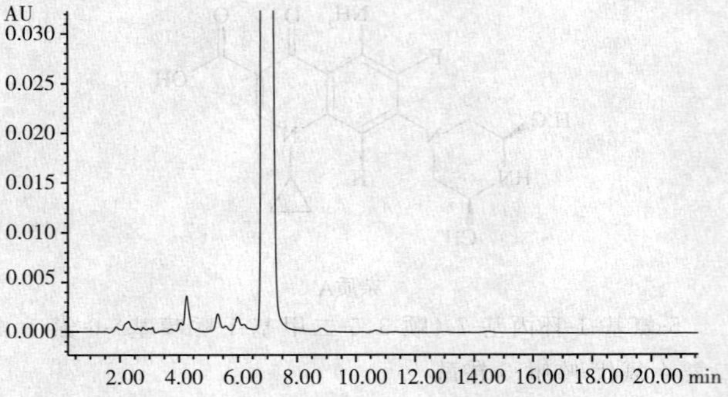

图 7　2010 年版药典方法有关物质 HPLC 色谱图

采用等度洗脱时，杂质在不同色谱柱上的保留时间差别较大，尤其是最后一个杂质峰的保留时间随不同色谱柱有较大的差异，相对于主峰保留时间从 3 倍到 9 倍不等，不利于确定有关物质的检测时间。因此，中国药典(2010)考虑选用梯度洗脱方法进行有关物质测定，结果缩短了最后一个杂质的保留时间，最后一个杂质峰约在 23 分钟内洗脱出来。该方法适用于 Phenomenex Gemini C18、GRACE Kromasil C18 和 Agilent Clipse XDB-C18 等不同色谱柱，消除了色谱柱对杂质保留时间的影响(图 8)。并综合各杂质的最大吸收，检测波长确定为 290nm。

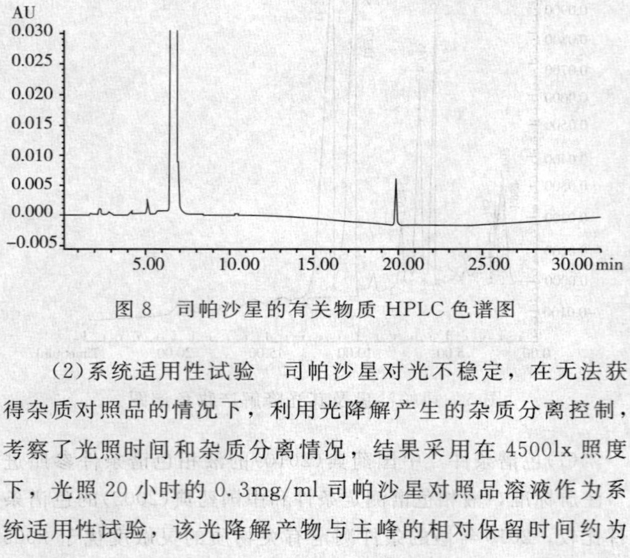

图 8　司帕沙星的有关物质 HPLC 色谱图

(2)系统适用性试验　司帕沙星对光不稳定，在无法获得杂质对照品的情况下，利用光降解产生的杂质分离控制，考察了光照时间和杂质分离情况，结果采用在 4500lx 照度下，光照 20 小时的 0.3mg/ml 司帕沙星对照品溶液作为系统适用性试验，该光降解产物与主峰的相对保留时间约为 0.9，与司帕沙星的分离度应符合规定(图 9)。

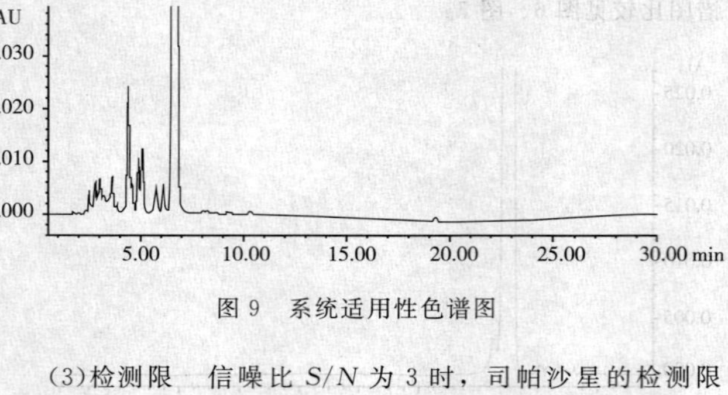

图 9　系统适用性色谱图

(3)检测限　信噪比 S/N 为 3 时，司帕沙星的检测限为 0.003ng。

(4)有关物质限度　目前无已知杂质对照品，因而采用主成分自身对照法测定有关物质的量。根据考察司帕沙星原料的有关物质情况，增加最大单个杂质与其他单个杂质的限度，修订为：最大单个杂质不得过 0.5%，其他单个杂质不得过 0.1%，各杂质总和不得过 1.0%。

残留溶剂　甲苯、吡啶、三氯甲烷。

由于司帕沙星在生产工艺中要用到甲苯、吡啶、三氯甲烷三种有机溶剂，这皆是药典中规定应限制使用的第二类溶剂，故在检查项中收载了这三种有机溶剂的残留量检查，因本品在 2%氢氧化钠溶液中溶解，故选用 2%氢氧化钠溶液作为溶剂溶解样品。

甲苯、吡啶残留量的测定，采用顶空气相色谱法，聚乙二醇(PEG-20M)为固定液(或极性相近)的毛细管柱为色谱柱，程序升温，检测器为氢火焰离子化检测器(FID)，色谱图见图 10。

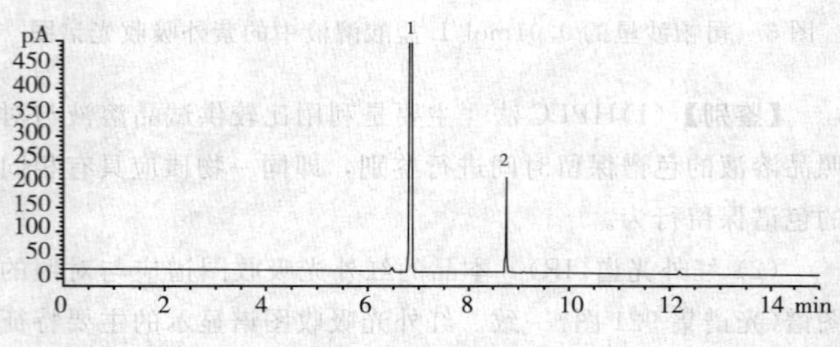

图 10　甲苯、吡啶残留量测定色谱图

1. 甲苯；2. 吡啶

因三氯甲烷在 FID 检测器上响应值较小，为了减小方法的测定误差，三氯甲烷-电子捕获检测器(ECD)单独测定，用顶空气相色谱法，以聚乙二醇(PEG-20M)为固定液(或极性相近)的毛细管柱为色谱柱，程序升温，色谱图见图 11。

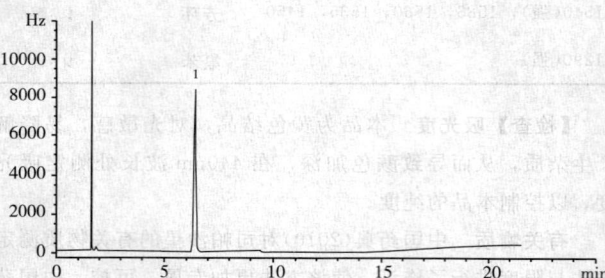

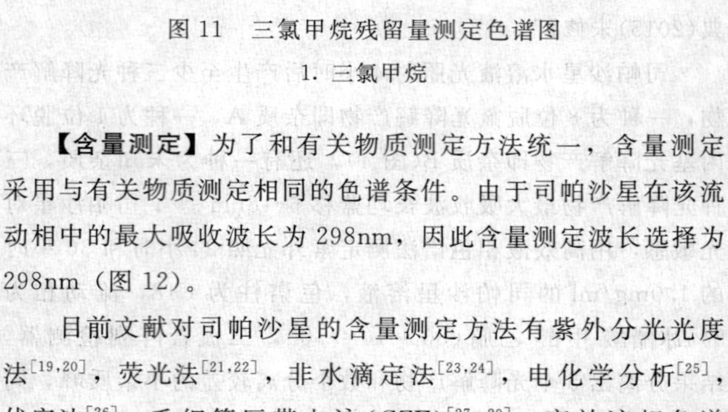

图 11　三氯甲烷残留量测定色谱图

1. 三氯甲烷

【含量测定】为了和有关物质测定方法统一，含量测定采用与有关物质测定相同的色谱条件。由于司帕沙星在该流动相中的最大吸收波长为 298nm，因此含量测定波长选择为 298nm（图 12）。

目前文献对司帕沙星的含量测定方法有紫外分光光度法[19,20]，荧光法[21,22]，非水滴定法[23,24]，电化学分析[25]，伏安法[26]，毛细管区带电泳(CZE)[27～29]，高效液相色谱法[30～33]和高效液相色谱-质谱联用法[34,35]等。

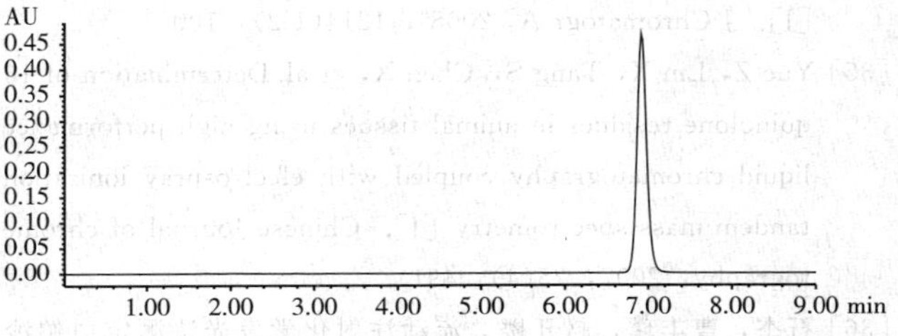

图 12 司帕沙星原料含量测定色谱图

【制剂】中国药典(2015)二部收载有司帕沙星片和司帕沙星胶囊，国内批准上市的制剂还有司帕沙星分散片和司帕沙星颗粒。

(1)司帕沙星片(Sparfloxacin Tablets)

规格 0.1g、0.15g 和 0.2g。

有关物质 司帕沙星片和胶囊设订有关物质项目，色谱条件与原料标准相同。经对片剂和胶囊的辅料如羟丙纤维素、淀粉、糊精、干淀粉、羧甲纤维素钠、硬脂酸镁等进行考察，辅料对有关物质测定无干扰。

溶出度 对司帕沙星原料、胶囊剂、片剂在醋酸-醋酸钠缓冲液(pH 4.5)中的最大吸收波长进行了考察，结果均为 298nm(图 13)，因此选择紫外测定，检测波长为 298nm。

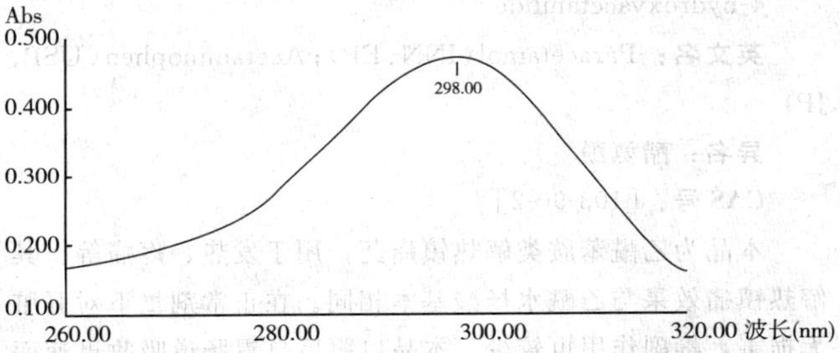

图 13 司帕沙星紫外吸收光谱图

含量测定 含量测定的色谱方法与有关物质测定方法相同，相关辅料如羟丙纤维素、淀粉、糊精、干淀粉、羧甲纤维素钠、硬脂酸镁对含量测定无干扰。

含量测定 HPLC 色谱图见图 14。

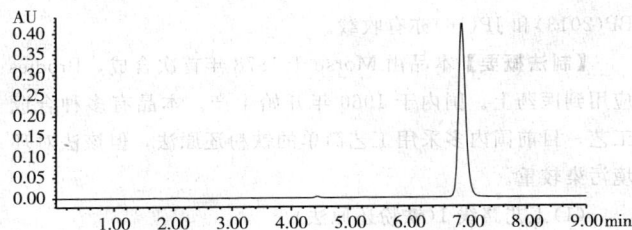

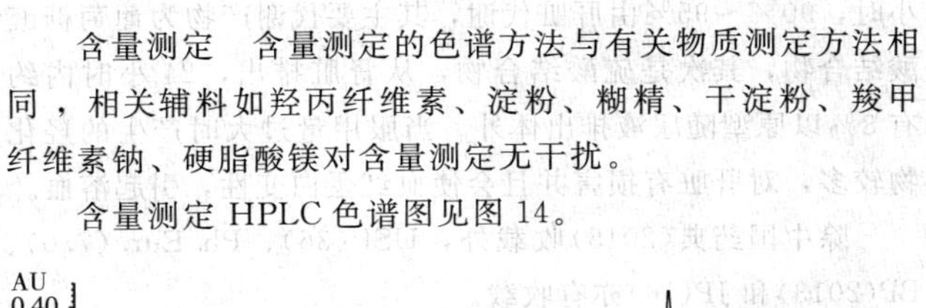

图 14 司帕沙星片含量测定 HPLC 色谱图

(2)司帕沙星胶囊(Sparfloxacin Capsules)

规格 0.1g 和 0.2g。

有关物质、溶出度见司帕沙星片。

参考文献

[1] 郑雪清．广谱强效抗菌药司帕沙星［J］．中国药业，2000，9(9)：64-66.

[2] 刘浚，刘勤超，吕频辉，等．司帕沙星合成与药理研究［J］．四川生理科学杂志，1997，19(3)：9-12.

[3] 苗佳．新氟喹诺酮类抗菌药司帕沙星［J］．华西医学，1999，14(4)：501-504.

[4] Schentag JJ. Sparfloxacin：a review［J］. Clin Ther，2000，22(4)：372，discussion 371.

[5] Nakamura S，Minami A，Nakata K，et al. In vitro and in vivo antibacterial activities of AT-4140，a new broad-spectrum quinolone［J］. Antimicrob Agents Chemother，1989，33：1167.

[6] Canton E，Peman J，Jimenez MT，et al. In vitro activity of sparfloxacin compared with those of five other quinolones［J］. Antimicrob Agents Chemother，1992，36：558.

[7] Chaudhry AZ，Knapp C，Sierra - Madero J，et al. Antistaphylococcal actibities of sparfloxacin（CI-978，AT-4140），ofloxacin，and ciprofloxacin［J］. Antimicrob Agents Chemother，1990，34：1843.

[8] Montay G，Bruno R，Vergniol JC，et al. Pharmacokinetics of sparfloxacin in humans after single oral administration at dose of 200，400，600，and 800mg［J］. J Clin Pharmacol，1994，34：1071.

[9] Montay G. Pharmacokinetics of sparfloxacin in healthy volunteers and patients：a review［J］. J Antimicrob Chemother，1996，37：27.

[10] Borner K，Borner E，Lode H. Determination of sparfloxacin in serum and urine by high-performance liquid chromtography［J］. J Chromatogr，1992，579(3)：285.

[11] Lyon D J，Cheung C Y，Chan C Y，et al. Rapid HPLC assay of clinafloxacin，fieroxacin，levofloxacin，sparfloxacin and tosufloxacin［J］. J Antimicrob Chemother，1994，34(3)：446.

[12] 章怡彬，刘明亮．氟喹诺酮：一类重要的抗结核药物［J］．国外医药．抗生素分册，2009，30：19-24.

[13] 刘梅．对喹诺酮类抗生素应用的分析［J］．今日药学，2009，19(2)：20-22.

[14] Zhanel GG，Ennil K，Vercaigne L，et al. A critical review of the fluoroquinolones：focus on respiratory infection［J］. Drugs，2002，62(1)：13.

[15] Kagemoto A，Negoro T，Nakao M，et al. Synthesis of［carbonyl-14 C］sparfloxacin［J］. Arzneimittelforschung，1991，41(7)：744.

[16] 戚建军，李树有，刘明亮，等．司帕沙星合成工艺研究［J］．中国医药工业杂志，2001，32(9)：387-389.

[17] Engler M，Rüsing G，Sörgel F，et al. Defluorinated sparfloxacin as a new photoproduct identified by liquid chromatography coupled with UV detection and tandem mass spectrometry［J］. Antimicrob Agents Chemother，1998，42(5)：1151.

[18] Marona HR，Zuanazzi JA，Schapoval EE. Determination of

sparfloxacin and its degradation products by HPLC-PDA [J]. J Antimicrob Chemother, 1999, 44(2): 301.

[19] Marona HR, Schapoval EE. Spectrophotometric determination of sparfloxacin in tablets [J]. J Antimicrob Chemother, 1999, 44(1): 136.

[20] 朱龙飞，李强，尚志清．紫外分光光度法测定司帕沙星片剂含量［J］．中国抗生素杂志，2000，25(3)：228.

[21] El-Didamony AM. Fluorescence probe enhanced spectrofluorimetric method for the determination of sparfloxacin in tablets and biological fluids [J]. Luminescence, 2010, 21.

[22] 华岑，高建华，龚雪云．曙红B荧光猝灭法测定司帕沙星［J］.光谱实验室，2003，20(5)：676.

[23] Marona HR, Schapoval EE. Development and validation of a nonaqueous titration with perchloric acid to determine sparfloxacin in tablets [J]. Eur J Pharm Biopharm, 2001, 52 (2): 227.

[24] 李树有，朱龙飞，李强．非水滴定法测定司帕沙星含量［J］．中国抗生素杂志，2001，26(1)：72-73.

[25] Jain S, Jain NK, Pitre KS. Electrochemical analysis of sparfloxacin in pharmaceutical formulation and biochemical screening of its Co(II) complex [J]. J Pharm Biomed Anal, 2002, 29(5): 795.

[26] Rizk M, Belal F, Ibrahim F, et al. Voltammetric analysis of certain 4-quinolones in pharmaceuticals and biological fluids [J]. J Pharm Biomed Anal, 2000, 24(2): 211.

[27] Wang Y, Baeyens WR, Huang C, et al. Enhanced separation of seven quinolones by capillary electrophoresis with silica nanoparticles as additive [J]. Talanta, 2009, 77(5): 1667.

[28] Faria AF, de Souza MV, de Almeida MV, et al. Simultaneous separation of five fluoroquinolone antibiotics by capillary zone electrophoresis [J]. Anal Chim Acta, 2006, 579(2): 185.

[29] 翟海云，谭学才，陈缵光，等．司帕沙星的毛细管电泳高频电导法测定［J］．分析实验室，2004，23(11)：26-29.

[30] Wright DH, Herman VK, Konstantinides FN, et al. Determination of quinolone antibiotics in growth media by reversed-phase high-performance liquid chromatography [J]. J. Chromatogr B Biomed Sci Appl, 1998, 709(1): 97.

[31] Gupta H, Aqil M, Khar RK, et al. Development and validation of a stability-indicating RP-UPLC method for the quantitative analysis of sparfloxacin [J]. J Chromatogr Sci, 2010, 48(1): 1.

[32] Herida R. N. Marona, Elfrides E. S. Schapoval. A high-performance liquid chromatographic assay for sparfloxacin [J]. J Pharm Biomed Anal, 1999, 20, 413.

[33] 孙雨安，王国庆，崔泉中．司帕沙星含量的HPLC测定［J］．分析测试学报，2000，19(1)：62.

[34] Xiao Y, Chang H, Jia A, et al. Trace analysis of quinolone and fluoroquinolone antibiotics from wastewaters by liquid chromatography-electrospray tandem mass spectrometry [J]. J Chromatogr A, 2008, 1214(1-2): 100.

[35] Yue Z, Lin X, Tang S, Chen X, et al. Determination of 16 quinolone residues in animal tissues using high performance liquid chromatography coupled with electrospray ionization tandem mass spectrometry [J]. Chinese Journal of chromatography, 2007, 25(4): 491.

[36] 石杰，曹丰璞，赵开楼．流动注射化学发光法测定司帕沙星的研究［J］．分析实验室，2006，25(3)，89.

撰写　王立萍　刘英　冯明霞　河南省食品药品检验所
复核　闻京伟　河南省食品药品检验所

对乙酰氨基酚

Paracetamol

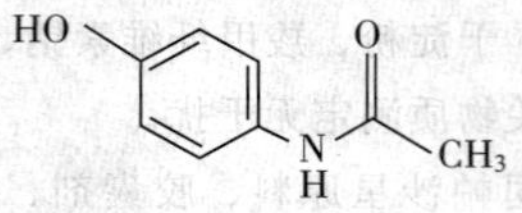

$C_8H_9NO_2$　151.16

化学名： 4′-羟基乙酰苯胺

4-hydroxyacetanilide

英文名： Paracetamol(INN、EP)；Acetaminophen(USP、JP)

异名： 醋氨酚

CAS 号：［103-90-2］

本品为乙酰苯胺类解热镇痛药，用于发热、疼痛等。其解热镇痛效果与乙酰水杨酸基本相同。在正常剂量下对肝脏无损害，毒副作用也较少。本品口服后自胃肠道吸收迅速而完全，0.5～2小时血药浓度达峰值，半衰期为2.75～3.25小时，90％～95％由肝脏代谢，其主要代谢产物为葡萄糖醛酸结合物，其次是硫酸结合物，从肾脏排出，24小时内约有3％以原型随尿液排出体外。当服用量过大时产生的羟化物较多，对肝脏有损害并且会使血红蛋白变性，引起溶血。

除中国药典(2015)收载外，USP(36)、Ph. Eur.(7.0)、BP(2013)和JP(16)亦有收载。

【制法概要】 本品由Morse于1878年首次合成，Brodies应用到医药上。国内于1960年开始生产。本品有多种合成工艺，目前国内多采用工艺简单的铁粉还原法，但该法对环境污染较重。

(1)工艺路线1(铁粉还原法)

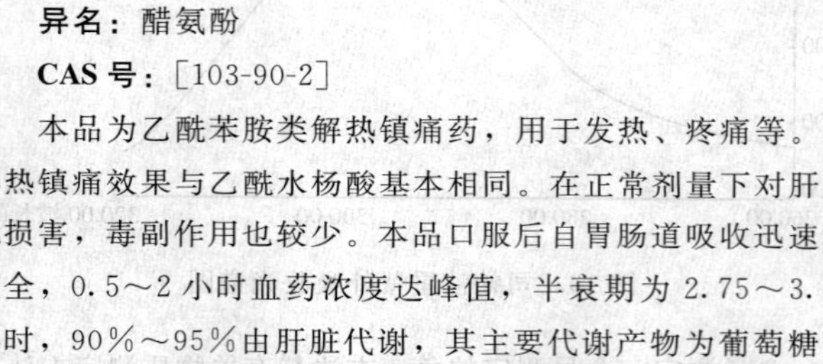

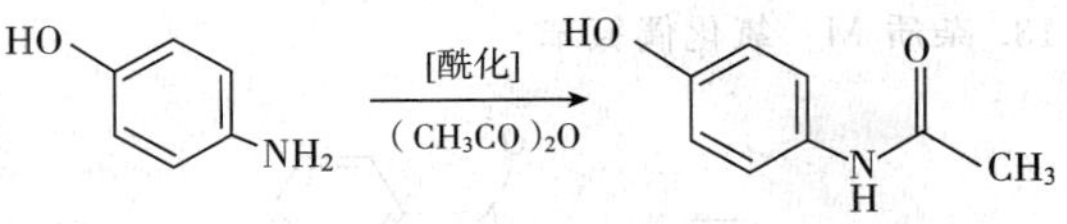

(2)工艺路线 2

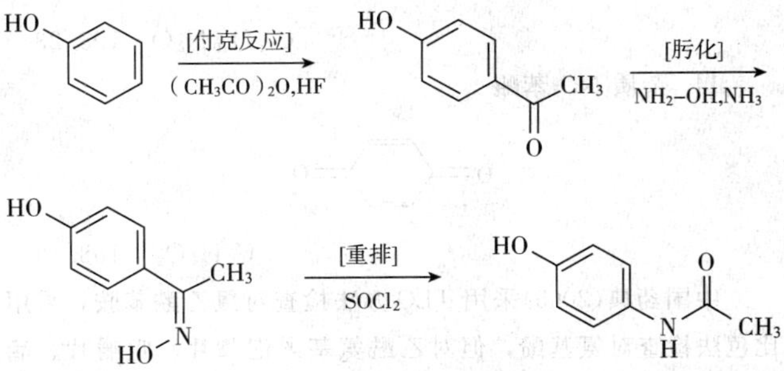

【性状】外观　本品为白色结晶或结晶性粉末；无臭，味微苦。

溶解性　本品在热水或乙醇中易溶，在丙酮中溶解，在水中略溶。

熔点　本品的熔点为 168～172℃。

本品在 45℃以下稳定，但如果暴露在潮湿的空气中会水解成对氨基酚，然后进一步发生氧化降解，生成醌亚胺类化合物，颜色逐渐变成粉红色至棕色，最后成黑色，因此应在阴冷干燥处密闭保存[1]。

【鉴别】(1)本品含酚羟基，水溶液加三氯化铁试液，生成蓝紫色络合物 $[Fe(p\text{-}CH_3CONHC_6H_4O)]_6^{3-}$ 或酚铁盐 $Fe[p\text{-}CH_3CONHC_6H_4O]_3$。

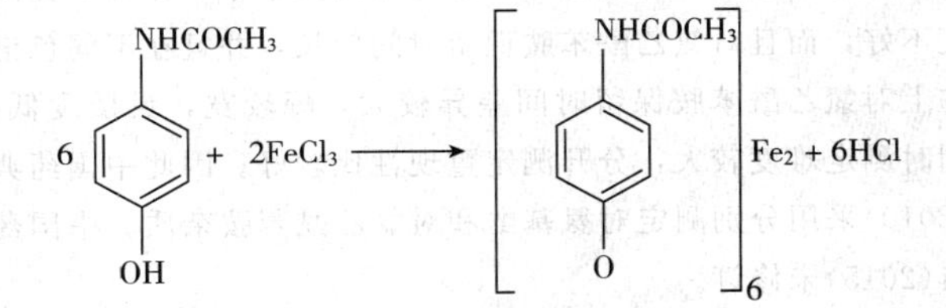

(2)本品在稀盐酸溶液中，加热水解，生成对氨基酚，滴加亚硝酸钠试液，生成重氮盐，再加碱性β-萘酚试液，偶合生成红色偶氮化合物。

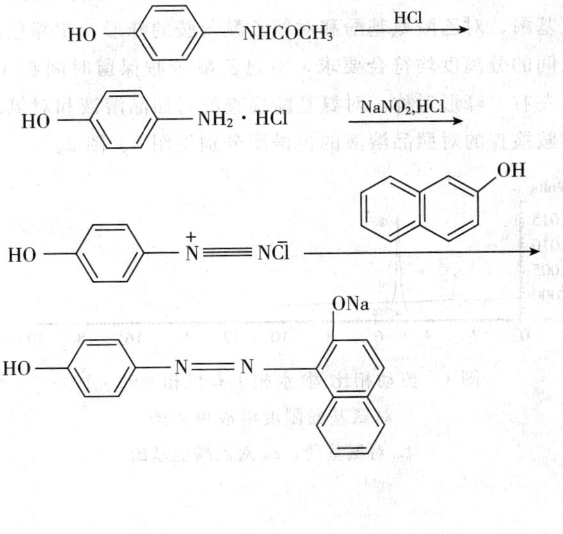

(3)本品的红外光吸收谱图应与对照的图谱(光谱集 131 图)一致，显示的主要特征吸收如下[1]。

特征谱带(cm⁻¹)	归属	
3320～2800	羟基，酰胺	$\nu_{O-H,N-H}$
1650	酰胺(Ⅰ)	$\nu_{C=O}$
1610，1505	苯环	$\nu_{C=C}$
1560	酰胺(Ⅱ)	δ_{NH}
832	取代苯	γ_{2H}

【检查】酸度　本品饱和水溶液呈弱酸性，25℃时 pH 值在 5.3～6.5 之间，标准规定 pH 值为 5.5～6.5。

乙醇溶液的澄清度与颜色　本品生产工艺中使用的还原剂，可能带入成品中，致使乙醇溶液产生浑浊。颜色是检查中间体氨基酚的氧化呈色物，本品在乙醇中易溶，且有色杂质在乙醇中溶解度亦较大，故采用乙醇作溶剂。

有关物质　本品可能的有关物质包括杂质 A 至杂质 N 共 14 个。其中杂质 A、B、C、J、I 均为合成中间体所含的杂质在反应后引入的副产物；杂质 E、F 为不同合成工艺的中间体；杂质 L、M 为还原步骤的副产物[1]；杂质 N 为以苯酚为原料时引入的杂质[1]。上述有关物质均可通过加强中间体的纯度控制而避免在终产物中出现。杂质 H 为最后一步合成引入的副产物；杂质 D、G、K 为不同合成工艺最后一步反应的原料[2,3]，其中杂质 K 对氨基酚是本品的主要降解产物。

各有关物质结构如下。

1. 杂质 A　2-乙酰氨基酚

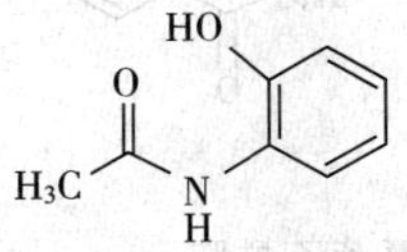

$C_8H_9NO_2$　151.17

2. 杂质 B　对丙酰氨基酚

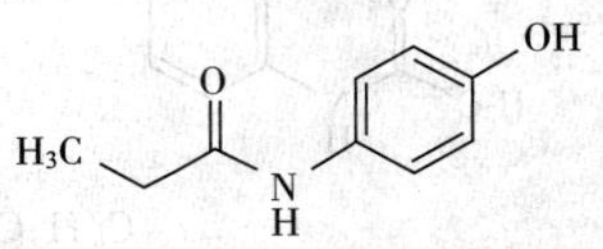

$C_9H_{11}NO_2$　165.19

3. 杂质 C　2-氯-对乙酰氨基酚

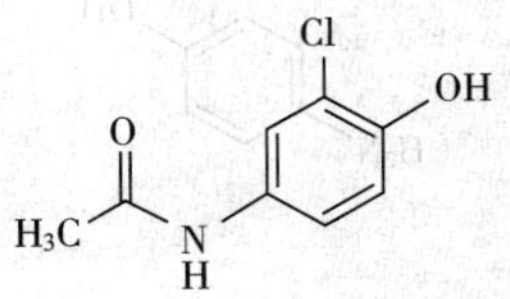

$C_8H_8ClNO_2$　185.61

4. 杂质 D　*N*-乙酰苯胺

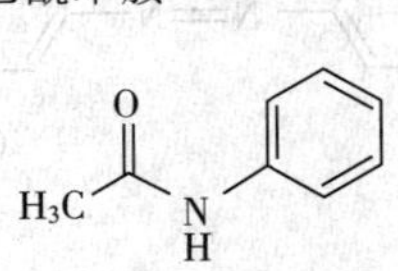

C_8H_9NO　135.17

5. 杂质 E　对乙酰基酚

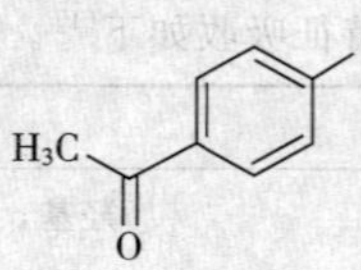

$C_8H_8O_2$　136.15

6. 杂质 F　对硝基酚

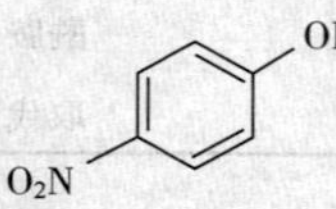

$C_6H_5NO_3$　139.11

7. 杂质 G　对羟基苯乙酮肟

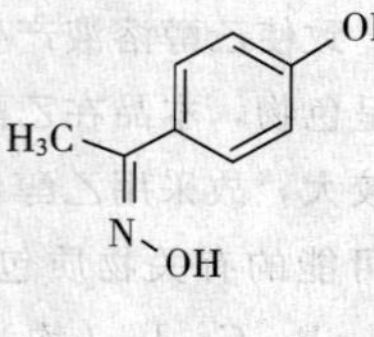

$C_8H_9NO_2$　151.17

8. 杂质 H　对乙酰胺基酚乙酸酯

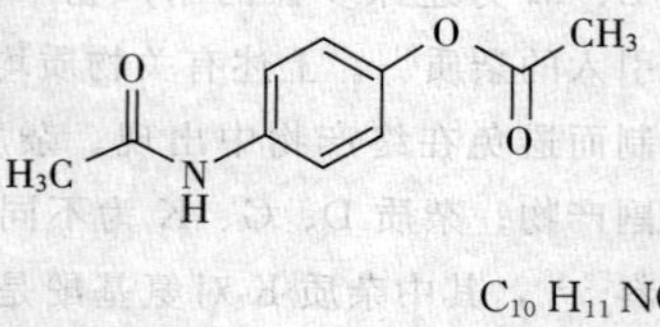

$C_{10}H_{11}NO_3$　193.20

9. 杂质 I　2-乙酰基酚

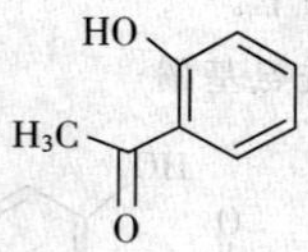

$C_8H_8O_2$　136.15

10. 杂质 J　对氯苯乙酰胺

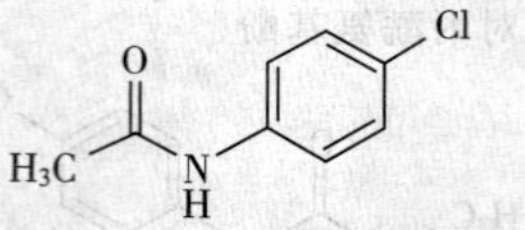

C_8H_8ClNO　169.61

11. 杂质 K　对氨基酚

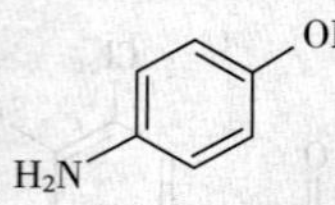

C_6H_7NO　109.13

12. 杂质 L　偶氮苯

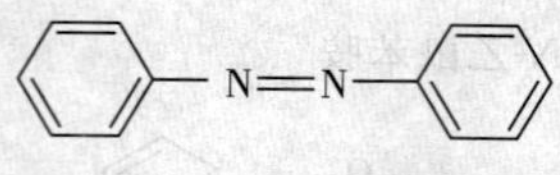

$C_{12}H_{10}N_2$　182.23

13. 杂质 M　氧化偶氮苯

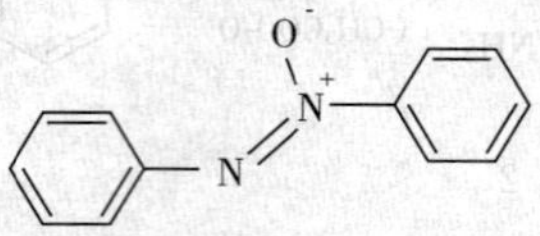

$C_{12}H_{10}N_2O$　198.23

14. 杂质 N　苯醌

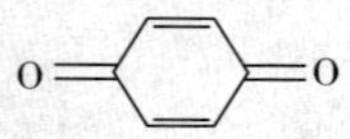

$C_6H_4O_2$　108.10

中国药典(2005)采用 TLC 方法检查对氯乙酰苯胺，采用比色法检查对氨基酚，但对乙酰氨基酚泡腾片、咀嚼片、滴眼剂和颗粒采用 HPLC 方法检查对氨基酚，用十八烷基硅烷键合硅胶柱，流动相分别为磷酸盐缓冲液(pH 4.5)-甲醇(80：20)和 0.05mol/L 醋酸铵溶液-甲醇(85：15)，检测波长分别为 254nm 和 257nm。研究时发现两种色谱条件对乙酰氨基酚与对氨基酚峰可有效分离，但对氨基酚峰形欠佳，耐用性较差。

Ph. Eur. (6.0) 原料和片剂均采用磷酸氢二钠(17.9g/L)-磷酸二氢钠(7.8g/L)-含 40% 四丁基氢氧化铵 4.6g/L 的甲醇(325：325：250)为流动相，检测波长 245nm。原料采用十八烷基硅烷键合硅胶柱，片剂采用辛烷基硅烷键合硅胶柱，同时检测对氨基酚和对氯乙酰苯胺杂质。经试验发现采用辛烷基硅烷键合硅胶柱，对氨基酚和对乙酰氨基酚色谱峰对称性好，但保留时间小于 5 分钟，分离度不好，而且对氯乙酰苯胺保留时间较长，并且在不同色谱柱上对氯乙酰苯胺保留时间差异较大，峰较宽，灵敏度低，同时测定难度较大，分开测定重现性比较好。因此中国药典(2010)采用分别测定对氨基酚和对氯乙酰苯胺杂质。中国药典(2015)未修订。

以磷酸盐缓冲液(取磷酸氢二钠 8.95g，磷酸二氢钠 3.9g，加水溶解至 1000ml，加入 10% 四丁基氢氧化铵 12ml)-甲醇(90：10)为流动相测定对氨基酚，上述磷酸盐缓冲液-甲醇(60：40)为流动相测定对氯乙酰苯胺。经试验对氨基酚、对乙酰氨基酚和对氯乙酰苯胺的峰形，相邻色谱峰之间的分离度均符合要求，对氯乙酰苯胺保留时间在 12 分钟左右，峰形对称。对氨基酚检查的对照品溶液和对氯乙酰苯胺检查的对照品溶液的色谱图分别见图 1、图 2。

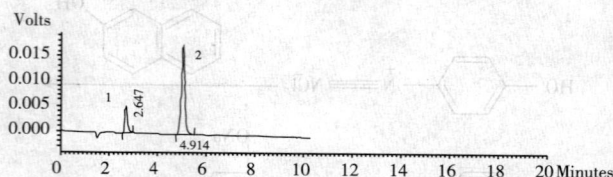

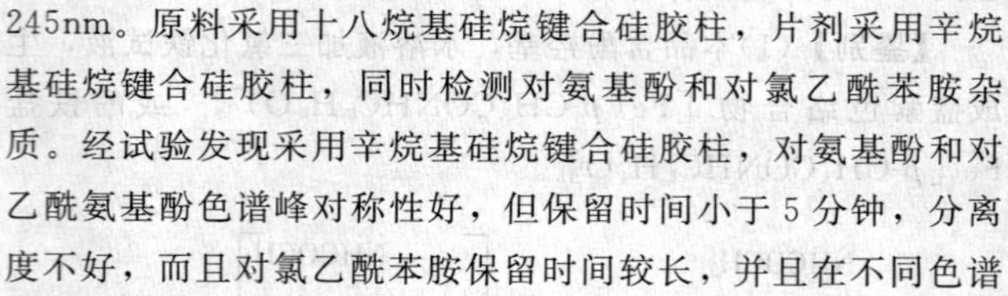

图 1　流动相比例(水相：有机相＝90：10)
对氨基酚限度溶液色谱图
1. 对氨基酚；2. 对乙酰氨基酚

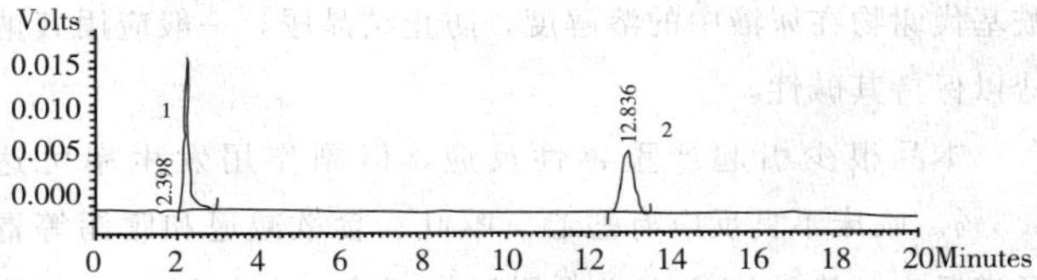

图2 流动相比例(水相：有机相=60：40)

对氯乙酰苯胺限度溶液色谱图

1. 对乙酰氨基酚；2. 对氯乙酰苯胺

使用不同品牌的三种色谱柱，分别在两个品牌的高效液相色谱仪上进行耐用性考察，结果三种不同品牌的色谱柱分离度基本一致，但在Shiseido C8色谱柱峰形对称性更好。经采用逐步稀释法测定，确定对氨基酚的最低检出量为0.2ng($S/N>3$)；对氯苯乙酰胺的最低检出量为0.04ng($S/N>3$)。本品易水解，供试品溶液和对照品溶液应临用新制。

杂质限度中国药典(2015)规定，对氨基酚不得过0.005%，与USP(36)、Ph. Eur.(7.0)限度一致，对氯苯乙酰胺不得过0.005%，而USP(36)、Ph. Eur.(7.0)限度为0.001%。

USP(36)检查对氯苯乙酰胺和对氨基酚，BP(2013)列出的杂质包括A至K，并指定检查对硝基酚、对氯苯乙酰胺和对氨基酚，JP(16)检查杂质总量。

残留溶剂[2,3] 根据不同的合成工艺和精制方法，可能涉及到的残留溶剂主要为醋酸，其次为乙醇、异丙醇、乙酸乙酯和氨。Ph. Eur.(7.0)、USP(36)和JP(16)均无残留溶剂检查；中国药典(2015)也没有收载残留溶剂检查项。

【含量测定】采用紫外-可见分光光度法。本品溶于稀氢氧化钠溶液中，在257nm的波长处测定吸收度。经试验，测得结果相对平均偏差在0.5%以内($n=8$)。

BP(2013)采用铈量法，USP(36)、JP(16)采用对照品紫外-可见分光光度法。

【制剂】中国药典(2015)收载了对乙酰氨基酚片、咀嚼片、泡腾片、注射液、栓、胶囊、颗粒、滴剂、凝胶共9种制剂。BP(2013)中收载对乙酰氨基酚片、胶囊、栓、口服溶液等，USP(36)中收载对乙酰氨基酚片、胶囊、泡腾片、口服溶液、栓等。

(1)对乙酰氨基酚片(Paracetamol Tablets)

本品规格为0.1g、0.3g和0.5g。国内各企业的处方中，主要辅料有淀粉、糊精、硬脂酸镁等。

〔检查〕 有关物质 对氨基酚为主要降解产物，中国药典(2010)增订了有关物质检查项目，采用与原料一致的色谱条件检查对氨基酚，限度参考USP(32)、BP(2009)，限度为不得过0.1%；对氯乙酰苯胺为工艺杂质，不是降解产物，已在原料中控制，制剂中未列入有关物质检查。中国药典(2015)未修订。

〔含量测定〕 采用紫外-可见分光光度法，与原料测定方法一致。BP(2013)采用紫外-可见分光光度法，USP(36)采用HPLC方法。

(2)对乙酰氨基酚胶囊(Paracetamol Capsules)

本品规格为0.3g。国内各企业的处方中，主要辅料有淀粉、滑石粉、硬脂酸镁等。

〔检查〕 有关物质 中国药典(2010)增订项目，检查控制对氨基酚，检测方法与限度与片剂一致。中国药典(2015)未修订。

(3)对乙酰氨基酚注射液(Paracetamol Injection)

本品规格为1ml：0.075g、1ml：0.15g、2ml：0.15g和2ml：0.25g。国内各企业的处方中，主要辅料有水、聚乙二醇400、依地酸二钠、亚硫酸氢钠等。

〔检查〕 有关物质 液相色谱法测定，采用C18色谱柱，0.05mol/L醋酸铵溶液-甲醇(85：15)为流动相，检查对氨基酚和未知杂质。

〔含量测定〕 中国药典(2010)采用有关物质检查的方法(HPLC)测定含量。中国药典(2015)未修订。

(4)对乙酰氨基酚栓(Paracetamol Suppositories)

本品规格为0.125g、0.15g、0.3g和0.6g。

〔含量测定〕 采用紫外-可见分光光度法，与原料测定方法一致。该方法简单，方便，供试品配制时，注意将样品切碎混匀，以免取样不均匀。

(5)对乙酰氨基酚颗粒(Paracetamol Granules)

本品规格为0.1g、0.16g、0.25g、0.5g。

〔检查〕 有关物质 高效液相色谱法检查对氨基酚，采用C18色谱柱，0.05mol/L醋酸铵溶液-甲醇(85：15)为流动相，检测波长257nm。对氨基酚限度不得过0.1%。

(6)对乙酰氨基酚滴剂(Paracetamol Drops)

本品规格为10ml：1g、15ml：1.5g、16ml：1.6g。

〔检查〕 有关物质 高效液相色谱法检查对氨基酚，采用C18色谱柱，0.05mol/L醋酸铵溶液-甲醇(85：15)为流动相，检测波长257nm。对氨基酚限度不得过0.1%。

〔含量测定〕 高效液相色谱法测定，色谱条件与有关物质核查方法一致。

(7)对乙酰氨基酚凝胶(Paracetamol Gel)

本品规格为5g：0.12g。国内各企业的处方中，主要辅料有可溶性淀粉、蔗糖、甘油、琼脂、β-环糊精、明胶、柠檬酸钠、甜蜜素、食用香精、已二酸、尼泊金乙酯、蛋白糖、柠檬黄等。

〔含量测定〕 高效液相色谱法测定，采用C18色谱柱，甲醇-水-磷酸(22：78：0.1)为流动相，检测波长为248nm。

(8)对乙酰氨基酚咀嚼片(Paracetamol Chewable Tablets)

本品规格为80mg、160mg。

〔检查〕 有关物质 高效液相色谱法检查对氨基酚，采用C18色谱柱，0.05mol/L醋酸铵溶液-甲醇(85：15)为流动相，检测波长257nm。对氨基酚限度不得过0.1%。

(9)对乙酰氨基酚泡腾片(Paracetamol Effervescent Tablets)

本品规格为0.1g、0.3g和0.5g。

〔检查〕 有关物质 高效液相色谱法检查对氨基酚，采用C18色谱柱，以磷酸盐缓冲液(pH 4.5)-甲醇(80∶20)为流动相，检测波长254nm。对氨基酚限度不得过0.1%。

〔含量测定〕 高效液相色谱法测定，色谱条件与对氨基酚检查项一致。

参考文献

[1] Florey，K. Analytical Profiles of Drug Substances. vol. 3. New York：Academic Press，1974：1.

[2] 陈光勇，陈旭冰，刘光明．对乙酰氨基酚的合成进展，西南国防医药，2007，17(1)：114-117.

[3] 王书勤．世界有机药物专利制备方法大全．北京：科学技术文献山版社，1996，459-461.

撰写 高 青 车宝泉 北京市药品检验所
复核 周立春 北京市药品检验所

对氨基水杨酸钠

Sodium Aminosalicylate

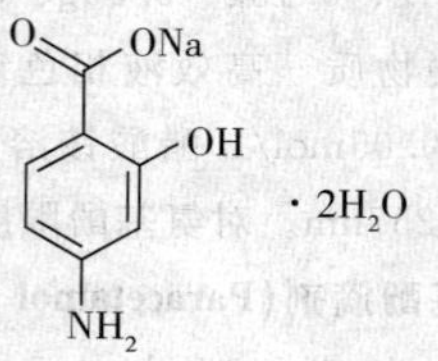

$C_7H_6NNaO_3 \cdot 2H_2O$ 211.14

化学名：4-氨基-2-羟基苯甲酸钠盐二水合物

benzoic acid，4-amino-2-hydroxy-monosodium salt，dihydrate

英文名：Sodium Aminosalicylate(INN)

异名：对氨基柳酸钠；PAS-Na

CAS号：[6018-19-5]

本品对结核杆菌有选择性抑制作用，对其他细菌无效。对结核病的疗效不如链霉素及异烟肼，只有链霉素的2%，但与其他抗结核药合用，不仅疗效增强，还可延缓抗药性的产生。如与异烟肼合用，两者在肝中竞争乙酰辅酶和转移酶乙酰化，而使游离异烟肼浓度升高，作用增强。

本品口服剂量较大，口服后从小肠上部吸收迅速而安全，一次口服4g，血浆中浓度在90～120分钟达到最高峰。它分布于全身体液中，但不易渗入脑脊液内。排出也很快，80%以上于10小时内由尿液排出，其中主要为乙酰化的形式。对氨基水杨酸钠乙酰化后即失去抗菌活性。当药物剂量加大时，由于肝脏乙酰化的能力有限，使得游离的对氨基水杨酸钠随之增加，这就增强了抑菌效果。为了增加其N-乙酰基代谢物在尿液中的溶解度，防止结晶尿，一般应用其钠盐以保持其碱性。

本品很少引起严重毒性反应，但副作用发生率可达8.3%。临床不良反应有恶心、呕吐、食欲减退和腹泻等胃肠道反应。静脉滴注不产生胃肠道反应，并能增加血药浓度，提高药效。

1946年确定了本品抗结核活性，国内于1957年开始生产。

除中国药典(2015)收载外，USP(36)、BP(2013)和Ph. Eur.(7.0)均有收载。

【制法概要】由于对氨基水杨酸是苯环上带三个功能基的化合物，取代基引入的方法先后次序不同，故有多种合成方法，以间氨基酚为原料的生产路线较为普遍。

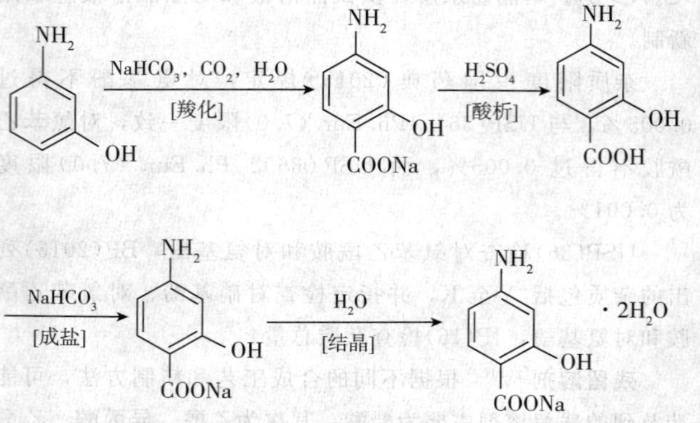

【性状】本品为白色或类白色的结晶或结晶性粉末，在潮湿的空气中、高温、光照下均不稳定，色渐变深，失去二氧化碳，分解成间氨基酚，随即被氧化生成二苯醌，此化合物的氨基容易被羟基取代而生成3，5，3′，5′-四羟基联苯醌，呈明显的红棕色。

【鉴别】本品的红外光吸收图谱(光谱集132图)显示的主要特征吸收如下。

特征谱带(cm^{-1})	归属	
3500～3200	水，羟基，氨基	$\nu_{O-H,N-H}$
1640，1390	羧酸离子	$\nu_{CO_2^-}$
1590，1560，1500，1448	苯环	$\nu_{C=C}$
1300	苯胺	$\nu_{C=N}$
1230，1190，1165	苯酚	ν_{C-O}
808	取代苯	γ_{2H}

【检查】有关物质 本品的合成方法以间氨基酚为原料的生产路线较为普遍；原料在潮湿的空气中、高温、光照下，可分解成间氨基酚。间氨基酚无疗效，且有毒性。中国药典(2010)和USP(30)均采用色谱条件相似的高效液相色谱方法对间氨基酚和其他杂质进行控制。以间氨基酚在280nm处最大吸收波长为检测波长。间氨基酚峰理论板数大于4000，拖尾因子在0.95～1.05之间，邻近峰无干扰，空

白溶剂不干扰测定。间氨基酚峰与对氨基水杨酸钠和杂质峰分离度符合要求。在主成分峰3倍保留时间附近有一较大未知杂质峰出现，将记录色谱图时间至主成分峰保留时间的3.5倍，可对此杂质进行控制。

中国药典(2015)有关物质检查方法是在中国药典(2010)有关物质检查方法的基础上，并参考BP(2013)有关物质的检查方法，通过考察本品的杂质A(间氨基酚)、杂质B(5-氨基水杨酸)与主成分的分离情况，对色谱系统进行修订。杂质A既是对氨基水杨酸钠的合成原料又是本品的降解产物，杂质B是BP收载的对氨基水杨酸钠合成工艺杂质，在BP中同时检测杂质A与杂质B，并用杂质A与杂质B的分离度作系统适用性试验要求。

对杂质A和杂质B的检测，采用220nm比采用280nm灵敏度更高。故参考BP(2013)将检测波长由280nm修订为220nm，同时考虑到乙腈的洗脱强度比甲醇大，故将原流动相中的甲醇替换为乙腈，对流动相中四丁基氢氧化铵(TBH)离子对浓度、流动相的pH值、乙腈的比例也进行考察和优化，并制备含有杂质A(间氨基酚)、杂质B(5-氨基水杨酸)和主成分的混合溶液进行系统适用性试验。在拟定的色谱条件下，对样品进行了破坏试验考察。实验结果显示，样品在酸、碱、热、光破坏条件下均产生杂质A(间氨基酚)，光照条件下在主峰后产生1个未知杂质。氧化破坏在主峰前、后均产生未知杂质，杂质峰与主峰之间均可以得到较好分离。有关物质检查记录至主峰保留时间的3.5倍即可。

线性相关性试验结果显示，对氨基水杨酸钠、杂质A(间氨基酚)和杂质B(5-氨基水杨酸)均在0.2～2μg/ml浓度范围内，浓度与峰面积均呈良好的线性关系，相关系数在0.9998以上。对氨基水杨酸钠、杂质A和杂质B的检出限分别为0.0025μg/ml、0.0034μg/ml和0.0018μg/ml。稳定性试验显示，溶液稳定性差，建议供试品溶液配制时避光操作，临用新制。采用Agilent Eclipse Plus、Waters Symmetry、Thermo、Thermo aQ、Shiseido、Inertsil ODS-3、Agela Venusil MP、phenomenex Gemini等8个品牌的C18(250mm×4.6mm I.D.，5μm)色谱柱进行耐用性试验，结果杂质A、杂质B、主成分峰之间的分离度均符合要求。

测定11批原料中的有关物质，杂质A为0.07%～0.12%，未检测到杂质B，其他单个杂质均小于0.1%，杂质总量均小于0.2%。可能国内的合成工艺与BP不同，BP除检测杂质A(间氨基酚)外，同时检测杂质B(5-氨基水杨酸)，且限度较高(1.0%)。根据样品的实际测定结果，参考BP的限度，修订限度为：杂质A按外标法计算不得过0.1%，其他单个杂质不得过0.1%(杂质B按未知杂质控制)，总杂质不得过0.5%。系统适用性溶液色谱图见图1，典型供试品溶液色谱图见图2。

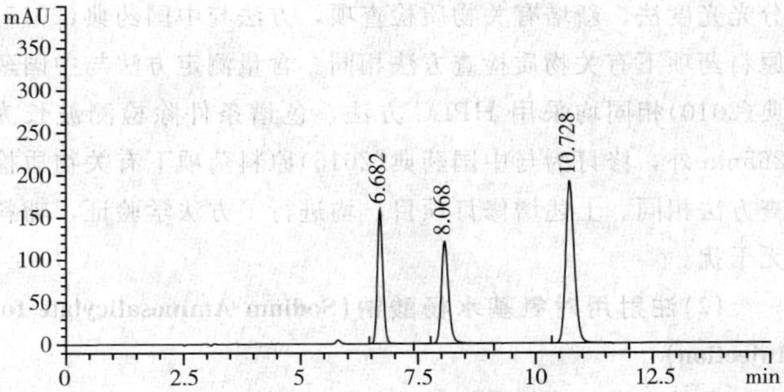

图1　系统适用性溶液色谱图

杂质A(6.68min)，杂质B(8.06min)，对氨基水杨酸钠(10.72min)

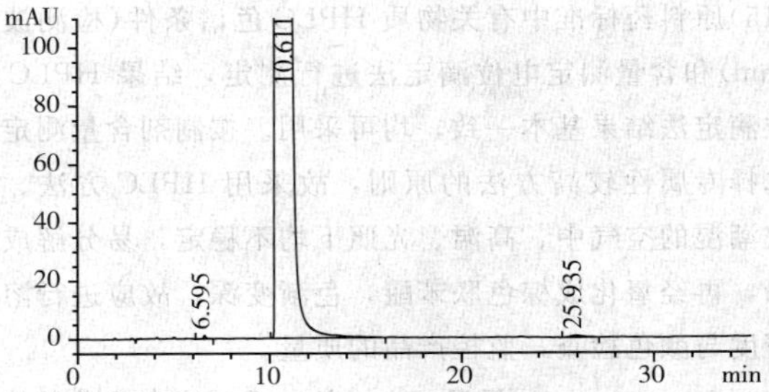

图2　典型供试品溶液色谱图

水分　对本品的干燥失重检查(ChP2010与BP2013)与费休氏法测定水分(USP36)进行了结果比较，干燥失重结果比卡氏法偏小0.3%，因费休氏法操作简单、快速、准确度高，故中国药典(2015)将干燥失重检查修订为费休氏法测水分。中国药典(2010)和BP(2013)水分限度均为16.0%～17.5%，USP(36)限度为16.0%～18.0%，中国药典(2015)修订为16.0%～18.0%(理论含水量为17.0%)。

细菌内毒素　中国药典(2015)将热原检查修订为细菌内毒素检查。根据《中国药典》2010年版二部附录ⅪE计算得出其细菌内毒素限值成人为50EU/g，小儿为33.3 EU/g。按照细菌内毒素限值为30 EU/g进行方法学验证，本品在2.1mg/ml或以下稀释浓度对两个厂家生产的鲎试剂反应无干扰作用。

【含量测定】　中国药典(2010)采用HPLC方法进行含量测定，BP(2013)采用电位滴定法进行含量测定。经过对两种方法测定结果进行比较，HPLC方法结果偏高，考虑到本品有关物质等检查项目已获得较好控制，故中国药典(2015)参照BP(2013)采用电位滴定法进行含量测定。电位滴定法滴定参数需严格设置，电极需定期清洗，确保滴定终点敏锐并正确判定。微量的污染易造成测定结果偏离，可采用铬酸洗液浸泡电极(需浸泡至电极的液络部位)约5分钟，纯水清洗干净后再次使用。

【制剂】(1)对氨基水杨酸钠肠溶片(Sodium Aminosalicylate Enteric-coated Tablets)

中国药典(2015)对对氨基水杨酸钠肠溶片的释放度和含量测定进行了修订，并增加了有关物质检查项。释放方法同中国药典(2010)，仅将测定方法由HPLC方法修订为紫外分光光度法。新增有关物质检查项，方法与中国药典(2015)原料药项下有关物质检查方法相同。含量测定方法与中国药典(2010)相同均采用HPLC方法，色谱条件除检测波长为265nm外，修订为与中国药典(2015)原料药项下有关物质检查方法相同。上述增修订项目，均进行了方法学验证，辅料无干扰。

(2)注射用对氨基水杨酸钠(Sodium Aminosalicylate for Injection)

本品生产工艺简单，不添加任何辅料。中国药典(2015)注射用对氨基水杨酸钠标准中水分、细菌内毒素的修订与原料药相同。新增有关物质检查项，方法与中国药典(2015)原料药项下有关物质检查方法相同。含量测定分别按中国药典(2015)原料药标准中有关物质HPLC色谱条件(检测波长为265nm)和含量测定电位滴定法进行测定，结果HPLC法与电位滴定法结果基本一致，均可采用。按制剂含量测定方法宜选择专属性较高方法的原则，故采用HPLC方法。因本品在潮湿的空气中、高温、光照下均不稳定，易分解成间氨基酚，再经氧化成棕色联苯醌，色渐变深，故应进行溶液的澄清度与颜色检查，监控产品的质量。

撰写　方　灿　贵州省食品药品检验所
复核　成文昭　贵州省食品药品检验所
董顺玲　广州市药品检验所

丝裂霉素
Mitomycin

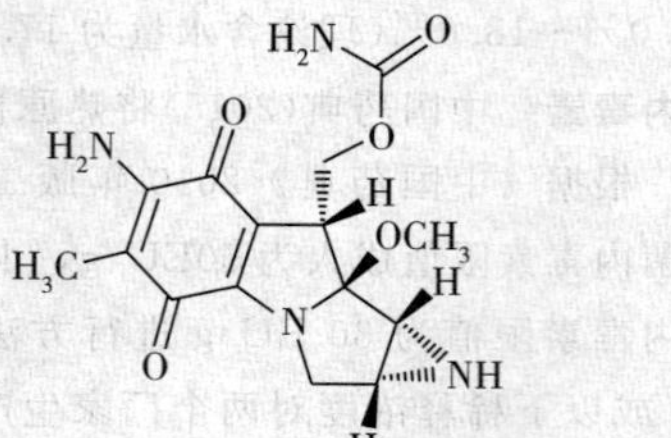

$C_{15}H_{18}N_4O_5$　334.33

化学名：6-氨基-1,1*a*,2,8,8*a*,8*b*-六氢-8-(羟甲基)-8*a*-甲氧基-5-甲基氮丙啶并[2′,3′:3,4]-吡咯并[1,2-*a*]吲哚-4,7-二酮氨基甲酸酯

6-amino-1,1*a*,2,8,8*a*,8*b*-hexahydro-8-(hydroxymethyl)-8a-methoxy-5-methylazirino[2′,3′:3,4]-pyrrolo[1,2-*a*]indole-4,7-dione carbamate

异名：自力霉素

CAS号：[50-07-7]

本品为醌类抗肿瘤抗生素，包括丝裂霉素A、B、C、R、Y等组分，临床上使用的是抗肿瘤作用最强的丝裂霉素C。其作用机制主要是与DNA的双螺旋形成交联的烷化作用，从而抑制DNA的复制，同时还可引起DNA单链断裂，高浓度时对RNA亦有抑制作用。

本品口服能吸收，但血中浓度只能达到静脉给药的1/20，故一般采用静脉给药。本品可迅速进入细胞内，在肌肉、心、肺、肾的浓度高。本品可在肝内经微粒体代谢。本品经肾小球滤过，由尿排出，数小时内有10%以原型排泄，24小时尿排出约35%。

本品临床用于多种实体瘤包括①消化道肿瘤：胃癌，结肠癌，直肠癌，胰腺癌，肝癌；②慢性淋巴细胞白血病，慢性骨髓性白血病，慢性淋巴瘤；③头颈部肿瘤，肺癌，乳腺癌；④子宫颈癌，子宫体癌，膀胱肿瘤；⑤癌性胸腔、腹腔积液。

本品的不良反应包括骨髓抑制、胃肠道反应、肝肾功能损害、肺毒性等。药液漏出血管外，有局部刺激作用，重者可致局部组织坏死、静脉炎。

本品由Wakaki等于1958年首先发现。除中国药典(2015)收载外，BP(2013)、USP(36)、JP(16)和日抗基(2000)均有收载。

【制法概要】本品由微生物发酵法制取，产生菌为头状链霉菌(*Streptomyces caespitosus*)NRRL2564。

本品发酵用培养基的主要成分为淀粉、葡萄糖、花生粉、黄豆粉和无机盐类。本品发酵液中通常含有丝裂霉素A，B组分和肉桂酸胺等杂质。发酵液放罐后加入适量十二烷基磺酸钠可防止本品的降解。为了保持车间生产的安全，一般采取离子交换法在密闭条件下进行操作。发酵液先用大孔吸附树脂吸附，水洗后再用丙酮洗脱，浓缩除去丙酮后用醋酸丁酯提取，将提取液加至氧化铝柱头，弃去含丝裂霉素A和B组分的洗脱液，将含蓝色的丝裂霉素C的氧化铝转移至另一个氧化铝柱头，用二氯甲烷-甲醇混合溶液洗脱，洗脱液经浓缩后再溶于乙醇中进行共沸蒸馏即得成品。

含量限度　BP(2010)规定为97.0%～102.0%(以无水物计)，USP(32)规定效价不得少于970μg/mg，JP(15)规定效价为970～1030μg/mg(以干品计)，日抗基(2000)规定效价不得少于900μg/mg。中国药典(2010)参考日抗基(2000)规定含量不得少于90.0%(以干品计)。中国药典(2015)修订了含量测定方法，并将限度提高至97.0%(以干品计)。

【性状】本品无熔点(330℃仍不熔)，差示扫描量热分析(DSC)显示在自215℃起放热并分解(升温速度5℃/min)[1]。

本品的水溶液稳定性较差。酸、碱缓冲盐和高温均可催化本品的降解。pH＞7时水解为7-羟基mitosenes，pH＜7时转化为1-羟基-2,7-二氨基mitosenes，在强酸性溶液中可进一步发生7-位氨基和氨基甲酸酯侧链的水解。碱性溶液中(pH 7～13)7位的氨基基团会被羟基基团取代，在强碱性溶液中长时间放置醌式结构会被破坏[1]。

【鉴别】(1)如将本品水溶液的pH值调节至10以上，则因4-位酮-烯醇式的互变异构化以及6-位氨基的去质子化，最大吸收的波长将由360nm迁移至295nm[1]。本品的水溶液在217nm、360nm和555nm处的吸收系数($E^{1\%}_{1cm}$)分别为736、689和6.3[1]。见图1。

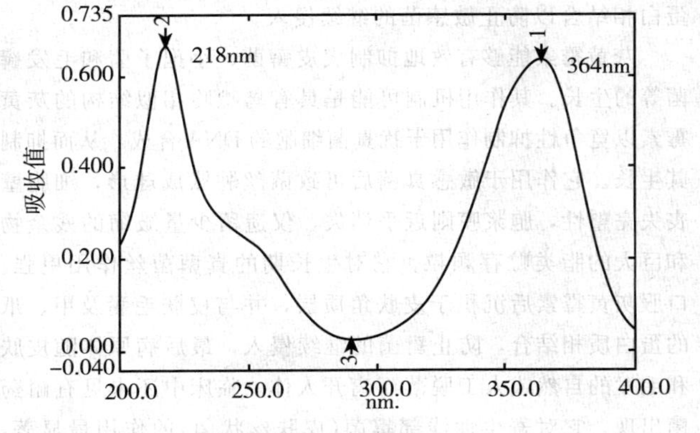

图1　供试品溶液的紫外-可见光谱图

(2)本品的红外光吸收图谱(光谱集918图)显示的主要特征吸收如下[1]。

特征谱带(cm^{-1})	归属	
3460，3310，3260	氨基	ν_{N-H}
2830	甲氧基	ν_{C-H}
1735	氨基甲酸酯	$\nu_{C=O}$
1653	氨基	δ_{NH_2}
1600，1558	醌	$\nu_{C=O,C=C}$
1065	酯，醚	ν_{C-O}

【检查】有关物质　中国药典(2010)参照BP(2010)制订。如按BP(2010)进样10μl时则丝裂霉素峰发生变形，将进样体积减为5μl则峰形正常。但当填料品牌选择不当时(如Hypersil填料)，丝裂霉素峰仍会发生前倾。采用Synergi POLAR-RP填料，则丝裂霉素的峰形较为对称。BP(2010)供试品溶液浓度为每1ml含5mg。考虑到注射用丝裂霉素最小规格为2mg，故将浓度减为每1ml含2mg。方法学认证结果显示检测限为5.8ng，即溶液的浓度相当于供试品溶液浓度的0.058%。BP(2010)规定的系统适用性试验溶液的浓度过高，会导致色谱峰变形，故修订为每1ml中含0.08mg的肉桂酰胺与0.2mg的丝裂霉素。见图2、图3。中国药典(2015)未修订。

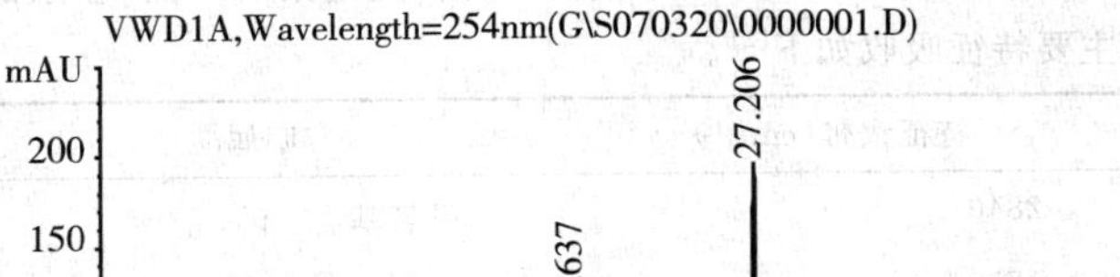

图2　系统适用性试验溶液的色谱图

丝裂霉素(19.637min)；肉桂酰胺(27.206min)

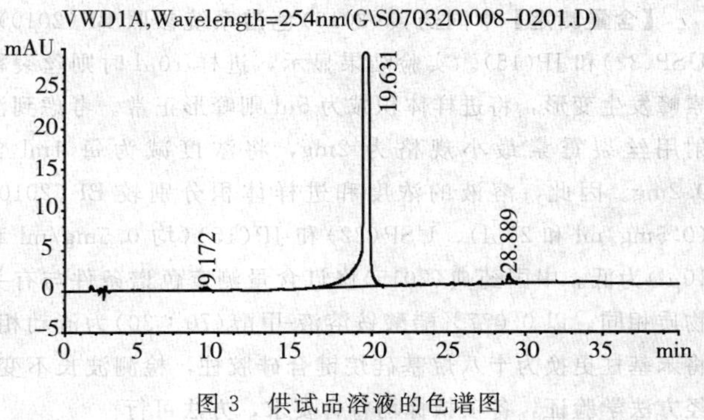

图3　供试品溶液的色谱图

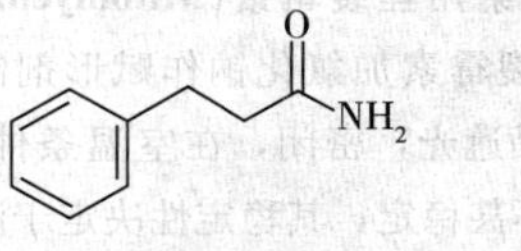

杂质A：(*E*)-3-苯基丙基-2-烯酰胺(肉桂酰胺)

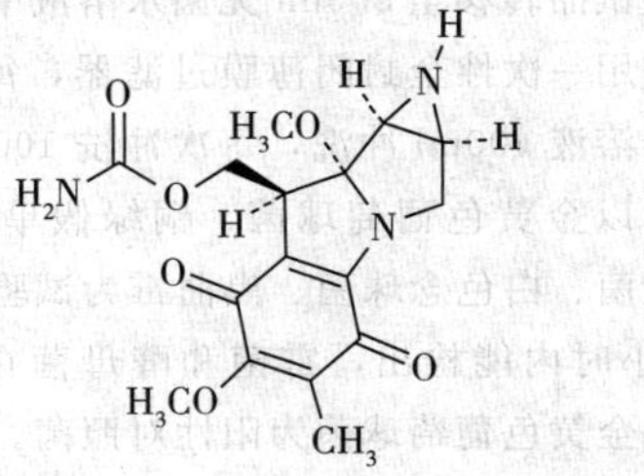

杂质B：[(1*aS*,8*S*,8*aR*,8*bS*)-6,8*a*-二甲氧基-5-甲基-4,7-二酮-1,1*a*,2,4,7,8,8*a*,8-八氢氮杂[2′,3′：3,4]吡咯并[1,2-*a*]-8-吲哚基]甲基氨基甲酸酯(丝裂霉素B)

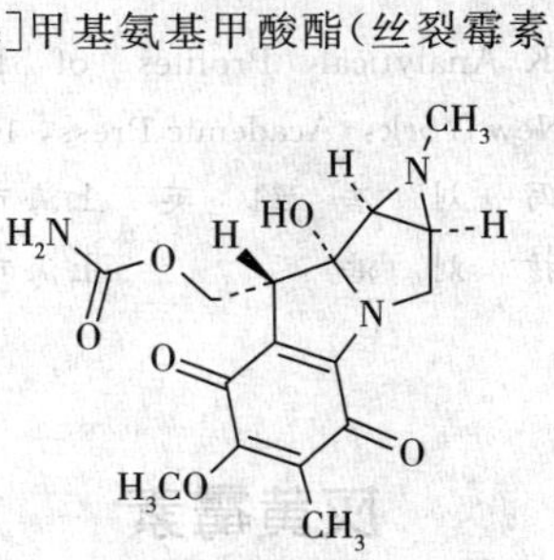

杂质C：[(1*aS*,8*R*,8*aR*,8*bS*)-8*a*-羟基-6-甲氧基-1,5-二甲基-4,7-二酮-1,1*a*,2,4,7,8,8*a*,8-八氢氮杂[2′,3′：3,4]吡咯并[1,2-*a*]-8-吲哚基]甲基氨基甲酸酯(丝裂霉素C)

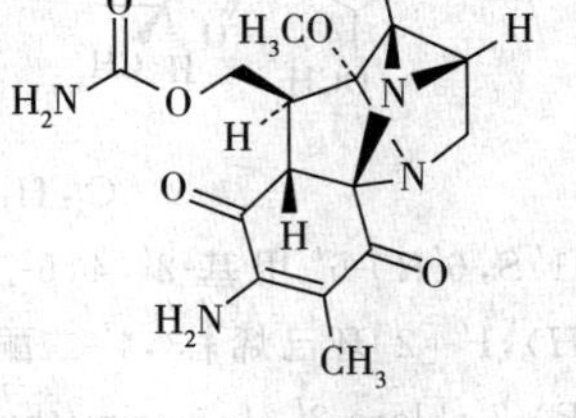

杂质D：[(1*S*,2*S*,4*S*,5*R*,6*S*,6*aR*,10*aS*,11*S*)-8-氨基-5-甲氧基-9-甲基-7,10-二酮-2,3,6,6*a*,7,10-六氢-1,2,5-亚甲基-1*H*,5*H*-咪唑[2,1-*i*]-6-吲哚基]甲基氨基甲酸酯(阿保丝裂霉素C)

细菌内毒素　中国药典(2010)方法及限度均参照BP(2010)制订，中国药典(2015)未修订。

【含量测定】中国药典(2010)色谱系统参照 BP(2010)、USP(32)和 JP(15)。实验结果显示，进样 10μl 时则丝裂霉素峰发生变形，将进样体积减为 5μl 则峰形正常。考虑到注射用丝裂霉素最小规格为 2mg，将浓度减为每 1ml 含 0.2mg。因此，溶液的浓度和进样体积分别较 BP(2010)(0.5mg/ml 和 20μl)、USP(32)和 JP(15)(均 0.5mg/ml 和 10μl)为低。中国药典(2015)修订含量测定色谱条件与有关物质相同。以 0.077%醋酸铵溶液-甲醇(70：30)为流动相，将苯基柱更换为十八烷基硅烷键合硅胶柱，检测波长不变。经方法学验证，各项指标均符合要求，方法可行。

【制剂】注射用丝裂霉素(Mitomycin for Injection)

本品为丝裂霉素加氯化钠作赋形剂制成的无菌粉末。

性状　本品遮光，密闭，在室温条件下可保存 2 年以上。本品的水溶液不甚稳定，其稳定性决定于溶液的 pH 值[1]。

〔检查〕无菌　按中国药典(2010)进行方法验证试验，取规定量供试品转移至 500ml 无菌水溶液中，混匀，按薄膜过滤法，使用一次性全封闭薄膜过滤器，每滤膜用 0.1%无菌蛋白胨水溶液 400ml 冲洗，每次冲洗 100ml，共做 6 个供试品滤筒。以金黄色葡萄球菌、铜绿假单胞菌、枯草芽孢菌、生孢梭菌、白色念珠菌、黑曲霉为试验菌进行验证，细菌均在 24 小时内能检出，霉菌和酵母菌在 48 小时内能检出。规定以金黄色葡萄球菌为阳性对照菌。

〔含量测定〕中国药典(2015)同原料药进行修订。

参考文献

[1] Florey K. Analytical Profiles of Drug Substances, Vol. 16. New York: Academic Press, 1987: 361-401.

撰写　刘　浩　鲍　英　上海市食品药品检验所
复核　刘　浩　　　　　上海市食品药品检验所

灰黄霉素

Griseofulvin

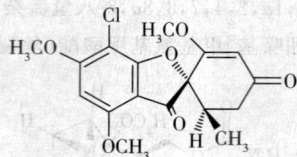

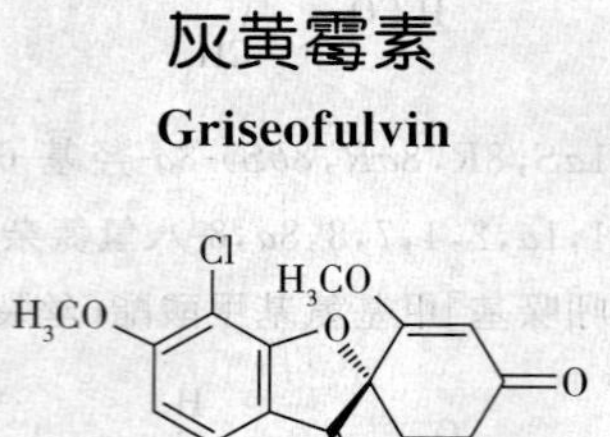

$C_{17}H_{17}ClO_6$　352.77

化学名：(1′*S*,6′*R*)-6′-甲基-2′,4,6-三甲氧基-7-氯-螺[苯并呋喃-2(3*H*),1′-[2]环己烯]-3,4′-二酮

(1′*S*,3-6′*R*)-7-chloro-2′,4,6-trimethoxy-6′-methylspiro[benzofuran-2(3*H*),1′-[2]cyclohexene]-3,4′-dione

CAS 号：[126-07-8]

本品系抗真菌类抗生素。口服后主要在十二指肠吸收，其次为空肠、回肠，胃内也有少量吸收。吸收后，广泛分布于全身各组织，其中皮肤、肝脏、脂肪及骨骼肌中的含量较高，可沉积在皮肤的角质层和毛发新生成的角质部分并与角蛋白相结合以防止敏感菌的继续侵入。

灰黄霉素能够有效地抑制表皮癣菌、小孢子菌和毛发癣菌等的生长。其作用机制可能是具有鸟嘌呤相似结构的灰黄霉素以竞争性抑制作用干扰真菌细胞的 DNA 合成，从而抑制其生长。它作用于敏感真菌后可致菌丝肿胀成球形，细胞壁丧失完整性，胞浆膜则近乎消失，仅遗留少量皱缩的残余物和巨大的脂类贮存颗粒。它对生长期的真菌菌丝作用更强。口服灰黄霉素后沉积于皮肤角质层，并与皮肤毛囊及甲、爪的蛋白质相结合，防止癣菌的继续侵入，最后病原体随皮肤和毛发的自然或人工脱落而离开人体。临床中还未见有耐药菌出现。它对寄生性浅部霉菌(皮肤丝状菌)的作用最显著，可用于头癣、叠瓦癣及手足甲癣等体表霉菌感染的治疗。

本品的吸收与其颗粒细度密切相关，如将其颗粒直径由 10μm 减小至 2.7μm(即每 1g 药物表面积由 0.4m² 增至 1.5m²)，则可使血中浓度提高 1 倍。高脂肪饮食也可促进药物的吸收，故以饭后服用为好。

灰黄霉素是由 Oxford 等于 1939 年首先从灰黄青霉(*Penicillium griseofulvum*)的发酵液中分离得到发现，于 1958 年开始应用于临床，开创了抗真菌抗生素的历史，且至今仍是一个广泛应用的抗皮肤真菌抗生素。许多种类的青霉，如展青霉(*Penicillium patulum*)、寻麻青霉(*Penicillium ulticae*)和黑青霉(*Penicillium nigricans*)等都能产生这种化合物。国内于 1965 年投产，采用寻麻青霉来生产灰黄霉素。除中国药典(2015)收载外，BP(2013)、USP(36)及 JP(16)等均有收载。

【制法概要】发酵液 —[过滤]→ 滤渣 —[捏合制粒]→ 湿颗粒 —[通风干燥]→ 干颗粒 —[丙酮萃取]→ 丙酮萃取液 —[脱色]→ 脱色液 —[浓缩]→ 结晶液 —[分离]→ 湿晶体 —[洗涤]，[烘干]→ 干晶体 —[微粒粉碎]→ 灰黄霉素成品[1]

【性状】用热重量分析法(TGA)测定，供试品加热到 200℃后即随温度增加而逐步分解。本品熔点 217～224℃。用差示扫描热量法(DSC)测定，在 216℃有吸热峰(升温速度 10℃/min)[2]。

本品的稳定性研究结果显示：本品对光和热的稳定性均较好，但在酸性条件下可转化为灰黄霉酸[1]。

【鉴别】本品的红外光吸收图谱(光谱集 146 图)显示的主要特征吸收如下[2]。

特征谱带(cm^{-1})	归属	
2840	甲氧基	ν_{C-H}
1710	五元环酮	$\nu_{C=O}$
1662	共轭环酮	$\nu_{C=O}$
1620	共轭烯	$\nu_{C=C}$
1620，1600，1588，1510	苯环	$\nu_{C=C}$
1225，1215	芳醚	ν_{C-O}

【检查】粒度　本品应为微细粉末，其粒度大小与生物活性有密切关系。中国药典(2015)仍采用显微镜法控制颗粒细度。实验时应注意以下事项。

(1)本品加适量水后再加玻璃珠振摇可使供试品充分湿润，加阿拉伯胶溶液后再充分振摇可使其均匀分散，防止较细粒子结团。

(2)静置数分钟后取样测得的结果与立即取样测得的结果有显著差异($P<0.05$)[1]。应立即用滴管从带塞量筒底部取样制片并检视为宜。

(3)阿拉伯胶溶液应过滤，否则会干扰观察并影响颗粒计数。

(4)取样时勿带进气泡，以免影响实验结果。

(5)一般检视3～5个视野，以平均值计算。偶见50μm颗粒，以计数板上所能观察到的全部视野检出为准。

除显微镜法外，还有比表面积法(specific surface area)，亦称气体透过法或空气透过法，系使干燥空气通过供试品，产生压力降。压力降与供试品粉末的厚度、孔隙度相关。空气通过供试品粉末的孔隙通道受到阻力，便产生压力降。孔隙的通道可看作弯曲的小毛细管道，其管道壁就是供试品粉末体的外表面或者颗粒的外表面，粉末颗粒越大，压差计水柱上升高度越高；反之，越细，上升高度越低。通过测量压差计水柱高度可以计算出颗粒大小及比表面积。

根据供试品在测试管中的高度及压差计水柱高度，可计算其比表面积(m^2/g)。USP(36)规定灰黄霉素的比表面积应在1.3～1.7m^2/g范围内。

有关物质 灰黄霉素生产过程中可产生双氢灰黄霉素、四氢灰黄霉素、去氯灰黄霉素、去氢灰黄霉素、异灰黄霉素以及灰黄霉酸等杂质。本品中一般含有0.5%～3.5%的去氯灰黄霉素[1]。BP(2010)采用柱温高达250℃的填充柱气相色谱法检查本品中的去氯灰黄霉素和去氢灰黄霉素，但不控制在该气相色谱中可分离出的异灰黄霉素等杂质。虽然本品对热的稳定性较好，但考虑到本品在200℃以上会发生分解[1]，故自中国药典(2005)起改用高效液相色谱法检查有关物质并测定含量。该高效液相色谱系统可分离出BP(2010)规定的指针性杂质：去氯灰黄霉素和去氢灰黄霉素。中国药典(2010)对去氯灰黄霉素规定的限度(2.5%)较BP(2010)规定的限度(3.0%)更为严格，并规定了其他有关物质的限度。

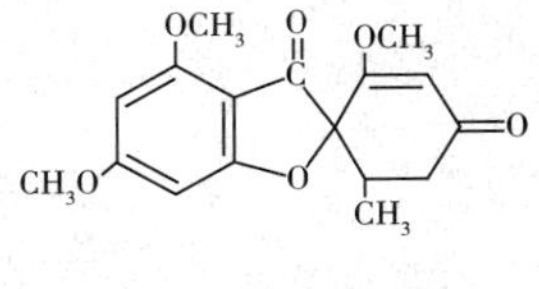

去氯灰黄霉素

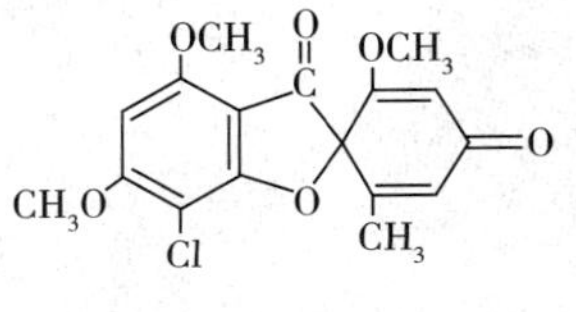

去氢灰黄霉素

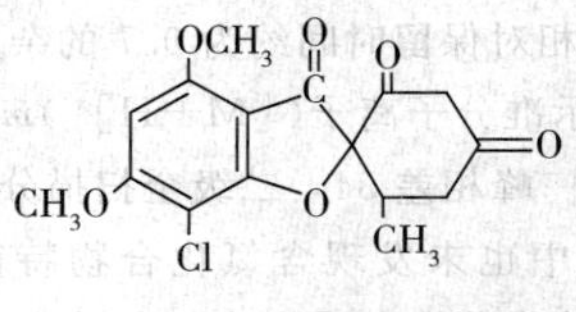

灰黄霉酸

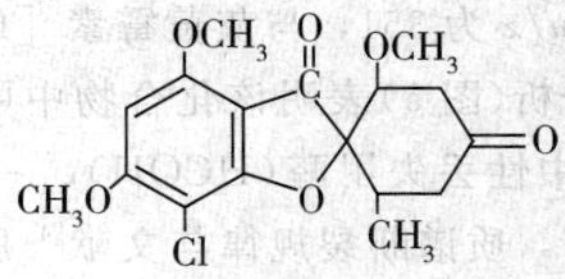

双氢灰黄霉素

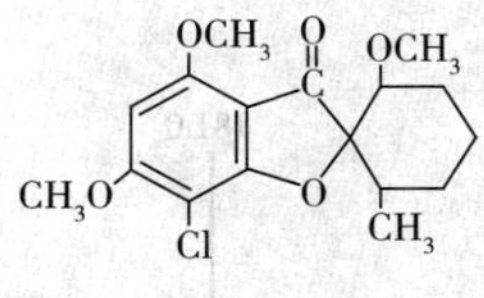

四氢灰黄霉素

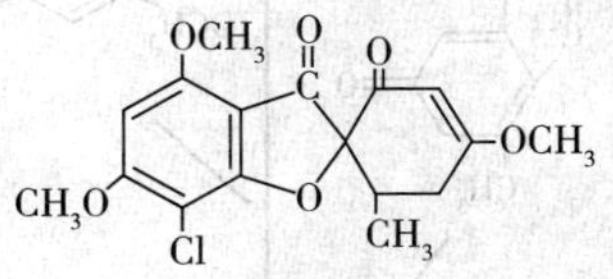

异灰黄霉素

因在中国药典(2005)的色谱系统中对去氯灰黄霉素和去氢灰黄霉素归属的认定与《中国药典1990年版注释》不一致[1]，故起草中国药典(2010)标准时建立了液相色谱-离子阱质谱(LC-MS^n)分析方法，对去氯灰黄霉素和去氢灰黄霉素进行定性分析，并确认《中国药典1990年版注释》有误[3]。在LC-MS^n系统中，去氯灰黄霉素、去氢灰黄霉素和灰黄霉素的相对保留时间(图1)与在中国药典(2010)的系统中一致。

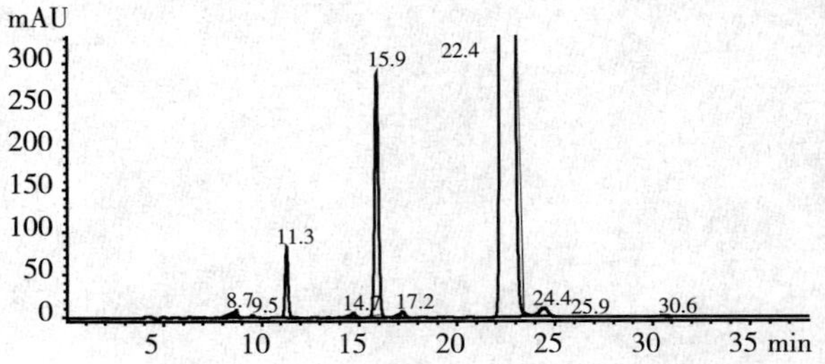

图1 灰黄霉素对照品溶液的色谱图

1. 6-去甲灰黄霉素(9.5分钟)；2. 灰黄霉酸(11.3分钟)；3. 4-去甲灰黄霉素(14.7分钟)；4. 去氯灰黄霉素(15.9分钟)；5. 灰黄霉素(24.4分钟)；6. 去氢灰黄霉素(25.9分钟)；7. 异灰黄霉素(30.6分钟)

具体实验过程及结果[3]简述如下。

取灰黄霉素对照品溶液(3mg/ml)在中国药典(2010)规定的色谱条件下进样，分别收集灰黄霉素相对保留时间约为0.7和1.1的杂质洗脱液，经浓缩富集后在LC-MS^n系统中分别进样分析。相对保留时间约为 0.7 的杂质的一级全扫描质谱图(图 2)显示准分子离子($[M+H]^+$)m/z 为 319，与灰黄霉素 $[M+H]^+$ 峰相差 34，二级全扫描分析(图 3)表明一级全扫描质谱图中也未发现含氯化合物特征的 $[M+H+2]^+$ 同位素峰，故推断该杂质为去氯灰黄霉素；相对保留时间约为 1.1 的杂质的一级全扫描质谱图(图 4)显示准分子离子($[M+H]^+$)m/z 为 351，与灰黄霉素 $[M+H]^+$ 峰相差 2，二级全扫描分析(图 5)表明该化合物中甲基易以自由基形式脱去，且易中性丢失甲醛(HCOH)、一氧化碳(CO)和甲醇(CH_3OH)等，质谱断裂规律与文献[4]所述灰黄霉素结构类似物中的 2′,5′-二烯-3,4′-二酮系统一致，故推断该杂质为去氢灰黄霉素。

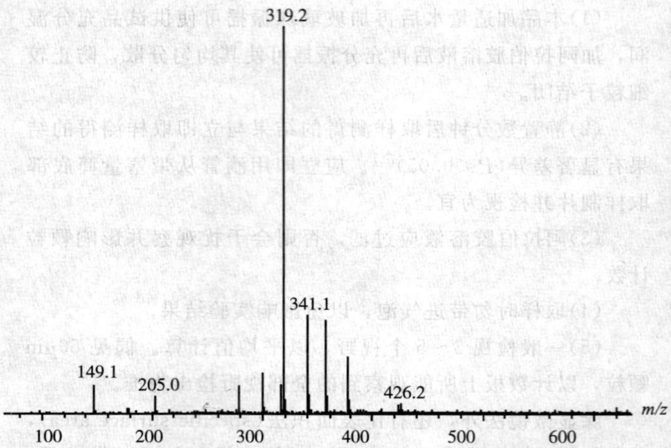

图 2　相对保留时间约为 0.7 的杂质的一级全扫描质谱图

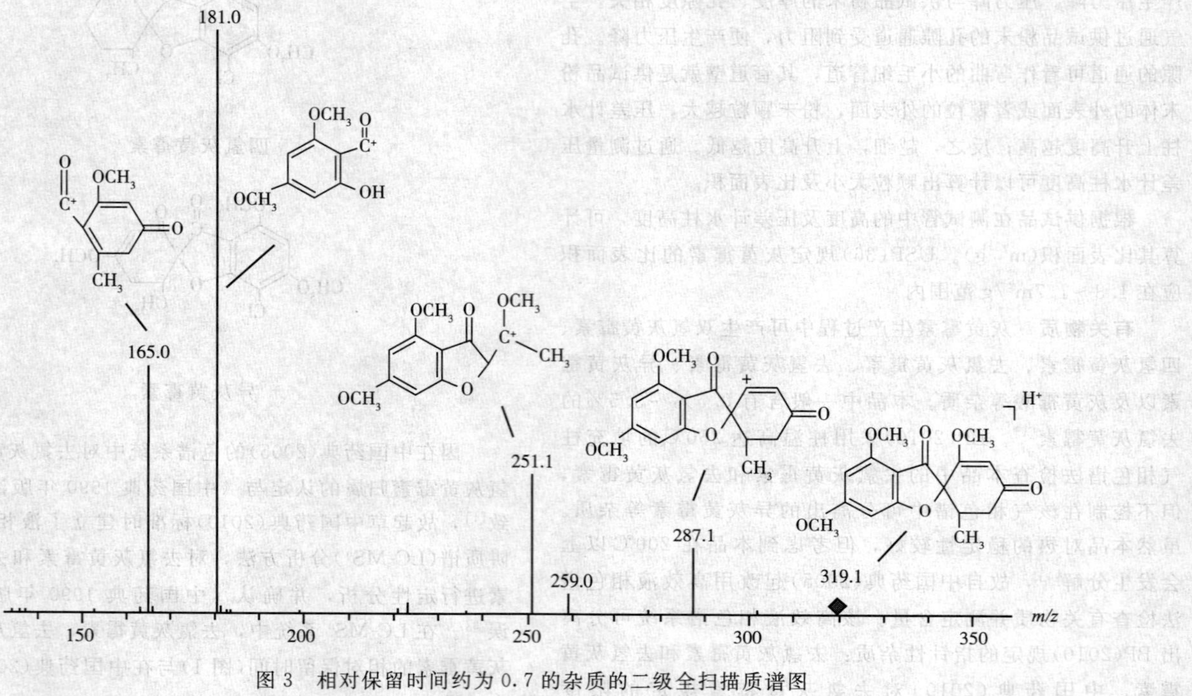

图 3　相对保留时间约为 0.7 的杂质的二级全扫描质谱图

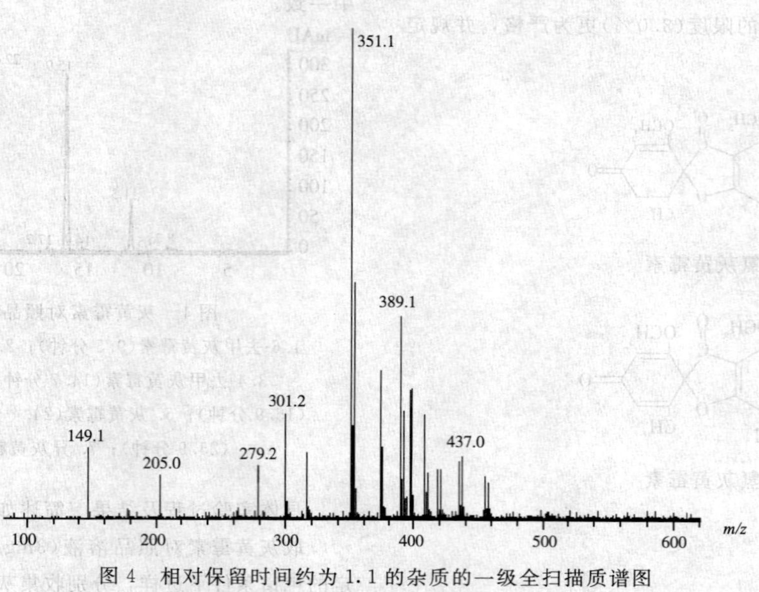

图 4　相对保留时间约为 1.1 的杂质的一级全扫描质谱图

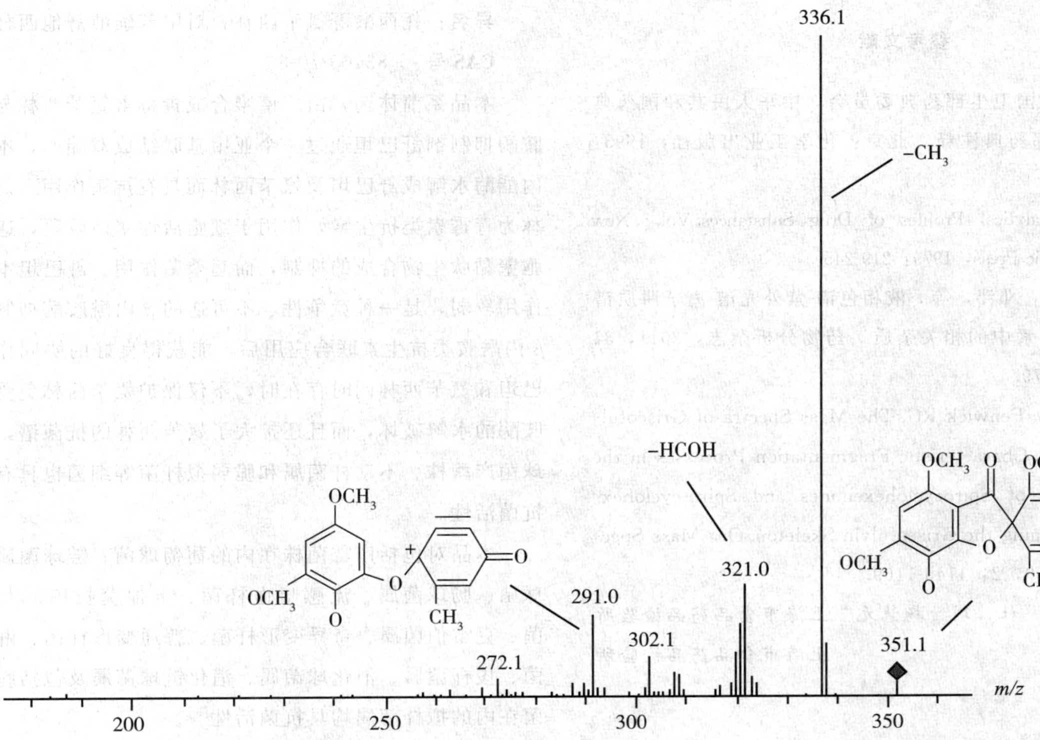

图5 相对保留时间约为1.1的杂质的二级全扫描质谱图

中国药典(2015)对中国药典(2010)有关物质色谱系统进行修订，采用梯度洗脱方法以检测强保留的未知杂质。经试验，以0.05mol/L磷酸二氢钾溶液-乙腈-甲醇(57∶38∶5)(用磷酸调节pH值至3.7±0.2)为流动相A，以0.05mol/L磷酸二氢钾溶液-乙腈-甲醇(28∶68∶8)(用磷酸调节pH值至3.7±0.2)为流动相B；先以流动相A［与中国药典(2010)流动相相同］等度洗脱，待灰黄霉素洗脱完毕后立即进行线性梯度洗脱［即以流动相B检测强保留的未知杂质］。中国药典(2015)杂质限度与中国药典(2010)的相同。

【含量测定】各国药典的比较如表1。

表1 各国药典含量测定方法比较

中国药典(2015)	USP(36)	JP(16)	BP(2013)
高效液相色谱法：ODS柱； 流动相：0.05mol/L磷酸二氢钾溶液-乙腈-甲醇(57∶38∶5)(pH 3.7±0.2)； 规定：按干燥品计算，含$C_{17}H_{17}ClO_6$不得少于95.0％	高效液相色谱法：氰基柱； 流动相：水-乙腈-四氢呋喃(60∶35∶5)； 规定：每1mg含$C_{17}H_{17}ClO_6$不得少于900μg	高效液相色谱法：ODS柱； 流动相：水-乙腈(3∶2)； 规定：每1mg含$C_{17}H_{17}ClO_6$应为960～1020μg	紫外分光光度法(吸收系数法)； 规定：按干燥品计算，含$C_{17}H_{17}ClO_6$应为97.0％～102.0％

【制剂】灰黄霉素片(Griseofulvin Tablets)

〔检查〕溶出度　各国药典的比较如下。

中国药典(2015)	USP(36)
桨法，0.54％SDS溶液为介质，每分钟100转，60分钟，紫外吸收系数法测定； 规定：限度为标示量的70％	桨法，4％SDS溶液为介质，每分钟75转，90分钟，紫外-可见分光光度法测定； 规定：限度为标示量的75％

〔含量测定〕各国药典的比较如下。

中国药典(2015)	USP(36)
高效液相色谱法，色谱条件同灰黄霉素； 规定：含灰黄霉素［$C_{17}H_{17}ClO_6$］应为标示量的90.0％～110.0％	高效液相色谱法，色谱条件同灰黄霉素； 规定：含灰黄霉素［$C_{17}H_{17}ClO_6$］应为标示量的90.0％～115.0％

参考文献

[1] 中华人民共和国卫生部药典委员会．中华人民共和国药典1990年版二部药典注释．北京：化学工业出版社，1993：209-211.

[2] Florey K. Analytical Profiles of Drug Substances. Vol. 8. New York：Academic Press，1979：219-245.

[3] 杜玥，杨慧元，邓洋，等．液相色谱-紫外光谱-离子肼质谱法分析灰黄霉素中的相关杂质．药物分析杂志，2011，31(8)：1475-1479.

[4] Ballantine JA，Fenwick RG. The Mass Spectra of Griseofulvin Analogues. Characteristic Fragmentation Processes in the Mass Spectra of Spirocyclohexenones and Spiro-cyclohexanones Containing the Griseofulvin Skeleton. Org Mass Spectrometry，1969，2：1145-1169.

撰写　刘　浩　杜　玥　杨慧元　上海市食品药品检验所
复核　刘　浩　上海市食品药品检验所

托西酸舒他西林

Sultamicillin Tosilate

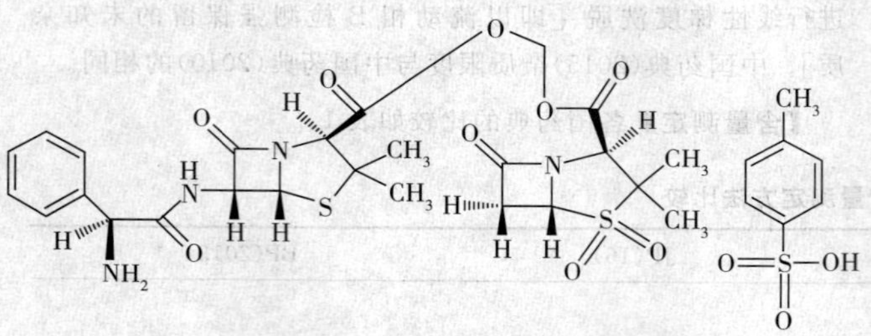

$C_{25}H_{30}N_4O_9S_2 \cdot C_7H_{30}O_3S$　766.8

化学名：(＋)羟甲基(2*S*,5*R*,6*R*)-6-[(*R*)-(2-氨基-2-苯乙酰氨基]]-3,3-二甲基-7-氧代-4-硫杂-1-氮杂双环[3.2.0]庚烷-2-羧酸酯-(2*S*,5*R*)-3,3-二甲基-7-氧代-4-硫杂-1-氮杂双环[3.2.0]庚烷-2-羧酸酯 *S*,*S*-二氧化物对甲苯磺酸盐

(＋)hydroxymethyl(2*S*,5*R*,6*R*)-6-[(*R*)-2-amino-2-phenylacetamido]-3,3-dimethyl-7-oxo-4-thia-1-azabicyclo[3.2.0]-heptane-2-carboxylic ester,(2*S*,5*R*)-3,3-dimethyl-7-oxo-4-thia-1-azabicyclo[3.2.0]-heptane-2-carboxylic ester *S*,*S*-dioxide tosilate

异名：托西酸舒氨苄西林；对甲苯磺酸舒他西林[1]

CAS 号：[83105-70-8]

本品系前体药，由广谱半合成青霉素氨苄西林与β-内酰胺酶抑制剂舒巴坦通过一个亚甲基联结成双酯[3]，本品经肠内酯酶水解成舒巴坦及氨苄西林而具有抗菌作用[4]。氨苄西林为青霉素类抗生素，作用于细胞活性繁殖阶段，通过对细胞壁黏肽生物合成的抑制，而起杀菌作用。舒巴坦本身抑菌作用较弱，是一种竞争性、不可逆的β-内酰胺酶抑制剂，与β-内酰胺类抗生素联合应用后，能获得良好的协同作用。舒巴坦和氨苄西林同时存在时，不仅保护氨苄西林免受β-内酰胺酶的水解破坏，而且还扩大了氨苄西林的抗菌谱，对葡萄球菌产酶株、不动杆菌属和脆弱拟杆菌等细菌也具有良好的抗菌活性。

本品对包括产霉菌株在内的葡萄球菌、链球菌属、肺炎球菌、肠球菌属、流感嗜血杆菌、卡他莫拉菌、大肠埃希菌、克雷伯菌属、奇异变形杆菌、普通变形杆菌、淋病奈瑟菌、梭杆菌属、消化球菌属、消化链球菌属及包括脆弱拟杆菌在内的拟杆菌属均具抗菌活性[5]。

本品适用于敏感菌引起的上呼吸道感染如鼻窦炎、中耳炎、扁桃体炎等，下呼吸道感染如支气管炎、肺炎等，泌尿系统感染，皮肤软组织感染以及淋病。

不良反应有斑丘疹、荨麻疹、皮肤瘙痒，偶可发生剥脱性皮炎及严重过敏反应（过敏性休克）等过敏反应；有腹泻、稀便、恶心、腹痛、痉挛、上腹痛及呕吐等消化道反应；有思睡、镇静、疲劳，不适及头痛等；有贫血、血小板减少、嗜酸性粒细胞增多等血液系统异常；有肝功能异常现象，如血清氨基转移酶和血清胆红素增高；偶见间质性肾炎；长期或大量应用本品可致耐青霉素金黄色葡萄球菌、革兰阴性杆菌或白念珠菌感染。青霉素皮试阳性反应者、对本品及其他青霉素类药物过敏者禁用。传染性单核细胞增多症、巨细胞病毒感染、淋巴细胞白血病、淋巴瘤患者禁用。

本品于1987年由美国 Pfizer 公司开始研制[2]，我国于2002年获得批准上市。除中国药典（2015）收载外，BP（2013）、Ph. Eur.（7.0）和 JP（16）均有收载，USP（36）未收载。

【制法概要】J Antibiot 杂志及 Drugs Fut 杂志收载的舒他西林的合成路线[6,7]如下：

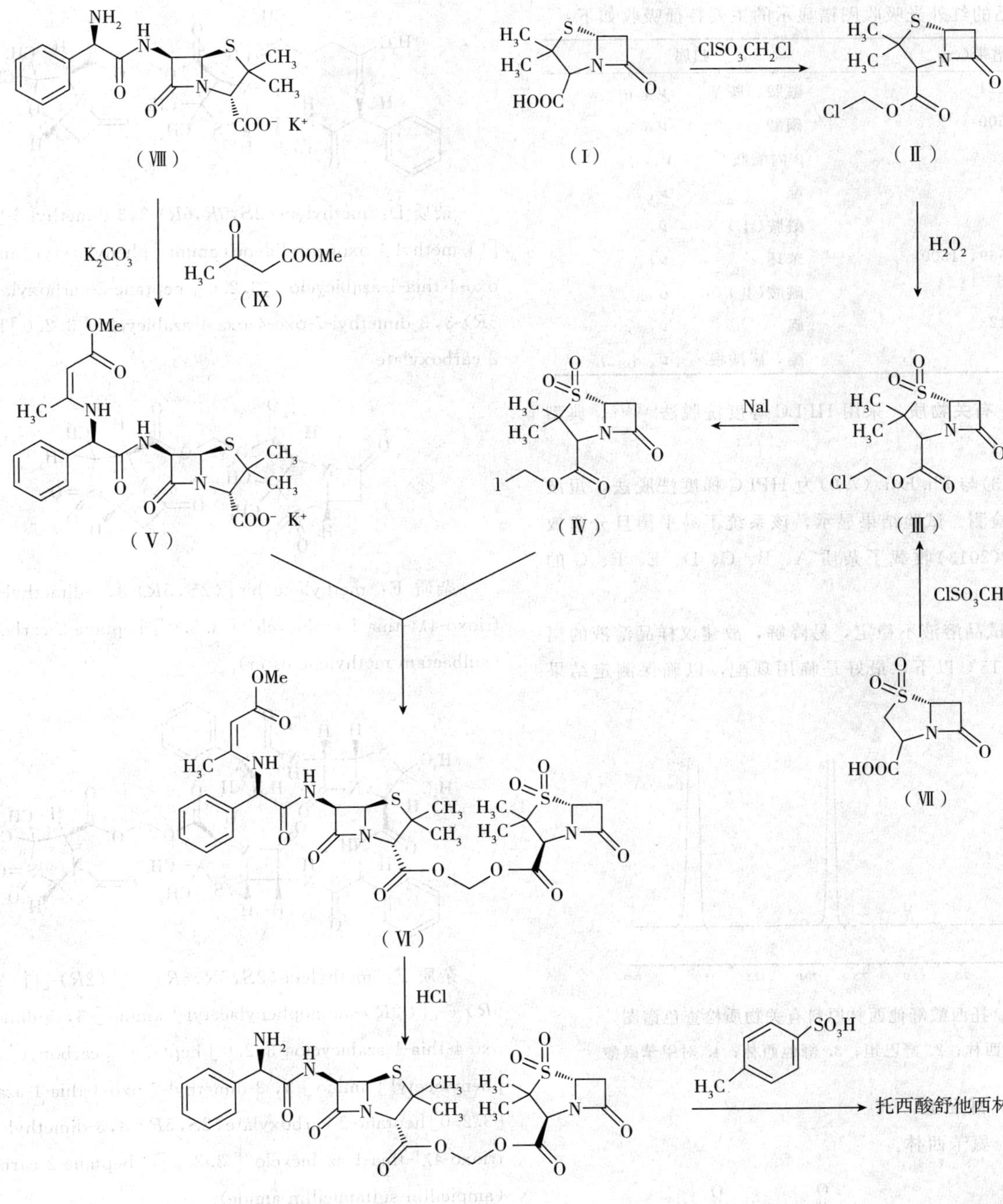

【性状】中国药典(2015)与JP(16)对本品的性状规定一致，均为类白色至微黄色的结晶性粉末；微臭。BP(2013)与Ph. Eur.(7.0)则规定为白色或几乎白色的结晶性粉末。

中国药典(2015)与JP(16)对本品的溶解度规定一致，均为在甲醇中易溶，在乙醇中微溶，在水中极微溶解，在乙醚中几乎不溶。BP(2013)与Ph. Eur.(7.0)中本品的溶解度均为在水中几乎不溶，在乙醇(96%)中微溶。舒他西林在酸性条件下相对稳定；在中性及偏碱性条件下则被迅速水解，其半衰期在pH 10左右仅为数分钟[8,9]。

比旋度 本品的10mg/ml乙腈-水(2∶3)溶液的比旋度为+173°～+187°。在相同条件下BP(2013)与Ph. Eur.(7.0)均规定为+178°～+195°，JP(16)规定为+173°～+187°。

【鉴别】(1)TLC法鉴别 氨苄西林和舒巴坦的R_f值与舒他西林的R_f值不同，对舒他西林的鉴别无干扰。操作时注意供试品溶液放置时间过长，会出现降解情况，产生降解物质斑点。

(2)本品的红外光吸收图谱显示的主要特征吸收如下：

特征谱带(cm^{-1})	归属	
3418，3221	酰胺，胺基	ν_{N-H}
3100～2500	磺酸	ν_{O-H}
1794	β-内酰胺	$\nu_{C=O}$
1770(肩)	酯	$\nu_{C=O}$
1677	酰胺(Ⅰ)	$\nu_{C=O}$
1595，1569，1500	苯环	$\nu_{C=C}$
1519	酰胺(Ⅱ)	δ_{NH}
1324，1123	砜	$\nu_{S=O}$
1175	酯，磺酸根	$\nu_{C-O,S=O}$

【检查】有关物质　采用 HPLC 等度洗脱法[10,11]。典型色谱图见图 1。

BP(2013)与 Ph. Eur. (7.0)为 HPLC 梯度洗脱法，短波长(215nm)检测。试验结果显示，该系统不易平衡且分离效果不好。BP(2013)收载了杂质 A、B、C、D、E、F、G 的相关信息。

由于供试品溶液不稳定，易降解，故建议样品溶液的温度宜控制在 15℃以下，最好是临用现配，以确保测定结果的准确性。

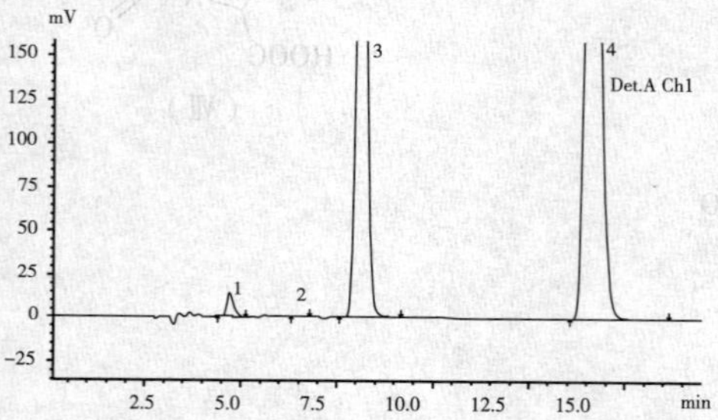

图 1　托西酸舒他西林原料有关物质检查色谱图

1. 氨苄西林；2. 舒巴坦；3. 舒他西林；4. 对甲苯磺酸

杂质 A：舒巴坦。

杂质 B：氨苄西林。

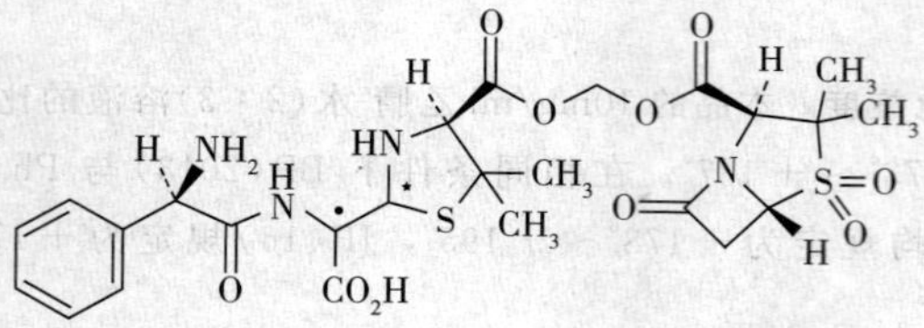

杂质 C：[[(2*R*)-aminophenylacetyl] amino] [(4*S*)-4-[[[[(2*S*,5*R*)- 3,3-dimethyl-4,4,7-trioxo-4λ^6-thia-1-azabicyclo[3.2.0]hept-2-yl]carbonyl]oxy]methoxy]carbonyl]-5,5-dimethylthiazolidin-2-yl]acetic acid(penicilloic acids of sultamicillin)

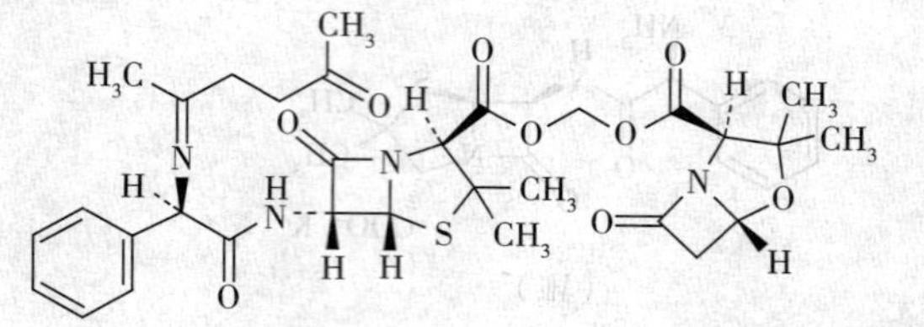

杂质 D：methylene(2*S*,5*R*,6*R*)-3,3-dimethyl-6-[[(2*R*)-[(1-methyl-4-oxopentylidene) amino] phenylacetyl] amino]-7-oxo-4-thia-1-azabicyclo [3.2.0] heptane-2-carboxylate (2*S*,5*R*)-3,3-dimethyl-7-oxo-4-oxa-1-azabicyclo [3.2.0] heptane-2-carboxylate

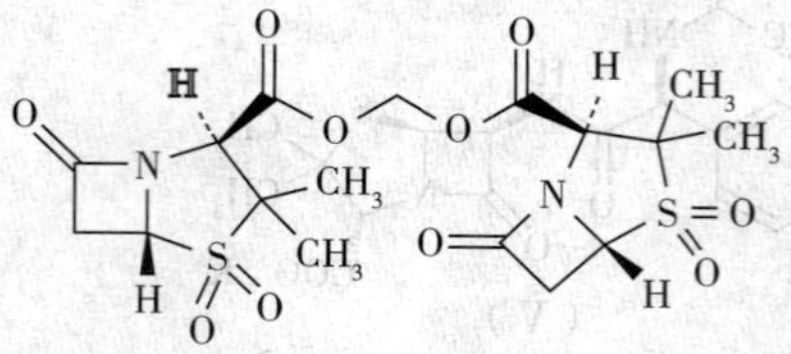

杂质 E：methylene bis[(2*S*,5*R*)-3,3-dimethyl-4,4,7-trioxo-4λ^6-thia-1-azabicyclo [3.2.0] heptane-2-carboxylate] (sulbactam methylene ester).

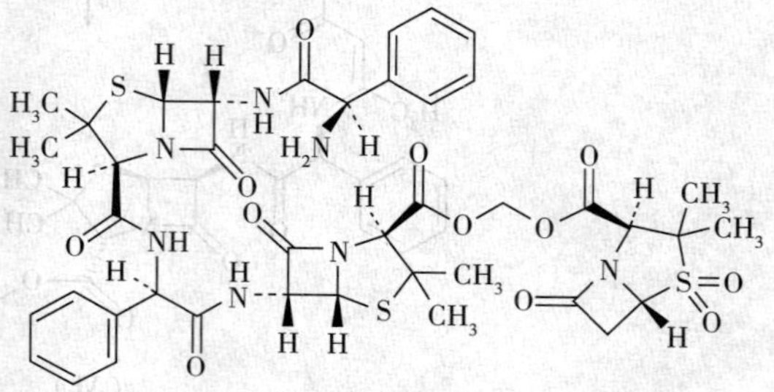

杂质 F：methylene(2*S*,5*R*,6*R*)-6-[[(2*R*)-[[[(2*S*,5*R*,6*R*)-6-[[(2*R*)-aminophenylacetyl] amino]-3, 3-dimethyl-7-oxo-4-thia-1-azabicyclo[3.2.0]hept-2-yl] carbonyl] amino] phenylacetyl] amino]-3, 3-dimethyl-7-oxo-4-thia-1-azabicyclo [3.2.0]heptane-2-carboxylate(2*S*,5*R*)-3,3-dimethyl-4,4,7-trioxo-4λ^6-thia-1-azabicyclo [3.2.0] heptane-2-carboxylate (ampicillin sultamicillin amide).

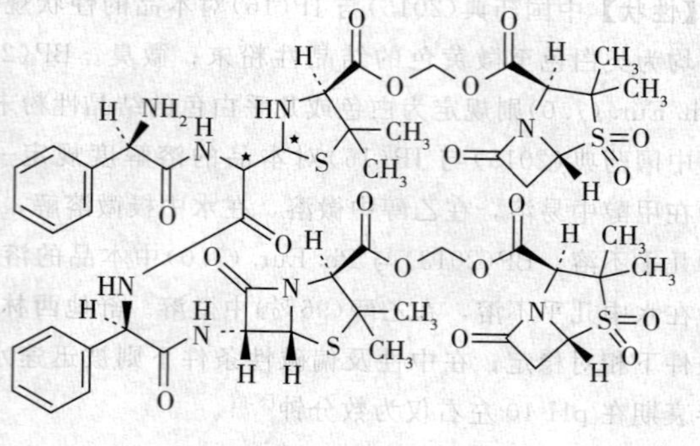

杂质 G：methylene(2*S*,5*R*,6*R*)-6-[[(2*R*)-[[[[(2*R*)-aminophenylacetyl]amino][(4*S*)-4-[[[[[(2*S*,5*R*)-3,3-dimethyl-4,4,7-trioxo-4λ^6-thia-1-azabicyclo[3.2.0]hept-2-yl]carbonyl]oxy]methoxy]carbonyl]-5,5-dimethylthiazolidin-2-yl]acetyl]amino]phenylacetyl]amino]-3,3-dimethyl-7-oxo-4-thia-1-azabicyclo[3.2.0]heptane-2-carboxylate(2*S*,5*R*)-3,3-dimethyl-4,4,7-trioxo-4λ^6-thia-1-azabicyclo[3.2.0]heptane-2-carboxylate(sultamicillin dimer).

水分 本品在含 2 个结晶水的状态下，理化性质稳定，生物利用度高，各国药典的水分测定方法均为卡氏水分测定法，中国药典(2015)的限度为不得过 6.0%，BP(2013)、Ph. Eur. (7.0)和 JP(16)的限度为 4.0%～6.0%。

【含量测定】 HPLC 法。中国药典(2015)的限度规定为按无水物计算，含舒他西林($C_{25}H_{30}N_4O_9S_2$)不得少于 70.0%；BP(2013)和 Ph. Eur. (7.0)均规定为 95.0%～102.0%(以干燥品计)；JP(16)规定为按无水物及无残留溶剂计每 1mg 不得少于 698 效价单位。

溶液的稳定性考查结果表明：在乙腈-水(60：40)、乙腈-pH 4.0 磷酸盐缓冲液(8：92)或乙腈-pH 4.0 磷酸盐缓冲液(40：60)中，本品的稳定性较高，特别是在乙腈-pH 4.0 磷酸盐缓冲液(40：60)中 8 小时测定结果的 RSD 可达 0.82%；而在甲醇-水(60：40)、流动相或甲醇-pH 4.0 磷酸盐缓冲液(40：60)中，本品的稳定性较差。

应注意供试品溶液制备后应立即进样，以确保结果的准确性。条件允许的情况下，样品溶液的温度应设定在 15℃ 以下，在此条件下，2 小时内供试品溶液测定结果的 RSD 可达到 2%以下。典型色谱图见图 2。

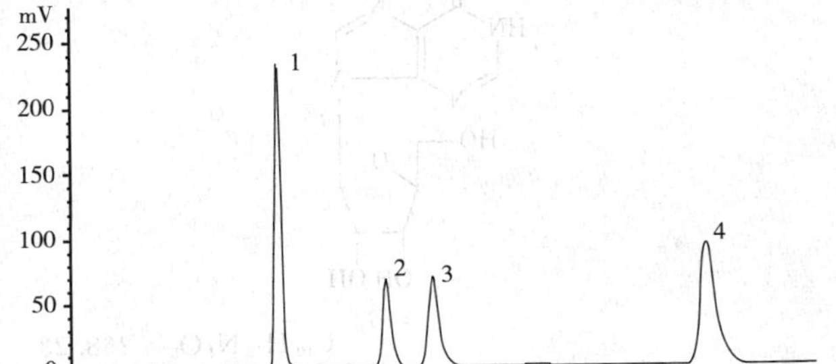

图 2　系统适用性试验的色谱图

1. 氨苄西林；2. 舒巴坦；3. 舒他西林；4. 甲苯磺酸

【制剂】 中国药典(2015)收载了托西酸舒他西林片、托西酸舒他西林胶囊和托西酸舒他西林颗粒，国外药典均未收载制剂品种。

(1)托西酸舒他西林片(Sultamicillin Tosilate Tablets)

本品的辅料有淀粉、糊精、纤维素钠、乳糖和硬脂酸镁等。

鉴别的 TLC 法验证结果显示，辅料无干扰。

有关物质　经专属性试验、耐用性试验、检测限测定、稳定性试验、辅料和溶剂干扰试验等方法学研究表明，测定方法可行。典型色谱图见图 3。

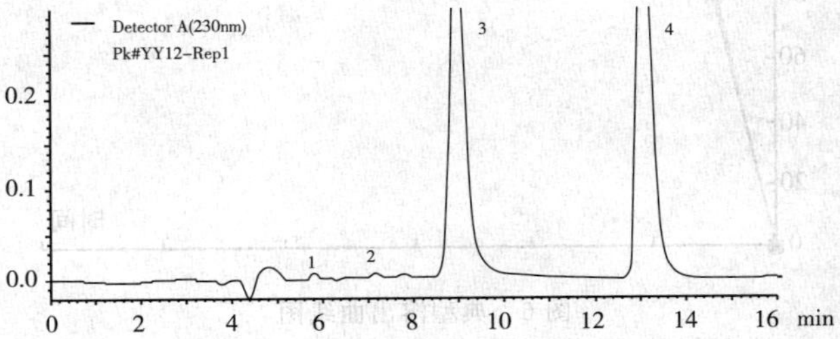

图 3　供试品溶液的色谱图

1. 氨苄西林；2. 舒巴坦；3. 舒他西林；4. 对甲苯磺酸

(2)托西酸舒他西林胶囊(Sultamicillin Tosilate Capsules)

本品的辅料有甘氨酸、酒石酸、羧甲基纤维素钠、微晶纤维素和硬脂酸镁等。

〔鉴别〕鉴别的 TLC 法验证结果显示，辅料无干扰。

〔检查〕经专属性试验、耐用性试验、检测限测定、稳定性试验、辅料和溶剂干扰试验等方法学研究表明，测定方法可行。典型色谱图见图 4。

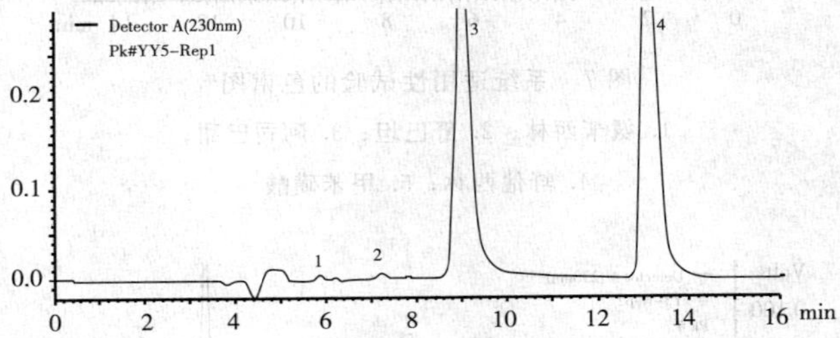

图 4　供试品溶液的色谱图

1. 氨苄西林；2：舒巴坦；3. 舒他西林；4. 对甲苯磺酸

(3)托西酸舒他西林颗粒(Sultamicillin Tosilate Granules)

本品的辅料有阿司巴甜和糖粉。

〔鉴别〕鉴别的 TLC 法验证结果显示，辅料无干扰。

〔检查〕经专属性试验、耐用性试验、检测限测定、稳定性试验、辅料和溶剂干扰试验等方法学研究表明，测定方法可行。典型色谱图见图 5。

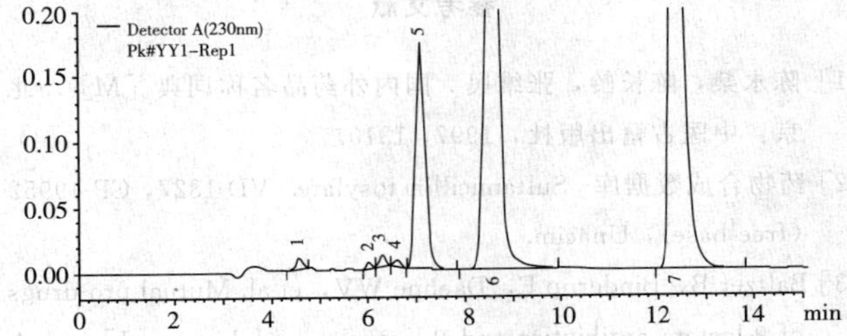

图 5　供试品溶液的色谱图

1. 氨苄西林；2 和 4；3. 舒巴坦；5. 阿司巴甜，6. 舒他西林；7. 对-甲苯磺酸

溶出度　典型溶出典线见图6。

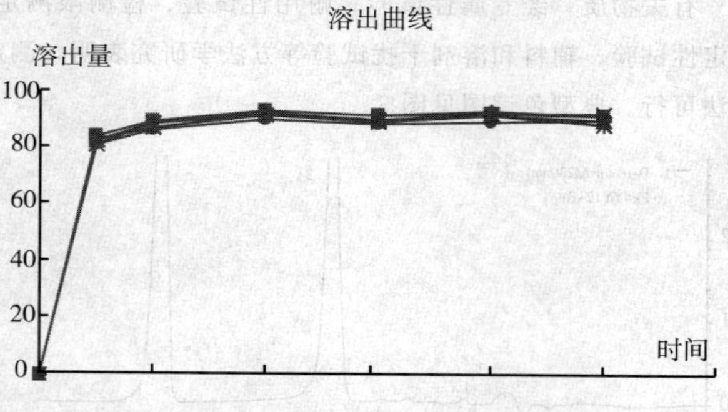

图 6　典型溶出曲线图

由于辅料阿司巴甜在 255nm 的波长处有吸收，对测定有干扰，故选用含量测定项下的 HPLC 系统进行测定。典型色谱图见图 7 和图 8。

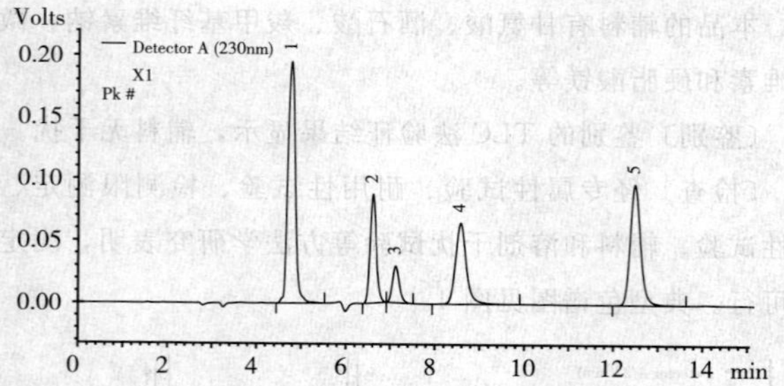

图 7　系统适用性试验的色谱图

1. 氨苄西林；2. 舒巴坦；3. 阿司巴甜；

4. 舒他西林；5. 甲苯磺酸

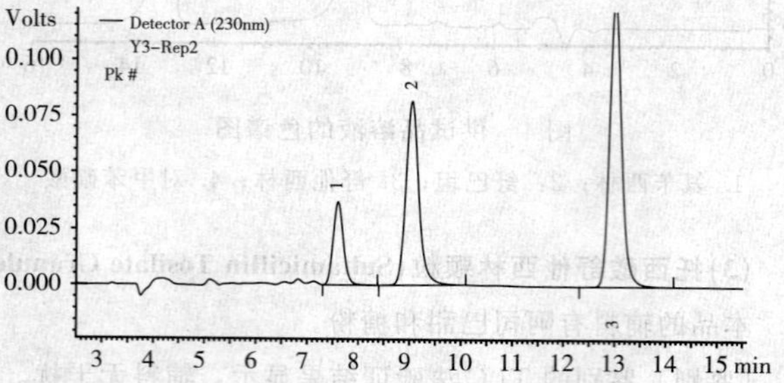

图 8　供试品溶液的色谱图

1. 阿司巴甜；2. 舒他西林；3. 对甲苯磺酸

参考文献

[1] 陈永燊，陈长龄，张维民．国内外药品名称词典［M］．北京：中医古籍出版社，1997，1310.

[2] 药物合成数据库．Sultamicillin tosylate. VD-1827，CP-49952 (free base)，Unacim.

[3] Baltzer B，Binderup E，Daehne WV，et al. Mutual pro-drugs of β-lactam antibiotics and β-lactamase inhibitors［J］．J Antibiot，1980，33：1183.

[4] Rogers HJ，Bradbrook ID，Morrison PJ，et al. Pharmacokinetics and bioavailability of sultamicillin estimated by high performance liguid chromatography［J］．J Antimicrob Chemother，1983，11：435.

[5] 国家药典委员会．中华人民共和国药典临床用药须知·化学药和生物制品卷（2005 年版）［M］．北京：人民卫生出版社，2005，510.

[6] Casta J.，Serradell M N.，Sweetman A J，Blancafort P. VD-1825 and VD-1827［J］．Drugs Fut，1981，6，(8)：496.

[7] Baltzer B.，et al. Mutual pro-drugs of beta-lactam antibiotics and beta-lactamase inhibitors［J］．J Antibiot，1980，33 (10)：1183-92.

[8] 胡昌勤，刘巍，杨敏智，等．舒他西林的反相离子对高效液相色谱分析法［J］．中国抗生素杂志，1997，22：189.

[9] 胡昌勤，杨敏智，张大超，等。舒他西林水解反应的研究［J］．药学学报，1997，32(7)：56-58.

[10] 吴启娟．反相 HPLC 法测定甲苯磺酸舒他西林中舒他西林及其杂质氨苄青霉素、舒巴坦的含量［J］．广东药学，1997(4)：29-30.

[11] 李立荣，雷黎明，马宁，等．RP-HPLC 法测定托西酸舒他西林分散片的有关物质［J］．中国药师，2007，10(11)：1105-1107.

撰写　刘　汶　张亚杰　　辽宁省食品药品检验所

复核　张亚杰　　　　　　辽宁省食品药品检验所

肌　苷

Inosine

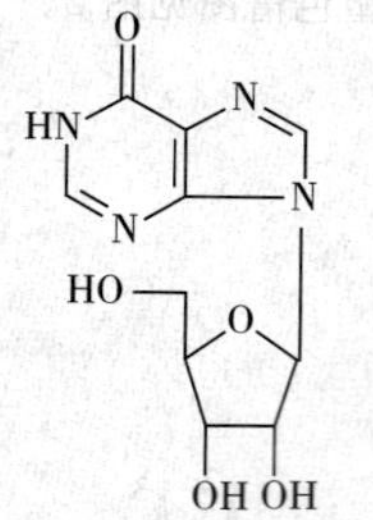

$C_{10}H_{12}N_4O_5$　268.23

化学名：9β-D-核糖次黄嘌呤

hypoxanthine，9β-D-riboside

英文名：Inosine(INN)

异名：次黄嘌呤核苷；9β-D-ribofuranosylhypoxanthine

CAS 号：［58-63-9］

本品为微生物发酵法制得的辅酶类药物，能直接进入细胞，参与糖代谢，促进体内能量代谢和蛋白质合成，能提高辅酶 A 的活性和活化丙酮酸氧化酶，尤其能提高低氧病态细胞的 ATP 水平，使处于低能、缺氧状态的细胞顺利地进行代谢。本品毒性极微，小白鼠的 LD_{50} 为：口服大于20g/kg、腹腔 3.85g/kg、皮下 5g/kg；大白鼠的 LD_{50} 为：口服大于 10g/

kg、腹腔2.9g/kg、静脉大于2g/kg。本品口服时可见胃不适、轻度腹泻，静注可见脸红、恶心、胸热感等。患痛风、尿路结石、肾障碍者禁用，患高尿酸血症者慎用。

国内1969年试制，1971年投入生产。除中国药典(2015)收载外，《日本药局方外医药品成品规格》(1989)［以下简称《日本药局方》(1989)］收载有原料，国外其他药典中均未收载该原料或制剂。

【制法概要】

枯草芽孢杆菌(冻干管) —斜面培养基→ 活化种子 —摇瓶培养基→ 一级种子 —种子罐培养基→ 二级种子 —发酵培养基→ 发酵液 → 酸化液 —树脂吸附，水洗→ 洗脱液 —炭柱吸附→ 解析液 —浓缩→ 浓缩液 —冷冻、分离→ 粗品 —纯化水、盐酸、活性炭→ 滤液 —结晶、分离→ 湿品肌苷 —制粒→ 肌苷打粉 —干燥、粉碎→ 肌苷精品

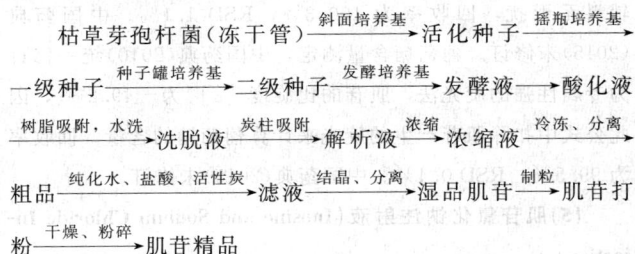

【性状】 药典注释(1990)描述为本品结晶有α和β两种端基异构体，国内产品均为两种异构体的混合物。本品α型结晶的熔点为218～220℃，β型结晶的熔点为212～214℃，混合物的熔点难以测定。关于肌苷晶型无最新研究报道。

采用PE-PYRIS-6DSC型差热分析仪测定肌苷的熔点为222℃，结果见图1，由于出现的是单峰，确定肌苷为一种晶型，并非两种异构体的混合物。另外峰末端出现倒峰，说明熔融后即刻分解；通过YRT-3熔点仪测定肌苷的熔点时，先是顶端变色，最终全部变色液化，熔点为213℃，取变色部分绘制红外光谱，与对照图谱(光谱集605图)完全不一致，说明在测定熔点时肌苷分解，两者结果一致。至于DSC和熔点测定仪结果的差异，可能是由于测定环境不同(如DSC有气流吹动)。由于本品熔点在200℃以上，参照《国家药品标准工作手册》要求，药品标准中未做熔点的规定。

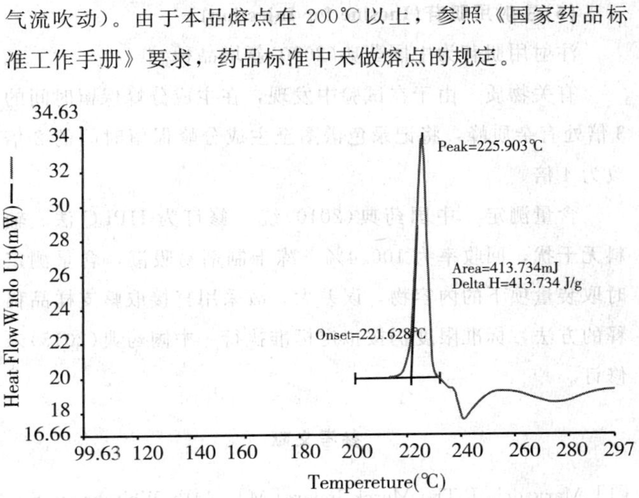

图1 肌苷原料差热分析图谱

删除肌苷在三氯甲烷中的溶解度试验，三氯甲烷为有毒有机溶剂，应尽量避免使用。保留一种有机溶剂乙醇中的溶解度试验。《日本药局方》(1989)规定为在水中略溶，在乙醇中不溶。

【鉴别】(1)鉴别核糖的一般反应，其反应原理为在酸性条件下，肌苷分子中的核糖基脱水成为糠醛，糠醛在Fe^{3+}(或Cu^{2+})离子的催化下，与3,5-二羟基甲苯反应，生成绿色的复合物。此鉴别项与《日本药局方》(1989)一致。

(2)本品分子结构中有共轭双键和杂原子，故有较强的紫外吸收[1]。本品水溶液在248nm波长处有最大吸收，故采用248nm为检测波长。供试品HPLC色谱图见图2。

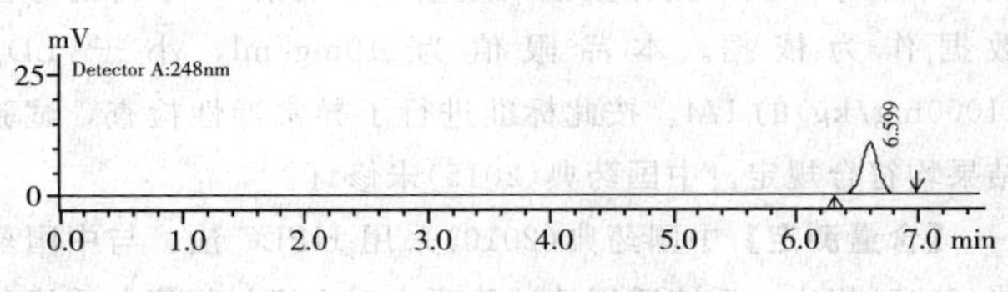

图2 肌苷供试品HPLC色谱图

(3)本品的红外光吸收图谱(光谱集605图)显示的主要特征吸收如下。

特征谱带(cm^{-1})	归属	
3309，3060，2740	缔合羟基，氨基	$\nu_{O-H,N-H}$
1690	内酰胺	$\nu_{C=O}$
1593，1550，1568	嘌呤环	$\nu_{C=N,C=C}$
1083	醇	ν_{C-O}

【检查】溶液的透光率 规定有色杂质的限量。《日本药局方》(1989)规定10mg/ml的水溶液为无色澄明液体。

有关物质 《日本药局方》(1989)采用TLC法，杂质限度为0.2%。中国药典(2005)采用HPLC法，经考察不同企业的产品有关物质含量均大于0.5%，典型色谱图见图3、图4，故中国药典(2010)有关物质检查法仍采用HPLC法，限度为1.0%。色谱柱采用Agilengt TC-C18，最低检出量为26.96pg。中国药典(2015)未修订。

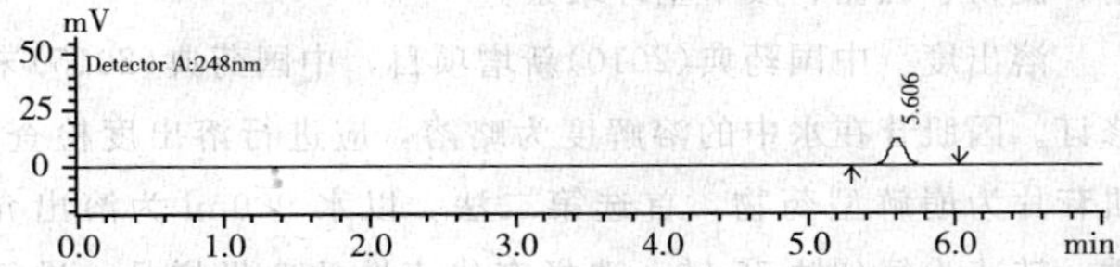

图3 肌苷有关物质对照溶液HPLC色谱图

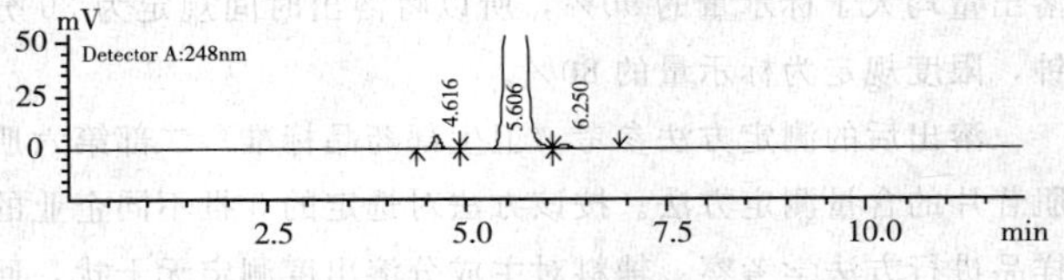

图4 肌苷有关物质供试品溶液HPLC色谱图

重金属 中国药典(2005)采用第三法，在试验过程中样品溶解后，三个生产企业提供的样品，溶液均略显混浊，其中一个生产企业混浊程度大于其他两个，影响比色背景。中国药典(2010)改用第二法，取炽灼残渣项下遗留的残渣测定，限度为百万分之十。中国药典(2015)未修订。《日本药局方》(1989)采用第一法，硫化钠显色，限度为百万分之

二十。

《日本药局方》(1989)设砷盐检查，结合我国实际情况，在生产过程中未引入砷，故未将砷盐定为检查项目。

异常毒性　考虑到供注射用原料的安全性，中国药典(2010)增加了本项检查，给药途径为静脉注射，浓度为10mg/ml。参考注射剂安全性检查法应用指导原则，异常毒性检查的限值按体重计应低于注射剂的毒性(最小致死量)，并高于临床一次千克体重最大用量，以观察72小时的毒性数据作为依据。本品限值为10mg/ml，小于LD_{50}(1000mg/kg)的1/4。按此标准进行了异常毒性检查，试验结果均符合规定。中国药典(2015)未修订。

【含量测定】中国药典(2010)采用HPLC法，与中国药典(2005)相比，系统适用性试验项中对主峰与相邻杂质峰的分离度增加了要求。中国药典(2015)对系统适用性溶液的制备方法进行了修订。在试验过程中每个图谱主峰后都紧挨着一个小峰，分离度均大于2.0，见图5。《日本药局方》(1989)采用紫外吸收系数法测定。

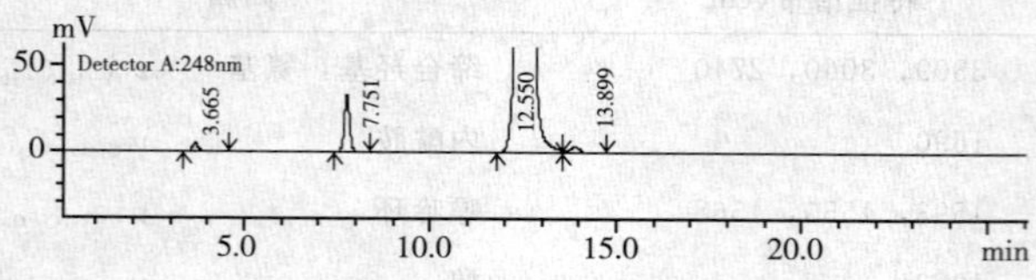

图5　系统适用性试验HPLC色谱图

【制剂】(1)肌苷口服溶液(Inosine Oral Solution)

由于不同企业所用的辅料及矫味剂各不相同，在中国药典(2010)中取消对处方的描述。

pH值　辅料中的蔗糖在口服溶液中随时间的变化转化为单糖造成pH值降低。

(2)肌苷片(Inosine Tablets)

国内各生产企业的处方中，主要辅料为：硬脂酸镁、糊精、淀粉、蔗糖、羧甲基纤维素。

溶出度　中国药典(2010)新增项目，中国药典(2015)未修订。因肌苷在水中的溶解度为略溶，应进行溶出度检查。肌苷片为崩解型药物，首选第二法。以水900ml为溶出介质，转速为每分钟75转，选择有代表性的5批样品，进行溶出曲线的绘制，结果表明，样品在15分钟时溶出最大量，溶出量均大于标示量的90%，所以将溶出时间规定为30分钟，限度规定为标示量的80%。

溶出后的测定方法参考《卫生部药品标准》二部第六册肌苷片的含量测定方法。按该方法对选定的5批不同企业的样品进行方法学考察：辅料对主成分溶出度测定无干扰，回收率为99.1%、100.0%、100.1%、99.6%、99.7%，RSD为0.47%、0.42%、0.79%、1.2%、1.0%。

含量测定　采用高效液相色谱法，色谱条件与原料药相同。

(3)肌苷注射液(Inosine Injection)

有关物质检查，如处方中有苯甲酸钠，则在色谱图中会出现苯甲酸钠色谱峰。

细菌内毒素　本品临床每小时用药最大剂量是静脉注射每千克体重10mg(中国医师药师临床用药指南)，内毒素计算限值约为0.50EU/mg。中国药典(2010)规定本品细菌内毒素限值为0.25EU/mg，与内毒素计算值比较，安全系数为2。肌苷葡萄糖注射液按复方输液要求规定限值为0.50EU/ml。中国药典(2015)未修订。

(4)肌苷葡萄糖注射液(Inosine and Glucose Injection)

肌苷含量测定，中国药典(2010)统一修订为HPLC法。辅料无干扰，回收率为100.3%，RSD 1.1%。中国药典(2015)未修订。葡萄糖含量测定，中国药典(2010)统一修订为专属性强的旋光法，肌苷的比旋度$[\alpha]_D^{18}$为$-49.2°$[3]，因此公式中扣除肌苷产生的旋光来计算葡萄糖的含量。回收率为99.5%，RSD 0.4%。中国药典(2015)未修订。

(5)肌苷氯化钠注射液(Inosine and Sodium Chloride Injection)

肌苷氯化钠注射液为中国药典(2010)新增品种。

肌苷含量测定，中国药典(2010)统一修订为HPLC法。辅料无干扰，回收率为98.7%，RSD 0.8%(100ml：肌苷0.2g与氯化钠0.9g)、100.0%，RSD 2.0%(100ml：肌苷0.3g与氯化钠0.9g)。中国药典(2015)未修订。

氯化钠含量测定为银量法，生成的氯化银沉淀对硫氰酸铵滴定液滴定银离子有干扰，由于氯化银的溶度积关系，必须加以保护，使之不复溶。中国药典(2010)采用加入邻苯二甲酸二丁酯，以防止生成的氯化银沉淀溶解，邻苯二甲酸二丁酯的毒性比硝基苯小，且无过滤氯化银沉淀产生的损失。此方法辅料无干扰，回收率为99.9%，RSD 0.6%。中国药典(2015)未修订。

(6)注射用肌苷(Inosine for Injection)

注射用肌苷为中国药典(2010)新增品种。

有关物质　由于在试验中发现，在主成分峰保留时间的3倍处有杂质峰，将记录色谱图至主成分峰保留时间的2倍改为4倍。

含量测定　中国药典(2010)统一修订为HPLC法。辅料无干扰，回收率为100.4%。冻干制剂易吸潮，含量测定时取装量项下的内容物，误差大，故采用直接取整支样品稀释的方法，标准限度仍按拟定标准执行。中国药典(2015)未修订。

参考文献

[1] Maryadele J. The Merck Index [M]. 14th. Whitehouse Station, New Jersey: Merck & Co. press, 2006, 863.

撰写　王　棣　辽宁省药品检查检验院
复核　杨宏伟　辽宁省药品检查检验院

交沙霉素

Josamycin

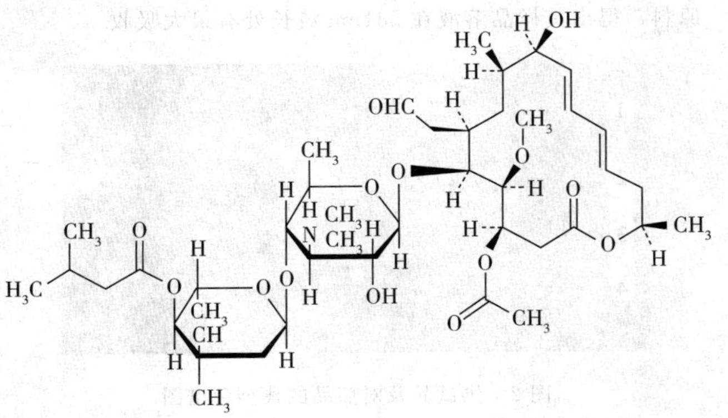

$C_{42}H_{69}NO_{15}$　827.99

化学名：(4*R*,5*S*,6*S*,7*R*,9*R*,10*R*,11*E*,13*E*,16*R*)-4-(乙酰氧基)-6-[[3,6-二脱氧基-4-*O*-[2,6-二脱氧基-3-*C*-甲基-4-*O*-(3-甲基丁酰基)-α-L-吡喃核己糖基]-3-(二甲基氨基)-β-D-吡喃葡萄糖基]氧]-10-羟基-5-甲氧基-9,16-二甲基-7-(2-氧代乙基)氧杂环十六烷-11,13-二烯-2-酮

(4*R*,5*S*,6*S*,7*R*,9*R*,10*R*,11*E*,13*E*,16*R*)-4-(acetyloxy)-6-[[3,6-dideoxy-4-*O*-[2,6-dideoxy-3-*C*-methyl-4-*O*-(3-methylbutanoyl)-α-L-*ribo*-hexopyranosyl]-3-(dimethylamino)-β-D-glucopyranosyl]oxy]-10-hydroxy-5-methoxy-9,16-dimethyl-7-(2-oxoethyl)oxacyclohexadeca-11,13-dien-2-one

英文名：Josamycin (INN)

CAS 号：[16846-24-5]

本品为由 *Streptomyces narbonensis* var. *josamyceticus* var. *nova* 产生的大环内酯类抗生素。本品抗菌谱与红霉素相似，对葡萄球菌属、链球菌属的抗菌作用较红霉素略差，但对诱导型耐药菌株仍具有抗菌活性；脑膜炎双球菌、百日咳杆菌对本品敏感；对消化球菌、消化链球菌、丙酸杆菌及真杆菌等厌氧菌具良好抗菌作用；微生物病原体如支原体属、衣原体属、军团菌亦对本品敏感。对革兰阴性杆菌作用弱，对真菌无作用。

近年来，通过采用 X 射线晶体衍射法对 30s 和 50s 核糖体亚基以及由两者组成的 70s 复核体的结构进行的测定等一系列研究结果表明，本品作用于敏感菌核糖体 50s 亚基上肽酰转移酶中心结构域中 23SrRNA 最终抑制蛋白质的合成而形成了杀菌或抑菌作用。

本品适用于化脓性链球菌引起的咽炎及扁桃体炎，敏感菌所致的鼻窦炎、中耳炎、急性支气管炎及口腔脓肿，肺炎支原体所致的肺炎，敏感细菌引起的皮肤软组织感染，也可用于对青霉素、红霉素耐药的葡萄球菌的感染。细菌对交沙霉素及其他类抗生素(如四环素、青霉素、链霉素和氯霉素)之间无交叉耐药性，属于非诱导耐药性型的抗生素，在金黄色葡萄球菌中不会诱发耐药性。与其他大环内酯类抗生素之间有不完全的交叉耐药性。对已知大环内酯类的耐药葡萄球菌的 90%～95%菌株敏感，交沙霉素能够对大约 50%的红霉素耐药菌株起到抑制作用而表明其有效性。

本品口服由胃肠道迅速吸收，体内分布快而广，脏器组织浓度高。口服本品 1g 后 0.75～1 小时达血药峰浓度(c_{max}) 2.7～3.2mg/L，在房水及前列腺中的浓度分别为 0.4mg/L 及 4.3mg/kg；口服 500mg 后，在尿、骨、齿龈、扁桃体等中的浓度可达 0.43～13.7mg/L(kg)；在胆汁及肺中的浓度高；在吞噬细胞中的浓度是血清浓度的 20 倍。静注 200mg 时，血液浓度 10 分钟后为 3.8～5.5μg/ml，1 小时后为 0.8～1.2μg/ml，尿中浓度 1 小时后为 70～86 μg/ml，7 小时后为 10～24 μg/ml。到 7 小时的尿中排泄约为 18%。患者口服本品后，2～6 小时痰液中药物浓度为血药浓度的 8～9 倍，在乳汁中的药物浓度为血药浓度的 1/3～1/4，在脐带血和羊水的药物浓度为血药浓度的 1/2，但在新生儿和胎儿血中未能检出。不能透过血-脑脊液屏障。血消除半衰期($t_{1/2\beta}$)为 1.5～1.7 小时，血药浓度达峰时间约为 0.5 小时，发现作用时间为 0.5～1 小时，作用持续时间为 6 小时。主要以代谢物从胆汁排出，尿排泄量少于 20%。在人体代谢过程中有 3 种代谢物，即交沙霉素-O_1、交沙霉素-O_2和DeIv-交沙霉素。其中交沙霉素-O_1及交沙霉素-O_2的抗菌活性为交沙霉素的 1/2，而 DeIv-交沙霉素仅有微小的抗菌活性。

常见不良反应有：口服后腹泻、恶心、呕吐、中上腹痛、口舌疼痛、胃纳减退等胃肠道反应；大剂量服用本品，尤其肝肾疾病患者或老年患者，可能引起听力减退，停药后大多可恢复；其他则偶见药物热、皮疹、嗜酸性粒细胞增多等过敏反应；偶有心律失常、口腔或阴道念珠菌感染。

日本微生物化学研究所的冈见吉郎、梅沢浜夫和山之内制药公司中央研究所的大菌卓等，于 1967 年从日本高知县长岗郡元山土壤中分离得到的新放线菌株中获得了交沙霉素，命名为 *Streptomyces narbonensis* var. *josamyceticus*(那波链霉菌交沙霉素变种)。

交沙霉素的国际标准品定为 1mg 相当于 1006 单位。国内采用国际单位制。

除中国药典(2015)外，BP(2013)、Ph. Eur. (7.0)和 JP(16)中均有收载。

【制法概要】 本品由 *Streptomyces narbonensis* var. *josamyceticus* 发酵制取，同时也产生交沙霉素 S。其生产工艺的具体步骤如下：

1. 溶媒法提取

发酵液 —过滤→ 滤液 —提取/乙酸乙酯→ 提取液 —减压浓缩→ 浓缩液 —提取/加水，浓盐酸酸化→ 酸性水提液 —提取/氢氧化钠调节 pH，加乙酸乙酯→ 乙酸乙酯提取液 —提取/加水，盐酸酸化→ 酸性水提液 —提取/乙酸乙酯→ 乙酸乙酯提取液 —层析/氧化铝柱→ —洗脱/醋酸乙酯→ —减压蒸干→ 交沙霉素

2. 离子交换法提取

发酵液 —盐酸酸化（硅藻土）→ —搅拌过滤→ 滤液 —0.1mol/L 氢氧化钠中和→ —阳离子交换树脂→ 树脂吸附交沙霉素及交沙霉素 S —通入蒸馏水（洗涤）→ —0.5mol/L 醋酸-甲醇(3∶7)（洗脱）→ 洗脱液 —用氢氧化钠调节 pH→ —减压浓缩→ 浓缩液 —用氢氧化钠调节 pH→ —提取（乙酸乙酯）→ —减压蒸干→ 交沙霉素

【性状】本品属于十六元环的大环内酯类抗生素。交沙霉素的化学结构与吉他霉素(Lencomycin) A_3 相同，对葡萄球菌及其他革兰阳性菌具有强烈的抑制作用，毒性低。1970年 S. Omura 等采用 UV、IR、MS 和 NMR 确证了交沙霉素就是吉他霉素 A_3。

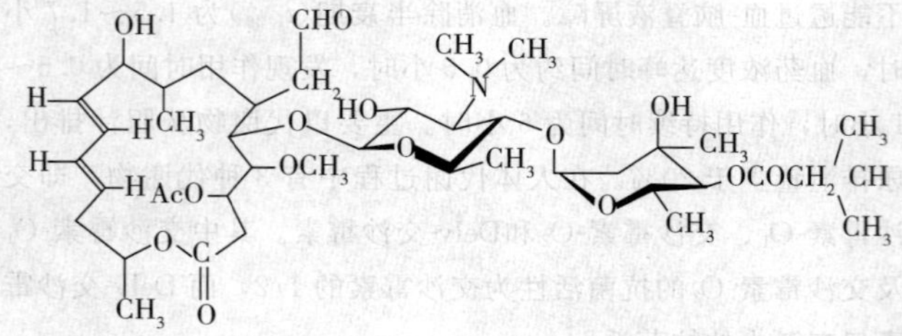

图 1　吉他霉素 A_3 分子结构

本品存在多晶现象。据国外文献报道，本品曾以苯为溶剂重结晶，可以得到无色针状晶体，其熔点为 108℃；于 100℃下减压干燥 5 小时后则可转换成熔点为 130～133℃的白色或类白色结晶性粉末；经实样考察，本品还可有呈白色至微黄色无定形粉末性状者。本品白色或类白色结晶性粉末的 pK_a 值为 7.1。比旋度为－70°。中国药典(2015)规定的比旋度为－67°至－73°，比 BP(2013)和 Ph. Eur.(7.0)限度(－65°至－75°)严格。参照中国药典凡例定义及要求，测定样品的溶解度，其结果为在甲醇、乙醇、丙酮、三氯甲烷、乙酸乙酯或乙酸丁酯中易溶，在乙醚、丁醚、四氯化碳、苯及甲苯中可溶，在水或正己烷中极微溶解。交沙霉素的盐酸盐及硫酸盐溶解于水。由于交沙霉素有苦味，儿童用药有困难，为了消除苦味，山之内制药公司中央研究所研制出其衍生物交沙霉素丙酸酯，无苦味且安全有效。其溶解度为在甲醇、乙醇、丙酮、三氯甲烷、冰醋酸、乙酸乙酯或苯中易溶，在乙醚中可溶，在水或正己烷中难溶。

交沙霉素在室温下稳定，在 95～98℃加热 20 小时效价不降低。pH 4～9 的水溶液在 37℃放置时，在 10 日后效价不降低。该溶液 pH 如为 3，则在 4 小时～3 日后效价损失 5%～20%，7～10 日后效价损失 55%～60%。该溶液 pH 若为 2，在 30 分钟～1 小时后效价损失 3%～5%，3 日后损失 84%，但仍比红霉素稳定。

【鉴别】(1)为本品遇酸分解后的呈色反应。

(2)为薄层色谱法鉴别，与日抗基(2000)相同，见图 2。

(3)为 HPLC 法鉴别，并且与标准中所附 TLC 法可以任选一项实验。

(4)为 UV 法鉴别。由于交沙霉素是日本山之内制药株式会社烧津工厂生产的抗生素原料，根据 JP(16)，有关物质检查的检测波长选择 231nm，并且通过测定多批交沙霉素原料，得出其样品溶液在 231nm 波长处有最大吸收。

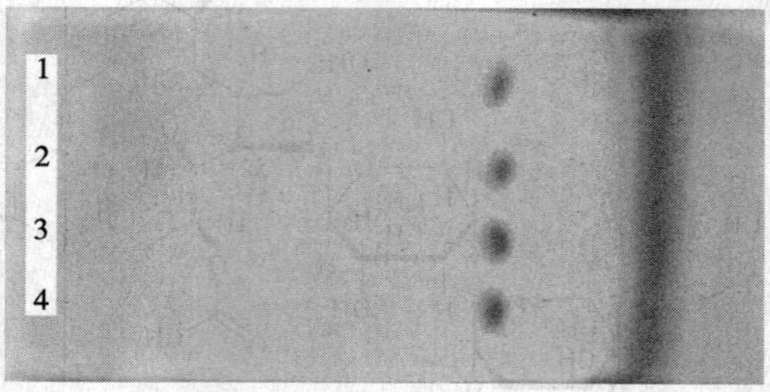

图 2　供试品及对照品的典型色谱图

1、2、3. 不同厂家的交沙霉素原料；4. 交沙霉素标准品

(5)为 IR 法鉴别。采用 KBr 压片法制样时，应使用干燥的的光谱纯氯化钾为分散剂。红外光谱法鉴别所得图谱与《红外光谱图集》中图 1135 相比，两者图谱中的主要特征吸收应一致。

本品红外光谱法鉴别所得红外吸收图谱显示的主要特征吸收如表 1 所示。

表 1　交沙霉素红外吸收图谱显示的主要特征吸收

特征谱带(cm^{-1})	归属	
3150～3550	羟基	ν_{O-H}
2830	甲氧基	ν_{C-H}
2775	氮甲基	ν_{C-H}
2715	醛基	ν_{C-H}
1740	酯，醛	$\nu_{C=O}$
1665，1620	共轭烯	$\nu_{C=O}$
1170	酯	ν_{C-O}
1100～1000	酯，醚，羟基	ν_{C-O}

【检查】有关物质　交沙霉素在发酵过程中会有伴生副产物，而正常贮藏过程中也有可能产生降解物，因薄层色谱方法通过比较斑点深浅控制有关物质限量，主观因素影响较大，为更好控制药品质量，中国药典(2010)建立了 HPLC 方法。Ph. Eur.(6.0)和 BP(2009)均系 TLC 法。JP(15)收载了 HPLC 法。中国药典(2010)色谱条件与 JP(15)相同。交沙霉素的保留时间一般在 25 分钟左右。若想在流速为 1.0ml/min 时控制交沙霉素峰的保留时间在 10 分钟左右，则需要增加乙腈的比例至 60%，但各杂质峰之间的分离较差，并很可能使交沙霉素的相邻杂质峰未能分离。因此，中国药典(2010)未对交沙霉素的保留时间加以规定。系统适用性色谱图见图 3。

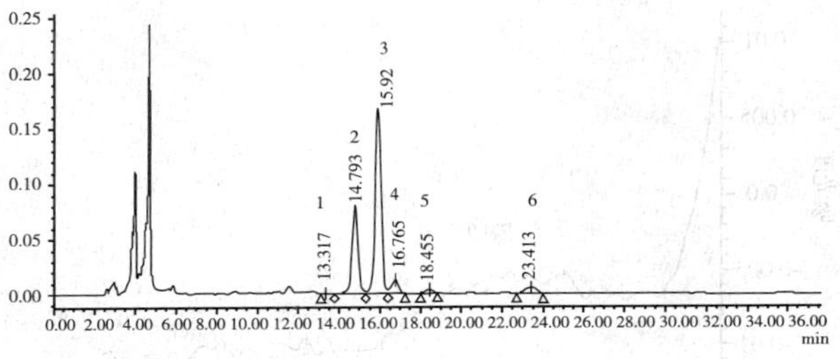

图3　系统适用性试验的色谱图

2. 交沙霉素杂质1；3. 交沙霉素；

1、4、5、6. 其他有关物质

分别采用面积归一法和自身对照法计算有关物质的含量，两种测定结果无显著性差异。并且由计算结果可知，交沙霉素最大杂质峰面积与浓度为15μg/ml的对照溶液的主峰面积相当且不大于时，杂质含量在3%以下。以对照溶液的色谱图调节检测灵敏度，使主成分色谱峰的峰高为满量程的20%～25%，在此量程范围内，样品溶液色谱图中的各杂质基本可以基线分离。为了提高检测结果准确性和可靠性，将对照溶液浓度定为15μg/ml。强制破坏试验研究结果表明，经过酸、碱、氧化、高温及强光破坏后，所产生的杂质峰与主峰分离完全。在强光破坏试验中杂质的量稍有增加，但交沙霉素的含量基本没有变化。检测限为0.9ng。被测溶液在24小时内稳定。

河北省药品检验研究院进一步研究发现中国药典(2010)有关物质检查项对杂质的控制与国外药典存在一定的差异。中国药典(2010)和JP(16)分别采用主成分自身对照法和峰面积归一化法，控制最大单个杂质和总杂质的量，Ph. Eur.(7.0)采用外标法控制五个已知杂质的量、最大单个杂质量和杂质总量。此外中国药典(2010)有关物质测定方法存在各活性组分分离效果差以及未分开控制活性组分和杂质量的问题。比较了国内、外药典有关物质检查色谱条件后，对交沙霉素有关物质的色谱系统进行优化。中国药典(2015)采用优化后的色谱系统，分别设立［交沙霉素组分］检查项和［有关物质］检查项，确认了组分和杂质的结构，采用外标法分别控制活性组分，包括吉他霉素A1、A3、A4、A6、A7与麦迪霉素A1组分，以及有关物质的量(包括杂质B、杂质C、杂质D、杂质E、单个未知杂质和杂质总量)。中国药典(2015)检测方法及限度均优于JP(16)和Ph. Eur.(7.0)。实验中发现，不同的溶解溶剂会影响交沙霉素的含量。分别以水、甲醇-水、乙腈-水、甲醇、乙腈作为溶剂溶解，发现采用乙腈溶解，供试品溶液稳定。为提高有关物质检出限度，将供试品溶液溶度由中国药典(2010)的0.5mg/ml提高为1mg/ml，进样体积不变。

残留溶剂　甲苯　交沙霉素是经微生物发酵培养、分离提取得到的产品。在分离提取过程中并未使用一类有机溶剂，工艺过程用到的溶剂仅有甲苯。采用中国药典(2015)通则残留溶剂测定法检查，按内标法以峰面积计算，含甲苯未过0.089%。

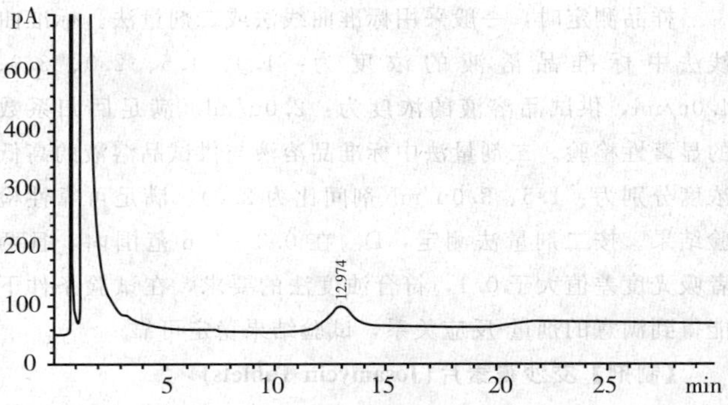

图4　供试品溶液的色谱图

【含量测定】根据中国药典(2005)附录抗生素微生物检定法，中国药典(2010)建立了浊度法。金黄色葡萄球菌(*Staphylococcus aureus*)CMCC(B)26 003为检定菌。抗生素检定培养基Ⅲ号(pH 7.0～7.2)为培养基。以乙醇作溶剂，参照BP(2009)和Ph. Eur.(6.0)采用pH 5.6的磷酸盐缓冲溶液。培养温度：37℃±0.5℃；培养时间：3～4小时；培养管：均为大小、质地一致的石英管。本法定量线性范围为1.0～4.0u/ml，抗生素浓度与其吸光度线性关系良好，相关系数$r=0.9994$。本法回收率为99.57%(RSD＝1.6%，$n=9$)。本品的浓溶液和点样用稀溶液放置4℃冰箱保存分别可稳定7天和2天，完全可以满足实验的需要。中国药典(2015)未修订。

浊度法一般选择金黄色葡萄球菌。由于金黄色葡萄球菌繁殖生长速度恰好在实验所需的时间之内，且金黄色葡萄球菌较稳定，试验用金黄色葡萄球菌为无毒变株，故可用于微生物检定菌种。选择在5代内，以保证试验菌对抗生素的一定敏感度，使试验菌繁殖生长能在抗生素浓度范围内受抗生素影响。菌液必须每次于实验前新鲜培养制备，以保证试验菌的数量、活性和灵敏性。比浊法测定时，控制菌液浓度吸光度在0.3～0.7范围内，可获得较正确的结果，各抗生素各浓度之间的吸光度差值在0.1以上为佳。中国药典(2010)先将试验菌接种至营养琼脂培养基上，所得菌液D_{530}差值小。研究表明，将菌直接接种至培养基Ⅲ中，所得的菌液不但生长旺盛，且均匀易分散，菌体活性和灵敏性较高，标准曲线各相邻浓度的吸光度差值大于0.1，线性关系良好，结果稳定。

试验菌生长的速度在没有外加抑制物的情况下，受培养基的成分、pH、培养温度、通气条件以及细菌内在合力能力的影响。浊度法测定用的培养基必须保证试验菌能在短时间内快速生长的要求，pH不仅能影响试验菌生长而且能影响抗生素的抗菌活性，一般应在pH 7.1±0.1范围内。

浊度法灵敏度高，所用的玻璃仪器必须用硬质中性玻璃，软质易吸附抗生素。清洁要求高，在稀释的移液过程中最好用一根移液管，以消除误差，保证试验平行操作。

温度对试验结果影响很大，培养箱内各管受热如不够均匀，则平行实验的结果不好。比浊法培养基温度不宜过高，否则易使细菌被杀死或受损，使温度充分平衡均匀是测定的关键。

样品测定时，一般采用标准曲线法或二剂量法。标准曲线法中标准品溶液的浓度为：1.0、1.5、2.0、3.0、4.0u/ml，供试品溶液的浓度为：2.0u/ml。满足回归系数的显著性检验。二剂量法中标准品溶液与供试品溶液的高低浓度分别为：1.5、3.0u/ml(剂间比为 2.0)。满足可靠性检验结果。按二剂量法测定，D_{530} 在 0.3～0.6 范围内，且两者吸光度差值大于 0.1，符合浊度法的要求，在试验条件下能得到满意的剂量-反应关系，试验结果稳定可靠。

【制剂】交沙霉素片(Josamycin Tablets)

交沙霉素片收载于中国药典(2015)。此外该品种在 JP(16)中亦有收载。

〔检查〕溶出度　原新药转正标准规定转速为 100 转/分钟。根据实验考察，50 转/分钟即可达到溶出量 100%左右。溶出试验的装置和转速，是模拟人体胃肠道蠕动，其程度随人体各异而差别较大。如药物仅能在剧烈条件下(如桨板法、100 转)溶出，那么它也许仅能保证在年轻人(即身体机能强壮者)体内释放和被吸收，而在身体机能虚弱者(如老年人)体内，释放和吸收则较差。药物只有在严格条件下(如桨板法、50 转/分钟)，具有“较高的、一定的”溶出曲线，才能保证在各种人体内环境下均有释放和吸收，即对于任何患者，均能具有较高的生物利用度。越是在“恶劣”的溶出条件下，越能具有“较高的、一定的”溶出曲线，与体内的相关性就越强，越能反映药品内在品质。故为提高药品标准，严格控制药品质量，中国药典(2010)将溶出度的转速定为 50 转/分钟，使溶出度的方法更加合理，能更有效的控制药品质量。中国药典(2015)未修订溶出和测定方法。

由紫外吸收图谱(图 5)可知，交沙霉素在溶出介质(pH 4.5 磷酸盐缓冲液)中在 231nm 处有最大吸收，故选择测定波长为 231nm。交沙霉素在 10.12～30.36μg/ml 浓度范围内与吸光度呈良好的线性关系，其相关系数 r= 0.9999。

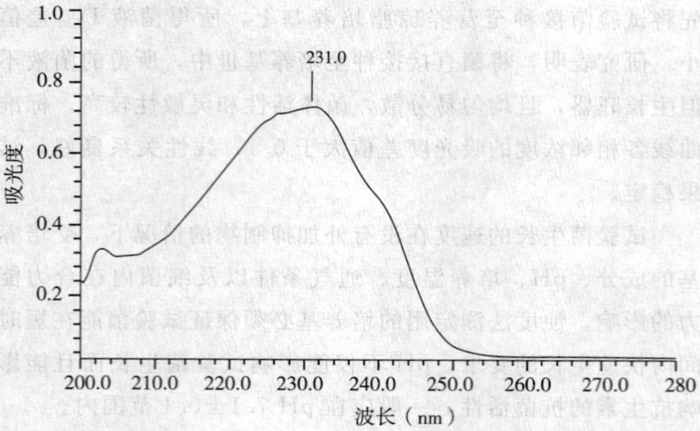

图 5　交沙霉素在溶出介质中的 UV 图(UV-1501)

将辅料(淀粉、糊精和硬脂酸镁等)按照处方比例称取适量，用溶出介质稀释制成浓度为 20μg/ml 的溶液，进行紫外扫描。结果显示，辅料在 231nm 波长处均无吸收。

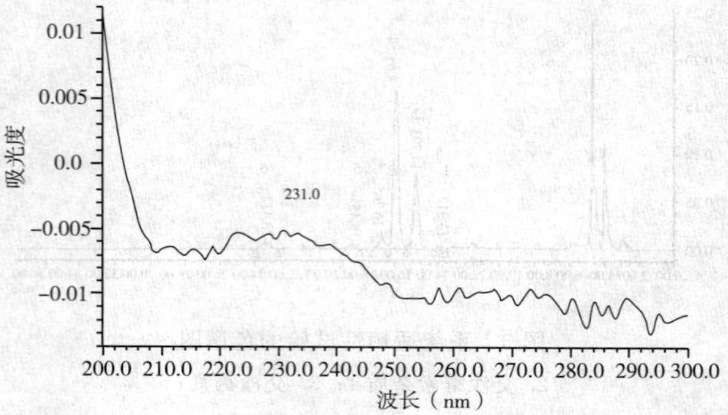

图 6　溶出度的干扰实验(辅料 UV 图谱)

〔含量测定〕本品的含量测定法研究实验结果证明，虽然不同生产企业的产品所用的辅料及用量各有不同(大致有淀粉、糊精和硬脂酸镁等几种)，但均不会干扰本法的测定。照本法测定，测得回收率结果为平均加样回收率为 99.74%(RSD=2.2%，n=9)。采用浊度法进行含量测定，并与管碟法的结果进行比较，测定数据经统计学处理后无显著性差异。

撰写　王茉莉　　河北省药品检验研究院
复核　杨　梁　　河北省药品检验研究院
　　　胡昌勤　　中国食品药品检定研究院

异戊巴比妥

Amobarbital

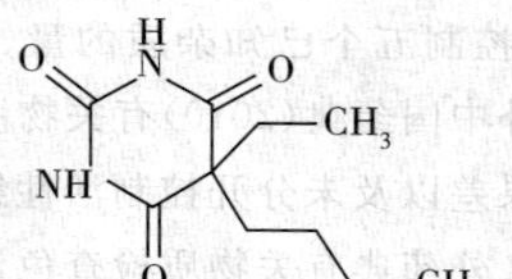

$C_{11}H_{18}N_2O_3$　226.28

化学名：5-乙基-5-(3-甲基丁基)-2,4,6(1H,3H,5H)-嘧啶三酮

5-ethyl-5-(3-methvlbutyl)-(2,4,6(1H,3H,5H)-pyrimidinetrione,

英文名：Amobarbital(INN)

异名：Amylobarbitone

CAS 号：[57-43-2]

本品为戊巴比妥的同分异构体，区别在于 5 位戊取代基上的甲基位置不同，戊巴比妥分子中 5 位取代基是 α-甲基异戊基，而异戊巴比妥分子中 5 位取代基是 γ-甲基异戊基。异戊巴比妥为中时巴比妥类药物，作用时间约 3～6 小时，主要作用是催眠和抗惊厥。对神经中枢的抑制作用随着剂量加大，大剂量时对心血管系统、呼吸系统有明显的抑制。过量可麻痹延髓呼吸中枢，而导致死亡。治疗浓度的异戊巴比妥可降低谷氨酸的兴奋作用、加强 γ-氨基丁酸(GABA)的抑制

作用，抑制中枢神经系统单突触和多突触传递，抑制痫灶的高频放电及其向周围扩散。异戊巴比妥脂溶性较高，易通过细胞膜和进入脑组织，故显效较快，口服后15～20分钟起效。本品在肝脏代谢，约50%转化为羟基异戊巴比妥，主要与葡萄糖醛酸结合后经肾脏排出，极少量(小于1%)以原型从肾脏排出。异戊巴比妥及其钠盐属于国家管制的精神药品，长期使用可产生依赖性，包括精神依赖和身体依赖。

异戊巴比妥1923年由Shonle等合成，国内于20世纪50年代开始生产，中国药典(1963)就收载有异戊巴比妥、异戊巴比妥片、异戊巴比妥钠、注射用异戊巴比妥钠，以后历版中国药典均有收载。英国药典、美国药典和日本药局方也均收载了异戊巴比妥原料。

【制法概要】

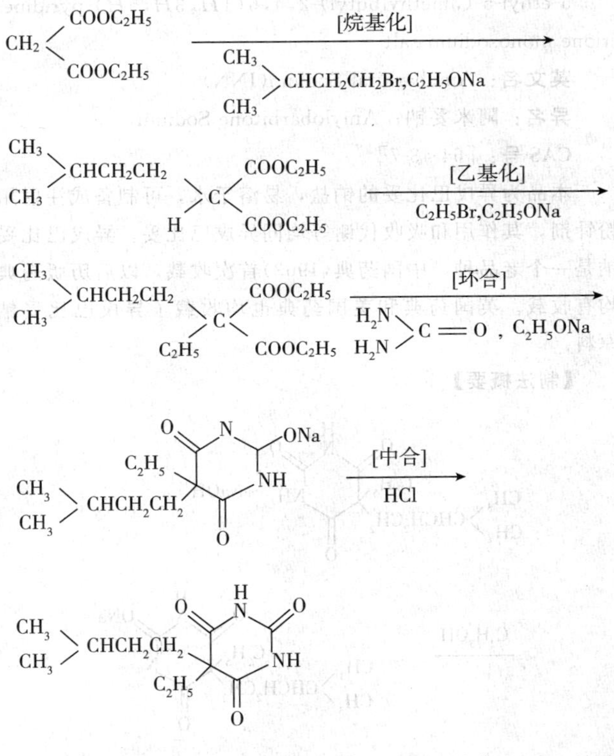

【性状】本品为白色结晶性粉末。中国药典(2010)熔点为155～158.5℃，中国药典(2015)熔点修订为157～160℃。

【鉴别】(1)呈丙二酰脲类鉴别反应，该反应是巴比妥类药物母核反应，包括与银盐和铜盐的反应，前者是与硝酸银反应生成白色沉淀，后者是与铜-吡啶试液反应显紫色或生成紫色沉淀。由于是本类药物共有反应，故可用于苯巴比妥、异戊巴比妥和司可巴比妥及其盐类的鉴别。

(2)本品的红外光吸收图谱(光谱集第163图)显示的主要特征吸收为：

特征谱带(cm^{-1})	归属
3230，3100	酰胺　ν_{N-H}
1760，1725，1700	环酰亚胺　$\nu_{C=O}$
850，815	酰胺　δ_{NH}

【检查】碱性溶液澄清度　此项检查主要是控制碱性溶液中的不溶性杂质，这些杂质主要包括一些副产物或分解产物等，如酰胺、酰脲类物质，它们具有一定碱性，利用这些杂质在氢氧化钠试液中比异戊巴比妥溶解度小的特性进行检查。

氯化物　此项检查是为考察在生产过程中引入的氯化物，作为信号杂质，氯化物的量多少可以反映出药品的纯净程度以及生产过程的正常与否。

有关物质　英国药典采用薄层色谱法检查有关物质，限度规定为任意杂质不得过0.5%。中国药典(2010)增加了有关物质检查项，建立了高效液相色谱方法检测相关杂质，用不加校正因子的主成分自身对照法控制杂质含量(图1)。在方法建立过程中，按中国药典的规定考察了方法专属性、耐用性和检出限。采用强制破坏试验考察方法的专属性，结果证明在所采用的液相条件下，经酸、碱、光照、加热和氧化破坏处理后，异戊巴比妥色谱峰与降解产物的色谱峰均可完全分离。采用2种不同品牌的色谱柱进行方法耐用性考察，测定结果说明该方法耐用性相对较好，详见表1。

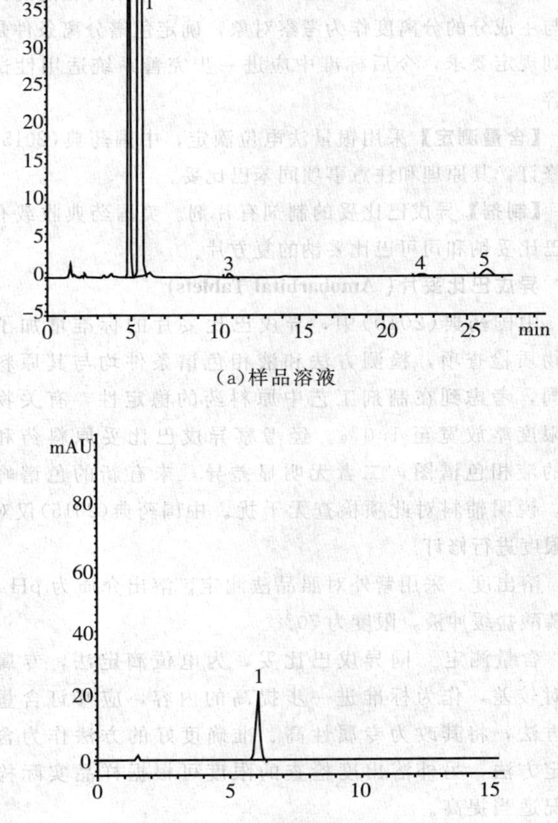

(b)对照溶液

图1　异戊巴比妥有关物质检查色谱图

1. 异戊巴比妥；2～5. 未知杂质

表 1　耐用性考察结果

色谱柱	保留时间（分钟）	理论板数	与相邻杂质的分离度	检测限（ng）
TC-C18，150mm×4.6mm，5μm	6.50	11285	2.21	0.48
ZORBAX Extend XDB-C18，150mm×4.6mm，5μm	5.53	10901	2.81	0.30

中国药典（2010）参照国外药典和通常对有关物质的限度规定，异戊巴比妥、异戊巴比妥钠和注射用异戊巴比妥钠的有关物质限度规定为：任意杂质不得过 0.5%，异戊巴比妥片限度为：任意杂质不得过 1.0%。中国药典（2015）将上述原料药和粉针剂有关物质限度修订为杂质总量不得过 0.5%，片剂有关物质限度修订为杂质总量不得过 1.0%。

在对异戊巴比妥原料及制剂检查中发现，主峰前有一个较大的杂质峰，不同批次样品中该杂质含量不同，在 5%～10%之间不等。经 LC-MS 检测，其分子量与异戊巴比妥相同，是其同分异构体。通过对生产工艺的分析，是由于原料 3-甲基丁醇中含有少量 2-甲基丁醇，故在最终产品中有少量 5 位取代基是β-甲基异戊基的化合物，因此该杂质可通过提高原料 3-甲基丁醇的质量得到去除。

HPLC 系统适用性试验中最好采用一个结构相近的同系物与主成分的分离度作为考察对象，确定色谱分离条件是否达到规定要求，今后标准中应进一步完善系统适用性试验内容。

【含量测定】采用银量法电位滴定，中国药典（2015）未做修订，其原理和注意事项同苯巴比妥。

【制剂】异戊巴比妥的制剂有片剂。美国药典收载有异戊巴比妥钠和司可巴比妥钠的复方片。

异戊巴比妥片（Amobarbital Tablets）

中国药典（2010）中，异戊巴比妥片的标准增加了有关物质检查项，检测方法和液相色谱条件均与其原料药相同，考虑到在制剂工艺中原料药的稳定性，有关物质的限度略放宽至 1.0%。经考察异戊巴比妥原料药和片剂的液相色谱图，二者无明显差异，未有新的色谱峰出现，说明辅料对此项检查无干扰。中国药典（2015）仅对杂质限度进行修订。

溶出度　采用紫外对照品法测定，溶出介质为 pH 7.6 的磷酸盐缓冲液，限度为 70%。

含量测定　同异戊巴比妥，为电位滴定法，专属性相对较差，作为标准进一步提高的内容，应修订含量测定方法，将其改为专属性高、准确度好的方法作为含量测定方法，另外溶出度检查的限度可根据样品实际检验情况适当提高。

撰写　南　楠　中国食品药品检定研究院
复核　王　慧　中国食品药品检定研究院

异戊巴比妥钠

Amobarbital Sodium

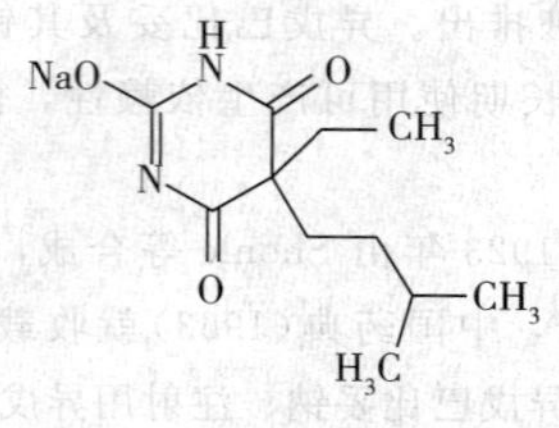

$C_{11}H_{17}N_2NaO_3$　248.26

化学名：5-乙基-5-（3-甲基丁基）-2，4，6（1*H*，3*H*，5*H*）-嘧啶三酮-钠盐

5-ethyl-5-(3methylbutyl)-2，4，6(1*H*，3*H*，5*H*)-pyridinetrione monosodium salt

英文名：Amobarbital Sodium(INN)

异名：阿米妥钠；Amylobarbitone Sodium

CAS 号：［64-43-7］

本品为异戊巴比妥的钠盐，易溶于水，可制备成注射用粉针剂，其作用和吸收代谢等均同异戊巴比妥。异戊巴比妥钠是一个老品种，中国药典（1963）首次收载，以后历版药典均有收载。英国药典和美国药典也均收载了异戊巴比妥钠原料。

【制法概要】

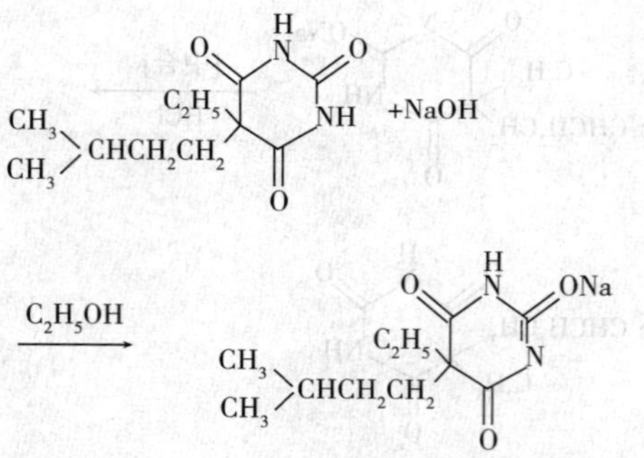

【鉴别】（1）加酸后析出游离的异戊巴比妥。中国药典（2010）熔点为 155～158.5℃，中国药典（2015）熔点修订为 157～160℃。

（2）本品的红外光吸收图谱（光谱集第 164 图）显示主要的特征吸收。由于烯醇盐可异构化故使 $C-O^-$ 单键具有双键性。

特征谱带（cm^{-1}）	归属
3210	酰胺　ν_{N-H}
1705，1660	环酰亚胺　$\nu_{C=O}$
1570	烯醇盐　ν_{C-O^-}

（3）显丙二酰脲类鉴别反应，同异戊巴比妥。

（4）显钠盐鉴别反应。

【检查】碱度　适宜的酸碱度是生产异戊巴比妥钠的重

要条件，酸度高易产生游离异戊巴比妥；碱度高可影响异戊巴比妥的稳定性，中国药典规定异戊巴比妥钠5%的水溶液pH值应为9.5～11.00。

有关物质 中国药典(2010)增加了有关物质检查项，具体的检验方法、限度以及方法学考察内容同异戊巴比妥。中国药典（2015）将有关物质限度修订为杂质总量不得过0.5%。

干燥失重 本品具有引湿性，水分较难除去，且水分的存在对其稳定性有影响，因此规定在130℃干燥至恒重，减失重量不得过4.0%。

重金属 此项检查是为控制在生产过程中引入的重金属离子。

细菌内毒素 本品临床每小时用药最大剂量是静脉注射每千克体重5mg(中国药典临床用药须知)，内毒素计算限值约为1.0EU/mg；国外标准中USP为0.4EU/mg。中国药典(2015)规定本品细菌内毒素限值为0.40EU/mg，与内毒素计算值比较，安全系数为2.5，并与USP标准相当。

无菌 供无菌分装用的异戊巴比妥钠料应检查无菌，采用薄膜过滤法检查，应符合规定。

【含量测定】采用银量法电位滴定，同异戊巴比妥。

【制剂】异戊巴比妥钠的制剂有注射用粉针剂，中国药典、日本药局方和美国药典均有收载。

注射用异戊巴比妥钠(Amobarbital Sodium for Injection)

异戊巴比妥钠易溶于水，其水溶液显碱性，且很不稳定，放置后易水解，产生烷基丁酰脲沉淀而失去疗效，水解的速度与储存温度和pH值密切相关[1]，温度升高或pH值增高均加速其水解反应，因此本品须制成无菌粉针剂，固封于安瓿中，临用前溶解配制成注射液。

参考文献

[1] 刘文英．药物分析［M］．5版．北京：人民卫生出版社，2004.

撰写　南　楠　中国食品药品检定研究院
复核　王　慧　中国食品药品检定研究院

异福酰胺片

Rifampin Isoniazid and Pyrazinamide Tablets

本品为含利福平、异烟肼和吡嗪酰胺的复方制剂(FDC)。规格为0.45g($C_{43}H_{58}N_4O_{12}$ 0.12g，$C_6H_7N_3O$ 0.08g与$C_5H_5N_3O$ 0.25g)，本品除中国药典(2015)收载外，国际药典(2012)和USP(36)亦收载异福酰胺的片剂。

利福平是一线抗结核药，其作用机制是与依赖于DNA的RNA多聚酶的β亚单位牢固结合，抑制细菌RNA的合成，防止该酶与DNA连接，从而阻断RNA转录过程，单独用于治疗结核病时可能迅速产生细菌耐药性，因此本品必需与其他抗结核药联合应用[1]，以提高疗效，延缓耐药菌株产生，缩短疗程及减轻不良反应。它与异烟肼合用是最有效的初治药物，对于复治者由于结核菌已对若干老一线药物预先耐药，现多以利福平与异烟肼、吡嗪酰胺等合用。

异烟肼为抗结核药，本品只对分枝杆菌，主要是生长繁殖期的细菌有效，对结核杆菌最低抑菌浓度为0.025～0.05mg/L[2]，其作用机制尚未阐明。口服经胃肠道吸收快而完全，生物利用度达90%，口服1～2小时后血药浓度达峰值，吸收后分布于全身组织和体液中，还能透入细胞内及干酪病灶中，这是该药的重要特性。本品主要经肾排泄(约70%)。现在虽然有许多新抗结核病药，但它仍是最好的第一线抗结核病药，广泛用于各种结核病的治疗。本品治疗应用必须与其他一线药合用以避免或延缓耐药性产生。

吡嗪酰胺为抗结核药，仅对人型结核菌有抑制或杀灭作用。其特点是对细胞内的结核杆菌有抑制作用，本品仅在pH偏酸时有抗菌活性。其作用机制是能进入含有结核杆菌的巨噬细胞，并渗入结核菌体，菌体内的酰胺酶使其脱去酰胺基，转化为吡嗪酸而发挥抗菌作用。口服后吸收迅速而完全，广泛分布于全身组织和体液中，2小时后血药浓度达峰值。本品主要在肝中代谢，水解生成活性代谢产物吡嗪酸，继而羟化成为无活性的代谢物，经肾小球滤过排泄。吡嗪酰胺单用治疗结核时，细菌易产生耐药性，因此需要与其他结核病药联合应用。

目前在短程化疗的三联或四联强化期给药方案中，吡嗪酰胺为基本药物之一[2]。临床不良反应最常见为肝脏损害及关节症状[3]。

1985年美国马乐道尔(Marion Merrell Dow)公司在欧洲及东南亚上市了抗结核复方制剂Rifinah(利福平与异烟肼组成的二联复方制剂，商品名：卫肺宁)及Rifater(利福平、异烟肼与吡嗪酰胺组成的三联复方制剂，商品名：卫肺特)，1994年FDA批准在美国销售使用，我国也已批准进口。现已有美国、意大利、瑞士及印度等国家的几家公司大批量生产，此复方制剂已在世界各国广泛使用，据香港、新加坡、美国、菲律宾、台湾等地的临床研究显示，复方制剂的疗效和单方制剂基本一致或更佳，其副作用较单方制剂小，且无交叉耐药性，而复方制剂在改进医患双方对药物可接受性方面效果更明显，因此获得了WHO及INATCD(国际防痨和肺病联合会)专家的肯定和推荐，目前片剂国内生产厂家13个。

【制法概要】按处方组成→过筛→混合→制粒→混匀→压片→包衣→包装。

【性状】利福平国内产品为Ⅰ型晶型。分子结构中1位的C—OH与15位的C—O、4位的C—OH与11位的C=O形成氢键、氢醌，不易氧化，保持鲜红色。Ⅱ型晶型为暗红色。两种晶型具有相同疗效，故性状为鲜红色或暗红色的结晶性粉末；异烟肼为无色结晶，白色或类白色的结晶性粉末；吡嗪酰胺为白色或类白色的结晶性粉末；辅料多为微晶纤维素、羧甲基淀粉钠、共聚维酮、欧巴代、羟丙纤维素、硬脂酸镁等，均为白色或类白色粉末，与三种主成分混合后为橙红色或红色，包薄膜衣。

【鉴别】(1)利用利福霉素类抗生素具有的氧化还原性质，与亚硝酸作用氧化生成醌式化合物，颜色由橙红色变为暗红色，为利福平的鉴别反应。

(2)异烟肼结构中的肼基具有还原性，当与氨制硝酸银试液作用，即被氧化生成异烟酸铵，并生成氮和金属银，在管壁有银镜生成，为异烟肼的鉴别反应。

(3)吡嗪酰胺加氢氧化钠试液，缓缓煮沸，水解放出氨气，遇湿润的红色石蕊试纸显蓝色，为吡嗪酰胺的鉴别反应。

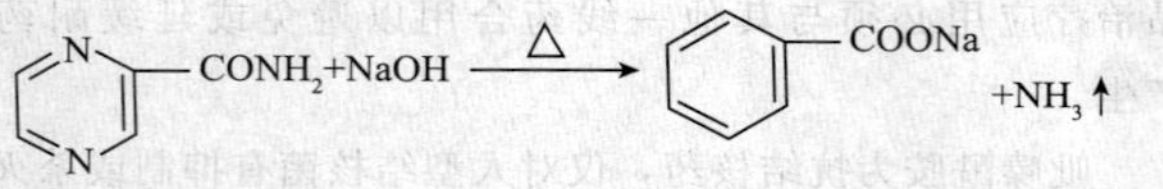

【检查】溶出度 中国药典(2005)只测定了利福平的溶出度，对异烟肼、吡嗪酰胺没做控制。为控制其药品质量，中国药典(2010)增加了异烟肼和吡嗪酰胺的溶出度检查，此两成分采用HPLC法进行测定，色谱系统参考USP(32)制定。对本品的溶出度测定方法进行了验证，30分钟三个组分的溶出度均已达到90%以上。

中国药典(2015)参考USP(36)收载的“利福平异烟肼吡嗪酰胺盐酸乙胺丁醇片”各论中的溶出度试验方法和国家药品标准WS1-(X-009)-2012Z对溶出度项目进行了修订。本制剂的主药利福平在水中几乎不溶，而异烟肼在水中易溶，吡嗪酰胺在水中略溶，故应重点进行利福平溶出状况的研究，同时也进行异烟肼和吡嗪酰胺的溶出状况考察。中国药典(2010)异福酰胺片、异福酰胺胶囊的溶出度检查方法，分别采用转篮法或桨法，溶出介质均为0.1mol/L盐酸溶液；而上述USP标准和国家药品标准中均采用桨法，溶出介质均为0.01mol/L的磷酸盐缓冲液。经采用0.1mol/L盐酸溶液和0.01mol/L的磷酸盐缓冲液进行溶出曲线考察，发现利福平在酸性条件下不稳定，容易造成实验误差，比较后认为采用0.01mol/L的磷酸盐缓冲液更为理想。考察结果表明，国内各个厂家的产品在0.01mol/L的磷酸盐缓冲液中的溶出曲线相互间存在较小差异，利福平均在30分钟左右达到峰值；异烟肼、吡嗪酰胺均在10分钟左右到达峰值。中国药典(2015)溶出度试验以0.01mol/L的磷酸盐缓冲液为溶出介质，采用桨法，转速为每分钟75转，与国家药品标准WS1-(X-009)-2012Z相同，仅将溶出量的测定方法与含量测定方法进行统一。

有关物质 中国药典(2015)新增有关物质检查项。在抗结核的FDC制剂中，由于异烟肼和吡嗪酰胺性质相对较稳定，而利福平纯度相对低一些，主要因工艺杂质较多，且易降解、水解，故有关物质检查重点考察FDC制剂中利福平的相关杂质及有无新杂质增加。依据现有标准，目前有三种液相色谱条件适用于FDC制剂中利福平的有关物质检测，分别是中国药典(ChP)法、BP法和国际药典(IP)法。ChP法和IP法均采用辛烷基硅烷键合硅胶柱，BP法采用十八烷基硅烷键合硅胶柱，检测波长均为254nm，流动相各不相同。经过对三种色谱条件进行实验考察与比较，认为ChP法不仅分析时间短，分离效果也相对较好，而且可以同时用于利福平含量测定和溶出度测定，故首选ChP法为FDC制剂有关物质的测定方法。考虑到流动相的pH值较低，对利福平的稳定性有影响，而且低pH值条件下某些杂质分离效果不佳，因此对流动相的pH值进行优化。随着pH值的升高，利福平各相关杂质间的分离情况明显改善，考虑到利福平的稳定性以及色谱柱的耐用性，选择流动相的pH值为7.0。ChP系统分离利福平相关杂质对照品混合溶液的色谱图见图1。

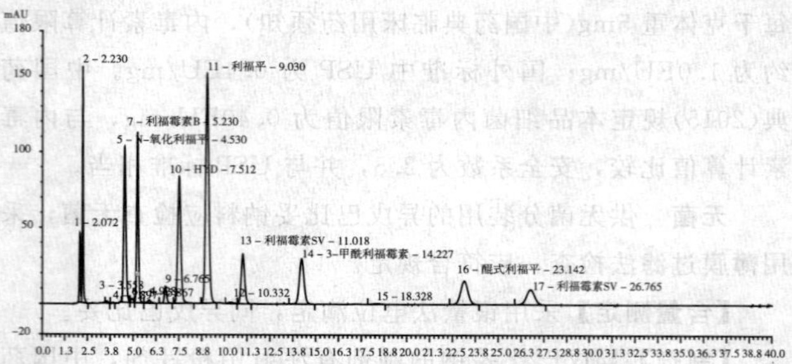

图1 ChP系统分离利福平相关杂质对照品混合溶液的色谱图

分析方法验证结果显示，空白辅料和其他组分均在2分钟之前出峰，而利福平的杂质出峰时间均在2.5分钟之后，故空白辅料和其他组分对利福平的有关物质测定无干扰。在相关杂质中，异烟肼利福霉素腙(HYD)与利福平主峰最为接近，因此采用HYD与利福平之间的分离度来表征该方法的系统适用性，鉴于目前HYD的杂质对照品不易获得，故采用酸破坏的方法制备系统适用性试验溶液。考虑到该方法既用于有关物质测定，又用于利福平含量测定和溶出度测定，故进行较宽范围的线性关系考察，结果在3.75～187.4mg/ml浓度范围内(进样量在75～3750ng范围内)线性关系良好，相关系数为0.9999。本品最低检测限为0.073μg/ml(1.47ng)，定量限为0.37μg/ml(7.35ng)，远低于本品有关物质检查中利福平对照品溶液浓度5μg/ml，表明本法灵敏度高。分别按本品处方配比的80%、100%、120%制备供试品溶液，按拟定方法进行含量测定，结果9份样品的平均回收率为100.2%，RSD为0.4%，表明方法准确性好。

供试品溶液稳定性考察结果表明，利福平主峰面积随着溶液放置时间增加略有降低，24小时峰面积约降低2%，如采用低温控温进样，供试品溶液在4小时内峰面积保持相对稳定。因溶液的稳定性差，故方法中强调立即进样或采用低温条件进样。杂质对照品溶液稳定性考察结果表明，不论采用乙腈-水(1∶1)或乙腈作溶剂，混合杂质对照品溶液中，均立即降解或相互作用产生某未知杂质和利福平。因此标准中采取分别制备三种杂质对照品溶液的方法进行已知杂质测定。

对5批样品进行测定，N-氧化利福平的含量为0.23%～0.71%，利福霉素B均未检出、HYD的含量为0.09%～0.13%，醌式利福平的含量为0.06%～0.72%，其他单个杂质为0.24%～0.37%，其他杂质总量为0.40%～0.58%，结果均符合规定。中国药典(2015)制定的杂质限度与国家药品标准WS1-(X-009)-2012Z中杂质限度相同，严于IP等药典。

干燥失重 参照国家标准YBH02902011和中国药典(2010)二部异福酰胺胶囊项下方法，中国药典(2015)对异福酰胺片增订了干燥失重检查项，取样品在60℃减压干燥3小时，减失重量不得过3.0%。

【含量测定】 利福平含量测定方法与有关物质项下方法相同，线性关系良好，平均回收率为100.2%，RSD为0.4%。

异烟肼和吡嗪酰胺的含量测定，经比较认为目前IP方法比较简单，一个系统可以同时测定这两个组分，而且不需采用梯度洗脱方法，对多个品牌的色谱柱进行考察，各组分均能达到良好分离，故采用IP方法测定。用十八烷基硅烷键合硅胶为填充剂；以醋酸铵溶液(取醋酸铵50g，加水1000ml溶解，用冰醋酸调节pH值至5.0)-甲醇(94∶6)为流动相，检测波长270nm。取混合对照品溶液注入液相色谱仪，异烟肼、吡嗪酰胺依次流出，两峰之间分离度应符合要求。

参考文献

[1] 国家药典委员会编．中华人民共和国药典临床用药须知·化学药和生物制品卷［M］．北京：人民卫生出版社，2005：573-574，577-579，582-583.

[2] 杨藻宸．药理学和药物治疗学［M］．北京：人民卫生出版社，2000：1616-1623，1626-1632.

[3] 陈新谦，金有豫，汤光．新编药物学［M］．16版．北京：人民卫生出版社，2007：115-121.

撰写 李 冰 辽宁省药品检验检测院

复核 潘 强 辽宁省药品检验检测院

洪利娅 浙江省食品药品检验研究院

异福酰胺胶囊

Rifampin Isoniazid and Pyrazinamide Capsules

本品为含利福平、异烟肼和吡嗪酰胺的复方制剂(FDC)，规格为(1)0.225g($C_{43}H_{58}N_4O_{12}$ 0.06g，$C_6H_7N_3O$ 0.04g与$C_5H_5N_3O$ 0.125g)；(2)0.45g($C_{43}H_{58}N_4O_{12}$ 0.12g，$C_6H_7N_3O$ 0.08g与$C_5H_5N_3O$ 0.25g)(3)0.375g($C_{43}H_{58}N_4O_{12}$ 0.075g，$C_6H_7N_3O$ 0.05g与$C_5H_5N_3O$ 0.25g)，本品除中国药典(2015)收载外，仅USP(36)收载异福酰胺的片剂。

概要同片剂。

【制法概要】 按处方组成→过筛→混合→充填→包装。

【性状】 辅料多为淀粉、预胶化淀粉、羧甲基淀粉钠、羟丙纤维素、硬脂酸镁等，均为白色或类白色粉末，与三种主成分混合后为砖红色、橙红色或红色，故性状描述为本品内容物为砖红色、橙红色或红色粉末。

【检查】干燥失重 中国药典(2015)为取本品的内容物，在60℃减压干燥3小时，减失重量不得过3.0%，与USP(36)异福酰胺片相同。

溶出度 中国药典（2010）增加了异烟肼和吡嗪酰胺的溶出度检查，中国药典（2015）进行了修订，方法与片剂相同。

有关物质 中国药典（2015）新增有关物质检查项，方法与片剂相同。

【含量测定】 采用液相色谱法测定，方法与片剂相同。

撰写 李 冰 辽宁省药品检验检测院

复核 潘 强 辽宁省药品检验检测院

洪利娅 浙江省食品药品检验研究院

红霉素

Erythromycin

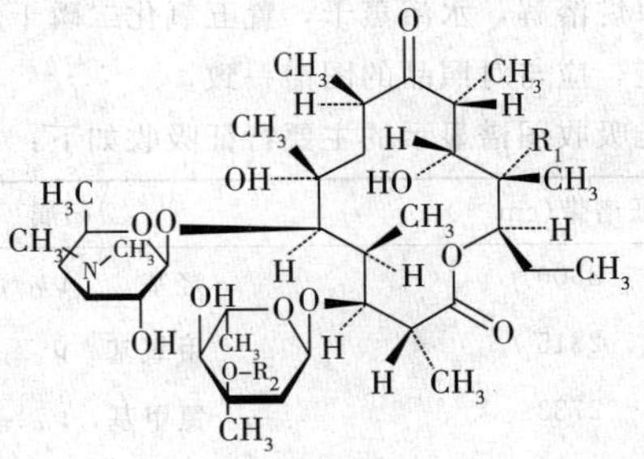

红霉素	分子式	分子量	R_1	R_2
A	$C_{37}H_{67}NO_{13}$	733.94	OH	CH_3
B	$C_{37}H_{67}NO_{18}$	717.94	H	CH_3
C	$C_{36}H_{65}NO_{13}$	719.90	OH	H

$C_{37}H_{67}NO_{13}$ 733.94

英文名： Erythromycin（INN）

异名： 威霉素；福爱力

CAS号： ［114-07-8］

本品为大环内酯类抗生素，其作用机制是与核糖体的50S亚基的23SrRNA相结合，抑制细菌蛋白质的合成。

抗菌谱与青霉素近似，对革兰阳性菌，如葡萄球菌、化脓性链球菌、绿色链球菌、肺炎链球菌、粪链球菌、溶血性链球菌、梭状芽孢杆菌、白喉杆菌、炭疽杆菌等有较强的抑制作用。对革兰阴性菌，如淋球菌、螺旋杆菌、百日咳杆菌、布氏杆菌、军团菌、脑膜炎双球菌以及流感嗜血杆菌、拟杆菌、部分痢疾杆菌及大肠埃希菌等也有一定的抑制作用。此外，对支原体、放线菌、螺旋体、立克次体、衣原体、奴卡菌、少数分枝杆菌和阿米巴原虫有抑制作用。

临床上主要用于耐青霉素的金黄色葡萄球菌感染及对青霉素过敏的金黄色葡萄球菌感染。亦用于溶血性链球菌及肺炎球菌所致的呼吸道、皮肤软组织等感染及军团菌肺炎、支原体肺炎，此外，对白喉病人，以本品及白喉抗毒素联用则疗效显著。

本品由 J. M. McGuire 等于 1952 年发现，以 *Streptomyces erythreus* 为菌种发酵制得，国内于 1958 年开始生产。除中国药典（2015）收载外，BP（2013）、Ph. Eur.（7.0）、USP(36)和 JP(16)均有收载。

【制法概要】红霉素发酵是以红色链霉菌为菌种，经两级种子培养，之后进行深层纯种发酵，发酵过程通入无菌空气，补入糖、醇、油等营养成分。发酵结束之后取发酵液滤液，经溶媒萃取，加酸成盐。红霉素盐在碱性条件下溶于丙酮，加水结晶得红霉素碱。红霉素生产过程简易流程图如下。

菌种⟶一级种子培养液⟶二级种子培养液⟶发酵液⟶滤洗液⟶溶媒萃取液⟶红霉素盐⟶转化液⟶红霉素结晶液⟶湿晶体⟶红霉素成品

【鉴别】本品的红外光吸收图谱应与对照的图谱（光谱集 167 图）一致，鉴于红霉素不同的晶型红外光谱会有一定的差异，因此，如果规定不一致时，取本品与标准品适量，加少量三氯甲烷溶解，水浴蒸干，置五氧化二磷干燥器中减压干燥后测定，应与对照品的图谱一致。

红外光吸收图谱显示的主要特征吸收如下：

特征谱带（cm^{-1}）	归属	
3500	羟基	ν_{O-H}
2815	甲氧基	ν_{C-H}
2783	氮甲基	ν_{C-H}
1719	内酯	$\nu_{C=O}$
1710	酮	$\nu_{C=O}$
1170	内酯	ν_{C-O}

【检查】有关物质　红霉素组分　红霉素是 *Streptomyces erythreus* 菌株的发酵产品，含红霉素 A、红霉素 B 和红霉素 C 等组分，其中红霉素 A 的抗菌活性最强，是主要的药用组分。在酸性介质中会产生红霉素 A 烯醇醚（erythromycin A enol ether，EAEN）和脱水红霉素 A（anhydroerythromycin A，AEA），在碱性介质中会产生表红霉素 A 烯醇醚（pseudoerythromycin A enol ether，PsEAEN）。其中，表红霉素 A 烯醇醚和红霉素 A 烯醇醚的紫外吸收均高于红霉素 A：红霉素 A 与表红霉素 A 烯醇醚/红霉素 A 烯醇醚的相对响应因子均为 0.08［欧洲药典中红霉素 A 与表红霉素 A 烯醇醚/红霉素 A 烯醇醚的相对响应因子分别为 0.15 和 0.09；美国药典中红霉素 A 与红霉素 A 烯醇醚的相对响应因子为 1/11（即 0.09）］。而脱水红霉素 A 的紫外吸收则低于红霉素 A：红霉素 A 与脱水红霉素 A 的相对响应因子为 2；计算时需要对杂质的峰面积进行校正。其他已知杂质还包括红霉素 E、红霉素 F 和 *N*-去甲基红霉素。

中国药典（2010）分别收载红霉素 B、C 组分及有关物质检查项和红霉素 A 组分检查项，两检查项均采用液相色谱法测定，且色谱条件完全相同。标准中规定红霉素 A 组分不得少于 88.0％；按自身对照法计算，红霉素 B 组分和红霉素 C 组分均不得过 5.0％，其他单个杂质不得过 3.0％，其他杂质总量不得过 5.0％。

中国药典（2015）将红霉素 B、C 组分及有关物质检查项修订为有关物质检查项，将红霉素 A 组分检查项修订为红霉素组分检查项。两检查项均采用修订后的液相色谱法测定，且色谱条件完全相同。标准中红霉素组分检查项控制红霉素 B 组分和红霉素 C 组分均不得过 3.0％；有关物质检查对上述已知杂质分别制定限度，并对杂质总量进行控制。

中国药典（2015）参考文献报道，采用一种选择性优于目前欧洲药典和美国药典方法的梯度 LC－UV 方法，该方法采用 XTerra RP C_{18} 柱（规格：250 mm ×4.6 mm，3.5 μm），柱温为 65℃，检测波长为 210 nm，流动相为乙腈-0.2 mol/L K_2HPO_4 溶液（pH 7.0）-水系统，采用二元梯度洗脱方式。欧洲药典拟采用此方法替代目前质量标准中的红霉素分析方法。中国药典（2015）制备的系统适用性溶液中包括红霉素 A、B 和 C 组分以及上述各已知杂质，标准中明确了已知杂质的相对保留时间和各个杂质之间的分离度要求，并附红霉素组分参考色谱图。红霉素系统适用性溶液色谱图见图 1。

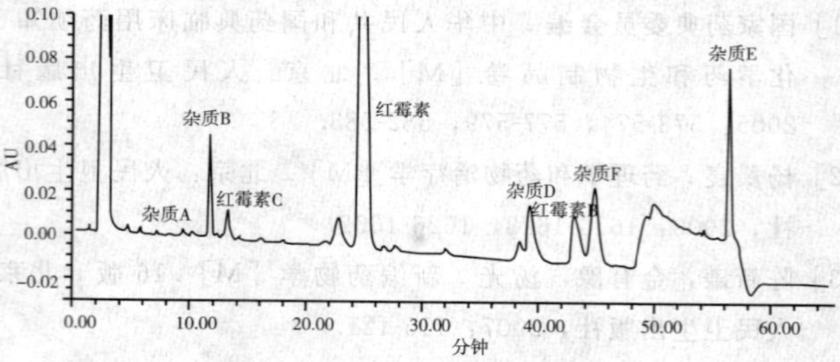

图 1　红霉素系统适用性溶液色谱图

色谱柱为 XTerra RP C18 柱（规格：250mm×4.6mm，3.5μm）

【含量测定】采用抗生素微生物检定法（管碟法或浊度法）。

中国药典（2005）采用管碟法。该方法操作繁琐，可信限较差，因此中国药典（2010）增加浊度法。中国药典（2015）未修订。

试验菌的确定：红霉素为大环内酯类抗生素，主要抗革兰阳性菌，对革兰阴性菌的活性较差，溶血性链球菌、肺炎球菌、肺炎支原体、金黄色葡萄球菌对本品高度敏感，根据中国药典（2010）附录抗生素微生物检定法规定的试验菌为首选，采用金黄色葡萄球菌、大肠埃希菌和藤黄微球菌进行筛选，取上述三种试验菌的新鲜斜面培养物，接种于营养琼脂斜面培养物上，在 35～37℃ 培养 20～22 小时，临用时用 0.9％灭菌氯化钠溶液洗下加入到Ⅲ号培养基中，绘制不同菌株在培养基中的生长情况(图2)。由图可知，金黄色葡萄球菌敏感，斜率较大。藤黄微球菌不敏感。大肠埃希菌呈曲线生长。故宜选用金黄色葡萄球菌为试验菌。

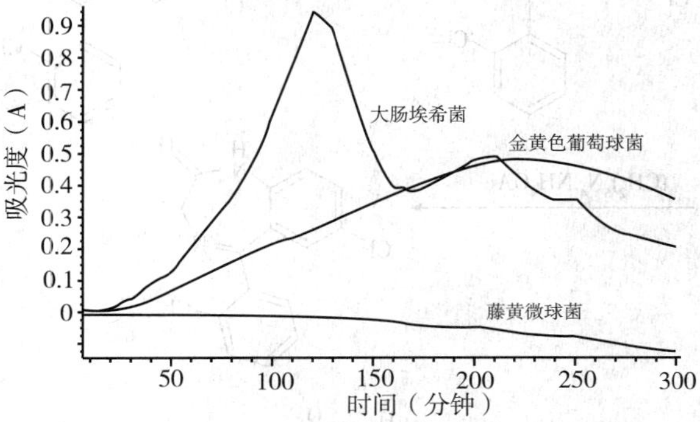

图2　试验菌的选择

菌量及培养基的确定：取金黄色葡萄球菌新鲜斜面培养物用0.9%灭菌氯化钠溶液洗下，分别按1%、2%、3%和4%加入到Ⅲ号培养基中，绘制不同菌量在培养基中的生长情况(图3)。

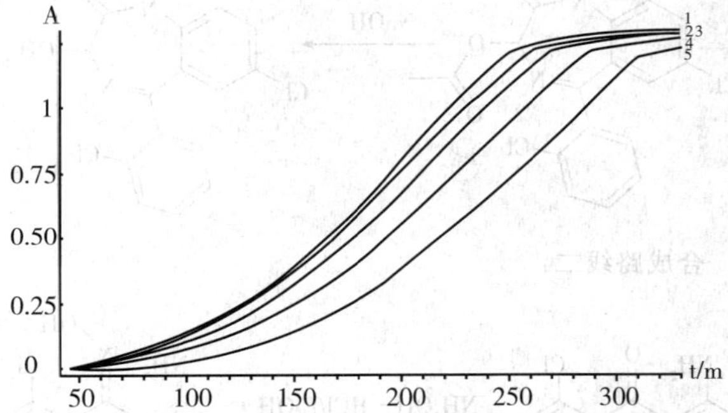

图3　1%～4%金黄色葡萄球菌在培养基中的 A-t 生长曲线

1. 阳性对照；2. 4%；3. 3%；4. 2%；5. 1%

检定菌生长曲线标明，菌液浓度为3%～4%时，吸收值与阳性菌差别不大且偏高，4小时进入稳定期，说明菌液浓度太高时，细菌的生长受到红霉素的抑制作用弱；菌液浓度为1%～2%时线性范围好，3～4小时时吸收值在0.3～0.7之间，有明显的对数生长期，确定菌量为1%～2%。不同pH值培养基的 A-t 生长曲线见图4。

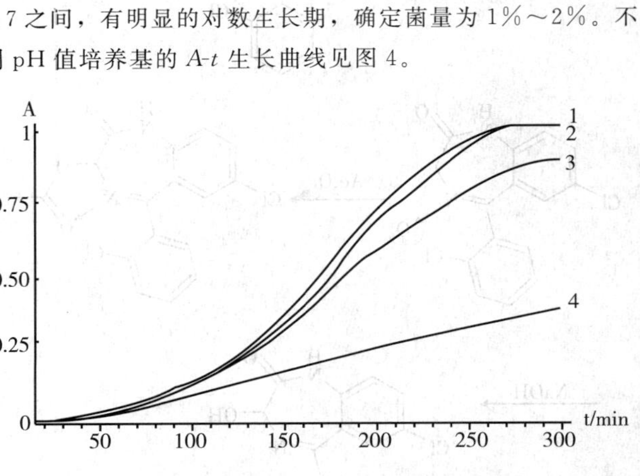

图4　不同pH值培养基的 A-t 生长曲线

灭菌后1. pH 6.9；2. pH 7.8；3. pH 7.0；4. pH 6.0

根据表1结果可知，浊度法实验精度高，可信限率较小，结果可靠，培养时间短(4小时，管碟法需要16小时)，因此浊度法优于管碟法，可替代管碟法。但考虑管碟法具有应用广、仪器廉价的优点，大部分药厂仍采用该方法，因此仍将比浊法与管碟法并列。

表1　比浊法与管碟法测定结果的比较

样品类型	样品编号	浊度法	可信限率	管碟法	可信限率
红霉素原料药	1	882.2u/ml	2.09%	881.8u/ml	4.95%
	2	887.2u/ml	2.45%	888.5u/ml	5.60%
	3	871.2u/ml	3.55%	874.8u/ml	6.93%
红霉素肠溶片	4	97.51%	2.55%	97.35%	3.53%
	5	97.63%	1.99%	96.98%	5.76%
	6	97.05%	3.00%	96.64%	3.82%

【贮藏】密封，在干燥处保存。

【制剂】中国药典(2015)收载了红霉素肠溶片、红霉素肠溶胶囊、红霉素软膏与红霉素眼膏，USP(36)和BP(2013)收载了红霉素肠溶片和红霉素肠溶胶囊。

(1)红霉素肠溶片(Erythromycin Enteric-coated Tablets)

(2)红霉素软膏(Erythromycin Ointment)

(3)红霉素眼膏(Erythromycin Eye Ointment)

(4)红霉素肠溶胶囊(Erythromycin Enteric Capsules)

本品内容物为白色或类白色肠溶微丸或颗粒。目前国内均采用肠溶微丸工艺技术，该技术具有微丸粒径均匀，有利于药物分散，提高药物稳定性，药物释放行为均一等优势。

国内各企业的处方中，主要辅料有聚丙烯酸树脂Ⅱ、乙醇、邻苯二甲酸二乙酯、聚山梨酯80、蓖麻油等。大部分厂家用的是国产聚丙烯酸树脂Ⅱ作为肠溶包衣材料，也有厂家使用进口肠溶包衣材料。

【检查】释放度　各厂家产品释放行为的差异与所用的生产设备、肠溶材料和包衣过程中肠溶衣的厚薄有关。

采用硫酸显色的方法进行测定，辅料对主成分释放溶液测定无干扰，方法回收率为102.5%(RSD=1.0%，n=9)。释放介质磷酸盐溶液的pH值对结果影响较大，应准确调节pH值至6.8±0.05。释放介质由盐酸溶液改为磷酸盐缓冲液，应在尽量短的时间内完成，避免时间过长使样品表面干燥。显色过程应注意对时间的控制。

撰写　姚尚辰　张　夏　　中国食品药品检定研究院
刘雪峰　　陕西省食品药品监督检验研究院
复核　胡昌勤　　中国食品药品检定研究院
席志芳　绳金房　　陕西省食品药品监督检验研究院

劳拉西泮
Lorazepam

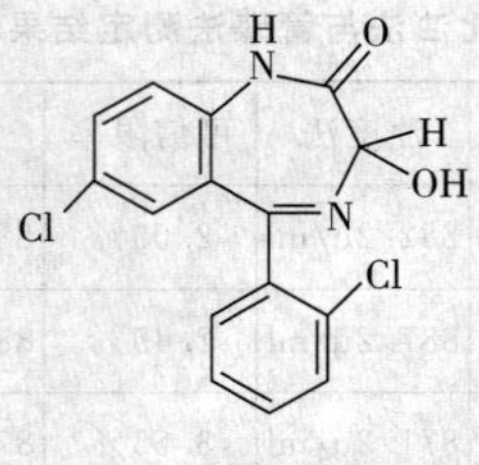

$C_{15}H_{10}Cl_2N_2O_7$　321.16

化学名：7-氯-5-(2-氯苯基)-1,3-二氢-3-羟基-2*H*-1,4-苯并二氮杂䓬-2-酮

(*RS*)-7-chloro-5-(2-chlorophenyl)-3-hydroxy-1, 3-dihydro-2*H*-1,4-benzodiazepin-2-one

英文名：Lorazepam(INN)

异名：氯羟去甲安定、劳拉安定

CAS 号：[846-49-1]

本品为镇静催眠类药，是一种短效苯二氮䓬类药物，用于严重焦虑障碍和失眠，抗惊厥及癫痫持续状态[1]，并可作为外科手术或其他医疗检查的术前镇静用药，还可以用作镇吐剂来控制抗肿瘤药物引起的恶心和呕吐(限注射剂)。本品可能产生严重的药物依赖。恶心、嗜睡、头痛和头昏是最常见的不良反应，用量大时可出现共济失调、皮疹、粒细胞减少等。高剂量或非胃肠道给药会造成呼吸抑制和低血压，静脉注射可发生静脉炎或静脉血栓形成。

本品可迅速从胃肠道吸收，生物利用度约为 90%，据报道，在口服后 2 小时左右出现血药浓度高峰。肌肉注射与口服吸收性质相似。本品可以穿过血脑屏障和进入胎盘，还可分泌到乳汁中。半衰期在 10 到 20 小时之间。血浆蛋白结合率约为 85%。本品主要代谢途径在 3 位与葡萄糖醛酸结合，生成无活性的葡萄糖苷酸代谢物，80%以上经肾脏排泄。

本品由美国 Wyeth 公司研发，1972 年率先在德国和意大利上市，随后在美国、英国、法国、日本、西班牙等国上市。其在国外使用广泛，2000 年被列为世界最畅销的药物之一。

我国于 1988 年批准劳拉西泮片进口，国内厂家于 1999 年前后开始研制生产。除中国药典(2015)收载外，USP(36)、JP(16)、Ph. Eur. (7.0)、BP(2013)均有收载。

【制法概要】本品由 2-氨基-2′,5-二氯二苯酮为起始原料，据国内报道有两种合成路线，均由五步组成。其一合成路线为经酰化、环合、氧化、酰化和水解，最终得到本品。另一合成路线大致相同，主要差别在第三步，由扩环取代氧化步骤，即缩合、环合、扩环、酰化和水解，最终得到本品。

合成路线一：

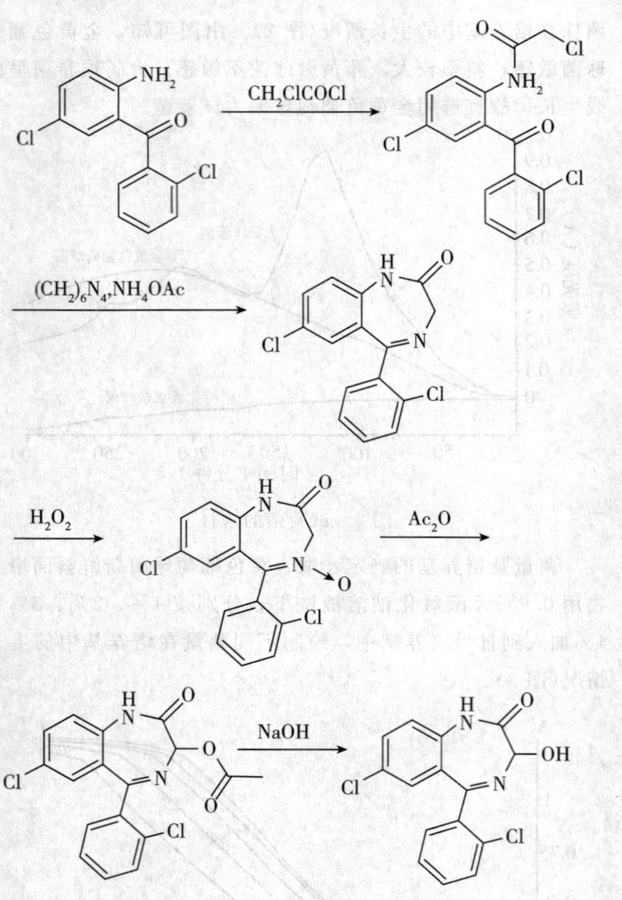

合成路线二：

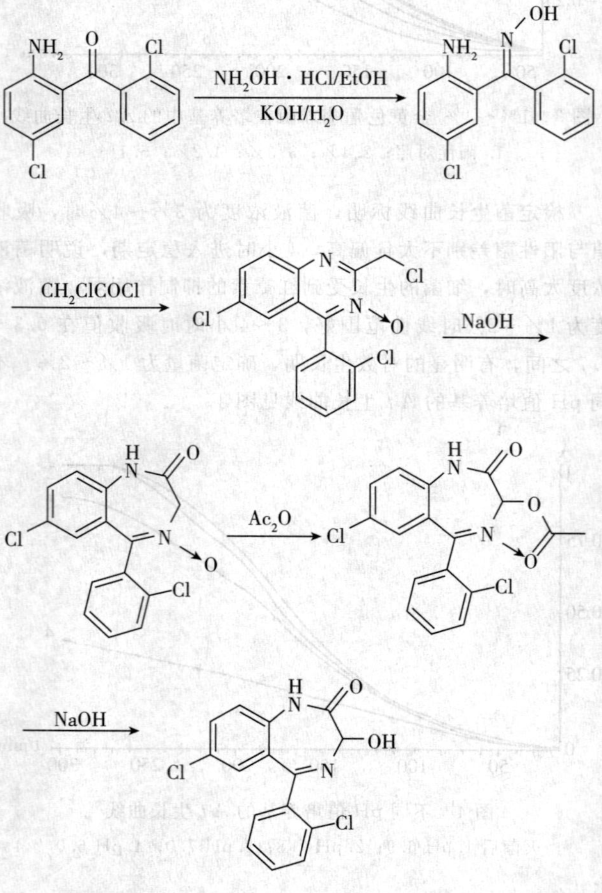

【性状】本品为白色或类白色结晶性粉末。其 5μg/ml 的乙醇溶液在 230nm 波长处的吸收系数($E_{1cm}^{1\%}$)为1070～1170。

【鉴别】(1)本品加稀盐酸溶解，水浴加热水解，滤液显芳香第一胺的鉴别反应。

(2)液相色谱鉴别：在含量测定项下记录的色谱图中，供试品溶液主峰的保留时间应与对照品溶液主峰的保留时间一致。

(3)本品红外光吸收图谱(光谱集第 1144 图)显示的主要特征吸收为：

特征谱带(cm^{-1})	归属	
3450～2800	羟基，酰胺	$\nu_{N-H,O-H}$
1700	酰胺	$\nu_{C=O}$
1620	碳氮双键	$\nu_{C=N}$
1595，1570，1480	芳环	$\nu_{C=C}$
830	取代苯	γ_{2H}
750	取代苯	γ_{4H}
700	取代苯环	$\delta_{环}$

【检查】**乙醇溶液的澄清度与颜色**　本品如纯度不够，则样品颜色较深，故订入此项检查控制样品纯度以及不溶性杂质。用无水乙醇溶解并配制成每 1ml 中含 2mg 的溶液，溶液应澄清，颜色不得深于黄色 2 号标准比色液。

有关物质　由本品的合成工艺和降解过程(图 1)可知，其主要的杂质有五种(图 2)，其中杂质 A 为过程杂质，是最后一步水解未完全的残余物；杂质 C(中国药典杂质Ⅱ)是最主要的降解杂质；杂质 B(中国药典杂质Ⅰ)既是起始原料，又是最终的降解杂质。

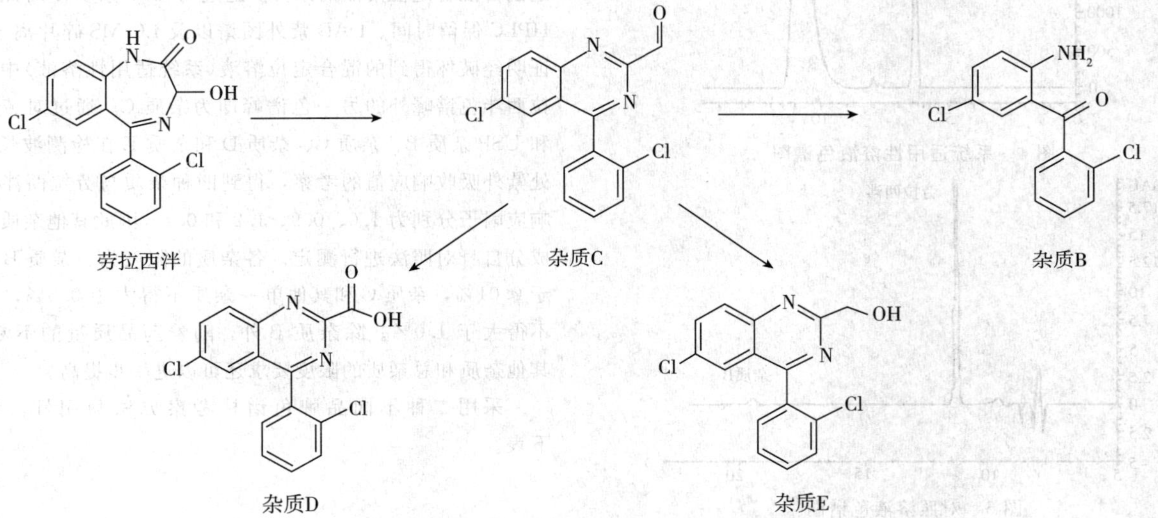

图 1　劳拉西泮的降解过程

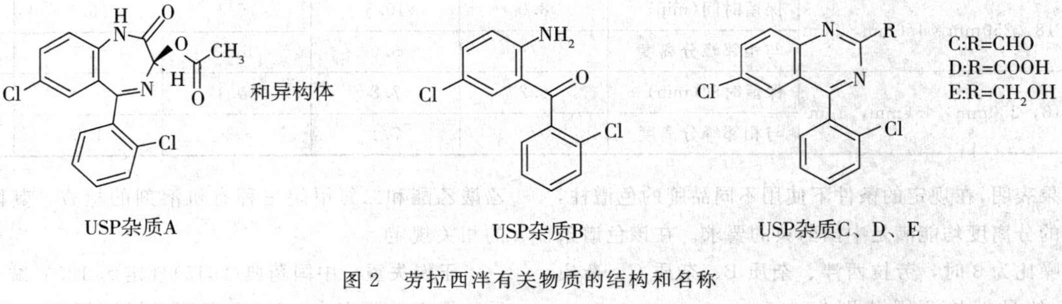

图 2　劳拉西泮有关物质的结构和名称

杂质 A：(3*RS*)-7-氯-5-(2-氯苯基)-1,3-二氢-3-乙酰氧基-2*H*-1,4-苯二氮䓬-2-酮[7-chloro-5-(*o*-chlorophenyl)-1,3-dihydro-3-acetoxy-2*H*-1,4-benzodiazepin-2-one]

杂质 B：2-氨基-2′,5-二氯二苯甲酮-(2-amino-2′,5-dichlorobenzophenone)

杂质 C：6-氯-4-(2-氯苯基)-2-喹唑啉甲醛[6-chloro-4-(*o*-chlorophenyl)-2-quinazolinecarboxaldehyde]

杂质 D：6-氯-4-(2-氯苯基)-2-喹唑啉甲酸[6-chloro-4-(*o*-chlorophenyl)-2-quinazolinecarboxylic acid]

杂质 E：6-氯-4-(2-氯苯基)-2-喹唑啉甲醇[6-chloro-4-(2-chlorophenyl)-2-quinazoline methanol]

参照相关文献[2]，采用 HPLC 法检查本品的有关物质，可同时检测四种已知杂质(图 3)，劳拉西泮原料药及杂质定位的相关色谱图见图 4～图 6。

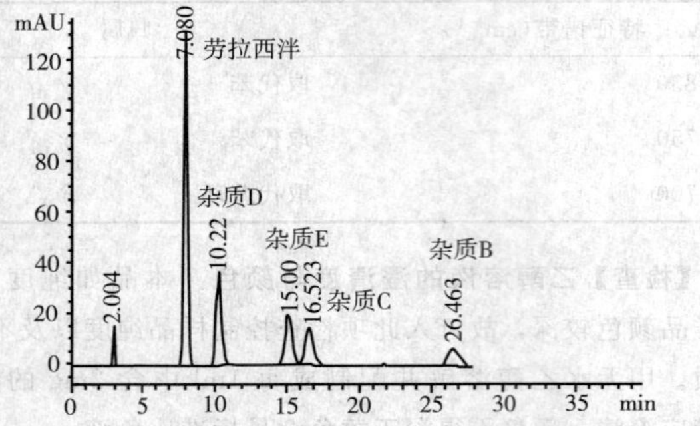

图 3　劳拉西泮与四种杂质混合溶液的液相色谱图

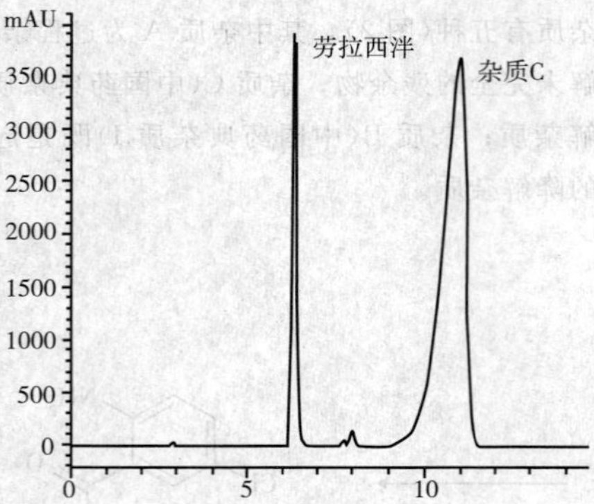

图 4　系统适用性溶液色谱图

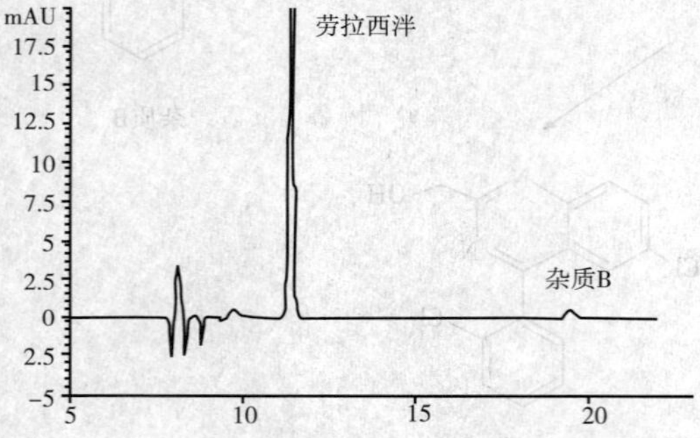

图 5　对照溶液色谱图

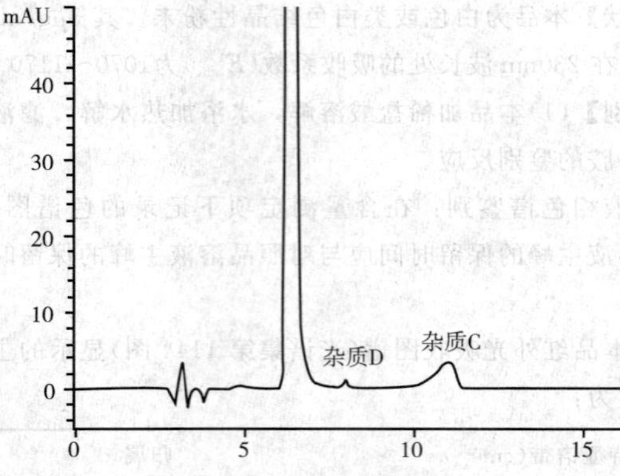

图 6　原料药供试品溶液色谱图

由于杂质B是起始原料，易于得到，故采用杂质自身对照法进行检测。在国内缺少杂质C对照品的情况下，采用酸性条件加热破坏的方法对杂质C进行定位，通过对不同酸性条件、加热时间和温度以及不同溶剂等影响因素的考察，确定制备混合定位溶液的条件。通过与USP杂质C对照品进行HPLC保留时间、DAD紫外图谱以及LC-MS碎片离子比对，证明经破坏得到的混合定位溶液(系统适用性溶液)中，除劳拉西泮色谱峰外的另一色谱峰即为杂质C。通过对劳拉西泮和USP杂质B、杂质C、杂质D和杂质E在检测波长230nm处紫外吸收响应值的考察，得到四种杂质与劳拉西泮的相对响应因子分别为1.0、0.9、1.2和0.7，因此其他杂质采用主成分自身对照法进行测定。各杂质的限度为：杂质B不得大于0.01%，杂质C和其他单一杂质不得大于0.5%，总杂质不得大于1.0%。除杂质B外，随着药品质量的不断提高，其他杂质和总杂质的限度要求还可以进一步提高。

采用二种不同品牌色谱柱考察方法耐用性，结果见下表。

色谱柱		劳拉西泮	杂质D	杂质E	杂质C	杂质B
Agilent TC-C18，250mm×4.6mm，5μm	保留时间(min)	8.0	10.8	15.1	16.5	26.3
	与相邻峰分离度	/	5.0	5.5	1.5	8.0
Diamonsil C18，250mm×4.6mm，5μm	保留时间(min)	6.2	7.8	10.1	10.8	13.8
	与相邻峰分离度	/	7.1	8.0	1.5	5.8

上述结果表明，在规定的条件下使用不同品牌的色谱柱，各杂质之间的分离度均能满足中国药典的要求。在该色谱条件下，当信噪比为3时，劳拉西泮、杂质B、杂质C、杂质D和杂质E的最低检测限分别为0.5ng、0.6ng、0.4ng、0.6ng和0.7ng。

残留溶剂　根据各厂家不同的生产工艺，合成过程最后三步涉及的有机溶剂有六种，分别为乙醇、丙酮、二氯甲烷、乙酸乙酯、环己烷和甲苯。经对各厂家提供的多批样品采用顶空气相毛细管程序升温法进行测定，仅检出丙酮和乙酸乙酯，根据各厂家注册标准、中国药典对残留溶剂的规定以及实际样品检测结果，标准正文收入了丙酮、乙酸乙酯和二氯甲烷三种有机溶剂的检查，其限度按ICH的相关规定。

干燥失重　中国药典(2015)规定为105℃减压干燥至恒重，但实际测定中，105℃即可干燥至恒重，不需要减压，减失重量在0.5%以内。

炽灼残渣、重金属　其限度分别为0.1%和百万分之十，均严于USP(36)和JP(16)规定，BP(2013)未规定重金属检查，炽灼残渣的限度要求与中国药典(2015)一致。

【含量测定】采用了HPLC法，为便于操作，其液相色谱条件与有关物质检查相同。系统适用性溶液采用劳拉西泮对照品在酸性(经考察磷酸效果最好)条件下水浴加热破坏，得到劳拉西泮与 6-氯-4-(2-氯苯基)-2-喹唑啉甲醛(杂质Ⅱ)的混合溶液，二者分离度应大于 4.0，不仅考察了分离度，同时为有关物质检查进行了杂质定位。国外药典多采用以二甲基甲酰胺为溶剂，氢氧化四丁基铵为滴定剂的电位滴定法，由于该法易受空气中二氧化碳和水气的影响，结果不易平行和准确。

【贮藏】避光，密封保存。

【制剂】劳拉西泮片(Lorazepam Tablets)

本品为白色或类白色片或薄膜衣片，除去包衣后显白色。规格有 0.5mg 和 1mg 两种。

有关物质　其方法与原料药的方法一致，经考察辅料没有干扰，结果见图 7 和图 8。

在多批的实际样品中均检出了杂质Ⅱ，而未检出杂质Ⅰ，考虑到杂质Ⅰ已在原料药中得到控制，因此仅对杂质Ⅱ和总杂质的限度进行了规定，参考国外药典和多批样品的实际情况，杂质Ⅱ和总杂质的限度分别规定为 2.0%、3.0%。

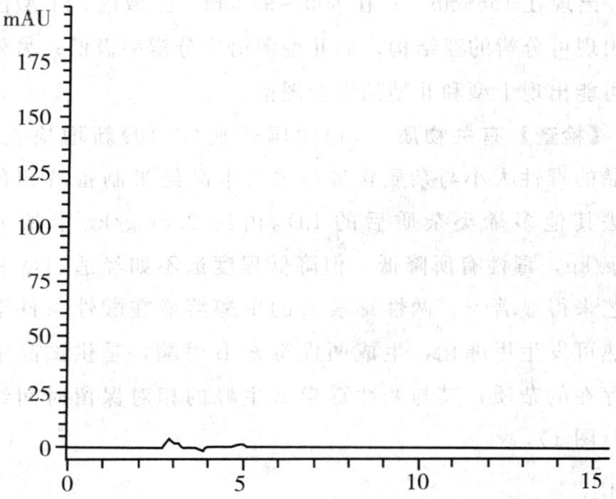

图 7　空白溶液色谱图

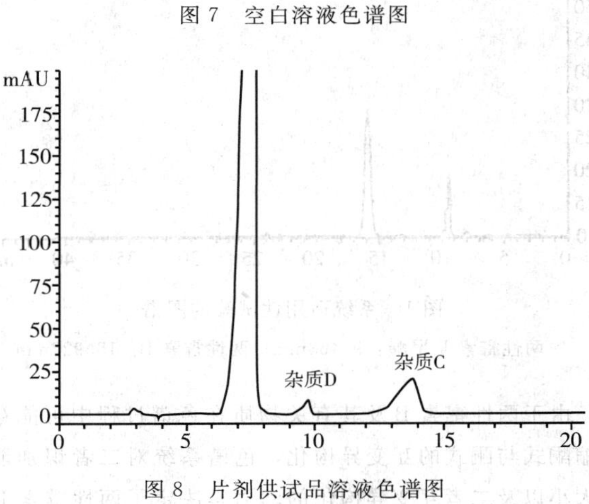

图 8　片剂供试品溶液色谱图

含量均匀度　劳拉西泮片两个规格(0.5mg 和 1mg)的主药量均小于 25mg，因此应该检查含量均匀度，方法与含量测定方法相同。

溶出度　采用第一法，转速为每分钟 100 转，由于规格较小，为满足检测灵敏度的要求，溶剂采用 500ml 水，30 分钟时限度为 70%。由于个别厂家产品的辅料对紫外检测有干扰，因此检测方法采用 HPLC 的方法，色谱条件同含量测定。本品的溶出条件还应进一步考察、优化，限度也可相应提高。

参考文献

[1] 汤光，李大魁．现代临床药物学［M］．北京：化学工业出版社，2003：276.

[2] 程东升，陈蕾．劳拉西泮及其片剂中有关物质的检查［J］．药物分析杂志，2006，26(12)：1800～1803.

撰写　王　慧　中国食品药品检定研究院

复核　南　楠　中国食品药品检定研究院

两性霉素 B

Amphotericin B

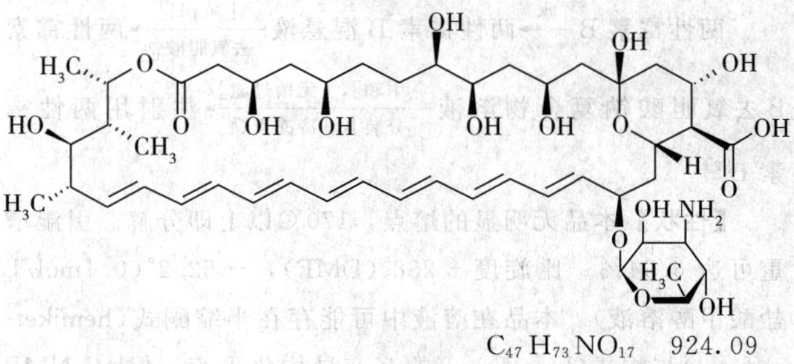

$C_{47}H_{73}NO_{17}$　924.09

化学名：［1*R*-(1*R**，3*S**，5*R**，6*R**，9*R**，11*R**，15*S**，16*R**，17*R**，18*S**，19*E*，21*E*，23*E*，25*E*，27*E*，29*E*，31*E*，33*R**，35*S**，36*R**，37*S**)］-33-［(3-氨基-3，6-二氧基-β-D-甘露吡咯糖酰)氧基］-1，3，5，6，9，11，17，37-八羟基-15，16，18-三甲基-14，39-二氧双环-［33.3.1］壬三十烷-19，21，23，25，27，29，31-庚烯-36-羧酸

(1*R*，3*S*，5*R*，6*R*，9*R*，11*R*，15*S*，16*R*，17*R*，18*S*，19*E*，21*E*，23*E*，25*E*，27*E*，29*E*，31*E*，33*R*，35*S*，36*R*，37*S*)-33-{［(2*R*，3*S*，4*S*，5*S*，6*R*)-4-amino-3，5-dihydroxy-6-methyloxan-2-yl］oxy}-1，3，5，6，9，11，17，37-octahydroxy-15，16，18-trimethyl-13-oxo-14，39-dioxabicyclo［33.3.1］nonatriaconta-19，21，23，25，27，29，31-heptaene-36-carboxylic acid

CAS 号：［1397-89-3］

本品为抗真菌抗生素，几乎对所有致病真菌均有抗菌活性。本品可与敏感真菌细胞膜上的甾醇结合，损伤膜的通透性，导致细胞内重要物质如钾离子、核苷酸和氨基酸等外漏，从而破坏细胞的正常代谢而抑制其生长。通常临床治疗所达到的药物浓度对真菌仅具有抑菌作用，如药物浓度达到人体可耐受范围的高限时则对真菌起杀菌作用。

本品的毒性较大，小鼠腹腔给药的 LD_{50} 为 2.78(2.3～3.46)mg/kg，经适当的制剂工艺后可显著降低其毒性。本品的乳剂、脂类复合物和脂质体的 LD_{50} 分别为 7.34、＞75 和 32.9mg/kg[1]。本品主要用于诊断已确立的深部真菌感染且病情危重呈进行性发展者。

本品口服后在胃肠道吸收少而不稳定，故治疗深部真菌感染需采用静脉给药。$t_{1/2}$成人约为 24 小时。本品在体内的代谢过程尚不清楚。本品在体内经肾缓慢排出。

常见的不良反应为静滴过程中或静滴数小时出现寒战、高热、头痛、恶心、呕吐，有时出现血压下降或眩晕等反应。几乎所有病人均会出现不同程度的肾功能损害；静滴过快时可引起心室颤动或心脏骤停。

本品由 Gold 等人于 1956 年发现，系由结节链霉菌(*Streptomyces nodosus*)产生的一种七烯类抗真菌抗生素，另外，尚有少量四烯类产物两性霉素 A。国内于 1978 年开始生产。除中国药典(2015)收载外，BP(2013)，USP(36)和 JP(16)均有收载。

【制法概要】

发酵液 —[酸化]，[过滤]→ 菌丝体 —[提取]→ 提取液 —[中和]→ 两性霉素 B 粗品沉淀 —[精制]→ 两性霉素 B(精制品)

两性霉素 B —水→ 两性霉素 B 混悬液 —[调 pH]，去氧胆酸钠→ 两性霉素 B 去氧胆酸钠复合物溶液 —[中和]，[无菌过滤]，[分装]，[冷冻干燥]→ 注射用两性霉素 B[2]

【性状】本品无明显的熔点，170℃以上即分解。引湿增重可达 6.94%。比旋度＋238°(DMF)，－52.2°(0.1mol/L 盐酸甲醇溶液)。本品在溶液中可能存在半缩酮式(hemiketal-form)与酮式(keto-form)的互变异构化平衡，但^{13}C-NMR 结果显示，本品在 DMSO 溶液中仅以半缩酮式存在。

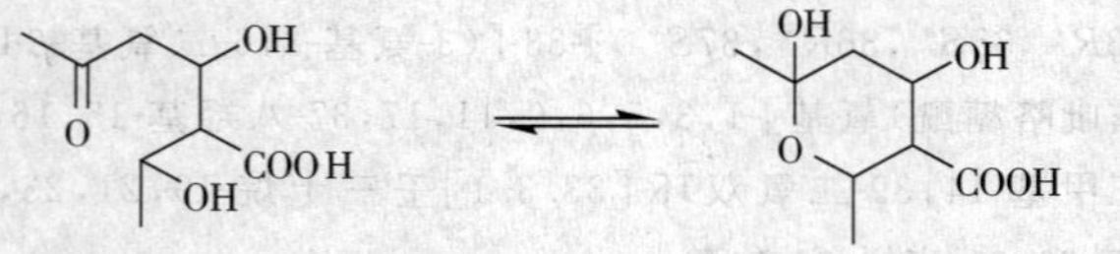

本品为两性化合物，因此既可形成钠盐、钾盐、氯化钙配盐，又可形成盐酸盐、硫酸盐、磷酸盐、枸橼酸盐、醋酸盐或酒石酸盐等。本品与去氧胆酸钠之复合物在水或葡萄糖溶液中可成为稳定的胶体溶液。在 50%异丙醇水溶液中于 pH 6～8 数天内稳定，在 pH 4 或 pH 10 中则较不稳定，在 pH 12 中很快分解。在含有氯化钠的葡萄糖注射液中，室温下产生凝聚，4 小时内效价降低 25%。本品遇光不稳定，光照 3 日效价降低 26%。

【鉴别】(1)本品为七烯类化合物，在甲醇溶液中由于七烯发色团 $\pi \to \pi^*$ 电子跃迁产生特征的紫外吸收峰；其主要吸收峰在 405nm±2nm、381nm±2nm、362nm±2nm 及 345nm±2nm 的波长处。其 *E* 值，405nm 的波长处为 1540，382nm 的波长处为 1380，363nm 的波长处为 830[2]。A_{362nm}/A_{381nm} 及 A_{381nm}/A_{405nm} 分别约为 0.6 和 0.9[2]。

中国药典(2010)收载了紫外光谱鉴别，设定了最大吸收波长和吸光度比值。中国药典(2015)将紫外鉴别修订为 HPLC 鉴别，比较供试品溶液与对照品溶液色谱峰保留时间的一致性。

(2)本品的红外光吸收图谱(光谱集 176 图)显示的主要特征吸收如下：

特征谱带(cm^{-1})	归属	
3390	羟基	ν_{O-H}
1710	酸和酯	$\nu_{C=O}$
1560	多烯	$\nu_{C=C}$
1190	酯	ν_{C-O}
1070	醇	ν_{C-O}
1010	反式多烯	γ_{C-H}

红外光谱法鉴别时应注意，即使在室温条件下和同一介质中，由于供试品制备方法不同所得图谱亦有差异。如Ⅰ型图谱，其特征是羰基 $\gamma_{C=O}$于 1692cm^{-1}出现尖峰，多烯 $\gamma_{C=C}$出现在 1556cm^{-1}；而Ⅱ型图谱 $\gamma_{C=O}$于 1712cm^{-1}出现宽峰，$\gamma_{C=C}$出现在 1556cm^{-1}；在 800～950cm^{-1}区域内，Ⅰ型图谱中出现可分辨的亚结构，而Ⅱ型图谱中分辨率极低；另外还有可能出现Ⅰ型和Ⅱ型的混合图谱。

【检查】有关物质 (1)中国药典(2010)新增检查项。本品的毒性大小与杂质含量有关。本品经半制备液相色谱除去其他多烯类杂质后的 LD_{50} 由约 2.5mg/kg 增加为＞5mg/kg，毒性有所降低，但降低程度远不如经适当的制剂工艺来得显著[1]。两性霉素 B 的甲醇溶液在酸性条件下经加热可发生甲酯化，生成两性霉素 B 甲酯，是供试品中可能存在的杂质，其与两性霉素 B 主峰的相对保留时间约为 0.6(图 1)。

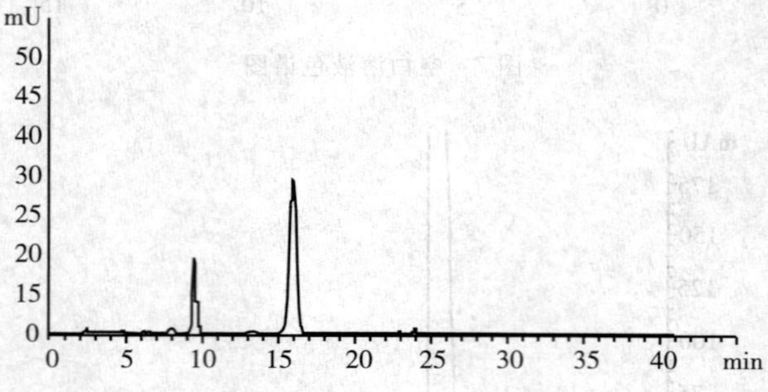

图 1　系统适用性试验的图谱

两性霉素 B 甲酯：9.463min；两性霉素 B：15.922min

由于两性霉素 B 及其有关物质在色谱过程中可能存在半缩酮式与酮式的互变异构化，色谱系统对二者识别能力的大小以及二者互变异构化的动力学决定了两性霉素 B 的峰形前倾、基线上移以及有关物质之间的分离程度，且与固定相的种类、柱温、流动相的 pH 值、流动相中有机溶剂的种类以及流速等均有关。因此，ODS 填料品牌的选择对色谱选择性和两性霉素 B 峰形影响较大。先后选用十余个品牌的填料，仅有填装 YMC-Pack ODS-AM 填料或 SUPERIOREX ODS 填料的色谱柱较为适宜，采用其他品牌的填料如 Kromasil C18 则两性霉素 B 与先洗脱的杂质之间的分离较差，且色谱峰积分方式的选择对测定结果的影响较大(图 2～图 4)。检测限为 0.4ng，定量限为 0.7ng。供试品溶液可在 5℃避光放置，3 小时内进样分析。

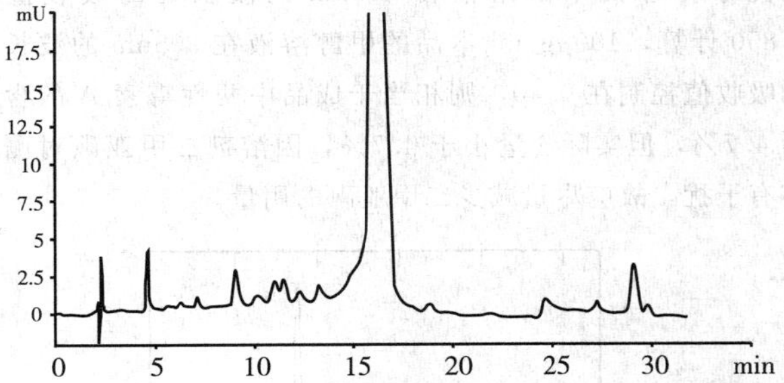

图 2　供试品溶液的图谱

YMC-Pack ODS-AM，250mm×4.6mm，5μm

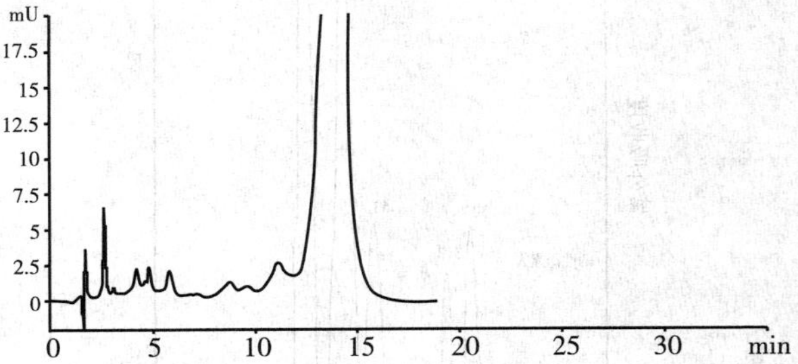

图 3　供试品溶液的图谱

SOPERIOREX ODS，250mm×4.6mm，5μm

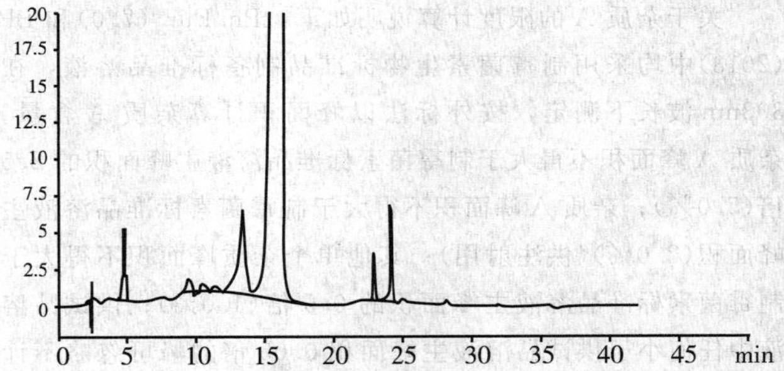

图 4　供试品溶液的图谱

Kromasil C18，250mm×4.6mm，5μm

(2)中国药典(2015)对有关物质检查方法和限度进行了修订。修订 HPLC 色谱系统，以磷酸溶液-乙腈为流动相进行梯度洗脱；进样量 100μl；增加 303nm 波长下对四烯类杂质［如杂质 A(又称为两性霉素 A)］的检查；将原有波长 405nm 修订为 383nm，在此波长下对七烯类杂质进行控制；杂质限度与 Ph. Eur. (7.0)和 BP(2013)相同。标准中采用酸水解的方法制备系统适用性溶液，并规定系统适用性溶液色谱图中杂质 C 与杂质 B 的分离度应不小于 1.5，两性霉素 B 峰与相邻杂质峰的分离度应符合要求。使用不同的色谱柱可导致系统适用性溶液色谱图有所不同(图 5)。类型一色谱柱中，在两性霉素 B 峰的相对保留时间约为 0.6～0.9 处有三个降解峰，按出峰顺序分别为杂质 C、杂质 B 和杂质 D；类型二色谱柱中，在两性霉素 B 峰的相对保留时间约为 0.7～0.8 处有两个降解峰，按出峰顺序分别为杂质 C、杂质 B+D。

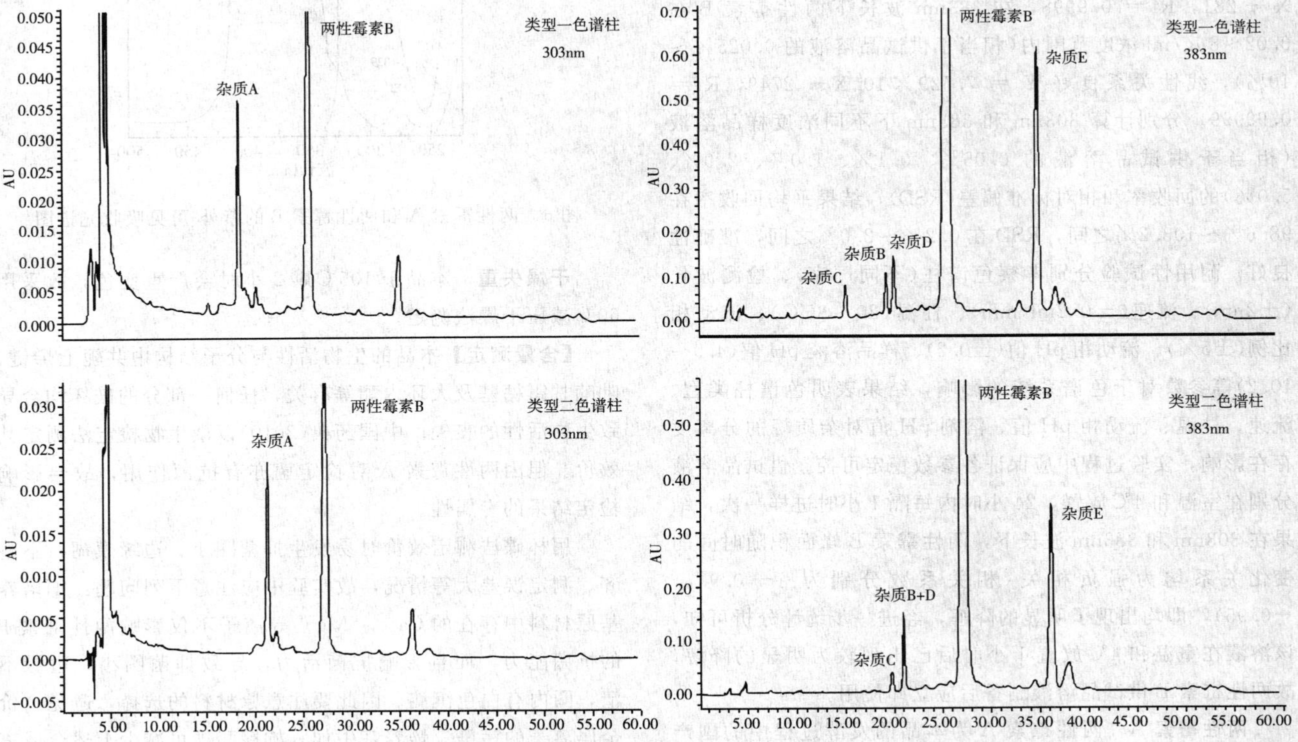

图 5　色谱柱类型及典型色谱图

关于杂质 A 的限度计算说明如下：Ph. Eur.(7.0)和 BP(2013)中均采用制霉菌素生物标准品制备标准品溶液，在 303nm 波长下测定，按外标法以峰面积计算杂质 A 含量。杂质 A 峰面积不得大于制霉菌素标准品溶液主峰面积的 2.5 倍(5.0%)；杂质 A 峰面积不得大于制霉菌素标准品溶液主峰面积(2.0%)(供注射用)；其他单个杂质峰面积不得大于制霉菌素标准品溶液主峰面积的 0.5 倍(1.0%)；供试品溶液中任何小于供试品溶液主峰面积 0.05 倍的峰可忽略不计(0.1%)。为了减少标准物质在检验过程中的使用，在标准修订过程中，考虑到两性霉素 B 本身在 303nm 下有吸收，故通过比较同质量浓度(mg/ml)制霉菌素(纯度＞90%)和两性霉素 B(纯度＞90%)在 303nm 下的吸收比值关系，从而实现利用两性霉素 B 供试品溶液自身对照的方法对杂质 A 进行量化。即“在 303nm 波长下：杂质 A 峰面积不得大于供试品溶液主峰面积的 1.25 倍(5.0%)；杂质 A 峰面积不得大于供试品溶液主峰面积的 0.5 倍(2.0%)(供注射用)；其他单个杂质峰面积不得大于供试品溶液主峰面积的 0.25 倍(1.0%)；供试品溶液中任何小于供试品溶液主峰面积 0.025 倍的峰可忽略不计(0.1%)”。

对中国药典(2015)方法进行了方法学验证。结果表明方法的专属性强，强酸、强碱、弱酸、弱碱、水解和加热破坏试验产生的杂质峰均能与主峰分离，且各杂质峰之间分离良好。最低检测限为 303nm：0.008μg/383nm：0.0005μg，最低定量限为 303nm：0.008μg/383nm：0.002μg。在 303nm 波长下两性霉素 B 在 0.08～8μg/ml 浓度范围内(相当于供试品溶液的 0.1%～10%)，线性关系良好 $Y = 1.223 \times 10^8 X + 281$，$R^2 = 0.9998$，在 383nm 波长下两性霉素 B 在 0.02～8μg/ml 浓度范围内(相当于供试品溶液的 0.025%～10%)，线性关系良好 $Y = 7.529 \times 10^9 X - 2749$，$R^2 = 0.99999$。分别计算 303nm 和 383nm 下不同浓度样品溶液(相当于供试品溶液的 0.05%、0.1%、1.0%、2.0%、5.0%)的回收率和相对标准偏差(RSD)，结果平均回收率在 98.6%～103.2%之间，RSD 在 0.2%～2.0%之间，准确性良好。耐用性试验分别考察色谱柱(不同厂家)、检测波长(±2nm)、流速(±0.2ml/min)、柱温(20～35℃)、流动相比例(±5%)、流动相 pH 值(±0.2)、样品溶液 pH 值(4.9～10.2)等参数对于色谱系统的影响，结果表明色谱柱类型、流速、柱温、流动相 pH 值、溶剂 pH 值对杂质峰的分离度存在影响，实验过程中应保证各参数稳定可控。供试品溶液分别在室温和 4℃放置，24 小时内每隔 1 小时进样一次，结果在 303nm 和 383nm 波长下，两性霉素 B 峰面积随时间的变化关系均为强负相关(相关系数分别为：－0.93，－0.95)，即均出现了明显的降解，经进一步统计分析可知，该溶液在室温和 4℃放置 1 小时后已出现较为明显的降解，故两性霉素 B 供试品溶液制备后应立即使用。

两性霉素 A　两性霉素 A 为本品的发酵过程中的副产物，若精制过程中未除尽，则作为杂质引入产品中。中国药典(2010)设定该检查项，中国药典(2015)将该检查项与有关物质检查项合并，采用 HPLC 方法进行测定。

两性霉素 A 的发色团紫外光特征吸收峰主要位于 318、303 与 291nm 的波长处，选择 305nm 的波长测定两性霉素 A 的含量可以减少两性霉素 B 的干扰(图 6)。根据 10μg/ml 两性霉素 A 的甲醇溶液在 305nm 的波长处的吸收值为 0.850 计算，100μg/ml 本品的甲醇溶液在 305nm 的波长处的吸收值控制在 0.40，则相当于成品中两性霉素 A 的含量为 4.7%，但实际含量小于 4.7%，因溶剂二甲亚砜对测定亦有干扰，故应尽量减少二甲亚砜的用量。

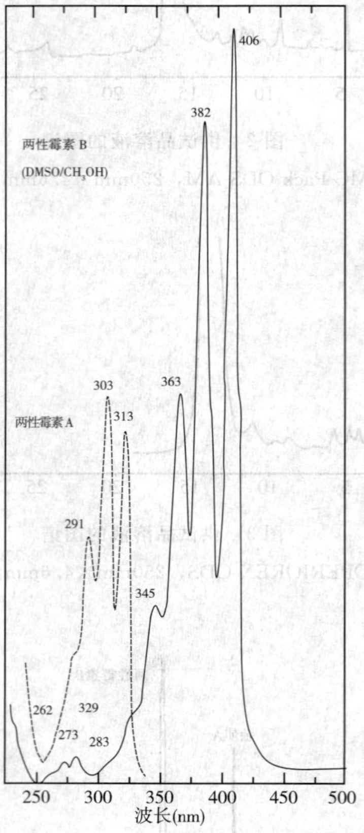

图 6　两性霉素 A 和两性霉素 B 的紫外-可见吸收光谱图

干燥失重　本品于 105℃烘 2 小时会严重变色，故采用 60℃减压干燥法测定。

【含量测定】本品的生物活性与分子结构中共轭七烯键、吡喃甘露糖基及大环内酯等有关，任何一部分的破坏均会导致生物活性的丧失。中国药典(2010)以微生物检定法测定其效价。但因两性霉素 A 对检定菌亦有抗菌作用，故会影响检定结果的专属性。

用杯碟法测定效价时易发生抑菌圈小、边缘模糊、不整齐、测定误差大等情况，故实验中应注意下列问题：①培养基原材料中存在的 Ca^{2+}、Mg^{2+} 等离子不仅影响两性霉素 B 的抗菌能力，而且影响抗菌活力，导致抑菌圈小，边缘不清，圈内有白色沉淀。因此要注意原材料的选择，避免 2 价金属离子的污染。培养基中加入枸橼酸钠可减少上述金属离子的污染。②由于本品效价测定中抑菌圈较小，故采用单层培养基。培养基中琼脂含量比常规用量大 1/3，有利于抑菌圈的扩大和边缘的整齐。③两性霉素 B 的抗菌活性与缓冲液的 pH 值有关。pH 4.5～7.0 时，抗菌活性较大，但抗菌能力较弱，抑菌圈大而边缘界线不清，细菌逐渐向圈内生长；改用 0.2mol/L 磷酸盐缓冲液(pH 10.5)，抗菌活性略低，但抗菌能力强，抑菌圈边缘清晰而整齐。④应注意检定菌种的纯化，菌种应经常分离，挑选小而光滑的乳白色单一菌落。菌液制备时可将菌苔洗下，置带有玻璃珠的大试管中振荡，使菌液均匀，以利于抑菌圈边缘的圆整和清晰。

中国药典(2015)将含量测定方法由效价测定修订为高效液相色谱法测定。经标准比较发现中国药典(2010)、Ph. Eur. (7.0)和英 BP(2013)采用的质控策略均为同时控制 HPLC 纯度和微生物效价含量。2011 年中国药品生物制品检定所（现中国食品药品检定研究院）完成了两性霉素 B 量效统一化研究，最终确定绝对纯度为 100％的两性霉素 B 的效价值应为 1049U/mg，从而实现采用 HPLC 方法替代传统的微生物效价法测定两性霉素 B 的含量。以此作为常规质量控制方法，可以简化目前药典中同时采用 HPLC 纯度控制和微生物效价控制的质控策略。中国药典(2015) HPLC 色谱系统与有关物质检查项下基本相同，以磷酸溶液-乙腈为流动相进行等度洗脱，检测波长为 383nm，进样量 10μl。方法学验证结果显示，最低检测限为 0.0005μg，最低定量限为 0.0008μg，在 0.008～0.4μg 的范围内峰面积与浓度呈良好的线性关系，$Y = 7.537\times10^{9}X - 3.730\times10^{4}$，$R^2 = 0.99997$。平均回收率为 98.19％(n＝9)，RSD 为 0.57％，结果准确可靠。精密度、耐用性和溶液稳定性考察结果同有关物质项下。

【贮藏】本品及其制剂见光、遇热均不稳定，宜遮光，严封，冷藏。

【制剂】注射用两性霉素 B(Amphotericin B for Injection)

本品为两性霉素 B 与去氧胆酸钠加适量磷酸盐缓冲液制成的无菌冻干品，照文献方法试验，引湿增重达 36.2％，极易引湿。

【检查】细菌内毒素　中国药典(2010)方法及限度均参照 USP(32)制订。中国药典(2015)未修订。

无菌　按中国药典(2010)进行方法验证试验，取规定量供试品转移至 500ml 灭菌水溶液中，混匀，按薄膜过滤法，使用一次性全封闭薄膜过滤器，每滤膜用 0.1％无菌蛋白胨水溶液 500ml 冲洗，每次冲洗 100ml，共做 6 个供试品滤筒。以金黄色葡萄球菌、铜绿假单胞菌、大肠埃希菌、枯草芽孢菌、生孢梭菌、白色念珠菌、黑曲霉为试验菌进行验证，细菌均在 24 小时内能检出，霉菌和酵母菌在 48 小时内能检出。规定以白色念珠菌为阳性对照菌。

有关物质　本品中的去氧胆酸钠和磷酸盐等辅料不干扰各有关物质的检测，测定方法同原料项下。

参考文献

[1] Cleary JD, Chapman SW, Switatlo E, *et al*. High Purity Amphotericin B [J]. J. Antimicrob. Chemother., 2007, 60: 1331～1340.

[2] 国家药典委员会. 中华人民共和国药典药典注释(二部)[M]. 1990 版. 北京：化学工业出版社，1993：247.

撰写　常　艳　黄　泓　中国食品药品检定研究院
上海市食品药品检验所
复核　胡昌勤　刘　浩　中国食品药品检定研究院
上海市食品药品检验所

抑肽酶

Aprotinin

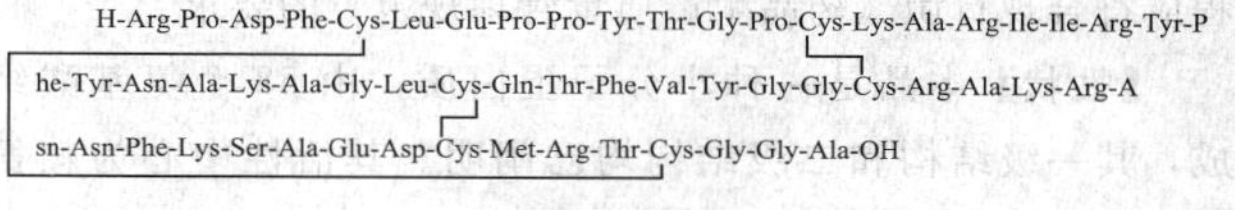

$C_{284}H_{432}N_{84}O_{79}S_{7}$　6511.47

英文名： Aprotinin(INN)

其他英文名： Trypsin Inhibitor; Kallikrein Inhiboter

CAS 号： [9087-70-1]

本品为光谱蛋白酶抑制剂，对各种激肽释放酶、胰蛋白酶、糜蛋白酶、纤溶酶和凝血酶等均有抑制作用，对溶酶体内的水解酶也有一定的抑制作用。口服不吸收。20 世纪 60 年代临床上主要用于治疗和预防各种纤维蛋白溶解所引起的急性出血和各型胰腺炎的预防和治疗。90 年代后被广泛应用于体外循环心内直视手术或其他手术，此外还用于治疗各种手术出血，减少术后渗血和术后肠粘连等。主要不良反应有恶心、呕吐、腹泻，极少数病人血清肌酐一过性增高、过敏反应、类过敏反应[1]。

本品由 Kunitz 与 Northropo 于 1936 年首先从牛胰脏制取胰蛋白酶抑制剂，或从牛的肺、颌下腺等组织中提取得到相同的抑制剂。国内于 1968 年开始生产。有报道从猪肺中提取抑肽酶和利用基因重组方法生产抑肽酶[2,3]。中国药典(2015)规定从牛胰或牛肺中提取纯化制得。

除中国药典(2015)收载外，BP(2013)、Ph. Eur. (7.0)、USP(36)、JP(15)改正版亦有收载。

因本品是从动物组织中提纯制得的一种碱性多肽，无论首次或再次使用均有发生严重过敏反应的可能。我国国家药品不良反应监测中心收到的关于抑肽酶注射剂的不良反应主要包括过敏反应、过敏性休克、心悸、胸闷、呼吸困难、寒战、发热、恶心、呕吐等。2007 年加拿大渥太华健康研究所的一项多中心、双盲、随机对照临床试验(BART)显示，使用抑肽酶可增加患者的死亡风险。2007 年 11 月 5 日拜耳制药公司应美国 FDA 要求宣布暂停抑肽酶注射液在全球的上市销售。随后我国原国家食品药品监督管理局组织专家对该品种的安全性问题进行综合评价，认为对于部分患者(主要是用于体外循环心内直视手术或其他手术)，使用该药的风险较大，已于 2007 年 12 月暂停了抑肽酶注射剂在国内的销售和使用。

【制法概要】[4]

牛肺(或胰) —[绞碎]，[提取]→ 抑肽酶粗品 —[固定化胰蛋白柱](亲和色谱柱)→

—[洗脱液洗脱]→ —[收集峰]→ 精制液 —[丙酮沉淀]→ —[减压干燥]→ 成品

【制法要求】对于动物来源的提取制品，中国药典(2015)二部的凡例中均有原则要求，如果是有注射制剂的原料药，需在原料各论中增订【制法要求】。从各生产企业工艺反馈的资料看，大部分企业的生产原料均不是从牛肺(或胰)开始，而是从抑肽酶的粗制品起始生产，故在制法要求中强调了所用的脏器应来源于检疫合格的动物，整个生产过程应符合现行版《药品生产质量管理规范》的要求。

【性状】本品是一种小分子蛋白质，由 58 个氨基酸组成，其一级结构和二级结构均已阐明。其活性中心为赖氨酸，位于分子的顶端。等电点 pH 10.5，沉降常数 S_{20}，W＝0.91～1.05；在 277nm 波长处有最大吸收。本品性质较稳定，在生理盐水中可保存 1 年以上。高温下，在中性或酸性介质中稳定。在强碱(pH＞12.8)介质中，分子结构发生不可逆变化。

【鉴别】(1)胰蛋白酶能专一地作用于对甲苯磺酰基-L-精氨酸甲酯(TAME)的酯键，生成的水解产物使甲基红-亚甲蓝试液变成紫红色。但胰蛋白酶经抑肽酶抑制后，水解反应无法进行，而不显紫红色。为使试剂的灵敏度合适，故曾用胰蛋白酶进行对照试验。经试验，胰蛋白酶 5μg 在 3 分钟内即可显色。

(2)中国药典(2010)参考 USP(32)增订此项鉴别，采用 *N*-焦谷氨酰-抑肽酶和有关物质项下的高效液相色谱法与对照品比较进行鉴别。中国药典(2015)未修订。

【检查】经与各国药典比较，本品的原料标准在溶液的澄清度、吸光度、水分(或干燥失重)、热原(或细菌内毒素)和异常毒性等项目上与其他药典一致，降压物质的剂量也与其他药典上组胺项目的限度一致。

去丙氨酸-去甘氨酸-抑肽酶和去丙氨酸-抑肽酶 中国药典(2010)参考 USP(32)，采用毛细管区带电泳法分析抑肽酶中去丙氨酸-去甘氨酸-抑肽酶(des-Ala-des-Gly-aprotinin，C 端脱去一个丙氨酸和一个甘氨酸)和去丙氨酸-抑肽酶(des-Ala-aprotinin，C 端脱去一个丙氨酸)。中国药典(2015)未修订。

采用熔融石英毛细管为分离柱(75μm×60cm，有效长度 50cm)，120mmol/L 磷酸二氢钾缓冲液(pH 2.5)为操作缓冲液，检测波长 214nm，毛细管温度 30℃，操作电压 12kV。对不同进样压力下的系统适用性试验结果进行了比较，选择进样压力 1.5kPa，进样时间 3 秒［USP(32)版中进样压力 3.5kPa，进样时间 3 秒］，得到的分离度效果及峰对称性更佳。毛细管电泳图见图 1。去丙氨酸-去甘氨酸-抑肽酶相对抑肽酶的迁移时间为 0.98，去丙氨酸-抑肽酶相对抑肽酶的迁移时间为 0.99，理论板数按抑肽酶峰计算为 153335，去丙氨酸-去甘氨酸-抑肽酶和去丙氨酸-抑肽酶间的分离度为 1.40，去丙氨酸-抑肽酶和抑肽酶间的分离度为 1.24，抑肽酶峰的拖尾因子为 1.8。

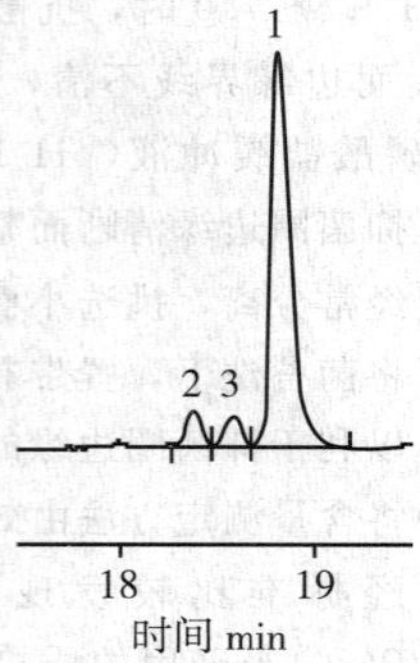

图 1 毛细管电泳图谱

1. 抑肽酶峰；2. 去丙氨酸-去甘氨酸-抑肽酶峰；3. 去丙氨酸-抑肽酶峰

在使用毛细管电泳进行分析时，组分以不同速度经过检测窗口，组分淌度越大经过检测窗口的时间越短，峰面积越小，反之则越大。因此采用峰面积(A)与迁移时间(t)之比获得的校正峰面积(A/t)代替峰面积，这样可以消除组分的淌度差异导致的峰面积响应误差，故标准中采用校正峰面积(A/t)计算去丙氨酸-去甘氨酸-抑肽酶和去丙氨酸-抑肽酶的百分含量。抑肽酶对照品溶液连续进样 5 次，主峰的迁移时间 RSD 为 1.1%，主峰峰面积 RSD 为 4.1%。

***N*-焦谷氨酰-抑肽酶和有关物质** 中国药典(2010)参照 USP(32)，采用 TSK-GEL IC-Cation-SW(7.8mm×7.5cm，5～10μm)色谱柱进行测定，柱温 40℃，流速 1.0ml/min。相对与 USP(32)的方法，本法主要调整了流动相组成和梯度洗脱程序，使抑肽酶主峰出峰时间为 18 分钟左右。色谱图见图 2。中国药典(2015)未修订。

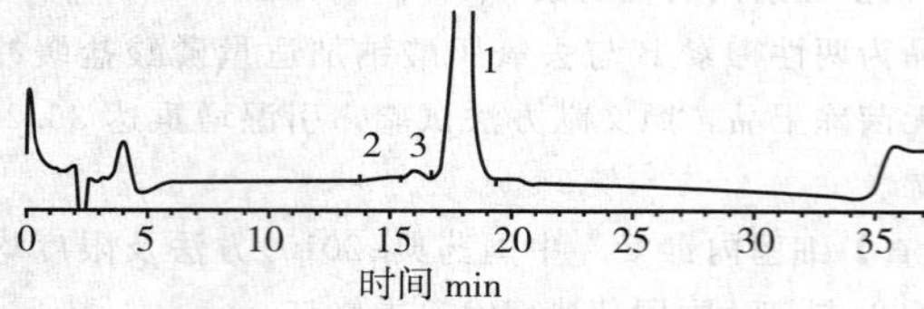

图 2 *N*-焦谷氨酰-抑肽酶和有关物质的 HPLC 图谱

1. 抑肽酶峰；2. 有关物质；3. *N*-焦谷氨酰-抑肽酶

该色谱图中，*N*-焦谷氨酰-抑肽酶相对抑肽酶的保留时间为 0.9，理论塔板数按抑肽酶峰计算为 5613，*N*-焦谷氨酰-抑肽酶峰与抑肽酶峰间的分离度为 2.2；抑肽酶峰的拖尾因子为 0.92。该法抑肽酶的最低检出量为 82ng。

高分子蛋白质 中国药典(2005)二部收载的抑肽酶质量标准中，采用葡聚糖凝胶 G-50 为吸附剂的柱色谱法，限度订为应不大于 3.0%。中国药典(2010)参考 USP(32)采用分子排阻色谱法，采用 3 根串联的凝胶色谱柱(TSK-G4000SWxl 柱，7.8mm×30cm，8μm)进行测定，柱温 35℃，流速每分钟 1.0ml。与 USP(32)方法比较，本法主要调整了流动相的比例，将高分子蛋白质和抑肽酶峰分离。色谱图见图 3。中国药典(2015)未修订。

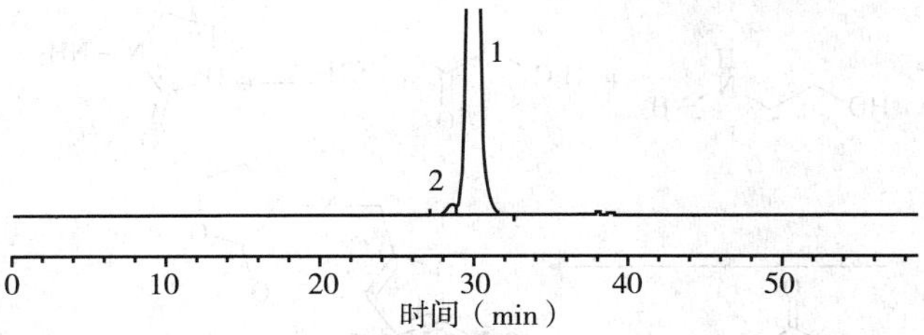

图3　高分子蛋白质检查的HPLC图谱

1. 抑肽酶峰；2. 二聚体峰

该色谱图中，二聚体峰相对抑肽酶峰的保留时间为0.9，理论板数按抑肽酶峰计算为12660，二聚体峰与抑肽酶峰间的分离度为1.4，抑肽酶峰的拖尾因子为0.91。该检查项的供试品溶液在8小时内基本稳定，抑肽酶的最低检出量为0.4μg。

二聚体峰与抑肽酶峰分离比较困难，故将分离度规定为不得小于1.0。

本法使用的了3根串联的凝胶色谱柱，其最大可以承受的压力为3根色谱柱可承受的最大压力之和。本法使用的流动相偏酸，pH在3左右，为保护柱子，使用后应用水冲洗，最后用含0.05%叠氮钠水溶液保存色谱柱。

热原　本品临床每小时用药最大剂量是静脉注射(体外循环)每千克体重41.7单位，内毒素计算限值约为0.12EU/单位；国外标准中USP和BP为0.14EU/单位。中国药典(2015)规定本品热原限值为15单位/kg(与0.33EU/单位内毒素相当)，与临床剂量比较，安全系数为0.36，并低于USP和BP标准。

异常毒性　本品所用原料系动物来源的提取物，有可能污染未知毒性杂质。本品小鼠静脉注射半数致死剂量为1578g单位/kg，中国药典(2015)规定供试品浓度为4单位/ml，限值剂量为100单位/kg，为临床剂量的2.2倍，尚不在限值要求(1/4～1/8)范围内。

降压物质　本品所用原料系动物来源的提取物，原料腐败有可能污染组胺类降血压物质。中国药典(2015)规定限值为1.5单位/kg，为临床剂量的1/30，尚不在限值要求(1/5～5倍)范围内。

【效价测定】　采用容量分析方法。此外，尚有报道可用分光光度法及比色法等。但是单位表示各异。中国药典(2010)与BP(2009)、USP(32)基本一致。中国药典(2015)未修订。

容量分析法的基本原理为：在一定条件下(pH 8.0，25℃)，胰蛋白酶使*N*-苯甲酰基-L-精氨酸乙酯(BAEE)水解为*N*-苯甲酰基-L-精氨酸，溶液的pH下降，加入氢氧化钠液后，使溶液的pH值回复到8.0，水解反应继续进行。在胰蛋白酶溶液中加入抑肽酶，使50%胰蛋白酶的活性被抑制，剩余的胰蛋白酶与*N*-苯甲酰基-L-精氨酸乙酯进行水解反应，用氢氧化钠液滴定释放出的酸，使溶液的pH值始终维持在7.9～8.1。在一定时间，根据供试品消耗的氢氧化钠液的量(ml)，算出其活力单位。抑肽酶活性是测定对已知活性的胰蛋白酶的抑制作用，即用胰蛋白酶原有活性与残存活性间的差值计算活力单位。

本法为微量滴定，使用0.5～1ml的滴定管为宜。滴定管的尖端应插入反应液中，小心控制滴加量，使溶液的pH值始终维持在7.9～8.1，使水解反应连续进行；同时室内温度也应控制在约25℃，使滴定管读数与实际滴出量一致。经实验，水解反应在6分钟内，反应速率恒定。

据报道，1mg纯品为238FIP单位或7143KIU。Trasylol(德国产品)用KIU表示。国内曾有报道，在滴定过程中通入氮气与否，对结果基本无影响，CV均小于4.1%($n=7$)。

效价单位定义为能抑制一个胰蛋白酶单位［每秒钟能水解1μmol的*N*-苯甲酰-L-精氨酸乙酯(BAEE)为一个胰蛋白酶单位(microkatal)］的活力称为一个抑肽酶活力单位(EPU)。每1EPU的抑肽酶相当于1800KIU。

由于所用底物即测定条件不同，同一酶制剂的单位表示法有所不同，有国际药典单位(IP单位)、NF单位、BANA单位、FIP单位及KIU等。国内曾对各活力单位间的比值进行实验，结果见表1。

表1　BANA单位与IP单位、NF单位、FIP单位即KIU的比值[5]

	IP单位	NF单位	FIP单位	KIU
BANA单位	1∶50	1∶16.66	6.3∶1	1∶4.76

【制剂】注射用抑肽酶(Aprotinin for Injection)

由于本品口服不吸收[1]，故只能注射给药。

注射用抑肽酶为无菌冻干品，规格有28单位(5万KIU)、56单位(10万KIU)、112单位(20万KIU)、278单位(50万KIU)。

中国药典(2010)中的检测项目均按USP(32)作了增修订，特别是增订了高分子蛋白质检查项。目前的质量标准除含量限度(本标准为85.0%～120.0%，USP为90.0%～110.0%)外，其余均与USP(32)相当。另外，由于抑肽酶系自牛胰或牛肺中提取、纯化制得的蛋白，有可能混入一些未知致敏物质，为保证使用安全增订了过敏反应检查。中国药典(2010)过敏反应项规定供试品浓度为0.065单位/ml，激发限值剂量约为0.2单位/kg，为临床剂量的1/208。中国药典(2015)未修订。

参考文献

［1］国家药典委员会．中华人民共和国药典临床用药须知·化学药和生物制品卷［M］．2005年版．北京：人民卫生出版社，2005.

［2］沈明才．猪肺抑肽酶的分离纯化及部分性质研究［C］．广东工业大学工学硕士学位论文，2007.

［3］董剑，吴梧桐．重组抑肽酶的生产工艺研究［J］．中国药科大学学报，2006，37(4)：375～378.

撰写　徐明明　上海市食品药品检验所

复核　陈　钢　上海市食品药品检验所

呋喃唑酮

Furazolidone

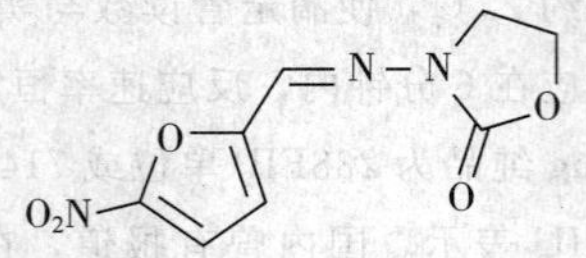

$C_8H_7N_3O_5$ 225.16

化学名：3-[[(5-硝基-2-呋喃基)亚甲基]氨基]-2-噁唑烷酮

2-oxazolidinone，3-[[(5-nitro-2-furanyl)methylene]amino]

英文名：Furazolidone(INN)

异名：痢特灵

CAS 号：[67-45-8]

本品是一种广谱抗菌的呋喃类杀菌剂，口服后很少吸收(仅 5%)，成人 1 次口服 1g，血药浓度仅为 1.7～3.3mg/L，在肠道内可保持较高药物浓度，临床上主要用于细菌性痢疾的治疗，也有报道以本品治疗旅行者腹泻，其疗效高于氨苄西林。近年来应用本品治疗幽门弯曲菌所致的胃窦炎，也取得了较为满意的疗效。本品的不良反应主要有恶心、呕吐、头痛、头晕、药物热、皮疹、肛门瘙痒等，偶可出现溶血性贫血和黄疸[1]。

本品在国外于 1949 年合成，除中国药典(2015)收载外，BP(2013)、USP(36)亦有收载。

【制法概要】(1)一法(生产企业提供合成工艺)

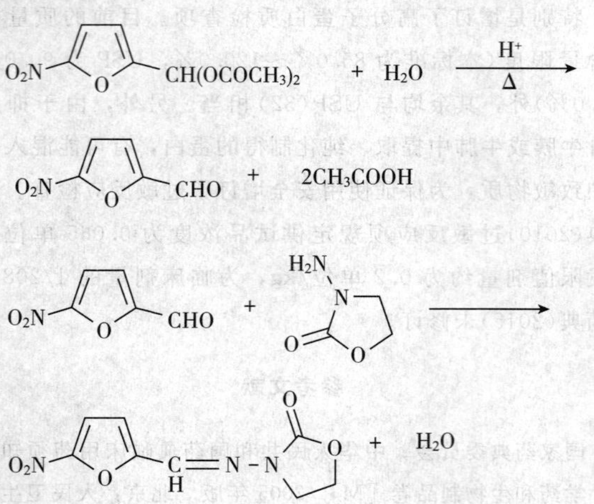

(2)二法[2] 采用碳酸二甲酯首先与 β-羟乙基肼羰基化合成 3-氨基噁唑烷酮，再与 5-硝基糠醛丙二酸缩醛缩合而得呋喃唑酮。

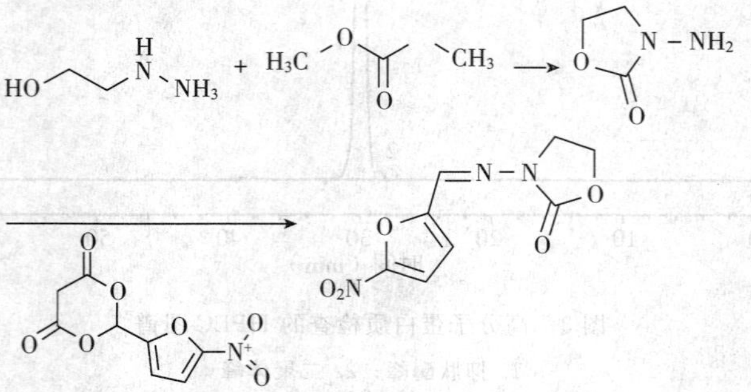

【性状】本品为黄色粉末或结晶性粉末。The Merck Index(第 13 版)记载从 DMF 中得到的黄色结晶熔点为 256～257℃，在强光照射下变黑。

【鉴别】(1)本品加乙醇与氢氧化钠溶液显红色，为硝基呋喃类药物的共性反应。

(2)取含量测定项下的溶液，照紫外-可见分光光度法测定，应在 367nm 的波长处有最大吸收，在 302nm 的波长处有最小吸收，紫外光谱图见图 1。

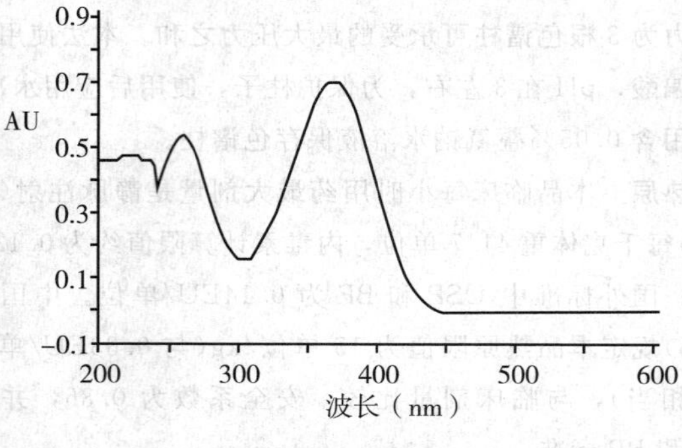

图 1 呋喃唑酮紫外吸收光谱图

(3)本品的红外光吸收图谱应与对照图谱（光谱集 182 图）一致。本品的红外光吸收图谱显示的主要特征吸收如下。

特征谱带(cm⁻¹)	归属	
3160，3040	芳氢与烯氢	ν_{C-H}
1760	内酯	$\nu_{C=O}$
1613，1560，1510	芳环	$\nu_{C=C}$
1470，1350	硝基	ν_{NO_2}
1235	内酯	ν_{C-O}

【检查】酸度 本品在水中几乎不溶，酸度检查是为了控制本品的酸性残留物，规定 pH 值应为 5.5～7.0。

乙醇中溶解物 检查本品中残留的合成中间体等醇溶性杂质。

5-硝基糠醛二乙酸酯 5-硝基糠醛二乙酸酯为生产呋喃唑酮的起始原料，采用 TLC 法对残存的该杂质进行检查。将供试品溶液及含有 5-硝基糠醛二乙酸酯的供试品溶液分别进行酸、碱、氧化及光照破坏，并分别采用不同品牌(烟台化学工业研究所预制板、青岛海洋化工厂预制板及自制手铺板)的薄层色谱板，以甲苯-1,4 二氧六环(95∶5)为展开剂，进行测定，结果表明，光照破坏后产生新的杂质斑点，在该色谱条件下，产生的杂质斑点可与5-硝基糠醛二乙酸酯斑点有较好的分离(典型色谱图见图2)，其他破坏条件未见产生明显的新杂质斑点。经考察，该项检查应避光操作，选择上述三种薄层板均可满足测定要求。5-硝基糠醛二乙酸酯在5～150μg/ml浓度范围内其斑点颜色与浓度呈梯度增加，最低检出限为0.10%。样品色谱图见图3。

1　2

图2　光照破坏的薄层色谱图

1. 光照样品；2. 光照样品＋杂质对照品

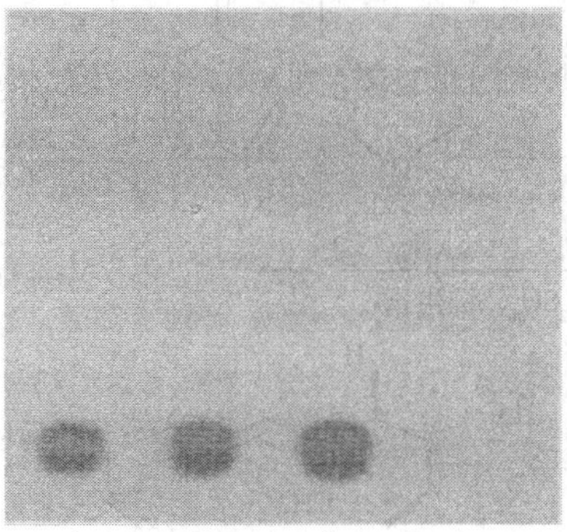

1　2　3　4

图3　样品测定的薄层色谱图

1. 样品1；2. 样品2；3. 样品3；4. 杂质对照品

干燥失重　中国药典(2015)与BP(2013)、均采用105℃干燥至恒重，限度为0.5%、USP(36)采用100℃干燥1小时，减失重量不得过1.0%。

重金属　中国药典(2015)限度为百万分之二十，BP(2013)、USP(36)均未收载此项检查。

【含量测定】本品部颁标准采用紫外吸收系数法测定呋喃唑酮的含量，中国药典(2010)采用紫外对照品法测定。经方法学验证，呋喃唑酮在1.6～16μg/ml浓度范围内与其吸光度值呈良好线性关系，线性方程为$A=7.53\times10^{-2}C+2.2\times10^{-3}$，$r=0.9999(n=5)$。精密度与重复性试验RSD为0.3%($n=6$)。供试品溶液(浓度为8μg/ml)在避光条件下放置8小时基本稳定。本品对光敏感，测定中需避光操作。中国药典(2015)未修订。

【制剂】中国药典(2015)收载了呋喃唑酮片，USP(36)收载了呋喃唑酮片及呋喃唑酮口服混悬剂，BP(2013)未收载制剂品种。

呋喃唑酮片(Furazolidone Tablets)

国内各企业的处方中，主要辅料有淀粉、糊精、蔗糖、羟丙甲纤维素、羧甲淀粉钠和硬脂酸镁等。

本品为难溶性药物，故中国药典(2010)增加了溶出度检查项。中国药典(2015)未修订。曾考察本品在水、0.1mol/L盐酸、pH 4.5醋酸盐缓冲液、pH 6.8磷酸盐缓冲液、0.05%三羟甲基氨基甲烷溶液、不同浓度的SDS溶液、0.5%聚山梨酯80、0.3%十六烷基三甲基溴化铵溶液等几种溶出介质(1000ml)中的溶出行为，试验结果表明，以SDS溶液对本品溶出行为的考察最为有效，且溶出量随SDS浓度的增加而增加，故选择1.3%SDS溶液1000ml为溶出介质。经溶出量测定方法学验证，呋喃唑酮在2～12μg/ml浓度范围内与其吸光度值呈良好线性关系，线性方程为$A=7.57\times10^{-2}C+2.1\times10^{-3}$，$r=0.9999(n=6)$。辅料对主成分溶出量测定无干扰，方法回收率为99.7%($n=12$)，RSD为0.6%。滤膜吸附试验结果表明，在弃去初滤液5ml后，滤膜对主成分无吸附。本品对光敏感，需避光操作。对照品溶液及供试品溶液在避光条件下放置24小时基本稳定。

本品含量测定与含量均匀度均采用紫外-可见分光光度法测定，测定条件与原料药相同。辅料对主成分含量测定无干扰，方法回收率为100.9%($n=9$)，RSD为0.4%。供试品溶液在避光条件下放置8小时基本稳定。

参考文献

[1] 戴自英．实用抗菌药物学［M］．上海：上海科学技术出版社，1992：283-284.

[2] 李贵贤，李绍白．DMC羰基化合成呋喃唑酮工艺路线的研究［J］．石化技术与应用，2002，20(4)：233-235.

撰写　王　昕　天津市药品检验研究院

复核　唐素芳　天津市药品检验研究院

利福平

Rifampicin

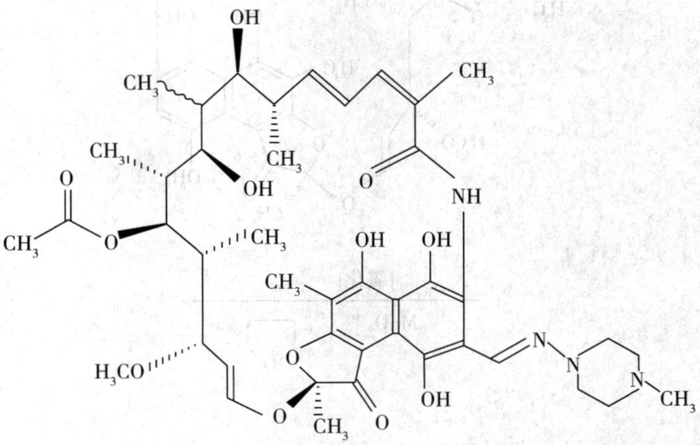

$C_{43}H_{58}N_4O_{12}$　822.95

化学名：3-[[(4-甲基-1-哌嗪基)亚氨基]甲基]-利福霉素

3-[[(4- methyl-1-piperazinyl)-imino]methyl] 5,6,9,17,19,21-hexahydroxy-23-methoxy-2,4,12,16,18,20,22-heptamethyl-8-[*N*-(4-methyl-1-piperazinyl) formimidoyl]-2,7-(epoxypentadeca[1,11,13]trienimino)naphtho[2,1-*b*]-furan-1,11-(2*H*)-dione-21-acetate

异名：甲哌利福霉素

CAS 号：[13292-46-1]

本品是一种广谱抗生素药物。对结核杆菌具有高度抗菌活性，最低抑菌浓度为 0.005～0.5μg/ml 。对革兰阳性菌及阴性菌均有明显的抗菌作用；对麻风杆菌和病毒亦有一定作用。抗菌原理为利福平与依赖 DNA 的 RNA 多聚酶的 β 亚单位牢固结合，抑制细菌 RNA 的合成，防止该酶与 DNA 连接，从而阻断 RNA 转录过程，使 DNA 和蛋白的合成停止。本品在肝脏中可被自身诱导微粒体氧化酶的作用而迅速去乙酰化，成为具有抗菌活性的代谢物去乙酰利福平，水解后形成无活性的代谢物由尿排出。主要经胆和肠道排泄，可进入肠肝循环，但其去乙酰活性代谢物则无肠肝循环。口服吸收良好，1～2 小时后血药浓度达峰值，迅速分布全身各脏器和体液中，尤以肝、肾和肺的浓度较高。主要随胆汁排泄，口服剂量超过 300mg 时，胆汁排出量呈饱和，部分利福平可自尿中排出。本品毒性低，小鼠口服的 LD_{50} 为 1.4g/kg ，静注 LD_{50} 为 0.24/kg 。大动物(狗、猴)的亚急性或慢性毒性试验显示，除高剂量组个别动物有较轻度肝功能损害外，未发现其他异常。

本品由 Maggi 于 1966 年合成。国内于 1972 年开始生产，除中国药典(2015)收载外，BP(2013)、USP(36)和 Ph. Eur.(7.0)等均有收载。

【制法概要】

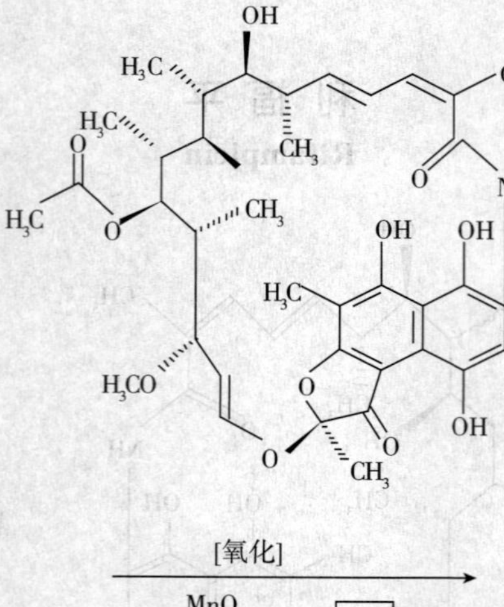

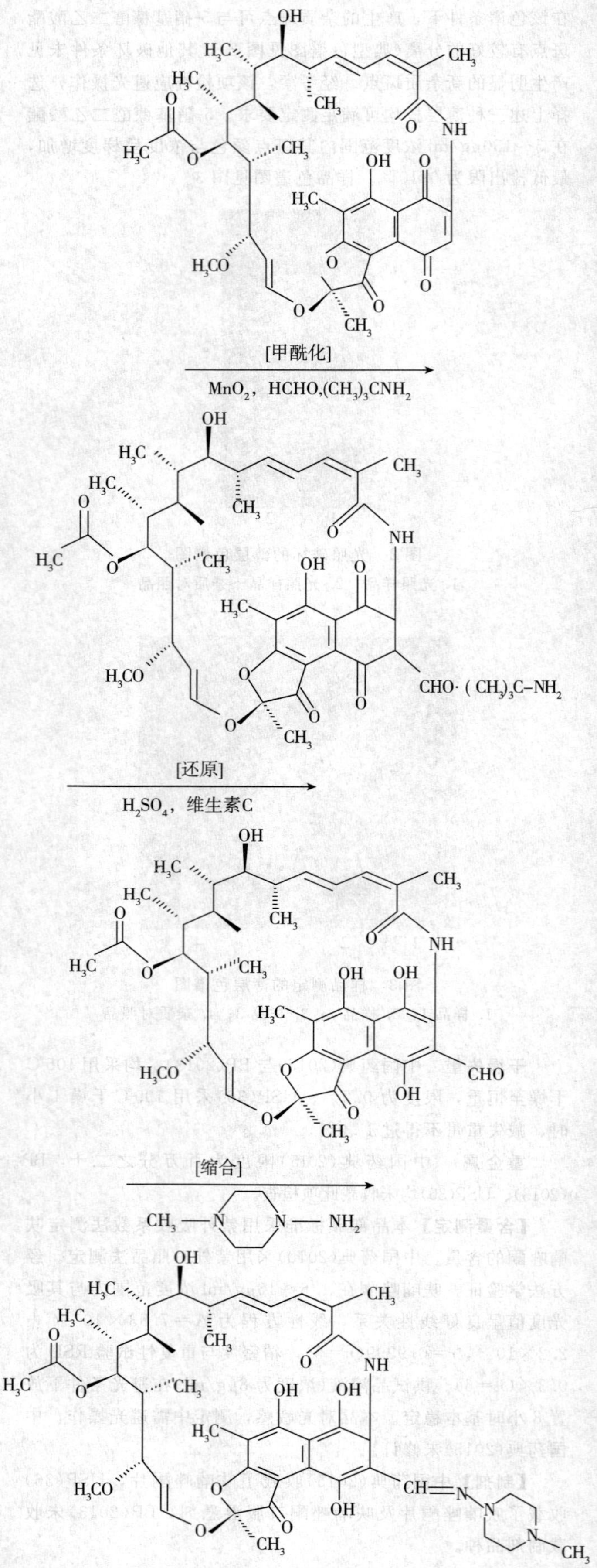

【性状】国内产品为Ⅰ型晶型。分子结构中1位的C—OH与15位的C═O、4位的C—OH与11位的C═O形成氢键、氢醌不易氧化，保持鲜红色。Ⅱ型晶型为暗红色。两种晶型具有相同疗效，故性状描述为鲜红色或暗红色结晶性粉末。

Ⅰ型晶型对热稳定，加热至160 ℃仍保持鲜红色，经加热至190℃后，再采用制备薄层色谱-分光光度法测得含量仍有70%，于70℃水浴保温14日同法测得含量下降约3%以下。

熔点 国产Ⅰ型产品，分子排列紧密，对称性较好，23位的C—OH氢键不会结合在乙酰基上，分解点高达240℃，与文献报道的Ⅰ型一致。Ⅱ型晶型多在183～188℃分解。由于本品无明显的熔融分解点，测定过程中仅能观察由红变黑的逐渐碳化及分解变化，难于观察到确切的熔点，故各国药典均未规定熔点。

【鉴别】(1)本品的红外光吸收图谱显示的主要特征吸收如下。

特征谱带(cm^{-1})	归属	
3470	羟基和氨基	$\nu_{O-H,N-H}$
1725	酯	$\nu_{C=O}$
1645	呋喃酮和酰胺(Ⅰ)	$\nu_{C=O}$
1570	腙	$\nu_{C=N}$
1525	酰胺(Ⅱ)	δ_{NH}

(2)中国药典(2015)新增紫外光谱鉴别，供试品溶液为20μg/ml的磷酸盐缓冲液(pH 7.0)，显示4个最大吸收波长和2个最小吸收波长。

【检查】**有关物质** 利福平是利福霉素SV的半合成衍生物。主要过程是将利福霉素SV氧化成利福霉素S，再与甲醛、叔丁胺进行甲酰化反应生成3-甲酰基叔丁胺利福霉素S，然后用维生素C还原，最后与1-甲基-4-氨基哌嗪缩合而得，在成品中会存在部分杂质、中间产物以及本身的降解产物。采用高效液相色谱法进行有关物质的控制，各杂质峰之间分离度应达到1.5。其中醌式利福平、*N*-氧化利福平、3-甲酰利福霉素SV采用相应的杂质对照品法进行控制。在实验中发现，上述三种杂质对照品配制成混合溶液时，在色谱图中多出一个未知峰，相应的杂质对照品峰面积有所减小，导致样品中杂质峰含量测得值偏高，故应分别称定上述三种杂质对照品，用乙腈分别稀释成标准规定浓度的三种杂质对照品溶液，分别进样检测以外标法定量计算，检测限依次为5.4ng，6.5ng，4.2ng。供试品溶液和对照品溶液应临用新制或存放于2～8℃条件下6小时内使用。

已知杂质结构如下。

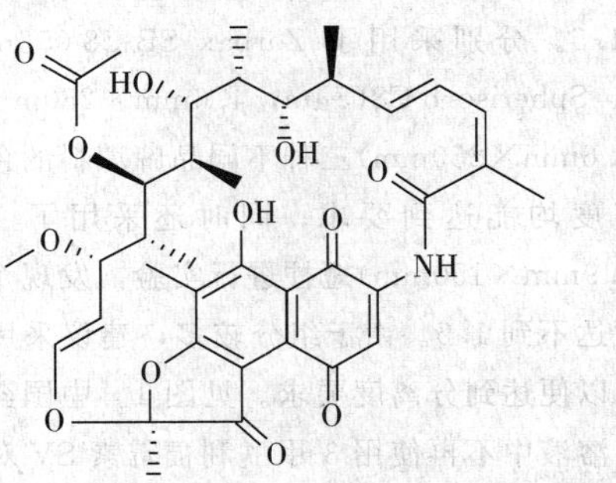

利福霉素S

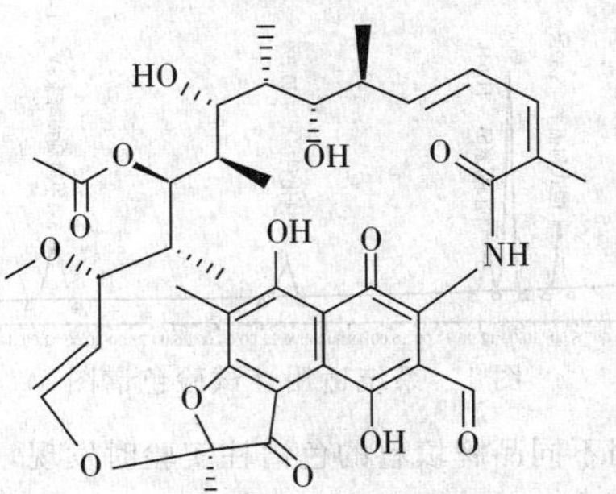

3-甲酰利福霉素SV

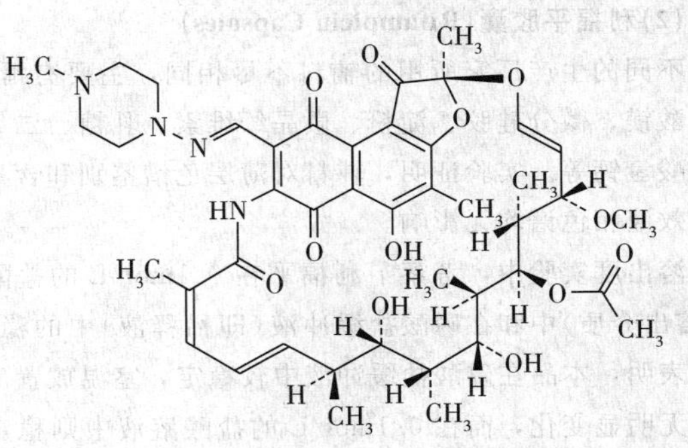

醌式利福平

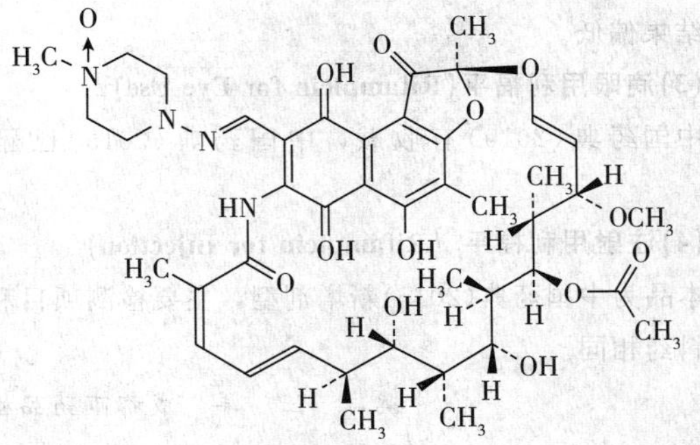

N-氧化利福平

干燥失重 本品较稳定，经试验105℃干燥至恒重与60℃减压干燥4小时的减失重量相近，外观颜色无明显差异，用105℃干燥至恒重较为简便。

【含量测定】采用高效液相色谱法。

中国药典(2010)系统适用性试验采用利福平、醌式利福平、*N*-氧化利福平、3-甲酰利福霉素SV和利福霉素SV的混合对照品溶液进行试验，要求各相邻色谱峰之间的分离度均达到 1.5。分别采用了 Zorbax SB-C8（5μm，4.6mm×250mm）、Spherisorb C8（5μm，4.6mm×250mm）和 Luna C8（5μm，4.6mm×250mm）三种不同品牌填料的色谱柱进行实验，分离度均能达到要求；同时还采用了 Nova Pak C8（5μm，3.9mm×150mm）短柱进行实验，发现个别组分之间的分离度达不到 1.5。由于组分较多，建议采用柱效较高的色谱柱，以便达到分离度要求。见图 1。中国药典（2015）系统适用性溶液中不再使用 3-甲酰利福霉素 SV 对照品。

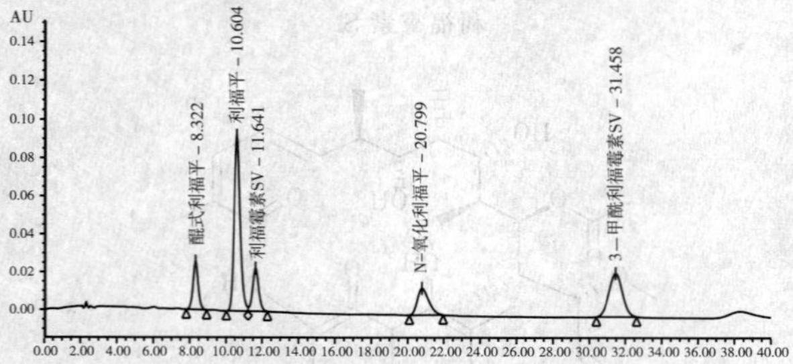

图 1　系统适用性试验色谱图

在采用不同品牌填料的色谱柱实验时发现，由于色谱填料的差异，5 个组分的洗脱顺序可能会有所不同。

【制剂】（1）利福平片（Rifampicin Tablets）

（2）利福平胶囊（Rifampicin Capsules）

不同的生产厂家所用的辅料不尽相同，主要有滑石粉、硬脂酸镁、微分硅胶、淀粉、微晶纤维素、乳糖、二氧化硅和磷酸氢钙等。实验证明，辅料对薄层色谱鉴别和含量测定的高效液相色谱均无影响。

溶出度实验中，考察了利福平在 0.1mol/L 的盐酸溶液（即溶出介质）中和在磷酸盐缓冲液（即稀释液）中的稳定性，结果表明，本品在磷酸盐缓冲液中较稳定，室温放置 4 小时含量无明显变化，而在 0.1mol/L 的盐酸溶液中则稳定性较差，所以在实际操作中应注意取样后待样品溶液温度降至室温后尽快用磷酸盐缓冲液稀释，以提高溶液的稳定性，避免造成结果偏低。

（3）滴眼用利福平（Rifampicin for Eye Use）

中国药典（2010）有收载，中国药典（2015）已删除该品种。

（4）注射用利福平（Rifampicin for Injection）

本品为中国药典（2015）新增剂型，主要检测项目和方法与原料药相同。

撰写　汪　洋　成都市药品检验所

复核　袁　涛　成都市药品检验所

谷丙甘氨酸胶囊

Glutamic Acid, Alanine and Glycine Capsules

本品为氨基酸类药。可调节体内氨基酸代谢平衡，使前列腺消炎、消肿、回缩的作用。本品适用于前列腺炎、前列腺增生引起的尿频、排尿困难及尿潴留等症。谷丙甘氨酸胶囊可在胃内迅速崩解吸收，进入血液循环。除中国药典（2015）收载外，USP（36）、BP（2013）及 JP（16）均未收载该品种。

【性状】 本品内容物为白色或类白色结晶性粉末。国内企业的处方中，主要辅料有淀粉、硬脂酸镁等。

【鉴别】（1）为氨基酸的茚三酮鉴别反应，溶液显蓝紫色[1]。

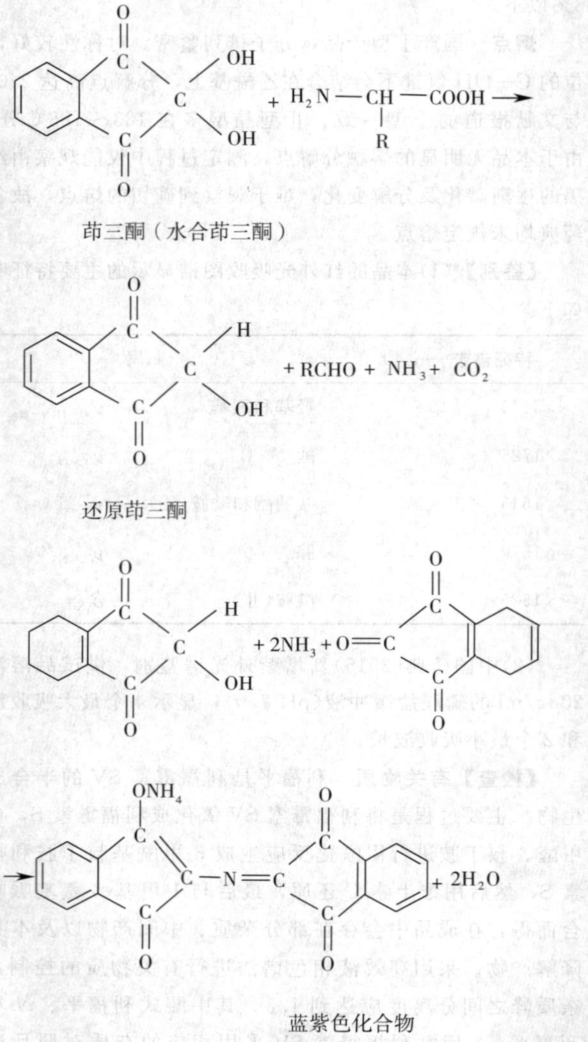

（2）液相色谱鉴别，采用含量测定项下的色谱图，供试品溶液中三个氨基酸峰的保留时间应与对照品溶液中各相应的氨基酸峰的保留时间一致。

含量均匀度　本品中丙氨酸、甘氨酸两组分均小于每个胶囊重量的 25%，故中国药典（2015）增订含量均匀度项检查，测定方法与含量测定项下相同。

溶出度　中国药典（2015）新增溶出度检查项。采用转篮法，以水为溶出介质，转速为每分钟 70 转，20 分钟取样，照含量测定项下的方法测定。因本品中的三种主要成分丙氨酸和甘氨酸易溶于水，谷氨酸微溶于水，故重点考察谷氨酸在水中的溶出情况。分别采用桨法和转篮法进行试验，结果由于胶囊漂浮严重，采用桨法需加沉降篮进行试验且不同厂家谷氨酸在水中的溶出量差异较大，而采用转篮法不同厂家谷氨酸在水中的溶出量均达到90%以上，故最终选择篮法。当转速为70r/min和50r/min时，均能达到全溶出效果，溶出曲线形状较好。对于同一批产品，70r/min时溶出曲线的均匀性更好，从20分钟起，溶出量均达到90%以上，故最终选择转速为70r/min。测定方法与含量测定相同，方法学验证结果显示，谷氨酸在10.494～31.483μg/ml浓度范围内，呈良好的线性关系（r=0.9933）。谷氨酸的平均回收率为100.7%（n=9），RSD为1.29%，表明该测定方法准确性良好。供试品溶出液在8小时内稳定。辅料及空胶囊对谷氨酸的检测无干扰。滤膜对测定结果无影响。

【含量测定】采用高效液相色谱法或其他氨基酸分析方法，中国药典(2015)二部的测定方法为柱前衍生2,4-二硝基氟苯法(DNFB)。以外标法定量，三种氨基酸均在15分钟之前出峰，其出峰顺序分别为谷氨酸、DNFB-OH、甘氨酸、丙氨酸、游离DNFB。三种氨基酸的平均回收率均在100.0%±1.1%，RSD均小于2.0%；谷氨酸在10.494～31.483μg/ml、甘氨酸在1.833～5.498μg/ml、丙氨酸在4.043～12.130μg/ml均呈线性关系。见表1。系统适用性试验典型图谱见图1。

表1　线性范围考察结果

色谱峰名称	线性方程	相关系数	线性范围 μg/ml
谷氨酸	$y=5.147\times10^5+6.805\times10^4x$	0.9933	10.494～31.483
甘氨酸	$y=5.59\times10^2+2.308\times10^5x$	1.000	1.833～5.498
丙氨酸	$y=4.971\times10^4+1.885\times10^5x$	1.000	4.043～12.130

y. AR(氨基酸峰面积)；x. C_R(氨基酸浓度，μg/ml)

重复性试验：谷氨酸RSD为1.2%($n=6$)、甘氨酸RSD为1.3%($n=6$)、丙氨酸RSD为0.9%($n=6$)。衍生化反应后对照品溶液及供试品溶液在室温下72小时内基本稳定。辅料对该含量测定方法无干扰。

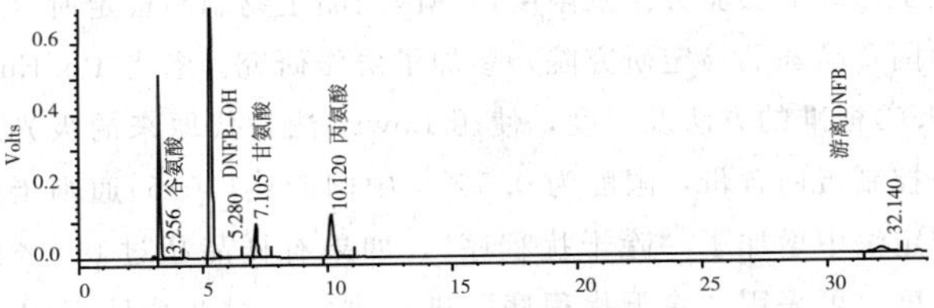

图1　系统适用性试验典型图谱

参考文献

[1] 沈同，王镜岩．生物化学［M］．北京：人民教育出版社出版，1980.

撰写　韩晓捷　黄哲甦　天津市药品检验研究院
复核　高立勤　　　　　天津市药品检验研究院

肝素钠

Heparin Sodium

英文名：Heparin Sodium

CAS号：［9041-08-1］

肝素钠是一种高度硫酸化的糖胺聚糖的钠盐，由艾杜糖醛酸、葡糖醛酸、氨基葡糖以及它们的硫酸化和乙酰化衍生物组成的多糖链混合物，分子量范围为3000～30000，由两种双糖单位重复连接组成糖链。

肝素存在于哺乳动物的多种组织中，药用肝素现多从猪小肠肠黏膜中提取得到。自1916年肝素被Mclean发现后，经过多年的临床实践，目前仍然是临床常用的抗凝血药。本品毒性较低[1]，自发性出血倾向是肝素过量使用最主要危险，偶可发生过敏反应及血小板减少症，偶见一次性脱发和腹泻，还可引起骨质疏松和自发性骨折。

中国药典自1963年版开始收载该品种。目前，除中国药典(2015)收载外，USP(37)、Ph. Eur(7.0)、BP(2013)和JP(16)均有收载。

【制法概要】猪肠黏膜绞碎，经氯化钠盐析，树脂吸附，其洗涤液用乙醇沉淀，脱水得粗品。粗品溶解再经盐析，脱色，去热原，沉淀，脱水干燥，即得精制品。

【前言及限度】中国药典(2015)将肝素的来源由“猪或牛”修改为“猪”来源。根据中国食品药品检定研究院市场抽验的结果，目前市场上的肝素均为猪来源。Ph. Eur.(7.0)肝素钠标准中也将肝素的来源限定为猪。参考USP(37)，增加肝素的结构描述“是由不同分子量的糖链组成的混合物，由α-D-氨基葡萄糖(*N*-硫酸化,*O*-硫酸化，或*N*-乙酰化)和*O*-硫酸化糖醛酸(α-L-艾杜糖醛酸或β-D葡萄糖醛酸)交替连接形成聚合物”。参考Ph. Eur.(7.0)、USP(37)及企业意见，将肝素效价由“每1mg的效价不得少于170单位”修改为“每1mg的抗Ⅱa因子效价不得少于180 IU”，并增加“抗Xa因子效价与抗Ⅱa因子效价比为0.9～1.1”的规定。

【制法要求】中国药典(2010)增加［制法要求］描述，中国药典(2015)对［制法要求］描述又进行了修订。删除牛来源，增加“并对肝素的动物来源进行种属鉴别”的描述。

【性状】因本品的引湿性与纯度相关，当纯度达到180单位/mg及以上时，其引湿增重超过15%。中国药典(2010)根据实验结果将中国药典(2005)性状中“有引湿性”改为“极具引湿性”。中国药典(2015)未修订。

比旋度　肝素钠组分分子结构中含不对称碳原子，具有旋光性。肝素为右旋物质，其比旋度在一定程度上可以反映本品的纯度。中国药典(2010)将本品的比旋度限度从中国药典(2005)的“应不小于+35°”修订为“应不小于+50°”。中国药典(2015)未修订。

【鉴别】(1)中国药典(2015)增加“抗Xa因子效价与抗Ⅱa因子效价比应为为0.9～1.1”的规定。肝素的抗Xa因子效价与抗 Iia 因子效价比与低分子肝素不同，低分子肝素两者的比值至少为 1.5。USP(37)及 Ph. Eur.(7.0)中均规定该项鉴别。

(2)液相色谱鉴别。中国药典(2015)参照 Ph. Eur.(7.0)肝素钠标准，规定鉴别项的系统适用性要求："照有关物质项下的方法测定，对照品溶液(3)色谱图中，硫酸皮肤素峰高与肝素和硫酸皮肤素峰之间谷高之比不得少于 1.3"，并规定"供试品溶液主峰的保留时间应与对照品溶液(3)主峰的保留时间一致，保留时间相对偏差不得过 5.0%"。肝素在离子色谱中为一宽分布"馒头峰"，中国食品药品检定研究院在评价抽验中收集目前市场上的肝素原料，供试品峰与对照品峰保留时间的相对偏差小于 5.0%。如大于 5.0%，则说明供试品的结构或分子量与对照品有较大差异。

(3)肝素有钙盐和钠盐两种产品，肝素钠应呈钠盐的鉴别反应，此也用以区别于肝素钙。

【检查】分子量与分子量分布 中国药典(2015)新增分子量与分子量分布检查项。肝素为多糖链混合物，分子量具有不均一性，需要用统计学方法进行表征。分子量与分子量分布是表征肝素结构的重要指标，与肝素活性密切相关，同时测定分子量可以考察工艺稳定性，防止污染物的混入。各国药典通常采用体积排阻色谱法测定多糖分子量，由于分子量对照品的制备和标定有一定难度，各生产厂家工艺不同，分子量限度不易确定。USP(37)开始收载肝素的分子量测定方法，方法为建立一个宽分布标样，配合一个宽分布标样表，采用高效体积排阻色谱-示差折光检测器测定肝素的分子量，这是比较适合常规质控的方式。其余各国药典目前均未收载该项检查。2011 年和 2012 年中国药品生物制品检定所（现中国食品药品检定研究院）参加了美国药典委员会和英国国家生物制品检定所组织的肝素分子量对照品国际协作标定工作，用以建立 USP(37)肝素分子量与分子量测定方法及限度。参考 USP(37)的方法拟定了肝素钠分子量与分子量分布测定方法，并收载于中国药典(2015)。

总氮量 中国药典(2015)与中国药典(2010)方法相同，均采用氮测定法测定，总氮含量应为 1.3%～2.5%。

酸碱度 中国药典(2010)pH 值限度为"5.0～7.5"，中国药典(2015)修订为"5.0～8.0"。修改后 pH 值限度与中国药典(2015)肝素钙及 BP(2013)的肝素钠 pH 值限度一致。

溶液的澄清度与颜色 本品注射液的最高浓度为每 2ml 含 12500 单位，按每 1mg 为 140 单位计，约相当于 4.5%的溶液，因此规定每 10ml 中含 0.5g 的溶液应澄清无色。对微显浑浊的溶液，采用在 640nm 波长处测定吸光度的方法，以吸光度不大于 0.018 的量化指标进行结果判断，较常规目视观察客观、准确，易于判定。

核酸 中国药典(2015)将中国药典(2010)中的检查项"吸光度"修改为"核酸"，只检查 260nm 波长处吸光度，限度不变。删除检查蛋白的 280nm 波长。USP(37)新的核酸测定方法为酶解液相法，更灵敏专属。新方法将样品用核酸酶、碱性磷酸酶、磷酸二酯酶I37℃下水解 1 小时，将样品中的核酸经酶解成核苷后，采用反相色谱分离，醋酸铵、乙腈梯度洗脱，采用核苷混合标准溶液对色谱峰进行定位，对峰面积大于最小积分面积的峰进行计算，以腺苷为对照品外标法定量，通过相对吸收系数和相对分子量将核苷折合成核苷酸进行计算，通过实验需通过系统适用性实验(分离度、精密度、信噪比)，限度为"核苷酸杂质不得过 0.1%"。美国药典委员会于 2011 年组织了肝素原料中核苷酸杂质的国际协作研究，全球 13 个实验室提供 162 批肝素钠原料核酸测定数据，研究确定了最终的实验方法及限度，中国药品生物制品检定所（现中国食品药品检定研究院）参加了协作研究。吸光度法的专属性不好，但方法简单，易于操作，对多批国产肝素钠进行测定，符合中国药典规定的样品也符合 USP(37)的规定。Ph. Eur.(7.0)肝素钠标准中也仍使用吸光度法控制核酸残留，限度为不得过 0.15，我国标准限度为不得过 0.10。

蛋白质 中国药典(2015)增加 Lowry 法测定蛋白含量。USP(36)收载的蛋白测定方法为普通 Lowry 法，限度为"不得过 1.0%"，Lowry 法干扰较多，肝素本身即为干扰物，使测定结果偏高。USP(37)收载的新方法为当普通 Lowry 法测定结果大于 0.1%时，增加一个"除干扰程序"，然后再用 Lowry 法实验，限度为"不得过 0.1%"。除干扰程序为"向待测溶液中加入去氧胆酸钠试液 0.1ml，涡旋混匀，室温放置 10 分钟，加入三氯乙酸试液 0.1ml，涡旋混匀。选择适当的转速对样品进行离心，转速应不低于 14100RCF，上清液中应没有可见颗粒，轻轻倒出上清液，用吸管将剩余液体转出。蛋白沉淀用 Lowry 试剂 C 1ml 复溶"。由于采用了样品前处理过程，需通过系统适用性试验，对线性、重复性及回收率进行规定。美国药典委员会于 2011 年组织了肝素原料中蛋白杂质的国际协作研究，全球 14 个实验室提供 161 批肝素钠原料蛋白测定数据，研究确定了最终的实验方法及限度，中国药品生物制品检定所（现中国食品药品检定研究院）参加了协作研究。参考 Ph. Eur.(7.0)标准的方法及限度，使用 Lowry 法替代原来的吸光度法控制蛋白含量，限度为 0.5%。中国药典(2015)通则蛋白测定法中增加了"除干扰程序"，如果有样品超过 0.5%的限度，可采用"除干扰程序"进行测定。对 2 个厂家的 20 批原料药进行测定，结果均未超过 0.1%。

有关物质 中国药典(2010)参照美国药典论坛第三十五卷第二期(2009 年 3 月)中肝素钠标准草案增加该项目，用以检查肝素钠中硫酸皮肤素和多硫酸软骨素等杂质。肝素为高度硫酸化的糖胺聚糖，带有较强的负电性，因此可以采用高效阴离子交换色谱柱进行分离检验。该方法可以检出肝素钠中含有的 1%硫酸皮肤素和 1%多硫酸软骨素。硫酸皮肤素为现有生产工艺生产的肝素中常见杂质，故规定限度为 5%。硫酸软骨素与硫酸皮肤素分子量和硫酸根含量十分接近，两峰不易分离。文献及电泳实验结果表明，硫酸软骨素在肝素中并不常见。在中国药典(2010)规定的系统适用性试验中，肝素钠峰与多硫酸软骨素峰的分离度可以达到1.5以上，硫酸皮肤素峰与肝素钠峰无法达到基线分离。现标准对硫酸皮肤素进行限度检查，制备含5%硫酸皮肤素的对照品溶液，要求供试品溶液色谱图中硫酸皮肤素的峰面积不得大于对照品溶液色谱图中硫酸皮肤素峰的面积。虽然硫酸皮肤素与肝素不能达到基线分离，但只要样品与对照品采用相同的积分方法，就不会影响对硫酸皮肤素的限度检查。图1为正常肝素样品色谱图，图2为20mg肝素样品中含1%多硫酸软骨素和1%硫酸皮肤素的色谱图。

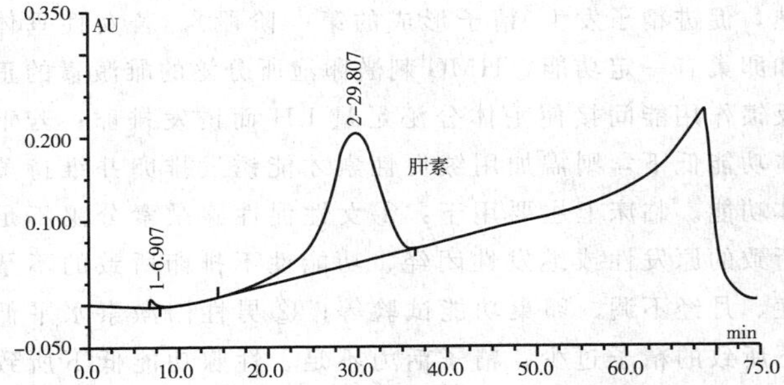

图1 正常肝素样品色谱图

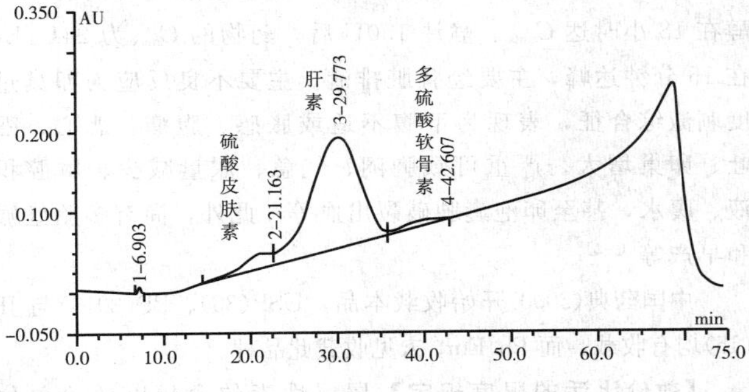

图2 20mg肝素样品中含1%多硫酸软骨素和1%硫酸皮肤素色谱图

中国药典(2015)参考 Ph. Eur. (7.0)标准，对中国药典(2010)色谱系统和溶液的制备方法进行了修订。使用高容量的AS11-HC的色谱柱，并修改了相应的梯度程序，使梯度洗脱程序由原来的75分钟缩短至40分钟。使用亚硝酸盐降解肝素，改善肝素与硫酸皮肤素、多硫酸软骨素的分离。中国药典(2010)硫酸皮肤素限度为不得大于5.0%，其他杂质按峰面积归一化法计算不得大于3.0%。中国药典(2015)修订杂质限度，硫酸皮肤素限度由5.0%降低为2.0%，并规定"除硫酸皮肤素峰外，不得出现其他色谱峰"。

残留溶剂 甲醇、乙醇与丙酮 肝素钠制剂之一为注射液，给药途径之一为静脉注射，所以结合国内生产所用有机溶剂对其残留量进行控制。甲醇、乙醇和丙酮限度均与中国药典通则要求相同。

钠 参照 Ph. Eur. (6.0)，中国药典(2010)增加该项检查。方法及限度均参照 Ph. Eur. (6.0)。用原子吸收分光光度法法测定本品中钠含量。由于本品中钠含量较高，故采用钠光源的次灵敏线330.3nm作为测定波长。中国药典(2015)参考 Ph. Eur. (7.0)肝素钠标准，将钠含量限度由"9.5%～12.5%"修订为"10.5%～13.5%"。

重金属 本品以动物组织为提取原料，工艺中又有氯化钠盐析步骤，易引入重金属污染，且制剂之一为注射液，因此设立重金属检查项。

细菌内毒素 本品临床每小时用药最大剂量是静脉注射1万单位，内毒素计算限值约为0.030EU/单位；国外标准中USP为0.03EU/单位；BP为0.01EU/单位；JP为0.03EU/单位，原料的热原限值为2000单位/kg。中国药典(2010)规定本品细菌内毒素限值为0.010EU/单位，与内毒素计算值比较，安全系数为3，并严于USP、低于JP，与BP标准相当。中国药典(2015)未修订。

本品对内毒素检查方法有干扰，最大不干扰浓度约为100单位/ml。

黏度 黏度与物质的性质相关，当对效价及杂质等项目严格控制后，通过黏度对产品的质量控制已意义不大，USP、Ph. Eur. 均无该项检查，故中国药典(2010)将2005年版药典中该项删除。

钾盐 本品精制过程现已不用高锰酸钾脱色，因此中国药典(2010)删除了钾盐限量检查项。

硫 中国药典(2005)方法为滴定法，样品中含硫量不得少于10.0%，滴定终点不易判断。欧美药典均未收载该项目，故中国药典(2010)删除该项检查。

【效价测定】 中国药典(2010)采用血液凝固法测定肝素效价。比较肝素标准品(S)与供试品(T)延长新鲜兔血或兔、猪血浆凝结时间的作用来测定供试品的效价。采用量平行线计算效价。方法的实验误差(可信限率)在10%以下，含量限度定为±10%，即测得结果应为标示量的91%～110%。另外，中国药典(2010)将中国药典(2005)的含量限度"按干燥品计算，每1mg的效价不得少于150单位"提高为"按干燥品计算，每1mg的效价不得少于170单位"。

效价测定目前主要有三种方法：一是全血或血浆法，二是活化部分凝血酶时间法(APTT)，三是生色底物法。新鲜全血或血浆法可以很好的反应肝素的生物活性，但需要大量动物，血浆不易标准化，终点观察有人为因素、外界因素影响较大。APTT法是对全血或血浆抗凝全面效应的分析方法，利用血凝仪等仪器可以实现终点判断自动化，但受其他多种抗凝因素的影响且只能用于较窄浓度范围的测定，某些试剂如白陶土部分凝血酶等难以标准化。以上两种属于较为传统的效价测定方法，对研究参于血液凝结作用的因子来说，属于间接测定，操作较为复杂，专属性差，试验误差较大，中国食品药品检定研究院评价性抽验结果表明，含有较高类肝素杂质的肝素仍具有很高的抗凝活性。

近年发展起来的生色底物法测定的原理是肝素在过量的AT Ⅲ存在下与AT Ⅲ形成复合物，成为凝血因子(Xa因子和凝血酶)的快速抑制剂，剩余Ⅹa因子和凝血酶使特异性发色底物水解，生成对硝基苯胺(pNA)，波长405nm处测其吸收度，pNA生色的量与Ⅹa因子和凝血酶的活性成正比，与肝素的抗Ⅹa因子和抗Ⅱa因子的活性成反比。生色底物法最大的优点是它在肝素测定中的特异性，分光光度法的使用使常规测定自动化、标准化。目前国际上已有用底物法测定抗Ⅹa因子和抗Ⅱa因子活性的方法取代血液凝固法的趋势。第六次肝素国际标准品协作标定，WHO已将抗Ⅹa因子和抗Ⅱa因子活性测定作为推荐使用的标定方法。2011年，USP(34)已使用生色底物法作为肝素的效价测定方法，USP(37)规定“肝素钠效价(抗Ⅱa因子效价)按干燥品计算，不得低于180USP单位/mg”，Ph. Eur. (7.0)肝素钠中也使用抗Ⅱa因子效价表示肝素的效价，限度为不低于180IU/mg。中国药典(2015)参照USP(37)和Ph. Eur. (7.0)，将中国药典(2010)效价测定方法改为抗Ⅱa因子效价测定法，限度修订为为不低于180IU/mg。

【贮藏】肝素钠在室温保存条件下较为稳定，USP(33)允许在40℃以下保存，国内生产企业亦建议修改贮藏条件，以降低贮运成本。故中国药典(2010)将2005年版中“密封，在凉暗处保存”改为“密封，在干燥处保存”。

【制剂】(1)肝素钠注射液(Heparin Sodium Injection)

国内生产的肝素钠注射液中有些含有0.25%苯酚作为抑菌剂。

制剂的含量限度需包括制剂工艺生产误差，所以中国药典(2010)肝素钠注射液的含量限度较原料药放宽±5%，效价订为“应为标示量的86%～116%”。中国药典(2015)修订效价限度为标示量的90%～110%，”其他项目也参照原料标准进行相应修订。

(2)肝素钠乳膏(Heparin Sodium Cream)

参考文献

[1] 国家药典委员会. 中华人民共和国药典临床用药知［M]. 2010年版. 北京：中国医药科技也版社，501.

撰写　李　京　中国食品药品检定研究院
复核　范慧红　中国食品药品检定研究院

尿促性素

Menotropins

英文名：Menotrophin(INN)

异名：绝经期妇女尿促性腺激素(HMG)

CAS号：［9002-68-0］

本品是从绝经期和绝经后妇女尿中提取精制的促性腺激素，又名绝经期妇女尿促性腺激素(Human Menopausal Gonadotropin，HMG)，由脑垂体前叶分泌，其中包含了卵泡刺激素(Follicle-stimulating Hormone，FSH)与黄体生成素(Luteinising Hormone，LH)。两者的比例接近为1∶1，直接控制卵巢周期性变化。FSH和LH均属糖蛋白，均由α和β两个亚基组成，均含有糖侧链；FSH和LH两者的α亚基的氨基酸排列顺序相同，β亚基的差异性决定了各自的生物学活性及免疫学特性。FSH的分子量在33000左右，LH的分子量在28000左右。FSH能促进女性卵泡的发育和成熟，刺激成熟的卵泡排卵，促使排卵后的卵泡变成黄体，并产生孕激素与雌激素。LH可刺激女性卵泡分泌雌激素、刺激黄体分泌黄体酮，使子宫内膜增生；还可刺激男性睾丸间质细胞分泌睾丸酮，促进睾丸内细精管发育，促进精细胞分裂和精子成熟，促进精子发生(精子形成的第一阶段)。若女性垂体和卵巢有一定功能，HMG刺激卵泡所分泌的雌激素的正反馈作用能间接使垂体分泌足量LH而诱发排卵；若垂体功能低下，则需加用绒促性素才能诱发排卵并维持黄体功能。临床上主要用于：①女性促性腺激素分泌不足所致的原发性或继发性闭经、功能性不排卵所致的不孕症、月经不调、卵巢功能试验等；②男性因激素水平低下所致的精子过少、精子活力不足、性腺功能低下所致的不育症等。

本品肌注能吸收，T_{max}为4～6小时，给药后血清雌二醇在18小时达C_{max}。静注150U后，药物的C_{max}为24U/L，在15分钟达峰，主要经肾脏排泄。主要不良反应为卵巢过度刺激综合征，表现为下腹不适或胀感、腹痛、恶心、呕吐、卵巢增大。严重可致胸闷、气急、尿量减少、胸腔积液、腹水，甚至卵泡囊肿破裂出血等。此外，尚有多胎妊娠和早产等[1~2]。

中国药典(2000)开始收载本品，USP(36)、BP(2013)与JP(15)均有收载，而Ph. Eur. 未见收载此品种。

【效价比活的限度规定】尿促性素的含量以效价单位(U)表示。中国药典(2000)首次收载时，规定每1mg的效价为不得少于40单位的FSH，黄体生成素的效价与卵泡刺激素效价的比值约为1。中国药典(2010)效价比活规定为每1mg不得少于150单位的FSH；黄体生成素的效价与卵泡刺激素效价的比值约为1。中国药典(2015)修订为每1mg中卵泡刺激素效价不得少于400单位。FSH与LH的效价比不变。USP(36)、BP(2013)与JP(15)都规定为每1mg不得少于40U的FSH，FSH与LH的效价比值约为1；但JP(15)的名称为人下垂体促性腺激素(Human Menopausal Gonadotrophin)。

BP(2013)、USP(36)均提到，在生产过程中，如有必要可在本品中加入从孕妇尿中提取的HCG来提高LH在FSH与LH中的效价比例。USP(36)则规定添加的HCG量不能超过LH总效价的30%。

【制法概要和要求】本品的工艺流程国内各生产厂家差异较大，现列出主要工艺流程供参考：

绝经期妇女尿→HMG粗品→柱层析→沉淀→干燥→柱层析→沉淀→干燥→柱层析→沉淀→干燥→成品

本品从绝经期和绝经后妇女尿中提取制得。由于在尿液收集过程中无法证实所有的尿液均来源于健康人群，故粗品以及中间体生产环节中，应对乙型肝炎病毒、丙型肝炎病毒、人类免疫缺陷病毒或梅毒螺旋体病毒进行定期抽检。中国药典(2005)虽在概述中增加了灭活相关病毒的规定，但并未在检查项中做出具体规定。部分国外药典已制定了相应的病毒检查项。如BP(2009)制定了肝炎抗原和HIV抗原的检查项，采用免疫组织化学方法进行检测。JP(15)虽未制定相关的检查项来检测病毒，但在概述中提到应选择健康妇女的尿，且工艺中应包含祛除病毒或灭活病毒的步骤。

中国药典(2010)增加了［制法要求］，强调所收集的尿应来源于健康人，且要求从尿的提取开始至尿促性素原料制成的整个生产质量管理均应符合现行版中国《药品生产质量管理规范》要求，工艺中应有灭活或去除病毒的步骤。中国药典(2015)仅对个别文字进行规范。

【性状】易溶于水。

【鉴别】照效价测定项下的方法，测定结果应能使未成年雌性大鼠卵巢增大，使未成年雄性大鼠的精囊和前列腺增重。

BP(2013)也制定了该鉴别项。USP(36)无此鉴别项；JP(15)将鉴别改为“纯度”检查，目的是检查FSH与LH的比例不超过1。具体方法为选用体重为45～65g的雄性大白鼠，采用标准品作为对照，设置了4个剂量，分别为SL、SH、TL与TH，每组至少10只动物，每只动物皮下注射0.2ml/(次·天)，连续给药5天，第6天取精囊称重，计算方法同效价测定方法。

【检查】残留溶剂　乙醇　基于尿促性素的生产工艺，在尿促性素中间体的提取过程以及成品的生产过程中，多个步骤反复采用大量乙醇进行沉淀，因此成品中乙醇的残留量需进行控制。其他国家的药典均未制定该检查项。

中国药典(2010)增加了该检查项，取供试品0.1g，采用气相色谱法测定，含乙醇应不得过0.5%。经溶解度试验发现，本品易溶于水，不溶于有机溶剂(如二甲基甲酰胺、二甲基乙酰胺、二甲亚砜等)，故采用毛细管柱顶空进样系统程序升温法测定乙醇残留量。采用Innowax(30m×0.53mm，1.00μm)色谱柱，理论板数按乙醇峰计为20859，丙酮、丁酮和异丙醇峰的分离度分别为8.97、1.80，系统适用性色谱图见图1。中国药典(2015)未修订。

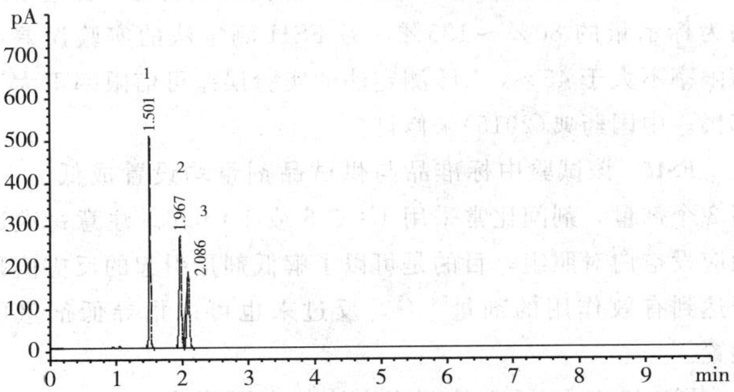

图1　乙醇测定系统适用性色谱图

1.丙酮；2.丁酮；3.异丙醇

水分　中国药典(2010)用减压干燥法测定。取样量0.1g，限度规定为不得过5.0%。干燥时间一般需24小时。BP(2009)用气相法测定水分，规定不得超过5.0%。USP(33)则用直接滴定法测定水分，规定不得超过5.0%。JP(15)也采用容量滴定法和直接滴定法，取0.2g供试品进行测定，规定水分不得超过5.0%。中国药典(2015)修订为直接滴定法测定水分，限度不变。

乙肝表面抗原　应采用国家批准并检定合格的试剂盒进行检测。中国药典(2010)增加了乙肝表面抗原检查项，中国药典(2015)未修订。

目前市场上能获得的乙肝表面抗原检测试剂盒(酶联免疫和PCR方法)均是用来检测血浆或血清中的乙肝表面抗原，是否适用于尿促性素需要进行验证。若使用酶联免疫检测试剂盒建议按以下方法进行验证：按试剂盒说明书操作检测样品的同时增加回收率试验。具体方法：将试剂盒中的阳性对照用生理盐水进行稀释，使稀释后的阳性对照检测OD值为CUTOFF值附近，作为阳性对照溶液；再用稀释后的阳性对照溶液配制待测样品，使待测样品的浓度为10mg/ml，作为含药阳性对照溶液；同时检测阳性对照溶液和含药阳性对照溶液，均设复孔。按下式计算待测样品对检测结果的影响(用回收率表示)，回收率(%)=(含药阳性对照溶液OD值的平均值/阳性对照溶液OD值的平均值)×100%，若结果在80%～120%，则该试剂盒能用于检测HMG中HBsAg，否则试验结果不成立。不同工艺生产的尿促性素以及不同厂家生产的乙肝表面抗原酶联免疫检测试剂盒回收率均有差异，选择适合的试剂盒进行检测。

若筛选不到适合的乙肝表面抗原酶联免疫检测试剂盒，建议使用PCR方法检测试剂盒，尿促性素对用PCR方法检测乙肝病毒核酸影响较小，但同样也需要验证合格后才能使用。实时荧光定量PCR的验证结果：Real-time PCR检测HBV DNA在10^4～10^7范围内线性关系良好，r^2=0.9969，最低检出限为500IU/ml，HMG原料药中添加不同浓度乙肝阳性血，HBV DNA回收率为：94.9%～101.2%，三次重复实验变异系数均低于5%。Real-time PCR可用于HMG原料药中HBV DNA的检测。(图2)

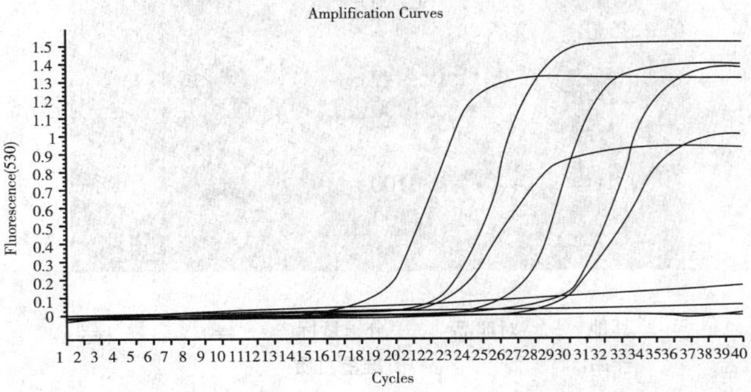

图2　实时荧光定量PCR检测HBV DNA的扩增图

异常毒性　本品所用原料系人尿中的摄取物，有可能污染未知毒性杂质。中国药典(2015)用5只小鼠进行测试，每只静脉注射 0.5ml 供试液(50U FSH/ml)，观察 48 小时，如无毒性反应即判定为符合规定。限值剂量为 2500 单位/kg，约为临床剂量的 1000 倍。

USP(36)该检查项目名为“安全性试验”，用 5 只小鼠进行测试，每只静脉注射 1ml 供试液(75UFSH/ml)，观察 48 小时，如无毒性反应即判定为符合规定。

BP(2013)与 JP(15)均无此检查项。

细菌内毒素 本品临床每小时用药最大剂量是肌内注射每次 150 单位(中国医师药师临床用药指南)，以尿促性素 1 单位计，内毒素计算限值约为 2EU/单位；国外标准中 USP 为 2.5EU/单位；BP 为 0.78EU/单位；JP 为 0.66EU/单位。中国药典(2015)规定本品细菌内毒素限值为 1.0EU/单位，与内毒素计算值比较，安全系数为 2，并略严于 USP，低于 BP 和 JP 标准。

纯度的研究 由于目前国内厂家生产的尿促性素纯度很低，杂蛋白成分复杂，SDS-PAGE 电泳和生物分析(芯片)仪分析结果中出现的条带主要是杂蛋白，无法分离得到主带，典型供试品 SDS-PAGE 电泳见图 3，生物分析(芯片)仪分析见图 4，毛细管电泳结果中出现的峰主要也是杂蛋白，也无法分离得到主成分峰，典型供试品毛细管电泳见图 5。用 HPLC 方法分析了纯度，情况也是如此，典型供试品色谱图见图 6。鉴于上述情况，用目前经典的分析手段，如 SDS-PAGE 电泳、生物分析(芯片)仪、毛细管电泳和 HPLC 方法还无法对本品进行纯度检查，只能通过增加比活来提高本品的纯度。

JP(15)较其他各国药典增加了一项“比活”的检查项，采用福林酚法检测供试品溶液的蛋白含量，规定每 1mg 蛋白含 FSH 不小于 50U。

此外，上海市食品药品检验所还用蛋白质质谱方法对尿促性素的杂蛋白谱进行了初步分析，发现其中杂蛋白占主要成分，能够鉴定到的杂蛋白达十多种，FSH 和 LH 所占的比例很小，明显说明尿促性素原料的生产工艺仍有待进一步提高。

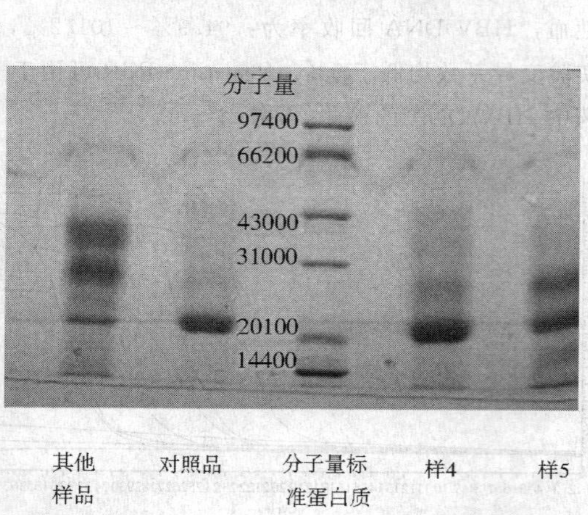

图 3 尿促性素供试品的 SDS-PAGE 图谱

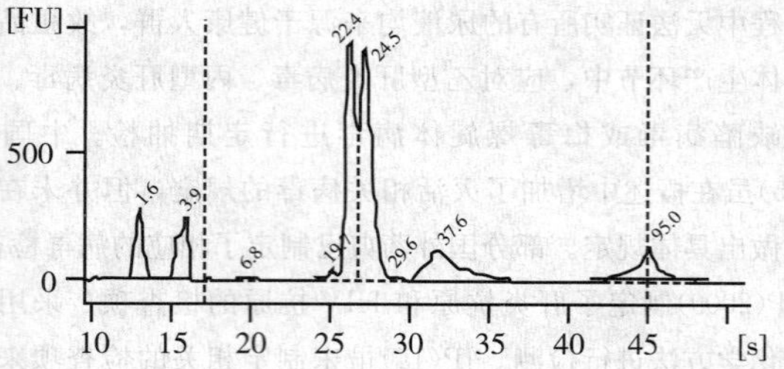

图 4 尿促性素对照品的生物分析(芯片)仪图谱

图谱中注释的数字为该组分的分子量大小，即 1.6 代表该组分分子量为 1.6kD，其中 1.6kD、3.9kD 、95.0kD 分别为试剂盒自带的 lower marker、系统峰、upper marker

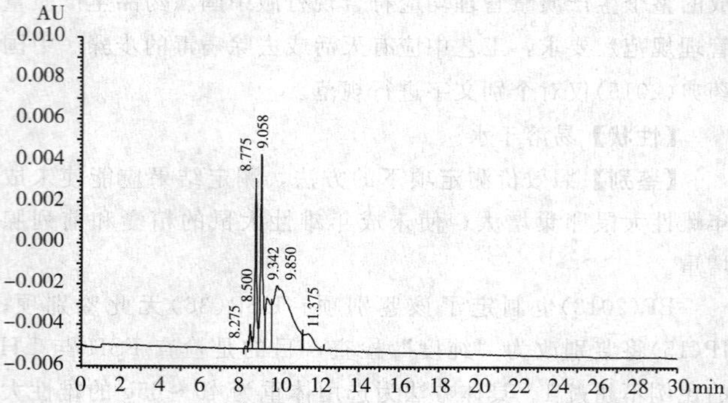

图 5 尿促性素典型供试品的毛细管电泳图谱

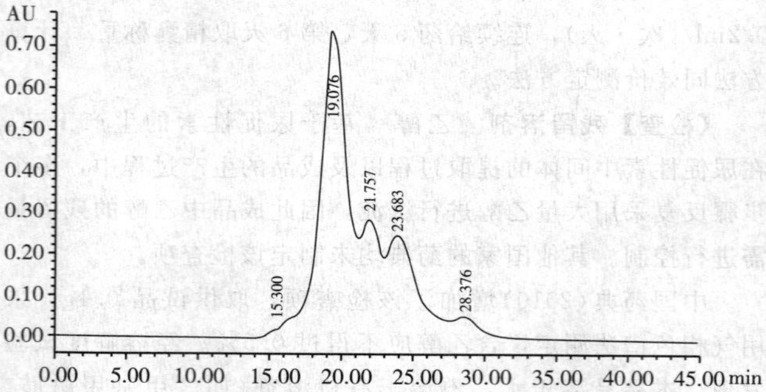

图 6 尿促性素的 HPLC 图谱

【效价测定】采用生物测定法。中国药典(2010)用雌性大鼠卵巢增重法与雄性大鼠精囊增重法分别测定 FSH 与 LH 的生物效价。生物检定统计法采用量反应平行线“3.3”测定法。含量限度参考测定方法的实验误差制定。含量限度均为标示量的 80%～125%，另 FSH 测定法的实验误差可信限率不大于 45%，LH 测定法的实验误差可信限率不大于 35%。中国药典(2015)未修订。

FSH 该试验中标准品与供试品剂量均设置成低、中、高 3 个剂量，剂间比常采用 1∶0.5 或 1∶0.6。注意每次试验应设空白对照组，目的是可以了解低剂量引起的反应值是否达到有效作用的剂量[3~4]，反过来也可以指导低剂量的设置。

BP(2009)FSH 效价测定方法与中国药典(2010)。的方法类似，试验分 6 组，每组至少 5 只动物，低、中、高参考剂量为 1.5、3.0、6.0IU/鼠(相当于 2.5IU/ml，5IU/ml，10IU/ml)，皮下注射 0.2ml/(只·次)，连续给药 3 天，第 4

天取卵巢称重，用卵巢的重量直接进行统计分析。溶媒与中国药典的方法不同，选用白蛋白磷酸缓冲液，pH 7.2，HCG 含量不低于 70U/ml，且溶媒中添加了抗菌剂、防腐剂，如 0.4%(*W/V*)的苯酚或 0.002%(*W/V*)的硫柳汞。

USP(33)FSH 效价测定方法与 BP(2009)的方法很相似，不同的是试验分 7 组，每组至少 6 只动物，增加了一组空白对照组，低、中、高参考剂量范围为 0.5～6IU/鼠(相当于 0.833～10IU/ml)，皮下注射 0.2ml/(只·次)，连续给药 3 天，第 4 天取卵巢称重，且最终的结果计算是用卵巢/大鼠体重的比值来进行统计分析的，并要求可信区间不超过 0.18。

JP(15)FSH 效价测定方法与其他国家有很大不同。试验分 4 组，每组至少 10 只动物，推荐先用 15 只动物(5 只/组)进行剂量摸索，选用 0.75、1.5、3IU/ml 三个剂量进行试验，最终卵巢重量在 120～160mg 之间的剂量即可确定为高剂量。低剂量则在高剂量的基础上稀释 1.5～2 倍即可。皮下注射 0.2ml/(只·次)，试验第 1 天下午给药 1 次，第 2 天于上午、中午、下午各给药 1 次，第 3 天于上午、下午各给药 1 次，共给药 6 次，第 5 天取卵巢称重，用卵巢的重量直接进行统计分析。溶媒选用牛血清白蛋白氯化钠等渗溶液，HCG 含量未注明。

LH 该试验中标准品与供试品剂量均设置成低、中、高 3 个剂量，剂间比常采用 1∶0.5 或 1∶0.6。注意每次试验应设空白对照组，目的是可以了解低剂量引起的反应值是否达到有效作用的剂量[1]，反过来也可以指导低剂量的设置。

BP(2009)LH 效价测定方法与中国药典(2010)的方法类似，试验分 6 组，每组至少 5 只动物，低、中、高参考剂量为 7、14、28IU/鼠(相当于 8.75IU/ml、17.5IU/ml、35IU/ml)，皮下注射 0.2ml/(只·次)，连续给药 4 天，第 5 天取精囊或前列腺称重，用精囊或前列腺的重量直接进行统计分析。溶媒与中国药典的方法不同，选用白蛋白磷酸缓冲液，pH 7.2，且溶媒中添加了抗菌剂、防腐剂，如 0.4%(*W/V*)的苯酚或 0.002%(*W/V*)的硫柳汞。

USP(33)FSH 效价测定方法与 BP(2009)的方法很相似，不同的是试验分 7 组，每组至少 6 只动物，增加了一组空白对照组，低、中、高参考剂量范围为 3.5～28IU/鼠(相当于 4.375～35IU/ml)，皮下注射 0.2ml/(只·次)，连续给药 4 天，第 5 天取精囊称重，最终的结果计算是用精囊/大鼠体重的比值来进行统计分析的，并要求可信区间不超过 0.18。

JP(15)未制定 LH 的效价测定方法，因其已制定了“纯度”的检查项，通过生物方法来测定 HMG 中 LH 与 FSH 的比值不能超过 1。因此，只需进行 FSH 的效价检测。

【制剂】注射用尿促性素(Menotropins for Injection)

本品稳定性较差，水溶液易分解失效，故制剂为冷冻干燥品。注射用尿促性素有 75 单位与 150 单位两种规格。本品为尿促性素加适宜的赋形剂经冷冻干燥的无菌注射用粉末。辅料主要有右旋糖酐 40、甘露醇等。各企业产品的处方不完全一致。

制剂的含量限度，一般按原料再给以±5%的制剂误差。考虑到本品的稳定性，因此含量限度订为效价应为标示量的 76%～135%。

BP(2013)收载尿促性素注射液。含量限度订为效价应为标示量的 80%～125%，可信限范围为 64%～156%。此外，质量标准中还控制溶液的澄清度与颜色。

USP(36)中收载尿促性素制剂名称与我国一致。为冻干粉制剂，含量限度定为效价应为标示量的 80%～125%。制剂允许添加抗菌剂。酸碱度要求 6.0～7.0。

JP(15)无尿促性素的制剂。

参考文献

[1] 国家药典委员会编．中华人民共和国药典临床用药须知·化学药和生物制品卷［M］．2005 年版．北京：人民卫生出版社，2005.
[2] 张瑶华，李端．中国常用药品集［M］．上海：上海交通大学出版社，2006.
[3] 钱德明，刘群丽，张媛，汪佩华．尿促性素第三批国家标准品的标定．中国药品标准，2007，8(4)：50-52.
[4] 钱德明，刘群丽，李波．重组人促黄体生成素国际标准品的协作标定．中国药品标准，2007，8(5)：49-50.

撰写　张素慧　吴利红　郑璐侠　上海市食品药品检验所
复核　唐黎明　陈　钢　上海市食品药品检验所

吲哚菁绿

Indocyanine Green

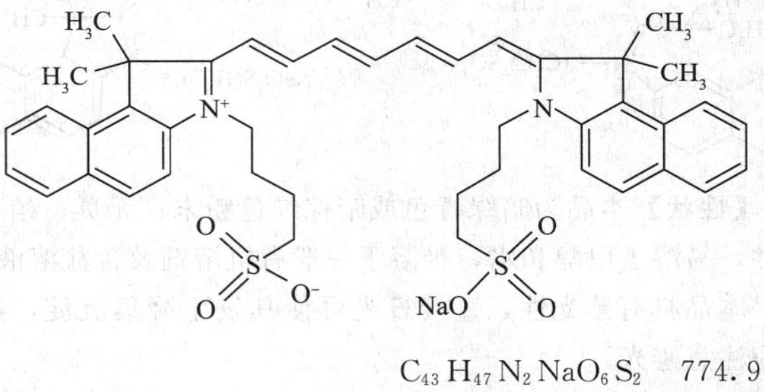

$C_{43}H_{47}N_2NaO_6S_2$　774.96

化学名：2-[7-[1,1-二甲基-3-(4-磺丁基)]苯并[*e*](2-二氢亚吲哚基)-1,3,5-庚三烯基]-1,1-二甲基-3-(4-磺丁基)-1*H*-苯并[*e*]二氢亚吲哚内盐，钠盐

2-[7-[1,1-dimethyl-3-(4-sulfobutyl)benz[*e*]indolin-2-ylidene]-1,3,5-heptatrienyl]-1,1-dimethyl-3-(4-sulfobutyl)-1*H*-benz[*e*]indolium hydroxide, inner salt, sodium salt

英文名：Indocyanine Green

CAS 号：[3599-32-4]

吲哚菁绿(ICG)是一种全合成的三羧花青系诊断试剂，又称靛青绿[1]，用于评价心功能和肝功能，并在眼科血管造影术中用于检查脉络膜血管系统。本品也用于评价多种器官，包括肝脏的血流和血流动力学。吲哚菁绿静脉注射后，迅速和血浆蛋白结合。本品被肝摄取后，迅速以原型经胆汁排泄[2]。吲哚菁绿耐受性较好，过敏性反应和荨麻疹已有报道[3]。

本品 1955 年由美国柯达实验室研发[1]。除中国药典(2015)收载外，USP(36)亦有收载。

【制法概要】[4]

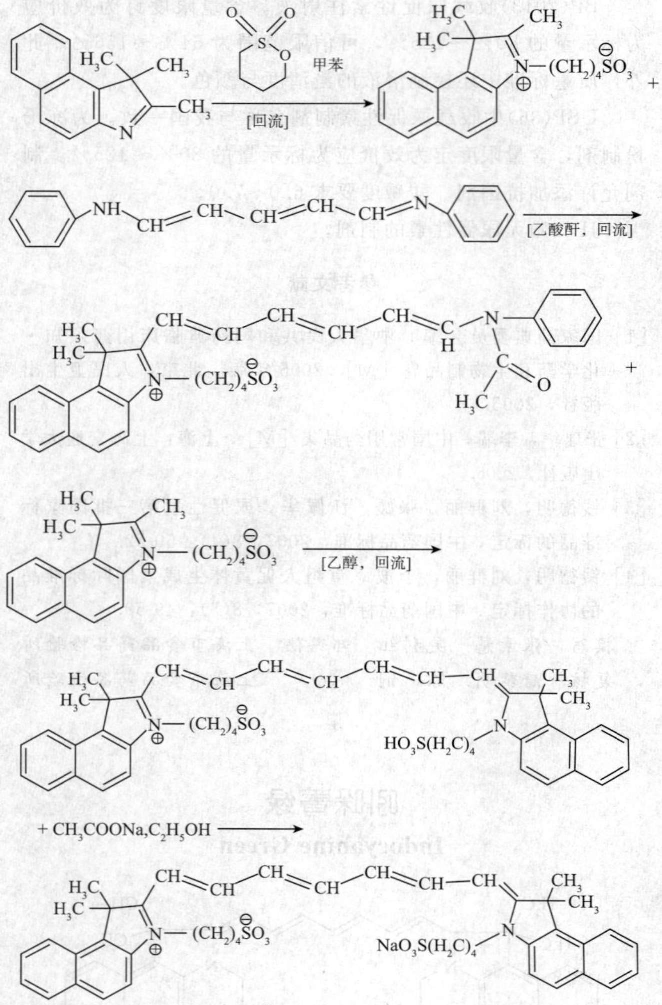

【性状】本品为暗绿青色或暗棕红色粉末；无臭；稍具吸湿性，易溶于甲醇和水，难溶于一般有机溶剂及含盐溶液。

本品具有感光性，直接日光可使其发生凝集沉淀，操作中应注意避光。

本品水溶液不稳定，随时间延长其吸光度递减，故应现配现用。

【鉴别】(1)本品可被强碱水解，其产物被强氧化剂氧化生成有色物质。

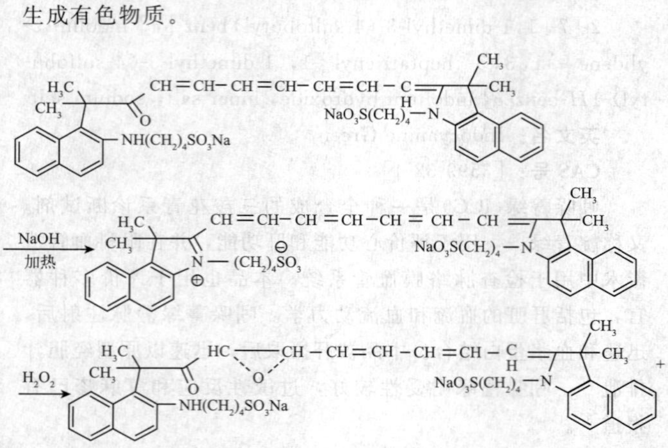

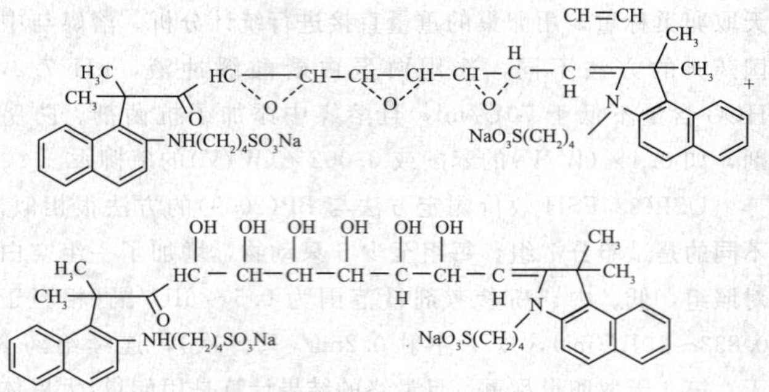

(2)本品的甲醇溶液（2μg/ml）于 216nm、263nm 与 784nm 的波长处有最大吸收。见图 1。

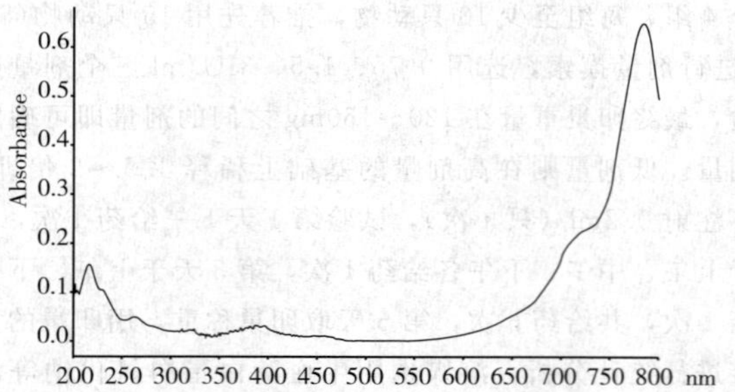

图 1　吲哚菁绿甲醇溶液的紫外吸收图谱

(3)本品的红外光吸收图谱（光谱集 611 图）显示的主要特征吸收如下。

特征谱带(cm⁻¹)	归属	
1620，1590，1510	芳环	$\nu_{C=C}$
1100	磺酸盐	$\nu_{SO_3^-}$

【检查】**碘化钠**　在本品合成中有碘化钠参与，易引入碘离子杂质，碘离子易引起过敏反应[1]。本品水溶液显暗绿色，采用硝酸银滴定液测定本品中碘化钠的含量，滴定终点干扰较大，故采用电位滴定法测量，采用银和玻璃电极，用硝酸银滴定液滴定，硝酸银与碘离子反应生成沉淀，以电位法测定终点。

近年有研究用醋酸钠代替碘化钠，降低成本，避免引入过敏反应的碘离子残留[4]。

干燥失重　中国药典(2015)采用 50℃ 减压干燥 3 小时测定。减失重不得过 6.0%与 USP(36)相同。

有关物质　中国药典(2005)未收载此项检查。国家食品药品监督管理局标准 YBH16552004 和国家食品药品监督管理局标准 YBH12682006 中采用 TLC 法检查有关物质。试验表明该条件下样品的分离效果并不理想。中国药典(2010)修订为 HPLC 法。中国药典(2015)仅将检测波长由 216nm 修订为 263nm，其他未修订。

采用 3 种品牌色谱柱进行试验，包括资生堂 C18（4.6mm × 150mm，5μm），Agilent HC C18（4.6mm × 250mm，5μm），Dikma Platisil ODS C18（4.6mm×150mm，5μm），未发现有特殊的选择性。最低检出量为 27.7ng。样品检查结果见表 1，典型色谱图见图 2。

表 1　有关物质 HPLC 法检查结果

供试品编号	有关物质	
	杂质个数	杂质量(%)
1	3	1.8
2	3	2.2
3	2	2.1

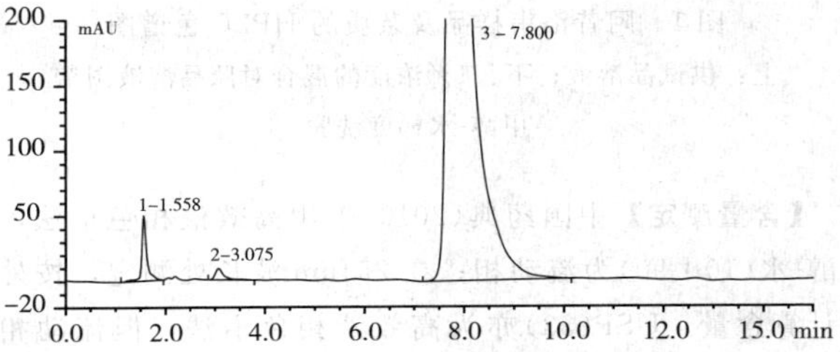

图 2　吲哚菁绿样品高效液相色谱图

【含量测定】采用紫外-可见分光光度法，在 784nm 测定吸收度，按吸收系数($E_{1cm}^{1\%}$)为 3120 计算含量。USP(36)采用紫外-可见分光对照品法在 785nm 测定含量。

【制剂】注射用吲哚菁绿(Indocyanine Green for Injection)

除中国药典(2015)收载外，USP(36)亦有收载。

中国药典(2005)未收载水分检查。结合原料的实验研究，中国药典(2010)采用费休氏水分测定法进行水分测定。限度与原料一致。中国药典(2015)未修订。

有关物质检查方法同“吲哚菁绿”，限度定为 5.0%。

中国药典(2015)收载的含量测定方法同“吲哚菁绿”。USP(36)收载了含量均匀度检查但未收载含量测定。

参考文献

[1] 杨亚英，张霁．吲哚菁绿潴留试验评估肝储备功能与护理操作［J］．重庆药学，2002，31(4)：316-317.

[2] 李大魁，金有豫，汤光，等译．马丁代尔药物大典［M］．第35版．北京：化学工业出版社，2009：1866.

[3] Speich R，et al．Anaphylactoid reactions after indocyanine-green administration［J］．Ann Intern Med，1988，109：345-346.

[4] 王钝，金文淑，秦恩伟，等．吲哚菁绿的合成［J］．中国医药工业杂志，2006，37(9)：584-585.

撰写　黄　伟　湖北省药品监督检验研究院

复核　姜　红　湖北省药品监督检验研究院

阿昔洛韦

Aciclovir

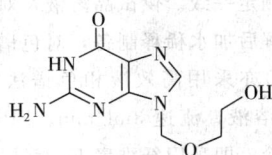

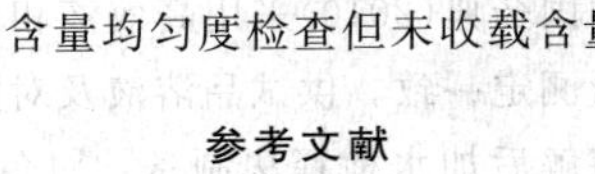

$C_8H_{11}N_5O_3$　225.21

化学名：9-(2-羟乙氧甲基)鸟嘌呤

2-amino-9-[(2-hydroxyethoxy)methyl]-1,9-dihydro-6*H*-purin-6-one

英文名：Aciclovir(INN)

异名：无环鸟苷

CAS 号：[59277-89-3]

本品为抗病毒药。临床应用于单纯疱疹病毒感染、带状疱疹、免疫缺陷者水痘的治疗。本品在感染细胞中经病毒的胸苷激酶(TK 酶)及细胞中的激酶催化，生成三磷酸阿昔洛韦，抑制病毒 DNA 多聚酶，还可掺入病毒正在延长的 DNA，导致 DNA 合成中止。

阿昔洛韦口服给药吸收差，约 15%～30% 由胃肠道吸收，能广泛分布至各组织与体液中，在肾、肝和小肠中浓度高，脑脊液中浓度约为血中浓度的一半。本品蛋白结合率低(9%～33%)，可通过胎盘。在肝内代谢，主要代谢物占给药量的 9%～14%，血消除半衰期约为 2.5 小时。主要经肾由肾小球滤过和肾小管分泌而排泄，约 14% 的药物以原形由尿排泄，经粪便排泄率低于 2%，呼出气中含微量药物。

阿昔洛韦不良反应主要有急性肾功能衰竭、急性肾功能损害，恶心、呕吐、腹痛、腹泻、头晕、头痛、泌尿系统损害、肝功能损害、皮疹、过敏样反应等[1,2]。

阿昔洛韦由英国 Burroghs Weiicome 公司于 20 世纪 70 年代研制开发，我国于 1983 年试制成功。除中国药典(2015)收载外，USP(36)、BP(2013)、Ph. Eur. (7.0)和 JP(16)亦有收载。

【制法概要】阿昔洛韦合成方法主要有三类：一是以鸟嘌呤为原料，经酰化或硅烷化，缩合，氨解制得；二是以 2-氯(胺基)，6-氯(或碘，CH_3S)嘌呤为原料经烷化，氨化，氨解制得；三是以鸟苷经酰化，烷化，氨解制得。其中以鸟嘌呤为原料的第一条路线原料易得，工艺条件温和，收率较高，是我国目前主要采用的制备工艺路线。

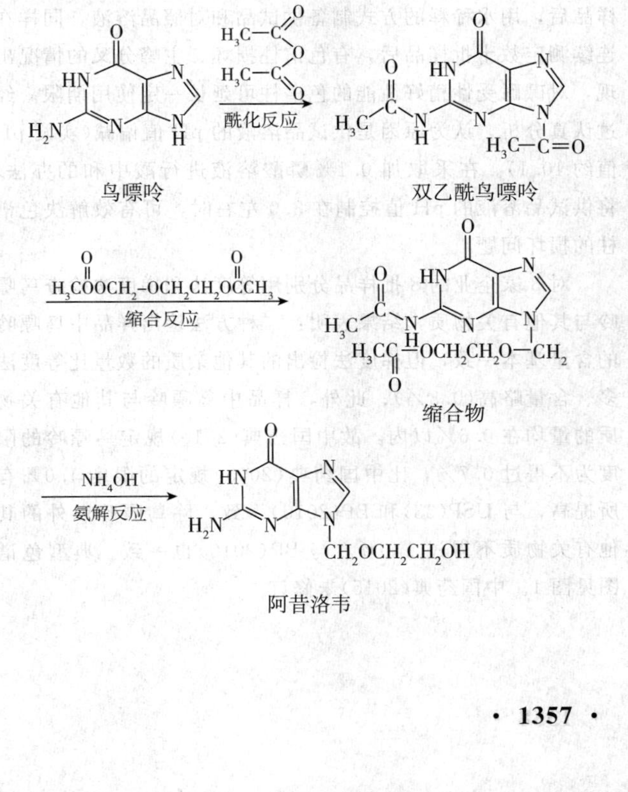

【鉴别】本品的红外光吸收图谱（光谱集 213 图）显示的主要特征吸收如下表。

特征谱带(cm^{-1})	归属	
3500～2500	羟基，胺基	$\nu_{O-H,N-H}$
1720～1680	环酰胺	$\nu_{C=O}$
1630，1610，1580	芳环	$\nu_{C=C,C=N}$
1540	伯胺	δ_{NH_2}
1110	醚	ν_{C-O-C}

【检查】溶液的澄清度与颜色　本品在碱中易溶，如其碱溶液有浑浊现象，主要由碱不溶性杂质引起，颜色产生源于工艺过程中脱色程度不够或母液套用使有色杂质增多等。USP(33)和BP(2010)也均规定进行颜色检查。因本品制剂有注射剂，所以中国药典(2010)也控制本品碱溶液的澄清度与颜色。中国药典(2015)对供注射用和供口服及外用的原料分别制订了限度标准。

有关物质　中国药典(2010)采用薄层色谱法检查，色谱条件与 USP(33)、BP(2010)一致，最低检出限为 0.1μg。USP(33)采用自身对照法，限度为 1.0%。BP(2010)采用杂质 A 对照品，杂质 A 斑点的 R_f 值应大于主斑点的 R_f 值，限度为 0.5%。如市售板因样品超载而出现拖尾现象时，可适当调整点样量。中国药典(2015)未修订。

鸟嘌呤与其他有关物质　采用高效液相色谱法检查。中国药典(2005)采用甲醇-水(10∶90)等度洗脱，中国药典(2010)改为甲醇-水梯度洗脱。BP(2010)采用 pH 值 3.0 磷酸盐-甲醇(96∶4)为流动相等度洗脱。USP(33)采用 0.1%醋酸溶液为流动相等度洗脱检查鸟嘌呤与含量测定，流速为 3ml/min。经试验发现，采用 0.1%醋酸溶液为流动相，在连续进样测定数十次后，有主峰分叉，色谱柱损坏的情况出现。采用甲醇-水梯度洗脱，以 0.4%氢氧化钠溶液适量溶解样品后，用水稀释的方式制备供试品和对照品溶液，同样在连续测定数十批样品后，有色谱柱损坏、主峰分叉的情况出现，对碱耐受性稍好性能的色谱柱可延长一定使用期限。经过认真分析，认为原因是供试品溶液的 pH 值偏碱(实测 pH 值约 10.1)。在采取加 0.1%磷酸溶液进行酸中和的办法，将供试品溶液的 pH 值控制在 3.0 左右时，可有效解决色谱柱的损坏问题。

对 3 家企业的 8 批样品分别用等度法和梯度法检查鸟嘌呤与其他有关物质，结果表明：二种方法检出样品中鸟嘌呤的含量基本一致，但梯度法检出的其他杂质的数量比等度法多、含量略高(0.3%)；此外，样品中鸟嘌呤与其他有关物质的量均在 0.6%以内，故中国药典(2010)规定鸟嘌呤的限度为不得过 0.7%，比中国药典(2005)规定的限度 1.0%有所提高，与 USP(33)和 BP(2010)一致；除鸟嘌呤以外的其他有关物质不得过 1.0%，与 BP(2010)也一致。典型色谱图见图 1。中国药典(2015)未修订。

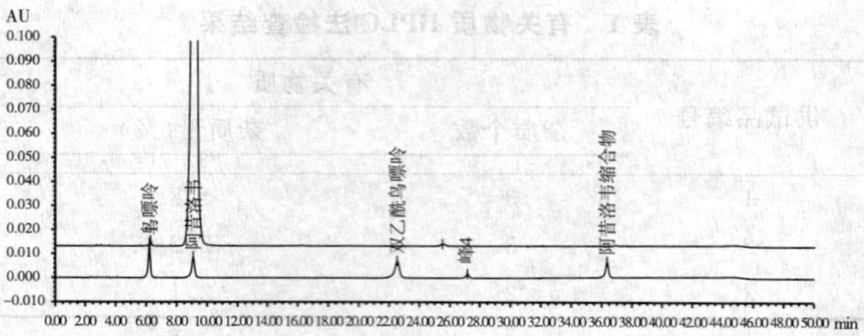

图 1　阿昔洛韦样品及杂质的 HPLC 色谱图

上：供试品溶液；下：1%浓度的混合对照品溶液图谱

甲醇-水梯度洗脱

【含量测定】中国药典(2010)采用高效液相色谱法，以甲醇-水(10∶90)为流动相；在 254nm 波长处测定，按外标法计算含量。USP(33)亦为高效液相色谱法，但流动相为 0.1%醋酸溶液，流速 3ml/min。BP(2010)为高氯酸滴定法。中国药典(2015)未修订。

【制剂】**(1)阿昔洛韦片(Aciclovir Tablets)**

本品除中国药典(2015)收载外，USP(36)、BP(2013)均有收载。

溶出度　中国药典(2010)采用桨法，溶出介质为 0.1mol/L 盐酸溶液，转速为每分钟 50 转，取样时间 30 分钟，采用对照品法的紫外-可见分光光度法在 254nm 波长处测定，限度为标示量的 80%。与 USP(33)、BP(2010)基本一致，但 USP(33)取样时间为 45 分钟。中国药典(2015)未修订。

鸟嘌呤　中国药典(2010)采用高效液相色谱法，色谱系统与原料药含量测定一致。供试品溶液及对照品溶液仍采用氢氧化钠溶液溶解后加水稀释法制备，对色谱柱损害较大，有待改进。USP(33)亦采用高效液相色谱法，流动相为 0.02 mol/L 醋酸溶液，流速 1.5ml/min，柱温 40℃。BP(2010)采用薄层色谱法检查有关物质。中国药典(2015)未修订。

含量测定　中国药典(2010)采用高效液相色谱法，与原料药一致。BP(2010)采用分光光度法测定含量。中国药典(2015)未修订。

(2)阿昔洛韦咀嚼片(Aciclovir Chewable Tablets)

本品除中国药典(2015)收载外，国外药典均未收载。

鸟嘌呤检查及含量测定方法与阿昔洛韦片一致。

(3)阿昔洛韦乳膏(Aciclovir Cream)

本品除中国药典(2015)收载外，USP(36)、BP(2013)均有收载。

鸟嘌呤　中国药典(2010)采用高效液相色谱法，色谱系统与原料药含量测定一致。供试品溶液及对照品溶液仍采用氢氧化钠溶液溶解后加水稀释制备，对色谱柱损害较大，有待改进。USP(33)亦采用高效液相色谱法检查，流动相为 0.02 mol/L 醋酸溶液，流速 3ml/min。BP(2010)采用薄层色谱法检查鸟嘌呤，即采用纤维素 F_{254} 薄层板，鸟嘌呤为对照品，以正丙醇-13.5mol/L 氨水-5%硫酸铵(10∶30∶60)为展开剂，限度为 1.0%。中国药典(2015)未修订。

含量测定　中国药典(2010)采用高效液相色谱法，与原料药一致。BP(2010)采用分光光度法测定含量。中国药典(2015)未修订。

(4)阿昔洛韦胶囊(Aciclovir Capsules)

本品除中国药典(2015)收载外，USP(36)亦有收载。

溶出度　中国药典(2010)采用转篮法，溶出介质为0.1mol/L盐酸溶液，转速为每分钟100转，取样时间30分钟，采用对照品法的紫外分光光度法在254nm波长处测定，限度为标示量的80%。与USP(33)基本一致，但USP(33)取样时间为45分钟。中国药典(2015)未修订。

鸟嘌呤　中国药典(2010)采用高效液相色谱法，色谱系统与原料药含量测定一致。供试品溶液及对照品溶液仍采用氢氧化钠溶液溶解后加水稀释制备，对色谱柱损害较大，有待改进。USP(33)亦采用高效液相色谱法，流动相为0.02mol/L醋酸溶液，流速1.5ml/min，柱温40℃。中国药典(2015)未修订。

含量测定　采用高效液相色谱法，与原料药一致。

(5)阿昔洛韦滴眼液(Aciclovir Eye Drops)

本品低温时可有结晶析出，微温即溶。除中国药典(2015)收载外，国外药典均未收载。

鸟嘌呤　采用高效液相色谱法，色谱系统与原料药含量测定一致。BP(2013)收载了阿昔洛韦眼膏，采用薄层色谱法检查鸟嘌呤。

渗透压摩尔浓度　根据制剂通则的要求，中国药典(2010)新增了此项目。一般眼用溶液的渗透压应调整到相当于0.8%～1.2%氯化钠溶液渗透压的范围内(理论计算值为274～411mOsmol/kg)。经对收集到的6家生产企业的15批样品，采用冰点法测定渗透压摩尔浓度，结果均在263～307mOsmol/kg范围内。因此中国药典(2010)规定本品渗透压摩尔浓度限度范围为250～310mOsmol/kg。中国药典(2015)未修订。

羟苯乙酯、苯扎溴铵与硫柳汞　根据生产企业提供的处方，本品中含有的抑菌剂主要分为铵类(苯扎溴铵、苯扎氯铵)、汞类(硝酸苯汞、硫柳汞)和尼泊金类(羟苯乙酯)三类。中国药典(2015)新增对抑菌剂的检查项，采用HPLC梯度洗脱方法，以1%三乙胺(用磷酸调pH值至3.0)为流动相A，甲醇为流动相B，检测波长262nm。在该色谱条件下，在硫柳汞、羟苯乙酯、苯扎溴铵的保留时间处，杂质没有吸收，表明样品中的辅料与溶剂峰不干扰主药峰，各峰之间的分离度均大于1.5。方法学验证结果表明，硫柳汞在1.0655～106.55μg/ml浓度范围内、苯扎溴铵在4.838～483.8μg/ml浓度范围内、羟苯乙酯在0.2475～24.75μg/ml浓度范围内线性关系良好，相关系数均在0.9999以上。高、中、低三种浓度共九份样品的平均回收率分别为，硫柳汞99.6%(RSD=1.7%)，苯扎溴铵101.5%(RSD=1.5%)和羟苯乙酯99.7%(RSD=0.4%)。供试品中抑菌剂的含量不得过其标示量的120%。混合对照品溶液液相色谱图见图2。

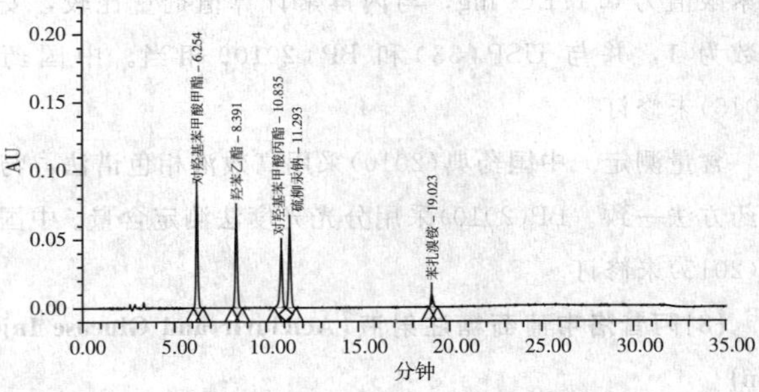

图2　混合对照品溶液液相色谱图

含量测定　采用高效液相色谱法，与原料药一致。

(6)阿昔洛韦颗粒(Aciclovir Granules)

本品为白色或类白色的可溶颗粒。除中国药典(2015)收载外，国外药典均未收载。

鸟嘌呤检查及含量测定方法与阿昔洛韦片一致。

(7)注射用阿昔洛韦(Aciclovir for Injection)

本品由阿昔洛韦与氢氧化钠组成。按生产工艺分为冷冻干燥和喷雾干燥再分装二种，前者为大多数企业采用。除中国药典(2015)收载外，USP(36)、BP(2013)均有收载。

溶液的澄清度与颜色　本品每1ml中含50mg的溶液应无色澄清。经初步研究，澄清度不好的原因与胶塞有关，非原料药的溶解性不好所引起。部分澄清度合格的样品，在放置一定时间后澄清度会变差，加入碱不能改善，而加入有机溶剂如石油醚可以改善；澄清度不合格的样品，加入有机溶剂后，稍有改善。颜色较深的原因通常与使用的原料药有关。

BP(2013)规定溶液的颜色不得过黄色6号参比溶液。

鸟嘌呤与有关物质　中国药典(2010)采用高效液相色谱法，与原料药一致(图3)。USP(33)亦采用高效液相色谱法，流动相为0.17mol/L醋酸-甲醇(125:8)-甲醇梯度洗脱。BP(2010)采用薄层色谱法检查鸟嘌呤和有关物质。中国药典(2015)未修订。

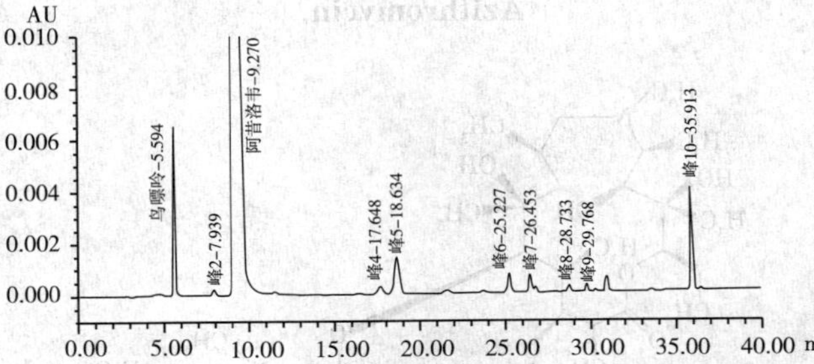

图3　注射用阿昔洛韦样品有关物质典型色谱图

细菌内毒素　中国药典(2005)采用热原检查，中国药典(2010)改为细菌内毒素。本品临床每小时用药最大剂量是静脉注射每千克体重30mg(中国药典临床用药须知)，内毒素计算限值约为0.17EU/mg；国外标准中USP为0.174EU/

mg；BP 为 0.174EU/mg。中国药典(2010)规定本品细菌内毒素限值为 0.17EU/mg，与内毒素计算值剂量比较，安全系数为 1，并与 USP(33) 和 BP(2010) 相当。中国药典(2015)未修订。

含量测定　中国药典(2010)采用高效液相色谱法，与原料药方法一致。BP(2010)采用分光光度法测定含量。中国药典(2015)未修订。

(8)阿昔洛韦葡萄糖注射液(Aciclovir and Glucose Injection)

本品为阿昔洛韦与葡萄糖的灭菌水溶液，是中国药典(2015)新增制剂。有三种规格，分别为(1)100ml：阿昔洛韦 0.1g 与葡萄糖 5g，(2)250ml：阿昔洛韦 0.125g 与葡萄糖 12.5g，(3)250ml：阿昔洛韦 0.25g 与葡萄糖 12.5g。

鸟嘌呤与其他有关物质　采用高效液相色谱法，色谱条件与原料药相同。

5-羟甲基糠醛　本品为含葡萄糖的输液，应控制降解产物 5-羟甲基糠醛含量。采用高效液相色谱法，色谱条件与原料药含量测定一致，限度为不得过葡萄糖标示量的 0.03%。

渗透压摩尔浓度　根据制剂通则的要求，制定该检查项目。渗透压摩尔浓度应为 250～320mOsmol/kg。

含量测定　阿昔洛韦采用高效液相色谱法，色谱条件与原料药含量测定一致。葡萄糖采用旋光法测定。

参考文献

[1] 国家药典委员会. 中华人民共和国药典临床用药须知[M]. 2005 年版. 北京：人民卫生出版社，2005：634.

[2] 陈秋芬. 氧氟沙星滴眼液中苯扎溴铵的 HPLC 测定[J]. 中国医药工业杂志，2005，36(9)：564-566.

撰写　郭端玲　胡远华　郭鹏程　湖北省食品药品监督检验研究院
复核　姜　红　　湖北省食品药品监督检验研究院

阿奇霉素

Azithromycin

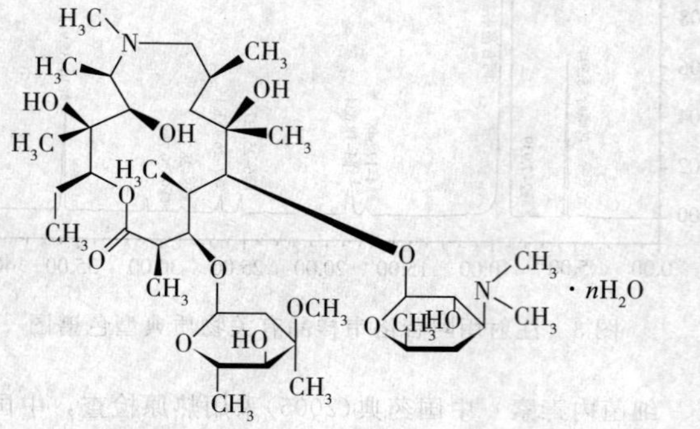

$C_{38}H_{72}N_2O_{12}$(无水物)　749.00

化学名：(2*R*,3*S*,4*R*,5*R*,8*R*,10*R*,11*R*,12*S*,13*S*,14*R*)-13-[(2,6-二脱氧-3-*C*-甲基-3-*O*-甲基-α-L-核-己吡喃糖基)氧]-2-乙基-3,4,10-三羟基-3,5,6,8,10,12,14-七甲基-11-[[3,4,6-三脱氧-3-(二甲氨基)-β-D-木-己吡喃糖基]氧]-1-氧杂-6-氮杂环十五烷-15-酮

(2*R*,3*S*,4*R*,5*R*,8*R*,10*R*,11*R*,12*S*,13*S*,14*R*)-13-[(2,6-dideroxy-3-*C*-methyl-3-*O*-methyl-α-L-*ribo*-hexopyranosyl)oxy]-2-ethyl-3,4,10-trihydroxy-3,5,6,8,10,12,14-heptamethyl-11-[[3,4,6-trideoxy-3-(dimethyl-amino)-β-D-xyla-hexopyranosyl]oxy]-l-oxa-6-azacyclopentadecan-15-one

CAS 号：[83905-01-5](无水物)；[121479-24-4](一水物)；[117772-70-0](二水物)

阿奇霉素为 15 元氮杂内酯环的半合成大环内酯类抗生素，是在红霉素化学结构上修饰后得到的一种广谱抗生素，属于第二代大环内酯类抗生素，是氮内酯类的第一个品种。其作用机制与红霉素相近，主要与细菌核糖体的 50S 亚基 23S rRNA 结合，抑制蛋白合成。本品对化脓性链球菌、肺炎链球菌及流感杆菌具杀菌作用，对部分葡萄球菌属具抑菌作用。阿奇霉素对葡萄球菌、链球菌属等革兰阳性球菌的抗菌作用较红霉素略差，其 MIC 值较后者高 2～4 倍，对流感杆菌及卡他莫拉菌的抗菌作用较红霉素强 4～8 倍及 2～4 倍，对少数大肠埃希菌、沙门菌属、志贺菌属也具抑菌作用。对消化链球菌属厌氧菌、肺炎支原体及沙眼衣原体等也均有良好的抗微生物作用。

本品主要用于治疗化脓性链球菌引起的急性咽炎、急性扁桃体炎；流感嗜血杆菌、卡他莫拉菌或肺炎链球菌引起的细菌性急性支气管炎、慢性支气管炎急性发作；肺炎链球菌、流感杆菌以及肺炎支原体所致的社区获得性肺炎；沙眼；杜克雷嗜血杆菌所致软下疳，衣原体所致的尿道炎和宫颈炎；敏感菌所致的皮肤软组织感染；与其他药物联合，用于 HIV 感染者中鸟分枝杆菌复合体感染的预防和治疗。

本品的毒副作用较低。服药后可出现腹痛、腹泻、恶心、呕吐等胃肠道反应，其发生率明显较红霉素低。偶可出现头昏、头痛及发热、皮疹、关节痛等过敏反应，过敏性休克和血管神经性水肿极为少见。少数患者可出现一过性中性粒细胞减少、血清氨基转移酶升高。

阿奇霉素是南斯拉夫普利瓦制药公司开发的第一个 15 元环大环内酯类衍生物。中国于 1995 年投产上市。除中国药典(2015)收载外，USP(36)、BP(2013)、JP(16 版)和 Ph. Eur. (7.0)中均有收载，其中 JP(16)收载的为阿奇霉素二水合物，其他均为阿奇霉素 *n*(*x*)水合物。

【制法概要】阿奇霉素可由红霉素 A 经成肟、Beckmann 重排、氢化还原和甲基化四步反应得到的衍生物[1~3]。

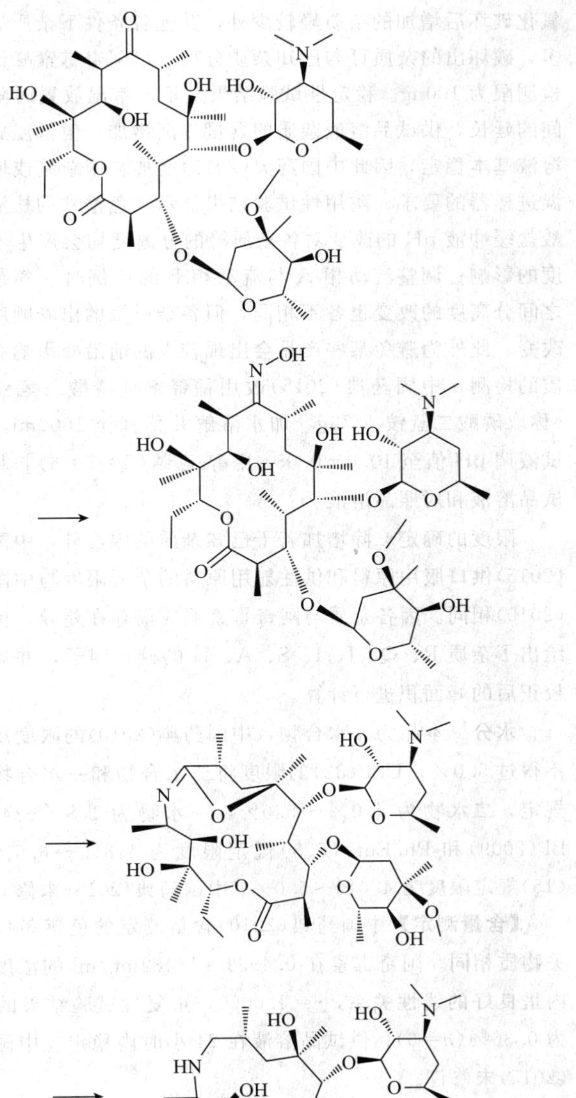

【性状】本品为白色或类白色结晶性粉末；微有引湿性。BP(2013)和 Ph. Eur.(7.0)均规定白色或类白色粉末。USP(36)和 JP(16)规定为白色结晶性粉末。

比旋度 测定浓度为 20mg/ml。BP(2013)的浓度为 10mg/ml。

【鉴别】本品的红外吸收图谱(光谱集 772 图)显示的主要特征吸收如表1。[4~6]

表 1 红外光谱图特征吸收及归属

特征谱带(cm^{-1})	归属	
3560，3480	羟基	ν_{O-H}
2820	甲氧基	ν_{C-H}
2775	氮甲基	ν_{C-H}
1720	酯	$\nu_{C=O}$
1190，1170	酯	ν_{C-O}
1054	醚，醇羟基	ν_{C-O}

如果红外光谱法鉴别所得图谱与 722 图相比存在明显差异，可取本品适量，加少量丙酮溶解后，减压干燥后测定。

【检查】**结晶性** 本品不溶于水，加水可使其分散得较好。

有关物质 采用高效液相色谱法进行测定。

阿奇霉素属半合成抗生素，生产工艺比较复杂，以红霉素为原料合成阿奇霉素的生产过程中，仅反应杂质、副产物、中间体等以及可能存在的杂质就已有 30 余种。所有杂质均与红霉素相关或相似，但不同原料及工艺所制得的阿奇霉素其杂质及杂质量有所不同。中国药典(2005)采用薄层色谱法测定有关物质，色谱选择性较差且检测灵敏度较低，属于半定量方法，只能对杂质进行限度检查，不能准确测定样品中单个杂质和总杂质量。而本品杂质组成复杂，需要建立快速准确的有关物质检测方法来保证产品质量。

(1) 中国药典(2010)方法的建立

国外药典有关物质检查方法，除 JP(15)未检查有关物质外，各国药典均采用 HPLC 法测定，但所用方法不同。USP(32)采用电化学检测器，但存在电极需要经常清洗、方法的重复性差、对仪器要求高及仪器使用不普遍等缺点。Ph. Eur.(6.3)中阿奇霉素收载 15 个已知杂质(表 2)；BP(2009)收载的杂质与 Ph. Eur.(6.3)相同；USP(32)收载了 9 种已知杂质。

表 2 Ph. Eur.(6.3)杂质

杂质代号 *	名称
杂质 A	6-demethylazithromycin，氮杂阿奇霉素 A
杂质 B	3-deoxyazithromycin B，阿奇霉素 B
杂质 C	3′′-*O*-demethylazithromycin，阿奇霉素 C
杂质 D	14-demethyl-14-(hydroxymethyl) azithromycin，阿奇霉素 F
杂质 E	aminoazithromycin (3′-(*N*, *N*-didemethyl) azithromycin)
杂质 F	3′-*N*-demethyl-3′-*N*- formylazithromycin
杂质 G	3′-*N*-demethyl-3′-*N*-[(4-methyphenyl) sulfonyl] azithromycin
杂质 H	3′-*N*-[[4-acetylamino] phenyl] sulphonyl] 3′-*N*-demethylazithromycin 阿奇霉素杂质 Gx
杂质 I	3′-*N*-demethylazithromycin，*N*-去甲基阿奇霉素
杂质 J	13-*O*-decladinosylazithromycin，去氧糖胺基阿奇霉素
杂质 K	C^{14}，1″-epoxyazithromycin，阿奇霉素 E
杂质 L	azithromycin-3′-*N*-oxide
杂质 M	3′-(*N*, *N*-didemethyl)-3′-*N*-formylazithromycin
杂质 N	3′-de(dimethylamino)-3′-oxoazithromycin
杂质 O	2-desethyl-2-propylazithromycin
杂质 P	结构未知

注：杂质代号是欧洲药典中的代号，名称中有中文名称的杂质是国内现有的杂质对照品名称

方法考察与优选　以 8 个已知杂质以及中国食品药品检定研究院提供的阿奇霉素系统适用性试验对照品为参考，对色谱条件进行优化。对以下 4 种液相条件进行考察，即 USP、Ph. Eur.、阿奇霉素大输液的色谱系统以及阿奇霉素注射液标准提高时所建立的色谱系统。对阿奇霉素溶液进行紫外扫描，其最大吸收峰在 208～210nm，因此，检测波长选择在 210nm。通过试验，考察了梯度和等度的液相分离条件，以已知杂质及系统适用性试验对照品中主要降解产物的分离度和主峰的拖尾因子为主要考核指标，建立了新的色谱系统。[7]

系统适用性试验　通过对国产原料中较为普遍出现的杂质进行考察，结果发现红霉素 A 偕亚胺醚、*N*-去甲基阿奇霉素、去氧糖胺基阿奇霉素(与 *N*-去甲基阿奇霉素尚未完全分离)、阿奇霉素杂质 Gx 和阿奇霉素 B 为国产样品中经常出现的杂质，其中以阿奇霉素 B 出现最普遍，且含量较高，所以对控制杂质最有意义；另外色谱图显示，这几个杂质分布的位置在整个检测保留时间区域内，可确保色谱系统的分离有效性。因此，以含有上述杂质的原料作为系统适用性试验对照品。

方法学验证结果　取本品经酸、碱、氧化、加热破坏及光照破坏后对色谱系统进行考核，经检测，有关物质之间均可得到较为有效的分离；阿奇霉素在 10～1000μg/ml 的浓度范围内呈良好的线性关系 $r=0.9999$；以阿奇霉素峰计，检测限为 100ng；供试品溶液在 14 小时内稳定。

限度的确定　根据目前国内产品的质量情况，并参照中国药典和国外药典原料的相关限度制定。红霉素 A 偕亚胺醚和阿奇霉素杂质 Gx 采用加校正因子的主成分自身对照法计算，其他杂质均按主成分自身对照法计算。

(2) 中国药典(2015)方法的修订

主要修订内容　为使阿奇霉素中各杂质得到更好的分离，北京市药品检验所和中国食品药品检定研究院共同研究建立了液相色谱的梯度洗脱程序，紫外检测波长(210nm)未修订。在该条件下能够将中国药典(2010)阿奇霉素的杂质、生产和贮存中最易出现的杂质 J 及其他常见杂质分离，并能将较难分离的杂质 I 和杂质 J 分离，即可对红霉素 9，11-亚胺醚(杂质 R)、红霉素 6，9-亚胺醚(杂质 Q)、阿奇霉素 J(杂质 J)、阿奇霉素 I(杂质 I)、红霉素 A 6，9(E)肟(杂质 S)、杂质 A(氮红霉素 A)、杂质 H(阿奇霉素 Gx)和杂质 B(阿奇霉素 B)等已知杂质进行有效的分离。中国药典(2015)将产品中常见杂质、毒性较大杂质以及与阿奇霉素响应值相差较大的杂质单独检测，并考虑到日常检验的可操作性，在不降低杂质控制水平的前提下，尽可能采用以主成分自身对照法测定。

系统适用性试验　中国药典(2010)系统适用性试验规定为“取阿奇霉素系统适用性对照品适量，加流动相溶解并稀释制成每 1ml 中含 10mg 的溶液，取 50μl 注入液相色谱仪，记录的色谱图应与标准图谱一致”，红霉素 A 亚胺醚、阿奇霉素杂质 Gx(杂质 H)和阿奇霉素 B(杂质 B)均采用相对保留时间进行定位，标准实施过程中发现使用不同色谱柱各杂质的相对保留时间有所不同，故中国药典(2015)采用杂质对照品法对已知杂质进行定位。

方法学验证结果　取阿奇霉素适量，分别进行酸、碱、氧化，加热破坏及光照破坏后对色谱系统进行考察，结果除氧化破坏后增加的杂质峰较少外，其他各条件下杂质峰均较多，破坏出的杂质可与已知杂质分离。以阿奇霉素峰计最低检测限为 100ng。稳定性试验结果显示，室温放置时随着时间的延长，供试品溶液杂质的含量逐渐增加，但低温放置时溶液基本稳定，因此中国药典(2015)增加临用新制或使用低温进样器的要求。耐用性试验结果显示，色谱柱的柱温、磷酸盐缓冲液 pH 的改变对各杂质峰的分离度均会产生不同程度的影响；调整流动相 A 与流动相 B 的比例时，各杂质峰之间分离度的改变也各不相同，但各杂质峰的出峰顺序不会改变。此外为避免某些产品会出现较大的前沿峰影响有关物质的检测，中国药典(2015)改用稀释剂［磷酸二氢铵溶液(称取磷酸二氢铵 1.73g，加水溶解并稀释至 1000ml，用氨试液调 pH 值至 10.0±0.05)-甲醇-乙腈(7：7：6)］制备供试品溶液和对照品溶液。

限度的确定　除增加若干已知杂质的限度外，中国药典(2015)供口服用原料和供注射用原料的杂质限度与中国药典(2010)相同。因各杂质与阿奇霉素响应值存在差异，标准中给出了杂质 R、Q、J、I、S、A、H 的校正因子，并规定按校正后的峰面积进行计算。

水分　本品为 *n* 水合物，中国药典(2010)的限度规定为不得过 5.0%；USP(32)的限度将二水合物和一水合物分开规定，二水物为 4.0%～5.0%，一水物为 1.8%～4.0%；BP(2009)和 Ph. Eur.(6.3)规定限度为 1.8%～6.5%；JP(15)规定限度为 4.0%～5.0%。中国药典(2015)未修订。

【含量测定】中国药典(2010)含量测定的色谱条件与有关物质相同。阿奇霉素在 0.4939～1.482mg/ml 的浓度范围内呈良好的线性关系，$r=1.0000$；重复性试验结果的 RSD 为 0.36%($n=6$)；供试品溶液在 24 小时内稳定。中国药典(2015)未修订。

【制剂】中国药典(2015)收载了阿奇霉素片、阿奇霉素胶囊、阿奇霉素颗粒、阿奇霉素干混悬剂和注射用阿奇霉素。USP(36)和日抗基(2000)中收载阿奇霉素干混悬剂和片剂，USP(36)收载了阿奇霉素胶囊。BP(2013)中未收载制剂品种。

(1)阿奇霉素干混悬剂(Azithromycin for Suspension)

国内各企业的处方中，辅料主要有蔗糖、羧甲基纤维素钠、羟丙甲纤维素、聚维酮 K30、阿司帕坦等。

〔检查〕溶出度　根据中国药典(2010)附录，干混悬剂应增加溶出度检查。但研究中发现，阿奇霉素在片剂或胶囊剂的溶出介质中易于溶解，供试品 5 分钟的溶出量即可达到 75%以上，10 分钟的溶出量约为 100%。因此中国药典(2010)未规定溶出度检查项。中国药典(2015)也未设该项目。

有关物质　中国药典(2010)方法与原料药相同。辅料的色谱图中除在主峰的保留时间 0.15 之前有较大的色谱峰外，在主峰的相对保留时间 0.21 和 0.34 处还分别有色谱峰，按主成分自身对照法计算，分别约为 0.28%和 0.16%，因此在标准中规定：主峰相对保留时间 0.15 之前出现的色谱峰为辅料峰，计算时予以扣除，并且在标准中增加了必要时应取辅料进行对照的要求。另外通过加入处方量的辅料进行酸、碱、氧化，加热破坏及光照破坏后进行试验，辅料与主峰均能良好地分离。根据目前国内产品的质量情况，并参照中国药典和国外药典原料药的相关限度制定了有关物质的限度。中国药典(2015)测定方法同原料药一并修订。

〔含量测定〕中国药典(2010)采用高效液相色谱法测定，色谱条件与原料药相同。辅料对主成分含量测定无干扰，经相关方法学验证，方法可行。中国药典(2015)未修订。

(2)阿奇霉素片(Azithromycin Tablets)

国内各企业的处方中，辅料主要有淀粉、乳糖、羟丙基纤维素、微晶纤维素等。

〔检查〕溶出度　因阿奇霉素为难溶性药物，有必要对其进行溶出度检查。与中国药典(2005)版相比，中国药典(2010)未对阿奇霉素溶出度方法进行变动，只将溶出量的测定方法由专属性不强的硫酸显色法改为 HPLC 法，经试验，方法的回收率为 98.28%，RSD 为 0.7%。在 0.1～0.5mg/ml 的浓度范围内呈良好的线性关系，$r=0.9994$，辅料对测定无干扰。中国药典(2015)未修订。

有关物质　中国药典(2010)方法与原料药相同。进行了辅料的干扰试验，结果辅料的色谱图中除在主峰的保留时间 0.12 之前有较大的色谱峰。另外对加入处方量的辅料进行酸、碱、氧化，加热破坏及光照破坏后对色谱系统进行考核，结果辅料与主峰均能良好地分离。限度与阿奇霉素干混悬剂一致。中国药典(2015)测定方法同原料药一并修订。

〔含量测定〕中国药典(2010)采用高效液相色谱法测定，色谱条件与原料药相同。辅料对主成分含量测定无干扰，经相关方法学验证，方法可行。中国药典(2015)未修订。

(3)阿奇霉素胶囊(Azithromycin Capsules)

溶出度、有关物质和含量测定的注释详见阿奇霉素片。溶出度试验时发现，供试品放入沉降篮中后，胶囊壳会附着在沉降篮的壁上，影响药物的释放，因此标准中注明不加沉降篮。除对辅料进行干扰试验外，还对胶囊壳进行了干扰试验，结果各厂家的囊壳对主成分的检测均无干扰。

(4)阿奇霉素颗粒(Azithromycin Granules)

相关注释同阿奇霉素干混悬剂。

(5)注射用阿奇霉素(Azithromycin for Injection)

中国药典(2015)有关物质和含量测定方法与原料药相同。

参考文献

[1] 刘大勇．阿奇霉素合成研究的进展［J］．天中学刊，2009，24：11-15.

[2] 淡保松，张大伟．阿奇霉素合成与检测的研究进展[J]．化工进展，2008，27：1793-1799.

[3] 马敏，姚国伟．阿奇霉素合成工艺的改进［J］．精细化工，2006，71-783.

[4] 国家药典委员会．药品红外光谱集［M］．第二卷．北京：化学工业出版社，(2000).

[5] 谢晶曦．红外光谱在有机化学和药物化学中的应用［M］．北京：科学出版社，1987.

[6] 荆煦瑛．红外光谱实用指南［M］．天津：天津科学技术出版社，1992.

[7] 王明娟，许明哲，胡昌勤．HPLC 法分析阿奇霉素及各类注射剂中有关物质的含量［J］．中国抗生素杂志社，2008，33：740-745.

撰写　王国兰　王俊秋　北京市药品检验所

复核　周立春　戴　红　北京市药品检验所

阿 维 A

Acitretin

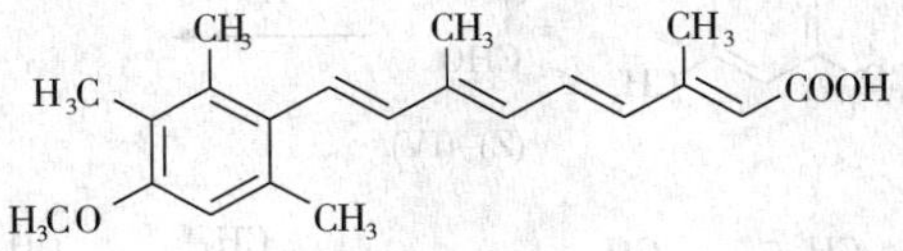

$C_{21}H_{26}O_3$　326.43

化学名：全反式-9-(4-甲氧基-2,3,6-三甲基苯基)-3,7-二甲基-2,4,6,8-壬四烯酸

2,4,6,8-nonatetraenoic acid, 9-(4-Methoxy-2,3,6-trimethylphenyl)-3,7-dimethyl-,(*all-E*)-.

英文名：Etretin; Neotigason; Soriatane

异名：阿维 A 酸；阿曲汀；艾维甲酸；依曲替酸；芳香维 A 酸

CAS 号：［55079-83-9］

维生素 A 被广泛地用于治疗多种皮肤病，然而在治疗这些疾病时其治疗剂量接近中毒剂量，从而极大限制了维生素 A 的临床应用。化学家们对维生素 A 的化学结构进行了改造，得到了许多种维生素 A 的结构类似物，统称为“Retinoids”，因为它们主要是维生素 A 的衍生物，国内学者将其译为“维 A 酸”。

阿维 A 为第二代维 A 酸类药物阿维 A 酯在体内的活性代谢产物，生物活性强，疗效与阿维 A 酯相当，口服吸收好，2～3 小时血药浓度达峰，长期使用产生血药积蓄作用的机会较小。目前被广泛应用于临床治疗银屑病、严重角质化疾患，以及对其他治疗有抗药性可能的角质化疾患[1]。本品主要和常见的不良反应为维生素 A 过多综合征样反应。

除中国药典(2015)收载外，USP(36) Ph. Eur. (7.0)与 BP(2013)均有收载。

【制法概要】4-甲氧基-2,3,6-三甲基苯甲醛(Ⅰ)和原甲酸三乙酯，在含磷酸的乙醇中反应，得到化合物(Ⅱ)，收率 84%。然后和(Ⅲ)在含二氯化锌的乙酸乙酯中反应，得到 6∶4 的(*E*)-(Ⅳ)和(*Z*)-(Ⅳ)，合计收率 83%。酸消除得到 27%的(*E*，*E*)-(Ⅴ)和 21%的(*Z*，*E*)-(Ⅴ)。(*E*，*E*)-(Ⅴ)和丙酮在甲醇水溶液中反应，得到 25%的化合物(Ⅵ)。和乙氧基乙炔溴化镁格氏试剂在乙醚中反应，得到化合物(Ⅶ)，收率 48%。最后水解，得到 91%的产物。

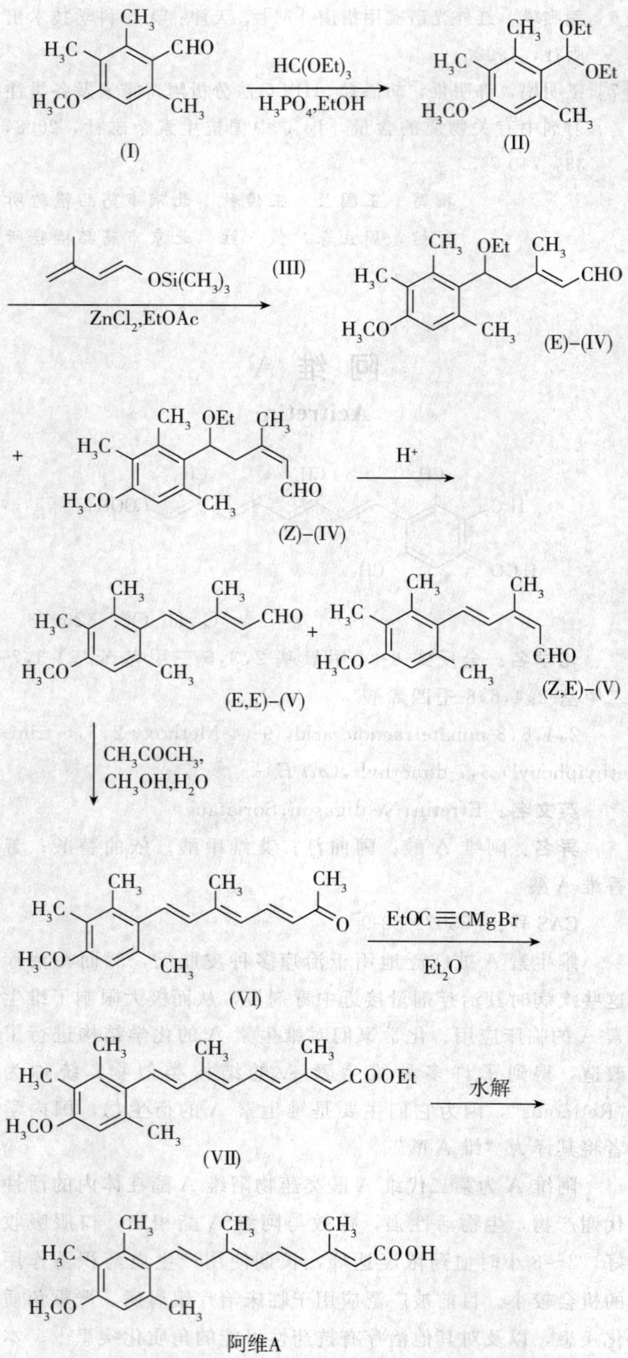

阿维A

【性状】本品分子中含有共轭多烯酸侧链，不稳定，遇光易分解。

【鉴别】(1)阿维 A 中含有不饱和的烯烃基和羟基，可与酸性高锰酸钾溶液发生氧化还原反应，使高锰酸钾溶液褪色。

(2)阿维 A 的酸羟基在作为 Lewis 酸的氯化高锑(Ⅴ)的作用下断裂，形成正碳离子，通过互变异构而稳定，溶液显绿色。

(3)红外鉴别　本品的红外光吸收图谱应与光谱集 1153 图一致，Ph. Eur. (7.0)增加了本品为多晶型的描述，并规定如与对照的图谱不一致，应用异丙醇重结晶后再测定。其主要特征吸收如表 1[2]。

表 1　阿维 A 红外光吸收主要特征

特征谱带(cm^{-1})	归属	
3100～2500	羧酸	ν_{C-H}
2830	甲氧基	ν_{C-H}
1710	羧基	$\nu_{C=O}$
1610	烯	$\nu_{C=C}$
1580	苯环	$\nu_{C=C}$
1260	羧基	ν_{C-O}
1190，1125	芳键	$\nu_{\phi-O-C}$
965	反式烯	δ_{C-H}

【检查】**有关物质**　中国药典(2010)采用 HPLC 法，需避光操作，色谱条件同含量测定项下。供试品溶液浓度提高至 0.25mg/ml，以自身对照法计算杂质，规定单一杂质不得超过 0.5%，杂质总量限量为 1.0%。阿维 A 的检测限为 0.05ng(0.001%)。(图 1)

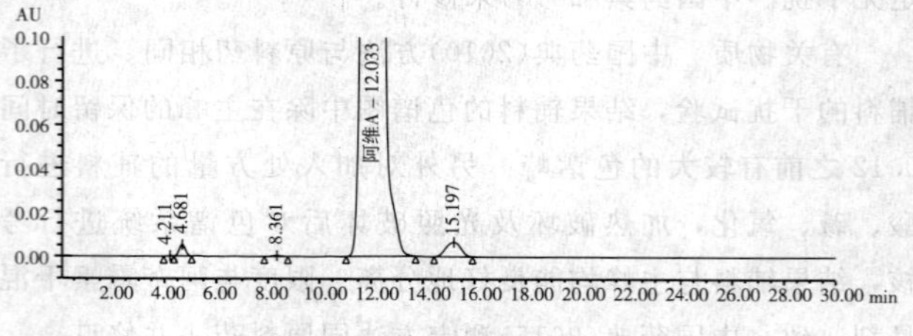

图 1　供试品溶液色谱图

阿维 A(12.0 分钟)

色谱柱：Aglient SB C18(15cm×0.46cm，5μm)

Ph. Eur. (7.0)亦采用 HPLC 法，色谱条件同含量测定，以自身对照法计算杂质，规定单一杂质不得超过 0.3%，杂质总量限量为 1.0%。对已知杂质 A、B 则采用规定相对保留时间来定位，见表 2。

表 2　杂质 A、B 的相对保留时间

成分	保留时间(min)	相对保留时间
杂质 A	4.8	0.77
维生素 A 酸	5.2	0.84
阿维 A	6.2	1.00
杂质 B	10.2	1.65

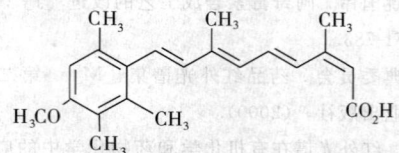

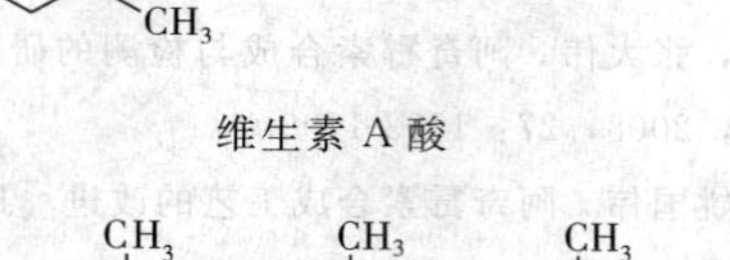

维生素 A 酸

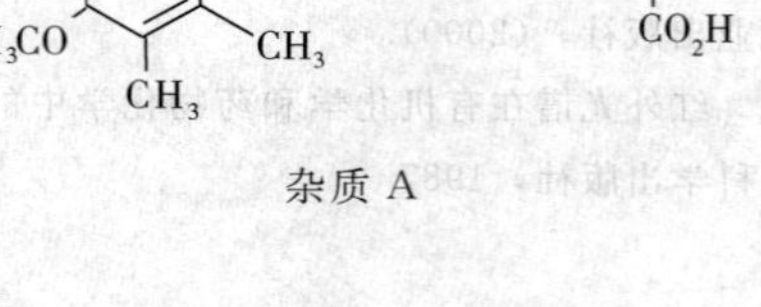

杂质 A

(2*Z*,4*E*,6*E*,8*E*)-9-(4-methoxy-2,3,6-trimethylphenyl)-3,7-dimethylnona-2,4,6,8-tetraenoic acid

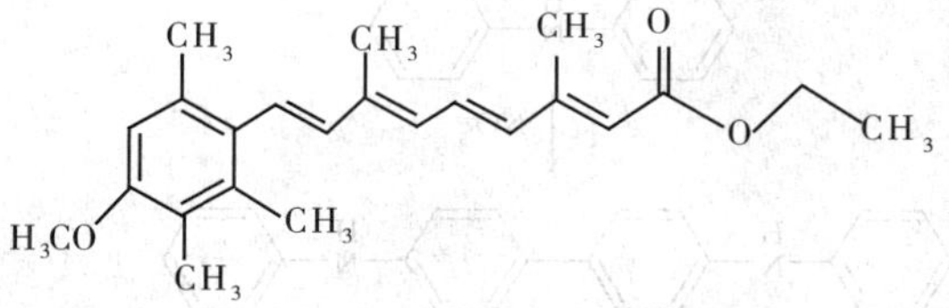

杂质 B

ethyl(all-*E*)-9-(4-methoxy-2,3,6-trimethylphenyl)-3,7-dimethylnona-2,4,6,8-tetraenoate

中国药典(2015)增加了对已知杂质的控制，并对色谱系统进行了修订，用十八烷基硅烷键合硅胶为填充剂；以甲醇-0.5%醋酸溶液(83∶17)为流动相；检测波长为360nm，进样温度为4℃。本品国内只有一家企业生产。企业提供的资料显示，其对13-顺阿维A[Ph. Eur.(7.0)中杂质A]及9-顺阿维A、13-乙基阿维A、11-顺阿维A等已知杂质进行了研究。中国药典(2015)有关物质检查的色谱条件能有效分离上述各已知杂质，并采用外标法计算杂质含量，杂质13-顺阿维A、9-顺阿维A和13-乙基阿维A含量分别不得过0.3%、0.2%和0.4%。由于供试品中11-顺阿维A的含量均低于0.1%，故对其按未知杂质予以控制；另由于生产工艺中未产生已知杂质阿维A乙酯[Ph. Eur.(7.0)中杂质B]，故对该杂质亦按未知杂质予以控制。系统适用性试验结果表明，在该色谱条件下，13-顺阿维A峰、11-顺阿维A峰、阿维A峰、9-顺阿维A峰与13-乙基阿维A峰均能够达到良好分离，分离度均大于1.5，见图2。本品在酸、碱、氧化、高温和光照等强破坏条件下均有不同程度的降解产物生成，且均能与阿维A主峰及各已知杂质峰达到完全分离，分离度符合要求，表明方法专属性良好。线性相关性试验结果，13-顺阿维A在0.178～1.78μg/ml浓度范围内、9-顺阿维A在0.127～1.27μg/ml浓度范围内和13-乙基阿维A在0.192～1.92μg/ml浓度范围内线性关系良好，相关系数均在0.999以上。检测限分别为13-顺阿维A 0.07ng、9-顺阿维A 0.13ng、13-乙基阿维A 0.08ng和阿维A 0.02ng。重复进样6次，三个杂质峰面积的RSD在0.4%～0.6%之间。加样回收试验结果，平均回收率分别为13-顺阿维A 99.9%，9-顺阿维A 101.2%，13-乙基阿维A 100.1%，方法的准确度良好。对照品溶液在47小时内各组分峰面积均无明显变化，RSD在1.4%～1.8%之间。供试品溶液在33小时内13-顺阿维A峰面积和9-顺阿维A峰面积均随时间推移逐渐增大，其他杂质峰的个数也有所增加，峰面积有所增大，供试品溶液稳定性较差，制备后应及时进样测定。供试品溶液在自然光下放置5分钟后，13-顺阿维A、11-顺阿维A、9-顺阿维A等已知杂质峰面积均明显增大，同时产生一较大的未知杂质峰，表明本品对光极不稳定，整个测定过程应严格避光操作。考虑到供试品溶液稳定性较差，参照Ph. Eur.(7.0)在色谱条件中增加“进样温度为4℃”的规定。

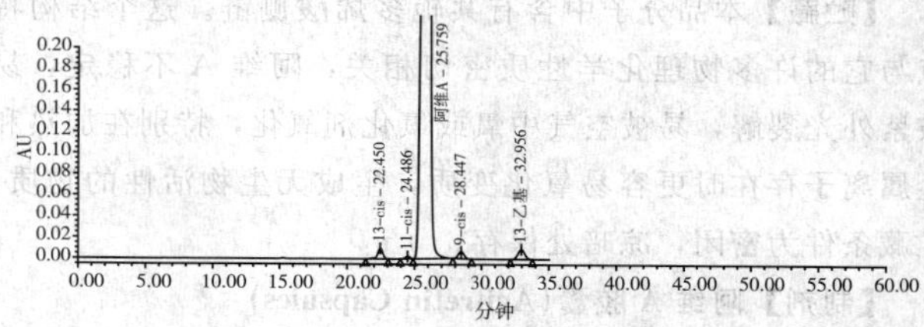

图2 中国药典(2015)系统适用性试验溶液色谱图

干燥失重 本品加热易氧化变质，中国药典(2015)规定60℃减压干燥至恒重，减失重量不得过0.5%。Ph. Eur.(7.0)则在100℃减压干燥4小时，限度不得过0.5%。

【含量测定】 中国药典(2010)采用HPLC外标法，需避光操作。用十八烷基硅烷键合硅胶为填充剂，以乙腈-0.1%醋酸铵溶液-冰醋酸(700∶290∶10)为流动相，检测波长为360nm。供试品溶液浓度为5μg/ml。另取阿维A对照品，加二甲基甲酰胺约5ml使溶解，用无水乙醇稀释制成每1ml中约含5μg的溶液，置自然光下放置半小时，作为系统适用性溶液。(图3)

Ph. Eur(7.0)也采用HPLC法，流动相则为无水乙醇-水(92∶8)(含有0.3%的冰醋酸)，系统适用性试验中规定阿维A与维生素A酸(tretinoin)的分离度不得小于2.0，供试品溶液浓度为0.1mg/ml，含量限度按干燥品计算为98.0%～102.0%。(图4)

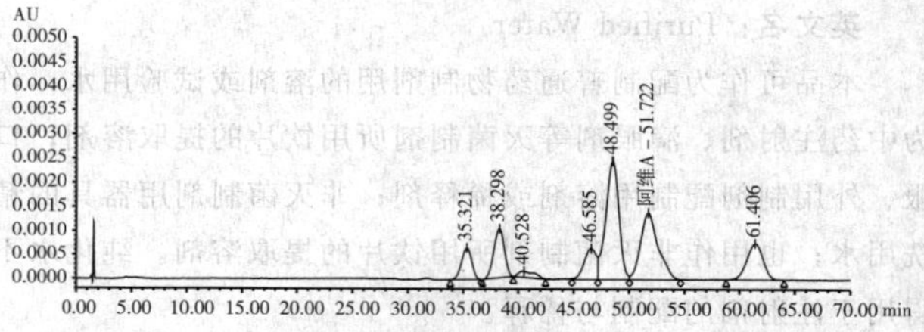

图3 中国药典(2010)系统适用性试验溶液色谱图

阿维A(51.7分钟)

色谱柱：Agilent Eclipse XDB-C18(15cm×0.46cm，5μm)

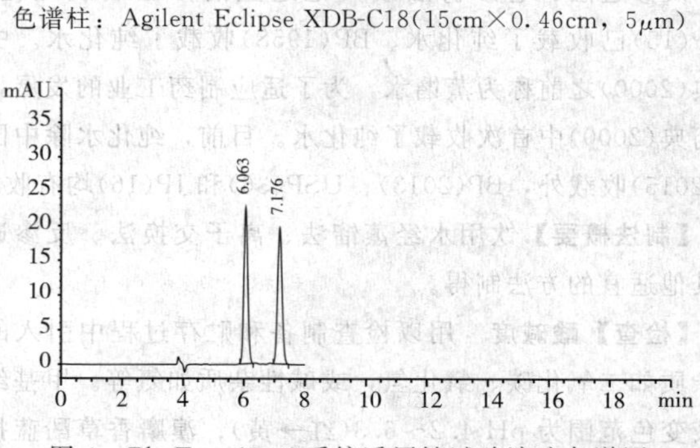

图4 Ph. Eur.(7.0)系统适用性试验溶液色谱图

阿维A(6.063分钟)，维A酸(7.176分钟)

色谱柱：Agilent Zorbax SB-C18(25cm×0.46cm，5μm)

中国药典(2015)修订色谱条件与有关物质检查项相同。方法学验证结果显示，供试品溶液在10.1～101μg/ml浓度范围内，阿维A峰面积与浓度呈良好线性关系，相关系数为1.0000。重复进样8次，RSD为0.4%，表明方法的精密度良好。

【贮藏】本品分子中含有共轭多烯酸侧链。这个结构特点与它的许多物理化学性质密切相关，阿维A不稳定，易被紫外光裂解，易被空气中氧或氧化剂氧化，特别在加热和金属离子存在时更容易氧化变质，生成无生物活性的物质。贮藏条件为密闭，凉暗处保存。

【制剂】阿维A胶囊(Acitretin Capsules)

含量均匀度　本品有两个规格，分别为10mg和25mg，按中国药典(2015)通则要求，需进行含量均匀度检查项。

因阿维A遇光易变质，故试验中注意避光操作。

参考文献

[1] 黄朝卫，刘新庭，刘晓明．维A酸治疗银屑病疗效及不良反应观察［J］．中国医疗前沿，2007，2：10.

[2] 吴瑾光．近代傅里叶变换红外光谱技术及应用［M］．北京：科学技术文献出版社，1994.

撰写　刘　瑾　陈　阳　上海市食品药品检验所

复核　杨永健　　　　　上海市食品药品检验所

纯化水
Purified Water

H_2O　18.02

英文名： Purified Water

本品可作为配制普通药物制剂用的溶剂或试验用水；作为中药注射剂、滴眼剂等灭菌制剂所用饮片的提取溶剂；口服、外用制剂配制用溶剂或稀释剂；非灭菌制剂用器具的精洗用水；也用作非灭菌制剂所用饮片的提取溶剂。纯化水不得用于注射剂的配制与稀释。

随着制药工业的不断发展，饮用水经蒸馏法、离子交换法、反渗透法、电渗析法或其他适宜的方法制成纯化水，USP(15)已收载了纯化水、BP(1958)收载了纯化水。中国药典(2000)之前称为蒸馏水，为了适应制药工业的发展，中国药典(2000)中首次收载了纯化水。目前，纯化水除中国药典(2015)收载外，BP(2013)、USP(36)和JP(16)均有收载。

【制法概要】饮用水经蒸馏法、离子交换法、反渗透法或其他适宜的方法制得。

【检查】**酸碱度**　用以检查制备和贮存过程中引入的酸性杂质如二氧化碳、氯化氢，或碱性杂质如氨等。甲基红指示液变色范围为pH 4.2～6.3(红→黄)；溴麝香草酚蓝指示液变色范围为pH 6.0～7.6(黄→蓝)。本品的pH应为4.2～7.6。所以规定加甲基红指示液不得显红色；加溴麝香草酚蓝指示液不得显蓝色[1]。

硝酸盐　由水源带入，另外水中的微生物增加后，其硝酸盐量也增加，是一种对人体健康有危害的化学物质，主要是硝酸盐在肠道微生物的作用下转化成有害的亚硝酸盐。限度为0.000006%。

本法测定原理：硝酸盐与二苯胺生成蓝色的亚胺型醌式化合物[2]。

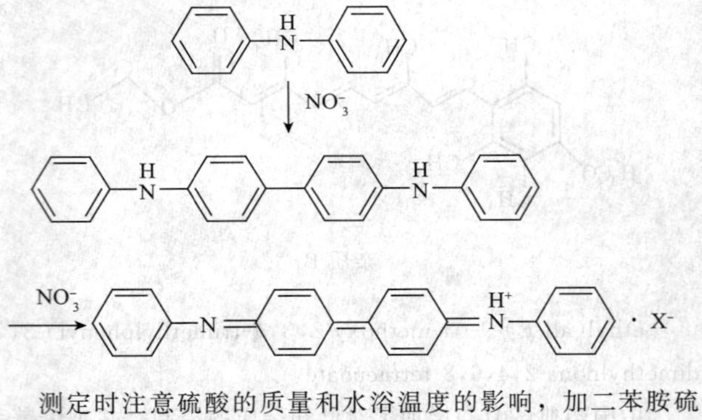

测定时注意硫酸的质量和水浴温度的影响，加二苯胺硫酸溶液后一定要摇匀，另外0.1%二苯胺硫酸溶液最好临用现配。注意控制滴加硫酸的速度，要缓慢滴加。

亚硝酸盐　亚硝酸盐是氮循环的中间产物，在氧和微生物的作用下，可被氧化成硝酸盐，在缺氧的条件下，也能被还原为氨。亚硝酸盐进入人体后，可降低铁血红蛋白氧化成高铁血红蛋白，使之失去输氧能力；还可与仲胺类反应生成具有致癌性的亚硝胺类化合物。

本法测定原理：亚硝酸盐在弱酸条件下与对氨基苯磺酸重氮化后，再与萘乙二胺偶合显粉红色[2]。限度为0.000002%。

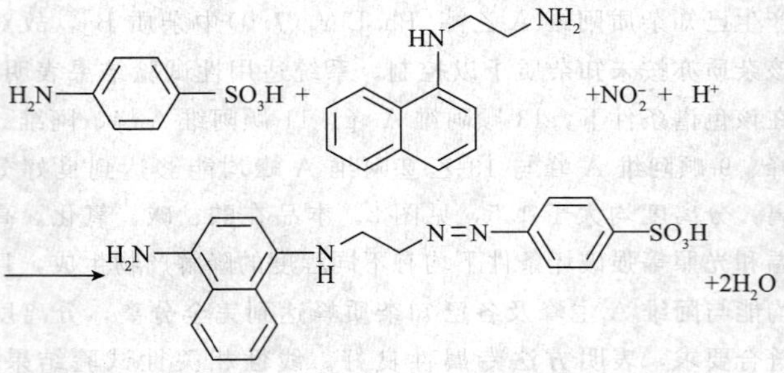

测定时注意盐酸萘乙二胺溶液最好临用现配。

中国药典(2015)中硝酸盐与亚硝酸盐分项检查，利用NO_3^-还原成NO_2^-，与对氨基苯磺酸-α-萘胺反应显色[3]。

氨　用以检查制备和贮存过程中引入的氨污染。

本法测定原理：氨与碱性碘化汞钾(纳氏试剂)作用产生淡红棕色胶态化合物[4]。限度为0.00003%。

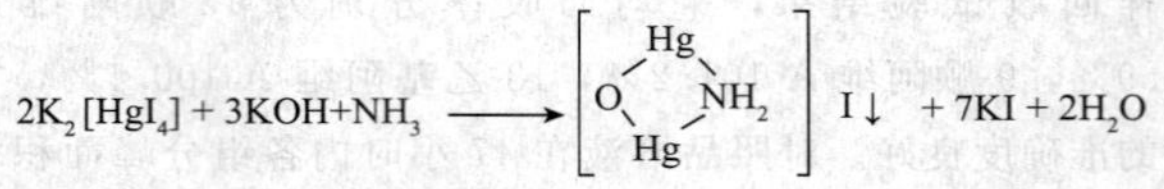

电导率　是用于检查纯化水的电导率进而控制水中电解质总量的一种测定方法。

纯水中的水分子也会发生某种程度的电离而产生氢离子与氢氧根离子，所以纯水的导电能力尽管很弱，但也具有可测定的电导率。水的电导率与水的纯度密切相关，水的纯度越高，电导率越小，反之亦然。当空气中的二氧化碳等气体溶于水并与水相互作用后，便可形成相应的离子，从而使水的电导率增高。当然，水中含有其他杂质离子时，也会使电导率增高。另外，水的电导率还与水的 pH、温度有关。

USP(24)以前各版对纯化水规定的理化检测指标共 9 项：pH、氯化物、硫酸盐、钙盐、氨、二氧化碳、重金属、易氧化物及总固体(不挥发物)。在 USP(24)中取消了 pH 的检测，因为美国药典委员会认为，在大气平衡的条件下，如果电导率合格，pH 不会不合格。关于重金属一项原有测定方法的灵敏度仅为 mg/L 级，而美国饮用水标准中一些金属离子的限度为 μg/L 级，远比 USP 规定严格。由于制药用水必须用符合美国饮用水标准的原水制取，加之现有生产工艺也不会给制药用水引入重金属，所以此项检测也取消了。USP(24)对就地生产使用的纯化水删去了所有检测项目，而以总有机碳与电导率两项代替。

BP(2009)就地生产使用的纯化水尽管控制电导率，但仍控制硝酸盐(0.2mg/L)、重金属(0.1mg/L)和铝盐。当水中的微生物增加后，其硝酸盐量增加，也是一种信号杂质；而其控制的铝盐限度为 0.01mg/L(ppb)级，是电导率无法控制得了的，所以单独控制。

电导率控制的是总的导电离子杂质，在杂质控制方面有其独到优势，可由电导率替代氯化物、硫酸盐与钙盐和二氧化碳等检查项目。电导率可以替代哪些项目，主要从电导率仪的检测灵敏度和被控制指标的安全性考虑。电导率规定最小分辨率为 0.1μS/cm，相当于在 25℃ 时氯化钾的浓度为 0.05mg/L(相当于 0.05ppm)。

中国药典(2010)参照 BP(2009)，结合中国国情，由电导率替代氯化物、硫酸盐与钙盐和二氧化碳检查。采用 BP(2009)纯化水项下规定的测定方法，用非温度补偿模式，可用在线或离线仪器直接测定，并采用 BP(2009)纯化水项下规定的限度，宽于 USP(32)纯化水限度。中国药典(2015)未修订。

测定时在温度和电导率限度表中，找到测定温度对应的电导率值即为限度值。如测定温度未在表中列出，可以认为表中相邻两点温度与电导率呈线性关系，采用线性内插法计算得到限度值。如测定的电导率值不大于限度值，判定为符合规定，反之判定为不符合规定。

测定时注意避免无机离子和二氧化碳的影响。

总有机碳 用于检查制药用水(包括纯化水)中有机碳总量，进而间接控制水中的有机物含量。制药用水中的有机物质一般来自水源、供水系统(包括净化、贮存和输送系统)以及水系统中菌膜的生长。要求仪器的最低检出限为每升含碳等于或小于 0.05mg/L，并满足系统适用性试验的要求。限度为 0.50mg/L。

测定原理是将水中有机物质分子完全氧化为二氧化碳，检测所产生的二氧化碳的量，以碳的浓度来表示其响应值，计算出水中有机碳的浓度。

目前总有机碳的测定技术中，氧化技术主要有燃烧(干法)、100 ℃/过硫酸盐(湿氧化法)、紫外/过硫酸盐、紫外和紫外/二氧化钛法等，检测技术主要有非色散红外光度法、直接电导法和薄膜电导法等。制药用水中存在无机碳(来自水源中溶解的二氧化碳和碳酸氢盐等)和有机碳。通常测定方法有两种：一种是从测得的总碳中减去无机碳，另一种是在氧化过程前事先除去无机碳。可以对水系统进行在线监测或离线实验室测定。在线监测可方便地对水系统进行实时测定及实时流程控制；而离线测定则有可能带来许多问题，例如被采样、采样容器以及未受控的环境因素(如有机物的蒸气)等污染。由于水的生产是批量进行或连续操作的，所以在选择采用离线测定还是在线测定时，应由水生产的条件和具体情况决定。

总有机碳测定原理就是对水中存在的含有有机碳类物质的间接测定，意味着总有机碳监控的主要目标物是有机物。文献中有的规定可与还原性物质(易氧化物)测定项目互换，但不能用于替代细菌内毒素测定和微生物限度试验(出于安全性考虑)，尽管在总有机碳(食物源)和微生物活性之间尚无直接的数值对应关系，但两者之间可能存在着某种质的联系。

测定时注意避免有机物的污染和二氧化碳的干扰。

易氧化物 用于控制不挥发性有机物质与还原性物质的污染，如存在，在酸性条件下，可使高锰酸钾还原褪色[1]。0.10ml 的高锰酸钾滴定液(0.02mol/L)相当于 0.31607mg 高锰酸钾。取本品 100ml 试验时，消耗高锰酸钾 0.31607mg 以下，于是高锰酸钾还原物质为 0.0316mg/L 以下。

鉴于总有机碳和易氧化物从某种意义上均能反应有机物质的污染情况，两个方法并列存在，可任选一种方法进行。

不挥发物 非解离不溶物(如二氧化硅、铁锰形成的不溶性胶体和粘泥状氢氧化铁及氧化锰[5]、纤维[6]等)以及非解离不被氧化物等。

重金属 中国药典(2005)中纯化水的重金属限度为 0.00003%，参照 BP(2009)中纯化水，中国药典(2010)将重金属限度修订为 0.00001%。中国药典(2015)未修订。

微生物限度 采用薄膜过滤法处理后，依法检查，供试品中需氧菌总数每 1ml 不得过 100cfu。

参考文献

[1] 国家药典委员会. 中华人民共和国药典 1990 年版二部药典注释 [M]. 北京：化学工业出版社，1993：847-848.

[2] 刘立群. 有机理论与药物分析 [M]. 北京：人民卫生出版社，1984：248.

[3] 韩葆玄. 快速定性分析 [M]. 北京：高等教育出版社，1985：119.

[4] 易亮衡，孟亚军，张军，等. 纳氏试剂比色法测定工作场所空气中氨的研究 [J]. 现代预防医学，2007，34(8)：1554-1555.

[5] 丁波，张桂荣. 注射用水系统中几个问题探讨 [J]. 黑龙江科技信息，2008(16)：188.

[6] 郭维图. 注射用水(含纯蒸汽)的制备及装备的选择 [J]. 机电信息，2004(6)，总第 66 期：12-17.

撰写　娄志红　　　　黑龙江省食品药品检验检测所

复核　白政忠　张秋生　黑龙江省食品药品检验检测所

环吡酮胺
Ciclopirox Olamine

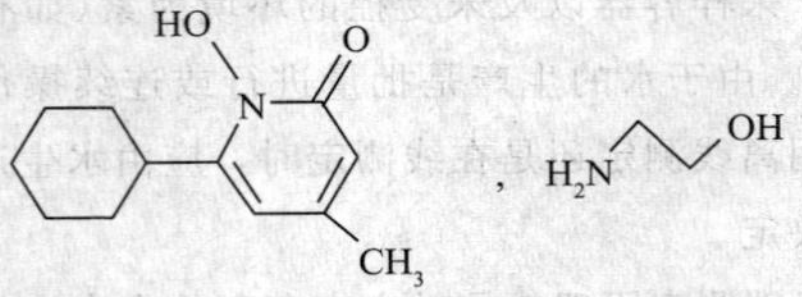

$C_{12}H_{17}NO_2 \cdot C_2H_7NO$　268.36

化学名：4-甲基-6-环己基-1-羟基-2(1*H*)-吡啶酮与 2-氨基乙醇的复盐

6-cyclohexyl-l-hydroxy-4-methyl-2(1*H*)-pyridinone compound with 2-aminoethanol (1∶1)

英文名：Ciclopirox Olamine (INN)

异名：环己吡酮胺乙醇；环匹罗司胺乙醇[1]；环吡司胺、环吡司乙醇胺

CAS 号：[41621-49-2]

本品为抗真菌药，为新一代非咪唑类广谱抗真菌药，抗真菌谱包括皮肤丝状菌、酵母菌以及白色念珠菌，此外，对多种革兰阳性和阴性菌、衣原体也有一定的杀灭作用。本品主要在肝脏代谢，以葡萄糖醛酸结合形式由尿中排泄，一般在 8～12 小时内排出 96%，48 小时后在尿中只剩有 0.01%，环吡酮胺蛋白结合率高达 94%～98%，其半衰期为 1.7 小时[2]。本品不良反应少，偶见局部发红、瘙痒。环吡酮胺乳膏局部给药有很强的皮肤渗透能力，对能使皮角质化的真菌有高效。用于治疗手足癣、体癣、股癣、甲癣、花斑癣及白色念珠菌病等。

本品由德国 Hoechst AGA 公司开发，1980 年首次上市。国内于 1989 年开始生产。除中国药典(2015)收载外，USP (36)、BP (2013)和 Ph. Eur. (7.0)均有收载。

【制法概要】本品以 3-甲基-2-丁烯酸甲酯为原料，经与环己甲酰氯缩合得 3-甲基-4-环己甲酰基-2-丁烯酸甲酯，与盐酸羟胺环合得环吡酮，再与 2-氨基乙醇成盐制得[3]。

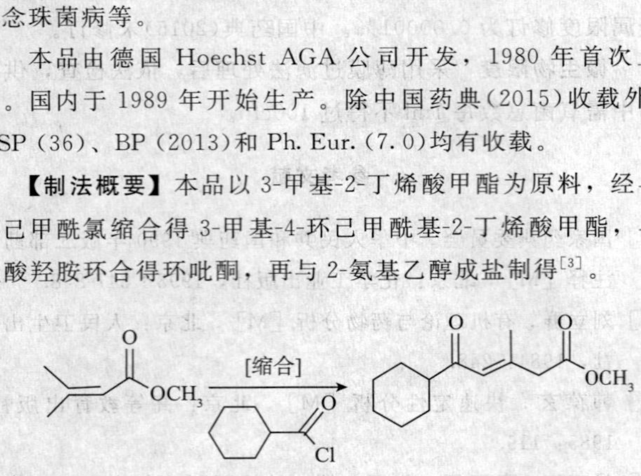

【性状】本品为白色结晶性粉末。有引湿性，在高湿度环境中易吸湿增重，5 天吸湿 1.9%，10 天吸湿 6.0%；对光亦较敏感，光照度在 4500lx 下放置 10 天，颜色发生改变。

【鉴别】(1)本品结构中有伯氨基，其水溶液与茚三酮试液加热可产生蓝紫色。

(2)采用薄层色谱法，中国药典(2005)供试品溶液和对照品溶液的浓度均为 40mg/ml，样品过载，斑点易拖尾；而环吡酮胺乳膏标准中的浓度均为 4mg/ml，斑点在紫外光灯下能清晰显现，故中国药典(2010)将供试品及对照品溶液的浓度均修订为 4mg/ml，见图 1。

样品　对照

图 1　环吡酮胺的薄层鉴别图谱

(3)本品的乙醇溶液在 304nm 与 231nm 波长处有最大吸收，见图 2。

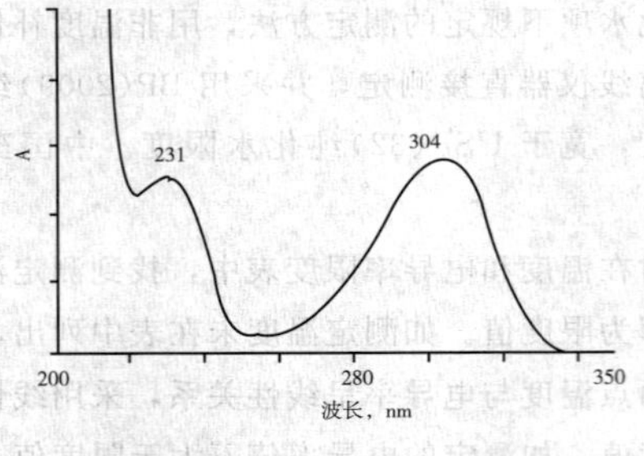

图 2　环吡酮胺乙醇溶液的紫外吸收图谱

(4)本品的红外光吸收图谱(光谱集 216 图)显示的主要特征吸收如下表。

特征谱带(cm^{-1})	归属	
3400～2800	羟基，胺基	$\nu_{O-H,N-H}$
1635	酰胺	$\nu_{C=O}$
1540	共轭环烯	$\nu_{C=C}$

【检查】碱度　本品为含 2-氨基乙醇复盐，水溶液呈现一定的碱性，亦可控制产品中游离的氨基乙醇。

甲醇溶液的澄清度与颜色　中国药典(2010)增订，参照 BP (2009)制定。本品与金属离子接触后，会与金属离子络合，溶解后溶液呈淡黄色。以该项目的检查控制产品的质量。中国药典(2015)未修订。

有关物质　中国药典(2010)增订，方法同 BP (2009)。

中国药典(2015)未修订。由于本品对光敏感，与金属离子铁、铅等易生成络合物，故测定时要求操作过程应避免强光照射，所有与本品直接接触的柱、试剂、溶液及其他物质应尽量减少金属离子的量，因此色谱柱要先用柱冲洗液和流动相小流速冲洗平衡，以保证色谱峰的拖尾因子达到要求。

按照BP (2009)色谱条件检查，取已知杂质对照品A和B(吡喃酮)，与环吡酮胺配成规定的系统适用性溶液在220nm及298nm波长处进行检测。结果表明：在298nm色谱图中(图3)，环吡酮胺与杂质B的分离度为2.03，环吡酮胺主峰的拖尾因子为1.25，杂质B的信噪比为72，符合BP (2009)的要求(分离度不低于2.0，拖尾因子应为0.8～2.0，杂质B的信噪比不低于10)。杂质A在220nm波长下的最低检测限为7.5ng(图4)，杂质B在298nm波长下的最低检测限为0.75ng。目前国内尚无杂质对照品，现用自身对照法控制杂质量，由于本方法的色谱峰存在着不对称性，会出现拖尾现象，故对拖尾因子进行了要求。

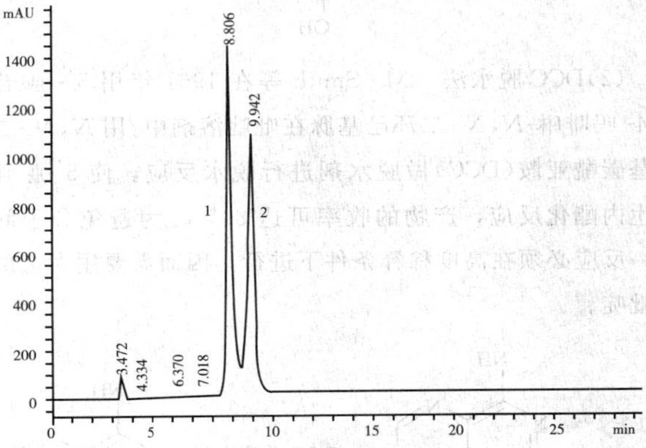

图3　环吡酮胺与杂质B分离度(298nm)

1. 环吡酮；2. 杂质B

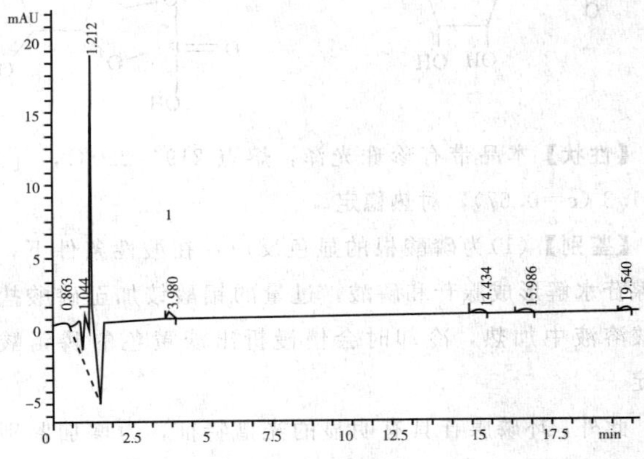

图4　环吡酮胺杂质A检测限(220nm)

1. 杂质A

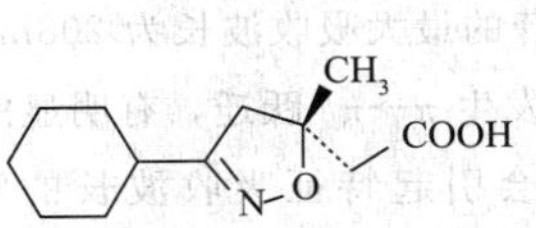

杂质A（含异构体）

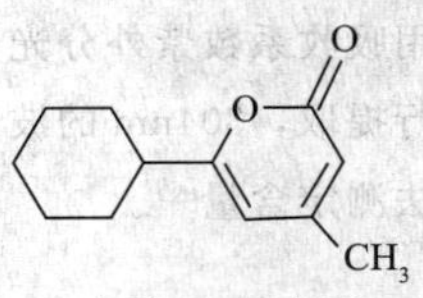

杂质B（吡喃酮）

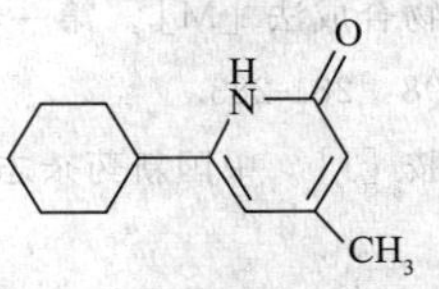

杂质C（光解物吡啶酮）

USP (32)有关物质检测方法与BP (2009)相同。亦有文献报道[4]，采用薄层色谱法检查本品的有关物质，基于环吡酮胺能与铁离子生成稳定络合物的特性，将本品与硝酸铁定量制成铁络合物后，再进行薄层色谱法检测，从环吡酮胺的合成工艺及其对光较敏感的特性考虑，检查有可能带入的中间体吡喃酮、光解物吡啶酮，本法中主斑点与各杂质斑点分离良好。

干燥失重　本品为环吡酮与2-氨基乙醇的复盐，其结合力较弱，且熔点较低，在加热过程中会逐步分解，故在减压条件下进行。热分析图谱表明本品从70℃开始失重，约180℃时彻底分解，见图5。中国药典(2010)规定在60℃减压干燥，中国药典(2015)修订为室温减压干燥。

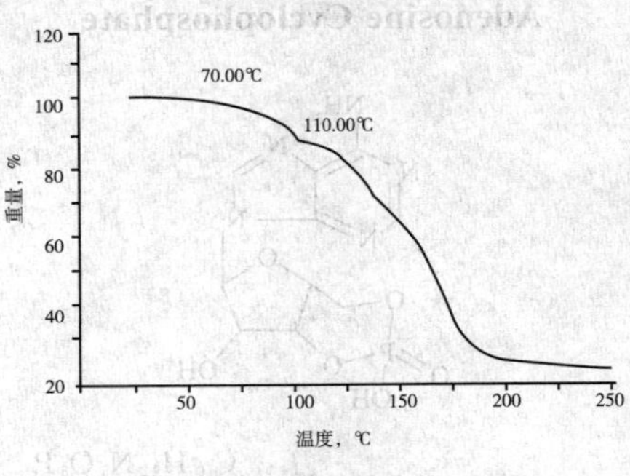

图5　环吡酮胺的热分析图谱

〔含量测定〕**环吡酮**　采用非水溶液滴定法。环吡酮酸性较弱，利用二甲基甲酰胺为溶剂，麝香草酚蓝为指示剂，在氮气流中以甲醇锂标准溶液滴定，终点显蓝色。

USP (36)、BP (2013)和Ph. Eur. (7.0)均采用电位滴定法，以氢氧化钠标准溶液滴定。

2-氨基乙醇　采用酸碱滴定法。用甲醇为溶剂，溴甲酚绿为指示剂，以盐酸标准溶液滴定，终点显黄色。

USP (36)、BP (2013)和Ph. Eur. (7.0)均采用非水溶液滴定法，以高氯酸标准溶液滴定，电位法指示终点。

【制剂】环吡酮胺乳膏(Ciclopirox Olamine Cream)

〔含量测定〕采用比色法，以甲醇为溶剂进行提取以去除辅料的干扰，利用本品与硫酸亚铁形成有色络合物，在440nm波长处测定，对照品法计算含量。

有文献报道，采用吸收系数紫外分光光度法[5]，以无水乙醇为溶剂对本品进行提取，304nm 的波长处测定；亦有文献采用高效液相色谱法测定含量[6]。

参考文献

[1] 陈芬儿．有机药物合成法［M］．第一卷．北京：中国医药科技出版社，1998：281-283.

[2] 孙忠实．环吡酮胺［J］．中国新药杂志，1998，7（6）：438-439.

[3] 李绮云，孙洪远，庞景茹．环吡酮胺的合成工艺改进［J］．中国药物化学杂志，1995，15(5)：52-53.

[4] 刘淑贤，林嫣梅．薄层色谱法用于环吡酮胺的纯度检查［J］．中国药学杂志，1994，29（3）：161-163.

[5] 艾玉锁．环吡酮胺乳膏含量的分光光度法［J］．西北药学杂志．1990，5（1）：2-3.

[6] 翁雪荣．HPLC 法测定环吡酮胺软膏中环吡酮胺的含量［J］．海峡药学，2006，18（4）：96-97.

撰写　吴小曼　江苏省食品药品监督检验研究院

复核　张　玫　江苏省食品药品监督检验研究院

环磷腺苷

Adenosine Cyclophosphate

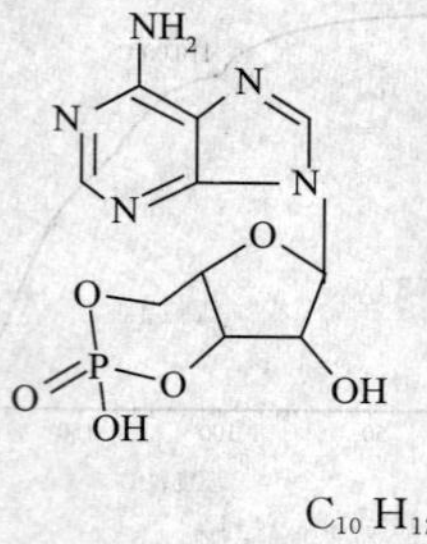

$C_{10}H_{12}N_5O_6P$　329.21

化学名： 6-氨基-9-*β*-D-呋喃核糖基-9*H*-嘌呤-4′,5′-环磷酸氢酯

英文名： 6-amino-9-*β*-D-ribofuranosyl-9*H*-purine cycle 3′,5′-chydrogen phosphate

CAS 号：［60-92-4］

异名： 腺苷环磷酸酯；腺甙环磷酸酯；腺苷-3′,5′-环磷酸；Cyclic Adenosine Monophosphate (cAMP)

本品为新型的非洋地黄、非儿茶酚胺类强心剂。本药具有营养心肌、正性肌力、扩张冠脉流量、抗血小板聚集作用，临床用于冠心病、心绞痛、充血性心力衰竭的治疗[1]。

中国药典从 2010 版开始收载本品的原料和注射用粉针。除中国药典(2015)收载外，国外药典均未收载。

【制法概要】[2] 环磷腺苷的合成工艺开始于 20 世纪五、六十年代，其生产工艺主要有碱性水解法、活性酯类法、DCC 脱水法和三氯氧磷法等四种。目前，国内常用的生产工艺主要有碱性水解法和 DCC 脱水法两种。

(1)碱性水解法　David Lipkin 等人在 1959 年曾用碱性水解的工艺方法制得了 cAMP。此法主要是利用三磷酸腺苷(ATP)100℃时在氢氧化钡强碱水溶液中水解并关环制得环磷腺苷。

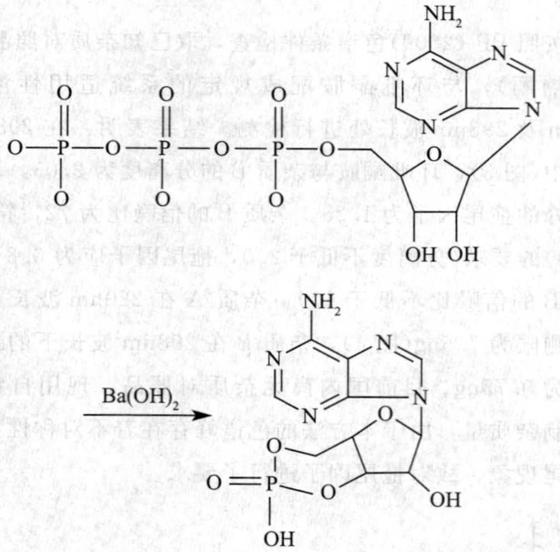

(2)DCC 脱水法　M. Smith 等在 1961 年用 5′-腺苷酸和 4-吗啡啉-*N*,*N*′-二环己基脒在吡啶溶剂中，用 *N*,*N*′-二环己基碳酰亚胺(DCC)做脱水剂进行脱水反应，使 5′-腺苷酸发生内酯化反应，产物的收率可达 80%。为避免分子间作用，反应必须在高度稀释条件下进行，因而需要用大量的无水吡啶。

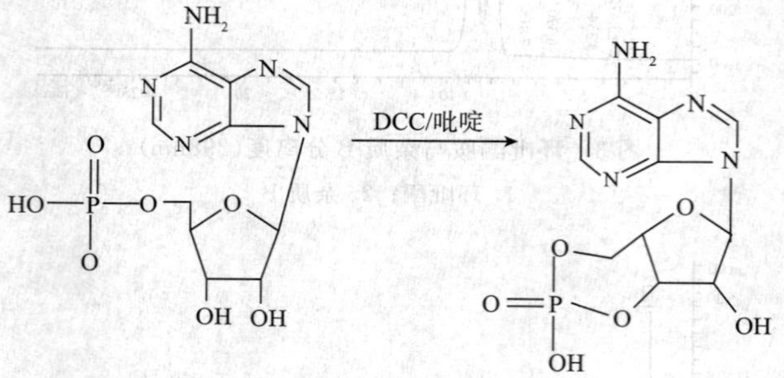

【性状】 本品带有珍珠光泽，熔点 219～220℃，$[\alpha]_D$ −51.3°(c=0.67)，对热稳定。

【鉴别】 (1)为磷酸根的显色反应：在酸性条件下，环磷腺苷水解形成腺苷和磷酸，过量的钼酸铵加至磷酸盐的硝酸溶液中加热，冷却时会慢慢析出淡黄色的磷钼酸铵沉淀。

此外，环磷腺苷具有明显的光谱特征，为增加鉴别的专属性，进一步的质量标准提高工作还要对此作深入的研究。

(2) 环磷腺苷的最大吸收波长为 208nm；由于其分子中有共轭结构，会发生 $\pi\rightarrow\pi^*$ 跃迁，有明显的特征吸收，但溶液 pH 值的变化会引起特征吸收波长的波动，pH 2 时为 256nm(ε14500)，pH 7 时为 258nm(ε14650)。

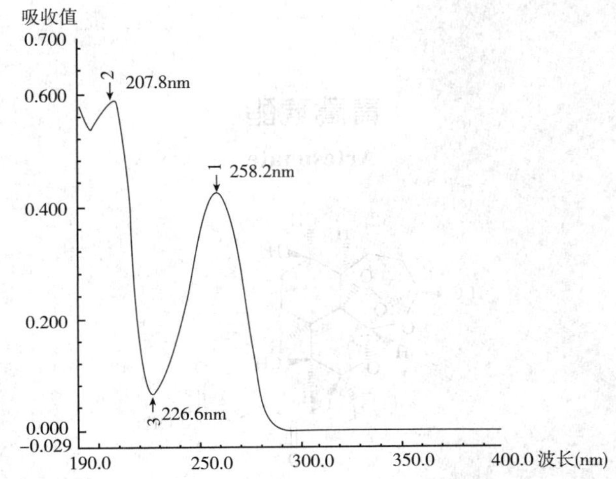

图 1　环磷腺苷的紫外图谱(pH 7)

(3) 环磷腺苷具有明显的红外特征，采用溴化钾压片，样品的红外光谱给出了胺基、羟基、水、不饱和碳氢、磷氧双键和碳氧磷氧单键的信息。表 1 为红外光谱数据列表及归属结果。

表 1　环磷腺苷的红外光谱数据列表及归属结果

特征谱带(cm^{-1})	归属	
3500～1650	水合磷酸酯	ν_{P-O-H}
1595，1500	芳环	$\nu_{C=C,C=N}$
1220	磷酸酯	$\nu_{P=O}$
1060，1016	磷酸酯	ν_{P-O}

【检查】溶液的澄清度与颜色　本品为注射剂的原料药，应控制本项。

有关物质　该色谱条件可以将环磷腺苷与已知杂质腺苷(adenosine，Ado)、单磷酸腺苷(adenosine monophosphate，AMP)、二磷酸腺苷(adenosine diphosphate，ADP)、三磷酸腺苷(adenosine triphosphate，ATP)进行基线分离，还可以将环磷腺苷与强酸（1mol/L HCl)、强碱（1mol/L NaOH)、氧化、光照及热解产物进行基线分离，制剂中的辅料在 258nm 的波长下无吸收，不影响含量和有关物质的测定。为保证分离效果，在系统适用性试验中增加了拖尾因子的要求。(图 2～图 6)

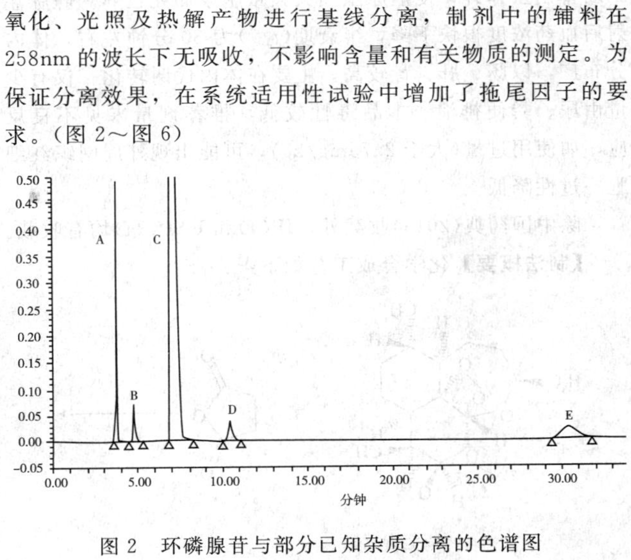

图 2　环磷腺苷与部分已知杂质分离的色谱图

A. 腺苷；B. 单磷酸腺苷；C. 环磷腺苷；

D. 二磷酸腺苷；E. 三磷酸腺苷

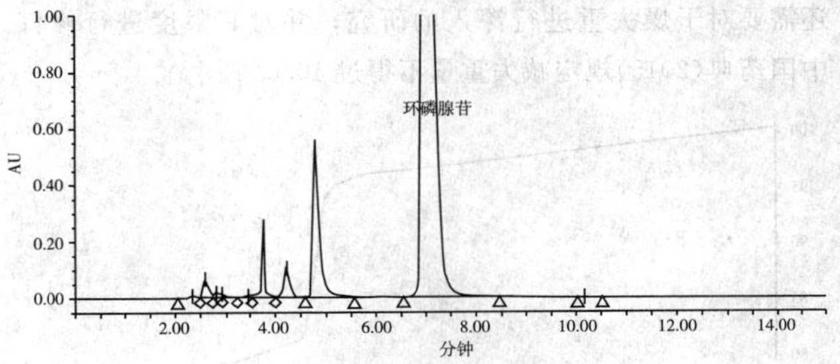

图 3　系统适用性图谱

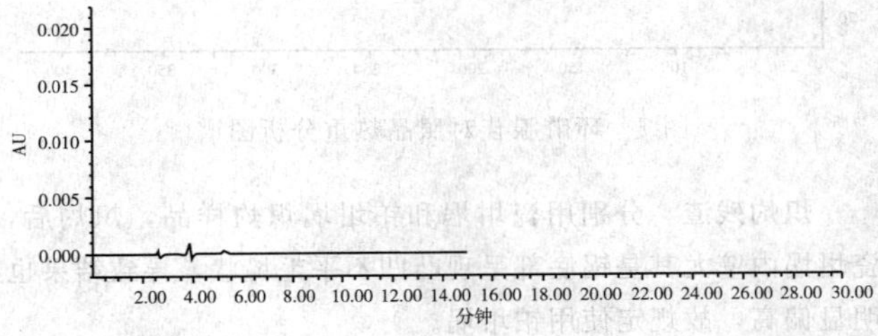

图 4　空白辅料图谱

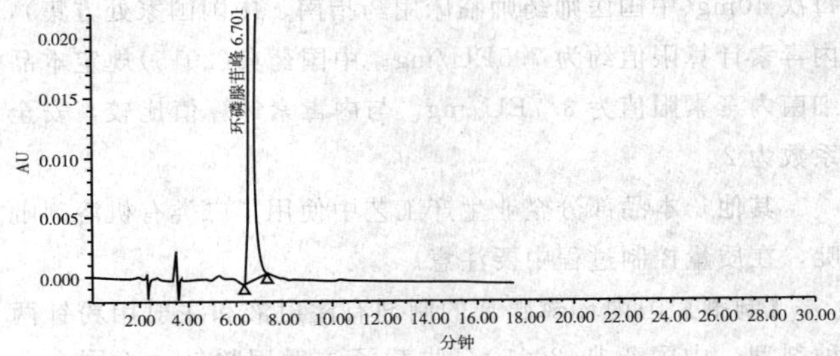

图 5　典型的有关物质测定图谱

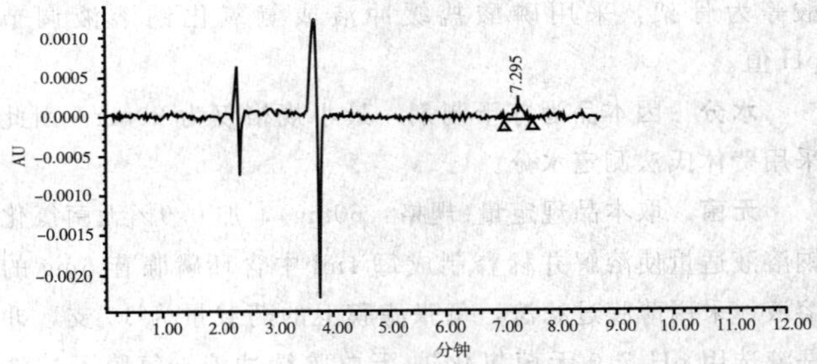

图 6　最低检测限图谱

本方法的最低检测浓度为 25ng/ml(进样量 20μl)，定量限约为 75ng/ml，在 0.5～200μg/ml 范围内，色谱峰面积与其浓度呈良好线性关系($y=48709x-292.51$，$r=1.0000$)。选取不同的色谱柱 Agilent TC-C18 柱及 Shimadzu VP-ODS 柱，其他条件不变，环磷腺苷色谱峰均与各降解产物的分离度良好，但是 ATP 与主峰的相对保留时间从 3.3 到 6.1 不等，因此，进一步的质量标准提高工作还要对此做深入的研究。

干燥失重　原国家标准中规定环磷腺苷结构中有一分子结晶水，干燥失重限度大多规定为 4.5%～10.0%。通过对环磷腺苷样品及对照品(批号 140709-200401)进行的热重分析结果显示(图 7)，本品结构不含结晶水，与 Merck Index (第十四版)收载的结构式相同。因此，进一步的质量标准提高工作还需要对干燥失重进行深入的研究，并对其限度进行修订。中国药典(2015)规定减失重量不得过 10.0%。

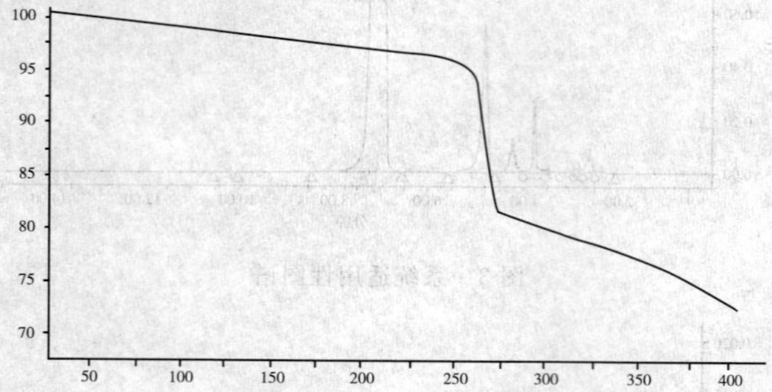

图 7　环磷腺苷对照品热重分析图谱

炽灼残渣　分别用瓷坩埚和铂坩埚炽灼样品，炽灼后，瓷坩埚内壁尤其是锅底部呈现凸凹不平毛糙状，导致结果也明显偏高，故规定使用铂坩埚。

细菌内毒素　本品临床每小时用药最大剂量是静脉注射每次 40mg(中国医师药师临床用药指南、中国国家处方集)，内毒素计算限值约为 7.5EU/mg。中国药典(2015)规定本品细菌内毒素限值为 3.7EU/mg，与内毒素计算值比较，安全系数为 2。

其他　本品部分企业生产工艺中使用了二类有机溶剂吡啶，在质量控制过程中要注意。

【制剂】 国内环磷腺苷的制剂有注射液和注射用粉针两种剂型，中国药典(2015)只收载了注射用粉针，不同企业所用处方略有不同，但大多采用甘露醇、右旋糖苷或甘氨酸等为骨架，采用磷酸盐缓冲液或氢氧化钠溶液调节 pH 值。

水分　因本品为冻干制剂，最小规格仅为 20mg，因此采用费休氏法测定水分。

无菌　取本品规定量(规格：60mg)，加 0.9%无菌氯化钠溶液适量使溶解并稀释制成每 1ml 中含环磷腺苷 6mg 的溶液。采用薄膜过滤法，每张滤膜上的药载量为 10 支，冲洗液选用 pH 7.0 无菌氯化钠-蛋白胨缓冲液。每膜不冲洗时，与对照管比较，金黄色葡萄球菌和枯草芽孢杆菌生长微弱；当冲洗液用量分别为 50、100ml/膜时，各试验菌均生长良好。故选用 50ml/膜进行冲洗。阳性对照菌选择金黄色葡萄球菌。

参考文献

[1] 田艳萍．环磷腺苷注射液治疗充血性心力衰竭 [J]．开封医专学报，2000，19(3)：13.

[2] 赵晋，田茂奎，唐巍．环磷腺苷合成工艺研究概述 [J]．科教文汇，2008，02(上旬刊)：198.

撰写　袁耀佐　黄敏文　江苏省食品药品检验所

复核　张　玫　江苏省食品药品检验所

青蒿琥酯

Artesunate

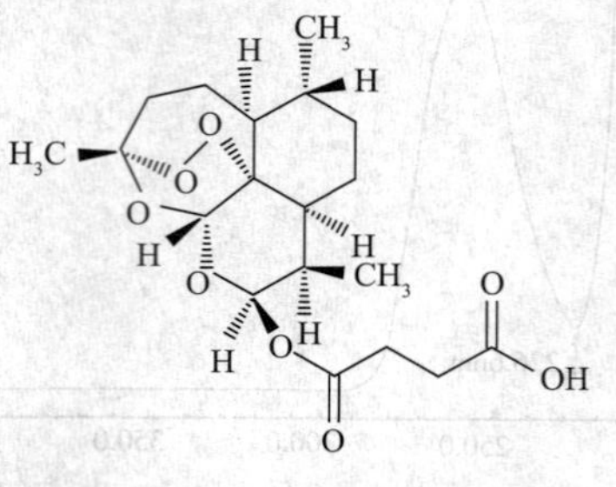

$C_{19}H_{28}O_8$　384.42

化学名：(3*R*，5a*S*，6*R*，8a*S*，9*R*，10*S*，12*R*，12a*R*)-十氢-3，6，9-三甲基-3，12-桥氧-12*H*-吡喃并[4，3-j]-1，2-苯并二塞平-10 醇，10-α-丁二酸单酯

(3*R*，5a*S*，6*R*，8a*S*，9*R*，10*S*，12*R*，12a*R*)-decahydro-3，6，9-trimethyl-3，12-epoxy-12*H*-pyrano[4，3-j]-1，2-benzodioxepin-10-ol，hydrogen succinate

英文名：Artesunate(INN)

CAS 号：[182824-33-5]

青蒿琥酯为青蒿素的衍生物，具有高效、低毒的抗疟作用，被世界卫生组织定为疟疾救治的首选药品。现代研究发现，其除了具有抗疟作用外[1~2]，还有抗血管增生、缓解气管平滑肌痉挛、抗肿瘤、抗病原微生物[3]等作用，对免疫系统亦有广泛作用[1~2]。

青蒿琥酯对疟原虫红内期有强大且快速的杀灭作用，能迅速控制临床发作及症状。其作用机制尚不十分清楚，主要是干扰疟原虫的表膜-线粒体功能，从而阻断疟原虫的营养摄取，使疟原虫较快出现氨基酸饥饿，迅速形成自噬泡，并不断排出虫体外，使疟原虫损失大量胞浆而死亡[2]。静脉注射后血药浓度很快下降，半衰期($t_{1/2}$)为 30 分钟左右。体内分布广，以肠、肝、肾较高。主要在体内代谢转化。仅有少量由尿、粪便排泄。本品毒性较低，推荐剂量未见不良反应。如使用过量(大于 2.75mg/kg)，可能出现外周网织红细胞一过性降低[2]。

除中国药典(2015)收载外，IP(4)和 USP(34)均有收载。

【制法概要】 化学合成工艺如下[4]：

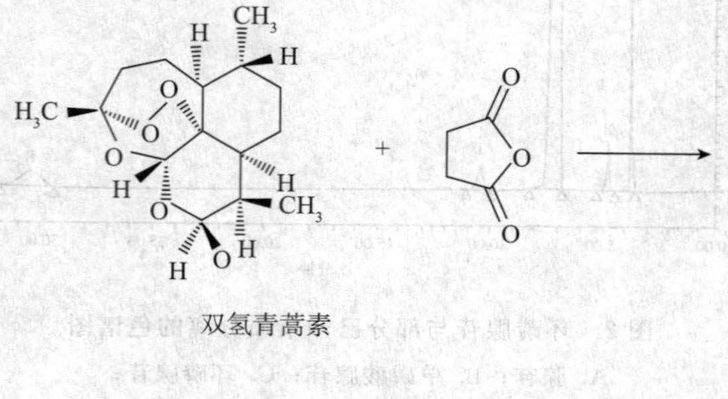

双氢青蒿素

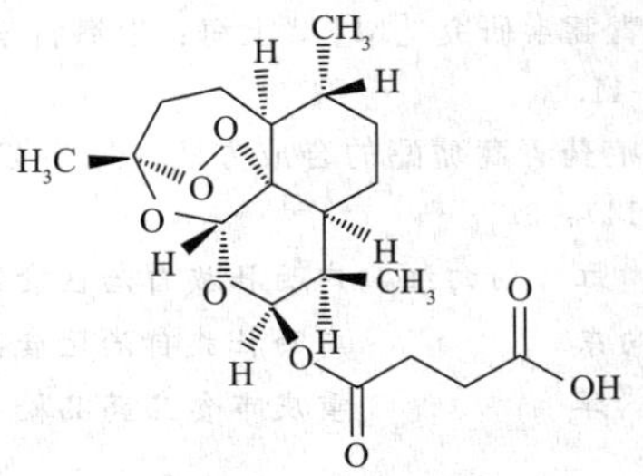

青蒿琥酯

【性状】熔点　中国药典(2010)本品的熔点为131～136℃(口服)或132～137℃(注射用)。由于终融时液体不透亮不易观察，中国药典(2015)删除该项目。

比旋度　本品25mg/ml的二氯甲烷溶液的比旋度为+4.5°～+6.5°。与IP(4)和USP(34)限度相同。但IP(4)为10mg/ml的二氯甲烷溶液；USP(34)为40mg/ml的二氯甲烷溶液。

【鉴别】(1)中国药典(2010)收载了两个化学鉴别反应。由于专属性不强，中国药典(2015)删除了化学鉴别，并参照IP(4)增加薄层色谱鉴别。采用硅胶G薄层板，以乙醇-甲苯-浓氨溶液(70∶30∶1.5)为展开剂，显色剂为2%香草醛的硫酸乙醇溶液(20→100)，供试品溶液所显主斑点的位置和颜色应与青蒿琥酯对照品溶液的主斑点相同。

(2)在含量测定项下的色谱图，供试品溶液主峰的保留时间应与对照品溶液主峰的保留时间一致。

(3)本品的红外吸收图谱应与对照品的图谱(光谱集221图)一致。本品的红外光吸收图谱显示的主要特征吸收如下表。

特征谱带(cm^{-1})	归属	
3280	游离羧基	ν_{O-H}
1753	酯	$\nu_{C=O}$
1715	羧基	$\nu_{C=O}$
1150	酯	ν_{C-O}
1210，1005	醚	ν_{C-O}
877，830	过氧桥	ν_{O-O}

【检查】酸度　制成10mg/g的水混悬液测定，pH值为3.5～4.5。与USP(34)和IP(4)相同。

有关物质　采用高效液相色谱法进行检查。

中国药典(2010)参照IP(3)的HPLC法，修改了洗脱方式和系统适用性溶液的配制，加大了进样量，提高了检测灵敏度，可有效地控制青蒿琥酯的有关物质。用十八烷基硅烷键合硅胶柱，以乙腈-磷酸盐缓冲液(磷酸二氢钾1.36g加水1000ml，用磷酸调pH至3.0)为流动相进行梯度洗脱，检测波长为210nm。有关物质典型色谱图见图1。供试品溶液(浓度4mg/ml)在室温放置20小时内基本稳定。

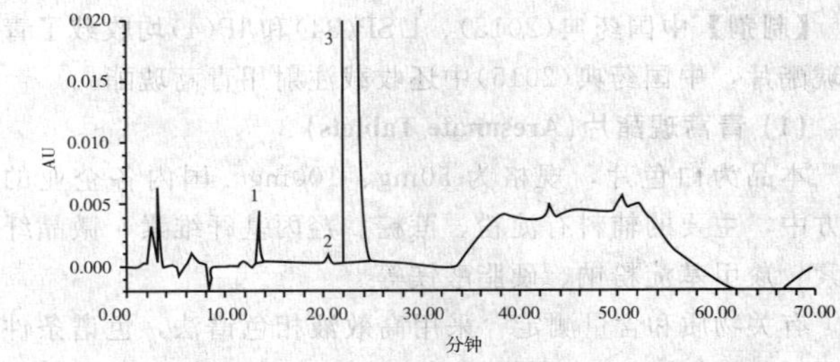

图1　青蒿琥酯有关物质测定系统适用性试验色谱图

1. α-双氢青蒿素(13.579分钟)；2. β-双氢青蒿素(20.514分钟)
3. 青蒿琥酯(22.817分钟)

色谱柱：Alltima C18(250mm×4.6mm，5μm)

中国药典(2015)采用HPLC法测定，色谱条件与IP(4)相同。用十八烷基硅烷键合硅胶为填充剂[Phenomenex Luna C_{18}(2)，4.6mm×100mm，3μm或效能相当的色谱柱]，以乙腈-磷酸盐缓冲液(pH 3.0)(44∶56)，检测波长为216nm。方法学验证结果表明，在酸、碱、氧化、光照和高温破坏条件下产生的各杂质之间、各杂质与青蒿琥酯之间均能有效分离，并经DAD作峰纯度检查，主峰的峰纯度均符合要求。该色谱条件能有效分离青蒿琥酯与三个已知杂质[双氢青蒿素、青蒿素和脱水双氢青蒿素(杂质Ⅰ)]。双氢青蒿素两个峰的检测限分别为0.1054μg、0.2991μg，定量限分别为0.3513μg、0.9970μg；青蒿素的检测限、定量限分别为0.1826μg、0.6086μg；杂质Ⅰ的检测限、定量限分别为0.0314μg、0.1048μg。标准中采用双氢青蒿素、青蒿素和青蒿琥酯制备系统适用性溶液(色谱图见2)，即能确定两个已知杂质的峰位又能进行分离度的判断。杂质Ⅰ采用相对保留时间定位，起草单位对其进行了结构确定和校正因子测定。中国药典(2015)参照IP(4)分别对已知杂质、单个未知杂质和杂质总量制订了限度。

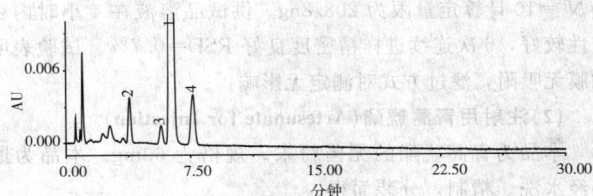

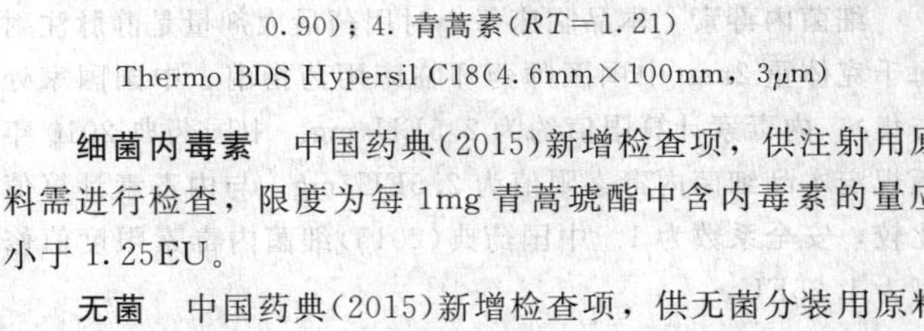

图2　系统适用性试验溶液色谱图

1. 青蒿琥酯(RT=1.0)；2、3. 双氢青蒿素(RT=0.60、0.90)；4. 青蒿素(RT=1.21)

Thermo BDS Hypersil C18(4.6mm×100mm，3μm)

细菌内毒素　中国药典(2015)新增检查项，供注射用原料需进行检查，限度为每1mg青蒿琥酯中含内毒素的量应小于1.25EU。

无菌　中国药典(2015)新增检查项，供无菌分装用原料需进行检查。

【含量测定】中国药典(2015)采用高效液相色谱法，色谱条件同有关物质项下。方法学验证结果表明青蒿琥酯在0.01～10.036mg/ml浓度范围内呈良好线性关系，相关系数为0.9999(n=11)；重复性试验RSD为0.50%(n=6)；供试品溶液在28小时内稳定。以$S/N=3$和$S/N=10$计算，青蒿琥酯的检测限为70.15ng、定量限为233.83ng。

【制剂】中国药典(2015)、USP(34)和IP(4)均收载了青蒿琥酯片，中国药典(2015)中还收载注射用青蒿琥酯。

(1) 青蒿琥酯片(Aresunate Tablets)

本品为白色片，规格为50mg、100mg。国内各企业的处方中，主要的辅料有淀粉、蔗糖、羟丙基纤维素、微晶纤维素、羧甲基淀粉钠、硬脂酸镁等。

有关物质和含量测定　采用高效液相色谱法，色谱条件同原料药。与原料相比，本品的有关物质量有较大的增加，应与制剂的工艺过程有关。本品的空白辅料不干扰含量测定。

溶出度　中国药典(2010)采用浆法，以水1000ml为溶出介质，每分钟转速为100转，30分钟取样，紫外分光光度法测定。起草单位研究发现，中国药典(2010)规定的溶出度条件较为剧烈，不利于区分不同企业产品或同一企业不同批次产品的质量差异；样品在试验过程中无论以水或pH 6.8缓冲液作溶出介质，供试品溶液均有一定程度的降解，但水中的降解程度较缓冲液中严重；采用紫外分光光度法测定本品的溶出度，辅料有干扰可导致结果偏高。中国药典(2015)参照IP(4)修订为采用浆法，以磷酸盐缓冲液(pH 6.8)900ml为溶出介质，每分钟转速为75转，45分钟取样，液相色谱法测定。与含量测定色谱条件相比，流动相组成相同但比例略有差别，检测波长为210nm(含量测定为216nm)。试验结果表明：在含量测定色谱条件下［流动相：乙腈-磷酸盐缓冲液(44∶56)］，以规格“4.6mm×100mm，3μm”色谱柱进行试验，主峰峰型受溶剂影响较大、柱效低，导致对照品溶液色谱峰与供试品溶液色谱峰的保留时间出现较大差异。因此选择“乙腈-磷酸盐缓冲液(50∶50)”为溶出度检测流动相。在此条件下，用25cm长的色谱柱，其柱容量较大，能够避免辅料对主峰的干扰，分离效果也较好。方法学验证结果显示，供试品溶液在137.2～685.9μg/ml浓度范围内线性关系良好，相关系数为0.9998。以 $S/N=3$ 计算检测限为62.64ng、以 $S/N=10$ 计算定量限为208.8ng。供试品溶液在4小时内稳定性较好，6次连续进样精密度良好RSD=0.7%。试验表明滤膜无吸附，滤过方式对测定无影响。

(2)注射用青蒿琥酯(Artesunate for Injection)

本品为青蒿琥酯的无菌粉末。规格为60mg。本品为原料经水洗、精制，分装而得。

有关物质和含量测定为高效液相色谱法测定。色谱条件与原料药相同。

细菌内毒素　本品临床每小时用药最大剂量是静脉注射每千克体重2mg(中国医师药师临床用药指南、中国国家处方集)，内毒素计算限值约为2.5EU/mg。中国药典2010年版规定本品细菌内毒素限值为2.5EU/mg，与内毒素计算值比较，安全系数为1。中国药典(2015)细菌内毒素限度值修订为1.25EU。

参考文献

[1] 谭涛，秦宗会，谭蓉．青蒿素类药物的药理作用研究进展［J］．中国药业，2009，18(3)：63-64.
[2] 国家药典委员会．中华人民共和国药典临床用药须知·化学药和生物制品卷［M］．2010年版．北京：中国医药科技出版社，2011：860.
[3] 李英编．青蒿素研究［M］．上海：上海科学技术出版社，2007：35-41.
[4] 刘旭．抗疟药青蒿琥酯的合成方法［J］．发明专利公报，1986，2(14)：5.

撰写　何　虹　刘向红　广西壮族自治区食品药品检验所
复核　戴向东　广西壮族自治区食品药品检验所
罗　萍　重庆市食品药品检验检测研究院

青霉素钠

Benzylpenicillin Sodium

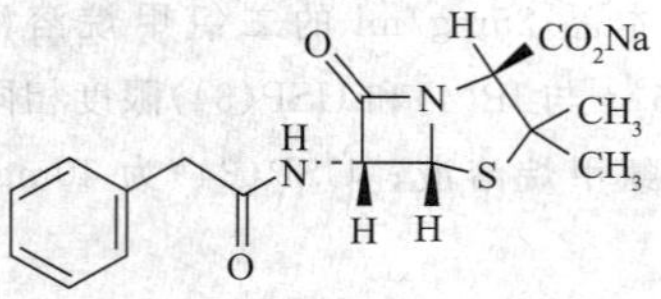

$C_{16}H_{17}N_2NaO_4S$　356.38

化学名：(2*S*,5*R*,6*R*)-3,3-二甲基-6-(2-苯乙酰氨基)-7-氧代-4-硫杂-1-氮杂双环[3.2.0]庚烷-2-甲酸钠盐

(2*S*,5*R*,6*R*)-3,3-dimethyl-6-(2-phenylacetamido)-7-oxo-4-thia-1-azabicyclo[3.2.0]heptane-2-carboxylate

异名：苄青霉素钠；青霉素G钠

CAS号：［69-57-8］

本品为β-内酰胺类抗生素。本品适用于A组溶血性链球菌、B组溶血性链球菌、肺炎链球菌和对青霉素敏感的金黄色葡萄球菌等革兰阳性球菌所致的各种感染如败血症、肺炎和脑膜炎等，也用于治疗草绿色链球菌和肠球菌心内膜炎(与氨基糖苷类联合)以及梭状芽孢杆菌所致的破伤风、气性坏疽、梅毒、回归热和放线菌病等。

本品主要的作用机制是由β-内酰胺环上的酰胺基与专司细胞壁合成的肽酶转移酶作用，并与具有酰胺基-D-丙酰胺基-D-丙氨酸二肽端的多股肽聚糖高效结合，导致转肽过程中肽键的断裂，从而使菌体细胞凋亡而杀菌。

青霉素分子中含有β-内酰胺环，有1个游离羧基和酰胺侧链、氢化噻唑环与β-内酰胺环并合的杂环构成母核。青霉素有3个手性中心，8个光学异构体。β-内酰胺环与氢化噻唑环不在同一平面，分别在 C_5-N_1 处并合，连有酰胺基的 C_6 为L构型，青霉素连有羧基的 C_2 为D构型。青霉素的抗菌作用与母核的构型和光学异构体有关。

本品不耐酸，口服吸收差，肌注100万单位后在0.5小时内血药浓度达峰值。吸收后迅速分布在组织中，以肾、肺、横纹肌和脾的含量较高，也易进入浆膜腔、关节腔、胆汁及胎儿循环；在中枢神经系统、骨骼、母乳、唾液、脓肿部位的含量皆低。在组织(包括中枢神经系统)有炎症变化时，本品即较易透入。有效浓度维持较大。血清蛋白结合率约为46%～58%，约70%的青霉素注射量于6小时内经肾脏排出体外，小量自胆汁中排泄及体内灭活。

本品毒性很低，但大剂量应用可引起肌肉阵挛、抽搐、昏迷等神经系统反应，血小板粘附功能降低，导致凝血障碍以及血液疾病和各类白细胞减少。本品最主要的不良反应是过敏反应。青霉素本身及其分解产物(青霉噻唑酸、青霉烯酸等)为半抗原，在体内与蛋白质结合形成抗原，刺激机体产生多种抗体(IgG、IgM、IgE)。抗原抗体相互作用而引起各型过敏反应，一般不严重，但极少数患者可出现严重的过敏性休克，多发生于注射后数秒至20分钟内，表现为胸闷、呼吸困难、循环衰竭、昏迷等。另有报道，用本品治疗梅毒时有症状加剧现象，称赫氏反应。并可引起双重感染。

本品由 Fleming 于 1929 年首先发现，D. Crowfoot，C. W. 等于1949年首次运用单晶XRD法测定了青霉素G的分子结构[2]。国内于1953年开始生产。除中国药典(2015)收载外，BP(2013)、USP(36)、JP(15)和日抗基(2000)均有收载。

【制法概要】本品由微生物发酵法制取，产生菌为产黄青霉菌(*Penicillium chrysogenum*)的杂交菌株经自然分离得到的黄孢菌种。

本品发酵用培养基主要成分为玉米浆、乳糖和无机盐类，另加前体苯乙酸。种子通过二级发酵，滤液在低温下调pH呈酸性，用乙酸丁酯采用离心式分离提取，转提入中性或微碱性磷酸盐缓冲液，反复转提得纯化的青霉素盐。浓缩后的青霉素G游离酸的乙酸丁酯溶液中加入乙酸钾乙醇溶液，即得青霉素G钾盐结晶，再用乙酸丁酯转提，加入乙酸钠乙醇溶液，则得青霉素G钠盐结晶，经洗涤，干燥，即得成品。

本品在发酵过程中，伴随青霉素产生而致敏性高分子杂质也随之增加，但经提炼、结晶和精制后，杂质大幅度下降。通过两种不同的结晶工艺的比较，共沸结晶优于直接结晶法。

据报道，还可化学合成青霉素钠。而适当改变合成路线可用于其他青霉素类药物的合成。[2]

【性状】本品熔点为215℃(分解)；青霉素钾熔点为214～217℃(分解)，比旋度 $[\alpha]_D$ 为+305°(c=0.821，水)；钾盐为 $[\alpha]_D$+310°(c=0.688，水)。

本品结晶在干燥条件下稳定。在室温可保存3年以上。60℃条件下可保存6周，效价无显著降低；在100℃保存10周或153℃真空中33小时效价降低约20%。本品水溶液在pH 6～6.8时较稳定。水溶液在24℃时在不同的pH下的半衰期见表1。

本品pH 2的水溶液在不同温度下放置30分钟后效价下降幅度见表2。

表1 不同pH值条件下青霉素钠降解情况

pH	2	3	4	5	6	7	8	9	10	11
半衰期(小时)	0.4	1.4	12	92	336	218	125	31.2	9.3	1.4

表2 温度对青霉素钠稳定性的影响

温度(℃)	5	25	37
下降量(%)	6	77	97

β-内酰胺环是本品结构最不稳定的部分，在偏酸或偏碱条件下均易发生水解和分子重排，导致β-内酰胺环的破坏而失去抗菌活性。其降解反应见图1。

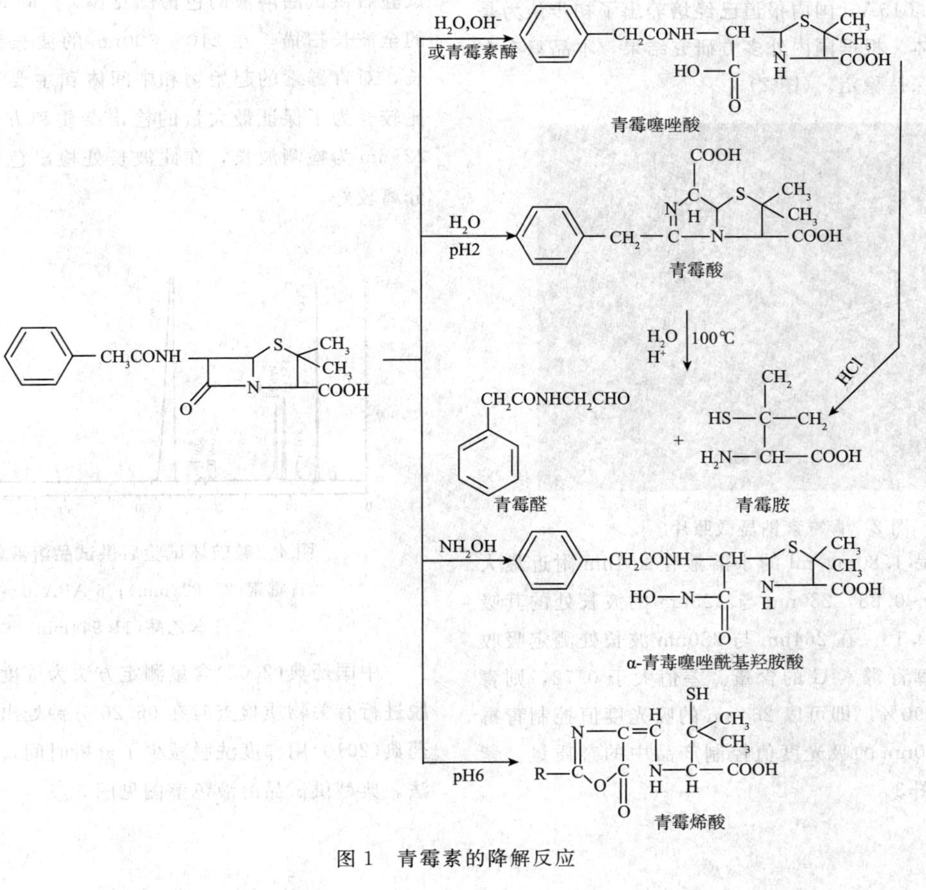

图1 青霉素的降解反应

某些金属离子(铜、铅、汞和银等)、温度以及氧化剂等均可起催化作用，其分解产物或分子重排产物均无抗菌活性。

本品水溶液在30℃放置24小时后，效价下降56%。

【鉴别】本品红外光谱的主要特征吸收如表3。

表3　青霉素钠红外光谱主要特征吸收

特征谱带(cm^{-1})	归属	
3360	仲酰胺	ν_{N-H}
3090，3060，3030	芳氢	ν_{C-H}
1780	β-内酰胺	$\nu_{C=O}$
1705	仲酰胺(Ⅰ)	$\nu_{C=O}$
1625，1420	羧酸盐	ν_{CO_2}
1501	仲酰胺(Ⅱ)	δ_{N-H}
765	单取代苯	γ_{5H}
700	苯环	$\delta_{环}$

此外也可利用青霉素在一定条件下被青霉素酶水解为青霉噻唑酸，从而失去活性，对青霉素进行鉴别。此鉴别反应专属性强，灵敏度高。还可在本品水溶液中加稀盐酸2滴，即析出难溶于水的青霉素酸沉淀，此沉淀可溶于过量盐酸(与酰胺基成盐)、乙醇或乙酸戊酯等有机溶剂，据此可加以鉴别。

【检查】**结晶性**　本品存在多晶现象。英国剑桥晶体数据库中存有本品的单斜晶系的晶胞参数：$a=8.48$；$b=6.33$；$c=15.63$Å；$\alpha=\gamma=90°$；$\beta=94.2°$。而另外一篇国外文献则报道了本品钾盐的单晶XRD测定结果：晶体结构为正交晶系的的$P2_12_12_1$空间群，其晶胞参数为：$a=9.303$；$b=6.342$；$c=30.015$Å，国内报道已经培养出了初步认为是六方晶系的单晶体。根据国内外多方研究结果，本品只有在晶体状态下才能保持稳定。(图2)

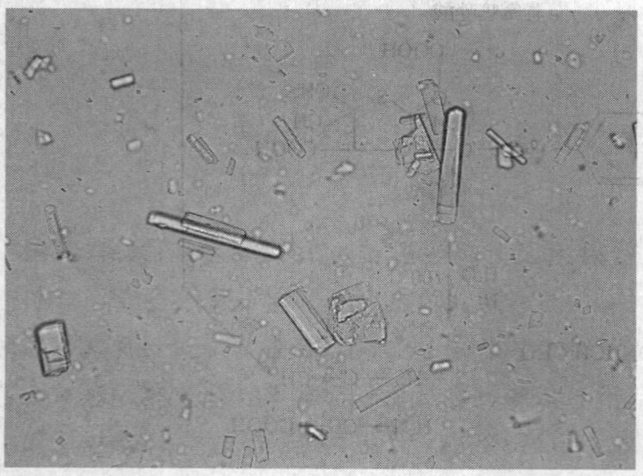

图2　青霉素钠显微照片

吸光度　本品1.80mg/ml的水溶液在264nm附近最大吸收度应为0.80～0.88，280nm与325nm的波长处的其吸光度均不得大于0.10。在264nm与280nm波长处测定吸收度差值，可以计算青霉素G的含量。差值大于0.72，则青霉索G含量大于90%。即可以264nm的吸光度值控制青霉素G含量，用280nm的吸光度值控制产品中的杂质量。紫外吸收光谱图见图3。

在测定吸光度时注意选择仪器波带宽度，以0.2nm为佳；同时要在263～264nm之间，以0.1nm的增值选择最大吸收峰。

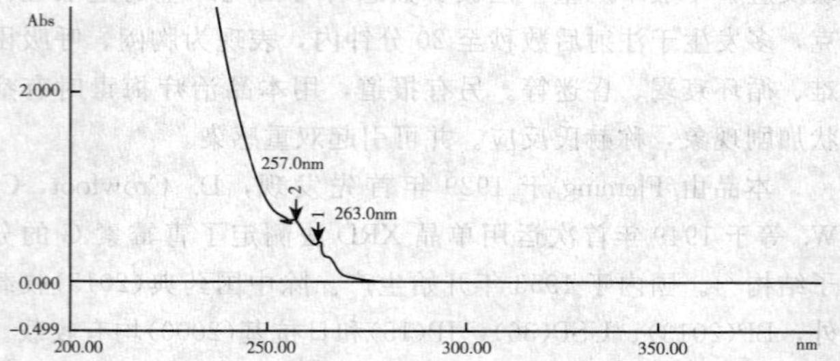

图3　青霉素钠紫外吸收光谱图

有关物质　根据现有生产工艺，在成品的青霉素原料中，可能会有加入的前体苯乙酸，中间体6-氨基青霉烷酸(6-APA)。β-内酰胺环是结构中最不稳定的部分，易发生水解和分子重排，主要杂质有6-APA、苯乙酸、青霉素二酸、青霉素噻唑酸、青霉素脱羧噻唑酸及青霉素聚合物等。已知杂质的结构式、分子式、分子量和化学名收载在中国药典(2015)。

对国内不同生产企业产品进行考察，最大杂质量一般在0.1%左右，但过敏反应可能与青霉素中的杂质含量有关，故而必须加以控制。

强制破坏试验研究表明，在加酸、加碱或加热破坏时能产生较多降解物；氧化亦能导致较大程度破坏。碱破坏试验后供试品溶液的色谱图见图4。同时利用DAD检测器的全波长扫描，在210～300nm的波长范围内选取不同波长，对青霉素的起始物和中间体和主要杂质的色谱图进行比较。为了保证最大量的检出杂质和方法的可行性，选择225nm为检测波长，在此波长处检出色谱峰较多，且各峰分离较好。

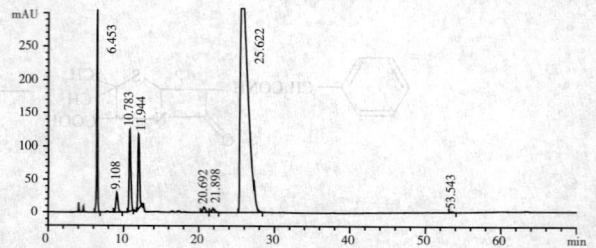

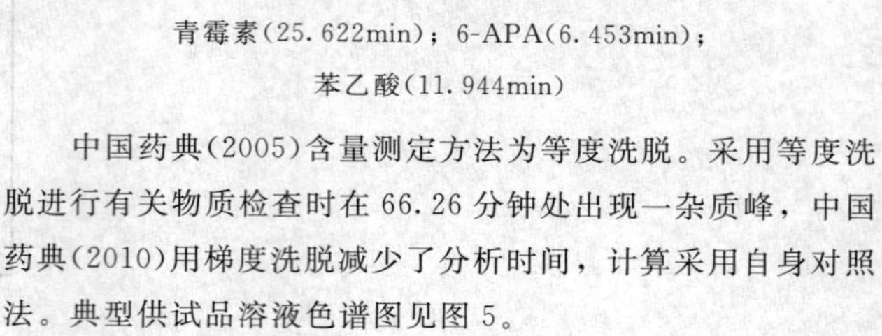

图4　碱破坏试验后供试品溶液的色谱图

青霉素(25.622min)；6-APA(6.453min)；

苯乙酸(11.944min)

中国药典(2005)含量测定方法为等度洗脱。采用等度洗脱进行有关物质检查时在66.26分钟处出现一杂质峰，中国药典(2010)用梯度洗脱减少了分析时间，计算采用自身对照法。典型供试品溶液色谱图见图5。

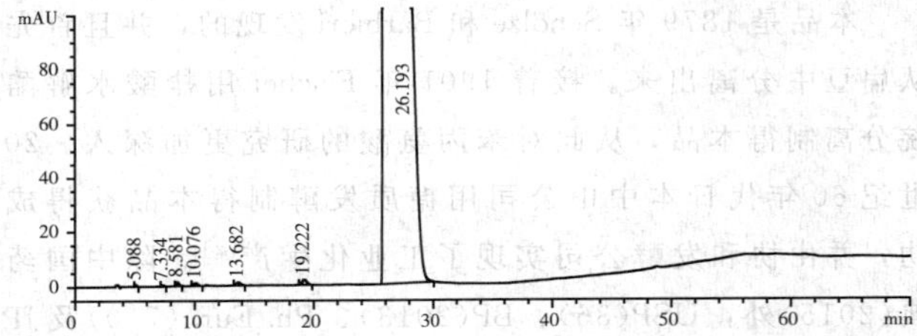

图 5　供试品溶液的色谱图

检测限　用青霉素对照品加水溶解并稀释成 1.0×10^{-3} mg/ml 的溶液，取 20μl 注入色谱仪，记录色谱图，计算信噪比 $S/N\approx3$ 时检测限为 20ng。

在中国药典（2010）色谱条件下，有时会出现一些杂质未能完全分离、主峰拖尾严重并且空白有残留（流动相洗脱能力弱，不足以将所有降解杂质洗脱出）等问题。中国药典（2015）对有关物质色谱条件进行了修订，采用在流动相中加入乙腈，与原有的甲醇、缓冲盐组成三元流动相系统的方法增加分离选择性。以磷酸盐缓冲液-甲醇（72∶14）为流动相 A，乙腈为流动相 B；先以流动相 A-B（86.5∶13.5）等度洗脱，待杂质 E 的第 3 个色谱峰洗脱完毕后立即按程序进行线性梯度洗脱，记录的色谱图应与标准图谱一致。采用中国药典（2015）方法分析青霉素钠有关物质的典型色谱图见图 6。由图 6 可以看出，优化后的方法较之原方法可以检出更多的杂质，且各个杂质基本能够达到完全分离；主峰的拖尾情况大大改善（峰不对称因子 As 小于 1.5）。

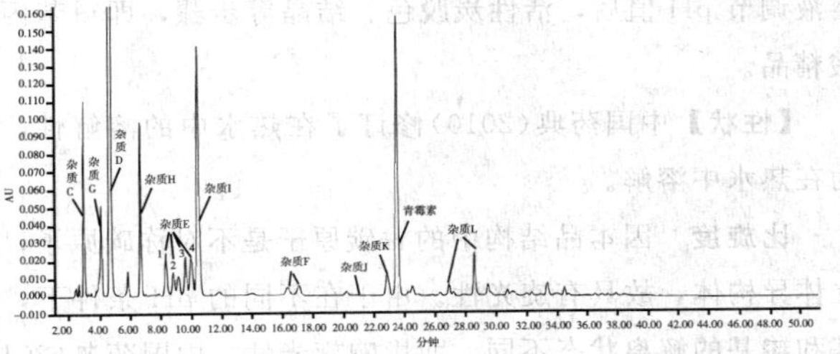

图 6　中国药典（2015）方法分析青霉素钠有关物质的典型色谱图

HPLC 仪：岛津 20AT；色谱柱：Capcell Pak C18 MG Ⅱ（4.6mm×250mm，5μm，Shiseido）

青霉素聚合物　由于本品在发酵、贮存和使用过程中均有可能发生降解和聚合反应，产生青霉噻唑蛋白和青霉素聚合物等具有抗原性的高分子杂质。据报道[2]，国外用 G2000SW 和 G-25 排阻色谱柱分离分析了本品 25% 溶液的聚合产物。结果表明：该溶液贮存期间持续增加。在暗处贮存 14 天后，采用 SephadexG-25 柱分离，再经 ^{1}HNMR 和 IR 测定，发现既有三聚体又有十聚体。国内文献则报道，青霉素中含有分子量小于 5000 的高分子杂质，在每 1g 青霉素中含量大约为 10μg。此类杂质具有引发动物 PCA 反应的能力。青霉素过敏反应的发生率与青霉素中高分子杂质含量有关。故控制该类药物的高分子聚合物对临床应用安全性具有重要的意义。目前只有中国药典测定青霉素聚合物。

国内 β-内酰胺类抗生素高分子杂质的研究工作始于 20 世纪 70 年代，经历了近 40 年的研究，中国药典（2000）正式收载。中国药典（2010）规定可采用较细的色谱柱直径，缩短了分析时间。高聚物流出时间约为 6 分钟，样品分析周期为 45～60 分钟，而且样品测定不用改变流速，在恒定流速下 1 小时内能完成样品分析。中国药典（2010）增加了分离度要求。由于高分子聚合物的对照品不易获得，故不能直接用样品与聚合物对照品配制分离度试验用溶液。根据本方法的分离原理，可在溶液中加入适量的蓝色葡聚糖 2000 进行分离度试验。如采用直径较细的色谱柱，则为避免柱过载一般应采用 100μl 进样量，测定结果与采用进样量 200μl 的结果基本一致，故进样量可根据聚合物峰的响应值进行选择。典型色谱图见图 7。中国药典（2015）未修订。

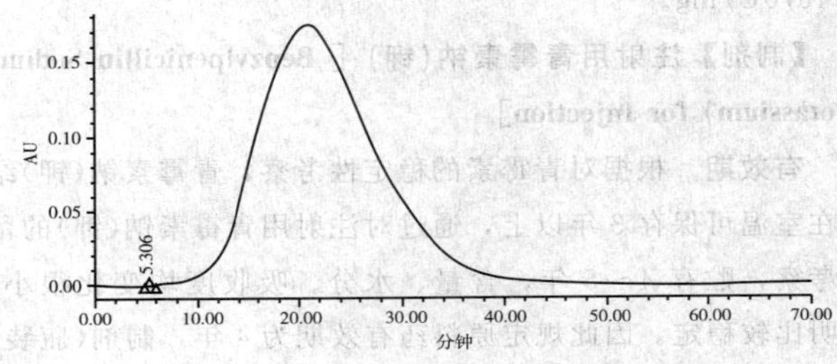

图 7　供试品溶液分析的全程色谱图

干燥失重　本品极易水解，中国药典（2010）规定水分不得过 0.5%。中国药典（2015）未修订。

中国药典（2005）水分测定方法采用水分测定第一法（费休氏法）。青霉素不含结晶水，水分含量较低，采用费休氏法消耗的卡氏滴定液的量无法达到现行 SOP 的要求；而且取样量越大，测得水分含量越低，故难以真实反映水分的含量。实验结果显示，采用两种方法的测定结果无显著差异。

不溶性微粒　由于不溶性微粒光阻法测定结果与样品溶液浓度不成正比关系，样品测试浓度不同，会造成结果计算差别，本品不溶性微粒测定浓度确定为 60mg/ml，青霉素钾为 50mg/ml，平行取样 3 份测定。

2-乙基己酸　2-乙基己酸是药物生产中常用的反应剂，一般用于药物的成盐反应，应加以控制。经对不同生产厂家的产品及制剂考察，在 6 个不同生产厂家 9 批产品中均未检出 2-乙基己酸。经调查各厂家也均未使用，因此未设置该项检查。

【含量测定】方法学验证结果显示，本法的线性范围为 0.6154～1.4080mg/ml，相关系数为 0.9997；加标回收率为 100.9%（RSD＝0.53%，$n=9$）；重复性的 RSD 为 0.2%（$n=6$）；定量限为 70ng。系统适用性试验色谱图见图 8。

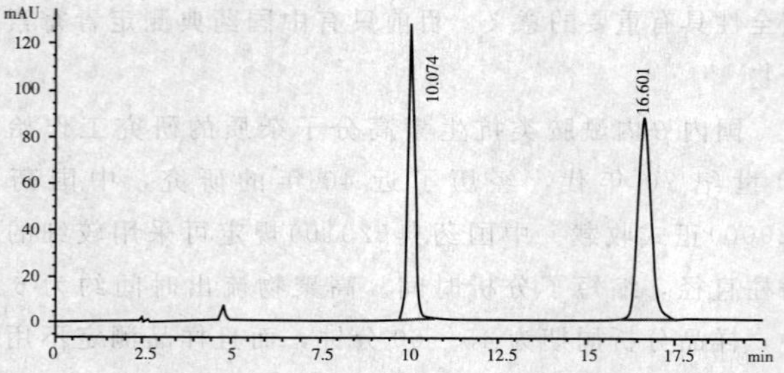

图 8 系统适用性试验的色谱图

青霉素(16.601min)，苯乙酸(10.074min)

青霉素的含量测定曾经采用过滴定法(酸碱滴定和碘量法)，同时微生物检定法、比色法、紫外法、比旋度法、薄层色谱法和酶水解法等也有报道[2]。

效价定义 按青霉素 G 钠($C_{16}H_{17}N_2NaO_4S$)的量计算，0.5988μg＝1U(效价)；日抗基(2000)规定青霉素 G 标准品($C_{16}H_{17}N_2NaO_4S$)0.6μg ＝1U(效价)，折算成青霉素 G 钠为 1670U/mg。

【制剂】注射用青霉素钠(钾)［Benzylpenicillin Sodium (Potassium) for Injection］

有效期 根据对青霉素的稳定性考察，青霉素钠(钾)结晶在室温可保存 3 年以上，通过对注射用青霉素钠(钾)的留样考察，贮存 4～5 年，含量、水分、吸收度均变化很小，说明比较稳定。因此规定原料药有效期为 4 年，制剂(瓶装)为 2 年。

撰写 张 菁 河北省药品检验研究院
复核 杨 梁 河北省药品检验研究院
胡昌勤 中国食品药品检定研究院

苯丙氨酸

Phenylalanine

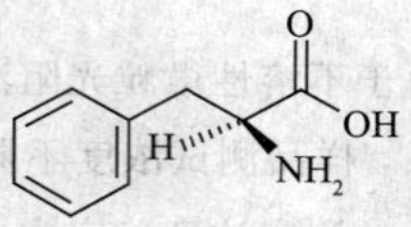

$C_9H_{11}NO_2$ 165.19

化学名：L-2-氨基-3-苯基丙酸

L-2-amino-3-phenylpropionic acid

英文名：Phenylalanine (INN)

CAS 号：［63-91-2］

本品为氨基酸类药。广泛存在于食物蛋白质中，为维持人体营养和生长所必不可少的必需氨基酸，对幼儿尤其重要。它参与蛋白质合成，并能在体内转变为酪氨酸。正常人每天需要量为 2.2g。本品可作为复方氨基酸注射液和多种强壮剂的成分[1]。本品不良反应小，妊娠及苯酮尿症患者禁用。

本品是 1879 年 Scholze 和 Barbieri 发现的，并且首先从扁豆中分离出来。接着 1901 年 Fischer 用盐酸水解酪朊分离制得本品，从此对苯丙氨酸的研究更加深入。20 世纪 60 年代日本中山公司用糖质发酵制得本品获得成功，并由协和发酵公司实现了工业化生产[2]。除中国药典(2015)外，USP(36)、BP(2013)、Ph. Eur. (7.0)及 JP(16)均已收载该品种。

【制法概要】苯丙氨酸的生产方法主要有微生物发酵法、酶法和化学合成法。国内生产主要采用酶法和发酵法。

(1) 化学合成法

苯乙醛法：以苯乙醛为原料，经 Bucherer 反应生成苄基乙内酰脲，继而加碱水解生成 DL-苯丙氨酸。与乙酸酐反应生成乙酰-DL-苯丙氨酸，利用氨基酰化酶的专一性，水解生成 L-苯丙氨酸。

苯甲醛法：以苯甲醛和乙酰甘氨酸为原料合成乙酰-DL-苯丙氨酸，再经氨基酰化酶拆分得到 L-苯丙氨酸。

(2) 酶法

利用 L-苯丙氨酸的合成前体物(如苯丙酮酸或肉桂酸)经过微生物细胞内酶系(如氨基转移酶或苯丙氨酸氨解酶)催化合成 L-苯丙氨酸。

(3) 微生物发酵法

以葡萄糖(或其他无机碳源、氮源等)为原料，采用合适的生产菌株(例如：基因重组工程菌 *E. coli* HB101)经过膜过滤、离子交换、反渗透、浓缩、脱色、离心等步骤，得到 L-苯丙氨酸粗品，粗品经纯化水溶解，用冰醋酸或氢氧化钠溶液调节 pH 值后，活性炭脱色、结晶等步骤，即得苯丙氨酸精品。

【性状】中国药典(2010)修订了在热水中的溶解性，改为在热水中溶解。

比旋度 因本品结构中的 α-碳原子是不对称碳原子，有立体异构体，故具有旋光性。由于在不同的 pH 条件下，氨基和羧基的解离状态不同，而影响旋光性。中国药典(2010)规定以水为溶剂，供试品浓度为 20mg/ml，比旋度值应为 $-33.0°$至$+35.0°$，中国药典(2015)未修订。USP(36)在相同的条件下规定比旋度值为$-32.7°$至 $-34.7°$。

【鉴别】(1)薄层色谱鉴别：中国药典(2010)增订薄层色谱鉴别法，使用硅胶 G 板作为薄层板，以冰醋酸溶液(50→100)为溶剂，供试品和对照品的浓度分别为 10mg/ml。照其他氨基酸项下的色谱条件试验，规定：供试品溶液所显主斑点的位置和颜色应与对照品溶液的主斑点相同。中国药典(2015)未修订。

(2)本品的红外光谱图收载于《药品红外光谱集》第三卷(2005 年版)中，光谱号为 983。其 983 号红外光谱图显示的主要特征吸收如下表。

特征谱带(cm⁻¹)	归属	
3100，2000	伯胺盐	ν_{NH_3}
1630，1500	伯胺盐	δ_{NH_3}
1565，1410	羧酸离子	ν_{CO_2}
740	单取代苯	γ_{5H}
700	单取代苯	$\delta_{环}$

【检查】溶液的透光率　目前我国生产 L-苯丙氨酸的工艺大多为酶法或发酵法。因而在生产中不仅有发酵的目的产物 L-苯丙氨酸，而且还有菌体、残糖等其他杂质。以及在生产过程中有色杂质的带入，同时 L-苯丙氨酸在贮藏过程中也有可能有其他有色杂质产生。对样品溶液在 430nm 波长处测定透光率，可控制本品中有色杂质的含量。透光率高，说明含有色杂质的量越少。

铵盐　中国药典(2010)采用碘化汞钾法即奈氏法检查铵盐。用奈氏法检查铵盐时，在很微量的情况下，得到的为黄色溶液；若含量很高时，则得到的为红棕色的碘化氧二汞铵沉淀。奈氏法检测灵敏度为 0.1μg/ml。目前也有采用靛酚法检查铵盐，如谷氨酸进口药品复核标准(X20010329)[3]，灵敏度约为 0.04μg/ml，靛酚法显色较稳定，不需使用有毒的汞盐[4]。中国药典(2015)未修订。

其他氨基酸　本品在生产或贮存中，有可能引入其他氨基酸。因此，中国药典(2010)采用薄层色谱的方法，检查其他氨基酸。以正丁醇-冰醋酸-水(6∶2∶2)为展开剂，同时建议使用 Merck 板或烟台化学工业研究所生产的硅胶 G 板试验。因苯丙氨酸与酪氨酸分子量及等电点相近，故取苯丙氨酸和酪氨酸对照品适量，加冰醋酸溶液(50→100)制成含 10mg/ml 和 0.1mg/ml 的混合对照品溶液，作为系统适用性试验溶液。试验结果，应显示两个完全分离的斑点。以 0.05mg/ml 的供试品溶液作为对照溶液，试验结果：应显一个清晰的斑点(图 1、图 2)。中国药典(2015)未修订。

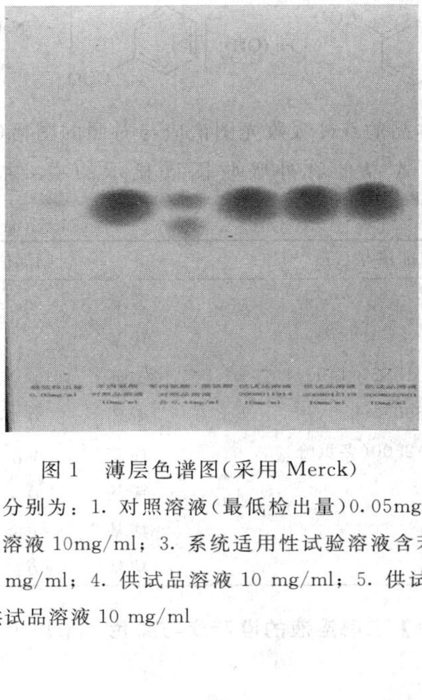

图 1　薄层色谱图(采用 Merck)

从左至右斑点分别为：1. 对照溶液(最低检出量)0.05mg/ml；2. 苯丙氨酸对照品溶液 10mg/ml；3. 系统适用性试验溶液含苯丙氨酸和酪氨酸各 0.4 mg/ml；4. 供试品溶液 10 mg/ml；5. 供试品溶液 10 mg/ml；6. 供试品溶液 10 mg/ml

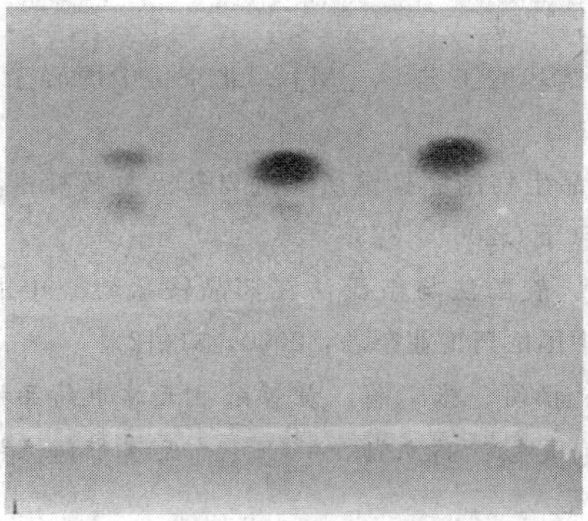

图 2　薄层色谱图(采用烟台板)

从左至右斑点分别为：1. 苯丙氨酸和酪氨酸各 0.4 mg/ml；
2. 苯丙氨酸溶液 10mg/ml 和酪氨酸溶液 0.1mg/ml；
3. 苯丙氨酸溶液 10mg/ml 和酪氨酸溶液 0.4mg/ml

因薄层色谱检查其灵敏度较低，今后可考虑在药典中使用离子色谱分析的方法测定其他氨基酸的残留量。

炽灼残渣　用于控制药物中存在的非挥发性无机杂质。鉴于残渣用作重金属检查的样品，以铅为代表的重金属在高温下容易挥发，故炽灼温度必须控制在 500～600℃之间。

重金属　因本品在水中溶解度小，如用稀盐酸溶解，则溶液酸度又太强，会影响测定时硫化物的生成，故用炽灼后的残渣进行检查。

砷盐　采用古蔡氏法，根据药物中微量的砷盐在酸性溶液中与锌粉产生的新生态氢生成具有挥发性的砷化氢，遇溴化汞试纸产生黄色至棕黑色的砷斑，与一定量的标准砷溶液在同样的条件下生成的砷斑比较，以判断砷盐量。反应液的酸度相当于 2mol/L 的盐酸溶液，碘化钾的浓度为 2.5%，氯化亚锡浓度为 0.3%，加入锌量为 2g。反应中尽可能保持干燥及避免强光，反应完毕后应立即与标准砷斑比较。

细菌内毒素　在复方氨基酸中本品临床每小时用药最大剂量是静脉滴注每千克体重约 25.6mg(按复方氨基酸注射液处方中最大用量和每分钟 2ml 滴注用量估计)，内毒素计算限值约为 195EU/g。中国药典(2000)热原检查限值为 0.2g/kg。中国药典(2010)规定本品细菌内毒素限值为 25EU/g，与内毒素计算值比较，安全系数为 7.8，并与热原标准相当。中国药典(2015)未修订。

【含量测定】本品为有机弱碱，采用非水电位滴定法测定本品含量。使用电位滴定仪，玻璃-饱和甘汞电极系统。用无水甲酸溶解本品，样品溶液可在超声状态下溶解，应溶解完全。在搅拌的条件下，使用 0.1mol/L 高氯酸滴定液滴定样品。滴定样品时的温度与标定高氯酸滴定液时的温度应不超过 10℃，否则应重新标定高氯酸滴定液。BP(2013)版采用非水滴定法，用萘酚苯甲醇做指示剂测定含量。

【贮藏】氨基酸类原料药物，贮存 2 年内，透光率有降低的趋势。故遮光，密封保存。

参考文献

[1] 华东化工学院．生化药物［M］．上海：上海科学技术出版

社出版，1984：51.

[2] 陈宁．氨基酸工艺学［M］．北京：中国轻工业出版社，2007：5.

[3] 中国药品生物制品检定所．进口药品复核标准汇编[M]．2001年(下).2001：873.

[4] 刘德蔚．靛酚法与奈氏法在药品铵盐检查中的比较研究[J]．中国医药工业杂志，2000，31(12).

撰写　张　莉　黄哲甦　天津市药品检验研究院

复核　高立勤　　　　　天津市药品检验研究院

苯甲酸

Benzoic Acid

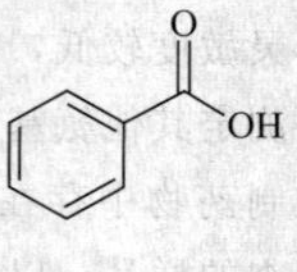

$C_7H_6O_2$　122.12

化学名： 苯甲酸

benzenecarboxylic acid

英文名： Benzoic Acid

异名： 安息香酸

CAS号： [65-85-0]

本品为消毒防腐剂。1608年由安息香树脂中分馏得到，故又名安息香酸，具有抗细菌作用，在酸性环境中，0.1%浓度即有抑菌作用；在碱性环境下由于形成钠盐作用减弱。外用能抗浅部真菌感染；口服迅速从消化道吸收，与甘氨酸在肝内结合形成马尿酸，后者在12小时内迅速从尿中排出，在最初4小时内即达用量97%。如口服剂量大，部分可以以偶合的苯甲酰基葡糖醛酸从尿中排泄。苯甲酸口服毒性很小，且无味、无臭，故可作为食品和药剂的防腐剂，将0.05%～0.1%浓度加入药品制剂或食品作防腐剂，可阻抑细菌和真菌生长。一般情况下，苯甲酸被认为是安全的。但对包括婴幼儿在内的一些特殊人群而言，长期摄入苯甲酸也可能带来哮喘、荨麻疹、代谢性酸中毒等不良反应。除中国药典(2015)收载外，BP (2013)、Ph. Eur. (7.0)、USP (36)、JP (16)亦有收载。

【制法概要】[1] 最初苯甲酸是由安息香胶干馏或碱水水解制得，也可由马尿酸水解制得。工业上苯甲酸是在钴、锰等催化剂存在下用空气氧化甲苯制得；或由邻苯二甲酸酐水解脱羧制得。目前国内外普遍采用的工业生产方法为以甲苯为原料的液相催化空气氧化法。过程是以环烷酸钴为催化剂，在反应温度为140～160℃和操作压力0.2～0.3MPa下反应生成苯甲酸，反应后蒸去甲苯，并减压蒸馏、重结晶，即得产品。该工艺利用廉价原料，收率高，因此是工业上主要使用的方法。

一法(甲苯氧化法)：

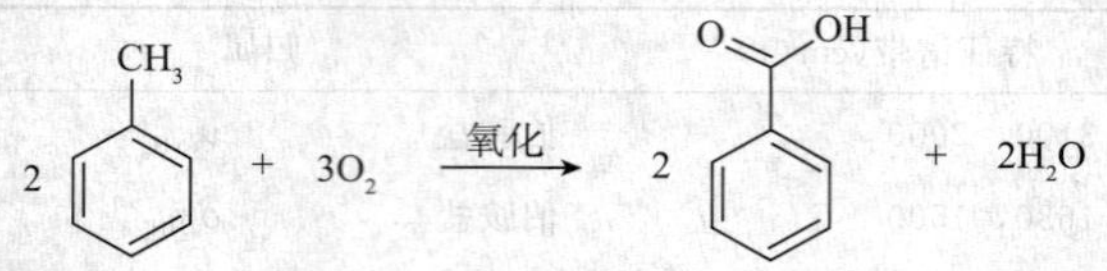

二法(邻苯二甲酸酐水解脱羧法)：

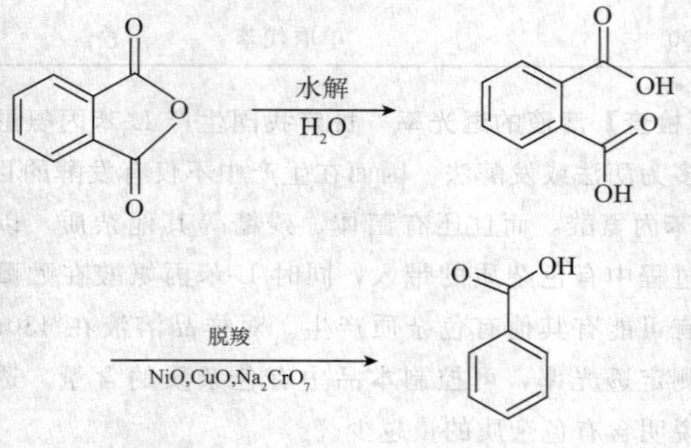

【性状】 本品为白色有丝光的鳞片或针状结晶或结晶性粉末，无气味或微有类似安息香或苯甲醛的气味。能随水蒸气挥发，在约100℃时开始升华，它的蒸气有很强的刺激性，吸入后易引起咳嗽。相对密度(水＝1)1.27。

本品1g溶于2.3ml冷乙醇、1.5ml沸乙醇、4.5ml三氯甲烷、3ml乙醚、3ml丙酮、30ml四氯化碳、10ml苯、30ml二硫化碳、23ml松节油。溶于油类，微溶于石油醚和水。水中溶解度随碱性物质(如硼砂、磷酸三钠)的存在而增加。

本品是弱酸，酸性比脂肪酸强，能形成盐、酯、酰卤、酰胺、酸酐等，不易被氧化。苯甲酸的苯环上可发生亲电取代反应，主要得到间位取代产物。

【鉴别】 (1)本品的碱性水溶液，与三氯化铁试液生成碱式苯甲酸铁盐的赭色沉淀[1]。

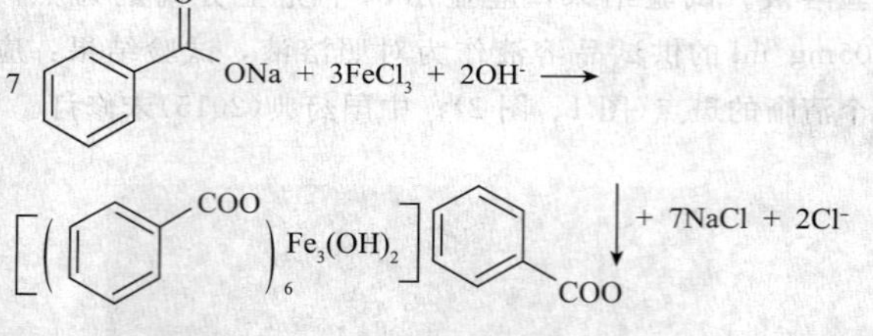

(2)本品的红外吸收光图谱应与对照的图谱(光谱集233图)一致，本品的红外吸收图谱显示的主要特征吸收如下表。[2]

特征谱带(cm^{-1})	归属	
3077	芳氢	ν_{C-H}
1680	羧基	$\nu_{C=O}$
1600，1582，1450	苯环	$\nu_{C=C}$
715，690	苯环	$\delta_{=C-H}$
3000～2500(多重峰)	羧基	ν_{O-H}
935	羧基	δ_{O-H}
1683	羧基	$\nu_{C=O}$
1280	羧基	δ_{C-O-H}

【检查】 乙醇溶液的澄清度与颜色　采用甲苯催化氧化

工艺生产苯甲酸，可能产生带醛基及其他不稳定基团的中间产物，引起颜色不合格。

卤化物和卤素 在生产过程中可能带入苯甲醛的卤化物和卤素。检查时，所有用于本实验的玻璃仪器必须用 500 g/L的硝酸溶液浸泡过夜，用水清洗后装满水，以保证无氯元素。所用氯化物标准溶液需临用新制。检查方法采用硫氰酸汞光度法，氯离子和硫氰酸汞反应，生成难电离的二氯化汞分子，置换出的硫氰酸根与三价的铁离子反应生成橙红色硫氰酸铁络离子，其颜色的深浅与氯的含量成正比，于 460nm 处进行光度测量。反应原理见式(1)、(2)[3]（图 1）：

$$Hg(SCN)_2 + 2Cl^- \longrightarrow HgCl_2 + 2SCN^- \quad (1)$$

$$6SCN^- + Fe^{3+} \longrightarrow [Fe(SCN_6)]^{3-} \quad (2)$$

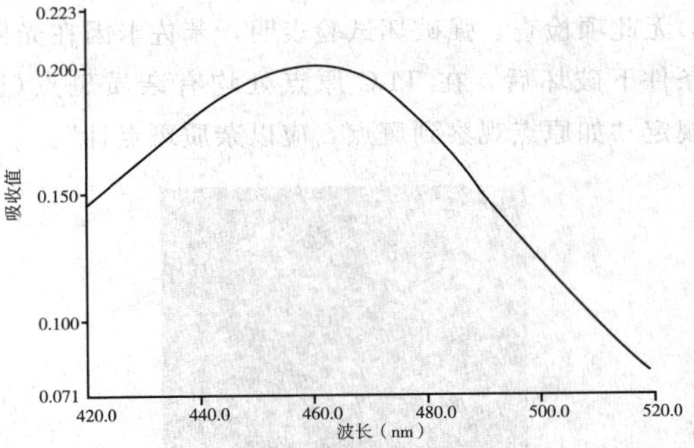

图 1　氯化物显色反应光谱图

硫氰酸汞光度法测定氯化物，具有简便、快速、样品和试剂用量小等优点，干扰因素较少。生成的红色硫氰酸铁络合物稳定，空白试验吸光度随着温度的降低而降低，实验时要注意环境中尘埃对测定结果的影响。

易氧化物 在生产过程中可能带入苯甲醛等易氧化物。检查时，先滴加高锰酸钾液，以去除水和硫酸中的还原性物质，再趁热加入定量的供试品和高锰酸钾液，粉红色在 15 秒内不消失，表明易氧化物未超过规定。因时间过久，高锰酸钾本身分解也会褪色。

易碳化物 本品中可能残留有原料甲苯，遇硫酸易碳化而呈色。中国药典(2015)规定不得更深于黄色 2 号标准比色液，BP (2013)规定不得更深于黄色 5 号标准比色液。由于配置方法差异，BP (2013)规定的黄色 5 号标准比色液与中国药典(2015)规定的黄色 2 号标准比色液相当。

重金属 生产中使用的催化剂，可能引入钴、镍、铜、铬等重金属。

【含量测定】 中国药典(2015)采用中和法测定苯甲酸含量[1]，BP (2013)、Ph. Eur.(7.0)、USP (36)、JP (16)亦均采用中和法。

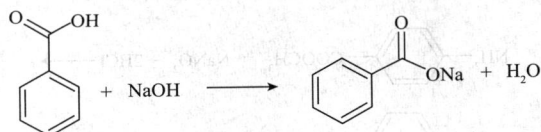

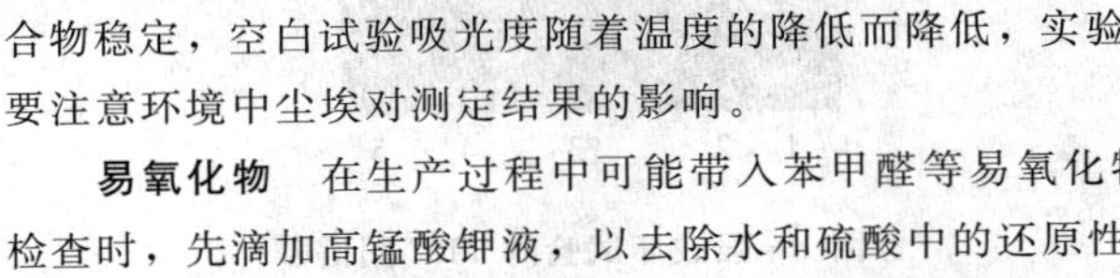

参考文献

[1] 国家药典委员会．中华人民共和国药典药典注释二部[M]．1990 年版．北京：化学工业出版社：325.

[2] E. Pretsch 著．荣国斌，译．波谱数据表有机化合物的结构解析 [M]．上海：华东理工大学出版社，2002.

[3] 白林山，仇进．硫氰酸汞吸光光度法同时测定水中微量氯离子及余氯 [J]．理化检验，化学分册，2001(06).

撰写　崔　峰　　　　山西省食品药品检验所

复核　李青翠　郭景文　山西省食品药品检验所

苯佐卡因

Benzocaine

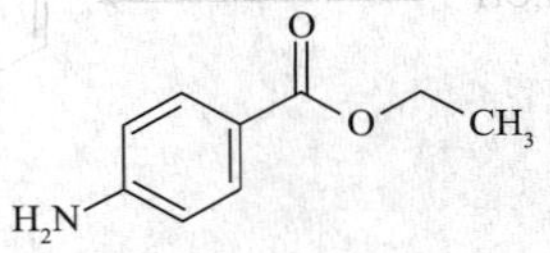

$C_9H_{11}NO_2$　165.19

化学名： 对氨基苯甲酸乙酯

ethyl 4-aminobenzoate

英文名： Benzocaine (INN)

异名： Anaesthesinum；Ethoform

CAS 号： [94-09-7]

本品为局部麻醉药，刺激性及毒性较小。局部作用于皮肤、黏膜的神经组织，阻断神经冲动的传导，使各种感觉暂时丧失，麻痹感觉神经末梢而产生止痛、止痒作用。本品局麻作用较普鲁卡因弱，外用可缓慢吸收，作用持久，主要用于创面、黏膜及溃疡表面止痛止痒，也用其栓剂供痔疮止痛。因难溶于水，不能做浸润等注射麻醉用。本品毒性仅为可卡因的 1/20～1/160，大剂量使用有导致高铁血红蛋白血症的危险[1]。

本品由 K. Ritsert 于 1890 年首次合成[2]。国内于 1950 年开始生产。

除中国药典 (2015) 收载外，BP (2013)、Ph. Eur. (7.0)、USP (36)、JP (15)均有收载。

【制法概要】 工艺路线一[2]：

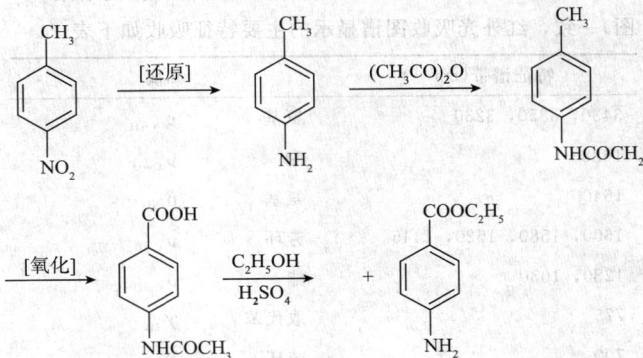

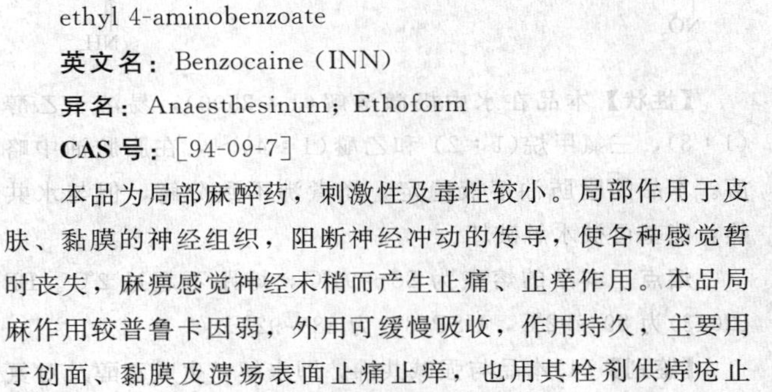

工艺路线二[3]

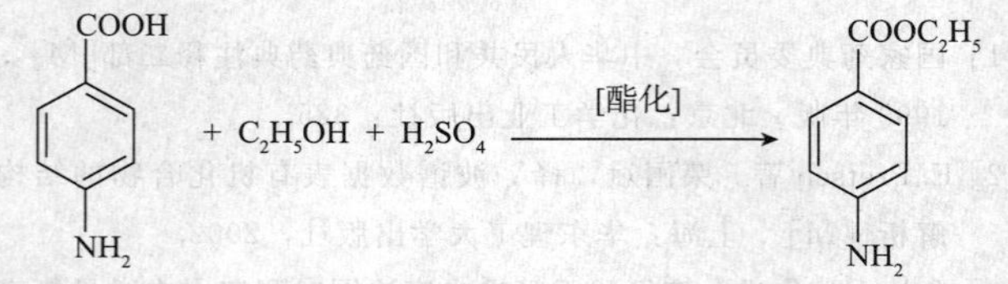

工艺路线三：

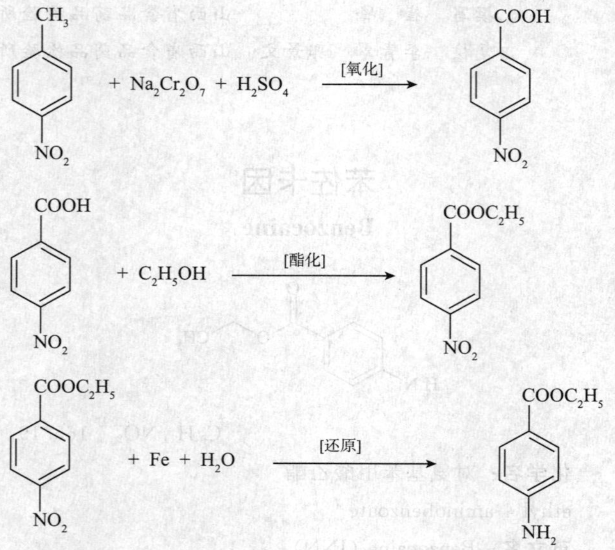

【性状】本品在水中极微溶解（1∶2500），易溶于乙醇（1∶8），三氯甲烷（1∶2）和乙醚（1∶4）[2]，在脂肪油中略溶。本品的脂肪油溶液稳定，经煮沸不致分解，但与水共热，酯基可被水解破坏。

熔点 本品的熔点为88～91℃，熔距不超过2℃。BP（2013）为89～92℃，USP(36)为88～92℃。

【鉴别】(1)本品与强碱共沸，即水解，生成乙醇及对氨基苯甲酸盐；生成的乙醇显碘仿反应。

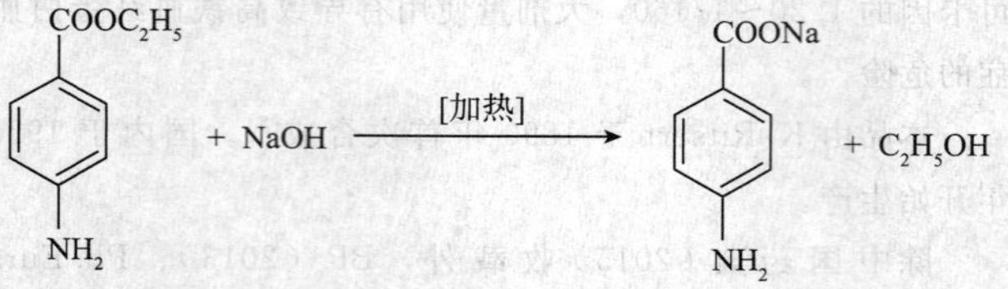

$$C_2H_5OH + 6NaOH + 4I_2 \longrightarrow CHI_3\downarrow(\text{黄色}) + 5NaI + HCOONa + 5H_2O$$

(2)本品的红外光吸收图谱应与对照的图谱（光谱集237图）一致，红外光吸收图谱显示的主要特征吸收如下表[2]。

特征谱带（cm^{-1}）	归属	
3430，3350，3230	氨基	ν_{N-H}
1688	酯	$\nu_{C=O}$
1640	氨基	δ_{NH_2}
1600，1580，1520，1445	芳环	$\nu_{C=C}$
1280，1030	酯	ν_{C-O-C}
775	取代苯	γ_{2H}
700	苯环	$\delta_{环}$

(3)本品显芳香第一胺类反应。

【检查】**酸度** 在本品生产工艺中，酯化、还原反应均可能引入酸性杂质，其限度规定1g供试品中允许存在的酸性杂质应在0.01mmol以内。

溶液的澄清度与颜色 本品因化学结构中具有游离的芳香伯氨基（Ar-NH_2），在光照下能被空气氧化，使颜色渐变黄。故对溶液的澄清度与颜色须加以控制。

氯化物 有些工艺在最后一步还原反应中会用到氯化铵等，该检查用于控制残留的氯化物。

有关物质 本品在空气中稳定，在光照下能被空气中的氧氧化，水溶液中酯键易水解产生对氨基苯甲酸。中国药典（2015）和USP（36）采用TLC法进行有关物质检查。BP（2013）无此项检查。强破坏试验表明，苯佐卡因在光照、酸和碱条件下破坏后，在TLC原点处均有杂质斑点（图1），因此规定"如原点观察到斑点，应以杂质斑点计"。

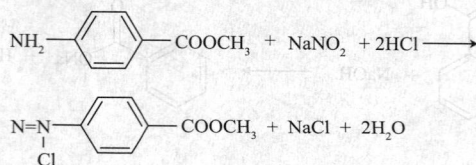

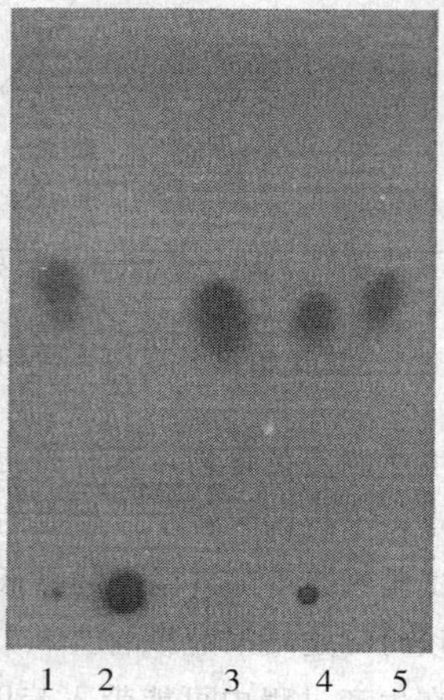

图1 强破坏试验的TLC图谱

1. 光照破坏；2. 酸破坏；3. 供试品原液；4. 碱破坏；5. 氧化破坏

各有关物质结构如下：

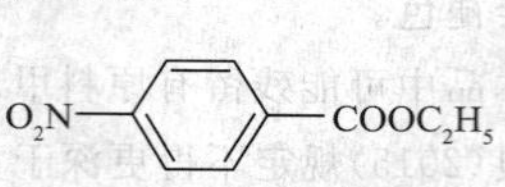

对硝基苯甲酸乙酯

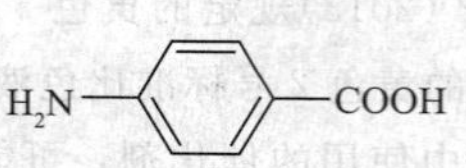

对氨基苯甲酸

干燥失重 本品在空气中不吸湿，干燥失重极微，规定不超过0.5%。

【含量测定】采用永停滴定法。反应式如下：

USP(36)采用 HPLC 法。BP(2013)、JP(16)采用亚硝酸钠滴定容量法。

【制剂】中国药典(2015)未收载制剂，USP (36)收载有软膏、乳膏、凝胶、耳用溶液以及复方等多种制剂。

参考文献

[1] 国家药典委员会．中华人民共和国药典临床用药须知·化学药生物制品卷［M］．2005 年版．北京：人民卫生出版社，2005.

[2] Florey，K. Analytical Profiles of Drug Substances［M］. Vol. 12. New York：Academic Press，1983：74.

[3] 上海医药工业研究院技术情报站．有机药物合成手册［M］．上海：上海医药工业研究院，1976：759-760.

撰写　李玉兰　深圳市药品检验所
复核　杨　敏　深圳市药品检验所

苯唑西林钠
Oxacillin Sodium

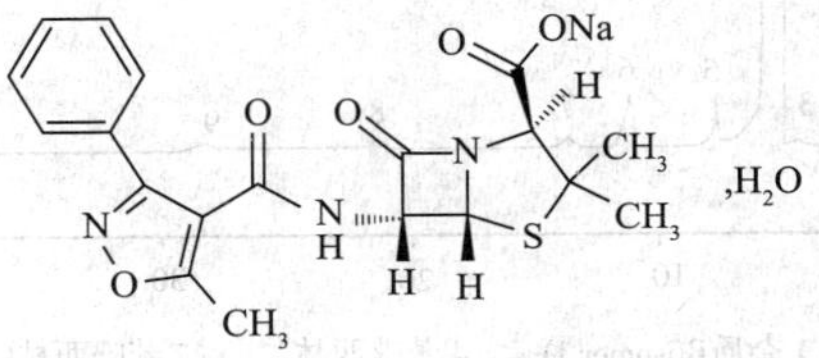

$C_{19}H_{18}N_3NaO_5S \cdot H_2O$　441.44

化学名：(2*S*,5*R*,6*R*)-3,3-二甲基-6-(5-甲基-3-苯基-4-异噁唑甲酰氨基)-7-氧代-4-硫杂-1-氮杂双环[3.2.0]庚烷-2-甲酸钠盐一水合物

sodium (2*S*,5*R*,6*R*)-3,3-dimethyl-6-[[(5-methyl-3-phenylisoxazol-4-yl) carbonyl] amino]-7-oxo-4-thia-1-azabicyclo[3.2.0]heptane-2-carboxylate monohydrate

CAS 号：[7240-38-2]

本品为半合成青霉素类抗生素，具有耐酸和耐 β-内酰胺酶的特性。苯唑西林对产 β-内酰胺酶的葡萄球菌具有良好的抗菌活性，对各种链球菌及不产 β-内酰胺酶的葡萄球菌的抗菌活性则逊于青霉素。苯唑西林的抗菌作用方式与青霉素相似，通过抑制细菌细胞壁合成而发挥抗菌作用。其对革兰阳性菌和奈瑟菌也有抗菌活性。

本品肌内注射 0.5g，0.5 小时达到血药峰浓度。蛋白结合率为 90%。在肝、肾、肠、脾、胸腔积液和关节腔液中均可达到有效治疗浓度。本品消除半衰期为 0.4～0.7 小时。约 49%在肝脏代谢，肌内注射后约 40%以原型药在尿中排泄。

本品适用于治疗产青霉素酶葡萄球菌感染，包括败血症、心内膜炎、肺炎和皮肤、软组织感染等。也可用于化脓性链球菌或肺炎球菌与耐青霉素葡萄球菌所致的混合感染。本品毒性较低，但与青霉素之间有交叉过敏反应，对青霉素过敏者不宜使用。大剂量静脉滴注本品可引起抽搐等中枢神经系统毒性反应。

本品由 Doyle 等于 1961 年制得，国内于 1965 年开始生产。除中国药典（2015）收载外，USP（36）、BP（2013）、Ph. Eur.（7.0）和日抗基(2000)等均有收载。

【制法概要】本品可以青霉素裂解产物 6-APA 为原料，通过下列工艺合成而得[1]。

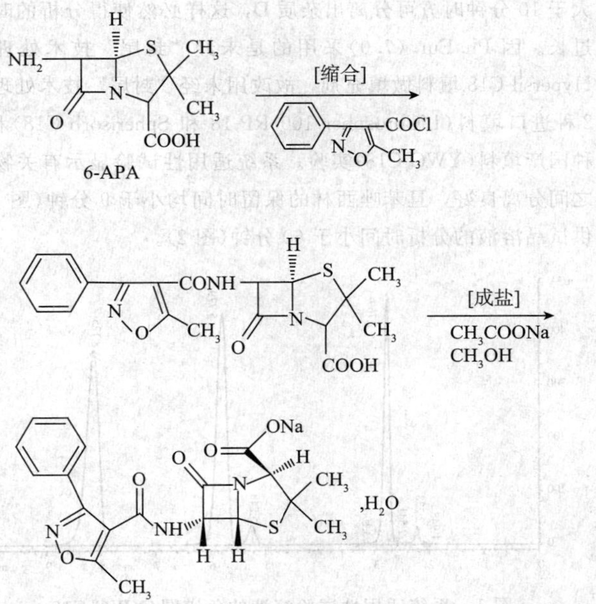

【性状】本品对青霉素酶稳定的性质与其侧链苯基异噁唑结构有关。熔点为 188℃(同时分解)。比旋度随测定温度升高而降低，温度每增加 1℃，其比旋度约减少 0.61°。

本品在水溶液中的降解为一级反应，受 H^+、OH^-、HPO_4^{2-} 的催化，20℃时最稳定的 pH 值为 6.54。葡萄糖对本品降解起催化作用，在 5%葡萄糖输液中 7 小时内约降低 3%，而在 0.9%氯化钠溶液中 7 小时约降低 1%。

【鉴别】本品的红外光吸收图谱（光谱集 239 图）显示的主要特征吸收如表 1。

表 1　苯唑西林钠红外光吸收图谱主要特征吸收

特征谱带(cm^{-1})	归属	
3410，3220，3180	酰胺	ν_{N-H}
3058	芳氢	ν_{C-H}
1765	β-内酰胺	$\nu_{C=O}$
1655	仲酰胺(Ⅰ)	$\nu_{C=O}$
1630，1580，1450	芳环	$\nu_{C=C,C=N}$
1610，1350	羧酸离子	ν_{COO}
1560	酰胺(Ⅱ)	δ_{NH}
700	苯环	$\delta_{环}$

【检查】**有关物质**　中国药典(2010)参照 BP(2010)采用高效液相色谱法测定。中国药典(2015)未修订。

BP(2010)采用对苯唑西林钠进行碱性水解(0.05mol/L氢氧化钠溶液溶解并放置3分钟)以产生杂质B和杂质D。BP(2010)建议苯唑西林的保留时间约为5分钟，规定记录色谱图至主成分峰保留时间的7倍。选用目前常用的、经“封尾(endcaped)”技术处理的填充剂固定相：Diamonsil C18、Luna C18、YMC-Pack ODS -AM、Hypersil BDS C18、Nucleodur 100-5 C18 RP或Gemini C18，苯唑西林的保留时间一般应大于10分钟时方可分离出杂质D，这样必然使得分析的时间过长。因Ph. Eur. (7.0)采用的是未经“封尾”技术处理的Hypersil C18填料做填充剂，故改用未经“封尾”技术处理的2种进口填料(LiChrospher 100 RP-18和Spherisorb C18)和1种国产填料(YWG C18)实验。系统适用性试验显示有关物质之间分离良好，且苯唑西林的保留时间均小于9分钟(图1)，供试品溶液的分析时间小于60分钟(图2)。

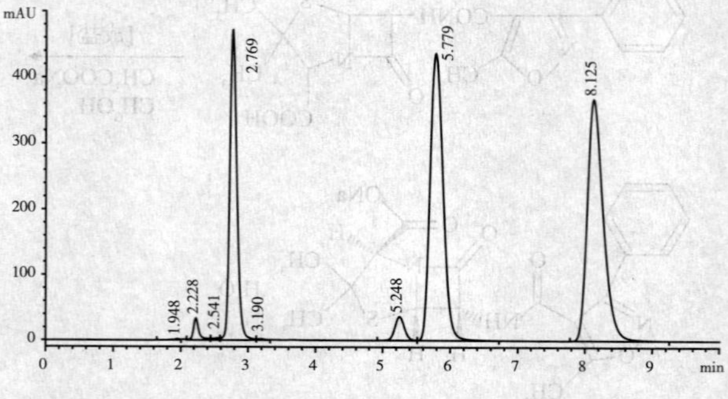

图1 系统适用性试验溶液的色谱图(YWG C18填料，10μm，200mm×4.6mm)

杂质B_1(2.228分钟)；杂质B_2(2.769分钟)；杂质D(5.24分钟)；苯唑西林(5.779分钟)；氯唑西林(8.125分钟)

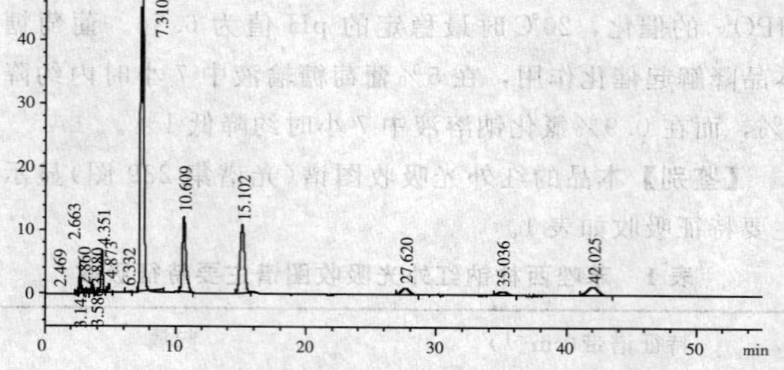

图2 供试品溶液的色谱图(YWG C18填料，10μm，250mm×4.6mm)

杂质B_1(3.585分钟)；杂质B_2(3.879分钟)；苯唑西林(7.310分钟)；氯唑西林：10.609分钟

个别厂家的供试品色谱图显示紧邻氯唑西林峰之后有一未知杂质峰(含量约为0.07%)，且该杂质峰与氯唑西林峰之间不能有效分离(图3)。如选用经“封尾”技术处理的填充剂，则该杂质与氯唑西林之间的分离更差，甚至同时洗脱。仔细观察其他厂家的供试品溶液色谱图和Ph. Eur. (7.0)提供的供试品溶液色谱图，可见氯唑西林峰稍变形，显示有少量的未知杂质与氯唑西林几乎同时洗脱(图4)。

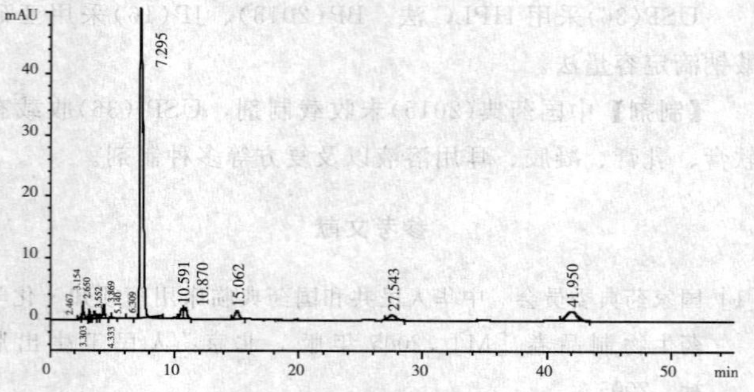

图3 供试品溶液的色谱图(YWG C18填料，5μm，250mm×4.6mm)

杂质B_1(3.551分钟)；杂质B_2(3.869分钟)；苯唑西林(7.295分钟)；氯唑西林(10.591分钟)

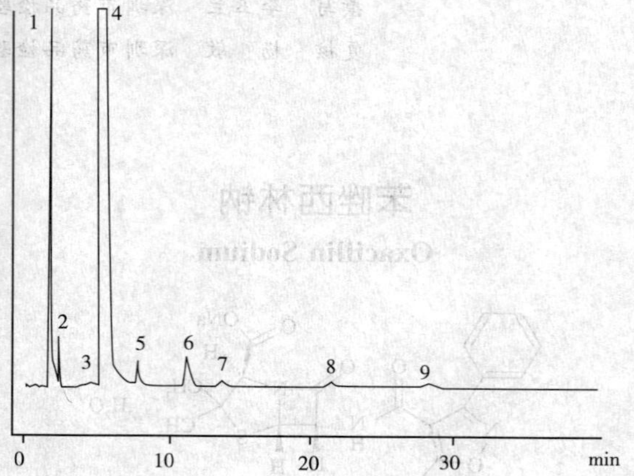

1.杂质B(isomer 1) 4.苯唑西林 7.苯唑西林G
2.杂质B(isomer 2) 5.杂质E 8.苯唑西林I
3.杂质D 6.杂质F 9.苯唑西林J

图4 Ph. Eur. (6.0)提供的供试品溶液的色谱图(杂质E为氯唑西林)

BP(2010)使用混合杂质对照品对杂质F、G、I和J等进行确认。中国药典(2010)不使用混合杂质对照品对已知杂质进行确认，而是均作为其他单个杂质进行控制。

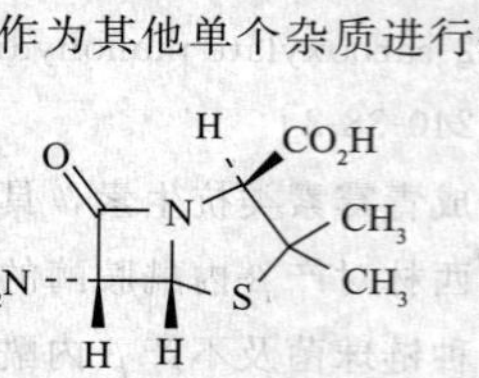

杂质A：(2*S*,5*R*,6*R*)-6-氨基-3,3-二甲基-7-氧代-4-硫杂-1-氮杂双环［3.2.0］庚烷-2-甲酸(6-氨基青霉烷酸)

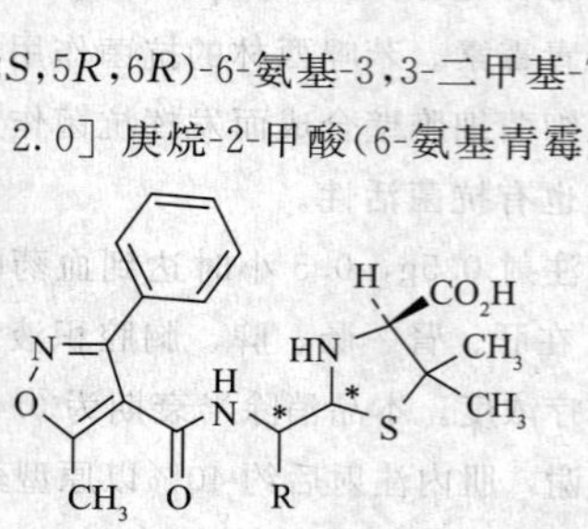

杂质B：R=CO_2H：(4*S*)-2-［羧基［［(5-甲基-3-苯基-4-异噁唑基)羰基］氨基］甲基］-5,5-二甲基噻唑烷-4-甲酸(苯唑西林噻唑酸)

杂质D：R=H：(2*RS*，4*S*)-5,5-二甲基-2-［［［(5-甲基

-3-苯基-4-异噁唑基)羰基]氨基]甲基]噻唑烷-4-甲酸(苯唑西林酮酸)

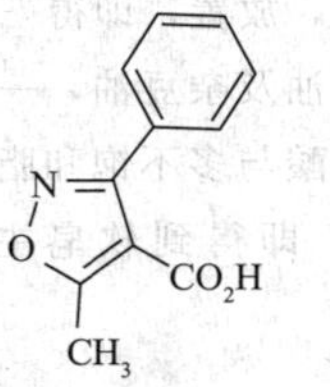

杂质 C：5-甲基-3-苯基异噁唑-4-甲酸

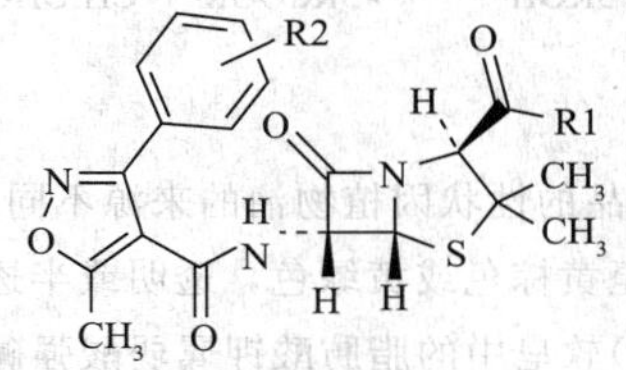

杂质 F：R1＝SH，R2＝H：(2*R*,5*R*,6*R*)-3,3-二甲基-6-(5-甲基-3-苯基-4-异噁唑基)羰基]氨基]-7-氧代-4-硫杂-1-氮杂双环［3.2.0］庚烷-2-硫代甲酸(硫代苯唑西林)

杂质 G：R1＝OH，R2＝Cl：(2*S*,5*R*,6*R*)-6-［[[3-(氯苯基)-5-甲基-4-异噁唑基］羰基］氨基］-3,3-二甲基-7-氧代-4-硫杂-1-氮杂双环［3.2.0］庚烷-2-甲酸(氯唑西林异构体)

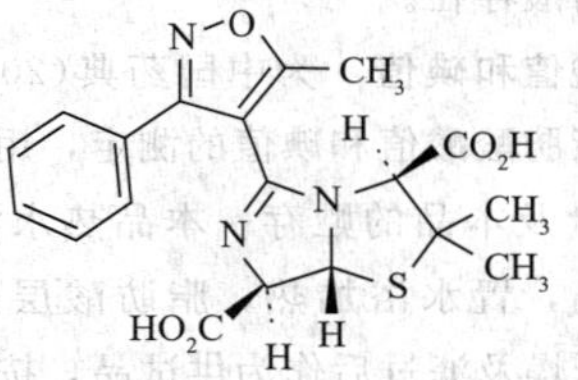

杂质 H：(3*S*,7*R*,7a*R*)-2,2-二甲基-5-(5-甲基-3-苯基-4-异噁唑基)-2,3,7,7a-四氢咪唑并［5,1-b］噻唑-3,7-二甲酸(苯唑西林二酸)

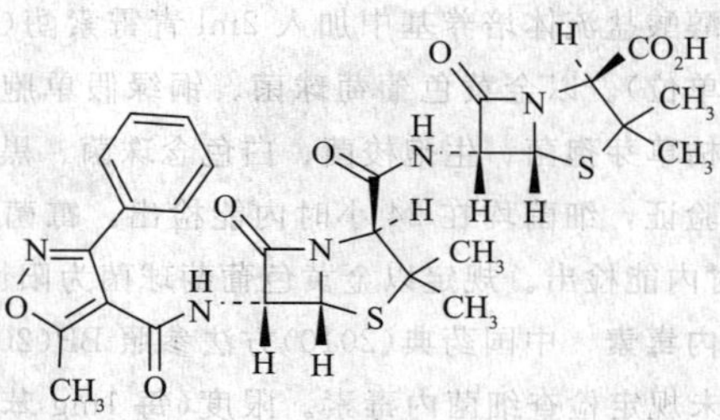

杂质 I：(2*S*,5*R*,6*R*)-6-［[(2*S*,5*R*,6*R*)-3,3-二甲基-6-[[(5-甲基-3-苯基-4-异噁唑基)羰基］氨基］-7-氧代-4-硫杂-1-氮杂双环［3.2.0］庚烷-2-羰基］氨基］-3,3-二甲基-7-氧代-4-硫杂-1-氮杂双环［3.2.0］庚烷-2-甲酸(6-APA 苯唑西林酰胺)

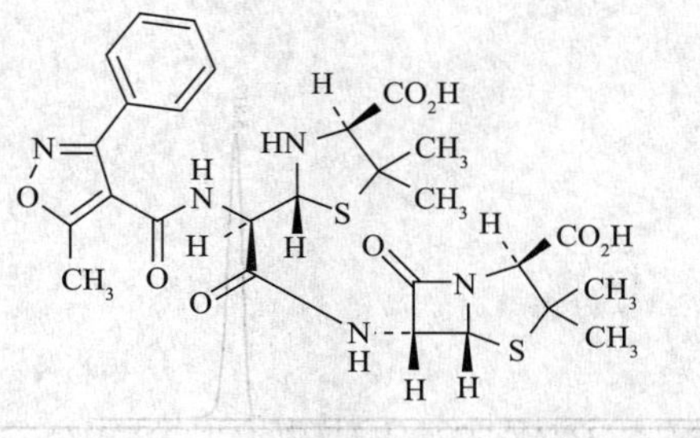

杂质 J：(2*S*,5*R*,6*R*)-6-［[(2*R*)-[(2*R*,4*S*)-4-羧基-5,5-二甲基-2-噻唑烷基［(5-甲基-3-苯基-4-异噁唑基)羰基］氨基］乙酰基］氨基］-3,3-二甲基-7-氧代-4-硫杂-1-氮杂双环［3.2.0］庚烷-2-甲酸(苯唑西林酸 6-APA 酰胺二聚物)

各国药典的比较如表 2。

表 2　各国药典的比较

中国药典(2010)	BP(2010)	USP(32)	日抗基(2000)
高效液相色谱法：ODS 柱，流动相：磷酸盐缓冲液(pH 5.0)-乙腈(75：25)；规定：按无水物计算，含苯唑西林($C_{19}H_{19}N_3O_5S$)不得少于 90.0%	高效液相色谱法：ODS 柱，流动相：磷酸盐缓冲液(pH 5.0)-乙腈(75：25)；规定：按无水物计算，含苯唑西林($C_{19}H_{19}N_3O_5S$)应为 95.0%～102.0%	高效液相色谱法：苯基柱，流动相：磷酸盐溶液-乙腈-甲醇(700：300：100)；规定：按无水物计算，每 1mg 含苯唑西林($C_{19}H_{19}N_3O_5S$)应为 815～950μg	(1)微生物检定法 (2)紫外分光光度法

苯唑西林聚合物　以 0.02mol/L 磷酸盐缓冲液(pH 7.0)为流动相，苯唑西林聚合物峰明显展宽，与苯唑西林的分离较差；以 0.01mol/L 磷酸盐缓冲液(pH 7.0)为流动相，苯唑西林聚合物苯唑西林分离良好，故选择 0.01mol/L 浓度的磷酸盐缓冲液做流动相。流速分别为 0.8、1.0、1.2ml/min，氯唑西林聚合物峰与氯唑西林峰之间的分离度分别 2.0、1.5 和 1.1，故流速可选择为 0.8～1.0ml/min。

2-乙基己酸　中国药典(2010)参照 BP(2010)附录Ⅷ O 收载的 2-乙基己酸的测定方法，限度规定为不得过 0.8%。按相当于供试品溶液浓度 0.1%、0.3%、0.5%进行加样回收试验，得平均回收率为 108.2%，RSD＝0.7%(*n*＝9)。当信噪比为10：1时，2-乙基己酸的定量限为 1.2ng，即溶液的浓度相当于供试品溶液浓度的 0.0004%。中国药典(2015)未修订。

残留溶剂　采用毛细管气相色谱法测定本品的残留溶剂。用标准加入法可避免基质效应的影响。气相色谱系统参照了中国食品药品检定研究院提供的头孢类抗生素通用的残留溶剂库，可以对 12 种溶剂进行分离测定。柱温为 40℃时，乙酸丁酯峰发生变形，故将柱温改为：在 40℃维持 8 分钟，再以每分钟 30℃的升温速率升至 100℃并维持 5 分钟。国内产品中一般可检出乙醇、乙酸乙酯、正丁醇和乙酸丁酯。乙醇的定量限为 31.4μg/ml，检测限为 6.8μg/ml；乙酸乙酯的定量限为 5.8μg/ml，检测限为 2.3μg/ml；正丁醇的定量限为 29.6μg/ml，检测限为 5.5μg/ml；乙酸丁酯的定量限为 2.7μg/ml，检测限为 0.6μg/ml。

无菌　经试验验证，取规定量供试品转移至 500ml 的

0.9%无菌氯化钠溶液中，混匀，按薄膜过滤法，使用一次性全封闭薄膜过滤器，每滤膜用0.1%无菌蛋白胨水溶液300ml冲洗，每次冲洗100ml，共做7个供试品滤桶，在相应的硫乙醇酸盐流体培养基中加入2ml青霉素酶(每毫升大于300万单位)。以金黄色葡萄球菌、铜绿假单胞菌、大肠埃希菌、枯草芽孢菌、生孢梭菌、白色念珠菌、黑曲霉为试验菌进行验证，细菌均在24小时内能检出，霉菌和酵母菌在48小时内能检出。规定以金黄色葡萄球菌为阳性菌。

细菌内毒素 中国药典(2010)方法参照BP(2010)制订。USP(32)未规定检查细菌内毒素。限度(每1mg苯唑西林中含内毒素的量应小于0.10EU)，较BP(2010)的限度(每1mg本品中含内毒素的量应小于0.20IU)为严。中国药典(2015)未修订。

【含量测定】中国药典(2010)采用高效液相色谱法，色谱系统参照BP(2010)(图5)，中国药典(2015)未修订。

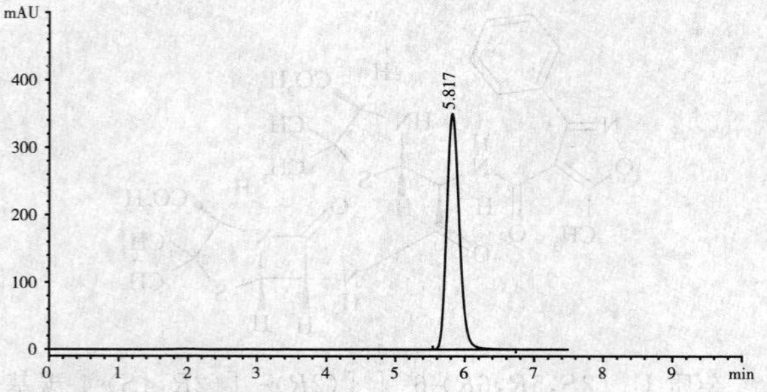

图5 供试品溶液的色谱图

【贮藏】本品易吸潮，故宜严封，在干燥处保存。

【制剂】苯唑西林钠片(Oxacillin Sodium Tablets)、苯唑西林钠胶囊(Oxacillin Sodium Capsules)、注射用苯唑西林钠(Oxacillin Sodium for Injection)

参考文献

[1] 中华人民共和国卫生部药典委员会．中华人民共和国药典药典注释二部［M］．1990年版．北京：化学工业出版社，1993：412.

撰写 刘 浩 赵敬丹 华胤夏 上海市食品药品检验所
复核 刘 浩 上海市食品药品检验所

软 皂

Soft Soap

英文名：Soft Soap; Green Soap; Potash Soap

本品为去垢剂，20倍的水溶液常用于清洁灌肠。

除中国药典(2015)收载外，BP(2013)、USP(36)及JP(16)均有收载，只是处方稍有差异。如中国药典(2015)收载的软皂系由适宜的植物油用氢氧化钾皂化制成，BP(2013)收载的软皂是适合的植物油或油或由其生产的脂肪酸与氢氧化钾或氢氧化钠产生的肥皂。

【制法概要】将滤过的植物油与氢氧化钾在100～105℃皂化至黏厚透明状，在将凝结时，加入对羟基苯甲酸乙酯乙醇溶液，混匀，保温，放置，即得[1]。国内本品生产用植物油多为大豆油、玉米油及杂豆油，一般以豆油为主，其主要成分为单不饱和脂肪酸与多不饱和脂肪酸的甘油三酯，如果使用氢氧化钾水解，即得到软皂主要成分不饱和脂肪酸钾盐[2]。

$$\begin{array}{l} CH_2OCOR \\ | \\ CHOCOR + 3KOH \xrightarrow{\text{加热}} 3RCOOK + CH_2OHCHOHCH_2OH \\ | \\ CH_2OCOR \end{array}$$

【性状】本品的性状因植物油的来源不同，而色泽不一，故可为黄白色至黄棕色或黄绿色，透明或半透明。

【鉴别】(1)软皂中的脂肪酸钾属弱酸强碱盐，故本品的水溶液遇酚酞指示液显碱性反应。生产时过量的氢氧化钾会对本鉴别产生干扰。

(2)本品热水溶液中加稀硫酸，发生水解反应，当溶液中产生的弱酸脂肪酸超过其溶解度时，则由溶液中析出，产生大量絮状沉淀[3]。

【检查】乙醇中不溶物 本品在乙醇中应溶解，如显浑浊或丝线样，浑浊表示有镁皂、钙皂或碳酸盐存在，丝线样表示有固体脂肪酸存在。

脂肪酸的酸值和碘值 为中国药典(2010)新增检查项，是对本品的总脂肪酸酸值和碘值的测定，用于控制本品生产用植物油的质量及本品的贮存。本品热水溶液在酸性条件下，脂肪酸游离，置水浴加热，脂肪酸层透明，移取脂肪酸，经洗涤、干燥及滤过后作为供试品，按中国药典(2010)二部附录Ⅶ H进行酸值、碘值的测定，测得1g脂肪酸的酸值及100g脂肪酸的碘值。限值与USP(32)规定相同，BP(2009)规定脂肪酸的酸值不得大于205，碘值不得小于85。中国药典(2015)未修订。

游离氢氧化钾 生产时按皂化值计算氢氧化钾用量，但需稍多加一定量以保证皂化完全。为避免过量的碱刺激皮肤或肠道，应控制游离氢氧化钾的量。可取乙醇中不溶物项下的滤液与洗液进行测定，加酚酞指示液与定量硫酸液，溶液应不得显红色或粉红色；按氢氧化钾计算，为0.26%以下。

碳酸盐 生产用氢氧化钾原料的含量一般约为80%以上；由于氢氧化钾置空气中极易吸收二氧化碳和水，所以含有一定量的碳酸盐及碳酸氢盐。碱金属的碳酸盐及碳酸氢盐，均不溶于乙醇，但可溶于水，因此，可用乙醇中不溶物项下的残渣进行检查，用沸水50ml洗涤，洗液放冷，加甲基橙指示液及定量硫酸液，应显红色，按碳酸钾计算为0.35%以下。

未皂化物 生产时若皂化不完全，产品中将有少量植物油存在。本品加热水后，如不能完全溶解成几乎澄明的溶液，即说明有未皂化油脂存在。

水分 采用改良的甲苯法测定水分，测定时间可大为缩短。在测定供试品前，先进行一次空白测定。所用仪器可不经干燥箱烘干，甲苯可不经蒸馏等处理，氯化钡也可不经125℃干燥至恒重；若无干燥品，可取含水氯化钡，置蒸发皿中，在电炉上直火加热数分钟，以除去结晶水，不必恒重。改良法在空白测定时产生少量2价钡皂，使在供试品测定时发泡现象减少，从而加速了测定进程。

树脂 中国药典(2015)新增检查项，检测方法和限度与BP(2013)相同。BP(2013)对软皂中皂化用油是否含有松香酸等树脂进行了测定，并规定不得检出树脂类成分。

【含量测定】 中国药典(2015)新增含量测定项，采用重量法测定脂肪酸含量，检测方法与BP(2013)相同。中国药典(2015)规定脂肪酸含量不得低于40%，与JP(16)限度相同，BP(2013)限度为脂肪酸含量不得低于44%。

【贮藏】 本品有一定的吸潮性，而且长期与空气接触容易变质，所以需密封保存。

参考文献

[1] 中华人民共和国卫生部药典委员会．中华人民共和国药典药典注释二部［M］．1990年版．北京：化学工业出版社，1993：341.

[2] 王礼琛．有机化学［M］．北京：中国医药科技出版社，2006：385.

[3] 王玮瑛．药物化学［M］．北京：人民卫生出版社，2003：5.

撰写 鄢雷娜 江西省药品检验检测研究院

复核 程奇珍 江西省药品检验检测研究院

罗红霉素

Roxithromycin

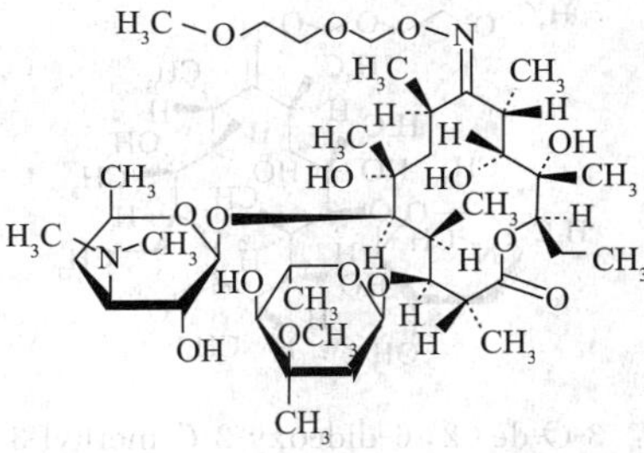

$C_{41}H_{76}N_2O_{15}$ 837.03

化学名：9-[*O*-[(2-甲氧基乙氧基)-甲基]肟]红霉素

erythromycin，9-[*O*-[(2-methoxyethoxy)-methyl]oxime]

英文名：Roxithromycin

CAS号：[80214-83-1]

本品为半合成红霉素，其作用机制与红霉素相同，抗菌谱与抗菌作用基本上与红霉素相仿，对革兰阳性菌的作用较红霉素略差，对嗜肺军团菌的作用较红霉素强。对肺炎衣原体、肺炎支原体、溶脲脲原体的抗微生物作用与红霉素相仿或略强。单剂量口服罗红霉素0.15g后约2小时达血药峰浓度为6.6～7.9mg/L，进食可使生物利用度下降约一半。扁桃体、鼻窦、中耳、肺、痰、前列腺及其他泌尿生殖系统中的药物浓度均可达有效治疗水平。其主要不良反应为腹痛、腹泻、恶心、呕吐等胃肠道反应[1]。

本品由法国Roussel-Uclaf公司研制，1987年在法国首次上市，商品名为罗力得(Rulide)。国内浙江震元制药有限公司于1995年生产上市，目前已有数十家原料药和制剂生产企业。除中国药典(2015)收载外，BP(2013)、JP(16)和日抗基(2000)有收载。

【制法概要】 以红霉素A为原料，经过两步合成反应，结晶后得到罗红霉素[2,3]。

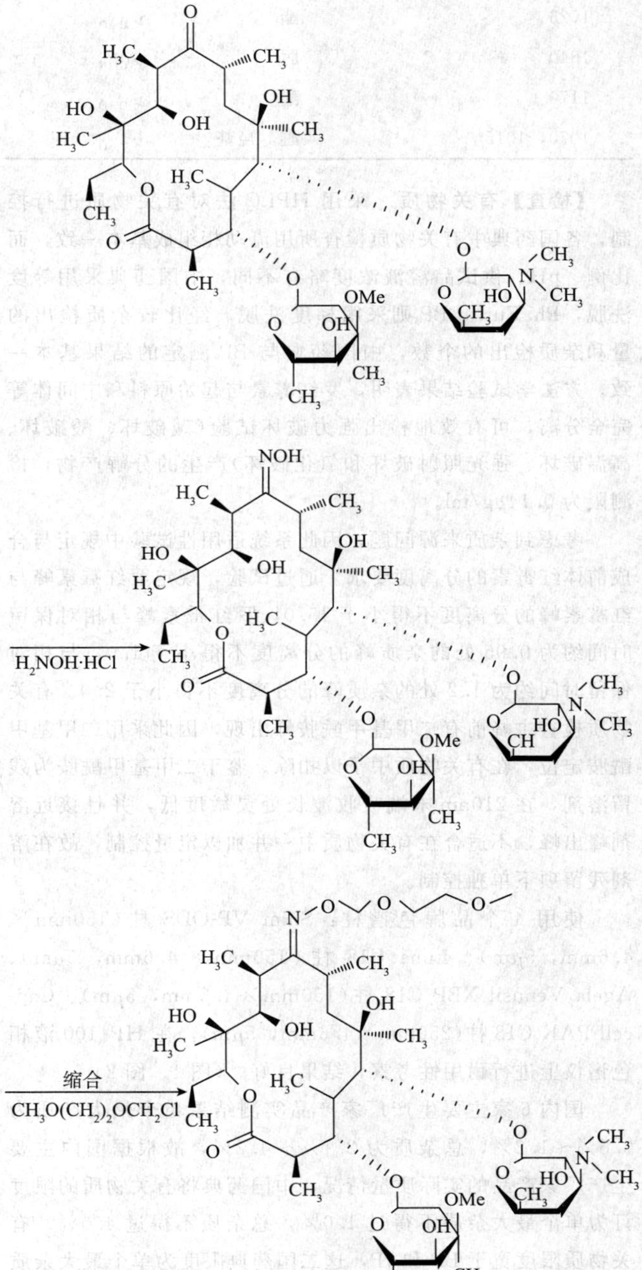

罗红霉素

【性状】比旋度　中国药典(2015)采用无水乙醇为溶剂，限度为－82°至－87°；BP(2013)和 JP(16)采用丙酮为溶剂，限度为－93°至－96°；日抗基(2000)采用无水甲醇为溶剂，限度为－82°至－85°。

【鉴别】(1)采用液相色谱保留时间一致作为鉴别，专属性较强。

(2)本品的红外光吸收图谱应与对照的图谱(光谱集 786 图)一致，本品的红外光吸收图谱显示的主要特征吸收如下表。如不一致时，按中国药典(2015)方法重结晶后测定。

特征谱带(cm^{-1})	归属	
3570，3520，3453	醇羟基	ν_{OH}
1726	酯	$\nu_{C=O}$
1640	肟	$\nu_{C=N}$
1170	酯	ν_{C-O}
1070，1015	醚，羟基	ν_{C-O}

【检查】有关物质　采用 HPLC 法对有关物质进行控制，各国药典中有关物质检查所用流动相组成基本一致，而比例、pH、供试品溶液浓度略有不同，中国药典采用等度洗脱，Ph. Eur.、BP 则采用梯度洗脱。经比较杂质检出的量和杂质检出的个数，中国药典与 BP 测定的结果基本一致。方法学试验结果表明，罗红霉素与起始原料和中间体等完全分离，可有效地检出强力破坏试验(碱破坏、酸破坏、高温破坏、强光照射破坏和氧化破坏)产生的分解产物，检测限为 0.14μg/ml。

考虑到杂质来源问题，因此系统适用性试验中规定与合成前体红霉素的分离度要求。通过试验，规定罗红霉素峰与红霉素峰的分离度不得小于 15.0，罗红霉素峰与相对保留时间约为 0.95 处的杂质峰的分离度不得小于 1.0，与相对保留时间约为 1.2 处的杂质峰的分离度不得小于 2.0。有关物质检查主峰前有二甲基甲酰胺峰出现，因此采用二甲基甲酰胺定位，在有关物质中予以扣除。鉴于二甲基甲酰胺为残留溶剂，在 210nm 末端吸收波长处灵敏度低，并且接近溶剂峰出峰，不适合在有关物质中一并加以定量控制，故在溶剂残留项下单独控制。

使用 4 个品牌色谱柱：Shim VP-ODS 柱(150mm×4.6mm，5μm)、Luna C18 柱(150mm×4.6mm，5μm)、Agela Venusil XBP C18 柱(150mm×4.6mm，5μm)、Capcell PAK C18 柱(250mm×4.6mm，5μm)，在 HP1100 液相色谱仪上进行耐用性考察，结果良好。(图 1、图 2)

国内 6 家主要生产厂家产品实测结果单个最大杂质为 0.5%～1.2%，总杂质为 2.1%～4.2%，故根据国内主要生产厂家产品的实际质量情况，中国药典将有关物质的限度订为单个最大杂质不得过 1.0%，总杂质不得过 4.0%。有关物质限度宽于 BP 和 JP，这二国药典限度为单个最大杂质不得过 1.0%，总杂质不得过 3.0%。

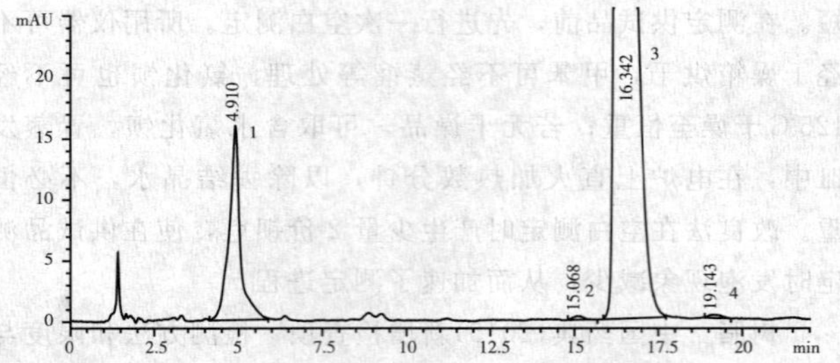

图 1　系统适用性试验色谱图

1. 红霉素；2. 相对保留时间约为 0.95 处的杂质；3. 罗红霉素；4. 相对保留时间约为 1.2 处的杂质

色谱柱：Agela Venusil XBP C18(150mm×4.6mm，5μm)

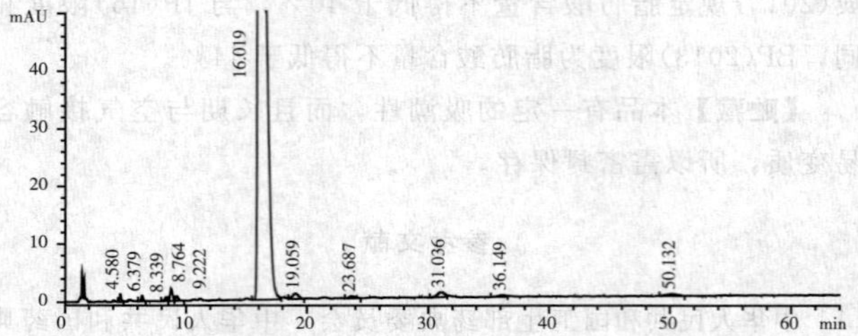

图 2　样品有关物质典型色谱图

色谱柱：Shim VP-ODS(150mm×4.6mm，5μm)

BP 列出了本品中杂质的结构式，主要有杂质 A～K。由于杂质对照品来源困难，故杂质控制中国药典与 BP 尚存在一定差距，下一步继续研究的方向是尽可能鉴定杂质的结构，并采用 HPLC 梯度洗脱法测定。

杂质 A：

(3*R*，4*S*，5*S*，6*R*，7*R*，9*R*，11*R*，12*R*，13*S*，14*R*)-4-［(2，6-dideoxy-3-*C*-methyl-3-*O*-methyl-α-L-*ribo*-hexopyranosyl) oxy］-14-ethyl-7，12，13-trihydroxy-3，5，7，9，11，13-hexamethyl-6-［［3，4，6-trideoxy-3-(dimethylamino)-β-D-*xylo*-hexopyranosyl］oxy］oxacyclotetradecane-2，10-dione (erythromycin A)

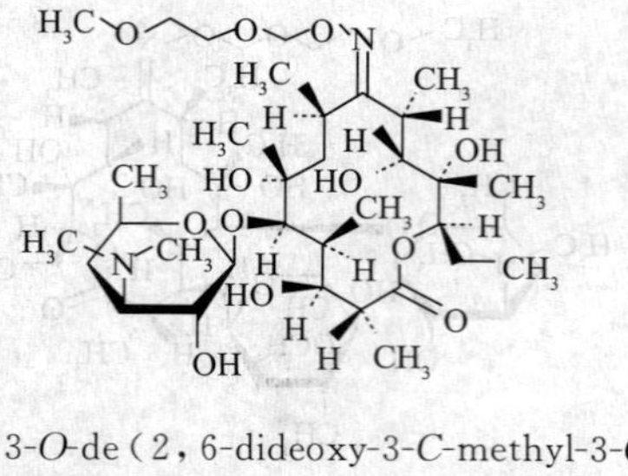

杂质 B：3-*O*-de(2，6-dideoxy-3-*C*-methyl-3-*O*-methyl-α-L-*ribo*-hexopyranosyl) erythromycin 9-(*E*)-［*O*-［(2-methoxyethoxy)methyl］oxime］

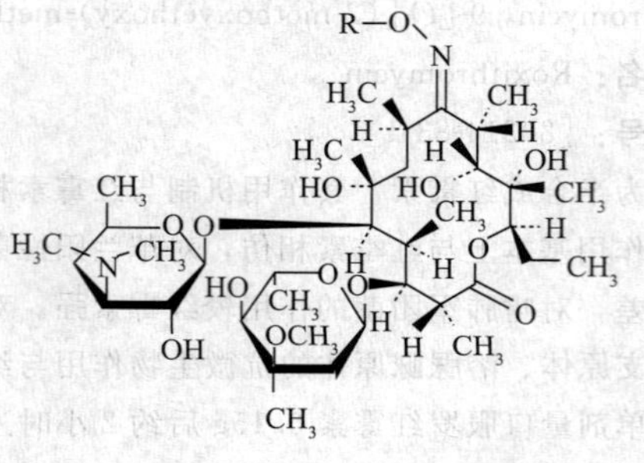

杂质 C：R ＝ H：erythromycin 9-(*E*)-oxime

杂质 G：

R $=CH_2-O-CH_2-O-CH_2-CH_2-OCH_3$：erythromycin9-(*E*)- [*O*- [[(2-methoxyethoxy)methoxy] methyl] oxime]

杂质 J：R ＝ $CH_2-O-CH_2-CH_2Cl$：erythromycin-9-(*E*)- [*O*- [(2-chloroethoxy)methyl] oxime]

杂质 K：R ＝ $CH_2-O-CH_2-CH_2-O-CH_2OH$：erythromycin-9-(*E*)- [*O*- [[2-(hydroxymethoxy) ethoxy] methyl] oxime]

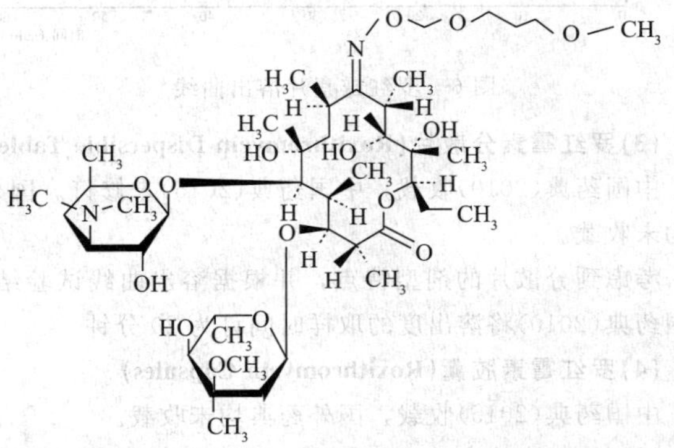

杂质 D：erythromycin 9-(*Z*)- [*O*- [(2-methoxyethoxy) methyl] oxime]

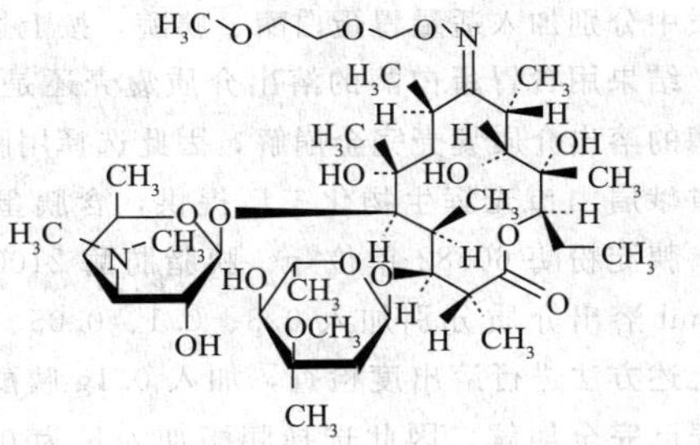

杂质 E：R ＝ H，R′ ＝ CH_3：3″-*O*-demethylerythromycin9-(*E*)- [*O*- [(2-methoxyethoxy)methyl] oxime]

杂质 F：R ＝ CH_3，R′ ＝ H：3′-*N*-demethylerythromycin9-(*E*)- [*O*- [(2-methoxyethoxy)methyl] oxime]

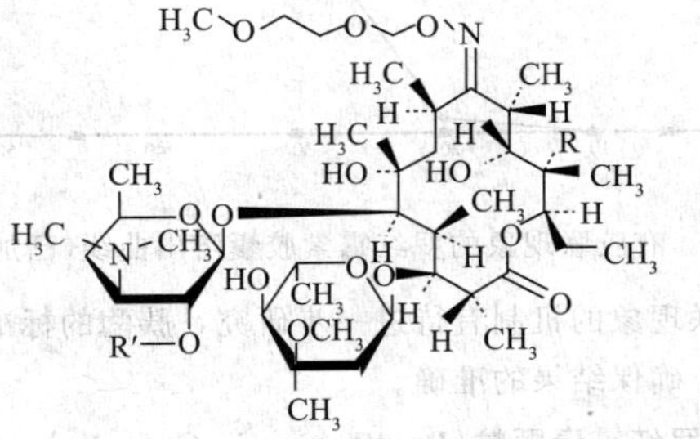

杂质 H：R ＝ R′ ＝ H：12-deoxyerythromycin9-(*E*)- [*O*- [(2-methoxyethoxy)methyl] oxime]

杂质 I：R ＝ OH，R′ ＝ $CH_2-O-CH_2-CH_2-OCH_3$：2′-*O*- [(2-methoxyethoxy)methyl] erythromycin 9-(*E*)- [*O*- [(2-methoxyethoxy)methyl] oxime]

残留溶剂　国内主要制药公司合成过程中使用了甲醇、丙酮、冰醋酸、二甲基甲酰胺、三乙胺和二氯甲烷，中国药典(2010)采用毛细管气相色谱法测定，低沸点的甲醇、丙酮采用顶空进样法，高沸点的二甲基甲酰胺采用直接进样法。中国药典(2015)采用毛细管气相色谱法顶空进样，同时测定甲醇、丙酮、三乙胺和二氯甲烷，色谱条件未修订。中国药典(2015)未修订二甲基甲酰胺测定方法。

二甲基甲酰胺测定试验了5%苯基-95%甲基聚硅氧烷柱(HP-5)、聚乙二醇-20M(HP-Innowax)柱，结果二甲基甲酰胺峰形不佳，用6%氰丙基苯基-94%二甲基聚硅氧烷固定液(DB-624)柱，二甲基甲酰胺峰形最佳。因此选择6%氰丙基苯基-94%二甲基聚硅氧烷固定液(DB-624)柱。通过试验系列柱温(100℃、110℃、120℃)，结果表明，柱温为110℃时，二甲基甲酰胺保留时间适宜，因此选择柱温为110℃。

罗红霉素为非水溶性的药物，不能直接用水作为溶剂溶解。通过试验，用二甲基亚砜作为溶剂，可将罗红霉素完全溶解，无基质效应，回收率好，因此选择二甲基亚砜作为溶剂。

【含量测定】采用 HPLC 法[4,5]，色谱条件同有关物质。各国药典中含量测定所用流动相组成基本一致，而比例、pH、供试品溶液浓度略有不同，经比较中国药典与 BP 含量测定方法，含量测定结果一致。方法学试验结果表明专属性强，线性关系良好，相关系数 $r=0.9999$，重复性试验 RSD 为 0.5%($n=6$)。供试品溶液在室温放置 8 小时基本稳定。

【制剂】(1)罗红霉素干混悬剂(Roxithromycin for Suspension)

中国药典(2015)收载，国外药典均未收载。

罗红霉素制剂(干混悬剂、片、分散片、胶囊和颗粒)标准中设立了以颜色反应和薄层色谱法组合的第二套鉴别方案，以满足基层单位的检定需求。硫酸显色反应为大环内酯类抗生素化学显色反应，可鉴别该类抗生素；薄层色谱法方法简便，专属性强，特别适合基层单位操作，但干混悬剂和颗粒剂中辅料非常多，浓度高难过滤，因此供试品溶液与其他制剂相比稀释了 5 倍，点样量就增大 5 倍。

有关物质　考察了罗红霉素干混悬剂和颗粒剂国内主要厂家产品有关物质，结果由于干混悬剂和颗粒剂中辅料非常多，且末端吸收检测，辅料干扰非常严重，无法进行有关物质检查，因此有关物质不列入质量标准，有待今后进一步研究，控制指针性或特定杂质。

溶出度　考虑到干混悬剂和颗粒剂的剂型特点，采用桨法，转速为每分钟 50 转。根据溶出曲线试验结果，将取样时间订为 30 分钟[6,7]。(图 3)

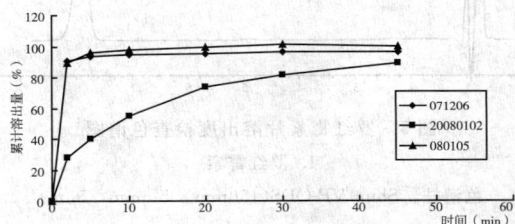

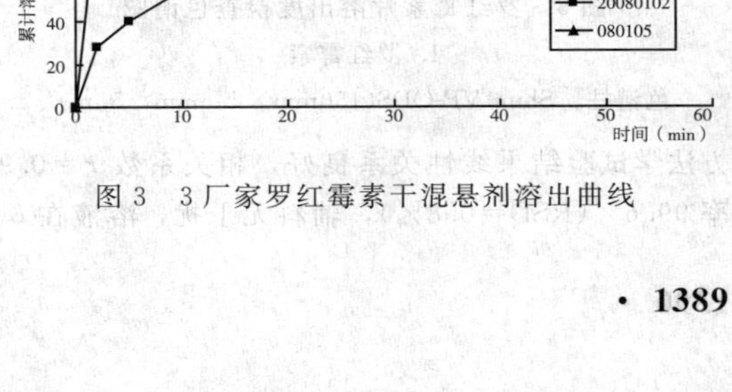

图 3　3 厂家罗红霉素干混悬剂溶出曲线

(2)罗红霉素片(Roxithromycin Tablets)

除中国药典(2015)收载外，日抗基(2000)有收载。

有关物质　日抗基未列此项检查。罗红霉素制剂中的辅料较多，试验了罗红霉素制剂(片、分散片、胶囊)国内主要厂家产品的辅料干扰情况，基本上在溶剂峰位置出峰(与罗红霉素峰相对保留时间为 0.30 之前)，因此质量标准中规定计算罗红霉素制剂(片、分散片、胶囊)有关物质时，除去溶剂峰和辅料峰(与罗红霉素峰相对保留时间为 0.30 之前的峰)。(图 4)

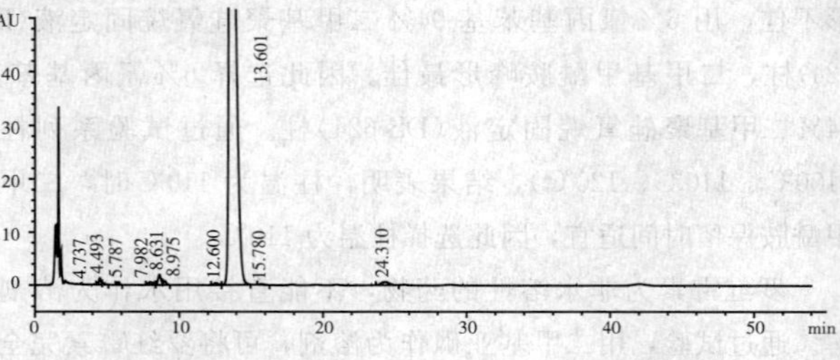

图 4　片剂有关物质典型色谱图

色谱柱：Shim VP-ODS(150mm×4.6mm，5μm)

溶出度　日抗基未列此项检查。罗红霉素属水难溶性药物，制剂的处方及制备工艺对本品的溶出度影响较大，须控制本品的溶出度。中国药典(2005)二部溶出度测定方法用硫酸显色，缺乏专属性。将硫酸显色法改为荷移比色法，试验结果也不理想。中国药典(2010)建立了新的溶出度测定方法，采用专属性强的 HPLC 法测定。中国药典(2005)二部溶出介质为 0.01mol/L 盐酸溶液，经试验罗红霉素在 0.01mol/L 盐酸溶液中不稳定，因此中国药典(2010)试验用新的溶出介质。参照同类品种阿奇霉素和克拉霉素口服制剂标准，选择用缓冲液作为溶出介质。试验了 0.1mol/L 磷酸盐缓冲液(pH 6.0)和 0.1mol/L 醋酸盐缓冲液(pH 5.0)，结果用醋酸盐缓冲液较为理想；比较缓冲液 pH 值(4.0、5.0、5.5、6.0、6.5)对溶出度的影响，结果表明随着 pH 值的增大，制剂容易崩解，但溶解度降低，当 pH 值为 5.5 时，溶出度最大；试验了缓冲液浓度(0.025、0.038、0.05、0.075、0.1、0.2mol/L)对溶出度的影响，结果表明随着缓冲液浓度的增大，制剂不易崩解，当浓度为 0.038mol/L 时，溶出度最大。通过上述研究，确定了中国药典(2010)罗红霉素片的溶出度检查条件。中国药典(2015)未修订。(图 5)

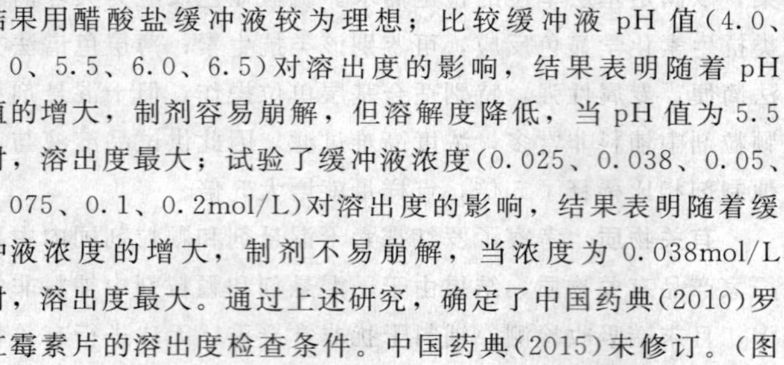

图 5　罗红霉素片溶出度检查色谱图

1. 罗红霉素

色谱柱：Shim VP-ODS(150mm×4.6mm，5μm)

方法学试验结果线性关系良好，相关系数 r=0.9999，回收率 99.6%(RSD=0.8%)，辅料无干扰，溶液在 6 小时内稳定。国内 3 家厂家样品及国外对照片(Sanofi Aventis 公司罗力得，8D29A 批)溶出曲线见图 6。国内厂家样品及国外对照片溶出曲线基本一致，根据溶出曲线试验结果，将取样时间订为 45 分钟。

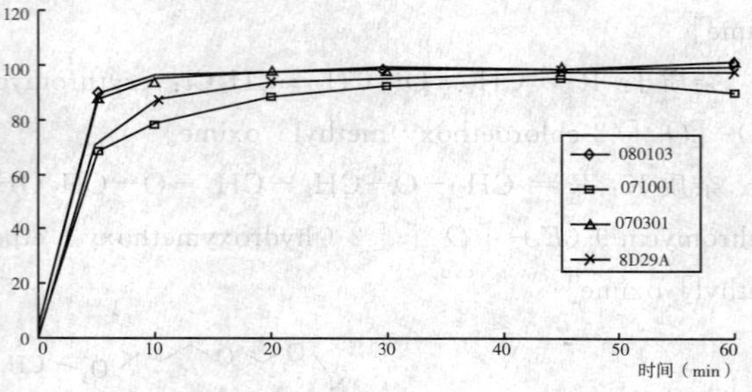

图 6　罗红霉素片溶出曲线

(3)罗红霉素分散片(Roxithromycin Dispersible Tablets)

中国药典(2010)收载，中国药典(2015)未修订。国外药典均未收载。

考虑到分散片的剂型特点，并根据溶出曲线试验结果，中国药典(2010)将溶出度的取样时间订为 20 分钟。

(4)罗红霉素胶囊(Roxithromycin Capsules)

中国药典(2015)收载，国外药典均未收载。

对罗红霉素胶囊胶联现象进行了研究。取国内某一企业 1 批样品，按上述方法进行溶出度检查，结果囊壳完全不崩，溶出度小于 2%，囊壳胶联现象明显。取此批样品，在溶出介质中分别加入适量胃蛋白酶、胰酶，按上述方法检查溶出度，结果用含胃蛋白酶的溶出介质囊壳还是完全不崩，用含胰酶的溶出介质囊壳完全崩解，因此选择用胰酶。胰酶由四川省峨眉山市光辉生物化工厂提供，含胰蛋白酶 4200 单位/g、胰淀粉酶 60582 单位/g、胰脂肪酶 21000 单位/g。在 5500 ml 溶出介质分别加入 0.3、0.1、0.05、0.025g 胰酶，按上述方法进行溶出度检查，加入 0.1g 胰酶的溶出介质，囊壳已完全崩解，因此选择胰酶加入量为 0.1g，相当于每 1ml 溶出介质中含胰蛋白酶 0.08 活性单位、胰淀粉酶 1.1 活性单位和胰脂肪酶 0.4 活性单位。溶出曲线见图 7。

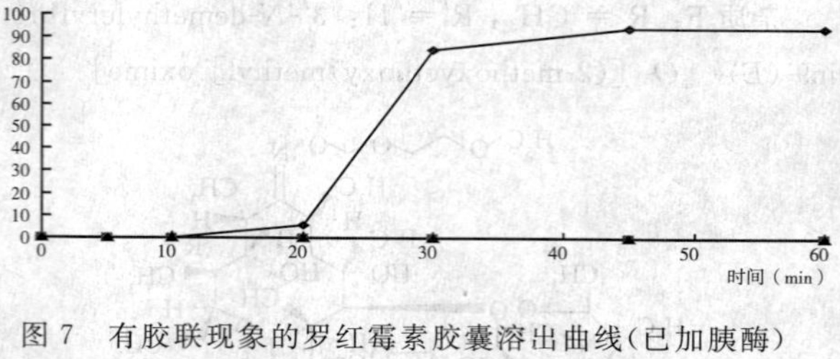

图 7　有胶联现象的罗红霉素胶囊溶出曲线(已加胰酶)

胶联现象的机制有待进一步研究，胰酶的标准化工作已在开展，确保结果的准确。

(5)罗红霉素颗粒(Roxithromycin Granules)

中国药典(2015)收载，国外药典均未收载。

国内主要厂家 10 家厂家样品均为非包衣颗粒，仅牡丹江温春双鹤药业样品为包衣颗粒，由于非包衣颗粒和包衣颗粒性质差异较大，用中国药典(2010)新建立的溶出度检查方法包衣颗粒不能崩解，因此包衣颗粒溶出度检查仍沿用中国药典(2005)的方法。中国药典(2015)未修订。

本品国内剂型较多，国外剂型较少，有待进一步评价剂型的合理性。

参考文献

[1] 国家药典委员会．中华人民共和国药典临床用药须知·化学药和生物制品卷［M］．2005年版．北京：人民卫生出版社，2005：540-541.

[2] 李少华，汪玢，涂剑平，等．罗红霉素的合成［J］．江西医学院学报，1999，39(3)：13-15.

[3] 宋学勤，吴星华．新型14元～16元大环内酯类抗生素的半合成［J］．国外医药抗生素分册，1997，18(2)：119-124.

[4] K. Ravi Sankar，Prafulla Kumar Sahu. RP-HPLC Method for the Analysis of Roxithromycin in Bulk and Pharmaceutical Dosage Forms［J］. Analytical Chemistry：An Indian Journal，2009，8(1).

[5] 姜雯，张亚杰．HPLC法测定罗红霉素含量［J］．中国药品标准，2003，4(4)：38-39.

[6] 杨广榆，黄思春．高效液相色谱法测定罗红霉素颗粒剂的溶出度［J］．今日药学，2008，18(4)：21-23.

[7] 王建，孟铮．罗红霉素干混悬剂和颗粒剂溶出度HPLC测定法的建立［J］．中国抗生素杂志，2009，34(8)：489-492.

撰写　王　建　　浙江省食品药品监督检验研究院

初审　王知坚　殷国真　浙江省食品药品监督检验研究院

复核　洪利娅　　浙江省食品药品监督检验研究院

依托咪酯

Etomidate

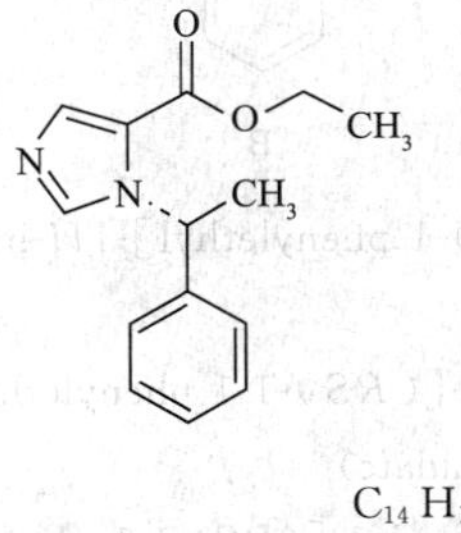

$C_{14}H_{16}N_2O_2$　244.29

化学名：(*R*)-(＋)-(α-甲基苯甲基)咪唑-5-甲酸乙酯

(*R*)-(＋)-(α-methylbenzyl) imidazole-5-carboxylic acid ethyl ester

英文名：Etomidate (INN)

CAS号：［33125-97-2］

本品为静脉全麻诱导药或麻醉辅助药。目前主要用于麻醉诱导，适用于对其他静脉麻醉药过敏或心功能受损的患者[1]，但在心脏瓣膜手术患者使用过程中重复给药量宜酌减[2]。本品静注后作用迅速，通常在1分钟以内。保持催眠最低血浆药物浓度一般应在0.23μg/ml以上，单次注药，血药浓度在30分钟内迅速降低。本品静注后在体内广泛分布，蛋白结合率高(76%)，$t_{1/2\beta}$约3小时，在24小时内约有75%由肾排出，一般无明显蓄积作用。本品主要被肝微粒体酶及血浆酯酶水解。本品LD_{50}为29.5mg/kg(小鼠，i.v.)，14.8～24.3mg/kg(大鼠，i.v.)[3]。

本品混旋体于1965年由E. F. Godefroi和C. A. M. van der Eijcken合成，右旋体于1962年由L. F. C. Roevens等合成，国内1998年开始生产。除中国药典(2015)收载外，BP(2013)和Ph. Eur. (7.0)均收载。

【制法概要】目前国内合成路线是以(*R*)-苯乙胺为原料，经缩合*N*-甲酰化反应，*C*-甲酰化环合反应和氧化脱硫反应得到。

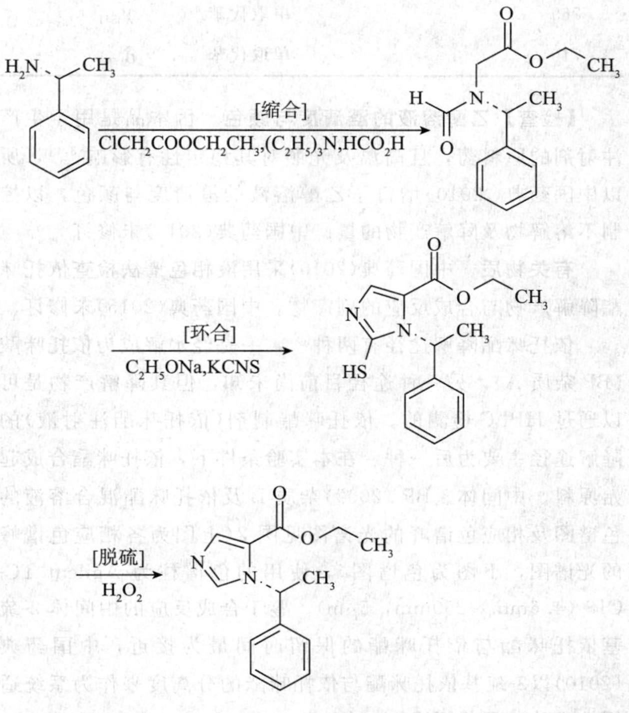

【性状】本品从异丙醚中结晶出的成品熔点为67℃。本品为右旋体，具有旋光性，在乙醇溶液中比旋度为＋66°，中国药典(2010)根据国内样品实测值制定限度，规定比旋度为＋67°至＋72°。中国药典(2015)未修订。

【鉴别】(1)本品在盐酸溶液中与碘化铋钾试液反应，生成砖红色沉淀，为生物碱反应。

(2)本品的乙醇溶液紫外光谱图见图1，在241nm波长处有最大吸收。

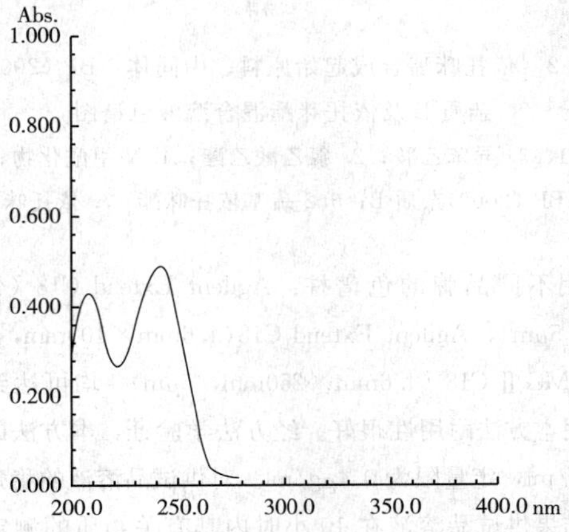

图1　依托咪酯乙醇溶液(10μg/ml)的紫外光谱图

(3)本品的红外光吸收图谱(光谱集 253 图)显示的主要特征吸收如下表。

特征谱带(cm^{-1})	归属	
3130，3100，3062，3040	芳环	ν_{C-H}
1712	酯	$\nu_{C=O}$
1608，1588，1523，1500	芳环	$\nu_{C=C,C=N}$
1213，1113	酯	ν_{C-O-C}
769	单取代苯	γ_{5H}
710	单取代苯	$\delta_{环}$

【检查】乙醇溶液的澄清度与颜色　因本品是用于生产注射剂的原料药，且高温及光照对其稳定性有影响[3,4]，所以中国药典(2010)增订了乙醇溶液的澄清度与颜色，以控制不溶解物及降解产物的量。中国药典(2015)未修订。

有关物质　中国药典(2010)采用液相色谱法检查依托咪酯降解产物与合成反应的副产物。中国药典(2015)未修订。

依托咪酯降解途径有两种[3]，一是经水解成为依托咪酸(BP 杂质 A)，另一种途径目前尚未知，但其降解产物是可以通过 HPLC 检测的。依托咪酯制剂(依托咪酯注射液)的降解途径主要为后一种。在本实验条件下，依托咪酯合成起始原料、中间体、BP (2009)杂质 B 及依托咪酯混合溶液的色谱图及相应色谱峰的光谱图见图 2(上图为各相应色谱峰的光谱图，下图为色谱图)，使用的色谱柱为 Agilent TC-C18 (4.6mm×250mm，5μm)。鉴于合成反应的中间体 2-巯基依托咪酯与依托咪酯的保留时间最为接近，中国药典(2010)以2-巯基依托咪酯与依托咪酯的分离度来作为系统适用性实验的评价标准。

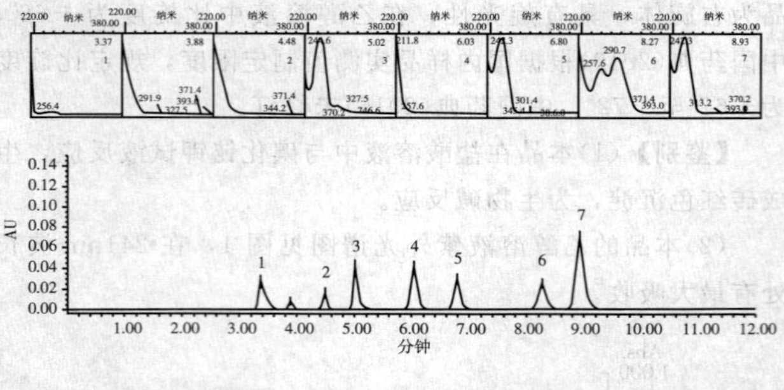

图 2　依托咪酯合成起始原料、中间体、BP (2009)杂质 B 及依托咪酯混合溶液色谱图

1、3. 异苯乙胺；2. 氯乙酸乙酯；4. *N*-甲酰化物；5. BP (2009)杂质 B；6. 2-巯基依托咪酯；7. 依托咪酯

使用不同品牌的色谱柱：Agilent Extend C18 (4.6mm×250mm，5μm)，Agilent Extend C18(4.6mm×100mm，3.5μm)，Shiseido MG Ⅱ C18 (4.6mm×250mm，5μm)，均可达到检测要求，说明本方法耐用性很好。经方法学验证，本方法的检测限为 0.2μg/ml，定量限为 0.4μg/ml。对供试品溶液的稳定性进行考察，结果供试品溶液在 10 小时内其有关物质的测定结果稳定，杂质个数未见增加，杂质总峰面积基本不变。

图 3 为样品的有关物质检查色谱图，样品中可以检出 BP (2009)杂质 B，此杂质来源可能为副反应产物。试验测得杂质 B 的相对响应因子为 0.92(杂质对照品来源：BP 依托咪酯杂质对照品 B，BP907-F67029)，因此杂质 B 可以用自身对照法定量；其他杂质目前因无对照品，中国药典(2010)也采用自身对照法进行定量，并增加了对最大单个杂质的控制，限度为单个杂质不得过 0.3%，各杂质总量不得过 0.5%。

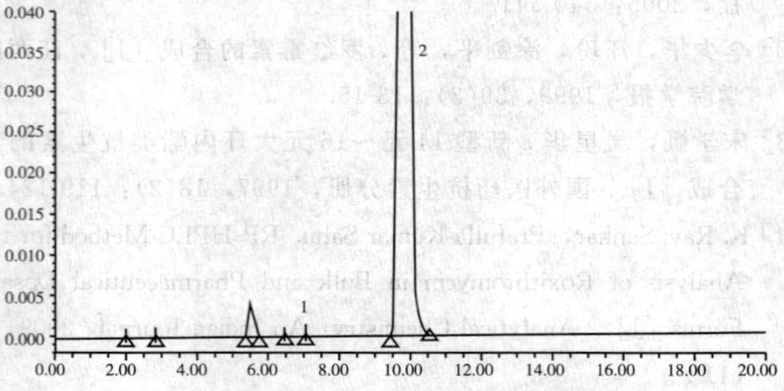

图 3　依托咪酯样品有关物质检查 HPLC 色谱图

1. BP 杂质 B；2. 依托咪酯

BP(2009)同 Ph. Eur. (6.0)也采用液相色谱法检查有关物质，流动相采用梯度洗脱，经实验比较，采用 BP (2009)色谱条件与中国药典(2010)色谱条件对已知杂质的分离情况均良好，对样品有关物质测定结果基本一致。

BP (2009) 和 Ph. Eur. (6.0) 列出了 3 个已知杂质的结构：

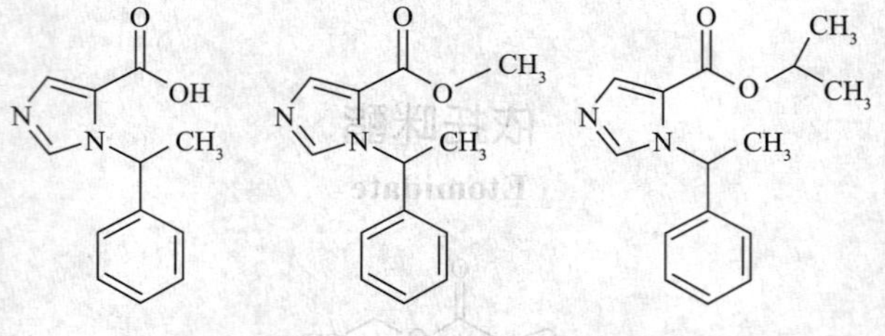

A　　　　　B　　　　　C

A：1-[(1*RS*)-1-phenylethyl]-1*H*-imidazole-5-carboxylic acid

B：methyl 1-[(*RS*)-1-1-phenylethyl]-1*H*-imidazole-5-carboxylate(metomidate)

C：1-methylethyl 1-[(*RS*)-1-1-phenylethyl]-1*H*-imidazole-5-carboxylate

【含量测定】采用非水溶液滴定法。本品分子中咪唑环具有弱碱性，溶于冰醋酸，可以用高氯酸液滴定，以萘酚苯甲醇为指示剂。经用电位法进行对照，同时加指示剂观察颜色变化，其终点为黄色变为绿色。

【贮藏】高温及光照对其稳定性有影响，因此需要遮光，密封，在阴凉处保存。

【制剂】依托咪酯注射液(Etomidate Injection)

由于依托咪酯在水中不溶，本品在制剂过程中，加入 1,2-丙二醇做助溶剂，所以中国药典(2010)在来源项中增加了本品为依托咪酯加 1,2-丙二醇制成的灭菌水溶液的表述。

对本品稳定性考察结果显示[3]，本品在阳光照射、室内散射光照射、室温等条件下降解的速度常数 *k* 分别为 0.102、

0.0153、0.00663 年$^{-1}$，$t_{0.9}$分别为 1.03、6.90、15.9 年。

有关物质　采用依托咪酯原料药有关物质项下的色谱条件。辅料 1,2-丙二醇及本品有关物质检查色谱图见图 4 和图 5。辅料对有关物质的测定基本没有干扰。中国药典(2010)将定量方法修订为自身对照法，并增加对最大单个杂质的控制，限度为单个杂质不得过 1.0%，各杂质总量不得过 1.5%。中国药典(2015)未修订。

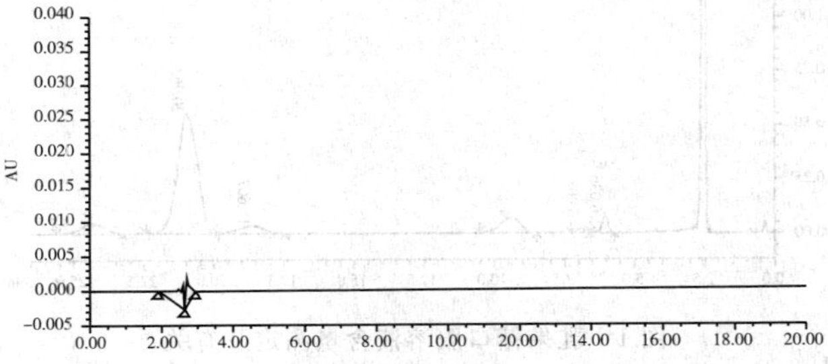

图 4　辅料 1,2-丙二醇色谱图

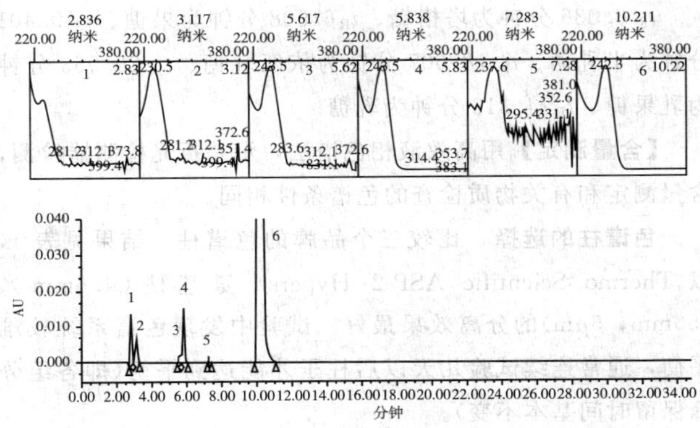

图 5　依托咪酯注射液样品有关物质检查色谱图(下图)及光谱图(上图)

1、2、3、4. 未知杂质峰；5. BP 杂质 B；6. 依托咪酯

1,2-丙二醇和二甘醇　由于本品在制剂过程中加 1,2-丙二醇做助溶剂，需要控制 1,2-丙二醇的含量：且为防止误用二甘醇而造成的药害事件再次发生，中国药典(2010)增加用气相色谱法对二甘醇的检查。1,2-丙二醇和二甘醇的检查采用同样的气相色谱条件，由于二者保留时间与测定浓度都相差甚远，因此采用不同的内标分别进行测定，系统适用性试验的色谱图见图 6 和图 7。中国药典(2015)未修订。

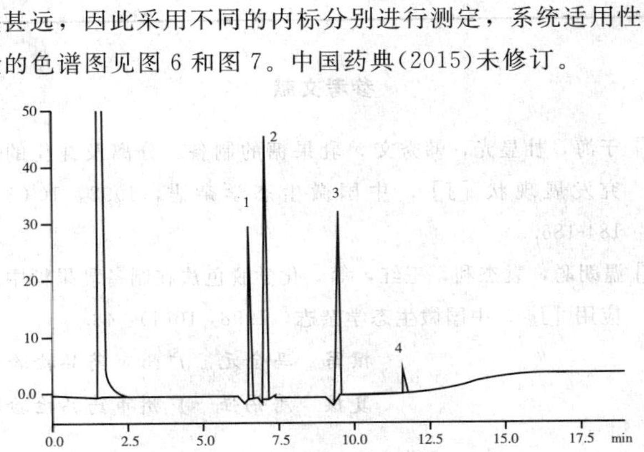

图 6　1,2-丙二醇检查分离度色谱图

1. 内标(正辛醇)；2. 1,2-丙二醇；3. 1,3-丙二醇；4. 二甘醇

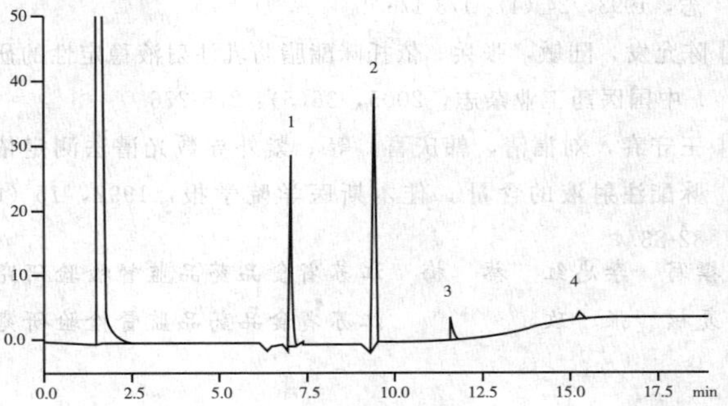

图 7　二甘醇杂质测定分离度色谱图

1. 1,2-丙二醇；2. 1,3-丙二醇；3. 二甘醇；4. 内标(丙三醇)

经方法学验证，1,2-丙二醇浓度 C 在 50～1500μg/ml 范围内，与响应因子(1,2-丙二醇峰面积/内标峰面积)呈良好的线性，线性回归方程为 $y=0.002916x-0.06190$，$r=0.9999$；供试品溶液进样精密度、日内精密度、日间精密度的 RSD% 分别为 1.5%、1.5%和 1.3%；方法平均回收率为 100.6%，RSD 为 1.4%；方法检测限和定量限分别为 0.62μg/ml 和 2.05μg/ml；二甘醇浓度 C 在 11～167μg/ml 范围内，与响应因子(二甘醇峰面积/内标峰面积)呈良好的线性，线性回归方程为 $y=0.02074x-0.03463$，$r=0.9995$；二甘醇 0.05%限度的测定浓度为 25μg/ml，是定量限的 45 倍，达到检测灵敏度的要求；供试品溶液进样精密度、日内精密度、日间精密度的 RSD%分别为 1.1%、0.9%和 1.0%；方法平均回收率为 100.9%，RSD 为 1.5%；方法检测限和定量限分别为 0.17μg/ml 和 0.56μg/ml。

细菌内毒素　本品临床每小时用药最大剂量是静脉注射每千克体重 0.6mg(中国药典临床用药须知、中国医师药师临床用药指南)，内毒素计算限值约为 8.3 EU/mg。中国药典(2010)规定本品细菌内毒素限值为 8.3EU/mg，与内毒素计算值比较，安全系数为1。中国药典(2015)未修订。

本品干扰预试验对原液(2mg/ml)未见干扰作用，正式干扰试验浓度为 0.03mg/ml 时未见干扰。

无菌　对本品进行的无菌验证试验结果表明该品种无抑菌作用，采用薄膜过滤法不需用冲洗液冲洗。验证试验中阳性对照菌选择金黄色葡萄球菌。

含量测定　中国药典(2010)依旧采用紫外-可见分光光度法测定含量，但将吸收系数法修改为对照品法，以提高方法准确度。中国药典(2015)未修订。文献报道的含量测定方法还有紫外导数光谱法[5]和 HPLC 法[3,4]。

参考文献

[1] 国家药典委员会．中华人民共和国药典临床用药须知·化学药和生物制品卷［M］．北京：人民卫生出版社，2005：77.

[2] 史忠，王舟琪，刘桥义，朱珠．依托咪酯在二尖瓣置换术病人中的药代动力学［J］．中华麻醉学杂志，12 (6)：347-349.

[3] 宣坚钢．依托咪酯注射液的稳定性研究［J］. 中国医药工业杂

志，1993，24（4）：173-176.

[4] 陈允发，陆敏，张兵．依托咪酯脂肪乳注射液稳定性的研究．中国医药工业杂志，2005，36(5)：275-276.

[5] 王守春，刘福清，韩庆喜，等．紫外导数光谱法测定依托咪酯注射液的含量．佳木斯医学院学报，1992，15（6）：82-83.

撰写　李忠红　蔡　梅　江苏省食品药品监督检验研究院
复核　张　玫　　　　　江苏省食品药品监督检验研究院

乳果糖口服溶液

Lactulose Oral Solution

本品为乳果糖的灭菌水溶液，含乳果糖（$C_{12}H_{22}O_{11}$）应为标示量的 90.0%～110.0%。乳果糖被人们称为“双歧杆菌增殖因子”，是由半乳糖和果糖以 β-1,4糖苷键结合的二糖。最早于 1929 年由 Montgomery 和 Hudson 发现。后发现乳果糖对双歧杆菌的生长具有明显的增殖作用，并得到人们的认同。从此开始了乳果糖制备的研究，并逐渐走向工业化生产，这也大大刺激了乳果糖在医药、婴儿食品等方面的研究，目前临床上主要用乳果糖糖浆治疗各种肠道疾病如慢性便秘以及肝性脑炎等。也有用于食品工业如功能性食品等。

除中国药典(2015)收载乳果糖口服溶液外，JP(16)收载有乳果糖，BP(2013)收载有乳果糖、乳果糖溶液及乳果糖散剂，USP(36)收载有乳果糖浓溶液及乳果糖溶液，Ph. Eur. (7.0)收载有乳果糖及乳果糖溶液。

【鉴别】本品为还原糖，与温热的碱性酒石酸铜试液反应，即生成氧化亚铜红色沉淀。

【检查】溶液的颜色　工业上生产乳果糖较多使用的是强碱性试剂如 $Ca(OH)_2$、NaOH、KOH 及强有机碱类如叔胺等。这类碱性试剂作用于乳糖，使得乳果糖的产率降低(10%～50%)，同时生成了相当数量的色素和降解产物如半乳糖、果糖等，产物不仅难以分离，而且颜色常常较深[1]。另外，乳果糖对热不稳定[2]，在加热灭菌的时候易降解，颜色加深，而颜色加深，杂质也相应增加。故此，有必要对溶液的颜色进行控制。

pH　与电极接触 15 分钟后测定以保持测定值稳定。

有关物质　中国药典(2010)、BP(2009)、USP(32)测定方法相同，但杂质的限度各国药典不尽相同。BP(2009)规定检测的有关物质和限度为：乳糖≤10%、半乳糖≤15%、依匹乳糖≤10%、塔格糖≤4%、果糖≤1%。USP(32)规定检测的有关物质和限度为：乳糖≤12%、半乳糖≤16%、依匹乳糖≤8%、果糖≤1%，未规定检测塔格糖。在实验中发现样品中明显含有塔格糖和依匹乳糖，故中国药典(2010)参考 BP(2009)确定检测的有关物质的种类和限度为：乳糖≤10.0%、半乳糖≤15.0%、依匹乳糖≤10.0%、塔格糖≤4.0%、果糖≤1.0%。在现设的色谱条件下，各组分有很好的分离（图 1），塔格糖峰相对于果糖峰的保留时间为 0.87，峰面积校正因子为 0.995；依匹乳糖峰相对于乳果糖峰的保留时间为 0.89，峰面积校正因子为 0.997。塔格糖、依匹乳糖以相对保留时间定位，以主成分自身对照法计算含量，其余杂质按外标法计算。中国药典(2015)未修订。

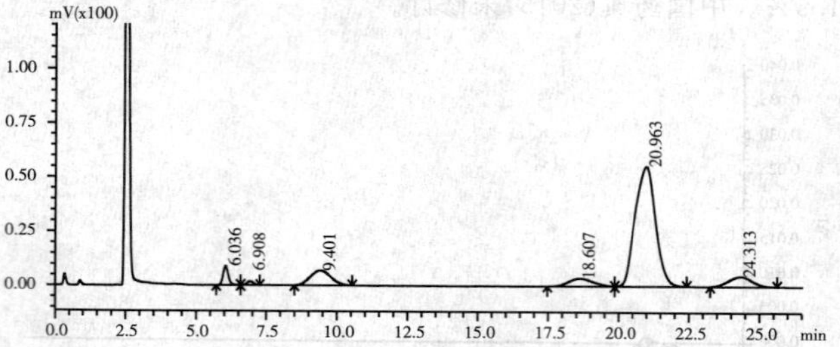

图 1　乳果糖口服溶液含量测定及有关物质检查的高效液相色谱图

t_R 6.036 分钟为塔格糖、t_R 6.908 分钟为果糖、t_R 9.401 分钟为半乳糖、t_R 18.607 分钟为依匹乳糖、t_R 20.963 分钟为乳果糖、t_R 24.313 分钟为乳糖。

【含量测定】用高效液相色谱法，示差折光检测器检测，含量测定和有关物质检查的色谱条件相同。

色谱柱的选择　比较三个品牌的色谱柱，结果见表 1，以 Thermo Scientific ASP-2 Hypersil 氨基柱（4.6mm × 250mm，5μm）的分离效果最好。试验中发现色谱系统较难平衡，通常连续试验几天以后柱子才能达到平衡（即各组分峰保留时间基本不变）。

表 1　各品牌色谱柱分离效能比较表

柱牌号	Thermo Scientific ASP-2 Hypersil 氨基柱	依利特 Hypersil 氨基柱	汉邦 Kromasil 氨基柱
主峰保留时间(min)	20.963	15.240	15.870
理论板数(以主峰计)	3973	2532	1258
乳果糖峰与乳糖峰的分离度	2.3	1.4	0.6

参考文献

[1] 于海，杜昱光，韩秀文．乳果糖的制备、分离及纯化的研究发展现状［J］．中国微生态学杂志，1998，10(3)：184-186.

[2] 温朗聪，袁杰利，王红，等．化学脱色法在制备乳果糖中的应用［J］．中国微生态学杂志，1998，10(1)：48.

撰写　冯金元　广州市药品检验所
复核　潘锡强　广州市药品检验所

乳糖酸红霉素

Erythromycin Lactobionate

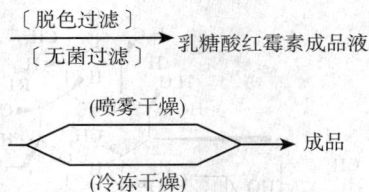

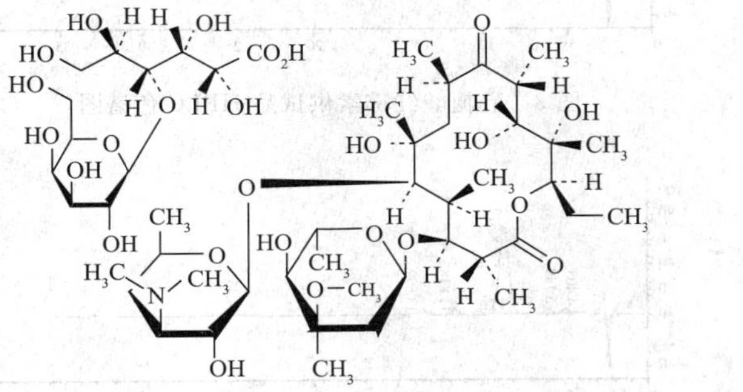

$C_{37}H_{67}NO_{13}\cdot C_{12}H_{22}O_{12}$　1092.24

化学名：（3*R*,4*S*,5*S*,6*R*,7*R*,9*R*,11*R*,12*R*,13*S*,14*R*）4-[(2,6-二去氧-3-*C*-甲基-3-*O*-甲基-*α*-L-核糖-吡喃糖基）氧]-14-乙基-7,12,13-三羟基-3,5,7,9,11,13-六甲基]-6-[[3,4,6-三去氧-3-(二甲氨基)-*β*-D-木-已吡喃糖基]氧]环氧十四烷-2,10-二酮- 4-*O*-*β*-D-吡喃半乳糖基-D-葡萄糖酸（盐）

(3*R*, 4*S*, 5*S*, 6*R*, 7*R*, 9*R*, 11*R*, 12*R*, 13*S*, 14*R*) 4-[(2, 6-dideoxy-3-*C*-methyl-3-*O*-methyl-*α*-L-ribo-hexopyranosyl) oxy]-14-ethyl-7,12,13-trihydroxy-3,5,7,9,11,13-hexamethyl]-6-[[3,4,6-trideoxy-3-(dimethylamino)-*β*-D-xylo-hexopyranosyl] oxy] oxacyclotetradecane-2,10-dione - 4-*O*-*β*-D-galactopyranosyl-D-gluconate (salt)

英文名： Erythromycin Lactobionate(INN)

CAS 号：[3847-29-8]

本品为抗生素类药。系红霉素的乳糖醛酸盐，抗菌谱与青霉素相似，主要用于对青霉素耐药的葡萄球菌感染，也可用于链球菌、肺炎球菌的感染及白喉带菌者。本品系抑菌剂，但在高浓度时对某些细菌也具杀菌作用。本品可透过细菌膜，与细菌核糖体的50S亚基的23SrRNA结合，因而抑制细菌蛋白质合成[1]。红霉素仅对分裂活跃的细菌有效[1]。临用前，先用灭菌注射用水溶解(不可用氯化钠注射液)，再加入含葡萄糖的溶液稀释，但因葡萄糖溶液偏酸性，必须每100ml溶液中加入4%碳酸氢钠1ml，缓慢静脉滴注[2]，红霉素浓度为1%～5%。

本品由Hoffthine于1956年制得。我国于2002年获得批准上市，国家药品监督管理局网站显示，目前有8个企业生产原料，27个生产企业生产注射粉针。除中国药典(2015)收载外，USP(36)、BP(2013)、Ph. Eur. (7.0)、JP(16)均收载该品种。

【制法概要】

乳糖酸钠水溶液 —〔离子交换〕→ 乳糖酸水溶液 —〔滴加〕→ 红霉素悬浊液 —〔合成〕→ 乳糖酸红霉素合成液 —〔脱色过滤〕〔无菌过滤〕→ 乳糖酸红霉素成品液 —(喷雾干燥)/(冷冻干燥)→ 成品

乳糖酸钠可用乳糖作原料，加溴化钠电解氧化，再经过减压蒸发，结晶2次，经活性炭脱色而制得[2]。

【性状】本品的稳定性较好，但易引湿，在含饱和溴化钠溶液的容器中，24℃保持24小时后水分可达8%左右，在含过饱和氯化铵水溶液的容器中，引湿可增重17%左右。本品由于干燥工艺条件不同，其红外吸收图谱及X射线衍射图谱会有变化。喷雾干燥的产品，其X射线衍射图谱为无特征衍射峰，而冷冻干燥的产品具有特征的衍射峰[3]。

【鉴别】本品的红外光吸收图谱应与对照的图谱(光谱集257图)一致。如发现在1750～1680cm^{-1}处的吸收峰与对照的图谱不一致时，可取本品适量，溶于无水乙醇中，在水浴上蒸干，置减压干燥器中减压干燥后测定。

【检查】酸碱度　本品为红霉素的乳糖酸盐，其水溶液pH应为6.0～7.5，由于乳糖酸红霉素易产生游离的乳糖酸，易使pH不稳定，故应控制其酸碱度。

溶液的澄清度与颜色　本品溶液的澄清度和颜色可以反应其精制程度和降解变化的情况，在生产中成盐工序反应如不完全，产生的红霉素碱在水中极微溶解，即影响溶液澄清度。pH 7.0以上的产品往往澄清度不好，可能是红霉素碱析出所致。

红霉素B、C组分及有关物质　红霉素的主要药用成分为红霉素A，但发酵产物中尚有红霉素B和红霉素C等小组分。红霉素C为主要杂质，毒性比红霉素A大2倍，活性为红霉素A的20%，此外还包括红霉素B、红霉素烯醇醚等杂质[3,4]。USP(32)、BP(2009)、Ph. Eur. (6.0)红霉素类抗生素有关物质检查均采用HPLC法，中国药典(2005)标准采用薄层色谱法检查杂质，存在专属性差和灵敏度较低的问题，中国药典(2010)将有关物质检查法(TLC法)修订为HPLC法。红霉素类抗生素由于分子量较高而色谱峰展宽，使得红霉素与有关物质间的分离较差[5]，国外基本选用耐高温、pH范围宽的苯乙烯-二乙烯苯共聚物为填料的色谱柱，考虑到成本和通用性，未采用此系统和色谱柱。中国药典(2010)在参考USP(32)增补本第一册阿奇霉素有关物质的测定方法的基础上制定了本法。红霉素B、C组分的最小检出量分别为0.015μg、4.5ng。已知的部分红霉素有关物质的分子结构见图1、图2。中国药典(2015)未修订。

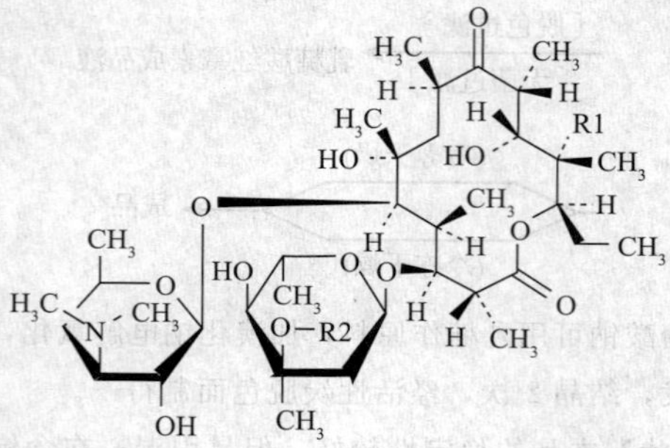

红霉素	分子式	分子量	R1	R2
A	$C_{37}H_{67}NO_{13}$	734	OH	CH_3
B	$C_{37}H_{67}NO_{12}$	718	H	CH_3
C	$C_{37}H_{65}NO_{13}$	720	OH	H

图 1　红霉素 A、B、C 的结构式

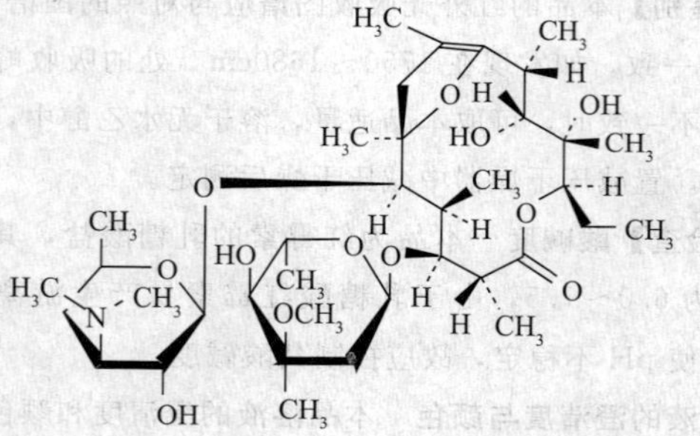

$C_{37}H_{65}O_{12}$，716

图 2　红霉素烯醇醚的结构式

红霉素 A 组分　乳糖酸红霉素主要有效成分为红霉素 A，在中国药典(2010)标准中增加了此项检查。红霉素 A 的含量限度为“按无水物，不得少于 59.1%”。中国药典(2015)未修订。

红霉素 A 组分含量限度确立的依据：乳糖酸红霉素与红霉素分子量分别为 1092.24 与 733.94，故乳糖酸红霉素中红霉素 A 组分限度修订为：按外标法以峰面积计算供试品中红霉素 A 的含量，按无水物计，不得少于 59.1%(88.0%×733.94/1092.24=59.1%)。

红霉素 A 的定量限为 0.3μg。乳糖酸红霉素供试品图谱见图 3，系统适用性图谱见图 4。

注意事项：①乳糖酸红霉素的供试品溶液不稳定，配制后立即进样。此系统采用资生堂 TYPE MG C18 系列色谱柱、Agilent Extend C18 可达到较好分离。②流动相中含约 60%的乙腈，混好后应先放置至室温后再进入高效液相色谱仪，否则易产生气泡，引起基线噪声过大(如为四元泵，流动相可先按较大的比例混合后，再逐渐添加乙腈，调整保留时间，达到方法的要求)。③检验过程中，发现红霉素 A 峰的保留时间不同，通过相对保留时间对红霉素烯醇醚定位有误差，且色谱图中杂质峰较多，红霉素 B、C 不易定位，必要时，用红霉素 C、红霉素 B、红霉素烯醇醚对照品进行峰定位。

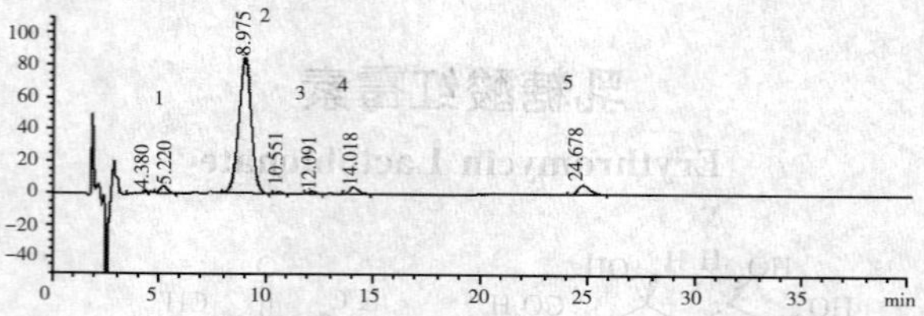

图 3　乳糖酸红霉素供试品 HPLC 色谱图

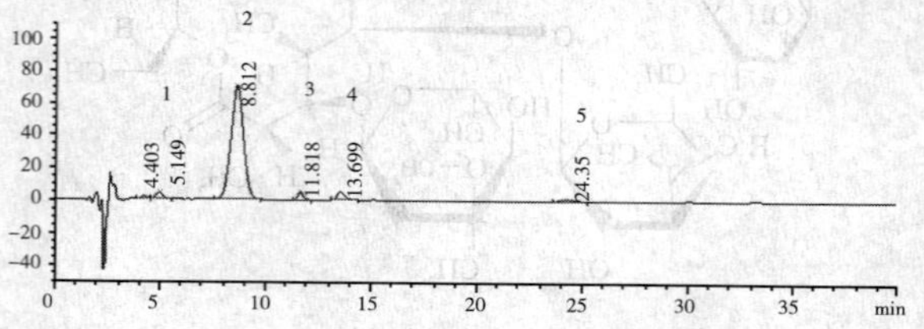

图 4　系统适用性 HPLC 色谱图

1. 红霉素 C；2. 红霉素 A；3. 杂质 1；4. 红霉素 B；5. 红霉素烯醇醚

水分　中国药典(2005)标准为 105℃干燥至恒重，在试验过程中发现样品不易恒重，且有发黄现象，参考 BP(2009)乳糖酸红霉素标准中水分测定法，中国药典(2010)将干燥失重修订为水分测定法。因乳糖酸红霉素含有酮基，酮基化合物中的羰基可与甲醇反应生成 1 分子水，致水分值偏高，影响结果的判定。故选用与 BP(2009)一致的 10%咪唑无水甲醇溶液为溶剂。中国药典(2015)未修订。

可见异物、不溶性微粒　本品为注射用无菌原料，增加了可见异物、不溶性微粒的检查。

细菌内毒素　根据《临床用药须知》的用法用量(临床成人为 0.5～1g/次，缓慢静脉滴注)计算内毒素限值：$L=K/M=$1EU/1000U。本品现行标准限值规定为 1EU/1000U，该规定与 USP(36)中的规定相同。

无菌　本品可采用薄膜过滤法进行无菌检查。根据乳糖酸红霉素临床说明书的要求，本品应先用无菌注射用水溶解后，转移至 0.1%无菌蛋白胨水溶液中，制成每 1ml 中约含红霉素 30mg 的供试液，经薄膜过滤法处理，用 0.1%无菌蛋白胨水分次冲洗(每膜不少于 600ml)，以金黄色葡萄球菌为阳性对照菌，依法检查。

【含量测定】采用微生物检定法。按无水物计算，每 1mg 的效价不得少于 610 红霉素单位。1000 红霉素单位相当于 1mg 的 $C_{37}H_{67}NO_{13}$。可信限率不得大于 7%。

中国药典(2010)采用微生物管碟法测定乳糖酸红霉素含量，JP(15)收载的含量测定方法与中国药典相同，USP(32)、BP(2009)、Ph. Eur.(6.0)含量测定采用 HPLC 法。经实验证明，采用 HPLC 法与微生物管碟法无明显差异[3]。中国药典(2015)未修订。

【贮藏】贮存 2～3 年的供试品，水分平均增长 3%～5%，故应严封，在干燥处保存。

【制剂】注射用乳糖酸红霉素(Erythromycin Lactobionate for Injection)

目前乳糖酸红霉素的唯一剂型是注射用乳糖酸红霉素，规格有 0.25g 和 0.3g 两种。USP(36) 和 BP(2013) 均有收载。

此粉针为无菌原料直接分装或冻干品，无辅料或骨架，因此含量限度与原料药一致，即按无水物计算，每 1mg 的效价不得少于 610 红霉素单位；按平均装量计算，含红霉素应为标示量的 93.0%～107.0%。

性状　本品有 2 种干燥工艺，一种是用喷雾干燥，再分装为粉针剂；另一种是用无菌过滤液直接分装后冷冻干燥而得的冻干品。性状项下规定为白色或类白色结晶或粉末或疏松块状物。

水分　考虑到制剂生产过程中有分装或冻干的过程，故水分限度订为 5.0%。

本品静脉滴注时应注意，先用注射用水溶解(不能用氯化钠注射液溶解)，再用 5.0% 葡萄糖注射液稀释后滴注。经实验，乳糖酸红霉素在用葡萄糖注射液溶解后，当 pH 在 4.3 以下，放置 4 小时后效价可降低 20%～25%，表明因红霉素在 pH 5 以下活性降低所致。

参考文献

[1] Jeffrey LH et al. The structures of four microlide antibiotcs bound to the large ribosomal subanit [J]. Molecular Cell, 2002, (10): 117-128.

[2] 国家药典委员会. 中华人民共和国药典临床用药须知化学药和生物制品卷 [M]. 北京: 人民卫生出版社, 2005: 535-538.

[3] 中华人民共和国卫生部药典委员会. 中华人民共和国药典 1990 年版二部药典注释 [M]. 北京: 化学工业出版社, 1993: 360-363.

[4] 胡昌勤. 高效液相色谱法在抗生素质控分析中的应用(下册) [M]. 北京: 气象出版社, 2001: 72-73.

[5] 刘珂, 张亚杰, 易大为, 等. HPLC 法测定乳糖酸红霉素的有关物质 [J]. 西北药学杂志, 2005, 20(3): 101-112.

撰写　刘　珂　辽宁省药品检验检测院

复核　张亚杰　辽宁省药品检验检测院

炔雌醚

Quinestrol

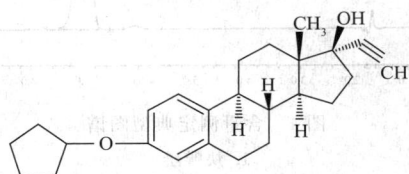

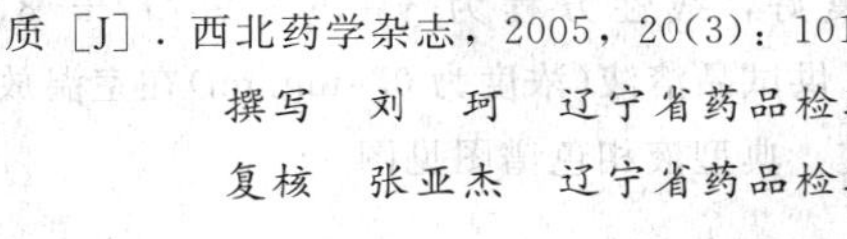

$C_{25}H_{32}O_2$　364.50

化学名： 3-环戊基氧基-19-去甲-17α-孕甾-1,3,5(10)-三烯-20-炔-17-醇

3-cyclopentyloxy-19-nor-17α-pregna-1,3,5(10)-trien-20-yne-17-ol

英文名： Quinestrol(INN)

异名： 环戊醚炔雌醇

CAS 号： [152-43-2]

本品为作用较强的口服长效雌激素，其活性为炔雌醇的 4 倍。口服后贮存在体内脂肪中，并缓慢释放，代谢为炔雌醇而生效[1,2]，作用可维持 1 个月以上。代谢物与葡萄糖醛酸结合缓慢从尿中排泄。临床用于绝经期综合征及退奶等。

本品由辉瑞制药有限公司于 1969 年首次在美国上市，国内于 2002 年开始生产。仅收载于中国药典(2015)，国外药典均未收载。

【制法概要】 本品一般采用以雌酚酮为原料，经乙炔化生成炔雌醇，再经醚化即生成炔雌醚的工艺路线。

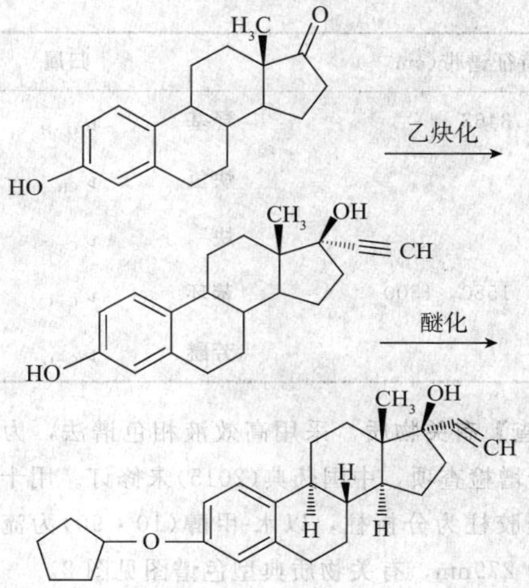

【鉴别】 (1)硫酸与甾体反应，除呈色外，往往有荧光产生，可与其他一些不饱和甾体药物区别[3]，见下表。

	硫酸		加水稀释
	颜色	荧光	
炔雌醚	橙红色	黄绿色	红色沉淀
地塞米松	淡橙色→橙色	不产生	黄色絮状沉淀
醋酸可的松	黄褐色	不产生	
醋酸氢化可的松	黄色→橙色	绿色	
醋酸氢化泼尼松	红色	不产生	红色消褪，产生灰色沉淀
倍他米松	红橙色→红褐色	不产生	

(2)中国药典(2010)规定，本品的无水乙醇溶液在 280nm 的波长处有最大吸收，紫外光吸收图谱见图 1。中国药典(2015)修订为液相色谱鉴别，供试品溶液主峰和对照品溶液主峰保留时间一致。

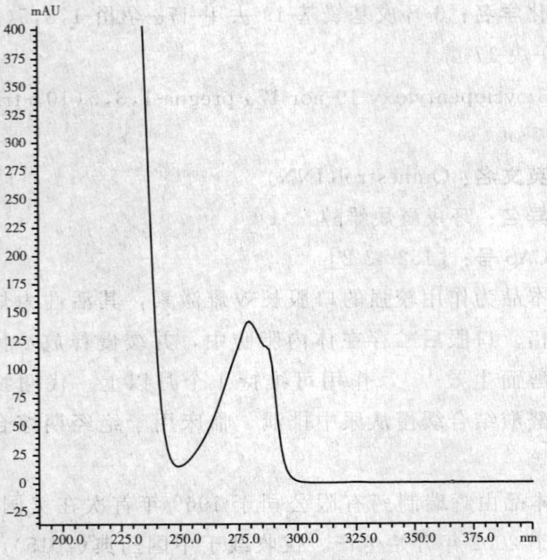

图 1　炔雌醚紫外光吸收图谱

(3)本品的红外光吸收图谱与对照图谱(光谱集 1163 图)一致，本品的红外光吸收图谱显示的主要特征吸收如下[4]。

特征谱带(cm^{-1})	归属	
3575，3463	羟基	ν_{O-H}
3283	炔氢	ν_{CH}
2100	炔	$\nu_{C\equiv C}$
1613，1580，1500	苯环	$\nu_{C=C}$
1251	芳醚	ν_{C-O}

【检查】有关物质　采用高效液相色谱法，为中国药典(2010)新增检查项，中国药典(2015)未修订。用十八烷基硅烷键合硅胶柱为分析柱，以水-甲醇(10∶90)为流动相，检测波长为 279nm，有关物质典型色谱图见图 2。

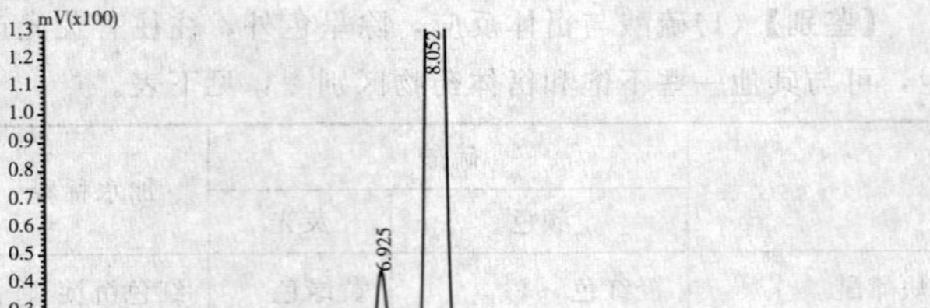

图 2　有关物质典型色谱图

1. 主要杂质峰；2. 炔雌醚

色谱柱：Agela Promosil C18，4.6mm×150mm，5μm

色谱体系中，甲醇比例的变化对炔雌醚出峰影响较大，并影响炔雌醚与杂质峰的分离度，适当调整比例，确保两峰的良好分离。使用三种品牌色谱柱 Alltima C18(4.6mm×150mm，5μm)、Agela Promosil C18(4.6mm × 150mm，5μm)、Diamonsil C18(4.6mm×250mm，5μm)分别在Waters 2996 和岛津 LC-20AT 液相色谱仪上进行耐用性试验考察，结果良好，炔雌醚最低检测限为 0.4μg/ml。经进一步的实验分析，并结合强力破坏试验，炔雌醚中检出的主要杂质系合成工艺中引入副产物，DAD 检测该杂质最大吸收波长为 263nm(图 3)，主要杂质量一般在 1.5%～2.5%。中国药典(2015)采用不加校正因子的主成分自身对照法进行计算，待得到杂质对照品后进一步完善。

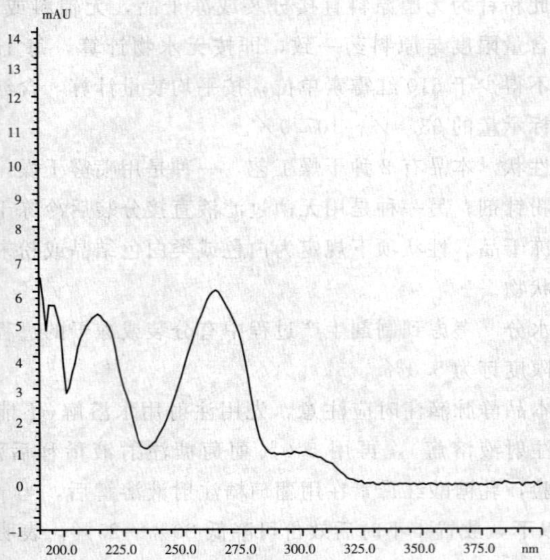

图 3　有关物质色谱图中主要杂质峰(t_R＝6.925min)

紫外光吸收图谱

干燥失重　本品不含结晶水，中国药典(2005)规定在 80℃减压干燥至恒重，减失重量不得超过 5.5%，经对多批样品分析含水量较小(＜0.5%)，中国药典(2010)将限度提高为不得过 1.0%。中国药典(2015)未修订。

【含量测定】采用高效液相色谱法(HPLC)和紫外-可见分光光度法(UV)。

中国药典(2005)和中国药典(2010)均采用 UV 对照品法进行含量测定。另本品有关物质检测表明有一定杂质存在，中国药典(2015)采用 HPLC 法测定含量，色谱条件同有关物质检查法，样品测定浓度为 0.4mg/ml，方法学试验表明，炔雌醚在 0.0788～0.7884mg/ml 浓度范围内与其峰面积线性关系良好，线性方程为 $y = 6084907x + 81431$，$r = 0.9999$；供试品溶液(浓度为 0.4mg/ml)在室温放置 24 小时基本稳定。典型液相色谱图见图 4。

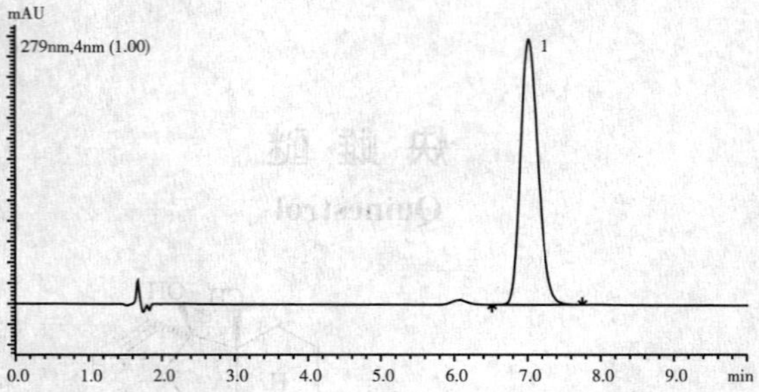

图 4　含量测定典型图谱

1. 炔雌醚

色谱柱：Agela Promosil C18，4.6mm×150mm，5μm

【制剂】左炔诺孕酮炔雌醚片（Levonorgestreland Quinestrol Tablets）

中国药典(2015)未收载炔雌醚单组分制剂，收载了含炔雌醚的复方制剂左炔诺孕酮炔雌醚片，国外药典未收载制剂。

本品为薄膜衣片，除去包衣后显白色或类白色，规格为6mg(左炔诺孕酮）与3mg(炔雌醚)。

参考文献

[1] 陈新谦，金有豫，汤光．新编药物学［M］．6版．北京：人民卫生出版社，2007.

[2] 国家药典委员会．中华人民共和国临床用药须知·化学药和生物制品卷［M］．北京：人民卫生出版社，2005.

[3] 中华人民共和国卫生部药典委员会．中华人民共和国药典1990年版二部药典注释［M］．北京：化学工业出版社，1993.

[4] 谢晶曦，常俊标，王绪明．红外光谱在有机化学和药物化学中的应用．北京：科学出版社，2002：39.

撰稿　石云峰　　　　浙江省食品药品监督检验研究院

初审　李会林　殷国真　浙江省食品药品监督检验研究院

复核　陶巧凤　　　　浙江省食品药品监督检验研究院

法莫替丁

Famotidine

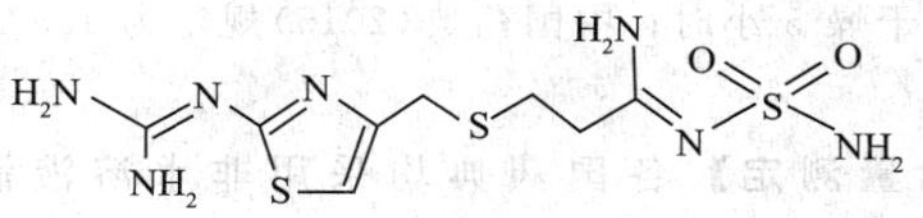

$C_8H_{15}N_7O_2S_3$　337.45

化学名：[1-氨基-3-[[[2-[(二氨基亚甲基)氨基]-4-噻唑基]甲基]硫基]亚丙基]硫酰胺

[1-Amino-3-[[[2-[(diaminomethylene) amino]-4-thiazolyl]-methyl]thio] propylidene] sulfamide

英文名：Famotidine(INN)

CAS号：[76824-35-6]

本品为高效、长效的胍基噻唑类H_2受体阻滞药，具有对H_2受体亲和力高的特点，其作用机制与西咪替丁相似。本药可有效抑制基础胃酸、夜间胃酸和食物刺激引起的胃酸分泌，亦可抑制组胺和五肽促胃泌素等刺激引起的胃酸分泌。主要用于胃及十二指肠溃疡、吻合口溃疡、应激性溃疡、反流性食管炎、卓-艾综合征和上消化道出血[1]。

法莫替丁由日本山之内公司研制成功，1985年在日本上市，商品名Gaslco；1986年美国默克公司获准生产；我国1989年批准法莫替丁进口产品上市，1990年成功研制法莫替丁。现在法莫替丁已在全球上百个国家和地区上市使用。除中国药典(2015)收载外，Ph. Eur. (7.0)、BP(2013)、USP(36)、JP(16)均有收载。

【制法概要】

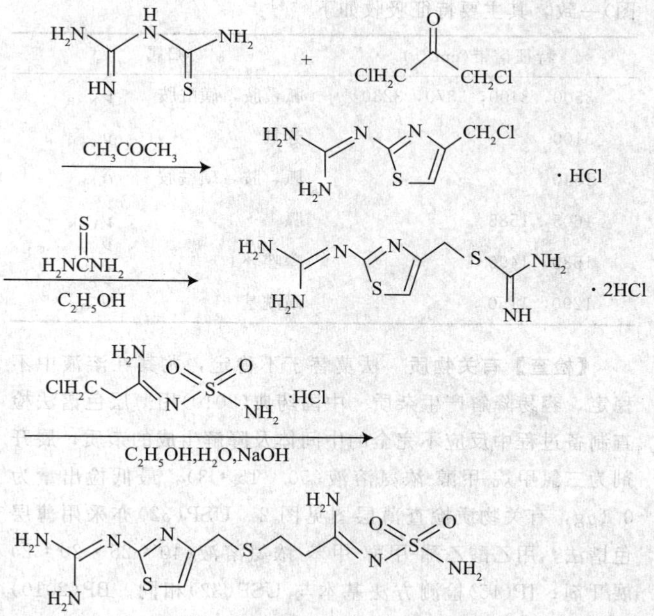

【性状】本品遇光易氧化变质，色渐变深。在水中不溶，遇热和强碱分解。

法莫替丁在生产过程中，由于工艺条件的不同，存在两种不同的晶型，一种是熔点较高的A型法莫替丁(表观密度为0.78g/ml，熔点为170.9～171.0℃)，另一种是熔点较低的B型法莫替丁(表观密度为0.2g/ml，熔点为161.9～162.1℃)，A晶型较B晶型稳定，在结晶时若处理不当，B型可转变成A型而出现混晶，使产品熔点不稳定，熔距较长。目前使用的法莫替丁主要是熔点较低的B晶型。Zoltan Nemet等建立了用X-射线粉末绕射和拉曼光谱法定量测定法莫替丁混合物中晶型的方法[2,3]。有研究认为，法莫替丁的这两种晶型在生物利用度方面无显著性差异[4]。

熔点　中国药典(2015)规定为160～165℃，熔融同时分解。JP(16)规定为164℃。而Ph. Eur. (7.0)、USP(36)均未对本品的熔点进行规定。

【鉴别】(1)本品在水中几乎不溶，选择以磷酸二氢钾缓冲液(pH 4.5)为溶剂，在266nm波长处有最大吸收，吸光度为0.45～0.48(图1)。

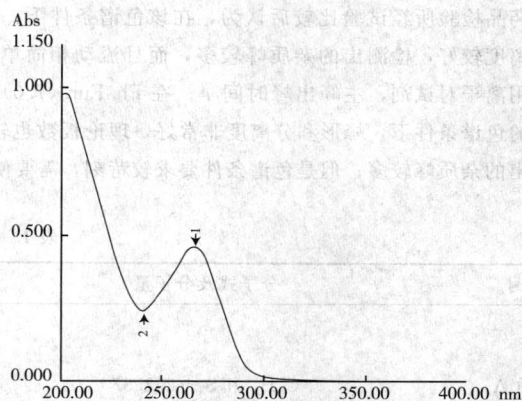

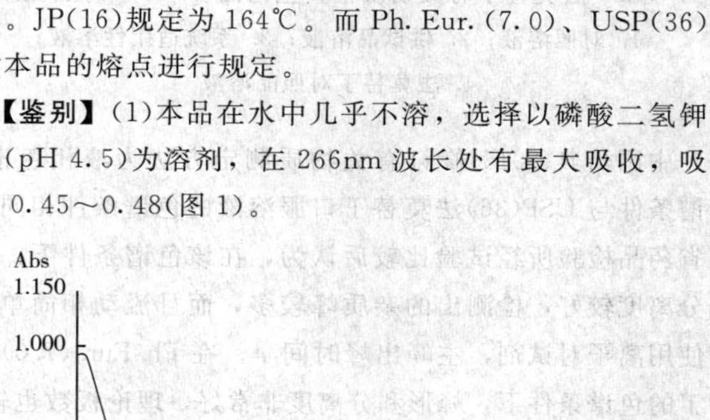

图1　法莫替丁磷酸二氢钾缓冲液(pH 4.5)溶液(15μg/ml)紫外吸收图谱

(2)本品的红外光吸收图谱应与对照图谱(光谱集 781 图)一致，其主要特征吸收如下[5~6]：

特征谱带(cm^{-1})	归属	
3500，3400，3370，3230	胍，胺，磺酰胺	ν_{N-H}
3100	芳氢	ν_{C-H}
1640	胍，胺，磺酰胺	δ_{NH_2}
1605，1585	胍	$\nu_{C=N}$
1530，1490	噻唑环	$\nu_{C=C}$，$\nu_{C=N}$
1290，1150	磺酰基	ν_{SO_2}

【检查】有关物质 法莫替丁不稳定，尤其在溶液中不稳定，容易降解产生杂质。中国药典(2010)用薄层色谱法检查制备过程中反应不完全的中间体及降解生成的杂质，展开剂为三氯甲烷-甲醇-浓氨溶液(50∶15∶3)，最低检出量为 0.1μg，有关物质检查薄层图见图 2。USP(32)亦采用薄层色谱法，用乙酸乙酯-甲醇-甲苯-浓氨溶液(40∶25∶20∶2)展开剂；JP(15)检测方法基本与 USP(32)相同。BP(2010)和 Ph. Eur. (6.0)采用液相色谱法检查，列出了法莫替丁可能存在的各种杂质的结构(表 1)。

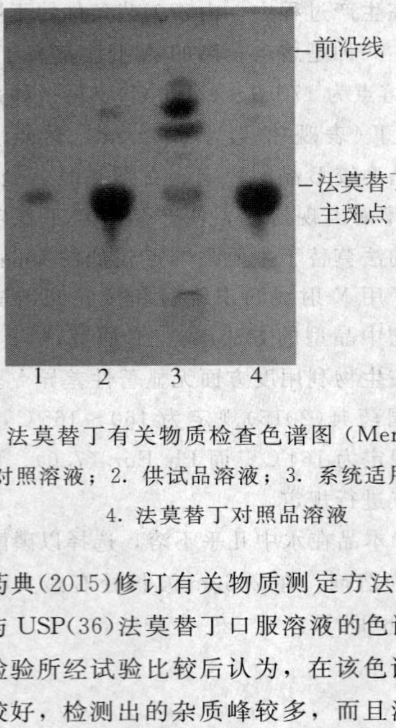

图 2 法莫替丁有关物质检查色谱图(Merck 薄层板)
1. 对照溶液；2. 供试品溶液；3. 系统适用性溶液；
4. 法莫替丁对照品溶液

中国药典(2015)修订有关物质测定方法为液相色谱法，色谱条件与 USP(36)法莫替丁口服溶液的色谱条件相同。广东省药品检验所经试验比较后认为，在该色谱条件下，峰形和分离度较好，检测出的杂质峰较多，而且流动相简单，无需使用离子对试剂，主峰出峰时间早。在 Ph. Eur. (7.0)法莫替丁的色谱条件下，峰形和分离度非常好，理论板数也较高，检测出的杂质峰较多；但是色谱条件要求较苛刻，需要使用 50℃柱温和 2ml/min 流速，还需使用梯度流速洗脱；而且使用离子对试剂，成本较高，对色谱柱损伤较大等。USP(36)法莫替丁口服溶液标准直接采用含量测定项下对照品溶液和供试品溶液检测，按外标法以峰面积计算杂质含量。Ph. Eur. (7.0)法莫替丁标准采用加校正因子的自身对照法计算杂质含量。中国药典(2015)法莫替丁标准采用自身对照法计算杂质含量。法莫替丁的最低检测限为 0.2 ng。供试品溶液在 15 小时内稳定，RSD=0.1%(n=6)。USP 杂质 C(ChP 杂质 I)和 USP 杂质 D(ChP 杂质 II)是法莫替丁样品中存在的主要杂质，也是距离法莫替丁主峰最近的两个杂质峰，因此保证法莫替丁与杂质 C 和杂质 D 能够完全分离是系统适用性试验的关键。经过多次实验，发现通过酸碱破坏试验的结果重现性较好，可以产生相对保留时间约 0.7 的杂质 C 和相对保留时间约 1.2 的杂质 D。系统适用性溶液典型色谱图见图 3。

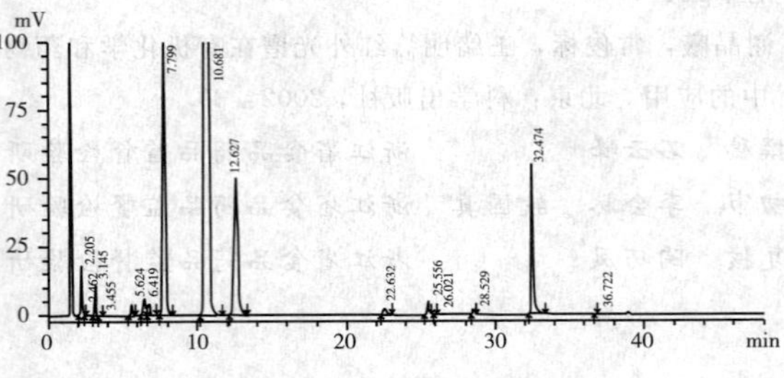

图 3 系统适用性溶液典型色谱图
(法莫替丁与杂质 C 和杂质 D 的分离度分别为 7.8 和 4.3)

干燥失重 Ph. Eur. (7.0)、USP(36)和 JP(16)均规定在 80℃干燥 5 小时；中国药典(2015)规定为 105℃干燥至恒重。

【含量测定】 各国药典均采用非水溶液滴定法，Ph. Eur. (7.0)、USP(36)和 JP(16)采用电位法判断终点，中国药典(2015)采用结晶紫指示剂判断终点。

【贮藏】 本品杂质的产生与温度和湿度紧密相关，因此应密封，遮光，在干燥处保存。

USP 的贮藏条件为"冰箱中"。某些企业的法莫替丁注射液英文说明书要求在"2~8℃"保存。实验研究，在冰箱贮藏条件(约 4℃)下，样品的杂质变化不大；在室温贮藏条件(20~25℃)下，样品杂质特别是杂质 C 和杂质 D 在 3 个月明显增加。因此，有必要在低温条件下保存法莫替丁注射液。

表 1 法莫替丁的主要杂质

代号	分子式及分子量	结构式
杂质 A	$C_8H_{14}N_6S_2$ 258.37	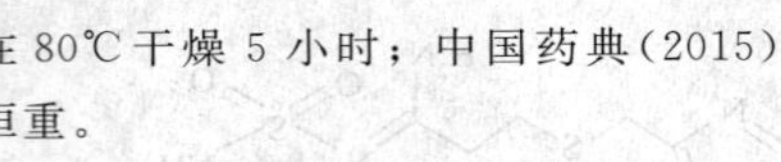 R= NH_2，X = NH

续表

代号	分子式及分子量	结构式
杂质 B	$C_{16}H_{23}N_{11}O_2S_5$ 593.82	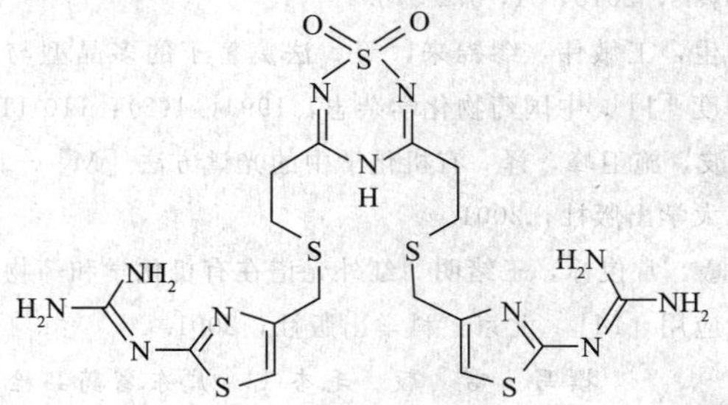
杂质 C	$C_8H_{14}N_6O_3S_3$ 338.43	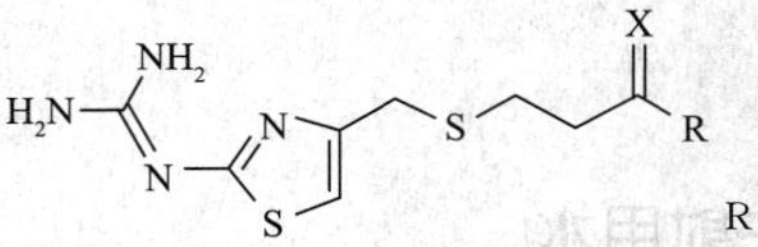 R=NH−SO_2−NH_2，X=O
杂质 D	$C_8H_{13}N_5OS_2$ 259.35	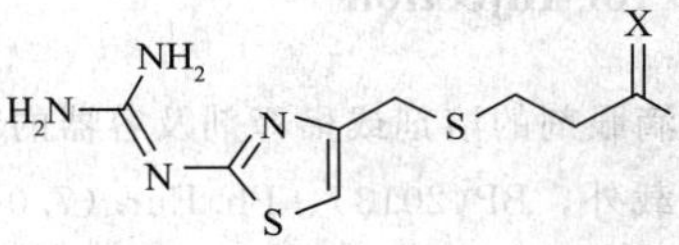 R = NH_2，X = O
杂质 E	$C_{10}H_{14}N_8S_4$ 374.53	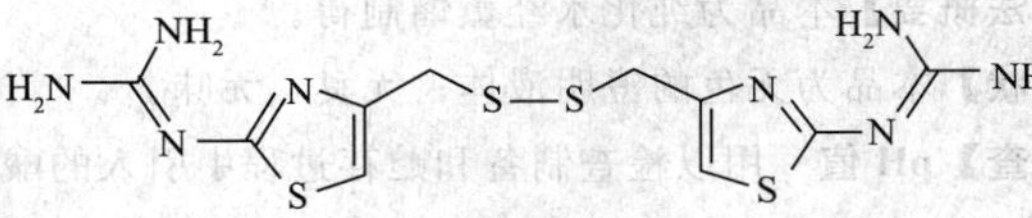
杂质 F	$C_8H_{12}N_4O_2S_2$ 260.34	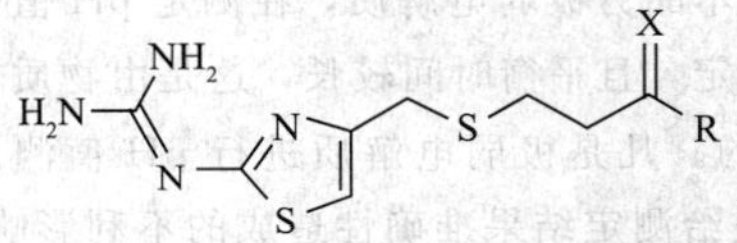 R = OH，X = O
杂质 G	$C_9H_{13}N_7S_2$ 283.38	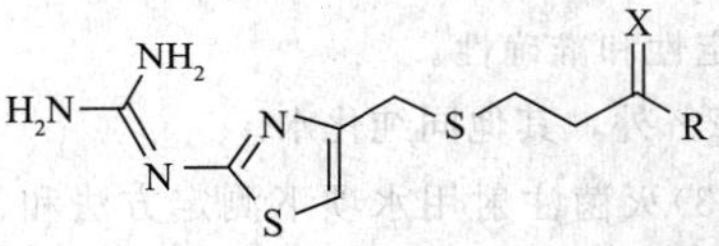 R = NH−CN，X = NH

【制剂】中国药典(2015)收载了：①法莫替丁片(Famotidine Tablets)；②法莫替丁胶囊(Famotidine Injection)；③法莫替丁注射液(Famotidine Capsules)；④法莫替丁颗粒(Famotidine Granules)；⑤注射用莫替丁(Famotidine for Injection)

由于法莫替丁化学性质不稳定，在溶液中受热、强酸、强碱时容易降解或聚合，在稀溶液中更不稳定，其制成注射液尤其是大输液，对贮藏条件要求较高。BP(2013)收载了法莫替丁片，JP(16)收载了法莫替丁片、法莫替丁颗粒、法莫替丁注射液和注射用法莫替丁，USP(36)收载了法莫替丁片、法莫替丁口服液和法莫替丁注射液。

中国药典(2015)中法莫替丁片、法莫替丁胶囊和法莫替丁颗粒的含量均匀度和溶出度均采用紫外-可见分光光度法，有关物质和含量测定采用 HPLC 法。

细菌内毒素　本品临床每小时用药最大剂量是静脉注射每次 20mg(中国药典临床用药须知)，内毒素计算限值约为15EU/mg；国外标准中 JP 为 15EU/mg。中国药典(2015)规定本品细菌内毒素限值为 7.5EU/mg，与内毒素计算值比较，安全系数为 2，并严于 JP 标准。

法莫替丁在溶液中不稳定。USP(36)法莫替丁注射液的贮藏条件为“冰箱中”。另外，经研究发现杂质的产生与溶液的 pH 紧密相关，需要严格控制。

参考文献

[1] 国家药典委员会．中华人民共和国药典临床用药须知·化学药和生物制品卷［M］．北京：人民卫生出版社，2005.

[2] Zoltan Nemet，Gyozo Csonka Kis，Gyorgy Pokol. Quantitative determination of famotidine polymouphs：X-ray powder diffractometric and Raman spectrometric study［J］. Journal of Pharmaceutical and Biomedical Analysis，2009，49：338-346.

[3] Zoltan Nemet，Istvan Sajo，Adam Demeter. Rietveld refine-

ment in the routine quantitative analysis of famotidine polymorphs [J]. Journal of Pharmaceutical and Biomedical Analysis, 2010, 51, 572-576.

[4] 程卯生，王敏伟，缪锦来，等．法莫替丁的多晶型与生物利用度［J］．中国药物化学杂志，1994，4(2)：110-117.

[5] 王剑波，施卫峰，译．有机化学中的光谱方法［M］．北京：北京大学出版社，2001.

[6] 谢晶曦，常俊标，王绪明．红外光谱在有机化学和药物化学中的应用［M］．北京：科学出版社，2001.

撰写　雷　毅　毛杏飞　广东省药品检验所

复核　罗卓雅　　　　广东省药品检验所

注射用水

Water for Injection

本品为配制注射剂、滴眼剂的溶剂或稀释剂及容器的精洗。除中国药典(2015)收载外，BP(2013)、Ph. Eur. (7.0)、USP(36)和JP(16)均有收载。

【制法概要】本品为纯化水经蒸馏制得。

【性状】本品为无色的澄明液体；无臭，无味。

【检查】pH值　用以检查制备和贮存过程中引入的酸性杂质如二氧化碳、氯化氢，或碱性杂质如氨等[1]。本品的pH值应为5.0～7.0。本品为极弱电解质，在测定pH值过程中，发现pH值不稳定，且平衡时间较长，这是由物质本身电离程度特性决定的。凡是极弱电解质进行pH值测定时，应该考虑离子传递给测定结果准确性造成的不利影响，需要改进测定方法，故加饱和氯化钾溶液，增加离子传递能力，以保证结果测定的稳定性和准确性。

氨　除限度为0.00002%外，其他同纯化水。

电导率　采用BP(2013)灭菌注射用水项下测定方法和限度，分三步进行。第一步测定了水中自身离子和外来离子引起的总电导率，用于控制水中电解质总量，如不符合规定，则进行第二步测定。第二步考虑到了由于环境中二氧化碳气体的存在，导致水的电导率变化，测定过程中剧烈搅拌水样，加速二氧化碳气体在水中的溶解，此时水样的电导率值升高是由于水中碳酸根等离子浓度增加所致，第二步可避免相同的水样在空气中暴露的时间不同而导致判定结果不同。如第二步测定结果仍不符合规定，则继续进行第三步测定。第三步综合考虑了二氧化碳气体和pH值对电导率的影响，由于水中的离子浓度过低，测定pH值较为困难，故在水样中加入饱和氯化钾溶液(100ml水样中加入0.3ml)有助于pH值的准确测定。

测定时注意第二步和第三步需采用非温度补偿模式，调节溶液温度为25℃进行测定。

细菌内毒素　本品临床每小时用药最大剂量是静脉注射每千克体重10ml，内毒素计算限值约为0.50EU/ml；国外标准中USP、BP和JP均为0.25EU/ml。中国药典(2015)规定本品细菌内毒素限值为0.25EU/ml，与内毒素计算值比较，安全系数为2，并与USP、BP和JP标准相当。

微生物限度　取本品至少100ml，采用薄膜过滤法处理后，依法检查，供试品中需氧菌总数每100ml不得过10cfu。

【制剂】灭菌注射用水(Sterile Water for Injection)

制法　注射用水照注射剂生产工艺灌装于安瓿内，熔封，灭菌，即得。

氯化物　如有氯化物存在，在酸性条件下，与硝酸银试液反应，生成氯化银而呈浑浊。

$$Ag^+ + Cl^- \longrightarrow AgCl\downarrow$$

本检查宜在硝酸酸性溶液中进行，因加入硝酸可避免弱酸银盐如碳酸银、磷酸银以及氧化银沉淀的形成而干扰检查，同时还可加速氯化银沉淀的生成并产生较好的乳浊。

由于50ml水中若含有0.2mg的Cl^-时，所显浑浊已较明显，所以此检查限制了水中氯化物的含量小于4μg/ml。

硫酸盐　如有硫酸盐存在，与氯化钡试液反应，生成硫酸钡而呈浑浊。

$$Ba^{2+} + SO_4^{2-} \longrightarrow BaSO_4\downarrow$$

本法检出限量为5μg的硫酸钠，最低浓度为百万分之五十[2]。

钙盐　如有钙盐，与草酸铵试液反应，生成草酸钙而呈浑浊。

$$Ca^{2+} + C_2O_4^{2-} \longrightarrow CaC_2O_4\downarrow$$

本法检出限量为4μg钙，最低浓度为百万分之二十[2]。

二氧化碳　由水源带入或放置过程中吸收了空气中的二氧化碳。如有二氧化碳存在，与氢氧化钙试液反应，生成碳酸钙而呈浑浊[1]。

$$Ca(OH)_2 + CO_2 \longrightarrow CaCO_3\downarrow + H_2O$$

不挥发物　由于容器的溶出产生，来自玻璃容器的二氧化硅。

电导率　由于灭菌注射用水是由注射用水按注射剂生产工艺制备所得，不可避免引入各种离子，采用BP(2013)灭菌注射用水项下电导率的测定方法和限度。测定时注意需采用非温度补偿模式，调节温度至25℃，使用离线电导率仪进行测定。标示装量为10ml或10ml以下时，电导率限度为25μs/cm；标示装量为10ml以上时，电导率限度为5μs/cm。测定的电导率值不大于限度值，则判为符合规定；如电导率值大于限度值，则判为不符合规定。

参考文献

[1] 国家药典委员会．中华人民共和国药典1990年版二部药典注释［M］．北京：化学工业出版社，1993：847-848.

[2] 韩葆玄．快速定性分析［M］．北京：高等教育出版社，1985：121，71.

撰写　娄志红　　　　黑龙江省食品药品检验检测所

复核　白政忠　张秋生　黑龙江省食品药品检验检测所

泮托拉唑钠

Pantoprazole Sodium

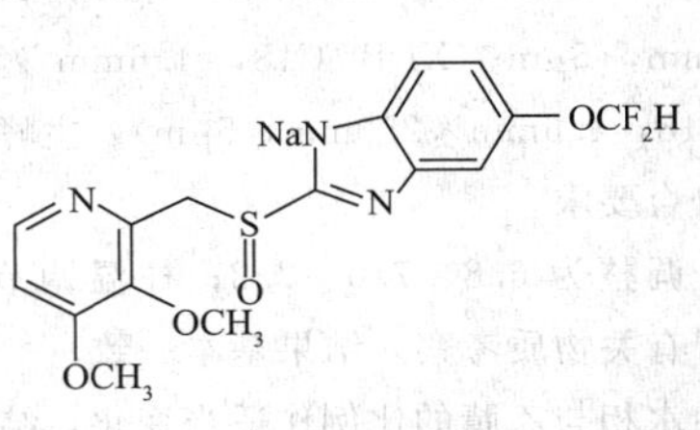

$C_{16}H_{14}F_2N_3NaO_4S \cdot H_2O$　423.38

化学名：5-二氟甲氧基-2-[[(3,4-二甲氧基-2-吡啶基)-甲基]亚磺酰基]-1*H*-苯并咪唑钠一水合物

5-difluoromethoxy-2-[[(3,4-dimethoxy-2-pyridinyl)methyl] sulfinyl-1*H*- benzimidazole sodium, monohydrate

英文名：Pantoprazole (INN) Sodium

CAS 号：[138786-67-1](泮托拉唑钠无水物)；[102625-70-7](泮托拉唑)；[164579-32-2](泮托拉唑钠倍半水合物)

泮托拉唑钠为 H^+，K^+-ATP 酶抑制剂，有很好的抗酸分泌作用，用于胃溃疡、十二指肠溃疡、反流性食管炎、急性胃黏膜病变和复合型胃溃疡等急性上消化道出血的治疗。

泮托拉唑呈弱碱性(pK_a 3.9)，在低 pH 时高度离子化，很容易聚集在受刺激壁细胞高酸性的分泌小管中，在这种强酸性环境中，泮托拉唑迅速转化为其活性形式——带阳离子的环状亚硫酰胺，与分泌小管黏膜表面 H^+，K^+-ATP 酶的半胱氨酸残基共价结合，形成复合的二硫化合物，由此导致胃质子泵功能的不可逆抑制。由于 H^+，K^+-ATP 酶代表分泌过程的最后一步，抑制该酶即抑制了胃酸分泌而不论其原发刺激如何。对胃酸分泌、胃液酸度和胃蛋白酶活性亦有显著抑制作用。

泮托拉唑在肝内代谢，与血浆蛋白的结合率为 98%。约 80%口服或静注的泮托拉唑代谢物从肾脏排出，在粪中和胆分泌物中可发现药物原型。

本品耐受性好，不良反应较少。临床偶见头晕、失眠、嗜睡、恶心、腹泻、便秘、皮疹、肌肉疼痛等症状。大剂量使用时可出现心律不齐、转氨酶升高、肾功能改变、粒细胞降低等[1]。

本品由德国的比克·古尔顿·劳姆贝尔格化学公司研发，1994 年首先在瑞典上市，国内于 1998 年正式生产。

目前，除中国药典(2015)收载一水合泮托拉唑钠外，USP (36)、Ph. Eur. (7.0)等均收载了泮托拉唑钠倍半水合物。

【制法概要】国内各家的生产工艺基本相同[2,3]。

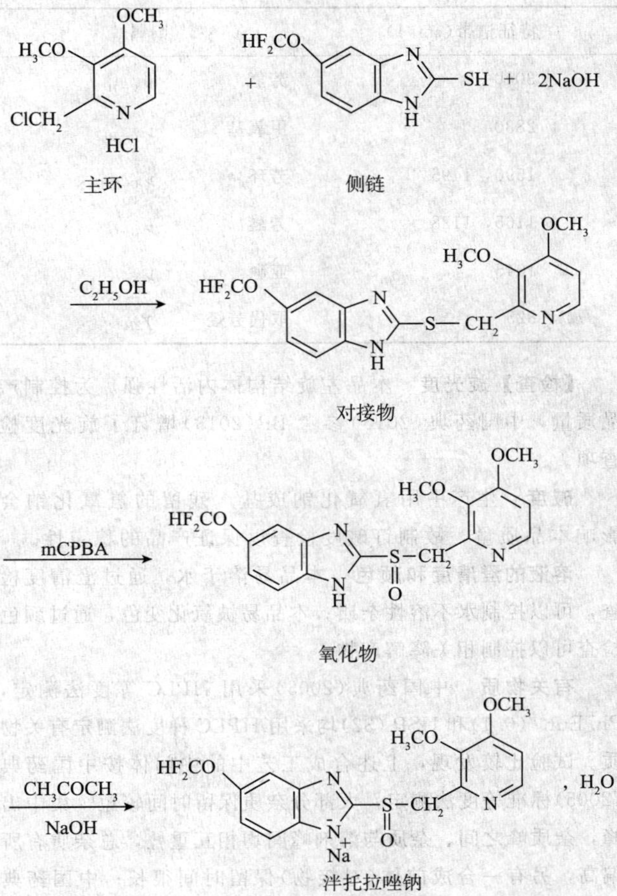

【性状】本品为白色或类白色结晶性粉末，易被氧化而变色。

【鉴别】(1)为咪唑基和磺酰基与生物碱沉淀试剂(硅钨酸试液)的沉淀反应。

(2)本品乙醇溶液在 292nm 的波长处有最大吸收，在 250nm 的波长处有最小吸收(图 1)。

图 1　泮托拉唑钠乙醇溶液的紫外吸收图谱(15μg/ml)

(3)本品的红外光吸收图谱应与对照图谱(光谱集 1083 图)一致，显示的主要特征吸收如下。

特征谱带(cm^{-1})	归属	
3010	芳氢	ν_{C-H}
2830	甲氧基	ν_{C-H}
1590，1495	芳环	$\nu_{C=C,C=N}$
1165，1128	芳醚	ν_{C-O}
1045	亚砜	$\nu_{S=O}$
825	取代芳烃	γ_{2H}

【检查】旋光度　本品左旋结构体内活性强。为控制产品质量，中国药典(2015)参考 BP(2013)增订了旋光度检查项。

碱度　生产中用氢氧化钠成盐，残留的氢氧化钠会影响本品质量，故制订碱度检查以保证产品的稳定性。

溶液的澄清度和颜色　本品易溶于水，通过澄清度检查，可以控制水不溶性杂质；本品易被氧化变色，通过颜色检查可以控制相关降解产物。

有关物质　中国药典(2005)采用 HPLC 等度法测定，Ph. Eur.(6.1)和 USP(32)均采用 HPLC 梯度法测定有关物质。试验比较发现，上述合成工艺中的中间体按中国药典(2005)标准等度法测定，大部分杂质保留时间较短，集中出峰，杂质峰之间、杂质与溶剂峰间均相互重叠，总杂质有所偏高，另有一合成前体(对接物)保留时间很长；中国药典(2010)改用梯度法测定，泮托拉唑钠峰与其合成前体峰均能很好分离，各杂质峰间及与主峰也均能很好分离，典型的分离度图谱见图 2。中国药典(2015)增加了系统适用性溶液(氧化破坏产生降解产物泮托拉唑砜)，并规定主峰与氧化降解产物峰(相对保留时间约为 0.9)的分离度大于 2.0，其他内容均未修订。

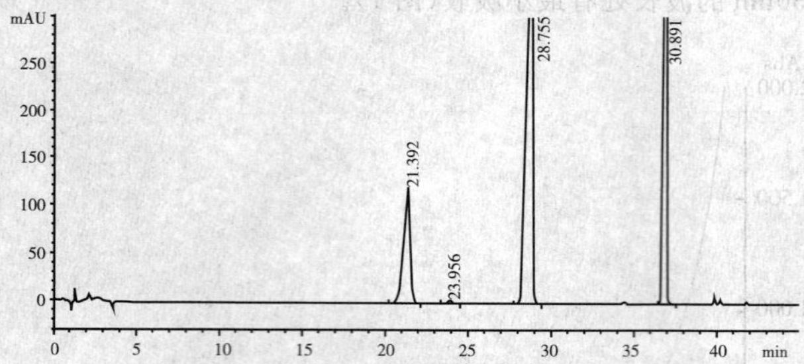

图 2　泮托拉唑钠与工艺相关物质的 HPLC 色谱图

色谱柱：VP-ODS C18 柱，4.6mm×250mm，5μm

出峰顺序分别为：Rt＝21.392 分钟，5-氟甲氧基-2-巯基-1-氢-苯并咪唑(侧环)；

Rt＝23.956 分钟，2-氯甲基-3,4-二甲氧基吡啶盐酸盐(主环)；

Rt＝28.755 分钟，5-二氟甲氧基-2-［［(3,4-二甲氧基-2-吡啶基)-甲基］亚磺酰基］-1H-苯并咪唑钠一水合物(泮托拉唑)；

Rt＝36.891 分钟，5-二氟甲氧基-2-［［(3,4-二甲氧基-2-吡啶基)-甲基］硫］-1H-苯并咪唑(对接物)。

本品经酸、氧化破坏后，出现了明显的降解杂质，故成品在贮存或使用中应避免酸、氧化环境；本品在高温、光照条件下也有一定程度的降解；本品在碱环境中较稳定。降解后主峰和杂质峰能有效地分离，方法的最低检测限为 8.51ng。

采用两个品牌的四根色谱柱进行方法耐用性考察(Agilent：extend C18，4.6mm × 250mm，5μm；XDB C18，4.6mm × 250mm，5μm；XDB C18，4.6mm × 150mm，5μm；Waters C18，4.6mm×250mm，5μm)，主峰与各杂质峰的分离度均符合要求。

缓冲液 pH 调整为 6.8、7.0、7.2；柱温调节为 35℃、40℃、45℃进行有关物质考察，结果基本一致。

将流动相中水相与乙腈的比例作适当变化，结果当缓冲液与乙腈变化在 10%左右时，有关物质测定结果基本一致。

经试验，样品如用流动相溶解、稀释，总杂质随时间有所增加；如用溶剂［0.001mol/L 氢氧化钠溶液-乙腈(1∶1)］溶解、稀释，样品测定溶液配制后 8 小时基本稳定。故中国药典(2010)采用 0.001mol/L 氢氧化钠溶液与乙腈的等体积混合液作为样品溶剂。

中国药典(2005)规定有关物质测定与含量测定时均避光操作，而注射用泮托拉唑钠质量标准无避光操作要求。经试验，样品溶液不避光操作与避光操作的测定结果一致，故中国药典(2010)均采用不避光操作。

有试验证明，如采用总杂质超过 0.8%的原料药生产注射剂，当注射剂近效期时有关物质结果不符合规定，故中国药典(2010)规定供注射用的原料药总杂质控制在 0.8%以内。中国药典(2015)将限度修订为单个杂质不得过 0.2%，杂质总量不得过 0.5%。

样品有关物质测定 HPLC 图谱见图 3。

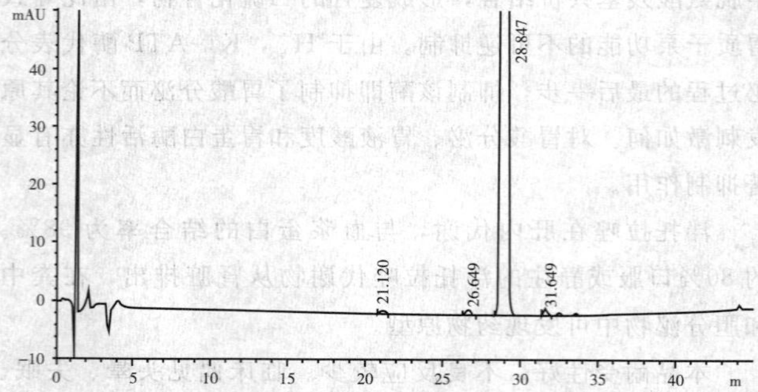

图 3　泮托拉唑钠有关物质 HPLC 色谱图

色谱柱：VP-ODS C18 柱(4.6mm×250mm，5μm)

Rt＝28.847min，泮托拉唑

残留溶剂　根据国内目前主要生产工艺，本品残留溶剂为乙醇和丙酮等。中国药典(2005)检查甲苯与丙酮，中国药典(2010)和中国药典(2015)均未作修订。

水分　本品含有 1 分子结晶水，采用费休法测定水分，水分应控制在 4.0%～6.0%。

重金属　因本品为钠盐，炭化残渣多，完全炭化比较困难，故将称样量由 1.0g 改为 0.5g，而且还要适当增加炭化时间(一般炭化时间为 3～4 小时)，适当增加硫酸的量(一般加硫酸 1.2～1.5ml)，加硝酸 0.5ml 要在沸水浴上蒸干，蒸的时间要长一些(一般约 2 小时)。

【含量测定】采用 HPLC 等度法测定。中国药典(2005)含量测定检测波长为 288nm，经 DAD 扫描，泮托拉唑钠在 287～290nm 间紫外吸收峰平坦，故中国药典(2010)采用有关物质项下的测定波长 289nm。中国药典(2015)未修订。

本品的最低定量限为 17.0ng，即 0.85μg/ml 进样 20μl，选择进样浓度为每 1ml 中约含 40μg 的溶液可满足定量测定要求。

以外标法定量，泮托拉唑钠在 6.96～48.72μg/ml 浓度范围内与其峰面积呈线性关系，线性方程为 $A=43.124C+11.21$，$r=0.9999$ ($n=5$)。重复性试验 RSD 为 0.20%($n=6$)。

【贮藏】中国药典(2010)规定贮藏条件为：遮光，密封，在凉暗处保存。有企业对产品进行留样观察发现，在此贮存条件下，泮托拉唑钠有关物质与颜色外观均会随时间有所变化，有关物质呈一个缓慢上升的趋势，颜色由白色变为类白色。对贮存条件为遮光、密封、冷处保存的产品进行留样观察，供试品的颜色没有发生变化，外观为白色；有关物质检测总杂质没有发生明显变化，杂质数目没有增加。中国药典(2015)未修订。

【制剂】(1)注射用泮托拉唑钠(Pantoprazole Sodium for Injection)

中国药典(2015)收载了注射用泮托拉唑钠，规格为 40mg、60mg、80mg。国外药典均未收载。

溶液的澄清度与颜色　原转正标准的检测浓度为 4mg/ml，原料药该项的检测浓度为 20mg/ml，注射剂虽有不同规格(40mg、60mg、80mg)，为严格控制产品质量，仍取 1 支量加水至 10ml 进行检查。

有关物质　采用泮托拉唑钠原料的有关物质检测方法，空白辅料对主峰以及杂质峰无干扰。

样品有关物质测定 HPLC 图谱见图 4。

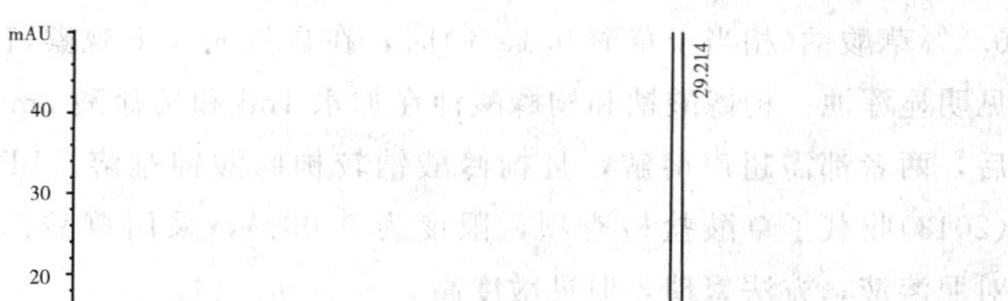

图 4　注射用泮托拉唑钠有关物质 HPLC 图谱图
色谱柱：VP-ODS C18 柱(4.6mm×250mm，5μm)
Rt=29.214min，泮托拉唑

无菌　采用薄膜过滤法处理后，依法检查。方法经验证，当检验数量为出厂检验最大值，检验量为每瓶样品的全量时，采用薄膜过滤法，无需特殊处理，所有试验菌均能生长良好，表明本品无抑菌作用。实验时采用 0.9%氯化钠溶液作为溶剂，溶解性能良好。

细菌内毒素　本品临床每小时用药最大剂量是静脉注射每次 80mg(中国医师药师临床用药指南)，内毒素计算限值约为 3.75EU/mg。中国药典(2015)规定本品细菌内毒素限值为 1.2EU/mg，与内毒素计算值比较，安全系数为 3.1。

(2)泮托拉唑钠肠溶胶囊(Pantoprazole Sodium Enteric Capsules)

本品为中国药典(2015)新增剂型，有 20mg 和 40mg 两种规格，国外药典均未收载。

USP(36)收载泮托拉唑钠缓释片。

本品内容物主要有粉末(囊壳肠溶)和肠溶微丸两种，故性状描述为“本品内容物为白色或类白色粉末或肠溶微丸。”

有关物质和含量采用液相色谱法测定，色谱条件与原料药相同，辅料对测定无干扰。20mg 规格的胶囊需进行含量均匀度检查，检测方法与含量测定方法一致。

溶出度　采用转篮法以 0.1mol/L 盐酸溶液 900ml 为溶出介质，转速为每分钟 100 转，120 分钟后弃去 0.1mol/L 盐酸溶液，更换磷酸盐缓冲液(pH 6.8)900ml 继续溶出。45 分钟时取样，采用液相色谱方法测定，色谱条件与含量测定相同。如果出现囊壳与肠溶微丸粘连，则不利于后续药物的释放，需加入胃蛋白酶至 0.5%浓度，使后续药物正常释放。由于泮托拉唑钠在溶液 pH 值小于 8.0 时不稳定，故释放度第二阶段磷酸盐缓冲液(pH 6.8)的 pH 值对泮托拉唑钠的稳定性影响较大，取出溶出液制备供试品溶液时，需加入 0.15mol/L 氢氧化钠溶液 1ml 使溶液 pH 值大于 8.0。方法学验证结果显示，泮托拉唑钠在 4.65～93.01μg/ml 浓度范围内线性关系良好，相关系数为 1.0000。平均回收率为 100.3%，RSD=1.3%(n=9)。供试品溶液 8 小时内稳定。空囊壳和空白辅料对测定均无干扰。

耐酸力　溶出条件与溶出度项下酸溶液溶出条件相同，120 分钟后取出采用液相色谱法测定肠溶微丸或肠溶胶囊的含量。耐酸力是检查胶囊在酸溶液中没有溶出的量，如果溶出度检查在磷酸盐缓冲液中平均溶出量不小于标示量的 90%，即可推算在酸溶液中没有溶出的平均含量不低于标示量的 90%，为简化实验操作则不再进行耐酸力测定。

参考文献

[1] 国家药典委员会．中华人民共和国药典临床用药须知·化学药和生物制品卷［M］．北京：人民卫生出版社，2005：281.

[2] 上河庆，程卯生，黄国宾，等．泮托拉唑钠的合成研究[J]．中国药学杂志，1999，34 (8)：564-565.

[3] Kohl B，Stum E，Rainer G. Fluoralkoxy substituted benzimidazoles useful as gastric acid secretion inhibitors［P］. US 4 758-579，1988.

撰写　韩加怡　　浙江省食品药品检验研究院
初审　杨伟峰　殷国真　　浙江省食品药品检验研究院
复核　洪利娅　　浙江省食品药品检验研究院

枸橼酸钠
Sodium Citrate

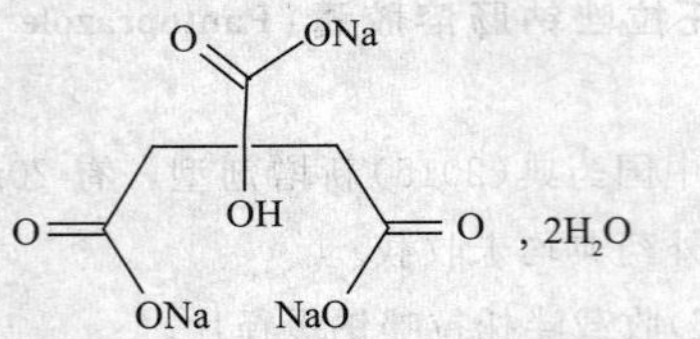

$C_6H_5Na_3O_7 \cdot 2H_2O$　294.10

化学名：2-羟基丙烷-1，2，3-三羧酸钠二水合物

2-hydroxy-1，2，3-propane-tricaboxylic acid-tripboassium-soutl

英文名：Sodium Citrate

异名：柠檬酸钠

CAS号：[6132-04-3]

本品能与血中钙离子生成难解离的可溶性复合体枸橼酸钙，使血液中钙离子减少，阻止凝血酶原转化为凝血酶，从而起到抗血液凝固的作用，用作抗凝血剂、输血剂、保存和加工血制品。在正常输血速度下，本品未见不良反应；大量(1000ml以上)快速输入含本药的血液时，因枸橼酸盐不能及时被氧化，可致低钙血症和代谢性碱中毒，出现口唇发麻、手足抽搐，甚至出血倾向、血压降低、心室颤动、心脏停搏。本品还是重要的食品添加剂，联合国粮农与世界卫生组织对其每日摄入量不作限制。

中国药典(2015)、USP(36)、BP(2013)与JP(16)均有收载，各国药典标准基本相同。

【制法概要】[1]依据生产原料的不同，枸橼酸钠的制备方法主要有以下几种：①枸橼酸＋氢氧化钠法。本法工艺简单，产品纯度好；缺点是生产成本高。现仅用于制备实验室用品。②枸橼酸＋纯碱法。中和法改良工艺，是目前各工业企业普遍采用的生产方法。③枸橼酸＋小苏打法。本法产品主要用于医药产品。反应条件温和，产品质量好，工艺操作性好。④枸橼酸钙＋纯碱法。⑤树脂交换法。采用树脂交换法生产枸橼酸钠，目前尚未见到试生产报道。

【性状】枸橼酸钠有无水枸橼酸钠、二水枸橼酸钠和五水枸橼酸钠，中国药典和BP收载的是二水枸橼酸钠，USP收载的是无水枸橼酸钠和二水枸橼酸钠。二水枸橼酸钠在150℃加热可失去2分子结晶水而成为无水物。五水枸橼酸钠比二水枸橼酸钠结晶大。二水枸橼酸钠在沸水中极易溶解(1：0.6)，在水中易溶(1：1.5)，在乙醇中不溶。

【鉴别】钠盐与枸橼酸盐的鉴别反应见通则0301。

【检查】碱度　本品为强碱弱酸盐，水溶液呈弱碱性，制备过程中也易带入游离的碱。中国药典(2015)与BP(2013)、USP(36)均采用酸碱指示剂作限度检查，JP则规定5%的水溶液pH为7.5～8.5。

溶液的澄清度与颜色　枸橼酸钠为无色结晶或白色结晶性粉末，其溶液颜色应无色，本品用于制备输血用枸橼酸钠注射液，应对其内源性以及外源性杂质严格控制。BP(2013)与JP(16)均有该检查项，均为10%的溶液应澄清无色。中国药典(2015)规定25%的溶液应澄清无色。

氯化物　主要由生产原料带入，中国药典(2015)的限度为0.01%，而BP的限度为0.005%，比中国药典要求严格，对两批样品参照BP的方法进行测定，结果均小于0.005%。

硫酸盐　中国药典(2015)的限度为0.05%，而BP的限度为0.015%，比中国药典要求严格，对两批样品参照BP的方法进行测定，结果均小于0.015%。

酒石酸盐　由生产原料带入。酒石酸盐与醋酸钾和醋酸反应，生成酒石酸氢钾结晶性沉淀。经实验，酒石酸盐的检出限(以酒石酸计)为3%。

易炭化物　主要由生产原料枸橼酸带入。因本品制剂中无供口服用制剂，中国药典(2010)删去中国药典(2005)易炭化物检查项中“……或与黄绿色或黄色10号标准比色液(供口服用)”文字。中国药典(2015)未修订。

干燥失重　本品具有引湿性，按二水合物计算，理论失重应为12.25%。USP和JP也采用干燥失重法。BP采用费休氏法测定水分，测定前需搅拌15分钟。对收集的样品采用费休氏法测定，搅拌15分钟后，样品未能完全溶解，滴定需约4分钟才能达到终点，甲醇不能重复使用，测定结果与干燥失重基本一致，因此采用干燥失重法。

钙盐或草酸盐　进行钙盐的检查时，对照管明显浑浊，即钙盐检出限小于0.005%。进行草酸盐的检查时，经实验，草酸盐的检出限(以草酸计)为0.15%。在枸橼酸钠和枸橼酸钾中加入0.1%草酸钠时，在自然光线下观察枸橼酸钾可见明显浑浊，但枸橼酸钠浑浊不明显，而在澄明度灯下观察均可见浑浊，进一步实验表明，当在枸橼酸钠加入0.2%草酸钠(相当于草酸0.15%)时，在自然光线下观察可见明显浑浊。枸橼酸钠和枸橼酸钾在加水1ml和稀盐酸3ml后，两者都需超声溶解，且枸橼酸钠较枸橼酸钾难溶。BP(2013)收载了草酸盐检查项，限度为0.03%，采用草酸作对照溶液，方法繁琐，但灵敏度高。

铁盐　供试品和铁对照溶液按通则0807铁盐检查法操作，结果供试管呈无色，对照管呈粉红色。将供试管和对照管移至分液漏斗，加正丁醇提取后比较，供试管呈微粉红色，对照管呈粉红色。

细菌内毒素　本品可用于制备输血用枸橼酸钠注射液，中国药典(2015)明确供注射用原料增加细菌内毒素检查项。

【含量测定】四国药典含量测定方法均采用非水溶液滴定法测定，中国药典用结晶紫指示终点，BP用α-萘酚苯甲醇指示终点，USP和JP用电位法指示终点。电位法指示终点客观准确[2]，经用电位法与结晶紫指示法滴定终点比较，滴定终点为蓝绿色。

因含量测定采用非水溶液滴定法，枸橼酸钠或无水枸橼酸钠均具有吸湿性，实验中需注意：取未经干燥样品测定(因加有醋酐可除去结晶水)；环境温湿度；加热溶解时，切勿水浴加热，应电热板加热；放冷时，应置干燥器放冷[3]。

【制剂】 枸橼酸钠制剂有输血用枸橼酸钠注射液和注射用枸橼酸钠，中国药典(2015)只收载了输血用枸橼酸钠注射液，USP(36)收载了枸橼酸钠与枸橼酸口服液，BP(2013)收载了枸橼酸钠滴眼液和枸橼酸钠冲洗液，JP(15)收载了输血用枸橼酸钠注射液。

输血用枸橼酸钠注射液（Sodium Citrate Injection for Transfusion）

输血用枸橼酸钠注射液为无色澄明液体，是枸橼酸钠的灭菌水溶液，不含抑菌剂。

〔检查〕细菌内毒素　本品临床每小时用药最大剂量是静脉注射每千克体重 10mg(中国药典临床用药须知)，内毒素计算限值约为 0.50EU/mg；国外标准中 USP 为 5.56EU/ml(以 10%计算为 0.556EU/mg)，BP 原料为 0.5EU/mg、抗凝剂为 10mg/kg 热原检查；JP 为 0.056EU/mg。中国药典(2015)规定本品细菌内毒素限值为 0.25EU/mg，与计算值基本相当，并严于 USP、BP 等国外标准，低于 JP 标准。

本品对内毒素检查方法有干扰，最大不干扰浓度约为 1.25mg/ml。

本品规格有：(1)10ml：0.25g；(2)160ml：6.4g；(3)180ml：7.2g；(4)200ml：5g；(5)200ml：8g；(6)500ml：20g，中国药典(2015)收载其中的 4 个规格。中国药典(2010)含量限度为含枸橼酸钠($C_6H_5Na_3O_7 \cdot 2H_2O$)应为 2.35%～2.65%即浓度为 2.5%的±0.15%，中国药典(2015)修订为标示量的 94.0%～106.0%。有的医疗单位常自行配制本品，以计算量的溶液盛于输血瓶中，灭菌后，使用时将血液直接流入瓶中，充分混合，以防止血液凝固。

枸橼酸钠水溶液对玻璃有强烈的溶解作用，常于久置后析出硅质碎片，此种现象对质料较差的玻璃更易发生。如有硅质碎片析出，即不能供药用。所用安瓿应选用中性硬质玻璃制品[4]。

参考文献

[1] 周本华．枸橼酸钠的应用与制备方法研究［J］．盐城工学院学报(自然科学版)，2010，23(1)：10-14.

[2] 陈雪湘．电位滴定法测定枸橼酸钠含量［J］．浙江化工，2007，38(9)：21-23.

[3] 江小虎．输血用枸橼酸钠注射液的含量测定方法改进［J］．江苏药学与临床研究，2003，11(12)：59-60.

[4] 中华人民共和国卫生部药典委员会．中华人民共和国药典 1990 年版二部药典注释［M］．北京：化学工业出版社，1993：393-394.

撰稿　丘文嘉　广州市药品检验所

复核　严小红　广州市药品检验所

哌拉西林

Piperacillin

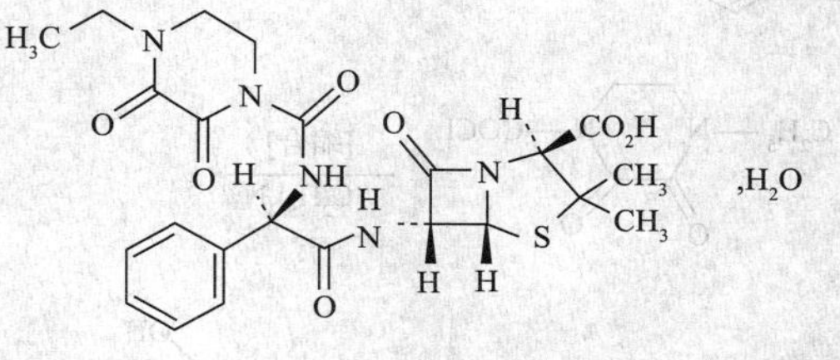

$C_{23}H_{27}N_5O_7S \cdot H_2O$　535.58

化学名：(2*S*,5*R*,6*R*)-3,3-二甲基-6-[(4-乙基-2,3-二氧代-1-哌嗪甲酰氨基)苯乙酰氨基]-7-氧代-4-硫杂-1-氮杂双环[3.2.0]庚烷-2-甲酸一水合物

(2*S*,5*R*,6*R*)-3,3-Dimethyl-6-[(4-ethyl-2,3-dioxopiperazin-1-yl-carbonyl-amino) phenylacetyl-amino]-7-oxo-4-thia-1-azabicyclo[3.2.0]heptane-2-carboxylic acid monohydrate

异名：氧哌嗪青霉素；哌氨苄青霉素；哔哌西林

CAS 号：[61477-96-1]

本品为抗生素类药。哌拉西林对革兰阳性菌除耐青霉素金葡菌外，对金葡菌、表面球菌、炭疽杆菌较敏感。对革兰阴性菌、奈瑟菌属、大肠埃希菌、流感杆菌、黄杆菌、绿脓杆菌、产碱假单胞菌、腐败假单胞菌、洋葱伯克霍尔德菌、伤寒沙门菌、铜绿假单胞菌、克雷伯杆菌和多数肠杆菌属科菌包括枸橼酸菌属、耐头孢噻吩肠杆菌属、沙雷菌、弧菌属、阴沟杆菌、不动杆菌属、变形杆菌具高度抗菌活性。多种厌氧菌(包括脆弱类杆菌)对本品敏感。大肠杆菌对本品的敏感性较差。本品不耐青霉素酶。

本品主要的作用机制是通过抑制细菌细胞壁的合成而起杀菌作用。

正常人肌内注射本品 1g 后 0.71 小时达血药峰浓度。本品的血清蛋白结合率为 17%～22%。在骨、心脏等组织和体液中分布良好，脑膜有炎症时在脑脊液中也可达到相当浓度。正常肾功能者哌拉西林血消除半衰期约为 1 小时。本品在肝内不代谢，通过肾和非肾途径清除。静脉注射 1g 后，12 小时尿中排出给药量的 49%～68%，肝功能正常者 10%～20%的药物经胆汁排泄。

本品临床上用于敏感肠杆菌科细菌、铜绿假单胞菌、不动杆菌属所致的败血症、上尿路及复杂性尿路感染、呼吸道感染、胆道感染、腹腔感染、盆腔感染以及皮肤、软组织感染等。

本品由 Saikawa 等于 1976 年制得。国内于 1984 年开始生产。除中国药典(20105)收载哌拉西林外，BP(2013)、Ph. Eur.(7.0)、JP(16)和 USP(36)均有收载。中国药典(2015)与 USP(36)、BP(13)和 JP(16)还收载哌拉西林钠及其制剂。

【制法概要】本品可以氨苄西林三水合物为原料，通过下列工艺合成而得[1~2]。

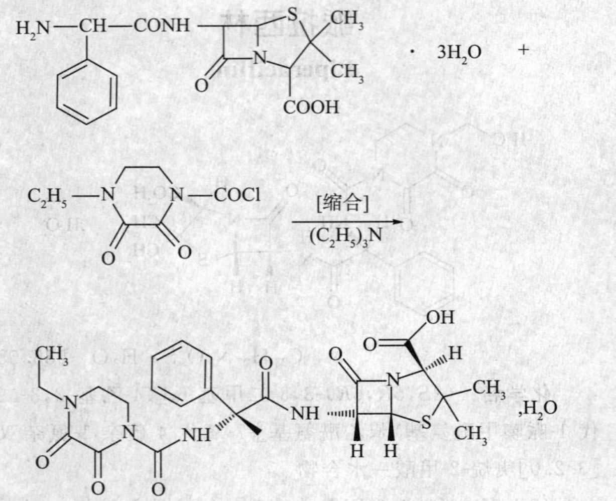

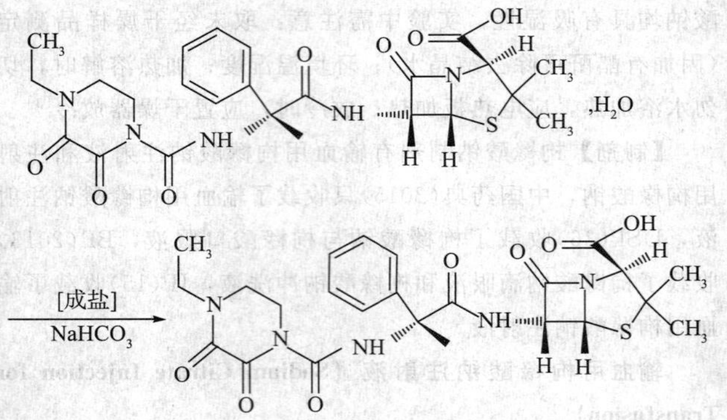

【性状】本品经热重分析，于100～132℃产生失重峰，热失重量相当于1分子结晶水，继而又在155℃左右产生分解峰。

据测定，本品引湿增重量为 2.29%。本品钠盐干燥粉末密封于容器中室温保存 18 个月，外观、含量几乎不变。根据加速破坏试验资料推测，本品(含水 2.24%)在 25℃条件下贮存 2.5 年以上，含量下降 3%。另根据在干燥凉暗处保存 2.5 年的留样测定结果，含量均在 88.0%以上。

本品水溶液可发生降解反应，降解途径如下所示：

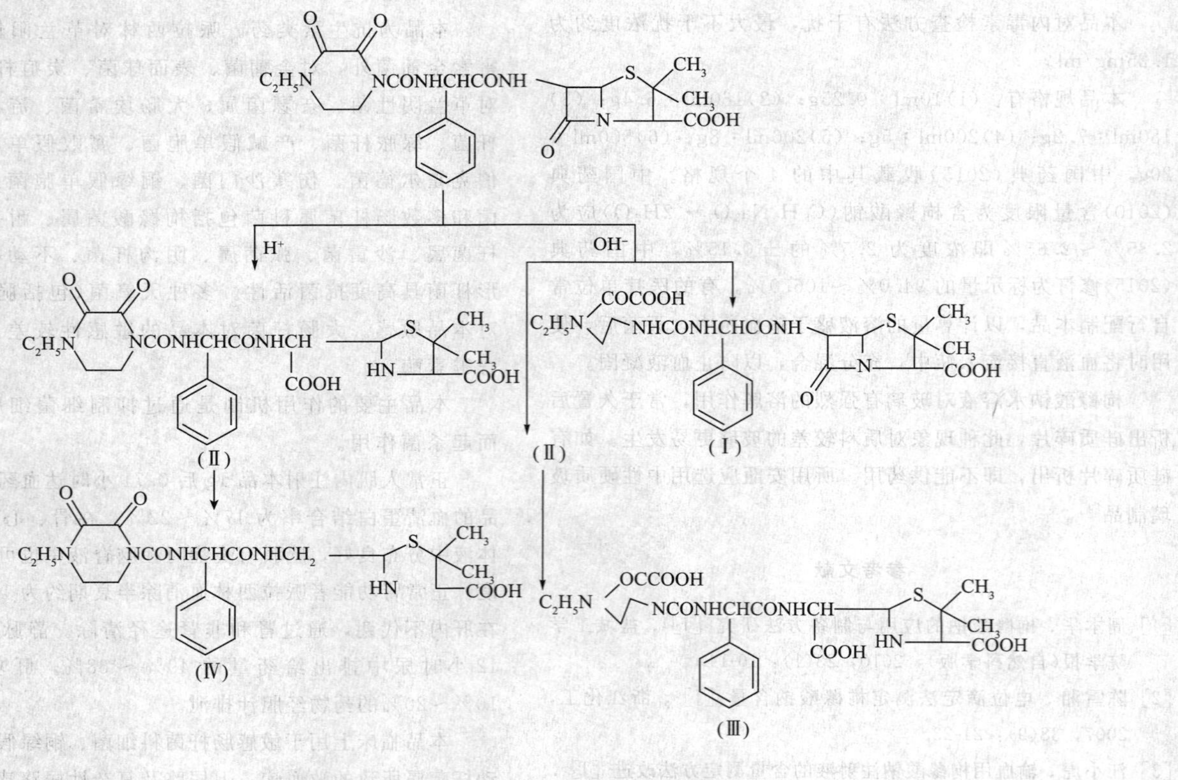

降解产物和降解速率与溶液的 pH 有关，在 pH 5.0～6.0 时最稳定。35℃半衰期为 150 小时。pH 4.0 较不稳定，半衰期为 55.4 小时，主要降解产物为哌拉西林酮酸(Ⅳ)(CL 116，608，惠氏百宫公司化合物代号)和哌拉西林噻唑酸(Ⅱ)(CL 116，607)；pH 9.0 极不稳定，半衰期仅 2.3 小时，主要降解产物为降解物Ⅰ(CL 115，423)及降解物Ⅲ(CL 115，424)；pH 7.4 时主要降解产物为Ⅱ，亦含有降解物Ⅰ及降解物Ⅲ。

【鉴别】(1)本品为 β-内酰胺类化合物，加水与盐酸羟胺溶液和酸性硫铁铵试液生成铁配位化合物而显红棕色。

(2)本品的红外光吸收图谱(光谱集 621 图)显示的主要特征吸收如下[3]。

特征谱带(cm^{-1})	归属	
3320	酰胺	ν_{N-H}
3100～2800	羧酸	ν_{O-H}
1786	β-内酰胺	$\nu_{C=O}$
1730	羧酸	$\nu_{C=O}$
1718	哌嗪酮	$\nu_{C=O}$
1692，1675	仲酰胺(Ⅰ)	$\nu_{C=O}$
1610，1495	苯环	$\nu_{C=C}$
1527	仲酰胺(Ⅱ)	δ_{NH}
730	单取代苯	γ_{5H}
700	苯环	$\delta_{环}$

【检查】有关物质 BP(2010)采用梯度洗脱法检测有关物质。但因该色谱系统在短波长处检测，故对所用离子对试剂(氢氧化四丁基铵溶液)的纯度要求较高，一般应选用价格昂贵的低紫外光吸收的离子对试剂，且即便如此基线波动仍较大，不利于杂质的检出。因此，中国药典(2010)参照USP(32)，分别在乙腈比例不同的两个色谱系统中检测哌拉西林中保留较弱的有关物质(有关物质1)和保留较强的杂质D(有关物质2)，而哌拉西林钠及注射用哌拉西林钠仅检查保留较弱的有关物质。中国药典(2015)未修订。

有关物质1：参照USP(32)将杂质A峰面积的校正因子定为1.4，按加校正因子的主成分自身对照法计算。氨苄西林(BP杂质A)和其他杂质按不加校正因子的主成分自身对照法计算，USP(32)则按外标法计算。分别选择三种不同品牌的填料(Discovery C18，SinoChrom ODS-AP，Nucleodur 100-5 C18 RP)进行测试，均能使哌拉西林与其有关物质之间达到良好的分离，唯采用Discovery C18则流动相的组成需稍加改动为：甲醇-水-0.2mol/L磷酸二氢钠溶液-0.4mol/L氢氧化四丁基铵溶液(400∶500∶100∶3)。

有关物质2：参照USP(32)规定杂质D峰对主峰的相对保留时间约为2.55，杂质D峰面积的校正因子定为1.47，按加校正因子的主成分自身对照法计算。分别选择三种不同品牌的填料(Discovery C18，SinoChrom ODS-AP，Nucleodur 100-5 C18 RP)进行测试，杂质D峰的相对保留时间分别为1.93、2.61和2.66。采用Discovery C18需减少流动相中乙腈的比例以使杂质D的相对保留时间为2.55。

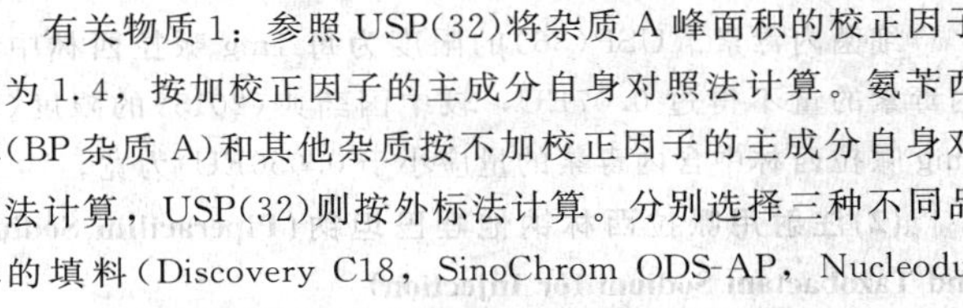

图1 有关物质1系统适用性试验的色谱图

氨苄西林：4.317min；哌拉西林：14.128min

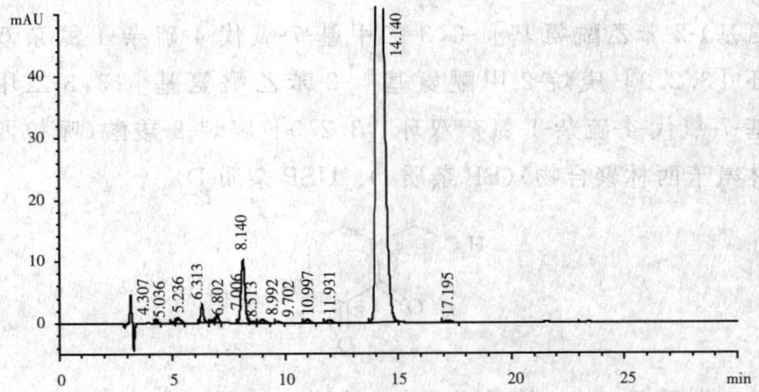

图2 有关物质1供试品溶液的色谱图

哌拉西林：14.140min

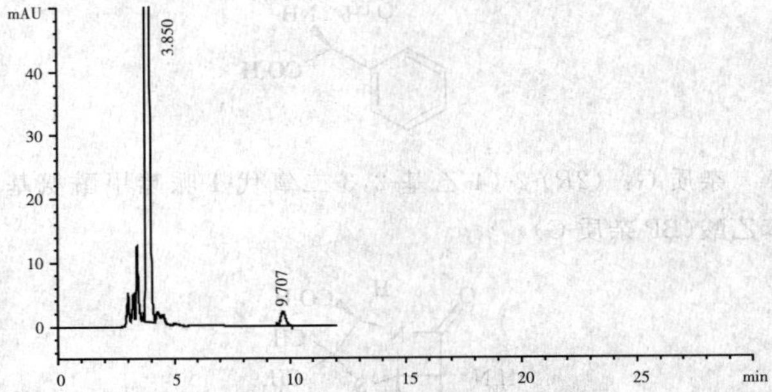

图3 有关物质2供试品溶液的色谱图

哌拉西林：3.850min；杂质D：9.707min

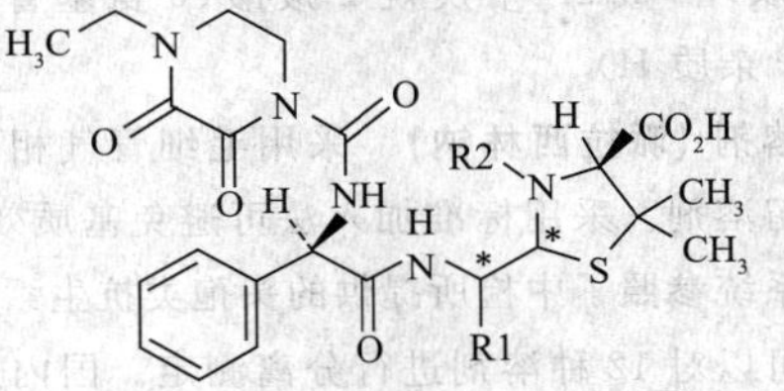

杂质A：R1＝CO_2H，R2＝H：4-羧基-α-［2-(4-乙基-2,3-二氧代-1-哌嗪甲酰氨基)-2-苯基乙酰氨基］-5,5-二甲基-2-噻唑烷乙酸(哌拉西林噻唑酸)(USP杂质A、BP杂质B、CL 116，607)

杂质C：R1＝R2＝H：(2*RS*，4*S*)-2-［(2*R*)-2-(4-乙基-2,3-二氧代-1-哌嗪甲酰氨基)-2-苯基乙酰氨基］-5,5-二甲基噻唑烷-2-羧酸(哌拉西林酮酸)(BP杂质C、CL 116，608)

杂质F：R1＝CO_2H，R2＝CO－CH_3：(4*S*)-3-乙酰基-2-羧基-α-［2-(4-乙基-2,3-二氧代-1-哌嗪甲酰氨基)-2-苯基乙酰氨基］-5,5-二甲基噻唑烷-2-羧酸(哌拉西林噻唑酸乙酰化产物)(BP杂质F、USP杂质C、CL 287，836)

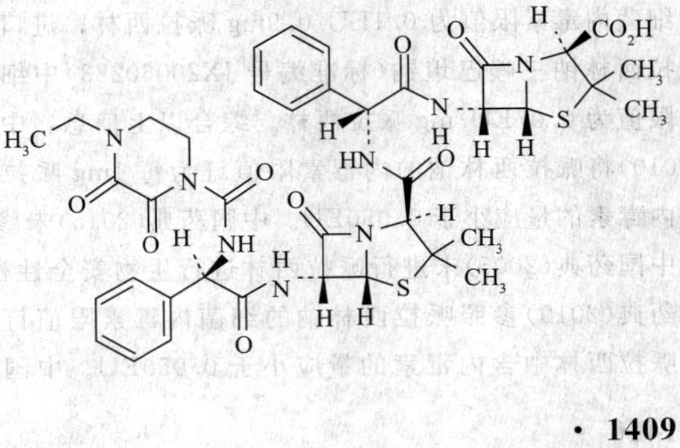

杂质D：6-［2-［6-［2-(4-乙基-2,3-二氧代-1-哌嗪甲酰氨基)-2-苯乙酰氨基］-3,3-二甲基-7-氧代-4-硫杂-1-氮杂双环［3.2.0］庚烷-2-甲酰氨基］-2-苯乙酰氨基］-3,3-二甲基-7-氧代-4-硫杂-1-氮杂双环［3.2.0］庚烷-2-羧酸(哌拉西林氨苄西林聚合物)(BP杂质D、USP杂质D)

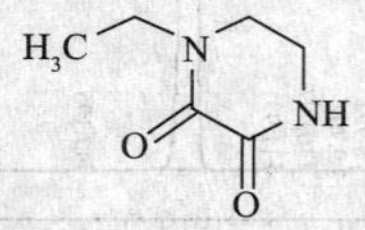

杂质E：1-乙基哌嗪-2,3-二氧代(USP杂质B)

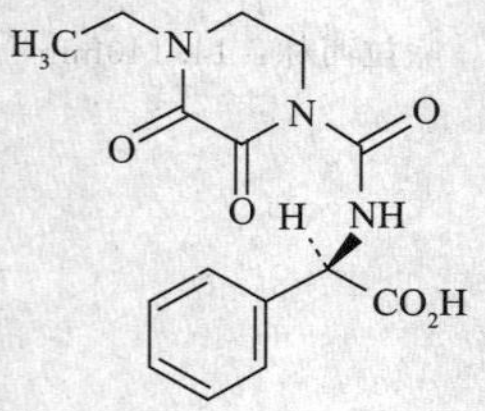

杂质G：(2*R*)-2-(4-乙基-2,3-二氧代-1-哌嗪甲酰氨基)苯乙酸(BP杂质G)

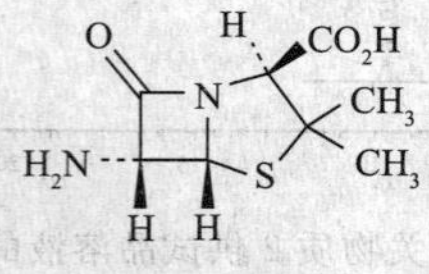

杂质H：(2*S*,5*R*,6*R*)-6-氨基-3,3-二甲基-7-氧代-4-硫杂-1-氮杂双环［3.2.0］庚烷-2-羧酸(6-氨基青霉烷酸、6-APA、BP杂质H)

残留溶剂(哌拉西林钠) 采用毛细管气相色谱法测定本品的残留溶剂。采用标准加入法可避免基质效应的影响。气相色谱系统参照了中检所提供的头孢类抗生素通用的残留溶剂库，可以对12种溶剂进行分离测定。国内产品中一般可检出乙酸乙酯和丙酮。丙酮的检测限为0.06μg/ml，定量限为0.2μg/ml，乙酸乙酯的检测限为19ng/ml，定量限为63ng/ml。

细菌内毒素 BP(2013)未检查细菌内毒素，USP(36)规定每1mg哌拉西林中内毒素的量不得过0.07EU。

中国药典(2005)收载哌拉西林钠并规定应检查热原。中国药典(2005)中"热原"项下规定：家兔注射剂量为0.1g哌拉西林/kg，按此剂量计算细菌内毒素限值 $L=K/M=5\text{EU}\cdot\text{kg}^{-1}\cdot\text{h}^{-1}/100\text{mg}\cdot\text{kg}^{-1}\cdot\text{h}^{-1}=0.05\text{EU/mg}$ 哌拉西林；注射用哌拉西林钠他唑巴坦钠收载于《国家药品标准·新药转正标准》第37册［标准编号 WS_1-(X-137)-2003Z］，其中细菌内毒素限值为0.1EU/0.9mg哌拉西林；进口注射用哌拉西林钠三唑巴坦钠(标准编号JX20060223)中细菌内毒素限值为0.07EU/mg哌拉西林。综合以上信息，中国药典(2010)将哌拉西林钠的内毒素限值订为每1mg哌拉西林中含内毒素的量应小于0.050EU。中国药典(2015)未修订。

中国药典(2005)未进行哌拉西林进行生物安全性检查，中国药典(2010)参照哌拉西林钠的细菌内毒素限值订为每1mg哌拉西林中含内毒素的量应小于0.050EU。中国药典(2015)未修订。由于哌拉西林在水中极微溶解，且酸性较强，因此在配制溶液过程中加入了一定量的0.1mol/L氢氧化钠溶液(加入量约10%～20%)，使溶液的pH接近中性，哌拉西林的溶解度亦增加，再经过一定倍数的稀释，最终消除了样品对内毒素试验的干扰作用，可用凝胶法进行内毒素检测。

【含量测定】中国药典(2010)采用高效液相色谱法，色谱系统参考USP(32)，唯改为在254nm波长检测。中国药典(2015)未修订。

【贮藏】本品经高湿(相对湿度92.5%)或高温(60℃)10天，有关物质显著增加，含量降低。经光照(5000lx)10天，有关物质稍增加，含量稍降低。在温度40℃、相对湿度75%的条件下放置3个月，溶液的颜色稍加深，有关物质增加0.31%～1.52%。在温度20℃、相对湿度60%±10%的条件下放置24个月，水分增加0.4%～0.7%，有关物质增加0.2%～0.4%。故宜严封，在凉暗干燥处保存。

【制剂】(1)注射用哌拉西林钠(Piperacillin Sodium for Injection)

本品为哌拉西林钠的无菌粉末或无菌冻干品。无菌冻干品经测定，引湿增重量为23.56%，故极易引湿。本品不含结晶水，故规定含水分不得过2.0%，测定时要注意各单剂包装之间含水量可能有差异。

细菌内毒素 USP(36)的限度为每1mg哌拉西林中含内毒素的量不得过0.07EU，较中国药典(2015)的限度(每1mg哌拉西林中含内毒素的量应小于0.050EU)为宽。

(2)注射用哌拉西林钠他唑巴坦钠(Piperacillin Sodium and Tazobactam Sodium for Injection)

本品为哌拉西林钠与他唑巴坦钠［哌拉西林($C_{23}H_{27}N_5O_7S$)与他唑巴坦($C_{10}H_{12}N_4O_5S$)标示量之比为8∶1］均匀混合的无菌粉末或无菌冻干品。

细菌内毒素 USP(36)的限度为每1mg［哌拉西林∶他唑巴坦为8∶1］中含内毒素的量不得过0.08EU，较中国药典(2015)的限度(每1mg本品中含内毒素的量应小于0.060EU)为宽。

参考文献

[1] 陆晨阳．哌拉西林钠的合成工艺改进［J］．山西化工，2009，29(3)：19-21.

[2] 李忠华．哌拉西林钠的合成新工艺［J］．山西医科大学学报，2002，33(4)：333-334.

[3] 中华人民共和国卫生部药典委员会．中华人民共和国药典1990年版二部药典注释［M］．北京：化学工业出版社，1993，412.

撰写 刘浩 沈漪 赵敬丹 上海市食品药品检验所

复核 刘浩 上海市食品药品检验所

氟罗沙星

Fleroxacin

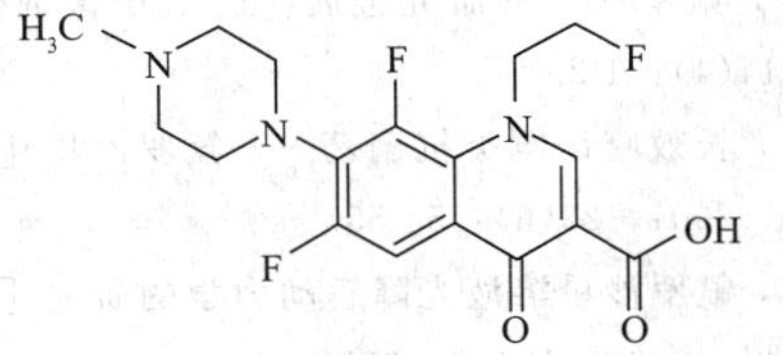

$C_{17}H_{18}F_3N_3O_3$　369.34

化学名：6,8-二氟-1-(2-氟乙基)-1,4-二氢-7-(4-甲基-1-哌嗪基)-4-氧代-3-喹啉羧酸

6,8-difluoro-l-(2-ftuoethyl)-1,4-dihydro-7-(4-methyl-1-piperazinyl)-4-oxo-3-quinoline carboxylic acid

英文名：Fleroxacin

CAS 号：[79660-72-3]

本品为第三代长效喹诺酮类抗菌药物。主要通过抑制细菌 DNA 旋转酶，阻碍细菌 DNA 的复制而起杀菌作用。其体外抗菌活性与氧氟沙星相近，体内抗菌活性超过诺氟沙星、氧氟沙星和环丙沙星。临床上主要用于敏感菌导致的呼吸系统、泌尿生殖系统、消化系统、皮肤软组织、关节、耳鼻喉、腹腔及盆腔感染等。口服吸收完全，绝对生物利用度近 100%。体内分布广泛，在尿、胆汁、肝、支气管黏膜、肺、扁桃体、关节腔滑液、生殖系统、淋巴液中的浓度约等于或高于同期血药浓度。清除半衰期可达到 13 个小时。主要以原型自尿中排除。

本品不良反应较多见，发生率与剂量呈相关性。主要表现为消化系统、神经系统、呼吸系统、肌肉骨骼系统症状。具有一定的光毒性，少数患者有光敏反应[1]。

本品由日本杏林制药公司开发，1992 年由罗氏公司推出片剂，并于同年在日本上市，我国于 1995 年批准片剂进口[2]。1993 年日本杏林制药公司在中国获行政保护，2001 年保护期满[3]。中国药典自 2000 年版 2004 增补本以来，历版均有收载。USP(36)、JP(16)、BP(2013)、Ph. Eur.(7.0)中均未收载。

【制法概要】

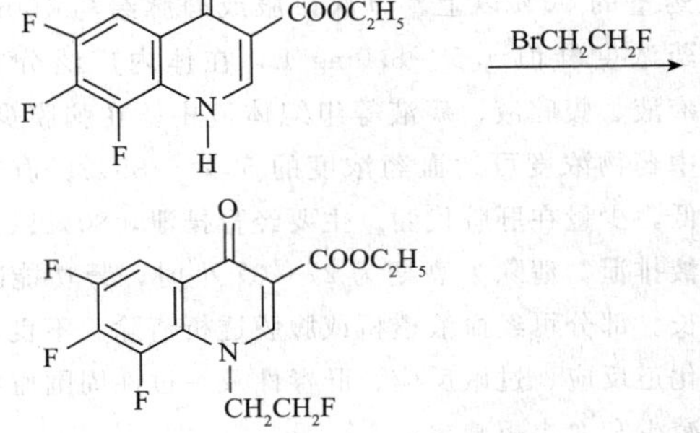

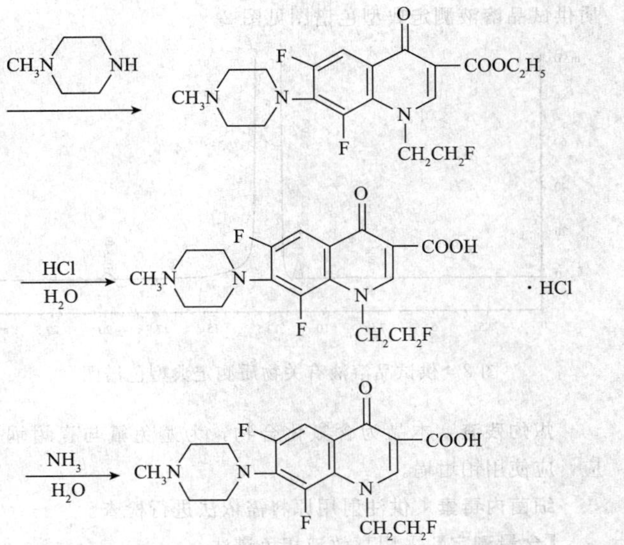

【鉴别】(1)薄层色谱法，由于展开剂中氨水具有较强的挥发性，因此展开剂应当临用新配，且展开缸需用展开剂预饱和(图 1)。

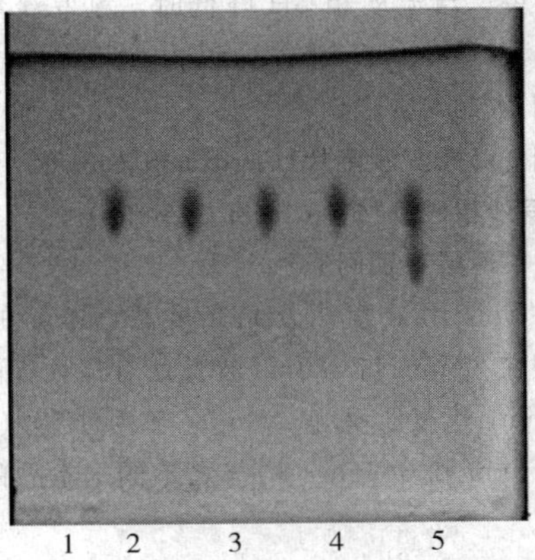

图 1　氟罗沙星及其制剂的典型薄层色谱图

1. 原料；2. 胶囊；3. 片剂；4. 对照品；5. 系统适用性溶液(氟罗沙星对照品和氧氟沙星对照品混合溶液)

(2)本品的红外光吸收图谱显示的主要特征吸收如下。

特征谱带(cm^{-1})	归属	
3053	芳氢	ν_{C-H}
2795	氮甲基	ν_{NCH_3}
1720	酸	$\nu_{C=O}$
1630	醌酮	$\nu_{C=O}$

【检查】溶液的澄清度与颜色　本品的碱性溶液应澄清无色。

有关物质　采用含量测定项下的方法。据文献报道，本品对热稳定，其溶液在偏酸或偏碱条件下较稳定，但具有一定的光降解性，强光下照射会降解[4]，强酸溶液中长时间加热回流会产生脱羧物[5]，紫外灯下照射亦会产生降解物[6]。标准中制备系统适用性溶液，包含氟罗沙星、培氟沙星和特定降解杂质，并规定了各色谱峰之间的分离度要求。有关物质供试品溶液测定典型色谱图见图 2。

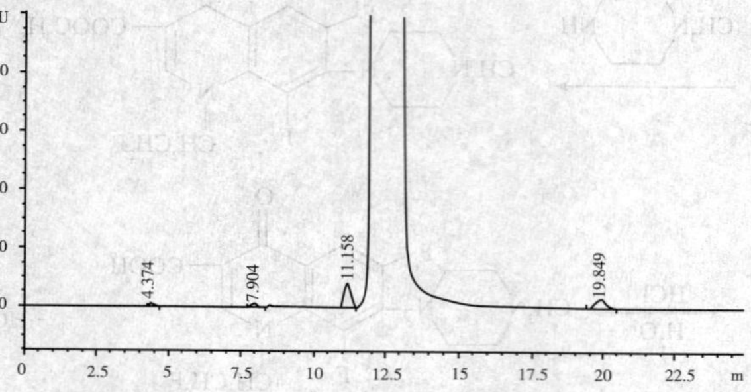

图 2　供试品溶液有关物质测定典型色谱图

炽灼残渣　本品为含氟化合物，为避免氟与瓷坩埚反应，应使用铂坩埚。

细菌内毒素　供注射用原料需依法进行检查。

【含量测定】采用高效液相色谱法。

本品为两性化合物，分子中既有氨基，又有羧基，在流动相中加入三乙胺，可防止氟罗沙星分子的羧基与键合相中残余硅醇基形成氢键而致色谱峰拖尾现象。保留时间与流动相的 pH 有关。当流动相 pH 降低时，氟罗沙星洗脱速度加快。

【贮藏】本品对热稳定。

【制剂】(1)氟罗沙星片(**Fleroxacin Tablets**)

(2)氟罗沙星胶囊(**Fleroxacin Capsules**)

鉴别项下薄层鉴别同原料方法，图谱见图 1，同时根据其原料的性质采用了紫外分光光度法，本品的盐酸溶液(0.1mol/L)在 286nm 与 320nm 波长处有最大吸收，而诺氟沙星为 273nm，氧氟沙星为 293nm，环丙沙星为 277nm，依洛沙星为 266nm 和 346nm，均与之不同。本品的紫外吸收图谱见图 3。

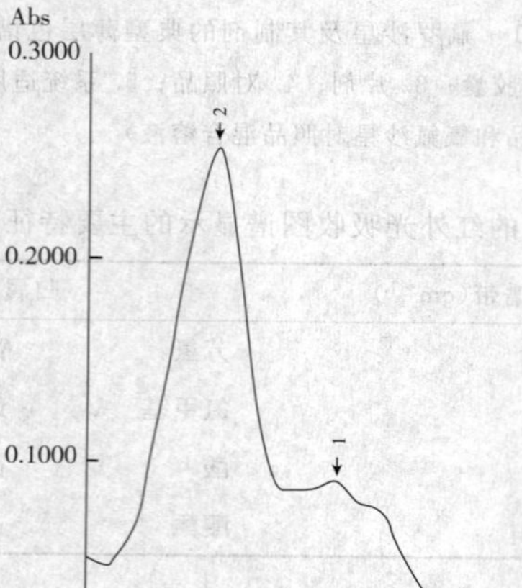

图 3　氟罗沙星在盐酸溶液(0.1mol/L)中的紫外吸收图谱

溶出度　根据原料的性质，采用篮法，盐酸溶液(9→1000)为溶剂，紫外分光光度法测定，30 分钟时溶出量应为标示量的 80%以上。

参考文献

[1] 国家食品药品监督管理局药品评审中心．药物临床信息参考［M］．2005 年版．成都：四川科学技术出版社，2005：220-222.

[2] 常志初．氟罗沙星的研究进展［J］．中国现代应用药学，1997，14(4)：1-2.

[3] 王娅娟．长效喹诺酮类抗菌药——氟罗沙星［J］．山东医药工业，2001，20(6)：54-55.

[4] 饶春意．氟罗沙星溶液光降解动力学的研究［J］．解放军药学学报，2003，19(5)：385-388.

[5] 顾惠儿．喹诺酮类药物的降解物结构确证［J］．药物分析杂志，1997，17(2)：89-92.

[6] 何厚洪．氟喹诺酮类药物的光毒性［J］．国外医药，2000，21(5)：303-305.

撰稿　王婷婷　广东省药品检验所

复核　罗卓雅　广东省药品检验所

氟康唑

Fluconazole

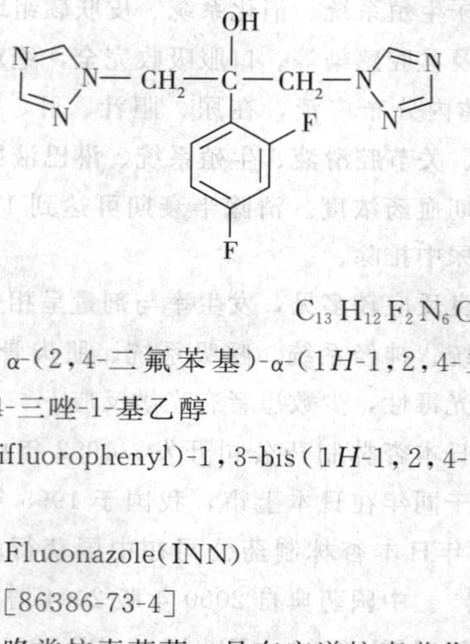

$C_{13}H_{12}F_2N_6O$　306.28

化学名：α-(2,4-二氟苯基)-α-(1*H*-1,2,4-三唑-1-基甲基)-1*H*-1,2,4-三唑-1-基乙醇

2-(2,4-difluorophenyl)-1,3-bis(1*H*-1,2,4-triazol-1-yl) propan-2-ol

英文名：Fluconazole(INN)

CAS 号：［86386-73-4］

本品为吡咯类抗真菌药，具有广谱抗真菌作用，临床主要用于治疗念珠菌、隐球菌、皮肤真菌、球孢子菌、芽生菌感染及组织胞浆菌感染，还可用于真菌感染所引起的眼睑炎、结膜炎、角膜炎等。本品口服吸收完全，空腹口服约可吸收给药量的 90%以上。单次口服或静脉给药 100mg 后，平均血药浓度峰值 4.5～8.0mg/L，在体内广泛分布于皮肤、水疱液、腹腔液、痰液等组织体液中。在脑膜炎症时，脑脊液中药物浓度可达血药浓度的 54%～85%。血浆蛋白结合率低，少量在肝脏代谢。主要经肾排泄，80%以上以原型随尿液排泄。清除半衰期为 27～37 小时，肾功能减退时明显延长。部分可经血液透析或腹膜透析清除。不良反应主要有消化道反应、过敏反应、肝毒性及一过性周围血象中性粒细胞减少和血小板减少[1]。

除中国药典(2015)收载外，USP(36)、JP(16)、BP

(2013)及 Ph. Eur(7.0)均有收载。

【制法概要】本品自 1983 年美国(Pfizer)辉瑞公司首家申报合成专利以来，对该药物的研究非常活跃，卜志勇[2]曾对氟康唑合成路线进行了汇总，王健祥[3]也进行了该药合成新工艺的研究。目前国内的合成路线主要有如下两种。

一法[2]：

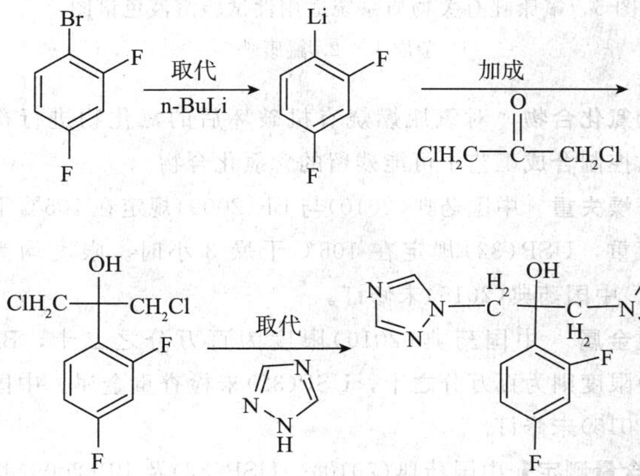

二法[3]：

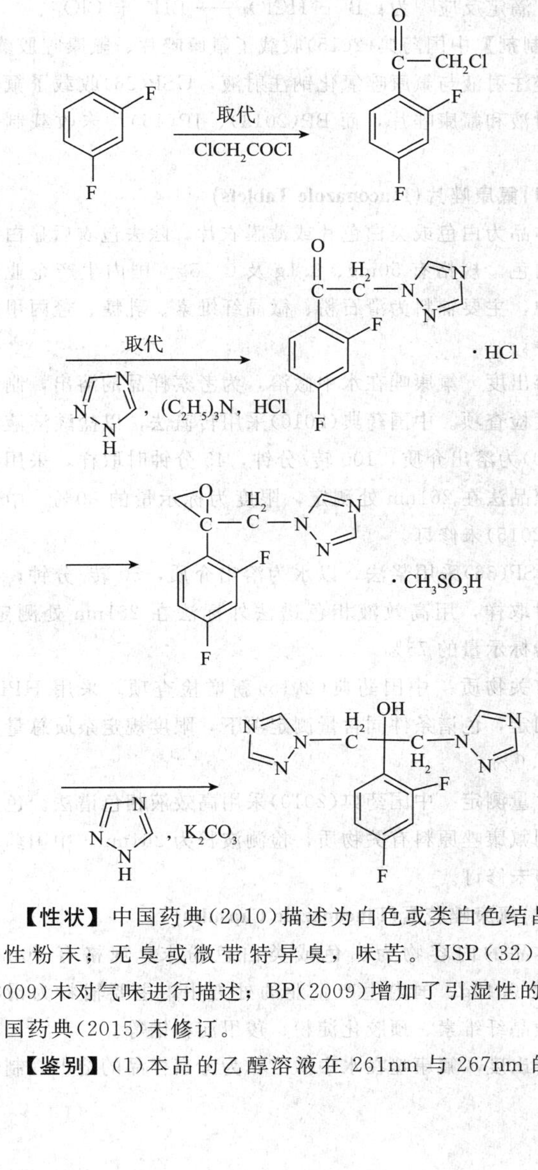

【性状】中国药典(2010)描述为白色或类白色结晶或结晶性粉末；无臭或微带特异臭，味苦。USP(32)及 BP(2009)未对气味进行描述；BP(2009)增加了引湿性的描述。中国药典(2015)未修订。

【鉴别】(1)本品的乙醇溶液在 261nm 与 267nm 的波长处有最大吸收，在 264nm 的波长处有最小吸收，氟康唑紫外光吸收图谱见图 1。中国药典(2010)收载了紫外鉴别，中国药典(2015)修订为 HPLC 鉴别。

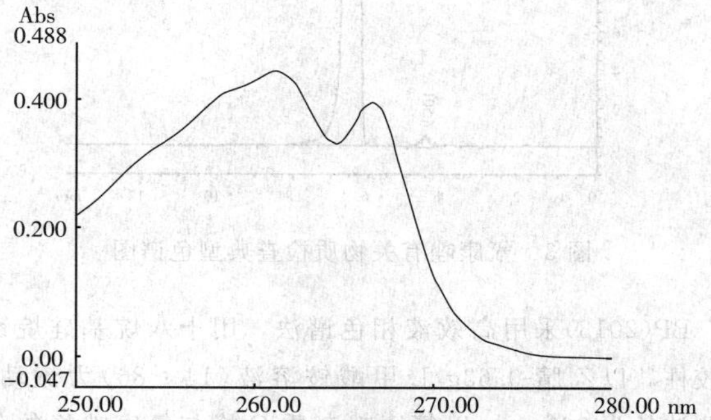

图 1　氟康唑紫外光吸收图谱

(2)本品的红外光吸收图谱应与对照的图谱(光谱集 893 图)一致，本品的红外光吸收图谱显示的主要特征吸收如下。

特征谱带(cm^{-1})	归属
3100	芳氢　$\nu_{=CH}$
1615，1600，1513，1508	芳环　$\nu_{C=C}$，$\nu_{C=N}$

(3)本品分子结构中含有氟，中国药典(2010)收载了有机氟化物的鉴别反应。由于该鉴别采用氧瓶燃烧法，操作复杂，且红外吸收光谱鉴别项已经能够实现对有机氟化物的鉴别，故中国药典(2015)删除该鉴别项。

【检查】氟　本品为含氟化合物，中国药典(2010)收藏了氟检查，理论值为 12.4%。鉴于 BP(2013)和 Ph. Eur.(7.0)收载的氟康唑标准不再进行氟含量检查，中国药典(2015)删除该检查项。

有关物质　中国药典(2010)有关物质的检测方法为高效液相色谱法，用十八烷基硅烷键合硅胶柱，以甲醇-磷酸盐缓冲液(pH 7.0)(45∶55)为流动相，检测波长为260nm，以自身对照法对杂质总量进行控制，限度为 1.0%，未对单个杂质进行控制，其最小检出限为 0.2μg/ml。其有关物质检查专属性试验图谱见图 2，其典型样品图谱见图 3(色谱柱：Inertsil ODS-3，5μm，4.6mm×250mm)。

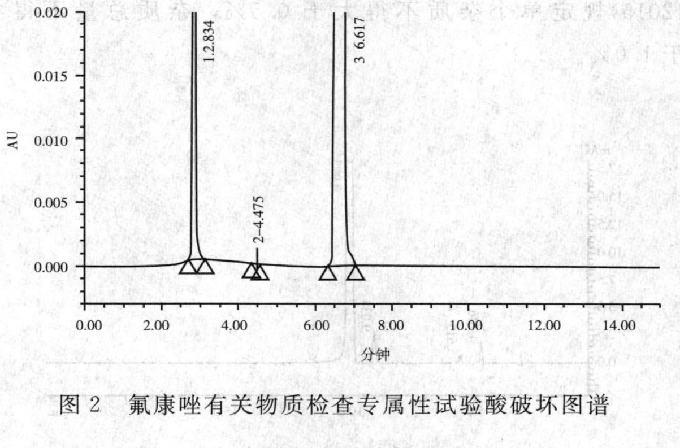

图 2　氟康唑有关物质检查专属性试验酸破坏图谱

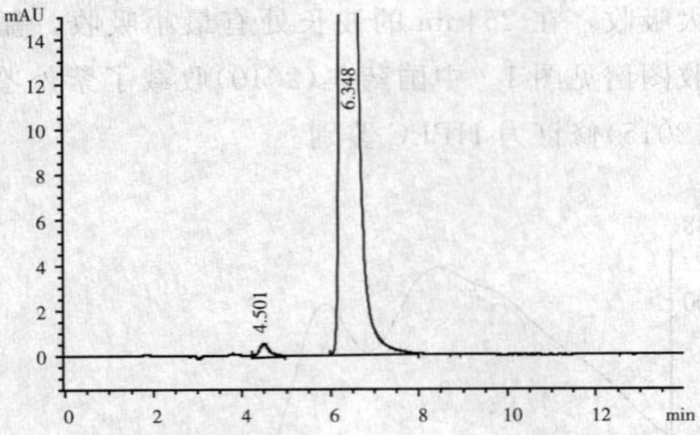

图 3　氟康唑有关物质检查典型色谱图

BP(2013)采用高效液相色谱法，用十八烷基硅烷键合硅胶柱，以乙腈-0.63g/L 甲酸铵溶液（14∶86）为流动相，检测波长为 260nm，以氟康唑杂质 C 峰与氟康唑峰的分离度大于 3.0 进行系统适用性控制。除对未知单一杂质与杂质总量进行控制外，增加了对已知杂质的检查及控制，其中氟康唑杂质 A 不得过 0.4%，杂质 B 不得过 0.3%，杂质 C 不得过 0.1%，未知单一杂质不得过 0.1%，总杂质不得过 0.6%。

进一步研究发现，在中国药典(2010)的色谱条件下，会导致仪器运行时柱压较高，对色谱柱及高效液相色谱仪造成一定的损害，且供试品溶液浓度较低，杂质检出灵敏度差，氟康唑与杂质 I(BP 杂质 C)不能分离。BP(2013)和 Ph. Eur.(7.0)收载的氟康唑原料有关物质检查法以乙腈-甲酸铵溶液（14∶86）为流动相，以合成工艺过程中产生的杂质 A、B、C，作为杂质对照品，进行定位并给出了各已知杂质峰的相对保留时间，以自身对照法计算已知杂质、最大单一未知杂质和总杂质的量并规定了限度；系统性试验规定氟康唑与杂质 C 分离度应大于 3.0。中国药典(2015)参考 BP(2013)进行修订，以乙腈-0.63g/L 甲酸铵溶液（20∶80）为流动相，主峰保留时间约为 10 分钟，检测波长 260nm，柱温 40℃，用氟康唑和杂质 I(BP 杂质 C)制备系统性试验溶液，要求两峰之间的分离度应大于 1.5（图 4、图 5）。方法学验证结果表明，在 5～200μg/ml 浓度范围内，氟康唑峰面积与浓度呈良好的线性关系，线性方程为 Y＝2176X－4.1361，r＝0.9999；氟康唑最低检出量约为 0.5μg，最低检出限约为 0.005%；供试品溶液室温条件下 12 小时内稳定。中国药典(2015)规定单个杂质不得大于 0.5%，杂质总量不得大于 1.0%。

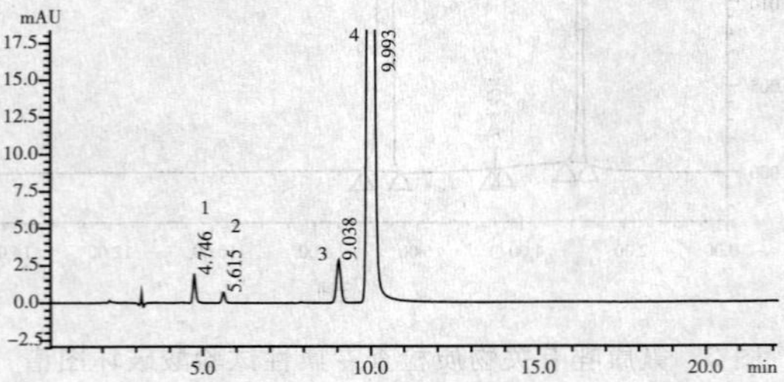

图 4　已知杂质与氟康唑混合溶液色谱图

1. 杂质 B　2. 杂质 A　3. 杂质 C　4. 氟康唑

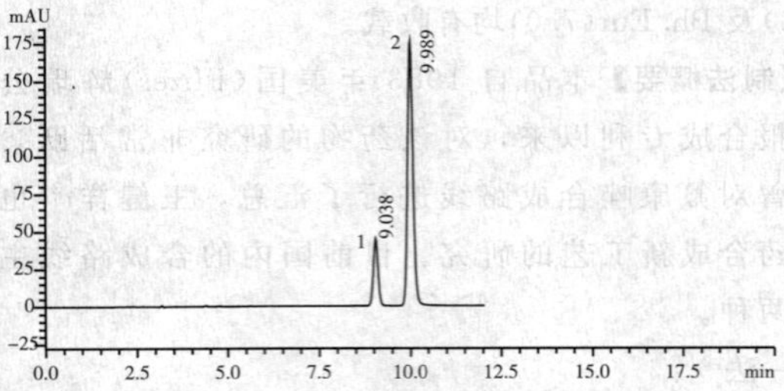

图 5　氟康唑有关物质系统适用性试验溶液色谱图

1. 杂质Ⅰ　2. 氟康唑

含氯化合物　对氧瓶燃烧有机破坏后的氯化物进行检查，以控制合成工艺中可能残留的含氯化合物。

干燥失重　中国药典(2010)与 BP(2009)规定在 105℃干燥至恒重，USP(32)规定在 105℃干燥 3 小时。限度均为 0.5%。中国药典(2015)未修订。

重金属　中国药典(2010)限度为百万分之二十，BP(2009)限度则为百万分之十，USP(32)未检查重金属。中国药典(2015)未修订。

【含量测定】中国药典(2010)、USP(32)及 BP(2009)均采用电位滴定法，用高氯酸滴定液滴定。中国药典(2015)未修订。滴定反应[4]为：$B + HClO_4 \longrightarrow BH^+ + ClO_4^-$。

【制剂】中国药典(2015)收载了氟康唑片、氟康唑胶囊、氟康唑注射液与氟康唑氯化钠注射液，USP(36)收载了氟康唑注射液和氟康唑片，而 BP(2013)、JP(16)均未收载制剂品种。

(1)氟康唑片(Fluconazole Tablets)

本品为白色或类白色片或薄膜衣片，除去包衣后显白色或类白色。规格有 50mg、0.1g 及 0.15g。国内生产企业的处方中，主要辅料为滑石粉、微晶纤维素、乳糖、羟丙甲纤维素等。

溶出度　氟康唑在水中微溶，为考察样品的溶出，制订溶出度检查项。中国药典(2010)采用转篮法，以盐酸溶液(9→1000)为溶出介质，100 转/分钟，45 分钟时取样，采用紫外对照品法在 261nm 处测定，限度为标示量的 80%。中国药典(2015)未修订。

USP(36)采用桨法，以水为溶出介质，50 转/分钟，45 分钟时取样，用高效液相色谱法外标法在 261nm 处测定，限度为标示量的 75%。

有关物质　中国药典(2015)新增检查项。采用 HPLC 方法测定，色谱条件同含量测定项下，限度规定杂质总量不得过 1.0%。

含量测定　中国药典(2010)采用高效液相色谱法。色谱条件同氟康唑原料有关物质，检测波长为 261nm。中国药典(2015)未修订。

(2)氟康唑胶囊(Fluconazole Capsules)

本品的内容物为白色或类白色粉末。规格有 50mg、0.1g 及 0.15g。国内生产企业的处方中，主要辅料为滑石粉、微晶纤维素、预胶化淀粉、羧甲淀粉钠等。

溶出度　氟康唑在水中微溶，为考察样品的溶出，制订溶出度检查。中国药典(2010)采用第一法，以盐酸溶液(9→1000)为溶出介质，采用紫外对照品法在 261nm 处测定，限度为标示量的 80%。中国药典(2015)未修订。

有关物质　中国药典(2015)新增检查项。采用 HPLC 方法测定，色谱条件同含量测定项下，限度规定杂质总量不得过 1.0%。

含量测定　中国药典(2010)采用紫外对照品法，在 261nm 的波长处测定。中国药典(2015)将紫外法修订为液相色谱法，色谱条件与片剂含量测定方法相同。

(3)氟康唑氯化钠注射液(Fluconazole and Sodium Chloride Injection)

有关物质　中国药典(2010)新增项目，采用高效液相色谱法，照本品含量测定项下的液相色谱条件，检测波长为 260nm，杂质总量不得过 1.0%，典型样品色谱图见图 6。中国药典(2015)未修订。

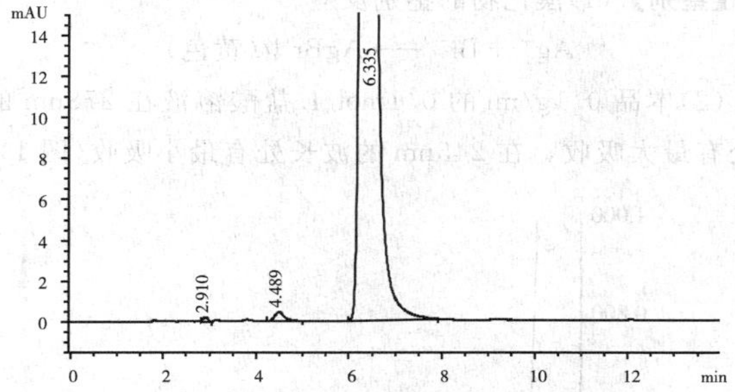

图 6　氟康唑氯化钠注射液有关物质检查典型样品色谱图
色谱柱：Agilent，5μm，4.6mm×250mm

细菌内毒素　本品临床每小时用药最大剂量是静脉注射每千克体重 12mg(中国药典临床用药须知)，内毒素计算限值约为 0.42EU/mg。中国药典(2010)按复方输液的要求规定本品细菌内毒素限值为 0.50EU/ml，与内毒素计算值比较，安全系数为 0.8～1.8。中国药典(2015)未修订。

含量测定　中国药典(2010)中氟康唑含量测定采用高效液相色谱法，采用十八烷基硅烷键合硅胶柱，以甲醇-磷酸盐缓冲液(pH 7.0)(45∶55)为流动相，检测波长为 260nm，典型样品色谱图见图 11。USP(32，第一增补)采用梯度洗脱，检测波长为 261nm。中国药典(2015)未修订。

(4)氟康唑注射液(Fluconazole Injection)

本品为中国药典(2015)新增品种，规格分别为 5ml∶0.1g、5ml∶0.2g 和 10ml∶0.1g。USP(36)也收载了氟康唑注射液。

性状　本品为无色的澄明液体。

有关物质　采用 HPLC 方法测定，色谱条件与中国药典(2015)收载的氟康唑有关物质色谱条件相同。杂质限度规定单个杂质不得大于 0.5%，杂质总量不得大于 1.0%。供试品溶液典型色谱图见图 7。USP(36)采用两种色谱条件分别对非极性杂质和极性杂质进行控制，检测波长均为 261nm，两种方法对非极性杂质和极性杂质规定的限度相同，均为单一未知杂质最大不得过 0.1%，未知杂质总量不得过 0.5%。非极性杂质和极性杂质的总量不得过 1.0%。

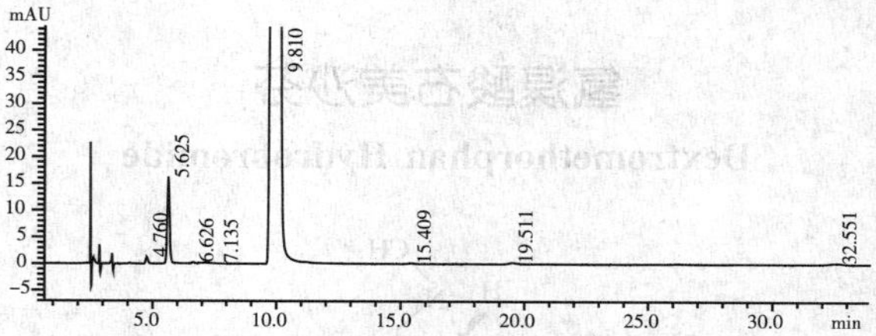

图 7　氟康唑注射液有关物质典型色谱图

细菌内毒素　原注册标准安全性检查项为热原，标准规定为 20mg/kg。中国药典(2015)将热原检查项修订为细菌内毒素检查，并进行了方法学的适用性研究验证。参考中国药典临床用药须知化学药和生物制品卷 2010 年版中的用法用量，计算出细菌内毒素限值为 0.41EU/mg，而根据热原剂量计算的细菌内毒素限值为 0.25EU/mg。综合考虑，确定细菌内毒素限值定为 0.37EU/mg。

无菌本品最大浓度规格为 5ml∶0.2g。取样品 10 支，采用薄膜过滤法处理，每张滤膜氟康唑载药量约为 2g，用 0.1%无菌蛋白胨水溶液分次冲洗，每膜不少于 500ml，各验证菌均生长良好，验证结果符合药典要求。取无菌滤器，用 0.1%无菌蛋白胨水溶液润湿滤膜，取样品 30 支，加 0.1%无菌蛋白胨水溶液溶解稀释制成 1ml 中含 20mg 的溶液，平均过滤至 3 个滤器中，每张滤膜氟康唑药量约为 20mg，用上述溶液分次冲洗，每膜不少于 500ml，以白色念珠菌为阳性对照菌，依法检查，2 个厂家共 6 批样品结果均符合规定。

含量测定　采用 HPLC 方法测定，色谱条件与有关物质相同。方法学验证结果表明，在 0.5～2.5mg/ml 浓度范围内，氟康唑峰面积与浓度呈良好的线性关系。线性方程为 Y＝2207.3X－42.229，r＝0.9999。采用供试品溶液 6 份，进行重复性试验，RSD＝1.2%(n＝6)，重复性良好。溶液在 25℃下放置 8 小时内稳定。采用加样回收方法制备相当供试品溶液浓度的 80%、100%和 120%三种浓度的溶液各 3 份。进行回收试验，平均回收率为 99.40%，RSD 为 0.63%(n＝9)。

参考文献

[1] 国家药典委员会．中华人民共和国药典临床用药须知·化学药和生物制品卷［M］．2005 年版．北京：人民卫生出版社，2005，594-596.

[2] 卜志勇．氟康唑合成路线图解［J］．中国医药工业杂志，1992，23(8)：378-379.

[3] 王健祥．氟康唑合成新工艺研究［J］．中国现代应用药学杂志，2006，23(1)：35-37.

[4] 孙毓庆．分析化学·上册［J］．4 版．北京：人民卫生出版社，1999，73-85.

撰写　王小兵　凌　霄　程春雷　山东省食品药品检验研究院
复核　王　杰　山东省食品药品检验研究院
唐素芳　天津市药品检验研究院

氢溴酸右美沙芬

Dextromethorphan Hydrobromide

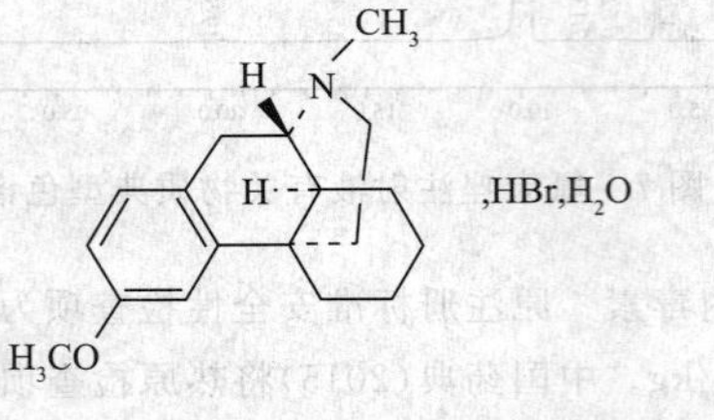

$C_{18}H_{25}NO \cdot HBr \cdot H_2O$　370.33

化学名： 3-甲氧基-17-甲基-（9α，13α，14α）-吗啡喃氢溴酸一水合物

3-methoxy-17-methyl-9α，13α，14α-morphinan hydrobromide monohydrate

英文名： Dextromethorphan (INN) Hydrobromide

中文异名： 右甲吗喃

CAS 号： ［6700-34-1］；无水物 CAS 号 ［125-69-9］

本品为吗啡类吗喃甲基醚的右旋异构体，通过抑制延髓咳嗽中枢而发挥中枢性镇咳作用，为非成瘾性中枢镇咳药，其抑制咳嗽频率作用与可待因相仿，对咳嗽强烈程度的抑制作用优于可待因，其结构虽类似吗啡，但无镇痛作用，也几无镇静作用，治疗剂量不抑制呼吸，长期服用无耐受性，毒性较低。

除中国药典(2015)收载外，BP(2013)、Ph. Eur. (7.0)、JP(16)中均有收载，USP(36)除收载了氢溴酸右美沙芬外，还收载右美沙芬。

【制法概要】 国内生产氢溴酸右美沙芬的厂家较少，生产制剂的原料药绝大部分依赖进口。合成路线如下[1]。

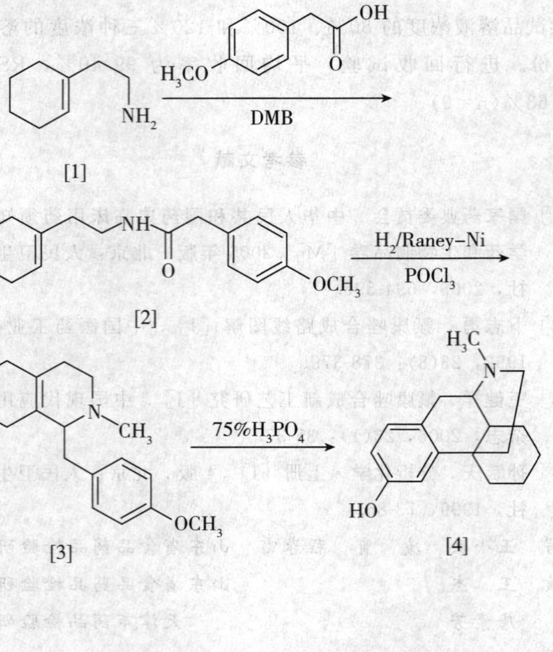

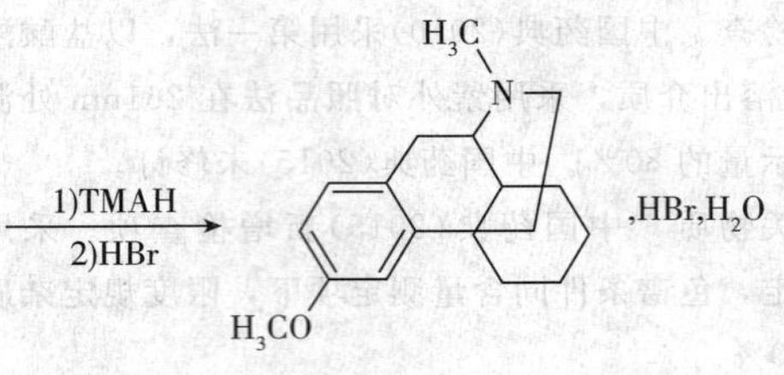

【性状】比旋度　氢溴酸美沙芬有左旋和右旋两种异构体，其左旋异构体是比吗啡的成瘾性还强 3 倍的中枢性镇痛剂，各国药典中收载的均为其右旋异构体。因此，测定比旋度可以控制其杂质含量。

本品 20mg/ml 的 0.1mol/L 盐酸溶液的比旋度为＋28.0°至＋30.0°，与 Ph. Eur. (7.0)的规定相同。JP(16)规定：17mg/ml 溶液的比旋度为＋26°至＋30°。

氢溴酸美沙芬左旋异构体的比旋度为－26.3°[2]。

【鉴别】 (1)溴化物的鉴别反应。

$$Ag^+ + Br^- \longrightarrow AgBr\downarrow(黄色)$$

(2)本品 0.1g/ml 的 0.1mol/L 盐酸溶液在 278nm 的波长处有最大吸收，在 245nm 的波长处有最小吸收(图 1)。

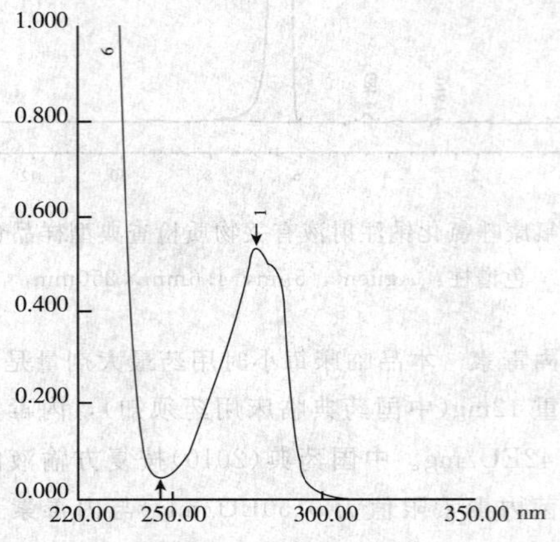

图 1　氢溴酸右美沙芬紫外吸收图谱

(3)本品的红外光吸收图谱应与对照的图谱(光谱集 801 图)一致，本品的红外光吸收图谱显示的主要特征吸收如下。

特征谱带(cm^{-1})	归属	
3080，3045	芳氢	ν_{C-H}
2850	甲氧基	ν_{C-H}
2800～2400	叔胺盐	ν_{NH}
1620，1580，1510，1500	苯环	$\nu_{C=C}$
1245，1040	芳醚	ν_{C-O-C}
824	取代苯	γ_{2H}

【检查】*N,N*-二甲基苯胺　在上述合成路线中，由化合物［4］(3-羟基-*N*-甲基吗啡喃)转化成化合物［5］(右甲吗喃)的过程中，加入了 TMAH(三甲基苯基氢氧化铵)溶液作为甲基化试剂，其反应后生成的 *N,N*-二甲基苯胺应完全除去。该检查项的目的是检查副产物 *N,N*-二甲基苯胺的残留情况。检查机理为利用芳香叔胺与亚硝酸反应生成有颜色

的对亚硝基-*N*,*N*-二甲基苯胺。

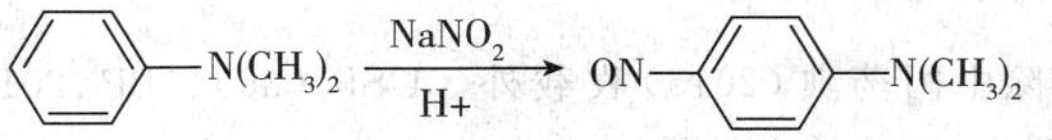

对亚硝基-*N*,*N*-二甲基苯胺

酚类化合物 在本品的合成过程中，有可能存在未甲基化的化合物［4］(3-羟基-*N*-甲基吗啡喃)。该检查项的目的是检查是否有未甲基化的酚类物质存在。检查机理[3]为利用在酸性条件下，酚类化合物被铁氰化钾氧化，而铁氰化钾被还原为亚铁氰化钾，再与试液中的三氯化铁反应生成普鲁士蓝，以检查是否有酚类化合物存在。

$$3K_4Fe(CN)_6 + 4FeCl_3 \longrightarrow Fe_4[Fe(CN)_6]_3 + 12KCl$$

水分 因本品含有一个分子结晶水，故水分测定采用费休氏测定法。本品一水合物的理论含水量为 4.68%，中国药典(2015)与 USP(36)规定的限度相同，均为 3.5%～5.5%，Ph. Eur.(7.0)和 JP(16)的限度则均为 4.0%～5.5%。

有关物质 中国药典(2010)未将有关物质检查收入标准，但 Ph. Eur.(7.0)及 JP(16)中均收载有关物质检查。Ph. Eur.(7.0)采用 HPLC 主成分自身对照法，限度为：单个杂质不得过 0.5%，超过 0.25%的杂质峰不得多于 1 个，总杂质不得过 1%；JP(16)采用 TLC 供试品溶液自身稀释对照法，规定任何杂质斑点均不得过 0.5%。中国药典(2015)增订有关物质检查项，按 Ph. Eur.(7.0)氢溴酸右美沙芬有关物质项下的色谱条件，用 Agilent Zobax SB-C18 或 Phenomenex® Luna 5μC18 (2)100A 色谱柱均可获得如下的色谱图(图 2)。杂质 A、杂质 C 的相对保留时间分别为 1.12、0.85，与 Ph. Eur.(7.0)一致。各种破坏条件下主峰与杂质分离良好。本品最低检出量为 12ng。

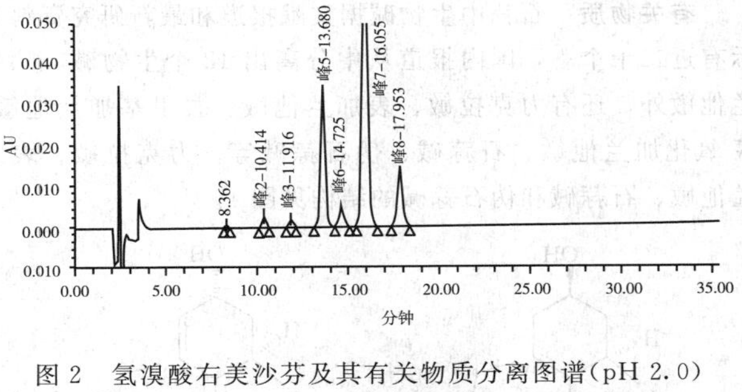

图 2 氢溴酸右美沙芬及其有关物质分离图谱(pH 2.0)
(1)未知杂质Ⅰ(10.414min)；(2)未知杂质Ⅱ(11.916min)；(3)杂质 C(13.680min)；(4) *N*-氧化氢溴酸右美沙芬(14.725min)；(5)氢溴酸右美沙芬(16.055min)；(6)杂质 A(17.953min)

残留溶剂 中国药典(2015)新增残留溶剂检查项，对甲苯、丙酮与甲醇三种溶剂残留量进行了考察，限度同中国药典(2015)通则残留溶剂测定法中的规定。采用气相色谱顶空进样法测定，方法学验证结果显示：甲苯在 3.5～440.6 μg/ml、丙酮在 0.018～2.20mg/ml、甲醇在 0.010～1.209mg/ml 范围内呈良好的线性相关性，相关系数均在 0.9999 以上。7 次进样精密度(RSD)分别为 0.9%、0.7%和 1.5%。加样回收试验显示，平均回收率(n＝8)分别为甲苯 101.1%(RSD＝0.67%)、丙酮 100.4%(RSD＝0.63%)和甲醇 96.7%(RSD＝1.2%)。检测限分别为甲苯 0.21μg/g、丙酮 0.59μg/g 和甲醇 2.1μg/g。对照品溶液典型色谱图见图 3。

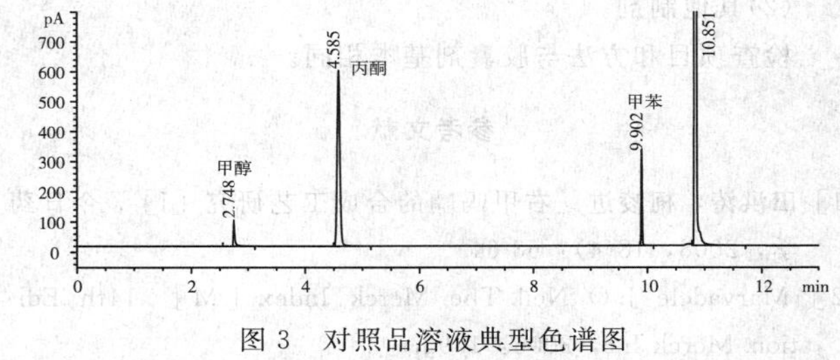

图 3 对照品溶液典型色谱图
(色谱柱 DB-624，30.0m×0.32mm，1.8μm)

【含量测定】中国药典(2010)采用离子对高效液相色谱法。以外标法定量，色谱条件与 USP(32)相同，与 Ph. Eur.(7.0)氢溴酸右美沙芬有关物质项下的色谱条件基本一致(除流动相的 pH 值改为 3.4 外)，色谱图见图 4。中国药典(2015)修订为与有关物质检查相同的色谱条件，即与 Ph. Eur.(7.0)有关物质检查项的色谱条件相同。供试品溶液在 0.6～2398μg/ml 浓度范围内线性关系良好，相关系数为 1.0000，重复进样精密度(RSD)为 0.09%。Ph. Eur.(7.0)及 JP (16)的含量测定均采用容量法，Ph. Eur.(7.0)用酸碱电位滴定双突跃法，JP (16)用非水溶液电位滴定。有报道酸碱电位滴定双突跃法测定的含量结果一般偏高 1%左右。而一水合物用非水滴定终点不易判定，需加入一定量的醋酐；相比之下，采用 HPLC 法测定含量较为适宜。由于各国药典含量测定的方法不同，因此含量限度略有差异。

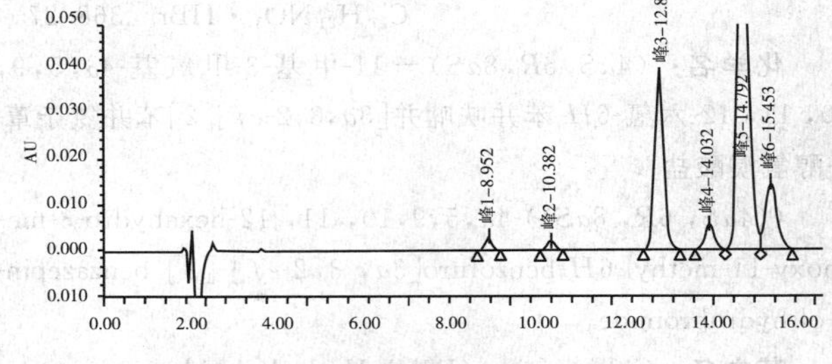

图 4 氢溴酸右美沙芬及其有关物质分离图谱(pH 3.4)
(1)未知杂质Ⅰ(8.952min)；(2)未知杂质Ⅱ(10.382min)；(3)杂质 C(12.870min)；(4)*N*-氧化氢溴酸右美沙芬(14.032min)；(5)氢溴酸右美沙芬(14.792min)；(6)杂质 A(15.453min)

【制剂】中国药典(2015)收载了氢溴酸右美沙芬口服溶液、氢溴酸右美沙芬胶囊、氢溴酸右美沙芬片、氢溴酸右美沙芬缓释片、氢溴酸右美沙芬颗粒及注射用氢溴酸右美沙芬。BP (2013)、JP (16)中均未收载制剂品种。USP(36)收载了片剂、胶囊剂和口服溶液。

(1)氢溴酸右美沙芬胶囊(Dextromethorphan Hydrobromide Capsules)

本品为胶囊剂，内容物为白色粉末。规格为 15mg。

鉴别 (1)溴化物的鉴别反应。

(2)采用含量测定项下的色谱图，供试品溶液主峰的保留时间应与对照品溶液主峰的保留时间一致。

溶出度　采用转篮法，0.1mol/L 盐酸为溶出介质。30分钟取样，采用含量测定项下的 HPLC 方法测定。

有关物质含量均匀度和含量测定　均采用 HPLC 法测定，与原料药项下色谱条件相同。

(2)其他制剂。

检查项目和方法与胶囊剂基本相同。

参考文献

[1] 田洪涛，柯凌进．右甲吗喃的合成工艺研究［J］．今日药学，2008，18(4)：63-64.

[2] Maryadele J. O′ Neil. The Merck Index［M］. 14th Edition. Merck Inc，2006：1392.

[3] 朱景申．药物分析［M］．北京：中国医药科技出版社，2000.

撰稿　费路华　武汉市药品医疗器械检验所
复核　聂小春　武汉市药品医疗器械检验所

氢溴酸加兰他敏

Galantamine Hydrobromide

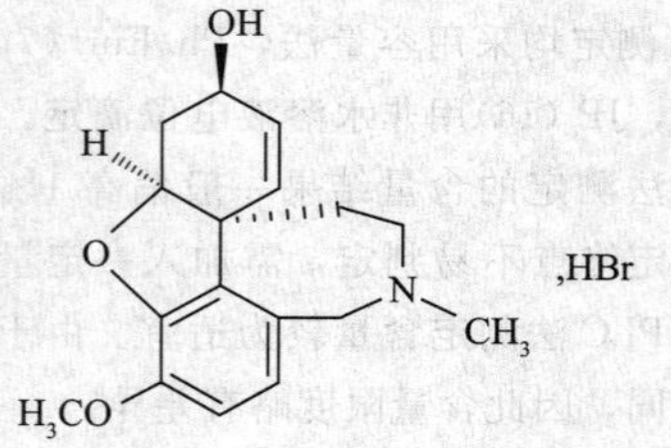

$C_{17}H_{21}NO_3 \cdot HBr$　368.27

化学名：(4*aS*,6*R*,8*aS*)－11-甲基-3-甲氧基-4α,5,9,10,11,12-六氢-6*H*-苯并呋喃并[3*a*,3,2-*ef*][2]苯并氮杂䓬-6-醇氢溴酸盐

((4*aS*, 6*R*, 8*aS*))-4*a*,5,9,10, 11, 12-hexahydro-3-methoxy-11-methyl-6*H*-benzofuro[3*a*, 3,2-*ef*] [2] benzazepin-6-ol hydrobromide

英文名：Galantamine (INN) Hydrobromide

CAS 号：［1953-04-4］

本品为可逆性胆碱酯酶抑制剂，能透过血脑屏障，故对中枢胆碱酯酶的抑制作用比较强。用于阿尔兹海默病和血管性痴呆的治疗，以及重症肌无力、进行性肌营养不良症、脊髓灰质炎后遗症、儿童脑型麻痹、外伤性感觉运动障碍、多发性周围神经病的治疗[1]。本品经胃肠道吸收良好，口服常规制剂后 1 小时血药浓度达峰值，口服缓释制剂后 4～5 小时血药浓度达峰值，达峰时血药浓度低于常规制剂；口服后绝对生物利用度为 90%，蛋白结合率约为 18%，消除半衰期为 7～8 小时[2]；LD_{50} 为 5.2±0.2(小鼠，i. v.)[3]。

本品 1952 年首次从石蒜科雪莲花属植物高加索雪莲花、沃氏雪莲花中提取制得，1957 年从石蒜科水仙属植物中也分离得到[3]。国内于 1964 年开始生产，目前主要由石蒜属石蒜鳞茎中提取得到，也有半合成以及外消旋体合成方法的报道[4-6]。

除中国药典(2015)收载外，USP (36)、BP(2013)和 Ph. Eur. (7.0)均有收载。

【制法概要】由石蒜属石蒜鳞茎中提取加兰他敏的方法主要为三氯甲烷萃取法，前处理方法有乙醇提取法和离子交换法[7]，两种制法如下。

制法(1)　取石蒜粉加乙醇渗漉，渗漉液减压浓缩，加水稀释，放置，滤除胶状物，滤液加碳酸钠溶液调至 pH 9～10，用三氯甲烷提取总生物碱。提取液浓缩，用盐酸调成酸性，再用 2.5%稀盐酸提取。酸提取液用碳酸钠调至 pH 9～10，用乙酸乙酯提取，浓缩，即得加兰他敏，加热溶于无水乙醇中，通溴化氢，即得本品。

制法(2)　取石蒜粉，用 1%盐酸溶液浸提，浸提液上阳离子交换树脂，待树脂吸附饱和后，用水洗涤树脂，再用含氨 1%～1.5%的 85%乙醇溶液洗脱，洗脱液浓缩后，加硫酸酸化，用醚洗涤，用三氯甲烷提取总生物碱，回收三氯甲烷，残渣用丙酮溶解，加氢溴酸，得到氢溴酸加兰他敏粗品，再用乙醇溶液重结晶得到成品。

【性状】从植物石蒜属石蒜鳞茎中提取得到的加兰他敏为左旋体，由于外消旋加兰他敏和右旋加兰他敏药效作用不强，因此中国药典(2015)明确规定药用氢溴酸加兰他敏为左旋体，并增加比旋度的检查，以控制右旋体的含量。国产样品以水为溶剂的比旋度实测值在－95°至－96°之间，默克索引(14)中所载比旋度数据为－93.1°(溶剂为水)。加兰他敏右旋体检测文献报道有毛细管电泳法[8]。

【鉴别】本品加钼酸铵溶液蒸干，加硫酸即显蓝绿色，系生物碱的显色反应。

【检查】酸度　控制游离生物碱和过量氢溴酸。

有关物质　石蒜中生物碱据文献报道和最新研究资料显示有近二十个[9]，国内报道从中分离出 12 个生物碱，除加兰他敏外，还有力克拉敏、表加兰他敏、去甲基加兰他敏、*N*-氧化加兰他敏、石蒜碱、伪石蒜碱等。力克拉敏、表加兰他敏、石蒜碱和伪石蒜碱的结构见图 1。

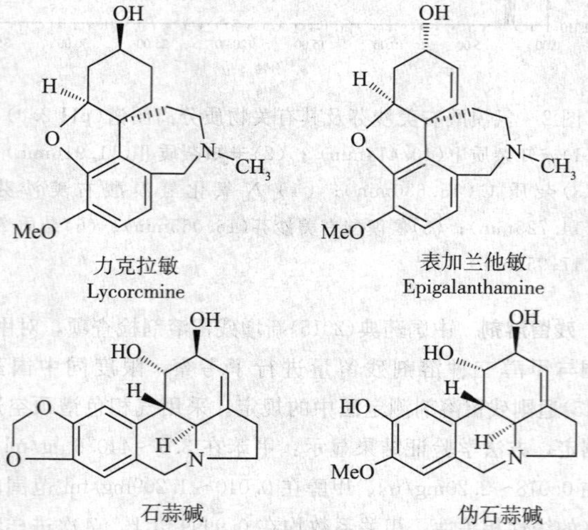

图 1　石蒜中含有的四种主要其他生物碱结构图

中国药典(2010)采用 HPLC 法替代中国药典(2005)收载的 TLC 法检查其他生物碱等有关物质。中国药典(2015)未修订。关于 HPLC 法测定氢溴酸加兰他敏含量的文献报道很多，详见表 1。

表 1　氢溴酸加兰他敏 HPLC 测定条件汇总表

编号	固定相	流动相	检测波长	参考文献
1	苯基柱	甲醇-磷酸盐缓冲液(20mmol/L KH_2PO_4 水溶液 1000ml 加三乙胺 1.4ml，调节 pH 值至 3.1±0.1)(10∶90)	289nm	[10]
2	C18 柱	乙腈-水相(每 800ml 水相中含有 2.67ml 二丁胺，用磷酸调节 pH 值为 9.0±0.05)(20∶80)	280nm	[11]
3	C18 柱	乙腈-水-四氢呋喃(60∶910∶30，pH 2.6)，用 85%磷酸调节 pH 值，1L 流动相含有 1.8g 庚烷磺酸钠，1ml 三乙胺	224nm	[12]
4	C8 柱	甲醇-水(40∶60)，含有 5×10^{-3} mol/L 二丁胺，用磷酸调节 pH 值至 7	280nm	[13]
5	硅胶柱	二氯甲烷-甲醇(100∶8)	254nm	[14]
6	C18 柱	甲醇-乙腈-水(6∶1∶3)	289nm	[15]
7	C18 柱	甲醇-40mmol/L 醋酸铵水溶液(含 0.05%甲醇)(50∶50)	MS 检测	[16]
8	C8 柱	乙腈-水-三乙胺(25∶74∶1)(pH 7.0)	激发波长 290nm，发射波长 320nm	[17]
9	C18 柱	磷酸盐缓冲液(pH 3.8)-甲醇-乙腈(92.5∶5∶2.5)	214nm	[18]
10	C18 柱	0.1%磷酸-甲醇(94∶6)	238nm	[19]

中国药典(2010)采用通用性的 C18 柱为固定相，流动相的选择试验显示：流动相的 pH 对加兰他敏出峰时间影响较大，添加三乙胺对加兰他敏峰形有明显的改善作用，有机相比例的加大可促使加兰他敏出峰。中国药典(2010)选定的流动相无论是加兰他敏出峰时间、峰形及杂质峰与主峰间的分离度都较适宜，4 种不同牌号的 C18 柱(规格均为 4.6mm×250mm，5μm)的出峰与分离情况见表 2。

图 2 为氢溴酸加兰他敏样品有关物质检查色谱图(右图)及各色谱峰的光谱图(左图)，样品中含量较大的其他生物碱为力克拉敏和表加兰他敏。氢溴酸加兰他敏样品中其他生物碱或有关物质的光谱图与加兰他敏非常相似，均在 228nm 和 286～289.5nm 波长处有最大吸收，因此测定波长选择 228nm 或 289nm 均是可行的。根据检测的灵敏度要求，中国药典(2010)采用了 228nm 作为检测波长。

表 2　不同牌号 C18 柱考察表

柱牌号	主峰出峰时间	力克拉敏峰相对保留时间	柱效	分离度(主峰与力克拉敏峰)
VP-ODS	8.031	0.78	5724	5.0
Gemini C18	9.910	0.77	4187	4.6
Luna C18	13.400	0.75	9807	6.3
OAPCELL PAK-C18	14.080	0.88	2032	1.5

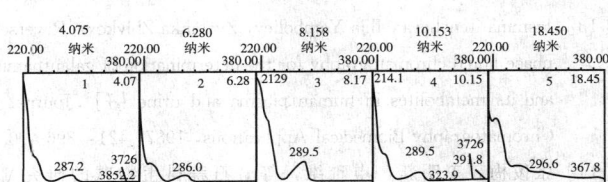

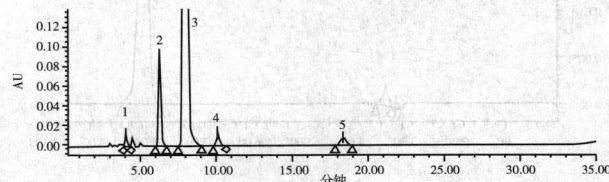

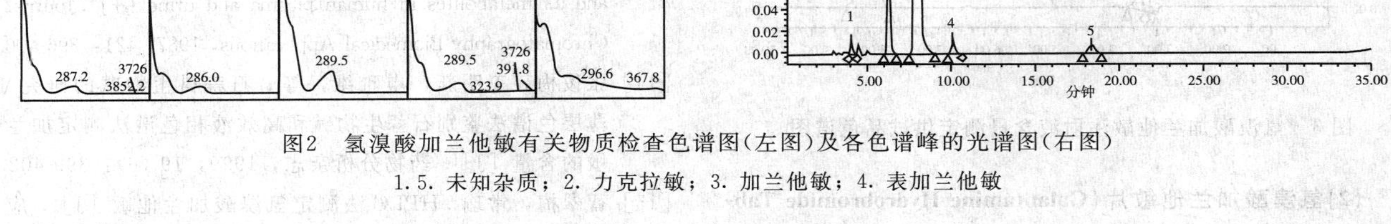

图2　氢溴酸加兰他敏有关物质检查色谱图(左图)及各色谱峰的光谱图(右图)

1.5. 未知杂质；2. 力克拉敏；3. 加兰他敏；4. 表加兰他敏

经方法学验证，加兰他敏在0.05～52μg/ml范围内浓度(C)与峰面积(A)有良好的线性关系，回归方程为$A=27763C+3248.8$，$r=1.0000$，方法的检测限为0.013μg/ml，定量限为0.05μg/ml，对照溶液重复进样测定RSD%为0.25%。供试品溶液在20小时内稳定。

USP (36)也采用HPLC法进行有关物质的检查，并列出了多个已知杂质的相对保留时间及相对响应因子以供参考。对已知杂质，单个未知杂质和杂质总量分别制定限度。

USP (36)对样品中可能残留的钯用原子吸收分光光度法进行检查。从USP (36)收载的已知杂质结构以及钯检查等项目可知，USP (36)收载的氢溴酸加兰他敏来源为合成所得。

【含量测定】中国药典(2010)采用非水滴定法，用无水甲酸和醋酐作为溶剂，革除了中国药典(2005)中使用的冰醋酸-醋酸汞试液，采用电位法指示终点。中国药典(2015)未修订。

USP (36)采用HPLC法测定本品含量。

【制剂】(1)氢溴酸加兰他敏注射液(Galantamine Hydrobromide Injection)

本品为氢溴酸加兰他敏添加适量氯化钠制成的灭菌水溶液。本品为生物碱制剂，遇炭易被吸附，故制备注射液时，不宜加活性炭处理。

有关物质　中国药典(2010)增加有关物质检查，方法同原料药项下。辅料氯化钠对测定主峰没有干扰。中国药典(2015)未修订。

无菌　本品的无菌检查方法验证资料显示，本品无抑菌作用，无菌检查方法为采用一般的薄膜过滤法及阳性对照菌不进行冲洗。

含量测定　中国药典(2005)为$E_{1cm}^{1\%}$法，E值仅89.2。中国药典(2010)采用HPLC法，中国药典(2015)未修订。色谱条件与有关物质检查项相同，经方法学验证，在0.05～1000μg/ml范围内浓度(C)与峰面积(A)有良好的线性关系，回归方程为$A=27558C-119731$，$r=0.9996$，方法的检测限为0.013μg/ml，定量限为0.05μg/ml，对照品溶液重复进样测定RSD%为0.25%，加样回收率99.3%，RSD%为0.4%($n=9$)。供试品溶液经试验在20小时内稳定。含量测定的供试品色谱见图3。

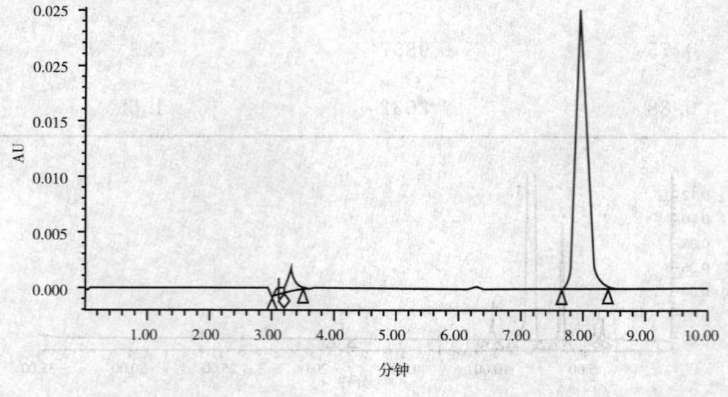

图3　氢溴酸加兰他敏注射液含量测定供试品色谱图

(2)氢溴酸加兰他敏片(Galantamine Hydrobromide Tablets)

本品为中国药典(2015)新增剂型，USP(36)也有收载。有关物质和含量测定均采用HPLC方法测定，色谱条件与原料相同。本品规格为4mg和8mg，因此需要进行含量均匀度检查，测定方法与含量测定项相同。本品采用溶出度与释放度测定法(通则0931)第三法进行溶出度测定，以水为溶出介质，每分钟转速为50转，30分钟取样，采用紫外对照品法进行测定，限度为标示量的80%。

参考文献

[1] 国家药典委员会. 中华人民共和国药典临床用药须知·化学药和生物制品卷[M]. 北京：人民卫生出版社，2005：63-64.

[2] Sean C. Sweetman. Martindale, the complete drug reference [M]. 35th ed. London：Pharmaceutical Press，2007：327-328.

[3] Maryadele J. O'Neil. The Merck Index：An Encyclopedia of Chemicals，Drugs，and Biologicals [M]. 14th ed. Merck，2006：746

[4] 刘涛，钱超，陈新志. 外消旋加兰他敏全合成研究[J]. 浙江大学学报(工学版)，2006，40 (3)：520-523.

[5] 刘涛，陈新志，杜荣斌，等. 加兰他敏的半合成研究[J]. 化学学报，2007，65 (8)：711-714.

[6] 余启洪，吴巧玲，贾佳. 加兰他敏制备方法研究进展[J]. 化工生产与技术，2008，15 (6)：38-41.

[7] T. T. Shakirov，L. T. Avazmukhamedov，M. R. I. Shamsutdinov and S. Yu. Yunusov. Production of galanthamine by the ion exchange method [J]. Pharmaceutical Chemistry Journal，1969，3：42-44.

[8] 颜流水，赵基源，罗国安，等. 抗痴呆症药中加兰他敏对映异构体的毛细管电泳分离及药物质量控制[J]. 高等学校化学学报，2004，25 (2)：256-260.

[9] 邓传良，周坚. 石蒜属植物生物碱研究概况[J]. 中国野生植物资源，2004，23 (6)：13-14.

[10] 严瑾，王明新，陈云雷，等. 氢溴酸加兰他敏胶囊溶出度的HPLC测定[J]. 中国医药工业杂志，1999，30(12)：553-554.

[11] 李翼，戚燕，吴松. RP-HPLC法测定氢溴酸加兰他敏口服液含量及有关物质[J]. 药物分析杂志，2003，23 (5)：365-367.

[12] 宋洪杰，李珍，石晶，等. 人血浆中加兰他敏的HPLC测定及药动学研究[J]. 中国药学杂志，2003，38 (5)：366-368.

[13] Jasmina Tencheva，Ilija Yamboliev，Zvetanka Zhivkova. Reversed-phase liquid chromatography for the determination of galanthamine and its metabolites in human plasma and urine [J]. Journal of Chromatography Biomedical Applications，1987，421：396-400.

[14] 张俊梅，王明新，申雅维，等. 石蒜科生物碱的研究Ⅶ. 薄层色谱法鉴别石蒜生物碱和高效液相色谱法测定加兰他敏的含量[J]. 药物分析杂志，1999，19 (6)：399-402.

[15] 智翠梅，常瑜. HPLC法测定氢溴酸加兰他敏[J]. 应用化工，2007，36(3)：292-294.

[16] 文爱东，杨志福，吴寅，等. 氢溴酸加兰他敏缓释片人体

药物动力学研究 [J]. 中国药师，2007，10 (3)：214-217.

[17] 司天梅，孙丽丽，张鸿燕，等. 高效液相色谱荧光检测法测定人血浆中氢溴酸加兰他敏浓度 [J]. 中国临床药理学杂志，2002，18 (1)：66-69.

[18] 钱丹，何海波，杨志玲，等. 石蒜中加兰他敏和力克拉敏的提取及高效液相色谱法分析 [J]. 药物分析杂志，2009，29(1)：104-106.

[19] 聂媛媛，周海翔，彭菲，等. HPLC 法测定黄花石蒜不同部位的加兰他敏含量 [J]. 湖南中医药大学学报，2009，29 (5)：51-53.

撰写　李忠红　江苏省食品药品监督检验研究院
复核　张　玫　江苏省食品药品监督检验研究院

秋水仙碱

Colchicine

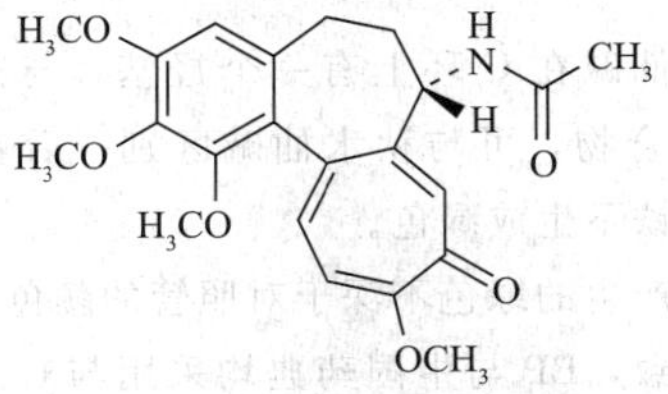

$C_{22}H_{25}NO_6$　399.44

化学名：*N*-[(7*S*)-5,6,7,9-四氢-1,2,3,10-四甲氧基-9-氧代苯并[*α*]庚间三烯并庚间三烯-7-基]乙酰胺

N-((7*S*)-5,6,7,9-tetrahydro-1,2,3,10-tetramethoxy-9-oxobenzo[*α*]heptalen-7-yl)acefamide

英文名：Colchicine

CAS 号：[64-86-8]

本品是典型的细胞有丝分裂毒素，临床上主要作为抗痛风药。治疗痛风主要与其抑制中性白细胞对尿酸盐结晶的吞噬作用有关。秋水仙碱形成一种微管蛋白秋水仙碱二聚物，覆盖于微管的集合末端，干扰吞噬物向溶酶体的转运。秋水仙碱还能阻断趋化因子的释放，减少多形核白细胞的流动和粘连，抑制氨酸磷酸化及白三烯的产生[1,2]。

本品口服后在胃肠道迅速吸收，在肝内代谢，从胆汁及肾脏排出，肝病患者从肾脏排泄增加。停药后药物排泄持续约 10 天。本品的不良反应与剂量大小有明显相关性，主要表现为胃肠道症状，本品治疗急性痛风的有效剂量与其引起胃肠道症状相近[2]。

本品是从欧洲百合科植物秋水仙(*Colchicum autumnale* L.)中发现的重要生物碱。国内秋水仙碱主要是从云南丽江山慈菇 *Iphigenia indica* Kunth et Benth. 的球茎中提取。

国内秋水仙碱质量标准最早收载于云南省药品标准 1974 年版，目前，除中国药典(2015)外，BP (2013)、USP (36)和 JP(16)均有收载。

【制法概要】本品是从云南丽江山慈菇的球茎中提取制得的生物碱。根据秋水仙碱的性质，可用乙醇、甲醇和苯作溶剂提取。出于环保安全考虑，大部分企业用乙醇提取，提取工艺如下：

丽江山慈菇药材→90%乙醇回流提取→合并滤液、浓缩→浓缩液水沉、过滤→水液用 1%～2%硫酸调节 pH 值约为 2→三氯甲烷萃取→三氯甲烷液用 5%氢氧化钠溶液洗涤→干燥浓缩胶状物→乙酸乙酯重结晶→秋水仙碱粗品→三氯甲烷、乙酸乙酯精制重结晶→秋水仙碱

【性状】据默克索引记载，本品存在不同的晶型，各晶型熔点有差异：微黄色鳞状结晶或粉末，熔点为 142～150℃，遇光变暗；微黄色针状结晶(乙酸乙酯)，熔点为 157℃。中国药典(2005)收载本品的熔点为 148～153℃，熔融时同时分解。经实验考察，发现本品熔点检查终熔时产生大量小气泡，不易观察，使测定的熔点易超出高限值，参考国外药典，中国药典(2010)未收载熔点检查项。

本品在水中溶解，但在一定浓度的水溶液中能形成半水合物的结晶析出。本品为左旋体，中国药典(2010)比旋度检查项与 USP(32)一致，均为 10mg/ml 的乙醇溶液的比旋度为－240°至－250°。中国药典(2015)未修订。

【鉴别】(1)本品的乙醇溶液在 243nm 与 350nm 波长处有最大吸收，243nm 与 350nm 的吸收度比值为 1.7～1.9。吸收光谱图见图 1。

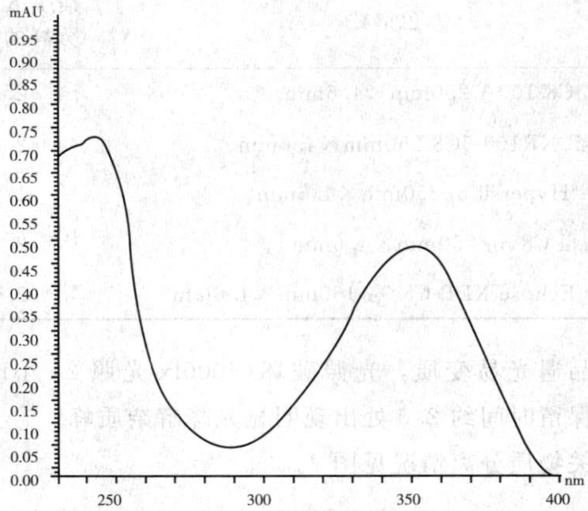

图 1　秋水仙碱乙醇溶液(10μg/ml)的紫外吸收图谱

(2)本品的红外光吸收图谱显示的主要特征吸收如下(光谱集 277 图)。

特征谱带(cm^{-1})	归属	
3310	酰胺	ν_{N-H}
2830	甲氧基	ν_{C-H}
1680	酮基	$\nu_{C=O}$
1660	酰胺(Ⅰ)	$\nu_{C=O}$
1565	酰胺(Ⅱ)	δ_{NH}
1250，1140，1098	芳香醚	ν_{C-O-C}

【检查】有关物质　本品为药材提取物，有关物质较多。提取物带来的主要杂质为杂质Ⅰ，其结构如下。

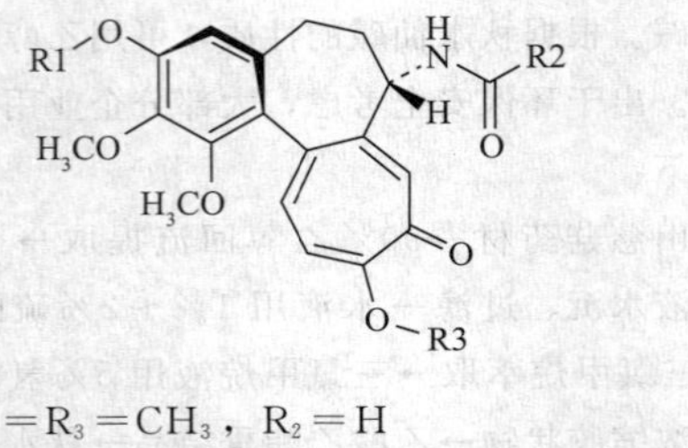

其中：$R_1=R_3=CH_3$，$R_2=H$

N-［(7*S*，12a*S*)-1，2，3，10-tetramethoxy-9-oxo-5，6，7，9-tetrahydrobenzo［*a*］heptalen-7-yl］formamide（*N*-deacetyl-*N*-formylcolchicine）

该杂质与主成分保留时间极接近，BP(2008)和USP(31)色谱条件下，采用等度洗脱，杂质A与主成分秋水仙碱的相对保留时间约0.94，杂质A与主成分难以达基线分离，BP(2008)系统适用性条件规定杂质A峰最高点距基线的高度与最低点距基线的高度的比值应大于2即可。中国药典(2010)色谱条件下，杂质A与主成分秋水仙碱的相对保留时间约0.9，通过流动相比例梯度和流速梯度洗脱，可以使杂质A与主成分达基线分离。经实验研究，在5根不同的色谱柱上，杂质A与秋水仙碱峰均可获得良好的分离度，见表1。中国药典(2015)未修订。

表1　不同色谱柱测得杂质A与主成分峰的分离度情况

色谱柱	杂质A与主成分峰的分离度
Luna 5μC8 100A 250mm×4.6mm	2.78
Kromasil KR100-5C8 250mm×4.6mm	2.17
MOS-2- Hypersil 5μ250mm×4.6mm	1.85
Diamonsil C8 5μ 250mm×4.6mm	2.30
Agilent Eclipse XDB-C8 5μ 150mm×4.6mm	2.05

本品遇光易变质，光照破坏(4000lx光照24小时)后，在主峰保留时间约2.0处出现明显光降解杂质峰。

有关物质分离情况见图2。

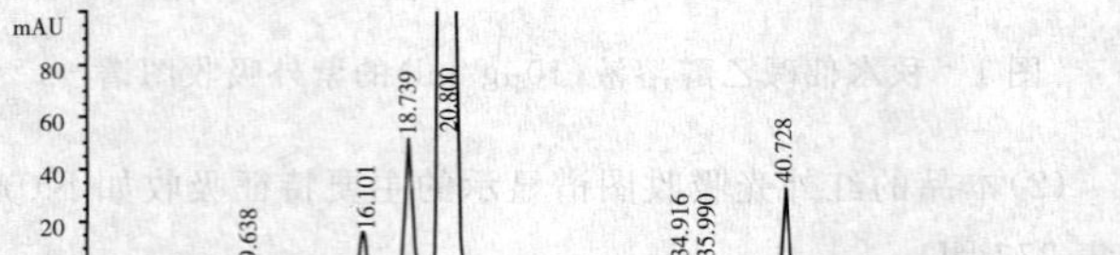

图2　秋水仙碱有关物质

色谱图(Kromsil C8 150mm×4.6mm，5μm)

其中：(1)相对保留时间0.9处(18.7min)为杂质I色谱峰；(2)相对保留时间2.0处(40.7min)为光降解杂质色谱峰；(3)相对保留时间1.0处(20.8min)为秋水仙碱色谱峰；(4)其他为未知杂质色谱峰。

秋水仙碱的最低检测限为0.4ng(信噪比为3∶1)。供试品溶液在避光条件下，30小时内较稳定，杂质量未见增加，亦未见新杂质产生。

三氯甲烷与乙酸乙酯　本品在提取过程中，使用大量的三氯甲烷和乙酸乙酯进行萃取和重结晶，据默克索引报道，本品中残留三氯甲烷难以去除，需在60～70℃加热相当长的时间，故在成品中乙酸乙酯和三氯甲烷的残留量远远大于ICH要求。各国药典对三氯甲烷和乙酸乙酯的残留量限度控制如表2。

表2　各国药典三氯甲烷和乙酸乙酯残留量控制限度比较

	中国药典(2015)	BP(2013)	USP(36)	JP(16)
三氯甲烷	0.01%	0.05%	0.01%	0.05%
乙酸乙酯	6.0%	6.0%	8.0%	6.0%

去甲秋水仙碱　去甲秋水仙碱为药材提取中引入的一种天然杂质化合物[3]。去甲秋水仙碱结构如下：

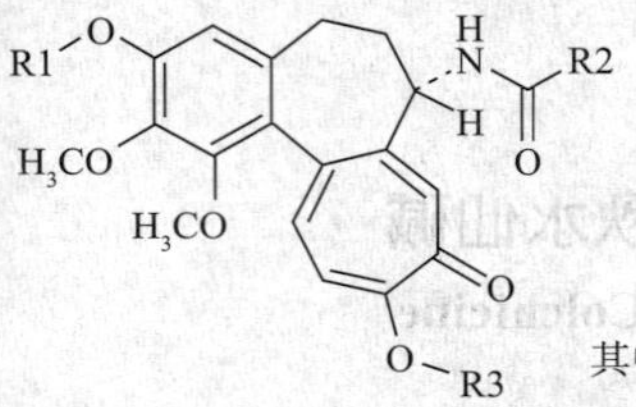

其中：R1=R2=CH_3，R3=H

去甲秋水仙碱在C环上有一个羟基，与三氯化铁试液生成的绿色络合物，可与秋水仙碱区别，后者不具羟基结构，与三氯化铁不生成绿色。

供试品中产生的绿色不深于对照管的颜色。各国药典采用方法原理一致，BP与中国药典均采用与对照管颜色比较进行判断，由于BP的黄色标准比色液采用三氯化铁配制，而中国药典采用重铬酸钾配制黄色标准比色液，经比较，中国药典对照管所显的绿色与BP对照管所显的绿色深度相当。

水分　五氧化二磷减压干燥不能完全除去样品中的水分，将减压干燥后的样品用费休氏法测定水分，结果显示减压干燥后的样品还含有1%左右的水分。选用费休氏法第一法控制本品的水分。限度为2.0%。

【含量测定】采用非水滴定法。利用结构中氨基的碱性。选用无水冰醋酸为溶剂，由于本品有一定含水量，为消除水分的影响，加少量的醋酐。

BP(2013)选用无水冰醋酸和甲苯的混合溶液作溶剂，中国药典的滴定突跃较BP明显。JP(16)采用干燥后的样品用非水滴定测定含量；USP(36)采用HPLC法测定。

【贮藏】本品遇光易降解，在样品的贮藏和试验过程的样品溶液中均应注意避光。

【制剂】USP收载了秋水仙碱片和秋水仙碱注射液；中国药典和BP仅收载了秋水仙碱片。

秋水仙碱片(Colchicine Tablets)

鉴别　HPLC法。曾用IR法考察本品的红外光吸收图谱，提取方法：取本品粉末适量(约相当于秋水仙碱20mg)，加水20ml振荡使溶解，滤过，滤液置分液漏斗中，加三氯甲烷30ml，萃取，取三氯甲烷层，挥干，取残渣在80℃干燥1小时，绘制红外图谱。

溶出度　本品为口服固体制剂，不良反应剂量与有效剂量接近[2]，采用溶出度测定第三法检查。

含量测定　中国药典(2005)用吸收系数法测定本品含量，溶剂为水，$E_{1cm}^{1\%}$为425。经核实，该系数与实测值有较大差异，且水溶液的最大吸收易偏离350nm±2nm，最大吸收波长常偏离至353～355nm不等，吸收系数测定数据的稳定性也不好。

中国药典(2010)采用HPLC法测定。方法回收率为100.2%(RSD=0.6%，$n=9$)，避光情况下，供试品溶液在24小时内稳定。中国药典(2015)未修订。

参考文献

[1] 陈新谦．新编药物学［M］．第15版．北京：人民卫生出版社，2003：207.

[2] Emmerson BT．痛风的药物治疗［J］．国外医学药学分册，1996，23(6)，350.

[3] 何红平，刘复初．秋水仙碱类化学成分的研究概况．天然产物研究与开发［J］．12(2)：87.

撰写　陈　英　广东省药品检验所

复核　罗卓雅　广东省药品检验所

重质碳酸镁

Heavy Magnesium Carbonate

$x\mathrm{MgCO_3}\cdot y\mathrm{Mg(OH)_2}\cdot z\mathrm{H_2O}$

化学名：水和碱式碳酸镁 Magnesium Carbonate, basic hydrate

英文名：Heavy Magnesium Carbonate

异名：四水碳酸镁、药用碳酸镁

CAS号：[23389-33-5]

本品为抗酸药。可中和胃酸，临床上主要用于治疗胃及十二指肠溃疡等病症。因本品质重体积小，适用于配制散剂用；本品有轻泻作用，因其口服后不易被吸收，故不影响酸碱平衡。

除中国药典(2015)收载外，BP(2013)及USP(36)亦有收载。

碳酸镁是一种组成不定的含水碱式碳酸盐，一般分为轻质与重质量，其不仅在质点的大小及紧密程度上有所不同，在组成上也存在差异，一般$3MgCO_3\cdot Mg(OH)_2\cdot 3H_2O$代表轻质碳酸镁，因质地轻松，体积较大，不适于配制散剂，而多用于调配合剂；$3MgCO_3\cdot Mg(OH)_2\cdot 4H_2O$代表重质碳酸镁。BP(2013)中规定重质碳酸镁堆积密度应大于0.25g/ml，轻质碳酸镁堆积密度应小于0.15g/ml。

【制法概要】本品主要有两种制备方法。

(1)可溶性镁盐与碳酸钠反应经滤出沉淀、洗涤制得。制得成品可为轻质或重质。这与反应时的温度、溶液的浓度、反应物质的相对量，以及与母液接触(陈化)时间等条件有关。两种反应物质的溶液浓度较大、反应时温度高或在高温进行、陈化较久，均生成重质碳酸镁。反应式如下：

$$MgCl_2+Na_2CO_3+H_2O\longrightarrow 3MgCO_3\cdot Mg(OH)_2\cdot 4H_2O$$

(2)由含镁矿物经硫酸酸解，过滤，精制制得硫酸镁溶液，同碳酸氢铵溶液进行复分解反应，经热解，分离，洗涤、干燥等工序制取重质碳酸镁。反应式如下：

$$MgO+H_2SO_4\longrightarrow MgSO_4$$

$$MgSO_4+(NH_4)_2CO_3+NH_3\cdot H_2O+H_2O\longrightarrow 3MgCO_3\cdot Mg(OH)_2\cdot 4H_2O$$

本品300℃以上即分解，放出水及二氧化碳，生成氧化镁。

【鉴别】本品加稀盐酸即泡沸溶解释放出二氧化碳，同时生成氯化镁；溶液显镁盐的鉴别反应。

【检查】酸性溶液中的颜色　检查生产过程中引入的有色金属盐类杂质，如Fe^{2+}等。

氯化物　检查由原料带入的氯化物。本品加醋酸溶解，碳酸镁与醋酸反应生成醋酸镁，在过量醋酸存在下醋酸镁不发生水解，避免镁盐沉淀对氯化物检查的影响。同时醋酸酸性溶液，可防止弱酸银盐及氧化银沉淀的形成而干扰检查，限度为0.035%。BP(2013)规定限度为700ppm。

硫酸盐　检查由原料带入的硫酸盐。取氯化物项下的供试品溶液，氧化镁与醋酸反应生成醋酸镁，醋酸镁不与盐酸发生反应，溶液澄清，加入氯化钡后，醋酸镁不与氯化钡反应，避免镁盐沉淀对硫酸盐检查的影响。醋酸的酸化作用，亦可防止碳酸钡等沉淀的生成而干扰检查，限度为0.5%。BP(2013)规定限度为不得过0.6%。

氧化钙　检查由原料引入的氧化钙。取氯化物项下供试品溶液，采用络合滴定法检查，以钙紫红素为指示剂，三乙醇胺为掩蔽剂，掩蔽在碱溶液中可能存在的铁、铝等离子，以消除干扰。钙紫红素与钙盐生成紫红色的络合物，用乙二胺四醋酸二钠滴定液(0.01mol/L)滴定，与钙盐生成乙二胺四醋酸络合物；微过量的乙二胺四醋酸二钠滴定液(0.01mol/L)使钙紫红素游离而显蓝色，限度为0.60%。

USP(36)采用原子吸收分光光度法，限度为0.45%；BP(2013)采用方法与中国药典(2015)相同，但限度为0.75%。

可溶性盐类　检查制备过程中引入的可溶性盐类，限度为1.0%。

酸中不溶物　检查原料中可能带入的硅酸盐、二氧化硅及硫酸钙等杂质，这些杂质在盐酸中不溶解。

铁盐　检查原料中可能带入的铁盐，限度为0.02%。BP(2013)规定限度为0.04%。

汞 中国药典(2005)未规定汞的检查，BP(2010)及USP(32)中亦未收载此项。由于本品原料取自于矿山石，有带入汞的可能性，汞在常温下即能挥发，进入人体主要蓄积在肾、肝、脑等组织而且代谢时间缓慢。种类不同的汞及汞盐进入人体后，会蓄积在不同的部位，从而造成这些部位受损。因此，出于用药安全性考虑，中国药典(2010)增订了汞的检查项。采用冷蒸气-原子吸收分光光度法、适宜的氢化物发生装置，以含0.5%硼氢化钠和0.1%氢氧化钠的溶液(临用前配制)作为还原剂，盐酸溶液(1→100)为载液，氮气为载气，检测波长为253.6nm。参考USP(28)中对如下品种汞限度的规定(碳酸钙为0.00005%，硫酸亚铁为0.0003%，氧化铁0.0003%，葡萄糖酸亚铁为0.0003%，氧化锌为0.0001%)，综合我国实际生产情况，将汞元素限度规定为0.00005%，按限度计算汞摄取量为0.625μg/d，远低于43μg/d的安全限度(食品添加剂联合专家委员会规定)[1]。中国药典(2015)未修订。

重金属 检查由原料引入的杂质。采用硫代乙酰胺法，在规定实验条件下供试液澄清、无色，对检查无干扰。重金属与醋酸作用成盐并溶解，由于滤液酸性大，影响金属离子与硫化氢的显色，故先加氨试液至溶液对酚酞显中性，然后加醋酸盐缓冲液(pH 3.5)溶液进行检查。由于本品可能有微量的高铁酸盐存在，在弱酸性溶液中可使硫化氢氧化析出硫，产生浑浊，影响比色。故加入抗坏血酸，使高铁酸根还原为低铁离子，可排除干扰，限度为百万分之三十。BP(2013)规定限度为百万分之二十。

砷盐 检查由原料引入的砷盐，采用古蔡氏法，限度为0.0002%。

【含量测定】 采用酸碱剩余滴定法。取本品加硫酸滴定液(0.5mol/L)，置水浴上加热，放冷，溶解成硫酸盐。剩余硫酸滴定液(0.5mol/L)以甲基橙为指示液，用氢氧化钠滴定液(1mol/L)滴定，根据氧化钙检查中的测得量，计算并扣除供试品中氧化钙消耗硫酸滴定液(0.5mol/L)的量，即可求得氧化镁的含量。甲基橙变色范围是pH 3.2～4.4，由红变橙黄，为滴定终点。

BP(2013)采用络合滴定法。

参考文献

[1] 汪麟，于新颖，刘天扬，等．原子吸收分光光度法测定无机原料药中的有害元素［J］．中国药事，2010，24(5)：496-499.

撰写 汪 麟 黑龙江省食品药品检验检测所

复核 白政忠 张秋生 黑龙江省食品药品检验检测所

胞磷胆碱钠

Citicoline Sodium

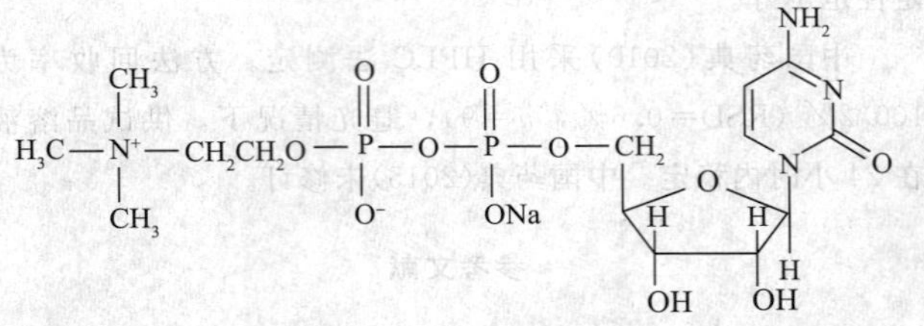

$C_{14}H_{25}N_4NaO_{11}P_2$ 510.31

化学名： 胆碱胞嘧啶核苷二磷酸酯的单钠盐

cytidine-5′-(trihydrogen diphosphate) P′-[2-(trimethyl ammonio)ethyl]ester inner salt monosodium salt

英文名： Citicoline sodium

曾用名： 胞二磷胆碱钠

CAS号： [33818-15-4]

本品为核苷衍生物，由生物合成法、化学合成法及固定化细胞技术法制取，主要通过降低脑血管阻力，增加脑血流而促进脑物质代谢，改善脑循环。另外，它可增强脑干网状结构上行激活系统的机能，增强锥体系统的机能，改善运动麻痹，故对促进大脑功能的恢复和促进苏醒，有一定作用。临床上主要用于急性颅脑外伤和脑手术后意识障碍，也可试用于急性中毒，感染，大面积脑梗死所致的昏迷和意识障碍，有助于脑卒中后遗症、脑卒中后偏瘫患者的上下肢功能的恢复，可与促进脑代谢脑循环的药物同用[1]。用于缺血性脑血管病和血管性痴呆等。近年来，临床上也有用于治疗突发性耳聋[2~5]、脑梗塞[6~8]，颈椎病性眩晕[9]、对新生儿缺血缺氧性脑病(HIE)[10]梅尼埃病[11]及急性乙醇中毒[12]有一定的疗效。据国外资料：口服本药的生物利用度为99%，口服后有两个药物浓度峰值，达峰时间分别为1小时和24小时，肌注的达峰时间为0.4小时。本药可通过血-脑脊液屏障，在肝脏中代谢为游离胆碱和二磷酸胞苷，肝脏又可利用胆碱合成磷脂酰胆，并利用二磷酸胞苷和胆碱再次合成胞磷胆碱。本药2%～3%经肾脏排泄，经粪便的排泄量不足1%，约12%以二氧化碳的形式经肺排出。母体化合物的清除半衰期为3.5小时(第一峰浓度)和125小时(第二个峰浓度)，代谢产物胆碱的半衰期为2小时[1]。胞磷胆碱钠系用于改善大脑功能的常用药，长期以来临床上认为其不良反应较少，是一种安全、有效的药物，一般使用时不需做皮肤过敏试验。胞磷胆碱钠不良反应的临床表现多以中枢神经系统反应为最常见，有过敏性哮喘[13~14]及哮喘引发的，呼吸急促、口唇微绀、双肺广泛哮鸣音等，偶见精神异常[15]。

除中国药典(2015)(二部)收载外，BP(2013)、Ph. Eur.(7.0)、USP(36)均未收载。

【制法概要】 目前最常用的制备方法为生物发酵法[16]。

(1)生物合成法：利用啤酒酵泥，以葡萄糖为能源发酵合成胞磷胆碱。主要原料有5′-胞苷酸、磷酰胆碱、葡萄糖及酵母泥等。

工艺流程：

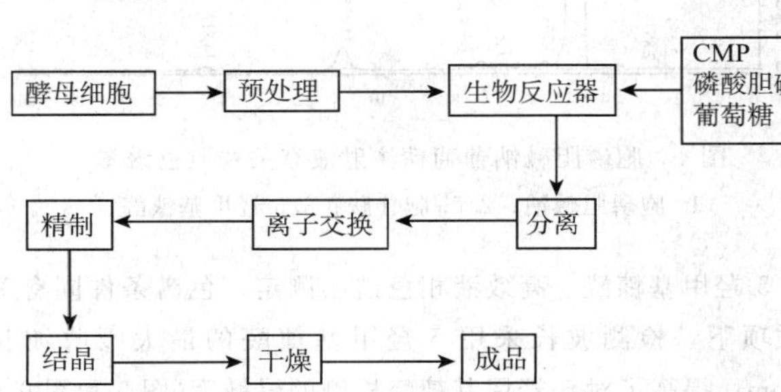

(2)化学合成法：用胞一磷酸盐与磷酸胆碱作用生成胞磷胆碱，或用一磷酸胞嘧啶核苷酸和磷酸胆碱为原料，用对甲苯磺酰氯或二环乙基羧酸二亚胺为缩合剂合成胞磷胆碱。但此类方法均存在成本高、操作复杂、环境污染严重、危险性大的缺点，国内生产多不采用。

(3)固定化细胞技术法：将酵母菌经一定培养后，用聚氨基葡萄糖预处理工艺，制成固化细胞，再把配制好的反应液通过固定化细胞柱，收集流出液，精制即得胞磷胆碱，由于工艺复杂，且国内无用于大生产的反应器，所以国内企业一般没有采用。

【性状】胞磷胆碱有氢型和钠型两种。其钠盐呈白色无定型粉末，易吸湿，极易溶于水，不溶于乙醇、三氯甲烷、丙酮等多数有机溶剂。经X线衍射测定，整个分子是高度卷曲，多个分子聚合在一起，以5′-磷酸胞嘧啶核苷为中心，磷酸和胆碱部分暴露于外，同周围的分子松散地相结合。本品为白色结晶或结晶性粉末，在水中易溶，在乙醇、丙酮、三氯甲烷中不溶[16]。

【鉴别】(1)本品有核苷基团。在酸性条件下经强氧化剂氧化或与浓盐酸共热时，即发生降解，形成的核糖继而转变成糠醛，后者与3,5-二羟基甲苯(地衣酚)在Fe^{3+}或Cu^{2+}催化下反应，生成鲜绿色复合物。

(2)原部颁标准采用紫外-分光光度法，自中国药典(2005)起修订为液相色谱法，供试品溶液主峰的保留时间应与对照品溶液主峰的保留时间一致。

(3)红外光谱：采用溴化钾压片法测定的红外光谱应与对照的图谱(光谱集1096图)[17]一致，本品的红外光吸收图谱显示的主要特征吸收如下。

特征谱带(cm^{-1})	归属	
3500～3050	胺基，羟基	$\nu_{N-H,O-H}$
1670	内酰胺	$\nu_{C=O}$
1610，1530，1490	芳环	$\nu_{C=C,C=N}$
1240	磷酸酯	$\nu_{P=O}$
1080，930，910	磷酸酯	ν_{O-P-O}

(4)本品为胞磷胆碱的钠盐，应具钠盐的鉴别反应。

【检查】有关物质 中国药典(2010)采用高效液相色谱法，用十八烷基硅烷键合硅胶柱，以磷酸盐缓冲溶液-甲醇(95∶5)为流动相，检测波长为276nm。结果表明：该系统能使5′-胞苷酸等杂质与主成份峰达到有效分离。但在实际工作中发现部分原料药及制剂在相对于主峰2.2倍保留时间有一明显杂质峰，因此中国药典(2010)规定记录色谱图至主峰保留时间的2.5倍(图1)。中国药典(2015)除调整自身对照溶液浓度外，其他未修订。

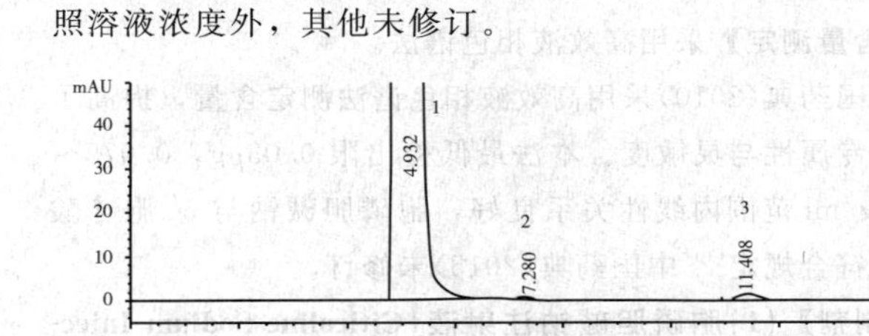

图1 胞磷胆碱钠有关物质色谱图

1. 胞磷胆碱钠；2. 5′-胞苷酸；3. 未知杂质

有文献报道采用阴离子交换柱(Partisil-5 SAX柱)，0.05mol/L磷酸盐缓冲液(pH 3.2～3.4)为流动相，流速1.0ml/min，检测波长为280nm对有关物质进行检测[18]。

残留溶剂 中国药典(2005)二部采用毛细管气相色谱溶液直接进样法，以乙醇作为内标物对甲醇与丙酮进行检测，而现今生产工艺多采生物合成法，将有一定量的乙醇产生，因此以乙醇作为内标物不妥，测定结果不能正确反应丙醇与甲醇的含量。中国药典(2010)参照《化学药物残留溶剂研究的指导原则》，以正丙醇作为内标物对甲醇、乙醇与丙酮进行测定。通过试验，选择正丙醇为内标，不干扰残留溶剂的测定，保留时间及检测灵敏度适宜。中国药典(2010)色谱条件下测得甲醇、乙醇、丙酮及正丙醇的保留时间分别为4.06，4.60，3.20，6.22分钟；理论板数按甲醇计应不低于10000，见图2和图3。甲醇、乙醇、丙酮的检测限分别为分别为0.405μg/ml，0.715μg/ml，0.129μg/ml；定量限分别为2.319μg/ml、3.623μg/ml和0.750μg/ml；平均回收率($n=9$)分别为100.37%、99.90%和103.16%。中国药典(2015)未修订。

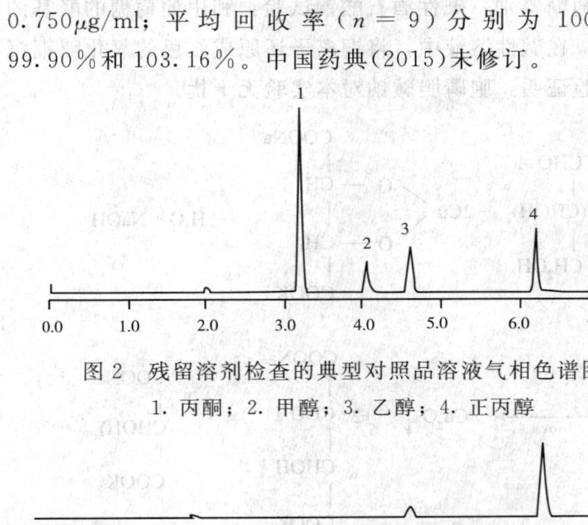

图2 残留溶剂检查的典型对照品溶液气相色谱图

1. 丙酮；2. 甲醇；3. 乙醇；4. 正丙醇

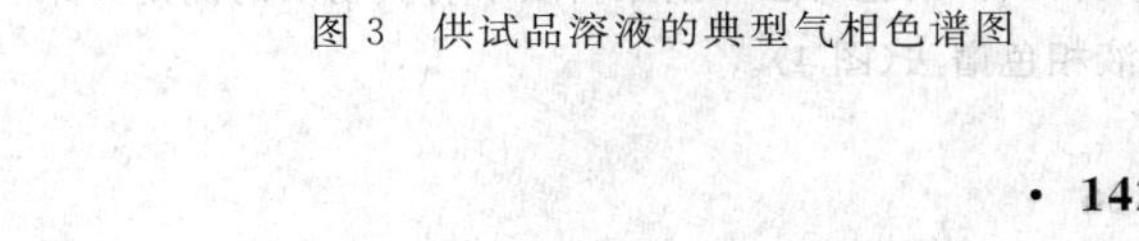

图3 供试品溶液的典型气相色谱图

细菌内毒素 本品临床每小时用药最大剂量是静脉注射每千克体重16.7mg(中国药典临床用药须知、中国医师药师临床用药指南)，内毒素计算限值约为0.30EU/mg。中国药典(2015)规定本品细菌内毒素限值为0.30EU/mg，与内毒素计算值比较，安全系数为1。按复方大输液的要求，本品与葡萄糖或氯化钠组成的输液内毒素限值为0.50EU/ml。

无菌 经方法学验证，胞磷胆碱钠各剂型均无抑菌作用。

【含量测定】采用高效液相色谱法。

中国药典(2010)采用高效液相色谱法测定含量，提高了方法的专属性与灵敏度。本法最低检出限0.03μg，0.075～0.75mg/ml范围内线性关系良好，胞磷胆碱钠与5′-胞苷酸分离度符合规定[19]中国药典(2015)未修订。。

【制剂】(1)胞磷胆碱钠注射液(Citicoline Sodium Injection)

本品无色澄明液体。规格分别为(1)2ml∶0.1g；(2)2ml∶0.25g；(3)2ml∶0.5g，国内各企业的处方中主要以注射用水为溶媒，用0.1mol/L的氢氧化钠碱液配制，分别用0.1mol/L盐酸或磷酸二氢钠及磷酸氢二钠调节pH值，以依地酸二钠作为稳定剂，屏蔽金属离子的干扰，防止主成分胞磷胆碱钠被氧化。

有关物质及含量测定方法同胞磷胆碱钠原料项下。

(2)胞磷胆碱钠葡萄糖注射液(Citicoline Sodium and Glucose Injection)

本品无色或几乎无色的澄明液体。规格分别为①100ml：胞磷胆碱钠0.25g与葡萄糖5.0g；②200ml：胞磷胆碱钠0.5g与葡萄糖10g；③250ml：胞磷胆碱钠0.5g与葡萄糖10g；④500ml：胞磷胆碱钠0.25g与葡萄糖25g，处方中主要原料为胞磷胆碱钠与葡萄糖，注射用水为溶媒，活性炭脱色，0.1mol/L盐酸调节pH值。

胞磷胆碱钠鉴别：对胞磷胆碱钠的鉴别同原料药项下鉴别试验。且葡萄糖对上述实验均无干扰。

葡萄糖鉴别：碱性酒石酸铜试验：利用葡萄糖的醛基的还原性，在碱性溶液中，将铜离子还原成红色的氧化亚铜沉淀。实验证明：胞磷胆碱钠对本实验无干扰。

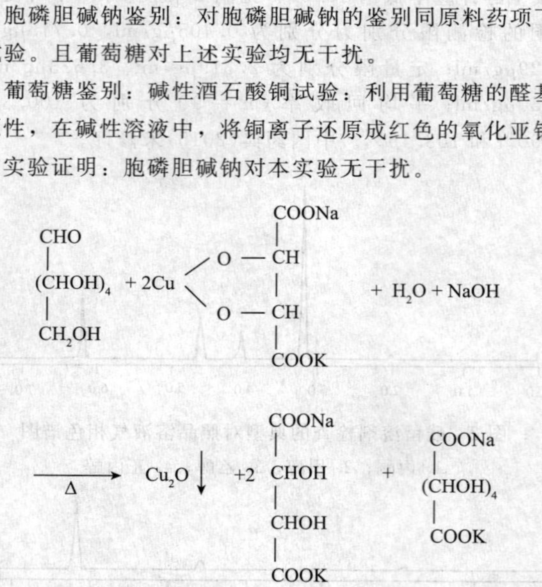

有关物质：同胞磷胆碱钠原料项下有关物质的测定，采用高效液相色谱法(图4)。

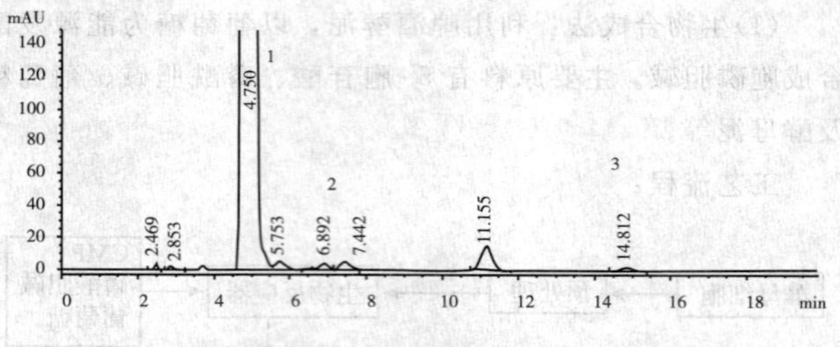

图4 胞磷胆碱钠葡萄糖注射液有关物质色谱图

1. 胞磷胆碱钠；2. 5′-胞苷酸；3. 5-羟甲基糠醛

5-羟甲基糠醛：高效液相色谱法测定。色谱条件同有关物质项下，检测波长采用5-羟甲基糠醛的最大吸收波长284nm，提高了对5-羟甲基糠醛检测的灵敏度(图5和图6)。

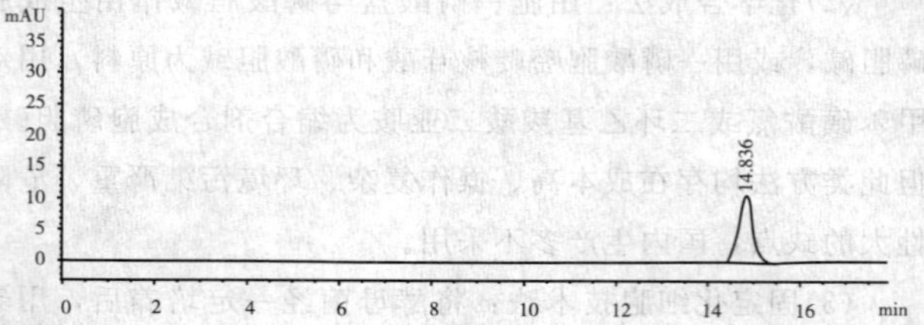

图5 5-羟甲基糠醛高效液相色谱图

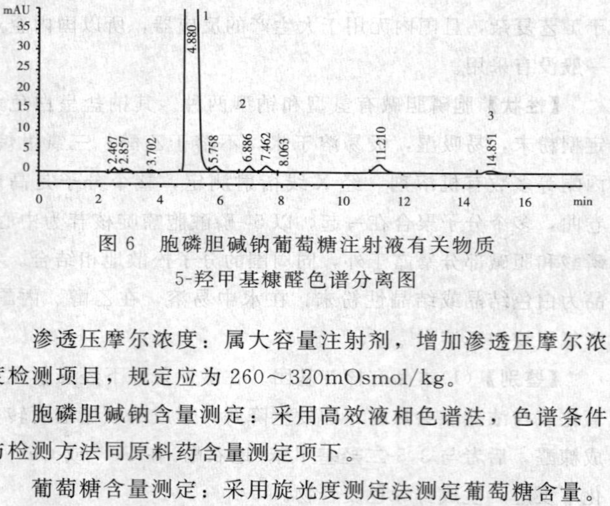

图6 胞磷胆碱钠葡萄糖注射液有关物质 5-羟甲基糠醛色谱分离图

渗透压摩尔浓度：属大容量注射剂，增加渗透压摩尔浓度检测项目，规定应为260～320mOsmol/kg。

胞磷胆碱钠含量测定：采用高效液相色谱法，色谱条件与检测方法同原料药含量测定项下。

葡萄糖含量测定：采用旋光度测定法测定葡萄糖含量。

(3)胞磷胆碱钠氯化钠注射液(Citicoline Sodium and Sodium Chloride Injection)

本品有4种规格①50ml：胞磷胆碱钠0.5g与氯化钠0.45g；②100ml：胞磷胆碱钠0.25g与氯化钠0.9g；③100ml：胞磷胆碱钠0.5g与氯化钠0.9g；④250ml：胞磷胆碱钠0.25g与氯化钠2.25g，处方中主要原料为胞磷胆碱钠与氯化钠，注射用水为溶媒，活性炭脱色，0.1mol/L盐酸调节pH值。

有关物质：采用高效液相色谱法，色谱条件与原料药含量测定相同。

渗透压摩尔浓度：属大容量注射剂，增加渗透压摩尔浓度检测项目，规定应为260～320mOsmol/kg。

胞磷胆碱钠含量测定：采用高效液相色谱法，色谱条件与原料药含量测定相同。

氯化钠含量测定：采用铬酸钾指示剂法(Mohr

法)[20]测定氯化钠的含量，实验证明：胞磷胆碱钠对测定无干扰。

(4)注射用胞磷胆碱钠(Citicoline Sodium for Injection)

规格：(1)0.25g，(2)0.5g，有关物质及含量测定方法同原料药项下。

(5)胞磷胆碱钠片(Citicoline Sodium Tablets)

中国药典(2015)新增品种，规格为①0.1g，②0.2g。有关物质及含量测定方法同原料药项下。溶出度检查，采用桨法，以水为溶出介质，转速为每分钟50转，经25分钟时，取溶液适量滤过，作为供试品溶液，照含量测定项下的方法(HPLC)测定，限度为标示量80%。溶出度方法学研究结果显示，根据溶出曲线，两个生产企业的样品在25分钟时溶出率均达到90%左右。溶出度测定在43.5～348.5μg/ml浓度范围内线性关系良好，相关系数为0.9999。重复性试验RSD%为0.45%(n=6)。制备高、中、低三种浓度供试品溶液进行回收试验，平均回收率为99.85%(n=9)，RSD%=0.67%。

(6)注射用胞磷胆碱钠肌苷(Citicoline Sodium and Inosine for Injection)

中国药典(2015)新增品种，规格为0.3g(胞磷胆碱钠250mg与肌苷50mg)。有关物质及含量测定色谱条件除检测波长外同原料药项下。胞磷胆碱钠的最大吸收波长为278nm，肌苷的最大吸收波长为248nm，为兼顾二者同时测定，检测波长修订为254nm，并进行了方法学验证。

参考文献

[1] 国家食品药品监督管理局、四川美康医药软研究开发公司．药品临床信息参考［M］．成都：四川科学技术出版社，2004.891-892.

[2] 殷团芳，周立仙，李显军．胞磷胆碱钠联合丹参滴注液治疗突发性聋疗效观察［J］．中华当代医学，2006.4(2)：15-16.

[3] 赵荣．胞磷胆碱钠氯化钠治疗突发性聋的疗效观察［J］．现代医学，2005.33(4)：254.

[4] 李显军，殷团芳．胞磷胆碱钠治疗突发性聋的临床观察［J］．中华当代医学，2005，3(6)：3-5.

[5] 赵巍，刘丽琴，潘丽．联合应用长春西汀、胞磷胆碱钠治疗突发性耳聋的护理［J］．护理实践与研究，2006，3(1)：24-26.

[6] 胡传庄，汪根水．血栓通联合胞磷胆碱钠治疗脑梗死疗效观察［J］．现代中西医结合杂志，2007，16(34)：5135-5136.

[7] 王雪梅．胞磷胆碱钠氯化钠注射液治疗急性脑梗塞临床观察［J］．首都医药，2007，(1)：21-22.

[8] 王爱岳，王良，李强．葛根素联合胞磷胆碱钠治疗脑梗塞的临床观察［J］．海南医学，2005，16(4)：63.

[9] 莫子明．倍他司汀联合胞磷胆碱钠治疗颈椎病性眩晕疗效观察［J］．中华现代中西医杂志，2005，3(14)：1280-1282.

[10] 王蕾梅，颜利，邢佑敏．高压氧联合胞磷胆碱钠及犁方丹参注射液治疗HIE40例效果观察［J］．齐鲁护理杂志，2007，13(11).

[11] 赵荣，刘海兵，朱伟红．胞磷胆碱钠氯化钠注射液治疗梅尼埃病疗效观察［J］．四川省卫生管理学院学报，2005，24(2)：100.

[12] 廖媛晖．纳洛酮联合胞磷胆碱钠治疗急性乙醇中毒［J］．实用心脑肺血管病杂志，2009，17(2)：124.

[13] 李艳瑛，于丽，党宏伟．胞磷胆碱钠致哮喘严重发作1例［J］．中国医院药学杂志，2008，28(23)：2073.

[14] 杨汝鑫．胞磷胆碱钠注射液致过敏性哮喘1例［J］．中国医院药学杂志，2008.28(9)：756.

[15] 杜兰民，徐相连，杜梦新．胞二磷胆碱致精神异常2例报告［J］．临沂医学专科学校校报，2002，24(4)：36.

[16] 李良铸，李明晔．最新生物药物制备技术［M］．北京：中国医药科技出版社．

[17] 国家药典委员会．药品红外光谱集［M］第三卷．化学工业出版社，(2005)

[18] 顾松青．胞磷胆碱钠及其注射液的HPLC测定［J］．中国医药工业杂志，2002.33(8)：397-398.

[19] 张伟，张培培，杨化新．RP-HPLC法测定胞二磷胆碱的含量［J］．药物分析杂志，2000.20(6)：395-396.

[20] 李发美．分析化学［M］．第5版．北京：人民卫生出版社，133.

撰写　梁改玲　李　展　河南省食品药品检验所

复核　仲　平　周继春　河南省食品药品检验所

绒促性素

Chorionic Gonadotrophin

英文名：Chorionic Gonadotrophin(INN)

异名：绒毛膜促性腺激素；人绒毛膜促性腺激素；HCG

CAS号：［9002-61-3］

本品是人胎盘滋养层分泌的一种促性腺激素，从孕妇尿中提取制得。本品的化学结构由碳水化合物链和多肽链组成。最小分子量为27000，属糖蛋白类激素，其等电点是2.95。由于糖链长短不一，故无准确分子量，相对分子量为30000～60000；由α和β两个亚基以非共价键结合而成，均含有糖侧链；α亚基糖含量为26%～32%，β亚基糖含量为28%～36%；α亚基与FSH、LH的α亚基结构相同，全长肽链含92个氨基酸残基，N-端降解2～3个氨基酸残基，不影响HCG的活性，分子量约为15000；β亚基含145个氨基酸残基，与LH的β亚基具有高度同源性，但C末端有较大差异且比后者长24个氨基酸残基，分子量约为23000。

绒促性素的药理作用与垂体前叶分泌的促黄体素(LH)的作用极相似，对雄性动物刺激睾丸间质细胞分泌睾丸酮；

对雌性动物主要有刺激卵泡分泌雌激素、刺激黄体分泌黄体酮等作用。临床应用对女性能促进和维持黄体功能，使黄体合成孕激素；与具有卵泡成熟激素(FSH)成分的尿促性素合用，可促进卵泡生成和成熟，并可模拟生理性的促黄体素的高峰而触发排卵。对男性能使垂体促性腺激素功能不足者的睾丸产生雄激素，促使隐睾症儿童的睾丸下降和男性第二性征的发育。用于性功能障碍、无排卵性不孕症、隐睾症等。本品给药 32～36 小时内发生排卵。24 小时内 10%～12%以原型经肾随尿排出。主要的不良反应有诱发卵巢囊肿或轻到中等度的卵巢肿大，伴轻度胃胀、胃痛、盆腔痛；男性性早熟；少见为严重的卵巢过度刺激综合征、乳房肿大、头痛、易激动、精神抑郁、注射局部疼痛、易疲劳等[1]。

我国于 20 世纪 60 年代初开始从孕妇尿中提取本品。中国药典(1985)开始收载本品，除中国药典(2015)外，USP(36)、BP(2013)、Ph. Eur.(7.0)、JP(16)均收载本品原料和制剂。

【效价比活的限度规定】绒促性素的含量以效价单位(u)表示。纯制品的效价每 1mg 可达 12000u；临床用制品的效价比活，USP(36)规定为每 1mg 不得少于 1500u；BP(2013)与 Ph. Eur.(7.0)都规定为每 1mg 不得少于 2500u；而 JP(16)除规定每 1mg 不得少于 2500u 外，还规定每 1mg 蛋白不得少于 3000u。随着产品质量的不断提高，中国药典中规定的效价比活单位也逐年提高。中国药典(1985)规定每 1mg 的效价为不少于 1500u；中国药典(1995)规定每 1mg 的效价为不少于 2500u；中国药典(2010)规定每 1mg 的效价为不少于 4500u。中国药典(2015)未修订。

【制法概要和要求】本品的工艺流程国内各生产厂家差异较大，现列出主要工艺流程供参考。

孕妇尿→HCG 粗品→溶解提取→柱层析→沉淀→真空干燥→柱层析→超滤→沉淀→去热原→真空干燥→成品

通过调研，国内原料生产企业均不是以尿作为起始原料，而是从市场上收购粗制品，粗制品未要求对病毒进行检测，而对调研时收集的 21 份用于提取 HCG 的孕妇尿液进行检测，其中 1 份检测出 HBV 病毒核酸。中国药典(2005)开始在概述中增加了灭活相关病毒的规定，但并未在检查项中作出具体规定。国外药典同样也未规定相应的病毒检查项。然而国内已有部分生产厂家对整个生产工艺灭活或去除病毒的能力请国外权威机构做过认证，在乙醇沉淀和柱层析的过程中均有明显的病毒灭活或去除作用。最有效的病毒灭活为 60℃、10 小时及经过国际论证的除去病毒的膜。

中国药典(2010)增加了［制法要求］，规定了尿的提供者应为健康者，整个生产过程应符合 GMP 要求，工艺中应有灭活或去除病毒的步骤。中国药典(2015)未修订。

【性状】极易溶于水。

【检查】BP(1980)规定 1%的水溶液应无色澄清，BP(1988)取消了溶液澄清度检查；中国药典(1990)考虑到制备注射用绒促性素时，要过滤去除不溶杂物，因此未规定本品溶液的澄清度。

雌激素类物质 本品从孕妇尿中提得，孕妇胎盘也分泌雌激素，其代谢产物从尿中排出。用孕妇尿提取绒促性素，可能混入雌激素类物质，两者都能使雌性动物子宫增重，阴道呈现性周期变化，但作用部位和临床用途不同，雌激素类物质直接作用于子宫阴道；绒促性素则作用于卵巢，使卵巢成熟分泌雌激素，再作用于子宫阴道。因此，有必要规定进行雌激素类物质的限量检查。对摘除卵巢的动物，雌激素类物质仍能发挥作用。绒促性素则不能。此时，如阴道涂片呈现性周期的阳性反应，就是其中雌激素类杂质所引起的。检查方法是用摘除卵巢的小鼠或大鼠，皮下注射绒促性素后，观察阴道涂片，如不呈现性周期变化的阳性反应指标，表示雌激素类物质未超过限量。进行雌激素类物质检查时，卵巢必须摘除净尽；如有小部分卵巢遗留体内，在绒促性素的作用下，将分泌雌激素，得出假阳性结果。

各国药典的检查方法，有的用大鼠，有的用小鼠；皮下注射绒促性素的剂量，有每鼠 100u 和每鼠 1000u 两种，差别较大。国内用去卵巢大鼠和小鼠进行实验，分别皮下注射苯甲酸雌二醇，以阴道涂片呈现性周期阳性为反应指标；测定其 ED_5 为大鼠 0.13μg，小鼠 0.065μg，由此推算出两种动物，两种剂量对雌激素类物质检出量的差别如下表：

药典	动物	绒促性素剂量，u/鼠	雌激素类物质检出量相当于μg/1000u 绒促性素
中国药典(2010)	去卵巢小鼠	1000	0.065
BP(2009)	去卵巢小鼠	100	0.65
	去卵巢大鼠	100	1.3
USP(33)	去卵巢大鼠	1000	0.13
JP(15)	去卵巢小鼠	100	1.3
	去卵巢大鼠	100	1.3

以上说明中国药典对绒促性素中雌激素类物质的限度要求较严。中国药典(2015)未修订。

残留溶剂 乙醇 中国药典(2010)增加了该检查项，取供试品 0.1g，采用气相色谱法测定，含乙醇应不得过 0.5%。基于绒促性素的生产工艺，在绒促性素中间体的提取过程以及成品的生产过程中，多个步骤反复采用大量乙醇进行沉淀，因此成品中乙醇的残留量需进行控制。其他国家的药典均未制定该检查项。

参考中国药典(2010)附录Ⅷ P(残留溶剂测定法)增订。经溶解度试验发现，本品易溶于水，不溶于有机溶剂(如二甲基甲酰胺、二甲基乙酰胺、二甲亚砜等)，故采用毛细管柱顶空进样系统程序升温法测定乙醇残留量。采用 INNO-WAX(30m×0.53mm，1.00μm)色谱柱，理论板数按乙醇峰计为 20859，丙酮、丁酮和异丙醇峰的分离度分别为 8.97、1.80，系统适用性色谱图见图 1。中国药典(2015)未修订。

乙肝表面抗原[2] 取本品，加 0.9%氯化钠溶液制成每 1ml 中含 10mg 的溶液，按试剂盒说明书测定，应为阴性。

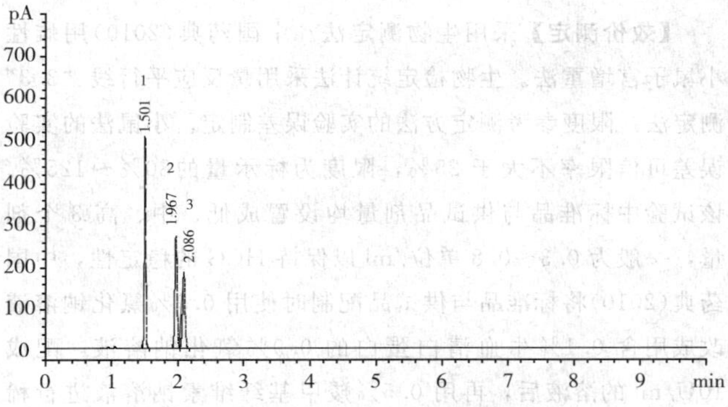

图 1　乙醇测定系统适用性色谱图

1. 丙酮；2. 丁酮；3. 异丙醇

中国药典(2010)增加了乙肝表面抗原检查项，中国药典(2015)未修订。但目前市场上能获得的乙肝表面抗原检测试剂盒(酶联免疫和 PCR 方法)均是用来检测血浆或血清中的乙肝表面抗原，是否适用于绒促性素需要进行验证。若使用酶联免疫检测试剂盒建议按以下方法进行验证：按试剂盒说明书操作检测样品的同时增加回收率试验，具体方法：将试剂盒中的阳性对照用生理盐水进行稀释，使稀释后的阳性对照检测 OD 值为 CUTOFF 值附近，作为阳性对照溶液；再用稀释后的阳性对照溶液配制待测样品，使待测样品的浓度为 10mg/ml，作为含药阳性对照溶液；同时检测阳性对照溶液和含药阳性对照溶液，均设复孔。按下式计算待测样品对检测结果的影响(用回收率表示)，回收率(%)=(含药阳性对照溶液 OD 值的平均值/阳性对照溶液 OD 值的平均值)×100%，若结果在 80%～120%，则该试剂盒能用于检测 HCG 中 HBsAg，否则试验结果不成立。不同工艺生产的绒促性素以及不同厂家生产的乙肝表面抗原酶联免疫检测试剂盒回收率均有差异，选择适合的试剂盒进行检测。

若筛选不到适合的乙肝表面抗原酶联免疫检测试剂盒，建议使用 PCR 方法检测试剂盒，绒促性素对用 PCR 方法检测乙肝病毒核酸影响较小，但同样也需要验证合格后才能使用。实时荧光定量 PCR 验证结果：Real-time PCR 检测 HBV DNA 在 10^4～10^7 范围内线性关系良好，$r^2=0.9969$，最低检出限为 500IU/ml，HCG 原料药中添加不同浓度乙肝阳性血，HBV DNA 回收率为 98.7%～103.8%，三次重复实验变异系数均低于 5%。上述验证结果证明 Real-time PCR 可用于 HCG 原料药中 HBV DNA 的检测[3]。

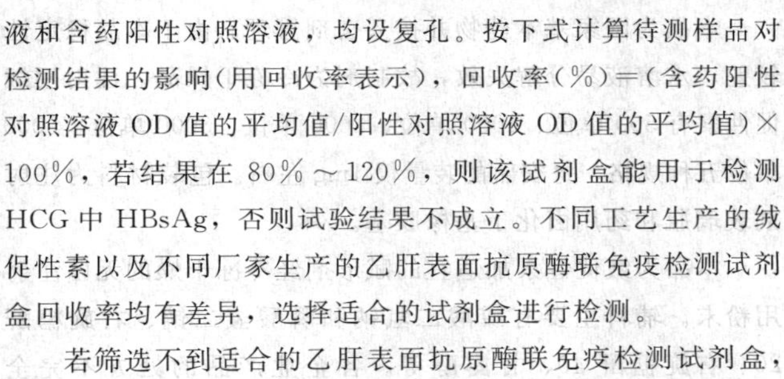

图 2　实时荧光定量 PCR 检测 HBV DNA 的扩增图

干燥失重　中国药典(2010)用减压干燥法。用五氧化二磷干燥器，减压至 2.67kPa 以下，干燥至恒重，减失重量不得过 3.0%。干燥时间一般需 24 小时。中国药典(2015)修订为费休氏水分测定法，含水分不得超过 5.0%。Ph. Eur.(7.0)与 BP(2013)规定一致，采用库仑滴定法。USP(36)则用滴定法测定绒促性素的水分。JP(16)也用减压干燥法，但干燥时间仅 4 小时，减失重量不得过 5.0%。

异常毒性　以前绒促性素正常产品的效价一般在每 1mg 2000 单位左右，和纯品的效价相差较大，有相当量杂质，其 LD_{50} 经上海市药品检验所测定约为 150000 单位/鼠。随着产品质量的提高，中国药典(2010)本品的效价已经提高到 4500 单位以上，因此杂质应该相应减少。中国药典(2010)的异常毒性剂量为配成 2000 单位/ml 的溶液，0.5ml/鼠。USP(36)其规定及检测方法与中国药典(2010)的一致。BP(2013)与 Ph. Eur(7.0)均无此检查项。JP(16)则采用的是约 350g 豚鼠 2 只以上进行测试，给药体积为腹腔注射 5.0ml，供试品浓度为 120 单位/ml。观察 7 日，不得有异常。中国药典(2015)未修订。

异常毒性剂量约相当于临床最大用量的 300 倍以上，安全系数较大。中国药典(2015)未修订。

细菌内毒素　本品临床每小时用药最大剂量是肌内注射每次 1 万单位(中国药典临床用药须知)，内毒素计算限值约为 0.03EU/单位；国外标准中 USP、BP 和 JP 为 0.03EU/单位(BP、Ph. Eur. 原料为 0.02EU/单位)。中国药典(2015)规定本品细菌内毒素限值为 0.03EU/单位，与内毒素计算值比较，安全系数为 1，并与 USP、BP 和 JP 标准相当。

纯度的研究　目前各国药典均没有该检查项。可采用分子排阻色谱法测定绒促性素的纯度，色谱条件如下：采用两根 TSK G3000SWXL 凝胶色谱柱(7.8mm×300mm，5μm)串联，预柱为 TSK SWXL(6.0mm×40mm，5μm)；流动相为 0.05mol/L NaH_2PO_4 缓冲液(pH 7.0)-乙腈(80∶20)；流速为 0.6ml/min；检测波长为 214nm；柱温 25℃，按面积归一化法计算主峰的纯度。

由试验结果发现，绒促性素原料存在效价比活越高，其相应的纯度也越高的规律，典型色谱图见图 3。对图 3 中的效价比活和纯度结果进行线性回归，相关系数为 0.9987。由于比活和纯度数据成正相关，分子排阻色谱法测定纯度的方法为理化测定方法，相比生物测定法在方法的精密度和准确度方面更具优势，因此建议在日后的药典中，可以逐步在绒促性素原料和制剂的质量标准中增订纯度检查，以替代比活的测定。

也可用 SDS-PAGE 电泳、生物分析(芯片)仪和毛细管电泳方法对不同厂家的绒促性素进行纯度分析，由于目前国内厂家生产的绒促性素比活很低，杂蛋白成分复杂，SDS-PAGE 电泳和生物分析(芯片)仪分析结果中出现的条带主要是杂蛋白，无法分离得到主带，毛细管电泳结果中出现的峰主要也是杂蛋白，也无法分离得到主成分峰。此外，上海市食品药品检验所还用蛋白质组学的原理采用蛋白质质谱方法对绒促性素的杂蛋白谱进行了初步分析，利用生物信息学的蛋白质数据库发现其中绒促性素虽然占主要成分，但能够鉴定到的杂蛋白达十多种，说明绒促性素原料的生产工艺仍有待进一步提高。

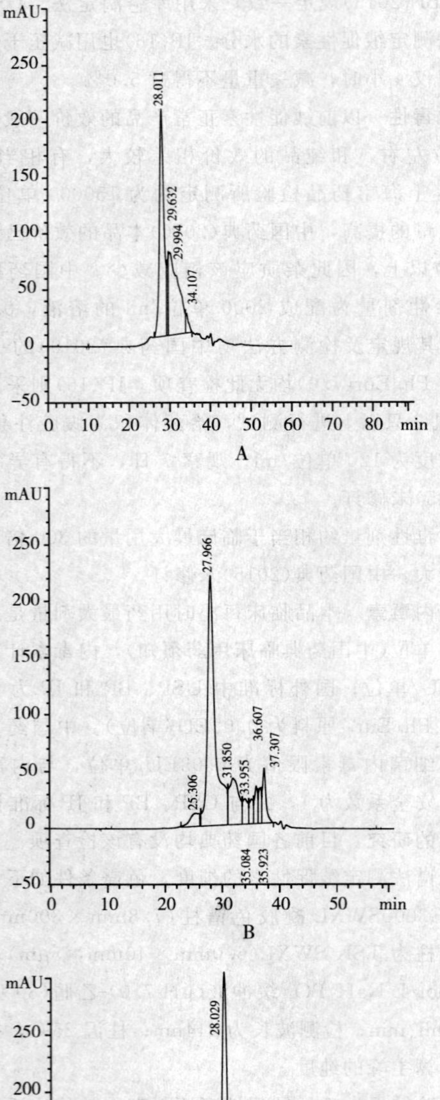

图 3　不同绒促性素原料效价比活与纯度的比较图

A. 某 A 公司原料(批号:090203，效价：3000IU/mg，归一化法纯度：47.25%)；B. 某 B 公司原料(批号:090303，效价：4102IU/mg，归一化法纯度：61.12%)；C. 某 C 公司原料(批号:100502，效价：5957IU/mg，归一化法纯度：89.69%)

【效价测定】采用生物测定法。中国药典(2010)用雌性小鼠子宫增重法。生物检定统计法采用量反应平行线“3.3”测定法。限度参考测定方法的实验误差制定。小鼠法的实验误差可信限率不大于 25%，限度为标示量的 80%～125%。该试验中标准品与供试品剂量均设置成低、中、高 3 个剂量，一般为 0.3～0.8 单位/ml 以保持 HCG 的稳定性，中国药典(2010)将标准品与供试品配制时使用 0.9%氯化钠溶液改成用含 0.1%牛血清白蛋白的 0.9%氯化钠溶液，配成 10U/ml 的溶液后，再用 0.5%羧甲基纤维素钠溶液进行稀释。中国药典(2015)未修订。

USP(36)用雌性大鼠子宫增重法，大鼠法的实验误差 L 值不超过 0.1938，含量限度为标示量的 80%～125%。BP(2013)用雄性大鼠精囊增重法，估计效价的可信限率为标示效价的 64%～156%，含量限度为标示量的 80%～125%。JP(16)用雌性大鼠卵巢增重法，给大鼠法的 L 值不可超过 0.3。

另外，JP(16)还有“比活”的检查项，采用福林酚法检测供试品溶液的蛋白含量，规定每 1mg 蛋白含人绒毛膜促性腺激素不小于 3000 单位。

【制剂】注射用绒促性素(Chorionic Gonadotrophin for Injection)

本品为国家基本药物并按兴奋剂管理。由于本品稳定性较差，水溶液易分解失效，故制剂为冷冻干燥品。注射用绒促性素有 500 单位、1000 单位、2000 单位、3000 单位、5000 单位五种规格，每安瓿的装量仅 1mg 左右。包装材料为注射剂玻璃瓶和药用卤化丁基橡胶塞。

本品为绒促性素加适宜的赋形剂经冷冻干燥的无菌注射用粉末。辅料主要有磷酸二氢钠和磷酸氢二钠、右旋糖酐 20、右旋糖酐 40、甘露醇等。各企业产品的处方不完全一致。

制剂的效价限度，中国药典(1985)中考虑到本品的稳定性，以及生物测定的误差，将效价限度规定应为标示量的 76%～135%。随着工艺的不断改进，中国药典(2010)将效价限度标准提高，规定应为标示量的 80%～125%。中国药典(2015)未修订。

参考文献

[1] 国家药典委员会．中华人民共和国药典临床用药须知·化学药和生物制品卷[M]．2005 年版．北京：人民卫生出版社．

[2] 吴利红，王灿，邵泓，等．酶联免疫法检测绒促性素和尿促性素中乙肝表面抗原的规范化 [J] 中国药品标准，2011，4，295-296.

[3] 吴利红，王灿，邵泓，等．实时荧光定量 PCR 检测乙肝病毒 DNA 方法在绒促性素和尿促性素生产工艺控制中的应用 [J]．药物分析杂志，2011，10，1914－1917.

撰写　张素慧　吴利红　郑璐侠　上海市食品药品检验所

审核　唐黎明　陈钢　上海市食品药品检验所

盐酸乙胺丁醇
Ethambutol Hydrochloride

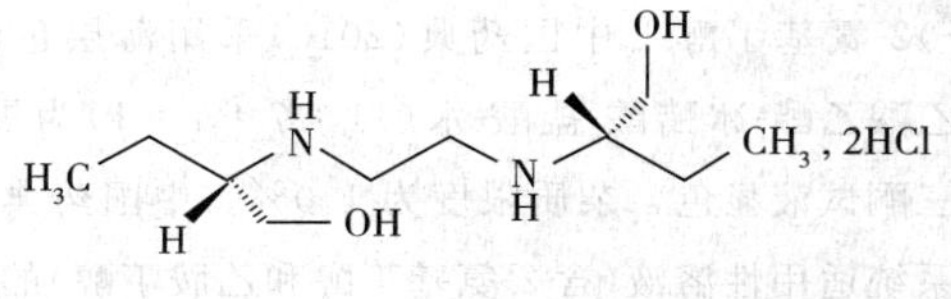

$C_{10}H_{24}N_2O_2 \cdot 2HCl$　277.23

化学名：[2*R*,2[*S*-(*R**,*R**)]-*R*]-(+)2,2′-(1,2-乙二基二亚氨基)-双-1-丁醇二盐酸盐

1-butanol, 2, 2′-(1, 2-ethanediyldiimino) bis-, dihydrochloride, [*S*-(*R**,*R**)]-.

CAS 号：[1070-11-7]

本品为抗结核药，其右旋体具有显著的抑制结核杆菌的作用，左旋体无效。可渗入分枝杆菌体内干扰 RNA 的合成，从而抑制细菌的繁殖，本品只对生长繁殖期的分枝杆菌有效。适用于与其他抗结核药联合治疗结核分枝杆菌所致的肺结核，亦可用于结核性脑膜炎及非典型分枝杆菌感染的治疗。曾有报道[1]，与利福平合用，痰菌阴转率及空洞关闭率均较高，疗效良好。在培养基中每 1ml 含本品 1～2μg 已能抑制人型结核杆菌生长。口服后经胃肠道吸收 75%～80%。广泛分布于全身组织和体液中(除脑脊液外)。红细胞内药浓度与血浆浓度相等或为其 2 倍，并可持续 24 小时；肾、肺、唾液和尿内的药浓度较高；但胸水和腹水中的浓度则较低。本品不能渗入正常脑膜，但结核性脑膜炎患者脑脊液中可有微量。其分布容积为 1.6L/kg。蛋白结合率为 20%～30%。口服 2～ 4 小时血药浓度可达峰值，半衰期($t_{1/2}$)为 3～4 小时，肾功能减退者可延长至 8 小时。主要经肝脏代谢，约 15%的给药量代谢成为无活性代谢物。经肾小球滤过和肾小管分泌排出；给药后约 80%在 24 小时内排出，至少 50%以原型排泄，约 15%为无活性代谢物。在粪便中以原型排出约 20%。乳汁中的药浓度约相当于母血药浓度。相当量的乙胺丁醇可经血液透析和腹膜透析从体内清除。不良反应：①发生率较多者为视力模糊、眼痛、红绿色盲或视力减退、视野缩小(视神经炎每日按体重剂量25mg/kg 以上时易发生)。视力变化可为单侧或双侧。②发生率较少者为畏寒、关节肿痛(尤其大趾、踝、膝关节)、病变关节表面皮肤发热拉紧感(急性痛风、高尿酸血症)。③发生率极少者为皮疹、发热、关节痛等过敏反应；或麻木、针刺感、烧灼痛或手足软弱无力(周围神经炎)。

于 1961 年由 Thomas 等在小鼠结核感染实验治疗试验中筛选而得，国内于 1975 年由上海第五制药厂(现五洲制药有限公司)开始生产。

除中国药典(2015)收载外，BP(2013)、Ph. Eur. (7.0)、USP(36)、JP(16)等均有收载。

【制法概要】本品合成工艺如下：

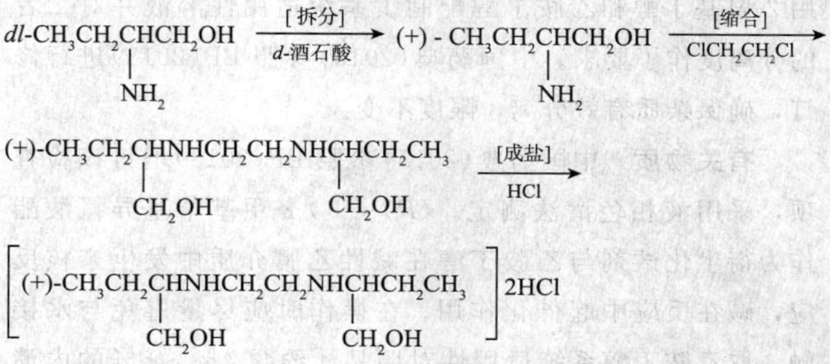

在缩合环节会残留(+)2-氨基丁醇和二氯乙烷，(+)2-氨基丁醇已作为杂质控制，二氯乙烷按中国药典(2015)残留溶剂测定法通则控制。

【性状】本品略有引湿性。以过饱和氯化氨溶液作引湿剂进行引湿试验结果，25℃ 放置 48 小时，引湿增重 0.47%～4.21%，外观无显著变化；96 小时后，引湿增重 1.25%～6.20%，外观稍有结块或无显著变化；用水作引湿剂，则较快吸湿液化，48 小时后，引湿增重在 20%以上。

熔点　本品熔融时可见到收缩，出现液滴后产生多量小气泡，至固态消失仍有多量小气泡。固态消失应为本品的终点。根据本品熔点测试中熔融时出现多量小气泡及熔融物的薄层色谱结果分析，可以确认本品熔融时同时分解。

比旋度　测定本品比旋度的溶液浓度各国药典规定相同，均为每 1ml 中含 0.1g 的水溶液。温度对测定结果有影响，有实验数据表明在 16～40℃ 范围内，测定时每升高 1℃，比旋度增加+0.15°。合成过程的中间体(+)2-氨基丁醇纯度对测定结果也有影响，各国药典规定的测定温度和限度对比如下表。

标准来源	中国药典(2015)	USP(36)	JP(16)
测定温度	25℃	20℃	20℃
限度范围	+6.0°至+7.0°	+6.0°至+6.7°	+5.5°至+6.1°

【鉴别】(1)本品水溶液加硫酸铜试液系生成组成比为 1∶1 的铜复盐，显深蓝色。

(2)本品的红外光吸收图谱应与对照的图谱(光谱集311图)一致，本品的红外光吸收图谱显示的主要特征吸收如下[2,3]。

特征谱带(cm^{-1})	归属	
3310	醇	ν_{O-H}
3000, 2200	仲胺盐	$\nu_{NH_2^+}$
1558	仲胺盐	δ_{NH_2}
1028	醇羟基	ν_{C-O}

【检查】酸度　中国药典(2015)参照 JP(16)和 BP(2013)增订酸度检查项，50mg/ml 水溶液，pH 值应为 3.4～4.0。

(+)2-氨基丁醇　中国药典(2010)采用薄层色谱法检查，以乙酸乙酯-冰醋酸-盐酸-水(11∶7∶1∶1)为展开剂，喷以茚三酮试液显色，杂质限度为1.0%。BP(2013)采用薄层色谱法检查，以甲醇-水-浓氨水(75：15：10)为展开剂，用2-氨基丁醇和乙胺丁醇配制了系统适用性溶液并对二者的分离度作了要求。中国药典(2015)参照BP(2013)进行修订，确保杂质有效分离，限度不变。

有关物质 中国药典(2015)参照BP(2013)增订该检查项，采用液相色谱法测定。(*R*)-(+)-α-甲基苄基异氰酸酯作为衍生化试剂与乙胺丁醇在碱性乙腈介质中发生亲核反应，碱在反应中起催化作用。在操作时应尽量避免与水接触。取乙胺丁醇系统适用性对照品［约含4%～5%的内消旋-乙胺丁醇(杂质Ⅱ)］配制系统适用性溶液。乙胺丁醇衍生物峰(保留时间约为14分钟)和杂质Ⅱ衍生物峰(相对保留时间约为1.3)之间分离度应大于4.0(图1)。乙胺丁醇定量限和检测限分别为1.0ng和0.50ng。溶液稳定性进行考察结果显示，供试品溶液放置5小时后，乙胺丁醇衍生物峰面积和杂质Ⅱ衍生物的峰面积均降低约10%，因此在标准中规定供试品溶液应临用新制。与BP(2013)相同，杂质限度为杂质Ⅱ不得过1.0%，其他单个杂质不得过0.1%，杂质总量不得过1.0%。

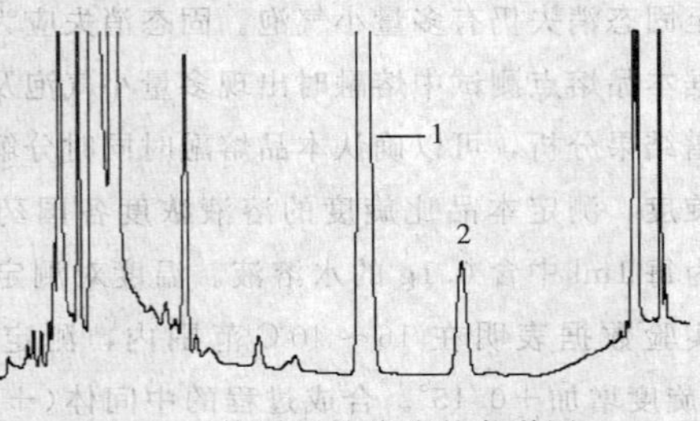

图1 系统适用性溶液的色谱图

1. 乙胺丁醇衍生物；2. 杂质B衍生物

【含量测定】中国药典(2010)与JP(16)均采用络合滴定法。本品在水溶液中与硫酸铜试液生成组成比为1：1的铜复盐，过量的硫酸铜与氢氧化钠试液反应生成氢氧化铜沉淀离心除去，上清液以Cu-PAN试液为指示剂，用乙二胺四醋酸二钠滴定液(0.01mol/L)滴定。中国药典(2010)与JP(16)除氨-氯化铵缓冲溶液(pH 10.0)制备方法不同外，其余所用试剂均相同。中国药典(2010)规定的指示剂变色过程为由紫红色至亮黄色，JP(16)规定的指示剂变色过程为从蓝紫色经亮红至亮黄色。经实验发现，中国药典(2010)方法指示剂变色过程为一个缓慢、渐变的过程，无明显突跃，终点较难控制和判断；JP(16)方法指示剂变色由蓝紫色经浅红色至浅黄色，突跃相对较为明显，溶液终点更容易判断。中国药典(2015)采用JP(16)方法制备氨-氯化铵缓冲溶液(pH 10.0)，修订指示剂的变色过程描述与JP(16)相同。精密度试验结果为RSD=0.71%(n=6)。

【贮藏】本品略有引湿性，应遮光，密封保存。

【制剂】盐酸乙胺丁醇片、盐酸乙胺丁醇胶囊。

(1)盐酸乙胺丁醇片(Ethambutol Hydrochloride Tablets)

本品中国药典(2015)、BP(2013)、USP(36)和IP(4)均有收载。

鉴别 中国药典(2015)新增红外光谱鉴别和液相色谱鉴别。

(十)2-氨基丁醇 中国药典(2010)采用薄层色谱法检查，以乙酸乙酯-冰醋酸-盐酸-水(11：7：1：1)为展开剂，喷以茚三酮试液显色，杂质限度为1.0%。中国药典(2015)增加了系统适用性溶液(含2-氨基丁醇和乙胺丁醇)的制备和要求，其他未修订。

有关物质 采用液相色谱法测定，色谱条件和限度同原料有关物质项。盐酸乙胺丁醇的浓度在1.007～20.13μg/ml(相当于供试品溶液浓度的0.1%～2%)范围内，峰面积与浓度呈良好的线性关系，相关系数为0.9997。当信噪比为10：1时，盐酸乙胺丁醇的检出量为2.7ng；当信噪比为3：1时，盐酸乙胺丁醇的检出量为0.6ng。各厂家辅料不干扰样品测定。

溶出度 采用转篮法，以水900ml为溶出介质，每分钟转速为100转，45分钟取样测定。中国药典(2010)采用比色法测定，中国药典(2015)修订为采用液相色谱法测定，色谱条件同含量测定项下。

含量测定 中国药典(2010)和BP(2013)采用容量分析方法测定，USP(36)和IP(4)采用液相色谱法测定。起草单位比较了USP和IP液相色谱系统。采用USP系统，乙胺丁醇与流动相中的磷酸根络合显色，可在200nm处检测，但色谱峰拖尾严重，且所用氰基柱(Zorbax SB CN，5μm，4.6mm×250mm)的稳定性较差。采用IP色谱系统，乙胺丁醇与流动相中的铜离子络合显色，可在270nm处检测，且以常用的十八烷基硅烷键合硅胶为固定相，色谱峰对称性较好，故中国药典(2015)参照IP(4)色谱条件制订含量测定方法，并规定乙胺丁醇峰拖尾因子应不大于1.6。方法验证结果显示，盐酸乙胺丁醇在139.3～464.2μg/ml的浓度范围内，峰面积与浓度呈良好的线性关系，相关系数0.9999(n=7)；当信噪比为10：1时，盐酸乙胺丁醇的检出量为55ng；加样平均回收率为100.14%(RSD=0.64%，n=9)。

(2)盐酸乙胺丁醇胶囊(Ethambutol Hydrochloride Capsules)

除未进行溶出度测定外，其他项目和方法与片剂相同。

参考文献

［1］Florey，K. Analytical Profiles of Drug Substances. vol 7，p. New York：Academic Press，1978.

［2］董庆年．红外光谱法［M］．北京：石油化学工业出版社，1977.

[3] 王宗明．实用红外光谱学［M］．北京：石油化学工业出版社，1978.

撰稿　黄红深　广州市药品检验所
复核　潘锡强　广州市药品检验所
杨永健　上海市食品药品检验所

盐酸大观霉素

Spectinomycin Hydrochloride

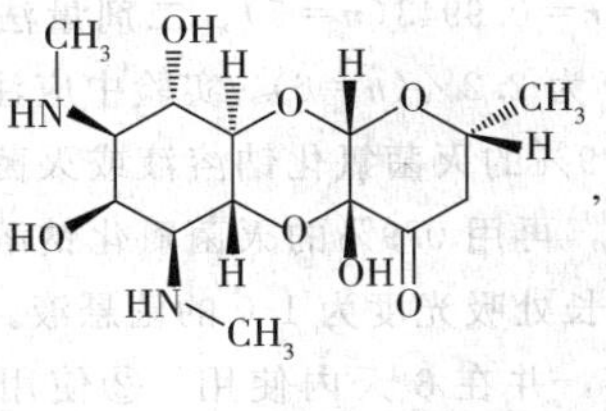

,2HCl,5H₂O

$C_{14}H_{24}N_2O_7 \cdot 2HCl \cdot 5H_2O$　495.35

化学名：［2*R*-(2α,4aβ,5aβ,6β,7β,8β,9α,9aα,10aβ)］十氢-4*a*,7,9-三羟基-2-甲基-6,8-双甲氨基-4*H*-吡喃并［2,3-*b*］［1,4］苯并二氧六环-4-酮二盐酸盐五水合物

［2*R*-(2α,4aβ,5aβ,6β,7β,8β,9α,9aα,10aβ)］-decahydro-4*a*,7,9-trihydroxy-2-methyl-6,8-bi(methylamino)-4*H*-pyrano［2,3-*b*］［1,4］benzodioxin-4-one di-hydrochloride pentahydrate

英文名： Spectinomycin(INN) Hydrochloride

异名： 壮观霉素；奇眺霉素；奇霉素；奇放线菌素；放射状观霉素

CAS号：［22189-32-8］

本品抗菌谱广，临床上主要用于治疗淋病奈瑟球菌引起的感染。本品主要对淋病奈瑟球菌有较强抗菌活性，青霉素敏感菌和产青霉素酶淋球菌通常均对本品敏感。其作用机制是干扰细菌核糖体30S亚单位的作用，抑制细菌蛋白质合成。本品口服不吸收，肌注2g后，t_{max}为1小时，c_{max}为100mg/L，剂量加倍则血药浓度亦约增加1倍。本品与血清蛋白不结合，$t_{1/2}$为1～3小时，肾功能减退者(肌酐清除率<20ml/min)可延长至10～30小时。本品主要以原型经肾排出，一次给药后48小时内尿中以原型排出约100%。血液透析可使本品的血药浓度降低约50%。本品大都用2g单剂量治疗，故不良反应极少，个别患者偶可出现短暂眩晕、恶心、呕吐或肌注局部疼痛等，偶见发热、皮疹等过敏反应[1~3]。

大观霉素最早由美国D. J. Mason等于1961年首次从链霉素(*Streptomycts spectabilis* NRRL2792)的发酵液中分离而得。1971年FDA正式批准美国普强公司生产，我国于1994年开始生产盐酸大观霉素[4,5]。除中国药典(2015)收载外，USP(36)、BP(2013)、Ph. Eur.(7.0)和JP(16)亦有收载。

【制法概要】

种子培养液 —发酵→ 发酵液 —酸化/过滤→ 滤液 —树脂吸附→ 饱和树脂 —解析→ 解析液 —浓缩/甲醇提取→ 甲醇液 —过滤除菌/结晶析出→ 结晶 —真空干燥→ 成品

【性状】 本品为白色或类白色结晶性粉末，其溶析结晶多为棒状晶形。稳定性受pH和温度的影响，pH<5时，其溶液较稳定。在碱性溶液中分解明显，在微碱溶液中迅速失活并形成大观霉素酸(acitinospectinoic acid)。本品在水中易溶，在乙醇、三氯甲烷或乙醚中几乎不溶[6~8]。

本品的水溶液呈右旋性，BP(2013)、Ph. Eur.(7.0)和JP(16)均要求测定比旋度，限度规定相同，均为+15°至+21°，且供试品浓度基本相同。中国药典(2015)测定方法和限度与BP(2013)相同。

【鉴别】(1)本品的红外光谱图应与对照图谱(光谱号1007)一致。红外光吸收图谱显示的主要特征吸收如下。

特征谱带(cm^{-1})	归属	
3500～3100	水，羟基	ν_{O-H}
3100～2400	胺盐	$\nu_{NH_2^+}$
1650	环酮	$\nu_{C=O}$
1570	胺盐	$\delta_{NH_2^+}$
1080，1030	环醚，羟基	ν_{C-O}

【检查】酸度　本品分子式中含2分子的盐酸，大部分产品pH值在3.8至5.6之间。

溶液的澄清度与颜色　盐酸大观霉素在水中易溶，溶液应澄清，否则表明含有水不溶性杂质。其他杂质和游离盐酸可能影响溶液的颜色。

有关物质　(1)氨基糖苷类抗生素结构中没有共轭双键，不能采用紫外检测器检测。中国药典(2010)采用薄层色谱法检测有关物质。BP(2013)和Ph. Eur.(7.0)采用高效液相色谱法(电化学检测器)，并对六个已知杂质进行了限度控制，其中杂质A、C、F、G均不得过1.0%，杂质D、E均不得过4.0%，其他任一杂质不得过1.0%，总杂质不得过6.0%。

(2)中国药典(2015)采用HPLC法进行有关物质测定，用十八烷基硅烷键合硅胶为填充剂(pH值范围0.8～8.0)以0.1mol/L三氟醋酸(TFA)溶液为流动相，用蒸发光散射检测器检测，以对照品溶液浓度的对数值与相应的峰面积对数值计算线性回归方程，用线性回归方程计算供试品溶液中杂质含量。起草单位中国食品药品检定研究院进行了色谱条件优化和方法学验证。重点考察了不同浓度TFA(0.04mol/L、0.06mol/L、0.08mol/L和0.1mol/L)条件下，各杂质分离和峰形的情况，结果发现当TFA浓度为0.1mol/L时，各杂质分离良好，且相对保留时间约为0.9处的色谱峰与主峰分离度较容易满足1.0的要求。考察了不同漂移管温度(90、100、110和115℃)、载气流速(2.2、

2.6、2.8和3.5ml/min)及增益值(1、2、4)对大观霉素峰面积的影响。优化结果为：110℃，2.6ml/min和增益值为1。方法学验证结果显示，将含actinamine(杂质A)，actinospectinoic acid(杂质B)，spectinomycin和(4*S*)-dihydrospectinomycin(杂质C)的混合对照品溶液注入色谱，各峰之间分离良好(见图1)。对同一批样品采用Ph. Eur.(7.0)的电化学检测方法进行交叉验证分析，结果表明两者分离情况相当，检出杂质数目相同，两种方法之间的专属性无明显差异。大观霉素在0.014～0.200mg/ml的范围(0.4%～6.0%，以3.5mg/ml计)内，线性关系良好，相关系数r=0.9996。检测限(LOD)以$S/N=3$计为0.004mg/ml(20μl)，相当于0.1%(以3.5mg/ml计)。定量限(LOQ)以$S/N=10$计为0.008mg/ml(20μl)，相当于0.2%。当大观霉素样品浓度为0.08mg/ml(2.3%)时，连续进样5次，RSD为0.7%，精密度良好。采用大观霉素标准品，对注射用盐酸大观霉素进行加样回收试验，结果在100%水平下，加样回收率约为96.7%(n=3)，相对标准偏差(RSD)小于3.0%。溶液的稳定性考察结果显示，配制0.35mg/ml大观霉素对照品的水溶液，分别放置在0、18、26、30和48小时测定，随时间的延长，大观霉素峰面积逐渐下降，杂质D峰面积不断增大，另一杂质($[M+H]^+$ m/z369)被检出，且量不断增大。溶液稳定性考察过程中，未见明显大观霉素异构体产生。且采用流动性溶解，仍未见明显异构体产生。由于实验采用的流动相(0.1mol/L TFA)的pH较低约为1.3，对色谱柱可能产生一定的影响，导致色谱峰分离度和峰形的变化，因此应选择耐酸耐100%水相的色谱柱。为保证色谱柱使用寿命，每次大规模实验结束后，应以小流速长时间冲洗色谱柱，如甲醇/水(20/80)，0.5ml/min冲洗1小时。

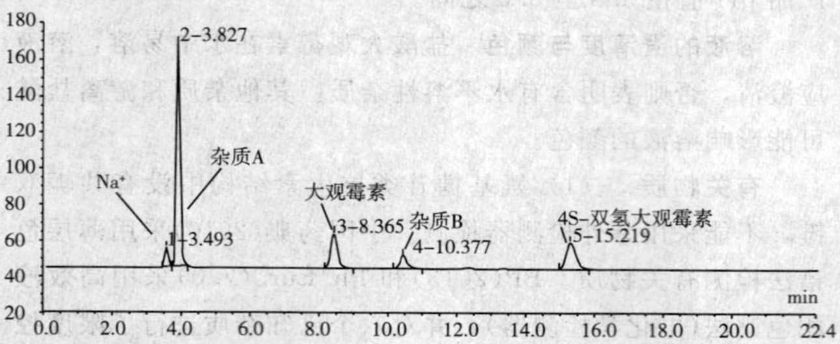

图1 混合对照品溶液ELSD图谱(约0.1mg/ml)

水分 本品为大观霉素五水合物，其理论含水量约为18%，采用费休氏法测定，限度为16.0%～20.0%。

炽灼残渣 控制生产过程中可能带入的无机盐。中国药典(2015)、BP(2013)、USP(36)和JP(16)均进行控制，限度均为1.0%。

抽针试验 本品在临床使用时以苯甲醇注射液为溶剂制成混悬液，颗粒细度如不符合要求，易引起针头堵塞。本试验规定用7号针头抽取，应能顺利通过。本项检查的目的在于防治临床使用时针头被堵塞及肌注后由于颗粒太大引起局部组织红肿等刺激反应。

细菌内毒素 本品按说明书用法用量规定，一次最大用量为4g，按成人标准体重60kg计算，限值为0.075EU/mg(以大观霉素计)。细菌内毒素检查法的干扰试验结果表明本品在6.6mg/ml及以上浓度对试验有干扰，因此标准规定将供试品稀释至3.3mg/ml或更低浓度进行检查。

无菌 阳性菌为大肠埃希菌50～100cfu。实验中应注意：样品经薄膜过滤法处理后，每膜用不少于500ml的0.1%蛋白胨冲洗液并分次冲洗，以消除主药的抑菌作用。

【含量测定】(1)中国药典(2010)采用抗生素微生物检定法(浊度法)测定含量；效价单位定义为按大观霉素($C_{14}H_{24}N_2O_7$)计，1mg=1000单位，故盐酸大观霉素($C_{14}H_{24}N_2O_7 \cdot 2HCl \cdot 5H_2O$)的理论效价为670.9(单位/mg)。浓度在30～72单位/ml范围内，大观霉素量反应曲线与吸光度呈良好的线性关系，回归方程为$Y=-783.414X+1782.663$，相关系数$r=0.9943(n=5)$。二剂量法精密度良好，重复性试验RSD为2.2%($n=6$)。实验中应注意：①大肠埃希菌菌悬液用0.9%的灭菌氯化钠溶液或灭菌水将营养琼脂斜面的菌苔洗下，再用0.9%的灭菌氯化钠溶液或灭菌水稀释成在650nm波长处吸光度为1.0的菌悬液。该菌悬液可置冰箱4℃下保存，并在3天内使用。②使用中国药典(2010)二部附录Ⅺ规定的培养基Ⅲ，应注意灭菌后培养基的pH值变化，必要时需用1mol/L氢氧化钠溶液调节至7.0后使用。

(2)BP(2013)、Ph. Eur.(7.0)采用高效液相色谱法(电化学检测器)测定大观霉素的含量，而USP(36)采用气相色谱法(FID检测器)，文献中还有其他含量测定方法的报道，如HPLC-ELSD法[9~11]、高效毛细管电泳法[12]、分光光度法[13,14]等，可供参考。

(3)中国药典(2015)采用HPLC法进行含量测定，色谱条件同有关物质。方法学验证结果见有关物质项下。(4*R*)-双氢大观霉素与(4*S*)-双氢大观霉素互为异构体，前者为发酵来源的有效小组分，后者为杂质。参照Ph. Eur.(7.0)盐酸大观霉素各论项下，(4*R*)-双氢大观霉素为有效小组分，其量值可以与含量测定项的大观霉素含量加和作为最后的含量结果。中国药典(2015)含量测定项下明确规定，“用线性回归方程计算供试品中大观霉素($C_{14}H_{24}N_2O_7$)的含量，并将其与有关物质检查项下测得的(4*R*)-双氢大观霉素的含量之和作为($C_{14}H_{24}N_2O_7$)的含量”，限度描述为“按无水物计算，含大观霉素($C_{14}H_{24}N_2O_7$)不得少于77.9%”。

【制剂】注射用盐酸大观霉素(Spectinomycin Hydrochloride for Injection)

除中国药典(2015)收载外，USP(36)、JP(16)和BP(2013)均未收载。

本品为盐酸大观霉素不含辅料的无菌制剂，与原料标准相比，增加了注射剂通则检查项目。

本品临床应用时采用苯甲醇作为溶剂，不能静脉滴注，只能肌内注射。

参考文献

[1] Functional Insights from the Structure of the 30S ribosomal Subunit and its interactions with antibiotics Nature. Vol. 407 PP340-348.

[2] 吴根福，吴雪昌，俞斌，等. 大观霉素的研究进展及其在畜

牧业中的应用［J］. 中国兽药杂志，2005，39(9)：29-32.

[3] 国家药典委员会. 中华人民共和国药典临床用药须知(化学药生物制品卷)(2005年版)［M］. 北京：人民卫生出版社，2005.

[4] 严晓峰. 大观霉素发酵工艺研究［J］. 化工文摘，2009(6)：40-41.

[5] 黄莉，梁建宁. 盐酸大观霉素含量测定方法的改进［J］. 药物分析杂志，1997，17(1)：38-39.

[6] 胡昌勤，刘炜. 抗生素微生物检定法及其标准操作［M］. 北京：气象出版社，2004.

[7] 鲍颖，王静康，黄向荣，等. 盐酸大观霉素的晶体结构［J］. 华东理工大学学报，2003，29(4)：336-340.

[8] 鲍颖，王静康，王永莉，等. 盐酸大观霉素在纯水及丙酮-水混合溶剂中的溶解度测定与关联［J］. 高等化学工程学报，2003，17(4)：457-461.

[9] 抗菌素生物理化特性编写组. 抗菌素生物理化特性(第一分册)［M］. 北京：人民卫生出版社，1981.

[10] Wang MJ, Hu CQ. Analysis of Spectinomycin by HPLC with Evaporative Light-Scattering Detection［J］. Chromatographia，2006，63(5)：255-260.

[11] 吴燕，郭成明，张胜强. 高效液相色谱-蒸发光散射检测法在大观霉素质量控制中的应用［J］. 中国药科大学学报，2005，36(1)：40-43.

[12] 王明娟，胡昌勤，金少鸿. 氨基糖苷类抗生素在蒸发光散射检测器中响应因子的一致性考察［J］. 药学学报，2002，37(3)：204-206.

[13] 车宝泉，田南卉. 大观霉素的高效毛细管电泳测定［J］. 药物分析杂志，1998，18(4)：273-274.

[14] Borowiecka B, Chojnowski W, Pajchel G. Reactions of Spectinomycin with Orein and Carbazole［J］. Acla Poloniae Pharmacertica，1994，41(2)：195-203.

[15] 亓平言，冯闻铮，生龙. 萃取光度法测定盐酸大观霉素［J］. 分析科学学报，1997，13(2)：175.

撰写　王维剑　刘　琦　山东省食品药品检验研究院
复核　王　杰　　　　山东省食品药品检验研究院
　　　胡昌勤　　　　中国食品药品检定研究院

盐酸左氧氟沙星

Levofloxacin Hydrochloride

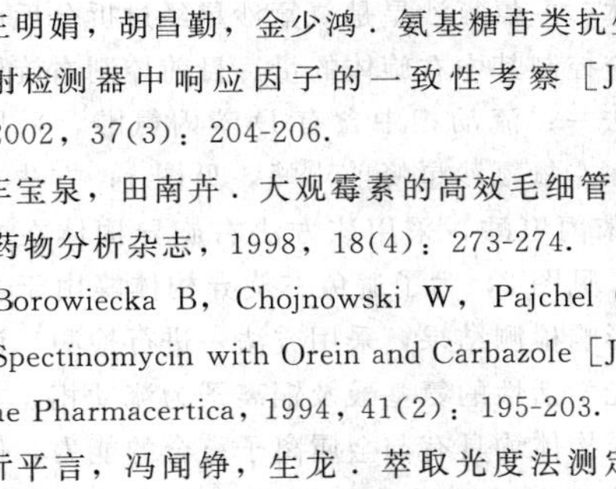

,HCl, H_2O

$C_{18}H_{20}FN_3O_4 \cdot HCl \cdot H_2O$　415.85

化学名：(-)-(*S*)-3-甲基-9-氟-2,3-二氢-10-(4-甲基-1-哌嗪基)-7-氧代-7*H*-吡啶并[1,2,3-de]-[1,4]苯并噁嗪-6-羧酸盐酸盐一水合物

(*S*)-9-fluoro-2，3-dihydro-3-methyl-10-(4-methyl-1-piperazinyl)-7-oxo-7*H*-py rido(1，2，3-de)-1，4-benzoxazine-6-carboxylic acid hydrochloric acid monohydrate

英文名：Levofloxacin(INN) Hydrochloride

CAS 号：［177325-13-2］

本品为左氧氟沙星的盐酸盐，与左氧氟沙星比较水溶性增加，进入人体后水解为左氧氟沙星，其药理作用、临床适应证、体内吸收与不良反应同左氧氟沙星。其目前除中国药典(2015)收载外，USP(36)、BP(2013)、JP(16)均未收载。

【制法概要】盐酸左氧氟沙星的合成方法较多，均为先制得左氧氟沙星后，再成盐、精制。

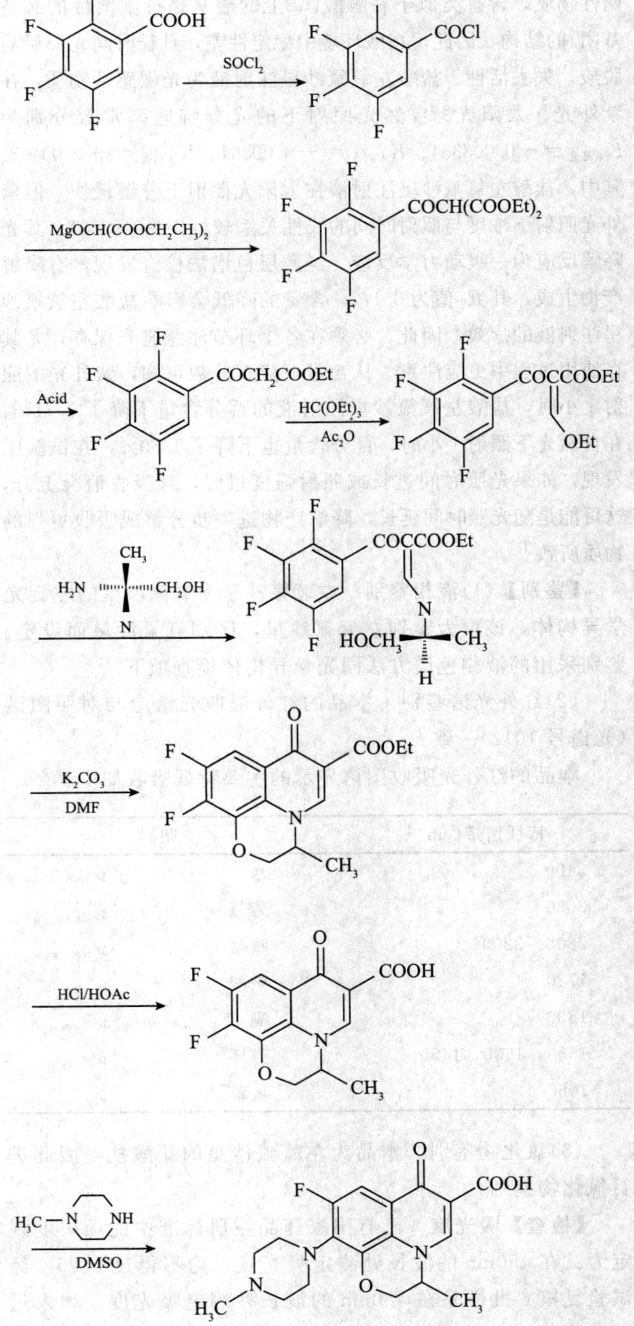

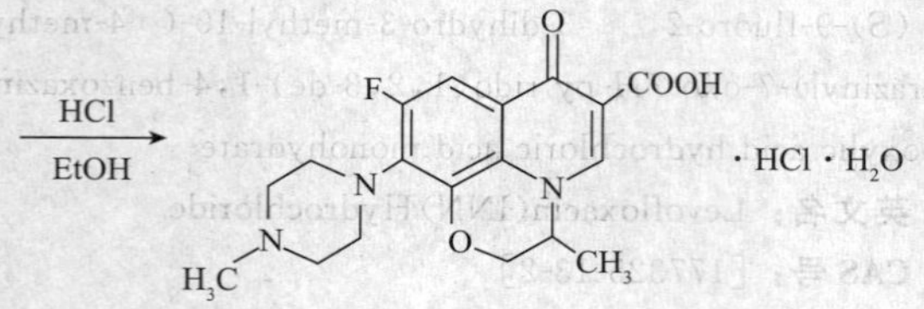

【性状】外观　本品为类白色至淡黄色结晶或结晶性粉末。

溶解性　本品水中易溶，在甲醇中略溶，在乙醇中微溶，在三氯甲烷、乙醚或石油醚中几乎不溶。

比旋度　盐酸左氧氟沙星为光学活性物质。比旋度为$-47°$至$-52°$(20mg/ml 水溶液)[1]。

左氧氟沙星系全合成的6-氟喹诺酮类抗生素，但由于其为两性物质，含有类似于β-酮酸(C3上的羧基是抗菌活性的必备基团)的结构，因此，在酸环境中稳定性差，且长时间光照后易脱羧，失去活性。盐酸左氧氟沙星注射液为光敏感性物质，在紫外光、太阳光、自然光照射下的光分解速率常数分别为$K_{紫外光}=-0.003364$、$K_{太阳光}=-0.00564$、$K_{自然光}=-0.00408$。其中，盐酸左氧氟沙星注射液在太阳光照射下分解最快，但紫外光照射下浓度与照射时间的线性关系较好($r=0.9950$)。其光降解反应为一级动力学反应。经薄层色谱法检查发现，有降解产物生成，其R_f值为0.172，含量的降低会影响盐酸左氧氟沙星注射液的疗效，因此，必须在各个环节注意避光保存，尤其在使用过程中更应注意。从含量下降百分数可知，紫外光下照射1小时，盐酸左氧氟沙星注射液的百分含量下降了3.71%；在自然光下照射1小时，百分含量也下降了1.50%。在试验中发现，如果光照时间过长或照射强度过强，其吸收值会上升，这可能是随光照时间延长，降解产物进一步分解成吸收更强的物质所致[1]。

【鉴别】(1)液相鉴别　左氧氟沙星为氧氟沙星的左旋光学异构体，该项为鉴别左氧氟沙星，区别氧氟沙星而设定。鉴别采用的液相色谱方法同光学异构体检查项下。

(2)红外光谱鉴别　本品的红外吸收光谱应与对照图谱(光谱号1012)一致。

本品的红外光吸收图谱显示的主要特征吸收如下[2~4]。

特征谱带(cm^{-1})	归属	
3400	水	ν_{O-H}
3030	芳氢	ν_{C-H}
2800～2200	胺盐	$\nu_{\overset{+}{N}H}$
1720	羧酸	$\nu_{C=O}$
1630	酮	$\nu_{C=O}$
1550，1530，1450	芳环	$\nu_{C=C}$
1060	氟苯	ν_{C-F}

(3)氯化物鉴别　本品为左氧氟沙星的盐酸盐，因此进行氯化物鉴别。

【检查】吸光度　已有国家药品注册标准中此项限度规定为：在450nm的波长处测定吸光度，均不得过0.25。经试验复核6批样品在450nm的波长处测定吸光度，均未过0.1，且左氧氟沙星该项检查限度为不得过0.1，按照从严要求的原则，溶液颜色的限度修订为在450nm的波长处测定吸光度，均不得过0.1。另外国家药品注册标准中此项目名称为“溶液的颜色”，按中国药典(2010)附录“溶液颜色检查法”规定，此测定方法属第二种方法，即测定吸光度的方法，故中国药典(2010)项目名称相应改为“吸光度”。中国药典(2015)未修订。

有关物质　中国药典(2015)采用高效液相色谱法进行有关物质的测定，该方法快速、准确。与方法相关的几个问题说明如下。

(1)方法建立的背景　盐酸左氧氟沙星为左氧氟沙星的成盐产物，其合成中间体、光降解产物和酸降解产物均与左氧氟沙星相同，故中国药典(2015)采用与左氧氟沙星相同的色谱条件对有关物质检测。

(2)方法的建立　盐酸左氧氟沙星有关物质的检查主要针对合成过程的中间体、光降解物和酸降解物，其测定方法及方法学研究内容详见氧氟沙星项下。其中杂质E为光分解产物，杂质A为合成杂质。色谱条件中检测波长定为294nm，左氧氟沙星和杂质E在294nm均有最大吸收，而杂质A在238nm有最大吸收。因此，在方法中，杂质E和其他未知杂质是采用自身对照法计算的，而杂质A是采用杂质对照品外标法计算的，避免了因响应因子不同造成杂质计算的不准确。

光学异构体　左氧氟沙星是氧氟沙星经过拆分后的左旋异构体，因此应控制其中右旋体的量。目前控制右旋体的方法有两种。方法一：流动相中含有D-苯丙氨酸，采用该方法右旋异构体在左氧氟沙星峰前出峰，见图1；方法二：流动相中含有L-苯丙氨酸，采用该方法右旋异构体在左氧氟沙星峰后出峰，见图2，为了避免右旋异构体峰由于主成分峰形的拖尾而影响检测结果，采用方法一进行检测。该测定方法采用含有光学活性的氨基酸及铜离子为流动相，左氧氟沙星及其光学异构体均具有与金属离子螯合的能力，但两种螯合物由于其构型上的差异而造成在色谱柱中保留时间不同，达到分离的目的。

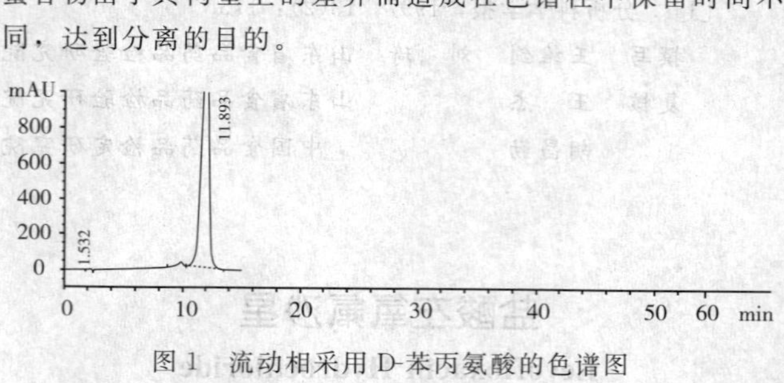

图1　流动相采用D-苯丙氨酸的色谱图

出峰顺序：右氧氟沙星、左氧氟沙星

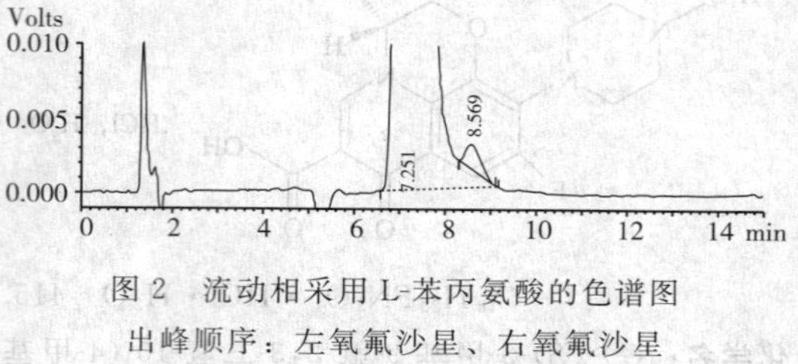

图2　流动相采用L-苯丙氨酸的色谱图

出峰顺序：左氧氟沙星、右氧氟沙星

【含量测定】采用高效液相色谱法。方法学研究内容详见氧氟沙星项下，计算方法为外标对照品法。

【贮藏】本品属喹诺酮类抗生素，为光敏感性物质，应遮光，密封保存。

【制剂】中国药典(2015)收载了盐酸左氧氟沙星片和盐酸左氧氟沙星胶囊。

(1)盐酸左氧氟沙星片(Levofloxacin Hydrochloride Tablets)

本品为类白色至淡黄色片或薄膜衣片，规格：0.1g、0.2g，0.5g。国内各企业处方中，主要辅料有乳糖、淀粉、交联-羧甲基纤维素钠、糊精等。

溶出度　由于盐酸左氧氟沙星片不同厂家的国家药品注册标准中溶出度测定方法有一定的差异，因此参考相关标准，统一了盐酸左氧氟沙星片的溶出度测定方法。

①溶出介质的选择　由于盐酸左氧氟沙星在0.1mol/L盐酸溶液中有很好的溶解性，而且0.1mol/L盐酸溶液为溶出度首选的溶出介质，因此选择0.1mol/L盐酸溶液作为溶出介质。

②检测波长的确定　取测定浓度的样品溶液，以溶出介质为空白，在200～300nm的波长范围内进行扫描，确定溶出度测定波长为294nm。

空白辅料的干扰：通过试验证明空白辅料对测定无干扰。

③溶出条件的选择　溶出方法首选篮法。转速的选择，分别使用篮法50转/分钟和100转/分钟，取样点分别为5分钟、15分钟、25分钟、30分钟、45分钟对三个企业的样品进行溶出曲线的测定，测定结果分别见图3和图4。

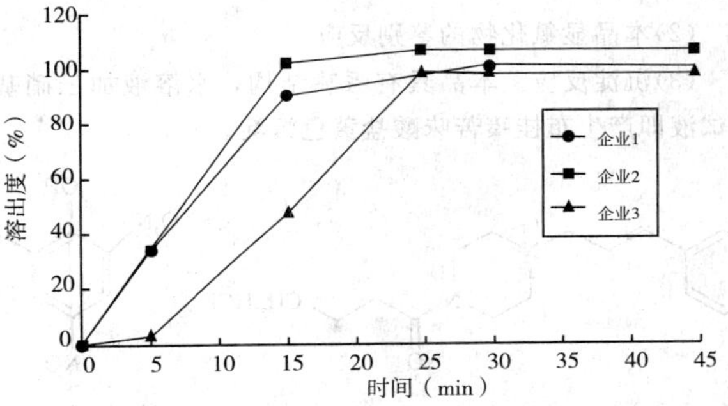

图3　3个企业片剂50转/分钟时的溶出曲线

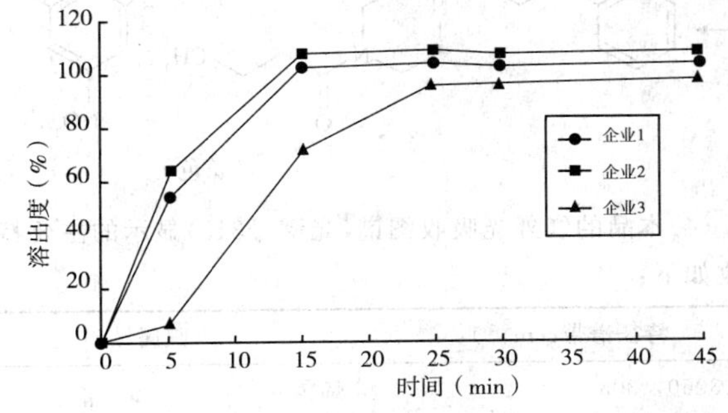

图4　3个企业片剂100转/分钟时的溶出曲线

根据上述3个厂家溶出曲线测定结果，最终选定篮法，由于转速为50转/分钟时，30分钟取样，结果均达到90%，因此按照从严的原则确定溶出方法为：篮法；转速为50转/分钟，30分钟取样。方法回收率为99.68%(n=9)，RSD为0.73%。

有关物质与含量测定　均采用高效液相色谱法，色谱条件与原料药相同。经试验复核，辅料对测定无干扰。

(2)盐酸左氧氟沙星胶囊(Levofloxacin Hydrochloride Capsules)

本品为胶囊剂，规格：0.1g、0.2g、0.25g。主要辅料为淀粉、硬脂酸镁、羧甲基淀粉钠等。

性状　参考10个企业样品的检验结果，发现本品的性状由于工艺不同存在多样性，内容物为类白色至淡黄色粉末，或颗粒，或粉末和颗粒，或微丸。按照起草原则中提出关于胶囊内容物如不影响质量可不订入标准的原则，故标准中不订性状项。

溶出度　由于盐酸左氧氟沙星胶囊不同厂家的国家药品注册标准溶出度测定方法有一定的差异，因此参考相关标准，统一了盐酸左氧氟沙星胶囊的溶出度测定方法。

①溶出介质的选择　由于盐酸左氧氟沙星在0.1mol/L盐酸溶液中有很好的溶解性，而且0.1mol/L盐酸溶液为溶出度首选的溶出介质，因此选择0.1mol/L盐酸溶液作为溶出介质。

②检测波长的确定　取测定浓度的样品溶液，以溶出介质为空白，在200～300nm的波长范围内进行扫描，确定溶出度测定波长为294nm。

空白辅料的干扰：通过试验证明空白辅料及胶囊壳对测定无干扰。

③溶出条件的选择　溶出方法首选篮法。转速的选择，分别使用篮法50转/分钟和100转/分钟，取样点分别为5分钟、15分钟、25分钟、30分钟、45分钟对3个企业的样品进行溶出曲线的测定，测定结果分别见图5和图6。

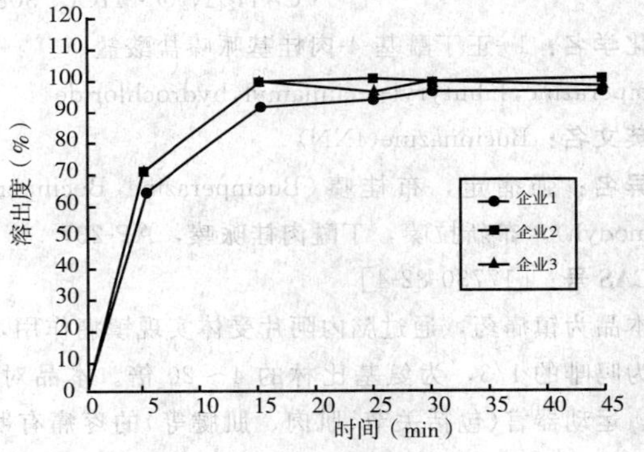

图5　3个企业胶囊50转/分钟时的溶出曲线

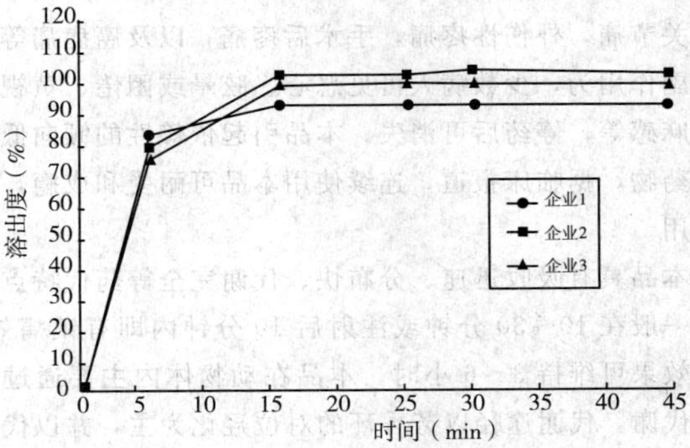

图6　3个企业胶囊100转/分钟时的溶出曲线

根据上述3个厂家溶出曲线测定结果，最终选定篮法，由于转速为50转/分钟时，30分钟取样，结果均达到90%，因此按照从严的原则确定溶出方法为：篮法；转速为50转/分钟，30分钟取样。

有关物质与含量测定均采用高效液相色谱法，色谱条件与原料药相同。经试验复核，辅料对测定无干扰。

参考文献

[1] 陈金月，文隽英．不同光照对盐酸左氧氟沙星注射液稳定性的影响［J］．中国药房，2005，16(6).

[2] 国家药典委员会．药品红外光谱集(2005)［M］．第3卷．北京：化学工业出版社，2005.

[3] 谢晶曦．红外光谱在有机化学和药物化学中的应用［M］．北京：科学出版社，2001.

[4] 荆煦瑛．红外光谱实用指南［M］．天津：天津科学技术出版社，1992.

撰写　李文东　王俊秋　北京市药品检验所

复核　周立春　北京市药品检验所

盐酸布桂嗪

Bucinnazine Hydrochloride

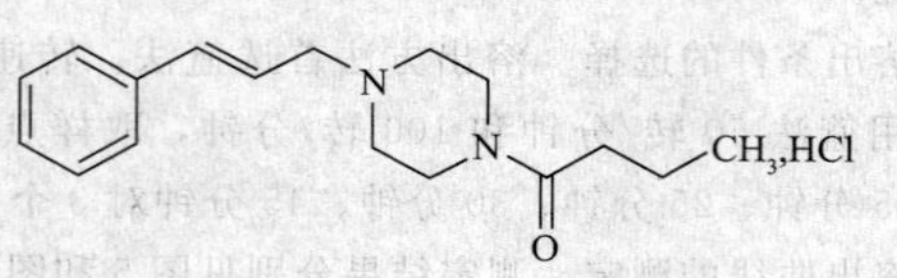

$C_{17}H_{24}N_2O \cdot HCl$　308.85

化学名： 1-正丁酰基-4-肉桂基哌嗪盐酸盐

piperazine,1-butyryl-4-cinnamyl,hydrochloride

英文名： Bucinnazine(INN)

异名： 强痛定，布桂嗪（Bucinperazine，Bucinperazine，Fortanodyn），布新拉嗪，丁酰肉桂哌嗪，AP-237

CAS号：［17730-82-4］

本品为镇痛药，通过脑内阿片受体实现镇痛作用，镇痛作用为吗啡的1/3，为氨基比林的4～20倍。本品对皮肤、黏膜、运动器官(包括关节、肌肉、肌腱等)的疼痛有明显的抑制作用，但对内脏器官疼痛和平滑肌痉挛的镇痛效果较差。本品适用于偏头痛，神经痛，牙痛，炎症性疼痛，月经痛，关节痛，外伤性疼痛，手术后疼痛，以及癌症痛等。主要的副作用为，少数病人可见恶心、眩晕或困倦、黄视、全身发麻感等，停药后可消失。本品引起依赖性的倾向低于吗啡类药物，据临床报道，连续使用本品可耐受和成瘾，故不可滥用。

本品具有吸收迅速、分布快、代谢完全等药代特点。口服后一般在10～30分钟或注射后10分钟内即有镇痛效果。镇痛效果可维持3～6小时。本品在动物体内主要通过肝脏迅速代谢，代谢途径以芳香环的对位羟化为主，并以代谢形式经过肾脏和粪便排出体外[1]。

本品于1968年由T. Irikura等人首次合成[2]。20世纪70年代末由东北第六制药厂申报，经辽宁省卫生厅批复生产。目前收载于中国药典(2015)，国外药典均未收载。

【制法概要】 本品制备工艺路线[3]如下：

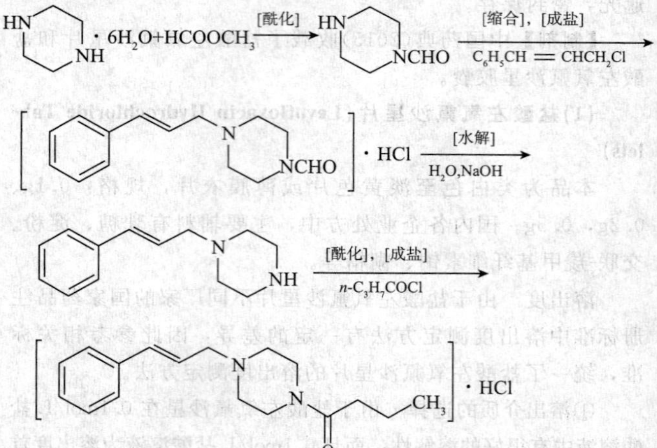

【鉴别】 (1)本品水溶液使溴试液颜色消褪。

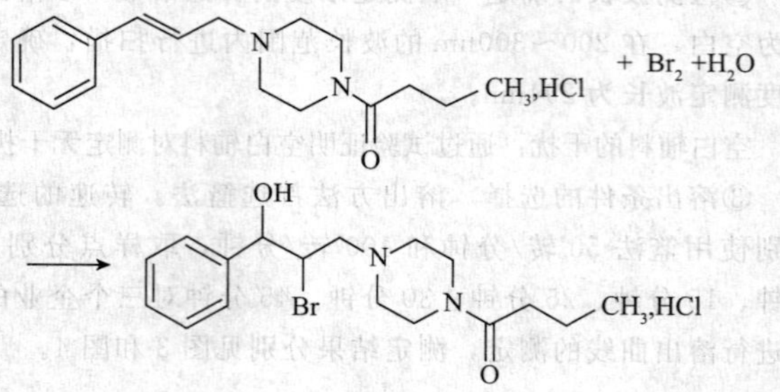

(2)本品显氯化物的鉴别反应。

(3)沉淀反应。本品具有哌嗪结构，水溶液加三硝基苯酚试液即产生布桂嗪苦味酸盐黄色沉淀。

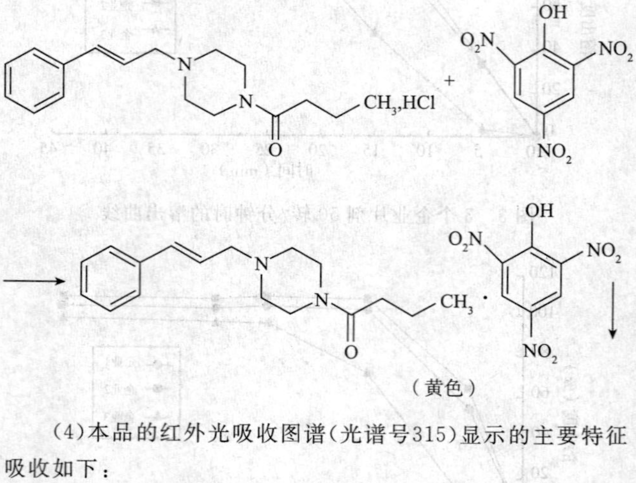

（黄色）

(4)本品的红外光吸收图谱(光谱号315)显示的主要特征吸收如下：

特征谱带(cm^{-1})	归属	
3060，303	烯氢	ν_{C-H}
2700～2300	叔胺盐	γ_{N-H}
1650	酰胺	$\nu_{C=O}$
1580，1500，1450	苯环	$\nu_{C=C}$
980，958	反式烯氢	δ_{CH}

续表

特征谱带(cm^{-1})	归属	
754	单取代苯	γ_{5H}
698	单取代苯	$\delta_{环}$

【检查】酸度　检查合成过程中加盐酸成盐时过量的游离盐酸。

有关物质　采用自身对照高效液相色谱法检查有关物质，最低检出量为 5×10^{-5} μg。色谱柱：C18 色谱柱(250mm×4.6mm，5μm)；流动相：甲醇-0.1mol/L 醋酸铵溶液(用氨试液调节 pH 值至7.0)(75∶25)；检测波长：252nm；流速：1.0ml/min；柱温：35℃；进样量：20μl。取本品进行酸破坏制备系统适用性溶液，该溶液包含已知降解杂质苯丙烯基哌嗪。杂质限度分别控制已知杂质(加校正因子)、单个未知杂质和未知杂质总量。在此条件下盐酸布桂嗪色谱峰的保留时间约为 9.4 分钟(图1)。

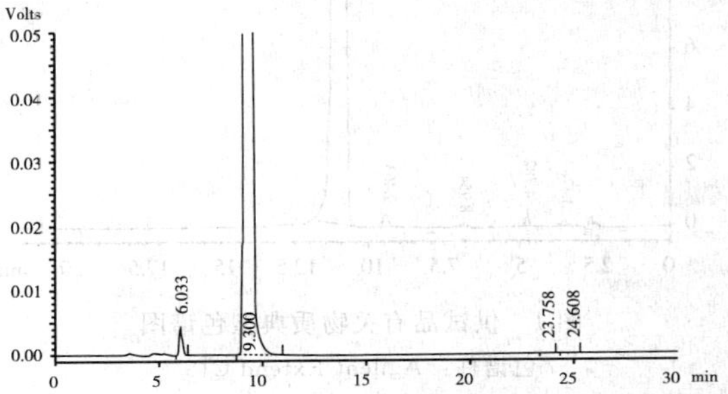

图 1　盐酸布桂嗪有关物质检查高效液相图谱

【含量测定】采用非水溶液滴定法，以结晶紫为指示剂，滴定至溶液显蓝色。因本品为盐酸盐，滴定时需加入醋酸汞试液以消除盐酸的干扰。从环保的角度考虑，应进一步研究取代汞盐的含量测定方法。

【制剂】(1)盐酸布桂嗪片(Bucinnazine Hydrochloride Tablets)

本品的有关物质检查方法同盐酸布桂嗪原料。其有关物质的情况与原料基本相同。

(2)盐酸布桂嗪注射液(Bucinnazine Hydrochloride Injection)

本品的有关物质检查方法同盐酸布桂嗪原料(图2)。其关物质检查的色谱图中主要显示两个杂质峰，一个与盐酸布桂嗪原料中主杂质峰相同，来自原料制备工艺，另一个为制剂中产生的水解物苯丙烯基哌嗪。在酸性水溶液中，盐酸布桂嗪的酰胺键易被水解，反应如下：

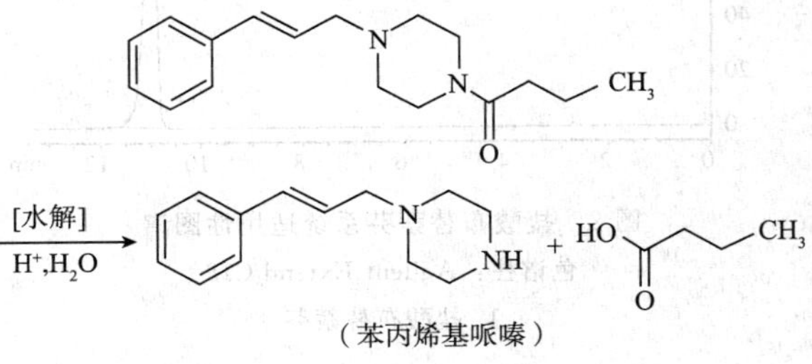

(苯丙烯基哌嗪)

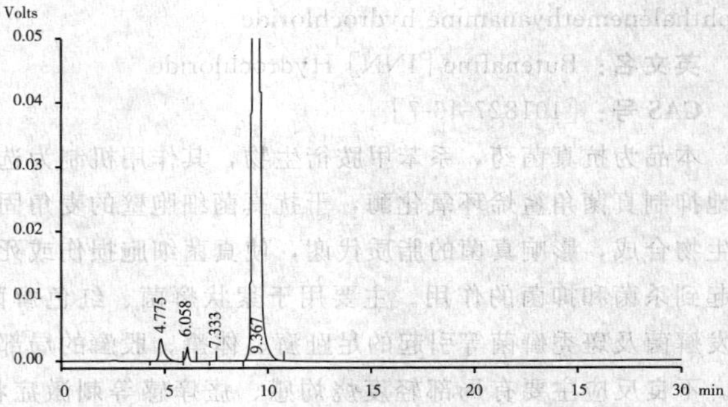

图 2　盐酸布桂嗪注射液有关物质检查高效液相图谱

细菌内毒素　本品临床每小时用药最大剂量是肌肉或皮下注射每次 100mg，内毒素计算限值约为 3.0EU/mg。中国药典(2015)规定本品细菌内毒素限值为 3.0EU/mg，与内毒素计算值比较，安全系数为 1(肌肉注射安全系数会更大)。本品不干扰参考浓度约为 1.25mg/ml。

本品的含量测定采用紫外-可见分光光度法。曾有文献[4,5]报道采用荧光分析法和高效液相色谱法测定本品含量。钱小平等[5]比较了非水溶液滴定法、紫外-可见分光光度法、荧光分析法和高效液相色谱等四种含量测定方法的测定结果，认为盐酸布桂嗪水解物苯丙烯基哌嗪的存在会使测定结果偏高，高效液相色谱法则能较真实地反映制剂中盐酸布桂嗪的含量，是四种测定方法中最佳的方法。

参考文献

[1] 尹文记，蔡志基．强痛定的药效学和药代动力学研究进展[J]．中国药物依赖性通报，1994，3(4)：199-204.
[2] Irikura T，Masuzawa K，Nishino K，et al. New analgesic agents. V. 1-butyryl-4-cinnamylpiperazine hydrochloride and related compounds [J]. J. Med. Chem，1968，11：801.
[3] 东北第六制药厂．强痛定中型试验 [J]．当代化工，1976，(2)：15-18.
[4] 高森，赵玉香．全国药物分析学术论文报告会论文集[C]．1991：176.
[5] 钱小平，赵远征．高效液相色谱法测定强痛定及其制剂的含量 [J]．色谱，1993，6(11)：370-371.

撰写　于　明　辽宁省药品检验检测院
复核　潘　阳　辽宁省药品检验检测院

盐酸布替萘芬

Butenafine Hydrochloride

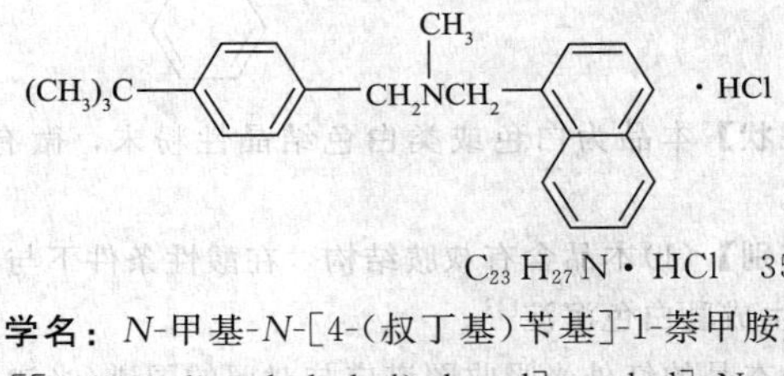

$C_{23}H_{27}N\cdot HCl$　353.94

化学名：N-甲基-N-[4-(叔丁基)苄基]-1-萘甲胺盐酸盐
N-[[4-(1,1-dimethylethyl)phenyl]-methyl]-N-methyl-1-

naphthalenemethyanamine hydrochloride

英文名：Butenafine［INN］Hydrochloride

CAS 号：［101827-46-7］

本品为抗真菌药，系苯甲胺衍生物，其作用机制为选择性地抑制真菌角鲨烯环氧化酶，干扰真菌细胞壁的麦角固醇的生物合成，影响真菌的脂质代谢，使真菌细胞损伤或死亡而起到杀菌和抑菌的作用。主要用于絮状癣菌、红色癣菌、须发癣菌及斑秃癣菌等引起的足趾癣、体癣、股癣的局部治疗。不良反应主要有局部轻度烧灼感、瘙痒感等刺激症状，偶可发生接触性皮炎[1]。

盐酸布替萘芬由 Kaken 公司研究开发，1992 年在日本上市。除中国药典(2015)、JP(16)收载外，BP(2013)、USP(36)、Ph. Eur.(7.0)均未收载。

【制法概要】本品合成工艺主要有两种：

方法一[2]：

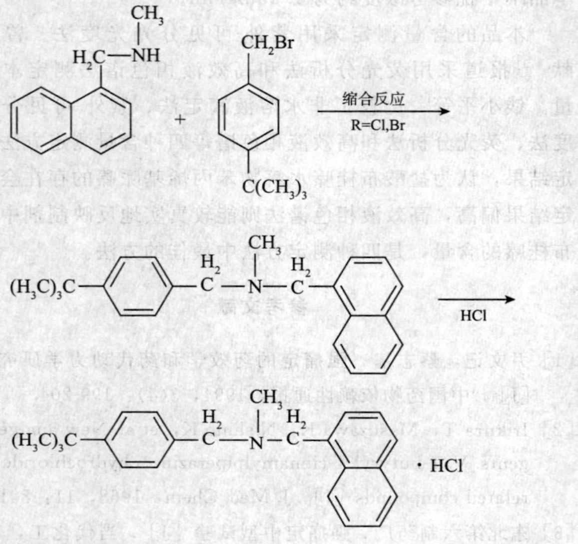

方法二[3]：

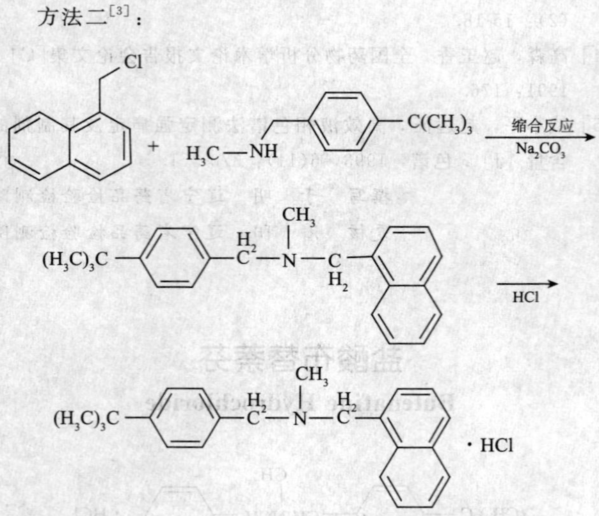

【性状】本品为白色或类白色结晶性粉末，微有异臭，味微苦。

【鉴别】(1)本品含有叔胺结构，在酸性条件下与硅钨酸反应，生成乳白色沉淀[4]。

(2)本品的红外光吸收图谱应与对照的图谱(光谱集1185图)一致，红外光吸收图谱显示的主要特征吸收如下。

特征谱带(cm^{-1})	归属	
3048	芳氢	ν_{C-H}
2960	甲基	ν_{C-H}
2700～2300	铵盐	ν_{N-H}^{+}
1620，1600	芳环	$\nu_{C=C}$
800，777	萘	$\gamma_{3H,4H}$

【检查】有关物质 采用 HPLC 法，色谱条件及系统适用性同含量测定，供试品典型的色谱图见图 1。中国药典(2010)有关物质供试品浓度为 0.15mg/ml，与含量测定项下供试品浓度一致，浓度偏低，易造成杂质未能检出，中国药典(2015)供试品浓度修订为 1.0mg/ml，限度修订为单个杂质不得过 0.5%，杂质总量不得过 1.0%。

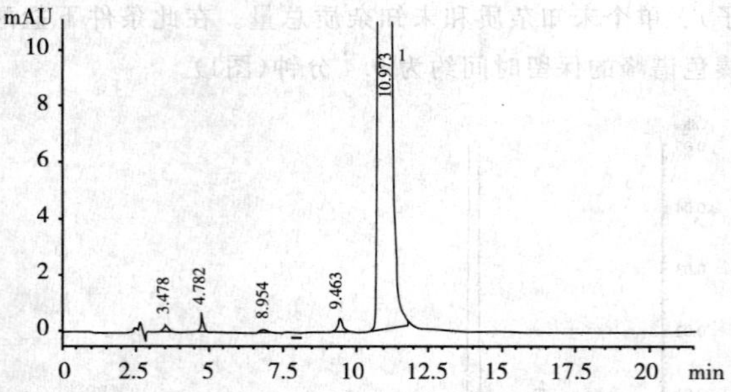

图 1 供试品有关物质典型色谱图

色谱柱：Agilent Extend C18

1. 盐酸布替萘芬

【含量测定】JP(16)采用非水滴定法测定，电位指示终点，按干燥品计算含量，应为 99.0%～101.0%。中国药典(2015)采用 HPLC 法，理论板数按盐酸布替萘芬计为 11650，色谱图见图 2。以结构相似的盐酸特比萘芬作为系统适用性试验一分离度测试指示组分。在用氧化破坏的盐酸布替萘芬溶液配制的系统适用性色谱图中，盐酸布替萘芬、盐酸特比萘芬及主要氧化降解产物的分离度、盐酸布替萘芬理论板数(9400)均符合要求，色谱图见图 3。系统适用性试验为：取盐酸布替萘芬对照品与盐酸特比萘芬对照品适量，加甲醇溶解并稀释制成每 1ml 中各含约 0.15mg 的溶液，盐酸布替萘芬与盐酸特比萘芬分离度应符合要求，理论板数按盐酸布替萘芬峰计算不低于 2000。

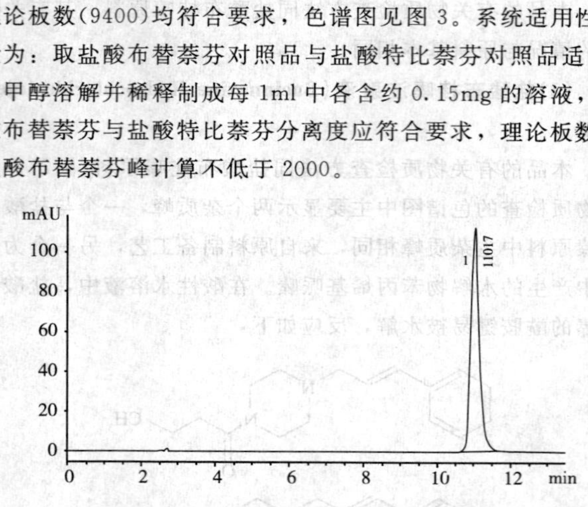

图 2 盐酸布替萘芬系统适用性图谱

色谱柱：Agilent Extend C18

1. 盐酸布替萘芬

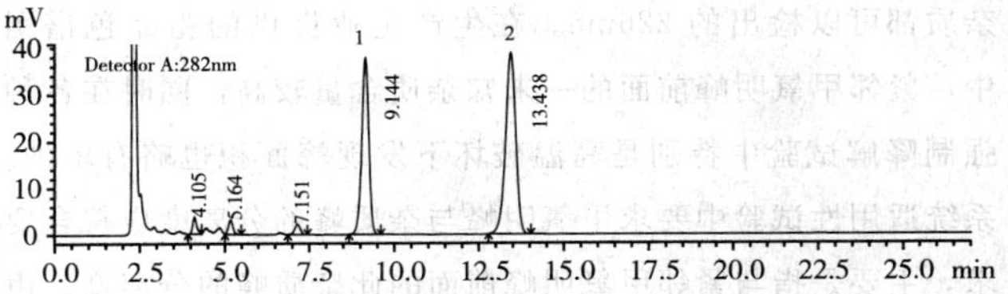

图 3　盐酸布替萘芬系统适用性考察图谱

色谱柱：资生堂 C18

1. 盐酸特比萘芬；2. 盐酸布替萘芬

【制剂】除中国药典（2015）和 JP（16）收载外，BP（2013）、USP（36）均未收载。

（1）盐酸布替萘芬乳膏（Butenafine Hydrochloride Cream）

含量测定同原料，辅料对方法无干扰。

（2）盐酸布替萘芬喷雾剂（Butenafine Hydrochloride Spray）

含量测定同原料，辅料对方法无干扰。

参考文献

[1] 国家药典委员会．中华人民共和国药典临床用药须知[M]．2005 年版．北京：人民卫生出版社，2005：955.

[2] Arai K.，Arita M.，Sedino T.，Komoto N.，Hirose S(Mitsui Toatsu Chem.；Inc.)．Benzylamine derivatives，process for production thereof，and use thereof. EP 0221781.

[3] Maeda T.，Koshikawa S.，Yamamoto T. Amine derivs. and fungicides containing the same. US 5021458.

[4] 安登魁．药物分析[M]．济南：济南出版社，1992：1145.

撰写　牛　冲　凌　霄　山东省食品药品检验研究院

复核　王　杰　　　　　山东省食品药品检验研究院

盐酸甲氧明

Methoxamine Hydrochloride

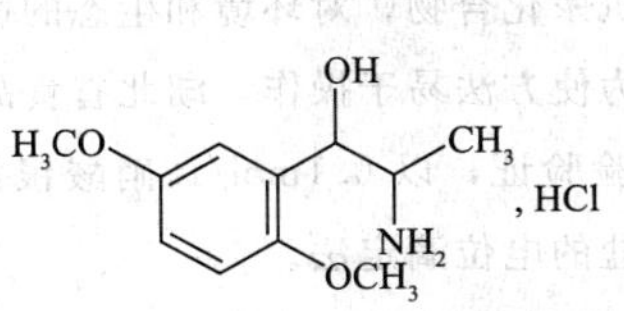

$C_{11}H_{17}NO_3 \cdot HCl$　247.72

化学名：α-(1-氨基乙基)-2,5-二甲基苯甲醇盐酸盐

α-(1-aminoethyl)-2,5-dimethoxy-benzenemethanol hydrochloride

英文名：Methoxamine(INN) Hydrochloride

CAS 号：[61-16-5]

本品为 α-肾上腺素受体激动药，具有收缩周围血管的作用。作用较去甲肾上腺素弱而持久，对心脏无直接作用。常用于外科手术，以维持或恢复动脉压，尤其用于脊椎麻醉所造成的血压降低。本品可引起血管痉挛，大剂量时偶可产生持续血压过高伴有头痛、心动过速、毛发竖立、恶心、呕吐等。甲状腺功能亢进及严重高血压患者禁用[1]。

本品由 R. Baltzly 首先合成，1944 年成为美国专利。国内于 1967 年开始生产。除中国药典（2015）收载外，BP（2013）亦有收载，USP(22)之后未收载。

【制法概要】[2]

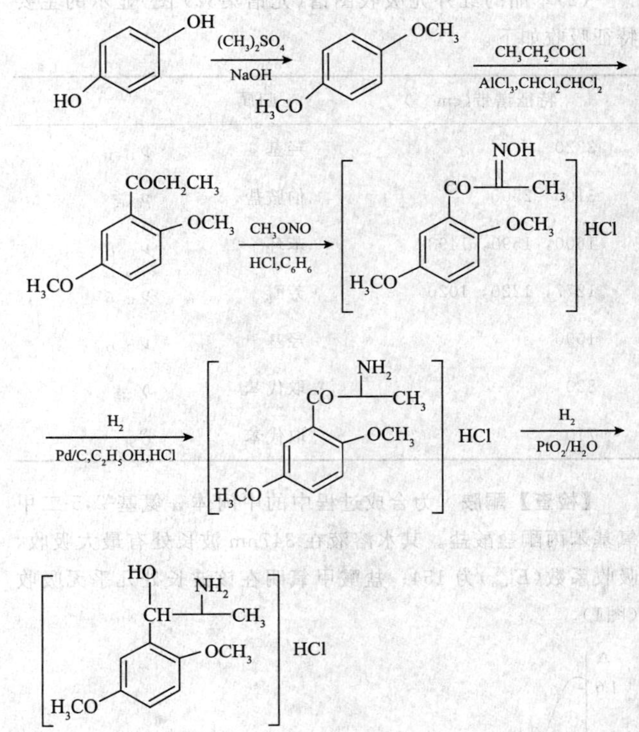

所得粗品用甲醇-丙酮精制。

一法：氧化铂催化加氢还原法

最后一步反应采用氧化铂催化加氢还原，可能含有的杂质为加氢还原反应不完全而残留的 α-氨基-2，5-二甲氧基苯丙酮盐酸盐(简称酮胺)以及本品水溶液在加热浓缩过程中氧化分解成的铵盐。用甲醇-丙酮精制法不能除去成品中混存的铵盐，但经减压浓缩并以蒸馏水作溶剂进行精制可以予以除去。

二法：硼氢化钾还原法

最后一步改用硼氰化钾取代催化加氢还原，所得粗品用少量蒸馏水进行重结晶。可能含有的杂质也为酮胺。

【性状】熔点　本品的熔点为分解点，在 214～219℃熔融同时分解，产生较多的小气泡，无分解膨胀上升现象，但色泽稍加深。中国药典(2010)删除此项检查。

吸收系数　本品水溶液在 220～350nm 间的紫外吸收图谱，其最大吸收峰在 225 与 290nm 波长处；在 290nm 波长处的吸收系数($E_{1cm}^{1\%}$)为 137。

【鉴别】(1)本品与甲醛硫酸试液反应显色为芳烃化合物的颜色反应。藉此可与同类药物进行区别(表1)，检出限量约为 0.5μg。

表 1　各种药物与甲醛硫酸试液反应显色比较

药物	盐酸甲氧明	肾上腺素	去甲肾上腺素	盐酸麻黄碱	异丙肾上腺素	去氧肾上腺素
显色	紫→棕→绿	橙→暗紫	橙→暗紫	无色	污紫色	污紫色

(2)本品的红外光吸收图谱(光谱集329 图)显示的主要特征吸收如下。

特征谱带(cm^{-1})	归属	
3320	羟基	ν_{O-H}
3100～2500	伯胺盐	$\nu_{NH_3^+}$
1600，1590，1493	苯环	$\nu_{C=C}$
1277，1220，1020	芳醚	ν_{C-O-C}
1090	羟基	ν_{C-O}
820	取代苯	γ_{2H}
710	取代苯	$\delta_{环}$

【检查】酮胺　为合成过程中的中间体 α-氨基-2,5-二甲氧基苯丙酮盐酸盐。其水溶液在 347nm 波长处有最大吸收，吸收系数($E^{1\%}_{1cm}$)为 154；盐酸甲氧明在该波长处几乎无吸收(图1)。

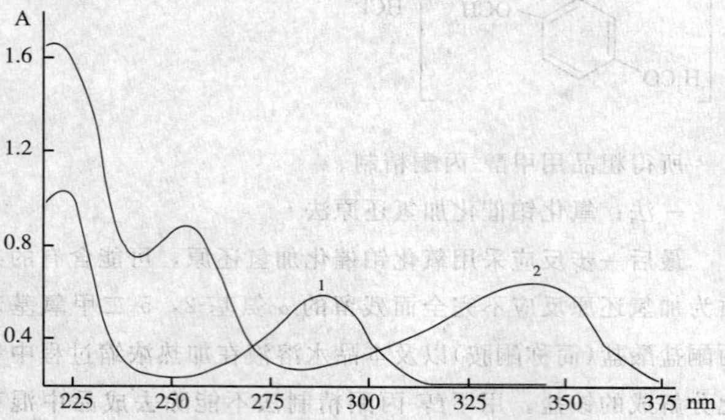

图1　盐酸甲氧明及酮胺的紫外吸收图谱

1. 盐酸甲氧明；2. 酮胺

中国药典(2015)规定吸收度不得超过 0.06，即相当与酮胺含量低于 0.26%。

有关物质　采用高效液相色谱法。

中国药典(2005)未收载该项检查。BP(2009)采用薄层色谱法检查有关物质：用硅胶 GF_{254} 薄层板，以三氯甲烷-甲醇-氨水(86∶12∶2)为展开剂，先在 365nm 紫外光灯下检视已知杂质 2，5-二甲氧基苯甲醛，限度为 0.5%。再喷以茚三酮-冰乙酸-正丁醇(0.3∶0.3∶100)溶液于 105℃ 烘烤 5 分钟显色下检视未知杂质，限度为 1.0%。

中国药典(2010)参照了 USP(22)收载的“盐酸甲氧明注射液”含量测定项下的色谱条件，将检测波长拟定为相关杂质都可以检出的 226nm。在生产企业提供的粗品色谱图中，紧邻甲氧明峰前面的一未知杂质含量较高，同时在各种强制降解试验中特别是高温破坏下发现峰面积也略有增加。系统适用性试验中要求甲氧明峰与杂质峰的分离度应符合要求，主要是指与紧邻甲氧明峰前面的此杂质峰的分离度。由于已知杂质 2，5-二甲氧基苯甲醛难以获得，中国药典(2010)规定杂质总量不得过 1.0%。本法检出限为 1.2ng。中国药典(2015)未修订。

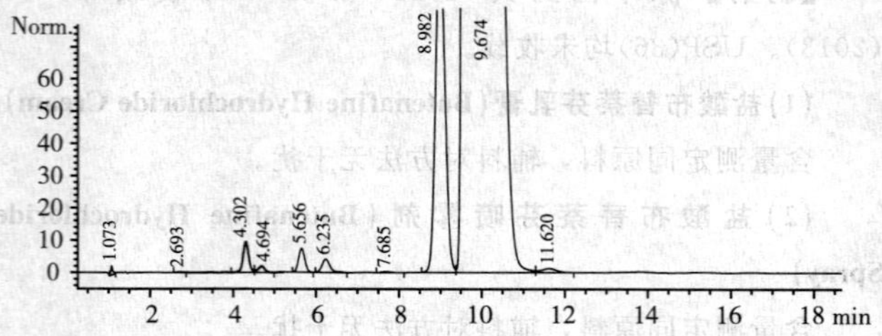

图 2　盐酸甲氧明粗品色谱图

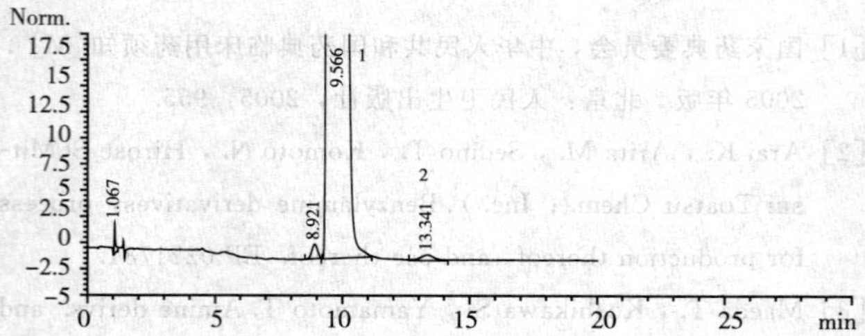

图 3　盐酸甲氧明高温破坏色谱图

1. 甲氧明；2. 2,5-二甲氧基苯甲醛

【含量测定】中国药典(2010)采用非水溶液滴定法。曾以结晶紫为指示剂，终点变色不明显；改以萘酚苯甲醇为指示剂，经电位法校正，等当点为黄绿色，变色敏锐(橙→黄绿)，易于判断。

中国药典(2015)将含量测定方法修订为电位滴定法。由于非水溶液滴定中使用的醋酸汞属于有机汞盐，它的毒性大于金属汞和无机汞化合物，对环境和生态的影响更大，更容易发生中毒。为使方法易于操作，湖北省食品药品监督检验研究院经过试验验证，以 0.1mol/L 硝酸银溶液为滴定液，建立了革除汞盐的电位滴定法。

【制剂】盐酸甲氧明注射液(Methoxamine Hydrochloride Injection)

除中国药典(2015)收载外，BP(2013)亦有收载。

有关物质　本品水溶液易被空气氧化而部分分解，经用气相色谱-质谱法鉴定主要分解产物为 2,5-二甲氧基苯甲醛；BP(2013)采用薄层色谱法检查 2,5-二甲氧基苯甲醛，限度为 0.5%，杂质总量的限度为 1.0%。中国药典(2015)收载的方法同“盐酸甲氧明”。

细菌内毒素　本品临床每小时用药最大剂量是静脉注射每次 10mg，肌内注射 20mg，内毒素计算限值约为 15EU/

mg。中国药典(2015)规定本品细菌内容毒素限值为7.5EU/mg，与内容毒素计算值比较，安全系数为2。本品不干扰参考浓度约为0.033mg/ml。

含量测定　采用紫外-可见分光光度法，因无对照品以吸收系数($E_{1cm}^{1\%}$)为137计算含量。

参考文献

[1] 国家药典委员会．中华人民共和国药典临床用药须知．2005年版．北京：人民卫生出版社：174.

[2] 中华人民共和国卫生部药典委员会，中华人民共和国药典1990年版二部注释．北京：化学工业出版社，1993：505.

撰写　刘　君　湖北省食品药品监督检验研究院

复核　姜　红　湖北省食品药品监督检验研究院

盐酸头孢吡肟

Cefepime Hydrochloride

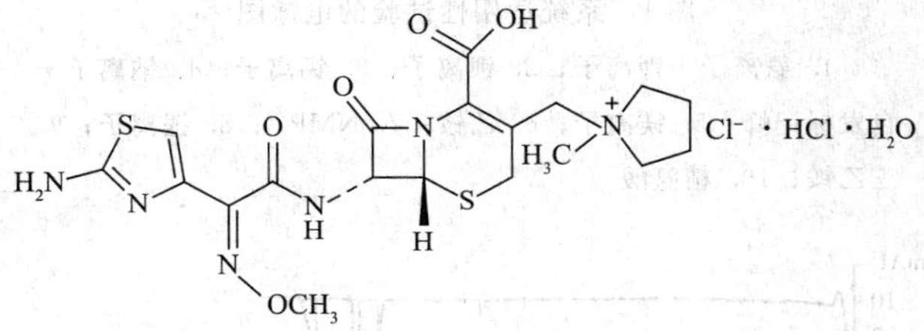

$C_{19}H_{25}ClN_6O_5S_2 \cdot H_2O$　571.50

化学名：(6*R*,7*R*)-7-[[(2*Z*)-(2-氨基-4-噻唑基)(甲氧亚氨基)乙酰基]氨基]-3-[(1-甲基吡咯烷基)甲基]-8-氧代-5-硫杂-1-氮杂双环[4.2.0]辛-2-烯-2-羧基二盐酸盐一水合物

(6*R*,7*R*)-7-[[(2*Z*)-(2-aminothiazol-4-yl)(methoxyimino)acetyl]amino]-3-[(1-methylpyrrolidinio)methyl]-8-oxo-5-thia-1-azabicyclo[4.2.0]oct-2-ene-2-carboxylate dihydrochloride monohydrate

异名：头孢匹姆

CAS号：[123171-59-5]

本品为第四代广谱半合成头孢菌素类抗生素，对各种细菌均呈杀菌作用。对80%以上的革兰阳性和阴性菌均具有强大抗菌作用，对除肺炎克雷伯菌外的其他克雷菌属细菌也有良好抗菌活性，对除铜绿假单胞杆菌外的其他假单胞杆菌和产碱杆菌、硝酸盐阴性杆菌等均具有一定抗菌活性。窄食假单胞菌(即嗜麦芽假单胞杆菌)，多数肠球菌(如粪肠球菌)、耐甲氧西林葡萄球菌、脆弱类杆菌和艰难梭菌对本品耐药[1]。

本品主要的作用机制是抑制细菌细胞壁的合成。头孢吡肟的分子中3位侧链上的正电荷增加了膜透过力，可迅速渗入细菌细胞内。7位侧链上的2-氨基噻唑基-乙酰胺基基团及一个α-氧代亚氨基可以防止β-内酰胺酶对母核的水解从而提高对β-内酰胺酶的稳定性，并很少诱导细菌产生β-内酰胺酶[2]。

在0.5～2.0g剂量范围内，本品肌肉给药，血药浓度达峰时间约为1.5小时；静脉输注，平均血浆消除半衰期为(2.0±0.3)小时，机体总清除率为(120.0±8.0)ml/min。头孢吡肟与血清蛋白的结合率约为20%，且与药物血浓度无关。头孢吡肟平均稳态分布容积为(18.0±2.0)L，在尿液、胆汁、腹膜液、水疱液，气管黏膜、痰液、前列腺液、阑尾、胆囊中均能达到治疗浓度，并可通过炎性血脑屏障。头孢吡肟在体内有少量可经转化为*N*-甲基吡咯烷(NMP)并最后代谢为*N*-甲基吡咯烷氧化物(NMP-*N*-氧化物)。头孢吡肟及其代谢产物主要经肾排泄，尿液中原形为摄入量的85%，NMP不足1%，NMP-*N*-氧化物约为6.8%，头孢吡肟异构体约为2.5%[1]。

本品可用于治疗上述敏感细菌引起的中至重度感染，包括下呼吸道感染(肺炎和支气管炎)，单纯性下尿路感染和复杂性尿路感染(包括肾盂肾炎)、非复杂性皮肤和皮肤软组织感染，复杂性腹腔内感染(包括腹膜炎和胆道感染)、妇产科感染、败血症以及中性粒细胞减少伴发热患者的经验治疗。本品也可用于儿童细菌性脑脊髓膜炎[1～4]。

本品耐受性良好，不良反应轻微且多短暂，终止治疗少见。肾功能不全患者而未相应调整头孢吡肟剂量时，可引起脑病，肌痉挛，癫痫。如发生与治疗有关的癫痫，应停止用药，必要时，应进行抗惊厥治疗[1]。

本品由S. Aburaki等于1983年制得，美国布迈-施贵宝公司开发并于1993年首先在瑞典上市。国内于2004年开始生产。除中国药典(2015)收载外，BP(2013)、USP(36)和JP(16)均有收载。

【制法概要】本品可以发酵产物头孢菌素C裂解后所得的7-氨基头孢霉烷酸(7-ACA)为原料，通过下列工艺合成而得[5]。

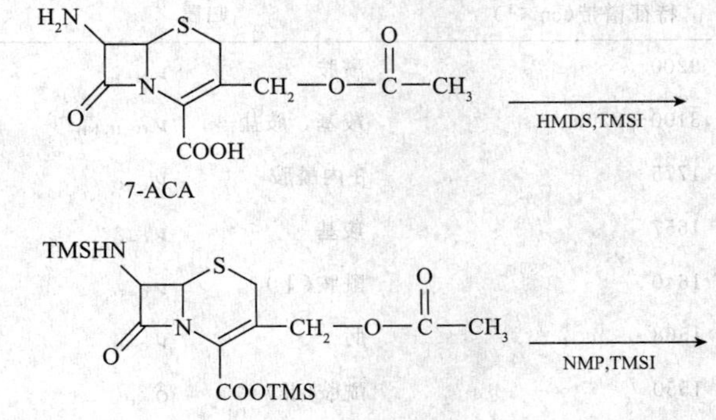

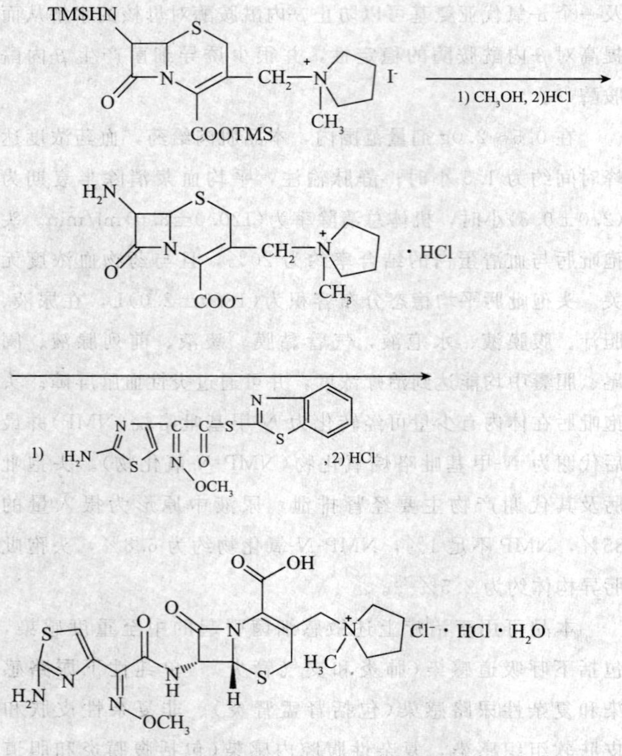

【性状】本品熔点 150℃。本品吸湿后加速破坏[6]。本品水溶液温度越高越不稳定；酸性溶液中的稳定性较差；甲酸根，醋酸根，磷酸根和硼酸根均可催化头孢吡肟的降解；pH 4.0～6.0 时较稳定[7]。

本品经光照(4500lx)或高温(60℃)10 天，外观颜色及其溶液的颜色均加深，有关物质显著增加。在温度 40℃±2℃、相对湿度 75%±5%的条件下放置 6 个月，溶液的颜色显著加深，有关物质增加显著。在温度 25℃±2℃、相对湿度 60%±10%的条件下放置 24 个月，溶液的颜色加深，水分增加，有关物质稍有增加。

【鉴别】(1)高效液相色谱中本品与头孢吡肟 *E* 异构体的保留时间不同，可据此加以鉴别。

(2)本品的红外光吸收图谱(光谱集1184 图)显示的主要特征吸收如下：

特征谱带(cm^{-1})	归属	
3200	酰胺	ν_{N-H}
3100～2200	羧基，胺盐	$\nu_{O-H, \overset{+}{N}H}$
1775	β-内酰胺	$\nu_{C=O}$
1657	羧基	$\nu_{C=O}$
1640	酰胺(Ⅰ)	$\nu_{C=O}$
1568	肟	$\nu_{C=N}$
1550	酰胺(Ⅱ)	δ_{NH}
1460，1380	噻唑环	$\nu_{C=N, C=C}$
1042	甲氧基	ν_{C-O}

【检查】*N*-甲基吡咯烷(NMP)　中国药典(2010)分别采用毛细管区带电泳(CZE)法和非抑制型离子色谱(IC)法。NMP 既是头孢比肟的合成中间体也是头孢比肟的降解产物，对人体和环境有潜在的毒害性。NMP 无光吸收特征，BP(2010)、USP(32)和 JP(15)均采用 IC 法检测本品及其注射剂中的 NMP 含量。中国药典(2015)未修订。

CZE 法根据瞬间等速电泳(transient isotachophoresis)[8]-CZE-间接检测的基本原理和供试品所含的成分而设计[9]。实验结果显示，一般理化实验用纯水中可能存在的离子均可与 NMP^+ 以及内标物之间达到有效分离(图1、图 2、图 3)。

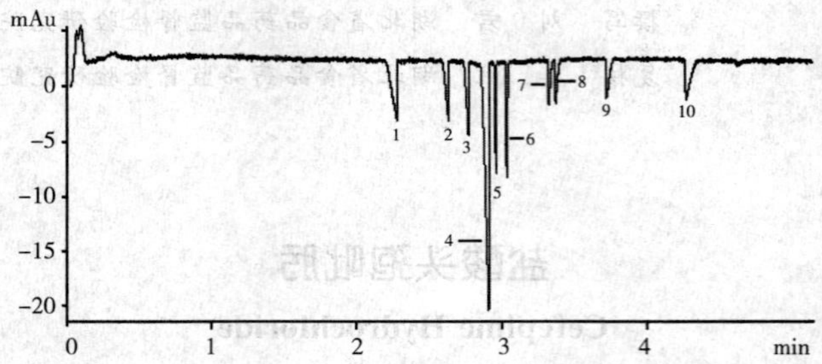

图 1　系统适用性试验的电泳图

1. 氨离子＋钾离子；2. 钡离子；3. 钙离子；4. 钠离子＋自发标记峰；5. 镁离子；6. 乙铵；7. NMP^+；8. 锂离子；9. 三乙铵；10. 精氨酸

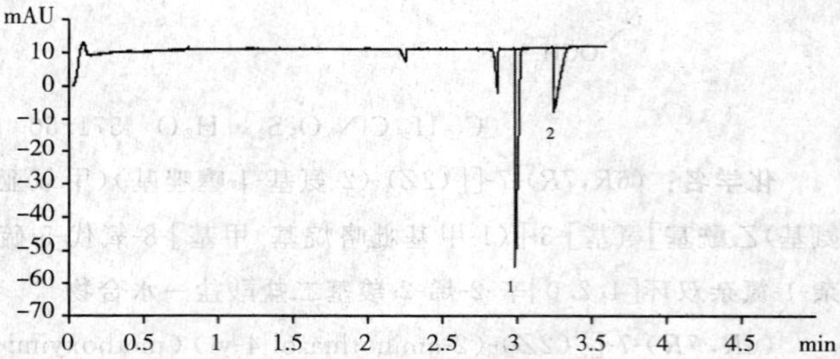

图 2　对照溶液的电泳图

1. 内标；2. NMP^+

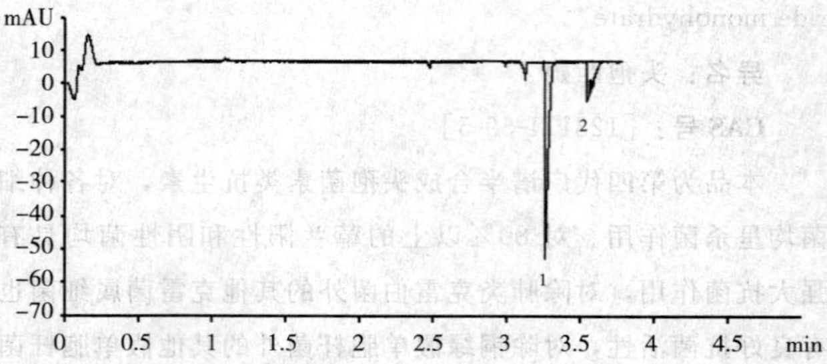

图 3　盐酸头孢吡肟供试品溶液的电泳图

1. 内标；2. NMP^+

提供背景吸收的咪唑纯度应不低于 99.0%。咪唑浓度为 0.03mol/L 时，NMP^+ 的检测限按信噪比 3∶1 计为 0.7μg/ml，定量限按信噪比 10∶1 计为 2.0μg/ml，分别相当于头孢比肟量的 0.003%和 0.01%。样品溶液含精氨酸时，检测限和定量限则分别为 0.6μg/ml 和 1.8μg/ml。考虑到自制的和市售大多数品牌的毛细管电泳仪的紫外检测器线性范围较窄，故咪唑浓度降低至 0.01mol/L，但供试品溶液的进样体积会相应减少，灵敏度相应降低，检测限和定量限则分别提高至 2.3μg/ml 和 11.6μg/ml，分别相当于头孢比肟量的 0.01%和 0.06%。

基质效应可使供试品溶液和对照品溶液电泳图中被测组分的迁移时间稍有差异，但对测定结果没有显著影响，计算时也不需采用校正峰面积(峰面积/迁移时间)。

在对内标峰的相对迁移时间 0.95 处基线可能发生向上的漂移和(或)出现自发标记峰(spontaneous-marker peaks)，但该峰与基线漂移均不影响被测组分的分离和测定。该现象与毛细管进样端几何形状的异常如存在细小的凹槽和裂缝等[10,11]，以及进样端操作缓冲液因电解发热而使其中的水分蒸发，导致探针离子浓度高于冲洗毛细管的操作缓冲液中的探针离子浓度等有关。采用较大体积的储液瓶(如 Beckman 的毛细管电泳仪配备的大储液瓶)或及时更换操作缓冲液可减少该类现象的出现。

采用规定的进样压力和进样时间，在个别仪器上可能出现过载现象，故必要时可适当增加毛细管有效长度或减少进样体积。

先后在 4 台 Agilent 的毛细管电泳仪(3 台 HP3D 型，1 台 G1600AX 型)和 6 台 Beckman 的毛细管电泳仪(5 台 P/ACE MDQ 型，1 台 P/ACE 5010)上应用本方法。在其中 3 台 P/ACE MDQ 型上应用时发现：NMP^+ 峰和内标物峰均发生变形并严重拖尾(图4)，需将运行缓冲液的 pH 值由 4.7 降至 3.5 方有所改善(图5)，但 NMP^+ 峰仍稍变形并拖尾，且基线波动，时有怪峰干扰检测。根据峰形判断，其原因可能来源于吸附，推测可能是因毛细管电泳系统污染所致，对仪器进行清洗后即可解决此问题，但仍有一台仪器在清洗后仍无法解决此问题。在其他 2 台 Beckman P/ACE MDQ 型、1 台 Beckman P/ACE 5010 型和 4 台 Agilent 毛细管电泳仪上应用该方法均未出现峰变形并拖尾的现象。

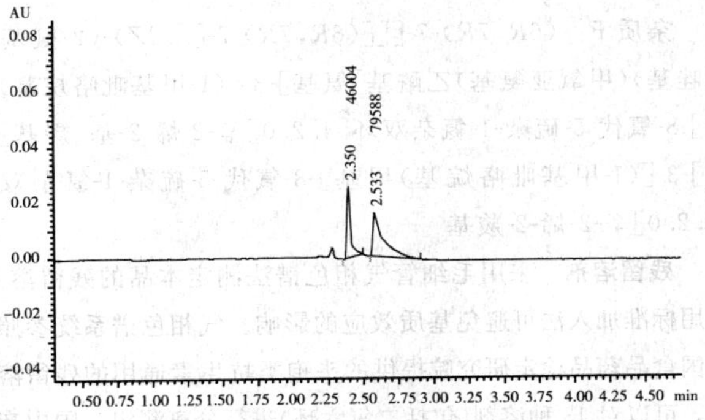

图 4　对照溶液的电泳图

Beckman P/ACE MDQ 型毛细管电泳仪

内标(2.350min)；NMP^+(2.533min)

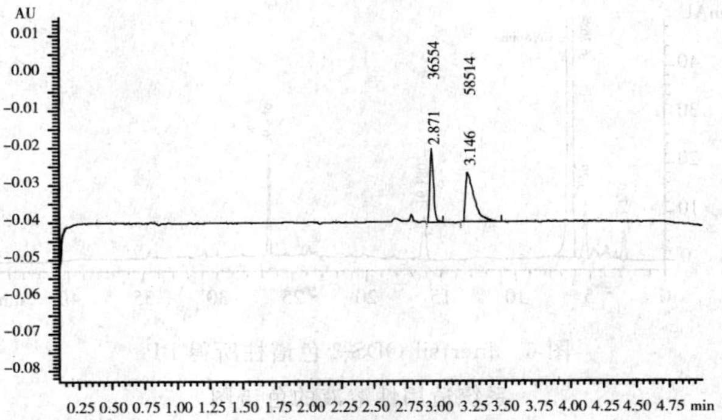

图 5　对照溶液的电泳图

pH3.5，Beckman P/ACE MDQ 型毛细管电泳仪

内标(2.871min)；NMP^+(3.146min)

IC 法采用电导检测，以羧酸基键合硅胶为填充剂。BP(2010)、USP(32)和 JP(15)均采用磺酸基键合硅胶为填充剂，分析时间相对较长。IC 法所用流动相的 pH 值小于 2.5，故应注意头孢比肟在色谱分离过程中的降解以及由此而导致的 NMP^+ 峰拖尾现象。此外，还应注意蒸馏水中通常存在的 Mg^{2+} 可能干扰 NMP^+ 的检测[12]。因基质效应，供试品溶液色谱图中 NMP^+ 峰的保留时间与其在 NMP 对照品溶液色谱图中的保留时间可能差异较大，故须配制含头孢吡肟和 NMP 的混合溶液进样分析以便确认供试品溶液色谱图中的 NMP^+ 峰。NMP^+ 的检测限按信噪比 3：1 计为 0.5μg/ml，定量限按信噪比 10：1 计为 1.2μg/ml，分别相当于头孢吡肟量的 0.01%和 0.02%。

CZE 法、IC 法和 USP(32)的 IC 法对同批号供试品的测定结果基本一致。

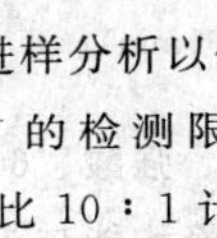

N-甲基吡咯烷

有关物质　中国药典(2010)参照 BP(2010)及 USP(32)采用高效液相色谱法测定，中国药典(2015)未修订。

BP(2010)和 USP(32)的系统适用性试验均采用混合杂质对照品。对 BP(2010)的混合杂质对照品的分析结果显示，只有采用 BP(2009)推荐的色谱柱填料(Inertsil ODS-3)才能达到 BP(2010)对杂质 A、B、E、F 与头孢吡肟相对保留时间的要求(图6)。另选用其他四种品牌的色谱柱填料［NUCLEODUR C18、Diamonsil C18、Luna C18(2)和 BDS Hypersil C18］所得的实验结果均不符合对各杂质相对保留时间的要求，所得的色谱图也与随混合杂质对照品所附的参考图谱不一致，但各杂质均能与头孢吡肟分离(图7)。

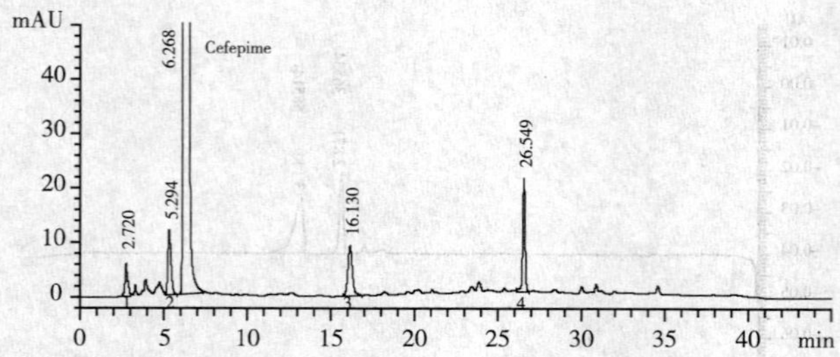

图 6 Inertsil ODS-3 色谱柱所得 BP 系统适用性溶液的色谱图

1. 杂质 E(RRT＝0.43)；2. 杂质 F(RRT＝0.84)；
3. 杂质 A(RRT＝2.57)；4. 杂质 B(RRT＝4.24)

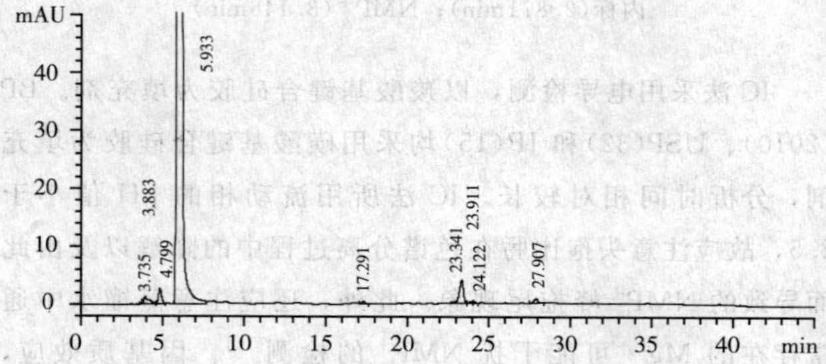

图 7 供试品溶液的色谱图

1. 杂质 F(4.799min)；2. 头孢比肟(5.938min)；
3. 杂质 A(17.291min)；4. 杂质 B(23.341min)

供试品溶液经强碱、强酸、60℃水浴和紫外光照射等条件破坏后，产生的杂质峰均能与头孢吡肟分离，紫外光照可导致头孢吡肟 *E* 异构体的产生。供试品溶液在 4～8℃ 避光的条件下放置 12 小时，各杂质的量几乎不变，故参照 BP(2010)和 USP(32)的要求，规定供试品溶液应临用新制或于 4～8℃冷藏 12 小时内进样。根据 BP(2010)提供的杂质结构式并用美国百时美施贵宝公司提供的杂质对照品确认，杂质 A 即为头孢吡肟 *E* 异构体。信噪比为 3：1 时，头孢吡肟的检出量为 0.19ng；信噪比为 10：1 时，头孢吡肟的检出量为 0.63ng。BP(2010)采用加校正因子的主成分自身对照法计算杂质 A、B、E 的量，而 USP(32)采用归一化法计算杂质 A 和 B 的量。

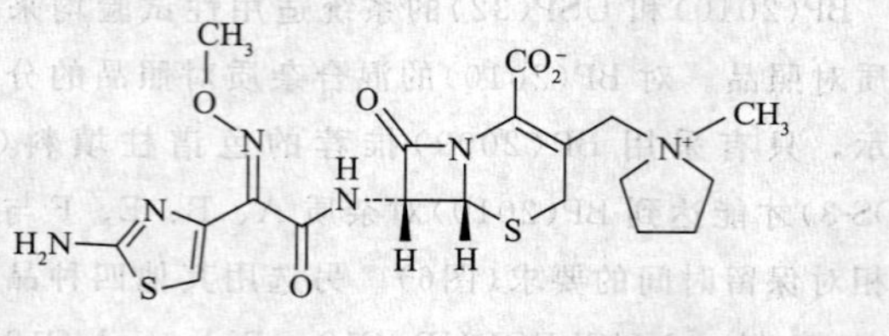

杂质 A：(6*R*,7*R*)-7-[[(2*E*)-(2-氨基-4-噻唑基)(甲氧亚氨基)乙酰基]氨基]-3-[(1-甲基吡咯烷基)甲基]-8-氧代-5-硫杂-1-氮杂双环[4.2.0]辛-2-烯-2-羧基(头孢吡肟 *E* 异构体)

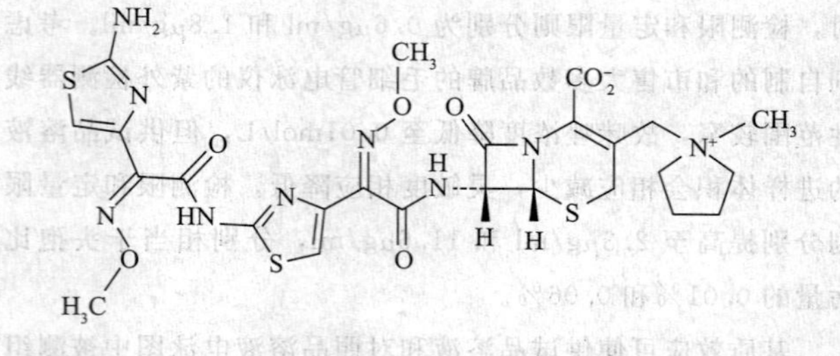

杂质 B：(6*R*,7*R*)-7-[[(2*Z*)-[2-[[(2*Z*)(2-氨基-4-噻唑基)(甲氧亚氨基)乙酰基]氨基]-4-噻唑基](甲氧亚氨基)乙酰基]氨基]-3-[(1-甲基吡咯烷基)甲基]-8-氧代-5-硫杂-1-氮杂双环[4.2.0]辛-2-烯-2-羧基

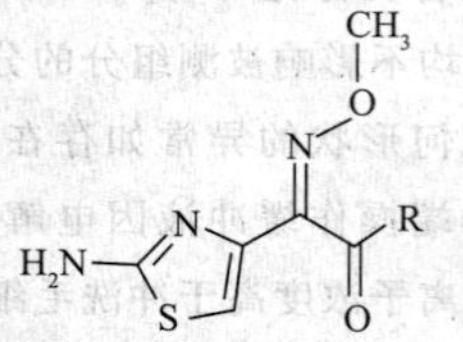

杂质 C：R＝NH－CH_2－CHO，(2*Z*)-2-(2-氨基-4-噻唑基)-*N*-(甲酰甲基)-2-(甲氧亚氨基)乙酰胺

杂质 D：R＝OH，(2*Z*)-(2-氨基-4-噻唑基)(甲氧亚氨基)醋酸

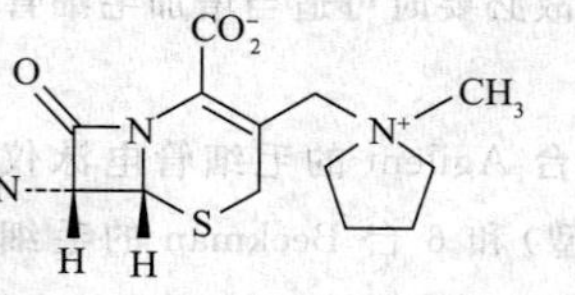

杂质 E：(6*R*,7*R*)-7-氨基-3-[(1-甲基吡咯烷基)甲基]-8-氧代-5-硫杂-1-氮杂双环[4.2.0]辛-2-烯-2-羧基

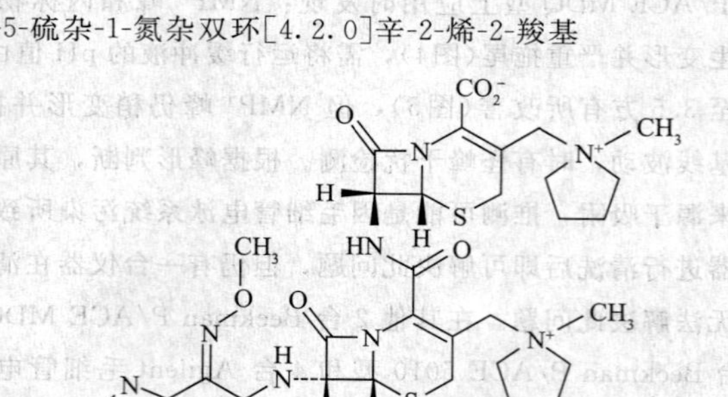

杂质 F：(6*R*,7*R*)-7-[[[(6*R*,7*R*)-7-[[(2*Z*)-(2-氨基-4-噻唑基)(甲氧亚氨基)乙酰基]氨基]-3-[(1-甲基吡咯烷基)甲基]-8-氧代-5-硫杂-1-氮杂双环[4.2.0]辛-2-烯-2-基]羰基]氨基]-3-[(1-甲基吡咯烷基)甲基]-8-氧代-5-硫杂-1-氮杂双环[4.2.0]辛-2-烯-2-羧基

残留溶剂 采用毛细管气相色谱法测定本品的残留溶剂。采用标准加入法可避免基质效应的影响。气相色谱系统参照了中国食品药品检定研究院提供的头孢类抗生素通用的残留溶剂库，可以对 13 种溶剂(包括二氧六环)进行分离测定。国内产品中一般可检出甲醇和丙酮。甲醇的检测限为 1.3μg/ml，定量限为 4.3μg/ml；丙酮的检测限为 0.06μg/ml，定量限为 0.2μg/ml。

细菌内毒素 中国药典(2010)方法参照 BP(2010)、USP(32)和 JP(15)等制订。限度根据国家药品标准(试行)

YBH27322005制订限度为0.060EU/mg头孢吡肟(相当于0.054EU/mg盐酸头孢吡肟),较国外药典的限度(0.04EU/mg盐酸头孢吡肟或0.04IU/mg本品)为宽。中国药典(2015)未修订。

无菌　经试验验证,取规定量供试品转移至500ml的0.9%无菌氯化钠溶液中,混匀,按薄膜过滤法,使用一次性全封闭薄膜过滤器,每滤膜用0.1%无菌蛋白胨水溶液400ml冲洗,每次冲洗100ml,共做7个供试品滤筒,在相应的硫乙醇酸盐流体培养基中加入2ml青霉素酶(每毫升大于300万单位),以金黄色葡萄球菌、铜绿假单胞菌、大肠埃希菌、枯草芽孢菌、生孢梭菌、白色念珠菌、黑曲霉为试验菌进行验证,细菌均在24小时内能检出,霉菌和酵母菌在48小时内能检出。规定以金黄色葡萄球菌为阳性对照菌。(供无菌分装原料要求)。

【含量测定】采用高效液相色谱法测定。中国药典(2010)参照BP(2010)的色谱条件,以有关物质测定中的流动相A作为含量测定用流动相。USP(32)和JP(15)均采用戊烷磺酸钠作离子对试剂的反相离子对色谱法,色谱系统相对较为复杂,不如BP(2010)的方法简便易行。中国药典(2015)未修订。

方法验证结果显示,头孢吡肟在1476.2～820.1μg/ml($n=5$)的浓度范围内与峰面积呈良好的线性关系($r=0.9998$)。对同一批供试品测定结果的相对标准差(RSD)为0.7%($n=6$)(图8、图9)。

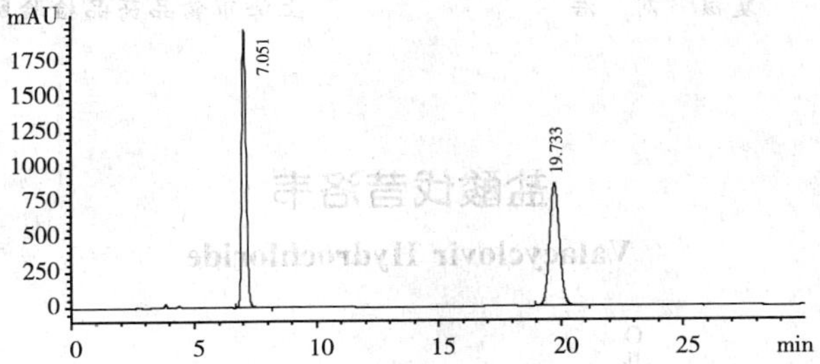

图8　系统适用性溶液的色谱图

头孢比肟:7.051min;头孢比肟*E*异构体:19.733min

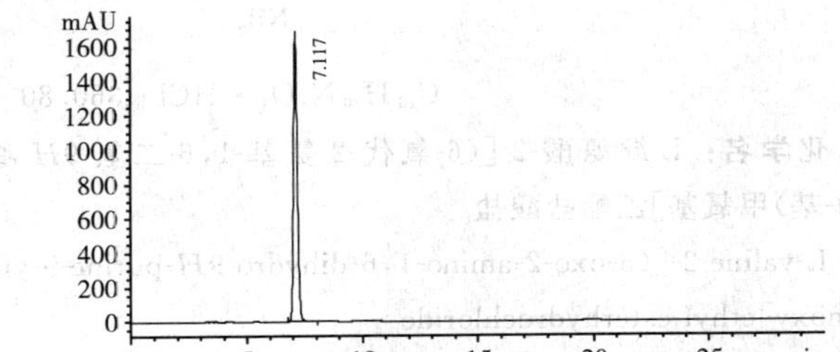

图9　供试品溶液的色谱图

【贮藏】本品经光照(4500lx)或高温(60℃)10天,外观颜色由类白色变为淡黄色,溶液的颜色增加2个色级,有关物质显著增加并大于规定的限度。在温度40℃±2℃、相对湿度75%±5%的条件下放置6个月,溶液的颜色增加6个色级,有关物质显著增加并大于规定的限度。在温度25℃±2℃、相对湿度60%±10%的条件下放置24个月,溶液的颜色增加2～5个色级,水分增加约1.3%,有关物质稍增加。故宜遮光,密封,在凉暗干燥处保存。

【制剂】注射用盐酸头孢吡肟(Cefepime Hydrochloride for Injection)

本品为盐酸头孢吡肟加适量精氨酸制成的无菌粉末。盐酸头孢吡肟中加适量精氨酸以使本品水溶液的pH值在4.0～6.0,从而降低头孢吡肟的降解速率[6]。

N-甲基吡咯烷　中国药典(2010)注射用盐酸头孢吡肟供试品溶液的电泳图显示,内标和NMP^+区带均呈典型的三角形拖尾区带,显示了通常在自由溶液电泳(区带电泳)中待测离子与同离子(咪唑)的淌度(与镁离子淌度相当,图1)差异所致的电迁移展宽(图10)。毛细管电泳法、离子色谱法和USP(32)方法对同批号供试品的测定结果基本一致。中国药典(2015)未修订。

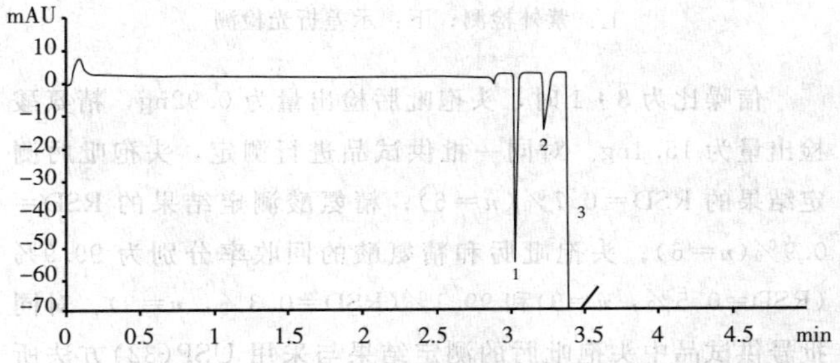

图10　注射用盐酸头孢吡肟供试品溶液的电泳图

1. 内标;2. NMP^+;3. 精氨酸

有关物质　精氨酸在254nm的检测波长处无吸收,故不干扰有关物质的检测。

细菌内毒素　中国药典(2010)方法及限度参照USP(32)和JP(15)制订。中国药典(2015)未修订。

无菌　经试验验证,取规定量供试品转移至500ml的0.9%无菌氯化钠溶液中,混匀,按薄膜过滤法,使用一次性全封闭薄膜过滤器,每滤膜用0.1%无菌蛋白胨水溶液400ml冲洗,每次冲洗100ml,共做7个供试品滤筒,在相应的硫乙醇酸盐流体培养基中加入2ml青霉素酶(每毫升大于300万单位),以金黄色葡萄球菌、铜绿假单胞菌、大肠埃希菌、枯草芽孢菌、生孢梭菌、白色念珠菌、黑曲霉为试验菌进行验证,细菌均在24小时内能检出,霉菌和酵母菌在48小时内能检出。以金黄色葡萄球菌为阳性对照菌。

〔含量测定〕中国药典(2010)采用高效液相色谱法测定。以辛烷磺酸钠作为离子对试剂,检测波长选为206nm,可同时测定头孢吡肟和精氨酸。分别选择四种不同品牌的填料(Kromasil C18,Inertsil ODS-3,LiChrospher 100 RP-18e,TSK-GEL ODS-100S)进行测试,均能使头孢吡肟与其有关物质以及精氨酸之间达到良好的分离。另,实验结果显示,采用优化后的色谱系统,来源于疏水性的辛烷磺酸根的系统峰(图11下在精氨酸之前洗脱的负峰)一般不会导致头孢吡肟和精氨酸的色谱峰变形。

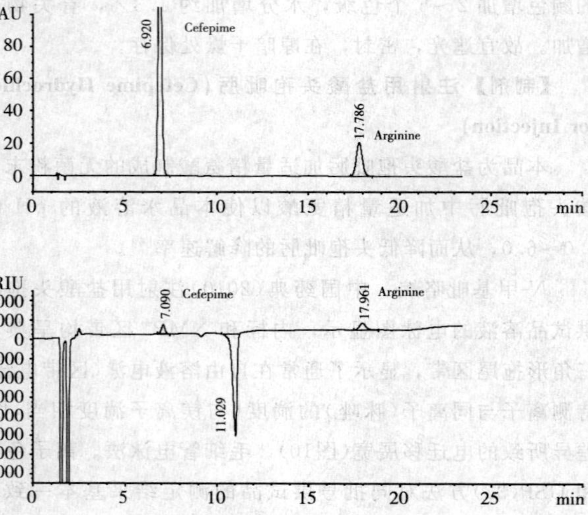

图11　供试品溶液的色谱图

上：紫外检测；下：示差折光检测

信噪比为3∶1时，头孢吡肟检出量为0.92ng，精氨酸检出量为15.4ng。对同一批供试品进行测定，头孢吡肟测定结果的RSD=0.7%(n=6)；精氨酸测定结果的RSD=0.9%(n=6)。头孢吡肟和精氨酸的回收率分别为99.9%(RSD=0.5%，n=9)和99.1%(RSD=0.3%，n=9)。对同批号供试品中头孢吡肟的测定结果与采用USP(32)方法所得的测定结果基本一致；对同批号供试品中精氨酸的测定结果与采用USP(32)注射用氨曲南中精氨酸的含量测定方法所得的测定结果基本一致(图12)。中国药典(2015)未修订。

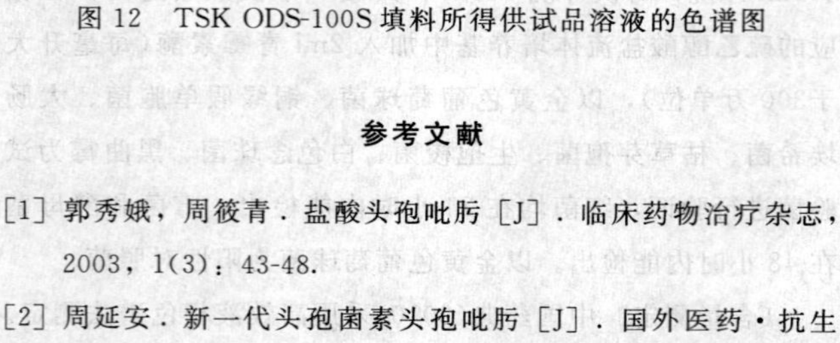

图12　TSK ODS-100S填料所得供试品溶液的色谱图

参考文献

[1] 郭秀娥，周筱青．盐酸头孢吡肟[J]．临床药物治疗杂志，2003，1(3)：43-48.

[2] 周延安．新一代头孢菌素头孢吡肟[J]．国外医药·抗生素分册，1995，16(5)：344-348.

[3] Okamoto MP，Nakahiro RK，Chin A，et al. Cefepime：A New Fourth-generation Cephalosporin[J]. Am. J. Hosp. Pharm.，1994，51(4)：463-477.

[4] 方阅，寿佳慧，方敏。第4代头孢菌素类抗生素—头孢吡肟[J]．临床药物治疗杂志，2003，1(4)：60～62.

[5] 郝军香，李谦和，彭东明．头孢吡肟的合成进展[J]．分析化学，2004，12：43～48.

[6] Musia W，Zajac M. Stability of Cefepime Dihydrochloride Monohydrate in Solid State[J]. Acta. Pol. Pharm.，2002，59(4)：243～246.

[7] Fubara JO，Notari RE. Influence of pH，Temperature and Buffers on Cefepime Degradation Kinetics and Stability Predictions in Aqueous Solutions[J]. J. Pharm. Sci.，1998，87(12)：1572～1576.

[8] Timerbaev AR，Hirokawa T. Recent Advances of Transient Isotachophoresis-capillary Electrophoresis in the Analysis of Small Ions from High-conductivity Matrices[J]. Electrophoresis，2006，27(1)：323～340.

[9] Beckers JL，Bocek P. The Preparation of Background Electrolytes in Capillary Zone Electrophoresis：Golden Rules and Pitfalls[J]. Electrophoresis，2003，24(3)：518～535.

[10] Colyer CL，Oldham KB，Sokirko AV. Electroosmotically Transported Baseline Perturbations in Capillary Electrophoresis[J]. Anal. Chem.，1995，67(18)：3234～3245.

[11] Colyer CL. Unusual Peaks and Baseline Shifts in Capillary Electrophoresis[J]. J. Capillary. Electrophor.，1996，3(3)：131～137.

[12] 周海云．离子色谱法分析盐酸头孢吡肟成品中的N-甲基吡咯烷[J]．色谱，2003，21(2)：184～186.

起草　刘　浩　潘颖　赵敬丹　上海市食品药品检验所

复核　刘　浩　上海市食品药品检验所

盐酸伐昔洛韦

Valacyclovir Hydrochloride

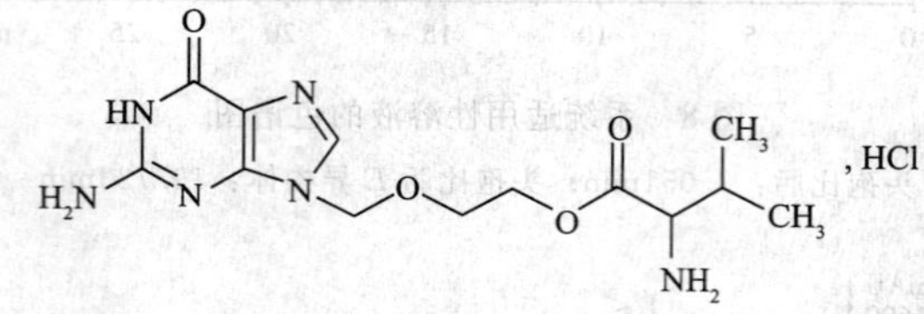

$C_{13}H_{20}N_6O_4 \cdot HCl$　360.80

化学名：L-缬氨酸-2-[(6-氧代-2-氨基-1,6-二氢-9H-嘌呤-9-基)甲氧基]乙酯盐酸盐

L-valine-2-[(6-oxo-2-amino-1,6-dihydro-9H-purine-9-yl)methoxy]ethyl esterhydrochloride

英文名：Valacyclovir(INN)Hydrochloride

异名：盐酸万乃洛韦；盐酸缬昔洛韦；戊昔洛韦

CAS号：[124832-27-5]

本品为核苷酸类抗病毒药物，是阿昔洛韦的L-缬氨酸酯盐酸盐，为阿昔洛韦的前体药物。临床用于治疗水痘带状疱疹及Ⅰ型、Ⅱ型单纯疱疹病毒感染，包括初发和复发的生

殖器疱疹病毒感染[1~3]。

本品口服后吸收迅速并在体内很快转化为阿昔洛韦，血中阿昔洛韦达峰时间为 0.9～1.8 小时。口服生物利用度为 67%，是阿昔洛韦的 3～5 倍。在体内广泛分布，可分布至多种组织中，其中胃、小肠、肾、肝、淋巴结和皮肤组织中浓度最高，脑组织中的浓度最低。本品在体内全部转化为阿昔洛韦，代谢物主要从尿中排除，其中阿昔洛韦占 46%～59%，8-羟基-9-鸟嘌呤占 25%～30%，9-羟基甲氧基鸟嘌呤占 11%～12%。阿昔洛韦原型为单相消除，血消除半衰期为 2.4～3.2 小时[1~3]。

本品转化为阿昔洛韦进入疱疹感染细胞之后，与脱氧核苷竞争病毒胸腺嘧啶激酶或细胞激酶，被磷酸化成活化型阿昔洛韦三磷酸酯，作为病毒复制的底物与脱氧鸟嘌呤三磷酸酯竞争病毒 DNA 多聚酶，从而抑制了病毒 DNA 合成。本品体内的抗病毒活性优于阿昔洛韦，对单纯性疱疹病毒Ⅰ型和Ⅱ型的治疗指数分别比阿昔洛韦高 43% 和 30%。对水痘带状疱疹病毒也有很高的疗效，对哺乳动物宿主细胞的毒性很低。大鼠和小鼠灌胃给药的 LD_{50} 分别 4.4g/kg 和 1.51 g/kg。由于本品在体内很快转化为阿昔洛韦，其代谢物在体内没有蓄积现象。在不同阶段的长期毒性试验中，本品与阿昔洛韦具有相同的安全性[1~3]。

本品由 Wellcome 公司研发，于 1995 年在英国和爱尔兰上市，商品名为 Valtrex。美国 FDA 于 1996 年批准其上市，国内于 1996 年上市[2,3]。除中国药典（2015）收载外，USP (36)亦有收载。

【制法概要】国内主要以阿昔洛韦和 *N*-苄氧羰基-L-缬氨酸为原料进行生产[4]。文献[5]以 2，9-二乙酰鸟嘌呤经缩合、脱乙酰化得到 9-(2-氯乙氧基甲苯）鸟嘌呤，再与 *N*-[(1-乙氧羰基)烯丙-2-基]-L-缬氨酸钠反应后水解得到伐昔洛韦。

(1)合成路线一

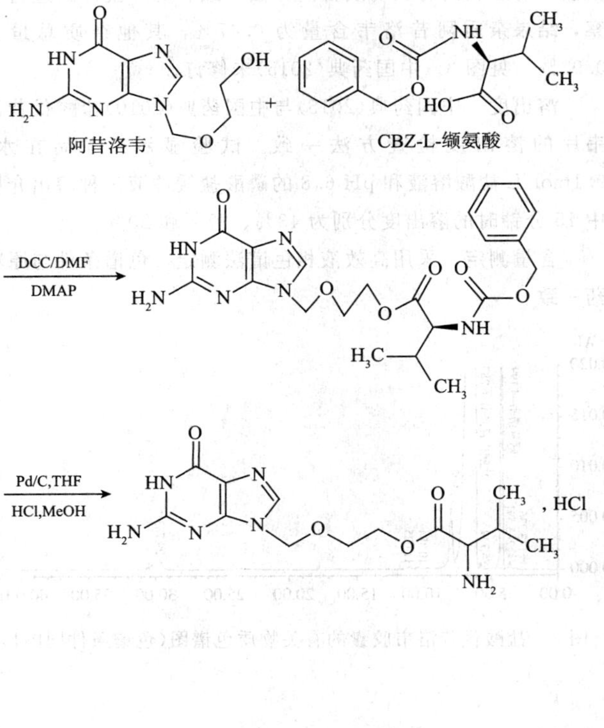

(2)合成路线二

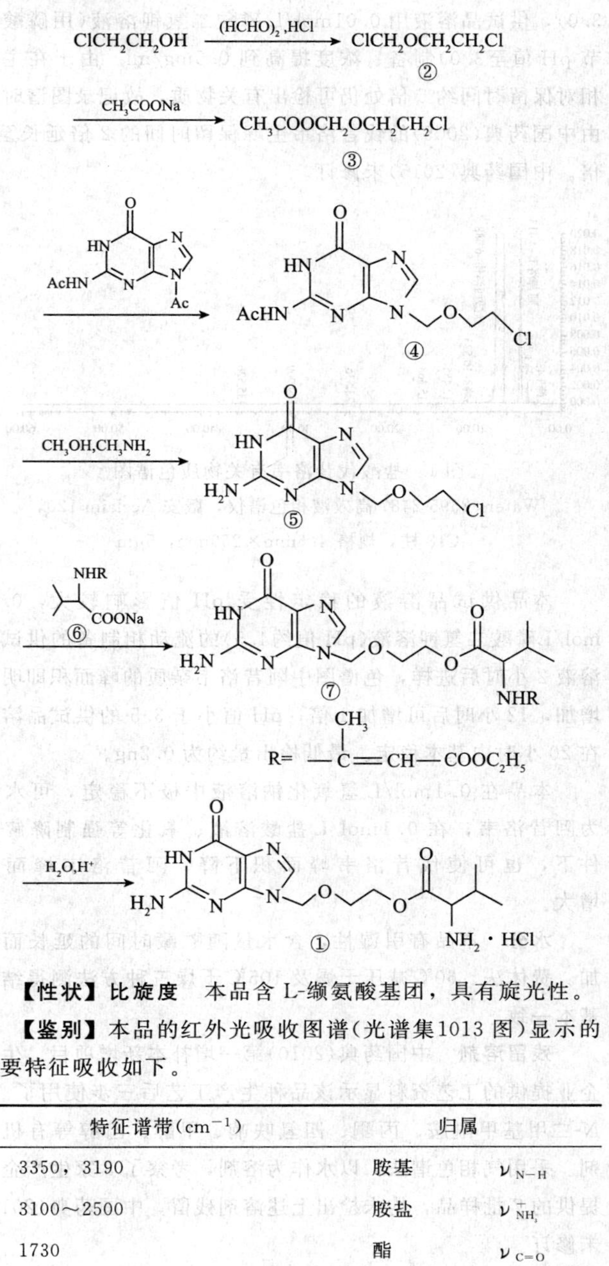

【性状】比旋度　本品含 L-缬氨酸基团，具有旋光性。

【鉴别】本品的红外光吸收图谱（光谱集1013 图）显示的主要特征吸收如下。

特征谱带(cm^{-1})	归属	
3350，3190	胺基	ν_{N-H}
3100～2500	胺盐	$\nu_{NH_3^+}$
1730	酯	$\nu_{C=O}$
1690	内酰胺	$\nu_{C=O}$
1630，1610，1580，1550，1490	嘌呤环	$\nu_{C=C,C=N}$

【检查】酸度　中国药典（2015）规定本品 1% 水溶液的 pH 值限度为 4.0～6.0，与中国药典（2010）一致。但生产企业提供的稳定性试验资料表明：本品在 24 个月的长期稳定性考察中，pH 值可由 5.0 下降至 4.0。试验中还发现，盐酸伐昔洛韦在水溶液中的稳定性与 pH 值有关：pH 值小于 3.5 时稳定，大于 4.5 时易降解产生阿昔洛韦。该结果提示通过制定合理的酸度限度以控制其产品的稳定性尚值得进一步研究。

有关物质　中国药典（2005）采用反相高效液相色谱法，流动相为甲醇-0.02mol/L 磷酸二氢钾溶液等度洗脱，供试品溶液浓度为 20μg/ml（图 1）。中国药典（2010）将流动相改为甲醇-0.01mol/L磷酸二氢钾溶液（用磷酸调节pH值至3.0），供试品溶液用0.01mol/L磷酸二氢钾溶液（用磷酸调节pH值至3.0）制备、浓度提高到0.5mg/ml。由于在主峰相对保留时间约5倍处仍可检出有关物质，故记录图谱时间由中国药典(2005)的伐昔洛韦主峰保留时间的2倍延长至6倍。中国药典(2015)未修订。

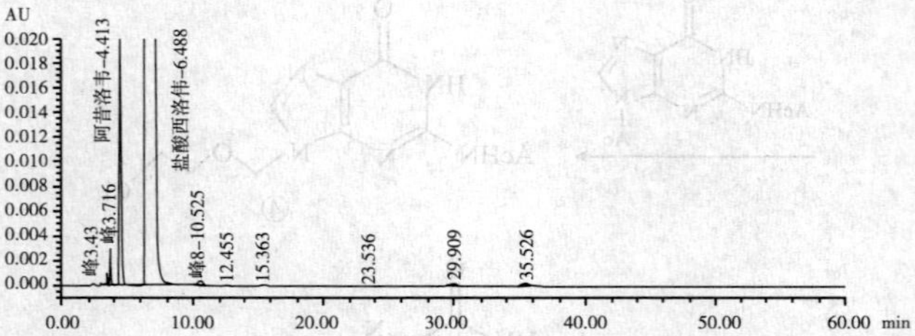

图1　盐酸伐昔洛韦有关物质色谱图

Waters 2695-2487高效液相色谱仪，戴安Acclaim 120，C18柱，规格4.6mm×250mm，5μm

本品供试品溶液的稳定性受pH值影响较大，0.02mol/L磷酸二氢钾溶液(pH值约4.5)的流动相制备的供试品溶液2小时后进样，色谱图中阿昔洛韦杂质的峰面积即明显增加，12小时后可增加1倍；pH值小于3.5的供试品溶液在20小时内基本稳定。最低检出量约为0.2ng。

本品在0.1mol/L氢氧化钠溶液中极不稳定，可水解为阿昔洛韦；在0.1mol/L盐酸溶液、氧化等强制降解条件下，也可使伐昔洛韦峰面积下降、阿昔洛韦峰面积增大。

水分　本品有引湿性，含水量随贮藏时间的延长而增加。费休法、60℃减压干燥及105℃干燥三种方法测得结果基本一致。

残留溶剂　中国药典(2010)第一增补本新增项目。生产企业提供的工艺资料显示该品种生产工艺后三步使用了*N*,*N*-二甲基甲酰胺、丙酮、四氢呋喃、甲醇、乙醇等有机溶剂。采用气相色谱法，以水作为溶剂，考察了3家生产企业提供的7批样品，均未检出上述溶剂残留。中国药典(2015)未修订。

异构体　肠上皮细胞转运伐昔洛韦的L型和D型时存在立体构型选择性[2]，所以后者口服生物利用度仅为前者的7%。目前，我国出口到国外的产品中，部分已经要求D-伐昔洛韦对映异构体不大于3.0%，测定方法为高效液相色谱法，采用改良冠醚填充的手性色谱柱［如：Chiral Phase Crownpack CR(＋)，4.0mm×150mm，5μm］，柱温10℃，检测波长254nm，流动相为0.1%磷酸溶液（可在流动相中加入5%的甲醇确保系统适用性）。中国药典(2015)暂未控制手性异构体，但此为今后需关注的项目。

【含量测定】中国药典(2010)采用反相高效液相色谱法，按外标法计算含量。色谱条件及供试品溶液的制备方法与有关物质检查基本相同，供试品溶液浓度由中国药典(2005)的20μg/ml改为50μg/ml。中国药典(2015)未修订。

【制剂】(1)盐酸伐昔洛韦片(Valacyclovir Hydrochloride Tablets)

中国药典(2005)开始收载，国外尚无药典收载。

有关物质　中国药典(2010)新增项目。采用高效液相色谱法，与原料药有关物质检查方法一致。对5家生产企业提供的5批样品进行考察，杂质阿昔洛韦含量在0.67%～1.03%范围，其他杂质总量为0.12%～1.12%，见图2。中国药典(2015)未修订。

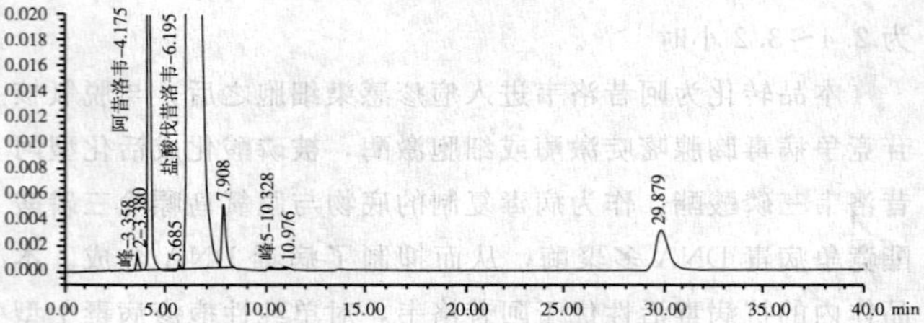

图2　盐酸伐昔洛韦片的有关物质色谱图（色谱条件同图1）

溶出度　中国药典(2010)与中国药典(2005)检查方法一致，采用转篮法测定。中国药典(2010)第一增补本修订为桨法测定。试验显示：本品在水、0.1mol/L盐酸溶液和pH 6.8的磷酸盐缓冲液三种溶出介质中15分钟时的溶出度分别为87%、100%和53%。

含量测定　采用高效液相色谱法测定，色谱条件与原料药一致。

规格　中国药典(2015)收载以盐酸伐昔洛韦计的0.15g、0.3g和0.5g三个规格，市售品尚有以伐昔洛韦计的0.3g等规格。

(2)盐酸伐昔洛韦胶囊(Valacyclovir Hydrochloride Capsules)

中国药典(2005)开始收载，国外尚无药典收载。

有关物质　中国药典(2010)新增项目。采用高效液相色谱法，与原料药有关物质检查方法一致。对1批样品进行考察，结果杂质阿昔洛韦含量为0.47%，其他杂质总量为0.93%。见图3。中国药典(2015)未修订。

溶出度　中国药典(2015)与中国药典(2010)盐酸伐昔洛韦片的溶出度检查方法一致。试验显示：本品在水、0.1mol/L盐酸溶液和pH 6.8的磷酸盐缓冲液三种溶出介质中15分钟时的溶出度分别为43%、97%和20%。

含量测定　采用高效液相色谱法测定，色谱条件与原料药一致。

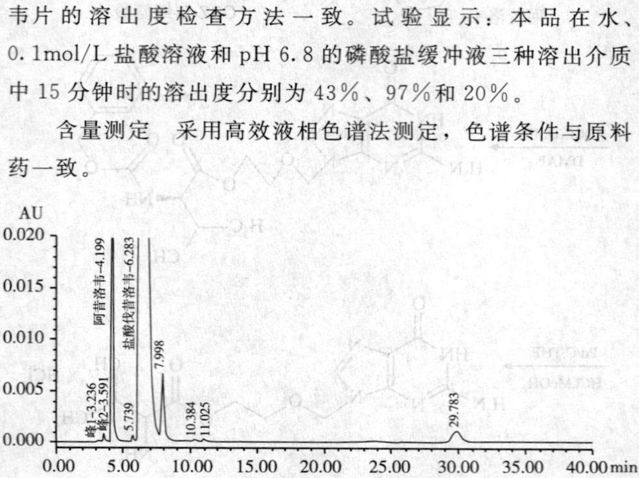

图3　盐酸伐昔洛韦胶囊的有关物质色谱图（色谱条件同图1）

参考文献

[1] 国家药典委员会．中华人民共和国药典临床用药须知·化学药和生物制品卷［M］．2005年版．北京：人民卫生出版社，2005：605.

[2] 周军．阿昔洛韦前体药物万乃洛韦研究概况［J］．四川省卫生管理干部学院学报，1997，16(1)：37-38.

[3] 吴楚燕，高鸿慈．抗病毒新药：万乃洛韦［J］．医药导报，1999，18(1)：43-44.

[4] 赵吉鑫，石东方，梅之南，等．缬昔洛韦的合成［J］．中国现代应用药学，1999，16(1)：32-33.

[5] 陈晓芳，范长春，刘学峰．伐昔洛韦的合成［J］．中国医药工业杂志，2008，39(9)：643-645.

[6] 郑国钢，高素英．盐酸伐昔洛韦有关物质测定方法改进［J］．中国药品标准，2007，8(5)：61-64.

撰写　胡远华　杨　娟　湖北省食品药品监督检验研究院
复核　姜　红　　　　　湖北省食品药品监督检验研究院

盐酸克林霉素

Clindamycin Hydrochloride

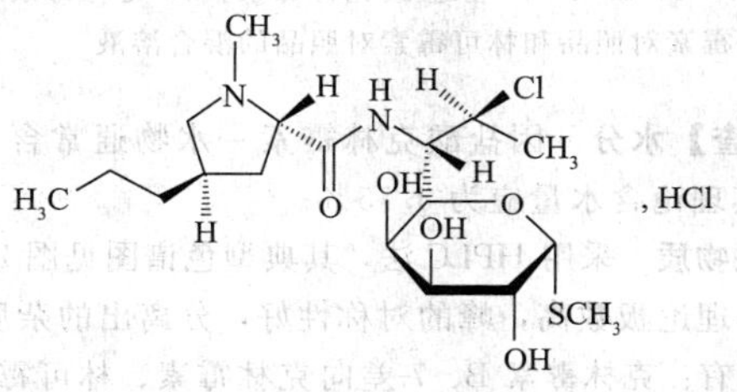

$C_{18}H_{33}ClN_2O_5S \cdot HCl$　461.44

化学名：7-氯-6,7,8-三脱氧-6-(1-甲基-反-4－丙基-L-2-吡咯烷甲酰氨基)-1-硫代-L-苏式-α-D-吡喃半乳辛糖甲苷盐酸盐。

methyl 7-chloro-6,7,8-trideoxy-[[[(2*S*,4*R*)-1-methyl-1-propylpyrrolidin-2-yl]carbonyl]amino]-1-thio-L-threo-α-D-galacto-octopyranoside hydrochloride

英文名：Clindamycin Hydrochloride

CAS号：[21462-39-5]

盐酸克林霉素系林可霉素7-位羟基被氯离子取代后得到的林可酰胺类半合成抗生素。克林霉素的抗菌谱与林可霉素相同，其体外抗菌活性较林可霉素强约4倍。对肺炎链球菌、其他链球菌属及葡萄球菌属等需氧菌和脆弱拟杆菌等多数厌氧菌具良好抗菌作用。当代结构生物学研究成果表明，盐酸克林霉素与细菌核糖体50S亚基上肽酰转移酶中心结构域Ⅱ中23S rRNA相互作用，抑制了细胞壁蛋白质的合成从而体现出抗菌活性[1~4]。

文献报道认为：由于人类在肠道内吸收的是克林霉素盐酸盐，所以应按其临床给药途径分别采用其不同形式的盐或酯。非胃肠道给药时首推克林霉素磷酸酯，口服则用克林霉素盐酸盐或盐酸克林霉素棕榈酸酯[5]。盐酸克林霉素口服后吸收特别迅速，不易被胃酸破坏，空腹时生物利用度为90%，半衰期为2.4～3小时，口服150mg、300mg及600mg后C_{max}分别为2.5mg/L、4mg/L及8mg/L，t_{max}为0.75～2小时。本品的血浆蛋白结合率高，为85%～94%。除脑脊液外，本品广泛分布于体液及组织中，在骨组织、胆汁及尿液中可达高浓度。在肝脏代谢，部分代谢物仍具抗菌活性，约10%的给药量以活性成分由尿排出，3.6%以活性成分由粪便排出，其余以失活代谢产物排出。

常见不良反应有恶心、呕吐、腹痛、腹泻、消化道反应，10%～30%病人可出现腹泻，约1%～2%病人可出现假膜性肠炎；此外有皮疹、皮肤瘙痒、偶有剥脱性皮炎。

盐酸克林霉素1966年由Upjonn公司的R. D. Birenmeyer等首先合成并公开发表；1967年Slomp G.等用NMR法测定了本品的分子结构；Duchamp D. J.用单晶XRD法测定了本品的晶体结构，1970年Birkernmeyer R. D.等通过化学全合成验证了本品分子结构。1975年我国研发成功并投产。

盐酸克林霉素质量标准自1977年开始收载于中国药典二部，该品种在BP(2013)、Ph. Eur. (7.0)、USP(36)、JP(16)和日抗基(2000)都有收载。

【制法概要】克林霉素的合成路线至少可有两条：其一是氯化亚砜氯代7-位羟基法；其二是Rydon试剂法，即使用有机氯化剂，以形成四种类型化合物——卤素和三苯膦；三苯氧膦和三苯膦；三苯氧膦和烷基卤代物的方法。其通常的工艺路线如下[6]。

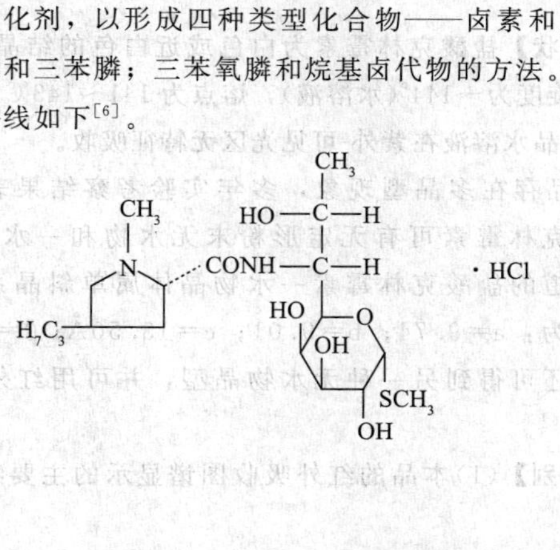

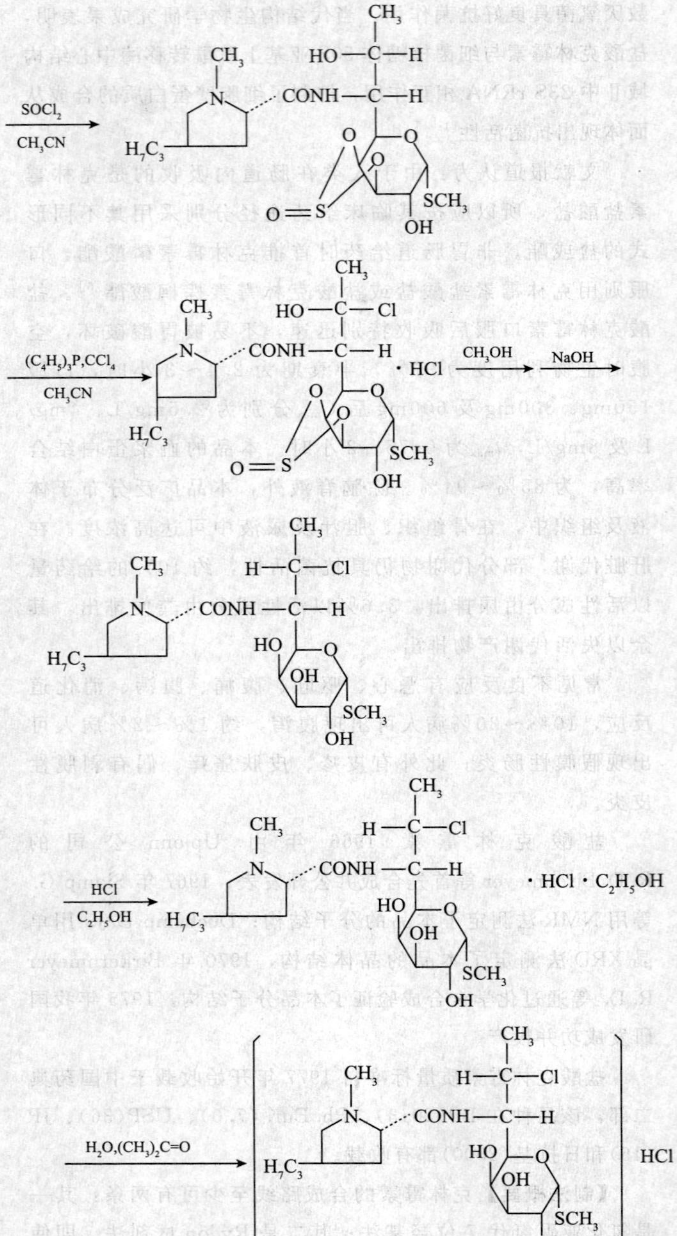

【性状】盐酸克林霉素为白色或近白色的结晶性粉末，本品比旋度为＋144°（水溶液），熔点为141～143℃，pK_a为7.6。本品水溶液在紫外-可见光区无特征吸收。

本品存在多晶型现象，多年实验考察结果表明，国产盐酸克林霉素可有无定形粉末无水物和一水物结晶。文献报道的盐酸克林霉素一水物晶体属单斜晶系，其晶胞参数为：a＝9.74；b＝9.01；c＝13.50Å；β＝104.5°；此外，还可得到另一种无水物晶型，并可用红外光谱予以区别[6]。

【鉴别】(1)本品的红外吸收图谱显示的主要特征吸收如下。

特征谱带（cm^{-1}）	归属	
3500～3100	羟基及酰胺	$\nu_{O-H,N-H}$
3100～2400	胺盐	ν_{NH}^{+}
1680	酰胺（Ⅰ）	$\nu_{C=O}$
1550	酰胺（Ⅱ）	δ_{N-H}
1085，1060	林可霉糖	ν_{C-O}

(2)在含量测定项下记录的色谱图中，供试品溶液主峰的保留时间应与对照品溶液主峰的保留时间一致。

(3)薄层色谱见图1。

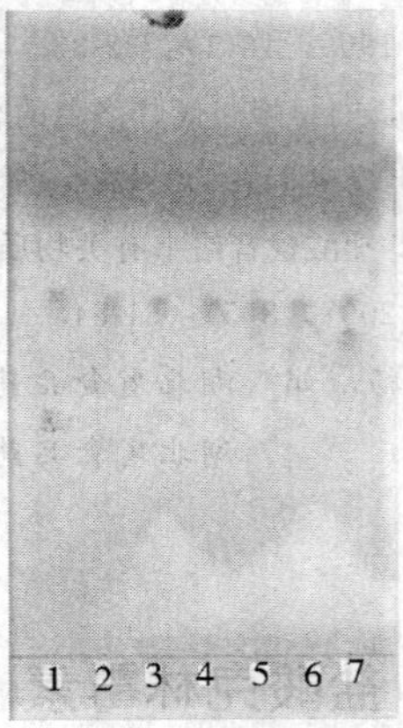

图1　5个生产企业样品的典型TLC图

1，2，3，4，5. 不同厂家盐酸克林霉素；6. 克林霉素对照品；7. 克林霉素对照品和林可霉素对照品的混合溶液

【检查】**水分**　因盐酸克林霉素一水物通常含1分子结晶水，其理论含水量应为3.75%。

有关物质　采用HPLC法，其典型色谱图见图2。本方法的特点是理论板数高，峰的对称性好，分离出的杂质峰较多。主要杂质有：克林霉素B、7-差向克林霉素、林可霉素等。当盐酸克林霉素的保留时间约为10分钟时，林可霉素相对保留时间约0.4，7-差向克林霉素相对保留时间约为0.8，克林霉素B相对保留时间约为0.65，克林霉素B的相对保留时间因柱子不同可能略有偏移，但一般情况下，克林霉素B、7-差向克林霉素是所有杂质中含量较大的两个，所以比较容易对这两个峰定位。

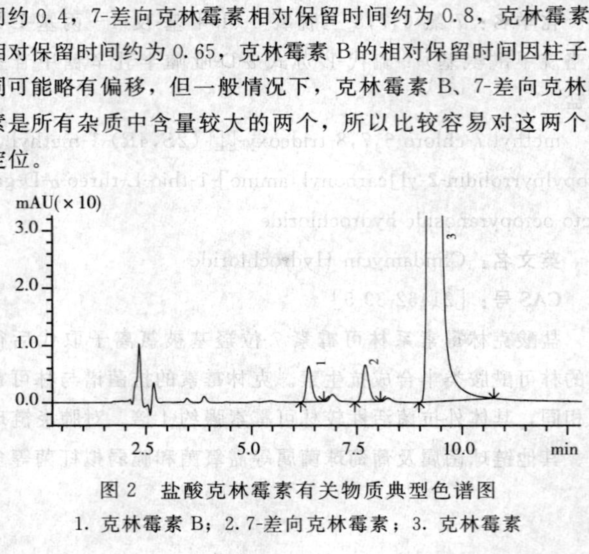

图2　盐酸克林霉素有关物质典型色谱图

1. 克林霉素B；2. 7-差向克林霉素；3. 克林霉素

主要杂质[5]如下。

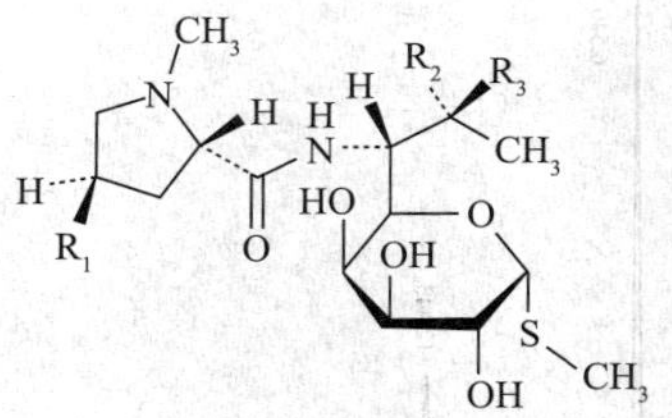

A. $R_1=CH_2-CH_2-CH_3$，$R_2=OH$，$R_3=H$(lincomycin，林可霉素)

B. $R_1=C_2H_5$，$R_2=H$，$R_3=Cl$(clindamycin B，克林霉素 B)

C. $R_1=CH_2-CH_2-CH_3$，$R_2=Cl$，$R_3=H$(7-epiclindamycin，7-差向克林霉素)

【含量测定】采用 HPLC 法进行含量测定，线性范围为 0.24～2.4mg/ml，供试品浓度与其峰面积线性关系良好，相关系数 $r=0.9997$；加标回收率为 100.1%，RSD 为 1.3%($n=9$)。克林霉素对照品测定重复性的 RSD 为 0.6%($n=6$)；最低定量检出浓度为 0.68μg/ml。

【制剂】盐酸克林霉素胶囊(Clindamycin Hydrochloride Capsules)

盐酸克林霉素具吸湿性，不同晶型的水合程度会有所不同。

有关物质　本品辅料及其用量依各厂家处方会各有不同(可有淀粉、硬脂酸镁等)，但均尚未发现对有关物质的检查有干扰。其典型 HPLC 色谱图同图 2。

经河北省药品检验所采用 4 种溶出介质并以 HPLC 法为其溶出速率测定法，分别对 5 个品牌的国产盐酸克林霉素胶囊的溶出度进行考察，全部样品在 10 分钟内，均能溶出 80%以上。

参考文献

[1] Jamie H. Cate，Marat M. Yusupov，Culnara Zh. Yusupova，et al. Noller X-ray crystal structures of 70S ribosome functionalcomplexes [J]. SCIENCE，1999，285：2095-2015.

[2] Nenad Ban，Poul Nissen，Jeffrey Hansen，et al. Moore Thomas A. Steltz Placement of protein and RNA structures into a 5Å-resolution map of the 50S ribosomal subunit [J]. NATURE，1999，400：841-847.

[3] William M，Clemons J，Joanna L，et al. Structure of bacterial 30S ribosomal subunit at 5.5Å resolution [J]. NATURE，1999，400：833-840.

[4] Birte vester. Stephen douthwarte Macrolide resistance conferred by base substitution in 23S rRNA [J]. Antimicrobial Agents and Chemotherapy，2001，45：1-12.

[5] André Bryskier M.D.. Antimicrobial Agents. Washington：American Society for Microbiology (ASM) Press，2005：598-599.

[6] 中华人民共和国卫生部药典委员会. 中华人民共和国药典 1990 年版二部药典注释. 北京：化学工业出版社，1993：533-535.

[7] Klaus Florey. Analytical Profiles of Drug Substance [M] NewYork，1981，5：77.

撰写　苑　华　河北省药品检验研究院
修订　苑　华　河北省药品检验研究院
复核　杨　梁　河北省药品检验研究院

盐酸利多卡因

Lidocaine Hydrochloride

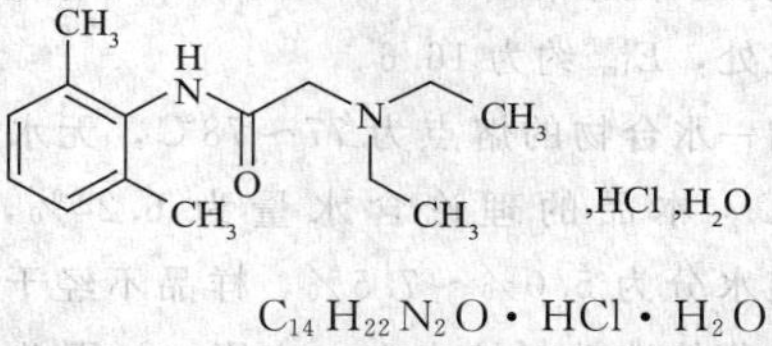

$C_{14}H_{22}N_2O \cdot HCl \cdot H_2O$　288.82

化学名： *N*-(2,6-二甲苯基)-2-(二乙氨基)乙酰胺盐酸盐一水合物

2-(diethylamino)-*N*-(2，6-dimethylphenyl) acetamide hydrochloride,monohydrate

英文名： Lidocaine Hydrochloride

CAS 号： [6108-05-0]

本品为中效酰胺类局麻药和抗心律失常药。主要用于神经阻滞麻醉及硬膜外麻醉(包括骶管阻滞)，也用于区域阻滞麻醉、浸润麻醉以及急性心肌梗死后室性早搏和室性心动过速，亦可用于洋地黄类中毒、心肌外科手术及心导管引起的室性心律失常。

本品口服生物利用度低，肝脏首过作用明显。肌内注射吸收完全，5～15 分钟起效。静脉注射后立即起效(约 45～90 秒)，持续 10～20 分钟，治疗血药浓度为 1.5～5μg/ml 以上，达到稳态血药浓度的时间，一般仍须持续静脉滴注 3～4 小时。当血药浓度超过 5μg/ml 时，则出现中毒症状，甚至引起惊厥。

本品 90%由肝脏代谢，先经胺基脱烃，而后酰胺水解，水解产物大部分在苯环上对位羟基化。主要代谢产物为 2,6-二甲基-4-羟基苯胺。代谢产物可产生治疗及中毒作用。有小部分羟基化物被氧化后随尿排出。另有 3%～5%以原型随尿排出，约 3%出现在胆汁中。

本品由 N. Löfgren 于 1943 年首次合成，用作局麻药；1948 年瑞典的 Astra 公司成品上市。1960 年开始也用于治疗室性心律失常。国内于 1960 年生产。

除中国药典(2015)收载外，Ph. Eur. (7.0)、BP(2013)、USP(36)与 JP(16)亦有收载。

【制法概要】本品的合成路线如下。

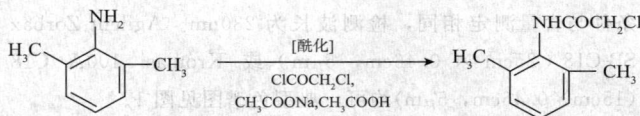

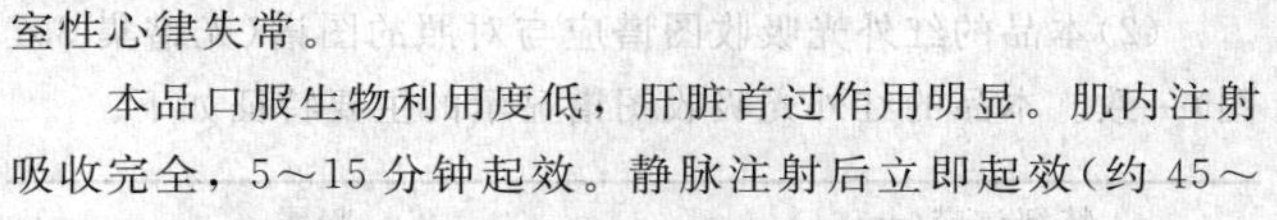

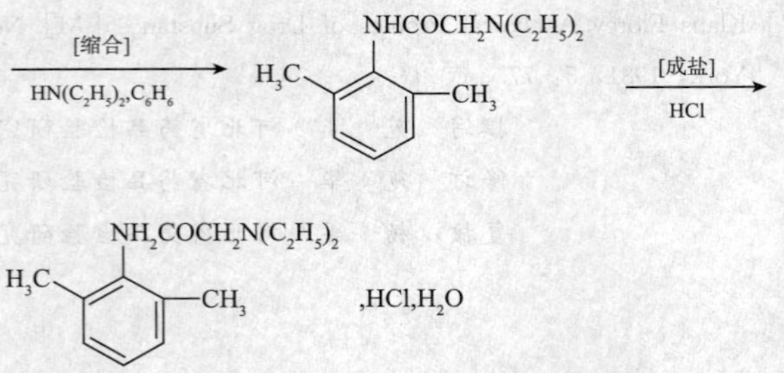

【性状】本品 1 份能溶于 0.7 份水、1.5 份乙醇或 40 份三氯甲烷中，在乙醚中不溶。本品在盐酸溶液(0.1mol/L)中的紫外光吸收图谱在 263nm 和 271nm 处有最大吸收，在 263nm 波长处，$E_{1cm}^{1\%}$约为 16.6。

本品的一水合物的熔点为 77～78℃，无水物的熔点为 127～129℃。本品的理论含水量为 6.24%，中国药典(2015)规定水分为 5.0%～7.5%，样品不经干燥，直接测定熔点，水分的波动对熔点有一定影响，因此熔点范围较宽，为 75～79℃。

本品为芳香胺的酰胺化合物，酰胺键的两个邻位均有甲基，产生空间位阻效应，与其他局麻药相比，本品的水溶液不易水解，比较稳定。

【鉴别】(1)本品在弱碱性(碳酸钠)条件下，与铜盐生成蓝紫色配位化合物，溶于三氯甲烷显黄色，水层显紫色。当溶液 2ml 中含有本品 2mg 时，可以检出。其他类似药物，如盐酸普鲁卡因、盐酸丁卡因、苯佐卡因等不显此反应。

(2)本品的红外光吸收图谱应与对照的图谱(光谱集 357 图)一致。本品的红外光吸收图谱显示的主要特征如下。

特征谱带(cm^{-1})	归属	
3470，3390，3190	酰胺	ν_{N-H}
2700～2300	叔胺盐	$\nu_{\overset{+}{N}H}$
1665	酰胺(Ⅰ)	$\nu_{C=O}$
1660，1450	苯环	$\nu_{C=C}$
1550	酰胺(Ⅱ)	δ_{NH}
785	取代苯	γ_{3H}

【检查】酸度　本品由利多卡因加盐酸成盐，因此需控制酸度。本品 0.5%水溶液的 pH 值为 4.0～5.5。

水分　本品含 1 分子结晶水，理论含水量为 6.2%，规定限度为 5.0%～7.5%。Ph. Eur(6.0)规定为 5.5 %～7.0%。

2，6-二甲基苯胺　本品溶液的颜色主要来自生产的原料 2,6-二甲基苯胺，采用高效液相色谱法测定其含量，色谱条件与含量测定相同，检测波长为 230nm。Agilent Zorbax SB-C18 (25cm × 0.46cm，5μm) 或 Kromasi 100A C18 (15cm×0.46cm，5μm)均可，典型色谱图见图 1。

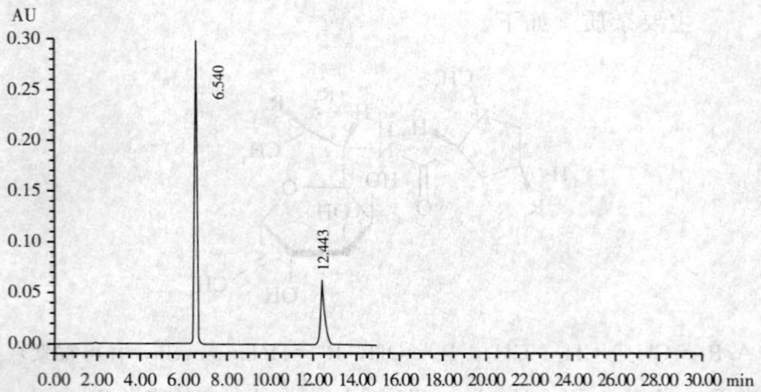

图 1　2,6-二甲基苯胺与利多卡因色谱图
2,6-二甲苯胺 6.54 分钟；利多卡因 12.44 分钟

Ph. Eur.(7.0)采用高效液相色谱法检查 2,6-二甲苯胺。用十八烷基硅烷键合硅胶为填充剂，以乙腈-磷酸盐缓冲液(pH 8.0)(30：70)为流动相，检测波长 230nm。检测限为 0.1ng。

【含量测定】本品为叔胺的盐酸盐，可在醋酸汞存在下，用高氯酸非水溶液滴定法测定含量，以结晶紫为指示剂，滴定溶液显绿色为终点。由于用到毒性比较大的醋酸汞试液，并且该试液也对环境有害，中国药典(2010)采用高效液相色谱法测定含量。用十八烷基硅烷键合硅胶为填充剂，以乙腈-磷酸盐缓冲液(50：50)(用磷酸调节 pH 值至 8.0)为流动相，检测波长 254nm。色谱柱用 Hypesil BDS 或 Diamonsil 均可，精密度良好(RSD 为 0.08%，$n=6$)；盐酸利多卡因的定量限为 13.3ng。见图 2。中国药典(2015)未修订。

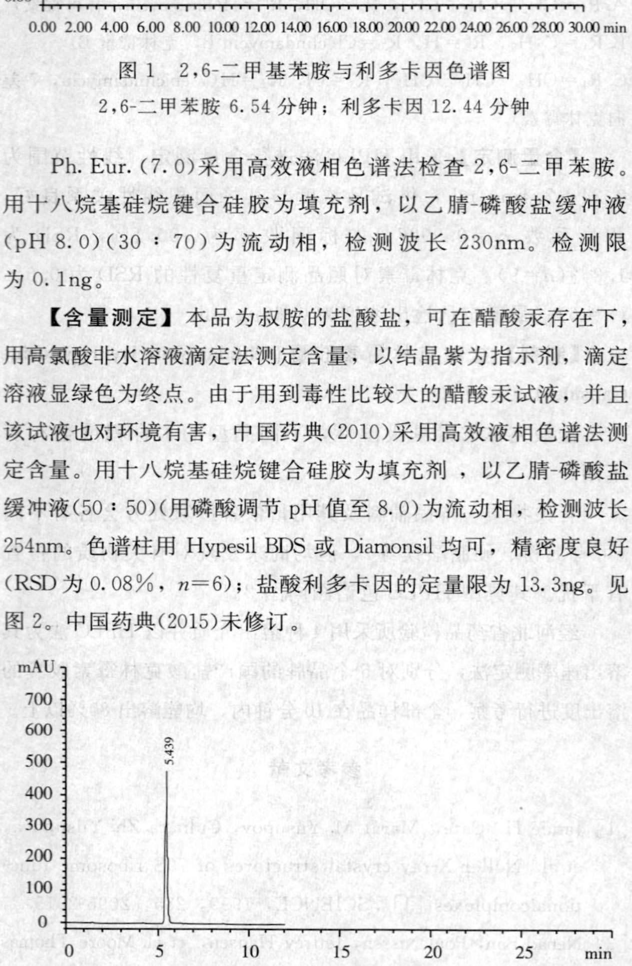

图 2　HPLC 法测定盐酸利多卡因含量的特征色谱图

【制剂】中国药典(2015)收载了盐酸利多卡因注射液、盐酸利多卡因注射液(溶剂用)、盐酸利多卡因胶浆(Ⅰ)和盐酸利多卡因凝胶。

(1)盐酸利多卡因注射液(Lidocaine Hydrochloride Injection)

pH 值　为减少酸性样品的刺激性，中国药典(2015)将限度由 3.5～5.5 修订为 4.0～6.0。

有关物质　色谱条件与含量测定相同，检测波长为 230nm。

渗透压摩尔浓度　本品的用途包括腰椎麻醉(鞘内注射)，其渗透压与用药安全密切相关，中国药典(2015)增加此检查项，限度为 285～310mOsmol/kg。

细菌内毒素　本品临床每小时用药最大剂量是静脉注射

每千克体重 5mg，鞘内注射每次 300mg(中国药典临床用药须知)，内毒素计算限值约为 1.0EU/mg(鞘内 0.040EU/mg)；国外标准中 USP 为 1.1EU/mg；JP 为 1.0EU/mg。中国药典(2015)规定本品细菌内毒素限值为 1.0EU/mg(供鞘内注射用 0.040EU/mg)，与内毒素计算值比较，安全系数为 1，并严于 USP 和 JP 标准。本品对内毒素检查方法有干扰，最大不干扰参考浓度约为 1mg/ml，应调节 pH 值和采用适当灵敏度的鲎试剂经稀释至 MVD 后进行内毒素检查。

含量测定　采用液相色谱法测定，色谱条件与原料相同。

(2)盐酸利多卡因胶浆(Ⅰ)［Lidocaine Hydrochloride Mucilage(Ⅰ)］

盐酸利多卡因胶浆是以盐酸利多卡因为原料，辅以甘油、羧甲基纤维素钠或甲基纤维素等成分混合制成，在消化道内窥镜检查和某些体内导管插入时应用该制剂起表面麻醉作用。

鉴别　采用特征性与专属性均较强的高效液相色谱法与红外光谱法。其中红外光谱法须将样品进行提取后测定红外吸收光谱，应与盐酸利多卡因对照品的红外光谱图一致。提取时，样品先加入氨溶液碱化后，用三氯甲烷提取后蒸干，此时残渣呈糊状，再取残渣用正己烷重结晶后蒸干，再减压干燥 24 小时，残渣呈干燥结晶。经两步提取重结晶后，提取物的红外光吸收图谱与对照品图谱一致。见图 3。

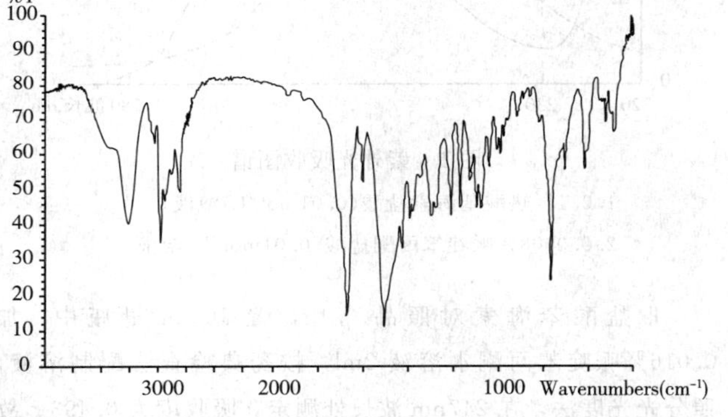

图 3　盐酸利多卡因胶浆经提取后残渣的红外光吸收图谱

中国药典(2010)含量测定方法为 HPLC 法，色谱条件同原料药。经回收试验，平均回收率为 100.3%(RSD 为 0.1%，$n=9$)，辅料对测定无干扰。可避免中国药典(2005)以甲基纤维素 M450 作为辅料时用三氯甲烷提取的乳化现象。见图 4。中国药典(2015)未修订。

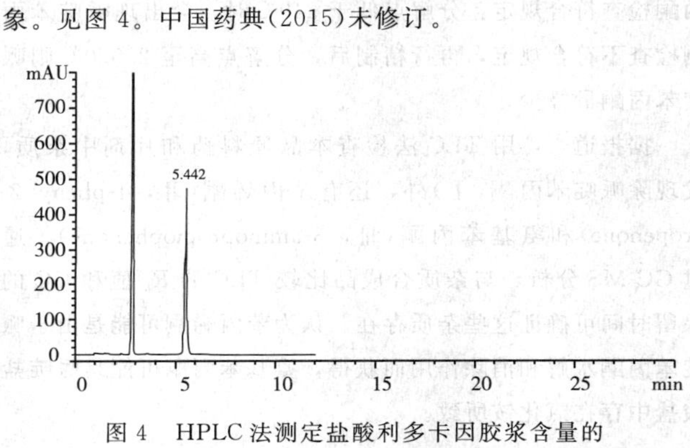

图 4　HPLC 法测定盐酸利多卡因胶浆含量的特征色谱图(在主成分前为辅料峰)

(3)盐酸利多卡因注射液（溶剂用）［Lidocaine Hydrochloride Injection (for Solvent)］

本品作为溶剂配合其他制剂使用，其检测项目和方法与盐酸利多卡因注射液基本相同。pH 值限度为 3.5～5.5。未设定渗透压摩尔浓度检查项。

(4)盐酸利多卡因凝胶(Lidocaine Hydrochloride Gel)

2,6-二甲基苯胺和含量测定均采用液相色谱法测定，色谱条件与原料相同。

撰写　钟化人　山西省食品药品检验所
修订　陆　丹　上海市食品药品检验所
复核　杨永健　上海市食品药品检验所

盐酸苯海索

Trihexyphenidyl Hydrochloride

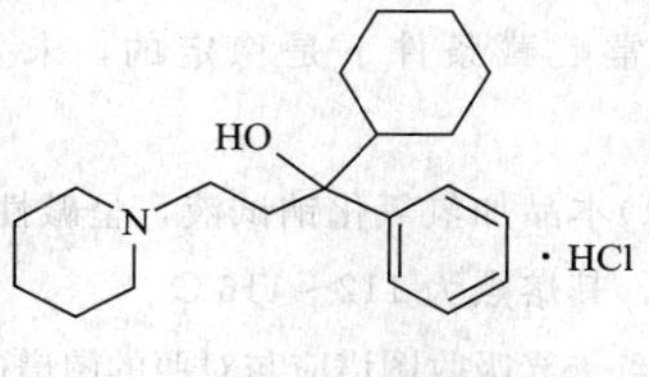

$C_{20}H_{31}NO \cdot HCl$　337.93

化学名：(±)-α-环己基-α-苯基-1-哌啶丙醇盐酸盐

(±)-α-cyclohexyl-α-phenyl-1-piperidine-propanol hydrochloride.

英 文 名：Trihexyphenidyl (INN) Hydrochloride; Benzhexol Hydrochloride

异名：安坦

CAS 号：[52-49-3]；[144-11-6](碱基)

本品为中枢性抗胆碱药，用于震颤麻痹，是治疗帕金森病，脑炎后或动脉硬化引起的帕金森综合征的常用药，主要用于轻症及不能耐受左旋多巴的患者，也可用于药物引起的锥体外系反应。本品于 1949 年首先由 Denton 等人合成[1]。服用本品后，在尿中发现有三种羟基化异构体代谢物，通过 GC-MS 分析，代谢物为 1-(羟基环己基)-1-苯基-3-哌啶基丙醇，约为剂量的 56%以羟基化代谢物排出[2]。本品常见的不良反应有抗胆碱反应，表现为口干、便秘、排尿困难或疼痛、腹胀、少汗、瞳孔散大、视物模糊等，尚可见精神障碍和兴奋。

国内于 1960 年开始生产。除中国药典(2015)收载外，BP (2013)、USP(36)、Ph. Eur. (7.0)、JP(16)等均有收载。

【制法概要】

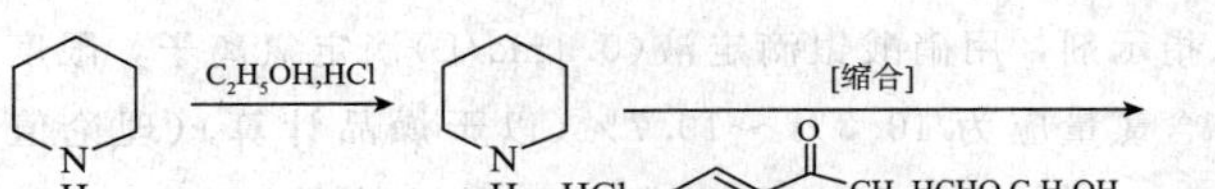

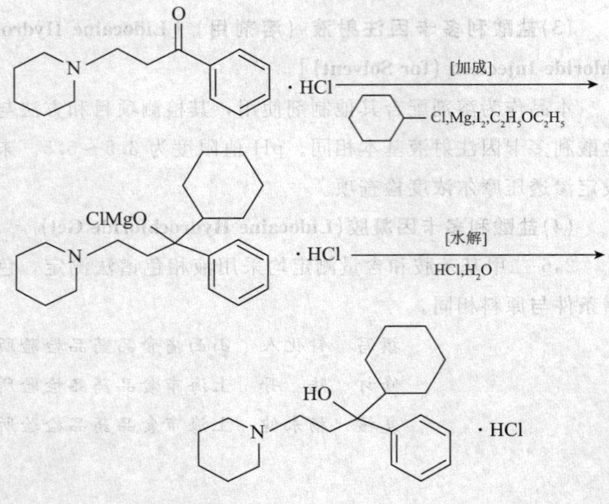

【性状】本品紫外吸收系数极小，其盐酸(0.1mol/L)溶液在258nm波长处 $E_{1cm}^{1\%}$ 为5.6；其乙醇溶液在254nm波长处 $E_{1cm}^{1\%}$ 为5，在259nm波长处 $E_{1cm}^{1\%}$ 为5.5。

本品熔点为250～256℃，熔融时同时分解。

本品在正常贮藏条件下是稳定的，未发现有降解物产生[3]。

【鉴别】(1)本品加氢氧化钠试液，呈碱性，析出苯海索碱基白色沉淀，其熔点为112～116℃。

(2)本品的红外光吸收图谱应与对照的图谱(光谱集366图)一致。本品红外光吸收图谱显示的主要特征吸收如下[4]。

特征谱带(cm^{-1})	归属	
3300	醇	ν_{O-H}
3080，3060，3020	芳氢	ν_{C-H}
2800～2500	胺盐	ν_{NH}^{+}
1600，1580，1490，1450	苯环	$\nu_{C=C}$
760	单取代苯	γ_{5H}
708	单取代苯	$\delta_{环}$

【检查】**旋光度** 本品羟基所在碳原子为不对称碳原子，药用合成品为消旋体。本品用酒石酸拆分，分离出左旋体，为*R*-构型[5]，其解痉作用比消旋体混合物为高。左旋体从异丙醇中结晶，熔点为264℃，$[\alpha]_D^{20}=-30°$(C=0.4，三氯甲烷溶液)；其碱基熔点为112～113℃，$[\alpha]_D^{20}=-25°$(C=0.4，乙醇液)。Ph. Eur. (7.0)规定了本品旋光度，以甲醇-二氯甲烷(20：80)为溶剂，制成浓度为50mg/ml的供试品溶液测定，旋光度应为－0.10°至＋0.10°。此为中国药典(2015)新增项目，与Ph. Eur. (7.0)相同。

含氯量 USP(36)规定了含氯量检查项，以曙红钠为指示剂，用硝酸银滴定液(0.1mo/L)滴定氯离子，限度为含氯量应为10.3%～10.7%(以干燥品计算)(理论值为10.49%)。此为中国药典(2015)新增项目与USP(36)相同。

酸度 本品为苯海索的盐酸盐，主要控制未反应的苯海索碱基和游离盐酸的存在。

哌啶苯丙酮 合成过程中的中间体。其盐酸(0.01mol/L)溶液在247 nm波长处有最大吸收，$E_{1cm}^{1\%}$ 约为518，而盐酸苯海索的盐酸(0.01mol/L)溶液在此波长处吸收极小，$E_{1cm}^{1\%}$ 约为3.4(图1)。

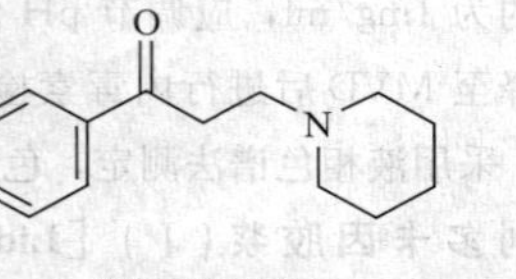

哌啶苯丙酮

化学名：1-phenyl-3-(piperidin-1 -yl)propan-1-one

1. 苯基-3-(哌啶-1-基)丙-1-酮

分子式：$C_{14}H_{19}NO$　分子量：217.31

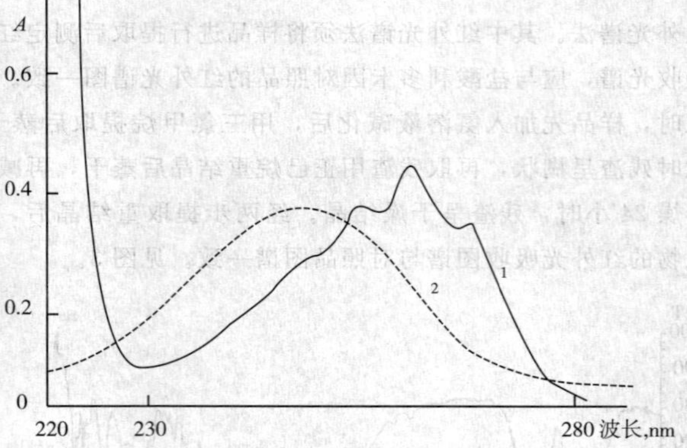

图1　紫外光吸收图谱

1. 0.1%热酸苯海索盐酸(0.01mol/L)溶液；

2. 0.0008%哌啶笨丙酮盐酸(0.01mol/L)溶液

取盐酸苯海索对照品0.1g，置100ml量瓶中，加0.016%哌啶苯丙酮水溶液2ml，按药典检查法配制溶液，照分光光度法，在247nm波长处测定，吸收度为0.493。故规定0.1%本品盐酸(0.01mol/L)溶液于247 nm波长处测定，吸收度不得大于0.50，相当于含哌啶苯丙酮的量低于0.32%。本法操作简便，重现性好。Ph. Eur. (7.0)已采用HPLC法对该已知杂质和其他杂质进行控制。积累本品检查数据发现，本品大多分解点在250.0℃～252.0℃，哌啶苯丙酮检查符合规定：分解点低于249℃时，会出现哌啶苯丙酮检查不符合规定，再行精制后，分解点高至255.0℃则哌啶苯丙酮量极少。

据报道[6]，用TLC法检查本品原料药和片剂中杂质，发现除哌啶苯丙酮(Ⅰ)外，还有苯丙烯酮(Ⅱ，1-phenyl-2-propenone)和氨基苯丙酮(Ⅲ，3-aminopropiophenone)。通过GC-MS分析，与杂质合成品比较TLC的 R_f 值和GC的保留时间可确证这些杂质存在。认为苯丙烯酮可能是由于哌啶苯丙酮水解和消除作用而获得，氨基苯丙酮可能是哌啶盐酸盐中存在氯化铵所致。

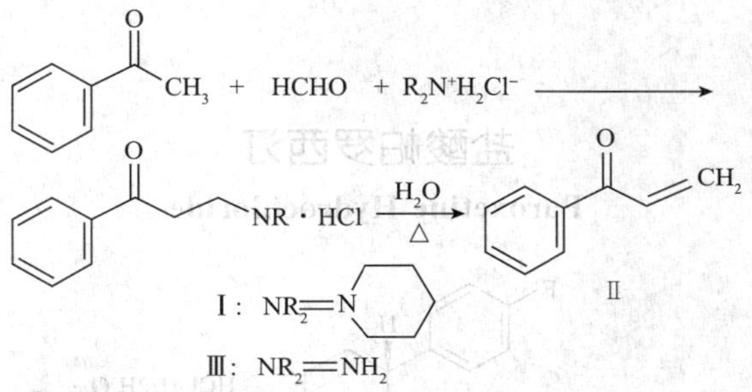

有关物质 采用高效液相色谱法进行检查。

中国药典(2005)采用 UV 法检查已知杂质哌啶苯丙酮，未对其他杂质进行控制。中国药典(2010)参照 Ph. Eur.(6.0)建立了 HPLC 法用于盐酸苯海索有关物质检查。用十八烷基硅烷键合硅胶为填充剂，以 0.1%三乙胺溶液(用磷酸调节 pH 值 4.0)-乙腈(70：30)为流动相，检测波长为 210nm。在此色谱条件下，有关物质检查典型色谱图见图 2。色谱图中，保留时间 2 分钟处显示一色谱峰，提取的紫外光谱图与哌啶苯丙酮紫外光谱图基本一致，其最大吸收波长为 245nm，初步认定该色谱峰系哌啶苯丙酮峰。中国药典(2015)未修订。

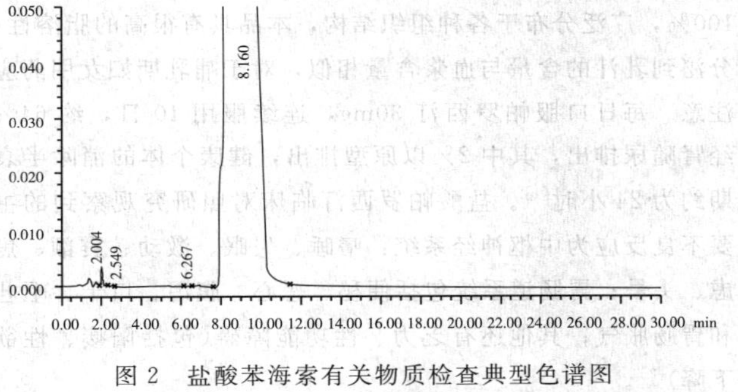

图 2 盐酸苯海索有关物质检查典型色谱图

使用两种品牌色谱柱：Agilent Zorbax Eclipse XDB-C18，15cm×0.46cm，5μm 和 Ultimate XB-C18，25cm×0.46cm，5μm，在 Waters 液相色谱仪上进行耐用性试验考察，结果良好。

经采用逐步稀释法测定，根据盐酸苯海索色谱峰的信噪比计算其检测限，结果为 5ng。

标准采用自身对照法计算。规定单个杂质峰面积不得大于对照溶液主峰面积(0.5%)，各杂质峰面积的和不得大于对照溶液主峰面积的 2 倍(1.0%)。

【含量测定】采用非水电位滴定法。

本品为有机碱盐酸盐，具有哌啶基结构，在冰醋酸溶液及无水甲酸和醋酐溶剂体系中均呈碱性。中国药典(2005)采用高氯酸-冰醋酸非水滴定法测定本品含量，结晶紫为指示液，滴定过程中使用了醋酸汞试液对环境有害。中国药典(2010)改用无水甲酸和醋酐溶剂系统，以高氯酸非水滴定法测定含量，用电位法指示终点，方法的准确度及重复性良好。中国药典(2015)未修订。Ph. Eur.(7.0)采用酸碱滴定法，USP(36)采用 HPLC 法测定含量。本品按上述四种方法分别测定，结果基本一致。

【制剂】中国药典(2015)、BP(2013)和 USP(36)，JP(16)均收载了盐酸苯海索片，USP(36)还收载了盐酸苯海索缓释胶囊和盐酸苯海索口服溶液。

盐酸苯海索片(Trihexyphenidyl Hydrochloride Tablets)

鉴别 (1)沉淀反应。本品水溶液加三硝基苯酚溶液即产生苯海索苦味酸盐(1：1)黄色沉淀，熔点为55～57℃[7]。

本品水溶液加 20%氢氧化钠溶液，产生其盐基的白色沉淀，未规定测其熔点。因取样量大(本品 50 片相当于盐酸苯海索 0.1g)，存在大量辅料，不易提纯，盐基熔点往往偏低。

(2)薄层色谱法。本品与稀碘化铋钾试液有颜色反应，呈橙红色。用 TLC 法与盐酸苯海索对照溶液比较，两者主斑点色泽与 R_f 值应相同。

(3)本品采用高效液相色谱法测定含量。在含量测定项下记录的色谱图中，供试品溶液主峰的保留时间应与对照品溶液主峰的保留时间一致。

有关物质 采用 HPLC 法检查本品中有关物质。

色谱条件与原料药有关物质检查项下色谱条件一致。根据各生产单位提供的本品处方工艺，对涉及到的辅料包括磷酸氢钙、淀粉、糊精、硬脂酸镁、蔗糖、乙醇、糖粉、羧甲基淀粉钠、硫酸钙和滑石粉，分别制备定位溶液，使用两种品牌色谱柱：Agilent Zorbax Eclipse XDB-C18，15cm×0.46cm，5μm 和 Ultimate XB-C18，25cm×0.46cm，5μm，在 Waters 液相色谱仪上分别试验，上述辅料峰的保留时间均在主成分峰保留时间的 0.2 以内。为消除辅料峰对测定的干扰，标准中规定扣除主成分峰的“相对保留时间约为 0.2 以前的辅料峰”后进行计算。有关物质检查典型色谱图见图 3。

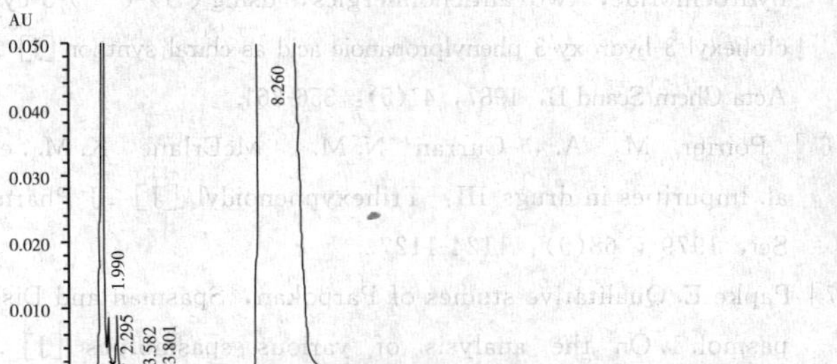

图 3 盐酸苯海索片有关物质检查典型色谱图

溶出度　中国药典(2005)未规定本品溶出度检查项，仅要求按片剂通则进行崩解时限检查。中国药典(2010)增订溶出度检查，采用篮法，以水500ml为溶出介质，转速为每分钟100转，经30分钟取样测定，规定限度为标示量的75%。USP(32)亦规定了溶出度项，采用转篮法，以醋酸盐缓冲液(pH 4.5)900ml为溶出介质，转速为每分钟100转，取样时间为45分钟，溶出量测定方法为比色法，规定限度为标示量的75%；BP(2008)则未规定本项检查。由于本品规格较小，紫外吸收系数亦小，供试品溶出液无法直接用紫外-可见分光光度法进行测定，故选择高效液相色谱法测定溶出量，色谱条件与含量测定相同。辅料对主成分溶出度测定无干扰，方法回收率为99.4%，RSD为0.5%($n=9$)。中国药典(2015)未修订。

含量测定与含量均匀度　中国药典(2005)采用阴离子表面活性剂双相滴定法测定本品含量，该法专属性差，繁琐费时，所用试剂毒性大，不利于环保。USP(32)和BP(2010)均采用HPLC法。中国药典(2010)含量测定与含量均匀度均采用HPLC法测定，色谱条件同有关物质检查。辅料对主成分含量测定无干扰，方法回收率为100.5%，RSD为0.3%($n=9$)。中国药典(2015)未修订。

参考文献

[1] Denton J.J., Neier W.B., Virginia A.Lawson. Antispasmodics. III. Study of the Amino Group in the Tertiary B-Amino Alcohols [J]. J Am. Chem. Soc., 1949, 71(6): 2053-2054.

[2] Nation R.L., Triggs E.L., Vine J.. Metabolism and urinary excretion of benzhexol in humans [J]. Xenobiotica, 1978 Mar, 8(3): 165-169.

[3] Bargo E. GLC determination of trihexyphenidyl hydrochlorides dosage forms [J]. J Pham Sci, 1979, 68(4): 503-505.

[4] 卫生部药典委员会. 中华人民共和国药典1990年版二部药典注释[M]. 北京：化学工业出版社，1993.

[5] Schjelderup L, Harbitz O, Groth P, et al. Syntheses of(S)-(+)-trihexyphenidyl hydrochloride and(S)-(+)-procyclidine hydrochloride, two anticholinergics, using (S)-(−)-3-cyclohexyl-3-hydroxy-3-phenylpropanoic acid as chiral synthon [J]. Acta Chem Scand B, 1987, 41(5): 356-361.

[6] Poirier M, A., Curran N.M., McErlane K.M.. et al. Impurities in drugs III: Trihexyphenoidyl [J]. J Pharm Sci, 1979, 68(9): 1124-1127.

[7] Papke E. Qualitative studies of Parpokan, Spasman and Dispasmol. 1. On the analysis of various spasmoltics [J]. Pharmazie, 1968, 23(2): 60-69.

撰稿　林　梅　上海市食品药品检验所

复核　陈桂良　上海市食品药品检验所

盐酸帕罗西汀

Paroxetine Hydrochloride

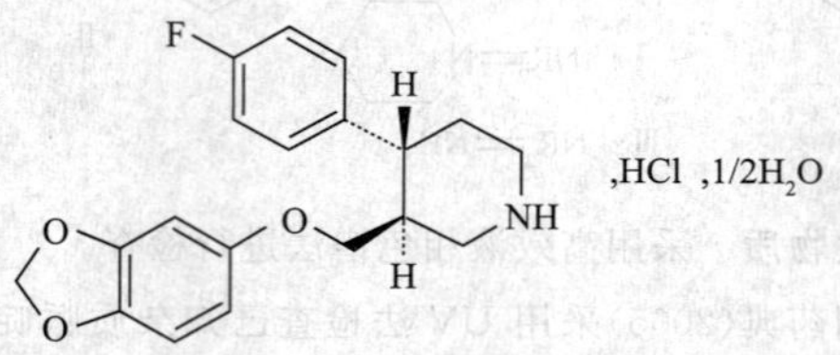

$C_{19}H_{20}FNO_3 \cdot HCl \cdot 1/2H_2O$　374.84

化学名：(−)-(3S,4R)-4-(4-氟苯基)-3-[[(3,4-亚甲二氧基)苯氧基]甲基]哌啶盐酸盐半水化合物

(−)-(3S,4R)-4-(4-fluorophenyl)-3-[[(3,4-methylenedioxy) phenoxy] methyl] piperidine, hydrochloride, hemihydrate

英文名：Paroxetine(INN) Hydrochloride

CAS号：[110429-35-1]；[78246-49-8](无水物)

本品为三环类抗抑郁症药，系中枢神经元5-羟色胺选择性再摄取抑制剂。帕罗西汀吸收良好，生物利用度为50%～100%，广泛分布于各种组织结构，本品具有很高的脂溶性，分泌到乳汁的含量与血浆含量相似，对于哺乳期妇女用药应注意。每日口服帕罗西汀30mg，连续服用10日，约64%经肾随尿排出，其中2%以原型排出，健康个体的消除半衰期约为24小时[1]。盐酸帕罗西汀临床对照研究观察到的主要不良反应为中枢神经系统：嗜睡、失眠、激动、震颤、焦虑、头晕；胃肠道系统包括便秘、恶心、腹泻、口干、呕吐和胃肠胀气；其他还有乏力、性功能障碍(包括阳痿、性欲下降)[2]。

本品为Smithkline Beecham公司研制开发，商品名"Seroxat"，1991年首次在英国上市，国内2003年批准生产。

除中国药典(2015)收载外，USP(36)、BP(2013)和Ph. Eur.(7.0)同时收载了无水物和半水合物。

【制法概要】国内企业提供的合成工艺简述如下。

第一步　制备N-甲基帕罗西汀

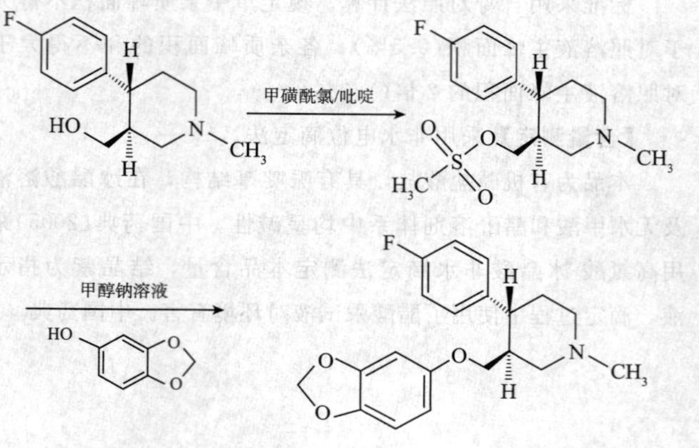

第二步　制备帕罗西汀粗品

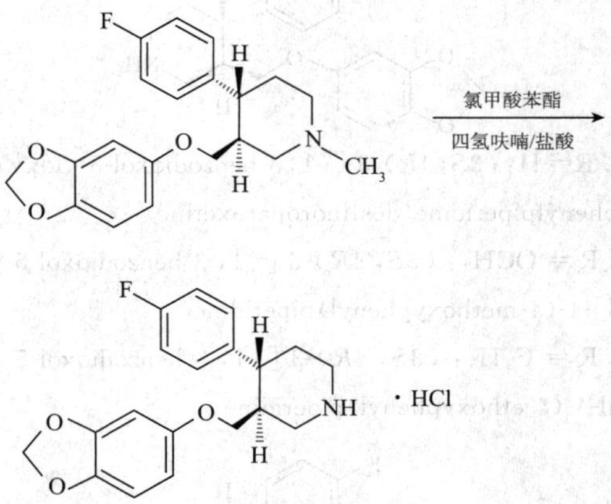

第三步　精制工序

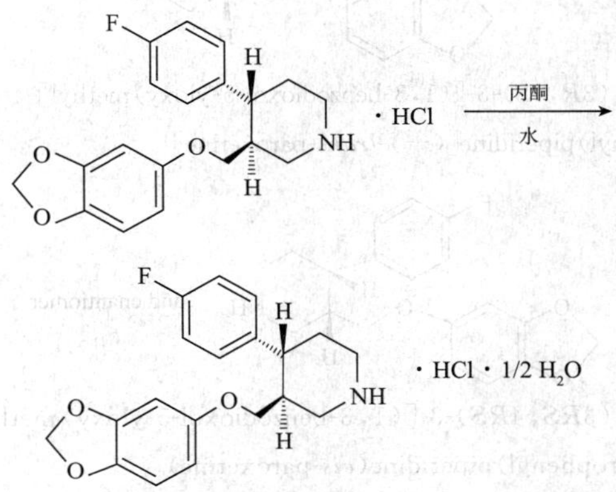

【性状】本品为白色或类白色结晶性粉末。

比旋度　本品左旋体为有效构型，本品的 10mg/ml 甲醇溶液比旋度为－88°至－91°。国外药典未作规定。

此外，《默克索引》第 13 版记载本品熔点为129～131℃。

【鉴别】（1）本品 50μg/ml 甲醇溶液的紫外光谱在 235nm、265nm、271nm 和 295nm 的波长处有最大吸收（图 1）。由于本品有多个吸收峰，将 235nm 波长处的吸光度与 295nm 波长处的吸光度比值引入标准，以增减紫外鉴别的专属性。

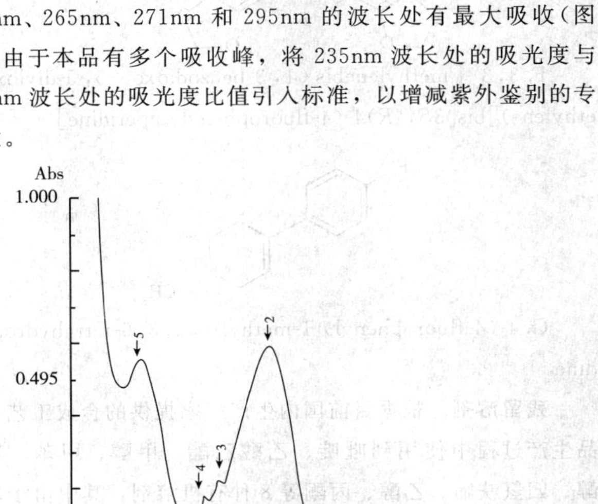

图 1　紫外光谱鉴别图

（2）本品的红外光吸收图谱应与对照品的图谱一致，本品的红外光吸收图谱显示的主要特征吸收如下。

特征谱带（cm^{-1}）	归属	
3010～2400	胺盐	$\nu_{\overset{+}{N}H_2}$
1606，1512，1490	苯环	$\nu_{C=C}$
1185，1041	芳醚	ν_{C-O-C}
930	次甲二氧基	ν_{O-C-O}
840	取代苯	γ_{2H}

（3）本品结构苯环中 4 位有氟取代，故显有机氟化物的鉴别反应。

（4）本品为盐酸盐，故水溶液显氯化物的鉴别反应。

【检查】异构体　本品左旋体为有效构型，需要对终产品中的异构体进行控制，BP（2010）和 USP（33）均对本品的右旋反式对映异构体［（＋）-trans-paroxetine］进行了控制。参照国外药典标准，中国药典（2010）对色谱系统等试验方法进行了筛选，最终确定采用手性色谱柱（α-酸糖蛋白键合硅胶色谱柱，如 CHIRAL-AGP^{TM}手性柱），以 pH 6.5 磷酸氢二钾缓冲液-乙腈（94∶6）为流动相；检测波长为 295nm，柱温为 30℃，流速为 0.9ml/min。在上述色谱条件下，系统适用性试验色谱图见图 2，供试品典型色谱图见图 3。中国药典（2015）未修订。

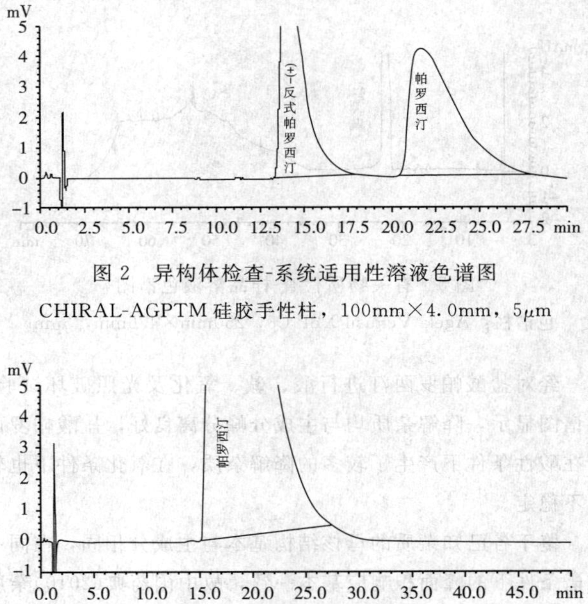

图 2　异构体检查-系统适用性溶液色谱图

CHIRAL-AGPTM 硅胶手性柱，100mm×4.0mm，5μm

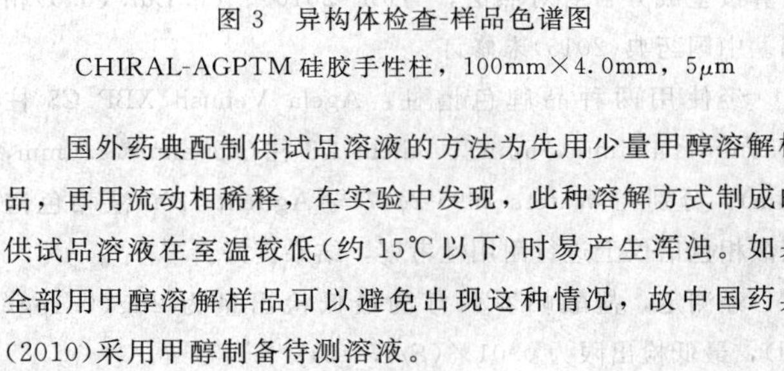

图 3　异构体检查-样品色谱图

CHIRAL-AGPTM 硅胶手性柱，100mm×4.0mm，5μm

国外药典配制供试品溶液的方法为先用少量甲醇溶解样品，再用流动相稀释，在实验中发现，此种溶解方式制成的供试品溶液在室温较低（约 15℃以下）时易产生浑浊。如果全部用甲醇溶解样品可以避免出现这种情况，故中国药典（2010）采用甲醇制备待测溶液。

盐酸帕罗西汀的最低检出量为 5.3ng(0.53μg/ml)，最低检出限为 0.05%，(+)-反式帕罗西汀盐的最低检出量为 5.7ng(0.57μg/ml)，最低检出限为 0.05%。

经稳定性考察，对照溶液及供试品溶液在 24 小时内基本稳定。

有关物质 中国药典(2010)参照国外药典标准，根据生产企业提供的生产工艺及相关已知杂质——去氟帕罗西汀(杂质 A)及 *N*-甲基帕罗西汀(杂质 K)，有关物质检测的色谱条件为：辛烷基硅烷键合硅胶柱，采用梯度洗脱方式，检测波长为 295nm。在上述色谱条件下，系统适用性试验色谱图见图 4，供试品有关物质典型色谱图见图 5。中国药典(2015)未修订。

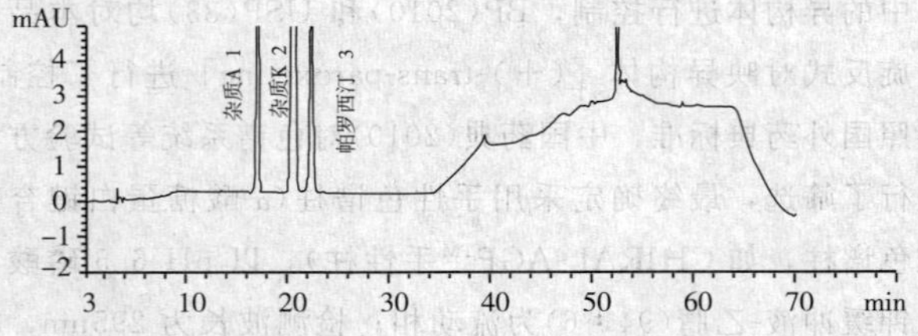

图 4 有关物质检查-系统适用性溶液色谱图

1. 去氟帕罗西汀-杂质 A；2. *N*-甲基帕罗西汀-杂质 K；3. 盐酸帕罗西汀

色谱柱：Agela Venusil XBP C8，250mm×4.6mm，5μm

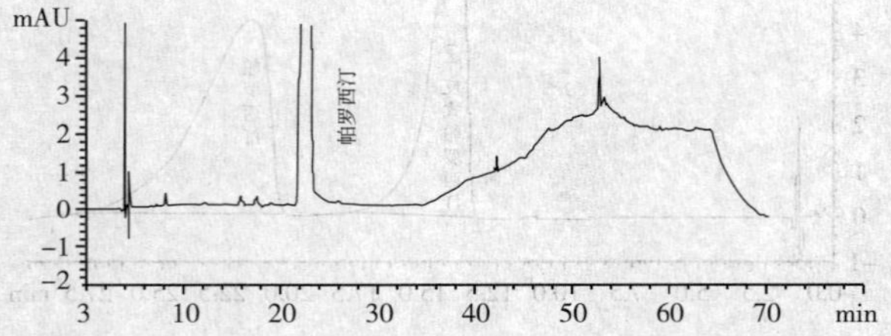

图 5 有关物质检查-样品溶液色谱图

色谱柱：Agela Venusil XBP C8，250mm×4.6mm，5μm

经对盐酸帕罗西汀进行酸、碱、氧化及光照破坏试验，色谱图显示，降解杂质均与主成分峰分离良好，盐酸帕罗西汀在酸性条件下产生了较多的降解杂质，在氧化条件下也较为不稳定。

鉴于各已知杂质的母核结构基本与主成分相同，在同一色谱条件下的峰面积响应基本一致，故中国药典(2010)杂质计算按主成分自身对照法，与 BP(2010)、Ph. Eur. (6.0)相同。中国药典(2015)未修订。

经使用两种品牌色谱柱：Agela Venusil XBP C8 柱(250mm×4.6mm，5μm)、Ailent C8 柱(250mm×4.6mm，5μm)，分别在 Waters 2695-2487 与 Agilent 1200 液相色谱仪液相色谱仪上进行耐用性考察，结果良好。

经测定，盐酸帕罗西汀的最低检出量为 2ng(0.1μg/ml)，最低检出限为 0.01%(*S*/*N*=3)。

BP(2013)、Ph. Eur. (7.0)收载的主要杂质结构式如下。

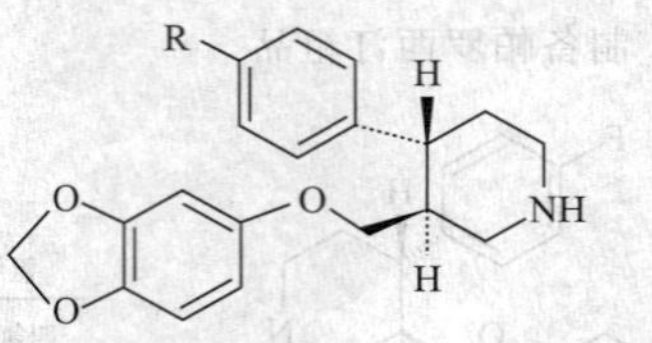

A. R=H：(3*S*，4*R*)-3-[(1,3-benzodioxol-5-yloxy)methyl]-4-phenylpiperidine(desfluoroparoxetine)

B. R=OCH_3：(3*S*，4*R*)-3-[(1，3-benzodioxol-5-yloxy)methyl]-4-(4-methoxyphenyl)piperidine

C. R=C_2H_5：(3*S*，4*R*)-3-[(1，3-benzodioxol-5-yloxy)methyll-4-(4-ethoxyphenyl)pioeridine

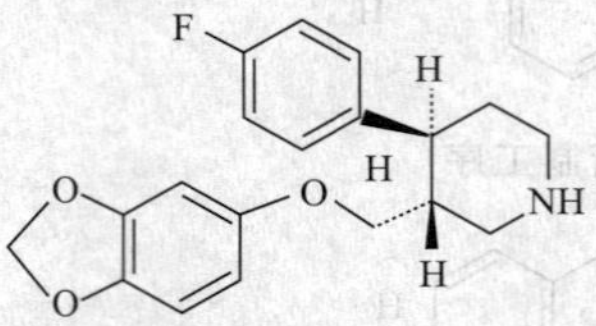

D. (3*R*,4*S*)-3-[(1,3-benzodioxol-5-yloxy)methyl]-4-(4-fluorophenyl)piperidine[(+)-*trans*-paroxetine]

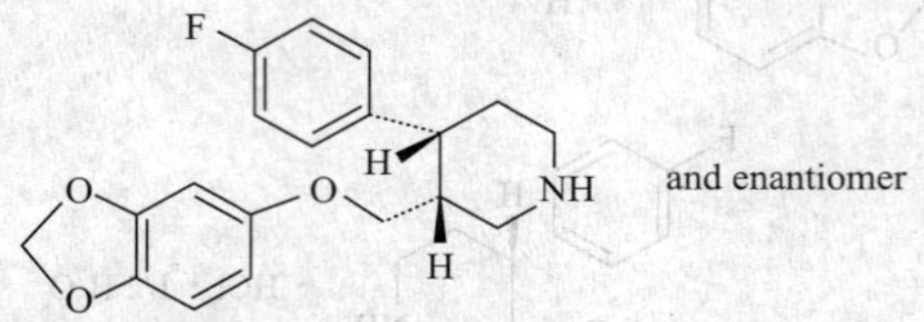

E. (3*RS*，4*RS*)-3-[(1,3-benzodioxol-5-yloxy)methyl]-4-(4-fluorophenyl)piperidine(*cis*-paroxetine)

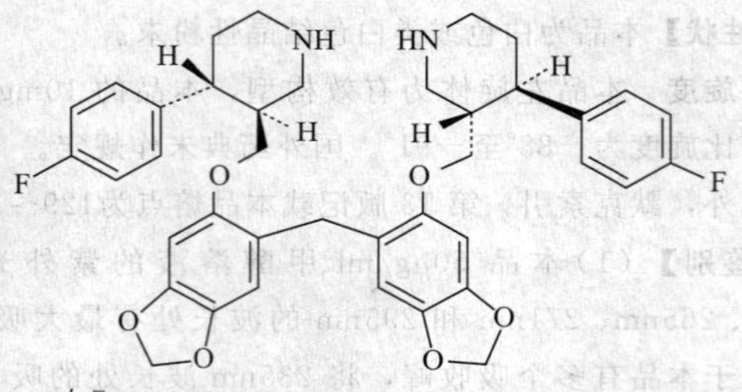

F. 3,3′-[methylenebis(1,3-benzodioxole-6,5-diyloxymethylene)]bis[3*S*,4*R*)4-(4-fluorophenyl)piperidine]

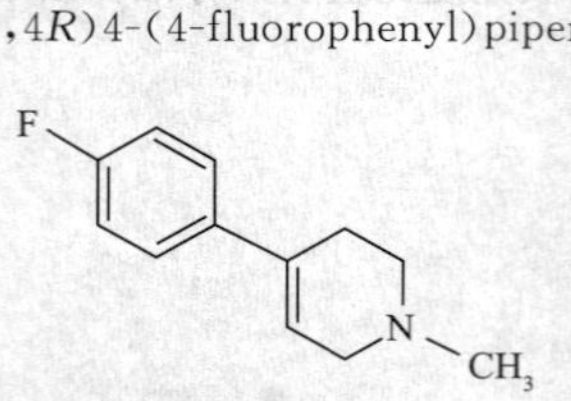

G. 4-(4-fluorophenyl)-1-methyl-1,2,3,6-tetrahydropyridine

残留溶剂 根据目前国内生产厂家提供的合成工艺，本品生产过程中使用到吡啶、乙酸乙酯、甲醇、甲苯、异丙醇、四氢呋喃、乙醇、丙酮等 8 种有机溶剂，其中由于乙酸乙酯和异丙醇属于 3 类溶剂，而且是在合成工艺的第一步中使用，因此确定将甲醇、乙醇、丙酮、四氢呋喃、吡啶和甲苯这 6 种有机溶剂的残留量进行控制。根据需要检测的各残留溶剂性质，选择了弱极性的 6%氰丙基苯基-94%二甲基聚硅氧烷为固定液的石英毛细管柱(如 DB-624，30m×

0.52mm×1.8μm)，采用程序升温法以确保待测残留溶剂的有效分离。经试验，配制待测溶液所用的溶剂选择了毒性相对较小，对样品溶解度较好的二甲基亚砜。经过筛选，确定正丙醇为内标物质。项空进样方式。结果表明，该系统可以将待测残留溶剂很好的分离。经测定，甲醇、乙醇、丙酮、四氢呋喃、吡啶和甲苯的最低检出限分别为 3μg/ml、2.5μg/ml、0.5μg/ml、0.36μg/ml、1μg/ml 和 0.45μg/ml。对照品溶液及样品溶液典型色谱图见图 6、图 7。

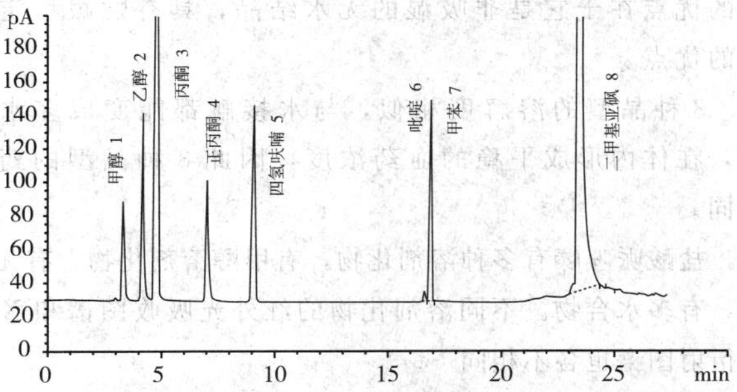

图 6　残留溶剂检查-对照品溶液色谱图

1. 甲醇；2. 乙醇；3. 丙酮；4. 正丙醇；5. 四氢呋喃；6. 吡啶；7. 甲苯；8. 二甲基亚砜

色谱柱：DB-624 石英毛细管柱，30m×0.52mm×1.8μm

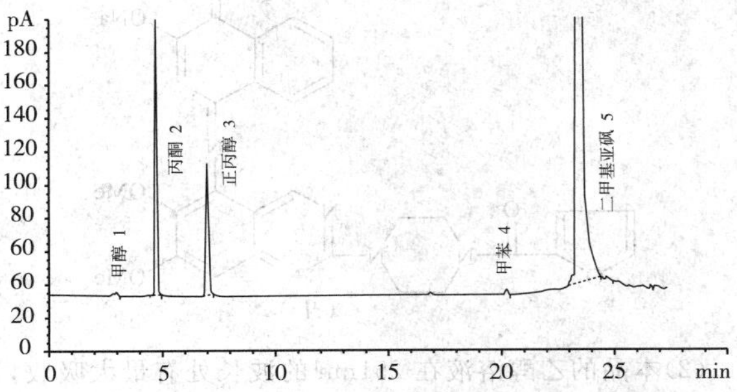

图 7　残留溶剂检查-样品溶液色谱图

1. 甲醇；2. 丙酮；3. 正丙醇；4. 甲苯；5. 二甲基亚砜

色谱柱：DB-624 石英毛细管柱，30m×0.52mm×1.8μm

水分　采用中国药典(2010)水分测定法(附录Ⅷ M 第一法 A)测定，含水分限度为 2.0%～3.0%。BP(2010) Ph. Eur.(6.0)的水分限度为 2.2%～2.7%。中国药典(2015)未修订。

【含量测定】国家食品药品监督管理局标准(试行) YBH04912004 采用非水滴定法，其中使用到了醋酸汞。国外药典均采用高效液相色谱法。中国药典(2010)采用 HPLC 法，色谱条件为：采用十八烷基硅烷键合硅胶柱，以“取醋酸铵 3.96g，加水 720ml 使溶解，加乙腈 280ml、三乙胺 10ml，用冰醋酸调节 pH 值至 5.5”为流动相，检测波长 295nm，以外标法定量。在上述色谱条件下，系统适用性溶液色谱图见图 8。盐酸帕罗西汀在 0.01～0.2mg/ml 浓度范围内与其峰面积呈线性关系，精密度试验 RSD 为 0.4%(n=6)，供试品溶液及对照品溶液在室温放置 24 小时基本稳定。中国药典(2015)未修订。

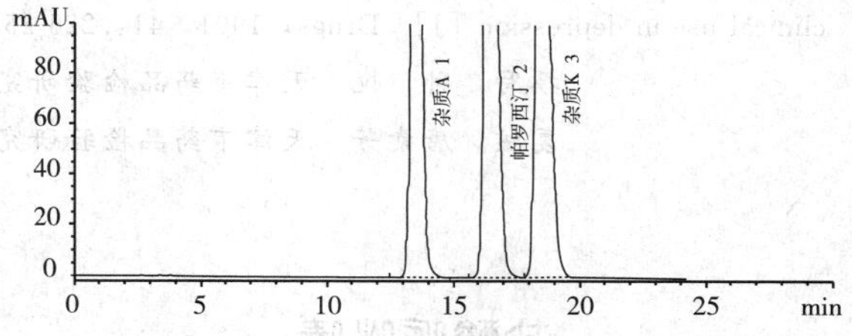

图 8　含量测定-系统适用性溶液色谱图

1. 去氟帕罗西汀-杂质 A；2. 盐酸帕罗西汀；3. *N*-甲基帕罗西汀-杂质 K

色谱柱：Agilent C18，250mm×4.6mm，5μm

【制剂】中国药典(2015)、BP(2013)、USP(36)中均收载了盐酸帕罗西汀片。

盐酸帕罗西汀片(Paroxetine Hydrochloride Tablets)

本品为白色片，规格为 20mg(按帕罗西汀计)。国内主要生产企业的处方中，主要辅料有磷酸氢钙、乳糖、羧甲基淀粉钠、硬脂酸镁、胃溶性薄膜包衣预混剂等。

有关物质　中国药典(2005)中未收载有关物质检查项，中国药典(2010)收载了有关物质检查项，采用高效液相色谱法测定，色谱条件与与原料药含量测定项相同，有关物质样品典型色谱图见图 9。经测定，盐酸帕罗西汀的最低检出量为 2.5ng(0.125μg/ml)，最低检出限为 0.0125%(S/N=3)。中国药典(2015)未修订。

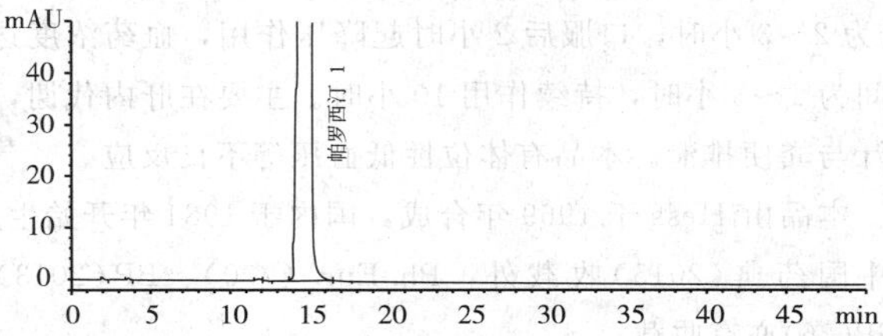

图 9　有关物质检查-样品溶液色谱图

色谱柱：Agilent C18，250mm×4.6mm，5μm

溶出度　中国药典(2010)在溶出度试验方法上依旧采用中国药典(2005)的方法。但在溶出量的测定方法上，中国药典(2005)采用 HPLC 法，国家食品药品监督管理局标准(试行) YBH04912004 采用 UV 法，经试验研究，UV 法与 HPLC 法测定结果基本一致，辅料对溶出度的测定无干扰，故中国药典(2010)采用紫外-可见分光光度法测定溶出量。中国药典(2015)未修订。

含量测定与含量均匀度　均采用高效液相色谱法测定，色谱条件与原料药含量测定相同，辅料对主成分含量测定无干扰。

参考文献

[1] 国家药典委员会. 中华人民共和国药典临床用药须知·化学药和生物制品卷. 2005 年版. 北京：人民卫生出版社，2005：126.

[2] K. L Dechant，S. P. Clissold. Review of pharmacology and

clinical use in depression [J]. Drugs, 1991, 41: 225-253.

撰写　孙　悦　天津市药品检验研究院
复核　唐素芳　天津市药品检验研究院

盐酸哌唑嗪

Prazosin Hydrochloride

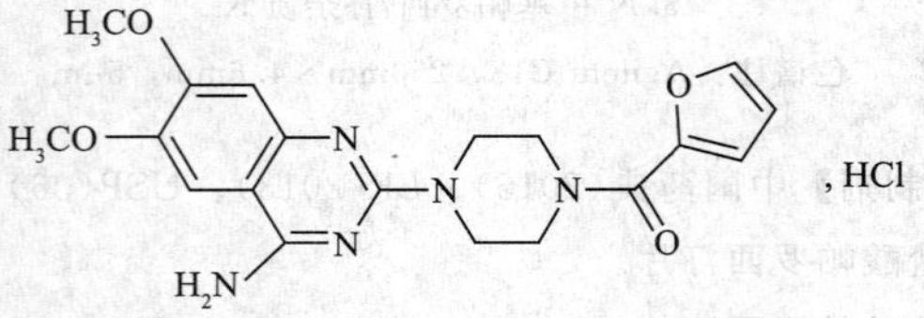

$C_{19}H_{21}N_5O_4 \cdot HCl$　419.87

化学名：1-(4-氨基-6,7-二甲氧基-2-喹唑啉基)-4-(2-呋喃甲酰基)哌嗪盐酸盐

piperazine, 1-(4-amino-6, 7-dimethoxy-2-quinazolinyl)-4-(2-furanylcarbonyl)-, monohydrochloride

英文名：Prazosin(INN) Hydrochloride

CAS 号：[19237-84-4]

本品为抗高血压药，对治疗高血压及慢性充血性心力衰竭有较好的效果。

本品为选择性突触后 α_1 受体阻滞药，口服吸收良好，$t_{1/2}$ 为 2～3 小时，口服后 2 小时起降压作用，血药浓度达峰时间为 1～3 小时，持续作用 10 小时。主要在肝内代谢，随胆汁与粪便排泄。本品有体位性低血压等不良反应。

本品由 Hess 于 1969 年合成，国内于 1984 年开始生产。除中国药典（2015）收载外，Ph. Eur.（7.0）、BP（2013）与 USP(36)亦有收载。

【制法概要】[1]

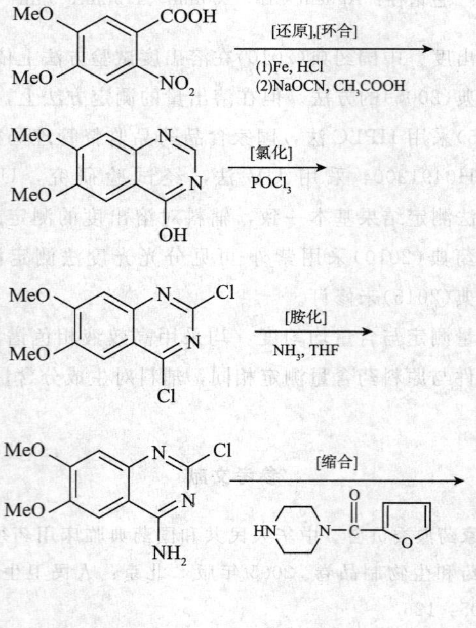

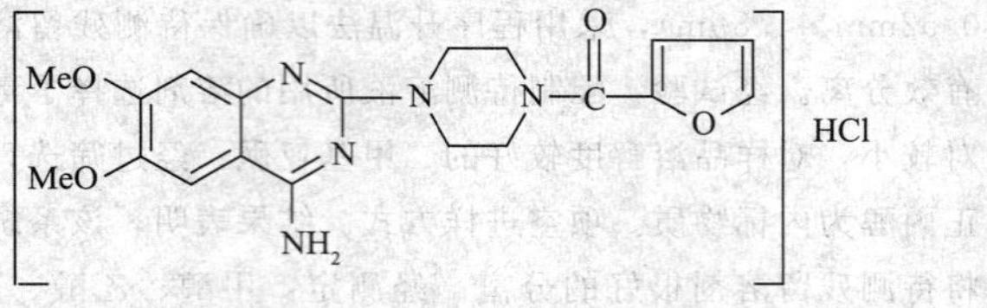

【性状】本品有 α-型、β-型和 γ-型等几种晶型[2]。据文献报道和国内研究证实，不同晶型的红外光吸收图谱和 X-射线衍射图谱各不相同。国内产品基本为 α-型。α-型的优点在于它是非吸湿的无水结晶，具有贮藏稳定性好的优点。

3 种晶型的溶解度相似，与水接触都能变成多水合物，在体内形成平稳的血药浓度，因此 3 种晶型的药效相同。

盐酸哌唑嗪有多种溶剂化物，有甲醇溶剂化物，有无水物，有多水合物。不同溶剂化物的红外光吸收图谱和 X-射线衍射图谱也各不相同[3]。

【鉴别】(1)邻醌型的 1,2-萘醌-4-磺酸的黄色碱性溶液与含有两个可置换的氢原子连结于一个碳原子或氮原子的化合物反应，产生深色对醌型的缩合物(Ⅰ)[4]，系活性 $-NH_2$ 的鉴别反应。

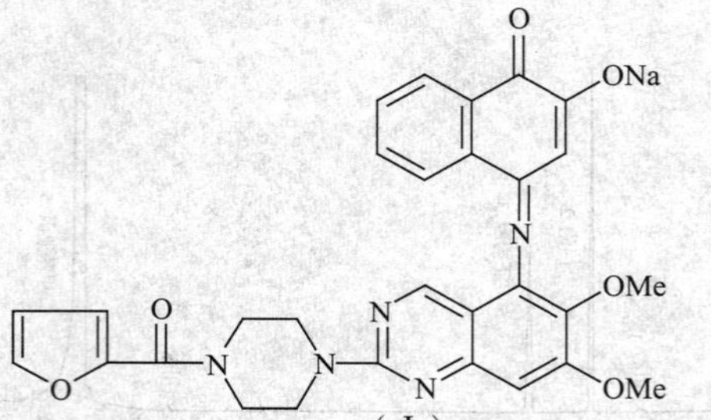

(Ⅰ)

(2)本品的乙醇溶液在 251nm 的波长处有最大吸收，见图 1。

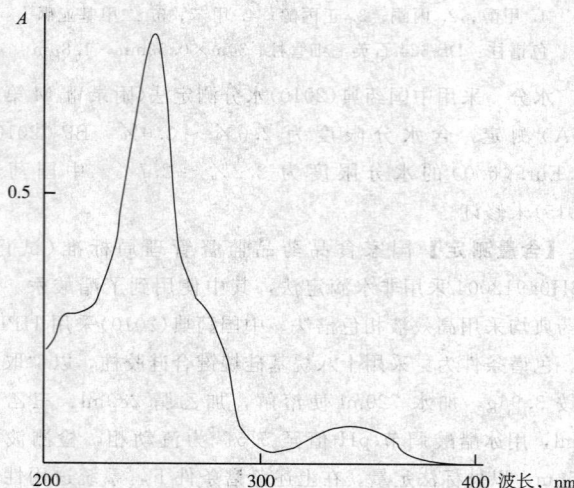

图 1　盐酸哌唑嗪乙醇溶液的紫外吸收图谱

USP(36)以 0.01mol/L 盐酸的甲醇溶液为溶剂，供试品溶液在 329nm 与 246nm 波长处有最大吸收，见图 2。

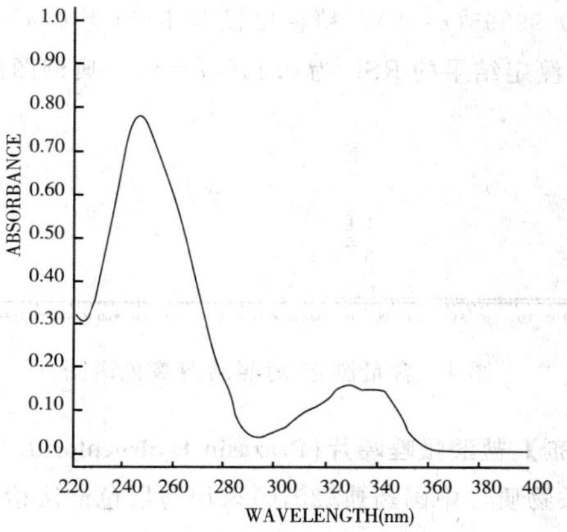

图 2　盐酸哌唑嗪 0.01mol/L 盐酸的甲醇溶液的紫外吸收图谱

(3)本品的红外光吸收图谱应与对照的图谱(光谱集 375 图)一致，本品的红外光吸收图谱显示的主要特征吸收如下[1]。

特征谱带(cm^{-1})	归属	
3350，3125	胺	ν_{N-H}
3000～2700	胺盐	$\nu_{\overset{+}{N}-H}$
1633	酰胺	$\nu_{C=O}$
1595，1532，1488	芳环	$\nu_{C=C,C=N}$
1280，1015	芳醚	ν_{C-O-C}

【检查】有关物质　本品合成的最后一步缩合反应可能引入 2-氯-4-氨基-6,7-二甲氧基喹唑啉和呋喃甲酰哌嗪等杂质。中国药典(2010)采用薄层色谱法检查，以乙酸乙酯-二乙胺(95∶5)为展开剂，展开后置紫外光灯(254nm)下检视。USP(31)采用相同的薄层色谱条件。上述二杂质及其他 3 个杂质的 R_f 值及检出条件见表 1[3]。

Ph. Eur. (7.0)采用 HPLC 法进行有关物质检查，以十八烷基硅烷键合硅胶为填充剂，以甲醇-缓冲液(0.3484%戊烷磺酸钠与 0.364%四甲基氢氧化铵溶液，并用冰醋酸调节 pH 值至 5.0)(50∶50)为流动相，检测波长为 254nm。可能检出的有关物质结构式如下(A～E)，与上述薄层色谱检出的有关物质一致。中国药典(2015)将有关物质检查方法由 TLC 法修订为 HPLC 法，色谱条件和杂质限度与 Ph. Eur. (7.0)相同。上海市食品药品检验所进行了方法学验证，采用 Agilent Zorbax SB-C18(250mm×4.6mm，5μm)，系统适用性试验中甲氧氯普胺峰与哌唑嗪峰分离良好，色谱图见图 3。哌唑嗪的检测限为 0.2ng。

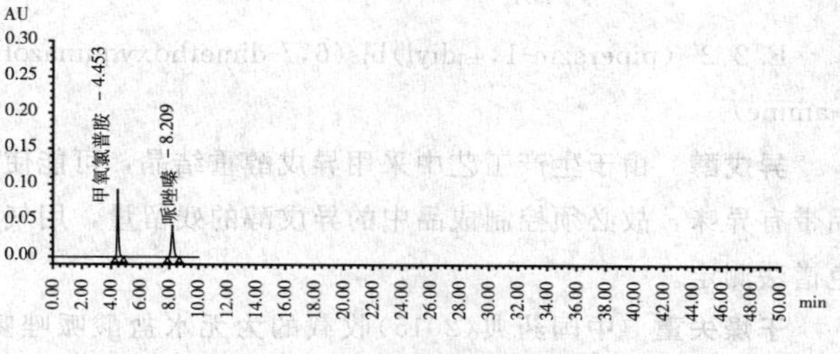

图 3　有关物质-系统适用性试验溶液色谱图

表 1　已知杂质的 R_f 值及检出条件

化合物	Relative Mobilities in ethyl acetate-diethylamine(19∶1, V/V)	检测方法
2-氯-4-氨基-6,7-二甲氧基喹唑啉 2-chloro-4-amino-6,7-dimethoxyquinazoline	0.40	1
1-(2-呋喃甲酰)哌嗪 1-(2-furoyl)piperazine	0.15	2
1,4-二-(4-氨基-6,7-二甲氧基-2-喹唑啉基)-哌嗪 1,4-bis-(4-amino-6,7-dimethoxy-2-quinazolinyl)-piperazine	0.25	1
4-氨基-6,7-二甲氧基-2-(1-哌嗪基)-喹唑啉二盐酸盐二水合物 4-amino-6,7-dimethoxy-2-(1-piperazinyl)-quinazoline dihydrochloride trihydrade	0.05	1
1,4-二-(2-呋喃甲酰)哌嗪 1,4-bis-(2-furoyl)piperazine	0.80	1
盐酸哌唑嗪 Prazosin Hydrochloride	0.48	1

检测方法(1)＝UV -254 nm
检测方法(2)＝ iodoplatinic acid reagent

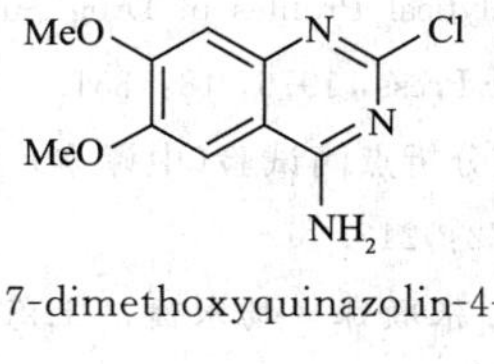

A. 2-chloro-6,7-dimethoxyquinazolin-4-amine

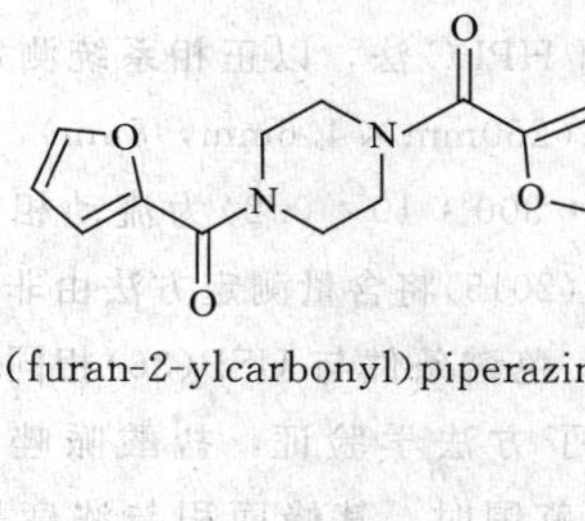

B. 1,4-bis(furan-2-ylcarbonyl)piperazine

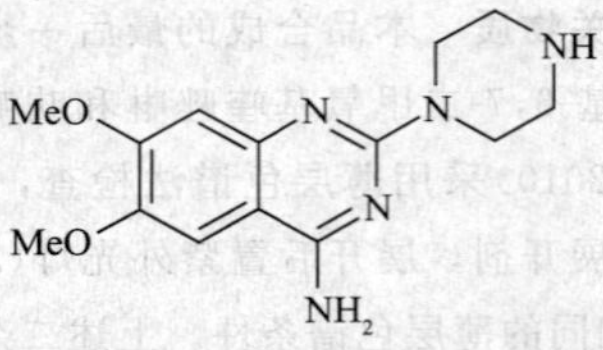

C. 6,7-dimethoxy-2-(piperazin-1-yl)quinazolin-4-amine

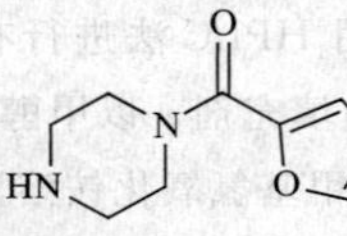

D. 1-(furan-2-ylcarbonyl)piperazine

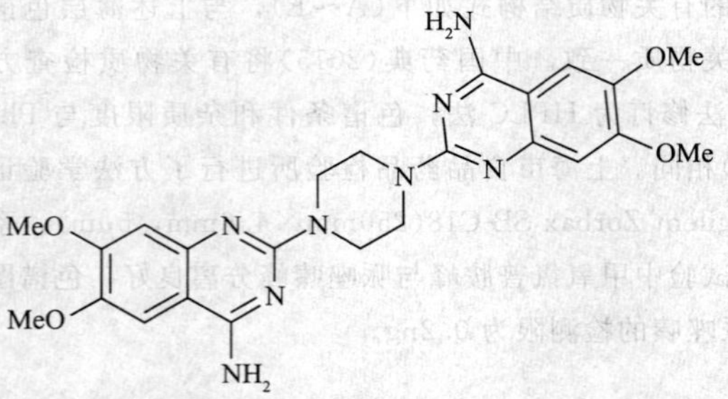

E. 2,2′-(piperazin-1,4-diyl)bis(6,7-dimethoxyquinazolin-4-amine)

异戊醇 由于生产工艺中采用异戊醇重结晶，可能使成品带有异味，故必须控制成品中的异戊醇的残留量，用气相色谱法测定。

干燥失重 中国药典(2015)收载的为无水盐酸哌唑嗪，控制干燥失重不得过1.0%。USP(36)收载了无水物与多水合物，其中无水物的水分限度不得过2.0%，多水合物的水分限度为8.0%～15.0%。

铁镍 中国药典(2010)增订了铁与镍的检查，采用原子吸收分光光度法测定。在合成过程中使用了铁与镍，需控制。Ph. Eur.(6.0)与USP(31)也制订了此项检查。中国药典(2010)的限度与Ph. Eur.(6.0)相同，即铁不得过0.01%，镍不得过0.005%。经试验，铁的加样回收率为99.4%，镍的加样回收率为103.4%，方法准确性良好。铁的最低检测浓度为0.05μg/ml、镍的最低检测浓度为0.01μg/ml。中国药典(2015)未修订。

【含量测定】中国药典(2010)采用非水溶液滴定法。经电位法校正，滴定终点为蓝色。由于本品为盐酸盐，因此滴定中需加入醋酸汞试液。Ph. Eur.(6.0)也采用非水溶液滴定法，但滴定的溶剂为无水甲酸与醋酐，方法中采用醋酐为溶剂，增强了溶质的碱性，产生明显的滴定突跃，因此无需加入醋酸汞试液。

USP(36)采用HPLC法，以正相系统测定。采用Kromasil KR100-5SIL(250mm×4.6mm，5μm)，以甲醇-水-冰醋酸-二乙胺(700∶300∶10∶0.2)为流动相，检测波长为254nm。中国药典(2015)将含量测定方法由非水溶液滴定法修订为HPLC法，色谱条件与USP(36)相同。上海市食品药品检验所进行了方法学验证，盐酸哌唑嗪在12.38～49.54 μg/ml浓度范围时，其峰面积与浓度呈良好线性关系，$r=0.99995(n=5)$；精密度试验RSD为0.4%$(n=9)$；6份样品测定结果的RSD为0.1%$(n=6)$，典型图谱见图4。

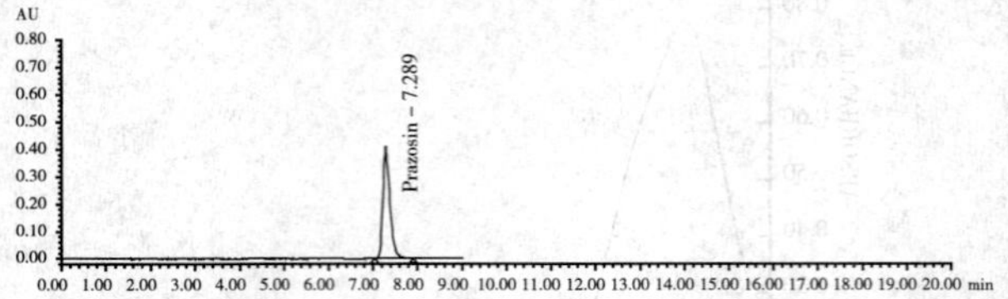

图4　含量测定-对照品溶液色谱图

【制剂】盐酸哌唑嗪片(Prazosin Hydrochloride Tablets)

有关物质　中国药典(2010)采用薄层色谱法检查，色谱条件与原料标准相同。BP(2008)中收载的盐酸哌唑嗪片有关物质检查同样采用薄层色谱法，条件与中国药典一致。

中国药典(2015)采用盐酸哌唑嗪项下HPLC方法检测有关物质，取制剂所用辅料淀粉、蔗糖、乳糖、糊精和硬脂酸镁各适量测定，糊精与淀粉色谱图中均出现较小的辅料峰，两者保留时间接近，其余辅料均不干扰测定。

含量均匀度与含量测定　中国药典(2010)均采用HPLC法进行检查，采用Alltech Platinum Silica 100A(250mm×4.6mm，5μm)色谱柱，淀粉、磷酸氢钙与硬脂酸镁等辅料均不干扰测定。含量测定中盐酸哌唑嗪在8.088～32.35μg/ml浓度范围时，其峰面积与浓度呈良好线性关系，r为1.0000$(n=5)$；回收率为100.0%$(n=6)$，RSD为0.56%；6份样品测定结果RSD为0.29%$(n=6)$，典型图谱见图5。另采用Kromasil KR60-5SIL(150mm×4.6mm，5μm)色谱柱进行试验，也能满足要求。中国药典(2015)未修订。

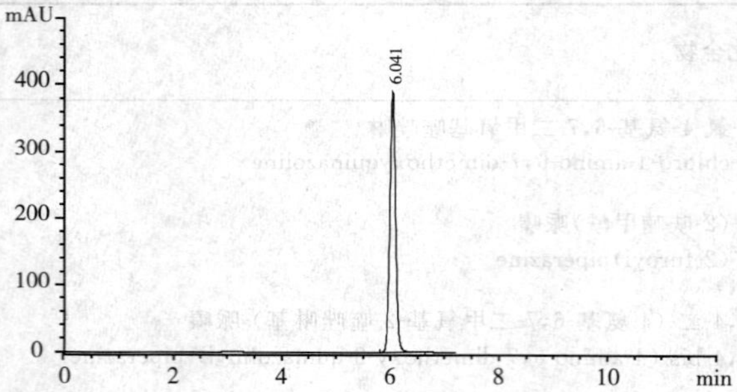

图5　盐酸哌唑嗪含量测定图谱

参考文献

[1] 国家药典委员会．中华人民共和国药典1990年版二部药典注释［M］．北京：化学工业出版社，1993：567-569.

[2] 日本公开特许公报．昭52-10506. 昭和52年(1977)9月3日.

[3] Florey K.. Analytical Profiles of Drug Substances［M］. New York: Academic Press, 1976, 18: 351.

[4] Fritz, F, 有机分析点滴试验(中译本). 北京：燃料化学工业出版社，1972：212.

撰写　张顺妹　杨永健　上海市食品药品检验所
复核　宋冬梅　上海市食品药品检验所

盐酸洛美沙星

Lomefloxacin Hydrochloride

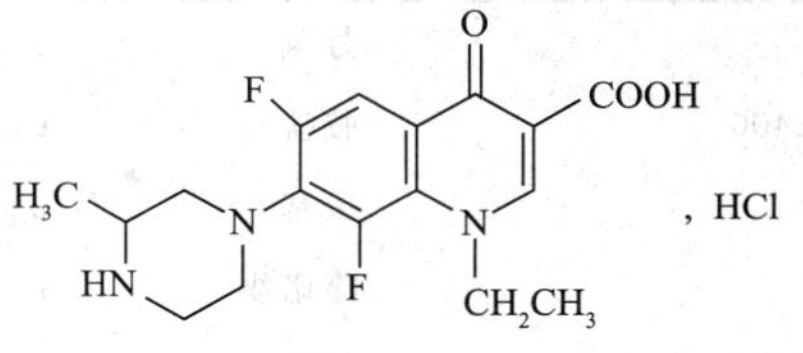

$C_{17}H_{19}F_2N_3O_3$　387.81

化学名：(±)-1-乙基-6,8-二氟-1,4-二氢-7-(3-甲基-1-哌嗪基)-4-氧代-3-喹啉羧酸盐酸盐

(*RS*)-1-ethyl-6,8-difluoro-1,4-dihydro-7-(3-methylpiperazin-1-yl)-4-oxoquinoline-3-carboxylic acid hydrochloride

英文名：Lomefloxacin Hydrochloride(INN)

CAS 号：[98079-52-8]

本品为喹诺酮类广谱抗菌药，对肠杆菌科细菌如大肠埃希菌、志贺菌属、克雷伯菌属、变形杆菌属、肠杆菌属等具有高度的抗菌活性；流感嗜血杆菌、淋病奈瑟菌等对本品亦呈现高度敏感；对不动杆菌、铜绿假单胞菌等假单胞菌属、葡萄球菌属和肺炎球菌、溶血性链球菌等亦有一定的抗菌作用。本品通过作用于细菌细胞DNA螺旋酶的A亚单位，抑制DNA的合成和复制而起杀菌作用。适用于敏感细菌引起的呼吸系统、泌尿生殖系统、消化系统等各类感染。

本品口服后吸收完全，生物利用度为90%～98%。单次空腹口服400mg，1.5小时后达血药峰浓度(C_{max})3.0～5.2mg/L。本品在体内分布广，组织穿透性好，在皮肤、痰液、扁桃体、前列腺、胆囊、泪液、唾液和齿龈等组织中的药物浓度均达到或高于血药浓度，血消除半衰期($t_{1/2}$)约为7～8小时。本品主要通过肾脏排泄，给药后48小时约可自尿液中以药物原型排出给药量的60%～80%，仅少量(5%)在体内代谢，胆汁排泄约10%。

本品仅在用CHO/HGPRT方法进行的体外致突变试验中，浓度≥226μg/ml时有微弱的阳性反应。小鼠口服本品人用推荐剂量的34倍时不影响其生育力。

本品1985年首先由日本北陆制药公司和盐野义制药公司生产，其后美国Searle公司的产品(商品名为Maxaquin)上市。国内于1993年开始生产。盐酸洛美沙星质量标准仅收载于中国药典(2015)，国外药典均未收载。

【制法概要】 以三氟苯胺为起始原料，经缩合、环合、乙基化、螯合、缩合、成盐和精制等反应步骤得到盐酸洛美沙星。反应方程式如下。

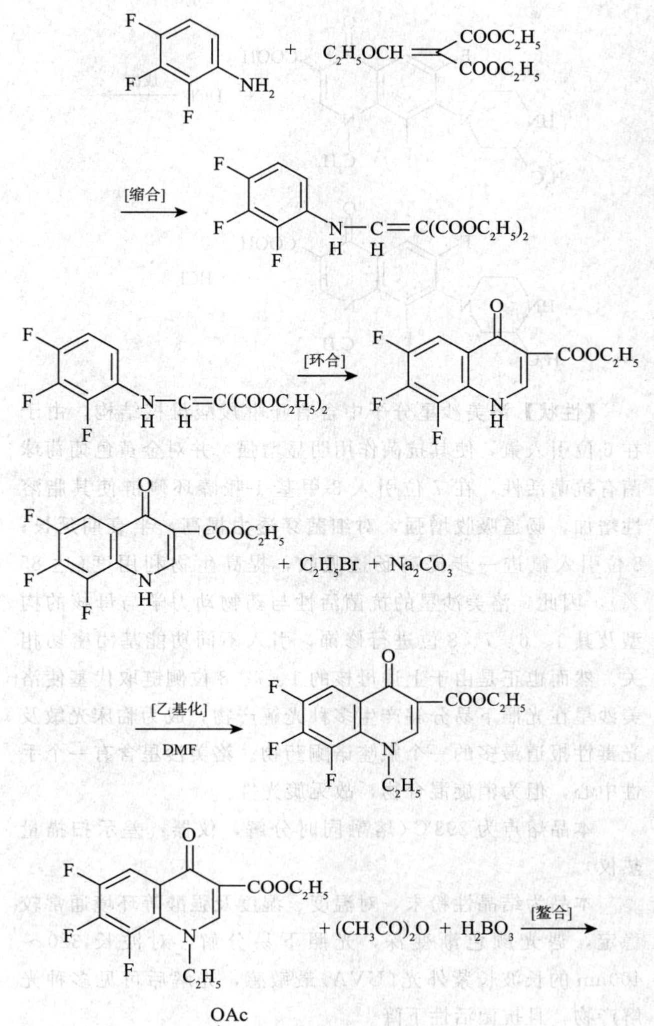

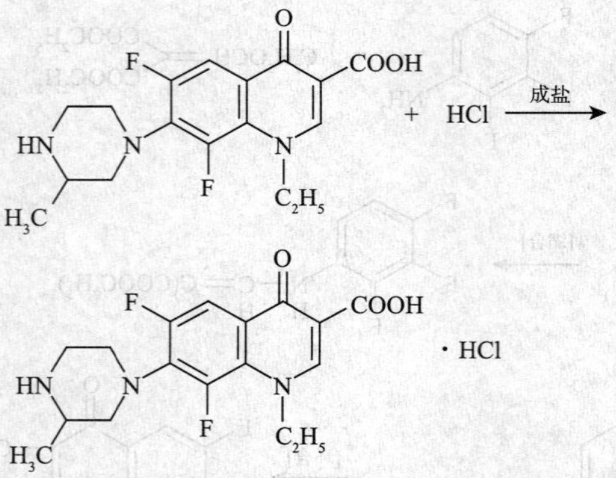

【性状】洛美沙星分子中含有喹啉羧酸母核结构，由于在6位引入氟，使其抗菌作用明显增强，并对金黄色葡萄球菌有抗菌活性，在7位引入3-甲基-1-哌嗪环侧链使其脂溶性增加，肠道吸收增强，对细菌穿透力提高，半衰期延长；8位引入氟进一步提高肠道吸收，提高生物利用度（达85%），因此，洛美沙星的抗菌活性与药物动力学与母核的构型及其1、6、7、8位进行修饰，引入不同功能基团密切相关。然而也正是由于上述母核的1、7、8位侧链取代基使洛美沙星在光照下易分解产生多种光解产物，成为临床光敏及光毒性报道最多的一个氟喹诺酮药物。洛美沙星含有一个手性中心，但为消旋混合物，故无旋光性。

本品熔点为298℃（熔融同时分解，仪器：差示扫描量热仪）。

本品为结晶性粉末，对温度、湿度及强酸等环境通常较稳定，遇光颜色渐变深，光照下易分解，对波长320～400nm的长波长紫外光（UVA）最敏感，光解后可见多种光解产物，且抗菌活性下降[1]。

本品在酸性、中性和碱性磷酸盐缓冲液（pH 1.68、7.0和10.02）中，比较其经UVA照射，0～30分钟内的光解反应速率，发现药物分子在偏碱性溶液中以两性离子的形式存在时，光解反应速度最快，在酸性溶液中的光解反应速度最慢。

【鉴别】（1）本品的0.1mol/L盐酸溶液、0.01mol/L氢氧化钠溶液和甲醇溶液，分别在287nm、283nm、288nm的波长处有最大吸收。系本品化学结构中有4-喹诺酮环，以及4-喹诺酮环与环上的羧酸共轭产生的吸收带引起的紫外吸收（图1）。

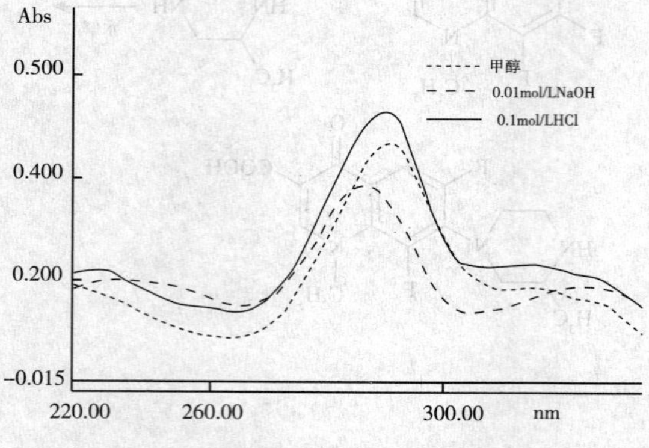

图1　盐酸洛美沙星溶液（5μg/ml）的紫外吸收图谱

（2）采用含量测定项下的色谱图，供试品溶液主峰的保留时间应与对照品溶液主峰的保留时间一致。

（3）本品的红外光吸收图谱显示的主要特征吸收如下（光谱集650图）。

特征谱带（cm^{-1}）	归属	
3053	芳氢	ν_{C-H}
3000～2400	胺盐	$\nu_{\overset{+}{N}H_2}$
1724	羧基	$\nu_{C=C}$
1613	喹诺酮	$\nu_{C=O}$
1540，2525，1490	芳环	$\nu_{C=C}$
1090	氟苯	ν_{C-F}

（4）本品为洛美沙星的盐酸盐，呈氯离子鉴别反应。

【检查】**酸度**　本品系游离洛美沙星与盐酸作用生成的盐，属强酸与弱碱生成的有机盐，该盐在水中解离后应呈酸性。为控制盐酸的量，需严格控制本品的pH值。

溶液的颜色　由于本品遇光易降解变色，为控制可能产生的降解物，需控制溶液的颜色。

溶液的澄清度　此项检查是为了控制未成盐的洛美沙星。

有关物质　文献报道[2~4]盐酸洛美沙星原料中杂质主要为光降解产物（图2）、脱羧产物（图3）和其他杂质。盐酸洛美沙星在UVA照射下极易产生2种光降解产物；盐酸洛美沙星在强酸溶液中长时间回流反应，可分离得到脱羧产物，另有文献报道[2]，洛美沙星注射液（200mg/100ml，以氯化钠调节渗透压）的pH值越低，脱羧物的含量越高；在pH 4.5（通常注射剂要求的pH值条件）时，光照越强，温度越高或时间越长，脱羧物的含量越高。

对原料及其片剂的留样，采用国家药品标准WS₁-(X-513)-2003Z色谱条件：即用C18柱；以0.05mol/L枸橼酸溶液（用三乙胺调节pH值至4.0）-乙腈（80∶20），检测波长287nm，进行有关物质长期跟踪检查发现，在约4倍主成分峰保留时间处检测到一杂质峰，且随着储存时间的加长，杂质量增加，经质谱分析可能为洛美沙星另一种脱羧、7位开环的降解产物（图4）。

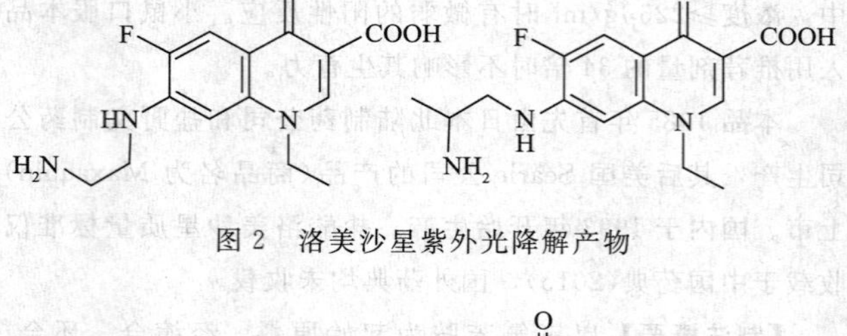

图2　洛美沙星紫外光降解产物

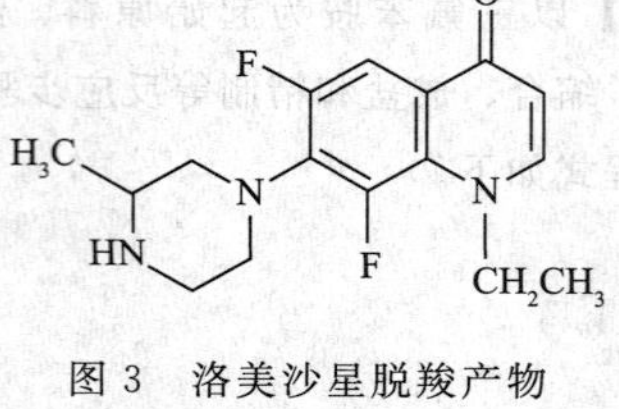

图3　洛美沙星脱羧产物

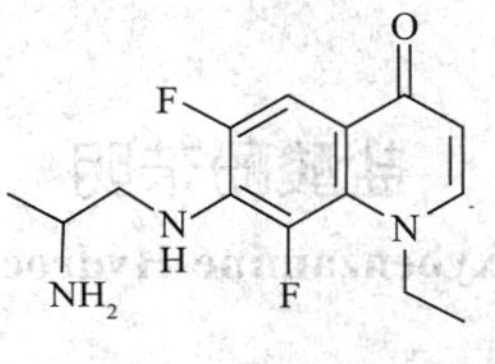

图4　洛美沙星脱羧、开环降解产物

中国药典(2015)和中国药典(2010)采用相同的液相色谱条件，即用C18柱，以戊烷磺酸钠溶液为流动相A，甲醇为流动相B，进行梯度洗脱，检测波长为287nm。标准中规定流速为1.2ml/min，主成分峰保留时间约为9分钟，在主峰后用梯度洗脱使原在主峰保留时间约4倍处的杂质峰提前至主峰保留时间的2.5倍内流出，使其后的杂质得以检出。

采用上述色谱条件进行专属性考察，样品经酸、碱、氧化、强光、紫外光和高温条件破坏产生的降解产物及工艺中引入的杂质与洛美沙星均能较好地分离，结果见表1，且所选用不同牌号的C18柱均能在主峰保留时间的2.5倍内将杂质全部洗脱。标准中采用氧化破坏并水浴加热的方式，制备系统适用性溶液(含有相对保留时间约0.8和1.1的两个杂质)，并分别制定了两个特定杂质峰与主峰的分离度要求(图5)。图中各杂质峰经峰纯度检查均符合规定。

表1　不同牌号C18柱考察

柱牌号	流速(ml/min)	主峰出峰时间(min)	峰前杂质相对保留时间	分离度(主峰与峰前杂质)	峰后杂质相对保留时间	分离度(主峰与峰后杂质)
Agilent-HC 250mm×4.6mm	1.0	12.803	0.86	3.40	1.12	2.02
岛津VP-ODS 150mm×4.6mm	1.0	9.20	0.81	2.85	1.12	1.69
AgilentSB 250mm×4.6mm	1.0	10.318	0.84	3.21	1.12	1.85
迪马 250mm×4.6mm	1.65	9.2	0.82	3.05	1.12	2.17
资生堂 150mm×4.6mm	0.6	9.0	0.83	2.58	1.12	2.20

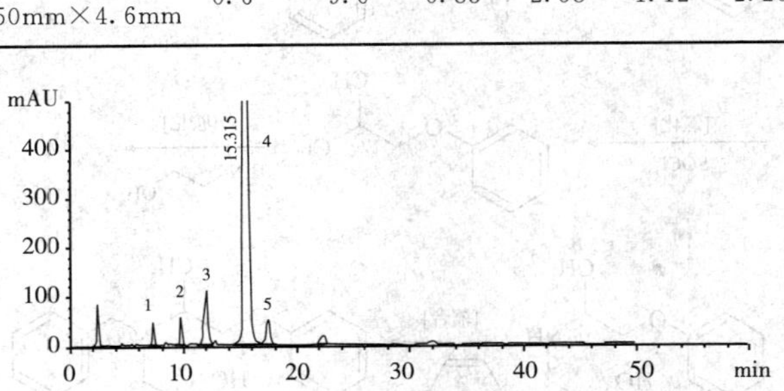

图5　有关物质系统适用性溶液色谱图

1，2. 其他杂质；3. 主成分峰保留时间0.8倍的杂质；4. 洛美沙星；5. 主成分峰保留时间1.1倍的杂质

由于缺乏洛美沙星杂质对照品，仍采用不加校正因子的自身对照法检查有关物质，并用盐酸洛美沙星考察线性和范围，在0.1～300μg/ml，$y=45.455x+6.3289$，$r^2=1$。检测限为0.5ng，定量限为1.5ng。

由于洛美沙星及其杂质都有较强的荧光，且荧光检测器的灵敏度较高，江苏省食品药品检验所采用DAD检测器与荧光检测器串联的方法，同时测定杂质在两种检测器上的响应，但实验中发现用荧光检测器时，主成分峰与各杂质荧光响应差别较大，文献报道[5,6]，洛美沙星的光降解产物化学发光强度可为洛美沙星的数倍，加之缺乏洛美沙星降解产物的对照品，无法对各杂质的校正因子进行计算。

在该色谱条件下，盐酸洛美沙星供试品溶液(1mg/ml)中相对保留时间为0.8、1.1、2.8左右的杂质峰较常见，其中相对保留时间为2.8的色谱峰随着储存时间的加长，杂质量增加。这些杂质的分子结构可以通过IR、NMR、MS进行确证。由于洛美沙星在光照和加热下易产生降解产物，故操作过程注意应避光和受热。

【含量测定】采用高效液相色谱法等度洗脱，固定相和流动相组成与有关物质相同。线性范围2.5～300μg/ml，$y=55.493x+72.268$，$r^2=0.9997$。此外文献报道洛美沙星的分析方法还有分光光度法[7]，荧光光谱法[8,9]，高效毛细管电泳法[10]、电化学分析法[11]和能量转移发光法[12]等。

【制剂】(1)盐酸洛美沙星胶囊(Lomefloxacin Hydrochloride Capsules)

本品国外药典均无收载。

生产企业不同，其处方工艺各异，主要辅料有淀粉、羧甲基淀粉钠、硬脂酸镁、预交化淀粉、微粉硅胶等。

溶出度　中国药典(2010)仍沿用国家药品标准WS_1-(X-490)-2003Z标准，中国药典(2015)未修订。以盐酸(9→1000)900ml为溶出介质，篮法100转/分，取样时间为30分钟，紫外法测定含量，限度80%。日本橙皮书中采用在多种pH值溶出介质中进行该产品溶出曲线的比较，最终确定桨板法(使用沉降篮)，以水900ml为溶出介质，50转/分，取样时间为30分钟，紫外法测定含量，限度为75%。

有关物质　照盐酸洛美沙星有关物质项下的检查方法，经专属性考察，制剂中的辅料均不干扰主成分峰和杂质峰的检出。

含量测定　照盐酸洛美沙星含量测定项下的方法，取盐酸洛美沙星原料及空白辅料进行回收率试验，回收率为98.56%(RSD为1.26%)。

(2)盐酸洛美沙星片(Lomefloxacin Hydrochloride Tablets)

本品国外药典均无收载。

生产企业不同，其处方工艺各异，主要辅料有淀粉、羧甲基淀粉钠、硬脂酸镁、微晶纤维素等。

溶出度　中国药典(2010)仍沿用国家药品标准WS_1-(X-057)-2004Z标准，中国药典(2015)未修订。以盐酸(9→1000)900ml为溶出介质，篮法100转/分，取样时间为30分钟，紫外法测定含量，限度80%。日本橙皮书中采用在多种 pH 值溶出介质中进行该产品溶出曲线的比较，采用桨板法，以水 900ml 为溶出介质，50 转/分，取样时间为 30 分钟，紫外法测定含量，限度为 75%。

有关物质　照盐酸洛美沙星有关物质项下的检查方法，经专属性考察，制剂中的辅料均不干扰主成分峰和杂质峰的检出。

含量测定　照盐酸洛美沙星含量测定项下的方法，取盐酸洛美沙星原料及空白辅料进行回收率试验，回收率为 101.79%(RSD 为 0.88%)。

参考文献

[1] Phillips G, Johnson BE, Ferguson J. The loss of antibiotic activity of ciprofloxacin by photodegradation [J]. J Antimicrob Chemother, 1990, 26: 783-787.

[2] 张秀芝，王尔华．洛美沙星注射液中脱羧产物 1-乙基-6,8-二氟-1,4-二氢-7-(3-甲基-1-哌嗪基)-4-氧代喹啉的分离与鉴定 [J]．中国医药工业杂志，1996，27(9)：408-410.

[3] 张秀芝，祝昱，端木禾，等．盐酸洛美沙星注射液的稳定性研究．中国药科大学学报，1996，27(6)：341-344.

[4] 蒋建兰，叶小珍，刘勇，等．盐酸洛美沙星注射液的制备条件对有关物质的影响 [J]．中国药师，2002，12(5)：736-737.

[5] 连宁，唐江宏，贺香红，等．能量转移化学发光法测定洛美沙星 [J]．分析化学，2008，36(6)：823-826.

[6] 顾继红，高杰．反相高效液相色谱荧光法测定人血浆中左氧氟沙星的浓度 [J]．苏州大学学报(医学版)，2007，27(6)：952-954.

[7] 高建华，陈彬，翟海云．荷移分光光度法测定盐酸洛美沙星 [J]．郑州大学学报(自然科学版)，2001，33(3)：71-74.

[8] 高建华，陈彬，翟海云．血清中盐酸洛美沙星的测定及荧光光谱特性 [J]．郑州大学学报(自然科学版)，2000，32(4)：74-78.

[9] 许庆琴，杜黎明，王静萍．导数-同步荧光光谱法直接测定尿样中的洛美沙星 [J]．光谱学与光谱分析，2002，22(3)：444-445.

[10] 陈瑞杰，朱晓燕，陈帆．高效毛细管电泳法测定盐酸洛美沙星颗粒中洛美沙星的含量 [J]．中国医院药学杂志，2005，25(6)：538-540.

[11] 连军，李相军，张勇，等．洛美沙星离子选择电极的研制及应用 [J]．分析化学，1999，27(10)：1117-1120.

[12] 连宁，唐江宏，贺香红，等．能量转移化学发光法测定洛美沙星 [J]．分析化学，2008，36(6)：823-826.

撰写　陆益红　江苏省食品药品检验所

复核　张　玫　江苏省食品药品检验所

盐酸酚苄明

Phenoxybenzamine Hydrochloride

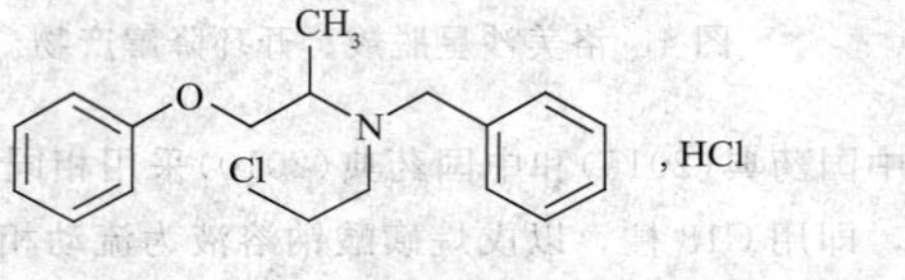

$C_{18}H_{22}ClNO \cdot HCl$　340.29

化学名：*N*-(1-甲基-2-苯氧乙基)-*N*-(2-氯乙基)苯甲胺盐酸盐

N-(2-chloroethyl)-*N*-(1-methyl-2-phenoxyethyl) benzylamine Hydrochloride

英文名：Phenoxybenzamine Hydrochloride(INN)

CAS 号：[63-92-3]

本品为 α 肾上腺素受体阻滞药，作用于节后 α 肾上腺素受体，防止或逆转内源性或外源性儿茶酚胺作用，使周围血管扩张，血流量增加，同时具有拮抗儿茶酚胺效应。临床上主要用于外周血管痉挛疾病、休克、嗜铬细胞瘤及前列腺增生引起的尿潴留的治疗。本品口服胃肠道吸收不完全，因局部刺激作用，不做皮下注射或肌内注射，采用静脉注射。在体内需经环化成乙烯亚胺型才起作用，因此作用开始较慢。一次静脉给药后 1 小时出现最大效应。半衰期约为 24 小时。在肝内代谢，从肾及胆汁排出。本品常见不良反应有直立性低血压、心动过速、瞳孔缩小、鼻塞、口干等。

除中国药典(2015)收载外，BP(2013)、USP(36)中亦有收载。

【制法概要】本品由史克制药有限公司(SMITH KLINE FRENCH LAB)的 KERWIN J. F 与 ULLYOT G. E 于 1950 年合成，国内于 20 世纪 70 年代中期开始生产[1]。国内外的生产工艺基本一致。工艺路线如下：

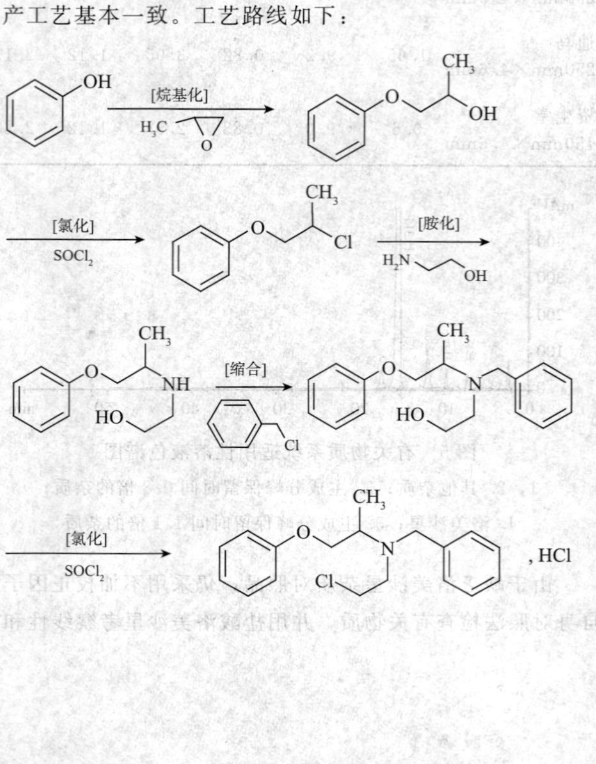

【鉴别】(1)由于本品的三氯甲烷溶液有较强的紫外吸收，中国药典(2010)与BP(2009)均采用紫外分光光度法进行鉴别。本品的三氯甲烷溶液（1mg/ml，预先经酸处理），在272nm、229nm的波长处有最大吸收，吸光度分别约为0.55和0.45。该鉴别所用三氯甲烷溶剂如不经酸处理，会使结果偏高。中国药典(2015)将紫外鉴别修订为液相色谱鉴别。

(2)本品的红外光吸收图谱（光谱集384图）显示的主要特征吸收如下。

特征谱带（cm^{-1}）	归属	
3060，3040	芳氢	ν_{C-H}
2500～2300	叔胺盐	$\nu_{\overset{+}{N}-H}$
1600，1590，1498	苯环	$\nu_{C=C}$
1245，1040	醚	ν_{C-O-C}
758	单取代苯	γ_{5H}
700	单取代苯	$\delta_{环}$

(3)本品为盐酸盐，故显氯化物的鉴别反应。

【检查】**有关物质**　本品中可能存在的有关物质包括杂质A至杂质D。其中杂质A为最后一步反应的原料；杂质B、C为反应中间体；杂质D为中间体内未除尽的乙醇胺参与后续反应引入的杂质。

各有关物质结构如下：

杂质A

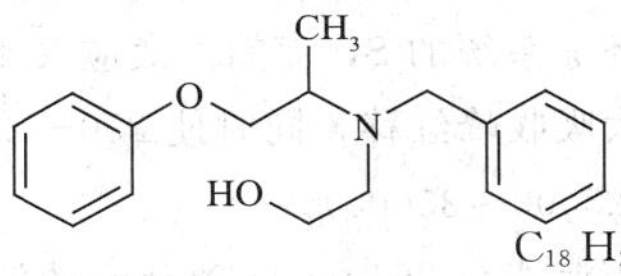

$C_{18}H_{23}NO_2$　285.39

杂质B

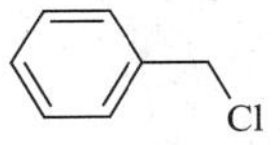

C_7H_7Cl　126.59

杂质C

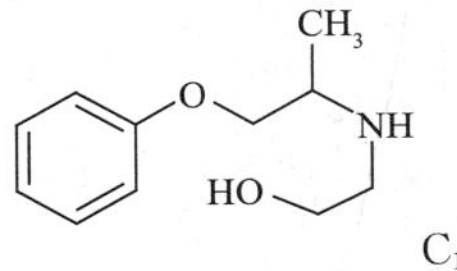

$C_{11}H_{17}NO_2$　195.26

杂质D

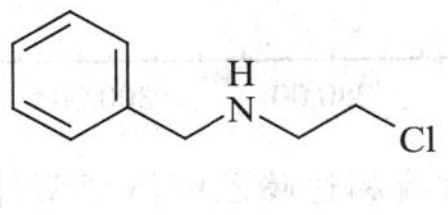

$C_9H_{12}ClN$　169.66

中国药典(2010)标准中无有关物质检查项，BP(2009)和USP(32)均采用薄层色谱法检查，但未指定具体有关物质。中国药典(2015)增订有关物质检查。采用薄层色谱方法测定，色谱条件和杂质限度与BP(2013)相同。采用硅胶G板，用丙酮-三氯甲烷(80∶20)为展开剂，以稀碘化铋钾为显色剂，单个杂质不得过0.5%。方法检测限为20ng，相当于0.1%。

残留溶剂[1]　根据合成工艺和精制方法，可能涉及到的残留溶剂和挥发性物质主要有石油醚、乙醇、三氯甲烷，此外还可能有正己烷、甲苯。可参照中国药典(2015)通则残留溶剂测定法测定，应符合规定。

【含量测定】中国药典(2010)、BP(2009)及USP(32)均采用加醋酸汞的高氯酸滴定方法，原理是本品在冰醋酸中与醋酸汞试液发生反应，生成醋酸酚苄明和难电离的氯化汞；用高氯酸滴定，反应生成高氯酸酚苄明和醋酸，微过量的高氯酸使指示液变色从而指示终点。

中国药典(2010)含量测定使用醋酸汞会造成严重的环境污染，北京市药品检验所曾尝试将含量测定方法改为革除汞盐的电位滴定法，结果发现采用氢氧化钠滴定盐酸时第一步滴定很难判断等当点，而采用高氯酸滴定时，不论如何更换溶剂，结果都偏高。故中国药典(2015)修订为采用HPLC法测定。本品在常见的甲醇、甲醇-水、乙腈-水及各种流动相中溶液稳定性差，经过反复实验，最终确定以0.1mol/L盐酸溶液为溶剂，用十八烷基硅烷键合硅胶为填充剂，醋酸铵缓冲液-甲醇(20∶80)作为流动相，检测波长为267nm。方法学验证结果显示，本品在0.05～1.0mg/ml浓度范围内线性相关性良好，相关系数为1.0000。按$S/N>10:1$计算，本品的定量限为10ng。稳定性试验结果显示本品在8小时内稳定。6份样品测定结果的相对标准偏差为0.3%，重复性符合含量测定要求。含量限度修订为按干燥品计，应为98.0%～102.0%。

【制剂】中国药典(2015)收载了盐酸酚苄明片与注射液，USP(36)收载了盐酸酚苄明胶囊，BP(2013)及JP(16)未收载制剂。

(1) 盐酸酚苄明片(Phenoxybenzamine Hydrochloride Tablets)

本品为白色片，规格分别为5mg、10mg。主要辅料有糊精、淀粉、蔗糖、硬脂酸镁等。

〔检查〕溶出度　中国药典(2015)新增溶出度检查项。采用浆法，以0.1mol/L盐酸溶液500ml为溶出介质，转速为每分钟50转，30分钟取样测定。测定方法为HPLC法，色谱条件与原料药含量测定项下相同，限度为标示量的75%。

含量测定与含量均匀度　盐酸酚苄明结构中有最大吸收基团，本品的0.1mol/L盐酸溶液在267nm的波长处有最大吸收，供试品与对照品同法处理后，测定吸光度值计算含量。

(2) 盐酸酚苄明注射液(Phenoxybenzamine Hydrochloride Injections)

细菌内毒素　本品临床每小时用药最大剂量是静脉注射每千克体重1mg(中国药典临床用药须知)，内毒素计算限值约为5.0EU/mg。

参考文献

[1] 上海医药工业研究院技术情报站. 有机药物合成手册[M]. 上海：上海医药工业研究院，1976：526-527.

撰写　刘　晶　车宝泉　北京市药品检验所
复核　余　立　北京市药品检验所

盐酸硫利达嗪

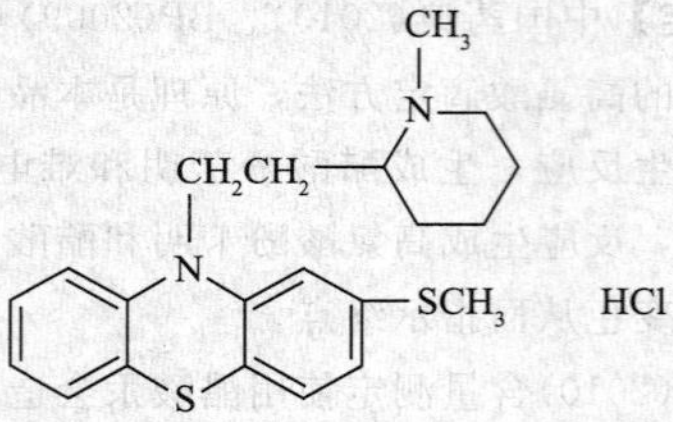

$C_{21}H_{26}N_2S_2 \cdot HCl$　407.04

化学名：10-(2-(1-甲基-2-哌啶基)乙基)-2-甲硫基吩噻嗪盐酸盐

10-[2-(1-methyl-2-piperidyl)ethyl]-2-(methylthio)-10*H*-phenothiazine hydrochloride

英文名：Thioridazine Hydrochloride

异名：甲硫哌啶，盐酸甲硫达嗪，硫醚嗪

CAS 号：[30-61-0]；硫利达嗪($C_{21}H_{26}N_2S_2$)CAS 号：[50-52-2]

本品为吩噻嗪类抗精神病药。具有中度的降血压作用，中度的抗胆碱与镇静作用，抗呕吐作用弱，对锥体外系统多巴胺受体作用及体温中枢影响较弱。抗精神病作用主要为阻断脑内多巴胺受体。口服生物利用度约40%，血药浓度达峰时间为1～4小时，$t_{1/2}$为21小时，血浆蛋白结合率达99%，主要在肝脏代谢，从尿及粪便中排出。本品可增强镇痛药、催眠药、抗组胺药、麻醉药及乙醇的中枢抑制作用。不宜与奎尼丁合用。长期服用大剂量后，可有色视改变如蓝绿色盲或发生黄视。急性中毒者可发生震颤、嗜睡、血压降低，脉搏减慢及体位性舒张压升高。也可发生心电图T波变化，少数引起癫痫发作。常见不良反应有口干、心动过速、视物模糊等。也可见嗜睡、头晕、鼻塞、直立性低血压，偶有腹泻、腹胀、心电图异常中毒性肝损害，长期用药可引起色素性视网膜病变，大多停药后消失。较少引起震颤、流涎、运动迟缓、静坐不能和急性肌张力障碍等锥体外系不良反应。

除中国药典(2015)收载外，BP(2013)、Ph. Eur. (7.0)、USP(36)和JP(16)亦有收载。

【制法概要】本品的合成路线[1]如下：

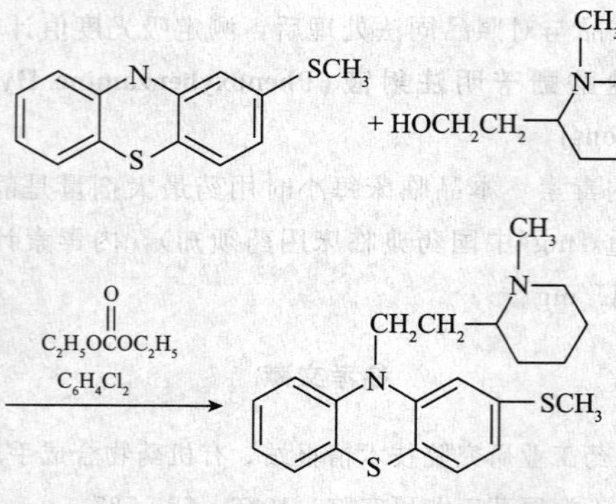

【性状】本品为白色或类白色的结晶性粉末；微臭。在三氯甲烷中易溶，在乙醇或水中溶解，在乙醚中几乎不溶。BP(2013)和Ph. Eur. (7.0)表述为在甲醇和水中易溶，在96%乙醇中溶解。

熔点为159～165℃，熔距不得超过2℃。USP(36)规定熔点为159～165℃，熔距不得超过3℃。

【鉴别】(1)化学反应　吩噻嗪类药物遇氧化剂和金属离子均能显色，结构中的硫氮杂蒽母核(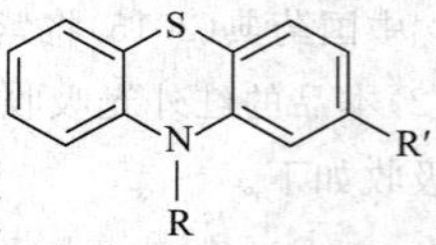)中的硫为二价。母核易被氧化成自由基型产物和非离子型产物，多为砜(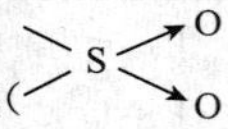)、亚砜(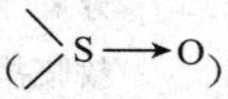)或3-羟基酚噻嗪等不同氧化产物，随着取代基的不同，而呈现不同的颜色。本品遇硫酸、硫酸-甲醛、Forrest试液、FNP试液，溶液均显蓝色；遇Mandelin试液，溶液由蓝色转变为紫色；遇Marquis试液，溶液由紫红色转变为蓝绿色。

硫氮杂蒽母核结构中未被氧化的S原子，可与金属离子(如Pd^{2+})共价，形成有颜色的配位化合物，其氧化产物砜和亚砜均无此反应。因此可利用此性质进行鉴别和含量测定，并具有专属性，可排除氧化产物的干扰。

(2)紫外光谱　硫氮杂蒽环母核为共轭三环的π系统，最大吸收通常有3个峰值，即在204～209nm、250～265nm、300～325 nm。盐酸硫利达嗪结构中10位上的R取代基为哌啶衍生物，2位上的R′取代基为—SCH_3，通过对位效应影响三环π系统的S，而间位效应又影响三环π系统的N，引起最大吸收峰红移，同时使250～265nm区段的峰强度增大(ε为25000～35000)。

本品的乙醇溶液在264nm与315nm的波长处有最大吸收。紫外吸收图谱如图1。

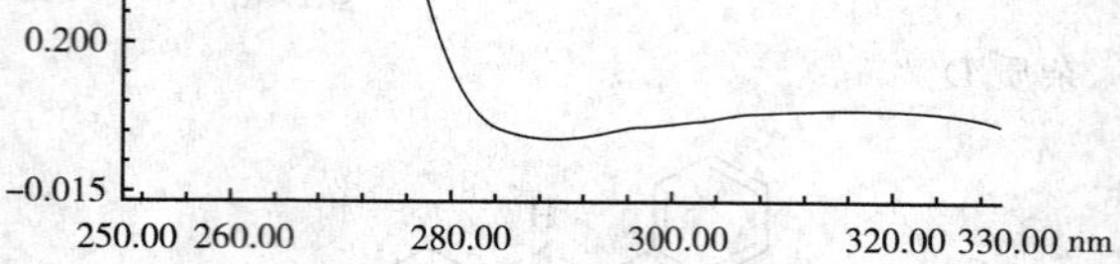

图1　盐酸硫利达嗪乙醇溶液紫外吸收图谱

本品在酸溶液中最大吸收峰紫移至262nm和310nm，碱溶液中最大吸收峰红移至272nm。

(3)红外光谱　本品的红外光吸收图谱应与对照的图谱(光谱集1034号)一致，主要特征吸收如下。

特征谱带(cm^{-1})	归属	
3050	芳氢	ν_{C-H}
2700～2300	叔胺盐	$\nu_{\overset{+}{N}H}$
1590，1570，1553	苯环	$\nu_{C=C}$
800	取代苯	γ_{2H}
760	取代苯	γ_{4H}

(4)本品为有机碱的盐酸盐，需先加氨试液使呈碱性，将析出的沉淀滤除。再取滤液，加稀硝酸使呈酸性后，滴加硝酸银试液，即生成白色凝乳状沉淀。

【检查】酸度 本品为有机碱的盐酸盐，水溶液呈弱酸性。

有关物质 本品遇光不稳定，易被氧化。在生产和贮藏过程中易引入有关物质，中国药典(2010)采用薄层色谱法中的高低浓度对比法控制杂质的限量。薄层板：硅胶G；展开剂：三氯甲烷-异丙醇-浓氨溶液(74：25：1)；先喷以碘化铋钾试液-冰醋酸-水(10：20：70)显色，再喷以过氧化氢试液褪去薄层板背景颜色，立即覆盖同样大小的洁净玻璃板防止斑点褪色。供试品溶液主斑点 R_f 值约为0.85，检测限度为0.5%。薄层色谱图如图2。

图2 盐酸硫利达嗪供试品溶液薄层色谱图

中国药典(2015)采用HPLC方法进行有关物质检查，色谱条件和杂质限度与Ph. Eur.(7.0)相同。用十八烷基硅烷键合硅胶为填充剂；以三乙胺-乙腈-水(2：400：600)为流动相A，以三乙胺-乙腈(2：1000)为流动相B；进行线性梯度洗脱；检测波长为275nm。中国药典(2015)采用自身对照法计算杂质含量，单个杂质不得过0.1%，杂质总量不得过0.5%。Ph. Eur.(7.0)制备了系统适用性溶液，含有杂质A、杂质B、杂质C、杂质D和杂质E，标准给出了各已知杂质的相对保留时间和校正因子，并按照校正后的峰面积计算已知杂质含量。有关物质典型色谱图(包括供试品溶液、自身对照溶液和空白溶剂)见图3。

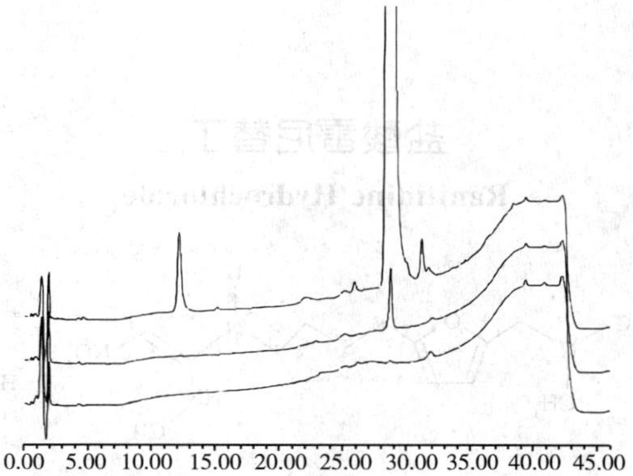

图3 有关物质典型色谱图

干燥失重 中国药典(2015)规定为在105℃干燥至恒重，减失重量不得过0.5%。USP(36)规定略有不同，为在105℃干燥4小时，减失重量不得过0.4%。

【含量测定】本品为有机碱的盐酸盐，在冰醋酸-醋酐中呈碱性，故可用高氯酸非水溶液滴定法测定含量。用电位法指示终点，滴定结果用空白试验校正。反应原理如下：

$$C_{21}H_{26}N_2S_2 \cdot HCl + HClO_4 \longrightarrow C_{21}H_{26}N_2S_2 \cdot HClO_4 + HCl$$

【制剂】盐酸硫利达嗪片(Thioridazine Hydrochloride Tablets)

有关物质 采用HPLC方法检测，色谱条件与原料相同。

溶出度 盐酸硫利达嗪见光易分解，故需避光操作。采用溶出度测定法第一法(篮法)，0.1mol/L盐酸溶液作介质，取样时间45分钟，限度为75%。盐酸硫利达嗪在0.1mol/L的盐酸溶液中溶解度为溶解。

含量测定 中国药典(2010)采用紫外分光光度法避光操作，盐酸硫利达嗪的乙醇溶液在264nm波长处有最大吸收，吸收系数为950。中国药典(2015)采用高效液相色谱法进行含量测定，用十八烷基硅烷键合硅胶为填充剂；以三乙胺-乙腈-水(1：850：150)为流动相；检测波长为264nm。方法学验证结果显示，在50～150μl/ml浓度范围内线性关系良好，相关系数为0.9998；进样精密度RSD为0.2%(n=6)，重复性试验RSD为0.8%(n=6)，表明方法的精密度和重复性均良好；供试品溶液在配制8小时内稳定；当信噪比约为10：1时，定量限为20ng；平均回收率(n=9)为100.1%。

参考文献

[1] 王书勤. 世界有机药物专利制备方法大全. 一卷. 北京：科学技术文献出版社：223.

撰写 柳小秦 陕西省食品药品监督检验研究院

复核 徐长根 刘海静 陕西省食品药品监督检验研究院

盐酸雷尼替丁

Ranitidine Hydrochloride

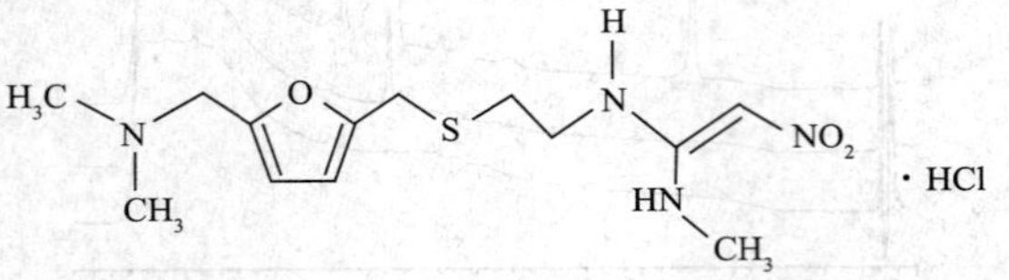

$C_{13}H_{22}N_4O_3S \cdot HCl$　350.87

化学名： *N'*-甲基-*N*-[2-[[[5-[(二甲氨基)甲基]-2-呋喃基]甲基]硫基]乙基]-2-硝基-1,1-乙烯二胺盐酸盐

N'-methyl-*N*-[2-[[[5-[(dimethylamino)methyl]-2-furanyl]methyl]thio]ethyl]-2-nitro-1,1-ethenyldiamine hydrochloride

英文名： Ranitidine(INN)Hydrochloride

CAS号： [66357-59-3]；[66357-35-5](碱基)

本品为选择性的 H_2 受体拮抗剂，能竞争性地阻断组胺与胃壁细胞上的 H_2 受体结合，有效抑制基础胃酸分泌及由组胺、五肽促胃泌素和食物刺激后引起的胃酸分泌，降低胃酶的活性，还能抑制胃蛋白酶的分泌，但对促胃泌素及性激素的分泌无影响。临床上主要用于治疗活动性胃及十二指肠溃疡，吻合口溃疡，反流性食管炎、卓-艾综合征及其他高胃酸分泌疾病。雷尼替丁抑制胃酸的作用以摩尔计为西咪替丁的5～12倍，对胃及十二指肠溃疡的疗效高，具有速效和长效的特点；对肝药酶的抑制作用较西咪替丁轻，不良反应小且安全[1]。

本品口服吸收迅速但不完全，有首过代谢作用，故生物利用度仅为50%，其吸收不受食物和抗酸药的影响。单次口服150mg后1～3小时血药浓度达峰值，平均峰值浓度为400ng/ml，有效血浓度为100ng/mg，作用可持续8～12小时。口服后12小时内能使五肽胃泌素引起的胃酸分泌减少30%。静脉注射1mg/kg，瞬时血药浓度为3000ng/ml，维持在100ng/ml以上可达4小时；以每小时0.5ng/kg速度静脉滴注后30～60分钟血浓度达峰值，峰浓度与剂量间呈正相关[1]。

本品半衰期约为2～3小时，大部分以原形从肾排泄，肾清除率为7.2ml/(kg·min)，少量在肝脏内被代谢为*N*-氧化物、*S*-氧化物和去甲基雷尼替丁经尿排出，也可经胆汁随粪便排出[1]。

本品由B. J. Price和J. Bradshaw等人于1978年合成，国内于1985年开始生产。除中国药典(2015)收载外，BP(2013)、Ph. Eur.(7.0)、USP(36)和JP(16)亦有收载。

【制法概要】 盐酸雷尼替丁的合成路线[2,3]为：

1. 侧链合成

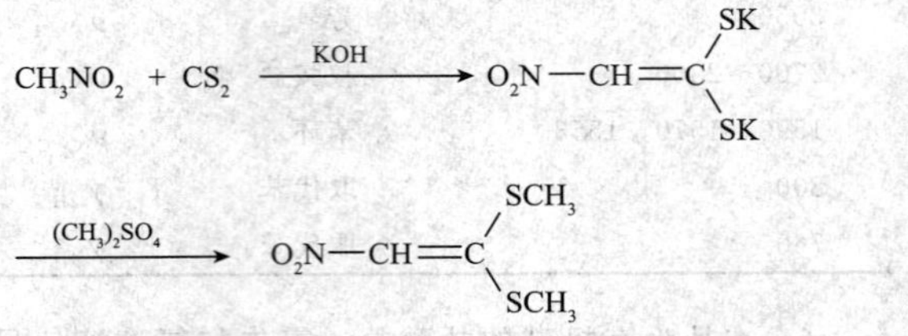

2. 主链合成

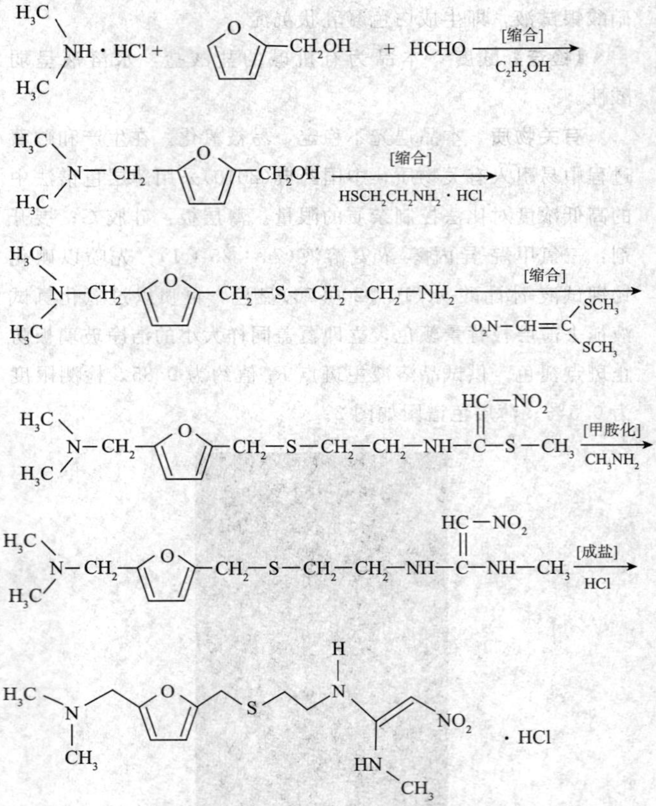

【性状】 雷尼替丁游离碱很难结晶，但其盐酸盐很容易从异丙醇等溶剂中结晶，其晶型、熔点与结晶条件有关。从异丙醇中析出结晶的熔点为143～144℃；从乙酸乙酯中析出结晶的熔点为135～136℃。中国药典(2005)曾规定本品熔点为137～143℃，熔融时同时分解，但熔点不容易观察。本品的结晶中含有少量的二聚体，在酸性条件下，可能生成二盐酸盐。本品色泽以类白色为主，由于结晶温度等条件不同，色泽可能加深呈微黄色或淡黄棕色。在干燥固态下，随温度升高，色泽变深；受潮后随温度升高色泽加速变深，杂质增加。

【鉴别】 (1)本品为含硫化合物，经炽灼后，分解产生硫化氢气体，与醋酸铅反应生成黑色的硫化铅沉淀，使试纸显黑色。

$$(CH_3COO)_2Pb + H_2S \longrightarrow PbS\downarrow + CH_3COOH$$

(2)本品的水溶液在228nm和314nm处有最大吸收，吸收系数($E_{1cm}^{1\%}$)分别为463和444(图1)。

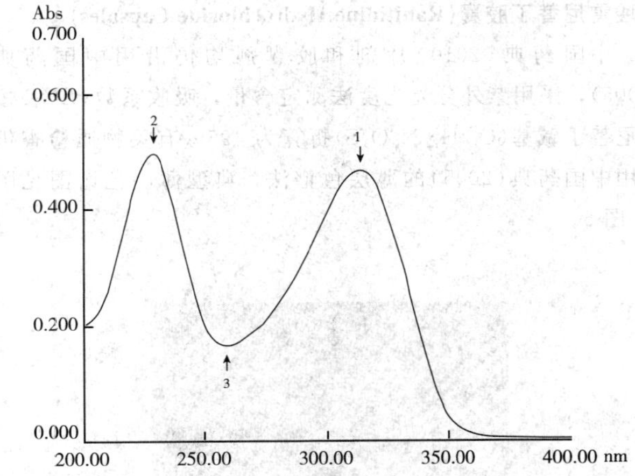

图1　盐酸雷尼替丁紫外吸收图谱（10μg/ml的水溶液）

（3）本品的红外光吸收图谱（光谱集401图）与文献报道的晶型B基本一致，其主要特征吸收如下。

《药品红外光谱图集》收载的401号图为晶型B测定所得。当红外图谱遇晶型不同而与对照图谱401图相比存在明显差异时，可将对照品和供试品分别用少量甲醇研磨溶解，在氮气保护下蒸干，减压干燥30分钟，用石蜡糊法平行测定，两者图谱中的主要特征吸收应一致。

特征谱带（cm^{-1}）	归属	
3250，3180，3090	胺	ν_{N-H}
2700～2400	叔胺盐	$\nu_{\overset{+}{N}-H}$
1615	烯	$\nu_{C=C}$
1585，1430	呋喃环	$\nu_{C=C}$
1567，1380	硝基	ν_{NO_2}

【检查】有关物质　中国药典（2005）和JP（15）均采用薄层色谱法；USP（32）和BP（2010）均采用高效液相色谱法，二者色谱条件基本相同，测试方法和限度有所不同。经对薄层色谱法和高效液相色谱法的结果比较后发现，二者相差较大。

中国药典（2010）采用高效液相色谱法检查有关物质，用自身对照法计算杂质量。USP（32）和BP（2010）供试品溶液浓度分别为0.125mg/ml和0.13mg/ml。经实验研究在此浓度下多个杂质不能有效检出，提高浓度至1.0mg/ml后各杂质能更好地被检测，因此确定供试品溶液浓度为1.0mg/ml。盐酸雷尼替丁的已知主要杂质见表1。

表1　盐酸雷尼替丁的主要杂质

代号	分子式及分子量	相对主成分保留时间	结构式
杂质A	$C_{22}H_{35}N_5O_4S_2$ 497.67	1.75	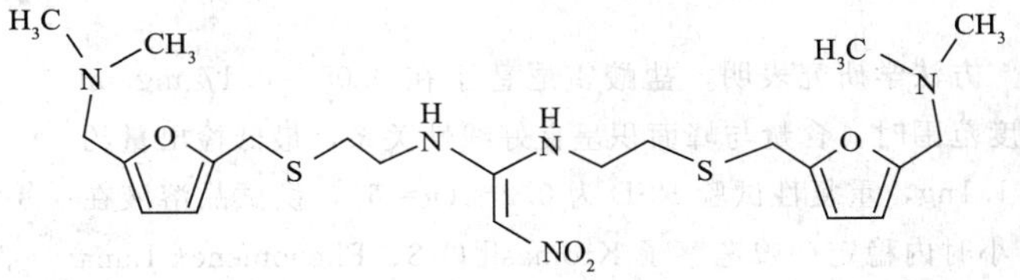
杂质C	$C_{13}H_{22}N_4O_4S$ 330.40	0.64	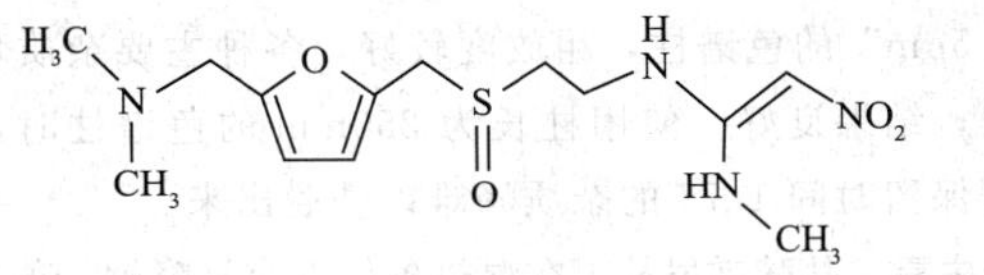
杂质D	$C_{12}H_{19}N_3O_4S$ 301.36	0.85	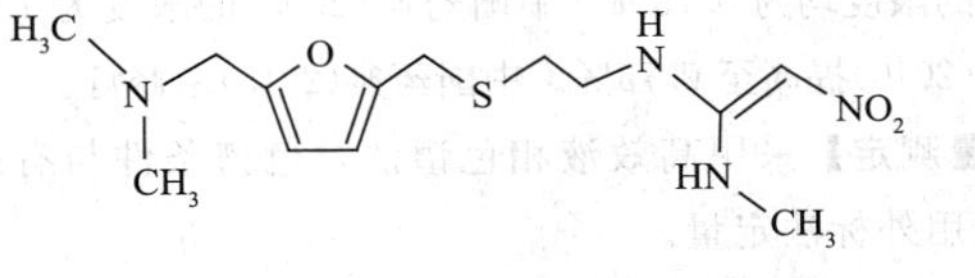
杂质E	$C_{13}H_{22}N_4O_4S$ 330.40	0.72	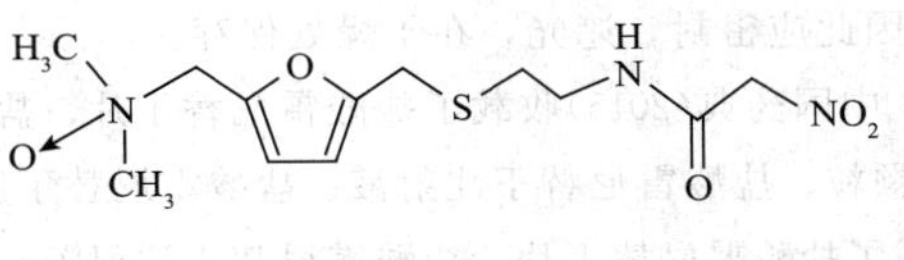

中国药典（2010）参考BP和USP色谱条件，采用梯度洗脱程序，使主成分色谱峰的保留时间约为8分钟，以保证相对保留时间约1.75的雷尼替丁二聚体杂质能够被洗脱出。为有效分离雷尼替丁的各种杂质和中间体，采用加热破坏制备溶液进行系统适用性试验，产生的主要降解杂质峰相对雷尼替丁峰的保留时间应约为0.85，归属为杂质D；理论板数按雷尼替丁峰计算应不低于5000。流动相的pH值对色谱行为影响较大，需要准确控制。色谱系统适用性试验色谱图见图2，供试品溶液的典型色谱图见图3。

中国药典(2015)对梯度洗脱程序进行了微调，使主成分色谱峰的保留时间约为12分钟，并将加热破坏制备溶液修订为碱破坏制备溶液进行系统适用性试验，明确规定相对雷尼替丁峰的保留时间约为0.85的杂质峰与雷尼丁峰的分度应大于4.0。

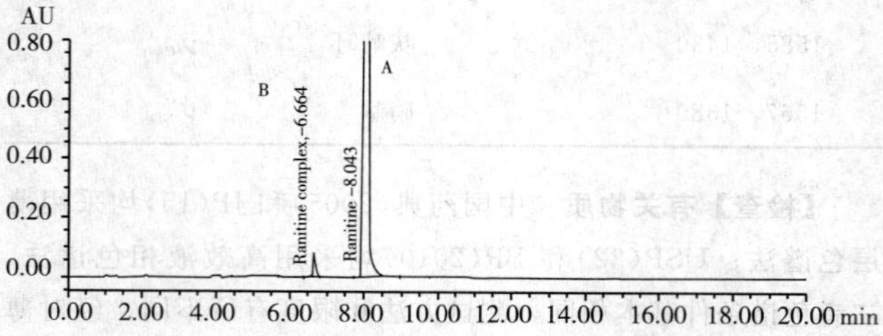

图2　色谱系统适用性试验色谱图

A. 雷尼替丁；B. 主要降解杂质(杂质D)

色谱柱：Kromasil C18，150mm×4.6mm，5μm

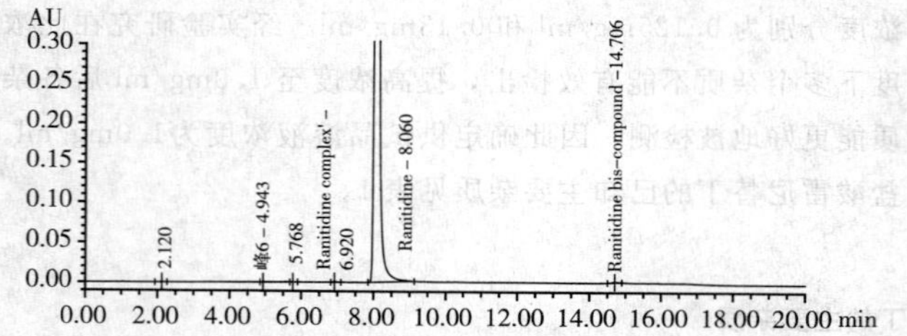

图3　供试品溶液色谱图

色谱柱：Kromasil C18，150mm×4.6mm，5μm

方法学研究表明，盐酸雷尼替丁在0.05～0.17 mg/ml浓度范围时，含量与峰面积呈良好线性关系，最低检出量约为1.1ng，重复性试验RSD为0.2%(n=6)，供试品溶液在24小时内稳定。曾考察了Kromasil C18、Phenomenex Luna C18和Shiseido C18三个牌号的规格均为“150mm×4.6mm，5μm”的色谱柱，粗放度较好，各种主要杂质均能洗脱出来，结果良好。使用柱长为250mm的色谱柱时，相对主成分保留时间1.75的杂质峰难以洗脱出来。

干燥失重　盐酸雷尼替丁在湿热条件下容易降解，英美日三国药典的限度均为0.75%。中国药典(2005)的限度为1.0%，中国药典(2010)提高至0.75%。中国药典(2015)未修订。

【含量测定】采用高效液相色谱法，色谱条件与有关物质相同，用外标法定量。

【贮藏】本品外观色泽的变色速度、颜色深浅与湿度和温度有关，因此应密封，遮光，在干燥处保存。

【制剂】中国药典(2015)收载了盐酸雷尼替丁片、盐酸雷尼替丁泡腾颗粒、盐酸雷尼替丁注射液、盐酸雷尼替丁胶囊。USP(36)收载了盐酸雷尼替丁片、盐酸雷尼替丁注射液、盐酸雷尼替丁氯化钠注射液和盐酸雷尼替丁口服液。BP(2013)中收载了盐酸雷尼替丁片、盐酸雷尼替丁注射液和盐酸雷尼替丁口服液。

本品原料药以盐酸雷尼替丁($C_{13}H_{22}N_4O_3S \cdot HCl$)计算含量，制剂均以雷尼替丁($C_{13}H_{22}N_4O_3S$)计算含量。

(1)盐酸雷尼替丁片(Ranitidine Hydrochloride Tablets)、盐酸雷尼替丁胶囊(Ranitidine Hydrochloride Capsules)

中国药典(2010)片剂和胶囊剂均仍沿用中国药典(2005)，采用紫外分光光度法测定含量，吸收系数($E_{1cm}^{1\%}$)按雷尼替丁碱基($C_{13}H_{22}N_4O_3S$)折算为495。有关物质检查仍沿用中国药典(2005)的薄层色谱法，典型薄层色谱图见图4、图5。

图4　盐酸雷尼替丁片有关物质薄层色谱图

1. 对照溶液(1)；2. 对照溶液(2)；3. 对照溶液(3)；4. 对照溶液(4)；5. 对照溶液(5)；6. 供试品溶液

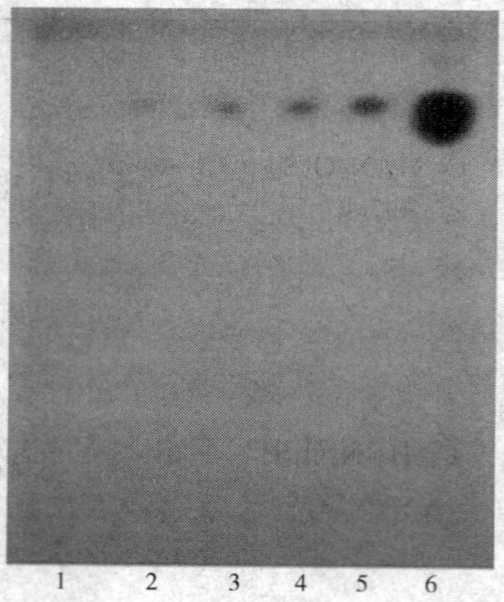

图5　盐酸雷尼替丁胶囊有关物质薄层色谱图

1. 对照溶液(1)；2. 对照溶液(2)；3. 对照溶液(3)；4. 对照溶液(4)；5. 对照溶液(5)；6. 供试品溶液

中国药典(2015)将片剂和胶囊剂的含量测定由紫外法修订为液相色谱方法、有关物质由薄层色谱法修订为液相色谱法，与盐酸雷尼替丁原料方法相同。

盐酸雷尼替丁极易潮解，吸潮后颜色变深，杂质增加。由于生产工艺的不同，胶囊剂在储存过程中产生的杂质比片剂要多。实验发现胶囊内容物的干燥失重与杂质含量存在一定相关性，样品干燥失重越高，杂质含量也越高，因此规定其干燥失重限度为减失重量不得过4.0%。

(2)盐酸雷尼替丁注射液(Ranitidine Hydrochloride Injection)

注射液采用高效液相色谱法进行含量和有关物质测定，

与盐酸雷尼替丁原料方法相同。辅料对含量测定无干扰，平均回收率为99.4%，RSD为0.5%(n=9)。注射液中的主要杂质为杂质D，其次是杂质C。注射液的典型色谱图见图6。

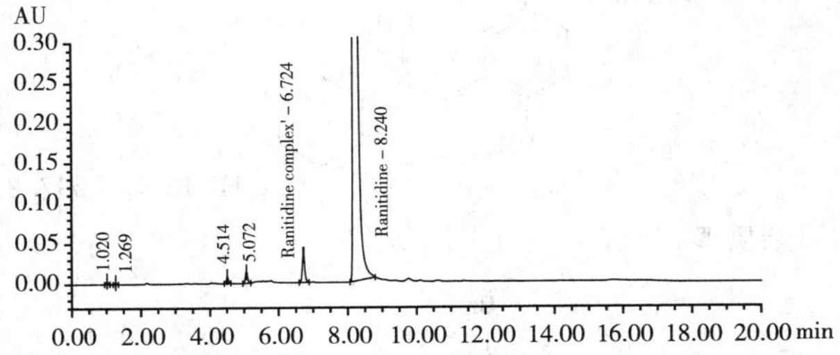

图6 盐酸雷尼替丁注射液有关物质检查色谱图

色谱柱：Kromasil C18，150mm×4.6mm，5μm

细菌内毒素 本品临床每小时用药最大剂量是静脉注射每千克体重5mg(中国药典临床用药须知)，内毒素计算限值约为1.0EU/mg；国外标准中USP为7EU/mg。中国药典(2015)规定本品细菌内毒素限值为1.0EU/mg，严于USP标准。

(3)盐酸雷尼替丁泡腾颗粒(Ranitidine Hydrochloride Effervescent Granules)

泡腾颗粒剂为中国药典(2015)新增剂型，其含量测定和有关物质均采用液相色谱方法，与盐酸雷尼替丁原料方法相同。有关物质项下明确规定扣除相对保留时间0.15之前的辅料峰和添加剂阿司帕坦峰。

参考文献

[1] 国家药典委员会．临床用药须知2005年版(化学药和生物制品卷)[M]．北京：人民卫生出版社，2005.

[2] 韩祖凤，周邦新．雷尼替丁合成路线概述[J]．医药工业，1986，17(11)：15.

[3] 刘伟，李润涛，刘振中，等．盐酸雷尼替丁的合成[J]．郑州大学学报：自然科学版，1992，24(4)：89.

撰写 雷 毅 广东省药品检验所

复核 罗卓雅 广东省药品检验所

盐酸溴己新

Bromhexine Hydrochloride

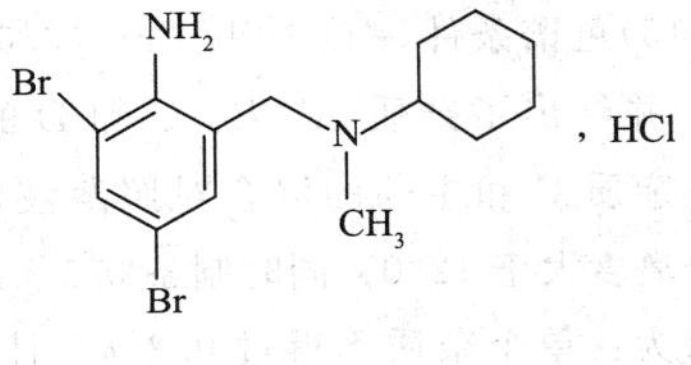

$C_{14}H_{20}Br_2N_2 \cdot HCl$ 412.60

化学名： *N*-甲基-*N*-环己基-2-氨基-3,5-二溴苯甲胺盐酸盐

N-(2-amino-3,5- dibromobenzyl)-*N*-methylcyclohexanamine hydrochloride

英文名： Bromhexine(INN) Hydrochloride

异名： 盐酸溴己胺

CAS号： [611-75-6]

本品为黏痰溶解祛痰药。本品可降低痰的黏稠性，用于支气管炎和呼吸道疾病。口服易吸收，代谢也快。代谢第一步包括与葡萄糖醛酸或硫酸结合成盐，其中氨己醇为具有活性的代谢物。口服剂量的约70%在24小时内以代谢物形式从尿中排出，1%为原型。据报道，10次测定的血药浓度为0.01～0.14μg/ml(平均0.04μg/ml)，半衰期约为6小时[1]。

除中国药典(2015)收载外，BP(2013)、Ph. Eur.(7.0)和JP(16)亦有收载。

【制法概要】 本品是鸭嘴花碱的衍生物，由德国勃林格公司的卡尔-托梅子公司(DR. KARL THOMAE GMBH)于1961年开发，我国于1973年开始生产。本品有多条合成路线[2~4]，但主要分为起始溴化与最终溴化两种。我国多使用液溴消耗量大，污染大的起始溴化的方法。

一法(起始溴化法)

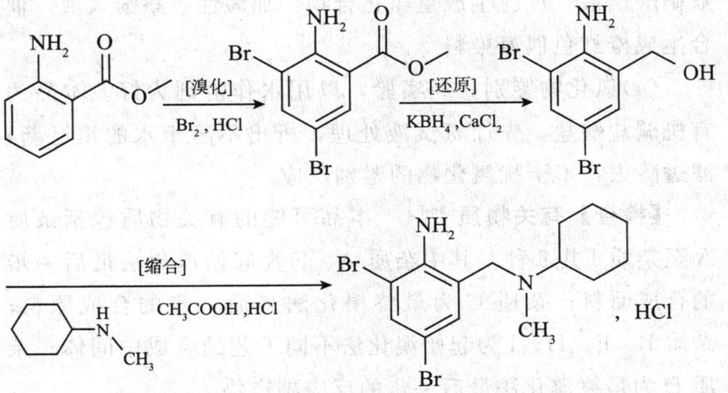

二法(最终溴化法)

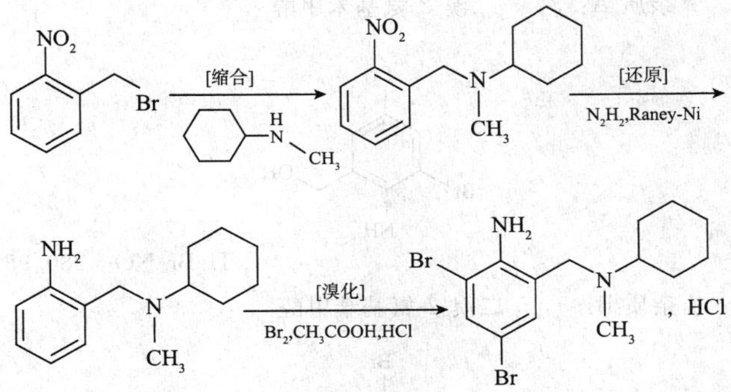

【性状】 本品在甲醇中略溶，在乙醇中微溶，在水中极微溶解。

本品固态对光稳定，液态见光分解。

吸收系数 本品的乙醇溶液(20μg/ml)在249nm波长处有最大吸收，吸收系数($E_{1cm}^{1\%}$)为262～278。紫外吸收图谱见图1。

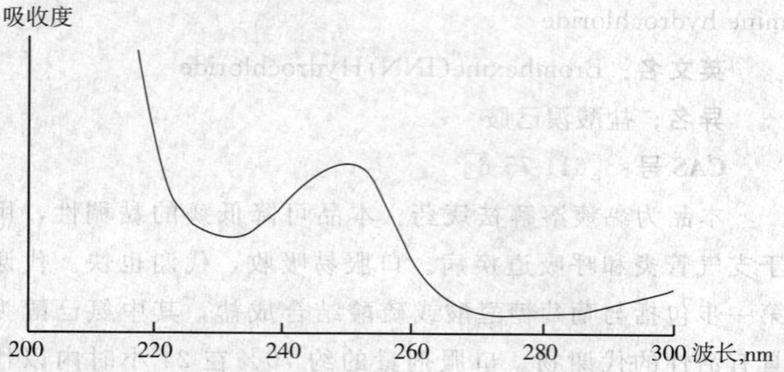

图 1　盐酸溴己新紫外吸收图谱

【鉴别】(1)液相色谱鉴别，供试品溶液主峰保留时间与对照品一致。

(2)本品的红外光吸收图谱应与对照的图谱(光谱集 402 图)一致，本品的红外光吸收图谱显示的主要特征吸收如下。

特征谱带(cm^{-1})	归属
3440，3300，3200	胺基 ν_{N-H}
2700～2400	叔胺盐 ν_{N-H}
1632	胺基 δ_{NH_2}

(3)本品为芳香第一胺类，加乙醇溶解后，加稀盐酸和亚硝酸钠液，反应生成重氮化合物，加碱性 β-萘酚试液，偶合生成橙红色偶氮染料[5]。

(4)氯化物鉴别，经实验，以用水作溶剂为好。本品为有机碱盐酸盐，先加氨试液处理，析出不溶于水的溴己新，滤过除去，不干扰氯化物的鉴别反应。

【检查】**有关物质**[2~5]　本品可能的有关物质包括杂质 A 至杂质 I 共 9 种。其中杂质 A、F 为起始溴化法最后一步的合成原料；杂质 C 为最终溴化法最后一步的合成原料；杂质 B、F、H、I 为起始溴化法不同工艺的合成中间体；杂质 D 为最终溴化法最后一步的反应副产物。

各有关物质结构如下：

杂质 A：3，5-二溴-2-氨基苯甲醇

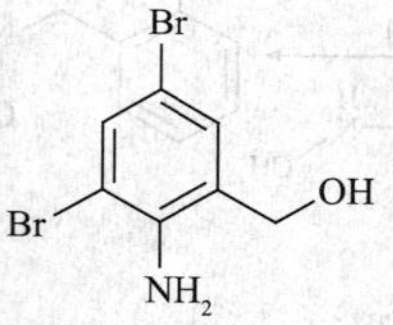

$C_7H_7Br_2NO$　280.95

杂质 B：3，5-二溴-2-氨基苯甲醛

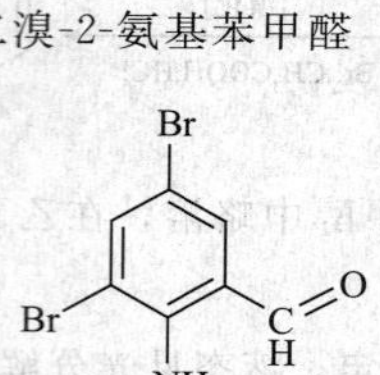

$C_7H_5Br_2NO$　278.93

杂质 C：*N*-(2-氨基苄基)-*N*-甲基环己胺

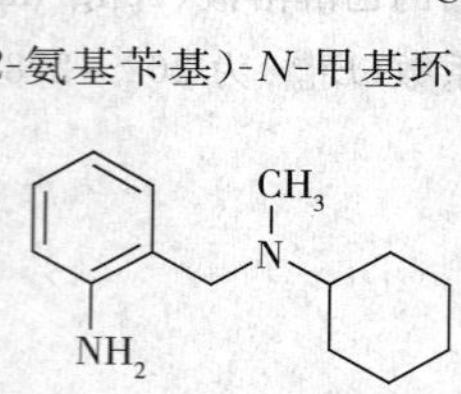

$C_{14}H_{22}N_2$　218.34

杂质 D：*N*-(2-氨基-5-溴代苄基)-*N*-甲基环己胺

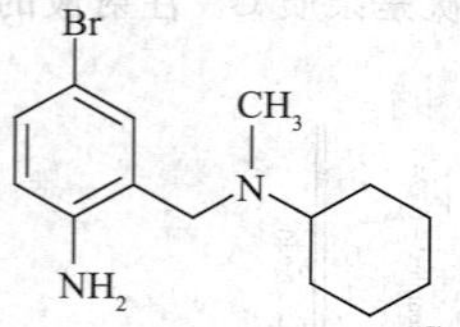

$C_{14}H_{21}BrN_2$　297.24

杂质 E

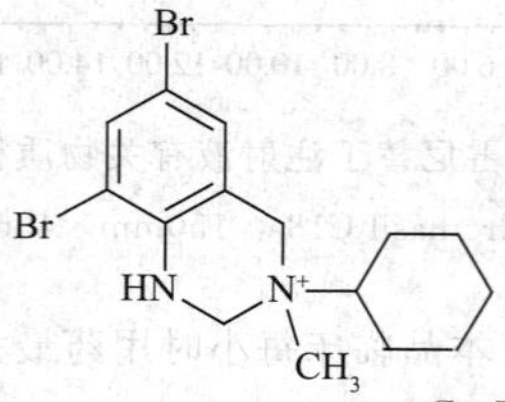

$C_{15}H_{21}Br_2N_2$　389.16

杂质 F：3，5-二溴-2-氨基苯甲酸甲酯

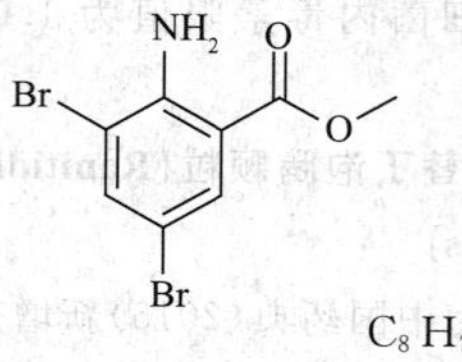

$C_8H_7Br_2NO_2$　308.96

杂质 G：N-甲基环己胺

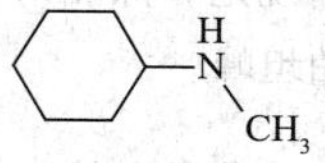

$C_7H_{15}N$　113.20

杂质 H：邻氨基甲苯

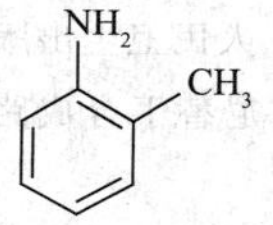

C_7H_9N　107.16

杂质 I：3，5-二溴-2 氨基甲苯

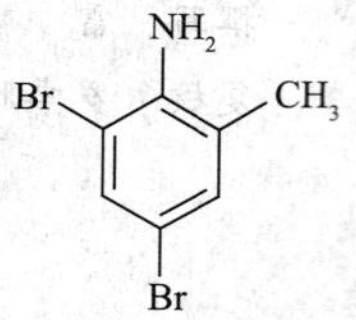

$C_7H_7Br_2N$　264.95

中国药典(2010)、BP(2013)、Ph. Eur.(6.0)和 JP(15)均采用 HPLC 法进行本品的有关物质检查，中国药典(2010)与 JP(15)色谱条件一致。Ph. Eur.(6.0)列出杂质 A 至 E 的结构，并给出了杂质 A、B、C 和 D 的相对保留时间。要求制备杂质 C 和主药的混合对照溶液，规定杂质 C 与溴己新的分离度大于 12.0；同时制备 0.1%的自身对照溶液，限度要求为：单个杂质不得过 0.2%，且大于 0.1%的峰不得多于 1 个；杂质总量不得过 0.3%。未具体给出各已知杂质的限量要求。

中国药典(2005)采用 TLC 法检查有关物质，中国药典(2010)建立了新的 HPLC 系统，制备 0.2%的自身对照溶液，限度要求为单个杂质不得过0.2%，杂质总量不得过0.3%。检测限按主成分计为0.2ng。强热降解条件(加热至熔融)产生的保留时间最长的有关物质为主峰保留时间的4.5倍，因强热破坏为极端实验条件，而其他破坏条件产生的杂质均在主峰保留时间的3倍之前，确定记录色谱图至主峰保留时间的3倍。供试品溶液HPLC色谱图见图2，熔融破坏后的HPLC色谱图见图3。

中国药典(2015)色谱条件未修订，仅增加了分离度溶液的制备和要求。采用盐酸溴己新和杂质Ⅰ制备分离度溶液，要求杂质Ⅰ峰与溴己新峰之间有分离度应大于2.0，并且限度修订为杂质Ⅰ不得过0.15%，单个未知杂质不得过0.1%，杂质总量不得过0.3%。本品结构中一个溴被氯取代即为杂质Ⅰ。

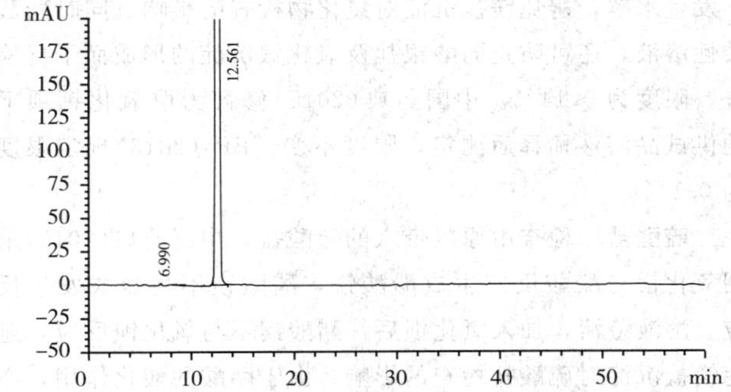

图2　有关物质检查的供试品溶液HPLC色谱图

色谱柱：SHISEIDO，4.6mm×150mm，5μm

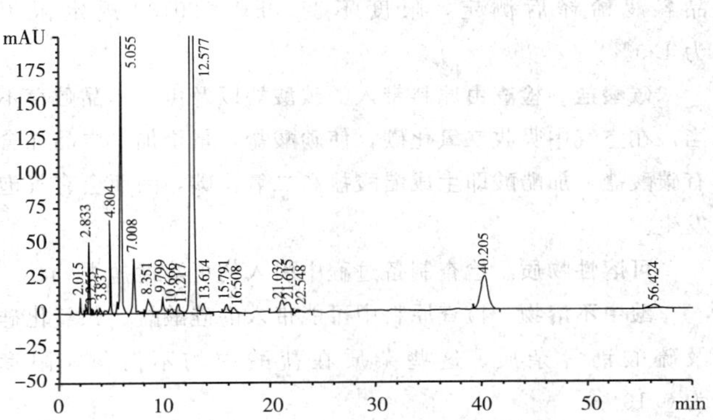

图3　盐酸溴己新熔融破坏后的HPLC色谱图

色谱柱：SHISEIDO，4.6mm×150mm，5μm

残留溶剂[1~3]　根据各种合成工艺和精制方法，可能涉及到的残留溶剂和挥发性物质主要为醋酸、三氯甲烷和重结晶溶剂乙醇，此外还可能有*N*-甲基环己胺、溴、水合肼。中国药典(2015)没有收载残留溶剂检查项，生产企业根据各种合成工艺和精制方法，检查可能涉及到的残留溶剂。

【含量测定】中国药典(2005)为非水滴定法，加入醋酸汞以消除卤素的干扰。由于使用的醋酸汞会造成严重的环境污染。中国药典(2010)起草标准时参照Ph. Eur.研究了革除汞盐的电位滴定法。但在实际操作过程中发现，电位滴定法得到的结果整体高于原药典方法，测得含量值均在102%左右，通过反复调整仪器设置的参数以及加入的盐酸量，结果依然没有改善。因此未采用滴定法，采用了有关物质的HPLC测定方法同时测定含量。中国药典(2015)未修订。

Ph. Eur.(6.0)采用中和滴定法，用氢氧化钠滴定液(0.1mol/L)进行电位滴定，读取两个拐点之间的体积差值测定含量。JP(15)采用甲酸和醋酐为溶剂，加入结晶紫指示液的非水滴定法测定含量。

【制剂】盐酸溴己新片(Bromhexine Hydrochloride Tablets)

溶出度　经过试验筛选，确定采用桨法，以水900ml为溶出介质，转速为每分钟75转，经45分钟，溶出度限度为标示量的70%。方法学研究中，进行了滤膜吸附性实验。结果显示水膜和有机膜对主成分均有吸附性，而且水膜对主成分的吸附性较有机膜大，因此在方法中规定用有机膜过滤，弃去初滤液5ml，取续滤液测定。

含量均匀度　采用紫外分光光度法。以乙醇为溶剂，在249nm波长处测定吸光度，以吸收系数$E_{1cm}^{1\%}$为270计算每片的含量。

含量测定和有关物质　检查方法同原料药，均为HPLC法。

参考文献

[1] Moffat, A. C. et al. Clark's Isolation and Identification of Drug [M]. 2nd ed. London: The Pharmaceutical Press, 1986: 401.

[2] 上海第十七制药厂. 祛痰新药-必嗽平(Bisolvon) [J]. 中国医药工业杂志，1972，08：26.

[3] 王汝龙，原正平. 化工产品手册-药物 [M]. 3版. 北京：化学工业出版社，1999，584：585.

[4] 朱宝泉、李安良、杨光中，等. 新编药物合成手册：上下册 [M]. 北京：化学工业出版社，2003，133：138.

[5] 毛文仁. 药品检定方法原理 [M]. 成都：西南交通大学出版社，1989：273.

撰写　刘　晶　佟艳华　车宝泉　北京市药品检验所

复核　周立春　北京市药品检验所

氧化镁

Magnesium Oxide

MgO　40.30

化学名：氧化镁

英文名：Magnesium Oxide

异名：苦土；灯粉；煅苦土

CAS号：[1309-48-4]

本品为抗酸药，抗酸作用较强而持久，不产生二氧化碳。其在肠道中可部分转变为碳酸镁，从而可以吸收水分起到缓泻作用，因此也常用作轻泻剂。本品在临床上主要用于治疗伴有便秘的胃酸过多、胃和十二指肠溃疡病。肾功能不全者服用本品可能产生滞留性中毒，使用前及使用中应进行膝腱反射检查，测定呼吸次数，观察排尿量，检测血镁浓度，以避免发生高镁血症，如证实为高镁血症可静脉注射钙盐对抗。本品可干扰四环素类的吸收，应避免同时服用[1]。

本品由 Black 于 1755 年制得。我国是世界上生产镁化合物的主要国家之一，氧化镁在众多的无机盐产品中占有相当重要的地位。作为镁的系列产品中的主要品种之一，因其性能好，用途广泛等诸多特点，属于基本无机盐产品。氧化镁在我国已有数十年生产历史，产品的生产工艺比较成熟[2]。

除中国药典（2015）收载外，BP（2013）、Ph. Eur.(7.0)及 USP（36）亦有收载。

氧化镁分轻质和重质两种，轻质氧化镁体积蓬松，为白色无定形粉末。堆积密度一般小于 0.25g/ml、熔点 2852℃，经高温灼烧可转化为结晶体[3]。重质氧化镁体积致密，为白色或米黄色粉末，堆积密度一般为 0.3g/ml 以上，与水易化合，露置空气中易吸收水分和二氧化碳，与氯化镁溶液混合易胶凝硬化。

【制法概要】(1)轻质氧化镁制法　卤水经净化后和碳铵进行复分解反应 1～4 小时，生成碳酸镁沉淀。用去离子水洗涤沉淀后，将碳酸镁进行干燥煅烧到 700～800℃高温煅烧得到轻质氧化镁（卤水碳铵法）[4]。

$$4MgSO_4 + 4Na_2CO_3 + 5H_2O \longrightarrow 3MgCO_3 \cdot Mg(OH)_2 \cdot 4H_2O\downarrow + 4Na_2SO_4 + CO_2\uparrow$$

$$3MgCO_3 \cdot Mg(OH)_2 \cdot 4H_2O \xrightarrow{\text{煅烧}} 4MgO + 3CO_2\uparrow + 7H_2O\uparrow$$

(2)重质氧化镁制法　①苦土煅烧法：苦土粉经过水选，除去杂质后沉淀成镁泥浆，然后通过消化、烘干、煅烧，使氢氧化镁脱水生成氧化镁。

$$MgO + H_2O \longrightarrow Mg(OH)_2$$

$$Mg(OH)_2 \xrightarrow{\text{煅烧}} MgO + H_2O$$

②菱镁矿煅烧法：将精选菱镁矿（$MgO \cdot MgCO_3 \cdot H_2O$)在煅烧炉中煅烧，可制得各种活性的重质氧化镁[5]。

$$MgCO_3 \cdot Mg(OH)_2 \cdot H_2O \xrightarrow{\text{煅烧}} 2MgO + CO_2\uparrow + H_2O$$

我国氧化镁生产基本采用苦土煅烧法，个别厂家采用卤水碳铵法。

【性状】本品为白色粉末；无臭，无味；在空气中能缓缓吸收二氧化碳，生成碳酸镁复盐[1]。

$$(x+y)MgO + yCO_2 + (n+x)H_2O \longrightarrow xMg(OH)_2 \cdot yMgCO_3 \cdot nH_2O$$

本品在水中几乎不溶，在乙醇中不溶；在稀酸中溶解。

【鉴别】本品加稀盐酸即生成氯化镁；溶液显镁盐的鉴别反应。

【检查】碱度　检查碱式碳酸镁残留量。由于成品精制不完全，有碱式碳酸镁残存，可使碱度增加，故需控制碱度。

酸性溶液中的颜色　检查生产过程中引入的金属盐类杂质，如 Fe^{2+} 等。

氧化钙　检查由原料引入的杂质氧化钙。采用络合滴定法检查，以钙紫红素为指示剂，三乙醇胺为掩蔽剂，掩蔽在碱溶液中可能存在的铁、铝、锰等离子，以消除干扰。钙紫红素与钙盐生成紫红色的络合物，用乙二胺四醋酸二钠滴定液(0.01mol/L)滴定，与钙盐生成乙二胺四醋酸络合物；微过量的乙二胺四醋酸二钠滴定液(0.01mol/L)使钙紫红素游离而显蓝色，限度为 0.50%。

USP（36）采用原子吸收分光光度法，规定限度为 1.1%；BP（2013)采用方法与中国药典（2015)相同，但限度为 1.5%

氯化物　检查由原料带入的氯化物。中国药典(2010)采用氧化镁与醋酸反应生成醋酸镁，在过量醋酸存在下醋酸镁不发生水解，避免镁盐沉淀对氯化物检查的影响。同时醋酸酸性溶液，还可防止弱酸银盐及氧化银沉淀的形成而干扰检查，限度为 0.14%。中国药典(2015)修订为取氧化钙项下的供试品溶液稀释后测定，限度不变。BP（2013)规定限度为 0.1%。

硫酸盐　检查由原料带入的硫酸盐。中国药典(2010)采用氧化镁与醋酸反应生成醋酸镁，醋酸镁不与盐酸发生反应，溶液澄清，加入氯化钡后，醋酸镁不与氯化钡反应，避免镁盐沉淀对硫酸盐检查的影响。由于醋酸的酸化作用，亦可防止碳酸钡等沉淀的生成而干扰检查，中国药典(2010)限度为 0.3%。中国药典(2015)修订为取氧化钙项下的供试品溶液稀释后测定，限度不变。BP（2013）规定限度为 1.0%。

碳酸盐　检查由原料带入的碳酸盐以及由于本品贮存不当，在空气中吸收二氧化碳，使碳酸盐含量增加。本品如含有碳酸盐，加醋酸即生成醋酸盐和二氧化碳，因而会有气泡发生。

可溶性物质　检查制备过程中引入的可溶性盐类。

酸中不溶物　检查原料中可能带入的硅酸盐、二氧化硅及硫酸钙等杂质，这些杂质在盐酸中均不溶解，限度为 0.10%。

炽灼失重　检查水分及原料中可能带入的氢氧化镁及碱式碳酸盐，限度为 5.0%。USP（36）规定限度为 10.0%，BP（2013)规定限度为 8.0%。

铁盐　检查原料中可能带入的铁盐，限度为 0.05%。BP（2013)规定限度为 0.07%。

锰盐　检查原料中可能带入的锰盐。锰盐与高碘酸盐在强酸性(硫酸、硝酸、磷酸)溶液中煮沸时，可生成高锰酸盐，高锰酸根显紫红色，与标准锰溶液 0.3ml 按同法制成的对照液比较，不得更深，限度为 0.003%。

重金属　检查由原料引入的重金属杂质。采用硫代乙酰胺法，在规定实验条件下供试液澄清、无色，对检查无干扰。加稀盐酸，使其与重金属成盐并溶解。由于滤液酸性大，影响金属离子与硫化氢的呈色，故先加氨试液至溶液对酚酞显中性，然后加醋酸盐缓冲液（pH 3.5)溶液进行检查。

由于本品可能有微量的高铁酸盐存在，在弱酸性溶液中可使硫化氢氧化析出硫，产生浑浊，影响比色。故加入抗坏血酸，使高铁酸根还原为低铁离子，可排除干扰，限度为百万分之四十。USP（36）规定限度为百万分之二十，BP（2013）规定限度为百万分之三十。

砷盐 检查由原料引入的砷盐，采用古蔡法，限度为0.0005%。USP（36）规定限度为4ppm。

此外，BP（2013）收载了轻质氧化镁和重质氧化镁及表观体积检查项。表观体积为鉴别重质氧化镁与轻质氧化镁的重要指标，其中规定轻质氧化镁表观体积为：15g样品不得少于150ml，重质氧化镁表观体积为：15g样品不得少于30ml。USP(36)收载了氧化镁堆积密度检查项。中国药典（2010）作为辅料收载的为轻质氧化镁，控制指标为表观体积15.0g样品体积不得少于100ml。方法为：取本品15.0g，倒入已标化过的量筒，摇匀，测定体积。

针对国内生产部分产品考察，其表观体积(ml)为43.9～51.1，堆积密度(g/ml)为0.30～0.34。由此可以得出，我国市场现行流通的药用氧化镁基本为重质氧化镁。中国药典（2015）四部辅料中氧化镁，规定15g样品表观体积不得于60ml。

【含量测定】采用酸碱剩余滴定法。取本品精密称定，精密加硫酸滴定液（0.5 mol/L）30ml溶解成硫酸盐。剩余硫酸滴定液（0.5 mol/L）以甲基橙为指示液，用氢氧化钠滴定液（1mol/L）滴定。甲基橙变色范围是pH 3.2～4.4，由红变橙黄，为滴定终点。根据氧化钙检查中的测得量，计算并扣除供试品中氧化钙消耗硫酸滴定液（0.5mol/L）的量，即可求得氧化镁的含量。

BP（2013）采用络合滴定法。

参考文献

[1] 何永祥．镁制剂的临床治疗作用及机制［J］．临床误诊误治，2010，(06)：582-585.
[2] 郭如新．氧化镁及氢氧化镁的应用研究进展［J］．精细与专用化学品，2010，(12)：22-26.
[3] 工业轻质氧化镁化工行业标准编制说明．
[4] 中华人民共和国国家经济贸易委员会．中华人民共和国化工行业标准：工业轻质氧化镁：HG/T2573－2006．北京：化学工出版社，2006.
[5] 中华人民共和国国家经济贸易委员会．中华人民共和国化工行业标准：工业重质氧化镁：HG/T2679－2006．北京：化学工出版社，2006.

撰写　汪　麟　　　黑龙江省食品药品检验检测所
复核　白政忠　张秋生　黑龙江省食品药品检验检测所

氧氟沙星

Ofloxacin

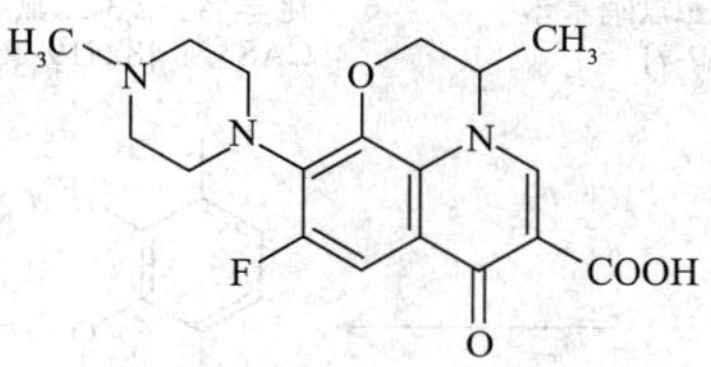

$C_{18}H_{20}FN_3O_4$　361.37

化学名：(±)-9-氟-2,3-二氢-3-甲基-10-(4-甲基-1-哌嗪基)-7-氧代-7*H*-吡啶并[1,2,3-*de*]-1,4-苯并噁嗪-6-羧酸

(±)-9-fluoro-2,3 dihydro-3-methyl-10-(4-methyl-1-piperazinyl)-7-oxo-7*H*-pyrido [1, 2, 3-*de*]-1, 4-benzoxazine-6-carboxylic acid

英文名：Ofloxacin(INN)

CAS号：[82419-36-1]

本品为喹诺酮类抗菌药，具广谱抗菌作用，尤其对需氧革兰阴性杆菌抗菌活性高，对厌氧菌的抗菌作用差。氟喹诺酮类为杀菌剂，现一般认为喹诺酮类作用于细菌细胞DNA螺旋酶的A亚单位，抑制DNA合成和复制而导致细菌死亡[1]。

本品口服吸收完全，可吸收给药量的95%～100%。t_{max}为1小时左右，口服200mg、300mg和400mg的C_{max}分别为2.47mg/L、4.37mg/L和5.60mg/L。食物对本品的吸收影响很少。多次给药C_{ss}在给药后第3日达到。$t_{1/2}$约为4.7～7.0小时，血浆蛋白结合率为20%～25%。吸收后在体内分布广泛，全身组织和体液中均可达有效抗菌浓度。胆汁中药物浓度可达血浓度的4～8倍，在肺、肾组织中也可达3倍以上。骨、前列腺、皮肤软组织或体液中均可超过血浓度而达有效水平。本品尚可穿过胎盘进入胎儿体内，也可通过乳汁分泌。主要以原型自肾排泄，少量(3%)在肝内代谢。口服后24小时内尿液中排出给药量的75%～90%。尿中代谢物很少。本品以原型自粪便中排出少量，给药后24小时和48小时内累计排出量分别为给药量的1.6%和3.9%[1]。

氧氟沙星由日本第一制药公司1980年研制成功，1985年4月获批准上市[2]。我国氧氟沙星首先由浙江新昌制药厂和中国医学科学院医药生物技术研究所等单位研制，于1992年6月批准上市[3]。

除中国药典（2015）收载外，BP（2013）、Ph. Eur.（7.0）、USP(36)和JP(16)亦有收载。

【制法概要】目前国内氧氟沙星主要是以2,3,4-三氟硝基苯为起始物合成。

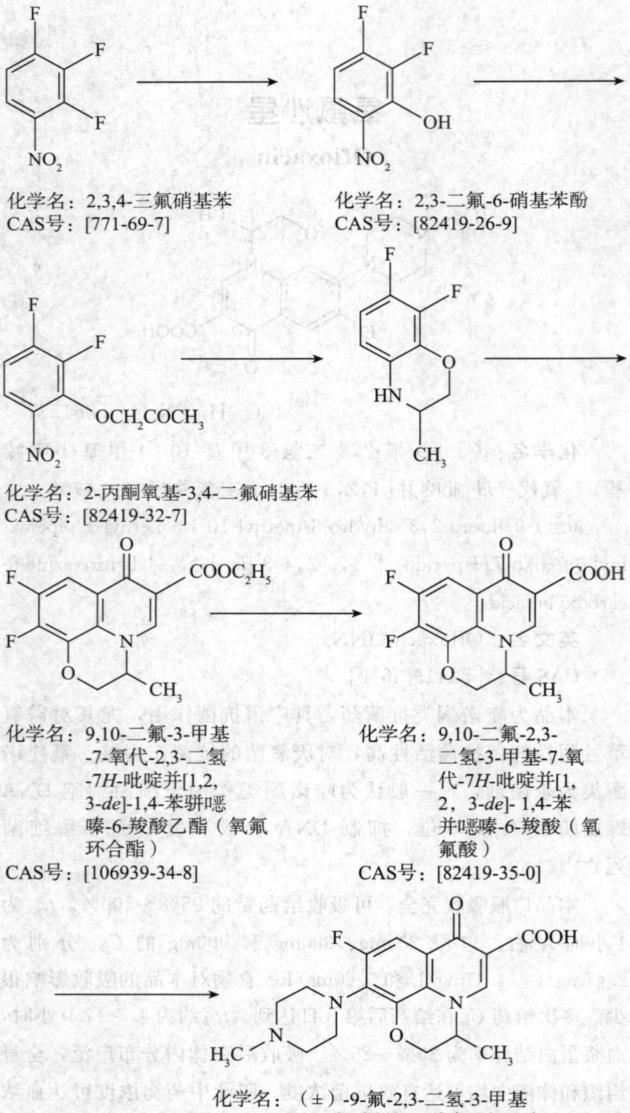

化学名：2,3,4-三氟硝基苯
CAS号：[771-69-7]

化学名：2,3-二氟-6-硝基苯酚
CAS号：[82419-26-9]

化学名：2-丙酮氧基-3,4-二氟硝基苯
CAS号：[82419-32-7]

化学名：9,10-二氟-3-甲基-7-氧代-2,3-二氢-7*H*-吡啶并[1,2,3-*de*]-1,4-苯骈噁嗪-6-羧酸乙酯（氧氟环合酯）
CAS号：[106939-34-8]

化学名：9,10-二氟-2,3-二氢-3-甲基-7-氧代-7*H*-吡啶并[1,2，3-*de*]-1,4-苯并噁嗪-6-羧酸（氧氟酸）
CAS号：[82419-35-0]

化学名：（±）-9-氟-2,3-二氢-3-甲基-10-（4-甲基-1-哌嗪基）-7-氧代-7*H*-吡啶并[1,2,3-*de*]-1,4-苯并噁嗪-6-羧酸
CAS号：[82419-36-1]

【性状】溶解度 取本品按规定试验，结果为本品在三氯甲烷中略溶，在水或甲醇中微溶或极微溶解；在冰醋酸或氢氧化钠试液中易溶，在0.1mol/L盐酸溶液中溶解。中国药典（2010）根据实验结果制订，中国药典（2015）未修订。

比旋度 本品分子中包含有手性中心，但为外消旋混合物，应无旋光性，用比旋度－1°至＋1°来控制。

【鉴别】(1)薄层色谱 分别采用天津思利达色谱技术开发公司和默克公司的GF_{254}薄层板，以分离度测试溶液多次试验，重现性良好。浓氨溶液对试验结果影响很大，应特别注意。见图1。

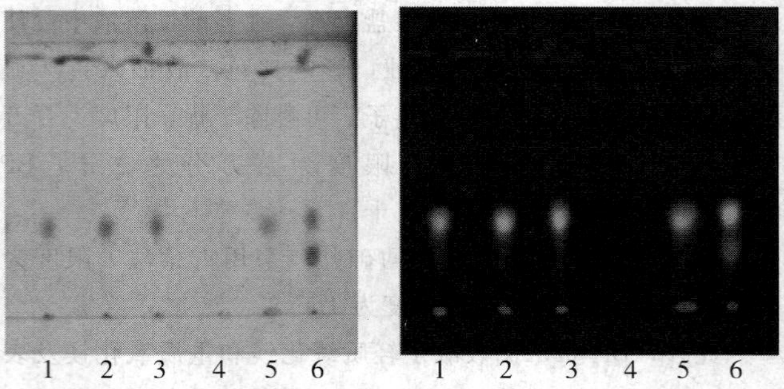

图1 薄层色谱鉴别色谱图

1～3. 供试品溶液；4. 溶剂；5. 氧氟沙星对照品溶液；6. 氧氟沙星和环丙沙星混合对照品溶液

(2)本品的红外光吸收图谱显示的主要特征吸收如下(光谱集1003)。

特征谱带(cm⁻¹)	归属	
3030	芳氢	ν_{C-H}
2775	氮甲基	ν_{C-H}
1725	羧基	$\nu_{C=O}$
1630	酮式酮	$\nu_{C=O}$
1555，1530，1450	芳环	$\nu_{C=C}$
1060	氟苯	ν_{C-F}

【检查】吸光度 以450nm波长处的吸光度控制溶液的颜色，进而对光降解杂质进行控制。

有关物质 各国药典标准均以高效液相方法检查有关物质；Ph. Eur.(6.0)/BP(2009)列出了本品的7个杂质(图2)，并采用薄层色谱法检查杂质A。中国药典(2010)采用梯度洗脱方式，在氧氟沙星主峰被洗脱后，增加有机相比例，使保留较强的杂质A及其他强保留未知杂质得到有效洗脱。中国药典(2015)未修订。

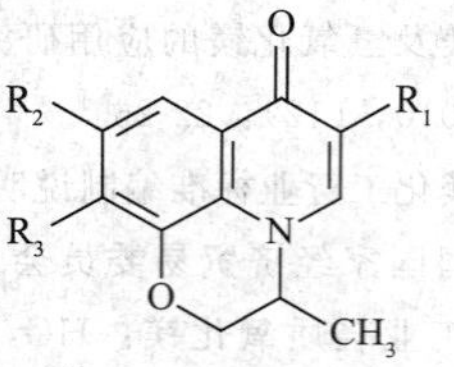

	R_1	R_2	R_3
氧氟沙星	$-CO_2H$	F	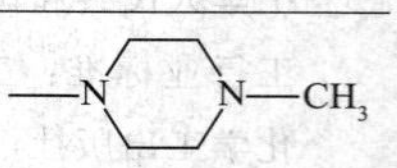
杂质A*	$-CO_2H$	F	F
杂质B*	H	F	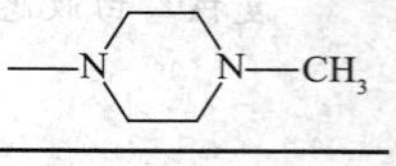

续表

	R_1	R_2	R_3
杂质 C	$-CO_2H$	H	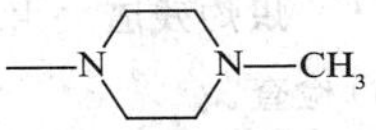
杂质 D	$-CO_2H$	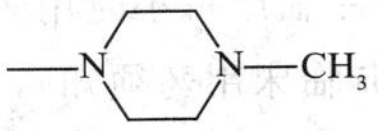	F
杂质 E*	$-CO_2H$	F	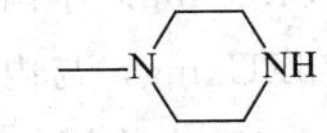
杂质 F	$-CO_2H$	F	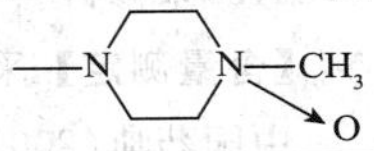

图 2　氧氟沙星及其已知杂质结构

（带*者为中检院提供的杂质对照品）

经与 Ph. Eur.（6.0）氧氟沙星杂质 A 和杂质 E 对照品以及中国食品药品检定研究院提供的杂质 B 对照品比较，本梯度洗脱系统能有效分离并测定杂质 A、杂质 B 和杂质 E，根据杂质在 238nm 和 294nm 不同波长的响应情况，分别以 238nm 检测杂质 A，以 294nm 检测杂质 B、杂质 E 和其他杂质。

采用标准规定方法对样品进行分析，样品中未检出杂质 B，氧氟沙星与相邻杂质分离良好，各杂质之间也均能达到有效分离，见图 3。

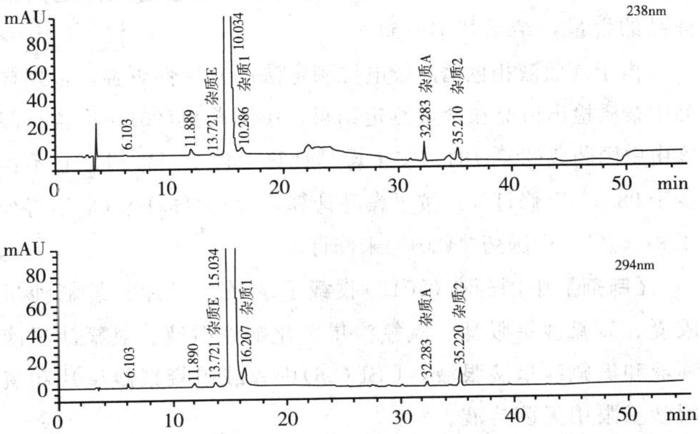

图 3-1　氧氟沙星有关物质典型色谱图（梯度洗脱方法）

色谱柱：Zorbax SB-C18，250mm×4.6mm，5μm

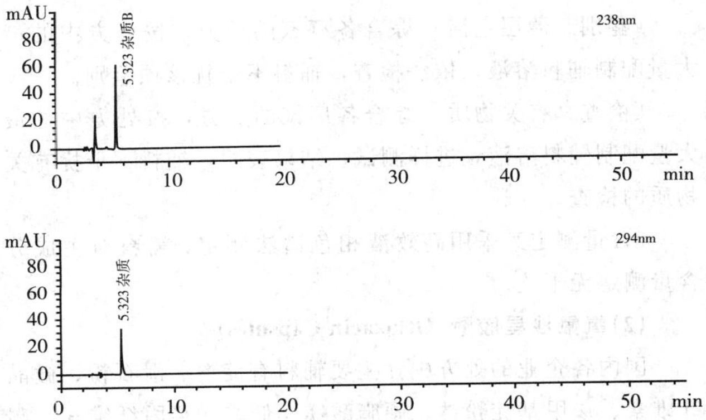

图 3-2　氧氟沙星杂质 B 典型色谱图

色谱柱：Zorbax SB-C18，250mm×4.6mm，5μm

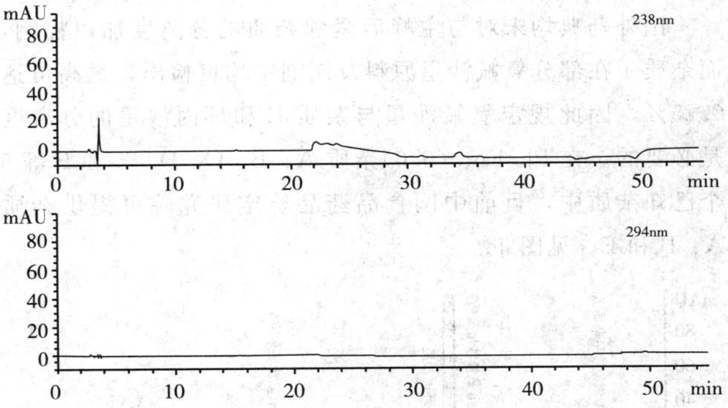

图 3-3　溶剂梯度洗脱典型色谱图

色谱柱：Zorbax SB-C18，250mm×4.6mm，5μm

（1）检测波长的选择　经采用 Agilent1200 DAD 检测器检测，氧氟沙星及图 2 中标示的氧氟沙星杂质 A、杂质 B、杂质 E、杂质 1 和杂质 2 的最大吸收波长见表 1。试验结果表明，杂质 E、杂质 1 和杂质 2 以氧氟沙星最大吸收波长 294nm 检测较为适宜；杂质 B 最大吸收波长为 282nm，收集到的样品中杂质 B 检出量很小，Ph. Eur.（6.0）/BP（2008）仍以 294nm 波长检查该杂质。中国药典（2010）选择在 238nm 波长处检查杂质 A，在 294nm 波长处检查杂质 B、杂质 E 和其他杂质。

表 1　氧氟沙星及杂质最大吸收波长一览表

	最大吸收波长	选定检测波长
氧氟沙星	294nm	—
杂质 E	294nm	294nm
杂质 1	292nm	
杂质 2	296nm	
杂质 B	282nm	
杂质 A	238nm	238nm

（2）溶剂的选择与溶液的稳定性　Ph. Eur.（6.0）/BP（2008）采用乙腈-水（1∶6）作为溶剂。稳定性试验结果表明，以乙腈-水（1∶6）作为溶剂时，溶液稳定性较差，6 小时内杂质 E 峰面积增加近 1 倍；从 2 小时开始，在保留时间 12.9 分钟处新增一个杂质，且随着时间的延长，该杂质峰面积不断增加。中国药典（2010）采用 0.1mol/L 盐酸溶液为溶剂，供试品溶液室温条件下 8 小时内稳定。

（3）流动相的制备　流动相制备使用的高氯酸钠中国药典（2010）未收载。市售高氯酸钠试剂是带有 1 分子结晶水的，BP（2008）中高氯酸钠也为一水合物。故中国药典（2010）中流动相中高氯酸钠的浓度与 BP（2008）一致。

（4）系统适用性试验　分离度测试溶液的选择：国外药典均采用氧氟沙星与氧氟沙星去甲基物（Ph. Eur. 杂质 E）的混合溶液作为分离度测试溶液，两色谱峰的分离度要求分别为不小于 2.0（Ph. Eur. 和 USP）和 2.5（JP）。

系统适用性试验结果表明，杂质 E 在氧氟沙星前洗脱，而环丙沙星紧邻杂质 1 后洗脱，故用环丙沙星替代杂质 1 考察系统的分离情况。

国外药典均未对与主峰后紧邻杂质的分离度加以控制，而杂质1在部分氧氟沙星原料及制剂中均可检出，最高可达0.25%，因此规定氧氟沙星与杂质E和环丙沙星的分离度是必要的。在Ph. Eur.(6.0)杂质A、B、C、D、E和F等6个已知杂质中，目前中国食品药品检定研究院可提供杂质A、B和E。见图4。

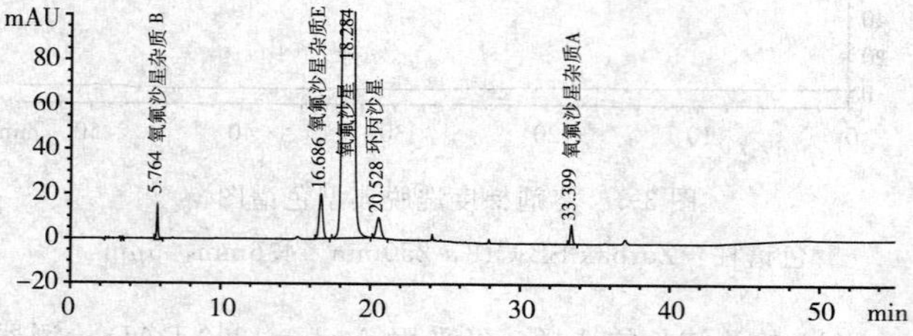

图4-1　系统适用性试验典型色谱图(含杂质A和杂质B)

色谱柱：SGE C18，250mm×4.6mm，5μm

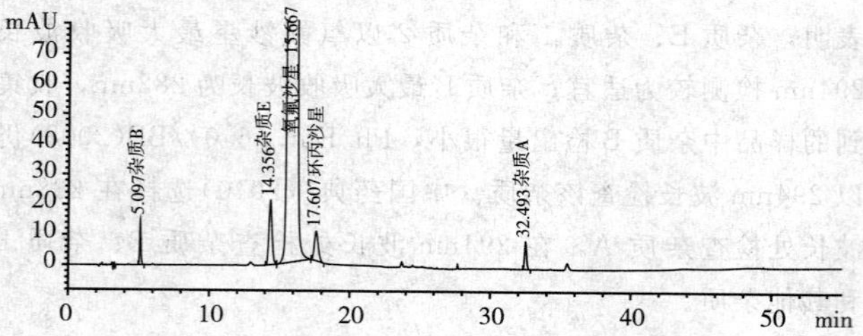

图4-2　系统适用性试验典型色谱图(含杂质A和杂质B)

色谱柱：Luna C18，250mm×4.6mm，5μm

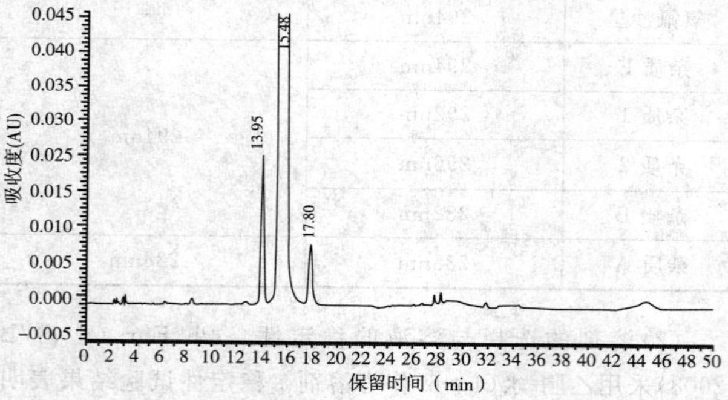

图4-3　系统适用性试验典型色谱图

色谱柱：Zorbax SB-C18，250mm×4.6mm，5μm

根据实验结果，规定主峰与杂质E峰、主峰与环丙沙星峰间的分离度分别不低于2.0和2.5。

(5)方法粗放度　采用①在Agilent 1200高效液相色谱仪上，采用Zorbax XDB-C18 (5μm，250mm×4.6mm)色谱柱②在岛津LC-20A高效液相色谱仪上，采用Zorbax SB-C18 (5μm，250mm×4.6mm)色谱柱，分别考察两批样品，结果基本一致。供试品溶液典型色谱图见图3-1。

(6)校正因子的测定与限度　由氧氟沙星及已知杂质的线性方程计算得杂质A的校正因子为0.4(238nm)，杂质B的校正因子为3.9(294nm)，杂质E的校正因子为1.3(294nm)。中国药典(2010)采用杂质对照品以外标法对杂质A进行定量，限度现定为0.3%，与Ph. Eur.(6.0)一致；对于除杂质A外其他杂质，与Ph. Eur.(6.0)/BP(2008)一致，采用不加校正因子的主成分自身对照法测定。

炽灼残渣　由于本品为含氟有机物，故需采用铂坩埚进行检查。

细菌内毒素　本品临床每小时用药最大剂量是静脉注射每次400mg(中国药典临床用药须知)，内毒素计算限值约为0.75EU/mg。中国药典(2010)规定本品细菌内毒素限值为0.75EU/mg，与内毒素计算值比较，安全系数为1。中国药典(2015)未修订。

【含量测定】采用高效液相色谱法。

中国药典(2005)采用0.1mol/L高氯酸滴定液进行电位滴定过程中，有大量凝乳状沉淀生成，溶液搅拌均匀性差，且长时间滴定会干扰电极对滴定终点的判断。

鉴于以上情况，中国药典(2010)建立高效液相色谱法进行本品含量测定，采用有关物质检查项下色谱条件以流动相A为流动相等度洗脱，参照有关物质项下增加了分离度测试溶液。氧氟沙星溶液在0.02～0.22mg/ml浓度范围内，峰面积与溶液浓度成良好的线性关系，线性方程为$y=5.55\times10^7x+2.79\times10^4$，$r=1.0000(n=5)$。重复性试验RSD为0.37%$(n=9)$。中国药典(2015)未修订。

用Zorbax SB-C18(5μm，250mm×4.6mm)和Zorbax Eclipse XDB-C18(5μm，250mm×4.6mm)两根色谱柱分别在岛津LC-20A和Agilent 1200两台高效液相色谱仪测定同批样品的含量，结果基本一致。

由于高效液相色谱法较电位滴定法的专属性更强，根据样品中杂质检出情况和含量测定结果，中国药典(2010)将含量限度由中国药典(2005)的“按干燥品计算，含$C_{18}H_{20}FN_3O_4$不得少于98.5%”修订为“按干燥品计算，含$C_{18}H_{20}FN_3O_4$不得少于97.5%”。中国药典(2015)未修订。

【制剂】中国药典(2015)收载了氧氟沙星片、氧氟沙星胶囊、氧氟沙星眼膏、氧氟沙星氯化钠注射液、氧氟沙星滴耳液和氧氟沙星滴眼液，USP(36)中收载了氧氟沙星片和氧氟沙星眼用无菌溶液。

(1)氧氟沙星片(Ofloxacin Tablets)

国内各企业的处方中，主要辅料有淀粉、滑石粉、羧甲基淀粉钠、硬脂酸镁、羟丙甲基纤维素、乳糖等。

〔鉴别〕薄层色谱　综合各厂家的处方，按处方中的最大量配制辅料溶液，依法检查，辅料不干扰该项鉴别。

〔检查〕有关物质　综合各厂家的处方，按处方中的最大量配制辅料溶液，进样测试。结果表明，辅料不干扰有关物质的检查。

〔含量测定〕采用高效液相色谱法测定，辅料对主成分含量测定无干扰。

(2)氧氟沙星胶囊(Ofloxacin Capsules)

国内各企业的处方中，主要辅料有淀粉、滑石粉、微晶纤维素、羧甲基淀粉钠、硬脂酸镁、低取代羟丙纤维素、碳酸氢钠等。

〔鉴别〕薄层色谱　综合各厂家的处方，按处方中的最大量配制辅料溶液，依法检查，辅料不干扰该项鉴别。

〔检查〕有关物质　综合各厂家的处方，按处方中的最大量配制辅料溶液，进样测试。结果表明，辅料不干扰有关物质的检查。

〔含量测定〕采用高效液相色谱法测定，辅料对主成分含量测定无干扰。

(3)氧氟沙星眼膏（Ofloxacin Eye Ointment）

国内各企业的处方中，主要辅料有甘油、液体石蜡、凡士林、卡波姆、玻璃酸钠、羟苯乙酯、硼砂等。

〔鉴别〕薄层色谱　综合各厂家的处方，按处方中的最大量配制辅料溶液，依法检查，辅料不干扰该项鉴别。

〔含量测定〕采用高效液相色谱法测定，辅料对主成分含量测定无干扰。

收集到的样品类型分别为凝胶型基质和凡士林基质，凝胶型基质按中国药典(2005)加石油醚(60～90℃)不能分散开，加入 0.1mol/L 盐酸溶液振摇可分散。因此中国药典(2010)将两种基质类型样品分别采用不同方法提取后进行含量测定。中国药典(2015)未修订。

(4)氧氟沙星氯化钠注射液（Ofloxacin and Sodium Chloride Injection）

国内各企业的处方中，主要辅料有氯化钠、盐酸、氢氧化钠、注射用水等。

〔鉴别〕薄层色谱　综合各厂家的处方，按处方中的最大量配制辅料溶液，依法检查，辅料不干扰该项鉴别。

〔检查〕有关物质　综合各厂家的处方，按处方中的最大量配制辅料粉末，依法测定，不干扰有关物质的检查。

渗透压摩尔浓度　采用三种型号渗透压测定仪(OM801、SMC30C 和 STY-1)对收集到的样品进行比较试验，根据实验结果，确定渗透压摩尔浓度比的限度为0.9～1.1。

细菌内毒素　本品临床每小时用药最大剂量是静脉注射每次 400mg(中国药典临床用药须知)，内毒素计算限值约为 0.75EU/mg。中国药典(2015)规定本品细菌内毒素限值为 0.75EU/mg，与内毒素计算值比较，安全系数为 1。氧氟沙星氯化钠注射液按复方输液的要求，规定内毒素限值为 0.50EU/ml。

〔含量测定〕采用高效液相色谱法测定，辅料对主成分含量测定无干扰。

(5)氧氟沙星滴耳液（Ofloxacin Ear Drops）

国内各企业的处方中，主要辅料有甘油、羟苯甲酯、乙二胺四醋酸二钠、纯化水、聚乙二醇 400、氯化钠等。

〔鉴别〕薄层色谱　综合各厂家的处方，按处方中的最大量配制辅料溶液，依法检查，辅料不干扰该项鉴别。

〔检查〕有关物质　综合各厂家的处方，按处方中配制辅料溶液，依法测定，乙二胺四醋酸根和羟苯甲酯分别在主峰相对保留时间 0.14 与 1.7 处洗脱。检查有关物质时应将乙二胺四醋酸根峰和羟苯甲酯峰扣除。见图 5。

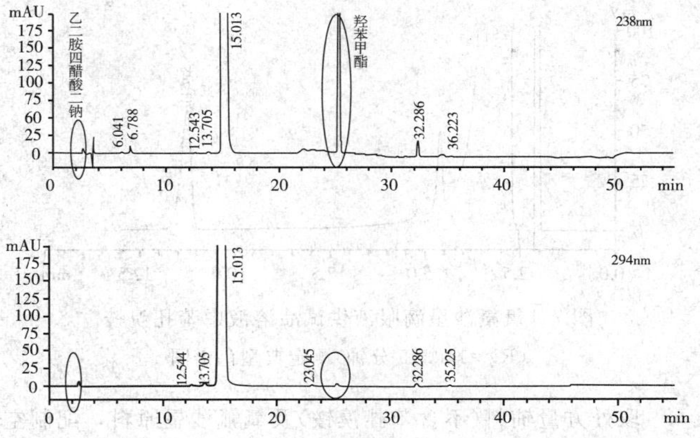

图 5　氧氟沙星滴耳液有关物质典型色谱图

色谱柱：Agilent Zorbax SB-C18 250mm×4.6mm，5μm

〔含量测定〕采用高效液相色谱法测定，辅料对主成分含量测定无干扰。

(6)氧氟沙星滴眼液（Ofloxacin Eye Drops）

国内各企业的处方中，主要辅料有甘油、甘露醇、5%苯扎溴铵溶液、透明质酸钠、硼酸、硼砂、羟苯乙酯、氯化钠、氢氧化钠、乙二胺四醋酸二钠、冰醋酸、乳酸、纯化水等。

〔鉴别〕薄层色谱　综合各厂家的处方，按处方中的最大量配制辅料溶液，依法检查，辅料不干扰该项鉴别。

〔检查〕有关物质　综合各厂家的处方，按处方中配制辅料溶液，依法测定，乙二胺四醋酸根在主峰相对保留时间 0.14 处检出。检查有关物质时应将乙二胺四醋酸根峰扣除。见图 6。

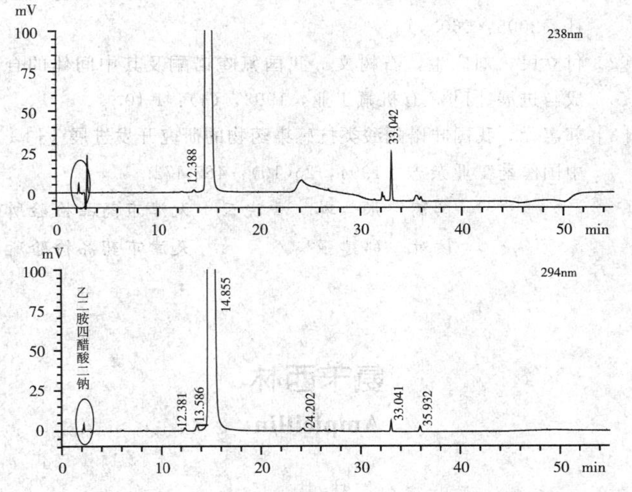

图 6　氧氟沙星滴眼液有关物质典型色谱图

色谱柱：Zorbax XDB-C18，250mm×4.6mm，5μm

苯扎溴铵　采用高效液相色谱法测定。

经紫外光扫描，苯扎溴铵在 269nm、262nm 和 257nm 处有最大吸收。但供试品溶液浓度较低，在 269nm、262nm 和 257nm 处的吸光度均很小，而在 214nm 波长处有较强吸收。故采用 214nm 作为检测波长。色谱图见图 7。

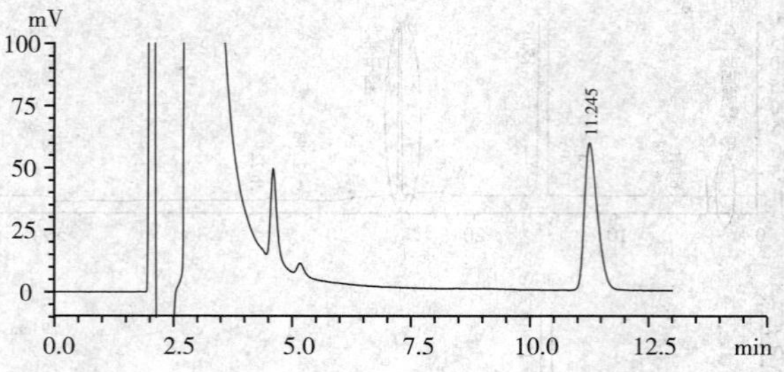

图 7　氧氟沙星滴眼液供试品溶液中苯扎溴铵（Rt＝11.245 分钟）测定典型色谱图

取处方量辅料（不含苯扎溴铵）及氧氟沙星原料，配制空白溶液，依法检查，混合辅料不干扰氧氟沙星滴眼液中苯扎溴铵的测定。

苯扎溴铵溶液浓度在 50～150μg/ml 范围内，苯扎溴铵峰面积与浓度呈良好的线性关系，回归方程为：$y=1.637\times10x+1.58\times10$，相关系数 $r=1.0000$。重复性试验 RSD（$n=6$）为 0.36%。平均回收率（$n=9$）为 99.8%，RSD 为 0.45%。

渗透压摩尔浓度　采用三种型号渗透压测定仪（OM801、SMC30C 和 STY-1）对收集到的样品进行比较试验，根据实验结果，确定渗透压摩尔浓度比的限度为 0.9～1.1。

〔含量测定〕采用高效液相色谱法测定，辅料对主成分含量测定无干扰。

参考文献

[1] 国家药典委员会．中华人民共和国药典临床用药须知·化学药和生物制品卷［M］．2005 年版．北京：人民卫生出版社，2005：560.

[2] 付立民，刘广生，石树文．我国氟喹诺酮及其中间体的合成与进展［J］．有机氟工业，1993，（4）：1-10.

[3] 郭惠元．我国哇诺酮酸类抗感染药物的研究开发进展［J］．中国医药工业杂志，1994，25（10）：465-472.

撰稿　张　琳　曹晓云　天津市药品检验所
核对　邵建强　天津市药品检验所

氨苄西林

Ampicillin

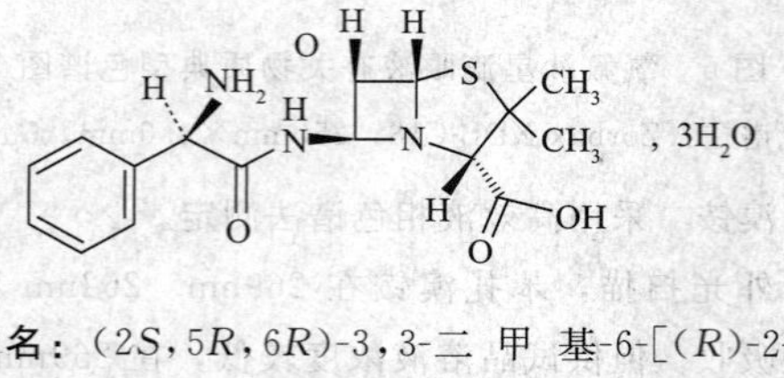

化学名：（2*S*，5*R*，6*R*）-3，3-二甲基-6-［（*R*）-2-氨基-2-苯乙酰氨基］-7-氧代-4-硫杂-1-氮杂双环［3.2.0］庚烷-2-甲酸三水化合物。

（2*S*，5*R*，6*R*）-6-［（2*R*）-2-Amino-2-phenylacetylamino］-3，3-dimethyl-7-oxo-4-thia-1-azabicyclo［3.2.0］heptane-2-carboxylic acid trihydrate

CAS 号：［7177-48-2］

本品为β-内酰胺类抗生素药，对革兰阳性球菌和杆菌（包括厌氧菌）的抗菌作用基本与青霉素相同，但对粪肠球菌的作用较后者为强。革兰阴性细菌中脑膜炎球菌、淋球菌、流感杆菌、百日咳杆菌、布氏杆菌、奇异变形杆菌、沙门菌等皆对本品敏感。某些大肠埃希菌及某些志贺菌属也对本品敏感，但后者多数耐药，其余肠杆菌科细菌、铜绿假单胞菌、脆弱拟杆菌等对本品耐药。氨苄西林对军团菌和胎儿弯曲杆菌有一定抗菌作用。本品的作用机制是抑制细菌细胞壁的合成，使细菌迅速破裂溶解。

本品对胃酸相当稳定，因此口服后吸收良好，但受食物影响。空腹口服 1g，2 小时血药浓度达峰值，为 7.6mg/L，6 小时的血药浓度为 1.1mg/L，$t_{1/2}$ 为 1.5 小时。本品可透过胎盘到达胎儿循环，在羊水中达到一定浓度，肺部感染病人的支气管分泌液中浓度为同期血药浓度的 1/50。胸、腹水、关节腔积液、眼房水、乳汁中皆含相当量的本品。伤寒带菌者 B 管胆汁中浓度平均为血药浓度的 3 倍多，最高可达 17.8 倍。本品分布容积为 0.28L/kg。蛋白结合率为 20%～25%。12%～50%的本品在肝内代谢。氨苄西林的肾清除率较青霉素略缓，部分通过肾小球过滤，部分通过肾小管分泌。口服后 24 小时尿中排出的氨苄西林为给药量的 20%～60%，肌内注射为 50%，静脉注射为 70%。胆汁中的药物浓度甚高。丙磺舒可使本品在肾的清除变缓。氨苄西林可为血液透析清除，但腹膜透析对本品的清除无影响[1]。

氨苄西林通常以无水氨苄西林和三水氨苄西林的形式存在，中国药典收载的氨苄西林为氨苄西林三水物，为氨苄西林口服制剂的原料药。

本品于 1964 年合成。《中国药典》从 1995 年版起收载该品种。除中国药典（2015）收载外，BP（2013）、USP（36）和 JP（16）版均有收载。

【制法概要】

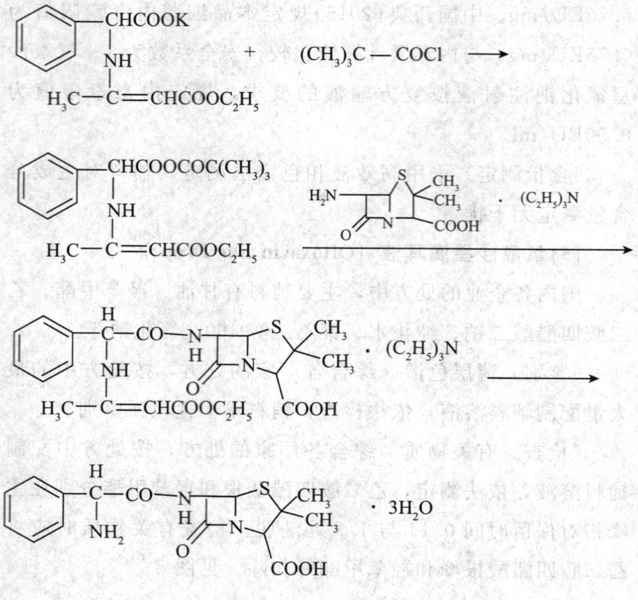

【性状】本品为白色结晶性粉末，味微苦。

本品在水中微溶，氨苄西林本身的两性使其能以阴离子、两性离子和阳离子存在，在稀酸溶液或稀碱溶液中溶解。

氨苄西林的β-内酰胺环易水解断裂，防止其水解作用应避免使固体氨苄西林与水接触。温度对固态和溶液状态氨苄西林的降解速度，起着很重要的作用

【鉴别】(1)薄层色谱法鉴别。通过比对中国药典(1995)氨苄西林钠项下和《化学药品快检工作手册》中注射用氨苄西林钠项下的薄层色谱鉴别系统，中国药典(2010)选用中国药典(1995)方法，增加薄层色谱法鉴别。供试品溶液所显主斑点的颜色和位置应与对照品溶液一致，供试品溶液和对照品溶液等量混合的溶液应显示单一斑点。其色谱图见图 1。中国药典(2015)未修订。

图 1　鉴别(1)薄层色谱图

1 对照溶液斑点；2. 混合溶液斑点；3，4. 供试品溶液斑点

(2)反相高效液相色谱法鉴别，考察供试品与对照品主峰保留时间的一致性。

(3)本品的红外光吸收图谱显示的主要特征吸收如下(光谱集 658 图)。

特征谱带(cm^{-1})	归属	
3100～2500	胺盐	ν_{NH_3}
1775	β-内酰胺	$\nu_{C=O}$
1690	仲酰胺(Ⅰ)	$\nu_{C=O}$
1625，1610，1500	苯环	$\nu_{C=C}$
1580，1390	羟酸离子	$\nu_{CO_2^-}$
700	单取代苯环	$\delta_{环}$

以上(1)、(2)可任选做一项。

【检查】有关物质　中国药典(2010)采用反相高效液相色谱主成分对照外标法检查有关物质。该项目主要参照 BP(2008)氨苄西林有关物质的测定方法，将中国药典(2005)检测方法由自身对照法修订为主成分对照外标法。用十八烷基硅烷键合硅胶柱；采用线性梯度洗脱法，采用现行标准流动相 A、流动相 B 进行洗脱，要求在氨苄西林主峰出峰后立即开始运行梯度洗脱，采用不同的色谱柱［Waters Spherisorb ODS2 柱(4.6mm×250mm，5μm)；Waters Sunfire C18 柱(4.6mm×250mm，5μm)；Diamonsil C18 柱(4.6mm×200mm，5μm)］，其有关物质均可得到较好的分离。中国药典(2010)采用中国药品生物制品检定所（现中国食品药品检定研究院）提供的氨苄西林系统适用性对照品，直接定位氨苄西林二聚物峰，记录的色谱图应与标准图谱一致。在氨苄西林三水物中，氨苄西林二聚体含量较氨苄西林钠中二聚体含量低。有关物质限度与中国药典(2005)一致，较 BP(2008)多控制了其他各杂质峰面积的和。中国药典(2015)未修订。

样品溶液在室温下不稳定，应临用新制。相关典型色谱图见图 2～图 4。

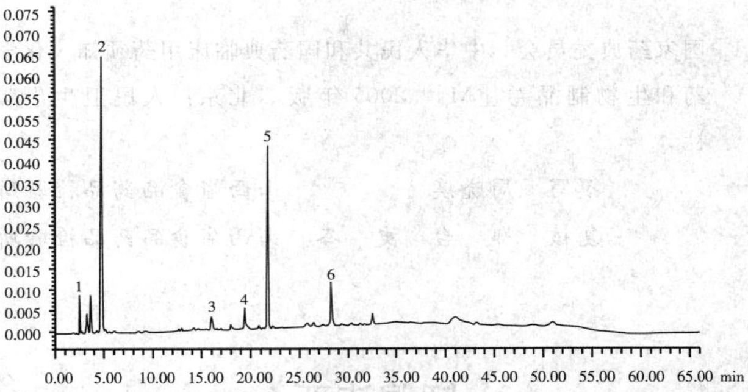

图 2　注射用氨苄西林钠系统适用性试验标准图谱

1. 氨苄西林噻唑酸；2. 氨苄西林；

3. 2′，5′-二酮哌嗪-2（R）氨苄西林；4. 氨苄西林闭环二聚体；

5. 氨苄西林闭环二聚体（二聚物）；6. 氨苄西林闭环三聚体

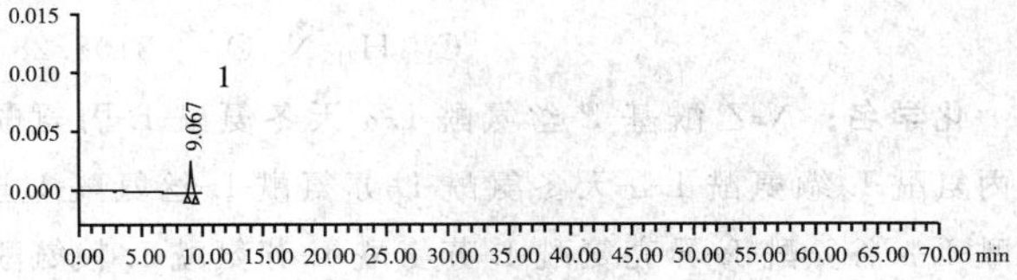

图 3　氨苄西林有关物质测定对照溶液色谱图

1. 氨苄西林主峰

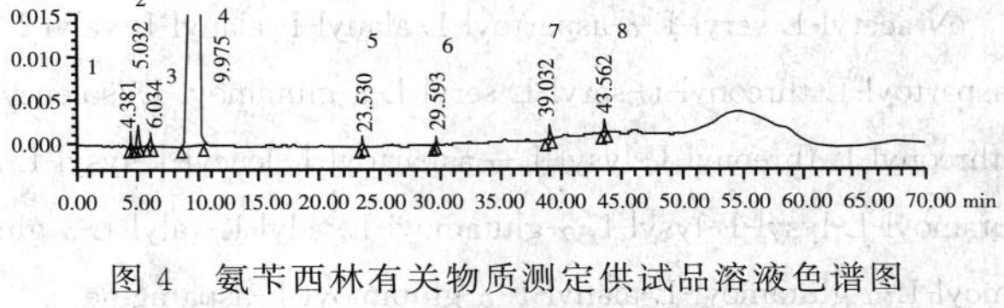

图 4　氨苄西林有关物质测定供试品溶液色谱图

4. 氨苄西林主峰；1,2,3,5,6,7,8. 氨苄西林杂质峰

N,*N*-二甲基苯胺　中国药典(2010)方法与 BP(2008)一致，采用气相色谱法检查，内标法计算 *N*,*N*-二甲基苯胺的含量。*N*,*N*-二甲基苯胺为氨苄西林合成过程中所用到的溶

剂，因其毒性较大、成本较高，目前国内大多数生产企业已采用三乙胺或 N,N-二甲基乙酰胺替代。中国药典(2015)未修订。

水分 因氨苄西林含三个结晶水，因此其水分测定规定了限度范围12.0%～15.0%，与BP(2013)限度一致。

重金属 采用中国药典(2015)四部通则0821第二法，取炽灼残渣项下遗留的残渣进行测定。

【含量测定】采用高效液相色谱法进行测定。用十八烷基硅烷键合硅胶柱，以有关物质测定项下的流动相A-流动相B(85∶15)为流动相，流速1.0ml/min，检测波长254nm，外标法计算。

【制剂】(1)氨苄西林胶囊(Ampicillin Capsules)

(2)氨苄西林颗粒（Ampicillin Granule）

〔贮藏〕为防止本品光降解及引湿，应遮光、严封，在干燥处保存。

参考文献

[1] 国家药典委员会．中华人民共和国药典临床用药须知·化学药和生物制品卷［M］．2005年版．北京：人民卫生出版社．

撰写 周晓溪 山西省食品药品检验所
复核 郑 台 史 岑 山西省食品药品检验所

胸腺法新
Thymalfasin

N-Acetyl-Ser-Asp-Ala-Ala-Val-Asp-Thr-Ser-Ser-Glu-Ile-Thr-Thr-Lys-Asp-Leu-Lys-Glu-Lys-Lys-Glu-Val-Val-Glu-Glu-Ala-Glu-Asn-OH

$C_{129}H_{215}N_{33}O_{55}$ 3108.28

化学名：N-乙酰基-L-丝氨酰-L-α-天冬氨酰-L-丙氨酰-L-丙氨酰-L-缬氨酰-L-α-天冬氨酰-L-苏氨酰-L-丝氨酰-L-丝氨酰-L-α-谷氨酰-L-异亮氨酰-L-苏氨酰-L-苏氨酰-L-赖氨酰-L-α-天冬氨酰-L-亮氨酰-L-赖氨酰-L-α-谷氨酰-L-赖氨酰-L-赖氨酰-L-α-谷氨酰-L-缬氨酰-L-缬氨酰-L-α-谷氨酰-L-α-谷氨酰-L-丙氨酰-L-α-谷氨酰-L-天冬酰胺

N-acetyl-L-seryl-L-α-aspartoyl-L-alanyl-L-alanyl-L-valyl-L-α-aspartoyl-L-threonyl-L-seryl-L-seryl-L-α-glutamoyl-L-isoleucyl-L-threonyl-L-threonyl-L-lysyl-L-α-aspartoyl-L-leucyl-L-lysyl-L-α-glutamoyl-L-lysyl-L-lysyl-L-α-glutamoyl-L-valyl-L-valyl-L-α-glutamoyl-L-α-glutamoyl-L-alanyl-L-α-glutamoyl-L-asparagine

英文名：Thymalfasin(INN)

异名：Thymosin alpha1；胸腺肽 α_1

CAS号：［62304-98-7］

本品为N末端乙酰化的二十八肽化合物。为免疫调节药，有调节和增强人体细胞免疫功能的作用，如促使有丝分裂原激活后的外周血中的T淋巴细胞成熟，增加T细胞激活后各种淋巴因子(如：干扰素、白介素2和白介素3)的分泌，增加T细胞上淋巴因子受体的水平等。临床上用于肿瘤放化疗的辅助治疗；重症肝炎的治疗；重大外科手术及严重感染[1]。在900$\mu g/m^2$剂量下，皮下注射约1小时后血浓度峰值是25～30ng/ml，峰水平持续2小时而在随后18小时内回复到基础水平，约60%药物经由尿液排出。未见不良反应报道。

本品由Goldstein于1977年从胸腺肽F5中分离得到[2]，国内于2002年开始生产。除中国药典(2015)收载外，USP，Ph. Eur，BP，JP均未收载。

【制法概要】采用Fmoc多肽固相合成法[3,4]，制成粗品，再经过纯化冻干即得。制法流程示意图见下。

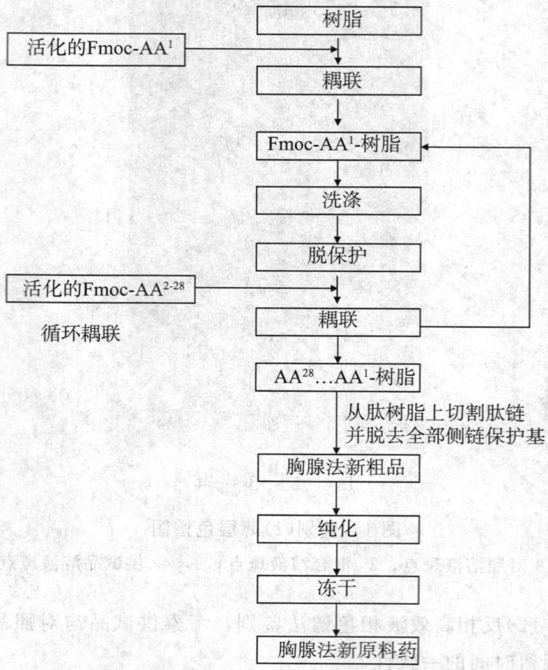

【性状】溶解度 不同厂家的产品溶解性差异较大，在三氟醋酸中出现易溶和溶解两种结果，在水中出现易溶和微溶两种结果，所以根据试验得到的溶解度最低结果将本品的溶解度规定为此。

比旋度 测定溶剂的选择考虑到样品的溶解性，不同厂家的产品在0.02mol/L磷酸盐缓冲液(pH 7.0)中出现溶解和略溶两种结果，可以满足比旋度的测定要求。而在水中，部分厂家的产品为微溶，不满足测定要求。

【鉴别】本品为肽类物质，在碱性环境下，肽键与Cu^{2+}形成蓝紫色络合物，因此加入碱性酒石酸铜试液显蓝紫色。

【检查】氨基酸比值 适宜的氨基酸分析方法有异硫氰酸苯酯(PITC)柱前衍生HPLC法、氨基酸分析仪法、6-氨基喹啉-N-(羟基琥珀酰亚胺基)氨基甲酸酯(AQC)柱前衍生HPLC法、邻苯二甲醛和9-芴基氯甲酸甲酯(OPA&FMOC)柱前衍生HPLC法。其中PITC法和氨基酸分析仪法更为常用。

溶液澄清度与颜色 因为胸腺法新为注射用胸腺法新的原料，所以本品制成溶液应澄清无色。

醋酸 因纯化工艺不同，所以不同厂家的产品醋酸含量不同，部分厂家未检出醋酸。此醋酸含量测定方法同 Ph. Eur.（7.0）。

残留溶剂 由于不同的企业的生产工艺不同，所用的溶剂种类也不同，企业的申报资料中表明在成品胸腺法新中未检出生产过程中所使用的有机溶剂，而且企业注册标准中均未含有此项，因此未将该项检查项列入药典标准，建议将该项检查作为企业内控指标，根据各自的生产工艺对本企业生产的原料进行相应的有机溶剂残留量的控制。

有关物质 采用高效液相色谱法，自身对照法对有关物质进行测定(图 1)，色谱条件与含量测定相同。胸腺法新与 8 种杂质混合溶液的色谱图见图 2。

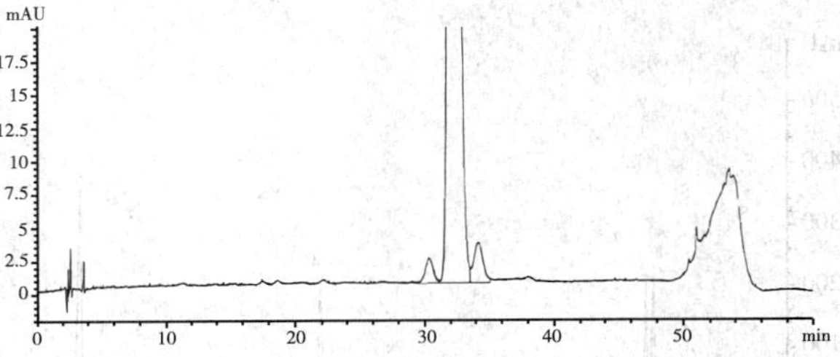

图 1　有关物质和含量测定色谱图

（Agela XBP-C18 柱，4.6mm×250mm，5μm）

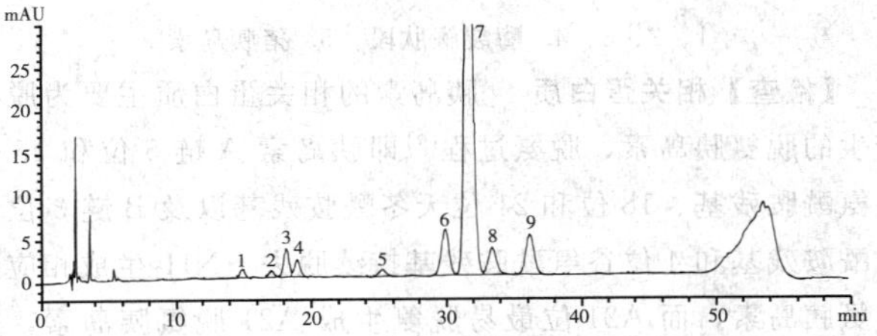

图 2　胸腺法新＋8 种杂质的混合溶液色谱图

1. [Des-Ac]-Thymalfasin；2. [β-Asp^{6}]-Thymalfasin；3. [β-Asp^{15}]-Thymalfasin；4. [D-Ser^{9}]-Thymalfasin；5. [D-Ser^{8}]-Thymalfasin；6. [D-Ser^{1}]-Thymalfasin；7. Thymalfasin；8. [D-Asn^{28}]-Thymalfasin；9. [Asp^{28}]-Thymalfasin

（Agela XBP-C18 柱，4.6mm×250mm，5μm）

【含量测定】 采用高效液相色谱法，外标定量法。方法学研究结果表明：在进样量 1.0～15.4μg 范围内，含量与峰面积间具有良好的线性相关，相关系数 $r=0.9997$，最低检测量为 0.5ng($S/N=3$)，定量限为 1.7ng（$S/N=10$）。重复性进样 RSD 为 0.05%($n=6$)，高、中、低的平均回收率为 100.7%($n=9$)。

【制剂】注射用胸腺法新(Thymalfasin for Injection)

本品为胸腺法新的冻干制剂，国内各企业添加的冻干赋形剂主要为甘露醇。

细菌内毒素　本品临床每小时用药最大剂量是皮下注射每次 1.6mg(中国医师药师临床用药指南)，内毒素计算限值约为 187EU/mg。中国药典(2015)规定本品细菌内毒素限值为 10EU/mg，与内毒素计算值比较，安全系数为 18。

参考文献

[1] 王军志．生物技术药物研究开发和质量控制［M］．第 2 版．北京：科学出版社，2007．662．

[2] Goldstein，et al. Thymosin alpha 1［P］：US 4079127. 1978－03－14.

[3] 吴蕾，韩香，甘一如，等．胸腺素 α_1 的 Fmoc 固相合成法［J］．化学化工与工程，2001，18(6)：323.

[4] 程虎，韦萍．固相合成胸腺素 α_1［J］．南京工业大学学报，2004，26(2)：78.

撰写　杨洪森　中国食品药品检定研究院

复核　范慧红　中国食品药品检定研究院

胰岛素

Insulin

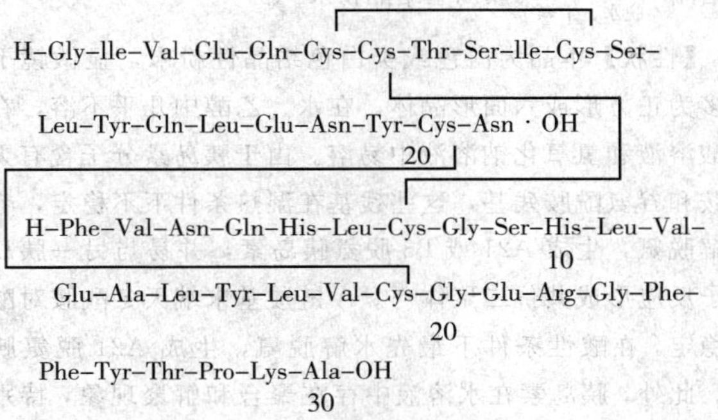

$C_{256}H_{381}N_{65}O_{76}S_6$　5778

英文名： Insulin

CAS 号： [12584-58-6]

胰岛素是由胰岛 β 细胞分泌的一种蛋白质类激素。胰岛素的主要生理作用是促进组织细胞对葡萄糖的摄取和利用，促进糖原合成，抑制糖分解，使血糖降低；并能促进蛋白质和脂肪合成。胰岛素用于治疗糖尿病，通常采用皮下注射。静脉注射主要用于糖尿病酮症酸中毒及高渗性昏迷的治疗。胰岛素口服易被胃肠道消化酶破坏，皮下给药吸收迅速，主要在肾与肝脏中代谢，少量由尿排出。本品的临床副反应为低血糖、过敏症状、肥胖和皮下脂肪萎缩等。

胰岛素是 1921 年由加拿大人 Banting F. G. 与 Best C. H. 首次从牛胰腺中分离，并于 1923 年用于临床治疗糖尿病。随着胰岛素制备工艺不断改进，目前从动物胰脏提取的胰岛素经过凝胶过滤纯化处理，可得到单峰胰岛素(single-peak insulin)，使胰岛素原含量显著降低，但仍可能含有一定量胰岛素的衍生物和胰多肽类物质；再通过离子色谱纯化后可得到含胰岛素原更低，去除了胰岛素的衍生物和胰多肽类物质的高纯度单组分胰岛素(highly purified monocomponent insulin)[1]。1965 年我国首次人工合成牛胰岛素，1998

年运用基因工程技术研究并生产出人胰岛素及胰岛素类似物，目前均已用于临床。

1955 年 Sanger F 首次确定了牛胰岛素蛋白质的氨基酸排列顺序，胰岛素是由 51 个氨基酸组成的 A、B 两条肽链，A 链为 21 肽链内有一个二硫键，B 链为 30 肽，A、B 两链之间有两处以二硫键连接。

我国于 1958 年开始生产胰岛素，中国药典(1963)起收载胰岛素(猪或牛)。中国药典(2010)胰岛素标准修订时，了解到国内的胰岛素原料均从猪胰脏提取，尚未有生产牛胰岛素及其制剂的厂家，因此从中国药典(2010)开始只收载猪胰岛素。该品种除中国药典(2015)二部收载外，USP(36)、BP(2013)、Ph. Eur. (7.0)和 JP(15)均有收载。

【制法概要】

冷冻猪胰 —刨碎→ 酸化、醇提、酸碱处理 / 除蛋白 → 浓缩、除醇 / 低温除脂 → 氯化钠 / 盐析 → 盐析物

—酸溶 / 氢氧化钠溶液调至碱性→ 一次结晶 —酸溶、醋酸锌、丙酮 / 氨水调 pH→ 二次结晶

—丙酮、乙醚 / 脱水干燥→ 胰岛素粗品 —阴离子交换凝胶柱 / 纯化→ 收集沉淀 —酸溶、丙酮 / 氨水调 pH→

重结晶 —丙酮、乙醚 / 脱水、干燥→ 胰岛素结晶粉末

【性状】本品为白色或类白色结晶性粉末，显微镜下观察多为正方形或六面形晶体。在水、乙醇中几乎不溶，在无机酸溶液和氢氧化钠溶液中易溶。由于胰岛素分子含有天冬酰胺和谷氨酰胺残基，这些残基在湿热条件下不稳定，容易水解脱氨，生成 A21 或 B3 脱氨胰岛素，并易与另一胰岛素分子反应形成共价二聚体[2]。A 链羧基末端天冬酰胺对酸最不稳定，在酸性条件下最先水解脱氨，生成 A21 脱氨胰岛素。此外，胰岛素在水溶液中存在聚合和解聚现象，特别是在碱性条件下胰岛素易聚合而生成高分子量聚合体。当胰岛素溶液的 pH 接近胰岛素等电点时其稳定性最好[3]。

【鉴别】(1)胰岛素分子中存在一个大的疏水区[4]，其结构中存在具有共轭双键的氨基酸，因此采用含量测定项下的 RP-HPLC 方法，根据胰岛素供试品及其对照品在 214nm 波长处的保留时间的一致性，鉴定同种属的胰岛素，在此色谱条件下，人、猪和牛等不同种属的胰岛素因其结构略有不同，它们的保留时间也不同。

(2)肽图谱：蛋白质在蛋白水解酶(如胰蛋白酶)或化学试剂(如溴化氰)作用下，可被部分裂解成若干个肽段，用适宜分析方法(如 RP-HPLC 等)对肽段混合物进行有效分离后所获得的色谱图即称为该蛋白质的“肽图”。肽图分析是一种测定蛋白质一级结构中发生微小变化的最有效的方法，此法可鉴别不同来源的胰岛素。人、牛和猪胰岛素分子结构基本相同，仅 A、B 链上个别氨基酸不同，人胰岛素与猪胰岛素的结构更为接近，仅 B 链上第 30 位氨基酸不同。利用 V_8 蛋白酶(*S. aureus* strain)专一性裂解胰岛素分子结构中谷氨酸的羧基端肽键，可分别得到胰岛素的 4 个特征肽段，用 RP-HPLC 分离并通过紫外检测器(214nm)检测，得到胰岛素的肽图谱[5](图 1、图 2)。USP(36)、BP(2013)及 Ph. Eur. (7.0)中，胰岛素鉴别项下均有肽图谱鉴别。由于通过肽图分析可以比较供试品与对照品在蛋白质一级结构上是否具有同质性，因此试验时应保证供试品和对照品在同等条件下水解，且液相分离条件及系统适用性应经过验证，以确保试验结果的一致性。

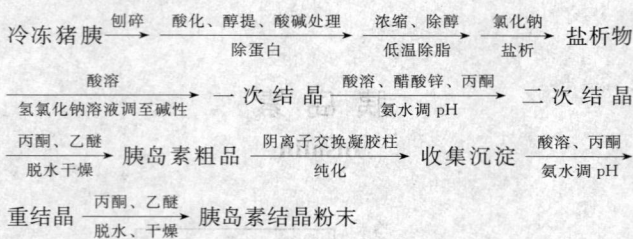

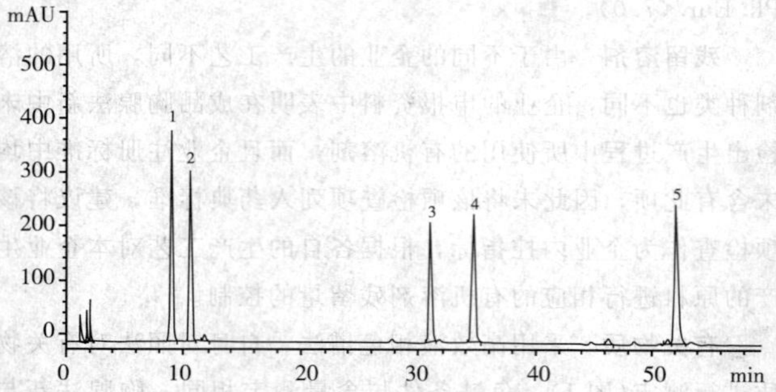

图 1　人胰岛素肽图

1、2、3、4. 酶裂解肽段；5. 人胰岛素

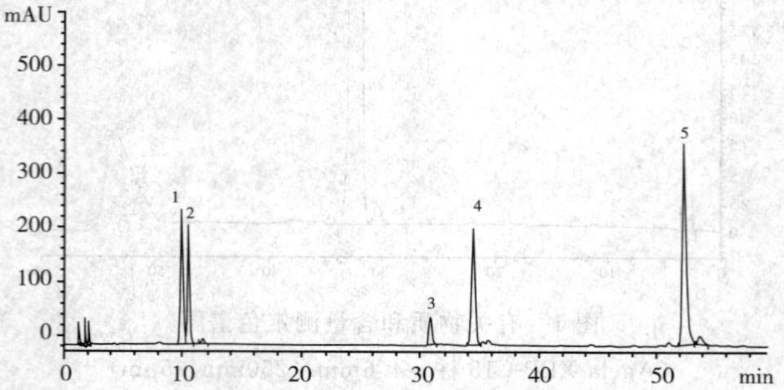

图 2　猪胰岛素肽图

1、2、3、4. 酶裂解肽段；5. 猪胰岛素

【检查】相关蛋白质　胰岛素的相关蛋白质主要为脱氨产生的脱氨胰岛素，脱氨过程[6]即胰岛素 A 链 5 位和 15 位谷氨酰胺残基、18 位和 21 位天冬酰胺残基以及 B 链 3 位天冬酰胺残基和 4 位谷氨酰胺残基持续脱去 $-NH_2$ 生成相应的脱氨胰岛素，而 A21 位最易脱氨生成 A21 脱氨胰岛素，脱氨胰岛素对成品的效价和免疫原性影响不大，但毒性尚需进一步研究，故必须加以控制。此外，相关蛋白质还包括一些不具胰岛素活性的其他蛋白杂质。

中国药典(2010)检测相关蛋白质是采用 RP-HPLC 法。色谱条件参考 USP(32)，采用十八烷基硅烷键合硅胶柱，以 0.2mol/L 硫酸盐缓冲液(pH 2.3)-乙腈为流动相，由于流动相含盐量较高，pH 较低，故应选择耐酸和耐高盐的色谱柱，曾使用过 Phenomenex Gemini C18(250mm × 4.6mm)、Agilent Zobax SB(250mm × 4.6mm)、岛津 VP-OSD(150mm × 4.6mm)色谱柱，分别在 Aglint1100 和 Waters2695 液相色谱仪上进行试验，分离效果及耐用性均较好。需要注意的是实验时流动相在色谱柱上需要平衡较长时间(通常大于 4 小时)。试验时应适当调整流动相的比例，使得胰岛素主峰出峰时间约在 25 分钟左右，并且梯度洗脱应在 A21 脱氨胰岛素(与胰岛素主峰相对保留时间约为 1.2)出峰后进行，胰岛素主峰与 A21 脱氨胰岛素峰之间的分离度应不小于 1.8，拖尾因子应不大于 1.8(图 3、图 4)。稳定性试验结果显示，配制的供试品溶液室温放置 48 小

时，其中的其他相关蛋白质变化不大，而 A21 脱氨胰岛素随着放置时间的延长而增加，供试品溶液冰箱放置 48 小时，未见明显变化。因此建议供试液临用新配，并于 4℃冰箱保存。对相关蛋白的限值规定各国药典不完全一致，中国药典(2010)中 A21 脱氨胰岛素不得过 5.0%，其他相关蛋白质不得过 5.0%。BP(2009)、Ph. Eur. (6.0)中 A21 脱氨胰岛素限值定为不得过 2.0%，其他相关蛋白质的限值定为不得过 2.0%。USP(32)中 A21 脱氨胰岛素的限值为不得过 10.0%，其他相关物质不得过 5.0%。因交叉污染其他种属的胰岛素不得过 1.0%。JP(15)未收载该项检查。中国药典(2015)未修订。

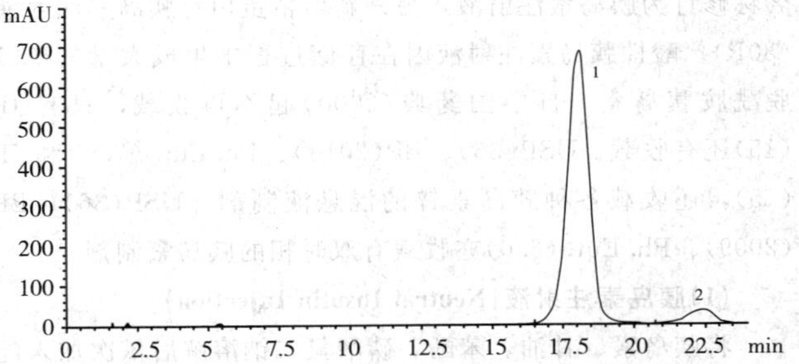

图 3　相关蛋白系统适用性色谱图

1. 胰岛素；2. A21 脱氨胰岛素

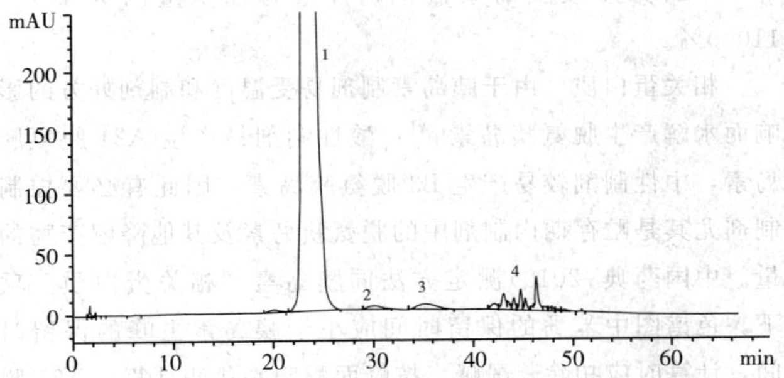

图 4　胰岛素相关蛋白色谱图

1. 胰岛素；2. A21 脱氨胰岛素；3、4. 其他相关蛋白

高分子蛋白质　高分子蛋白通常是胰岛素纯化过程残留的一些大分子蛋白和胰岛素储存中出现的胰岛素的二聚体和多聚体。有文献报道[7] 30%经胰岛素治疗的患者体内存在胰岛素多聚体抗体；另有文献报道[8]当制剂中多聚体含量达 2.0%时，临床皮肤过敏反应显著增加，多聚体含量为 0.3%～0.6%时未见显著的过敏反应，因此将高分子蛋白控制在 1.0%以下，可以降低临床过敏反应发生率。中国药典(2010)采用分子排阻色谱法测定高分子蛋白质，色谱条件及限值与 BP(2009)、Ph. Eur. (6.0)和 USP(32)中收载的均一致。系统适用性指标以胰岛素二聚体峰高与胰岛素单体和二聚体之间的峰谷高之比作为分离度，分离度应不小于 2.0。Oliva[9]利用反相色谱和排阻色谱两种方法对胰岛素及其降解产物和聚合物进行了分离测定，通过光散射检测器测得胰岛素单体及二聚体分子量分别为 5800Da 和 12400Da。因此，实验时应选择与检测分子量范围相匹配的凝胶色谱柱。起草时曾使用过 TSK-GEL G2000 SWLX(300mm×7.8mm，5μm)和 BioSep-SEC-S2000(300mm×7.8mm，5μm)色谱柱，胰岛素和二聚体的分离度均能符合要求。做分离度试验时可使用中检所提供的胰岛素单体-二聚体对照品，也可将胰岛素对照品或干品 50℃放置过夜或更长时间使其生成部分二聚体，系统适用性试验色谱图见图 5。中国药典(2015)未修订。

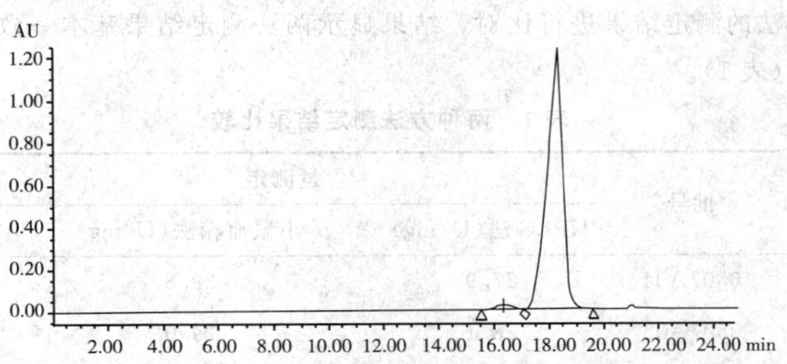

图 5　胰岛素高分子蛋白质系统适用性试验色谱图

1. 胰岛素二聚体；2. 胰岛素

锌　胰岛素结晶以氯化锌与胰岛素制得，为 2 个锌原子和 6 个胰岛素单体分子形成的六聚体结晶体，其理论含锌量约为 0.4%。中国药典(2010)参照 BP(2009)修订后采用原子吸收分光光度法测定，试验结果表明原子吸收测定法与中国药典(2005)收载的比色法测定结果完全一致。限度为“按干燥品计，含锌量不得过 1.0%”。该描述与各国药典一致。USP(32)测定方法仍为紫外分光光度法。中国药典(2015)未修订。

细菌内毒素　为中国药典(2010)新增检查项。由于胰岛素在水中几乎不溶，方法学验证试验中显示，实验时先用 0.01mol/L 盐酸溶液制成每毫升含 5mg 的胰岛素溶液，再用细菌内毒素用水稀释，最大无干扰浓度为 0.05mg/ml。本品临床每小时用药最大剂量是静脉注射每千克体重 0.33mg(中国药典临床用药须知)，内毒素计算限值约为 15UE/mg；国外标准中 USP 为 10EU/mg；BP 为 0.8EU/单位；JP 为 10EU/mg。中国药典(2010)规定重组人胰岛素细菌内毒素限值为 10EU/mg(注射液限值为 0.80EU/单位)，与内毒素计算值比较，安全系数为 1.5，与 USP、BP、JP 标准相当。中国药典(2015)未修订。

微生物限度　该项检查在 BP(2009)、Ph. Eur. (6.0)和 JP(15)中均未收载。中国药典(2010)和 USP(32)收载了此项检查，标准限度与 USP(32)一致：每 1g 中含细菌数不得过 300 个。中国药典(2015)未修订。

生物活性　中国药典(2010)用 HPLC 法的含量测定取代了中国药典(2005)中小鼠血糖法的效价测定和鉴别中的小鼠降糖试验。为了确保产品具有降糖的生物活性，新增了此项检查。参照胰岛素生物测定的小鼠血糖法，实验采用随机设计，每组的动物数减至 5 只，照生物检定统计法(附录ⅩⅣ)中量反应平行线测定随机设计法计算效价，每 1mg 的效价应不得少于 15 单位。本试验为生物活性鉴别试验，可不必用双交叉试验，也无需对结果进行可靠性测验。USP(32)收载的胰岛素的生物活性试验采用兔血糖法，动物数由每组 6 只减为 2 只，每 1mg 的效价应不得少于 15 单位。中国药典(2015)未修订。

【含量测定】由于胰岛素提取、纯化工艺不断改进，胰岛素成品的纯度大大提高，中国药典(2010)采用RP-HPLC法测定胰岛素含量。该法在USP(21)、BP(1988)已开始收载用于鉴别和含量测定。采用RP-HPLC法与生物检定法测定胰岛素的效价，其结果具有良好的相关性[10]，对两种方法的测定结果进行比对，结果显示两法测定结果基本一致(表1)。

表1 两种方法测定结果比较

批号	含量测定	
	HPLC法(U/mg)	小鼠血糖法(U/mg)
0507A04	27.9	29.8
0507A05	28.1	29.0
0507A06	28.5	30.6

含量测定的线性范围为10～50U/ml，线性相关系数r^2=0.9998，平均回收率为101.2%，RSD为0.71%。需要注意的是：系统适用性试验用的胰岛素溶液，建议在室温下放置至少24小时，以保证溶液中有足够的脱氨胰岛素，从而使色谱图中脱氨胰岛素峰比较明显。通常情况下，系统适用性试验的胰岛素峰和A21脱氨胰岛素峰(为胰岛素相对保留时间的1.2～1.3倍)之间的分离度均能符合要求。由于胰岛素中A21脱氨胰岛素具有相当于胰岛素92%的降血糖作用[11]，因此采用外标法以峰面积计算含量时，胰岛素的含量以胰岛素峰与A21脱酰胺胰岛素峰面积之和计算。

中国药典(2010)对胰岛素的含量限度作了修订：按干燥品计算，每1mg不得少于27单位，每1单位相当于胰岛素0.0345mg。此次修订不仅提高了胰岛素的效价单位，同时还增加了单位与重量间的换算关系。若以百分含量表示，其纯度与USP(32)一致应＞93%。BP(2009)、Ph. Eur.(6.0)中胰岛素含量限度为：按干燥品计，胰岛素的含量以胰岛素和A21脱氨胰岛素合并计算应为95.0%～105.0%。中国药典(2015)含量测定方法没变，但限度描述修订为：按干燥品计算，含胰岛素(包括脱氨胰岛素)应为95.5%～105.0%。

【贮藏】胰岛素纯品的稳定性试验表明[6]：5℃冰箱保存时即有降解产物产生，降解过程主要为脱氨和聚合，高温能加速上述两类反应，低于10℃时主要为脱氨，高于10℃则以聚合为主。长期稳定性试验显示[12]：胰岛素在－20℃保存1年，其所含的高分子物质和脱氨胰岛素均未显著增加。因此胰岛素原料贮存条件在－20℃。

【制剂】胰岛素的制剂主要为注射剂。按照胰岛素起效和维持作用时间，可分为短效、中效、长效及双时相胰岛素注射剂。短效胰岛素又称普通胰岛素，可分为中性和酸性两种，由于酸性注射液不稳定，现临床常用中性注射液。皮下注射后通常0.5～1小时起效，作用持续2～4小时，病情紧急时亦可静脉输注，临床上常和中效或长效制剂配合使用。中效胰岛素也称低精蛋白锌胰岛素，制剂中鱼精蛋白与等量胰岛素含量相匹配，不可静注，皮下注射后缓慢均匀吸收，通常0.5～2小时起效，作用持续18～28小时。长效胰岛素亦称精蛋白锌胰岛素注射液，为含有过量鱼精蛋白的含锌胰岛素制剂。皮下注射后，在注射部位经酶的作用使之分解，逐渐释放出游离胰岛素而被吸收，起效时间约为3～4小时，作用持续24～36小时；双时相胰岛素亦称预混胰岛素，为短效和中效或长效两种胰岛素的混合物，药动学显示，呈双峰特征，皮下注射0.5小时起效，2～12小时达最大效应，可持续16～24小时[13]。

中国药典(2010)收载了中性胰岛素注射液和精蛋白锌胰岛素注射液两种制剂。中国药典(2015)将中性胰岛素注射液名称修订为胰岛素注射液，另外新增精蛋白锌胰岛素注射液(30R)。酸性胰岛素注射液因在存储过程中生成大量的A21脱酰胺胰岛素，自中国药典(2000)起不再收载，只有JP(15)还有收载。USP(36)、BP(2013)、Ph. Eur.(7.0)和JP(15)，还收载各种胰岛素锌的混悬液制剂。USP(36)、BP(2009)、Ph. Eur.(6.0)亦收载有双时相的胰岛素制剂。

(1)胰岛素注射液(Neutral Insulin Injection)

将胰岛素、甘油、苯酚、磷酸氢二钠溶解后依次加入配液罐中，补加注射用水至总体积，调pH至6.6～8.0，经0.45μm、0.22μm分别过滤除菌后灌装。

本品为短效胰岛素制剂；含量为标示量的90.0%～110.0%。

相关蛋白质　由于胰岛素制剂易受温度和制剂处方的影响而水解产生脱氨胰岛素[14]，酸性制剂易产生A21脱氨胰岛素，中性制剂较易产生B3脱氨胰岛素，因此有必要控制制剂尤其是贮存期内制剂中的脱氨胰岛素及其他降解产物的量。中国药典(2010)测定方法同胰岛素"相关蛋白质"项下。色谱图中苯酚的保留时间应小于胰岛素主峰的保留时间，计算时应扣除苯酚峰，按峰面积归一化法计算，A21脱氨胰岛素不得过5.0%，其他相关蛋白质总和不得过6.0%。限值与BP(2009)、Ph. Eur.(6.0)一致。USP(32)、JP(15)未收载该检查项。中国药典(2015)未修订。

高分子蛋白质　胰岛素制剂中除存在水解产物还可能受环境温度的变化、制剂处方工艺、胰岛素种属等因素的影响产生聚合物即高分子蛋白质[15]，此外，处方中含甘油的制剂聚合物产生速率相对快些，因此，控制制剂中高分子蛋白质是必要的。中国药典(2010)测定方法同胰岛素"高分子蛋白质"项下，应按峰面积归一化法计算，去除保留时间大于胰岛素主峰的其他峰面积(如苯酚峰)，保留时间小于胰岛素主峰的所有峰面积之和不得大于2.0%。该限值同BP(2009)、Ph. Eur.(6.0)和USP(32)。JP(15)未作收载。中国药典(2015)未修订。

苯酚　胰岛素制剂均为多剂量制剂，制剂中需加入适量的防腐剂，通常为苯酚。它可以起到稳定胰岛素酰胺残基周围三级结构，降低脱氨过程的作用[15]。为对防腐剂量进行控制，中国药典(2010)将苯酚的含量测定列为检查项，采用胰岛素含量测定项下的色谱条件，检测波长为270nm。色谱图中胰岛素与苯酚的分离度应大于1.5(图6)，按外标法以峰面积计算苯酚含量。测定苯酚的线性范围为0.05～1.00mg/ml，相关系数 $r^2=0.9999$，平均回收率99.14%，RSD=0.17%($n=6$)。该项检查其他各国药典均未收载。中国药典(2015)未修订。

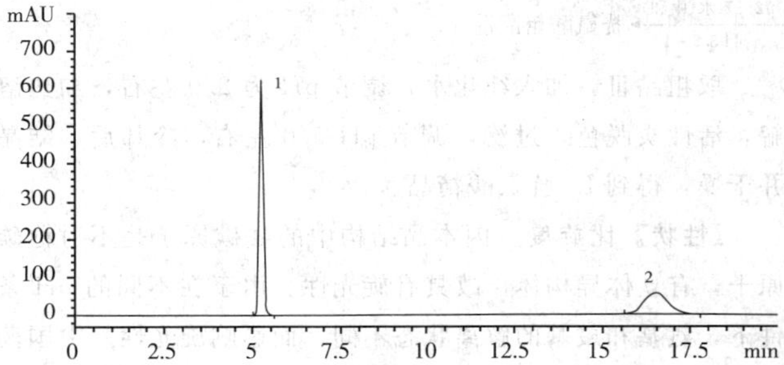

图6 苯酚含量测定系统适用性色谱图

1. 苯酚；2. 胰岛素

可见异物 中国药典(2015)新增检查项目。

(2)精蛋白锌胰岛素注射液(Protamine Zinc Insulin Injection)

精蛋白锌胰岛素注射液为含有硫酸鱼精蛋白与氯化锌的猪胰岛素灭菌混悬液，为长效胰岛素制剂。含量为标示量的90.0%～110.0%。

按处方量将胰岛素、甘油、苯酚、硫酸鱼精蛋白、氯化锌溶解后依次加入浓配罐A中，补加注射用水至总体积的一半后充分搅拌，调pH至2.5～2.7，制成A液。

浓配罐B中加入用适量注射用水溶解好的磷酸氢二钠，加注射用水至总体积的一半充分搅拌，调pH至8.0～8.4，制成B液。

A、B液经0.45μm、0.22μm分别过滤后在稀配罐中混合并罐装。

相关蛋白质 中国药典(2010)测定方法同胰岛素项下，色谱图中鱼精蛋白和苯酚的保留时间均小于胰岛素主峰的保留时间，按峰面积归一化法计算，应扣除鱼精蛋白峰和苯酚峰面积。限值与BP(2009)、Ph. Eur.(6.0)一致。USP(32)、JP(15)版未收载该检查项。中国药典(2015)未修订。

高分子蛋白质 测定方法同胰岛素项下，本品为硫酸鱼精蛋白的猪胰岛素灭菌混悬液，制剂处方中硫酸鱼精蛋白的含量为0.5mg/ml。硫酸鱼精蛋白是由鱼类精巢提取，以精氨基酸为主组成的一种不均一的碱性蛋白质的硫酸盐，其分子量通常在1万以下。因鱼种不同，分子量范围及结构可存在一定差异[16]，目前国产硫酸鱼精蛋白的纯度较差，存在较多杂蛋白，在260～280nm范围有紫外吸收。由于本项检查的检测波长为276nm，因此会干扰高分子蛋白质测定，由于无法扣除本底，故将限值定为3.0%。

锌 中国药典(2010)采用原子吸收分光光度法直接测定锌含量，避免中国药典(2005)的方法测定时由于胰蛋白酶破坏不完全而产生的误差。中国药典(2015)未修订。

上清液中的胰岛素 精蛋白锌胰岛素的制剂工艺显示，胰岛素的延效作用系通过胰岛素与鱼精蛋白结合成混悬结晶后实现的，中国药典(2005)采用兔血糖法，通过比较胰岛素标准品与供试品引起兔血糖下降的程度及持续时间，测定供试品的延效作用是否符合规定。中国药典(2010)采用测定制剂上清液中可溶性胰岛素含量判定胰岛素与硫酸鱼精蛋白结合度。测定时取供试品经离心，取其上清液测定含量，胰岛素对照品溶液的浓度为1u/ml，线性试验表明：在0.5～3u/ml范围内，胰岛素溶液的浓度与其峰面积呈良好的线性关系，$r^2=0.9986$。上清液中胰岛素的含量限值为2.5%。中国药典(2015)未修订。

无菌 本品为混悬制剂，试验前应取供试品，与1%抗坏血酸无菌水溶液适量混合，待溶液澄清后，采用薄膜过滤法测定。

细菌内毒素 本品经细菌内毒素用水稀释后，该混悬剂型对此项检查无干扰作用。

(3)精蛋白锌胰岛素注射液(30R)[Isohane Protamine Insulin Injection(30R)]

中国药典(2015)新增品种，检测项目和方法与精蛋白锌胰岛素注射液基本一致。

参考文献

[1] Matindal pharmacopoeia，35th edition，(2007)，401.

[2] 林范天．胰岛素的稳定性[J]．中国生化药物杂志，1983，4：14-18.

[3] 安富荣，张景海，刘刚，等．胰岛素溶液化学稳定性研究[J]．沈阳药学院学报，1993，10(3)：165-169.

[4] 杨彩玲，张海霞，刘满仓．胰岛素的色谱分析方法[J]．分析科学学报，2006，22(3)：349-353.

[5] 张培培，杨化新，徐康森．胰岛素的HPLC肽图谱分析[J]．药物生物技术，1996，3(2)：91-94.

[6] Moslemi P，Najafabadi AR，Tajerzadeh H. A rapid and sensitive method for simultaneous determination of insulin and A21-desamido insulin by high-performance liquid chromatography [J]. Journal of Pharmaceutical and Biomedical Analysis，2003，33：45-51.

[7] Robbins DC，Cooper SM，Fineberg SE，et al. Antibodies to covalent aggregates of insulin in blood of insulin using diabetic patient [J]. Diabetes，1987，36：838-841.

[8] Ratner RE，Phillips TM，Steiner M. Persistent cutaneous insulin allergy resulting from high-molecular-weight insulin aggregates [J]. Diabetes，1990，39：728-733.

[9] Oliva A，Farina J，Llabres M. Development of two high-performance liquid chromatographic methods for the analysis and characterization of insulin and its degradation products in pharmaceutical preparations [J]. J Chromatogr B Biomed Sci Appl，2000，749(1)：25-34.

[10] 李湛君，杨昭鹏，徐康森．重组人胰岛素效价测定中生物

测定与理化测定的相关性验证［J］．药物分析杂志，1998，18(4)：241-245.
［11］PushpaG. Shar，LeonardC. Bailey. Porcine insulin biodegradable polyeser microspheres：stability and in vitro release characteristics［J］．Pharmaceutical Development and Technology，2000，5(1)：1-9.
［12］陈秋．色谱纯单峰胰岛素的优化制备及鉴定［C］．浙江大学硕士论文，2002.
［13］王强，刘新月，李乃石．临床常用胰岛素制剂的分类及特点［J］．临床药物治疗杂志，2005，3(6)：47-51.
［14］Brange J，Langkjaer L，Havelund S，et al. Chemical Stability of Insulin. 1. Hydrolytic Degradation During Storage of Pharmaceutical Preparations［J］．Pharmaceutical Research，1992，9(6)：715-726.
［15］Brange J，Havelund S，Hougaard P. Chemical Stability of Insulin. 2［J］．Formation of Higher Molecular Weight Transformation Products During Storage of Pharmaceutical Preparation Pharmaceutical Research，1992，9（6）：727-734.
［16］何小维，扶雄，罗志刚．鱼精蛋白的研究与开发［J］．齐齐哈尔大学学报，2005，21(3)：17-21.

撰写　金卫红　陆益红　江苏省食品药品监督检验研究院
复核　张　玫　　　　　江苏省食品药品监督检验研究院

胱氨酸

Cystine

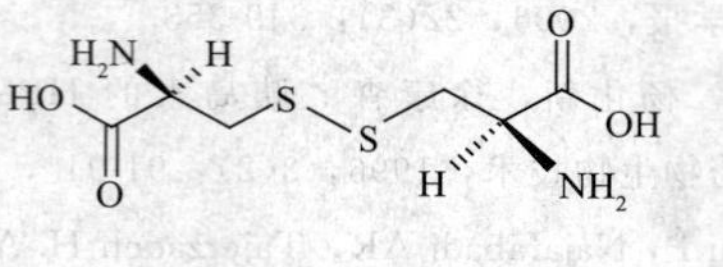

$C_6H_{12}N_2O_4S_2$　240.30

化学名： L-3,3′-二硫双(2-氨基丙酸)
L-3,3′-disulfanediylbis(2-aminopropanoic acid)

CAS 号：［56-89-3］

本品为氨基酸类药，在体内转变为半胱氨酸后参与蛋白质合成和各种代谢过程，具有促进毛发生长和防止皮肤老化等作用，适用于各种秃发症，对由局部病变、毛囊破坏所致的脱发症无效。可防治肝炎、放射线损伤、巨细胞减少症和药物中毒，也用于急性传染病、支气管哮喘、神经痛、湿疹、烧伤等辅助治疗[1]。

本品是在 1810 年由 Wollaston 从膀胱结石中发现的。1832 年，Berzeliue 将其命名为胱氨酸。它是一种含硫氨基酸，在蛋白质中有少量存在，多含于人发、猪毛、羊毛、马毛、羽毛及动物角等的蛋白质中，其中人发中含量达 17.6%。目前国内外主要采用水解法生产制备胱氨酸，除中国药典(2015)收载外，USP(36)、BP(2013)及 Ph. Eur.(7.0)亦收载该品种。

【制法概要】 水解法[2]：

猪毛(或人毛发) —水解 HCl；110℃，6.5～7 小时→ 水解液 —300～400g/L NaOH；pH 4.8，36 小时→ 胱氨酸粗品Ⅰ —300g/L NaOH(中和)；pH 4.8→ 胱氨酸粗品Ⅱ —HCl，10g/L 活性炭(精制)；85℃，0.5 小时→ 滤液 —12%氨水(中和)；pH 3.5～4→ 胱氨酸粗品Ⅲ

取粗品Ⅲ，加入纯化水，调节 pH 为 2.0 左右，加热溶解，活性炭脱色，过滤，调节 pH 5.0 左右，冷却后，结晶并干燥，得到 L-胱氨酸精品。

【性状】比旋度　因本品结构中的 α-碳原子是不对称碳原子，有立体异构体，故具有旋光性。由于在不同的 pH 条件下，氨基和羧基的解离状态不同，而影响旋光性。中国药典(2015)规定以 1mol/L 盐酸溶液为溶剂，供试品浓度为 20mg/ml，比旋度值应为 −215°至 −230°。BP(2013)及 Ph. Eur.(7.0)规定以 1mol/L 盐酸溶液为溶剂，样品浓度为 20mg/ml，比旋度值应为−218°至−224°。

【鉴别】(1)薄层色谱鉴别：中国药典(2010)增订薄层色谱鉴别法，使用硅胶 G 板作为薄层板，照其他氨基酸项下的色谱条件试验，规定：供试品溶液所显主斑点的位置和颜色应与对照品溶液的主斑点相同。中国药典(2015)未修订。

(2)本品的红外光吸收图谱应与对照的图谱(光谱集 1036 图)一致，主要特征吸收如下。

特征谱带(cm^{-1})	归属	
3300～2500	伯胺盐	ν_{NH_3}
1580，1410	伯胺盐	δ_{NH_3}
1620，1410	羧酸离子	ν_{CO_2}

【检查】溶液的透光率　目前生产胱氨酸的工艺多为水解法，因而在生产过程中以及最后的粗品精制都有可能引入有色杂质，同时在贮藏过程中也可能有其他有色杂质产生。对样品溶液在 430nm 波长处测定透光率，可控制其药物中有色杂质的含量。透光率高，说明含有色杂质的量越少。

其他氨基酸　在制备胱氨酸的生产中会含有一些其他氨基酸等副产物，在精制后，其他氨基酸也不会完全被除尽。因此，中国药典(2015)采用薄层色谱的方法，检查其他氨基酸。以异丙醇-浓氨溶液(7∶3)为展开剂，同时建议使用青岛海洋化工厂生产的硅胶 G 板或默克板试验，因胱氨酸与盐酸精氨酸分子量相近，故取胱氨酸和盐酸精氨酸对照品适量，用 2%氨溶液制成含 10mg/ml 和 1mg/ml 的混合对照品溶液，作为系统适用性试验溶液。试验结果，应显示两个完全分离的斑点。以 0.05mg/ml 的供试品溶液作为对照溶液，试验结果：应显一个清晰的斑点。薄层色谱图见图 1、图 2。

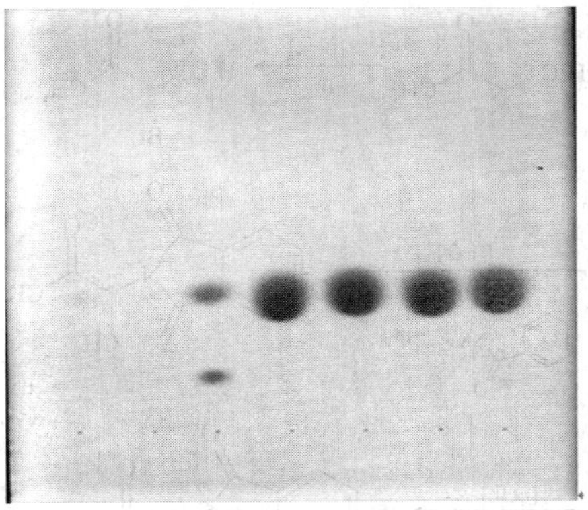

图 1　薄层色谱图（采用青岛板）

从左至右斑点分别为：1. 对照品溶液（含胱氨酸 0.05mg/ml）；2. 对照品溶液（含胱氨酸 0.02mg/ml）；3. 系统适用性试验用溶液（含胱氨酸和盐酸精氨酸各 1mg/ml）；4. 对照品溶液（含胱氨酸 10mg/ml）；5. 供试品溶液 1（10mg/ml）；6. 供试品溶液 2（10mg/ml）；7. 供试品溶液 3（10mg/ml）；点样 2μl

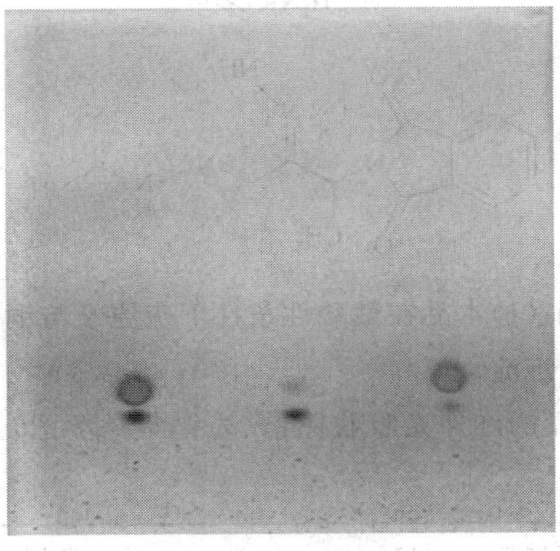

图 2　胱氨酸系统适用性薄层色谱图

从左至右顺序为：1. 胱氨酸 10mg/ml＋盐酸精氨酸 1mg/ml；2. 胱氨酸 1mg/ml＋盐酸精氨酸 1mg/ml；3. 胱氨酸 10mg/ml＋盐酸精氨酸 0.25mg/ml

炽灼残渣　用于控制药物中存在的非挥发性无机杂质。鉴于残渣用作铁盐及重金属检查的样品，以铅为代表的重金属在高温下容易挥发，故炽灼温度必须控制在 500℃～600℃之间。

铁盐　因原料在生产中使用试剂及设备等都有可能带入铁盐，故需要进行该项检查。同时本品在水中几乎不溶，故取炽灼残渣项下遗留的残渣试验。

重金属　因本品在水中几乎不溶，如用稀盐酸溶解，则溶液酸度又太强，会影响测定时硫化物的生成，故用炽灼后的残渣进行检查。

砷盐　采用古蔡法，根据药物中微量的砷盐在酸性溶液中与锌粉产生的新生态氢生成具有挥发性的砷化氢，遇溴化汞试纸产生黄色至棕黑色的砷斑，与一定量的标准砷溶液在同样的条件下生成的砷斑比较，以判断砷盐量。反应液的酸度相当于 2mol/L 的盐酸溶液，碘化钾的浓度为 2.5%，氯化亚锡浓度为 0.3%，加入锌量为 2g。反应中尽可能保持干燥及避免强光，反应完毕后应立即与标准砷斑比较。

【含量测定】采用溴酸钾法测定，利用胱氨酸的分子结构中含有的－S－S－基，在溴酸钾的滴定液中加入过量的溴化钾，将溶液酸化，反应生成溴。胱氨酸与过量的 Br_2 定量反应，剩余的 Br_2 用碘化钾还原，析出的 I_2，用硫代硫酸钠滴定液滴定，根据溴酸钾滴定液及硫代硫酸钠滴定液的用量，计算出本品的含量。采用溴量法测定含量，此法专属性较强，考察本方法的重复性，重复性良好，RSD 为 0.31%。

$$KBrO_3 + 5KBr + 6HClO \rightarrow 3Br_2 + 6KCl + 3H_2O$$

$$5Br_2 + \begin{matrix} S-CH_2-CHNH_2-COOH \\ | \\ S-CH_2-CHNH_2-COOH \end{matrix} + 6H_2O \rightarrow$$

$$2HO_2S^- \rightarrow CH_2 \rightarrow CHNH_2 \rightarrow COOH + 10HBr$$

$$Br_2 + 2KI \rightarrow I_2 + KBr$$

$$I_2 + 2Na_2S_2O_3 \rightarrow 2NaI + Na_2S_4O_6$$

【贮藏】氨基酸类原料药物，贮存期内，透光率有降低的趋势，故遮光，密封保存。

【制剂】胱氨酸片（Cystine Tablets）

鉴别　（1）为氨基酸类的茚三酮反应，反应溶液显蓝紫色。

反应式：

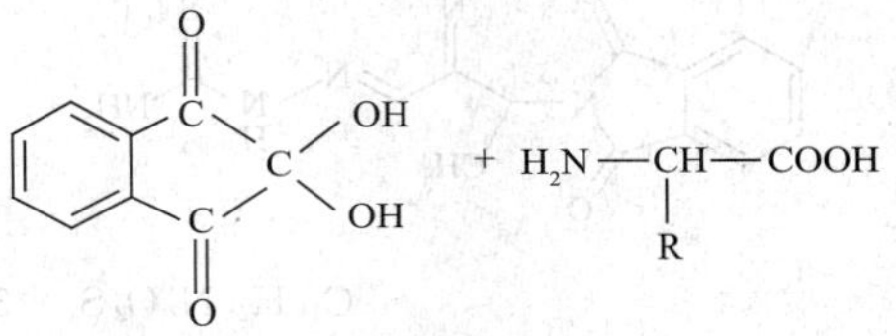

茚三酮（水合茚三酮）

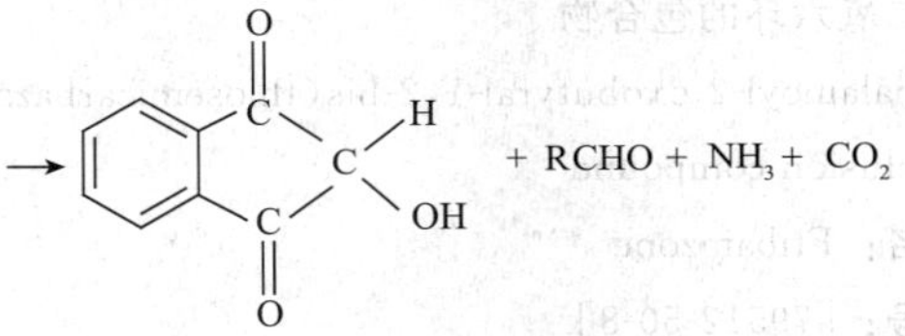

还原茚三酮

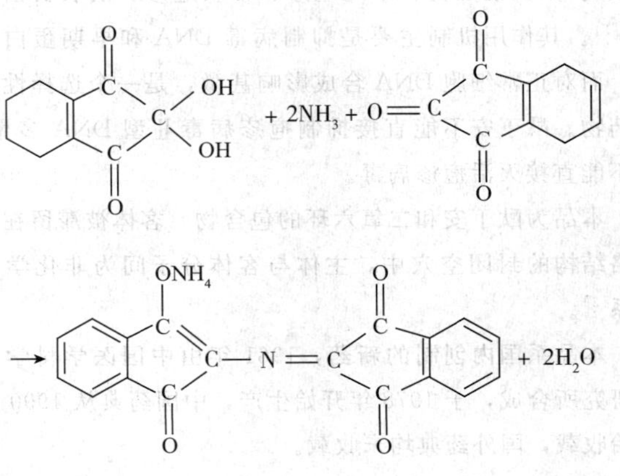

蓝紫色化合物

(2)薄层色谱鉴别，使用硅胶 G 板作为薄层板，照原料的色谱条件试验，显相同的结果。为去掉辅料的干扰，供试品溶液应过滤。

含量测定　方法同原料，本法平均回收率为 99.50%，相对标准偏差为 0.54%(n=9)。

参考文献

[1] 华东化工学院. 生化药物［M］. 上海：上海科学技术出版社，1984，39.

[2] 李良铸. 最新生化药物制备技术［M］. 北京：中国医药科技出版社，2001，47.

撰写　张　莉　黄哲甦　天津市药品检验所

复核　高立勤　　　　　天津市药品检验所

酞丁安

Ftibamzone

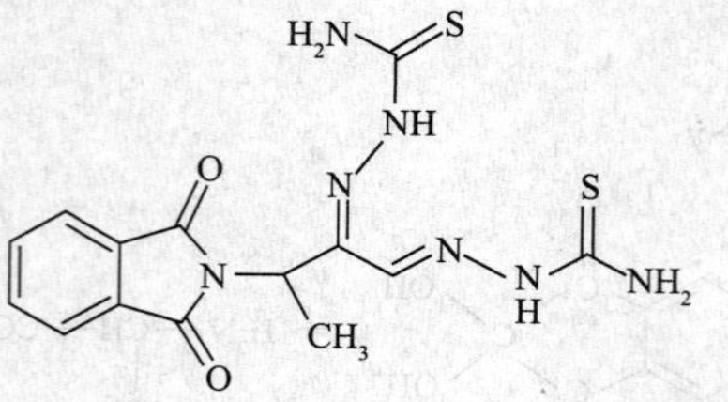

$C_{14}H_{15}N_7O_2S_2$　377.45

化学名：3-邻苯二甲酰亚氨基-2-氧代丁醛-1,2-二缩氨基硫脲与二氧六环的包含物

3-phthalamoyl-2-oxobutyral-1,2-bis(thiosemicarbazone), dioxane inclusion compound

英文名：Ftibamzone

CAS 号：［79512-50-8］

本品为抗病毒药，临床主要用于治疗病毒引起的沙眼和皮肤病(如尖锐湿疣、单纯疱疹、带状疱疹、浅表真菌感染等)[1]。其作用机制主要是抑制病毒 DNA 和早期蛋白质合成，而对正常细胞 DNA 合成影响甚微，是一个选择性抗病毒药物。酞丁安不能直接抑制疱疹病毒Ⅱ型 DNA 多聚酶，也不能直接灭活疱疹病毒。

本品为酞丁安和二氧六环的包含物，客体被滞留在主体晶格结构的封闭空穴中，主体与客体分子间为非化学计量关系[2]。

本品系国内创制的新药，1961 年由中国医学科学院药物研究所合成，于 1978 年开始生产，中国药典从 1990 年版开始收载，国外药典均未收载。

【制法概要】以丁酮为原料，经溴化、在二甲苯中与邻苯二甲酰亚胺钾盐回馏、溴化、二甲亚砜氧化，再与硫代氨基脲缩合制得[3]。

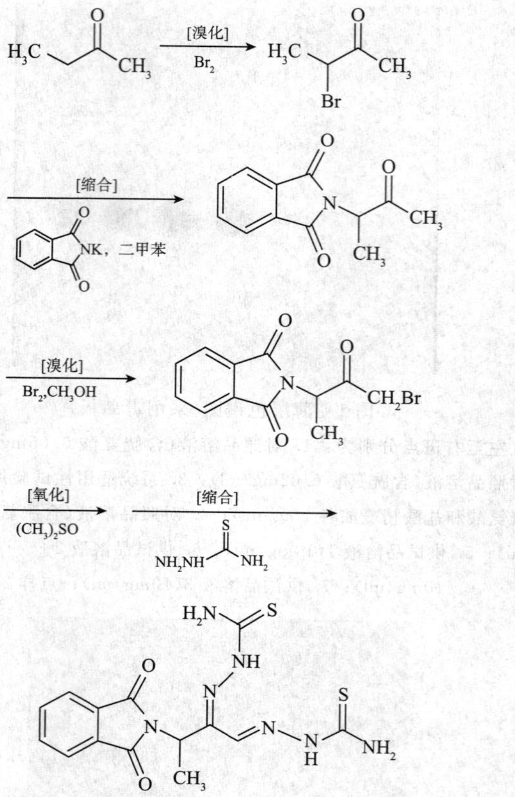

【鉴别】(1)本品在微酸性条件下硫原子与铜离子生成铜复合物棕色沉淀。

(2)本品的红外光吸收图谱(光谱集 427 图)显示的主要特征吸收如下。

特征谱带(cm^{-1})	归属	
3400，3240，3150	胺基	ν_{N-H}
3070	苯环	ν_{C-H}
1775，1710	酰亚胺	$\nu_{C=O}$
1602，1495，1450	苯环	$\nu_{C=C}$
1120，1065	硫羰基	$\nu_{C=S}$

【检查】　**碱性溶液的澄清度**　检查在反应过程中可能产生的无机硫。

二氧六环　本品为含有二氧六环的包含物。用碱溶解，使晶格破坏，二氧六环释出，以异丁醇为内标物，用气相色谱法测定(图 1、图 2)。含量限度为 14.0%～20.0%。

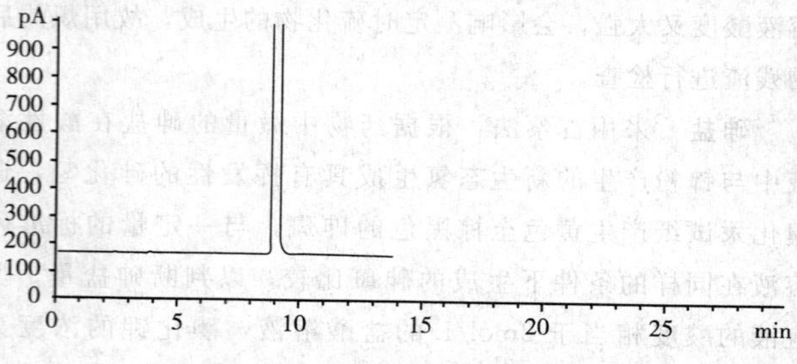

图 1　空白溶剂色谱图

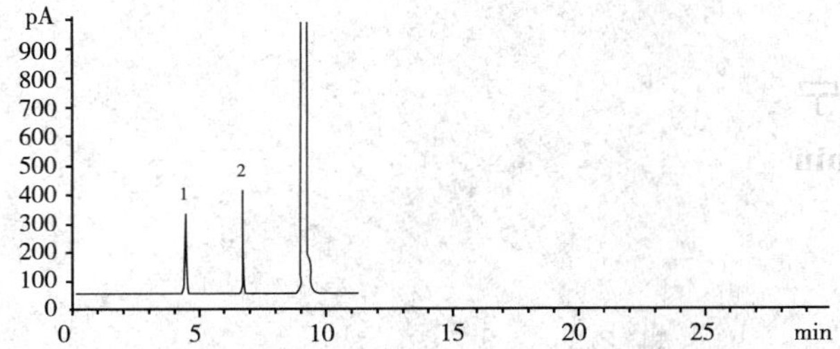

图2　供试品溶液色谱图

1. 异丁醇；2. 二氧六环

有关物质　中国药典(2015)新增检查项，采用液相色谱方法测定。江苏省食品药品监督检验研究所参考文献[4]报道的方法，建立了本品有关物质检查项。色谱条件为：用十八烷基硅烷键合硅胶为填充剂，以0.75%无水甲酸(V/V)-乙腈(70∶30)为流动相，检测波长为274nm。本品的最大吸收波长为347nm，杂质2(主要杂质)的最大吸收波长为274nm，标准中采用274nm进行有关物质检查。破坏试验显示，本品在酸、碱、氧化、光照和加热破坏条件下，均有不同程度的降解。取样品加热破坏(150℃，4小时)制备系统适用性溶液，该溶液含有相对保留时间为0.9的杂质，杂质峰与主峰的分离度应符合要求。本品在0.5～1000μg/ml的浓度范围内，浓度与峰面积呈良好的线性关系，相关系数为1.0000。按$S/N=3$计算，检出限为2.0ng。供试品溶液在12小时内稳定。样品有关物质典型色谱图见图3。系统适用性溶液色谱图见图4。

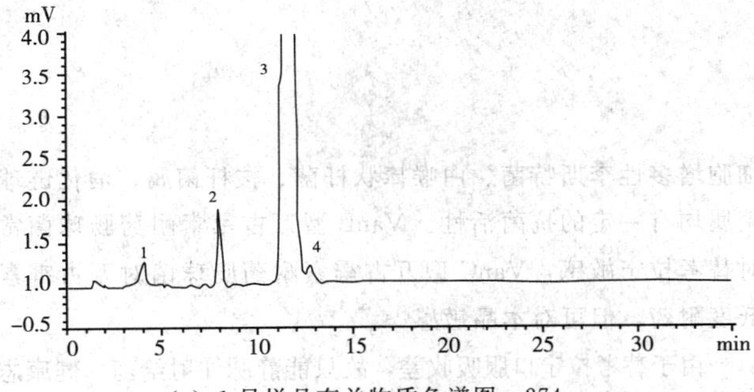

(a) 1号样品有关物质色谱图，274nm

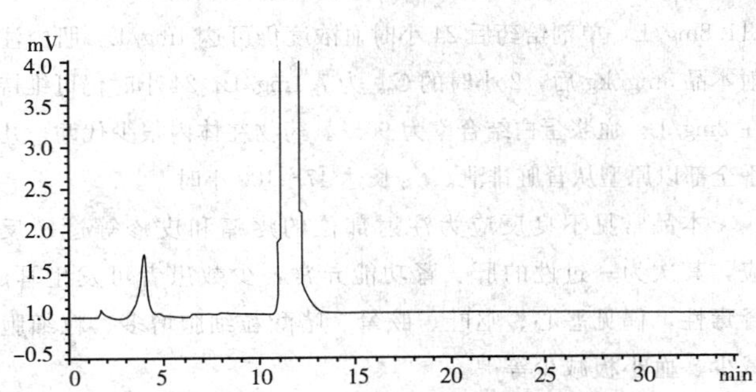

(b) 1号样品有关物质色谱图，347nm

图3　1号样品有关物质色谱图

1. 杂质1；2. 杂质2；3. 酞丁安；4. 杂质3

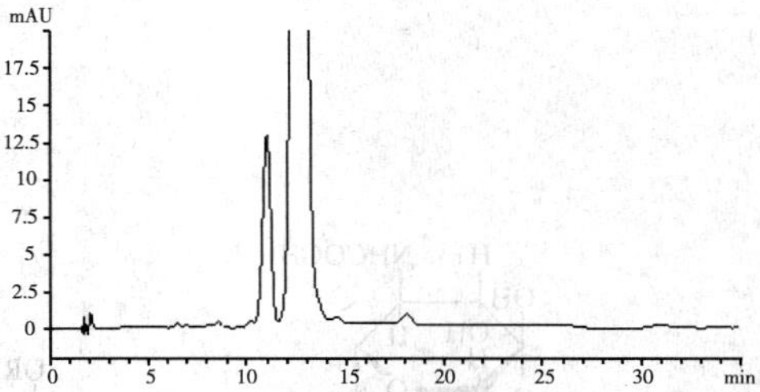

图4　系统适用性溶液(样品加热破坏150℃ 4小时)色谱图

【含量测定】本品对光不稳定，需避光操作。采用紫外-可见分光光度法(对照品比较法)。用少量二甲基甲酰胺溶解样品，再用稀乙醇稀释至规定浓度，溶液在349nm波长处有最大吸收(图5)。由于本品为含有二氧六环的包含物，主体与客体分子间为非化学计量关系，故含量结果按无二氧六环的干燥品计算。

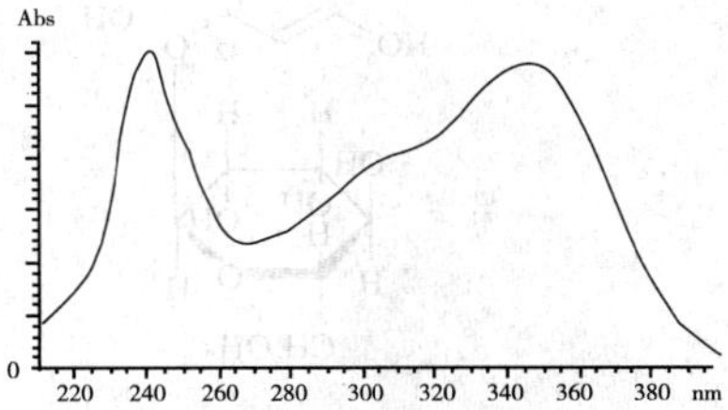

图5　酞丁安紫外光谱图

【制剂】(1)**酞丁安乳膏(Ftibamzone Cream)**

含量测定方法同原料药。

(2)**酞丁安搽剂(Ftibamzone Liniment)**

含量测定方法除溶剂为冰醋酸溶液(1→2)、最大吸收波长为345nm外，其余同原料药。

(3)**酞丁安滴眼液(Ftibamzone Eye Drops)**

含量测定方法同原料药。渗透压摩尔浓度比为0.9～1.10。

参考文献

[1] 陈建琴，陈秋虹．高效液相色谱法测定酞丁安搽剂的含量[J]．中国医院药学杂志，2003，23(10)：604.

[2] 侯美琴，王仲山，李昭暄．酞丁安二氧六环包含物的研究[J]．药学学报，1981，16(4)：317.

[3] 赵知中，王琳，蒋湘君，等．治疗沙眼新药——酞丁安的合成[J]．科学通报，1979，3：142.

[4] 张欣耘，杨永健．酞丁安含量及色谱纯度的HPLC测定[J]．中国医药工业杂志，2006，37(6)：421-423.

撰写　薛敏华　江苏省食品药品监督检验研究所

复核　张　玫　江苏省食品药品监督检验研究所

替考拉宁

Teicoplanin

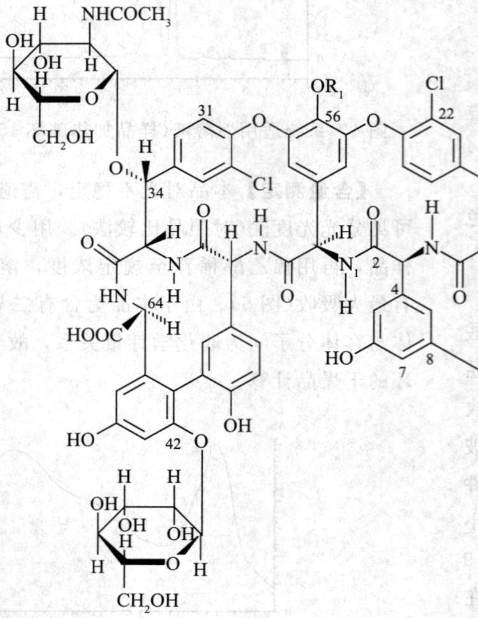

替考拉宁$TA_{2\text{-}1}$：R_2=$COCH_2CH_2CH$=$CHCH_2CH_2CH_2CH_2CH_3$

替考拉宁$TA_{2\text{-}2}$：R_2=$COCH_2CH_2CH_2CH_2CH_2CH_2CH_2CH(CH_3)_2$

替考拉宁$TA_{2\text{-}3}$：R_2=$COCH_2CH_2CH_2CH_2CH_2CH_2CH_2CH_2CH_3$

替考拉宁$TA_{2\text{-}4}$：R_2=$COCH_2CH_2CH_2CH_2CH_2CH_2CH(CH_3)CH_2CH_3$

替考拉宁$TA_{2\text{-}5}$：R_2=$COCH_2CH_2CH_2CH_2CH_2CH_2CH_2CH_2CH(CH_3)_2$

替考拉宁$TA_{3\text{-}1}$：R_1=H

替考拉宁TA_2：R_1 =

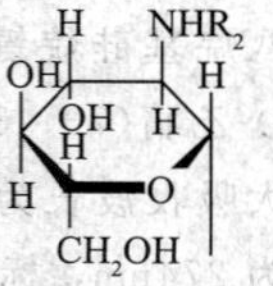

分子式：$C_{72\text{-}89}H_{68\text{-}99}Cl_2N_{8\text{-}9}O_{28\text{-}33}$

分子量：$TA_{2\text{-}1}$：1877.66　$TA_{2\text{-}2}$：1879.68　$TA_{2\text{-}3}$：1879.68　$TA_{2\text{-}4}$：1893.70　$TA_{2\text{-}5}$：1893.70

化学名：34-*O*-[2-(乙酰氨基)-2-脱氧-*β*-D-吡喃葡萄糖基]-22,31-二氯-7-去甲基-64-*O*-去甲基-19-脱氧-56-*O*-[2-脱氧-2-(*R*取代氨基)-*β*-D-吡喃葡萄糖基]-42-*O*-*α*-D-吡喃甘露糖基瑞斯托霉素A糖苷

34-*O*-[2-(acetylamino)-2-deoxy-*β*-D-glucopyranosyl]-22,31-dichloro-7-demethylation-64-*O*-demethylase-19-deoxy-56-*O*-[2-deoxy-2-(*R* substituted amino)-*β*-D -glucopyranosyl]-42-*O*-*α*-D-pyran-mannose jiruisituomycin A glycosides

CAS号：[61036-64-4]

根据《新药(西药)药学研究指导原则》的命名原则及《日本抗生物质医药品基准解说》(1998年版) 中收载的英文名，命名为替考拉宁。

本品为糖肽类抗生素，作用于细菌细胞壁的D-Ala-D-Ala键，从而抑制其合成。其分子结构、抗菌谱及抗菌活性均与万古霉素相似。本品对葡萄球菌属包括甲氧西林敏感和甲氧西林耐药的金葡菌抗菌作用强，与万古霉素相比，对大多数金黄色葡萄球菌和表皮葡萄球菌的体外抗菌作用相仿，而对其他凝固酶阴性葡萄球菌尤其是溶血性葡萄球菌的抗菌作用较万古霉素为差，约1/3的菌株对本品耐药。替考拉宁对链球菌属、肠球菌属均具有良好的抗菌活性。本品对单核细胞增多性李斯特菌、白喉棒状杆菌、梭杆菌属、消化链球菌属均有一定的抗菌活性。VanB型万古霉素耐药肠球菌常对替考拉宁敏感，VanC型万古霉素耐药肠球菌对万古霉素低度耐药，但可对本品敏感[1]。

由于替考拉宁口服吸收差，故只能静脉注射给药。健康志愿者静脉注射3mg/kg和6mg/kg后C_{max}分别为53.5mg/L和111.8mg/L，单剂给药后24小时血浓度仍可达4mg/L。肌内注射本品3mg/kg后，2小时的C_{max}为7.1mg/L，24小时仍可维持在2mg/L。血浆蛋白结合率为90%。药物在体内很少代谢，几乎全部以原型从肾脏排泄。$t_{1/2}$长达47～100小时[1]。

本品常见不良反应为注射部位的疼痛和皮疹等过敏反应，其次为一过性的肝、肾功能异常，少数患者可发生耳、肾毒性，偶见恶心、呕吐、眩晕、嗜酸粒细胞增多、粒细胞减少、血小板减少等[1]。

本品适用于治疗①甲氧西林耐药金葡菌和凝固酶阴性葡萄球菌、肠球菌属等对本品敏感革兰阳性菌所致的严重感染如败血症、骨髓炎、肺炎及下呼吸道感染、皮肤软组织感染以及透析相关性腹膜炎；②用于青霉素过敏患者的肠球菌属或链球菌属严重感染的治疗；③粒细胞缺乏症患者的革兰阳性球菌感染[1]。

本品收载于中国药典(2015)二部；JP(16)、BP(2013)和 Ph. Eur.(7.0)均有收载。本品国内由浙江医药股份有限公司新昌制药厂首研生产，执行标准为国家药品标准 YBH03582004。同时亦有进口。

【制法概要】 工艺流程图如下。

第一步　接种物的制备

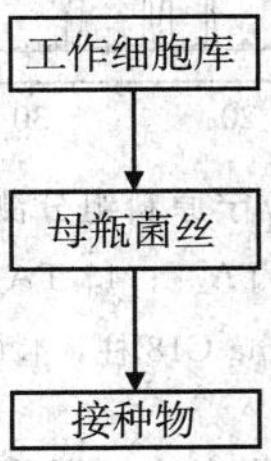

第二步　发酵

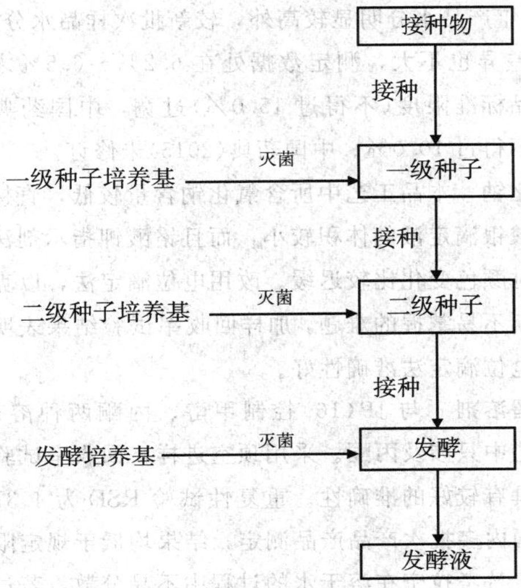

第三步　替考拉宁粗品制备

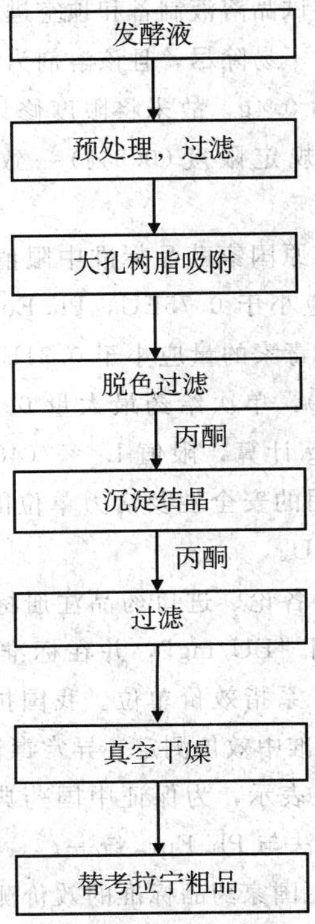

第四步　替考拉宁原料药制备

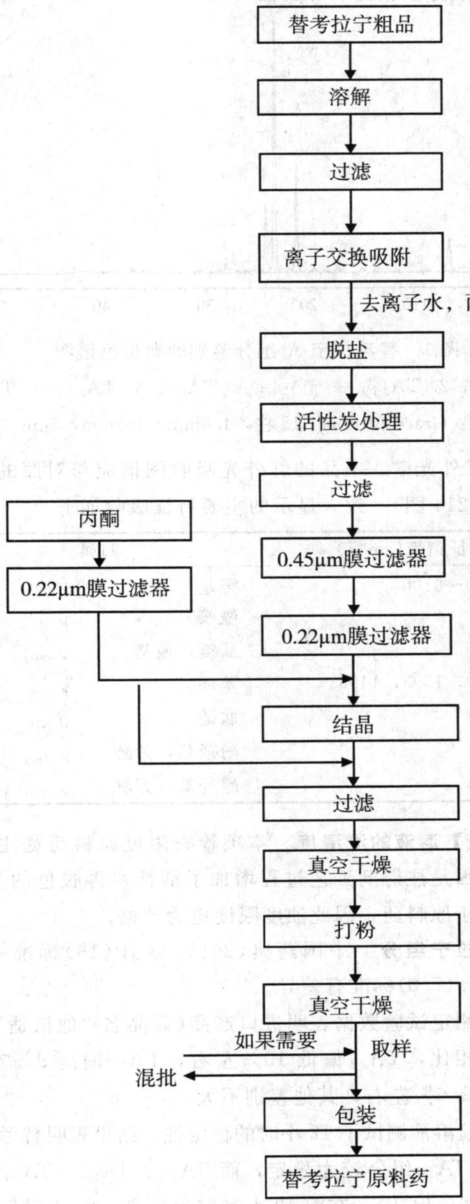

替考拉宁是多组分混合物。经制备型 HPLC 分离纯化可得到 6 个组分，按 HPLC 出峰时间分为组分 1～6。对 6 个组分的化学结构研究结果表明，它们是由七个氨基酸构成的七肽为母核的糖肽类化合物。组分 1 的结构同 $TA_{3\text{-}1}$，组分2～6 为七肽母核连接三个糖(*N*-乙酰氨基葡萄糖、*α*-甘露糖和不同 *N*-酰氨基取代的葡萄糖)组成的糖肽类化合物，同 $TA_{2\text{-}1}$～$TA_{2\text{-}5}$。

【鉴别】 (1)为与茚三酮的显色反应，目的是鉴别本品是否为多肽类抗生素。

(2)为与硫酸蒽酮的显色反应，目的是鉴别本品分子中是否含糖基。

(3)为液相色谱法。替考拉宁有效活性成分为 A_2 主组分，其中又含有 $TA_{2\text{-}1}$、$TA_{2\text{-}2}$、$TA_{2\text{-}3}$、$TA_{2\text{-}4}$ 和 $TA_{2\text{-}5}$ 五个分组分，故可以通过组分测定项下的色谱方法，对相应各分组分进行分离，考察其色谱峰的保留时间是否与替考拉宁标

准品 A_2 主组分中相应各组分色谱峰的保留时间一致。本法与其他鉴别方法相比，专属性更强。见图 1。

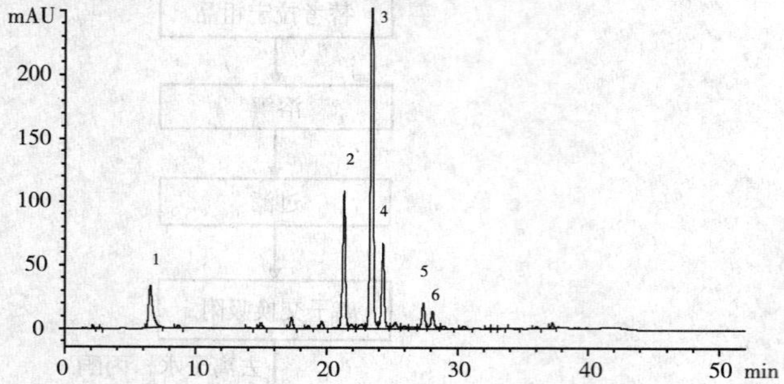

图 1　替考拉宁 A_2 组分鉴别的典型色谱图

1. TA_{3-1}；2. TA_{2-1}；3. TA_{2-2}；4. TA_{2-3}；5. TA_{2-4}；6. TA_{2-5}

色谱柱：Grace Alltima C18 柱，4.6mm×150mm，5μm

(4)红外光谱　本品的红外光吸收图谱应与对照的图谱(光谱集 1214 图)一致，显示的主要特征吸收如下。

特征谱带(cm^{-1})	归属	
3500～3100	羟基	ν_{OH}
	酰胺	ν_{NH}
1660	肽键，羧基	$\nu_{C=O}$
1610，1593，1495	苯环	$\nu_{C=C}$
1508	肽键	δ_{NH}
1231	酚羟基，芳醚	ν_{C-O}
1063	醇羟基，芳醚	ν_{C-O}

【检查】溶液的澄清度　本项检查限度原料药宽注射剂严，其原因是注射剂工艺过程增加了活性炭再脱色的步骤，澄清度好于原料药，因此浊度限度更为严格。

替考拉宁组分　中国药典(2015)与 JP(16)标准一致，与 Ph. Eur. (7.0)标准有差异。

组分测定试验数据表明进口产品(商品名“他格适”)与国内产品相比，TA_{2-2} 偏低 10%左右，TA_{2-5} 偏高 9%左右，TA2-4 偏高 6%左右，其他差别不大。

对试验溶液测试了 12 小时的稳定性，结果表明替考拉宁中 TA_{2-1}、TA_{2-2} 组分较为稳定，而 TA_{2-3}、TA_{2-4}、TA_{2-5} 稳定性要差一些，但 TA_{2-3} 在前 10 小时较为稳定，10 小时后才出现下降趋势加快迹象；替考拉宁次组分 TA_{3-1} 的演变趋势则相反，随着时间的推移峰面积呈逐渐增大的趋势，因此组分测定用试验溶液配制后宜尽快测定。见图 2～图 3。

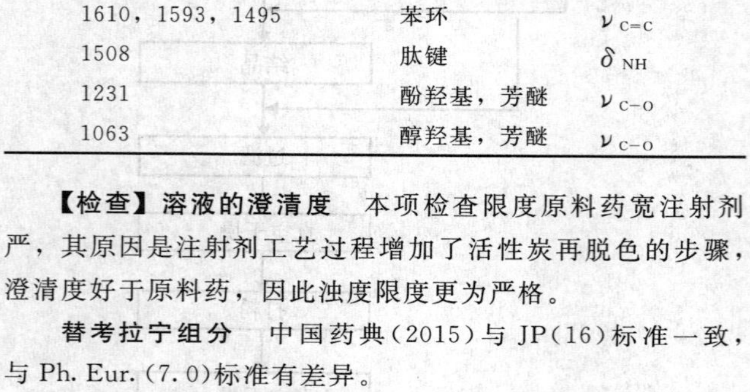

图 2　替考拉宁标准品组分测定的色谱图

1. TA_{3-1}；2. TA_{2-1}；3. TA_{2-2}；4. TA_{2-3}；5. TA_{2-4}；6. TA_{2-5}

色谱柱：Grace Alltima C18 柱，4.6mm×150mm，5μm

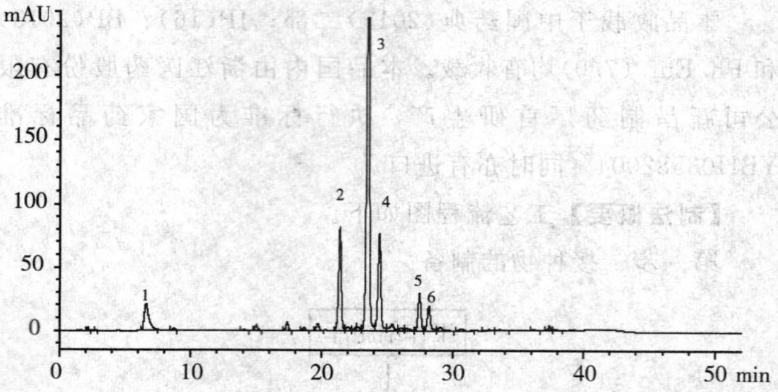

图 3　替考拉宁原料组分测定的色谱图

1. TA_{3-1}；2. TA_{2-1}；3. TA_{2-2}；4. TA_{2-3}；5. TA_{2-4}；6. TA_{2-5}

色谱柱：Grace Alltima C18 柱，4.6mm×150mm，5μm

水分　按卡氏水分测定法，以无水甲醇为溶剂，对国产数个批次的原料药进行了水分测定，结果发现除超长期留样的 1998 年产品水分明显较高外，较新批次样品水分均不高，批次间差异也不大，测定数据处在 6.2%～6.5%之间，原国家药品标准限度(不得过 15.0%)过宽，中国药典(2010)修订为不得过 10.0%。中国药典(2015)未修订。

氯化钠　本品工艺中所含氯化钠含量较低，直接滴定法消耗硝酸银滴定液的体积较小，而且铬酸钾指示剂法指示终点突跃时颜色变化比较迟缓。改用电位滴定法，以克服终点颜色判断不易掌握的难题，加样回收率试验结果表明，改进的加量电位滴定法准确性好。

残留溶剂　与 JP(16)控制甲醇、丙酮两种溶剂不同，国内工艺中只涉及丙酮。采用顶空进样，回收率试验结果表明本法具有较好的准确性。重复性试验 RSD 为 4.37%(n=6)。对国内多批次产品产品测定，结果均低于规定限度。

由于替考拉宁在溶于水的过程中不易分散，若过度振摇极易产生大量气泡，制备浓度过高时更易产生气泡且长久不能消除，不利于供试品溶液制备和顶空进样。考虑到丙酮在替考拉宁的工艺中不易除尽，且该溶剂为第三类溶剂，本品最大日给药剂量为 0.4g，故未将限度修订为与药典附录或 ICH 指导原则的规定限度(0.5%)一致，限度定为不得过 1.0%。

细菌内毒素　原国家药品标准中限值为每 1mg 替考拉宁含内毒素的量应小于 0.75EU，Ph. Eur. (7.0)限值为每 1mg 替考拉宁含内毒素的量应小于 0.31EU。根据临床使用剂量(样品说明书)：单次给药最大量 0.4g(效价单位，下同)/次，人以 60kg 计算，限值 L=5/(400/60)=0.75EU/mg。考虑临床使用的安全性及活力单位的统一性，确定限值为 0.3 EU/1000U。

Ph. Eur. (7.0)各论、进口药品注册标准细菌内毒素限值的表示方法采用“EU/mg”，并在标准中明确注明“mg(效价)”，即该 mg 系指效价单位。我国抗生素基本以效价单位表示，同时标准中效价测定、异常毒性和降压物质检查项下均用效价单位表示，为保证中国药典标准的统一规范性，未将限值表示法与 Ph. Eur. 统一。

【含量测定】原国家药品标准的效价测定方法[2]是 1999

年研究建立的抗生素微生物检定法，采用中国药典附录已收载的Ⅱ号培养基，该法执行近10年来获得了较好评价，故中国药典(2010)未进行修订。取国内厂家上市样品与国外进口药品“他格适”分别按中国药典(2010)、JP(16)及Ph. Eur. (7.0)方法进行效价测定对比试验，各法测得结果无显著差异。中国药典(2010)的含量限度“按无水无氯化钠和无溶剂物计算，每1mg的效价不得少于900替考拉宁单位。”与JP(16)标准相同。

中国药品(2015)仅将制备供试品溶液的溶剂由磷酸盐缓冲液(pH 6.0)修订为灭菌水，将检定菌由枯草芽孢杆菌修订为金黄色葡萄球菌，其他测定方法和限度没有修订。

【贮藏】根据稳定性试验资料，将贮藏条件由“密闭，5℃以下保存”修订为“密闭，在冷处保存”。

【制剂】注射用替考拉宁(Teicoplanin for Injection)

本品原国家药品标准为YBH03592004，现收载于中国药典(2015)。

氯化钠　本品为无菌原料的冻干品，与原料药本质无异，故方法、限度均与原料一致(不得过5.0%)，此限度按国内现有工艺(平均装量约为230mg)折算，约相当于每瓶含氯化钠不得过12mg。

过敏反应　根据预试验结果，确定药物浓度为2mg/ml，致敏给药体积为0.5ml/只，攻击给药体积为1.0ml/只。豚鼠以0.3kg计，腹腔给药致敏剂量为3.3mg/kg。人临床单次给药最大剂量为0.4g/次，人以60kg计，则给药剂量为6.7mg/kg。按公斤体重计豚鼠致敏剂量约为临床人用剂量的0.5倍，攻击剂量为临床人用剂量的1倍。考虑到本品组分明确，临床多年使用未见有过敏反应，故未列入药典标准中。

无菌　经验证，当样品溶液浓度在4mg/ml(以替考拉宁计)，冲洗液用量为500ml/膜时，除生孢梭菌外，其他试验菌均能生长良好，表明本品对生孢梭菌有较强的抑制能力。当样品溶液浓度为2mg/ml(以替考拉宁计)，采用薄膜过滤法，冲洗液选用pH 7.0无菌氯化钠-蛋白胨缓冲液，每膜冲洗液用量达到1000ml，且分次冲洗时(分次冲洗方式为：50ml/次，共6次；100ml/次，共7次)，生孢梭菌能生长良好。根据上述验证结果，阳性对照菌选择最敏感的生孢梭菌。

贮藏　根据稳定性试验资料和生产企业要求，将贮藏条件由“密闭，25℃以下保存。”修订为“密闭，在冷处保存”。

参考文献

[1] 国家药典委员会．中华人民共和国药典临床用药须知·化学药和生物制品卷．2005年版．北京：人民卫生出版社，2005：547-548.

[2] 陈悦，汪素岩，胡功允．微生物检定法测定替考拉宁及注射用替考拉宁的含量［J］．中国药学杂志，2002，37(04)：64-66

撰写　陈　悦　杨伟峰　殷国真　浙江省食品药品检验所
复核　洪利娅　浙江省食品药品检验所

葡萄糖

Glucose

无水葡萄糖

Anhydrous Glucose

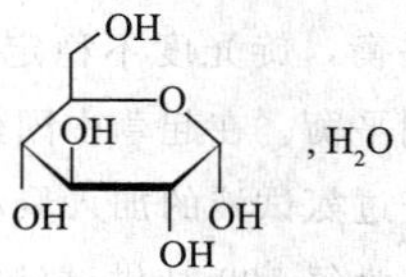

$C_6H_{12}O_6 \cdot H_2O$　198.17

$C_6H_{12}O_6$　180.16

化学名：D-(＋)-吡喃葡萄糖一水合物或无水物

D-(＋)-Glucose monohydrate

D-(＋)-Glucose Anhydrous

英文名：Glucose；Dextrose

CAS号：[5996-10-1]；[50-99-7](无水物)

本品为营养药，在医疗上作为营养剂。对血内未排净的有毒蛋白质代谢产物有良好的解毒作用；由尿毒症而发生尿闭时，静脉注射高渗葡萄糖有良好疗效。亦用于各种原因引起的低血糖症及各种原因引起的低血钾症。其高渗溶液亦用作组织脱水剂。进入体内的葡萄糖经门静脉入肝，其中一部分转变成肝糖原，另一部分经肝静脉进入血循环，运输至全身各组织。

国内于1951年开始生产无水葡萄糖，1954年开始生产注射用葡萄糖一水合物。

本品除中国药典(2015)收载外，BP(2013)、USP(36)、JP(16)等均有收载。

【制法概要】本品系用淀粉以无机酸水解或在催化剂存在下，经过水解得稀葡萄糖液，再经脱色、浓缩、结晶制得。

(1)一法　酸水解法

$$(C_6H_{10}O_5)_n + nH_2O \xrightarrow[\Delta]{HCl} nC_6H_{12}O_6$$

此法是以无机酸将淀粉水解为葡萄糖。

(2)二法　双酶水解法

$$(C_6H_{10}O_5)_n + nH_2O \xrightarrow[\Delta]{\text{生物酶}} nC_6H_{12}O_6$$

此法是以生物酶为催化剂，使淀粉水解为葡萄糖。

(3)三法　酸酶水解法

$$(C_6H_{10}O_5)_n + nH_2O \xrightarrow[\Delta]{HCl\text{、生物酶}} nC_6H_{12}O_6$$

此法是以盐酸为液化剂，生物酶(糖化酶)为催化剂，使淀粉水解为葡萄糖。

【性状】比旋度　葡萄糖有α及β互变异构体，在水溶液中形成以下平衡状态。

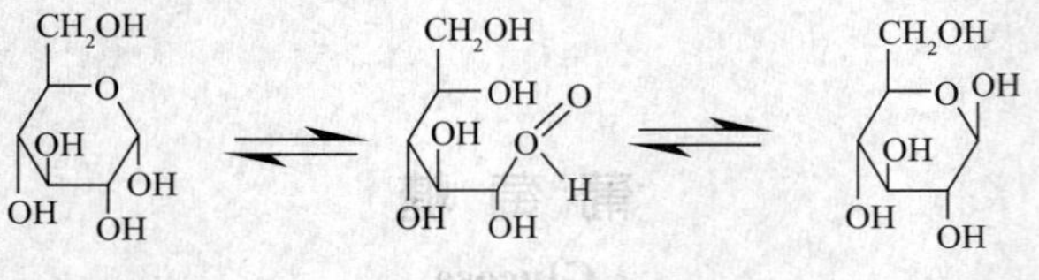

α-D-葡萄糖　　醛式-D-葡萄糖　　β-D-葡萄糖

α-D-葡萄糖和β-D-葡萄糖的比旋度分别为＋113.4°和＋19°，平衡时的比旋度为＋52.6°至＋53.2°。新配制的葡萄糖溶液由于变旋未达平衡，旋光度不稳定，加入少量氨试液，可促使变旋加速达到平衡。在起草中国药典(1985)时，辽宁省药品检验所曾考查过氨试液的加入量和放置时间对旋光度的影响，通过实验认为每100ml供试液加氨试液0.2ml，放置10分钟依法测定为宜。

中国药典(2005)收载有葡萄糖(一水合物)和无水葡萄糖，比旋度分别为＋52.5°至＋53.0°和＋52.6°至＋53.2°。中国药典(2010)将葡萄糖(一水合物)和无水葡萄糖的比旋度统一修订为＋52.6°至＋53.2°。中国药典(2015)没有修订。

【鉴别】(1)碱性酒石酸铜试验　利用葡萄糖醛基的还原性，在碱性条件下，将铜离子还原成氧化亚铜沉淀。

碱性酒石酸铜试液的制备：

$$CuSO_4 + 2NaOH \rightarrow Cu(OH)_2 + Na_2SO_4$$

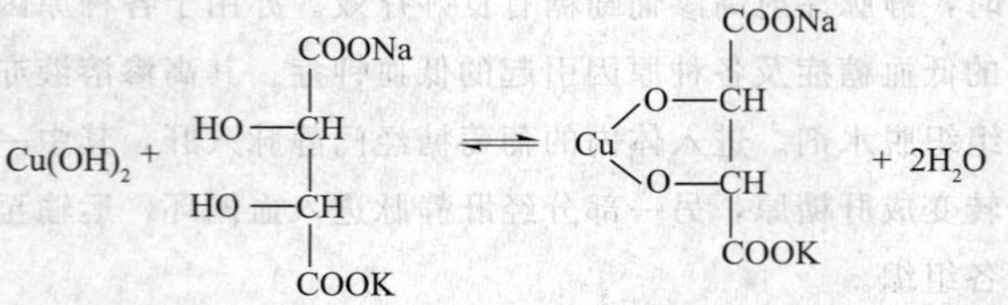

碱性酒石酸铜试液与葡萄糖的反应：

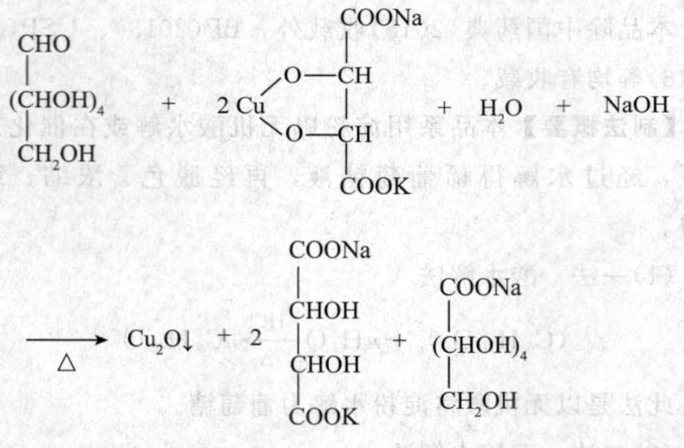

(2)本品的红外光吸收图谱显示的主要特征吸收如下[2,3]。

特征谱带(cm^{-1})	归属	
3600～3000	水，醇羟基	ν_{O-H}
1150～1000	羟基	ν_{C-O}

【检查】溶液的澄清度与颜色　检查水中不溶性物质或有色物质。

乙醇溶液的澄清度　检查醇不溶性杂质，如糊精、蛋白质、脂肪等。

氯化物与硫酸盐　生产葡萄糖的原料为淀粉，淀粉水解过程中使用盐酸或硫酸，中和后产生氯化物、硫酸盐。

亚硫酸盐与可溶性淀粉　工艺中通常加亚硫酸钠作漂白剂，可溶性淀粉为中间体。

干燥失重　葡萄糖含一个结晶水，理论含水量为9.1%，限度订为7.5%～9.5%；无水葡萄糖不含结晶水，限度订为1.0%。

钡盐与钙盐　如工艺过程中水解使用硫酸，则用碳酸钙作中和剂，在碳酸钙中通常又含有少量的碳酸钡，故需检查残留的钡盐与钙盐。

【制剂】(1)葡萄糖注射液(Glucose Injection)

pH值　葡萄糖注射液颜色的深浅与制备时的pH值有关，pH 3时颜色最浅，pH 6以上变色显著，中国药典(2010)规定pH 3.2～5.5。BP(2009)、USP(32)、JP(15)，pH值均控制在3.5～6.5。中国药典(2015)未修订。

供试品溶液的浓度对测定结果影响较大，特别是25%、50%的葡萄糖注射液。广州市药品检验所比较过浓度为10%、25%、50%的葡萄糖注射液稀释前和稀释后的pH值差别，浓度为10%的葡萄糖注射液稀释前和稀释后的pH值差别不大，浓度为25%和50%的葡萄糖注射液稀释前和稀释后的pH值差别较大(表1)。稀释后测得结果均在规定范围内，为此pH值项规定稀释后测定。

表1　样品稀释前后pH值比较

规格	样品直接测pH值	稀释至5%后测pH值
20ml：10g	3.0	3.9
20ml：10g	3.0	3.9
20ml：5g	3.7	4.4
20ml：5g	3.8	4.4
100ml：10g	4.3	4.4
250ml：25g	4.1	4.2

5-羟甲基糠醛　造成葡萄糖注射液颜色深浅除上述pH值因素外，灭菌时的温度和时间也是一个重要的原因。在灭菌温度超过120℃，时间超过30分钟，溶液开始变色，温度越高，时间越长，浓度越高，变色越深。

关于葡萄糖注射液变色的原因，曾作过许多研究，Heimlich等认为葡萄糖在弱酸性溶液中首先脱水形成5-羟甲基糠醛(5-hydroxymethyl furfural，简称5-HMF)，5-HMF再分解为乙酰丙酸和甲酸或聚合；其聚合物为一种有色物质。

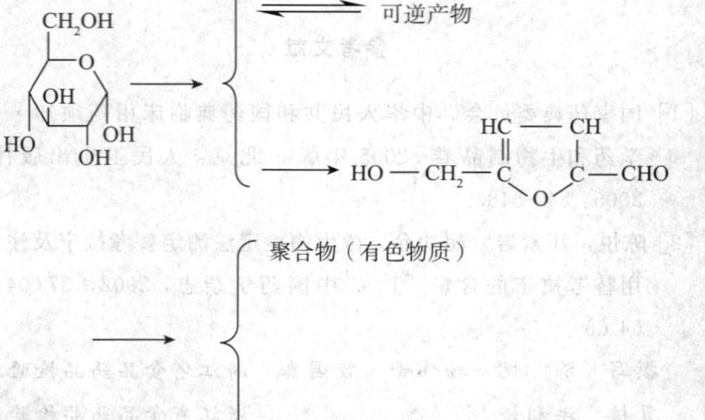

5-HMF本身无色，其聚合物为一种有色物质。葡萄糖注射液遇强热色变黄，说明有部分颜色是由于葡萄糖的分解产物5-HMF的聚合物所致。测定5-HMF的量可检查葡萄糖在溶液中的分解速度[1]。据报道，5-HMF对人体横纹肌及内脏有损害。故中国药典(2010)采用紫外-可见分光光度法在284nm波长处测定吸光度的方法测定5-HMF的含量。BP(2009)、USP(32)、JP(15)均在284nm波长处测定吸光度，但所用的溶液浓度不同，吸光度规定亦不同。中国药典(2015)未修订。

测定5-HMF的量可检查葡萄糖在溶液中的分解速度，5-HMF在一定的条件下可聚合成有色的聚合物，但5-HMF的量大并不意味着葡萄糖注射液的颜色就深，近年来有报道[4]认为，5-HMF转化为聚合物的多少除受pH值影响外，也受其他因素的影响，当条件有利于黄色聚合物生成时，溶液颜色深，反之则浅，甚至几乎无色，生产中应当将pH值调整在3.8～4.0为好，因这样葡萄糖灭菌时比较稳定。在复方制剂中测定葡萄糖降解产物5-HMF时，也可采用HPLC法。

细菌内毒素　本品临床每小时用药最大剂量是静脉注射12.5g(5%)、25g(10%、50%)和62.5g(25%)(中国药典临床用药须知)，内毒素计算限值约为24EU/g(5%)、12EU/g(10%、50%)、4.8EU/g(25%)；国外标准中USP为0.50/ml(<5%)、10EU/g(5～70%)；BP为0.25EU/ml；JP为0.5EU/ml。中国药典(2010)规定本品细菌内毒素限值为0.50EU/ml(即5%为10EU/g、10%为5EU/g、25%为2EU/g、50%为1.0EU/g)，与内毒素计算值，安全系数为2.4(5%～25%输液)和12(50%)，并严于USP、低于BP和与JP标准相当。中国药典(2015)未修订。

(2)葡萄糖氯化钠注射液(Glucose and Sodium Chloride Injection)

本品系葡萄糖与氯化钠的灭菌水溶液。钠离子是维持细胞外液容量和渗透压的主要因素，与体内水分平衡、血液循环等有密切关系。与葡萄糖合用，作为体液补充药，用于脱水症和调节体内水与电解质的平衡以及补充营养。

检查　pH值　葡萄糖水溶液在弱酸性时较稳定，一般情况下含有葡萄糖的水溶液pH值为3～4最为稳定。本品的pH值规定为3.5～5.5。

5-羟甲基糠醛　pH值与5-羟甲基糠醛的产生没有特别的关系，而是高热灭菌时易产生5-羟甲基糠醛，其量的增加与灭菌温度和时间成正比。检测方法同葡萄糖注射液。

含量测定　葡萄糖　采用旋光法测定，测得的旋光度乘以2.0852，即得供试量中含有$C_6H_{12}O_6 \cdot H_2O$的量。BP(2013)按$C_6H_{12}O_6$的质量计算，采用的因数是0.9477。

氯化钠　采用银量法测定，以荧光黄为指示剂。加糊精溶液以形成保护胶体使氯化银沉淀呈胶体状态，具有较大的表面，有利于对指示剂的吸附。本品的pH值较低，经试验，在pH值3.5左右时，无终点出现，加入2.5%硼砂溶液2ml后，溶液的pH值为7，可促使荧光黄电离，增大荧光黄阴离子的有效浓度，使终点敏锐。

参考文献

[1] 顾学裘．药物制剂注解［M］．北京：人民卫生出版社，1974.

[2] 董庆年．红外光谱法［M］．北京：石油化学工业出版社，1977.

[3] 王宗明．实用红外光谱学［M］．北京：石油化学工业出版社，1978.

[4] 杨立恒．对葡萄糖注射液中相关杂质5-羟甲基糠醛的考察分析［J］．黑龙江医药科学，2005，28(3)：57.

撰写　章苏玲　广州市药品检验所

复核　潘锡强　广州市药品检验所

硬脂酸红霉素

Erythromycin Stearate

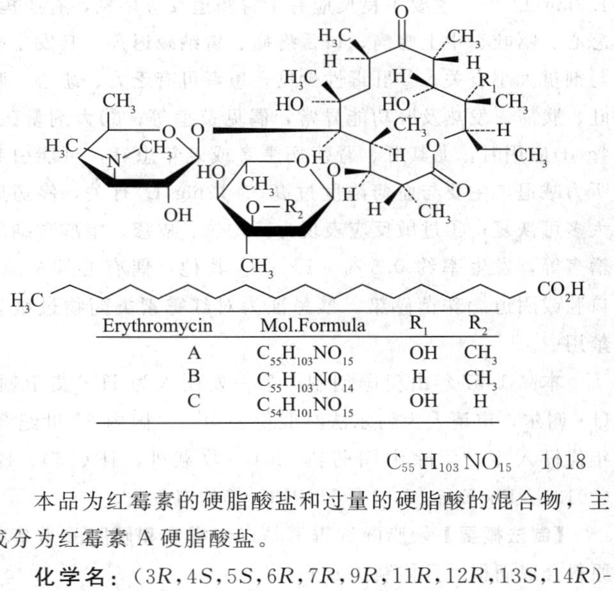

Erythromycin	Mol.Formula	R_1	R_2
A	$C_{55}H_{103}NO_{15}$	OH	CH_3
B	$C_{55}H_{103}NO_{14}$	H	CH_3
C	$C_{54}H_{101}NO_{15}$	OH	H

$C_{55}H_{103}NO_{15}$　1018

本品为红霉素的硬脂酸盐和过量的硬脂酸的混合物，主成分为红霉素A硬脂酸盐。

化学名：(3*R*,4*S*,5*S*,6*R*,7*R*,9*R*,11*R*,12*R*,13*S*,14*R*)-4-[(2,6-二去氧-3-C-甲基-3-*O*-甲基-*α*-L-核-吡喃己糖基)氧]-14-乙基-7,12,13-三羟基-3,5,7,9,11,13-六甲基-6-[[3,4,6-三去氧-3-(二甲氨基)-*β*-D-木-吡喃己糖基]氧]氧杂环十四烷-2,10-二酮硬脂酸盐[1]

octadecanoate of(3*R*,4*S*,5*S*,6*R*,7*R*,9*R*,11*R*,12*R*,13*S*,14*R*)-4-[(2,6-dideoxy-3-C-methyl-3-*O*-methyl-*α*-L-ribo-hexopyranosyl)oxy]14-ethyl-7,12,13-trihydroxy-3,5,7,9,11,13-hexamethyl-6-[[3,4,6-trideoxy-3-(dimethylamino)-*β*-D-xylo-hexopyranosyl]oxy]oxacyclotetradecane-2,10-dione

异名：红霉素硬脂酸盐；威霉素硬脂酸；Duraerythromycin；Adamycin；Bristamycin；Erythrocin

CAS 号：[643-22-1]

本品为大环内酯类抗生素，为红霉素的硬脂酸盐。抗菌作用与抗菌谱同红霉素，主要用于对青霉素耐药及对青霉素过敏的葡萄球菌感染、链球菌、肺炎球菌等的感染。本品系抑菌剂，但在高浓度时对某些细菌也具杀菌作用。本品可透过细菌细胞膜，与细菌核糖体的 50S 亚基 23SrRNA 作用，抑制了蛋白质合成。硬脂酸红霉素仅对分裂活跃的细菌有效[2,3]。

本品作为青霉素的替代用药治疗下列感染：溶血性链球菌、肺炎链球菌等所致的急性扁桃体炎、急性咽炎、鼻窦炎；溶血性链球菌所致的猩红热、蜂窝织炎；白喉及白喉带菌者；气性坏疽、炭疽、破伤风；放线菌病；梅毒；李斯特菌病等。军团菌病；肺炎支原体肺炎；肺炎衣原体肺炎；其他衣原体属、支原体属所致泌尿生殖系感染；沙眼衣原体结膜炎；淋球菌感染；厌氧菌所致口腔感染；空肠弯曲菌肠炎；百日咳；风湿热复发、感染性心内膜炎(风湿性心脏病、先天性心脏病、心脏瓣膜置换术后)、口腔、上呼吸道医疗操作时的预防用药[2]。

本品对酸较稳定，故在胃中破坏较少，在十二指肠分离成具抗菌活性的红霉素，并以盐基形式从小肠吸收[4]。口服 0.25g 本品后，达峰时间为 2 小时，血药浓度可达 1～1.3mg/L[5,6]。主要不良反应有①胃肠道反应多见，有腹泻、恶心、呕吐、中上腹痛、口舌疼痛、胃纳减退等，其发生率与剂量大小有关；②肝毒性少见，患者可有乏力、恶心、呕吐、腹痛、发热及肝功能异常，偶见黄疸等；③大剂量(≥4g/d)应用时，尤其肝、肾疾病患者或老年患者，可能引起听力减退，主要与血药浓度过高(>12mg/L)有关，停药后大多可恢复；④过敏反应表现为药物热、皮疹、嗜酸粒细胞增多等，发生率约 0.5%～1%；⑤其他：偶有心律失常、口腔或阴道念珠菌感染。禁忌证为对红霉素类药物过敏者禁用[2]。

本品 1957 年由美国创制，第一发明人为 H·艾于顿、U·谢尔，申请人为阿尔法马股份公司[6]。国内 20 世纪 80 年代投入生产。除中国药典(2015)收载外，JP(16)、BP(2013)、Ph. Eur. (7.0)及 USP(36)等均有收载。

【制法概要】硬脂酸红霉素是以红霉素和硬脂酸为基本原料合成而得。具体制法如下[7,8]。

硬脂酸 + 丙酮 $\xrightarrow{\text{加温搅拌}}$ 硬脂酸丙酮溶液 $\xrightarrow{\text{分次加入红霉素}}$ 硬脂酸红霉素

工艺中使用了第三类溶剂丙酮，理论上应该控制丙酮含量。但由于丙酮为开始时加入，且本品为口服原料，国外药典均未控制，故我国药典暂未控制丙酮的含量。

【性状】本品为白色或类白色的结晶或粉末；无臭，味微苦。本品热稳定性较好，在 60℃干燥 12 小时，质量不受影响，而红霉素碱在 60℃干燥 15 分钟，抗菌能力明显降低。本品对酸较稳定，在胃液中破坏较少，而红霉素碱在 pH 值 4.0 时(胃酸 pH 值为 1.1～1.3)，抗菌能力完全消失。

本品在甲醇、乙醇或三氯甲烷中溶解，在丙酮中微溶，在水中几乎不溶。本品的水饱和溶液为碱性，醇溶液为右旋性。本品熔点为 168～172℃[9]。

【鉴别】(1)为红霉素显色鉴别反应。

(2)为 HPLC 法，系红霉素 A 组分的鉴别，供试品溶液主峰的保留时间应与标准溶液主峰保留时间一致。

(3)为硬脂酸鉴别反应，本品为红霉素的硬脂酸盐，应具有硬脂酸的鉴别反应。

本品加酸、加热即游离出硬脂酸(表面有油珠浮起)，冷却，即析出脂肪酸(脂肪层)，再加氢氧化钠即生成白色胶体硬脂酸钠。

(4)红外光谱特征　中国药典(2005)收载了本品的红外鉴别，光谱图见药品红外光谱集第一卷(1995)468 号，本品的红外光吸收图谱图显示的主要特征吸收见下表。中国药典(2010)和中国药典(2015)均未收载红外鉴别。

特征谱带(cm^{-1})	归属	
3460	羟基	ν_{O-H}
3100～2800	羧基	ν_{O-H}
1720	酮和内酯	$\nu_{C=O}$
1565，1405	羧酸离子	ν_{CO_2}
1170，1080，1055，1010	醚，羟基	ν_{C-O}
720	长链烷基	$\delta_{(CH_2)_{16}}$

(5)薄层色谱法(TLC 法)情况介绍[9]，BP(2013)及 Ph. Eur. (7.0)均采用 TLC 法进行红霉素 A 的鉴别，中国药典(2005)采用 TLC 法进行有关物质检查，中国药典(2010)和中国药典(2015)均未收载 TLC 法。

【检查】游离硬脂酸的测定　由于本品为红霉素的硬脂酸盐及过量的硬脂酸，为了保证药品质量，必须控制过量的游离硬脂酸。中国药典(2010)、BP(2010)及 Ph. Eur. (7.0)均采用酸碱滴定的原理测定本品的游离硬脂酸含量，但需注意测定结果是游离硬脂酸和硬脂酸红霉素的总量，计算时应减去滴定硬脂酸红霉素时每 1g 供试品消耗高氯酸滴定液(0.1mol/L)的量(ml)，再用差值计算本品含游离硬脂酸($C_{18}H_{36}O_2$)的量。上述药典规定的限度均为按无水物计算，含硬脂酸不得过 14.0%。中国药典(2015)未修订。

硬脂酸红霉素的测定　为控制工艺成盐情况，应控制硬脂酸红霉素量。利用硬脂酸红霉素为有机酸盐的特性，采用高氯酸非水滴定的方法测定硬脂酸红霉素的量，由于硬脂酸红霉素溶解于二氯甲烷，故用二氯甲烷溶解并进行反复提取，再在酸性溶剂无水冰醋酸中用高氯酸滴定液(0.1mol/L)滴定，以结晶紫为指示液，以溶液由紫色变为蓝绿色为判定终点，按无水物计算，硬脂酸红霉素不得少于 77.0%。在对“硬脂酸红霉素”检查中，样品加入二氯甲烷溶解滤过后，有时残渣观察不明显，在三角烧瓶的瓶壁上可能存在不易观察到的残留物，故应注意该过程的提取。

硬脂酸钠 硬脂酸钠为本品的杂质，国内外药典均采用炽灼后测定残渣，通过折算的方法进行测定。

红霉素 B、C 组分及有关物质 中国药典(2010)测定方法为 HPLC 法，与红霉素及乳糖酸红霉素项下方法一致。中国药典(2005)未对本品的组分进行控制，所用 TLC 法，属于半定量方法，只能对有关物质进行限度检查，方法灵敏度及准确性不高。中国药典(2010)测定方法，经方法学验证，乳糖酸、棕榈酸与硬脂酸对测定无干扰。但在计算杂质时应扣除。必要时用乳糖酸，棕榈酸与硬脂酸进行定位。中国药典(2015)未修订。

硬脂酸红霉素的主要杂质有[9~11]：erythromycin F，*N*-demethyl erythromycin A，erythromycin E，anhythoerythromycin A，erythromycin A enol ether，pseudoerythromycin A enol ether。主要杂质结构式如下。

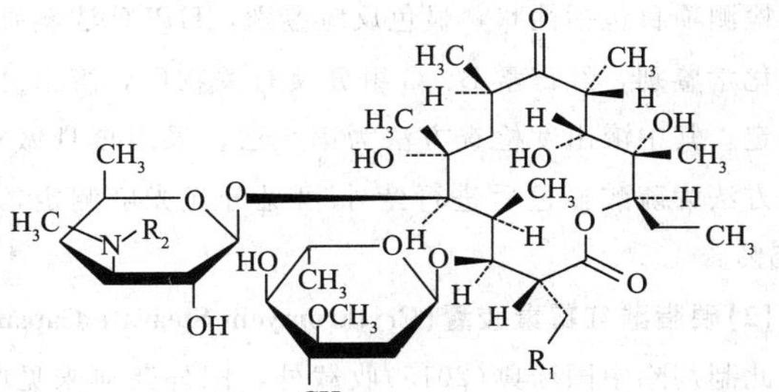

A. R_1=OH,R_2=CH_3：erythromycin F,

B. R_1=R_2=H:*N*-demethylerythromycin A

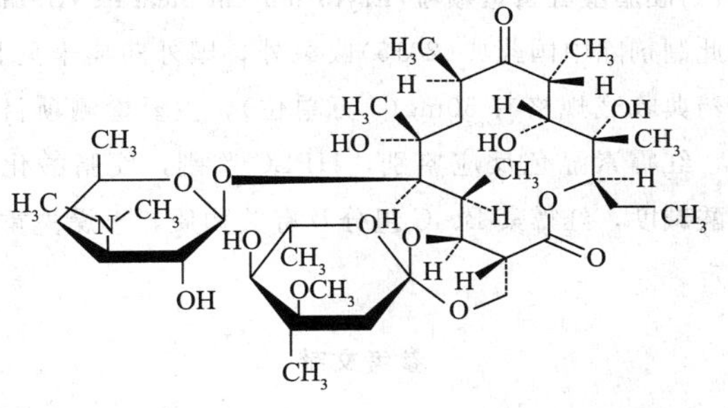

C.erythromycin E

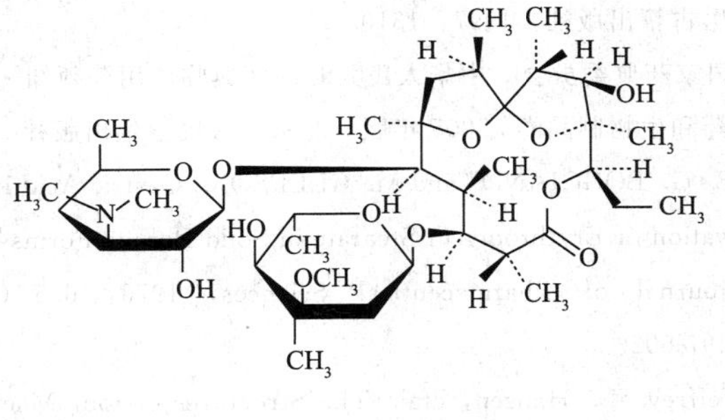

D.anhydroerythromycin A

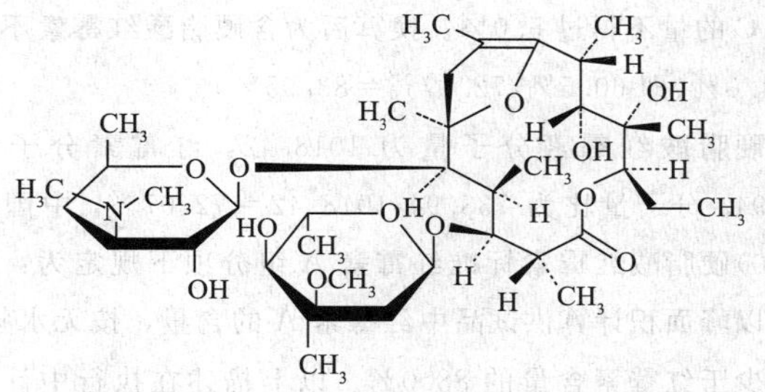

E.erythromycin A enol ether

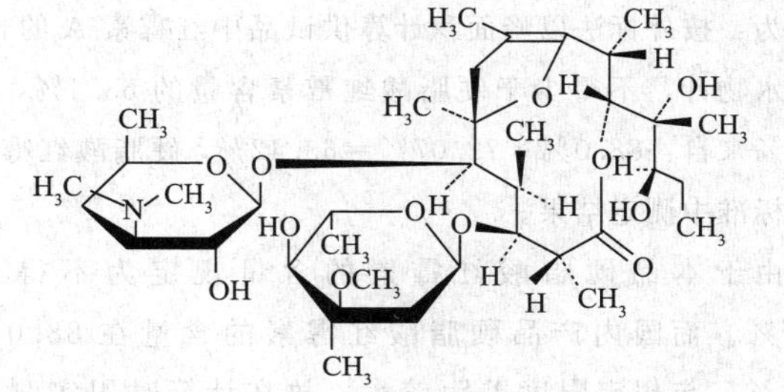

F.pseudoerythromycin A enol ether

红霉素 A 组分 中国药典(2010)测定方法为 HPLC 法，与红霉素及乳糖酸红霉素项下方法一致。中国药典(2005)未对本品的组分进行控制。辽宁食品药品检验所所建立了红霉素 A 测定法，经方法学验证，红霉素 A 在 0.039～1.94 mg/ml 的范围内呈良好的线性关系，回归方程为：$y=40.22x+17.90$($r=0.9998$)；定量限为 0.3μg，检测限为 0.12μg；经考查供试品溶液不稳定，应临用前新配；而硬脂酸对测定无干扰；由于本品特性等因素的影响，此测定系统存在色谱柱耐用性问题。采用资生堂 TYPE MG 5μm，4.6mm×250mm 典型色谱图见图 1。中国药典(2015)未修订。

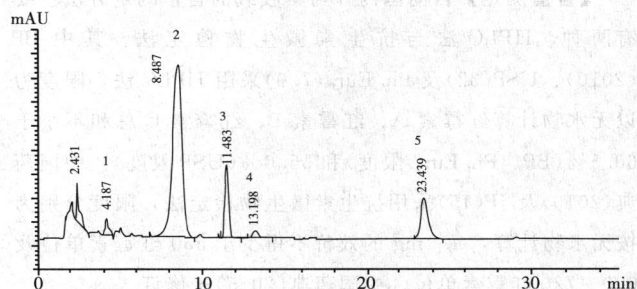

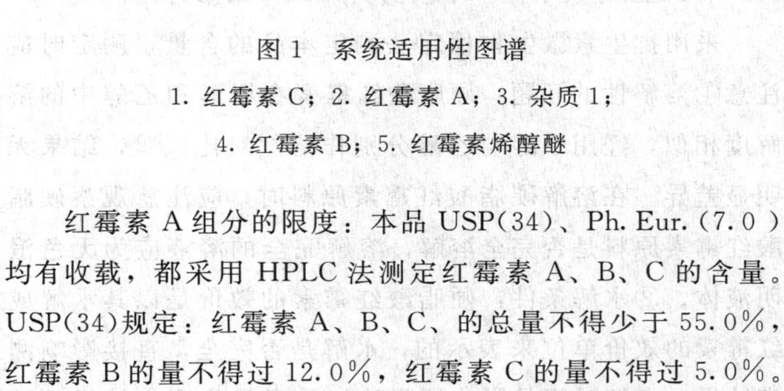

图 1　系统适用性图谱

1. 红霉素 C；2. 红霉素 A；3. 杂质 1；

4. 红霉素 B；5. 红霉素烯醇醚

红霉素 A 组分的限度：本品 USP(34)、Ph. Eur. (7.0) 均有收载，都采用 HPLC 法测定红霉素 A、B、C 的含量。USP(34)规定：红霉素 A、B、C、的总量不得少于 55.0%，红霉素 B 的量不得过 12.0%，红霉素 C 的量不得过 5.0%。换算后为含硬脂酸红霉素不得少于 77.0%(即：55.0%/72.07%=76.3%)。而 Ph. Eur. (7.0)规定：红霉素 A、B、C 的总量不得少于 60.5%，红霉素 B 的量不得过 5.0%，红霉素C的量不得过5.0%。换算后为含硬脂酸红霉素不得少于84.0%(即60.5%/72.07%=83.95%)。

硬脂酸红霉素分子量为1018.42，红霉素分子量为733.94. 分子量比为733.94/1018.42=72.07%，中国药典(2010)硬脂酸红霉素标准红霉素A组分项下规定为：按外标法以峰面积计算供试品中红霉素A的含量，按无水物计，不得少于红霉素含量的88.0%。以上描述在执行中计算时可能会产生歧义。为方便对标准正确执行，中国药典(2015)修改为：按外标法以峰面积计算供试品中红霉素A的含量，按无水物计，不得少于硬脂酸红霉素含量的63.4%，限度63.4%来自：88.0%×72.07%=63.42%，硬脂酸红霉素含量为标准中测定结果。

由于本品硬脂酸红霉素的含量规定为不得少于77.0%。而国内产品硬脂酸红霉素的含量在88.0%～90.0%，与规定限度差距较大，故在计算时用实测硬脂酸红霉素的含量进行折算更合理。测定时先计算出本品按无水物计，含红霉素A的含量，再除以测得硬脂酸红霉素的含量，即得。

水分 本品水分采用卡尔-费休法进行测定，所用溶剂为10%的咪唑无水甲醇溶液。文献报道，大环内酯类抗生素水分测定时应该注意溶剂的选择问题，因为红霉素含有活泼羰基会与甲醇反应生成水，从而影响水分测定结果偏高。溶剂改为吡啶能够简单准确的测定红霉素中的水分，但吡啶滴定时间长且有难闻的气味，用10%的咪唑无水甲醇溶液代替吡啶，可获得较快的滴定速度和更高的准确度[13～15]。

【含量测定】目前国内外药典收载的含量测定方法主要有两种，HPLC法与抗生素微生物检定法。其中BP(2010)、USP(32)及Ph. Eur.(7.0)采用HPLC法，限度为以无水物计算红霉素A、红霉素B、红霉素C总和不小于60.5%(BP、Ph. Eur. 限度)和55.0%(USP限度)。中国药典(2010)及JP(15)采用抗生素微生物检定法，限度分别为按无水物计算，每1mg的效价不得少于550红霉素单位及600～720红霉素单位。中国药典(2015)未修订。

采用抗生素微生物检定法测定本品的含量，测定时应注意①溶解性的问题：硬脂酸红霉素在甲醇和乙醇中的溶解度相似，经用甲醇与乙醇分别作溶剂对比试验，结果无明显差异。在溶解硬脂酸红霉素原料时，应注意观察硬脂酸红霉素原料是否完全溶解，溶解完全的溶液应为无色澄明液体。②水解条件：硬脂酸红霉素的效价是以其水解成红霉素的效价单位来表示的，水解是否完全，直接影响测定结果。水解时间是影响硬脂酸红霉素效价测定结果的关键因素。水解时间短，则水解不完全而导致效价测定值偏低。水解时间过长，则会使水解得到的红霉素再发生降解，也使效价测定值产生偏差。水解的温度对硬脂酸红霉素效价的测定也有明显影响，因为提高水解时的温度，可以加快硬脂酸红霉素的水解速率，缩短水解时间，从而提高实验效率。在30～60℃间进行加温实验，结果表明硬脂酸红霉素在60℃水浴2小时，水解基本完全，再继续在水浴中放置，则水解得到的红霉素会发生降解。因此，可将供试品储备溶液在60℃水浴中放置2小时来缩短水解时间[16]。③取样时的注意事项：样品加乙醇溶解并用乙醇定量稀释制成每1ml中含1000单位的溶液，放置2小时后，当用pH 7.8磷酸盐缓冲液稀释时会有硬脂酸析出在溶液上层形成凝聚物，取样时应注意排除。

【制剂】(1)硬脂酸红霉素片(Erythromycin Stearate Tablets)

此制剂USP(36)和BP(2013)均有收载。中国药典(2015)收载的片剂为糖衣片或薄膜衣片，规格有①0.05g(5万单位)；②0.125g(12.5万单位)；③0.25g(25万单位)。主要检测项目包括性状，显色反应鉴别，HPLC法鉴别，硬脂酸化学鉴别，红霉素B、C组分及有关物质，溶出度，含量测定。其中溶出度检查方法为第一法，采用自身做对照，检测方法为硫酸显色后进行紫外-可见分光光度测定，限度为75%。

(2)硬脂酸红霉素胶囊(Erythromycin Stearate Capsules)

此制剂除中国药典(2015)收载外，国外药典未见收载。中国药典收载胶囊规格有①0.1g(10万单位)；②0.125g(12.5万单位)。主要检测项目同片剂。

(3)硬脂酸红霉素颗粒(Erythromycin Stearate Granules)

此制剂除中国药典(2015)收载外，国外药典未见收载。中国药典收载规格有50mg(5万单位)，主要检测项目包括性状，红霉素显色反应鉴别，HPLC鉴别，硬脂酸化学鉴别，酸碱度，红霉素B、C组分及有关物质，干燥失重及含量测定。

参考文献

[1] 陈永燊，陈长龄，张维民．国内外药品名称词典．北京：中医古籍出版社，1997：1310.

[2] 国家药典委员会．中华人民共和国药典临床用药须知・化学药和生物制品卷．2005年版．北京：人民卫生出版社．

[3] B. G. BOGGIANO" and M. GLEESON．Gastric Acid Inactivation of Erythromycin Stearate in Solid Dosage Forms [J]．Journal of Pharmaceutical Sciences, 1976, 6.5 (4): 497-502.

[4] Jeffrey. L. Hansen, etal. The Structures of four Macrolide Antibiotics Bound to the large Ribosomal Subunit [J]. Molecular Cell, 2002, 10: 117-128.

[5] J. RUTLAND, N. BEREND & G.E. MARLIN．THE INFLUENCE OF FOOD ON THE BIOAVAILABILITY OF NEW FORMULATIONS OF ERYTHROMYCIN STEA-

RATE AND BASE [J]. Br. J. clin. Pharmac, 1979, 8: 343-347.

[6] R. Anderson, A. C. Fernandes and H. E. Eftychis, Studies on the effects of ingestion of a single 500 mg oral dose of erythromycin stearate on leucocyte motility and transformation and on release in vitro of prostaglandin E2 by stimulated leucocytes [J]. Journal of Antimicrobial Chemotherapy, 1984, 14: 41-50.

[7] 刘国森，李亚玲．硬脂酸红霉素的合成 [J]．佳木斯医学院学报，1992，15(3)：24.

[8] 陈泳州，汪敦佳，王国宏．硬脂酸红霉素生产工艺研究 [J]．湖北师范学院(自然科学版)，1996，16(3)：99～120.

[9] 四川抗生素工业研究所．抗生素及抗感染药物(第二分册) [M]．上海：上海科学出版社，1981：206.

[10] BY EDWIN H. FLYNN, MAX V. SIGAL, JR., PAUL F. WILEY AND KOERT GERZON, Erythromycin. I [J]. Properties and Degradation Studies1, 1954, 20: 3121-3131.

[11] JACQUELINE WARDROP, DANIEL FICKER, STEPHEN FRANKLIN. RONALD J. GORSKI. Determination of Erythromycin and Related Substances in Enteric-Coated Tablet Formulations by Reversed-Phase Liquid Chromatography [J]. JOURNAL OF PHARMACEUTICAL SCIENCES, 2000, 89(9): 1097-1105.

[12] GABRIJELA KOBREHEL, ZRINKA TAMBURASEV, SLOBODAN DJOKIC. Erythromycin series Ⅳ. Thin-layer chromatography of erythromycin, erythromycin oxime, erythromycylamine and their acyl derivatives [J]. Journal of Chromatography, 1977, 133: 415-419.

[13] 洪利娅．费休氏法测定红霉素类水分影响因素的研究[J]．中国药事，2000，14(3)：178-179.

[14] Eugen Scholz, Karl Fischer. Titrations of Aldehydes and Ketones [J]. Anal. Chem, 1985, 57: 2965-2971.

[15] TH. CACHET and J. HOOGMARTENS, The determination of water in erythromycin by Karl Fischer titration* [J]. Journal of Pharmaceutical & Biomedical Analysis, 1988, 6(5): 461-472.

[16] 胡昌勤，刘炜．抗生素微生物检定法及其标准操作 [M]．北京：气象出版社，2004：41-44.

撰写　赵　阳　辽宁省药品检验检测院

复核　张亚杰　辽宁省药品检验检测院

硝普钠

Sodium Nitroprusside

$Na_2Fe(CN)_5NO \cdot 2H_2O$　297.95

化学名： 亚硝基铁氰化钠二水合物

disodium pentacyanonitrosylferrate(2-)dihydrate

英文名： Sodium Nitroprusside(INN)

CAS 号： [13755-38-9]

本品属硝基扩张血管药，是一强效、速效的血管扩张药。可通过直接扩张小动脉和小静脉平滑肌，扩张周围血管，降低外周阻力[1]。用于各种病因引起的顽固性高血压，尤其是高血压危象、急性左心衰竭等。其松弛血管平滑肌机制与其活性成分亚硝基抑制了血管平滑肌细胞外钙离子向细胞内的转运及抑制了细胞内游离钙离子的激活有关。本品早在 1929 年已用于临床，国内 1974 年开始生产。除中国药典(2015)收载外，BP(2013)，USP(36)亦有收载。

本品只宜用于静脉滴注。由红细胞代谢为氰化物，在肝脏内氰化物代谢为硫氰酸盐，代谢物无血管活性。氰化物也可能参与维生素 B_{12} 代谢过程中。

【制法概要】 铁屑加盐酸生成氯化亚铁，再与氰化物和亚硝酸钠作用制得。

$$Fe + 2HCl \rightarrow FeCl_2 + H_2\uparrow$$

$$5NaCN + 3NaNO_2 + 3FeCl_2 \rightarrow Na_2Fe(CN)_5NO + 6NaCl + Fe_2O_3 + 2NO\uparrow$$

【鉴别】 (1)抗坏血酸与亚硝基铁氰化钠及氢氧化钠反应呈蓝色。

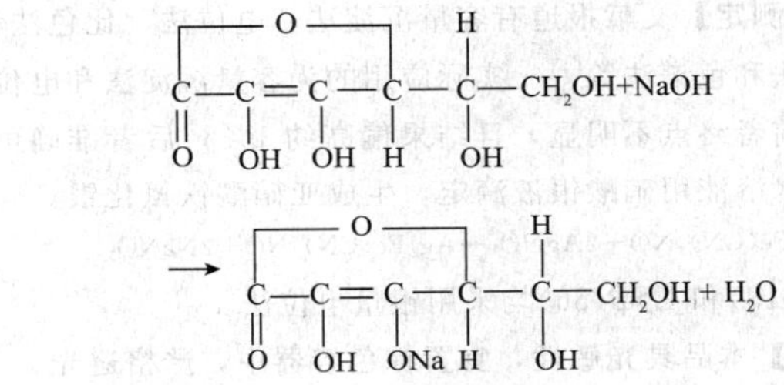

$$2C_6H_7O_6Na + Na_2Fe(CN)_5NO \rightarrow Na_4[Fe(CN)_5NO \cdot (C_6H_7O_6)_2]$$

(2)硝普钠的水溶液(10mg/ml)在 394nm 波长处有一特征峰(图 1)，此吸收为金属跃迁，可能是 NO 上电子转移所致。

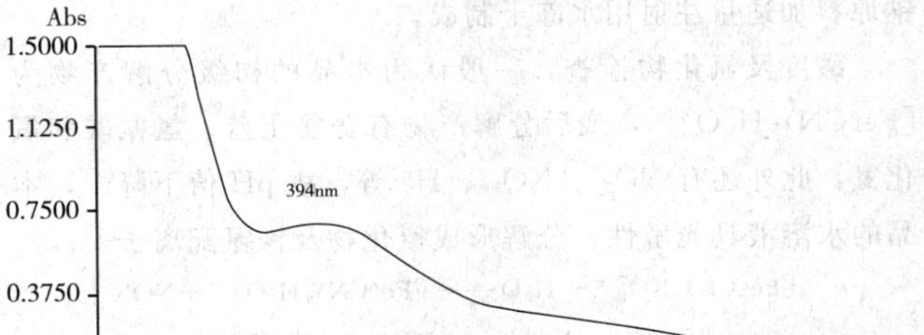

图 1　硝普钠紫外吸收图谱

【检查】氯化物　本品加水溶解后，加硫酸铜试液，生成红棕色的亚硝基铁氰化铜沉淀，滤过去除，以免与硝酸银生成沉淀而干扰检查。

$$CuSO_4 + Na_2Fe(CN)_5NO \rightarrow CuFe(CN)_5NO\downarrow + Na_2SO_4$$

由于过量的硫酸铜试液使溶液呈蓝色，故对照液应加入硫酸铜试液使与供试品溶液颜色一致，便于比较[2]。

铁氰化物、亚铁氰化物　本品系由亚铁氰化钾和硝酸制得，在较大剂量或患者肝功能差的情况下使用时易引起氰化物中毒。若杂有铁氰化物，加入硫酸亚铁，生成邓布尔蓝(Turnbull's blue)。

$$2\ [Fe(CN)_6]^{3-}+3Fe^{2+} \rightarrow Fe_3\ [Fe(CN)_6]_2 \downarrow$$

若杂有亚铁氰化物，加入三氯化铁，生成普鲁士蓝(Prussian Blue)。

$$3Fe\ [(CN)_6]^{4-}+4Fe^{3+} \rightarrow Fe_4\ [Fe(CN)_6]_3 \downarrow$$

按上述反应为蓝色，但由于供试品与 Fe^{2+}、Fe^{3+} 产生红棕色沉淀，二者混合实际显灰绿色，故均以不得显灰绿色控制其限量。

水中不溶物 本品在合成过程中，残留的铁屑及生成的副产物不易溶于水，故通过限定其不溶于水的遗留残渣量，来控制不溶物的量。

干燥失重 减失量应为 11.6%～12.6%，系根据分子中含两个结晶水，理论值约为 12%而制定的。BP(2013)和USP(36)的限度均为 9.0%～15.0%。

细菌内毒素 鲎试剂用于细菌内毒素的检测，具有操作简单、灵敏度高、重现性好、实用性强等优点[3]。根据我国细菌内毒素标准品的致热阈值及实际产品情况，确定其限值为 8.3EU/mg。

【含量测定】文献报道有容量沉淀法、电位法、比色法、分光光度法和色谱法等[4]。实际应用的为容量沉淀法和电位滴定法，前者终点不明显，且结果偏高约 1%，后者准确可靠。本品水溶液用硝酸银液滴定，生成亚硝酰铁氰化银。

$$Na_2Fe(CN)_5NO+2AgNO_3 \rightarrow Ag_2Fe(CN)_5NO+2NaNO_3$$

BP(2013)和 USP(36)均采用银量电位法。

【贮藏】本品具光敏性，宜置棕色容器中，严格避光。

【制剂】中国药典(2015)、USP(36)及 BP(2013)均收载了注射用硝普钠。

注射用硝普钠(Sodium Nitroprusside for Injection)

本品为粉红色结晶性粉末。水溶液放置不稳定，光照射下加速分解。规格为 50mg。国内各企业的处方主要为硝普钠原料加适量注射用水冻干制成。

酸度及氰化物检查，一般认为本品的初级分解产物为 $[Fe(CN)_5H_2O]^{3-}$，最后分解产物有普鲁士蓝、氢氰酸和氧化氮，此外还有 NO_2^-、NO_3^-、H^+ 等，故 pH 值下降[4]，本品的水溶液具光敏性，分解形成氰化物及铁氰配离子[5]。

$$[Fe(CN)_5NO]^{2-}+H_2O \longrightarrow [Fe(CN)_5H_2O]^{2-}+NO$$

$$[Fe(CN)_5H_2O]^{2-} \longrightarrow 5CN^- + \text{分解产物}$$

$$5\ [Fe(CN)_5H_2O]^{2-}+5CN^- \longrightarrow 5\ [Fe(CN)_6]^{3-}+5H_2O$$

水分 本品含两分子的结晶水，理论含水量为 12.1%，120℃干燥失重法，干燥温度太高，且干扰因素较多。改用卡氏测定法测定水分，方法简便快捷，得出的结果更为准确。由于本品为冻干品，在冻干的过程中，将造成失水，中国药典(2010)按照冻干工艺的水分限度订为不得过 3.0%。中国药典(2015)将限度修订为不得过 5.0%。

细菌内毒素 本品临床每小时用药最大剂量是静脉注射每千克体重 0.6mg(中国药典临床用药须知)，内毒素计算限值约为 8.3EU/mg；国外标准中 ESP 为 50EU/mg。中国药典(2015)规定本品细菌内毒素限值为 8.3EU/mg，与内毒素计算值比较，安全系数 1，并严于 USP 标准。

含量测定 采用高效液相色谱法。用含有表面活性剂的缓冲溶液与有机溶剂混合作流动相，主要用于分离易离子化和强极性的有机化合物，如有机酸和有机碱等。本品属于离子强度较大的弱酸性物质，其被测组分离子与离子对试剂离子形成中性的离子对化合物后，在非极性固定相中溶解度增大，从而能在固定相和流动相之间进行分配，使其分离效果改善。

由于本品具有光敏性，其水溶液遇光不稳定，操作中应注意避光，并在配制后尽快测定。另外，由于本品在冻干过程中，容易造成含结晶水的量不同甚至完全失去结晶水，故在采用外标法测定含量时，应严格注意对照品的结晶水量及使用注意事项。BP(2013)及 USP(36)均采用了高效液相色谱法。

本品遇光不稳定，因此，其包装、贮存应注意避光。

参考文献

[1] 李明忠，吴德梓．硝普钠用于治疗顽固性高血压及心力衰竭临床观察［J］．中国药学杂志，1984，19(9)：34-36.

[2] 毛文仁．药品检定方法原理［M］．成都：西南交通大学出版社，1989：339.

[3] 王志斌，邵燕，周建平．注射用硝普钠中细菌内毒素的检查［J］．药物分析杂志，2000，20(1)：59-60.

[4] 魏树礼，王申姬，梁玉芬，等．硝普钠水溶液稳定性研究［J］．中国药学杂志，1984，19(3)：17-19.

[5] 王仲山．硝普钠在水和葡萄糖溶液中光分解的两种监测方法［J］．国外医学．药学分册，1986，13(3)：193-194.

修订 李昌亮 湖南省药品检验研究院

复核 刘利军 李瑞莲 湖南省药品检验研究院

硝酸毛果芸香碱

Pilocarpine Nitrate

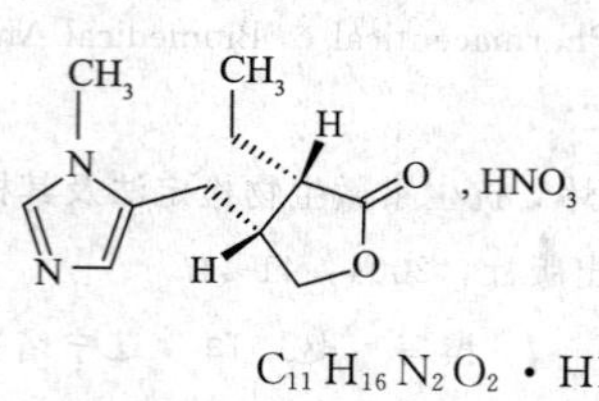

$C_{11}H_{16}N_2O_2 \cdot HNO_3$ 271.27

化学名：4-[(1-甲基-1*H*-咪唑-5-基)甲基]-3-乙基二氢-2(3*H*)-呋喃酮硝酸盐

3-ethyldihydro-4[(1-methyl-1*H*-imidazol-5-yl)methyl]-2(3*H*)-furanone nitrate

英文名：Pilocarpine(INN) Nitrate

CAS 号：[148-72-1]

本品是一种节后拟胆碱药，直接激动胆碱能受体，使虹膜的瞳孔括约肌收缩，瞳孔缩小。睫状肌收缩导致房水排出阻力减少，使青光眼的眼压下降。对正常眼则无降低眼压的作用。由于本品的化学结构中无季铵基团，因此滴眼时易于透入眼房，作用较迅速。

本品由 Petit 与 Polanovski 于 1897 年首先报道，系从产自南美洲的芸香科植物毛果芸香（*Pilocarpus jaborandi* Holmes）叶中提取得到的一种生物碱的硝酸盐。化学合成毛果芸香碱虽曾有过报道，但未扩大到工业生产。药用的毛果芸香碱均取自天然产物。

除中国药典（2015）收载外，Ph. Eur.（7.0）、BP（2013）及 USP（36）均有收载。

本品遇碱遇热不稳定，加浓氨水 0.1ml 经 100℃加热半小时，水解开环生成毛果芸香酸，有时还可能产生异毛果芸香酸和异构化合物——异毛果芸香碱。

【制法概要】（1）提取法　取毛果芸香叶细粉用盐酸溶液冷浸，浸出液经浓氨水中和，加醋酸铅使沉淀后滤过，通硫化氢去除铅，再加氨水中和，加氯化汞使沉淀，生成生物碱复盐，加水，加硫化氢除去汞，滤液用氨水调至碱性，经三氯甲烷抽提，蒸去三氯甲烷，最后用稀硝酸中和，得硝酸毛果芸香碱结晶，经重结晶，即得。

（2）合成法　文献报道的化学合成法系以糠醛为起始原料，先制得具有顺式结构的高匹鲁匹酸，再合成毛果芸香碱，最后成盐即得。

【性状】本品露置空气中无变化，吸湿性小，但遇光易变质，故应避光密闭保存。

熔点　本品的熔点为 174 ～178 ℃，熔融时同时分解。

比旋度　本品 100mg/ml 水溶液的比旋度为＋80°至＋83°。

【鉴别】（1）本品被重铬酸钾氧化后产生的显色反应。

（2）本品红外光吸收图谱显示的主要特征吸收如下[1]。

特征谱带（cm^{-1}）	归属	
3120～2330	胺盐	ν_{N^+-H}
1768	内酯	$\nu_{C=O}$
1610，1550，1490	咪唑环	$\nu_{C=N,C=C}$
1178，1016	酯	ν_{C-O-C}
1380	硝酸离子	$\nu_{NO_3^-}$
870	硝酸离子	$\delta_{NO_3^-}$

（3）本品含硝酸根，故显硝酸盐的鉴别反应。

【检查】酸碱度　本品 50mg/ml 的水溶液，以甲基红与溴酚蓝检查其酸碱度。

溶液的澄清度与颜色　澄清度：Ph. Eur.（7.0）是取样品 2.5g，用水 50ml 溶解，与 1 号浊度标准液比较。中国药典（2015）为取 0.5g 用水 10ml 溶解，取样量减少，但浓度与 Ph. Eur.（7.0）一致。颜色：Ph. Eur.（7.0）为不得深于 Y_6，因 Ph. Eur. 比色原液的配制与中国药典的略有不同，前者黄色液是采用比色用三氯化铁溶液，而后者采用比色用重铬酸钾溶液，两种溶液略有色差。经试验，中国药典（2015）的黄色 1 号比色液与 Ph. Eur.（7.0）Y_6 比色液颜色相当。

氯化物　采用比浊法检查，不得产生浑浊。

易炭化物　取本品，加硫酸与硝酸溶解后，溶液应无色。

干燥失重　中国药典（2015）和 Ph. Eur.（7.0）均为不得过 0.5%，而 USP（36）为不得过 2.0%。

炽灼残渣　中国药典（2015）和 Ph. Eur.（7.0）均为不得过 0.1%。

其他生物碱　本品在提取过程中可能带入其他毛果芸香生物碱，例如毛果芸香次碱。中国药典（2010）通过生物碱与氨试液反应后，通过比浊进行检查。

有关物质　中国药典（2010）只收载了“其他生物碱”检查项，专属性不强。中国药典（2015）删除了“其他生物碱”检查项，增加“有关物质”检查项，采用液相色谱法测定。中国药典（2015）的流动相，系统适用性要求，杂质定位及杂质限度均参照 Ph. Eur.（7.0）制定。Ph. Eur.（7.0）流动相中的缓冲液使用磷酸二氢四丁基铵，用氨水调节 pH 值；考虑到此试剂国内不常用，故改用氢氧化四丁基铵替代磷酸二氢四丁基铵，浓度未作修订，用磷酸调节 pH 值。经试验比对，两种流动相分离效果无差异。由于异毛果芸香碱和毛果芸香碱属于光学异构体，对柱子的要求比较高，Ph. Eur.（7.0）建议填料的含碳量不低于 19%，异毛果芸香碱与毛果芸香碱才能达到比较理想的分离效果。参照 Ph. Eur.（7.0），中国药典（2015）采用硝酸异毛果芸香碱和硝酸毛果芸香碱对照品制备系统适用性试验溶液，并采用碱破坏的方式对毛果芸香酸进行定位。硝酸毛果芸香碱的最低检出量为 1.1ng。供试品溶液在 8 小时内稳定。有关物质系统适用性溶液色谱图见图 1。硝酸毛果芸香碱碱破坏色谱图见图 2。

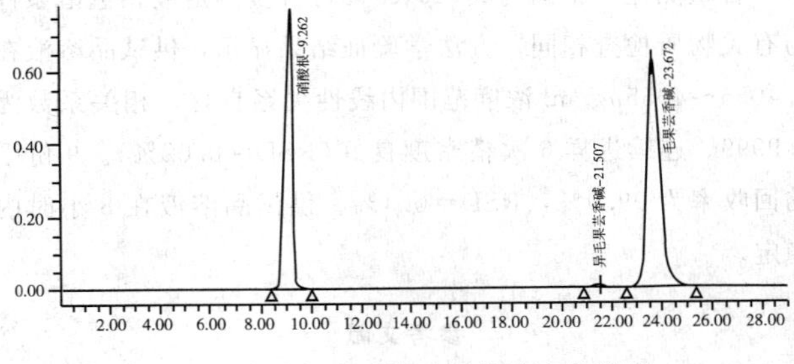

图 1　有关物质系统适用性溶液色谱图

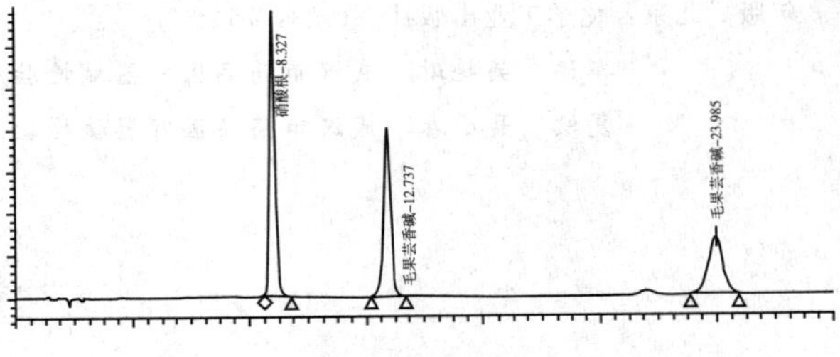

图 2　硝酸毛果芸香碱碱破坏色谱图

【含量测定】本品分子结构中含叔胺，溶解于冰醋酸中碱性增强，故可用高氯酸非水溶液滴定法测定含量，以电位法指示终点。

【制剂】硝酸毛果芸香碱滴眼液 （Pilocarpine Nitrate Eye Drops）

中国药典（2015）、BP（2013）和 USP（36）均收载了硝酸毛果芸香碱滴眼液。处方中的辅料有的用磷酸盐或含稀醋酸的硼酸盐，以控制制剂的 pH 值；有的加入 0.03％对羟基苯甲酸乙酯等抑菌剂。

对于眼用制剂而言，渗透压是一个重要的检查指标，对临床的疗效有很大的影响，中国药典（2015）制定了渗透压摩尔浓度检查项，限度为 280～330Osmol/kg。

有关物质　中国药典（2015）新增“有关物质”检查项，采用液相色谱法测定，色谱条件与原料相同。由于中国药典（2015）的 pH 值要求为 4.0～6.0 偏中性，毛果芸香碱容易降解开环形成毛果芸香酸，因此制定杂质限度为毛果芸香酸不得过 4.0％，其他杂质总量不得过 1.5％。BP（2013）滴眼液中毛果芸香酸限度为不得过 4.0％。供试品溶液有关物质典型色谱图见图 3。

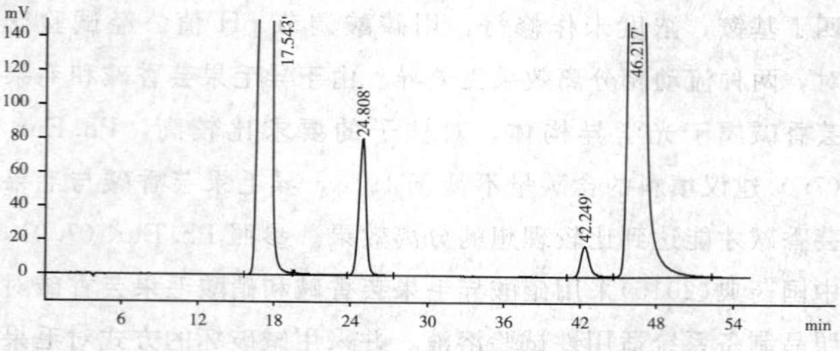

图 3　供试品溶液有关物质典型色谱图

1. 硝酸根（17.543min）　2. 毛果芸香酸（24.808min）
3. 异毛果芸香碱（42.249min）4. 毛果芸香碱（46.217min）

含量测定　中国药典（2015）修订含量测定液相色谱条件与有关物质检查相同。方法学验证结果显示，供试品溶液在 0.4055～4055μg/ml 浓度范围内线性关系良好，相关系数为 0.9999。连续进样 6 次精密度良好（RSD＝0.02％）。9 份平均回收率为 99.9％，RSD＝0.4％。供试品溶液在 8 小时内稳定。

参考文献

［1］卫生部药典委员会．中华人民共和国药典二部［M］．1990 年版．北京：化学工业出版社，1993：754.

撰稿　吴艳琳　武汉市药品医疗器械检验所
复核　聂小春　武汉市药品医疗器械检验所

硝酸甘油溶液

Nitroglycerin Solution

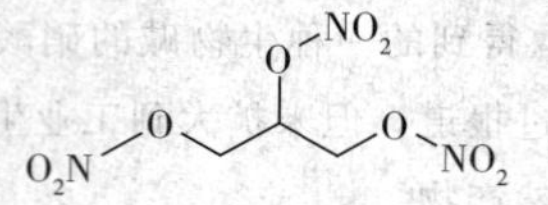

$C_3H_5N_3O_9$　227.09

化学名：1，2，3-丙三醇三硝酸酯

1，2，3-propanetriol trinitrate

英文名：Diluted Nitroglycerin；Glyceryl Trinitrate Solution

CAS 号：［55-63-0］

硝酸甘油为浅黄色无臭带甜味的油状液体，bp. 145℃，在低温条件下可凝固成两种固体形式，一种为稳定的双菱形晶体，mp. 13.5℃；另一种为不稳定的三斜晶体，mp. 2.8℃，这种易变晶型可转变为稳定的晶型。本品溶于乙醇，混溶于丙酮、乙醚、冰醋酸、乙酸乙酯，略溶于水，有挥发性，能吸收空气中的水分子成塑胶状。本品在遇热或撞击下易发生爆炸。在中性和弱酸性条件下相对稳定，在碱性条件下迅速水解[1]。为避免爆炸，硝酸甘油通常制成 10％的无水乙醇溶液。

硝酸甘油能直接松弛血管平滑肌特别是小血管平滑肌，使周围血管扩张，外周阻力减小，回心血量减少，心排血量降低，心脏负荷减轻，心肌氧耗量减少，使心绞痛得以缓解。尚能促进侧枝循环的形成。为速效、短效抗心绞痛药。尚可解除胆绞疼、幽门痉挛、肾绞痛等，但作用时间短暂，临床意义不大。大鼠口服最小致死量为 80～100mg/kg[2]。有研究表明[3]，硝酸甘油不仅用于防治心绞痛，且成为治疗心肌梗死、慢性被固性心衰、急性肺水肿、肺淤血以及主动脉-旁路手术时，用于控制性低血压的有效药物。舌下含服硝酸甘油起效快（药物直接入血，症状一般在 5～10 分钟内缓解）[4,5]，可以避免肝脏的首过效应（即肝脏降解大部分经胃肠吸收的药物），是处理急性心绞痛的标准治疗方法。

1846 年 Soberro 首先合成了硝酸甘油（NTG），其合成路线为：甘油和硝酸在浓硫酸的作用下，一步酯化反应生成三硝酸甘油酯。国内于 1965 年开始生产。硝酸甘油溶液在中国药典（2015）、USP（36）、BP（2013）均有收载。

【制法概要】[6]

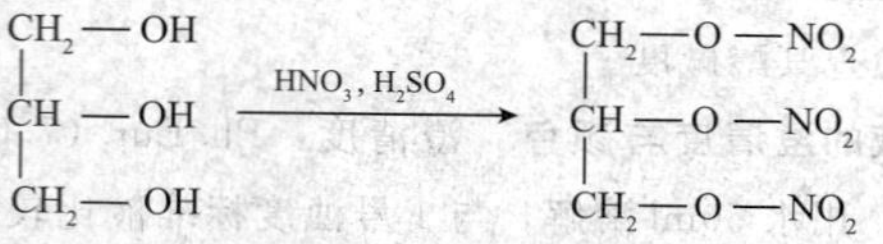

【鉴别】（1）有机化合物的硝酸盐（酯）和亚硝酸盐（酯）可使二苯胺氧化，生成蓝色的醌型（Quinoidal）化合物[7]。

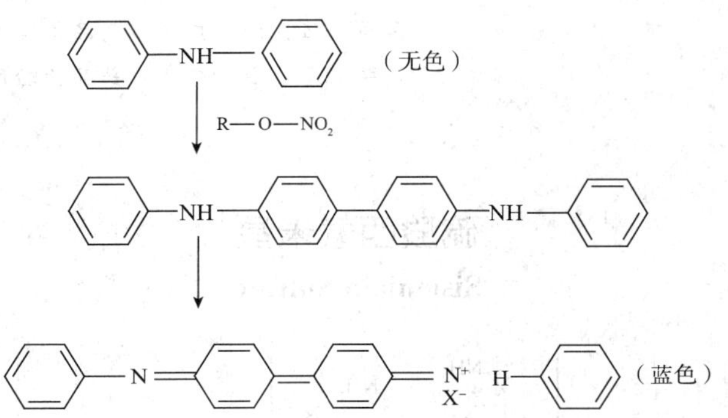

【检查】pH 值 硝酸甘油在合成过程中使用硝酸和硫酸，残留的酸使溶液的 pH 值下降，而硝酸甘油在酸碱中易降解，一般在偏中性条件下保存。

有关物质 中国药典（2010）采用液相色谱法测定，方法设计参照 BP（2009）单硝酸甘油片的色谱条件。从硝酸甘油的结构推断硝酸甘油可能的杂质有单硝酸甘油（1-硝酸甘油和 2-硝酸甘油）、二硝酸甘油（1,2-二硝酸甘油和 1,3-二硝酸甘油）。各组分极性大小和在色谱系统中的洗脱顺序为：单硝酸甘油、二硝酸甘油、硝酸甘油。见图 1。其中二硝酸甘油为主要杂质。单硝酸甘油（1-硝酸甘油和 2-硝酸甘油）、二硝酸甘油（1,2-二硝酸甘油和 1,3-二硝酸甘油）应分别显示两个色谱峰，但在现设的色谱条件下均未能分开。采用梯度洗脱的方式，单硝酸甘油、二硝酸甘油的两个峰可很好分离（图 2），主峰也可控制在适当的位置，但主峰后为明显的梯度基线，主峰后的杂质峰不能确证分离而仍采用等度洗脱的方法。

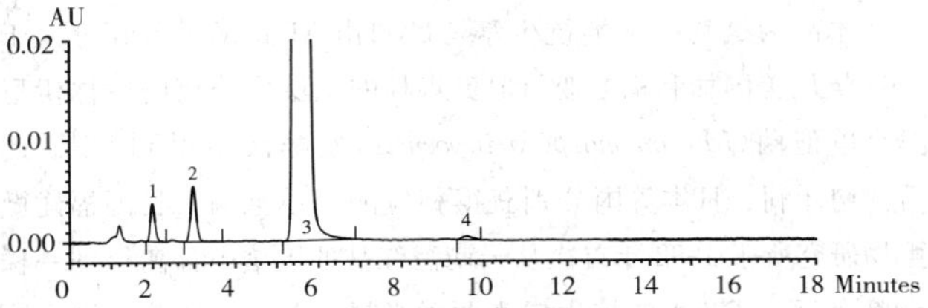

图 1 硝酸甘油溶液有关物质检查色谱图

1. 单硝酸甘油（1 位或 2 位硝酸甘油）；2. 二硝酸甘油（1,2位或 1,3位硝酸甘油）；3. 硝酸甘油；4. 杂质峰

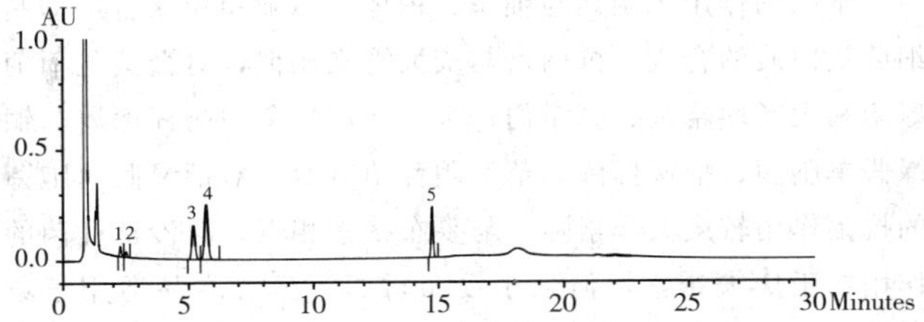

图 2 梯度洗脱色谱图

1，2. 单硝酸甘油（1-硝酸甘油和 2-硝酸甘油）；3，4. 二硝酸甘油（1,2-二硝酸甘油和 1,3-二硝酸甘油）；5. 硝酸甘油

色谱条件和系统适用性试验 利用硝酸甘油在酸性条件下加热产生降解产物二硝酸甘油（1,2-二硝酸甘油和 1,3-二硝酸甘油混合物）作为系统适用性的参比物。按 BP（2009）收载的硝酸甘油片系统适用性要求，在相对保留时间约 0.5 处，可见两个清晰分离的色谱峰（归属为 1,2-二硝酸甘油和 1,3-二硝酸甘油），在研究中使用多个牌号色谱柱（表 1），其中包括 BP（2009）收载的硝酸甘油片系统适用性试验推荐使用的色谱柱（Nucleosil ODS，25cm×4.6mm），不同牌号色谱柱在相对保留时间约 0.5 处，可见两个分离的色谱峰，但两峰未能达到基线分离（图 3），因而中国药典（2010）在系统适用性要求中，只明确“在相对保留时间约 0.5 处应出现明显的降解物质峰”。中国药典（2015）推荐使用 Venuisl MP C18 色谱柱，并规定“在相对保留时间约 0.4 处应出现两个降解产物峰（1，2-二硝酸甘油峰和 1，3-二硝酸甘油峰），两峰之间的分离度应大于 1.0。”

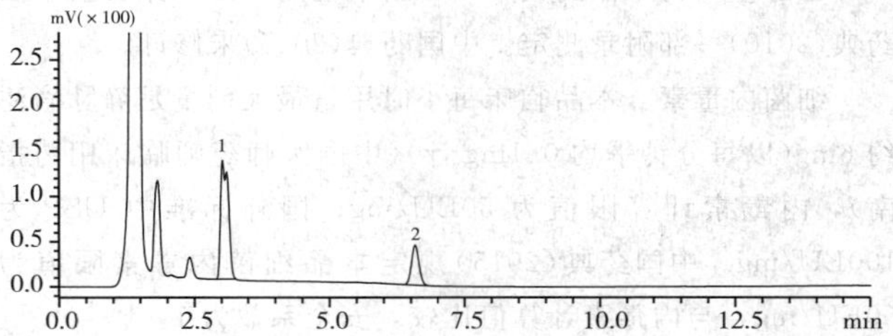

图 3 系统适用性试验色谱图

1. 二硝酸甘油（1,2-二硝酸甘油和 1,3-二硝酸甘油）；2. 硝酸甘油

表 1 不同牌号色谱柱的分离效果

色谱柱	降解产物（min）	硝酸甘油（min）	相对保留时间
Agilent HC-C18（4.6mm×250mm，5μm）	4.872	10.211	0.47
UItimate C18（4.6mm×150mm，5μm）	2.956	6.198	0.47
Shimadzu VP-ODS（4.6mm×150mm）	2.963	5.573	0.53
Diamonsil C18（4.6mm×200mm，5μm）	4.164	8.816	0.47
Diamonsil C18（4.6mm×150mm，5μm）	3.014	6.576	0.46
Nucleosil C18（4mm×250mm，5μm）	3.505	5.742	0.61

有关物质限度 中国药典（2005）采用薄层色谱法，自身对照规定为单个杂质不得过 0.5%。USP（32）采用薄层色谱法，采用自身对照梯度浓度，分别标出单硝酸甘油、二硝酸甘油和三硝酸甘油的 R_f 值为 0.21，0.37 和 0.61，限度为总杂质量不得过 3%。中国药典（2010）修订为液相色谱法，由于二硝酸甘油的两个峰不能有效分离，两杂质合并计算，订为单个杂质不得过 1.0%，杂质总量不得过 3.0%，与 BP（2009）相同。中国药典（2015）未修订。

【含量测定】 采用高效液相色谱法，色谱条件与有关物质项相同。

【制剂】(1)硫酸甘油片(Nitroglycerin Tablets)

硝酸甘油片在中国药典(2015)、USP(36)、BP(2013)和JP(16)均有收载，均为舌下含片。

有关物质 方法和限度与硝酸甘油溶液相同，硝酸甘油片主要杂质为二硝酸甘油，辅料的酸碱性是硝酸甘油降解的主要原因。辅料对测定有干扰，实验证明辅料的干扰主要集中在1.5分钟前后，与溶剂峰相近。

(2)硝酸甘油注射液(Nitroglycerin Injection)

硝酸甘油注射液为硝酸甘油的灭菌无水乙醇溶液，在中国药典(2015)、USP(36)均有收载。

有关物质 方法和限度与硝酸甘油溶液相同，注射液的辅料为乙醇，硝酸甘油在乙醇环境中比在固体辅料环境下要稳定，主要杂质同为二硝酸甘油。

乙醇量 为中国药典(2010)新增检测项目，方法按中国药典(2010)一部附录测定。中国药典(2015)未修订。

细菌内毒素 本品临床每小时用量最大剂量是静脉滴注约6mg(以每分钟平均0.1mg计)(中国医师药师临床用药指南)，内毒素计算限值为50EU/mg；国外标准中USP为100EU/mg。中国药典(2015)规定本品细菌内毒素限值为50EU/mg，与内毒素计算值比较，安全系数为1。

(3)硝酸甘油气雾剂(Nitroglycerin Aerosol)

硝酸甘油气雾剂在中国药典(2015)和BP(2013)均有收载，其中BP(2013)收载的为舌下气雾剂。

有关物质 中药药典(2015)新增有关物质检查项。气雾剂的辅料为乙醇、二氟二氯烷(抛射剂)，硝酸甘油在乙醇环境中比在固体辅料环境下要稳定，主要杂质同为二硝酸甘油。

中国药典(2015)新增泄漏率检查项，删除每瓶总掀次和每掀主药含量检查项，溶液的颜色检查标准比色液由黄绿色6号修订为黄绿色2号。

含量测定 以每瓶前、中、后各10揿的平均每揿主药含量作为含量测定的指标。

参考文献

[1] 王金辉．国家执业药师资格考试分级考点详解与练习：药学专业知识(二)[M]．北京：清华大学出版社，2006：402.

[2] 王泽民．当代结构药物全集[M]．上册．北京：北京科技技术出版社，1997：1321.

[3] 郑建云．硝酸甘油制剂的进展[J]．中国医院药学杂志，1987，(1)：15.

[4] Alexander RW，Schiant RC，Fuster V. Hurst's the Heart. 9th ed. New York：McGraw-Hill，1998.

[5] 陈灏珠．内科学[M]．第4版．北京：人民卫生出版社，2000.

[6] 王书勤．世界有机药物专利制备方法大全[M]．第1卷．北京：科技技术文献出版社，1996：874.

[7] 刘立群．有机理论与药物分析[M]．北京：人民卫生出版社，1984：248.

撰写 伍良涌 广州市药品检验所
复核 潘锡强 广州市药品检验所

硫酸西索米星

Sisomicin Sulfate

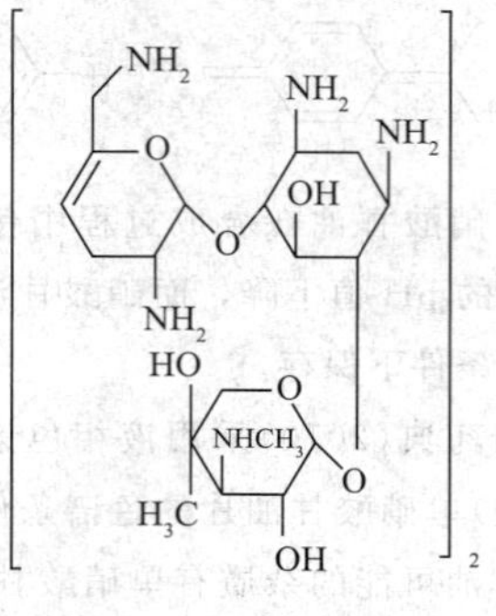

$(C_{19}H_{37}N_5O_7)_2 \cdot 5H_2SO_4$ 1385.43

化学名：*O*-3-去氧-4-*C*-甲基-3-甲氨基-*β*-L-阿拉伯糖吡喃糖基(1→4)-*O*-[2,6-二氨基-2,3,4,6-四去氧-*α*-D-甘油基-4-己烯吡喃糖基-(1→6)]-2-去氧-L-链霉胺硫酸盐

O-3-deoxy-4-*C*-methyl-3-(methylamino)-*β*-L-arabinopyranosyl-(1→4)-*O*-[2,6-diamino-2,3,4,6-tetradeoxy-*α*-D-glycero-hex-4-enopyranosyl-(1→6)]-2-deoxy-L-streptamine sulfate(2∶5)(salt)

异名：西梭米星；紫苏霉素；硫酸西梭霉素；硫酸紫苏霉素；硫酸西梭米星；Rickamicin；Antibiotic 6640[1]

CAS号：[53179-09-2]

本品为氨基糖苷类抗生素，最初由M. J. Weinstein等人于1968年从美国加利福尼亚伊尼奥森林的土壤中分离的一株伊尼奥小单孢菌(*Micromonospora inyoensis*)发酵液中得到[2~4]。此后，匈牙利、日本等国分别获得相应的小单孢菌。我国福建微生物研究所于1982年首次从云南澄江县的土壤中分离得到一株小单孢菌，其产生的抗生素为西索米星，此后，江苏省微生物研究所从无锡太湖地区的湖塘泥中分离到橄榄星孢小单孢菌，也可产生西索米星[5,6]。西索米星既是一种重要的临床有效的抗生素，又是合成奈替米星的母体原料[7]。

本品的作用机制是与细菌核糖体30S亚单位结合，抑制细菌蛋白质的合成。抗菌谱与庆大霉素相似，对金黄色葡萄球菌和大肠埃希菌、克雷伯杆菌、变形杆菌、肠杆菌属、铜绿假单胞菌、痢疾杆菌等革兰阴性菌有效，对铜绿假单胞菌的抗菌作用较庆大霉素强，与妥布霉素相近。对沙雷杆菌的作用弱于庆大霉素，但强于妥布霉素[8~12]。本品适用于革兰阴性菌、葡萄球菌和其他敏感菌所致的下列感染：呼吸系统感染、泌尿生殖系统感染、胆道感染、皮肤和软组织感染、感染性腹泻及败血症等。用于上述严重感染时，宜与青霉素或头孢菌素等联合应用。

本品的体内过程与庆大霉素相近，正常人单次静脉给药1mg/kg后，血药峰浓度(C_{max})约为7.4mg/L，血消除半衰期($t_{1/2\beta}$)约为2小时，肾功能减退者半衰期相应延长，24小时内自尿液排出给药量的75%左右。与其他氨基糖苷类抗生素相仿，本品可在肾中积聚，肾皮质中浓度较髓质高，尿毒症患者经8小时血液透析后血药浓度可降低约50%[13~15]。

本品不良反应：①常见听力减退、耳鸣或耳部饱满感(耳毒性)、血尿、蛋白尿、管型尿、排尿次数显著减少或尿量减少、食欲减退、极度口渴(肾毒性)、步履不稳、眩晕(耳毒性，影响前庭)、恶心或呕吐(耳毒性，影响前庭，肾毒性)；②少见视力减退(视神经炎)、呼吸困难、嗜睡、极度软弱无力(神经肌肉阻滞)、皮疹等过敏反应、血象变化、肝功能改变、消化道反应和注射部位疼痛、硬结、静脉炎等；③极少见过敏性休克。

除中国药典(2015)收载外，USP(36)、JP(15)亦有收载。

【制法概要】

小单孢菌种子 —接种、三级发酵→ 发酵液 —酸化、过滤→ 滤液 —氨水调pH值、草酸除钙→ 混悬液 —过滤→ 滤液 —氨水中和→ 中和液 —阳离子树脂吸附、氨水洗脱→ 洗脱液 —减压浓缩→ 粗品 —溶解→ 水溶液 —阳离子树脂吸附、水洗脱→ 洗脱液 —减压浓缩→ 浓缩液 —冷冻干燥→ 西索米星碱 —水溶解、硫酸酸化→ 酸化液 —活性炭脱色→ 脱色液 —甲醇沉淀、过滤→ 沉淀 —减压干燥→ 硫酸西索米星成品[7,16,17]

【性状】本品为白色或类白色粉末。因性质不稳定，在贮藏期间易氧化变质，色渐变黄。

比旋度 西索米星为手性化合物，分子结构中有多个手性碳，其水溶液呈右旋性。中国药典(2010)所用方法的溶剂、供试品浓度及限度均与USP(32)和JP(15)中的规定相同。有文献报道西索米星比旋度为+183.4°(C=1%)，硫酸西索米星比旋度为+101.4°(C=0.3%)和+105.1°(C=1%)[3]。中国药典(2015)未修订。

【鉴别】(1)薄层色谱法(TLC法) 供试品的薄层色谱与标准品比较，所显主斑点的颜色和位置应相同，方法简便可靠。

(2)HPLC法 通过比较供试品与对照品的色谱保留时间进行鉴别，由于TLC法与HPLC法鉴别同属色谱鉴别，因此，本标准中规定可根据实际情况选择一项。

(3)本品为西索米星的硫酸盐，应显硫酸盐的鉴别反应[18]。

JP(15)还采用化学反应法进行鉴别：本品结构中含有不饱和双键，可与溴试液反应，使其颜色褪去。

【检查】酸度 本品为强酸(硫酸)弱碱(氨基糖苷)盐，故水溶液应呈弱酸性，本品的pH值与硫酸含量有关，随硫酸根含量的减少pH值升高，当水溶液的pH值在规定限度内(3.5～5.5)时，硫酸根的含量基本能符合规定，故通过酸度的控制，可以控制成盐情况。

溶液的澄清度与颜色 本品溶液应澄清无色，由于温度和空气中的氧对硫酸西索米星稳定性的影响显著，可能会变浑变色，故规定与1号浊度标准液比较，不得更浓；与黄色或黄绿色2号标准比色液比较，不得更深。

硫酸盐 中国药典(2005)中硫酸盐含量采用容量法测定：在碱性条件下精密加入过量氯化钡滴定液，用乙二胺四乙酸二钠滴定液滴定剩余的钡离子，通过空白校正，测定样品硫酸盐的含量，该方法与传统的重量法相比，操作简单，但滴定终点突跃不明显。中国药典(2010)改为专属性强的高效液相色谱法，以硫酸滴定液配制三浓度对照品溶液，采用HPLC-ELSD法测定本品硫酸盐含量。本品为2分子西索米星结合5分子硫酸，其硫酸盐的理论值为35.40%，规定其限度为32.5%～36.0%。有利用反相离子对色谱双电层理论建立了测定氨基糖苷类抗生素中硫酸盐含量的HPLC-ELSD方法[19]。中国药典(2015)未修订。

有关物质 采用HPLC-ELSD法测定有关物质，该方法快速、准确，为中国药典(2010)新增检查项。JP(15)采用的薄层色谱法(TLC法)测定有关物质，属于半定量方法，只能对杂质进行限度检查，不能准确测定样品中单个杂质量和杂质总量。由于西索米星中有些杂质只有紫外末端吸收，不能采用紫外检测器，而衍生化方法操作繁琐、费时，影响因素较多，衍生化反应过程中可能会产生一些副产物，干扰有关物质的测定，电化学检测器也存在电极需要经常清洗、方法的重复性差、对仪器要求高及仪器普及不足等缺点[20]。中国药典(2015)未修订。

供试品溶液室温放置8小时内基本稳定。为得到重复性较好的测定结果，必须注意雾化器中的气流和漂移管中温度的稳定。分别以Diamonsil C_{18} 100A(5μm，250mm×4.6mm)、Agilent Zorbax SB-C_{18}(5μm，250mm×4.6mm)、Capcell Pak Type：ACR C_{18}(5μm，250mm×4.6mm)三种品牌色谱柱进行系统性试验，结果表明均可较好分离。系统适用性试验色谱图见图1。

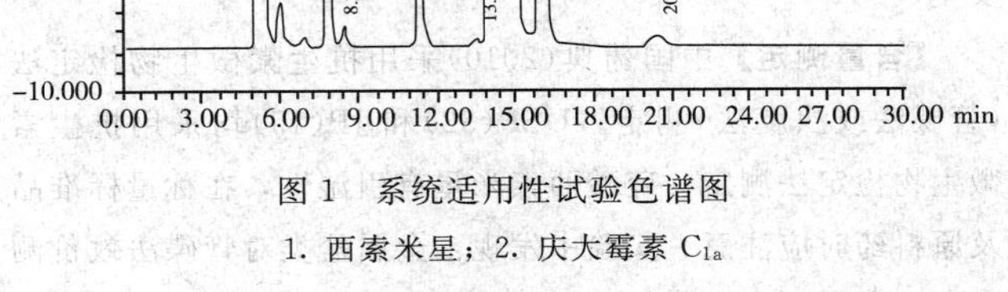

图1 系统适用性试验色谱图

1. 西索米星；2. 庆大霉素 C_{1a}

由于已知杂质一般与主成分结构相似，响应因子基本一致，目前有关物质测定时仍采用主成分自身对照法。由于ELSD的色谱响应值(峰面积)与对应的质量不呈线性关系，实验中需要配制三种不同浓度的对照溶液制备双对数标准曲线，并且相关系数要求不小于0.99。注意计算总杂质量时，需要先分别计算出各单个杂质的量再相加。

此外，王建等[21]采用高效液相色谱-电喷雾离子肼质谱(HPLC-MS^n)联用技术对硫酸西索米星中的有关物质进行了研究，结合多级质谱裂解推断西索米星中一个未知杂质是西索米星分子中发生B环与C环之间的糖苷键断裂，生成的脱去C环(氨基葡萄糖)的降解产物。范铭琦等[5]对国产西索米星原料药中小组分进行分离、分析和初步鉴别；推断西索米星中的杂质分别为：庆大霉素A、加洛糖胺、庆大霉素A1、4″-*C*-去甲基加洛糖胺和6-*O*-去加拉糖胺西索米星。国外学者研究发现，西索米星中的小组分主要有3种：加洛糖胺、66-40B和66-40D(图2)。

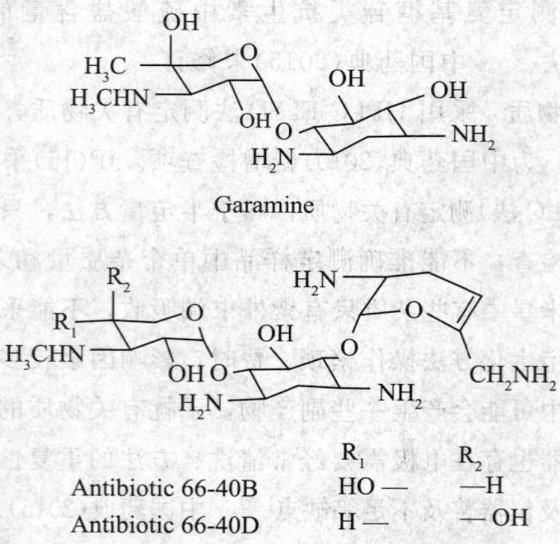

图2 西索米星中的3种小组分的结构

水分 JP(15)和USP(36)中均检查干燥失重(110℃，减压干燥3小时)，方法简单通用，但实验费时，中国药典(2015)采用卡尔费休水分测定法，该方法简便快捷。硫酸西索米星具有引湿性，测定水分时应注意控制环境的相对湿度。

炽灼残渣 限度与USP(36)和JP(15)一致。

重金属 控制生产过程中可能引入的重金属。

细菌内毒素 本品为微生物发酵提取物，有可能污染细菌内毒素，临床肌内注射或静脉滴注，需控制其中的细菌内毒素。按照使用说明书，1日最大用量2～3mg/kg，分2～3次，则1次最大用量为1.5mg/kg，计算限值为3.3EU/mg，标准规定限值0.50EU/mg，可以保证药品使用安全。

【含量测定】中国药典(2010)采用抗生素微生物检定法(管碟法或浊度法)测定。USP(32)和JP(15)均采用抗生素微生物检定法测定。硫酸西索米星有引湿性，在称量标准品及原料药时应注意。实验中发现：金属盐类对管碟法效价测定有一定影响，配制缓冲液及溶解样品应注意；有时抑菌圈直径较小，为了获得满意的抑菌圈，可将滴加供试品溶液和标准品溶液的平板先在室温下预扩散，再置培养箱中培养，这可使抑菌圈的直径增加；当检定菌中芽孢比例低于85%时，往往菌层生长不好、抑菌圈边缘不清，用改变加菌量的方法很难实现对抑菌圈边缘清晰度的改变，所以要注意菌悬液的质量。浊度法测定硫酸西索米星的含量为中国药典(2010)新增。实验用菌为金黄色葡萄球菌，菌的活性和浓度对吸光度的影响很大，菌悬液应新鲜配制。另外，所用的培养基质量及培养温度也会对实验有一定影响。

鉴于采用抗生素微生物检定法(管碟法或浊度法)进行含量测定，存在专属性较差，影响因素较多，操作复杂烦琐等问题，中国药典(2015)含量测定方法修订为高效液相色谱法。山东省食品药品检验研究院参照USP(32)中硫酸奈替米星含量测定项下的色谱条件，拟定了硫酸西索米星含量测定方法(HPLC法)，并进行了方法学验证。

结果表明在0.2595～1.0574mg/ml范围内，西索米星色谱峰面积与其浓度成良好线性关系，相关系数$r^2=1$。供试品溶液连续进样5次，峰面积的相对标准偏差(RSD)为0.66%，精密度良好。供试品溶液分别于0小时、10小时和20小时进样，结果在20小时内溶液稳定(RSD=0.88%)。破坏实验(酸、碱、氧化、光照和高温破坏)表明各降解产物均能与主成分达到良好分离(典型色谱图见图3)，该方法专属性较好。西索米星的检测限($S/N=3$)约为5μg/ml，定量限($S/N=10$)约为8μg/ml。以系统适用性试验要求作为耐用性考察判断标准，结果表明不同类型的色谱柱均能满足要求，流动相组成、流速和柱温的微小变化均能满足要求。对收集到的6批样品分别采用中国药典(2015)方法和中国药典(2010)方法进行含量测定，经t检验比较发现两种检测方法所得结果无显著性差异($P>0.05$)。

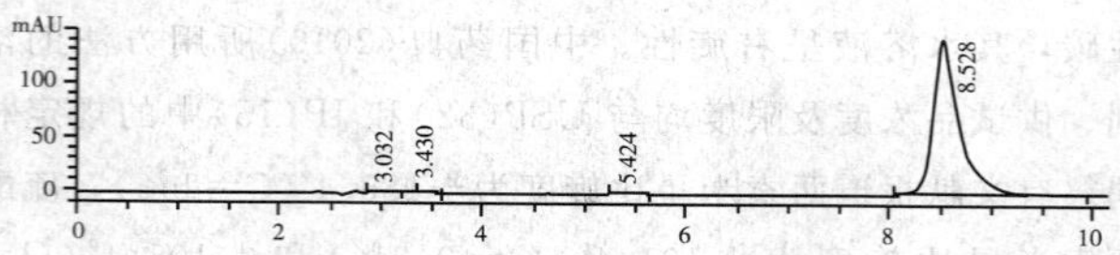

图3 加热破坏HPLC色谱图

此外，还有化学发光法[22,23]、缔合物分光光度法[24~26]、旋光法[27,28]、高效液相色谱-间接光度检测法(HPLC-IPD)[29,30]、衍生化反相高效液相色谱法[31~33]、高效液相色谱-蒸发光散射法(HPLC-ELSD)[20,21,34,35]、高效液相色谱-紫外法(HPLC-UV)[36]、高效液相色谱-电化学法[37]、薄层层析生物显影法[38]、放射免疫法[39]和放射酶学法[40]等含量测定方法。

【制剂】硫酸西索米星注射液(Sisomicin Sulfate Injection)

本品为硫酸西索米星加入适宜辅料后制成的灭菌水溶液。

除中国药典(2015)收载外，USP(36)亦有收载。

有关物质检测、含量测定均同原料，但应注意辅料对测定的影响。

参考文献

[1] Maryadele JO, Ann S, Patricia EH, et al, Merck Index, Vol. 13, NJ. USA: Merck&CO., Inc., 2001: 1531.

[2] Weinstein MJ, Marquez JA, Testa RT, et al. Antibiotic 6640, a new micromonospora-produced aminoglycoside antibiotic [J]. The journal of antibiotics, 1970, 23(11): 551-554.

[3] Wagman G. H, Testa RT, Marquez JA. Antibiotic 6640. Ⅱ. Fermentation, isolation and properties [J]. The journal of antibiotics, 1970, 23(11): 555-558.

[4] Waitz JA, Moss EL, Oden EM, et al. Antibiotic 6640. Ⅲ. Biological studies with antibiotic 6640, a new broad-spectrum aminoglycoside antibiotic [J]. The journal of antibiotics, 1970, 23(11): 559-565.

[5] 范铭琦，沈依群，胡小玲，等. 西索米星原料药中极性小组分的研究 [J]. 中国抗生素杂志，1998，23(3)：178-185.

[6] 朱坚屏，倪雍富. 抗生素西索米星发酵过程中次要组分的调控 [J]. 中国抗生素杂志，1999，24(1)：16-18.

[7] 胡昌勤，刘炜. 抗生素微生物检定法及其标准操作. 北京：气象出版社，2004：126-129.

[8] Christine CC, Eugene S. Sisomicin: evaluation in vitro and comparison with gentamicin and tobramycin [J]. Antimicrobial Agents and Chemotherapy, 1973, 3(1): 24-28.

[9] Phineas JH, Michael SS, James JR. In vitro bactericidal effectiveness of four aminoglycoside antibiotics [J]. Antimicrobial agents and chemotherapy, 1973, 3(1): 87-94.

[10] Waitz JA, Moss EL, Drube CG. Comparative activity of sisomicin, gentamicin, kanamycin, and tobramycin [J]. Antimicrobial Agents and Chemotherapy, 1972, 2(6): 431-437.

[11] Levison ME, Kaye D. In vitro comparison of four aminoglycoside antibiotics: sisomicin, gentamicin, tobramycin, and BB-K8 [J]. Antimicrobial Agents and Chemotherapy, 1974, 5(6): 667-669.

[12] Meyers BR, Leng B, Hirschman SZ. Comparison of the antibacterial activities of sisomicin and gentamicin against gram-negative bacteria [J]. Antimicrobial Agents and Chemotherapy, 1975, 8(6): 757-758.

[13] Victorio R, Gerald PB, Manuel V, et al. Clinical pharmacology of sisomicin [J]. Antimicrobial Agents and Chemotherapy, 1975, 7(1): 38-41.

[14] Meyers BR, Hirschman SZ, Yancovitz S, et al. Pharmacokinetic parameters of sisomicin [J]. Antimicrobial Agents and Chemotherapy, 1976, 10(1): 25-27.

[15] Pechere JC, Pechere MM, Dugal R. Clinical pharmacokinetics of sisomicin: dosage schedules in renal-impaired patients [J]. Antimicrobial Agents and Chemotherapy, 1976, 9(5): 761-765.

[16] 张星，阮奇，黄诗煌，等. 大孔弱酸树脂提取西索米星的研究 [J]. 中国抗生素杂志，2003，28(6)：338-340.

[17] 吴晨晖. 西索米星提取的动态吸附法研究 [J]. 海峡药学，2006，18(5)：182-184.

[18] 安登魁. 药物分析 [M]. 济南：济南出版社，1992：1609.

[19] 刘浩，潘颖，仇仕林. 高效液相色谱-蒸发光散射检测法测定氨基糖苷类抗生素中硫酸盐含量的研究 [J]. 药物分析杂志，2001，21(6)：429-434.

[20] 吴燕，张胜强，郭成明，等. HPLC-ELSD法分析硫酸奈替米星与硫酸西索米星的含量与有关物质 [J]. 中国药品标准，2004，5(4)：35-39.

[21] 王建，王知坚，陈贵斌，等，HPLC-ELSD和HPLC-MS分析硫酸西索米星及其注射液 [J]. 中国药学杂志，2007，42(1)：62-66.

[22] 刘红萍，蒋邦龙，何树华. Ce(Ⅳ)-连二亚硫酸钠化学发光体系测定西索米星 [J]. 分析科学学报，2008，24(1)：120-122.

[23] 何树华. NBS-二氯荧光素化学发光体系测定西索米星 [J]. 分析试验室，2006，25(9)：41-43.

[24] 江虹，湛海粼. 刚果红光度法测定西索米星的含量 [J]. 化学研究与应用，2007，19(12)：1394-1396.

[25] 江虹，王超. 链霉素及西索米星与依文思蓝的光度分析研究 [J]. 江西师范大学学报(自然科学版)，2008，32(4)：467-471.

[26] 江虹，王超. 曲利本蓝光度法测定西索米星及小诺霉素的含量 [J]. 四川师范大学学报(自然科学版)，2008，31(4)：452-455.

[27] 宋尚龙，王浩，王洪梅，等. 旋光法测定硫酸西索米星注射液半成品的含量 [J]. 中国药业，2006，15(16)：18.

[28] 王协，夏开梅，余帮海，等，硫酸西索米星注射液含量测定方法的研究 [J]. 药物分析杂志，2006，26(12)：1857-1858.

[29] 袁成，王景祥，梁竹. 高效液相色谱-间接光度检测法测定体液中西梭霉素 [J]. 色谱，1998，16(5)：445-447.

[30] 袁成，贾暖，王景祥，等. 高效液相色谱-间接光度检测法同时测定血清和尿中5种氨基苷类抗生素 [J]. 药物分析杂志，1999，19(2)：108-111.

[31] 陈珠灵，阮奇，黄颖. 反相高效液相色谱法测定西梭霉素含量 [J]. 福州大学学报(自然科学版)，2002，30(3)：378-380.

[32] 陈珠灵，阮奇，张星. 西索米星的高效液相色谱测定[J]. 中国抗生素杂志，2002，27(5)：313-314.

[33] 陈珠灵，张兰，阮奇，等. 衍生化-高效液相色谱法测定西索米星 [J]. 分析试验室，2002，21(3)：46-48.

[34] 于华生，郑一赛，陈婕. HPLC-ELSD法测定硫酸西索米星氯化钠注射液中西索米星含量 [J]. 海峡药学，2004，16(6)：41-43.

[35] 王巍，潘强，任为之，等，HPLC-ELSD测定硫酸西索米星注射液中的主药 [J]. 华西药学杂志，2009，24(3)：306-307.

[36] 单萍. 高效液相色谱法测定硫酸西索米星注射液含量[J]. 海峡药学，2006，18(3)：64-65.

[37] Jian Wang, Dandan Wang, Kunyi Ni, et al. Determination of four aminoglycoside antibiotics by liquid chromatography with pulsed electrochemical detection [J]. Journal of Liquid

Chromatography & Related Technologies, 2007, 30(8): 1001-1013.

[38] 陈剑锋，郭养浩，张元兴，等．西索米星发酵液的薄层层析生物显影测定［J］．中国抗生素杂志，2002，27(4)：224-226.

[39] Broughton A, Strong JE, Bodey GP. Radioimmunoassay of sisomicin [J]. Antimicrobial Agents and Chemotherapy, 1976, 9(2): 247-250.

[40] Stevens P, Young LS, Hevitt WL. Improved acetylating radioenzymatic assay of amikacin. tobramycin, and sisomicin in serum [J]. Antimicrobial Agents and Chemotherapy, 1975, 7(3): 374-376.

撰写　刘广桢　李玉杰　杨　娜　　山东省食品药品检验研究院
复核　王　杰　　山东省食品药品检验研究院

硫酸多黏菌素 B

Polymyxin B Sulfate

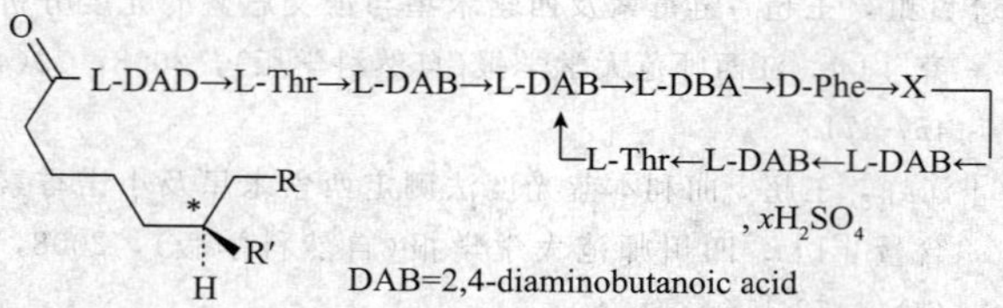

Polymyxin	R	R′	X	Molecular formula	M_r
B_1	CH_3	CH_3	L-Leu	$C_{56}H_{98}N_{16}O_{13}$	1204
B_2	H	CH_3	L-Leu	$C_{55}H_{96}N_{16}O_{13}$	1190
B_3	CH_3	H	L-Leu	$C_{55}H_{96}N_{16}O_{13}$	1190
B_{1-I}	CH_3	CH_3	L-Ile	$C_{56}H_{98}N_{16}O_{13}$	1204

异名：多胜菌素乙

CAS 号：[1405-20-5]

硫酸多黏菌素 B 发现于 20 世纪 40 年代，国内于 20 世纪 90 年代开始生产。本品为多肽类抗生素的硫酸盐混合物，含多黏菌素类 B_1、B_2、B_3、B_{1-I}等，其中 B_1是主要成分。

本品抗菌活性比黏菌素强，对革兰阴性菌敏感，对绝大多数肠道内的寄居菌群具强大抗菌作用：大肠埃希菌、肠杆菌属、克雷伯菌属以及铜绿假单胞菌对该药呈高度敏感；沙门菌属、志贺菌属、流感杆菌及百日咳杆菌、其他拟杆菌属和真杆菌属通常敏感；不动杆菌属、嗜肺军团菌及霍乱弧菌也呈敏感，但埃尔托型霍乱弧菌、所有变形杆菌属及脆弱拟杆菌均耐药，沙雷菌属通常耐药。但所有革兰阳性菌均耐药。多黏菌素 B 主要作用于细菌细胞膜，使胞内重要物质外漏；进入细胞质后，也影响核质和核糖体的功能。本品属慢效杀菌剂，细菌对本品不易产生耐药性。成人肌内注射硫酸多黏菌素 B 50mg 后，2 小时达血药峰浓度，个体差异较大，为 1～8mg/L。血药浓度下降缓慢，在给药后 8～12 小时内血药浓度通常仍可测到。连续给药常出现体内药物积蓄，每日给药 2.5mg/kg，连续一周后的血药峰浓度可达 15mg/L。药物不易渗透到胸腔、关节腔和感染灶内，也难以进入脑脊液中。本品蛋白结合率低，主要经肾排泄，60% 自尿液中排出；消除半衰期约 6 小时，主要用于多重抗生素耐药菌的治疗，如用于大肠埃希菌、肺炎克雷伯菌等革兰阴性菌严重感染。当无其他有效抗生素可选用时，可用本品治疗。硫酸多黏菌素 B 全身用药时，不良反应发生率高达 25%，主要是肾毒性，其次是神经毒性和过敏反应。因此多黏菌素已很少全身用药，主要为局部应用，如皮肤、耳朵和眼睛的感染。它经常与其他活性成分如杆菌肽锌、新霉素等组成复方溶液、软膏和乳膏制剂来治疗皮肤感染；制成溶液和混悬制剂来治疗耳朵感染；制成溶液、混悬和软膏制剂来治疗眼睛感染[1]。目前中国药典（2015）、USP（36）、Ph. Eur.（7.0）、BP(2013)、JP(15)均有收载。USP(36)和 BP(2013)等还收载了本品外用制剂。

【制法概要】本品由多黏芽胞杆菌(*Bacillus polymyxa*)发酵制取，原料药生产过程简要工艺流程图如下[2]。

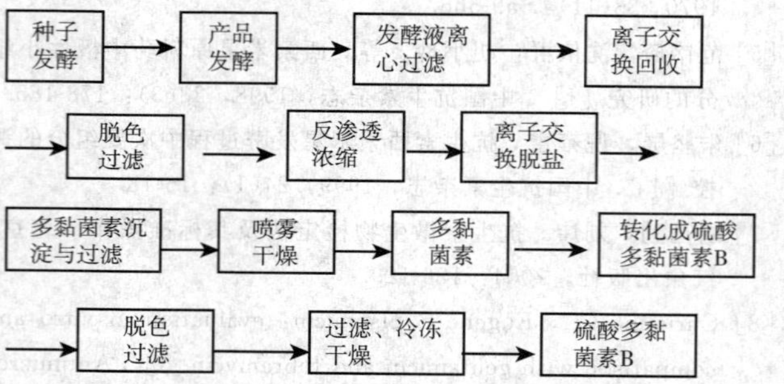

结构研究显示多黏菌素是一种十肽，含一个有 7 种氨基酸组成的环状结构，理论上有 13 个手性碳中心和 11 个手性氮中心，故表现出特有的理化特征。

【性状】本品的颜色呈白色或类白色，外观呈颗粒状粉末，基本无臭，具有一定的引湿性。本品在常温下稳定，长期稳定性试验表明，在低于 25℃条件下，以冻干粉形式贮存有效期可达 5 年。本品在水中溶解，在乙醇中微溶。

比旋度　水溶液呈左旋性，方法与限度与 BP(2013)一致。

【鉴别】(1)薄层色谱　多黏菌素 B 是一种十肽，含一个有 7 种氨基酸组成的环状结构，对样品进行酸水解，可产生亮氨酸、苏氨酸、苯丙氨酸，浓缩得到含上述氨基酸的供试品溶液。因此照薄层色谱法试验，供试品溶液所显的条斑应与上述氨基酸对照品溶液的条斑位置和颜色相同；由于硫酸多黏菌素 B 中不含丝氨酸结构，所以酸水解后不产生丝氨酸，可以通过此与其他多肽类抗生素相区分[2]。

(2)液相色谱法　硫酸多黏菌素 B 含有多黏菌素类 B_1、B_2、B_3、B_{1-I}四个主要组分，可以通过组分测定项下的色谱系统加以分离，故可采用液相色谱法与标准品溶液的保留时间对比加以鉴别。相对薄层色谱该方法更简便、易于操作，准确性更高。

【检查】有关物质和组分测定　考虑到药品的安全性，中国药典(2010)增订有关物质和组分测定检查项，方法和限度均等同于欧洲药典。其典型的色谱图如图 1 所示。鉴于该样品的组分比较复杂，建议采用 250mm 的长柱进行分离测定，所以在组分的系统应用性中规定多黏菌素 B_1 的保留时间约为 35 分钟。中国药典(2015)未修订。

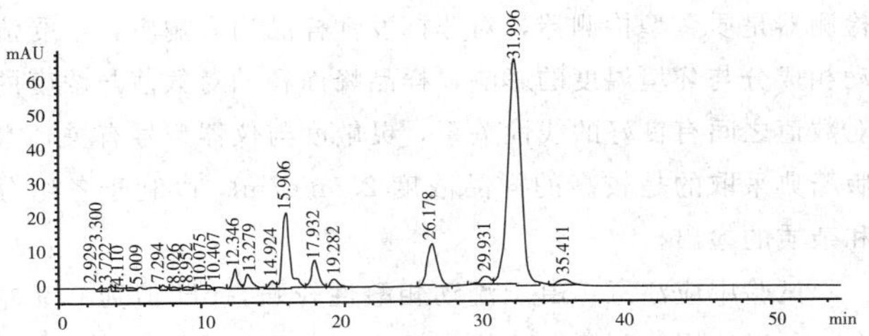

图 1　硫酸多黏菌素 B 组分测定的典型色谱图

多粘菌素 B_2 15.906 分钟，多黏菌素 B_3 17.932 分钟，多黏菌素 $B_{1\text{-}I}$ 26.178 分钟，多黏菌素 B_1 31.996 分钟

色谱柱：Shim-Pack VP-ODS 色谱柱，250mm×4.6mm

苯丙氨酸　由于本品采用发酵培养法制备，发酵菌株同时产生大量其他代谢产物，如苯丙氨酸以及含苯丙氨酸的其他次生代谢产物，故需在质量标准中加以控制。中国药典(2010)采用与中国药典(2005)相同的方法进行控制，中国药典(2005)中的计算公式有误，中国药典(2010)对计算公式进行修订。中国药典(2015)未修订。

硫酸盐　本品为由多黏菌素 B 碱通过添加硫酸转化成硫酸盐，故检查增订了硫酸盐检查项。采用容量法控制。

无菌　进行方法验证，确定采用无菌 pH 7.0 氯化钠-蛋白胨缓冲液为冲洗液，冲洗体积需要 1000ml，对大肠埃希菌才无抑菌性，故规定冲洗量为 1000ml。

可见异物和不溶性微粒　由于本品直接用于无菌分装，故按中国药典(2015)要求在各论中单列上述检查项，由于本品最大制剂规格小于 1g，故按每 1g 制定了不溶性微粒的限度“每 1g 样品中含 10μm 以上的微粒不得过 6000 粒，含 25μm 以上的微粒不得过 600 粒”。

【含量测定】采用大肠埃希菌 CMCC(B)44103 作为检定菌，以管碟法进行试验，试验考察的线性范围为 1000～4000U/ml，一般试验可采用高低剂量为 4000 和 2000 U/ml。但该方法抑菌圈略微偏小，应适当合理调整菌液浓度。

USP(36)、JP(15)均采用抗生素微生物检定法测定本品的含量。

【制剂】注射用硫酸多黏菌素 B（Polymyxin B Sulfate for Injection）

除中国药典(2015)收载外，USP(36)亦收载了注射用硫酸多黏菌素 B 的质量标准，其他国外药典均未收载。

本品的含量限度为“按干燥品计算，每 1mg 的效价不少于 6500 多黏菌素 B 单位；按平均装量计算，含多黏菌素 B 应为标示量的 90.0%～110.0%”，严于 USP(36)标准。为了保证用药安全，相应于原料药，在质量标准中增加了有关物质、组分测定等检查项，限度同原料药。

参考文献

[1] 国家药典委员会．中华人民共和国药典临床用药须知·化学药生物制品卷［M］．2005 年版．北京：人民卫生出版社．

[2] 邓效兰，陈年根．多组分滴眼液中硫酸多黏菌素 B 的 TLC 鉴别［J］．中国热带医学，2005，5(9)：1914．

撰写　陈贵斌　杨伟峰　浙江省食品药品检验研究院

复核　洪利娅　浙江省食品药品检验研究院

硫酸庆大霉素

Gentamycin Sulfate

庆大霉素为广谱抗生素，对革兰阳性和阴性细菌都有抗菌作用，主要用于铜绿假单胞菌、葡萄球菌及大肠埃希菌的感染；也可用于对其他抗生素耐药的革兰阴性菌，如产气杆菌、变形杆菌或支原体引起的严重感染。口服用于大肠埃希菌、痢疾杆菌引起的肠炎、菌痢及手术前清洁肠腔、局部用于眼、耳感染等。其最低杀菌浓度约为最低抑菌浓度的 2 倍。作用机制与链霉素相似，它们都能与核糖核蛋白体 30S 亚基结合，但庆大霉素与 30S 亚基结合的位点较多。其抗菌作用受 pH 值、氯化钠及 Ca^{2+} 浓度的影响。

本品口服吸收很少，肌内注射吸收迅速，注射 1 小时后血药浓度达峰值。半衰期为 0.5～3 小时；有效血药浓度可维持 6～8 小时；剂量增加不发生蓄积作用。

本品在体内很少变化，反复多次用药，都以原型由肾脏排出，约为注入量的 40%～80%，仅少量由胆汁排泄，吸收后可渗入胸腔和腹腔，浓度约为血清中之 10%～50%。

本品毒副作用与卡那霉素相似，主要是对颅神经的损害，但对听力的影响较小。偶有引起低血钾症、过敏性休克等，应加注意。

庆大霉素由 M. J. Weinstein 等于 1963 年发现，为抗生素类药。国内于 1969 年开始生产。除中国药典(2015)收载外、BP(2013)、USP(36)、JP(16)等均有收载。

庆大霉素是由绛红色小单孢菌(*Micromonospora purpura*)和棘状小单孢菌(*M. echinospora*)发酵产生的氨基糖苷类抗生素，经分离确证共有 10 余种成分，即 A、A_1、A_2、A_3、A_4、B、B_1、X、C_1、C_2、C_{1a}、C_{2a}等，但发酵液中主要含庆大霉素 C 复合物，尚有少量次要成分。主要成分结构如下。

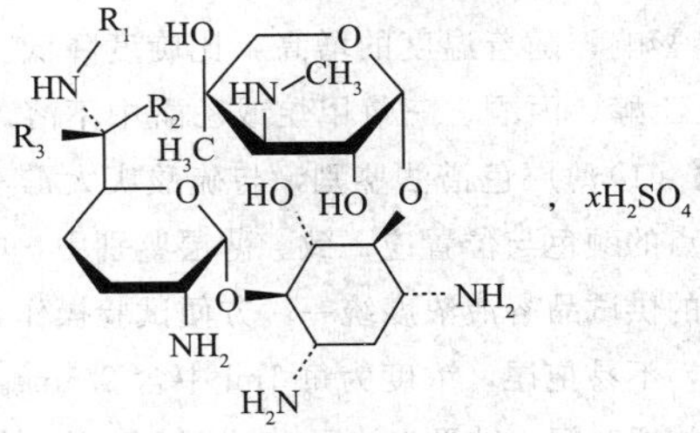

Gentamicin	Mol. Formula	R_1	R_2	R_3
C_1	$C_{21}H_{43}N_5O_7$	CH_3	CH_3	H
C_{1a}	$C_{19}H_{39}N_5O_7$	H	H	H
C_2	$C_{20}H_{41}N_5O_7$	H	CH_3	H
C_{2a}	$C_{20}H_{41}N_5O_7$	H	H	CH_3

庆大霉素 C_1、C_2、C_{1a} 三者结构相似之处，均为 4,6-双取代脱氧链霉胺的三糖，由 2-脱氧链霉胺、加洛糖胺和绛红糖胺所构成。三者差别仅在绛红糖胺 C-6 及氨基上甲基化程度不同。

C_{2a}是C_2的异构体。国内各厂的发酵工艺基本一致，但提炼工艺各有其特点。由于发酵菌种不同或工艺略有差异，各厂产品C组分含量比例不完全一致，庆大霉素C_1、C_2、C_{1a}对微生物的活性无明显差别，但其毒副作用和耐用性有差异。

H. J. Weinstein等报道，经分离提纯的庆大霉素C_1、C_{1a}、C_2单组分硫酸盐的生物效价分别为571、626、656U/mg；其急性毒性(小鼠静脉注射LD_{50})分别为81、88、83mg/kg。国内福建微生物研究所分离的庆大霉素C_1、C_{1a}、C_2单组分硫酸盐的生物效价分别为407、917、700U/mg；其急性毒性(小鼠静注LD_{50})分别为90.28、78.75、73.14mg/kg。

由于细菌中某些钝化酶对三种组分钝化情况有所不同，三者对不同菌株的耐药性有一定差别，因此各组分的比例影响产品的效价和临床疗效。故各国药典均规定控制各组分的相对百分含量。

【制法概要】菌种发酵后，发酵滤液用硫酸酸化至pH值2左右，滤过，用氢氧化钠溶液中和后，用阳离子交换树脂吸附，经洗涤后，用氢氧化铵溶液解析，解析液用阴离子交换树脂脱色，浓缩后，加入硫酸溶液成盐，活性炭脱色，滤过，喷雾干燥，即得。

【性状】本品为白色或类白色的粉末；无臭；有引湿性。供试品经60℃减压干燥3小时后，置于25℃吸湿3日，引湿增重可达38%左右，并呈微黄糊状，发黏。对光、热、空气均较稳定，水溶液亦稳定、pH 2～12时，100℃加热0.5小时，活性无明显变化。庆大霉素在紫外区无吸收，

本品单组分熔点(分解)：C_1游离碱为94～100℃，C_2游离碱为107～124℃. 据报道，三个主要组分硫酸盐的熔点(分解)：C_1为244～245℃，C_2为247～249℃，C_{1a}为242～244℃。复合物硫酸盐的熔点(分解)为218～237℃，产品组分含量比例不同，熔点亦不一致。

本品水溶液呈右旋性。各国药典均规定测定比旋度，限度规定相同，均为+107°至+121°，但测定溶液的浓度和温度不相同。经实验证明溶液浓度对测定值影响不大，而测定温度有一定影响；随着温度的增高，比旋度降低。本品在水中易溶，在乙醇、丙酮、三氯甲烷或乙醚中不溶。

【鉴别】(1)薄层色谱法鉴别，与硫酸庆大霉素标准品对比，所显斑点的颜色与位置应一致。薄层鉴别中，中国药典将原料和制剂的供试品溶液浓度统一，方便试验操作，实际分离效果也很好，不易拖尾，浓度为每1ml中含2.5mg。考察了展开剂分层的放置时间，结果为放置30分钟至1小时以后，效果最好，为确保分离效果，质量标准中定为放置1小时。

(2)液相色谱法鉴别，按庆大霉素C组分条件试验应与标准品各峰的保留时间一致。

鉴别采用两套色谱鉴别系统主要就是为了满足不同检测机构的需要，特别是快检的需要，任选其一试验即可。

【检查】硫酸盐、有关物质、庆大霉素C组分　中国药典(2010)均采用HPLC-ELSD方法，该方法与中国药典(2000)方法比较，不需要衍生化，减少了前处理，分离效果好。色谱条件基本与中国药典(2005)一致，由于蒸发光散射检测器是质量型检测器，对非挥发性样品均有响应，不受流动相成分与环境温度的影响，样品峰面积的对数值与浓度的对数值之间有良好的线性关系，灵敏度与仪器型号有关，本版药典采取的是较高的样品浓度2.5mg/ml，以利于各组分和杂质的检出。

试验中应注意：由于流动相酸性较强，pH值为0.9左右，所以须用能耐低pH值的色谱柱，否则会引起柱流失。有关物质方法学研究中使用过的色谱柱型号：Agilent Zorbax SB-C_{18} 5μm，4.6mm×250mm；Welch Materials Ultimate LP-C_{18} 5μm，4.6mm×250mm。

硫酸盐　中国药典(2010)采用与庆大霉素C组分相同色谱条件试验，以硫酸滴定液为对照品溶液。标准中"另精密称取本品适量，加水溶解并定量稀释制成每1ml中约含0.5mg的溶液，作为供试品溶液"，此处所表述的量应为"每1ml中约含庆大霉素(按效价活性含量计)0.5mg的溶液"。中国药典(2015)将检查方法由HPLC修订为滴定法，与中国药典(2005)相同，限度不变。

有关物质　中国药典(2015)测定方法未修订，仅将杂质总量由5.0%修订为4.5%。有关物质限度规定标准中"含西索米星不得过2.0%，小诺霉素不得过3.0%。除硫酸峰和亚硫酸峰外，其他杂质按小诺霉素回归方程计算，单个杂质不得过2.0%，总杂质不得过4.5%"应理解为各杂质的含量是相对于庆大霉素有效成分(效价活性单位)计，即以回归方程测得量X除以称样量M与庆大霉素效价活性含量的乘积。如从回归方程中测得西索米星为Xmg，样品硫酸庆大霉素原料称样量为M mg，其湿品效价测得值为Y U/mg，其有关物质计算值应为：

$$\frac{X}{M\times(Y/1000)}\times100\%，余类推。$$

西索米星的计算是将西索米星的面积代入西索米星回归方程计算；小诺霉素和其他单个的计算是将各杂质的面积分别代入小诺霉素回归方程计算。另外对于其他总杂质的计算，鉴于随行标准曲线方法的特殊性，在计算中，各单个杂质的面积应分别代入回归方程中计算得出各自含量后，再相加得出总杂质的含量。有关物质典型色谱图见图1。

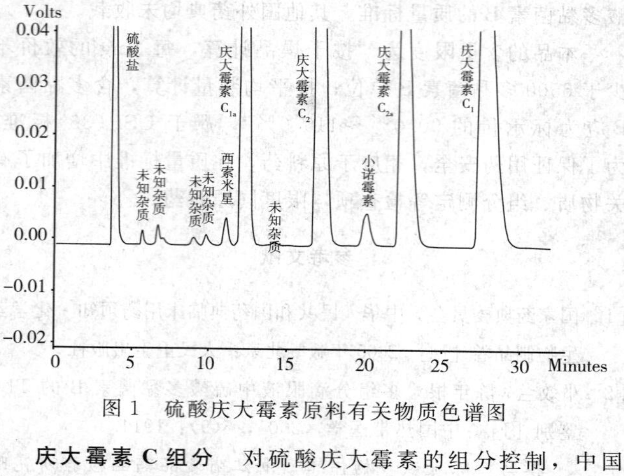

图1　硫酸庆大霉素原料有关物质色谱图

庆大霉素C组分　对硫酸庆大霉素的组分控制，中国药典(2010)和国外药典的方法均为控制各组分的相对比例，

而非其在硫酸庆大霉素中的含量。河南省食品药品检验所在2012年的全国评价性抽验中对国内4家硫酸庆大霉素原料企业提供的15批样品进行了组分含量测定。结果15批样品四个主组分的含量均值为57.0%，硫酸庆大霉素原料的硫酸盐含量限度为32%～35%，取其中值33.5%，国产硫酸庆大霉素原料四个主组分的含量按硫酸庆大霉素计为90.5%(57.0%+33.5%)；提示国产硫酸庆大霉素的质量已经比较理想。中国药典(2015)在控制各组分相对比例的基础上，增加对各组分含量的控制(C_1 应为14%～18%，C_{1a} 应为10%～23%，$C_{2a}+C_2$ 应为17%～33%)以及四个组分总含量的控制(总含量不得低于50.0%)，能够更好地体现出产品的质量水平。原料组分典型色谱图见图2。

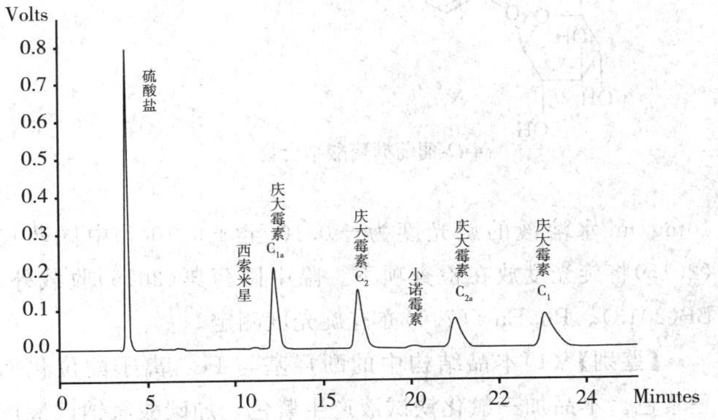

图2 硫酸庆大霉素原料组分色谱图

目前国内市场最常见的蒸发光散射检测器有两种：Ⅰ为美国Alltech 2000型，Ⅱ为法国SEDEX 75型；针对两种仪器的特点，河南省食品药品检验所考察了漂移管温度和载气流速(压力)对测定结果的影响，进而对检测器参数进行优化。由于本方法所用流动相的水相比例较高，Alltech 2000型检测器的漂移管温度在102～110℃之间、Dikma SEDEX 75型检测器在40～50℃之间(供应商推荐温度为40℃)各选择4个温度点，分别考察背景噪音及峰响应值。结果漂移管温度Alltech 2000型仪器为108℃、Dikma SEDEX 75型仪器为45℃时噪音较小，峰响应值最高。进一步考察载气流速对测定结果的影响。Alltech 2000型检测器在5种流速(2.2、2.4、2.5、2.8、3.0 L/min)、Dikma SEDEX 75型检测在5种载气压力(250、300、350、400、420 kPa)下，分别测定背景噪音及峰响应值，结果Alltech 2000型检测器流速在2.5 L/min时噪音较小，响应值较高；Dikma SEDEX 75型检测器载气压力设置为350kPa时，基线噪音较小，色谱响应较高。结果提示采用HPLC-ELSD质控方法，应针对每一种具体的检测器设定仪器参数。中国药典(2015)对高温型不分流模式和低温型分流模式推荐了相应参数。

【含量测定】 采用抗生素微生物检定法(管碟法或比浊法)测定。

比浊法影响因素 (1)仪器的清洁 比浊法的灵敏度较高，若所用玻璃仪器不洁净，将影响微生物的生长，使实验数据不稳定及变化较大。

(2)培养基 由于抗生素效价微生物比浊法测定培养时间较短(3～4小时)，要求微生物在短时间内快速生长，以尽量使培养物的吸收值在0.3～0.7之间。因此对培养基的原材料要求较高。

(3)培养温度 培养温度对微生物生长速度影响较大，如果温度变化较大，实验数据差异较大。培养微生物时，最好用同一厂家同一批号的试管，避免试管不同带来的传热差异。

(4)培养时间 尽量使每管的培养时间一致，否则实验数据有较大差异。

(5)菌液应新鲜制备。

(6)测定时应将培养物摇匀，才能较准确地测量微生物的浓度。

【制剂】(1)硫酸庆大霉素片(Gentamycin Sulfate Tablets)

(2)硫酸庆大霉素注射液(Gentamycin Sulfate Injection)

由于处方中加入的亚硫酸钠和亚硫酸氢钠等稳定剂在有关物质项下会出峰，所以各厂家应在说明书中标明辅料，以便计算时扣除相应峰。

(3)硫酸庆大霉素缓释片(Gentamycin Sulfate Sustained-release Tablets)

释放度检查时，应注意衍生化温度和时间的严格控制。

(4)硫酸庆大霉素颗粒(Gentamycin Sulfate Granules)

(5)硫酸庆大霉素滴眼液(Gentamycin Sulfate Eye Drops)

撰写 袁 涛 成都市食品药品检验研究院
复核 汪 洋 成都市食品药品检验研究院
胡昌勤 中国食品药品检定研究院

硫酸沙丁胺醇

Salbutamol Sulfate

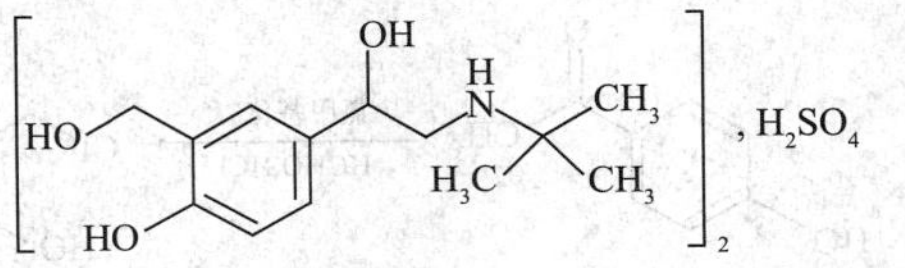

$(C_{13}H_{21}NO_3)_2 \cdot H_2SO_4$ 576.70

化学名： 4-羟基-α'-[(叔丁氨基)甲基]-1,3-苯二甲醇硫酸盐

英文名： Salbutamol(INN)Sulfate

异名： Albuterol Sulfate

CAS号： [51022-70-9]

本品为β_2肾上腺素受体激动药，作用于支气管β_2肾上腺受体，松弛平滑肌。其机制为激活腺苷环化酶，促进环磷腺苷生成；抑制肥大细胞等致敏细胞释放过敏反应介质，亦与其支气管平滑肌解痉作用有关。临床主要用于治疗支气管哮喘、喘息型支气管炎和肺气肿患者的支气管痉挛等，属平喘药。临床疗效肯定，不良反应主要为头痛、恶心、心悸、偶见肌肉震颤、血压波动等。

沙丁胺醇在人体内迅速从胃肠道吸收，15分钟内生效，维持大约14小时；当用吸入法给药时，5分钟内生效，24

小时内由尿中排出。口服给药量的 50% 或吸入给药量的 30% 在 4 小时内排出体外。口服、静脉注射或气雾法给予经氚标记的沙丁胺醇，约 80%在 3 天内自尿液中排出。

在狗、家兔和大鼠体内分别有 10%、90%、40%的沙丁胺醇形成 4-*O*-葡萄糖醛酸结合物(4-*O*-glucuronide)，后者无兴奋或抑制 *β* 受体活性。在人体内与动物体内不同，多数是形成极性代谢物经肾排泄，如人体中投药量的 25%代谢成为 4-*O*-硫酸酯(4-*O*-sulfate)[1]。

沙丁胺醇的代谢途径如以下式所示。

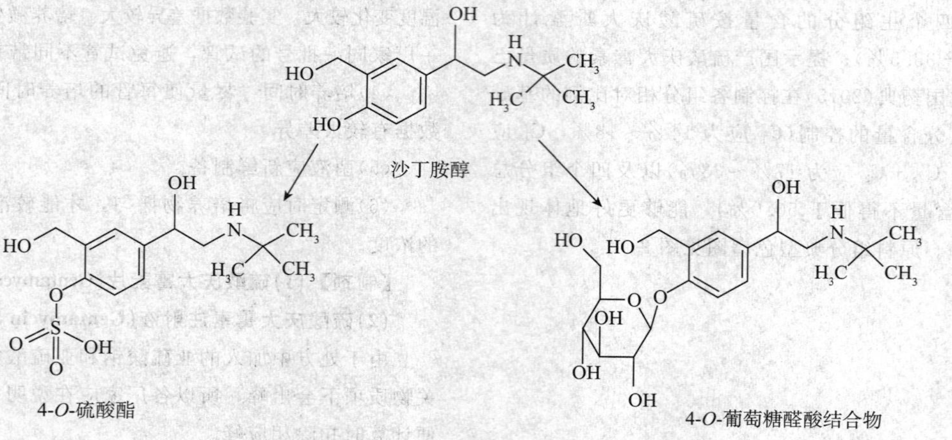

本品是英国于 1965 年研究发现。1968 年发表药理试验结果[2,3]，同年有临床应用的报道，1969 年在英国上市。国内于 1975 年投产，除中国药典(2015)收载外，USP(36)、BP(2013)、Ph. Eur. (7.0)、JP(16)均有收载。目前国内上市剂型有片剂、缓释片剂、胶囊剂、缓释胶囊剂、注射剂、吸入粉雾剂、吸入气雾剂、雾化吸入溶液等。

【制法概要】硫酸沙丁胺醇一般采用由对羟基苯乙酮经氯甲基化→酯化→溴化→缩合→水解→游离→氢化→成盐来制备。合成过程中可能带入酮体等杂质。途径如下式所示。

【性状】旋光度 本品结构中含有手性碳，为外消旋体，因此，为控制两个对映体的比例，中国药典(2010)规定本品 10mg/ml 水溶液的旋光度为 −0.10° 至 +0.10°。中国药典(2015)将旋光度放在检查项下。除中国药典(2015)收载外，BP(2013)、Ph. Eur. (7.0)亦有旋光度测定。

【鉴别】(1)本品结构中的酚羟基与 Fe^{3+} 离子配位化而呈紫色。本品加三氯化铁试液产生紫色，加碳酸氢钠试液产生橙黄色浑浊。

(2)本品在弱碱性溶液中被铁氰化钾氧化为醌，然后与 4-氨基安替比林生成橙红色缩合物，可被三氯甲烷提取。经实验，反应在硼砂标准缓冲液(0.38%)中显色最明显，与文献报道显色适宜的 pH 9.1～9.2[4] 一致。反应式如下式所示。

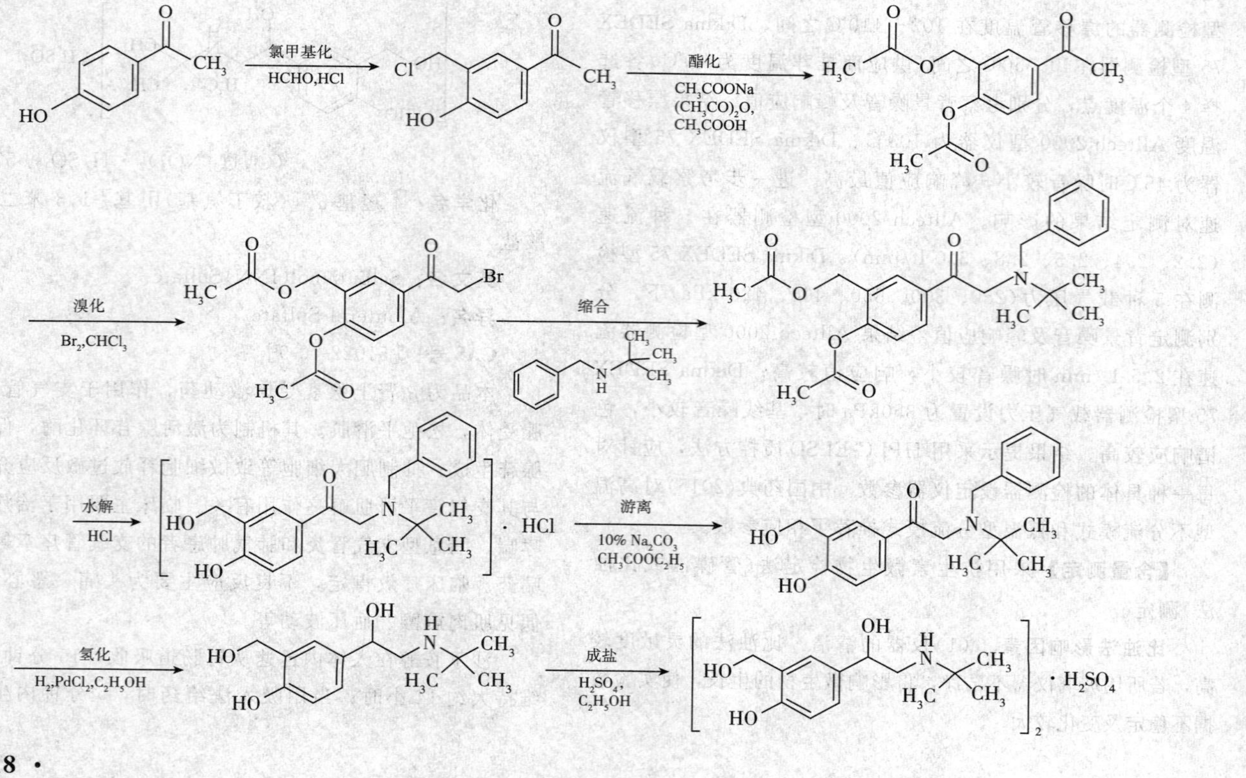

$$4K_3[Fe(CN)_6] + 2H_2O \rightarrow 3K_4[Fe(CN)_6] + 2[O] + H_4[Fe(CN)_6]$$

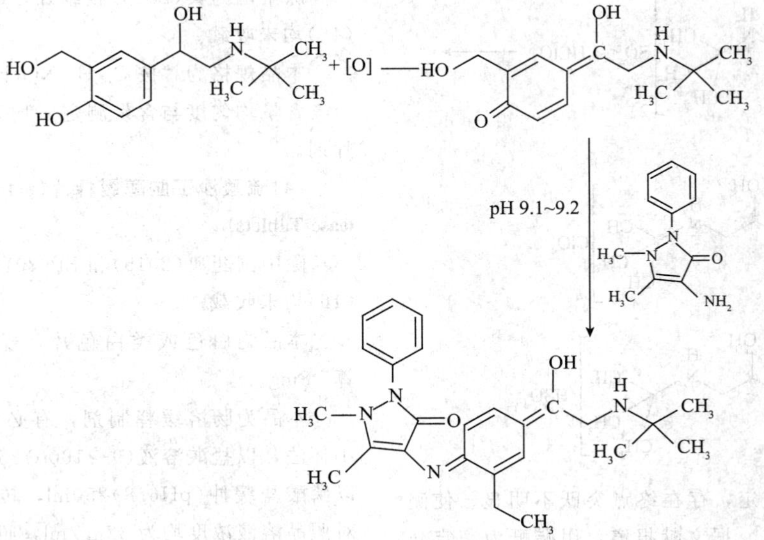

(3)本品0.08mg/ml的水溶液在276nm的波长处有最大吸收，吸收系数($E_{1cm}^{1\%}$)为59；如将溶液浓度稀释成0.04 mg/ml，可同时测到224nm和276nm两个最大吸收峰(图1)。

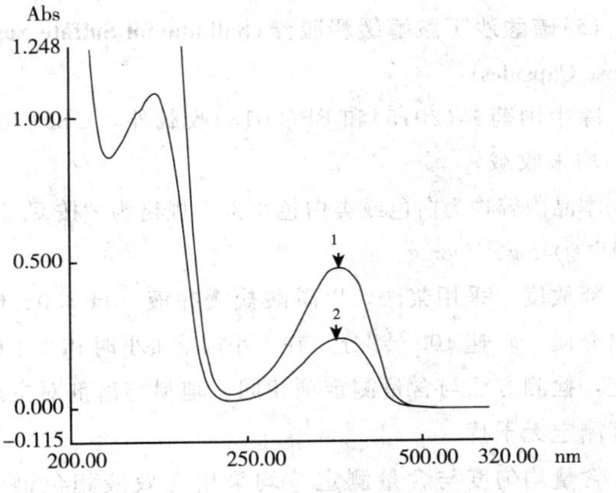

图1　硫酸沙丁胺醇紫外吸收图谱

1.0.08mg/ml溶液；2.0.04mg/ml溶液

(4)本品的红外光吸收图谱应与对照的图谱(光谱集486图)一致。本品的红外光吸收图谱显示的主要特征吸收如下。

特征谱带(cm^{-1})	归属	
3500～3100	羟基	ν_{O-H}
3100～2400	仲胺盐	$\nu_{NH_2^+}$
1617，1507	苯环	$\nu_{C=C}$
1250，1205	醇与酚羟基	ν_{C-O}
1112～1060	硫酸根	$\nu_{SO_4^{2-}}$
841	取代苯	γ_{2H}
612	硫酸根	$\delta_{SO_4^{2-}}$

(5)本品含有硫酸根，因此，水溶液显硫酸盐的鉴别反应。

【检查】沙丁胺酮　合成工艺表明，合成过程中可能带入酮体等杂质。采用紫外-可见分光光度法测定，由于沙丁胺醇在310nm波长处无紫外吸收，因此，选择此波长检测沙丁胺酮可以免除沙丁胺醇的干扰。除中国药典(2015)收载外，BP(2013)、Ph. Eur.(7.0)亦有该检查项。

硼　采用比色法测定，与中国药典(2015)收载的沙丁胺醇标准中硼检测方法相同。

有关物质　BP(2009)、Ph. Eur.(6.0)采用高效液相色谱法，用C8柱(150mm×3.9mm，5μm)，流动相：乙腈-2.87 g/L的庚烷磺酸钠溶液和2.5 g/L磷酸二氢钾溶液(用稀磷酸溶液调节pH值至3.65)(22∶78)，检测波长为220nm。USP(32)、JP(15)均采用薄层色谱法。

中国药典(2010)参照BP(2009)、Ph. Eur.(6.0)中该项检查及中国药典(2005)中硫酸沙丁胺醇片的含量测定项，优化方法使主成分和其他有关物质有效分离：用十八烷基硅烷键合硅胶为填充剂；以磷酸盐缓冲液(取0.08mol/L磷酸二氢钠溶液，用磷酸调节pH值至3.10±0.05)-甲醇(85∶15)为流动相，检测波长为220nm。降解试验表明：本品在酸、碱、高温及氧化条件下有降解，光照条件下有少量降解，降解产物能与主峰完全分离。耐受性试验表明该方法耐受良好。

为保持标准的一致性，中国药典(2015)对液相色谱条件进行了修订，与中国药典(2015)收载的沙丁胺醇有关物质色谱条件相同(与上述BP(2009)和Ph. Eur.(6.0)方法亦相同)，经比较两种色谱条件下测定结果基本一致。

经稳定性考察，供试液(浓度为2mg/ml)放置12小时后，有关物质无明显变化。

干燥失重　本品为无水物，中国药典(2015)规定，在60℃减压干燥至恒重，减失重量不得过0.5%。BP(2013)、Ph. Eur.(7.0)规定，在105℃干燥至恒重，减失重量不得过0.5%。JP(16)规定，在真空压力不超过0.67kPa，100℃干燥3小时，减失重量不得过0.5%。

【含量测定】本品为有机碱的硫酸盐，因硫酸酸性较强，用高氯酸液滴定时只能滴至 HSO_4^- 盐[4]。

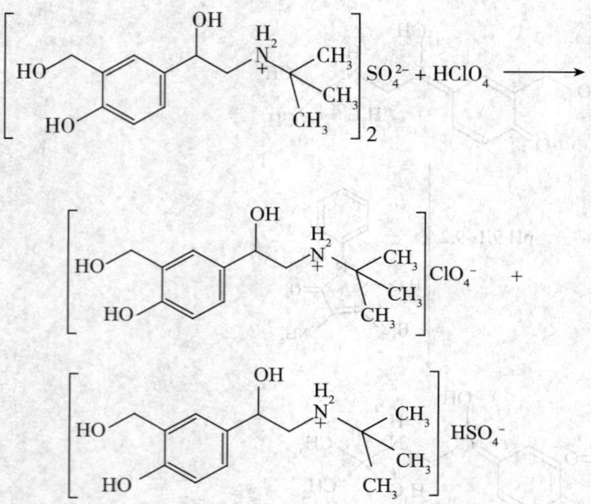

本品如在冰醋酸中滴定，存在终点突跃不明显、使测定结果精密度较差的缺点。据文献报道，用醋酐为滴定介质，可使碱性增强，滴定的突跃增大。因本品在醋酐中溶解度小，故先用 10ml 冰醋酸溶解，再加醋酐。经实验，用混合溶剂，终点突跃明显，结果精密度较好。以结晶紫为指示剂时，滴定液颜色由紫→蓝→蓝绿→绿→黄绿→黄，经电位滴定确定，滴定终点为蓝绿色。

注意，本品加冰醋酸加热溶解，需“放冷”后再加醋酐，否则仲氨基被乙酰化，可能使测定结果偏低。

USP(36)采用液相色谱法，BP(2013)、Ph. Eur.(7.0)采用电位滴定法，JP(16)采用非水滴定法。

【制剂】(1)硫酸沙丁胺醇片(Salbutamol Sulfate Tablets)

中国药典(2015)、USP(36)和 BP(2013)有收载，JP(16)未收载。

本品为白色片，规格为“按 $C_{13}H_{21}NO_3$ 计算”①0.5mg、②2mg。处方中，主要辅料有淀粉、乳糖、微晶纤维素、硬脂酸镁等。

含量均匀度与含量测定　均采用高效液相色谱法，色谱条件与上述中国药典(2010)有关物质检查项相同，检测波长为 276nm，辅料对主成分含量测定无干扰，方法回收率为 99.4%($n=9$)，RSD 为 0.54%；精密度 RSD 为 0.34%($n=6$)。

(2)硫酸沙丁胺醇注射液(Salbutamol Sulfate Injection)

中国药典(2015)和 BP(2013)有收载，USP(36)和 JP(16)均未收载。

本品为无色澄明液体。规格为“按 $C_{13}H_{21}NO_3$ 计算”2ml∶0.4mg。

有关物质与沙丁胺醇酮　为此 BP(2013)收载的检测项目，中国药典(2015)尚未收载。

细菌内毒素　本品临床每小时用药最大剂量是静脉注射每次 0.4mg(中国医师药师临床用药指南、中国国家处方集)，内毒素计算限值为 750EU/mg。中国药典(2015)尚未规定本品细菌内毒素检查项，有待试验研究后增补。

含量测定　采用高效液相色谱法测定，同片剂。

(3)硫酸沙丁胺醇胶囊(Salbutamol Sulfate Capsules)

除中国药典(2015)收载外，USP(36)、BP(2013)和 JP(16)均未收载。

本品规格为“按 $C_{13}H_{21}NO_3$ 计算”2mg。

含量均匀度与含量测定　均采用高效液相色谱法，同片剂。

(4)硫酸沙丁胺醇缓释片(Salbutamol Sulfate Sustained-release Tablets)

除中国药典(2015)和 BP(2013)收载外，USP(36)和 JP(16)均未收载。

本品为白色或类白色片，规格为“按 $C_{13}H_{21}NO_3$ 计算”8mg。

本品为肠溶缓释制剂，有必要对其进行释放度检查。小杯法，以盐酸溶液(9→1000)250ml 为溶剂，2 小时后换以磷酸盐缓冲(pH6.8)250ml，转速 100 转/分，供试品和对照品溶液浓度均为 32μg/ml，照含量测定项下方法测定，结果与 0.8299 相乘。规定：2 小时的释放量为 35%～55%、4 小时的释放量为 55%～75%、8 小时的释放量为 75%以上。辅料与溶剂对主成分释放度测定无干扰。

含量均匀度与含量测定　均采用高效液相色谱法，同片剂。

(5)硫酸沙丁胺醇缓释胶囊(Salbutamol Sulfate Sustained-release Capsules)

除中国药典(2015)和 BP(2013)收载外，USP(36)和 JP(16)均未收载。

本品内容物为白色或类白色小丸，规格为“按 $C_{13}H_{21}NO_3$ 计算”①4mg、②8mg。

释放度　采用桨法，以磷酸盐缓冲液(pH 3.0±0.5)为溶出介质，转速 100 转/分，在 1 小时、4 小时和 8 小时取样测定，检测方法与含量测定项相同。辅料与溶剂对主成分溶出度测定无干扰。

含量均匀度与含量测定　均采用高效液相色谱法，同片剂。

(6)硫酸沙丁胺醇吸入气雾剂(Salbutamol Sulfate Inhalation Aerosol)

中国药典(2015)新增剂型。由于硫酸沙丁胺醇在水中易溶，在乙醇中极微溶解，在三氯甲烷或乙醚中几乎不溶，因此根据本品的处方，本品属于经口吸入混悬型气雾剂。除中国药典(2015)收载外，BP(2013)也有收载。中国药典(2015)收载规格为每瓶 200 揿，每揿含沙丁胺醇 0.1mg。

红外光谱鉴别　由于不同来源的样品处方组成不同，因此需要对样品进行前处理以避免辅料的干扰，分离提取得到的硫酸沙丁胺醇干燥后，再经溴化钾压片法测定红外吸收光谱。

沙丁胺酮　中国药典(2015)沙丁胺酮的检测方法与 BP(2013)硫酸沙丁胺醇气雾剂中沙丁胺酮的检测方法相同，采用液相色谱梯度洗脱法测定，辅料对测定无干扰。沙丁胺酮的最低检测浓度为 0.28mg/ml，相当于供试品溶液浓度的 0.05%。

有关物质　采用液相色谱法测定，色谱条件与原料有关物质检查项相同。破坏试验显示，主峰与降解杂质峰可以有效分离，辅料对测定结果无干扰。

递送剂量均一性　该项主要反映瓶内每揿主药含量的差异，是考察每瓶定量阀和驱动器一致性的重要指标。中国药典(2015)与 USP(36)均采用 DUSA 管取样测定，以驱动器外剂量表示每揿主药含量。采用液相色谱法测定，色谱条件同含量测定项。

微细粒子剂量　雾滴(粒)分布和微细粒子剂量是评价吸入制剂质量的重要参数。中国药典(2015)通则微细粒子空气动力学特性测定法中收载了装置Ⅰ和装置Ⅱ共两种测定装置。本品与 BP(2013)硫酸沙丁胺醇气雾剂均采用装置Ⅰ(双级撞击器)进行雾滴(粒)分布测定。采用液相色谱法测定，色谱条件同含量测定项。

泄漏率　采用重量法测定每瓶在 72 小时内的泄漏量并计算出每年的泄漏率。

含量测定　气雾剂的含量测定不同于普通制剂的含量测定，因为其剂量控制是由定量阀决定的，因此其含量是用平均每揿主药含量来表示。中国药典(2015)采用阀外剂量表示平均每揿主药含量。采用液相色谱法测定，色谱条件同片剂含量测定项。

(7)硫酸沙丁胺醇吸入粉雾剂(Salbutamol Sulfate Powder for Inhalation)

中国药典(2015)新增剂型。本品为微粉化硫酸沙丁胺醇和适宜的辅料混合均匀后装入胶囊制成的供吸入用粉雾剂，置于专用装置中使用。除中国药典(2015)收载外，BP(2013)也有收载。中国药典(2015)收载规格为沙丁胺醇 0.2mg 和 0.4mg。

微细粒子剂量　测定方法同硫酸沙丁胺醇吸入气雾剂。

含量均匀度和含量测定　采用液相色谱法测定，色谱条件同片剂含量测定项。

参考文献

[1] 郑虎．药物化学 [M]．第 6 版．北京：人民卫生出版社，2008：92.

[2] R. T. Brittain. α- [(*t*-Butylamino) methyl] -4-hydroxy-m-xylene-α[1]，α[3]-diol(AH. 3365)：a Selective β-Adrenergic Stimulant [J]．Nature，1968，219：862.

[3] D. Hartley. New Class of Selective Stimulants of β-Adrenergic Receptors [J]．Nature，1968，219：861.

[4] 安登魁．药物分析 [M]．第 2 版．北京：人民卫生出版社，1986：101，106.

撰写　刘　斐　徐志洲　　山东省食品药品检验研究院

复核　王　杰　　　　　　山东省食品药品检验研究院

硫酸阿米卡星

Amikacin Sulfate

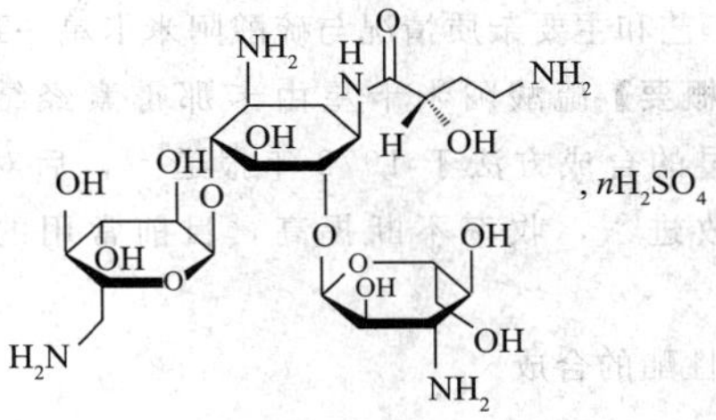

$C_{22}H_{43}N_5O_{13}\cdot 1.8H_2SO_4$　762.15

$C_{22}H_{43}N_5O_{13}\cdot 2H_2SO_4$　781.76

化学名： *O*-3-氨基-3-脱氧-α-D-葡吡喃糖基-(1→6)-*O*-[6-氨基-6-脱氧-α-D-葡吡喃糖基-(1→4)]-*N*-(4-氨基-2-羟基-1-氧丁基)-2-脱氧-D-链霉胺硫酸盐

O-3-amino-3-deoxy-α-D-glucopyranosyl-(1→6)-*O*-[6-amino-6-deoxy-α-D-glucopyranosyl-(1 → 4)]-*N*-(4-amino-2-hydroxy-1-oxobutyl)-2-deoxy-D-streptamine sulfate

异名： 硫酸丁胺卡那霉素

CAS 号： [39831-55-5]；[37517-28-5](阿米卡星)

本品为半合成氨基糖苷类抗生素，由卡那霉素经结构修饰而制得。对多数肠杆菌科细菌、铜绿假单胞菌及部分其他假单胞菌、不动杆菌属、产碱杆菌属等均具有较强的抗菌活性；作用于细菌核糖体的 30S 亚单位，抑制细菌合成蛋白质；对许多肠道革兰阴性杆菌所产生的氨基糖苷类钝化酶稳定。近年来革兰阴性杆菌中对阿米卡星耐药的菌株有增多的趋势，革兰阳性球菌中除对葡萄球菌属中甲氧西林敏感株有良好抗菌作用外，其他大多耐药。本品对厌氧菌无效。

本品适用于铜绿假单胞菌及部分其他假单胞菌、大肠埃希菌、变形杆菌属、克雷伯菌属、肠杆菌属、沙雷菌属、不动杆菌属等敏感革兰阴性杆菌与葡萄球菌属(甲氧西林敏感株)所致严重感染，如菌血症或败血症、细菌性心内膜炎、下呼吸道感染、骨关节感染、胆道感染、腹腔感染、复杂性尿路感染、皮肤软组织感染等。

本品口服很少吸收，肌内注射后迅速被吸收。主要分布于细胞外液，部分药物可分布到各种组织，并可在肾脏皮质细胞和内耳液中积蓄；但在心脏心耳组织、心包液、肌肉、脂肪和间质液内的浓度很低。本品蛋白结合率低，在体内不代谢。成人血消除半衰期($t_{1/2}$)为 2～2.5 小时，主要经肾小球滤过排出，给药后 24 小时内排出 90%以上。

本品的主要不良反应有听力减退、耳鸣或耳部饱满感。听力减退一般于停药后症状不再加重，但个别在停药后可能继续发展至耳聋。此外本品有一定肾毒性，患者可出现血尿，排尿次数减少或尿量减少、血尿素氮、血肌酐值增高等，停药后即见减轻，但亦有个别报道出现肾功能衰竭[1]。

本品由 Hamao Umezawa 于 1957 年发现，由 Hiroshi Kawaguchi 等于 1972 年制得。国内于 1981 年开始生产。目前除中国药典（2015）收载外，USP（36）、Ph. Eur.（7.0）、BP（2013）、IP（5）和 JP（16）均有收载。此外，中国药典（2015）还收载阿米卡星，主要作为合成硫酸阿米卡星的原料，合成工艺和主要杂质情况与硫酸阿米卡星一致。

【制法概要】硫酸阿米卡星由卡那霉素经结构修饰后制得，最早的合成方法于 1972 年报道[2]，后对该方法进行不断的改进[3]，收率不断提高，目前常用的合成方法如下。

（1）活性酯的合成

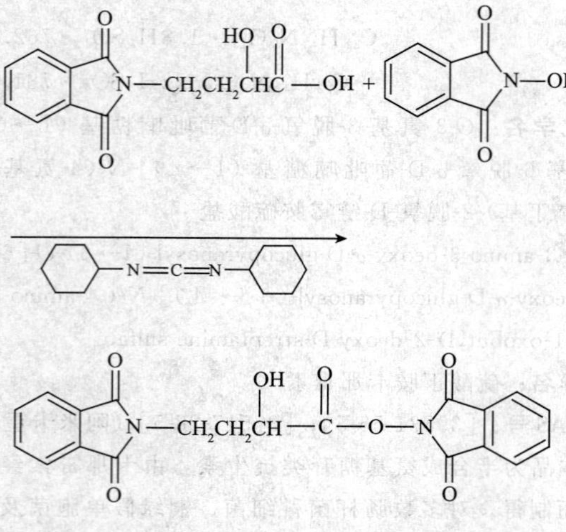

活性酯

（2）硅烷化

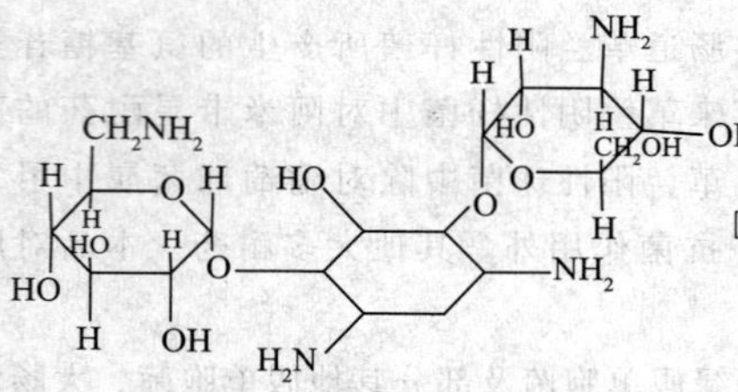

[KMA（卡那霉素）]

$KMA+(CH_3)_3SiNHSi(CH_3)_3 \xrightarrow{CH_3CN、(CH_3)_3SiCl}$

HMDS（六甲基二硅烷胺）

$KMA \cdot (Sily)_x + NH_3 + NH_4Cl$

TMCS（三甲基氯硅烷）

（3）酰化

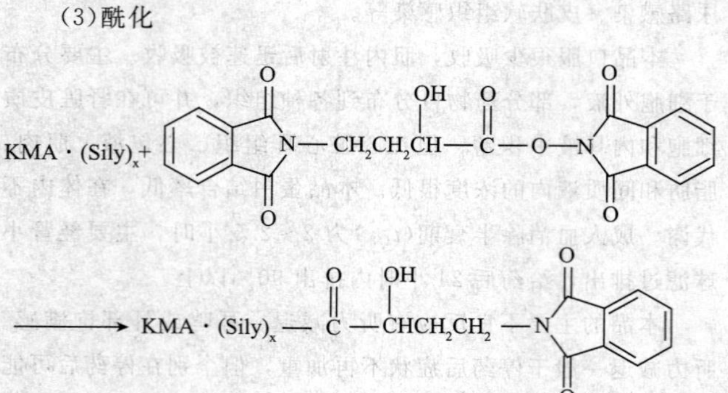

（4）水解

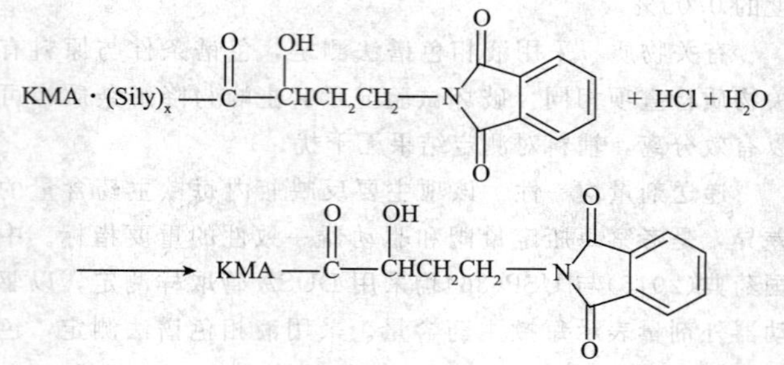

（5）肼解

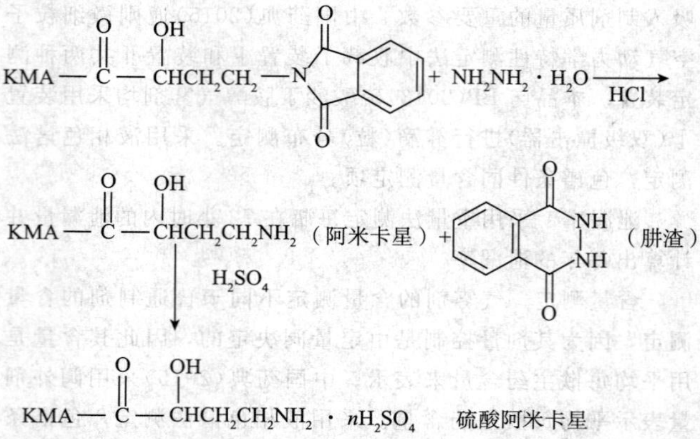

【性状】本品对酸、碱、高温、光较稳定；对强氧化剂较不稳定；在 5% 葡萄糖溶液中室温贮存 24 小时后含量开始下降。阿米卡星也具有基本相同的性质。

比旋度 硫酸阿米卡星含手性碳原子，为手性化合物。各国药典均采用测定比旋度的方法控制本品的手性。本品的比旋度与所含硫酸量的多少有关，为兼顾 1.8 分子硫酸和 2 分子硫酸，中国药典（2010）将比旋度限度做了修订，将下限由 +72° 提高到 +76°，上限由 +85° 降低到 +84°，溶剂为水，浓度为 20mg/ml。修订后的比旋度测定方法和限度与国外药典完全一致。阿米卡星亦规定比旋度测定项目，限度与国外药典相同，均为 +97° 至 +105°。中国药典（2015）未修订。

【鉴别】（1）中国药典（2010）保留了薄层色谱法进行鉴别，可选用。在使用该方法时，应注意确保展开后，展开剂晾干的效果。当展开剂晾干不彻底时，显色后背景呈紫红色，对主斑点的判断有干扰。中国药典（2015）修订了色谱条件，与卡那霉素检查项下相同。

（2）HPLC 保留时间鉴别，专属性强，可与含量测定同时完成。

（3）本品的红外光吸收图谱应与对照图谱（光谱集 1079 图）一致，显示的主要特征吸收如下。

特征谱带（cm^{-1}）	归属	
3500～3100	羟基，酰胺	$\nu_{O-H,N-H}$
3100～2300	胺盐	$\nu_{NH_3^+}$
1641	酰胺（Ⅰ）	$\nu_{C=O}$

续表

特征谱带(cm^{-1})	归属	
1533	酰胺(Ⅱ)	δ_{NH}
1150～1000	硫酸根，羟基	$\nu_{SO_4^{2-}}$，ν_{C-O}
615	硫酸根	$\delta_{SO_4^{2-}}$

(4)本品为硫酸盐，显硫酸盐的鉴别反应。

在阿米卡星的鉴别项下，色谱鉴别方法与硫酸阿米卡星项下的方法一致。此外，还保留了氨基葡萄糖的显色反应和酰胺基团的颜色反应。

【检查】酸碱度 溶液的浓度和 pH 值范围与所含硫酸的量有关，故制定不同的限度范围。阿米卡星为碱性化合物，pH 值限度范围与国外药典一致。

有关物质 本品在合成过程中，卡那霉素 A 分子结构上的 3 个$-NH_2$都有可能在酰化反应时与活性酯结合，主反应形成阿米卡星，副反应则产生 3 个主要杂质，Ph. Eur. 和 BP 分别将其标注为杂质 A、杂质 B、杂质 C；此外，将未反应完全的卡那霉素 A 标注为杂质 D。中国药典(2015)收载了杂质 A、杂质 B、杂质 E、杂质 F 和杂质 H 的相关信息。

USP 不控制有关物质，BP(2010)、Ph. Eur. (6.0)采用 HPLC-衍生化法，JP(15)和中国药典(2005)采用 TLC 法。

中国药典(2005)的方法色谱条件的耐用性较差，中国药典(2010)参考 BP 和 Ph. Eur. 的有关方法，采用衍生化法进行有关物质检查。起草有关物质检查方法时，以该衍生化法的条件为基础。色谱条件与 BP 和 Ph. Eur. 完全相同，采用阿米卡星和杂质 A 的混合溶液作为系统适用性试验溶液，2,4,6-三硝基苯磺酸作为衍生化试剂，规定阿米卡星与杂质 A 的分离度以及阿米卡星的柱效保证色谱系统的有效性，见图 1、图 2。该方法经验证，在 10～300μg/ml 的浓度范围内，线性关系良好。方法的最低定量浓度约为 3.0μg/ml，最低检测浓度约为 0.9μg/ml。本品主要杂质为杂质 A，限度定为杂质 A 不得过 1.0%，其他单个杂质不得过 1.0%，杂质总量不得过 3.0%。

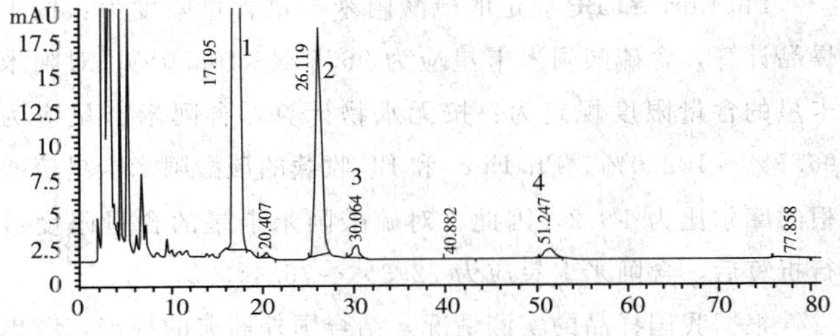

图 1 各相关杂质分离情况色谱图

1. 阿米卡星；2. 杂质 B；3. 杂质 A；4. 杂质 D

色谱柱：Kromasil 100-5 C_{18} 4.6mm×250mm，5μm

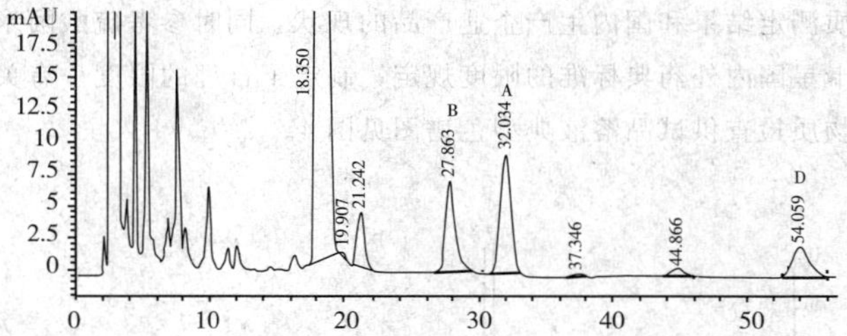

图 2 有关物质检查供试品溶液色谱图

色谱柱：Kromasil 100-5 C18 4.6mm×250mm，5μm

中国药典(2010)采用的 HPLC 柱前衍生化反应受反应温度、反应时间、反应完全性、衍生化试剂引入额外杂质及衍生化试剂的质量等多种因素的影响，导致该方法不能准确判断检测到的杂质来源，且方法复杂、操作繁琐易产生误差。Ph. Eur. (7.5)及 BP(2013)采用 HPLC-脉冲安培电化学检测器法测定硫酸阿米卡星有关物质，含量测定采用 HPLC-UV 末端吸收(200nm)法。IP(5)采用 HPLC-UV 末端吸收(200nm)梯度洗脱法测定硫酸阿米卡星有关物质和含量。浙江省食品药品检验研究院考察比较了 IP(5)、Ph. Eur. (7.5)和中国药典(2010)中收载的有关物质和含量测定方法，结果采用 IP(5)的 UV 末端吸收法，可操作性好，除卡那霉素(杂质 D)外的杂质都可以顺利检出，各成分的分离情况良好，检测灵敏度也较高，且 IP(5)采用的流动相与 Ph. Eur. (7.5)的 HPLC-脉冲安培电化学检测器法相似，杂质分离情况也基本一致。卡那霉素(杂质 D)无法在该色谱条件下出峰，需要另行采用 TLC 的方法加以控制。

中国药典(2015)有关物质测定方法与 IP(5)基本相同，并进行了方法学验证。系统适用性溶液色谱图中阿米卡星峰与杂质 B 峰的分离度在 2.0 以上，理论板数按阿米卡星峰计算约为 10000，典型色谱图见图 3。破坏试验结果显示阿米卡星对酸、碱、高温、强光、氧化破坏均较稳定，采用本法可有效地检出分解产物。线性相关性试验结果，阿米卡星在 17～337μg/ml 浓度范围内、杂质 F 在 14～277μg/ml 浓度范围内、杂质 E 在 13～259μg/ml 浓度范围内、杂质 A 在 16～319μg/ml 浓度范围内和杂质 H 在 30～296μg/ml 浓度范围内线性关系良好，相关系数均在 0.9998 以上。各杂质的相对响应因子均在 0.9～1.1 范围之内，因此可以用主成分的自身对照法计算各杂质的含量。杂质 A、杂质 E 和杂质 H 的平均回收率(n=9)分别为 97.5%、101.3%和 104%，RSD 分别为 3.9%、1.9%和 1.3%，符合有关物质测定准确度的要求。阿米卡星、杂质 A、杂质 E、杂质 F、杂质 H 的检测限($S/N>3$)分别为 6.7、5.5、5.2、6.4 和 5.9μg/ml，相当于可检出低于 0.1%水平的杂质。使用 3 个品牌色谱柱：Dikma Spursil C18 柱(250mm×4.6mm，5μm)、Shim VP-ODS 柱(250mm×4.6mm，5μm)和 Thermo Acclaim 120 C18 柱(250mm×4.6mm，5μm)，在 Agilent 1100 液相色谱仪上进行耐用性考察，结果峰形和分离均较好。根据有关物质测定结果和国内生产企业产品的现状，同时参考硫酸阿米卡星国内外药典标准的限度规定，制定了合理的限度。有关物质检查供试品溶液典型色谱图见图 4。

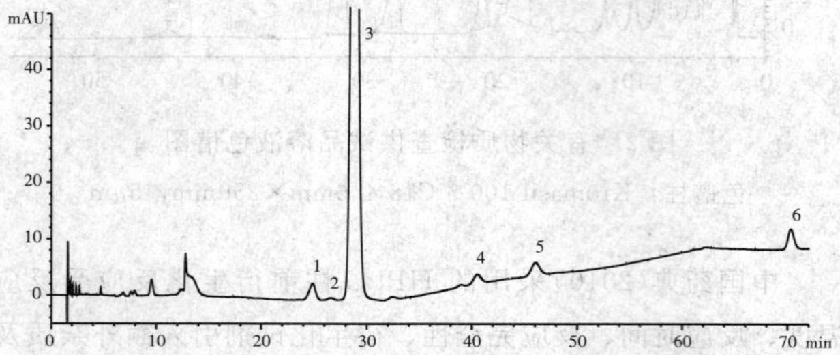

色谱柱：Dikma Spursil C_{18} 柱（250×4.6mm，5μ）

图 3　系统适应性试验色谱图（含 2% 杂质的阿米卡星混合溶液）

1. 杂质 F；2. 杂质 B；3. 阿米卡星；4. 杂质 E；

5. 杂质 A；6. 杂质 H

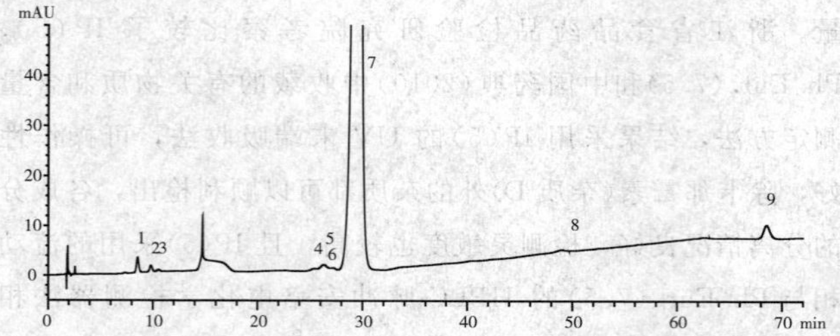

图 4　有关物质检查供试品溶液典型色谱图

5. 杂质 F；6. 杂质 B；7. 阿米卡星；8. 杂质 A；

9. 杂质 H；其他为未知杂质

卡那霉素　中国药典（2015）该检查项的设置是与有关物质检查修订为 HPLC-UV 末端吸收（200nm）法有关。在修订后的有关物质检查中，由于合成原料卡那霉素无双键，该色谱条件（200nm）下卡那霉素无法检出，因此，需要采用 TLC 的方法控制卡那霉素的量。IP（5）中硫酸阿米卡星原料、注射剂就采用 HPLC 法控制有关物质，TLC 法控制卡那霉素。中国药典（2015）采用薄层色谱法进行测定，色谱条件与 IP（5）相同，可以有效检出卡那霉素。试验结果显示在该薄层色谱条件下，0.5% 卡那霉素对照溶液斑点清晰可见，能够有效检出限度内的卡那霉素，斑点规则、斑点颜色与浓度梯度的关系明确。该方法专属性强，阿米卡星与卡那霉素完全分离，空白辅料对卡那霉素检测无干扰。典型色谱图见图 5。

残留溶剂　根据各生产企业提供的生产工艺，确定硫酸阿米卡星生产工艺中用到的有机溶剂为：甲醇、乙醇、丙酮和乙腈。上述四种溶剂可选择顶空进样的方法进行测定。中国药典（2010）采用程序升温的方法测定。中国药典（2015）修订为等温法测定，并且降低了供试品溶液的浓度，适当缩短了顶空瓶平衡时间。

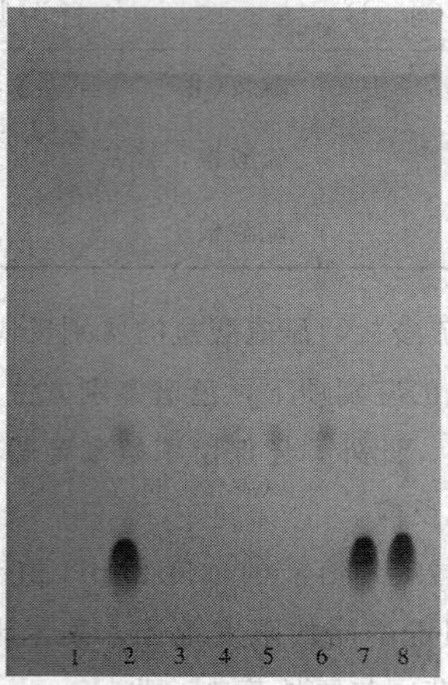

图 5　硫酸阿米卡星原料、注射剂卡那霉素检查的薄层色谱图

1. 空白辅料；2. 系统适用性溶液（阿米卡星与卡那霉素混合溶液）；3. 0.5% 卡那霉素对照溶液（0.2mg/ml）；4. 1.0% 卡那霉素对照溶液（0.4mg/ml）；5. 2.0% 卡那霉素对照溶液（0.8mg/ml）；6. 3.0% 卡那霉素对照溶液（1.2mg/ml）；7. 原料药；8. 注射剂

可见异物、不溶性微粒、无菌　为规范该项目检查时的操作细节，特将操作方法列入质量标准正文。根据药典通则的要求，仅在本品为供直接分装成注射用无菌粉末的原料药时，才进行这些项目的检查。

【含量测定】中国药典（2010）采用与有关物质检查相同色谱条件的高效液相色谱法，使用对照品外标法测定。BP（2013）和 Ph. Eur.（7.0）均采用此方法测定。经方法学验证，在 0.6～1.4 mg/ml 的浓度范围内，线性关系良好。溶液配制后，8 小时内稳定。

中国药典（2015）采用 HPLC-UV 末端吸收（200nm）法进行硫酸阿米卡星含量测定。含量测定的流动相与有关物质梯度洗脱运行程序的初始比例一致（至主峰出峰），方法专属性试验同有关物质。线性相关性试验结果表明，阿米卡星在 1.2～5.9mg/ml 的浓度范围内线性关系良好，相关系数为 0.9999（n=5）。精密度试验结果 RSD 为 0.62%（n=6）。

Ph. Eur. 和 BP 规定的硫酸阿米卡星含量限度为：按干燥品计算，含硫酸阿米卡星应为 96.5%～102.0%；对阿米卡星的含量限度规定为：按无水物计算，含阿米卡星应为 96.5%～102.0%。Ph. Eur. 和 BP 收载的硫酸阿米卡星硫酸根的摩尔比为 1∶2，因此，对硫酸阿米卡星的含量限度进行折算后，含阿米卡星应为 72.3%～76.4%。

根据我国样品的实测情况，结合国外药典的规定，考虑硫酸根的不同摩尔比，中国药典（2010）制订硫酸阿米卡星的含量限度为：按干燥品计算，含阿米卡星应为 71.1%～76.4%（n=2）或 73.0%～78.4%（n=1.8）；制订阿米卡星的含量限度为：按干燥品计算，含阿米卡星应为 95.0%～

102.0%。中国药典(2015)限度未修订。

【制剂】 中国药典(2015)和JP(16)收载了硫酸阿米卡星注射液和注射用硫酸阿米卡星，USP(36)中收载了硫酸阿米卡星注射液。

(1)硫酸阿米卡星注射液(Amikacin Sulfate Injection)

本品为无色至微黄色的澄明液体，规格有1ml∶50mg(5万单位)、1ml∶0.1g(10万单位)、2ml∶0.1g(10万单位)和2ml∶0.2g(20万单位)等4种。国内各企业的处方组成中，主要辅料有亚硫酸氢钠、乙二胺四乙酸二钠、偏重亚硫酸钠、无水亚硫酸钠和焦亚硫酸钠等。

pH值　国外药典规定pH值的范围为3.5～5.5。由于我国一直收载摩尔比为1.8的硫酸阿米卡星原料，因此，在对注射液pH值的规定上，较国外药典有所不同，中国药典(2010)规定为4.0～7.0。中国药典(2015)修订了pH值规定与国外药典相同。

无菌　对无菌检查方法进行了方法学验证，结果表明，当检验数量为出厂检验最大值，检验量为每瓶(支)样品的全量，样品溶液浓度为8mg/ml(以阿米卡星计)时，采用薄膜过滤法，冲洗液选用pH 7.0无菌氯化钠-蛋白胨缓冲液，当每膜冲洗液用量达到500ml，且分次冲洗时，6种试验菌均能生长良好。阳性对照菌选择为金黄色葡萄球菌。

(2)注射用硫酸阿米卡星(Amikacin Sulfate for Injection)

本品为白色或类白色的粉末或结晶性粉末或疏松块状物，规格有0.1g(10万单位)、0.2g(20万单位)和0.4g(40万单位)3种，国内各企业的处方组成中，主要辅料有偏重亚硫酸钠和乙二胺四乙酸二钠。

鉴别　中国药典(2005)曾规定本品应进行红外鉴别，供试品的红外光吸收图谱应与标准品图谱一致。在执行该标准时，许多企业提出在粉针的处方中有抗氧剂等其他辅料存在，对红外鉴别有干扰，与标准品图谱比较无法一致。鉴于以上原因，中国药典(2010)删除了本品的红外鉴别。

无菌检查方法经验证，可参见硫酸阿米卡星注射液。

参考文献

[1] 国家药典委员会．中华人民共和国药典临床用药须知·化学药和生物制品卷［M］．2005年版．北京：人民卫生出版社，2005：521-522.

[2] Yagisawa M, Yamamoto H, Naganawa H, et al. A new enzyme in Escherichia coli carrying R-factor phosphorylating 3′-hydroxyl of butirosin A, kanamycin, neamine and ribostamycin［J］. J Antibiot(Tokyo), 1972, 25(12): 748-750.

[3] 深津俊三，孙明杰，阮龙喜．氨基糖苷类抗生素衍生物的工业生产［J］．国外医药．抗生素分册，1983，(06)：466-472.

撰写　王知坚　王　建　浙江省食品药品检验研究院

复核　洪利娅　浙江省食品药品检验研究院

硫酸软骨素钠

Chondroitin Sulfate Sodium

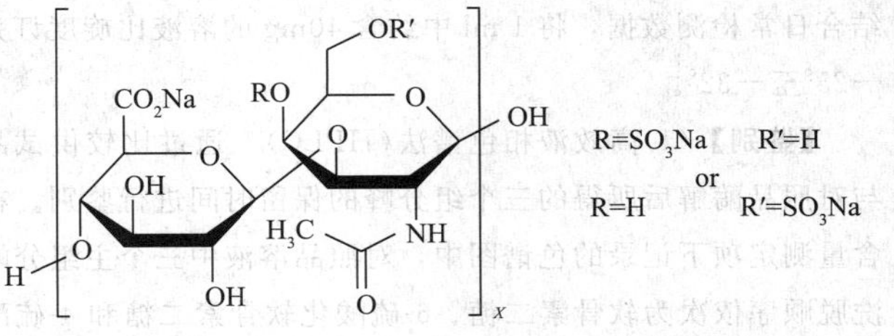

$H(C_{14}H_{19}NNa_2O_{14}S)_xOH$

英文名： Chondroitin(INN)Sulfate Sodium

CAS号：［9082-07-9］

硫酸软骨素钠是从动物的软骨组织中提取、纯化所得的一种酸性黏多糖。临床上主要用于治疗神经痛、关节炎、耳鸣症以及促进溃疡愈合和防治高脂血症等，无明显的毒副作用。

硫酸软骨素钠是由*N*-乙酰半乳糖胺和D-葡萄糖醛酸组成的共聚物的硫酸酯钠盐，共聚物内己糖通过*β*-1,3及*β*-1,4糖苷键交替连接，是以硫酸软骨素A和硫酸软骨素C为主的各种硫酸软骨素异构体的混合物。硫酸软骨素A和C的区别仅在于*N*-乙酰半乳糖胺上硫酸化位置的不同，若为4位硫酸化，则为硫酸软骨素A(4-硫酸化软骨素二糖)，若为6位硫酸化，则为硫酸软骨素C(6-硫酸化软骨素二糖)，若没有硫酸化即为硫酸软骨素B(软骨素二糖)。硫酸软骨素可用健康动物(猪、牛、马、羊、鲨鱼等)的软骨、气管或骨腱、韧带等为原料提取、纯化而得，但不同来源的硫酸软骨素的组成中各异构体的比例不同。中国药典(2015)收载的硫酸软骨素钠说明提取原料来源为猪的喉骨、鼻中骨、气管等软骨组织。

除中国药典(2015)收载外，USP(36)、BP(2013)、Ph. Eur.(7.0)等均有收载。

【制法概要】 国内于1958年开始生产硫酸软骨素钠。现有的生产工艺一般是先稀碱处理动物软骨，再经酶解，乙醇沉淀等步骤，得到硫酸软骨素钠粗品，粗品的纯化一般有以下几种方法：①乙醇沉淀法；②超滤和钙盐转化法；③离子交换树脂法。

乙醇沉淀法的生产技术路线图如下。

猪软骨粉碎 —氢氧化钠［提取］→ 提取液 —盐酸、胰酶［酶解］→ 酶解液 —［过滤］→ 滤液 —氯化钠、乙醇［沉淀］→ 沉淀物 —无水乙醇［干燥］→ 成品

【性状】 本品为白色或类白色粉末。产品纯度高则颜色浅，溶解性强。本品极具引湿性，按照中国药典(2015)通则药物引湿性试验指导原则中方法试验，本品引湿增重可达15%左右。

硫酸软骨素钠结构中有不对称的碳原子，其水溶液的旋光性为左旋。不同原料来源的硫酸软骨素钠比旋度有一定差异，如 Ph. Eur.(7.0)中规定供试品溶液(50mg/ml)的比旋度为－20°至－30°(陆地动物来源)、－12°至－19°(海洋生物来源)。中国药典(2015)明确硫酸软骨素提取原料来源为猪，结合日常检测数据，将 1 ml 中约含 40mg 的溶液比旋度订为－25°至－32°。

【鉴别】(1)高效液相色谱法(HPLC)　通过比较供试品与对照品酶解后所得的三个组分峰的保留时间进行鉴别。在含量测定项下记录的色谱图中，对照品溶液中三个主组分峰洗脱顺序依次为软骨素二糖、6-硫酸化软骨素二糖和 4-硫酸化软骨素二糖。

(2)红外光谱法(IR)　采用溴化钾压片法测定的硫酸软骨素钠红外光谱如图 1 所示，图谱显示的主要特征吸收如表 1 所示。

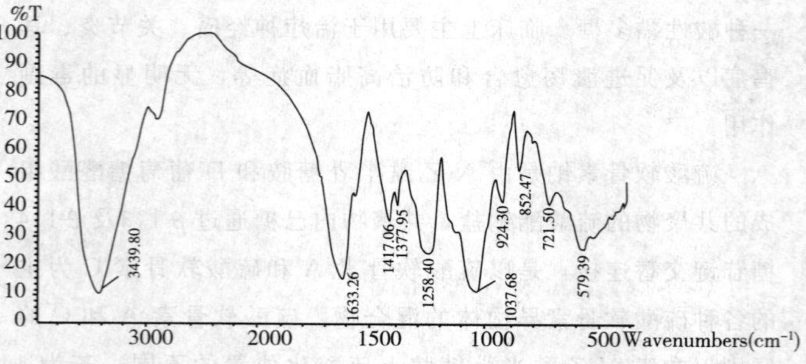

图 1　硫酸软骨素钠的红外光吸收图谱

表 1　硫酸软骨素钠主要特征吸收峰归属

特征谱带(cm^{-1})	归属	
3440	多糖羟基	ν_{O-H}
1633	酰胺(Ⅰ)	$\nu_{C=O}$
1560	酰胺(Ⅱ)	δ_{NH}
1258，1038	硫酸酯	$\nu_{SO_3^-}$
579	硫酸酯	ν_{S-O-C}

(3)本品是硫酸软骨素的钠盐结构，故应具备钠盐的鉴别反应。

【检查】含氮量　本品为动物组织提取产物，氮为本品组成元素之一，因此规定含氮量检查，但同时制品中含异性蛋白的多少也可在含氮量上反映出来。含量 90％以上的其含氮量在 2.5％～3.5％范围内。

酸度　本品为硫酸酯钠盐，水溶液应呈弱酸性，故规定 0.05g/ml 的本品水溶液的 pH 值在 6.0～7.0 范围内。

氯化物　本品的生产工艺中多加入盐酸去除碱性蛋白，沉淀过程中也有使用氯化钠进行沉淀，因此规定氯化物限度检查。

硫酸盐　为检查游离的硫酸根设立此检查项。

干燥失重　本品具有强引湿性，恒重困难，故规定检查 105 ℃干燥 4 小时后的失重量。

炽灼残渣　本品生产工艺使用了氢氧化钠、氯化钠等试剂，可能混入一些无机杂质，因此规定炽灼残渣检查，但本品分子中含有钠和硫酸基团，故规定限度在 20.0％～30.0％范围内。

重金属　本品来源自动物组织，生产工艺中也使用无机试剂，需要对重金属含量进行监控。

残留溶剂　本品生产工艺中使用了溶剂乙醇，有可能存在残留。中国药典(2015)新增残留溶剂检查项，以聚乙二醇 20M 为固定液的毛细管柱为色谱柱，采用气相色谱顶空进样法测定。起草单位对柱温、进样口温度、检测器温度、平衡温度和平衡时间进行了优化考察。进样量浓度范围在 48.00～5408.0μg/ml 时，线性关系良好，相关系数为 0.9998。对照品溶液连续进样 6 次 RSD＝1.1％。信噪比为 3∶1 时乙醇检测限为 0.2172μg，信噪比为 10∶1 时乙醇定量限为 1.6290μg。回收率试验结果，平均回收率为 96.8％(n＝9)。

【含量测定】美国药典和欧洲药典均采用电位滴定法，具有仪器的维护和使用的成本比较低、易于操作、偶然误差小的优点。二者原理相同但操作方法有所不同，欧洲药典方法的原理是氯化十六烷基吡啶(简称 CPC)与溶液中的阴离子反应，由于溶液澄清度下降，在感光电极的检测下呈下降趋势，在单位时间的变化值达到定值时，即到达滴定的终点。该法缺点在于：氯化十六烷基吡啶低温易析出，需重新配制后使用，外界的温度对实验结果的影响较大，电极对滴定突跃的判断存在一定的误差，CPC 与其他黏多糖也有类似的沉淀反应，因此该法的专属性不好[1]。

中国药典(2010)采用酶解-高效液相色谱法，利用硫酸软骨素 ABC 酶在 37℃条件下可把硫酸软骨素钠酶解为软骨素二糖、6-硫酸化软骨素二糖以及 4-硫酸化软骨素二糖，测定时按照外标法以三个主峰峰面积之和计算含量。该法具有专属性强，灵敏度高，重现性好的优点。中国药典(2015)未修订。

本实验应注意如下问题。

(1)色谱峰的归属。三个主组分的洗脱顺序依次应分别为软骨素二糖(硫酸软骨素 B)、6-硫酸化软骨素二糖(硫酸软骨素 C)和 4-硫酸化软骨素二糖(硫酸软骨素 A)。见图 2。

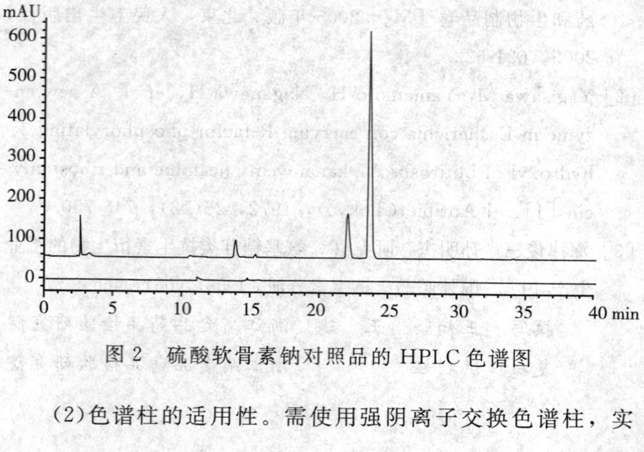

图 2　硫酸软骨素钠对照品的 HPLC 色谱图

(2)色谱柱的适用性。需使用强阴离子交换色谱柱，实验中曾使用过下列规格的色谱柱：赛默飞 Hypersil SAX（5μm，250mm×4.6 mm），安捷伦 Zorbax SAX（5μm，250mm×4.6 mm），Phenosphere SAX（5μm，250mm×4.6 mm）。赛默飞和安捷伦色谱柱有更高的灵敏度和良好的分离效果。但因流动相中离子浓度较高，供试品溶液经过酶解，成分较为复杂。为延长分析柱的使用寿命，应在供试品溶液制备过程中严格按照药典方法操作，使用 0.45μm 滤膜过滤，在分析柱前使用保护柱，分析完成后及时将柱子冲洗保存。

（3）柱温应设为 40℃。这样不但可以提高重现性，而且分离效果和分析效率可以有相应改善。

【制剂】（1）硫酸软骨素钠片（Chondroitin Sulfate Sodium Tablets）

片剂以硫酸软骨素钠为原料，加玻璃酸钠、淀粉、羟甲淀粉钠和硬脂酸镁等辅料制得。片剂含量测定典型图谱见图 3。

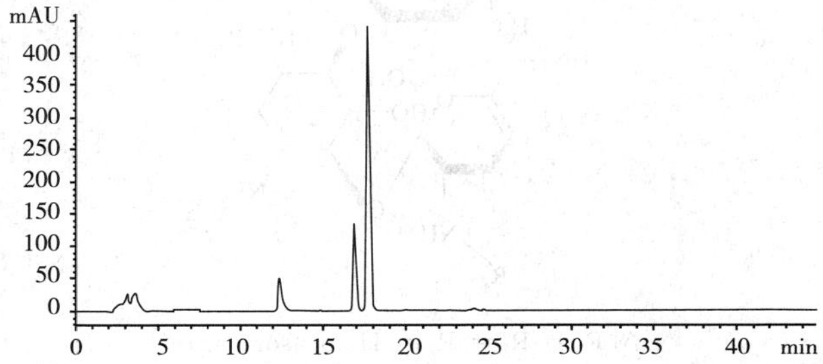

图 3　硫酸软骨素钠片含量分析的 HPLC 色谱图

（2）硫酸软骨素钠胶囊（Chondroitin Sulfate Sodium Capsules）

曾用名为硫酸软骨素胶囊和硫酸软骨素 A 钠胶囊。

参考文献

［1］Fan H H. The revision for the quality standard of polysaccharide drug in Chinese Pharmacopoeia［J］. Chin Pharm J（中国药学杂志），2010，45（17）：1294-1296.

撰写　任丽萍　中国食品药品检定研究院

复核　范慧红　中国食品药品检定研究院

硫酸奈替米星

Netilmicin Sulfate

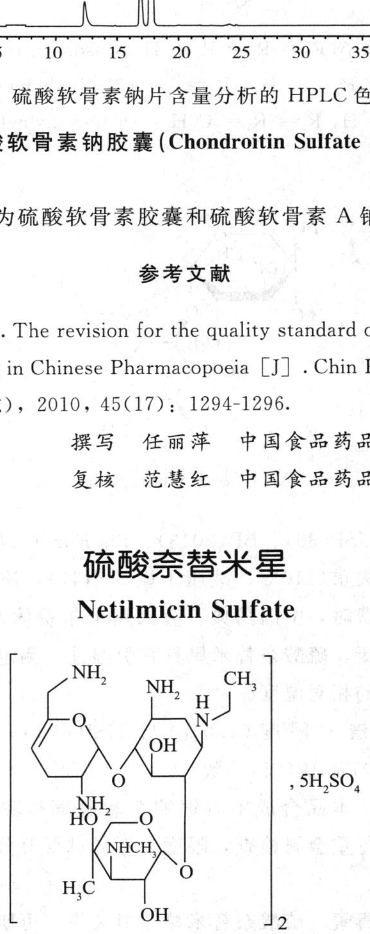

$(C_{21}H_{41}N_5O_7)_2 \cdot 5H_2SO_4$　1441.54

化学名：*O*-3-去氧-4-*C*-甲基-3-甲氨基-*β*-L-阿拉伯糖吡喃糖基（1→4）-*O*-［2，6-二氨基-2，3，4，6-四去氧-*α*-D-甘油基-4-烯己吡喃糖基-（1→6）］-2-去氧-N^3-乙基-L-链霉胺硫酸盐

O-3-deoxy-4-*C*-methyl-3-（methylamino）-*β*-L-arabinopyranosyl-（1→4）-*O*-［2，6-diamino-2，3，4，6-tetradeoxy-*α*-D-glycero-hex-4-enopyranosyl-（1→6）］-2-deoxy-N^3-ethyl-L-streptamine sulfate（2∶5）（salt）

异名：3-*N*-乙基西索米星；*N*-乙基西索米星；乙基西索霉素；乙基紫苏霉素；乙基西索米星[1,2]

CAS 号：［56391-57-2］

硫酸奈替米星是由西索米星菌种发酵成西梭霉素后，再与 CH_3CHO 和 $NaBH_3CN$ 合成的一种新的半合成氨基糖苷类抗生素，化学组成为 3-*N*-乙基西索米星制成的硫酸盐 $(C_{21}H_{41}N_5O_7)_2 \cdot 5H_2SO_4$，其主要药用成分为奈替米星[2]。本品于 1976 年首次开发上市。

对本品敏感的病原菌包括：大肠埃希菌、肺炎克雷伯杆菌、肠杆菌属、沙雷菌属、柠檬酸菌属、变形杆菌属，奇异变形杆菌、金黄色葡萄球菌和铜绿假单胞菌。本品用于革兰阴性需氧杆菌所致下呼吸道感染、菌血症、腹内感染、皮肤软组织感染、复杂尿路感染等。奈替米星的最大特点是不被细菌产生的核苷转移酶所钝化，与庆大霉素和妥布霉素相比，本品不被革兰阴性杆菌产生的 AAD（2″）钝化，也不被金黄色葡萄球菌产生的 APE（2″）钝化。对需氧革兰阴性杆菌具有良好的抗菌作用。奈替米星在肌内注射后被迅速而完全的吸收。肌内注射后，通常在 30～60 分钟内达到血清峰浓度，能迅速分布到组织内。单剂量给药后的半衰期通常为 2～2.5 小时，且并不依赖于给药途径，在给药量增加后，半衰期也相对延长。药物主要通过肾小球滤过作用排泄，分布容积大约为体重的 20%，总体积消除率约为 80mg/min，肾清除率约为 60ml/min。奈替米星口服给药后在胃肠道吸收很少，同其他氨基糖苷类抗生素一样，血清蛋白结合率较低（0%～30%）。本品的常见不良反应包括：肾毒性、神经毒性（包括麻木，皮肤麻刺感，肌肉刺痛，惊厥和毒性样肌无力综合征）、由神经肌肉阻滞后引起的急性肌肉麻痹和呼吸暂停[3~7]。

除中国药典（2015）收载外，USP（36）、JP（15）、Ph. Eur.（7.0）和 BP（2013）均有收载。

【制法概要】（1）发酵法

菌种培养液 $\xrightarrow{\text{发酵}}$ 发酵液 $\xrightarrow{\text{酸化}}$ 酸化液 $\xrightarrow{\text{用碱中和}}$ 中和液 $\xrightarrow{\text{树脂吸附}}$ 解吸液 $\xrightarrow{\text{浓缩}}$ 浓缩液 $\xrightarrow{\text{树脂吸附}}$ 解吸液 $\xrightarrow{\text{树脂层析}}$ 乙基西索霉素 $\xrightarrow{\text{浓缩}}$ 浓缩液 $\xrightarrow{\text{转盐脱色}}$ 脱色液 $\xrightarrow{\text{微孔滤膜过滤}}$ 滤液 $\xrightarrow{\text{冷冻干燥}}$ 成品[2]

（2）合成法

硫酸奈替米星的合成路线：以西索米星为原料，经氨基保护，亚胺还原，大孔树脂分离纯化，成盐而制成硫酸奈替米星。

西索米星 $\xrightarrow{\text{Cu 缩合　脱铜　(ACO)}_2\text{O 保护}}$ 三乙酰西索米星

$\xrightarrow{CH_3CHO\ 还原}$ 还原三乙酰奈替米星 $\xrightarrow{水解层析成盐、结晶}$ 硫酸奈替米星[8,9]

【性状】本品为白色或类白色粉末或疏松块状物。有引湿性，在贮藏期间易氧化变质，色渐变黄。

比旋度 奈替米星为手性化合物，分子结构中有多个手性碳，其水溶液呈右旋性。中国药典(2010)规定硫酸奈替米星比旋度应为＋88°至＋96°，与USP(32)、BP(2010)、Ph. Eur.(6.0)及JP(15)一致。中国药典(2015)未修订。

【鉴别】(1)HPLC-ELSD法 主要是通过比较供试品与标准品的色谱保留时间进行鉴别，即同一物质应具有相同的色谱保留时间。

(2)硫酸盐的鉴别 本品为奈替米星的硫酸盐，应显硫酸盐的鉴别反应[10]。

JP(15)还采用化学反应法进行鉴别：本品结构中含有不饱和双键，可与溴试液反应，使其颜色褪去。

【检查】酸度 本品为强酸(硫酸)弱碱(氨基糖苷)盐，故水溶液应呈弱酸性。本品的pH值与硫酸含量有关，随硫酸根含量的减少pH值升高，当水溶液的pH值在规定限度内(3.5～5.5)时，硫酸根的含量基本能符合规定，故通过酸度的控制，可以控制成盐情况。中国药典(2010)限度与USP(32)、BP(2010)、Ph. Eur.(6.0)及JP(15)一致。中国药典(2015)未修订。

溶液的澄清度与颜色 本品溶液应澄清无色，由于温度和空气中的氧对硫酸奈替米星稳定性的影响显著，可能会变浑变色，故规定与1号浊度标准液比较，不得更浓；与黄色或黄绿色2号标准比色液比较，不得更深。

硫酸盐 中国药典(2005)中硫酸盐含量采用容量法测定：在碱性条件下精密加入过量氯化钡滴定液，用乙二胺四乙酸二钠滴定液滴定剩余的钡离子，通过空白校正，测定样品硫酸盐的含量，该方法与传统的重量法测定硫酸盐含量相比，操作简单，但滴定终点突跃不明显。中国药典(2010)改为专属性强的高效液相色谱法，以硫酸滴定液配制三浓度对照品溶液，采用HPLC-ELSD法测定本品硫酸盐含量。本品为2分子奈替米星结合5分子硫酸，其硫酸盐的理论值为34.0%，规定其限度为31.5%～35.0%，与BP(2010)、Ph. Eur.(6.0)一致。中国药典(2015)未修订。

有关物质 中国药典(2005)采用的薄层色谱(TLC)法属于半定量方法[11]，只能对杂质进行限度检查，不能准确测定样品中单个杂质和总杂质量。中国药典(2010)采用高效液相色谱法-蒸发光散射检测器(HPLC-ELSD)法测定有关物质，较原TLC法定量更准确，ELSD属于通用型检测器，几乎对所有不挥发化合物均有响应，适宜用于无特征紫外吸收化合物的定性和定量分析。

实验中应注意：需要使用耐酸性条件的色谱柱(流动相的pH值在1左右)。检测器的灵敏度影响有关物质测定结果，在实验中应注意仪器状态。有关物质测定采用主成分自身对照法。由于ELSD的色谱响应值(峰面积)与对应的质量不呈线性关系，实验中需要配制不同浓度自身对照溶液制备双对数标准曲线，为操作简便，目前有关物质检测中，均选取三点浓度进行，相关系数要求不小于0.99。在总杂质量计算时还应注意，不能直接根据总杂质峰面积计算杂质总量，需要先分别计算出各单个杂质的量，再相加。中国药典(2010)规定“单个杂质不得过2.0%，总杂质量不得过5%，供试品溶液中任何小于对照溶液(1)主峰面积0.02倍的峰可忽略不计”。中国药典(2015)将限度修订为“单个杂质不得过1.0%，总杂质不得过2.0%。”

USP(36)采用高效液相色谱法-紫外检测器测定有关物质。Ph. Eur.(7.0)和BP(2013)采用高效液相色谱法-电化学检测器测定有关物质，并列出了硫酸奈替米星中可能含有的杂质：西索米星、2′-*N*-乙基奈替米星、6′-*N*-乙基奈替米星和1-N-乙基加洛糖胺，见下图。

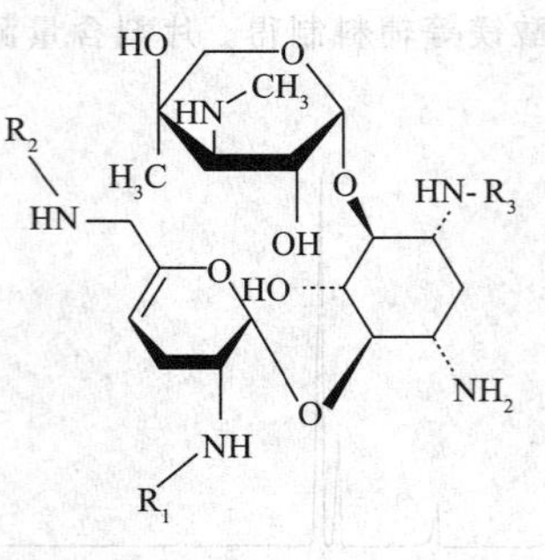

A. $R_1 = R_2 = R_3 = H$：(sisomicin)

C. $R_1 = R_3 = C_2H_5$，$R_2 = H$：(2′-*N*-ethylnetilmicin)

D. $R_1 = H$，$R_2 = R_3 = C_2H_5$：(6′-*N*-ethylnetilmicin)

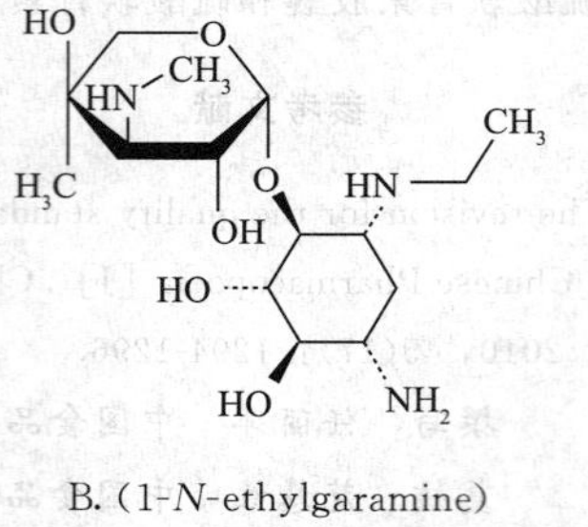

B. (1-*N*-ethylgaramine)

水分 USP(36)、BP(2013)、Ph. Eur.(7.0)和JP(15)均检查干燥失重(110℃，减压干燥3小时)，该方法简单通用，但实验费时，中国药典一直采用卡尔费休水分测定法，该法简便快捷。硫酸奈替米星具有引湿性，测定水分时应注意控制环境的相对湿度。

炽灼残渣 限度(1.0%)与USP(36)、BP(2013)、Ph. Eur.(7.0)及JP(15)一致。

重金属 本品合成中有铜缩合和脱铜步骤，可能引入铜，故需进行重金属检查，限度为不得过百万分之二十，与JP(15)一致。

细菌内毒素 硫酸奈替米星注射液临床可肌内注射，也可静脉滴注，故原料硫酸奈替米星需控制细菌内毒素，按照使用说明书，每次用量最大可达4.0mg/kg，则最大剂量为

4.0mg/(kg·h)，计算限值为1.25EU/mg，标准规定限值1.2EU/mg，可以保证药品使用安全。

【含量测定】采用抗生素微生物检定法(管碟法或浊度法)。

硫酸奈替米星有引湿性，在称量标准品及原料药时应注意。

实验中发现：金属盐类对管碟法效价测定有一定影响，配制缓冲液及溶解样品应注意；有时抑菌圈直径较小，为了获得满意的抑菌圈，可将滴加供试品溶液和标准品溶液的平板先在室温下预扩散，再置培养箱中培养，这可使抑菌圈的直径增加；当检定菌中芽孢比例低于85%时，往往菌层生长不好、抑菌圈边缘不清，用改变加菌量的方法很难实现对抑菌圈边缘清晰度的改变，所以要注意菌悬液的质量。

浊度法测定硫酸奈替米星的含量为中国药典(2010)新增。实验用菌为金黄色葡萄球菌，菌的活性和浓度对吸光度的影响很大，菌悬液应新鲜配制。另外，所用的培养基质量及培养温度也会对实验有一定影响。中国药典(2015)未修订。

USP(36)采用高效液相色谱法测定含量，以十八烷基硅烷键合硅胶为填充剂；庚烷磺酸钠的稀磷酸溶液-乙腈(62∶38)为流动相，检测波长205nm。

此外，还有HPLC-ELSD法[12]、HPLC-UV法[13]、光度分析法[14~18]等含量测定方法。

【贮藏】硫酸奈替米星在75%RH(25℃)和92.5%RH(25℃)及在80℃高温放置10天，外观由白色渐变为淡黄色熔融状物或棕色、酱色硬块状物[19]。

【制剂】硫酸奈替米星注射液(Netilmicin Sulfate Injection)

本品为硫酸奈替米星加入适宜辅料后制成的灭菌水溶液。

除中国药典(2015)收载外，USP(36)有收载，JP(15)和BP(2013)未收载。

硫酸奈替米星注射液在强光照射、高温、高湿条件下，由无色澄明液体渐变为微黄色澄明液体[19]。药液的pH值与硫酸奈替米星注射剂稳定性有一定关系，在较低的pH值5.0时色泽相对稳定，而且较低的pH值对所选的抗氧剂可发挥更大的抗氧效果。实验表明，温度越高，硫酸奈替米星注射液变色越快。硫酸奈替米星注射液对光稳定。温度和空气中的氧对硫酸奈替米星注射液稳定性的影响显著，可能与硫酸奈替米星分子中的不饱和键有关[20~22]。

有关物质检测、含量测定均同原料，但应注意辅料对测定的影响。

参考文献

[1] Maryadele JO, Ann S, Patricia EH, et al. Merck Index. Vol. 13. NJ, USA: Merck&CO., INC.: 2001, 1161.

[2] 胡昌勤，刘炜．抗生素微生物检定法及其标准操作［M］．北京：气象出版社，2004：130-131.

[3] 潘启超．奈替米星的药理与临床［J］．新医学，1997，28(7)：381-384.

[4] 杨晓梅，惠涛，张世伟．奈替米星的药理作用和临床综述［J］．中国医药情报，2004，10(3)：45-47.

[5] 龙敏，王颖，陈蓉．奈替米星的不良反应［J］．中国药房，2005，16(12)：935-937.

[6] 李梅，李成建．奈替米星的不良反应［J］．中国误诊学杂志，2006，6(12)：2435.

[7] 于洪华，王晶，刘葵葵，等．硫酸奈替米星注射液的药理作用及临床应用［J］．药品评价，2006，3(3)：217-220.

[8] 洪虹，沈剑锋，章瑾．硫酸奈替米星的合成工艺改进［J］．中国医药工业杂志，2002，33(1)：3-5.

[9] 张道方．硫酸奈替米星半合成工艺改进的研究［J］．海峡药学，2005，17(6)：26-28.

[10] 安登魁．药物分析［M］．济南：济南出版社，1992：1609.

[11] 吴燕，张胜强，郭成明，等．HPLC-ELSD法分析硫酸奈替米星与硫酸西索米星的含量与有关物质［J］．中国药品标准，2004，5(4)：35-39.

[12] 于华生．高效液相色谱-蒸发光散射法测定奈替米星含量［J］．海峡药学，2003，15(5)：32-34.

[13] 熊仁清，邓晓云．反相离子对色谱法测定硫酸奈替米星及其注射液的含量［J］．药物分析杂志，2004，24(3)：282-284.

[14] 江虹，陈邦进．奈替米星与滂胺天蓝的光度分析及其应用［J］．化学试剂，2007，29(3)：164-166.

[15] 江虹，张孝彬．奈替米星与依文思蓝的光度分析研究［J］．化学研究与应用，2007，19(6)：713-716.

[16] 江虹，湛海粼，何树华，等．奈替米星-刚果红分光光度法测定奈替米星［J］．分析化学研究简报，2007，35(4)：575-578.

[17] 江虹，万银富，张孝彬．奈替米星的光度分析研究［J］．中国抗生素杂志，2008，33(11)：685-688.

[18] 吴云玲，占海红，李晶，等．奈替米星和1,2-萘醌-4-磺酸钠显色反应的研究及对奈替米星的测定［J］．分析科学学报，2009，25(4)：431-434.

[19] 汪素岩，任姿．硫酸奈替米星及注射液初步稳定性试验［J］．中国药事，1996，10(3)：191-192.

[20] 董子垣．硫酸奈替米星注射液变色问题探讨［J］．海峡药学，1997，9(1)：25-26.

[21] 董子垣．硫酸奈替米星注射剂的变色问题［J］．中国抗生素杂志，1999，4(2)：150-151.

[22] 李印秋，张丽宝，李冰，等．硫酸奈替米星注射液的处方和工艺对产品质量的影响［J］．中国药业，2010，19(2)：45-46.

撰写　刘广桢　张　雷　山东省食品药品检验研究院
复核　王　杰　　　　山东省食品药品检验研究院

硫酸依替米星

Etimicin Sulfate

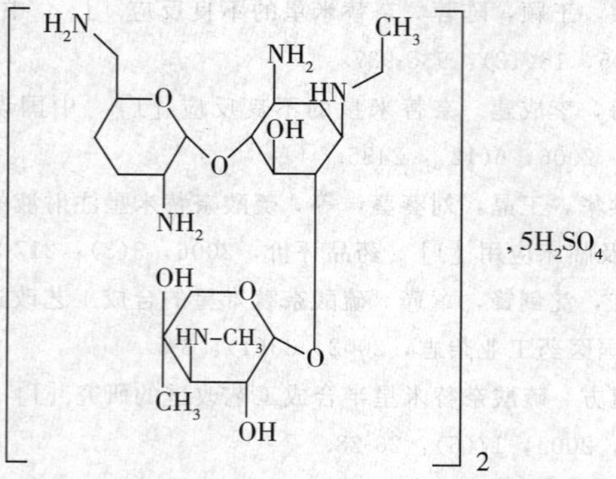

$(C_{21}H_{43}N_5O_7)_2 \cdot 5H_2SO_4$　1445.58

化学名： *O*-2-氨基-2,3,4,6-四脱氧-6-氨基-*α*-D-赤型-己吡喃糖基-(1→4)-*O*-[3-脱氧-4-*C*-甲基-3(甲氨基)-*β*-L-阿拉伯吡喃糖基-(1→6)]-2-脱氧-*N*-乙基-L-链霉胺硫酸盐。

O-2-amino-2, 3, 4, 6-tetradeoxy-6-amino-*α*-D-erythro-hexopyranosyl-(1→4)-*O*-[3-deoxy -4-*C*-methyl-3(methylamino)-*β*-L-arabino-pyranosyl-(1 → 6)]-2-deoxy-*N*-ethyl-L-streptamine sulfate(2∶5)(salt)

异名： 抗生素 89-07；爱大霉素[1]

CAS 号： [362045-44-1]

本品为半合成的水溶性氨基糖苷类抗生素，是江苏省微生物研究所赵敏、范瑾等人研制开发的具有自主知识产权的国家一类新药，1993 年申请了中国专利，随后通过 PCT 程序，申请了美国、英国、日本、俄罗斯和哈萨克斯坦等国的专利，1997 年 6 月获得新药证书和试生产批文[1]。制剂主要有注射用硫酸依替米星、硫酸依替米星注射液和硫酸依替米星氯化钠注射液(有多个规格)三种剂型，中国药典(2005)首次收载硫酸依替米星、注射用硫酸依替米星及硫酸依替米星注射液的质量标准。目前除中国药典(2015)收载外，其他国家药典均未收载该品种。

本品适用于敏感革兰阴性杆菌所致的各种感染，如支气管炎、肺部感染、膀胱炎、肾盂炎、皮肤软组织感染等。对多数肠杆菌科细菌如大肠埃希菌、肺炎克雷伯菌、奇异变形杆菌、志贺菌属、沙门菌属等具有良好的抗菌作用。健康成人一次静脉滴注 100mg、150mg、200mg、300mg 依替米星后，血药浓度峰值(C_{max})分别为 11.3mg/L、14.6mg/L、17.79mg/L、22.64mg/L，t_{max} 为 0.5～1 小时，$t_{1/2}$ 约为 1.5 小时。给药后 24 小时内尿液中排出原型药约为给药量的 80%。血浆蛋白结合率约为 25%。不良反应有眩晕、耳鸣、恶心、呕吐、皮疹、静脉炎，程度均较轻。个别患者可见丙氨酸氨基转移酶(ALT)、天门冬氨酸氨基转移酶(AST)、碱性磷酸酶(ALP)等暂时性升高，主要发生在肾功能不全的患者[2,3]。

【制法概要】 以庆大霉素 C_{1a} 冻干粉起始原料出发，采用了过渡金属离子络合法保护部分氨基，并应用了发明专利未曾报道的硅烷化羟基保护新步骤，最后对目标反应基团 C-1 位氨基进行缩合-还原型 *N*-乙基化反应，并用大孔树脂进行层析分离纯化，得到了庆大霉素 C_{1a} 分子 C-氨基选择性单乙基化目标产物 1-*N*-乙基庆大霉素 C_{1a}，然后经过成盐、脱色、冷冻干燥等步骤得到原料药，2009 年初，某企业对部分合成步骤进行了优化，其中二甲亚砜被替换成甲醇，醋酸钴被替换成醋酸锌，醋酐被更换成三乙胺，四氢呋喃，乙酸酐的混合液，硅烷化的过程中乙二醇二乙醚被三氯甲烷替代[4~6]。制法路线图如下。

【性状】 本品极具引湿性，按中国药典(2005)附录ⅪⅩ J 药品引湿性试验指导原则中方法试验，本品引湿增重可达 21%左右，表面呈糊状。加速试验结果显示，本品对光、热、湿度稳定，长期稳定实验结果显示，本品有效期可达 2 年。本品高温加热后较稳定：在 85～120 ℃持续加热 15 分钟后百分含量均较稳定，无明显变化；150 ℃加热含量有所下降，但也在 80%以上[7]，在 17～35℃时，依替米星在生理盐水、5%葡萄糖、10%葡萄糖、复方氯化钠和葡萄糖氯化钠等溶剂中至少可稳定 8 小时以上，依替米星 pH 值的稳定范围为 2～10，当 pH ＞ 10 时依替米星被破坏，在弱酸性条件下较稳定，弱碱性条件下稳定性较差[8]。

本品熔点(熔融同时分解)为 95～105℃[4]，在水中易溶解，在甲醇、乙醇、丙酮、冰醋酸、乙醚、三氯甲烷和乙酸乙酯中几乎不溶；依替米星为手性化合物，分子结构中有多个手性碳，其水溶液呈右旋性，精制品的比旋度约为 +112°[4]，样品的比旋度在 +105°至 +112°的范围内。

【鉴别】 (1)薄层色谱法(TLC)　用薄层色谱法使供试品与对照品进行比较，所显主斑点的位置和颜色应相同，方法简便，特别适合基层单位操作。

但需要注意的是，本方法中，薄层板的选择对分离度、斑点的圆正及展开速度有一定的影响。有文献[9]针对同类品种庆大霉素、阿米卡星和西索米星薄层色谱法中的主斑点 R_f 偏小、拖尾严重、展开时间过长的问题，采用新的展开剂三氯甲烷-甲醇-氨水-丙酮(10∶10∶8∶3)，得到很好的效果；实验过程中发现，展开剂中氨水的浓度对分离效果也有一定影响，通常在层析缸的饱和过程中，放一盛有浓氨水的小烧杯以增加气相中氨的浓度，会改善层析效果；由于硫酸依替米星只有末端紫外吸收，所以采用显色剂显色，分别尝试用茚三酮试液和碘蒸气显色，结果表明，碘蒸气的显色效果比茚三酮试液要好，能够检出更多的杂质斑点，且操作更简便。

(2)HPLC 法　主要是利用比较供试品与对照品的色谱保留时间进行鉴别，由于 TLC 法与 HPLC 法鉴别的原理相同，即同一物质应具有相同的色谱保留行为，因此，本标准中规定鉴别实验中可根据实际情况选择一项。

(3)硫酸盐的鉴别　本品为依替米星的硫酸盐，应具备硫酸盐的鉴别反应。

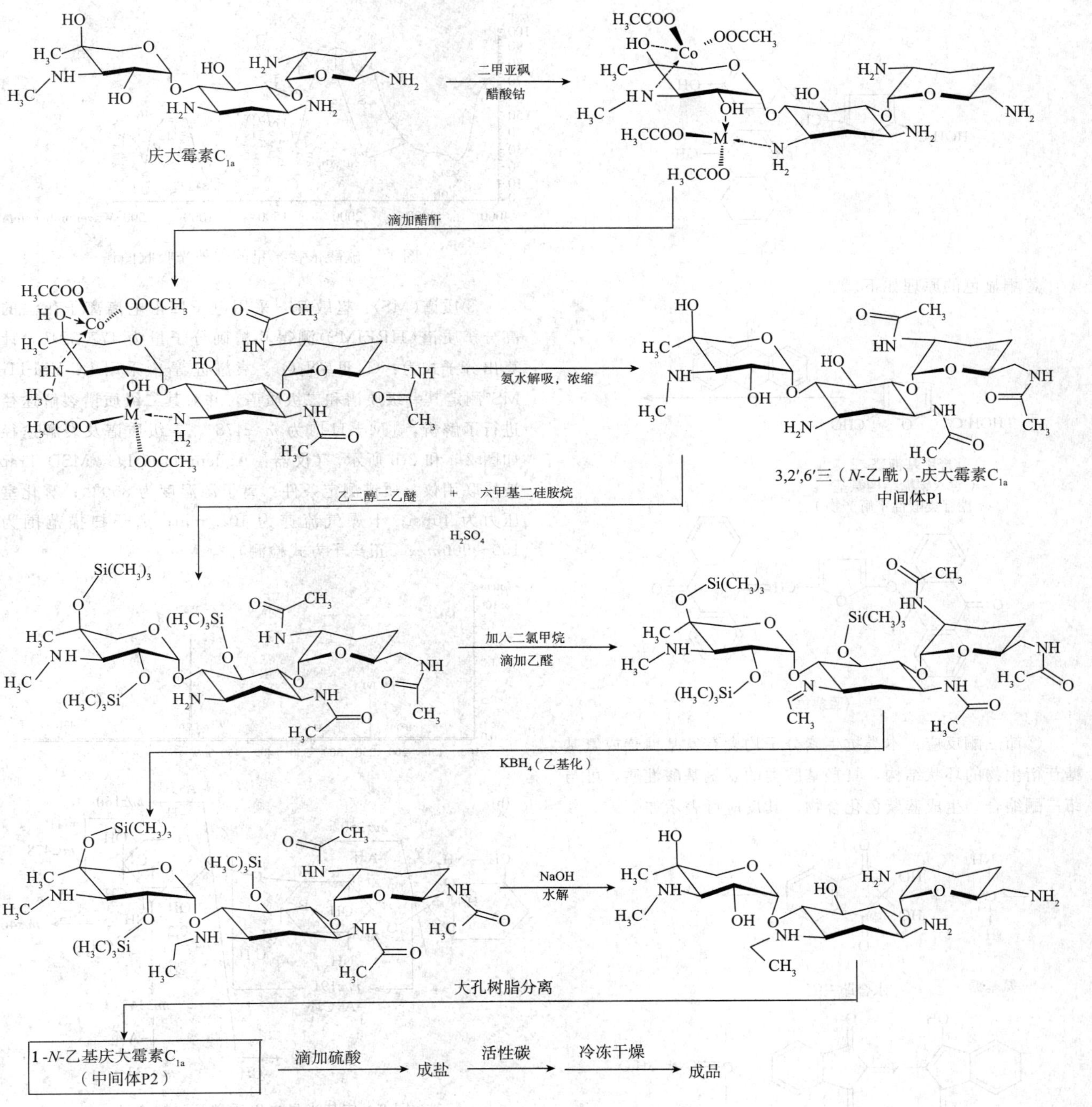

其他的鉴别反应：除中国药典收载的以上3个鉴别反应外，还有一些化学显色反应可以用来鉴别：本品属于氨基糖苷类抗生素，具有氨基糖苷类抗生素化学显色反应，即将其经过不同过程的水解，得到相应的苷元、双糖或单糖，再利用糖类的一般反应和苷元的特殊反应来鉴别或区别它们，常见的化学反应有Molisch试验和茚三酮反应，这是早期各国药典中用于氨基糖苷类抗生素鉴别的典型反应，由于其专属性较差，现在基本被专属性更好的方法替代，但因其操作简便，不需要特殊仪器，被广泛应用于这类药物的快速检验中。

①Molisch试验：具有五碳糖或六碳糖结构的氨基糖苷类抗生素经酸性水解后，在盐酸（或硫酸）作用下脱水生成糠醛（五碳糖）或羟甲基糠醛（六碳糖），这些产物遇α-萘酚或蒽酮显色。

α-萘酚显色的原理如下。

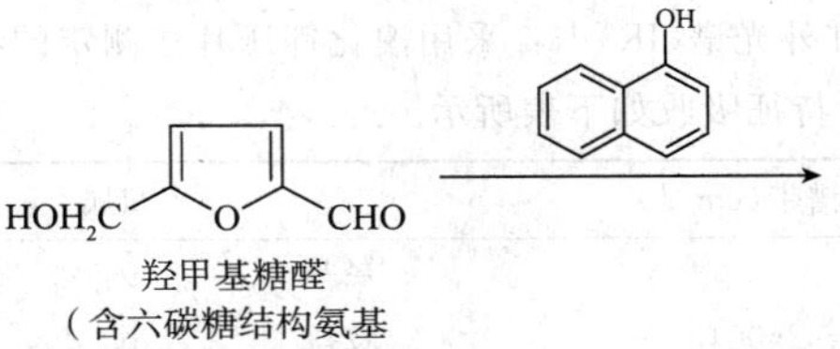

羟甲基糖醛
（含六碳糖结构氨基糖苷类酸性水解产物）

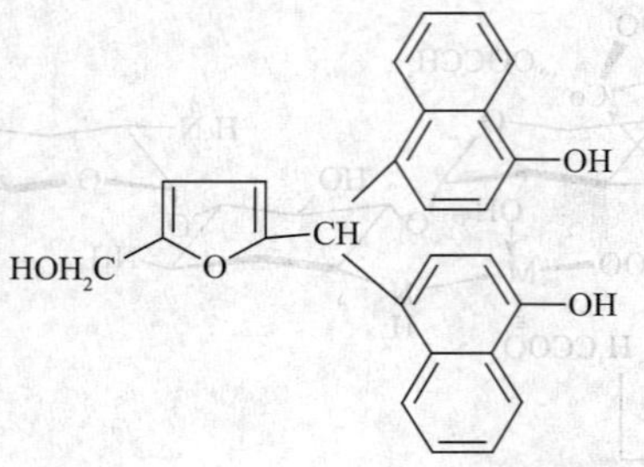

（红紫色）

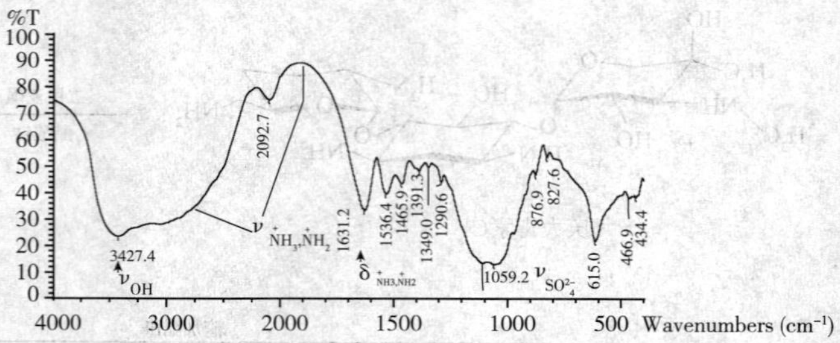

图 1　硫酸依替米星的红外光吸收图谱

蒽酮显色的原理如下。

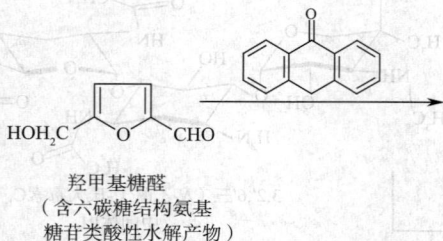

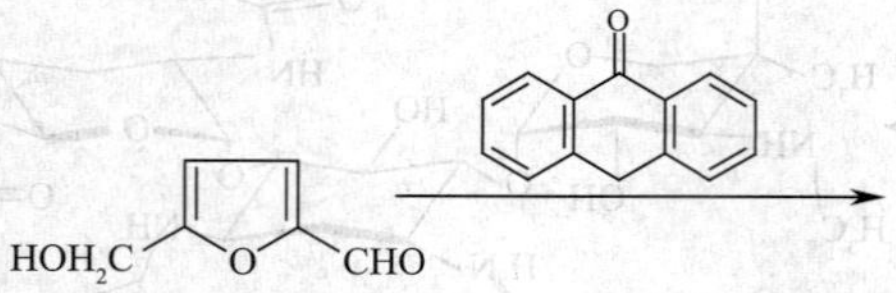

羟甲基糖醛
（含六碳糖结构氨基
糖苷类酸性水解产物）

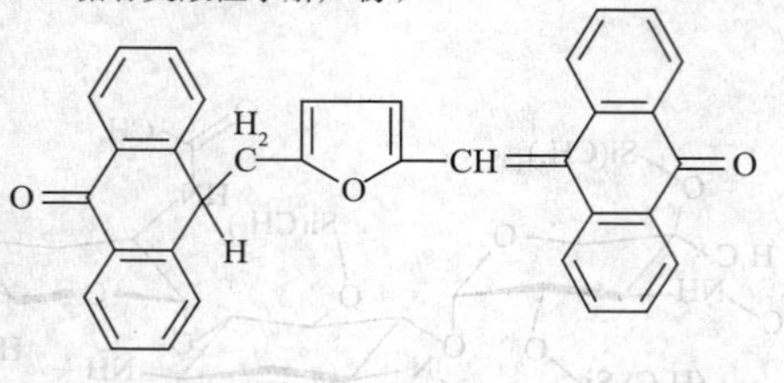

(蓝紫色)

②茚三酮反应：本类抗生素分子均含有氨基糖苷或氨基糖苷衍生物的环状结构，具羟基胺类的 α-氨基酸性质，可与茚三酮缩合，生成蓝紫色化合物。其反应可表示如下。

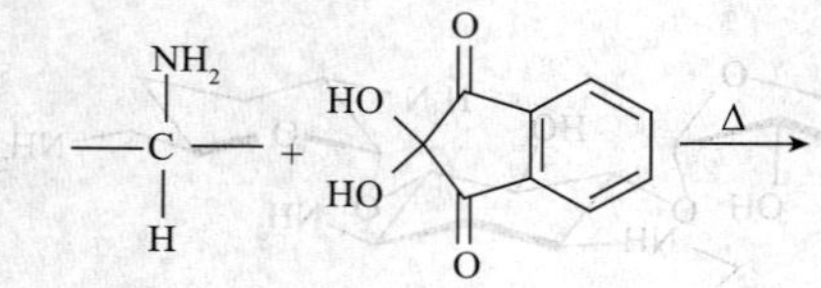

氨基糖　　水合茚三酮

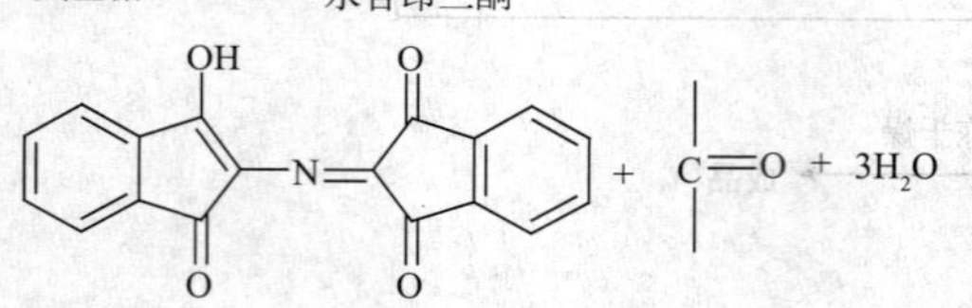

蓝紫色缩合物

光谱特征：

③紫外光谱(UV)：本品紫外光谱为末端吸收。

④红外光谱(IR)[4]：采用溴化钾压片法测定的红外光谱如图 1，特征吸收如下表所示。

特征谱带(cm^{-1})	归属	
3427	羟基	ν_{O-H}
3200～2400	胺盐	$\nu_{\overset{+}{N}H_3,\overset{+}{N}H_2}$
1631	胺盐	$\delta_{\overset{+}{N}H_3,\overset{+}{N}H_2}$
1150～1000	硫酸根	$\nu_{S=O}$
615	硫酸根	ν_{S-O}

③质谱(MS)：赵敏等[4]采用电子撞击电离离子化法的高分辨质谱(HREIMS)测得其精确分子量为 477.3246，计算出分子式为：$C_{21}H_{43}N_5O_7$。袁耀佐等[10]采用 LC-ESI-IT-MS^n测定其一级质谱和二级质谱，并对其二级质谱裂解途径进行了解析，$[M+H]^+$ 为 m/z478，二级质谱及裂解途径如图 2-a 和 2-b 所示。（仪器：Agilent 1100 LC /MSD Trap 液质联用仪，质谱测定条件：离子源温度为 350℃；雾化室压力为 40psi；干燥气流速为 10L/min；离子扫描范围为 100～900m/z；正离子方式检测）。

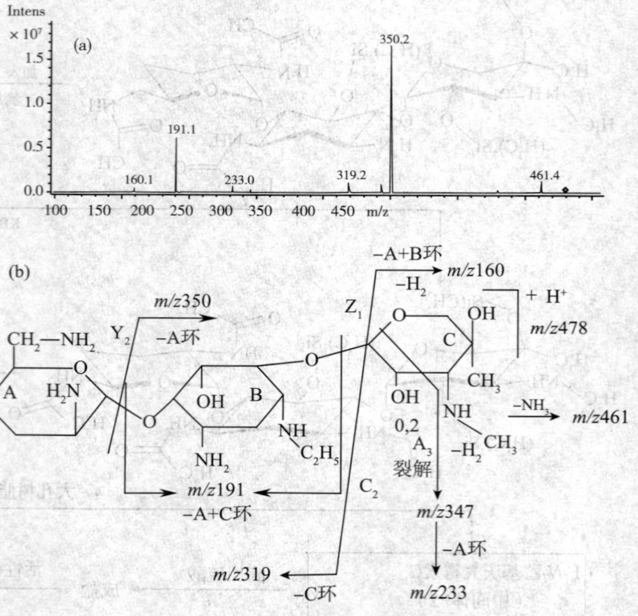

图 2　依替米星二级质谱及裂解途径

④核磁共振(NMR)：详细的核磁共振信息可参考文献[4]。

【检查】酸度　本品为强酸（硫酸）弱碱（氨基糖苷）盐，故水溶液应呈弱酸性，本品的 pH 值与硫酸含量有关，随硫酸根含量的减少 pH 值升高，但当本品水溶液的 pH 值在 5～6 范围内，硫酸根的含量基本能符合规定，故通过酸度的控制，对成盐情况可以起到控制作用。

溶液的澄清度与颜色　本品溶液的澄清度和颜色可以反应其精制程度和降解变化的情况。

硫酸盐　本品为 2 分子依替米星结合 5 分子硫酸根，其硫酸盐的理论值为 33.92%，考虑到本品是在依替米星碱加适量硫酸后，用冷冻干燥方法制得，故规定其限度控制范围为 31.5%～35.0%。

中国药典(2005)中测定其含量采用的是容量法：即采用

在碱性条件下精密加入过量氯化钡滴定液(0.1mol/L)，用乙二胺四乙酸二钠滴定液(0.05mol/L)滴定剩余的钡离子，通过空白校正，测定样品硫酸盐的含量，该方法与传统的重量法测定硫酸盐含量相比，有其先进性，操作简单，但滴定终点突跃不明显，有文献报道[11]利用反相离子对色谱双电层理论建立了测定氨基糖苷类抗生素中硫酸盐含量的HPLC-ELSD方法，尽管该方法简便、快速，但需要在质量标准中增加新的色谱系统，因此在标准中一直未得到应用，有文献[12]在测定硫酸新霉素时，采用HPLC-ELSD方法，在同一色谱系统中测定新霉素和硫酸根的含量，参照该思路，在2005年版药典中就已经建立了本品硫酸盐含量测定的HPLC-ELSD方法，由于无法解决对照品的问题，当时仍沿用2000年版药典的测定方法，中国药典(2010)采用硫酸滴定液作为对照品，解决了对照品的问题，使该方法的应用成为可能，该方法方便、准确。

有关物质 中国药典(2010)采用高效液相色谱法-蒸发光散射检测器(HPLC-ELSD)的方法进行有关物质测定，该方法快速、准确。中国药典(2005)采用的薄层色谱法(TLC)测定有关物质，属于半定量方法，只能对杂质进行限度检查，不能准确测定样品中单个杂质和总杂质量，需要建立快速准确的高效液相色谱。由于依替米星只有紫外末端吸收，不能采用紫外检测器检测。ELSD属于通用型检测器，适宜用于无特征紫外吸收化合物的定性和定量分析，使其在氨基糖苷类抗生素的有关物质检查中应用成为可能。依替米星分子结构中含有多个氨基和羟基，极性很大，在C18柱上不保留，可通过与挥发性酸形成离子对或采用碱性流动相使氨基糖苷类抗生素游离成碱，降低极性以增加在色谱柱上的保留。酸性条件下[0.2 mol/L三氟乙酸溶液-甲醇(84：16)为流动相]，峰形均佳，硫酸根峰、依替米星峰、奈替米星及其他有关物质峰均能完全分离，依替米星与其主要中间体、酸、碱、热、氧化降解产物也均能有效分离，制剂(注射液及注射用制剂)中的辅料也能与主成分及主要有关物质有效分离，采用等度的洗脱方式测定有关物质，见图3、图4。在0.0109～1.0918mg/ml的浓度范围内，溶液浓度的对数值与相应峰面积的对数值线性相关(r＝0.9989)，当供试品浓度大于2mg/ml时，其主峰与相邻的后杂峰无法分离，方法的最小定量浓度约为10μg/ml、最小检测浓度约为5μg/ml。

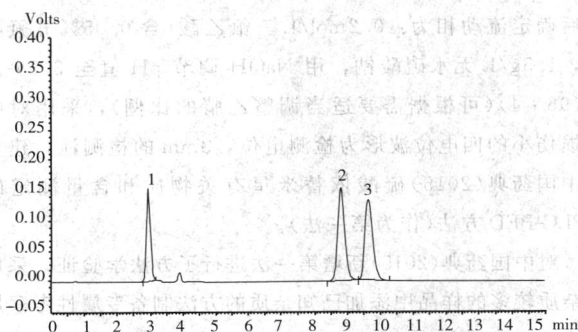

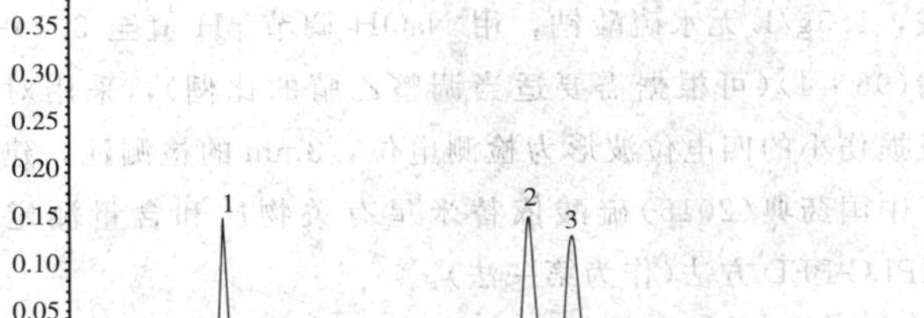

图3 硫酸依替米星含量和有关物质测定用系统适用性试验色谱分离图

1. 硫酸根；2. 奈替米星；3. 依替米星

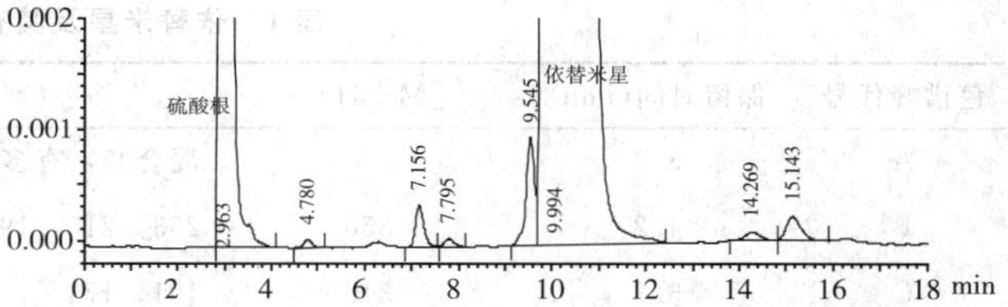

图4 硫酸依替米星有关物质测定典型的色谱分离图

实验中应注意以下几个方面。

(1)色谱柱 需要使用耐酸性条件的色谱柱(流动相的pH值在1左右)，现在商品化的耐酸或宽pH值范围的色谱柱较多，实验中曾使用过下列规格的色谱柱：Angilent Zorbax SB C18(4.6mm×250mm，5μm)，Angilent Zorbax SB C18(4.6mm×150mm，3.5μm)，Phenomenex Geminic NX C18(4.6mm×150mm，5μm)，均可满足实验要求，但3.5μm粒径的色谱柱有更高的灵敏度和良好的分离效果。

(2)检测器 检测器的灵敏度影响有关物质测定结果，现今国内主流的几款ELSD检测器如Alltech2000(不分流型)，SEDEX75(分流型)等，在合适的色谱条件下，对常见的氨基糖苷类抗生素定量检测限均能达到10μg/ml左右，实验中考察了Softa 300S及Alltech 500等型号的检测器，灵敏度无法满足检测要求，在实验中要加以注意。

(3)杂质对照品 目前还无法提供杂质对照品，有关物质测定时仍采用主成分自身对照法。

(4)计算方法 由于ELSD的色谱响应值(峰面积)与对应的质量呈对数线性关系，实验中需要配制不同浓度依替米星对照品制备随行双对数标准曲线，选取的三点浓度进行，并且回归系数值要求不小于0.99。在总杂质量计算时还应注意，不能直接根据总杂质峰面积计算杂质总量，需要先分别计算出各单个杂质的量，再相加。本标准规定将“供试品溶液中任何小于对照溶液(1)主峰面积0.02倍的峰可忽略不计”。

(5)典型样品中有关物质的质谱分析 本品流动相中含有大量的三氟乙酸(TFA)，不适合LC-ESI-MS^n分析，采用柱后添加丙酸-异丙醇(20：80)溶液的TFAfix技术，对本品中检出的有关物质结构进行解析，典型的LC-TIC图如图5所示，其灵敏度显然要高于HPLC-ELSD，检出的杂质个数也多，主要有17色谱峰，约22个杂质，一级质谱和二级质谱数据见表1，部分结构进行了推定，检出的有关物质中，有合成原料庆大霉素C_{1a}，合成过程产生的副产物：依替米星同分异构体($[M+H]^+$ m/z478)、原料中杂质的合成产物($[M+H]^+$ m/z492)、庆大霉素C_{1a}或其同分异构体的二乙基化产物($[M+H]^+$ m/z506)，依替米星降解产物($[M+H]^+$ m/z350、$[M+H]^+$ m/z319)、以及合成原料中残留杂质等，曾有文献报道[13]采用不同填料的柱层析对依替米星中的相关产物进行了研究，得到部分庆大霉素C_{1a}的二乙基化产物，还有文献报道[10]利用高pH值流动相的LC-ESI-MS^n对依替米星中有关物质结构进行研究，结果相似。

表 1　依替米星及其有关物质 LC-MS 测定数据

色谱峰代号	保留时间(min)	$[M+H]^+$	二级质谱主要碎片离子	推测的结构
A	3.3		混合峰，有多个杂质	
B	4.2	350	233，215，191，160	脱 A 环降解物
C	5.3	319	191，174	脱 C 环降解物
D	6.0	450	322，163，291，205，160，433	庆大霉素 C_{1a}
E	6.5	378	261，243，191，160，130	
		464	336，233，191，174，319	
F	6.7	450	322，163，291，205，160，433	
G	7.1	464	336，319，233，215，191	
H	7.5	476	458，441，350，299，282，191，160	奈替米星
I	12.9	492	475，364，350，191，333，160	
J	13.7	478	461，322，350，319，205，160，163，157	
		492	475，364，357，350，333，317，233，215，191，163，160	
K	15.2	478	461，350，322，319，302，205，191，160，163，157	
L	16.4	478	350，322，205，191，160，163，157，145	
		492	475，457，439，372，347，336，233，215，191，174，157，140	
M	17.6	478	350，322，205，191，160，163，157	
N	19.2	506	378，347，330，261，243，219，160	
O	21.0	506	378，347，243，219，201，160	
P	21.7	506	489，389，378，347，350，330，233，215，191，160，157	
Q	23.5	506	489，372，347，350，330，233，219，215，191，157，140	

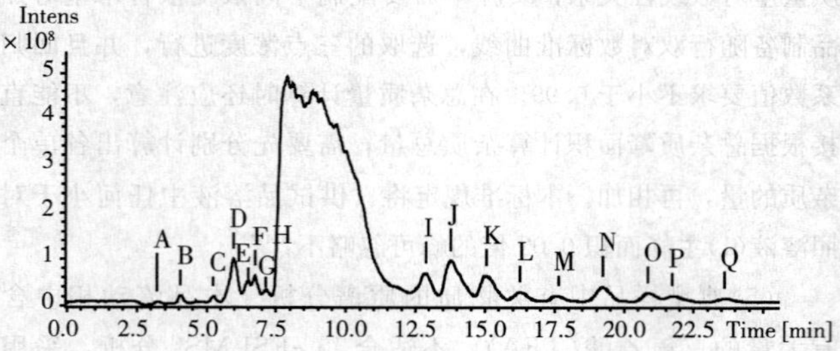

图 5　典型的 LC-TIC

中国药典(2015)收载了两种有关物质的测定方法，第一法为高效液相色谱-积分脉冲安培电化学检测器(HPLC-PED)法，第二法为高效液相色谱-蒸发光散射检测器(HPLC-ELSD)法［即中国药典(2010)收载的方法］。虽然 HPLC-ELSD 法具有通用性强、价格低廉、维护要求低等优点，能够满足质量控制的需要，但在实际使用过程也发现一些不足：①由于 ELSD 的响应与浓度呈对数线性相关，使得操作相对繁琐；②不同生产厂商的 ELSD 仪器结构不同，有时导致结果重现性不令人满意；③ELSD 的灵敏度也值得探讨，不同厂商之间、同一厂商不同型号之间的灵敏度也有一定差异；④ELSD 需要流动相具有挥发性，使得色谱分离的优化也受到一定的限制。近年来脉冲安培电化学检测器(PED)因其灵敏度高、浓度与响应值呈线性关系等优点而被欧美药典广泛接受。在 Ph. Eur. 8.0 中，硫酸妥布霉素、硫酸庆大霉素、硫酸奈替米星、硫酸新霉素、硫酸大观霉素、硫酸阿米卡星的含量和有关物质测定均采用 HPLC-PED 方法；在 USP 中，硫酸阿米卡星、硫酸链霉素、硫酸卡那霉素也采用了 HPLC-PED 方法[14,15]。江苏省食品药品监督检验研究院以中国药典(2010)中硫酸依替米星有关物质测定的流动相为起始条件，采用 Design-Expert 软件中析因设计(Factorial design，FD)对色谱条件进行优化，选择对色谱分离及保留时间影响较大的三个因素，即 TFA 的浓度、pH 值、ACN 比例进行优化，三个因素的水平范围分别为：TFA 浓度范围为 0.1～0.25mol/L，pH 值的范围为 1.5～3.5，ACN 比例范围为40～60ml/L。最后确定流动相为：0.2mol/L 三氟乙酸(含 0.05%五氟丙酸，1.5g/L 无水硫酸钠，用 NaOH 调节 pH 值至 3.5)-乙腈(96：4)(可根据需要适当调整乙腈的比例)，采用对电极损伤小的四电位波形为检测电位，3mm 的检测池，建立了中国药典(2015)硫酸依替米星有关物质和含量测定的 HPLC-PED 方法(作为第一法)。

对中国药典(2015)新增第一法进行了方法学验证，采用在杂质较多的样品中添加已知杂质的方法制备专属性考察用的溶液，分别在不同规格、不同品牌的色谱柱上考察主峰与相邻杂质之间、相邻杂质之间的分离情况，典型色谱图见图 6，结果显示方法的专属性良好。硫酸依替米星对照品溶液在 0.24～45μg/ml 浓度范围内，线性关系良好，A＝3.4063

C＋0.8245，R＝0.9995。重复进样精密度、日内精密度和日间精密度的RSD均小于1%，精密度良好。方法的最低定量限（$S/N=10$）为6ng，最低检测限（$S/N=3$）为2ng。取对照品溶液每1小时进样1次，考察结果显示溶液在12小时内稳定，RSD（$n=11$）为0.95%。为控制色谱条件的分离能力，采用奈替米星和依替米星制备系统适用性溶液，要求两峰的分离度应不小于5.5。所建方法专属性好，灵敏度高，线性范围宽，满足测定需要。

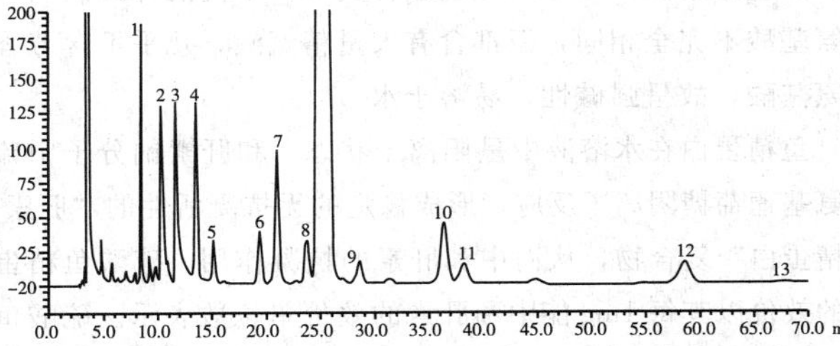

图6 在TOSOH TSK－GEL（5μm，4.6mm×250mm）获得的混合样品色谱图

（1. 1-N-乙基加洛糖胺；2. 杂质319；3. 西索米星；4. 庆大霉素C_{1a}；5. 1′，3-N，N-二乙基加洛糖胺；6. 小诺霉素；7. 奈替米星；9. 6″-羟基依替米星；10. 1-N-乙基小诺霉素；11. 6″-N-乙基庆大霉素C_{1a}；12. 中间体P1；13. 3-N-乙基-依替米星）

残留溶剂 二氯甲烷 原来的合成工艺中主要涉及到的有机溶剂有二甲亚砜、二氯甲烷，其中二甲亚砜为“低毒溶剂”，且在合成的起始步骤使用，标准中未予控制，只对“应限制溶剂”二氯甲烷进行检查。

水分 国家食品药品监督局国家药品标准WS_1-（X-030）-2002Z中采用干燥失重（110℃，减压干燥3小时）测定水分，该方法简单通用，但本品具有强引湿性，恒重困难，实验费时，硫酸依替米星DSC测定结果还显示，50℃时开始吸热，直至150℃时才出现平台，提示其在110℃时样品有分解可能性，本品的卡尔费休水分测定法中采用无水甲醇为溶剂，由于其在无水甲醇中溶解性差，如采用较低的搅拌速度和较短的混合时间，硫酸依替米星不易溶解，当增加搅拌速度和预混合时间，可以使硫酸依替米星完全溶解（以肉眼观察），在实验中发现，本品水分测定需要经常更换溶剂（约相当于测定一批样品3份后更换一次溶剂）。

重金属 原合成工艺中使用到醋酸钴，改进后的工艺中使用醋酸锌，需要控制重金属。

细菌内毒素 硫酸依替米星注射剂临床上用于静脉滴注，按照使用说明书，每次最大用量为0.15g，则最大剂量为每小时2.5mg/kg，计算限值为2.0EU/mg，标准规定限值0.50EU/mg，可以保证药品使用安全。

【含量测定】 中国药典（2010）采用HPLC-ELSD法测定含量，实验注意点同有关物质测定项。中国药典（2015）收载了两种含量测定方法，第一法为HPLC-PED法，第二法为HPLC-ELSD法。色谱条件均与有关物质检查项下相同。

文献中还报道了其他的含量测定方法，如微生物检定法[16]、旋光法[17~19]、衍生化紫外法[20]、HPLC-PAD法[21]，等，这些方法各有特色，生产企业可以根据具体情况进行应用，但必须与药典方法进行对照。

【制剂】（1）注射用硫酸依替米星（Etimicin Sulfate for Injection）

有0.3g、0.2g、0.15g、0.1g、0.05g五个规格，国内各企业的处方组成中，主要辅料有低分子右旋糖酐、氯化钠、焦亚硫酸。

（2）硫酸依替米星注射液（Etimicin Sulfate Injection）

有4ml：0.2g、2ml：0.1g、1ml：50mg三个规格，国内各企业的处方组成中，主要辅料有无水Na_2SO_3、10% NaOH等。无菌检查方法参照注射用硫酸依替米星。

（3）硫酸依替米星氯化钠注射液（Etimicin Sulfate and Sodium Chloride Injection）

有多个规格，2015年版未收载该剂型。

参考文献

[1] 赵敏，范瑾．半合成新抗生素——依替米星［J］．医药研究通讯，2002，31(7)：24.

[2] 国家药典委员会．中华人民共和国药典临床用药须知·化学药生物制品卷［M］．2005年版．北京：人民卫生出版社．

[3] 邓莜华．硫酸依替米星的临床应用与安全性评价［J］．中国临床药学杂志，2004，13(5)：320-322.

[4] 范瑾，赵敏，刘军，等．半合成新抗生素——抗生素89-07的合成和结构测定［J］．中国抗生素杂志，1995，12(20)：401-407.

[5] 薛春霞，赵文杰，陆玉峰．硫酸依替米星合成工艺的改进［J］．齐鲁药事，2005，24(2)：106-108.

[6] 陆玉峰．硫酸依替米星合成工艺研究［C］．南京理工大学硕士论文，2003.

[7] 张威，甄健存，李长龄，等．依替米星在高温状态下的稳定性考察［J］．中国药房，2007，18(4)：301-302.

[8] 吕亚萍，陈剑君，罗俊．依替米星在不同溶媒中的稳定性研究［J］．浙江工业大学学报，2006，34(3)：290- 293.

[9] 张跃春．同一种方法鉴别三种氨基糖苷类抗生素［J］．首都医药，2001，8(10)：40.

[10] 袁耀佐，张玫，钱文，等．高效液相色谱-电喷雾-离子阱质谱法推定硫酸依替米星中有关物质结构［J］．分析化学，2010，38(6)：817-822.

[11] 刘浩，潘颖，仇仕林．高效液相色谱-蒸发光散射检测法测定氨基糖苷类抗生素中硫酸盐含量的研究［J］．药物分析杂志，2001，21(6)：429-434.

[12] Nikolaos C. Megoulas，Michael A. Koupparis. Enhancement of evaporative light scattering detection in high-performance liquid chromatographic determination of neomycin based on highly volatile mobile phase，high-molecular-mass ion-pairing reagents and controlled peak shape［J］. Journal

of Chromatography A，2004，1057：125-131.

[13] 刘军，胡小玲，沈依群，等．依替米星合成中相关产物的研究．中国医药工业杂志，2000，31(8)：358-360

[14] 王琰，王明娟，姚尚辰，等．电化学检测器及其在中美欧药典中的应用与展望［J］．中国抗生素杂志，2012，37(11)：801

[15] 刘英，李茜．离子色谱在抗生素药物分析中的应用［J］．药物分析杂志，2012，32(1)：179

[16] 赵敏，杨晓伟，胡小玲，等．抗生素 89-07 的微生物检定法［J］．中国抗生素杂志，1996，21(1)：13-16.

[17] 王英艳，王玉红．旋光法测定注射用硫酸依替米星药液的含量［J］．中国药师，2009，12(3)：358-359.

[18] 任蓓霞，刘凤珍．旋光法测定硫酸依替米星注射液半成品的含量［J］．中国药业，2008，17(14)：42.

[19] 姬怀雪，王艳．旋光法测定依替米星注射液的含量［J］．江苏药学与临床研究，2004，12(3)：29.

[20] 壮亚峰，董童．紫外分光光度法测定依替米星含量［J］．常州工学院学报，2007，20(1)：47-49.

[21] 王丹丹，王建，何月朵，等．液相色谱-脉冲安培检测器法测定硫酸依替米星含量［J］．中国药品标准，2007，8(4)：29-32.

撰写　袁耀佐　江苏省食品药品监督检验研究院
复核　张　玫　江苏省食品药品监督检验研究院

硫酸鱼精蛋白
Protamine Sulfate

英文名： Protamine Sulfate(INN)
异名： 精蛋白
CAS 号：［9009-65-8］

本品为抗肝素药。用于治疗临床肝素用量过大引起的出血，是目前体外循环心脏手术中唯一对抗肝素的药物[1]。实验证实，本品可分解肝素与抗凝血酶Ⅲ结合，从而消除其抗凝作用。本品具有轻度抗凝血酶原激酶作用，临床一般不用于对抗非肝素所致的抗凝作用。硫酸鱼精蛋白临床上仅供静脉注射用药。给药后作用快、注射后 0.5～1 分钟即能中和肝素的抗凝作用。作用时间可维持 2 小时。$t_{1/2}$ 与用量相关，用量越大，$t_{1/2}$ 越长[2]。代谢途径可能以肝素-鱼精蛋白复合物的形式，也可能经纤维蛋白分解作用使肝素游离而代谢。

硫酸鱼精蛋白静脉注射速度过快可能产生严重低血压及类过敏性休克。本品必须纯化后才可应用，一般没有抗原性，但极个别对鱼类食物过敏患者可对残留的鱼抗原发生过敏反应，表现为血管神经性水肿、荨麻疹、局部疼痛等。心脏手术体外循环所致的血小板减少，可因注射本品而加重[2]。由于鱼精蛋白本身有抗凝血作用，也能抗血液凝结，形成肝素-鱼精蛋白复合体后，两药的抗血凝作用均消失，因此在短时间内硫酸鱼精蛋白的用量不宜过大。

1868 年 Friedrick Miescher 等人首次从动物的精子细胞中发现了鱼精蛋白[3]。它可以从多种鱼类的成熟精子中提制而得，是一种简单的强碱性低分子蛋白质。常用于提制鱼精蛋白的鱼类有鲑鱼(大马哈鱼)、鲱鱼等。

鱼精蛋白并不是单一组分，而是由互相非常类似的数种成分组成的混合物[4]，由约 30 个氨基酸残基组成，分子量为 5000～20000，等电点为 10～12，临床药用的为其硫酸盐。组成鱼精蛋白分子的氨基酸种类少，不同鱼种提制品所含氨基酸不完全相同，但都含有大量精氨酸，几乎不含芳香族氨基酸，故呈强碱性，易溶于水。

鱼精蛋白在水溶液中呈阳离子状态，和肝素钠分子中硫酸氨基葡萄糖阴离子反应，形成稳定的无抗凝活性的“肝素-鱼精蛋白”复合物，从而中和肝素的抗凝作用。硫酸鱼精蛋白的效价以其每 1mg 能中和肝素的效价单位数表示。硫酸鱼精蛋白纯度高，中和肝素的效价单位数也高。中国药典(2015)规定每 1mg 硫酸鱼精蛋白中和肝素不得低于 100 单位。

此外，硫酸鱼精蛋白能与一些蛋白质、多肽结合形成络合物，在临床上还用于中效或长效胰岛素制剂中，用于延缓胰岛素的吸收，延长其作用时间[4]。它亦是一种良好的天然防腐剂，如鲑鱼鱼精蛋白在日本等国已成功地用于食品的贮藏保鲜[5]。

国内自 60 年代开始从鲑鱼、鲱鱼精子中提制本品，也曾用过黄鱼和青占鱼。为了扩大鱼精来源，中国药典(2015)不限制鱼种，适宜的鱼类均可。BP(2013)/Ph. Eur. (7.0)、USP(36)、JP(16)亦收载了该品种。

国产硫酸鱼精蛋白经聚丙烯酰胺凝胶电泳分析，并与日本硫酸鱼精蛋白及国际标准品比较，电泳位置一致[6]。

【制法概要和要求】 取新鲜鱼睾丸绞碎，用醋酸调节 pH 值至 4.5，分取沉淀，用乙醇等洗涤，干燥，得粗品。粗品加硫酸搅拌提取，离心。溶液用 95% 乙醇等反复沉淀溶解，并去除杂蛋白、热原等即得成品。

硫酸鱼精蛋白中间体 $\xrightarrow[\text{5mol/L NaOH 调至 pH4.0～5.0}]{\text{加入 3 倍量纯化水}}$ 水浴加热至 50℃，保温 60 分钟 $\xrightarrow[\text{搅拌 3 小时}]{\text{加入 2 倍量已处理过的大孔树脂}}$ 加入滑石粉过滤，得滤液 $\xrightarrow[\text{加入三倍量乙醇}]{\text{2.5mol/L 硫酸溶液调节 pH 值至 2～2.5}}$ 沉淀 $\longrightarrow$ 干燥

对于动物来源的提取制品，中国药典(2015)二部的凡例中均有原则要求，如果是有注射制剂的原料药，需在原料各论中增订〔制法要求〕。从生产企业反馈的工艺资料看，企业的生产原料不是从鱼类的成熟精子开始，而是从硫酸鱼精蛋白的粗品起始生产，故在制法要求中强调了本品应从检疫合格的新鲜鱼类精子中提取，生产所用鱼的种属应明确，生产过程应符合现行版《药品生产质量管理规范》的要求。

【性状】 硫酸鱼精蛋白略溶于水，可溶于稀酸，加热不凝结。本品在氨基酸组成上的最大特点为碱性氨基酸(如精氨酸)占有较大比例，几乎不含芳香族氨基酸(如酪氨酸、色氨酸和苯丙氨酸)，因此如果纯化步骤将核酸和杂蛋白除净，

在260～280nm的波长范围内紫外吸光度应很小。利用该特点，BP(2013)/Ph. Eur.(7.0)、USP(36)和JP(16)制订了吸光度检查项，规定10mg/ml的硫酸鱼精蛋白水溶液在260～280nm的波长范围内的吸光度不得大于0.1，中国药典(2015)暂未对该项目进行控制。

比旋度 中国药典(2010)参照BP(2009)/Ph. Eur.(6.0)增订。USP(32)、JP(15)没有控制该项目。中国药典(2015)未修订。

【鉴别】经比较，各国药典采用的鉴别方法基本一致。

(1)鱼精蛋白由多种氨基酸组成，含－CONH－基(肽键)，在浓碱溶液中与硫酸铜反应生成紫红色，为双缩脲反应。

(2)鱼精蛋白分子中精氨酸含量高，精氨酸的碱性侧链 $\mathrm{HN{=}C(NH_2){-}NH{-}}$ 与α-萘酚及次氯酸钠反应呈红色，是鉴别精氨酸的专属反应。

(3)本品为鱼精蛋白硫酸盐，故显硫酸盐的鉴别反应。

【检查】经比较，各国药典中以BP(2013)/Ph. Eur.(7.0)制订的项目最为全面，中国药典(2015)与其相比，未制订溶液澄清度及颜色、吸光度、铁盐等项目，USP(36)和JP(16)制订的项目相对较少，USP(36)制订了吸光度、硫酸盐、氮、干燥失重等项目，JP(16)制订了溶液澄清度及颜色、氮等项目。

氮 硫酸鱼精蛋白是由以精氨酸为主的数种氨基酸组成，设立此项可间接监控本品组成。

硫酸盐 硫酸鱼精蛋白是碱性鱼精蛋白加硫酸制成，通过检测样品中硫酸盐的比例可以控制产品的纯度。反应原理为硫酸盐在加入稀盐酸调节的酸性条件下，与氯化钡反应，生成硫酸钡的白色沉淀，通过生成沉淀的重量可以计算样品中的硫酸盐比例。中国药典(2010)参照BP(2009)/Ph. Eur.(6.0)增订，将盐酸溶液(20g→100ml)改为中国药典中常用的稀盐酸，经试验比较两种条件的测定结果基本一致。中国药典(2015)未修订。

干燥失重 中国药典(2010)方法和限度参照BP(2009)/Ph. Eur.(6.0)修订，干燥至恒重和干燥3小时两种条件的测定结果基本一致。中国药典(2010)将中国药典(2005)的限度7.0%修订为5.0%，并将"干燥至恒重"修订为"干燥3小时"。中国药典(2015)未修订。

汞 本品由鱼类精子中提取而得，根据文献报道汞能富集于此类生物中，而质量标准中"重金属"和"汞"检查项的分析方法是不一样的，不能互为替代，为保证安全用药，中国药典(2010)参照BP(2009)/Ph. Eur.(6.0)增订。但试验过程中发现对照品溶液滴定至终点后，双硫腙滴定液的绿色可持续不变，而供试品溶液滴定至终点后，颜色需在4分钟内判断，否则在静置过程中双硫腙滴定液的绿色会逐渐变为黄色。经方法学验证，将对照＋供试品按供试品方法操作，滴定结果与理论值一致。中国药典(2015)未修订。

重金属 中国药典(2010)参照BP(2009)/Ph. Eur.(6.0)增订。试验过程中发现由于供试品的炽灼灰化过程时间较长(约2天时间)，同样操作的对照也会略有损失，比色结果略浅于未炽灼的对照。中国药典(2015)未修订。

异常毒性 中国药典(2010)参照BP(2009)/Ph. Eur.(6.0)增订。本品所用原料系鱼类来源的提取物，有可能污染未知毒性杂质。中国药典(2010)规定供试品浓度为1mg/ml，限值剂量为25mg/kg，为临床计量的30倍。中国药典(2015)未修订。

细菌内毒素 本品临床每小时用药最大剂量是静脉注射每次50mg(中国药典临床用药须知、中国国家处方集)，内毒素计算限值约为6.0EU/mg；国外标准中USP和BP均为0.7EU/mg。中国药典(2010)规定本品细菌内毒素限值为6.0EU/mg，与内毒素计算值比较，安全系数为1，并略严于ESP和BP标准。中国药典(2015)未修订。

无菌 本品内含防腐剂，经方法学验证本品需转移至300ml的0.9%氯化钠溶液中，用薄膜过滤法处理，冲洗液用量每膜不少于300ml，以金黄色葡萄球菌为阳性菌。由于样品量有限，仅验证了一家企业的产品，此验证数据是否能涵盖所有企业的产品尚存疑问，故暂不在正文中作具体规定。

【效价测定】尽管文献报道可用HPLC法测定硫酸鱼精蛋白的含量[7]。但硫酸鱼精蛋白的理化检查标准和其体内中和肝素作用的相关性不大，且不同鱼种和各批产品间的作用不完全一致，故不宜以硫酸鱼精蛋白的质量(mg)来表达其中和肝素的效价。为此，需测定其每1mg能中和肝素的效价单位数，符合规定的鱼精蛋白原料方可配制注射液。

中国药典(2015)、USP(36)、JP(16)均采用生物测定法。BP(2013)/Ph. Eur.(7.0)采用滴定-紫外分光光度法测定效价，原理为在水溶液中鱼精蛋白中和肝素后会使溶液浑浊，用分光光度计在650nm处测定吸光度的变化，以吸光度的突变点为终点，根据消耗肝素的量(单位)计算出鱼精蛋白的效价(mg)。

效价测定方法中，所用肝素剂量按等差级数排列，故含量限度范围定为：应为标示量的90%～110%。

【制剂】硫酸鱼精蛋白注射液(Protamine Sulfate Injection)

目前，生产企业对硫酸鱼精蛋白注射液采用薄膜过滤法除菌，没有使用高温灭菌法，并在生产过程中添加了苯酚为防腐剂，适量的氯化钠以调节渗透压。硫酸鱼精蛋白的抗肝素效价每1mg应不低于100单位，方可用于配制硫酸鱼精蛋白注射液，但必须按其实测效价折算至1mg对抗100单位的量，计算注射液应配的浓度。例如1mg原料药中和肝素120单位，用注射液只需配成0.833%的硫酸鱼精蛋白溶液。因此，制剂规格中5ml：50mg，应理解为能中和肝素5000单位，并非5ml中有50mg的硫酸鱼精蛋白原料。效价限度也应理解为标示量(中和肝素5000单位)的90%～115%。

中国药典(2015)、BP(2013)、USP(36)、JP(16)均收载了硫酸鱼精蛋白注射液。中国药典(2010)与中国药典(2005)

相比，增订了渗透压摩尔浓度、异常毒性、过敏反应，并根据BP(2009)还增订了pH值、吸光度、旋光度。除吸光度检查项外，中国药典(2015)未修订。

吸光度　由于本品仍然残留了一定量的核酸和杂蛋白，故国内产品并不能达到BP(2009)和USP(32)的要求。考虑到企业的实际生产水平和市场需求，以及质量标准中增订了过敏反应检查，故中国药典(2015)删除了"吸光度"检查项，有待产品进一步提高纯度后再增订。

旋光度　取注射液直接测定。虽然该注射液的规格标为10mg/ml，但在实际生产过程中，企业一直是按每1ml硫酸鱼精蛋白中和肝素1000IU的量投料，而如果1mg硫酸鱼精蛋白原料能中和肝素的量约为140IU时，注射液中硫酸鱼精蛋白原料的浓度并未达到10mg/ml，而仅有约7mg/ml，故旋光度测定中制剂样品的配制并不能按规格中的重量单位来进行，而只能取样品直接测定。

参考文献

[1] 王祖谦，邓硕曾．鱼精蛋白不良反应及预防［J］．国外医学．麻醉学与复苏分册，1998，19(3)：172-174.
[2] 国家药典委员会．中华人民共和国药典临床用药须知·化学药和生物制品卷［M］．2005年版．北京：人民卫生出版社．
[3] Horrow JC. Protamine：a review of its toxicity［J］．Anesth Analg，1985，64：348-361.
[4] 孙屏．鱿鱼精蛋白的分离纯化及其抗菌性研究［C］．上海水产大学硕士学位论文，2003.
[5] 何荣海，周存山，李文．鱼精蛋白特性及其在食品方面的应用［J］．食品与药品，2006，8(9_A)：8-10.
[6] 卫生部药典委员会．中华人民共和国药典1990年版二部药典注释［M］．北京：化学工业出版社，1993.
[7] 朱晨晨，乔德水，涂家生．RP-HPLC法测定精蛋白胰岛素注射液中硫酸鱼精蛋白的含量［J］．药物生物技术，2008，15(3)：212-215.

撰写　郑璐侠　上海市食品药品检验所
复核　陈　钢　上海市食品药品检验所

硫酸卷曲霉素

Capreomycin Sulfate

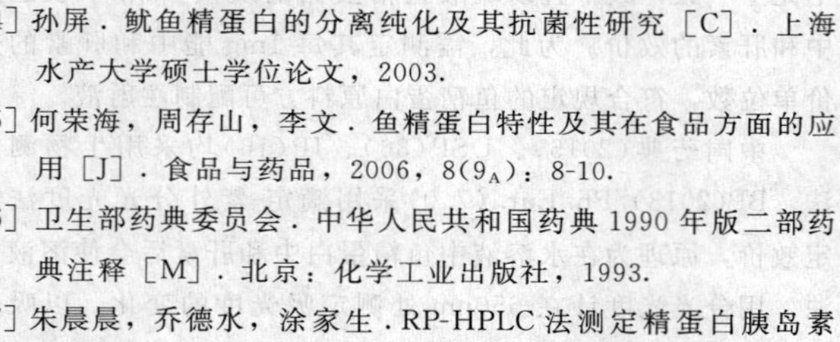

R_1=OH，R_2=β-Lysine　Capreomycin ⅠA　$C_{25}H_{44}N_{14}O_8$
R_1=H，R_2=β-Lysine　Capreomycin ⅠB　$C_{25}H_{44}N_{14}O_7$
R_1=OH，R_2=H　Capreomycin ⅡA　$C_{19}H_{31}N_{12}O_7$
R_1=H，R_2=H　Capreomycin ⅡB　$C_{19}H_{31}N_{12}O_6$

异名：卷须霉素；缠霉素；卷霉素；缠绕霉素；抗结核霉素

CAS号：［1405-37-4］

卷曲霉素是由美国E. B. Herr等于1961年首先从缠绕链霉菌的培养液中分离得到，为卷曲霉素四个组分（$Ⅰ_A$，$Ⅰ_B$，$Ⅱ_A$，$Ⅱ_B$）的混合物，1970年Wakamiya等[1]合成$Ⅰ_A$和$Ⅰ_B$。我国1977年研制成功，1979年开始生产。除中国药典(2015)收载外，USP(36)收载有硫酸卷曲霉素原料和注射用硫酸卷曲霉素，BP(2000)收载有硫酸卷曲霉素原料和硫酸卷曲霉素注射液，日抗基(1990)收载有硫酸卷曲霉素原料和注射用硫酸卷曲霉素，BP(2009)、JP(15)均不再收载该品种。

卷曲霉素为碱性水溶性多肽类抗生素，具有环状多肽类结构。含有四个极相似的组分（$Ⅰ_A$，$Ⅰ_B$，$Ⅱ_A$，$Ⅱ_B$）。硫酸卷曲霉素组分Ⅰ为主要活性物质，$Ⅰ_A$、$Ⅰ_B$、$Ⅱ_A$、$Ⅱ_B$分别约占25%、67%、3%和6%。Ⅰ和Ⅱ的紫外光谱相似，在水溶液中的最大吸收波长均为268nm[2]。

卷曲霉素主要对结核杆菌有明显的抑制作用，另对肺炎杆菌、金黄色葡萄球菌等革兰阳性菌有较好的抑制作用，主要用于抗结核菌感染，常与其他抗结核药合用，以延缓耐药性产生并增强疗效。卷曲霉素Ⅰ对肺炎杆菌的体外活性比卷曲霉素Ⅱ高约2.5倍；对分枝杆菌的体外活性比卷曲霉素Ⅱ高约7倍[2]。本品对结核杆菌的MIC约为0.5～25μg/ml。活性仅为链霉素、乙胺丁醇、对氨基水杨酸钠等的一半，为异烟肼的1/10。作用机制主要是阻碍细菌蛋白质的合成。本品易被胃酸破坏，口服无效。肌内注射后吸收很快，给药后1～2小时左右血药浓度可达峰值，有效血药浓度可维持6～12小时，在血液中的半衰期为4～6小时。连续肌内注射不发生蓄积现象，静脉滴注效果优于肌内注射[3]。主要由肾脏排出，常规剂量副作用较小，较常见的不良反应为第8对脑神经及肾功能的影响，多见于长期与大剂量用药者。本品单独使用易产生耐药性。细菌对本品与链霉素、异烟肼、对氨基水杨酸、利福平等之间无交叉耐药性，近年来用于治疗耐多种药物型结核病，但与紫霉素、卡那霉素和新霉素之间有交叉耐药性。文献[4]采用卷曲霉素干粉气雾剂治疗耐多药肺结核，肺部药物显著增加，血液中药物含量明显减少，治疗效果较好。

【制法概要】卷曲霉素是从缠绕链霉菌（*Streptomyces capreolus*）代谢产物中获得，国内采用卷曲链霉菌4·1009产生菌来生产卷曲霉素[5]。

冷冻管 —孢子培养→ 斜面孢子 —摇瓶培养→ 摇瓶种子 —一级种子培养→ 一级种子培养液 —二级种子培养→ 二级种子培养液 —发酵→ 发酵液 —酸化、滤过→ 酸性滤液 —碱化→ —离子交换→ —洗涤→ —洗脱→

洗脱液 —脱盐 脱色→ 精制液 —薄膜浓缩→ 浓缩液 —除热源，过滤，干燥→ 成品

【性状】复合物游离碱为白色粉末，在 pH 4～8 水溶液中较稳定，在强酸强碱溶液中不稳定。66%DMF 水溶液的 pK_a 为 6.2、8.2、10.1、13.3。

比旋度 卷曲霉素Ⅰ的二硫酸盐 $[\alpha]_D^{25}$ 为－29.7°(c＝1，水溶液)，卷曲霉素Ⅱ的二硫酸盐 $[\alpha]_D^{25}$ 为＋2.5°(c＝1，水溶液)，本品复合物 $[\alpha]_D^{25}$ 为－27.6°(c＝1，水溶液)[6]。

【鉴别】(1)薄层色谱 中国药典(2010)收载薄层色谱鉴别，将供试品与标准品进行比较，所显主斑点的颜色和位置应相同，方法简便，特别适合基层单位操作。中国药典(2015)未收载该鉴别项。

(2)液相色谱 利用比较供试品与标准品的色谱保留时间进行鉴别。

(3)本品溶于 0.1mol/L 盐酸溶液，在 269nm 波长处有最大吸收，$E_{1cm}^{1\%}$ 为 282，紫外吸收光谱图如下，见图 1。

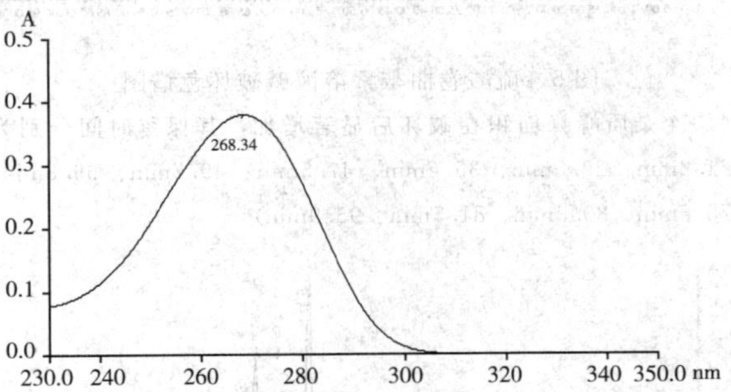

图 1 硫酸卷曲霉素紫外吸收图谱

(4)硫酸盐的鉴别 本品为卷曲霉素的硫酸盐，应具备硫酸盐的鉴别反应。

【检查】酸碱度 本品为碱性水溶性多肽类抗生素，水溶液的 pH 值和硫酸含量相关，结合的硫酸过量，影响本品的纯度；结合的硫酸量不足，不能充分成盐，因此通过酸碱度的控制，基本可以达到对本品成盐质量情况的控制。

溶液的澄清度与颜色 中国药典(2010)硫酸卷曲霉素的澄清度标准为 2 号浊度标准液、溶液颜色标准为黄色 5 号标准比色液。中国药典(2015)进行了修订，澄清度标准提高至 1 号浊度标准液，溶液颜色标准提高至黄色 3 号标准比色液。

硫酸盐 中国药典(2015)新增检查项。硫酸卷曲霉素含 2 分子的硫酸盐，卷曲霉素Ⅰ的硫酸盐理论含量为 22%，卷曲霉素Ⅱ的硫酸盐理论含量为 26%。为了保证卷曲霉素成盐的完全，确保硫酸卷曲霉素的质量和疗效，应对其硫酸盐含量加以控制。河南省食品药品检验所参照硫酸庆大霉素测定硫酸盐的 HPLC-ELSD 方法，建立了硫酸卷曲霉素的硫酸盐含量测定方法，并进行了方法学验证。用十八烷基硅烷键合硅胶为填充剂(pH 值适用范围 0.8～8.0)；以 0.2mol/L 三氟醋酸-甲醇(94∶6)为流动相；流速为每分钟 0.6ml；用蒸发光检测器检测，取硫酸钠制备系统适用性溶液，硫酸根峰与钠离子峰之间的分离度应符合要求。取硫酸滴定液(0.05mol/L)适量进行稀释，制备系列对照品溶液进行线性相关性试验，结果溶液浓度的对数值与相应的硫酸峰面积对数值的线性关系良好，回归方程为 y ＝ 1.8857x ＋ 8.0607，相关系数 r^2＝ 0.9978。硫酸对照品溶液最低检测限(LOD)为 0.30μg、最低定量限(LOQ)为 0.68μg。加样回收试验结果显示，高中低三种浓度平均回收率为 101.6%，RSD%为 1.26%(n=9)。专属性实验结果显示，卷曲霉素在热、酸、碱、氧和光照条件下降解产物对硫酸测定均无干扰，表明本法测定硫酸盐专属性良好。耐用性考察结果，缓冲盐浓度、流动相 pH、柱温等微小变动对分离效果均无影响。测定结果显示硫酸卷曲霉素中卷曲霉素Ⅰ归一化含量不低于 98%，卷曲霉素Ⅱ的含量小于 2%。因此按照卷曲霉素Ⅰ的理论含量 22.4%的±5 计算为：21.3%～23.5%，同时结合硫酸卷曲霉素的实际硫酸盐含量，将硫酸卷曲霉素中硫酸盐含量限度制订为：21.0%～24.0%。硫酸卷曲霉素供试品溶液典型色谱图见图 2。

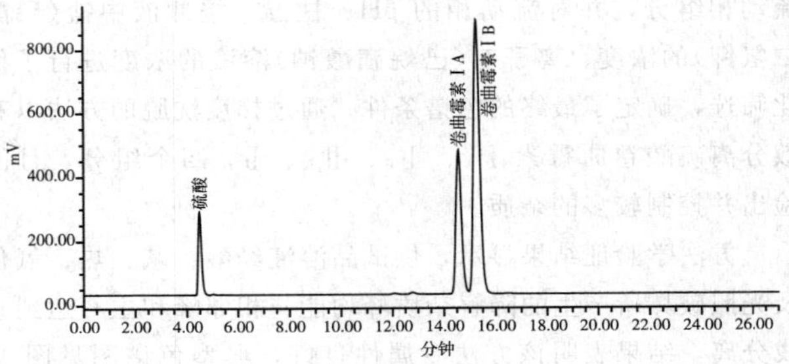

图 2 硫酸卷曲霉素供试品溶液色谱图

干燥失重 中国药典(2010)规定在 105℃干燥至恒重，减失重量不得过 6.0%。经试验考察，在 100℃减压干燥数据均远大于 105℃常压干燥数据，说明在 105℃常压干燥水分很难完全从样品中释放出来。故参考 USP(35)、BP(2002)和 IP(2010)(均为 100℃减压干燥 4 个小时，不得过 6.0%)，中国药典(2015)将干燥失重修订为，在 100℃减压干燥 4 小时，减失重量不得过 6.0%。

炽灼残渣 中国药典(2010)规定遗留残渣不得过 3.0%，中国药典(2015)将限度修订为不得过 1.0%。

重金属 中国药典(2015)新增检查项。由于硫酸卷曲霉素为发酵产品，添加原料和发酵器械以及管道均会引入重金属，导致其重金属含量偏高，故应加以控制。中国药典(2015)制定重金属限度不得过百万分之二十。

卷曲霉素Ⅰ 中国药典(2005)、USP(32)、BP(2002)均只对卷曲霉素Ⅰ的含量进行控制。中国药典(2005)采用离子对色谱法，用 C18 柱对卷曲霉素进行分离测定；USP(32)、BP(2002)则是采用氰基柱，将卷曲霉素Ⅰ分成 $Ⅰ_A$、$Ⅰ_B$ 两个峰，但均只控制 $Ⅰ_A$、$Ⅰ_B$ 两个峰的总量即卷曲霉素Ⅰ的含量。鉴于英美药典采用的氰基柱不易得，仅限于某个品牌的某种填料，方法耐用性差，且不需要控制 $Ⅰ_A$ 和 $Ⅰ_B$ 的组成比例，因此中国药典(2010)对中国药典(2005)卷曲霉素Ⅰ的测定方法未进行修订。硫酸卷曲霉素的 HPLC 色谱图见图 3。

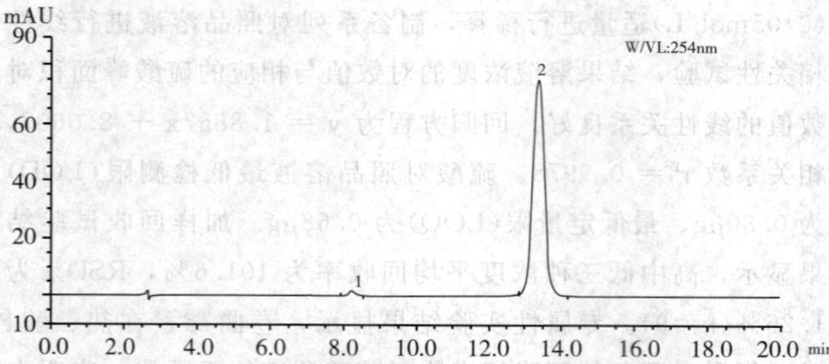

图 3　硫酸卷曲霉素标准品的 HPLC 色谱图

1. 卷曲霉素Ⅱ；2. 卷曲霉素Ⅰ

卷曲霉素组分　中国药典(2015)将卷曲霉素Ⅰ检查项修订为卷曲霉素组分测定，按面积归一化法计算，含卷曲霉素$Ⅰ_A$和卷曲霉素$Ⅰ_B$之和不得低于 90%，含卷曲霉素$Ⅰ_A$、$Ⅰ_B$、$Ⅱ_A$、$Ⅱ_B$之和不得低于 95%。采用 HPLC 梯度洗脱方法测定，色谱条件参考文献[6]制定，采用 ODS C18 色谱柱，检测波长 268nm，以己烷磺酸钠的磷酸盐溶液-乙腈为流动相组分，并对流动相的 pH、柱温、缓冲液中盐（磷酸二氢钾）的浓度、离子对（己烷磺酸钠）溶液的浓度进行了优化筛选，确定了最终的色谱条件。通过梯度洗脱的方法以有效分离硫酸卷曲霉素$Ⅰ_A$、$Ⅰ_B$、$Ⅱ_A$、$Ⅱ_B$四个组分，且能检出并控制较多的杂质。

方法学验证结果显示，供试品溶液经酸、碱、热、氧化及光照破坏所产生的降解杂质峰均能与相邻峰和主峰达到基线分离，结果表明该方法专属性良好，典型色谱图见图 4、图 5。系统适用性试验溶液的色谱图中各组分出峰顺序依次为$Ⅱ_A$、$Ⅱ_B$、$Ⅰ_A$和$Ⅰ_B$，$Ⅱ_A$与$Ⅱ_B$之间、$Ⅰ_A$与$Ⅰ_B$之间的分离度分别不小于 3.5 和 2.0，$Ⅱ_A$、$Ⅱ_B$、$Ⅰ_A$、$Ⅰ_B$与相邻峰之间的分离度均不小于 1.0，系统适用性溶液色谱图见图 6。卷曲霉素在浓度 0.20～4.02 mg/ml 范围内，4 个组分浓度与峰面积的线性关系均良好，相关系数均大于 0.9998。取浓度为 2.01mg/ml 卷曲霉素标准溶液连续进样 6 次，卷曲霉素 4 个组分的峰面积 RSD 均小于 0.4%，结果表明该方法精密度良好。以信噪比(S/N)为 3∶1 计，卷曲霉素的最低检测限为 0.01μg；以信噪比(S/N)为 10∶1 计，卷曲霉素的最低定量限为 0.03μg。分别制备高、中、低三种浓度的溶液进行回收试验，结果平均回收率为 99.5%、RSD 为 0.5%($n=9$)。以 4 个主组分峰面积和和杂质含量为指标考察溶液稳定性，结果溶液在 24 小时内稳定，硫酸卷曲霉素 4 个主组分峰面积和、最大单个杂质和总杂质基本无变化。耐用性试验结果显示，流动相中乙腈的比例变化对卷曲霉素的色谱行为影响较大，必须严格控制乙腈的比例，pH 值的微小幅度的变化，对卷曲霉素的保留时间及分离无显著性的影响，柱温升高卷曲霉素主峰保留时间提前但对其分离情况无显著性的影响，试验不同品牌多支色谱柱结果分离效果均较好。

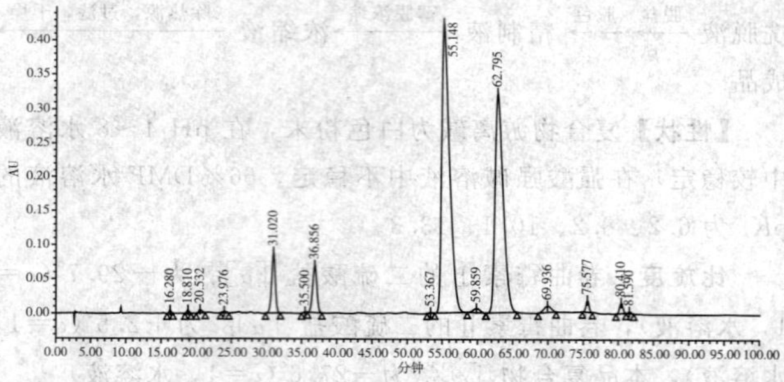

图 4　未经破坏的硫酸卷曲霉素溶液色谱图

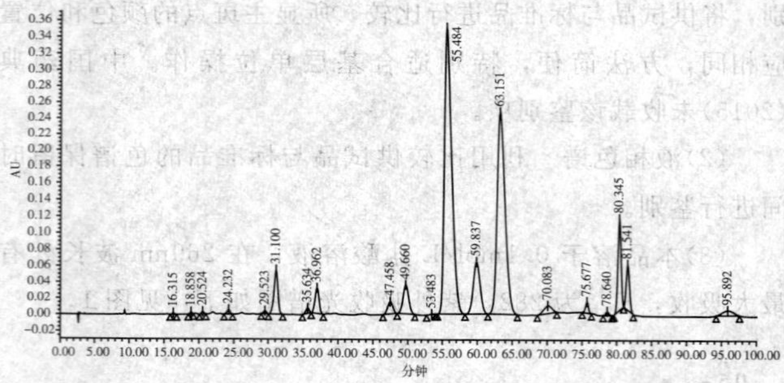

图 5　硫酸卷曲霉素溶液碱破坏色谱图

（10 个杂质峰峰面积在破坏后显著增加，其保留时间分别为 24.2min、29.5min、35.6min、47.5min、49.7min、59.8min、78.6min、80.3min、81.5min、95.9min）

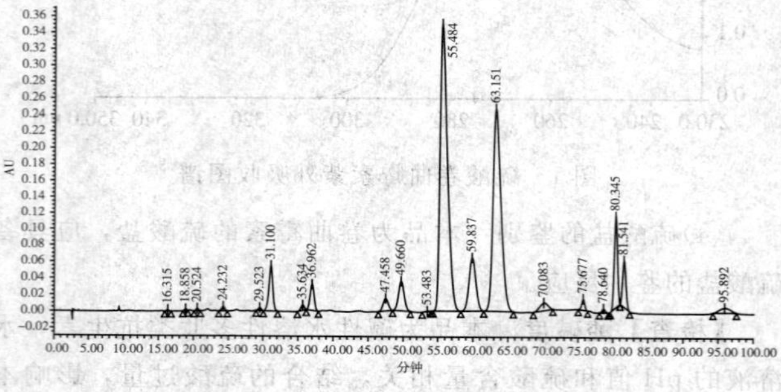

图 6　系统适用性溶液色谱图

有关物质　中国药典(2015)新增检查项。文献报道卷曲霉素杂质是导致其副作用如肾毒性、听力障碍和过敏反应的原因，因此有必要进行控制。检测方法同卷曲霉素组分检查项下，杂质限度订为“供试品溶液的色谱图中如有杂质峰，最大单个杂质峰面积不得大于对照溶液中卷曲霉素四个主峰面积和的 4 倍(2.0%)，峰面积大于对照溶液中卷曲霉素四个主峰面积和的 2 倍(1.0%)的杂质峰不得多于 1 个，各杂质峰面积的和不得大于对照溶液中卷曲霉素四个主峰面积和的 10 倍(5.0%)”。

【含量测定】中国药典(2010)、BP(2002)均采用抗生素微生物效价测定法中的管碟法测定含量，USP(32)采用抗生素微生物效价测定比浊法测定含量。文献[7]采用抗生素微生物效价测定比浊法，仪器在线测定含量，方法专属、灵敏、简便，快速。中国药典(2015)未修订。

【制剂】注射用硫酸卷曲霉素（Capreomycin Sulfate for Injection）

参考文献

[1] Wakamiya、T、Shiba，T，Kaneko t. Chemical studies on tuberactinomycin. Ⅰ. The structure of tuberactidine，guanidine amino acid component［J］. Tetrahedron Lett，1970：3497-3500.

[2] Herr EB Jr，Redstone MO. Chemical and physical characterization of capreomycin［J］. Ann N Y Acad Sci.，1966，135（2）：940-946.

[3] 许申，许学受．卷曲霉素治疗肺结核病的进展［J］．医学综述，1999，5(9)：406-407.

[4] Fiegel J，Garcia-Contreras L，Thomas M，et al. Preparation and in vivo evaluation of a dry powder for inhalation of capreomycin. Pharm Res，2008，25(4)：805-811.

[5] 俞文和．抗生素工艺学．辽宁科学技术出版社，1987：344.

[6] 卫生部药典委员会．中华人民共和国药典 1990 年版二部药典注释．北京：化学工业出版社，1993：789.

[7] 崔春英，刘英，杨淑先．浊度法测定硫酸卷曲霉素的效价，中国药品标准，2007，8(5)：55-57.

撰写　刘　英　王立萍　河南省食品药品检验所
复核　闻京伟　河南省食品药品检验所

氯普噻吨
Chlorprothixene

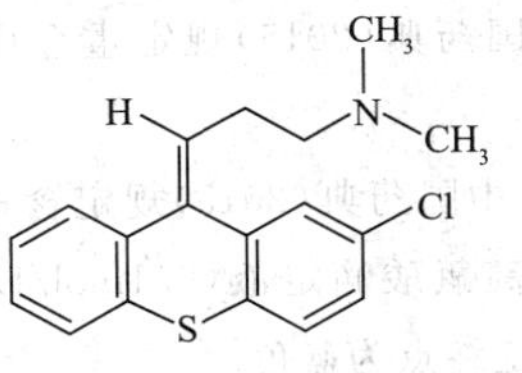

$C_{18}H_{18}ClNS$　315.87

化学名：(Z)-*N*，*N*-二甲基-3-(2-氯-9*H*-亚噻吨基)-1-丙胺

(Z)-3-(2-chloro-9*H*- thioxanthene-9-ylidene)-*N*，*N*-dimethyl-1-propylamine

英文名：Chlorprothixene(INN)

CAS 号：［113-59-7］；其盐酸盐 CAS 号［6469-93-8］

本品异名泰尔登，是硫杂蒽类抗精神病药，可通过阻断脑内神经突触后多巴胺受体而改善精神障碍，也可抑制脑干网状结构上行激活系统，引起镇静作用，还可抑制延脑化学感受区而发挥止吐作用。本品抗肾上腺素作用及抗胆碱作用较弱，并有抗抑郁及抗焦虑作用。本品口服吸收快，血药浓度 1～3 小时可达峰值，半衰期($t_{1/2}$)约为 30 小时，主要在肝内代谢，大部分经肾脏排泄。体内代谢反应有 S 原子的氧化、N 原子的氧化、*N*-去烷基化反应。

本品为淡黄色结晶，几乎不溶于水，溶于乙醇、乙醚、三氯甲烷。本品具有碱性，侧链的二甲氨基能与盐酸成盐。本品在室温条件下比较稳定，在碱性和光照条件下，可发生双键的分解，生成 2-氯噻吨酮和 2-氯噻吨。

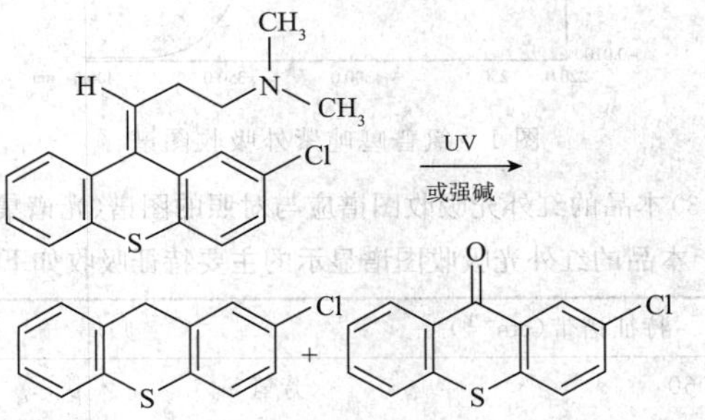

除中国药典（2015）收载外，Ph. Eur.（7.0）和 BP(2013) 仅收载了其盐酸盐。

【制法概要】 氯普噻吨存在顺反异构体，顺式抗精神病作用约为反式的 7 倍，其原因是顺式异构体与多巴胺分子部分重叠。两者可以通过石油醚处理分离，反式异构体可以用硫酸转化为顺式异构体，中国药典收载的本品为顺式异构体。具体合成路线如下。

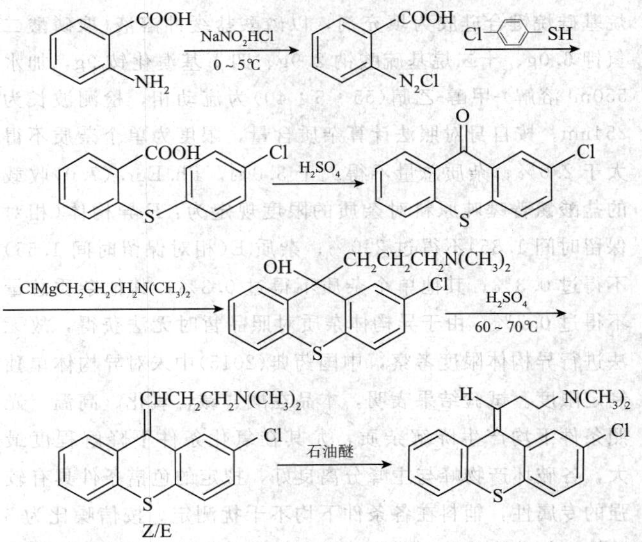

【性状】 本品为淡黄色结晶性粉末；无臭，无味。在三氯甲烷中易溶，在水中不溶。熔点为 96～99℃。

【鉴别】(1)硫杂蒽类药物可被不同氧化剂氧化而呈色。加硝酸后可能形成自由基或醌式结构而显红色。因其反应过程和反应产物极其复杂，很难用化学反应式表达。

(2)硫杂蒽母核为共轭三环的 π 系统，一般在紫外区有三吸收峰值，分别在 205nm、254nm 和 300nm，最强峰多在 254nm 附近。由于 2 位上被氯取代，使吸收峰红移，同时会使 250～265nm 区段的峰强度增大。本品在盐酸溶液(9→1000)中在 324nm 的波长处有最大吸收。

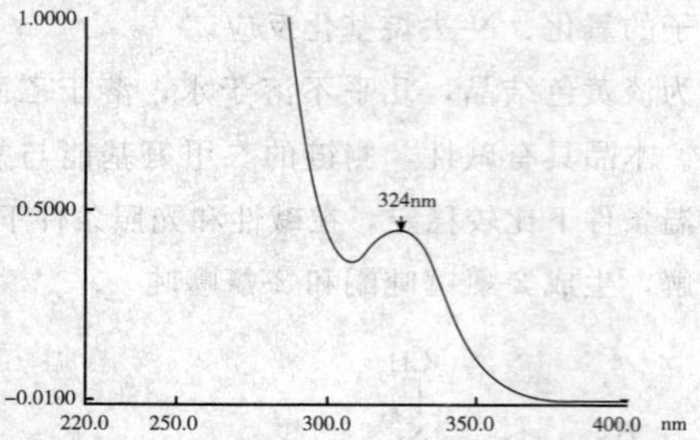

图 1　氯普噻吨紫外吸收图谱

(3)本品的红外光吸收图谱应与对照的图谱(光谱集 304 图)一致，本品的红外光吸收图谱显示的主要特征吸收如下表。

特征谱带(cm^{-1})	归属	
3060	芳氢	ν_{C-H}
2820，2770	氮甲基	ν_{C-H}
1640	烯	$\nu_{C=C}$
1588，1563，1550	苯环	$\nu_{C=C}$
820	取代苯	γ_{2H}
770	取代苯	γ_{4H}

【检查】有关物质　中国药典(2015)新增检查项，采用液相色谱法测定，色谱条件与 Ph. Eur. (7.0)相同。用十八烷基硅烷键合硅胶为填充剂，以磷酸盐缓冲溶液(取磷酸二氢钾 6.0g、十二烷基硫酸钠 2.9g、四丁基溴化铵 9g，加水 550ml 溶解)-甲醇-乙腈(55∶5∶40)为流动相，检测波长为 254nm。按自身对照法计算杂质含量，限度为单个杂质不得大于 2.0%；杂质总量不得大于 3.0%。Ph. Eur. (7.0)收载的盐酸氯普噻吨原料对杂质的限度规定为：*E*-异构体(相对保留时间 1.35)不得过 2.0%；杂质 E(相对保留时间 1.55)不得过 0.3%；其他单个杂质不得过 0.3%，其他杂质总量不得过 0.7%。由于异构体杂质对照品暂时无法获得，故无法进行异构体限度考察，中国药典(2015)中未对异构体单独制定限度。试验结果表明，本品在酸、碱、氧化、高温、光照条件下均产生降解杂质，尤其在氧化条件下降解程度最大，各破坏产物峰与主峰分离良好，拟定的色谱条件具有较强的专属性，辅料在各条件下均不干扰测定。按信噪比为 3 计算，氯普噻吨检测限为 0.5ng。有关物质氧化破坏色谱图见图 2。

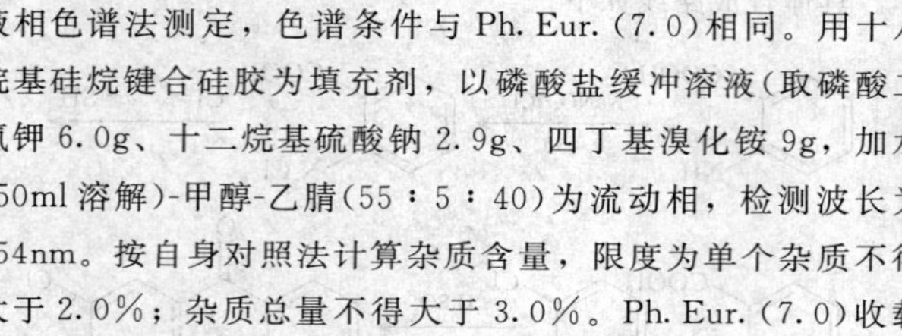

图 2　有关物质氧化破坏色谱图

残留溶剂　中国药典(2015)新增检查项，采用毛细管气相色谱法测定，对生产工艺中可能残留的有机溶剂乙醇、乙酸乙酯、三氯甲烷和苯进行了考察。方法学验证结果显示，乙醇在 0.1510～0.5034mg/ml、乙酸乙酯在 0.1546～0.5155mg/ml、苯在 0.1284～0.4280μg/ml 和三氯甲烷在 3.96～13.2μg/ml 浓度范围内呈良好的线性关系，相关系数(r^2)均在 0.9968 以上。6 次进样精密度 RSD 在 1.4%～2.2%范围内。6 份平均回收率分别为乙醇 103.2%(RSD=4.9%)、乙酸乙酯 92.83%(RSD=1.4%)、三氯甲烷 90.92%(RSD=0.5%)和苯 91.70%(RSD=1.3%)。检测限分别为乙醇 0.6041μg/ml、乙酸乙酯 0.6186μg/ml、三氯甲烷 3.96μg/ml 和苯 0.1284μg/ml。残留溶剂对照品溶液色谱图见图 3。

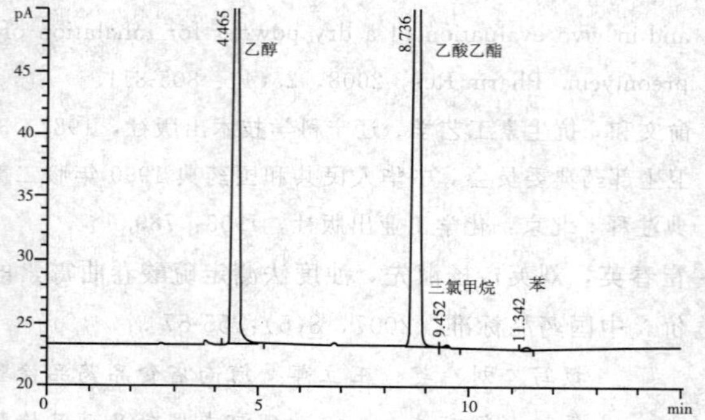

图 3　残留溶剂对照品溶液色谱图

干燥失重　本品为无水物，中国药典(2015)规定在 60℃减压干燥至恒重，减失重量不得过 1.0%。

炽灼残渣　中国药典(2015)规定遗留残渣不得过 0.1%。

重金属　中国药典(2015)规定重金属不得过百万分之二十。

【含量测定】 中国药典(2015)规定含量测定采用非水滴定法，滴定液为高氯酸滴定液(0.1mol/L)，用结晶紫指示液指示终点，滴定终点为蓝色。

【制剂】(1)氯普噻吨片(Chlorprothixene Tablets)

本品为糖衣片，除去包衣后显类白色至微黄色，规格为 12.5mg、15mg、25mg、50mg。国内各企业的处方中，主要辅料有糊精、羟丙基纤维素、硬脂酸镁等。

有关物质　中国药典(2015)新增检查项，采用液相色谱法测定，色谱条件与原料药相同。

含量均匀度　按照药典通则要求，中国药典(2015)对 12.5mg 和 15mg 规格的供试品增加含量均匀度检查项，测定方法与含量测定方法相同。

溶出度　因氯普噻吨为难溶性药物，有必要对其进行溶出度检查。氯普噻吨在水中不溶，以盐酸溶液(9→1000) 900ml 为溶出介质，采用转篮法，转速为每分钟 100 转，限度为标示量的 75%。

含量测定　中国药典(2005)采用三氯甲烷提取后非

水滴定法测定含量，由于三氯甲烷毒性较大，会对实验人员健康造成危害，故舍弃了原方法。中国药典(2010)参考该品种溶出度检查所用方法，建立了紫外-可见分光光度法(对照品外标法)用于含量测定。中国药典(2015)未修订。

方法学验证结果显示，供试品溶液在30～70μg/ml浓度范围内呈良好的线性关系，相关系数 r^2＝0.9999。重复性试验结果良好，RSD＝0.16%(n＝6)。供试品溶液在8小时内稳定RSD＝0.25%(n＝5)。9份平均回收率为99.21%(RSD＝0.60%)，空白辅料对测定无干扰。经过对非水滴定法和紫外对照品法测得含量均值的t检验，结果表明两种含量测定方法无显著差异。

(2)氯普噻吨注射液(Chlorprothixene Injection)

本品为氯普噻吨添加适量盐酸与适宜助溶剂(乙醇)制成的灭菌水溶液，是中国药典(2015)新增剂型。

有关物质　采用液相色谱法测定，用十八烷基硅烷键合硅胶为填充剂；以磷酸盐缓冲液(取十二烷基硫酸钠8.1g与磷酸二氢钠1.6g，加水900ml使溶解，用磷酸调节pH值至3.5，加水至1000ml)-甲醇-乙腈(21∶65∶14)为流动相；检测波长为254nm。取本品进行酸破坏制备系统适用性溶液，氯普噻吨峰保留时间为11～15分钟，氯普噻吨峰与氯普噻吨*E*-异构体峰(相对保留时间约为1.1)的分离度应符合规定。起草单位考虑到Ph. Eur.(7.0)原料标准的流动相中盐浓度比较高，因此参照文献报道[1～5]的色谱条件进行优化，建立了氯普噻吨注射液有关物质检查方法。新建方法对于杂质的分离度满足定量分析的要求，且检出的杂质色谱峰响应较大，检测限低，流动相中缓冲盐及离子对试剂浓度均比Ph. Eur.(7.0)原料标准低很多，从保护仪器及延长色谱柱的使用寿命方面来看，新建方法有一定的优势。供试品溶液有关物质典型色谱图见图4。方法学验证结果显示，氯普噻吨在0.075～750μg/ml浓度范围内线性关系良好，相关系数为0.9999。检测限为0.04μg/ml，定量限为0.075μg/ml。供试品溶液在24小时内稳定。加速降解试验结果显示，在强酸性条件下加热，氯普噻吨*E*-异构体的量会显著增加。氯普噻吨注射液pH值为4.0，为弱酸性，生产工艺中有加热灭菌过程，因此对氯普噻吨*E*-异构体的量进行控制是有必要的，限度参照Ph. Eur.(7.0)对盐酸氯普噻吨原料的规定，订为不得过2.0%。对于其他杂质的控制，根据考察结果订为单个最大杂质不得过1.0%，杂质总量(包括*E*-异构体)不得过2.5%。

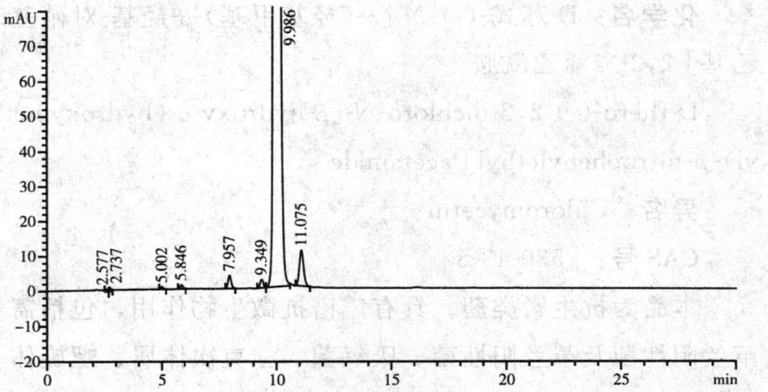

图4　供试品溶液有关物质色谱图

乙醇量　因制剂工艺中加入了50%乙醇，因此需要控制乙醇含量，按照药典通则乙醇量测定法进行测定。由于生产中加入乙醇为95%乙醇，氯普噻吨注射液中乙醇理论含量为47.5%，制订乙醇量限度为不得过50%。

含量测定　采用液相色谱法测定，色谱条件同有关物质，仅检测波长选择为氯普噻吨的最大吸收波长230nm。本品加样平均回收率为100.4%，RSD＝0.4%(n＝9)。对照品溶液重复进样RSD%为0.1%。

参考文献

[1] 孙丽丽，司天梅，舒良，等．HPLC法测定血浆中米安色林的浓度［J］．中国新药杂志，2002，11(9)：714－716

[2] 陈建琴．反相高效液相色谱法测定氯普噻吨片的含量［J］．中国现代应用药学杂志，2007，24(3)：222－223

[3] 翟屹民，秦英，徐敏洁，等．高效液相色谱法测定血浆中常用精神病治疗药物［J］．中国医院药学杂志，1997，17(4)：159－161，192

[4] 贾晶莹，张梦琪，桂雨舟，等．液相色谱－串联质谱法同时测定7种抗抑郁类和5种抗精神病类药物的血药浓度［J］．中国药物应用与监测，2010，7(5)：272－275

[5] Karpinska J，Starczewska B. Simultaneous LC determination of some antidepressants combined with neuroleptics［J］．J Pharm Biomed Anal. 2002 Jul 1；29(3)：519－25

撰写　刘建祯　山西省食品药品检验所

复核　李青翠　郭景文　山西省食品药品检验所

张　玖　江苏省食品药品监督检验研究院

氯霉素

Chloramphenicol

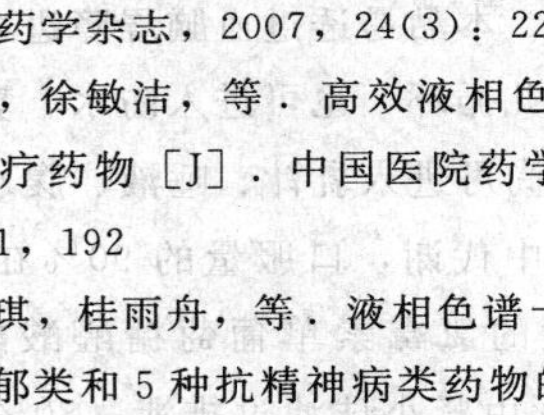

$C_{11}H_{12}Cl_2N_2O_5$　323.13

化学名：D-苏式-(-)-*N*-[*α*-(羟基甲基)-*β*-羟基-对硝基苯乙基]-2,2-二氯乙酰胺

D-thero-(-)-2,2-dichloro-*N*-[*β*-hydroxy-*α*-(hydroxymethyl)-*p*-nitrophenylethyl] acetamide

异名：Chloromycetin

CAS号：[530-43-8]

本品为抗生素类药。具有广谱抗微生物作用，包括需氧革兰阴性菌及革兰阳性菌、厌氧菌、立克次体属、螺旋体合衣原体属。对流感嗜血杆菌、肺炎链球菌和脑膜炎奈瑟球菌具高度抗菌活性，具杀菌作用。对金黄色葡萄球菌、化脓性链球菌、草绿色链球菌、B组链球菌、大肠埃希菌、肺炎克雷伯菌、奇异变形杆菌、伤寒、副伤寒沙门菌、志贺菌属、脆弱拟杆菌等厌氧菌的抗菌活性较低，仅具有抑菌作用。本品为脂溶性，通过弥散进入细菌细胞内，并可逆性地结合在细菌核糖体的50S亚基上，抑制了转肽酶的作用，使肽链增长受阻，从而阻止蛋白质的合成。本品口服后吸收快而完全，约可吸收给药量的80%～90%，给药后半小时可达有效血浓度，1～3小时达峰浓度。成年人单次口服12.5mg/kg后，C_{max}为11.2～18.4mg/L，儿童单次口服或静脉给药25mg/kg，C_{max}为19～28mg/L。给予常用量(每日1～2g)，可使血浓度维持在5～10mg/L。吸收后广泛分布于全身组织和体液，在肝、肾组织中浓度高，其次依次为肺、脾、心肌、肠和脑组织。本品易透过血脑屏障进入脑脊液中，也可透过胎盘进入胎儿循环，也可进入防水、玻璃体液，并可达治疗浓度。本品尚可进入乳汁、唾液、腹水、胸水以及滑膜液中。主要在肝中代谢，口服量的90%在肝内与葡萄糖醛酸结合为无活性的氯霉素单葡萄糖醛酸酯，在24小时内5%～10%以原形由肾小球滤过排泄，80%以无活性的代谢产物由肾小管分泌排泄。口服给药量的3%由胆汁分泌排出，1%由粪便中排出[1]。

本品毒副作用为有时出现再生障碍性贫血、颗粒白细胞减少症、血小板减少症。用药后出现短暂的烧灼感和刺痛，比较常见，用药后出现瘙痒、眼红、皮疹、肿胀和其他刺激症状，比较少见。停药后数周或者数月出现皮肤苍白；咽炎和发热；异常出血和青肿；异常疲劳和虚弱，罕见。长期使用有时出现视神经炎或末梢神经炎等。过敏反应较少见[2]。

本品由J. Ehlrich于1947年发现，从委内瑞拉链霉菌(streptomyces venezuelae)的培养滤液中得到，1949年开始化学合成。氯霉素分子结构中含有2个不对称的碳原子，有4种异构体，仅D-苏式(D-threo)型异构体有抗菌作用。化学合成法制得的D，L-苏式型，称合霉素，经进一步拆分而成氯霉素[2]。国内于1953年正式生产。除中国药典(2015)收载外，USP(36)、BP(2013)、JP(16)中均有收载。

【制法概要】本品的生产方法有对硝基苯乙酮法、苯乙烯法、肉桂醇法、对硝基肉桂醇法与对硝基苯甲醛法。国内常用的为对硝基苯乙酮法，该法由乙苯经硝化为对硝基苯乙酮，经溴代生成对硝基-*α*-溴代苯乙酮，与环六次甲基四胺成盐后，以盐酸水解得对硝基-*α*-氨基苯乙酮盐酸盐，用醋酐乙酰化，与甲醛进行羟甲基化所得对硝基-*α*-乙酰胺基-*β*-羟基苯丙酮，在异丙醇中以异丙醇铝还原为消旋体(苏阿糖型)-1-对硝基苯基-2-乙酰胺基-1,3丙二醇；盐酸水解脱去乙酰基，以碱中和得(±)苏阿糖型-1-对硝基苯基-2-氨基丙二醇，用诱导结晶法进行拆分，得D(-)-(苏阿糖型)-1-对硝基苯基-2-氨基-1,3丙二醇，最后在甲醇中与二氯乙酸甲酯作用即得本品[2]。

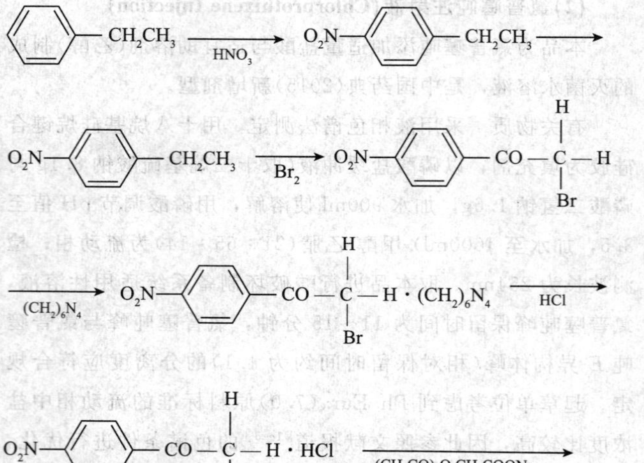

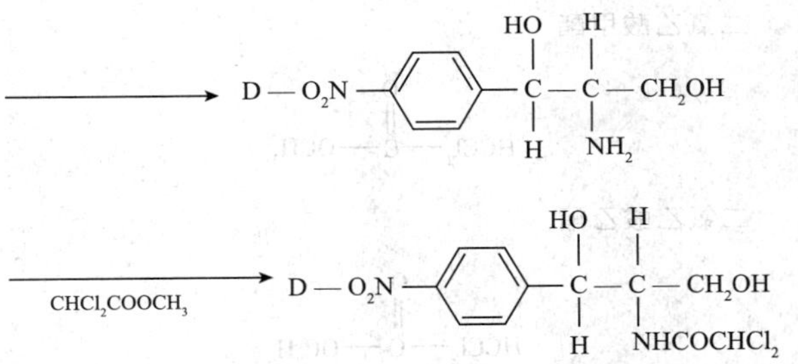

【性状】本品为白色至微带绿黄色的针状、长片状结晶或结晶性粉末；微苦。在甲醇、乙醇、丙酮或丙二醇中易溶，在水中微溶。BP(2013)性状下规定为白色、灰白色或黄白色微晶状粉末或微晶状或针状、长片状结晶；在水中微溶，在乙醇和丙二醇中易溶。在乙醇中是右旋，在乙酸乙酯中是左旋。JP(16)性状下规定为白色至微黄白色的结晶或结晶性粉末；在甲醇、乙醇中易溶，在水中微溶。

熔点 中国药典(2015)、BP(2013)和USP(36)规定熔点为149～153℃。

熔点可以表征其纯度，文献[3]报道：氯霉素的熔点与其显微晶形有相关性：表面光亮，显微晶形为针状或长板状结晶，熔点在规定范围内；晶体表面出现斑纹，熔点偏低，纯度不同，出现斑纹的温度也不同，故在本品性状项规定本品为白色或微带黄绿色的针状、长片状结晶或结晶性粉末。

比旋度 本品50mg/ml的无水乙醇溶液的比旋度为＋18.5°至＋21.5°，在相同条件下，与JP(16)规定的比旋度相同，USP(36)规定比旋度为＋17.0°至＋20.0°。BP(2013)规定本品60mg/ml的无水乙醇的比旋度为＋18.5°至＋20.5°。

【鉴别】(1)本品分子中含有硝基，经锌粉和氯化钙还原，生成羟胺类化合物，与苯甲酰氯进行苯甲酰化，生成物在弱酸中与高铁离子作用形成紫色至紫红色配合化合物。

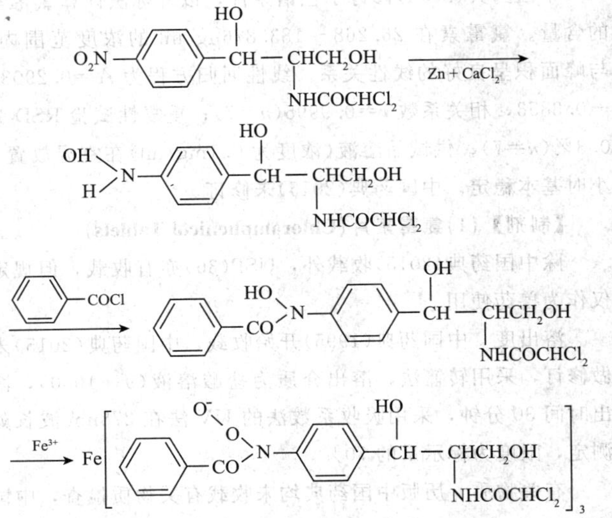

(2)采用含量测定项的色谱图，供试品溶液主峰的保留时间应与对照品溶液主峰的保留时间一致。

(3)本品的红外光吸收图谱(光谱集507图)显示的主要特征吸收如下表。

特征谱带(cm^{-1})	归属	
3360，3270	羟基和酰胺	$\nu_{O-H,N-H}$
3080	芳氢	ν_{C-H}
1690	酰胺(Ⅰ)	$\nu_{C=O}$
1610，1500	苯环	$\nu_{C=C}$
1570	酰胺(Ⅱ)	δ_{NH}
1525，1350	硝基	ν_{NO_2}
1070	羟基	ν_{C-O}
820	取代苯	γ_{2H}

【检查】结晶性 中国药典(2015)和USP(36)均规定结晶性应符合规定。

酸碱度 由于本品在水中微溶，故中国药典(2015)和USP(36)均规定用本品加水制成每1ml中含25mg的混悬液直接测定，pH值应为4.5～7.5。

有关物质 (4-硝基苯基)-2-氨基-1,3-丙二醇(简称氯霉素二醇物)[4]是氯霉素的水解产物，对硝基苯甲醛[5]是其水溶液的光解产物。在专属性试验中，用氯霉素二醇物和对硝基苯甲醛溶液定位之后发现氯霉素破坏后的降解产物主要是氯霉素二醇物和对硝基苯甲醛，故在有关物质中控制这两种已知杂质。

中国药典(2005)有关物质采用高效液相色谱法，在该色谱条件下，杂质对硝基苯甲醛峰形前置严重，对称性较差，导致结果处理的误差大[5]。BP(2010)采用薄层色谱法，薄层板为硅胶GF_{254}，展开剂为水-甲醇-三氯甲烷(1∶10∶90)。USP(32)和JP(15)采用薄层色谱法，薄层板为硅胶板，展开剂为三氯甲烷-甲醇-水(79∶14∶70)。

中国药典(2010)仍采用高效液相色谱法进行有关物质检查，但对色谱系统进行调整，在该色谱条件下氯霉素二醇物和对硝基苯甲醛及氯霉素均可有效分离(图1)，且对硝基苯甲醛峰对称性较好。中国药典(2015)未修订。

使用两种品牌的色谱柱：Cosmosil C18色谱柱(250mm×4.6mm，5μm)与Shiseido C18色谱柱(250mm×4.6mm，5μm)，分别在Dionex ultimate 3000与HP1100高效液相色谱仪上进行耐用性试验考察，结果良好。

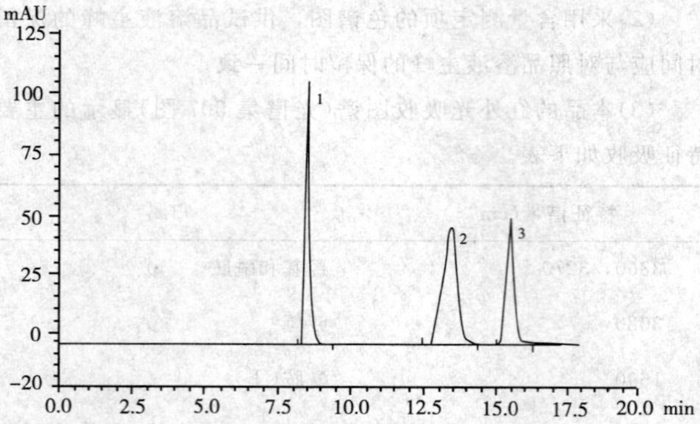

图1　系统适用性试验

1. 氯霉素二醇物；2. 对硝基苯甲醛；3. 氯霉素

Dionex ultimate 3000 高效液相色谱仪和 Cosmosil 色谱柱

（250mm×4.6mm，5μm）

杂质限量计算时，氯霉素二醇物与对硝基苯甲醛均采用外标法计算。氯霉素二醇物的检测限为 1ng，对硝基苯甲醛的检测限为 1.5ng。中国药典(2005)有关物质检查的样品浓度为 0.1mg/ml，进样 10μl，最低能检出 0.1%的二醇物和 0.15%的对硝基苯甲醛。为了增加杂质检出的灵敏度，中国药典(2010)增加有关物质检查的样品浓度至 0.2mg/ml，进样 10μl，最低能检出 0.05%的二醇物和 0.075%的对硝基苯甲醛，能满足杂质控制要求。中国药典(2015)未修订。

氯霉素合成及贮存过程中可能存在和产生的杂质如下。

氯霉素二醇物 $C_9H_{12}N_2O_4$　212.20

化学名：2-氨基-1-(4-硝基苯基)-1,3-丙二醇

英文化学名：2-Amino-1-(4-nitrophenyl)-1, 3-propanediol

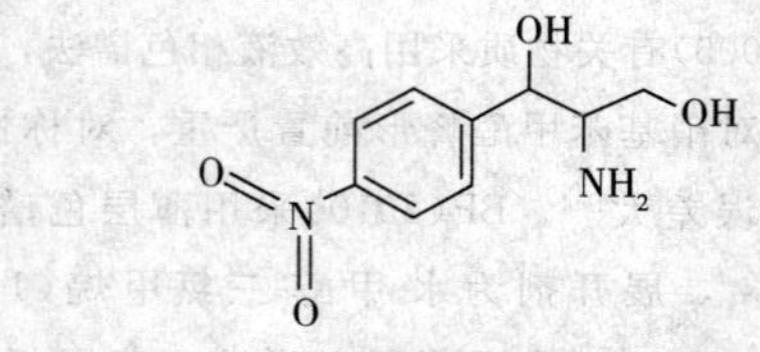

对硝基苯甲醛 $C_7H_5NO_3$　151.12

英文名：4-Nitrobenzaldehyde

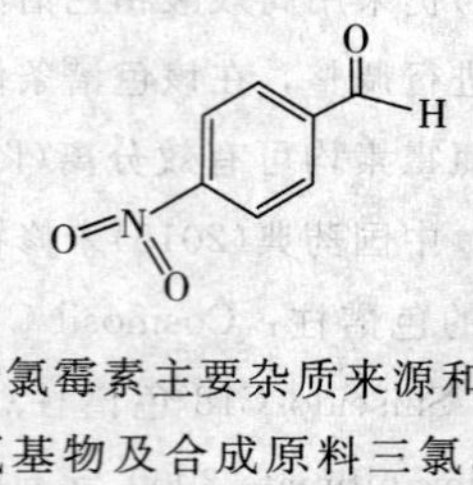

文献[6]对国产氯霉素主要杂质来源和质控方法进行了报道：中间体左旋氨基物及合成原料三氯乙醛和二氯乙酸甲(乙)酯的存在可能造成氯霉素熔点下降。

三氯乙醛

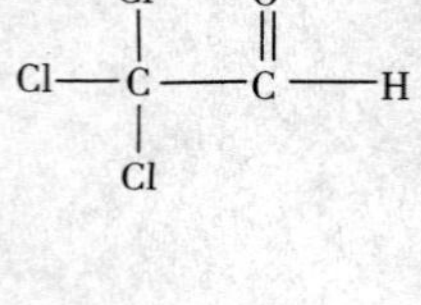

二氯乙酸甲酯

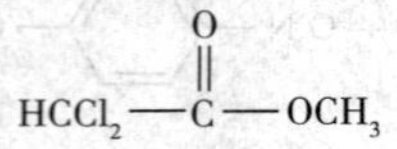

二氯乙酸乙酯

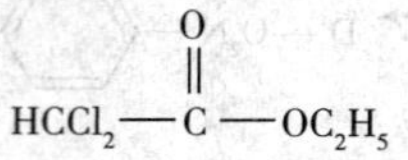

文献[7]报道：采用 HPLC 法，测定氯霉素及液体制剂中的有关物质和分解产物，经用对照品验证有 4 个杂质峰，其中 2 个杂质为 1-对硝基苯基-2-氨基-1,3-丙二醇（氯霉素二醇物）和 1-对硝基苯基-2-三氯乙酰氨基-1,3-丙二醇。

1-对硝基苯基-2-三氯乙酰氨基-1,3-丙二醇（合成副产物）

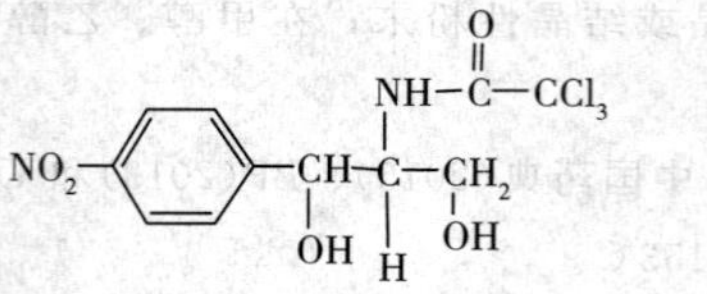

残留溶剂　乙醇与氯苯　氯霉素的合成工艺中涉及到有机溶剂乙醇和氯苯，采用气相色谱法检查，用标准加入法以峰面积计算有机溶剂的量，应符合规定。

干燥失重　中国药典(2015)、BP(2013)和 JP(16)规定在 105℃干燥至恒重，减失重量不得过 0.5%。

文献[8]采用热重法(TG)、微分热重法(DTC)和差热分析法(DTA)对氯霉素的热稳定性进行了研究，结果显示：氯霉素在 150℃前较稳定，故中国药典 2015 采用 105℃干燥失重法测定表面吸附水是合理的。

炽灼残渣　中国药典(2015)、BP(2013)和 JP(16)规定炽灼残渣不得过 0.1%。

【含量测定】采用高效液相色谱法。

中国药典 1990 年版、1995 年版及 2000 年版均采用 UV 法测定本品含量，2005 年版修订为 HPLC 法。

中国药典(2010)修订了色谱条件，以外标法计算氯霉素的含量。氯霉素在 26.268～183.876μg/ml 的浓度范围内，与峰面积呈良好的线性关系。线性回归方程为 $A=0.2903C-0.3853$，相关系数 $r=0.9995$($n=7$)；重复性试验 RSD 为 0.3%($n=7$)；供试品溶液(浓度为 0.1mg/ml)在室温放置 8 小时基本稳定。中国药典(2015)未修订。

【制剂】(1)氯霉素片(Chloramphenicol Tablets)

除中国药典(2015)收载外，USP(36)亦有收载，但规定仅作为兽药使用。

溶出度　中国药典(1995)开始收载，中国药典(2015)未做修订，采用转篮法，溶出介质为盐酸溶液(9→1000)，溶出时间 30 分钟，采用吸收系数法的 UV 法在 278nm 波长处测定，限度为标示量的 70%。

有关物质　历版中国药典均未收载有关物质检查，中国药典(2015)试验考查结果表明，本品稳定，故仍未予收载。USP(36)也未收载该项检查。

含量测定　1990年版至2000年版均采用与原料相同的UV法测定含量，2005年版开始采用HPLC法测定含量，中国药典（2015）采用的含量测定方法结果表明，制剂处方中所用的辅料(大致为羧甲基淀粉、硬脂酸镁、糖粉等几种)对主成分含量测定无干扰，方法回收率为99.89%($n=9$)，RSD为0.94%。

(2)氯霉素胶囊(Chloramphenicol Capsules)

除中国药典(2015)收载外，USP(36)、BP(2013)亦有收载。

本品的含量测定方法研究实验结果证明，制剂处方中所用的辅料(淀粉、硬脂酸镁等)对主成分含量测定无干扰，方法回收率为100.05%($n=9$)，RSD为0.76%。

(3)氯霉素眼膏(Chloramphenicol Eye Ointment)

除中国药典(2015)收载外，USP(36)、BP(2013)亦有收载。

含量测定　1990年版至2000年版均采用微生物检定法测定含量，2005年版开始修订为HPLC法。

本品以适量氯霉素为原料，加入液体石蜡与黄凡士林等辅料制得。含量测定方法研究实验结果证明，制剂处方中所用的辅料对主成分含量测定无干扰，方法回收率为98.49%($n=9$)，RSD为0.92%。

注意：提取不完全可能导致含量测定结果偏低。

(4)氯霉素滴耳液(Chloramphenicol Ear Drops)

除中国药典(2015)收载外，USP(36)、BP(2013)亦有收载。

性状　中国药典(2005)性状中规定本品为无色至微黄色的黏稠澄清液体；能与水任意混合。因在实际操作中不易掌握，中国药典(2010)删除“能与水任意混合”，修改为：“本品为无色至微黄色的黏稠液体”。中国药典(2015)未修订。

有关物质　中国药典（1990）未收载该项检查，1995年版、2000年版采用TLC法控制二醇物不得过5%，2005年版修订为HPLC法，同时控制二醇物(5.0%)和对硝基苯甲醛(0.5)，中国药典(2010)修订了色谱条件和对照品溶液浓度，限度未作修订。中国药典(2015)未修订。

含量测定　2005年版之前的中国药典均没有规定含量上限，仅规定了含量下限。由于氯霉素滴耳液受环境影响较大，在不当的贮存条件下易产生含量下降过快的现象，为了防止保证效期内合格而增加投料量，中国药典(2010)增订了含量上限，参照USP(32)规定含氯霉素应为标示量的90.0%～130.0%。中国药典(2015)未修订。

本品的有关物质与含量测定法研究实验结果证明，处方中所用的助溶剂(甘油或丙二醇)对本法无干扰。方法回收率为99.43%($n=9$)，RSD为0.76%。

(5)氯霉素滴眼液(Chloramphenicol Eye Drops)

除中国药典(2015)收载外，USP(36)、BP(2013)亦有收载。

该品种存在的主要问题是含量下降快，下降速度随温度升高而加快，一般有效期为一年。氯霉素水溶液在pH 2～7范围内主要是水解反应(酰胺水解)，水解产物为氯霉素二醇物。

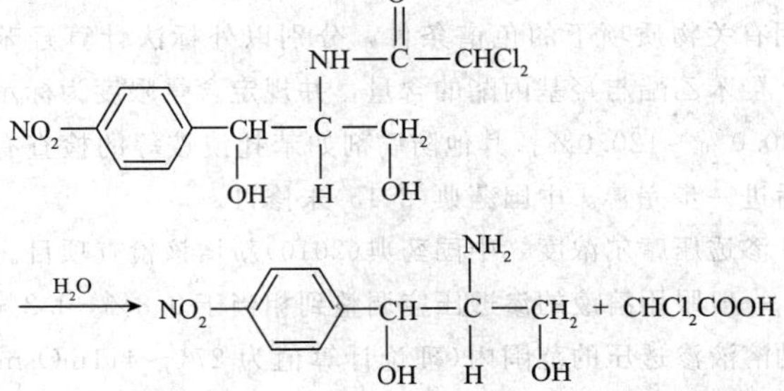

提示：改善处方和贮存条件，如降低贮存温度，改变包装材料，采用合理的处方和pH值可以有效防止其水解和光解，增加其稳定性。

中国药典(2005)规定含氯霉素不得少于标示量的85.0%，没有规定上限。为了防止保证效期内合格而增加投料量，中国药典(2010)增订了含量上限，规定含氯霉素应为标示量的90.0%～120.0%。中国药典(2015)未修订。

本品的含量测定法研究实验结果证明，处方中所用的辅料(硼酸、硼砂、依地酸二钠、甘油等)对本法无干扰；方法回收率为99.52%($n=9$，RSD为0.66%)。

本品含有适量的缓冲剂与防腐剂，国内各企业的处方中，主要的防腐剂有对羟苯甲酯、羟苯乙酯、羟苯丙酯、苯扎溴铵等。由于羟苯甲酯与氯霉素、对硝基苯甲醛的极性相近，羟苯乙酯和丙酯在该色谱条件下保留时间较长，所以在氯霉素有关物质项检查方法的基础上加入梯度洗脱，缩短乙酯和丙酯的保留时间。同时，在系统适用性试验中增加主峰、杂质及防腐剂峰之间的分离度规定。

在实际操作中，由于色谱柱的不同，各组分峰的保留时间差异较大，可根据实际情况调整梯度，在氯霉素洗脱完成后开始增加甲醇的比例。

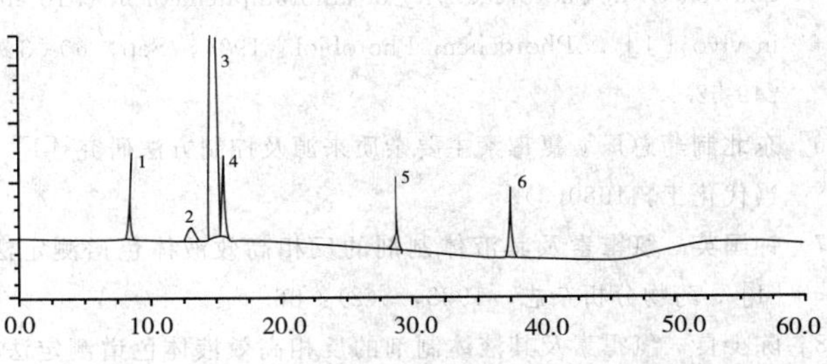

图2　氯霉素滴眼液有关物质系统适用性试验色谱图

1. 氯霉素二醇物；2. 对硝基苯甲醛；3. 氯霉素；4. 羟苯甲酯；5. 羟苯乙酯；6. 羟苯丙酯

该项检查中：氯霉素与对硝基苯甲醛及羟苯甲酯的分离效果是关键，使用三种品牌的色谱柱：日本资生堂MG C18柱（150mm×4.6mm，5μm）、Amethyst C18-H色谱柱(250mm×4.6mm，5μm)与AichromBond-AQ C18色谱柱(250mm×4.6mm，5μm)，分别在Dionex ultimate 3000与HP1100高效液相色谱仪上进行耐用性试验考察，分离度均较好。

USP(32)在通则项下收载了防腐剂的检查方法，并规定防腐剂的限度为标示量的 80.0%～120.0%。中国药典(2010)新增了羟苯甲酯、羟苯乙酯与羟基丙酯的含量测定，采用有关物质项下的色谱条件，分别以外标法计算羟苯甲酯、羟苯乙酯与羟基丙酯的含量，并规定含量限度为标示量的 80.0%～120.0%；其他防腐剂如苯扎溴铵等的检查有待今后进一步完善。中国药典(2015)未修订。

渗透压摩尔浓度　中国药典(2010)新增该检查项目。

一般眼用溶液的渗透压应调整到相当于 0.8%～1.2%氯化钠溶液渗透压的范围内(理论计算值为 274～411mOsmol/kg)。常用的调节渗透压物质有：氯化钠、硼酸、葡萄糖、硼砂等。中国药典(2010)规定本品渗透压摩尔浓度为 250～350mosmol/kg。中国药典(2015)未修订。

微生物限度检查经试验验证：细菌数测定、控制菌金黄色葡萄球菌和铜绿假单孢菌的检查采用薄膜过滤法进行检验，冲洗液为 45℃预温的 0.1%蛋白胨水溶液，冲洗量不少于 500ml/膜；霉菌及酵母菌数测定采用培养基稀释法进行检验。

参考文献

[1] 国家药典委员会．中华人民共和国药典临床用药须知[M]．2005 年版．北京：人民卫生出版社，2005：532-534.

[2] 卫生部药典委员会．中华人民共和国药典药典注释二部．[M]．1990 年版．北京：化学工业出版社，1993：833.

[3] 林韵卿．氯霉素显微晶形和熔点的关系及其在精制上的应用［J］．中国医药工业杂志，1981(2)：43.

[4] LI Jing(李静)，HU Chang-qin(胡昌勤)，HANG Tai-jun(杭太俊). Stimulaneous determination of chloramphenicol and its hydrolytic and photolytic products by RP-HPLC(反相高效液相色谱法测定氯霉素及其有关物)［J］．Chin J Antibiotic(中国抗生素杂志)，2004，29(6)：341.

[5] de Vries，Hemelaar PJ，Gevers AC，Beyersbergen van Henegouwen GM. Photoreactivity of chloramphenicol in vitro and in vivo［J］．Photochem Photobiol. 1994，Sep，60(3)：249-52.

[6] 东北制药总厂．氯霉素主要杂质来源及控制方法研究［J］．当代化工，1980(3).

[7] 钟国英．氯霉素及其液体制剂的反相高效液体色谱测定法［J］．药物分析杂志，1983，3(2)：86.

[8] 陈少良．氯霉素及其液体制剂的反相高效液体色谱测定法，氯霉素片质量的热分析法检验［J］．中国抗生素杂质，2004，29(1)：26-28.

[9] 易文琳．反相高效液相色谱法测定氯霉素滴眼液中氯霉素及有关物质的含量［J］．中国药业，2007，17(16)：25.

撰写　郭江红　湖北省食品药品监督检验研究院

复核　姜　红　湖北省食品药品监督检验研究院

奥沙西泮

Oxazepam

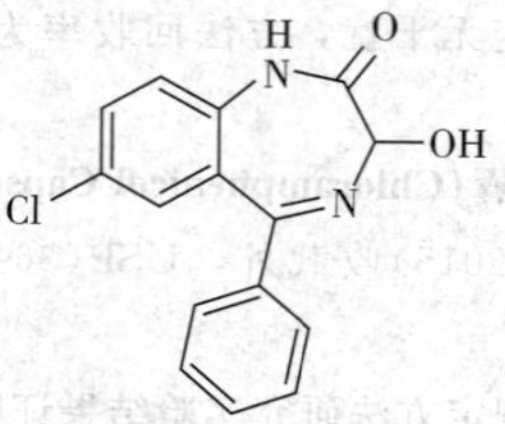

$C_{15}H_{11}ClN_2O_2$　286.72

化学名：5-苯基-3-羟基-7-氯-1,3-二氢-2*H*-1,4-苯并二氮杂䓬-2-酮

(3*RS*)-7-Chloro-3-hydroxy-5-phenyl-1,3-dihydro－2*H*-1,4-benzodiazepin-2-one

英文名：Oxazepam(INN)

CAS 号：［604-75-1］

本品为 1 位无甲基取代的苯二氮䓬类药，是氯氮䓬、地西泮的体内活性代谢产物，主要用于焦虑、紧张、激动，也可用于催眠、焦虑伴有精神抑郁的辅助用药，并能缓解急性乙醇戒断症状。本品口服后吸收较慢，蛋白结合率高，经肝脏代谢，无活性代谢产物。$t_{1/2}$一般为 5～12 小时，属短至中等药效。口服后 45～90 分钟作用开始，2～4 小时血药浓度达峰值，数天血药浓度达稳态。经肾脏排泄，体内蓄积量极小。

除中国药典(2015)收载外，BP(2013)、USP(36)亦有收载。

【制法概要】本品于 1962 年由美国家庭用品公司合成，我国于 1970 年代初开始生产[1]。

其合成路线如下。

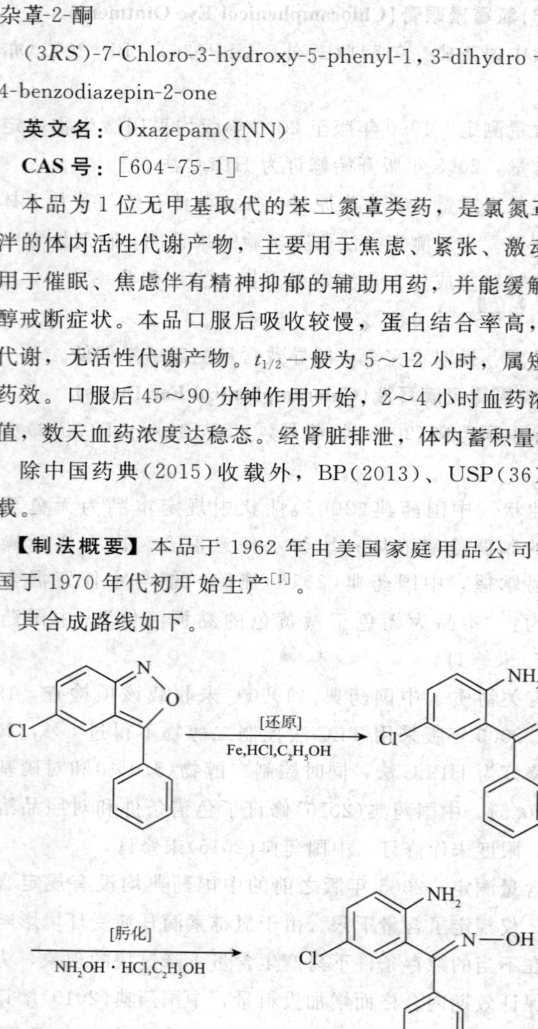

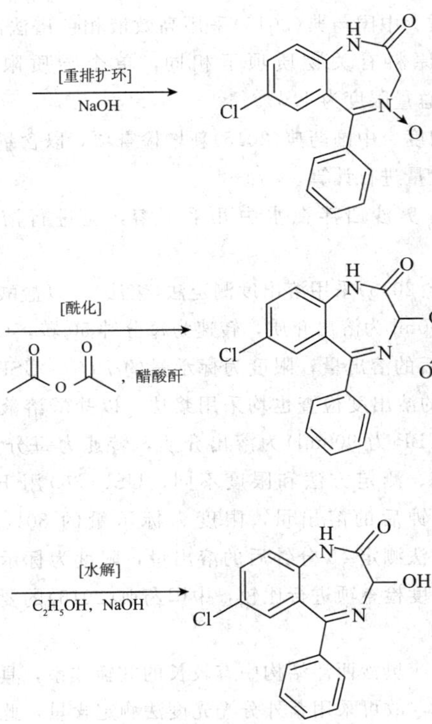

【性状】熔点 中国药典(2015)规定熔点为198～202℃，熔融同时分解。本品的熔点约200℃，实际操作中传温液硅油在此温度下接近沸点，产生烟雾，不利于熔点观察，且有害实验者健康。BP(2013)及USP(36)中均未收载该项。

【鉴别】(1)本品在盐酸溶液中加热煮沸，可水解生成二苯甲酮衍生物。该衍生物具有芳伯氨基，能与亚硝酸钠溶液和碱性β-萘酚试液发生重氮化-偶合反应，产生橙红色沉淀。

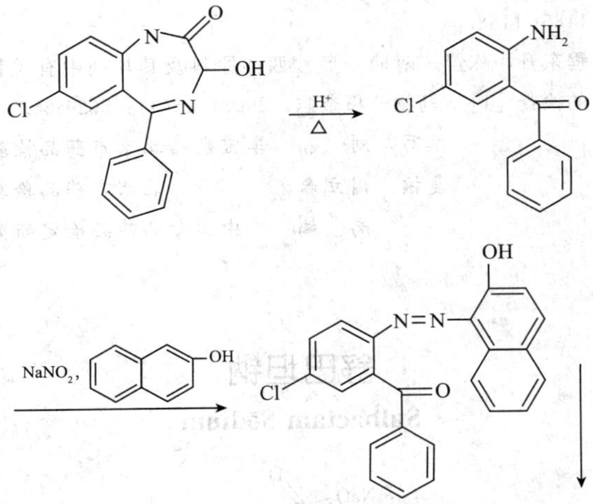

(2)本品结构中有较长的共轭体系，故有较强的紫外吸收，可采用紫外分光光度法进行鉴别。样品的乙醇溶液(10μg/ml)，在229nm的波长处有最大吸收，在315nm的波长处有较弱的最大吸收(见图1)。

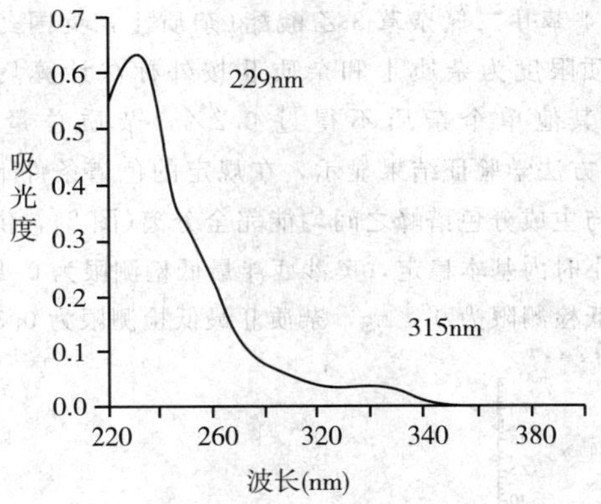

图1 奥沙西泮乙醇溶液的紫外吸收

(3)本品的红外光吸收图谱应与对照的图谱(光谱集75图)一致，图谱显示的主要特征吸收如下。

特征谱带(cm⁻¹)	归属	
3350～3100	羟基，酰胺	ν_{O-H}，ν_{N-H}
1720，1695	酰胺	$\nu_{C=O}$
1610，1570，1480，1450	苯环，杂环	$\nu_{C=C,C=N}$
830	取代苯	γ_{2H}
745	单取代苯	γ_{5H}
700	苯环	$\delta_{环}$

【检查】酸度 本品水溶液呈弱酸性，中国药典(2015)规定pH值5.0～7.0。USP(36)此项检查的限度为4.8～7.0。BP(2013)未作要求。

有关物质 本品在固态和中性溶液中较稳定，但在碱性条件下易重排降解成杂质C和杂质F，在酸性条件下易降解生成杂质D[2]。BP收录的有关物质包括杂质A至杂质E。杂质A、杂质B为合成中间体，其余均为降解产物。其中杂质D为主要降解产物，杂质E为最终降解产物[3]。

BP(2013)采用高效液相色谱法，检查杂质A至杂质E。用十八烷基硅烷键合硅胶柱(封尾，耐碱性至pH值11)，流动相A为取3.48g磷酸氢二钾溶于900ml水中，用氢氧化钠溶液(40g/L)调节pH值至10.5，再用水稀释至1000ml；流动相B为乙腈，梯度洗脱，检测波长为235nm。供试品溶液需临用新制。有关物质限度为单个杂质(A、B、C、D、E)均不得过0.2%；未知杂质不得过0.1%；杂质总量不得过1.0%。USP(36)未对有关物质进行检查。

中国药典(2010)采用HPLC方法进行有关物质检查，用十八烷基硅烷键合硅胶为填充剂，以乙腈-0.2%三乙胺溶液(用磷酸调节pH值至6.0)(40∶60)为流动相，检测波长235nm。杂质限度为单个杂质不得过0.2%，杂质总量不得过1.0%。中国药典(2015)对色谱条件进行了修订，用十八烷基硅烷键合硅胶为填充剂，以0.05 mol/L磷酸二氢胺-甲醇(45∶55，用三乙胺调节pH 8.0)为流动相，检测波长230nm。增加对2个主要杂质的控制，即奥沙西泮的降解杂质6-氯-4-苯基喹唑啉-2-甲醛(杂质Ⅱ，英国药典杂质C)和奥沙西泮的过程杂质(3*RS*)-7-氯-2-氧代-5-苯基-2，3-双氢-

1-H-1，4-苯并二氮杂䓬-3-乙酸酯（杂质Ⅰ，英国药典杂质B）。杂质限度为杂质Ⅰ和杂质Ⅱ按外标法计算均不得过0.2%，其他单个杂质不得过0.2%，杂质总量不得过1.0%。方法学验证结果显示，在规定的色谱条件下，杂质Ⅰ和Ⅱ与主成分色谱峰之间均能完全分离（图2），供试品溶液在8小时内基本稳定，奥沙西泮最低检测限为0.1 ng，杂质Ⅰ最低检测限为0.4 ng，杂质Ⅱ最低检测限为0.5 ng。

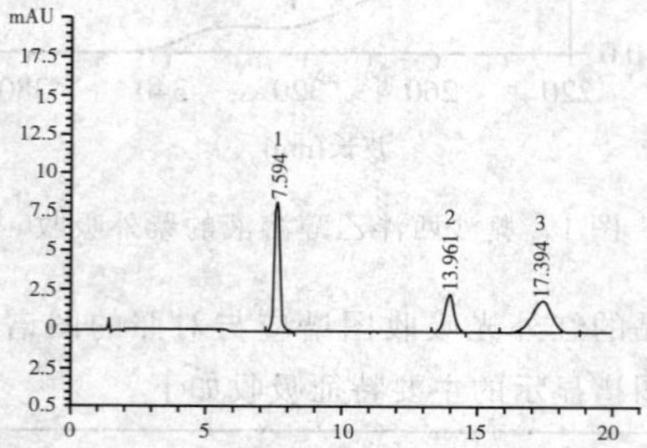

图2　有关物质检查对照品溶液HPLC色谱图

1. 奥沙西泮；2. 杂质Ⅰ；3. 杂质Ⅱ

干燥失重　本品为无水物，中国药典（2015）规定在105℃干燥至恒重，减失重量不得过1.0%。BP（2013）规定不得过0.5%，USP（36）规定105℃减压干燥3小时不得过2.0%。

炽灼残渣　中国药典（2015）与BP（2013）规定不得过0.1%，USP（36）规定不得过0.3%。

残留溶剂　根据收集到的工艺，所涉及的残留溶剂主要为乙醇、醋酸。中国药典（2015）没有收载残留溶剂检查项。

【含量测定】本品具有较强的紫外吸收，中国药典（2010）的含量测定方法延续中国药典（2005）的紫外分光光度法。

本品结构中二氮杂䓬氮原子具有较强的碱性，苯基结合后使碱性降低，致使含量测定不能用酸碱滴定法直接测定，BP（2013）采用加醋酸汞的非水滴定法。但加入醋酸汞造成环境污染，BP（2013）非水滴定已革除醋酸汞，以无水醋酸与醋酐为溶剂，电位指示终点。中国药典（2015）修订后方法与BP（2013）相同。

本品结构中的羟基（—OH）使其具有较弱的酸性，故也可以溶解在碱性较强的溶剂中，用标准碱溶液进行滴定，USP（36）使用*N*,*N*-二甲基甲酰胺作为溶剂，氢氧化四丁基铵为滴定液的电位滴定法。

【制剂】中国药典（2015）、USP（36）及BP（2013）均收载了奥沙西泮片，JP（16）未收载。USP（34）还收载有胶囊剂。

奥沙西泮片（Oxazepam Tablets）

本品为白色片，规格为15mg。国内各企业的处方中，主要辅料有糊精、淀粉、蔗糖、硬脂酸镁等。

［鉴别］中国药典（2015）为（1）三氯甲烷提取主药，蒸干，照原料药方法进行颜色反应鉴别，（2）取含量测定项下供试液进行UV鉴别；BP（2013）为A. 提取主药进行IR鉴别，B. 含量测定溶液进行UV鉴别。USP（36）仅采用含量测定项下溶液进行UV鉴别。

有关物质　中国药典（2015）采用高效液相色谱法测定，色谱条件与原料有关物质项下相同，单个杂质限度为0.5%，杂质总量限度为1.0%。

含量均匀度　中国药典（2015）新增检查项，以含量测定项下的每片含量进行计算。

溶出度　奥沙西泮在水中几乎不溶，应进行溶出度检查。

中国药典（2015）采用溶出度测定法（桨法），以盐酸溶液（9→1000）1000ml为溶出介质，转速为每分钟50转，UV法测定60分钟后的溶出量，限度为标示量的70%。USP（36）及BP（2013）的溶出度检查也均采用桨法，以盐酸溶液（9→1000）1000ml（BP为900ml）为溶出介质，转速为每分钟50转，取样时间、测定方法和限度不同，USP（36）用HPLC法测定60分钟后的溶出量，限度为标示量的80%；BP（2013）用UV法测定45分钟后的溶出量，限度为标示量的70%。从溶出度检查项进行比较，中国药典（2015）的要求略低于英美药典。

含量测定　奥沙西泮结构中有较长的共轭体系，具有明显的紫外吸收，故可采用紫外分光光度法测定含量，此法操作简便，辅料无干扰，本品的乙醇溶液在229nm的波长处有最大吸收，吸收系数（$E_{1cm}^{1\%}$）为1252，方法灵敏度、准确性均较高。BP（2013）含量测定的方法也采用紫外分光光度法。USP（36）采用HPLC法。

参考文献

［1］Florey, K. Analytical Profiles of Drug Substances［M］. Vol. 3. New York: Academic Press, 1974: 441.

［2］程东升，何艳，南楠．奥沙西泮降解产物的制备分离及结构鉴定的研究［J］．中国药学杂志，2008，43（15）：1185-1188.

［3］程东升，陈蕾，南楠．奥沙西泮原料及其片剂中有关物质的检查［J］．药物分析杂志，2008，28（4）：562-566.

撰写　刘　晶　车宝泉　北京市药品检验所

复核　周立春　北京市药品检验所

南　楠　中国食品药品检定研究院

舒巴坦钠

Sulbactam Sodium

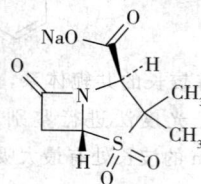

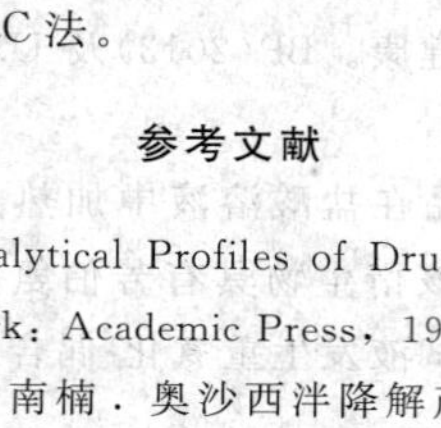

$C_8H_{10}NNaO_5S$　255.22

化学名：（2*S*，5*R*）-3，3-二甲基-7氧代-4硫杂-1-氮杂双环［3.2.0］庚烷-2-羧酸钠-4，4-二氧化物

(2*S*,5*R*)-3,3-dimethyl-7-oxo-4-thia-1-azabicyclo[3.2.0]heptane-2-carboxylate sodium-4,4-dioxide

英文名： Sulbactam Sodium(INN)

异名： 青霉烷砜钠(Sodium penicillin sulfone)

CAS **编号：**[69388-84-7]

本品为半合成*β*-内酰胺酶抑制剂。1978年美国辉瑞公司English和他的同事发现舒巴坦具有抑制*β*-内酰胺酶的特性，与多种*β*-内酰胺类抗生素合用有良好的协同增效作用。1986年舒巴坦钠与氨苄青霉素的复合制剂“优立新”(Unasyu)由辉瑞公司开发并首先在瑞士上市，疗效及经济效益显著。我国自20世纪90年代开始研发生产舒巴坦钠原料同时研制注射用舒巴坦钠及注射用氨苄青霉素钠、舒巴坦钠合剂。

本品对某些青霉素酶、头孢菌素酶具有较强的、不可逆的抑制作用，可保护半合成抗生素(如氨苄青霉素、氧哌嗪青霉素、氨噻头孢菌素等)不受细菌所产生的*β*-内酰胺酶的破坏；对革兰阳性球菌、肠道杆菌、绿脓杆菌有一定的抑菌作用，但活性微弱，故很少单独使用，与合成抗生素有较好的协同作用，可大大提高药效。舒巴坦在各种缓冲液、人血清和尿中较克拉维酸稳定，与青霉素类和头孢菌素类合用时，使因产酶而对前两类抗生素耐药的金黄色葡萄球菌、流感嗜血杆菌、大肠埃希菌、脆弱拟杆菌等的MIC降至敏感范围之内。本品对奇异的变形杆菌的PBP1和乙酸钙不动杆菌的PBP2有较强的亲和力[1]。

本品口服后吸收差，故用于注射制剂。肌内注射0.5g和1.0g半小时后C_{max}为13mg/L和28mg/L。静脉滴注0.5g和1.0g，C_{max}分别为30mg/L和68mg/L。$t_{1/2}$为1小时。组织间液和腹腔液的舒巴坦浓度与血中浓度相当。蛋白结合率38%。本品可透入有炎症的脑膜。给药后24小时经尿排出给药量的85%。血液透析可清除本品。

目前除中国药典(2015)收载外，BP(2013)、USP(36)、JP(16)及Ph. Eur. (7.0)等均收载本品。

【制法概要】 据文献报导国外合成路线大致有5条。3条以6-氨基青霉烷酸(6-APA)为原料，2条以青霉素G为原料。我国采用以6-APA为原料，经重氮化、溴化、氧化、还原、成盐制得本品，合成路线如下[2]。

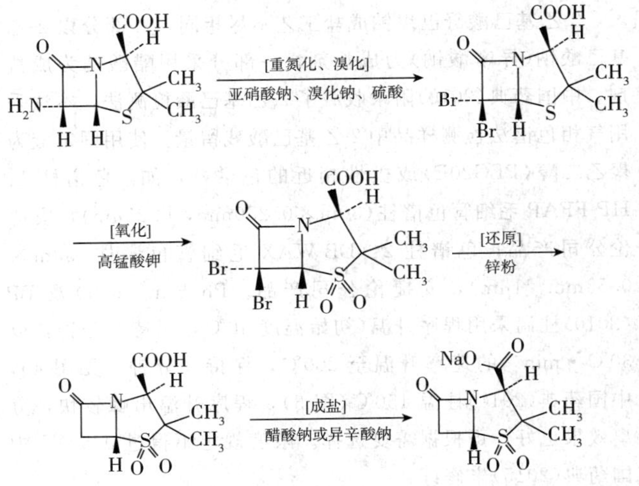

【性状】 本品为白色或类白色结晶性粉末，常温放置颜色略有加深，JP(16)规定本品为白色至微黄色结晶性粉末。

比旋度 不同浓度的溶液对比旋度测定结果有影响，各国药典均规定供试液浓度为10mg/ml，中国药典(2015)要求比旋度为+223°至+237°，BP(2013)、JP(16)规定为+219°至+233°。

【鉴别】(1)本品的红外光吸收图谱应与对照的图谱(光谱集509图)一致，其红外光吸收图谱显示的主要特征如下表[3]。

特征谱带(cm^{-1})	归属	
1775	*β*-内酰胺	$\nu_{C=O}$
1602，1400	羧酸离子	$\nu_{CO_2^-}$
1302，1125	砜	ν_{SO_2}

(2)本品为钠盐，故显示钠盐的火焰反应。

【检查】溶液的澄清度与颜色 中国药典(2010)规定本品配制成60mg/ml的溶液应符合规定。Ph. Eur. (6.0)及BP(2010)规定配制成100mg/ml的溶液应澄清，10mg/ml的溶液在430nm处最大吸收值为0.10；JP(15)版规定配制成50mg/ml溶液应为澄清无色至淡黄色。中国药典(2015)未修订。

有关物质 采用高效液相色谱法。本品已知杂质6个，分别为：杂质A，2-氨基-3-甲基-3-亚磺基丁酸($C_5H_{11}NO_4S$，181.21)；杂质B，6-APA($C_8H_{12}N_2O_3S$，216.26)；杂质C，6-溴代青霉烷砜($C_8H_{10}BrNO_5S$，312.14)；杂质D，6-溴代青霉烷酸($C_8H_{10}BrNO_3S$，280.14)；杂质E，6,6-二溴青霉烷砜($C_8H_9Br_2NO_5S$，391.03)；杂质F，6,6-二溴青霉烷酸($C_8H_9Br_2NO_3S$，359.03)。本品经碱破坏及氧化破坏后可产生杂质A，所以该杂质可能是本品贮存过程中的降解产物；杂质B为生产本品的原料，主要来自生产过程残留；杂质C～F则为生产过程中溴化、氧化及还原过程的中间产物及副产物，各杂质结构式如下。

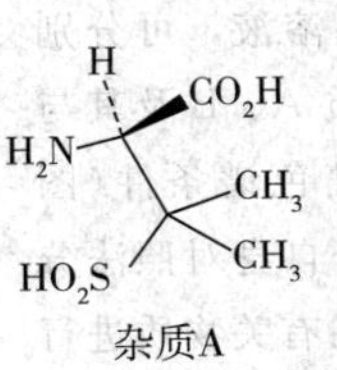
杂质A

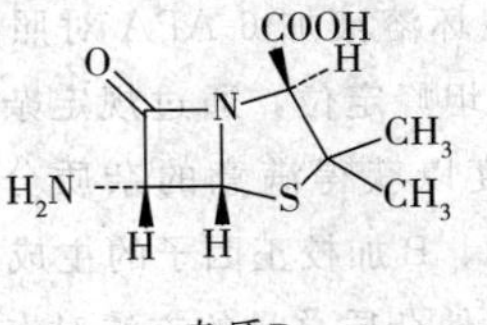
杂质B

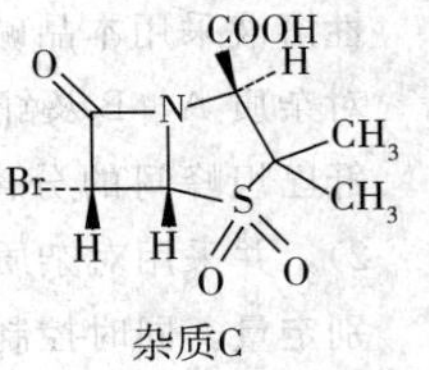
杂质C

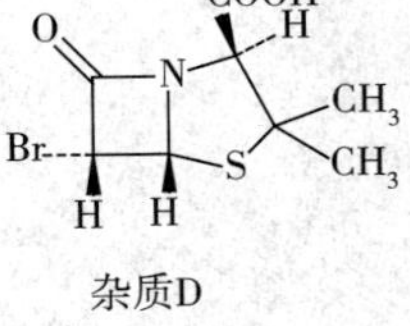
杂质D

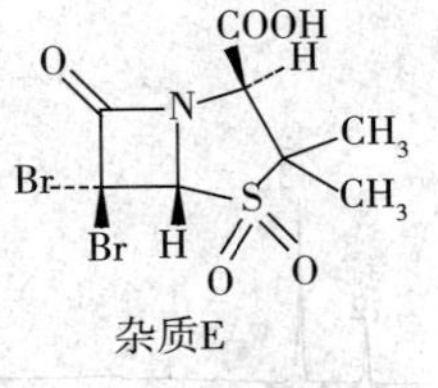
杂质E

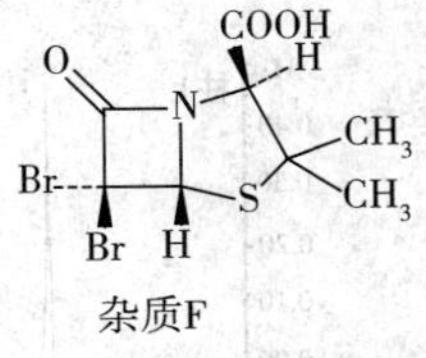
杂质F

中国药典(2010)参照Ph. Eur. (6.0)改用磷酸盐色谱系统梯度洗脱，杂质A、杂质B、舒巴坦、杂质C、杂质D、杂质E、杂质F依次出峰，见图1。柱1：Kromasil 100-5 C18(250mm×4.6mm，5*μ*m)；柱2：大连江申Century C18-BDC(250mm×4.6mm，5*μ*m)；柱3：Xterra RP18 C18

(250mm×4.6mm，5μm)；柱 4：Nova-Pak C18(150mm×3.9mm，5μm)，可以看出不同色谱柱舒巴坦峰保留时间有一定差异，短的 2.5 分钟，长的不超过 6.0 分钟，杂质对照品中所有杂质峰的保留时间均不大于 10 分钟，所以设置 13 分钟的洗脱时间可以满足有关物质检出的需要，但考虑到我国色谱柱品牌众多且质量参差不齐，为确保有关物质在梯度设置时间内全部出峰，标准规定舒巴坦保留时间应不超过 6.0 分钟。

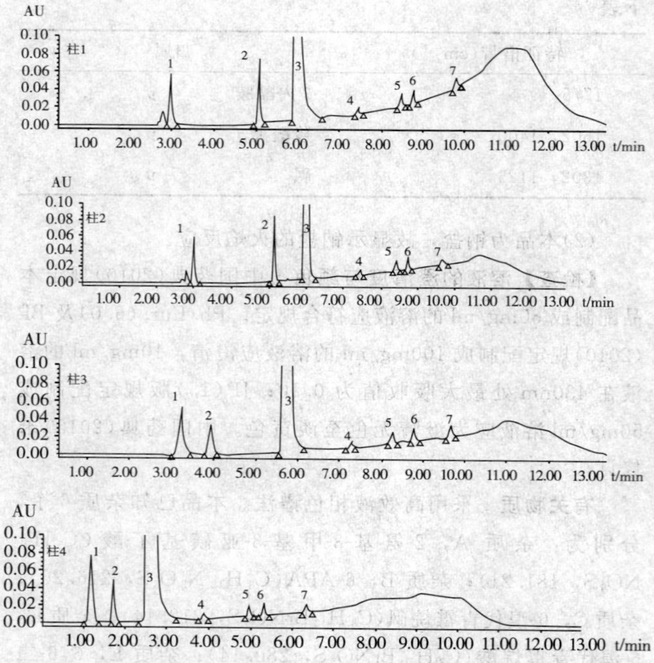

图 1　舒巴坦混合杂质对照品在 4 根不同色谱柱中分离色谱图

1. 杂质 A；2. 杂质 B；3. 舒巴坦；4. 杂质 C；5. 杂质 D；6. 杂质 E；7. 杂质 F

Ph. Eur. (6.0)及 BP(2010)对 6 个已知杂质及总杂质量分别限量以控制本品有关物质，但舒巴坦杂质对照品国内缺货，价格昂贵，为便于实验，中国药典(2010)规定系统适用性溶液采用本品碱破坏溶液加 6-APA 对照品溶液，可分别对杂质 A、B 及舒巴坦峰定位，通过规定杂质 A、B 及其与舒巴坦峰间的分离度以获得满意的杂质分离色谱条件(图 2)，并采用对杂质 A、B 加校正因子的主成分自身对照法分别定量，同时控制其他杂质总量的方法对本品有关物质进行控制。

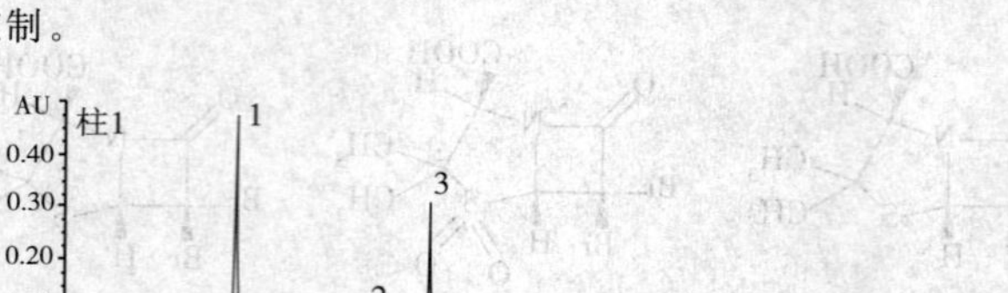

图 2　中国药典(2010)舒巴坦钠有关物质系统适用性实验色谱图

1. 杂质 A；2. 杂质 B；3. 舒巴坦

由于梯度洗脱常导致基线漂移，低浓度溶液所得到的舒巴坦主峰及杂质峰在积分时易产生误差，因此中国药典(2010)供试液浓度(2.5mg/ml)比 Ph. Eur. (6.0)(0.77mg/ml)有所增加，图 3 为色谱柱 1、色谱柱 4 的两个不同供试品溶液的色谱图，供试液稀释 1000 倍为对照溶液，进样量为 20μl，本法最低检出限为 2.8ng(以 3 倍信噪比计)。由于梯度洗脱过程中无机相与有机相比例变化较大，所以存在于检测仪器管路(包括色谱柱)中的杂质均可能被洗脱从而导致噪音增大或检测结果不准确，所以检测前应确保检测管路清洗干净。

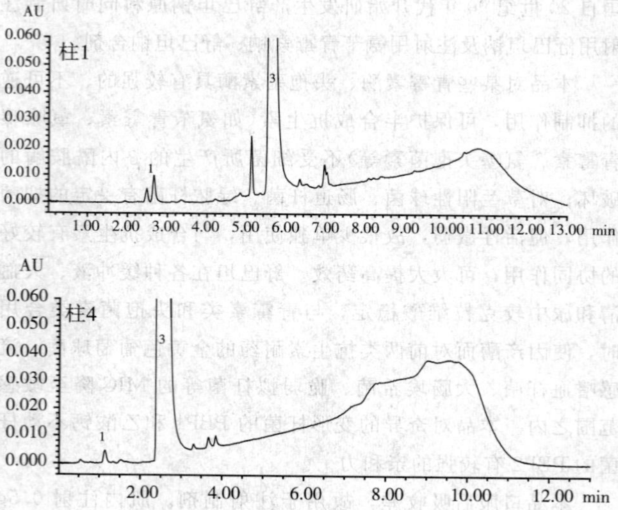

图 3　中国药典(2010)舒巴坦钠有关物质供试品溶液色谱图

1. 杂质 A；3. 舒巴坦

中国药典(2015)有关物质检测方法和限度，与中国药典(2010)相同，未修订。

无菌　采用薄膜过滤法。本品抑菌作用不强，可按规定取本品 9g，加 0.1%无菌蛋白胨水溶液适量使溶解(供试液浓度为 18mg/ml)，全部过滤(三联筒)，以不少于 300ml/膜的冲洗量分 3 次冲洗(100 ml/次)后依法培养，阳性对照菌选择金黄色葡萄球菌。按通则 1101 依法检查，应符合规定。

2-乙基己酸舒巴坦钠成盐工艺不尽相同，一部分以 2-乙基己酸钠(异辛酸钠)为成盐剂，一部分采用醋酸钠为成盐剂。中国药典(2010)附录收载了 2-乙基己酸检测法，本法采用气相色谱法检测样品中 2-乙基己酸残留量，使用固定液为聚乙二醇(PEG20E)或极性相近的色谱柱，如，色谱柱 1：HP-FFAP 毛细管色谱柱(30m×0.250mm，0.25μm)，安捷伦公司产品；色谱柱 2：DB-WAX 毛细管色谱柱(30m×0.53mm，1μm)，安捷伦公司产品。Ph. Eur. (6.0)及 BP(2010)柱温采用程序升温(初始温度 40℃，保持 2 分钟，以 30℃·min^{-1} 的速率升温至 200℃，保持 3 分钟。见图 4)，中国药典(2010)柱温 150℃(图 5)，程序升温出峰较快，分离效果也好，可根据需要选择。限度规定不得过 0.5%。中国药典(2015)未修订。

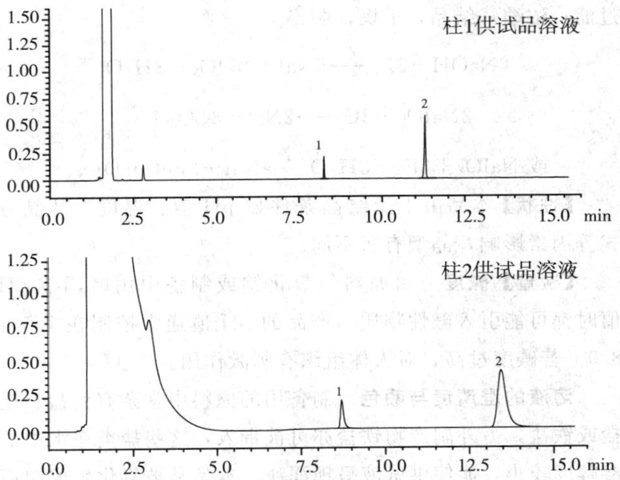

图 4　Ph. Eur. (6.0)、BP(2010)2-乙基己酸测定色谱图

1.2-乙基己酸；2.3-环己丙酸

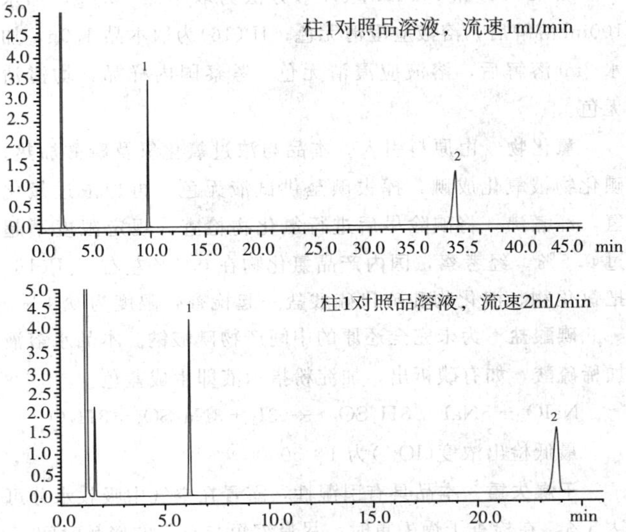

图 5　中国药典(2010)2-乙基己酸测定色谱图

1-2-乙基己酸；2-3-环己丙酸

不溶性微粒　本品为直接分装的无菌原料，故中国药典(2010)增订“不溶性微粒”检查项对含舒巴坦钠制剂质量的控制很有意义。静置5分钟微粒数明显多于静置10分钟和20分钟，为避免药品溶解过程中产生气泡的影响，应静置10分钟检测。加搅拌子缓缓搅拌(使不产生气泡)的同时测定所测得微粒数也明显多于直接测定，考虑到静置后部分微粒沉积底部及取样针取样部位的局限性和偶然性，所以应采用缓缓搅拌的同时测定不溶性微粒。中国药典(2015)未修订。

【含量测定】中国药典(2010)采用高效液相色谱法，系统适用性溶液同有关物质检查，通过规定舒巴坦峰与相邻6-APA峰的分离度，并限制舒巴坦峰拖尾因子来达到纯化舒巴坦峰的目的(图6)。Ph. Eur. (6.0)采用梯度洗脱方法对本品进行含量测定，但梯度洗脱基线漂移不利于舒巴坦峰的准确积分。等度洗脱基线平稳，且多数色谱柱舒巴坦保留时间均不大于10分钟，平均回收率为100.4%(RSD=0.3%，n=9)，精密度良好(RSD=0.5%，n=6)，方法的专属性及耐用性也很好，所以中国药典(2010)采用等度洗脱方法检测本品含量。本法操作简便，溶液稳定(5小时以上)，定量限为22.4ng(以10倍性噪比计)，检测限为6.7ng(以3倍性噪比计)，对色谱柱没有特别要求。中国药典(2015)未修订。

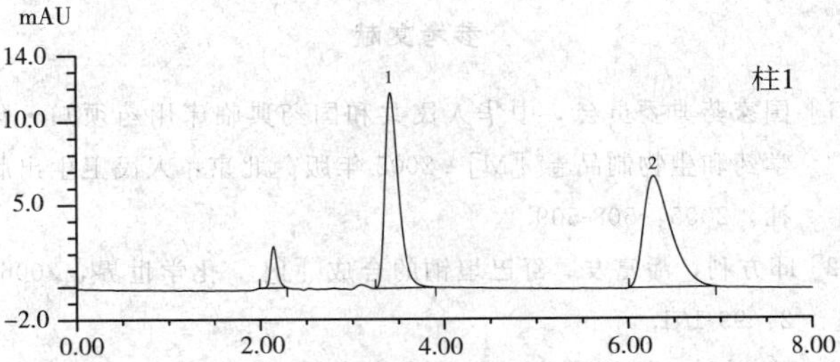

图 6　中国药典(2010)含量测定系统适用性实验色谱图

1.6-APA；2.舒巴坦

【贮藏】本品较稳定。严封，在阴凉干燥处保存2年，含量及杂质变化均不明显，基本不影响本品质量。

【制剂】(1)注射用头孢哌酮钠舒巴坦钠(Cefoperazone Sodium and Sulbactam Sodium for Injection)

头孢哌酮对多数β-内酰胺酶稳定性差，与舒巴坦合用后，可保护头孢哌酮不被β-内酰胺酶水解，使头孢哌酮抗菌谱扩大，抗菌作用增强。本品对多种肠杆菌科细菌、铜绿假单胞菌与不动杆菌属、奈瑟球菌等均有良好的抗菌活性，对金黄色葡萄球菌及链球菌也有抗菌作用。头孢哌酮和舒巴坦均能很好地分布到各种组织和体液中，前者$t_{1/2}$为1.7小时，后者$t_{1/2}$为1小时。给药12小时内25%头孢哌酮和72%舒巴坦以药物原形随尿排泄，多次给药两种成分未发现药物蓄积作用[4]。

本品最初为美国辉瑞公司开发，商品名为舒普深。该制剂对光照、氧化、温度、过高或过低pH环境均不稳定，所以在生产、贮存及临床应用中均应注意光照、氧化、温度及pH值的影响[5]。除中国药典(2015)收载外，BP(2013)、USP(36)、JP(16)均未收载本品。

(2)注射用氨苄西林钠舒巴坦钠(Ampicillin Sodium and Sulbactam Sodium for Injection)

氨苄西林与舒巴坦联合使用，不仅保护氨苄西林免受酶水解，而且还扩大其抗菌谱，使其适用于产β-内酰胺酶的流感嗜血杆菌、卡他莫拉菌、淋病奈瑟菌、葡萄球菌属、某些大肠埃希菌、克雷伯菌属和奇异变形杆菌、脆弱类杆菌、不动杆菌属、肠球菌属等所致各种需氧菌与厌氧菌混合感染。两药$t_{1/2}$均为1小时左右，给药8小时两者约有75%～85%以原形经尿排出。两者在组织体液中分布良好，均可通过有炎症的脑脊髓膜[6]。

本品由美国辉瑞公司开发，商品名为优立新，我国定名舒氨新。除中国药典(2015)收载外，BP(2013)、USP(36)、JP(16)均未收载本品。

此外，目前临床上还有多种舒巴坦复合制剂，如注射用阿莫西林钠舒巴坦钠、注射用头孢曲松钠舒巴坦钠、注射用羟氨苄西林钠舒巴坦钠、注射用头孢他啶舒巴坦钠、注射用美洛西林钠舒巴坦钠、注射用哌拉西林钠舒巴坦钠等。此外，舒巴坦钠单方制剂在临床上可灵活地分别与其他β-内酰胺抗生素包括青霉素类和头孢菌素类联合应用，对控制日益增加的严重耐药菌感染具有重要的意义。

参考文献

[1] 国家药典委员会．中华人民共和国药典临床用药须知·化学药和生物制品卷［M］．2005年版．北京：人民卫生出版社，2005：508-509.

[2] 邱方利，潘富友．舒巴坦钠的合成［J］．化学世界，2006，2：99-101.

[3] 程宏辉，谢朝晖．舒巴坦钠合成工艺的研究［J］．化工设计通讯，2001，27(2)：61-62.

[4] 国家药典委员会．中华人民共和国药典临床用药须知·化学药和生物制品卷［M］．2005年版．北京：人民卫生出版社，2005：513-515.

[5] 侯钦云，赵京春，姜云．注射用头孢哌酮钠/舒巴坦钠的稳定性研究［J］．医药导报，2009，28(7)：946-948.

[6] 国家药典委员会．中华人民共和国药典临床用药须知·化学药和生物制品卷［M］．2005年版．北京：人民卫生出版社，2005：509.

撰写　应国红　深圳市药品检验所

复核　杨　敏　深圳市药品检验所

碘化钠

Sodium Iodide

NaI　149.89

英文名：Sodium Iodide(INN)

CAS号：［7681-82-5］

本品为补碘药。碘是合成甲状腺素的原料，并有抑制前叶促甲状腺素对甲状腺的作用，亦用于防治地方性甲状腺肿和治疗甲状腺危象。碘能吸收X射线，在体内当被X射线照射时，与周围组织构成明显密度对比而显影，故可用于逆行泌尿道、膀胱、肾盂和手术胆囊造影。另外，本品还能促进梅毒树胶样肿的吸收，作为晚期梅毒的辅助治疗药。USP(36)用碘化钠配制碘酊，可以减少用药时的疼痛感。

本品口服后迅速由胃肠道黏膜和皮肤吸收，在血中以无机碘离子形式存在。约50%分布在甲状腺内，其余50%分布于其他器官和体液内。主要以无机碘形式随尿液排泄，小部分经其他体液排泄。本品刺激作用较强，可引起上呼吸道的黏膜充血，有时可引起过敏。

除中国药典（2015）收载外，BP（2013）、USP（36）、Ph. Eur.（7.0）和JP(16)均有收载。

【制法概要】碘与氢氧化钠作用，生成碘化钠与碘酸钠，加木炭屑或铁粉还原碘酸钠，用碱调节pH值，再经脱色，过滤，浓缩，结晶，干燥，制得。

$$6NaOH + 3I_2 \xrightarrow{\triangle} 5NaI + NaIO_3 + 3H_2O$$

$$2NaIO_3 + 3C \xrightarrow{\triangle} 2NaI + 3CO_2 \uparrow$$

或 $NaIO_3 + 3Fe + 3H_2O \xrightarrow{\triangle} NaI + 3Fe(OH)_2 \downarrow$

【性状】本品由于受结晶条件如pH值、温度、结晶方式等因素影响，晶型有所不同。

【检查】碱度　由原料氢氧化钠或制备中用碱调节pH值时都可能引入碱性物质。产品的pH值通常控制在7.5～8.0。若碱度过高，对人体组织有刺激作用。

溶液的澄清度与颜色　制备用的原料中常杂有钙盐、镁盐或铁盐，另外副产物铁盐亦可被带入，这些盐类在水中的溶解度较小，能使供试液呈现浑浊。本品易被氧化生成碘而带黄色。

$$2H_2O + 4CO_2 + 4NaI + O_2 \longrightarrow 4NaHCO_3 + 2I_2$$

BP(2013)和Ph. Eur.(7.0)方法为取本品10.0g，加水100ml溶解后，溶液应澄清无色；JP(16)为取本品1.0g，加水2ml溶解后，溶液应澄清无色。考察国内样品，均澄清无色。

氯化物　由原料引入。本品与浓过氧化氢及磷酸加热，碘化物被氧化成碘，挥去碘至供试液无色，再加浓过氧化氢，经煮沸，将碘除尽后进行氯化物检查。规定限度不超过0.5%。经考察，国内产品氯化物在0.4%左右。JP(16)把氯化物、溴化物和硫代硫酸盐一起检查，限度为0.1%。

碘酸盐　为未完全还原的中间产物碘酸钠。本品水溶液加稀硫酸，如有碘析出，加淀粉指示液即生成蓝色。

$$NaIO_3 + 5NaI + 3H_2SO_4 \longrightarrow 3I_2 + 3Na_2SO_4 + 3H_2O$$

最低检出浓度(IO_3^-)为1∶50000。

干燥失重　本品具有引湿性，露置在空气中吸收水分可达5%，在检查干燥失重时，尽量缩短与空气的接触时间。

钾盐　由原料氢氧化钠或碳酸钠引入。在体内钾盐浓度过高，可降低心肌兴奋性。钾盐与四苯硼钠生成四苯硼钾而产生浑浊。

$$K^+ + Na[B(C_6H_5)_4] \longrightarrow K[B(C_6H_5)_4] \downarrow + Na^+$$

铁盐　中国药典（2015）新增检查项。BP（2009）和Ph. Eur.(6.0)收载硫代硫酸盐和铁盐检查；USP(32)收载硝酸盐、亚硝酸盐、氨盐、硫代硫酸盐检查；JP(15)收载溴化物、硝酸盐、亚硝酸盐、氨盐、硫代硫酸盐、氰化物、砷盐检查；而中国药典(2010)没有收载以上项目。考虑到合成工艺中有用Fe粉还原步骤，在生产中可能会带入铁盐，故中国药典（2015）增加铁盐检查项，限度参照BP(2013)为0.002%，前处理时，在盐酸酸性条件下，用浓过氧化氢溶液氧化处理后要蒸至无色，将碘完全除尽，以免影响最终结果的观察。加入浓过氧化氢溶液和盐酸的量要适宜，防止带入杂质。经考察，国内产品能够达到BP(2013)的规定。

【含量测定】采用碘酸钾法，专属性强，如有溴化物及氯化物存在时，不受影响。

$$KIO_3 + 5NaI + 6HCl \longrightarrow 3I_2 + KCl + 5NaCl + 3H_2O$$

$$KIO_3+2I_2+6HCl \longrightarrow 5ICl+KCl+3H_2O$$

测定时应加入足够量的盐酸，可以增强碘酸钾的氧化力，因其氧化力受溶液酸度的影响。在弱酸性溶液中，碘化钠只能被氧化为碘；当盐酸的浓度超过 4mol/L 时，碘化钠才被氧化为一氯化碘。另一方面又抑制一氯化碘水解，使反应进行完全。供试品溶液中盐酸的浓度不得低于 3mol/L。

加入三氯甲烷指示终点系利用碘在水中呈红棕色，在三氯甲烷中呈紫红色，而一氯化碘不溶于三氯甲烷。仅在水中呈淡黄色。滴定时，在振摇情况下，碘由水层转入三氯甲烷层而呈紫色。在滴定过程中，随着氧化还原反应的进行，三氯甲烷层中的碘又继续被氧化成一氯化碘，不断向水溶液转移；当到达反应终点时，碘已被完全氧化全部转入水溶液中，这时三氯甲烷层中紫色即消失，仅在水层留有淡黄色(ICl)。由于是双相滴定，操作时应不断强烈振摇，才能得到准确的终点。

【贮藏】本品有引湿性，在潮湿空气中易变成棕色，所以应遮光密封保存。

撰写 张冬梅 徐志洲 山东省食品药品检验研究院
复核 王 杰 山东省食品药品检验研究院

碘化钾

Potassium Iodide

KI 166.00

英文名： Potassium Iodide(INN)

CAS 号： [7681-11-0]

本品为补碘药。主要用于地方性甲状腺肿的预防及治疗、甲状腺功能亢进症的术前准备、治疗甲状腺危象；国外也有报道用于治疗慢性阻塞性肺疾病、红斑性皮肤病、皮肤孢子丝菌病等。外用主要用于配制碘酊。

碘化钾是广泛使用的无机碘剂。碘为合成甲状腺激素的原料，当人体缺碘时，甲状腺体呈代偿性肿大。小剂量碘可补充生理需要量，纠正因缺碘造成的甲状腺肿大，并可抑制促甲状腺素(TSH)的分泌，从而可用于防治地方性甲状腺肿。大剂量碘不仅可抑制甲状腺激素的合成和释放，还抑制过氧化物酶，阻止酪氨酸碘化及碘化酪氨酸的缩合过程，可用于治疗甲状腺危象。此外，碘还能使增生的甲状腺血液供应减少，使甲状腺体积缩小、质地变硬，有利于甲状腺功能亢进症手术的成功。

本品口服后，在胃肠道吸收迅速而完全。在血液中碘以无机碘离子形式存在，由肠道吸收的碘约 30% 被甲状腺摄取。本品可通过胎盘进入胎儿体内。主要经肾脏排出，少量从乳汁和粪便中排出，极少量由皮肤、呼吸道排出。

本品由 Lingane 与 Kolthoff 于 1939 年制得。

除中国药典(2015)收载外，BP(2013)、USP(36)、Ph. Eur.(7.0)和 JP(16)均有收载。

【制法概要】(1) 一法　铁与碘直接作用，生成碘化亚铁，再与碳酸钾溶液共沸，即得。

$$Fe+I_2 \longrightarrow FeI_2$$

$$3FeI_2+I_2 \longrightarrow FeI_2 \cdot 2FeI_3$$

$$FeI_2 \cdot 2FeI_3+4K_2CO_3 \longrightarrow 8KI+FeO \cdot Fe_2O_3 \downarrow +4CO_2 \uparrow$$

(2) 二法　碘溶于氢氧化钾溶液中，生成碘化钾和碘酸钾混合物，蒸发至干，再与炭粉混合加热，使碘酸钾还原，即得碘化钾。

$$3I_2+6KOH \longrightarrow 5KI+KIO_3+3H_2O$$

$$KIO_3+3C \longrightarrow KI+3CO \uparrow$$

【性状】本品由于受结晶条件如 pH 值、温度、结晶方式等因素的影响，晶型有所不同。

【检查】碱度　原料氢氧化钾或制备中用碱调节 pH 值都可能引入碱性物质。产品的 pH 值通常控制在 7.5～8.0。若碱度过高，对人体组织有刺激作用。

溶液的澄清度与颜色　如存在不溶性杂质(如 Fe_2O_3)即影响供试液的澄清度。颜色检查主要控制有色分解产物。碘化钾在潮湿空气中，吸收水分和二氧化碳而析出碘，遇光反应加速。在制备和贮存过程中都有可能发生。

$$2H_2O+4CO_2+4KI+O_2 \longrightarrow 4KHCO_3+2I_2$$

BP(2013)和 Ph. Eur.(7.0)方法为取本品 10.0g，加水 100ml 溶解后，溶液应澄清无色；JP(16)为取本品 1.0g，加水 2ml 溶解后，溶液应澄清无色。对国内样品进行考察，结果均澄清无色。

氯化物　由原料引入。本品与浓过氧化氢及磷酸加热，碘化物被氧化成碘，挥去碘至供试液无色，再加浓过氧化氢，经煮沸，将碘除尽后进行氯化物检查。规定限度不超过 0.5%。经考察，国内产品氯化物在 0.4% 左右。JP(16)将氯化物、溴化物和硫代硫酸盐一起检查，限度为 0.1%。

碘酸盐　制备中的副产物碘酸钾，若未被全部还原即被留在产品中。本品水溶液加稀硫酸，如有碘析出，加淀粉指示液即生成蓝色。

$$KIO_3+5KI+3H_2SO_4 \longrightarrow 3I_2+3K_2SO_4+3H_2O$$

最低检出浓度(IO_3^-)为 1∶50000。

干燥失重　本品微有引湿性，在检查干燥失重时，尽量缩短与空气的接触时间。

铁盐　中国药典(2015)新增检查项。BP(2009)和 Ph. Eur.(6.0)收载硫代硫酸盐和铁盐检查；USP(32)收载硝酸盐、亚硝酸盐、氨盐、硫代硫酸盐检查；JP(15)收载溴化物、硝酸盐、亚硝酸盐、氨盐、硫代硫酸盐、氰化物、砷盐检查；而中国药典(2010)没有收载以上项目。中国药典(2015)参照 BP(2013)增加铁盐检查项，限度为不得过 0.002%。前处理时，在盐酸酸性条件下，用浓过氧化氢溶液氧化处理后蒸至无色，将碘完全除尽，以免影响最终结果的观察。经考察，国内产品能够达到 BP(2013)的规定。

【含量测定】采用碘酸钾法，该法专属性强，如有溴化物及氯化物存在时，不受影响。

$$KIO_3+5KI+6HCl \longrightarrow 3I_2+3H_2O+6KCl$$

$$KIO_3 + 2I_2 + 6HCl \longrightarrow 5ICl + KCl + 3H_2O$$

测定时应加入足够量的盐酸，可以增强碘酸钾的氧化力，因其氧化力受溶液酸度的影响。在弱酸性溶液中，碘化钾只能被氧化为碘；当盐酸的浓度超过 4mol/L 时，碘化钾才被氧化为一氯化碘。另一方面又抑制一氯化碘水解，使反应进行完全。供试品溶液中盐酸的浓度不得低于 3mol/L。

加入三氯甲烷系利用碘在水中呈红棕色，在三氯甲烷中呈紫红色，而一氯化碘不溶于三氯甲烷，仅在水中呈淡黄色。滴定时，在振摇情况下，碘由水层转入三氯甲烷层而呈紫色。在滴定过程中，随着氧化还原反应的进行，三氯甲烷层中的碘又继续被氧化成一氯化碘，不断向水溶液转移；当到达反应终点时，碘已被完全氧化全部转入水溶液中，这时三氯甲烷层中紫色即消失，仅在水层留有淡黄色(ICl)。由于是双相滴定，操作时应不断强烈振摇，才能得到准确的终点。

【贮藏】本品微有引湿性，在潮湿空气中易变成棕色，所以应遮光密封保存。

【制剂】碘化钾片(Potassium Iodide Tablets)

除中国药典(2015)收载外，USP(36)亦有收载。

含量均匀度　为中国药典(2010)新增检查项，检测方法为紫外-可见分光光度法，USP(32)采用容量法。中国药典(2015)未修订。

含量测定　中国药典(2010)与 USP(32)均采用容量法。USP(32)限度规定：300mg 及以上含 KI 应为标示量的 94.0%～106.0%，300mg 以下含 KI 应为标示量的92.5%～107.5%；中国药典(2010)限度规定：10mg 规格应为标示量的 90.0%～110.0%，200mg 规格应为标示量的 92.5%～107.5%。中国药典(2015)未修订。

撰写　张冬梅　徐志洲　山东省食品药品检验研究院
复核　王　杰　　　　　山东省食品药品检验研究院

溴丙胺太林

Propantheline Bromide

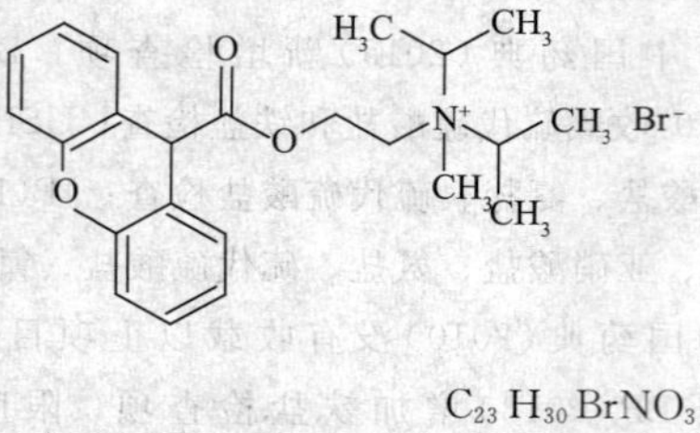

$C_{23}H_{30}BrNO_3$　448.40

化学名：溴化 *N*-甲基-*N*-(1-甲基乙基)-*N*-[2-(9*H*-呫吨-9-甲酰氧基)乙基]-2-丙铵

2-propanaminium，*N*-methyl-*N*-(1-methylethyl)-*N*-[2-(9*H*-xanthen-9-ylcarbonyloxy)ethyl]，bromide

英文名：Propantheline(INN)Bromide；Probanthine

异名：普鲁本辛

CAS 号：[50-34-0]

本品为抗胆碱药，有较强的阿托品样外周抗胆碱作用，大剂量时，可出现神经节阻断作用。本品能在副交感神经的神经效应器接头处，与壁细胞和 G 细胞上的胆碱受体结合，竞争性地阻滞乙酰胆碱和受体结合，从而竞争性地抑制乙酰胆碱的作用，但不产生兴奋受体的作用。本品主要作用于平滑肌和分泌腺体，对胃肠道平滑肌具有选择性，使胃酸分泌减少，抑制胃肠平滑肌的作用较强而持久；对汗液、唾液分泌也有不同程度的抑制作用。本品不易通过血脑屏障，故很少发生中枢作用。空腹时抑制基础酸分泌作用最明显，主要用于胃与十二指肠溃疡病及肠胃道痉挛等[1]。

口服本品胃肠道吸收不完全，50%药量在胃肠道水解后吸收，仅有 10%作为活性物质而被吸收，非肠胃道给药比相同的口服剂量有较高的血浆浓度。在肝内代谢。约 70%以代谢物、3%以原型药由尿中排出，持续作用时间约 6 小时。血浆消除半衰期($t_{1/2}$)约 1.6 小时。不良反应主要有口干、视物模糊、尿潴留、便秘、头痛、心悸等，减量或停药後可消失。

本品由 Cusic，Robinson 于 1951 年制得[2]。国内 60 年代开始生产。除中国药典(2015)收载外，BP(2013)、USP(36)、Ph. Eur.(7.0)、JP(16)均有收载。

【制法概要】国内生产企业提供如下简要合成路线。

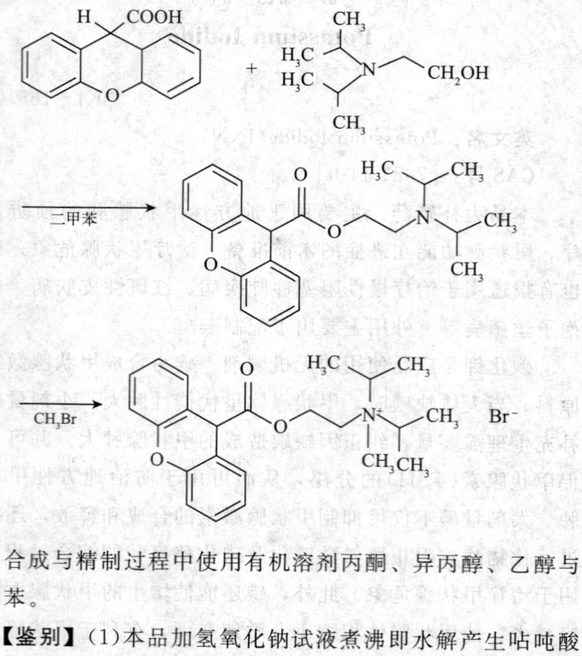

合成与精制过程中使用有机溶剂丙酮、异丙醇、乙醇与二甲苯。

【鉴别】(1)本品加氢氧化钠试液煮沸即水解产生呫吨酸钠(Ⅰ)，再加稀盐酸析出呫吨酸(Ⅱ)。沉淀经水洗，经稀乙醇重结晶，呫吨酸在 105℃干燥 1 小时，熔点为 218℃，熔融时同时分解；溶液在 375nm 波长处可有最大吸收；遇硫酸显亮黄或橙黄色，并微显绿色荧光，硫酸溶液(3μg/ml)在激发波长为 375nm 时的荧光最大波长为 510[3]。

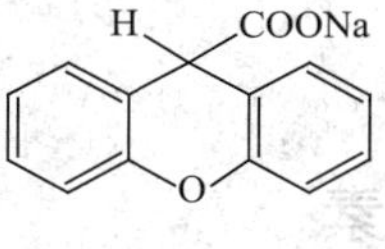

（Ⅰ）

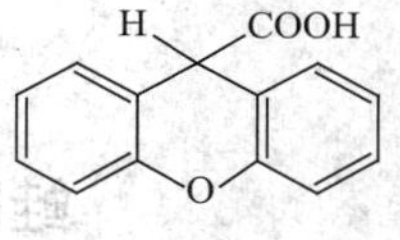

（Ⅱ）

(2)本品 0.005%乙醇溶液紫外吸收光谱图见图 1，在 247nm 与 282nm 波长处有最大吸收。

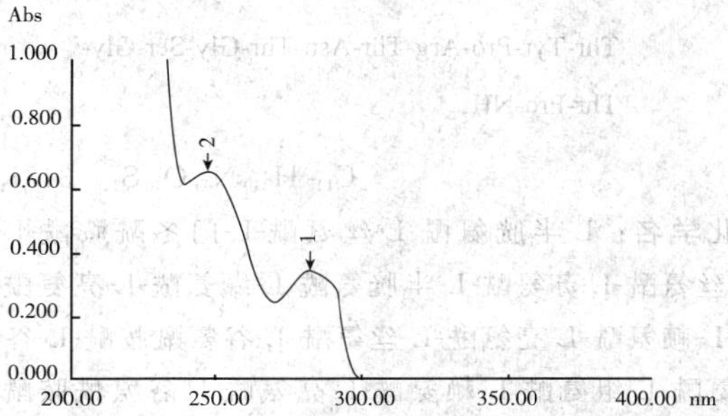

图 1　溴丙胺太林乙醇溶液紫外吸收光谱图

(3)本品的红外光吸收图谱应与对照的图谱（光谱集 525 图）一致，其红外光吸收图谱显示的主要特征吸收如下。

特征谱带(cm^{-1})	归属	
3030	芳氢	ν_{C-H}
2966	甲基	ν_{C-H}
1728	酯	$\nu_{C=O}$
1625，1601，1574	苯环	$\nu_{C=C}$
1263	酯	ν_{C-O}

(4)本品为溴化物，故显溴化物的鉴别反应。

【检查】有关物质　为中国药典(2010)修订方法。采用与 USP(32)同品种相同的高效液相色谱法对溴丙胺太林中可能存在的多种杂质，包括呫吨酸、呫吨酮、9-羟基溴丙胺太林已知杂质等进行检查控制，系统适用性试验色谱图见图 2。已知杂质按外标法计算，限度与 USP(32)相同，未知杂质按不加校正因子的主成分自身对照法计算，并规定了单个未知杂质和杂质总量限度。9-羟基溴丙胺太林的检测限为 0.4ng，呫吨酸的检测限为 0.1ng，呫吨酮的检测限为 0.1ng，溴丙胺太林的检测限为 1.4ng。USP(32)在计算未知杂质时采用不加校正因子的峰面积归一化法，但未规定单个未知杂质的限度。中国药典(2015)未修订。

BP(2013)、USP(36)、JP(16)对有关物质检查均有收载，方法有 HPLC 法、TLC 法，杂质控制限度各有所不同。

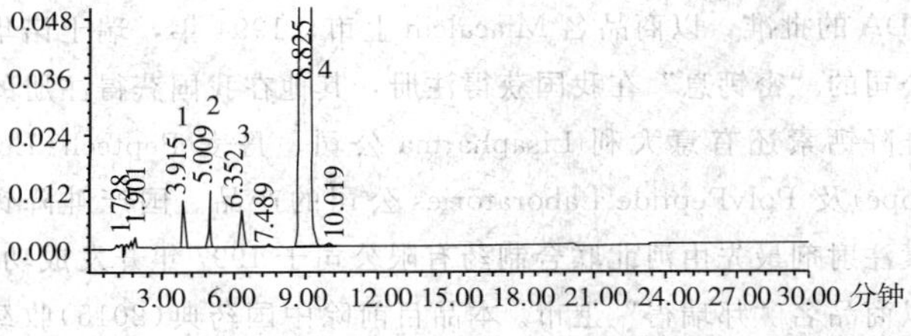

图 2　溴丙胺太林有关物质检查系统适用性试验色谱图

1. 呫吨酸；2. 9-羟基溴丙胺太林；3. 呫吨酮；4. 溴丙胺太林

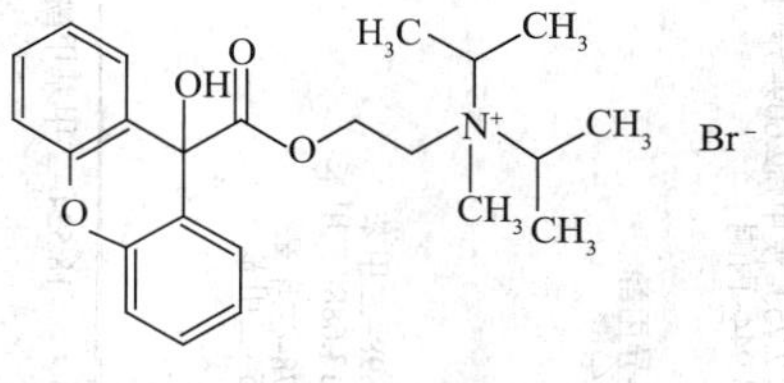

9-羟基溴丙胺太林($C_{23}H_{30}BrNO_4$　464.39)

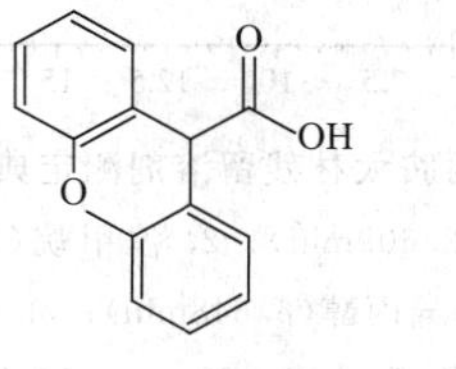

呫吨酸($C_{14}H_{10}O_3$　226.23)

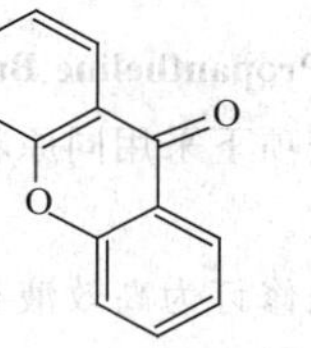

呫吨酮($C_{13}H_8O_2$　196.20)

溴甲烷与残留溶剂　因本品合成与精制过程中使用有机溶剂丙酮、异丙醇、乙醇与二甲苯，所以应对可能存在的残留溶剂进行检查。中国药典(2015)采用气相色谱法测定本品残留溶剂，同时测定合成中的杂质溴甲烷。以聚乙二醇(PEG-20M)(或极性相近)为固定液；起始温度为 40℃，维持 8 分钟，以每分钟 8℃的速率升温至 120℃，维持 10 分钟；检测器温度为 250℃；进样口温度为 200℃；顶空瓶平衡温度为 80℃，平衡时间为 40 分钟。精密称取溴甲烷、丙酮、异丙醇、乙醇与二甲苯各适量，用 50%二甲基甲酰胺溶液定量稀释制成每 1ml 中约含溴甲烷 0.005mg、丙酮、异丙醇、乙醇各约 0.5mg 与二甲苯 0.22mg 的混合溶液，精密量取 5ml 置顶空瓶中，密封，进样测定，色谱图见图 3。溴甲烷、丙酮、异丙醇和乙醇在 0.002～2.5mg/ml 范围内、二甲苯在 0.001～1.25mg/ml 范围内呈良好线性相关性，各成分 9 份平均回收率均在 93%以上(RSD 在 0.9%～2.4%之间)。由于二甲苯中含有间二甲苯、对二甲苯、邻二甲苯和乙苯，故二甲苯峰为四个相近峰组成的一组峰，以四个峰的面积和计算。

【含量测定】采用非水溶液酸碱滴定法。本品为溴化季铵盐，所以中国药典(2005)采用醋酸-醋酸汞进行滴定，为了减少醋酸汞对环境的污染，中国药典(2010)改用以醋酸-醋酸酐的混合溶液作溶剂。中国药典(2015)未修订。

【制剂】中国药典(2013)、BP(2013)、USP(36)均收载溴丙胺太林片。

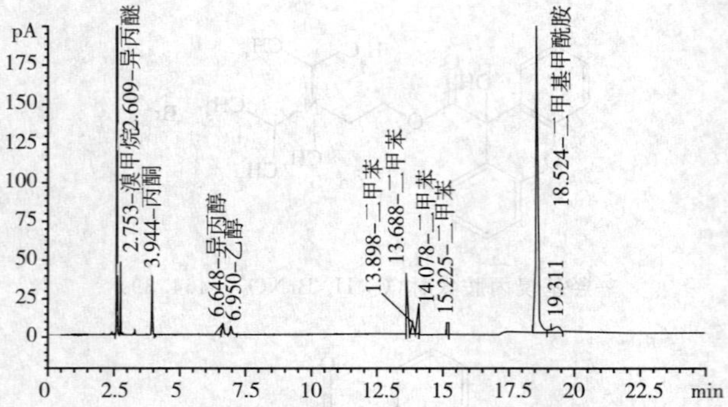

图 3　溴丙胺太林残留溶剂测定典型气相色谱图

1. 异丙醚（2.609min）；2. 溴甲烷（2.753min）；3. 丙酮（3.944min）；4. 异丙醇（6.648min）；5. 乙醇（6.960min）；6，7，8，9. 二甲苯（13.688min、13.898min、14.078min、15.225min）；10. 二甲基甲酰胺（18.524min）

溴丙胺太林片（Propantheline Bromide Tablets）

有关物质　检查项下采用同原料项下的色谱条件，检查已知杂质和未知杂质。

含量测定　方法修订为高效液相色谱法，色谱条件照同有关物质项下，色谱图见图 4。溴丙胺太林在浓度为 0.0009～3mg/ml 的范围内，线性回归方程为：A（面积）＝13.871＋5.8588×10^3C（浓度），r＝1.0000，平均加样回收率为 100.2%，RSD＝1.1%，n＝3×3。

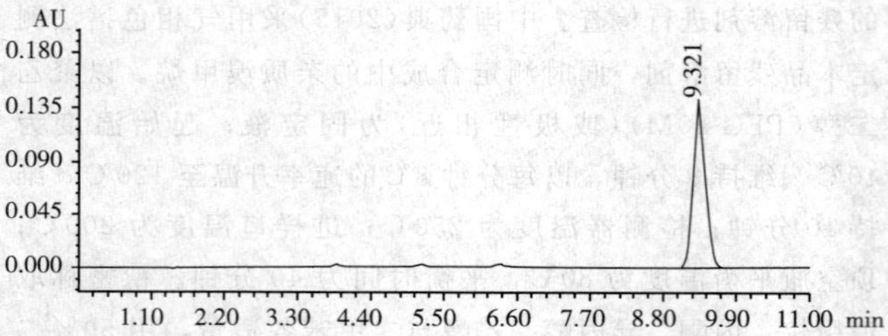

图 4　溴丙胺太林含量测定供试品溶液色谱图

此外，USP(36)片剂项下还收载红外鉴别、溶出度检查项。

参考文献

[1] 罗明生，高天惠．现代临床药物大典［M］．成都：四川科学技术出版社，2001：410.

[2] Maryadele J.，The Merck Index，Vol. 14，Whitehouse Station，New Jersey：Merck & Co. Press，2006：1342.

[3] 中华人民共和国卫生部药典委员会．药典注释二部．1990 年版．北京：化学工业出版社，1993：876.

撰写　李　苗　武汉药品医疗器械检验所
复核　聂小春　武汉药品医疗器械检验所

鲑降钙素

Calcitonin（Salmon）

H-Cys-Ser-Asn-Leu-Ser-Thr-Cys-Val-Leu-Gly-
Lys-Leu-Ser-Gln-Glu-Leu-His-Lys-Leu-Gln-
Thr-Tyr-Pro-Arg-Thr-Asn-Thr-Gly-Ser-Gly-
Thr-Pro-NH_2

$C_{145}H_{240}N_{44}O_{48}S_2$　3431.89

化学名：L-半胱氨酰-L-丝氨酰-L-门冬酰胺酰-L-亮氨酰-L-丝氨酰-L-苏氨酰-L-半胱氨酰-L-缬氨酰-L-亮氨酰-L-甘氨酰-L-赖氨酰-L-亮氨酰-L-丝氨酰-L-谷氨酰胺酰-L-谷氨酰-L-亮氨酰-L-组氨酰-L-赖氨酰-L-亮氨酰-L-谷氨酰胺酰-L-苏氨酰-L-酪氨酰-L-脯氨酰-L-精氨酰-L-苏氨酰-L-门冬酰胺酰-L-苏氨酰-L-甘氨酰-L-丝氨酰-L-甘氨酰-L-苏氨酰-L-脯氨酰胺（二硫桥：1→7）

L-Cysteinyl-L-Seryl-L-Asparaginyl-L-Leucyl-L-Seryl-L-Threonyl-L-Cysteinyl-L-Valyl-L-Leucyl-L-Glycyl-L-Lysyl-L-Leucyl-L-Seryl-L-Glutaminyl-L-Glutamyl-L-Leucyl-L-Histidyl-L-Lysyl-L-Leucyl-L-Glutaminyl-L-Threonyl-L-Tyrosyl-L-Prolyl-L-Arginyl-L-Threonyl-L-Asparaginyl-L-Threonyl-L-Glycyl-L-Seryl-L-Glycyl-L-Threonyl-L-Prolinamide（disulfide bridge：1→7）

英文名：Calcitonin（Salmon）（INN）；Thyrocalcitonin

异名：鲑鱼降钙素

CAS 号：［47931-85-1］

本品为抗骨质疏松药，是由甲状腺细胞分泌的多肽激素，通过抑制破骨细胞活性抑制骨盐溶解，使血钙降低，能显著降低高周转性骨病的骨钙流失。天然降钙素（Calcitonin，CT）是由哺乳动物的甲状旁腺细胞或非哺乳类有脊椎动物的后腮体所分泌的一种生物活性多肽，它是生物体内钙代谢的主要调节因子，来自人、猪、鲑、鳗等的 CT 提取物或合成品已先后被开发成药物，其中鲑鱼降钙素（Salmon Calcitonin，sCT）的临床作用强而持久，比人降钙素（hCT）活性约高 32 倍，作用时间约长 5 倍[1]。主要的不良反应为恶心、呕吐、头晕、轻度的面部潮红伴发热感。这些不良反应与剂量有关，静脉注射比肌内注射或皮下注射给药更常见。

1991 年 3 月，瑞士诺华公司的鲑降钙素获得了美国 FDA 的批准，以商品名 Miacalcin 上市。1994 年，瑞士诺华公司的“密钙息”在我国获得注册，其他在我国获得注册的鲑降钙素还有意大利 Lisapharma 公司、丹麦 Peptech（Europe）及 PolyPeptide Laboratories 公司的产品。国产鲑降钙素注射剂最先由河北联合制药有限公司于 1997 年开发成功，以商品名“邦瑞得”上市。本品目前除中国药典（2015）收载外，Ph. Eur.（7.0）、BP（2013）、USP（36）均有收载。

【制法概要】目前国内生产的鲑降钙素均为通过化学合

成法制得，尚未批准重组 DNA 技术来源的鲑降钙素。固相合成法[2]是以树脂为起始原料，以获得保护的三十二肽树脂将多肽从树脂上切下，并脱除侧链保护基团，然后沉淀粗品，获得还原型鲑降钙素粗品；经过氧化，过滤，获得氧化型鲑降钙素粗品；通过反向柱分离纯化、脱盐、冻干，获得目标产物。

【鉴别】Ph. Eur.(6.0)、BP(2009)和 USP(31)均仅采用高效液相色谱方法，用保留时间进行定性鉴别，要求与鲑降钙素对照品保留时间一致。国家药品标准 WS_1-(X-003)-2006Z 除采用 RP-HPLC 法鉴别外，还增加了降大鼠血钙浓度鉴别。参照 Ph. Eur.(6.0)、BP(2009)和 USP(31)，中国药典（2010）也仅采用 RP-HPLC 进行本品的鉴别。中国药典(2015)未修订。

【检查】氨基酸比值 USP(31)规定样品用 6mol/L 盐酸于 110℃水解 16 小时，而 Ph. Eur.(6.0)未指明水解时间。在实验中发现如果样品于 110℃水解 24 小时，其他氨基酸不受影响，但半胱氨酸数值偏低，超出规定底限，因此中国药典(2010)规定样品水解条件为“110℃水解 16 小时”，限度同 Ph. Eur.(6.0)、USP(31)。中国药典(2015)未修订。

有关物质 中国药典(2010)同 BP(2009)及 USP(31)，照含量测定项下的方法测定，限度定为“单个杂质的峰面积不得大于 3.0%，各杂质总面积的和不得大于 5.0%(小于 0.1%的峰忽略不计)”。典型图谱见图 1 和图 2。由于仪器限制，并未对检测出的未知杂质进行结构确证。中国药典(2015)未修订。

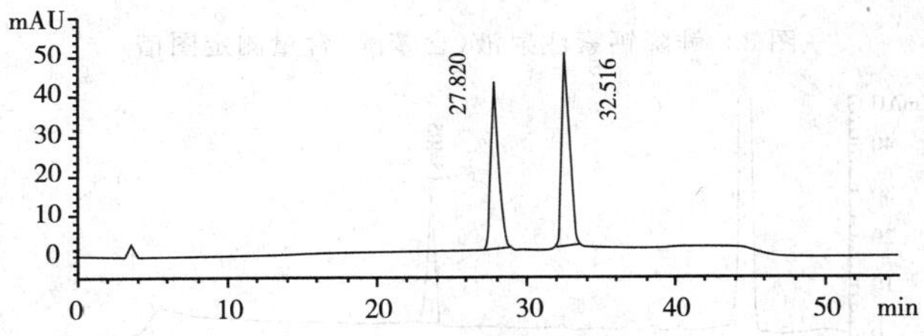

图 1 系统适应性图谱

1. 鲑降钙素：27.82 分钟；2. *N*-乙酰-半胱氨酰[1]-鲑降钙素：32.516 分钟

鲑降钙素与 *N*-乙酰-半胱氨酰[1]-鲑降钙素间的分离度为 5.0，*N*-乙酰-半胱氨酰[1]-鲑降钙素的拖尾因子为 1.5。

色谱柱：Vydac C_{18}，250mm×4.6mm，5μm，300Å

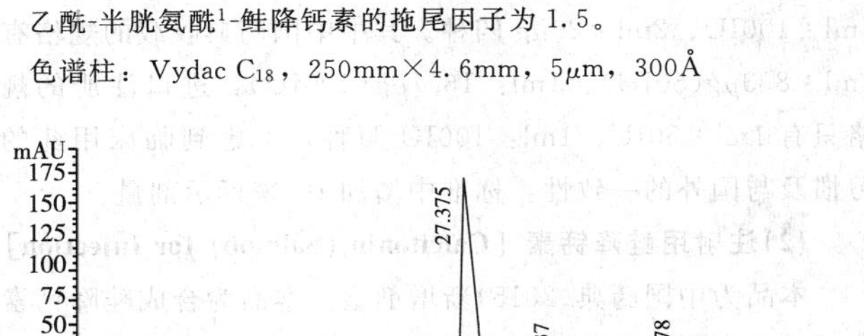

图 2 鲑降钙素供试品图谱

色谱柱：Vydac C_{18}，250mm×4.6mm，5μm，300Å

醋酸、水分 中国药典(2010)限度同 Ph. Eur.(6.0)、BP(2009)和 USP(31)。中国药典(2015)未修订。

醋酸和水分 中国药典(2010)同 Ph. Eur.(6.0)和 BP(2009)，醋酸和水分之和含量不得过 20%。中国药典(2015)未修订。

细菌内毒素 本品临床每小时用药最大剂量是静脉注射每千克体重 20 单位(中国药典临床用药须知、中国医师药师临床用药指南)，内毒素计算限值约为 0.25EU/单位(1500EU/mg)；国外标准中 USP 为 0.625EU/单位；BP 为 25EU/mg(原料为 1000EU/mg)。中国药典(2015)规定本品细菌内毒素限值为 600EU/mg，与内毒素计算值比较，安全系数为 2.5，并严于 USP、低于 BP 标准。

【含量测定】 中国药典(2010)同 Ph. Eur.(6.0)和 BP(2009)，采用 RP-HPLC 法测定。根据试验结果，柱温由 65℃改为 40℃，*N*-乙酰-半胱氨酰[1]-鲑降钙素峰与鲑降钙素峰的分离度由“应不小于 5.0”改为“应不小于 3.0”。含量限度规定为“按无水、无醋酸计算，含鲑降钙素($C_{145}H_{240}N_{44}O_{48}S_2$)应为 90.0%～105.0%”。含量与活性单位间的换算关系为：每 1mg 鲑降钙素($C_{145}H_{240}N_{44}O_{48}S_2$)相当于 6000 IU。中国药典(2015)未修订。

【类别】为“抗骨质疏松药”。

【贮藏】中国药典(2010)同 Ph. Eur.(6.0)和 BP(2009)，定为“避光，密封，2～8℃保存”。中国药典(2015)未修订。

【制剂】国内已批准的剂型为“鲑降钙素注射液、注射用鲑降钙素、鲑降钙素喷鼻剂”。中国药典(2010)收载了鲑降钙素注射液。BP(2009)和 USP(31)也对鲑降钙素注射液有收载。中国药典(2015)新增注射用鲑降钙素。

(1)鲑降钙素注射液［Calcitonin(Salmon)Injection］

本品以鲑降钙素为原料，加入适量氯化钠、醋酸钠、醋酸、苯酚、聚山梨酯 80、甘露醇和注射用水等制成的无菌注射液。

有关物质 BP(2009)采用两种色谱条件分别测定降钙素 C 和相关肽。由于在相关肽检查过程中，降钙素 C 杂质也会被检出，对进口注册的 3 批样品及 1 批国产鲑降钙素注射液的测定结果表明两种色谱条件得到的结果基本一致，中国药典(2010)将降钙素 C 和相关肽检查合在一起，统称为“有关物质”，采用 BP(2009)中的相关肽检查项的色谱条件测定，并通过含量测定项下的系统适用性溶液来确定供试品色谱图中的降钙素 C 峰的位置。根据中国食品药品检定研究院的试验结果及复核所的复核结果，柱温由 65℃改为 40℃，*N*-乙酰-半胱氨酰[1]-鲑降钙素峰与鲑降钙素峰的分离度由“应大于 5.0”改为应“应大于 3.0”。参考中国药典(2005)鲑降钙素注射液标准、BP(2009)鲑降钙素和鲑降钙素注射液标准及 USP(31)鲑降钙素标准，中国药典(2010)将限度定为“按峰面积归一化法计算，降钙素 C 不得大于 7.0%，其他单个杂质的峰面积不得大于 3.0%，其他各杂质峰面积的和不得大于 5.0%(小于 0.1%的峰可忽略不计)”。由于注射剂中的辅料(主要包括氯化钠、醋酸钠、醋酸、聚山梨酯 80、甘露醇及苯酚)在 220nm 检测波长下存在吸收峰，因此计算时应予扣除，建议在使用说明书中注明本品所包括的辅料成分以便在检验工作中具有可操作性。有关物质典型色谱图见图3～图6。中国药典(2015)除对系统适用性溶液的制备和降钙素C的相对保留时间进行修订外，其他未修订。

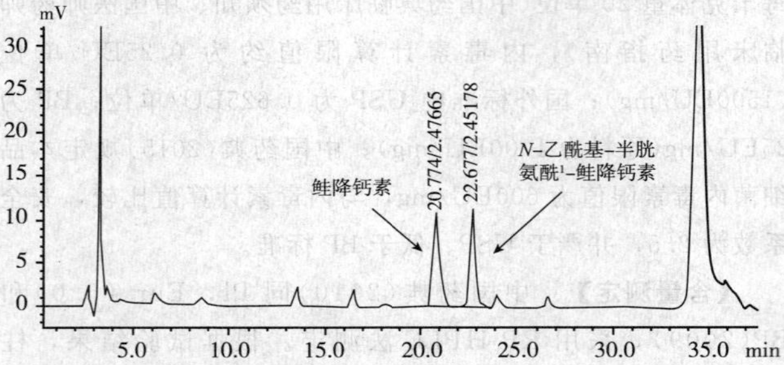

图3　有关物质检查鲑降钙素注射液系统适应性溶液1图谱

色谱柱：Vydac C18，250mm×4.6mm，5μm，300Å

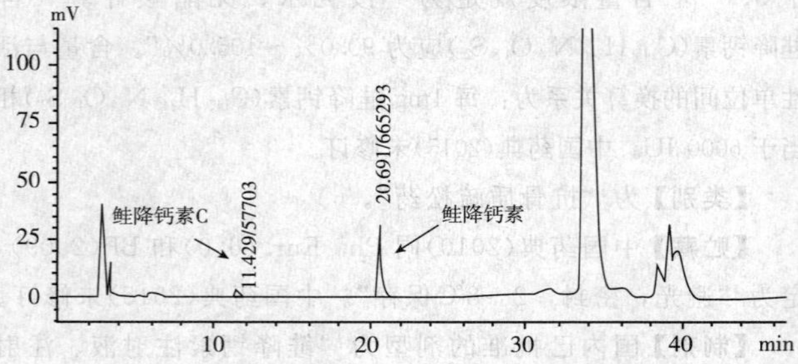

图4　有关物质检查鲑降钙素注射液系统适应性溶液2图谱

色谱柱：Vydac C18，250mm×4.6mm，5μm，300Å

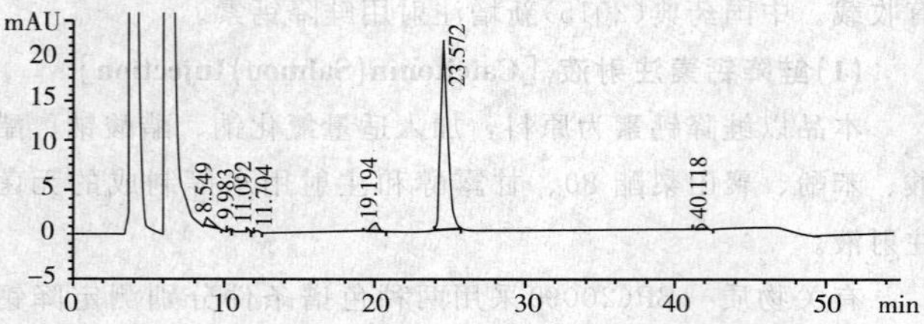

图5　鲑降钙素注射液(含苯酚)有关物质检查图谱

色谱柱：Vydac C18，250mm×4.6mm，5μm，300Å

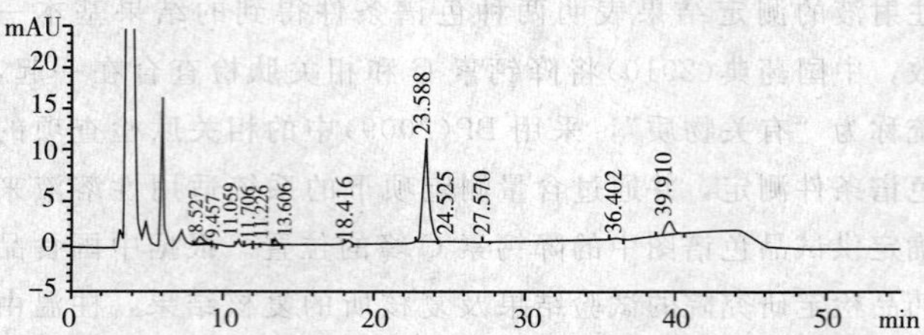

图6　鲑降钙素注射液(不含苯酚)有关物质检查图谱

色谱柱：Vydac C18，250mm×4.6mm，5μm，300Å

异常毒性　中国药典(2005)中包括了异常毒性检查项，BP(2009)、USP(31)及国家药品标准均未包括该检查项，因此中国药典(2010)开始不再列入该检查项。

细菌内毒素　中国药典(2010)限度同中国药典(2005)中的鲑降钙素注射液标准规定，即“每1IU鲑降钙素中含内毒素应小于0.2EU”。BP(2009)对用于注射剂生产的鲑降钙素原料的细菌内毒素限度进行了规定，但未对鲑降钙素注射液的细菌内毒素限度作出规定；USP(31)的限度为每1USP鲑降钙素单位不得过0.625USP内毒素单位。中国药典(2015)未修订。

其他　根据中国药典对注射剂的要求制定此项。

〔含量测定〕中国药典(2010)同BP(2009)，采用RP-HPLC法测定，含量限度定为“含鲑降钙素($C_{145}H_{240}N_{44}O_{48}S_2$)应为标示量的90.0%～115.0%”。含量与活性单位间的换算关系为：每1mg鲑降钙素($C_{145}H_{240}N_{44}O_{48}S_2$)相当于6000IU。典型图谱见图7～图9。中国药典(2015)的修订内容与有关物质检查项下相同，另外改用流动相A制备供试品溶液和对照品溶液。

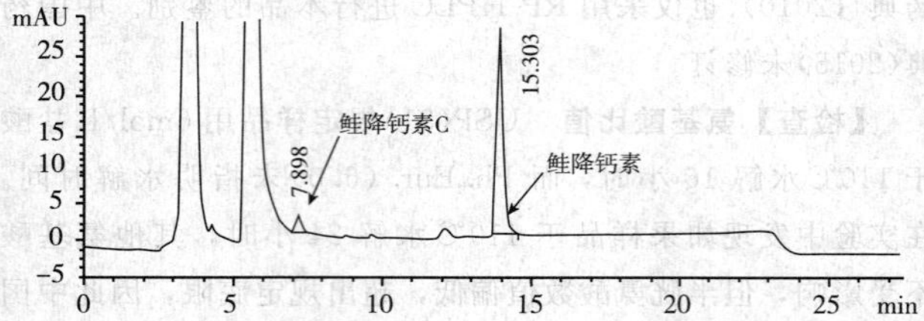

图7　含量测定系统适应性图谱［鲑降钙素注射液(75℃放置15小时，含苯酚)］

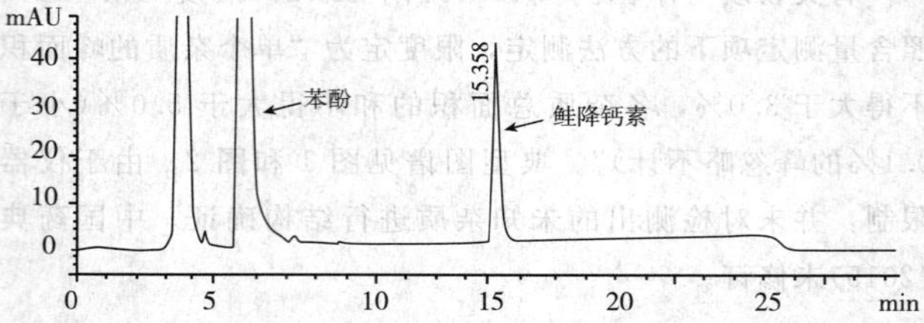

图8　鲑降钙素注射液(含苯酚)含量测定图谱

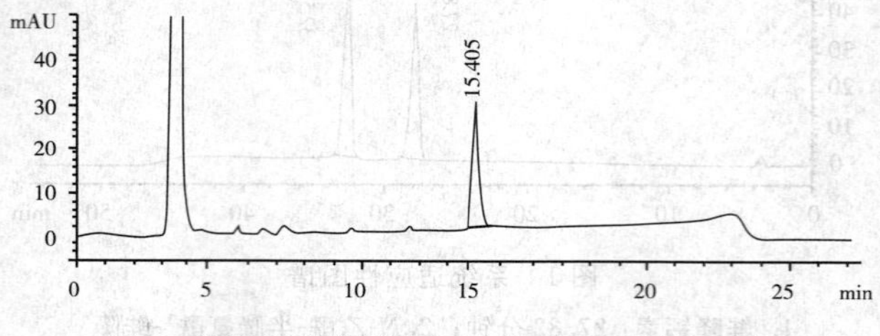

图9　鲑降钙素注射液(不含苯酚)含量测定图谱

规格　国内已批准的规格有1ml：10μg、1ml：50IU、1ml：100IU、2ml：20μg四种。其中中国药典收载的规格有1ml：8.3μg(50IU)、1ml：16.7μg(100IU)，进口注册的规格只有1ml：50IU、1ml：100IU两种，考虑到临床用药的习惯及与国外的一致性，标准中增加IU来标示剂量。

(2)注射用鲑降钙素［Calcitonin (Salmon) for Injection］

本品为中国药典(2015)新增剂型。本品为合成鲑降钙素加适量稳定剂和赋形剂制成的无菌冻干制剂，是我国特有的鲑降钙素注射剂型，有两家生产企业，其中一个企业的制剂中含有人血白蛋白，分别执行局颁标准WS1-(X-004)-2006Z和YBH06552003。

溶液的澄清度　当样品中含有人血白蛋白时，在加入注射用水时如果慢加轻摇进行溶解，所得溶液为澄清液体，但如果快加剧烈振摇则很容易出现细小絮状物并呈现乳光状态，因此在溶液澄清度及可见异物检查操作中应予注意。

有关物质　原标准存在杂质分离度不佳和可操作性差等问题，故需改变流动相和梯度洗脱程序。由于有的制剂中含有人血白蛋白组分，梯度洗脱程序在中国药典(2015)鲑降钙素含量测定项下色谱条件的基础上略有调整。由于辅料中含有人血白蛋白，其本身的杂质会干扰鲑降钙素杂质的检查，降解产物 *N*-乙酰-半胱氨酰[1]-鲑降钙素峰($R_{Rt}=1.1$)与空白溶剂有重合，需要先扣除空白再进行积分，典型色谱图见图10～图11。此外采用系统适用性溶液考察了工艺引入杂质“*N*-乙酰-半胱氨酰[1]-鲑降钙素”峰与主峰的分离状况，并将杂质限度由“含降钙素 C 不得过 7.0%，其他各杂质峰面积的和不得过 5.0%，总杂质不得过 5%”，修订为“降钙素 C 不得大于 7.0%，其他单个杂质的峰面积不得大于 3.0%，其他各杂质峰面积的和不得大于 5.0%”。系统适用性溶液色谱图见图 12。

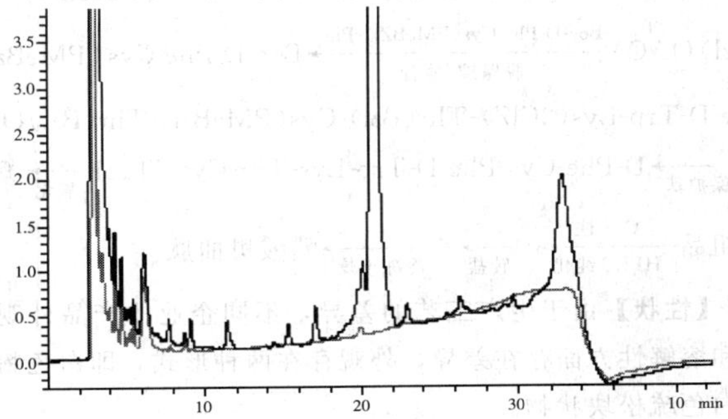

图 10　注射用鲑降钙素有关物质色谱图

(不含人血白蛋白)

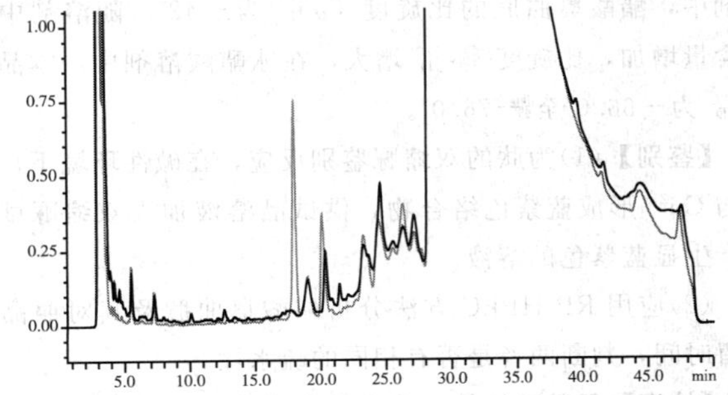

图 11　注射用鲑降钙素有关物质色谱图

(含人血白蛋白)

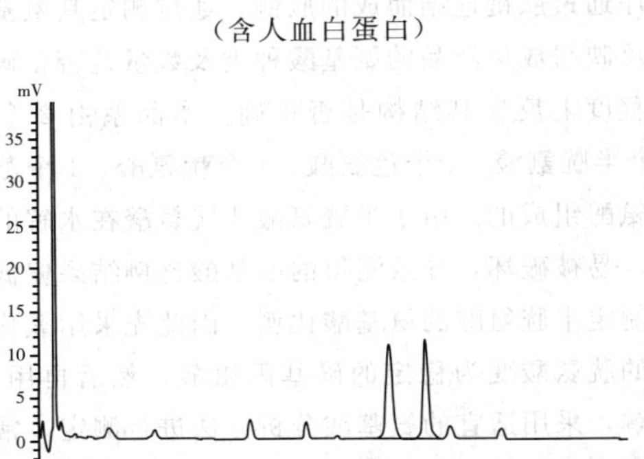

图 12　系统适用性溶液色谱图

(色谱柱：Vydac C18，250mm×4.6mm，300Å)

水分　中国药典(2015)将原标准中干燥失重检查修订为用库仑法进行水分检查，并对含人血白蛋白和不含人血白蛋白的制剂分别制定限度。

细菌内毒素　中国药典(2015)将原标准中细菌内毒素检查限度由“每 1μg 鲑降钙素中含内毒素的量应小于 1EU”修订为“每 1mg 鲑降钙素中含内毒素的量应小于 600EU”。

含量测定　中国药典(2015)建立了 HPLC 含量测定方法，制定了两个梯度洗脱程序，其中第一个梯度洗脱程序与中国药典(2015)鲑降钙素注射液含量测定项下梯度洗脱程序相同，适用于不含人血白蛋白的制剂；第二个梯度洗脱程序进行了适当调整适用于含有人血白蛋白的制剂。专属性考察结果表明注射用鲑降钙素在不同破坏条件下降解产物峰与主成分峰完全分离。进行了方法精密度、溶液稳定性、线性范围、定量限、检测限、准确度考察，对照品溶液连续 6 次进样峰面积 RSD 为 1.3%，对照品溶液 0℃ 保存 24 小时内 6 次进样峰面积 RSD 为 1.4%，线性回归方程为 $y=124427x-27842$[x 单位为(μg/ml)]，相关系数 $r=0.9998$，检测限为 0.468ng，定量限为 1.824ng，平均回收率 96.7%。制备供试品溶液及对照品溶液的溶剂由“水”调整为“流动相A”，因为水做溶剂，供试品溶液在室温下进样，含量降低很快，说明稳定性差，而用流动相 A 做溶剂，将进样托盘保存在 8℃条件下，供试品溶液在 70 小时内基本保持稳定，故需要规定柱温和进样器温度。

参考文献

[1] 潘和平，王良友，陈正英，等．鲑鱼降钙素及其类似物的合成［J］．中国生物化学与分子生物学报，1998，14(4)：466-469.

[2] 周达明．固相多肽合成鲑鱼降钙素的制备方法［P］．中国，CN200510025880.9.

撰写　任　雪　中国食品药品检定研究院

复核　范慧红　中国食品药品检定研究院

醋酸奥曲肽

Octreotide Acetate

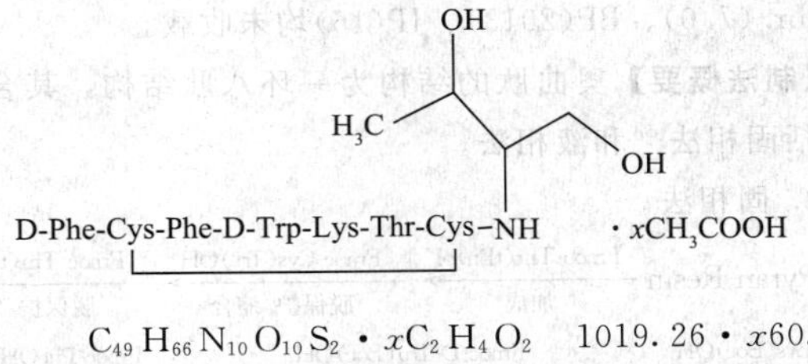

$C_{49}H_{66}N_{10}O_{10}S_2 \cdot xC_2H_4O_2$　1019.26・x60.02

化学名： D-苯丙氨酰-L-半胱氨酰-L-苯丙氨酰-D-色氨酰-L-赖氨酰-L-苏氨酰-*N*-[(1*R*，2*R*)-2-羟基-1-(羟甲基)丙基]-L-半胱氨酰胺环(2→7)-二硫键醋酸盐

D-phenylalanyl-L-cysteinyl-L-phenylalanyl-D-tryptophyl-L-lysyl-L-threonyl-*N*-[(1*R*，2*R*)-2-hydroxy-1-(hydroxymethyl)propyl]-L-cysteinamide cyclic(2→7)-disulfide acetate

英文名： Octreotide Acetate(INN)

异名： 1,2-dithia-5,8,11,14,17-pentaazacycloeicosane cyclic peptide derive(INN)；SMS-201-995；1,2-二硫代-5,8,11,14,17-五氮杂环二十烷环肽衍生物

CAS号： [83150-76-9]；奥曲肽 CAS 号 [79517-01-4]

本品为垂体激素释放抑制药，为人生长抑素（Somatostatin）的八肽衍生物，其药理作用与天然生长抑素相似，但其抑制生长激素、胰高血糖素、胰岛素的作用较强[1,2]。与生长抑素相似，奥曲肽也可抑制 LH 对 GnRH 的反应、降低内脏血流，抑制 5-HT、胃泌素、血管活血肠肽、糜蛋白酶、胃动素、胰高血糖素的分泌。该药口服吸收很差，皮下和静脉给药，可迅速和完全吸收。皮下注射，30 分钟血浆浓度达到峰值，其消除半衰期为 100 分钟。静脉注射后，4 分钟达到峰值，其消除呈双阳性，半衰期分别为 10 和 90 分钟。药物的分布容积为 6L，总体廓清率为 160ml/min，血浆蛋白结合率达 65%。

醋酸奥曲肽在临床上主要用于肝硬化所致食道-胃底静脉曲张出血的紧急治疗，预防胰手术后并发症，缓解与胃肠内分泌肿瘤有关的症状和体征，肢端肥大症的治疗等[3,4]。不良反应主要是注射局部反应和胃肠道方面反应如厌食、恶心、呕吐、腹痉挛及气胀、稀便、腹泻、脂肪泻等，一般停药后可恢复。

本品由 W. Bauer 等人于 1982 年通过化学合成得到[1]。1988 年醋酸奥曲肽注射液（Sandostatin，善宁）由瑞士 Sandoz 公司在新西兰首次正式申请生产和上市，现已在英、美、瑞等国上市。其在临床上应用的制剂是注射液，有 0.05mg/ml、0.1mg/ml、0.5mg/ml、1mg/5ml 四种规格，给药方式为皮下注射、静脉注射和静脉滴注。长效制剂醋酸奥曲肽微球（Sandostatin LAR，善龙）于 1998 年 8 月获得 FDA 批准，规格为 10mg、20mg 和 30mg。

我国于 1993 年进口醋酸奥曲肽注射制剂，Sandoz 公司于 1993 年 9 月 23 日在我国获得行政保护权，2001 年 3 月 23 日后行政保护失效。2001 年 12 月起国产醋酸奥曲肽陆续上市，目前已有 25 家生产企业获得 36 个批准文号，剂型包括醋酸奥曲肽注射液和注射用醋酸奥曲肽。

本品除中国药典（2015）二部收载外，USP（36）、Ph. Eur.（7.0）、BP(2013)、JP(16)均未收载。

【制法概要】 奥曲肽的结构为一环八肽结构，其合成方法包括固相法[5]和液相法。

1. 固相法

Pyran-Resin $\xrightarrow[\text{加成}]{\text{Fmoc-Thr(tBu)ol}}$ $\xrightarrow[\text{脱保护/缩合}]{\text{Fmoc-Cys(Trt)OH}}$ $\xrightarrow[\text{脱保护/缩合}]{\text{Fmoc-Thr(tBu)OH}}$ $\xrightarrow[\text{脱保护/缩合}]{\text{Fmoc-Lys(Boc)OH}}$ $\xrightarrow[\text{脱保护/缩合}]{\text{Fmoc-D-Trp(Boc)OH}}$ $\xrightarrow[\text{脱保护/缩合}]{\text{Fmoc-PheOH}}$ $\xrightarrow[\text{脱保护/缩合}]{\text{Fmoc-Cys(Trt)OH}}$ $\xrightarrow[\text{脱保护/缩合}]{\text{Fmoc-D-PheOH}}$ Fmoc-D-Phe-Cys(Trt)-Phe-D-Trp(Boc)-Lys(Boc)-Thr(tBu)-Cys(Trt)-Thr(tBu)-Pyran-Resin $\xrightarrow[\text{TFA 裂解}]{\text{脱保护}}$ D-Phe-Cys-Phe-D-Trp-Lys-Thr-Cys-Throl $\xrightarrow[\text{氧化}]{O_2}$ 奥曲肽粗品 $\xrightarrow[\text{HPLC 纯化}]{\text{C18 柱}}$ $\xrightarrow{\text{转盐}}$ $\xrightarrow{\text{冷冻干燥}}$ 醋酸奥曲肽

2. 液相法

(1)Boc-D-Phe-Cys(PMeBZl)-Phe 三肽片段的合成

PheOMe·HCl $\xrightarrow[\text{缩合}]{\text{Boc-Cys(PMeBzl)}}$ $\xrightarrow[\text{脱保护/缩合}]{\text{Boc-D-Phe}}$ Boc-D-Phe-Cys(PMeBzl)-PheOMe $\xrightarrow{\text{脱保护基}}$ Boc-D-Phe-Cys(PMeBzl)-PheOH

(2)Fmoc-D-Trp-Lys(2ClZ)-Thr(Bzl)-Cys(PMeBzl)-Thr(Bzl)OAC 五肽片段的合成

Thr(Bzl)OAC·HCl $\xrightarrow[\text{缩合}]{\text{Boc-Cys(PMeBzl)}}$ $\xrightarrow[\text{脱保护/缩合}]{\text{Boc-Thr(Bzl)}}$ $\xrightarrow[\text{脱保护/缩合}]{\text{Boc-Lys(2ClZ)}}$ $\xrightarrow[\text{缩合}]{\text{Fmoc-D-Trp}}$ Fmoc-D-Trp-Lys(2ClZ)-Thr(Bzl)-Cys(PMeBzl)-Thr(Bzl)OAC

(3)奥曲肽的合成

Fmoc-D-Trp-Lys(2ClZ)-Thr(Bzl)-Cys(PMeBzl)-Thr(Bzl)OAC $\xrightarrow[\text{脱保护/缩合}]{\text{Boc-D-Phe-Cys(PMeBZl)-Phe}}$ Boc-D-Phe-Cys(PMeBzl)-Phe-D-Trp-Lys(2ClZ)-Thr(Bzl)-Cys(PMeBzl)-Thr(Bzl)OAC $\xrightarrow[\text{脱保护基}]{}$ D-Phe-Cys-Phe-D-Trp-Lys-Thr-Cys-Throl $\xrightarrow[\text{氧化}]{O_2}$ 奥曲肽粗品 $\xrightarrow[\text{HPLC 纯化}]{\text{C18 柱}}$ $\xrightarrow{\text{转盐}}$ $\xrightarrow{\text{冷冻干燥}}$ 醋酸奥曲肽

【性状】 由于生产工艺的差异，不同企业的产品外观性状和溶解性方面存在差异，外观存在两种形式，即白色粉末和白色疏松块状物。

比旋度 本品由具旋光性的氨基酸组成，具有旋光性。通过比旋度的测定可以反映其特性及纯度。在 95% 的醋酸溶剂中，醋酸奥曲肽的比旋度 $[\alpha]_D^{20}$ 为 $-42°$，随溶剂中醋酸含量增加，比旋度 $[\alpha]_D^{20}$ 增大，在冰醋酸溶剂中，本品的 $[\alpha]_D^{20}$ 为 $-66.0°$ 至 $-76.0°$。

【鉴别】 (1)为肽的双缩脲鉴别反应，在碱性环境下，肽键与 Cu^{2+} 形成蓝紫色络合物，供试品溶液加入双缩脲试剂后产生显蓝紫色的溶液。

(2)应用 RP-HPLC 方法分析醋酸奥曲肽及其对照品的保留时间，判断两者是否有相同的疏水性。

【检查】氨基酸比值 多肽药物系由不同的氨基酸按一定的顺序通过肽键连结而成的肽链，通过测定其氨基酸的组成可以反映组成该药品的氨基酸种类及数量是否正确，从而在一定程度上反应其结构是否正确。本品系由 2 个苯丙氨酸、2 个半胱氨酸、1 个色氨酸、1 个赖氨酸、1 个苏氨酸及一个苏氨醇组成的。由于半胱氨酸或胱氨酸在水解的过程中不稳定，易被破坏，导致测得的氨基酸比例结果偏低，为了较准确测定半胱氨酸的氨基酸比例，因此先采用氧化法使奥曲肽中的胱氨酸变为稳定的磺基丙氨酸，然后再用 6mol/L 盐酸水解，采用适宜的氨基酸分析方法进行测定。常用的氨基酸分析方法有异硫氰酸苯酯（PITC）柱前衍生 RP-HPLC 法、氨基酸分析仪法、6-氨基喹啉-*N*-(羟基琥珀酰亚胺基)氨基甲酸酯（AQC）柱前衍生 RP-HPLC 法、邻苯二甲醛和 9-芴基氯甲酸甲酯（OPA&FMOC）柱前衍生 RP-HPLC 法及 2,

4-二硝基氟苯(DNFB)柱前衍生 RP-HPLC 法。其中异硫氰酸苯酯(PITC)柱前衍生 RP-HPLC 法测定本品的氨基酸组成的典型色谱图见图 1。

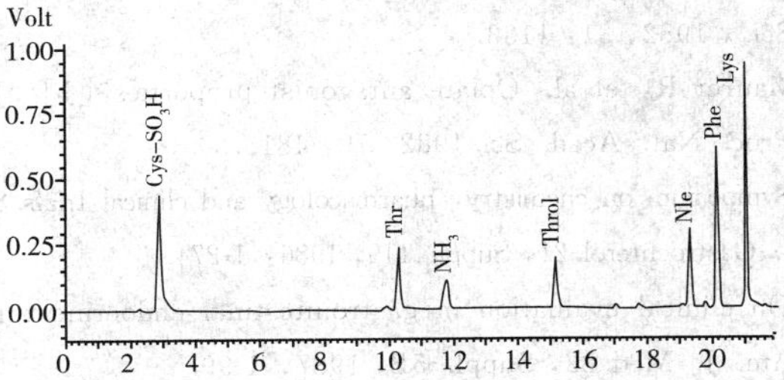

图 1　醋酸奥曲肽水解氨基酸图谱

色谱柱：Agela Venusil XBP-C18(4.6mm×250mm，5μm)

酸度　本品为奥曲肽的醋酸盐，醋酸含量在 5.0%～12.0%，pH 在 5.0～7.0，通过酸度的控制可以对其成盐情况起到控制作用。

溶液的澄清度与颜色　利用本品在水中的溶解性能及其溶液对可见光波的吸收情况对本品的微量不溶性物质和呈色的物质进行控制。

有关物质　主要指合成及降解杂质，其中脱苏氨醇^{8}奥曲肽(des-Thr-ol^{8}-octreotide)为奥曲肽样品在加热及储存过程中脱去第 8 位的苏氨醇后产生的降解产物，其结构如下：

D－Phe－Cys－Phe－D－Trp－Lys－Thr－Cys

分子式：$C_{45}H_{57}N_9O_9S_2$，MW：932.14

采用 RP-HPLC 法测定，以脱苏氨醇^{8}奥曲肽与奥曲肽间的分离度应大于 1.5 作为系统适用性指标，并以自身对照法计算有关物质的含量，溶剂峰除外。流动相的 pH 值影响脱苏氨醇^{8}奥曲肽与奥曲肽间的分离度，而流动相 pH 的改变对奥曲肽的保留时间影响不大，流动相的 pH 值越大，脱苏氨醇^{8}奥曲肽出峰时间越短。在分离的过程中，可通过调节流动相的 pH 值来改善分离情况。本法的最低检出量为 5ng。典型的系统适用性色谱图见图 2，供试品溶液色谱图见图 3。

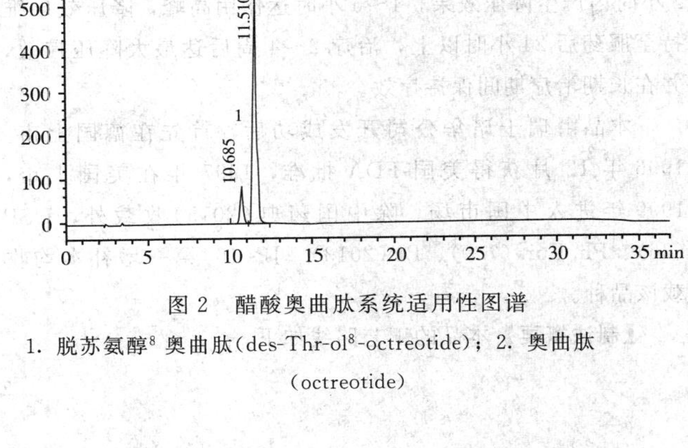

图 2　醋酸奥曲肽系统适用性图谱

1. 脱苏氨醇^{8}奥曲肽(des-Thr-ol^{8}-octreotide)；2. 奥曲肽(octreotide)

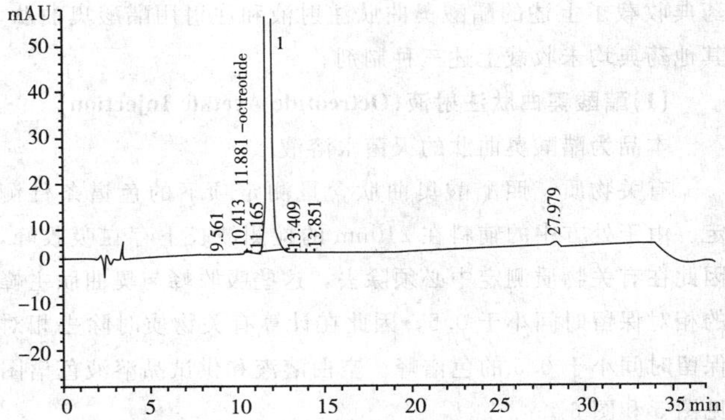

图 3　醋酸奥曲肽有关物质色谱图

1. 奥曲肽

色谱柱：Agela Venusil XBP-C18(4.6mm×250mm，5μm)

醋酸　本品为奥曲肽的醋酸盐，因此必须对其含量进行控制。采用 RP-HPLC 法测定。醋酸的线性范围为 0.111～55.5μg，平均回收率为 100.2%(n=9)，RSD 为 0.18%(n=6)。供试品溶液色谱图见图 4。

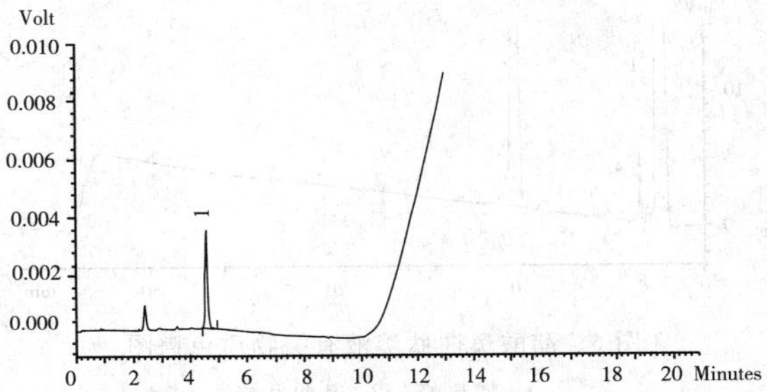

图 4　醋酸奥曲肽的醋酸检查色谱图

1. 醋酸

色谱柱：Agela Venusil XBP-C18(4.6mm×250mm，5μm)

水分　为准确计算本品的奥曲肽含量及降低水分过高对产品稳定性的影响，需对其含量进行控制。由于多肽类药品价格昂贵，因此采用费休氏法测定其水分，以减少样品使用量。

残留溶剂　由于不同企业的生产工艺不同，所用的溶剂种类也不同，另外本品的用量较小，企业检测结果表明：其残留量远低于限度，因此未将该项检查项列入药典标准，建议将该项检查作为企业内控指标，根据各自的生产工艺对本企业生产的原料进行相应的有机溶剂残留量的控制。

【含量测定】采用 RP-HPLC 法测定本品的含量。醋酸奥曲肽的线性范围为 0.02～5μg，平均回收率为 99.1%(n=9)，RSD 为 0.14%(n=6)。

【贮藏】本品在高温、高湿、光照条件下均不稳定，故要求避光、密封，在冷处保存。

【制剂】目前我国生产上市的醋酸奥曲肽制剂有：醋酸奥曲肽注射液和注射用醋酸奥曲肽，其中醋酸奥曲肽注射液的规格有：(1)1ml：0.05mg，(2)1ml：0.1mg，(3)1ml：0.3mg；注射用醋酸奥曲肽的规格有：(1)0.1mg，(2)0.3mg；还没有国产的注射用醋酸奥曲肽微球上市。仅中国药典收载了上述的醋酸奥曲肽注射液和注射用醋酸奥曲肽，其他药典均未收载上述三种制剂。

（1）醋酸奥曲肽注射液（Octreotide Acetate Injection）

本品为醋酸奥曲肽的灭菌水溶液。

有关物质　照醋酸奥曲肽含量测定项下的色谱条件测定。由于处方中的辅料在 210nm 的检测波长下存在吸收峰，因此在有关物质测定中必须除去，这些吸收峰与奥曲肽主峰的相对保留时间小于 0.5，因此在计算有关物质时除去相对保留时间小于 0.5 的色谱峰。空白溶液和供试品溶液色谱图见图 5 和图 6。

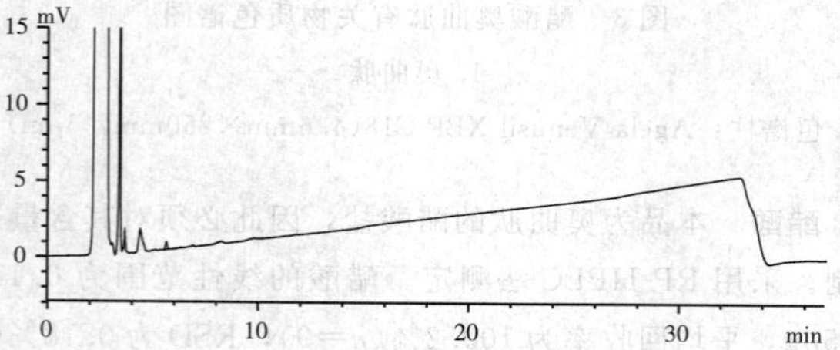

图 5　除醋酸奥曲肽外的空白溶液色谱图

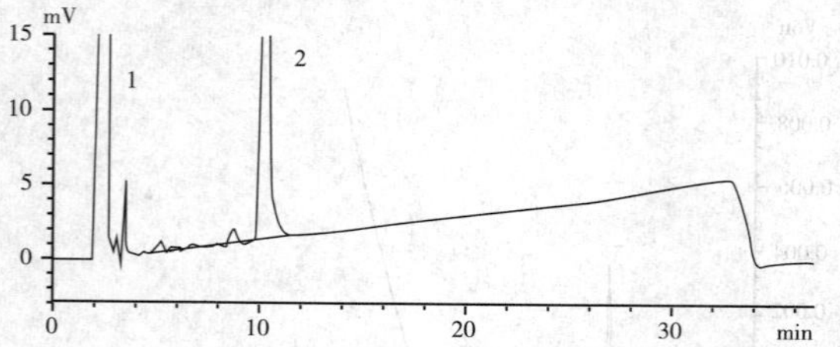

图 6　醋酸奥曲肽溶液有关物质色谱图

1. 辅料峰；2. 奥曲肽峰

色谱柱：Agela Venusil XBP-C18（4.6mm×250mm，5μm）

细菌内毒素　本品临床每小时用药最大剂量是肌内和皮下注射每次 1.5mg（中国医师药师临床用药指南，中国国家处方集），静脉注射剂量每小时 15μg，内毒素计算限值约为 200EU/mg。中国药典（2015）规定本品细菌内毒素限值为 100EU/mg，与内毒素计算值比较，安全系数为 2（肌内和皮下注射安全系数可更大）。

（2）注射用醋酸奥曲肽（Octreotide Acetate for Injection）

本品为醋酸奥曲肽加适量赋形剂制成的无菌冻干品。

有关物质　照醋酸奥曲肽含量测定项下的色谱条件测定。由于处方中的辅料在 210nm 的检测波长下存在吸收峰，因此在有关物质测定中必须除去，这些吸收峰与奥曲肽主峰的相对保留时间小于 0.5，因此在计算有关物质时除去相对保留时间小于 0.5 的色谱峰。供试品溶液色谱图见图 7。

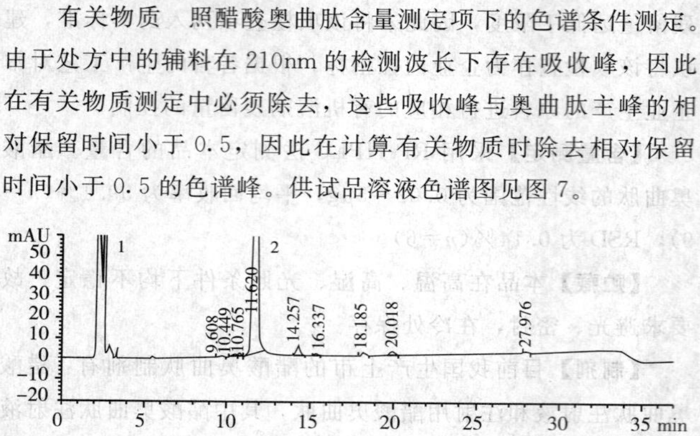

图 7　注射用奥醋酸曲肽有关物质色谱图

1. 辅料峰；2. 奥曲肽峰

色谱柱：Agela Venusil XBP-C18（4.6mm×250mm，5μm）

参考文献

［1］1. Bauer W，et al. Preperation and pharmacology ［J］. Life Sci.，1982，31：1133.

［2］Maurer R，et al. Opiate antagonist properties ［J］. USA：Proc. Nat. Acad. Sci. 1982，79：4815.

［3］Symposium on chemistry，pharmacology and clinical trials. Scand. J. Gastroenterol. 21，Suppl. 119，1986：1-274.

［4］On clinical evaluation in gastrointestinal endocrine tumors，Am. J. Med. 82，Suppl. 5B，1987，1-99.

［5］刘作家，贾志丹，梁涌涛．醋酸奥曲肽的固相合成［J］．中国药物化学杂志，2004，14 卷（1）：37.

撰写　廖海明　中国食品药品检定研究院

复核　范慧红　中国食品药品检定研究院

缬沙坦

Valsartan

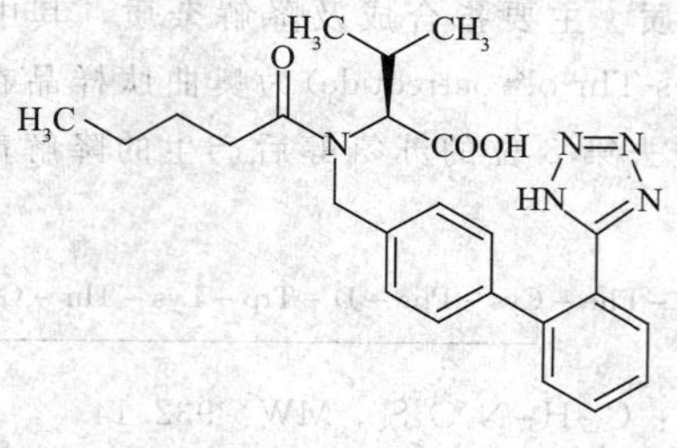

$C_{24}H_{29}N_5O_3$　435.52

化学名：N-戊酰基-N-{[2′-(1H-四氮唑-5-基)[1,1′联苯]-4-基]-甲基}L-缬氨酸

L-valine，N-(1-oxopentyl)-N-[[2′-(1H -tetrazol-5-yl)[1,1′-biphenyl]-4-yl]methyl]-

英文名：Valsartan（INN）

CAS 号：［137862-53-4］

本品为血管紧张素Ⅱ（AngⅡ）受体 AT1 的拮抗剂，通过选择性地阻断 AngⅡ与 AT1 受体的结合，抑制血管收缩和醛固酮的释放，产生降压作用。对大多数患者，单剂口服 2 小时内产生降压效果，4～6 小时达作用高峰，降压效果维持至服药后 24 小时以上，治疗 2～4 周后达最大降压疗效，并在长期治疗期间保持疗效。

本品由瑞士诺华公司开发成功后，首先在德国上市。1996 年 12 月获得美国 FDA 批准，1997 年在美国上市，1999 年进入中国市场。除中国药典（2015）收载外，USP（36）、Ph. Eur.（7.0）、BP（2013）、JP（16）第一增补本均收载该品种。

【制法概要】本品的工艺路线如下。

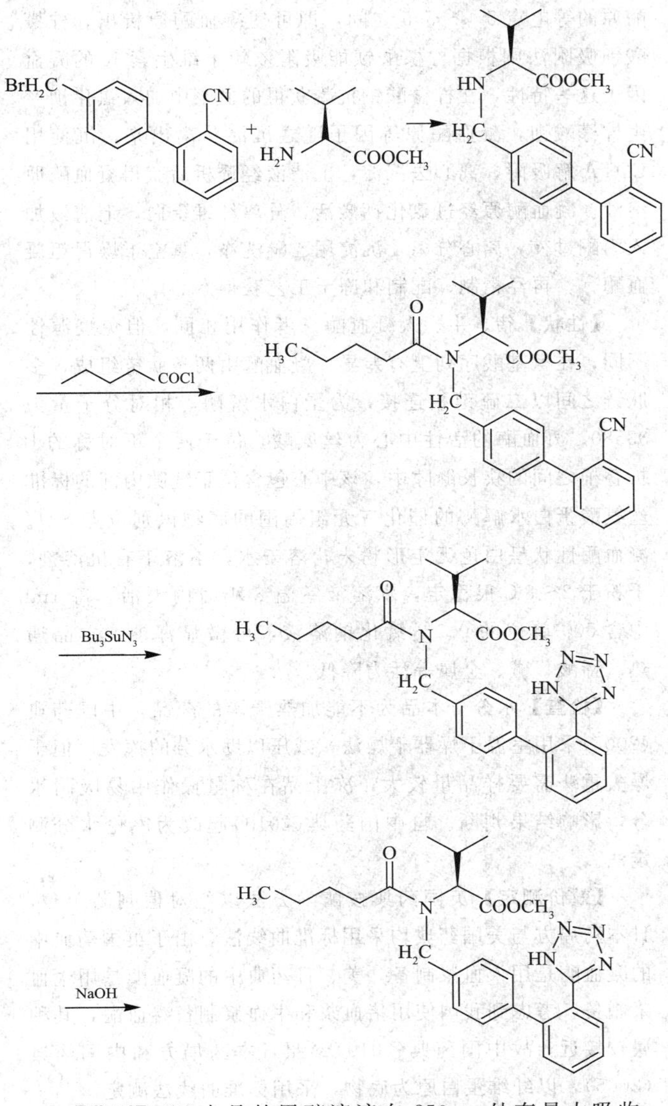

特征谱带(cm^{-1})	归属	
3000～2500	羧基	ν_{O-H}
1732	羧基	$\nu_{C=O}$
1602	酰胺	$\nu_{C=O}$
1570，1518	芳环	$\nu_{C=C,C=N}$
758	取代苯	γ_{4H}

【鉴别】(1)本品的甲醇溶液在 250nm 处有最大吸收。见图 1。

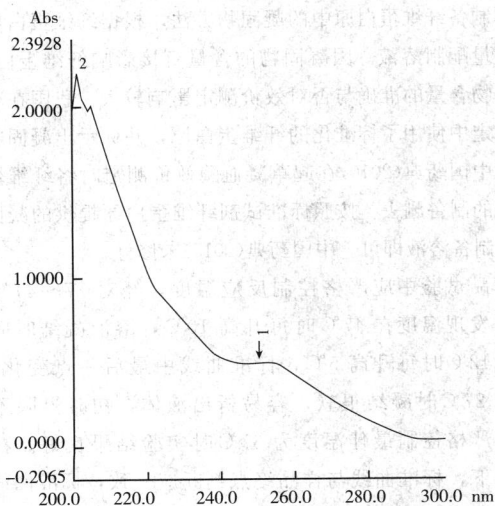

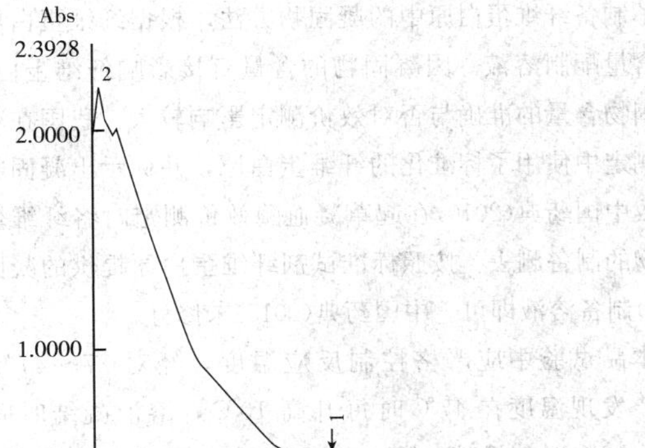

图 1 缬沙坦的紫外吸收图谱

(2)本品的红外光吸收图谱与对照的图谱(光谱集 1227 图)一致。主要特征吸收如下表[1,2]。

【检查】对映异构体 缬沙坦分子中的手性碳为 *S*-构型，在合成过程中可能由于 L-缬氨酸甲酯不纯而有少量 *R*-构型存在，因而采用手性色谱柱对其进行分离检测。为了保证色谱系统的适用性，设置了缬沙坦和缬沙坦对映异构体的混合溶液，以其分离度作为色谱系统适用性的判断依据。

有关物质 在规定的色谱条件下，各杂质与主成分均能获得良好分离，通过紫外二极管阵列检测器检测，各杂质在 225nm 处均有较强吸收；色谱图和各组分的紫外光谱图见图 2。

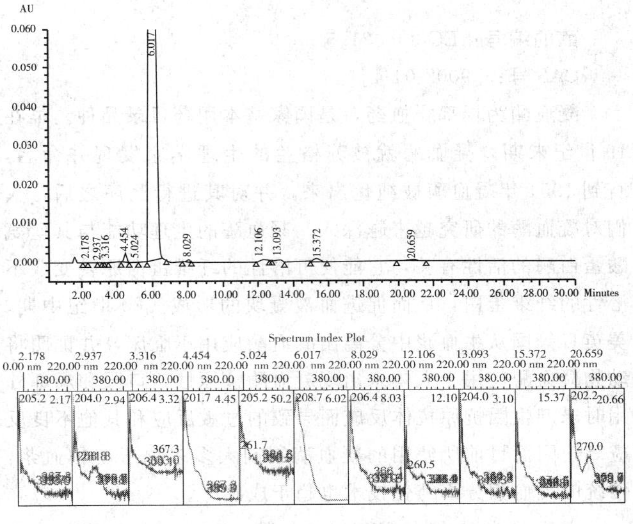

图 2 样品色谱及光谱图

缬沙坦在合成过程中会产生一杂质，其结构式见图 3。考察了该杂质与主成分在不同品牌色谱柱上的分离度，该杂质均能与主成分良好分离。该杂质对于主成分的相对保留时间为 0.7，校正因子为 0.96，故采用主成分自身稀释对照法测定其含量，限度为 0.2%。由于各厂家缬沙坦的杂质不同，其余杂质均按未知杂质计算，限度为 0.1%。

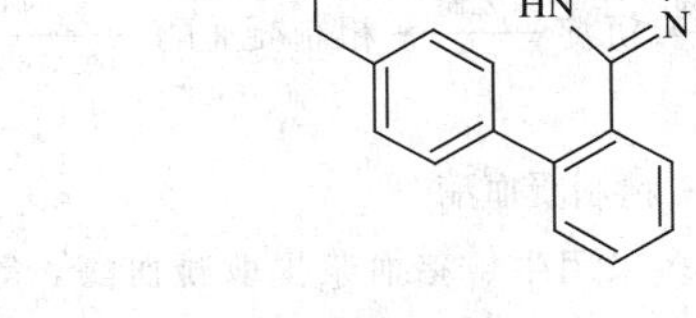

图 3 杂质结构式

干燥失重 本品为无水物，有引湿性。采用60℃减压干燥失重和卡氏水分两种方法对国内样品进行检测，未见显著性差异；故采用60℃减压干燥失重，限度为1.5%。

【制剂】 中国药典(2010)收载了缬沙坦胶囊。中国药典(2015)收藏了缬沙坦片和缬沙坦胶囊。

参考文献

[1] 赵藻藩．仪器分析［M］．北京：高等教育出版社，1990.
[2] 宋广慧．抗高血压药物缬沙坦的合成研究［D］．太原理工大学硕士论文，2007.

撰写 姚 静 中国食品药品检定研究院
复核 吴健敏 中国食品药品检定研究院

凝血酶冻干粉

Lyophilizing Thrombin Powder

酶的编号： EC 3.4.21.5

CAS号： ［9002-04-4］

凝血酶为局部止血药，是国家基本用药目录品种。早在19世纪末期，凝血酶就被苏格兰的生理学家发现并命名，直到1951年凝血酶被纯化出来，并对其进行测序之后，人们对凝血酶的研究越来越深入。凝血酶的生理功能与其丝氨酸蛋白酶的活性有关，它能使可溶性的纤维蛋白原转变成不溶性的纤维蛋白，从而促进血液凝块的形成。20世纪中期，美英日等国从牛血浆中分离出凝血酶应用于临床，并证明将动物凝血酶应用于人体未出现凝血酶抗原性，口服和局部外用时未产生因抗原抗体反应而导致的过敏反应和其他不良反应等，因而目前所使用的凝血酶制剂大多来源于动物血浆，传统的凝血酶分离纯化技术也趋于成熟[1]。

本品在1950年由USP(14)收载，BP(1951)年增补，日本药局方1951年收载。随着凝血酶研究的深入，USP(21)、BP(1980)和JP(10)均继续收载。中国药典1995年版起收载了凝血酶，2005年版起品名修订为凝血酶冻干粉。作为止血药凝血酶可以激活可溶性纤维蛋白原，转变成不溶性纤维蛋白网状结构，使血液凝固。故质量标准应能反映出蛋白水解酶的效价活性。

【制法概要】

动物血液 —(原料处理)枸橼酸钠→ 血浆 —(沉淀)蒸馏水，HAc；pH 5.3→ 凝血酶原 —(分离，沉淀)NaCl，$CaCl_2$，丙酮；2～3天→ 沉淀 —(洗涤)乙醚→ 粗制凝血酶 —(除杂质)NaCl，HAc；0℃，6小时，pH5.5→ 滤液 —(沉淀、干燥)丙酮→ 精制凝血酶

目前国内多采用牛、猪血浆提取凝血酶，等电点沉淀法和柠檬酸钡吸附法是两种主要的凝血酶原提取方法，等电点沉淀法根据蛋白质在溶液pH为其等电点的条件下溶解度最低的原理，用1%的醋酸将适当稀释后的血浆pH调至凝血酶原的等电点5.0～5.5之间，即可使凝血酶原析出。柠檬酸钡吸附法则根据柠檬酸钡能吸附依赖于维生素K的凝血因子这一特性，在柠檬酸钠抗凝获得的血浆中加入氯化钡产生柠檬酸钡，凝血酶原等因子随之沉淀分离出来，沉淀用EDTA解吸附，离心去沉淀，上清液经透析后获得凝血酶原溶液。凝血酶原经过氯化钙激活，分离纤维蛋白，上清液加入丙酮过夜，离心分离，沉淀用乙醚洗涤，真空干燥得粗凝血酶[2]。再经精制、配制和冻干工艺获得本品。

【性状】 猪、牛、人凝血酶三者作用相同，但免疫源性不同，在氨基酸序列上有差异。凝血酶由两条肽链组成，多肽链之间以二硫键相连接，为蛋白水解酶，相对分子量为33580。凝血酶的活性中心为丝氨酸，位于两个不对称的B折叠桶之间的狭长缝隙中，该中心包含位于缝隙内部的标准丝氨酸蛋白水解酶的催化三元组周围的底物识别位点S[3]。凝血酶性状呈白色无定形粉末，溶于水，不溶于有机溶剂，干粉于2～8℃很稳定，水溶液室温8小时内失活。每1ml中含500单位的0.9%氯化钠溶液，可微显浑浊，本品遇热、稀酸、碱、金属等活力降低。

【检查】水分 本品为不能加热干燥的药品，中国药典(2005)采用室温干燥器干燥法，减压以助水分的挥发。但干燥失重法需要样品量较大，冻干品在称量操作中易吸附水分，影响结果判断。自中国药典(2010)起改为库伦水分测定法。

【效价测定】 英国药典按酶学方法以绝对值判断单位，日本药局方与美国药典均采用标准曲线法。由于英国药典中的凝血酶是用人血浆制备，美、日药典中的凝血酶是用牛血浆制备，考虑到我国使用猪血浆和牛血浆制备凝血酶，其种属较接近，故中国药典(2010)参照日本药局方和中国药典(2005)，以纤维蛋白原为底物，采用标准曲线法测定。

中国药典(2005)与JP(14)效价测定中纤维蛋白原溶液的制备包含了纤维蛋白的凝固物制备。日本药局方也在效价测定中规定了制备纤维蛋白原中的凝固物方法，根据纤维蛋白原的凝固物含量配制溶液。因凝固物的含量直接影响纤维蛋白凝结，故凝固物含量的准确与否对效价测定影响较大，我国在凝血酶效价测定中使用了标准化的纤维蛋白原，并标示出凝固物的含量。故中国药典(2010)在起草凝血酶效价测定时将纤维蛋白原凝固物的制备删去。按照标准试剂纤维蛋白原提供的凝固物含量(%)制备溶液即可。中国药典(2015)未修订。

本品试验中应严格控制反应温度，经对27～47℃范围考察，发现温度在47℃时每升高10℃，溶液凝结时间延长很多，42℃时每升高5℃，标准曲线中最后一点变化很大。温度为27℃时凝结很软，容易析出液体，初凝界限不易掌握，故严格控制最佳温度为37℃时实验结果良好。在规定的条件下，标准曲线与样品终点判断应一致，标准曲线直线回归的相关系数(r值)应≥0.99。

考虑到临床用药计量的准确，中国药典(2010)参照国外药典标准增加效价上限指标，控制凝血酶含量为标示量的80%～150%。中国药典(2015)未修订。

本品为外用无菌冻干粉剂型。有批准文号的规格共7个：100单位、200单位、500单位、1000单位、2000单位、5000单位、10000单位。外包装主要为西林瓶、卤化(主要是溴化)丁基胶塞压盖。各生产企业提供的制剂处方的辅料种类主要有右旋糖酐40、右旋糖酐20、甘氨酸、甘露醇和乳糖等[4]。

【贮藏】密封，10℃以下贮存。

参考文献

[1] 赖翼，刘阳．凝血酶研究概况［J］．血栓与止血学，2009，(15)：3.

[2] 李良铸，李明晔．最新生化药物制备技术［M］．北京：中国医药科技出版社，2001：187～188.

[3] 许善峰，李芳．凝血酶的结构及其变构特性［J］．中国医学生物技术应用杂志，2004(3)：3.

[4] 湖北省食品药品监督检验研究院．2010年凝血酶冻干粉评价抽验质量分析报告．

撰写　郝苏丽　中国食品药品检定研究院

复核　范慧红　中国食品药品检定研究院

磷酸伯氨喹

Primaquine Phosphate

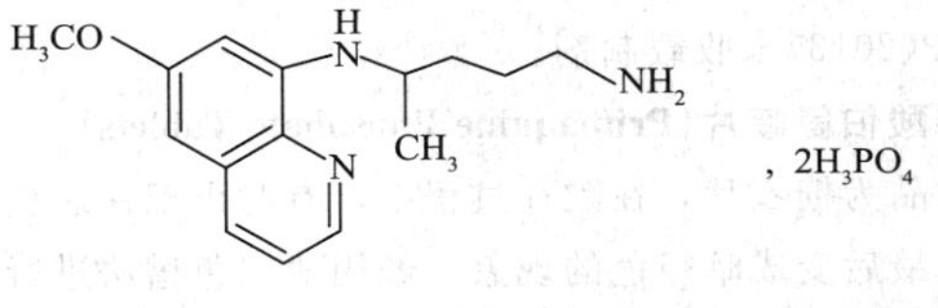

$C_{15}H_{21}N_3O \cdot 2H_3PO_4$　455.34

化学名：(±)-8-[(4-氨基-1-甲基丁基)氨基]-6-甲氧基喹啉二磷酸盐

(±)-8-[(4-Amino-1-methylbutyl)amino]-6-methoxyquinoline phosphate(1∶2)

英文名：Primaquine Phosphate (INN)；Primaquini Phosphas；Primachin Phosphate

异名：伯氨喹啉

CAS号：[63-45-6]

伯氨喹是一种8-氨基喹啉类抗疟药。本品可杀灭间日疟、三日疟、恶性疟和卵形疟组织期的虫株，尤以间日疟显著，也可杀灭各种疟原虫的配子体，对恶性疟的作用尤强，使之不能在蚊体内发育，但本品对红内期虫株的作用很弱。口服后在肠内吸收快而完全，生物利用度(*F*)为96%，口服45mg(基质)，在1小时内血浆中浓度可达高峰，约250mg/L。主要分布于肝组织内，其次为肺、脑和心等组织。半衰期为5.8小时(3.7～7.4小时)，大部分在体内代谢，仅1%由尿中排出，一般于24小时内完成。因血中浓度维持不久，故需反复多次服药才能收效[1]。

本品毒性反应较其他抗疟药为高。当一日用量超过30mg(基质)时，易发生疲倦、头昏、恶心、呕吐、腹痛等不良反应。葡萄糖-6-磷酸脱氢酶缺乏者服用本品可发生急性溶血性贫血，这种溶血反应仅限于衰老的红细胞，并能自行停止。由于伯氨喹有诱发溶血反应的危险性及对胃肠道的损害，尽可能将对伯氨喹的治疗推迟到杀血液裂殖体药控制疟疾急性期后再进行[2]。

本品于1939年由德国最先研究成功，1946年美国亦相继合成。曾先后收载于美英日法苏等各国药典中，国内于1958年开始生产，中国药典(1963)开始收载。除中国药典(2015)收载外，USP(36)、BP(2013)、Ph. Eur.(7.0)亦有收载，JP(16)未收载该品种。

【制法概要】[3]

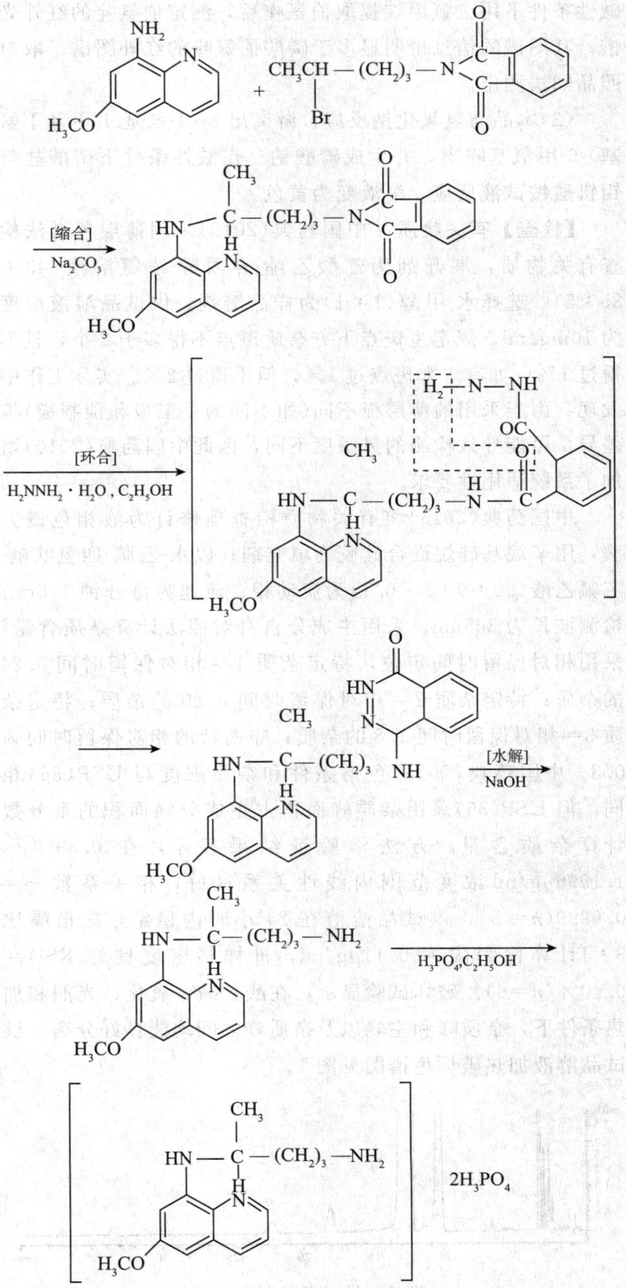

【鉴别】(1)本品的盐酸溶液(0.01mol/L)在265nm与282nm的波长处有最大吸收，吸光度分别约为0.50～0.52和0.49～0.51，吸收系数分别为335～350和327～340。

(2)本品的红外光吸收图谱(光谱集578图)显示的主要特征吸收如下表。

特征谱带(cm^{-1})	归属	
3300～2000	磷酸，胺盐	$\nu_{O-H,\dot{N}-H}$
1615，1597，1540	芳香环	$\nu_{C=N,C=C}$
1120，1050	磷酸根	$\nu_{P=O}$
960	磷酸根	ν_{P-O}
820	取代喹啉	γ_{3H}

中国药典(2015)参照BP(2013)进行修订，取供试品在碱性条件下用二氯甲烷提取伯氨喹后，测定伯氨喹的红外光谱。其图谱的信息量明显多于磷酸伯氨喹的红外图谱。取对照品同法测定。

(3)本品与氢氧化钠反应，游离出8-(4-氨基-1-甲基丁氨基)-6-甲氧基喹啉，并生成磷酸钠。在酸性条件下磷酸盐与钼钒酸铵试液反应，溶液变为黄色。

【检查】**有关物质**　中国药典(2010)采用薄层色谱法检查有关物质，展开剂为乙酸乙酯-异丙醇-浓氨溶液(43：35：5)。选择水-甲醇(1：1)为样品溶剂。供试品溶液浓度为10mg/ml，规定主斑点下方杂质斑点不得多于2个，且不得过1%，如有1个斑点过1%，但不得过2%。实际工作中发现：由于采用的薄层板不同(如不同的手工板和预制板)等差异，可能导致检测的灵敏度不同，因此中国药典(2010)增加了系统适用性要求。

中国药典(2015)将有关物质检查项修订为液相色谱方法，用辛烷基硅烷键合硅胶为填充剂；以水-乙腈-四氢呋喃-三氟乙酸(90：9：1：0.1)为流动相；流速为每分钟1.5ml；检测波长为265nm。采用主成分自身对照法计算杂质含量，采用相对保留时间定位，特定杂质1＝相对保留时间0.24的杂质；特定杂质2＝相对保留时间0.29的杂质；特定杂质3＝相对保留时间1.8的杂质；喹西特的相对保留时间为0.8。中国药典(2015)色谱条件和杂质限度与USP(36)相同，但USP(36)采用杂质峰面积占主成分峰面积的百分数计算杂质含量。方法学验证结果显示，在0.3999～1.1996μg/ml浓度范围内线性关系良好，相关系数r＝0.9999(n＝5)，供试品溶液在24小时内稳定，按信噪比3：1计算检测限为0.11μg/ml，进样精密度良好RSD＝0.40%(n＝6)。破坏试验显示，在酸、碱、氧化、光照和加热条件下，杂质峰和主峰以及杂质峰之间均能良好分离。供试品溶液加热破坏色谱图见图1。

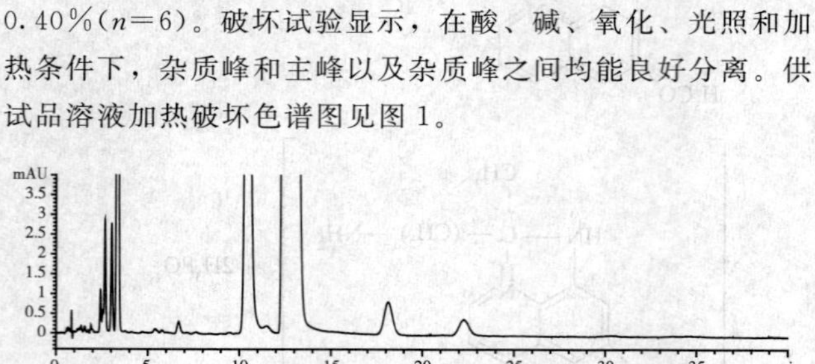

图1　供试品溶液加热

(100℃水浴中加热1小时)破坏色谱图

残留溶剂　中国药典(2010)增订了该项检查，中国药典(2015)未修订。

国内该品种的合成工艺中涉及甲醇、乙醇及甲苯三种有机溶剂，其中甲苯、甲醇为第二类溶剂，应限制使用，乙醇为第三类溶剂，故在标准中增订了该项检查。

采用标准加入法可以避免基质效应的影响。

试验结果显示：三种溶剂之间分离良好；甲醇检出限为0.041μg/ml，定量限为0.14μg/ml；乙醇检出限为0.065μg/ml，定量限为0.22μg/ml；甲苯检出限为0.035μg/ml，定量限为0.12μg/ml。

【含量测定】中国药典(2010)与中国药典(2005)方法相同，未做修订，仅将含量限度由不少于98.0%修订为98.5%～101.5%。本品为有机碱的磷酸盐，在冰醋酸中呈碱性，用高氯酸滴定，电位法指示终点。本品为芳香仲胺类药物，易产生乙酰化反应，故所用滴定液应按其水分的实际含量加入醋酐，以免过量的醋酐导致含量测定结果偏低[4]。

中国药典(2015)将含量测定方法修订为液相色谱法，色谱条件与有关物质相同。参照USP(36)将含量限度修订为97.0%～102.0%。方法学验证结果显示，在128.1～384.2μg/ml浓度范围内线性关系良好，相关系数r＝0.9999(n＝5)，平均回收率为99.9%，RSD＝0.6%(n＝9)，供试品溶液在24小时内稳定RSD＝0.5%，按信噪比10：1计算定量限为0.59μg/ml，进样精密度良好RSD＝0.3%(n＝6)。

【制剂】中国药典(2015)、USP(36)收载了磷酸伯氨喹片，BP(2013)未收载制剂。

磷酸伯氨喹片(Primaquine Phosphate Tablets)

本品为糖衣片，在贮存过程中，有时出现片芯色泽逐渐加深，最后变成暗绿色的现象。经用薄层色谱法进行初步试验，未检出杂质斑点，含量测定结果也无明显差异，变色原因有待探究。

鉴别　(1)紫外光谱鉴别　供试品溶液在265nm和282nm波长处有最大吸收。中国药典(2015)新增吸收度比值要求，A_{265nm}/A_{282nm}应为0.97～1.08。

(2)红外光谱鉴别　中国药典(2015)新增鉴别项，片剂经提取后测定红外光谱，操作方法与原料药相同。

(3)磷酸盐鉴别　显色反应，与原料药相同。

有关物质　中国药典(2015)新增检查项。采用液相色谱法测定，色谱条件及杂质限度均与原料药相同，辅料对测定无影响。供试品溶液有关物质检查色谱图见图2。

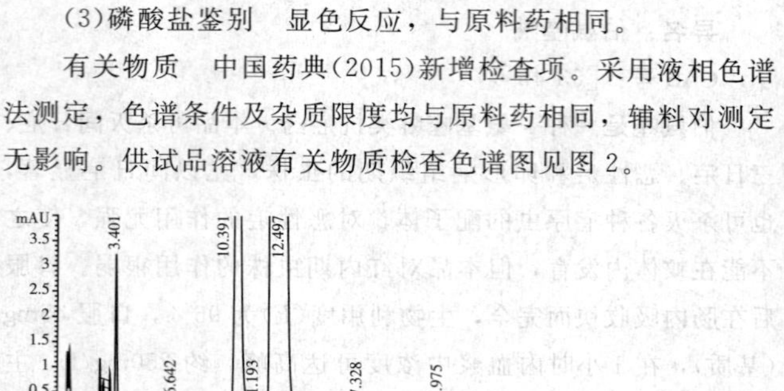

图2　供试品溶液有关物质检查色谱图

含量均匀度　本品规格为13.2mg，按照药典通则要求需进行含量均匀度检查，测定方法与含量测定相同。

溶出度　中国药典(2010)采用转篮法，以0.01mol/L盐酸溶液900ml为溶出介质，每分钟100转，60分钟取样，紫外吸收系数法测定。中国药典(2015)参照USP(36)修订为桨法，每分钟50转，溶出介质和取样时间不变。检测方法修订为液相色谱法，与含量测定相同。参照USP(36)将溶出度限度由75%修订为80%。湖北省食品药品监督检验研究院进行了溶出曲线测定和方法学研究，结果显示在7.019～21.06μg/ml浓度范围内线性关系良好，相关系数$r=0.9999(n=5)$。平均回收率为100.2%，RSD=0.5%($n=6$)。进样精密度良好RSD为0.25%($n=6$)。按信噪比10：1计算检测限为0.09766μg/ml。供试品溶液在24小时内稳定RSD=0.3%。

含量测定　中国药典(2010)采用永停滴定法测定，专属性不强。中国药典(2015)参照USP(36)修订为液相色谱方法，色谱条件与原料药相同，辅料对测定无干扰，平均回收率为100.0%，RSD=0.5%(n=9)。

参考文献

[1] 国家药典委员会．中华人民共和国药典临床用药须知[M]．2005年版．北京：人民卫生出版社，2005：622.

[2] 希恩．C. 斯威曼．李大魁，金有豫，汤光，等译．马丁代尔药物大典［M］．35版．北京：化学工业出版社，2009：482.

[3] 卫生部药典委员会．中华人民共和国药典注释[M]．1990年版．北京：化学工业出版社，1993，964.

[4] 南京药学院．药物分析［M］．北京：人民卫生出版社，1980：118.

撰写　吴　蔚　赵亚萍　湖北省食品药品监督检验研究院

复核　姜　红　　　　　湖北省食品药品监督检验研究院

　　　董顺玲　　　　　广州市药品检验所

磷酸哌喹

Piperaquine Phosphate

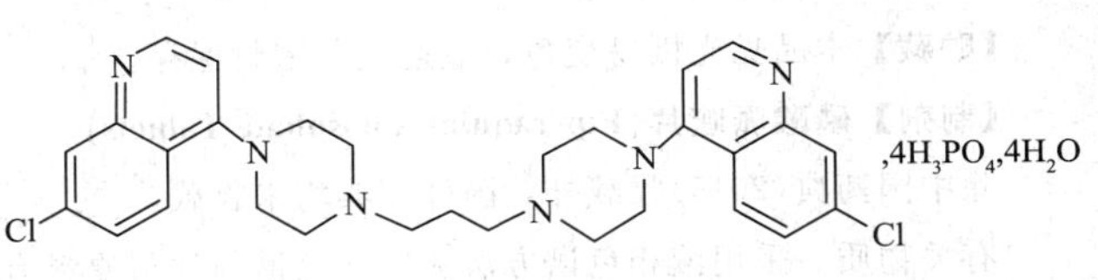

$C_{29}H_{32}Cl_2N_6 \cdot 4H_3PO_4 \cdot 4H_2O$　999.56

化学名：1,3-双[4-(7-氯-喹啉-4基)哌嗪-1-基]丙烷四磷酸盐四水合物

1,3-bis[4-(7-chloro-quinolinyl-4)-piperazinyl-1] propane tetraphosphate tetrahydrate

英文名：Piperaquine Phosphate(INN)

CAS号：[4085-31-8]

本品为抗疟药，用于疟疾的治疗，也可做症状抑制性预防用，尤其是用于耐氯喹虫株所致的恶性疟的治疗与预防。我国将其与其他药物联用治疗矽肺，取得较好疗效。该药物经胃肠道吸收，吸收后多积聚于肝脏，分布于肝、肾、肺、脾等组织内。该药在体内缓慢消失，半衰期$t_{1/2}$为9.4天，作用持久。药物随胆汁排出，存在肝肠循环的代谢途径，这可能是药物在体内积蓄时间较长的重要因素。口服若给药量多，间隔时间短则易引起肝脏不可逆病变[1]。

本品由Rhone-poulene A. S. 于1962年首先合成，国内于1974年生产。中国药典自1985年版开始收载，除中国药典(2015)收载外，历版美国药典、英国药典、欧洲药典及日本药局方均未收载。

【制法概要】

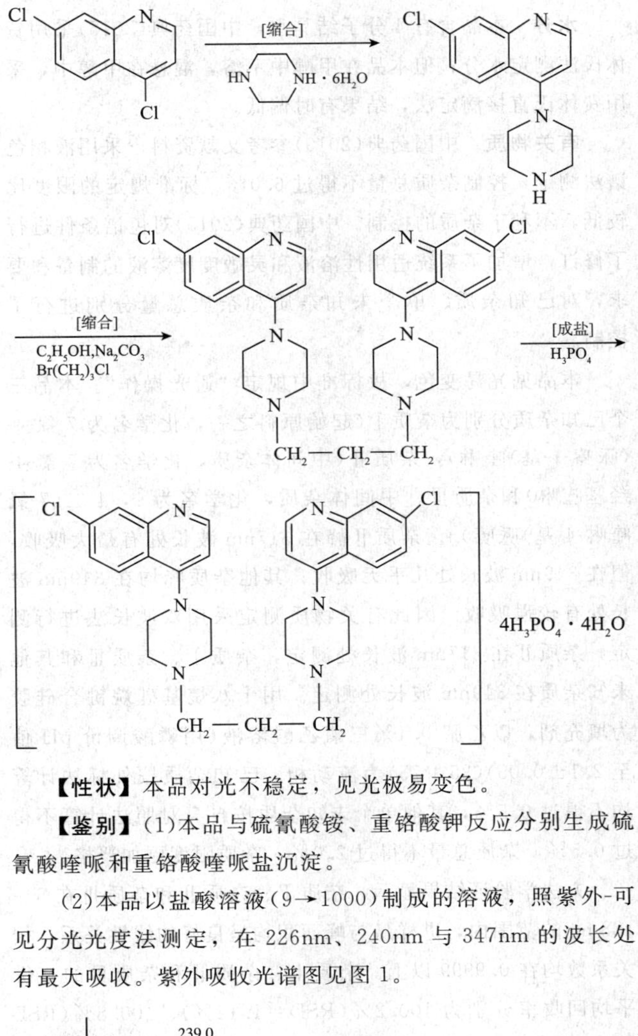

【性状】本品对光不稳定，见光极易变色。

【鉴别】(1)本品与硫氰酸铵、重铬酸钾反应分别生成硫氰酸喹哌和重铬酸喹哌盐沉淀。

(2)本品以盐酸溶液(9→1000)制成的溶液，照紫外-可见分光光度法测定，在226nm、240nm与347nm的波长处有最大吸收。紫外吸收光谱图见图1。

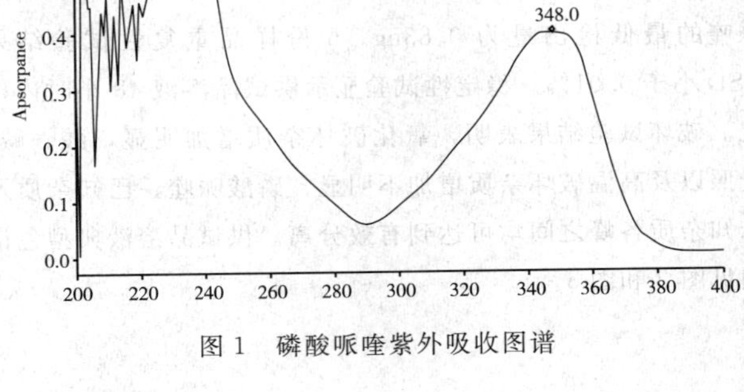

图1　磷酸哌喹紫外吸收图谱

(3)本品的红外光吸收图谱(光谱集 580 图)显示的主要特征吸收如下表。

特征谱带(cm^{-1})	归属	
3040	芳环	ν_{C-H}
3100～2000	磷酸根	ν_{O-H}
1600，1500，1445	芳环	$\nu_{C=C,C=N}$
1150～900	磷酸根	$\nu_{P=O}$
875	磷酸根	ν_{P-O}

【检查】酸度 本品为四磷酸盐，其水溶液呈酸性。

水分 本品含有 4 分子结晶水，中国药典(2015)采用费休氏法测定水分；但本品在甲醇中不溶，混悬在甲醇中，采用费休氏直接滴定法，结果有时偏低。

有关物质 中国药典(2010)参考文献资料[2]采用液相色谱法测定，控制杂质总量不得过 6.0%，标准规定的限度比较低，不利于杂质的控制。中国药典(2015)对色谱条件进行了修订，增加了系统适用性溶液和灵敏度度溶液的制备和要求，对已知杂质、单个未知杂质和杂质总量分别进行了控制。

本品见光易变色，故标准中规定“避光操作”。本品三个已知杂质分别为杂质Ⅰ(起始原料之一，化学名为 7-氯-4-(哌嗪-1-基)喹啉)，杂质Ⅱ(中间体杂质，化学名为 7-氯-4-羟基喹啉)和杂质Ⅲ［中间体杂质，化学名为 1，4-二(7-氯喹啉-4-基)哌嗪)］。杂质Ⅱ峰在 317nm 波长处有最大吸收，但在 349nm 波长处几乎无吸收；其他杂质峰均在 349nm 波长处有较强吸收。因此有关物质测定采用双波长法进行测定，杂质Ⅱ在 317nm 波长处测定，杂质Ⅰ、杂质Ⅲ和其他未知杂质在 349nm 波长处测定。用十八烷基硅烷键合硅胶为填充剂，以乙腈-0.1%三氯乙酸溶液(用磷酸调价 pH 值至 2.1±0.05)(25∶75)为流动相。已知杂质按外标法计算均不得过 0.5%，其他单个未知杂质按自身对照法计算不得过 0.5%，杂质总量不得过 2.0%，杂质限度更加严格。

方法学验证结果显示，杂质Ⅰ、杂质Ⅱ和杂质Ⅲ在 5～128 ng 的范围内，进样量与峰面积均呈良好的线性关系，相关系数均在 0.9999 以上。杂质Ⅰ、杂质Ⅱ和杂质Ⅲ的 9 份平均回收率分别为 100.2%(RSD＝1.12%)、100.8%(RSD＝0.72%)和 100.1%(RSD＝1.37%)。杂质Ⅰ、杂质Ⅱ和杂质Ⅲ的最低检出量分别为 1.28ng、1.28ng 和 1.04ng，磷酸哌喹的最低检出量为 0.83ng。6 份样品重复性试验结果 RSD 小于 0.01%。稳定性试验显示供试品溶液 48 小时内稳定。破坏试验结果表明，氧化破坏杂质增加明显，酸、碱、光照以及高温破坏杂质增加不明显，磷酸哌喹、已知杂质及未知杂质各峰之间均可达到有效分离。供试品溶液典型色谱图见图 2 和图 3。

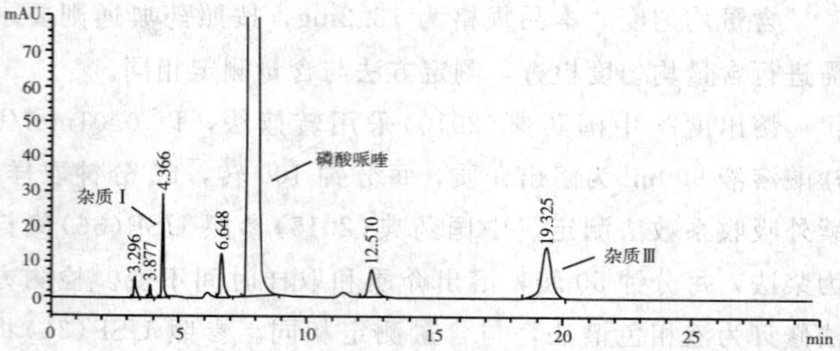

图 2　供试品溶液典型色谱图(349nm)

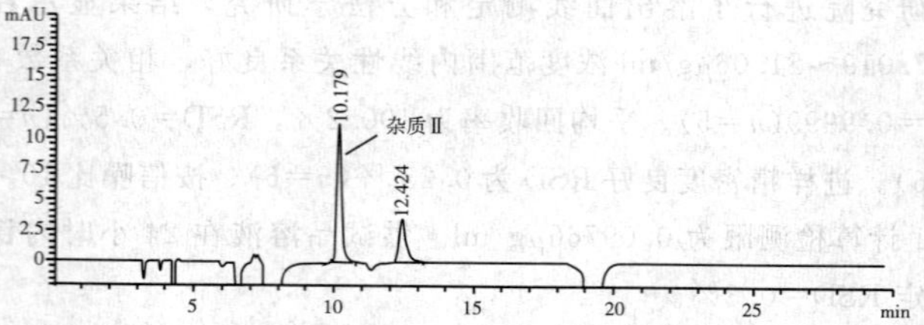

图 3　供试品溶液典型色谱图(317nm)

【含量测定】中国药典(2010)采用提取后的非水溶液滴定法。本品系有机碱(分子中含 6 个叔氮原子)磷酸盐，加盐酸酸化使溶解后，加氢氧化钠呈碱性，用三氯甲烷分次提取有机碱。提取液在水浴上蒸发至约剩 5ml。如完全蒸干，则哌喹结晶在醋酐中不易溶解，如残留量过多，则增加空白量。然后加醋酐振摇使充分溶解，加结晶紫指示液，用高氯酸滴定液滴定至溶液显翠绿色，并将滴定的结果用空白试验校正。指示液的量为 1 滴，否则终点不易观察。由于本品在滴定过程中蓝与蓝绿色变化过程很短，临终点时加入 0.01ml 高氯酸滴定液即为绿色，观察不到蓝色；经电位滴定法校正，以翠绿色为终点。加入 20ml 醋酐为溶剂，是为了提高终点的灵敏度。

中国药典(2015)将含量测定方法由滴定法修订为液相色谱方法，色谱条件与有关物质相同，方法的专属性更强，并且避免了三氯甲烷的使用更加环保。磷酸哌喹在 0.2582～41.31μg 的范围内，进样量与峰面积呈良好的线性关系，相关系数为 1.0000。6 份样品测定结果平均含量 102.4%，RSD＝0.33%，精密度良好。

【贮藏】本品见光极易变色，应避光，密封保存。

【制剂】磷酸哌喹片(Piperaquine Phosphate Tablets)

除中国药典(2015)收载外，国外药典均未收载。

有关物质　采用液相色谱方法测定，色谱条件与原料有关物质相同，辅料对测定无干扰。杂质Ⅰ、杂质Ⅱ和杂质Ⅲ的 9 份平均回收率分别为 99.9%(RSD＝1.15%)、100.1%(RSD＝1.41%)和 100.9%(RSD＝0.78%)。供试品溶液在 24 小时内稳定。片剂杂质限度为杂质Ⅰ、杂质Ⅱ和杂质Ⅲ均不得过磷酸哌喹标示量的 0.5%，其他单个杂质不得过 1.0%，杂质总量不得过 2.5%。

溶出度　采用桨法，以 0.1mol/L 的盐酸溶液 1000ml 为溶出介质，转速为每分钟 75 转，经 45 分钟时取样测定。磷酸哌喹的 0.1mol/L 盐酸溶液在 240nm 的波长处有最大吸收，因此采用紫外分光光度法测定溶出量，空白辅料无干扰。磷酸哌喹在 5～15μg /ml 的浓度范围内，供试品溶液浓度与吸光度呈良好的线性关系，相关系数为 1.0000。9 份平均回收率为 99.5%(RSD=0.71%)。6 份样品测定结果 RSD =0.73%，精密度良好。供试品溶液在 3 小时内稳定。湖北省食品药品监督检验研究院对美国药典中规定的 4 种溶出介质，即水、0.1mol/L 盐酸溶液、pH 4.5 缓冲盐溶液以及 pH 6.8 的缓冲盐溶液，分别进行了溶出曲线测定，并对每分钟 75 转和 50 转的转速进行了考察，最后根据溶出曲线，确定取样时间为 45 分钟。采用含量测定项下的液相色谱方法进行溶出量测定，结果与紫外法测定结果基本一致。

含量测定　采用液相色谱法测定，色谱条件与原料含量测定相同。磷酸哌喹在 1.016～5.082μg 的范围内，进样量与峰面积呈良好的线性关系，相关系数为 0.9999。9 份平均回收率为 101.2%（RSD = 0.37%）。6 份样品测定结果 RSD=0.80%，精密度良好。

参考文献

[1] 国家药典委员会．中华人民共和国药典临床用药须知[M]．2005 年版．北京：人民卫生出版社，2005：624.

[2] 刘昌辉．高效液相色谱法测定人血浆中磷酸哌喹 [J]．药物分析杂志，2007，27(1)：63.

撰写　范志佳　湖北省食品药品监督检验研究院
复核　姜　红　湖北省食品药品监督检验研究院
蔡珊英　湖南省药品检验所

磷霉素钠

Fosfomycin Sodium

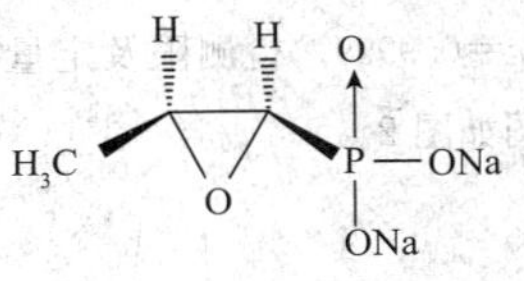

$C_3H_5Na_2O_4P$　182.02

化学名：(—)-(1*R*,2*S*)-1,2-环氧丙基膦酸二钠盐

(—)-(1*R*, 2*S*)-1, 2-epoxypropyl phosphonic acid disodium。

英文名：Fosfomycin Sodium

CAS 号：[26016-99-9]

磷霉素的分子中含有磷，并且碳-磷键直接相连，是天然存在的一种有机磷化合物，在结构上属于磷酸衍生物。它最初从 *Streptomyces fradicle* 中分离，主要用于革兰阴性和阳性细菌感染，属广谱抗菌素，对葡萄球菌、大肠埃希菌、沙雷菌属和志贺菌属等均有较高抗菌活性，对绿脓杆菌、变形杆菌属、产气杆菌、肺炎杆菌、链球菌和部分厌氧菌也有一定抗菌作用，但均较青霉素类和头孢菌素类为差。细菌对本品和其他抗生素间不产生交叉耐药性。磷霉素的体内作用较体外作用为强。其作用机制为抑制细菌细胞壁的早期合成而导致细菌死亡。磷霉素抑制细菌细胞壁的早期合成，其分子结构与磷酸烯醇丙酮酸相似，故可竞争同一转移酶，使细菌细胞壁的合成受到阻抑而导致细菌死亡。本品作用于敏感菌后，电镜观察发现细菌形态有明显改变，中膈细胞壁增厚、弯曲和不规则，细胞壁变薄或消失。

本品静脉滴注给药后 1.5～2 小时血药浓度达到高峰，在体内分布广泛且排泄较慢[1]。30 分钟内静脉滴注磷霉素 4g，血药峰浓度可达 195mg/L。本品和血浆蛋白不结合，半衰期为 1.5～2.0 小时，进入体内后组织分布广，以肾组织中浓度为最高，其次为心、肺、肝等组织，在胎儿循环、胆汁、乳汁、骨髓、脓液、脑、眼房水及支气管分泌物中也有相当浓度；磷霉素分子量小，可透过血脑屏障，炎症时脑脊液浓度可达同时期血药浓度的 50%以上[2]。肌注或静注本品后 24 小时内 90%由尿中排出。血液透析能清除 70%～80%的药物。磷霉素吸收后广泛分布于各组织和体液中，表观分布容积为 22L/kg[3]。

该品于 1967 年由美国默沙东和西班牙 CEPA 公司在西班牙土壤的链丝菌中发现；1975 年在西班牙首先投入工业化生产[4,5]。在我国，东北制药总厂于 1983 年开始实现磷霉素的工业化生产。除中国药典（2015）收载外，JP（16）、Ph. Eur.（7.0）、BP(2013)均有收载。

【制法概要】1. 酰化反应

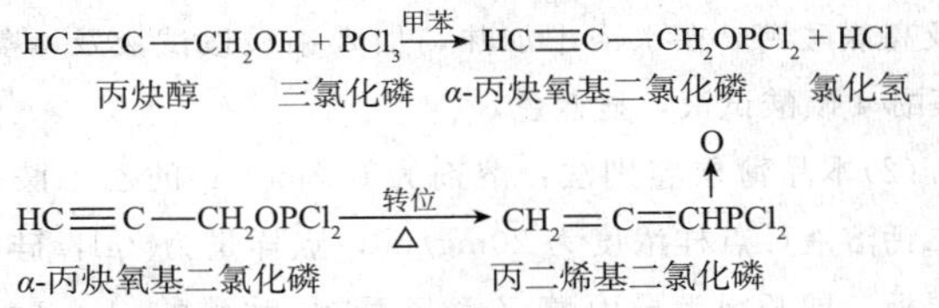

2. 水解反应

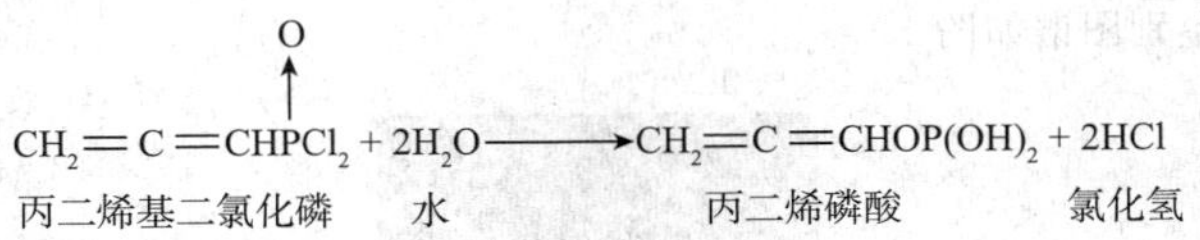

3. 还原反应

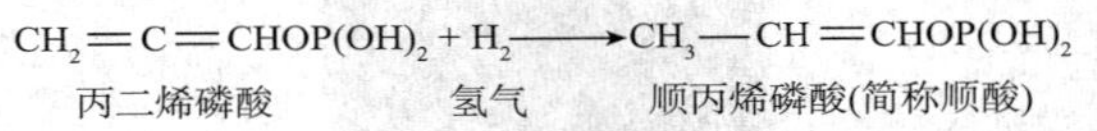

4. 环氧化反应

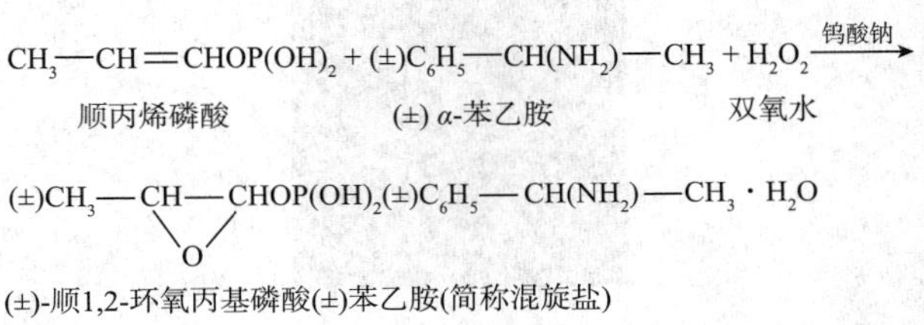

5. 拆分反应

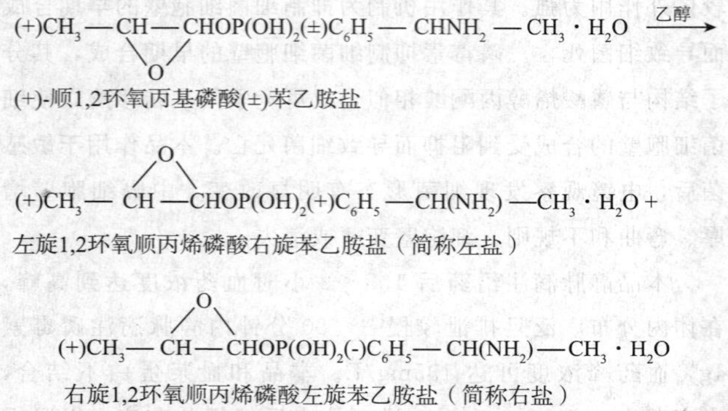

6. 游离反应

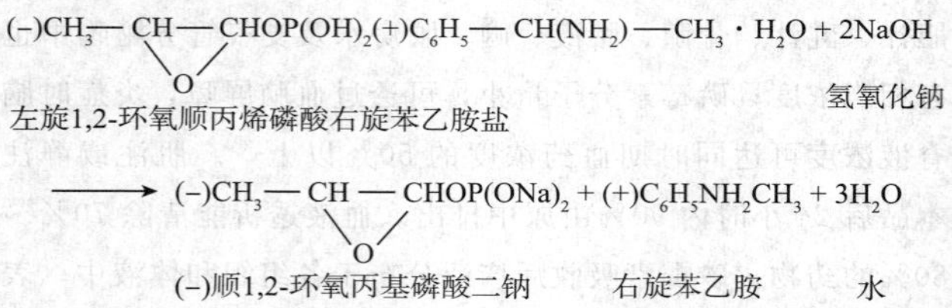

【性状】本品为白色结晶性粉末，具有光学各向异性。在空气中极易潮解。

本品在水中易溶；而在甲醇中微溶，在乙醇或乙醚中几乎不溶。

本品浓度为 50mg/ml 的水溶液进行旋光度测定，比旋度应在−4.2°至−5.5°之间。

【鉴别】(1)化学颜色鉴别：取本品，加水溶解，加高氯酸及高氯酸钙，在水浴中加热，加入钼酸铵试液及 1-氨基-2-萘酚-4 磺酸试液，显蓝色。

(2)本品薄层鉴别法：溶剂为 0.2mol/L 的乙二胺四醋酸二钙溶液，点样浓度为 20mg/ml，点样量为 2μl，硅胶 G 薄层板，展开剂为异丙醇-乙酸乙酯-水-冰醋酸(4∶2∶4∶1)，显色液为磷钼酸 5g 加醋酸 100ml 再加硫酸 5ml。所得鉴别图谱如图 1。

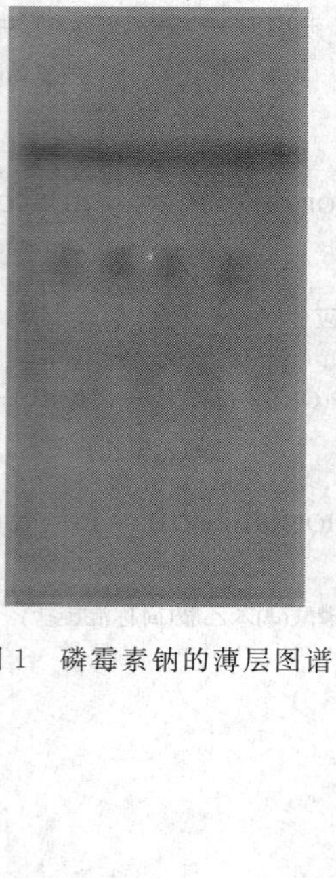

图 1　磷霉素钠的薄层图谱

(3)光谱鉴别：红外吸收图谱与磷霉素钠标准品的图谱一致。其特征吸收如下表所示。

特征谱带(cm^{-1})	归属	
1083，1020	磷酸离子	$\nu_{PO_3^{2-}}$
1266，847	环氧乙烷环	ν_{C-O-C}
941	环氧乙烷环	$\delta_{环}$

(4)本品为磷霉素钠盐，显钠盐的火焰鉴别反应。

【检查】**结晶性**　本品为结晶性粉末，在偏光显微镜下，可观察呈现双折射现象，由于原料晶体的大小不一致，故双折射现象会有所差别。

碱度　本品为(−)-(1*R*,2*S*)-1,2-环氧丙基膦酸二钠盐，pH 偏碱性，应在 9.0～10.5 之间，与 Ph. Eur.(7.0)、BP(2013)标准一致。

二醇物　磷霉素分子中含有一个环氧基，化学性质较为稳定，在强酸性介质中，环氧基被打开而成二醇物[6]。考虑到本品为小分子，且无紫外吸收，采用 ELSD 检测器，选用四种色谱条件，两种不同品牌检测器、两种不同品牌的色谱柱以及不同的柱温、蒸发温度、雾化气压、流速等色谱条件，对相关物质检测条件进行了考察，结果表明上述任意色谱条件所能达到的高灵敏度仅为检测量的 1%，不符合有关物质的检测要求。因此，中国药典(2010)采用化学滴定法进行二醇物的检测，实验中应注意反应过程的避光与反应时间的控制。中国药典(2015)未修订。

另外，参考 Ph. Eur. 采用高效液相-示差折光法(HPLC-RID)测定磷霉素钠中二醇物的含量。色谱条件为 Zorbax 氨基柱；以磷酸二氢钾溶液(磷酸二氢钾 10.8g 加水 1000ml)为流动相；流速为 1.0ml/min；进样量为 10μl。经方法学考查，磷霉素钠二醇物在 0.104～5.205mg/ml 浓度范围内，线性方程为 $y=43056x-1925$，$r=0.9999$。检测限及定量限分别为 121ng 及 278ng。典型色谱图如图 2。

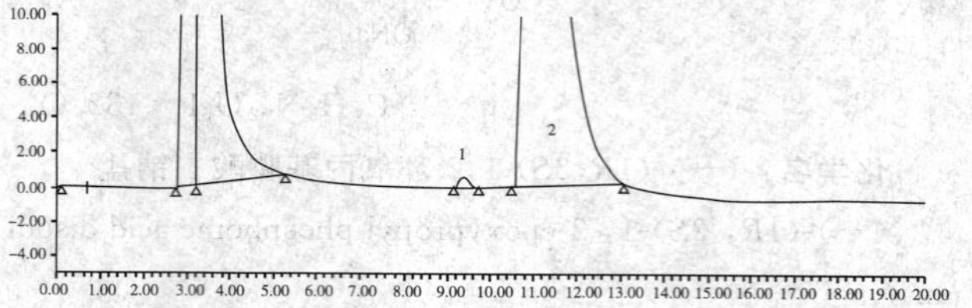

图 2　高效液相-示差折光图谱

1. 二醇物；2. 磷霉素钠

乙醇、甲苯　本品在生产工艺中使用了乙醇、甲苯、苯乙胺有机溶剂，依据相关规定，应进行相应的控制，考虑到苯乙胺沸点较高，不易挥发，选择直接进样法作为上述三种溶剂的检查方法，并进行了方法学的验证。后考虑到采用水做溶剂直接进样对毛细管柱损伤较大，进样平行效果欠佳，且直接进样有残留干扰，样品溶液与对照溶液易产生杂峰，故采用顶空进样重新建立了检查方法，乙醇和甲苯测定无干扰，但苯乙胺在顶空进样条件下检出困难，方法可行性差。鉴于6批磷霉素钠原料中苯乙胺的检出量极小，5批为未检出，其余1批为小于0.01%，故标准中暂不对苯乙胺进行控制，只针对乙醇和甲苯进行了控制。本测定方法乙醇检测限及定量限为0.38ng及1.13ng；甲苯检测限及定量限为1.07ng及2.86ng，经线性关系、精密度试验、重现性试验及回收率考查认为方法可行。试验过程应关注各点温度及平衡时间。典型色谱图如图3。

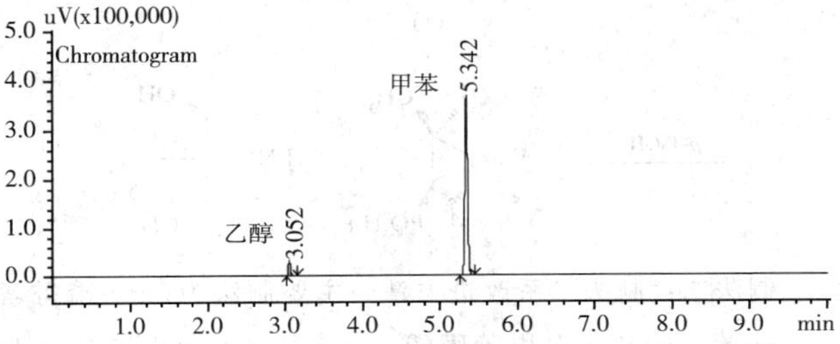

图3 典型色谱图

水分 采用水分滴定法第一法1测定。由于本品极易吸湿，故在测定过程中应注意对环境湿度的控制，操作应迅速，避免影响数据的重现性和结果的准确性。

细菌内毒素 根据临床用法用量，计算内毒素限值：L=K/M=5EU·kg^{-1}·h^{-1}/8000mg·1000U/60kg=0.0375EU/1000U。标准限度应严于理论计算限值，规定为“每1mg磷霉素中含内毒素的量应小于0.033EU”。

无菌 通过按生产最大量进行取样及方法验证，采用薄膜过滤法，样品最终稀释浓度为0.2g(磷霉素)/ml，冲洗液为pH 7.0氯化钠-蛋白胨缓冲液，冲洗量为≥500ml/膜，其中金黄色葡萄球菌、铜绿假单胞菌、枯草芽孢杆菌、生孢梭菌均在24小时内生长，白色念珠菌、黑曲霉在48小时内生长。因此，选金黄色葡萄球菌【CMCCB(B)26003】作为阳性对照菌。

【含量测定】中国药典(2005)、JP(15)中收载的磷霉素钠及其制剂含量测定方法为抗生素微生物检定法——管碟法，Ph. Eur.(6.0)、BP(2009)中磷霉素钠原料采用化学滴定法。因化学滴定法专属性不强，我国药典未收载此方法。另由于本品的抗菌作用相对较弱，管碟法测定含量时影响因素较多，故中国药典(2010)建立了浊度法测定磷霉素钠及其制剂的含量方法，与管碟法并列作为磷霉素钠的含量测定方法。中国药典(2015)未修订。

浊度法是抗生素微生物检定法之一，是用光度法测定含不同浓度抗生素液体培养基的浊度，用于计算抗生度效价的方法。进行了以下方法学的研究。

(1)试验菌的选择 磷霉素的抗菌谱包括革兰阳性细菌、革兰阴性肠杆菌和一些厌氧菌，但总的来说活力居中。通过菌浓度生长实验，考查生长曲线，计算线性方程，选择线性范围良好，对抗生素有较强敏感性，重现性良好的试验菌。结果表明，大肠埃希菌对磷霉素较敏感，菌的对数生长期长，吸光度值比较合适(约0.3～0.8)，在此期间测定含量值准确性及重复性好，故选用大肠埃希菌，作为本方法的试验菌。

(2)参照JP(15)及中国药典(2005)确定本方法的培养基(培养基Ⅲ号)、缓冲液(磷酸盐缓冲液，pH=7.0)，根据大肠埃希菌的生长曲线确培养时间为3～4小时。

(3)培养基中菌悬液的加入量 通过大肠埃希菌不同浓度(1%、2%、3%、4%、5%)的菌生长曲线及其测定的吸光值，确定培养基中的菌悬液的加入量(3%)。

(4)检定方法的确定 通过实验，确定了线性方程为$y=-0.8187x+1.4614$，$r=0.9993$，磷霉素在12.7～31.6U/ml的浓度范围内与吸光度成良好的线性关系；进行了准确度及干扰试验的验证，重复性实验，确定了可采用标准曲线法和二剂量法进行效价测定。并进行了管碟法与浊度法的比较实验。

若采用浊度法测定磷霉素效价，给予以下建议：

(1)标准曲线法 因为本方法中大肠埃希菌对磷霉素钙较为敏感，建议在12～31U/ml的浓度范围，采用1∶1.2的剂间比设计试验(为便于稀释及量取的准确性)，每个浓度至少采用3个比色杯测定(数据越多越准确)。

(2)若采用二剂量方法进行磷霉素钙浊度法效价测定，在12～31U/ml的浓度范围选择1∶2的剂间比设计试验即可，每个浓度至少采用4个比色杯测定(数据越多越准确)。

(3)实验菌的生长期时间的选择、比色皿是否全部配对等对试验结果会有一定的影响，实验中要加以关注。

【制剂】中国药典(2015)收载了注射用磷霉素钠(Fosfomycin Sudium for Injection)，本品为磷霉素钠加适量枸橼酸制成的无菌粉末，枸橼酸的加入是为了降低磷霉素钠的pH，适应临床的需要，国外药典在日抗基中有收载，其他药典均未收载。

1. 本品的鉴别、无菌及含量测定详见磷霉素钠原料。

2. 溶液的澄清度 在实验中发现，一些产品溶液的澄清度(>1号标准比浊液)不符合药典的规定，查文献及实验分析，可能是胶塞与药品接触相容引起，但还有待进行进一步的考察研究。为防止澄清度增加，样品应注意正向放置。

参考文献

[1] 上海新亚制药厂．磷霉素[J]．中国医药工业杂志，1981，09.

[2] 徐淑云，卞如濂．临床药理学[M]．下册．北京：科学技术出版社，1986：449.

[3] 上海第一医学院华山医院抗菌素临床研究室．对磷霉素的重新评价[J]．中国医药工业杂志，1978，(12).

[4] Stapley EO, et al. Phosphonomycin Ⅰ, Discovery and in vitro biological characterization Antimicrob Agents Chemother 1969 [J]. (Ed. Hobbi, GL), American Society for Microbiology Maryland USA, 1970, 284.
[5] Christensen BG, et al. Phosphonomycin, structure and synthesis [J]. Science, 1969: 166, 123.
[6] 王寅. 磷霉素 [J]. 中国抗生素杂志, 1978(02).

撰写　赫爱平　辽宁省药品检验检测院
复核　张亚杰　辽宁省药品检验检测院

磷霉素氨丁三醇

Fosfomycin Trometamol

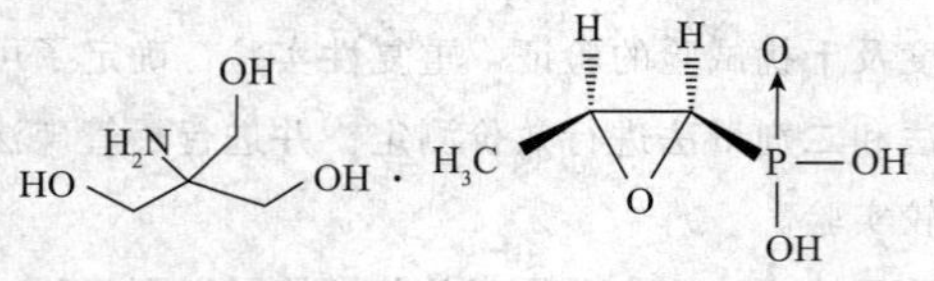

$C_7H_{18}NO_7P$　259.20

本品为磷霉素与氨丁三醇的盐。

化学名：(1*R*,2*S*)-(1,2-环氧丙基)膦酸与2-氨基-2-(羟甲基)-1,3丙二醇(1∶1)的化合物

(1*R*,2*S*)-(1,2-epoxypropyl) phosphonic acid, compound with 2-amino-2-(hydroxymethyl)-1,3-propanediol(1∶1)

英文名：Fosfomycin Trometamol

异名：磷霉素缓血酸胺；氨丁三醇磷霉素；Fosfomycin tromethamine；FZ-588；Z-1282；Monurol；Monuril[1]

CAS号：[78964-85-9]

本品为抗生素类药，系磷霉素的氨丁三醇盐，在体内的抗菌活性由磷霉素产生。本品可直接阻止细菌细胞壁合成所必需的丙酮酸转移酶的作用。对革兰阳性菌和革兰阴性菌均有抑制作用，其抗菌谱包括大肠埃希菌、痢疾杆菌、变形杆菌、沙雷菌、金黄色葡萄球菌以及铜绿假单胞菌等。[2]

本品口服吸收良好，在肝肾中浓度较高，并可大量分布于其他脏器及组织液中。单剂口服磷霉素氨丁三醇3g后迅速吸收并在体内转化为磷霉素游离酸，2小时内达血药峰浓度26.1mg/L，口服生物利用度为37%，进食后服药的生物利用度下降至30%。[3]

用于对本品敏感的致病菌所引起的呼吸道感染，下尿路感染，如膀胱炎、尿道炎和肠道感染以及皮肤软组织感染。[4~6]

磷霉素氨丁三醇于1988年在欧洲上市，原研单位为意大利Zambon公司；1996年12月被美国FDA批准在美国上市；在我国由东北制药厂首先研制成功并于2002年9月在我国批准上市。[7]

除中国药典(2015)收载外，BP(2013)及Ph. Eur.(7.0)均有收载。

【制法概要】制法一：磷霉素氨丁三醇是磷霉素与氨丁三醇1∶1形成的单盐，制法概要为(－)-磷霉素(＋)-α-苯乙胺盐先转化成钠盐、钙盐和二(三羟甲基甲胺)盐，再与对甲苯磺酸反应生成磷霉素氨丁三醇单盐。[8]主要合成路线如下：

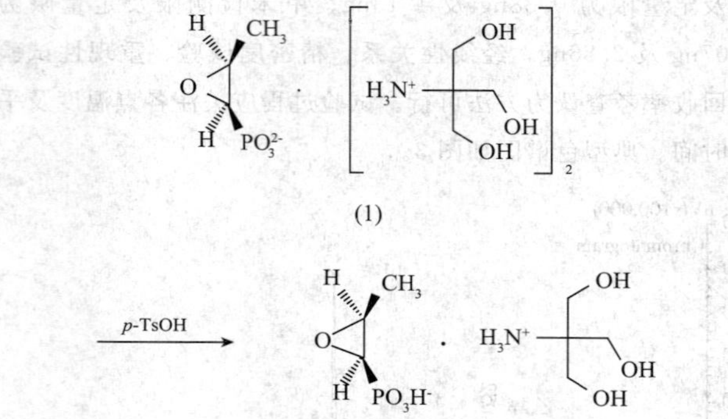

制法二：制法二系改进方法，主要制法为(－)-磷霉素(＋)-α-苯乙胺盐与对甲苯磺酸、三羟甲基甲胺反应，一步合成磷霉素氨丁三醇。主要合成路线如下：

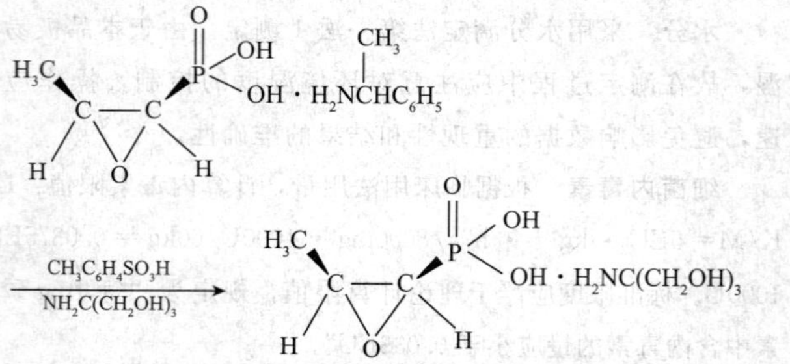

【性状】本品为白色结晶性粉末；无臭，味咸；有引湿性。本品极易吸水，本品暴露于37℃、相对湿度75%条件下2天即有90%变为白色黏稠状，水分增加约16%。

溶解度　本品在水中极易溶解，在甲醇中溶解，在乙醇中极微溶解，在三氯甲烷中不溶。BP(2013)及Ph. Eur.(7.0)对本品的溶解度规定为"本品在水中极易溶解，在甲醇及乙醇中极微溶解，在丙酮中几乎不溶。"

比旋度　中国药典(2015)规定本品50mg/ml水溶液，比旋度 $[\alpha]_D^{20}$ 为－2.0°至－4.0°；BP(2013)及Ph. Eur.(7.0)规定本品50mg/ml水溶液，$[\alpha]_{365}^{20}$ 为－13.5°至－12.5°。

熔点　本品的溶解现象比较特殊，只有初熔没有末熔，分解现象不明显。本品熔点为116～122℃。

【鉴别】(1)环氧环(CH－CH)的定性鉴别，试剂为高碘酸钠试液、钼酸铵试液，加热生成能在氨试液中溶解的黄色沉淀。

(2)TLC鉴别，溶剂为0.2mol/L的乙二胺四醋酸二钠溶液，点样浓度为20mg/ml，点样量为2μl，硅胶G薄层板，展开剂为异丙醇-乙酸乙酯-水-冰醋酸(4∶2∶4∶1)，显色液为磷钼酸5g加醋酸100ml再加硫酸5ml。此薄层展开系统展开速度较慢，展开后应使薄层板充分干燥后再喷显色液，否则主斑点不清晰。注意主斑点下方的白色斑点为乙二胺四醋酸二钠斑点，典型 TLC 图谱如图 1。

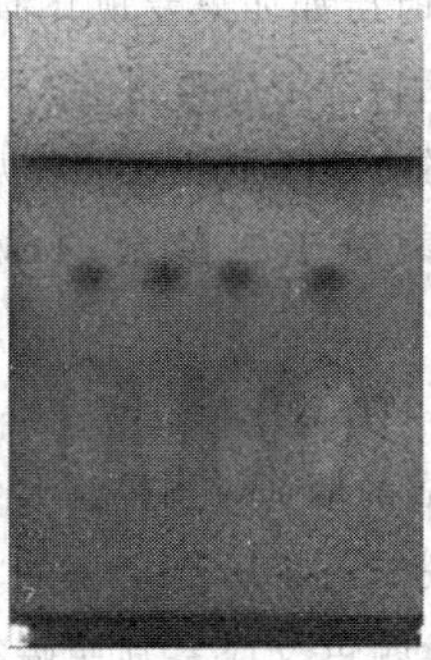

1　2　3　4

图 1　典型 TLC 图谱

1. 标准品；2～4. 供试品

(3)IR 鉴别，本品的红外光吸收图谱应与对照磷霉素氨丁三醇标准品的图谱一致，本品的红外光吸收图谱显示的主要特征吸收如下表。

特征谱带(cm^{-1})	归属	
3200～2000	羟基，胺，磷酸	ν_{O-H}
1525	胺基	δ_{NH_2}
1195，1141	膦酸酯	$\nu_{P=O}$
1079，899	膦酸酯	ν_{P-OH}

磷霉素氨丁三醇典型红外色谱图如图 2。

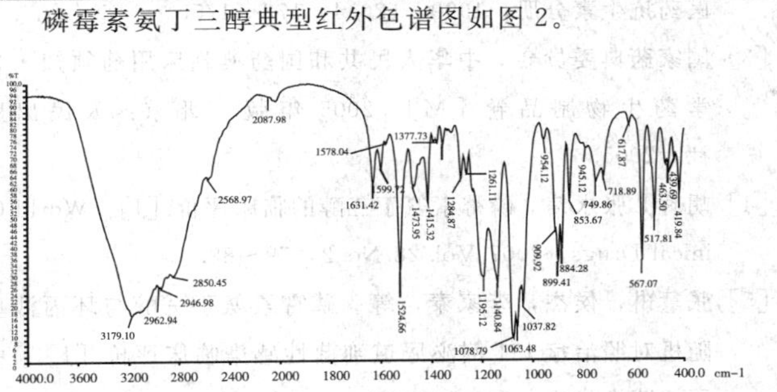

图 2　磷霉素氨丁三醇的红外色谱图

【检查】结晶性　采用偏光显微镜检查，应呈现双折射现象和消光位。

酸度　根据结构分析，本品应呈弱酸性。中国药典(2015)、BP(2013)及 Ph. Eur.(7.0)均规定本品 50mg/ml 水溶液，pH 值应为 3.5～5.5。

磷霉素双氨丁三醇盐　中国药典(2010)收载此检查项。磷霉素双氨丁三醇盐是本品的中间体，结构与本品极其相似，二者分离较难，采用 TLC 法与 HPLC 法对其分离均不理想。原研单位东北制药总厂采用向单胺盐中加入已知含量的双胺盐，再在 527nm 及 615nm 处分别测定吸光度，计算二者吸光度比值的方法来控制双胺盐的量，经反复试验，含有 1%双胺盐的吸光度比值均为 1.76，含大于 1%双胺盐的吸光度比值均小于 1.76，故采用此方法来控制磷霉素双氨丁三醇盐量。

有关物质　中国药典(2015)增加有关物质检查项，删除了磷霉素双氨丁三醇检查项。中国药典(2015)采用 HPLC 方法检测，检测器(示差折光检测器)、流动相、溶液制备等色谱条件均与 BP(2013)和 Ph. Eur.(7.0)相同。采用加热破坏的方式制备系统适用性溶液(溶液中含有主成分、杂质 A、杂质 B 和杂质 C)，磷霉素峰的保留时间约为 9～12 分钟，氨丁三醇(裂分峰)、杂质 B、杂质 C 和杂质 A 的相对保留时间分别约为 0.3、0.48、0.54、0.88，各峰之间的分离度应符合要求，系统适用性溶液色谱图见图 3。方法学验证结果显示，本品在酸、碱、氧化条件下稳定性差，在加热和光照的条件下稳定性较好，所有降解产物均能有效分离，加热破坏供试品溶液色谱图见图 4。重复进样结果显示，精密度良好(RSD＝1.1%，n＝6)。对供试品溶液中杂质 A 在 10℃和室温(23℃)条件下进行稳定性考察，结果供试品溶液在室温条件下极不稳定，低温条件下降解较慢。当信噪比(S/N≈3)时，检出限为 1.8ng。分别对资生堂、岛津、waters 色谱柱进行了耐用性试验考察，结果表明资生堂、岛津的色谱柱中各杂质的相对保留时间与标准规定存在一定差异，同牌号(Waters 和 angilent)中不同序列号的色谱柱也不能保证均能使磷霉素与杂质 D 分离(BP 标准中杂质 D 相对保留时间为 1.27)。根据 BP(2013)和 Ph. Eur.(7.0)标准中各杂质结构，可以推断杂质 D 为高温条件下杂质 A 与杂质 B 的缩合产物。由于国内生产企业的生产工艺均在无水条件下进行，且严格控制反应的温度，避免了杂质 D 的生成。样品测定结果表明，产品中除少量的杂质 A 外，未检出杂质 B，不能进一步产生杂质 D。因此标准中未对杂质 D 与磷霉素的分离和限度进行规定，杂质 A、杂质 B、杂质 C、单个未知杂质及杂质总量限度均与 BP(2013)和 Ph. Eur.(7.0)相同。

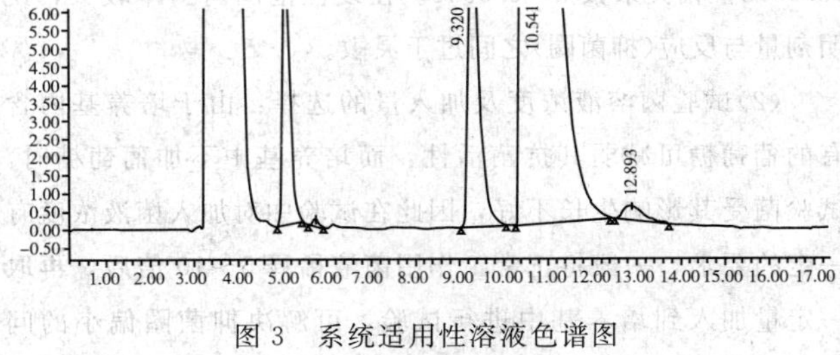

图 3　系统适用性溶液色谱图

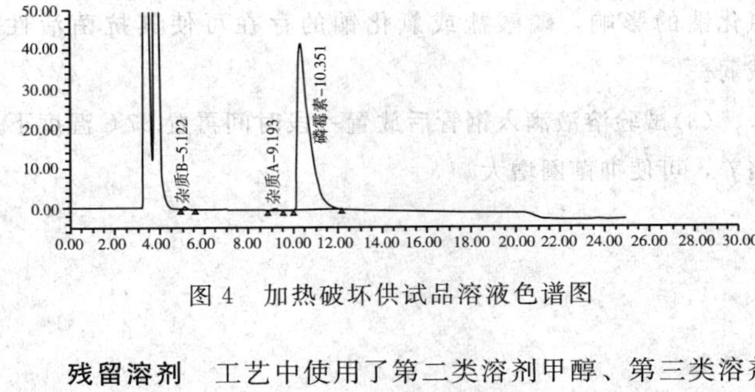

图 4　加热破坏供试品溶液色谱图

残留溶剂　工艺中使用了第二类溶剂甲醇、第三类溶剂乙醇和异丙醇，国外标准 BP(2013)、Ph. Eur.(7.0)均未控制有机溶剂残留，中国药典(2015)对3种溶剂进行了检查。先后采用直接进样法和顶空进样法两种方法对3种溶剂残留进行了方法学研究。采用顶空进样检查方法进行检测，甲醇、乙醇和异丙醇测定均无干扰，方法可行。典型系统适用性色谱图如图5。

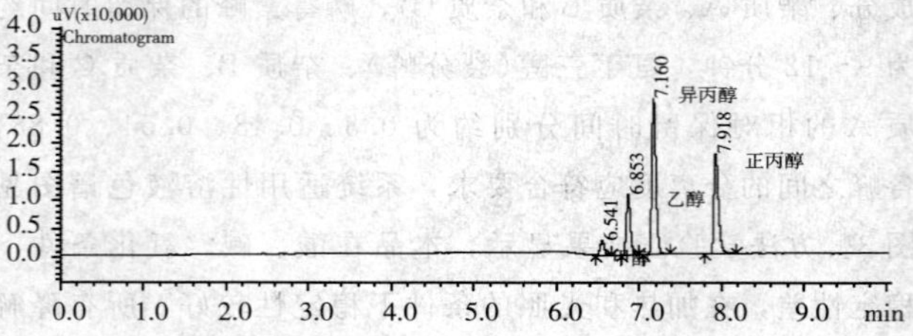

图5　残留溶剂检查系统适用性色谱图

水分　本品本身不含结晶水，但却极易吸水，吸水后样品发黏，水分烘不出去。且本品熔点较低，不能在105℃烘干；在五氧化二磷干燥器中，水分不易除去。生产和储存过程中应严格控制水分。中国药典(2015)、BP(2013)及Ph. Eur.(7.0)均采用卡尔-费休法进行测定，中国药典(2015)水分限度为1.0%，BP(2013)及Ph. Eur.(7.0)水分限度为0.5%。

重金属　中国药典(2015)、BP(2013)及Ph. Eur.(7.0)均控制本品重金属为百万分之十。

【含量测定】中国药典(2010)含量测定方法为抗生素微生物检定法管碟法及浊度法。中国药典(2015)未修订。由于本品的抗菌作用相对较弱，管碟法测定含量时影响因素较多，故建立了浊度法测定磷霉素钠及其制剂的含量方法，与管碟法同时作为磷霉素钠的含量测定方法。

管碟法测定时的注意事项：(1)本品在4.58～21.84U/ml之间呈良好线性关系，直线回归方程为$y=13.5141x-13.4573$，相关系数$r=0.9945$。在线性范围内斜率较大，说明剂量与反应(抑菌圈)之间过于灵敏。

(2)试验菌溶液浓度及加入量的选择：由于培养基内含有的葡萄糖可减弱其抗菌活性，而培养基中不加葡萄糖时，试验菌受其影响生长不好，因此在试验中对加入菌液浓度有一定的要求，一般将正常工作用菌液稀释5～10倍后，再取一定量加入到培养基中进行试验，可解决抑菌圈偏小的问题。另外，磷霉素的体外抗菌活性还易受培养基中磷酸盐或氯化钠的影响，磷酸盐或氯化钠的存在可使其抗菌活性减弱。

(3)试验溶液滴入钢管后放置一段时间再置37℃温度下培养，可使抑菌圈增大。

(4)培养时间一般以24小时为宜，时间短，抑菌圈清晰度不好，培养24小时后如如果发现其抑菌圈仍不清晰，应放置室温一段时间后待清晰后再测量。[9]

浊度法测定时的方法学及注意事项见磷霉素钠项下。

【制剂】磷霉素氨丁三醇散(Fosfomycin Trometamol Powder)

中国药典(2015)收载了本品，为磷霉素氨丁三醇加适量香精和甜菊苷制成的散剂，国外药典中均未收载。

性状　本品为粉末；味甜。

鉴别　(1)化学颜色反应鉴别照磷霉素氨丁三醇项下鉴别(1)，辅料香精和甜菊苷无干扰。(2)薄层色谱法鉴别照磷霉素氨丁三醇项下鉴别(2)，辅料香精和甜菊苷无干扰。

检查　酸度、水分等项均参见磷霉素氨丁三醇原料，方法及限度均相同。

含量测定　参见磷霉素氨丁三醇原料，辅料对结果无干扰。

参考文献

[1] 陈永燊，陈长龄，张维民．国内外药品名称词典［M］．北京：中医古籍出版社，1997：1310.

[2] 吕小菊，乔恩．磷霉素氨丁三醇及其临床应用［J］．国外医药抗生素分册，1999，(20)4：173～175.

[3] 国家药典委员会．中华人民共和国药典临床用药须知·化学药生物制品卷［M］．2005年版．北京：人民出版社，2005.

[4] 胡辉．张永信．磷霉素氨丁三醇的临床评价［J］．World Clinical Drugs，2007 Vol. 28 No. 2，79～82.

[5] 张慧琳，侯杰，李家泰，等．磷霉素氨丁三醇与环丙沙星随机对照治疗121例泌尿道细菌性感染临床评价［J］．中国抗感染化疗杂志，2003(3).

[6] Patel SS，Balfour JA，Brysom HM. Fosfomycin trometamol［J］．Drugs，1997，53：6372656.

[7] 杨立东，杨晓听．复安欣尿路感染的理想选择［J］．药世界，2000，1：36～37.

[8] Serradell，M. N. et al. Fosfomycin Trometamol［J］．Drugs Fut，1986，11，(1)：16.

[9] 胡昌勤，刘炜．抗生素微生物检定法及其标准操作［M］．北京：气象出版社，2004，208.

撰写　王　魏　辽宁省药品检验检测院
复核　张亚杰　辽宁省药品检验检测院

下篇

新增品种

门冬氨酸鸟氨酸

Ornithine Aspartate

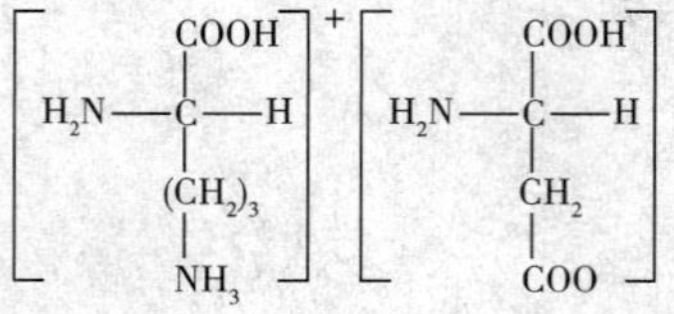

$C_9H_{19}N_3O_6$　265.27

化学名：(*S*)-2,5-二氨基戊酸-(*S*)-2-氨基丁二酸盐

5-ammonio-L-norvaline(2*S*)-2-amino-3-carboxypropanoate

英文名：L-Ornithine L-aspartate

CAS 号：[3230-94-2]

本品为氨基酸类药，治疗因急、慢性肝病如肝硬化、脂肪肝、肝炎所致的高血氨症，特别适合治疗早期的意识失调或神经系统并发症。门冬氨酸鸟氨酸在体内产生门冬氨酸和鸟氨酸，作用于两个主要的氨解毒途径—尿素和谷酰胺合成。鸟氨酸同时作为两种酶(鸟氨酸氨基甲酰转移酶和氨基甲酰-磷酸盐合成酶)的催化剂和底物，参与氨合成尿素的过程。门冬氨酸等被肝静脉周围的肝细胞摄入，合成谷酰胺，并以谷酰胺的形式结合氨，不仅能让氨以无毒的形式排出，同时也能激活重要的尿素循环。门冬氨酸鸟氨酸的清除速率快，半衰期为0.3～0.4小时。部分门冬氨酸盐以原形的形式从尿中排出。

除中国药典(2015)收载外，德国药典1991年版开始收载，日本味之素的AJI标准(Amino Acids Specifications)也有收载。

【制法概要】据生产企业介绍，本品由盐酸鸟氨酸和门冬氨酸为起始原料，盐酸鸟氨酸经强酸性阳离子交换树脂脱去氯离子后，用氨水洗脱得到鸟氨酸溶液，再加入一定量的门冬氨酸，通过调节溶液的pH值得到门冬氨酸鸟氨酸溶液，经浓缩、醇沉、分离、干燥得到门冬氨酸鸟氨酸。

【性状】比旋度　本品80mg/ml盐酸溶液(6→10)的比旋度为+27.0°至+29.0°，日本味之素AJI(8)标准限度为+27.0°至+30.0°。

【鉴别】(1)本品为氨基酸类药，可采用氨基酸与茚三酮的特征显色反应。

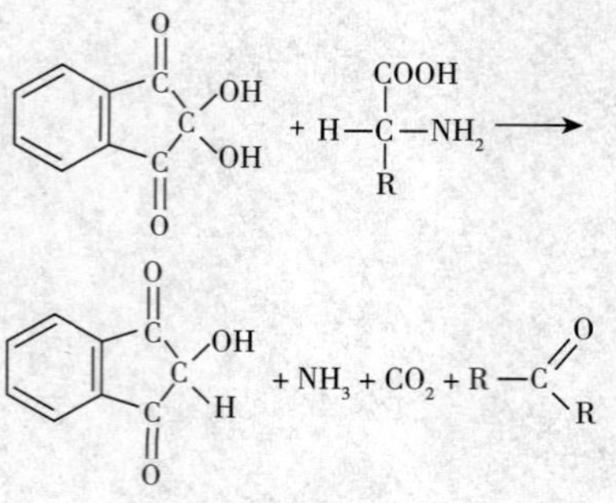

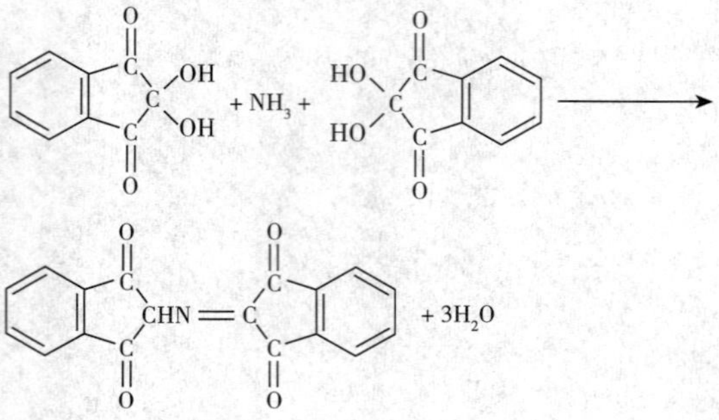

(蓝紫色)

(2)本品的红外光吸收图谱应与对照品的图谱一致(图1)，显示的主要特征吸收见表1。

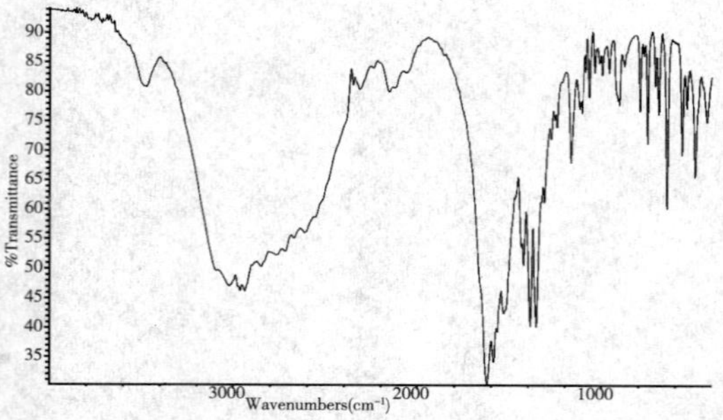

图1　门冬氨酸鸟氨酸对照品红外光谱图

表1　门冬氨酸鸟氨酸红外光谱解析

波数(cm^{-1})	归属
3464，2970	羟基、氨基　ν_{O-H}，ν_{N-H_2}
1617，1582	羰基　$\nu_{C=O}$

【检查】酸度　门冬氨酸鸟氨酸为两种氨基酸中和后形成的盐，其比例在理论上应为1∶1(摩尔比)。实际生产过程中门冬氨酸的加入量取决于最终溶液的pH值和其本身在水中的溶解度，pH值过高或者过低会影响样品的稳定性。大生产工艺考察结果显示，溶液的pH值调节至6.0～7.0之间时，本品在干燥过程中对温度的敏感性下降，贮存时较稳定。

溶液的透光率　可反映氨基酸类物质的纯度，通常在430nm波长处检查氨基酸溶液的透光率。本品暴露在空气中颜色可能发生变化，溶液的透光率下降。

有关物质　采用高效液相色谱法进行检查。

中国药典(2015)有关物质的检测方法为高效液相色谱法，用氨基硅烷键合硅胶为填充剂；以0.02mol/L磷酸二氢钾溶液(pH 5.6±0.05)-乙腈(40∶60)为流动相；检测波长为205nm；流速为每分钟1.3ml；柱温为30℃。取门冬氨酸鸟氨酸、马来酸、杂质Ⅰ、富马酸、精氨酸与杂质Ⅱ对照品各适量，制备系统适用性溶液，各色谱峰之间的分离度均应符合要求，本品显门冬氨酸和鸟氨酸两个色谱峰，各已知杂质相关信息见表2。

表 2　门冬氨酸鸟氨酸已知杂质信息

已知杂质	分子式与分子量	结构式	归属
马来酸	$C_4H_4O_4$ 116.07	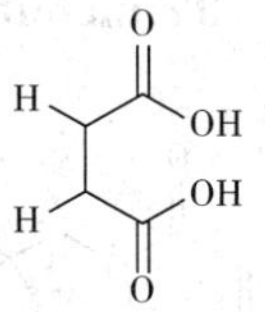	门冬氨酸引入
3-氨基-2-哌啶酮(杂质Ⅰ)	$C_5H_{10}N_2O$ 114.14	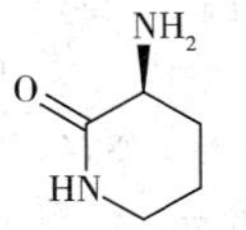	降解产物
富马酸	$C_4H_4O_4$ 116.07	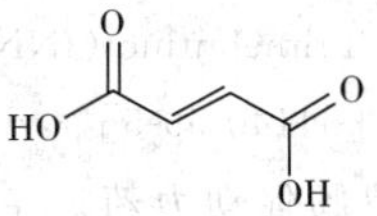	门冬氨酸引入
精氨酸	$C_6H_{14}N_4O$ 174.20	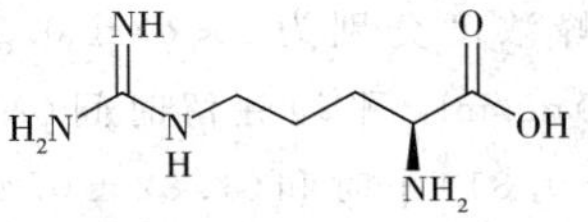	鸟氨酸引入
门冬氨酸缩合物(杂质Ⅱ)	$C_8H_{12}N_2O_7$ 248.18	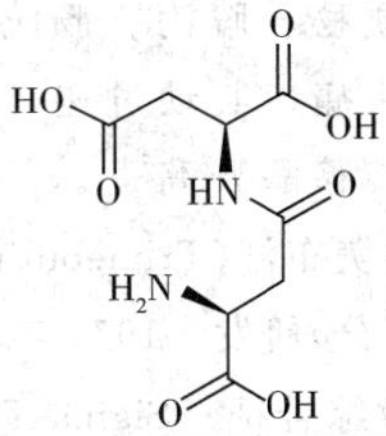	门冬氨酸引入

方法学研究结果见表 3。

表 3　有关物质检查方法学研究结果

研究项目	线性与线性范围	精密度	最低检出量(进样量)
马来酸	$A=1.1\times10^2C+5.1$，$r^2=1.0000$	0.4%	0.8ng
3-氨基-2-哌啶酮	$A=35C+3.7$，$r^2=1.0000$	1.9%	6.4ng
富马酸	$A=1.2\times10^2C+4.5$，$r^2=0.9998$	2.2%	0.4ng
精氨酸	$A=11C+1.2$，$r^2=0.9992$	2.7%	17ng
门冬氨酸缩合物	$A=12C+1.2$，$r^2=0.9996$	1.2%	4.7ng

中国药典(2015)参考相关文献建立了 HPLC 方法用于有关物质的检查。但氨基键合硅胶的填充剂耐用性较差，在水相中易水解，且对 pH 值较为敏感，酸性越强，氨基越容易质子化，导致柱效和化合物保留行为的改变。水相的 pH 值、浓度及比例，尤其是 pH 值的微小变化，对各色谱峰的保留时间都有较大影响，因此在试验过程中可能存在保留时间不稳定的现象，且不同品牌的氨基柱可能导致出峰顺序不同。推荐使用 Phenomenex Luna NH_2 色谱柱（5μm，250mm×4.6mm)，并严格控制流动相的 pH 值、比例及水相的浓度，平衡较长时间后再进样。系统适用性溶液分离色谱图见图 2，图 3。

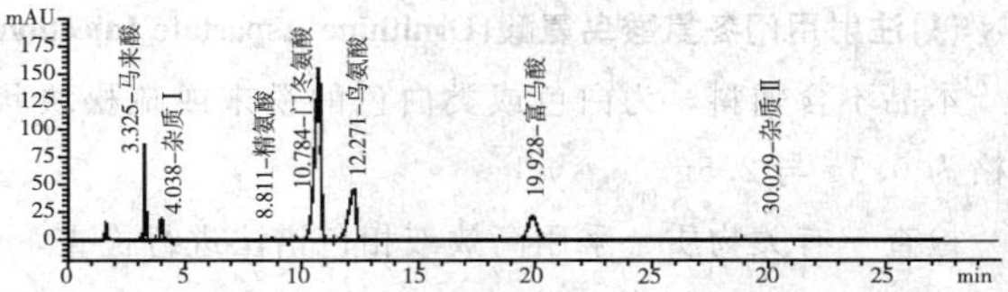

图 2　系统适用性溶液试验分离色谱图

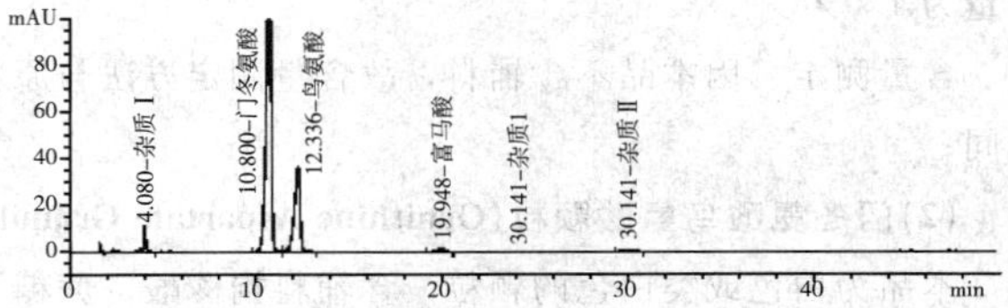

图 3　供试品溶液试验分离色谱图

除以上特定杂质外，还可能存在鸟氨酰门冬氨酸等多种酰胺类降解产物，在本品标准提高工作中进行增订。

氨基酸峰面积比　门冬氨酸鸟氨酸为门冬氨酸和鸟氨酸中和后形成的盐，其摩尔比理论上应为 1∶1，两氨基酸峰面积的比值相应约为 2.81。中国药典(2015)按面积比±7%的限度拟订为 2.61～3.01，间接控制本品中两氨基酸的摩尔比。

蛋白质　由于门冬氨酸的起始原料精氨酸由头发水解制成，可能引入蛋白质，盐酸鸟氨酸也由精氨酸经进一步酶解反应制成，亦可能引入蛋白质，中国药典(2015)对可能残留的蛋白质进行检查。

氯化物　盐酸鸟氨酸经强酸性阳离子交换树脂脱去氯离子后，用氨水洗脱得到鸟氨酸溶液，故中国药典(2015)控制氯化物。

硫酸盐　起始物料盐酸鸟氨酸的制备常采用两种工艺，一种是精氨酸酶水解法，另一种是精氨酸碱水解法，用氢氧化钡水解精氨酸，再用硫酸盐除过量的氢氧化钡，故中国药典(2015)控制硫酸盐。

铵盐　盐酸鸟氨酸经强酸性阳离子交换树脂脱去氯离子后，用氨水洗脱，收得游离的鸟氨酸溶液，因生产工艺中氨的残留对人体及药品的稳定性有一定的影响，故中国药典(2015)控制铵盐。

钡盐　盐酸鸟氨酸的制备可采用精氨酸碱水解法，即用氢氧化钡水解精氨酸，再用硫酸盐除过量的氢氧化钡。由于钡盐毒性较大，故中国药典(2015)控制钡盐。

干燥失重 本品具有引湿性，随着干燥温度的升高失重量逐渐增加，至120℃时失重量基本稳定，130℃时样品开始分解。120℃干燥至恒重时的失重量与TG法及甲苯法基本一致，由于干燥失重方法简单易行，故中国药典(2015)拟订为120℃干燥至恒重。

【含量测定】门冬氨酸鸟氨酸结构中含3个氨基，在冰醋酸中显弱碱性，可与高氯酸定量发生1∶3的酸碱中和反应，以电位法指示终点。

【制剂】中国药典(2015)收载了门冬氨酸鸟氨酸，制剂有注射用门冬氨酸鸟酸与门冬氨酸鸟氨酸颗粒。

(1)注射用门冬氨酸鸟氨酸(Ornithine Aspartate Injection)

本品不含辅料，为白色或类白色的粉末或疏松块状物。规格为0.5g与2.5g。

检查 有关物质 采用高效液相色谱法进行检查，色谱条件同门冬氨酸鸟氨酸有关物质项下。因杂质Ⅰ为主要降解产物，故中国药典(2015)杂质Ⅰ的限度拟订为0.4%，杂质总量为1.0%。

含量测定 因本品不含辅料，故含量测定方法与原料药相同。

(2)门冬氨酸鸟氨酸颗粒(Ornithine Aspartate Granules)

本品为白色或类白色的颗粒，含辅料枸橼酸、蔗糖、聚维酮K30等。规格为1g与3g。

检查 有关物质 采用高效液相色谱法进行检查，色谱条件同门冬氨酸鸟氨酸有关物质项下。因杂质Ⅰ为主要降解产物，且本品为口服制剂，故杂质Ⅰ的限度拟订为0.6%，杂质总量为1.5%。

乙醇 本品的生产工艺中使用乙醇作为粘合剂聚维酮K30的溶剂，标准中采用GC法测定乙醇的残留量，并参考本品处方和说明书中的每日服用剂量计算限度为3150ppm，故将限度修订为3000ppm(即0.3%)。

干燥失重 因本品处方中含蔗糖，故质量标准拟订为80℃减压干燥至恒重，但由于门冬氨酸鸟氨酸原料药含部分结晶水，在该测定条件下可能失去，根据大批量样品的测定结果，将限度拟订为3.0%。

含量测定 采用高效液相色谱法进行测定，色谱条件同门冬氨酸鸟氨酸有关物质项下，以门冬氨酸鸟氨酸为对照品，以门冬氨酸与鸟氨酸两主峰面积之和按外标法计算。

参考文献

[1] 缪宁梅，马婕．高效液相色谱法测定门冬氨酸鸟氨酸注射液的含量［J］．中国生化药物杂志，2007，28(1)：52-53.

撰写 李 苗 武汉药品医疗器械检验所
复核 聂晓春 武汉药品医疗器械检验所

马来酸曲美布汀

Trimebutine Maleate

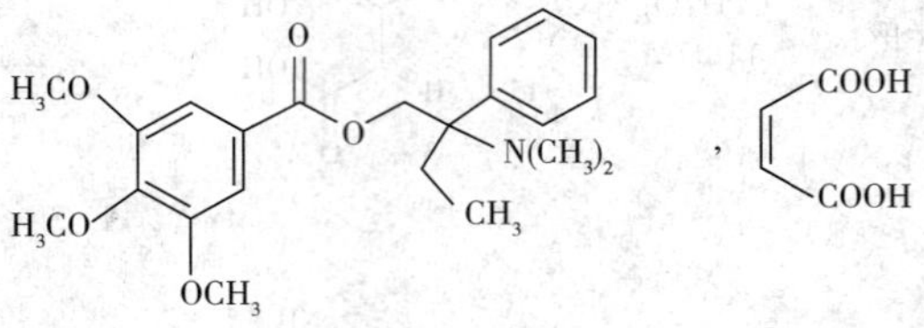

$C_{22}H_{29}NO_5 \cdot C_4H_4O_4$ 503.54

化学名：（±）-3,4,5-三甲氧基苯甲酸(2-二甲氨基-2-苯基)丁酯马来酸盐

3,4,5-trimethoxy-benzoic acid 2-(dimethylamino)-2-phenylbutyl ester maleate

英文名：Trimebutine (INN) Maleate

CAS号：［34140-59-5］

本品为胃肠促动力药。主要用于慢性胃炎引起的胃肠道症状(如腹部胀满感、腹部疼痛、嗳气、食欲缺乏等)和肠易激综合征的治疗。口服本品300mg后，达峰时间和峰浓度分别为(0.63±0.24)小时和(312.01±119.72)ng/ml，平均驻留时间(MRT)和半衰期分别为(2.58±0.81)小时和(1.82±0.43)小时。本品在体内水解，形成N位脱甲基代谢物，由尿中排出。本品的不良反应偶见便秘、腹泻、肠鸣、口渴、口内麻木感、困倦、眩晕、头痛、心动过速，丙氨酸氨基转移酶及天门冬氨酸氨基转移酶升高[1]。

马来酸曲美布汀(Trimebutine)由Jouveinal公司(现为辉瑞公司的一部分)研发，1970年在法国上市，适用于慢性胃炎和肠道易激综合征。Sigma-Tau公司于1982年在意大利上市曲美布汀，商品名：Debridat。三菱田边制药公司从Jouveinal公司获得许可，于1984年在日本上市，商品名：Cerekinon(舒丽启能)。1997年，田边公司以OTC推出了该产品(颗粒剂和片剂)，用于胃疼和食欲不振。2000年，我国药政部门批准马来酸曲美布汀及其片剂上市[2]。目前国内外马来酸曲美布汀的主要剂型有片剂、干糖浆、软胶囊、缓释片、栓剂、溶液型注射剂、颗粒剂等。

马来酸曲美布汀为中国药典(2015)新增品种，BP(2017)、Ph. Eur.(9.0)、JP(17)亦有收载。

【制法概要】[3]国内部分企业提供的生产工艺为：酯化→还原→羟化→酯的醇解→成盐，工艺路线如下。

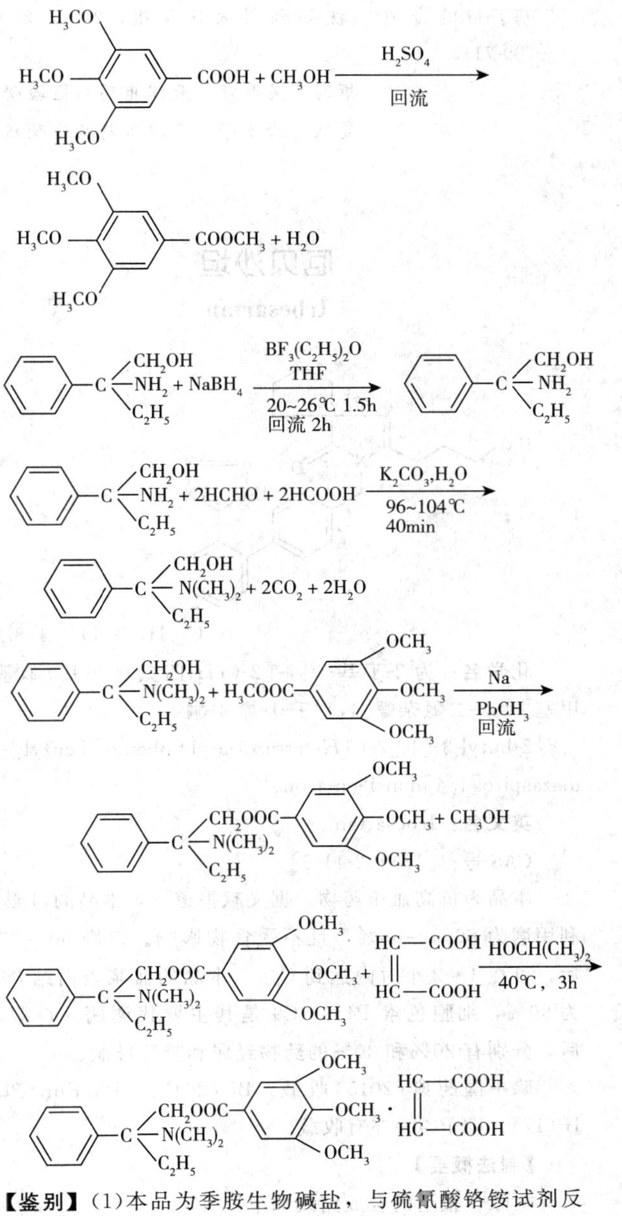

【鉴别】(1)本品为季胺生物碱盐，与硫氰酸铬铵试剂反应，可生成难溶性复盐。

(2)本品马来酸中的 C＝C 双键可以使高锰酸钾试液褪色。

(3)本品的 0.01mol/L 盐酸溶液在 267nm 的波长处有最大吸收（图 1）。

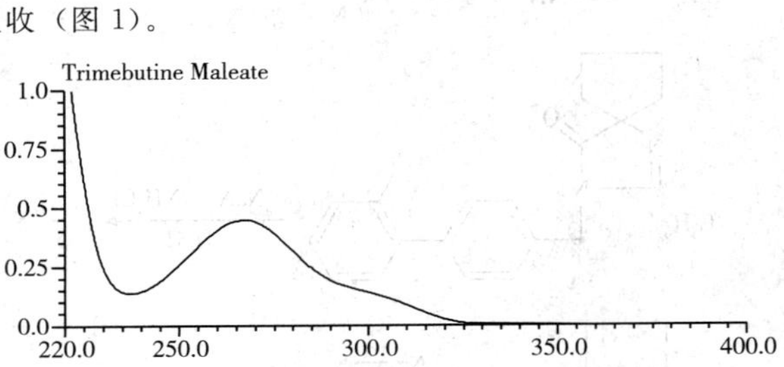

图 1　马来酸曲美布汀紫外扫描图谱

(4) 本品的红外光吸收图谱应与对照的图谱（光谱集 725 图）一致，本品的红外光吸收图谱显示的主要特征吸收如下：

波数（cm^{-1}）	归属	
1745	羰基	$\nu_{C=O}$
1500，1472，1410	苯环骨架	$\nu_{C=C}$
1243	胺基	ν_{C-N}
1125，1005	醚	ν_{-C-O-C}

【检查】**酸度**　本品为强酸（马来酸）弱碱（生物碱）盐，水溶液呈弱酸性，本品的 pH 值与马来酸含量有关，马来酸根含量减少 pH 升高。当本品水溶液的 pH 值在 3.5～5.0 范围内，马来酸根的含量符合要求。通过酸度的控制，可控制成盐情况。

有关物质　Ph. Eur.（9.0）和 BP（2017）采用高效液相色谱法，用 C18 柱，以乙腈-溶液 A 为流动相进行梯度洗脱，检测波长为 215nm；JP（17）采用高效液相色谱法，用 C18，以乙腈-溶液 A(35∶65)为流动相，检测波长为 254nm。

中国药典(2015)参考日本药局方建立了 HPLC 方法用于有关物质检查。用 C18 柱，以缓冲液(取高氯酸 0.43ml，加水 950ml，混匀后用醋酸铵试液调节 pH 值至 3.75±0.05，用水稀释至 1000ml，加戊烷磺酸钠 1.54g，振摇使溶解)-乙腈(65∶35)为流动相，检测波长为 268nm。有关物质典型色谱图见图 2。

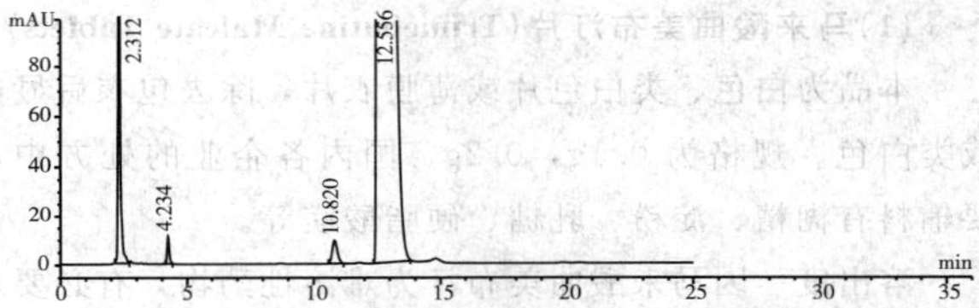

图 2　马来酸曲美布汀有关物质典型色谱图

（色谱柱：CAPCELL PAK C18，250mm×4.6mm，5μm）

（曲美布汀：t_R＝12.556，已知杂质 3，4，5-三甲氧基苯甲酸 t_R＝4.234）

国内企业的生产工艺表明，3，4，5-三甲氧基苯甲酸为本品的起始原料，故将其作为已知杂质检查。结合供试品检验结果及降解试验情况，在 3，4，5-三甲氧基苯甲酸与曲美布汀之间有一未知杂质峰，要求曲美布汀峰与相邻未知杂质峰的分离度应符合要求。

使用三种品牌色谱柱：①资生堂 CAPCELL PAK C18 柱(250mm×4.6mm，5μm)；②Agilent ZORBAX SB C18 柱(250mm×4.6mm，5μm)；③Thermo BDS HYPERSIL C18 柱(250mm×4.6mm，5μm)。分别在 Aglient 1200 与岛津 LC-2010C 液相色谱仪上进行耐用性试验考察，结果良好。

杂质限量计算时，已知杂质 3，4，5-三甲氧基苯甲酸的量采用外标法计算，规定不得过 0.5%；其他单个杂质采用不加校正因子的主成分自身对照法计算，限度为 0.2%；杂质总量为已知杂质与其他各杂质峰面积加和计算，不得大于对照溶液中曲美布汀的峰面积 1.5 倍(0.75%)。

采用逐步稀释法测定，3，4，5-三甲氧基苯甲酸及马来酸曲美布汀的最低检出量均为 5ng。当对照溶液浓度稀释至供试品溶液浓度的 0.05%，色谱峰仍可清晰分辨，以此作为灵敏度溶液，其峰高的信噪比应大于 10。供试品溶液(浓度为 1mg/ml)放置 24 小时，溶液基本稳定。

残留溶剂 根据各厂家生产工艺，将乙醇、异丙醇、正己烷、四氢呋喃、苯及甲苯作为残留溶剂进行控制。残留溶剂-对照溶液色谱图见图 3。

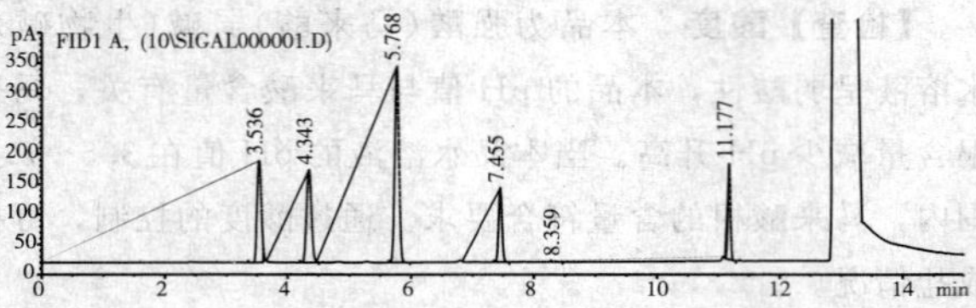

图 3 残留溶剂—对照溶液色谱图

色谱仪：Agilent 7890 气相色谱仪；色谱柱：DB-624 毛细管柱，30 m×0.32 mm，1.8 μm)(乙醇 t_R=3.536，异丙醇 t_R=4.343，正己烷 t_R=5.768，四氢呋喃 t_R=7.455，苯 t_R=8.359，甲苯 t_R=11.177)

【含量测定】本品为生物碱盐，采用非水滴定法以高氯酸滴定液(0.1mol/L)，结晶紫指示液为指示剂，测定含量。

【制剂】中国药典(2015)收载了马来酸曲美布汀片与马来酸曲美布汀胶囊，国外药典未见收载马来酸曲美布汀制剂。

(1)马来酸曲美布汀片(Trimebutine Maleate Tablets)

本品为白色、类白色片或薄膜衣片，除去包衣后显白色或类白色。规格为 0.1g，0.2g。国内各企业的处方中，主要辅料有糊精、淀粉、乳糖、硬脂酸镁等。

溶出度 因马来酸曲美布汀为难溶性药物，有必要对其进行溶出度检查。马来酸曲美布汀在水中微溶，以盐酸溶液(0.09→1000ml) 1000ml 为溶出介质，采用第一法，转速为每分钟 50 转，限度为标示量的 85%。溶出液采用紫外分光光度法进行测定，辅料对主成分溶出度测定无干扰，滤膜吸附试验结果表明，在弃去初滤液 5ml 后，滤膜对主成分无吸附。

含量测定 采用高效液相色谱法测定，色谱条件与原料药有关物质项下相同。辅料对主成分含量测定无干扰。方法回收率为 101.2%(n=12)，RSD 为 0.60%。

(2)马来酸曲美布汀胶囊(Trimebutine Maleate Capsules)

本品为硬胶囊，内容物为白色颗粒或粉末。规格为 0.1g。处方中主要辅料有糊精、淀粉、乳糖、硬脂酸镁等。

溶出度、含量测定等方法与片剂基本一致。

参考文献

[1] 国家药典委员会．临床用药须知．2010 年版．化学药和生物制品卷．北京：中国医药科技出版社．3.

[2] 范竹萍，曾民德，许国铭，等．马来酸曲美布汀治疗功能性消化不良的疗效评价．中国临床药理学与治疗学，2002，7(2)：152.

[3] 王绍杰，朱君，陈家润，2-苯基-1-丁醇与 2-二甲氨基-2-苯基丁腈的合成．沈阳药科大学学报，2009，26(9)：709-711.

撰写 吴毅彦 天津市药品检验研究院

复核 唐素芳 天津市药品检验研究院

厄贝沙坦

Irbesartan

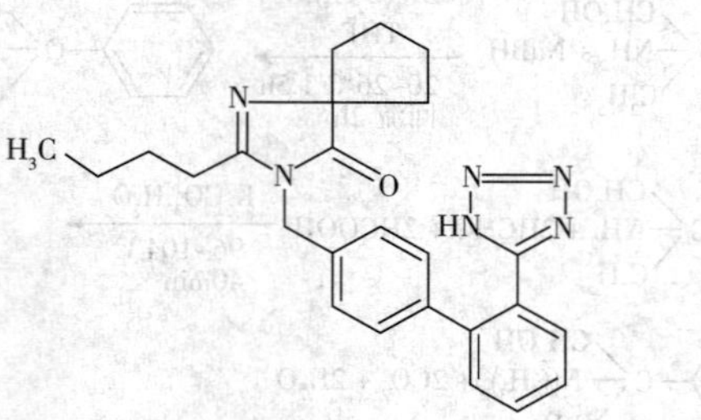

$C_{25}H_{28}N_6O$ 428.54

化学名：为 2-丁基-3-[4-[2-(1*H*-四氮唑-5-基)苯基]苯甲基]-1,3-二氮杂螺[4,4]壬-1-烯-4-酮

2-butyl-3-[4-[2-(1*H*-tetrazol-5-yl) phenyl] benzyl]-1, 3-diazaspiro[4.4]non-1-en-4-one

英文名：Irbesartan

CAS 号：[138402-11-6]

本品为抗高血压药物。据文献报道[1]，本品的口服生物利用度为 60%～80%，且不受食物影响。口服 50～300mg 后，可在 1～2 小时内达到 C_{max}。本品的血浆蛋白结合率约为 90%，细胞色素 P450 2C9 是其主要代谢酶。口服本品后，分别有 20%和 30%的药物经尿和粪便排泄。

除中国药典(2015)收载，BP(2017)、Ph. Eur.(9.0)、JP(17)、USP(40)亦有收载。

【制法概要】

文献[2]报道的合成路线如下：

路线一：

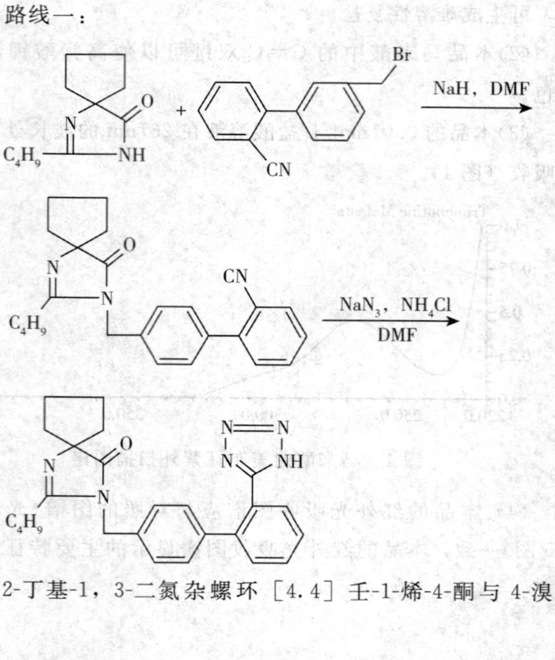

2-丁基-1，3-二氮杂螺环［4.4］壬-1-烯-4-酮与 4-溴甲

基-2'-氰基联苯在碱性条件下经亲核取代反应得2-正丁基-3-［(2'-氰基联苯-4-基)甲基］-1，3-二氮杂螺环［4.4］壬-1-烯-4-酮，再与叠氮化钠反应制得厄贝沙坦。

路线二：

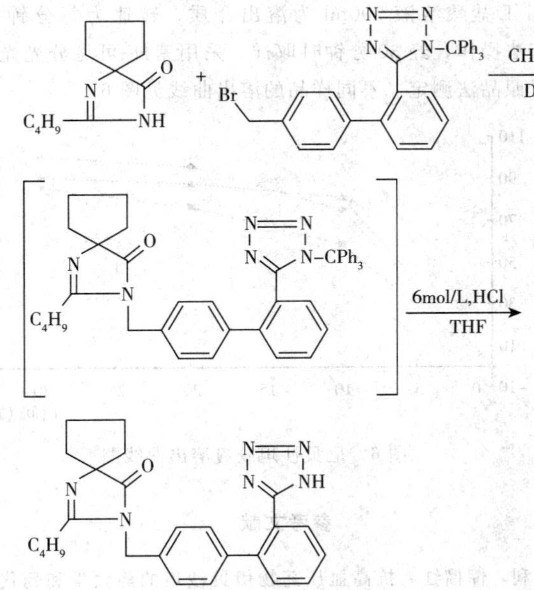

2-丁基-1，3-二氮杂螺环［4.4］壬-1-烯-4-酮与四氮唑环上带有保护基的4-溴甲基-2'-(1-三苯甲基四唑-5-基)联苯在碱性条件下经取代反应得*N*-保护的厄贝沙坦，再经脱保护后制得厄贝沙坦。

【鉴别】(1)高效液相色谱法(HPLC)：主要是利用比较供试品与对照品的色谱保留时间进行鉴别，原理为同一物质具有相同的色谱保留行为。

(2)红外光谱法(IR)：本品的红外光吸收图谱应与对照的图谱(光谱图912)一致，主要特征吸收见表1。

波数(cm^{-1})	归属
3445	胺基 ν_{N-H}
1730	羰基 $\nu_{C=O}$
1615，1410，780，760	苯环 $\nu_{C=C}$，ν_{C-H}

【检查】硫酸盐 生产过程中引入。

氰化物 生产过程中引入。

有关物质 采用高效液相色谱法进行检查。

中国药典(2015)与Ph. Eur.(9.0)、USP(40)的流动相组成一致，即：缓冲盐(三乙胺和磷酸的水溶液)-乙腈(pH值3.2)。实验发现采用甲醇为溶剂时，溶解速度较快，而且甲醇对有关物质的测定无干扰，厄贝沙坦色谱峰未见明显溶剂效应，故采用甲醇为稀释溶剂。Ph. Eur.(9.0)、USP(40)均对杂质Ⅰ进行了控制，中国药典(2015)中对杂质Ⅰ进行控制，限度同Ph. Eur.。分别采用不同品牌的色谱柱［Kromasil C18(250mm×4.6mm，5μm)、Boston ODS(150mm×4.6mm，5μm)］考察了方法的耐用性，结果良好。

标准中规定了系统适用性溶液，并以杂质Ⅰ与厄贝沙坦的分离度作为考察指标，系统适用性色谱图见图1；混合对照品溶液中，0.5%自身对照溶液的信噪比约为300，0.15%杂质Ⅰ对照品溶液的信噪比约为220，灵敏度符合检测要求，色谱图见图2；有关物质典型色谱图见图3。

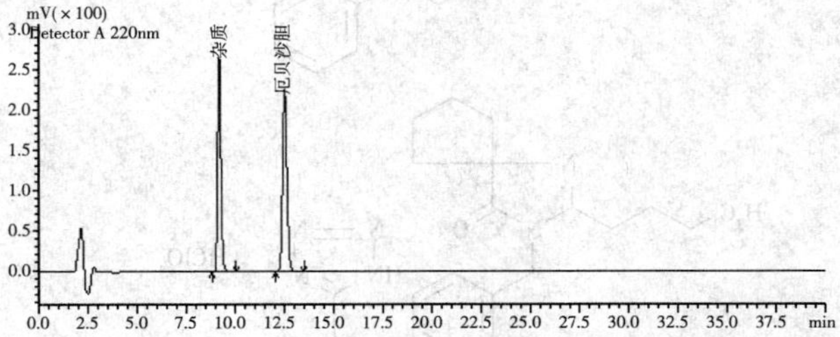

图1 系统适用性溶液试验色谱图

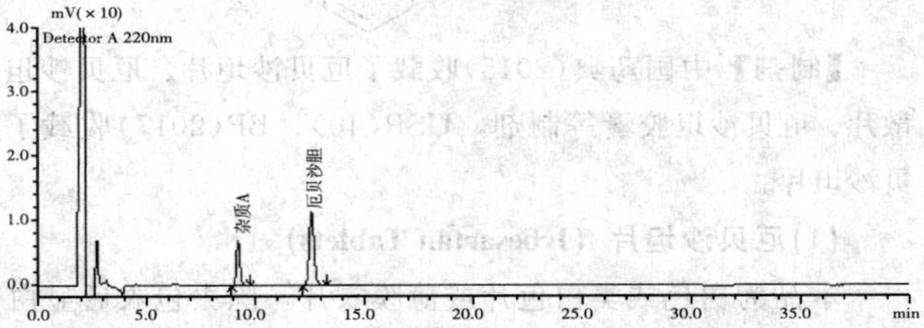

图2 混合对照品溶液色谱图

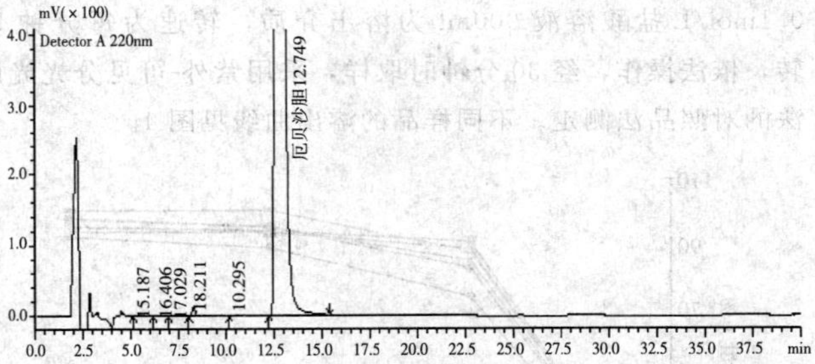

图3 有关物质典型色谱图

叠氮化物 采用离子色谱法进行检查。

在方法开发初期，尝试采用USP及Ph. Eur.收载的方法，即以0.1mol/L氢氧化钠溶液作为淋洗液及溶剂进行检测。试验过程显示，0.1mol/L氢氧化钠溶液的淋洗液浓度超过常规阴离子交换柱的适用范围(尝试该淋洗液平衡实验室常用的IonPac AS11-HC柱，基线难以走平)。采用0.1mol/L氢氧化钠溶液为溶剂时，供试品溶液含有高浓度的厄贝沙坦，厄贝沙坦相对于无机阴离子拥有较大的分子结构，且进入分析柱后难以被水性淋洗液洗脱，占据大量交换基团，使得其他离子的交换难以顺利进行，具体表现为各峰保留时间逐针往前漂移。

经对溶剂、NG1柱对厄贝沙坦保留能力、ULP1柱对无机阴离子富集能力、切换时间等进行考察，最终确定采用阀切换在线基体消除法进行检测。

【含量测定】采用非水滴定法测定。

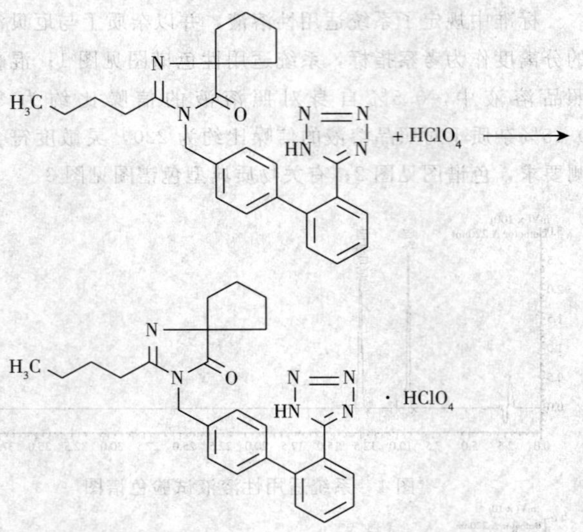

【制剂】中国药典(2015)收载了厄贝沙坦片、厄贝沙坦分散片、厄贝沙坦胶囊等制剂，USP(40)、BP(2017)收载了厄贝沙坦片。

(1)厄贝沙坦片（Irbesartan Tablets）

本品为白色或类白色片或薄膜衣片，除去包衣后显白色或类白色。规格为0.075g、0.15g、0.3g。

溶出度　采用溶出度与释放度测定法第二法测定，以0.1mol/L盐酸溶液900ml为溶出介质，转速为每分钟50转，依法操作，经30分钟时取样，采用紫外-可见分光光度法的对照品法测定。不同样品的溶出曲线见图4。

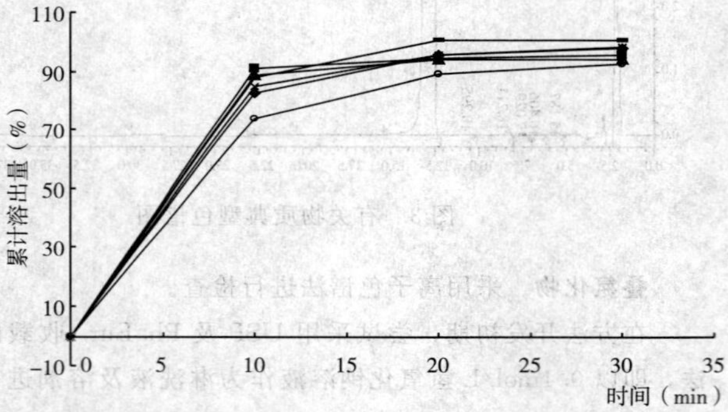

图4　厄贝沙坦片溶出曲线图

(2)厄贝沙坦分散片（Irbesartan Dispersible Tablets）

本品为白色或类白色粉末，规格为0.075g、0.15g。

溶出度　采用溶出度与释放度测定法第二法测定，以0.1mol/L盐酸溶液900ml为溶出介质，转速为每分钟50转，依法操作，经20分钟时取样，采用紫外-可见分光光度法的对照品法测定。溶出曲线见图5。

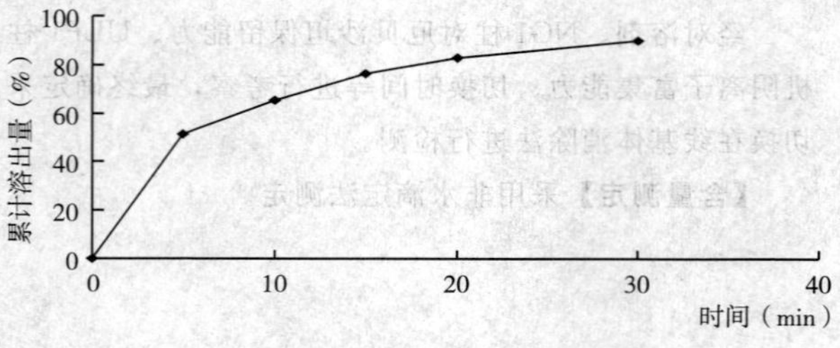

图5　厄贝沙坦分散片溶出曲线图

(3)厄贝沙坦胶囊（Irbesartan Capsules）

本品的内容物为白色或类白色粉末或颗粒，规格为0.075g、0.15g。

溶出度　采用溶出度与释放度测定法第二法测定，以0.1mol/L盐酸溶液900ml为溶出介质，转速为每分钟50转，依法操作，经30分钟时取样，采用紫外-可见分光光度法的对照品法测定。不同样品的溶出曲线见图6。

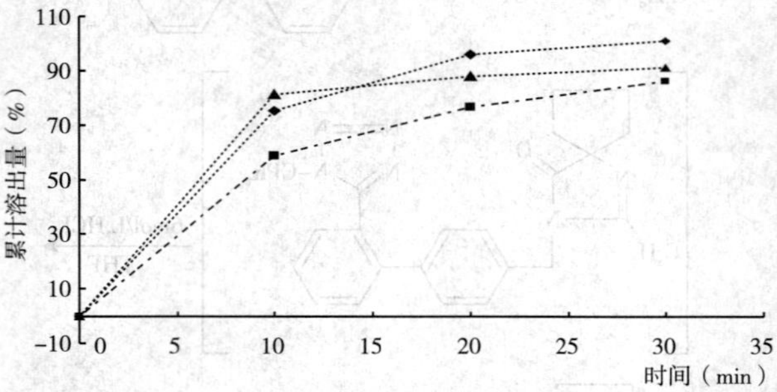

图6　厄贝沙坦胶囊溶出曲线图

参考文献

[1] 郭利，恽榴红．抗高血压药物伊贝沙坦的药效学和药代动力学及临床应用［M］．国外医学药学分册，1998，25(4)：212-213.

[2] 沈敏山，严铁马，李卉君，等．伊贝沙坦的合成工艺改进［J］．中国药物化学杂志，2001，11(2)：104-106.

撰写　楼永军　　浙江省食品药品检验研究院

复核　洪利娅　王知坚　陈　悦　　浙江省食品药品检验研究院

乌拉地尔

Urapidil

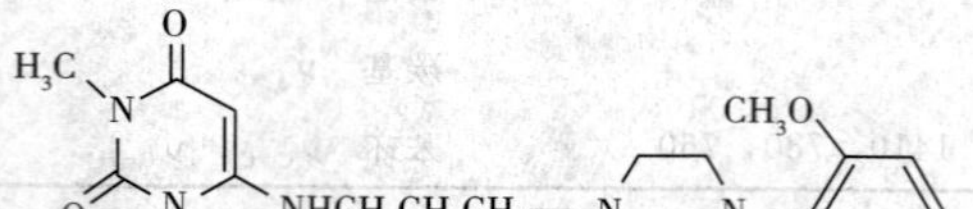

$C_{20}H_{29}N_5O_3$　387.48

化学名：6-[[3-[4-(2-甲氧基苯基)-1-哌嗪基]丙基]氨基]-1,3-二甲基尿嘧啶

6-[[3-[4-(2-methoxyphenyl)-1-piperazinyl]propyl]amino]-1,3-dimethyluracil

英文名：Urapidil

CAS号：[34661-75-1]

本品为苯哌嗪取代的尿嘧啶衍生物，具有外周和中枢的双重降压作用。外周主要拮抗突触后 α_1 受体，使血管扩张显著降低外周阻力；中枢作用主要通过激动5-羟色胺1A受体，降低延髓心血管中枢的交感反馈调节而降压。口服吸收较快，4～6小时血药浓度达到峰值，在肝内广泛代谢，主要为羟基化，产生的对羟基化合物占50%，无生物活性，

邻去甲基化合物与尿嘧啶环 N-去甲基化合物为微量，有生物活性如原药。口服吸收后 80% 与蛋白结合，大部分代谢物和 10～20% 原药由尿排出，口服 $t_{1/2}$ 为 4.7 小时，静脉 $t_{1/2}$ 为 2.7 小时[1]。

除中国药典(2015)收载外，JP(16)中收载乌拉地尔。

【制法概要】本品由德国 BYK GULDEN 药厂开发，1981 年首先在德国上市[2]，国内最早由河北省药物研究所化学合成，2002 年正式批准生产。目前国内主要生产工艺为：以 N，N′-二甲基脲与氰乙酸为原料，经缩合成环、脱氨、羟基氯代和 N-烷基化反应制得乌拉地尔。其中，该路线最后一步是以 1，3-二甲基-4-(γ-氯丙基氨基)尿嘧啶和 1-(2-甲氧基苯基)哌嗪盐酸盐为原料，经 N-烷基化反应制得目标化合物，未反应完全的 6-(3-氯丙基)氨基-1，3-二甲基尿嘧啶即为乌拉地尔杂质Ⅰ。

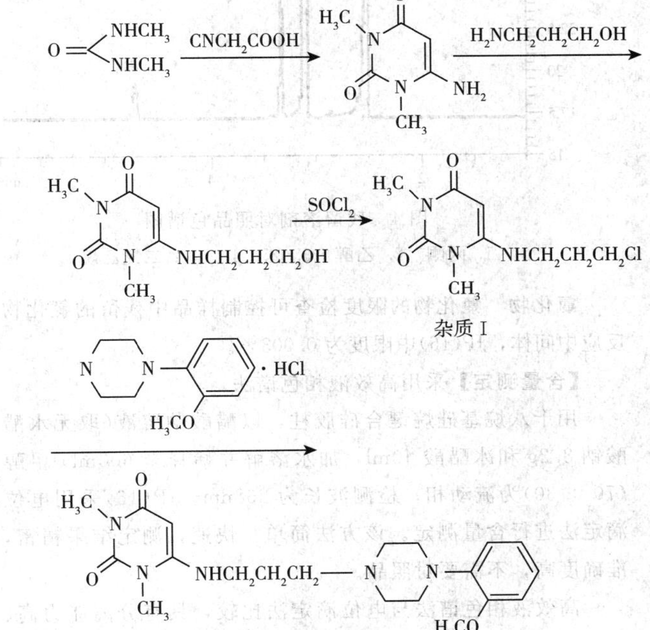

乌拉地尔

【性状】本品为白色结晶或结晶性粉末。

溶解性 JP(16)本品易溶于醋酸，略溶于 95% 乙醇和丙酮。

熔点 默克索引(14 版)为 156～158℃，JP(16)为 156～161℃，本品存在多晶型现象。

【鉴别】(1)本品结构中有 4 个叔胺基团，可特异性地与丙二酸、醋酐在 80～90℃条件下反应，产生红棕色。

(2)本品的乙醇溶液在 268nm 波长处有最大吸收。JP 收载紫外光谱图，以乙醇作为溶剂，最大吸收与中国药典(2015)一致。

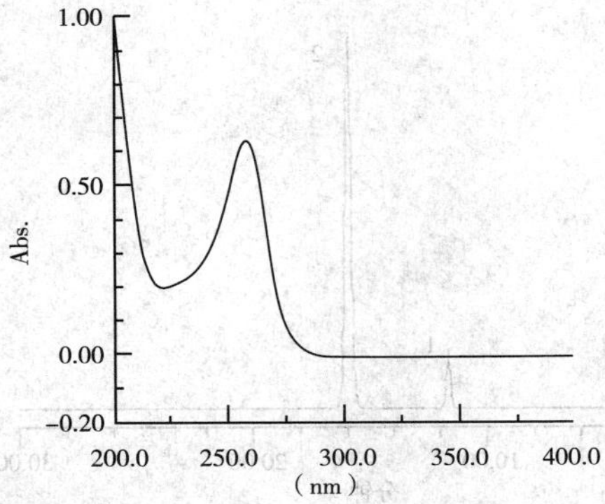

图 1 乌拉地尔紫外吸收图谱

(3)本品的红外光吸收图谱应与对照的图谱(光谱集 910 图)一致，本品的红外光吸收图谱显示的主要特征吸收如下：

波数(cm^{-1})	归属	
3000～3205	胺基、芳环	$\nu_{N-H,Ar-H}$
2776，2814，2880，2943	饱和烃	ν_{C-H}
1656，1687	羰基	$\nu_{C=O}$
1500，1607	芳环	$\nu_{C=C}$

本品存在多晶型现象，不同的晶型可能会影响到红外光谱的一致性。参考文献[3]的操作方法，分别采用了甲醇、乙酸-丙酮(1：30)、乙醇-水(1：1)、正丁醇、三氯甲烷、二氯甲烷、乙酸乙酯等溶剂，对乌拉地尔原料进行重结晶，并采用溴化钾压片法测定了重结晶产物的红外光吸收图谱，结果显示，不同溶剂重结晶产物的红外光吸收图谱与对照的图谱无明显差异。

【检查】溶液的澄明度与颜色 本品溶液的澄清度与颜色可以反映其精制程度和降解变化的情况。

有关物质 采用高效液相色谱法。用十八烷基硅烷键合硅胶柱，以醋酸钠溶液(取无水醋酸钠 8.2g 和冰醋酸 40ml，加水溶解并稀释至 600ml)-甲醇(70 : 30)为流动相；检测波长为 268nm，系统适用性色谱图见图 2，样品典型色谱图见图 3。图 3 样品色谱图中的杂质 2 与乌拉地尔杂质Ⅰ出峰位置接近，但并不是杂质Ⅰ，有关物质测定过程中应注意区分。限度为单个杂质不得过 0.5%，杂质总量不得过 1.0%。

JP(16)采用 TLC 法，硅胶 GF_{254}；展开剂为乙酸乙酯-乙醇-氨水(22 : 13 : 1)；254nm 下检视。限度为杂质总量不得过 0.5%。

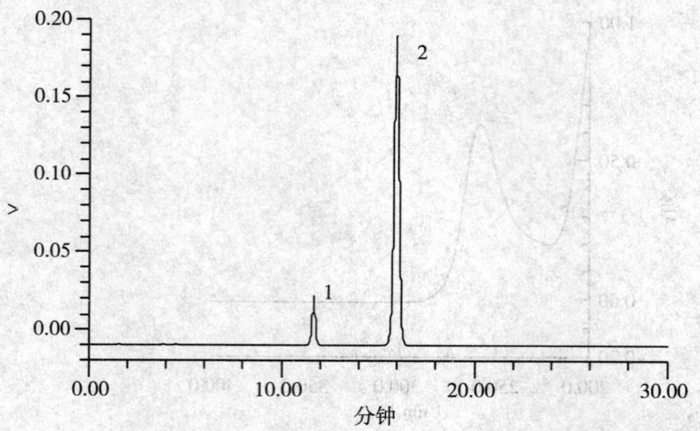

图 2　系统适用性色谱图

1. 乌拉地尔杂质Ⅰ　2. 乌拉地尔

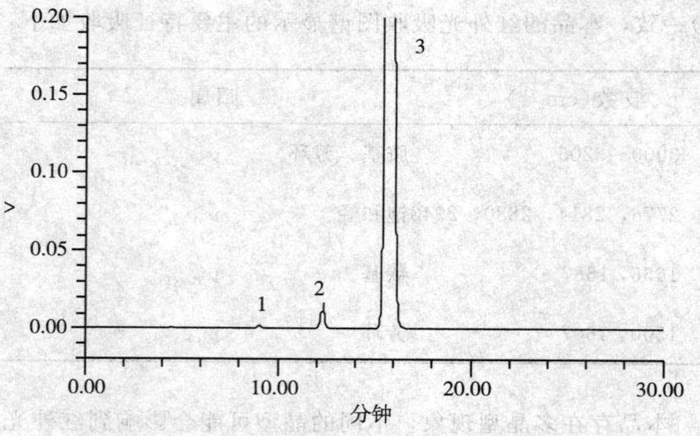

图 3　乌拉地尔原料有关物质典型色谱图

1. 杂质 1　2. 杂质 2　3. 乌拉地尔

使用三种品牌色谱柱：Diamonsil ODS C_{18} 柱（4.6mm×250mm，5μm）、Hypersil BDS C_{18} 柱（4.6mm × 250mm，5μm）和 Welch Ultimate XB-C_{18} 柱（4.6mm×250mm，5μm），采用同样的色谱条件进行试验，在所得的色谱图中，各组分峰的理论板数均大于 10000，各个相邻峰的分离度均大于 5，耐用性试验考察结果良好。

按浓度逐级稀释法，在本色谱条件下，当进样体积为 20μl 时，乌拉地尔的最低检测浓度为 0.003μg/ml，最低定量浓度为 0.01μg/ml。

杂质Ⅰ

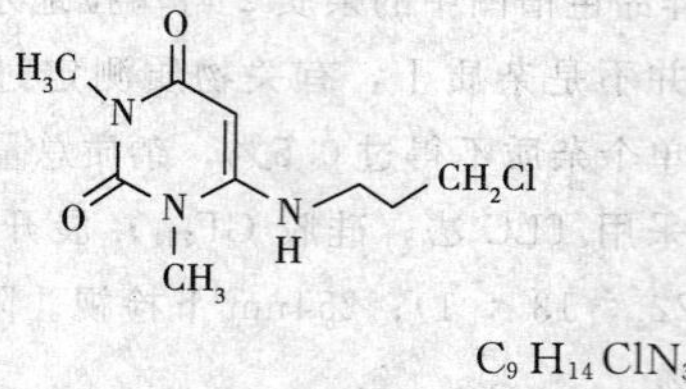

$C_9H_{14}ClN_3O_2$　231.68

1，3-二甲基-4-（γ-氯丙基氨基）尿嘧啶

强制破坏试验研究结果表明，本品在强酸、强碱、氧化、加热、光照条件下进行破坏，均能产生较多的降解杂质，在该流动相条件下，色谱峰均能完全分离。

干燥失重　在 105℃干燥至恒重，减失重量不得过 0.5%。JP(16)规定，在 105℃干燥 3 小时，减失重量不得过 0.5%。

炽灼残渣　限度为 0.1%。JP(16)限度为 0.2%。

重金属　此项检查国内外方法和限度均一致，限度不得过百万分之二十。

残留溶剂　根据国内生产厂家提供的工艺资料，本品在合成、纯化及精制过程中可能使用或涉及了乙醇、丙酮、苯、1，2-二氯乙烷等有机溶剂，根据中国药典（2015）四部通则 0861“残留溶剂测定法”项下残留溶剂及限度规定，检查原料中有机溶剂的残留量。操作过程中应注意选择合适的色谱柱，建议使用涂膜较厚的极性聚乙二醇毛细管柱（如 DIKMA DM-InertWax，30m×0.25mm，0.50μm），确保对照品溶液色谱图中各残留溶剂色谱峰峰形和分离度符合要求，典型色谱图见图 4。

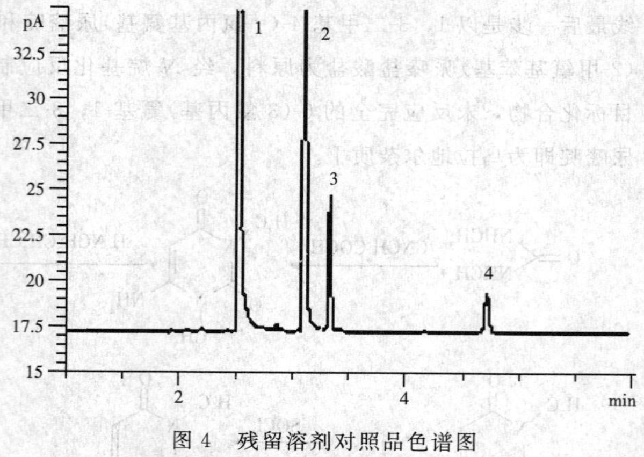

图 4　残留溶剂对照品色谱图

1. 丙酮　2. 乙醇　3. 苯　4. 1，2-二氯乙烷

氯化物　氯化物的限度检查可控制样品中残留的氯化物反应中间体，JP(16)中限度为 0.003%。

【含量测定】采用高效液相色谱法。

用十八烷基硅烷键合硅胶柱，以醋酸钠溶液（取无水醋酸钠 8.2g 和冰醋酸 40ml，加水溶解并稀释至 600ml）-甲醇（70 ∶ 30）为流动相；检测波长为 268nm。JP(16)采用电位滴定法进行含量测定。该方法简单、快速，测定结果精密，准确度高，不需要对照品。

高效液相色谱法与电位滴定法比较，具有分离能力高、专属性强、消耗样品量少的优点，但测定过程中需要用对照品外标法计算含量。考虑到有关物质检查项也采用了同样的色谱条件，因此整体上高效液相色谱法效率更高。

【制剂】中国药典（2015）收载了乌拉地尔注射液，国外药典均未收载。

乌拉地尔注射液（Urapidil Injection）

本品为乌拉地尔的灭菌水溶液，规格为 5ml ∶ 25mg。含乌拉地尔（$C_{20}H_{29}N_5O_3$）应为标示量的 95.0%～105.0%。

氯化物　不同厂家采用了不同的生产工艺，大部分厂家使用盐酸调节 pH 值，而个别厂家在其生产工艺中加入了 NaCl 调节等渗，同时使用稀盐酸调节 pH 值，后期标准提高工作中，应根据不同厂家的生产工艺，考察氯化物检查的必要性、方法和限度。

含量测定　采用高效液相色谱法测定，色谱条件和原料药相同。辅料对主成分含量测定无干扰，样品在强酸、强碱、氧化、加热、光照等条件下产生的降解杂质，对主成分

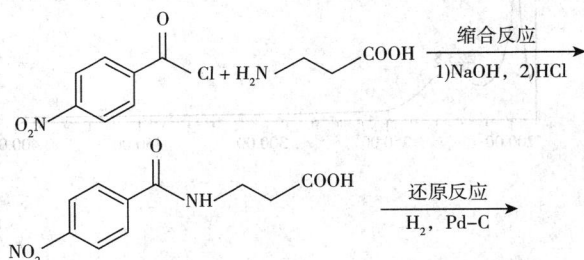

含量测定均无干扰。

参考文献

[1] 中华人民共和国药典委员会．中华人民共和国药典临床用药须知．北京：中国医药科技出版社，2010：268-269

[2] 李雯，吴桂英，马晓青，等．乌拉地尔的合成改进，高校化学工程学报，2013，27(1)：131-135.

[3] 周军红，尹秋响，张玉良．溶剂的选择对乌拉地尔晶体晶型的影响．西北药学杂志，2008，23(3)：134-136.

撰写　王嫦鹤　陕西省食品药品监督检验研究院

复核　王　发　陕西省食品药品监督检验研究院

巴柳氮钠

Balsalazide Disodium

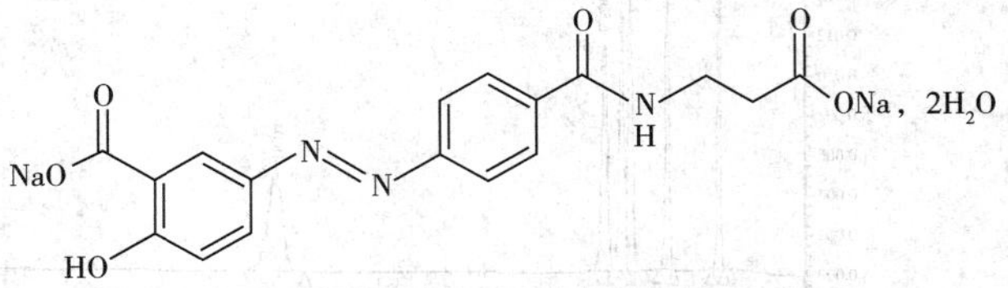

$C_{17}H_{13}N_3Na_2O_6 \cdot 2H_2O$　437.32

化学名：(*E*)-5-[[4-[(2-羧乙基)氨基甲酰基]苯基]偶氮基]水杨酸二钠盐二水合物

(*E*)-5-[4-(2-carboxyethylcarbamoyl) phenylazo] salicylic acid disodium salt dihydrate

英文名：Balsalazide (INN) Disodium

CAS 号：[150399-21-6]

本品为炎性肠病治疗药，是一种前体药物，口服后到达结肠，在结肠细菌的作用下，释放出 5-氨基水杨酸(有效成分)，而阻断结肠中花生四烯酸代谢产物的生成，起到减轻炎症的作用，适应证为轻度至中度活动性溃疡性结肠炎。其副作用有腹痛、腹泻、口干、黄疸，呼吸系统表现如咳嗽、咽炎、鼻炎，其他如关节痛、肌痛、疲乏、失眠、泌尿系统感染。

巴柳氮由英国 Biorex 实验室研制，Astra Salix 制药有限公司于 1997 年在英国首先上市，2000 年 7 月获得美国 FDA 批准，我国于 2003 年开始生产。除中国药典(2015)收载外，USP(40-41)有收载。

【制法概要】巴柳氮钠的合成路线[1]：以对-硝基苯甲酰氯为起始原料，经与 β-丙氨酸缩合、氢气还原、重氮化反应后与水杨酸偶合、成盐反应制得。

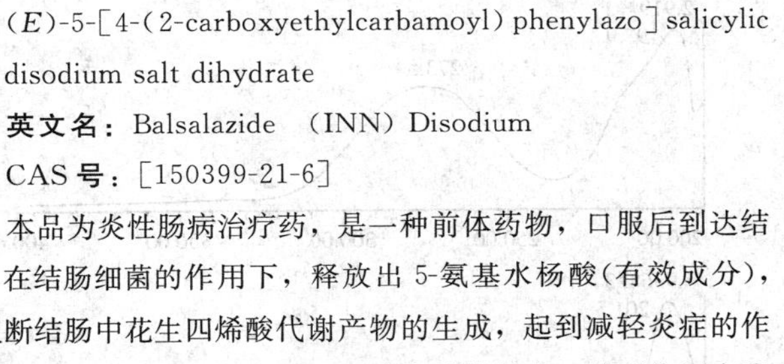

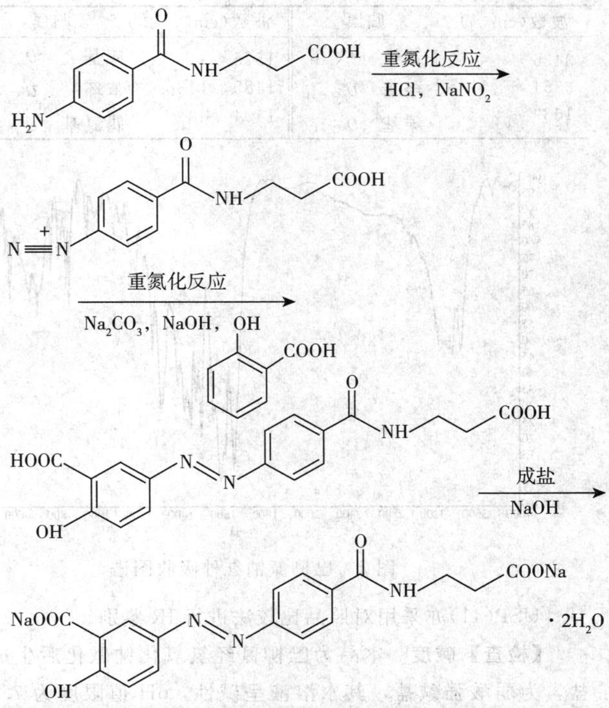

【鉴别】(1)采用含量测定项下的色谱图，供试品溶液主峰的保留时间应与对照品溶液主峰的保留时间一致。

(2)本品为芳香化合物，且有偶氮基存在，可在中性和碱性条件下进行紫外光谱测定。中国药典(2015)规定取本品加水溶解制成每 1ml 中约含 10μg 的溶液，照紫外-可见分光光度法测定，在 261nm 与 357nm 的波长处有最大吸收，在 289nm 的波长处有最小吸收。紫外吸收图谱见图 1。USP(41)采用 10μg/ml 的供试品溶液测定，与对照品紫外吸收图谱进行比较。

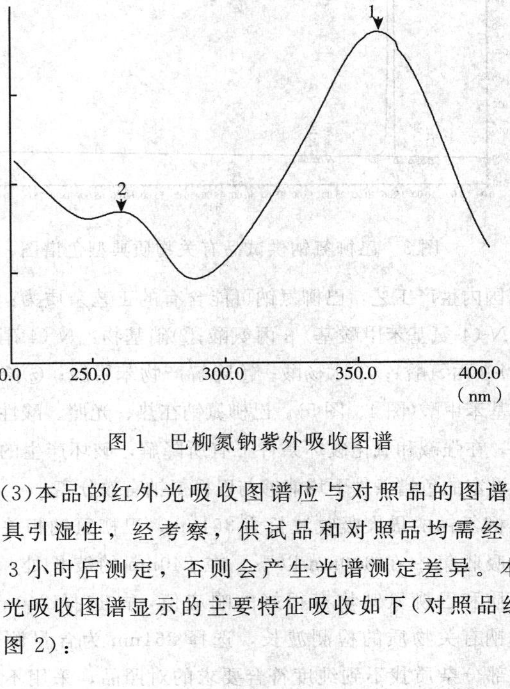

图 1　巴柳氮钠紫外吸收图谱

(3)本品的红外光吸收图谱应与对照品的图谱一致。本品具引湿性，经考察，供试品和对照品均需经 105℃干燥 3 小时后测定，否则会产生光谱测定差异。本品的红外光吸收图谱显示的主要特征吸收如下(对照品红外图谱见图 2)：

波数(cm^{-1})	归属		波数(cm^{-1})	归属	
3436	氨基	υ_{N-H}	1575	羧基	υ_{as}
3364	羟基	υ_{O-H}	1485，1436	苯环	$\upsilon_{C=C}$
1639	羰基	$\upsilon_{C=O}$	1404	偶氮基	$\upsilon_{N=N}$

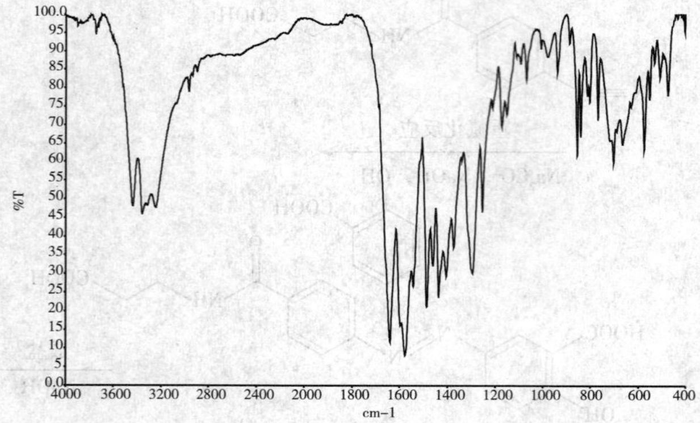

图 2　巴柳氮钠红外吸收图谱

USP(41)亦采用对照品比较法进行 IR 鉴别。

【检查】碱度　本品为巴柳氮经氢氧化钠碱化后生成钠盐，为弱酸强碱盐，其水溶液呈碱性，pH 值限度为 7.0～9.0。因本品的引湿性，样品暴露久置后测定，对 pH 值结果有影响，操作时应注意。USP(41)未收载此规定。

有关物质　中国药典(2015)研究建立了高效液相色谱法检查本品有关物质，采用十八烷基硅烷键合硅胶柱(起草用柱：Waters Sunfire C18 ODS)，以 0.01mol/L 磷酸氢二钾(0.1mol/L 氢氧化钾调节 pH 至 6.8)-甲醇(65∶35)为流动相，检测波长为 240nm。该系统能有效检出相关工艺杂质和降解产物，分离效果良好。巴柳氮钠供试品有关物质典型色谱图见图 3。

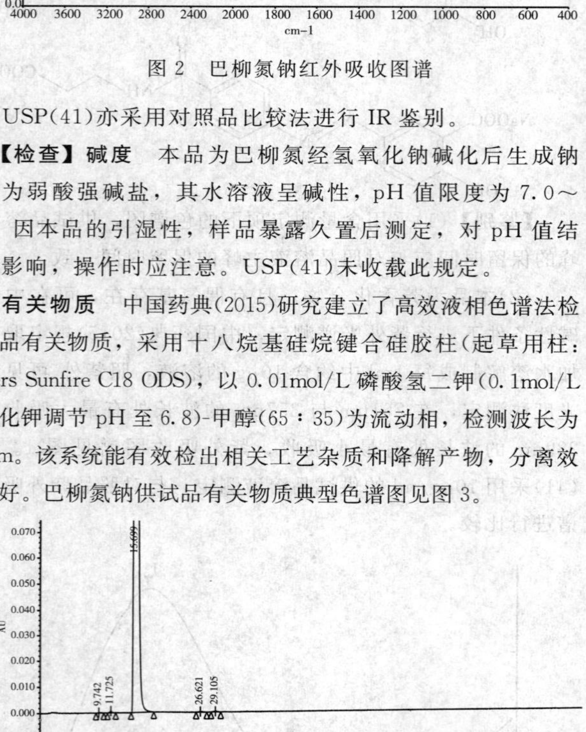

图 3　巴柳氮钠供试品有关物质典型色谱图

据国内生产工艺，巴柳氮钠可能含有的工艺杂质为：①氨基物：*N*-(4-氨基苯甲酸基)-β-丙氨酸；②硝基物：*N*-(4-硝基苯甲酸基)-β-丙氨酸)；③水杨酸；④降解产物苯甲酸；⑤降解产物对硝基苯甲酸(图 4、图 5)。巴柳氮钠在热、光照、酸性条件下稳定，在强碱和氧化破坏条件下有所降解，破坏产生的降解产物在设定的色谱条件下均能够与巴柳氮钠有效分离。

巴柳氮钠的最大吸收波长为 361nm，巴柳氮钠相关杂质的紫外吸收集中在 300nm 以下，在 240nm 的波长处，5 种已知杂质和巴柳氮钠均有很好的响应值，故选择 240nm 为巴柳氮钠有关物质的检测波长，选择 361nm 为含量测定波长。因部分杂质找不到纯度符合要求的对照品，采用不加校正因子的主成分自身对照法计算，单杂 0.5%，总杂 1.0%，检出限为 2μg/ml。

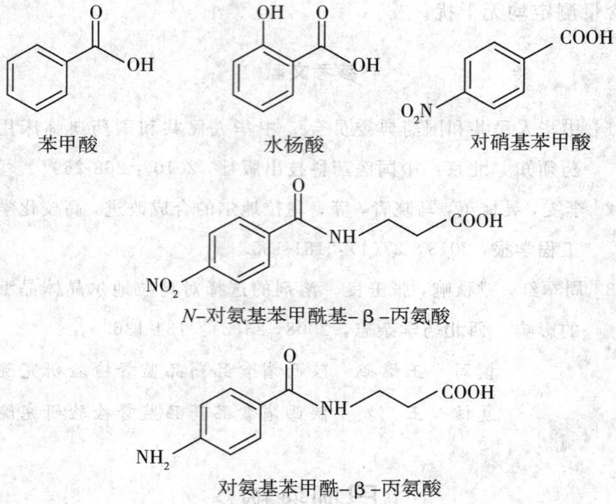

图 4　巴柳氮钠相关杂质结构式

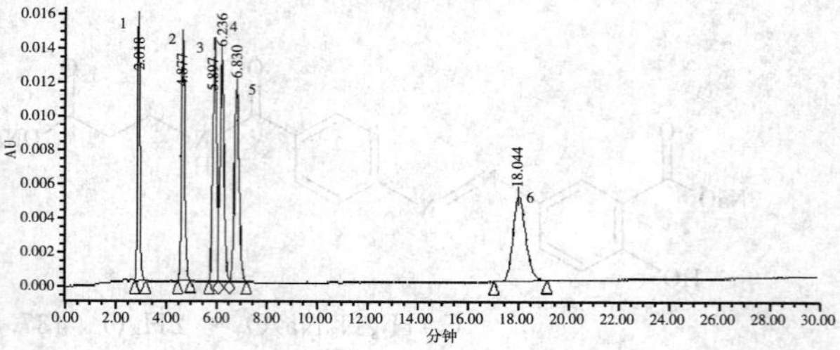

1. 氨基物　2. 苯甲酸　3. 水杨酸
4. 对硝基苯甲酸　5. 硝基物　6. 巴柳氮钠

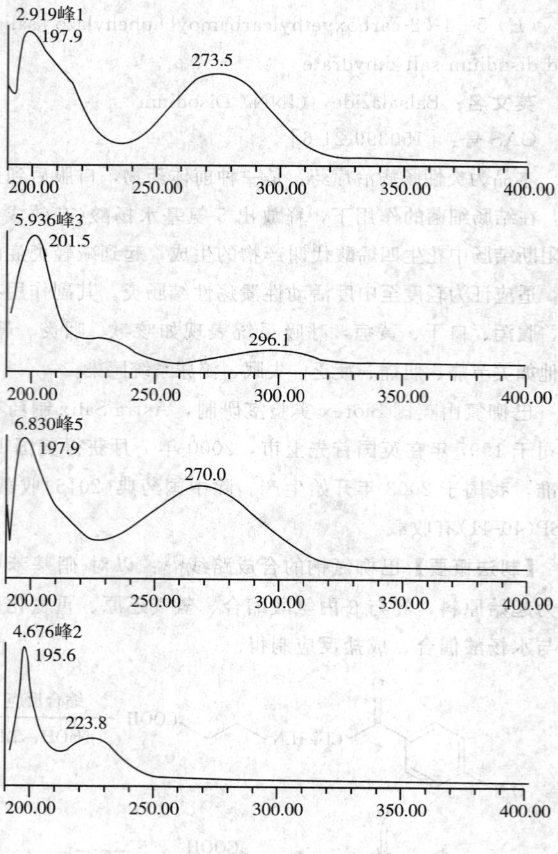

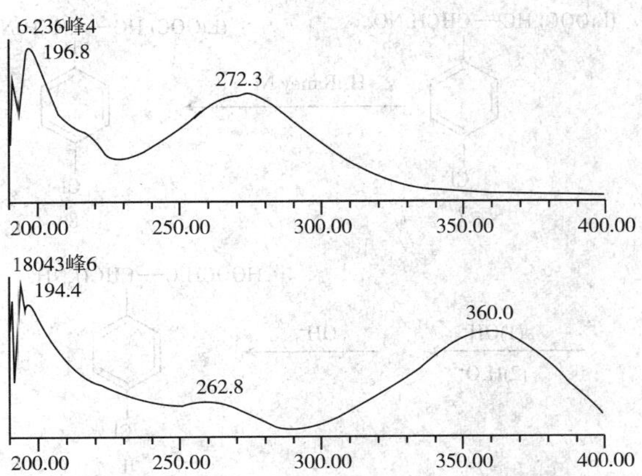

图 5　巴柳氮钠与主要已知杂质 HPLC 色谱图（240nm）及紫外吸收光谱图

USP(41)按工艺选择相应的 HPLC 方法进行分析，均采用梯度洗脱。

方法①　流动相 A：2.7g 磷酸钾加水稀释至 1000ml，加 10%氢氧化钠溶液调 pH 值为 6.0±0.1，流动相 B：乙腈；检测波长：238nm。标准规定：水杨酸不得过 0.05%（相对保留时间 0.37），巴柳氮相关杂质 A 不得过 0.05%（相对保留时间 0.70），巴柳氮相关杂质 B 不得过 0.05%（相对保留时间 1.2），其他单个杂质不得过 0.05%。小于 0.03%的峰忽略不计，总杂质不得过 1.0%。

方法②　流动相 A：2.7g 磷酸钾加水稀释至 1000ml，加 2mol/L 氢氧化钠溶液调 pH 值为 6.8～7.0，流动相 B：乙腈-甲醇-A（5∶1∶14），流动相 C：乙腈-甲醇-A（9∶1∶10）；检测波长：300nm。标准规定：*N*-对氨基苯甲酰-β-丙氨酸不得过 0.05%（相对保留时间 0.29，响应因子 1.8），水杨酸不得过 0.05%（相对保留时间 0.55，响应因子 1.4），巴柳氮相关杂质 A 不得过 0.05%（相对保留时间 0.88，响应因子 1.4），杂质 1、2、3、4、5（相对保留时间 0.91、0.92、0.94、1.35、1.77，响应因子 1.9、1.4、0.83、2.1、0.91），其他单个杂质不得过 0.05%。小于 0.03%的峰忽略不计，总杂质不得过 0.50%。

残留溶剂　巴柳氮钠生产工艺中采用乙醇和水为重结晶溶剂，根据《中国药典》2015 年版四部通则 0861 残留溶剂测定法，制定了本品乙醇的检查方法，采用顶空进样气相色谱法进行检测。供试品溶液顶空温度为 80℃，平衡 30 分钟时，乙醇的峰面积可达最大；乙醇在 98.0319～1568.5099g/ml 的浓度范围内，峰面积与顶空进样浓度呈良好线性（$Y=4.459X-15.785$，$r=0.9999$，$n=6$）；检出限为 0.0980g/ml。USP(41)未收载此规定。

水分　本品为二水合化合物，理论结晶水含量为 8.23%，并具有引湿性，再加上少量的吸附水，控制水分含量为8.0%～10.0%。USP(41)按水分测定法测定，限度为 7.8%～9.0%。

重金属　本品的水溶液显红棕色，因此选用第二法进行检查，限度为不得过百万分之二十。USP（41）采用第二法检查，限度不得过百万分之二十（2018 年 1 月删除此检查项，改为采用 ICP-MS 测定镉、无机砷、无机汞、钍、锇、钯、铂、铑、钌、铬、钼、镍、钒、铜的含量）。

钯　本品生产工艺中的催化加氢还原反应采用钯炭（5%）为催化剂，样品中的钯含量有待考察，必要时增订钯限量检查。USP(41)未收载此规定。

【含量测定】中国药典（2015）采用高效液相色谱法测定含量，除检测波长外，色谱条件同有关物质，含量色谱图见图 6。

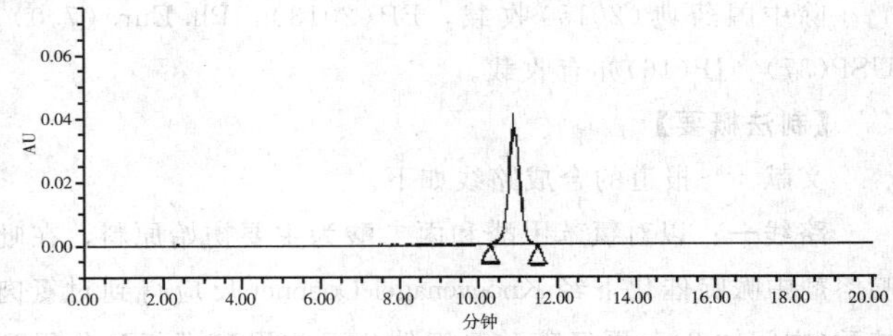

图 6　巴柳氮钠 HPLC 含量测定图谱

由于本品结构中的二钠盐，也可用非水滴定法测定含量。由于巴柳氮钠为黄色或橙黄色，在非水滴定时难找到合适的指示剂，可采用电位法指示终点，经比较，该法与 HPLC 含量测定方法结果一致。

USP（41）采用非水滴定法测定含量，限度为 98.0%～102.0%。

参考文献

[1] Rnsalind PK Chan. 2-Hydroxy-5-phenylazobenzoic acid derivatives and method of treading ulcerative colitis therewith [P]. US: 4412992, 1983-11-01.

撰写　高睿　辽宁省药品检验检测院

复核　潘阳　辽宁省药品检验检测院

巴氯芬

Baclofen

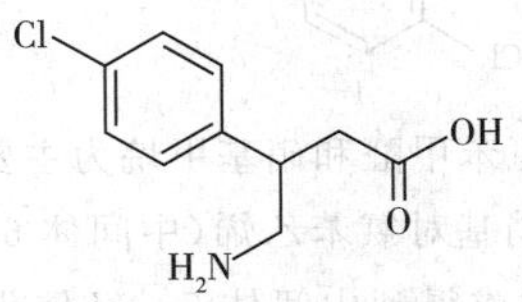

$C_{10}H_{12}ClNO_2$ 213.66

化学名：β-(氨基甲基)-4-氯-氢化肉桂酸

β-(Aminomethyl)-p-chlorohydrocinnamic acid

英文名：Baclofen

CAS 号：[1134-47-0]

本品 1971 年由德国汽巴-嘉基公司原研。为 γ-氨基丁酸 B（$GABA_B$）受体激动药及 P 物质拮抗药[1]。提高初级传入神经元的兴奋阈值，并减少突触前部位兴奋性氨基酸的释放。本品可抑制单突触和多突触传递，对缓解肌张力增高，减少伸肌和屈肌痉挛程度和频度有效。口服吸收快而安全，达峰时间（t_{max}）为0.5～1.5小时。血浆蛋白结合率约为30%，可通过血-脑屏障，也可通过胎盘，进入胎儿血液循环，可从乳汁分泌。约15%在肝代谢，大部分以原形药物由肾排除，半衰期（$t_{1/2}$）为3～4小时。摄入量的75%在72小时内排出。本品可引起头痛、嗜睡、乏力、眩晕、恶心、呕吐、肌张力减弱，少见的不良反应有呼吸抑制、新功能下降及精神错乱等，偶有尿潴留。严重的反应有癫痫发作。

除中国药典（2015）收载，BP（2013）、Ph. Eur.（7.0）、USP(37)、JP(16)亦有收载。

【制法概要】

文献[2,3]报道的合成路线如下。

路线一：以对氯苯甲醛和丙二酸为主要初始原料，在吡啶溶剂中哌啶催化下经Knoevenagel-Doebner反应得到对氯肉桂酸(中间体2)，再经硫酸氢钾催化下与甲醇进行酯化得到对氯肉桂酸酸甲酯(中间体3)，再与硝基甲烷经Michael加成得到3-硝基甲基对氯肉桂酸甲酯(中间体4)，经水解得到3-硝基甲基-3-对氯苯基丙酸(中间体5)，最后经催化氢化制得巴氯芬。

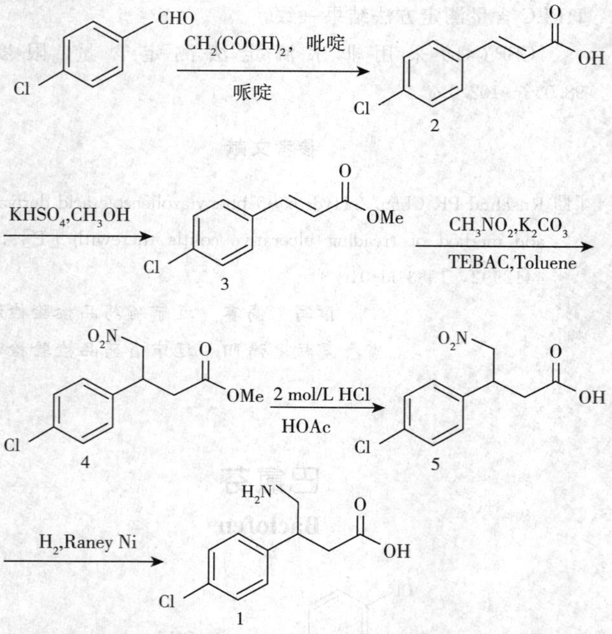

路线二：以对氯苯甲醛和硝基甲烷为主要起始原料，在醇钠催化下得到β-硝基对氯苯乙烯(中间体6)，再与丙二酸二乙酯经Michael加成得到中间体7，经催化氢化还原、脱羧得到盐酸巴氯芬。

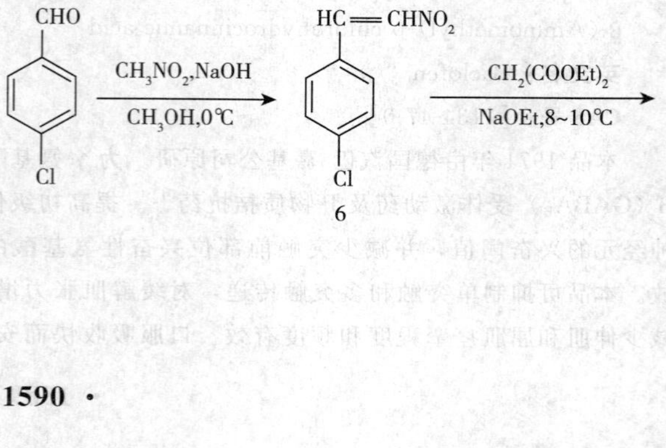

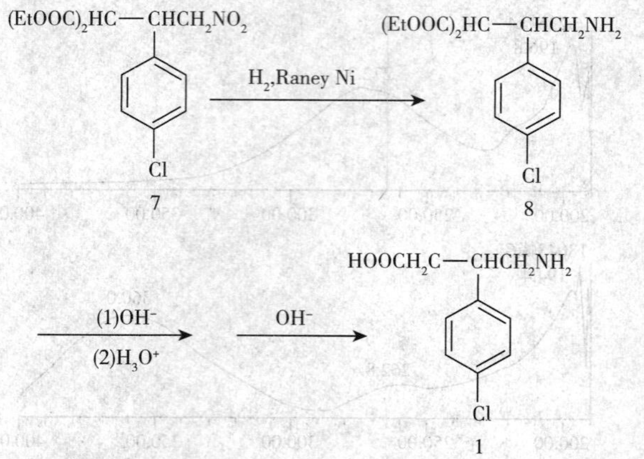

【性状】为白色或类白色结晶性粉末；无臭，几乎无味。

【鉴别】(1)高效液相色谱法(HPLC)：通过供试品与对照品在色谱柱上的保留时间比较进行鉴别。

(2)紫外-可见分光光度法(UV)：本品有多个共轭不饱和键，在200～400nm波长内有多个特征吸收峰，采用水作溶剂，供试品溶液在259nm、266nm和275nm的波长处有最大吸收，在272nm波长处有最小吸收。

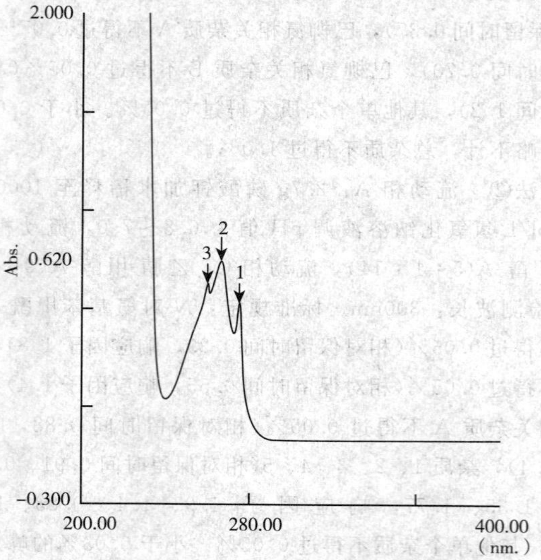

图1 巴氯芬紫外光吸收图谱

(3)红外光谱法(IR)：采用溴化钾压片法测定，供试品的红外光吸收图谱应与对照的图谱（光谱集701图）一致。本品的红外光吸收图谱显示的主要特征吸收峰如下。

波数(cm^{-1})	归属	
3300～2300	氨基，羟基	ν_{N-H}，ν_{O-H}
3000～2800	烷基	ν_{C-H}
1550，1400	羧酸	$\nu_{O=C-O}$
850	苯环	γ_{C-H}

【检查】有关物质 采用高效液相色谱法进行检查。

中国药典（2010）第二增补本收载巴氯芬标准中，有关物质采用TLC法试验，由于TLC法主药斑点大，拖尾严重，检测灵敏度低，中国药典（2015）改用液相色谱法检查。

Ph. Eur. (7.0)/BP(2013)、USP(37)、JP(16)及中国药典(2015)收载方法色谱条件差异较大，方法比对结果显示中国药典(2015)收载的0.3mol/L冰醋酸溶液-甲醇-0.36mol/L戊烷磺酸钠溶液(550∶440∶20)流动相系统下主峰与杂质分离良好，系统稳定，干扰因素较少。在不同品牌、不同规格色谱柱的耐用性试验中，已知杂质与巴氯芬的分离度均在13以上，但在短柱条件下，溶剂峰会影响个别弱保留杂质的测定，中国药典(2015)推荐规格C18柱（250mm×4.6mm，5μm或性能相当)为分析柱。典型图谱如图2，图3所示。

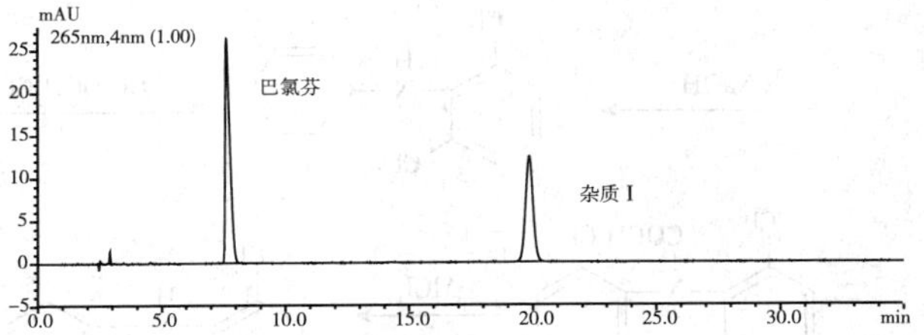

图2　系统适用性溶液试验色谱图

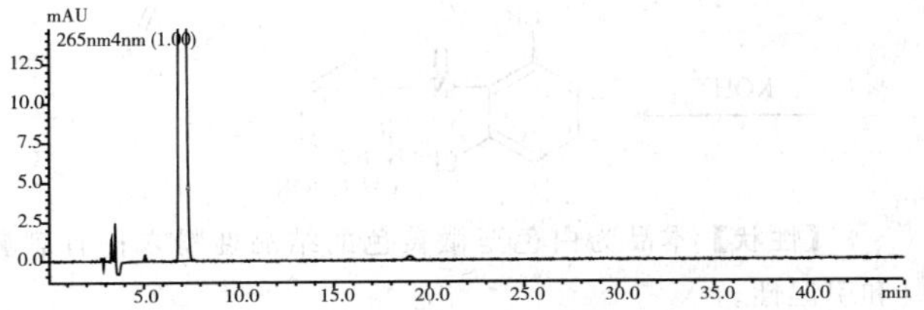

图3　有关物质典型色谱图

巴氯芬原料所含杂质较少，已知杂质Ⅰ为氨基和羧基发生缩合反应后的降解产物（图4），热破坏条件下增加明显。巴氯芬与已知杂质Ⅰ在225nm和265nm下有最大吸收，其中225nm吸收较强，但在225nm检测波长下溶剂峰较大吸收，可能影响杂质的检出，中国药典(2015)选用265nm为检测波长。已知杂质Ⅰ采用外标法控制，限度为不得过1.0%，未知杂质采用主成分自身对照法计算，限度为不得过0.2%，杂质总量不得过2.0%；已知杂质及总杂限度与Ph. Eur. (7.0)/BP(2013)、USP(37)一致，未知单杂限度较USP (37) 略宽。

供试品溶液浓度4mg/ml，峰型良好，经稀释1000倍(4μg/ml，相当于供试液0.1%）主峰S/N约为26，检测灵敏度符合要求。标准中规定2μg/ml的巴氯芬溶液信噪比应大于10，作为灵敏度试验。“小于0.05%的杂质不计入有关物质”，以增加方法的可操作性。采用逐步稀释法测定，杂质A最低检出浓度为2.0μg/ml（$S/N\approx3$）。

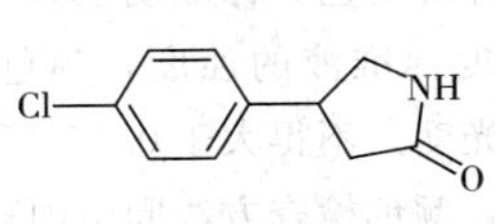

图4　巴氯芬杂质Ⅰ

$C_{10}H_{10}ClNO$　195.65

干燥失重　巴氯芬有一定的引湿性，中国药典(2015)采用干燥失重测定水分及挥发性溶剂；Ph. Eur. (7.0)/BP(2013)、USP(37)、JP(16)均采用水分测定法测定，限度分别为1.0%、1.0%和3.0%。两种方法测定结果无明显差异。巴氯芬在稳定性考察条件下防置24～36个月，水分含量约0.2%～0.3%，参照Ph. Eur. (9.0)/BP(2013)、USP(37)控制干燥失重限度为“不得过1.0%”。

炽灼残渣　限度为不得过0.2%。Ph. Eur. (2013)/BP (2013)、USP (37)、JP (16) 限度分别为0.1%、0.3%、0.3%。

重金属　限度为不得过百万分之十，与JP(16)、USP(37)限度一致。

【含量测定】 采用非水滴定法测定。巴氯芬为有机弱碱，在酸性溶剂冰醋酸中其相对碱度显著增强，用高氯酸滴定液滴定，电位突跃法指示终点，结果准确可靠。高氯酸与巴氯芬1∶1反应，滴定度为21.37mg。

【制剂】 中国药典(2015)、JP(16)收载了巴氯芬片，BP(2013)、USP(37)收载了巴氯芬片、巴氯芬口服液。

(1) 巴氯芬片 (Baclofen Tablets)

本品为白色至淡黄色片。规格为10mg。国内生产企业中，主要辅料有微晶纤维素、淀粉、羟丙基纤维素、硬脂酸镁和聚维酮K_{30}等。

有关物质　测定方法同原料药。杂质限度分别为：已知杂质Ⅰ不得过1.0%，未知杂质不得过0.5%，杂质总量不得过2.0%。BP (2013)、USP (37) 仅控制了已知杂质Ⅰ，限度为不得过4.0%，JP (16) 无杂质控制项。

溶出度　国家食品药品监督管理局标准WS1-(X-009)-2004Z采用小杯法测定，以0.1mol/L盐酸100ml为溶出介质，转速100转，方法较不合理。中国药典（2015）改用第二法测定，溶出介质体积为500ml，转速每分钟50转，30分钟时取样，溶出限度为80%。采用液相色谱法测定(同含量测定)。

含量测定　采用高效液相色谱法进行测定。方法同原料药有关物质。含巴氯芬（$C_{10}H_{12}ClNO_2$）应为标示量的90.0%～110.0%。

参考文献

[1] 国家药典委员会．中华人民共和国药典临床用药须知·化学药和生物制品卷（2010年版）．北京：中国医药科技出版社，2011.

[2] 江森，谌志华，邹志华，等．盐酸巴氯芬的合成［J］．中国医药工业杂质，2010，41（6）：407-409.

[2] Houshdar Tehrani M H, Farnia M, Shalchian Nazer M. Synthesis of baclofen; an alternative approach［J］. Iranian Journal of Pharmaceutical Research, 2010: 1-3.

撰写　黄巧巧　　浙江省食品药品检验研究院
复核　陈悦　王建　浙江省食品药品检验研究院

双氯芬酸钾

Diclofenac Potassium

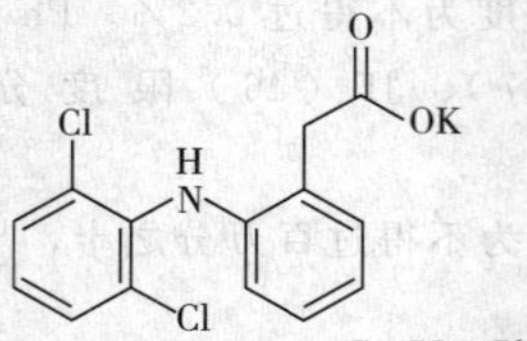

$C_{14}H_{10}Cl_2KNO_2$　334.24

化学名：2-[(2,6-二氯苯基)氨基]苯乙酸钾

potassium-[2-[(2,6-dichlorophenyl)amino]phenyl]-acetate

benzeneacetic acid, 2-[(2,6-dichlorophenyl)amino]-, monopotassium salt

potassium [o-(2,6-dichloroanilino)phenyl]acetate

英文名：Diclofenac(INN) Potassium

CAS 号：[15307-81-0]

本品是新一代强力非甾体抗炎药，是双氯芬酸钠的升级替代产品，为苯乙酸的衍生物。我国原广州医药工业研究所于 1984 年成功制得双氯芬酸钾，广州明兴制药厂是第一个生产双氯芬酸钾的企业，并成功将产品投放到市场中[1]。本品主要药理作用是抑制环氧化酶，减少前列腺素的生物合成，前列腺素在疼痛、炎症及发热过程中起重要作用[2]。据文献报道[3]，口服双氯酚酸钾胶囊剂或片剂吸收极快，15 分钟血药浓度达 1696.9μg/L 和 1112.4μg/L，14 小时血药浓度小于 40μg/L。双氯芬酸钾主要经肝脏代谢消除，口服约 60%原形到达体循环，随后以代谢物葡萄糖醛酸苷与硫酸结合物从尿和胆汁中排出。其末端相的消除半衰期大约 2 小时左右。本品吸收率较高，药代动力学特征显示其口服吸收迅速完全，较钠盐快，变异系数较小[4]，所以在止痛效果上显效较快，因而被更多的应用于临床治疗，效果优于双氯芬酸钠。目前已广泛应用于各种急性疼痛的治疗，如急性外伤性疼痛、手术后疼痛、耳鼻喉及口腔科疼痛、妇产科疼痛等，其疗效和安全性得到医学界认可[5]。

本品除中国药典(2015)收载外，BP(2017)、USP(40)均有收载。

【制法概要】综合国内、外文献报道[6,7]，2，6-二氯二苯胺是合成双氯芬酸钾的关键中间体，合成二氯二苯胺的路线，归纳起来主要有三种，即(1)溴苯路线、(2)环已酮路线、(3)2，6-二氯苯酚路线。三条路线比较，溴苯路线中采用铜粉或铜离子为催化剂，由于铜的存在，导致氯溴卤原子发生某种程度的互换，从而使二氯二苯胺被溴代物杂质污染，因为溴代物几乎不可能除去，所以如果用它制备医药产品将是非常有害的。而且该路线采用的原料价格较贵，反应收率较低，生产成本较高，三废处理困难。环已酮路线中以环已酮为起始原料，虽然可以制得纯度较高的二氯二苯胺，但是工艺复杂，污染严重，三废处理困难。2，6-二氯苯酚路线，其以 2，6-二氯苯酚和苯胺为原料，经酰化、缩合、重排及水解，不分离直接得到二氯二苯胺，成本低、产率高、产品质量好、三废少、易于实现工业化。以下为 2，6-二氯苯酚路线合成双氯芬酸钾的方法。

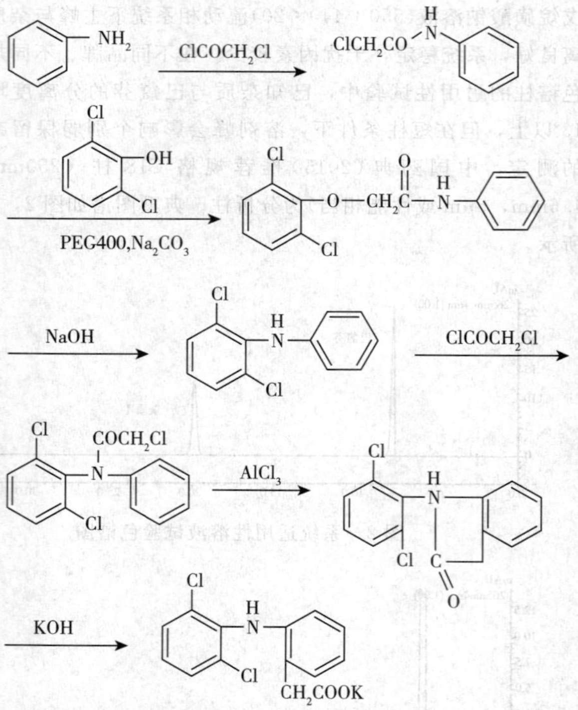

【性状】本品为白色至微黄色的结晶性粉末；有刺鼻感和引湿性。

【鉴别】(1)本品的红外光吸收图谱应与对照的图谱(光谱集 698 图)一致，红外光吸收图谱显示的主要特征吸收见表 1。

表 1　双氯芬酸钾红外吸收峰归属

波数，cm^{-1}	归属	波数，cm^{-1}	归属
3420～3440	芳香胺 ν_{N-H}	1504，1467，1451	苯环 $\nu_{C=C}$
1578，1559	羧基 ν_{coo^-}		
750～700	卤代苯 ν_{C-Cl}	770～735	苯环 γ_{C-H}

(2)氯化物的鉴别反应　本品为含氯化合物，水溶液应显氯化物的鉴别(1)反应。

(3)钾盐的鉴别反应　本品为钾盐，应显钾盐的正反应。

【检查】酸碱度　本品 1%水溶液，pH 值为 6.5～8.0，检查 3 个厂家 3 批样品均在此范围。USP(40)收载本品 1%水溶液，pH 值为 7.0～8.5，BP(2017)未收载此检查项。

甲醇溶液的澄清度与颜色　本品不稳定，遇光、空气、水、酸、碱均易降解变色，标准规定为 5%甲醇溶液应澄清或不超过 1 号浊度标准液的浊度，颜色检查规定在 440nm 的波长处测定吸光度，不得大于 0.05。BP(2017)规定为 5%乙醇溶液应澄清，颜色检查方法同中国药典。

氯化物　为检查工艺过程的游离氯，限度为 0.02%。经验证本品氯化物的检测灵敏度为 0.002%。英、美药典均无此检查项。

有关物质　各国药典标准均采用液相色谱法测定。BP

从 2015 版起有关物质测定方法有所修订，并延用至 2017 版，与 2009—2014 版方法与限度略有不同，且增加了一个已知杂质(杂质 F)；USP(32—40)版测定方法未做修订。

(1)系统适用性试验：BP(2009—2014)采用 C8 色谱柱，磷酸盐缓冲液-甲醇(34∶66)为流动相，以杂质 A(*N*-2，6-二氯苯基-2-吲哚酮)与主成分峰分离度大于 6.5 作为系统指标，BP(2015—2017)采用 C18 色谱柱，磷酸盐缓冲液-甲醇(34∶66)为流动相，以杂质 A 与杂质 F 的分离度大于 4.0 作为系统指标，USP(40)采用 C8 色谱柱，磷酸盐缓冲液-甲醇(34∶66)为流动相，以杂质 A 与邻苯二甲酸二乙酯的分离度大于 4.0，杂质 A 与主成分峰的分离度大于 4.0 作为系统指标。中国药典(2015)采用双氯芬酸钾的水溶液(1mg/ml)，在紫外光灯(254nm)下照射 15 分钟，作为系统适用性试验溶液，以主峰与相对保留时间约 0.8 处出现一降解产物峰(该降解产物能恒定产生)之间的分离度不小于 6.0 为系统指标。此降解产物保留时间与杂质Ⅱ［2-(2，6-二氯苯氨基)-苯甲醇］相同，但是否为杂质Ⅱ未做结构确证，采用该方法避免采用价格昂贵的杂质对照品。系统适用性色谱图见图 1。

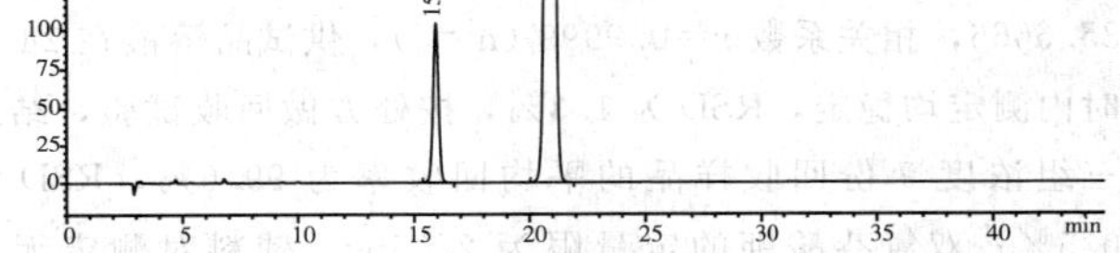

图 1　双氯芬酸钾有关物质测定系统适用性试验色谱图

色谱峰依次为降解产物、双氯芬酸钾

(2)流动相选择：在试验中，比较了 BP(2009—2014)、USP(40)、中国药典(2010)和中国药典(2015)二部收载的“双氯芬酸钠”有关物质检查项下所用的流动相，发现中国药典(2015)流动相条件下，峰型和理论板数优于 BP；采用 BP(2009—2014)流动相及 C8 柱测定，发现色谱峰理论板数相对较低，峰形不佳，而参照中国药典(2010)二部双氯芬酸钠原料有关物质方法，用拟定标准的流动相，在 240nm 的波长处测定，基线噪音较大(检测波长较短，冰醋酸浓度高所致)，而且冰醋酸浓度越低，双氯芬酸钾主峰保留时间越长，与杂质分离度变差。经试验比较，采用水相中含 4% 冰醋酸时色谱柱选择性与峰形对称性均较好。采用现有色谱条件测定，杂质峰的数量与英、美药典方法比较基本一致。

(3)检测波长选择：与英、美药典测定波长均相同，选择 254nm 测定。

(4)色谱柱选择：试验中选用了 4 种不同品牌，规格相同(250mm×4.6mm，5μm)色谱柱，考察 3 个已知杂质相对于主峰的保留时间以及各峰之间的分离度，除 Ecosil C18 不适合本项目的检查外(杂质Ⅲ的相对保留时间偏大)，其余三条色谱柱均适合，色谱柱柱效比较见表 2，色谱图见图 2。

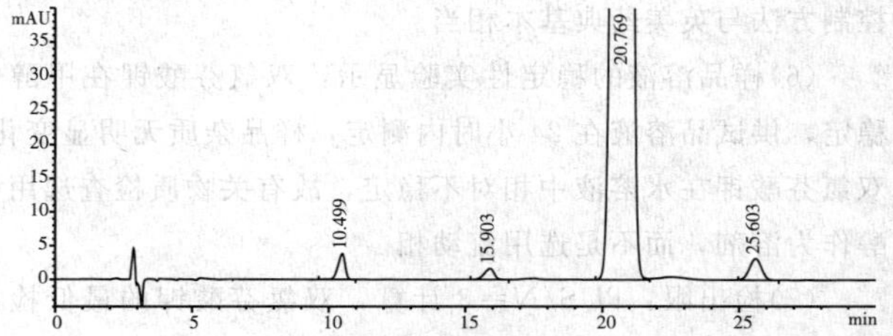

图 2　双氯芬酸钾和各已知杂质的分离效果图

(Ultimate C18 250mm×4.6mm，5μm)

4 个峰依次为杂质Ⅰ、杂质Ⅱ、双氯芬酸钾及杂质Ⅲ

表 2　色谱柱柱效比较表(规格均为 250mm×4.6mm，5μm)

色谱柱	杂质Ⅱ与主峰分离度	主峰理论板数	主峰保留时间	杂质Ⅰ相对保留时间	杂质Ⅱ相对保留时间	杂质Ⅲ相对保留时间
Ultimate C18	9.8	21542	20.882	0.51	0.77	1.23
安捷伦 Zorbax SB－C18	8.3	16832	17.656	0.55	0.78	1.25
Kromasil C18	10.4	19277	20.899	0.49	0.77	1.29
Ecosil C18	8.5	10311	18.329	0.62	0.81	1.51

注：因系统适用性试验中的光降解产物峰的保留时间与杂质Ⅱ峰相同，故色谱柱选择性试验时采用购买的杂质Ⅰ、杂质Ⅱ和杂质Ⅲ对照品进行

(5)杂质与限度：BP(2009—2014)收载的已知杂质有：A、B、C、D、E，BP(2015—2017)收载的杂质增加了杂质 F；USP 杂质 A 同 BP；中国药典(2015)标注的 3 个已知杂质Ⅰ、Ⅱ、Ⅲ分别对应于 BP A、C、B，分别为 1-(2，6-二氯苯基)-1，3-二氯-2*H*-吲哚-2-酮、2-(2，6-二氯苯氨基)-苯甲醇、2-(2，6-二氯苯氨基)-苯甲醛。杂质Ⅰ、杂质Ⅱ、双氯芬酸钾、杂质Ⅲ的相对保留时间分别为：0.5～0.6、0.8、1.0、1.2～1.3(Ecosil C18 柱：杂质Ⅲ的相对保留时间约为 1.5)，峰面积校正因子分别为：0.7、1.1、1.0、0.5。

BP(2009—2014)的限度为单个杂质的量不得过 0.2%，杂质总量不得过 0.5%(采用主成分自身对照法计算)。BP(2015—2017)杂质 A(校正因子 0.7)与杂质 F(校正因子 0.3)不得过 0.15%，其他单个杂质不得过 0.10%和杂质总量不得过 0.4%(采用主成分自身对照法计算)。USP(40)规定杂质 A 不得过 0.1%(外标法计算)；单个未知杂质不得过 0.1%和杂质总量不得过 0.3%(采用主成分自身对照法计算)。中国药典(2015)单个杂质不得过 0.2%，杂质总量不得过 0.5%(采用未加校正因子的主成分自身对照法计算)。考虑收集到的样品测定结果，基本不含已知杂质Ⅰ、Ⅱ、Ⅲ或检出量极小，再综合已知杂质校正因子和限度的情况，认为中国药典未单独制定已知杂质限度及未加校正因子的杂质控制方法与英美药典基本相当。

(6)样品溶液的稳定性实验显示，双氯芬酸钾在甲醇中稳定，供试品溶液在24小时内测定，样品杂质无明显变化。双氯芬酸钾在水溶液中相对不稳定，故有关物质检查选用甲醇作为溶剂，而不是选用流动相。

(7)检出限：以 $S/N=3$ 计算，双氯芬酸钾的最低检出限为1.54ng，相当于0.008%。

干燥失重 本品有引湿性，易吸潮，在105℃干燥，BP(2017)、USP(40)均规定为不超过0.5%(干燥3小时)，中国药典(2015)规定为不超过0.5%(干燥至恒重)。

重金属 中国药典(2015)采用第一法测定，BP(2009—2014)采用石英坩埚，方法C测定，BP(2015—2017)采用甲醇作为溶剂，方法H测定；USP(40)采用第二法测定。限度均为百万分之十。

【含量测定】 中国药典(2015)、BP(2009—2017)、USP(32—40)均采用非水溶液滴定法，电位指示终点，终点指示明确，方法重现性好。

【制剂】 中国药典(2015)收载双氯芬酸钾片、双氯芬酸钾胶囊；USP(40)收载双氯芬酸钾片。

(1)双氯芬酸钾片(Diclofenac Potassium Tablets)

有关物质 采用双氯芬酸钾原料项下有关物质检查方法测定，考虑到收集到样品的实际情况，双氯芬酸钾制剂中，已知杂质Ⅰ、Ⅱ、Ⅲ的相对保留时间分别为：0.5、0.8、1.2；峰面积校正因子为：0.7、1.1、0.5。尤其杂质Ⅲ的检出量相对比较大。由于杂质对照品获得比较困难，仅能采用相对保留时间定位已知杂质，考虑到杂质Ⅰ、Ⅱ的检出量相对较小，故未加校正因子单独计算，统一为其他杂质计入，杂质Ⅲ的检出量相对较大，并且校正因子为0.5，故采用相对保留时间约为1.2～1.3定位，加校正因子的自身对照法计算。色谱柱的适用性详见双氯芬酸钠原料项下。有关物质测定典型色谱图见图3，辅料均不干扰测定。

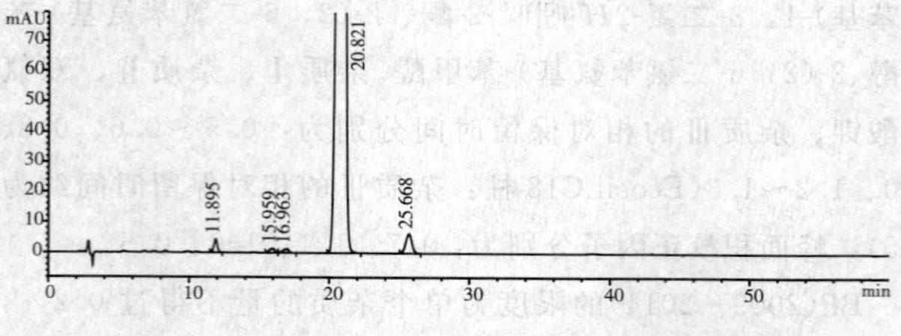

图3 双氯芬酸钾片供试品有关物质典型色谱图

(Ultimate C18 250mm×4.6mm，5μm)

(色谱峰依次为杂质、杂质、杂质、双氯芬酸钾、杂质Ⅲ)

溶出度 USP(40)采用人工肠液(不含酶)作为溶出介质，方法为桨法，转速为50转/分钟，取样时间为60分钟，检测方法为紫外分光光度法，限度为标示量的75%；中国药典(2015)采用水(900ml)为介质，方法为桨法，转速50转/分钟，取样时间30分钟，检测方法为紫外分光光度法，溶出限度为标示量80%。典型溶出曲线见图4。

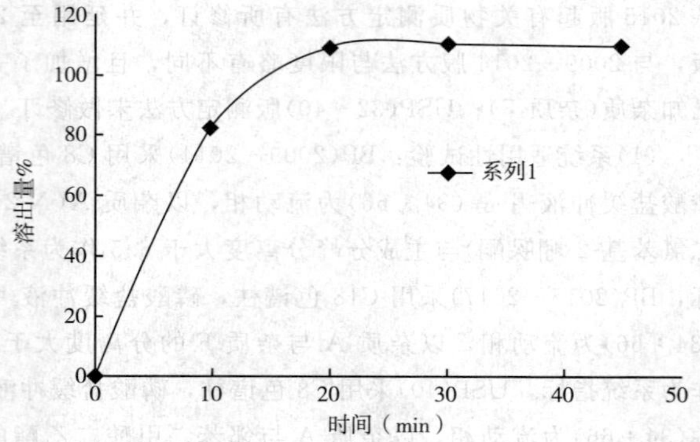

图4 双氯芬酸钾片溶出曲线图

含量均匀度 采用HPLC法及UV法分别测定含量均匀度，测定结果基本一致，考虑到与含量测定方法一致，故选用HPLC法测定。

含量测定 采用液相色谱法测定，除检测波长为276nm外，其色谱条件与有关物质检查方法基本相同，仅将流动相中甲醇比例适当提高，减小双氯芬酸钾保留时间。对本方法进行方法学验证，色谱柱选择考察了四条不同牌号的色谱柱(色谱柱品牌同双氯芬酸钾原料有关物质项下)，均达到系统适用性要求。双氯芬酸钾在50.16～1254μg/ml的范围内呈线性关系，峰面积对浓度的线性方程：$A=14.6297C+35.6666$，相关系数 $r=0.9999$ (n=5)，供试品溶液在24小时内测定均稳定，RSD为1.3%，按处方做回收试验，结果三组浓度9份回收样品的平均回收率为99.6%，RSD为0.5%；双氯芬酸钾的定量限为2.05ng。辅料对测定无干扰，含量测定典型色谱图见图5。

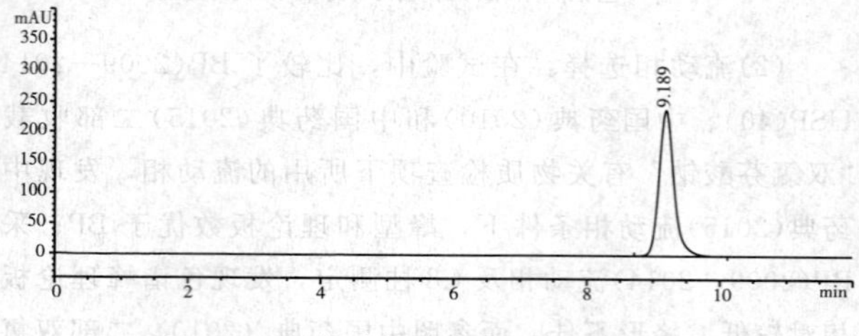

图5 双氯芬酸钾片含量测定样品色谱图

(9.189分钟：双氯芬酸钾)

(2)双氯芬酸钾胶囊(Diclofenac Potassium Capsules)

有关物质 方法和限度与双氯芬酸钾片统一，辅料对测定无干扰。样品测定典型色谱图见图6。

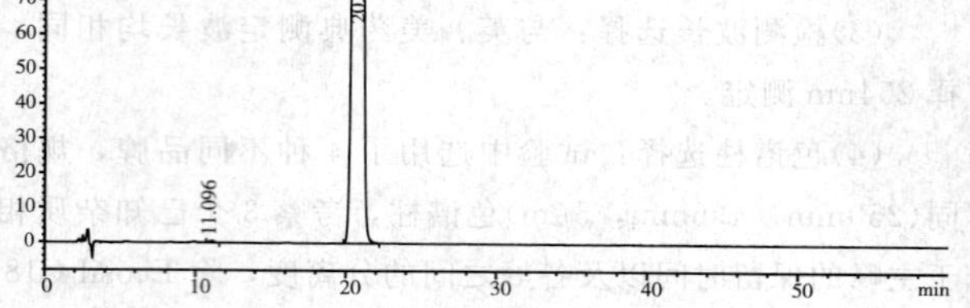

图6 双氯芬酸钾胶囊有关物质检查样品色谱图

(20.804分钟：双氯芬酸钾)

溶出度 由于胶囊浮于介质表面，对测定有影响，故而采用篮法，经考察溶出曲线，本品用篮法，75 转/分钟，20 分钟已达溶出平衡，溶出曲线见图 7，测定方法同双氯芬酸钾片。

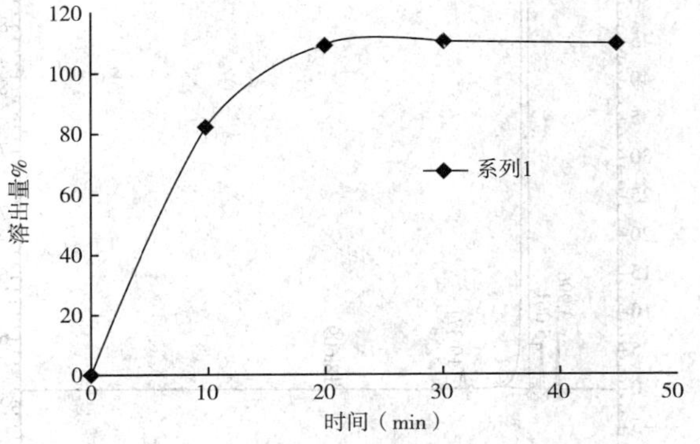

图 7　双氯芬酸钾胶囊溶出曲线

含量均匀度与含量测定　方法同双氯芬酸钠钾片，辅料对测定无干扰。

参考文献

[1] 张伦．双氯芬酸市场浅析［J］．中国药房，2004，15（7）：394.

[2] 王雪洁，高彩芹，曲知芳，等．双氯芬酸的药理及临床应用［J］．山东医药工业，2001，20(3)：17.

[3] 卓海通，卡德尔，凌树森，等．口服双氯芬酸钾胶囊剂药代动力学及生物利用率研究［J］．中国临床药理学杂志，1998，14(1)：44.

[4] 吴珏珩，汤丽芬，谭炳炎，等．双氯芬酸钾的人体药代动力学特点研究［J］．广东药学，2001，11(3)：24.

[5] 于莎莎，杨振芸．妇产科中小手术后双氯芬酸钾镇痛效果观察［J］．首都医科大学学报，2000，21(2)：164-165.

[6] 秦丙昌，陈静，廖新成，等．双氯芬酸钠合成工艺研究［J］．应用化工，2008，37(3)：275-278.

[7] 陈芬儿，万江陵，管春生．双氯芬酸钠合成工艺研究［J］．中国医药工业杂志，1995，26(4)：145-147.

撰写　李玮玲　广州市药品检验所

复核　董顺玲　广州市药品检验所

去氧氟尿苷

Doxifluridine

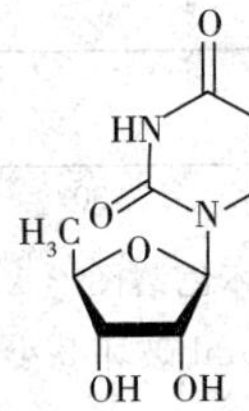

$C_9H_{11}FN_2O_5$　246.19

化学名：5′-脱氧-5-氟尿嘧啶核苷

1-[(2*R*，3*R*，4*S*，5*R*)-3，4-dihydroxy-5-methyloxolan-2-yl]-5-fluoropyrimidine-2，4-dione

英文名：Doxifluridine

CAS 号：［3094-09-5］

去氧氟尿苷是罗氏公司开发的第二代核苷类似物前体药物，1987 年在日本首先上市，剂型为胶囊，规格 100mg 和 200mg，商品名为 Furtulon。在中国和韩国等几个亚洲国家用作化疗的细胞抑制剂。去氧氟尿苷在美国未经 FDA 批准使用，仅在几项临床试验中作为独立或联合治疗方法进行评估。

该药是氟尿嘧啶(5-FU)的前体药物。在肿瘤组织内受嘧啶核苷磷酸化酶的作用，转化成游离的氟尿嘧啶，从而抑制 DNA、RNA 的生物合成，显示其抗肿瘤作用。5-FU 目前是 FDA 批准的抗代谢物。5-FU 通常静脉内给药以防止其在肠壁中被二氢嘧啶脱氢酶降解。脱氧氟尿苷是 5-FU 的氟嘧啶衍生物，因此是第二代核苷前体药物。为了避免消化系统中的二氢嘧啶脱氢酶降解，设计了脱氧氟尿苷以改善口服生物利用度。

除中国药典（2015）收载外，JP（16）亦有收载，BP（2013）、Ph. Eur.（7.0）、USP(37)均未收载。

【制法概要】国内批准生产去氧氟尿苷原料药的药企共有七家，根据企业提供的目前国内采用的合成工艺路线，以尿苷为起始原料，通过先氟化、再脱氧的合成路线，前后通过 8 步反应，如下图所示。

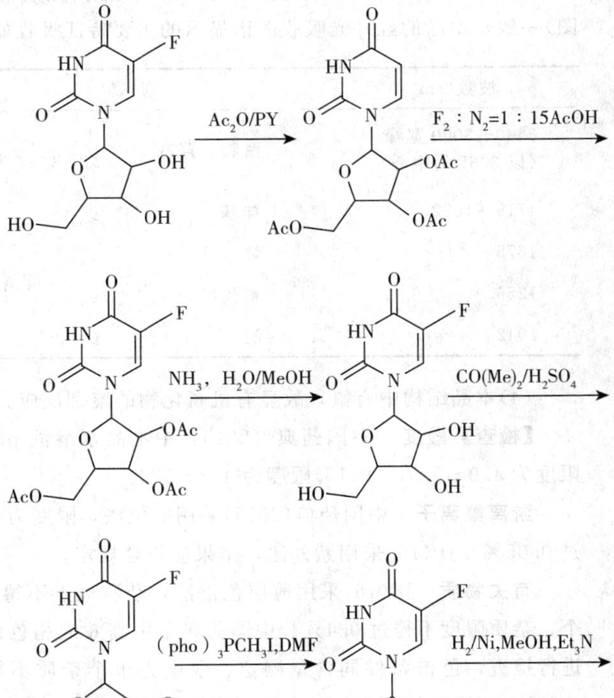

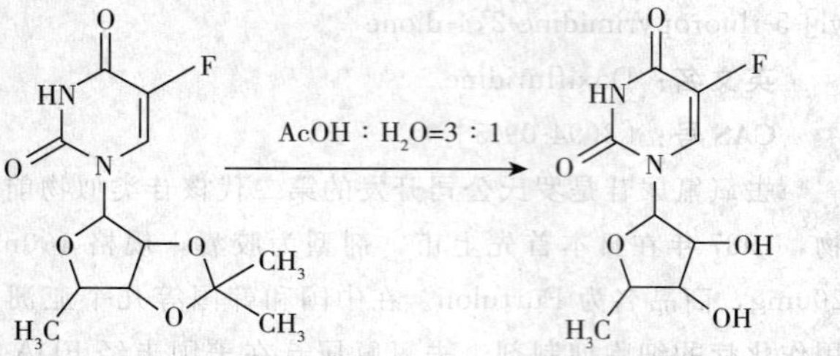

【性状】根据实际观测，将本品外观定为白色或类白色针状结晶或结晶性粉末。本品的熔点为 188～193℃，熔融时同时分解，JP(16)中本品熔点为 191℃(熔融同时分解)。本品水溶液呈右旋性，比旋度在 18°～21°的范围内，JP(16)中本品水溶液的旋光度 $[\alpha]_{365}^{20}$为右旋 160°～174°范围。

【鉴别】(1)本品结构中的 C=C 为不饱和键，可与溴试液发生加成反应使其褪色，原理如下：

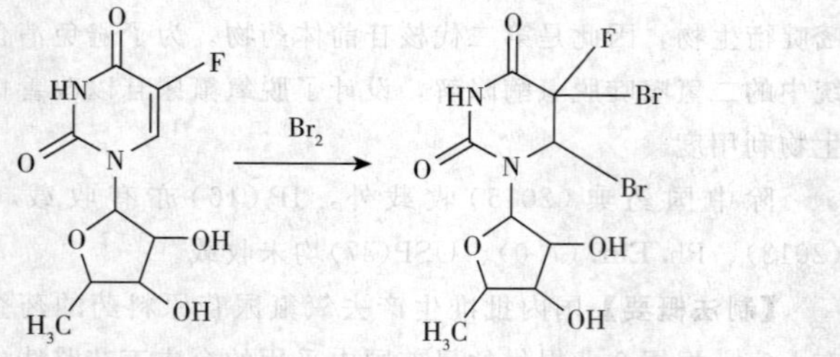

(2)采用含量测定项下的色谱条件，供试品溶液主峰的保留时间应与对照品溶液主峰的保留时间一致。

(3)本品的红外光吸收图谱应与对照的图谱(光谱集 716 图)一致，本品的红外光吸收图谱显示的主要特征吸收如下。

波数(cm^{-1})	归属	
3600～3000 宽峰(以 3365 为中心)	酰胺，羟基	ν_{O-H}，ν_{N-H}
1719～1692	羰基	$\nu_{C=O}$
1675	烯	$\nu_{C=C}$
1256	氟代烃	ν_{C-F}
1042	醚	ν_{C-O}

(4)本品结构中有氟，故显有机氟化物的鉴别反应。

【检查】酸度　中国药典（2015）中本品水溶液 pH 值限度为 4.0～5.5，JP(16)限度为 4.2～5.2。

游离氟离子　中国药典(2015)采用电位法，限度为不得过 0.05%。JP(16)采用紫外法，结果应符合规定。

有关物质　JP(16)采用薄层色谱法，杂质斑点不得过 3 个，杂质限度不得过 0.4%。中国药典采用高效液相色谱法进行检查，色谱条件同含量测定，限度为单个杂质不得过 0.5%，杂质总量不得过 1.0%。紫外扫描测得本品最大吸收波长分别为 205nm 和 269nm，其中 269nm 处的吸收值适中，故选用 269nm 为检测波长。对样品测定过程中发现个别厂家在相对保留时间约 5.8 处仍有一杂质峰，经试验证实为去氧氟尿苷的合成起始物：去氧氟尿苷氢化物。故将记录色谱图时间定为主峰保留时间的 7 倍。检测限为 0.5ng，可检出样品中相当于 0.0025%水平的杂质有关物质典型色谱图见图 1～图 6。

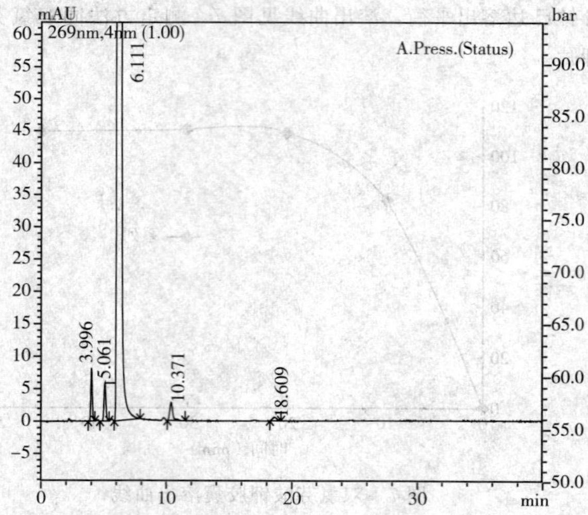

图 1　有关物质样品色谱图

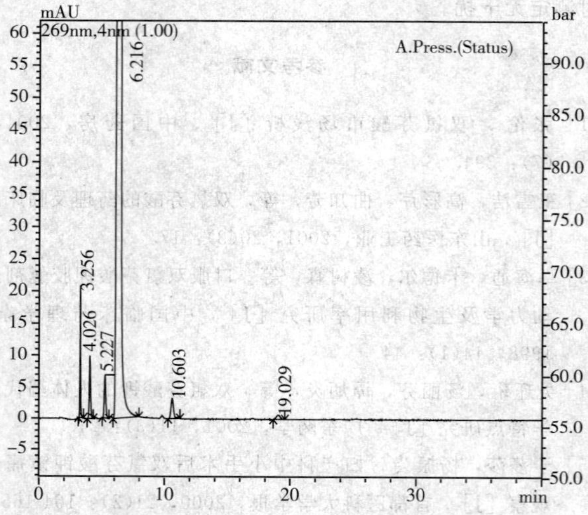

图 2　样品酸破坏色谱图(1mol/L 盐酸溶液 5ml 破坏 2 小时)

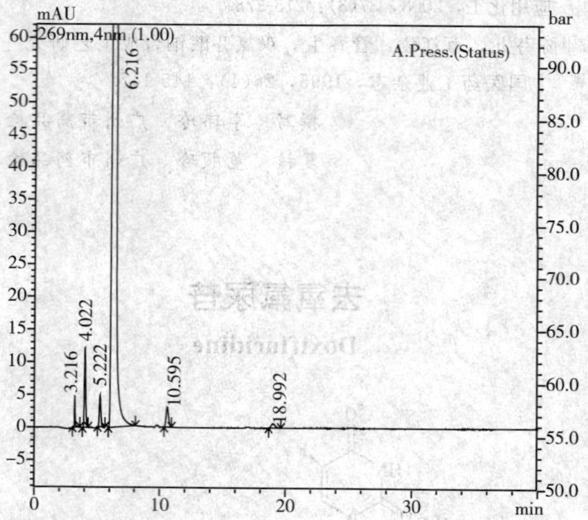

图 3　样品碱破坏色谱图

(1mol/L 氢氧化钠溶液 5ml 破坏 2 小时)

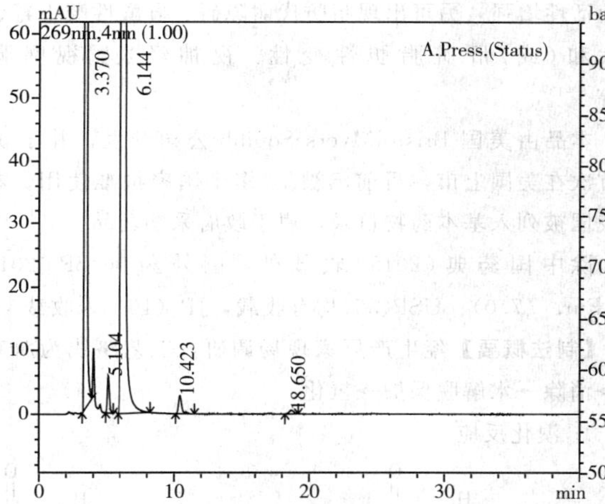

图 4　样品氧化破坏色谱图(30%过氧化氢溶液 5ml 破坏 2 小时)(其中 RT 3.370 峰为 H_2O_2)

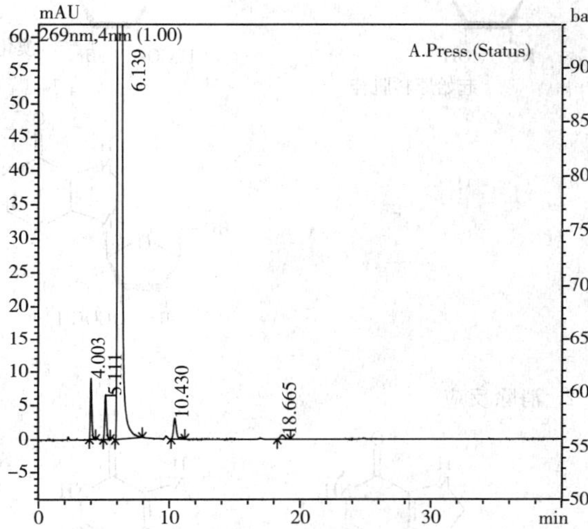

图 5　样品光破坏色谱图(日光照 4 小时)

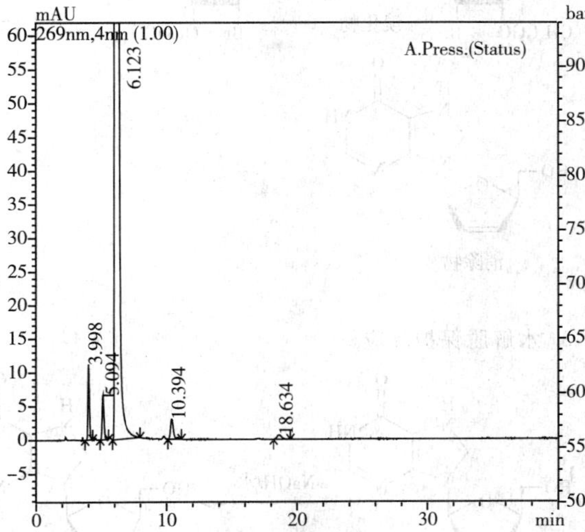

图 6　样品热破坏色谱图(60℃水浴加热 3 小时)

干燥失重　本品为无水物，中国药典(2015)规定在 105℃干燥至恒重，减失重量不得过 0.5%，JP(16)规定在 105℃干燥 4 小时，减失重量不得过 0.5%。

炽灼残渣　中国药典(2015)与 JP(16)限度一致，均不得过 0.1%。

重金属　中国药典(2015)与 JP(16)限度一致，均不得过百万分之二十。

氯化物　中国药典(2015)与 JP(16)限度一致，均不得过 0.035%。

【含量测定】采用高效液相色谱法。

以外标法定量，去氧氟尿苷在 10.31～154.65μg/ml 浓度范围内，浓度与峰面积线性关系良好，线性方程为 A＝42.115C－4.6911，r＝1.0000(n＝7). 重复性试验 RSD 为 0.31%(n＝6)。供试品溶液在室温放置 24 小时基本稳定。

JP(16)采用容量法，用 0.1 mol/L 四甲基氢氧化铵滴定。

【制剂】中国药典(2015)收载了去氧氟尿苷片、去氧氟尿苷分散片与去氧氟尿苷胶囊，JP(16)中收载了去氧氟尿苷胶囊，BP(2013)、Ph. Eur. (7.0)、USP(37)均未收载制剂品种。

(1)去氧氟尿苷片 (Doxifluridine Tablets)

本品为白色或类白色片，规格为 0.2g。国内各企业的处方中，主要辅料有淀粉、硬脂酸镁、羟丙基纤维素等。

有关物质　与含量测定均采用高效液相色谱法，色谱条件与原料相同。

出度　采用中国药典(2015)通则第一法，以盐酸溶液(9→1000)900 ml 为溶出介质，转速为每分钟 50 转，取样时间 30 分钟，紫外法测定，限度为标示量的 80%。

(2)去氧氟尿苷分散片 (Dorifluridine Dispersibte Tablets)

本品为白色或类白色片，规格为 0.2g。

有关物质　与含量测定均采用高效液相色谱法，色谱条件与原料相同。辅料对主成分含量无干扰，方法回收率为 100.7%(n＝9)，RSD 为 0.50%。

溶出度　采用中国药典 2015 年版通则第一法，以盐酸溶液(9→1000)900 ml 为溶出介质，转速为每分钟 100 转，取样时间 15 分钟，紫外法测定，限度为标示量的 80%。

(3)去氧氟尿苷胶囊 (Doxifluridine Capsules)

本品内容物为白色或类白色颗粒或粉末，规格为 0.2g。国内各企业的处方中，主要辅料有硬脂酸镁、吐温 80、乙醇等。

有关物质　与含量测定均采用高效液相色谱法，色谱条件与原料相同。

溶出度　采用中国药典 (2015) 通则第一法，以盐酸溶液(9→1000)1000 ml 为溶出介质，转速为每分钟 100 转，取样时间 30 分钟，紫外法测定，限度为标示量的 80%。JP(16)采用桨法加沉降篮，以水 900 ml 为溶出介质，转速为每分钟 50 转，取样时间 30 分钟，紫外法测定，限度为标示量的 85%。

照中国药典方法，将国产样品与进口样品进行溶出曲线的比较(5、10、15、20、30、45、60 分钟)，结果如下图：

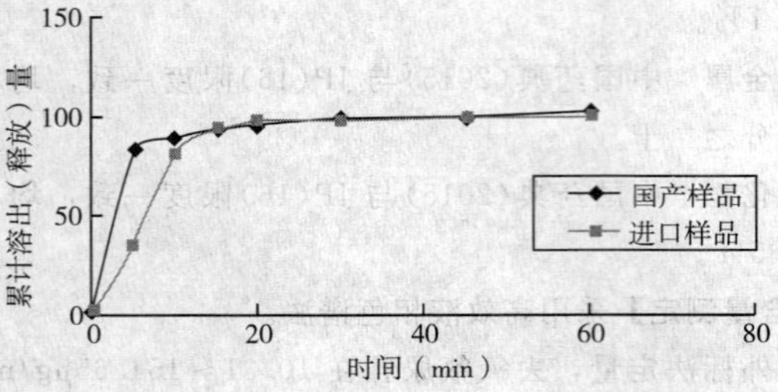

参考文献

[1] 王文见，李岚岚. 去氧氟尿苷的研究进展. 国外医学(肿瘤学分册)，2002，29(1)：25-28.

撰写　孙　道　谢升谷　浙江省食品药品检验研究院

复核　陈　悦　王　建　浙江省食品药品检验研究院

去羟肌苷

Didanosine

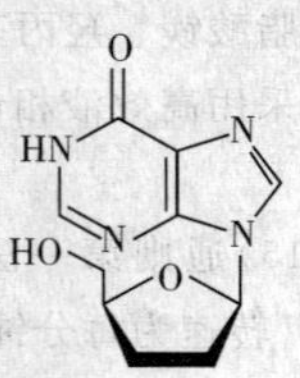

$C_{10}H_{12}N_4O_3$　236.23

化学名：9-(2,3-双脱氧-β-D-甘油基-吡喃戊糖基)-1,9-双氢-6*H*-嘌呤-6-酮-2,3- 双脱氧肌苷

9-(2,3-dideoxy-β-D-glycero-pentofuranosyl)-1,9-dihydro-6H-purin-6-one;

英文名：Didanosinum(INN Latin); Didanosine(INN English)

CAS 号：69655-05-6

本品为抗病毒药，属于核苷类逆转录酶抑制剂。适用于成人或 6 个月以上感染 HIV 较严重的儿童，应与其他抗 HIV 药物连用。本品在细胞内通过细胞代谢酶转化成有抗病毒活性的代谢产物 5′-三磷酸双脱氧腺苷(ddATP)，ddATP 通过与天然底物—5′-三磷酸脱氧腺苷(dATP)竞争性抑制 HIV-Ⅰ逆转录酶活性，并掺入病毒 DNA，终止病毒 DNA 链的延伸[1~7]。本品口服吸收迅速，t_{max} 为 0.25～1.50 小时，在 50～400mg 范围内，血药浓度与剂量呈正比，血浆蛋白结合率低(< 5%)，不易通过血脑屏障。食物对本品的吸收有影响，进餐时服药比进餐后 2 小时服药的 C_{max} 及 AUC 低 55%。本品不良反应有：约 34% 的治疗患者在正常推荐剂量或低于推荐剂量情况下，出现周围神经痛，有神经痛或神经毒性药物治疗史的患者发生率较高；约有 9% 的用药患者在推荐剂量或低于推荐剂量时发生胰腺炎；此外约 1/3 用药患者有头痛或腹泻；20%～25% 患者出现恶心、呕吐、腹痛、失眠、药物疹、瘙痒等；10%～20% 患者可出现抑郁、便秘、口炎、味觉障碍、肌痛、关节炎和(或)药物代谢酶活性增强，另可出现脂肪代谢障碍、乳酸性酸中毒、肝肿大和（或）肝脏脂肪性变性、视神经炎、视网膜病变等[8~13]。

本品由美国 BristolMyers Squibb 公司开发，并于 1991 年首次在美国上市，目前已被 70 多个国家批准使用。本品在我国被列入基本药物目录，属于政府采购药品。

除中国药典（2015）收载外，国外药典 BP（2013）、Ph. Eur.（7.0）、USP(36)均有收载，JP（16）未收载。

【制法概要】经生产厂家现场调研，工艺路线为肌苷溴化→消除→水解脱保护→氢化。

1. 溴化反应

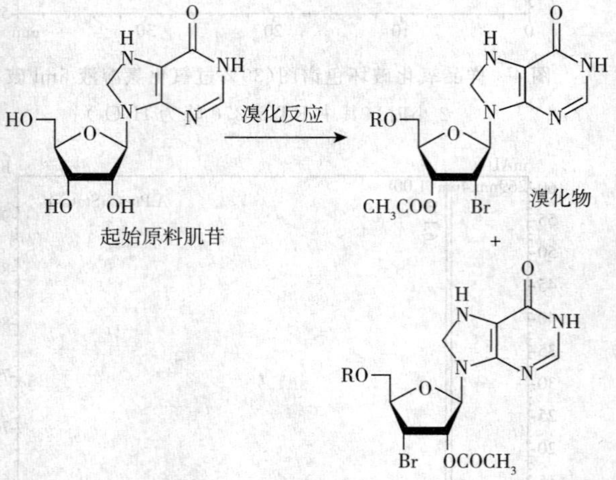

2. 消除反应

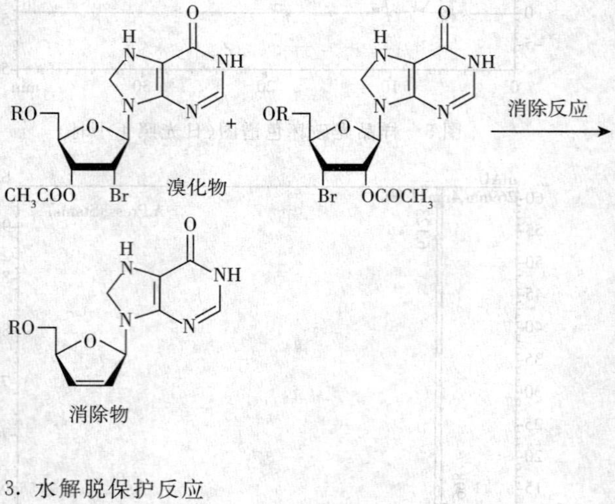

3. 水解脱保护反应

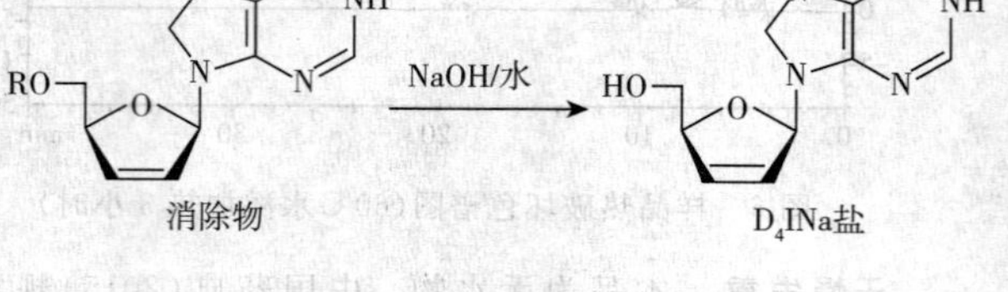

4. 氢化反应

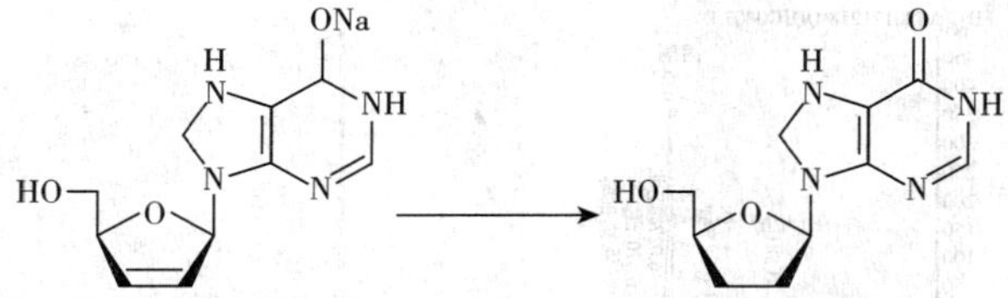

D_4INa盐　　　　　　　去羟肌苷

【性状】溶解度　中国药典(2015)性状项下规定本品的溶解度为在水中略溶，在甲醇中微溶，在乙醇中几乎不溶。在0.1mol/L氢氧化钠溶液中溶解。BP(2013)及Ph. Eur.(7.0)中规定在水中难溶，在甲醇及95%乙醇中微溶。国内样品经检验，在水中略溶，在甲醇中微溶，在乙醇中几乎不溶。在0.1mol/L氢氧化钠溶液中溶解。在0.1mol/L盐酸中溶解后，放置10分钟后溶液呈白色浑浊状。

比旋度　本品10mg/ml水溶液的比旋度为-24°至-28°，USP(36)的规定同中国药典，BP(2013)及Ph. Eur.(7.0)在相同条件下规定比旋度为-24.2°至-28.2°。

【鉴别】(1)采用去羟肌苷肠溶胶囊和咀嚼片含量测定项下的方法，供试品溶液主峰的保留时间应与对照品溶液主峰的保留时间一致。

(2)本品的红外光吸收图谱应与对照的图谱(光谱集1294)一致，本品的红外光吸收图谱显示的主要特征吸收如下。

波数(cm^{-1})	归属
3650～3200	羟基　ν_{O-H}
1705	羰基　$\nu_{C=H}$
1600，1503，1420	苯环　$\nu_{C=C}$
1551	胺　δ_{N-H}

【检查】有关物质　采用高效液相色谱法进行检查。

国家药品标准WS_1-(X-007)-2008Z有关物质检测中，规定的特殊杂质为次黄嘌呤，BP(2013)和USP(36)规定的特殊杂质有6个，分别为杂质Ⅰ(次黄嘌呤)、杂质Ⅱ(肌苷)、杂质Ⅲ(2′-去氧肌苷)、杂质Ⅳ(3′-去氧肌苷)、杂质Ⅴ(2′，3′-脱水肌苷)和杂质Ⅵ(2′，3′-二去氧-2′，3′二去氢肌苷)。我国的原料经检验，检出杂质Ⅰ～杂质Ⅴ。参考合成工艺及破坏试验后的液相色谱结果，推测杂质Ⅰ为去羟肌苷降解产物，杂质Ⅱ为合成去羟肌苷的起始原料，杂质Ⅲ、杂质Ⅳ、杂质Ⅴ和杂质Ⅵ为合成过程中产生的杂质。

国家药品标准WS_1-(X-007)-2008Z、BP(2013)和USP(36)中有关物质的检测方法均为高效液相色谱法，使用十八烷基硅烷键合硅胶柱，但流动相不同。WS_1-(X-007)-2008Z以乙腈-水(6∶94)为流动相；检测波长249nm。BP(2013)以0.01mol/L醋酸铵溶液-乙腈(19∶1)为流动相A，0.01mol/L醋酸铵溶液-乙腈(3∶1)为流动相B，梯度洗脱；检测波长为254nm。USP(36)以0.386%醋酸铵缓冲液(用氨溶液调节pH值至8.0)-甲醇(92∶8)为流动相A，0.386%醋酸铵缓冲液-甲醇(70∶30)为流动相B，梯度洗脱；检测波长254nm。在试验过程中发现，WS_1-(X-007)-2008Z采用的色谱系统，6种已知杂质的分离度差，无法满足检验要求。按照BP(2013)色谱条件检验，杂质Ⅲ、Ⅳ、Ⅴ之间的分离度较差(R<1.2)，且杂质出峰顺序与标准规定相反。按照USP(36)色谱条件检验，杂质次黄嘌呤出峰过快(保留时间<3min)，溶剂峰干扰其测定。

中国药典(2015)建立了新的HPLC系统进行有关物质检查，以醋酸铵溶液(取醋酸铵3.86g，加水1000ml溶解，加氨溶液调节pH值至8.0)为流动相A；以乙腈-甲醇(50∶50)为流动相B；按表1进行梯度洗脱；检测波长为254nm。同时为保证各杂质峰与主峰相对保留时间固定，规定控制主峰的保留时间为12～15分钟。结果表明，采用新的色谱系统，各杂质分离度良好，检出的杂质多。去羟肌苷破坏试验色谱图见图1，系统适用性图谱见图2，有关物质典型色谱图见图3。

表1　梯度洗脱表

时间(分钟)	流动相A(%)	流动相B(%)
0	92	8
15	92	8
30	70	30
45	70	30
50	92	8
60	92	8

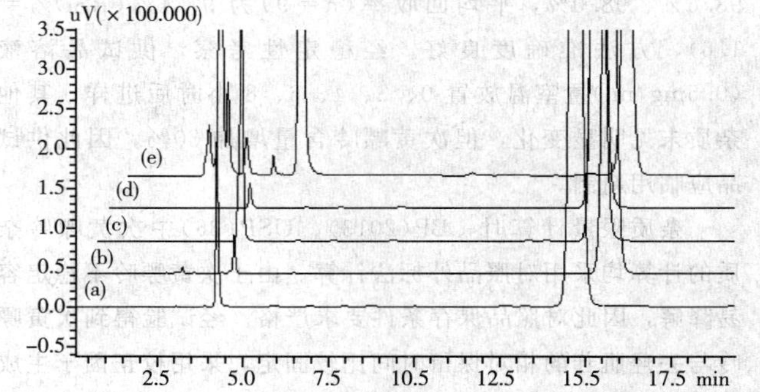

图1　去羟肌苷破坏试验色谱图

a. 碱破坏样品；b. 高温破坏样品；c. 酸破坏样品；d. 光照破坏样品；e. 氧化破坏样品

色谱柱：InertSurstain C18(250mm×4.6mm，5μm)

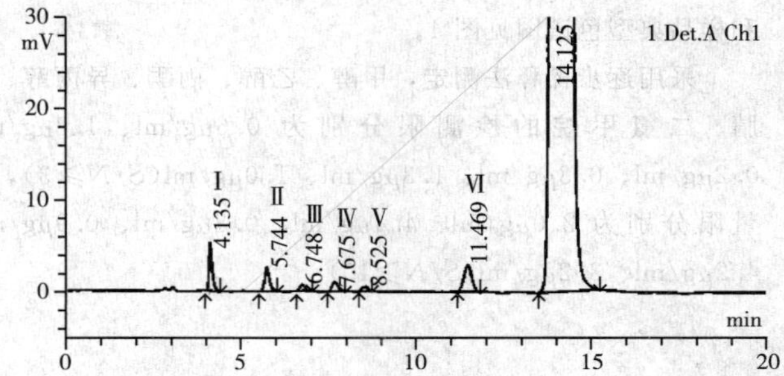

图2　系统适用性色谱图

Ⅰ. 次黄嘌呤；Ⅱ. 肌苷；Ⅲ. 2′-去氧肌苷；Ⅳ. 3′-去氧肌苷；Ⅴ. 2′，3′-脱水肌苷；Ⅵ. 2′，3′-二去氧-2′，3′-二去氢肌苷

色谱柱：InertSurstain C18(250mm×4.6mm，5μm)

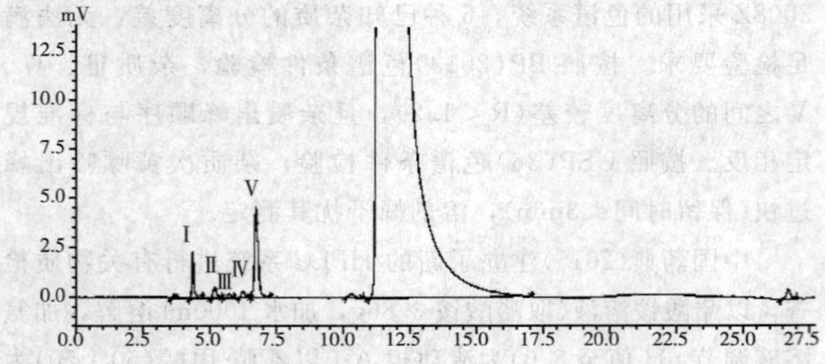

图 3　去羟肌苷供试品溶液色谱图

Ⅰ. 次黄嘌呤；Ⅱ. 肌苷；Ⅲ. 2′-去氧肌苷；

Ⅳ. 3′-去氧肌苷；Ⅴ. 2′, 3′-脱水肌苷

色谱柱：InertSurstain C_{18}(250mm×4.6mm，5μm)

使用三种品牌色谱柱：Agilent Extend C18(250mm×4.6mm，5μm)、InertSustain C18(250mm×4.6mm，5μm)、Sepax GP-C18(250mm×4.6mm，5μm)分别在岛津 LC-2010C 和安捷伦 1260 液相色谱仪上进行耐用性试验，结果良好。

杂质次黄嘌呤在 0.1～10μg/ml 范围内呈良好的线性关系($A=87908C+3707.9$，$r=0.9999$)。按加校正因子的主成分自身对照法计算加样回收率，低(0.25%)、中(0.5%)、高(1.0%)不同浓度次黄嘌呤的加样回收率分别为 95.6%、98.6%、98.0%，平均回收率(n＝9)为 97.4%(RSD%＝1.6)，方法准确度良好。经稳定性考察，供试品溶液(0.5mg/ml)置室温放置 0、2、4、6、8 小时后进样，其他杂质未见明显变化，但次黄嘌呤含量增加 30%，因此供试品应临用新制。

杂质限量计算时，BP(2013)、USP(36)中次黄嘌呤杂质的计算均采用对照品外标法计算。由于次黄嘌呤不稳定容易降解，因此对照品保存条件要求严格。经试验得到次黄嘌呤与去羟肌苷的相对保留时间比较固定，采用校正因子主成分自身对照法计算次黄嘌呤的含量，其他杂质的测定采用不加校正因子的主成分自身对照法。

残留溶剂　对生产工艺中使用的溶剂，采用气相色谱法检查残留。用 6%氰丙基苯基-94%二甲基聚硅氧烷为固定液的弹性石英毛细管柱，FID 检测器；顶空进样。混合对照品和样品典型色谱图见图 4。

采用逐步稀释法测定，甲醇、乙醇、丙酮、异丙醇、乙腈、二氯甲烷的检测限分别为 0.6μg/ml、1.3μg/ml、0.2μg/ml、0.3μg/ml、1.3μg/ml、1.0μg/ml($S/N\geqslant3$)，定量限分别为 2.0μg/ml、4.4μg/ml、0.8μg/ml、0.9μg/ml、4.2μg/ml、3.2μg/ml($S/N\geqslant10$)

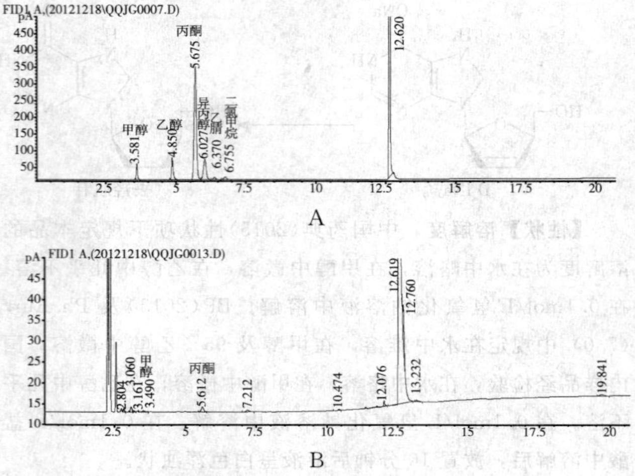

图 4　气相色谱图

A. 甲醇、乙醇、丙酮、异丙醇、乙腈和二氯甲烷混合对照品气相色谱图　B. 样品气相色谱图

干燥失重　热重分析及差热分析表明(图 5)，本品不含结晶水和吸附水。本品在甲醇中微溶，采用费休氏水分测定法，需先在甲醇中充分搅拌溶解 8 分钟左右，才能测得较稳定的水分值。因此中国药典(2015)将水分修订为干燥失重，规定在 105℃干燥至恒重，减失重量不得过 0.5%。USP(36)、BP(2013)及 Ph. Eur.（7.0）规定不得过 2.0%。

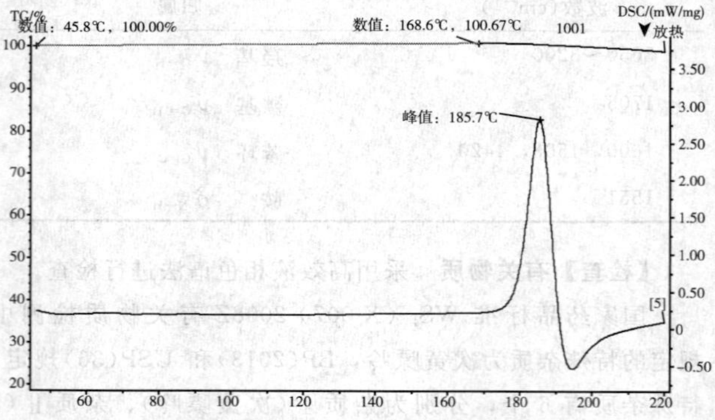

图 5　去羟肌苷 TG 和 DSC 图

【含量测定】采用容量分析非水滴定法。

国家药品标准 WS_1-(X-007)-2008Z 和 USP(36)中，去羟肌苷含量测定采用高效液相色谱法，BP(2013)及 Ph. Eur.（7.0）采用非水滴定。根据我国《化学药物质量标准建立的规范化过程》，原料药的纯度高，限度要求严格，如果杂质可严格控制，含量测定可注重方法的准确性，一般首选容量分析方法，因此，中国药典(2015)修订含量测定方法为非水滴定。

去羟肌苷化学结构为嘌呤化合物，属于极弱碱。BP(2013)及 Ph. Eur.（7.0）中去羟肌苷含量测定选用 50ml 冰醋酸作为溶剂，采用电位滴定法指示终点，反应原理如下。

$$HClO_4 + CH_3COOH \longrightarrow CH_3COOH_2^+ + ClO_4^-$$

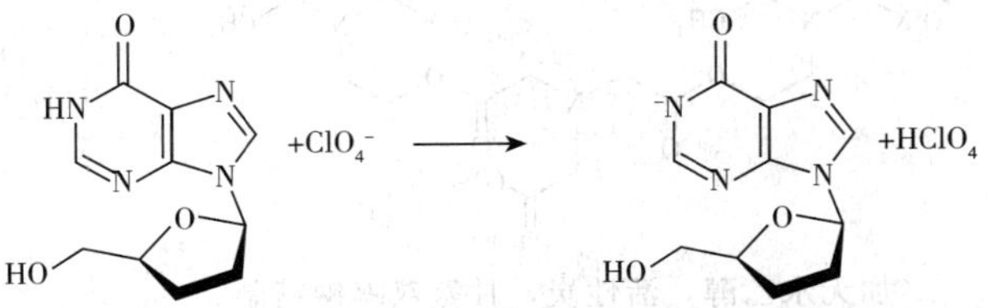

实验中发现，冰醋酸作为溶剂滴定已有滴定突跃，但国内冰醋酸的质量对滴定突跃有很大影响，甚至导致电位法不能判断出滴定终点，溶剂中如加入醋酐，随着醋酐用量增加，滴定突跃范围增大。因此标准规定，选用冰醋酸作为滴定介质，如滴定终点不明显，可适当加入醋酐进行滴定，以加大滴定突跃。

参考2005年《欧洲药典质量标准起草技术指南》(第4版)[14]中有关容量滴定法验证的技术要求，对建立的容量滴定法进行了方法学验证。结果表明，在滴定液消耗体积2～10ml范围内，滴定体积与样品量线性关系良好，滴定的成比例系统误差（Proportional Systematic Error）、额外系统误差（Additional Systematic Error）和精密度（Statistical Error）均符合要求，确认滴定方法可行。

【制剂】中国药典(2015)收载了去羟肌苷肠溶胶囊和去羟肌苷咀嚼片，USP(36)收载去羟肌苷缓释胶囊、Ph. Eur.(7.0）和BP(2013)均未收载制剂品种。

(1)去羟肌苷肠溶胶囊(Didanosine Enteric-coated Capsules)

本品为普通胶囊，内容物为白色或类白色包衣肠溶小丸或颗粒，规格为0.1g。国内企业处方中，主要辅料有乳糖、预胶化淀粉、碳酸钙和羟丙甲纤维素等。

含量测定　制剂采用高效液相色谱法测定含量。以外标法定量，去羟肌苷在0.2423～48.45 μg/ml浓度范围内与其峰面积呈线性关系，线性方程为 $A=52965C+6408.9$，$r=0.9992(n=5)$。定量限为5ng。重复性试验RSD为0.29%(n=6)。供试品溶液在室温放置8小时基本稳定。

(2)去羟肌苷咀嚼片(Didanosine Chewable Tablets)

本品为类白色片，规格为25mg和100mg。国内各企业处方中，主要辅料有氢氧化镁、碳酸钙、蔗糖、羟丙甲纤维素、矫味剂等。

含量均匀度　中国药典(2015)通则0941规定，每片标示量不大于25mg或主药含量不大于每片重量的25%者应检查含量均匀度。本品有100mg和25mg两种规格，因此对25mg规格的样品进行含量均匀度检查，对100mg规格的样品按照片剂通则的要求检查重量差异。

撰写　连　莹　杜明苹　河南省食品药品检验所

复核　仲　平　　　　河南省食品药品检验所

参考文献

[1] 赵红卫，秦玉花，张伟，等．进口去羟肌苷肠溶胶囊在中国健康男青年体内药物动力学研究［J］．中华实用诊断与治疗杂志，2010，24 (1)：16

[2] 徐先彬，李扬，刘蕾，等．RP-HPLC法测定人血浆中去羟肌苷的浓度［J］．药物分析杂志，2006，26 (4)：491

[3] 卢云雯，陈芬儿．去羟肌苷的化学合成路线图解［J］．中国医药工业杂志，2002，33(6)：310

[4] 杨蓓，郁颖佳，陶芸莺，等．国产去羟肌苷散剂与进口去羟肌苷片剂的人体生物等效性［J］．中国新药与临床杂志，2005，24 (9)：701

[5] 靳凤丹，陈笑艳，于河舟，等．血浆中去羟肌苷测定与制剂生物等效性评价［J］．中国药学杂志，2006，41 (13)：1016

[6] 官常荣，何平，徐戎，等．国产与进口去羟肌苷分散片在健康人体的生物等效性［J］．中国临床药理学杂志，2007，23 (5)：336

[7] Perry CM，Noble S. Didanosine：an updated review of its use in HIV［J］．Drugs，1999，58 (6)：1099

[8] 连莹，仲平．容量滴定法测定去羟肌苷含量的分析方法与认可［J］．药物分析杂志，2015，35 (6)：1110

[9] 杜明苹，张军霞，秦志国，等．RP-HPLC法测定去羟肌苷肠溶胶囊有关物质及含量［J］．药物分析杂志，2016，36 (2)：346

[10] de Oliveira AM，Löwen TC，Cabralm LM，et al. Development and Validation of a HPLC-UV Method for the Determination in Didanosine Tablets［J］．J Pharm Biomed Anal，2005，38：751

[11] 刘蕾，徐先彬，李杨，等．HPLC-MS/MS同时测定人血浆中4种抗HIV感染药物的浓度［J］．药物分析杂志，2007，27 (5)：681

[12] MallampatiS，Leonard S，De VulderS，et al. Method development and validation for the analysis of didanosine using micellar electrokinetic capillary chromatography［J］．Electrophoresis，2005，26 (21)：4097

[13] SangshettiJaiprakash N.，Kulkarni Parag A，ShindeDevanand B. Spectrophotometric determination of didanosine in bulk and tablet formulation［J］．Trends in Applied Sci Res，2007，2 (1)：71

[14] European Directorate for the Quality of Medicines. Technical Guide for the Elaboration of Monographs 4th［S］．2005：65

甘氨双唑钠

Glycididazole Sodium

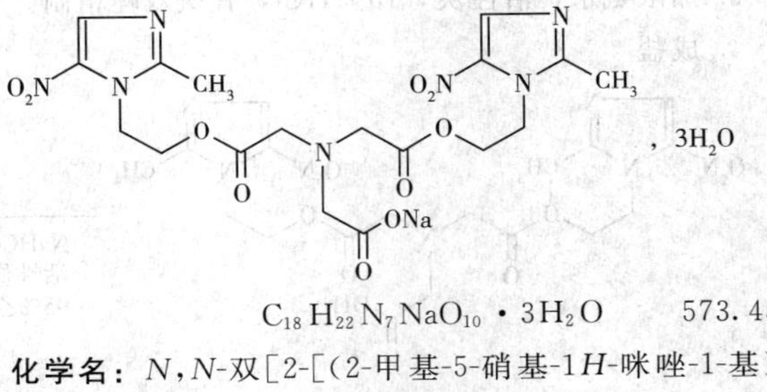

$C_{18}H_{22}N_7NaO_{10} \cdot 3H_2O$　　573.45

化学名： *N*,*N*-双[2-[(2-甲基-5-硝基-1*H*-咪唑-1-基)乙氧基]-2-氧代-乙基]甘氨酸钠三水合物

N,*N*-bis[2-[(2-methyl-5-nitro-1*H*-imidazol-1-yl)ethoxyl]-2-oxo-ethyl] glycinate sodium, trihydrate

英文名： Glycididazole Sodium

CAS 号：［173357-17-0］

本品为肿瘤放疗的增敏剂，属于硝基咪唑类化合物，可将射线对肿瘤乏氧细胞 DNA 的损伤固定，抑制其 DNA 损伤的修复，从而提高肿瘤乏氧细胞对辐射的敏感性。

人静脉滴注甘氨双唑钠后，原型药在注药后即刻达到高峰，随后迅速下降，4 小时后一般已测不出原药。给药后1～3小时其代谢产物甲硝唑达峰值，24～48 小时已测不出代谢产物。给药剂量为 800mg/m² 的 C_{max} 为：36.54±9.62μg/ml，$t_{1/2\beta}$ 为：(0.9956±0.5) 小时，AUC 为：(25.3780±7.1) μg·h/ml。给药后 4 小时内可由尿中排出总药量的 53.1%～77.5%。甘氨双唑钠平均蛋白结合率为 14.2%±2.2%[1]。

本品为原第二军医大学郑秀龙教授领导的课题组于1983 年研制的肿瘤定位辐射增敏剂[2]。2002 年广州莱泰制药获得一类新药证书和生产批文，独家生产上市，商品名希美纳。除中国药典(2015)收载外，USP(36)、BP(2013)、Ph. Eur.(7.0)、JP(16)均未收载。

【制法概要】合成工艺包括甘氨双唑的制备一成酐酯化反应，甘氨双唑精制，甘氨双唑钠的制备一成盐反应和甘氨双唑钠的精制。

1. 成酐

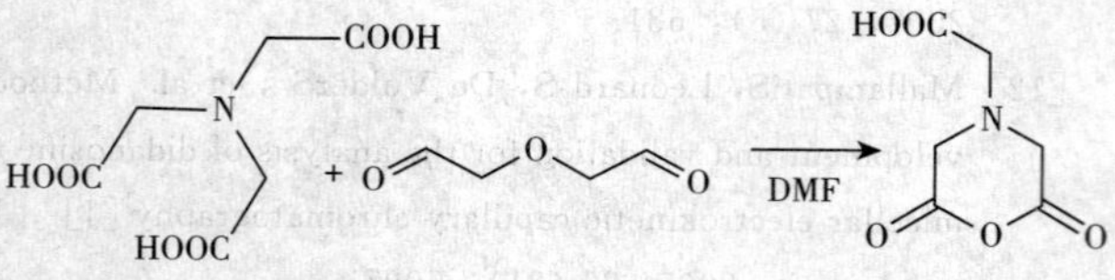

2. 成酯

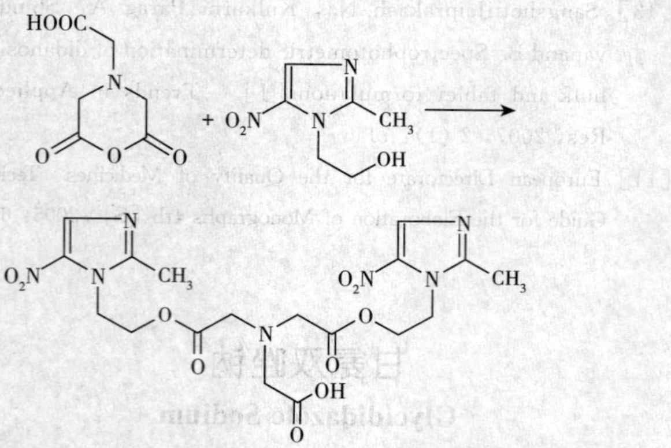

3. 加浓氨水，活性炭，15%HCl，甘氨双唑精制。

4. 成盐

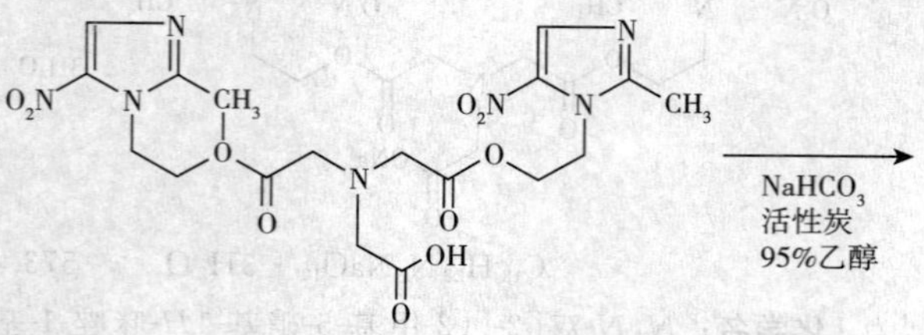

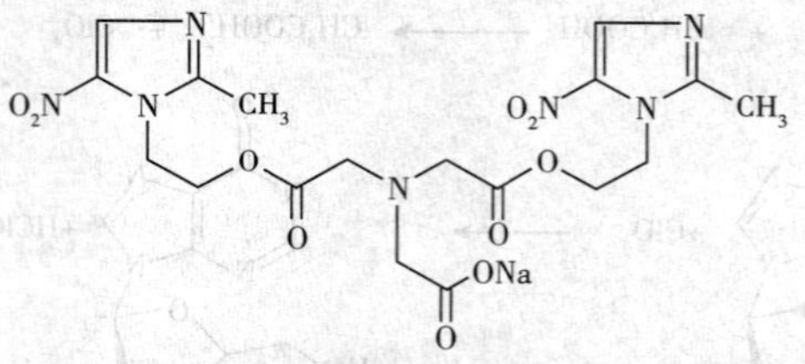

5. 加无水乙醇，活性炭，甘氨双唑钠精制。

【鉴别】(1)采用含量测定项下的色谱图，供试品溶液主峰的保留时间应与对照品溶液主峰的保留时间一致。

(2)本品的水溶液在 (319±2) nm 的波长处有最大吸收(图 1)。

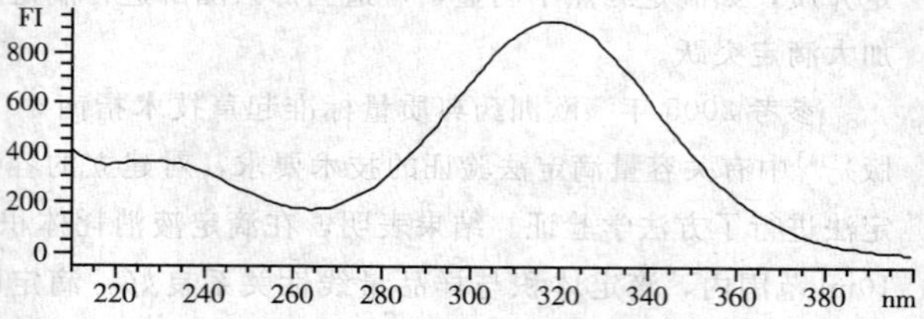

图 1　甘氨双唑钠紫外吸收图谱

(3)本品的红外光吸收图谱应与对照的图谱（光谱集 1129 图）一致，本品的红外光吸收图谱显示的主要特征吸收如下[3]。

波数(cm⁻¹)	归属	
3350	羧酸钠盐，水	ν_{O-H}
1755，1735	羰基	$\nu_{C=O}$
1536	硝基	ν_{-NO_2}
1484，1470	芳杂环	$\nu_{C=C}$，$\nu_{C=N}$

(4)本品为钠盐，故其水溶液显钠盐的鉴别反应。

【检查】有关物质 避光操作。采用高效液相色谱法进行检查。

甲硝唑既是甘氨双唑钠的合成中间体，又是它的降解产物。甘氨双唑钠对酸、碱、光照和氧化剂均不稳定。在甘氨双唑钠供试液稳定性试验中发现，降解产物甲硝唑峰面积逐渐增大，2.5 小时 RSD 为 13.3%，故规定供试品需“临用新制”，其典型有关物质图谱见图 2。王志蓓[4]等利用质谱技术，采用电喷雾离子源对杂质 A 进行了对比分析，确定了未知成分的结构，提示该未知成分可能为甘氨双唑钠的醇解产物，即氨三乙酸乙醇甲硝唑双酯或氨三乙酸乙醇甲硝唑双酯钠，后者在酸性条件下可能转化为前者。杂质 B 结构见图 3，三批 36 个月稳定性数据显示，杂质 B 含量分别为 0.04%～0.44%之间。

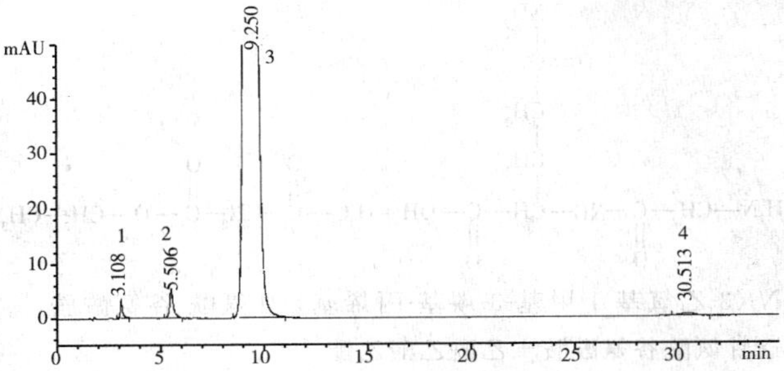

图 2　甘氨双唑钠有关物质典型色谱图

1. 甲硝唑；2. 杂质 A；3. 甘氨双唑钠；4. 杂质 B

(色谱柱 Agilent ZORBAX Eclipse XDB C18，4.6mm×150mm，5μm)

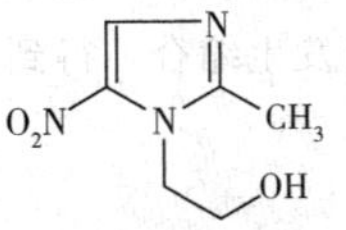

甲硝唑

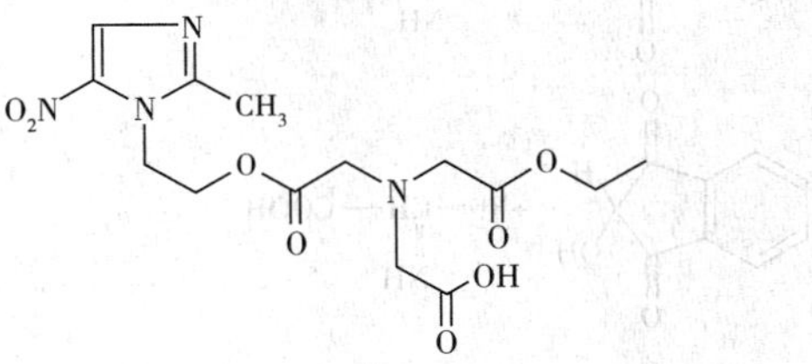

杂质 A

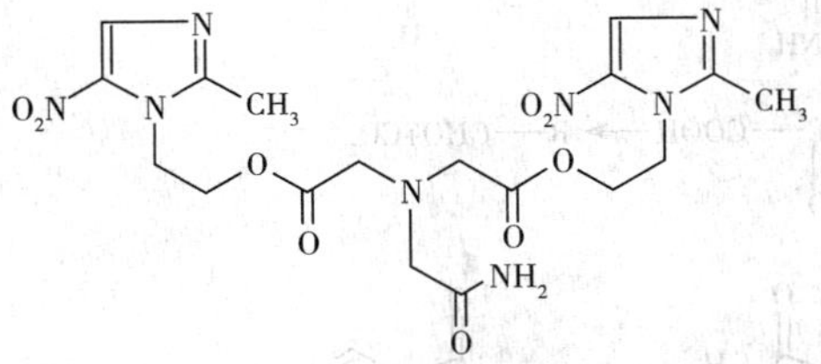

杂质 B

图 3　杂质结构式

残留溶剂　根据化学药物研究技术指导原则的要求，合成工艺中用到的二类及以上溶剂和精制过程中使用的三类溶剂要进行残留溶剂检测。确定本品检查残留溶剂 *N*，*N*-二甲基甲酰胺和乙醇，经考察，3 批样品均未检出 *N*，*N*-二甲基甲酰胺。

氯化物　合成工艺中使用盐酸，故检查氯化物。

水分　本品 105℃ 干燥时有融化、变黄、粘连成片现象，且本品含结晶水，适用针对性强的费休氏法。

结晶性　本品为结晶或结晶性粉末，在偏光显微镜下观察，呈现双折射和消光位现象。

【含量测定】采用高效液相色谱法。以外标法定量，甘氨双唑钠在浓度 0～18.42 μg/ml 范围内与其峰面积呈线性关系，线性方程为 $Y=38.663X-10.4$，$r=0.9998$。

【制剂】除中国药典(2015)收载注射用甘氨双唑钠外，USP(36)、BP(2013)、Ph. Eur. (7.0)、JP(16)均未收载。

注射用甘氨双唑钠(Glycididazole Sodium for Injection)

国内各企业的处方中，主要辅料有甘露醇和碳酸氢钠，检查项下水分测定时由于处方中含有甘露醇和碳酸氢钠，在实验中发现样品未能完全溶解。

参考文献

[1] 梁雁．肿瘤放射治疗靶向增敏新药—希美钠(注射用甘氨双唑钠)［J］．中南药学，2007，5(3)：287～288.

[2] 姜微，李同斌．上海研制出肿瘤放疗化疗增效药物［J］．医学信息，1997，10(8)：4.

[3] 宁永成．有机波谱学谱图解析．3 版．北京：科学出版社，2010.

[4] 王志蓓，徐永珍，吴厚铭．甘氨双唑钠及其一个微量成分的质谱研究［J］．质谱学报，2001，21(3，4)：125～126.

撰写　罗淑青　宁波市药品检验所
复核　曹　琳　宁波市药品检验所

甘氨酰谷氨酰胺

Glycyl Glutamine

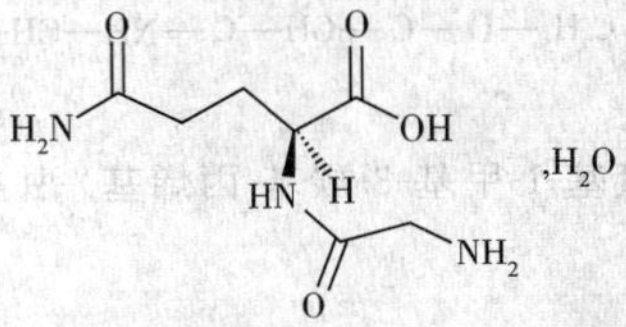

$C_7H_{13}N_3O_4 \cdot H_2O$　221.21

化学名：L-2-(氨基乙酰胺)-4-氨基-4-氧代-丁酸一水合物

L-2-(Amino acetamide)-4-amino-4-oxo-butanoic acid monohydrate

英文名：Glycyl-L-Glutamine

CAS 号：［13115-71-4］

本品为氨基酸类药。谷氨酰胺是机体免疫细胞和黏膜细胞等快速生长细胞的主要能源，但其化学稳定性差，在高温等条件下会降解产生焦谷氨酸和氨[1]。将谷氨酰胺修饰为二肽，即甘氨酰谷氨酰胺和丙氨酰谷氨酰胺，经静脉注射，在二肽酶作用下迅速分解释放出谷氨酰胺。据文献报道，甘氨酰谷氨酰胺在人体内半衰期为（7.79±0.58）分钟，消除率为（507±14）ml/min[2]。本品主要在人体肾脏内代谢[3]。

除中国药典(2015)收载外，USP(36)和 JP(16)均未收载。

【制法概要】国内企业未能提供其详细工艺情况，有文献报道甘氨酰谷氨酰胺的合成路线一般是以氯乙酰氯为起始原料，与谷氨酰胺酰胺化，产物在氨水中氨解得到甘氨酰谷氨酰胺[4]。同时我们收集到原研企业的生产工艺，其工艺是以甘氨酸为起始原料，采用乙酰乙酸乙酯对甘氨酸的 *N* 端进行保护得 *N*-(3-乙氧基-1-甲基-3-羰基-丙烯基)-甘氨酸钾盐，再与特戊酰氯反应得到混酐，然后与谷氨酰胺缩合得到 *N*-(3-乙氧基-1-甲基-3-羰基-丙烯基)-甘氨酰-谷氨酰胺钾盐，再通过盐酸对其脱保护，得到甘氨酰谷氨酰胺。

1. 国内企业提供的工艺情况

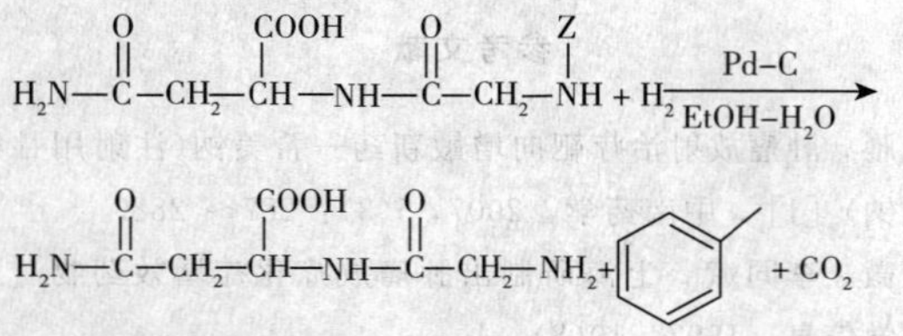

2. 进口企业提供的工艺情况

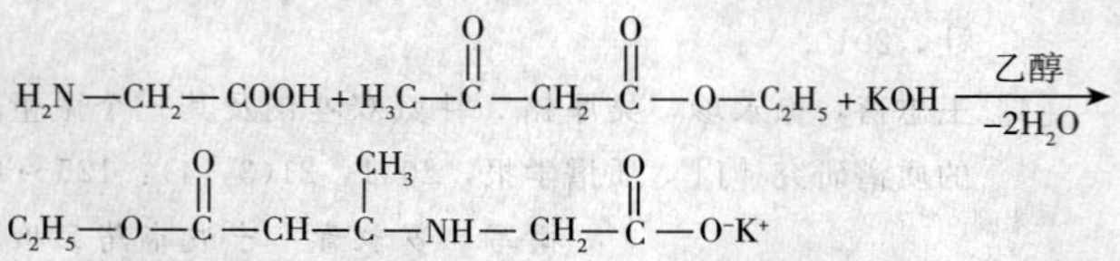

甘氨酸＋乙酰乙酸乙酯＋氢氧化钾→*N*-(3-乙氧基-1-甲基-3-羰基-丙烯基)-甘氨酸钾盐

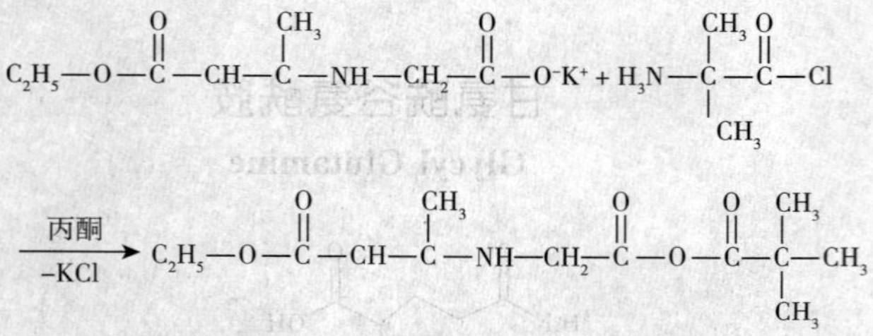

N-(3-乙氧基-1-甲基-3-羰基-丙烯基)-甘氨酸钾盐＋特戊酰氯→混酐

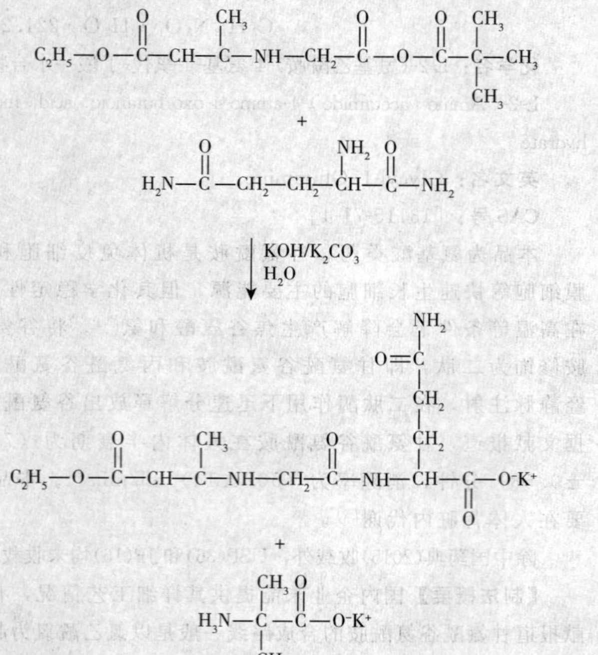

混酐＋谷氨酰胺→*N*-(3-乙氧基-1-甲基-3-羰基-丙烯基)-甘氨酰-谷氨酰胺钾盐＋特戊酸钾盐

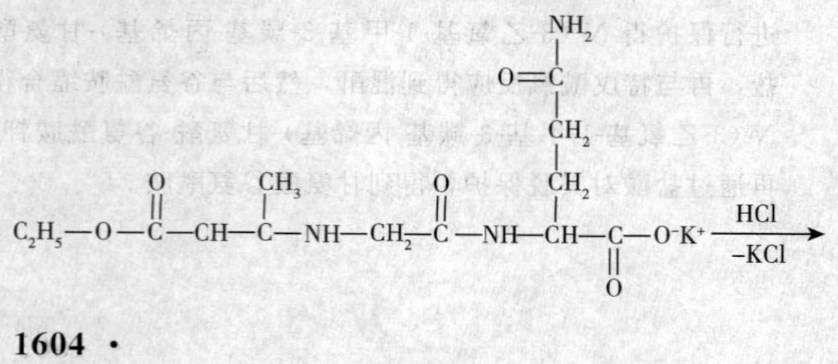

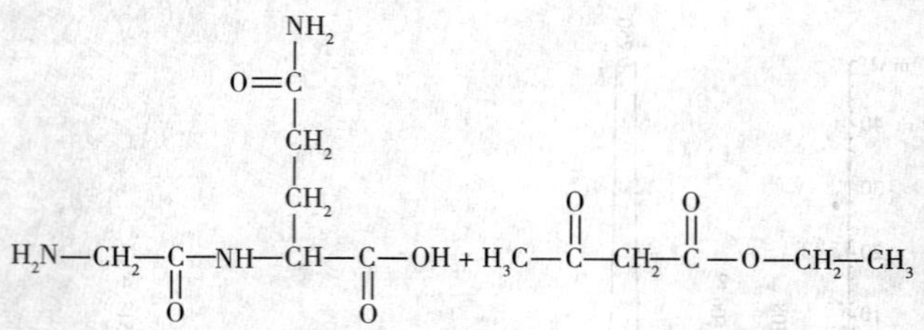

N-(3-乙氧基-1-甲基-3-羰基-丙烯基)-甘氨酰-谷氨酰胺钾盐→甘氨酰谷氨酰胺＋乙酰乙酸乙酯

【性状】比旋度 甘氨酰谷氨酰胺结构中的 α-碳原子是不对称碳原子，本品为单一异构体，故具有旋光性。

【鉴别】(1)化学反应 茚三酮是强的氧化剂，可以把 α-氨基酸氧化成亚氨基酸，随后水解产生氨，最后由被还原的茚三酮、氨和茚三酮之间发生缩合，得到蓝紫色化合物。

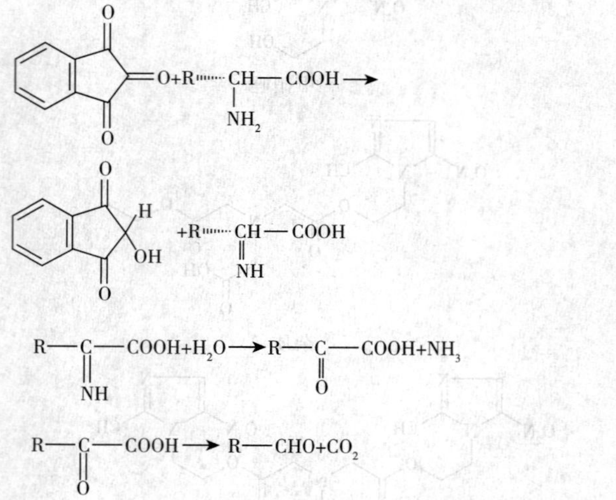

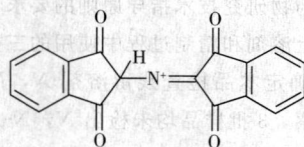

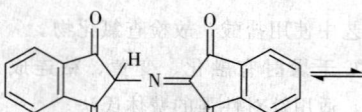

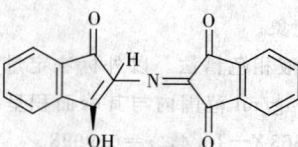

(2)化学反应 甘氨酰谷氨酰胺中的乙酰胺基团在氢氧化钠水溶液中发生水解反应，生成氨和氨基酸钠，加热后生成氨气，能使润湿的红色石蕊试纸变蓝色。

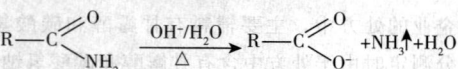

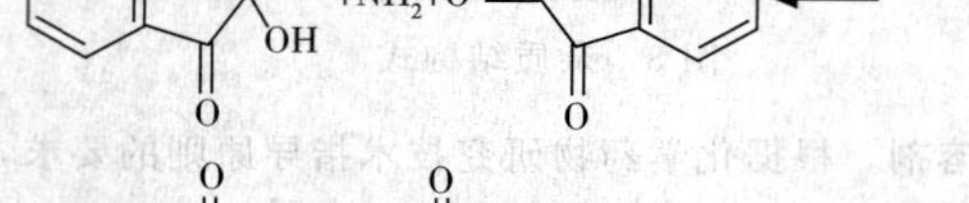

(3)红外光谱　本品的红外光吸收图谱应与对照品一致。对照品图谱见图 1。

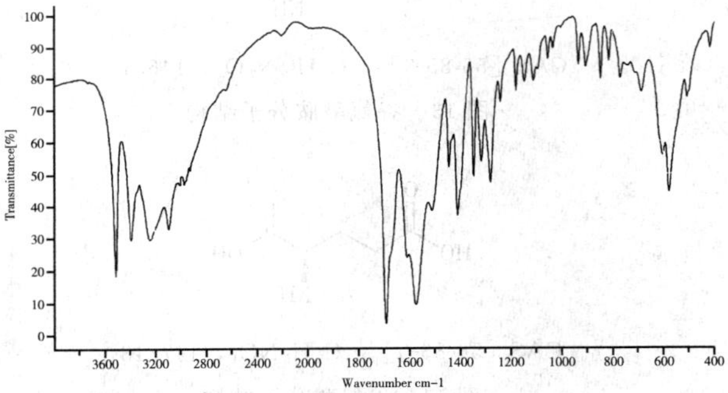

图 1　对照品红外光图谱

本品的红外光吸收图谱显示的主要特征吸收如下：

波数(cm^{-1})	归属
3500	羟基　ν_{O-H}
3400，3215	胺基　ν_{N-H}
1700	羰基　$\nu_{C=O}$
1630	羰基　$\nu_{C=O}$

【检查】溶液的透光率　430nm 为黄绿色的吸收波长，氨基酸在放置过程中会发生氧化，颜色逐渐变深，通过检查该波长处透光率可以控制甘氨酰谷氨酰胺的颜色。

铵盐　甘氨酰谷氨酰胺在放置过程中遇热分解产生铵，且甘氨酰谷氨酰胺在溶液加热过程中也会产生铵。故采用在 60℃以下减压蒸馏，限度为 0.10%。

有关物质　甘氨酰谷氨酰胺在生产和贮存过程中会产生杂质Ⅰ[环-(甘氨酰-谷氨酰胺)]和杂质Ⅱ(L-焦谷氨酸)。已知杂质的分子结构见图 2、图 3。

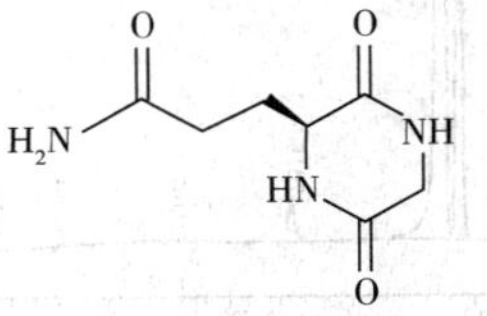

CAS［52662-00-7］　$C_7H_{11}N_3O_3$，185.12

图 2　环-(甘氨酰-谷氨酰胺)分子结构图

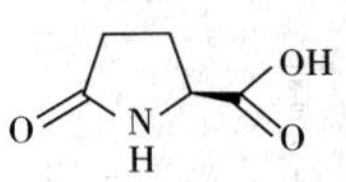

CAS［98-79-3］　$C_5H_7NO_3$，129.11

图 3　L-焦谷氨酸分子结构图

专属性试验结果表明，甘氨酰谷氨酰胺在碱破坏、高温破坏和氧化破坏条件下均可产生环-(甘氨酰-谷氨酰胺)和 L-焦谷氨酸，且氧化破坏条件下产生较多未知杂质，故选择其作为系统适用性溶液。

以 0.05mol/L 磷酸二氢钠溶液(用磷酸调节 pH 值至 4.5)-乙腈(35∶65)为流动相，使用 Ultimate XB-NH_2(4.6mm×250mm，5μm)色谱柱，检测波长为 210nm。专属性试验色谱图与典型色谱图见图 4～图 11。

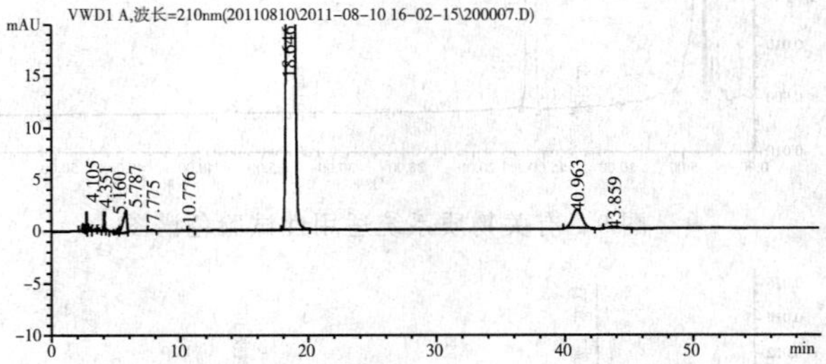

图 4　有关物质酸破坏试验色谱图

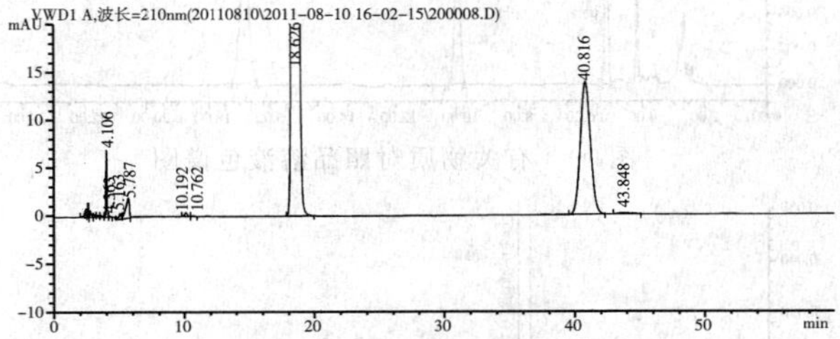

图 5　有关物质碱破坏试验色谱图

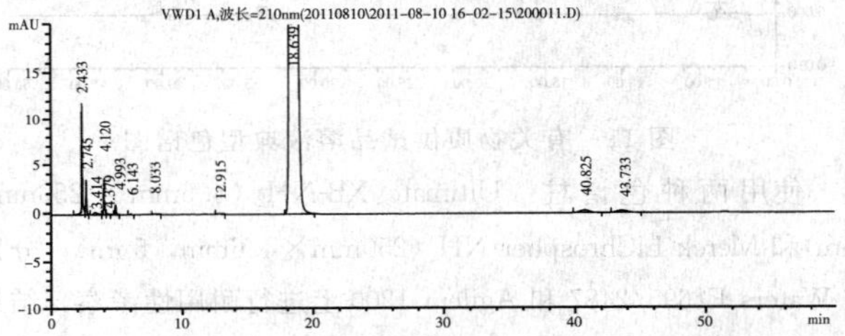

图 6　有关物质高温破坏试验色谱图

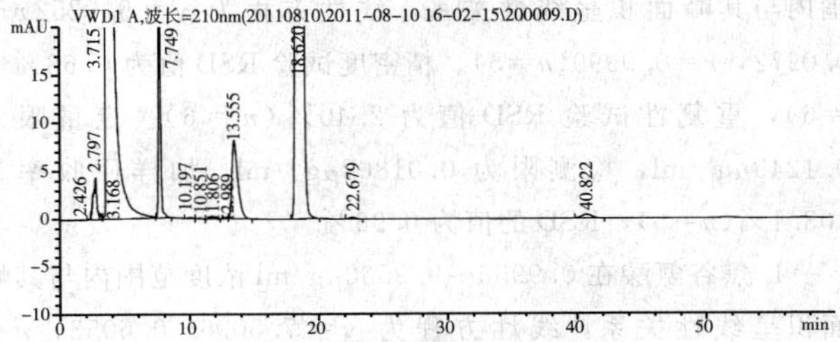

图 7　有关物质氧化破坏试验色谱图

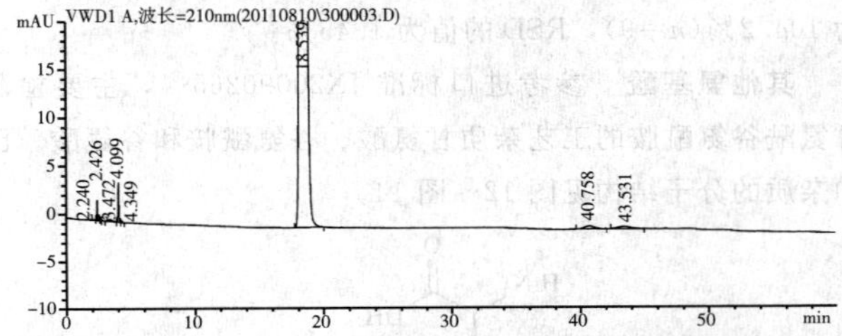

图 8　有关物质光破坏试验色谱图

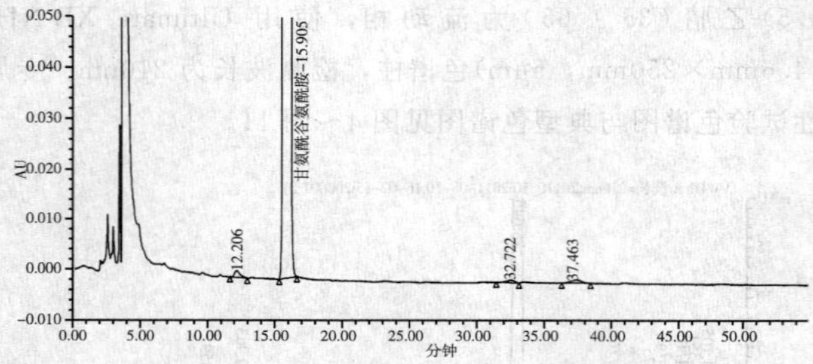

图 9　有关物质系统适用性试验色谱图

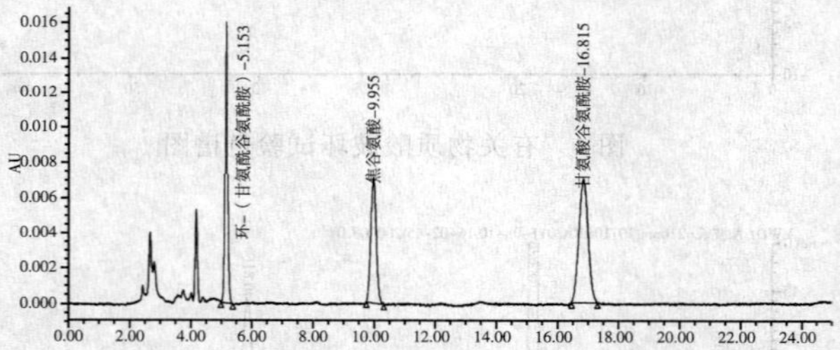

图 10　有关物质对照品溶液色谱图

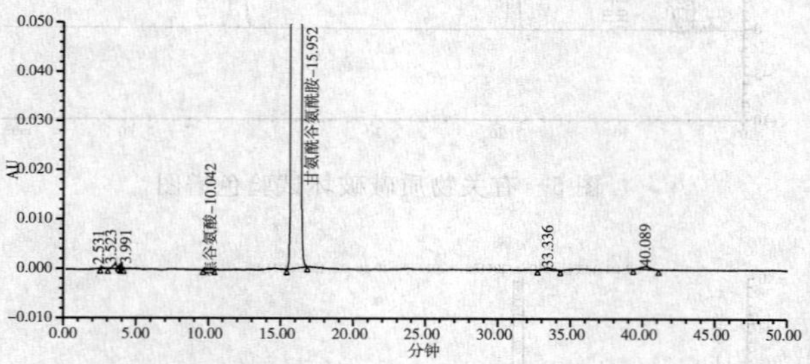

图 11　有关物质供试品溶液典型色谱图

使用两种色谱柱：Ultimate XB-NH_2（4.6mm × 250mm，5μm）和 Merck LiChrospher NH_2（250mm×4.6mm，5μm），分别在 Waters E2695/2487 和 Agilent 1200 上进行耐用性考察，结果良好。

环-(甘氨酰-谷氨酰胺）在 0.9932～9.9320μg/ml 浓度范围内与其峰面积呈线性关系，线性方程为 $y=9.0252x-0.0972$，$r=0.9999$（$n=5$）。精密度试验 RSD 值为 0.68%（$n=6$），重复性试验 RSD 值为 2.40%（$n=6$）。定量限为 0.1249μg /ml，检测限为 0.01862μg /ml。加样回收率为 103.1%（$n=9$），RSD 的值为 0.96%。

L-焦谷氨酸在 0.9956～9.9560μg/ml 浓度范围内与其峰面积呈线性关系，线性方程为 $y=7.5096x-0.6053$，$r=0.9999$（$n=5$）。精密度试验 RSD 值为 0.70%（$n=6$）。定量限为 0.1245μg /ml，检测限为 0.01867μg /ml。加样回收率为 104.2%（$n=9$），RSD 的值为 1.45%。

其他氨基酸　参考进口标准 JX20090265[5]，主要检测甘氨酰谷氨酰胺的工艺杂质甘氨酸、谷氨酰胺和谷氨酸。已知杂质的分子结构见图 12～图 14。

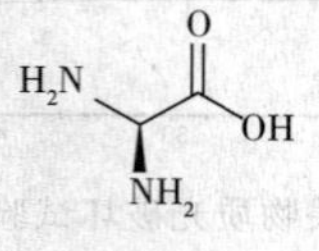

CAS［56-40-6］　$C_2H_5NO_2$，75.07

图 12　甘氨酸分子结构

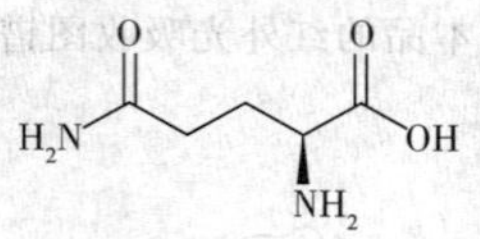

CAS［56-85-9］　$C_5H_{10}N_2O_3$，146.15

图 13　谷氨酰胺分子结构

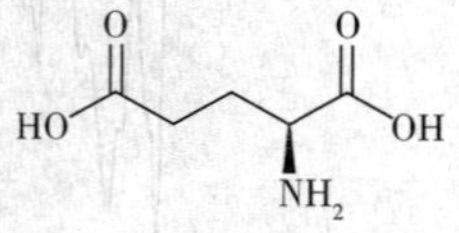

CAS［56-86-0］　$C_5H_9NO_4$，147.13

图 14　谷氨酸分子结构

采用 Waters 的 Accq-Tag 氨基酸衍生方法进行方法学研究。专属性试验色谱图和典型色谱图见图 15～图 21。

谷氨酸在 0.6234～1.8703μg/ml 浓度范围内与其峰面积呈线性关系，线性方程为 $y=0.0135x+0.0005$，$r=0.9994$（$n=5$）。精密度试验 RSD 值为 2.2%（$n=6$）。定量限为 0.249μg /ml，检测限为 0.125μg /ml。加样回收率为 101.6%（$n=9$），RSD 的值为 2.5%。

谷氨酰胺在 0.6375～1.9125μg/ml 浓度范围内与其峰面积呈线性关系，线性方程为 $y=0.0141x+0.0002$，$r=0.9945$（$n=5$）。精密度试验 RSD 值为 3.6%（$n=6$）。定量限为 0.255μg /ml，检测限为 0.128μg /ml。加样回收率为 102.8%（$n=9$），RSD 的值为 1.9%。

甘氨酸在 1.3～3.9μg/ml 浓度范围内与其峰面积呈线性关系，线性方程为 $y=0.0265x+0.0005$，$r=0.9997$（$n=5$）。精密度试验 RSD 值为 0.70%（$n=6$），重复性试验 RSD 值为 4.9%（$n=6$）。定量限为 0.052μg /ml，检测限为 0.026μg /ml。加样回收率为 101.2%（$n=9$），RSD 的值为 1.0%。

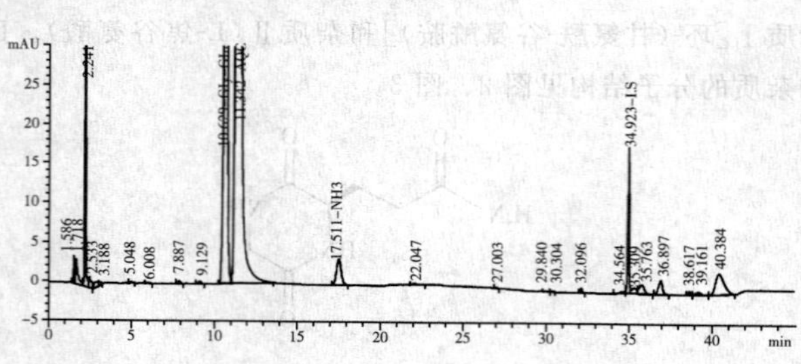

图 15　其他氨基酸酸破坏试验色谱图

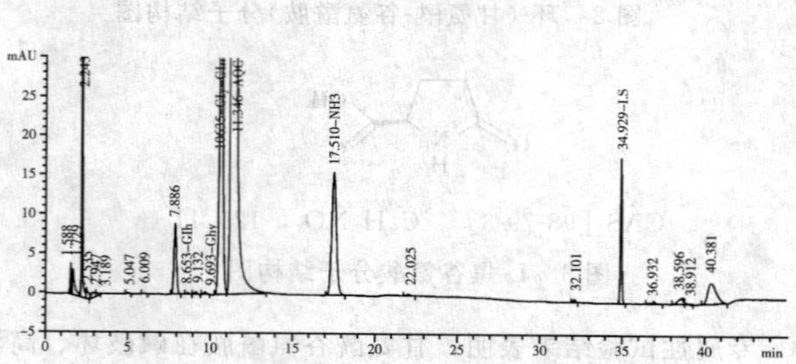

图 16　其他氨基酸碱破坏试验色谱图

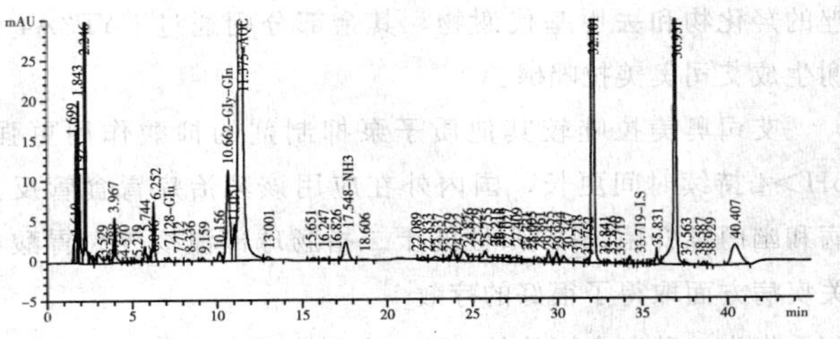

图 17　其他氨基酸氧化破坏试验色谱图

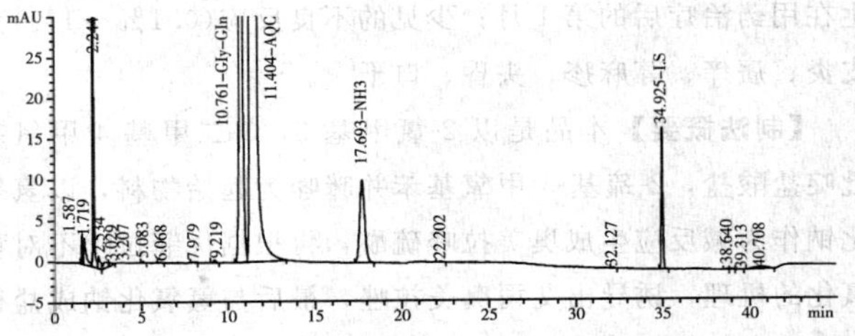

图 18　其他氨基酸高温破坏试验色谱图

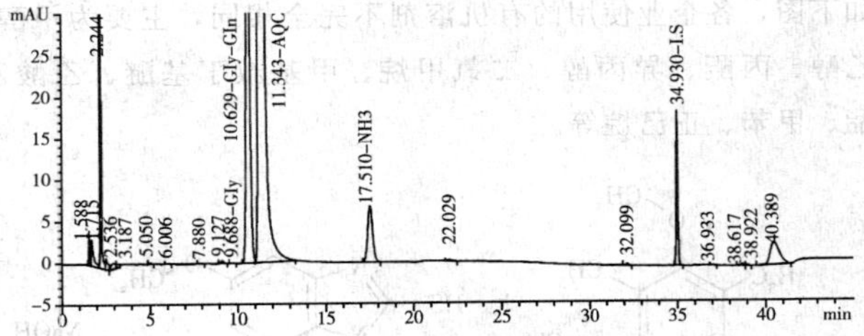

图 19　其他氨基酸溶液高温破化试验色谱图

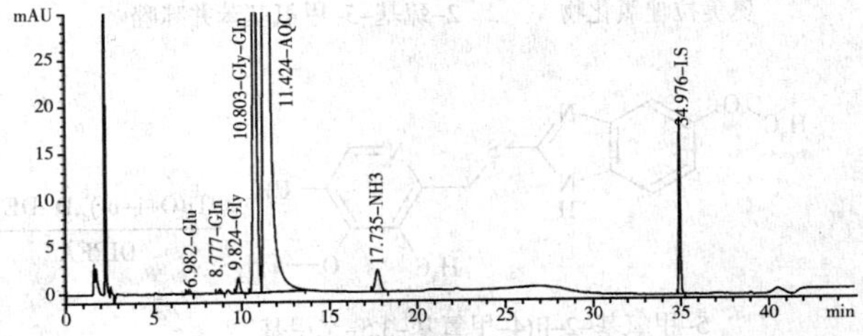

图 20　其他氨基酸系统适用性试验色谱图

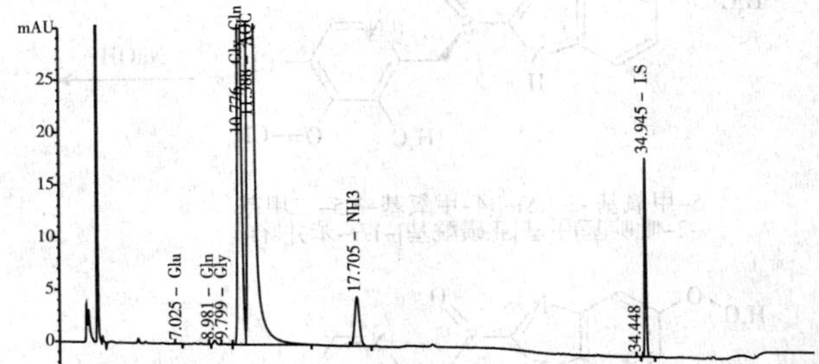

图 21　其他氨基酸供试品溶液典型色谱图

残留溶剂　原研企业在第二步合成反应时采用丙酮作为溶剂，采用加热蒸馏的方式在最后一步合成反应前去除剩余反应溶剂，故进口注册[5]标准中未考察丙酮残留量。统一进口和国产注册标准[6]，对乙醇、甲苯和乙酸乙酯的残留量进行控制。典型图谱见图 22、图 23。

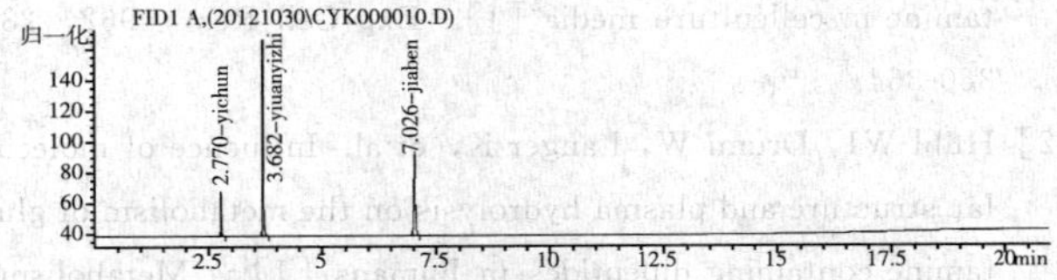

图 22　残留溶剂对照品色谱图

（溶剂按出峰顺序依次为：乙醇、乙酸乙酯、甲苯）

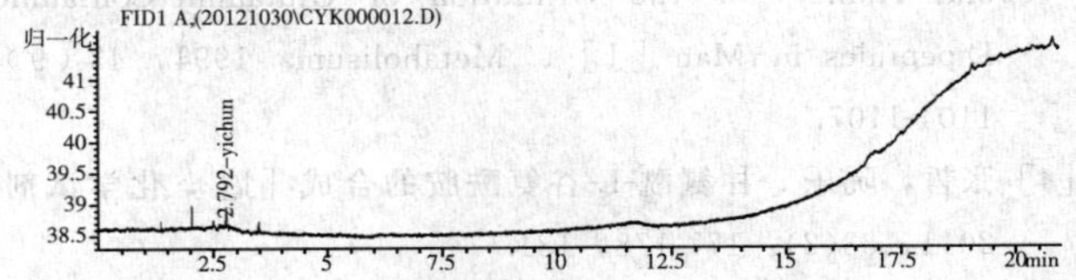

图 23　残留溶剂供试品典型色谱图

水分　本品为甘氨酰谷氨酰胺一水合物，其含水分的理论值为 8.13%。

铁盐　本品生产中所用原料以及设备等都有可能带入铁盐。中国药典(2015)限度为 0.001%。

重金属　参考进口注册标准 JX20090265[5]，采用第三法进行检查。

细菌内毒素　本品制剂复方氨基酸(15)双肽(2)注射液给药途径为静脉滴注，故应对其(供注射用)细菌内毒素进行控制。根据复方氨基酸(15)双肽(2)注射液处方，甘氨酰谷氨酰胺的含量为 30.27mg/ml(按无水物计为 27.81mg/ml)。其限值的确定：复方氨基酸(15)双肽(2)注射液临床用法日用量为 1～2g 氨基酸/双肽(0.17～0.34g 氮)/kg，相当于 7～14ml/kg，注射速度为每小时 0.6～0.7ml/kg。临床每小时最大用药剂量为 21.189mg/kg，计算 L 值＝0.24EU/mg。考虑安全性，其限度确定为 6EU/g。经该品种方法适用性研究，结果表明当甘氨酰谷氨酰胺浓度为 10mg/ml 时，可消除对鲎试剂与内毒素凝结反应的干扰作用。

【含量测定】中国药典(2015)采用非水溶液滴定法测定其含量。由于本品分子内带有三个氨基，两个为伯氮原子，一个为仲氨原子，呈碱性。根据质子理论，在冰醋酸介质中，醋酸合质子是能够存在的最强酸，去质子的醋酸根是能够存在的最强碱。非水滴定时，甘氨酰谷氨酰胺溶解于冰醋酸，离解出醋酸根，高氯酸溶解于冰醋酸中，生成醋酸合质子，醋酸合质子与醋酸根发生反应。每 1 分子甘氨酰谷氨酰胺与 1 个 H^+ 结合，当用高氯酸滴定液(0.1mol/L)滴定时，每 1ml 的高氯酸滴定液(0.1mol/L)相当于 20.32mg 的 $C_7H_{13}N_3O_4$，反应式如下。中国药典(2015)限度为 99.0%～101.0%。

滴定液：$HClO_4 + HAc \rightarrow ClO_4^- + H_2Ac^+$

被测溶液：$RNH_2 + HAc \rightarrow RNH_3^+ + Ac^-$

滴定反应：$H_2Ac^+ + Ac^- \rightarrow 2HAc$

总式：$HClO_4 + RNH_2 \rightarrow RNH_3^+ + ClO_4^-$

参考文献

[1] Tritsch GI, Moore GE. Spontaneous decomposition of glu-

tamine in cellculture media [J]. Exp Cell Res, 1962, 28: 360-364.

[2] Hübl W1, Druml W, Langer K, et al. Influence of molecular structure and plasma hydrolysis on the metabolism of glutamine-containing dipeptides in humans [J]. Metabolism. 1989 Aug; 38(8 Suppl 1): 59-62.

[3] W. Hiibl, W. Druml, E. Roth, et al. Importance of Liver and Kidney for the Utilization of Glutamine-Containing Dipeptides in Man [J]. Metabolisum. 1994, 43(9): 1104-1107.

[4] 张哲，阮乐. 甘氨酰-L-谷氨酰胺的合成 [J]. 化学试剂，2011，33(2)：177-178，181.

撰写　陈宇堃　广东省药品检验所
复核　梁蔚阳　广东省药品检验所

艾司奥美拉唑钠

Esomeprazole Sodium

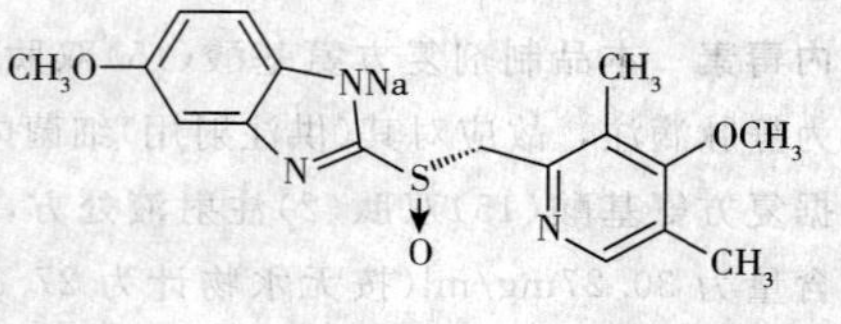

$C_{17}H_{18}N_3O_3SNa$　367.40

化学名：5-甲氧基-2-[(*S*)-[(4-甲氧基-3，5-二甲基-2-吡啶基)甲基]亚硫酰基]-1*H*-苯并咪唑钠盐

5-methoxy-2-[(*S*)-[(4-methoxy-3，5-dimethyl-2-pyridyl) methyl]sulfinyl]-1*H*-benzimidazole sodium salt

英文名：Esomeprazole Sodium

CAS 号：[119141-88-7]

艾司奥美拉唑为英国阿斯利康(AstraZeneca)于20世纪90年代研制和开发的质子泵抑制剂(PPI)，2000年最先以艾司奥美拉唑镁口服制剂在瑞典上市。2003年阿斯利康开发了本品的注射剂并于瑞典上市。目前本品已在全球80多个国家和地区上市。艾司奥美拉唑镁收载于BP(2017)、USP(40)、Ph. Eur.(9.0)，但艾司奥美拉唑钠国外药典均未收载，中国药典(2015)首次收载艾司奥美拉唑钠原料药及其注射剂。

艾司奥美拉唑是奥美拉唑的*S*-异构体，其具有苯并咪唑结构，呈弱碱性，容易通过胃壁细胞膜聚积在壁细胞泌酸微管的高酸环境中并转化成为活性形式，与H^+，K^+-ATP酶(质子泵)的巯基共价结合形成二硫键，使该酶失活，从而抑制基础胃酸分泌[1,2]。健康成人一次静脉注射本品20mg和40mg，血药浓度峰值(C_{max})分别为3.86、7.51μmol/L，$t_{1/2}$为1.05、1.41小时，血浆蛋白结合率为95%，该药90%主要随尿液排出，其他代谢物随粪便排出[3]。

艾司奥美拉唑通过肝脏的两种细胞色素P450(CYP)同工酶进行代谢：大部分通过CYP2C19代谢生成艾司奥美拉唑的羟化物和去甲基代谢物，其余部分则通过CYP3A4代谢生成艾司奥美拉唑砜。

艾司奥美拉唑较其他质子泵抑制剂的抑酸作用更强，pH>4持续时间更长，国内外在应用该药治疗胃食管反流病和幽门螺杆菌(HP)阳性的十二指肠球部溃疡等高胃酸相关疾病方面取得了很好的疗效[4]。

作为一种安全高效的PPI，其为数不多的不良反应包括恶心、腹泻、头痛、腹痛、呼吸道感染、鼻窦炎等，主要发生在用药治疗后的第1月；少见的不良反应(0.1%～1%)为皮炎、瘙痒、荨麻疹、头昏、口干[4]。

【制法概要】本品是以2-氯甲基-3，5-二甲基-4-甲氧基吡啶盐酸盐，2-巯基-5-甲氧基苯并咪唑为起始物料，以氢氧化钠作为碱反应生成奥美拉唑硫醚，再根据优菲拉唑不对称氧化的机理，诱导出艾司奥美拉唑，最后与氢氧化钠成盐得到艾司奥美拉唑钠。国内各企业合成工艺基本相似，也有以中间体奥美拉唑硫醚为起始物料进行不对称氧化。合成路线如下图，各企业使用的有机溶剂不完全相同，主要为甲醇、乙醇、丙酮、异丙醇、二氯甲烷、甲基叔丁基醚、乙酸乙酯、甲苯、正己烷等。

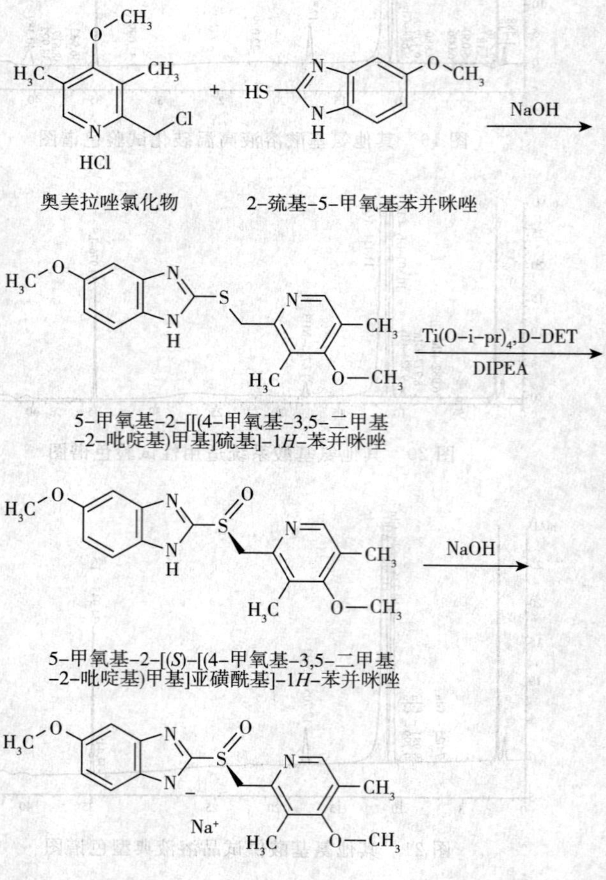

图1　艾司奥美拉唑钠合成路线

无锡阿斯利康有限公司提供的本品合成路线见图2，合成中使用的有机溶剂有甲苯、乙腈、甲醇、丙酮。

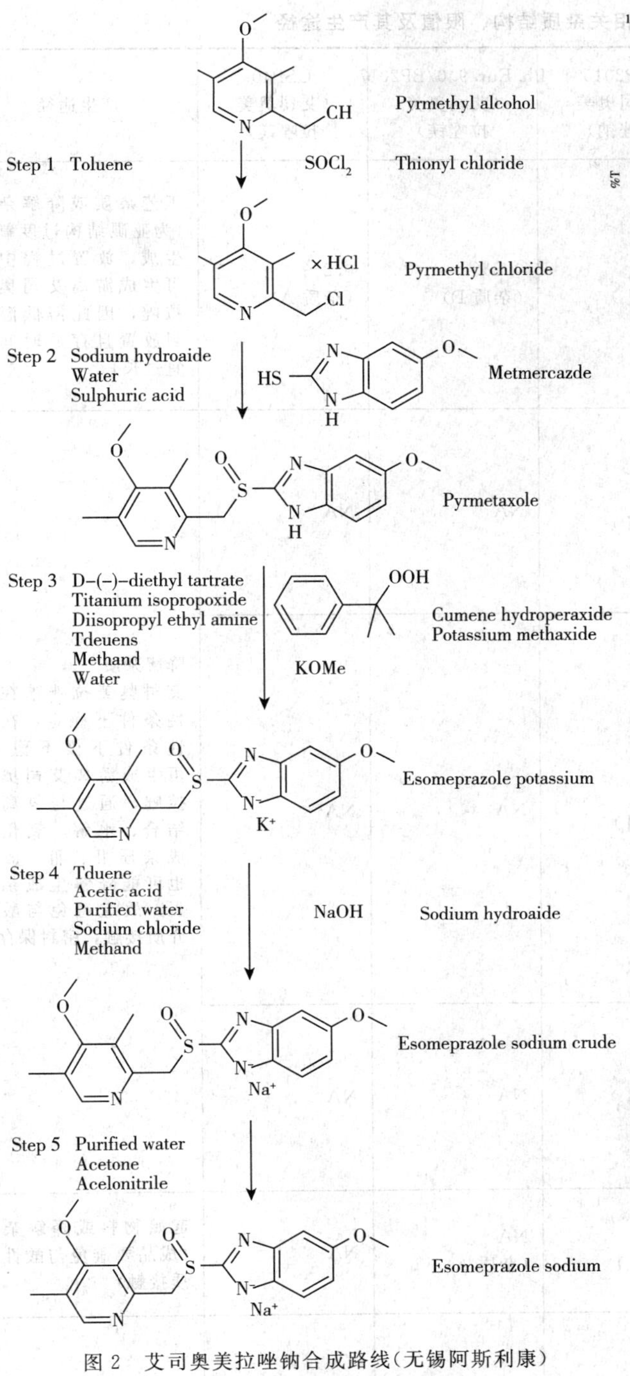

图 2 艾司奥美拉唑钠合成路线(无锡阿斯利康)

【性状】本品具有引湿性，按中国药典(2015)四部通则9103药物引湿性试验指导原则，本品可引湿增重7%左右。本品有效期为24个月，加速试验结果显示本品对光、热、湿度均稳定。

【鉴别】(1)红外鉴别 本品的红外吸收图谱应与对照品的图谱一致，见图3。其红外吸收图谱显示的主要特征吸收见表1[5]。

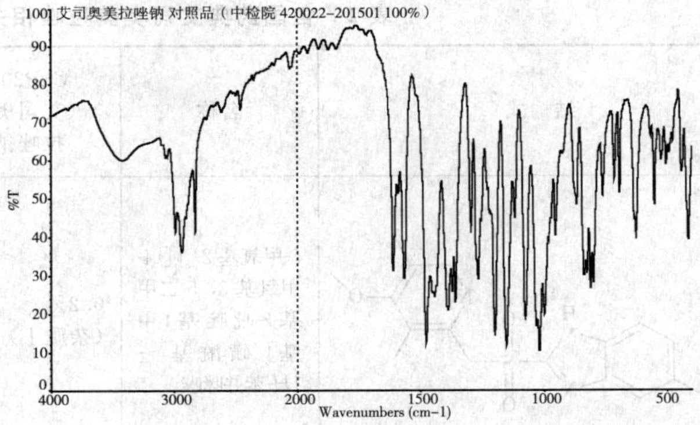

图 3 艾司奥美拉唑钠对照品红外吸收图谱

表 1 艾司奥美拉唑钠红外特征吸收归属

波数(cm^{-1})	归属	
3065	芳环和芳杂环	$\nu_{=C-H}$
2989～2936，2827	烷基	ν_{C-H}
1611，1567	芳环及芳杂环	$\nu_{C=C}$，$\nu_{C=N}$
1443	烷基	δ_{C-H}
12，681，076	芳基烷基醚	ν_{C-O-C}
1199，1152	芳环和芳杂环	δ_{C-H}
1018	亚砜	$\nu_{S=O}$
825，810	芳环	δ_{C-H}

(2)原子吸收鉴别 本品为艾司奥美拉唑的单钠盐，钠的理论值为6.26%。钠的含量可能会影响到药品的pH值、溶解度、稳定性，为验证成盐比例的可靠性，需对钠盐进行鉴别。采用原子吸收法较焰色法专属性高，精密度好，且吸光度能反映钠盐成盐比例。

【检查】杂质吸光度 艾司奥美拉唑钠在中性或偏酸性环境中易降解产生有色杂质，在440nm和650nm的波长处有吸收，且吸光度随时间的延长而升高，因此供试品溶液配制后需立即测定。

有关物质 采用高效液相法进行检查。

Ph. Eur.(9.0)、BP(2017)和USP(40)所收载的艾司奥美拉唑原料药为三水合艾司奥美拉唑镁，采用辛烷基硅烷键合硅胶为填充剂(C8柱)，以磷酸盐缓冲液-乙腈(73∶27)为流动相等度洗脱，检测波长280nm。中国药典(2015)收载的为艾司奥美拉唑钠，采用十八烷基硅烷键合硅胶为填充剂(Microsphere C18，100mm×4.6mm，3μm或效能相当的色谱柱)，以水-磷酸盐缓冲液-乙腈进行梯度洗脱，检测波长为302nm，以每1ml含奥美拉唑与杂质Ⅰ均约为0.02mg的混合溶液作为系统适用性溶液，在上述色谱条件下奥美拉唑峰与杂质Ⅰ峰的分离度应大于2.5，此方法更有利于极性差异较大的奥美拉唑钠杂质得到有效分离。艾司奥美拉唑钠相关杂质结构、各国药典收载情况、限度以及杂质产生途径见表2。

表 2　各国药典艾司奥美拉唑相关杂质结构、限值及其产生途径

结构式	名称	ChP2015（艾司奥美拉唑钠）	Ph. Eur. 9.0/BP2017（艾司奥美拉唑镁）	USP40（艾司奥美拉唑镁）	产生途径
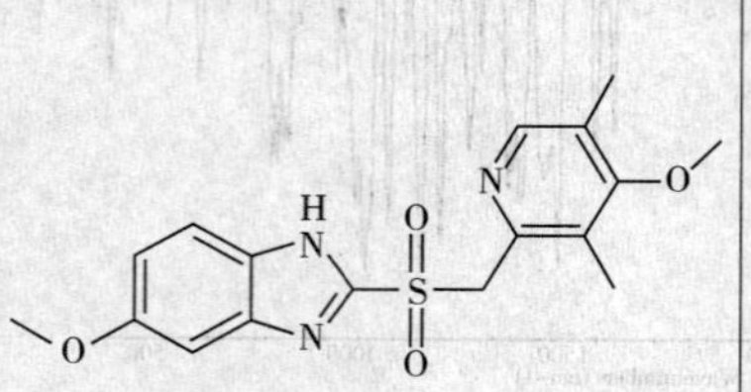	5-甲氧基-2-[[(4-甲氧基-3,5-二甲基-2-吡啶基)甲基]磺酰基]-1*H*-苯并咪唑	0.2%（杂质Ⅰ）	0.2%（杂质 D）	0.2%（杂质 A）	工艺杂质或降解杂质（为亚砜结构过度氧化生成，放置过程中也可生成游离艾司奥美拉唑，因此需低温密封放置且存放时间不宜过长）
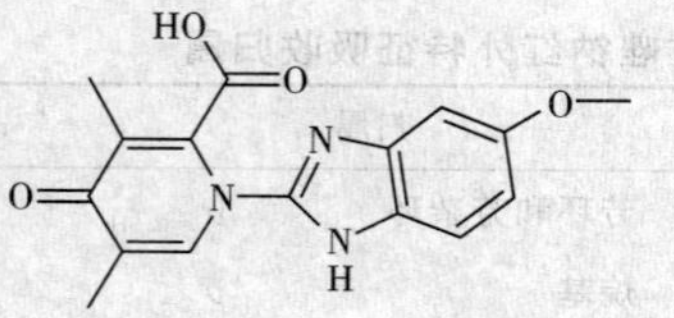	1,4-二氢-1-(5-甲氧基-1*H*-苯并咪唑-2-基)-3,5-二甲基-4-氧代-2-吡啶羧酸	0.1%（杂质Ⅱ）	NA	NA	
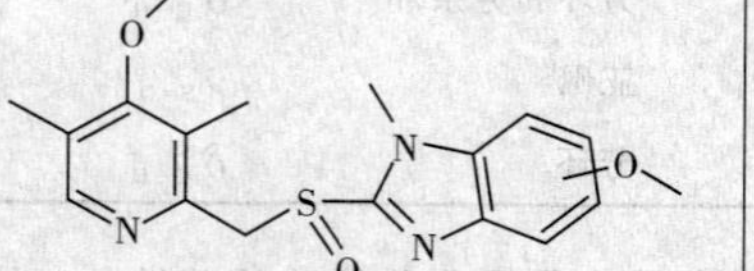	5-甲氧基-2-[[(4-甲氧基-3,5-二甲基-2-吡啶基)甲基]亚硫酰基]-1-甲基苯并咪唑与6-甲氧基-2-[[(4-甲氧基-3,5-二甲基-2-吡啶基)甲基]亚硫酰基]-1-甲基苯并咪唑	0.1%（杂质Ⅲ）	NA	NA	降解杂质 艾司奥美拉唑钠在碱性条件下稳定，在酸性条件下极不稳定，可生成游离艾司奥美拉唑，通过与氢离子结合、水解、氧化生成杂质Ⅱ、Ⅲ。成品也可能降解生成杂质Ⅳ。故应避免与酸性介质接触，密封保存
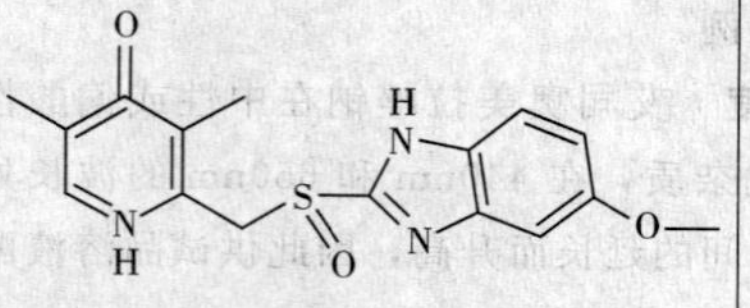	2-[[(5-甲氧基-1*H*-苯并咪唑-2-基)亚硫酰基]甲基]-3,5-二甲基-4(1*H*)-1-吡啶酮	NA（杂质Ⅳ）	NA	NA	
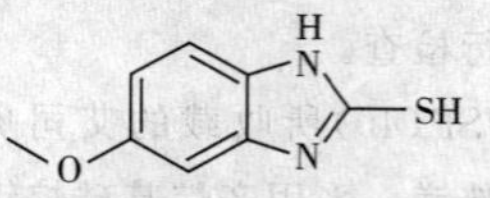	2-巯基-5-甲氧基-1*H*-苯并咪唑	NA（杂质Ⅴ）	NA（杂质 A）	NA	起始物料或降解杂质（成品要避免与酸性介质接触）
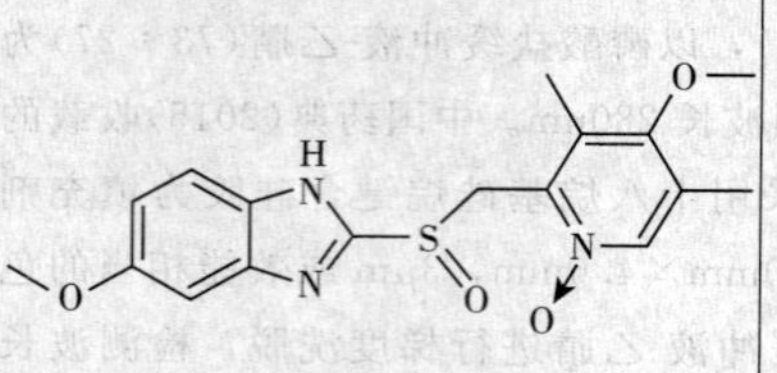	奥美拉唑-*N*-氧化物	NA	0.1%（杂质 E）	0.1%（杂质Ⅰ）	工艺杂质（硫醚氧化的副反应）
其他单杂		0.1%	0.10%	0.1%	
总杂		0.5%	0.5%	0.5%	

从杂质的分布看，由于国内外企业生产工艺路线不同，所检的杂质种略有差异。中国药典(2015)收载的杂质均为国内企业生产艾司奥美拉唑钠时生产工艺中涉及较多的杂质，适用性较广。艾司奥美拉唑钠系统适用性图谱如图 4，供试品溶液图谱见图 5，各杂质的最小检出量见表 3。

由于本品在中性及偏酸性溶液中不稳定，供试品溶液需临用新制，各杂质含量以峰面积归一化法计算。

表 3　艾司奥美拉唑钠有关物质最小检出量(进样量 20μl)

有关物质	检出限(ng/ml)
杂质Ⅰ	20
杂质Ⅱ	10
杂质Ⅲ	20

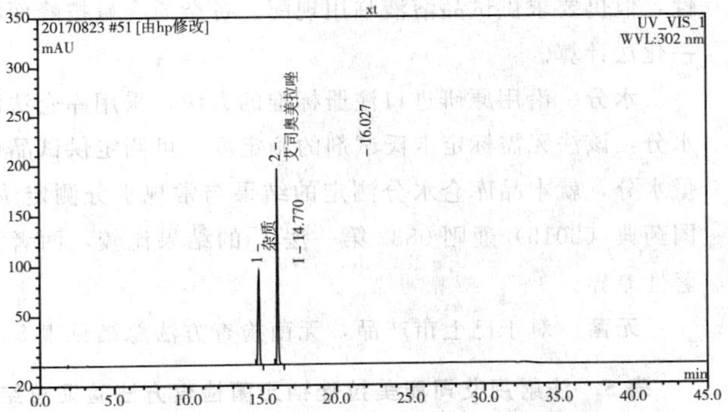

图 4　艾司奥美拉唑钠系统适用性色谱图

(岛津 VP-ODS，150mm×4.6mm，5μm)

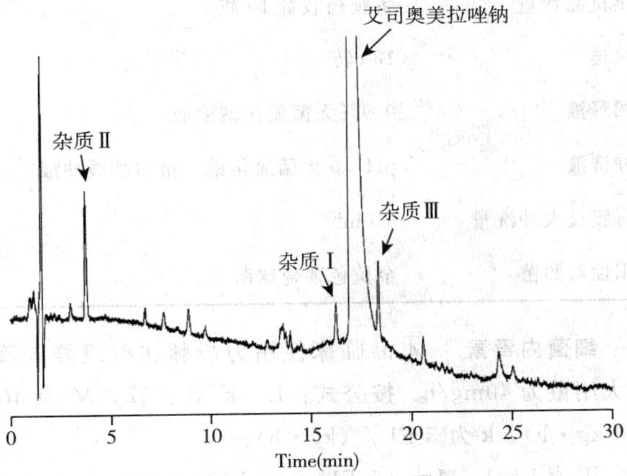

图 5　艾司奥美拉唑钠供试品溶液色谱图

(Microsphere C18，100mm×4.6mm，3μm)

***R*-对映体**　品为奥美拉唑钠的 *S*-异构体，工艺中通过不对称氧化生成，可能存在对映异构体杂质。检查采用 α_1-酸性糖蛋白键合硅胶为填充剂，相比其他手性柱分离度较好，柱效较高[6]。色谱图出峰顺序依次为 *R*-对映体和艾司奥美拉唑，分离度大于 3，结果以峰面积归一化法计算，*R*-对映体不得过 0.5%。

溶剂残留　检查中使用中极性色谱柱，采用顶空进样气相色谱法，测定供试品中挥发性成分的保留时间，外标法计算样品中需要控制的残留溶剂的含量。选择检查残留溶剂种类为甲苯、丙酮、甲醇和乙腈是依据无锡阿斯利康有限公司提供的生产工艺，如工艺中使用其他有机溶剂，亦应符合规定。

水分　本品具有引湿性，测定水分时应注意控制环境的温度和相对湿度。

重金属　合成工艺中使用到钛酸四异丙酯及甲醇钾，需进行重金属检查。由于中国药典(2015)四部通则重金属检查三种方法均不适用于本品，故此项详细收载了实验方法，采用干法消化[9]，用高温灼烧破坏药物中有机物的方法。由于该法灼烧温度较高，易造成重金属铅、汞等挥发，故在处理中需加入助灰化剂来防止损失。该法在供试品中加入硫酸镁的稀硫酸溶液在 700～800 ℃进行灼烧，直至形成白色或灰白色残渣供检查用，限度为百万分之二十。

【含量测定】本品是苯并咪唑的钠盐，可采用酸碱滴定法测定含量，取样量 0.3g，盐酸滴定液浓度为 0.1mol/L，滴定度为 36.74mg。此方法与 HPLC 法测定结果一致，且简便，快速，突跃明显，准确度高，不需要使用对照品。

【制剂】中国药典(2015)收载了注射用艾司奥美拉唑钠与艾司奥美拉唑镁肠溶片。注射用艾司奥美拉唑钠的原料为艾司奥美拉唑钠，艾司奥美拉唑镁肠溶片的原料为艾司奥美拉唑镁。

(1)注射用艾司奥美拉唑钠（Esomeprazole Sodium for Injection）

本品为艾司奥美拉唑钠的无菌冻干品，为白色或类白色的块状物或粉末。阿斯利康制药有限公司产品规格为 40mg，其他国内生产企业的规格为 20mg、40mg(均按 $C_{17}H_{19}N_3O_3S$ 计)。辅料主要为乙二胺四醋酸二钠(依地酸二钠)、氢氧化钠[3]。生产工艺为按处方量配制艾司奥美拉唑钠溶液，过滤灭菌，无菌罐装，冻干(包括压塞)，压盖，灯检，包装。

【鉴别】(1)化学鉴别(乙二胺四醋酸二钠鉴别）供试品及对照溶液均应呈无色至微黄色，空白对照溶液应呈明显的红色。反应原理如下。

空白溶液：二价镍与丁二酮肟阴离子所形成亮红色的丁二酮肟镍络合物。

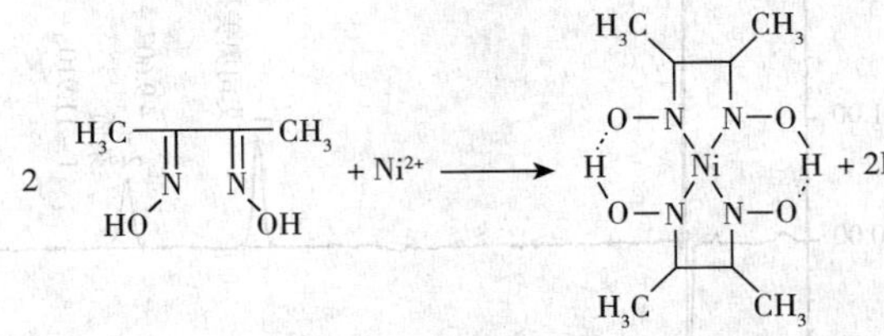

供试品溶液及对照溶液：溶液中的乙二胺四醋酸二钠与镍离子形成稳定络合物，使镍离子不能与丁二酮肟反应。

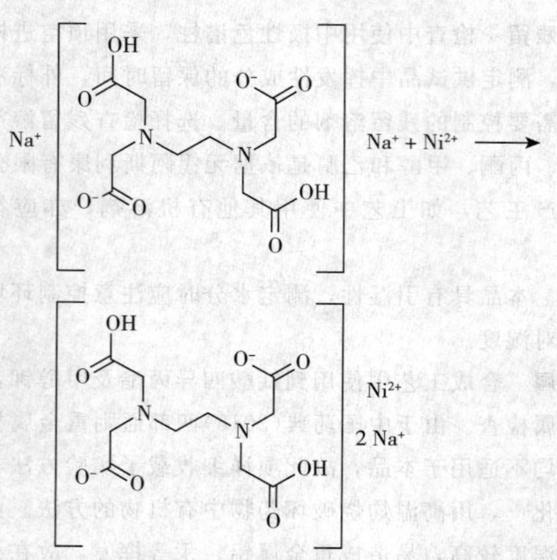

(2)HPLC 鉴别　本品是奥美拉唑钠的 *S*-异构体，鉴别方法采用艾司奥美拉唑钠中 *R*-对映体项的色谱条件，出峰顺序为 *R*-对映体和艾司奥美拉唑。

【检查】有关物质　采用 HPLC 法。色谱条件与艾司奥美拉唑钠项下不同，采用十八烷基硅烷键合硅胶为填充剂(Microsphere C18，100mm×4.6mm，3μm 或效能相当的色谱柱)，以乙腈-磷酸盐缓冲液(pH 7.4)-四丁基硫酸氢铵溶液(26∶69∶5)进行等度洗脱，检测波长为 280nm，以每 1ml 含奥美拉唑与杂质Ⅰ均约为 0.5μg 的混合溶液作为系统适用性溶液，在上述色谱条件下奥美拉唑峰与杂质Ⅰ峰的分离度应大于 3，出峰顺序为艾司奥美拉唑峰和杂质Ⅰ峰。注射用艾司奥美拉唑钠系统适用性溶液色谱图见图 6，供试品溶液色谱图见图 7。各组分最小检出量见表 4。

表 4　注射用艾司奥美拉唑钠有关物质最小检出量(进样量 20μl)

组分	检出限(ng/ml)
杂质Ⅰ	26
杂质Ⅱ	3
杂质Ⅲ	56
杂质Ⅳ	2
杂质Ⅴ	6
艾司奥美拉唑钠	28

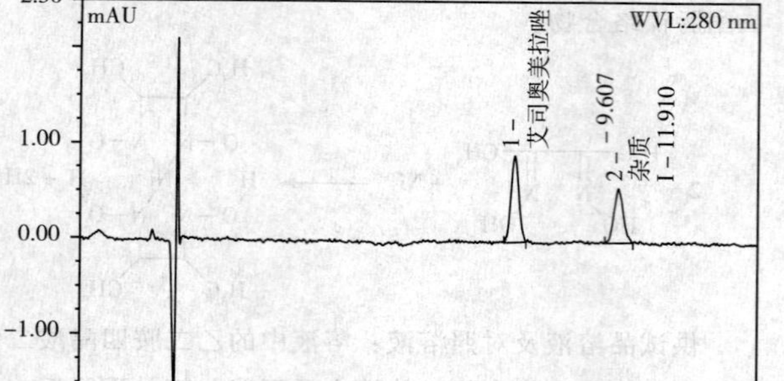

图 6　注射用艾司奥美拉唑钠系统适用性色谱图

(岛津 VP-ODS，150mm×4.6mm，5μm)

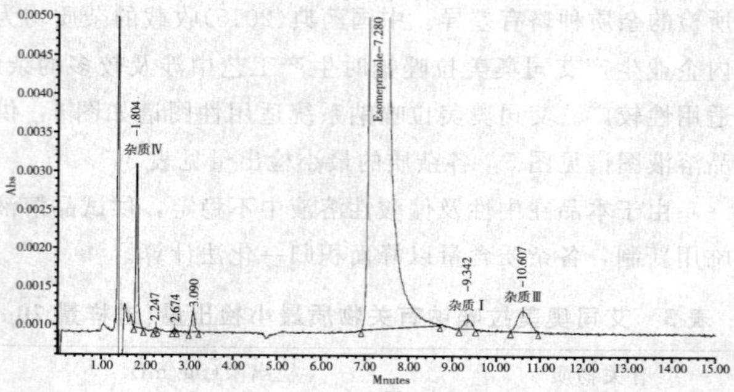

图 7　注射用艾司奥美拉唑钠供试品溶液色谱图

(Microsphere C18，100mm×4.6mm，3μm)

使用磷酸盐缓冲液(pH 11.0)为溶剂提高了溶液的稳定性，但仍要求供试品溶液临用现配。各杂质含量按峰面积归一化法计算。

水分　沿用原研进口注册标准的方法，采用库仑法测定水分，该法无需标定卡氏试剂的滴定度，可测定供试品中微量水分，就本品库仑水分测定的结果与常规水分测定法[中国药典（2015）通则 0832 第一法 1]的结果比较，两者无显著性差异。

无菌　对于已上市产品，无菌检查方法总结见表 5。

表 5　注射用艾司奥美拉唑钠无菌检查方法验证总结

项目	参数
方法	薄膜过滤法
供试品数量	每膜药载量 10 瓶
泵速	180 转/分
稀释液	0.9%无菌氯化钠溶液
冲洗液	pH7.0 无菌氯化钠－蛋白胨缓冲液
每膜最大冲洗量	300ml
阳性对照菌	金黄色葡萄球菌

细菌内毒素　本品临床使用为静脉注射或静脉滴注，最大用量为 40mg/h。按公式：L＝k/M 计算，M 为 40mg/(60 kg·h)，k 为 5 EU/（kg·h）。

限值 L＝K/M＝（5 EU/kg·h)/(40mg /60kg·h)＝7.5EU/mg。

考虑到本品临床均为加入输液中静脉注射或静脉滴注，因此本版药典标准细菌内毒素限值(L)设定为应小于 2.5EU/mg，有的进口药品注册标准细菌内毒素限值(L)为应小于 2.0 EU/mg。

综合已上市产品，本品至少稀释 10 倍可排除干扰。

【含量测定】采用 HPLC 法，色谱条件同有关物质项，按外标法计算 5 瓶平均含量应为标示量的97.0%～109.0%。

该方法在艾司奥美拉唑钠 40～160μg/ml 的范围内(相当于供试品溶液浓度 40%～160%)线性良好，$y=29401x+17590$，$r=1.0$。重复性 RSD 为 0.5%，中间精密度 RSD 为

0.4%。平均回收率为 100.1%。

艾司奥美拉唑镁

Esomeprazole Magnesium

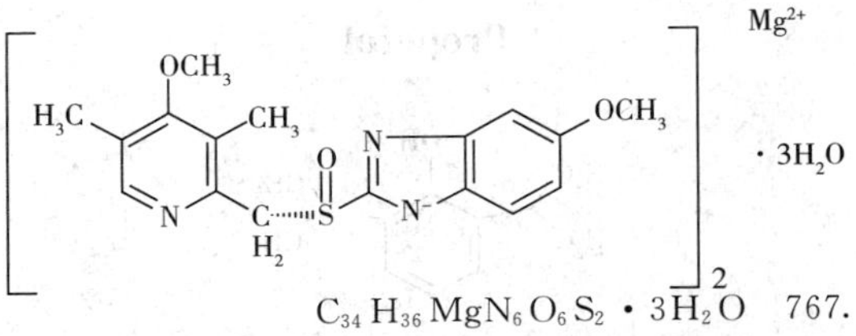

$C_{34}H_{36}MgN_6O_6S_2 \cdot 3H_2O$　767.17

化学名：双-*S*-5-甲氧基-2-{[(4-甲氧基-3,5-二甲基-2-吡啶基]甲基]亚磺酰基}-1*H*-苯并咪唑镁三水合物

5-methoxy-2-[(*S*)-[(4-methoxy-3,5-dimethyl-2-pyridyl)methyl]sulfinyl]benzimidazole, magnesium salt (2∶1) Trihydrate

英文名：Esomeprazole Magnesium

CAS 号：[217087-09-7]

阿斯利康公司于 1994 年在全球范围内申请奥美拉唑拆分技术的专利，于 2000 年 5 月 18 日获中国发明专利证书(第 57256 号)后首先开发了艾司奥美拉唑的口服制剂即艾司奥美拉唑镁肠溶片剂，用于胃食管反流性疾病的治疗以及幽门螺杆菌的根除。

目前该品种原料药收载于 BP(2017)、USP(40)、Ph. Eur. (9.0)，艾司奥美拉唑镁缓释胶囊收载于 USP(40)。中国药典(2015)首次收载本品艾司奥美拉唑镁肠溶片。

【制法概要】本品是以 2-氯甲基-3，5-二甲基-4-甲氧基吡啶盐酸盐，2-巯基-5-甲氧基苯并咪唑为起始物料，以氢氧化钠作为碱反应生成奥美拉唑硫醚，在四异丙醇钛/D-(-)-酒石酸二乙酯/水体系的催化下，加入 KOH/甲醇溶液，得到艾司奥美拉唑钾，最后与六水合氯化镁成盐得到艾司奥美拉唑镁三水合物。

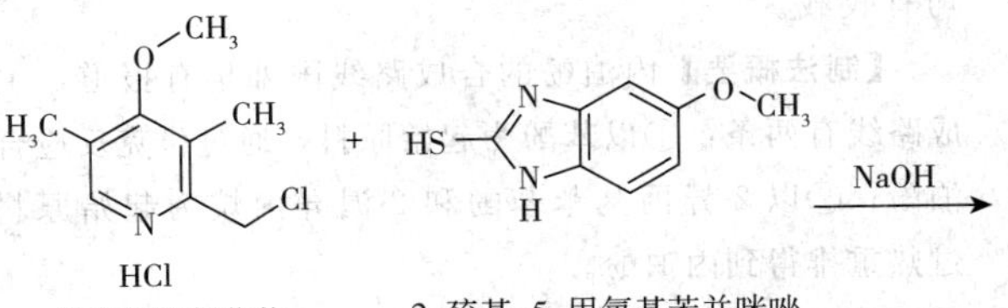

奥美拉唑氯化物　　2-巯基-5-甲氧基苯并咪唑

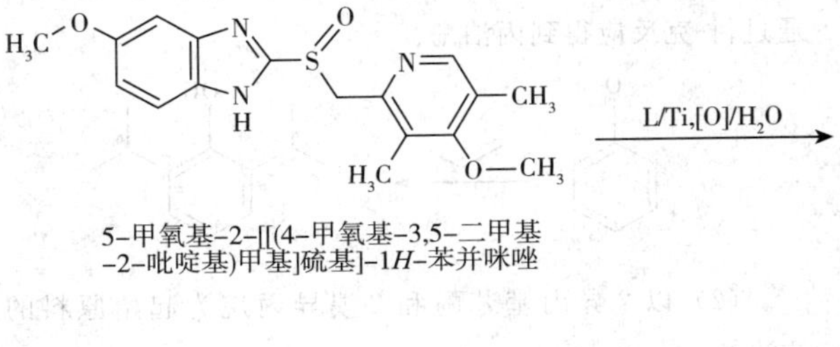

5-甲氧基-2-[[(4-甲氧基-3,5-二甲基-2-吡啶基)甲基]硫基]-1*H*-苯并咪唑

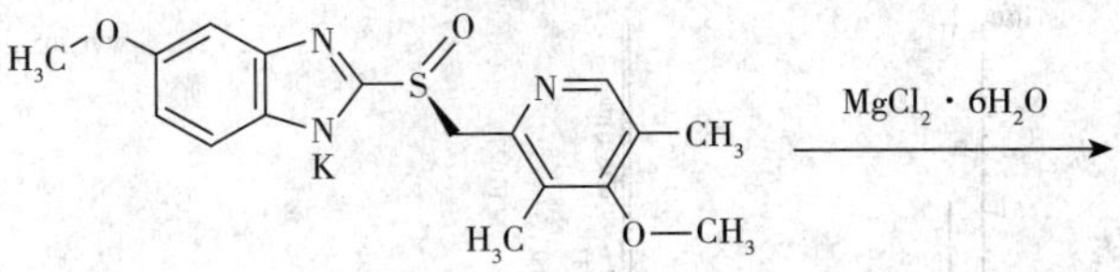

5-甲氧基-2-[(*S*)-[(4-甲氧基-3,5-二甲基-2-吡啶基)甲基]亚磺酰基]-1*H*-苯并咪唑钠

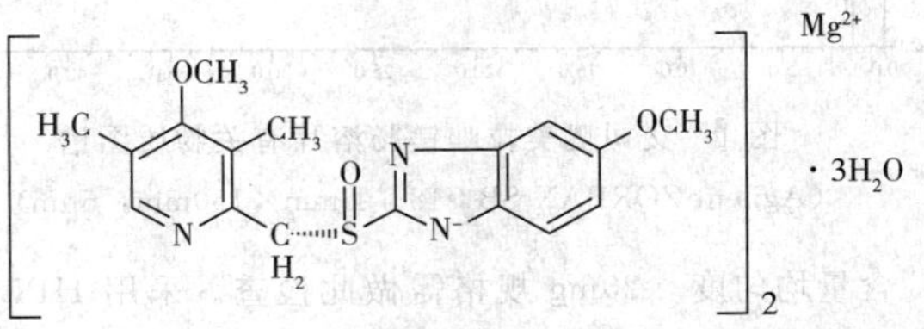

艾司奥美拉唑镁

【制剂】中国药典(2015)收载了艾司奥美拉唑镁肠溶片。

艾司奥美拉唑镁肠溶片 (Esomeprazole Magnesium Enteric-coated Tablets)

本品为薄膜衣片，除去包衣后显白色或类白色，内含多个肠溶微囊。目前国内上市的为阿斯利康制药有限公司生产，规格为 20mg 和 40mg(按 $C_{17}H_{19}N_3O_3S$ 计)。辅料包括氧化铁红、氧化铁黄、单硬脂酸甘油酯 40-50、羟丙纤维素、羟丙甲纤维素、硬脂酸镁、甲基丙烯酸-丙烯酸乙酯共聚物、微晶纤维素、石蜡粉 、聚乙二醇、聚山梨酯 80、交聚维酮、十八烷基富马酸钠、糖球、滑石粉、二氧化钛、枸橼酸三乙酯。生产工艺为按处方量称取艾司奥美拉唑镁微丸，分为两部分，一部分加入微晶纤维素和交联聚乙烯吡咯烷酮混合，另一部分加入十八烷基富马酸钠和微晶纤维素混合，再将两部分混合好的粉末加在一起混合，压片，包衣，干燥，用石蜡粉抛光，包装。

国内仿制产品目前尚未上市，其工艺与原研存在差异，其溶出行为和耐酸力也存在差异。

药典标准参考进口注册标准和原国家食品药品监督管理局国家药品标准 YBH21022004 制定。

【鉴别】(1)HPLC 鉴别　本品是奥美拉唑钠的 *S*-异构体，通过本鉴别对对映异构体进行鉴别。方法同艾司奥美拉唑钠项下 *R*-对映体项。出峰顺序为 *R*-对映体和艾司奥美拉唑。

(2)原子吸收鉴别　本品为艾司奥美拉唑的镁盐，通过原子吸收分光光度法在 285.2nm 处对镁原子进行鉴别。

【检查】有关物质　采用 HPLC 法。色谱条件同艾司奥美拉唑钠原料。使用磷酸盐缓冲液(pH 11.0)为溶剂可提高溶液的稳定性。但仍要求供试品溶液临用现配。各杂质的含量按峰面积归一化法计算，杂质Ⅰ限度不得过 0.5%，其他单杂不得过 0.2%，总杂不得过 2.0%。供试品溶液色谱图见图 1。杂质Ⅰ最小检出量为 20ng/ml(进样量 20μl)。

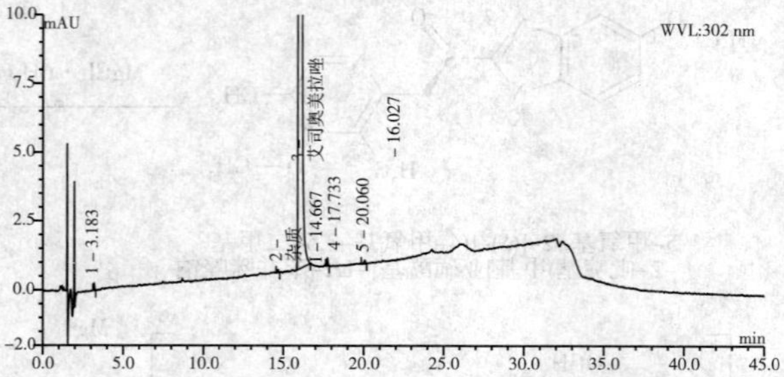

图1　艾司奥美拉唑镁肠溶片有关物质图谱
(Agilent ZORBAX SB-C18 4.6mm×150mm，5μm)

含量均匀度　20mg 规格需做此检查。采用 HPLC 法，色谱条件同含量测定项。

溶出度　艾司奥美拉唑镁三水合物为白色或类白色粉末，微溶于水，按照生物药剂学分类体系(biopharmaceutics classification system，BCS)可归为Ⅲ类药物，为高溶解性-低渗透性药物[7]。本法采用桨法，转速 100 转/分，先在 0.1mol/L HCl 溶液(介质 1)中浸泡 2 小时后加入 0.086mol/L 磷酸氢二钠溶液(介质 2)700ml，加入介质 2 后，30 分钟溶出量应为标示量的 75% 以上。该药的稳定性依赖于溶剂的 pH，即在酸性介质中快速降解，但在碱性条件下其稳定性较好[8]。由于溶出介质 pH 值较低，故取样后快速精密加入0.25mol/L氢氧化钠溶液使供试品溶液具有良好的稳定性。

耐酸力　此项检查为模拟本品在胃中释放量。当平均溶出量小于 90%时，需要进行。本法采用篮法，转速 100 转/分，以氯化钠的盐酸溶液 500ml 为介质，经 2 小时取样，方法同含量测定项。

【含量测定】采用 HPLC 法，除流动相采用水-磷酸盐缓冲液(pH 7.3)-乙腈(15：50：35)进行等度洗脱外，其余色谱条件同有关物质项，按外标法计算 10 片平均含量，应为标示量的 93.0%～105.0%。

参考文献

[1] 于志卿，王美玲，王洪欣．注射用埃索美拉唑钠 [J]．齐鲁药事，2005，24(12)：758

[2] 董华．埃索美拉唑药理研究进展 [J]．山东医药，2007，47，(16)：97.

[3] 任权．埃索美拉唑及其临床应用 [J]．川北医学院学报，2008，23(4)：405.

[4] 赵晓群，赵军．埃索美拉唑钠的波谱学数据和结构确证 [J]．广东化工，2014，41(17)：68.

[5] 赵琛，陈蓓．注射用埃索美拉唑钠异构体的方法学控制 [J]．临床合理用药，2015，8(10)：101.

[6] Balkrishana DT，Omkar NS，Amruta MS. Bioequivalence study：overview [J]．J Pharmaceut Sci Innovation，2014，3(5)：421-424.

[7] 胡向青，郝福．艾司奥美拉唑镁肠溶片溶出曲线相似性评价 [J]．国际药学研究杂志，2016，43(6)：1135.

[8] 李滋，刘帅，唐素芳．各国药典中重金属检查方法的比较分析 [J]．天津药学，2017，29(3)：48

撰写　李晶晶　江苏省食品药品监督检验研究院
复核　陆益红　江苏省食品药品监督检验研究院

丙泊酚

Propofol

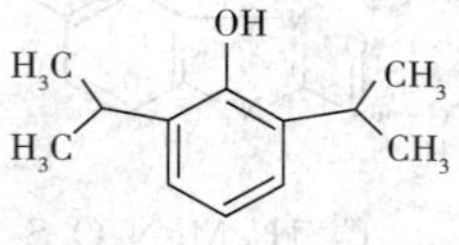

$C_{12}H_{18}O$　178.27

化学名：2,6-二异丙基苯酚

2,6-bis(1-methylethyl)phenol

英文名：Propofol(INN)

CAS 号：[2078-54-8]

本品通过激活 GABA 受体—氯离子复合物，发挥镇静催眠作用。临床剂量时，丙泊酚增加氯离子传导，大剂量时使GABA受体脱敏感，从而抑制中枢神经系统，产生镇静、催眠效应，其麻醉效价是硫喷妥钠的 1.8 倍。起效快，作用时间短。本品为静脉全麻诱导药、"全静脉麻醉"的组成部分或麻醉辅助药。目前有注射部位疼痛、有可能会引起过敏反应、血压下降、心律失常等不良反应的报道。

丙泊酚于 20 世纪 80 年代在欧洲 40 多个国家上市，1981 年 Astrazeneca(阿斯利康公司)用大豆油作为载体，研制开发了脂肪乳剂的丙泊酚注射液，1986 年以商品名"Diprivan"上市，至今是丙泊酚载体中研究最成熟、使用最广泛的剂型。1996 年英国 Zeneca 公司生产的丙泊酚注射液(Diprivan®)进口中国，由于其临床反应良好，需求量增加，进而引发了中国医药市场对其仿制的热潮。该品种在中国药典(2015)、BP(2017)、Ph. Eur. (9.0)中均有收载。

【制法概要】丙泊酚的合成路线国外早有报道，主要合成路线有两条：①以苯酚为起始原料，通过付克反应合成丙泊酚；②以 2-异丙基苯苯酚和 2-溴异丙烷为起始原料，经过热重排得到丙泊酚。

(1) 以苯酚为起始原料的合成方法

以苯酚为起始原料，与丙烯或丙醇在催化剂的存在下，通过付-克反应得到丙泊酚。

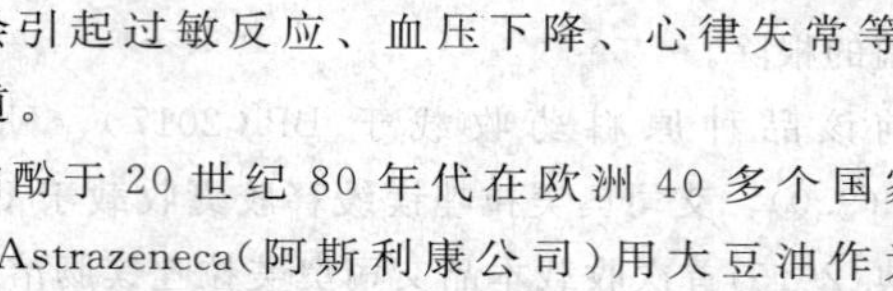

(2) 以 2-异丙基苯酚和 2-溴异丙烷为起始原料的合成方法[3]

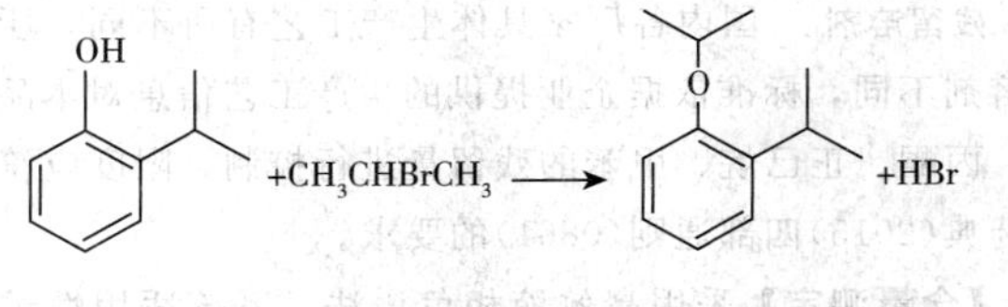

2-异丙基苯酚　　2-溴丙烷　　异丙基(2-异丙基苯基)醚

CAS：88-69-7　　75-26-3　　14366-59-7

分子式：$C_9H_{12}O$　　C_3H_7Br　　$C_9H_{12}OC_3H_6$

分子量：136.19　　122.99　　178.27

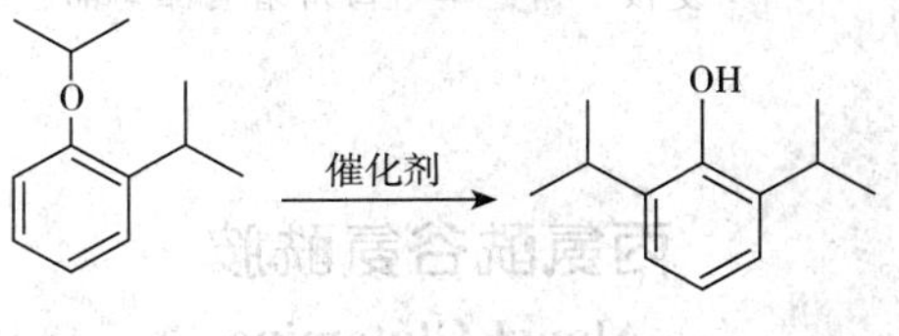

异丙基(2-异丙基苯基)醚　　2，6-二异丙基苯酚

CAS：14366-59-7　　2078-54-8

分子式：$C_9H_{12}OC_3H_6$　　$C_{12}H_{17}OH$

分子量：178.27　　178.27

【性状】国内注册标准、BP、Ph. Eur. 对本品性状描述基本一致，中国药典(2015)统一为：本品为白色或类白色结晶固体(15℃以下)，常温下为无色至微黄色澄明液体。有特异臭。遇光逐渐变成黄色，遇高温很快变成黄色。

因本品含酚羟基，遇光逐渐变成黄色，遇高温很快变成黄色。

相对密度　中国药典(2015)规定本品的相对密度为0.952～0.956。国外药典均未收载此项。

折光率　中国药典(2015)规定本品的折光率为1.5124～1.5144。BP、Ph. Eur. 均为1.5124～1.5145，国内注册标准均为1.5124～1.5144。

凝点　本品的凝点为18.0～19.0℃。国外药典均未收载此项。

【鉴别】(1)本品结构中含酚羟基，与溴试液反应即生成瞬即溶解的白色沉淀，但溴试液过量时，即生成持久的沉淀。

当生成白色沉淀的量比较少时，沉淀很快就溶解在反应液中；当溴试液过量时，本品与溴试液完全反应生成三溴丙泊酚白色沉淀，而三溴丙泊酚白色沉淀不溶于水，白色沉淀明显持久。

(2)本品的红外光谱吸收图谱应与对照的图谱(光谱集707图)一致，本品的红外光吸收图谱显示的主要特征吸收见表1。

表1　丙泊酚红外光吸收图谱显示的主要特征吸收

波数(cm^{-1})	归属	
3610	酚羟基的	ν_{O-H}
2960、2870	甲基	ν_{C-H}
1590～1450	苯环骨架	$\nu_{-C=C}$

【检查】酸度　检查游离的酸性杂质，采用指示剂法。取本品1.0ml，加水25.0ml，充分振摇后，静置5～10分钟，分取水层，滤过，取滤液10ml，加甲基红指示液2滴，不得显红色。国外药典均未收载此项。

乙醇溶液的澄清度与颜色　本品制剂为注射剂因此需控制此项，主要检查本品被氧化后的呈色物。国外药典均未收载此项。

有关物质　中国药典(2015)有关物质为高效液相色谱法，用十八烷基硅烷键合硅胶为填充剂，采用梯度洗脱，以丙泊酚对照品与杂质Ⅱ对照品的分离度进行系统适用性试验。丙泊酚峰与杂质Ⅱ峰之间的分离度应符合要求。采用外标法控制已知杂质Ⅰ(检测波长275nm)和已知杂质Ⅱ(检测波长254nm)，同时采用不加校正因子的主成分自身对照法控制其他单个杂质和其他杂质总量(检测波长275nm)。

BP、Ph. Eur. 采用高效液相色谱法，采用活化硅胶柱，采用加响应因子的主成分自身对照法控制杂质G、E、其他单杂和其他杂质总量；采用气相色谱法控制杂质J、K、L、O，其中杂质E和J分别为中国药典(2015)标准中的杂质Ⅰ和杂质Ⅱ。

丙泊酚原料药中三大已知杂质的来源及可能产生的原因分析如下：

杂质Ⅰ　3，3′，5，5′-(四异丙基)联苯-4，4′-二酚

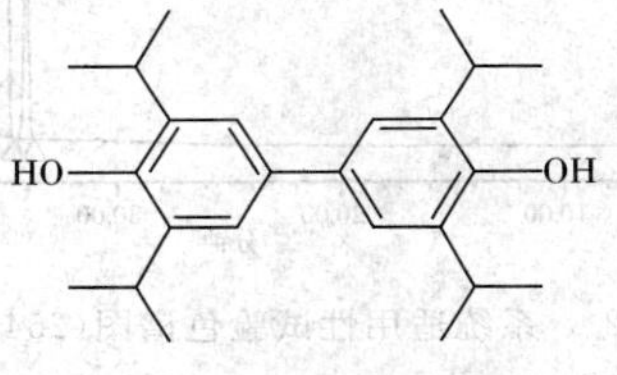

$C_{24}H_{34}O_2$　354.53

杂质Ⅰ(同BP及Ph. Eur. 中的杂质E)，主要是由丙泊酚在高温条件下发生偶联反应产生的，这个反应条件温度要求高，一般在精馏过程中产生，在一般储存条件下，此反应不容易发生。

杂质Ⅱ　2，6-二异丙基-1，4-苯醌

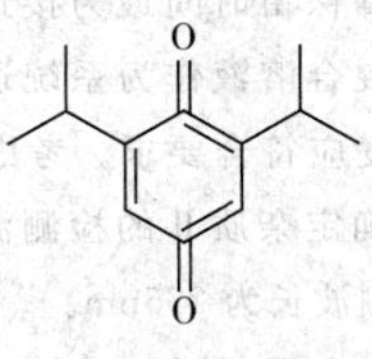

$C_{12}H_{16}O_2$　192.25

杂质Ⅱ(同BP及Ph. Eur. 中的杂质J)主要是丙泊酚的氧化降解产物。

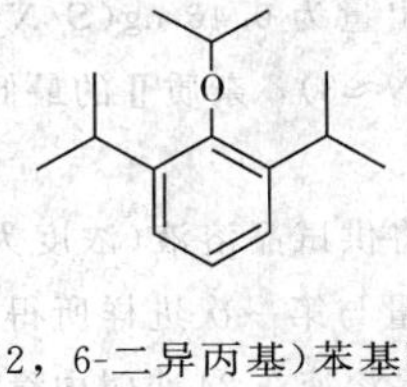

杂质G(异丙基-(2，6-二异丙基)苯基醚)，主要是工艺中重

排反应的副反应产物。

中国药典(2015)建立了新的HPLC系统用于有关物质检查。该系统能有效的检出各相关杂质，丙泊酚与杂质Ⅱ分离度符合要求，系统适用性试验色谱图见图1和图2。

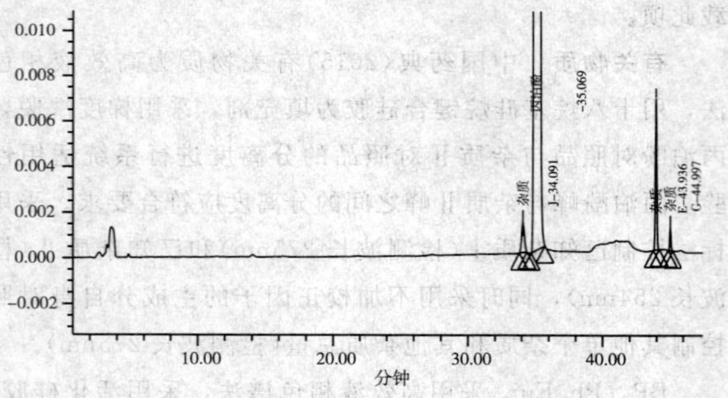

图1 系统适用性试验色谱图(275nm)
图中杂质J峰即为杂质Ⅱ，杂质E峰即为杂质Ⅰ
(采用Waters 2695-2489液相色谱仪，色谱柱
Inertsil C18 5μm，4.6mm×250mm)

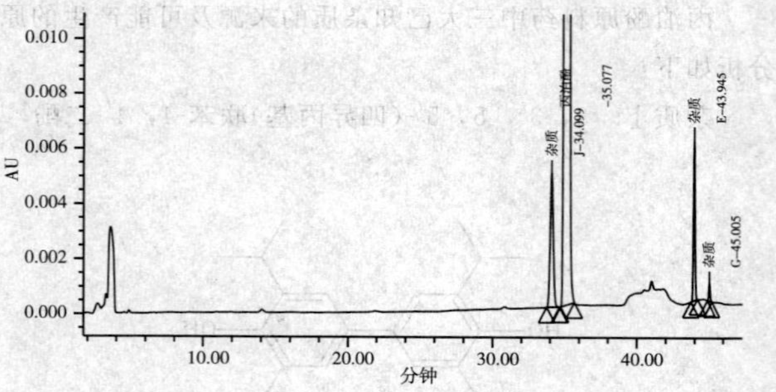

图2 系统适用性试验色谱图(254nm)
图中杂质J峰即为杂质Ⅱ，杂质E峰即为杂质Ⅰ
(采用Waters 2695-2489液相色谱仪，色谱柱
Inertsil C18 5μm，4.6mm×250mm)

分别采用InertsilC18(5μm，4.6mm×250mm)和Waters symmetry C18 (5μm，4.6mm×250mm)色谱柱进行耐用性试验，结果分离良好，均能得到满意结果。

杂质2，6-二异丙基-1，4-苯醌(杂质Ⅱ)为丙泊酚的氧化降解产物，且与丙泊酚峰保留时间最为接近，标准中采用丙泊酚对照品与含杂质Ⅱ的混合溶液作为系统适用性试验溶液，杂质Ⅱ与丙泊酚峰的分离度应符合要求。考虑到杂质Ⅰ和杂质Ⅱ的检出灵敏度，经试验确定杂质Ⅱ的检测波长为254nm，杂质Ⅰ及其他单个杂质的检测波长为275nm。

本品中的2个已知杂质均采用外标法测定，限度均不得过0.05%；检测波长275nm下，采用不加校正因子的主成分自身对照法其他单个杂质限度为不得过0.05%，其他杂质的和不得过0.2%。

丙泊酚的最低检出量为0.46 ng($S/N \approx 3$)，杂质Ⅰ的最低检出量为0.11 ng($S/N \approx 3$)，杂质Ⅱ的最低检出量为0.15ng($S/N \approx 3$)。

经稳定性考察，将供试品溶液(浓度为3mg/ml)放置24小时后进样测定，杂质量与第一次进样所得结果进行比对，结果无显著性差异，供试品溶液在24小时内稳定。

残留溶剂 国内各厂家具体生产工艺有所不同，所用有机溶剂不同，标准依据企业提供的生产工艺信息对本品中甲醇、丙酮、正己烷、甲苯的残留量进行控制，限度应符合中国药典(2015)四部通则(0861)的要求。

【含量测定】采用高效液相色谱法，系统适用性试验色谱图见图1，重复性试验RSD为0.52%(n=6)。供试品溶液(浓度为3mg/ml)24小时内基本稳定。

撰写 周益芬 四川省食品药品检验检测院
复核 谢 华 四川省食品药品检验检测院

丙氨酰谷氨酰胺

Alanyl Glutamine

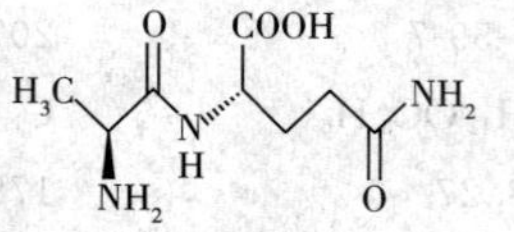

$C_8H_{15}N_3O_4$ 217.22

化学名：L-2-(1-氧代-2-氨基-丙基氨基)-4-氨基-4-氧代丁酸
L-2-(1-oxo-2-amino-propylamino)-4-amino-4-oxobutanoic acid

英文名：L-Alanyl-L-glutamine

CAS号：[39537-23-0]

本品为氨基酸类药。谷氨酰胺是机体免疫细胞和黏膜细胞等快速生长细胞的主要能源，但其化学稳定性差，在高温等条件下会降解产生焦谷氨酸和氨[1]。丙氨酰谷氨酰胺双肽经静脉输注后可在体内迅速分解为谷氨酰胺和丙氨酸，人体半衰期为2.4～3.8分钟(晚期肾功能不全患者为4.2分钟)，血浆清除率为每分钟1.6～2.7L[2]，该特性使其可经由肠外营养输液补充谷氨酰胺。

除中国药典(2015)收载外，USP(40)也有收载。

【制法概要】据文献报道，丙氨酰谷氨酰胺的合成方法主要有4种[3]。

(1)酰氯法，主要利用手性的D-氯代丙酸通过$SOCl_2$活化，形成酰氯，然后与谷氨酰胺在氢氧化钠的水溶液中反应，得到中间体*N*-(D-2-氯代丙酰)-L-谷氨酰胺，在浓氨水中氨解得到丙氨酰谷氨酰胺。

(2)*N*-羧基内酸酐(NCA)法，主要以丙氨酸与光气合成N-羧基内酸酐，N-羧基内酸酐滴加到谷氨酰胺的水溶液中，酸化后得到丙氨酰谷氨酰胺。

(3)苄氧甲酰基(Cbz)保护法，利用Cbz保护的L-丙氨酸与γ位N被保护的L-谷氨酰胺在DCC作用下进行反应，最后氨解保护得到丙氨酰谷氨酰胺；或用Cbz保护的L-丙氨酸与L-谷氨酸-γ-甲酯在DCC作用下缩合成中间产物，最后脱保护氨解得到丙氨酰谷氨酰胺；或用Cbz保护的L-丙氨酸的活化酯与L-谷氨酰胺直接作用，然后脱保护得到丙氨酰谷氨酰胺。

(4)混合酸酐法，以邻苯二甲酸酐为保护基，采用混合酸酐法接肽，然后用水合肼法脱除邻苯二甲酰基，得到丙氨酰谷氨酰胺。

现收集到国内两个生产企业的工艺，均采用酰氯法生产。

【性状】比旋度 丙氨酰谷氨酰胺结构中含有两个不对称碳原子，本品为单一异构体，故具有旋光性。

【鉴别】(1)化学反应 茚三酮是强的氧化剂，可以把α-氨基酸氧化成亚氨基酸，随后水解产生氨，最后由被还原的茚三酮、氨和茚三酮之间发生缩合，得到蓝紫色化合物。

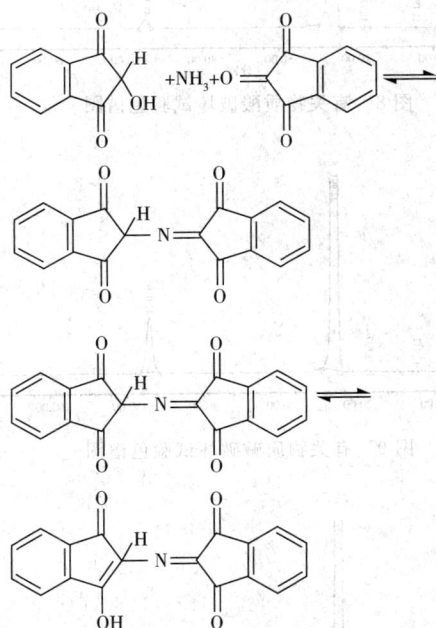

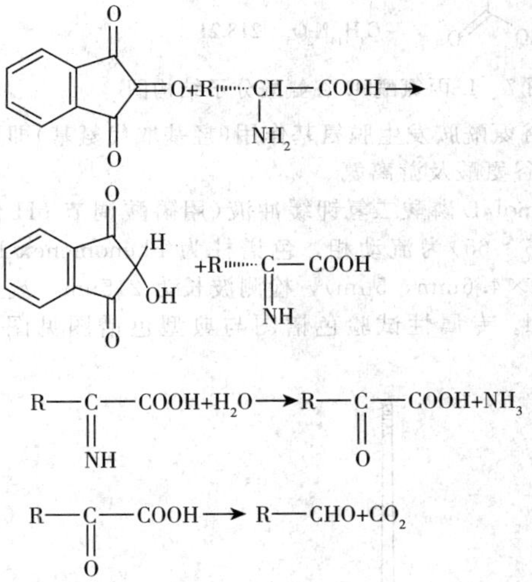

(2)红外光谱 本品的红外光吸收图谱应与对照品一致。对照品图谱见图1。

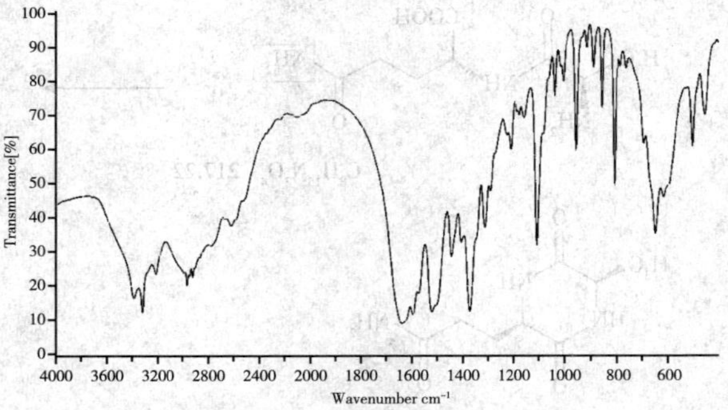

图1 对照品红外光吸收图谱(中检院 140702-200501)

本品的红外光吸收图谱显示的主要特征吸收如下：

波数(cm^{-1})	归属
3400，3350	氨基 ν_{N-H}
1680，1630	羰基 $\nu_{C=O}$
1550	氨基 δ_{N-H}
1100	氨基 ν_{N-H}

【检查】铵盐 丙氨酰谷氨酰胺在放置过程中遇热分解产生铵，且丙氨酰谷氨酰胺在溶液加热过程中也会产生铵。故采用在60℃以下减压蒸馏，限度为0.08%。

有关物质 丙氨酰谷氨酰胺中含有两个—NH_2、—OH以及—N—键，存在酰胺化、脱氨基及水解等降解途径，根据已有的质量研究结论，内酰胺化能够形成稳定的五元或六元环，内酰胺化的产物是主要的降解杂质。专属性试验结果显示丙氨酰谷氨酰胺在酸破坏、碱破坏和氧化破坏时产生较多杂质Ⅵ。已知杂质的分子结构见图2～图7。

(1)杂质Ⅰ，环-(L-丙氨酰-L-谷氨酰胺)，$C_8H_{13}N_3O_3$，199.21，CAS [268221-76-7]

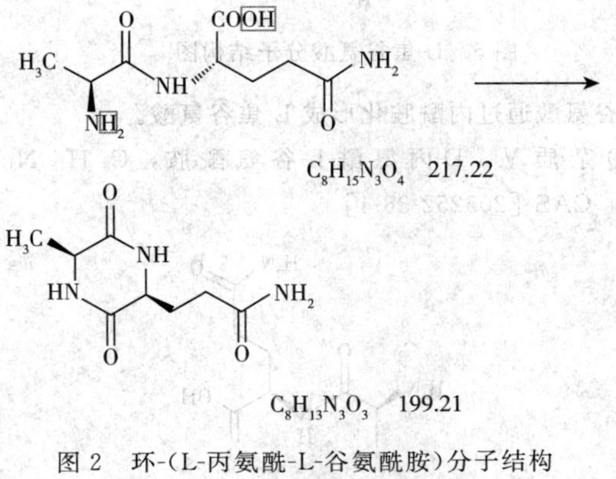

图2 环-(L-丙氨酰-L-谷氨酰胺)分子结构

丙氨酰谷氨酰胺中的羧基与—NH_2缩合，丢失一分子水后环化，则形成杂质Ⅰ。

(2)杂质Ⅱ，环-(L-丙氨酰-L-谷氨酸)，$C_8H_{12}N_2O_4$，200.19，CAS [16364-36-6]

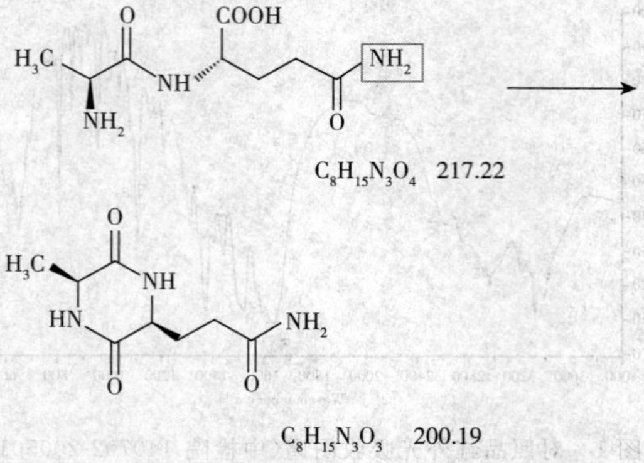

图 3 环-(L-丙氨酰-L-谷氨酸)分子结构图

丙氨酰谷氨酰胺发生脱氨基作用(形成游离氨)后，再按照杂质Ⅰ的内酰胺途径进行内酰胺化，或者杂质Ⅰ发生脱氨基作用，则形成杂质Ⅱ。

(3)杂质Ⅲ，L-焦谷氨酰-L-丙氨酸，$C_8H_{12}N_2O_4$，200.19，CAS [21282-08-6]

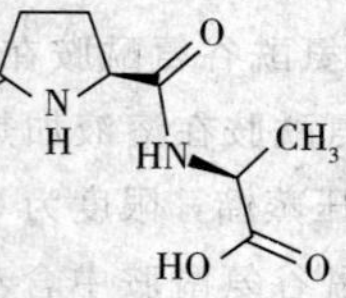

图 4 L-焦谷氨酰-L-丙氨酸分子结构图

焦谷氨酸与丙氨酸缩合，失去1分子水，形成L-焦谷氨酸-L-丙氨酸。

(4)杂质Ⅳ，L-焦谷氨酸，$C_5H_7NO_3$，129.11，CAS [98-79-3]

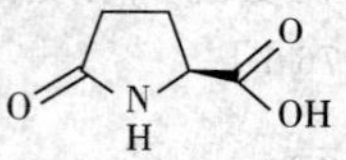

图 5 L-焦谷氨酸分子结构图

L-谷氨酸通过内酰胺化形成L-焦谷氨酸。

(5)杂质Ⅴ，D-丙氨酰-L-谷氨酰胺，$C_8H_{15}N_3O_4$，217.22，CAS [205252-36-4]

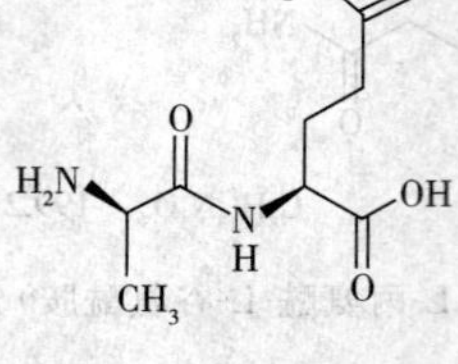

图 6 D-丙氨酰-L-谷氨酰胺分子结构图

活性成分的异构体。主要由合成原料带入。

(6)杂质Ⅵ，L-丙氨酰-L-谷氨酸，$C_8H_{14}N_2O_5$，218.21，CAS [13187-90-1]

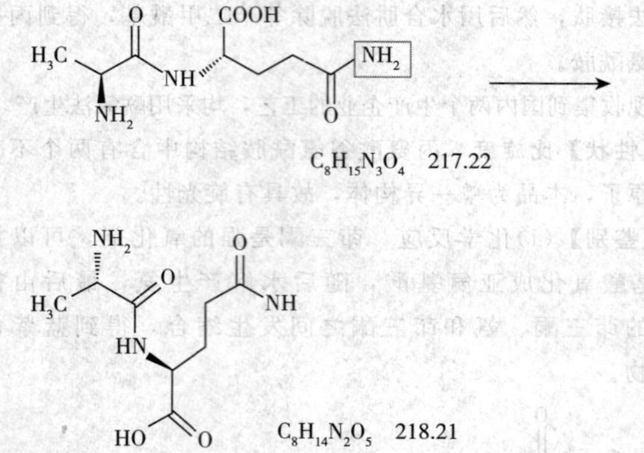

图 7 L-丙氨酰-L-谷氨酸分子结构图

丙氨酰谷氨酰胺发生脱氨基作用(羟基取代氨基)即形成L-丙氨酰-L-谷氨酸及游离氨。

以0.05mol/L磷酸二氢钾缓冲液(用磷酸调节pH值至4.0)-乙腈(35∶65)为流动相，色谱柱为Phenomenex Luna NH_2(250mm×4.6mm，5μm)，检测波长为215nm，流速为每分钟0.7ml。专属性试验色谱图与典型色谱图见图8～图14。

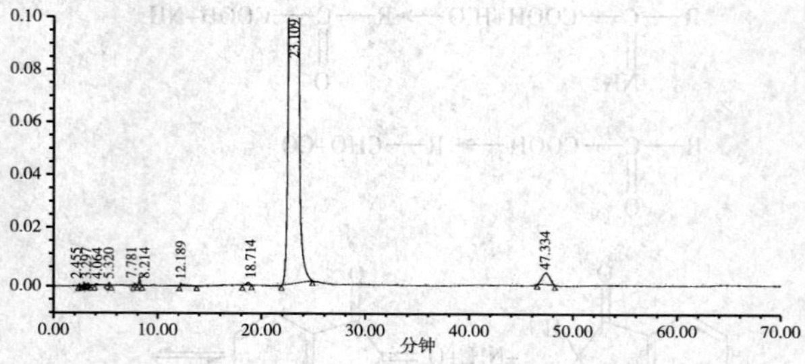

图 8 有关物质酸破坏试验色谱图

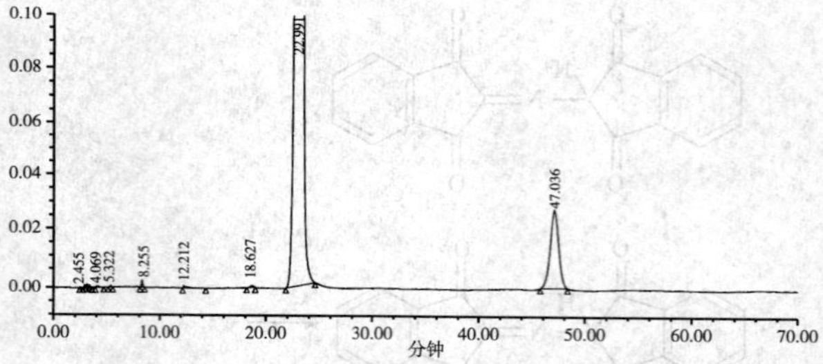

图 9 有关物质碱破坏试验色谱图

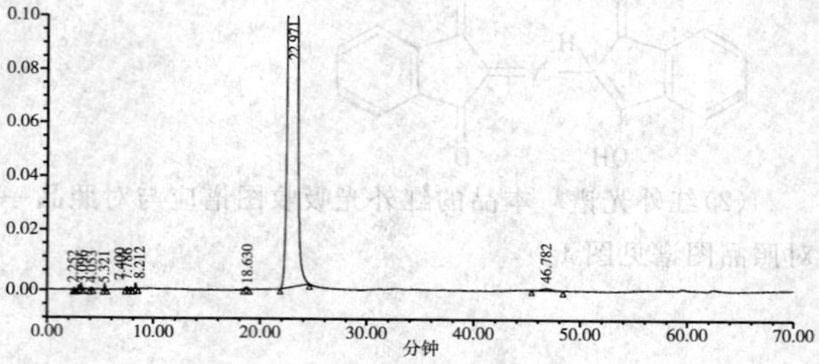

图 10 有关物质高温破坏试验色谱图

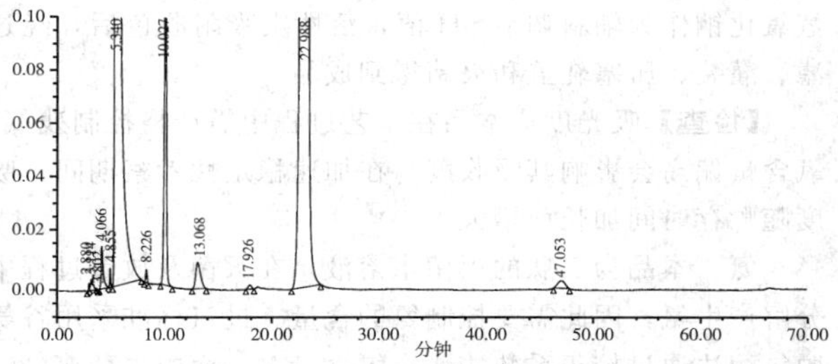

图 11　有关物质氧化破坏试验色谱图

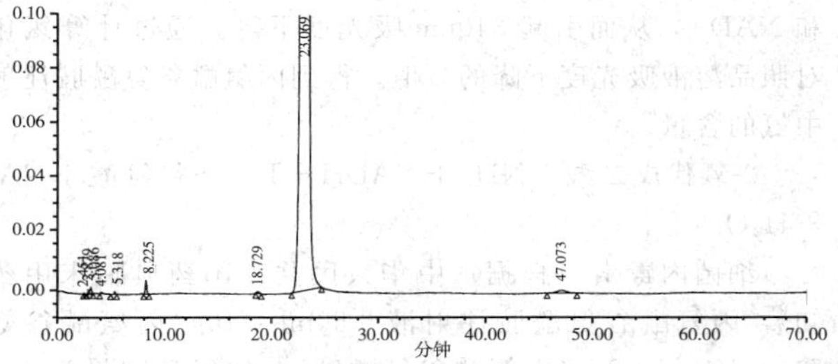

图 12　有关物质光破坏试验色谱图

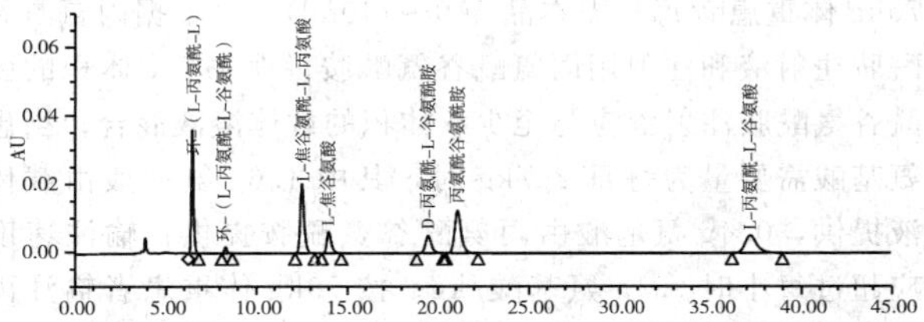

图 13　有关物质系统适用性溶液色谱图

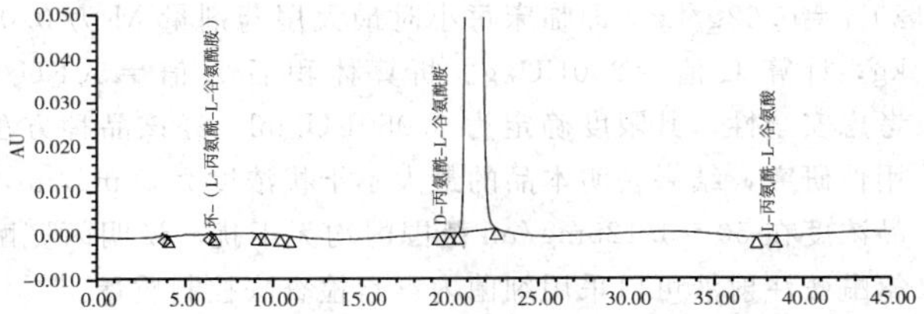

图 14　有关物质供试品溶液典型色谱图

使用两种色谱柱：Phenomenex Luna NH_2（5μm，4.6mm×250mm，100A）和 Ultimate NH_2（4.6mm×250mm）在 Waters E 2695/2998 上进行耐用性考察，结果良好。

环-（L-丙氨酰-L-谷氨酰胺）在 4.9508～297.0521μg/ml 浓度范围内与其峰面积呈线性关系，线性方程为 $y=12328x-7704$，$r=0.9999$（n=6）。精密度试验 RSD 值为 1.1%（$n=6$），重复性试验 RSD 值为 2.3%（$n=6$）。定量限为 0.40088μg/ml，检测限为 0.080176μg/ml。加样回收率为 99.7%（$n=9$），RSD 的值为 1.0%。

环-（L-丙氨酰-L-谷氨酰）在 0.2009～3.0148μg/ml 浓度范围内与其峰面积呈线性关系，线性方程为 $y=22605x-692$，$r=0.9997$（$n=6$）。定量限为 0.0202μg/ml，检测限为 0.00808μg/ml。加样回收率为 99.3%（$n=9$），RSD 的值为 0.9%。

L-焦谷氨酰-L-丙氨酸在 2.7180～40.7712μg/ml 浓度范围内与其峰面积呈线性关系，线性方程为 $y=12651x-10251$，$r=0.9998$（$n=6$）。定量限为 0.548μg/ml，检测限为 0.274μg/ml。加样回收率为 99.7%（$n=9$），RSD 的值为 0.8%。

L-焦谷氨酸在 1.073～16.095μg/ml 浓度范围内与其峰面积呈线性关系，线性方程为 $y=11064x-7386$，$r=0.9993$（$n=6$）。定量限为 0.6438μg/ml，检测限为 0.4292μg/ml。加样回收率为 100.4%（$n=9$），RSD 的值为 1.1%。

D-丙氨酰-L-谷氨酰胺在 1.0772～16.1583μg/ml 浓度范围内与其峰面积呈线性关系，线性方程为 $y=10457x-2290$，$r=0.9979$（$n=6$）。定量限为 0.2148μg/ml，检测限为 0.1074μg/ml。加样回收率为 99.7%（$n=9$），RSD 的值为 1.3%。

L-丙氨酰-L-谷氨酸在 4.312～64.68μg/ml 浓度范围内与其峰面积呈线性关系，线性方程为 $y=9055x-37114$，$r=0.9972$（$n=6$）。精密度试验 RSD 值为 1.5%（$n=6$），重复性试验 RSD 值为 2.6%（$n=6$）。定量限为 1.2936μg/ml，检测限为 0.8624μg/ml。加样回收率为 99.1%（$n=9$），RSD 的值为 0.7%。

残留溶剂结合进口企业和国内生产企业的工艺，应控制的残留溶剂有：甲醇、乙醇、四氢呋喃和甲苯。典型图谱见图 15～图 16。

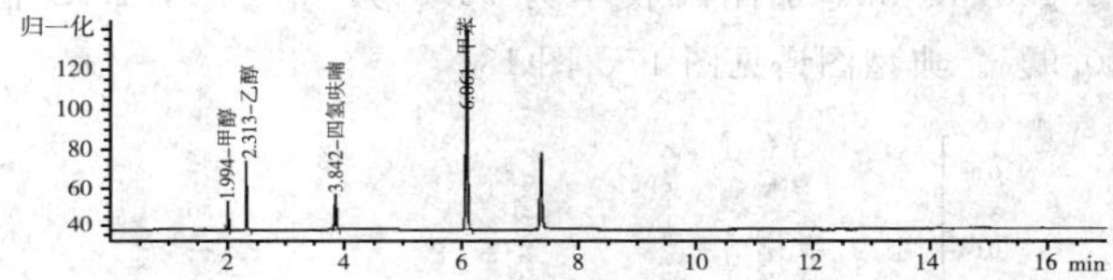

图 15　残留溶剂对照品色谱图

溶剂按出峰顺序依次为：甲醇、乙醇、四氢呋喃、甲苯、二甲基甲酰胺

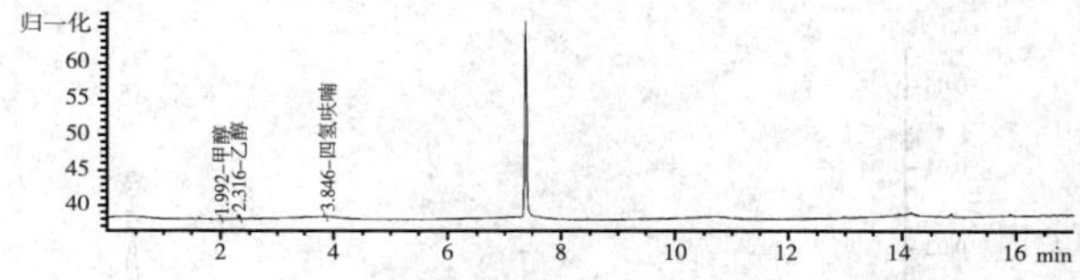

图 16　供试品典型色谱图

铁盐　本品生产中所用原料以及设备等都有可能带入铁盐。中国药典（2015）限度为 0.001%。

细菌内毒素　根据《中华人民共和国药典临床用药须知》，丙氨酰谷氨酰胺注射液［50ml：10g（丙氨酰谷氨酰胺）；100ml：20g（丙氨酰谷氨酰胺）］的每日剂量为 1.5～2.0ml/kg 体重，相当于 0.3～0.4g 丙氨酰谷氨酰胺（例如 70kg 体重患者每日需本品 100～140ml）[2]。根据丙氨酰谷氨酰胺注射液和注射用丙氨酰谷氨酰胺说明书，1 体积的丙氨酰谷氨酰胺注射液应与至少 5 体积的载体溶液混合；当患者氨基酸需要量为每日 2g/kg 时，其中 1.6g 氨基酸由载体溶液提供，0.4g 氨基酸由丙氨酰谷氨酰胺提供；输注速度不应超过每小时 0.1g 氨基酸/kg。按 70kg 体重患者输注丙氨酰谷氨酰胺注射液 140ml 计算，共需输注 840ml 溶液。按输注速度计算，每小时输注丙氨酰谷氨酰胺不超过 0.1g×

20%＝0.02g/kg。即临床每小时最大用药剂量 M 为 0.02g/kg，计算 L 值＝250EU/g。考虑安全性，其限度确定为 0.050EU/mg。经该品种方法适用性研究，结果表明本品的最大不干扰浓度为 12.5mg/ml，样品浓度在 12.5～3.125mg/ml 范围内均无干扰，说明丙氨酰谷氨酰胺可以采用细菌内毒素检查法控制质量。

无菌 本品无菌检查可参考以下方法进行：①稀释液：0.1%无菌蛋白胨水溶液 300ml。②冲洗液：0.1%无菌蛋白胨水溶液。③冲洗次数及冲洗量：冲洗 3 次，每膜 100ml。④阳性对照菌：金黄色葡萄球菌。

【含量测定】 中国药典(2015)采用 HPLC 法测定其含量。

杂质Ⅴ中文名称：D-丙氨酰-L-谷氨酰胺，英文名称：D-Alanyl-L-glutamine，CAS［205252-36-4］，为原料药的非对映异构体，由于与原料药结构相近，色谱分析中峰保留时间接近，因此以 D-丙氨酰-L-谷氨酰胺与丙氨酰谷氨酰胺作为系统适用性试验分离度的考察物质。

以外标法定量，丙氨酰谷氨酰胺在 2.4405～85.4175μg/ml 浓度范围内与其峰面积呈线性关系，线性方程为 $y=14510x-7114$，r 为 0.9999($n=9$)。精密度试验 RSD 值为 0.3%，重复性试验 RSD 值为 0.4%。定量限为 0.4881μg/ml。加样回收率为 99.95%($n=9$)，RSD 值为 0.9%。典型图谱见图 17、图 18。

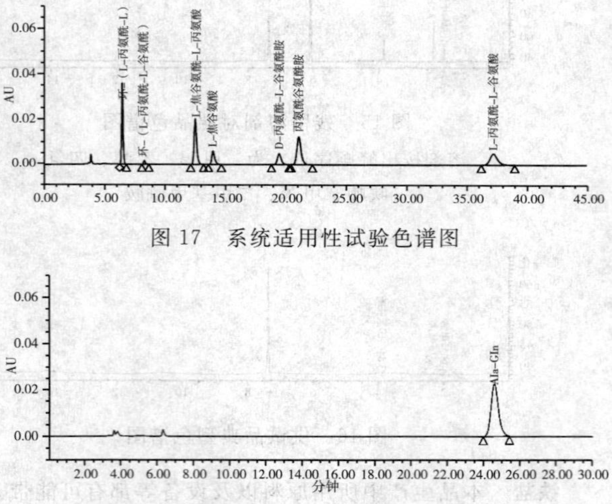

图 17 系统适用性试验色谱图

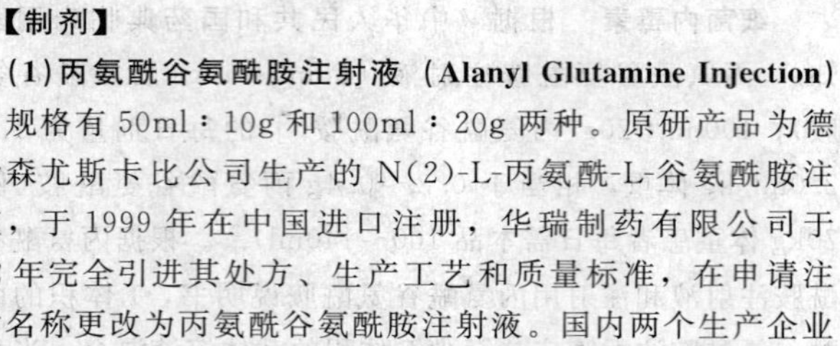

图 18 供试品溶液典型色谱图

【制剂】

(1)丙氨酰谷氨酰胺注射液 (Alanyl Glutamine Injection)

规格有 50ml：10g 和 100ml：20g 两种。原研产品为德国费森尤斯卡比公司生产的 N(2)-L-丙氨酰-L-谷氨酰胺注射液，于 1999 年在中国进口注册，华瑞制药有限公司于 2002 年完全引进其处方、生产工艺和质量标准，在申请注册时名称更改为丙氨酰谷氨酰胺注射液。国内两个生产企业的处方工艺均为取处方量的丙氨酰谷氨酰胺加处方量的注射用水溶解后，经过灌装、压塞轧盖和灭菌得到成品。一个生产企业的生产工艺为取处方量的丙氨酰谷氨酰胺和药用活性炭加注射用水溶解后，粗滤脱炭，过滤，经过灌装、压塞轧盖和灭菌得到成品。另一个生产企业的生产工艺为取处方量的丙氨酰谷氨酰胺加处方量的注射用水溶解后，添加适量的氢氧化钠作为辅料调节 pH 值，活性炭吸附脱色后，经过过滤、灌装、压塞轧盖和灭菌得到成品。

【检查】 吸光度 本品在工艺过程中需严格控制残氧量，氧含量偏高会影响其吸收度。在加速稳定性考察期间，吸收度随贮存时间加长而增大。

氨 本品为二肽的灭菌水溶液，在灭菌及放置过程中会分解产生氨，因此需要控制氨的含量。进口标准采用谷氨酸脱氢酶法通过校正系数法测定氨含量[4]，而中国药典(2015)中采用谷氨酸脱氢酶法通过对照品法测定氨含量。谷氨酸脱氢酶催化 NH_3、2-氧代戊二酸和 NADH 反应，生成谷氨酸和 NAD^+，从而引起 340nm 吸光度下降。通过计算氯化铵对照品溶液吸光度下降的差值，得到丙氨酰谷氨酰胺注射液中氨的含量。

2-氧代戊二酸＋NH_3＋NADH＋H^+→谷氨酸＋NAD^+＋H_2O

细菌内毒素 根据《中华人民共和国药典临床用药须知》，丙氨酰谷氨酰胺注射液［50ml：10g(丙氨酰谷氨酰胺)；100ml：20g(丙氨酰谷氨酰胺)］的每日剂量为 1.5～2.0ml/kg 体重，相当于 0.3～0.4g 丙氨酰谷氨酰胺(例如 70kg 体重患者每日需本品 100～140ml)[2]。根据丙氨酰谷氨酰胺注射液和注射用丙氨酰谷氨酰胺说明书，1 体积的丙氨酰谷氨酰胺注射液应与至少 5 体积的载体溶液混合；当患者氨基酸需要量为每日 2g/kg 时，其中 1.6g 氨基酸由载体溶液提供，0.4g 氨基酸由丙氨酰谷氨酰胺提供；输注速度不应超过每小时 0.1g 氨基酸/kg。按 70kg 体重患者输注丙氨酰谷氨酰胺注射液 140ml 计算，共需输注 840ml 溶液。按输注速度计算，每小时输注丙氨酰谷氨酰胺不超过 0.1g×20%＝0.02g/kg。即临床每小时最大用药剂量 M 为 0.02g/kg，计算 L 值＝250EU/g。折算体积后 L 值＝50EU/ml。考虑安全性，其限度确定为 0.050EU/ml。经该品种方法适用性研究，结果表明本品的最大不干扰浓度为 50mg/ml，样品浓度在 50～3.125mg/ml 范围内均无干扰，说明丙氨酰谷氨酰胺注射液可以采用细菌内毒素检查法控制质量。

无菌 本品无菌检查可参考以下方法进行：(1)冲洗液：0.1%无菌蛋白胨水溶液。(2)冲洗次数及冲洗量：冲洗 1 次，每膜 100ml。(3)阳性对照菌：金黄色葡萄球菌。

(2)注射用丙氨酰谷氨酰胺 (Alanyl Glutamine for Injection)

规格有 10g 与 20g 两种。国内生产企业主要有两种生产工艺，一种为无菌冻干，将原料药用注射用水溶解、过滤除菌、灌装于冻干瓶后进行冻干，另一种为无菌分装，原料药采用溶媒结晶工艺生产，制成无菌粉末后分装成制剂。

【检查】 吸光度 本品在工艺过程中需严格控制残氧量，氧含量偏高会影响其吸收度。在加速稳定性考察期间，吸收度随贮存时间加长而增大。

氨 本品放置过程中会分解产生氨，因此需要控制氨的含量。进口标准采用谷氨酸脱氢酶法通过校正系数法测定氨含量[4]，而中国药典(2015)中采用谷氨酸脱氢酶法通过对照品法测定氨含量。谷氨酸脱氢酶催化 NH_3、2-氧代戊二酸和 NADH 反应，生成谷氨酸和 NAD^+，从而引起 340nm 吸光度下降。通过计算氯化铵对照品溶液吸光度下降的差值，得到注射用丙氨酰谷氨酰胺中氨的含量。

2-氧代戊二酸＋NH_3＋NADH＋H^+→谷氨酸＋NAD^+＋H_2O

干燥失重　本品有两种生产工艺，一种生产工艺为将原料药用注射用水溶解后灌装于冻干瓶，再进行冻干，其限度为3.0%；另一种生产工艺是采用无菌原料药直接无菌分装制成制剂，其限度为1.0%。

细菌内毒素　根据《中华人民共和国临床用药须知》，丙氨酰谷氨酰胺注射液(50ml：10g(丙氨酰谷氨酰胺)；100ml：20g(丙氨酰谷氨酰胺))的每日剂量为1.5～2.0ml/kg体重，相当于0.3～0.4g丙氨酰谷氨酰胺(例如70kg体重患者每日需本品100～140ml)[2]。根据丙氨酰谷氨酰胺注射液和注射用丙氨酰谷氨酰胺说明书，1体积的丙氨酰谷氨酰胺注射液应与至少5体积的载体溶液混合；当患者氨基酸需要量为每天2g/kg时，其中1.6g氨基酸由载体溶液提供，0.4g氨基酸由丙氨酰谷氨酰胺提供；输注速度不应超过0.1g氨基酸/(kg·h)。按70kg体重患者输注丙氨酰谷氨酰胺注射液140ml计算，共需输注840ml溶液。按输注速度计算，每小时输注丙氨酰谷氨酰胺不超过0.1g×20%＝0.02g/kg。即临床每小时最大用药剂量M为0.02g/kg，计算L值＝250EU/g。考虑安全性，其限度确定为0.050EU/mg。经该品种方法适用性研究，结果表明本品的最大不干扰浓度为12.5mg/ml，样品浓度在12.5～3.125mg/ml范围内均无干扰，说明注射用丙氨酰谷氨酰胺可以采用细菌内毒素检查法控制质量。

无菌　本品无菌检查可参考以下方法进行：①稀释液：0.1%无菌蛋白胨水溶液300ml。②冲洗液：0.1%无菌蛋白胨水溶液。③冲洗次数及冲洗量：冲洗3次，每膜100ml。④阳性对照菌：金黄色葡萄球菌。

参考文献

[1] Tritsch GI, Moore GE. Spontaneous decomposition of glutamine in cellculture media [J]. Exp Cell Res, 1962, 28: 360-364.

[2] 国家药典委员会. 中华人民共和国药典临床用药须知(化学药和生物制品卷. 2015年版) [M]. 北京：中国医药科技出版社，2017：1067.

[3] 刘洋、李伟铭、谷春晓，等. L-丙氨酰-L-谷氨酰胺的合成研究 [J]. 山东化工，2014，43(11)：6-8.

撰写　陈宇堃　广东省药品检验所

复核　梁蔚阳　广东省药品检验所

左羟丙哌嗪

Levodropropizine

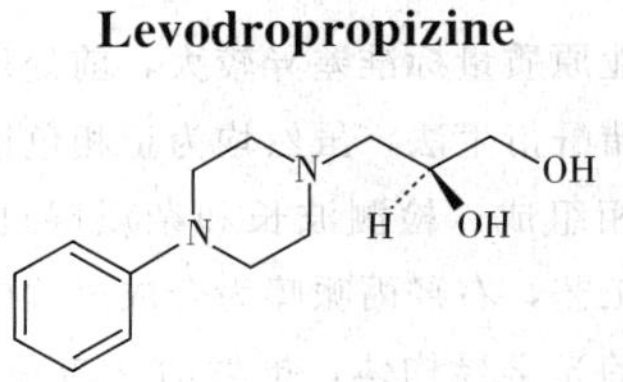

$C_{13}H_{20}N_2O_2$　236.32

化学名： *S*(-)-3-(4-苯基-1-哌嗪基)-1,2-丙二醇

S(-)-3-(4-phenyl-1- piperazinyl)-1,2-propanediol

英文名： Levodropropizine

CAS号： [99291-25-5]

本品为外周性镇咳药，是羟丙哌嗪的左旋异构体，其效果与外消旋羟苯哌嗪相同，几乎无羟苯哌嗪的中枢镇静作用，由于与β肾上腺素受体、M胆碱受体和阿片受体均无作用，因此中枢抑制的不良反应较少，是一种高效安全的镇咳药物。对呼吸系统不产生明显作用，无药物依赖性，耐受指数高，持效更久。不良反应表现在肠胃方面有恶心、胃灼烧、消化不良、腹泻等。中枢神经系统有乏力、嗜睡、头疼、昏眩等。心血管系统有心悸。偶有皮疹。

本品由意大利Dompe′Farm S. P. A公司1988年开发上市，目前国内有5家企业具有批准文号。除中国药典(2015)收载外，BP(2018)、Ph. Eur. (9.0)亦有收载。

【制法概要】 本品国内各厂家提供的合成工艺分为2种路线：①以苯基哌嗪、(-)-3-氯-1，2-丙二醇为起始原料，经缩合、浓缩、溶解、过滤、重结晶、干燥等步骤制得；②以D-甘露醇、丙酮为起始物料，经缩酮化、氧化裂解、还原及磺酰化制得光学活性中间体(*R*)-对苯甲磺酸-1-甘油酯，再与苯基哌嗪反应制得。此外，还有文献报道采用环氧氯丙烷为起始原料先合成外消旋体的羟丙哌嗪后，再用L-(＋)-酒石酸拆分得到左羟丙哌嗪[1]。

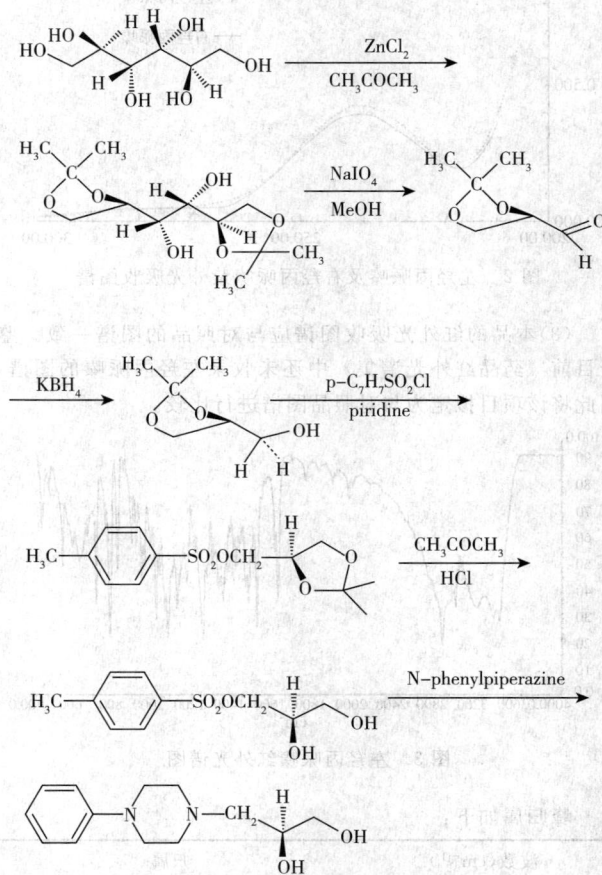

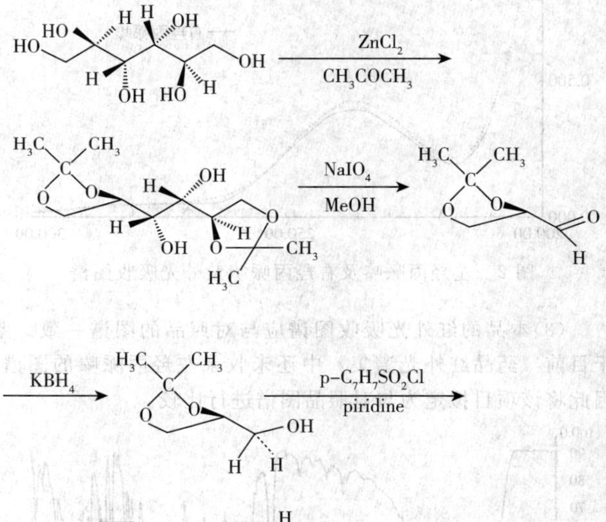

图1　左羟丙哌嗪合成工艺路线图

【性状】 本品为白色或类白色结晶性粉末；无臭，味苦。

本品按《中国药典》中凡例的规定操作，测试在部分常用溶剂中的溶解性，结果为在三氯甲烷、甲醇或冰醋酸中易溶，在乙醇中溶解，在水中略溶。

熔点 BP(2018)及 Ph. Eur. (9.0)中未规定本品的熔点，结合国内各生产企业的质量标准和产品测定结果，考虑到产品质量的可控性，将限度规定为 102～107℃。

比旋度 BP(2018)及 Ph. Eur. (9.0)中规定本品 1.5g 用 21g/L 盐酸溶液定溶于 50ml 量瓶时的比旋度为－30.0°～－33.5°，国内企业注册标准限度略严，为－29.0°～－33.5°，主要原因为国内企业的右羟丙哌嗪杂质控制较严，使得比旋度区间缩减，此外，国内标准中采用 1mol/L 盐酸溶液为溶剂。考虑操作的便捷性，确定采用 1mol/L 盐酸溶液为溶剂，检测浓度设置为 30mg/ml，限度设定为－29.0°～－33.5°。

【鉴别】(1)本品为芳烃胺类生物碱，能与生物碱沉淀试剂三硝基苯酚发生反应，生成黄色沉淀。

(2)BP(2018)及 Ph. Eur. (9.0)中未规定该项目，国内部分企业质量标准中对特征波长进行了规定。本品在 200～300nm 的波长范围内吸收曲线平滑，特征峰、谷明显，没有杂散光的干扰，结合测定结果，规定本品在 237nm 的波长处有最大吸收，在 217nm 波长处有最小吸收，所得典型光谱图见图 2。

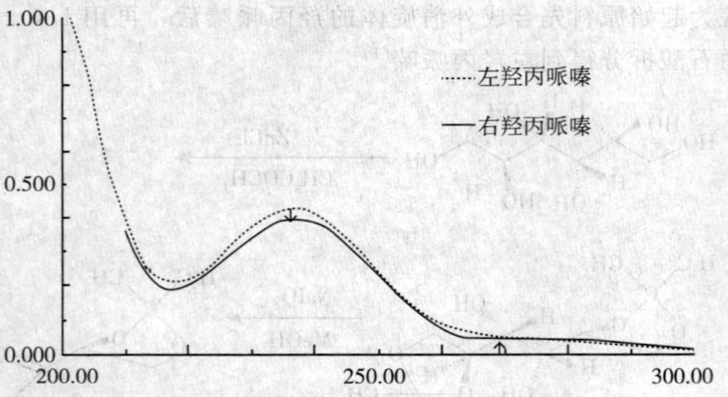

图 2 左羟丙哌嗪及右羟丙哌嗪紫外光吸收图谱

(3)本品的红外光吸收图谱应与对照品的图谱一致。鉴于目前《药品红外光谱集》中还未收录左羟丙哌嗪的图谱，因此将该项目拟定为与对照品图谱进行比较。

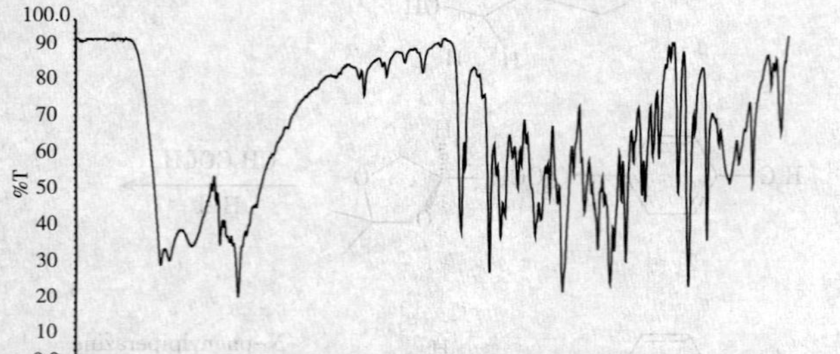

图 3 左羟丙哌嗪红外光谱图

峰归属如下：

波数(cm^{-1})	归属
3385，3323	羟基 ν_{O-H}
3155，3003	苯环 $\nu_{=C-H}$
1596，1493	苯环 $\nu_{C=C}$

【检查】碱度 本品为芳烃胺类生物碱，故水溶液呈碱性，BP(2018)及 Ph. Eur. (9.0)中规定限度为 9.2～10.2，并将检测浓度设置为 25mg/ml。国内各企业质量标准范围为 8.0～10.0，浓度范围为 5～10mg/ml，根据企业提供的稳定性考察数据和样品实际检测结果，最终确定限度为 9.0～10.0，检测浓度设置为 10mg/ml。

有关物质 BP(2018)及 Ph. Eur. (9.0)采用高效液相色谱法，用十八烷基硅烷键合硅胶柱，以磷酸盐缓冲液(称取磷酸二氢钾 6.81g，加水 1000ml 溶解，用磷酸调节 pH 至 3.0)-甲醇(88：12)为流动相，检测波长为 254nm，以左羟丙哌嗪与苯基哌嗪的分离度不小于 2.0 进行系统控制，并分别控制苯基哌嗪、单个杂质和总杂质的限度。

国内各企业原质量标准差异较大，流动相组成、检测波长和杂质限度要求均不尽一致。参考各企业合成工艺，苯基哌嗪为起始合成原料或反应中间加入的物料，因其具有一定的毒性[2]，有必要增加对其的控制。经考查比较，在 BP(2018)及 Ph. Eur. (9.0)的色谱条件下，苯基哌嗪和其他杂质与主峰分离度良好，方法专属性更强，故采用该标准对苯基哌嗪和其他有关物质进行限度控制。BP(2018)及 Ph. Eur. (9.0)中虽然注明左羟丙哌嗪峰的推荐保留时间及其与苯基哌嗪峰的相对保留时间比约为 1.2，但鉴于不同品牌色谱柱差异较大，且在系统适用性中规定了分离度，可以满足检测要求，因此删除对相关保留时间方面的规定。

在限度规定方面，制订了更为严格的规定，分别为苯基哌嗪不得过 0.1%，其他单杂不得过 0.1%，其他杂质总量不得过 0.2%［BP(2018)及 Ph. Eur. (9.0)中对应限度分别为 0.5%，0.1%，0.6%］。

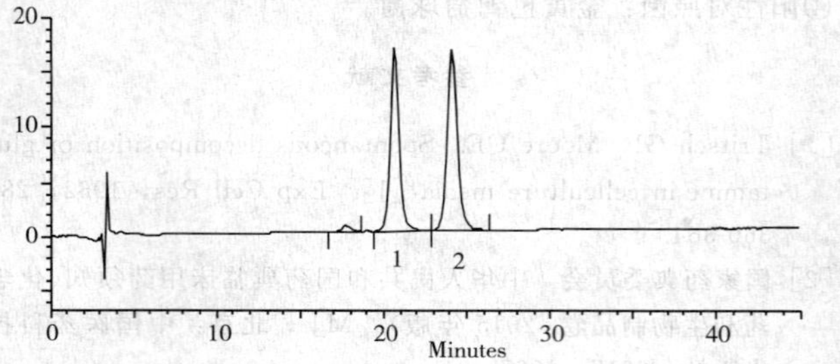

图 4 有关物质 HPLC 色谱图

1. 左羟丙哌嗪；2. 苯基哌嗪

右羟丙哌嗪 BP(2018)及 Ph. Eur. (9.0)采用高效液相色谱法，用纤维素-三(3，5-二甲苯基氨基甲酸酯)(OD-H)硅胶柱，以正己烷-无水乙醇-二乙胺(95：5：0.2)为流动相，检测波长为 250nm，以左羟丙哌嗪与右羟丙哌嗪的分离度不小于 1.3 进行系统控制。

国内各企业原质量标准差异较大，前处理方法除直接测定法外，还有醋酐衍生法，虽然均为正相色谱系统，但色谱柱填料、流动相组成、检测波长和杂质限度要求均不尽一致。参考合成工艺，右羟丙哌嗪为合成过程中反应靶点结合方向不同产生的光学异构体，虽然活性与左羟丙哌嗪相当，但其副作用较左旋异构体明显增加[3]，为提高产品的安全性，在原料质量标准中对右旋异构体进行控制。经专属性实验考察，两者不会因外界因素的影响而发生相互转化，故制剂中不再检查该项。

实验过程中发现使用填料为直链淀粉-三(3，5-二甲苯基氨基甲酸酯)(AD-H)的色谱柱可以获得最理想的检测结果，因此规定采用该填料类型色谱柱进行测定。此外，经DAD检测器确认，在该系统下左羟丙哌嗪的紫外最大吸收波长为250nm，右羟丙哌嗪与其一致，因此规定检测波长为250nm（图5）。

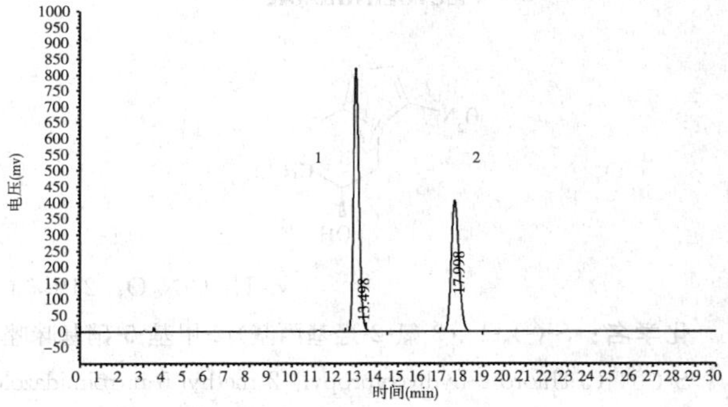

图5 右羟丙哌嗪检查典型色谱图

1. 左羟丙哌嗪；2. 右羟丙哌嗪

缩水甘油 采用气相色谱法进行检查。

缩水甘油，英文名称为Glycidol，BP(2018)及Ph. Eur.(9.0)采用气相色谱法检测(色谱柱固定液为6%氰丙基苯基-94%二甲基聚硅氧烷，检测器为FID)，国内各企业原质量标准中均未规定检查该杂质。缩水甘油为生产过程中化学反应副产物，文献报道长期接触后其对皮肤和眼角膜具有一定的毒性，2000年被世界卫生组织下属的国际癌症研究所(IARC)列为2A类致癌物[4,5]。考虑到产品的安全可控性，将其纳入质量标准中加以控制。在方法学考察过程中发现供试品对缩水甘油有较强的吸附作用，故采用标准加入法检测，以消除样品的吸附干扰（图6）。

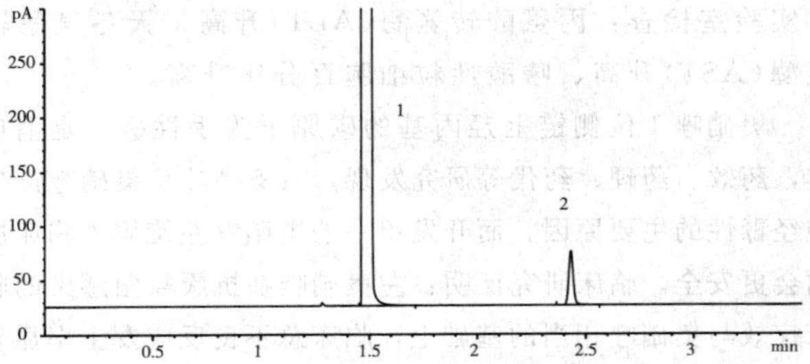

图6 缩水甘油GC色谱图

1. 溶剂；2. 缩水甘油

残留溶剂 采用气相色谱法进行检查。

鉴于各企业的生产工艺不同，其相应质量标准中检查控制的残留溶剂种类也有所差别。其中涉及的二类溶剂和三类溶剂包括三氯甲烷、甲苯、二氯甲烷和丙酮，参照中国药典(2015)四部通则“0861残留溶剂测定法”项下的限度要求，制订检测标准。

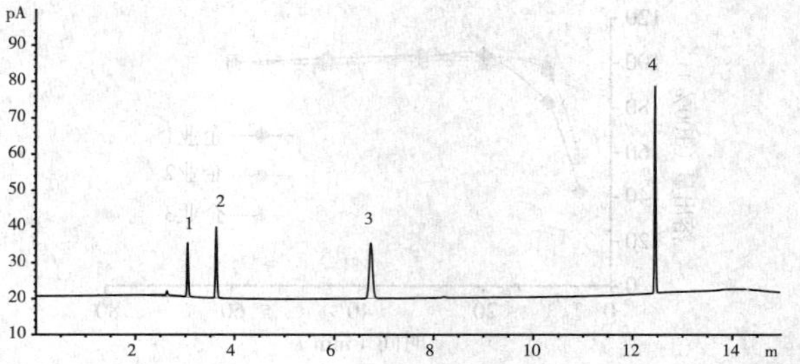

图7 残留溶剂对照品GC色谱图

1. 丙酮；2. 二氯甲烷；3. 三氯甲烷；4. 甲苯

干燥失重 BP(2018)、Ph. Eur.(9.0)及国内各企业均采用减压干燥法检查。BP(2018)及Ph. Eur.(9.0)中规定温度为60℃，限度为1.0%，国内企业的检查温度均规定为80℃，限度分别为0.5%和1.0%两种。经对各企业提供的长期考察结果和样品的检测数据分析，全部结果均可以满足0.5%的限度要求，故将限度统一为0.5%。

炽灼残渣 国内企业的标准限度规定一致，均为0.1%，严于BP(2018)和Ph. Eur.(9.0)中规定的0.2%的标准要求，因此将标准限度设定为0.1%。

重金属 BP(2018)和Ph. Eur.(9.0)未设置该项目，国内各企业均采用第二法检测，但在限度要求上有所差别，分别为百万分之十和百万分之二十。鉴于实际检测结果均能符合更严格的标准规定，因此将限度设置为百万分之十。

【含量测定】 BP(2018)和Ph. Eur.(9.0)为电位滴定法，而国内则有电位滴定和非水滴定两种方法。鉴于非水滴定法终点判断时易引入人为偏差，故参照BP(2018)和Ph. Eur.(9.0)，将含量测定方法修订为电位滴定法。此外，因左羟丙哌嗪的结构中含有两个叔胺氮原子，在电位滴定中表现为两个突跃点，其中第二个突跃点为滴定终点，电位滴定时要设置恰当参数，避免提前结束导致误判为滴定终点。

【制剂】 中国药典(2015)收载了左羟丙哌嗪片、左羟丙哌嗪胶囊，BP(2018)和Ph. Eur.(9.0)未收载制剂品种。

(1)左羟丙哌嗪片(Levodropropizine Tablets)

本品根据各企业生产工艺不同，分为白色或类白色片或薄膜衣片，规格为30mg或60mg。国内各企业的处方中，主要辅料有乳糖、羟丙甲纤维素、硬脂酸镁等。

鉴别 除与原料项下相同的化学鉴别及紫外光谱鉴别外，增加了专属性更强的红外光谱鉴别，并采用含量测定项下的方法，增加了液相色谱鉴别。

有关物质 采用与原料有关物质项下相同方法检测。为控制生产过程中可能引入的工艺杂质和贮存过程中可能产生的降解杂质，分别对特定杂质苯基哌嗪、单个杂质和杂质总量做出相应规定。

溶出度 左羟丙哌嗪在水中略溶。以水1000ml为溶剂，采用第一法，转速为每分钟50转，限度为标示量的80%。三家不同企业产品的溶出曲线见图8。

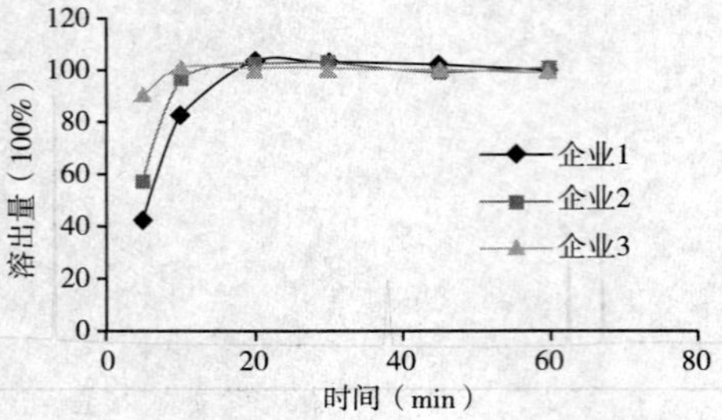

图 8　左羟丙哌嗪片溶出曲线图

各企业均采用紫外法检测，经与高效液相色谱法的测定结果比较，两者没有显著差异，考虑实验过程的便捷性和经济性，维持该方法不变。

含量测定　采用高效液相色谱法测定。相比国内部分企业采用紫外分光光度法进行检测而言，高效液相色谱法专属性更强。为兼顾有关物质的检查，将检测波长设定为254nm。辅料对主成分含量测定无干扰，方法回收率为99.8%(n=9，RSD=0.42%)。

(2)左羟丙哌嗪胶囊(Levodropropizine Capsules)

根据各企业生产工艺不同，本品内容物为白色或类白色颗粒或粉末，规格为60mg。国内各企业的处方中，主要辅料有乳糖、预胶化淀粉、滑石粉等。

溶出度　虽然有企业采用液相法检测，但经与紫外分光光度法比较，两种结果没有显著差异。考虑实验过程的便捷性和经济性，且保持与片剂项下检测方法的一致性，确定采用紫外分光光度法检测。

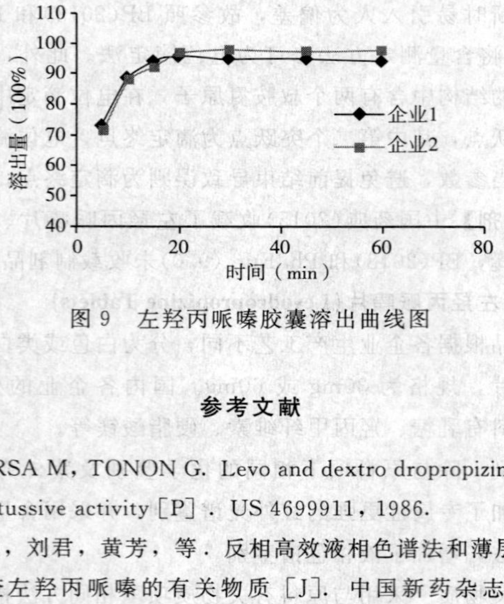

图 9　左羟丙哌嗪胶囊溶出曲线图

参考文献

[1] BORSA M，TONON G. Levo and dextro dropropizine having antitussive activity [P]. US 4699911，1986.

[2] 张庆，刘君，黄芳，等. 反相高效液相色谱法和薄层色谱法检查左羟丙哌嗪的有关物质 [J]. 中国新药杂志，2001，10(6)：437-439.

[3] Mellillo G，Malandrino S，Rossoni G，et al. General pharmacology of the new antitussive levodropropizine [J]. Drug Res，1988，38(2)：1114-1150.

[4] AASA J，VARE D，HITESH VM，et al. Quantification of the mutagenic potency and repair of glycidol-induced DNA lesions [J]. Mutation Res，2016，805(7)：38

[5] IARC，Glycidol Some Industrial Chemicals. IARC Monographs on the Evaluation of Carcinogenic Risk of Chemicals to Humans. Vol 77 [R]. France，2000：469

撰写　寻延滨　黑龙江省食品药品检验检测所
复核　刘利群　黑龙江省食品药品检验检测所

左奥硝唑

Levornidazole

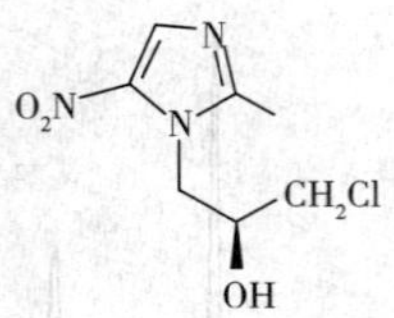

$C_7H_{10}ClN_3O_3$　219.63

化学名： *S*-(-)-1-(3-氯-2-羟基丙基)-2-甲基-5-硝基咪唑

S-(-)1-(3-chloro-2-hydroxypropyl)-2-methyl-5-nitroimidazole

英文名： Levornidazole (INN)

CAS 号： [166734-83-4]

本品为奥硝唑的左旋体，是继甲硝唑、替硝唑、奥硝唑后新一代的硝基咪唑类专性抗厌氧菌药物，适用于治疗由脆弱拟杆菌、狄氏拟杆菌、卵园拟杆菌、多形拟杆菌和消化链球菌、幽门螺杆菌、黑色素拟杆菌、梭杆菌、CO_2噬织维菌、牙龈类杆菌等敏感厌氧菌所引起的多种感染性疾病[1]。亦可用于预防各种手术引起的厌氧菌感染及治疗男女泌尿生殖道毛滴虫感染。它在体内主要作用于病原菌的DNA，破坏DNA的双螺旋结构或阻断其转录复制而致其死亡以达抗菌目的[2]。不良反应有：①神经系统：眩晕、头晕、困倦；②消化系统：恶心、腹痛、腹胀、反酸、胃痛、胃部不适、口腔异味、便秘、嗳气；③心血管系统：胸闷；④皮肤：皮疹；⑤实验室检查：丙氨酸转氨酶(ALT)升高、天冬氨酸转氨酶(AST)升高、嗜酸性粒细胞百分比升高。

奥硝唑1位侧链上羟丙基的碳原子为手性碳，是消旋体，药效、药理、药代等研究发现，右奥硝唑是奥硝唑产生神经毒性的主要原因，而开发单一的奥硝唑左旋体，临床应用会更安全。临床研究证明：左奥硝唑在抗厌氧菌感染的临床疗效与奥硝唑相当的基础上，临床总不良反应发生率显著降低，仅为奥硝唑的1/15[4,5]。

左奥硝唑于2003年由南京圣和药业股份有限公司研发的具有国家自主产权的新药，制剂为左奥硝唑氯化钠注射液。除中国药典(2015)有收载外，其他各国药典均无收载。

【制法概要】 左奥硝唑的合成路线为：以2-甲基-5-硝基咪唑为原料，将其溶解于乙酸乙酯中，低温下加入三氯化铝，再滴加*S*-(+)-环氧氯丙烷，反应结束后，加水淬灭，后处理得到粗品；粗品经甲苯精制，乙醇水溶液精制干燥后得到左奥硝唑。

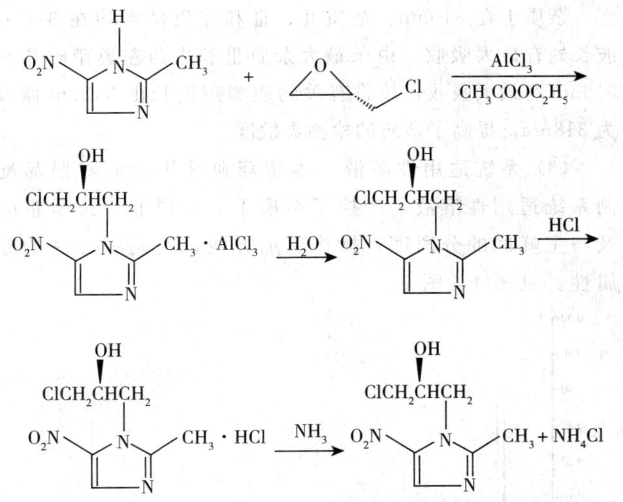

左奥哨唑

【性状】本品为白色或类白色结晶性粉末；无臭。本品在光照条件下颜色会加深。

吸收系数 本品的 10μg/ml 无水乙醇溶液，在 310mn 的波长处有最大吸收，吸收系数（$E_{1cm}^{1\%}$）为 388～412。

熔点 本品熔点为 92～97℃，无熔融同时分解现象。

溶解度 左奥硝唑在乙醇或三氯甲烷中易溶，在水中微溶。奥硝唑在乙醇中易溶，在水中略溶。企业申报资料显示，左奥硝唑在甲醇中易溶。

【鉴别】(1)化学显色反应 本品系芳香硝基化合物，显弱酸性，是羧酸的电子等排体，随着溶液的酸碱度的不同，以不同的状态存在，也有着不同的共轭结构，显示不同的颜色。

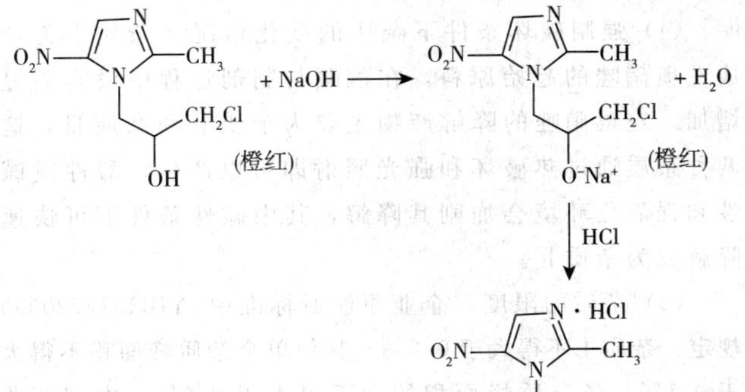

(2)化学显色反应 本品系含氮杂环化合物，加硫酸溶解后，可与三硝基苯酚试液产生黄色沉淀。

(3)HPLC-UV 法 利用比较供试品与对照品的色谱保留时间进行鉴别，该试验可以与右奥硝唑测定一并进行，详见【右奥硝唑】项下所得典型图谱。供试品溶液主峰的保留时间应与对照品溶液主峰中左奥硝唑峰(后)的保留时间一致。

(4)紫外光谱特征 取吸收系数项下的溶液，在 310nm 的波长处有最大吸收，在 263nm 的波长处有最小吸收。与奥硝唑的乙醇溶液紫外光谱特征接近，奥硝唑的乙醇溶液在 230nm 与 312nm 的波长处有最大吸收，在 262nm 的波长处有最小吸收。见图 1。

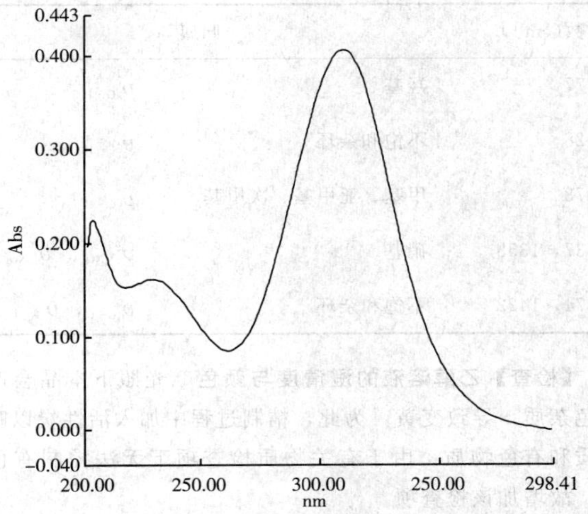

左奥硝唑的乙醇溶液

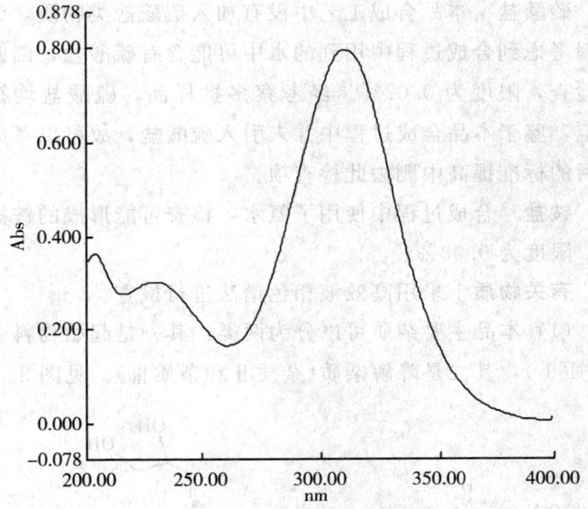

奥硝唑的乙醇溶液

图 1 左奥硝唑及奥硝唑紫外吸收图谱

(5)红外光谱特征 本品的红外光吸收图谱应与其对照品的图谱一致。本品原料药的晶型稳定，在稳定性考察放置过程中未发生改变。制剂样品在制备和稳定性考察放置过程中晶型均与对照品一致，故可以用样品和对照品对比的方法进行鉴别。本品的红外吸收图谱显示的主要特征吸收及基团归属见图 2，表 1。

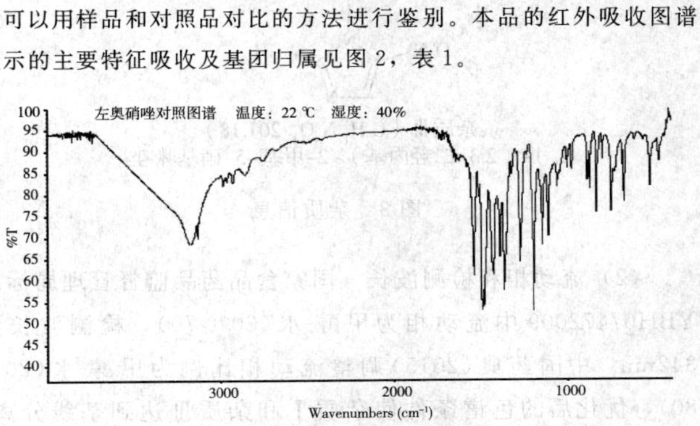

图 2 左奥硝唑对照品红外光谱图

表 1　红外特征吸收及基团归属

波数(cm⁻¹)	归属	
3177	羟基	υ_{O-H}
3128	不饱和杂环	υ_{C-H}
2978	甲基、亚甲基、次甲基	υ_{C-H}
1537，1358	硝基	$\upsilon^{as}_{NO_2}$，$\upsilon^{a}_{NO_2}$
1474，1422	不饱和杂环	υ_{C-C}，υ_{N-C}

【检查】乙醇溶液的澄清度与颜色　光照下本品会产生有色杂质，导致变黄，为此，精制过程中加入活性炭以吸附杂质和有色物质。由于有关物质检查项下无法控制有色杂质，故增加该检查项。

氯化物　合成过程中使用了三氯化铝，检查其残留程度，限度为 0.02%。

硫酸盐　本品合成工艺中没有加入硫酸盐类物质，该标准因考虑到合成过程中用到的水中可能含有硫酸盐，因此进行检查，限度为 0.02%。经考察多批样品，硫酸盐均符合规定，鉴于本品合成过程中并未引入硫酸盐，故可以考虑在今后的标准提高中删去此检查项。

铵盐　合成过程中使用了氨水，检查可能形成的铵盐物质，限度为 0.03%。

有关物质　采用高效液相色谱法进行检查。

(1) 本品主要杂质可以分为两类：其一是起始物料引入(杂质Ⅰ)，其二是降解杂质(杂质Ⅱ和杂质Ⅲ)。见图 3。

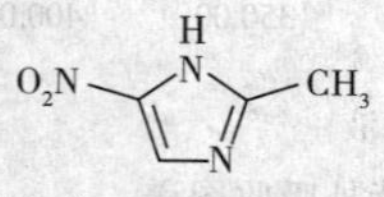

杂质Ⅰ($C_4H_5N_3O_2$ 127.10)
2-甲基-5-硝基咪唑

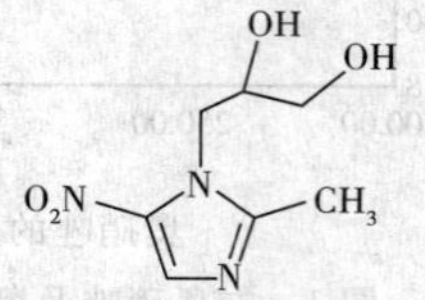

杂质Ⅱ($C_7H_9N_3O_3$ 183.16)
1-(2,3-环氧丙基)-2-甲基-5-硝基咪唑

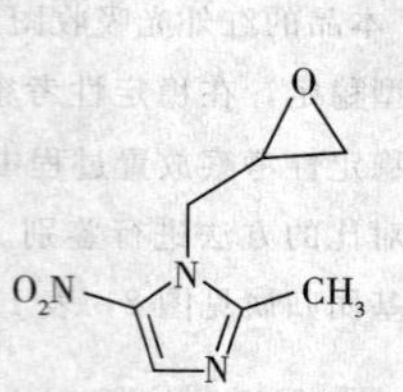

杂质Ⅲ($C_7H_{11}N_3O_4$ 201.18)
1-(2,3-二羟丙基)-2-甲基-5-硝基咪唑

图 3　杂质信息

(2) 流动相和检测波长　国家食品药品监督管理局标准 YBH07472009 中流动相为甲醇-水(30∶70)，检测波长为 342nm。中国药典(2015)调整流动相比例为甲醇-水(20∶80)，优化后的色谱条件使杂质Ⅰ和杂质Ⅲ达到基线分离，提高了方法的专属性。

杂质Ⅰ在 310nm、杂质Ⅱ、Ⅲ和左奥硝唑均在 318nm 波长处有最大吸收，由于最大杂质Ⅲ和主药左奥硝唑均在 318nm 有最大吸收，故将有关物质测定波长由 342nm 修改为 318nm，提高了杂质的检测灵敏度。

(3) 系统适用性溶液　本版药典采用杂质对照品配制系统适用性溶液，严控了杂质Ⅰ、杂质Ⅱ、杂质Ⅲ间及与主峰间的分离度，操作更加方便，提高了方法的专属性。见图 4、图 5。

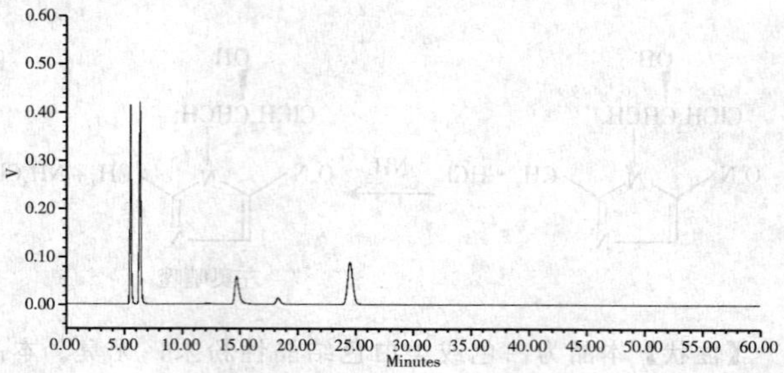

图 4　系统适用性色谱分离图

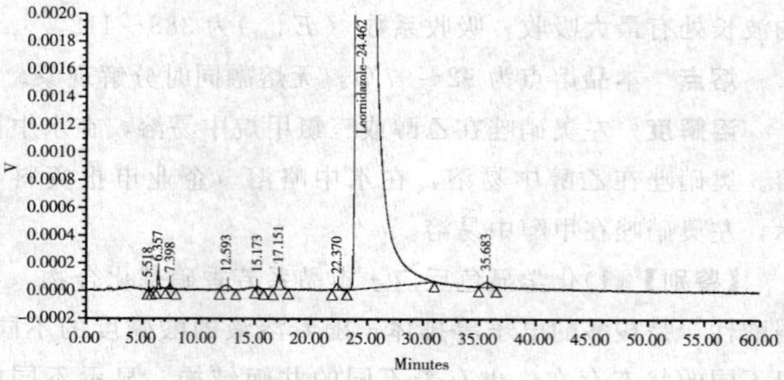

图 5　有关物质供试品溶液的典型色谱分离图

(4) 强制破坏条件下杂质的变化情况　杂质Ⅰ为合成左奥硝唑的起始原料，在贮藏与制剂过程中没有明显增加。左奥硝唑的降解产物主要为杂质Ⅱ和杂质Ⅲ，这两种杂质通过热破坏和强光照射即可以产生，酸性或碱性和强氧化环境会加剧其降解，其中碱性条件下可快速降解成为杂质Ⅱ。

(5) 杂质的限度　企业原注册标准中(YBH07472009)规定：杂质Ⅰ不得大于 0.2%，其他单个杂质峰面积不得大于 0.1%，各杂质峰面积的和不得大于 0.5%，中国药典(2015)规定：单个杂质峰面积不得大于 0.1 %，各杂质峰面积的和不得大于 0.5%。严控了杂质Ⅰ的限度。

(6) 杂质的计算　杂质Ⅰ对左奥硝唑的校正因子为 1.19，按“药品杂质分析指导原则”中的要求，需要将该校正因子代入计算，但经与相关企业沟通后，仍采用不加校正因子的主成分自身对照法进行含量测定，这样，标准中规定的“不得过 0.1%”，实际上等于要求“不得过(0.1/1.19)%”，标准要求更高，但标准执行反而方便。

(7) 其他参数及注意事项　本品有关物质检查法的检测限为 0.015μg/ml，相当于供试品溶液浓度的 0.01%。

耐用性考察显示，柱温、流速、流动相比例的微调对主峰的保留时间有较大影响，但是各杂质峰之间、杂质峰和主峰之间的分离度均符合要求；采用不同品牌的色谱柱①Aglient Zorbax SB-C18(4.6mm×250mm，5μm)；②Waters Xselect CSH C18(4.6mm×250mm，5μm)；③Agilent Eclipse plus C18(4.6mm×250mm，5μm)，主峰保留时间变化不明显，各杂质峰之间、杂质峰和主峰之间的分离度均符合要求。

本品采用流动相作为溶剂，供试品溶液应注意临用新配，放置时间超过 2 小时杂质Ⅱ会逐渐增加。

右奥硝唑　通过药效、药理、药代等研究发现，右奥硝唑是奥硝唑产生神经毒性的主要原因[6]，因此，必须在标准中控制右奥硝唑的量。

奥硝唑手性碳原子上有一个羟基和一个氯甲基，OB-H 型手性柱中的纤维素三苯甲酸酯结构中的“空穴”和“通道”与对映体选择性地形成了“对映体包合物”，从而达到分离。

药典以纤维素三苯甲酸酯为填充剂的色谱柱，正己烷-乙醇-冰醋酸(90∶10∶0.1)为流动相，检测波长为 310nm。以 0.4mg/ml 的奥硝唑溶液进行系统适用性试验。在该系统下，保留时间适中，分离度大于 1.5，理论板数高于 4000。出峰顺序依次为右奥硝唑峰与左奥硝唑峰。系统适用性溶液及供试品溶液典型图谱见图 6、图 7。经考察，OB-H 型手性柱的耐用性较好，使用寿命较长。

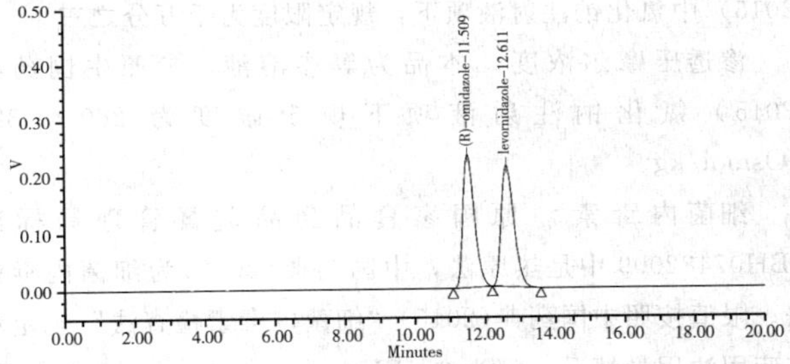

图 6　右奥硝唑系统溶液典型色谱图

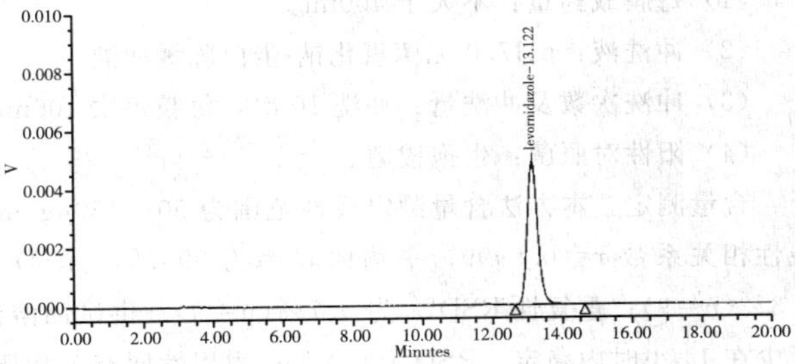

图 7　右奥硝唑供试品溶液典型色谱图

也有采用 Daicel Chiralcel OB-H(250mm×4.6mm，5μm)手性柱，以正己烷-异丙醇-甲醇(95∶1∶4)为流动相，检测波长为 318nm，流速：0.5ml/min。出峰顺序依次为右奥硝唑峰与左奥硝唑峰。系统适用性溶液色谱图见图 8(系统适用性溶液中右奥硝唑与左奥硝唑的比例为 1∶95)。

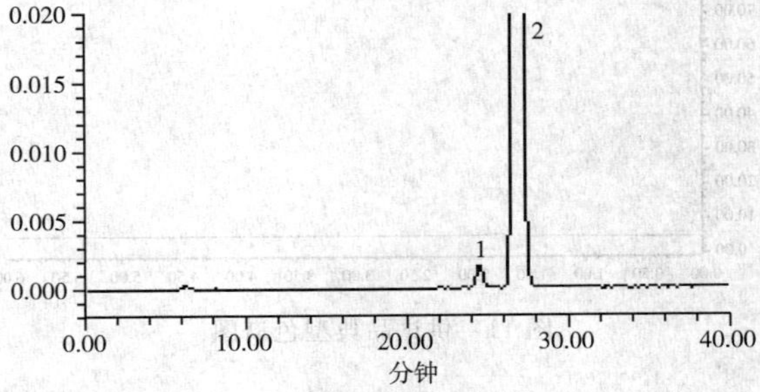

图 8　系统适用性色谱图

1. 右旋奥硝唑　2. 左旋奥硝唑

Xiaolan Deng 等人还建立了手性毛细管电泳法测定右旋异构体[4]。以含 2.0%（W/V）α-硫酸环糊精的 20mM Tris 磷酸缓冲液（pH 2.1)为流动相，检测波长为 277nm，电压为 30kV，以 2,4,6-三氨基嘧啶为内标进行测定。检测限和定量限分别为 0.3μg/ml 和 1.0μg/ml，分析时间仅为 7 分钟。见图 9。

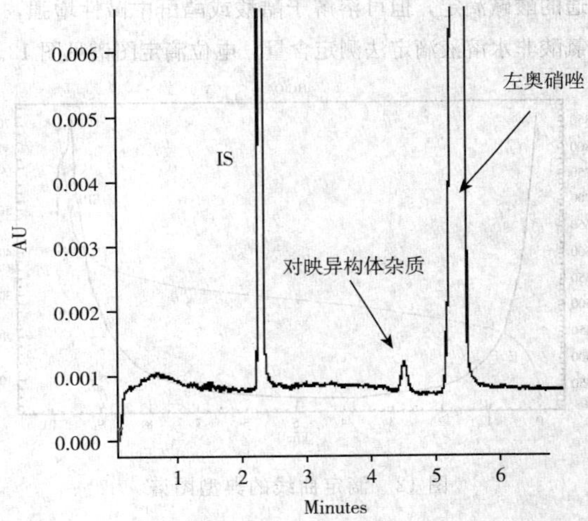

图 9　手性毛细管电泳法典型色谱图

残留溶剂　生产工艺中使用甲苯进行精制，因此对其进行了控制，限度为 0.089%。残留溶剂测定典型图谱见图 10、图 11。

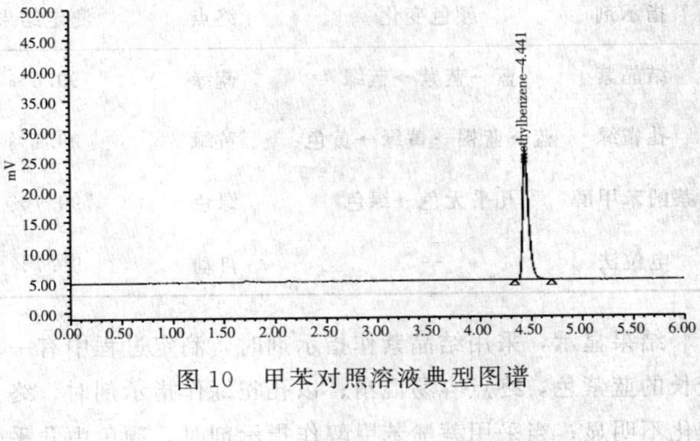

图 10　甲苯对照溶液典型图谱

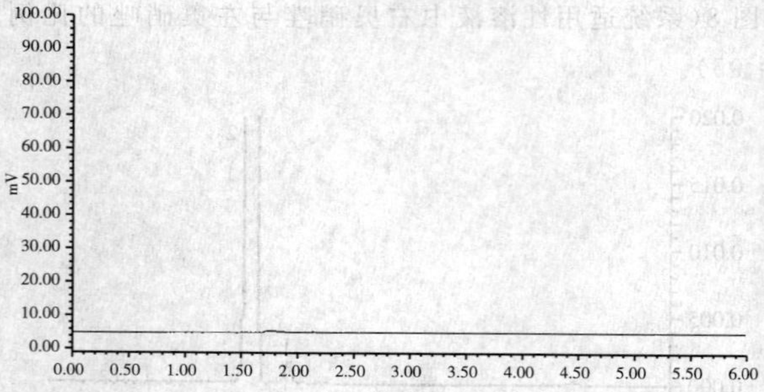

图 11　供试品典型色谱图

干燥失重　本品对热不稳定，熔点也低于100℃，故在60℃减压干燥至恒重，减失重量不得过0.5%。左奥硝唑在甲醇中易溶，企业可以考虑建立卡尔法，用于水分的快速测定。

炽灼残渣　考察本品无机杂质的量，规定遗留残渣不得过0.1%。

重金属　考察工艺引入的重金属残留，含重金属不得过百万分之十。

【含量测定】采用电位滴定法测定。

本品为环内胺，系叔胺，难溶于水且电离常数较小，不能用普通的酸碱滴定，但可溶解于醋酸或醋酐中碱性增强，故采用高氯酸非水溶液滴定法测定含量。电位滴定图谱见图12。

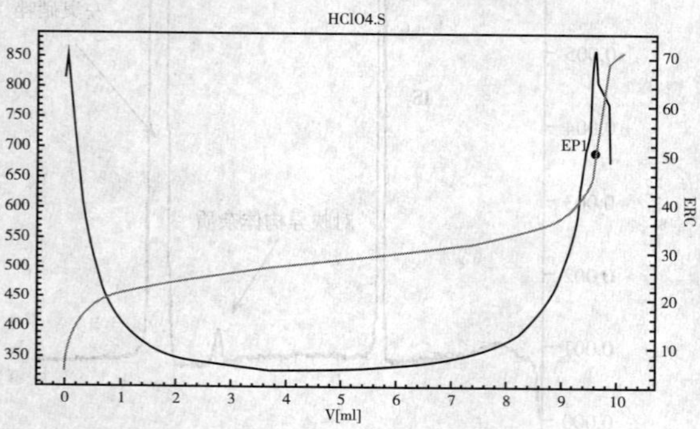

图 12　滴定曲线的典型图谱

奥硝唑含量测定采用高氯酸非水溶液滴定法，以萘酚苯甲醇为指示剂进行测定。比较了左奥硝唑采用不同指示剂滴定与电位滴定的结果，见表2。

表 2　指示剂法与电位滴定法比较

指示剂	颜色变化	终点	测定结果
结晶紫	蓝→蓝紫→蓝绿	蓝绿	99.6%
孔雀绿	蓝→蓝褐→黄绿→黄色	黄绿	99.1%
萘酚苯甲醇	几乎无色→绿色	绿色	99.7%
电位法	—	自动	99.7%

结果显示，采用结晶紫作指示剂时，滴定过程中有一段较长的蓝紫色，终点容易混淆；以孔雀绿作指示剂时，终点变化不明显；当采用萘酚苯甲醇作指示剂时，颜色由几乎无色变为绿色，终点变化较为明显，结果与电位法较为吻合。但指示剂法主观性较强，不同的实验者对终点的判断会有一定的差别，电位滴定法滴定终点明确，更为简便客观，因此最终采用电位滴定法。

【贮藏】遮光，密封，在阴凉处保存。

影响因素试验结果显示：本品在强光条件下放置，外观变黄，有关物质略有增加，含量均未见明显变化；在40℃、60℃的高温条件下，有关物质略有增大，但均未超过0.5%，其他考察指标未见明显改变；在25℃，RH＝75%和RH＝92.5%放置后，有关物质略有增大，其他各项指标无明显变化。

加速和长期试验结果显示：本品在40℃±2℃，RH＝75%±5%条件下放置6个月稳定，有关物质略有增加，其他各项考察指标无明显变化；25℃±2℃，RH＝60%±5%条件下放置各项考察指标无明显变化。

综上，本品应遮光，密封，在阴凉处保存。

【制剂】左奥硝唑氯化钠注射液（Levornidazole and Sodium Chloride Injection）

本品为左奥硝唑与氯化钠的灭菌水溶液。中国药典（2015）收载了左奥硝唑氯化钠注射液，国外药典暂无收载。

有关物质　色谱条件及系统适用性要求同原料药。

本品有关物质杂质可以分为两类：其一是起始物料（杂质Ⅰ）引入，其二是降解杂质（杂质Ⅱ和杂质Ⅲ），考虑到杂质Ⅲ为左奥硝唑的降解产物，在制剂标准中对单独控制了其限度“不得过1.0%”。

重金属　为更好的保证本品的安全性，参照中国药典（2015）中氯化钠注射液项下，规定限度为千万分之三。

渗透压摩尔浓度　本品为等渗溶液，参照中国药典（2015）氯化钠注射液项下规定限度为260～320mOsmol/kg。

细菌内毒素　原国家食品药品监督管理局标准YBH07482009中是热原法，中国药典（2015）为细菌内毒素法。限值按照中国药典（2015）“细菌内毒素检查法”规定和临床用法用量情况，订为0.5EU/ml。

无菌　本品无菌检查可参考以下方法进行：

（1）每膜载药量：不大于400ml。

（2）冲洗液：pH7.0无菌氯化钠-蛋白胨缓冲液。

（3）冲洗次数及冲洗量：冲洗10次，每膜每次100ml。

（4）阳性对照菌：生孢梭菌。

含量测定　本方法含量测定线性范围为50～150μg/ml，线性相关系数r＝0.9999；平均回收率为99.7%，RSD为0.3%（n＝9）；重复性RSD%为0.7%（n＝9）；供试品溶液至少在14小时内稳定，RSD为0.2%；耐用性同有关物质，可以采用不同品牌C18色谱柱进行测定。典型色谱图见图13。

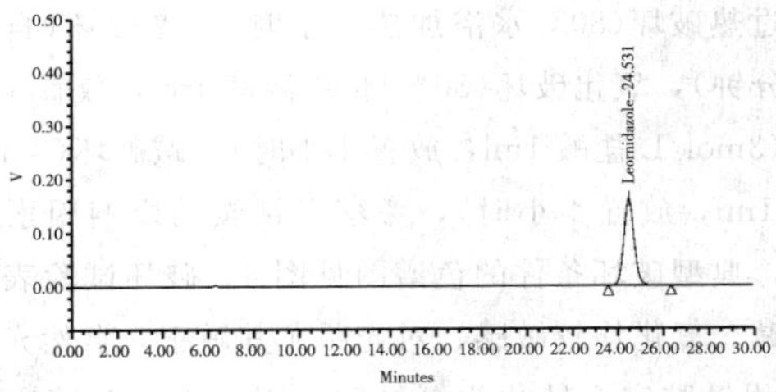

图 13 含量测定典型色谱图

参考文献

[1] 赵亚男，吴佩，孙华，等．左旋奥硝唑剂量递增人体耐受性及药动学研究［J］．中国药学杂志，2011，46(6)：454-457.

[2] 胡佳丽．抗厌氧菌新药左奥硝唑的体外药效学及药动学/药效学研究［D］．复旦大学，2014.

[3] 汪辉，郝琨，王广基．左奥硝唑等 4 种抗菌药的防耐药突变浓度测定及临床用药剂量合理性的分析［J］．药学进展，2012，36(6)：277-281.

[4] Xiaolan Deng，Yaozuo Yuan，Erwin Adams，et al. Development and validation of a sensitive enantiomeric separation method for new single enantiomer drug levornidazole by CD-capillary electrophoresis. Talanta 106，2013，186-191.

[5] 张仓，滕再进，李莉．左旋奥硝唑在制备抗厌氧菌感染药物的应用．CN1686117，2005

[6] 黄建权，徐巧玲，曹国颖，等．高效液相色谱法测定左旋奥硝唑原料药中右旋异构体［J］．药物分析杂志，2007，4：532-534

撰写 黄敏文 江苏省食品药品监督检验研究院

复核 袁耀佐 张玫 江苏省食品药品监督检验研究院

甲钴胺
Mecobalamin

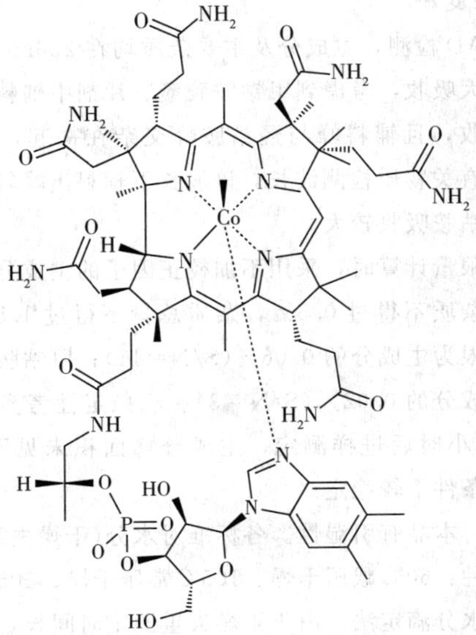

$C_{63}H_{91}CoN_{13}O_{14}P$ 1344.40

化学名： Co α-［α-(5,6-二甲基苯并咪唑基)］-Co β-甲基钴酰胺

Co α-［α-(5，6-Dimethyl-1H-benzimidazol-1-yl)］-Co β-methylcobamide

英文名： Mecobalamin(INN)

CAS 号：［13422-55-4］

本品是一种内源性的辅酶 B_{12}，参与一碳单位循环，在由同型半胱氨酸合成蛋氨酸的转甲基反应过程中起重要作用。临床适应证为周围神经病，临床上对糖尿病神经障碍、多发性神经炎等周围神经疾病，尤其对神经麻木、疼痛和麻痹有明显疗效[1,2]。一次性给药后 3 小时达到最高血药浓度，其吸收呈剂量依赖性。服药后 8 小时，尿中总排泄量为用药后 24 小时排泄量的 40%～80%，本品不良反应率约为 0.96%，偶有食欲不振、恶心、呕吐、腹泻等胃肠道不良反应，少见皮疹等过敏反应[3]。在 1990 年日本卫材公司开发了甲钴胺片剂和针剂，用于周围神经病的治疗。

除中国药典（2015 年）收载外，JP(16)亦有收载，BP(2013)、Ph. Eur.(7.0)及 USP(36)均未收载本品。

【制法概要】 早在 20 世纪 80 年代，日本学者以氰钴胺为起始原料通过化学合成法成功合成了甲钴胺。国内于 2003 年开始生产，一般以氰钴胺为起始原料经还原，甲基化反应合成甲钴胺。国内各家的生产工艺基本一致。[4]

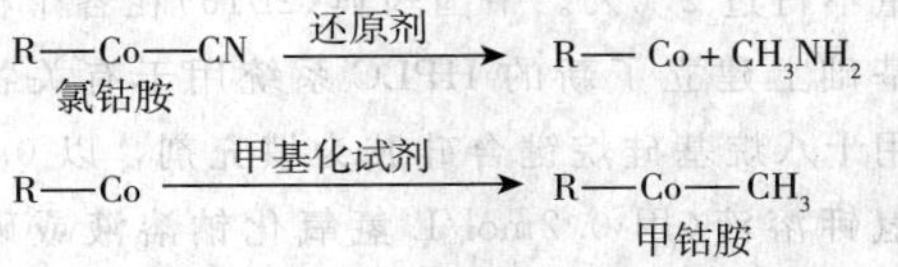

【性状】 本品肉眼观察时为深红色结晶或结晶性粉末。本品对光照尤其敏感，见光易分解，在自然光下放置 20 分钟完全转化为羟钴胺。甲钴胺质量标准的所有项目均需暗室操作，建议在避光房间放置不大于 5 lx 的红光灯。

【鉴别】（1）采用化学显色反应鉴别，本项鉴别同 JP(16)。经有机破坏后，加醋酸钠和稀醋酸溶液使溶液 pH 值为 6.0，钴离子与 1-亚硝基-2-萘酚-3，6-二磺酸钠配位化，生成红色的配位化合物 Co［R(NO)O］$_3^{6-}$。3 价钴离子不稳定，在氧化剂、加热环境下易氧化成 2 价钴离子。

（2）本品在 220～550nm 的波长范围内的吸收光谱应与对照品一致。本品的紫外吸收图谱典型图谱见图 1，注意避光操作。本鉴别同 JP(16)。

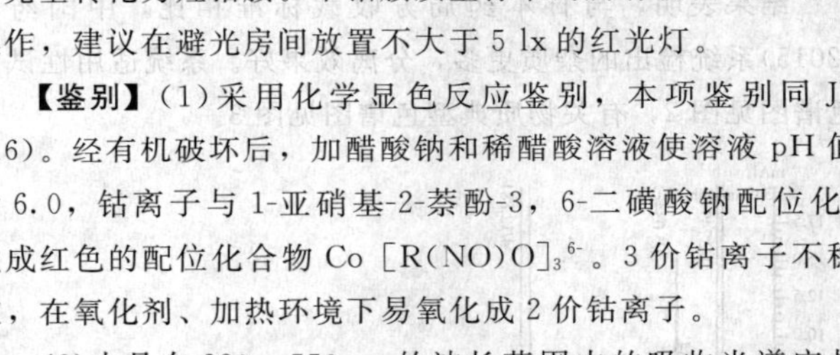

图 1 紫外吸收典型图谱

（3）液相色谱鉴别，供试品溶液主峰的保留时间应与对照品溶液主峰的保留时间一致。

（4）本品的红外光吸收图谱应与对照的图谱（光谱集 732 图）一致。本品的红外光吸收图谱显示的主要特征吸收如下：

波长（cm^{-1}）	归属
3365～3372	—N—H 伸缩振动峰
3200～3300	—O—H 伸缩振动峰
2969～2971	—C—H 伸缩振动峰
1663～1666	—C=O 伸缩振动峰
1565～1567	—N—H 弯曲振动峰
1490～1491	苯环骨架振动峰
1227～1228	—P=O 振动吸收峰
1071～1072	—P—O—R 振动吸收峰

【检查】有关物质 采用高效液相色谱法进行检查。

各药品注册标准和 JP(16)收载标准，该品种有关物质色谱条件，均采用 C18 为固定相，检测波长不同(266nm、264nm 或 342nm)，流动相组成、缓冲盐浓度及流动相 pH 值差别亦较大。JP(16)采用十八烷基硅烷键合硅胶为填充剂，以 0.02mol/L 的磷酸盐溶液（pH 3.5）800ml 加乙腈 200ml，摇匀，再加 3.76g 己烷磺酸钠，摇匀，作为流动相，检测波长为 266nm。限度要求单个杂质不得过 0.5%，杂质总量不得过 2.0%。中国药典(2015)在各个标准方法及研究基础上建立了新的 HPLC 系统用于有关物质的检测[5]，用十八烷基硅烷键合硅胶为填充剂，以 0.03mol/L 磷酸二氢钾溶液(用 0.2mol/L 氢氧化钠溶液或磷酸调节 pH 值至 4.5)-乙腈（84∶16）为流动相，检测波长为 342nm。限度要求单个杂质不得过 0.5%，杂质总量不得过 1.5%。

结果表明，与日本药局方收载标准相比，中国药典(2015)系统检出的杂质更多，分离效果好。系统适用性试验色谱图见图 2，有关物质典型色谱图见图 3。

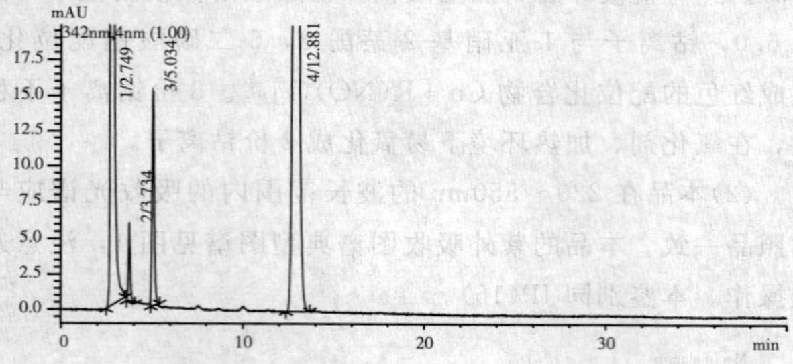

图 2　系统适用性图谱

1. 甲钴胺；2. 羟钴胺

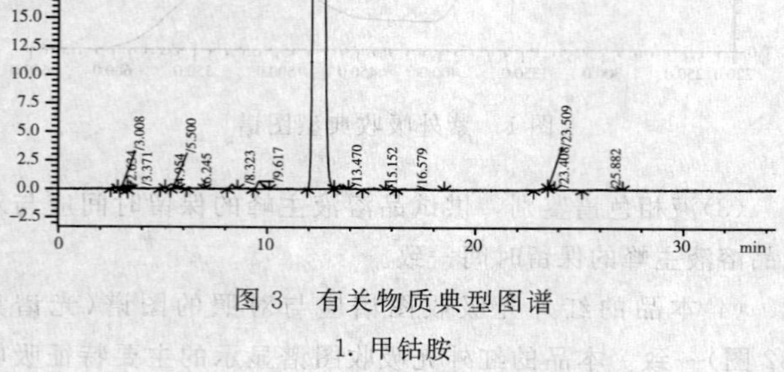

图 3　有关物质典型图谱

1. 甲钴胺

通过热破坏(80℃水浴加热 4 小时)，光破坏(自然光下放置 5 分钟)，氧化破坏(30% H_2O_2溶液 1ml，放置 4 小时)，酸破坏(3mol/L 盐酸 1ml，放置 4 小时)，碱破坏(3mol/L 氢氧化钠 1ml，放置 4 小时)，考察甲钴胺的影响因素及方法专属性，典型破坏条件的色谱图见图 4。破坏试验表明本品对酸、碱、氧化均较敏感、对光照尤其敏感，自然光下放置 20 分钟甲钴胺完全转化为羟钴胺，因此需要在暗室中严格避光操作。

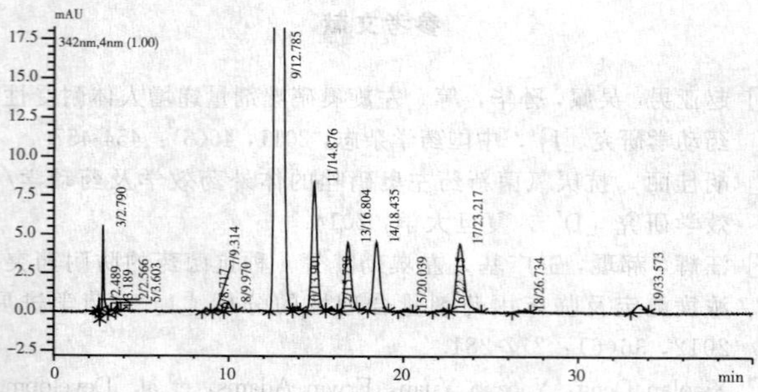

图 4　甲钴胺酸破坏图谱

1. 甲钴胺

本法以甲钴胺在自然光下放置 5～10 分钟的光破坏溶液考察系统适用性。本法流动相有机相比例的耐用性差，乙腈比例的微小变动即能引起甲钴胺的保留时间有较大变化，且影响甲钴胺和 RRT1.1 相邻杂质峰的分离情况，因此系统适用性试验规定甲钴胺峰与光降解产物羟钴胺峰的分离度应不小于 20，还需满足甲钴胺峰与相对保留时间 1.1 倍的杂质峰的分离度符合规定，以确保较大的杂质峰不被漏检。使用 Dikma（250mm × 4.6mm，5μm）、Kromasil（250mm × 4.6mm，5μm）、菲罗门(250mm×4.6mm，5μm)三种品牌色谱柱进行耐用性试验考察，分离度分别为 1.7、1.7、1.8，结果良好。

经 DAD 检测，主成分及主要杂质均在 266nm 和 342nm 附近有最大吸收，考虑到甲钴胺胶囊、片剂中辅料在 266nm 有较强吸收，且辅料峰与羟钴胺峰交杂在一起，因此选择 342nm 为有关物质检测波长，该波长下辅料出峰较小或不出峰，而羟钴胺吸收较大。

杂质限量计算时，采用不加校正因子的主成分自身对照法，单个杂质不得过 0.5%，杂质总量不得过 1.5%。甲钴胺的定量限为主成分的 0.06%(S/N=11)；甲钴胺的最低检出限为主成分的 0.02%(S/N=3)。经稳定性考察，避光室温放置 24 小时后进样测定，主成分峰面积未见明显变化，本品避光条件下较稳定。

水分 本品有引湿性。各标准对水分(干燥失重)的检验方法有四种：60℃减压干燥、105℃常压干燥、105℃减压干燥、卡氏水分滴定法。由于干燥失重测定时间长，因此统一采用卡氏水分滴定测定水分。在饱和氯化铵的干燥器中放置吸湿试验显示，本品水分 10%左右趋于饱和。参照各标准，限度订为“不得过 12.0%”。

【含量测定】采用高效液相色谱法，色谱条件同有关物质项下。

以外标法定量，甲钴胺在4.84～58.08μg/ml浓度范围内与其峰面积呈线性关系，线性方程为 $y=17628x-1442.3$，$r=1.000$；方法准确度良好，平均回收率为100.2%（$n=9$，RSD=0.34%）；供试品溶液（浓度为50μg/ml）在室温放置24小时基本稳定。

【制剂】甲钴胺胶囊（Mecobalamin Capsules）

仅中国药典（2015）收载了甲钴胺胶囊。规格：0.5mg。主要辅料有微晶纤维素、硬脂酸镁、微粉硅胶、羟丙甲纤维素等。

【检查】有关物质　本品的有关物质与含量测定方法研究实验结果表明，国内各企业的处方中所用的辅料种类及用量各有不同，但甲钴胺胶囊辅料在266nm均有较强吸收，且辅料峰与羟钴胺峰紧挨着出峰。经DAD检测，主成分及主要杂质均在266nm和342nm附近有最大吸收，当选择342nm，辅料出峰较小，或几乎不出峰，而羟钴胺吸收较大，因此检测波长采用342nm。

含量均匀度　本品规格较小（0.5mg），因此需要进行含量均匀度检查。方法同含量测定。

溶出度　局颁试行标准均采用第三法，由于小杯法与体内相关性差，现避免采用，因此中国药典（2015）改用第二法试验。以水500ml为溶出介质，采用第二法，转速为每分钟50转，限度为标示量的75%。采用高效液相色谱法测定溶出量，色谱条件与含量测定相同，辅料对测定无干扰，方法回收率为102.4%（n=6），RSD为0.11%。溶出度供试液在0.10～1.25μg/ml浓度之间，线性良好。r=0.9998。

含量测定　采用高效液相色谱法，测定方法与原料药相同。

甲钴胺在4.84～58.08μg/ml浓度范围内与其峰面积呈线性关系，线性方程为 $y=17628x-1442.3$，$r=1.000$；方法准确度良好，平均回收率为99.5%（$n=6$，RSD=0.28%）。

参考文献

[1] 陈家伦，宁光，罗邦尧. 甲钴胺治疗糖尿病神经病变临床观察［J］. 中华内分泌代谢杂志，1997，13(4)：197-200.

[2] 胡小姜，徐敏. 甲钴胺的药理及临床作用［J］. 中国药师，2000，3(2)：100～102.

[3] 赵春山. 甲钴胺的合成研究［J］. 哈尔滨理工大学学报，2004，9(5)：104～105.

[4] 胡楚楚，黄巧巧. HPLC测定甲钴胺的含量及其有关物质［J］. 华西药学杂志，2015，30(3)：370～372.

撰写　陈爽　　浙江省食品药品检验研究院

复核　陈悦　王建　洪利娅　　浙江省食品药品检验研究院

甲磺酸加贝酯

Gabexate Mesylate

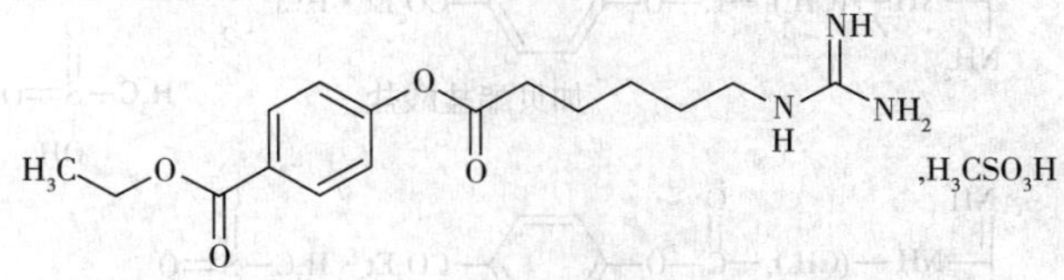

$C_{16}H_{23}N_3O_4 \cdot CH_4O_3S$　417.48

化学名：4-(6-胍己酰氧基)苯甲酸乙酯甲磺酸盐

ethyl-4-(6-guanidinohexanoyloxy) benzoate methanesulfonate

英文名：Gabexate(INN)Mesylate

CAS号：［56974-61-9］；其碱基加贝酯CAS号［39492-01-8］

本品为合成的非肽类丝氨酸蛋白酶抑制剂，用于治疗胰腺炎[1,2]，可抑制胰蛋白酶、激肽释放酶、纤维蛋白溶酶、凝血酶等蛋白酶的活性，从而制止这些酶所造成的病理生理变化。在动物实验性急性胰腺炎，可抑制活化的胰蛋白酶、减轻胰腺损伤，同时血清淀粉酶、脂肪酶活性和尿素氮升高情况也明显改善[3]。尿中代谢产物主要为胍基己酸，人体血液中本产品的半衰期为66.8秒±3秒，分解产物为对-羟基苯甲酸乙酯。少数病例滴注本药后可能出现注射血管局部疼痛、皮肤发红等刺激症状及轻度浅表静脉炎，偶有皮疹、颜面潮红及过敏症状，极个别病例可能发生胸闷、呼吸困难和血压下降等过敏性休克现象。

本品20世纪70年代由日本Ono公司研制成功，1978年首次在日本上市，我国20世纪90年代开始临床应用。除中国药典（2015）及JP(17)收载外，USP(41)，BP(2018)，Ph. Eur.(9.5)均未收载。

【制法概要】采用己内酰胺经氢氧化钠水解得到6-氨基己酸钠，再和甲基异硫脲硫酸盐反应制得6-胍基己酸，后经盐酸酸化得胍基己酸盐酸盐，在二甲基甲酰胺、吡啶、DCC（N，N'-二环己基碳二亚胺）存在下与对羟基苯甲酸乙酯直接缩合成酯，滴加碳酸氢钠饱和溶液，生成加贝酯碳酸盐，析晶，加入甲醇，呈悬浮液，搅拌加入甲磺酸，丙酮重结晶，得甲磺酸加贝酯[4]，如图1所示。

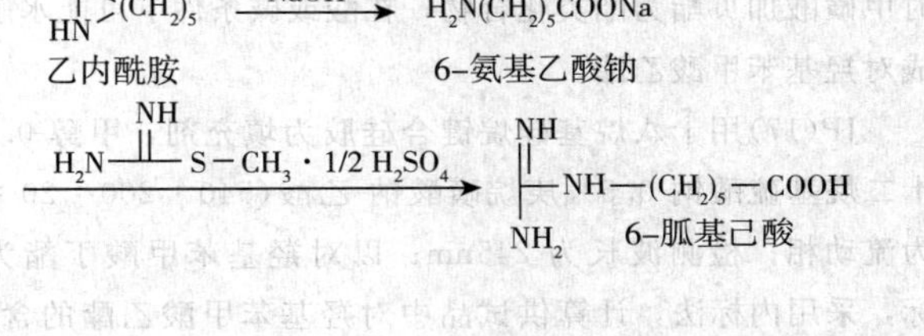

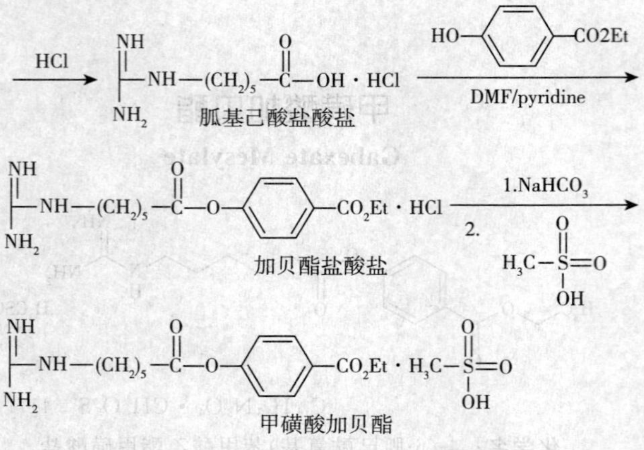

图 1　甲磺酸加贝酯合成路线

【鉴别】(1)本品结构中有磺酸基，经氧瓶燃烧后产生硫酸根，可与氯化钡试液反应产生白色沉淀，且不溶于盐酸。

(2)本品的水溶液在 236nm 的波长处有最大吸收，在 212nm 波长处有最小吸收，见图 2。

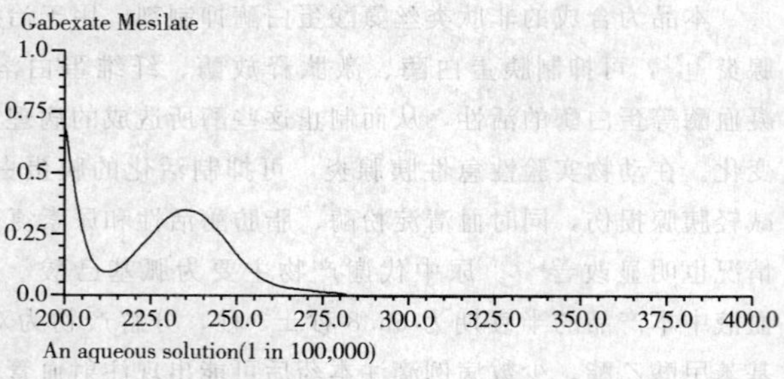

图 2　甲磺酸加贝酯紫外光吸收图谱

(3)本品的红外光吸收图谱应与对照品的图谱一致（光谱图 1131），主要特征吸收如下。

波数（cm^{-1}）	归属
3300～3400	ν_{N-H}
3200	$\nu_{\phi-H}$
1600～1750	$\nu_{C=O}$
1325～1215	$\nu_{C-\phi-C}$
1300～1000	ν_{C-O}

【检查】**酸度**　本品为强酸(甲磺酸)有机碱盐，用新沸冷水制成 0.1g/ml 的溶液，溶液显弱酸性，其 pH 值为 4.0～6.0。JP(17)规定同浓度溶液的限度范围为 4.7～5.7。

对羟基苯甲酸乙酯　对羟基苯甲酸乙酯为酯化反应合成原料之一，原料中可能由于反应不完全而成为工艺杂质；同时甲磺酸加贝酯为酯类化合物，在酸或碱条件下可能水解生成对羟基苯甲酸乙酯。

JP(17)用十八烷基硅烷键合硅胶为填充剂，甲醇-0.1% 十二烷基硫酸钠-0.5%庚烷磺酸钠-乙酸(540∶200∶20∶1)为流动相；检测波长为 245nm；以对羟基苯甲酸丁酯为内标，采用内标法，计算供试品中对羟基苯甲酸乙酯的含量，限度为 0.5%。

中国药典(2015)采用原卫生部部颁标准 WS1-(X-237)-2004Z 及各生产企业注册标准所载含量测定项下高效液相色谱法(各标准色谱条件相同)，用于对羟基苯甲酸乙酯的检查，用十八烷基硅烷键合硅胶为填充剂，甲醇-醋酸钠溶液[取醋酸-醋酸钠缓冲液(pH 3.6)4ml，加水稀释至 100ml]-十二烷基硫酸钠溶液(取十二烷基硫酸钠 5g，加 50%甲醇溶液溶解并稀释至 100ml)-庚烷磺酸钠溶液(取庚烷磺酸钠 5g，加 50%甲醇溶液使溶解并稀释至 100ml)-异丙醇(300∶150∶2∶2∶8)为流动相；检测波长为 258nm，按外标法计算，限度为 0.5%。

残留溶剂　采用气相色谱法进行检查。

根据本品合成工艺，本品经丙酮重结晶得到最终产物，参照通则(0861)的限度规定，采用顶空进样，用 100%二甲基聚硅氧烷(或极性相近)为固定液的毛细管柱为色谱柱(如 HP-5 柱)，程序升温，对丙酮进行检查。应符合规定。

氯化物　本品合成中有盐酸酸化步骤，生成中间体胍基己酸盐酸盐，因此需控制氯化物杂质的含量，采用中国药典(2015)四部(通则 0801)氯化物检查方法，限度为不得过 0.01%

硫酸盐　根据本品合成路线，中间体 6-胍基己酸为 6-氨基己酸钠和甲基异硫脲硫酸盐反应制得，因此需控制合成中未完全反应的甲基异硫脲硫酸盐及工艺中其他环节引入的硫酸盐杂质，采用中国药典(2015)四部(通则 0802)硫酸盐检查方法，限度为不得过 0.05%。

干燥失重　本品为无水物，以五氧化二磷为干燥剂，60℃减压干燥 3 小时，减失重量不得过 0.3%；JP(17)规定以硅胶为干燥剂减压干燥 4 小时，减失重量不得过 0.3%。

重金属　本品为磺酸有机盐，溶于碱，但在稀酸中溶解性差，因此采用中国药典(2015)四部(通则 0821)第三法，先加碱溶解后再依法检查，含重金属不得过百万分之二十。

【含量测定】采用高效液相色谱法。

甲磺酸加贝酯为甲磺酸盐，极性较大，在色谱柱上难以保留，因此采用离子对色谱法对其进行测定。中国药典(2015)采用原卫生部部颁标准 WS1-(X-237)-2004Z 及各生产企业注册标准所载含量测定项下高效液相色谱法(各标准色谱条件相同)，除检测波长为 236nm 波长外，其余色谱条件同对羟基苯甲酸乙酯检查项。试验中发现供试品溶液采用甲烷磺酸甲醇溶液配制时，采用某些色谱柱得到的色谱峰峰形不佳，用流动相溶解峰形良好，但稳定性较差，需临用新制。JP(17)也采用高效液相色谱法，色谱条件同“对羟基苯甲酸乙酯”，含量结果计算采用内标法。

备注：JP(17)还收载了有关物质检查项，采用薄层色谱法，单个杂质限度为 1%。

【制剂】中国药典(2015)收载了注射用甲磺酸加贝酯，JP(17)、USP(41)、BP(2018)、Ph. Eur. (9.5)均未收载。

注射用甲磺酸加贝酯(Gabexate Mesylate for Injection)

本品规格为 0.1g，辅料为甘露醇。

有关物质　色谱条件同含量测定。本品中除对羟基苯甲酸乙酯峰外，其他杂质总和不得过 1.0%。

参考文献

[1] Messori A. Effectiveness of gabexatemesilate in acute pancreatitis：a metaanalysis [J] . Dig Dis Sci，1995，40：734-738.

[2] Cavallini G. Gabexate for the prevention of pancreatic damage related to endoscopic retrograde cholangiopancreatography [J] . N Engl J Med 1996，335：919-923.

[3] 物竞数据库 http：//www. basechem. org/chemical/23061

[4] 姚金烽，杨文革，沈磊，等. 甲磺酸加贝酯的合成工艺改进 [J]. 化学试剂，2010，32(05)：473-474.

撰写　常艳波　四川省食品检验检测院

复核　谢　华　四川省食品检验检测院

兰索拉唑

Lansoprazole

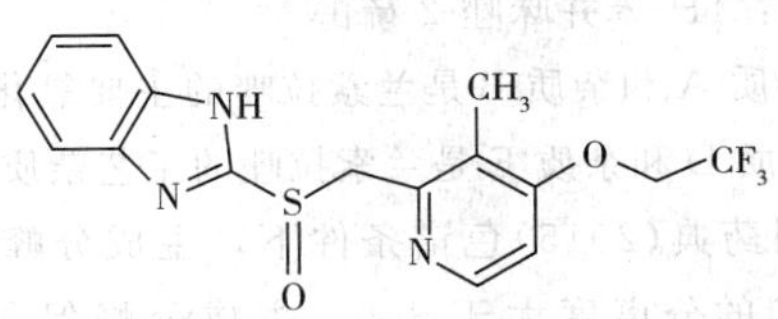

$C_{16}H_{14}F_3N_3O_2S$　369.37

化学名： 2-[[[3-甲基-4-(2,2,2-三氟乙氧基)-2-吡啶基]甲基]亚硫酰基]-1*H*-苯并咪唑

2-[[[3-methyl-4-(2，2，2-trifluororethoxy)-2-pyridyl]-methyl]sulfinyl]benzimidazole

英文名： Lansoprazole

CAS号： [103577-45-3]

兰索拉唑为第二代质子泵抑制剂，通过抑制胃壁细胞 H^+，K^+-ATP酶系统而阻断胃酸分泌。兰索拉唑由武田药品工业株氏会社开发，于1992年12月在日本正式上市。其原研制剂为武田药品工业株式会社生产的兰索拉唑肠溶胶囊，商品名为达克普隆胶囊，规格为15mg，其适应证为胃溃疡、十二指肠溃疡、反流性食道炎，Zollinger-Elliso症候群，吻合部溃疡。

根据武田药品有限公司产品说明书，在6名健康受试者的交叉试验中，空腹或餐后单次口服30mg与空腹15mg，药代动力学数据如下。

剂量	30mg(交叉)		15mg
给药时间	空腹	餐后	空腹
T_{max}(h)	2.2±0.4	3.5±0.8	2.2±0.8
C_{max}(ng/ml)	1038±323	679±359	530±267
$T_{1/2}$(h)	1.44±0.94	1.60±0.90	1.37±1.09
AUC(ng·h/ml)	3890±2484	3319±2651	2183±2195

餐后或空腹一次口服30mg或15mg，尿中未检到药物原形，只检出药物代谢产物，服药后24小时尿排除率为13.1%～23.0%。

国内首仿厂家，于1994年获得兰索拉唑及兰索拉唑肠溶片的生产批件。

目前，除中国药典（2015）外，USP（40）、Ph. Eur.(9.0)、BP(2015)、JP(17)版均有收载。

【制法概要】 根据调研，本品由2-氯甲基-3-甲基-4-(2，2，2，-三氟乙氧基)吡啶盐酸盐与2-巯基苯并咪唑经过硫化得兰索拉唑硫化物，再经氧化反应制备而得，其合成路径如下：

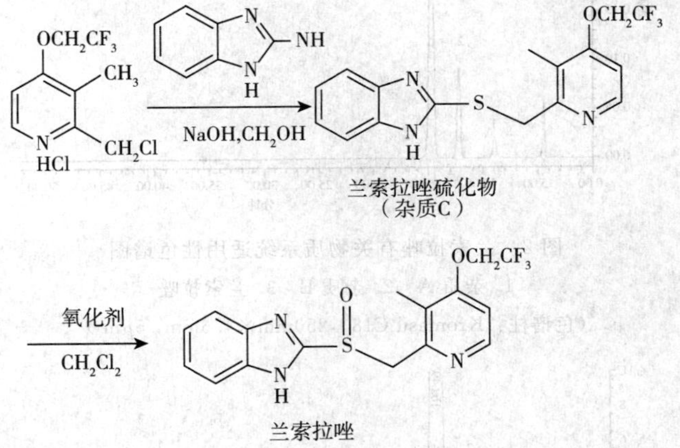

也有企业直接从兰索拉唑硫化物(杂质C)氧化成兰索拉唑，再精制而成。

【性状】 本品对光、氧、酸均很敏感；在湿热条件下，降解加速。在碱性环境下稳定。

【鉴别】 (1)采用含量测定项下的色谱图，供试品溶液主峰的保留时间应与对照品溶液主峰的保留时间一致。

(2)本品的甲醇溶液在284nm波长处有最大吸收，在245nm的波长处有最小吸收(图1)。

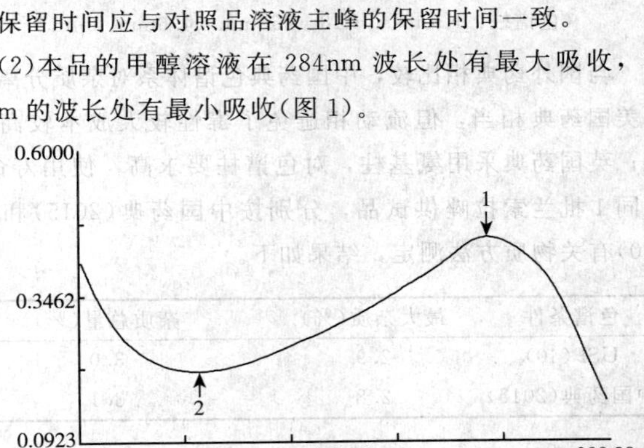

图1　兰索拉唑紫外光吸收图谱

(3)本品的红外光吸收图谱应与对照的图谱(光谱集708图)一致，红外光吸收图谱显示的主要特征吸收如下。

波数(cm^{-1})	归属	
3238	咪唑环	ν_{N-H}
1580	咪唑环	δ_{N-H}
1283～1250	芳醚	ν_{Ar-O-C}
1173	三氟甲基	ν_{C-F}
1039	亚硫酰基	$\nu_{S=O}$

【检查】有关物质　采用高效液相色谱法测定。

BP(2015)和USP(40)均采用乙腈-缓冲盐系统进行梯度洗脱，其中BP采用氨基柱，USP采用十八烷基硅烷键合硅胶。中国药典(2015)的有关物质的检测方法，用十八烷基硅烷键合硅胶，以甲醇-水-三乙胺-磷酸(600∶400∶5∶1.5)(pH为7.3)为流动相，检测波长为284nm，并以氧化破坏产物(杂质A与杂质B)进行系统适用性试验。该色谱条件下系统适用性图谱见图2，有关物质典型图谱见图3。

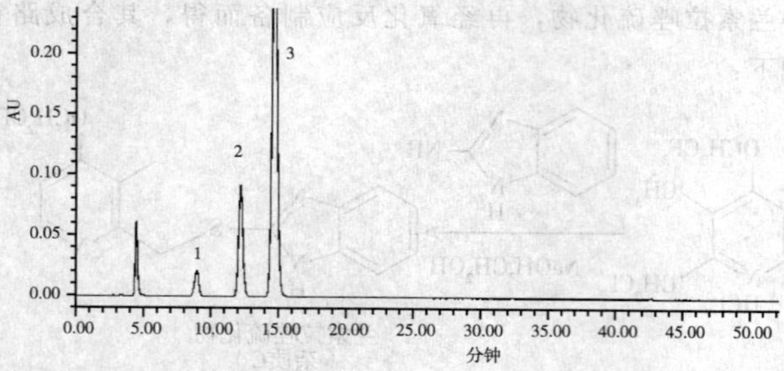

图2 兰索拉唑有关物质系统适用性色谱图

1. 杂质A 2. 杂质B 3. 兰索拉唑

(色谱柱：Kromasil C18 250mm×4.6mm，5μm)

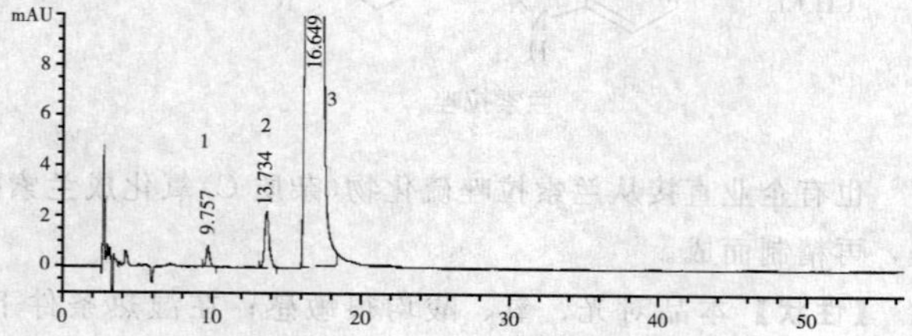

图3 兰索拉唑有关物质典型图谱

1. 杂质A 2. 杂质B 3. 兰索拉唑

(色谱柱：Kromasil C18 250mm×4.6mm，5μm)

与国外药典相比较，中国药典色谱体系对杂质分离能力与美国药典相当，但流动相避免了毒性较大成本较高的乙腈；英国药典采用氨基柱，对色谱柱要求高，使用寿命短。取同1批兰索拉唑供试品，分别按中国药典(2015)和USP(40)有关物质方法测定，结果如下。

色谱条件	最大杂质(%)	杂质总量(%)
USP(40)	2.9	3.0
中国药典(2015)	2.8	3.1

兰索拉唑各杂质情况如下：

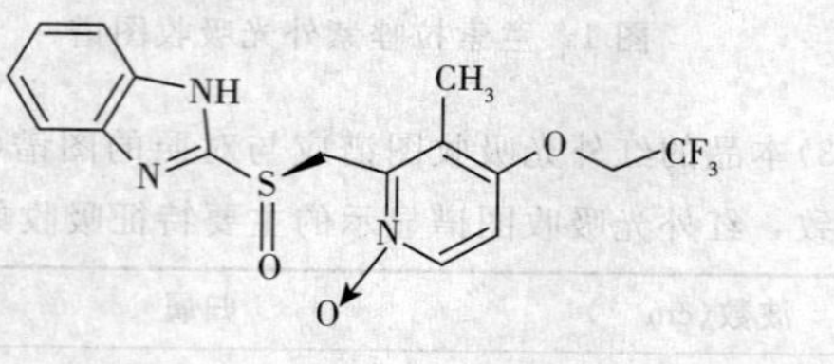

杂质A

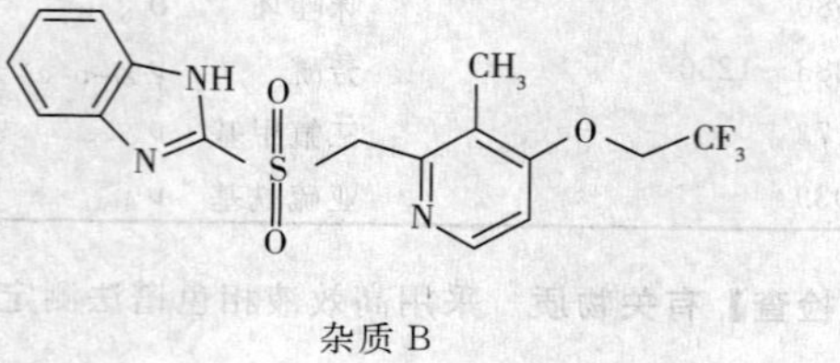

杂质B

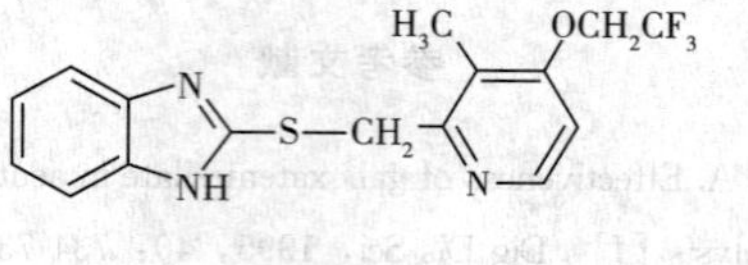

杂质C

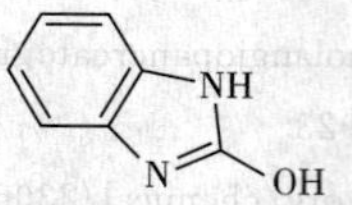

杂质D

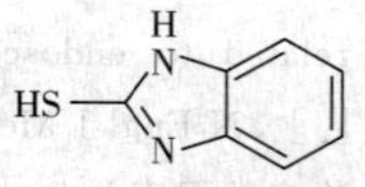

杂质E

杂质A：兰索拉唑氮氧化物；化学名为：2-[[[3-甲基-1-氧化-4-(2，2，2-三氟乙氧基)-2-吡啶基]甲基]亚硫酰基]-1H-苯并咪唑

杂质B：2-[[[3-甲基-4-(2，2，2-三氟乙氧基)-2-吡啶基]甲基]硫酰基]-1H-苯并咪唑

杂质C：2-[[[3-甲基-4-(2，2，2-三氟乙氧基)-2-吡啶基]甲基]巯基]-1H-苯并咪唑

杂质D：1H-苯并咪唑-2醇

杂质E：1H-苯并咪唑-2-硫醇

其中杂质A和杂质B是兰索拉唑的主要氧化降解产物，杂质C、杂质D和杂质E是兰索拉唑的工艺杂质。

在中国药典(2015)色谱条件下，主成分峰与杂质A、杂质B之间的分离度大于3.0，主成分峰保留时间约为16分钟，杂质A相对保留时间约为0.6，杂质B相对保留时间约为0.8，杂质C相对保留时间约为2.5，杂质D和杂质E约为0.3(该两个杂质均为工艺杂质，且量较少，合并控制)。

使用三种品牌的色谱柱：Esicol C18柱(250mm×4.6mm，5μm)、Kromasil C18柱(250mm×4.6mm，5μm)、Ultimate C18柱(250mm×4.6mm，5μm)，分别在岛津DGC20、Waters2695-2996和Agilent 1100液相色谱仪上进行耐用性试验考察，结果良好。

杂质限量计算时，采用不加校正因子的主成分自身对照法，单一杂质不得过0.5%，总杂质不过1.0%。

经采用逐步稀释法测定，兰索拉唑的最低检出量为5ng，最低检出限为0.00025%(S/N=3)。当对照溶液稀释至供试品溶液的0.05%，色谱峰仍可清晰分辨，以此作为灵敏度溶液[即中国药典(2015)对照溶液(2)]。在标准中规定“供试品溶液中任何小于灵敏度溶液0.5倍的色谱峰可忽略不计”的描述，增加实际工作的可操作性。

经稳定性考察，兰索拉唑在高温和光照下不稳定，故标准规定“避光操作”。贮藏条件为“避光，密封，在冷处保存”。

干燥失重 本品为无水物，经稳定性考察，兰索拉唑本身对湿度不敏感，但在高温和光照条件下，湿度可加速降解，故供试品的水分是产品质量的重要指标。中国药典(2015)规定，以氢氧化钾为干燥剂，减失重量不得过0.5%。

炽灼残渣 控制无机盐杂质，限度不得过0.1%；本品为含氟化合物，应使用铂坩埚；由于残渣需要进行重金属检查，温度不超过 600℃。

重金属　避免工艺中可能引入的重金属，用古蔡法测定重金属，不得过百万分之十。

【含量测定】采用高效液相色谱法。

以外标法定量，兰索拉唑在 0.763～2.289μg 的进样量范围内与其峰面积呈良好的线性关系，线性方程为 A＝2230C＋27.354，r＝1.000（n＝6）。重复性试验 RSD 为 0.4％（n＝6）。供试品溶液（浓度为 0.15mg/ml）在室温放置 27 小时，峰面积基本稳定（峰面积变化的 RSD 为 0.2％）。

【制剂】中国药典（2015）收载了兰索拉唑肠溶片与注射用兰索拉唑；BP（2015）与 Ph. Eur.（9.0）收载了兰索拉唑肠溶片与肠溶胶囊；USP（40）收载了兰索拉唑肠溶胶囊与复合口服混悬液；JP（17）收载了兰索拉唑肠溶胶囊和肠溶口腔崩解片。

（1）兰索拉唑肠溶片（Lansoprazole Enteric-coated Tablets）

本品为肠溶片[2]，规格为 15mg 和 30mg。国内处方中，主要的辅料有：滑石粉、微晶纤维素、甘露醇、聚山梨酯 80、氢氧化镁等。

有关物质　兰索拉唑在光热下，易氧化降解，用 HPLC 法控制有关物质，方法同原料药。杂质限度控制单一杂质不得过 0.5％，杂质总量不得过 2.0％，工艺杂质 D 和杂质 E 在相对保留时间 0.3 左右，可忽略相对保留时间 0.25 之前的辅料干扰。空白辅料图谱见图 4，供试品有关物质典型图谱见图 5。

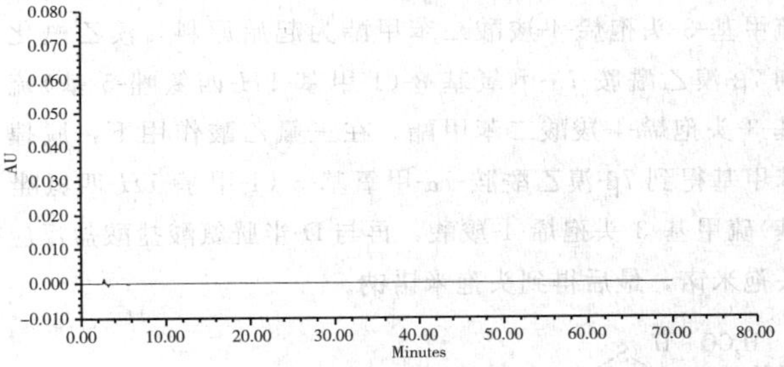

图 4　兰索拉唑片空白辅料图谱

（色谱柱：Kromasil C18　250mm×4.6mm，5μm）

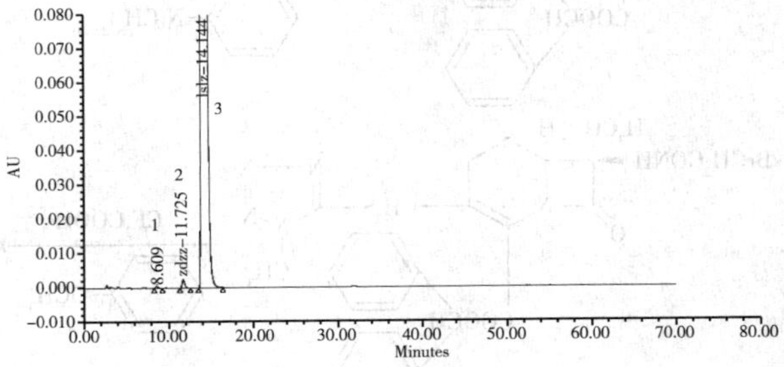

图 5　兰索拉唑片供试品图谱

1. 杂质 A；2. 杂质 B；3. 兰索拉唑

（色谱柱：Kromasil C18　250mm×4.6mm，5μm）

含量均匀度　对于规格为 15mg，进行含量均匀度控制，方法同含量测定项下。

溶出度　本品为肠溶片，有必要对其进行溶出度检查。采用溶出度与释放度测定法第一法方法 2 测定。转速为每分钟 100 转，酸性介质为盐酸溶液（9→1000）1000ml，在酸性介质中操作 120 分钟后，弃去酸性介质，改用磷酸盐缓冲液（pH 6.8）1000ml 为溶出介质，45 分钟后，取样测定，限度为标示量的 80％。

兰索拉唑在磷酸盐缓冲液（pH 6.8）中不稳定，45 分钟取样过滤后，立即在 5ml 续滤液中加入 0.15mol/L 的氢氧化钠溶液 1ml，使溶液处于较强的碱性环境中（pH 约为 9.3），提高溶液的稳定性。

耐酸力　本品在酸中极不稳定，故制成肠溶制剂，减少在胃酸中的降解，因此，耐酸力是产品的重要质量指标之一。

酸性介质为盐酸溶液（9→1000）1000ml，在酸性介质中操作 120 分钟，采用 HPLC 法测定本品在盐酸介质中主成分的剩余量，测定方法同含量测定。

限度为每片酸中剩余量不得低于标示量的 90％。

含量测定　采用 HPLC 法测定，色谱条件同原料药。辅料对主成分无干扰，方法回收率为 100.8％（n＝9），RSD 为 0.6％。

限度为标示量的 95.0％～105.0％。

（2）注射用兰索拉唑（Lansoprazole for Injection）

本品为兰索拉唑的无菌冻干品，为白色或类白色疏松块状物或粉末。规格为 30mg。

碱度　本品在碱性环境中稳定，用水配制每 1ml 中含兰索拉唑 3mg 的溶液，pH 值为 10.5～12.5。

溶液的澄清度与颜色　成品的碱度较高，对包装材料要求较严，用澄清度控制产品与内包材的相容性；兰索拉唑易降解变色，故用水配制每 1ml 中含兰索拉唑 3mg 的溶液，溶液应澄清无色，如显色，与黄色 2 号标准比色液比较，不得更深。

有关物质　HPLC 法控制，色谱条件与限度同原料药。

水分　用卡氏水分法测定，不得过 5.0％。

细菌内毒素　鲎试剂灵敏度为 0.125EU/ml，兰索拉唑浓度在 0.25mg/ml 时，供试品对细菌内毒素检查无干扰作用。限度为每 1mg 兰索拉唑中含内毒素的量应小于 5.0EU。

无菌　采用薄膜过滤法，以 0.1％无菌蛋白胨水溶液溶剂后，用薄膜过滤法处理，每膜冲液量不少于 100ml。以金黄色葡萄球菌为阳性对照菌。

含量测定　采用高效液相色谱法，色谱条件同原料药。辅料无干扰，方法回收率为 99.9％（n＝9），RSD 为 0.3％。

参考文献

[1] 何小平．一种新的质子泵抑制剂［J］．国外医学内科分册，1996，23（9）：383-397.

[2] 庄意冰．兰索拉唑肠溶片的研究［J］．中国药学杂志，1999，34（3）：169-171.

撰写　陈　英　广东省药品检验所

复核　林生文　广东省药品检验所

头孢米诺钠
Cefminox Sodium

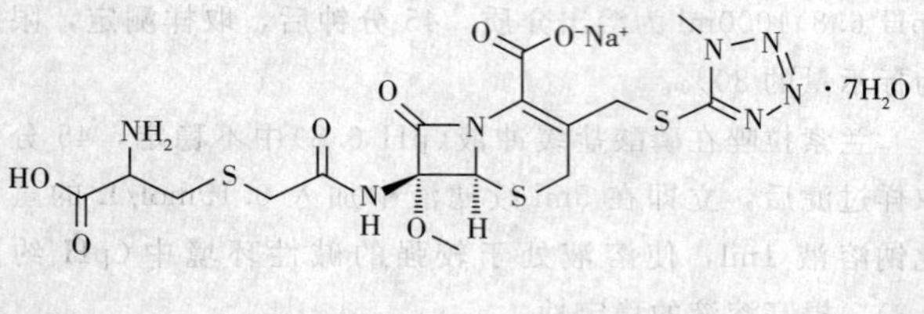

$C_{16}H_{20}N_7NaO_7S_3 \cdot 7H_2O$　667.66

化学名：(+)-(6*R*,7*S*)-7-[(*S*)-2-(2-氨基-2-羧基乙硫基)乙酰氨基]-7-甲氧基-3-[[(1-甲基-1*H*-四氮唑-5-基)硫基]甲基]-8氧代-5-硫杂-1-氮杂双环[4.2.0]辛-2-烯-2-羧酸钠七水合物

monosodium (6*R*, 7*S*)-7-{2-[(2*S*)-2-amino-2-carboxyethylsulfanyl] acetylamino}-7-methoxy-3-(1-methyl-1*H*-tetrazol-5-ylsulfanylmethyl)-8-oxo-5-thia-1-azabicyclo [4.2.0] oct-2-ene-2-carboxylate heptahydrate

英文名：Cefminox Sodium

药品异名：氨羧甲氧头孢菌素钠

CAS 号：75498-96-3

头孢米诺钠为半合成的头霉素衍生物。其抗菌活性与第三代头孢菌素相近。其对β-内酰胺酶高度稳定；能抑制细菌细胞壁的生物合成；并能结合于肽多糖，抑制肽多糖与脂蛋白结合而促进溶菌。临床广泛用于敏感菌引起的扁桃体炎、扁桃体周围脓肿、呼吸道感染、胆囊炎、胆管炎、腹膜炎、肾盂肾炎、膀胱炎、盆腔腹膜炎、生殖道感染、子宫感染、败血症等的治疗。

肾功能正常的成人静脉注射 0.5g 和 1g 后，血药浓度分别为 50μg/ml 和 100μg/ml。药物吸收后在体内分布广泛，尤以胆汁、腹水、子宫内膜中浓度较高，但在痰液中浓度较低。给药后体内未见活性代谢产物，药物主要经肾以原形随尿液排出，半衰期约为 2.5 小时。不同程度的肾功能不全的患者其消除半衰期延长，肾功能重度损害者($C_{cr}<10$)24 小时内尿中排泄率约为 10%，中度损害者($C_{cr}\approx48$)12 小时内尿中排泄率约为 60%[1,2]。

本品的不良反应主要有过敏反应、胃肠道反应；其他少数不良反应还有黄疸、暂时性肝功能异常，少尿、蛋白尿、肾功能异常，血小板、红细胞、粒细胞技术减少或嗜酸粒细胞增多、凝血酶原时间延长等，偶尔出现全血细胞减少症；长期用药可致菌群失调，发生二重感染；少数患者长期用药可出现维生素 B 族及维生素 K 缺乏症状。

1987 年日本明治制药以 Meicelin(美士灵)的商品名取得本品的上市许可。中国药典首次收载于 2010 年版第二增补本，中国药典(2015)亦有收载。JP(17)有收载，USP(40)、BP(2017)、Ph. Eur. (9.0)中均未收载。起草时收集到了 1 个进口标准及 19 个国家食品药品监督管理局标准。

【制法概要】根据有关合成工艺，头孢米诺钠有以下合成方法[3]。

路线一：以 7β-溴乙酰胺基-7α-甲氧基头孢烷酸为起始原料，与 D-半胱氨酸盐酸盐缩合得到 7β-(2-D-氨基-2-羧基)乙基硫乙酰胺基-7α-甲氧基头孢烷酸，后者和 1-甲基-1*H*-四氮唑-5-硫醇反应得到头孢米诺，最后成盐得到头孢米诺钠。

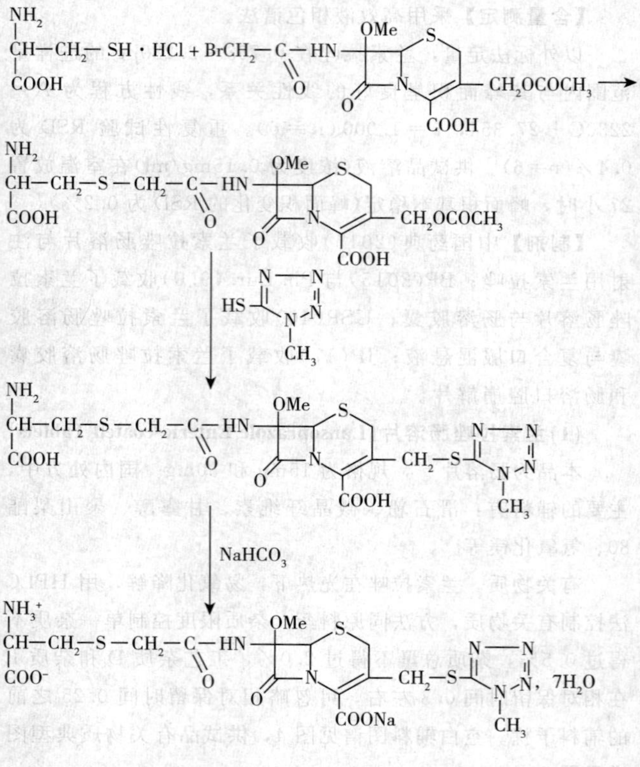

路线二：以 7β-氨基-7α-甲氧基-3-(1-甲基-1*H*-5-四唑基)硫甲基-3-头孢烯-4-羧酸二苯甲酯为起始原料，溴乙酰化得到 7β-溴乙酰胺-7α-甲氧基-3-(1-甲基-1*H*-四氮唑-5-基)硫甲基-3-头孢烯-4-羧酸二苯甲酯，在三氟乙酸作用下，脱掉二苯甲基得到 7β-溴乙酰胺-7α-甲氧基-3-(1-甲基-1*H*-四氮唑-5-基)硫甲基-3-头孢烯-4-羧酸，再与 D-半胱氨酸盐酸盐反应得头孢米诺，最后得到头孢米诺钠。

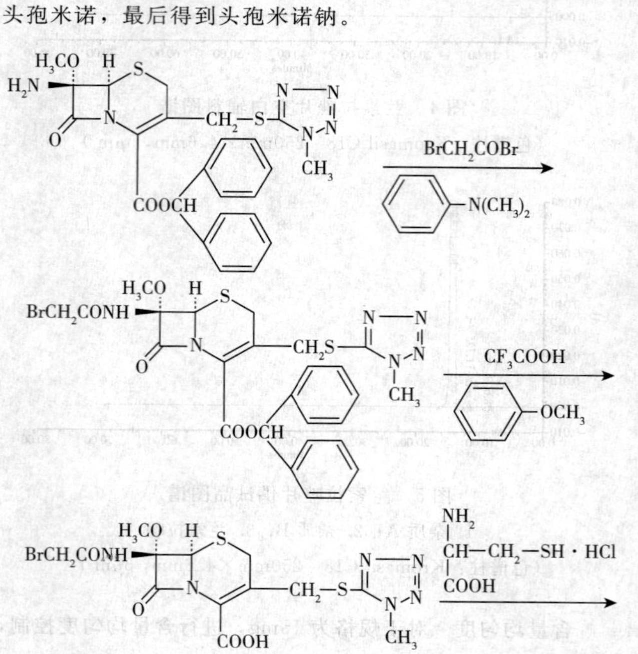

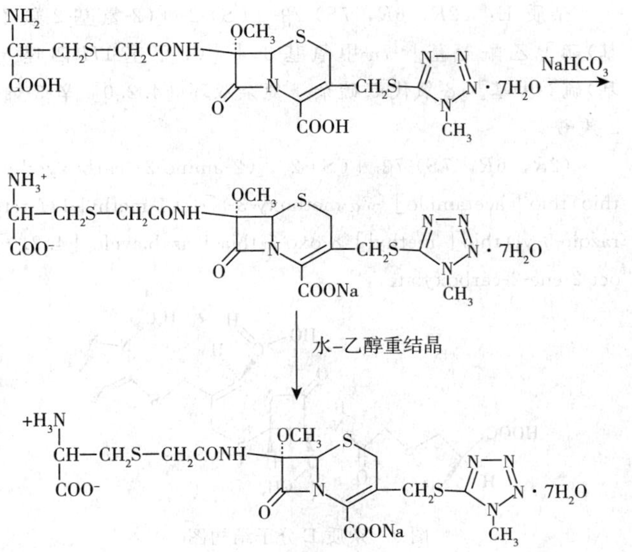

【性状】比旋度 JP(17)中比旋度范围为：+62°至+72°(5mg/ml，水)，中国药典(2015)的规定为+76°至+89°(5mg/ml，水)，二者有一定差异，应为纯度不同。

吸收系数 JP(17)未收载吸收系数项目，根据收集到样品的测定结果及国内注册标准，制定本项目的限度为195～220。供试品配制可直接称取原料约20mg，配制成20μg/ml。

【鉴别】(1)紫外光谱鉴别 本品应在273nm的波长处有最大吸收(20μg/ml)

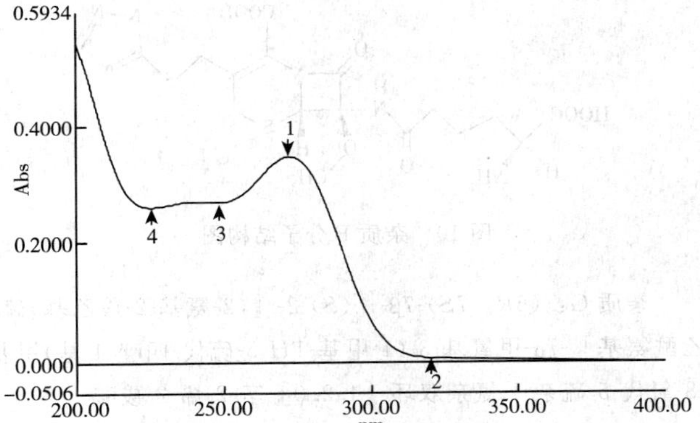

图1 紫外吸收光谱图

(2)红外光谱鉴别 本品的红外吸收图谱应与对照品图谱一致。

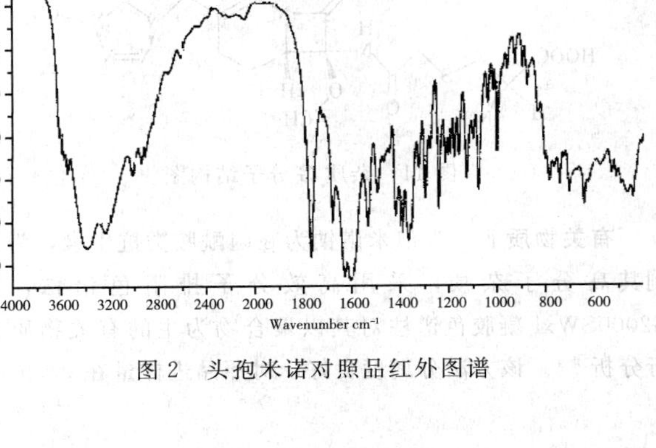

图2 头孢米诺对照品红外图谱

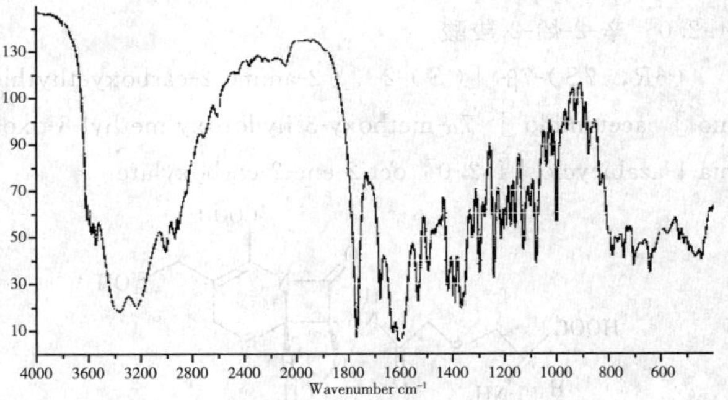

图3 样品红外图谱

本品的红外光吸收图谱显示的主要特征吸收如下：

波数(cm^{-1})	归属	
3407，3235	胺基、羟基	ν_{-NH}，ν_{-OH}
1771，1680	羰基	$\nu_{C=O}$
1632，1609	烯	$\nu_{C=C}$
1536	羧酸盐	ν_{COO^-}

【检查】溶液的澄清度与颜色 头孢米诺钠为注射用原料，溶液的澄清度与颜色是反映药品质量的重要检查项目。根据临床用药的安全性，结合已有标准与所征集样品的实际检验情况制定澄清度的限度为不得浓于1号浊度标准液，颜色的限度为不得深于黄色或黄绿色5号标准比色液。

有关物质Ⅰ 采用含量测定项下的方法。专属性试验表明，本品对酸、碱、光、热和强氧化剂不稳定，供试品溶液在1小时内基本稳定，1～4小时内随着时间的增加总杂质逐渐增加。将对照溶液进行逐步稀释，头孢米诺检测限约为7ng。

测定典型色谱图见图4。色谱仪器：Agilent 1260液相色谱仪/VWD紫外检测器，色谱柱：Welch Materials Xtimate C18 (5μm，4.6mm×150mm)。

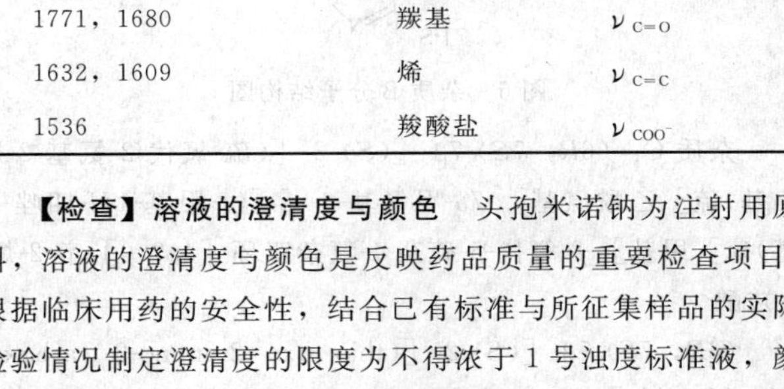

图4 头孢米诺钠有关物质Ⅰ测定供试品色谱图

目前头孢米诺的有关物质研究有新进展，国内头孢米诺原料中已分离出7个杂质。随着对本品杂质的进一步研究，确证杂质来源和结构，获得杂质实体并对其毒性做相应研究后，应在质量标准中对主要杂质和毒性杂质分别加以限定[4]。已知杂质化学名称和结构式如下，见图5～图11。

杂质A：(6R，7S)-7β-［(S)-2-［(2-氨基-2-羧乙基)硫］

乙酰氨基]-7α-甲氧基-3-羟甲基-8-氧代-5-硫杂-1-氮杂双环[4.2.0]辛-2-烯-2-羧酸

(6*R*, 7*S*)-7β-[(*S*)-2-[(2-amino-2-carboxyethythio) thio] acetamido]-7α-methoxy-3-hydoroxy-methyl-8-oxo-5-thia-1-azabicyclo [4.2.0] oct-2-ene-2-carboxylate

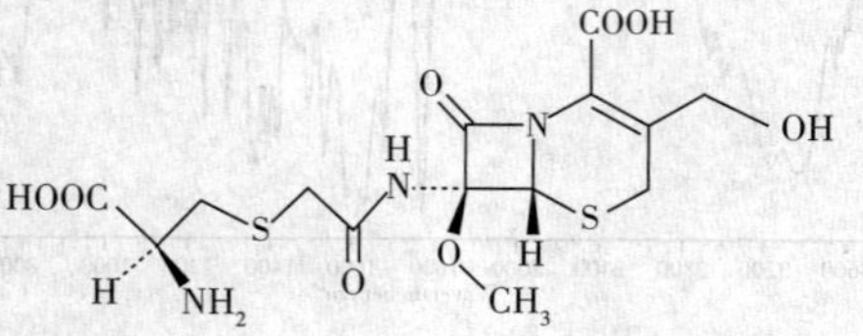

图5 杂质A分子结构图

杂质B：5-硫基-1-甲基-四氮唑

5-mercapto-1-methyltetrazole

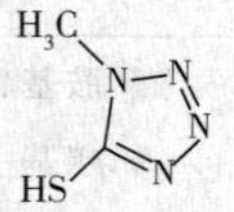

图6 杂质B分子结构图

杂质C：(6*R*, 7*S*)-7β-[(*S*)-2-[(硫-氧代-2-氨基-2-羧乙基)硫]乙酰氨基]-7α-甲氧基-3-[[(1-甲基-1*H*-四唑-5-基)硫]甲基]-8-氧代-5-硫杂-1-氮杂双环[4.2.0]辛-2-烯-2-羧酸

(6*R*, 7*S*)-7β-[(*S*)-2-[(thio-oxo-2-amino-2-carboxyethythio) thio] acetamido]-7α-methoxy-3-[[(1-methyl-1*H*-tetrazole-5-yl) thio] methyl] 8-oxo-5-thia-1-azabicyclo [4.2.0] oct-2-ene-2-carboxylate

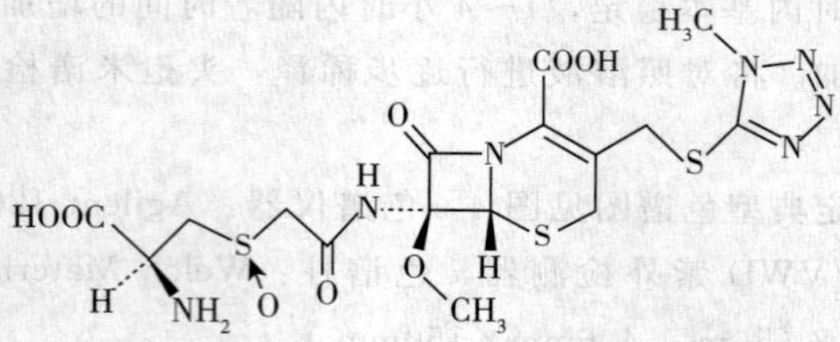

图7 杂质C分子结构图

杂质D：(2*S*, 6*R*, 7*S*)-7β-[(*S*)-2-[(2-氨基-2-羧乙基)硫]乙酰氨基]-7α-甲氧基-3-[[(1-甲基-1*H*-四唑-5-基)硫]甲基]-8-氧代-5-硫杂-1-氮杂双环[4.2.0]辛-3-烯-2-羧酸

(2*S*, 6*R*, 7*S*)-7β-[(*S*)-2-[(2-amino-2-carboxyethythio) thio] acetamido]-7α-methoxy-3-[[(1-methyl-1*H*-tetrazole-5-yl) thio] methyl] 8-oxo-5-thia-1-azabicyclo [4.2.0] oct-3-ene-2-carboxylate

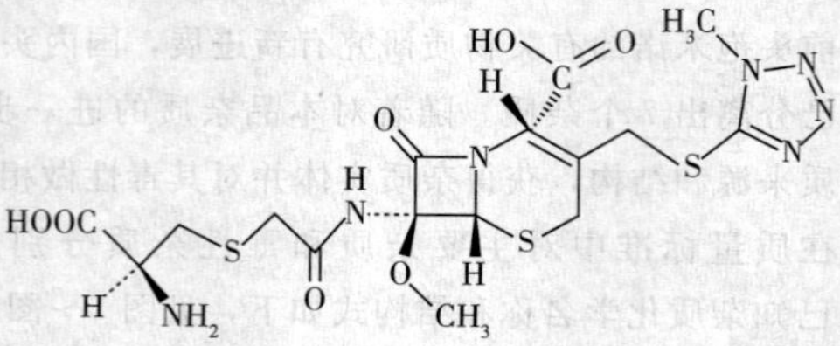

图8 杂质D分子结构图

杂质E：(2*R*, 6*R*, 7*S*)-7β-[(*S*)-2-[(2-氨基-2-羧乙基)硫]乙酰氨基]-7α-甲氧基-3-[[(1-甲基-1*H*-四唑-5-基)硫]甲基]-8-氧代-5-硫杂-1-氮杂双环[4.2.0]辛-3-烯-2-羧酸

(2*R*, 6*R*, 7*S*)-7β-[(*S*)-2-[(2-amino-2-carboxyethythio) thio] acetamido]-7α-methoxy-3-[[(1-methyl-1*H*-tetrazole-5-yl) thio] methyl] 8-oxo-5-thia-1-azabicyclo [4.2.0] oct-2-ene-2-carboxylate

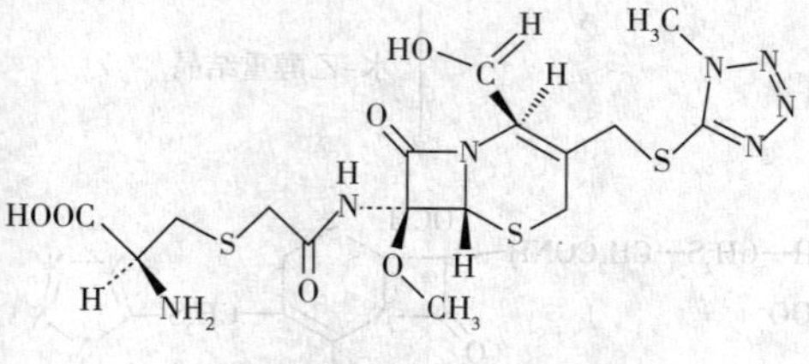

图9 杂质E分子结构图

杂质F：(6*R*, 7*S*)-7β-[(*S*)-2-[(2-氨基-2-羧乙基)硫]乙酰氨基]-7α-甲硫基-3-[[(1-甲基-1*H*-四唑-5-基)硫]甲基]-8-氧代-5-硫杂-1-氮杂双环[4.2.0]辛-2-烯-2-羧酸

(6*R*, 7*S*)-7β-[(*S*)-2-[(2-amino-2-carboxyethythio) thio] acetamido]-7α-methylthio-3-[[(1-methyl-1*H*-tetrazole-5-yl) thio] methyl] 8-oxo-5-thia-1-azabicyclo [4.2.0] oct-2-ene-2-carboxylate

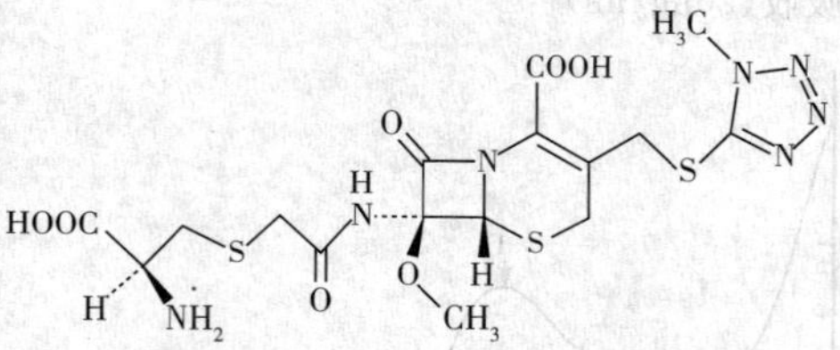

图10 杂质F分子结构图

杂质G：(6*R*, 7*S*)-7β-[(*S*)-2-[(2-氨基-2-羧乙基)硫]乙酰氨基]-7α-甲氧基-3-(1-甲基-1*H*-5-硫代-四唑-4-基)甲基-8-氧代-5-硫杂-1-氮杂双环[4.2.0]辛-2-烯-2-羧酸

(6*R*, 7*S*)-7β-[(*S*)-2-[(2-amino-2-carboxyethythio) thio] acetamido]-7α-methoxy-3-(1-methyl-1*H*-5-sulfo-tetrazole-4-yl) methyl-8-oxo-5-thia-1-azabicyclo [4.2.0] oct-2-ene-2-carboxylate

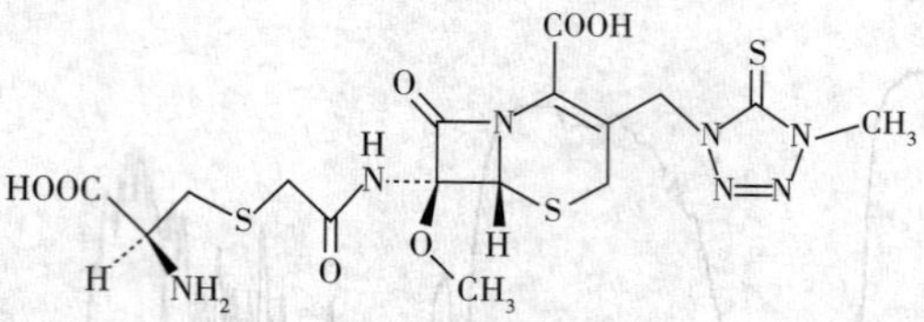

图11 杂质G分子结构图

有关物质Ⅱ 头孢米诺钠为β-内酰胺类抗生素，为了控制其高分子杂质，采用高效分子排阻色谱法，TSK G2000SWxl凝胶色谱柱对其以聚合物为主的有关物质Ⅱ进行分析[5]。该方法分离度良好，对照品进样量在0.00489～

0.978μg 范围内，进样量与测得的峰面积呈良好的线性关系，定量限为 1ng，检测限为 0.3ng。稳定性实验结果表明，供试品溶液不稳定，应临用新制。头孢米诺钠在碱催化下易于产生聚合物，系统适用性溶液采用供试品溶液加碱破坏制得，碱破坏的强度和时间不能过强过长，会导致主峰变形。有关物质Ⅱ测定的典型图谱见图 12、图 13。色谱仪器：Agilent 1200 液相色谱仪/VWD 紫外检测器，色谱柱：TSK TSK-GEL G2000SWxl（300mm×7.8mm，5μm）。

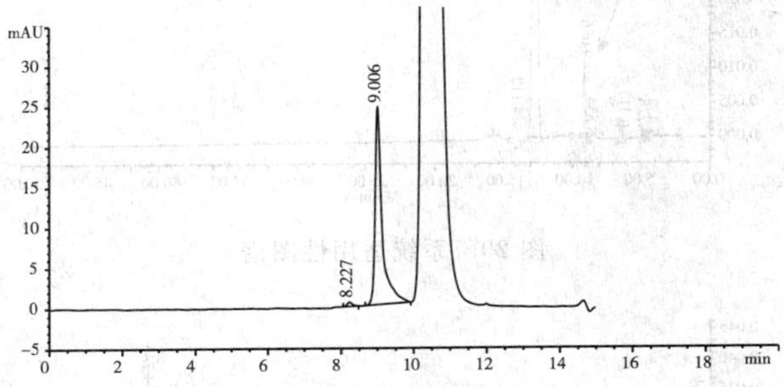

图 12　头孢米诺钠有关物质Ⅱ测定系统适用性色谱图

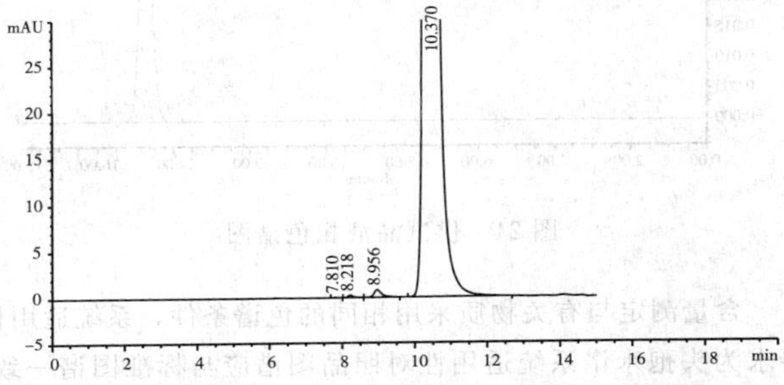

图 13　头孢米诺钠有关物质Ⅱ测定供试品色谱图

标准起草过程中，曾尝试采用玻璃柱填充葡聚糖凝胶 G-10 测定其高分子聚合物杂质。由于本品聚合物含量较低，G-10 柱选择性和专属性较差，先后试用了 0.05mol/L、0.1 mol/L、0.15 mol/L、0.2 mol/L 的 pH 7.0 的磷酸盐缓冲液，均未能有效检出注射用头孢米诺中的聚合物。

残留溶剂　结合各厂家提供的生产工艺，涉及应控制的残留溶剂有：甲醇、乙醇、丙酮、乙酸乙酯、异丙醇、二氯甲烷、二氯乙烷、二氧六环、甲苯、苯甲醚和 *N*，*N*-二甲基苯胺。国内有部分厂家在合成头孢米诺钠的过程中使用了甲苯、苯甲醚和 *N*，*N*-二甲基苯胺，但并未收集到该厂所生产的样品，考虑到用药安全性和标准的完整性，增订了新的残留溶剂检查法。需要控制的残留溶剂种类较多，根据不同溶剂的性质，分别建立顶空进样和溶液直接进样两个方法。

顶空进样法，用于测定甲醇、乙醇、丙酮、二氯甲烷、乙酸乙酯、二氯乙烷、异丙醇与二氧六环。方法学研究时，以加样回收法验证方法准确度，发现上述溶剂受基质干扰较大，因此最终确定采用标准加入法，可以保证方法的准确性。典型图谱见图 14、图 15。

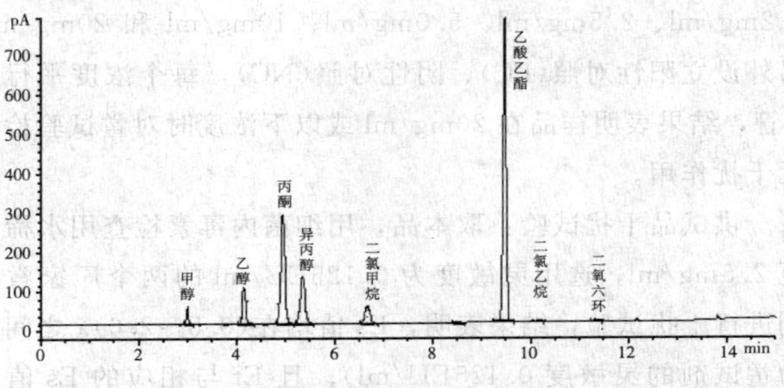

图 14　对照品色谱图（甲醇、乙醇、丙酮、二氯甲烷、乙酸乙酯、二氯乙烷、异丙醇、二氧六环）

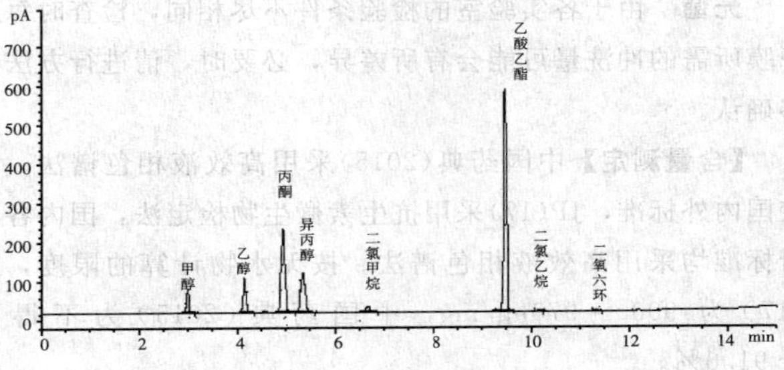

图 15　供试品色谱图（甲醇、乙醇、丙酮、二氯甲烷、乙酸乙酯、二氯乙烷、异丙醇、二氧六环）

直接进样法，用于测定甲苯、苯甲醚与 *N*，*N*-二甲基苯胺。典型图谱见图 16、图 17。

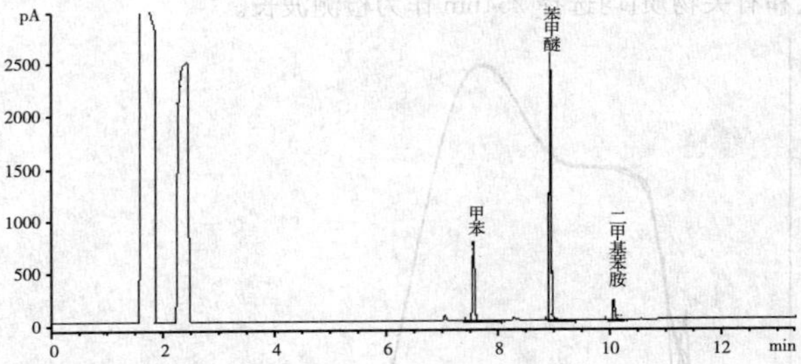

图 16　对照品色谱图（甲苯、苯甲醚与 *N*，*N*-二甲基苯胺）

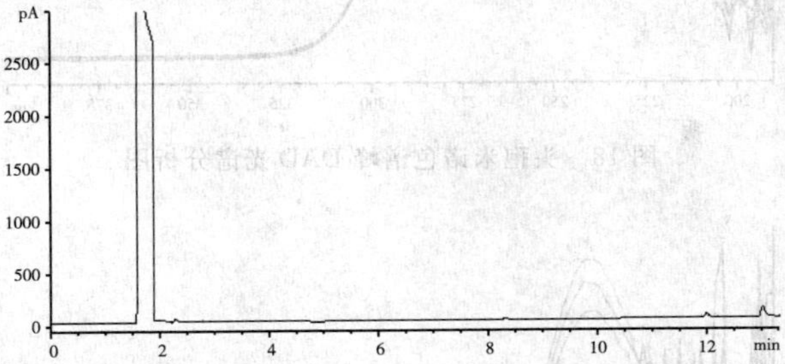

图 17　供试品色谱图（甲苯、苯甲醚与 *N*，*N*-二甲基苯胺）

细菌内毒素　根据注射用头孢米诺钠使用说明书，本品在静脉滴注时，每 1g 药物可用 100～500ml 注射用水溶解，滴注时间为 1 小时，求得其细菌内毒素限值为 0.05EU/mg，因此将本品细菌内毒素限值定为每 1mg 中含内毒素的量应小于 0.05EU。

供试品干扰预试验：取灵敏度为 0.125EU/ml 的鲎试剂（湛江安度斯生物有限公司，批号：110308），对 3 个厂家各 1 批的供试品稀释液进行检验，稀释浓度分别为 0.6mg/ml、

1.2mg/ml、2.5mg/ml、5.0mg/ml、10mg/ml 和 20mg/ml，另外设立阳性对照(PC)、阴性对照(NC)，每个浓度平行做 2 管，结果表明样品在 20mg/ml 或以下浓度时对鲎试验检查无干扰作用。

供试品干扰试验：取本品，用细菌内毒素检查用水稀释至 2.5mg/ml，选用灵敏度为 0.125EU/ml 的两个厂家鲎试剂进行干扰试验，结果表明，Es 值均在(0.5～2.0)λ 之间(λ 为鲎试剂的灵敏度 0.125EU/ml)；且 Et 与相应的 Es 值相比均在 0.5～2.0 之间，说明注射用头孢米诺钠在浓度为 2.5mg/ml 时对细菌内毒素检查无干扰作用。

无菌 由于各实验室的检验条件不尽相同，检查时每张滤膜所需的冲洗量可能会有所差异，必要时，请进行方法转移确认。

【含量测定】中国药典(2015)采用高效液相色谱法。比较国内外标准，JP(17)采用抗生素微生物检定法，国内各注册标准均采用高效液相色谱法。按无水物计算的限度，JP(17)为 900～970μg/mg，中国药典(2015)为不得少于 91.0%。

含量测定的波长选择有 253nm、254nm、272nm、273nm，经紫外扫描(图 1)，发现 254nm 虽不是最大吸收，但该处曲线较 270nm 平缓，且经 DAD 检测器对主成分和杂质的吸收峰进行分析，见图 18、图 19，表明在 254nm 杂质可明显检出，故含量和有关物质均选择 254nm 作为检测波长。

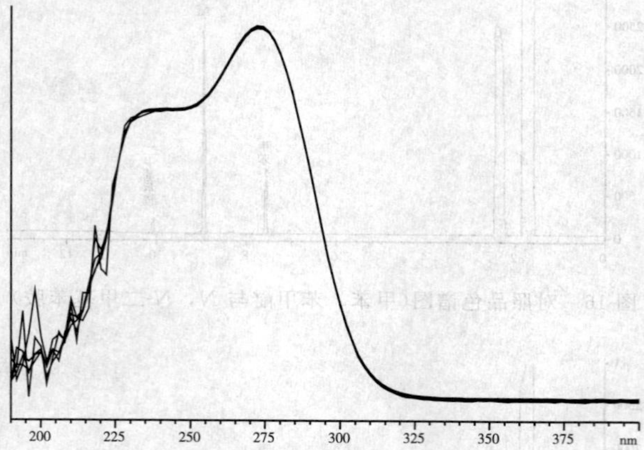

图 18 头孢米诺色谱峰 DAD 光谱分析图

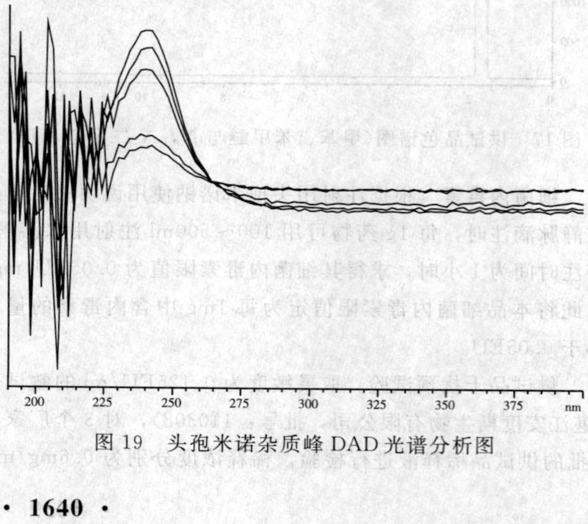

图 19 头孢米诺杂质峰 DAD 光谱分析图

以外标法定量，头孢米诺钠在 0.09995～4.9977mg/ml 浓度范围内与其峰面积呈线性关系。供试品溶液在 6 小时内基本稳定。典型色谱图见图 20、21，色谱仪器：Agilent 1260 液相色谱仪/VWD 紫外检测器，色谱柱：Welch Materials Xtimate C18(5μm，4.6mm×150mm)。

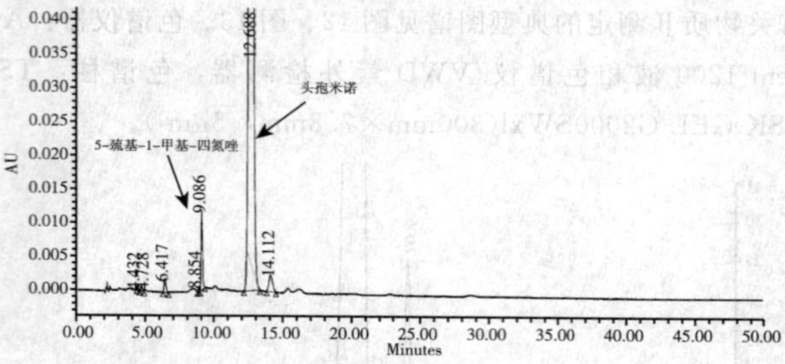

图 20 系统适用性图谱

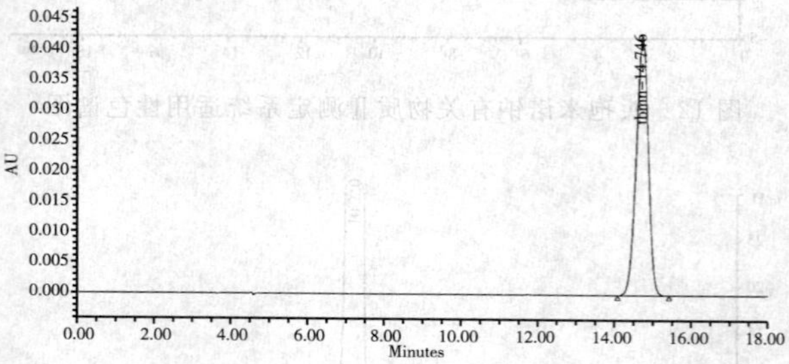

图 21 供试品液相色谱图

含量测定与有关物质采用相同的色谱条件，系统适用性要求为头孢米诺系统适用性对照品图谱应与标准图谱一致，中检院提供的头孢米诺系统适用性对照品是溶液采用紫外破坏后冻干制得，现行标准未对分离度进行控制，实际操作中，5-巯基-1-甲基-四氮唑峰与头孢米诺峰的分离度大于 5 时可以实现各杂质的良好分离[6]。

【贮藏】本品对酸、碱、光、热和强氧化剂不稳定，需遮光，密封，在阴凉、干燥处保存。

【制剂】注射用头孢米诺钠(Cefminox Sodium for Injection)

本品为头孢米诺钠原料经无菌分装制得，无其他辅料。中国药典(2015)收载了 0.25g、0.5g、1.0g、1.5g、2.0g 五个规格。USP(40)、BP(2017)、Ph. Eur. (9.0)、JP(17)中均未收载。

参考文献

1. 国家食品药品监督管理局药品评审中心．药物临床信息参考(2005 年版)［M］．成都：四川科学技术出版社，2005，126～127.

2. 王巍．药品行政保护品种介绍——抗感染药物(二)［J］．中国新药与临床杂志，2002，21(7)：441-442.

3. 陈芬儿．有机药物合成法．第一卷［M］．北京：中国医药科技出版社，618-622.

4. 戴海燕，黄立强，王学桥．头孢米诺有关物质的合成及结构鉴定［J］．中国医药工业杂志，2013，44(2)：131-133.

5. 肖甜甜，杨颖，鲁延迅．高效分子排阻色谱法分析头孢米诺钠［J］．中国药事，2013，27(8)：867-871.

6. 张涛．高效液相色谱法测定注射用头孢米诺钠的含量［J］．天津药学，2006，18(5)：14-16.

撰写　武建卓　广东省药品检验所

复核　洪建文　广东省药品检验所

头孢美唑钠

Cefmetazole Sodium

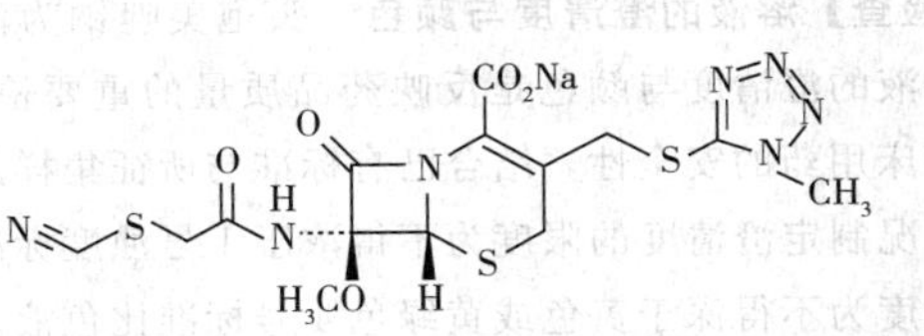

$C_{15}H_{16}N_7NaO_5S_3$　493.52

化学名：(6*R*,7*S*)-7-[2-[(氰甲基)硫基]乙酰氨基]-7-甲氧基-3-[[(1-甲基-1*H*-四氮唑-5-基)硫基]甲基]-8-氧代-5-硫杂-1-氮杂双环[4.2.0]辛-2-烯-2-羧酸钠盐。

Sodium(6*R*,7*S*)-7-[2-[(cyanomethyl) thio]acetamido]-7-methoxy-3-[[(1-methyl-1*H*-tetrazol-5-yl) thio] methyl]-8-oxo-5-thia-1-azabicyclo[4.2.0]oct-2-ene-2-carboxylate

英文名：Cefmetazole Sodium

药品异名：氰唑甲氧头孢菌素钠

CAS 号：56796-39-5［USP(40)］；56796-20-4［JP(17)］

本品为β-内酰胺类抗生素，对β-内酰胺酶包括超广谱β-内酰胺酶高度稳定。本品与细菌细胞壁的青霉素结合蛋白结合，抑制细菌细胞壁的合成而发挥杀菌作用，对甲氧西林敏感葡萄球菌、化脓性链球菌和肺炎链球菌、大肠埃希菌、克雷伯菌属、奇异变形杆菌、吲哚阳性变形杆菌和脆弱拟杆菌、其他拟杆菌属、其他厌氧菌(消化球菌、消化链球菌、梭菌属等)均具有良好抗菌活性；肠球菌属、甲氧西林耐药葡萄球菌、肠杆菌属和沙雷菌属对本品耐药。用于敏感菌引起的血流感染、支气管炎、肺炎、胆道感染、泌尿系感染、妇产科细菌感染、皮肤软组织感染等。本品对沙眼衣原体无效，在治疗盆腔炎合并沙眼衣原体感染时，应与抗衣原体药联合应用。本品血浆蛋白结合率约为84%。其不良反应主要为过敏反应、血液系统异常、肝功能检查异常、胃肠道反应和维生素缺乏症等[1]。头孢美唑钠由日本三共制药株式会社公司开发研制，1980年4月首次在日本上市，接着先后在中国香港、印尼、泰国等上市，国内首次进口注册时间为1992年[2]。

除中国药典(2015)外，JP(17)、USP(40)亦有收载，USP(40)除头孢美唑钠外，还收载了头孢美唑。

【制法概要】根据生产厂家提供的资料，目前国内头孢美唑钠合成工艺主要以7-氨基头孢烷酸(7-ACA)为起始原料，先与5-巯基-1-甲基四氮唑(5-MMT)缩合反应，得中间体3-［［1-甲基-1*H*-四氮唑-5-基］硫］甲基-7-氨基-头孢烷酸(CFA)，再与甲基硫溴化物发生缩合反应，与二苯重氮甲烷反应，得中间体7-甲硫亚胺基-3-［［(1-甲基-1*H*-四氮唑-5-基)］硫基］甲基］-3-头孢烯-4-羧酸二苯甲酯(IB)。IB在三苯基磷作用下，上甲氧基反应，得中间体7β-氨基-7α-甲氧基-3-［［(1-甲基-1*H*-四氮唑-5-基)］硫基］甲基］-3-头孢烯-4-羧酸二苯甲酯(7-AMCA)，再与头孢美唑侧链酰氯化液发生缩合反应，经水解、分层提纯得头孢美唑酯。头孢美唑酯脱保护基，水解，提纯，活性炭脱色，结晶，洗涤，过滤，干燥得头孢美唑。头孢美唑与碳酸氢钠反应，得到头孢美唑钠，经冷冻干燥得到无菌头孢美唑钠。

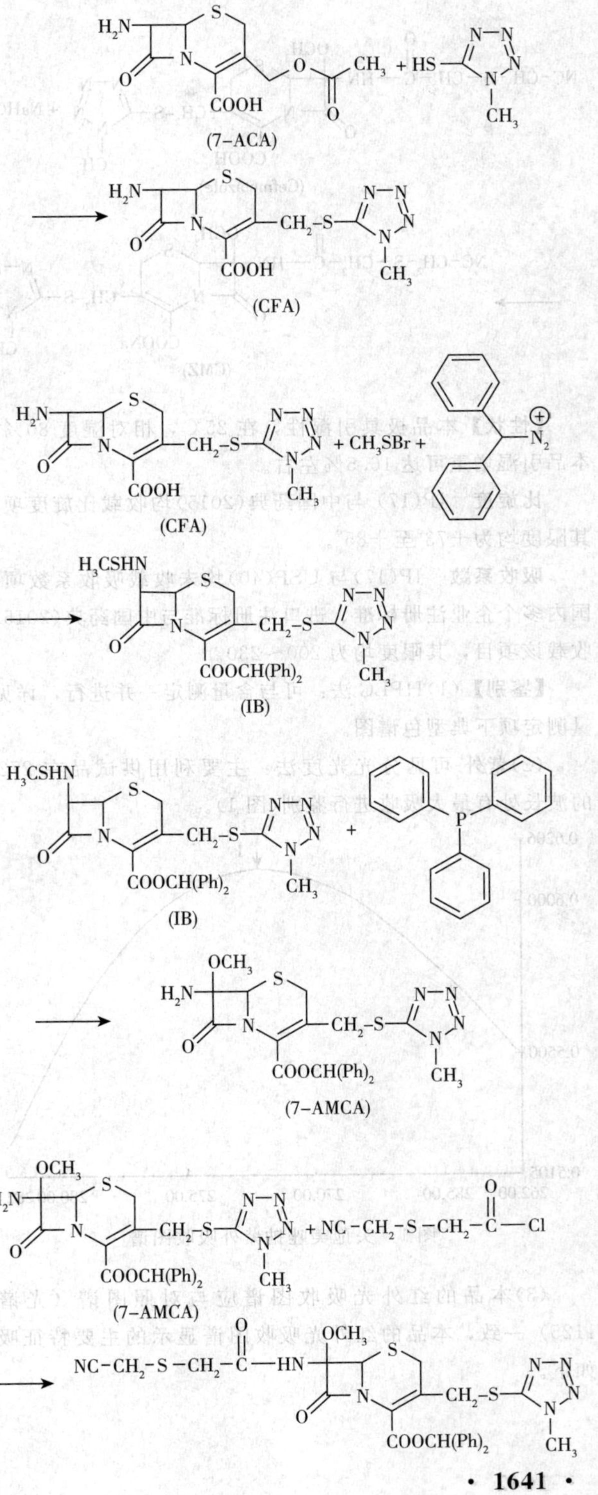

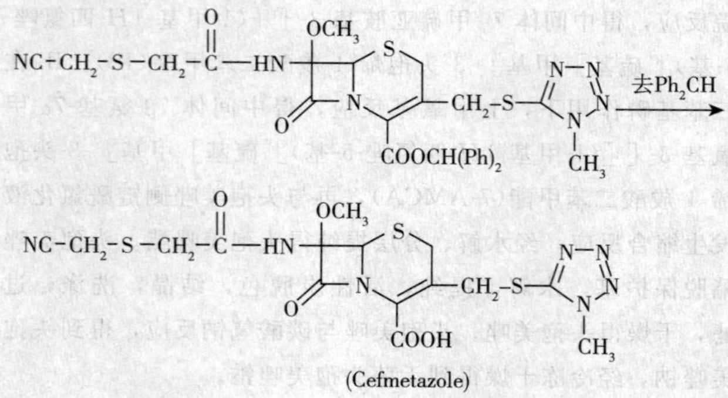

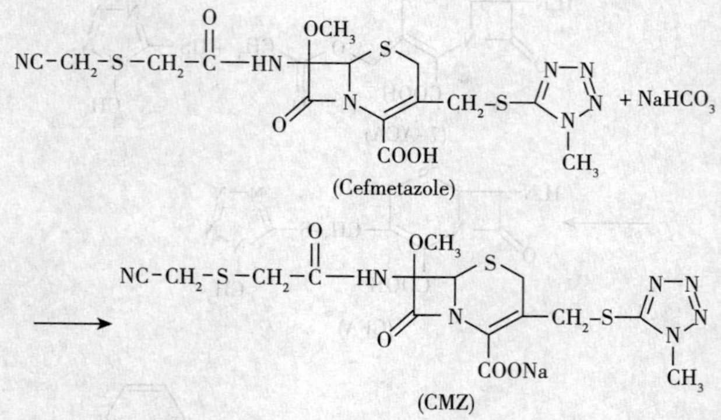

【性状】本品极具引湿性，在25℃，相对湿度80%时，本品引湿增重可达16.5%左右。

比旋度 JP(17)与中国药典(2015)均收载比旋度项目，其限度均为+73°至+85°。

吸收系数 JP(17)与USP(40)均未收载吸收系数项目，国内多个企业注册标准、进口注册标准与中国药典(2015)均收载该项目，其限度均为200～230。

【鉴别】(1)HPLC法：可与含量测定一并进行，详见含量测定项下典型色谱图。

(2)紫外-可见分光光度法：主要利用供试品在272nm的波长处有最大吸收进行鉴别(图1)。

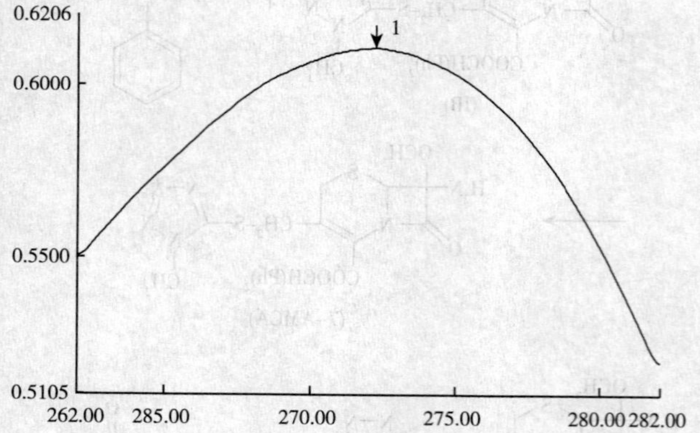

图1 头孢美唑钠紫外吸收图谱

(3)本品的红外光吸收图谱应与对照图谱(光谱图1125)一致，本品的红外光吸收图谱显示的主要特征吸收如下。

波数(cm^{-1})	归属
3247	酰胺 ν_{-NH}
2969	羟基 ν_{-OH}
2245	氰甲基 $\nu_{C\equiv N}$
1762，1684	羰基 $\nu_{C=O}$
1604	烯 $\nu_{C=C}$
1528	芳杂环 $\nu_{C=N}$

(4)本品结构中有钠，为头孢美唑的钠盐，故显钠盐的火焰反应。

【检查】溶液的澄清度与颜色 头孢美唑钠为注射用原料，溶液的澄清度与颜色是反映药品质量的重要检查项目。根据临床用药的安全性，结合已有标准与所征集样品的实际检验情况制定澄清度的限度为不得浓于1号浊度标准液，颜色的限度为不得深于黄色或黄绿色4号标准比色液。

有关物质 采用含量测定项下的方法。杂质5-巯基-1-甲基四氮唑(5-MMT)的检测限为0.519ng，头孢美唑的检测限为1.075ng。供试品溶液色谱图中小于灵敏度溶液(供试品溶液浓度的0.05%)主峰面积的峰可忽略不计。经稳定性考察，供试品溶液在1小时内基本稳定，1～5小时内随着时间的增加总杂质逐渐增加。对照溶液与5-巯基-1-甲基四氮唑对照品溶液在5小时内基本稳定。故标准中规定“临用新制”，以减少样品降解对结果的影响。

有关物质系统适用性与供试品溶液典型色谱图分别见图2、图3。

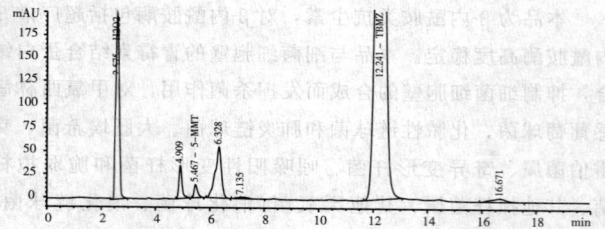

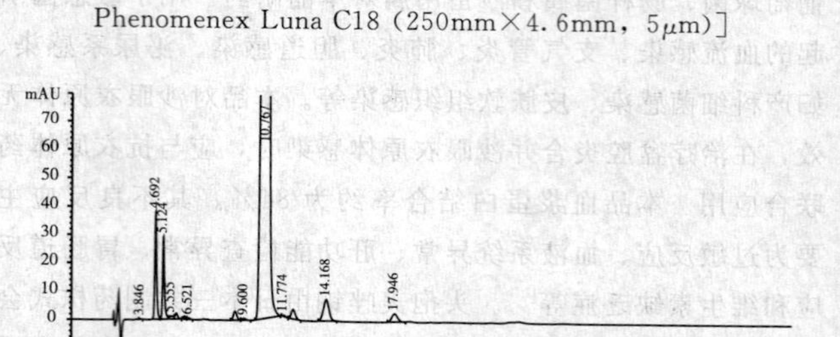

图2 系统适用性色谱图[色谱柱：Phenomenex Luna C18 (250mm×4.6mm，5μm)]

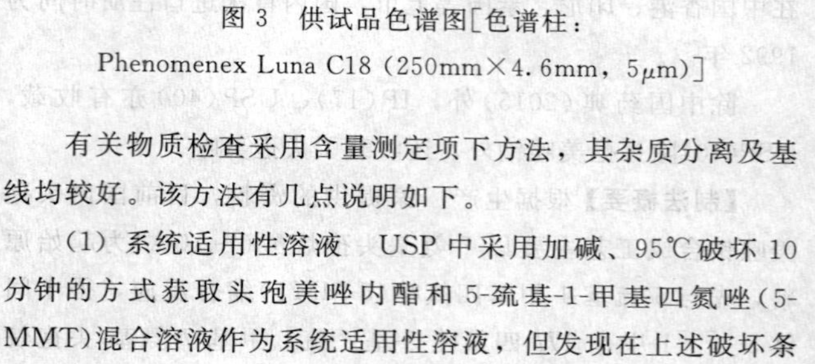

图3 供试品色谱图[色谱柱：Phenomenex Luna C18 (250mm×4.6mm，5μm)]

有关物质检查采用含量测定项下方法，其杂质分离及基线均较好。该方法有几点说明如下。

(1)系统适用性溶液 USP中采用加碱、95℃破坏10分钟的方式获取头孢美唑内酯和5-巯基-1-甲基四氮唑(5-MMT)混合溶液作为系统适用性溶液，但发现在上述破坏条件主峰几乎完全降解，主要降解产物为5-巯基-1-甲基四氮唑，而头孢美唑内酯峰并不明显，可能与头孢美唑内酯在高温、碱性条件下不稳定有关。经实验考察选择以5-巯基-1-甲基四氮唑对照品与本品的氧化破坏的混合溶液作为系统适用性溶液。且实验结果表明5-巯基-1-甲基四氮唑在6%过氧化氢溶液中易氧化，因此系统适用性溶液配制后应立即进样。

（2）波长　比较国内外标准，有关物质和含量测定的波长选择主要为：214nm、254nm，266nm、272nm，实验发现虽5-巯基-1-甲基四氮唑在214nm检测波长下的响应值较254nm波长高，但样品中的其他杂质在214nm和254nm波长下的响应值接近。考虑到214nm接近末端吸收，且在254nm检出各杂质峰面积与数量比266nm、272nm有所增加，故含量和有关物质均选择254nm作为检测波长。

（3）色谱柱　采用不同品牌填料的色谱柱进行试验，发现5-MMT峰与头孢美唑内酯峰的出峰顺序会不同，见图2与图4。

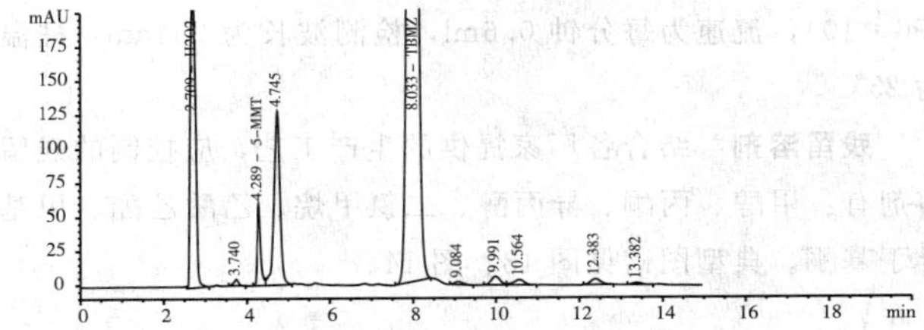

图4　系统适用性色谱图[色谱柱：Waters XBridge Shield RP-18(250mm×4.6mm，5μm)]

发现国内有些产品还可能在头孢美唑峰相对保留时间约为1.4的位置有一个除5-MMT和头孢美唑内酯外的其他最大杂质峰(图2)，经多次试验并选择合适的色谱柱，结果发现使用Boston Green ODS (250mm×4.6mm，5μm)色谱柱能将该杂质峰分离成两个杂质峰，且其他杂质峰也能很好分离(图5)。

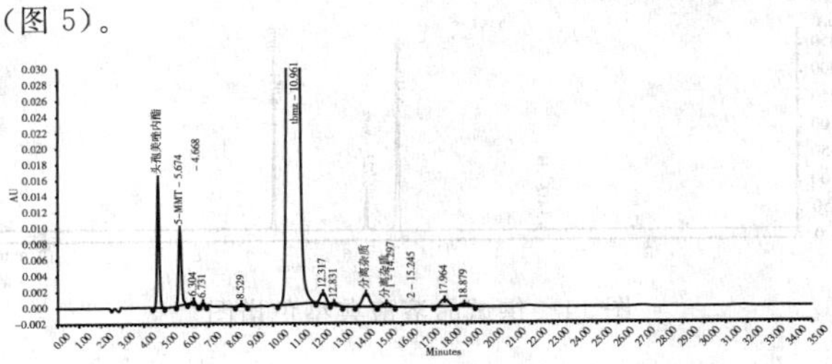

图5　供试品色谱图[色谱柱：Boston Green ODS (250mm×4.6mm，5μm)]

（4）杂质分析　USP(40)未收载有关物质项目，JP(17)有关物质项目采用薄层色谱法，标准起草过程收集到的国内注册标准和进口注册标准中，均只控制单杂和总杂。对本品(包括进口和国内药厂产品)的杂质谱进行分析并结合LC-MS定性结果发现：本品的主要杂质为5-巯基-1-甲基四氮唑(5-MMT)和头孢美唑内酯，其中头孢美唑内酯为最大降解杂质，杂质5-巯基-1-甲基四氮唑(5-MMT)既为合成起始原料也是降解杂质；其分子结构式见图6、图7。

杂质：5-MMT

化学名：5-巯基-1-甲基四氮唑

5-Mercapto-1-methyltetrazole

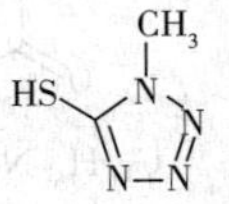

$C_2H_4N_4S$　116.14

图6　5-巯基-1-甲基四氮唑分子结构图

杂质：头孢美唑内酯(cefmetazole lactone)

化学名：(6*R*，7*S*)-7-［2-［(氰甲基)硫基］乙酰氨基］-7-甲氧基-8-氧代-5-硫-1-杂氮双环［4.2.0］辛-2-烯并(2-氧代-1-二氢呋喃)

(6*R*，7*S*)-7-［2-［(cyanomethyl) thio］acetamido］-7-methoxy-3-(1-methly-1*H*-tetrazole-5-thiomethyl)-8-oxo-5-thio-1-azabicyclovir［4.2.0］-3-octene and(2-oxo-1-tetrahydrofuran)

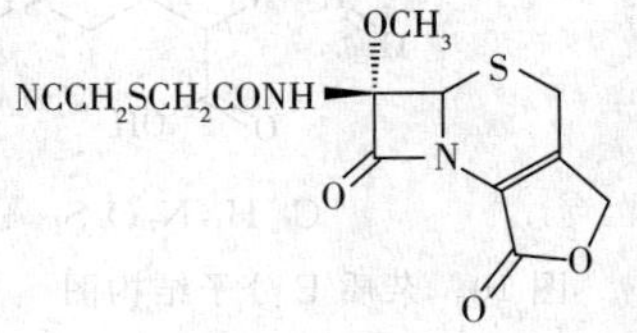

$C_{13}H_{13}N_3O_5S_2$　355.39

图7　头孢美唑内酯分子结构图

参考企业的申报标准，本品可能还存在以下4种杂质，分子结构式见图8～图11。

杂质C

化学名：(6*R*，7*S*)-7-［2-［(氰甲基)硫基］乙酰氨基］-7-甲氧基-3-(1-甲基-1*H*-四唑-5-亚硫酰甲基)-8-氧代-5-硫-1-杂氮双环［4.2.0］辛-2-烯-2-羧酸

(6*R*，7*S*)-7-［2-［(cyanomethyl) thio］acetamido］-7-methoxy-3-(1-methly-1*H*-tetrazole-5-thionylmethyl)-8-oxo-5-thio-1-azabicyclovir［4.2.0］-2-octene-2- carboxylate

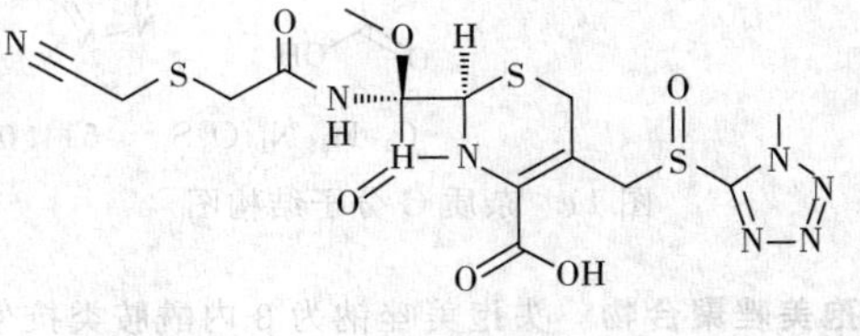

$C_{15}H_{17}N_2O_5S_3$　471.53

图8　杂质C分子结构图

杂质D

化学名：(6*R*，7*S*)-7-［2-［(氰甲基)硫基］-1-羟基-乙氨基］-7-羟基-3-［[(1-甲基-1*H*-四唑-5-基)硫］甲基］-8-氧代-5-硫杂-1-氮杂双环［4.2.0］辛-2-烯-2-羧酸

(6*R*，7*S*)-7-［2-［(cyanomethyl) thio］-1-hydroxy-ethylamino］-7-hydroxy-3-(1-methly-1*H*-tetrazole-5-thionylmethyl)-8-oxo-5-thio-1-azabicyclovir［4.2.0］-2-octene-2- carboxylate

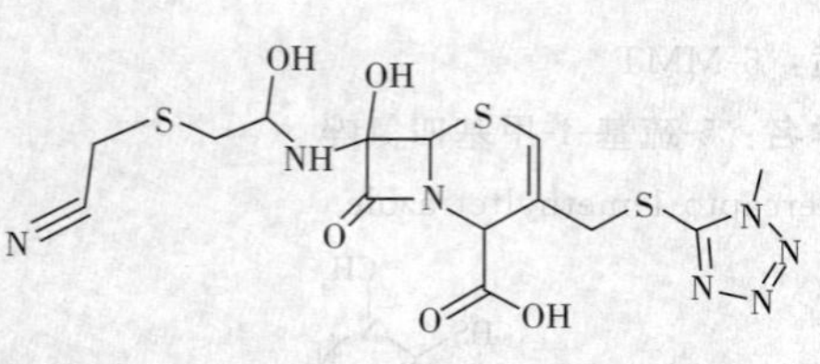

$C_{14}H_{17}N_7O_5S_3$　459.04

图 9　杂质 D 分子结构图

杂质 E

化学名：(6*R*，7*S*)-7-［2-［(氰甲基)硫基］乙酰氨基］-7-甲氧基-3-(1-甲基-1*H*-四唑-5-硫甲基)-8-氧代-5-硫-1-杂氮双环［4.2.0］辛-3-烯-2-羧酸

(6*R*，7*S*)-7-［2-［(cyanomethyl) thio］acetamido］-7-methoxy-3-(1-methly-1*H*-tetrazole-5-thiomethyl)-8-oxo-5-thio-1-azabicyclovir［4.2.0］-3-octene-2-carboxylate

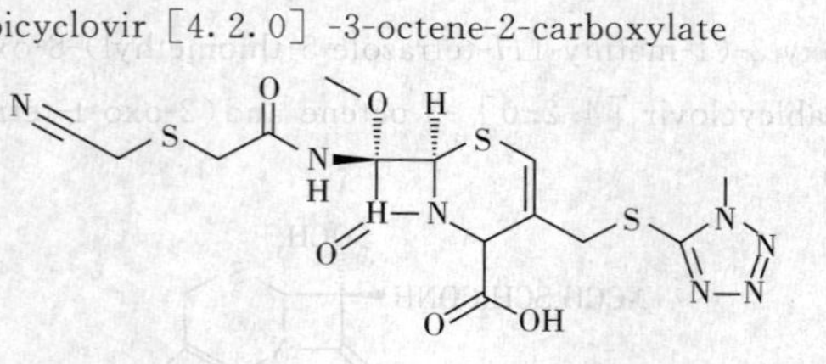

$C_{15}H_{17}N_7O_5S_3$　471.53

图 10　杂质 E 分子结构图

杂质 G

(6*R*，7*S*)-7-［［2-(1-甲基-1*H*-四唑-5-基)硫］乙酰氨基］-7-甲氧基-3-［[(1-甲基-1*H*-四唑-5-基)硫］甲基］-8-氧代-5-硫杂-1-氮杂双环［4.2.0］辛-2-烯-2-羧酸

(6*R*，7*S*)-7-［2-(1-methly-1*H*-tetrazole-5-thiomethyl) acetamido］-7-thiooxy-3-(1-methly-1*H*-tetrazole-5-thiomethyl)-8-oxo-5-thio-1-azabicyclovir［4.2.0］-2-octene-2-carboxylate

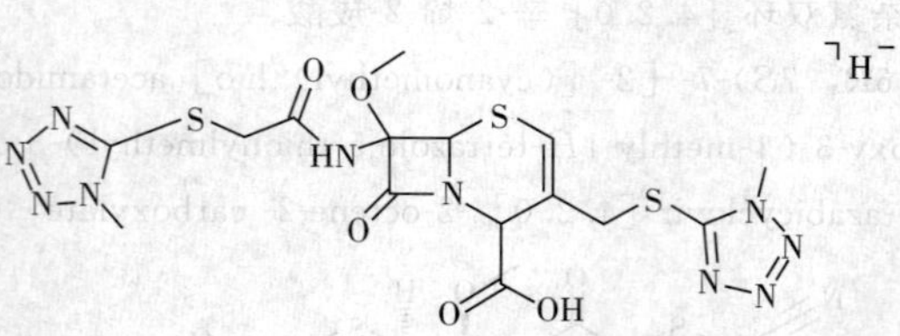

$C_{15}H_{18}N_{10}O_5S_3$　514.06

图 11　杂质 G 分子结构图

头孢美唑聚合物　头孢美唑钠为β-内酰胺类抗生素，高分子聚合物是速发型过敏反应源，并且含量的多少直接影响过敏反应发生率[3]，为了控制其高分子杂质，建立了以葡聚糖凝胶 G-10(40～120μm)为填充剂的快速测定聚合物的方法。该方法分离度良好，对照品溶液浓度在 0.2031～253.9160μg/ml 范围内(进样 200μl)，溶液浓度与测得的峰面积呈良好的线性关系。供试品溶液在 10.09～60.17mg/ml 范围内，溶液浓度与聚合物峰面积呈良好线性关系。检测限为 0.01μg，定量限 0.1μg。所征集样品的聚合物检验结果在 0.004%～0.04%之间。供试品溶液典型图谱见图 12。

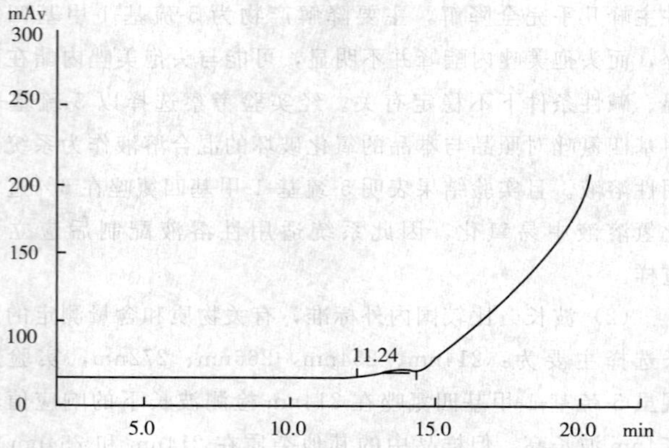

图 12　头孢美唑聚合物供试品典型色谱图

(柱内径 1.0cm，0.8ml/min 的流速)

另，有文献报道采用高效分子排阻色谱法(HPSEC)测定头孢美唑聚合物的方法[4]，该方法采用 TSK G2000SWxl 凝胶色谱柱，流动相为磷酸盐缓冲液(pH 7.0)［5mmol/L 磷酸氢二钠溶液-5mmol/L 磷酸二氢钠溶液(61∶39)］-乙腈(90∶10)，流速为每分钟 0.6ml，检测波长为 254nm，柱温为 25℃。

残留溶剂　结合各厂家提供的生产工艺，应控制的残留溶剂有：甲醇、丙酮、异丙醇、二氯甲烷、乙酸乙酯、甲基异丁基酮。典型图谱见图 13、图 14。

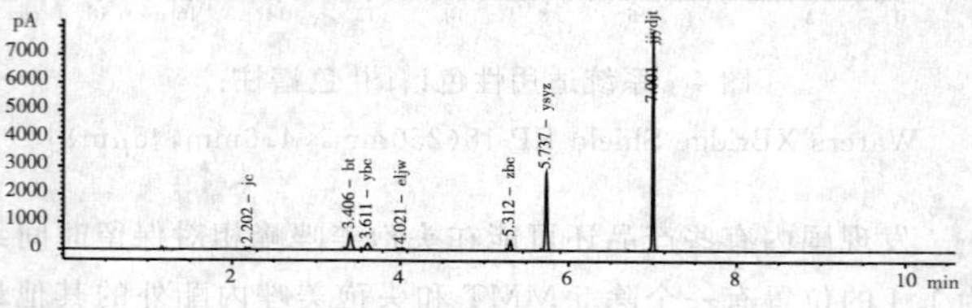

图 13　对照品溶液色谱图

(溶剂出峰顺序：甲醇、丙酮、异丙醇、二氯甲烷、正丙醇、乙酸乙酯、甲基异丁基酮)

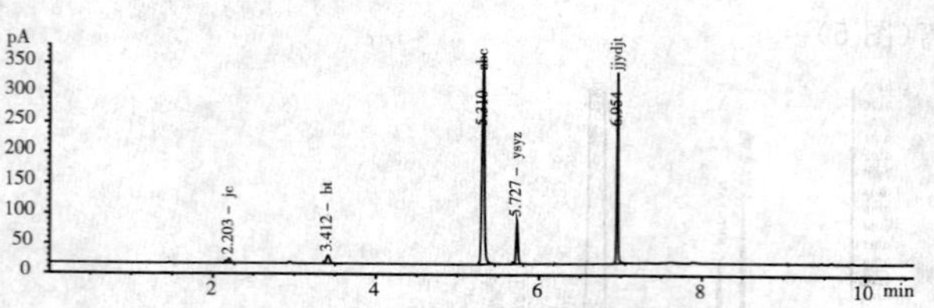

图 14　供试品溶液典型色谱图

水分　因本品粉末极具引湿性，在 25℃，相对湿度 80%时，其引湿增重可达 16.5%，测定水分时应注意控制环境的温度和相对湿度。

细菌内毒素　根据注射用头孢美唑钠的使用说明书，60kg 的成年人每次临床用量为 2.0g，结合安全系数为 3 加以考虑，将本品细菌内毒素限值定为每 1mg 头孢美唑中含内毒素的量应小于 0.05EU。

供试品干扰预试验：取灵敏度为 0.125EU/ml 的鲎试剂，对 2 个厂家各 1 批的供试品稀释液进行检验，稀释浓度分别为 10mg/ml、5mg/ml、2.5mg/ml、1.25mg/ml、0.6mg/ml 和

0.3mg/ml，另外设立阳性对照(PC)、阴性对照(NC)，每个浓度平行做2管，结果表明样品在10mg/ml或以下浓度时对鲎试验检查无干扰作用。

供试品干扰试验：取本品，用细菌内毒素检查用水稀释至2.5mg/ml，选用灵敏度为0.125EU/ml的两个厂家鲎试剂进行干扰试验，结果表明Es值均在(0.5～2.0)λ之间(λ为鲎试剂的灵敏度0.125EU/ml)；且Et与相应的Es值相比均在0.5～2.0之间，说明注射用头孢美唑钠在浓度为2.5mg/ml时对细菌内毒素检查无干扰作用。

无菌 由于各实验室的检验条件不尽相同，检查时每张滤膜所需的冲洗量可能会有所差异，必要时，请进行方法转移确认。

【含量测定】采用高效液相色谱法测定。JP(17)、USP(40)、国内多个企业注册标准、进口注册标准与中国药典(2015)中，含量测定的限度均为按无水物计算，含头孢美唑($C_{15}H_{17}N_7O_5S_3$)不得少于86.0%。

供试品溶液在1.005～251.248μg/ml范围内，溶液浓度与峰面积呈良好线性关系；定量限为4ng。典型色谱图见15、图16。

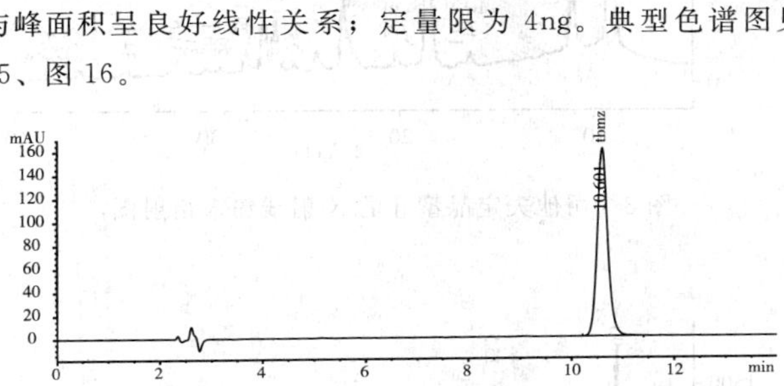

图15 头孢美唑钠含量测定对照品溶液液相色谱图

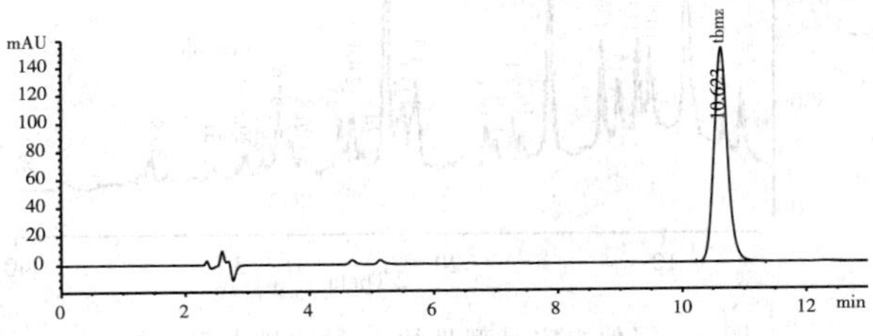

图16 头孢美唑钠含量测定供试品溶液液相色谱图

【贮藏】本品对酸、碱、光、热和强氧化剂不稳定，需密封，在凉暗干燥处保存。

【制剂】注射用头孢美唑钠(Cefmetazole Sodium for Injection)

本品为头孢美唑钠原料经无菌分装制得，无其他辅料。中国药典(2015)收载了0.25g、0.5g、1.0g、2.0g四个规格。除中国药典(2015)外，JP(17)、USP(40)亦有收载。

参考文献

1. 国家药典委员会．中华人民共和国药典临床用药须知(2010年版，化学药和生物制品卷)［M］．北京：中国医药科技出版社，2012.
2. 张春然，唐克慧．头孢美唑钠的质量与稳定性研究［J］．国外医药抗生素分册，2005，1(26)，1：5-8.
3. 姚蕾，顾立素，胡昌勤．注射用头孢唑肟钠的高分子聚合物检查方法的建立和验证［J］．药品评价，2007，17(2)：46.
4. 徐明琴，张静霞，张春然，等．高效分子排阻色谱法测定头孢美唑钠聚合物含量［J］．中国抗生素，2014，5(39)：399-402.

撰写 肖 慧 广东省药品检验所
复核 洪建文 广东省药品检验所

司他夫定

Stavudine

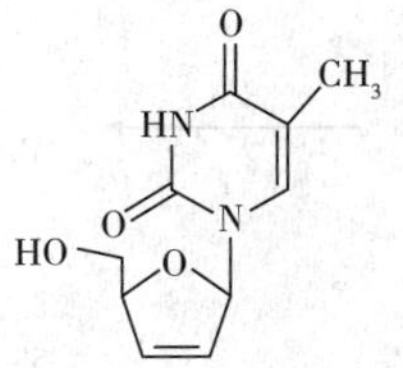

$C_{10}H_{12}N_2O_4$ 224.21

化学名：1-(2,3-二脱氧-β-D-甘油基-戊基-2-烯呋喃糖基)胸腺嘧啶

英文化学名：1-(2,3-dideoxy-β-D-glycero-pent-2-eno-furanosyl)thymine

英文名：Stavudine

CAS号：［3056-17-5］

本品为核苷类抗病毒药物，适用于HIV/AIDS的联合用药。本品口服吸收迅速，t_{max}为1小时，血浆蛋白结合率<1%，在人体内的代谢途径及代谢产物尚未了解，肾清除率占总剂量的40%，可被血液透析所清除。不良反应主要有皮疹、外周神经症状、大红细胞症(未贫血)、过敏反应、胃肠反应、胰酶升高等[1]。

本品由美国Bristol-Myers Squibb公司开发，1994年经美国FDA批准上市，商品名为Zerit，是我国首批上市的抗艾滋病病毒药物之一[2]。

除中国药典(2015)收载外，USP(36)、BP(2013)和Ph. Eur.(7.0)均有收载。

【制法概要】本品司他夫定是由美国百时美施贵宝公司创制，1994年6月获FDA批准上市。目前采用以5-甲基尿苷为起始原料，通过磺酰化、环合、苯甲酰化、溴化、还原反应，最终脱去苯甲酰基保护，得到司他夫定。

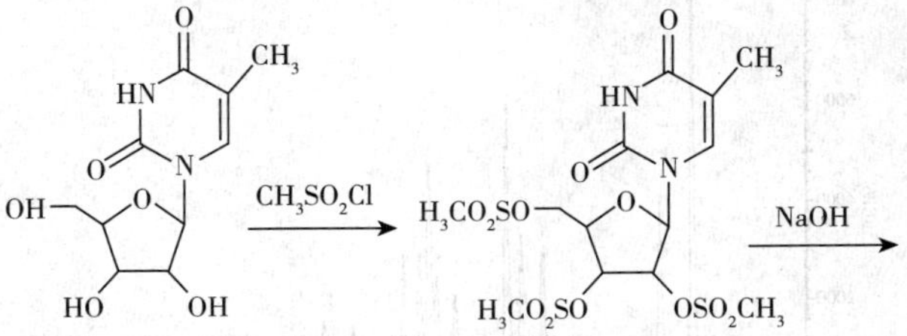

5-甲基尿苷
分子量：258.23
CAS: 1463-10-1
分子式：$C_{10}H_{14}N_2O_6$

5-甲基-2',3',5'-三甲磺酰尿苷
分子量：492.5
CAS: 99614-96-7
分子式：$C_{13}H_{20}N_2O_{12}S_3$

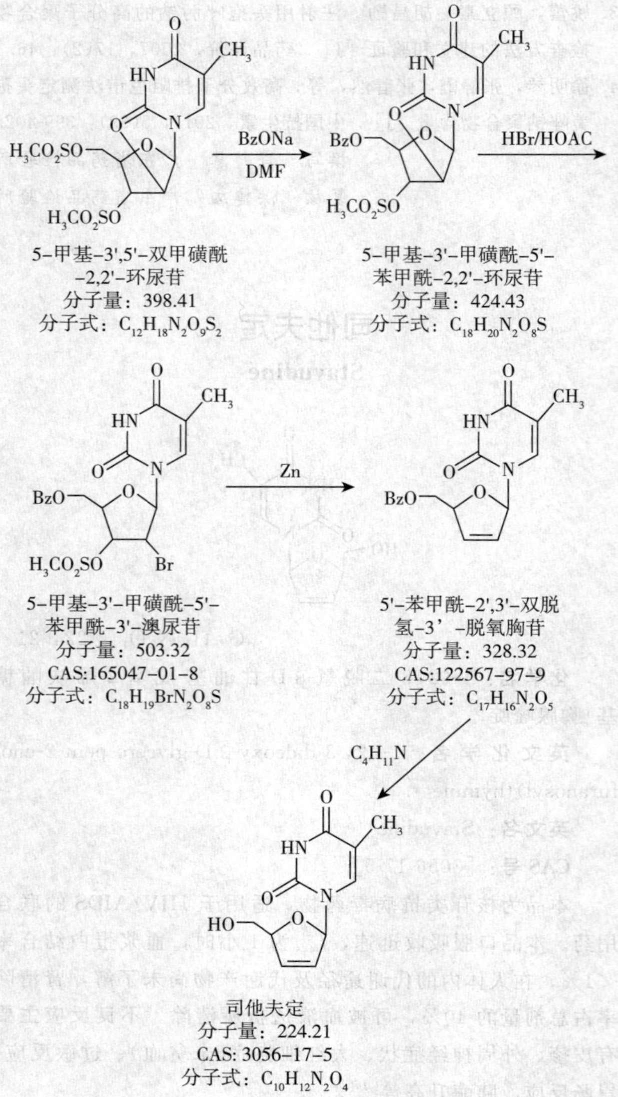

【性状】本品肉眼观察时为白色粉末，将其置偏光显微镜下观察时为细小的针状结晶性粉末，具有双折射的晶体光学性质。另据报道（欧洲专利 Ph. Eur. 0749969A2），本品有三种晶型Ⅰ、Ⅱ、Ⅲ，其中晶型Ⅰ为热力学稳定晶型，X-射线粉末衍射能有效地区分这三种晶型。采用 X-射线粉末衍射仪进行考察，结果表明本品的 X-射线粉末衍射图谱与文献报道的晶型Ⅰ衍射图谱一致，均在 9.1°、10.9°、19.1°处有特征衍射峰，均为晶型Ⅰ，见图 1～图 4。

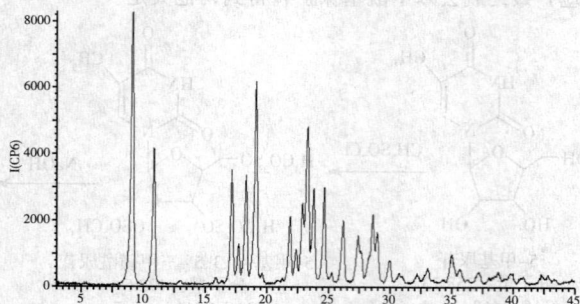

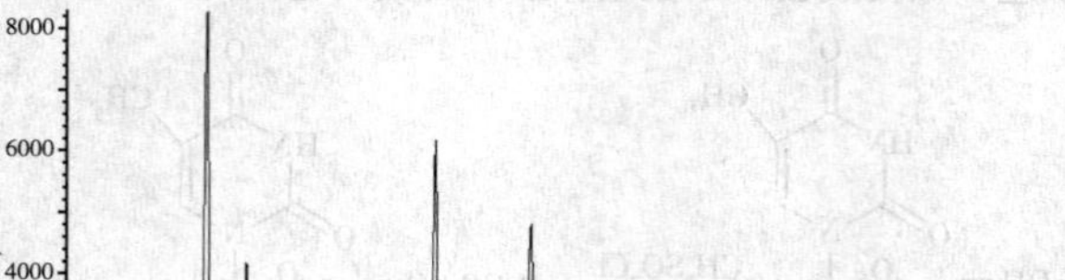

图 1　司他夫定样品的 X-射线粉末衍射图

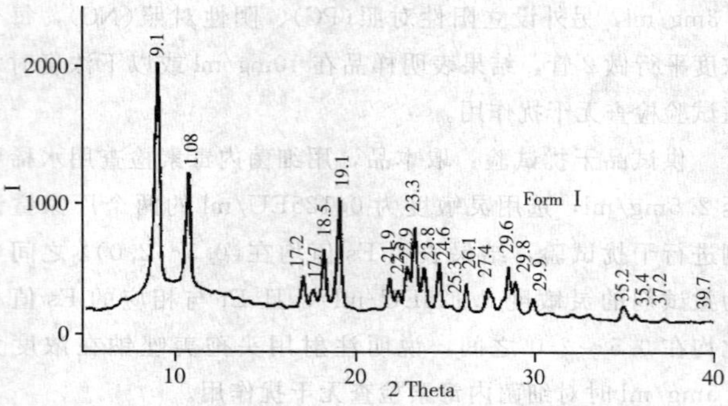

图 2　司他夫定晶型Ⅰ的 X-射线粉末衍射图

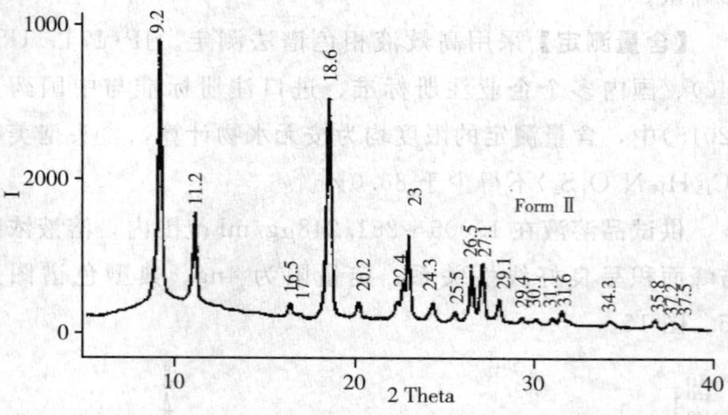

图 3　司他夫定晶型Ⅱ的 X-射线粉末衍射图

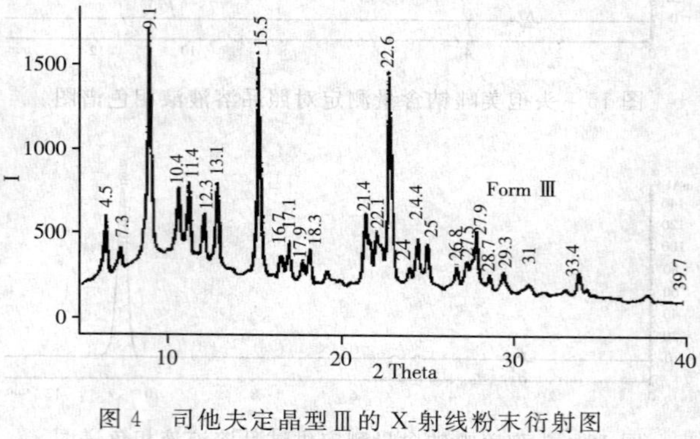

图 4　司他夫定晶型Ⅲ的 X-射线粉末衍射图

比旋度　本品 10mg/ml 的水溶液的比旋度为－39.5°至－45.9°，与 BP(2013)和 Ph. Eur. (7.0)的限度一致。

【鉴别】(1)采用有关物质项下的色谱图，供试品溶液主峰的保留时间应与系统适用性溶液中司他夫定峰的保留时间一致。

(2)采用含量测定项下的色谱图，供试品溶液主峰的保留时间应与对照品溶液的保留时间一致。

(3)本品 10μg/ml 水溶液在紫外 266nm 的波长处有最大吸收，在 235nm 的波长处有最小吸收，本品的紫外光吸收图谱见图 5。

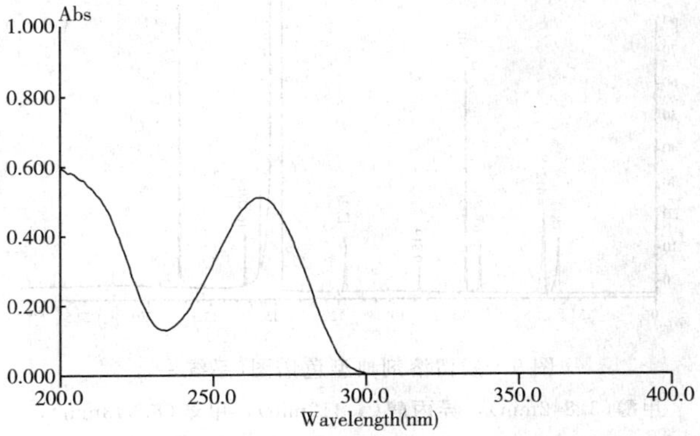

图 5　司他夫定典型紫外光谱图

(4)本品的红外光吸收图谱应与用无水乙醇重结晶的对照品的图谱一致，本品的红外光吸收图谱见图 6，主要特征吸收见表 1。

表 1　司他夫定红外光主要吸收特征

波数(cm^{-1})	归属
3472	羟基 ν_{O-H}，或胺基 ν_{N-H}
3034	烯基 ν_{C-H}
2933，2885	甲基 ν_{C-H}
1691	羰基 $\nu_{C=O}$

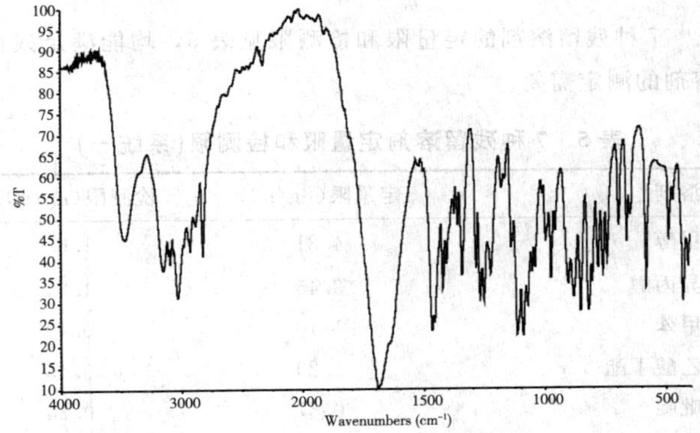

图 6　司他夫定对照品红外光谱图

【检查】有关物质　采用梯度高效液相色谱法进行检查。中国药典(2015)与 USP(36)、BP(2013)和 Ph. Eur.(7.0)方法一致。司他夫定的杂质详见表 2。

表 2　司他夫定的杂质

序号	中国药典(2015)名称	结构	Ph. Eur.(7.0) BP(2013)	USP(36)
1	杂质Ⅰ(胸腺嘧啶)	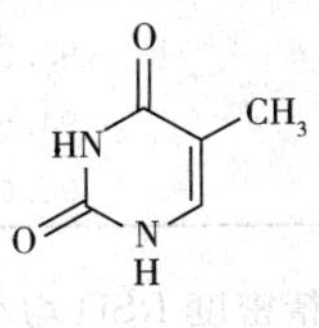	杂质 A	thymine

续表

序号	中国药典(2015)名称	结构	Ph. Eur.(7.0) BP(2013)	USP(36)
2	杂质Ⅱ(α-司他夫定)	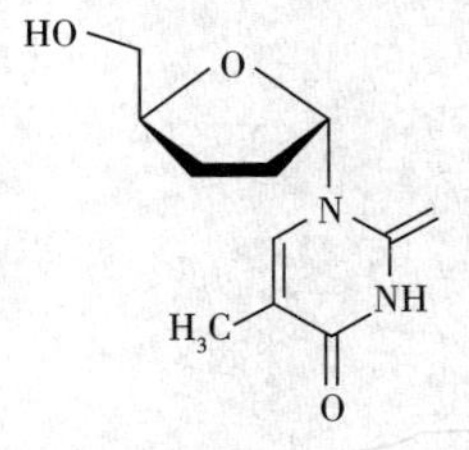	杂质 E	α-stavudine
3	杂质Ⅲ(胸苷)	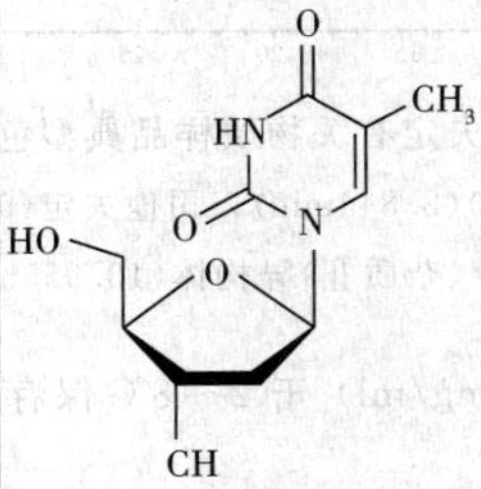	杂质 B	thymidine
4	杂质Ⅳ(胸苷异构体)	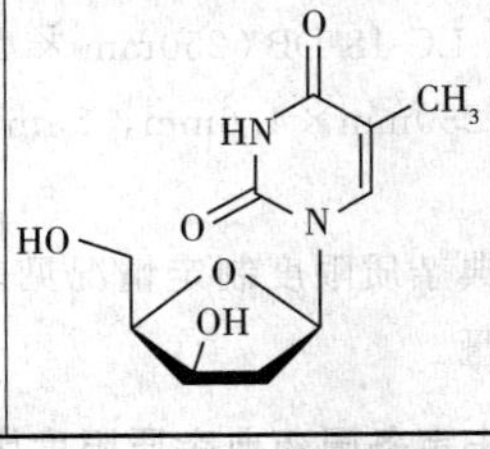	杂质 C	thymidine epimer

司他夫定系统适用性试验混合对照品含胸腺嘧啶(杂质Ⅰ)、胸苷(杂质Ⅲ)与其异构体(杂质Ⅳ)、司他夫定与α-司他夫定(杂质Ⅱ)。典型色谱图见图 7、图 8。强破坏试验显示，司他夫定色谱峰和降解产物可以很好的分离，其中水解破坏时，α-司他夫定(杂质Ⅱ)的含量明显增加。

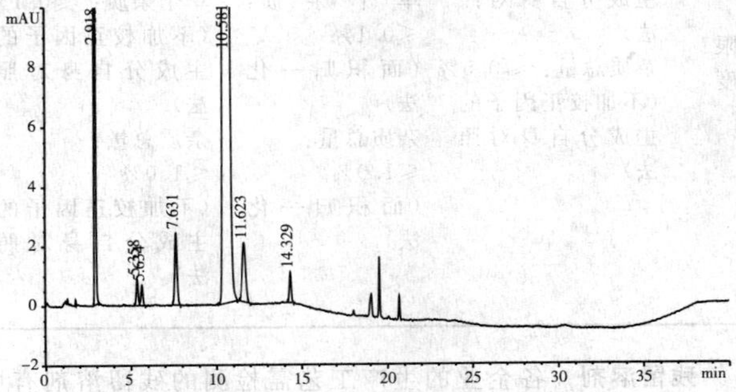

图 7　司他夫定系统适用性试验色谱图

胸腺嘧啶(杂质Ⅰ)(2.918min)；胸苷(杂质Ⅲ)(5.358min)；胸苷异构体(杂质Ⅳ)(5.634min)　司他夫定(10.581min)；α-司他夫定(杂质Ⅱ)(11.623min)

司他夫定在 0.1259～12.59μg/ml 的浓度范围内，峰面积与进样量成良好的线性关系，A＝8.136＋0.7222C，r＝0.9999(n＝9)；胸腺嘧啶(杂质Ⅰ)在 0.1276～12.76μg/ml 的范围内，峰面积与进样量呈良好的线性关系，A＝12.46＋0.3310C，r＝1.000(n＝9)。司他夫定的最低检测限为

1.3ng，进样浓度相当于样品测定浓度的0.025%；胸腺嘧啶(杂质Ⅰ)的定量限为1.2ng，最低检测限为0.3ng。胸腺嘧啶的加样回收率为102.2%。

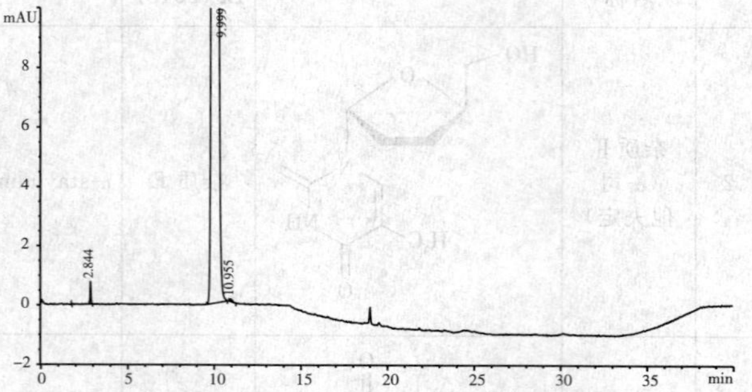

图8　司他夫定有关物质样品典型色谱图

胸腺嘧啶(杂质Ⅰ)(2.844min)；司他夫定(9.999min)；α-司他夫定(杂质Ⅱ)异构体(10.955min)

供试品溶液(0.5mg/ml)于2～8℃保存，在30小时内基本稳定。

在保持其他色谱条件不变的前提下，使用两种品牌的色谱柱：SUPELCOSIL LC-18-DB(250mm×4.6mm，5μm)、Hypersil C18(ODS)(250mm×4.6mm，5μm)进行耐用性考察，结果良好。

司他夫定各国药典杂质限度制定情况见表3。胸腺嘧啶(杂质Ⅰ)用外标法定量。

表3　司他夫定各国药典杂质限度比较表

	中国药典(2015)	USP(36)	Ph. Eur.(7.0)　BP(2013)
限度	胸腺嘧啶(杂质Ⅰ)：≤0.5%(外标法) 单个杂质：≤0.1%(不加校正因子的主成分自身对照法) 杂质总量：≤0.5%(不加校正因子的主成分自身对照法)	胸腺嘧啶(杂质Ⅰ)：≤0.5%(面积归一化法，校正因子：0.69) 单个杂质：≤0.1%(面积归一化法) 杂质总量：≤1.0%(面积归一化法)	胸腺嘧啶(杂质A)：≤0.5%(加校正因子的主成分自身对照法，校正因子：0.7) 单个杂质：≤0.1%(不加校正因子的主成分自身对照法) 杂质总量：≤1.0%(不加校正因子的主成分自身对照法)

残留溶剂　各企业的生产工艺需检测的残留溶剂有甲醇、异丙醇、甲苯、乙酸丁酯、吡啶、*N*，*N*-二甲基乙酰胺、*N*-甲基-2-吡咯烷酮和三氯甲烷。由于三氯甲烷限度很低，且响应小，若采用溶液法，定量限浓度与对照液浓度相近，故另采用顶空法测定；其他7种溶剂可采用溶液直接进样法测定。

甲醇、异丙醇、甲苯、乙酸丁酯、吡啶、*N*，*N*-二甲基乙酰胺和*N*-甲基-2-吡咯烷酮　采用系统一溶液直接进样法测定，用HP FFAP(30m×0.53mm，1μm)毛细管柱。色谱图见图9。

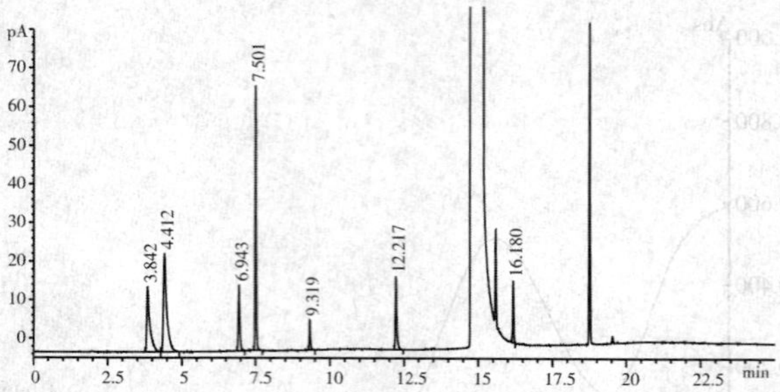

图9　残留溶剂典型色谱图(系统一)

甲醇(3.842min)，异丙醇(4.412min)，甲苯(6.943min)，乙酸丁酯(7.501min)，吡啶(9.319min)，N，N-二甲基乙酰胺(12.217min)，N-甲基-2-吡咯烷酮(16.180min)

7种残留溶剂在相应浓度范围内的峰面积与各组分的浓度均成良好的线性关系，见表4，表中r为相关系数。

表4　7种残留溶剂线性关系(系统一)

溶剂	线性范围(mg/m)	相关系数(r)(n=7)
甲醇	0.01538～0.30761	0.9999
异丙醇	0.1657～0.3314	0.9999
甲苯	0.004279～0.08557	0.9983
乙酸丁酯	0.01613～0.3226	0.9996
吡啶	0.001141～0.0282	0.9999
N，N-二甲基乙酰胺	0.0006349～0.1270	0.9999
N-甲基-2-吡咯烷酮	0.002965～0.05930	1.0000

7种残留溶剂的定量限和检测限见表5，均能满足残留溶剂的测定需要。

表5　7种残留溶剂定量限和检测限(系统一)

溶剂	定量限(μg/ml)	检测限(μg/ml)
甲醇	4.81	1.65
异丙醇	3.45	1.24
甲苯	1.10	0.40
乙酸丁酯	1.29	0.45
吡啶	0.57	0.24
N，N-二甲基乙酰胺	1.67	0.49
N-甲基-2-吡咯烷酮	1.32	0.17

7种残留溶剂的加样回收率结果见表6。

表6　7种残留溶剂加样回收率试验结果(系统一)

溶剂	加样回收率(%)
甲醇	98.9
异丙醇	104.8
甲苯	93.7
乙酸丁酯	91.6
吡啶	95.3
N，N-二甲基乙酰胺	94.5
N-甲基-2-吡咯烷酮	94.0

7种残留溶剂的进样精密度RSD均小于2.0%，各项方法验证结果表明，方法适用于本品的7种残留溶剂检测。

三氯甲烷　采用顶空进样法(系统二)，色谱柱为5%苯基95%甲基聚硅氧烷毛细管色谱柱（HP-5，30m×0.53mm，5μm）。色谱图见图10。

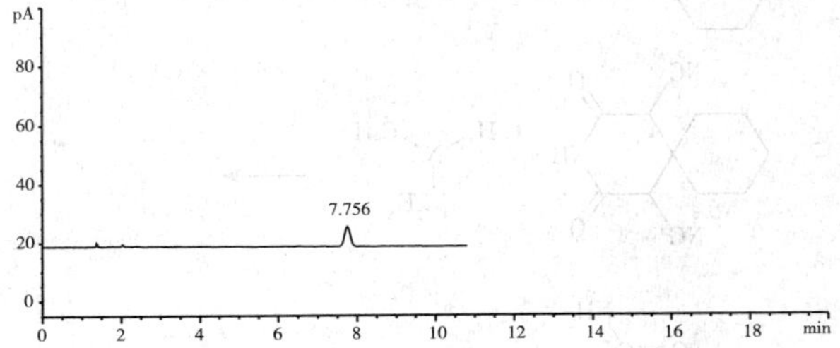

图10　残留溶剂典型色谱图（系统二）

三氯甲烷（7.758min）

三氯甲烷在0.7522～7.522μg/ml的浓度范围内，峰面积与进样量成良好的线性关系，r=0.9991（n=7）；定量限为1.0μg/ml，检测限为0.25μg/ml；加样回收率为107.8%；进样精密度RSD为3.2%。

水分　中国药典（2015）和USP（36）、BP（2013）、Ph. Eur.（7.0）均采用费休氏水分测定法测定样品的水分。在试验中，同时采用干燥失重法（105℃干燥至恒重）进行结果比较，两种测定方法的结果基本一致。

炽灼残渣　中国药典（2015）和USP（36）、BP（2013）、Ph. Eur.（7.0）限度均为0.1%。

重金属　限度为百万分之二十。与USP（36）限度一致，BP（2013）与Ph. Eur.（7.0）均未收载。

【含量测定】 采用高效液相色谱法。

系统适用性溶液基本同BP（2013）与Ph. Eur.（7.0），但为了更好地考察司他夫定与胸腺嘧啶和胸苷的分离度，在溶液中增加了主成分司他夫定，各组分之间的分离度情况见色谱图11。

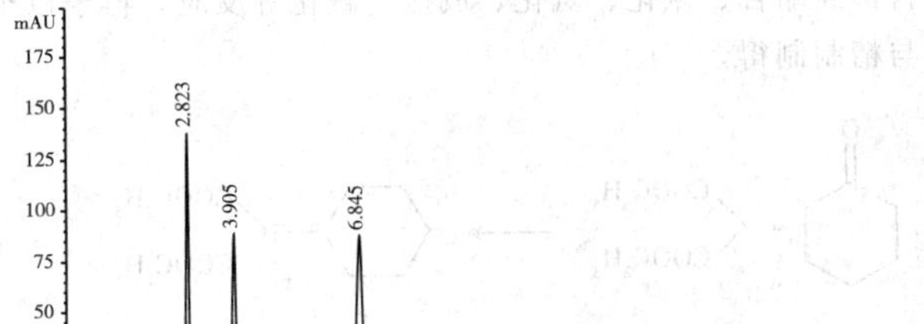

胸腺嘧啶（2.823min）；胸苷（3.905min）；司他夫定（6.845min）

图11　含量测定典型色谱图

以外标法定量，司他夫定在0.9950～39.80μg/ml浓度范围内与其峰面积呈线性关系，线性方程为A=－0.1560+46.60C，r=1.0000（n=8）。

供试品溶液于2～8℃保存，溶液在25小时内基本稳定。

在保持其他色谱条件不变的前提下，使用五种品牌的色谱柱：色谱柱1：TSKgel ODS-100S（150mm×4.6mm，5μm）；色谱柱2：Waters（150mm×4.6mm，5μm）；色谱柱3：Agilent ZORBAX SB-C18（150mm×4.6mm，5μm）；色谱柱4：Inertsil ODS-2（150mm×4.6mm，5μm）；色谱柱5：SUPELCOSIL LC-18-DB（33mm×4.6mm，3μm）进行耐用性考察，均符合要求。

【制剂】司他夫定胶囊（Stavudine Capsules）

中国药典（2015）和USP（36）收载了司他夫定胶囊，BP（2013）、Ph. Eur.（7.0）和JP（17）均未收载制剂。

本品为硬胶囊剂，内容物均为白色粉末，规格为15mg或20mg，处方中含有乳糖、微晶纤维素、羧甲基淀粉钠和硬脂酸镁。

鉴别　（1）紫外光谱法　含司他夫定10μg/ml水溶液在紫外266nm的波长处有最大吸收，在235nm的波长处有最小吸收。

（2）比旋度　本品经提取后制成含司他夫定10mg/ml的水溶液进行比旋度测定，应为－40°至－45°，与USP（36）收载的方法、限度一致。

（3）薄层色谱法　溶液的制备与USP（36）一致，以三氯甲烷-乙醇-水（100∶50∶2）为展开剂时，主斑点的R_f值为0.9，将展开剂比例调整为三氯甲烷-乙醇-水（100∶25∶0.5）后，R_f值为0.8，薄层色谱图见图12。

图12　薄层色谱鉴别典型色谱图

（4）高效液相色谱法　采用含量测定项下的色谱图，供试品溶液主峰的保留时间应与对照品溶液的保留时间一致。

有关物质　各企业的辅料在该色谱条件下均无保留，对有关物质检查无干扰。样品应于2～8℃冷藏保存，否则胸腺嘧啶易增加，一定时间后可能超过限度。胸腺嘧啶为主要被检出的杂质，以外标法定量，限度为≤1.0%，其余单个杂质和杂质总量均以主成分自身对照法定量，限度分别为≤0.2%、≤2.0%，与USP（36）一致。

溶出度　司他夫定为BCS III药物，属于速释固体口服制剂。溶出方法同USP（36），溶出量采用高效液相色谱法测定，色谱条件同含量测定。

空白辅料和胶囊壳对样品溶出量测定无干扰，加样回收率为100.8%。

含量测定与含量均匀度　均采用高效液相色谱法测定，色谱条件与USP（36）相同，辅料对司他夫定含量测定无干扰，各企业样品的回收率均在98.0%～102.0%。

参考文献

[1] 国家药典委员会．中华人民共和国药典临床用药须知·化学药和生物制品卷[M]．2015年版．北京：中国医药科技出版社，2017：823．

[2] 刘世领，易飞，陈艳，等．司他夫定的合成[J]．中国医药工业杂志，2006，37(8)：510-512．

撰写　吴　颖　上海市食品药品检验所

复核　杨永健　上海市食品药品检验所

加巴喷丁

Gabapentin

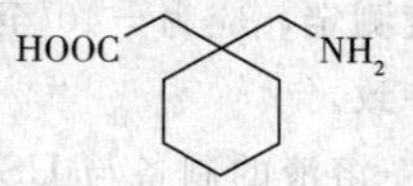

$C_9H_{17}NO_2$　171.24

化学名：1-(氨甲基)环己基乙酸

1-(aminomethyl)cyclohexaneacetic acid

英文名：Gabapentin(INN)

CAS 号：[60142-96-3]

加巴喷丁为 γ-氨基丁酸(GABA)结构类似物，是被设计用来通过血脑屏障的。加巴喷丁合成者为 G. Satzinger[1]，后由美国 Warner-Lanbert 公司开发，最初的开发设想是用于治疗癫痫。目前，它的适应证已扩大到缓解疼痛，特别是神经痛，以及重症抑郁症的治疗[2]。

尽管结构与 GABA 类似，但是研究认为加巴喷丁有不同的作用受体。新近的研究显示，加巴喷丁可以与中枢神经系统的电压门控钙离子通道 2 亚型结合，从而阻止新神经突触的形成[3,4]，发挥药理作用。

加巴喷丁口服吸收快，2～3 小时达血药峰值。吸收过程可饱和，口服 300mg 时，生物利用度(F)约 65%；口服 600mg 时约 42%；口服 1600mg 时约 35%。体内分布广，可通过血脑屏障，脑脊液中药物浓度约为血浓度的 20%。脑组织内药物浓度可达到血浓度的 80%。可从乳汁分泌。血浆蛋白结合率很低(＜5%)。正常肾功能状态下，表观分布容积(V_d)为 0.9L/kg。在体内不被代谢，以原型药物从尿中排出，其排泄率与肌苷清除率成正比。半衰期($t_{1/2}$)为 5～7 小时。肾功能异常者 $t_{1/2}$ 延长达 13 小时，但在透析中可在 3.8 小时清除。有效治疗浓度不肯定，一般有效浓度 > 2μg/ml (11.7μmol/L)。在口服苯妥英钠同时口服 400mg 每日 3 次后浓度为 2～4.8μg/ml(11.7～28μmol/L)[5]。

国外药典中 BP(2017)、USP(40)与 Ph. Eur. (9.0)均有收载。

【制法概要】 国内文献报道以及国内各个生产企业曾经采用过的合成线路有 7 条，分别如下。

(1) 国内企业制法一　以环己酮、氰乙酸乙酯、氰乙酰胺为起始原料，经环合、水解、脱羧、开环、重排、离子交换等反应制得。反应方程式如下：

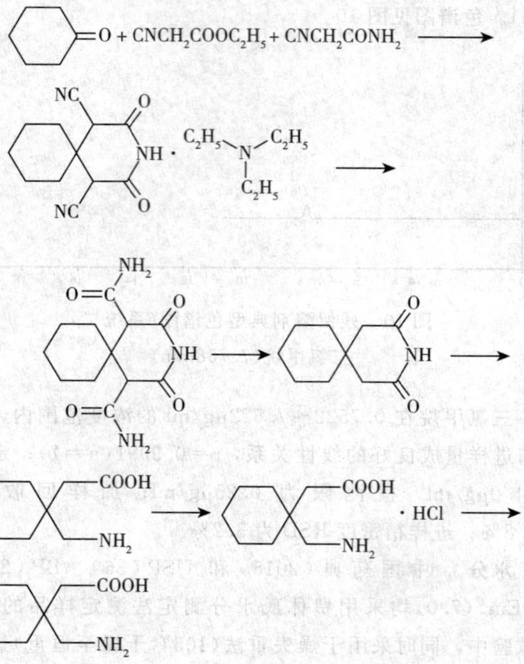

(2) 国内企业制法二　以 1，1-环已基二乙酸单酰胺为起始原料，经重排制得盐酸加巴喷丁，再经离子交换得加巴喷丁。

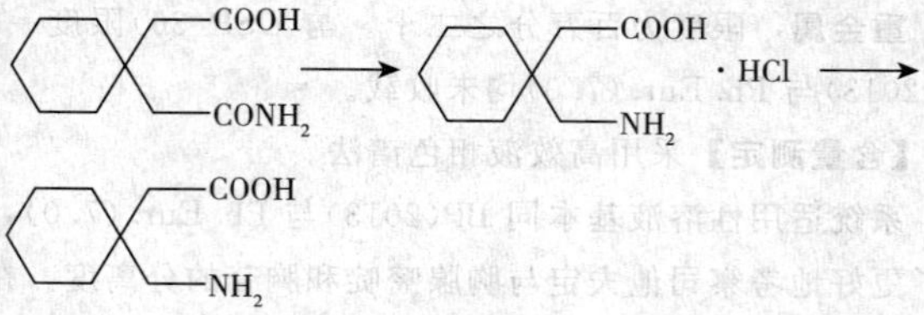

(3) 国内企业制法三　以环已酮、丙二酸二乙酯为起始原料，经缩合、氰化、氢化、成盐、碱化等反应，再予以纯化与精制制得。

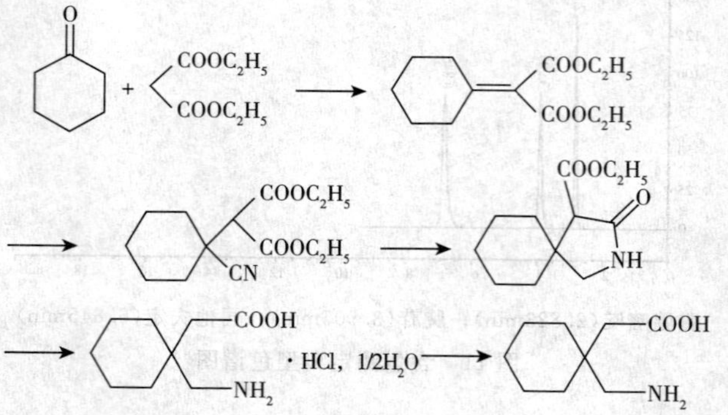

(4) 国内企业制法四　以磺羟胺为起始物料，制备 CDI、成盐、碱化、纯化及精制 5 个工序。

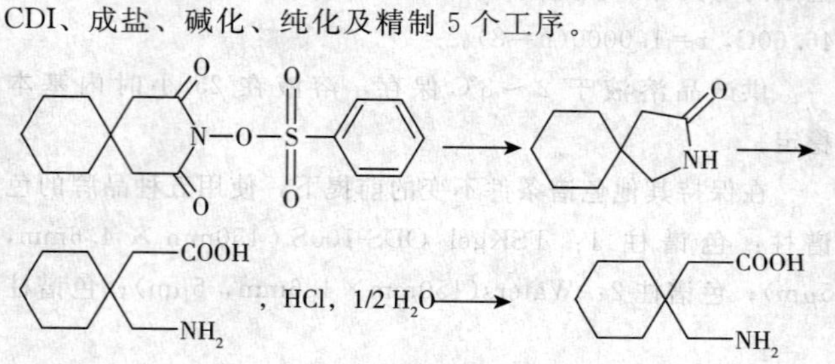

（5）国内企业制法五　以1，1-环己基二乙酸单酰胺为起始原料，经重排制得1-氨基甲基-环己乙酸钠，再经环合、成盐、碱化、精制得加巴喷丁。

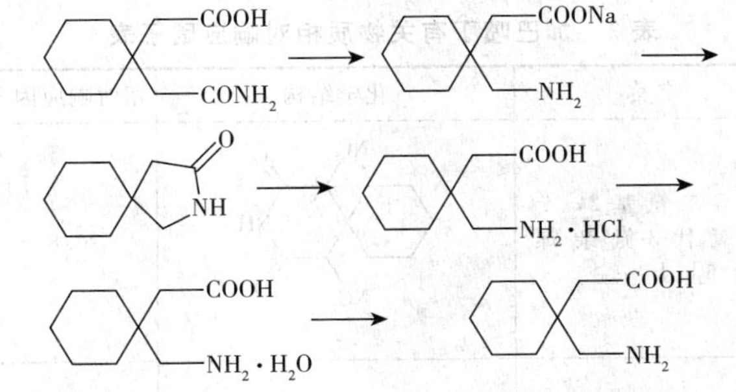

（6）文献报道[6]合成路线　以环己酮为起始原料，经缩合、还原、成环、成盐、碱化等反应制得。

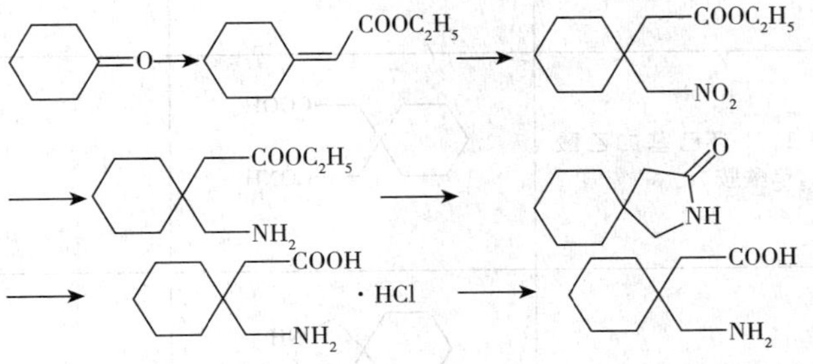

（7）文献报道[7]合成路线　以二乙基-2-（1-氰基环己基）丙二酸酯为起始原料，经水解、脱羧、加氢、碱化等反应制得。

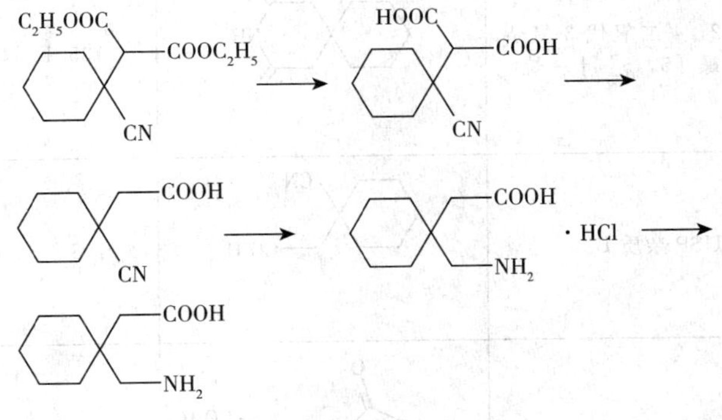

【性状】国内外所有企业的产品均为白色结晶。

由于本品分子中同时具有伯氨基与羧基，因此与氨基酸的性质有相似之处，在水中与酸碱中均易溶[8~10]。

在固体状态下由于氢键的影响，分子的排列顺序有不同，因而具有多晶型[8~11]。文献报道本品有三种晶型，所有晶型的熔点都较接近，Merck Index14版中加巴喷丁项下收录的本品熔点有两种报道：162～166℃和165～167℃[1]。

对国内外样品的热分析考察结果也显示不同来源的样品熔点不同，有些样品非单一晶型。各样品的差示扫描量热图谱见图1。

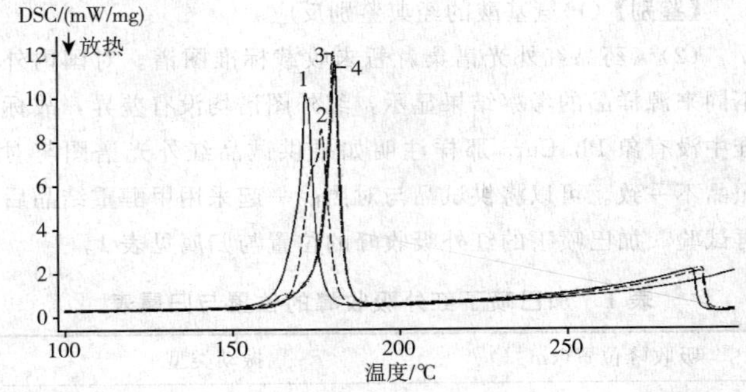

图1　加巴喷丁DSC曲线

1. 国产品A；2. 进口品A；3. 国产品B；4. 进口品A对照品

对热分析显示出显著不同的样品，其红外光吸收图谱与拉曼光谱却没有显示出差别。图3、图4、图5分别为加巴喷丁对照品与样品的红外光谱图以及加巴喷丁对照品的拉曼光谱图。

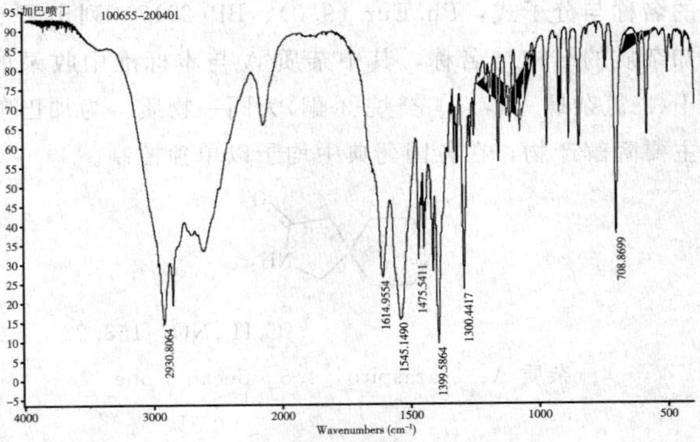

图2　加巴喷丁红外光谱图（中检院对照品100655-200401）

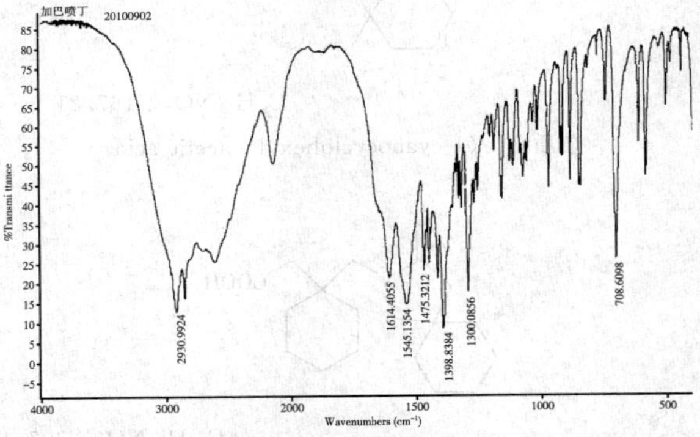

图3　加巴喷丁样品红外光谱图（国产品B）

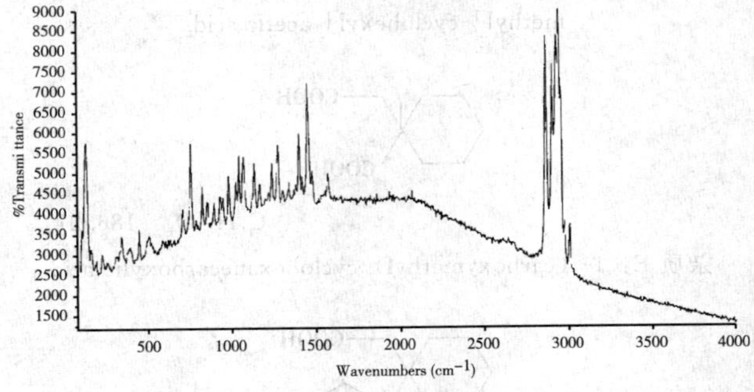

图4　加巴喷丁拉曼光谱图（中检院对照品100655-200401）

【鉴别】(1)氨基酸的经典鉴别反应。

(2)《药品红外光谱集》暂未收载标准图谱。对国内外不同来源样品的考察结果显示，红外图谱均没有差异，故标准中没有象 Ph. Eur. 那样注明如果供试品红外光谱图与对照品不一致，可以将供试品与对照品一起采用甲醇重结晶后再试验。加巴喷丁的红外吸收峰的位置与归属见表1。

表1　加巴喷丁红外吸收峰的位置与归属表

吸收峰位置(cm^{-1})	振动类型
3300～2300(强，宽峰)	ν_{N-H}与ν_{O-H}(氨基、羟基伸缩振动)
1615.0(中)	$\nu_{C=O}$酯基
1545.1(强)	δ_{N-H}伯胺
1399.6(强)	ν_{C-O}酯基

【检查】有关物质　USP40 列出了加巴喷丁 4 个已知杂质的名称与分子式，Ph. Eur. (9.0)、BP(2017) 列出了 5 个已知杂质的结构与名称，其中杂质 A 与本标准中收录的杂质Ⅰ(2-氮杂螺［4，5］癸烷-3-酮)为同一物质，为加巴喷丁的主要降解产物，在各国药典中均予以单独控制。

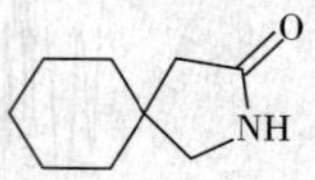

$C_9H_{15}NO$　153.22

杂质 A：2-azaspiro［4.5］decan-3-one

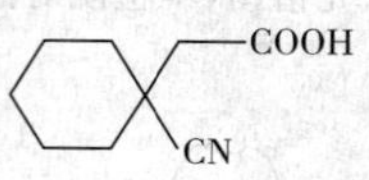

$C_9H_{13}NO_2$　167.21

杂质 B：(1-cyanocyclohexyl) acetic acid

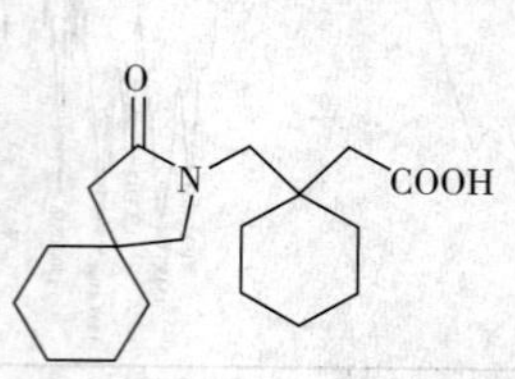

$C_{18}H_{29}NO_3$　307.43

杂质 D：［1-［(3-oxo-2-azaspiro［4.5］dec-2-yl) methyl］cyclohexyl］acetic acid

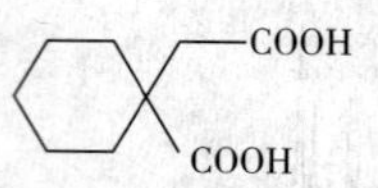

$C_9H_{14}O_4$　186.21

杂质 E：1-(carboxymethyl) cyclohexanecarboxylic acid

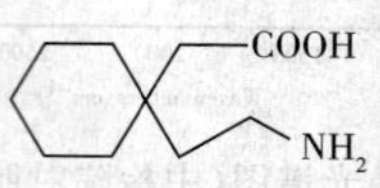

$C_{10}H_{19}O_2$　171.26

杂质 G：［1-(2-aminoethyl) cyclohexyl］acetic acid

因为生产工艺的不同，加巴喷丁中还可能存在其他的工艺杂质，各生产企业对这些工艺杂质也进行了研究，结果显示这些杂质与加巴喷丁的响应值有很大差异。有企业测定的加巴喷丁各杂质的相对响应因子见表2。

表2　加巴喷丁有关物质相对响应因子表

名称	化学结构	相对响应因子
1，5-二氰基-2，4-二氧代-3-氮杂螺［5，5］十一烷	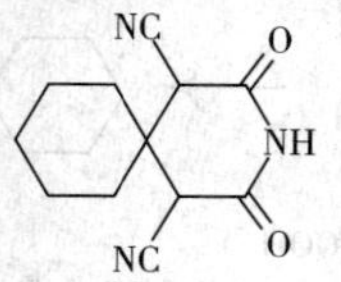	70.8
1，1-环已基二乙酸	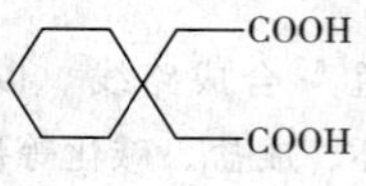	2.2
1，1-环已基二乙酸单酰胺	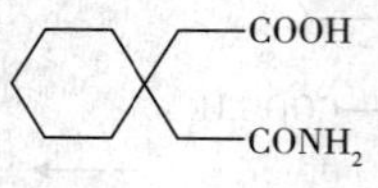	4.8
USP 杂质 A	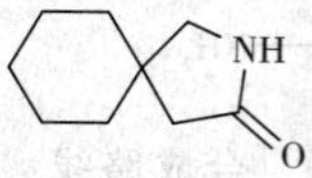	19.3
2，4-二氧代-3-氮杂螺［5，5］十一烷	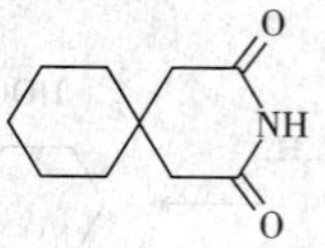	135.1
USP 杂质 B	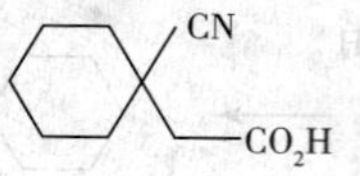	1.3
USP 杂质 D	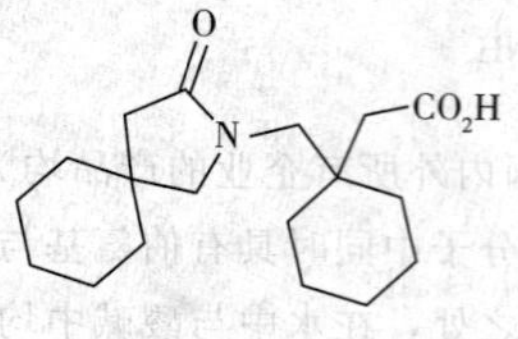	43
USP 杂质 E	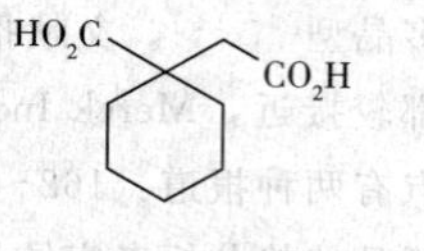	3.6

图5与图6分别为有关物质检查的系统适用性色谱图与供试品溶液色谱图。

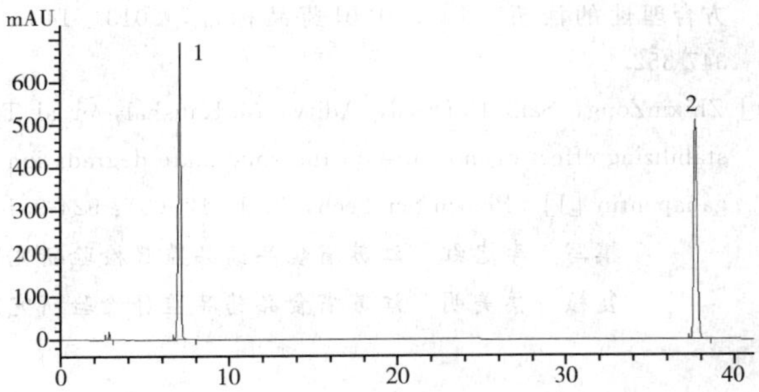

图 5 加巴喷丁有关物质检查系统适用性色谱图

(色谱柱为 C18，VP-ODS 4.6mm×250mm，5μm)

1. 加巴喷丁(t_R7.05)；2. 杂质Ⅰ(t_R37.7)

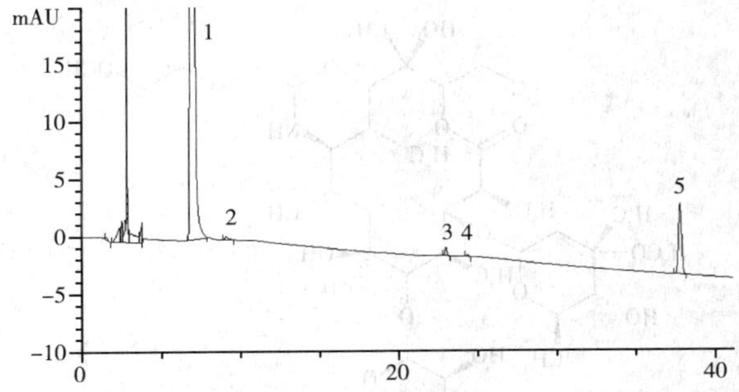

图 6 加巴喷丁有关物质检查供试品溶液色谱图

(进口品 A)(色谱柱为 C18，VP-ODS 4.6mm×250mm，5μm)

1. 加巴喷丁(t_R7.05)；2～4. 未知杂质(t_R9.11，23.0，24.3)；

5. 杂质Ⅰ(t_R37.8)

在本标准收载的色谱条件下，加巴喷丁的检测限为 0.68μg/ml，加巴喷丁杂质Ⅰ的检测限为 0.058μg/ml。

残留溶剂 国内企业制法一中使用过的有机溶剂有甲醇、三乙胺、甲苯、异丙醇、乙醇；制法二中使用的有机溶剂有甲醇、乙醇、异丙醇；制法三的后三步合成工艺使用的有机溶剂有丙酮、乙醇、无水乙醚、无水乙醇；制法四中使用过有机溶剂甲醇、二氯甲烷、丙酮等；制法五后三步合成工艺使用的有机溶剂有乙醇。中国药典检测甲醇、二氯甲烷、甲苯、吡啶，其中甲醇、二氯甲烷与甲苯是合成中用到的有机溶剂，吡啶是合成反应原料中曾经使用过的有机溶剂。

如生产过程中还引入或产品中残留其他的有机溶剂，均应按通则“残留溶剂测定法”检查并应符合相应溶剂的限度规定。

氰化物 针对国内企业产品制法中氰化步骤，标准中设置了氰化物检查项。

干燥失重 对国内外加巴喷丁样品的热重分析结果显示，现有上市样品不含结晶水，所有样品在 160℃以上才分解失重。因此采用常温减压干燥法或水分测定法测定本品所含水分都是合适的，加巴喷丁 TG 曲线见图 7。

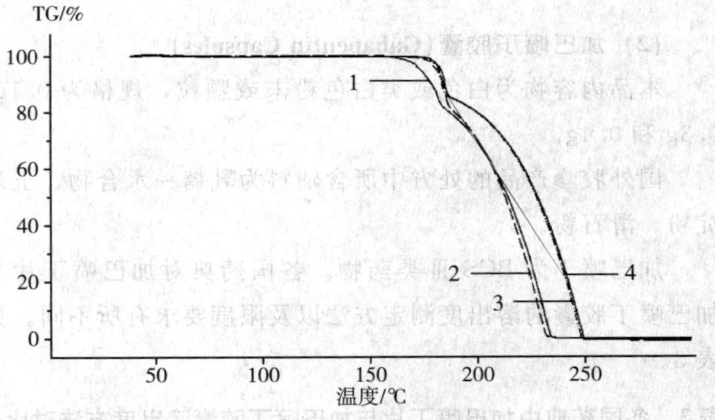

图 7 加巴喷丁 TG 曲线

1. 国产品 A；2. 进口品 A；3. 国产品 B；4. 进口品 A 对照品

【含量测定】 本标准用高氯酸滴定液滴定加巴喷丁的含量。USP40 和 Ph. Eur. 9.0(BP2017 同)中均采用 HPLC 法。这两种方法的测定结果是一致的。图 8 为加巴喷丁的滴定曲线图。

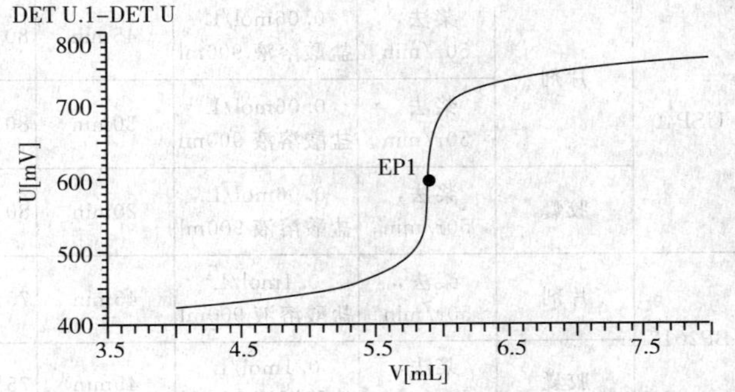

图 8 加巴喷丁 TG 曲线

【制剂】 中国药典(2015)收载了加巴喷丁片和加巴喷丁胶囊，USP(40)与 BP(2017)也收载了加巴喷丁片和加巴喷丁胶囊。

(1) 加巴喷丁片(Gabapentin Tablets)

本品为白色片，规格为 0.3g。

文献[11]报道了研磨以及压片时所施加的压力大小不仅对加巴喷丁的晶型转换有影响，甚至对加巴喷丁的降解也有一定影响。用粉末 X-射线衍射仪记录的加巴喷丁在研磨后的晶型转换情况见图 9。另外所选用的辅料类型与来源也对加巴喷丁片的有关物质影响较大[12]。在加巴喷丁片制剂过程中形成的降解产物主要为加巴喷丁杂质Ⅰ[13]。

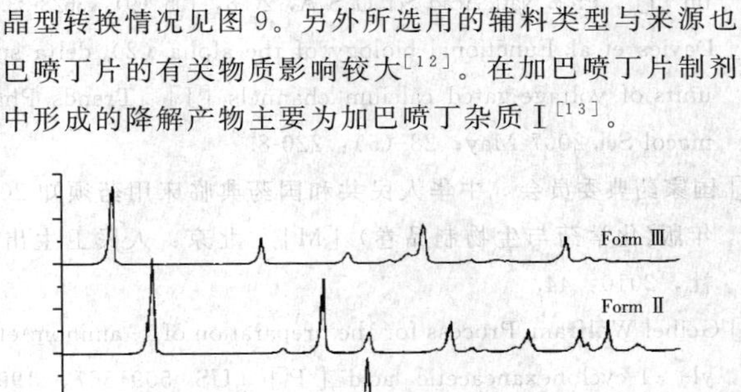

图 9 研磨后的加巴喷丁样品粉末 X-射线衍射图

（2）加巴喷丁胶囊(Gabapentin Capsules)

本品内容物为白色或类白色粉末或颗粒，规格为0.1g，0.3g和0.4g。

国外胶囊产品的处方中所含辅料为乳糖一水合物、玉米淀粉、滑石粉。

加巴喷丁为BCS Ⅲ类药物。各国药典对加巴喷丁片与加巴喷丁胶囊的溶出度测定方法以及限度要求有所不同。见表3。

表3 各国药典中加巴喷丁片与加巴喷丁胶囊溶出度方法对比表

药典	剂型	方法	溶出介质	取样时间	限度
ChP2015	片剂	转篮法，75r/min	水900ml	30min	75%
	胶囊	转篮法，100r/min	水900ml	20min	80%
USP40	片剂	浆法，50r/min	0.06mol/L盐酸溶液900ml	45min	80%
		浆法，50r/min	0.06mol/L盐酸溶液900ml	30min	80%
	胶囊	浆法，50r/min	0.06mol/L盐酸溶液900ml	20min	80%
BP2017	片剂	浆法，50r/min	0.1mol/L盐酸溶液900ml	45min	75%
	胶囊	浆法，50r/min	0.1mol/L盐酸溶液900ml	45min	75%

参考文献

[1] Baillie, J Kenneth, Lan Power. The mechanism of action of gabapentin in neuropathic pain [J]. Current Opinion in Investigational Drugs (London, England), 2000 7 (1): 33-9.

[2] Hendrich J, Van Minh AT, Heblich F, et al. Pharmacological disruption of calcium channel trafficking by the alpha2delta ligand gabapentin [J]. Proc. Natl. Acad. Sci. U. S. A, 2008, 105 (9): 3628-33.

[3] Davies et al. Functional biology of the alpha (2) delta subunits of voltage-gated calcium channels [J]. Trends Pharmacol Sci. 2007 May; 28 (5): 220-8.

[4] 国家药典委员会．中华人民共和国药典临床用药须知2010年版(化学药与生物制品卷)[M]．北京：人民卫生出版社，2010：44.

[5] Geibel Wolfram. Process for the preparation of 1- aminom-ethyl- -1-cyclohexaneacetic acid [P]. US 5091567, 1992-02-25.

[6] Steiner Claus. Process for the preparation of the cyclic amino acids and intermediates useful in the process [P]. US 5068413, 1991-11-26.

[7] ZhixinZong, Jiang Qiu, RadaduenTinmanee, et al. Kinetic model for solid-state degradation of gabapentin [J]. Journal of Pharmaceutical Sciences, 101 (6): 2123-2133.

[8] 李忠红，蔡美明，樊夏雷，等．对加巴喷丁口服固体制剂处方合理性的浅析[J]．中国药品标准，2013，14(5)：347-352.

[9] ZhixinZong, Salil D. Desai, Aditya M. Kaushal, et al. The stabilizing effect of moisture on the solid-state degradation of gabapentin [J]. Pharm Sci Tech, 2011, 12 (3): 924-931

撰写　李忠红　江苏省食品药品监督检验研究院
复核　蔡美明　江苏省食品药品监督检验研究院

地红霉素

Dirithromycin

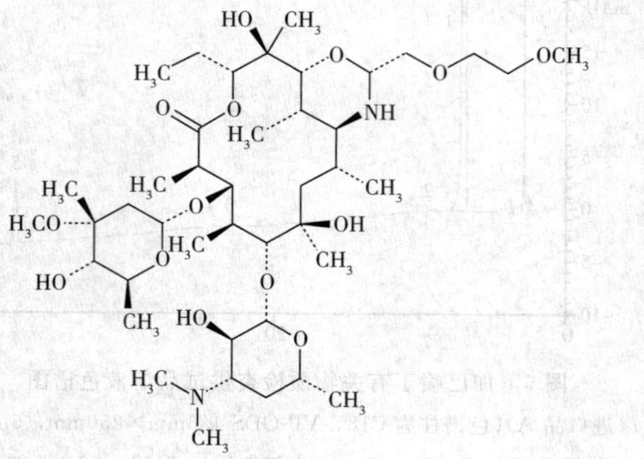

$C_{42}H_{78}N_2O_{14}$ 835.09

化学名：(9*S*,16*R*)-9-脱氧-11-脱氧-9,11{亚胺基[(1*R*)2-(2-甲氧基-乙氧基)亚乙基]氧}红霉素

国家药品标准(试行)中化学名与USP(38)基本相同，与BP(2017)和Ph. Eur.(8.0)不同，中国药典(2015)采用各试行标准和USP(38)的化学名，结合中国药典(2015)同类药品命名方式，并按照中国药典(2015)格式进行了统一和规范，另外USP(38)化学名中包括地红霉素及其异构体，中国药典(2015)中只保留地红霉素，化学名中未含异构体，在标准后附有异构体和已知杂质的化学名。

英文名：Dirithromycin

CAS号：[62013-04-1]

本品属于大环内酯类抗生素，为红霉胺的前体药物，用于治疗敏感菌引起的慢性支气管炎急性发作、急性支气管炎、社区获得性肺炎、咽炎和扁桃体炎、单纯性皮肤和软组织感染等轻、中度感染。地红霉素对金黄色葡萄球菌、表皮葡萄球菌、化脓性链球菌、无乳链球菌、黏膜炎莫拉菌、幽门螺杆菌、淋病奈瑟氏球菌、肺炎杆菌、嗜血流感杆菌、产气荚膜梭菌、痤疮丙酸杆菌抗菌作用均较红霉素强或与之相当。本品主要由粪便与胆汁排泄，只有少量成分经尿排泄。代谢物随着服用方法的不同而不同。本品在体内能维持较长时间的高浓度[1~3]。

除中国药典(2015)收载外，USP(38)、Ph. Eur.(8.0)和BP(2017)亦有收载。

【制法概要】 本品由德国 Boeliringer Lngelheim 公司的子公司 Thomac 公司研发成功，于 1985 年将专利转让给美国礼来公司，1993 年 9 月在西班牙首次上市，商品名为 Nortron®。1995 年美国 FDA 批准地红霉素片剂在美国销售，商品名为 Dynabac®，用于急性支气管炎、慢性支气管炎急性发作和社区获得性肺炎及咽炎、扁桃体炎的治疗。1998 年 3 月，FDA 批准本品适用于流感嗜血杆菌引起的慢性支气管炎的急性感染和由酿脓链球菌引起的皮肤和皮肤结构感染。1999 年，地红霉素及其片剂被 USP XX Ⅲ Tenth Supplement 收载。四川抗菌素工业研究所与浙江康恩贝药业集团于 1997 年共同研究开发该药[4~7]。

目前国内企业的工艺基本一致，分为三步，起始原料为红霉素 A，第一步加入甲醇作为溶剂，碱性条件下与水合联氨($NH_2NH_2 \cdot H_2O$)进行胺化反应，生成红霉腙，第二步红霉腙与硼氢化钠($NaBH_4$)、亚硝酸钠进行重氮化还原反应，生成 9*S*-红霉胺，第三步红霉胺与对甲苯磺酸(TsOH)和缩醛进行缩合反应，生成地红霉素，最后使用乙醇进行精制。

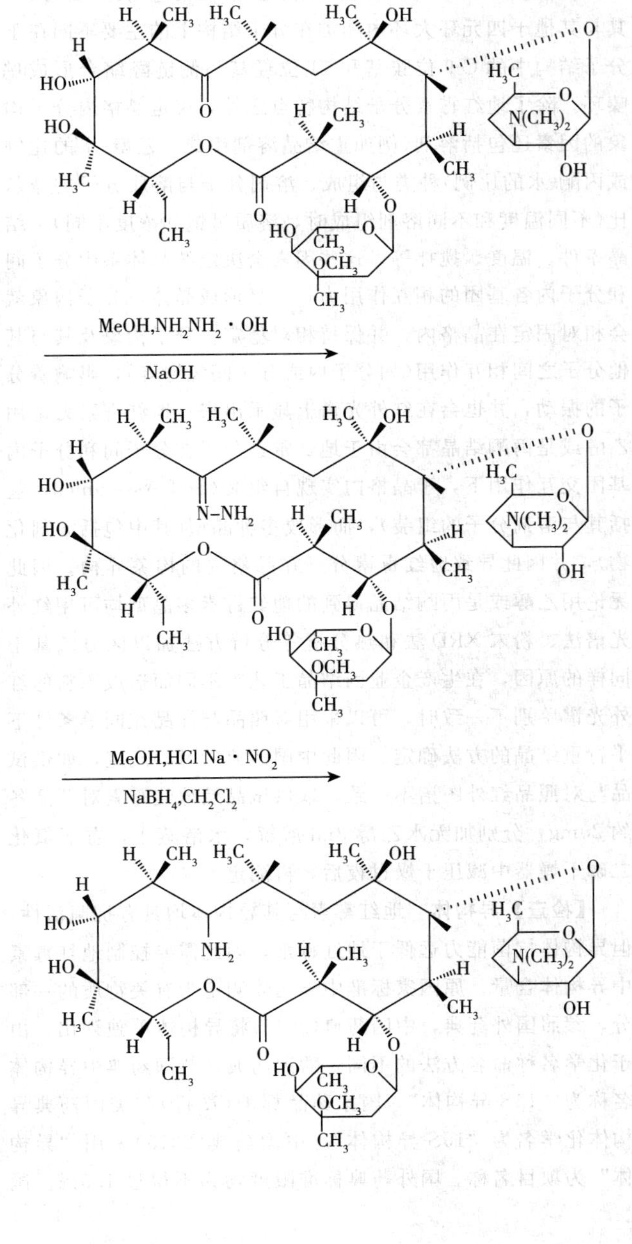

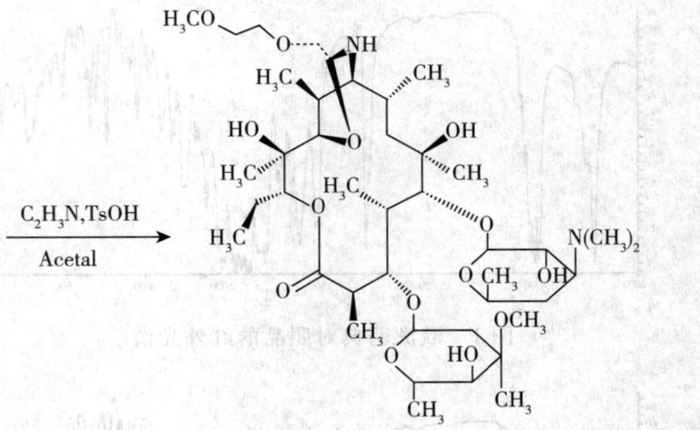

【性状】 本品为白色或类白色结晶性粉末；无臭，味苦。

本品在甲醇、二氯甲烷中易溶，在二甲基甲酰胺中略溶，在乙腈中微溶，在水中几乎不溶。溶解度除保留样品在甲醇、二氯甲烷和水中的溶解度描述外，还增加了残留溶剂和有关物质中使用溶剂的溶解情况。

比旋度 本品具有旋光性，因此标准中增设比旋度测定。本品 20mg/ml 甲醇溶液的比旋度为－83°至－87°。

【鉴别】(1)采用含量测定项下的色谱图，供试品溶液主峰的保留时间应与对照品溶液主峰的保留时间一致。

(2)本品的红外光吸收图谱应与对照品的图谱一致，本品的红外光吸收图谱显示的主要特征吸收如下。

波数(cm^{-1})	归属	
3544，3455	羟基、氨基	ν_{-OH}、ν_{-NH}
1734	内酯	$\nu_{-C=O}$
1454	甲氧基	δ_{O-CH_3}
1181，1165	碳氧单键	$\nu_{=C-O}$
1120，1040	内酯	$\nu_{-C-O-C-}$
1109	醚键	$\nu_{-C-O-C-}$
1053	羟基	ν_{-C-O}

分别测定了欧洲药典对照品、中检院对照品和三个原料生产企业提供的原料的红外光谱(图 1～图 5)，欧洲药典对照品与中检院对照品的 IR 光谱图比较，中检院对照品的 IR 光谱图中在大约 1637cm-1 处有一个明显的吸收峰，而欧洲药典对照品 IR 光谱图中同一波数处则没有明显吸收峰。

原料生产企业①与原料生产企业②所产原料药的红外光谱图中也均在大约 1637cm-1 处有一个明显的吸收峰；而在原料生产企业③所产原料药的红外光谱图中，则与欧洲药典对照品 IR 光谱图近似，在大约 1637cm-1 处也没有明显的吸收峰。根据文献报道的地红霉素溶剂化物晶体(偏光显微照片见图 6 上层左侧)的单晶 XRD 测定结果[8~9](图 6 下层)，同时根据河北所 2006 年用乙醇重结晶得到的单晶(图 6 上层右侧)推测该吸收峰可以归属于晶格内的溶剂分子与地红霉素分子之间的氢键。

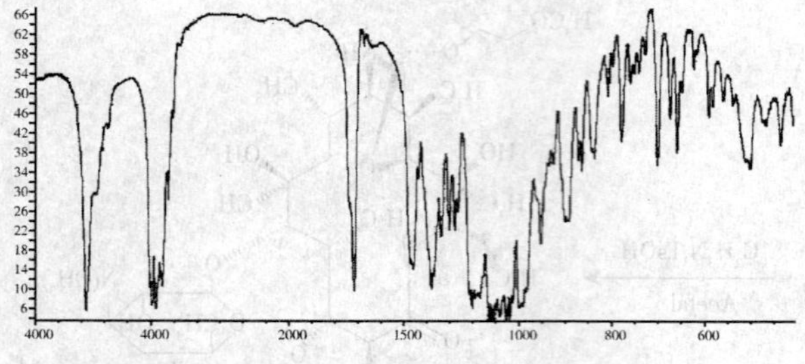

图 1　欧洲药典对照品的红外光谱

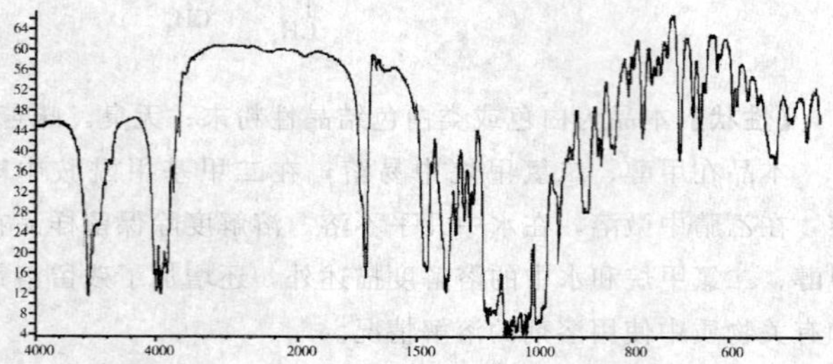

图 2　中检院对照品的红外光谱

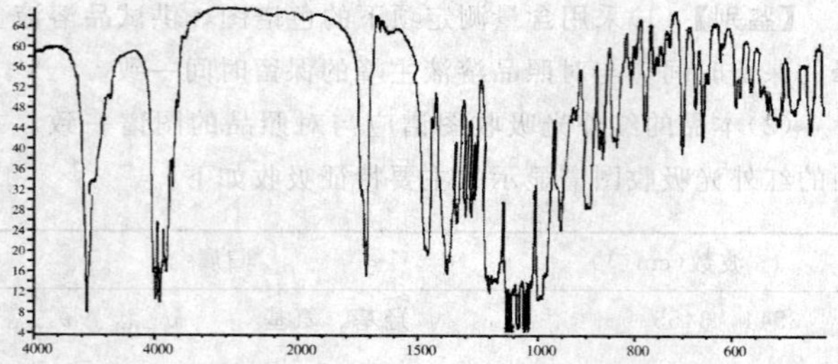

图 3　原料生产企业③所产原料药的红外光谱

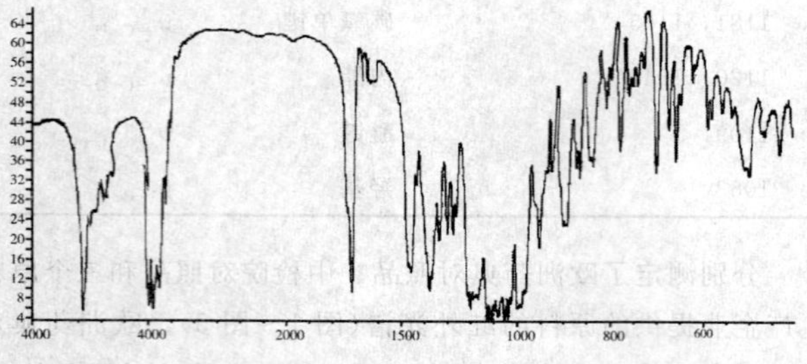

图 4　原料生产企业①所产原料药的红外光谱

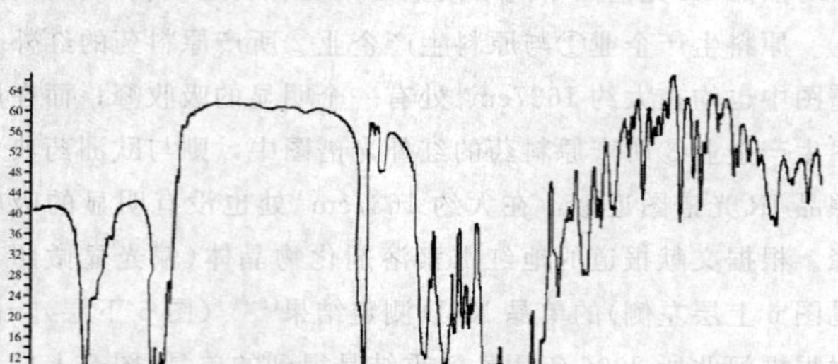

图 5　原料生产企业②所产原料药的红外光谱

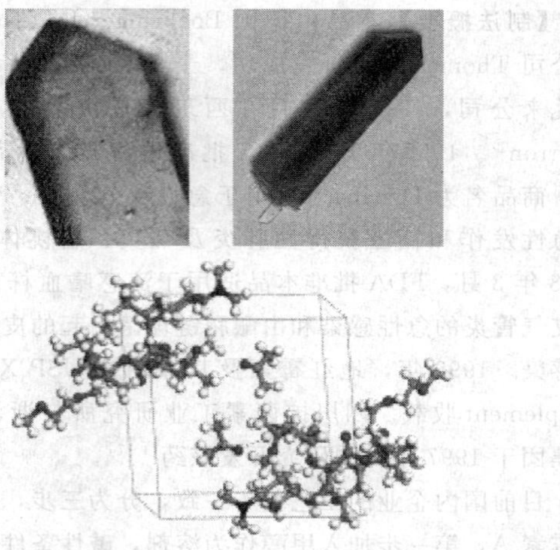

图 6　地红霉素溶剂化物晶体偏光照片和 XRD 测定结果

分子结构应是确定 IR 光谱中特征吸收峰的内在主要依据(内因)。地红霉素为(9*S*，16*R*)-9-脱氧-11-脱氧-9，11{亚胺基［(1*R*)2-(2-甲氧基-乙氧基)亚乙基］氧}红霉素，其与其他十四元环大环内酯类在分子结构上的主要不同在于分子结构中的 C-9 位胺基和 11 位羟基与侧链醛缩合形成噁嗪环。除了地红霉素分子结构特点之外，决定晶格内分子构象的因素还包括溶剂(例如重结晶溶剂组成，乙醇-水的比例或丙酮-水的比例)种类与组成、溶剂分子与溶质分子的摩尔比(不同温度和不同溶剂组成时，溶质过饱和浓度不同)、结晶条件、温度、搅拌等。这些因素会决定结晶体系中分子间和分子内各基团的相互作用力，一旦形成晶体，分子构象就会相对固定在晶格内，并保持相对稳定。分子构象及其与其他分子之间相互作用(如分子内或分子间氢键等)，影响着分子的振动，并也会在红外光谱上显示出来。地红霉素无论用乙醇或是丙酮结晶都会由于地红霉素分子在分子间和分子内基团交互作用下，于晶格内实现自组装(Self-Assembled，包括其与溶剂分子的组装)，而形成多种晶型(其中包括溶剂化物)，并因此导致地红霉素分子在晶格内的构象异构。因此无论用乙醇或是丙酮结晶得到的地红霉素多晶型均可用红外光谱法、粉末 XRD 法和热分析等分析方法加以区分。基于同样的原因，在生产企业因结晶工艺等不同而造成原料的红外光谱鉴别不一致时，可以采用对照品与样品在同等条件下平行重结晶的方法确定。因此中国药典(2015)规定，如供试品与对照品红外图谱不一致，取供试品及地红霉素对照品各约 20mg，分别加无水乙醇 3ml 溶解，水浴蒸干，置五氧化二磷干燥器中减压干燥过夜后，再测定。

【检查】异构体　地红霉素与其异构体均具有抗菌活性，但异构体抗菌能力远低于地红霉素，因此需要控制地红霉素中异构体含量。原国家标准中异构体测定为有关物质的一部分，参照国外药典，中国药典(2015)将异构体单独列出。由于化学名称命名方法的不同，欧洲药典、英国药典中异构体名称为“15*S*-异构体”，国家药品标准(试行)和美国药典异构体化学名为“16*S*-异构体”。中国药典(2015)采用“异构体”为项目名称。国外药典标准限度均为不得过 1.5%。国内企业多批样品的测定结果均小于 1.0%，故将限度修订为不得过 1.0%。

有关物质 根据欧洲药典及文献资料，除已知杂质 9-(*S*)-红霉胺(杂质 A)和异构体(杂质 F)外，地红霉素还可能存在 B、C、D、E 等 4 种杂质。杂质 A 为合成中间体 9-(*S*)红霉胺，杂质 B 为合成中间体红霉素肟；杂质 C 为红霉素 B 的合成副产物；杂质 D 为地红霉素 3 位克拉定糖基脱去产生，杂质 E 为杂质 D 的 5 位氨基糖环脱去产生；杂质 F 为地红霉素 16 位的甲氧基乙氧基构型相反时，转化为其异构体，即(9*S*，16*S*)-9-脱氧-11-脱氧-9，11｛亚胺基［(1*R*)2-(2-甲氧基-乙氧基)亚乙基］氧｝红霉素，放置一段时间的溶液中地红霉素与异构体达到平衡，平衡时间取决于溶液的 pH 值、温度和溶剂种类。(表 1)

表 1 地红霉素及杂质信息

欧洲药典杂质代号	欧洲药典其他名称	杂质结构	分子量	相对保留时间
地红霉素	地红霉素	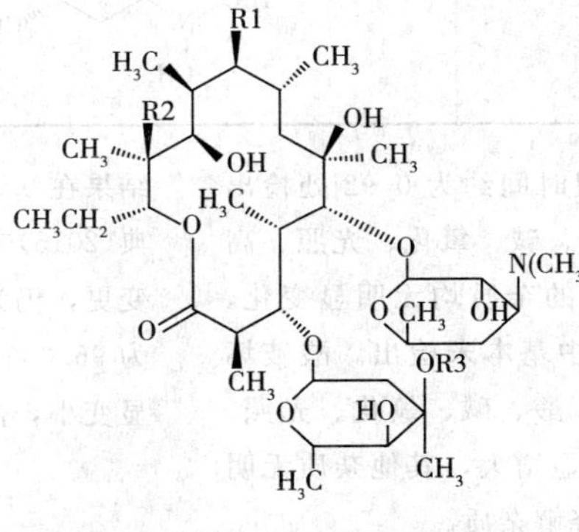	835	1.0
杂质 A	9-(*S*)-红霉胺	$R1=NH_2$ $R2=OH$ $R3=CH_3$	747	0.53
杂质 B	(9*S*)-9-氨基-3-去(2，6-二去氧-3-*C*-甲基-3-氧-甲基-α-L-ribo-六吡喃酮基)-9-脱氧红霉素	$R1=NNH_2$，$R2=OH$， $R3=CH_3$	760	—
杂质 C	地红霉素 B	$R1=NH_2$，$R2=H$， $R3=CH_3$	731	2.5
杂质 D	地红霉素 C	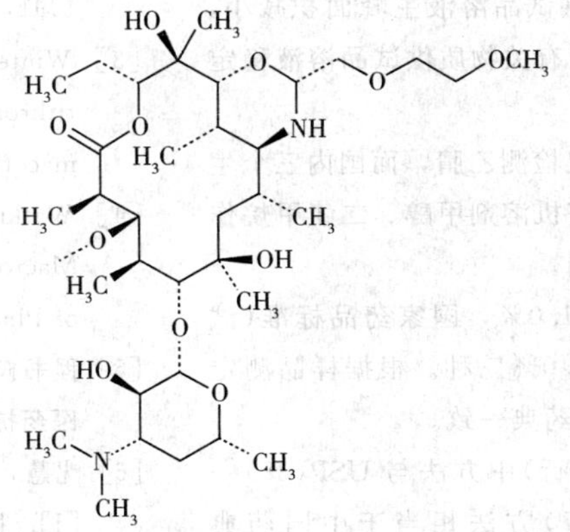	677	—
杂质 E	9，11-［亚氨基(1-亚甲基乙基)氧代］9-脱氧-11-脱氧红霉素	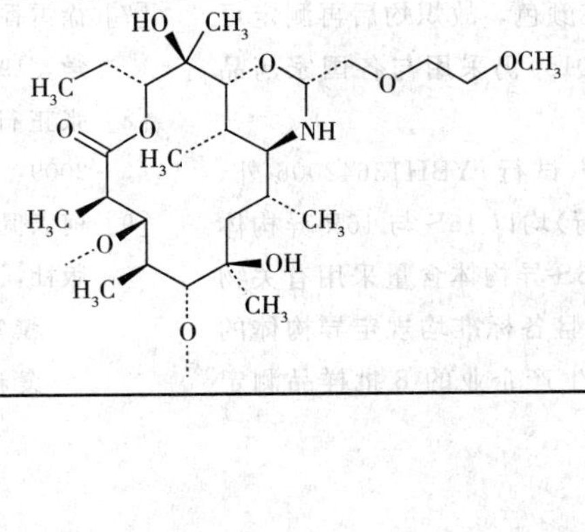	520	0.93

续表

欧洲药典杂质代号	欧洲药典其他名称	杂质结构	分子量	相对保留时间
杂质F	表地红霉素(16*S*-异构体)	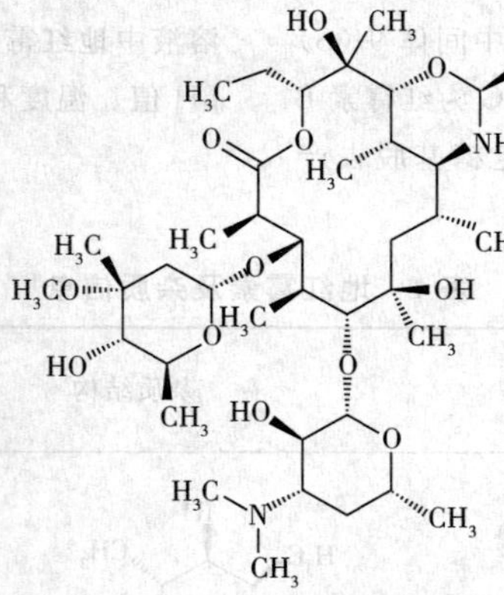	835	1.08

从样品测定结果来看，相对保留时间约为0.92处检出杂质峰；从强制破坏结果来看，在酸、碱、氧化、光照、高温条件下相对保留时间约为0.92处的杂质均无明显变化，源于红霉素B的杂质C在国产样品中基本未检出。酸破坏条件下9-(*S*)-红霉胺(杂质A)增加，酸、碱、氧化、光照、高温条件下异构体(杂质F)含量均明显增大，其他杂质无明显变化，故杂质A和杂质F为主要降解杂质。

各国药典均仅对杂质A和杂质F进行控制，由于合成相关杂质存在一定困难，故未对其他杂质用合成杂质的方式确认，中国药典(2015)仅以9-(*S*)-红霉胺(杂质A)和异构体(杂质F)作为特定杂质进行控制。

各国家药品标准(试行)与USP(38)中所用的色谱柱、流动相和溶剂［乙腈-甲醇(70∶30)］均相同，而BP(2017)和Ph. Eur. (8.0)中流动相只是表述上的差异，换算后流动相完全一致。随放置时间延长，供试品溶液主峰面积减小，16*S*-异构体峰面积明显增加，表明有关物质供试品溶液稳定性较差，应临用新配。

残留溶剂 国外药典标准中仅检测乙腈，而国内三个生产企业的工艺除乙腈外，使用了有机溶剂甲醇、二氯甲烷作为反应试剂，乙醇作为重结晶溶剂。

水分 国外各药典限度均为1.0%，国家药品标准(试行)限度分别为1.0%，1.5%和2.0%三种。根据样品测定结果，将限度定为1.0%，与国外药典一致。

重金属 各国家药品标准(试行)中方法与USP(38)一致，而Ph. Eur. (8.0)和BP(2017)方法相当于中国药典(2015)第一法，由于样品本身存在颜色，故炽灼后再测定可有效地消除干扰，故中国药典(2015)仍采用与各国家药品标准一致的方法。

【含量测定】除国家药品标准(试行)YBH13642006外，国外药典和其他国家药品标准(试行)均以16*S*-与16*R*-异构体之和来计算地红霉素的含量，但16*S*-异构体含量采用有关物质项下的测定结果，准确性稍差，且各标准均规定异构体的含量均较低(不得过1.5%)，三个生产企业的8批样品测定结果在0.3%～0.8%的范围内，对结果影响较小。故中国药典(2015)未将其计入地红霉素含量中，含量测定的限度未作变更，仍为“按无水物计算，含地红霉素($C_{42}H_{78}N_2O_{14}$)应为96.0%～102.0%”。供试品溶液在4小时时主峰面积明显变小，需临用新配。

参考文献

[1] Brogden RN. Peters DH. Dirithromycin A Review of its Antimicrobial Activity. Pharmacokinetic Properties and Therapeutic Efficacy [J]. Drugs，1994，48(4)：599-616.

[2] Counter FT. Ensminger PW，Preston DA，et a1. Synthesis and Antimicrobial Evaluation of Dirithromycin(AS-E136；LY237216)，a New Macrolide Antibiotic Derived from Erythromycin Antimicrobial Agents［J］. Chemotherapy，1991，35(6)：1116-26.

[3] Wintermeyer SM，Abdel-Rahman SM，Nahata MC. Dirithromycin：A New Macrolide［J］. The Annals of Pharmacotherapy，1996，30：1141-9.

[4] Watkins VS，Polk RE，Stotka JL. Drug Interactions of Macrolides：Emphasis On Dirithromycin［J］. The Analysis of Pharmacotherapy，1997，1：349-56.

[5] 程书权. 大环内酯类抗生素的研究与应用新探［J］. 国外医药抗生素分册，2002，23(1)：27.

[6] 沈慧，沈策. 大环内酯类药物对免疫调节作用的研究进展［J］. 国外医学呼吸系统分册，2005，25(11)：818.

[7] 徐雪香. 新一代大环内酯类药应用研究进展［J］. 海峡药学，1998，10(i)：68.

[8] 张正行. 有机光谱分析［M］. 北京：人民卫生出版社，2009：116-30.

[9] 柯以侃，董慧茹. 分析化学手册［M］. 北京：化学工业出版社，1998：928-1028.

撰写　刘海涛　寇晋萍　李文东　北京市药品检验所

复核　车宝泉　北京市药品检验所

地奥司明

Diosmin

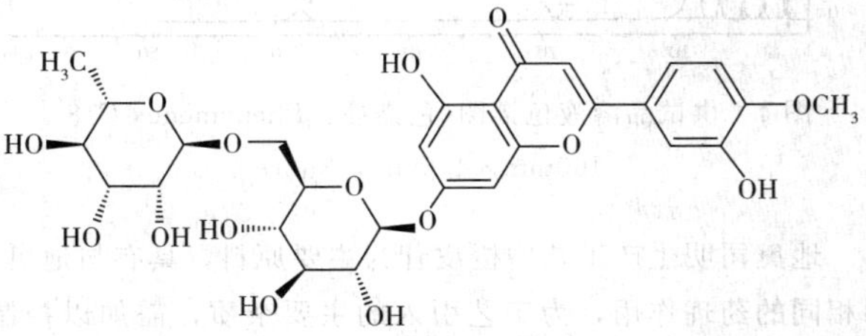

$C_{28}H_{32}O_{15}$　　608.54

化学名：7-[[6-*O*-(6-脱氧-α-L-吡喃甘露糖基)-β-D-吡喃葡萄糖基]氧基]-5-羟基-2-(3-羟基-4-甲氧苯基)-4*H*-1-苯并吡喃-4-酮

7-{[6-*O*-(6-Deoxy-α-L-mannopyranosyl)-β-D-glucopyranosyl] oxy}-5- hydroxyl-2-(3-hydroxy-4-methoxyphenyl)-4*H*-1-benzopyran-4-one

英文名：Diosmin (INN)

CAS 号：[520-27-4]

地奥司明在芸香科等植物中含量丰富，如两面针、佛手、柠檬等，为7位连有双糖基的黄酮类药物，最早是在1925年由 Scrophularia nodosa 中提取分离得到的，1969年被用作药物使用。地奥司明由法国施维雅公司开发于1987年上市，商品名为爱脉朗，用于治疗静脉淋巴功能不全相关的各种症状(腿部沉重、疼痛、晨起酸胀不适感)和急性痔发作有关的各种症状。地奥司明口服吸收良好，其微粒化制剂与小肠的接触面积较非微粒化制剂增加20倍，吸收能力增加4倍，临床疗效增加30%以上。地奥司明代谢产物为酚酸和马尿酸。在人体试验中，口服以^{14}C标记的含有地奥司明制剂后，80%体内代谢物通过大便排泄，平均有14%通过尿排泄，半衰期为11小时。不良反应有少数患者出现轻微肠胃反应和自主神经紊乱，不良反应发生率约为3%，均能迅速缓解，不必中断治疗[1]。

地奥司明为中国药典(2015)新增品种，除中国药典(2015)收载外，BP(2017)、Ph. Eur. (9.0)和 USP(40)均有收载。

【制法概要】地奥司明的生产工艺目前国内厂家基本一致，多为橙皮苷经碘脱氢一步制得，与欧洲主流工艺也是一致的，即橙皮苷$\xrightarrow{DMF}$无水橙皮苷$\xrightarrow{I_2}$地奥司明，反应方程式如下：

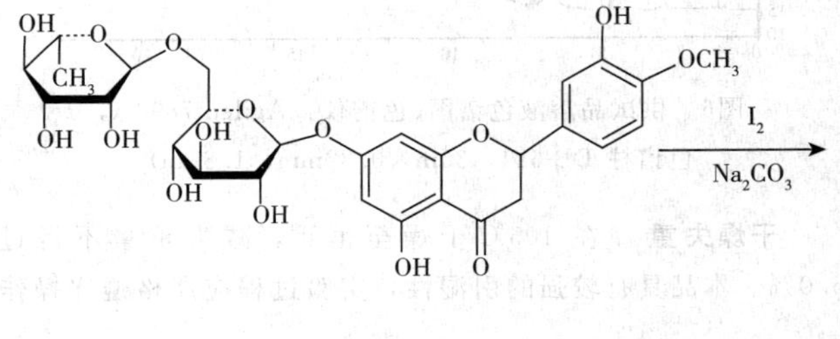

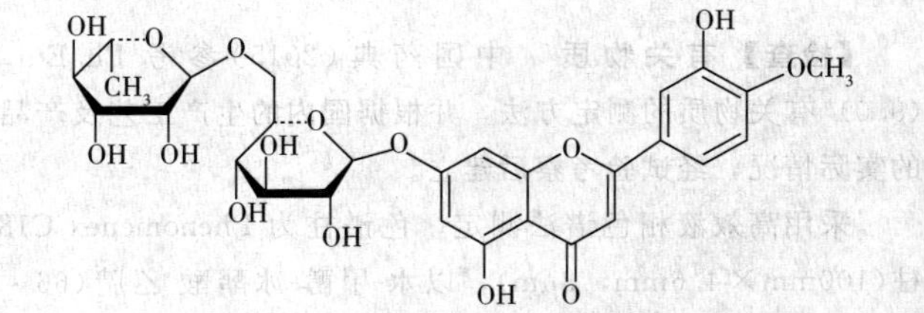

【鉴别】(1)化学反应　本品为黄酮类化合物，结构中含有邻酚羟基，可与镁离子形成红色或橙色络合物。

(2)高效液相色谱鉴别，采用含量测定项下的色谱图，供试品溶液主峰的保留时间应与对照品溶液主峰的保留时间一致。

(3)采用紫外光谱鉴别，地奥司明的0.1mol/L氢氧化钠溶液在267nm与370nm的波长处有最大吸收，在247nm与324nm的波长处有最小吸收(图1)。原国家标准中最大吸收波长含222nm，由于该处接近末端吸收，峰形平缓，不易识别，故删去。

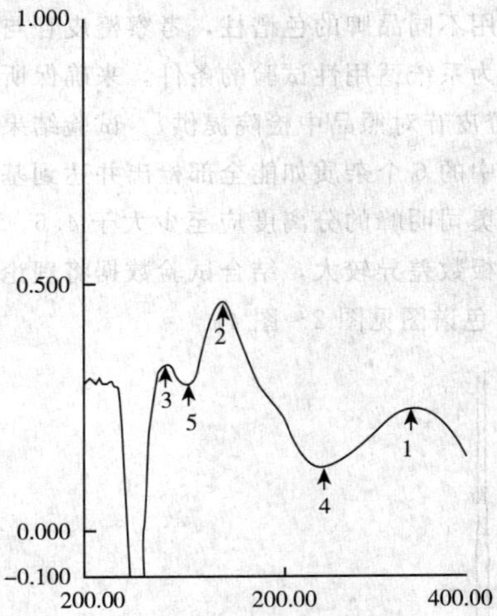

图1　地奥司明紫外吸收图谱

(4)本品的红外光吸收图谱应与对照品的图谱一致，本品的红外光吸收图谱显示的主要特征吸收如下[2]：

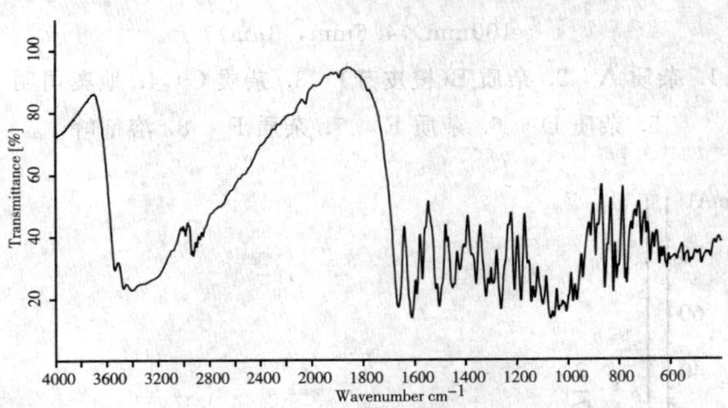

波数(cm^{-1})	归属	
3535, 3469, 3420	羟基	ν_{-OH}
1661	羰基	$\nu_{C=O}$
1611, 1500	苯环	$\nu_{C=C}$
1070	醚	ν_{-C-O-C}

【检查】有关物质　中国药典（2015）参考 Ph. Eur.（9.0）有关物质的测定方法，并根据国内的生产工艺及产品的实际情况，经试验考察后建立。

采用高效液相色谱法测定，色谱柱为 Phenomenex C18 柱（100mm×4.6mm，3μm），以水-甲醇-冰醋酸-乙腈（66：28：6：2）为流动相，检测波长为 275nm，柱温 40℃，流速 0.7ml/min，进样量 10μl。

采用地奥司明系统性试验对照品（购自欧洲药品质量管理局，含地奥司明和 6 种杂质的混合对照品）考察杂质的分离效果，筛选色谱柱。结果表明 3μm 内径的色谱柱能将 6 个杂质全部分离出来，且杂质的相对保留时间与 Ph. Eur.（7.0）基本相同，分离效果明显优于 5μm 的色谱柱，有利于杂质的全部检出，最后选用 3μm 内径的色谱柱。鉴于系统适用性对照品目前国内无法提供，只能购自欧洲药品质量管理局，且价格昂贵，为适应国内的检验条件，降低检验成本，通过选用不同品牌的色谱柱，考察橙皮苷与地奥司明的分离度，作为系统适用性试验的条件，来确保所有杂质的分离和检出（橙皮苷对照品中检院提供）。试验结果表明，系统适用性溶液中的 6 个杂质如能全部检出并达到基线分离，橙皮苷峰与地奥司明峰的分离度应至少大于 4.6。不同品牌色谱柱的理论板数差异较大，结合试验数据将理论板数定为不低于 3000。色谱图见图 2～图 4。

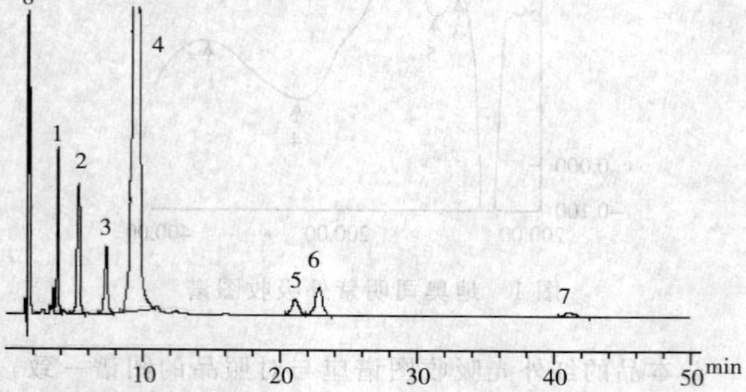

图 2　系统适用性溶液色谱图（色谱柱：Phenomenex C18，100mm×4.6mm，3μm）

1. 杂质 A　2. 杂质 B（橙皮苷）　3. 杂质 C　4. 地奥司明　5. 杂质 D　6. 杂质 E　7. 杂质 F　8. 溶剂峰

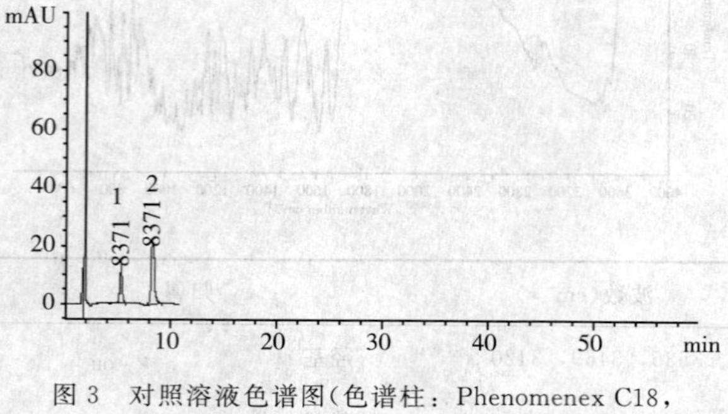

图 3　对照溶液色谱图（色谱柱：Phenomenex C18，100mm×4.6mm，3μm）

1. 橙皮苷峰　2. 地奥司明峰

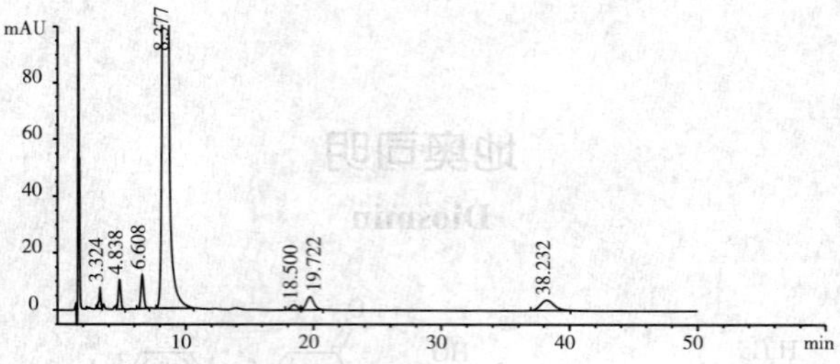

图 4　供试品溶液色谱图（色谱柱：Phenomenex C18，100mm×4.6mm，3μm）

地奥司明生产工艺中橙皮苷为主要原料，具有与地奥司明相同的药理作用，为工艺引入的主要杂质，需加以控制。不同厂家多批样品的检验结果中，均检出橙皮苷。中国药典（2015）中将橙皮苷作为已知杂质单独列出，按外标法计算，限度不得过 5.0%。其他杂质按外标法计算，单个杂质含量不得大于 3.0%，含量在 1.0%～3.0% 的杂质不得多于 3 个，杂质总量不得过 8.0%。

采取逐步稀释法测定地奥司明的最小检出限为 0.15%。对照溶液及供试品溶液在 24 小时内基本稳定。使用三种品牌色谱柱 Phenomenex C18 柱（100mm×4.6mm，3μm），Inertsil ODS-3（100mm × 4.6mm，3μm），Waters Atlantis（100mm×4.6mm，3μm）进行耐用性试验考察，结果良好。

残留溶剂　根据主流生产工艺，将甲醇、吡啶、*N*，*N*-二甲基甲酰胺作为残留溶剂进行控制。采用气相色谱法测定，FID 检测器。色谱柱为 DB-624 毛细管柱（30m×0.32mm，1.8μm），载气为氮气，柱温 70 ℃，保持 5 分钟，以 25℃/min 速度升温至 230℃，保持 5 分钟，进样口温度 250 ℃，检测器温度 250 ℃，分流比 10：1。进样 1μl。采用逐步稀释法，测得甲醇最低检出浓度为 6μg/ml，吡啶最低检出浓度为 0.8μg/ml，*N*，*N*-二甲基甲酰胺最低检出浓度为 3.6μg/ml。典型色谱图如图 6～图 7。

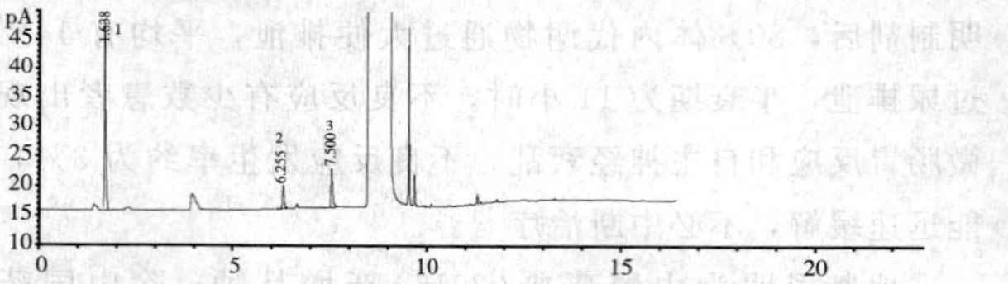

图 5　对照溶液色谱图（色谱仪：Agilent7890A，色谱柱：DB-624，30 m×0.32 mm，1.8 μm）

1. 甲醇　2. 吡啶　3. *N*，*N*-二甲基甲酰胺

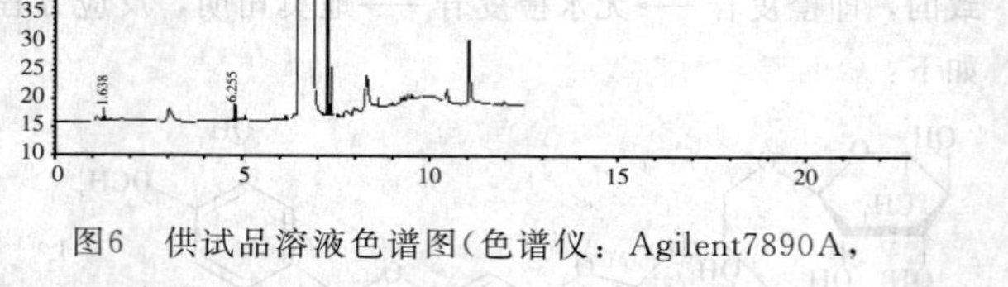

图6　供试品溶液色谱图（色谱仪：Agilent7890A，色谱柱 DB-624，30m×0.32mm，1.8μm）

干燥失重　在 105℃ 干燥至恒重，减失重量不得过 5.0%。本品具有较强的引湿性，实验过程应严格遵守操作

规程并注意控制实验环境的湿度。

【含量测定】 采用高效液相色谱法。采用有关物质项下的色谱系统，供试品溶液的浓度修订为 0.2mg/ml，经试验，地奥司明在 99.63～298.9μg/ml 的浓度范围内与其峰面积呈良好线性关系，其线性方程为 $A=1.62\times10^{1}C$ -1.0.5×10^{1}，相关系数 $r=1.0000$（n＝5）（对应的限度范围为 50%～150%）。含量测定按外标法计算，限度为不得少于 90.0%。典型色谱图见图 7。

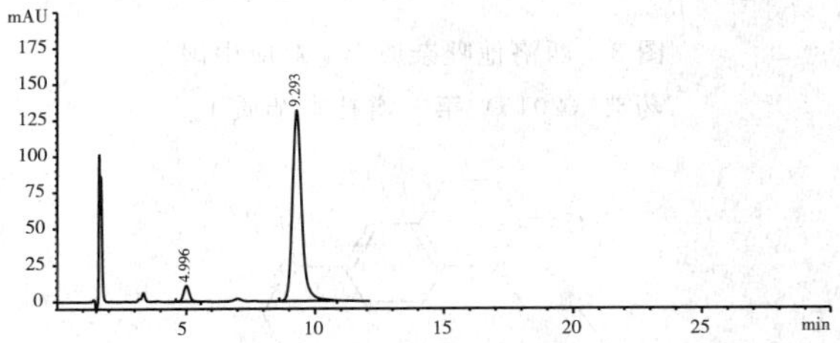

图 7　含量测定色谱图

总碘量的检查　因本品合成工艺多采用橙皮苷经碘脱氢一步制得，故 Ph. Eur.（9.0）设定了总碘量的检查。样品经氧化破坏后，采用碘离子特异性选择性电极测定供试液与对照液的电位，限度为 0.1%。中国药典暂未收载该项检查。国外药典方法操作繁琐，且碘离子特异性电极在国外实验室均不常用，有待研究其他测定方法。

【制剂】 中国药典（2015）收载了地奥司明片，国外药典均未收载制剂。

地奥司明片（Diosmin Tablets）

本品为薄膜衣片，除去包衣后显淡黄色至棕黄色，规格为 0.45g。国内各企业的处方中，主要辅料有微晶纤维素、锁甲淀粉钠、二氧化硅、硬脂酸镁等。

地奥司明片药典标准中鉴别、有关物质、含量测定等项目均与地奥司明原料一致。片剂的辅料对测定结果无干扰，有关物质和含量测定的供试品溶液在 24 小时内稳定。

溶出度　进口注册标准 JX20030112（施维雅天公司，原研厂）未设定溶出度检查项。目前有 2 个国家标准收载了溶出度检查项。国家标准 YBH30302005 中溶出度方法溶出介质采用 0.15%氢氧化钠溶液-乙醇（900：100），而且转速高达 120 转/分。国家标准 YBH08592009 中溶出度检查方法采用 0.5%三羟甲基氨基甲烷溶液为溶出介质。

经试验，地奥司明在一般与人体相关的常用溶出介质（水、0.1mol/L HCl、磷酸盐缓冲液等）中均不能完全溶解，仅在稀碱性溶液中溶解。实际上地奥司明片的溶出过程仅是一个崩解过程，取出的溶出液虽经过滤但并不澄清，在加入 1 mol/L 氢氧化钠溶液后才能变成澄清溶液，所以标准中暂未设定溶出度检查项，仍用崩解时限来加以控制。

参考文献

[1] 李玉山．地奥司明药理作用及临床应用研究进展［J］．海峡药学，2015，27(12)：81～85

[2] 李文杰，王景荣，何性顺，等．地奥司明的波谱特征与结构确证［J］．理化检验—化学分册，2013，49(8)：897～901

撰写　赵　喆　天津市药品检验研究院

复核　唐素芳　天津市药品检验研究院

西洛他唑

Cilostazol

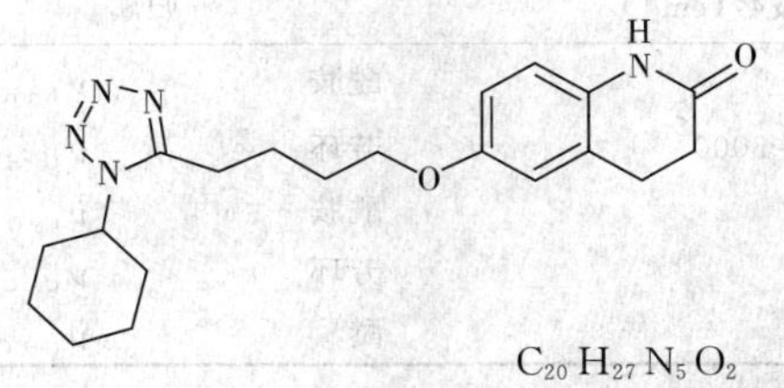

$C_{20}H_{27}N_5O_2$　369.47

化学名： 6-［4-(1-环己基-5-四唑)丁氟基］-1,2,3,4-四氢-2-氧代喹啉

6-［4-(1-cyclohexyl-5-terazolyl)butoxy］-1,2,3,4-tetrahydro-2-oxoquinolinone

英文名： Cilostazol

CAS 号：［73963-72-1］

本品为抗血小板药物，原研厂家为日本大冢制药株式会社。据文献报道[1]，本品可改善因慢性动脉闭塞症引起的溃疡、肢痛、冷感及间接性跛行等缺血性症状。辅助治疗动脉粥样硬化，血栓闭塞性脉管炎，糖尿病所致肢体缺血症，大动脉炎。预防脑梗死复发。本品可抑制血小板及血管平滑肌磷酸二酯酶的活性，使 cAMP 浓度上升，发挥抗血小板聚集及扩张血管作用。口服 100mg 对血小板体外聚集的抑制较相应量的阿司匹林强 7～78 倍。成人一次口服 100mg，2～4 小时后达到血药浓度的峰值，几天后达到稳态。主要经尿、少部分经粪便排泄，消除半衰期为 11～13 小时。

除中国药典（2015）外，USP（37）和 JP（16）亦有收载。

【制法概要】 西洛他唑有多种合成路线[2～5]，但最终步骤相同，均由 2 个中间体对接得到西洛他唑，中间体 1 是 5-(4-氯丁基)-1-环己基-1*H*-四氮基，中间体 2 是 6-羟基 3，4-二氢（1*H*）-喹诺酮（美国药典收载的杂质 A），见图 1。

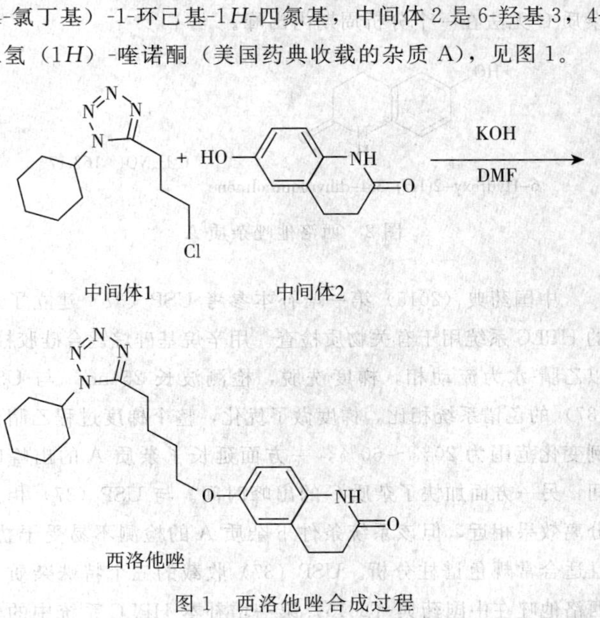

图 1　西洛他唑合成过程

【性状】熔点　中国药典（2015）第一增补本规定熔点为157～161℃，JP（16）规定熔点为158～162℃。

【鉴别】（1）在含量测定项下记录的色谱图中，供试品溶液主峰的保留时间应与对照品溶液主峰的保留时间一致。

（2）本品的红外光吸收图谱应与对照的图谱（光谱集754图）一致，本品的红外光吸收图谱显示的主要特征吸收如下。

波数(cm^{-1})	归属	
3200	酰胺	ν_{N-H}
3100～3000	芳环	ν_{C-H}
1680	酰胺	$\nu_{C=O}$
1510	芳环	$\nu_{C=C}$
1250	醚	ν_{C-O}

【检查】有关物质　采用高效液相色谱法进行检查。

中国药典（2015）采用反相色谱法，用十八烷基硅烷键合硅胶柱，以甲醇-水为流动相，梯度洗脱，检测波长257nm。未设置系统适用性溶液。实际工作中发现，由于整个梯度过程甲醇比例均较高（70%～90%），该条件下杂质分离效果有限。

JP（16）采用正相色谱法，使用硅胶柱，以正己烷-乙酸乙酯-甲醇（10∶9∶1）为流动相，检测波长254nm，以西洛他唑与杂质A峰的分离度大于9进行系统控制。USP（37）采用反相色谱法，用辛烷基硅胶键合硅胶柱（XTerra RP-8），以乙腈-水为流动相，梯度洗脱，检测波长254nm。整个梯度过程乙腈比例在30%～50%范围内变化，以西洛他唑与杂质B峰的分离度大于3.0进行系统控制，与中国药典（2015）的色谱系统相比，该系统检出杂质多，分离效果好。USP（37）收载有杂质A、B、C三个特殊杂质，具体信息见图2～图4。其中杂质A保留时间与死时间接近，杂质C保留较强。USP（37）推荐的XTerra RP-8柱为保留能力较弱的色谱柱，当使用其他类型的C8柱（如Kromasil C8、Boston C8）按USP（37）有关物质液相条件分析时，杂质C无法在一个分析周期内出峰。

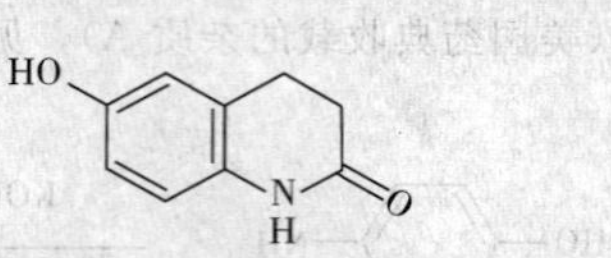

$C_9H_9NO_2$　163.17

6-Hydroxy-2(1*H*)-3,4-dihyroquinolinone

图2　西洛他唑杂质A

中国药典（2015）第一增补本参考USP（37）建立了新的HPLC系统用于有关物质检查。用辛烷基硅烷键合硅胶柱，以乙腈-水为流动相，梯度洗脱，检测波长254nm。与USP（37）的色谱系统相比，梯度做了优化，整个梯度过程乙腈比例变化范围为20%～60%，一方面延长了杂质A的出峰时间，另一方面加快了杂质C的出峰时间。与USP（37）相比分离效果相近，但该系统条件下杂质A的检测不易受干扰，且适合常规色谱柱分析。USP（37）收载的三个特殊杂质与西洛他唑在中国药典（2015）第一增补本HPLC系统中的分离度试验色谱图见图5，有关物质典型色谱图见图6。其中USP（37）中杂质B和C分别对应中国药典（2015）第一增补本中的杂质Ⅰ和Ⅱ，杂质A未收入中国药典。

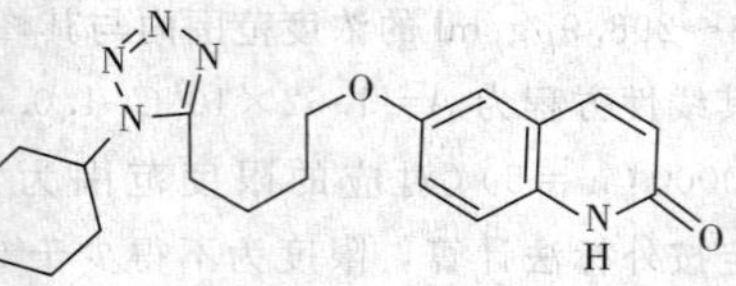

$C_{20}H_{25}N_5O_2$　367.45

6-[4-(1-cyclohexyltetrazol-5-yl)butoxy]-1*H*-quinolin-2-one

图3　西洛他唑杂质B［对应中国药典（2015）第一增补本杂质Ⅰ］

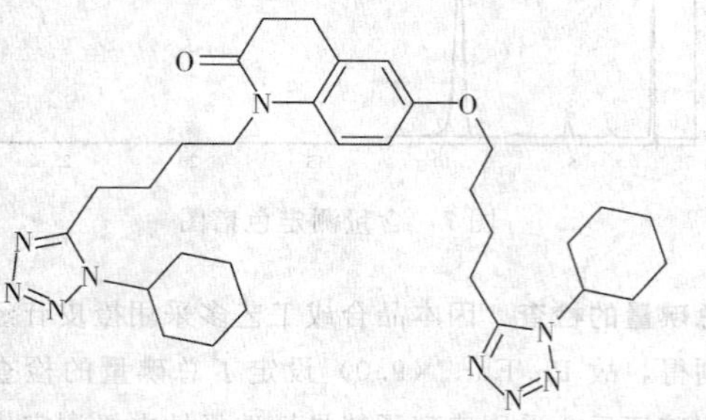

1-(4-(5-Cyclohexyl-1*H*-tetrazol-1-yl)butyl)-6-(4-(cyclohexyl-1*H*-tetrazol-5-yl)butoxy)-3,4-dihydroquinolin-2(1*H*)-one

图4　西洛他唑杂质C［对应中国药典（2015）第一增补本杂质Ⅱ］

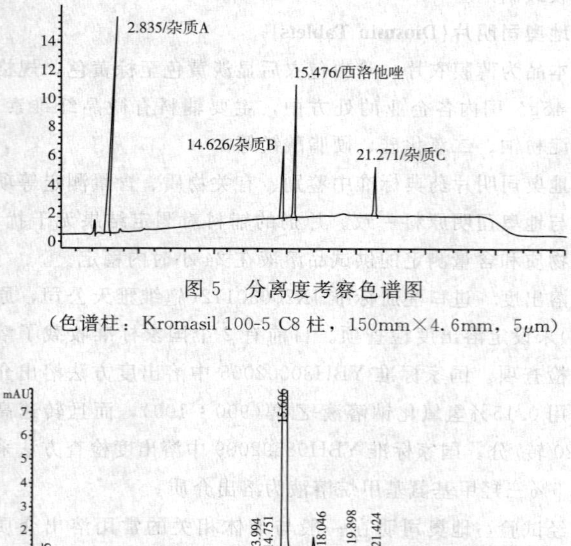

图5　分离度考察色谱图

（色谱柱：Kromasil 100-5 C8柱，150mm×4.6mm，5μm）

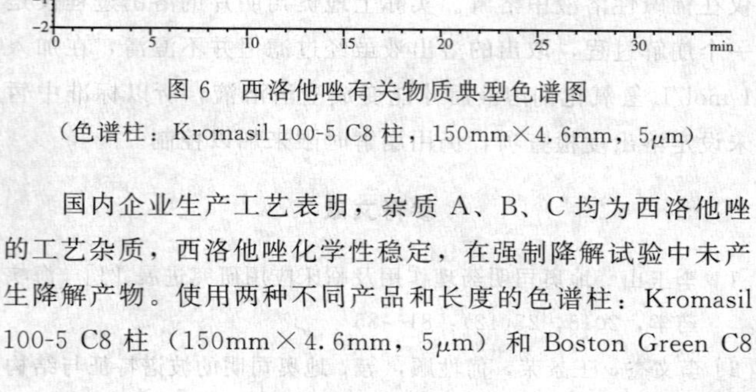

图6　西洛他唑有关物质典型色谱图

（色谱柱：Kromasil 100-5 C8柱，150mm×4.6mm，5μm）

国内企业生产工艺表明，杂质A、B、C均为西洛他唑的工艺杂质，西洛他唑化学性稳定，在强制降解试验中未产生降解产物。使用两种不同产品和长度的色谱柱：Kromasil 100-5 C8柱（150mm×4.6mm，5μm）和Boston Green C8

(250mm×4.6mm，5μm）在进行分离度试验考察，结果均良好，杂质C的相对保留时间分别为1.37和1.38。由于杂质B与主成分相近，故以杂质B与主成分的对照品混合溶液作为系统适用性溶液。

杂质限量设置参考USP（37），单个杂质不得过0.1%，杂质总量不得过0.4%。计算时杂质B与杂质C按加校正因子的主成分自身对照法计算，杂质A在不同色谱柱的相对保留时间有一定的差异，无法像杂质C以相对保留时间定位，但测得校正因子为0.59，可作为未知杂质按加不校正因子的主成分自身对照法计算，从严控制。

西洛他唑与杂质A、B、C的检测限分别为25ng/ml（相当于0.01%水平）、12.5ng/ml（相当于0.005%水平）、50ng/ml（相当于0.02%水平）、50ng/ml（相当于0.02%水平）。供试品溶液在室温条件下16小时内稳定，杂质未明显增加。

残留溶剂 控制残留溶剂包括甲苯、二氯甲烷、丙酮与乙醇。

氯化物 中国药典（2015）规定不得过0.028%，USP（37）规定不得过0.018%，中国药典（2015）第一增补本规定不得过0.018%。

干燥失重 中国药典（2015）第一增补本规定不得过105℃干燥至恒重不得过0.5%，USP（37）规定110℃干燥3小时不得过0.3%，JP（16）规定105℃干燥2小时不得过0.1%

炽灼残渣 中国药典（2015）第一增补本，USP（37），JP（16）均规定遗留残渣不得过0.1%。

重金属 中国药典（2015）规定不得过百万分之二十，USP（37）和JP（16）规定不得过百万分之十，中国药典（2015）第一增补本规定不得过百万分之十。

【含量测定】采用高效液相色谱法。

以外标法定量，西洛他唑在5.445～108.9μg/ml浓度范围内线性关系良好，重复性试验RSD为0.09%(n=5)。供试品溶液在室温条件下8小时内稳定，峰面积未见明显变化。

【制剂】中国药典(2015)收载了西洛他唑胶囊，USP(37)收载了西洛他唑片，JP(16)未收载制剂品种。西洛他唑片之前只在中国药典（2002）增补本中有收载。中国药典（2015）第一增补本收载了西洛他唑片与胶囊。

（1）西洛他唑胶片(Cilostazol Tablets)

本品为白色或类白色片，规格包括50mg与100mg。国内各企业处方中，主要辅料包括乳糖、淀粉、羧甲基淀粉钠、微晶纤维素、羟丙基甲基纤维素、羟丙纤维素、硬脂酸镁等。

有关物质检查与含量测定法均采用高效液相色谱法，色谱条件均与原料药相同。辅料对主成分、特殊杂质的测定无干扰。

（2）西洛他唑胶囊(Cilostazol Capsules)

本品内容物为白色或类白色颗粒或粉末，规格为50mg。国内各企业处方中，主要辅料包括淀粉、羧甲基淀粉钠、微晶纤维素、羟丙基甲基纤维素、硬脂酸镁等。

有关物质与含量测定均采用高效液相色谱法，色谱条件均与原料药相同。辅料对主成分、特殊杂质的测定无干扰。

参考文献

[1] 国家药典委员会. 中华人民共和国药典临床用药须知·化学药和生物制品卷［M］. 北京：中国医药科技出版社，2015：518.

[2] 柳丽艳，王晓伟. 新型药物西洛他唑的合成［J］. 化学工程师，2007，143(8)：1002

[3] 张春雷. 西洛他唑中间体6-羟基-3，4-二氢-2(1H)喹啉酮的合成工艺研）［J］. 浙江化工，2006，37(9)：10

[4] 杜会茹，李丽娟，蒋翠岚，等. 5-(4-氯丁基)-1-环己基-1H-四氮唑的合成研究［J］. 精细与专用化学品，2011，19(12)：36

[5] ZHENG J，LIU Z，DAI YR，et al. Synthesis of Related Substances of Cilostazol［J］. Heterocycles，2009，78(1)：189

撰写 顾 霄 浙江省食品药品检验研究院

复核 陈 悦 王 建 浙江省食品药品检验研究院

曲克芦丁

Troxerutin

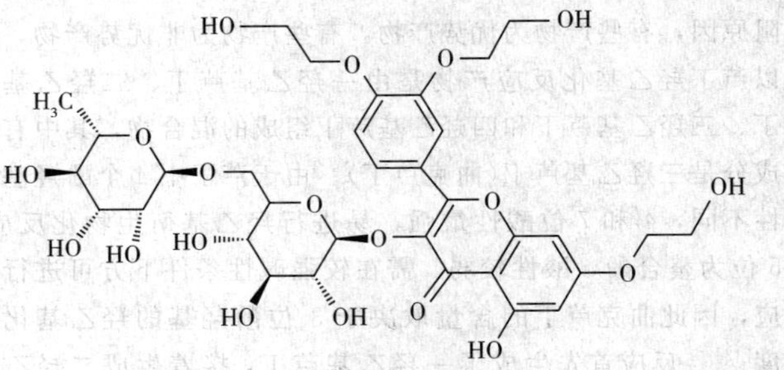

$C_{33}H_{42}O_{19}$ 742.69

化学名：2-[3,4-双(2-羟乙氧基)苯基]-3-[[6-*O*-(6-脱氧-α-L-吡喃甘露糖基)-β-D-吡喃葡萄糖基]氧基]-5-羟基-7-(2-羟乙氧基)-4*H*-1-苯并吡喃-4-酮。

2-[3,4-Bis(2-hydroxyethoxy)phenyl]-3-[[6-*O*-(6-deoxy-α-L-mannopyranosyl)-β-D-glucopyranosyl]oxy]-5-hydroxy-7-(2-hydroxyethoxy)-4*H*-1-benzopyran-4-one

英文名：Troxerutin(INN)

异名：维脑路通、羟乙基芦丁[1]、维生素P4[2]

CAS号：7085-55-4

本品是芦丁经羟乙基化制成的半合成黄酮化合物，主成分为7，3′，4′-三羟乙基芦丁，是毛细血管保护药，主要用于治疗闭塞综合征、血栓性静脉炎、毛细血管出血等。其作用机制是通过抑制前列腺素在体内的生物合成，抑制血小板的凝集，防止血栓形成，同时能对抗5-羟色胺、缓激肽引起的血管损伤，增加毛细血管抵抗力，降低毛细血管通透性，可防止血管通透性升高引起的水肿，对急性缺血性脑损伤有显著的保护作用，临床广泛应用于治疗心脑血管疾病[3,4]。自1960年开始，欧洲已将羟乙基芦丁（oxerutin）用于治疗静脉曲张，此时这类药在北美却尚未应用[5]。近年来的药理研究表明，曲克芦丁还具有镇痛作用、对静脉病的治疗作用、抗炎消菌作用、清除自由基作用以及对糖尿病的治疗作用，在治疗静脉病、脑血管、糖尿病方面应用广泛，在临床上取得了很好的疗效[4,5]。口服曲克芦丁主要从胃肠道吸收，达峰时间(C_{max})1～6小时，血浆蛋白结合率为30%左右，消除半衰期($t_{1/2\beta}$)10～25小时，可能存在肠肝循环，代谢产物70%随粪便排出体外。传统的观念认为曲克芦丁的不良反应较少，仅偶见过有敏反应、胃肠道障碍等，但是近年来的不良反应统计资料表明，曲克芦丁会发生一些较严重的不良反应，包括休克、头疼、腹痛、呼吸困难、哮喘等，尤其以静脉给药的曲克芦丁制剂的过敏反应发生率最高[6~8]。国内最早生产的曲克芦丁制剂（针剂和片剂）在1979年由太原第二制药厂研制成功并用于临床[8]。

除中国药典（2015）收载外，BP（2013）和Ph. Eur.（7.0）亦有收载，USP（36）和JP（16）未见收载该品种。

【制法概要】国内曲克芦丁的制备方法主要是环氧乙烷法[9~12]，具有反应可控、收率高的特点，故应用最为广泛。环氧乙烷法的反应机制是以芦丁和环氧乙烷为原料，在反应介质和催化剂存在下发生Williamson醚化亲核取代反应。由于原料芦丁结构中含有4个酚羟基，理论上应有4个一羟乙基芦丁、6个二羟乙基芦丁、4个三羟乙基芦丁和1个四羟乙基芦丁共15种羟乙基化合物，由于电性效应和空间位阻原因，有些产物为优势产物，有些产物为非优势产物，所以芦丁羟乙基化反应产物是由一羟乙基芦丁、二羟乙基芦丁、三羟乙基芦丁和四羟乙基芦丁组成的混合物，其中有效成分是三羟乙基芦丁（曲克芦丁）。由于芦丁中4个酚羟基酸性不同，4′和7位酸性最强，易进行羟乙基衍生物化反应，5位为螯合酚，酸性较弱，需在较强碱性条件下方可进行反应，因此曲克芦丁的含量取决于3′位酚羟基的羟乙基化程度[13]。反应首先生成了一羟乙基芦丁，接着生成二羟乙基芦丁，再生成三羟乙基芦丁，若环氧乙烷过量，会生成四羟乙基芦丁。但反应并非按这个顺序依次进行，且转化率不可能100%，实际这几种成分同时存在。因此，可以通过控制生产工艺参数，使反应达到三羟乙基芦丁最高而其他羟乙基衍生物尽可能的少，达到提高药效的目的。

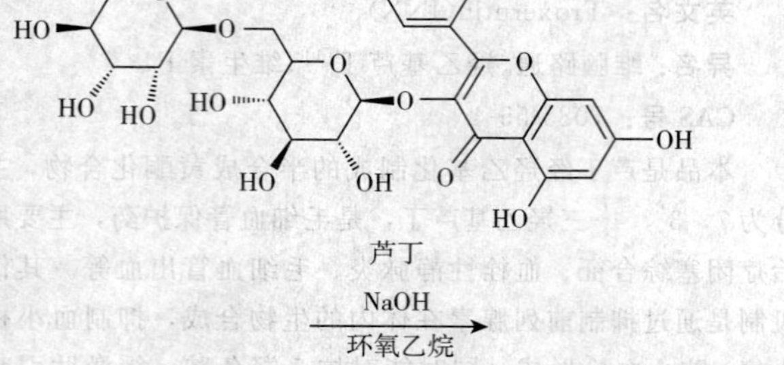

芦丁

NaOH
环氧乙烷

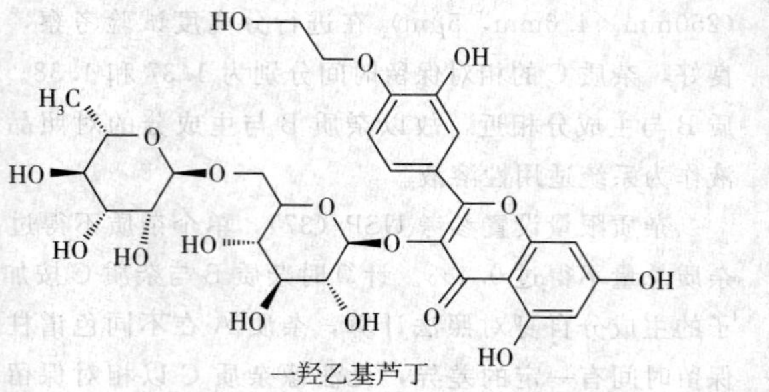

一羟乙基芦丁

环氧乙烷

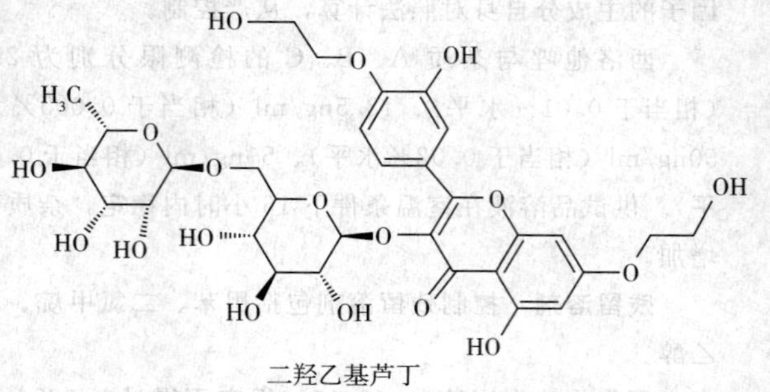

二羟乙基芦丁

环氧乙烷

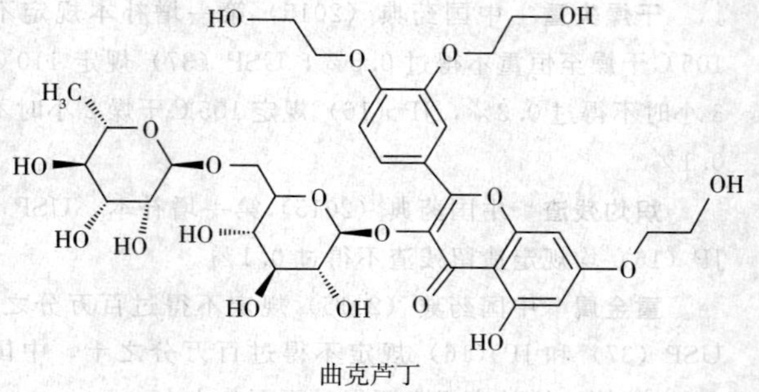

曲克芦丁

环氧乙烷

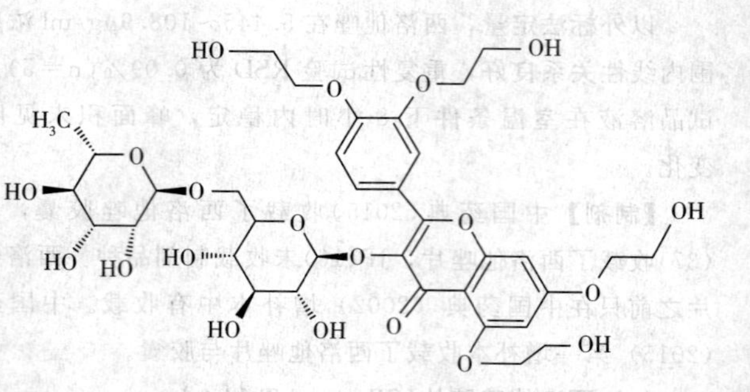

四羟乙基芦丁

【性状】本品为黄色或黄绿色粉末，无臭，有引湿性。国内生产厂家样品颜色相差很大，注射用原料为黄色或黄绿色粉末，口服用原料为浅棕黄色至棕黄色或棕色粉末。曲克芦丁样品的颜色可以反映其精制程度，从多个厂家样品的其他组分检查项结果表明，曲克芦丁的含量越高，样品的颜色越偏向黄色或黄绿色，曲克芦丁的含量为80%以下，基本上都带有明显的棕色，故通过颜色的控制，可以对曲克芦丁的纯度起到控制作用。

【鉴别】(1)盐酸-锌粉反应　是鉴别黄酮化合物的常用方法。曲克芦丁属于黄酮化合物，在盐酸-锌粉的作用下，易被氢化还原从而呈现红色。盐酸-锌粉反应的机制过去解释为由于生成了花色苷元所致，现在认为是因为生成了阳碳离子的缘故[14]。

(2)三氯化铝反应　也是鉴别黄酮化合物的常用方法。由于曲克芦丁分子结构中含有4位羰基和5位羟基，可以和铝盐反应，生成黄色的络合物[15]。

(3)紫外光谱　曲克芦丁水溶液在254nm与347nm的波长处有最大吸收，在283nm的波长处有最小吸收，可以作为紫外特征吸收峰，如图1。

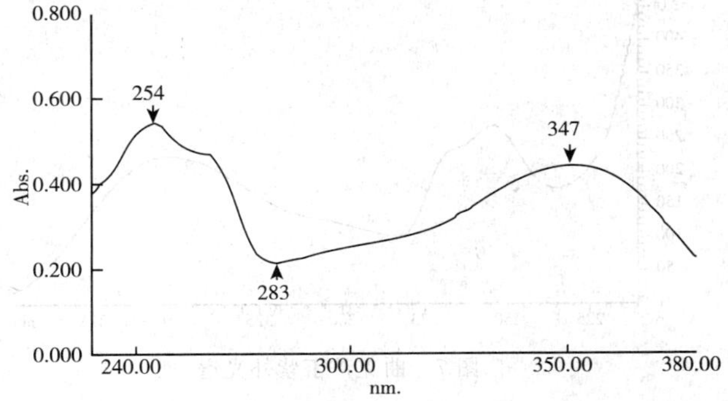

图1　曲克芦丁紫外吸收图谱

(4)高效液相色谱法　该鉴别试验可与含量测定一并进行，详见【含量测定】项下所得典型色谱图。

(5)红外光谱　由于供口服用原料含有较多的其他组分，纯度较低，其红外光谱图与曲克芦丁对照品图谱比较有差别，因此该项鉴别对口服用原料暂未作规定，仅要求供注射用原料进行此项鉴别，采用溴化钾压片法测定的红外光谱见图2，图谱显示的主要特征吸收[16~18]如下。

波数，cm^{-1}	归属	
3406	羟基	ν_{-O-H}
1655	羰基	$\nu_{-C=O}$
1598，1496，1456	苯环	$\nu_{C=C}$
1065，1174，1216，1275，1323	醚	ν_{C-O}
715，806，903	三取代苯环	$\gamma_{=C-H}$

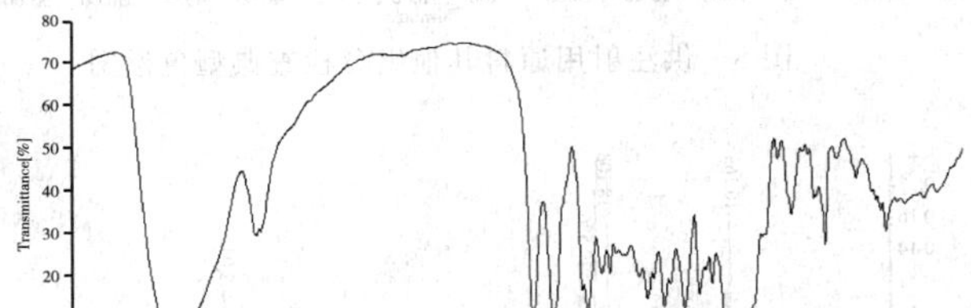

图2　曲克芦丁红外光吸收图谱

【检查】酸度　曲克芦丁作为羟乙基化的芦丁，含有多个酚羟基，水溶液应呈弱酸性。此外，还含有一、二、四羟乙基芦丁等其他组分，对pH值也有一定的影响。供口服用原料和供注射用原料的酸度测定结果pH值均在5.0～6.2，从样品颜色与酸度测定的结果来看，两者未见有明显相关性。

溶液的澄清度　本品溶液的澄清度可以反映精制程度的情况。芦丁几乎不溶于水，随着羟乙基化程度的增加，亲水性增强，曲克芦丁含量越高，溶液越澄清。

其他组分　曲克芦丁的杂质来源主要有①其他羟乙基衍生物：原料芦丁母核结构有4个酚羟基，均有机会与环氧乙烷发生羟乙基反应，生成一、二、三、四羟乙基芦丁，同时一、二、三羟乙基芦丁均有两个以上的同分异构体存在。虽然可以通过控制生产工艺参数，使反应达到7，3′，4′-三羟乙基芦丁最高，但由于转化率不可能100％，故其他羟乙基衍生物及各种可能的异构体均有残留形成杂质；②原料芦丁中的杂质：常见的杂质有槲皮素、皂苷类杂质等。芦丁的来源和提取工艺不同，所含的杂质也不尽相同，这些杂质在制备曲克芦丁时也不能完全除去；③原料芦丁中的杂质可能与环氧乙烷反应生成的新的杂质，如皂苷上的羟基可能与环氧乙烷反应生成羟乙基皂苷类物质而增加其水溶性；④反应过程中芦丁的降解产物。

Ph. Eur.(7.0)和BP(2013)的检测方法一致，采用高效液相色谱法，以0.1mol/L磷酸二氢钠溶液-乙腈(80∶20)(用磷酸调节pH值至4.4)为流动相；流速为0.5ml/min。检测波长：350nm；Ph. Eur.(7.0)是以曲克芦丁对照品配制的溶液作系统适用性溶液，规定以相对保留时间定位主要的四羟乙基芦丁(相对保留时间约0.5)、一羟乙基芦丁(相对保留时间约0.8)、三羟乙基芦丁即曲克芦丁(相对保留时间约1.0)和二羟乙基芦丁(相对保留时间约1.1)，并规定二羟乙基芦丁峰与曲克芦丁峰的峰谷比不小于2.0。

中国药典(2015)的检测方法采用高效液相色谱法，流动相A为磷酸盐缓冲液(0.1mol/L磷酸二氢钠溶液，用磷酸调pH值至4.4)，流动相B为乙腈；流速为每分钟0.5ml/min。检测波长：254nm；先以流动相A∶流动相B(80∶20)比例进行等度洗脱，30分钟后逐步增大流动相B的比例进行梯度洗脱。中国药典采用了新的系统适用性对照品，该对照品由指定的药品生产企业根据曲克芦丁的生产工艺，控制反应条件和工艺参数制备生产出曲克芦丁反应中间体混合物，经与Ph. Eur.(7.0)的系统适用性溶液比对，并经质谱验证，中国药典(2015)的系统适用性对照品除了含有曲克芦丁外，还含有一定比例的四羟乙基芦丁、一羟乙基芦丁、二羟乙基芦丁和芦丁等组分；系统适用性规定了曲克芦丁峰的保留时间约为18分钟，四羟乙基芦丁峰、一羟乙基芦丁峰、芦丁峰、曲克芦丁峰和二羟乙基芦丁峰的相对保留时间分别约为0.5、0.8、0.9、1.0和1.1，上述各峰之间的分离度均应符合要求。选用6种不同品牌的C18色谱柱(规格均为250mm×4.6mm，5μm)考察中国药典(2015)系统适用性溶液，结果各组分在不同色谱柱的出峰顺序均相同，按四羟乙基芦丁、一羟乙基芦丁、芦丁、曲克芦丁、二羟乙基芦丁顺序出峰，相对保留时间分别为0.51～0.57、0.86～

0.90、0.89～0.95、1.0、1.06～1.07。6条色谱柱中曲克芦丁和二羟乙基芦丁均能得到较好的分离，但是一羟乙基芦丁峰和芦丁峰仅在 Venusil MP C18 和 Gemini C18 色谱柱中分离度较好(大于1.5)，在其他4条色谱柱中未完全分离或不能分离，表明中国药典(2015)系统适用性能保证各潜在的组分和杂质得到较好的分离，但对色谱柱有一定的选择性。为了更好的重现系统适用性实验，并使各组分的分离度达到要求，中国药典(2015)标明了色谱柱的品牌和规格。鉴于一羟乙基芦丁和二羟乙基芦丁均有多个异构体(图3中峰2和峰6均为一羟乙基芦丁，峰5和峰7均为二羟乙基芦丁)，不同企业实际样品中的异构体种类可能有所不同，所有在标准正文中仍按 Ph. Eur. (7.0) 规定相对保留时间0.8为一羟乙基芦丁，相对保留时间为1.1为二羟乙基芦丁，典型的系统适用性色谱图见图3。DAD检测表明曲克芦丁及其主要已知组分在254nm和350nm波长处均有最大吸收峰，且在254nm处吸光强度比在350nm处大。(图4～图7)

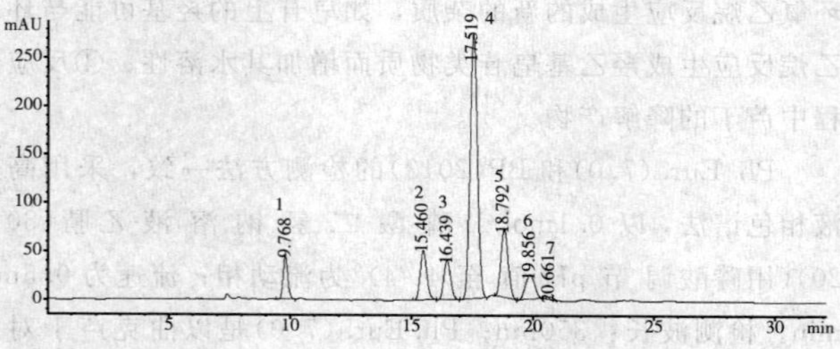

图3　系统适用性色谱图

(Gemini C_{18}，250mm×4.6mm，5μm)

(1. 四羟乙基芦丁　2. 一羟乙基芦丁　3. 芦丁　4. 曲克芦丁　5. 二羟乙基芦丁)

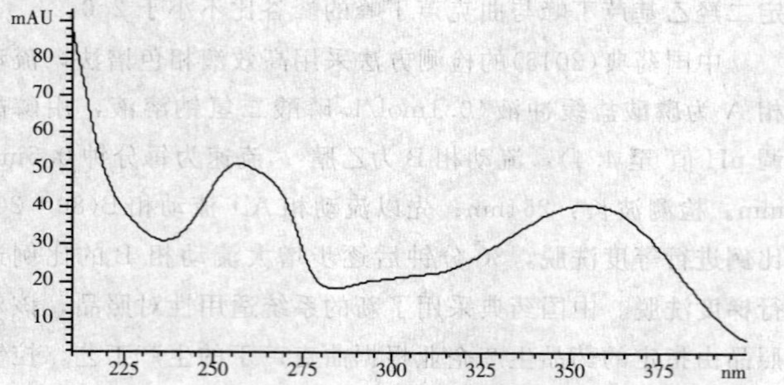

图4　一羟乙基芦丁紫外光谱

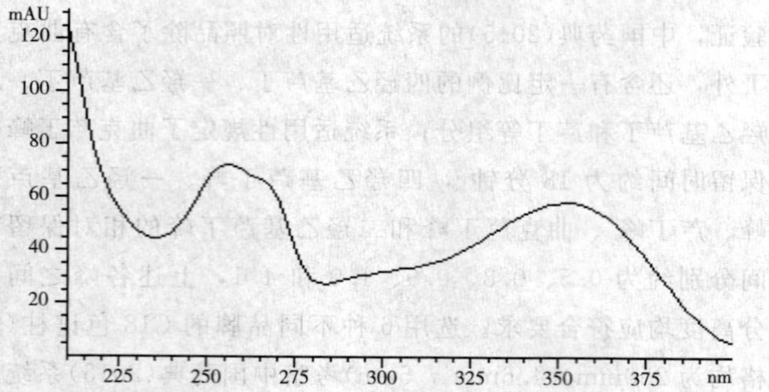

图5　二羟乙基芦丁紫外光谱

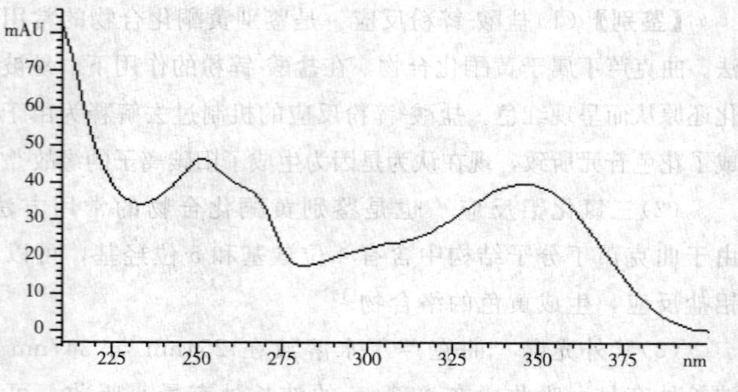

图6　四羟乙基芦丁紫外光谱

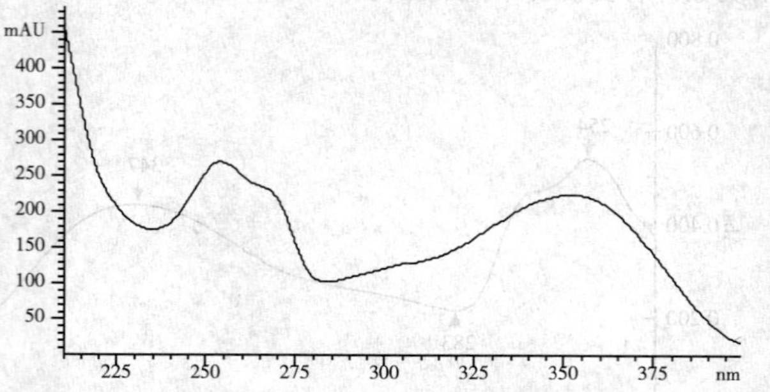

图7　曲克芦丁紫外光谱

破坏性试验研究表明，在254nm波长下检出的杂质峰的个数较多，故选择检测波长为254nm。曲克芦丁与一、二、四羟乙基芦丁结构相似，极性相近，较难分离，故用较低的流速(0.5ml/min)洗脱能得到较好的分离。采用 Ph. Eur. (7.0) 的色谱条件等度洗脱(20%乙腈)，曲克芦丁供试品中绝大多数杂质均能在30分钟内被洗脱，30～70分钟之间无明显的杂质峰，但在75分钟和85分钟的位置，检出较大杂质峰，为缩短检验时间，使该两杂质尽快洗脱，采用在30分钟内按等度条件洗脱，30分钟后增加洗脱强度。方法学考察表明曲克芦丁线性范围为10～1561μg/ml，相关系数1.0000；定量限为0.2μg/ml，检测限为0.06μg/ml。供注射用原料其他组分典型色谱图见图8，供口服用原料其他组分典型色谱图见图9。

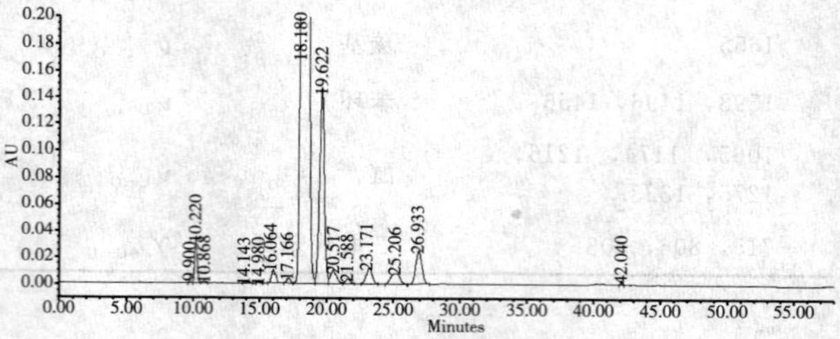

图8　供注射用原料其他组分检查典型色谱图

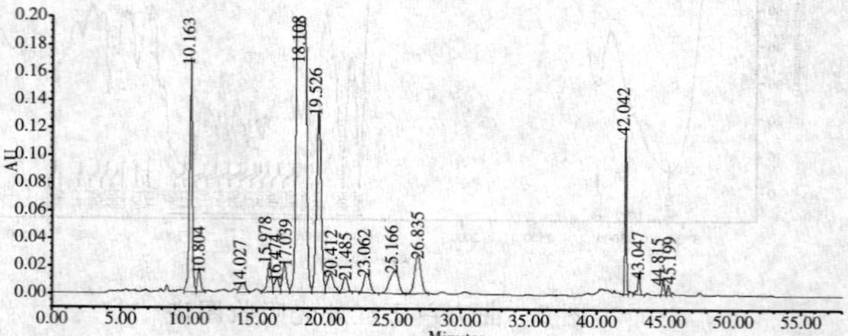

图9　供口服用原料其他组分检查典型色谱图

曲克芦丁与一、二、四羟乙基芦丁结构相似，紫外光谱基本相同，均可以采用 254nm 作为最大吸收波长来计算；此外，曲克芦丁线性范围较宽，为 10～1561 μg/ml，相关系数为 1.0000，分别采用归一化法和自身对照法来计算其他组分，结果均准确可靠。通过比较归一化法和自身对照法计算结果，供注射用原料两种计算方法结果差别较小，而供口服用原料用主成分自身对照法计算结果偏高，其原因是由于供口服用原料纯度较低，除主成分外还含有较大比例的其他组分。综合考虑，以归一化法计算更为合理。Ph. Eur.(7.0)和 BP(2013)采用归一化法计算，主峰不得低于 80%，除主峰外，单个最大峰不得大于 10%，其他任意单个峰不得大于 5%。由于曲克芦丁原料分为供口服用和供注射用两种不同的规格，结合曲克芦丁注射剂临床不良反应较多的情况，中国药典(2015)将供口服用原料和供注射用原料限值分别规定，供注射用原料限值严格，不仅规定了一羟、二羟和四羟乙基芦丁的含量限度，还对其他单个未知杂质和未知总杂质的量进行了规定，最大限度保障了产品使用的安全性。

残留溶剂 由于本品合成工艺中使用环氧乙烷，大部分企业用甲醇为溶剂，故对环氧乙烷和甲醇进行检查。甲醇与环氧乙烷均为二类溶剂，ICH 对甲醇和环氧乙烷的限度规定为：甲醇不得过 0.3%，环氧乙烷不得过 0.388%。Ph. Eur.(7.0)和 BP(2013)仅规定了环氧乙烷不得过 1ppm，但按该法检验，环氧乙烷的线性范围为 10～200μg/ml，定量限为 2ppm，故不合理；16 批样品经检验均未检出环氧乙烷，其中 3 批检出甲醇，含量均小于 0.1%。根据 ICH 的规定并参考样品中环氧乙烷的检测结果，制定了以定量限的 5 倍为限值，即环氧乙烷的限度为不得过 10ppm，甲醇的限度按 ICH 和中国药典的规定，限度为 0.3%。

水分 本品为结晶性粉末，在显微镜下观察为针状及柱状结晶，具明显的双折射和消光位现象，不含结晶水，但样品具有引湿性，故需对水分进行控制。Ph. Eur.(7.0)和 BP(2013)采用干燥失重法测定，105℃干燥 4 小时，限度为 5.0%。中国药典(2015)的方法沿袭了国产曲克芦丁一贯的检测方法，即按照中国药典通则 0832 第一法中容量滴定法测定，限度为 4.0%。取曲克芦丁样品，在 105℃干燥 4 小时后，置于用干燥硅胶作吸湿剂的干燥器内，放置 30 分钟开始称重，在 3 小时内，每 30 分钟称重一次，样品重量每小时按约 0.2%的速率增重，表明干燥后的曲克芦丁具有引湿性，干燥失重后的样品在较长时间内不能达到平衡状态。上述两种方法相比较，容量滴定法的测定时间较短且准确，故中国药典(2015)仍然采用容量滴定法测定水分，限度保持不变，为 4.0%。

炽灼残渣 BP(2013)和 Ph. Eur.(7.0)均规定限度均为 0.4%。中国药典(2015)将曲克芦丁原料分为供口服用和供注射用两种不同的规格，含量限度规定分别为不得少于 88.0%(供注射用)或 80.0%(供口服用)，因此炽灼残渣的限度也按不同用途分别规定，将供注射用原料炽灼残渣限度订为 0.2%，比 BP(2013)严格；供口服用原料与 BP(2013)相同，订为 0.4%。

重金属 本品是由芦丁经羟乙基化制成，而芦丁原料是从药材槐米提取而来[18,19]，药材槐米的来源由于产地和生长环境的不同，金属离子含量亦不同，因此对其中残留的重金属，需要进行控制。BP(2013)和 Ph. Eur.(7.0)均对重金属进行了规定，限度为不得过 20ppm。中国药典(2015)按原料的不同用途，对重金属的限度作了分别规定：含重金属不得过百万分之十(供注射用)或百万分之二十(供口服用)。

异常毒性 曲克芦丁是以芦丁和环氧乙烷为原料，在反应介质和催化剂存在下发生反应制备而成，而芦丁原料是从天然植物槐米中提取分离纯化得到的黄酮类化合物，除主成份芦丁外还含有的槲皮素和黏液质等杂质[20,21]，对制备曲克芦丁质量有影响。曲克芦丁作为多组分的化合物，含有一定量的未知组分，且用供注射用原料制备的注射剂，其用法均为静脉滴注，按《注射剂安全性检查法应用指导原则》的要求，所用原料系动植物来源或微生物发酵液提取物，组分结构不清晰或有可能污染毒性杂质且缺乏有效的理化分析方法的静脉用注射剂，应考虑设立异常毒性检查项的原则，对供注射用原料增加此项检查。参考注射用曲克芦丁的各企业标准（YBH02312005，YBH06132005，YBH00362005），异常毒性检查中供试品溶液主要有三种不同的浓度，分别为每 1ml 含曲克芦丁 30mg、40mg 和 50mg，为了最大限度保证注射剂安全性，供注射用原料的异常毒性检查供试品溶液的浓度定为含曲克芦丁 50mg/ml，静脉注射，7 批供注射用原料经检验，结果均符合规定。

【含量测定】 Ph. Eur. (7.0) 采用紫外吸收系数法，以 350nm 波长吸收值计算，样品的含量测定结果均比 HPLC 方法的测定结果高 10%～30%，原因是国内原料主成分含量较低，其他组分含量较多，而且其他组分均在 350nm 波长处有最大吸收，测定吸收值未能有效反映曲克芦丁的含量，因此含量测定应采用专属性较高 HPLC 方法，不宜用紫外吸收系数法。

含量测定 HPLC 色谱条件及系统适用性要求与其他组分检查基本相同，仅洗脱程序不同，采用了其他组分检查中的 0～30 分钟的等度洗脱程序。含量测定的样品色谱图见图 10。

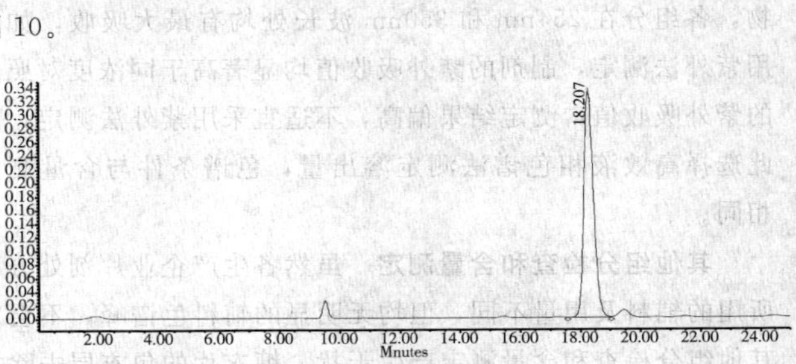

图 10 含量测定样品色谱图

【贮藏】 遮光，密闭，在阴凉处保存。由于本品具有引湿性，需密闭贮藏。本品性质较稳定，生产企业提供的 24 个月长期留样稳定性研究资料表明，曲克芦丁(注射用和口服用)在性状、酸度、水分、其他组分、含量测定等结果均在 24 个月内无明显变化。

【制剂】曲克芦丁片(Troxerutin Tablets)

中国药典(2015)收载了曲克芦丁片，规格有 60mg 和 180mg；BP(2013)、Ph. Eur. (7.0)、USP(36)和 JP(16)均未收载制剂品种。

国内片剂产品主要为糖衣片或薄膜衣片，所用的主要辅料有淀粉、糊精、蔗糖、滑石粉、磷酸氢钙和硬脂酸镁等，均为常见辅料。

其他组分　曲克芦丁是芦丁经羟乙基化制成，由于原料芦丁结构中含有 4 个酚羟基，所以芦丁羟乙基化反应产物是由一羟乙基芦丁、二羟乙基芦丁、三羟乙基芦丁和四羟乙基芦丁组成的混合物，其中有效成分是三羟乙基芦丁(曲克芦丁)。为了保障曲克芦丁片的临床疗效，有必要对其他组分进行控制。参考中国药典(2015)曲克芦丁原料的规定，本品其他组分的限度规定为：按归一化法计算，除曲克芦丁峰外，单个最大组分峰不得大于 10.0%，其他单个组分峰不得大于 5.0%，各组分的和不得大于 20.0%。

溶出度　薄膜衣片为水溶性薄膜而崩解较快，而糖衣片由于包衣层含有较多的滑石粉等难溶性辅料导致崩解较慢，在前 10 分钟均有明显的溶出时滞，影响了片芯的溶出，故有必要进行溶出度检查。以水 900ml 为溶出介质，采用第二法，转速为每分钟 75 转，经 45 分钟时取样滤过测定，限度为标示量的 80%。五家不同企业产品的溶出曲线见图 11。企业 2 为薄膜衣片，其他企业均为糖衣片。

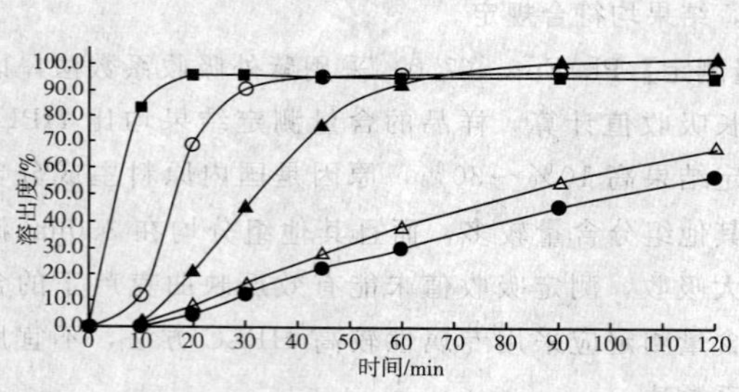

图 11　曲克芦丁片溶出曲线图

由于曲克芦丁是以三羟乙基芦丁为主，同时含有四羟乙基芦丁、单羟乙基芦丁和二羟乙基芦丁等组分的多组分混合物，各组分在 254nm 和 350nm 波长处均有最大吸收，如采用紫外法测定，制剂的紫外吸收值均显著高于同浓度对照品的紫外吸收值，测定结果偏高，不适宜采用紫外法测定，因此选择高效液相色谱法测定溶出量，色谱条件与含量测定相同。

其他组分检查和含量测定　虽然各生产企业片剂处方中所用的辅料及用量不同，但均无明显的辅料色谱峰，不会对其他组分检查和含量测定产生干扰。糖衣片的包衣层去除与否对含量测定结果有较大影响，考虑糖衣片包衣工艺步骤较多，可能存在包衣不匀的情况，糖衣片应除去包衣后测定含量。含量测定的方法回收率为 99.8%，RSD 为 0.5%(n=9)。

参考文献

[1] 国家食品药品监督管理国家药品标准 WS-10001-(HD-0226)-2002.

[2] 赵志刚，王爱国，刘玉辉，等．当代药品商品名与别名辞典．北京：中国医药科技出版社，1999：299.

[3] 付远清．曲克芦丁的药理性质及临床应用概况［J］．中国医药指南，2012，10 (7) ：59-60.

[4] 曹婉鑫，唐瑶，陈洋．曲克芦丁药理作用的研究进展［J]．中国食物与营养，2015，21 (9) ：73-75。

[5] 周昌奎，吴晓华．曲克芦丁临床研究新进展［J］．中国生化药物杂志，2005，26(5)：317-319。

[6] 龙华．维脑路通的不良反应分析［J］．广东药学，2003，13 (3) ：57-59。

[7] 曾聪彦．曲克芦丁注射剂致 76 例不良反应文献分析［J］．中国执业药师，2012，9 (7) ：18-22.

[8] 冯亚楠，刘欣欣，李永辉等．61 例曲克芦丁制剂不良反应的文献分析［J］．中国药物警戒，2015，(11)：683-686。

[9] 黄新苹，黄艳芹，杨冉，等．曲克芦丁合成工艺研究［J］．河南师范大学学报，2011，39 (3) ：89-91。

[10] 李玉山．曲克芦丁的合成工艺研究［J］．应用化工，2008，37 (8) ：1060-1062。

[11] 李灵芝，程霄云，刘明月，等．曲克芦丁的制备及实验研究［J］．山西医科大学学报，2003，34 (4) ：316-317.

[12] 姜玉钦，吴凯，毛龙飞，等．曲克芦丁新工艺合成研究［J］．河南师范大学学报，2017，45 (4) ：67-71.

[13] 王厚全，任慧霞，王本杰，等．三羟乙基芦丁对照品的制备［J］．中国药学杂志，2004，39 (7) ：548-549。

[14] 裴月湖．天然药物化学．北京：人民卫生出版社，2016：156-157.

[15] 李军，徐本明，刘珂．曲克芦丁对照品的制备液相色谱法分离［J］．中国医药工业杂志，2004，35 (5) ：285-287。

[16] 徐启杰，时文中，刘大勇．曲克芦丁钯配合物的制备及其表征［J］．河南科学，2012，30(3)：320-324。

[17] 陈来成，赵梦溪，褚意新，等．曲克芦丁-铵(III)配合物的制备及表征［J］．广东化工，2016，43(3)：49-51。

[18] 舒晓宏，冯梅，陈华，等．槐花米中芦丁提取最佳 pH 值的实验研究［J］．大连医科大学学报，2005，27(2)：91-92。

[19] 李颖平．用碱溶酸沉法从槐米中提取芦丁工艺的优化［J]．山西农业科学，2015，43(6)：751-753。

[20] 魏江存，陈勇，阙祖亮，等．优化槐米中芦丁提取工艺的实验研究［J］．井冈山大学学报（自然科学版)，2017，38(2)：91-95。

[21] 贾佼佼，苗明三．槐花的化学药理及临床应用［J］．中医学报，2014，29(5)：716-717。

撰写　施洁明　　广州市药品检验所

复核　林　玲　董顺玲　广州市药品检验所

吗替麦考酚酯

Mycophenolate Mofetil

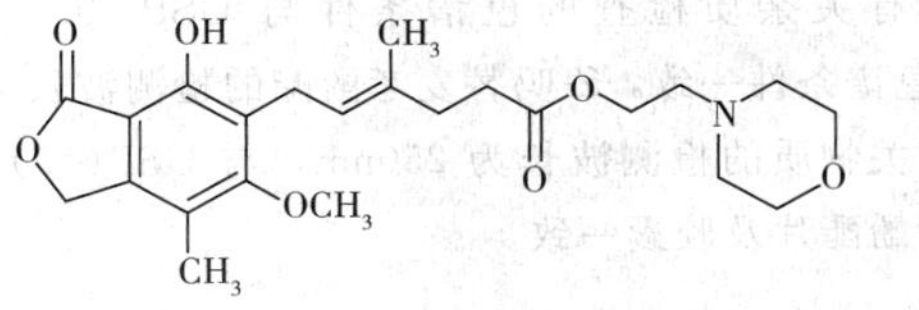

$C_{23}H_{31}NO_7$　433.49

化学名：(*E*)-6-(4-羟基-6-甲氧基-7-甲基-3-氧代-1，3-二氢异苯并呋喃-5-基)-4-甲基-4-己烯酸 2-(吗啉-4-基)乙酯

2-morpholinoethyl (*E*)-6-(4-hydroxy-6-methoxy-7-methyl-3-oxo-5-phthalanyl)-4- methyl-4-hexenoate

英文名：Mycophenolate　Mofetil

CAS 号：[128794-94-5]

本品是麦考酚酸(霉酚酸，MPA)的 2-乙基酯类衍生物，口服后迅速吸收并代谢为活性代谢产物 MPA。MPA 是强效的、选择性的、非竞争性和可逆性的次黄嘌呤单核苷酸脱氢酶(IMPDH)抑制剂，可抑制鸟嘌呤核苷的合成使之不能形成 DNA，因为 T 和 B 淋巴细胞的增殖严格依赖于嘌呤的合成，故可抑制淋巴细胞产生抗体；MPA 还可以抑制淋巴细胞和单核细胞糖蛋白的糖基化，而抑制白细胞进入炎症和移植物排斥反应的部位。临床上用于接受同种异体肾脏或肝脏移植患者中预防器官的排斥反应，也可用于有以下临床情况的自身免疫病：狼疮性肾炎、原发性小血管炎导致的肾损害、难治性肾病综合征、不能耐受其他免疫抑制药或疗效不佳或有严重器官损害的(弥漫性)结缔组织病。本品口服吸收迅速，基本完全吸收，迅速并完全代谢为活性代谢产物 MPA，MPA 代谢为无药理活性的酚化葡糖醛麦考酚酸(MPAG)，MPAG 通过肝肠循环转化成 MPA。口服吗替麦考酚酯的平均绝对生物利用度相当于静脉注射的 94%，食物对吸收的程度无影响，但使 MPA 的 C_{max} 降低 40%。本品大多数(约 87%)以 MPAG 形式从尿液中排出，少量以 MPA 形式从尿液中排出，MPA 和 MPAG 通常不能通过血液透析排出。本品的主要不良反应为：呕吐、腹泻等肠胃道症状，白细胞减少症、败血症，尿频以及某些类型感染的发生率增加，偶见高尿酸血症、高血钾症、肌痛或嗜睡[1]。

本品由瑞士罗氏(Roche)公司研发，于 1995 年首次在美国上市。我国扬州制药有限公司生产的吗替麦考酚酯原料于 2004 年 11 月 8 日首先获得批准文号(国药准字 H20045886)。

除中国药典(2015)收载外，BP(2017)、Ph. Eur. (9.0) 和 USP(40)亦有收载。

【制法概要】根据参考文献和国内企业提供的资料，本品主要以麦考酚酸(霉酚酸)为起始原料，与 4-(2-羟乙基)吗啉反应生成，经浓缩、提取、洗涤、结晶，过滤处理，得粗品，粗品再经溶解、脱色、过滤、浓缩、析晶、过滤、干燥、粉碎等工艺制得[2,3]。

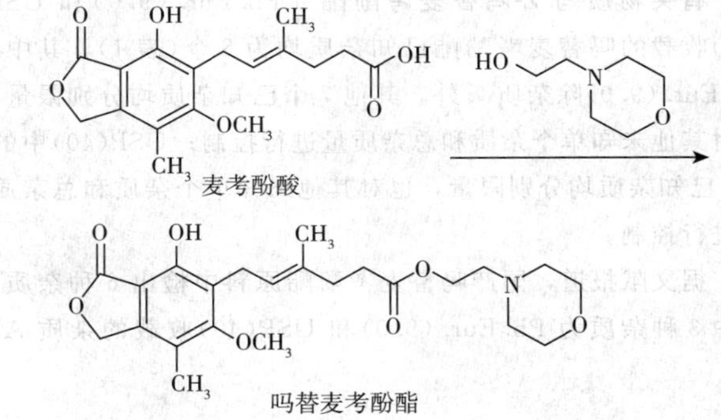

麦考酚酸

吗替麦考酚酯

麦考酚酸主要由青霉菌发酵制取。马丁代尔药典(38)收载麦考酚酸由葡枝青霉菌(penicillium stoloniferum)发酵制取；根据国内文献报道和企业提供资料，国内的麦考酚酸主要由短密青霉菌(penicillium brevicompactum ATCC16024)发酵制取[4,5]。

【性状】本品为白色或类白色结晶性粉末。

熔点　本品的熔点为 93～99℃，熔距应在 3℃以内，Ph. Eur. (9.0)规定熔点约为 96℃。

【鉴别】(1)本品 25μg/ml 的 0.1mol/L 盐酸溶液在 250nm 与 304nm 波长处有最大吸收，见图 1。

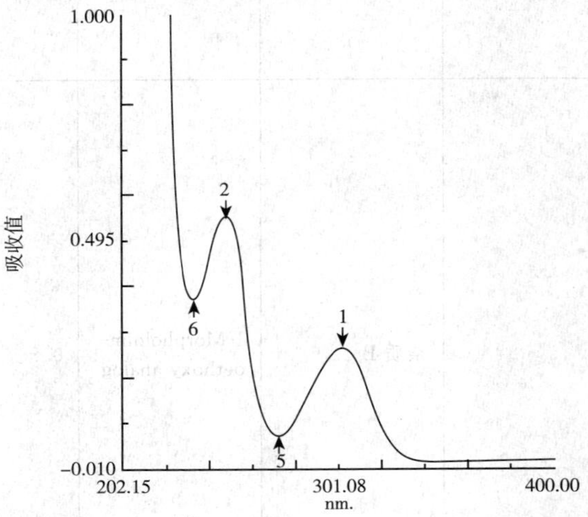

图 1　吗替麦考酚酯紫外光谱图(0.1mol/L 盐酸溶液)

(2)本品的红外光吸收图谱应与对照图谱(光谱集 1241 图)一致，本品的红外吸收图谱显示的主要特征吸收如下。

波数(cm^{-1})	归属
3330	羟基　ν_{O-H}
1740	酯　$\nu_{C=O}$
1620，1490，1460	烯，芳环 $\nu_{C=C}$
1113，1134	醚　ν_{C-O}

【检查】溶液的澄清度与颜色　本品 10mg/ml 的 96%乙

醇溶液应澄清无色。与 Ph. Eur. (9.0) 同条件下规定的溶液外观一致。

有关物质与 *Z*-吗替麦考酚酯 Ph. Eur. (9.0) 和 USP (40) 收载的吗替麦考酚酯已知杂质均为 8 个(表 1)，其中，Ph. Eur. (9.0)除杂质 C 外，其他 7 个已知杂质均分别限量，并对其他未知单个杂质和总杂质量进行控制；USP(40)中的 8 个已知杂质均分别限量，也对其他未知单个杂质和总杂质量进行控制。

据文献报道，国产吗替麦考酚酯原料中检出 6 种杂质，其中 3 种杂质为 Ph. Eur. (9.0) 和 USP(40)收载的杂质 A、杂质 G 和杂质 D；另 3 种杂质未收载，相对保留时间分别为 0.30、0.34、0.66，见表 1、图 2[6]。

中国药典(2015)主要收载的已知杂质为杂质 A、杂质 C (Z-吗替麦考酚酯)、杂质 F(麦考酚酸)和杂质 H，其中杂质 C 和杂质 F 作为已知杂质控制，其他杂质均作为未知杂质控制。其有关杂质检查的色谱条件与 USP(40)、Ph. Eur. (9.0)色谱条件一致，Z-吗替麦考酚酯的检测波长为 215nm，其他有关物质的检测波长为 250nm，与 USP(40)收载的吗替麦考酚酯片及胶囊一致。

表 1 各国药典收载的已知杂质

中国药典(2015)	Ph. Eur. (9.0)	USP(40)	与主成分的相对保留时间	结构式
杂质 A	杂质 A	Mycophenolate mofetil related compound A	0.4	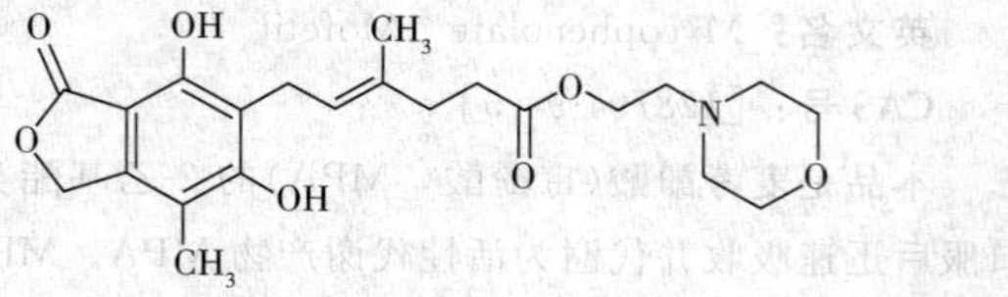 $C_{22}H_{29}NO_7$ 419.47 (4*E*)-6-(4，6-二羟基-7-甲基-3-氧代-1，3-二氢异苯并呋喃-5-基)-4-甲基-4-己烯酸 2-(吗啉-4-基)乙酯 2-(morpholin-4-yl) ethyl (4*E*)-6-(4，6-dihydroxy-7-methyl-3-oxo-1，3-dihydroisobenzofuran-5-yl)-4-methylhex-4-enoate
/	杂质 B	1-Morphololin-oethoxy analog	0.8	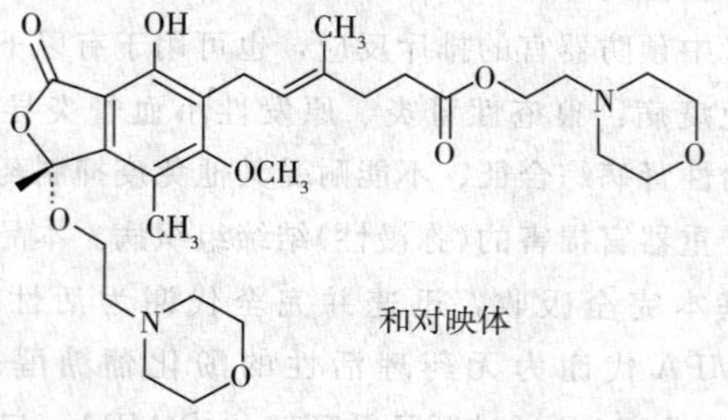 和对映体 $C_{29}H_{42}N_2O_9$ 562.65 (4*E*)-6-[(1*RS*)-4-羟基-6-甲氧基-7-甲基-1-[2-(吗啉-4-基)乙氧基]-3-氧-1，3-二氢异苯并呋喃-5-基)-4-甲基-己烯酸 2-(吗啉-4-基)乙酯 2-(morpholin-4-yl) ethyl (4E)-6-[(1RS)-4-hydroxy-6-methoxy-7-methyl-1-[2-(morpholin-4-yl) ethoxyl]-3-oxo-1，3-dihydroisobenzofuran-5-yl)]-4-methylhex-4-enoate)
Z-吗替麦考酚酯(杂质 C)	杂质 C	/	1.1	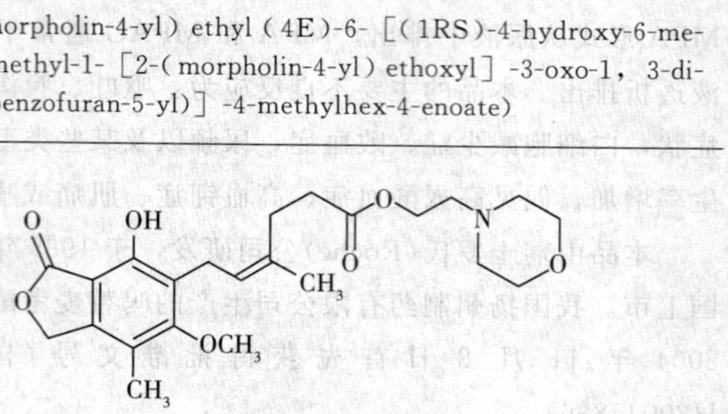 $C_{23}H_{31}NO_7$ 433.49 (*Z*)-6-(4-羟基-6-甲氧基-7-甲基-3-氧代-1，3-二氢-异苯并呋喃-5-基)-4-甲基-4-己烯酸 2-(吗啉-4-基)乙酯 2-(morpholin-4-yl) ethyl (4Z)-6-(4-hydroxy-6-methoxy-7-methyl-3-oxo-1，3-dihydroisobenzofuran-5-yl)-4-methylhex-4-enoate

续表

中国药典(2015)	Ph. Eur. (9.0)	USP(40)	与主成分的相对保留时间	结构式
/	杂质 D	O-Methyl analog	1.2	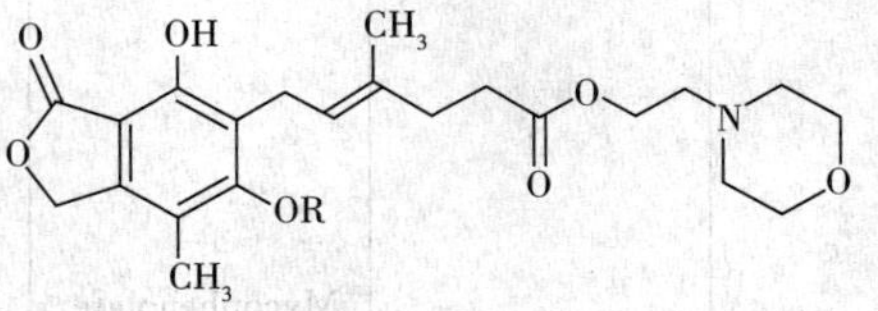 R = CH_3 $C_{24}H_{33}NO_7$ 447.52 (4*E*)-6-(4，6-二甲氧基-7-甲基-3-氧-1，3-二氢异苯并呋喃-5-基)-4-甲基-4-己烯酸 2-(吗啉-4-基)乙酯 2-(morpholin-4-yl)ethyl(4*E*)-6-(4，6-dimethoxy-7-methyl-3-oxo-1，3-dihydroisobenzofuran-5-yl)-4-methylhex-4-enoate)
/	杂质 E	Methylmycophenolate	1.9	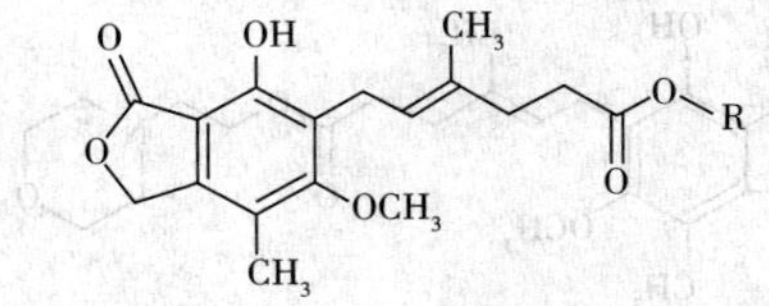 R = CH_3 $C_{18}H_{22}O_6$ 334.36 (4*E*)-6-(4-羟基-6-甲氧基-7-甲基-3-氧-1，3-二氢异苯并呋喃-5-基)-4-甲基己烯酸甲酯 methyl (4*E*)-6-(4-hydroxy-6-methoxy-7-methyl-3-oxo-1，3-dihydroisobenzofuran-5-yl)-4-methylhex-4-enoate)
杂质 F (麦考酚酸)	杂质 F	Mycophenolic acid	0.3	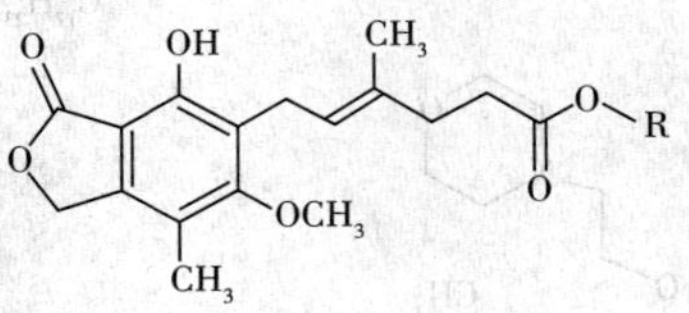 R = H $C_{17}H_{20}O_6$ 320.34 (4*E*)-6-(4-羟基-6-甲氧基-7-甲基-3-氧-1，3-二氢异苯并呋喃-5-基)-4-甲基-4-己烯酸 (4*E*)-6-(4-hydroxy-6-methoxy-7-methyl-3-oxo-1，3-dihydroisobenzofuran-5-yl)-4-methylhex-4-enoic acid
/	杂质 G	N-Oxide analog	0.6	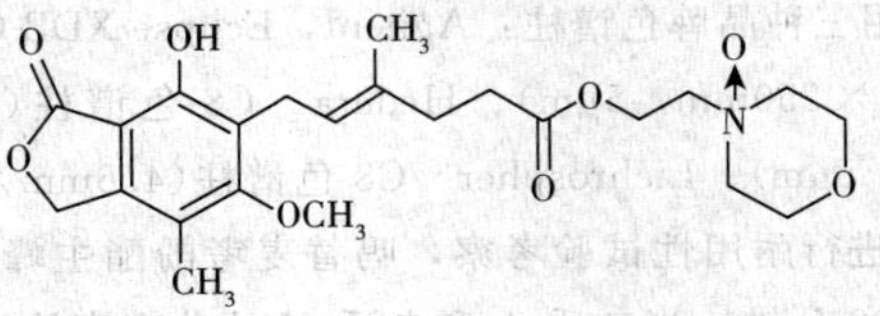 $C_{23}H_{31}NO_8$ 449.49 2-(吗啉-4-基)乙基(4*E*)-6-(4-羟基-6-甲氧基-7-甲基-3-氧-1，3-二氢异苯并呋喃-5-基)-4-甲基己烯酸酯 *N*-氧化物 2-(morpholin-4-yl)ethyl (4*E*)-6-(4-hydroxy-6-methoxy-7-methyl-3-oxo-1，3-dihydroisobenzofuran-5-yl)-4-methylhex-4-enoate *N*-oxide

续表

中国药典(2015)	Ph. Eur.(9.0)	USP(40)	与主成分的相对保留时间	结构式
杂质 H	杂质 H	Mycophenolate mofetil related compound B	0.5	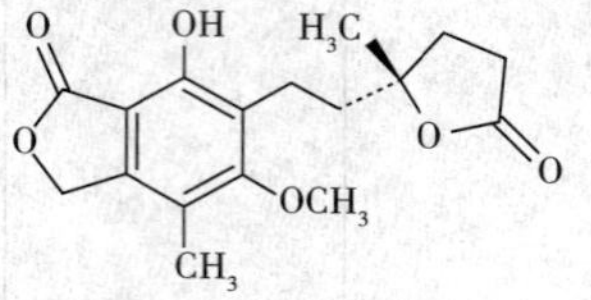 $C_{17}H_{20}O_6$ 320.34 7-羟基-5-甲氧-4-甲基-6-［2-［(2*RS*)-2-甲基-5-酮基四氢呋喃-2-基］乙基］异苯并呋喃-1(3*H*)-酮 7-hydroxy-5-methoxy-4-methyl-6-［2-［(2*RS*)-2- methyl -5-oxotetrahydrofuran-2-yl］ethyl］isobenzofuran-1(3*H*)-one

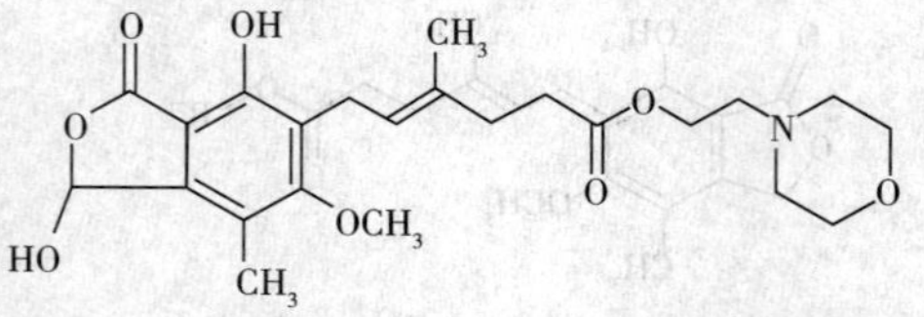

$C_{23}H_{31}NO_8$ 449

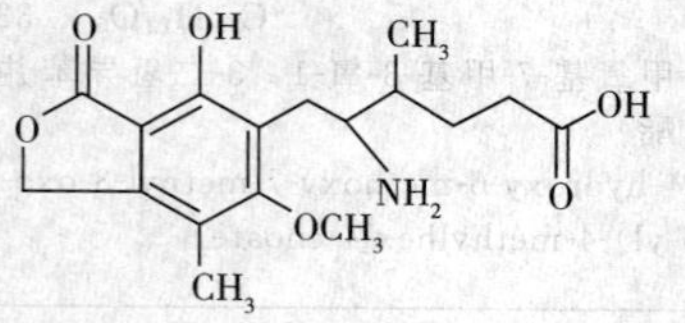

$C_{17}H_{23}NO_6$ 337

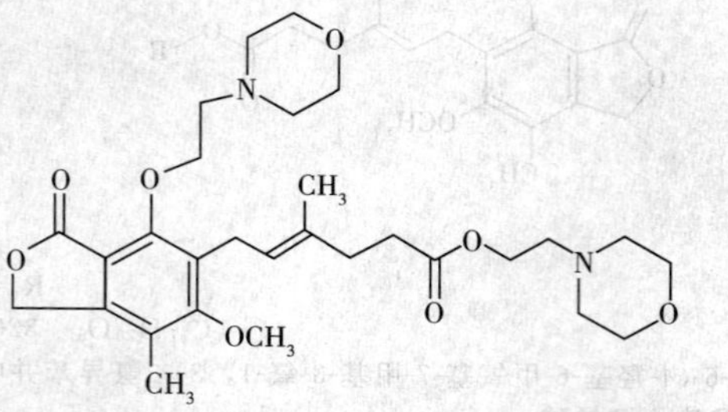

$C_{29}H_{42}N_2O_6$ 546

图 2 国产原料中检出的未收载有关杂质

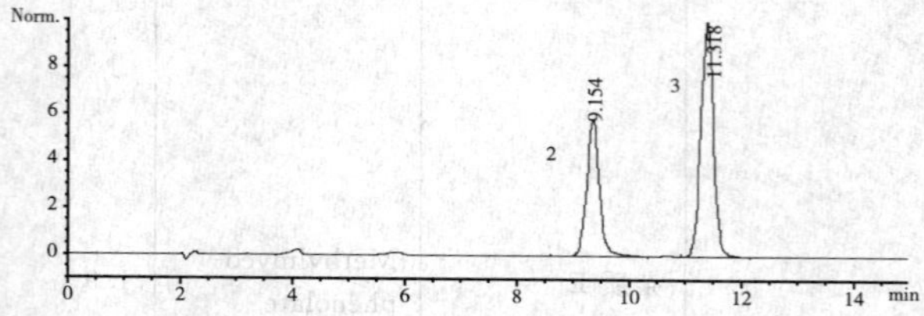

图 3 吗替麦考酚酯系统适用性试验色谱图

2. 杂质 A 3. 杂质 H

(色谱柱：Agilent C8，5μm，4.6 mm×250mm，流速：1.0ml/min)

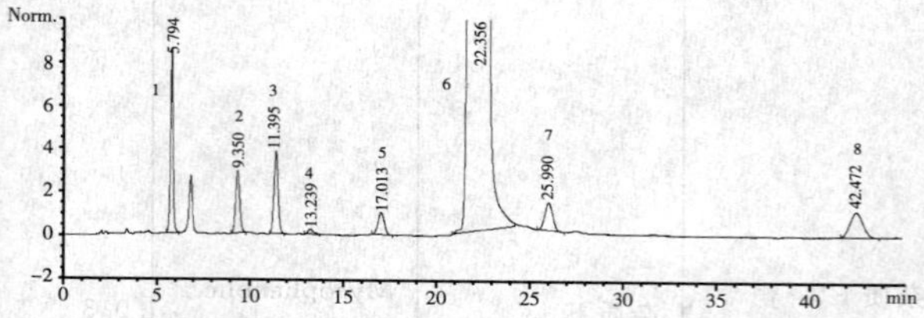

图 4 吗替麦考酚酯混合杂质对照品溶液典型色谱图

1. 杂质 F 2. 杂质 A 3. 杂质 H 4. 杂质 G 5. 杂质 B 6. 吗替麦考酚酯 7. 杂质 D 8. 杂质 E

(色谱柱：Agilent，Eclipse XDB-C8，5μm，4.6mm×250mm，流速：1.0ml/min)

使用三种品牌色谱柱：Agilent，Eclipse XDB-C8 色谱柱(4.6mm×250mm，5μm)、Hedera C8 色谱柱(4.6mm×250mm，5μm)、Lichrospher C8 色谱柱(4.6mm×250mm，5μm)，进行耐用性试验考察，吗替麦考酚酯主峰保留时间大约为 22 分钟，当杂质 A 和杂质 H 的分离度约为 4.0 时，各杂质峰与主成分峰均可有效分离，故选取杂质 A 和杂质 H 混合对照品溶液进行有关物质检查项的系统适用性试验，同 Ph. Eur.(9.0)和 USP(40)。各已知杂质的出峰顺序依次为：杂质 F、杂质 A、杂质 H、杂质 G、杂质 B、吗替麦考酚酯、杂质 D、杂质 E，相对保留时间分别约为 0.3、0.4、0.5、0.6、0.8、1.0、1.2、1.9。系统适用性试验色谱图见图 3，有关物质典型色谱图见图 4。

实验发现，光破坏的吗替麦考酚酯溶液在相对保留时间 1.1 处出现一杂质峰，经 LC-MS 进行一级、二级质谱结构推断，该降解峰为吗替麦考酚酯的同分异构体，与 Z-吗替麦考酚酯对照品(杂质 C)(批号：9-QFY-29-1；含量：98%；来源：加拿大 TRC 公司)色谱峰一致。由于当杂质 A 与杂质 H 分离度大于 4.0 时，难于确认吗替麦考酚酯峰与 *Z*-吗替麦考酚酯峰是否能有效分离，故将 *Z*-吗替麦考酚酯已知杂质另列检查项，检测波长为 215nm，并选择在 254nm 紫外灯光照 48 小时后的吗替麦考酚酯对照品溶液进行系统适用性试验，系统适用性试验色谱图见图 5。

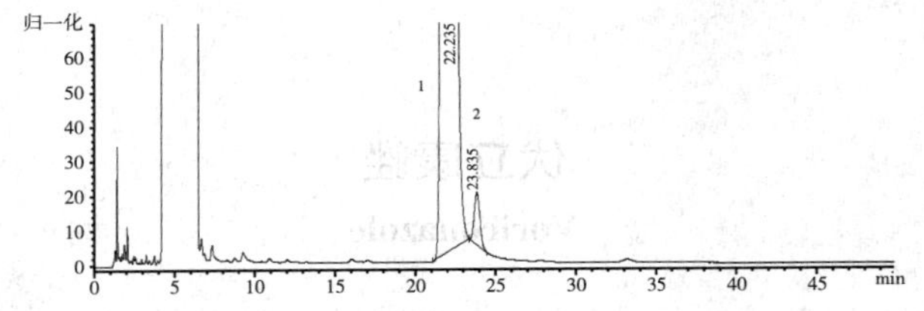

图 5　Z-吗替麦考酚酯系统适用性试验溶液色谱图

1 吗替麦考酚酯　2 Z-吗替麦考酚酯

（Agilent，Eclipse XDB-C8，4.6mm ×250mm，5μm；流速：1.0ml/min）

杂质限量计算时，已知杂质麦考酚酸（杂质 F）和 Z-吗替麦考酚酯采用外标法计算，有关物质项下规定杂质 F 不得过 0.5%；其他杂质的量采用不加校正因子的主成分自身对照法，单个杂质不得过 0.1%，其他总杂质不得过 0.4%；Z-吗替麦考酚酯项下以吗替麦考酚酯作为对照品，Z-吗替麦考酚酯不得过 0.10%。

本色谱系统杂质 F 和吗替麦考酚酯在 250nm 波长下最低检出量分别为 0.46ng 和 0.052ng，最低检测限分别为 0.0023%和 0.00026%（$S/N=3$）；吗替麦考酚酯在 215nm 波长下最低检出量为 0.025ng，最低检测限为 0.001%（$S/N=3$）。0.5μg/ml 吗替麦考酚酯溶液作为有关物质和 Z-吗替麦考酚酯项下的灵敏度试验溶液，在 250nm 和 215nm 波长处主成分峰高的信噪比大于 10。

由于本品化学结构中含有易降解的酯键及在光照条件下可转化成 Z-吗替麦考酚酯，故供试品溶液应避光，临用新制或存放在 4～8℃。Ph. Eur.（9.0）还规定在进样前，允许供试品溶液在 10℃的自动进样箱中平衡 15 分钟。

残留溶剂　根据国内生产企业提供的本品合成工艺中使用到的有机溶剂情况，中国药典（2015）订入了丙酮、甲醇、乙醇、乙酸乙酯、甲苯、二甲苯、正己烷、环己烷、乙酸丁酯、二氯甲烷和 N，N-二甲基甲酰胺的残留量检查。由于正己烷、二氯甲烷、甲苯等有机溶剂以及吗替麦考酚酯不溶于水，故选择二甲基亚砜为溶剂，并以甲基异丁基酮作为内标物，典型系统适用性试验色谱图见图 6。

试验中发现供试品溶液在顶空平衡过程中会发生裂解，在甲醇峰前产生一裂解峰，易于扰甲醇峰的测定，见图 7～图 8，该裂解峰随顶空平衡温度的升高而增大，因此，在实验时若需测定甲醇残留量应注意裂解峰与甲醇峰的分离。

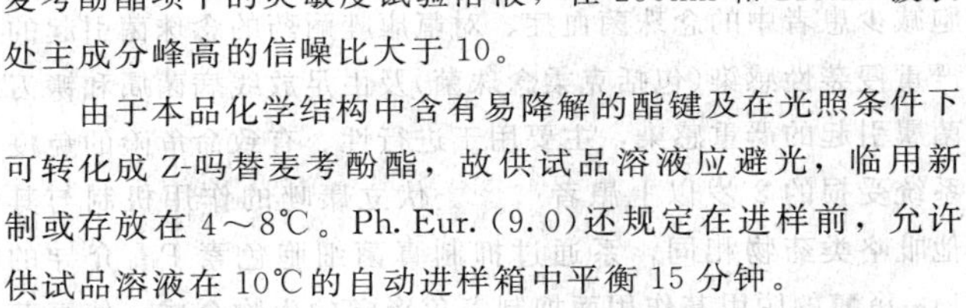

图 6　混合对照品溶液色谱图

（图中出峰顺序依次为 1. 甲醇；2. 乙醇；3. 丙酮；4. 二氯甲烷；5. 正己烷；6. 乙酸乙酯；7. 环己烷；8. 内标物；9. 甲苯；10. 乙酸丁酯；11. N，N-二甲基甲酰胺；12. 邻二甲苯；13. 间二甲苯；14. 对二甲苯；15. 二甲基亚砜溶剂）

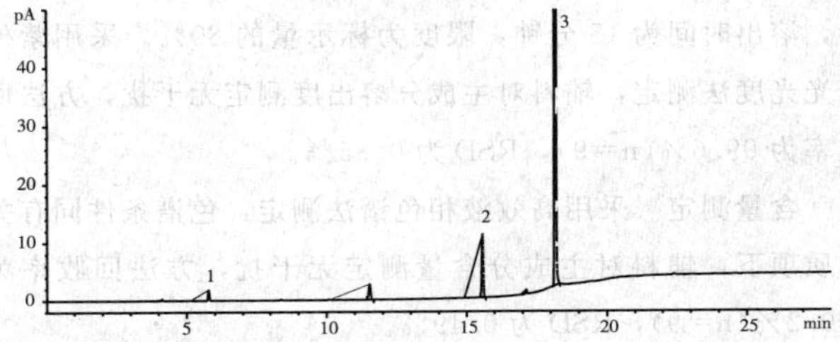

图 7　供试品溶液色谱图

1. 降解峰　2. 内标物　3. 二甲基亚砜溶剂

（DB-624 毛细管色谱柱：3μm，0.53mm×30m）

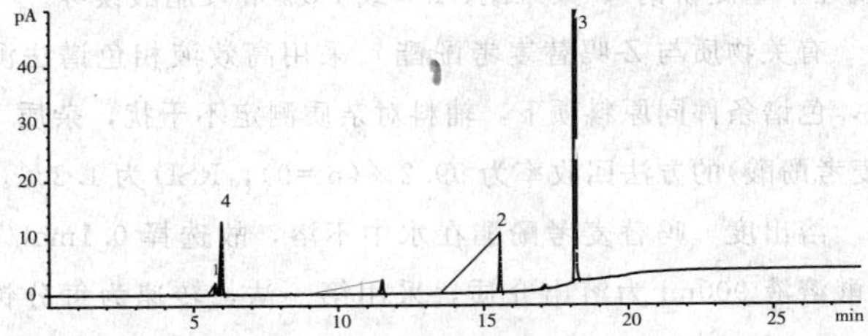

图 8　供试品与甲醇混合溶液色谱图

1. 降解峰　2. 内标物　3. 二甲基亚砜溶剂　4. 甲醇

（DB-624 毛细管色谱柱：3μm，0.53mm×30m）

【含量测定】吗替麦考酚酯化学结构中有含吗啉环，在冰醋酸条件下呈碱性，故可用高氯酸溶液滴定，反应原理如下：

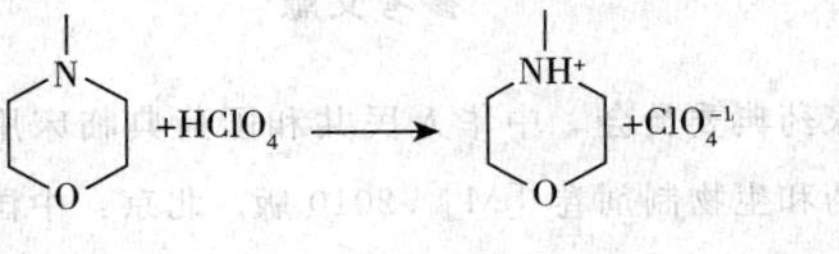

中国药典（2015）采用以 0.1mol/L 高氯酸溶液为滴定液的电位滴定法测定含量，测定方法与 Ph. Eur.（9.0）一致，经实验，其重复性试验 RSD 为 0.05%（n=9）；USP（40）采用高效液相色谱法测定，色谱条件同有关物质项下。

【制剂】中国药典（2015）收载了吗替麦考酚酯片与吗替麦考酚酯胶囊，USP（40）收载了吗替麦考酚酯片、吗替麦考酚酯胶囊、注射用吗替麦考酚酯与吗替麦考酚酯口服混悬剂，BP（2017）未收载制剂品种。

（1）吗替麦考酚酯片（Mycophenolate Mofetil Tablets）

本品为薄膜衣片，除去包衣后显白色或类白色，规格为 0.25g 与 0.5g。主要辅料有微晶纤维素、交联羧甲基纤维素钠、聚维酮 K-90、硬脂酸镁等，包衣材料有欧巴代等。

有关物质与 Z-吗替麦考酚酯　采用高效液相色谱法测定，色谱条件同原料项下，辅料对杂质测定不干扰，杂质 F（麦考酚酸）的方法回收率为 100.2%（n = 9），RSD

为0.18%。

溶出度　吗替麦考酚酯为难溶药物，有必要对其进行溶出度检查。吗替麦考酚酯在水中不溶，故选择0.1mol/L盐酸溶液900ml为溶出介质，采用第二法，转速为每分钟50转，溶出时间为15分钟，限度为标示量的80%。采用紫外分光光度法测定，辅料对主成分溶出度测定无干扰，方法回收率为99.6%(n=9)，RSD为0.85%。

含量测定　采用高效液相色谱法测定，色谱条件同有关物质项下，辅料对主成分含量测定无干扰，方法回收率为100.2%(n=9)，RSD为0.49%。

(2)吗替麦考酚酯胶囊(Mycophenolate Mofetil Capsules)

本品内容物为白色或类白色粉末或颗粒或块状物，规格为0.25g。主要辅料有预胶化淀粉、交联羧甲基纤维素钠(或羟甲基淀粉钠)、聚维酮(K90或K30)和硬脂酸镁等。

有关物质与Z-吗替麦考酚酯　采用高效液相色谱法测定，色谱条件同原料项下，辅料对杂质测定不干扰，杂质F(麦考酚酸)的方法回收率为99.2%(n=9)，RSD为1.3%。

溶出度　吗替麦考酚酯在水中不溶，故选择0.1mol/L盐酸溶液900ml为溶出介质，采用第一法，转速为每分钟50转，溶出时间为30分钟，限度为标示量的80%。

采用紫外分光光度法测定，辅料对主成分溶出度测定无干扰，方法回收率为99.7%(n=9)，RSD为1.1%。

含量测定　采用高效液相色谱法测定，色谱条件同有关物质项下，辅料对主成分含量测定无干扰，方法回收率为100.7%(n=9)，RSD为0.46%。

参考文献

[1] 国家药典委员会．中华人民共和国药典临床用药须知·化学药和生物制剂卷[M]．2010版．北京：中国医药科技出版社，2011.

[2] 刘红，胥秀英，任杰，等．吗替麦考酚酸酯的合成工艺优化[J]．重庆理工大学学报(自然科学)，2014，28(01)：63-68.

[3] 张立颖，刘旭亮．吗替麦考酚酯合成工艺研究[J]．山东化工，2013，42(04)：14-15.

[4] 董玉国．短密青霉生产霉酚酸发酵策略优化和代谢工程研究[D]．华东理工大学，2017.

[5] 高兴蓉．新型免疫抑制剂霉酚酸及霉酚酸酯的研制[D]．浙江大学，2006.

[6] 王鹏远，童元峰，张金兰，等．应用LC-ESI-FTICRMS/MS技术研究吗替麦考酚酯原料药中有关物质[J]．中国新药杂志，2011，20(01)：54-59+74.

起草　王芳侠　林秋婕　海南省药品检验所

复核　陈　露　蔡姗英　海南省药品检验所

伏立康唑

Voriconazole

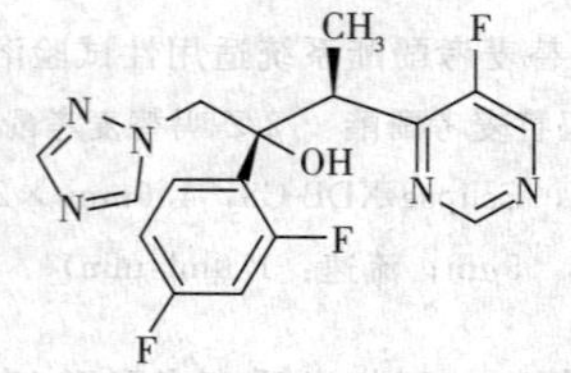

$C_{16}H_{14}F_3N_5O$　349.31

化学名：(2*R*，3*S*)-2-(2，4-二氟苯基)-3-(5-氟-4-嘧啶基)-1-(1*H*-1，2，4-三氮唑-1-基)-2-丁醇

(2*R*，3*S*)-2-(2，4-difluorophenyl)-3-(5-fluoropyrimidin-4-yl)-1-(1*H*-1，2，4-triazol-1-yl)butan-2-ol

英文名：Voriconazole(INN)，Voriconazolum(INN)

CAS号：[137234-62-9]

本品为第二代三唑类抗真菌药，具有抗菌谱广、抗菌效力强、安全性高、耐受性好、可通过血脑屏障和生物利用度高等特点，能抑制和杀死隐球菌属、曲霉菌属及念珠菌属，是治疗侵袭性曲霉病的首选药物，亦常用于治疗非中性粒细胞减少患者中的念珠菌血症、对氟康唑耐药的念珠菌引起的严重侵袭性感染(包括克柔念珠菌)及由足放线病菌属和镰刀菌属引起的严重感染，主要用于进行性、有致命危险的免疫系统受损的2岁以上患者[1~15]。伏立康唑的作用机制与其他吡咯类药物相同，系通过抑制真菌细胞色素 P_{450} 介导的14α-甾醇的脱甲基作用而抑制麦角甾醇的生物合成，使真菌的细胞膜合成受阻，导致真菌细胞破裂死亡[5~9,15~19]。此外，伏立康唑还具有间接的免疫调节作用及诱导机体产生toll样受体2、NF-kB和TNF-α等[8]。

伏立康唑在不同人群中药动学差异大，在儿童体内呈线性药动学特征，在成年人体内呈非线性动力学特征，从而导致成年人的给药异常复杂[8,11]。本品口服后吸收迅速而完全，t_{max}为1～2小时，成人生物利用度约为96%，儿童(<12岁)生物利用度约为65%。胃液pH值的改变对本品吸收无影响，但高脂肪食物会降低伏立康唑的生物利用度，且血药达峰时间约延迟1～2.5小时，故其给药时间应在进餐后1～2小时为宜[1,7~9,14]。伏立康唑在组织中分布广，可透过血脑屏障，组织浓度高，表观分布容积为4.6L/kg，血浆蛋白结合率约为58%[1,7~9,18]。多剂量给药后，6天达稳态血药浓度，在该稳态浓度下，组织中药物浓度高于血药浓度，脑脊液中药物浓度低于脑组织药物浓度，约为同期血药浓度的42%～67%。本品 $t_{1/2}$ 约6小时，主要经肝细胞色素 P_{450} 酶系(CYP2C19、CYP2C9、CYP3A4)以氟嘧啶环的N-氧化、氟嘧啶环的羟基化和甲基羟基化途径来代谢[1,7,9,14,18]。N-氧化物是伏立康唑最主要的代谢产物，约占循环系统中代谢物的72%，其抗菌活性微弱，对伏立康唑的药理作用无显著影响。代谢生成的多种代谢产物通过尿液排泄，仅有

小于 2%的药物以原形经尿排出。

亚洲人群 CYP2C19 基因型为慢代谢型的比例远高于白种人，在本品相同剂量下，亚洲人群更易因血药浓度过高而出现不良反应[11]。伏立康唑的不良反应较多[1,6~8,11~13,18~20]，一般为短暂性的，停药后症状即可减轻或消失。最常见的不良反应为视力障碍、发热、皮疹、恶心、呕吐、腹泻、头痛、幻觉、周围性水肿和腹痛。主要以消化系统、神经系统、眼部及附属器官等损害为主，神经毒性和肝毒性发生率较高。伏立康唑导致的视物模糊、嗜睡等症状，停药后可逐渐缓解直至消失。

本品是由美国辉瑞公司在氟康唑的结构基础上修饰改造而成，最先于 2002 年 5 月 24 日获美国 FDA 批准上市，商品名为 Vfend。国内由重庆莱美药业有限公司首仿成功并于 2005 年 6 月获批生产。

除中国药典(2015)收载外，BP(2013)与 USP(37)亦有收载。

【制法概要】国内各企业提供的工艺不完全一致，目前主要采用以下三种工艺路线：① 采用氟氯嘧啶乙基化合物与二氟三唑苯乙酮为起始物料→成盐→碱化→氢化→手性拆分或以氯代伏立康唑盐为起始物料→碱化→氢化→手性拆分或以伏立康唑消旋体为起始物料→手性拆分的工艺路线(方法 1)；②采用双氯代伏立康唑消旋体→氢化→手性拆分的工艺路线(方法 2)；③采用氟尿嘧啶→氯代→格氏→水解→氢化→氯代→溴代→格氏→手性拆分→氢化的工艺路线(方法 3，现已不生产)。

方法 1：

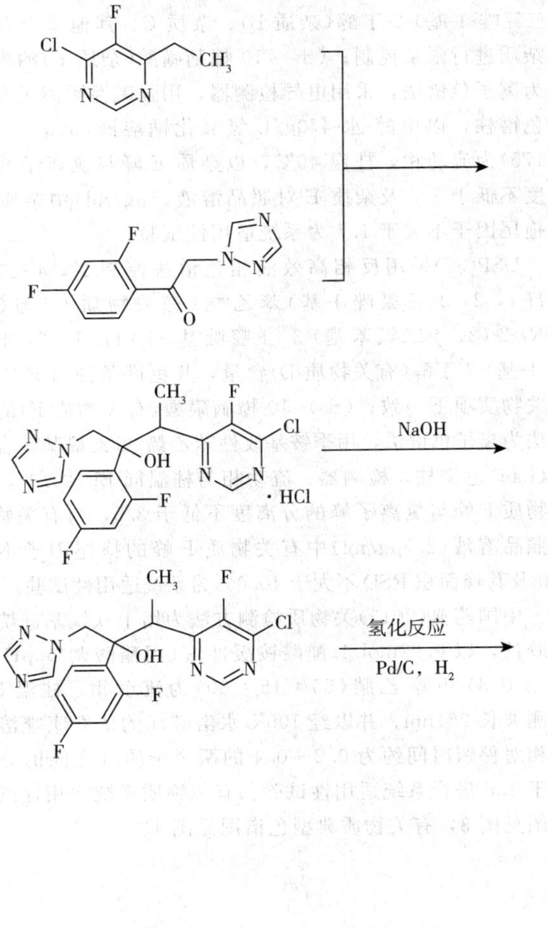

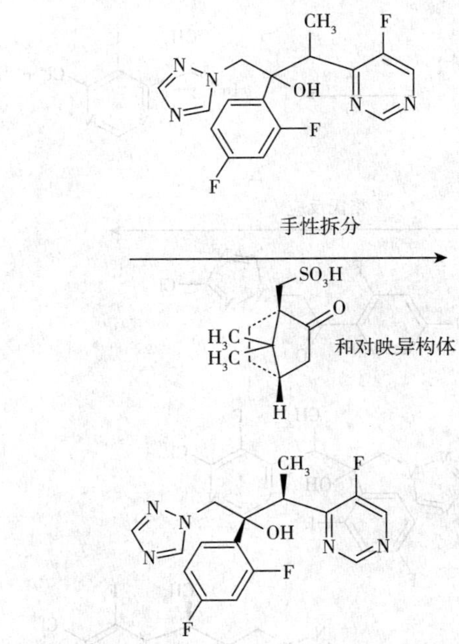

方法 2：

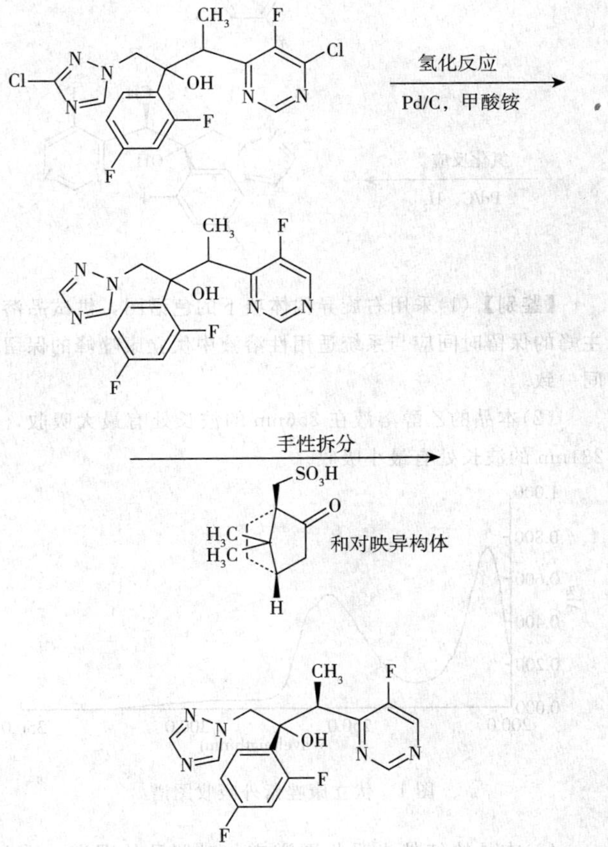

方法 3：

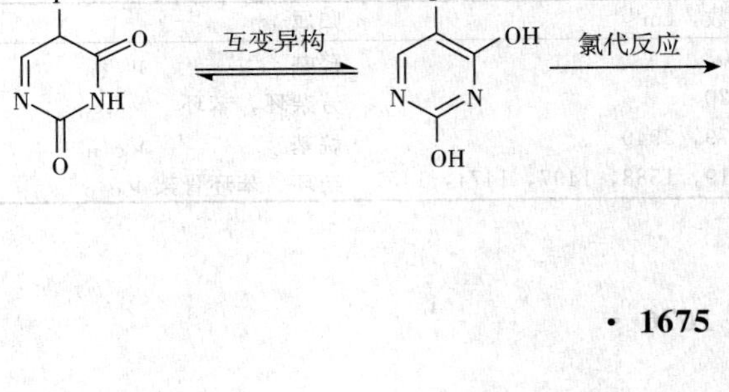

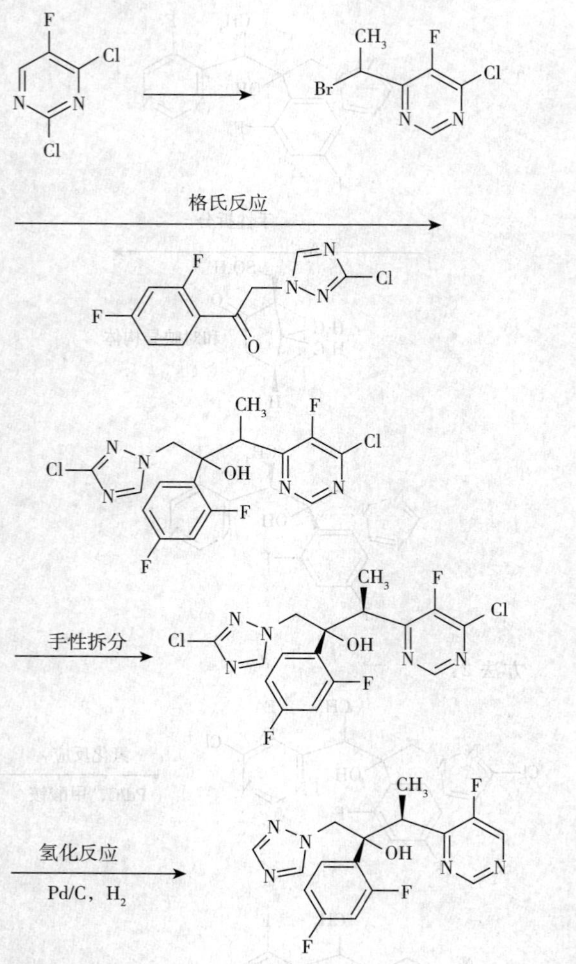

【鉴别】(1)采用右旋异构体项下的色谱图，供试品溶液主峰的保留时间应与系统适用性溶液中伏立康唑峰的保留时间一致。

(2)本品的乙醇溶液在256nm的波长处有最大吸收，在231nm的波长处有最小吸收。

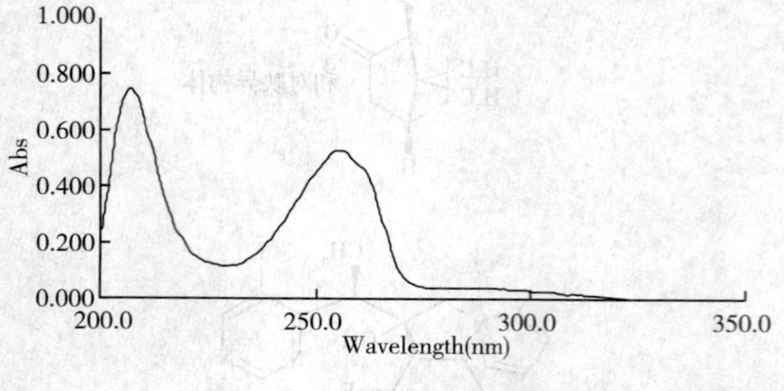

图1　伏立康唑紫外吸收图谱

(3)本品的红外光吸收图谱应与对照品的图谱一致(图2)，本品的红外光吸收图谱显示的主要特征吸收如下。

波数，cm^{-1}	归属	
3203	羟基	ν_{-OH}
3120	芳杂环，苯环	ν_{Ar-H}
2979，2940	烷基	ν_{C-H}
1619，1588，1497，1474，1451	杂环、苯环骨架	$\nu_{C=C}$

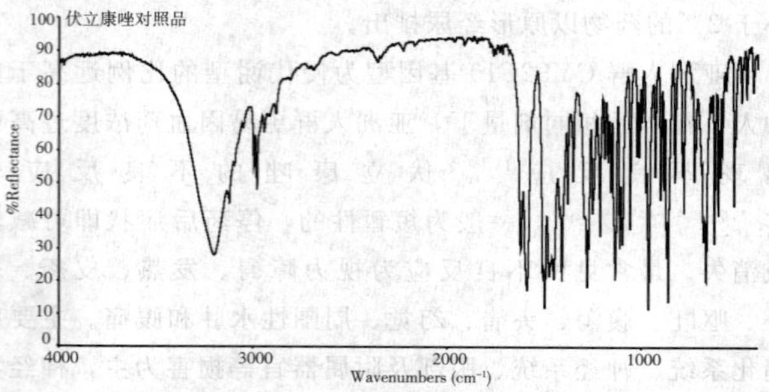

图2　伏立康唑红外光吸收图谱

(4)本品结构中苯基与嘧啶基上均含有氟，故显有机氟化物的鉴别反应。

【检查】结晶性　对于本品的晶型，采用中国药典2015年版四部通则0981第一法偏光显微镜法检查，在显微镜下呈现双折射现象(呈现彩色的闪闪发光的晶体)和消光位现象(转动显微镜载物台45°时，观察到样品明显变暗，再转一定角度，又再变亮，周而复始的现象)。

溶液的澄清度与颜色　本品5份，各0.1g溶于丙二醇-乙醇(2∶3)混合溶液5ml后，溶液应澄清无色；BP(2013)规定本品0.5g溶于103g/L盐酸溶液20ml后，溶液应澄清无色。

有关物质　采用高效液相色谱法进行检查。

BP(2013)采用反相高效液相色谱法测定有关物质，用十八烷基硅烷键合硅胶柱，以乙腈-甲醇-1.90g/L甲酸铵溶液(用无水甲酸调节pH值至4.0)(15∶30∶55)为流动相，柱温35℃，检测波长256nm，以2′，4′-二氟-2-(1*H*-1，2，4-三氮唑-1-基)苯乙酮(杂质A)峰与4-乙基-5-氟嘧啶(杂质C)峰的分离度大于1.8进行系统适用性试验，对杂质A、(2*RS*，3*SR*)-2-(2，4-二氟苯基)-3-(4-嘧啶基)-1-(1*H*-1，2，4-三氮唑-1-基)-2-丁醇(杂质B)、杂质C、其他单个杂质及总杂质进行限量控制；(±)-10-樟脑磺酸(杂质E)的控制方法为离子色谱法，采用电导检测器，用强碱性阴离子交换树脂色谱柱，以甲醇-水-470g/L氢氧化钠溶液(500∶1500∶0.175)为流动相，柱温40℃，以杂质E峰与氯离子峰的分离度不低于3.5及杂质E对照品溶液(5μg/ml)中杂质E峰的拖尾因子不大于1.7为系统适用性试验。

USP(37)采用反相高效液相色谱法控制2′，4′-二氟-2-(1*H*-1，2，4-三氮唑-1-基)苯乙酮(有关物质C)与(2*RS*，3*SR*)-2-(2，4-二氟苯基)-3-(4-嘧啶基)-1-(1*H*-1，2，4-三氮唑-1-基)-2-丁醇(有关物质D)含量，其色谱条件与BP(2013)有关物质项下一致；(±)-10-樟脑磺酸(有关物质F)的控制方法为离子色谱法，用季铵基改性苯乙烯-二乙烯基苯合物微球(L46)色谱柱，检测器、流动相与柱温同BP(2013)，以有关物质F峰与氯离子峰的分离度不低于3.5，与有关物质F对照品溶液(2.5μg/ml)中有关物质F峰的拖尾因子不大于2.0及其峰面积RSD不大于10.0%为系统适用性试验。

中国药典(2015)关物质检测方法为用十八烷基硅烷键合硅胶柱，以0.02mol/L醋酸铵缓冲液(用醋酸调节pH值至4.0±0.3)-甲醇-乙腈(55∶15∶30)为流动相，柱温35℃，检测波长251nm，并以经100℃水浴破坏的伏立康唑溶液考察相对保留时间约为0.2～0.4的两个杂质峰之间的分离度大于1.5进行系统适用性试验。有关物质系统适用性试验色谱图见图3，有关物质典型色谱图见图4。

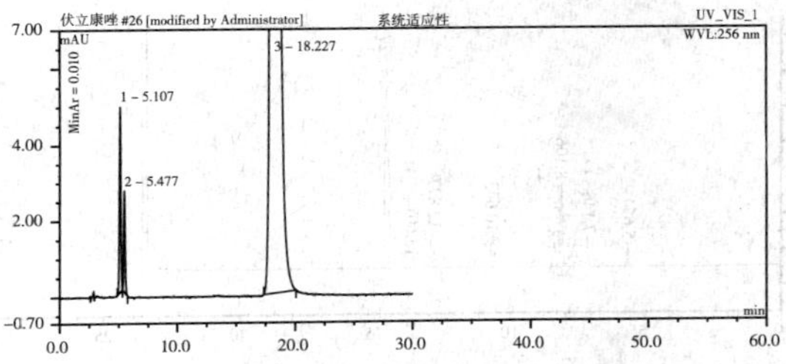

图 3　有关物质系统适用性试验色谱图

1 相对保留时间为 0.28 杂质峰

2 相对保留时间为 0.30 杂质峰　3 伏立康唑峰

（色谱柱：Agela C18，250mm×4.6mm，5μm）

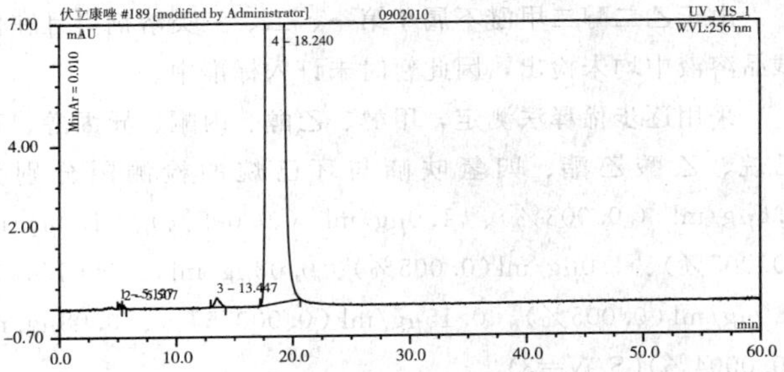

图 4　伏立康唑有关物质典型色谱图

1. 相对保留时间为 0.28 杂质峰　2. 相对保留时间为 0.30 杂质峰

3. 相对保留时间为 0.74 杂质峰　4. 伏立康唑峰

（色谱柱：Agela C18，250mm×4.6mm，5μm）

单个杂质与各杂质总和的量均采用不加校正因子的主成分自身对照法，限度分别为 0.5%与 1.0%。

取光照破坏后的供试品溶液与伏立康唑对照品溶液，经高效液相色谱全波段扫描，伏立康唑与其主要杂质分别在256nm、247nm 的波长处有最大吸收，由于本法采用主成分自身对照法测定有关物质，故以中间波长 251nm 为测定波长，使伏立康唑及其主要杂质均有较大吸收。伏立康唑主要杂质与伏立康唑对照品全波段扫描图见图 5。

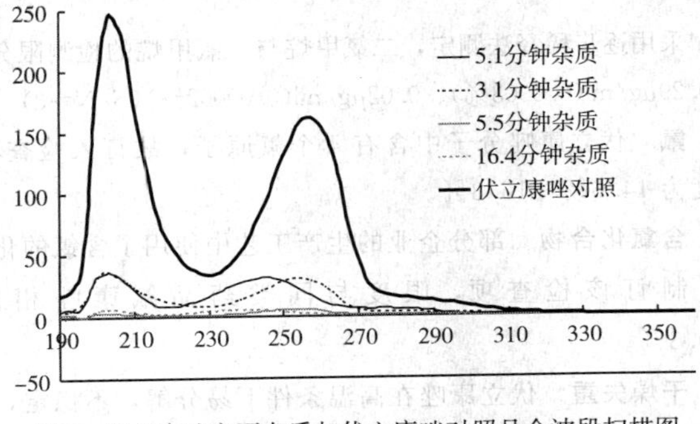

图 5　伏立康唑主要杂质与伏立康唑对照品全波段扫描图

经专属性试验，伏立康唑在各种破坏条件下均有不同程度的降解，本方法能使各杂质峰达到良好分离。

伏立康唑对照品溶液（0.1034mg/ml）经稀释 500 倍后测定，伏立康唑的最低检出量为 2.1ng，检测限为 0.02%（$S/N=3$），满足有关物质检测的一般灵敏度要求。

根据国内各企业的生产工艺，伏立康唑可能存在的主要工艺杂质为伏立康唑右旋异构体〔(2*S*，3*R*)-2-(2，4-二氟苯基)-3-(5-氟-4-嘧啶基)-1-(1*H*-1，2，4-三氮唑-1-基)-2-丁醇〕、二氟三唑苯乙酮〔2′，4′二氟-2-(1*H*-1，2，4-三氮唑-1-基)苯乙酮〕、(2*RS*，3*SR*)-2-(2，4-二氟苯基)-3-(4-嘧啶基)-1-(1*H*-1，2，4-三氮唑-1-基)-2-丁醇、4-乙基-5-氟嘧啶、(±)- 10-樟脑磺酸等，主要降解产物可能为二氟三唑苯乙酮〔2′，4′二氟-2-(1*H*-1，2，4-三氮唑-1-基)苯乙酮〕与 4-乙基-5-氟嘧啶。以上已知结构杂质在 BP(2013)、USP(37)中均有收载和控制，中国药典(2015)除伏立康唑右旋异构体外，其他杂质均未收载，今后可根据实际生产工艺参考国外标准中的有关物质方法，加以考察和完善。

右旋异构体　采用正相高效液相色谱法进行检查。

伏立康唑分子中有两个手性中心，存在四个非对映异构体，而伏立康唑为具有活性的左旋体。根据国内各企业的合成工艺，伏立康唑存在右旋异构体工艺杂质，其化学名为：(2*S*，3*R*)-2-(2，4-二氟苯基)-3-(5-氟-4-嘧啶基)-1-(1*H*-1，2，4-三氮唑-1-基)-2-丁醇(结构式、分子式与分子量见图 6)，活性低于左旋异构体[21]，应对右旋异构体含量进行控制，可采用手性柱检查。

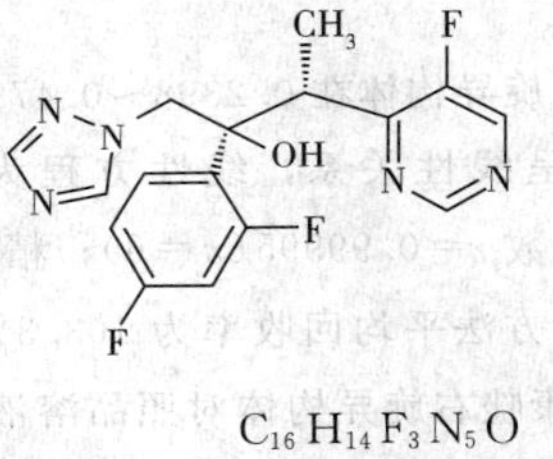

$C_{16}H_{14}F_3N_5O$　349.31

图 6　伏立康唑右旋异构体

BP(2013)采用反相高效液相色谱法，以 β-环糊精键合硅胶手性柱，乙腈- 0.77g/L 醋酸铵缓冲液(用冰醋酸调节 pH 值至 5.0)(18：82)为流动相，柱温 30℃，检测波长 256nm，采用外标法计算，右旋异构体限度为 0.2%。

USP(37)采用反相高效液相色谱法，以乙腈- 0.8g/L 醋酸铵缓冲液(用冰醋酸调节 pH 值至 5.0)(18：82)为流动相，其他色谱条件、杂质计算与限度同 BP(2013)。

中国药典(2015)正相高效液相系统用于右旋异构体检查。用直链淀粉-三［(*S*)-α-甲苯基氨基甲酸酯］键合硅胶柱，以正己烷-无水乙醇(80：20)为流动相，检测波长 256nm，并以伏立康唑与伏立康唑右旋异构体的混合对照品溶液考察伏立康唑峰与伏立康唑右旋异构体峰之间的分离度大于 2.0，进行系统适用性试验。伏立康唑右旋异构体的杂质限量采用外标法计算，规定不得过 0.5%。右旋异构体系统适用性试验色谱图见图 7，右旋异构体典型色谱图见图 8。

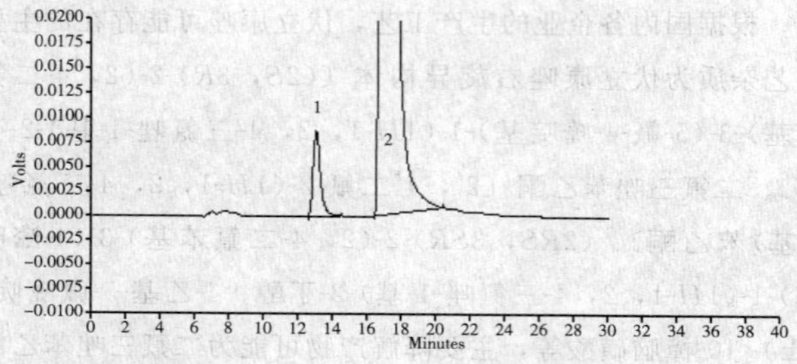

图7　右旋异构体系统适用性试验色谱图

1. 伏立康唑右旋异构体　2. 伏立康唑

（色谱柱：Chiralpak AS-H，250mm×4.6mm，5μm）

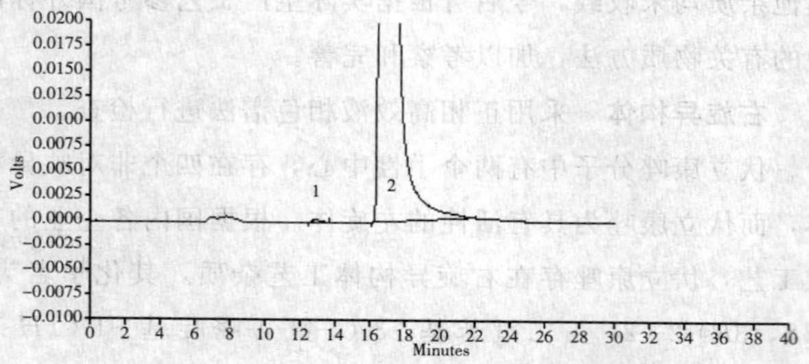

图8　伏立康唑右旋异构体典型色谱图

1. 伏立康唑右旋异构体　2. 伏立康唑

（色谱柱：Chiralpak AS-H，250mm×4.6mm，5μm）

伏立康唑右旋异构体在0.2398～0.4796μg/ml浓度范围内与其峰面积呈线性关系，线性方程为 A＝2287.2C－2558.3，相关系数 r＝0.99995（n＝6）；精密度试验RSD为0.59％（n＝6）；方法平均回收率为103.3％（n＝9，RSD为1.61％）；伏立康唑右旋异构体对照品溶液经逐步稀释后测定，右旋异构体的最低检出量为0.05ng，检测限为0.0005％（S/N＝3）。

经稳定性考察，供试品溶液（右旋异构体浓度为2.398μg/ml，伏立康唑浓度为0.5mg/ml）放置12小时后，伏立康唑右旋异构体的含量基本不变，伏立康唑及其右旋异构体均较稳定。

残留溶剂　采用气相色谱法进行检查。

国内各生产企业后三步生产工艺中使用的或控制的有机溶剂有甲醇、乙醇、丙酮、异丙醇、正己烷、乙酸乙酯、四氢呋喃、环己烷、乙二醇二甲醚、二氯甲烷与三氯甲烷。中国药典(2015)通过对企业注册标准进行试验对比、统一和优化，对注册标准中涉及的溶剂与企业生产工艺后三步使用到的溶剂建立了新的GC法进行测定。

(1)甲醇、乙醇、丙酮、异丙醇、正己烷、乙酸乙酯、四氢呋喃与环己烷　用6％氰丙基苯基-94％二甲基聚硅氧烷(或极性相近)为固定液的毛细管色谱柱，FID检测器，顶空进样。对照品溶液典型色谱图见图9。

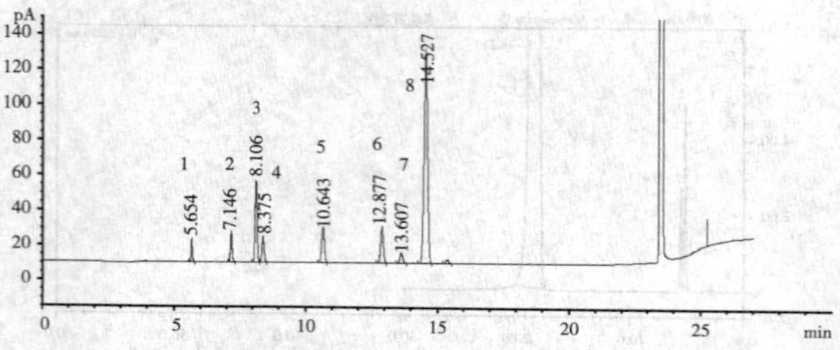

图9　伏立康唑残残留溶剂(1)对照品溶液色谱图

1. 甲醇　2. 乙醇　3. 丙酮　4. 异丙醇　5. 正己烷

6. 乙酸乙酯　7. 四氢呋喃　8. 环己烷

（色谱柱：DB-624，30m×0.53mm，3.0μm）

由于乙二醇二甲醚不属于第一、二、三类溶剂，且在供试品溶液中均未检出，因此暂时未订入标准中。

采用逐步稀释法测定，甲醇、乙醇、丙酮、异丙醇、正己烷、乙酸乙酯、四氢呋喃与环己烷的检测限分别为0.6μg/ml（0.003％）、1.0μg/ml（0.005％）、1.0μg/ml（0.005％）、1.0μg/ml(0.005％)、0.03μg/ml(0.00015％)、1.0μg/ml(0.005％)、0.15μg/ml(0.00075％)、0.08μg/ml(0.0004％)(S/N＝3)。

(2)二氯甲烷与三氯甲烷用6％氰丙基苯基-94％二甲基聚硅氧烷(或极性相近)为固定液的毛细管色谱柱，ECD检测器，溶液直接进样。对照品溶液典型色谱图见图10。

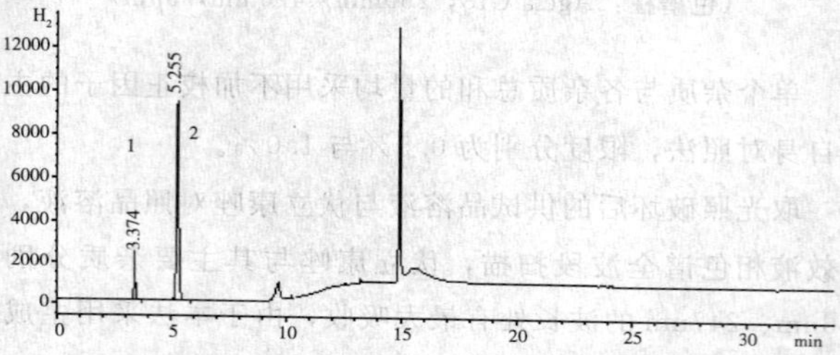

图10　伏立康唑残残留溶剂(2)对照品溶液色谱图

1. 二氯甲烷　2. 三氯甲烷

（色谱柱：DB-624，30m×0.53mm，3.0μm）

采用逐步稀释法测定，二氯甲烷与三氯甲烷的检测限分别为0.29μg/ml(0.0003％)、0.02μg/ml(0.00002％)(S/N＝3)。

氟　伏立康唑分子中含有4个氟原子，故订入检查项，限度为14.6％～16.3％。

含氯化合物　部分企业的生产工艺中使用了含氯的化合物，制订该检查项，限度与同类药品氟康唑相同，为0.3％。

干燥失重　伏立康唑在高温条件下易分解，不稳定，中国药典(2015)规定本品在80℃减压干燥条件下干燥至恒重，减失重量（含水分与挥发性有机溶剂）不得过0.5％；国外药典均规定本品采用费休氏法测定水分含量，BP(2013)与USP(37)限度为不得过0.4％。

炽灼残渣　中国药典(2015)规定本品遗留残渣不得过0.1％，与BP(2013)、USP(37)规定的限度一致。

重金属　中国药典(2015)规定本品含重金属不得过百万

分之二十（20ppm）；BP（2013）、USP（37）限度为不得过10ppm。

【含量测定】采用高效液相色谱法。

以外标法定量，除检测波长为256nm外，其他色谱条件同有关物质项下。空白溶剂无干扰；伏立康唑在10.34～413.6μg/ml浓度范围内与其峰面积呈线性关系，线性方程为$A=11.965C+0.2498$，相关系数，$r=0.9999(n=6)$；重复性试验RSD为0.54%（$n=6$）；方法平均回收率为99.77%($n=6$，RSD为0.84%)；检测限为0.21μg/ml($S/N=3$)。

BP(2013)与USP(37)方法一致，采用高效液相色谱法，色谱条件同其有关物质项下。

【制剂】中国药典(2015)收载了伏立康唑片与伏立康唑胶囊；FDA溶出度方法库中收载了伏立康唑片；BP(2013)、Ph. Eur.(7.0)与JP(16)中未收载制剂品种。

(1)伏立康唑片(Voriconazole Tablets)

本品为薄膜衣片，除去包衣后显白色或类白色，规格为50mg。国内各企业的处方中，主要辅料有微晶纤维素、乳糖、硬脂酸镁、预胶化淀粉、羧甲淀粉钠、聚维酮K30、胃溶薄膜包衣剂等。

溶出度　伏立康唑在水中几乎不溶，中国中药典（2015）采用桨法，以0.1mol/L盐酸溶液900ml为溶出介质，转速为每分钟50转，取样时间30分钟，溶出液经稀释2.5倍后采用UV对照品法测定每片溶出量，限度为标示量的80。与JP（17）收载的溶出度测定方法和限度一致，与FDA溶出度方法库中收载的溶出方法相同。

辅料对主成分溶出度测定无干扰；伏立康唑在4.0～24.0μg/ml浓度范围内与其吸光度呈线性关系，线性方程为$A=0.0255C+0.0037$，相关系数，$r=0.99995(n=5)$；方法平均回收率为96.7%($n=9$，RSD为1.53%)。

含量测定　采用高效液相色谱法测定，色谱条件与原料药相同。辅料对主成分测定无干扰；重复性试验RSD为0.33%（$n=6$）；方法平均回收率为101.0%（$n=9$，RSD为1.51%)。

(2)伏立康唑胶囊(Voriconazole Capsules)

本品内容物为白色或类白色颗粒，规格为50mg。国内各企业的处方中，主要辅料为淀粉等。

溶出度　中国药典(2015)采用篮法，以0.1mol/L盐酸溶液900ml为溶出介质，转速为每分钟100转，取样时间30分钟，溶出液经稀释2.5倍后，采用UV对照品法测定每片溶出量，限度为标示量的75%。

辅料对主成分溶出度测定无干扰；伏立康唑在4.0～24.0μg/ml浓度范围内与其吸光度呈线性关系，线性方程为$A=0.0254C+0.0053$，相关系数，$r=1.000(n=5)$；方法平均回收率为95.7%($n=9$，RSD为0.9%)。

含量测定　采用高效液相色谱法测定，色谱条件与原料药相同。辅料对主成分测定无干扰；重复性试验RSD为0.79%（$n=6$）；方法平均回收率为99.8%（$n=9$，RSD为0.41)。

参考文献

[1] 国家药典委员会．中华人民共和国药典临床用药须知·化学药和生物制品卷(2010年版)［M］．北京：中国医药科技出版社，2011，812-814.

[2] 李佳鑫，卫艳平，吴莉娟，等．1例注射用伏立康唑结晶的原因分析［J］．海峡药学，2017，29(3)：273-274.

[3] 段玺玉，刘小舟，李琳，等．HPLC法测定伏立康唑冻干眼用制剂中的有关物质［J］．沈阳药科大学学报，2016，33(12)：958-964.

[4] 吴良法．反相高效液相色谱法测定伏立康唑的含量［J］．中国药房，2007，18(1)：58-59.

[5] 李辉，赵宇蕾，周国华，等．HPLC法测定人血清伏立康唑浓度［J］．东南国防医药，2017，19(1)：30-33.

[6] 荆颖．伏立康唑的不良反应研究进展［J］．天津药学，2013，25(3)：65-68.

[7] 王英．伏立康唑的合成及工艺过程中有机残留溶剂检测方法的研究［C］．四川大学，2005.

[8] 张娟，廖银根．伏立康唑的抗真菌机制与治疗药物监测进展［J］．中国药房，2012，23(14)：1322-1324.

[9] 周舒君，仇峰，杨世海，等．伏立康唑的体外及体内药动学研究进展［J］．中国药房，2012，23(41)：3918-3920.

[10] 冯娇，韩银银．伏立康唑合成的起始原料质量控制研究［J］．大家健康，2015，9(23)：147.

[11] 陈恳，陈耀龙，张相林，等．伏立康唑个体化用药指南计划书［J］．药物流行病学杂志，2017，26(4)：289-293.

[12] 史长城，李晴宇，林能明．伏立康唑血药浓度与临床疗效及安全性相关性的研究进展［J］．中华医院感染学杂志，2017，27(4)：957-960.

[13] 尚茂林．抗真菌新药——伏立康唑［J］．中国药房，2007，18(19)：1505-1507.

[14] 刘萍．三唑类抗真菌新药伏立康唑［J］．临床药物，2007，24(1)：55-56.

[15] 封宇飞，雷静，傅德兴．新一代三唑类抗真菌药物伏立康唑［J］．中国新药杂志，2003，12(1)：27-29.

[16] 李兆琴，张照燕，刘婷，等．LC-MS/MS法测定兔血浆中伏立康唑的浓度［J］．沈阳药科大学学报，2017，34(3)：239-243，253.

[17] 曹永兵，张磊．伏立康唑及其临床应用［J］．中国新药与临床杂志，2005，24(4)：330-332.

[18] 薛阳，李红磊，张薇．伏立康唑抗真菌作用研究进展［J］．人民军医，2016，59(7)：746-748.

[19] 吕微巍．三唑类抗真菌新药伏立康唑的合成工艺优化［C］．四川大学，2006.

[20] 肖桂荣，徐斑．伏立康唑致肌病1例［J］．四川医学，

2017，38(4)：481～482.

[21] 汪永忠．伏立康唑对映体的手性高效液相色谱分离［J］．中国药师，2006，9(3)：231～232.

撰写　夏红英　徐青春　江西省药品检验检测研究院
复核　程奇珍　　　　江西省药品检验检测研究院

多索茶碱

Doxofylline

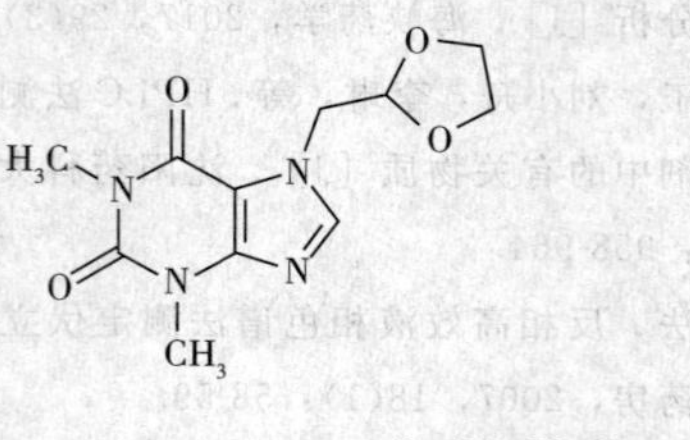

$C_{11}H_{14}N_4O_4$　266.26

化学名： 7-(1，3-二氧戊环-2-基甲基)茶碱

7-(1，3-dioxolan-2-ylmethyl) theophylline

英文名： Doxofylline (INN)；Doxophylline；Dioxyfilline

CAS号： ［69975-86-6］

多索茶碱为甲基黄嘌呤衍生物，是一种支气管扩张药，可直接作用于支气管，通过抑制平滑肌细胞内的磷酸二酯酶等作用，松弛平滑肌，从而达到抑制哮喘的作用。本品为非腺苷阻断剂，不产生支气管肺外副作用，无其他甲基黄嘌呤衍生物典型的中枢及心血管系统影响。临床上用于治疗支气管哮喘、喘息性慢性支气管炎及其他支气管痉挛引起的呼吸困难。慢性支气管炎患者静脉注射本品100mg(给药时间超过10分钟)，给药后血浆药物达峰时间(t_{max})约为0.10小时，血药浓度峰值(C_{max})约为2.50μg/ml，消除半衰期($t_{1/2}$)约为1.83小时，能迅速分布到各种体液和脏器，总清除率为(683.6±197.8)ml/min。本品以原形和代谢物形式从尿中排泄，主要代谢物为β-羟乙基茶碱，该代谢物对磷酸二酯酶的抑制作用非常弱，药理作用和毒性是茶碱的三分之一。不良反应为强烈兴奋心脏会引起头晕、心悸、心律失常及血压下降；过敏体质可引起惊厥，剂量过大可引起反复呕吐、心肌中毒、精神错乱、躁狂表现，还可与西米替丁、红霉素等药物相互作用而使半衰期延长引起中毒[1～3]。

多索茶碱最早由意大利Roberts公司研制开发，于1988年上市，并在美国、德国、法国、英国、比利时、日本等国注册。国内于1992年由黑龙江省华兴制药股份有限公司(现黑龙江福和华星制药集团股份有限公司)与沈阳药科大学联合研制，并于2000年首家批准在中国上市[4]。除中国药典(2015)收载外，其他各国药典均未收载。

［制法概要］

制法一[5]：由乙酸乙烯酯，与甲醇和溴反应，合成溴代乙醛甲缩醛，再与乙二醇反应制备溴代乙醛乙二醇缩醛，最后与茶碱反应，得到目标产物多索茶碱。

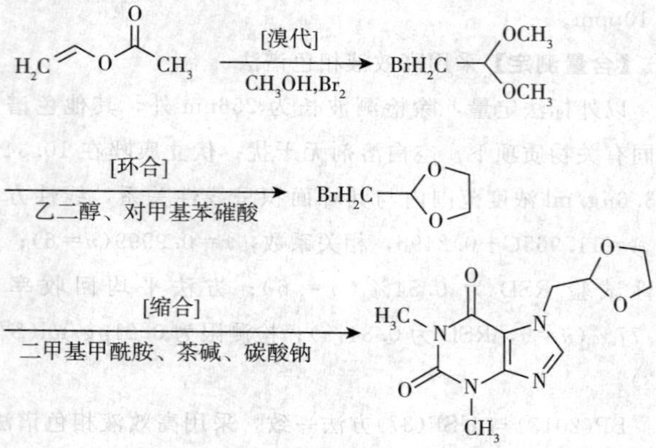

制法二[6]：由茶碱与溴代乙醛乙二醇缩醛反应，得到目标产物多索茶碱。

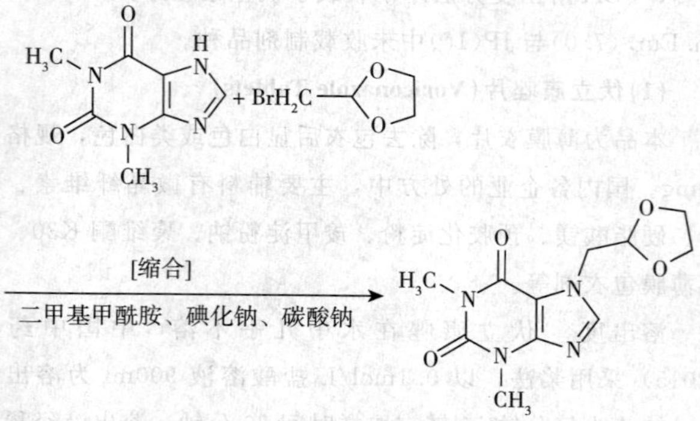

性状　本品为白色针状结晶或结晶性粉末，熔点为142～145℃。本品在0.1mol/L盐酸溶液中于273nm波长处有最大吸收(见图1)，测定波长为273nm±1nm时，吸收系数($E^{1\%}_{1cm}$)为346。

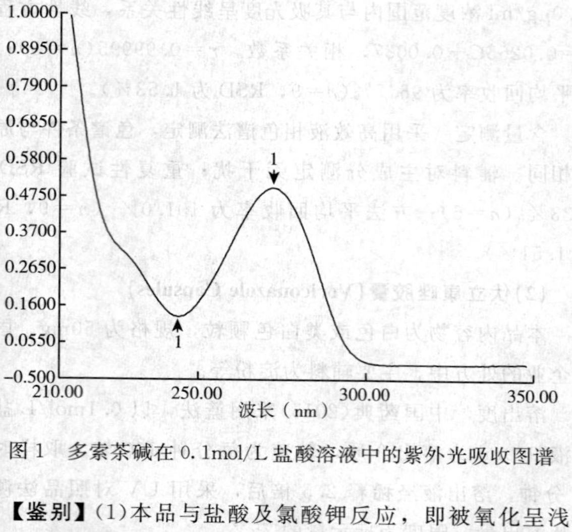

图1　多索茶碱在0.1mol/L盐酸溶液中的紫外光吸收图谱

【鉴别】(1)本品与盐酸及氯酸钾反应，即被氧化呈浅红色，遇氨气即生成紫色的四甲基紫脲酸铵(murexoin)。此为黄嘌呤类化合物共有的紫脲酸铵反应。试验中，取本品加盐酸与氯酸钾后，置水浴上蒸干，残渣未显明显的浅红色，因此鉴别项中作了相应修改，仅保留了加盐酸及氯酸钾后，残渣遇氨气即生成紫色的四甲基紫脲酸铵。

(2)本品红外光吸收图谱显示的主要特征吸收如下表(光谱集 272)。

波数，cm^{-1}	归属	
3110	双键	υ_{C-H}
2896～2996	烷基	υ_{C-H}
1701，1655	羰基	$\upsilon_{C=O}$

【检查】酸度 本品的水溶液缺乏电解质，通过加入氯化钾等中性电解质，增加溶液总离子强度，可消除 pH 测定时反应慢、漂移、重现性差等问题。本品 0.1%的水溶液 100ml，加入饱和氯化钾溶液 0.3ml，pH 值应为 5.0～7.0。

溴化物 本品的生产工艺中使用过溴和溴代化合物，可能会有溴化物存在，因此检查溴化物。

有关物质 从本品的合成工艺可知，茶碱(图 2a)为合成的起始原料，反应不完全会残留在终产物中，是本品中的主要杂质。因茶碱的结构中咪唑部分会发生三原子体系的互变异构现象，即存在 7*H*-茶碱和 9*H*-茶碱的平衡体系，在 9*H*-茶碱 9-*N* 上引发了同 7*H*-茶碱的系列反应，导致 9-(1,3-二氧环戊基-2-基甲基)茶碱(图 2b)的生成[7,8]。在合成过程中，茶碱还与溶剂二氯甲烷反应，生成茶碱二聚体(图 2c)[11]。文献报道多索茶碱还存在多个降解产物[7,10,11]，见图 2d 与图 2e，分别为酸碱降解后的产物。

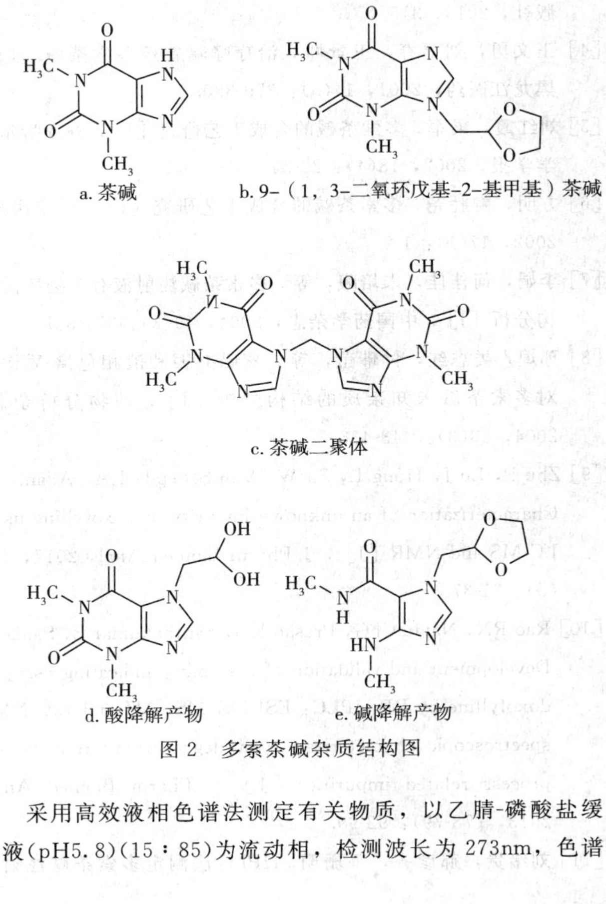

a. 茶碱　b. 9-（1，3-二氧环戊基-2-基甲基）茶碱　c. 茶碱二聚体　d. 酸降解产物　e. 碱降解产物

图 2　多索茶碱杂质结构图

采用高效液相色谱法测定有关物质，以乙腈-磷酸盐缓冲液(pH5.8)(15∶85)为流动相，检测波长为 273nm，色谱柱采用 Kromasil 100-5 C18，（250mm × 4.6mm，5μm）、Merck Purospher RP-18e(250mm×4.6mm，5μm)。在该色谱条件下，主成分峰与嘌呤衍生物峰之间有良好的分离度，可可碱、二羟丙茶碱、茶碱、乙羟茶碱、咖啡因与多索茶碱依次出峰，见图 3，标准中规定茶碱峰和多索茶碱峰的分离度大于 10 作为系统使用性的要求。考察了茶碱与多索茶碱的相对响应因子，茶碱的相对响应因子约为 1.5，因此分别以外标法和自身对照法计算茶碱及其他杂质的含量，规定单个杂质不得过 0.1%，杂质总量不得过 0.5%。由于相对保留时间 2.2 处还有杂质峰，供试品溶液应记录色谱图至多索茶碱峰保留时间的 3 倍。

多索茶碱和茶碱的检测限分别为 0.2ng 和 0.1ng，茶碱的回收率为 99.5%，RSD=0.7%(*n*=9)。

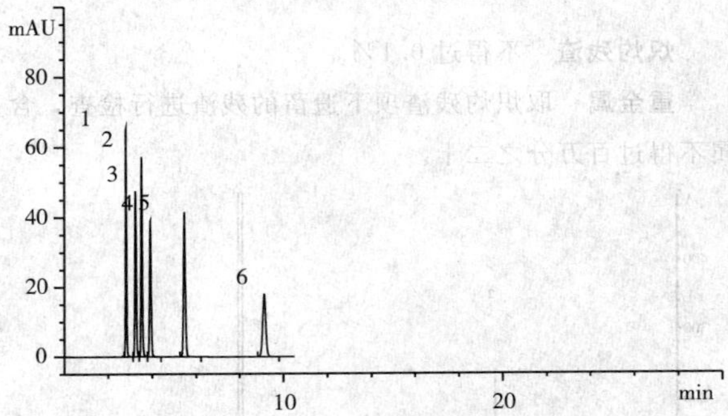

图 3　嘌呤衍生物混合溶液色谱图

1 可可碱　2 二羟丙茶碱　3 茶碱　4 乙羟茶碱　5 咖啡因　6 多索茶碱

（色谱柱：Kromasil 100-5 C18，250mm×4.6mm，5μm）

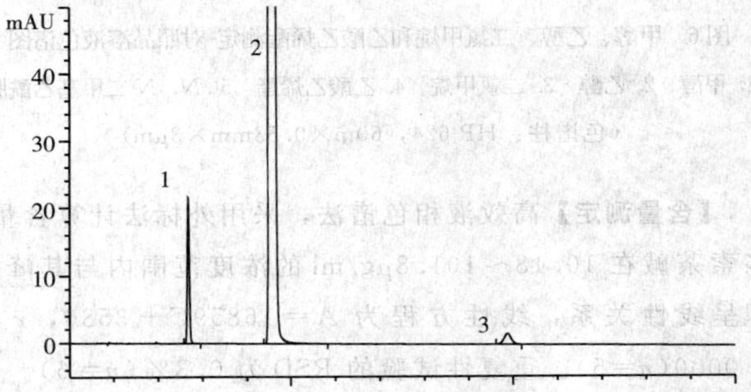

图 4　供试品溶液典型色谱图

1、3 杂质峰 2 多索茶碱

（色谱柱：Kromasil 100-5 C18，250mm×4.6mm，5μm）

残留溶剂 根据各企业提供的合成工艺，多索茶碱合成过程中使用了 *N*，*N*-二甲基甲酰胺、乙二醇、甲醇、乙醇、二氯甲烷和乙酸乙烯酯等溶剂。因 *N*，*N*-二甲基甲酰胺和乙二醇的沸点较高，用直接进样法测定，采用键合和改性的交联聚乙二醇毛细管色谱柱(HP-FFAP，30m×0.53mm×1μm)，*N*，*N*-二甲基甲酰胺与乙二醇依次出峰。分流比为 5∶1 时，*N*，*N*-二甲基甲酰胺和乙二醇最低检测限均为 1.2ng。其余溶剂用顶空进样法测定，采用 6%氰丙基苯基-94%二甲基聚硅氧烷毛细管色谱柱(HP-624，60m×0.53mm×3μm)，甲醇、乙醇、二氯甲烷和乙酸乙烯酯依次出峰。分流比为 3∶1 时，甲醇、乙醇、二氯甲烷和乙酸乙烯酯最低检测浓度分别为 0.4μg/ml、0.7μg/ml、

0.7μg/ml 和 0.3μg/ml。

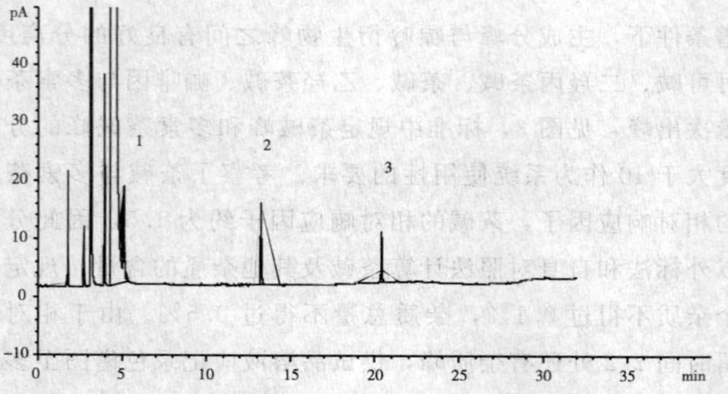

图5　N，N-二甲基甲酰胺和乙二醇测定-对照品溶液色谱图

1. 三氯甲烷　2. N，N-二甲基甲酰胺　3. 乙二醇

（色谱柱：HP-FFAP，30m×0.53mm×1μm）

炽灼残渣　不得过0.1%。

重金属　取炽灼残渣项下遗留的残渣进行检查，含重金属不得过百万分之二十。

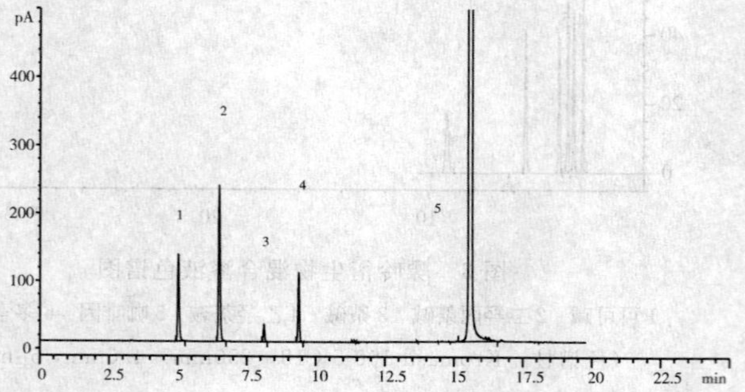

图6　甲醇、乙醇、二氯甲烷和乙酸乙烯酯测定-对照品溶液色谱图

1. 甲醇　2. 乙醇　3. 二氯甲烷　4. 乙酸乙烯酯　5. N，N-二甲基乙酰胺

（色谱柱：HP-624，60m×0.53mm×3μm）

【含量测定】高效液相色谱法，采用外标法计算含量。多索茶碱在10.18～101.8μg/ml的浓度范围内与其峰面积呈线性关系，线性方程为 $A=16859C+3586$，r 为1.0000（$n=5$）。重复性试验的RSD为0.3%（$n=6$）。本品也可采用电位滴定法，用高氯酸滴定液（0.1mol/L）滴定。与色谱法测定结果相比，个别批次的滴定结果偏高，原因是该批次杂质含量较高，杂质结构与主药类似，在滴定中也消耗滴定液。因此选择专属性强的高效液相色谱法作为含量测定方法。

【制剂】中国药典（2015）收载了多索茶碱片、多索茶碱注射液与多索茶碱胶囊。

（1）多索茶碱片（Doxofylline Tablets）

本品为白色或类白色片，规格为0.2g、0.3g。各生产企业所用的辅料不尽相同，主要辅料有淀粉、甘露醇、糊精、乳糖、微晶纤维素、硬脂酸镁等。

鉴别　在高效液相色谱法的基础上，保留了简便快速的薄层色谱法，两种方法可选做一项。

溶出度　以0.1mol/L盐酸溶液900ml为溶出介质，采用第一法，转速为每分钟100转，限度为标示量的80%。不同企业片剂的溶出曲线有较大差异。

含量测定　紫外分光光度法，以对照品计算本品含量。多索茶碱在3.123～31.23μg/ml的浓度范围内与其吸收度呈线性关系，线性方程为 $A=0.0346C+0.0060$，r 为1.0000（$n=5$）。辅料对含量测定无干扰，方法回收率为99.3%，RSD=0.4%（n=9）。

（2）多索茶碱胶囊（Doxofylline Capsules）

本品为硬胶囊，内容物为白色或类白色粉末，规格为0.2g。国内仅一家企业生产，处方中主要辅料有淀粉、羟丙纤维素、硬脂酸镁等。

鉴别　在高效液相色谱法的基础上，保留了简便快速的薄层色谱法，两种方法可选做一项。

溶出度　溶出条件同片剂。以0.1mol/L盐酸溶液900ml为溶出介质，采用第一法，转速为每分钟100转，限度为标示量的80%。

参考文献

[1] 李丽．多索茶碱的药理学研究概述［J］．国外医药（合成药生化药制剂分册），2001，22(2)：100-102.

[2] 赵宁民，赵红卫，秦玉花，等．多索茶碱的研究进展［C］．2011年中国药学大会暨第11届中国药师周论文集．

[3] 国家药典委员会．中华人民共和国药典-临床用药须知-化学药和生物制品卷（2015年版）［M］．北京：中国医药科技出版社，2015，315.

[4] 王文勇，刘福春，王景坤．治疗哮喘新药多索茶碱［J］．黑龙江医药，2001，14(5)：379-380.

[5] 刘红霞，梁军．多索茶碱的合成工艺研究［J］．齐齐哈尔大学学报，2002，18(4)：23-24.

[6] 方明，陶胜尧．多索茶碱的合成工艺研究［J］．辽宁医药，2002，17(1)：1-2.

[7] 李娟，何佳佳，朱培曦，等．多索茶碱注射液有关物质的结构分析［J］．中国药学杂志，2004，49(2)：334-337.

[8] 孙煌，娄志红，付璀莹，等．核磁共振和液相色谱-质谱法对多索茶碱未知杂质的结构分析［J］．药物分析杂志，2004，33(3)：443-436.

[9] Zhu P，Lu J，Hong L，Su W，Van Schepdael A，Adams E. Characterization of an unknown impurity in doxofylline using LC-MS and NMR［J］．J Pharm Biomed Anal，2017，140(5)：31-37.

[10] Rao RN，Naidu ChG，Prasad KG，Santhakumar B，Saida S. Development and validation of a stability indicating assay of doxofylline by RP-HPLC：ESI-MS/MS，1H and 13C NMR spectroscopic characterization of degradation products and process related impurities［J］．J Pharm Biomed Anal，2013，(78-79)：92-99.

[11] 刘绪贵，郝彦齐，丁珊珊．HPLC法测定多索茶碱注射液

中的工艺杂质及降解产物［J］．药物分析杂志，2016，35（11）：644-649.

撰写　江文明　上海市食品药品检验所

复核　杨永健　上海市食品药品检验所

多潘立酮

Domperidone

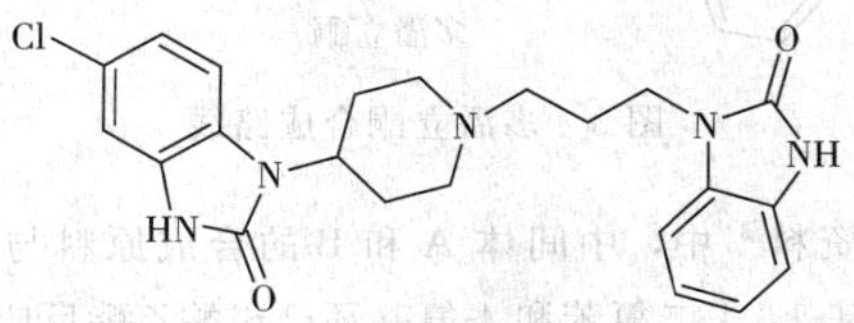

$C_{22}H_{24}ClN_5O_2$　425.91

化学名： 5-氯-1-［1-［3-（2，3-二氢-2-氧代-1H-苯并咪唑-1-基）丙基］-4-哌啶基］-1，3-二氢-2*H*-苯并咪唑-2-酮

5-chloro-1-［1-［3-（2-oxo-2，3-dihydro-1H-benzimidazol-1-yl）propyl］piperidin-4-yl］-1，3-dihydro-2H-benzimidazol-2-one

英文名： Domperidone（INN）

CAS 号：［57808-66-9］

本品为外周性多巴胺受体拮抗药，可直接拮抗胃肠道的多巴胺 D_2 受体而起到促胃肠运动的作用。此外，本品可使血清催乳素水平升高，从而促进产后泌乳。口服、肌内注射或直肠给药均可，口服、肌内注射或直肠给药后迅速吸收，达峰时间分别为15～30分钟、15～30分钟和1小时。除中枢神经系统外，本品在体内其他部位均有广泛的分布，药物浓度以胃肠局部最高，血浆次之，脑内几乎没有，少部分可排泄到乳汁中，其药物浓度仅为血清浓度的1/4。几乎全部在肝内代谢，主要代谢产物为羟基化合物。口服半衰期为78小时，主要以无活性的代谢物形式随粪便和尿排泄，总体清除率为700ml/min。24小时内口服剂量的30%由尿排泄，原形药物仅占0.4%，4天内约有66%剂量随粪便排出，其中10%为原形药物。多次服药无累积效应[1]。

常见的不良反应[1]有：偶见头痛、头晕、嗜睡、倦怠、神经过敏等；大剂量使用可引起非哺乳期泌乳，在一些围绝经期综合征妇女及男性患者中出现乳房胀痛，也有致月经失调的报道；偶见口干、便秘、腹泻、短时的腹部痉挛性疼痛等；偶见一过性皮疹或瘙痒；日剂量超过30mg或伴有心脏病患者、接受化疗的肿瘤患者、电解质紊乱等严重器质性疾病的患者、年龄大于60岁的患者中，发生严重室性心律失常甚至心源性猝死的风险可能升高[2]。

本品为1974年比利时杨森（Janssen）制药公司开发的胃动力和止吐药[3]。1979年，多潘立酮在瑞士和德国以吗丁啉（Motilium）为商品名获准上市[4]。我国于1986年引进该品，由西安杨森公司独家进口原料，生产制剂在国内销售，制剂包括片剂、混悬剂、滴剂和栓剂，各地均广泛使用。

除中国药典（2015）收载外，BP（2017）、Ph. Eur.（9.0）、JP（17）均有收载。

【制法概要】根据国内生产企业提供的资料整理，多潘立酮由中间体A（合成过程见图1）和中间体B（合成过程见图2），以4-甲基-2戊酮与无水乙醇的混合溶液为溶剂合成（图3）。

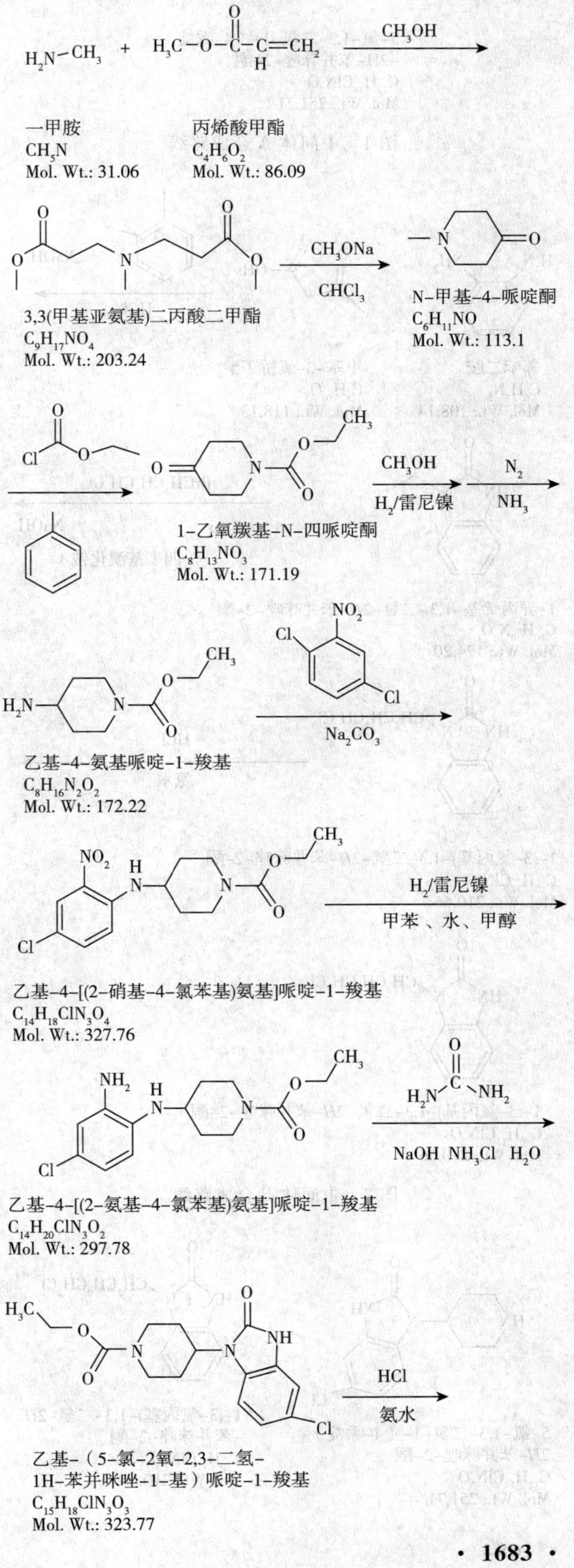

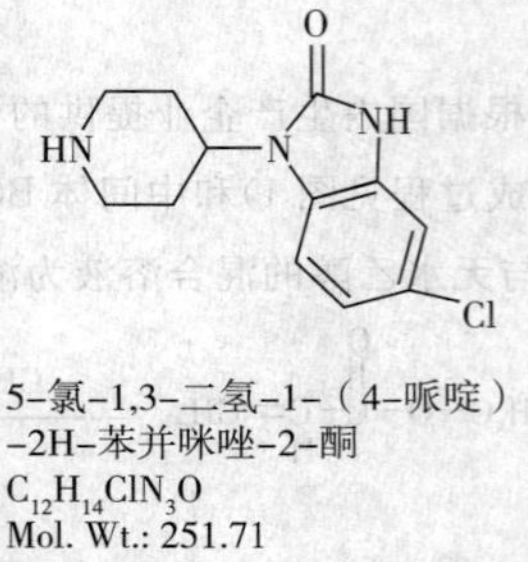

图 1　中间体 A 合成路线

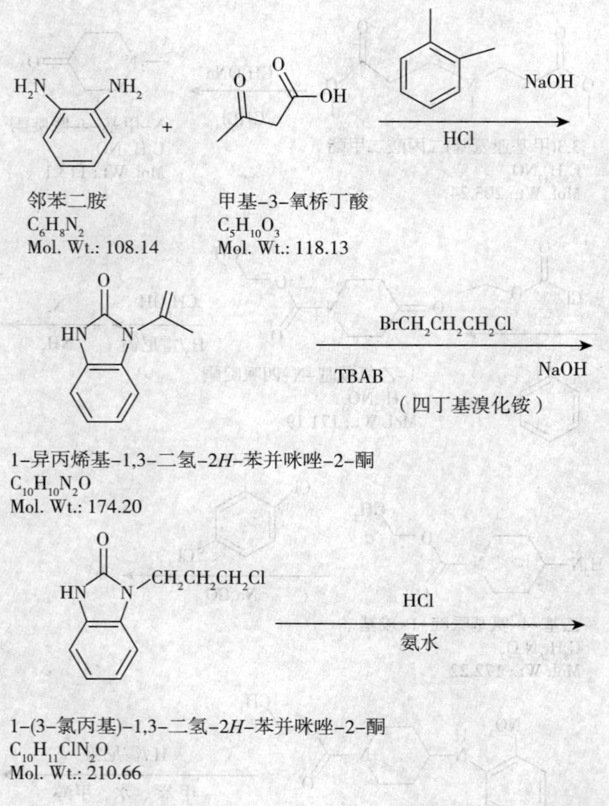

图 2　中间体 B 合成路线

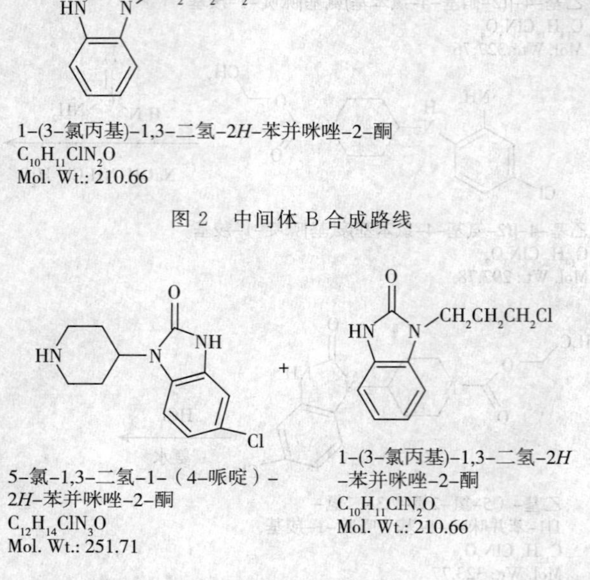

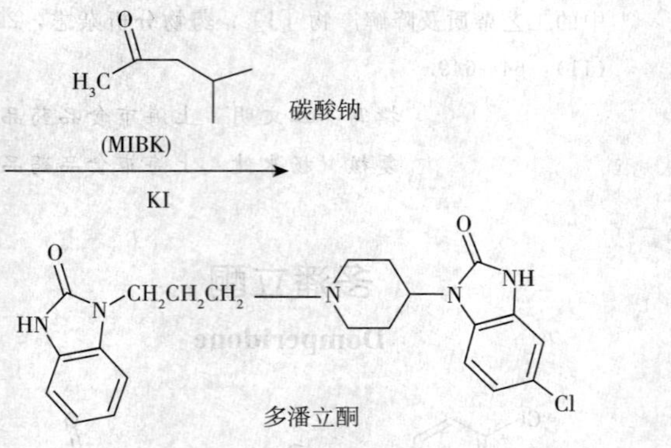

图 3　多潘立酮合成路线

查询资料[5]中，中间体 A 和 B 的合成原料与过程有不同：2-硝基-1，4-二氯苯和 4-氨基环己羧酸乙酯反应，再氢化还原，和尿素环合，水解，得到中间体 A；羟丙胺对 2-硝基氯苯中的氯进行亲核取代，再氢化还原硝基为氨基，和氰化钾环合后再氯化，得到中间体 B。多潘立酮合成路线相同。

【性状】 BP(2017) 与 Ph. Eur. (9.0) 性状项下规定为白色至类白色粉末。JP(17)性状项下规定为白色至微黄色结晶性粉末。实验所涉及国产及进口原料均为白色或类白色结晶性粉末。

熔点　BP(2017)与 Ph. Eur. (9.0) 规定熔点为 244～248℃。JP(17)规定熔点为约 243℃(分解)。经实验，熔点为 244～249℃，熔距 1～3℃，溶融时同时分解，由于熔点较高，并未收录于中国药典(2015)中。

中国药典(2015)中多潘立酮分子量为 425.92，而 BP(2017)与 JP(17)中多潘立酮分子量均为 425.91。查询各化学物质索引数据库，均记录为 425.91。查询维基百科，记录为 425.911。

【鉴别】

(1)紫外光谱　本品的异丙醇溶液在 289nm 与 232nm 的波长处有最大吸收，在 257nm 的波长处有最小吸收。典型光谱图见图 4。文献报道[6]不同厂家生产的异丙醇在测定波长(288nm)附近的吸光度值差异较大，相差十倍之多，能使多潘立酮最大吸收波长发生前移(前移 3～6nm)，故实验前应先检查所用异丙醇是否符合要求。

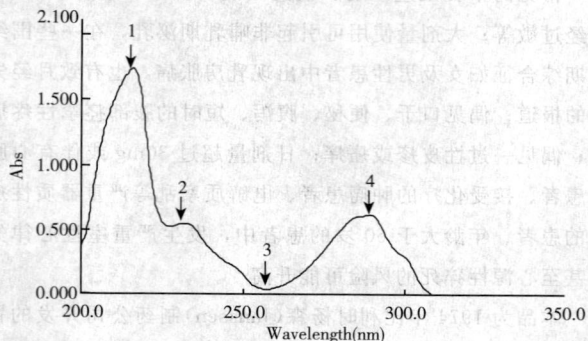

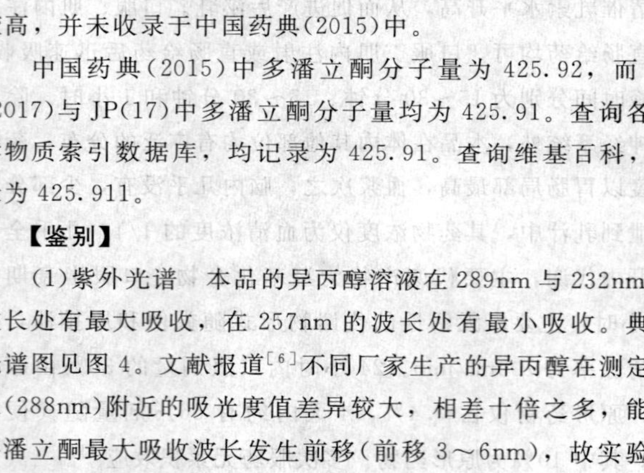

图 4　多潘立酮紫外吸收光谱图

JP(17)中使用异丙醇-0.1mol/L 盐酸溶液(9：1)的混合溶液为溶剂，与对照品溶液比较紫外光谱一致。

(2)红外光谱　本品的红外光吸收图谱应与对照的图谱(光谱集 606 图)一致，本品的红外吸收图谱显示的主要特征吸收如下：

波数，cm^{-1}	归属	
3275，3122	内酰胺	ν_{N-H}
3025，2938	芳烃	ν_{Ar-H}
1715，1694	酰胺	$\nu_{c=o}$
1623，1455	芳烃	$\nu_{c=c}$
1488	酰胺	ν_{C-N}
1395～1063	芳烃	δ_{C-H}

(3)化学反应　本品结构中有氯原子，加碳酸钠炽灼至炭化，进行有机破坏后，加水溶解得到游离氯离子，滤液显氯化物鉴别反应。

【检查】有关物质　采用高效液相色谱法进行检查。

中国药典(2015)有关物质的检测方法为高效液相色谱法，用十八烷基键合硅胶为填充柱，甲醇为流动相 A，醋酸铵溶液(0.5%)为流动相 B，进行梯度洗脱，检测波长为 285nm，流速为 1.2ml/min，并以多潘立酮与氟哌利多分离度进行系统适用性试验。系统适用性色谱图见图 5。样品典型色谱图见图 6。

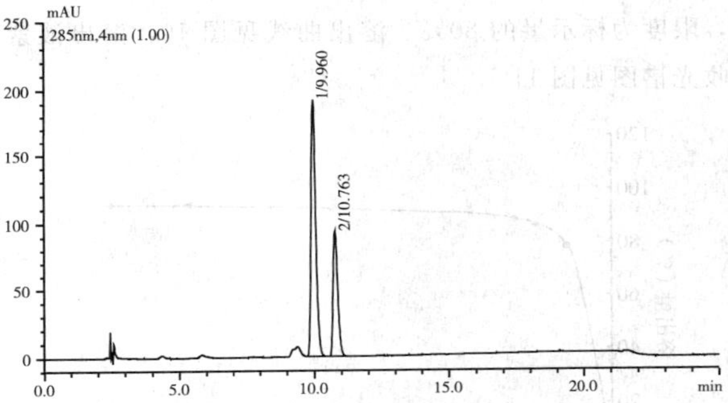

图 5　多潘立酮系统适用性试验色谱图
1. 多潘立酮 2. 氟哌利多
(色谱柱：ACES C18，250mm×4.6mm，5μm)

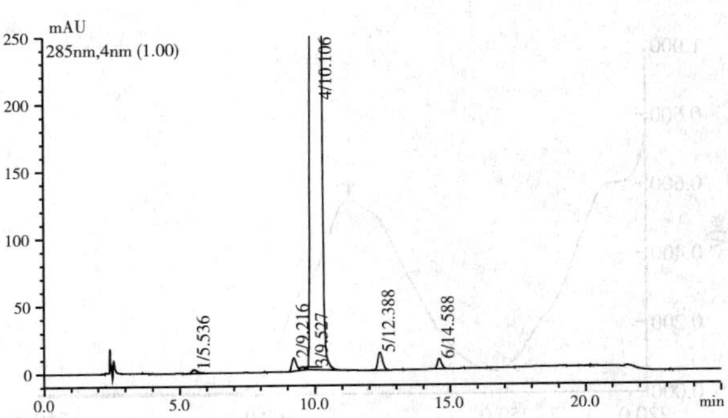

图 6　多潘立酮有关物质典型色谱图
(色谱柱：ACES C18，250mm×4.6mm，5μm)

实验中使用 DAD 检测器对各个波长下的杂质量同时测定，主成分在 285nm 处有最大响应，而杂质在 280～287nm 间没有明显差异，从各波长下主成分的响应、杂质量的响应以及杂质个数等因素的综合考虑，最终选择 285nm。

使用三种品牌色谱柱：ACES C18(5μm，4.6mm×250mm)、Diamonsil C18(5μm，4.6mm×250mm)、TechMate C18-STⅡ(5μm，4.6mm×250mm)，在 Agilent1260 与岛津 LC-2010AD 液相色谱仪上进行耐用性考察，结果良好，杂质均能基本分离，但多潘立酮主峰与相对保留时间 0.91～0.95 间两杂质峰分离度较低(约 0.7)，色谱条件仍有待进一步优化。

采用逐步稀释法测定多潘立酮的最低检出量为 0.3ng，检测限为 0.0003%($S/N=3$)。经稳定性考察，多潘立酮原料的杂质个数、杂质总量和最大单个杂质在 24 小时内均稳定。

BP(2017)、Ph. Eur.(9.0)色谱系统与中国药典(2015)相似，其中规定了六个已知杂质的相对保留时间与限度。根据合成工艺，杂质 A［5-氯-1-(哌啶-4-基)-1，3-二氢-2H-苯并咪唑-2-酮］为中间体，而杂质 B、C、D、E、F 均为合成中可能产生的杂质。中国药典(2015)有关物质仅规定了单个杂质与杂质总和的限度，有待进一步明确检出杂质。

JP(17)收载有关物质检查方法：以 0.02mol/L 磷酸二氢钾溶液(pH3.5)-甲醇(1∶1)为流动相，等度洗脱，适度调节流动相比例使多潘立酮在约 9 分钟出峰，记录色谱图至主峰保留时间的 4 倍。

残留溶剂　采用气相色谱法进行检查。

(1)甲醇、二氯甲烷、四氢呋喃、N，N-二甲基甲酰胺、甲苯与二甲苯　该品种各企业使用的溶剂各不相同，根据收集到的国内生产企业在工艺中涉及到的所有溶剂，建立了顶空气相色谱法。残留溶剂对照品色谱图见图 7，各残留溶剂线性范围与检出限见下表：

名称	线性范围(μg/ml)	检出限(μg/ml)
甲醇	35.7～892.5	1.0
二氯甲烷	12.8～319.3	1.4
四氢呋喃	11.1～276.8	0.6
N，N-二甲基甲酰胺	38.1～953.6	38.1
甲苯	8.18～204.6	2.3
二甲苯	41.5～1039	0.5

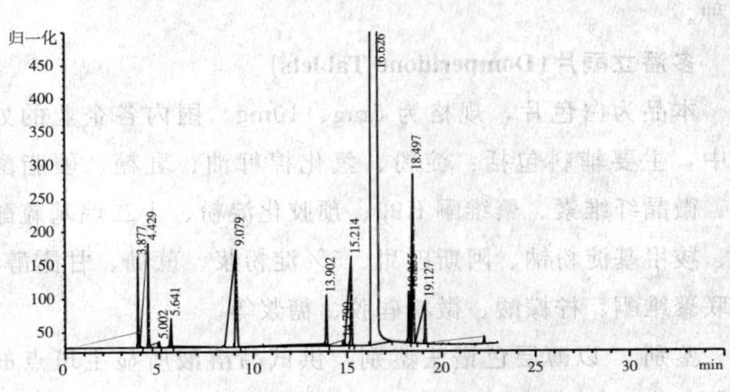

图 7　残留溶剂对照品色谱图

甲醇：3.877min；二氯甲烷：5.641min；四氢呋喃：9.079；N，N-二甲基甲酰胺：14.799min；甲苯：15.214min
二甲苯：18.255min、18.497min、19.127min

(2)三氯甲烷　三氯甲烷对检测器要求特殊，使用 ECD 检测器对其检测可以提高灵敏度，而且专属性更强，故单独测定三氯甲烷。三氯甲烷对照品色谱图见图 8。线性范围：0.527～13.18μg/ml，检测限：0.013μg/ml。

干燥失重　本品为无水物，中国药典（2015）与 BP（2017）、Ph. Eur.（9.0）规定在 105℃干燥至恒重，减失重量不得过 0.5%；JP(17)规定在 105℃干燥 4 小时，减失重量不得过 0.5%。

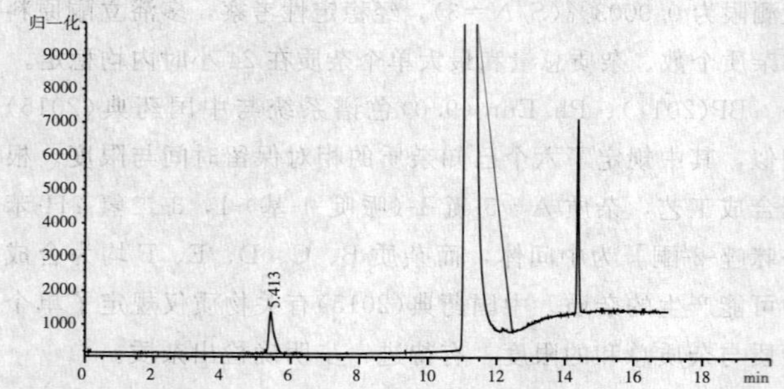

图 8　三氯甲烷对照品色谱图

炽灼残渣　规定的限度各国标准一致。

重金属　规定的限度各国标准一致。

【含量测定】采用高氯酸滴定法。

多潘立酮哌啶环上叔胺基具有弱碱性，在水溶液中进行滴定时，没有明显的滴定突跃，故采用冰醋酸为溶剂，使用高氯酸滴定液进行无水酸碱滴定，滴定终点明显。

中国药典(2015)中使用指示剂为结晶紫指示剂，滴定终点现象为溶液颜色由紫色变为蓝绿色；BP(2017)、Ph. Eur.(9.0)中使用指示剂为甲基橙指示剂，滴定终点现象为溶液颜色由橙黄色变为绿色。

【贮藏】专属性实验中，多潘立酮在强氧化与紫外光照条件下不稳定，贮藏条件宜选择遮光与密封保存。

【制剂】中国药典(2015)收载了多潘立酮片，以多潘立酮为主成分。BP(2017)收载了多潘立酮片，以马来酸多潘立酮为主成分。欧洲药典与日本药局方中均未收载制剂品种。

多潘立酮片(Domperidone Tablets)

本品为白色片，规格为 5mg、10mg。国内各企业的处方中，主要辅料包括：淀粉、氢化棉籽油、乳糖、硬脂酸镁、微晶纤维素、聚维酮 K90、预胶化淀粉、十二烷基硫酸钠、羧甲基淀粉钠、阿斯巴甜、5%淀粉浆、蔗糖、甘露醇、交联聚维酮、柠檬酸、微粉硅胶、糖浆等。

鉴别　以薄层色谱法鉴别，供试品溶液所显主斑点的颜色和位置与对照品一致，典型色谱图见图 9。

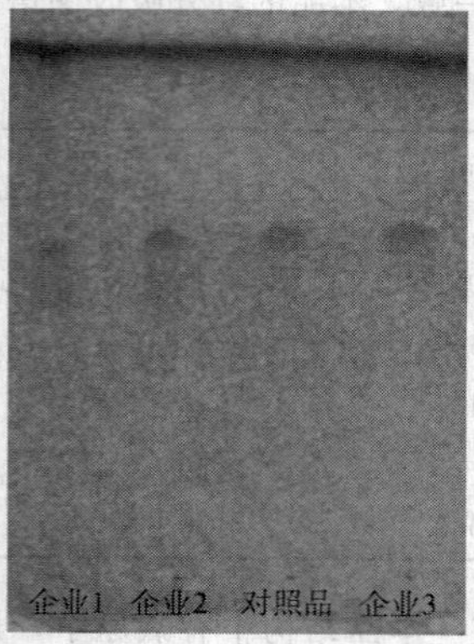

图 9　薄层色谱图

中国药典(2015)色谱系统与 BP(2017)多潘立酮原料及制剂中薄层色谱项一致。BP(2017)中除紫外光灯(254nm)检视，还喷以碘化铋钾试液再度检视。碘化铋钾与胺类化合物生成橙黄色络合物，可佐证多潘立酮的检出。

溶出度　多潘立酮为难溶性药物，BDDCS class2 类[7]。解离常数：$pK_{a1}=7.8$，$pK_{a2}=11.5$。中国药典(2015)中采用第二法(桨法)以 0.2%氯化钠-0.7%盐酸溶液为溶出介质，转速为 75 转/分钟，30 分钟时取样，照紫外分光光度法测定，限度为标示量的 80%。溶出曲线见图 10，溶出液紫外吸收光谱图见图 11。

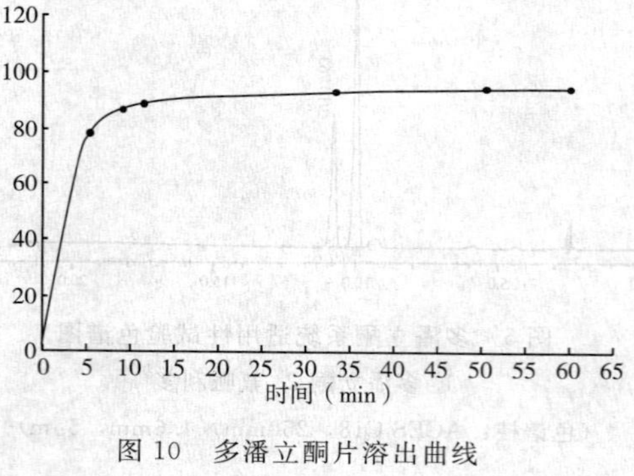

图 10　多潘立酮片溶出曲线

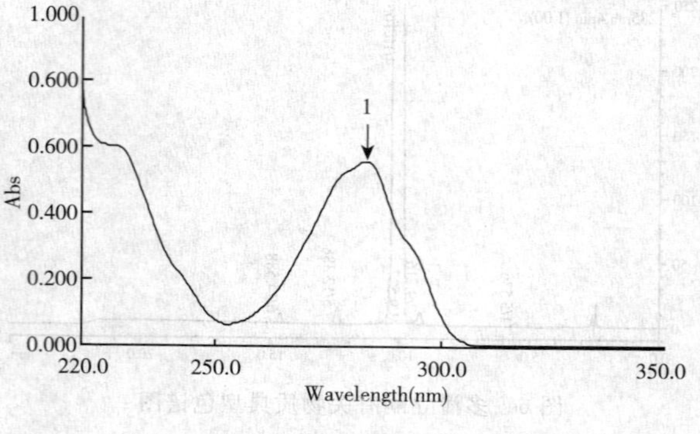

图 11　多潘立酮片溶出液紫外光谱图

BP(2017)中溶出度采用桨法，以0.1mol/L盐酸溶液900ml为溶出介质，转速为50转/分，经45分钟取样。

有关物质　色谱系统同含量测定项下。

根据工艺模拟空白辅料，均无干扰。专属性破坏实验表明，制剂辅料在强碱性环境破坏明显，强氧化条件与紫外光照条件下主成分破坏明显，各杂质峰均能有效分离。供试品溶液室温避光放置24小时稳定，RSD为1.5%(n=7)。最低检出量为1ng，检出限为0.05%(S/N=3)。

不同企业制剂供试品溶液典型色谱图见图12～图14。

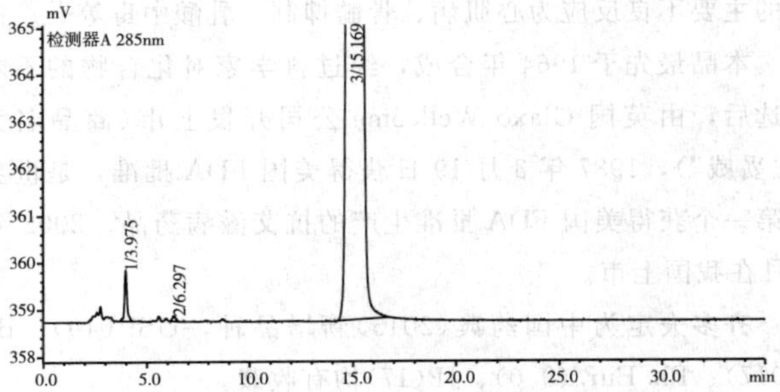

图12　多潘立酮片有关物质典型色谱图1

（色谱柱：TechMate C18-STⅡ，250mm×4.6mm，5μm）

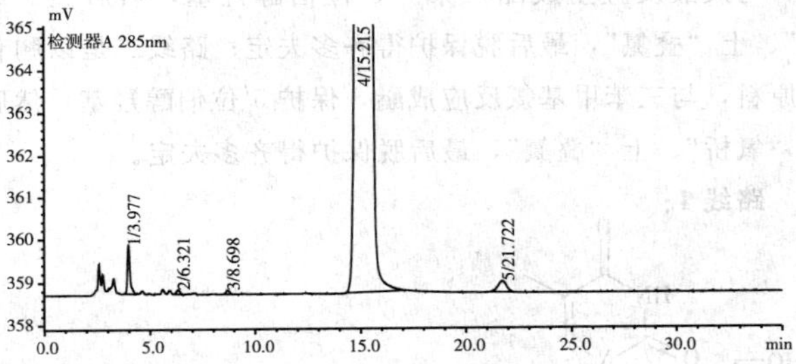

图13　多潘立酮片有关物质典型色谱图2

（色谱柱：TechMate C18-STⅡ，250mm×4.6mm，5μm）

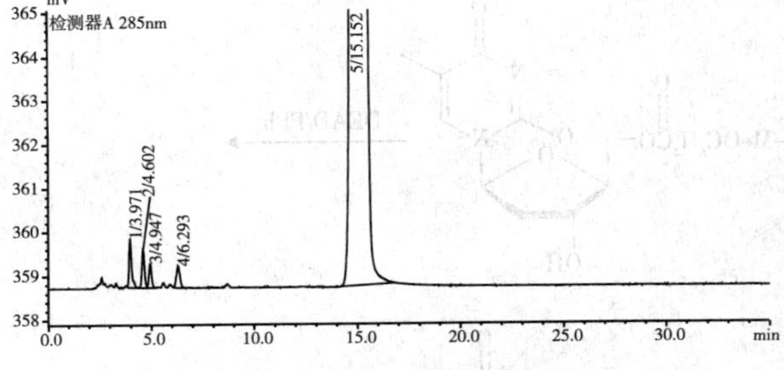

图14　多潘立酮片有关物质典型色谱图3

（色谱柱：TechMate C18-STⅡ，250mm×4.6mm，5μm）

标准中规定采集时间为主峰保留时间的2倍。在实验中发现，5家企业制剂的供试品溶液(图15)均在约2.7倍主峰保留时间位置，有两杂质峰，含量约0.1%～0.2%。取多潘立酮原料供试品溶液(10mg/ml)，参照多潘立酮片有关物质色谱条件测定(图16)，同样在约2.7倍主峰保留时间位置有两杂质峰，与多潘立酮有关物质色谱条件下色谱图(图6)比较，两杂质峰与保留时间约1.2与1.4处杂质峰紫外吸收光谱特征一致，推测为相同物质。由此，推测制剂供试品溶液两杂质可能为原料中带入。建议执行多潘立酮片有关物质标准时，延长保留时间至主峰保留时间的3倍，今后可根据实际生产工艺参考国外标准中的有关物质方法，加以考察和完善。

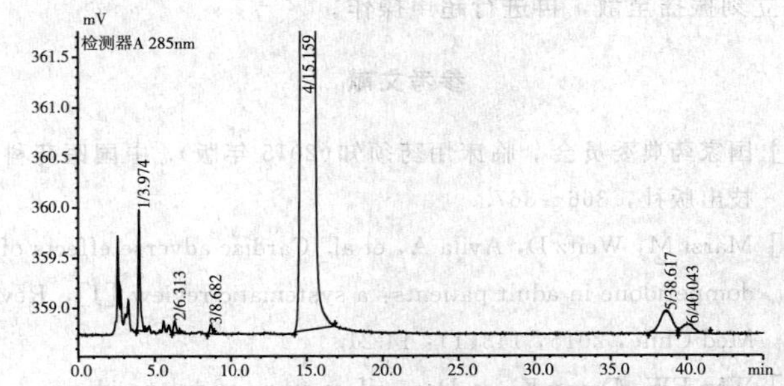

图15　多潘立酮片色谱图

（色谱柱：TechMate C18-STⅡ，250mm×4.6mm，5μm）

含量测定与含量均匀度　采用高效液相色谱法。以外标法定量。多潘立酮在0.002474～0.19608mg/ml浓度范围内与其峰面积呈线性关系，线性方程为：$A=34172C-18.835$，$r=0.9999$($n=5$)。重复性试验RSD为0.4%($n=6$)。供试品溶液在室温放置12小时稳定，RSD为0.8%($n=7$)。使用三种品牌色谱柱：Agilent Extend-C18(4.6mm×250mm，5μm)、Diamonsil C18(4.6mm×250mm，5μm)、TechMate C18-STⅡ(4.6mm×250mm，5μm)，在Agilent 1260和岛津LC-2010A液相色谱仪上进行耐用性考察，RSD为0.3%，结果良好。色谱图见图17。

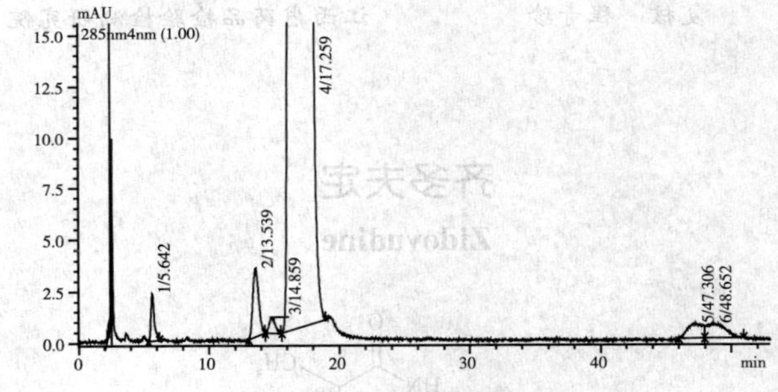

图16　多潘立酮原料色谱图

（色谱柱：ACES C18，250mm×4.6mm，5μm）

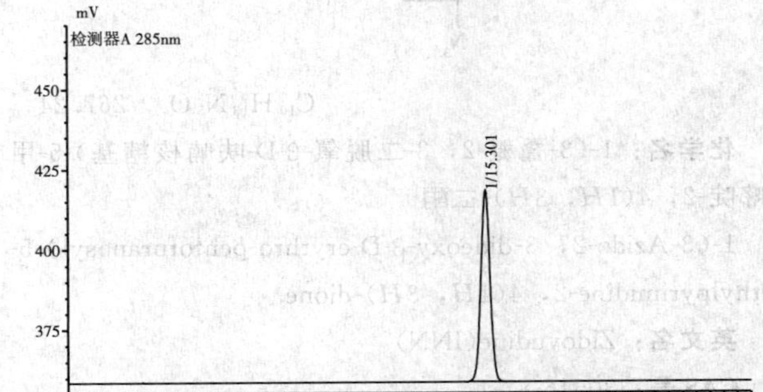

图17　多潘立酮片含量测定色谱图

（色谱柱：TechMate C18-STⅡ，250mm×4.6mm，5μm）

实际操作中“取本品1片，置乳钵中研细，加甲醇适量分次研磨并移置50ml量瓶中，超声使多潘立酮溶解”，由于各生产企业的样品辅料和工艺有所不同，部分企业样品转移至量瓶中后，放置几分钟即凝结成团，不易溶散，建议转移后立刻振摇至散，再进行超声操作。

参考文献

[1] 国家药典委员会．临床用药须知(2015年版)．中国医药科技出版社，366～367.

[2] Marzi M，Weitz D，Avila A，et al. Cardiac adverse effects of domperidone in adult patients：a systematic review [J]，Rev Med Chile，2015，143(1)：14-21.

[3] Wan EW，Davey K，et. Dose-effect study of domperidone as a galactagoguein preterm mothers with insufficient milk supply，and its transfer into milk [J]，British Journal of Clinical Pharmacology，August 2008. 66 (2)：283-289.

[4] Pharmaceutical Manufacturing Encyclopedia，3rd Edition (Vol. 1-4). William Andrew Publishing. 2013. p. 138.

[5] 王戈，刘英慧，袁波．国产多潘立酮原料及片剂有关物质现状观察 [J]．药物研究，2013，30(2)：79-81.

[6] 郑阿利，盖柯．异丙醇质量对多潘立酮片含量测定的影响 [J]．中国药师，2008. 11(12)：1533-1534.

[7] Leslie Z. Benet，FabioBroccatelli，and Tudor I. Oprea. BDDCS Applied to over 900 Druga [J]，The AAPS Journal，2011，13(4)：519-547.

撰写　周　敏　易路遥　江西省药品检验检测研究院

复核　程奇珍　江西省药品检验检测研究院

齐多夫定

Zidovudine

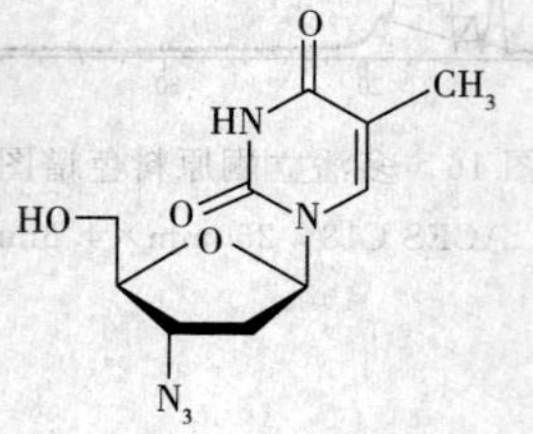

$C_{10}H_{13}N_5O_4$　267.24

化学名：1-(3-叠氮-2，3-二脱氧-β-D-呋喃核糖基)-5-甲基嘧啶-2，4(1*H*，3*H*)-二酮

1-(3-Azido-2，3-dideoxy-β-D-erythro-pentofuranosyl)-5-methylpyrimidine-2，4(1*H*，3*H*)-dione.

英文名：Zidovudine(INN)

CAS号：30516-87-1

本品是人类免疫缺陷病毒(HIV)逆转录酶抑制剂，用于艾滋病或与艾滋病有关的综合征患者的治疗。齐多夫定为胸腺嘧啶核苷的合成类似物，其3′-羟基(—OH)被叠氮基(—N_3)取代。在宿主细胞内，本品在酶的作用下转化为活性型三磷酸齐多夫定。后者通过竞争性抑制HIV逆转录酶，抑制病毒DNA的合成、运输、整合至宿主细胞核及病毒复制。口服吸收迅速，t_{max}为1小时。有明显首关代谢，其生物利用度为60%～70%。血浆蛋白结合率为10%～30%。本品可通过血脑屏障，脑脊液内药物浓度约为同时期血药浓度的60%。本品先在细胞内代谢生成活性型三磷酸齐多夫定，后主要在肝内代谢生成无活性的葡萄糖苷酸代谢物，口服后尿中排出原药及其代谢物分别为14%及74%。齐多夫定的主要不良反应为心肌病、骨髓抑制、乳酸中毒等[1]。

本品最先于1964年合成，经过科学家对化合物的不断筛选后，由英国Glaxo Wellcome公司开发上市(商品名为“立妥威”)，1987年3月19日获得美国FDA批准，是世界上第一个获得美国FDA批准生产的抗艾滋病药品。2002年8月在我国上市。

齐多夫定为中国药典(2015)新增品种，USP(40)、BP(2017)、Ph. Eur.(9.0)、JP(17)均有收载。

【制法概要】齐多夫定的合成路线文献报道较多[2]，集中在以胸苷为原料，主要有以下两条：路线一是从胸苷开始，与羧酸反应生成酯，保护5′位伯醇羟基，然后经“氧桥”、上“叠氮”，最后脱保护得齐多夫定；路线二是以胸苷为原料，与三苯甲基氯反应成醚，保护5′位伯醇羟基，然后经“氧桥”、上“叠氮”，最后脱保护得齐多夫定。

路线1：

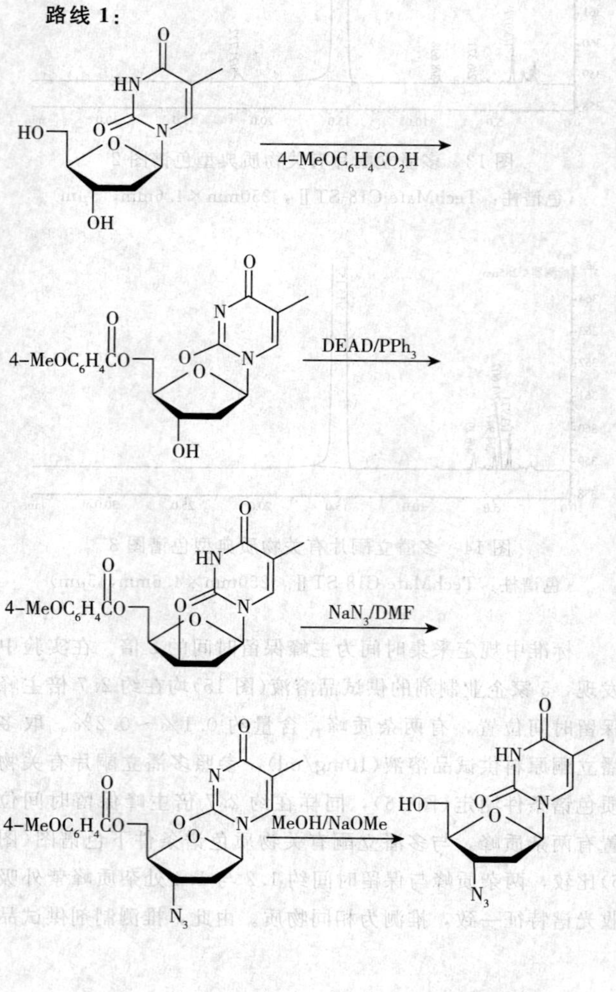

路线 2：

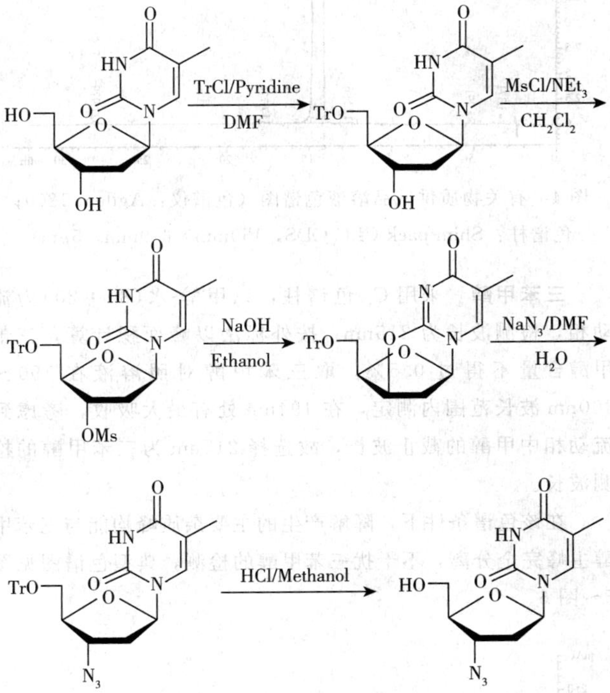

【性状】 根据生产企业的稳定性研究资料，齐多夫定对光敏感，光降解杂质主要为胸腺嘧啶。JP(17)描述本品遇光逐渐变为黄褐色。中国药典(2015)根据稳定性试验情况，参考 JP(17)、USP(40)，外观性状描述为“白色至浅黄色结晶性粉末。”。

比旋度 原国家药品标准和国外药典分别采用 20℃和 25℃两个测定温度，而范围均为＋60.5°至＋63.0°。根据试验结果，中国药典(2015)将测定温度规定为 25℃，限度为＋60.5°至＋63.0°。

【鉴别】（1）本品在水中略溶，以 10μg/ml 水溶液进行紫外扫描，最大吸收波长为 267nm，最小吸收波长为 234nm。为了提高该项鉴别的专属性，增加在 267nm 波长处的吸收系数测定，范围规定为 361～399（见图 1）。

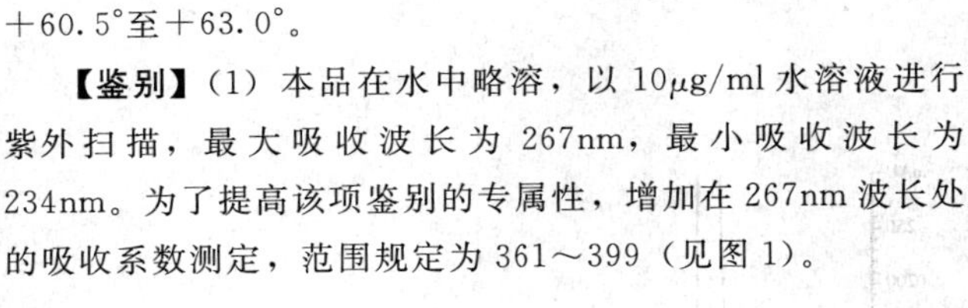

图 1　齐多夫定紫外光谱图

（2）采用含量测定项下的色谱图，供试品溶液主峰的保留时间应与对照品溶液主峰的保留时间一致。

（3）本品的红外光吸收图谱均与对照品的图谱一致，红外光吸收图谱显示的主要特征吸收如图 2 所示[3]。

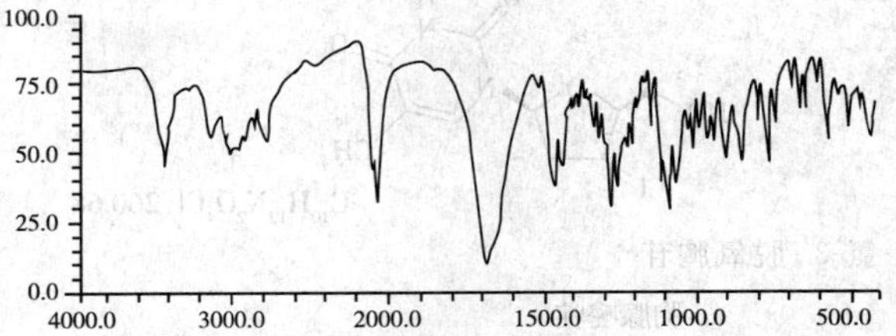

图 2　齐多夫定红外光谱图

波数(cm^{-1})	归属	
3463	羟基	ν_{-OH}
3163	胺基	ν_{-NH}
3033	双键碳氢	$\nu_{C=C-H}$
2813	饱和碳氢	ν_{-CH}
2083	叠氮	$\nu_{N=N}$
1685	酰胺羰基	$\nu_{C=O}$
1090	环醚碳氧	ν_{C-O}

【检查】溶液的澄清度与颜色 本品对光敏感，遇光颜色逐渐变深。对 10mg/ml 水溶液（浓度与注射液规格相同）的澄清度与颜色进行检查，不得过 1 号标准浊度液和黄色 1 号标准比色液。

有关物质 根据国内外研究资料，齐多夫定原料药中潜在的有机杂质主要有司他夫定、杂质Ⅰ（3′-氯-3′-脱氧胸苷）、胸腺嘧啶、三苯基甲醇，起始原料 β-胸苷和其他副产物等。国外药典多采用 TLC 与 HPLC 两个方法控制齐多夫定原料药的杂质。

由于司他夫定、杂质Ⅰ和胸腺嘧啶与三苯基甲醇的极性差别较大，因此，中国药典(2015)建立了两个 HPLC 系统，其中一个色谱系统检查司他夫定、杂质Ⅰ、胸腺嘧啶及其他未知杂质，另一个色谱系统检查三苯基甲醇。

上述杂质的结构信息如下：

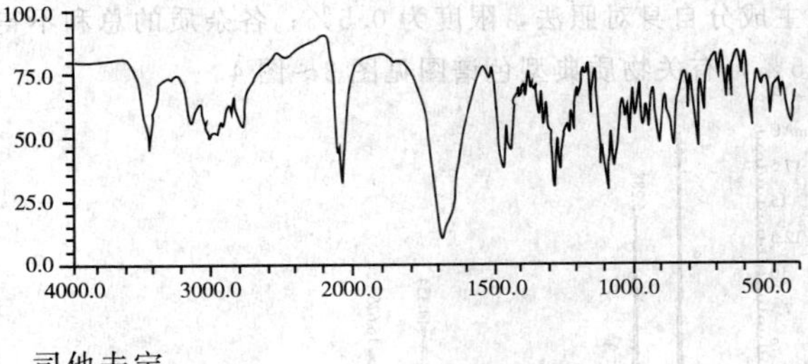

司他夫定

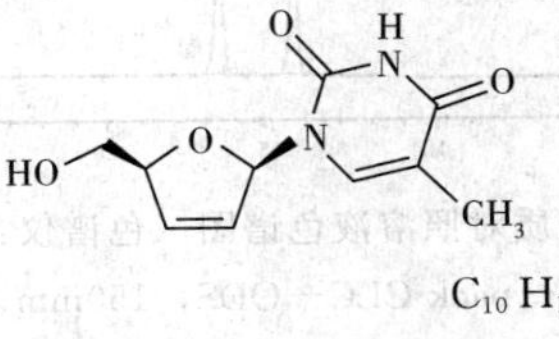

$C_{10}H_{12}N_2O_4$　224.21

杂质I

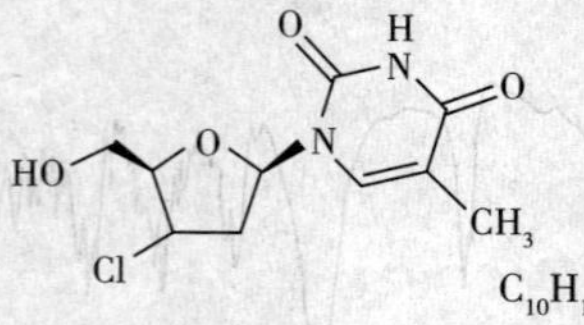

$C_{10}H_{12}N_2O_4Cl$ 260.68

3′-氯-3′-脱氧胸苷

胸腺嘧啶

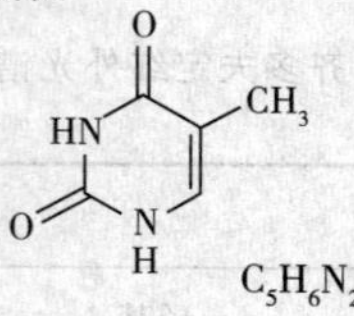

$C_5H_6N_2O_2$ 126.11

三苯甲醇

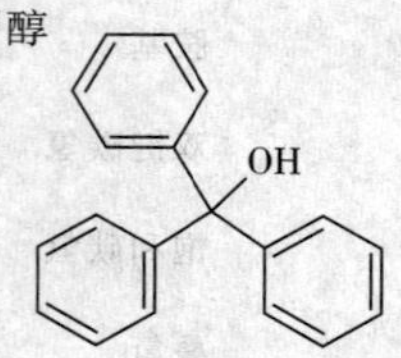

$C_{19}H_{16}O$ 260.34

司他夫定、杂质Ⅰ、胸腺嘧啶及其他未知杂质　采用C_{18}色谱柱，以甲醇-水（20∶80）为流动相；检测波长为265nm。试验结果表明，主要杂质在齐多夫定色谱峰之前出峰，所有杂质在主成分保留时间的2.5倍之前全部洗脱完毕。在该色谱条件下，各中间体色谱峰也均被检出。

经试验，司他夫定、杂质I和齐多夫定均在266nm波长处有最大吸收，胸腺嘧啶在265nm波长处有最大吸收。鉴于胸腺嘧啶为本品的主要降解杂质，故将检测波长确定为265nm。

经试验，溶液浓度稀释至样品溶液浓度的0.02%时可清晰分辨（信噪比S/N大于10），以此作为灵敏度溶液。本方法的最低检查限为0.01%（1ng）。

采用三个品牌色谱柱：Shim-pack CLC-ODS（150mm×6.0mm，5μm）、Aglient Eclipse XDB-C18（250mm×4.6mm，5μm）和Diamond C18（250mm×4.6mm，5μm）。

杂质限量计算时，已知杂质司他夫定、杂质Ⅰ和胸腺嘧啶采用外标法计算，规定司他夫定不得过0.5%，杂质Ⅰ和胸腺嘧啶均不得过1.0%；其他单个杂质采用不加校正因子的主成分自身对照法，限度为0.5%；各杂质的总和不得过2.5%，有关物质典型色谱图见图3～图4。

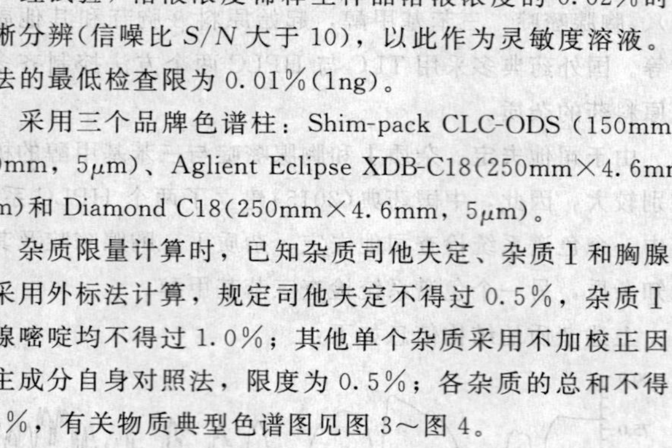

图3　有关物质对照溶液色谱图（色谱仪：Agilent 1200；色谱柱：Shim－pack CLC－ODS，150mm×6.0mm，5μm）

1. 胸腺嘧啶（t_R＝3.366min）；2. 司他夫定（t_R＝5.288min）；3. 齐多夫定（t_R＝14.354min）；4. 杂质I（t_R＝16.625min）；

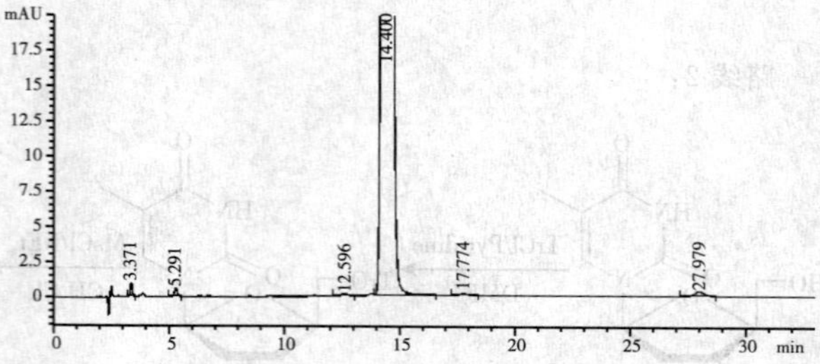

图4　有关物质供试品溶液色谱图（色谱仪：Agilent 1200；色谱柱：Shim-pack CLC-ODS，150mm×6.0mm，5μm）

三苯甲醇　采用C_{18}色谱柱，以甲醇-水（80∶20）为流动相，检测波长为215nm。按外标法以峰面积计算，三苯甲醇含量不得过0.5%。取三苯甲醇对照溶液在190～400nm波长范围内测定，在194nm处有最大吸收，考虑到流动相中甲醇的截止波长，故选择215nm为三苯甲醇的检测波长。

在该色谱条件下，降解产生的主要杂质峰均能与三苯甲醇主峰完全分离，不干扰三苯甲醇的检测，典型色谱图见图5～图6。

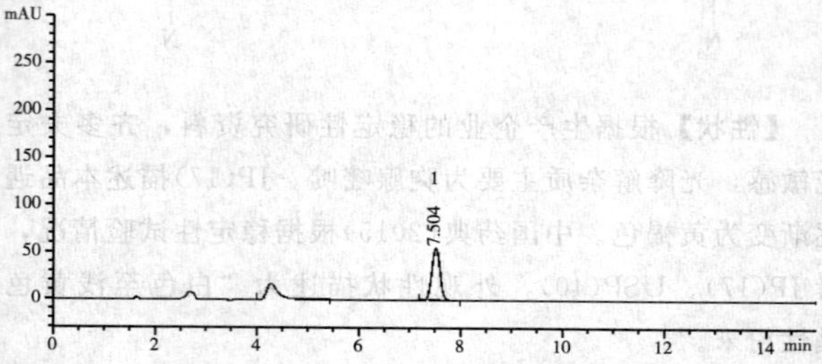

图5　三苯甲醇对照溶液色谱图（色谱仪：Agilent 1200；色谱柱：Shim-pack CLC-ODS，150mm×6.0mm，5μm）

（1. 三苯甲醇：t_R＝7.504）

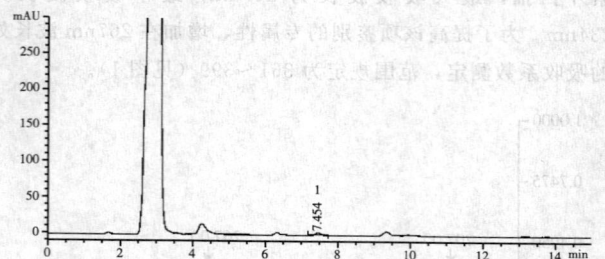

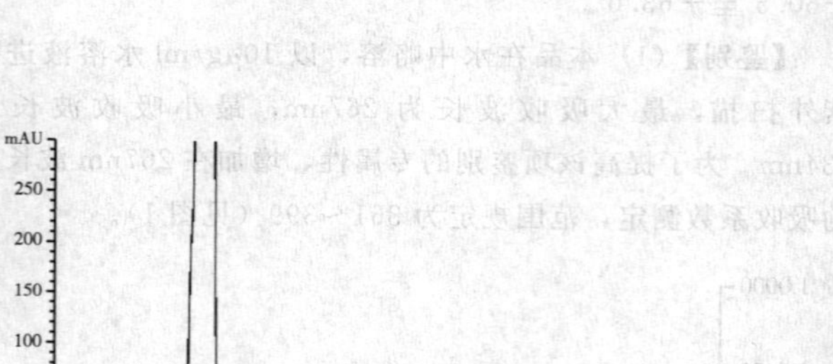

图6　三苯甲醇供试品溶液色谱图（色谱仪：Agilent 1200；色谱柱：Shim-pack CLC-ODS，150mm×6.0mm，5μm）

经试验，溶液浓度稀释至样品溶液浓度的0.01%（1ng）时可清晰分辨（信噪比S/N大于10），以此作为灵敏度溶液。本方法的最低检查限为0.005%（0.5ng）。

采用三个品牌色谱柱：Shim-pack CLC-ODS（150mm×6.0mm，5μm）、Aglient Eclipse XDB-C18（250mm×4.6mm，

5μm)和 Diamond C18(250mm×4.6mm，5μm)。

残留溶剂 根据标准研究起草时各企业提供的生产工艺流程，确定后三步所用Ⅱ、Ⅲ类溶剂包括：甲醇、二氯甲烷、乙酸乙酯、1，4-二氧六环、吡啶、甲苯、三乙胺、二甲基亚砜和二甲基甲酰胺。其中前面6种残留溶剂采用顶空程序升温法测定，后面3种残留溶剂为碱性化合物，采用溶液直接进样法测定，限度均执行四部通则0861的规定。典型色谱图见图7～图8。

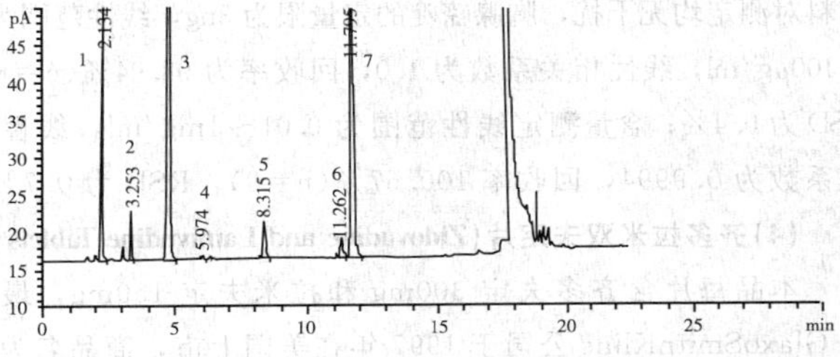

图7 残留溶剂顶空进样色谱图—对照品溶液
(Agilent 7890A气相色谱仪，Agilent 7697A顶空进样器，FID检测器，DB-624毛细管柱，30m×0.32mm，1.8μm)
1. 甲醇（t_R＝2.134）；2. 二氯甲烷（t_R＝3.253）；3. 乙酸乙酯（t_R＝4.630）；4. 苯（t_R＝5.974）5. 1，4-二氧六环（t_R＝8.315）；6. 吡啶（t_R＝11.262）；7. 甲苯（t_R＝11.705）

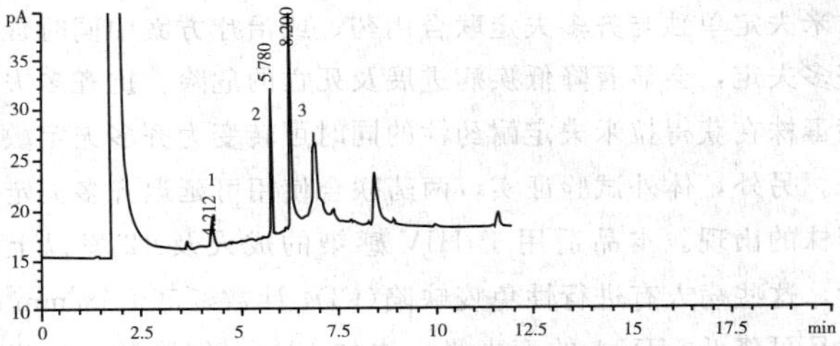

图8 残留溶剂直接进样色谱图—对照品溶液
(Agilent 7890A气相色谱仪，FID检测器，DB-624毛细管柱，30m×0.32mm，1.8μm)
1. 三乙胺（t_R＝4.212）；2. N，N-二甲基甲酰胺（t_R＝5.780）；3. 二甲基亚砜（t_R＝6.288）

水分 国内外标准中有105℃干燥失重和卡氏水分两种测定方法，中国药典(2015)采用水分测定法，限度规定为不得过1.0%。

重金属 考虑到本品有注射液剂型，将限度规定为不得过百万分之十。

【含量测定】 国内外各标准中含量测定方法有非水滴定、HPLC法，其中非水滴定采用甲醇钠滴定液，该滴定液在配制与标定时均使用无水苯，对实验人员和环境有害，故采用HPLC法测定含量，色谱条件与有关物质相同。

【制剂】 中国药典(2015)收载了齐多夫定片、齐多夫定注射液、齐多夫定胶囊及齐多拉米双夫定片。USP(40)收载了齐多夫定片、齐多夫定注射液、齐多夫定胶囊及齐多拉米双夫定片，BP(2013)收载了齐多拉米双夫定片。

(1) 齐多夫定片(Zidovudine Tablets)

本品为白色片或薄膜衣片，规格有0.1g和0.3g两种。国内各生产企业处方中，主要辅料有淀粉、乳糖、羧甲淀粉钠、硬脂酸镁、微晶纤维素、聚维酮K30、羟丙纤维素等。

溶出度 齐多夫定属于高溶解性药物。由于本品规格较大，UV法能满足定量测定的要求，且辅料在测定波长处无干扰吸收，因此溶出量测定采用UV法，方法回收率为98.94%(n=9)，RSD为0.4%。

USP(40)收载的齐多夫定片溶出度检查方法为：以水900ml为溶出介质，桨法，50转/分，30分钟时取样，HPLC法测定，限度为标示量的80%。

有关物质与含量测定 均采用HPLC法，色谱条件与原料收载的方法基本一致，只是流动相比例稍有差别。降解产物与辅料对测定均无干扰，胸腺嘧啶的定量限为3ng，线性范围为2～100μg/ml，线性相关系数为1.0，回收率为100.96%(n＝6)，RSD为0.5%；含量测定线性范围为0.01～1mg/ml，线性相关系数为0.9994，回收率为100.06%(n=9)，RSD为0.6%。齐多夫定与杂质Ⅰ分离度图谱见图9。

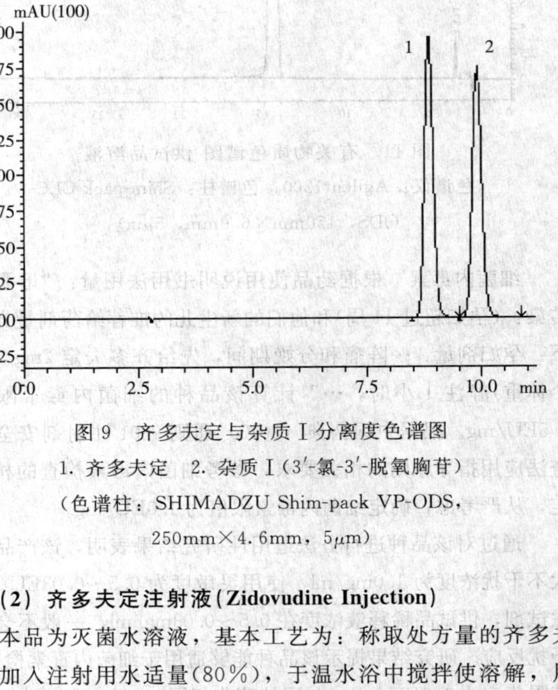

图9 齐多夫定与杂质Ⅰ分离度色谱图
1. 齐多夫定 2. 杂质Ⅰ(3′-氯-3′-脱氧胸苷)
(色谱柱：SHIMADZU Shim-pack VP-ODS，250mm×4.6mm，5μm)

(2) 齐多夫定注射液(Zidovudine Injection)

本品为灭菌水溶液，基本工艺为：称取处方量的齐多夫定，加入注射用水适量(80%)，于温水浴中搅拌使溶解，用0.1mol/L盐酸溶液或0.1mol/L氢氧化钠溶液调节pH值，搅拌均匀，滤过，加注射用水至全量，待检验合格后再用0.22μm的微孔滤膜过滤至澄明，灌入棕色安瓿中，封口，流通蒸汽灭菌，即得。

【性状】 无色至微黄色的澄明液体。

【检查】 pH值 本品为齐多夫定的灭菌水溶液，测定方法有直接测定的，也有加入0.12mol/L氯化钾溶液5ml混合后测定的，限度略有差异。经试验，直接测定的pH值均为5.5，加入0.12mol/L氯化钾溶液混匀后测定的pH值分别为5.3、5.4和5.4，两种测定方法的结果无明显差异。

中国药典(2015)采用直接测定，pH值应为3.5～7.0。

有关物质　国内外标准主要控制降解杂质(胸腺嘧啶)，采用HPLC法，色谱系统同原料药的有关物质检查法。有关物质典型色谱图见图10～图11。

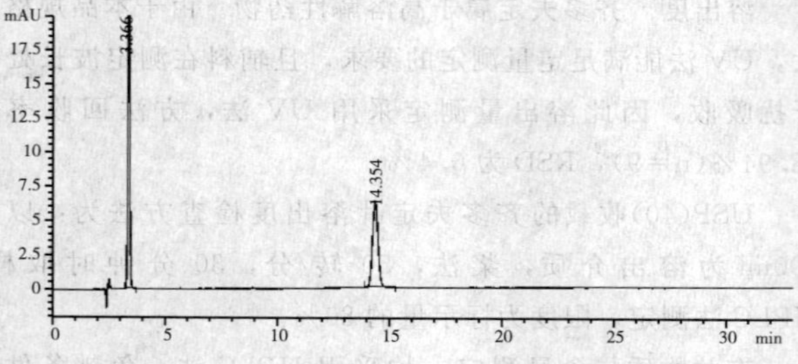

图10　有关物质色谱图-对照溶液（色谱仪：Agilent1200；色谱柱：Shim-pack CLC-ODS，150mm×6.0mm，5μm）
1.胸腺嘧啶（t_R＝3.366min）；2.齐多夫定（t_R＝14.354min）

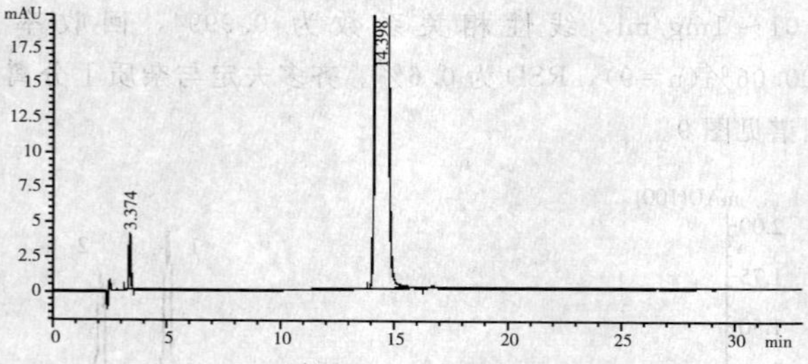

图11　有关物质色谱图-供试品溶液
（色谱仪：Agilent1200；色谱柱：Shim-pack CLC-ODS，150mm×6.0mm，5μm）

细菌内毒素　根据药品使用说明书用法用量："母婴HIV传染：(孕妇超过14周)和他们的新生儿的推荐给药剂量方案如下：孕妇剂量：…阵痛和分娩期间，先给齐多夫定2mg/kg(整个体重)静注1小时，…"计算该品种的细菌内毒素限值为2.5EU/mg。根据中国药典（2015）通则9301注射剂安全性检查法应用指导原则的相关要求，参考细菌内毒素检查的相关规定，从严考虑，确定细菌内毒素限值为1.0EU/mg。

通过对该品种进行方法适用性研究结果表明，该产品的最大不干扰浓度为1.0mg/ml，使用灵敏度为0.5～0.03EU/ml的鲎试剂，供试品稀释液浓度在0.5～0.03mg/ml，一般不会产生干扰反应。研究结果提示该品种能够适用于细菌内毒素检查法，其限值定为1.0EU/mg。与国外药典相同。

【含量测定】采用HPLC法，色谱条件与原料药一致，与USP(40)、BP(2017)、Ph. Eur.(9.0)的色谱系统也一致。

(3)齐多夫定胶囊(Zidovudine Capsules)

本品共有三个规格，分别为：0.1g、0.25g、0.3g。目前国内各生产企业处方中，主要辅料有羧甲淀粉钠、微晶纤维素、淀粉、硬脂酸镁等。

溶出度　本品规格较大，UV法能满足定量测定的要求，且辅料在测定波长处无干扰吸收，因此溶出量测定采用UV法，方法回收率为99.45%(n=9)，RSD为0.4%。

日本橙皮书收载有该剂型的溶出曲线，测定方法为桨法，50转/分钟，通过UV法在267nm波长处测定，结果显示齐多夫定胶囊在pH1.2、pH4.0、pH6.8和水四种溶出介质中经过15分钟，溶出量均在80%以上。USP(40)收载的齐多夫定胶囊溶出度检查方法为：以水900ml为溶出介质，桨法，50转/分，45分钟时取样，HPLC法测定，限度为标示量的75%。

有关物质与含量测定　均采用HPLC法，色谱条件与原料收载的方法基本一致，只是流动相比例稍有差别。降解产物与辅料对测定均无干扰，胸腺嘧啶的定量限为3ng，线性范围为2～100μg/ml，线性相关系数为1.0，回收率为98.94%(n=6)，RSD为0.4%；含量测定线性范围为0.01～1mg/ml，线性相关系数为0.9994，回收率100.67%(n=9)，RSD为0.7%。

(4)齐多拉米双夫定片(Zidovudine and Lamivudine Tablets)

本品每片含齐多夫定300mg和拉米夫定150mg，最早由GlaxoSmithKline公司于1997年在美国上市，商品名为双汰芝(Combivir)。国内有安徽贝克生物制药有限公司、葛兰素史克(天津)有限公司2家企业生产。国内企业产品处方中主要辅料有微晶纤维素、羧甲基淀粉钠、硬脂酸镁、胃溶型薄膜包衣粉等。

齐多夫定与拉米夫定均为核苷类逆转录酶抑制剂，两者具有强的协同作用，能抑制细胞培养中HIV的复制。临床试验表明，拉米夫定及齐多夫定联合使用可减少HIV病毒载量，并增加CD4细胞的计数。临床终期试验数据表明，拉米夫定单独与齐多夫定联合用药，或治疗方案中同时含有齐多夫定，会显著降低疾病进展及死亡的危险。抗齐多夫定病毒株在获得拉米夫定耐药性的同时可转变为齐多夫定敏感株。另外，体外试验证实，两药联合使用可延迟齐多夫定耐药株的出现。本品适用于HIV感染的成人及12岁以上儿童，这些病人有进行性免疫缺陷(CD4计数≤500个/mm^3)。本品可降低HIV-1的病毒量，增加CD4+细胞数。拉米夫定和齐多夫定合用时无协同的毒性作用，常规联合使用拉米夫定和齐多夫定未见明显毒性增加。

【鉴别】在高效液相色谱法的基础上，保留简便快速的薄层色谱法，两种方法可选做一项。TLC色谱图见图12。

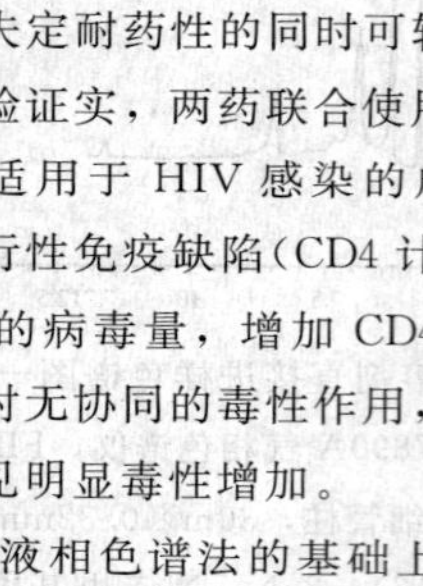

图12　TLC色谱图
1.齐多夫定对照品溶液　2.拉米夫定对照品溶液
3～5.供试品溶液

有关物质　本品含有拉米夫定与齐多夫定两种活性成分，其相应的已知杂质见图13、图14，USP(36)采用相对保留时间，中国药典(2015)和BP(2013)采用混合对照品确定杂质的归属。采用多根色谱柱测定，各杂质在不同色谱柱上的相对保留时间并不固定，因此用混合杂质对照品进行定位更加合理，结果见表1。系统适用性要求拉米夫定杂质Ⅱ峰与拉米夫定峰的分离度应符合要求，拉米夫定峰和胸苷峰的分离度及齐多夫定与齐多夫定杂质Ⅰ的分离度均应不小于2.0。采用不同品牌的色谱柱进行试验，均能符合系统适用性要求，结果见表2，典型的系统适用性溶液色谱图见图15。拉米夫定的相关杂质，按拉米夫定及相关杂质的峰面积归一化法计算；其他未知杂质均归属为齐多夫定的杂质，除胸腺嘧啶外，齐多夫定及相关杂质的峰面积归一化法计算。因胸腺嘧啶与齐多夫定的响应因子差异较大，需采用加校正因子的峰面积归一化法或外标法计算。经考察，胸腺嘧啶与齐多夫定在不同液相系统、色谱柱上的相对响应因子基本一致，因此采用加校正因子的峰面积归一化法。

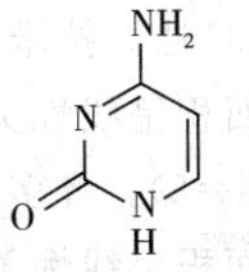
a. 胞嘧啶

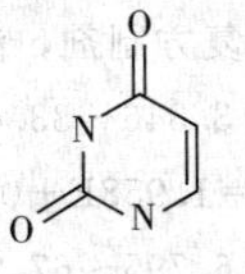
b. 尿嘧啶

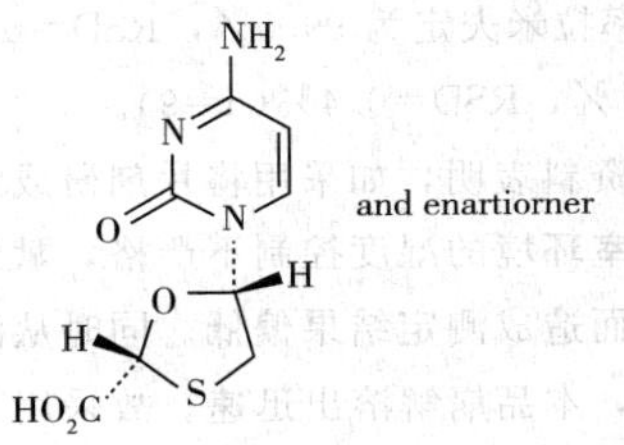

c. 拉米夫定杂质Ⅰ

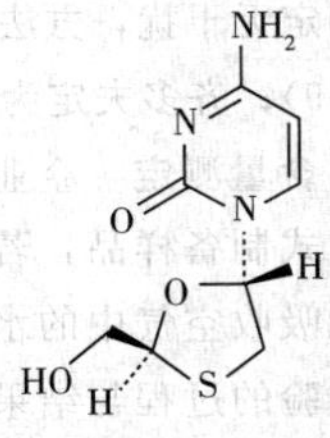
d. 拉米夫定杂质Ⅱ

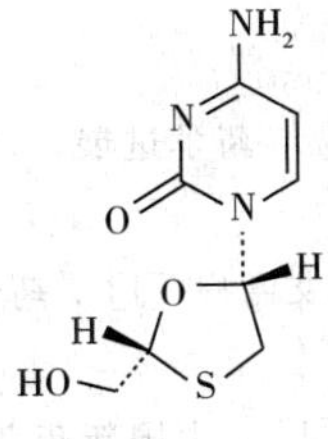
e. 拉米夫定杂质Ⅲ

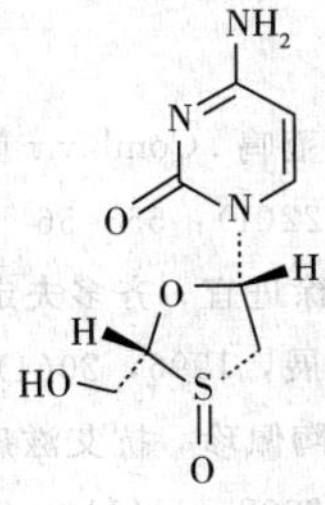
f. 拉米夫定杂质Ⅳ

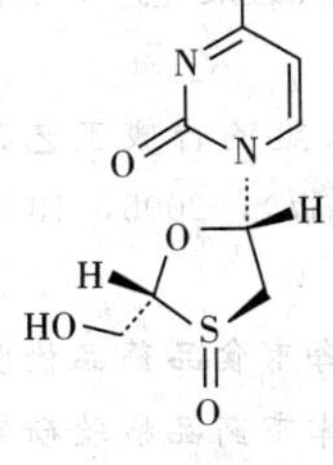
g. 拉米夫定杂质Ⅴ

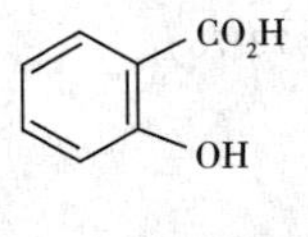
h. 水杨酸

图13 拉米夫定杂质结构图

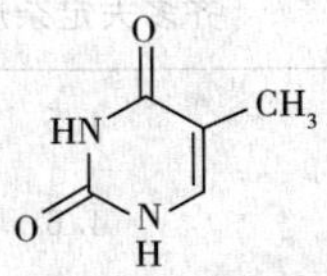
a. 胸腺嘧啶

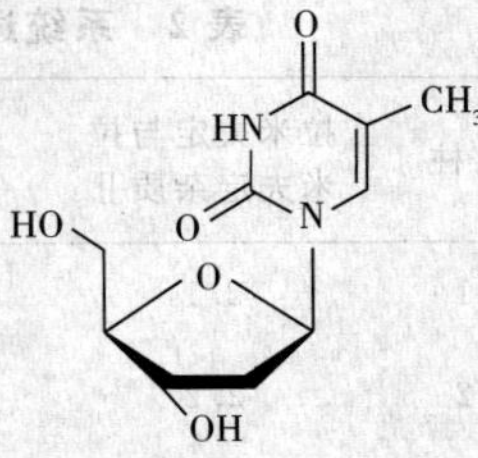
b. 胸苷

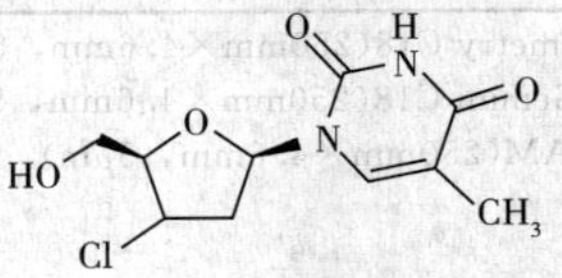
c. 齐多夫定杂质Ⅰ

图14 齐多夫定杂质结构图

表1 杂质的相对保留时间实测值(相对于拉米夫定)

杂质名称	USP(36)	柱1	柱2	柱3	柱4
胞嘧啶	0.21	0.20	0.17	0.20	0.25
尿嘧啶	0.27	0.27	0.22	0.25	0.30
拉米夫定杂质Ⅰ	0.33	0.32	0.26	0.29	0.33
拉米夫定杂质Ⅳ	0.38	0.34	0.31	0.33	0.37
拉米夫定杂质Ⅴ	0.42	0.37	0.33	0.36	0.39
胸腺嘧啶	0.52	0.52	0.46	0.47	0.51
拉米夫定杂质Ⅱ	0.96	0.94	0.93	0.93	0.94
拉米夫定	1.0	1.00	1.00	1.00	1.00
胸苷	1.2	-	-	-	-
拉米夫定杂质Ⅲ	1.3	1.55	1.35	1.51	1.47
水杨酸	1.5	1.99	1.58	1.69	1.78
齐多夫定	1.9	2.42	2.00	2.41	2.63
齐多夫定杂质Ⅰ	2.1	2.50	2.07	2.49	2.74

柱1：Waters Symmetry C18(250mm×4.6mm，5μm)

柱2：Kromasil 100-5 C18(250mm×4.6mm，5μm)

柱3：Agilent Zorbax XDB-C18(250mm×4.6mm，5μm)

柱4：依利特 HYPERSIL BDS C18(250mm×4.6mm，5μm)

表 2　系统适用性试验结果

色谱柱	拉米夫定与拉米夫定杂质Ⅱ	拉米夫定与胸苷	齐多夫定与齐多夫定杂质Ⅰ
柱 1	2.1	3.0	4.5
柱 2	2.2	4.2	4.6
柱 3	2.6	3.6	5.0

柱 1：Waters Symmetry C18(250mm×4.6mm，5μm)
柱 2：Phenomex Gemini C18(250mm×4.6mm，5μm)
柱 3：YMC ODS-AM(250mm×4.6mm，5μm)

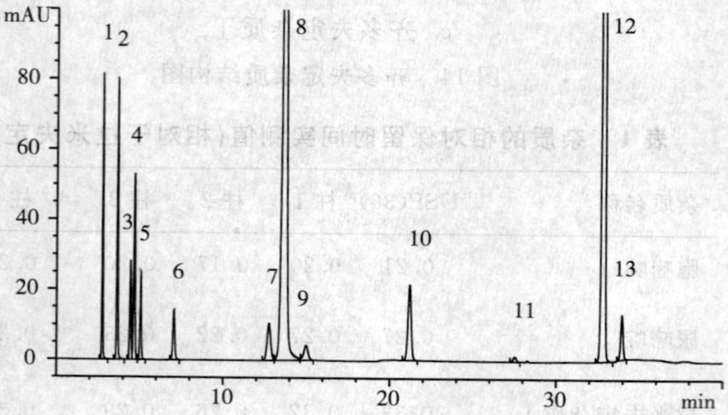

图 15　系统适用性试验溶液色谱图
(色谱柱：Waters Symmetry C18，250mm×4.6mm，5μm)

表 3　杂质峰保留时间及归属

编号	化合物	保留时间(min)	归属
1	胞嘧啶	2.744	拉米夫定
2	尿嘧啶	3.635	拉米夫定
3	拉米夫定杂质Ⅰ	4.428	拉米夫定
4	拉米夫定杂质Ⅳ	4.655	拉米夫定
5	拉米夫定杂质Ⅴ	5.056	拉米夫定
6	胸腺嘧啶	7.059	齐多夫定
7	拉米夫定杂质Ⅱ	12.749	拉米夫定
8	拉米夫定	13.629	-
9	胸苷	14.972	齐多夫定
10	拉米夫定杂质Ⅲ	21.191	拉米夫定
11	水杨酸	27.519	拉米夫定
12	齐多夫定	32.790	-
13	齐多夫定杂质Ⅰ	33.936	齐多夫定

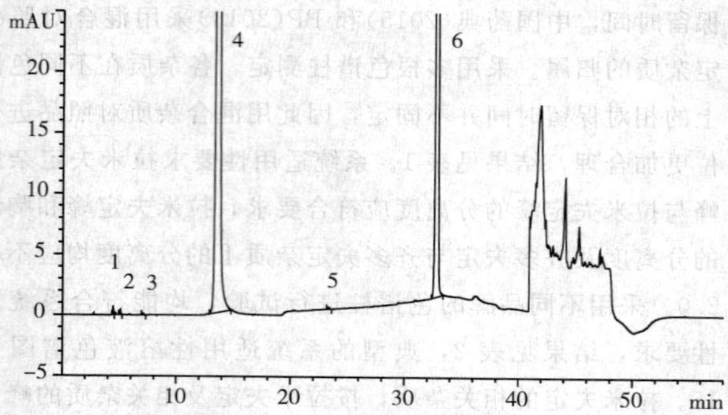

图 16　供试品溶液色谱图
1. 拉米夫定杂质Ⅰ　2. 拉米夫定杂质Ⅴ
3. 胸腺嘧啶　4. 拉米夫定　5. 未知杂质　6. 齐多夫定
(色谱柱：Waters Symmetry C18，250mm×4.6mm，5μm)

溶出度　以 0.1mol/L 盐酸溶液 900ml 为溶出介质，采用第二法，转速为每分钟 75 转，限度为标示量的 80%。因本品为复方制剂，溶出量的测定采用专属的 HPLC 法。拉米夫定在 3.346～33.46μg/ml 的浓度范围内与其峰面积呈线性关系，A=1.958E+07C−4.832E+03，r=1.0000(n=5)；齐多夫定在 6.795～67.95μg/ml 的浓度范围内与其峰面积呈线性关系，A=1.704E+07C+2.273E+03，r=1.0000(n=5)；辅料对含量测定无干扰，方法回收率拉米夫定为 99.0%，RSD=0.6%(n=9)；齐多夫定为 100.1%，RSD=0.4%(n=9)。

含量测定　企业提供资料表明，如采用将片剂研成细粉的方式制备样品，若实验室环境的湿度控制不严格，赋形剂可能吸收空气中的水分从而造成测定结果偏低。同时从溶出度试验的过程与结果来看，本品崩解溶出迅速。故采用直接投片的方法。

参考文献

[1] 范鸣 . Combivir 首次在美获准上市 [J] . 药学进展，1998，22(1)：55～56
[2] 徐进宜 . 齐多夫定和拉米夫定联用治疗艾滋病 [J] . 药学进展，1996，20(4)：254
[3] 陶佩珍 . 抗艾滋病病毒药物研究进展 [J] . 中国新药杂志，2002，11(11)：842～846
[4] 国家药典委员会 . 中国药典临床用药须知 . 2015 年版 . 北京：中国医药科技出版社，825-826
[5] 文诚，李平，庄玉国 . 齐多夫定合成研究进展 [J] . 浙江化工，2006，37(4)：18-20
[6] 王伟，戴朝晖，徐桂清，等 . 齐多夫定的合成工艺改进 [J]. 河南师范大学学报(自然科学版)，2003，13(2)：73-75

撰写　江文明　上海市食品药品检验所
郝桂明　天津市药品检验研究院
复核　杨永健　上海市食品药品检验所
唐素芳　天津市药品检验研究院

米力农

Milrinone

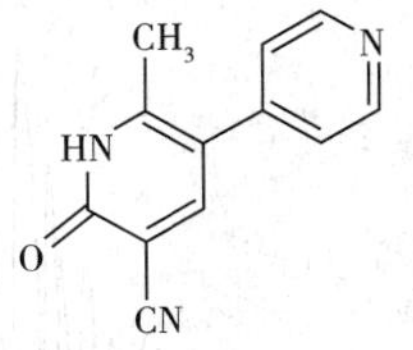

$C_{12}H_9N_3O$　211.22

化学名： 1,6-二氢-2-甲基-6-氧代-[3,4′-双吡啶]-5-甲腈

1,6-dihydro-2-methyl-6-oxo[3,4′-bipyridine]-5-carbonitrile

英文名： Milrinone

药品异名： 甲腈联吡啶酮，米利酮，甲腈吡酮，米尔利酮，Primacor，［3，4-Bipyridine］-5-carbonitrile，1，6-dihydro-2-methyl-6-oxo-；

CAS 号： ［78415-72-2］

本品为磷酸二酯酶抑制剂，为氨力农的同类物，作用机理与氨力农相同，但对 PDE-Ⅲ 选择性更高，正性肌力作用强度为氨力农的 10～20 倍。小剂量时主要为正性肌力效应，随剂量增大扩血管作用逐渐增强。

米力农为第二线治疗心功能不全药物，适用于常规药物治疗无效的重症充血性心力衰竭。其临床用药指征同氨力农，可静注或口服。短期用药可改善病人的血流动力学，减轻症状，并提高运动的耐受能力，长期应用(16±3 个月)亦可改善血流动力学。对运动能力的影响与洋地黄相当，此两种药物同时应用没有相加作用。米力农单独应用时效果不比地高辛好。本品不降低心力衰竭病人的死亡率。

血流动力学变化：心功能不全、充血性心力衰竭患者应用后，心脏泵血功能明显改善，心脏指数增加，冠状动脉血流量增加，左心室前、后负荷降低，平均动脉压下降，肺毛细血管楔压下降，心率略有加快，但平均耗氧量降低口服和静注均有效，兼有正性肌力作用和血管扩张作用。

长期口服因不良反应，可导致远期死亡率升高，已不再应用。静脉注射负荷量 25～75μg/kg，静脉给药 5～15 分钟生效，主要在肝脏代谢失活。代谢产物 80% 从尿中排泄，消除半衰期为 2～3 小时[1]。

本品不良反应发生率低于氨力农，常见的有头痛、震颤、失眠、心动过速、胸痛、低血压、血小板减少症、低血钾、室性心律失常加重等。长期应用常发生体液潴留，有时还发生腹泻。

米力农注射液于 1990 年由荷兰 Sterling-Winthrop 公司研究开发，上市销售，商品名 Corotrop Primacor。国内鲁南贝特制药有限公司于 2006 年首家获得批准文号，先后研制了米力农注射液、米力农氯化钠注射液、米力农葡萄糖注射液等相关制剂并应用于临床，2007 年山东新时代药业有限公司研制注射用米力农并用于临床。

本品收载于中国药典(2015)和美国药典 USP(41)。

【制法概要】 以 4-甲基吡啶和乙酸酐酰化反应得到 1-(4-吡啶基)-2- 丙酮(Ⅰ)，而后再用 1-(4- 吡啶基)-2-丙酮和原甲酸三乙酯缩合反应生 1-乙氧基-2--(4-吡啶基)乙烯基甲基酮(Ⅱ)，最后由Ⅱ和氰乙酸铵环合生成 2-甲基-6-氧-1，6-二氢-(3，4′-双吡啶)-5-甲腈(米力农)[2]。

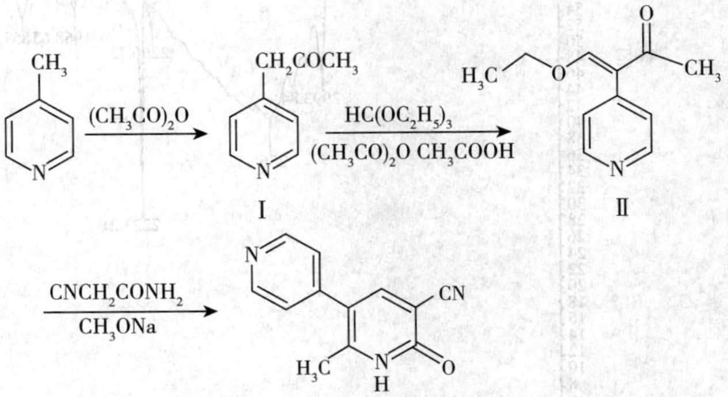

国内生产企业结合各自工艺特点，在该合成路线基础上进行了相应的改进。

【性状】 本品为类白色结晶性粉末；无臭。

本品在水或乙醇中几乎不溶，在稀盐酸中略溶。

【鉴别】 (1)本品结构中 C_6 位置上的醛基，与盐酸羟胺的丙二醇溶液和氧化钾丙二醇溶液反应后生成酚羟基，与三氯化铁发生显色反应。

(2)硝酸银与可与氰基反应生成白色氰化银沉淀。

$$Ag^+ + CN^- = AgCN\downarrow$$

(3)本品的乳酸水溶液，在 266nm、325nm 的波长处有最大吸收，如图 1 所示。

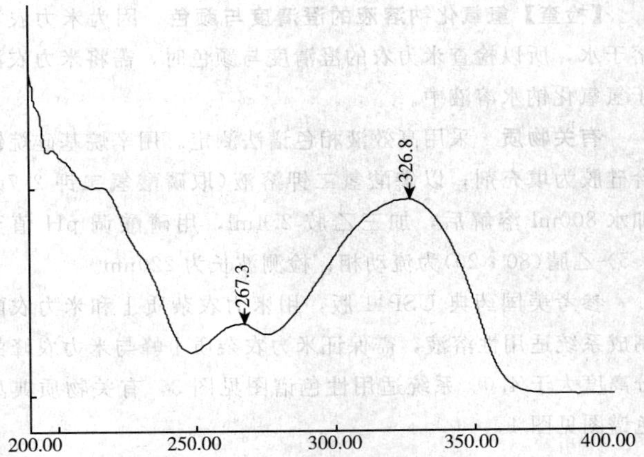

图 1　米力农紫外吸收光谱

(4)本品的红外光吸收图谱应与对照品的图谱一致。对照品图谱如图 2 所示。

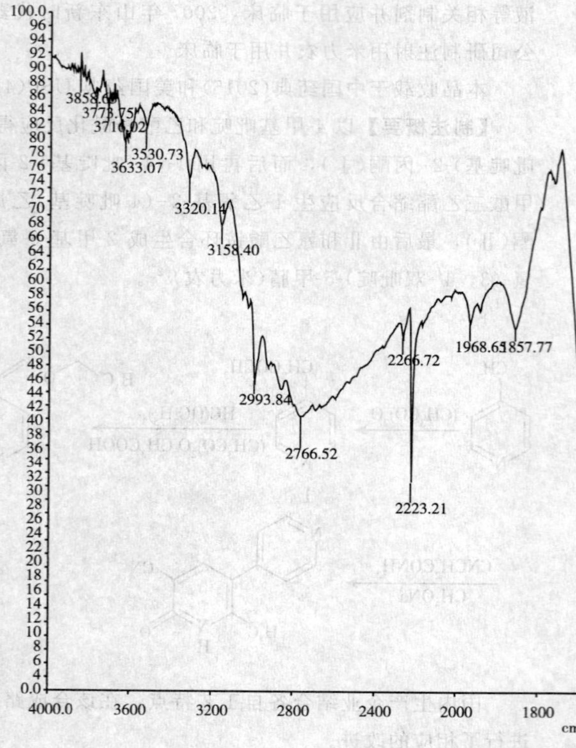

图2　米力农红外吸收光谱

本品红外吸收图谱显示的主要特征吸收如下：

波数（cm^{-1}）	归属	
2223	氰基	$\nu_{-C\equiv N}$
1668	羰基	$\nu_{-C=O}$
1596	芳杂环	$\nu_{-C=C}$，$\gamma_{-C=N}$，

【检查】氢氧化钠溶液的澄清度与颜色　因为米力农不溶于水，所以检查米力农的澄清度与颜色时，需将米力农溶于氢氧化钠水溶液中。

有关物质　采用高效液相色谱法测定。用辛烷基硅烷键合硅胶为填充剂；以磷酸氢二钾溶液（取磷酸氢二钾 2.7g，加水 800ml 溶解后，加三乙胺 2.4ml，用磷酸调 pH 值至 7.5）-乙腈（80：20）为流动相；检测波长为 220nm。

参考美国药典 USP41 版，用米力农杂质Ⅰ和米力农配制成系统适用性溶液，需保证米力农杂质Ⅰ峰与米力农峰的分离度大于 4.0。系统适用性色谱图见图 3，有关物质典型色谱图见图 4。

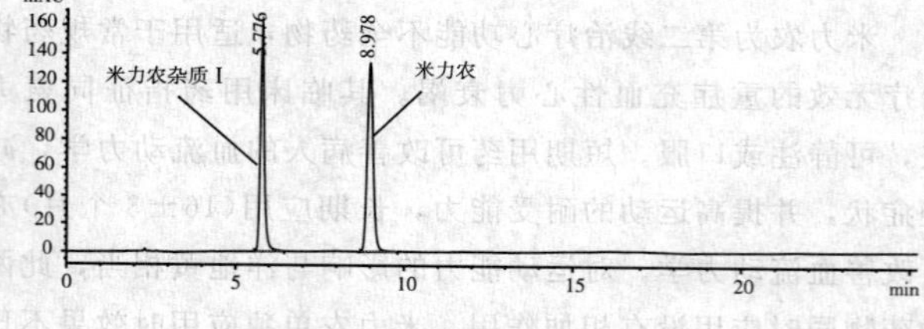

图3　有关物质系统适用性色谱图

（色谱柱 Capcell Pak C8，150mm×4.6mm，5μm）

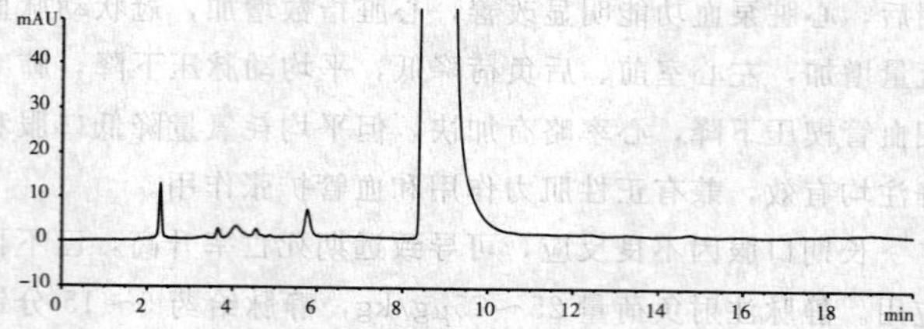

图4　供试品溶液典型色谱图

（色谱柱 Capcell Pak C8，150mm×4.6mm，5μm）

经加速破坏试验，主成分峰与相邻杂质的分离度均能达到基线分离。供试品溶液在 4 小时内稳定。

杂质限量计算时，已知米力农杂质Ⅰ的量采用外标法计算，规定不得过0.1%；其他单一杂质的量及其他杂质总量均采用不加校正因子的主成分自身对照法，限度分别为0.05%、0.1%。

经采用逐步稀释法测定，米力农杂质Ⅰ的定量限为0.2985 μg/ml(s/n≈10)，检测限为0.0995 μg/ml(S/N≈3)，米力农杂质Ⅰ浓度在1.012～100.60μg/ml范围内线性良好，r=0.9999，该方法适用于定量测定米力农杂质Ⅰ。米力农的检测限为0.05 μg/ml(s/n≈3)，对应的限度值相当于0.0025%。

米力农杂质Ⅰ：(1，6-二氢-2-甲基-6-氧代-(3，4′-二吡啶)-5-酰胺) Milrinone Impurity Ⅰ

结构：

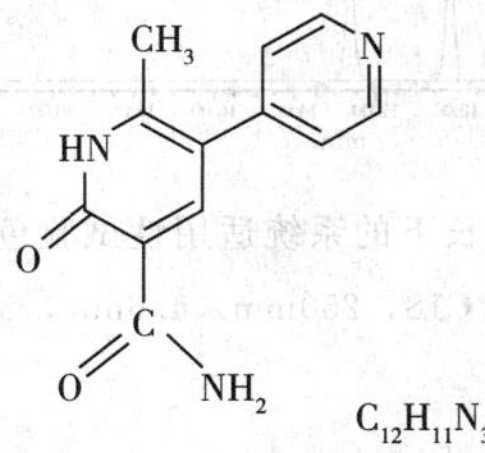

$C_{12}H_{11}N_3O_2$　229.23

残留溶剂　根据《化学药物有机溶剂残留量研究技术指导原则》的要求，对合成过程中所使用的全部第一、二类溶剂及用于终产品精制的第三类溶剂均应进行有机溶剂残留量的研究，对第四类溶剂根据生产工艺和溶剂特点，必要时也应进行研究。结合各企业产品合成工艺，生产的各过程中所使用的溶剂共计9种，其中无第一类溶剂；第二类溶剂有3种，分别为：二氯甲烷、甲醇、N，N-二甲基甲酰胺(DMF)；第三类溶剂有4种，分别为：乙醇、醋酸、乙酐和甲酸乙酯；第四类溶剂有2种。对照品溶液色谱图见图5，供试品溶液典型色谱图见图6。

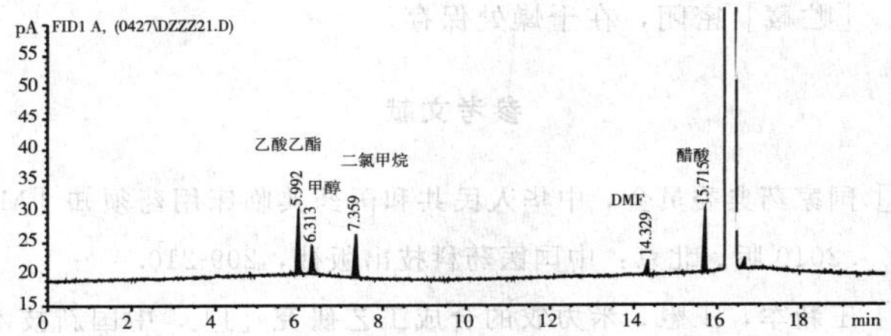

图5　对照品色谱图(色谱柱：聚乙二醇(PEG-20M)为固定液的毛细管柱)

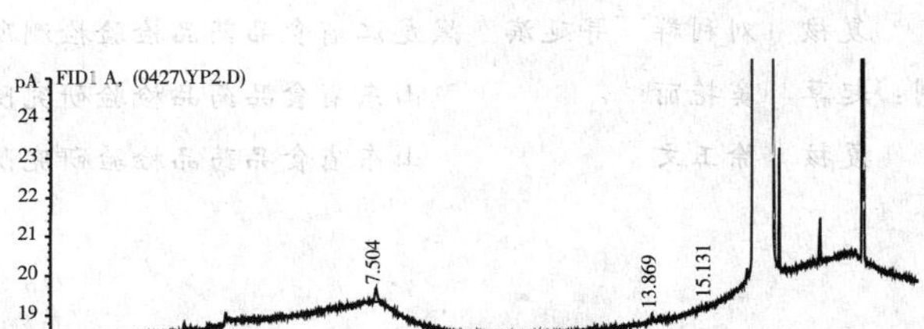

图6　供试品溶液典型色谱图(色谱柱：聚乙二醇(PEG-20M)为固定液的毛细管柱)

乙酸乙酯浓度在19.96～149.7μg/ml范围呈现良好的线性关系，定量限为2.96μg/ml(S/N≈10)，检出限为0.887μg/ml(S/N≈3)；甲醇浓度在12.09～90.66μg/ml范围呈现良好的线性关系，定量限为4.4μg/ml，检出限为1.3μg/ml；二氯甲烷浓度在2.24～16.8μg/ml范围呈现良好的线性关系，定量限为2.24μg/ml，检出限为0.672μg/ml；N，N-二甲基甲酰胺浓度在3.55～26.66μg/ml范围呈现良好的线性关系，定量限为4.44μg/ml，检出限为1.32μg/ml；醋酸浓度在19.81～148.6μg/ml范围呈现良好的线性关系，定量限为7.13μg/ml，检出限为2.14μg/ml。

【含量测定】采用非水滴定法测定。选择冰醋酸作为反应溶剂，采用高氯酸滴定液(0.1mol/L)，以结晶紫作为指示剂，滴定终点显蓝色。本法终点明显易辨识，方法简便、快速、引入的误差小，滴定过程中应注意温度变化对滴定液F值的影响，以免造成结果计算偏差。

【贮藏】密闭，在干燥处保存。

【制剂】中国药典(2015)收载了米力农注射液，国外药典均未收载。

［**鉴别**］(1)酰胺键在碱性条件下水解后与盐酸羟胺及铁盐反应生成盐酸羟肟铁，显红色至紫红色。

(2)本品在266nm与325nm的波长处有最大吸收（见图7）。

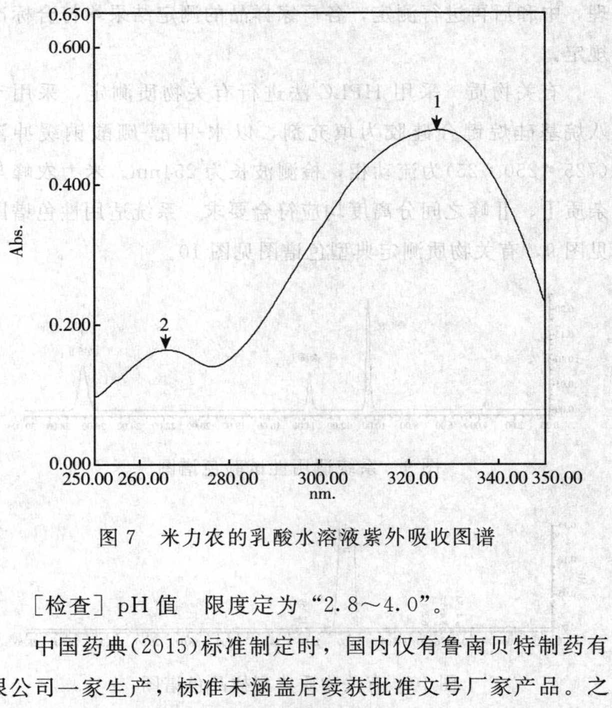

图7　米力农的乳酸水溶液紫外吸收图谱

［检查］pH值　限度定为“2.8～4.0”。

中国药典(2015)标准制定时，国内仅有鲁南贝特制药有限公司一家生产，标准未涵盖后续获批准文号厂家产品。之后，针对部分厂家提出的问题并结合标准提高工作中产品的实际测定结果，在中国药典(2015)第一增补本中将原pH值限度由“2.8～3.5”修订为“2.8～4.0”。

乳酸　米力农在水中几乎不溶，米力农注射液以乳酸作助溶剂。采用高效液相色谱法进行测定，十八烷基硅烷键合硅胶柱，以甲酸-二环己胺-水（0.1：0.1：100）为流动相，检测波长为210nm，以乳酸钠与醋酸钠混合溶液作为系统适用性试验（图8）。

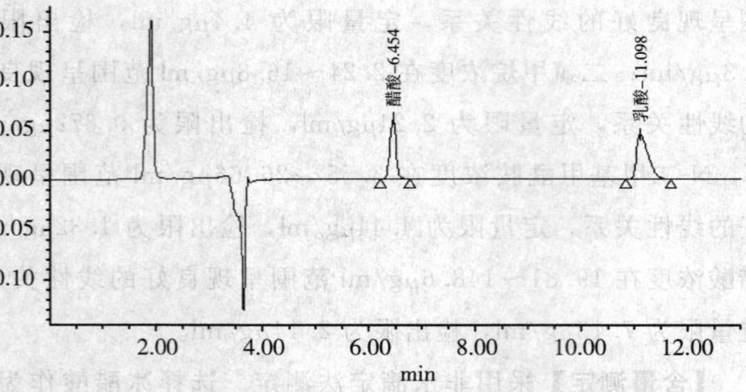

图8　系统适用性试验色谱图

（液相色谱柱 Hypersil gold aQ C18，250mm×4.6mm，5μm）

乳酸在0.5～5.0mg/ml范围内线性关系良好，r＝0.9999，定量限为0.9ng。

中国药典(2015)标准制定时，国内仅有鲁南贝特制药有限公司一家批准文号，标准未涵盖后续获得批准文号厂家产品。中国药典(2015)施行后，多个后续生产厂家的产品测定结果差异较大。经了解，与乳酸的组成有关，乳酸为乳酸与乳酸酐的混合物(乳酸中一般含有10%～15%的乳酸酐)，乳酸中的组分不同直接影响测定结果。在原标准的基础上对系统适用性溶液、对照品溶液及供试品溶液均做了碱化处理，中和后再进行测定，各厂家样品的测定结果均符合标准规定。

有关物质　采用HPLC法进行有关物质测定，采用十八烷基硅烷键合硅胶为填充剂，以水-甲醇-硼酸钠缓冲液(725：250：25)为流动相，检测波长为254nm。米力农峰与杂质Ⅰ、Ⅱ峰之间分离度均应符合要求。系统适用性色谱图见图9，有关物质测定典型色谱图见图10。

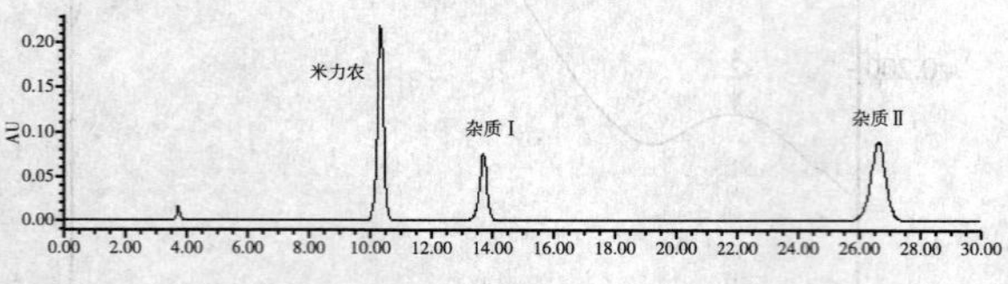

图9　系统适用性试验色谱图

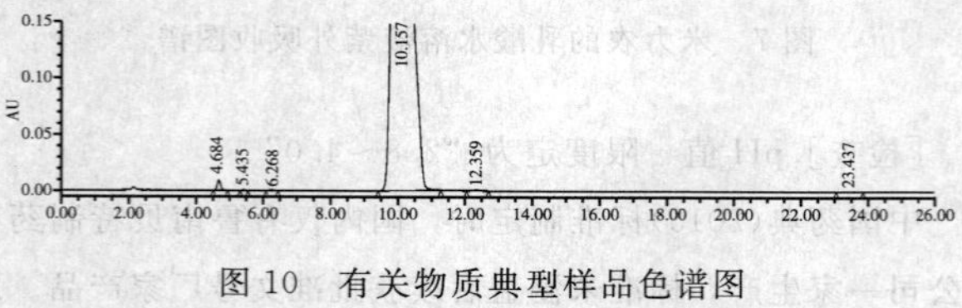

图10　有关物质典型样品色谱图

（色谱柱 Shiseido C18，250mm×4.6mm，5μm）

杂质Ⅰ检出限为0.01μg /ml(S/N＝3)，杂质Ⅱ检出限为0.025μg /ml。杂质Ⅰ在0.1～10μg/ml范围内线性良好，r＝0.9999；杂质Ⅱ在0.1～10μg/ml范围内线性良好，r＝0.9999。供试品溶液在8小时内稳定。

注：中国药典(2015)标准方法适用于氯化钠作渗透压调节剂的产品，后续部分取得本品批准文号的产品采用葡萄糖作为调节剂，5-羟甲基糠醛超过“其他单个杂质不得过0.1%”的限度，在ChP2015标准方法基础上，增加了第二个检测波长284nm并采用外标法对5-羟甲基糠醛进行单独测定，同时对系统适用性溶液进行了修订。标准修订后的系统适用性色谱图见图11～图12。

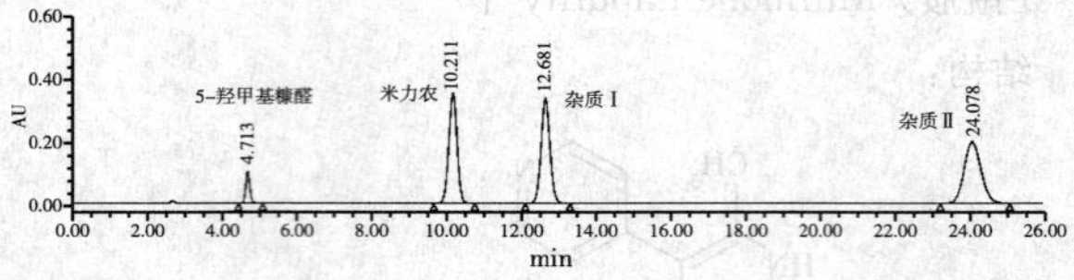

图11　254nm波长下的系统适用性试验色谱图

（色谱柱 Shiseido C18，250mm×4.6mm，5μm）

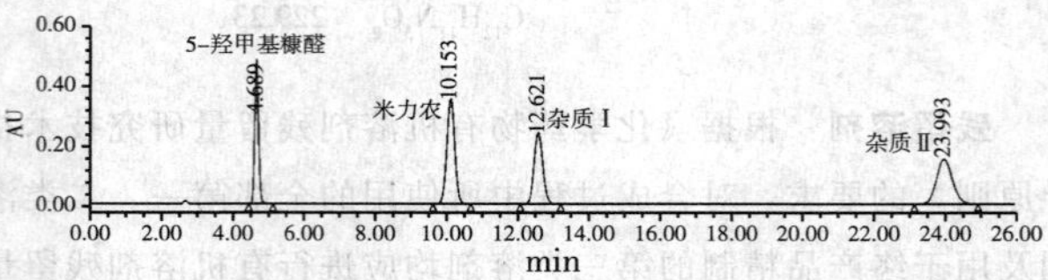

图12　284nm波长下的系统适用性试验色谱图

（色谱柱 Shiseido C18，250mm×4.6mm，5μm）

细菌内毒素　限度为15EU/ml。

[含量测定] 采用与有关物质检查相同的色谱条件及系统适用性要求，含量测定限度为95.0%～105.0%。

[类别] 强心药。

[规格] 5ml：5mg。

[贮藏] 密闭，在干燥处保存。

参考文献

[1] 国家药典委员会．中华人民共和国药典临床用药须知［M］．2010版．北京：中国医药科技出版社，209-210.

[2] 王新军，王慰．米力农的合成工艺研究［J］．中国新技术新产品，2012，21：145-146.

原料：撰写　王爱华　　黑龙江省食品药品检验检测所
复核　刘利群　寻延滨　　黑龙江省食品药品检验检测所
制剂：起草　窦艳丽　　山东省食品药品检验研究院
复核　徐玉文　　山东省食品药品检验研究院

坎地沙坦酯

Candesartan Cilexetil

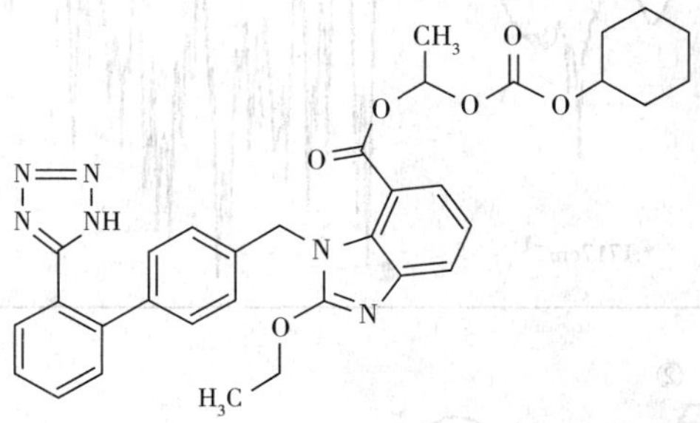

$C_{33}H_{34}N_6O_6$　610.67

化学名：(±)-1-［(环己氧基)羰基氧基］乙基-2-乙氧基-1-［［2′-(1*H*-四氮唑基-5-基)联苯-4-基］甲基］-1*H*-苯并咪唑-7羧酸酯。

1-［［(cyclohexyloxy) carbonyl］oxy］ethyl-2-ethoxy-1-［［2′-(1*H*-tetrazol-5-yl)［1，1′-biphenyl］-4-yl］methyl］-1*H*-benzimidazole-7-carboxylate

英文名：Candesartan Cilexetil

CAS 号：［145040-37-5］

坎地沙坦酯为一种前体药，在吸收过程中迅速、完全转化为活性代谢产物坎地沙坦。坎地沙坦为选择性血管紧张素Ⅱ$_1$型受体(AT_1)拮抗药，与AT_1受体的结合力比氯沙坦高 80 倍，比氯沙坦活性代谢物 EXP3174 高 10 倍。其作用与氯沙坦相同。坎地沙坦酯克服了坎地沙坦口服吸收差(15%)的缺点，生物利用度约 42%，不受食物影响，可迅速、完全转化为坎地沙坦。口服后 2～4 小时达血药浓度峰值。在体内半衰期约 9 小时，在老年人似更长(9～11 小时)。血浆蛋白结合率大于 99%，大部分与白蛋白结合。主要经肾消除(60%)，少部分通过胆汁排泄(40%)。肾功能轻度损伤的患者，无明显药物蓄积现象。肾功能严重损伤的患者，当本品用量达 12mg 时可能出现药物积聚现象[1]。

坎地沙坦酯原研企业为武田药品工业株式会社，坎地沙坦酯片于 1997 年 4 月 29 日首次在英国上市，目前已在 100 多个国家获准治疗高血压。另外，坎地沙坦酯片已在超过 80 个国家获准治疗另一种适应症心力衰竭，包括欧盟、美国和日本。坎地沙坦酯片可与其他降压药一同给药，不同剂量坎地沙坦酯片加入氢氯噻嗪已证明有相加的降压作用。原研企业天津武田的坎地沙坦酯片分为进口与地产两种，进口的由日本武田生产，国内分装；地产的由天津武田生产，其原辅料均由日本武田提供。商品名均为必洛斯。

一旦发现妊娠应当立即停止使用本品，直接作用于肾素-血管紧张素系统的药物，可能造成发育期胚胎损伤甚至死亡。糖尿病患者禁止同时使用本品与阿利吉仑，因其可能增加非致命性卒中、肾功能不全、高血钾或低血压的风险。坎地沙坦和其他血管紧张素Ⅱ受体拮抗剂以及 ACE 抑制剂禁用于妊娠期。妊娠期暴露于上述药物可能导致胎儿毒性。血管紧张素Ⅱ受体拮抗剂和 ACE 抑制剂被归为澳大利亚妊娠期用药的 D 类，此类药物禁用于妊娠[2]。

除中国药典(2015)收载外，USP(40)、BP(2018)、Ph. Eur.(9.0)和 JP(17)亦有收载。

【制法概要】坎地沙坦酯的合成主要以 3-硝基邻苯二甲酸为起始原料，分两个阶段合成：第一阶段合成中间体坎地沙坦(CV-11974)，有多条合成路线[3]，第二阶段均为四步：第一步用三苯基氯甲烷保护四氮唑的 1 位氮，得到保护基坎地沙坦；第二步在碳酸钾作用下，用(±)1-氯乙基环己基碳酸酯与苯并咪唑 7 位羧酸进行酯化反应，得到保护基坎地沙坦酯；第三步在酸(一般是盐酸)作用下脱去 N 保护基，得到坎地沙坦酯粗品；第四步重结晶，得到成品坎地沙坦酯。

用三苯基氯甲烷保护四氮唑的 1 位氮，得到保护基坎地沙坦：

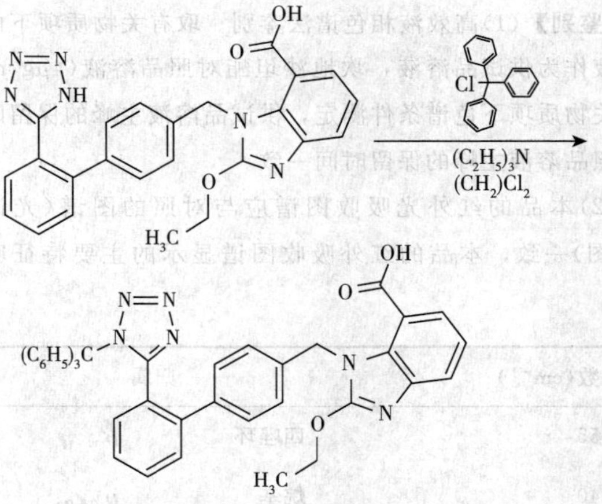

合成保护基坎地沙坦酯：

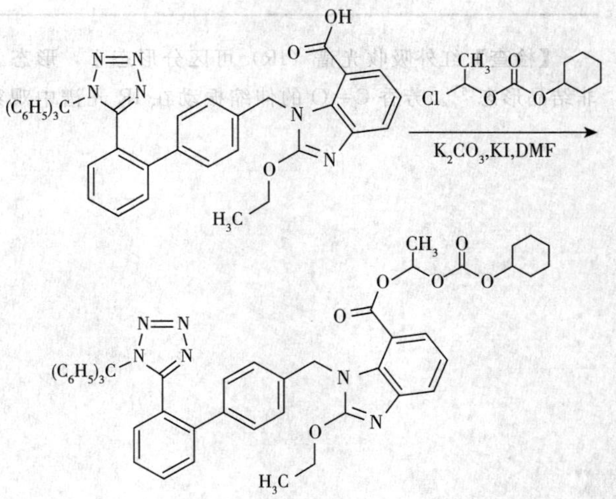

脱去N保护基，得到坎地沙坦酯粗品：

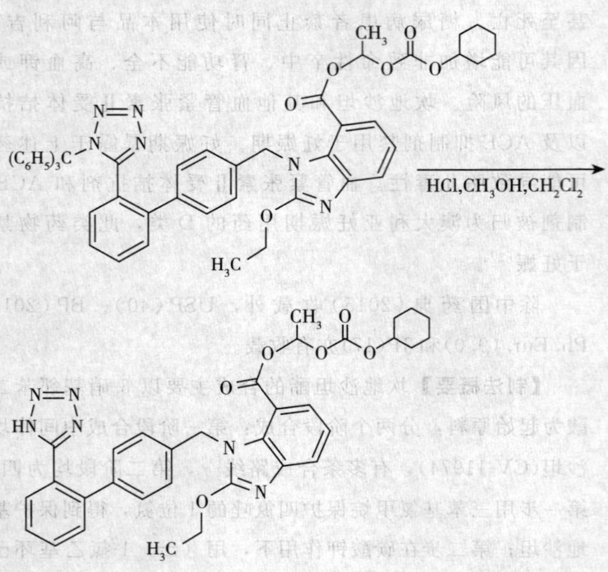

原研企业在重结晶的过程中发现坎地沙坦酯存在同质异晶现象，有结晶形态Ⅰ、形态Ⅱ及非结晶形态。形态Ⅰ是从甲醇、乙醇、异丙醇、乙腈或丙酮与水的混合物（3∶1）中再结晶制备的；形态Ⅱ从丙酮中再结晶制备的；非结晶形态用振动球磨激烈机械磨碎10～15分钟的方法制备[4]。

【鉴别】（1）高效液相色谱法鉴别。取有关物质项下的对照溶液作为供试品溶液，坎地沙坦酯对照品溶液（4μg/ml）。照有关物质项下色谱条件测定，供试品溶液主峰的保留时间与对照品溶液主峰的保留时间一致。

（2）本品的红外光吸收图谱应与对照的图谱（光谱集1147图）一致，本品的红外吸收图谱显示的主要特征吸收如下：

波数（cm^{-1}）	归属	
3455	四唑环	υ_{N-H}
2940	烷基	υ_{C-H}
1754，1717	羰基	$\upsilon_{C=O}$

【检查】红外吸收光谱（IR）可区分形态Ⅰ，形态Ⅱ及非结晶形态[6]。芳香C＝O的伸缩振动在IR光谱中观察到明显的差异：形态Ⅰ在$1717cm^{-1}$，形态Ⅱ在$1735cm^{-1}$，非结晶形态在$1728cm^{-1}$，如图1所示。

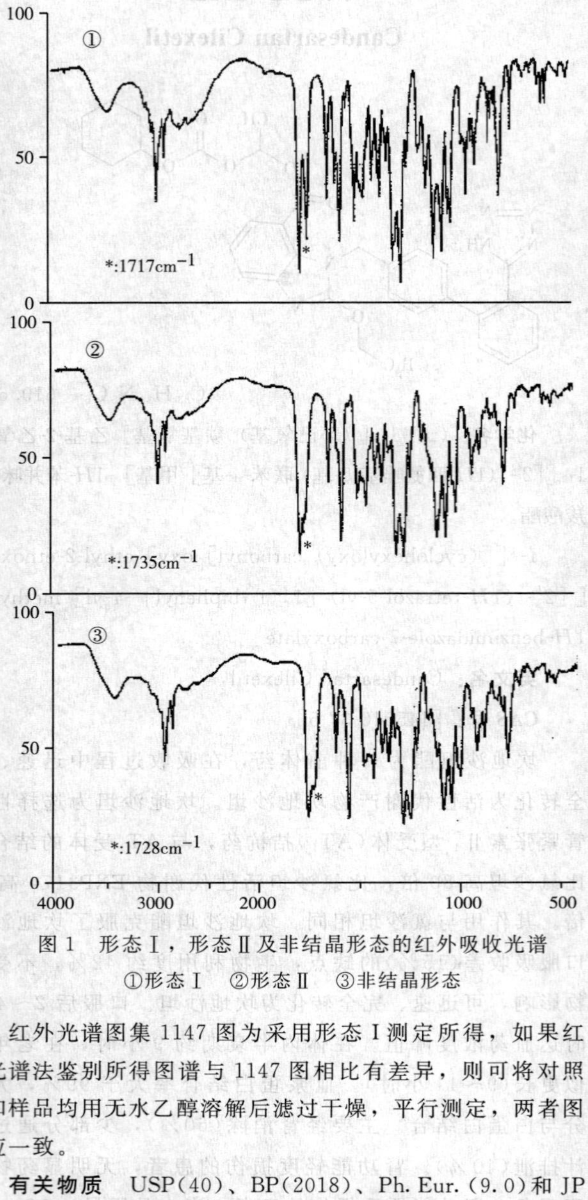

图1　形态Ⅰ，形态Ⅱ及非结晶形态的红外吸收光谱
①形态Ⅰ　②形态Ⅱ　③非结晶形态

红外光谱图集1147图为采用形态Ⅰ测定所得，如果红外光谱法鉴别所得图谱与1147图相比有差异，则可将对照品和样品均用无水乙醇溶解后滤过干燥，平行测定，两者图谱应一致。

有关物质　USP（40）、BP（2018）、Ph. Eur.（9.0）和JP（17）均采用高效液相色谱法进行有关物质检查，各杂质状况见表1。

表 1　各标准坎地沙坦酯具体杂质状况

Ph. Eur.(9.0)	USP(40)	JP(17)	中国药典(2015)	化学结构	来源
A，校正因子 0.7；RRT0.4；限度 0.15	编号 a，RRT 0.4；限度 0.2%	RRT0.4；限度 0.2%		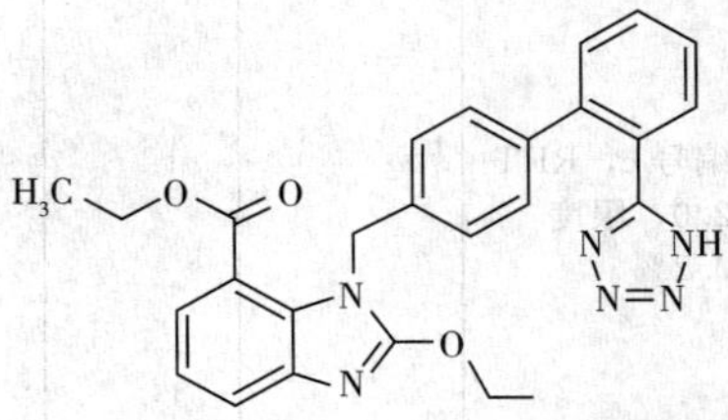	合成副产物（工艺杂质）
B，RRT0.5；限度 0.3	编号 b，RRT0.5；限度 0.3%	RRT0.5；限度 0.3%	杂质Ⅰ：限度 0.3%	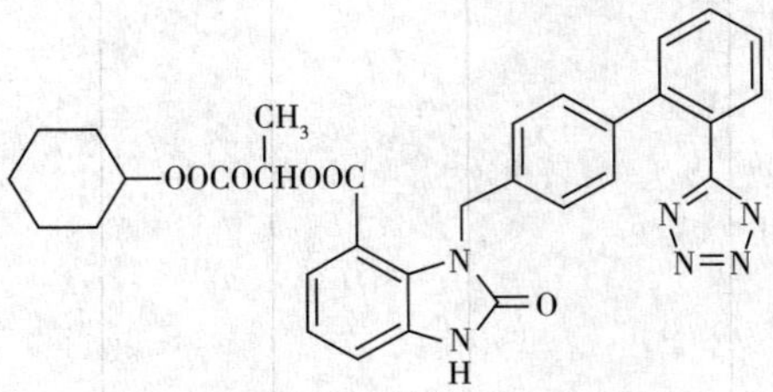 和对映异构体	合成副产物，酸、热降解杂质
C				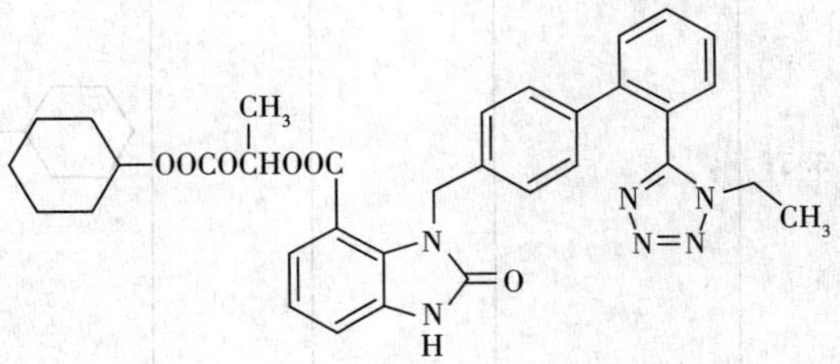 和对映异构体	热降解杂质
D				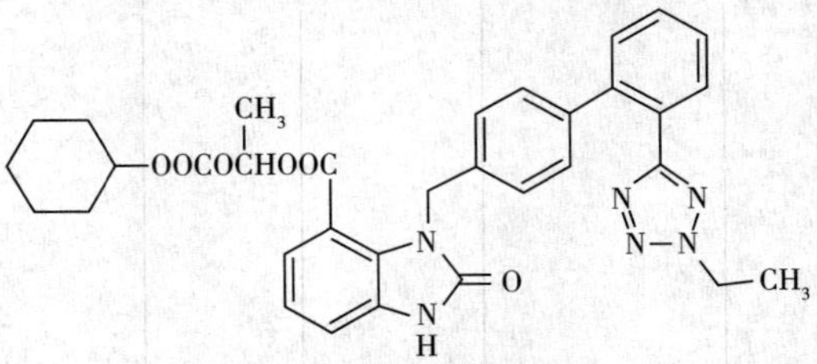 和对映异构体	热降解杂质
E				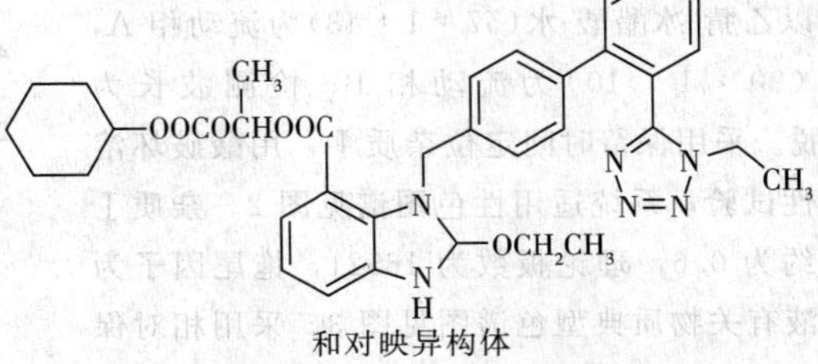 和对映异构体	热降解杂质

续表

Ph. Eur.(9.0)	USP(40)	JP(17)	中国药典(2015)	化学结构	来源
F，RRT2.0；限度 0.2	编号 c，RRT 2.0；限度 0.2%			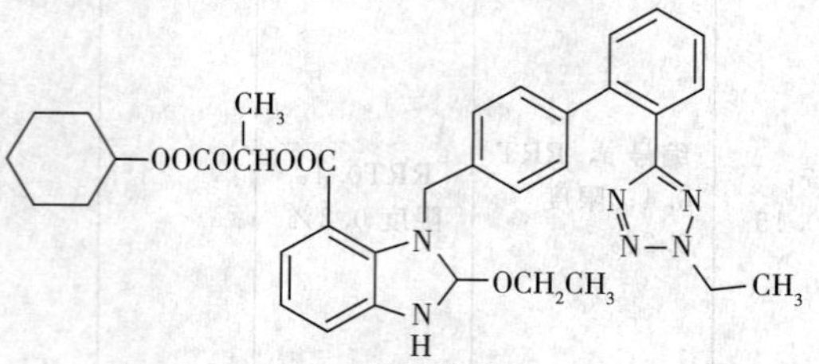 和对映异构体	合成副产物，热降解杂质
G，校正因子 0.7；RRT0.2；限度 0.2				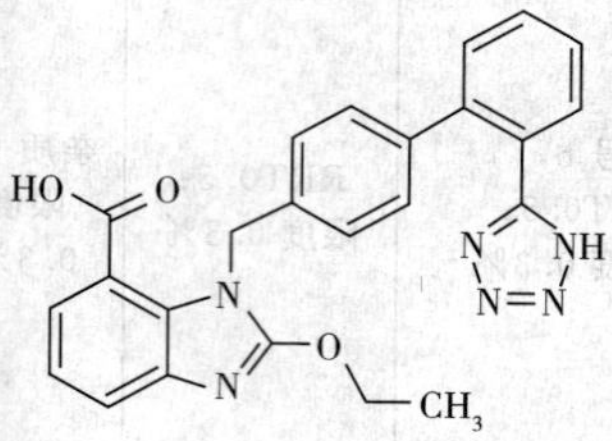	坎地沙坦，合成起始物，碱降解产物
H，校正因子 1.6；RRT3.5；限度 0.15				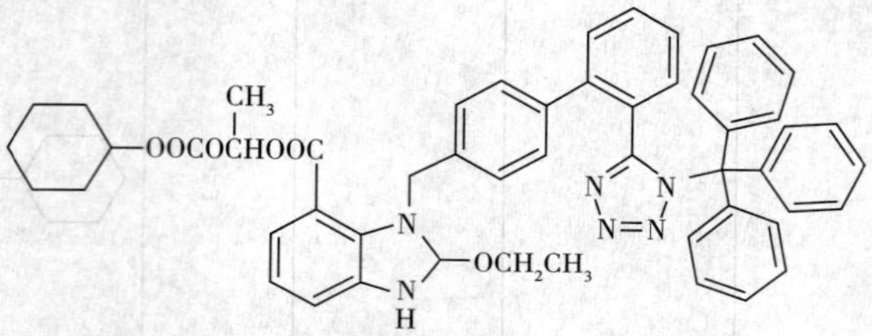 和对映异构体	中间体（工艺杂质）
			Ⅰ	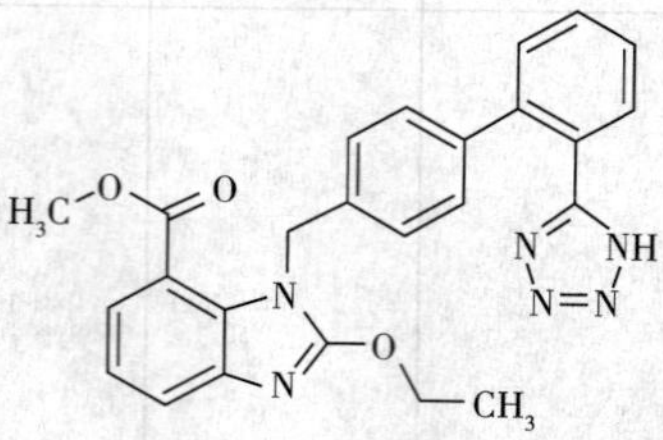	合成副产物（工艺杂质）

中国药典(2015)有关物质检查色谱条件为：十八烷基硅烷键合硅胶柱，以乙腈-冰醋酸-水(57∶1∶43)为流动相 A，乙腈-冰醋酸-水(90∶1∶10)为流动相 B；检测波长为 254nm；梯度洗脱。采用保留时间定位杂质Ⅰ，用酸破坏溶液作为系统适用性试验，系统适用性色图谱见图 2。杂质Ⅰ的相对保留时间约为 0.6，理论板数为 16521，拖尾因子为 1.26。供试品溶液有关物质典型色谱图见图 3。采用相对保留时间定位杂质Ⅰ，因相对保留时间受色谱柱品牌、填料类型的影响很大，因此标准中推荐了色谱柱。杂质Ⅰ(相当于 BP 杂质 B)校正因子为 0.90，无须校正，详见表 2。

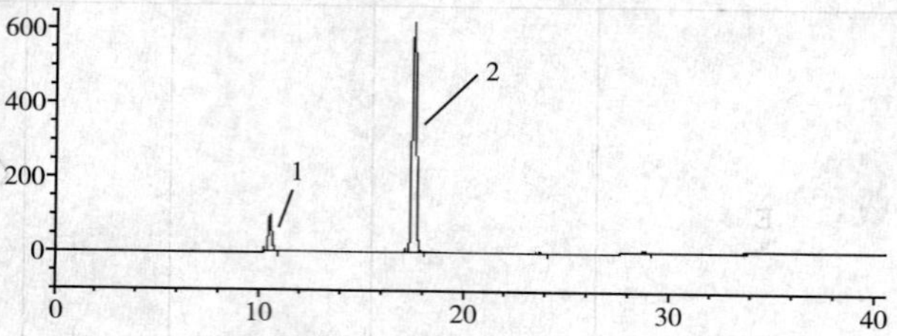

图 2　中国药典(2015)坎地沙坦酯系统适用性试验图谱

1. 杂质Ⅰ；2. 坎地沙坦酯

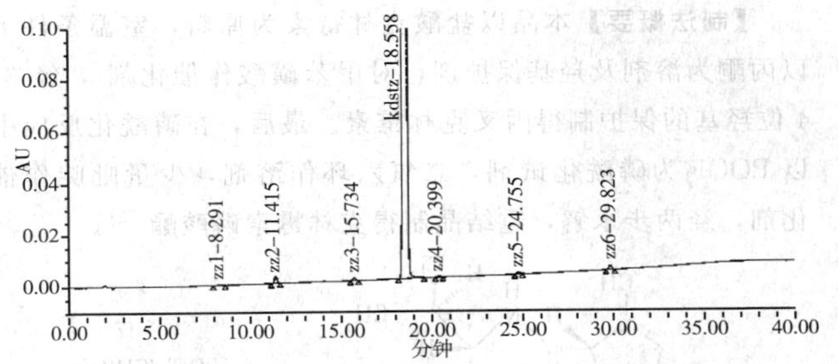

图 3　供试品溶液有关物质典型色谱图

BP 收载了杂质 A、杂质 B、杂质 C、杂质 D、杂质 E、杂质 F、杂质 G、杂质 H 和杂质Ⅰ。在进一步试验中发现，坎地沙坦酯在贮存过程中会逐步降解出杂质 B、杂质 C、杂质 D、杂质 E 和杂质 F，加热破坏溶液（取供试品溶液 20ml，在 90℃水浴加热 2 小时后，放冷，即得。）可作为系统适用性溶液，规定各色谱峰的分离度均应符合要求，既有效控制主成分与各降解杂质之间、各降解杂质间的分离度，又避免因不同色谱柱出峰时间不同可能带来最后出峰的杂质 F 发生漏检的问题，色谱图见图 4。

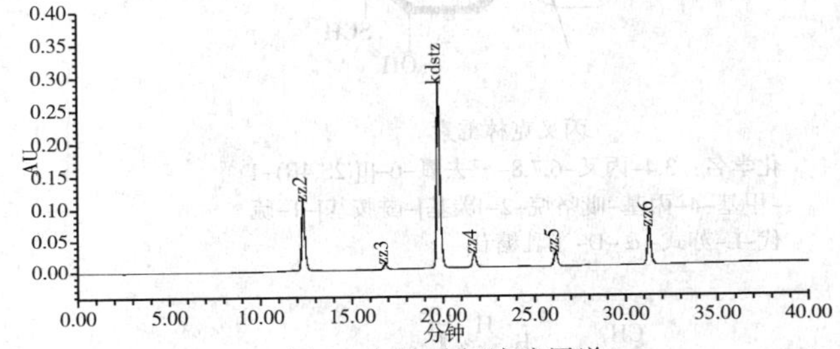

图 4　加热破坏溶液图谱

（出峰次序依次为 BP 杂质 B、杂质 C、坎地沙坦酯、杂质 D、杂质 E 和杂质 F）

杂质 B、D、E、F 对主成分的校正因子均在 0.9～1.1 范围内，无须校正，而杂质 A、C 分别为 0.72 和 0.86，根据从严的原则，亦不进行校正，故杂质均采用不加校正因子自身对照法进行控制，详见表 2。

表 2　坎地沙坦酯降解杂质校正因子表

色谱柱 成分	Kromasil100-5C18 4.6mm×250mm，5μm	Waters nova-pak C18 3.9×150mm，4μm	平均校正因子
杂质 A	0.70	0.74	0.72
杂质 B	0.89	0.91	0.90
杂质 C	0.85	0.88	0.86
杂质 D	0.95	0.97	0.96
杂质 E	0.97	1.00	0.98
杂质 F	1.01	1.04	1.02

文献报道了杂质 B、C、D、E、F 的制备方法及降解途径[5]。质谱与 ^{1}H、^{13}C 核磁共振结果显示杂质 B 为坎地沙坦酯咪唑环上的乙氧基发生去乙基反应生成醇，后发生烯醇式互变成为稳定的酮式结构而得。杂质 C/D 是脱去的乙基阳离子进攻杂质 B 的四氮唑基上活泼氮原子的产物，也可理解为坎地沙坦酯咪唑环上的乙基重排至四氮唑环上的产物。因四氮唑 1 位氮的空间位阻比 2 位氮大，因此杂质 D 的含量都大于杂质 C。杂质 E/F 是脱去的乙基阳离子进攻坎地沙坦酯的四氮唑基上活泼氮原子的产物，因四氮唑 1 位氮的空间位阻比 2 位氮大，因此杂质 F 的含量都大于杂质 E。

残留溶剂　乙醇、二氯甲烷、甲苯与 N，N-二甲基甲酰胺为该项目检查原来的合成工艺使用的残留溶剂，目前随着生产厂家的增加，使用的残留溶剂均不完全相同，残留溶剂检查无法涵盖所有的种类。根据中国药典凡例规定，其他未在“残留溶剂”项下明确列出的有机溶剂或未在正文中列有此项检查的各品种，如生产过程中引入或产品中残留有机溶剂，均应按通则“残留溶剂测定法”检查并应符合相应溶剂的限度规定。本检查项有待完善。

炽灼残渣　USP(40)、BP(2017)、Ph. Eur.（9.0）和 JP(17)控制限度为 0.1%。中国药典(2015)规定限度为 0.1%。由于残渣需要进行重金属检查，温度不超过 600℃。

重金属　本品为含苯环及杂环的有机药物，需先行炽灼破坏，使与有机物结合的重金属游离再检查。炽灼温度对重金属检查的结果影响较大，炽灼温度越高，重金属损失越多，应控制在 500～600℃使完全灰化[6]。中国药典（2015）要求不得过百万分之十。

【含量测定】采用电位滴定法。

本品为碱性含氮杂环化合物，可采用非水滴定法测定含量，以高氯酸为滴定液，点位法指示终点。

$C_{33}H_{34}N_6O_6 + HClO_4 \rightarrow C_{33}H_{35}N_6O_6^{+} + ClO_4^{-}$

咪唑环上的一个氮原子有一对未共享电子，可以与质子结合，因此具有碱性，pK_a 为 7.0[7]，可用高氯酸滴定。由于本品为原料，首选容量分析法，USP（40）、BP（2018）、Ph. Eur.（9.0）和 JP(17)均采用电位滴定法，高氯酸滴定液测定含量。中国药典（2015）使用电位滴定法，0.1mol/L 高氯酸滴定液滴定。该方法精密度良好，RSD=0.1%（n=6）。

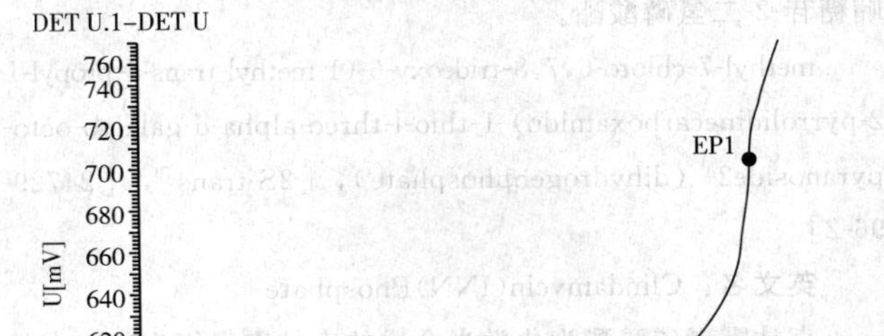

参考文献

[1] 国家药典委员会. 中华人民共和国药典临床用药须知（化学药和生物制品卷）（2015 年版）[M]. 北京：中国医药科技出版社，220.

[2] 澳大利亚网站 TGA. TGA 提醒坎地沙坦妊娠期应用易造成胎儿畸形 [J]. 中国药物评价，2012，29（04）：273.

[3] 胡杰. 坎地沙坦酯的合成进展 [J]. 青岛科技大学学报（自

然科学版）2015，12(36)，sup2：4-5，9.

[4] Hirokazu MATSUNAGA，Taro EGUCHI，Koji NISHIJIMA，Toshio ENOMOTO，Kazumichi SASAOKI and Nobuo NAKAMURA. Solid-State Characterization of Candesartan Cilexetil（TCV-116）：Crystal Structure and Molecular Mobility［J］. Chem. Pharm. Bull. 47（2）：182-186（1999）.

[5] Arivozhi Mohan，S. Shanmugavel，Ajay Goyal，B. R. Venkataraman，D. Saravanan. Identification，Isolation，and Characterization of Five Potential Degradation Impurities in Candesartan［J］. Chromatographia，2009，69（11-12）：1211-1220. DOI：10. 1365/s10337-009-1066-3.

[6] 马剑文，韩永平，沈克温. 现代药品检验学［M］. 北京：人民军医出版社，28.

[7] 邢其毅，裴伟伟，徐瑞秋，等. 基础有机化学. 下册［M］. 3 版. 北京：高等教育出版社，900.

撰写　黄　莹　邹　瑜　广东省药品检验所
复核　严全鸿　　　　　广东省药品检验所

克林霉素磷酸酯

Clindamycin Phosphate

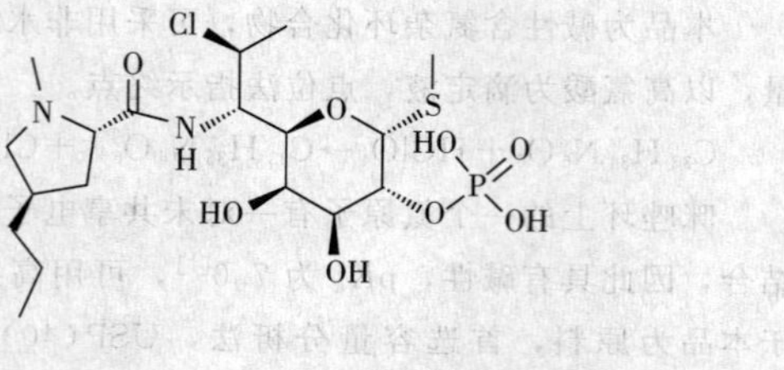

$C_{18}H_{34}ClN_2O_8PS$　504.97

化学名：（2S-反式）-6-(1-甲基-4-丙基-2-吡咯烷碳酰胺基)-1-硫代-甲基-7-氯-6，7，8-三脱基-L-苏式-α-D-半乳糖吡喃糖苷-2-二氢磷酸酯。

methyl-7-chloro-6,7,8-trideoxy-6-(1-methyl-trans-4-propyl-l-2-pyrrolidinecarboxamido)-1-thio-l-threo-alpha-d-galacto-octo-pyranoside2-（dihydrogenphosphate），［2S-trans］，［24729-96-2］

英文名： Clindamycin(INN)Phosphate

克林霉素磷酸酯为化学半合成的克林霉素衍生物，在体外无抗菌活性，进入机体后迅速水解为克林霉素才能发挥药理作用。其作用机制、抗菌谱、适应证、治疗效果与克林霉素相同，但其脂溶性和渗透性比克林霉素好，可口服也可肌内注射和静脉滴注给药，主要在肝内代谢，经胆汁和粪便排泄，部分从尿中排出。本品主要用于革兰氏阳性球菌及厌氧菌感染，对耐青霉素 G 金黄色葡萄球菌、表皮葡萄球菌、梭状芽胞杆菌、拟杆菌属等均有较好的抗菌作用。本品主要不良反应有胃肠道反应、血液系统反应、过敏反应和肝肾功能异常等。[1~4]

该品种现收载于中国药典(2015)，JP(16)，BP(2013)，USP(37)和 Ph. Eur.(7.0)也有收载。

【制法概要】 本品以盐酸克林霉素为原料，室温条件下以丙酮为溶剂及羟基保护剂，对甲苯磺酸作催化剂，经 3、4 位羟基的保护制得丙叉克林霉素。最后，在磷酰化反应中以 $POCl_3$ 为磷酰化试剂，二氧六环作溶剂，少量吡啶作催化剂，经两步水解，重结晶制得克林霉素磷酸酯[5]。

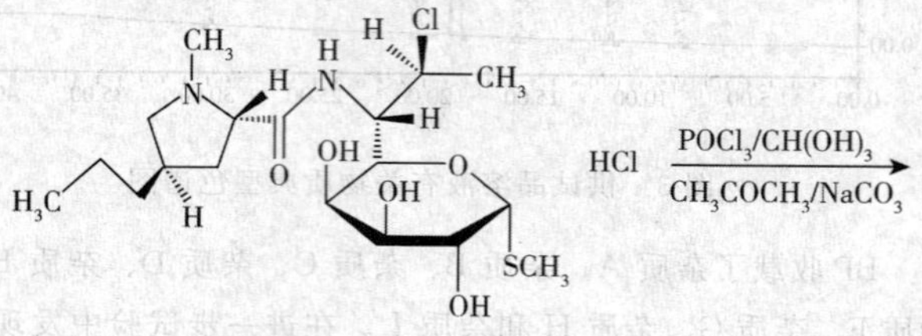

克林霉素

化学名：7-氯-6,7,8-三去氧-6-[[[(2S,4R)-1-甲基-4-丙基-吡咯烷-2-]羰基]-酰胺基]-1-硫代-L-苏式-α-D-半乳糖苷

CAS号 18323-44-9

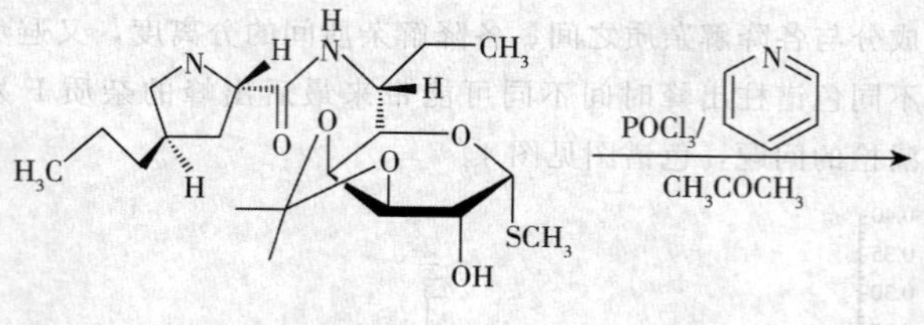

丙叉克林霉素

化学名：3,4-丙叉-6,7,8-三去氧-6-[[[(2S,4R)-1-甲基-4-丙基-吡咯烷-2-]羰基]-酰胺基]-1-硫代-L-苏式-α-D-半乳糖苷

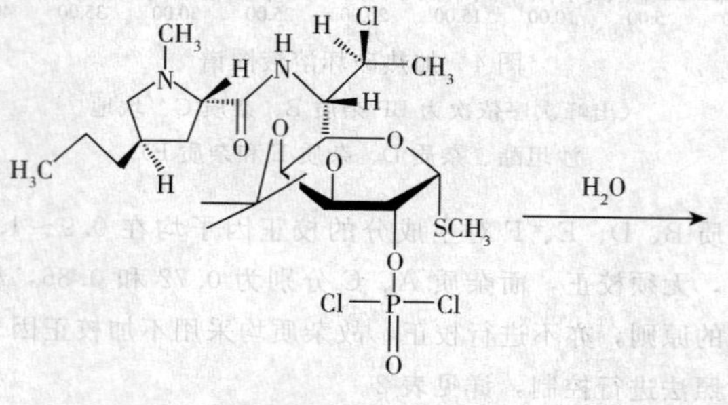

克林霉素磷酰化物

化学名：3,4-丙叉-（2S-反式）-6-（1-甲基-4-丙基-2-吡咯烷碳酰胺基）-1-硫代-甲基-7-氯-6, 7, 8-三脱氧-L-苏式--D-半乳糖吡喃糖苷-2-二氯磷酸酯

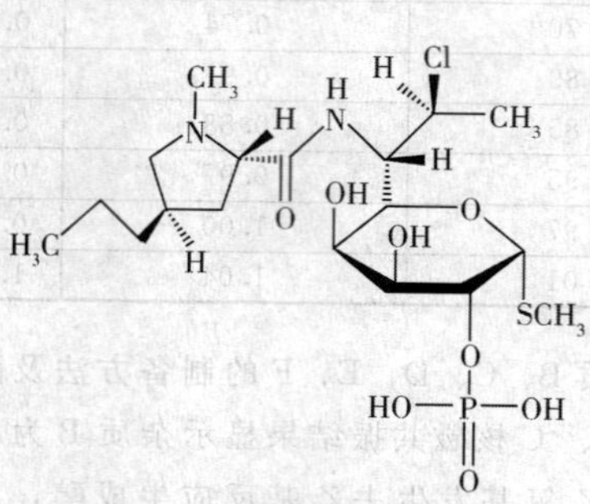

克林霉素磷酸酯

化学名：（2S-反式）-6-（1-甲基-4-丙基-2-吡咯烷碳酰胺基）-1-硫代-甲基-7-氯-6, 7, 8-三脱氧-L-苏式--D-半乳糖吡喃糖苷-2-二氢磷酸酯

CAS号:24729-96-2

【性状】本品为白色或类白色结晶性粉末。无臭或几乎无臭，味苦；有引湿性。

通过对连续三批克林霉素磷酸酯样品进行X射线粉末衍射分析，三批样品图谱相似，克林霉素磷酸酯晶型具有重现性。

检测信息如图1所示：

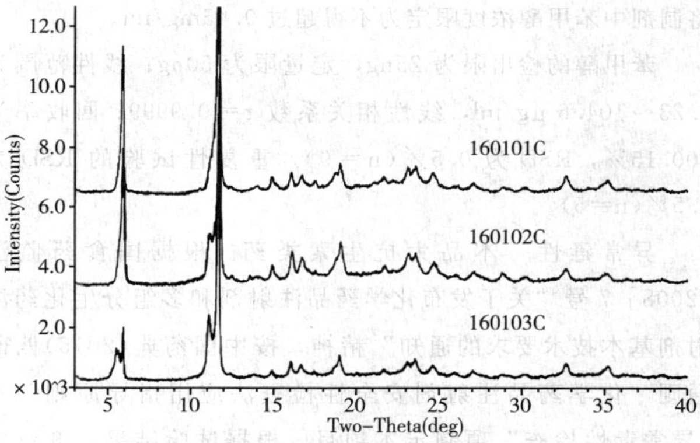

图1　三批样品的X射线粉末衍射图谱

比旋度　取本品，精密称定，加水溶解并稀释成每1ml中含10mg的溶液，依法测定，比旋度为＋115°至＋130°，因温度影响比旋度的测定，故应注意测定时溶液的温度，必要时应对溶液进行恒温处理。

【鉴别】(1)高效液相色谱法鉴别试验可与含量测定一并进行，详见【含量测定】项下典型色谱图。

(2)本品的红外光吸收图谱应与对照的图谱(光谱集614图)一致。本品的红外光吸收图谱显示的主要特征吸收如下：

波数(cm^{-1})	归属	
3150～3550	羟基，酰胺	υ_{O-H}，ν_{N-H}
2960，2929	烷基	υ_{C-H}
1686	羰基	$\upsilon_{C=O}$

【检查】**结晶性**　如遇到方块状晶体过大或针状晶体过长，均可将其置于载玻片上后，再用另一个载玻片轻压，使其沿着解理缝，分裂为更小的晶粒，即可较清晰地观察到双折射所致的消光位或干涉色。

有关物质　克林霉素是由林可霉素7位羟基被氯取代而生产的产物。克林霉素磷酸酯是以盐酸克林霉素2位羟基进行酯化的半合成抗生素，因此又称为克林霉素-2-磷酸酯。克林霉素磷酸酯分子结构中含有磷酸酯键、硫甲基、卤素等活泼基团，易发生水解、氧化、取代、消除、重排等反应。分子中含有硫原子，易被氧化产生高价硫，或在酸性条件下磷酸酯键和硫甲基易水解。在碱性或受热时化合物容易产生卤素水解和消除反应。在上述降解过程中还会发生异构化反应。另外克林霉素磷酸酯中还可能含有克林霉素B-2-磷酸酯、表克林霉素-2-磷酸酯（由于盐酸克林霉素原料中含有克林霉素B、表克林霉素而产生）；林可霉素、克林霉素（为反应物的残留，或克林霉素磷酸酯的降解产物）。[6]

多年来对生产企业产品质量考察结合液相色谱-质谱法测定结果进行的初步分析结果表明，国产克林霉素磷酸酯原料中至少会含有少量克林霉素B、林可霉素、克林霉素、7-差向林可霉素、表-克林霉素等发酵过程中产生或提取分离等过程中产生的化学结构同系物。有文献报道，克林霉素B与克林霉素B磷酸酯可能导致严重不良反应，在中国药典(2015)盐酸克林霉素的有关物质检查项中，已将克林霉素B作为特定杂质进行控制。故为进一步提升产品质控水平，对特定杂质克林霉素B磷酸酯测定方法进行了研究，研究结果表明虽然克林霉素B是引发林可霉素族抗生素不良反应的主要物质，但因克林霉素磷酸酯各原料药厂家现行生产工艺中基本不衍生不降解产生克林霉素B，样品中也几乎从未检出，故未在质量标准中订入。

本品有关物质检查的系统适用性HPLC图见图2，克林霉素磷酸酯粗品典型色谱图见图3。

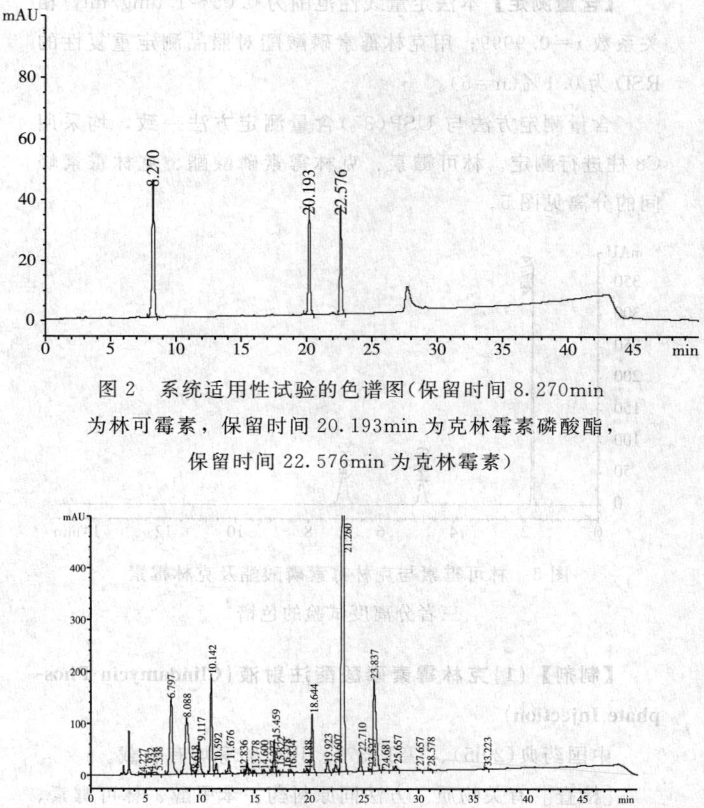

图2　系统适用性试验的色谱图(保留时间8.270min为林可霉素，保留时间20.193min为克林霉素磷酸酯，保留时间22.576min为克林霉素)

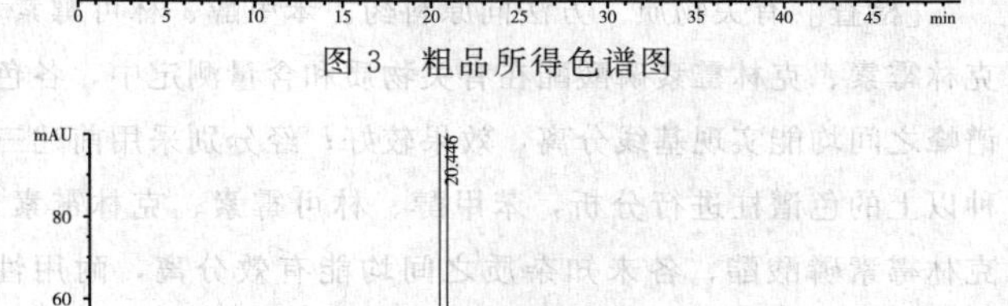

图3　粗品所得色谱图

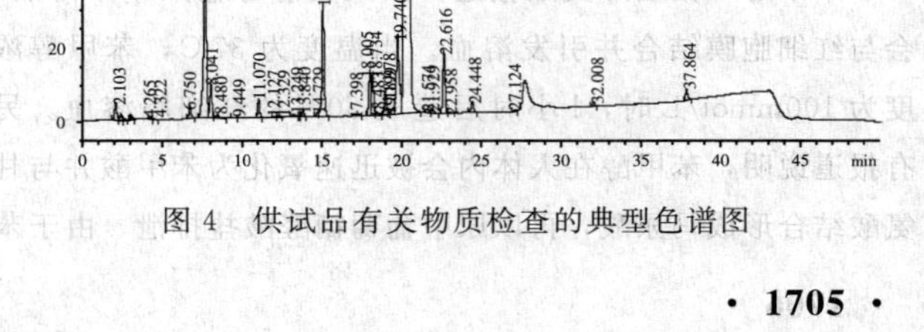

图4　供试品有关物质检查的典型色谱图

本品有关物质检查法的检测限：林可霉素的 LOD 为 0.17 μg/ml，信噪比 S/N≈4.6，检出限为 8ng；克林霉素的 LOD 为 0.1462 μg/ml(S/N=3.2，检出限为 7ng)；作为其他非特定杂质的主成分外标对照克林霉素磷酸酯的 LOD 为 0.48 μg/ml(S/N=3.1，检出限为 24ng)。

被测溶液在 8 小时内稳定，第 8 小时被测溶液与第一次进样所得结果进行比对，检出的杂质个数未增加，主峰面积的 RSD 为 0.07%(n=8)。

经分别采用柱品牌为 COSMOSIL 5C18-AR-II、SULPECO Discovery C18、岛津 VP-ODS 柱和迪马 C18 柱(4.6mm×250mm，5 μm) 的色谱柱进行分析，杂质均能有效分离。耐用性良好。

残留溶剂 乙醇、丙酮、三氯甲烷和吡啶峰的分离度均符合要求，各残留溶剂对应线性方程的相关系数均大于 0.99，回收率均在 80%～120%范围内。

【含量测定】本法定量线性范围为 0.05～1.0mg/ml，相关系数 r=0.9999；用克林霉素磷酸酯对照品测定重复性的 RSD 为 0.1%(n=5)。

含量测定方法与 USP(37) 含量测定方法一致，均采用 C8 柱进行测定。林可霉素、克林霉素磷酸酯、克林霉素峰间的分离见图 5。

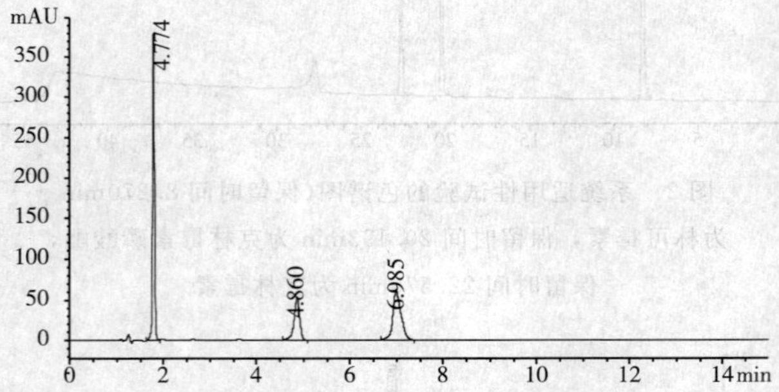

图 5 林可霉素与克林霉素磷酸酯及克林霉素三者分离度试验的色谱

【制剂】(1)克林霉素磷酸酯注射液(Clindamycin Phosphate Injection)

中国药典(2015)、USP(37)、JP(16)等均有收载。

[检查] 有关物质 方法同原料药。苯甲醇、林可霉素、克林霉素、克林霉素磷酸酯在有关物质和含量测定中，各色谱峰之间均能实现基线分离，效果较好；经分别采用前述三种以上的色谱柱进行分析，苯甲醇、林可霉素、克林霉素、克林霉素磷酸酯、各未知杂质之间均能有效分离，耐用性良好。

苯甲醇 据国外文献报道，当人类静脉输入苯甲醇后，会与红细胞膜结合并引发溶血。当温度为 37℃，苯甲醇浓度为 100mmol/L 时，1 小时后造成 50% 的红细胞溶血。另有报道说明，苯甲醇在人体内会被迅速氧化为苯甲酸并与甘氨酸结合形成马尿酸，再以尿中葡萄糖醛酸盐排泄。由于苯甲醇主要靠肝脏中的醇类脱氢酶(ADH)代谢，故而对于体内醇类脱氢酶水平低下者、因基因多态性而显性表达醇类脱氢酶 2(ADH2)为 3 个等位异构体者均很容易因苯甲醇的浓度蓄积增高并使其毒性增加。美国 FDA 已在其 2008 年公布的 OTC 药物标签的工业指南中明确规定必须将每支注射液中含有的苯甲醇明确标出。根据上述实验结果和相关分析，将制剂中苯甲醇浓度限定为不得超过 9.45mg/ml。

苯甲醇的检出限为 25ng，定量限为 50ng；线性范围为 5.23～104.6 μg/ml，线性相关系数 r=0.9999；回收率为 100.15%，RSD 为 0.5%(n=9)。重复性试验的 RSD 为 0.5%(n=5)。

异常毒性 本品为抗生素类药。根据国食药监注[2008] 7 号“关于发布化学药品注射剂和多组分生化药注射剂基本技术要求的通知”精神，按中国药典(2015)四部通则“化学药品注射剂安全性检查法应用指导原则”中“异常毒性检查”项制定本项目。根据试验结果，剂量为 625mg/kg(药物浓度 25mg/ml，小鼠体重以 20g 计)时，动物出现死亡，剂量为 250mg/kg(药物浓度 10mg/ml，小鼠体重以 20g 计)时，动物均未出现死亡，与样品说明书中“在小鼠中静脉注射剂量为 855mg/kg 和大鼠口中口服或皮下注射剂量为 2618mg/kg 时发现有明显的致死性”，结果基本一致。试验剂量按 1kg 体重计算，相当于临床单日最大用药剂量的 6 倍。

细菌内毒素 按中国药典(2015)四部通则“化学药品注射剂安全性检查法应用指导原则”中“细菌内毒素检查”项制定本项目。“注射用克林霉素磷酸酯”国家标准 WS_1-(X-358)-2003Z 及 WS_1-(X-526)-2003Z 内毒素检查限值为 0.21EU/mg；国家标准 YBH09502003 为热原检查项，检查剂量为 24mg/kg，按此剂量计算所得内毒素检查限值应为 0.21EU/mg；按样品临床最大使用剂量计算，内毒素检查限值应为 0.22EU/mg。根据《日本抗生物质医药品基本解说》2000 版收载的克林霉素磷酸酯注射液细菌内毒素检查限值为“1mg 克林霉素磷酸酯中应小于 0.10EU”，通过干扰试验及 25 批不同厂家产品验证检查，将细菌内毒素检查限值均拟定为“1mg 克林霉素磷酸酯中小于 0.10EU”。

降压物质 本品为抗生素类药。根据国食药监注[2008] 7 号“关于发布化学药品注射剂和多组分生化药注射剂基本技术要求的通知”精神，按中国药典 2015 年版四部通则“化学药品注射剂安全性检查法应用指导原则”中“降压物质检查”项及“克林霉素磷酸酯”国家药品标准 WS_1-(X-020)-2003Z 制定本项目。试验剂量按公斤体重计算，相当于临床单次常用剂量。

含量测定 含量测定的平均回收率为 98.0%，RSD 为 0.1%(n=9)；含量测定的 RSD 为 0.1%(n=5)。色谱条件同 USP(37)。见图 6。

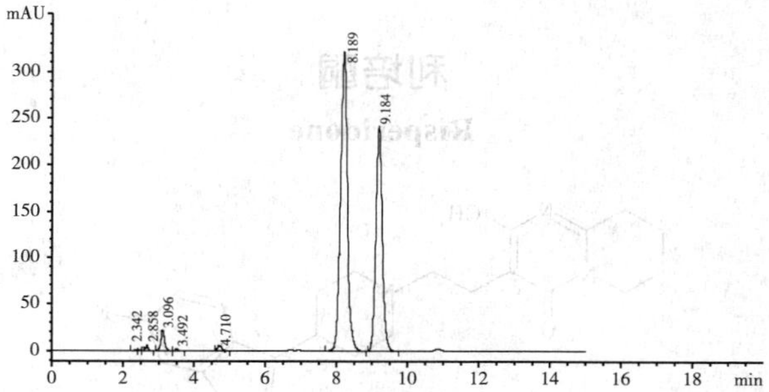

图 6　克林霉素磷酸酯注射液含量测定的典型色谱图
(t_R＝8.189min 为克林霉素磷酸酯峰，
t_R＝9.184min 为苯甲醇峰)

(2)克林霉素磷酸酯栓(Clindamycin Phosphate Suppositories)

中国药典(2015)、USP(37)、JP(16)等均有收载。

［检查］有关物质　同原料药，采用 HPLC-UV 梯度洗脱法进行检查，见图 7、图 8。

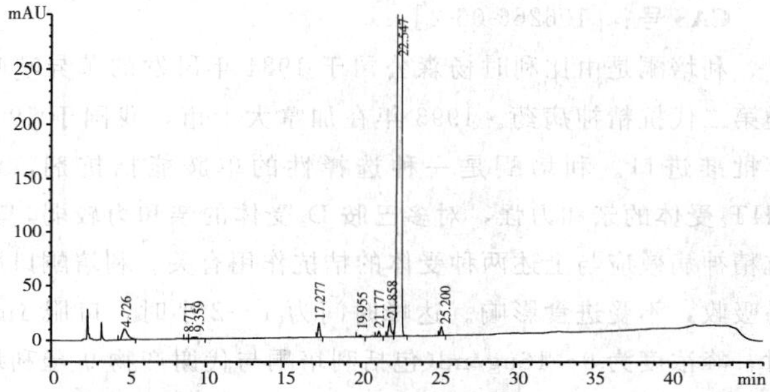

图 7　克林霉素磷酸酯栓有关物质典型色谱图

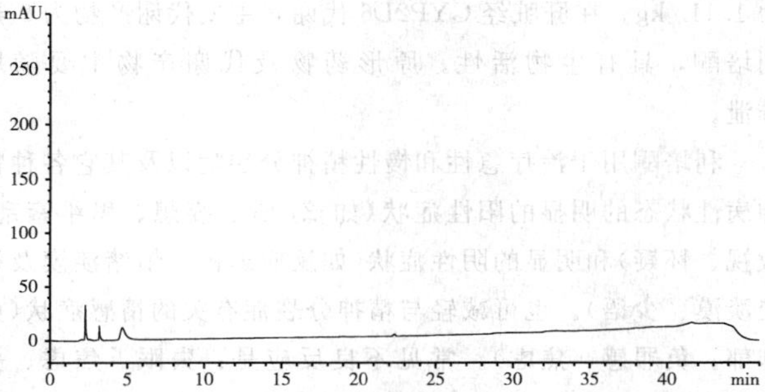

图 8　空白辅料典型色谱图

微生物限度　为去除供试品的抑菌性，需氧菌总数计数采用薄膜过滤法，取 1∶10 的稀释液 10ml 过滤，金黄色葡萄球菌和枯草芽孢杆菌的冲洗量为每膜 800ml，两种菌的回收率可以达到 70％以上，但大肠埃希菌取 1∶10 的稀释液 1ml 过滤，冲洗量每膜达到 1000ml 时，回收率仍无法达到要求。根据中国药典(2015)四部通则 1105 中对适用性方法验证的有关规定，大肠埃希菌的回收率偏低是因该供试品的抗菌活性引起的，同时表明该供试品不能被大肠埃希菌污染。故综合该供试品需氧菌总数计数方法适用性试验结果，选择 1∶10 的稀释液 10ml 进行薄膜过滤，冲洗量为每膜 800ml。霉菌和酵母菌总数计数采用常规法即可。控制菌检查金黄色葡萄球菌和铜绿假单胞菌采用薄膜过滤法，白色念珠菌采用常规法。

含量测定　本品的有关物质与含量测定方法研究表明，虽然生产企业栓剂处方中所用辅料的种类及用量各有不同［主要有混合脂肪酸甘油酯（36 型）与混合脂肪酸甘油酯（38 型）］，但其均会在林可霉素及其有关物质之前出峰，色谱起始部分辅料峰可以通过规定相对保留时间扣除，不会干扰有关物质和含量的测定，见图 9。

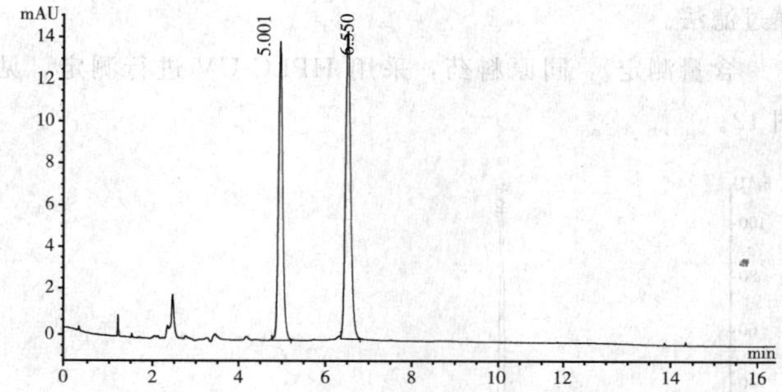

图 9　克林霉素磷酸酯及克林霉素二者分离度试验的色谱

(3)克林霉素磷酸酯外用溶液(Clindamycin Phosphate Topical Solution)

中国药典(2015)、USP(37)、JP(16)等均有收载。

［检查］有关物质　同原料药，采用 HPLC-UV 梯度洗脱法进行检查，见图 10、图 11。

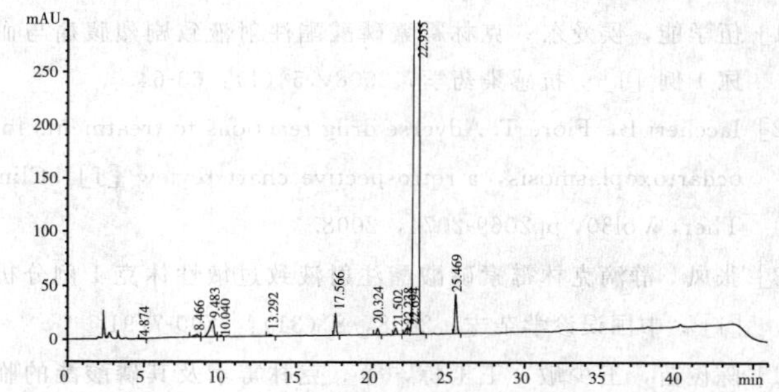

图 10　克林霉素磷酸酯外用溶液有关物质检查色谱图

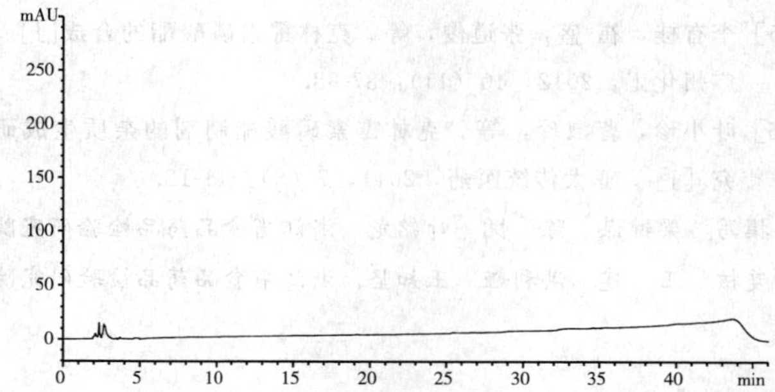

图 11　空白辅料典型色谱图

微生物限度　为去除供试品的抑菌性，需氧菌总数计数采用薄膜过滤法，取 1∶10 的稀释液 10ml 过滤，金黄色葡萄球菌和枯草芽孢杆菌的冲洗量为每膜 500ml，两种菌的回收率可以达到70%以上，但大肠埃希菌取1∶10的稀释液1ml过滤，冲洗量每膜达到1000ml时，回收率仍无法达到要求。根据中国药典（2015）四部通则1105中对计数方法适用性的有关规定，大肠埃希菌的回收率偏低是因该供试品的抗菌活性引起的，同时表明该供试品不能被大肠埃希菌污染。故综合该供试品需氧菌总数计数方法适用性试验结果，选择1∶10的稀释液10ml进行薄膜过滤，冲洗量为每膜500ml。霉菌和酵母菌总数计数采用常规法即可。控制菌检查金黄色葡萄球菌和铜绿假单胞菌采用薄膜过滤法。

含量测定　同原料药，采用HPLC-UV进行测定，见图12。

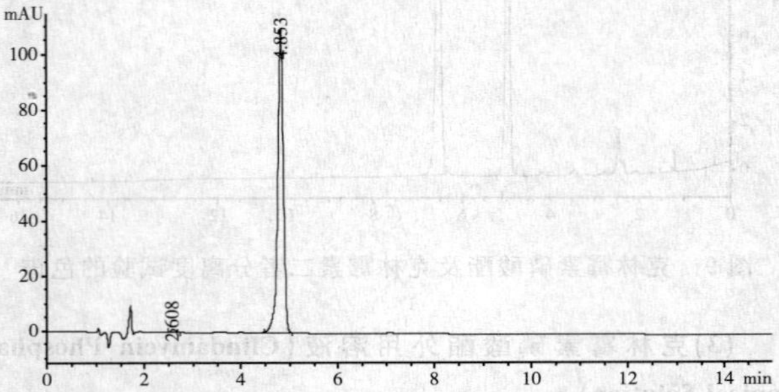

图12　克林霉素磷酸酯外用溶液的典型色谱图

参考文献

[1] 伍学能，侯爱东．克林霉素磷酸酯注射液致剧烈腹痛与血尿1例［J］．抗感染药学，2008，5（1）：63-64.

[2] Iaccheri B，Fiore T. Adverse drug reactions to treatments for ocdartoxoplasmosis，a retrospective chart review［J］. Clini Ther，Vol30，pp2069-2074，2008.

[3] 张凤．静滴克林霉素磷酸酯注射液致过敏性休克1例分析［J］．中国误诊学杂志，2008，8（31）：7790-7791.

[4] 陈俊苗，王少敏，王玉栋，等．克林霉素及其磷酸酯的临床应用与不良反应［J］．中国临床药理学杂志，2011，27（1）：55-58.

[5] 李有桂，崔盛，张道俊，等．克林霉素磷酸酯的合成［J］．广州化工，2012，40（11）：87-88.

[6] 叶小珍，曹淑玲，等．克林霉素磷酸酯制剂的杂质生成研究［J］．亚太传统医药，2011，7（8）：11-12.

撰写　梁键谋　陈　悦　叶铭龙　浙江省食品药品检验研究院
复核　王　建　洪利娅　王知坚　浙江省食品药品检验研究院

利培酮

Risperidone

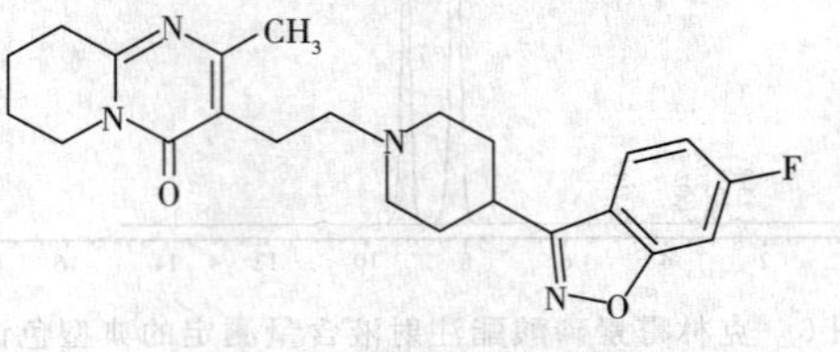

$C_{23}H_{27}FN_4O_2$　410.49

化学名： 3-［2-［4-(6-氟-1，2-苯并异噁唑-3-基)-1-哌啶基］乙基］-6，7，8，9-四氢-2-甲基-4*H*-吡啶并［1，2-α］嘧啶-4-酮

3-［2-［4-(6-Fluoro-1，2-benzisoxazol-3-yl) piperidino］ethyl］-6，7，8，9-tetrahydro-2-methyl-4*H*-pyrido［1，2-α］pyrimidin-4-one

英文名： Risperidone（INN）

CAS号：［106266-06-2］

利培酮是由比利时杨森公司于1984年研发的苯异噁唑类第二代抗精神病药。1993年在加拿大上市，我国于1997年批准进口。利培酮是一种选择性的单胺能拮抗剂，对$5HT_2$受体的亲和力强，对多巴胺D_2受体的亲和力较弱，其抗精神病效应与上述两种受体的拮抗作用有关。利培酮口服易吸收，不受进食影响。达峰时间为1～2小时，口服1mg时，峰浓度为9～16ng/ml(包括利培酮与代谢产物9-羟利培酮)。血浆蛋白结合率为90%(9-羟利培酮为77%)。分布广，利培酮与9-羟利培酮可进入乳汁，表观分布容积(V_d)为1.1L/kg。在肝脏经CYP2D6代谢，主要代谢产物为9-羟利培酮，具有生物活性。原形药物及代谢产物主要随尿排泄。

利培酮用于治疗急性和慢性精神分裂症以及其它各种精神病性状态的明显的阳性症状(如幻觉、妄想、思维紊乱、敌视、怀疑)和明显的阴性症状(如反应迟钝、情绪淡漠及社交淡漠、少语)。也可减轻与精神分裂症有关的情感症状(如抑郁、负罪感、焦虑)。常见不良反应是：失眠、焦虑、头痛、头晕、口干。对本品过敏者、哺乳期妇女禁用[1]。

利培酮存在两种晶型[2]，分别为晶型1和晶型2。在水和磷酸盐缓冲液中，两种晶型的溶解度存在明显差异，而在十二烷基硫酸钠溶液、醋酸盐缓冲液和0.1mol/L盐酸溶液中，两种晶型的溶解度差异较小，总体来说晶型1的溶解度要优于晶型2。晶型1为稳定晶型，晶型2为不稳定晶型。利培酮主要为晶型1，晶型2含量较少且在一定条件下可转化为晶型1。两种晶型的生物利用度差异不明显。图1分别为两种晶型的晶胞堆积图。

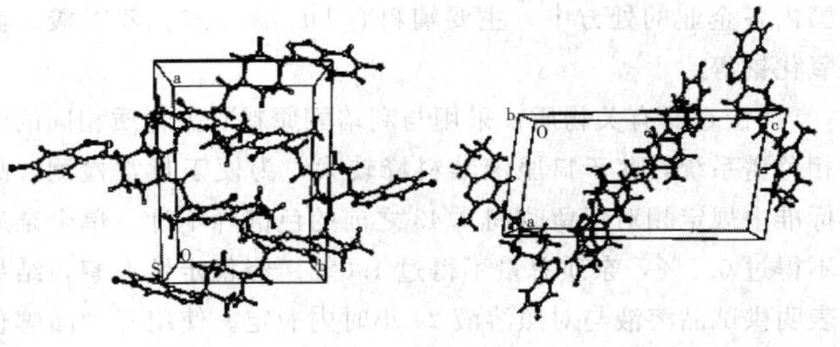

图1　晶型1和晶型2的晶胞堆积图

利培酮为中国药典(2015)新增品种，并收载于USP(40)、Ph. Eur.(9.0)/BP(2017)、JP(17)。

【制法概要】国内生产企业提供的工艺路线图如下：

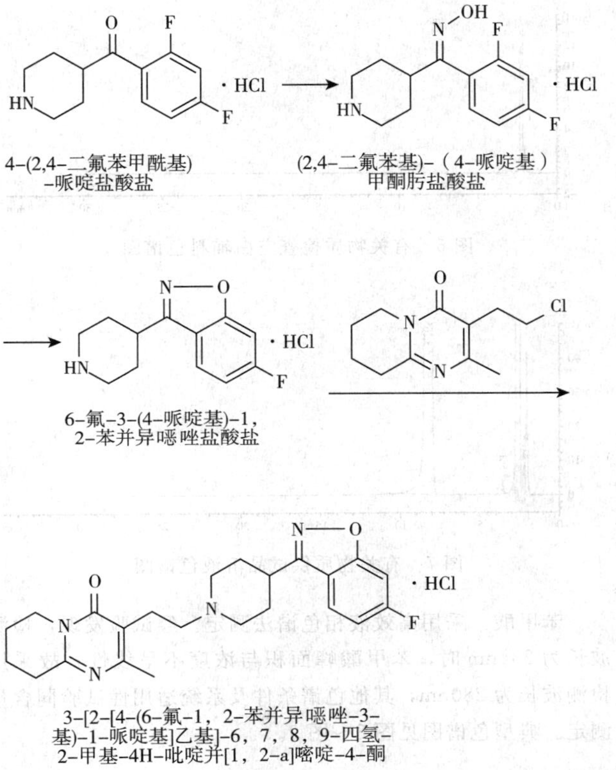

【性状】熔点　中国药典(2015)熔点为169～173℃，熔距不得过2℃；JP(17)版未规定熔距。

【鉴别】(1)高效液相色谱法，取利培酮与对照品适量，分别用流动相溶解并稀释制成每1ml中约含20μg的溶液，照“有关物质”项下的色谱条件测定，供试品溶液主峰的保留时间应与对照品溶液主峰的保留时间一致。

(2)取鉴别(1)项下的供试品溶液，照紫外-可见分光光度法测定，在277nm的波长处有最大吸收，在253nm的波长处有最小吸收，见图2。

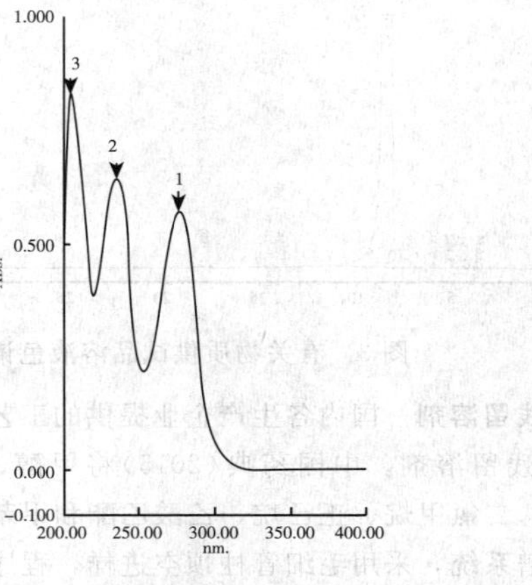

图2　利培酮溶液紫外光谱图

(3)本品的红外光吸收图谱应与对照品的图谱一致。本品的红外光吸收图谱显示的主要特征吸收如下[3]：

波数(cm^{-1})	归属	
3058	苯环	ν_{-CH}
1652	羰基	$\nu_{C=O}$
1527	嘧啶	$\nu_{-C=N}$
1414	苯环	$\nu_{C=C}$
1129	胺基	ν_{-C-N}

【检查】氯化物　硫酸盐　主要检查生产工艺中引入的氯化物、硫酸盐。USP(40)、Ph. Eur.(9.0)/BP(2017)、JP(17)中无氯化物、硫酸盐检查项。

有关物质　中国药典(2015)参考Ph. Eur.(9.0)/BP(2017)、USP(40)以及已有国家标准中有关物质测定方法，并根据国内的生产工艺及产品的实际情况，经试验考察后建立。

采用高效液相色谱法，流速1.0ml/min，检测波长为234nm，柱温35℃，理论板数按利培酮峰计算为6866，利培酮峰与相邻杂质峰的分离度均符合要求。利培酮峰的最小检出限为0.01%。有关物质典型色谱图见图3。

与国外药典、原国家药品标准比较，中国药典(2015)以甲醇-0.05mol/L醋酸铵溶液(用氨试液调节pH值至7.0)(60∶40)为流动相，方法检出杂质的个数较多、各杂质峰与主峰可基线分离。且醋酸铵浓度低，对色谱系统伤害较小。

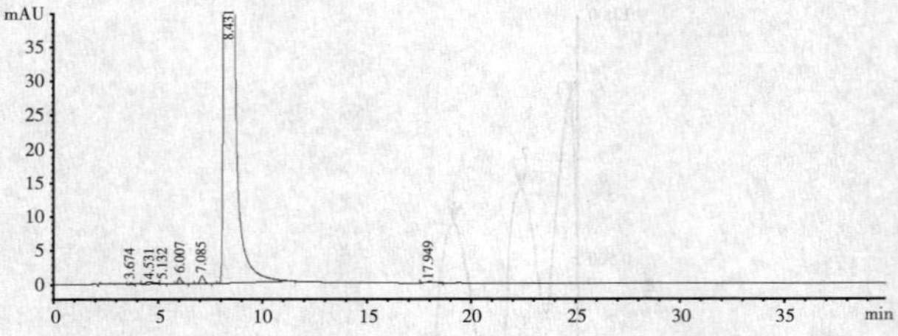

图 3　有关物质供试品溶液色谱图

残留溶剂　国内各生产企业提供的工艺流程，共涉及到10种残留溶剂。中国药典(2015)将甲醇、丙酮、异丙醇、乙腈、二氯甲烷、正己烷、乙酸乙酯和甲苯的检测统一为一个色谱系统，采用毛细管柱顶空进样，程序升温法测定，色谱柱为DB-624毛细管柱(6%氰丙基苯基-94%二甲基聚硅氧烷为固定液)；流速为1.0ml/ min，分流比为10∶1；典型色谱图见图4。各残留溶剂色谱峰可基线分离。

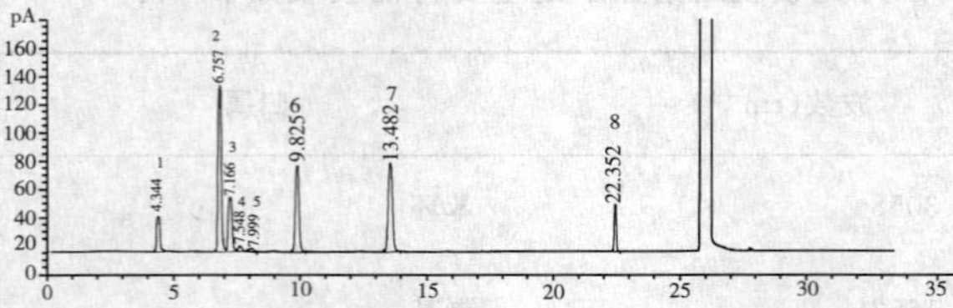

图 4　残留溶剂对照品溶液色谱图 (0.32mm×30m×1.8μm)

1. 甲醇；2. 丙酮；3. 异丙醇；4. 乙腈；5. 二氯甲烷；6. 正己烷；7. 乙酸乙酯；8. 甲苯

三氯甲烷与N，N-二甲基甲酰胺采用溶液直接进样法测定。以5%二苯基-95%二甲基聚硅氧烷为固定液的毛细管柱(30 m×0.53 mm，5μm)为色谱柱。典型色谱图见图5。

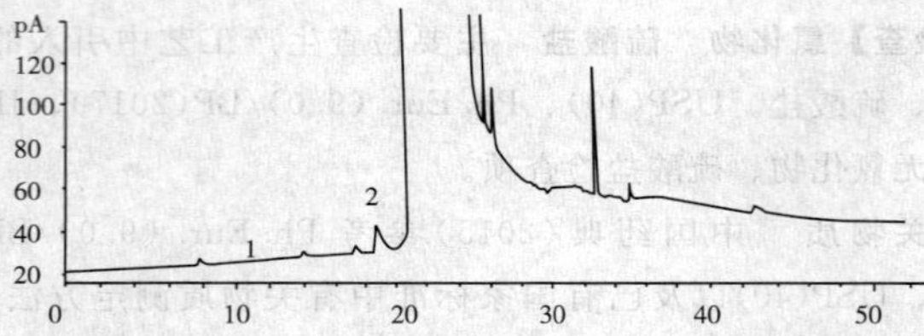

图 5　三氯甲烷与 *N*，*N*-甲基甲酰胺对照品溶液色谱图 (30mm×0.53m，5μm)

1. 三氯甲烷；2. *N*，*N*-二甲基甲酰胺

干燥失重　中国药典(2015)采用105℃干燥至恒重，限度不得过0.5%。BP(2017)为105℃干燥4小时，不得过0.5%；USP(40)与JP(17)为80℃减压干燥4小时，不得过0.5%。

重金属　USP(40)为第二法，限度为百万分之十。中国药典(2015)采用炽灼残渣项下的遗留残渣测定，限度为百万分之十。

【含量测定】采用非水滴定法测定含量。以0.1mol/L高氯酸滴定液，国外药典采用电位滴定法指示终点，原国标采用结晶紫指示剂。经比较，两种方法测定结果基本一致，中国药典(2015)采用以结晶紫指示剂法指示终点。

【制剂】中国药典(2015)收载了利培酮口服溶液、利培酮口崩片、利培酮片、利培酮胶囊，USP(40)中收载了利培酮口服溶液、利培酮口崩片、利培酮片，JP(17)中收载了利培酮口服溶液、利培酮片、利培酮颗粒。

(1)利培酮口服溶液(Risperidone Oral Solution)

本品为无色至微黄色的澄明液体，规格为30ml：30mg。国内各企业的处方中，主要辅料有DL-酒石酸、苯甲酸、氢氧化钠等。

［检查］有关物质　采用与利培酮原料有关物质相同的液相色谱系统，鉴于口服液辅料峰较大，为便于日常检测，故标准中规定相对保留时间0.43之前的色谱峰不计。单个杂质不得过0.5%，杂质总量不得过1.0%。经稳定性考察，结果表明供试品溶液与对照溶液24小时内稳定。使用三种品牌色谱柱：Agilent Extend C18柱(250mm×4.6mm，5μm)、Agilent XDB C18柱(250mm×4.6mm，5μm)、Phenomenex Luna C18柱(250mm×4.6mm，5μm)，分别在Agilent1200型高效液相色谱仪与岛津LC-2010液相色谱仪上进行耐用性试验考察，结果良好。有关物质检查典型色谱图见图6～图7。

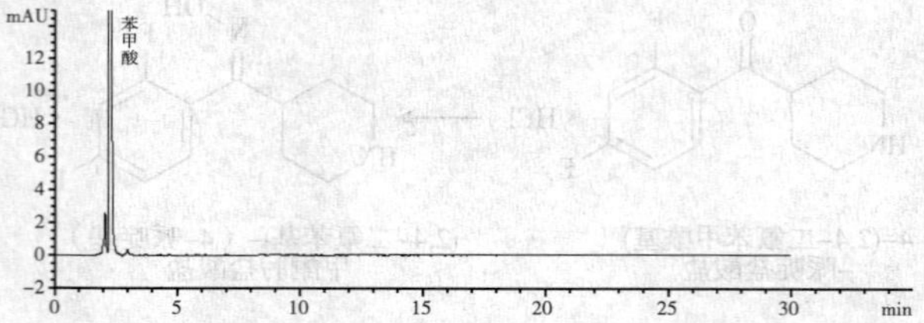

图 6　有关物质检查空白辅料色谱图

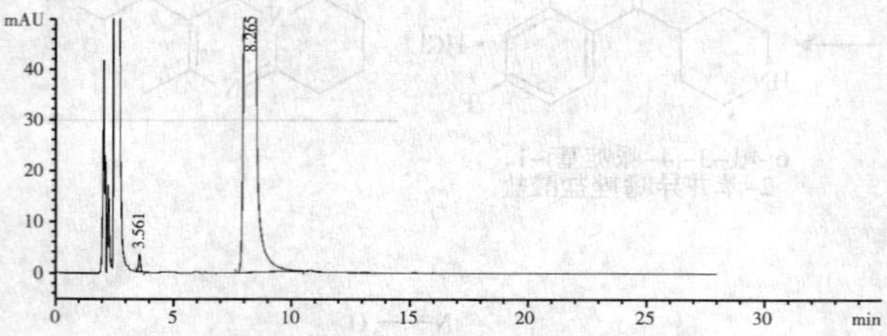

图 7　有关物质供试品溶液色谱图

苯甲酸　采用高效液相色谱法测定。经试验发现，检测波长为234nm时，苯甲酸峰面积与浓度不呈线性，故采用检测波长为280nm，其他色谱条件及系统适用性试验同含量测定。典型色谱图见图8～图9。

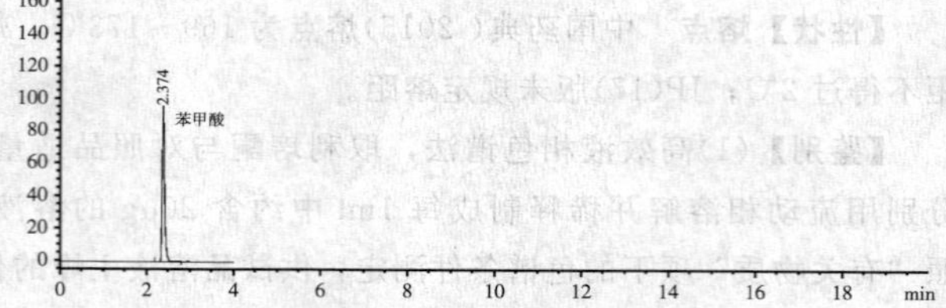

图 8　苯甲酸对照品溶液色谱图(280nm)

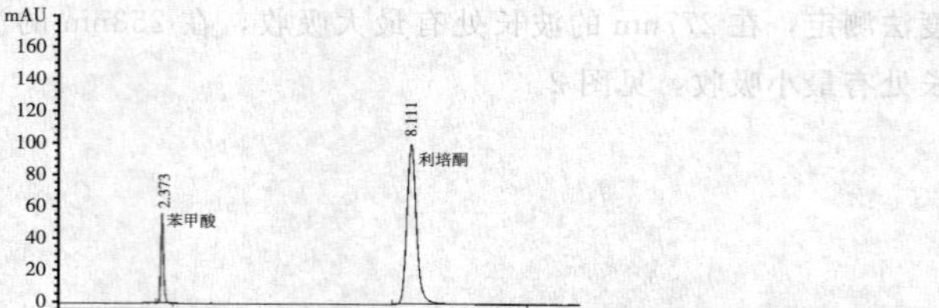

图 9　苯甲酸供试品溶液色谱图(280nm)

含量测定　采用高效液相色谱法，色谱条件及系统适用性试验同有关物质项下，辅料对主成分含量测定无干扰，方法回收率为 98.4%(n=9)，RSD 为 0.53%。

(2)利培酮口崩片(Risperidone Orally Disintegrating Tablets)

本品为白色或类白色片，规格为(1)0.5mg、(2)1mg、(3)2mg，主要辅料有甘露醇、阿司巴坦、碳酸氢钠、微晶纤维素 KG802、薄荷脑、微粉硅胶、硬脂酸镁、羟丙纤维素、枸橼酸、E100 等。

[检查] 有关物质　采用与利培酮原料有关物质相同的液相色谱系统，试验研究采用 Agilent 1200 型高效液相色谱仪，Agilent Extend C18 柱(250mm×4.6mm，5μm)，柱温 35℃，以甲醇-0.05mol/L 醋酸铵溶液(用氨试液调节 pH 值至 7.0)(60：40)为流动相，检测波长为 234nm。辅料峰均在相对主峰保留时间 0.3 之前，不干扰杂质峰的检测。有关物质典型色谱图见图 10～图 11。

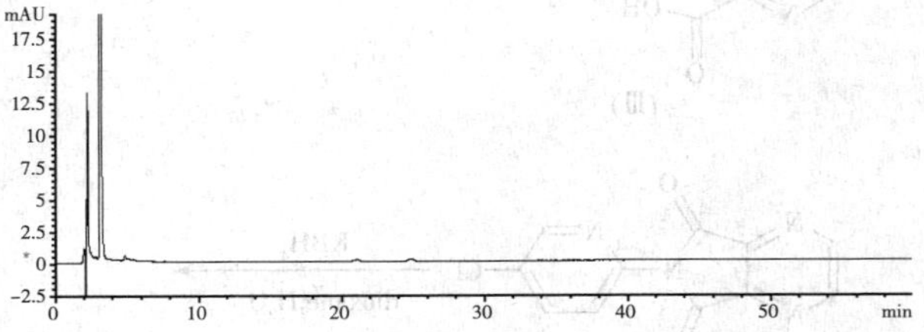

图 10　空白辅料色谱图(某企业产品)

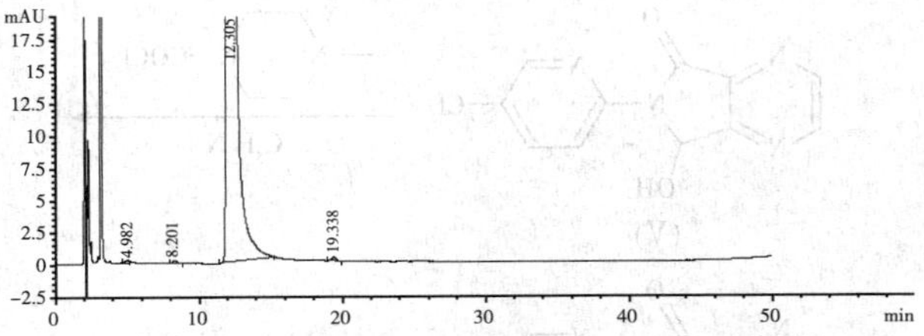

图 11　有关物质供试品溶液色谱图(某企业产品)

溶出度　以 0.1mol/L 盐酸溶液 500ml 为溶出介质，桨法，50 转/分，15 分钟取样。因本品规格较小，故溶出量测定采用 HPLC 法。液相色谱系统同利培酮有关物质，试验中发现，以 234nm、237nm 为测定波长时，溶出量较低时利培酮峰形较差，而 280nm 则无此现象，故确定测定波长为 280nm。溶出度限度为标示量的 80%。弃初滤液 15ml 后滤膜无吸附。

(3)利培酮片(Risperidone Tablets)

本品为薄膜衣片，除去包衣后显白色或类白色，规格为(1)1mg、(2)2mg、(3)3mg。国内各企业的处方中，主要辅料有乳糖、淀粉、微晶纤维素、十二烷基硫酸钠、硬脂酸镁、羧甲淀粉钠、羟丙甲纤维素、10%聚维酮 K30、欧巴代 Y-1-7000、二氧化硅、丙二醇、二氧化钛、橘黄色 S(E110)-铝色锭、硅胶。

[检查] 有关物质　采用利培酮原料有关物质检查相同的色谱系统。经试验，辅料对测定结果无干扰，辅料峰均在相对保留时间 0.32 之前。由于不同企业辅料与生产工艺不同，部分企业供试液配制中发现，以滤纸或 0.45μm 有机膜滤过均无法滤清，滤液浑浊。经试验，采用 4000 转/分离心 25 分钟(必要时，可增加离心次数)，再用 0.45μm 有机滤膜滤过，溶液澄清，取续滤液作为供试品溶液。有关物质检查典型色谱图见图 12～图 13。

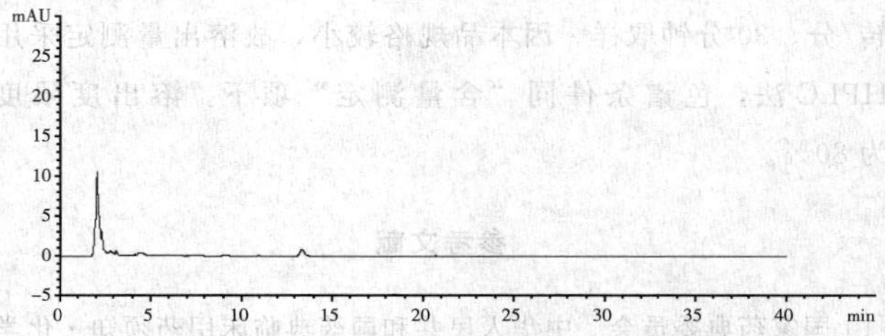

图 12　利培酮片有关物质空白辅料色谱图

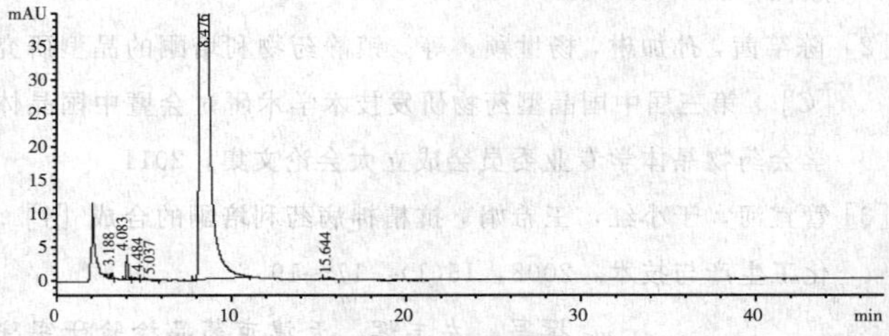

图 13　利培酮片有关物质供试品溶液色谱图

溶出度　以 0.1mol/L 盐酸溶液 500ml 为溶出介质，桨法，转速为 50 转/分。30 分钟取样。因本品规格较小，故溶出量测定采用 HPLC 法。限度 75%。HPLC 法测定的色谱条件除检测波长为 280nm 外，其他同“含量测定”项下。经试验，利培酮在 0.997～7.976μg/ml 范围内与峰面积呈良好的线性关系。方法的平均回收率为 100.4%，RSD 为 0.89%。滤膜吸附试验表明，用 0.45μm 滤膜滤过，弃初滤液 15ml 后滤膜对主成分无吸附。试验结果表明，溶出度供试品溶液与对照品溶液在 24 小时内稳定。

(4)利培酮胶囊(Risperidone Capsules)

本品内容物为白色或类白色颗粒或粉末，规格为 1mg。国内各企业的处方中，主要辅料有乳糖、淀粉、微晶纤维素、硬脂酸镁[23]。

[检查] 有关物质　采用与利培酮原料有关物质相同的色谱条件。经试验，辅料对测定结果无干扰，辅料峰均在相对保留时间 0.3 之前。有关物质典型色谱图见图 14～图 15。

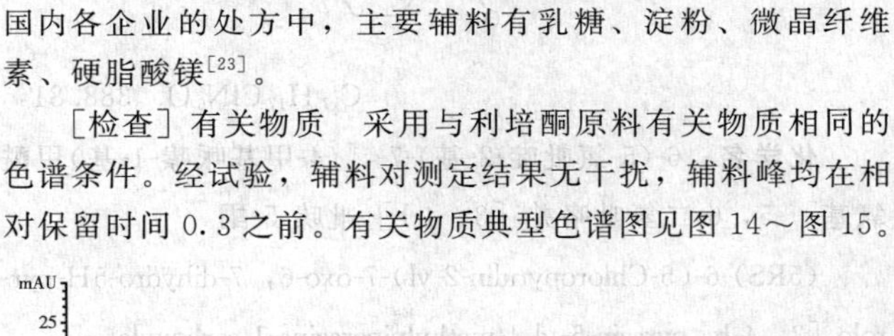

图 14　有关物质空白辅料色谱图

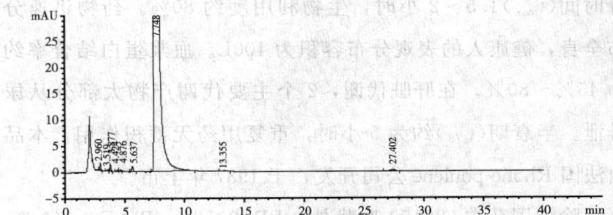

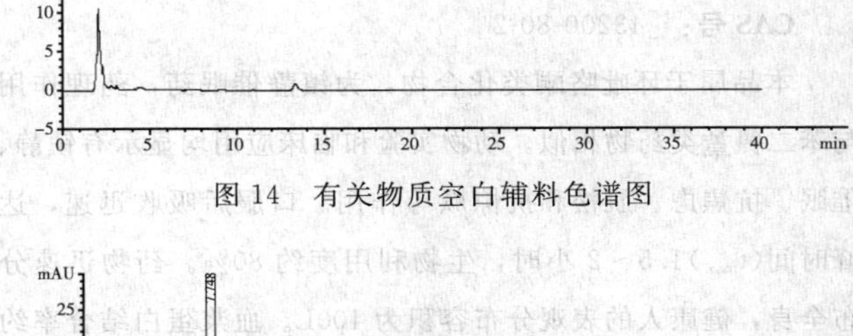

图 15　有关物质供试品溶液色谱图

溶出度 HPLC 法测定的色谱条件同“含量测定”项。以 0.1mol/L 盐酸溶液 500ml 为溶出介质，桨法，转速为 50 转/分。30 分钟取样。因本品规格较小，故溶出量测定采用 HPLC 法，色谱条件同“含量测定”项下。溶出度限度为 80%。

参考文献

[1] 国家药典委员会．中华人民共和国药典临床用药须知·化学药和生物制品卷［M］．2010 年版．北京：中国医药科技出版社，168，229-230．

[2] 陈竿茜，孙加琳，杨世颖，等．镇静药物利培酮的晶型研究［C］．第三届中国晶型药物研发技术学术研讨会暨中国晶体学会药物晶体学专业委员会成立大会论文集，2011

[3] 管宜河，于小红，王希娟．抗精神病药利培酮的合成［J］．化工生产与技术，2008，15(1)：17～19

撰写　左志辉　天津市药品检验研究院

复核　唐素芳　天津市药品检验研究院

佐匹克隆

Zopiclone

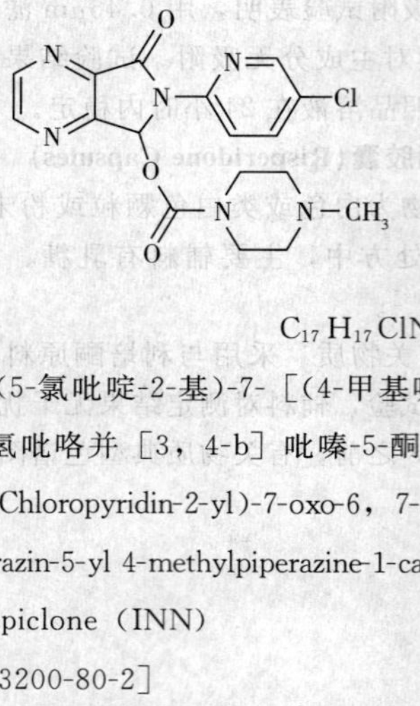

$C_{17}H_{17}ClN_6O_3$　388.81

化学名： 6-(5-氯吡啶-2-基)-7-［(4-甲基哌嗪-1-基)甲酰氧基］-5，6-二氢吡咯并［3，4-b］吡嗪-5-酮

(5RS)-6-(5-Chloropyridin-2-yl)-7-oxo-6，7-dihydro-5H-pyrrolo［3，4-b］pyrazin-5-yl 4-methylpiperazine-1-carboxylate

英文名： Zopiclone（INN）

CAS 号：［43200-80-2］

本品属于环吡咯酮类化合物，为镇静催眠药，药理作用与苯二氮䓬类药物相似。动物实验和临床应用均显示有镇静、催眠、抗焦虑、肌松和抗惊厥等作用。口服后吸收迅速，达峰时间(t_{max})1.5～2 小时，生物利用度约 80%。药物迅速分布全身，健康人的表观分布容积为 100L。血浆蛋白结合率约为 45%～80%。在肝脏代谢，2 个主要代谢产物大部分从尿排泄。半衰期($t_{1/2}$)约为 5 小时，重复用药无蓄积作用。本品由法国 Rhone-poulene 公司开发，于 1987 年上市。

除中国药典(2015)收载外，BP(2018)、Ph. Eur.(9.0)USP(40)亦有收载。

【制法概要】 本品多数由吡嗪-2，3-二羧酸酐(Ⅰ)与 2-氨基-5-氯吡啶（Ⅱ）发生酰化开环反应生成 3-(5-氯-2-吡啶)氨基甲酰基吡嗪-2-羧酸(Ⅲ)，(Ⅲ)在乙酸酐作用下脱水环合为(Ⅳ)。(Ⅳ)被硼氢化钾还原为 6-(5-氯-2-吡啶基)-6，7-二氢-7-羟基-5H-吡咯并［3，4-b］吡嗪-5-酮(Ⅴ)，(Ⅴ)最后与 1-甲基-哌嗪-4-羰酰氯成酯，生成佐匹克隆(Ⅵ)。

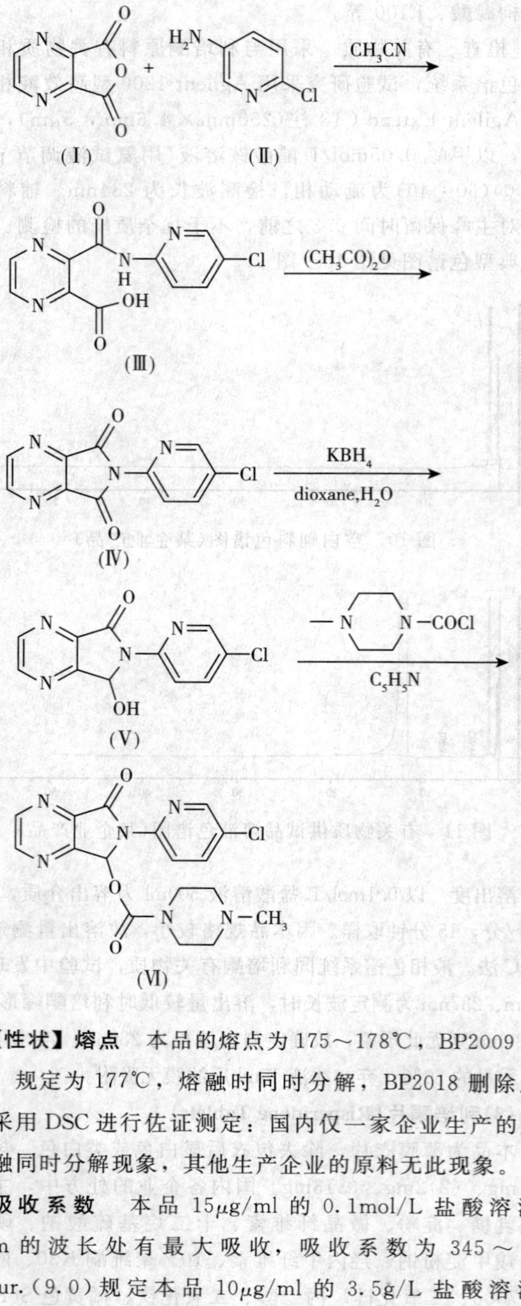

【性状】熔点 本品的熔点为 175～178℃，BP2009 收载熔点，规定为 177℃，熔融时同时分解，BP2018 删除此项目。采用 DSC 进行佐证测定：国内仅一家企业生产的原料有熔融同时分解现象，其他生产企业的原料无此现象。

吸收系数 本品 15μg/ml 的 0.1mol/L 盐酸溶液在 303nm 的波长处有最大吸收，吸收系数为 345～380。Ph. Eur.(9.0)规定本品 10μg/ml 的 3.5g/L 盐酸溶液在 303nm 的波长处有最大吸收，吸收系数为 340～380。

【鉴别】(1)本品为生物碱，在酸性条件下与碘化汞钾试液反应生成乳黄色沉淀。

(2)取吸收系数项下的溶液，照紫外-可见分光光度法(通则 0401)测定，在 303nm 的波长处有最大吸收，见图 1。

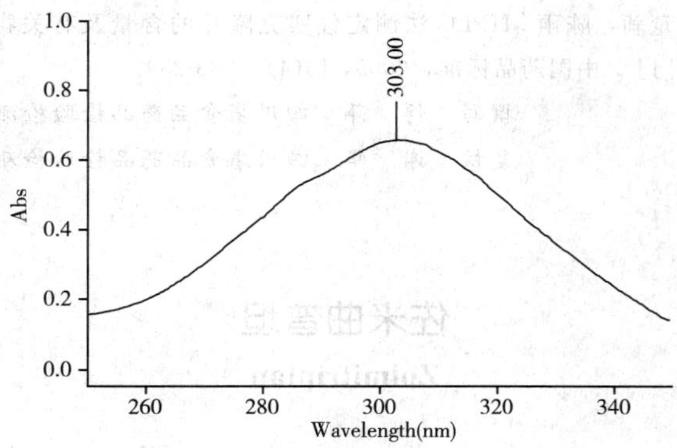

图 1　佐匹克隆紫外吸收图谱

(3)本品的红外光吸收图谱应与对照的图谱(光谱集 755 图)一致，本品的红外光吸收图谱显示的主要特征吸收如下：

波数，cm^{-1}	归属
2946，2790	烷基　ν_{C-H}
1713，1734	羧基　$\nu_{C=O}$
1570，1565，1550	杂环　$\nu_{C=C}$，$\nu_{C=N}$

【检查】旋光度　本品为消旋体，10mg/ml 的 N，N-二甲基甲酰胺溶液旋光度为－0.05°至＋0.05°，与 BP(2018)、Ph. Eur.(9.0)一致。

氯化物　本品在水中几乎不溶。供试品溶液制备时需过滤，取滤液照氯化物检查法试验，限度为 0.01%。BP(2018)、Ph. Eur.(9.0)未收载该项目。

有关物质　BP(2018)，Ph. Eur.(9.0)采用高效液相色谱法，使用十八烷基硅烷键合硅胶柱(4.6mm×250mm)，流动相为乙腈-磷酸盐溶液(取十二烷基硫酸钠 8.1g 与磷酸二氢钠 1.6g，加水 1000ml 使溶解，用磷酸调节 pH 值至 3.5)(38∶62)，检测波长为 303nm。采用已知杂质 A，B 进行杂质定位，主峰保留时间为 27～31 分钟，杂质 B 相对保留时间为 0.1，杂质 A 相对保留时间为 0.9。杂质 B 不得过 0.2%，采用自身对照法进行计算，未知单个杂质不得过 0.1%，总杂质(除杂质 B 外)不得过 0.2%。

中国药典(2015)参照国外药典建立了有关物质的检测方法，色谱条件同 BP(2018)，Ph. Eur.(9.0)。因杂质对照品难以长期稳定获得，采用供试品加双氧水加热破坏得到杂质 A(佐匹克隆氧化物，与主成分色谱峰相对保留时间约为 0.9)，作为系统适用性溶液，其色谱图见图 2，有关物质典型色谱图见图 3。

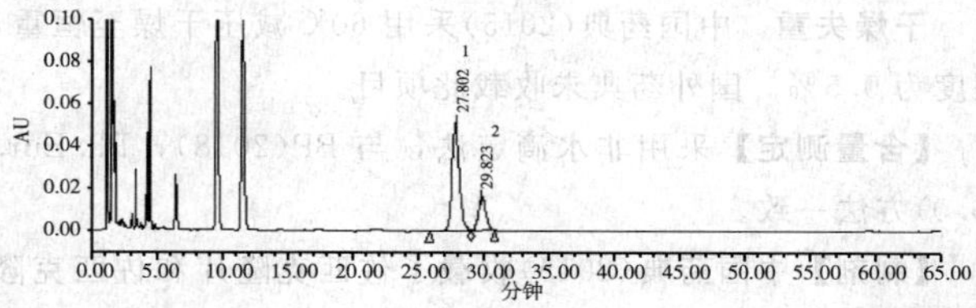

图 2　佐匹克隆系统适用性试验色谱图

1. 佐匹克隆降解产物(杂质 A)　2. 佐匹克隆

(Waters symmetry shield　C18 柱 4.6mm×250mm，5μm)

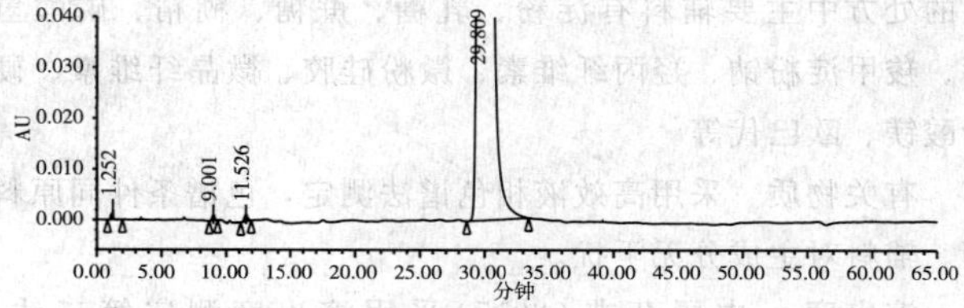

图 3　佐匹克隆有关物质典型色谱图

(Waters symmetry shield　C18 柱 4.6mm×250mm，5μm)

国内企业的生产工艺表明，杂质 A 为降解产物，杂质 B 和杂质 C 为工艺杂质。采用自身对照法，规定单杂不得过 0.1%，总杂不得过 0.5%。限度与国外药典比较，单杂较严格，总杂较宽松。

采用二种品牌(Waters symmetry shield C18 柱 4.6mm×250mm 5μm；alltima C18 柱 4.6mm×250mm 5μm)的色谱柱进行耐用性试验考察，系统试用性溶液中杂质与主峰分离度符合要求。BP(2018)，Ph. Eur.(9.0)规定如果需要，流动性可以用 10% 的磷酸溶液调节 pH 值至 4.0 以提高分离度。

佐匹克隆的最低检出限为 0.20ng，对照溶液稀释 20 倍作为灵敏度试验溶液(相当于主成分浓度的 0.025%)，要求主成分峰高的信噪比应大于 10。

经稳定性考察，供试品溶液放置 24 小时稳定。

残留溶剂　根据收集到的厂家的生产工艺，涉及到乙腈、二氯甲烷、三氯甲烷、二氧六环、吡啶、二甲基甲酰胺六种残留溶剂。色谱图见图 4。

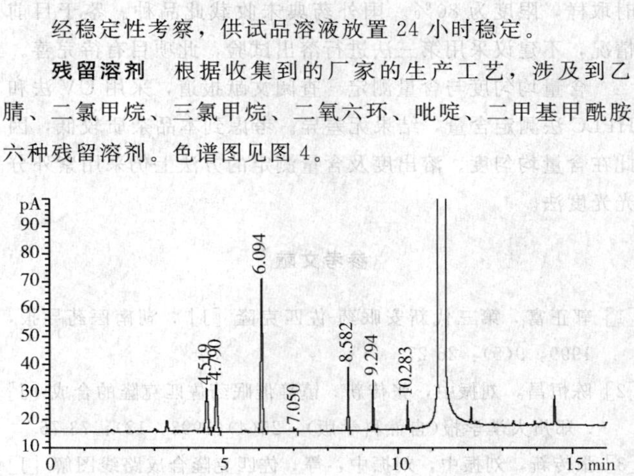

图 4　佐匹克隆残留溶剂对照品典型色谱图

(Agilent DB-624　30m×0.32mm×1.80μm)

干燥失重 中国药典(2015)采用60℃减压干燥至恒重,限度为0.5%。国外药典未收载此项目。

【含量测定】采用非水滴定法,与BP(2018),Ph. Eur.(9.0)方法一致。

【制剂】中国药典(2015)收载了佐匹克隆片和佐匹克隆胶囊,仅BP(2018)收载了佐匹克隆片。国外药典均未收载佐匹克隆胶囊。

(1)佐匹克隆片(Zopiclone Tablets)

本品为薄膜衣片,规格为3.75mg和7.5mg。国内各企业的处方中主要辅料有淀粉、乳糖、蔗糖、糊精、磷酸氢钙、羧甲淀粉钠、羟丙纤维素、微粉硅胶、微晶纤维素、硬脂酸镁、欧巴代等。

有关物质 采用高效液相色谱法测定,色谱条件同原料药。辅料对主成分无干扰。

溶出度 中国药典(2015)采用溶出度测定第三法,0.1mol/L盐酸溶液250ml为溶出介质,转速50转/分,30分钟时取样,限度为75%。BP(2018)采用溶出度测定第二法,0.1mol/L盐酸溶液500ml为溶剂,转速50转/分,45分钟时取样,限度为75%。鉴于目前情况,不建议采用第三法进行溶出试验,此项目有待完善。

含量均匀度与含量测定 查阅文献报道,采用UV法和HPLC法测定含量,结果无差异。考虑到本品杂质较低,因此在含量均匀度、溶出度及含量测定的方法上仍采用紫外分光光度法。BP2018采用高效液相色谱法测定含量均匀度与含量。

(2)佐匹克隆胶囊(Zopiclone Capsules)

规格为3.75mg。

有关物质 采用高效液相色谱法测定,色谱条件同原料药。辅料对主成分无干扰。

溶出度 中国药典(2015)采用溶出度测定第三法,0.1mol/L盐酸溶液250ml为溶剂,转速50转/分,30分钟时取样,限度为80%。国外药典未收载此品种。鉴于目前情况,不建议采用第三法进行溶出试验,此项目有待完善。

含量均匀度与含量测定 查阅文献报道,采用UV法和HPLC法测定含量,结果无差异。考虑到本品杂质较低,因此在含量均匀度、溶出度及含量测定的方法上仍采用紫外分光光度法。

参考文献

[1] 郭正富.第三代新安眠药-佐匹克隆[J].湖南医药导报,1999,9(5):26-27.

[2] 陈恒昌,刘振中,张传新.镇静催眠药佐匹克隆的合成[J].郑州大学学报(自然科学版),25(4)(1993,12):73-76.

[3] 张传新,刘振中,刘振中,等.佐匹克隆合成路线图解[J].黄淮学刊,1996,12(4):58-60.

[4] 刘惠军,吴丽红.佐匹克隆原料及片剂有关物质的HPLC法[J].中国药学杂志,2008,43(12):954-956.

[5] 王铁杰,李玉兰,王玉.HPLC法测定佐匹克隆片含量及含量均匀度[J].中国药品标准,2003,4(3):54-55.

[6] 董莉,陈雨.HPLC法测定佐匹克隆片的含量及有关物质[J].中国药品标准,2009,10(4):288-289.

撰写 傅 萍 四川省食品药品检验检测院

复核 谢 华 四川省食品药品检验检测院

佐米曲普坦

Zolmitriptan

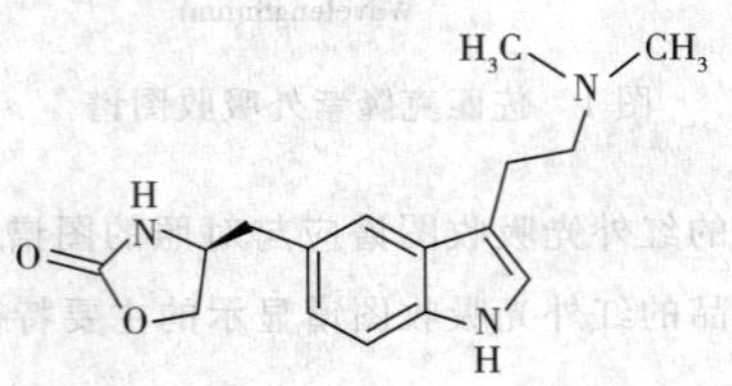

$C_{16}H_{21}N_3O_2$ 287.36

化学名:(*S*)-4-[[3-[2-(二甲氨基)乙基]吲哚-5-基]甲基]-2-噁唑烷酮

(*S*)-4-[[3-[2-(dimethylamino) ethy]indol-5-yl]methyl]-2-ox-azolidinone

英文名: Zolmitriptan

CAS号:[139264-17-8]

本品是一种高选择性强效的5-HT1B/1D受体激动剂,为第二代曲坦类偏头痛治疗药物。通过激动颅内血管(包括动静脉吻合处)和三叉神经系统交感神经上的5-HT1B/1D受体,引起颅内血管收缩并抑制前炎症神经肽的释放。临床用于成人先兆或非先兆偏头痛的治疗。

佐米曲普坦口服后吸收迅速,1小时内可达血药浓度峰值的75%,随后血浆浓度维持4~6小时。母体化合物的平均绝对生物利用度约为40%。佐米曲普坦吸收不受食物的影响。佐米曲普坦主要经肝脏生物转换,然后代谢物从尿中排泄。三种主要代谢产物为:吲哚乙酸(血浆及尿中主要的代谢物)、N-氧化物及N-去甲基代谢物。N-去甲基代谢物有活性,其它代谢物无活性。N-去甲基代谢物的血浆浓度大致为母体药物的一半;因此,预计其有助于本药的治疗作用。口服单次剂量的60%以上由尿中排泄(主要为吲哚乙酸代谢物),另约30%以母体化合物原形由粪便排泄。本品肾脏清除率大于肾小球滤过率,提示存在肾小管的分泌。

本品血浆蛋白结合率低(约25%),平均清除半衰期为2.5~3小时,其代谢物的半衰期也类似,提示它们的清除受转换速率的限制。中度至重度肾脏损害的患者与健康受试者相比较,尽管母体化合物及其活性代谢物的曲线下面积仅有轻度的增高(分别为16%及35%),半衰期增长,但佐米曲普坦及其代谢物的肾脏清除率却降低了7~8倍。佐米曲普坦多次给药后不产生蓄积。

本品由葛兰素威康公司开发[1],后来泽尼卡公司获得了生产许可。1997年3月,佐米曲普坦首次获得批准进入英国,商品名为Zomig,推荐剂量2.5mg/次;随后又分别进入了丹麦、芬兰、德国和美国市场,国内于2005年开始上市。

除中国药典(2015)收载外，USP(38)、USP(40)、USP(41)收载本品。

【制法概要】

目前多采用(L)-苯丙氨酸[2,3]与硝酸发生硝化反应得到4-硝基-(L)-苯丙氨酸，4-硝基-(L)-苯丙氨酸在二氯亚砜的作用下与甲醇发生酯化反应得到4-硝基-(L)-苯丙氨酸甲酯盐酸盐，4-硝基-(L)-苯丙氨酸甲酯盐酸盐经硼氢化钠还原得到产物(S)-2-氨基-3-(4-硝基苯基)丙醇，(S)-2-氨基-3-(4-硝基苯基)丙醇与 $Cl_3COCO_2CCl_3$ 成环生成产物(S)-4-(4-硝基苄基)-2-噁唑烷酮，(S)-4-(4-硝基苄基)-2-噁唑烷酮发生还原反应得到(S)-4-(4-胺基苄基)-2-噁唑烷酮，(S)-4-(4-胺基苄基)-2-噁唑烷酮再经重氮化反应/还原反应得到(S)-4-(4-肼基苄基)-2-噁唑烷酮，(S)-4-(4-肼基苄基)-2-噁唑烷酮再经Fisher 吲哚合成反应得到终产物(S)-4-｛［3-［2-(二甲胺基)乙基］-1H-吲哚-5-基］甲基｝-2-噁唑烷酮(佐米曲普坦)。

部分企业直接外购中间体，以(S)-4-(4-胺基苄基)-2-噁唑烷酮为起始物料，经重氮化反应/还原反应、再经 Fisher 吲哚合成反应生成佐米曲普坦粗品，再精制得佐米曲普坦成品。

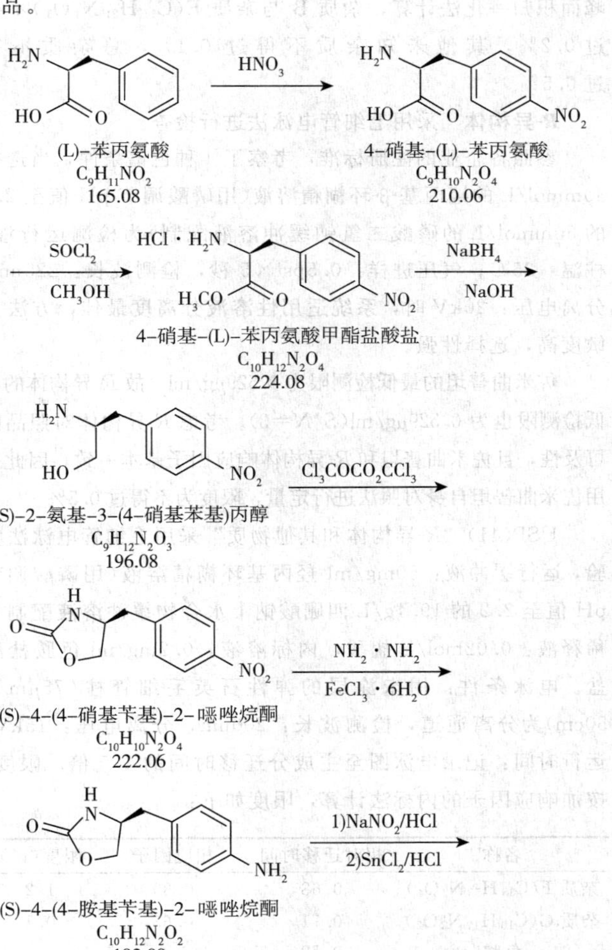

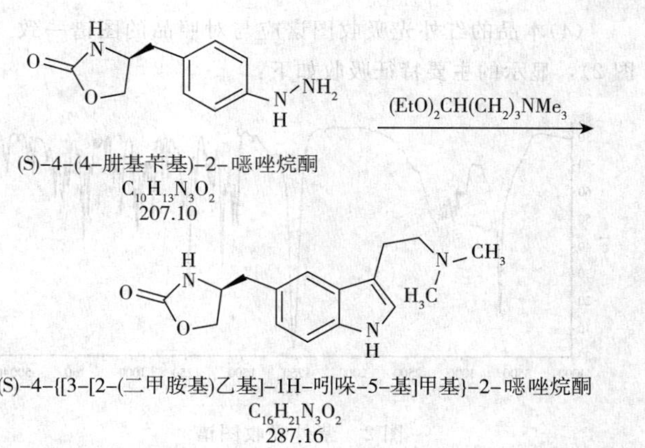

【性状】比旋度 本品结构中有1个手性中心，两个对映异构体，S构型为有效构型，因此采用比旋度控制本品的构型。本品在甲醇中易溶，以甲醇为溶剂，分别制成5mg/ml、10 mg/ml、20 mg/ml、30 mg/ml、40 mg/ml 的溶液，测定的旋光度分别为−0.025°、−0.051°、−0.102°、−0.149°、−0.201°，为降低仪器读数误差带来测定结果的偏差，拟定标准中供试品浓度为40mg/ml，比旋度为−4.0°～−6.0°。USP(41)未收载此项检查。

【鉴别】(1)为叔胺化合物的特征反应，本品结构中的叔胺与丙二酸在醋酐中共热时，可产生红棕色。其中丙二酸也可以用枸橼酸或丙烯三羧酸代替，此反应对叔胺有选择性，反应机理尚不明确。

(2)采用有关物质测定项下记录的色谱图，供试品溶液主峰的保留时间应与对照品溶液主峰的保留时间一致。USP(41)规定供试品溶液主峰应与R-异构体与有关物质项下系统适应性溶液主峰保留时间一致。

(3)本品具有共轭体系，本品的0.1mol/L 盐酸溶液在222nm 和283nm 的波长处有最大吸收，在247nm 的波长处有最小吸收。原企业注册标准中供试品溶液浓度较大(10～25μg/ml)，以致222nm 波长处的吸光度均大于1，因此测定浓度调整至5μg/ml(图1)。

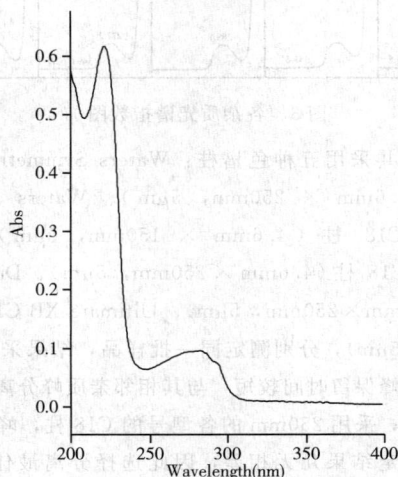

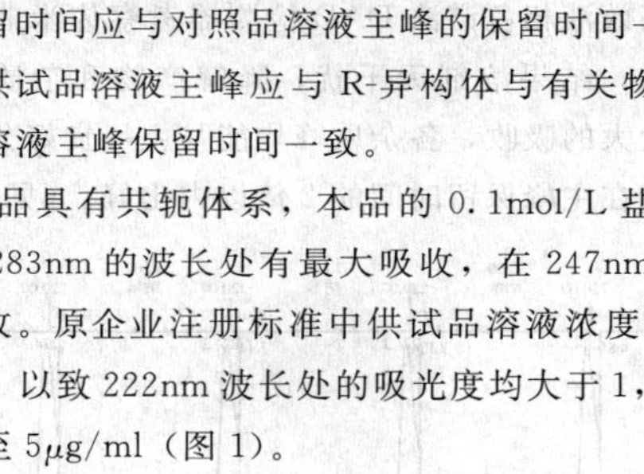

图1 红外吸收图谱

(4)本品的红外光吸收图谱应与对照品的图谱一致（见图 2），显示的主要特征吸收如下：

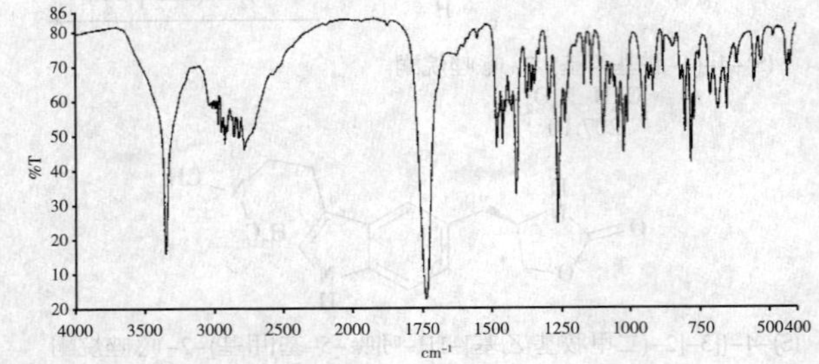

图 2　紫外吸收图谱

波数，cm^{-1}	归属	
3300	酰胺	ν_{N-H}
3080	苯环 Ar-H	ν_{C-H}
2985-2852	甲基，亚甲基	ν_{C-H}
1750	酰胺	$\nu_{C=O}$
1501，1455，1400	苯环	$\nu_{C=C}$
1245	酯	ν_{C-O}
760	苯环	δ_{C-H}

【检查】有关物质　采用高效液相色谱法进行检查。

中国药典(2015)选用 C18 柱，流动相为磷酸盐缓冲液（取磷酸二氢钾 6.8g，庚烷磺酸钠 1.01g，加水溶解并稀释至 1000ml，用三乙胺调节 pH 值至 6.0)-乙腈(82∶18)；检测波长为 224nm 时，主峰峰形对称，与相邻杂质峰分离良好。

采用高效液相色谱法 DAD 检测器考察佐米曲普坦破坏性试验样品，结果溶剂无干扰，降解产物和杂质在 224nm 左右均有较大的吸收，各杂质峰均能与主峰良好分离，且各杂质峰均能在主峰保留时间的 2 倍以内出峰。(见图 3)

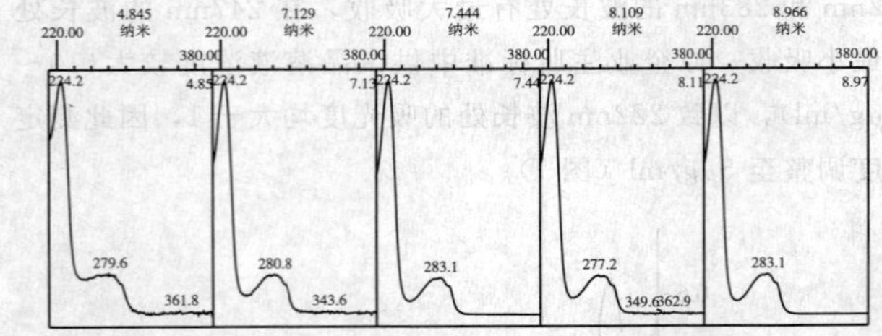

图 3　各杂质光谱指数图

本试验共采用五种色谱柱：Waters Symmetry shield™ C18 柱（4.6mm × 250mm，5μm）、Waters Symmetry shieldTM C18 柱（4.6mm × 150mm，5μm）、Waters XBridge™ C18 柱（4.6mm × 250mm，5μm）、Diamonsil C18 柱(4.6mm×250mm，5μm)、Ultimate XB C18(4.6mm ×250mm，5μm)，分别测定同一批样品，结果采用 150mm 的短柱，主峰保留时间较短，与其相邻杂质峰分离度不能达到药典要求；采用 250mm 的各型号的 C18 柱，峰形和柱效均良好，测定结果几无相差，因此选择分离最佳 Ultimate XB C18(4.6mm×250mm，5μm)作为推荐写入标准正文中。经稳定性考察，供试品溶液放置 16 小时后进样，杂质无明显变化，稳定性良好，样品的典型色谱图见图 4。

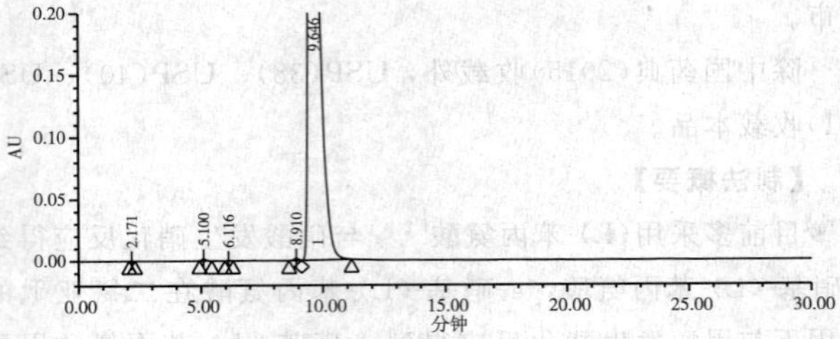

图 4　佐米曲普坦典型色谱图

1. 佐米曲普坦

(色谱柱：Ultimate XB C18，4.6mm×250mm，5μm)

佐米曲普坦最低检出量为 0.1ng，最低检出限为 0.004%(S/N=3)，因此标准规定"供试品溶液色谱图中任何小于对照溶液主峰面积 0.01 倍的峰可忽略不计"，以增加实际工作的可操作性。

中国药典(2015)采用自身对照法，限度为：单个杂质峰面积不得大于对照溶液主峰面积的 0.5 倍(0.5%)，各杂质峰面积的和不得大于对照溶液主峰面积(1.0%)。

USP(41)采用 GC 法控制杂质 H($C_{10}H_{23}NO_2$)，按外标法计算不得过 0.1%；采用 HPLC 法控制其他有机杂质，按峰面积归一化法计算，杂质 B[a] 与杂质 E($C_{16}H_{21}N_3O_3$)不得过 0.2%，其他未知杂质不得过 0.1%，总杂质不得过 0.5%。

***R*-异构体**　采用毛细管电泳法进行检查。

参照各企业的注册标准，考察了 4 种色谱条件，当选择 30mmol/L 的羟丙基-β-环糊精溶液（用磷酸调节 pH 值至 2.2 的 50mmol/L 的磷酸二氢钠缓冲溶液配制）为检测运行液，柱温：25℃；气压进样：0.5psi×5 秒，检测波长：225nm；分离电压：20kV 时，系统适用性溶液分离度最佳，方法灵敏度高，选择性强。

佐米曲普坦的最低检测限为 0.529μg/ml，故 *R*-异构体的最低检测限也为 0.529μg/ml(*S*/*N*=3)。考虑 *R*-异构体对照品的可及性，且佐米曲普坦和 *R*-异构体响应因子基本一致，因此采用佐米曲普坦自身对照法进行定量，限度为不得过 0.5%。

USP(41)"*R*-异构体和其他物质"采用毛细管电泳法实验，运行缓冲液：50mg/ml 羟丙基环糊精溶液（用磷酸调节 pH 值至 2.2 的 19.1g/L 四硼酸钠十水合物缓冲溶液配制），稀释液：0.02mol/L 盐酸，内标溶液：0.2mg/ml 色胺盐酸盐。电泳条件：用未涂层的弹性石英毛细管柱（75μm × 50cm)为分离通道，检测波长：200nm，分离电压：15kV，运行时间：记录电泳图至主成分迁移时间的 1.5 倍。限度：按加响应因子的内标法计算，限度如下：

名称	相对迁移时间	相应因子	限度(%)
杂质 F($C_{38}H_{53}N_7O_4$)	0.68	0.39	1.2
杂质 G($C_{10}H_{12}N_2O_2$)	0.71	0.63	0.1
色胺	0.78	1.0	-
佐米曲普坦	1.0	-	-
R-异构体	1.07	1.0	0.2
其它未知杂质	-	1.0	0.1

残留溶剂 采用气相色谱法对残留溶剂进行测定。

根据企业提供的佐米曲普坦的合成工艺，可能的残留溶剂包括甲醇、异丙醇、二氯甲烷、乙酸乙酯、二氧六环、甲苯与三氯甲烷，根据佐米曲普坦溶解特性，选择N，N-二甲基甲酰胺作为溶剂，采用直接进样，FID检测；由于三氯甲烷在此条件下，检测灵敏度较差，因此选用μECD测定。

干燥失重 比较了企业注册标准涉及到的P_2O_5减压干燥至恒重和105℃干燥至恒重两种方法，结果基本一致，且均小于0.5%。采用105℃干燥失重法简单快捷，故采用该方法，限度为0.5%。

【含量测定】采用容量分析法(非水滴定)测定。

本品为氮杂环化合物，有弱碱性，易溶于冰醋酸，在非水条件下可与高氯酸发生酸碱中和反应，以结晶紫为指示剂判断滴定终点。

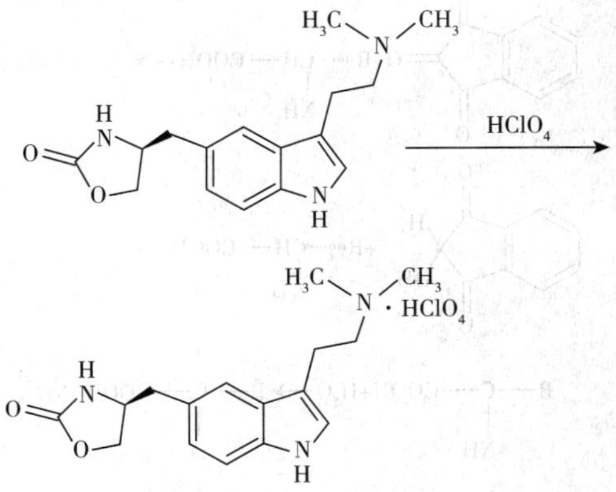

原注册标准滴定终点有“滴定至溶液显蓝绿色”和“滴定至溶液显蓝色”两种描述，取样品用高氯酸电位滴定法滴定的同时，在溶液中加入结晶紫指示剂进行试验，结果电位滴定突跃点时，溶液的颜色为蓝色，故确定滴定终点为滴定至溶液显蓝色。

USP(41)采用高效液相色谱法测定含量。

【制剂】中国药典(2015)收载了佐米曲普坦片，USP(41)收载佐米曲普坦片、佐米曲普坦鼻喷雾、佐米曲普坦口腔崩解片。

(1)佐米曲普坦片(Zolmitriptan Tablets)

本品规格为(1)2.5mg、(2)5mg。常用辅料有：乳糖、羧甲基淀粉钠、淀粉、微晶纤维素、硬脂酸镁等。

溶出度 企业注册标准溶出方法有第一法和第三法，检测方法有紫外分光光度法和高效液相色谱法。中国药典(2015)统一为第一法，以0.1mol/L的盐酸溶液500ml为溶出介质，转速为100转/分，考察20分钟、30分钟和45分钟溶出量，在20分钟时基本完全溶出(溶出量>90%)，最后确定30分钟为取样时间，限度为标示量的80%。考虑本品规格较小，选择液相色谱法进行测定，色谱条件同原料药有关物质的色谱条件，辅料对溶出度测定无干扰，佐米曲普坦在1.002～10.016μg/ml浓度范围内线性关系良好，线性方程A=59039C－1896.9，r=0.9999(n=8)，方法回收率100.5%(n=9)，RSD1.62%，供试品溶液(浓度5μg /ml)放置12小时基本稳定。

USP(41)溶出度检查项采用桨法，50转/分，以0.1mol/L的盐酸溶液500ml为溶出介质，15分钟取样测定，液相色谱法或紫外分光光谱法(283nm)测定，限度为标示量的80%。

有关物质、R-异构体 色谱条件与佐米曲普坦原料药相同，辅料对各系统测定无干扰。

USP(41)采用高效液相色谱法测定，色谱条件：用十八烷基硅烷键合硅胶为填充剂(4.0mm×15cm，5μm)；柱温30℃，以磷酸二氢钾溶液(2.7g/L)为流动相A，以乙腈为流动相B，采用梯度洗脱，流速为1.5ml/min，杂质E和其他未知杂质采用223nm检测，杂质G采用235nm检测，采用相对保留时间和响应因子计算，杂质G(相对保留时间0.50，响应因子1.2)不得过0.2%，杂质E(相对保留时间1.28，响应因子1.0)不得过0.6%，其他未知杂质不得过0.2%，总杂质不得过1.5%。

时间 (min)	流动相A(%)	流动相B(%)
0	95	5
10	95	5
45	86	14
55	55	45
60	55	45
62	95	5
75	95	5

含量均匀度与含量测定 均采用高效液相色谱法测定，色谱条件与有关物质相同。辅料无干扰，佐米曲普坦在5.468～54.680μg/ml浓度范围内线性关系良好，线性方程A=72083C－15203，r=0.9999(n=8)，方法回收率100.6%(n=9)，RSD 0.84%，重复性实验RSD为0.80%(n=6)。

USP(41)采用高效液相色谱法测定含量。

参考文献

[1] 傅伟鹏，廖联安．偏头痛治疗新药--佐米曲坦［J］．中国新药杂志，1999，8(9)：597～599。

[2] 李金鹏，顾君琳等．佐米曲坦的合成研究［J］．华东师范大学学报(自然科学版) 2002，3：61～64。

[3] Castaner J．Zolmitriptan［J］．Drugs of the Future，1997，22(3)：260

撰写 冯 文 四川省食品药品检验检测院
复核 谢 华 四川省食品药品检验检测院

谷氨酰胺

Glutamine

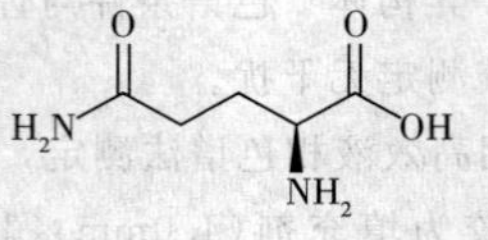

$C_5H_{10}N_2O_3$　146.14

化学名：2，5-二氨基-5-氧化戊酸

(S)-2，5-Diamino-5-oxopentanoic acid，2-Aminoglutaramic acid

英文名：Glutamine

CAS 号：[56-85-9]

本品为氨基酸类药物。谷氨酰胺对胃、肠黏膜损伤具有保护和修复作用，其原因为谷氨酰胺对胃、肠黏膜上皮成分己糖胺及葡萄糖胺的生化合成有促进作用。本品对机体谷氨酰胺缺乏造成的肠道结构及黏膜损害，具有保护作用，并有利于肠道吸收功能和机体免疫功能的恢复。谷氨酰胺为人体非必需氨基酸，在严重手术后、创伤时，谷氨酰胺可以为伤口处成纤维细胞提供能量，促进伤口愈合，提高机体对应激时的适应能力[1]。近年来国外临床研究证明谷氨酰胺可以治疗腹部溃疡、节段性回肠炎、过敏性肠炎和溃疡[2]。日本在20世纪60年代后期开始用发酵法生产谷氨酰胺，1977年年产量达到100吨。谷氨酰胺不能用于严重肾功能不全或严重肝功能不全的病人，其不良反应主要为偶见恶心、便秘、腹泻、呕吐等胃肠不适症状和颜面潮红。

除中国药典(2015)收载外，现行质量标准还包括进口注册标准JX20010014。USP(36)和JP(16)亦有收载。

【制法概要】 谷氨酰胺生产的主要方法有化学合成法、酶法和发酵法[2]。国内收集的两家生产企业生产工艺均为购买食品级的谷氨酰胺，经纯化结晶即得谷氨酰胺的成品。工艺流程如下：

谷氨酰胺→溶解→树脂层析→浓缩→结晶→脱杂→过滤→重结晶→分离→真空干燥→粉碎→谷氨酰胺

国内企业的生产工艺及试验数据表明，谷氨酰胺的主要工艺杂质和降解产物均为焦谷氨酸和谷氨酸，结构式见图1～图2。

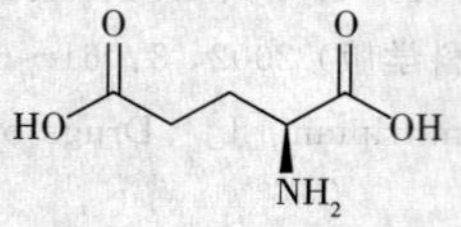

图1　谷氨酸分子结构图

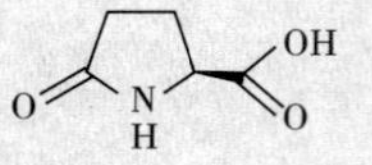

图2　焦谷氨酸分子结构图

【性状】比旋度　谷氨酰胺结构中的α-碳原子是不对称碳原子，有立体异构体，故具有旋光性。谷氨酰胺在加热时会降解生成谷氨酸、焦谷氨酸。故规定本品在40℃水浴中溶解，以防止降解。中国药典(2015)与USP(36)和JP(16)限度均一致。

【鉴别】(1)化学反应　谷氨酰胺中的酰胺与亚硝酸作用生成相应的羧酸，并放出氮气。

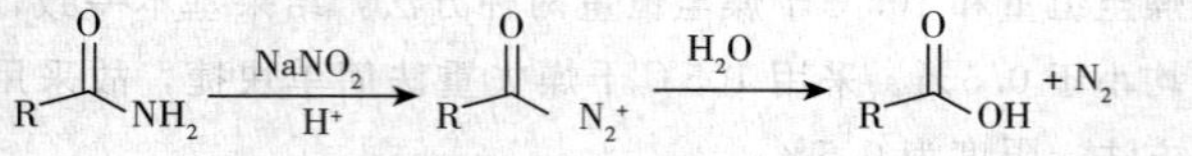

(2)化学反应　茚三酮是强的氧化剂，可以把a-氨基酸氧化成亚氨基酸，随后水解产生氨，最后由被还原的茚三酮、氨和茚三酮之间发生缩合，得到有色产物。

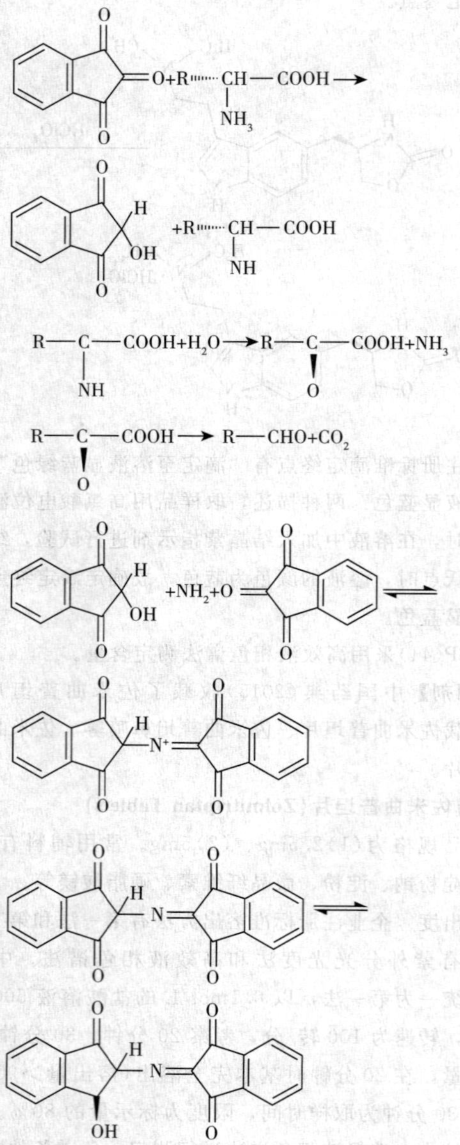

(3)红外鉴别　本品的红外光吸收图谱(光谱集895)显示的主要特征吸收如下：

波数，cm^{-1}	振动类型	
3408	羟基	ν_{O-H}
3215，3174	胺基	ν_{N-H}
1686，1636	羰基	$\nu_{C=O}$

(4)液相鉴别　采用有关物质项下的色谱图，供试品溶液主峰的保留时间应与对照品溶液主峰的保留时间一致。

【检查】溶液的透光率　430nm 为黄绿色的吸收波长，氨基酸在放置过程中会发生氧化颜色逐渐变深，通过检查该波长处透光率可以控制谷氨酰胺的颜色。

铵盐　谷氨酰胺在放置过程中遇热分解产生铵，但谷氨酰胺在溶液加热过程中也会产生铵，故采用在 60℃ 以下减压蒸馏，限度为 0.10%。JP(16)规定水浴温度不超过 45℃，限度为 0.1%，USP(36)没有收载该项目。

有关物质　USP(36)与 JP(16)均采用 TLC 法对谷氨酰胺的有关物质进行控制，其中 USP(36)的限度为不得过 0.5%，JP(16)的限度为不得过 0.2%。中国药典(2015)采用 HPLC 法测定谷氨酰胺的有关物质。

国内企业的生产工艺表明，谷氨酰胺的主要工艺杂质和降解产物均为焦谷氨酸和谷氨酸，分子结构见图 3～图 4。谷氨酰胺在水破坏、酸破坏、碱破坏、氧化破坏条件下可生成焦谷氨酸；谷氨酸为谷氨酰胺发酵过程的起始物，且可在酸破坏、碱破坏、氧化破坏条件下生成的。

以辛烷磺酸钠溶液(取辛烷磺酸钠 0.865g，加水 1000ml 溶解，加磷酸 0.5ml，混匀)-乙腈(95∶5)为流动相，采用 Ultimate AQ-C18(250mm×4.6mm，5μm)作为色谱柱，检测波长为210nm，进样量为 10μl。专属性试验色谱图与典型色谱图见图 5～图 10。

①谷氨酸，$C_5H_9NO_4$，147.13，CAS [56-86-0]

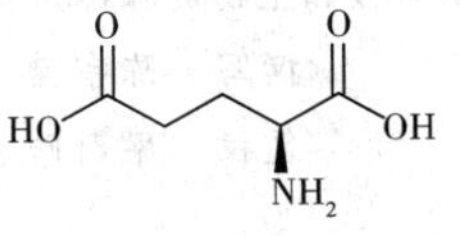

图 3　谷氨酸分子结构图

②焦谷氨酸，$C_5H_7NO_3$，129.11，CAS [98-79-3]

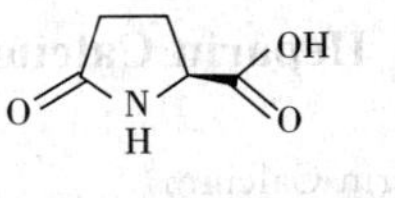

图 4　焦谷氨酸分子结构图

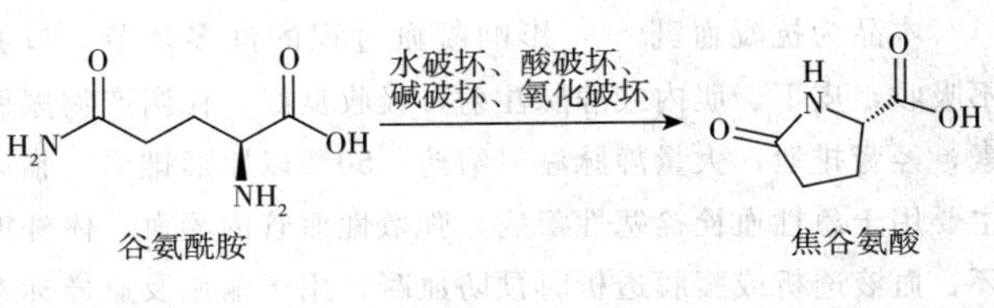

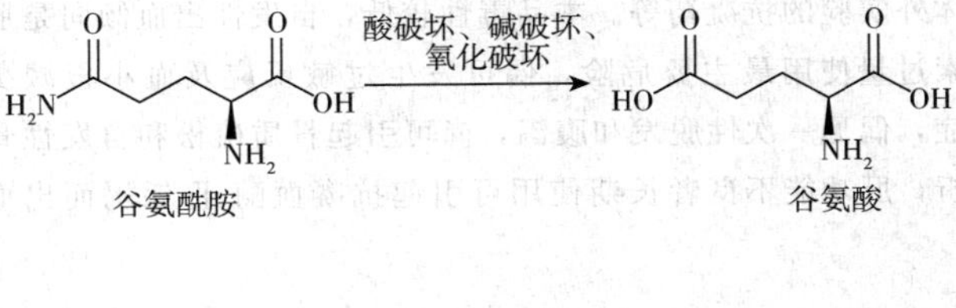

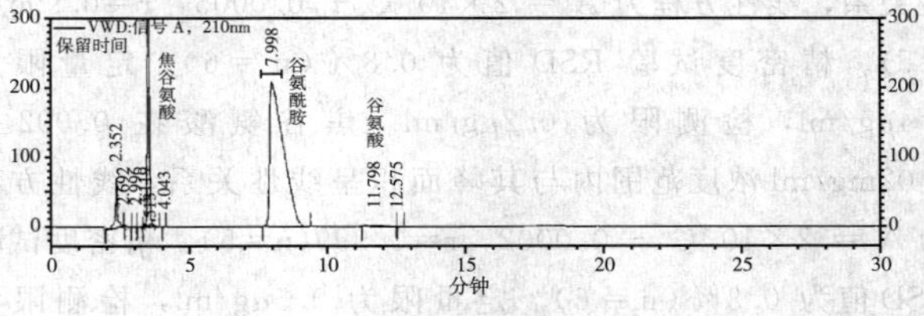

图 5　有关物质酸破坏试验色谱图

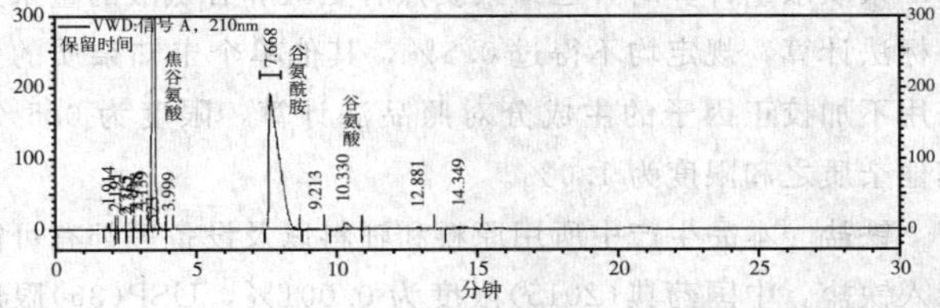

图 6　有关物质碱破坏试验色谱图

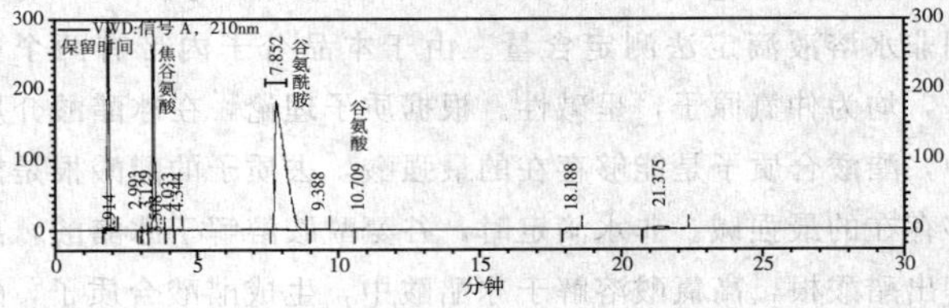

图 7　有关物质高温破坏试验色谱图

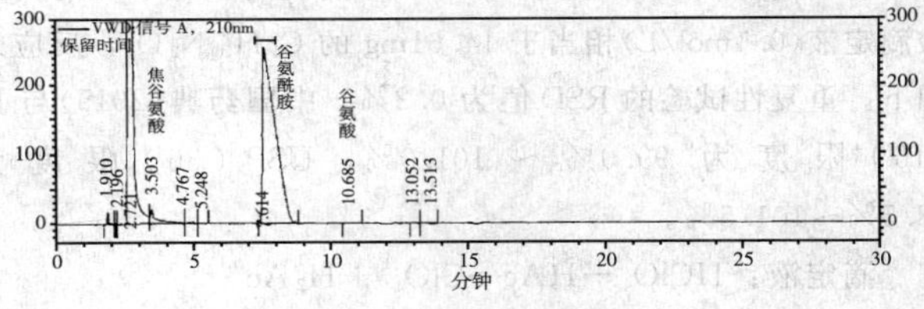

图 8　有关物质氧化破坏试验色谱图

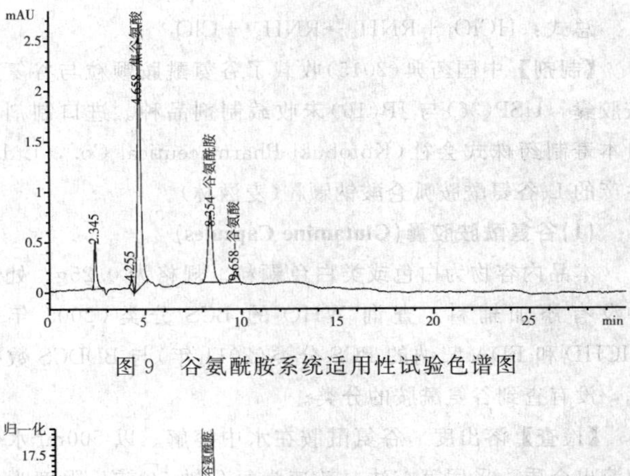

图 9　谷氨酰胺系统适用性试验色谱图

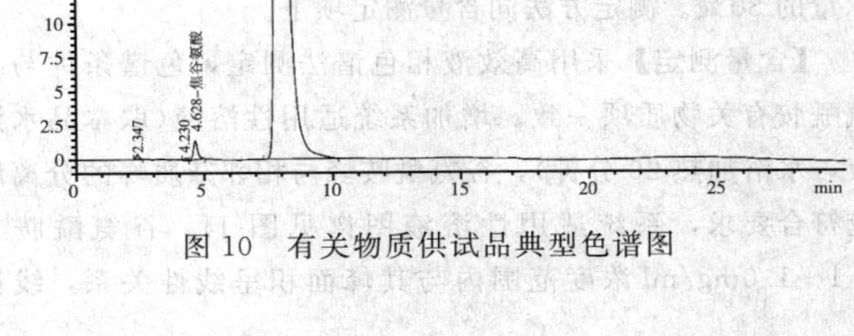

图 10　有关物质供试品典型色谱图

谷氨酸在 0.02～0.2mg/ml 浓度范围内与其峰面积呈线性关系，线性方程为 $A = 2\times10^{-8}C + 0.0005$，r=0.996(n=5)。精密度试验 RSD 值为 0.8%(n=6)。定量限为 0.4μg/ml，检测限为 0.2μg/ml。焦谷氨酸在 0.002～0.02mg/ml 浓度范围内与其峰面积呈线性关系，线性方程为 $A = 2\times10^{-8}C + 0.0002$，r=0.999(n=5)。精密度试验 RSD 值为 0.3%(n=6)。定量限为 0.5μg/ml，检测限为 0.2μg/ml。

杂质限量计算时，已知杂质焦谷氨酸和谷氨酸的量采用外标法计算，规定均不得过 0.5%，其他单个未知杂质的量采用不加校正因子的主成分对照品法计算，限度为 0.5%，其他杂质之和限度为 1.0%。

铁盐 本品生产中所用原料和辅料以及设备等都有可能带入铁盐。中国药典(2015)限度为 0.001%，USP(36)限度为 30ppm，JP(16)限度为 10ppm。

【含量测定】中国药典(2015)、USP(36)与 JP(16)均采用非水溶液滴定法测定含量。由于本品分子内带有两个氨基，均为仲氮原子，呈碱性。根据质子理论，在冰醋酸介质中，醋酸合质子是能够存在的最强酸，去质子的醋酸根是能够存在的最强碱。非水滴定时，谷氨酰胺溶解于冰醋酸，离解出醋酸根，高氯酸溶解于冰醋酸中，生成醋酸合质子，醋酸合质子与醋酸根发生反应。每 1 分子谷氨酰胺与 1 个 H^+ 结合，当用高氯酸滴定液(0.1mol/L)滴定时，每 1ml 的高氯酸滴定液(0.1mol/L)相当于 14.61mg 的 $C_5H_{10}N_2O_3$，反应式如下。重复性试验的 RSD 值为 0.2%。中国药典(2015)与 JP(16)限度为 99.0%～101.0%，USP(36)限度为 98.5%～101.5%。

滴定液：$HClO_4 + HAc \rightarrow ClO_4^- + H_2Ac^+$

被测溶液：$RNH_2 + HAc \rightarrow RNH_3^+ + Ac^-$

滴定反应：$H_2Ac^+ + Ac^- \rightarrow 2HAc$

总式：$HClO_4 + RNH_2 \rightarrow RNH_3^+ + ClO_4^-$

【制剂】中国药典(2015)收载了谷氨酰胺颗粒与谷氨酰胺胶囊，USP(36)与 JP(16)未收载制剂品种。进口制剂为日本寿制药株式会社(Kotobuki Pharmaceutical Co., Ltd.)生产的 L-谷氨酰胺呱仑酸钠颗粒(麦滋林)。

(1)谷氨酰胺胶囊(Glutamine Capsules)

本品内容物为白色或类白色颗粒。规格为 0.25g。处方中没有添加辅料。查询 WHO 的 BCS 分类(2005 年)、NICHD 和 FDA 归纳的 BCS 分类(2011 年)与 BDDCS 数据库，没有查到谷氨酰胺的分类。

【检查】溶出度 谷氨酰胺在水中溶解。以 500ml 水作为溶出介质，采用第一法，转速为每分钟 50 转，限度为标示量的 80%。测定方法同含量测定项下。

【含量测定】采用高效液相色谱法测定，色谱条件与谷氨酰胺有关物质项一致。增加系统适用性溶液(取本品水溶液，水浴加热 20 分钟)，谷氨酰胺峰与相邻杂质峰的分离度应符合要求，系统适用性溶液图谱见图 11。谷氨酰胺在 0.1～1.0mg/ml 浓度范围内与其峰面积呈线性关系，线性方程为 $A = 3\times10^{10}C + 25281$，r=0.9999(n=5)。重复性试验 RSD 值为 0.9%(n=6)。定量限为 1μg/ml，检测限为 0.2μg/ml。加样回收率为 99.3%(n=9)，RSD 的值为 0.4%。

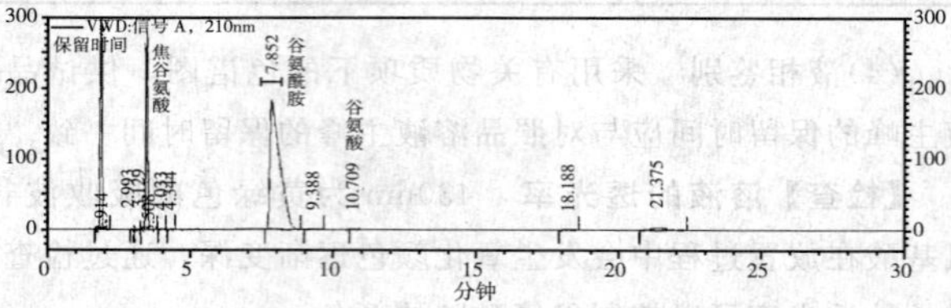

图 11 系统适用性溶液图谱

(2)谷氨酰胺颗粒(Glutamine Granules)

本品为白色或类白色颗粒，略带甜味。规格为(1)1.0g、(2)2.5g。国内各企业的处方中，主要辅料有羟丙甲纤维素、糊精等。

【含量测定】采用高效液相色谱法测定，色谱条件与谷氨酰胺有关物质项一致。辅料对主成分含量测定无干扰。增加系统适用性溶液(取本品水溶液，水浴加热 20 分钟)，谷氨酰胺峰与相邻杂质峰的分离度应符合要求。谷氨酰胺在 0.1～1.0mg/ml 浓度范围内与其峰面积呈线性关系，线性方程为 $A = 3\times10^{10}C + 25281$，r=0.9999(n=5)。重复性试验 RSD 值为 0.9%(n=6)。谷氨酰胺的定量限为 1μg/ml，检测限为 0.2μg/ml。加样回收率为 97.3%(n=9)，RSD 值为 1.0%。

参考文献

[1] 王书平，刘俊华．谷氨酰胺生理功能与应用研究进展［J］．安徽农业科学，2009，37(22)：10375-10377.

[2] 丁邦琴，邱鑫，周烽．L-谷氨酰胺生化性质、用途及生产方法概述［J］．氨基酸和生物资源，2008，30(4)：42-45.

撰写 陈宇堃 广东省药品检验所

复核 梁蔚阳 广东省药品检验所

肝素钙

Heparin Calcium

英文名：Heparin Calcium

CAS 号：［37270-89-6］

本品为抗凝血药[1]，影响凝血过程的许多环节，口服不吸收，皮下、肌内或静脉注射，吸收良好。代谢产物尿肝素，经肾排泄，大量静脉注射给药，50%以原形排出。临床主要用于急性血栓栓塞性疾病，弥散性血管内凝血，体外循环、血液透析或腹膜透析时预防血凝，用于输血及血样标本体外实验的抗凝药等。本品毒性较低，自发性出血倾向是肝素过量使用最主要危险，偶可发生过敏反应及血小板减少症，偶见一次性脱发和腹泻，尚可引起骨质疏松和自发性骨折，肝功能不良者长期使用可引起抗凝血酶-Ⅲ耗竭而出血栓形成倾向。肝素于1916年由Jay McLean和William Henry Howell发现，1935年开始临床使用。

中国药典自2010年版第一增补本开始收载肝素钙。目前，中国药典(2015)、Ph. Eur. (9.0)，BP(2018)和JP(17)均有收载，USP(32)收载肝素钙，USP(33)以后仅收载肝素钠。

肝素存在于哺乳动物的多种组织中，多从牛肺或牛、猪、羊肠黏膜中提取得到，来自不同组织的肝素，其理化特性和药理作用有所不同[2~4]。中国药典(2015)将肝素的来源由“猪或牛”修改为“猪”来源。根据中检院市场抽验的结果，目前市场上的肝素均为猪来源。Ph. Eur. (8.3)肝素钠标准中也将肝素的来源限定为猪。参考USP(37)，增加肝素的结构描述“是由不同分子量的糖链组成的混合物，由α-D-氨基葡萄糖(N-硫酸化，O-硫酸化，或N-乙酰化)和O-硫酸化糖醛酸(α-L-艾杜糖醛酸或β-D葡萄糖醛酸)交替连接形成聚合物”。参考Ph. Eur. (8.3)、USP(37)及企业意见，将肝素效价由“每1mg的效价不得少于170单位”修改为“每1mg的抗Ⅱa因子效价不得少于180 IU”，并增加“抗Ⅹa因子效价与抗Ⅱa因子效价比为0.9～1.1”的规定。

【制法概要】肝素钙是通过离子交换法自肝素钠制备。肝素钠制备大致流程为：将猪肠黏膜绞碎，经氯化钠盐析，树脂吸附，其洗涤液用乙醇沉淀，脱水得粗品。粗品溶解再经盐析，脱色，去热原，沉淀，脱水干燥，即得精制品。

中国药典(2015)对(2010)［制法要求］描述进行了修订。删除牛来源，增加“并对肝素的动物来源进行种属鉴别”的描述。

【性状】因本品的引湿性与纯度相关，当纯度达到170单位/mg及以上时，其引湿增重超过15%。中国药典(2010)和(2015)均根据实验结果在本品性状中有“极具引湿性”的描述。

比旋度 肝素分子结构中含不对称碳原子，具有旋光性。肝素为右旋物质，其比旋度在一定程度上可以反映本品的纯度。中国药典(2010)将本品的比旋度限度从中国药典(2005)的“应不小于+35°”修订为“应不小于+50°”。中国药典(2015)未修订。Ph. Eur.、BP、USP、JP均未收载比旋度。

【鉴别】鉴别(1)中国药典(2015)增加“抗Ⅹa因子效价与抗Ⅱa因子效价比应为0.9～1.1”。肝素的抗Ⅹa因子效价与抗Ⅱa因子效价比与低分子肝素不同，低分子肝素两者的比值至少为1.5。USP(37)及Ph. Eur. (8.3)中均设有该项鉴别。

鉴别(2)为液相色谱鉴别。中国药典(2015)与Ph. Eur. (8.3)的区别是规定了“供试品溶液主峰的保留时间与对照品溶液(3)主峰的保留时间相对偏差不得过5.0%”。因本品为非单一成分物质，肝素在离子色谱中为一宽分布“馒头峰”，中检院在评价抽验中收集目前市场上的肝素原料，供试品峰与对照品峰保留时间的相对偏差小于5.0%。如大于5.0%，则说明供试品的结构或分子量与对照品有较大差异。

鉴别(3)是钙盐的鉴别反应。肝素有钙盐和钠盐两种产品，肝素钙应呈钙盐的鉴别反应，此反应也用以区别于肝素钠。

【检查】分子量与分子量分布 中国药典(2015)新增分子量与分子量分布检查项。肝素为多糖链混合物，分子量具有不均一性，需要用统计学方法进行表征。分子量与分子量分布是表征肝素结构的重要指标，与肝素活性密切相关，同时测定分子量可以考察工艺稳定性，防止污染物的混入。各国药典通常采用体积排阻色谱法测定多糖分子量，由于分子量对照品的制备和标定有一定难度，各生产厂家工艺不同，分子量限度不易确定。USP(37)开始收载肝素的分子量测定方法，方法为建立一个宽分布标样，配合一个宽分布标样表，采用高效体积排阻色谱-示差折光检测器测定肝素的分子量，这是比较适合常规质控的方式。其余各国药典目前均未收载该项检查。2011年和2012年中检院参加了美国药典委员会和英国国家生物制品检定所组织的肝素分子量对照品国际协作标定工作，用以建立USP(37)肝素分子量与分子量测定方法及限度[5,6]。中检院参考USP(37)的方法拟定了肝素钠分子量与分子量分布测定方法，标定并发放了肝素分子量对照品及肝素分子量系统适用性对照品[7]（见图1）。

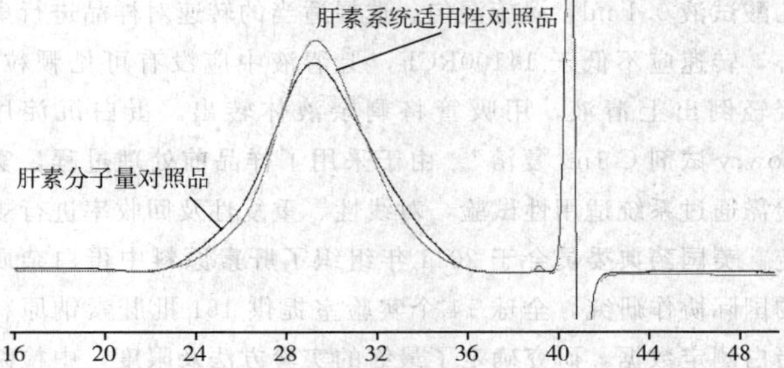

图1 中国药典(2015)肝素钙分子量与分子量分布检查系统适用性对照品与分子量对照品叠加色谱图

（色谱柱：TSK G4000SWxl，7.8mm×300mm与TSK G3000SWxl，7.8mm×300mm串联）

总氮量 中国药典(2015)与中国药典(2010)方法相同，均采用氮测定法测定，总氮含量应为1.3%～2.5%。

酸碱度 中国药典(2010)pH值限度为“6.0～8.0”，参考BP2013肝素钙标准，将限度修订为5.5～8.0。

溶液的澄清度与颜色 本品注射液的最高浓度为每2ml含12500单位，按每1mg为140单位计，约相当于4.5%的溶液，因此规定每10ml中含0.5g的溶液应澄清无色。对微显浑浊的溶液，采用在640nm波长处测定吸光度的方法，以吸光度不大于0.018的量化指标进行结果判断，较常规目视观察客观、准确，易于判定。

核酸 中国药典(2015)将中国药典(2010)中的检查项“吸光度”修改为“核酸”，只检查260nm波长处吸光度，限度不变。删除检查蛋白的280nm波长。USP(37)新的核酸测定方法为酶解液相法，更灵敏专属。新方法将样品用核酸酶、碱性磷酸酶、磷酸二酯酶Ⅰ37℃下水解1小时，将样品中的核酸经酶解成核苷后，采用反相色谱分离，醋酸铵、乙腈梯度洗脱，采用核苷混合标准溶液对色谱峰进行定位，对峰面积大于最小积分面积的峰进行计算，以腺苷为对照品外标法定量，通过相对吸收系数和相对分子量将核苷折合成核苷酸进行计算，实验需通过系统适用性试验(分离度、精密度、信噪比)，限度为“核苷酸杂质不得过 0.1%”。美国药典委员会于 2011 年组织了肝素原料中核苷酸杂质的国际协作研究，全球 13 个实验室提供 162 批肝素钠原料核酸测定数据，研究确定了最终的实验方法及限度，中检院参加了协作研究[8]。肝素钙中核酸的控制与肝素钠相同，虽然吸光度法的专属性不好，但方法简单，易于操作，我国的标准限度为不得过 0.10，略严于 Ph. Eur. (8.3)，Ph. Eur. (8.3)为不得过 0.15。

蛋白质 与肝素钠相同，中国药典(2015)采用 Lowry 法测定肝素钙中蛋白含量。USP (36) 收载的蛋白测定方法为普通 Lowry 法，限度为“不得过 1.0%”，Lowry 法干扰较多，肝素本身即为干扰物，使测定结果偏高。USP (37) 收载的新方法为当普通 Lowry 法测定结果大于 0.1%时，增加一个“除干扰程序”，然后再用 Lowry 法实验，限度为“不得过 0.1%”。除干扰程序为“向待测溶液中加入去氧胆酸钠试液 0.1ml，涡旋混匀，室温放置 10 分钟，加入三氯乙酸试液 0.1 ml，涡旋混匀。选择适当的转速对样品进行离心，转速应不低于 14100RCF，上清液中应没有可见颗粒，轻轻倒出上清液，用吸管将剩余液体转出。蛋白沉淀用 Lowry 试剂 C 1ml 复溶”。由于采用了样品前处理过程，实验需通过系统适用性试验，对线性、重复性及回收率进行规定。美国药典委员会于 2011 年组织了肝素原料中蛋白杂质的国际协作研究，全球 14 个实验室提供 161 批肝素钠原料蛋白测定数据，研究确定了最终的实验方法及限度，中检院参加了协作研究[9]。中国药典(2015)通则蛋白测定法中也增加了“除干扰程序”，如果有样品超过 0.5%的限度，可采用“除干扰程序”进行测定。

有关物质 肝素为高度硫酸化的糖胺聚糖，肝素及其类肝素杂质可以在强阴离子交换色谱柱上得到分离。高效阴离子交换色谱法噪音小、灵敏度高。中国药典(2010)参照美国药典论坛第三十五卷第二期(2009 年 3 月)中肝素钠标准草案增加该项目。但该检查法存在洗脱时间长，肝素与硫酸皮肤素分离度不佳，多硫酸软骨素限度过高等问题。中国药典(2015)参考 Ph. Eur. (8.3)对有关物质检查方法及限度进行了修订。使用亚硝酸盐降解肝素(图 2、图 3)，改善肝素与硫酸皮肤素、多硫酸软骨素的分离度；同时，中国药典(2015)使用高容量 AS11-HC 色谱柱，修改了梯度洗脱程序，使梯度洗脱时间由 75 分钟缩短至 40 分钟；硫酸皮肤素为现有生产工艺生产的肝素中常见杂质，中国药典(2010)硫酸皮肤素限度为不得大于 5.0%，其他杂质按峰面积归一化法计算不得大于 3.0%。中国药典(2015)修订杂质限度，硫酸皮肤素限度由 5.0%降低为 2.0%，并规定“除硫酸皮肤素峰外，不得出现其他色谱峰”；硫酸软骨素与硫酸皮肤素分子量和硫酸根含量十分接近，两峰不易分离，文献及前期电泳实验结果表明，硫酸软骨素在肝素中并不常见。

钙 参照 BP(2010)肝素钙标准中钙测定方法及限度增加该项检查，BP(2018)未做修订。

钠 肝素钙在中国药典(2010)第一增补本收载前，收载于《卫生部药品标准》二部六册中，标准中收载了该项检查。肝素钙为经肝素钠离子交换后制得，工艺过程中会有少量钠离子残留，因此设立此项。

重金属 参照 BP(2010)肝素钙标准设立该项目。肝素钙加硫酸炽灼后产生不溶性沉淀，干扰比色，参考 BP，将样品溶液过滤后制备成供试品溶液，BP(2018)与 BP(2010)相同，未做修订。

细菌内毒素 本品临床每小时用药最大剂量是静脉注射 1 万单位，内毒素计算限值约为 0.030 EU/单位，国外标准 USP(37)为 0.03 EU/单位；BP(2013)为 0.01 EU/单位；JP (16)原料药的热原限值为 2000 单位/kg，JP 注射液限值为 0.0030 EU/单位。中国药典(2010)规定本品细菌内毒素限值为 0.010 EU/单位，与内毒素计算值比较，安全系数为 3，严于 USP，低于 JP，与 BP 相当。中国药典(2015)未修订。

本品对内毒素检查方法有干扰，最大不干扰浓度为 100 单位/ml。

【效价测定】肝素效价测定目前主要有三种方法[10]：一是全血或血浆法，二是活化部分凝血酶时间法(APTT)，三是生色底物法。新鲜全血或血浆法可以很好的反应肝素的生物活性，但需要大量动物，血浆不易标准化，终点观察有人为因素、外界因素影响较大。APTT 法是对全血或血浆抗凝全面效应的分析方法，利用血凝仪等仪器可以实现终点判断自动化，但受其它多种抗凝因素的影响且只能用于较窄浓度范围的测定，某些试剂如白陶土部分凝血酶等难以标准化。以上两种属于较为传统的效价测定方法，对研究参与血液凝结作用的因子来说，属于间接测定，操作较为复杂，专属性差，试验误差较大，中检院评价性抽验结果表明，含有较高类肝素杂质的肝素仍具有很高的抗凝活性。

近年发展起来的生色底物法测定的原理是肝素在过量的 ATⅢ存在下与 ATⅢ形成复合物，成为凝血因子(Ⅹa 因子和凝血酶)的快速抑制剂，剩余Ⅹa 因子和凝血酶使特异性发色底物水解，生成对硝基苯胺(pNA)，波长 405nm 处测其吸收度，pNA 生色的量与Ⅹa 因子和凝血酶的活性成正比，与肝素的抗Ⅹa 因子和抗Ⅱa 因子的活性成反比。生色底物法最大的优点是它在肝素测定中的特异性，分光光度法的使用使常规测定自动化、标准化[11]。目前国际上已有用底物法测定抗Ⅹa 因子和抗Ⅱa 因子活性的方法取代血液凝固法的趋势[12]。第六次肝素国际标准品协作标定，WHO 已将抗Ⅹa 因子和抗Ⅱa 因子活性测定作为推荐使用的标定方法。USP(34)已使用生色底物法作为肝素的效价测定方法。中国药典(2015)参照 USP(37)和 Ph. Eur. (8.3)，将中国药典(2010)效价测定方法改为抗Ⅱa 因子效价测定法。

中国药典(2010)肝素效价单位为抗凝效价，中国药典(2015)年版肝素效价单位为抗Ⅱa因子效价，这两种效价测定方法在第六次肝素国际标准品协作标定中进行过比较[12]，两种检测方法结果差异性不大，没有统计学意义。

中国药典(2015)肝素效价测定方法与欧美药典不同的地方是微量法(总反应体积 200μl)与半微量法(总反应体积 1 ml)同时收载，由于目前的低分子肝素国家标准中采用半微量生色底物法测定抗Ⅹa和抗Ⅱa因子效价，有部分生产企业熟悉半微量法的操作，所以本版药典两种方法均有收载。

【贮藏】与肝素钠相同。肝素钙在室温保存条件下较为稳定，USP(33)允许在 40℃以下保存，国内生产企业亦建议修改贮藏条件，以降低贮运成本。故中国药典(2015)将贮藏条件规定为“密封，在干燥处保存”。

【制剂】肝素钙注射液(Heparin Calcium Injection)。

参考文献

[1] 国家药典委员会．中华人民共和国药典临床用药知〔M〕．北京：中国医药科技出版社，2010：501-504.

[2] Haiying L，Zhenqing Z，Robert Linhardt. Lessons learned from the contamination of heparin［J］. Nat Prod Rep，2009，26(3)：313-321

[3] Dallas LR. Heparin andheparin sulfate：structure and function［J］. Nat Prod Rep，2002，19(3)：313-321

[4] Mulloy B，Gray E，Barrowcliffe T W. Characterization of unfractionated heparin：comparison of materials from the last 50 years［J］. Thromb Haemost，2000，84(6)：1052-1056

[5] 宋玉娟，范慧红．肝素钠分子量对照品国际协作标定 1［J］．中国药学杂志，2014，49(22)：5-8

[6] 宋玉娟，范慧红．肝素钠分子量对照品国际协作标定 2［J］．中国药学杂志，2014，49(23)：9-12

[7] 李京，王悦，宋玉娟，等．2015 年版《中国药典》肝素标准增修订情况及建议［J］．中国药品标准，2016，17(2)：88-92.

[8] 王悦，李京，范慧红．肝素中残留核苷酸检测方法国际协作研究［J］．药物分析杂志，2013，33(10)：1796-1800.

[9] 李京，王悦，范慧红．肝素中残留蛋白质检测国际协作研究［J］．药物分析杂志，2014，34(2)：301-305.

[10] 李京，王悦，宋玉娟，等．肝素质量评价与研究［J］．中国药学杂志，2013，48(16)：1412-1418

[11] 李京，范慧红．微量生色底物法测定肝素钠抗 Xa 因子和抗Ⅱa 因子活性［J］．中国生化药物杂志，2010，31(1)：45-47.

[12] 李京，邓丽娟，李湛军，等．第六次肝素国际标准品协作标定［J］．中国药学杂志，2010，45(24)：1954-1958.

撰写　李　京　中国食品药品检定研究院

复核　范慧红　中国食品药品检定研究院

阿仑膦酸钠

Alendronate Sodium

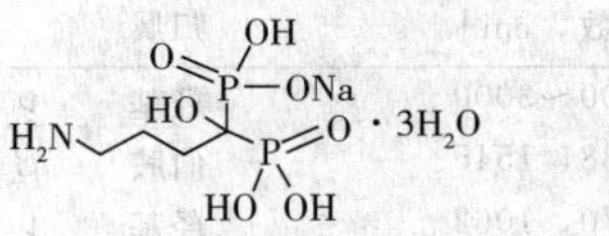

$C_4H_{12}NNaO_7P_2 \cdot 3H_2O$　325.12

化学名：(4-氨基-1-羟基亚丁基)-1，1-二膦酸单钠盐三水化合物

monosodium trihydrogen (4-amino-1-hydroxybutylidene) bisphosphonate trihydrate

英文名：Alendronate Sodium.

CAS 号：[121268-17-5]、[66376-36-1]（阿仑膦酸）

本品为侧链带有氮原子的氨基双膦酸盐，与羟磷灰石有高度亲和性，能进入羟磷灰石晶状体中，当破骨细胞溶解晶状体时，药物就会释放出来，起到抑止破骨细胞活性的作用。另外，还能通过成骨细胞间接起抑制骨吸收的效应，在治疗剂量的 6000 倍以上才会影响骨矿化。临床上主要用于治疗骨质疏松症、高钙血症和 Paget 病。口服生物利用度 0.7%，药物在体内不进行代谢，很快从血浆中清除，经肾排出或进入骨内。静脉给药后 6 小时，血浆浓度下降 95%，12 小时后不能再测得其血药浓度。少数病人有腹痛、腹泻、恶心、便秘、消化不良等不良反应，罕见无症状性血钙降低、短暂血白细胞升高及尿红细胞、白细胞升高。

本品由意大利 Instituto Gentili 公司研制，1993 年在意大利以商品名 Alendros 上市，1995 年美国以 Fosamax 的名称上市，用于治疗骨质疏松症和变形性骨炎，1997 年 5 月 FDA 再次批准其预防骨质疏松和预防骨折的扩大适应症，成为第一个被 FDA 批准用于预防骨质疏松症的非激素类药物。

除中国药典(2015)收载外，BP(2013)、Ph. Eur. (7.0)、USP(36)、JP(16)亦有收载。

【制法概要】国内各家的生产工艺流程基本一致，以 4-氨基丁酸为起始原料，亚磷酸为反应底物，滴加三氯化磷，进行磷酰化反应；磷酰化反应后，直接加水在酸性条件下水解制得阿仑膦酸；后用氢氧化钠成盐，生成阿仑膦酸钠。

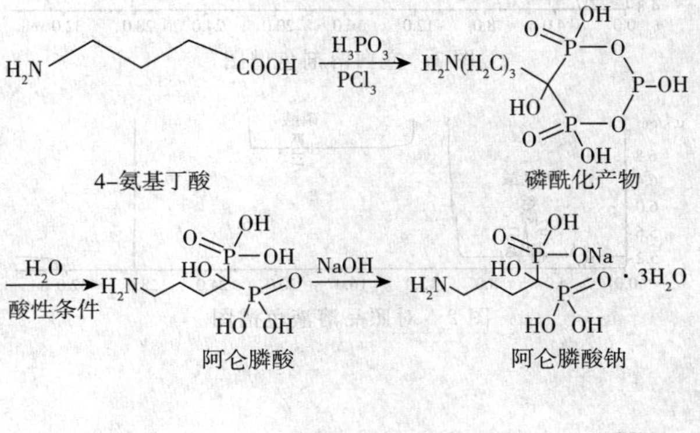

【鉴别】(1)本品分子结构中含有脂肪伯胺基，在碱性条件下加热，可与茚三酮反应形成紫红色的络合物。

(2)药品红外光谱集(2005年版)中收载阿仑膦酸钠的标准图谱(光谱集964图)，本品采用溴化钾压片，其红外吸收图谱显示的主要特征吸收如下：

波数，cm^{-1}	归属
3600～3000	羟基 ν_{-OH}，胺 ν_{N-H}
1638，1545	伯胺 β_{-NH}
1170，1062	羟基 ν_{-C-O}

(3)本品为阿仑膦酸的钠盐，故显钠盐的鉴别反应。

【检查】酸度　中国药典(2015)、BP(2013)、Ph. Eur.(7.0)和JP(16)均规定检查该项目，但中国药典(2015)的供试品溶液浓度和pH值限度与BP(2013)、Ph. Eur.(7.0)和JP(16)不同。UPS(36)未规定酸度检查项。

溶液的澄清度与颜色　中国药典(2015)规定本品的10mg/ml水溶液应澄清无色；Ph. Eur.(7.0)在溶液的外观项下规定“本品10mg/ml水溶液应澄清，溶液的颜色应浅于B7或BY7号标准比色液”项。

氯化物　本品合成工艺中使用到氯化物，故中国药典(2015)采用硝酸银比浊法对残留氯化物进行检查，阿仑膦酸钠对检查方法无干扰。

磷酸盐和亚磷酸盐　亚磷酸盐和磷酸盐为本品合成工艺中所引入的杂质，因此，中国药典(2015)对亚磷酸盐和磷酸盐进行检查。

中国药典(2015)采用抑制电导检测方式的离子色谱法对磷酸盐和亚磷酸盐进行检查，以阴离子交换色谱柱为色谱柱，50mmol/L KOH溶液-水为淋洗液进行浓度梯度洗脱。经试验，使用Dionex IonPac™ AS11、Dionex IonPac™ AS23、Dionex IonPac™ AS11-HC、Metrohm Metrosep A supp. 5-250/40几种市售阴离子色谱柱进行试验，结果表明：采用Dionex IonPacTM AS11-HC为色谱柱，Dionex IonPacTM AG11-HC为保护柱，磷酸盐峰与亚磷酸盐色谱峰峰形较好，亚磷酸盐峰保留时间约为6分钟，磷酸盐峰保留时间约为19分钟，并且与相邻的杂质峰分离度符合要求。典型色谱图见图1～图3。

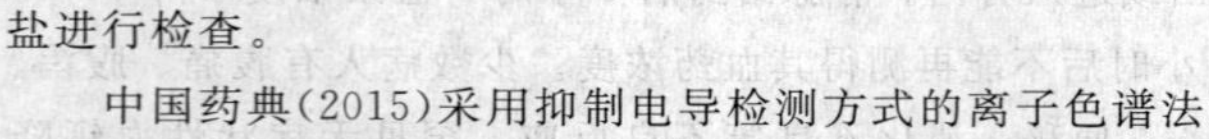

图1　空白溶剂色谱图

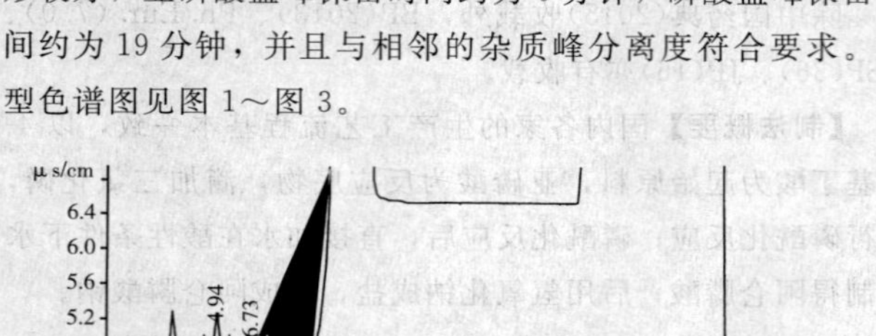

图2　对照品溶液色谱图

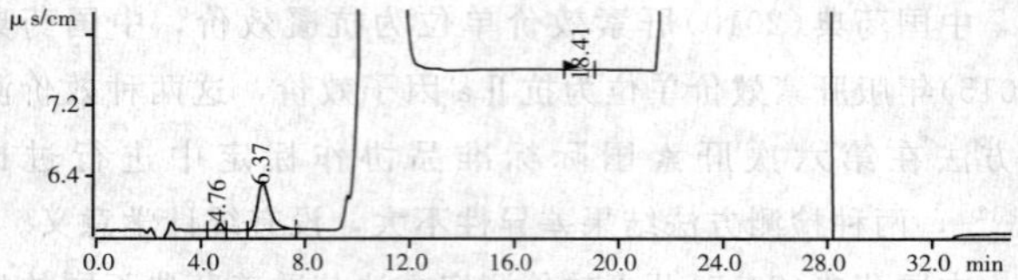

图3　供试品溶液典型色谱图

经采用逐步稀释法测定，磷酸的最低检出量为0.554ng，相当于可检出0.002%的磷酸盐杂质；亚磷酸的最低检出量为0.202ng，相当于可检出0.001%的亚磷酸盐杂质。

磷酸盐和亚磷酸盐限量计算时，按外标法以峰面积计算，并折算成磷酸盐(PO_4^{3-})和亚磷酸盐(PO_3^{3-})的量，均不得过0.5%，PO_4^{3-}与H_3PO_4的分子量之比为0.9691，PO_3^{3-}与H_3PO_3的分子量之比为0.9631。

Ph. Eur.(7.0)和BP(2013)采用HPLC方法，以阴离子交换树脂法色谱柱，示差折光检测磷酸盐和亚磷酸盐，限度均为0.5%，USP(36)和JP(16)未规定检查。

4-氨基丁酸　4-氨基丁酸($C_4H_9NO_2$，分子量为103.12)为本品合成工艺中所引入的杂质，因此，中国药典(2015)采用TLC法对4-氨基丁酸进行检查。即采用硅胶G薄层板，以水-冰醋酸-正丁醇(2：2：6)为展开剂，茚三酮溶液为显色剂，在105℃加热显色检视，4-氨基丁酸的限度为0.5%。该方法专属性较高，阿仑膦酸在该条件下不与茚三酮溶液呈显色反应，不干扰4-氨基丁酸的检测。4-氨基丁酸的最低检出量为10μg，可检出相当于本品0.1%的4-氨基丁酸，见图4。

1　2　3　4

图4　4-氨基丁酸最低检出量薄层色谱图

1. 0.5%对照品溶液　2. 0.25%对照品溶液

3. 0.1%对照品溶液　4. 0.05%对照品溶液

Ph. Eur.(7.0)同中国药典(2015)采用TLC法对4-氨基丁酸进行检查，USP(36)和JP(16)同样采用FMOC衍生前处理的HPLC-UV法，该方法中使用的柱前衍生化试剂(氯甲酸-9-芴基甲酯)及苯乙烯基-二乙基苯共聚物色谱柱比较特殊，衍生化反应操作比较繁琐。

干燥失重　本品含3个结晶水，理论含水量为16.6%，中国药典(2015)规定限度为16.1%～17.1%，与Ph. Eur.(7.0)、USP(36)和JP(16)一致，但各国药典的干燥温度有差异。

重金属 本品合成工艺中可能会引入重金属，故中国药典(2015)对重金属进行检查，限度为10ppm，阿仑膦酸钠对检查方法未干扰。USP(36)和JP(17)均有规定检查该项目，限度均为10ppm，Ph. Eur.(7.0)也规定检查该项目，限度为20ppm。

【含量测定】本品分子结构中含有膦酸基团，可与氢氧化钠溶液反应，因此，中国药典(2015)采用酸碱电位滴定法进行含量测定。该方法以饱和甘汞电极为参比电极，玻璃电极为指示电极，突跃范围为7.0～10.0mV，反应原理：

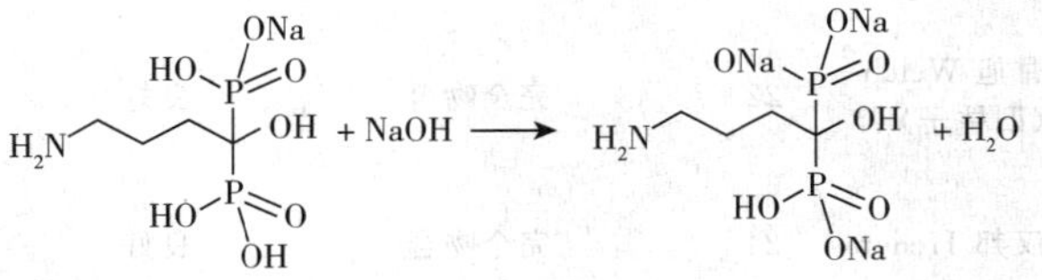

Ph. Eur.(7.0)、BP(2013)含量测方法与磷酸盐测定方法相同，USP(36)和JP(16)均采用FMOC衍生前处理的HPLC-UV法测定含量。

【制剂】中国药典(2015)收载阿仑膦酸钠片和阿仑膦酸钠肠溶片，BP(2013)和USP(36)收载了阿仑膦酸钠片，JP(16)收载了阿仑膦酸钠片和阿仑膦酸钠注射液。

(1)阿仑膦酸钠片(Alendronate Sodium Tablets)

本品为白色或类白色片，规格为10mg和70mg。国内各企业处方中，主要的辅料有乳糖、微晶纤维素、羟丙纤维素、聚维酮K30、乙醇、羧甲基淀粉钠、滑石粉、硬脂酸镁等。

溶出度 因阿仑膦酸钠在水中略溶解，因此，有必要对本品进行溶出度测定。本品的规格为10mg和70mg，故规格为10mg的样品采用第三法(小杯法)，规格为70mg的样品采用第二法(桨法)，均以水为溶出介质，转速为每分钟75转。本品为含磷化合物，故可采用钼蓝比色法测定溶出量。

钼蓝比色法反应原理为：在中性条件下，含磷化合物与硫酸胺反应，使所含磷全部转化成为正磷盐(PO_4^{3-})，然后正磷盐在酸性条件下和钼酸胺反应生产磷钼酸胺，磷钼酸胺再与甲氨基酚硫酸盐溶液反应还原形成磷钼酸蓝(一种杂多蓝，由磷酸、五价钼离子和六价钼离子组成的复杂混合物)，在710nm处有最大吸收，照紫外-可见分光光度法进行测定。

反应如下：

$$(NH_4)_3PO_4 + (NH_4)MoO_4 \xrightarrow{H^+} (NH_4)_3[P(MoO_{10})_4]$$

BP(2013)、USP(36)和JP(16)均规定检查溶出度，以900ml水作为溶出介质，采用桨法，每分钟50转，HPLC法测定溶出量。

含量测定与含量均匀度 中国药典(2015)均采用离子色谱法测定，采用阴离子交换色谱柱，检测器为电导检测器，采用非抑制法，以6mmol/L的草酸溶液为淋洗液，辅料对主成分含量测定无干扰，方法回收率为100.1%(n=9)，RSD为1.06%。需要注意的是供试品溶液最好采用孔径0.22μm的滤膜过滤，以保护色谱柱。

USP(36)和JP(16)均采用FMOC衍生前处理的HPLC-UV法测定含量；BP(2013)采用HPLC-UV法阴离子交换色谱柱。

(2)阿仑膦酸钠肠溶片(Alendronate Sodium Enteric-coated Tablets)

本品为肠溶包衣片，规格为10mg和70mg。国内处方中，主要的辅料有乳糖、微晶纤维素、交联聚乙烯吡咯烷酮、乙醇、十二烷基硫酸钠、淀粉等。USP(36)、JP(16)和BP(2013)均未收载。

溶出度、含量测定与含量均匀度 均与阿仑膦酸钠片的测定方法一致。

撰写 刘 辉 林秋婕 海南省药品检验所

复核 蔡姗英 陈 露 蔡姗英 海南省药品检验所

阿卡波糖

Acarbose

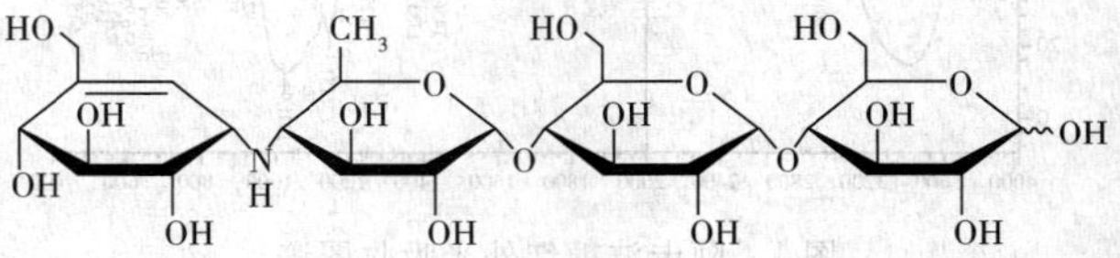

$C_{25}H_{43}NO_{18}$ 645.63

化学名：O-4,6-双去氧-4-[[(1S,4R,5S,6S)-4,5,6-三羟基-3-(羟基甲基)环己烯-2-基]氨基]-α-D-吡喃葡糖基-(1→4)-O-α-D-吡喃葡糖基-(1→4)-D-吡喃葡糖。

O-4,6-Dideoxy-4-[[(1S,4R,5S,6S)-4,5,6-trihydroxy-3-(hydroxymethyl)cyclohex-2-enyl]amino]-α-D-glucopyranosyl-(1→4)-O-α-D-glucopyranosyl-(1→4)- D-glucopyranose.

英文名：Acarbose

CAS号：[56180-94-0]

本品为降糖药，在肠道内竞争性抑制葡萄糖苷水解酶，降低多糖及蔗糖分解成葡萄糖，使糖的吸收相应减缓，具有降低餐后血糖的作用。20世纪80年代上市，原研厂家为德国拜耳公司，目前已被推荐为治疗Ⅱ型糖尿病的一线用药。本品为生物发酵产品，经层析纯化后得到。阿卡波糖口服吸收较少[1]，半衰期约为2.8小时，大部分药物存留在肠道中发挥作用，并在肠中由微生物分解代谢，其中经代谢而吸收的药物≤35%，约50%以原型从粪便中排出。口服吸收后很少与血浆蛋白结合，主要分布在胃及小肠黏膜、结肠腔及膀胱。

除中国药典(2015)收载外，BP(2013)、Ph. Eur.(7.0)、USP(36)亦有收载。

【制法概要】阿卡波糖由生物发酵，再经分离提纯制得。文献[2,3]报道用于发酵的放线菌主要有两种，分别为游动放线菌(Actinoplanes sp. SE50)和链霉菌(Streptomyces glaucescens GLA. O)。

典型工艺流程为：冷冻管 → 平板培养 —(生化培养箱)→ 斜面培养 —(生化培养箱)→ 种瓶培养 —(三角烧瓶，摇床)→ 种子培养 —(种子罐)→ 发酵培养 —(发酵罐)→ 发酵液预处理 —(酸化罐)→ 过滤 —(板框)→ 去盐 —(C1 树脂柱)→ 中和 —(A1 树脂柱)→ 层析 —(C3 树脂柱)→ 浓缩 —(纳膜浓缩机)→ 纯化 —(树脂柱)→ 脱色 —(树脂柱)→ 浓缩 —(纳膜浓缩机)→ 喷雾干燥 —(喷塔)→ 混粉 → 过筛。

【性状】比旋度 本品 5mg/ml 水溶液的比旋度为＋168°至＋183°；BP（2013）、Ph. Eur.（7.0）、USP（36）测定 10mg/ml水溶液的比旋度，限度与中国药典（2015）相同。

【鉴别】(1)高效液相色谱法(HPLC) 利用供试品与对照品的色谱保留时间进行鉴别，原理为同一物质具有相同的色谱保留行为。

(2)红外光谱法(IR) 本品的红外光吸收图谱（见图 1）显示的主要特征吸收如下：

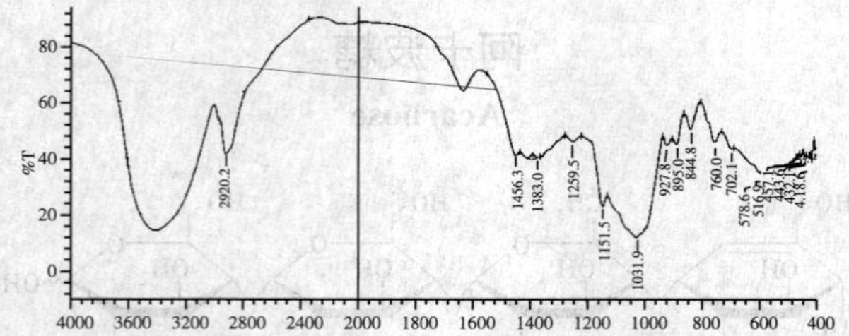

图 1 阿卡波糖红外光吸收图谱

波数，cm^{-1}	归属
3400	O-H、N-H 键收缩振动
2920	亚甲基 C-H 键收缩振动
1456～1383	C=C 键收缩振动 亚甲基 C-C 键收缩振动 O-H、N-H、亚甲基面内摆动
1151	C-O 键收缩振动
1032	亚甲基 C-H 键面外摆动

【检查】酸碱度 20mg/ml 水溶液 pH 值应为 5.5～7.5。Ph. Eur.(7.0)/USP(36)规定 50mg/ml 水溶液 pH 值应为 5.5～7.5。

吸光度 参照 Ph. Eur.(7.0)增订吸光度检查项以控制在 425nm 波长下有吸收的杂质，吸光度不得过 0.15。供试液在室温下放置 5 小时，溶液基本稳定。

有关物质 采用高效液相色谱法进行检查。

中国药典(2015)有关物质色谱条件与 Ph. Eur. 7.0、BP(2013)、USP(36)一致。阿卡波糖分析普遍采用氨基柱，乙腈-磷酸盐的流动相体系。由于氨基柱选择性强，在相同的色谱条件下，不同品牌的色谱柱上分离度、保留时间、峰型的差异较大，色谱柱耐用性是保证方法重现的重要因素。在磷酸盐缓冲液（取磷酸二氢钾 600mg 与无水磷酸氢二钠 279mg，加水溶解并稀释至 1000ml)-乙腈(25：75)，检测波长 210nm 条件下，不同品牌、不同新旧程度色谱柱对主成分及已知杂质的保留和分离差异较大，具体情况如表 1 所示（表中色谱柱规格均为 4.6mm×250mm，5μm)。

表 1 Ph. Eur. (7.0)杂质混合对照品在不同氨基柱中的分析结果

色谱柱品牌	主峰保留时间(min)	相对保留时间与 Ph. Eur. 7.0 吻合情况	分离情况
月旭 Welch (新柱子)	32	吻合	良好
月旭 Welch (旧柱子)	22	完全吻合	良好
汉邦 Hedera	24	完全吻合	良好
艾洁尔 Agela	12	不吻合	杂质Ⅰ、Ⅱ在主峰后出峰无法分离
华谱 ACCHROM	31	不吻合	主峰拖尾严重，杂质Ⅰ分成两个峰
菲罗门 Penomenon	17	不吻合	杂质Ⅱ分成两个峰

月旭和汉邦品牌色谱柱基本满足分析需要，根据生产企业反馈的色谱柱使用寿命情况，中国药典(2015)推荐 Welch ULtimate XB-NH_2 柱(250mm×4.6mm×5μm)或性能相当色谱柱试验。

国产阿卡波糖原料药由于发酵工艺不同，与 Ph. Eur.(7.0)收载已知杂质比对，所含已知杂质较少，分别为杂质Ⅰ、Ⅱ、Ⅲ、Ⅳ，对应于 Ph. Eur.(7.0)/USP(36)收载的已知杂质 A、B、C、D。其中杂质Ⅱ、Ⅲ为原料引入，贮藏过程中不降解增加；杂质Ⅰ、Ⅳ为降解杂质，贮藏中增加。

中国药典(2015)根据原料药中实际存在的杂质情况，将已知杂质Ⅰ、Ⅱ、Ⅲ、Ⅳ进行控制，校正因子分别为 1.0、0.63、1.0、0.75，限度分别为 0.6%、0.5%、1.5%、1.0%；单个未知杂质规定不得过 0.2%，杂质总量不得过 3.0%；杂质校正因子及限度控制均与 Ph. Eur. 7.0、BP(2013)、USP(36)一致。

杂质Ⅰ与主峰保留时间接近，在碱性条件下破坏增加，作为系统适用性试验保证为系统的分离能力，如图 2 所示，杂质Ⅰ与主峰分离度约 2.0，杂质Ⅰ的峰高与杂质Ⅰ和阿卡波糖两峰之间的峰谷之比为 3.5。

阿卡波糖浓度为 5.79μg/ml 时，S/N 为 15.9，标准中规定 10μg/ml 的阿卡波糖溶液信噪比应大于 10，作为灵敏度试验。“小于 0.05%的杂质不计入有关物质”，以增加实际工作的可操作性。采用逐步稀释法测定，阿卡波糖最低检出为 1.54μg/ml(S/N=3)。

在酸、碱、光、热、氧化条件下对 20mg/ml 的阿卡波糖溶液进行强制降解，光破坏在 4500LX 照度下照射 5 天；热破坏在 80℃水浴中加热 36 小时；氧化破坏在 15% H_2O_2 条件下放置 24 小时；酸破坏在样品溶液中加浓盐酸 1ml，放置 15 分钟，再用碱中和；碱破坏在样品溶液中加 1mol/L 的氢氧化钠溶液 1ml，放置 2 小时，用酸中和即得。杂质Ⅰ、Ⅳ在碱、酸破坏下增加明显。碱降解色谱图及有关物质典型色谱图见图 3～图 4。

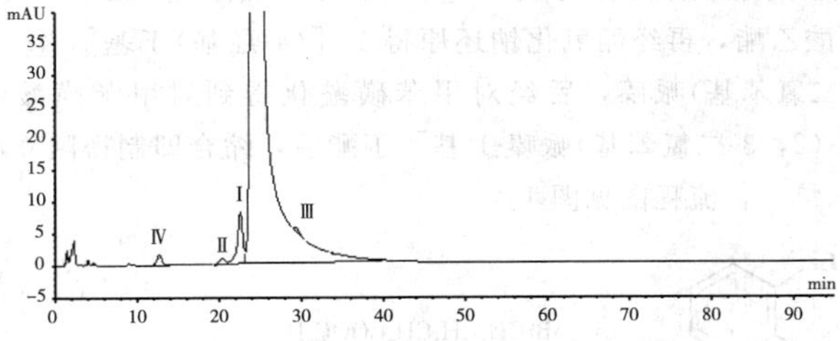

图 2　系统适用性溶液试验色谱图

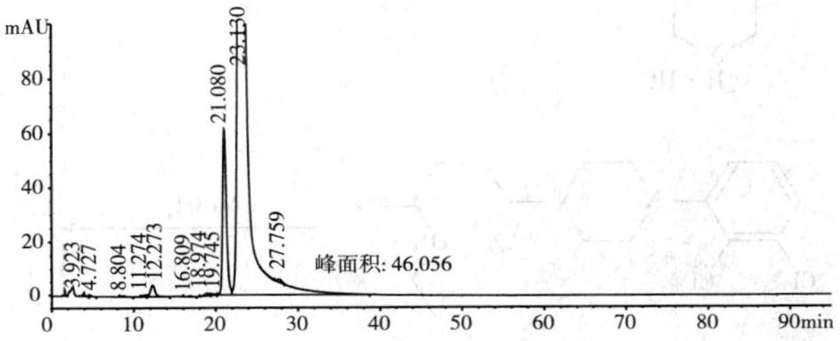

图 3　阿卡波糖碱破坏图谱

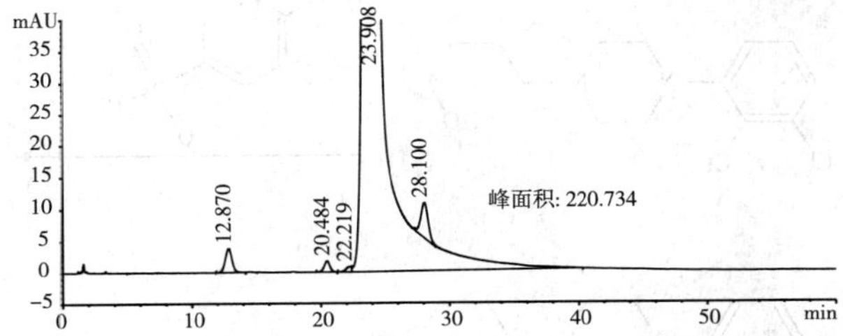

图 4　有关物质典型色谱图

水分　限度为不得过 4.0%，与 Ph. Eur.（7.0）/USP(36)一致。

炽灼残渣　参照 Ph. Eur.（7.0）将限度统一为不得过 0.2%。

重金属　限度为不得过百万分之二十，与 Ph. Eur.(7.0)/USP(36)一致。

【含量测定】采用高效液相色谱法测定，色谱条件同有关物质下，含量限度为 95.0%～102.0%，与 Ph. Eur.(7.0)/USP(36)均一致。

阿卡波糖在氨基柱分析中存在峰型拖尾的情况，原执行标准中供试液的浓度从 1～20mg/ml 不等，降低供试液的浓度有利于峰型的改善，中国药典(2015)标准将含量测定供试液的浓度修订为 1mg/ml，以水为溶剂。Ph. Eur.（7.0）/USP(36)含量测定供试液的浓度为 20mg/ml。以外标法定量，阿卡波糖在 0.7～1.3mg/ml 范围内线性关系良好，线性回归方程为 y=0.9114x+11.94，r^2=0.9985。

【制剂】中国药典(2015)收载了阿卡波糖片、阿卡波糖胶囊制剂，USP(36)、BP(2013)、JP(16)均未收载。

(1)阿卡波糖片（Acarbose Tablets）

本品为类白色或淡黄色片。规格为 50mg、100mg。

有关物质　测定方法同原料药。制剂辅料在主成分峰保留时间 0.2 倍前有出峰，中国药典(2015)标准规定主峰 0.2 倍前的辅料峰不计入杂质。已知杂质计算采用加校正因子的自身对照法，校正因子同原料药标准，已知杂质Ⅰ、Ⅱ、Ⅲ、Ⅳ限度分别为 1.2%、0.5%、1.5%、1.0%。

溶出度　阿卡波糖在水中极易溶解。采用桨法 75 转/分，以水 900ml 为溶出介质，30 分钟取样。限度应为标示量的 80%。溶出曲线如图 5 所示。

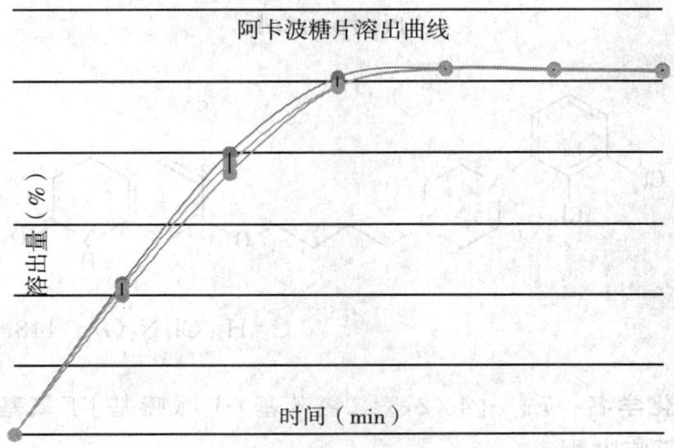

图 5　阿卡波糖片溶出曲线图

阿卡波糖片原执行标准 WS1-(X-396)-2003Z 以 C18 为分析柱，磷酸盐缓冲液-乙腈(95∶5)为流动相测定溶出度样品，由于阿卡波糖在 C18 柱上保留很弱，主峰出峰时间约为 1.5～2 分钟，无法保证主峰与杂质的分离，同时考虑标准执行的方便性，中国药典(2015)将溶出度测定方法修订为“照含量测定项下的色谱条件(调整流动相比例使主峰出峰时间在 5～10 分钟之间)”。参照含量测定进样 50μl 时，阿卡波糖峰型前伸，调整进样体积至 30μl，峰型对称性大大改善，检测灵敏度满足要求，进样体积规定为 30μl。

含量测定　采用高效液相色谱法进行测定。

测定方法同原料药。

(2)阿卡波糖胶囊（Acarbose Capsules）

本品内容物为白色或类白色粉末，规格为 50mg。

有关物质　测定方法同原料药。空白辅料主要在主峰 0.2 倍保留时间内出峰，个别辅料峰在主峰 0.32 倍保留时间处出峰，因峰面积小忽略，故在标准中规定“主成分峰保留时间 0.2 倍前的辅料峰不计入有关物质”。限度与片剂相同。

溶出度　采用篮法 50 转/分，以水 900ml 为溶出介质，30 分钟取样。限度应为标示量的 80%。参照阿卡波糖片，溶出度测定方法规定为“照含量测定项下的色谱条件(调整流动相比例使主峰出峰时间在 5～10 分钟之间)”，进样体积修订为 30μl。

含量测定　采用高效液相色谱法进行测定。

测定方法同原料药。

参考文献

[1] 杨世亭．口服降糖药-阿卡波糖［J］．中国药学杂志，1998，33(4)：246

[2] 冯志华，王远山，郑裕国．阿卡波糖的生物合成途径研究进展，生物技术通报，2011，8：60-67

[3] 彭卫福，程新，李昆太．微生物发酵产阿卡波糖的研究进展［J］．中国抗生素杂志，2014，39(1)：1-5

撰写　黄巧巧　　浙江省食品药品检验研究院

复核　陈　悦　王　建　浙江省食品药品检验研究院

阿立哌唑

Aripiprazole

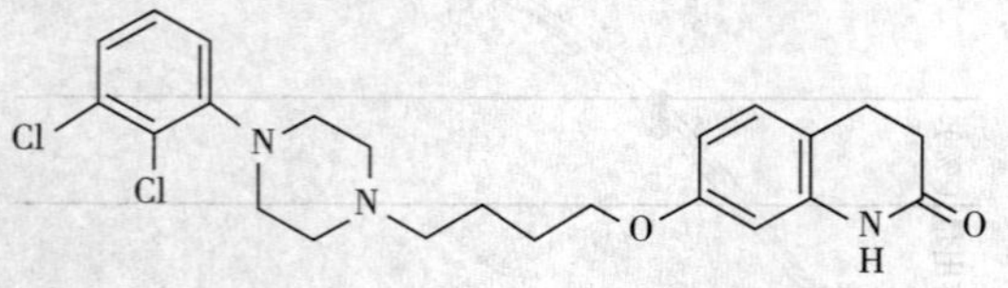

$C_{23}H_{27}Cl_2N_3O_2$　448.39

化学名：7-[4-[4-(2,3-二氯苯基)-1-哌嗪基]丁氧基]-3,4-二氢喹啉酮

7-[4-[4-(2,3-Dichlorophenyl) piperazin-1-yl] butoxy]-3,4-dihydroquinolin2(1*H*)-one

英文名：Aripiprazole (INN)

CAS 号：［129722-12-9］

本品为抗精神病药，是一种高脂溶性喹林酮衍生物[1]，与多巴胺 D_2 和 D_3 受体、5-HT_{1A} 和 5-HT_{2A} 受体有很高的亲和力，与多巴胺 D_4 受体、5-HT_{2C}、5-HT_7 受体、α_1 受体、H_1 受体及 5-HT 再摄取位点具有中度亲和力。通过对多巴胺 D_2 受体和 5-HT_{1A} 受体的部分激动作用及对 5-HT_{2A} 受体的拮抗作用产生抗精神病作用，临床上主要用于治疗精神分裂症。FDA 批准的其他适应证：双向Ⅰ型情感障碍的躁狂发作或混合发作急性期或维持期的治疗；抽动障碍患者的激惹。本品口服吸收良好，达峰时间约 3～5 小时，生物利用度(F)约 87%，血浆蛋白结合率 99%，代谢产物 55%通过粪便排泄，25%经尿液排泄，18%以原药由粪便排出，1%以原药经尿液排出。本品经肝脏氧化代谢，主要通过 3 种生物转化：脱氢作用、羟基化作用和 N-脱烷基作用。体外研究表明，CYP3A4 和 CYP2D6 是本品代谢的两种酶，CYP3A4 和 CYP2D6 负责脱氢作用和羟基化作用，而 N-脱烷基作用由 CYP3A4 催化引起。因此，当存在影响该两种酶活性及数量的药物时，应调整阿立哌唑的用量。常见的不良反应是头痛、焦虑和失眠，消化不良，恶心、呕吐。罕见不良反应有儿童血糖升高，甚至出现高血糖症。本品是由日本大冢制药株式会社(Otsuka Pharmaceutical)开发的新型非典型抗精神病药，2002 年 FDA 批准阿立哌唑用于治疗精神分裂症，商品名 Abilify。欧盟已批准 Abilify 治疗精神分裂症的上市申请。国内于 2004 年开始生产。除中国药典(2015)收载外，BP(2018)、Ph. Eur. (9.0)、USP(40)亦有收载。

【制法概要】以 1，2-二氯苯基-哌嗪盐酸盐为原料，与 4-溴丁酸乙酯反应生成 4-［4-(2，3-二氯苯基)哌嗪-1-基］丁酸乙酯，再经硼氢化钠还原得 1-［(4-羟基)丁基］-4-(2，3-二氯苯基)哌嗪，后经对甲苯磺酰化得到对甲苯磺酸 4-［4-(2，3-二氯苯基)哌嗪-1-基］丁酯后，缩合即制得阿立哌唑[2～3]。流程图见图 1。

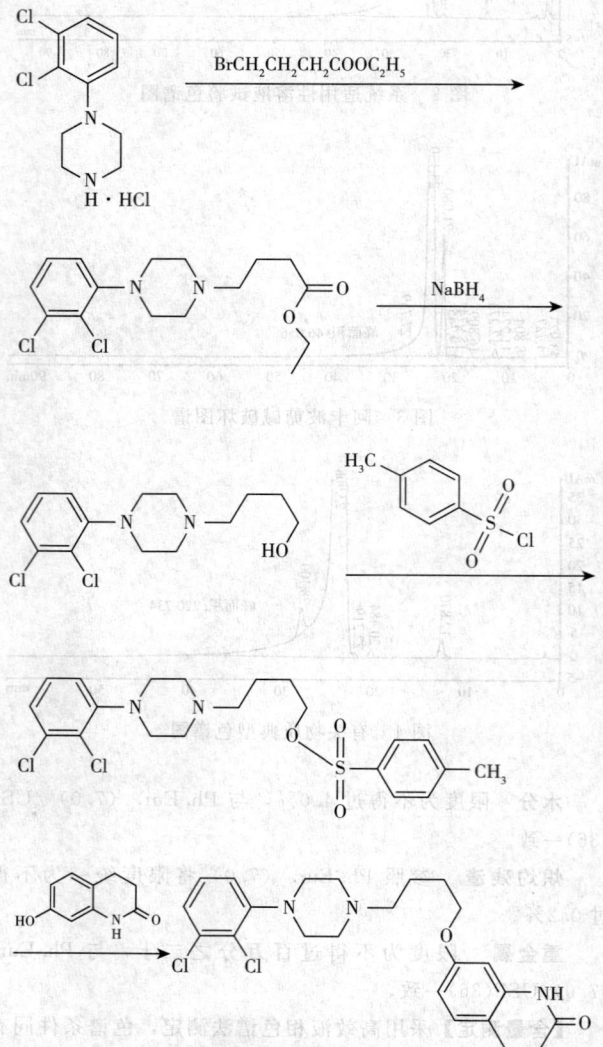

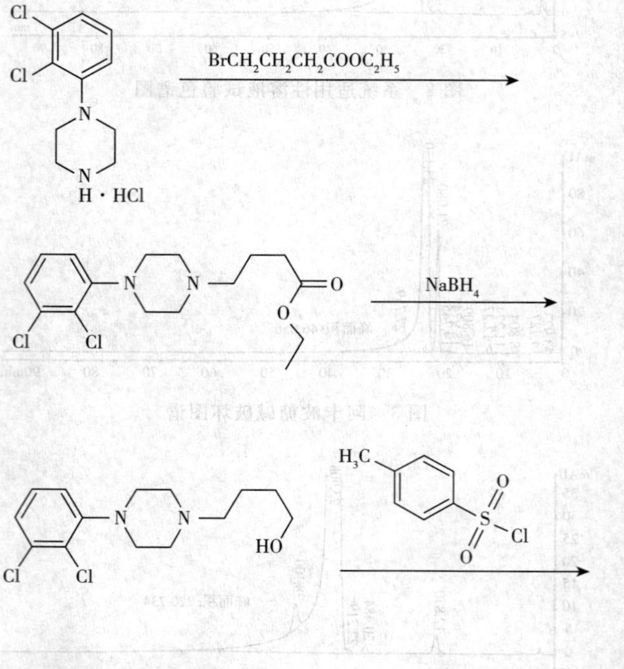

图 1　阿立哌唑制备工艺流程

【鉴别】(1)本品的甲醇溶液在 255nm 的波长处有最大吸收，见图 2。

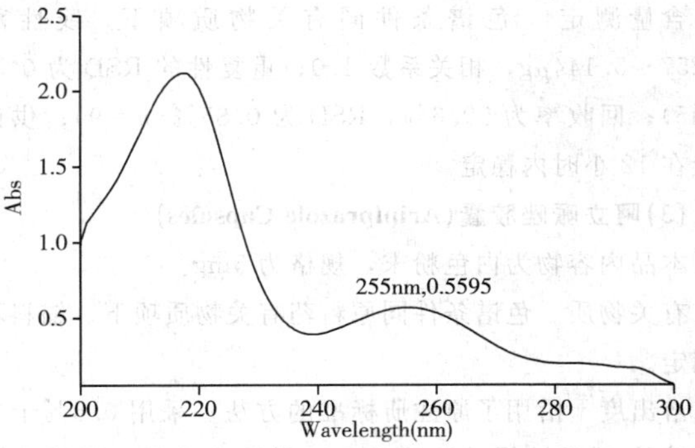

图2　阿立哌唑紫外光吸收图谱

(2)本品的红外光吸收图谱应与对照的图谱(光谱集1291图)一致，本品的红外光吸收图谱显示的主要特征吸收如下。

波数(cm^{-1})	归属
3100～3000	芳环　ν_{C-H}
3000～2800	烷基　ν_{C-H}
1690，1630	酰胺　$\nu_{C=O}$、ν_{N-H}
1600，1580	苯环　$\nu_{C=C}$

(3)本品有数种不同晶型，有效晶型为无水物晶型B。标准规定特征衍射峰与晶型B的特征峰相符，以有效控制原料药晶型。

【检查】有关物质　采用高效液相色谱法进行检查。

BP(2018)新增了该品种，有关物质项下采用高效液相色谱法，对已知杂质F和未知杂质、杂质总量进行了限度控制。

中国药典(2015)建立了新的HPLC系统用于有关物质检查，增加了杂质Ⅰ(相当于Ph. Eur.、BP及USP的杂质F)、杂质Ⅱ(相当于Ph. Eur.、BP的杂质E)的控制，同时控制了未知单杂及杂质总量。杂质Ⅰ(阿立哌唑氮氧化物)为降解产物，受湿热条件影响较大，主要是在药物制剂的生产过程中和贮存期内产生，不同的生产工艺或产品包装会导致杂质Ⅰ的量有较大差异。资料显示阿立哌唑GHS(Globally Harmonized System of Classification and Labelling of Chemicals，简称GHS)中的口服急性毒性为类别3，高于杂质Ⅰ的类别4；杂质Ⅱ(去氢阿立哌唑)，是由原料7-羟基-3，4-二氢-2(1*H*)喹啉酮中带来，同时也是降解产物。

杂质Ⅰ(阿立哌唑氮氧化物)

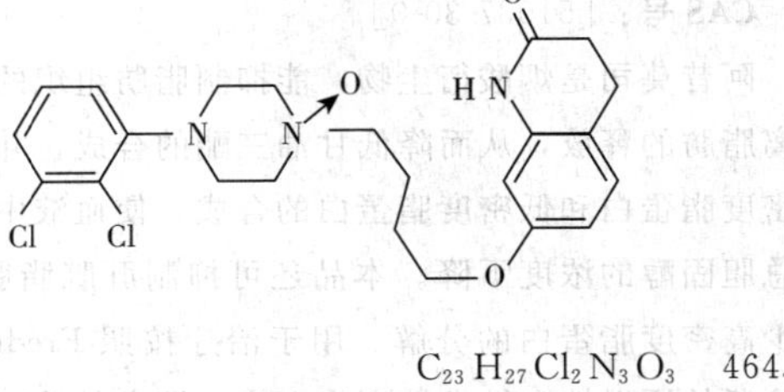

$C_{23}H_{27}Cl_2N_3O_3$　464.40

化学名：7-[4-[4-(2，3-二氯苯基)-1-氧代-哌嗪基]丁氧基-3，4-二氢-2(1*H*)-喹啉酮

杂质Ⅱ(去氢阿立哌唑)

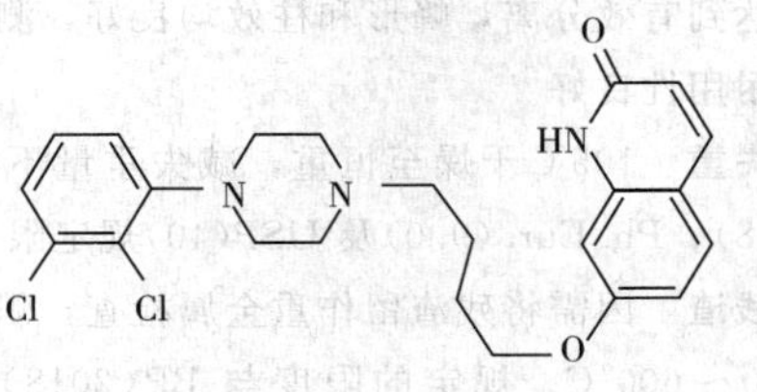

$C_{23}H_{25}Cl_2N_3O_2$　446.40

化学名：7-[4-[4-(2，3-二氯苯基)-1-哌嗪基]丁氧基-2(1*H*)-喹啉酮

采用C18柱，以枸橼酸缓冲液(枸橼酸二铵9.6g，枸橼酸一水合物1.57g，十二烷基硫酸钠2.0g，加水溶解并稀释至1000ml，调节pH 4.7)-乙腈(55：45)为流动相，检测波长为255nm，系统适应性溶液为：每1ml中约含杂质Ⅰ、杂质Ⅱ、阿立哌唑各5μg的混合溶液。出峰顺序依次为杂质Ⅰ、杂质Ⅱ与阿立哌唑，各峰的分离度均不得小于3.0。系统适用性色谱图与有关物质典型色谱图见图3、图4。

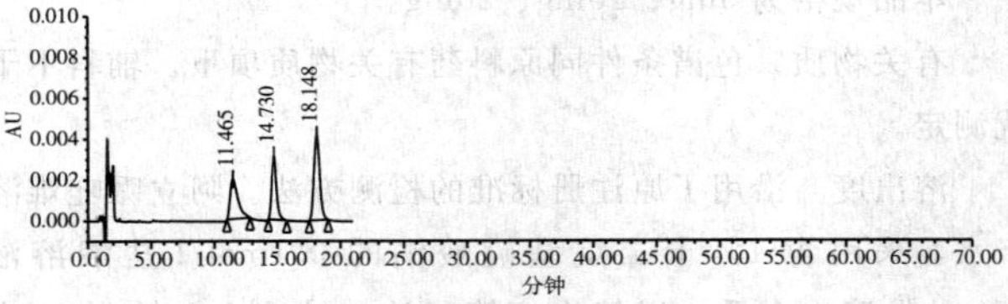

图3　系统适用性典型色谱图

(色谱柱：Agilent C18柱，4.6mm×150mm，5μm；图中由左至右依次为杂质Ⅰ、杂质Ⅱ与阿立哌唑峰)

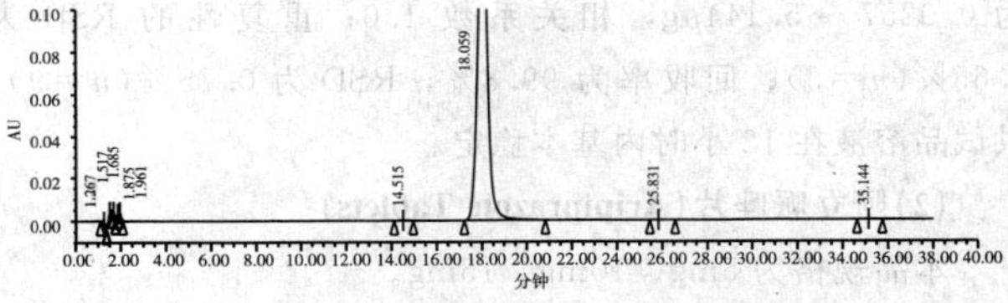

图4　有关物质供试品典型色谱图

(色谱柱：Agilent C18柱，4.6mm×150mm，5μm)

取阿立哌唑对照品、杂质Ⅰ对照品、杂质Ⅱ对照品分别加甲醇配制成适宜浓度的溶液，在200～400nm波长处扫描，阿立哌唑在255nm波长处有最大吸收，杂质Ⅱ在257nm波长处有最大吸收，杂质Ⅰ在252nm波长处有最大吸收，选择255nm作为检测波长。

阿立哌唑、杂质Ⅰ及杂质Ⅱ检测限分别为0.1257ng、0.1002ng、0.1074ng。

考察了杂质Ⅰ、杂质Ⅱ相对阿立哌唑的校正因子，杂质Ⅰ相对校正因子为1.07，在0.9～1.1范围内，故采用不加校正因子的主成分自身对照法测定；杂质Ⅱ相对校正因子为1.24，故采用加校正因子的主成分自身对照法测定。

经稳定性考察，供试品溶液在12小时内基本稳定，杂质个数和杂质量均无明显增加。采用两根色谱柱：Agilent C18柱(4.6mm×150mm，5μm)和Alltima C18柱(4.6mm

×250mm，5μm)进行耐用性试验考察，结果主峰与相邻杂质峰均能达到有效分离，峰形和柱效均良好，测定结果无明显差异，耐用性良好。

干燥失重　105℃干燥至恒重，减失重量不得过0.5%，与BP(2018)、Ph. Eur. (9.0)及USP(40)规定限度一致。

炽灼残渣　因需将残渣留作重金属检查，炽灼温度必须控制在500～600°C。规定的限度与BP(2018)、Ph. Eur. (9.0)及USP(40)标准一致，即不得过0.1%。

重金属　取炽灼残渣项下遗留的残渣，依法检查(通则0821第二法)，含重金属不得过百万分之十，与USP(40)一致。BP(2018)及Ph. Eur. (9.0)对此项目未作控制。

【含量测定】采用非水滴定法。由于高氯酸滴定(结晶紫指示液)方法经典、操作简便，故保留该方法。

【制剂】中国药典(2015)收载了阿立哌唑口崩片、阿立哌唑片、阿立哌唑胶囊。USP(40)收载了阿立哌唑口崩片、阿立哌唑片，BP(2018)和Ph. Eur. (9.0)均未收载该品种制剂。

(1)阿立哌唑口崩片(Aripiprazole Orally Disintegrating Tablets)

本品规格为5mg、10mg、20mg。

有关物质　色谱条件同原料药有关物质项下。辅料不干扰测定。

溶出度　沿用了原注册标准的检测方法。阿立哌唑难溶于水，采用含1%十二烷基硫酸钠的0.1mol/l盐酸溶液250ml做溶出介质，以溶出度第三法，转速100转/分，样品采用紫外分光光度法测定，限度为标示量的70%。该方法有待提高。

含量测定　色谱条件同原料药有关物质项下。线性范围为0.0257～5.144μg，相关系数1.0；重复性的RSD为0.65%(n=5)；回收率为99.8%，RSD为0.75%(n=9)；供试品溶液在12小时内基本稳定。

(2)阿立哌唑片(Aripiprazole Tablets)

本品规格为5mg、10mg、15mg。

有关物质　色谱条件同原料药有关物质项下。辅料不干扰测定。

溶出度　选用第二法，以HCl-KCl缓冲液(对样品的溶出情况分辨能力较强)900ml为溶出介质，转速60转/分，经30分钟取样测定。因5mg规格样品紫外吸光度小于0.2，故选定含量测定项下色谱条件，以高效液相色谱法测定。限度为标示量的75%。溶出曲线的拟合如下图5。

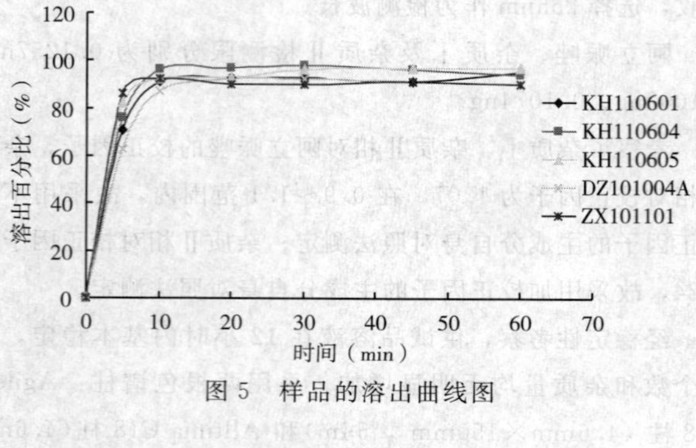

图5　样品的溶出曲线图

含量测定　色谱条件同有关物质项下。线性范围0.0257～5.144μg，相关系数1.0；重复性的RSD为0.58%(n=5)；回收率为99.6%，RSD为0.85%(n=9)；供试品溶液在12小时内稳定。

(3)阿立哌唑胶囊(Aripiprazole Capsules)

本品内容物为白色粉末，规格为5mg。

有关物质　色谱条件同原料药有关物质项下。辅料不干扰测定。

溶出度　沿用了原注册标准的方法。采用0.5%十二烷基硫酸钠-醋酸钠缓冲溶液200ml做溶出介质，以溶出度第三法，转速100转/分，样品采用高效液相色谱法测定，限度为标示量的75%。该方法有待提高。

含量测定　色谱条件同原料药有关物质项下。线性范围0.0257～5.144μg，相关系数1.0；重复性的RSD为1.06%(n=5)；回收率为100.5%，RSD为0.88%(n=9)；供试品溶液在12小时内基本稳定。

参考文献

[1] 国家药典委员会．中华人民共和国药典临床用药须知·化学药和生物制品卷(2015年版)［M］．北京：中国医药科技出版社，2015.

[2] 李美霖．常见抗精神病药物的合成及应用进展［J］．上海应用技术学院学报(自然科学版)，2013，03(13)：204-215.

[3] 张照珍，朱丽会，庞文．阿立哌唑的合成［J］．中国医药工业杂志，2009，40(1)：6-8.

撰写　张　蕾　四川省食品药品检验检测院

复核　谢　华　四川省食品药品检验检测院

阿昔莫司

Acipimox

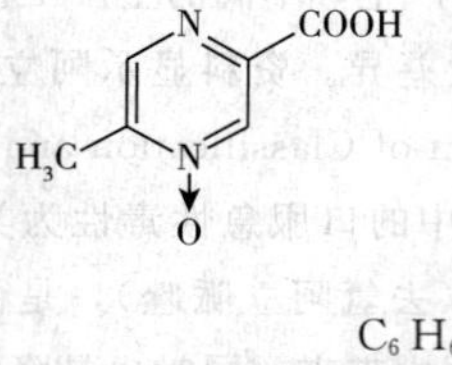

$C_6H_6N_2O_3$　154.13

化学名：5-甲基吡嗪-2-甲酸4-氧化物

5-methylpyrazine-2-carboxylic acid 4-oxide

CAS号：［51037-30-0］

阿昔莫司是烟酸衍生物，能抑制脂肪组织的分解，减少游离脂肪的释放，从而降低甘油三酯的合成，并通过抑制极低密度脂蛋白和低密度脂蛋白的合成，使血液中的甘油三酯和总胆固醇的浓度下降。本品还可抑制肝脏脂肪酶的活性，减少高密度脂蛋白的分解。用于治疗按照Fredrickson分类法诊断的原发性和继发性高脂血症，即高甘油三酯血症（Ⅳ型）；高胆固醇血症(Ⅱa型)；高甘油三酯和高胆固醇血症（Ⅱb型、Ⅲ型及Ⅴ型高脂蛋白血症)。阿昔莫司胶囊的血药浓度-时间曲线符合口服一室开放模型，服药后约2小时血药浓度可达3.6mg/L的峰值[1]。该药有很好的耐受性，对实质器官无毒性作用，对代谢旁路无干扰作用。偶有中度胃肠道反应(胃灼热感、上腹隐痛、恶心、腹泻、眼干和荨麻疹)及头痛的报道。极少数病人有局部或全身过敏反应(如皮疹、荨麻疹、斑丘疹、唇水肿、哮喘样呼吸困难、低血压等)，应立即停药并对症处理。

2013年11月8日，欧洲药品管理局的药物警戒风险评估委员会(PRAC)发布消息称，建议修改含阿昔莫司药品的上市许可证，在欧盟范围内仅被用作Ⅱb和Ⅳ型高脂蛋白血症的附加或替代治疗，包括高甘油三酯血症(血液中的一种脂肪类型——甘油三酯水平升高)伴有或不伴有胆固醇水平升高。含阿昔莫司的药品应在生活方式改变(包括饮食和运动)以及其他药物治疗无法达到充分控制效果的情况下使用。现有证据不支持在血脂异常(血液中的脂肪水平异常)患者中扩大应用[2]。

阿昔莫司最早于1985年由法玛西亚子公司Farmitalia Carlo Erba(意大利爱宝大药厂)在意大利上市。1990年12月，在荷兰获得批准(由辉瑞申报，上市)；2004年由辉瑞在中国上市(法玛西亚于2002年7月被辉瑞兼并)。山东鲁南贝特制药有限公司于2001年在国内最早获得原料和制剂的新药证书和生产批件。

中国药典（2015）收载阿昔莫司、阿昔莫司胶囊。

【制法概要】合成路线可采用邻苯二胺和丙酮醛在焦亚硫酸钠作用下环合得2-甲基喹喔啉，然后氧化、酸化脱羧、钨酸钠催化氧化后采用“一锅法”制得阿昔莫司，无需对中间体进行处理，反应易于进行，反应收率可达66%，有利于工业化生产。目前，企业多数采用5-甲基吡嗪-2-甲酸在酸性条件下经钨酸钠催化，用过氧化氢氧化得到阿昔莫司粗品，再用活性炭精制而得。

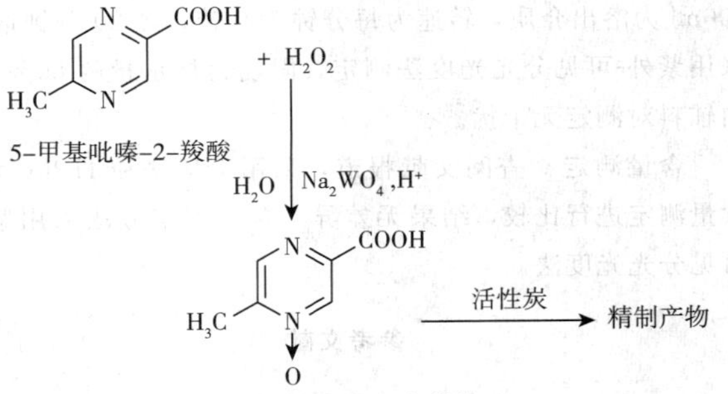

【性状】熔点 本品的熔点为187～191℃（熔融时同时分解）。采用不同升温速率(中国药典规定熔融同时分解的样品可采用2.5℃/min或3.0℃/min的升温速率)测定结果略有差别，在同一台仪器上采用2.5℃/min的升温速率测得结果比3.0℃/min的升温速率测定结果低1℃左右。

【鉴别】(1)取本品适量，加水制成每1ml中约含阿昔莫司8μg的溶液。在225nm与264nm的波长处有最大吸收。(图1)

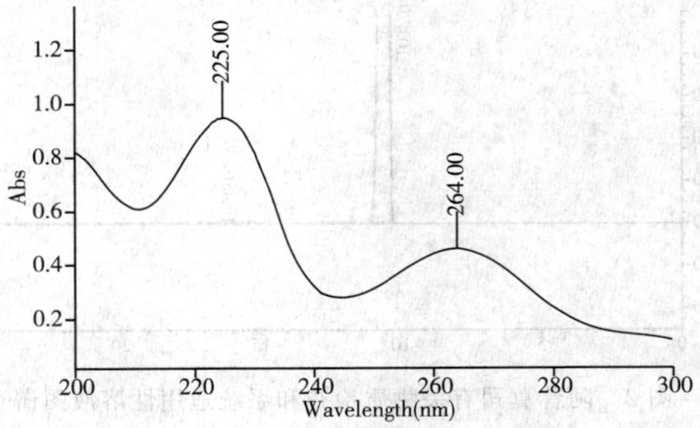

图1 阿昔莫司紫外吸收图谱

(2)在有关物质项下记录的色谱图中，供试品溶液主峰的保留时间应与系统适用性试验溶液中阿昔莫司对照品峰的保留时间一致。

(3)本品的红外光吸收图谱应与对照的图谱(光谱集966图)一致。本品存在同质多晶现象，但目前无文献报道该物质的晶型与药效的关系。X粉末衍射检查结果表明不同企业的样品晶型存在不一致的现象，采用溴化钾压片法测定的红外光谱图均与对照图谱(光谱集966图)一致。其主要特征吸收如下。

波数(cm^{-1})	归属	
3108，3037	芳环	ν_{C-H}
2890	甲基	ν_{C-H}
2812，2478	羧基缔合	ν_{O-H}
1728	羧基	$\nu_{C=O}$
1586，1527	吡嗪环骨架振动	

样品红外光吸收图谱若出现与对照图谱不完全一致的情况，可将样品105℃干燥3小时后测定。

【检查】有关物质 采用高效液相色谱法进行检查。

杂质Ⅰ 5-甲基吡嗪-2-甲酸

化学名：5-methylpyrazine-2-carboxylic acid

CAS号：【5521-55-1】

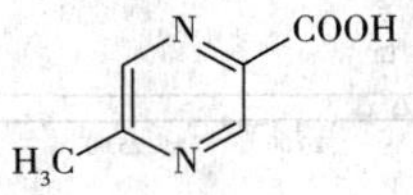

$C_6H_6N_2O_2$ 138.13

5-甲基吡嗪-2-甲酸(杂质Ⅰ)既是起始原料，又可能由降解产生，取阿昔莫司与5-甲基吡嗪-2-甲酸对照品各适量，加流动相制成每1ml中分别含200μg与2μg的混合溶液，作为系统适用性试验溶液。通过控制5-甲基吡嗪-2-甲酸与阿昔莫司的分离度可实现主峰与杂质峰的有效分离。采用C18柱，以甲醇-0.01mol/L四丁基氢氧化铵溶液（15：85）(用磷酸调节pH值至6.0)为流动相得到的有关物质检查系统适用性图谱及供试品溶液典型图谱见图2、图3。

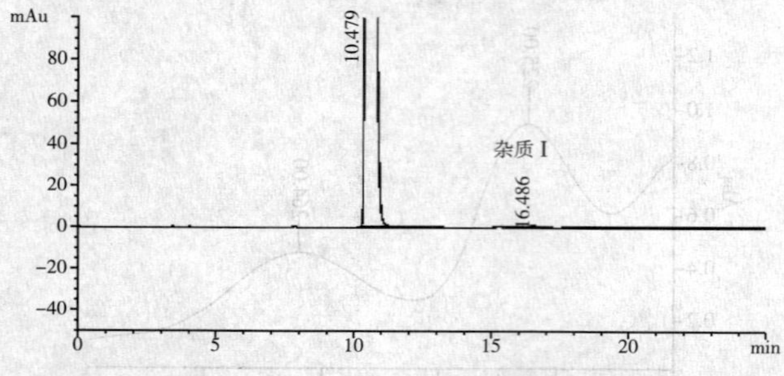

图 2　阿昔莫司有关物质检查和系统适用性溶液图谱

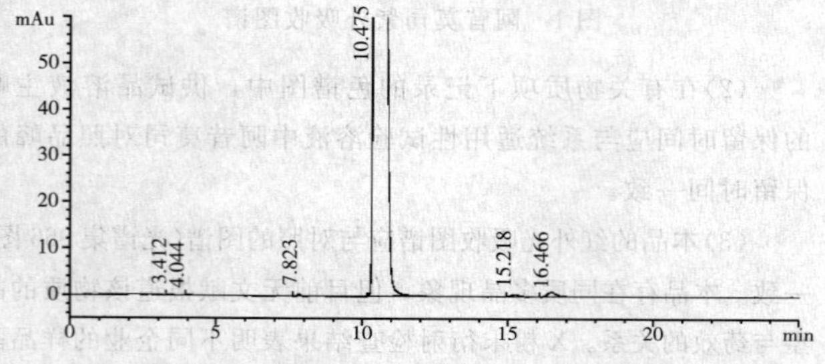

图 3　典型供试品溶液有关物质色谱图

强制破坏实验结果表明，光照破坏及氧化破坏降解产物较多，各杂质均能有效分离。见图谱 4 及图谱 5。

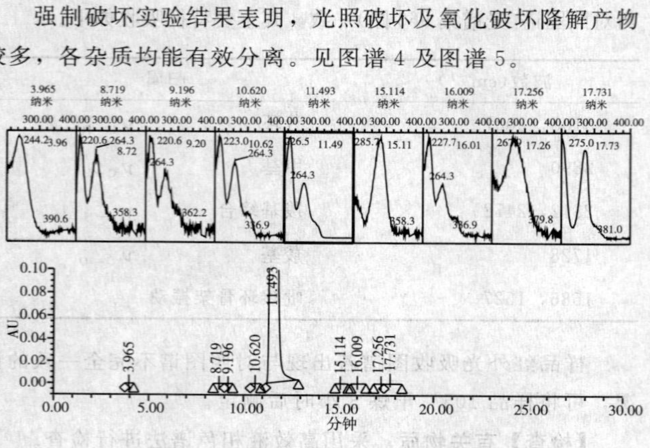

图 4　样品光破坏色谱及光谱图

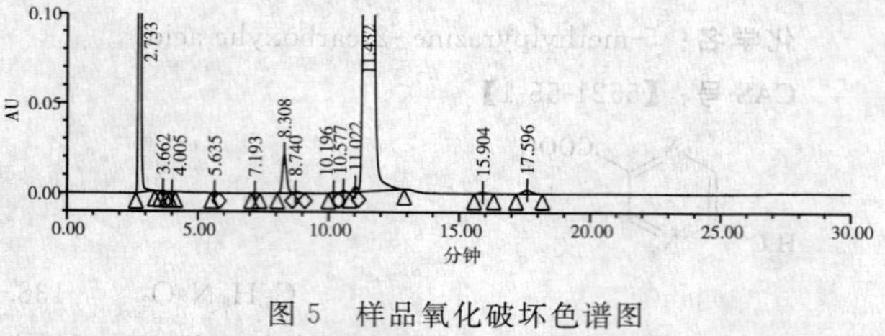

图 5　样品氧化破坏色谱图

破坏试验溶液的紫外光谱图显示，除 5-甲基吡嗪-2-羧酸峰(杂质Ⅰ)最大吸收在 275nm 波长处，主峰和大部分降解产物的最大吸收都在 264nm 左右，考虑到杂质Ⅰ采用外标法控制，故将检测波长定为 264nm。经采用逐级稀释法测定，阿昔莫司检测限为 0.109ng，杂质Ⅰ检出限为 0.5ng。经稳定性考察，供试品溶液放置 16 小时仍稳定。

使用了四种色谱柱：Waters Symmetry C18(4.6mm×250mm，5μm)；Waters Xbridge C18；迪马钻石 C18(4.6mm×250mm，5μm)；Kromasil C18(4.6mm×250mm，5μm)；分别在 Waters 2695-2487-2996 与安捷伦 1200 高效液相色谱仪上进行耐用性试验考察，结果良好。

杂质限度设定：杂质Ⅰ采用外标法计算，规定不得过 0.5%；其他杂质采用不加校正因子的主成分自身对照法，其他单个杂质峰面积不得大于对照溶液主峰面积的 0.2 倍(0.1%)，其他各杂质峰面积的和不得大于对照溶液主峰面积(0.5%)。

酸度　本品为羧酸类化合物，目前企业采用的生产工艺中一般会加入硫酸，测定酸度也可控制残留的硫酸。

干燥失重　WS-828（X-668）-2001 标准采用费休氏水分测定法控制水分，企业注册标准采用 105℃干燥至恒重。由于本品对热稳定，105℃干燥失重法简单快捷，故采用 105℃干燥至恒重，控制减失重量不得过 0.5%。

重金属　目前合成工艺中一般会使用金属催化剂，如钨酸钠，需要控制重金属。

【含量测定】采用酸碱滴定，阿昔莫司 2 位上含羧基，为酸性化合物，可采用酸碱滴定测定含量，方法准确，操作简便。

【制剂】　中国药典(2015)收载了阿昔莫司胶囊(Acipimox Capsules)。

本品内容物为白色至微黄色颗粒或粉末。规格为 250mg。国内各企业的处方中，主要辅料有预胶化淀粉、硬脂酸镁、十二烷基硫酸钠等，个别企业还采用聚维酮 K30。

有关物质　采用高效液相色谱法测定，色谱条件及杂质定量方法同原料药。辅料对主成分无干扰。杂质Ⅰ及其他总杂限度同原料，其他单杂限度放宽至 0.2%。

溶出度　阿昔莫司在水中略溶，有必要进行溶出度检查。原研企业辉瑞制药有限公司采用第一法，以盐酸溶液(2g 氯化钠加入 7ml 盐酸，用水稀释至 1000ml)900ml 为溶出介质，通过对原研样品及国内仿制制剂样品溶出曲线考察，在 10 分钟左右出现明显拐点，故确定采用第一法，以盐酸溶液(2g 氯化钠加入 7ml 盐酸，用水稀释至 1000ml) 900ml 为溶出介质，转速为每分钟 100 转，经 20 分钟取样，采用紫外-可见分光光度法测定，限度为标示量的 80%。空白辅料对测定无干扰。

含量测定　查阅文献报道，采用 UV 法和 HPLC 法对含量测定进行比较，结果无差异。含量测定方法采用紫外-可见分光光度法。

参考文献

[1] 徐文炜，熊玉卿．国产和进口阿昔莫司人体药代动力学及生物等效性研究［J］．中国临床药理学杂志，2001，17(01)：64-67.

[2] 国讯．欧盟建议将阿昔莫司仅作为降低高甘油三酯水平的附加或替代治疗药品［N］．中国医药报，2014 年 1 月 23 日第 6 版．

撰写　谢　华　四川省食品药品检验检测院
复核　刘　峰　四川省食品药品检验检测院

阿德福韦酯

Adefovir Dipivoxil

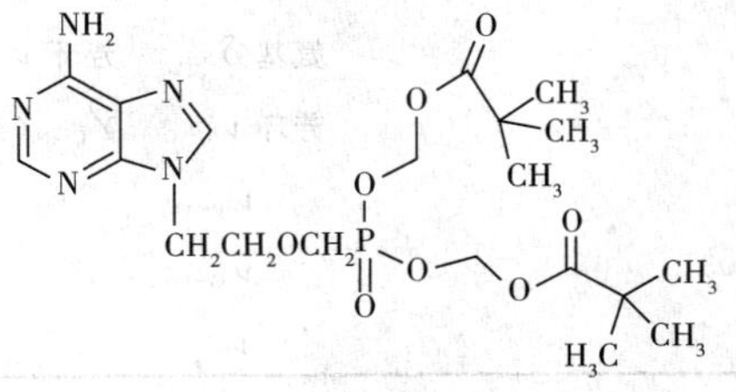

$C_{20}H_{32}N_5O_8P$　501.47

化学名：[[2-(6-氨基-9*H*-嘌呤-9-基)乙氧基]甲基]膦酸二(特戊酰氧基甲基)酯

[[2-(6-amino-9*H*-purin-9-yl)ethoxy]methyl]phosphonic acid di(pivaloyloxymethyl)ester

CAS 号：142340-99-6

阿德福韦酯为核苷类病毒抑制剂，适用于治疗 12 岁或以上乙型肝炎病毒活动复制活动期，并伴有血清氨基转移酶持续升高或肝脏组织学活动性病变的慢性乙型肝炎患者。阿德福韦在细胞内被磷酸激酶转化为具有抗病毒活性的二磷酸盐，通过对天然底物二脱氧三磷酸腺苷的竞争作用，抑制 HBV 聚合物(逆转录酶)，吸收及渗入到病毒 DNA，终止其 DNA 链的延长，从而抑制 HBV 的复制[1]。阿德福韦酯由美国吉利德公司研发的，2002 年 9 月 FDA 批准在美国上市，2005 年阿德福韦酯在我国批准上市。

除中国药典(2015)外，国外药典未见收载。

【制法概要】国内外阿德福韦酯的合成工艺有主要有以下三种。

1. 以腺嘌呤、亚膦酸二乙酯作为起始物料，合成路线如下：

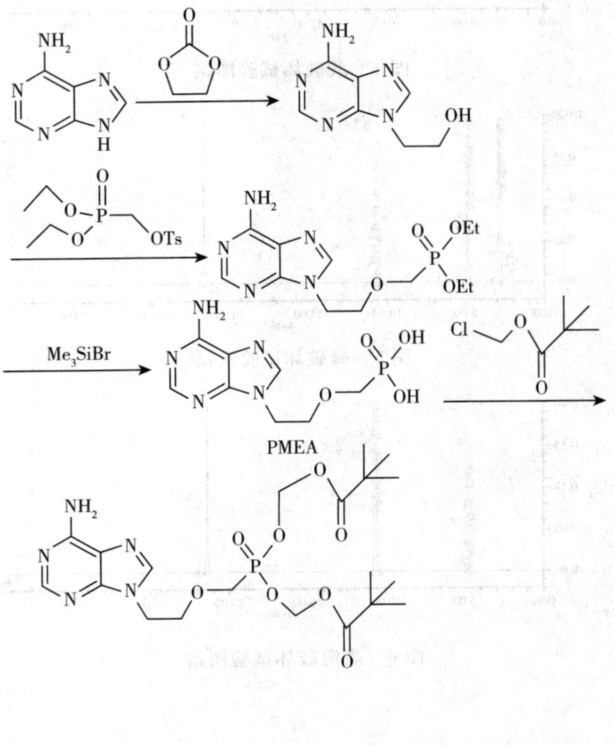

侧链的制备：

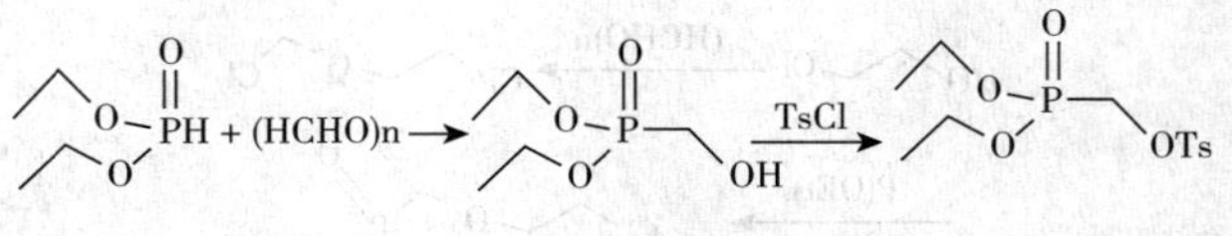

2. 以 2-乙酰氧基乙氧基氯甲烷，腺嘌呤为原料，合成路线如下[2]：

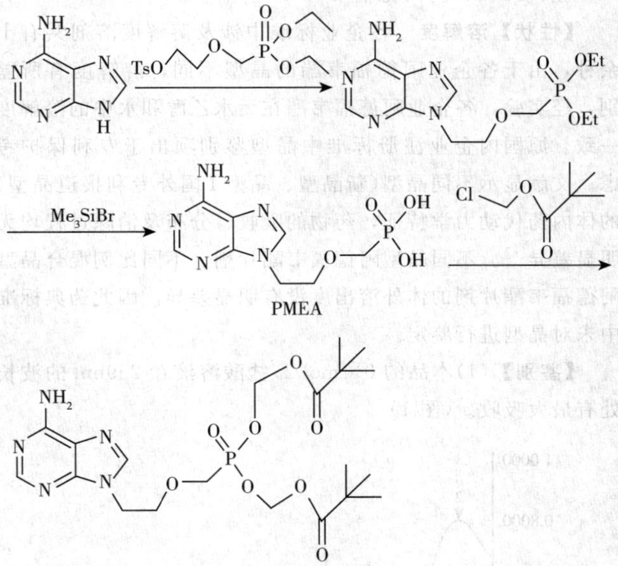

侧链的制备：

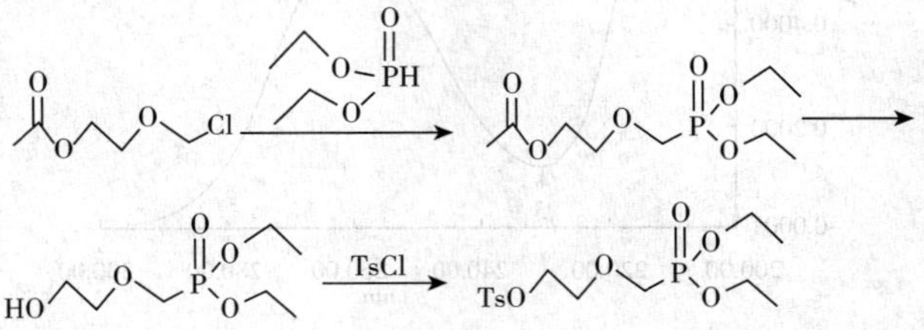

3. 以 2-氯乙醇、腺嘌呤作为起始原料，合成路线如下[3]：

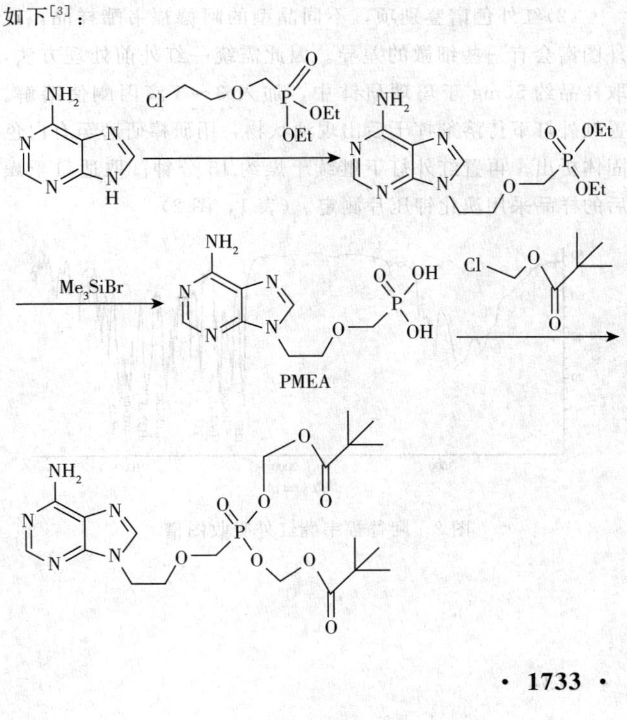

侧链的制备：

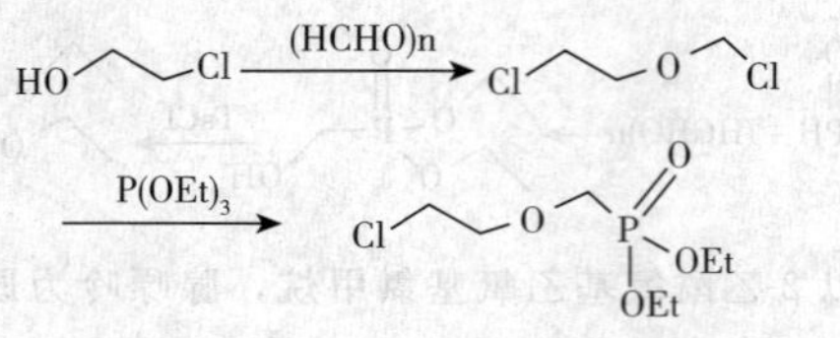

注：PMEA为阿德福韦

【性状】溶解度 各企业标准中涉及溶解度溶剂共有十余种，由于各企业阿德福韦酯的晶型不同，溶解度有所差别，经实验，各企业阿德福韦酯在无水乙醇和水中的溶解度一致。原国内企业注册标准中晶型鉴别项出于专利保护考虑。文献显示不同晶型(新晶型、晶型Ⅰ国外专利报道晶型)的体内药代动力学特征，药物的吸收、分布及消除过程均无明显差异[4]。不同晶型阿德福韦酯片剂、不同比例混合晶型阿德福韦酯片剂的体外溶出度没有明显差异。因此药典标准中未对晶型进行鉴定。

【鉴别】(1)本品的0.1mol/L盐酸溶液在259nm的波长处有最大吸收。(图1)

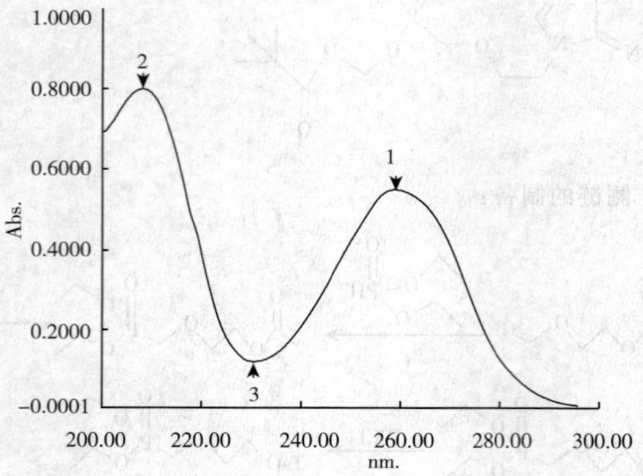

图1 阿德福韦酯紫外吸收图谱

(2)红外色谱鉴别项，不同晶型的阿德福韦酯样品，红外图谱会有一些细微的差异。因此需统一红外前处理方法，取样品约50mg于玛瑙研钵中，加入3～5滴丙酮使溶解。置红外灯下待溶剂挥干后出现油状物，用研棒研磨至有白色固体析出。再置红外灯下继续干燥约15分钟。取适量干燥后的样品采用溴化钾压片测定。(表1，图2)

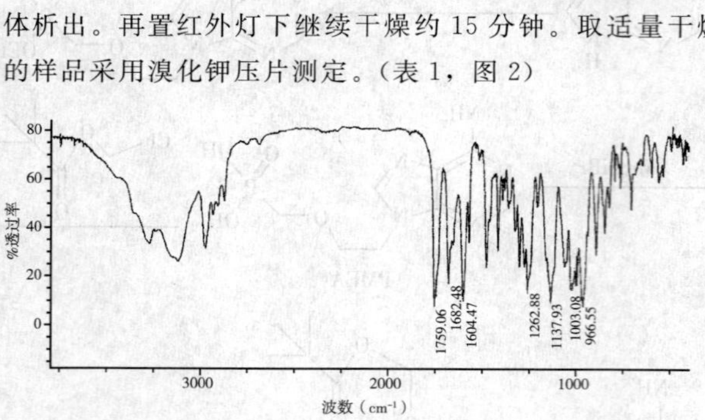

图2 阿德福韦酯红外吸收图谱

表1 阿德福韦酯红外光谱解析

波数，cm^{-1}	归属
1759	羰基 $\nu_{C=O}$(酯)
1682	氨基 δ_{NH_2} 芳环 $\nu_{C=N}$
1604	芳环 $\nu_{C=C}$ $\gamma_{C=N}$(杂环)
1262	$\nu_{P=O}$
1137、1003	ν_{C-O}
966	ν_{P-O}

(3)化学反应鉴别阿德福韦酯中的磷酸根。为经无机破坏后，磷酸盐的鉴别反应。

【检查】有关物质 高效液相色谱法。采用Waters 2690/996，色谱柱Ultimaite XB-C18 4.6mm×250mm及Kromasil100-5C18 250mm×4.6mm进行方法学考察。该方法能检出过期样品中主峰之后的二聚体降解产物。系统适用性图谱、破坏性试验图谱和过期样品图谱见图3～图8。

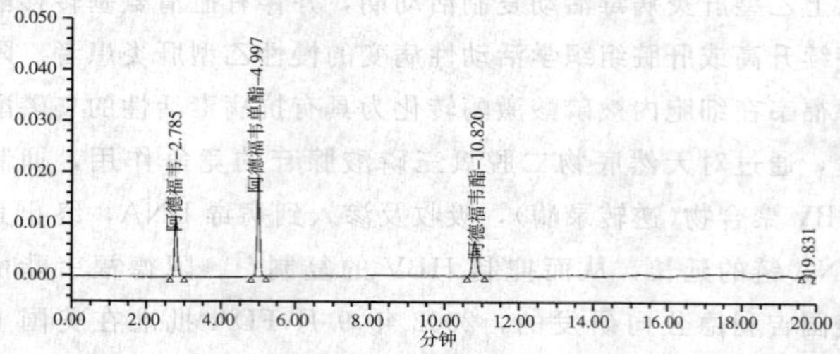

图3 系统适用性图谱

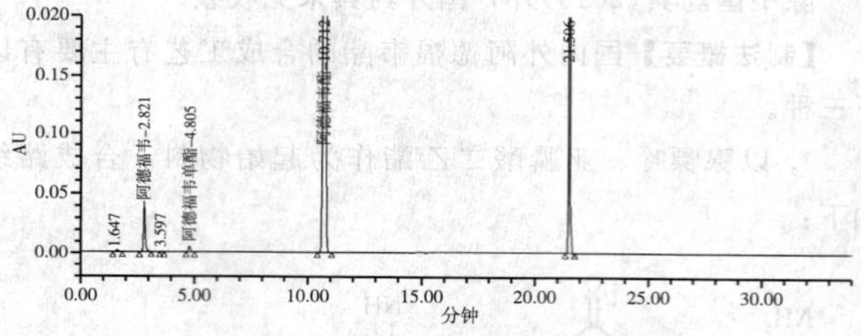

图4 酸破坏试验图谱

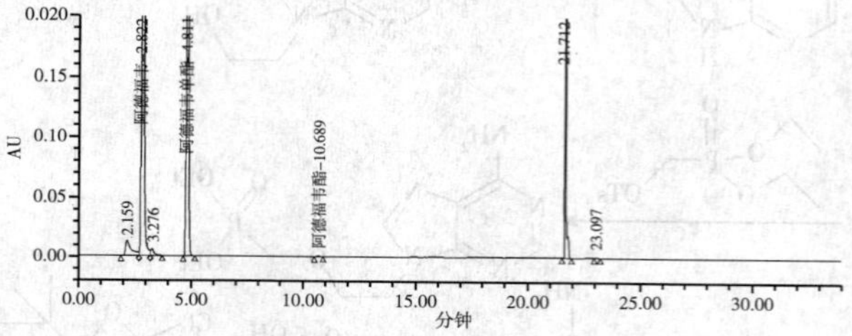

图5 碱破坏试验图谱

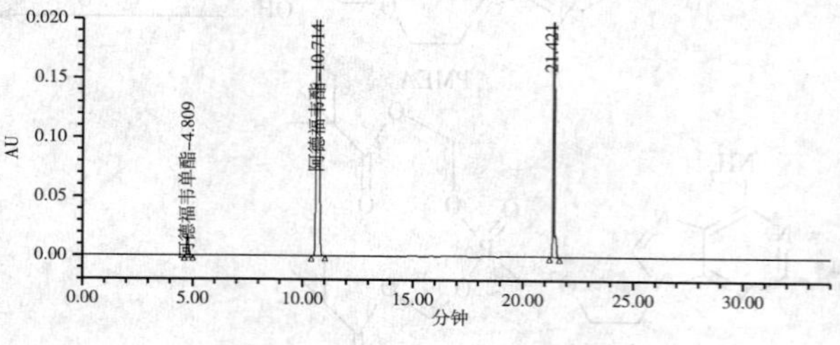

图6 高温破坏试验图谱

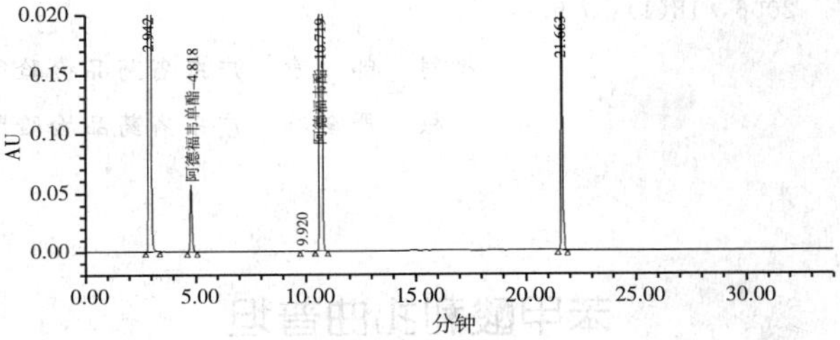

图 7　氧化破坏试验图谱

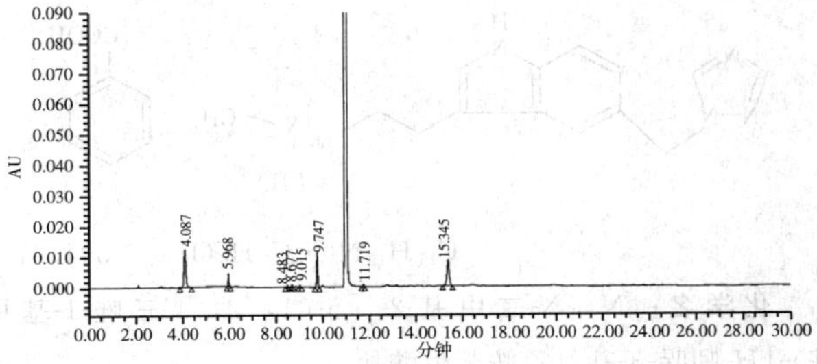

图 8　过期样品试验图谱

综上，破坏性试验产生的杂质多为阿德福韦和阿德福韦单酯，过期样品会在主峰后产生部分多聚物，在该色谱条件下，各杂质的分离度均符合规定。

已知杂质为阿德福韦和阿德福韦单酯。

阿德福韦

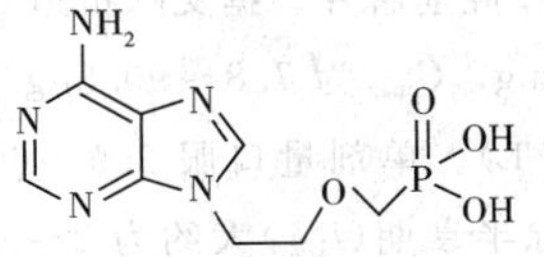

$C_8H_{12}N_5O_4P$　273.19

化学名：9-［2-(膦酰甲氧基)乙基］腺嘌呤

阿德福韦单酯

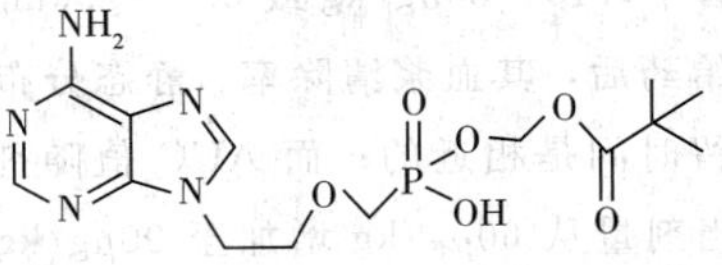

$C_{14}H_{22}N_5O_6P$　387.33

化学名：丙酸，2，2-二甲基-［［［［2-(6-氨基-9*H*-嘌呤-9-基)乙氧基］甲基］羟基氧膦基］氧］甲酯

阿德福韦　阿德福韦酯在体内转化为阿德福韦发挥作用，阿德福韦为水溶性物质，该指标能一定程度上反映本品制剂的稳定性状态。

在进样量范围为 2.5～40ng 时，阿德福韦含量与峰面积呈线性关系，线性相关系数 $r=0.9999$。精密度试验 RSD 为 0.21%；回收率结果为 100.6%，RSD 为 0.21%($n=9$)。

阿德福韦单酯　需临用新配。供试品溶液中，阿德福韦单酯随着时间的延长，含量增加较快。在进样量范围为 5～100ng 时，阿德福韦单酯含量与峰面积呈线性关系，相关系数 $r=0.9993$；精密度试验 RSD 为 0.18%；回收率为 100.5%，RSD 为 1.8%($n=9$)。

阿德福韦单酯对照品溶液稳定，48 小时内间隔进样，RSD 为 0.2%，供试品溶液中阿德福韦单酯极不稳定，随着时间的变化增加较快，48 小时内间隔进样 4 针，RSD 为 25%。

丙酮、二氯甲烷、乙腈、甲苯　根据各企业使用有机溶剂情况，质量标准中对大部分企业使用的丙酮、二氯甲烷、乙腈、甲苯进行了规定，采用顶空方法，外标法测定。部分企业还使用了异丙醚、乙酸异丙酯、正丁醚、异丙醚、1-甲基-2-吡咯烷酮、三氯甲烷等。按凡例规定，由各企业在内控标准中根据不同工艺进行合理控制。(图 9)

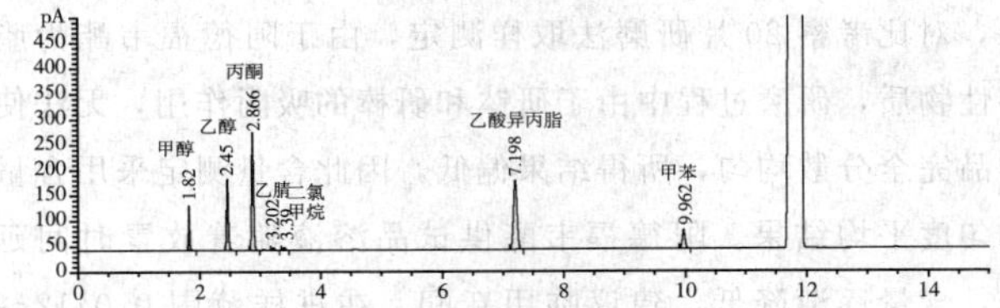

图 9　对照品色谱图

二甲基甲酰胺　二甲基甲酰胺沸点高，采用直接进样法检测。

溶剂考察显示，采用丙酮作为溶剂，丙酮熔点低，连续进样一段时间后会由于溶剂的挥发造成进样针堵塞；采用沸点高的丁酮试验，阿德福韦酯样品在丁酮中的溶解度不高，静置一段时间后易析出；二甲基亚砜作为溶剂时，与二甲基甲酰胺峰出峰较接近，不利于样品中二甲基甲酰胺的检出，因此标准采用无水乙醇作为溶剂，空白无干扰。二甲基甲酰胺在进样范围为 0.00706～0.2119mg/ml 时，线性相关系数为 $r=0.9993$；精密度 RSD 为 1.8%，平均回收率为 98.8%，RSD 为 2.2%($n=9$)。(图 10)

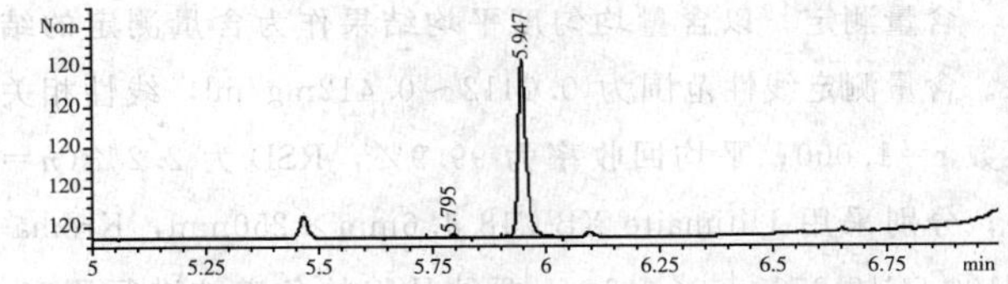

图 10　二甲基甲酰胺对照品溶液图谱

【含量测定】 以外标法定量，阿德福韦酯在 0.0412～0.412mg/ml 浓度范围内与其峰面积呈线性关系，线性方程为 $Y=20000000X+70057$，$r=1$($n=5$)。重复性实验 RSD 为 0.4%($n=6$)。平均回收率为 99.6%，RSD 为 1.5%($n=9$)；分别采用 ultimaite XB-C18 4.6mm×250mm，Kromasil100-5C18 250mm×4.6mm 两种品牌的色谱柱进行测定，两者间无显著性差异。

梯度洗脱完成后恢复至起始梯度比例，建议按起始比例平衡 10 分钟以上，以保证每次出峰时间的一致性。

【贮藏】 本品易受热或湿度等的影响，需严格控制储存条件。

【制剂】 中国药典(2015)收载了阿德福韦酯片与阿德福韦酯胶囊。国外药典未见收载。阿德福韦酯片原研制剂

2002年在美国上市，商品名HPh. Eur. SERA，国内在2015年5月首仿上市。阿德福韦酯胶囊国外未见该剂型的上市，国内在2015年上市。

(1)阿德福韦酯片(Adefovir Dipivoxil Tablets)

本品为阿德福韦酯片剂，规格为10mg。

经查BDDCS数据库，本品为BCS分类Ⅲ级，高溶解性低渗透性药物。溶出度方法采用葛兰素史克公司(原研企业)阿德福韦酯片溶出度方法。第二法，采用0.01mol/L盐酸溶液600ml作为溶出介质，转速为每分钟50转。

含量测定　以含量均匀度平均结果作为含量测定的结果，对比考察20片研磨法取样测定，由于阿德福韦酯为脂溶性物质，研磨过程中由于研钵和研棒的吸附作用，无法使样品完全分散均匀，所得结果偏低，因此含量测定采用含量均匀度平均结果。阿德福韦酯供试品溶液随着放置时间延长，含量逐渐降低，建议临用新配。在进样范围0.0412～0.412mg/ml时，线性相关系数$r=1.000$；平均回收率为100.6%，RSD为2.0%($n=9$)；分别采用Ultimaite XB-C18 4.6mm×250mm，Kromasil100-5C18 250mm×4.6mm两种品牌的色谱柱进行测定，两者间无显著性差异。

(2)阿德福韦酯胶囊(Adefovir Dipivoxil Capsules)

本品为阿德福韦酯胶囊，规格为10mg。辅料为无水乳糖、微晶纤维素、羟丙纤维素、硬脂酸镁等。

本品为BCS分类Ⅲ级，高溶解性低渗透性药物。采用溶出度第二法，0.1mol/L盐酸溶液500ml作为溶出介质，转速为每分钟50转，由于胶囊易漂浮在溶出介质液面上，阿德福韦酯胶囊是否加沉降篮对溶出度结果影响较大，故统一明确为加沉降篮。

含量测定　以含量均匀度平均结果作为含量测定的结果。含量测定线性范围为0.0412～0.412mg/ml，线性相关系数$r=1.000$；平均回收率为99.9%，RSD为2.2%($n=9$)；分别采用Ultimaite XB-C18 4.6mm×250mm，Kromasil100-5C18 250mm×4.6mm两种品牌的色谱柱进行测定，两者间无显著性差异。

参考文献

[1] 国家药典委员会. 中华人民共和国药典临床用药须知·化学药和生物制品卷[M]. 2015年版. 北京：中国医药科技出版社，2017：817.

[2] Holy A, Rosenberg I. Synthesis of 9-(2-phosphonylmethoxyethyl) adenine and related compounds[J]. Collection of Czechoslovak chemical communications, 1987, 52(11): 2801-2809.

[3] 刘晓辉. 9-(2-膦酰甲氧乙基)腺嘌呤及其位置异构体3-(2-膦酰甲氧乙基)腺嘌呤的合成和抗病毒活性[J]. 药学学报 1996, 31(2): 112-117.

[4] 华晓东. 阿德福韦酯生物等效性实验研究[J]. 天津药学 2006, 18(1): 7-9.

撰写　邹　瑜　广东省药品检验所

复核　严全鸿　广东省药品检验所

苯甲酸利扎曲普坦

Rizatriptan Benzoate

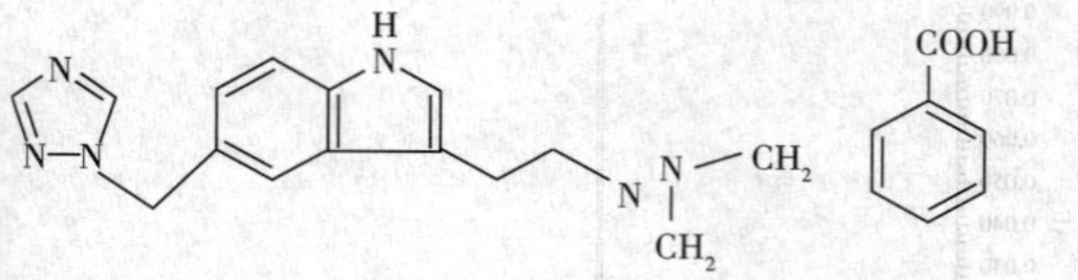

$C_{15}H_{19}N_5 \cdot C_7H_6O_2$　391.47

化学名： N，N-二甲基-2-[5-(1，2，4-三唑-1-基甲基)-1H-吲哚-3-基]乙胺苯甲酸盐

3-[2-(dimethylamino)ethyl]-5-(1H-1，2，4-triazol-1-ylmethyl)indole monobenzoate

英文名： Rizatriptan(INN)Benzoate

CAS号： [145202-66-0]

本品为抗偏头痛药物。苯甲酸利扎曲普坦由美国默克公司研制开发，1998年6月首次在美国上市，国外上市剂型包括普通片剂和口腔崩解片。据文献报道[1]，健康志愿者单剂量口服5～60mg，C_{max}为7.8～90.8μg/L；AUC为17.4～394.5μg/(h·L)。单剂量口服2.5～60mg后t_{max}为0.7～2.1小时。消除半衰期($t_{1/2}$)大约为2～2.5小时。片剂的生物利用度约为45%。消除的主要途径是通过单胺氧化酶A酶代谢；主要的吲哚-3-乙酸代谢物对5-HT1B/1D受体无活性，但少量的N-单去甲基代谢物与主药具有类似的活性。在健康志愿者中，10～60μg/kg或0.5～2.5mg(约6.5～42μg/kg)静脉给药后，其血浆清除率、静态分布容积、$t_{1/2}$和体内平均保留时间是相近的；而AUC值随剂量成比例增加。但是，当剂量从60μg/kg增加至90μg/kg或从2.5mg增加到5mg时，血浆清除率和静态分布容积发生下降；剂量增加时，AUC的增加也不成比例。

除中国药典(2015)收载，BP(2013)、Ph. Eur.(7.0)、USP(37)亦有收载。

【制法概要】 文献[2]报道的合成路线如下：

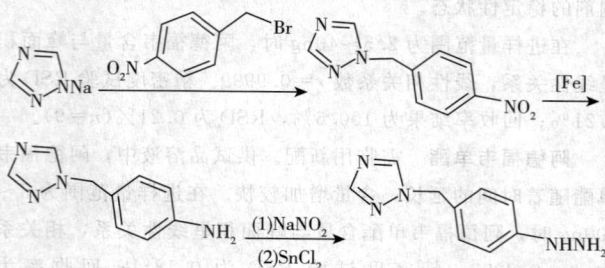

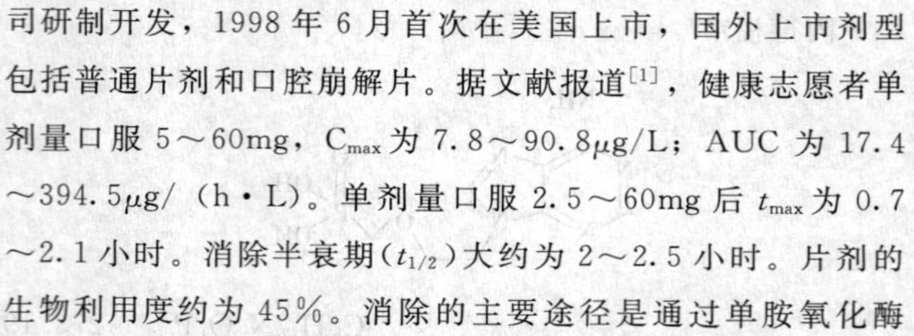

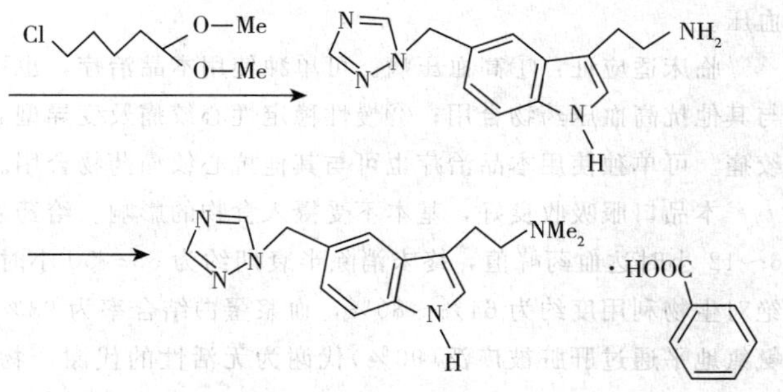

以三氮唑钠为起始原料，经缩合、还原制得1-(1，2，4-三氮唑基-1-甲基)-4-苯胺，通过氨基肼化，合成吲哚环，再甲基化，成盐，制得苯甲酸利扎曲坦。

【性状】苯甲酸利扎曲普坦原料药为白色或类白色粉末或结晶性粉末。在水或甲醇中溶解，在乙醇中略溶，在乙酸乙酯中极微溶解；在0.1mol/L氢氧化钠中易溶，在0.1mol/L盐酸溶液中略溶。

【鉴别】(1)紫外光谱法(UV)：本品在水中溶解度较好，用水作为溶剂，即：加水溶解溶解并稀释成每1ml中约含30μg的溶液，紫外光谱图见图1，样品在最大吸收波长225nm处的A值大于3.0，且该波长处已处于末端，干扰较大，故不列入标准，标准规定“在280nm的波长处有最大吸收，250nm的波长处有最小吸收”。

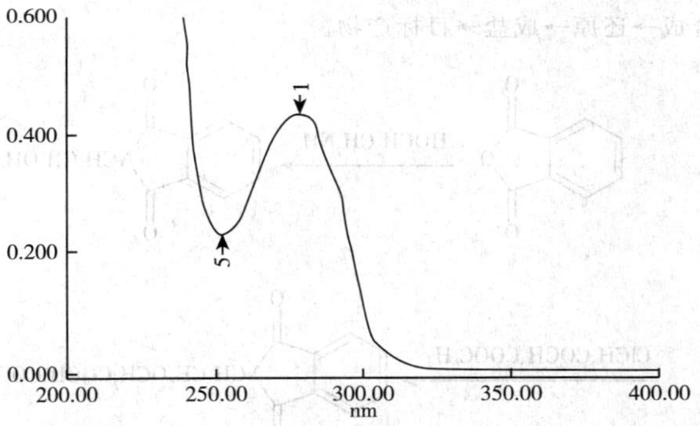

图1 苯甲酸利扎曲普坦紫外光吸收图谱

(2)红外光谱法：采用溴化钾压片法测定的红外光谱如图2所示，其在3120(ν_{N-H}，-NH-)、3025(ν_{C-H}，=C-H)、2920(ν_{C-H}，$-CH_2-$)、2855(ν_{C-H}，$-CH_3$)、1610～1350($\nu_{C=O}$，C=O、芳环骨架)、830(γ_{C-H}，苯环碳氢)与750cm^{-1}(γ_{C-H}，苯环碳氢)处有吸收。

波数（cm^{-1}）	归属	
3120	氨基	ν_{N-H}
3025	苯环	ν_{C-H}
1610	羟基	$\nu_{C=O}$

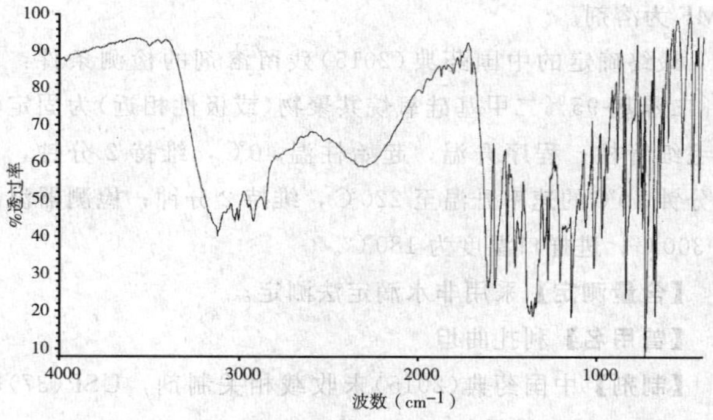

图2 苯甲酸利扎曲普坦红外光吸收图谱

(3)化学鉴别：本品为苯甲酸盐，故将“苯甲酸盐的鉴别”列入质量标准中。

【检查】有关物质 采用高效液相色谱法进行检查。

苯甲酸利扎曲普坦国内现有生产企业2家，注册标准均采用HPLC法(色谱柱：C18柱；检测波长：280nm；进样量：20μl)测定有关物质，色谱条件基本一致，仅庚烷磺酸钠浓度存在差异，经对2个浓度比对研究，主峰保留时间基本一致，认为离子对作用已达到饱和，故选择较低浓度。

最终确定的中国药典(2015)有关物质的检测方法：以十八烷基硅烷键合硅胶为填充剂，0.02mol/L庚烷磺酸钠磷酸盐缓冲液(取庚烷磺酸钠1.04g，加水1000ml使溶解，加磷酸3ml，冰醋酸3ml，用三乙胺调节pH值至3.0)-乙腈(80∶20)为流动相，检测波长为280nm。1%自身对照溶液的信噪比约为550，灵敏度符合检测要求。有关物质典型色谱图见图3～图4。

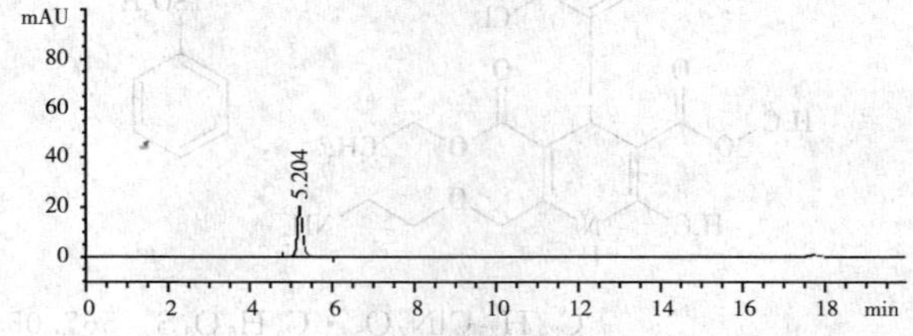

图3 有关物质自身对照(1%)色谱图

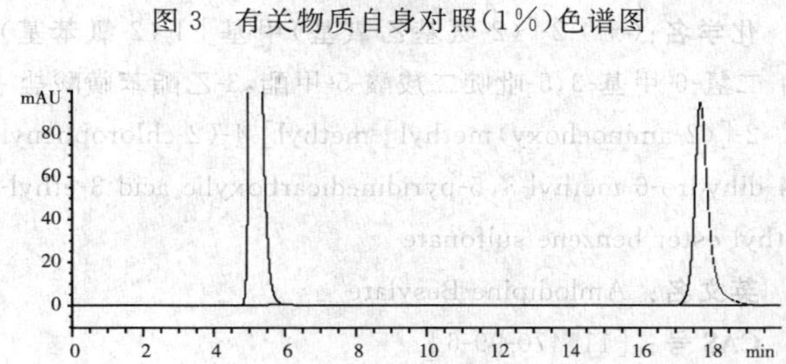

图4 有关物质典型色谱图(按出峰顺序分别为利扎曲普坦和苯甲酸)

残留溶剂 采用气相色谱法进行检查。

2个注册标准均采用GC法测定残留溶剂，控制生产工艺中涉及的残留溶剂“甲醇、二氯甲烷与甲苯”，但YBH13282008标准中尚有“吡啶”残留控制。YBH07972006和YBH13282008分别采用水和DMF为溶解样品和对照品的溶剂，考虑甲苯在水中溶解性较差，故选用

DMF 为溶剂。

最终确定的中国药典（2015）残留溶剂的检测条件：以5%二苯基-95%二甲基硅氧烷共聚物（或极性相近）为固定液的毛细管柱；程序升温，起始柱温 40℃，维持 2 分钟，以每分钟 10℃的速率升温至 220℃，维持 2 分钟；检测器温度为 300℃；进样口温度为 180℃。

【含量测定】采用非水滴定法测定。

【曾用名】利扎曲坦

【制剂】中国药典（2015）未收载相关制剂，USP（37）收载了苯甲酸利扎曲普坦片及口崩片。

参考文献

[1] 黄丹，吴波．利扎曲坦对偏头痛的疗效［J］．国外医学药学分册，2001，28(1)：37-39.

[2] 张爱华，沈义鹏．苯甲酸利扎曲坦的合成［J］．江苏药学与临床研究，2006，14(6)：375-377.

撰写　楼永军　　浙江省食品药品检验研究院
初审　陈　悦　　浙江省食品药品检验研究院
复核　洪利娅　王知坚　　浙江省食品药品检验研究院

苯磺酸氨氯地平

Amlodipine Besylate

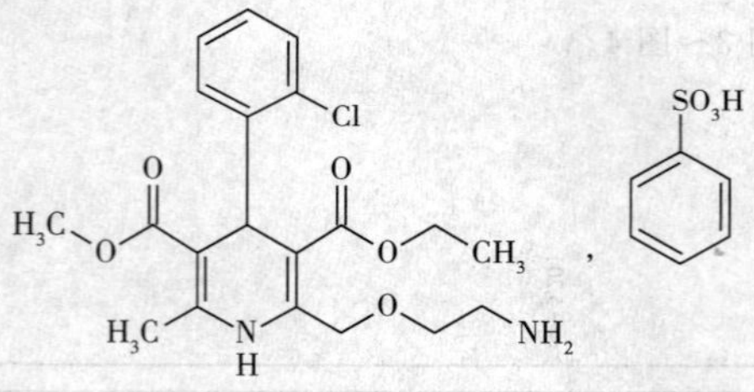

$C_{20}H_{25}ClN_2O_5 \cdot C_6H_6O_3S$　567.05

化学名：（±）-2-［（2-氨基乙氧基）甲基］-4-（2-氯苯基）-1,4-二氢-6-甲基-3,5-吡啶二羧酸-5-甲酯,3-乙酯苯磺酸盐

2-［（2-aminoehoxy）methyl］-methyl］-4-（2-chlorophenyl）-1,4-dihydro-6-methyl-3,5-pyridinedicarboxylic acid 3-ethyl-5-methyl ester benzene sulfonate

英文名：Amlodipine Besylate

CAS 号：［111470-99-6］

苯磺酸氨氯地平由美国辉瑞（Pfizer）公司研发成功，1990 年首先在英国获批上市，1991 年通过美国 FDA 专利认证。片剂国内原研厂为大连辉瑞制药有限公司，1994 年 4 月正式生产，商品名“络活喜”。

苯磺酸氨氯地平属二氢吡啶类钙通道阻滞剂（慢通道阻滞剂或钙离子拮抗剂），本品选择性抑制钙离子跨膜进入平滑肌细胞和心肌细胞，对平滑肌的作用大于心肌。可直接松弛血管平滑肌而起到抗高血压作用。本品是外周动脉扩张剂，直接作用于血管平滑肌，降低外周血管阻力，从而降低血压。

临床适应证：①高血压病。可单独使用本品治疗，也可与其他抗高血压药物合用；②慢性稳定性心绞痛及变异型心绞痛。可单独使用本品治疗也可与其他抗心绞痛药物合用。

本品口服吸收良好，基本不受摄入食物的影响。给药后6～12 小时达血药峰值，终末消除半衰期约为 35～50 小时，绝对生物利用度约为 64%～80%，血浆蛋白结合率为 93%。氨氯地平通过肝脏被广泛（90%）代谢为无活性的代谢产物，以 10%的原形药和 60%的代谢物由尿液排出。本品耐受性较好。最常见的副作用为头痛和水肿，不良反应为：皮肤潮红、疲劳、水肿、眩晕、头痛、腹痛，恶心、心悸、嗜睡等。过敏反应较为罕见，包括瘙痒症、皮疹、血管源性水肿和多形红斑，过量易致持久性低血压。偶有心肌梗死、心律失常（包括心动过缓、室性心动过速和房颤）和胸痛，但与基础疾病的自然病程难以区分。

除中国药典（2015）收载外，国外药典 USP（40）仅收载片剂质量标准。本品原料药现行标准为中国药典（2015），USP（40）和 BP（2016）等也均收载了本品原料药标准。

【制法概要】苯磺酸氨氯地平的合成关键步骤是二氢吡啶环的成环反应，目前的合成工艺中主要通过 Hantzsch 反应实现。目前苯磺酸氨氯地平合成主要以邻苯二甲酰为保护基，经五步反应合成，其工艺路线主要为：缩合→Hantzsch合成→还原→成盐→目标产物。

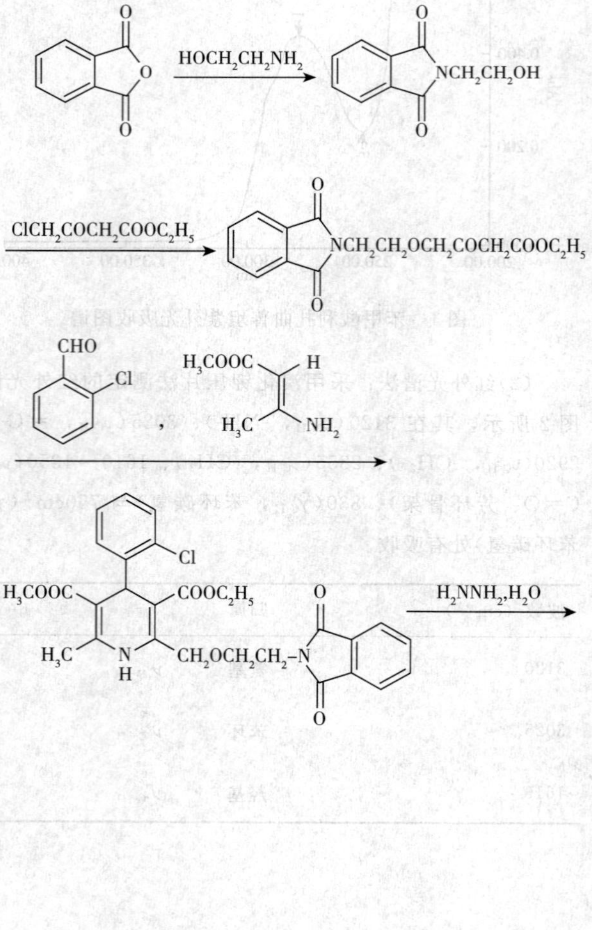

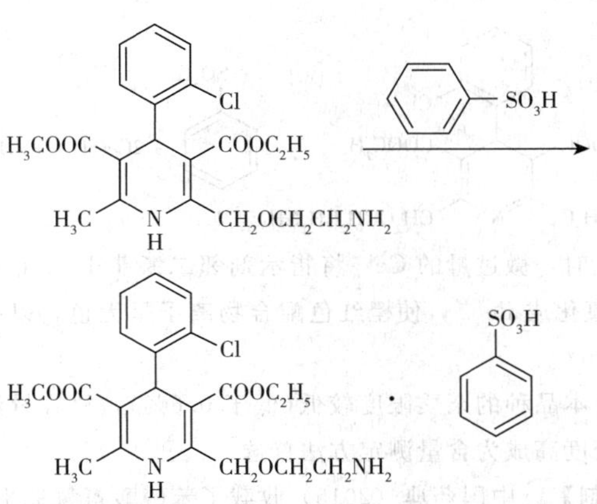

【性状】本品外观为白色或类白色粉末，在甲醇或 *N*，*N*-二甲基甲酰胺中易溶，在乙醇中略溶，在水或丙酮中微溶。

本品的 pK_a 为 8.85。

紫外吸收光谱：本品的盐酸溶液（0.9→1000）在 239nm 和 365nm 的波长处有最大吸收，在 225nm 的波长处有最小吸收。本品的紫外吸收图谱见图 1。

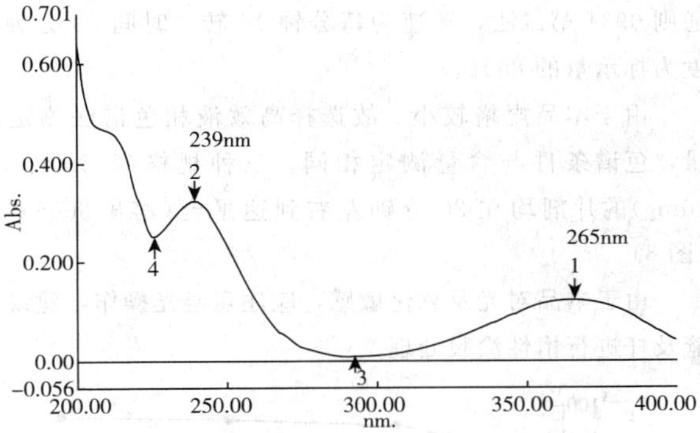

图 1　苯磺酸氨氯地平紫外吸收图谱

【鉴别】(1)本品应用薄层色谱法鉴别，$R_f=0.77$，对比三种展开体系，结果如表 1 所示。

表 1　不同 TLC 展开体系的结果比较

序号	展开剂与配比	实验结果
1	以三氯甲烷-甲醇-浓氨溶液（80：20：3）	R_f 值大于 0.9，结果不理想
2	正丁醇-异丙醇-浓氨水（6：3：1）	体系展开很慢，需要 4 小时
3	甲基异丁酮-冰醋酸-水（2：1：1）	显色斑点清晰，R_f 值合适，适于苯磺酸氨氯地平片、苯磺酸左旋氨氯地平片、马来酸氨氯地平片、L-门冬氨酸氨氯地平片、甲磺酸氨氯地平片、马来酸左旋氨氯地平片等 6 种样品

由上表可见，第 3 种展开剂［甲基异丁酮-冰醋酸-水（2：1：1）］对氨氯地平的展开效果较好，适用于六种氨氯地平片剂的鉴别。

(2)本品的盐酸溶液（0.9→1000）在 239nm 和 365nm 的波长处有最大吸收，在 225nm 的波长处有最小吸收。

(3)本品的红外光谱图应与对照的图谱（光谱集 790 图）一致，本品的红外光吸收图谱显示的主要特征吸收如下。

波数，cm^{-1}	归属	
3400-2600	磺酸基	ν_{-OH}
3300，1610	胺	ν_{N-H}，δ_{N-H}
2950	烷烃	ν_{C-H}
1130	醚	ν_{C-O-C}
1700，1210	酯	$\nu_{C=O}$，ν_{C-O-C}
3150，3040，1430，770	取代苯	ν_{C-H}，$\nu_{C=C}$，$\gamma_{C-H(面外)}$

USP（40）中鉴别(1)为红外光谱鉴别，通过对比供试品和对照品的红外光谱图实现鉴别；鉴别(2)为液相色谱法，通过对比供试品溶液和对照溶液中主峰保留时间实现鉴别。BP（2018）中鉴别仅红外光谱一项，通过对比供试品和对照品的红外光谱图实现鉴别。

【检查】旋光度　本品为外消旋体，本项检查皆在确定消旋的完全性。中国药典（2015）旋光度检查方法中，供试品溶液浓度为 10mg/ml，溶剂为甲醇，依法测定（通则 0621），旋光度应为 −0.1°至 +0.1°。

USP（40）和 BP（2018）中旋光度检查的供试品溶液浓度和限度值与中国药典（2015）相同。

有关物质Ⅰ　中国药典（2015）有关物质Ⅰ的检测方法为薄层色谱法，照薄层色谱法（通则 0502）试验，用硅胶 G 薄层板，以甲基异丁基酮-冰醋酸-水（2：1：1）的上层液为展开剂，置紫外光灯（254nm 和 365nm）检视。供试品溶液如显杂质斑点，与对照溶液（1）的主斑点比较，不得更深（0.3%），深于对照溶液（2）主斑点的杂质斑点不得多于 2 个。USP（40）采用相同方法和限度要求，作为液相方法的补充。

有关物质Ⅱ　采用高效液相色谱法进行检查。

中国药典（2015）有关物质Ⅱ的检测方法为高效液相色谱法，用十八烷基硅烷键合硅胶为填充剂，以甲醇-乙腈-0.7%三乙胺溶液（取三乙胺 7.0ml，加水稀释至 1000ml，用磷酸调节 pH 值至 3.0±0.1）（35：15：50）为流动相，检测波长为 237nm。有关物质Ⅱ的系统适用性溶液是以苯磺酸氨氯地平 5mg 加 5ml 浓过氧化氢溶液，于 70℃下加热 10～30 分钟制成，主要检查氨氯地平杂质Ⅰ，该杂质为氨氯地平的氧化脱氢产物，吡啶环上脱氢后形成一个双键，其化学名为：2-［（2-氨基乙氧基）甲基］-4-（2-氯苯基）-6-甲基-3，5 吡啶二羧酸-5-甲酯，3-乙酯。

本法与 USP（40）采用方法（系统适用性溶液于 70℃下加热 45 分钟制成）相近，限度要求相同，其中氨氯地平杂质 A 结构与中国药典（2015）氨氯地平杂质Ⅰ相同。在对杂质Ⅰ进行系统适用性试验时，应注意采用新鲜的浓过氧化氢溶液，以确保氧化破坏效果；70℃下加热应严格控制在 10～30 分钟内，以避免过度氧化。（图 2）

确定杂质Ⅰ的校正因子时，分别取苯磺酸氨氯地平对照品及杂质Ⅰ的对照品，加流动相溶解稀释制成系列浓度的工作液，分别进样测定，记录色谱图，采用标准曲线法计算其校正因子为 2.0。将相当于主成分千分之一以下的杂质忽略不计。

本品中的苯磺酸为烃基磺酸，易与醇类反应生成烃基磺酸酯，该类化合物具有强基因毒性，应关注并严格控制。

如辅料中含有乳糖，本品中的伯胺基易与乳糖的醛基反应生成希夫碱，特别是湿法制粒时，生成的希夫碱杂质较多。

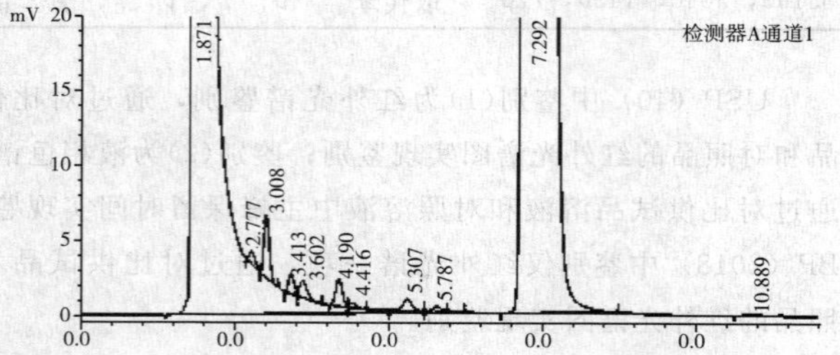

图 2　苯磺酸氨氯地平系统适用性溶液色谱图

残留溶剂　采用气相色谱法。

中国药典（2015）残留溶剂的检测方法为气相色谱法，照残留溶剂测定法(通则 0861 第二法)测定。以(6%)氰丙基苯基-(94%)二甲基聚硅氧烷为固定液的色谱柱，以氮气为载气，顶空进样，检查甲醇、乙醇、二氯甲烷、四氢呋喃与二氯乙烷。USP（40）和 BP（2018）无残留溶剂检查项。

干燥失重　本品为无水物，中国药典（2015）规定在 105℃干燥至恒重，减失重量不得过 0.5%；USP（40）规定无水物减失重量不得过 0.5%，水合物减失重量须在 3.1～5.0%之间。BP（2018）中干燥失重限度为 0.5%。

炽灼残渣　中国药典（2015）规定按通则 0841 检查，取样量为 1.0g，遗留残渣不得过 0.1%。USP（40）和 BP（2018）中炽灼残渣检查项规定遗留残渣不得过 0.2%。

重金属　中国药典（2015）规定取炽灼残渣项下遗留的残渣，按通则 0821 第二法检查，含重金属不得过百万分之十。USP（40）中重金属检查项规定不得过 0.002%。

【含量测定】采用滴定法。

中国药典（2015）中采用氧化还原滴定法进行含量测定，按干燥品计算，含 $C_{20}H_{25}ClN_2O_5 \cdot C_6H_6O_3S$ 不得少于 98.5%。USP（40）和 BP（2018）均采用高效液相色谱法进行含量测定，色谱条件同有关物质Ⅱ，按干燥品计算，含 $C_{20}H_{25}ClN_2O_5 \cdot C_6H_6O_3S$ 均在 97.0%～102.0%之间。

苯磺酸氨氯地平为二氢吡啶类药物，具有还原性，通常用铈量法测定该类药物的含量，即以 $Ce(SO_4)_2$ 为标准溶液的氧化还原滴定法。测定原理可用下列反应式表示。

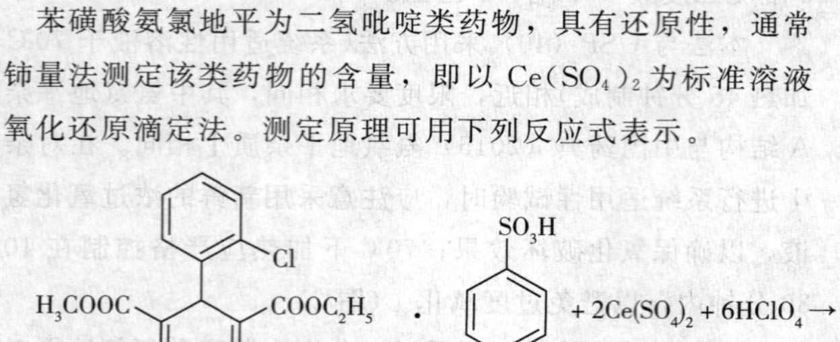

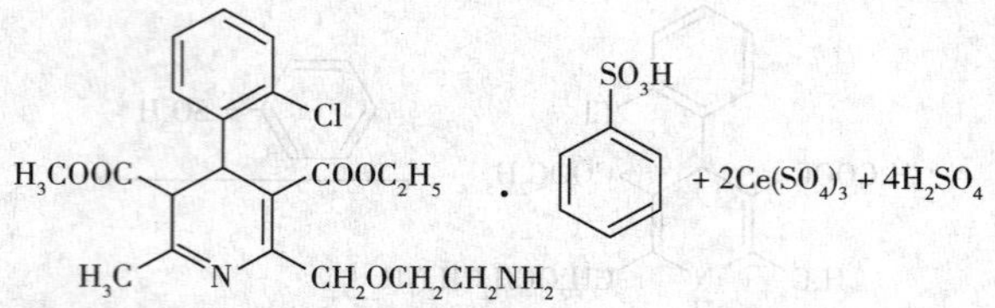

终点时，微过量的 Ce^{4+} 将指示剂邻二氮菲-Fe（Ⅱ）中的 Fe^{2+} 氧化成 Fe^{3+}，使橙红色配合物离子呈无色，以指示终点。

基于本品种的杂质限度较低(低于 0.6%)，故容量滴定因其精密度高成为含量测定方法首选。

【制剂】　中国药典（2015）收载了苯磺酸氨氯地平片、苯磺酸氨氯地平胶囊；USP（40）中仅收载了苯磺酸氨氯地平片。

(1)苯磺酸氨氯地平片(Amlodipine Besylate Tablets)

本品为白色或类白色片，规格为 2.5mg、5mg、10mg。BCS 分类为Ⅰ类或Ⅲ类。

溶出度　因苯磺酸氨氯地平在水中微溶，有必要对其进行溶出度检查。以盐酸溶液(0.9→1000)为溶出介质，采用通则 0931 第二法，转速为每分钟 75 转，时间 30 分钟，限度为标示量的 80%。

由于本品规格较小，故选择高效液相色谱法测定溶出量，色谱条件与含量测定相同。三种规格(2.5mg、5mg、10mg)的片剂均在 20 分钟左右到达平台(溶出量＞80%)。(图 3)

由于本品对光及氧化敏感，应注意避光操作，建议溶出篮及杆进行惰性涂膜处理。

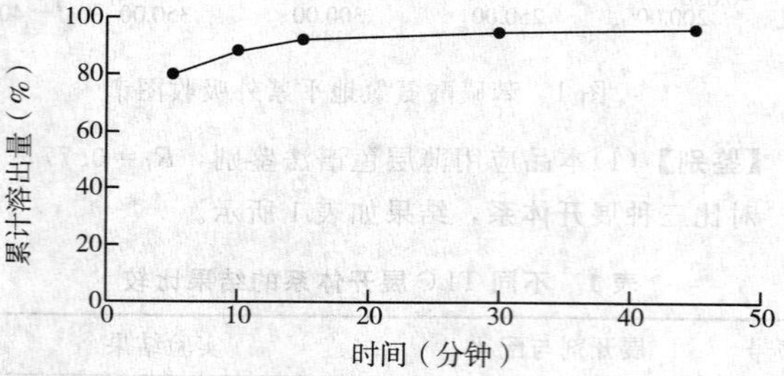

图 3　苯磺酸氨氯地平片溶出曲线

含量测定与含量均匀度　均采用高效液相色谱法，色谱条件与原料药中有关物质Ⅱ检查项相同。辅料对主成分含量测定无干扰。以外标法定量，苯磺酸氨氯地平在 1～200μg/ml 浓度范围内，与其峰面积呈良好线性关系，线性方程为 $A=55952C+10573$，$r=1(n=7)$。重复性试验 RSD 为 0.052%($n=5$)。加样回收率 1(样品加标)为 98.4%($n=9$)，RSD 为 1.2%；加样回收率 2(空白加标)为 98.7%($n=9$)，RSD 为 0.6%。供试品溶液(浓度为 50.0μg/ml)在室温放置 48 小时基本稳定。

USP（40）中流动相、检测波长、流速和限度设置等与中国药典（2015）相同，要求氨氯地平和有关物质 A 色谱峰的分离度大于 8.5，拖尾因子不得大于 2.0，有关物质 A 的相对标准偏差不得大于 5.0%。

(2)苯磺酸氨氯地平胶囊(Amlodipine BesylateCapsules)

本品内容物为白色或类白色的颗粒或粉末，规格为5mg。

溶出度　因苯磺酸氨氯地平在水中微溶，有必要对其进行溶出度检查。以盐酸溶液(0.9→1000)为溶出介质，采用通则0931第一法，转速为每分钟100转，时间30分钟，限度为标示量的80%。(图4)

由于本品规格较小，故选择高效液相色谱法测定溶出量，色谱条件与含量测定相同。

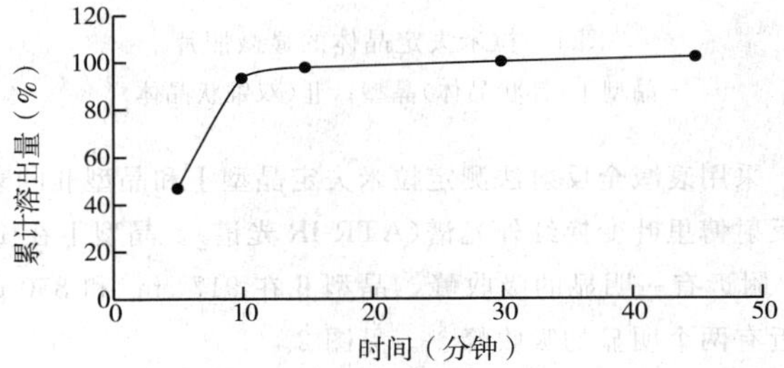

图4　苯磺酸氨氯地平胶囊溶出曲线图

含量测定与含量均匀度　均采用高效液相色谱法，色谱条件与原料药中有关物质Ⅱ检查项相同。辅料对主成分含量测定无干扰。以外标法定量，苯磺酸氨氯地平在1～200μg/ml浓度范围内，与其峰面积呈良好线性关系，线性方程为$A=55952C+10573$，$r=1(n=7)$。重复性试验RSD为0.052%(n=5)。加样回收率(样品加标)为101.1%(n=9)，RSD为0.6%。供试品溶液(浓度为50.0μg/ml)在室温放置48小时基本稳定。

由于本品对光敏感，因此操作中应注意避光。

参考文献

[1] 应利人，田园．苯磺酸氨氯地平的合成［J］．宁波化工，2010，2：24-25.

[2] 吴宁珍，吴丽萍，李文辉．苯磺酸氨氯地平的合成［J］．中国现代应用药学，2011，28(2)：140-141.

[3] 朱建坤，方浩．氨氯地平的合成路线评述［J］．齐鲁药事，2009，28(10)：618-620.

[4] 石卫兵，赖宜生，张奕华．苯磺酸氨氯地平的合成研究［J］．中国药物化学杂志，2006，16(3)：161-164.

[5] 梁芬，刘旭海，王燕霞．HPLC法测定苯磺酸氨氯地平分散片有关物质［J］．江西中医药，2013，44(355)：56-57.

[6] 王丽，申兰慧．HPLC法测定苯磺酸氨氯地平片的含量及其有关物质［J］．中国药师，2014，17(12)：2046-2050.

[7] 方顺干，俞佳，蒋振．高效液相色谱法测定苯磺酸氨氯地平片的含量［J］．中国药业，2006，15(12)：23.

[8] 徐国津，李新春．高效液相色谱法测定苯磺酸氨氯地平的含量及有关物质［J］．中国药学杂志，2008，43(1)：60-63.

撰写　暴　铱　中央军委后勤部卫生局药品仪器检测所

复核　王文刚　中央军委后勤部卫生局药品仪器检测所

拉米夫定

Lamivudine

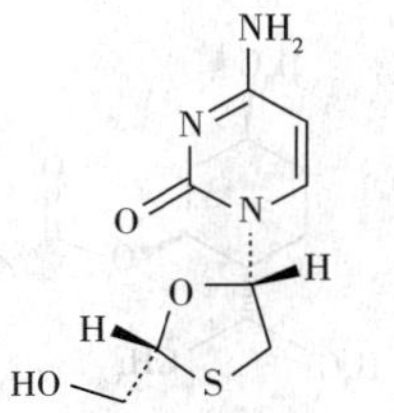

$C_8H_{11}N_3O_3S$　229.26

化学名：(-)-1-［(2*R*，5*S*)-2-(羟甲基)-1，3-氧硫杂环戊烷-5-基］胞嘧啶

(-)-1-［(2*R*，5*S*)-2-(Hydroxymethyl)-1，3-oxathiolan-5-yl］cytosine

英文名：Lamivudine (INN)

CAS号：［134678-17-4］

拉米夫定系合成的二脱氧胞嘧啶核苷类抗病毒药物，用于治疗伴有丙氨酸氨基转移酶(ALT)升高和病毒活动复制的、肝功能代偿的成人慢性乙型肝炎。拉米夫定与其他抗转录病毒药联用治疗人类免疫缺陷病毒(HIV)感染。本药口服后吸收迅速，血药浓度达峰时间为0.5～1小时，生物利用度稳定在80%～85%，血浆蛋白结合率<36%。口服后24小时内，约90%的药物以原形和(或)5%～10%以反式亚砜代谢产物的形式随尿液排泄。清除半衰期为5～7小时。对肾功能损害者，消除半衰期会延长。本药可见高血糖，在高剂量核苷类药物联合治疗HIV感染患者中有出现乳酸性酸中毒(包括致死性病例)的报道，通常合并严重的肝肿大和肝脏脂肪变性。常见呼吸道感染、头痛、腹部不适、腹痛、恶心、呕吐、腹泻、乏力，可见咽痛、呼吸音异常、肌痛、关节痛、淋巴结病、重度肝炎、口干、贫血、皮疹、瘙痒等[1]。

拉米夫定由加拿大Biochem Pharma公司研制，拉米夫定片由英国Glaxo Wellcome公司于1995年首次在美国上市，商品名为Epivir(贺普丁)，次年在英国上市[2]。贺普丁于1999年在我国上市。

除中国药典(2015)收载外，USP(36)、BP(2013)和Ph. Eur. (7.0)均有收载。

【制法概要】国内企业多以L-薄荷醇作为手性诱导，使形成的手性碳的构型单一，符合产物的要求，方法成熟。将起始物L-薄荷醇和L-酒石酸酯化并氧化，加入二羟基噻二烷后，环合，酰化，加入胞嘧啶进行取代反应，加硼氢化钾还原，再加水杨酸成盐后，加入三乙胺碱化生成拉米夫定粗品，再经过精制，得到拉米夫定的精制品。

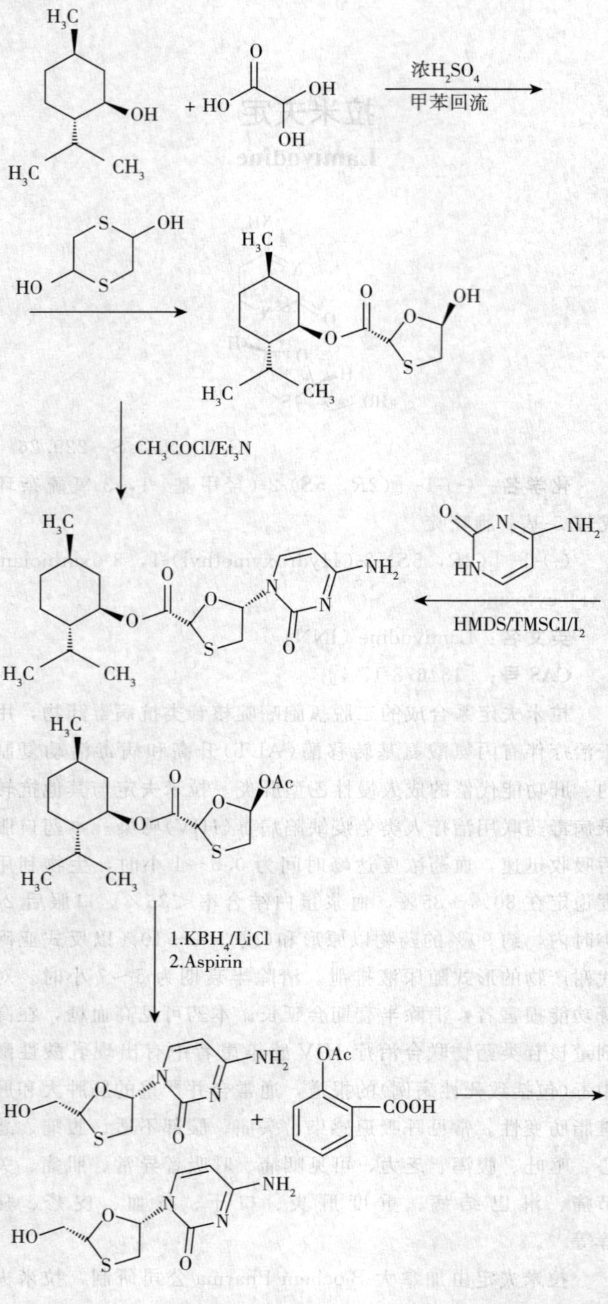

【性状】本品肉眼观察时为白色或类白色结晶性粉末。

拉米夫定有两种晶型，晶型Ⅰ为针状晶型，晶型Ⅱ为双锥状晶型。晶型Ⅱ流动性好，且在水中的溶解度高于晶型Ⅰ，为药用晶型[3~4]。

在显微镜下晶型Ⅰ为细小的针状晶体，晶型Ⅱ为双锥状晶体（图1）。

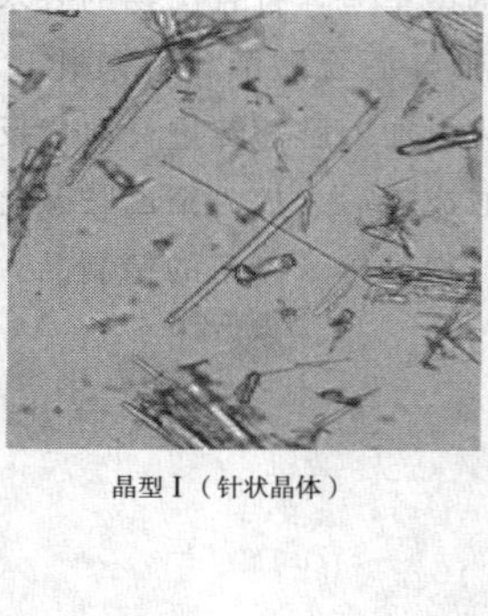

晶型Ⅰ（针状晶体）

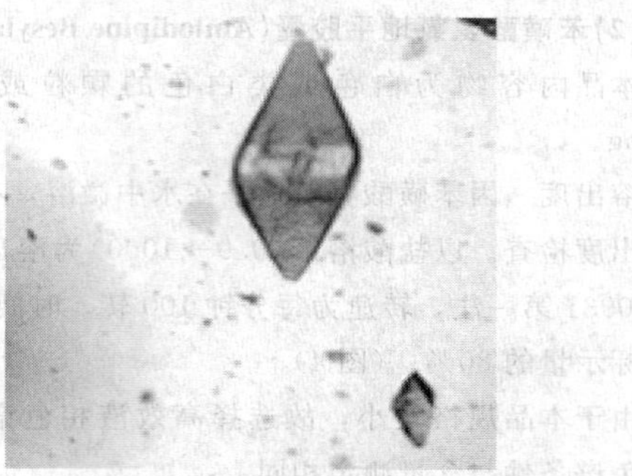

晶型Ⅱ（双锥状晶体）

图1　拉米夫定晶体的显微照片

晶型Ⅰ（针状晶体）晶型；Ⅱ（双锥状晶体）

采用衰减全反射法测定拉米夫定晶型Ⅰ和晶型Ⅱ的衰减全反射傅里叶变换红外光谱（ATR-IR光谱）。晶型Ⅰ在1197 cm^{-1}附近有一明显的吸收峰，晶型Ⅱ在917 cm^{-1}和850 cm^{-1}附近有两个明显的吸收峰[5]。见图2。

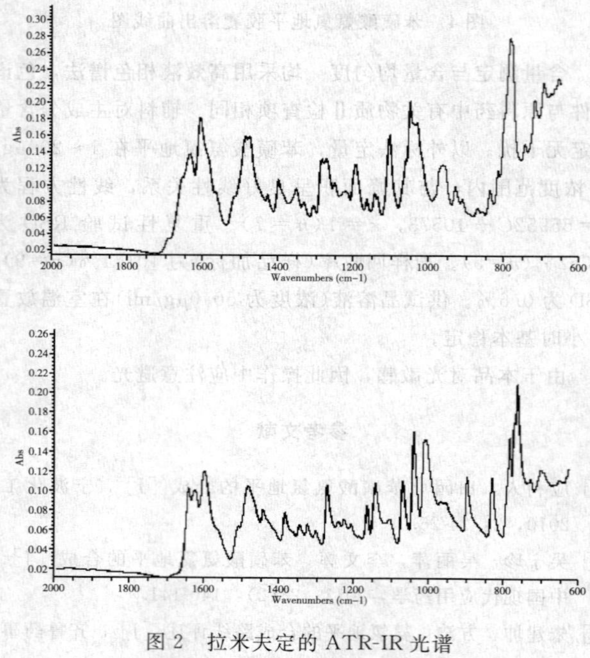

图2　拉米夫定的ATR-IR光谱

晶型Ⅰ；晶型Ⅱ

在3°～45°的2θ范围内记录拉米夫定晶型Ⅰ和晶型Ⅱ的X-射线粉末衍射图谱。晶型Ⅰ在23.6°、19.2°、11.3°处有特征衍射峰，晶型Ⅱ在20.7°、21.5°、25.0°处有特征衍射峰。（图3）

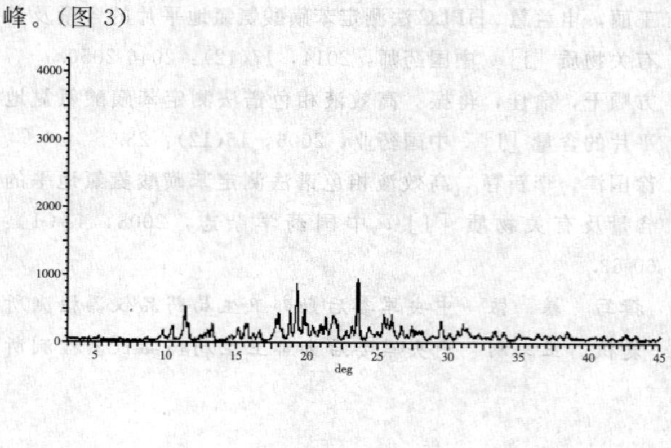

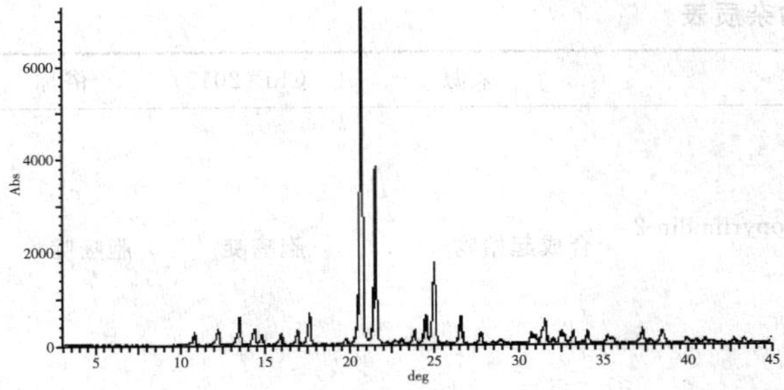

图 3　拉米夫定的 X 射线粉末衍射图谱

晶型Ⅰ；晶型Ⅱ

将晶型Ⅰ和晶型Ⅱ的粉末的拉曼光谱显示，晶型Ⅰ在 696cm^{-1}、312 cm^{-1}附近有明显的散射峰，晶型Ⅱ在 916 cm^{-1}，851 cm^{-1}附近有明显的散射峰[5]。（图 4）

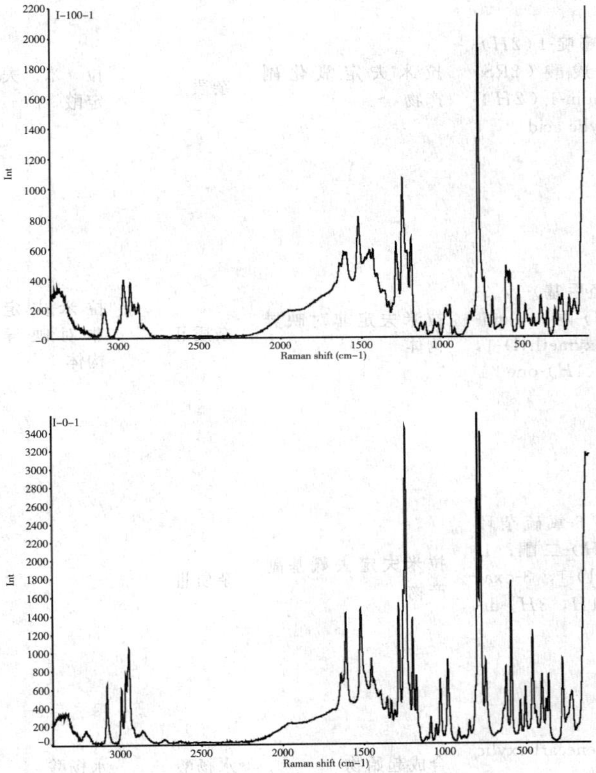

图 4　拉米夫定的拉曼光谱

晶型Ⅰ；晶型Ⅱ

经实验考察，国内生产的拉米夫定原料均为晶型Ⅱ。

熔点　BP(2013)、Ph. Eur. (7.0)和 USP(36)均未收载熔点项。将本品在 105℃干燥后进行测定，升温速率为 1.5℃/min，限度为 174℃～179℃。

比旋度　按无水与无溶剂物计算，本品 5mg/ml 的水溶液的比旋度为−97°至−99°。Ph. Eur. (7.0)的比旋度测定供试品溶液浓度和溶剂和中国药典(2015)一致，但最后的计算结果系以无水物计。USP(36)未制定比旋度项。

【鉴别】(1)采用溴化钾压片法测定红外光吸收图谱，应与对照的图谱一致(光谱集 975 图)，见图 5。因拉米夫定存在多晶型，若图谱不一致，可取本品与拉米夫定对照品分别用甲醇溶解，重结晶后再测定，以消除晶型不同引起图谱不一致的情况。(图 5)

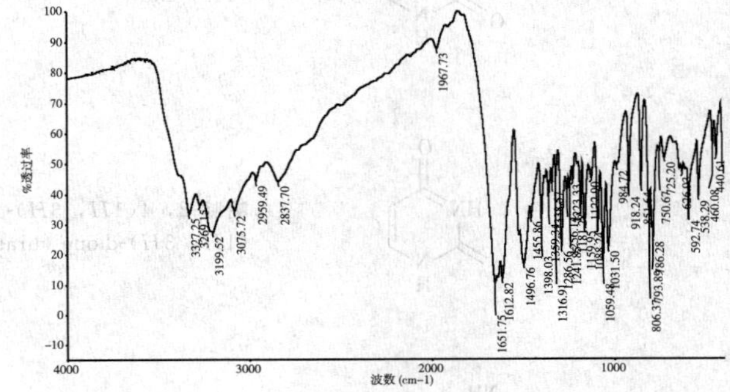

图 5　拉米夫定对照品红外光谱图

(2)在拉米夫定对映体检查项下记录的色谱图中，本品的保留时间应与拉米夫定峰保留时间一致，为与拉米夫定对映体进行区分，保留时间约为 5.4 分钟。

波数(cm^{-1})	归属	
3327，3199	羟基，胺基	ν_{O-H}　ν_{N-H}
3075	芳杂环	ν_{C-H}
2959，2837	烷基	ν_{C-H}
1651	羰基	$\nu_{C=O}$
1612　1496	芳杂环骨架	

【检查】溶液的颜色　取本品的水溶液(50mg/ml)，用 4cm 石英吸收池，在 440nm 波长处测定吸光度，不得过 0.3。USP(36)规定在此浓度和波长下，吸光率不得过 0.0015。

有关物质　采用高效液相色谱法进行检查，用 Zorbax XDB-C18(250mm×4.6mm，5μm)色谱柱。色谱条件与 Ph. Eur. (7.0)、BP(2013)及 USP(36)一致，供试品溶液的浓度与 Ph. Eur. (7.0) 和 BP(2013)一致，但比 USP(36)中的浓度高一倍。

此色谱条件可以将拉米夫定合成过程中可能存在的杂质进行完全的分离，尿嘧啶峰与拉米夫定杂质Ⅰ峰、拉米夫定杂质Ⅱ峰和拉米夫定峰的分离度分别为 3.24 和 2.62。各杂质在 277nm 波长下的相对响应与拉米夫定不完全一致，其中胞嘧啶、尿嘧啶和杂质Ⅲ的相对校正因子分别为 0.6、2.2 和 2.2。

参考有关文献[6,7]，拉米夫定的杂质情况表见表 1，拉米夫定与各杂质的分离情况见图 6。

表1　拉米夫定的杂质表

序号	结构	名称	来源	ChP(2015)	俗称
1	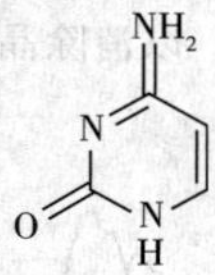	4-氨基嘧啶-2（1*H*）-酮 4-aminopyrimidin-2（1*H*）-one	合成起始物	胞嘧啶	胞嘧啶
2	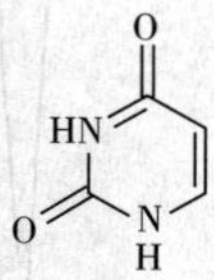	嘧啶-2，4（1*H*，3*H*）-二酮 pyrimidine-2，4（1*H*，3*H*）-dione（uracil）	副产物	尿嘧啶	尿嘧啶
3	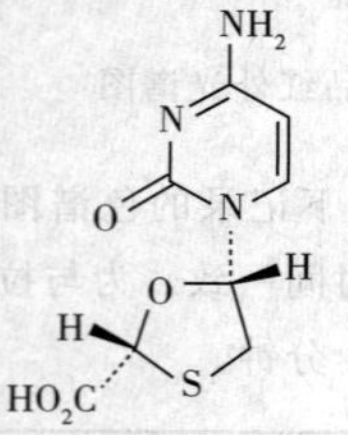 and enantiomer	（2*RS*，5*SR*）-5-（4-氨基-2-酮嘧啶-1（2*H*）-基）-1，3-氧硫杂环戊烷-2-羧酸（2*RS*，5*SR*）-5-（4-amino-2-oxopyrimidin-1（2*H*）-yl）-1，3-oxathiolane-2-carboxylic acid	拉米夫定氧化副产物	杂质Ⅰ	拉米夫定酸
4	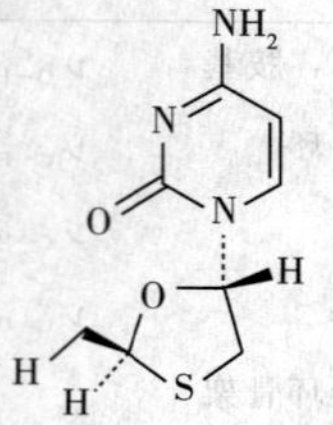 and enantiomer	4-氨基-1-［（2*RS*，5*RS*）-2-（羟甲基）-1，3-氧硫杂环戊-5-基］嘧啶-2（1*H*）-酮；4-amino-1-［（2*RS*，5*RS*）-2-（hydroxymethyl）-1，3-oxathiolan-5-yl］pyrimidin-2（1*H*）-one	拉米夫定非对映异构体	杂质Ⅱ	拉米夫定非对映异构体
5	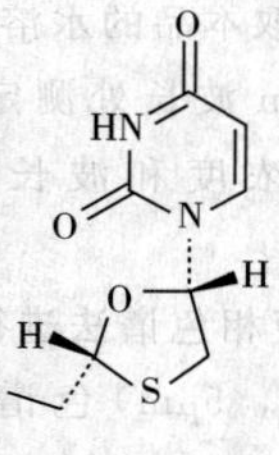	1-［（2*R*，5*S*）-2-（羟甲基）-1，3-氧硫杂环戊-5-基］嘧啶-2，4（1*H*，3*H*）-二酮；1-［（2*R*，5*S*）-2-（hydroxymethyl）-1，3-oxathiolan-5-yl］pyrimidine-2，4（1*H*，3*H*）-dione	拉米夫定去氨基副产物	杂质Ⅲ	—
6	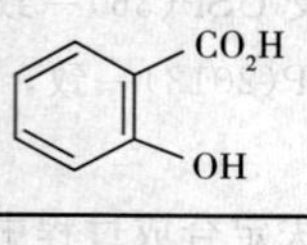	2-羟基苯甲酸；2-hydroxybenzenecarboxylic acid（salicylic acid）	合成起始物	水杨酸	水杨酸

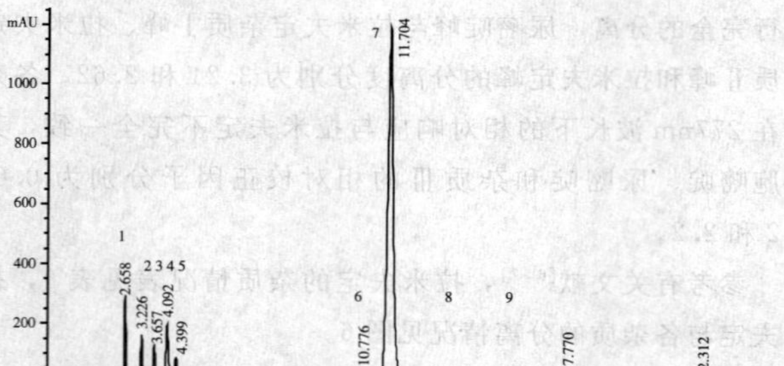

图6　拉米夫定有关物质系统适用性试验图谱

1. 胞嘧啶　2. 尿嘧啶　3. 杂质Ⅰ　4. 其他杂质1　5. 其他杂质2　6. 杂质Ⅱ　7. 拉米夫定　8. 杂质Ⅲ　9. 水杨酸

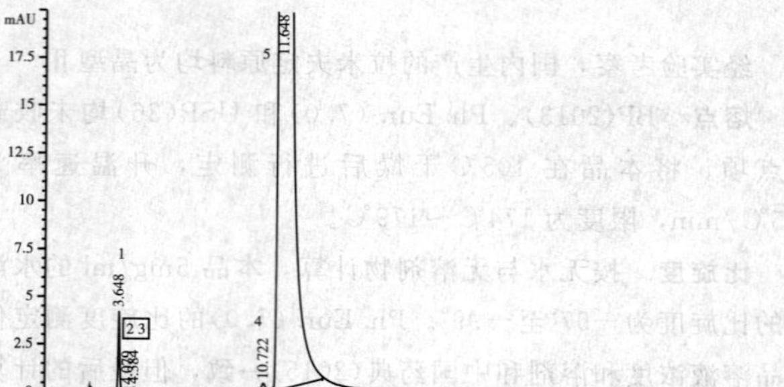

图7　拉米夫定有关物质供试品溶液典型色谱图

1. 杂质Ⅰ　2. 其他杂质1　3. 其他杂质2　4. 杂质Ⅱ　5. 拉米夫定

据各企业的生产工艺，在合成拉米夫定的过程中将生成中间体拉米夫定水杨酸盐，经过脱水杨酸的步骤，生成拉米夫定粗品，最后再进行精制。因此需控制水杨酸的量，限度定为 0.1%。水杨酸的响应较低，经试验，拉米夫定峰的响应约为水杨酸峰的 5.5 倍。若采用拉米夫定自身低浓度对照的方法控制水杨酸，实际上是将其限度提高了 5 倍，这种计算方法不尽合理。因此，采用外标法测定水杨酸的浓度(峰面积比较法)。经试验，水杨酸的检出限为 2.6ng，约相当于供试品溶液浓度(0.5mg/ml)的 0.05%，基本可以满足试验的要求。若选取 USP(36)所选用的 0.25mg/ml 作为供试品溶液的浓度，则水杨酸的检出限仅相当于限度 0.1%，不能满足有关物质的控制要求。

采用 Zorbax XDB-C18(25cm×0.46cm，5μm)色谱柱，流速为 1.0ml/min，柱温为 35℃。尿嘧啶峰与拉米夫定杂质Ⅰ峰、拉米夫定杂质Ⅱ峰和拉米夫定峰的分离度分别为 3.24 和 2.62。水杨酸的高、中、低浓度加样回收率分别为 97.5%、102.7% 和 93.8%，RSD 分别为 1.8%、3.1% 和 7.7%(n=3)。拉米夫定和水杨酸的检出限分别为 0.4ng 和 2.6ng。

拉米夫定对映体　本品结构中的 1，3-氧硫杂戊烷中有两个手性碳原子，其中拉米夫定为(2*R*，5*S*)型，其对映异构体为(2*S*，5*R*)型。对映异构体的分离采用 β-环糊精键合硅胶为填充剂；以 0.1mol/L 醋酸铵溶液-甲醇(95：5)为流动相，检测波长为 270nm；柱温为 15～30℃，流速为每分钟 1.0ml。对映体限度为 0.3%。该方法和限度与 USP(36)、Ph. Eur. (7.0)及 BP(2013)一致。

采用 Supelco Astec CycloBond 12000 RSP(250mm×4.6mm，5μm)色谱柱，柱温为 20℃，以面积归一化法计算右旋拉米夫定的量。系统适用性图谱中拉米夫定峰与拉米夫定对映体峰的分离度为 2.58。拉米夫定在 0.0522～1.305μg/ml(进样体积 10μl)的浓度范围内，峰面积与进样量呈良好线性，相关系数 r=0.9999(n=6)。拉米夫定的检出限为 0.16ng。(图 8)

拉米夫定对映体

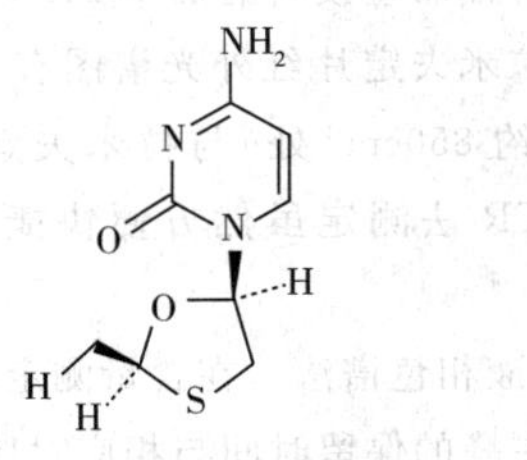

$C_8H_{11}N_3O_3S$　229.3

4-氨基-1-［(2*S*，5*R*)-2-羟甲基-1，3-氧硫杂环戊-5-基］嘧啶-2(1*H*)-酮

4-amino-1-［(2*S*，5*R*)-2-(hydroxymethyl)-1，3-oxathiolan-5-yl］pyrimidin-2(1*H*)-one

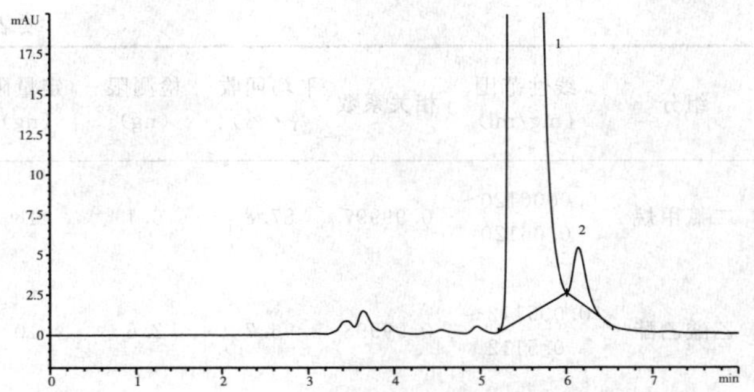

图 8　拉米夫定对映体系统适用性试验色谱图

1. 拉米夫定　2. 右旋拉米夫定

残留溶剂　采用气相色谱法测定。

根据各企业的生产工艺，拉米夫定合成过程中可能用到的有机溶剂为甲醇、乙醇、乙醚、异丙醇、二氯甲烷、乙酸乙酯、四氢呋喃、醋酸异丙酯、三乙胺、*N*，*N*-二甲基甲酰胺、正己烷和甲苯(共 12 种)。由于有机溶剂种类众多，采用直接进样法和顶空法两套系统测定。

甲醇、乙醇、异丙醇、乙酸乙酯、醋酸异丙酯、二氯甲烷、三乙胺、四氢呋喃和 *N*，*N*-二甲基甲酰胺　采用直接进样法测定上述 9 个残留溶剂，色谱柱为 HP-624(105m×0.53mm，3μm)。经测定各色谱峰之间分离度均符合规定(最小分离度为 1.93，醋酸异丙酯峰和三乙胺峰)，色谱图见图 9，9 组分的精密度实验均符合规定，RSD 在 0.1%～3.2%之间(n=6)，线性范围、回收率试验结果、检测限和定量限见表 2。

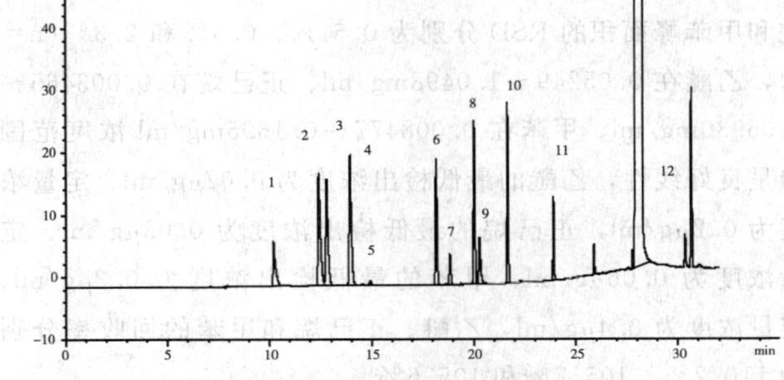

图 9　直接进样法测定残留溶剂对照品溶液图谱(9 个残留溶剂)

1. 甲醇　2. 乙醇　3. 乙醚　4. 异丙醇　5. 二氯甲烷　6. 乙酸乙酯　7. 四氢呋喃　8. 醋酸异丙酯　9. 三乙胺　10. 内标　11. DMF　12. DMSO

表 2　直接进样法测定残留溶剂线性试验结果

组分	线性范围(mg/ml)	相关系数	平均回收率(%)	检测限(ng)
甲醇	0.002980～0.2980	0.99998	101.5	6.0
乙醇	0.004972～0.4972	0.99996	103.5	5.0
异丙醇	0.005084～0.5084	0.99999	99.2	2.5

续表

组分	线性范围(mg/ml)	相关系数	平均回收率(%)	检测限(ng)	定量限(ng)
二氯甲烷	0.0006120～0.06120	0.99997	87.8	6.1	18
乙酸乙酯	0.005112～0.5112	0.99998	96.7	2.6	10
四氢呋喃	0.0007694～0.07694	0.99998	99.4	1.5	2.7
醋酸异丙酯	0.004966～0.4966	0.99998	93.9	2.5	9.9
三乙胺	0.001036～0.1036	0.9997	103.4	2.1	3.6
N，N-二甲基甲酰胺	0.0009390～0.09390	0.9999	82.1	0.9	2.8

乙醚、正己烷和甲苯　直接进样测定包括正己烷和甲苯的12个残留溶剂，虽然分离度符合规定，但正己烷和甲苯峰的面积很小，无法定量测定，所以将正己烷和甲苯改为顶空法测定，后因直接进样法测定乙醚的回收率测定结果差，故乙醚也改为顶空进样法测定，色谱柱为HP-624(0.53mm×75m，3μm)，乙醚、正己烷和甲苯这三个成分与直接进样的9个残留溶剂无干扰，乙醚、正己烷和甲苯之间分离度均符合规定(色谱图见图10)，经精密度试验，乙醚、正己烷和甲苯峰面积的RSD分别为0.5%、0.6%和2.3%(n=6)，乙醚在0.05249～1.0498mg/ml、正己烷在0.003465～0.06930mg/ml、甲苯在0.008477～0.1695mg/ml浓度范围内呈良好线性，乙醚的最低检出浓度为0.07μg/ml、定量浓度为0.2μg/ml，正己烷的最低检出浓度为0.03μg/ml、定量浓度为0.06μg/ml，甲苯的最低检出浓度为0.2μg/ml、定量浓度为0.4μg/ml，乙醚、正己烷和甲苯的回收率分别为110.2%、105.2%和105.6%。

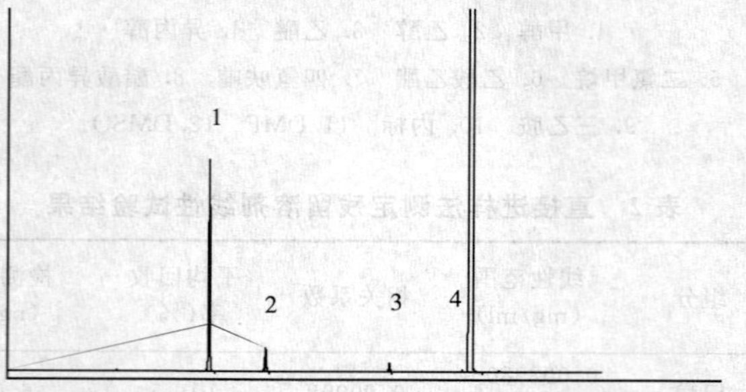

图10　顶空进样法测定残留溶剂对照品溶液图谱(3个残留溶剂)

1. 乙醚　2. 正己烷　3. 甲苯　4. *N*，*N*-二甲基乙酰胺

水分　以费休氏-容量滴定法测定水分，限度为0.2%，与USP(36)的方法和限度一致。Ph. Eur.(7.0)采用105℃干燥至恒重测定干燥失重，限度为0.5%。

炽灼残渣　限度为0.1%。Ph. Eur.(7.0)和BP(2013)的硫灰检查项限度为0.1%。USP(36)未制定此检查项。

重金属　取炽灼残渣项下遗留的残渣进行检查，不得过百万分之二十，与Ph. Eur.(7.0)和BP(2013)的限度一致。USP(36)未制定此检查项。

【含量测定】采用高效液相色谱法，色谱系统与有关物质检查一致，但供试品溶液的浓度均略有不同。

采用与有关物质相同的供试品溶液浓度(0.5mg/ml)，各企业产品的含量测定结果在96.5%～102%之间，差异较大，超出了含量的限度范围，且结果的重复性不好。实验结果表明，0.4～0.6mg/ml的浓度范围内(相当于含量测定供试品溶液浓度的80%～120%)线性关系不好(进样体积为10μl)，0.6mg/ml的拉米夫定峰已出现裂峰，提示在该浓度下色谱柱已超载。因此，0.5mg/ml的浓度不适用于HPLC含量测定，故将浓度改为0.25mg/ml，即与USP(36)一致。线性试验结果表明，拉米夫定浓度在0.199～0.298mg/ml的范围内(进样体积为10μl)，峰面积与浓度呈良好的线性关系，r=0.99997(n=5)。证明该浓度适用于拉米夫定的含量测定。

【制剂】中国药典(2015)收载了拉米夫定片(Lamivudine Tablets)，BP(2013)收载了该制剂。各企业生产工艺中使用的辅料主要包括微晶纤维素、羧甲基淀粉钠、硬脂酸镁和包衣材料欧巴代等。

本品为薄膜衣片，除去包衣后显白色或类白色，规格为0.1g、0.15g或0.3g。

鉴别　(1)红外光谱　取本品适量研成粉末，加入甲醇提取，滤液在缓缓通入氮气的条件下蒸干，取残渣用KBr压片，残渣的红外光吸收图谱应与对照的图谱一致(光谱集975图)。因拉米夫定存在多晶型，若图谱不一致，可取拉米夫定对照品同时重结晶，以消除晶型不同引起图谱不一致的情况。

考察了溶剂提取和直接研磨2种前处理方式，糊法、KBr压片和衰减全反射(ATR)3种采集方式，对红外鉴别结果的影响。将样品直接研磨后ATR方式测定，受辅料干扰部分企业的拉米夫定片红外光谱图有1至3处(约850cm^{-1}、950cm^{-1}处和约850cm^{-1}处)与拉米夫定对照品图谱不一致。直接研磨ATR法测定虽然方便快捷，但辅料的影响无法避免。

(2)高效液相色谱法　在含量测定项下记录的色谱图中，供试品溶液主峰的保留时间与相应对照品溶液主峰的保留时间一致。供试品溶液主峰和对照品溶液主峰的保留时间均约为10.9分钟。

有关物质　采用拉米夫定含量测定的色谱条件，供试品溶液浓度为0.2mg/ml。检查的已知杂质与拉米夫定一致。BP(2013)中有关物质的色谱条件、系统适用性试验及供试品溶液浓度与中国药典(2015)略有不同，流动相为0.025mol/L醋酸铵(pH值用冰醋酸调节至4.0)-甲醇(95∶

5)；系统适用性试验中杂质Ⅱ和拉米夫定峰之间的分离度应不小于 2.0；供试品溶液浓度为 0.3mg/ml。限度也与中国药典(2015)略有不同，不同之处在于其他单个杂质的限度为 0.2%。

溶出度　采用桨法，以 0.1mol/L 盐酸溶液 900ml 为溶出介质，转速为每分钟 50 转，溶出时间为 30 分钟，限度为 85%。BP(2013)的溶出时间和限度与中国药典(2015)有所不同，分别为 45 分钟和 75%(Q)。

拉米夫定在 0.1mol/L 盐酸溶液中，浓度在 2.665～13.33μg/ml，吸收度与浓度呈良好的线性关系，相关系数 r =1.0；低中高浓度精密度试验 RSD 分别为 0.07%、0.06% 和 0.04%(n=6)；供试品溶液和对照品溶液在 24 小时内稳定性良好；平均回收率为 100.4%(RSD 为 0.7%)。

含量测定　采用高效液相色谱法测定，色谱条件与原料药相同，供试品溶液浓度为 0.2mg/ml。比较了投片法和研磨称粉法对含量测定结果的影响，结果某企业的两个规格产品的含量测定结果显示，投片法比研磨称粉的结果高出 2%～3%，但两种制备方法对其他企业的产品结果几乎无影响。因此，中国药典(2015)采用投片法制备供试品溶液。

参考文献

[1] 国家药典委员会．中华人民共和国药典临床用药须知·化学药和生物制品卷［M］．2015 年版．北京：中国医药科技出版社，2017：356.

[2] 刘玮烨，龚峰，程亮，等．拉米夫定的合成和应用研究进展［J］．淮海工学院学报(自然科学版)2008.17(3)：40-44.

[3] Harris R. K.，Yeung R. R.，Lamont R. B.，etal. Polymorphism in a novel anti-viral agent：Lamivudine［J］. Journal of the Chemical Social，Perkin Transactions 2，1997，12：2653.

[4] Jozwiakowski M. J.，Nguyen N. A.，Sisco J. M.，etal. Solubility behavior of lamivudine crystal forms in recrystallization solvents［J］. Journal of Pharmaceutical Sciences，1996，85：193

[5] 叶晓霞，刘茜，耿志旺，等．拉曼光谱法检测拉米夫定晶型Ⅰ［J］．中国医药工业杂志，2013，44：60-63.

[6] Gaurav B.，Vijay K.，Saranjit S.. Study of forced decomposition behavior of lamivudine using LC，LC-MS/TOF and MS^n［J］. Journal of Pharmaceutical and Biomedical Analysis，2009，49：55.

[7] 曲亮，孙璐，刘杰．LC-MS 法分析拉米夫定的有关物质［J］．沈阳药科大学学报，2013，30：256-263.

撰写　彭　茗　上海市食品药品检验所

复核　杨永健　上海市食品药品检验所

奈韦拉平

Nevirapine

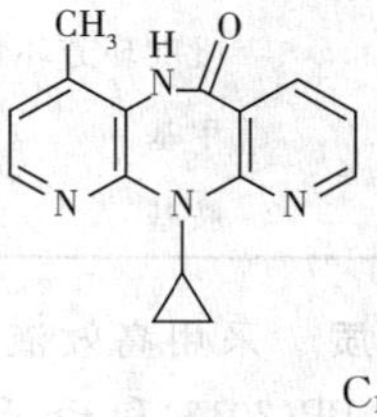

$C_{15}H_{14}N_4O$　266.30

化学名：11-环丙基-二氢-4-甲基-6H-二吡啶［3,2-b:2′,3′-e］［1,4］二氮杂䓬-6-酮

11-cyclopropyl-4-methyl-5,11-dihydro-6*H*-dipyrido［3,2-b:2′,3′-e］［1,4］diazepin-6-one.

英文名：Nevirapine

CAS 号：［129618-40-2］

奈韦拉平是一种 HIV-1 的非核苷类逆转录酶抑制剂。与 HIV-1 的逆转录酶(RT)结合，阻断此酶的催化部位，抑制 RNA 和 DNA 依赖型 DNA 聚合酶活性[1]。该产品由德国 Boehringer Ingelheim 公司研发，于 1994 年获得美国专利，1996 年 9 月美国 FDA 批准上市，商品名 Viramune，主要用于艾滋病的预防和治疗。该药物 2001 年进入我国，2002 年 10 月国内上海迪赛诺化学制药有限公司首仿上市。

除中国药典(2015)收载外，USP(36)、Ph. Eur. (7.0)、IP(4.0)和 BP(2013)中均有收载，IP(4.0)和 Ph. Eur. (7.6)中收载了半水合奈韦拉平。

【制法概要】以二乙二醇二甲醚为溶剂，加入 2-氯-N-(2-氯-4-甲基-3-吡啶基)-3-吡啶碳酸胺、环丙胺和氧化钙进行胺化反应，保温反应 12～14 小时，离心后得胺化液。再以二乙二醇二甲醚为溶剂，在氮气保护下与氢化钠进行环合反应，环合反应结束后进行减压浓缩二乙二醇二甲醚，降温后先后加入合成工艺用水及乙醇破坏掉多余的氢化钠等，再经过调节 pH 值，离心得到环合物；环合物用乙醇-水溶液进行漂洗得到粗品。再通过乙醇-水精制、干燥得到成品。(企业提供现行工艺)。

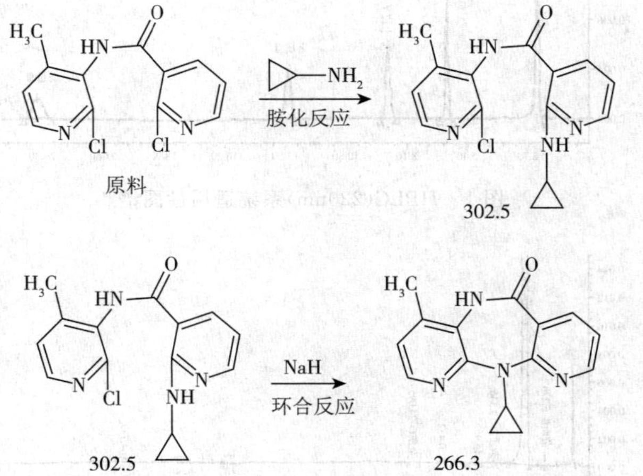

【鉴别】(1)红外鉴别　本品的红外光吸收图谱应与对照的图谱(光谱集 1159)一致，本品的红外光吸收图谱显示的

主要特征吸收如下：

波数(cm⁻¹)	归属	
3188，3062	胺基	υ_{N-H}
1647	羰基	$\upsilon_{C=O}$
1587，1488	吡啶环芳环骨架振动	$\upsilon_{C=C}$
1466	甲基	$\delta_{as(C-H)}$
1413	胺基	$\delta_{(N-H)}$

【检查】有关物质　采用高效液相色谱法进行检查。USP(36)、IP(4.0)、BP(2013)和 Ph. Eur.(7.0)方法为高效液相色谱法，Ph. Eur.(7.6)中采用超高效液相色谱法(UPLC)。中国药典（2015）收载的方法为高效液相色谱法(HPLC)，色谱条件与限度与 USP(36)、BP(2013)和 Ph. Eur.(7.0)一致。色谱柱采用 Agilent ZORBAX Bonus-RP 4.6mm×150mm 5Micro(L60)、Waters shield xbridge RP 18 150mm×4.6mm，5μm 和 Merck Hibar 250mm×4.6mm，5μm。方法学验证可行。

采用 Agilent ZORBAX Bonus-RP 4.6mm×150mm 5Micro(L60)色谱柱进行系统适用性试验，各杂质峰分离度符合规定。杂质Ⅰ、杂质Ⅱ、杂质Ⅲ的相对校正因子分别为1.3、1.0、和 1.0，与国外药典规定一致。标准参照 Ph. Eur.(7.0)拟定，已知杂质 A/B/C(相当于标准中的Ⅱ，Ⅰ，Ⅲ)仅为定位，校正因子均以 1 计。系统适用性结果见图 1。已知杂质Ⅰ、Ⅱ和Ⅲ均为工艺杂质。杂质Ⅰ的定量限为 12.0ng/ml，检出限为 4.8ng/ml；杂质Ⅱ的定量限为 12.0ng/ml，检出限为 4.8ng/ml；杂质Ⅲ的定量限为 15.0ng/ml，检出限为 5.0ng/ml；奈韦拉平的定量限为 2.5ng/ml，检出限为 0.8ng/ml。破坏性试验的结果表明奈韦拉平具有良好的稳定性，在酸碱加热光照的条件下，未见明显的降解产物产生。(图 2)

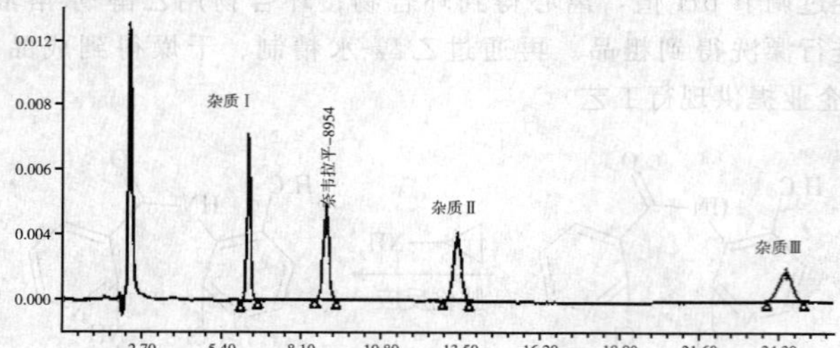

图 1　HPLC(220nm)系统适用性图谱

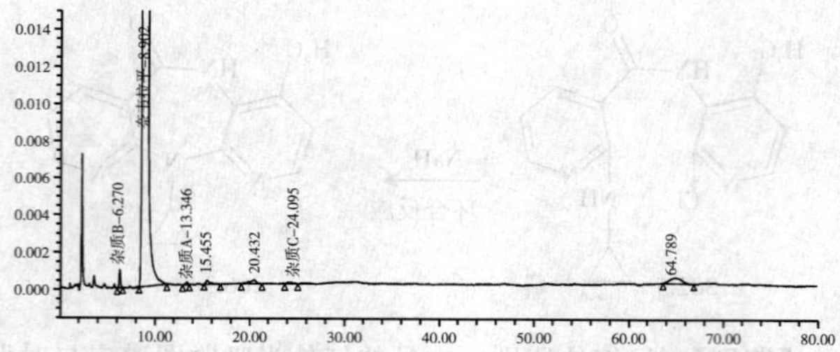

图 2　奈韦拉平原料有关物质典型图谱(色谱柱 L60)

Ph. Eur.（7.6）半水合奈韦拉平的有关物质采用了超高压液相色谱法(UPLC)，检测波长为 282nm，与高效液相色谱测定波长 220nm 不同，对 UPLC 方法进行了考察，色谱柱采用 Waters ACQUITY HSS T3，2.1mm×50mm，5μm。系统适用性图谱如图 3 所示。方法学验证基本可行，现行标准液相色谱需要记录至主峰保留时间的 10 倍，以保证杂质聚合物(图 2 中出峰时间为 64.7 分钟)的检出。约 100 分钟左右，UPLC 方法主峰时间为 1.3 分钟，可以极大的缩短时间，节约流动相。但由于检测波长不一致，部分杂质检出的结果与 HPLC 有差异，拟待进一步考察完善后，再订入质量标准。

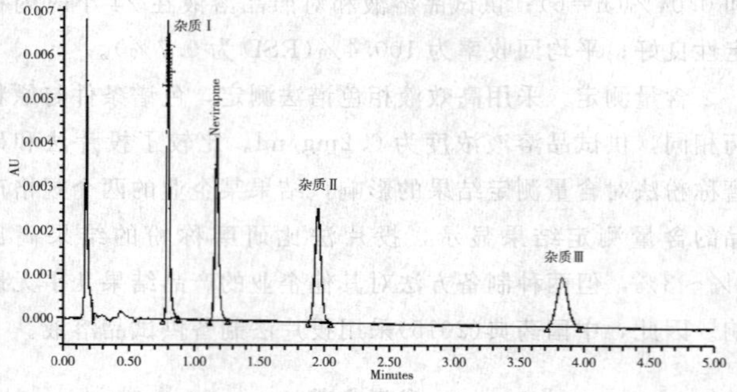

图 3　UPLC(282nm)系统适用性色谱图

残留溶剂　综合各企业工艺过程中使用溶剂的情况，对残留溶剂乙酸乙酯、甲醇、乙醇、甲苯、邻二甲苯、*N*，*N*-二甲基甲酰胺和醋酸按照中国药典残留溶剂测定法进行检查。采用 DB-WAX 30m×0.32mm，0.5μm 毛细管柱进行试验。(图 4)

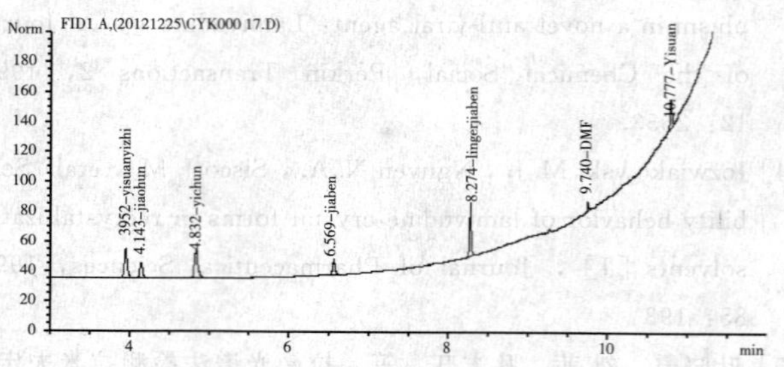

图 4　残留溶剂对照品图谱

【含量测定】USP(36)、IP(4.0)、BP(2013)和 Ph. Eur.(7.0)方法为高效液相色谱法(HPLC)，Ph. Eur. 7.6 中方法为超高效液相色谱法(UPLC)法，2015 年版中国药典收载的方法为高效液相色谱法(HPLC)。以外标法定量，奈韦拉平在 9.66～48.30μg/ml 浓度范围内与其峰面积呈线性关系，线性方程为 Y＝11891.84X＋51744.1，r＝0.9999。回收率为 101.3%，RSD 为 1.4%(n＝9)。分别采用 Agilent ZORBAX Bonus-RP 4.6mm×150mm 5Micro(L60)，Waters shield xbridge RP_{18} 150mm×4.6mm，5μm 两种品牌的色谱柱进行测定，两者间无显著性差异。

Ph. Eur.（7.6）含量测定方法采用了超高压液相色谱法(UPLC)，对 UPLC 方法进行了考察。色谱柱采用 Waters

ACQUITY HSS T3，2.1mm×50mm，5μm。修订检测波长为220nm。含量测定线性范围为0.32～0.48 mg/ml，线性相关系数r=0.999；平均回收率为99.6%，RSD为2.0%(n=9)。方法可行，拟待进一步考察完善后，再订入质量标准。

【制剂】中国药典(2015)收载了奈韦拉平片，USP(36)收载了奈韦拉平片。奈韦拉平片由德国Boehringer Ingelheim公司研发，于1994年获得美国专利，1996年9月美国FDA批准上市，商品名Viramune，主要用于艾滋病的预防和治疗。该药物2001年进入我国，2002年10月国内上海迪赛诺化学制药有限公司首仿上市。

奈韦拉平片(Nevirapine Tablets)

本品为奈韦拉平片剂，规格为0.2g。片剂中添加的辅料有预胶化淀粉，羟丙纤维素，二氧化硅及硬脂酸镁等。

溶出度　奈韦拉平属于BCSⅡ类，为低溶解性-高渗透性药物。现行国家标准与USP(36)、进口注册标准的溶出度方法基本一致，现行溶出度检测方法为紫外对照品法，USP(36)和进口注册标准均为液相色谱法，经过对比考察，紫外与液相色谱法结果基本一致，相对偏差在2%左右。因此采用紫外法测定。

【含量测定】含量测定线性范围为6.305～50.440μg/ml，线性相关系数r=1.0000；平均回收率为99.2%，RSD为0.2%(n=9)。分别采用Ultimate，AQ-C18，5μm，4.6mm×250mm，Kromasil 100-5 C18 150mm×4.6mm两种品牌的色谱柱进行测定，两者间无显著性差异。样品溶液较稳定，36小时进样RSD为0.8%(n=4)。

参考文献

[1] 国家药典委员会．中华人民共和国药典临床用药须知·化学药和生物制品卷［M］.2015年版.北京：中国医药科技出版社，2017：827

撰写　薛巧如　广东省药品检验所

复核　梁蔚阳　广东省药品检验所

非那雄胺

Finasteride

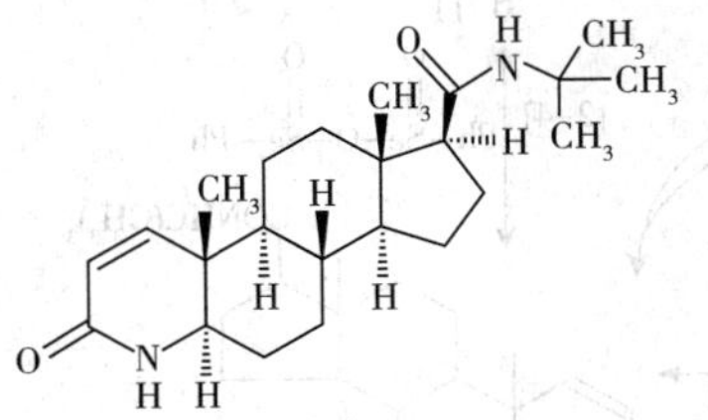

$C_{23}H_{36}N_2O_2$　372.55

化学名：N-叔丁基-3-氧代-4-氮杂-5α-雄甾-1-烯-17β-甲酰胺

N-tert-Butyl-3-oxo-4-aza-5α-androst-1-en-17β-carboxamide

英文名：Finasteride(INN)

CAS号：［98319-26-7］

本品为4-氮杂甾体化合物，是睾酮代谢成为更强的二氢睾丸酮过程中的细胞内酶-Ⅱ型5α-还原酶的特异性抑制剂。由美国默沙东公司研发，于1991年获得上市。国内由天方药业首仿成功，于2003年取得批准文号。

非那雄胺通过抑制睾酮转化成双氢睾酮(DHT)，使前列腺体积缩小而改善症状、增加尿流速率、预防良性前列腺增生(BPH)进展。非那雄胺与睾酮结构相似，体内通过竞争性结合抑制Ⅱ型5α-还原酶活性，抑制睾酮向成双氢睾酮(DHT)的转化。据文献报道[1]，本品胃肠道吸收良好，健康志愿者口服非那雄胺5mg，生物利用度约80%，吸收主要在服药后2小时内，6～8小时完成。平均血清峰浓度(C_{max})和药时曲线下面积(AUC)在每天5～100mg范围内随剂量成线性增加，t_{max}为1.8～2.8小时，$t_{1/2}$为4.7～7.1小时，与剂量无关[2]。食物对非那雄胺的整体生物利用度无影响，但是t_{max}显著延长，空腹时为(1.9±0.2)小时，餐后为(4.2±1.0)小时。非那雄胺在体内分布广泛，可透过血脑屏障，但不在精液中蓄积[3]。血浆中的非那雄胺经氧化作用广泛代谢，代谢物有6α-羟基-非那雄胺、ω-羟基-非那雄胺、非那雄胺-ω-酸和6α-二羟基-非那雄胺。非那雄胺主要经粪便排泄，尿路排泄相对较少。健康志愿者口服38mg，7天内经粪便排泄占57%，经尿排泄占39%[3]。

除中国药典(2015)收载外，BP(2013)、Ph. Eur.(8.0)、USP(36)亦有收载。

【制法概要】文献报道的合成路线主要有3条[4]，均为孕烯醇酮为起始原料进行合成，主要差别在于合成3-羰基-4-雄甾烯-17β-羧酸后，开环的前后顺序、酰胺化反应前生成酰氯所使用的试剂、氢化反应所用的催化剂，以及脱氢反应所用的氧化剂不同。基本流程见图1。

国内主要原料生产厂生产工艺以羧酸黄体酮为起始物料，经过酰化、氧化、环合、氢化、脱氢共5步合成得到。

工艺流程见图2。

非那雄胺原料药中杂质合成的关键步骤在氢化(FTD-08合成)和脱氢(FTD-09合成)阶段，潜在杂质的形成途径见图3，潜在杂质列表见表1。

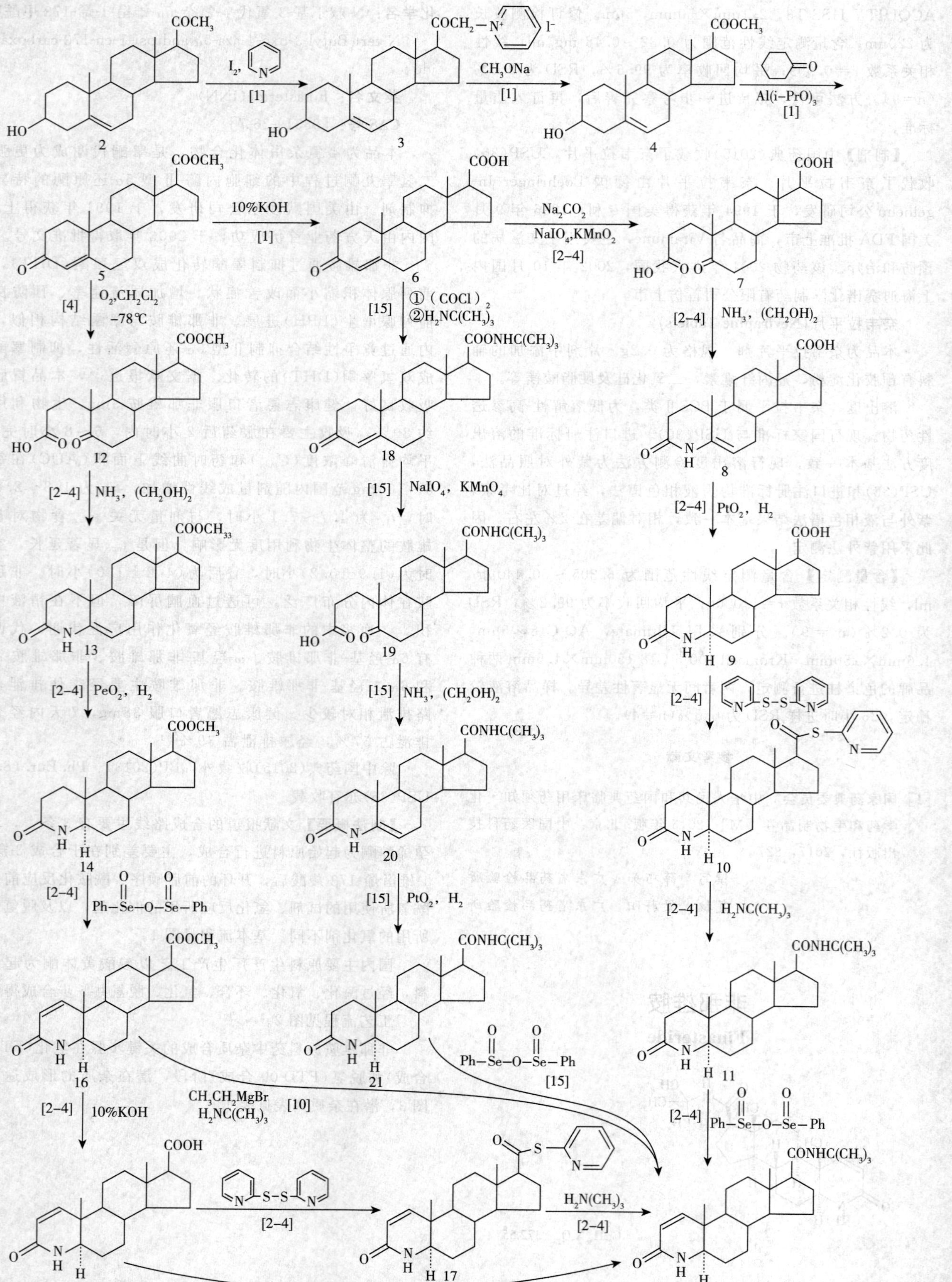

图 1 文献报道的合成路线图

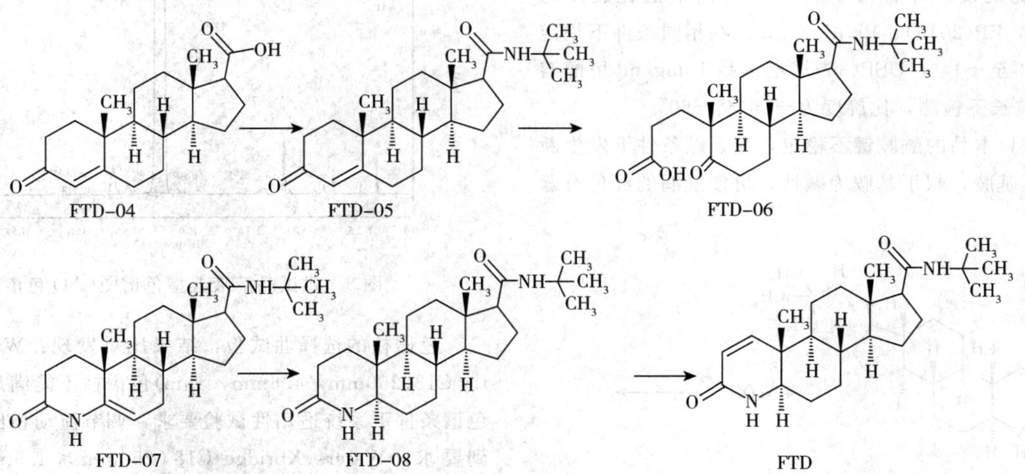

图 2 国内主要原料厂的合成路线图

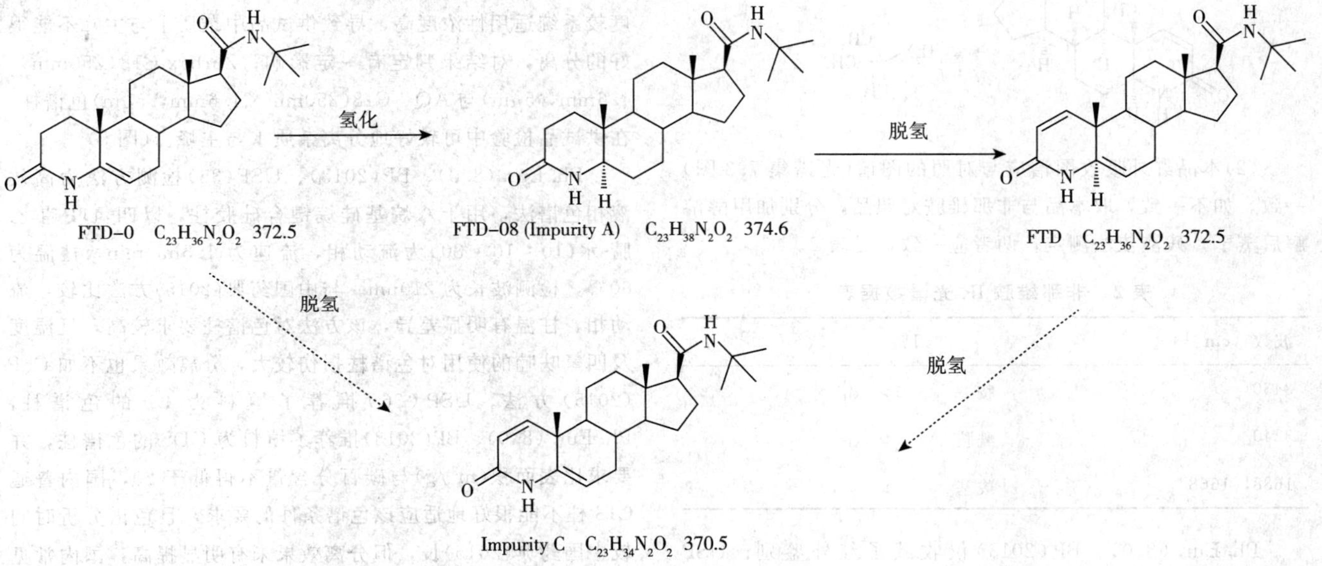

图 3 潜在杂质的形成途径

表 1 非那雄胺潜在杂质列表

序号	杂质名称	结构式	来源
1	5α-4-aza-androstane (Ph. Eur.：杂质 A) (ChP：杂质Ⅰ)	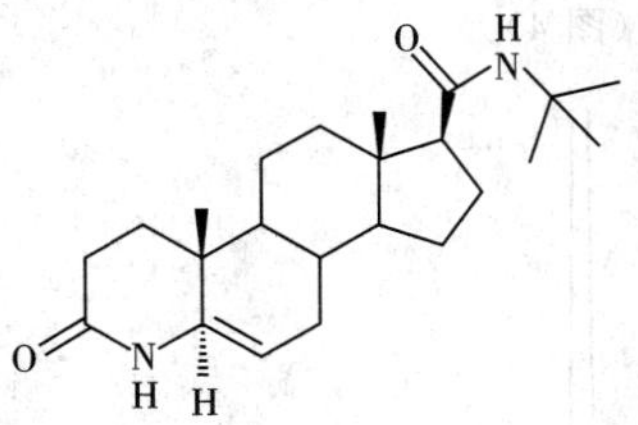	中间体 (FTD 08)
2	△-1，5-aza-amide (Ph. Eur.：杂质 C)	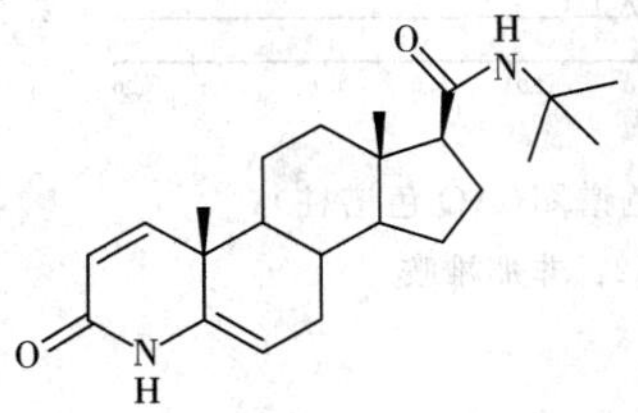	副产物

【性状】**比旋度** 本品 10mg/ml 甲醇溶液的比旋度为+12°至+14°，BP(2013)、Ph. Eur.(8.0)在相同条件下规定比旋度为+12°至+14°，USP(36)规定本品 10mg/ml 甲醇溶液在 405nm 波长下检测，比旋度为-56°至-60°。

【鉴别】(1)本品的酰胺键不稳定，在强碱条件下发生断裂，生产叔丁基胺，叔丁基胺为碱性，可使湿润的红色石蕊试纸变蓝。

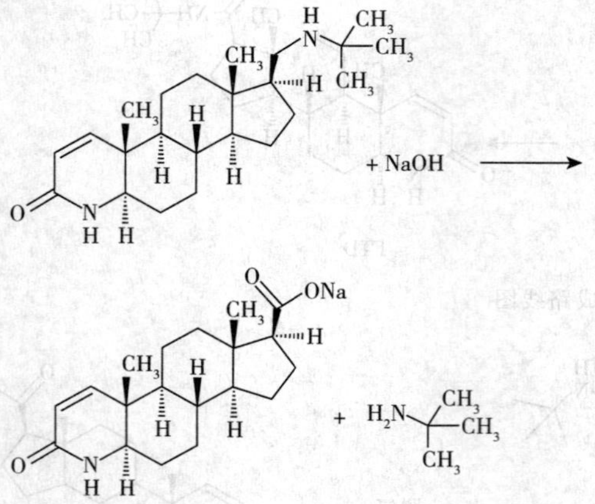

(2)本品红外吸收图谱应与对照的图谱(光谱集 793 图)一致，如不一致，取本品与非那雄胺对照品，分别加甲醇溶解后蒸干，残渣依法测定，两者应一致，见表 2。

表 2 非那雄胺 IR 光谱数据表

波数（cm^{-1}）	归属	
3430	胺	ν_{-NH}
3240	酰胺	ν_{-NH}
1688，1668	羧基	$\nu_{-C=O}$

Ph. Eur.(8.0)、BP(2013)仅收载了红外鉴别；USP(36)收载了红外鉴别和 HPLC 鉴别。

【检查】**有关物质** 采用高效液相色谱法，色谱条件同含量测定，用十八烷基硅烷键合硅胶柱，以乙腈-水(50∶50)为流动相，检测波长为 210nm，以非那雄胺与已知杂质Ⅰ分离度作为系统适用性试验。(图 4)

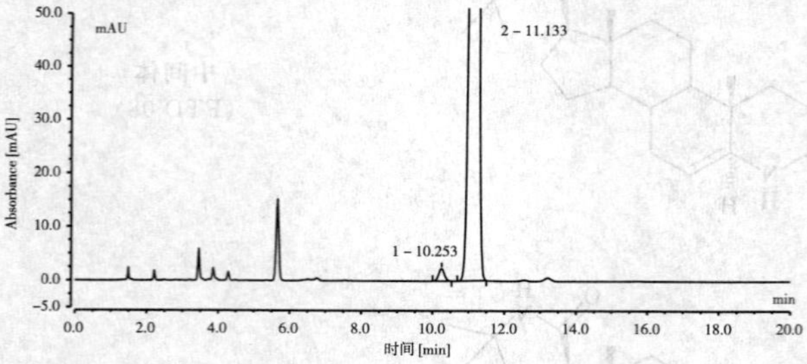

图 4 系统适用性试验色谱图(AQ 色谱柱)

峰 1：杂质Ⅰ 峰 2：非那雄胺

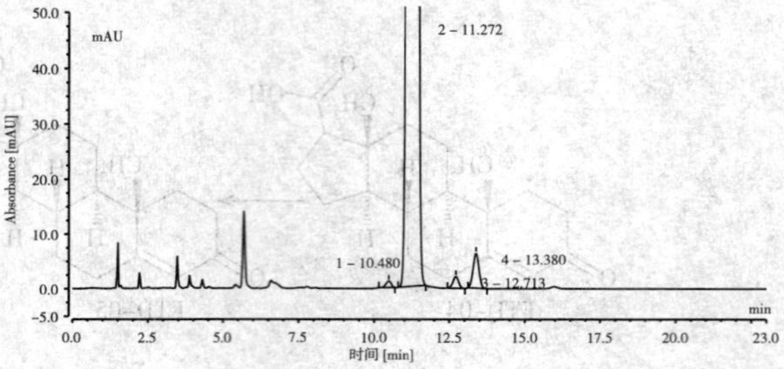

图 5 供试品溶液典型色谱图(AQ 色谱柱)

色谱柱的选择性试验，结果比对发现：Waters Symmetry C18(250mm×4.6mm，5μm)色谱柱不能满足该品种在该色谱条件下系统适用性试验要求，调节流动相比例也不能达到要求；Waters Xbridge C18(250mm×4.6mm，5μm)与 MG C18(150mm×4.6mm，5μm)色谱柱可以满足系统适用性试验要求，但进行供试品检验时会发现，由于供试品浓度较系统适用性浓度高，导致供试品中杂质Ⅰ与主峰不能很好的分离，对结果判定有一定影响；Zorbax C18(250mm×4.6mm，5μm)与 AQ C18(250mm×4.6mm，5μm)色谱柱，在供试品检验中可较好地分离杂质Ⅰ与主峰。(图 5)

Ph. Eur.(8.0)、BP(2013)、USP(36)检测方法为高效液相色谱法，用十八烷基硅烷键合硅胶柱，以四氢呋喃-乙腈-水(10∶10∶80)为流动相，流速为 1.5ml/min，柱温为 60℃，检测波长为 210nm。与中国药典(2015)方法比较，流动相、柱温有明显差异，该方法对色谱柱要求较高，且温度及四氢呋喃的使用对色谱柱损伤较大，分离效果也不如 ChP(2015)方法。USP(36)推荐了填料为 L1 的色谱柱，Ph. Eur.(8.0)、BP(2013)推荐了填料为 ODS 的色谱柱，并要求比表面积(m^2/g)与碳百分含量不得低于 20，国内普通 C18 柱不能很好地适应该色谱条件的要求，且色谱分析时间较中国药典(2015)长，但分离效果未有明显提高，国内常见色谱柱会出现峰拖尾、峰型差、柱效低等现象，见图 6。

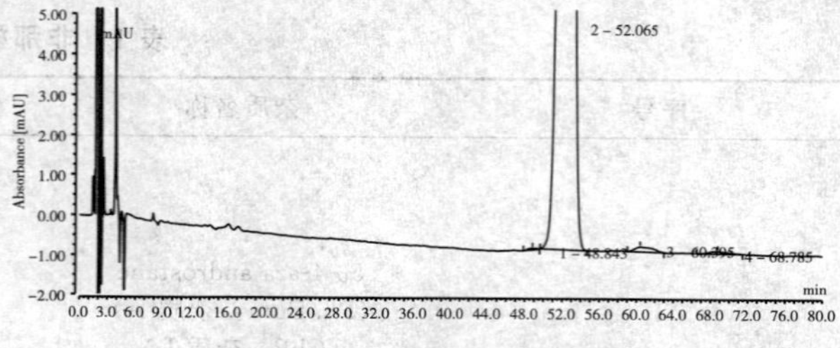

图 6 Ph. Eur. 色谱条件的系统适用性色谱图(Xbridge 色谱柱)

(出峰顺序依次为 Ph. Eur. 杂质 A、非那雄胺、杂质 B、杂质 C)

残留溶剂出于对药品安全性的考虑，中国药典(2015)采用气相色谱法、内标法，对国内厂家生产中所使用到的有机溶剂残留进行检验，推荐了型号为 HP-INNOWAX，膜厚 1μm 的色谱柱，对环己烷、四氢呋喃、乙酸乙酯、甲醇、二氯甲烷、甲苯、二氧六环、吡啶、氯苯、DMF、乙二醇进行检测，限度应符合相关规定。

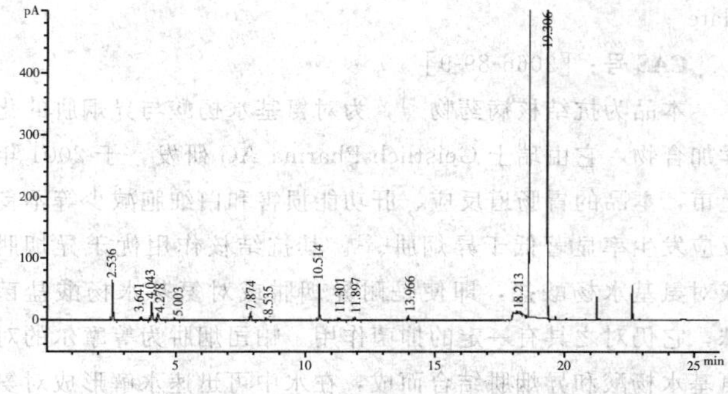

图 7　残留溶剂检查对照品溶液色谱图

图 7 中，按照出峰顺序依次为：环己烷、四氢呋喃、乙酸乙酯、甲醇、二氯甲烷、甲苯、二氧六环、内标（正丁醇）、吡啶、氯苯、N，N-二甲基甲酰胺、乙二醇与溶剂（N-甲基吡咯烷酮）。

准确度：按限度的 80%、100%、120%加标回收试验（各 3 份），平均回收率及 RSD（n＝9）分别为：环己烷为 97.6%、1.1%；四氢呋喃为 100.0%、1.0%；乙酸乙酯为 99.9%、0.9%；甲醇为 101.1%、1.4%；二氯甲烷为 100.0%、1.9%；甲苯为 97.3%、1.5%；二氧六环为 99.1%、1.6%；吡啶为 99.4%、1.4%；氯苯为 100.1%、1.2%；DMF 为 97.9%、1.6%；乙二醇为 97.5%、2.4%。

检出限：环已烷、四氢呋喃、乙酸乙酯、甲醇、二氯甲烷、甲苯、二氧六环、吡啶、氯苯、DMF 与乙二醇的最低检测限分别为 0.15，0.07，0.24，0.14，0.46，0.04，0.25，0.11，0.18，0.48，2.67ng。

干燥失重　本品为无水物，中国药典（2015）、Ph. Eur.（8.0）、BP（2013）规定：105℃干燥至恒重，减失重量不得过 0.5%；USP（36）规定：水分测定值不得过 0.3%。

炽灼残渣　中国药典（2015）、USP（36）规定：遗留残渣不得过 0.1%。

重金属　合成过程中用到了多种催化剂，其中含有多种金属离子，需控制重金属。中国药典（2015）、USP（36）规定：不得过百万分之十。

硒脱氢反应会用到含硒化合物，在合成、精制过程中，硒不会被除净，会影响药品质量，故对其残留量加以控制，规定限度为 0.005%。

砷盐合成过程中会用到含 As 的催化剂，会存在残留，影响药品质量，故对其残留量加以控制，规定限度为 0.0004%。

【含量测定】采用高效液相色谱法进行检查，色谱条件与有关物质项下相同。

【制剂】中国药典（2015）收载了非那雄胺片、非那雄胺胶囊；USP（36）、BP（2013）收载了非那雄胺片。

（1）非那雄胺片（Finasteride Tablets）

本品为白色或类白色片或薄膜衣片，除去包衣显白色或类白色。规格为 1mg、5mg。规格主要是由于主治功效不同而区别，1mg 规格主要用于治疗脱发，5mg 规格主要用于治疗前列腺疾病。其中，5mg 规格为 1991 年由 Merck 公司生产并率先在意大利上市；1mg 规格为 1997 年 12 月由默沙东公司生产并在通过美国 FDA 批准用于男性脱发，在墨西哥、新西兰及美国上市。国内，2003 年由天方药业率先取得批准文号。

溶出度　本品为 BSC I 类药物，易吸收，因此选择了区分能力最好的水作为溶出介质，1mg 采用溶出度三法（介质 200ml），5mg 采用溶出度二法（介质 900ml），转速均为每分钟 50 转，时间均为 45 分钟，限度均为 75%。厂家提供数据显示，基本在 15 分钟内，该品种就会到达平台期，溶出量在 85%以上，与国外原研（默沙东）产品基本一致。BP（2013）以 900ml 水为溶剂，采用溶出度二法，转速为每分钟 50 转，时间为 45 分钟，限度为 75%；USP（36）以 900ml 水为溶剂，采用溶出度二法，转速为每分钟 50 转，5mg 规格时间为 45 分钟，限度为 75%，1mg 规格时间为 30 分钟，限度为 80%。

通过药典比对发现，对于 5mg 规格，各国药典方法相同，限度一致；对于 1mg 规格，各国药典均采用了水作为溶出介质，但在溶出方法、溶出介质体积、溶出时间及限度方面有差异，如：中国药典（2015）采用小杯法，溶出介质体积为 200ml，溶出时间为 45 分钟，限度为 75%；BP（2013）采用桨法，溶出介质体积为 900ml，溶出时间为 45 分钟，限度为 75%；USP（36）采用桨法，溶出介质体积为 900ml，溶出时间为 30 分钟，限度为 80%。

含量测定、含量均匀度及有关物质检查方法均采用高效液相色谱法，与原料药项下的含量测定的色谱条件相同。（图 8）

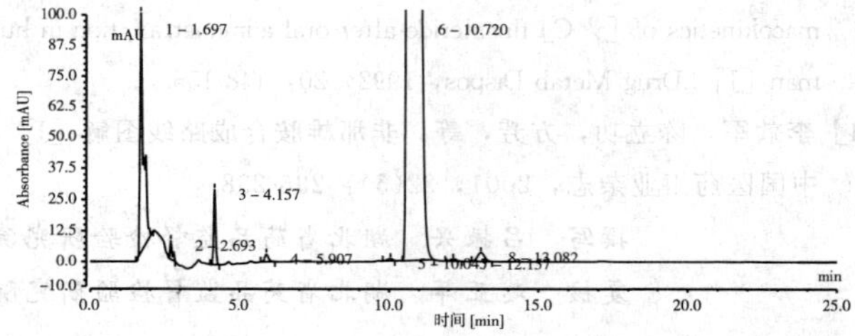

图 8　非那雄胺片有关物质检查供试品溶液典型色谱图

保留时间 1.7 分钟的色谱峰是溶剂峰，辅料对片剂有关物质检查基本无干扰。

（2）非那雄胺胶囊（Finasteride Capsules）

本品内容物为白色或类白色颗粒或粉末。规格为 5mg。国内为 2004 年由武汉人福公司率先取得批准文号。项目设置与片剂 5mg 规格基本相同。该品种为改剂型品种，国外无原研产品，确定参比制剂是一致性评价的重点。

含量均匀度及有关物质检查和含量测定方法均采用高效液相色谱法，与原料药项下的含量测定的色谱条件相同，在有关物质检查中，辅料都是在 5 分钟之前出峰，不干扰有关物质检查。（图 9、图 10）

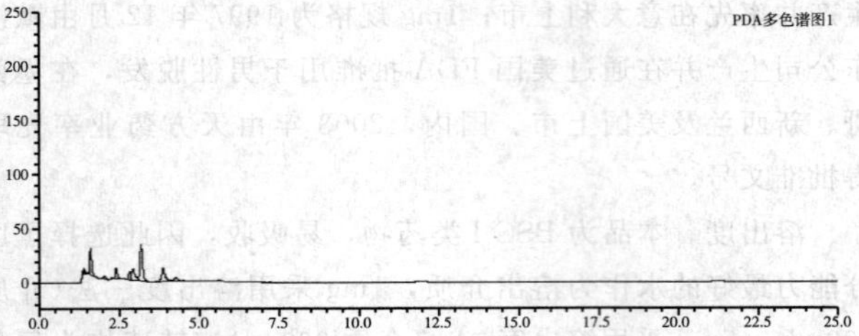

图 9 非那雄胺胶囊有关物质检查辅料溶液色谱图

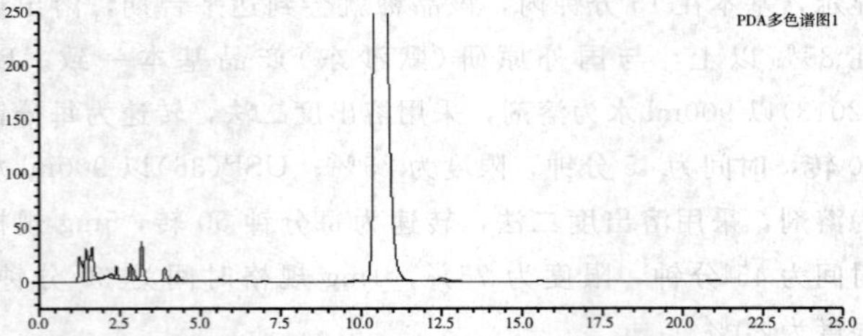

图 10 非那雄胺胶囊有关物质检查供试品溶液色谱图

参考文献

[1] Steiner JF. Clinical pharmacokinetics and pharnacodynamics of finasteride [J]. Clin Pharmacokinet, 1996, 30: 16-27.

[2] Ohtawa M, Morikawa H, Shimazaki J. Pharmacokinetics andbiochemical efficacy after single and multiple oral administration of N-(2-methyl-2-propyl)-3-oxo-4-aza-5α-andros-1-ene-17β carboxamide, a new type of specific competitive inhibitor of testosterone 5α reductase, in volunteers [J]. Eur J Drug Metab Pharmacokinet, 1991, 16: 15-21.

[3] Carlin JR, Hoglund P, Eriksson LO, etal. Disposition and pharmacokinetics of [^{14}C] finasteride after oral administra－tion in human [J]. Drug Metab Dispos, 1992, 20: 148-155.

[4] 李效军，陈立功，方芳，等. 非那雄胺合成路线图解 [J]. 中国医药工业杂志，2001，32(5)：236-238.

撰写　吕振兴　湖北省药品监督检验研究院

复核　赵亚萍　湖北省药品监督检验研究院

帕司烟肼

Pasiniazid

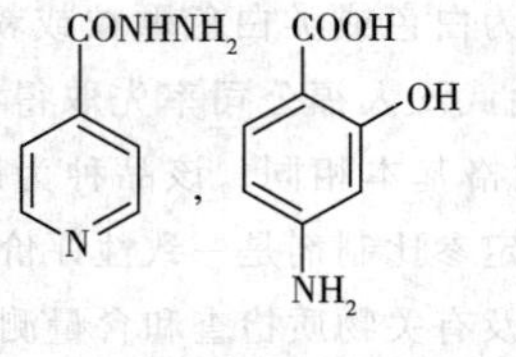

$C_6H_7N_3O \cdot C_7H_7NO_3$　290.27

化学名：4-吡啶甲酰肼对氨基水杨酸盐

4-pyridinecarboxylic acid hydrazide4-amino-2-hydroxybenzoate

英文名：Pasiniazid(INN)

异名：对氨基水杨酸异烟肼；Isoniazid para-aminosalicylate

CAS 号：[2066-89-9]

本品为抗结核病药物[1]，为对氨基水杨酸与异烟肼的化学加合物，它由瑞士 Geistlich Pharma AG 研发，于 2001 年上市，本品的胃肠道反应、肝功能损害和白细胞减少等不良反应发生率显著低于异烟肼[2]。其抗结核作用优于异烟肼或对氨基水杨酸盐，即使是耐异烟肼或对氨基水杨酸盐菌株，它仍对之具有一定的抑菌作用。帕司烟肼为等摩尔的对氨基水杨酸和异烟肼结合而成，在水中可迅速水解形成对氨基水杨酸和异烟肼，抗结核作用主要是分子中的异烟肼，异烟肼主要对生长繁殖期的分枝杆菌有效，其作用机制尚未阐明，可能抑制敏感细菌分枝菌酸的合成而使细胞壁破裂[3]，等剂量对氨基水杨酸结合在异烟肼分子结构的 N 位点，有效地延缓和阻滞异烟肼在体内的乙酰化过程，使血液中的异烟肼能在较高浓度水平上维持较长时间，延长了异烟肼的半衰期，从而显著地增强了异烟肼的抗结核效果[4]。

除中国药典(2015)收载外，BP(2013)、Ph. Eur.(7.0)、USP(36)和 JP(16)均没有收载。

【制法概要】 根据国内企业提供的资料，本品是通过将对氨基水杨酸钠酸化(用盐酸或硫酸)置换出钠离子，再加入异烟肼，在适当条件下反应制得。

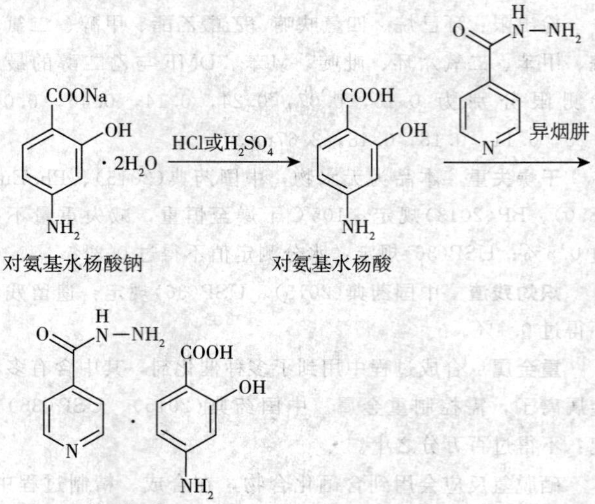

帕司烟肼

【性状】 本品易溶于丙酮，在热水中溶解，略溶于乙醇与甲醇。本品为黄色结晶性粉末，无臭。本品肉眼观察时为黄色晶体，极少检出针状结晶，主要以块状及颗粒状为主，见图 1。

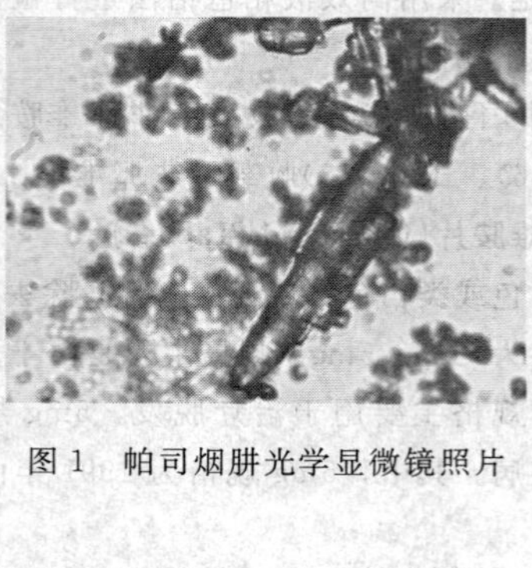

图 1 帕司烟肼光学显微镜照片

熔点 默克索引中收载了本品的熔点为：142～144℃，帕司烟肼对照品为 140～143℃，熔融同时分解，综合考虑，设定本品的熔点为 139～144℃，熔融同时分解。

【鉴别】(1)本品中异烟肼的肼基具有还原性，与氨制硝酸银试液作用，即被氧化成异烟酸铵，并生成金属银，在试管壁上生成银镜。

(2)本品在稀盐酸酸性溶液中溶解后，其中的对氨基水杨酸可与铁离子形成紫红色的配位化合物。

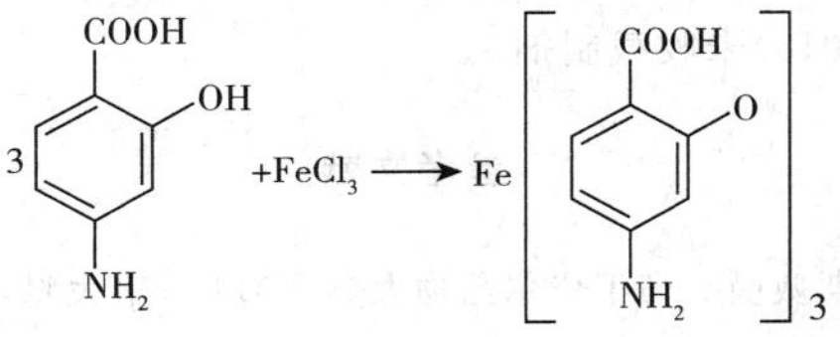

(3)参照《默克索引》，以水为溶剂制备样品，供试品溶液与帕司烟肼对照品溶液的紫外光吸收图谱一致，在 265nm、298nm 波长处有最大吸收，见图 2。

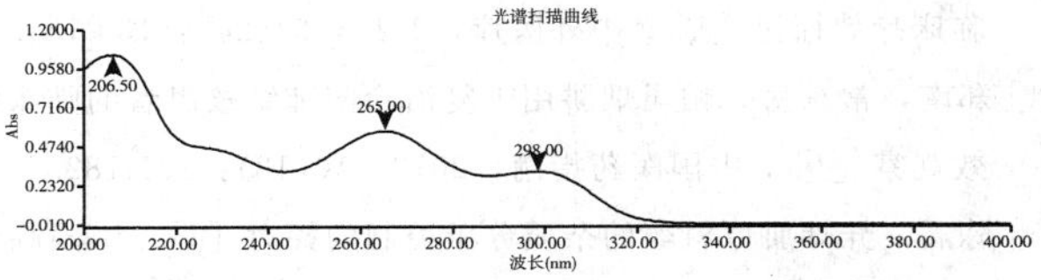

图 2 帕司烟肼对照品溶液紫外吸收光谱图

(4)本品的红外光吸收图谱在《药品红外光谱集》尚未收录，红外光吸收图谱与对照品图谱比较，供试品的图谱与对照品的图谱一致，帕司烟肼红外光谱图见图 3，红外光吸收图谱显示的主要特征吸收见表 1。

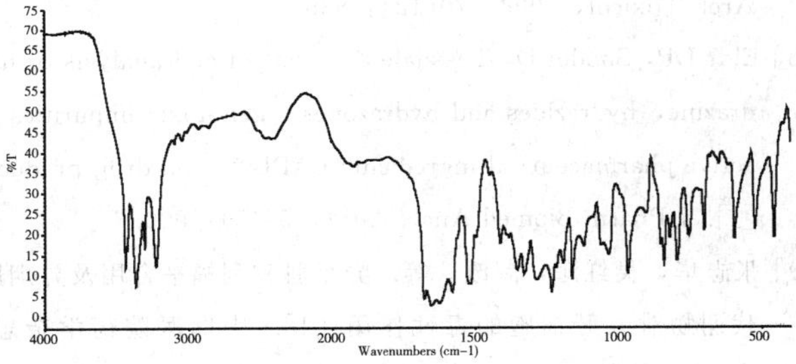

图 3 帕司烟肼对照品的红外光吸收谱图

表 1 帕司烟肼红外吸收峰归属

波数（cm^{-1}）	归属	
3500～3100	胺基和羟基	ν_{O-H}，ν_{N-H}
1655，1356	羧基	$\nu_{C=O}$
1582，1525	苯环	$\nu_{C=C}$
1332	芳胺	ν_{C-N}
1163	酚	ν_{C-O}
842	取代苯	ν_{C-H}

【检查】间氨基酚 采用高效液相色谱法测定。

间氨基酚来源于对氨基水杨酸钠，色谱条件参照中国药典(2010)对氨基水杨酸钠有关物质检查方法修订，系统适用性溶液采用本品与间氨基酚的混合溶液，以异烟肼峰(帕司烟肼在流动相中分解为异烟肼和对氨基水杨酸)、间氨基酚峰和对氨基水杨酸峰各相邻峰之间的分离度为指标，比较 4 个品牌的色谱柱，分别为 Spherisorb ODS2、Kromasil、Ultimate XB-C18 和 Ecosil ODS Extend(规格均为 250mm×4.6mm，5μm)结果四条色谱柱均满足系统适用性要求，方法的色谱柱耐用性良好，典型的供试品溶液色谱图见图 4。

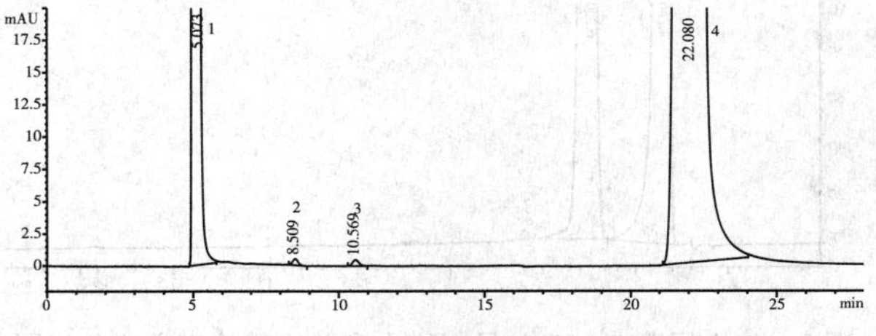

图 4 间氨基酚有关物质检查典型色谱图

1. 异烟肼 2. 杂质 3. 间氨基酚 4. 对氨基水杨酸

(色谱柱：Ultimate XB-C18，250mm×4.6mm，5μm)

关于间氨基酚的限度，参考中国药典(2010)“对氨基水杨酸钠”有关物质项下，间氨基酚的限度 0.25%，根据对氨基水杨酸钠(二水物)分子量为 211.14，异烟肼分子量为 137.14，帕司烟肼分子量为 290.28，换算成帕司烟肼中间氨基酚的量应为 0.18%，考虑本品的合成工艺是用对氨基水杨酸钠与异烟肼反应制得，间氨基酚有增加的可能，故限度设定适当放宽，仍按对氨基水杨酸钠原料中间氨基酚的限度 0.25%。随着帕司烟肼生产工艺的进一步优化及产品质量的提高，本品中间氨基酚及其他有关物质检查方法有待进一步研究和提高。

间氨基酚最低检出量为 0.35μg/ml，相当于 0.03%($S/N=3$)。

经稳定性考察，供试品溶液随着放置时间的延长，间氨基酚的量逐渐增大，供试品溶液应临用新制，避光操作。

其他有关物质考察：

(1) 参考中国药典(2010)收载的“对氨基水杨酸钠”中有关物质检查方法考查，结果可检出少量的间氨基酚和未知杂质，见图 4。

(2) 参考中国药典(2010)收载的异烟肼中有关物质检查方法考查，结果可检出少量的间氨基酚和未知杂质，见图 5。

通过采用不同的色谱条件，有针对性地对本品有关物质进行检测，结果表明，本品的杂质以间氨基酚为主，且本品为复合物，主成分色谱行为表现为异烟肼峰与对氨基水杨酸峰，未知杂质较难归属，故对本品的有关物质检查仅作间氨基酚检查。

另外，本品的主要原料之一异烟肼不稳定，由制备时原料引入或储存过程中降解而产生游离肼(NH_2-NH_2)[5,6]，是一种诱变剂和致癌物质[7~10]，是一种潜在杂质。在国内外药典中，游离肼的检查多采用以硫酸肼为对照品的薄层色谱法，中国药典(2010)收载的异烟肼游离肼检查采用TLC方法，中国药典(2010)年版第一增补本中异烟肼注射液中游离肼检查方法为水杨醛衍生比浊法，还有文献报道采用差示分光光度法[11]和柱前衍生化HPLC法[12]测定异烟肼注射液中的游离肼。本品中游离肼的检查方法尚在研究中。

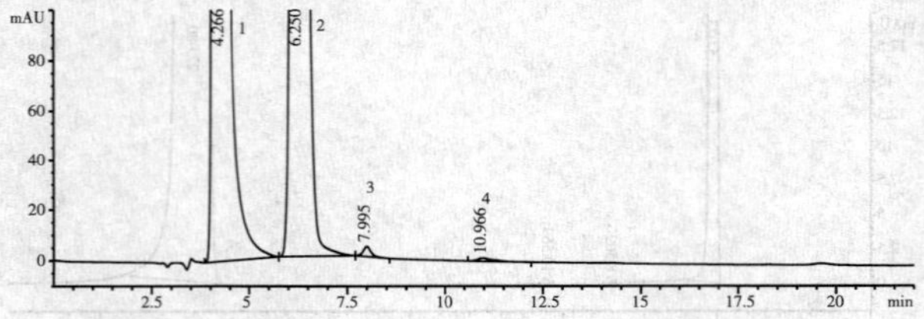

图5　按中国药典(2010)异烟肼中有关物质检查方法色谱图
1. 对氨基水杨酸　2. 异烟肼　3. 间氨基酚　4. 杂质
(色谱柱：Ultimate XB－C18，250mm×4.6mm，5μm)

氯化物、硫酸盐　根据合成工艺过程，在对氨基水杨酸钠的酸化过程中，使用了盐酸或者硫酸，故进行此两项检查。由于供试品本身显黄色，干扰结果判定，故以供试品溶液为背景，依法制备对照溶液。

干燥失重　按照中国药典(2015)通则“药物引湿性试验指导原则”试验，比较各生产厂家的样品，结果各批样品引湿性均小于0.5%，故将干燥失重的限度订为0.5%。采用干燥失重的一般方法检验(105℃干燥)，样品重量几乎没有减失，且样品结块、变色，较难反映样品实际干燥失重值。而采用卡氏水分测定法，由于限度低，取样量大，样品溶于甲醇后较黏稠，影响电极终点判定，故不采用此法。中国药典(2015)以五氧化二磷为干燥剂，在80℃减压干燥至恒重，则能得到较满意的结果。故规定“取本品，以五氧化二磷为干燥剂，在80℃减压干燥至恒重，减失重量不得过0.5%”。

【含量测定】比较高氯酸非水溶液滴定法、碘量法和高效液相色谱法。高效液相色谱法色谱条件参考“间氨基酚”检查项下的方法，使用对氨基水杨酸钠对照品和异烟肼对照品，用外标法计算异烟肼和对氨基水杨酸相当于理论含量的百分含量(帕司烟肼中异烟肼和对氨基水杨酸理论百分含量分别为47.2%和52.8%)，从测定结果可知，异烟肼和对氨基水杨酸的分子比例为1∶1，碘量法的结果偏低约6%，高氯酸非水溶液滴定法和高效液相色谱法的测定结果基本一致。考虑到非水滴定法测定原料的含量，指示剂(结晶紫)终点变色敏锐，易操作，简便，重复性好，故中国药典(2015)采用高氯酸非水溶液滴定法测定含量。中国药典(2015)修订取样量为0.25g，滴定过程消耗高氯酸滴定液8~9ml。

本品1mol $C_6H_7N_3O \cdot C_7H_7NO_3$ 与1mol $HClO_4$ 反应，因此每1ml的高氯酸滴定液(0.1mol/L)相当于29.03mg的 $C_6H_7N_3O \cdot C_7H_7NO_3$。

【贮藏】帕司烟肼的引湿性较小，稳定性较好，密封保存即可。

【制剂】帕司烟肼的制剂主要有帕司烟肼片和胶囊，中国药典(2015)未收载制剂。

参考文献

[1] (英)斯威曼．马丁代尔药物大典［M］．李大魁，等译．第37版．北京：化学工业出版社，2014，01：275.

[2] 金国有，姚柳端，朱艺基．帕司烟肼的合成［J］．中国医药工业杂志，2015，46(05)：457-458.

[3] 朱庆斌．卷曲霉素联合对氨基水杨酸异烟肼治疗耐药结核病临床疗效探讨［J］．中外医疗，2015，34(24)：130-131.

[4] 郑南，常东岳．帕司烟肼用于复治涂阳肺结核患者的临床疗效观察［J］．中国医药指南，2012，10(18)：181-182.

[5] 陈震．异烟肼原料药的杂质分析控制的探讨［J］．中国临床药理学杂志，2010，26(10)：793

[6] Carlin A，Gregory N，Simmons J．Stability of isoniazid in isoniazid syrup：formation of hydrazine［J］．J Pharm Biomed Anal，1998，17(4－5)：885.

[7] Sarich TC，Youssefi M，Zhou T，et al．Role of hydrazine in the mechanism of isoniazid hepatotoxicity in rabbits ［J］．Arch Toxicol，1996，70(12)：835.

[8] Eldr DP，Snodin D，Teasdale A．Control and analysis of hydrazine，hydrazides and hydrazones－genotoxic impurities in active pharmaceutical ingredients (APIs) and drug products［J］．J Pharm Biomed Anal，2011，54(5)：900.

[9] 张志华，吴红海，薛改，等．异烟肼和利福平合用及异烟肼代谢物对人肝细胞的毒性作用［J］．中国医院药学杂志，2010，30(8)：632.

[10] 廖艳丽，彭双清，张立实．异烟肼致肝脏毒性的蛋白质组学分析［J］．中国新药杂志，2011，20(1)：18.

[11] 王洁．差示分光光度法应用于异烟肼注射液中游离肼的测定［J］．现代食品与药品杂志，2007，17(5)：57-59.

[12] 李滋，于润芳，侯宁，等．柱前衍生化HPLC法测定异烟肼注射液中游离肼的含量［J］．药物分析杂志，2017，37(2)：316-319.

撰写　冯金元　　广州市药品检验所
复核　李玮玲　董顺玲　广州市药品检验所

果糖

Fructose

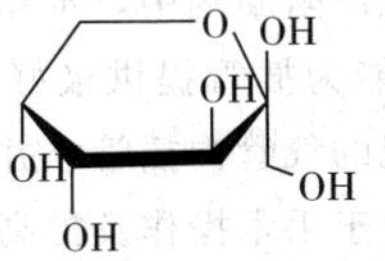

$C_6H_{12}O_6$　180.16

化学名： D-(-)-吡喃果糖

D-(-)-Fructose

英文名： Fructose

CAS 号： [57-48-7]

本品为营养药。注射剂的稀释剂，用于有胰岛素抵抗患者如烧伤(或)创伤、大手术后及糖尿病等需要混合能源的患者。果糖比葡萄糖更易于代谢为乳酸，迅速转化为能量。过量应用时导致酸中毒。果糖和葡萄糖不同的是果糖磷酸化和转化为能量，不受胰岛素的调节。主要在肝脏、肾脏、小肠通过胰岛素非依赖途径代谢，有报告肾脏组织中的含量较高。过量的果糖以原型从肾脏排出。过量输入可引起水肿(包括周围水肿和肺水肿)；滴速过快[≥1g/(kg·h)]可引起乳酸性酸中毒、高尿酸血症以及脂代谢异常；可能产生电解质紊乱导致稀释性低钾血症；偶有上腹部不适、疼痛或痉挛性疼痛；偶有发热、荨麻疹；局部不良反应包括注射部位感染和血栓性静脉炎等[1]。美国于 20 世纪 50 年代起致力于结晶果糖的生产研究。中国从 1965 年起开始利用淀粉生产果葡糖浆的研究，1983 年蚌埠果糖厂生产结晶果糖[2]。

BP(2013)、Ph. Eur.(7.0)、USP(36)、JP(16)均有收载。

【制法概要】 国内收集的两家生产企业生产工艺均为购买食品级果糖，经纯化结晶得果糖成品。工艺流程如下：

食用果糖——→乙醇溶解——→活性炭脱色——→过滤——→析晶——→抽滤——→干燥

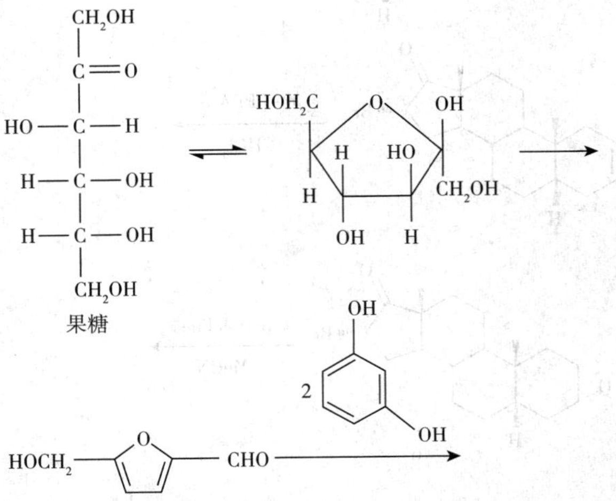

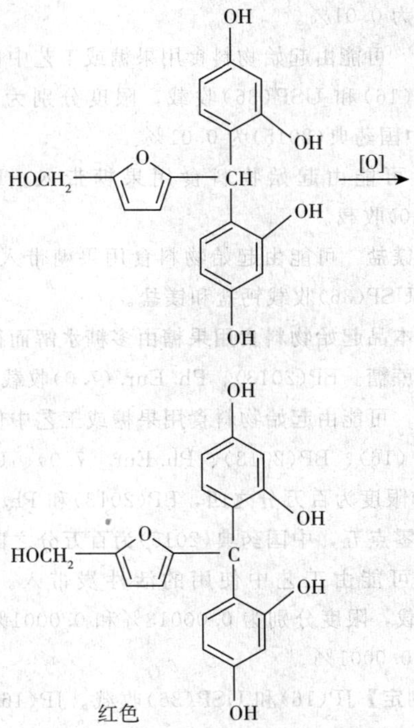

【鉴别】 (1)化学反应　果糖为酮糖，在酸作用下，脱水生成 5-羟甲基呋喃甲醛，与间苯二酚反应产生红色化合物。此显色反应为酮糖特有反应。

(2)红外鉴别　果糖对照品图谱见下图。

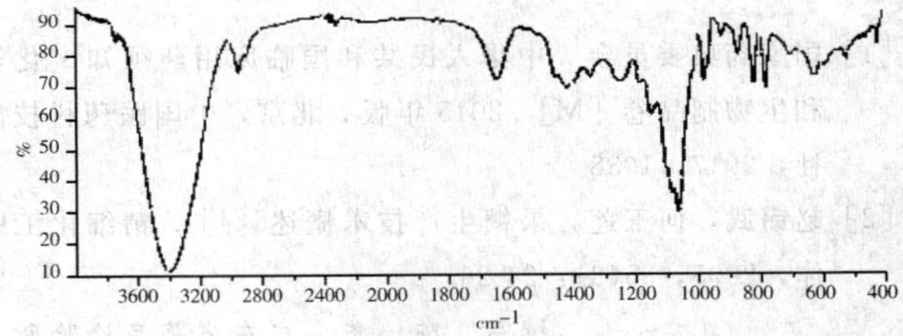

本品的红外光吸收图谱显示的主要特征吸收如下：

波数 (cm^{-1})	归属	
3385	羟基	ν_{-OH}
2900	饱和碳氢伸缩振动	ν_{CH}
1640	羰基	$\nu_{C=O}$
1060	碳碳伸缩振动	ν_{C-C}

【检查】溶液的澄清度与颜色　检查水中不溶性物质或有色杂质。根据实验情况，限度定为"与黄色 1 或黄绿色 1 号比较，不得更深"。

5-羟甲基糠醛　5-羟甲基糠醛是果糖在高温或弱酸条件下脱水产生的一个醛类化合物，对人体横纹肌和内脏有损害，需对其进行严格控制。BP(2013)、Ph. Eur.(7.0)和 USP(36)均有收载。测定过程应注意温度控制，温度越高供试品溶液的吸光度越高。

氯化物　可能由起始物料食用果糖或工艺中使用的活性炭带入。JP(16)和 USP(36)收载，限度均为 0.018%。中国药典(2015)为0.01%。

硫酸盐 可能由起始物料食用果糖或工艺中使用的活性炭带入。JP(16)和USP(36)收载，限度分别为0.024%和0.025%，中国药典(2015)为0.01%。

钡盐 可能由起始物料食用果糖带入。BP(2013)、Ph. Eur. (7.0)收载。

钙盐、镁盐 可能由起始物料食用果糖带入。BP(16)收载钙盐，USP(36)收载钙盐和镁盐。

蔗糖 本品起始物料食用果糖由多糖水解而得，因此可能含有微量蔗糖。BP(2013)、Ph. Eur. (7.0)收载。

重金属 可能由起始物料食用果糖或工艺中使用的活性炭带入。JP(16)、BP(2013)、Ph. Eur. (7.0)、USP(36)收载。JP(16)限度为百万分之四，BP(2013)和Ph. Eur. (7.0)为百万分之零点五，中国药典(2015)为百万分之四。

砷盐 可能由工艺中使用的活性炭带入。JP(16)和USP(36)收载，限度分别为0.00013%和0.0001%。中国药典(2015)为0.0001%。

【含量测定】 JP(16)和USP(36)收载。JP(16)测定温度20℃，换算系数为1.087；USP(36)测定温度25℃，换算系数为1.124。中国药典(2015)测定温度为25℃，换算系数为1.124，测得的旋光度与1.124相乘，即得供试品中$C_6H_{12}O_6$的重量。

参考文献

[1] 国家药典委员会．中华人民共和国临床用药须知·化学药和生物制品卷[M]．2015年版．北京，中国医药科技出版社，2017，1088

[2] 赵锡武，何玉莲．果糖生产技术概述[J]．精细化工中间体，2005，35(3)：24-26.

撰写　陈　华　广东省药品检验所

复核　梁蔚阳　广东省药品检验所

罗库溴铵

Rocuronium Bromide

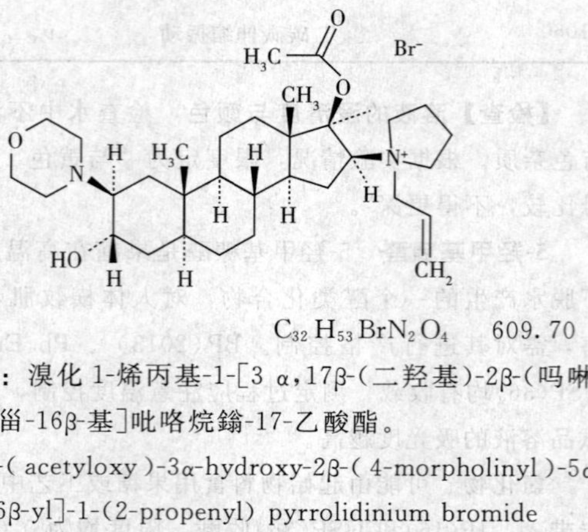

$C_{32}H_{53}BrN_2O_4$　　609.70

化学名： 溴化1-烯丙基-1-[3α,17β-(二羟基)-2β-(吗啉-1-基)-5α-雄甾-16β-基]吡咯烷鎓-17-乙酸酯。

1-[17β-(acetyloxy)-3α-hydroxy-2β-(4-morpholinyl)-5α-androstan-16β-yl]-1-(2-propenyl) pyrrolidinium bromide

英文名： Rocuronium Bromide(INN)

CAS号： [119302-91-9]

罗库溴铵是一个非除极神经肌肉阻滞剂，竞争性地与运动神经末梢突触上的胆碱能受体结合，以拮抗乙酰胆碱的作用。在非除极神经肌肉阻断剂中，本品起效最快，一般在静脉注射60秒钟后就能为插管提供极好的条件。作为全身麻醉的辅助剂进行常规的气管内插管，并使骨骼肌在手术或机械呼吸时放松，以便于手术操作及提高机体的气体交换。该药首先由荷兰Organon公司开发，于1994年6月和7月首次在美国、英国上市，1997年在我国注册。

本品除中国药典(2015)收载外，USP(37)、BP(2013)、Ph. Eur. (7.0)亦有收载。

【制法概要】 以表雄酮(2)为起始原料与对甲苯磺酰氯反应生成表雄酮对甲苯磺酸酯(3)，经消去反应得(4)；(4)与溴化铜在甲醇中回流反应得16α溴代物(5)，在三氯甲烷中用间氯过氧苯甲酸氧化得2α，3α-环氧化物(6)接着用吡咯烷取代16α-溴生成16β-吡咯烷取代物(7)；(7)在甲醇中用硼氢化钠还原17-羰基得2α，3α-环氧16β(1-吡咯烷基)-5α-雄甾烷-17β-醇(8)，然后在含水的吗啡啉中回流得2β-(4-吗啉基)16β(1-吡咯烷基)-5α-雄甾烷3α，17β-二醇(9)；室温下用乙酸酐选择性乙酰化17β-羟基生成(10)；最后在二氯甲烷中用烯丙基溴烯丙基化得罗库溴铵(1)。

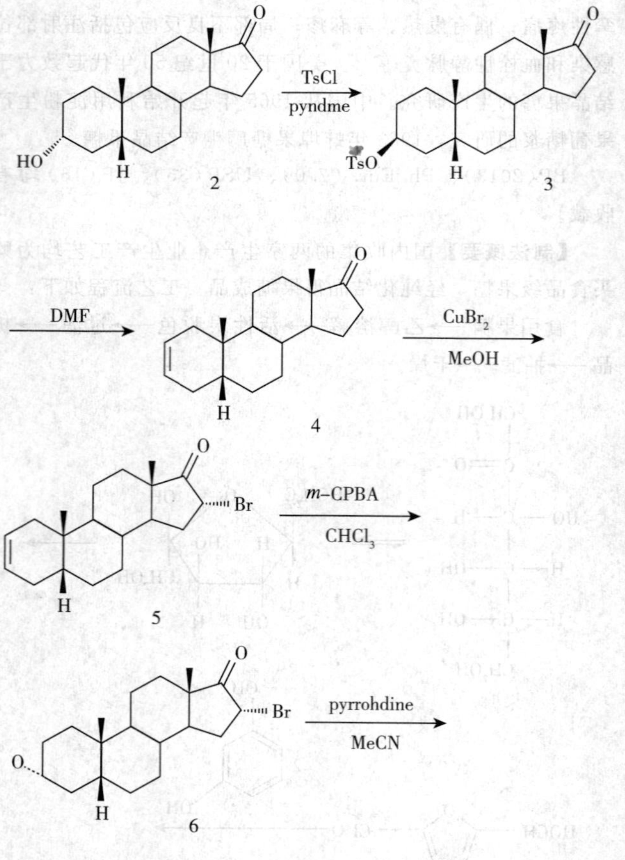

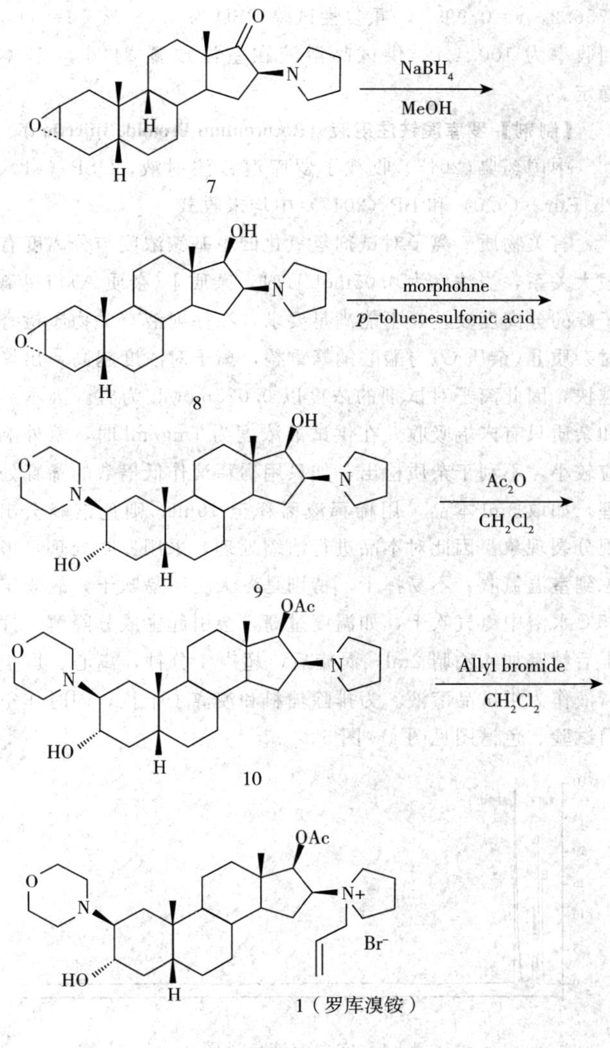

【性状】 本品为类白色至微黄色粉末；有引湿性。在乙醇中极易溶解，在水和二氯甲烷中易溶，在乙醚中几乎不溶；在 0.1mol/L 盐酸溶液中极易溶解。

熔点 罗库溴铵熔点约为 161～169℃，熔程长且熔融同时分解，符合本品为非晶体化合物特性。

比旋度 本品 10mg/ml 的 0.1mol/L 盐酸溶液比旋度为 +28.5°至+32°。

【鉴别】（1）采用含量测定项下的色谱图，供试品溶液主峰的保留时间应与对照品溶液主峰的保留时间一致。

（2）本品的红外光吸收图谱应与对照品的图谱一致（图 1），本品的红外光吸收图谱显示的主要特征吸收如下，见表 1。

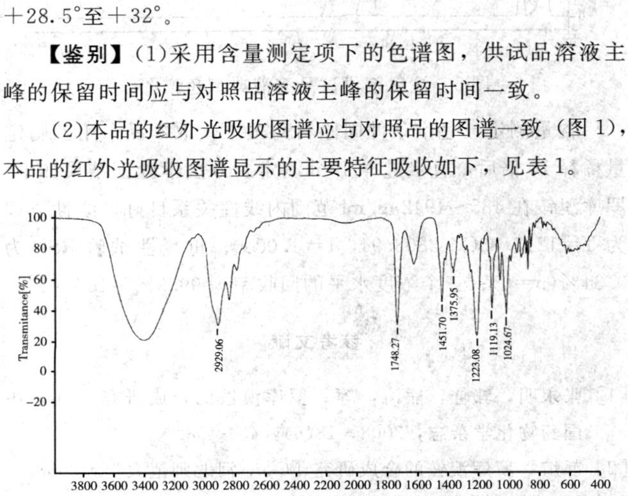

图 1 罗库溴铵红外光谱图

表 1 罗库溴铵红外光谱解析

波数，cm^{-1}	归属	
3402	羟基	υ_{O-H}
2929	烷基，乙烯基	υ_{C-H}
1748	羰基	$\upsilon_{C=O}$
1452	季铵	υ_{C-N^+}
1221	氨	υ_{C-N}
1376	甲基、亚甲基	δ_{C-H}
1025	醚	υ_{C-O-C}

（3）取本品适量，加水 2ml 溶解，加稀硝酸使成酸性后，滴加硝酸银试液，即生成淡黄色凝乳状沉淀；分离，沉淀可在氨试液中微溶，但在硝酸中几乎不溶。

【检查】有关物质 中国药典（2015）有关物质的检测方法为高效液相色谱法，采用硅胶柱，以 0.025mol/L 氢氧化四甲基铵溶液（取 25% 氢氧化四甲基铵水溶液 9.1ml 或取氢氧化四甲基铵五水合物 4.53g，加水 900ml，摇匀，用磷酸调节 pH 值至 7.4，加水稀释至 1000ml）-乙腈（10∶90）为流动相；检测波长为 210nm。含罗库溴铵 1mg 和杂质Ⅰ（杂质A）、Ⅱ（杂质 G）、Ⅲ（杂质 F）、Ⅳ（杂质 B）、Ⅴ（杂质 C）各 0.1mg 的溶液，作为系统适用性试验溶液。按按加校正因子的主成分自身对照法计算杂质含量（表 2，表 3）。色谱图见图 2～图 3。

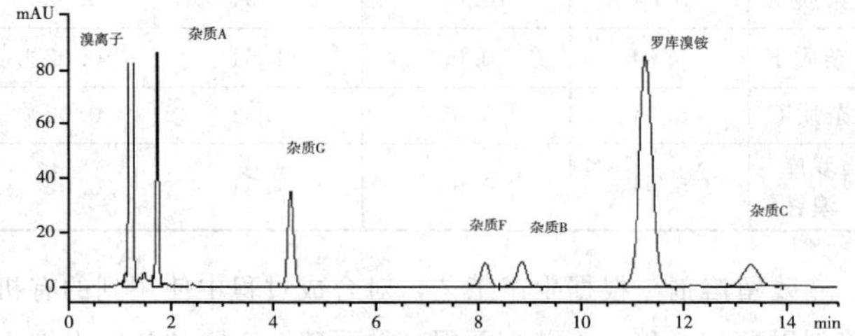

图 2 系统适用性试验图谱（色谱柱：Ultimate SiO_2 4.6mm×250mm）

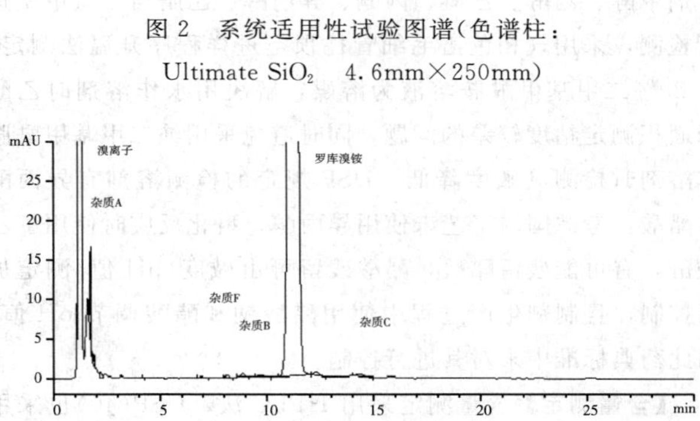

图 3 原料药供试品溶液典型色谱图（色谱柱：Ultimate SiO_2 4.6mm×250mm）

色谱条件与 USP（37）和 Ph. Eur.（7.0）相同，因罗库溴铵铵结构中不含有共轭结构，罗库溴铵及其主要杂质均只有末端吸收检测波长，国内外标准均采用 210nm。供试液浓度为 5mg/ml，进样体积 10μl；如进样体积过大，由于供试液中含水分，会影响硅胶色谱柱的平衡，引起色谱峰分裂。

表 2　国内外药典已知杂质对照表

中国药典（2015）	USP37/Ph. Eur.（7.0）	相对保留时间	校正因子
杂质名称			
杂质Ⅰ	杂质 A	0.20	0.5
杂质Ⅱ	杂质 G	0.44	0.4
杂质Ⅲ	杂质 F	0.75	1.3
杂质Ⅳ	杂质 B	0.80	1.0
—	杂质 H	0.95	0.4
罗库溴铵	罗库溴铵	1.0	1.0
杂质Ⅴ	杂质 C	1.2	1.0
—	杂质 E	1.53	1.0

表 3　杂质检出限和定量限

杂质名称	定量限		检出限	
	最低定量浓度（μg/ml）	相当于样品浓度（%）	最低检出浓度（μg/ml）	相当于样品浓度（%）
杂质 A	5.06	0.05	1.52	0.02
杂质 B	5.16	0.05	1.55	0.02
杂质 C	5.14	0.05	1.54	0.02
杂质 D	5.06	0.05	1.52	0.02
杂质 E	5.04	0.05	1.51	0.02
杂质 F	5.04	0.05	1.51	0.02
杂质 G	5.04	0.05	1.51	0.02
罗库溴铵	5.04	0.05	1.51	0.02

残留溶剂　根据生产工艺，对合成过程中使用到的有机溶剂甲醇、乙醇、乙醚、丙酮、异丙醇、乙腈与二氯甲烷进行检测，采用气相色谱毛细管柱顶空进样程序升温法测定，以 20%二甲基甲酰胺溶液为溶媒，解决用水作溶剂时乙醚峰面积测定精度较差的问题，同时避免采用纯二甲基甲酰胺作溶剂时检测灵敏度降低。USP 规定的检测溶剂有异丙醇和醋酸，考虑国内工艺未使用异丙醇，酰化反应时使用了乙酸酐，有可能残留醋酸，醋酸残留可由碱度（pH 值）测定加以控制，且制剂生产过程中使用醋酸钠和醋酸调节 pH 值，因此药典标准中未对其进行控制。

【含量测定】含量测定采用 HPLC 法，USP（40）也采用 HPLC 法，Ph. Eur.（9.0）采用非水滴定法。原试行标准 YBH02212010 也采用非水滴定法，测定时发现有样品析出，并粘附于电极上，测定重复性略差，因本品为盐酸盐，测定时需要加入醋酸汞试液，对环境有一定污染。HPLC 法专属性好，从测定结果分析，HPLC 法更能反应真实含量，故药典标准采用 HPLC 法测定。

以外标法定量，罗库溴铵在 0.8005～1.2007mg/ml 浓度范围内与其峰面积呈线性关系，线性方程为 A＝589946C-8756.2，r＝0.9995。重复性试验 RSD 为 0.28%（n＝6），回收率为 100.4%。供试品溶液在室温放置 24 小时基本稳定。

【制剂】罗库溴铵注射液（Rocurontum Bromide Injection）

中国药典（2015）收载了罗库溴铵注射液，USP（41）、Ph. Eur.（9.0）和 BP（2017）中均未收载。

有关物质　离子对试剂氢氧化四甲基铵浓度与分离度有很大关系，当浓度为 0.05mol/L 时，杂质Ⅰ（杂质 A）与溴离子峰的分离度较差，不能满足要求，在注射液有关物质检查时杂质Ⅱ（杂质 G）与醋酸钠峰重叠，离子对浓度越高，出峰越快，因此离子对试剂的浓度以 0.025mol/L 为宜。因本品和杂质只有末端吸收，在供试液浓度为 1mg/ml 时，紫外响应较小，不利于杂质检出，如只用稀释液作低倍数的稀释处理，如取 5ml 本品，用稀释液稀释至 10ml，则色谱峰会出现分裂现象。因此对本品进行浓缩处理，采用氮吹处理，考虑到室温氮吹，不易挥干，特别是冬天更不易吹干，故规定 45℃水浴中氮气吹干，如温度过高，会引起主成分降解。挥干后精密加入乙腈 2ml，涡旋后，超声 1 分钟，离心，取上清液作为供试品溶液。为排除辅料和溴离子干扰，同时作空白试验。色谱图见图 4～图 5。

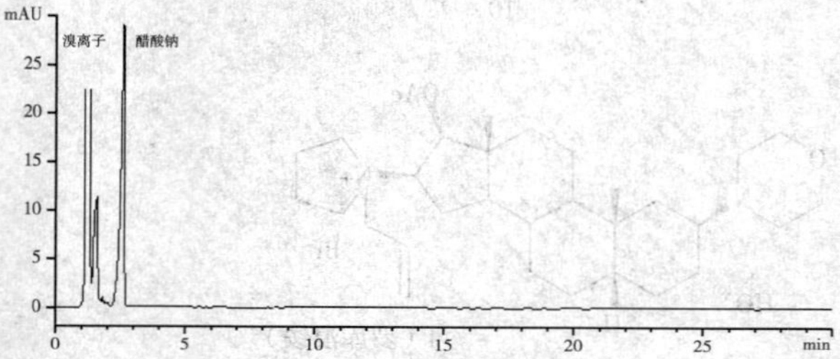

图 4　空白溶液色谱图

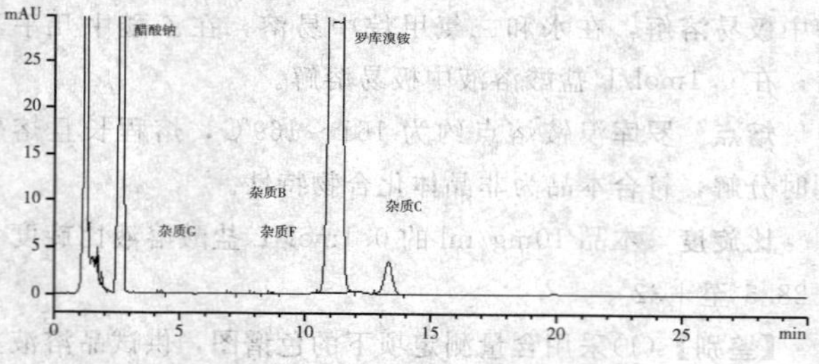

图 5　注射剂供试品溶液典型色谱图

含量测定　色谱条件同原料药项下，取本品，用乙腈定量稀释 10 倍后，直接进样 10μl 测定。方法学验证结果如下：罗库溴铵在 485～1942μg/ml 范围内线性关系良好，线性方程为 Y＝1215.86C＋2803.94，r＝1.0000；重复性试验 RSD 为 0.34%（n＝6）；三个浓度水平的回收率为 99.9%～100.1%。

参考文献

[1] 张永明，郭佳，熊涛，等．罗库溴铵的合成研究［J］．中国药物化学杂志，2008，18(6)：434-438.
[2] 郝煊．罗库溴铵的合成研究［C］．河北师范大学，2008.
[3] 周丽．罗库溴铵及其注射剂的质量标准研究［C］．河北医科大学，2011.

[4] 汪会霞. 高纯度罗库溴铵的合成[J]. 药学与临床研究, 2013, 21(3): 135-137.

撰写　杨伟峰　　　　浙江省食品药品检验研究院
复核　陈　悦　王　建　浙江省食品药品检验研究院

垂体后叶粉

Powdered Posterior Pituitary

英文名：Powdered Posterior Pituitary

垂体后叶粉为猪脑垂体后叶制成的激素类原料药。哺乳动物垂体后叶激素主要有升压素和缩宫素两种。升压素和缩宫素是由丘脑下部特殊的神经细胞分泌的，沿丘脑下部垂体束到达后叶并贮存于后叶[1]。

升压素和缩宫素均为九肽化合物。不同动物来源的升压素结构有所不同，大多数哺乳动物来源(如人、牛、羊等)的升压素8-位为精氨酸，称精氨酸升压素；猪源升压素8-位为赖氨酸，称赖氨酸升压素。缩宫素与升压素相比，仅3-位、8-位氨基酸不同，缩宫素无种属差异[2]。

精氨酸升压素 CYFQNCPRG-NH_2，分子式 $C_{46}H_{65}N_{15}O_{12}S_2$，分子量 1084.24

赖氨酸升压素 CYFQNCPKG-NH_2，分子式 $C_{46}H_{65}N_{13}O_{12}S_2$，分子量 1056.22

缩宫素 CYIQNCPLG-NH_2，分子式 $C_{43}H_{66}N_{12}O_{12}S_2$，分子量 1007.19

垂体后叶粉含有升压素和缩宫素。升压素对血管及平滑肌有强力收缩作用，可引起消化道平滑肌强力收缩。升压素通过提高肾集合管上皮细胞的通透性而增加水的重吸收，使尿量减少，尿渗透压升高，可作为抗利尿药使用，缩宫素对平滑肌有强力收缩作用，尤以对血管及子宫的肌层作用更强，由于剂量不同，可引起子宫节律收缩至强直收缩，使子宫肌层内血管受压迫而起止血作用；对于肠道及膀胱亦能增加张力而使其收缩。本品用于肺、支气管出血，消化道出血，并适用于产科催产及产后收缩子宫、止血等，对于腹腔手术后肠道麻痹等亦有功效，对尿崩症有减少排尿量的作用[3]。

垂体后叶注射液为2012年国家基本药物目录收录品种，给药方式为肌注、皮下注射或稀释后静滴。本品起效快，$t_{1/2}$为1～5分钟，大部分经肝和肾代谢，少量以结合形式从尿排出。说明书中不良反应描述为：尚不明确。相关文献显示本品的不良反应主要有胃肠系统损害和中枢神经系统损害等，主要表现为腹痛、腹泻、恶心、呕吐、心悸、头晕等，严重不良反应有意识丧失和低钠血症[4]。本品对患有肾脏炎、心肌炎、血管硬化、骨盆过窄、双胎、羊水过多、子宫膨胀过度等病人不易应用。在子宫颈尚未完全扩大时亦不宜采用本品。高血压或冠状动脉病、心力衰竭、肺源性心脏病患者禁用。用药后如出现面色苍白、出汗、心悸、胸闷、腹痛、过敏性休克等，应立即停药[3]。

垂体后叶粉收载于中国药典(2005)[5]，因成分复杂，而标准过于简单，不能有效地控制风险，故中国药典(2010)未收载。标准提高后本品质量提升有了保障，风险在一定程度上得到控制，重新收载于中国药典(2015)。国外药典均未收载垂体后叶粉。

垂体后叶粉的动物来源在中国药典(2005)为猪、羊、牛等动物。在标准提高中了解到国内各生产企业均以猪垂体后叶为原料，故根据实际情况在中国药典(2015)将本品的动物来源修订为唯一的猪源。

与中国药典(2005)相比，中国药典(2015)本品的质量标准发生了一些变化：增订制法要求、鉴别、残留溶剂、干燥失重、重金属、微生物限度等项目，缩宫素检查项修订为效价测定项，缩宫素限度要求也做了修订。标准比较详见附件1。

【制法概要】本品为猪脑垂体后叶经脱水、干燥、研细制成，各生产企业制造工艺大致相同，流程如下：猪脑垂体丙酮浸泡→剥后叶→后叶丙酮浸泡→后叶干燥→后叶粗制品→(粉碎)→丙酮、乙醚处理→除去有机溶剂→干燥→粉碎→垂体后叶粉，用丙酮、乙醚处理是为除去低分子物质和脂类杂质[2]。

【制法要求】为中国药典(2015)新增项目。本品为高风险品种，目前有些生产企业的起始原料为购买的猪垂体后叶粗品，无法从源头上控制产品质量，同时本品的制剂为风险较高的注射剂，故为严格控制质量，按中国药典凡例，对本品的制法、种属与病毒灭活进行明确的要求。

种属确认可采用核酸扩增技术，检测样品基因组DNA中的种属特异性核酸片段，确定样品的种属来源。主要步骤为：①采用苯酚-三氯甲烷萃取法、二氧化硅吸附法、磁珠吸附法等方法或合适的商品化试剂盒提取样品的基因组DNA；②用聚合酶链式反应技术(PCR)或实时定量PCR技术(qPCR)对提取的基因组DNA中的种属特异性核酸片段进行扩增及检测。经试验，PCR法与qPCR法均适用于垂体后叶原材料阶段的样品，但不适用于注射液阶段的样品。

【鉴别】采用高效液相色谱法鉴别本品中的赖氨酸升压素与缩宫素。参照美国药典缩宫素含量测定的液相系统，对流动相、梯度、流速等做了适当的改进，建立本品的高效液相色谱鉴别方法。在该液相系统中，赖氨酸升压素、精氨酸升压素、缩宫素与去氨加压素可很好地分离，色谱图见图1。供试品溶液的制备参照中国药典(2005)二部附录Ⅻ A升压素生物测定法中垂体后叶国家标准品溶液的制备方法[6]，考虑到可操作性，做了适当的改进。供试品溶液中成分复杂，升压素峰、缩宫素峰与相邻峰分离度不很理想，故选择25cm的色谱柱。标准品采用中检院的赖氨酸升压素标准品和缩宫素标准品，两个标准品均含有人血白蛋白。由于不同品牌的色谱柱对人血白蛋白、赖氨酸升压素的分离能力有所不同，应选择适宜品牌的色谱柱。缩宫素对照品(不含人血白蛋白)、供试品溶液色谱图见图2、图3。

供试品溶液色谱图中，在精氨酸升压素出峰位置附近有杂质峰干扰。由于赖氨酸升压素与精氨酸升压素分子量不同，采用 MALDI-TOF/TOF 质谱法，测得赖氨酸升压素和精氨酸升压素质荷比分别为 1056.35 和 1084.34。通过多批次样品 MALDI-TOF/TOF 质谱鉴定均未检出精氨酸升压素，证明本品中均不含精氨酸升压素[7]。供试品溶液质谱鉴别谱图见图 4，赖氨酸升压素和精氨酸升压素质谱图见图 5、图 6。

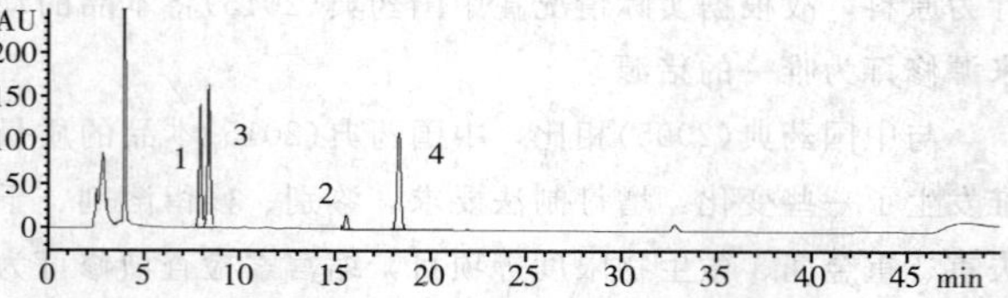

图 1　垂体后叶粉鉴别系统适用性溶液色谱图

1. 赖氨酸升压素；2. 缩宫素；

3. 精氨酸升压素；4. 去氨加压素

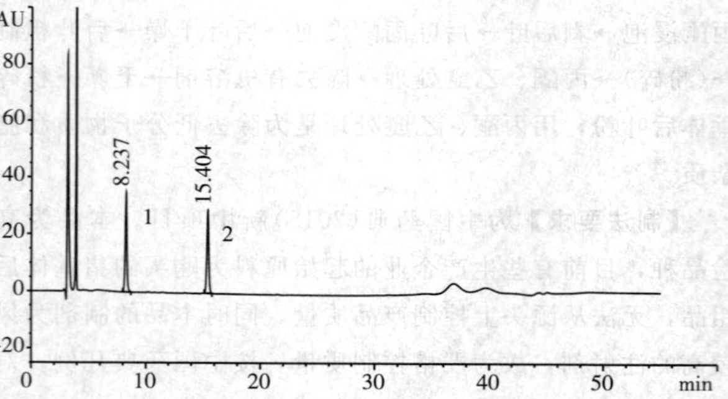

图 2　垂体后叶粉鉴别标准品溶液色谱图

1. 赖氨酸升压素；2. 缩宫素

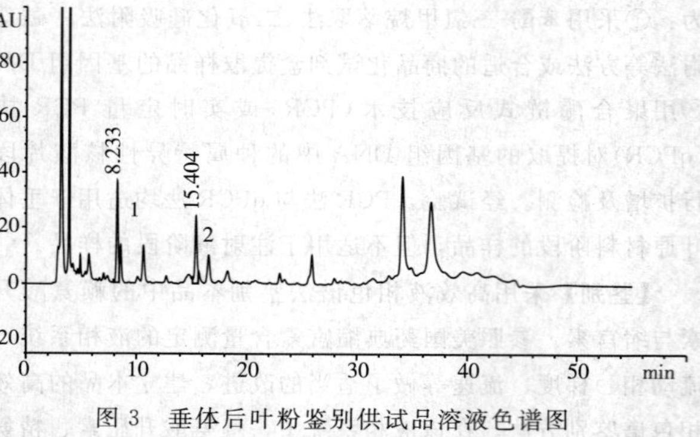

图 3　垂体后叶粉鉴别供试品溶液色谱图

1. 赖氨酸升压素；2. 缩宫素

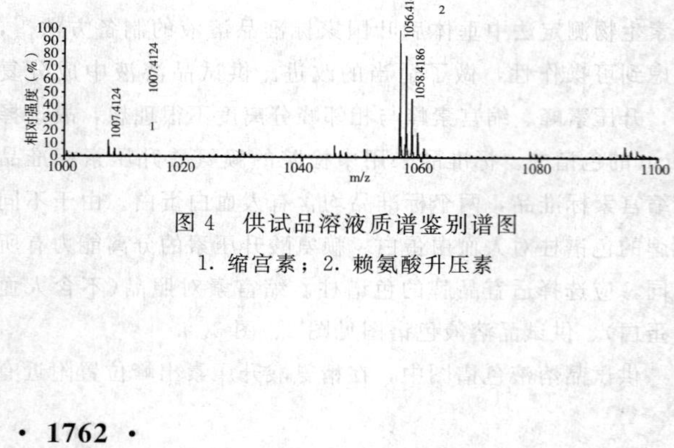

图 4　供试品溶液质谱鉴别谱图

1. 缩宫素；2. 赖氨酸升压素

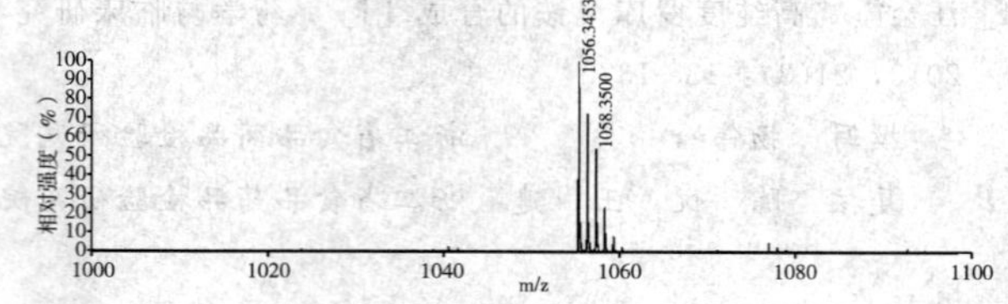

图 5　赖氨酸升压素质谱鉴别谱图

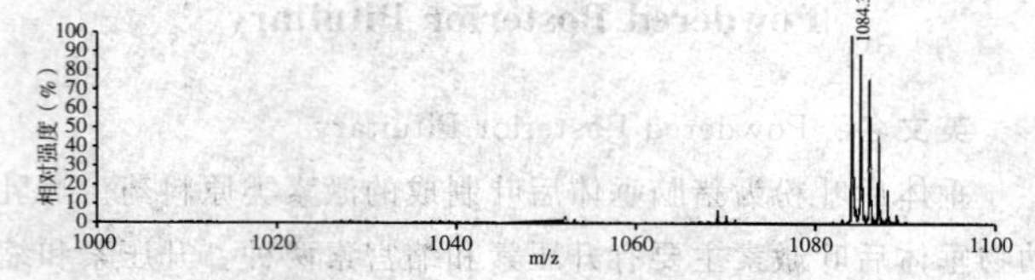

图 6　精氨酸升压素质谱鉴别谱图

【检查】残留溶剂　本品的生产工艺中用到丙酮、乙醚有机溶剂，根据中国药典(2015)四部通则 0861 残留溶剂测定法，对本品制定了该项的检查，采用顶空进样气相色谱法进行检测。

干燥失重　中国药典(2005)无该检查项，考虑到效价要以干燥品计，故需要控制，限度定为 5.0%。

重金属　采用微波消解后用电感耦合等离子质谱仪(ICP-MS)测定的方法对样品中的铅、砷、铜、镉和汞进行考察，结果重金属总量检测结果在 9～12mg/kg，因此有必要对本品进行重金属的控制。考虑到可操作性等因素采用中国药典(2015)四部通则 0821 重金属检查法第二法，限度为不得过百万分之二十。

微生物限度(供注射用)　本品对需氧菌总数进行一定的控制有利于降低微生物负荷，降低后续注射剂生产工艺中的风险。

需提示的是，本品微生物限度标准与中国药典(2015)四部通则 1107 中对非无菌药用原料和辅料的要求相比，相对较为宽松，这是考虑到本品用于注射剂的原料药时，注射剂的生产过程中有除菌工艺。但本品用于其他给药途径时，应符合通则 1107 的要求，并对控制菌进行控制。

【效价测定】升压素、缩宫素　升压素效价测定方法为中国药典(2015)四部通则 1205 升压素生物测定法，标准品为赖氨酸升压素标准品，限度同中国药典(2005)。中国药典(2005)缩宫素作为检查项，测定方法为中国药典(2005)附录Ⅻ F 缩宫素生物测定法[8]，标准品为垂体后叶标准品，限度要求为缩宫素与升压素效价的比值不得大于 1∶0.6。结合本品的临床用途，以升压素作用为主，但也兼顾缩宫素作用，中国药典(2015)将缩宫素列入效价测定范畴。缩宫素效价测定方法为四部通则 1210 缩宫素生物测定法，标准品为合成缩宫素标准品，并根据样品的实际检测结果确定缩宫素与升压素效价比值的限度范围为 0.9～1.7。

【制剂】中国药典收载本品制剂仅一种，即垂体后叶注射液。中国药典(2005)收载的规格有 2 种(1)0.5ml∶3 单位、(2)1ml∶6 单位。根据各生产企业的说明书，中国药典

(2015)制剂规格增加至4种(1)0.5ml：3单位，(2)1ml：6单位，(3)2ml：3单位，(4)2ml：6单位。

垂体后叶注射液(Posterior Pituitary Injection)

本品为垂体后叶粉经冰醋酸溶液提取、滤过制得的无菌溶液，中国药典收载情况同垂体后叶粉，USP(23)有收载本品，USP(24)开始至今不再收载，其他国外药典均未收载。USP(23)未指定动物来源。

与中国药典(2005)相比，中国药典(2015)本品的质量标准发生了一些变化：性状做了修订，增订鉴别、澄清度、高分子量物质、醋酸盐、三氯叔丁醇、细菌内毒素、异常毒性、比活等项目，缩宫素检查项修订为效价测定项，限度要求也做了修订。标准比较详见附件2。

本品不同生产企业批准的工艺不同，有从垂体后叶粉开始生产，也有从垂体后叶开始生产，大致流程如下：垂体后叶粉→冰醋酸溶液提取2～3次→加三氯叔丁醇(100℃)→加活性炭→调pH值→滤过→垂体后叶原液→配液→调pH值→0.45μm滤膜滤过→0.22μm滤膜滤过→灌封；各企业均采用薄膜过滤除菌，而不是高温高压灭菌，故将中国药典(2005)制法中灭菌溶液修订为无菌溶液。

pH值　升压素和缩宫素在偏酸性条件下，溶解性好，稳定性好，因此对本品而言，pH值是比较重要的指标，是确保产品质量的一个前提。中国药典限度为3.0～4.0，USP(23)限度为2.5～4.5。

高分子量物质　本品可能含有一定的高分子量物质，高分子量物质是引起过敏反应的主要原因。目前检测高分子量物质的方法主要是分子排阻色谱法[9]，采用中检院的系列分子量对照品(品种编号：140653～140656)，对照品溶液色谱图见图7，垂体后液注射液样品中各组分的分子量分布情况，见供试品溶液色谱图(图8)。确认高分子量物质峰是通过系列分子量标准品，以保留时间为横坐标，分子量为纵坐标进行回归，根据回归方程计算1万分子量对应的保留时间，在此保留时间前出峰的组分即为大于1万道尔顿的高分子量物质。标准中本项目仅对分子量大于1万道尔顿的物质进行控制，未规定大于升压素和缩宫素分子量又小于1万的组分的限度。

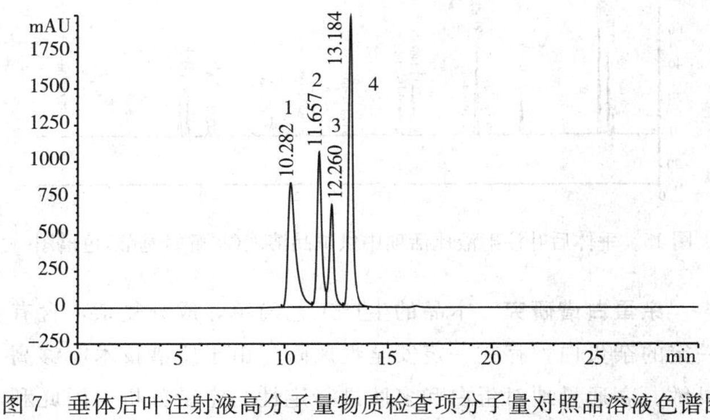

图7　垂体后叶注射液高分子量物质检查项分子量对照品溶液色谱图

1. 核糖核酸酶A；2. 人胰岛素；3. 胸腺法新；4. 生长抑素

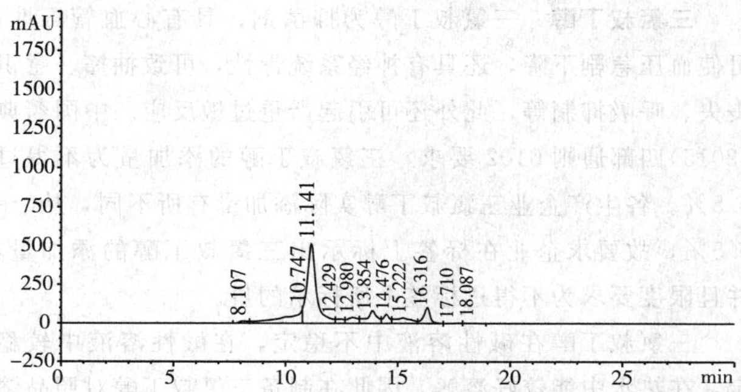

图8　垂体后叶注射液高分子量物质检查项供试品溶液色谱图

醋酸盐　本品在生产过程中采用稀醋酸进行提取。缩宫素的pI为7.7，升压素的pI为10.9。两者均偏碱性，在酸性条件下较稳定，相对而言升压素更为稳定。缩宫素在pH 3.5～4.4之间最稳定，90℃加热半小时或50℃以下较长时间加热均不失活。pH 5以上，活力会有损失[1]。由此可见，采用稀醋酸进行提取，主要是确保缩宫素与升压素的提取率尽量高，活力损失尽量少，一般生产企业采用0.25%或0.30%的冰醋酸溶液进行提取，0.25%醋酸溶液的pH值为3.0左右，与本品的pH值一致。

采用中国药典(2015)四部通则0872合成多肽中的醋酸测定法测定，测得的是以酸存在的醋酸及以盐酸存在的醋酸根的总量。冰醋酸在1.02～10.2mg/ml的浓度范围内(进样体积为5μl)，峰面积与浓度呈良好线性，r=0.9999(n=6)。对照品溶液、供试品溶液色谱图见图9、图10。

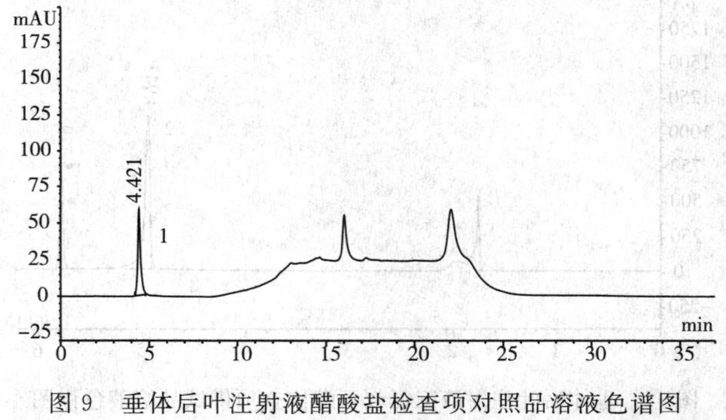

图9　垂体后叶注射液醋酸盐检查项对照品溶液色谱图

1. 醋酸

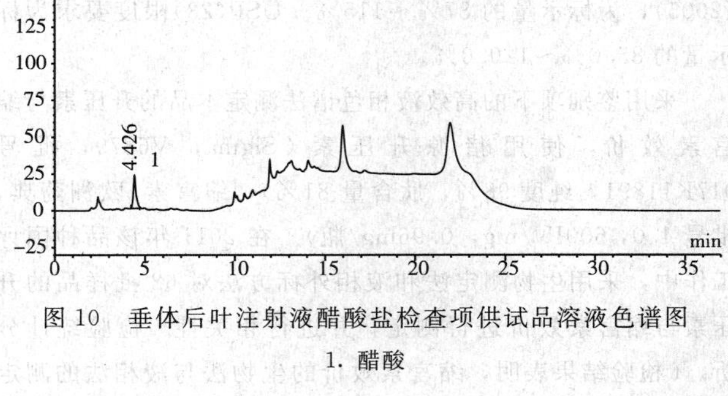

图10　垂体后叶注射液醋酸盐检查项供试品溶液色谱图

1. 醋酸

三氯叔丁醇　三氯叔丁醇为抑菌剂，具有心血管毒性，可使血压急剧下降，还具有神经系统毒性，可致抽搐、意识丧失、呼吸抑制等，此外还可引起严重过敏反应。中国药典(2015)四部通则0102要求，三氯叔丁醇的添加量为不得过0.5%。各生产企业三氯叔丁醇实际添加量有所不同，从0～0.5%，故要求企业在标签上标示出三氯叔丁醇的添加量，并且限度要求为不得过标签上所标示的量。

三氯叔丁醇在碱性溶液中不稳定，在酸性溶液中较稳定，在热水中能较好溶解，因此在制备三氯叔丁醇对照品溶液时，采用0.25%醋酸溶液作为溶剂，并加热使其完全溶解。三氯叔丁醇在0.5～5.0mg/ml的浓度范围内(进样体积为1μl)，峰面积与浓度呈良好线性，r=0.9999(n=6)。对照品溶液、供试品溶液色谱图见图11、图12。

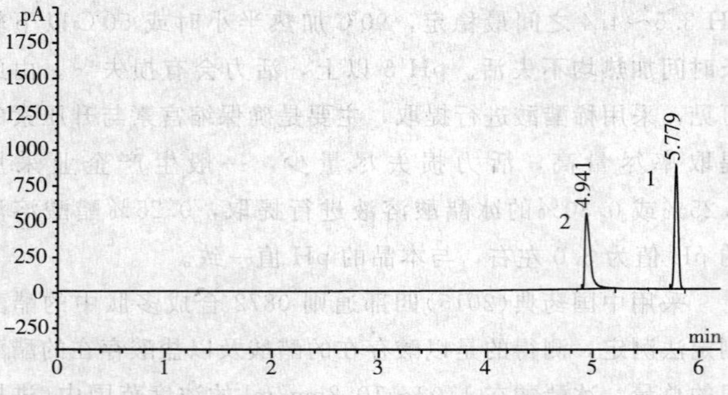

图11　垂体后叶注射液三氯叔丁醇检查项对照品溶液色谱图

1. 三氯叔丁醇；2. 醋酸

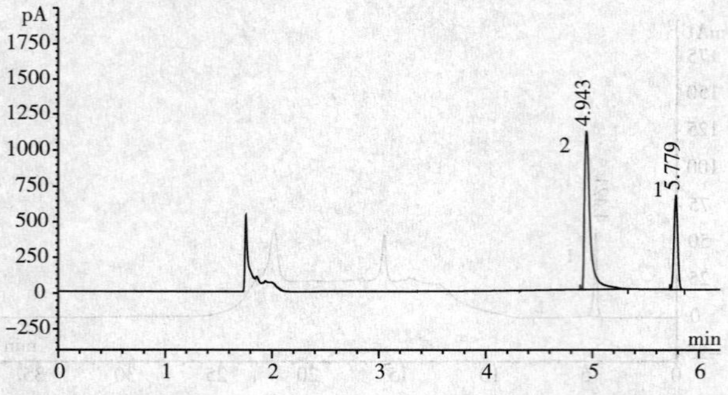

图12　垂体后叶注射液三氯叔丁醇检查项供试品溶液色谱图

1. 三氯叔丁醇；2. 醋酸

效价测定　升压素效价测定方法为中国药典(2015)通则1205，标准品为赖氨酸升压素标准品，限度要求同中国药典(2005)，为标示量的87%～115%。USP(23)限度要求为标示量的85.0%～120.0%。

采用鉴别项下的高效液相色谱法测定本品的升压素与缩宫素效价，使用猪源升压素(Sigma，V6879，批号017K11891，纯度98%，肽含量81%)，缩宫素(欧洲药典，批号4.0，600IU/mg，0.96mg/瓶)。在2011年该品种国评工作中，采用生物测定法和液相外标方法对62批样品的升压素与缩宫素效价进行测定，并进行相关性t检验统计分析。t检验结果表明，缩宫素效价的生物法与液相法的测定结果没有差异，液相的方法可以替代生物法测定缩宫素的效价。但升压素效价2种方法虽然有关联性，液相法尚不能替代生物法[10]。考虑到生物测定法的影响因素多，测定结果误差大，对操作者有较高的要求，目前药典的发展方向也尽可能用其他方法如高效液相色谱法来替代生物测定法，减少实验动物的使用，因此通过改进，高效液相色谱法可能会成为升压素与缩宫素效价测定的替代方法。

比活　本品为多组分提取制品，功效成分(升压素与缩宫素)占总蛋白量不到2%，目前没有很好的理化方法控制样品纯度。升压素比活越高，表明杂蛋白越少，产品纯度越好，因此用比活来控制样品的质量。以水解氨基酸的量减去游离氨基酸的量作为本品中的蛋白质含量影响因素较少，更为准确。氨基酸测定方法有很多种，此处提供的色谱图为OPA&FMOC柱前衍生的RP-HPLC法色谱图，氨基酸对照品溶液、供试品溶液(游离氨基酸)色谱图、供试品溶液(水解氨基酸)色谱图见图13～图15。根据样品的测定结果定限度要求为每1mg蛋白中升压素效价不得少于4.0单位。

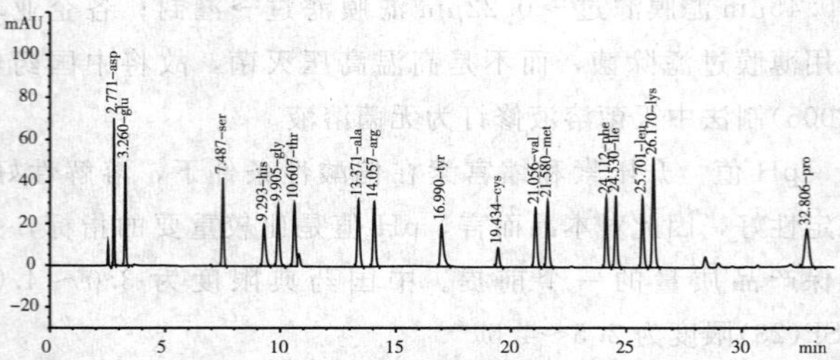

图13　垂体后叶注射液比活项中氨基酸对照品溶液色谱图

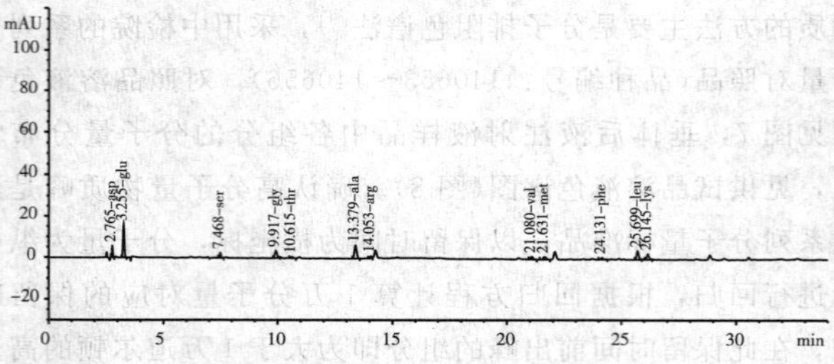

图14　垂体后叶注射液比活项中供试品溶液(游离氨基酸)色谱图

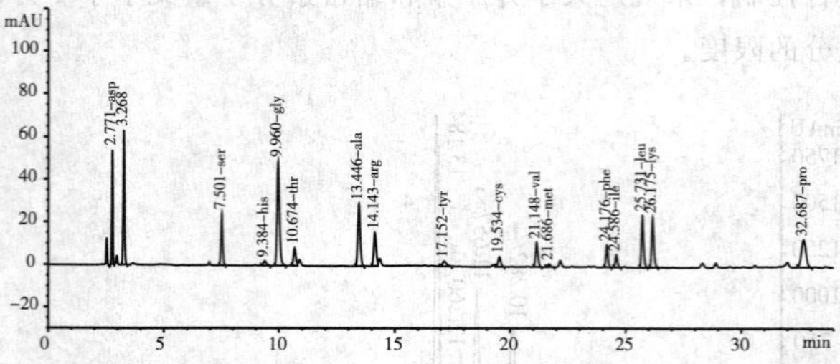

图15　垂体后叶注射液比活项中供试品溶液(水解氨基酸)色谱图

杂蛋白谱研究　本品的生产工艺简单，成分复杂，含有一定的杂蛋白，存在一定安全性风险。由于质谱技术能够高灵敏、高通量地对蛋白和多肽进行定性与定量分析，因此利用液相色谱－四极杆飞行时间串联质谱(HPLC-Q-TOF)对其杂蛋白进行鉴定[7]。采用蛋白酶将杂蛋白进行酶解，形成肽段，再用HPLC-Q-TOF对肽段进行检测，获得的数据通过搜索猪源数据库进行鉴定。主要鉴定到的蛋白质包括升压素－垂体后叶激素运载蛋白、缩宫素－垂体后叶激素运载蛋白、促脂解激素-γ、α-血红素亚单位、β-血红素亚单、血清白蛋白、分泌颗粒素-1、组蛋白 2B、胶原 α-2(Ⅰ)链前体、胶原 α-1(Ⅰ)链、胶原 α-1(Ⅲ)链前体、促黄体素 β、组蛋白 H2A、类组蛋白 H1. 3 等。

与传统药品检测方法相比，质谱技术为药品的质量控制提供了新的手段。获得的杂蛋白信息为药品标准制定提供了新的视角。通过监测杂蛋白种类、丰度的变化也可在一定程度上反映生产工艺的变化，为生产工艺的监督提供了新的方法，同时也为后续杂蛋白在药物发挥作用中的影响和不良反应研究提供了重要的信息。

附件 1　垂体后叶粉标准比较表

项目	中国药典(2015)二部	中国药典(2005)二部
描述	本品系猪脑垂体后叶经脱水、干燥、研细制成。按干燥品计算，每 1mg 含升压素不得低于 0.6 单位，且应为标示量的 85%～120%；缩宫素与升压素的效价比值应为 0.9～1.7	本品系猪、羊、牛等动物的脑垂体后叶经脱水、干燥、研细制成。按干燥品计算，每 1mg 含升压素不得低于 0.6 单位。升压素与缩宫素的效价比值不得低于 0.6∶1
制法要求	生产用动物应检疫合格，从脑垂体后叶分离开始至垂体后叶粉制成的整个生产过程均应符合现行版《药品生产质量管理规范》要求。必要时采用适宜的方法进行种属确认。本品为动物来源，应有有效去除病毒或病毒灭活的方法和措施	—
性状	为类白色至淡黄色粉末；有特臭。在水中几乎不溶	同中国药典(2015)二部
鉴别	通则 0512 高效液相色谱法，具有与赖氨酸升压素与缩宫素主峰保留时间一致的色谱峰	—
残留溶剂	通则 0861 残留溶剂测定法第二法，顶空进样，丙酮限度为 0.5%	—
缩宫素	—	附录Ⅻ F 缩宫素生物测定法，标准品为垂体后叶标准品，缩宫素与升压素效价的比值不得大于 1∶0.6
干燥失重	通则 0831，五氧化二磷、60℃减压至恒重，减失重量不得过 5.0%	—
重金属	通则 0821 第二法，不得过百万分之二十	—
微生物限度	通则 1105 非无菌产品微生物限度检查：微生物计数法，1g 供试品中需氧菌总数不得过 10000cfu(供注射用)	—
效价测定升压素	通则 1205 升压素生物测定法，标准品为赖氨酸升压素，按干燥品计算，每 1mg 含升压素不得低于 0.6 单位，且应为标示量的 85%～120%	附录Ⅻ A 升压素生物测定法，标准品为垂体后叶标准品，按干燥品计算，每 1mg 含升压素不得低于 0.6 单位，且应为标示量的 85%～120%
效价测定缩宫素	通则 1210 缩宫素生物测定法，标准品为缩宫素，缩宫素与升压素的效价比值应为 0.9～1.7	—
类别	血管收缩药，抗利尿药	同中国药典(2015)二部
贮藏	密封，在冷处保存	同中国药典(2015)二部
制剂	垂体后叶注射液	同中国药典(2015)二部

附件2　垂体后叶注射液标准比较表

项目	中国药典(2015)二部	中国药典(2005)二部	USP(23)
描述	本品为垂体后叶粉经冰醋酸溶液提取、滤过制得的无菌溶液；或由猪脑垂体后叶经脱水、干燥、研细制成粉，再经冰醋酸溶液提取、滤过制得的无菌溶液。本品为动物来源，应有有效去除病毒或病毒灭活的方法和措施；必要时采用适宜的方法进行种属确认。以升压素计，效价应为标示量的87%～115%，且每1mg蛋白中升压素效价不得少于4.0单位；缩宫素与升压素的效价比值应为0.9～1.7	本品为垂体后叶粉的稀醋酸灭菌溶液。以升压素计，效价应为标示量的87%～115%	—
性状	为无色或几乎无色的澄明液体	为无色澄明或几乎澄明的液体	—
鉴别	高效液相色谱法，具有与赖氨酸升压素与缩宫素主峰保留时间一致的色谱峰	—	—
pH值	3.0～4.0	同中国药典(2015)二部	2.5～4.5
澄清度	通则0902第一法，应澄清	—	—
高分子量物质	通则0514分子排阻色谱法，面积归一化法，分子量大于10000道尔顿的高分子量物质不得过10.0%	—	—
醋酸盐	通则0872合成多肽的醋酸测定法，标准曲线法，以醋酸计，不得过8mg/ml	—	—
三氯叔丁醇	通则0521气相色谱法，标准曲线法，不得过标签上所标示的量	—	—
缩宫素	—	附录Ⅻ F缩宫素生物测定法，标准品为垂体后叶标准品，缩宫素与升压素效价的比值不得大于1∶0.6	—
细菌内毒素	通则1143，应小于15EU/单位升压素	—	每1单位升压素中含内毒素的量应小于17.0USPEU
异常毒性	通则1141，用氯化钠注射液稀释制成每1ml中含0.6升压素单位的溶液，应符合规定	—	—
装量	应符合规定	应符合规定	应符合规定
可见异物	应符合规定	应符合规定	应符合规定
不溶性微粒	应符合规定	应符合规定	
无菌	应符合规定	应符合规定	应符合规定
效价测定升压素	通则1205升压素生物测定法，标准品为赖氨酸升压素，效价应为标示量的87%～115%	附录Ⅻ A升压素生物测定法，标准品为垂体后叶标准品，效价应为标示量的87%～115%	生物测定法，标准品为垂体后叶标准品，效价应为标示量的85.0%～120.0%
效价测定比活	水解氨基酸减去游离氨基酸法测得蛋白含量，每1mg蛋白中升压素的单位数即为比活，每1mg蛋白中升压素效价不得少于4.0单位	—	—
效价测定缩宫素	通则1210缩宫素生物测定法，标准品为缩宫素，缩宫素与升压素的效价比值应为0.9～1.7	—	生物测定法，标准品为垂体后叶标准品，效价应为标示量的85.0%～120.0%
类别	同垂体后叶粉	同中国药典(2015)二部	—
规格	(1)0.5ml∶3单位　(2)1ml∶6单位　(3)2ml∶3单位　(4)2ml∶6单位	(1)0.5ml∶3单位　(2)1ml∶6单位	—
贮藏	密封，遮光，在冷处保存	同中国药典(2015)二部	—

参考文献

[1] 商业部脏器生化制药情报中心站．动物生化制药学［M］．北京：人民卫生出版社，1981：90-91.

[2] 李良铸，由永金，卢盛华．生化制药学［M］．北京：中国医药科技出版社，1991：80-82.

[3] 张瑶华，李端．中国常用药品集［M］．上海：上海交通大学出版社，2006：862-863.

[4] 李文武．102例垂体后叶注射液不良反应/事件报告分析［J］．中国药物警戒，12（4）：232-234.

[5] 汪泓，郑璐侠，史芳亮，等．垂体后叶注射液中主成分和杂蛋白谱的生物质谱研究［J］．药物分析杂志，2014，34（3）：505-510.

[6] 史芳亮，黄坚，邵泓．RP-HPLC法测定垂体后注射液升压素与缩宫素效价的研究［C］．2013年药物分析杂志优秀论文评选交流会论文集，71-72.

撰写　史芳亮　郑璐侠　上海市食品药品检验所

复核　邵　泓　陈　钢　上海市食品药品检验所

依达拉奉

Edaravone

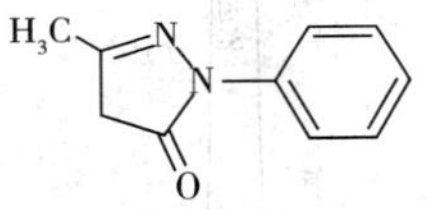

$C_{10}H_{10}N_2O$　174.20

化学名：3-甲基-1-苯基-2-吡唑啉-5-酮

5-methyl-2-phenyl-1，2-dihydropyrazol-3-one

英文名：Edaravone(INN)

CAS号：［000089-25-8］

依达拉奉是由日本三菱东京制药公司(Mitsubishi Tokyo)研究开发的一种脑神经保护剂(自由基清除剂及过氧化反应抑制剂)，2001年4月首次在日本上市，商品名为“Rafi-cut”，剂型为注射液，规格为20ml：30mg；2004年2月在我国上市，剂型为注射液，规格为20ml：30mg。临床用于改善脑卒中急性期出现的神经症状、日常生活的动作及功能障碍，其自由基清除活性表现为通过花生四烯酸级联反应，抑制非酶脂质过氧化和脂氧合酶通路，在水溶性和脂溶性环境中均表现出较好的抗氧化活性。不良反应主要表现为肝功异常、皮疹等。

除中国药典(2015)收载外，JP（17）有收载，USP(40)、BP(2017)及Ph. Eur.（9.0）均未收载。

【制法概要】国内各企业合成依达拉奉原料所用起始物均为苯肼和乙酰乙酸乙酯，反应条件或步骤略有不同，合成路线如图1所示。

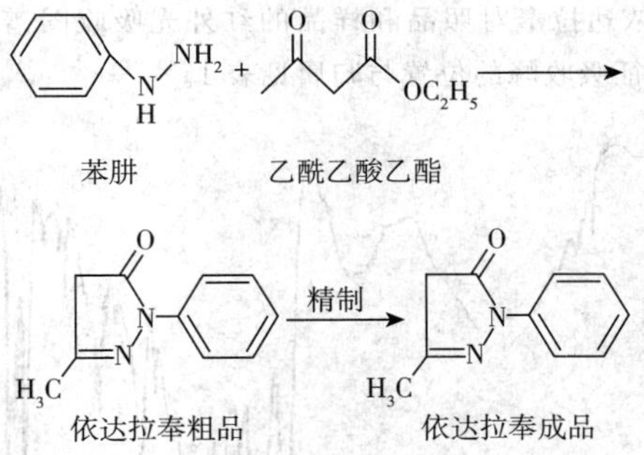

图1　依达拉奉合成路线

【性状】本品的性状描述经色、臭和显微镜检视确定。本品经高湿度(25℃，RH75%和RH92.5%)和强光照射(4500lx±500lx)试验，外观性状与起始样品比较没有显著差异。JP（17）性状为白色至淡黄白色结晶或结晶性粉末。

溶解度　由于国内各企业合成依达拉奉的反应条件或步骤略有不同，结果不同工艺合成的产品即使在同一种溶剂中，如甲醇、水中，其溶解度也存在一定的差别，故标准中显示为在甲醇中易溶或溶解，在水中极微溶解或几乎不溶。

近期有关文献报道[1]，用多种晶型筛选技术获得了依达拉奉A、B、C、D四种晶型物质状态，并采用粉末X射线衍射、差示扫描量热分析、红外光谱、熔点分析技术分别对这四种晶型物质进行了表征。稳定性实验结果表明其中A、C、D晶型为稳定物态；药动学实验结果表明，不同晶型样品灌胃给药的大鼠体内血药浓度和吸收速率存在一定的差异，其中A晶型有显著优势。目前国内标准尚未对原料晶型提出质量要求和进行控制。

熔点　曾有的国内注册标准中，熔点范围低限为126～127℃，高限为129～131℃；JP（17）熔点规定为127～131℃。

【鉴别】(1)本品分子在极性溶剂中具有烯醇式互变异构体，含有C=C双键，可使溴试液褪色。

(2)本品紫外吸收图谱见图2，在244nm的波长处有最大吸收。

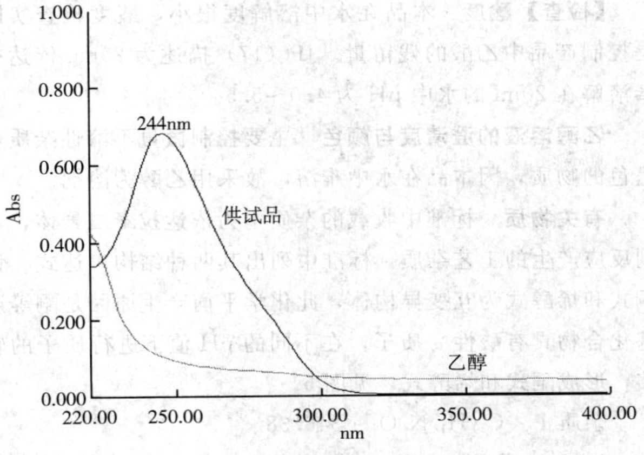

图2　依达拉奉紫外吸收图谱

(3)依达拉奉对照品和样品的红外光吸收图谱见图 3～图 4，特征吸收峰的位置与归属见表 1。

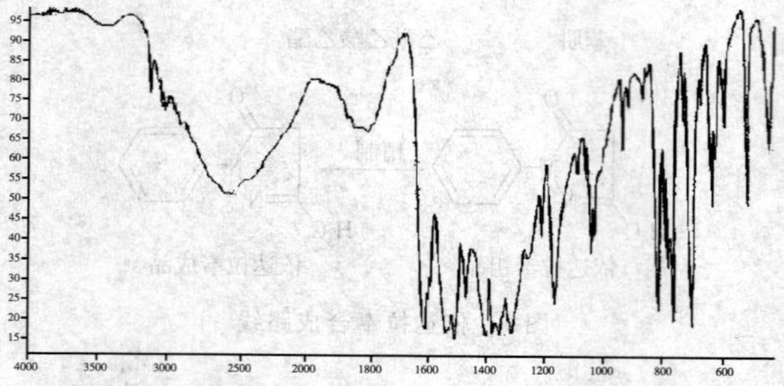

图 3　依达拉奉对照品红外光吸收图谱

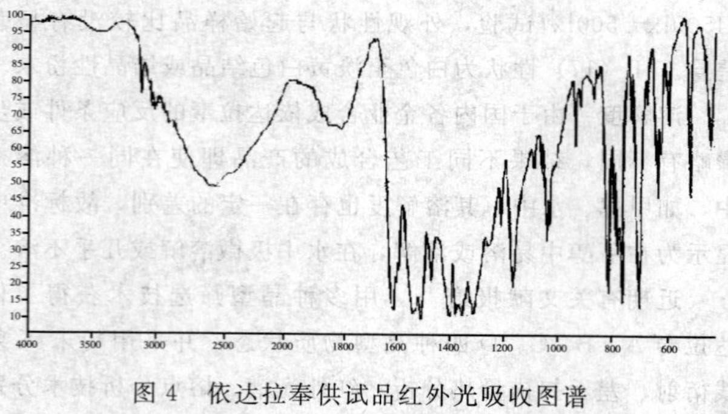

图 4　依达拉奉供试品红外光吸收图谱

表 1　依达拉奉红外特征吸收峰的位置与归属

吸收峰波数(cm^{-1})	归属
3129，3056，3029	苯环　ν_{C-H}
2924	CH_2，CH_3　ν_{C-H}
3200～2400	烯醇式羟基　ν_{O-H}
1599	—C=O　$\nu_{C=O}$
1588，1496	苯环　$\nu_{C=C}$
1456，1389	$-CH_3$　δ_{C-H}
1303	C—N　ν_{C-N}
752，692	苯环　γ_{C-H}

【检查】酸度　本品在水中溶解度很小，酸度检查实际是控制产品中乙酸的残留量。JP（17）描述为 20mg 依达拉奉溶解在 20ml 的水中 pH 为 4.0～5.5。

乙醇溶液的澄清度与颜色　主要控制微量不溶性杂质和呈色的物质，因本品在水中难溶，故采用乙醇为溶剂。

有关物质　标准中收载的杂质Ⅰ为依达拉奉二聚体，为副反应产生的工艺杂质，标准中列出其两种结构表达式，该酮式和烯醇式为互变异构体，此化学平衡产生原因是酮等羰基化合物具有酸性 α-质子，在不同的 pH 值下进行质子的转移，形成酮式和烯醇式，见图 5。

杂质Ⅰ　$C_{20}H_{18}N_4O_2$　346.38

3，3′-二甲基-1，1′-二苯基-1H，1′H-4，4′-联吡唑-5，5′-二醇或 4，4′-双-(3-甲基-1-苯基-5-吡唑啉酮）

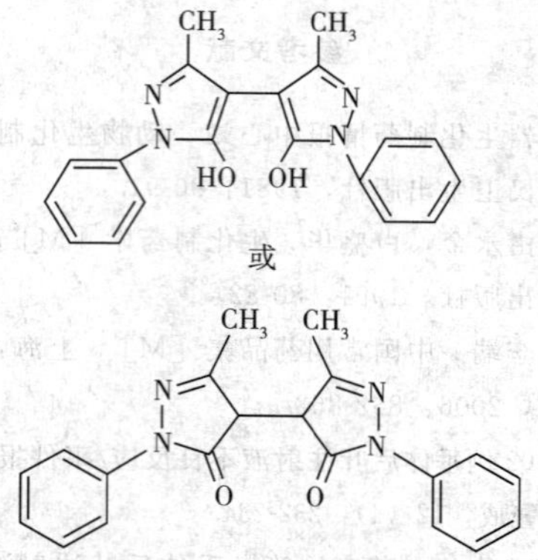

图 5　杂质Ⅰ分子结构图

经试验，两种形式的杂质Ⅰ对照品在标准中规定的同种实验条件下，不同品牌色谱柱上的保留时间等行为均一致，紫外光谱图一致。

试验结果表明不同实验室、不同色谱柱等条件下，杂质Ⅰ的相对保留时间不恒定，不能用相对保留时间来对杂质Ⅰ峰进行定位，因此采用杂质Ⅰ对照品进行定位，而杂质Ⅰ与依达拉奉的相对校正因子接近 1，故采用主成分自身对照法计算样品中杂质Ⅰ的量。色谱条件下系统适用性溶液、供试品溶液及杂质Ⅰ对照品溶液的典型色谱图见图 6～图 8。

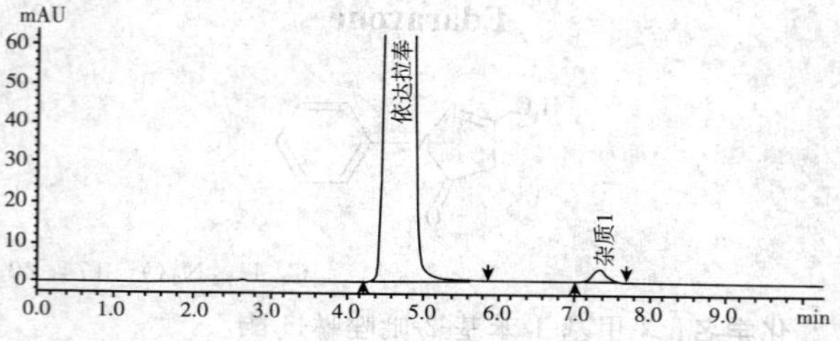

图 6　依达拉奉有关物质系统适用性色谱图

（色谱柱为 Galaksil BF-C18，4.6mm×250mm，5μm）

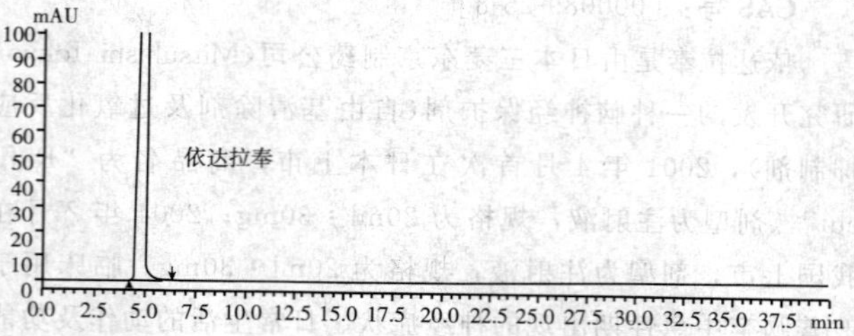

图 7　依达拉奉有关物质供试品溶液色谱图

（色谱柱为 Galaksil BF-C18，4.6mm×250mm，5μm）

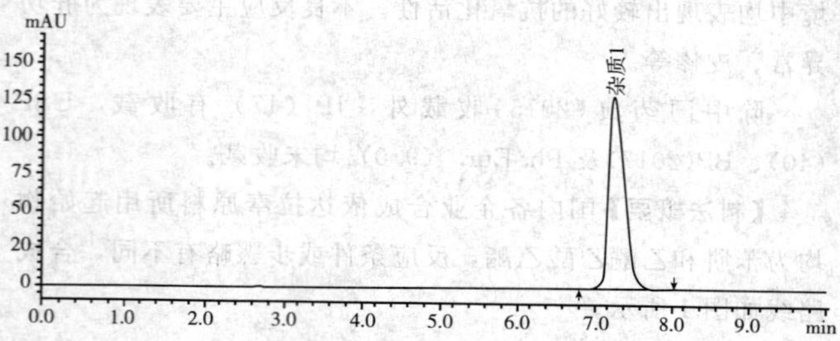

图 8　依达拉奉有关物质杂质Ⅰ对照品溶液色谱图

（色谱柱为 Galaksil BF-C18，4.6mm×250mm，5μm）

对供试品溶液放置16小时后的有关物质进行了检测，结果发现在主峰保留时间6倍处检测到的杂质有显著增长，其增长幅度由4倍至10倍不等，因此在标准中增加了供试品溶液应临用新制的规定，同时将标准中供试品溶液色谱图记录时间修改为主峰保留时间的7倍。

JP（17）有关物质项下的限度为供试品溶液中除依达拉奉以外的杂质峰面积均不得大于对照溶液杂质峰面积（0.1%）。

有国内企业研究了依达拉奉合成过程中可能的杂质，见表2。目前，除了杂质Ⅰ已被列入本标准中控制，对其他已知杂质的控制均应待进一步研究后，再行标准提高。

表2　依达拉奉合成过程中可能产生的杂质表

名称	结构式	杂质来源
杂质Ⅰ	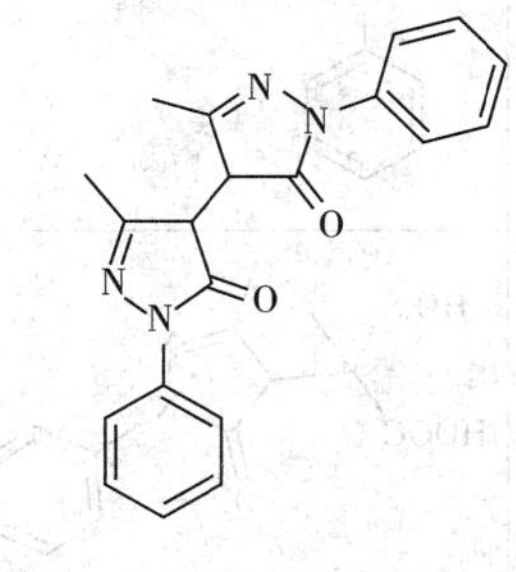	工艺杂质：依达拉奉聚合生成，为反应副产物 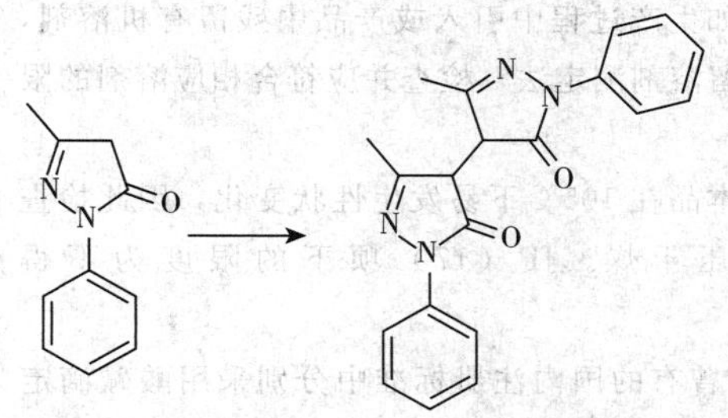
3-(苯基氨基)-2-丁烯酸乙酯	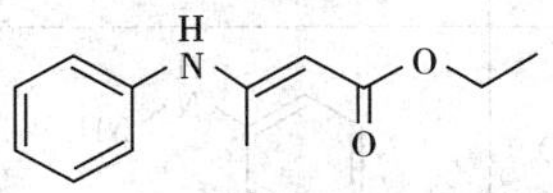	工艺杂质：起始原料苯肼中混入的杂质苯胺参与反应生成 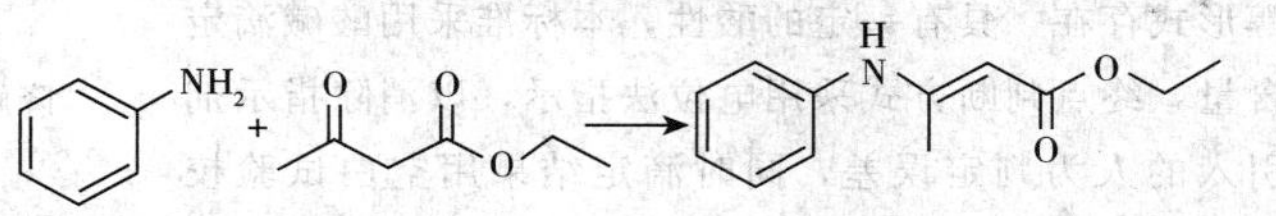
2-甲基-1-吲哚-3-甲酸乙酯	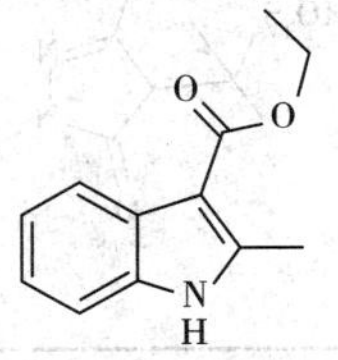	工艺杂质：反应副产物 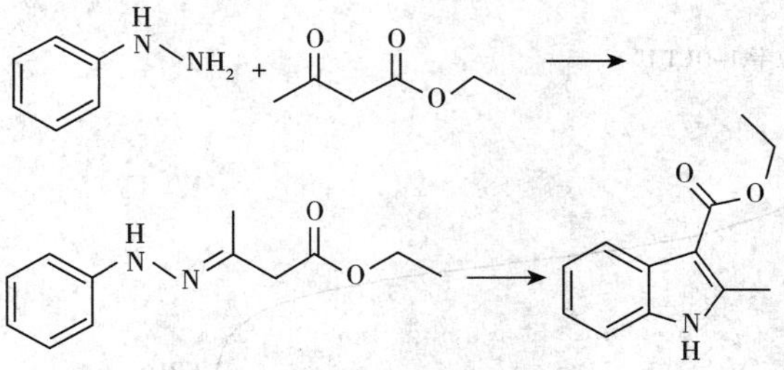
依达拉奉三聚体	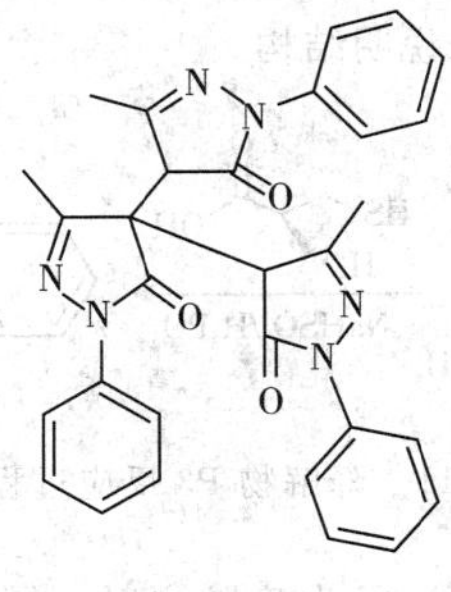	工艺杂质：反应副产物 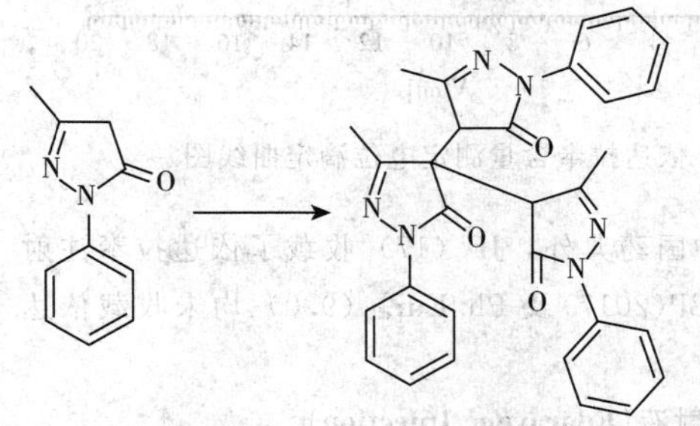

苯肼　苯肼是一种有机剧毒品，可致溶血性贫血，并可对肝脏造成严重损害，并属具警示结构的遗传基因毒性杂质。本品经一步合成，苯肼是合成的起始原料之一，同时又是本品的主要降解产物，故产品中需要控制苯肼杂质量。目前的测定方法主要有阻抑动力学荧光分析法、气相色谱法与HPLC法[2]，标准中采用HPLC法，本品与苯肼混合溶液的典型色谱图见图9。

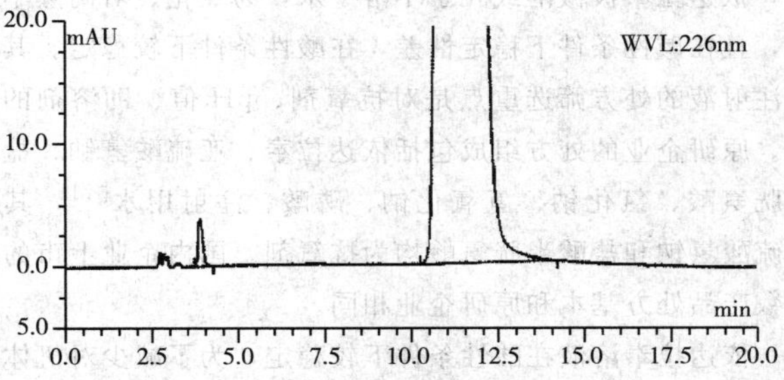

图9　依达拉奉与苯肼混合溶液色谱图

1. 苯肼（3.810）　2. 依达拉奉（11.40）

本品成人每日最大用量为 60mg，一个疗程为 14 天以内，根据 ICH M7 基因毒性杂质评估和控制的指导原则，治疗期以≤1 个月为计，杂质每日允许最大总摄入量为 120μg，相应控制苯肼的限量应设为 0.20%，本标准中规定的限度 0.05%，同时符合 ICH 对特定已知杂质的控制要求。

除产品应控制苯肼杂质量外，当本品合成的起始原料苯肼的生产，涉及苯胺或联苯胺等具警示结构的遗传基因毒杂质时，应从源头乃至全过程进行必要的相应杂质控制，符合相关限度规定。

残留溶剂 如生产过程中引入或产品中残留有机溶剂，均应按通则“残留溶剂测定法”检查并应符合相应溶剂的限度规定。

干燥失重 本品在 105℃下易发生性状变化，因此检查时采用 60℃ 减压干燥。JP（17）项下的限度为不得过 0.1%。

【含量测定】曾有的国内注册标准中分别采用酸碱滴定法、非水滴定法和 HPLC 法测定。本品的 5-吡唑酮杂环结构以烯醇形式存在，具有一定的酸性，本标准采用酸碱滴定法测定含量，终点判断方式采用电位法指示，以消除指示剂法可能引入的人为判定误差，同时滴定结果用空白试验校正。经实验验证，将中性乙醇改为乙醇，测定结果无差异。滴定曲线如图 10。

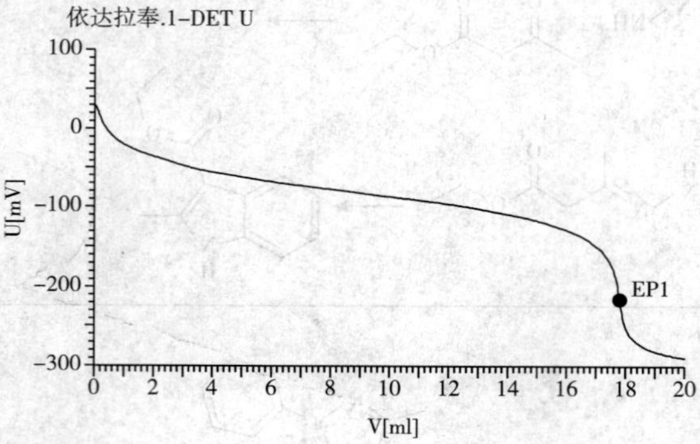

图 10 依达拉奉含量测定电位滴定曲线图

【制剂】除中国药典外，JP（17）收载了依达拉奉注射液，USP(40)、BP(2017) 及 Ph. Eur.（9.0）均未收载依达拉奉制剂。

依达拉奉注射液(Edaravone Injection)

依达拉奉极微溶或几乎不溶于水，易氧化、对高热不稳定，且在碱性条件下稳定性差，在酸性条件下较稳定。其制成注射液的处方筛选重点是对抗氧剂、pH 值、助溶剂的考察。原研企业的处方组成包括依达拉奉、亚硫酸氢钠、盐酸半胱氨酸、氯化钠、氢氧化钠、磷酸、注射用水[3]，其中亚硫酸氢钠和盐酸半胱氨酸均为抗氧剂。国内企业上市的大多数产品处方基本和原研企业相同。

依达拉奉溶液在酸性条件下较稳定，为了减少对机体造成的刺激，增加病人用药顺应性，本标准控制 pH 值范围为 3.0～4.5。

原研企业的依达拉奉注射液 IF 文件中，较详细地讨论了产品中可能含有的杂质，见表 3。

表 3 依达拉奉注射液 IF 文件收载的杂质表

名称	结构式	杂质来源
化合物 a(杂质Ⅰ)	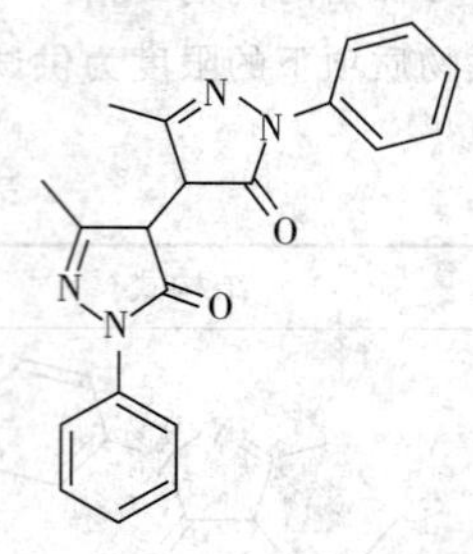	聚合反应
降解物 P1	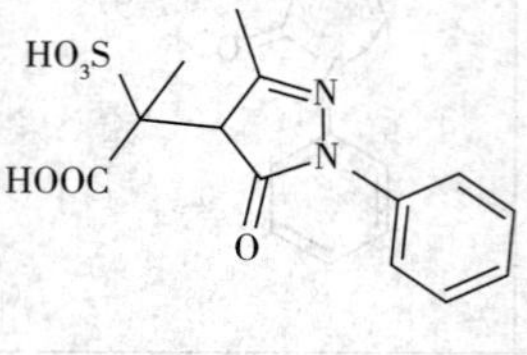	主药与辅料的反应产物
降解物 P2(苯肼)	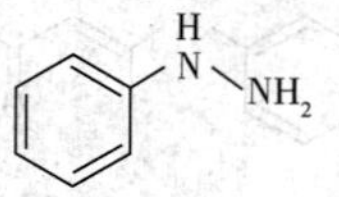	由原料药带入降解产生
降解物 P3	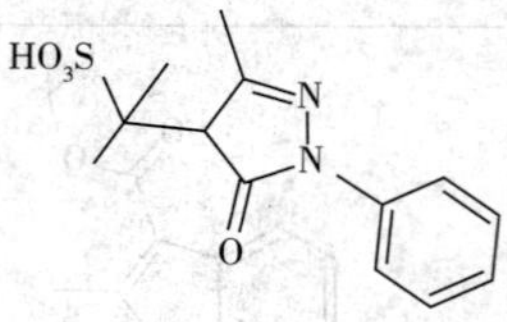	主药与辅料的反应产物

化合物 a 为依达拉奉二聚体，降解物 P3 是依达拉奉与处方中的抗氧剂盐酸半胱氨酸反应生成，其反应过程如图 11 所示。JP(17) 对两个特定杂质（采用相对保留时间确定）进行了控制，但未说明结构。

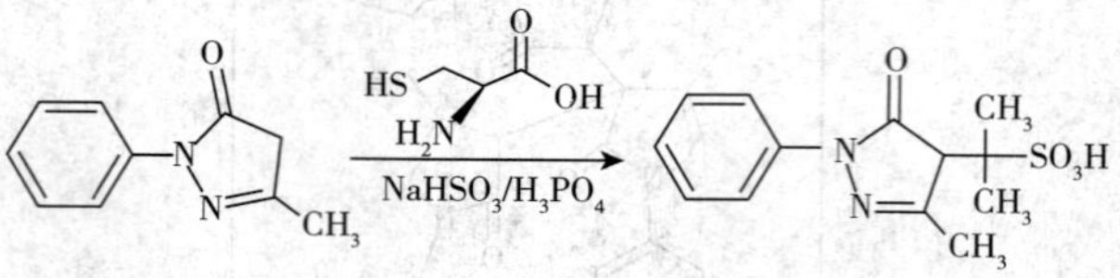

图 11 降解物 P3 反应过程路线

本品临床用药途径为静脉注射，最大用量为 30mg/次。按公式 L＝K/M 计算（M＝30mg/60kg，K＝5EU/kg·h），细菌内毒素限值 L 为 10EU/mg，基于本品临床上常联合用药，所以限度设定收严至 1/3～1/2，即 3～5EU/mg。

本标准含量测定采用 HPLC 外标法，JP（17）采用 HPLC 内标法。

参考文献

[1] 邢逞，杨海光，张丽，等．依达拉奉的多晶型研究［J］．医药导报，2017，36(11)：1225-1230.

[2] 李帅，廖彬．高效液相色谱测定依达拉奉中苯肼残留方法的

优化［J］．中南药学，2014，12(8)：814-816.
［3］许真玉．依达拉奉注射液杂质谱分析［J］．中国执业药师，2014，11(8)：27-30.

撰写　严　菲　江苏省食品药品监督检验研究院
复核　蔡美明　江苏省食品药品监督检验研究院

乳酶生
Lactasin

英文名为 Lactasin(INN)。

本品为乳酸菌制剂。最早由日本表飞鸣制药株式会社于20世纪50年代生产。1954年中国开始研制乳酶生，作为乳酶生片的原料药，用于治疗肠内异常发酵引起的肠胀气、消化不良引起的腹泻等。其作用机制主要为活乳酸菌的干燥制剂，在肠内分解糖类生成乳酸，使肠内酸度增高，从而抑制腐败菌的生长繁殖，并防止肠内发酵，减少产气，因而有促进消化和止泻作用。

目前只收载于中国药典(2015)，其他各国药典均未收载。

【制法概要】本品系由人体正常菌群成员或有促进正常菌群生长和活性作用的无害外籍细菌，经培养、收集菌体、干燥成菌粉后，加入适宜辅料混合制成。生产过程应符合现行版《药品生产质量管理规范》和微生态活菌制品总论(《中国药典》三部)项下的要求。

(1) 生产用菌种　卫生部药品标准生化药品第一册中收载原乳酶生(片)质量标准，其菌种注明为“肠链球菌(Streptococcus faecalis)”，按现行命名原则即为“粪肠球菌”(Enterococcus faecalis)。对140623(来源中国食品药品检定研究院，供乳酶生生产用菌种)及乳酶生、乳酶生片样品分离菌株分别进行生化鉴定[1]、基因指纹鉴定[2]、脂肪酸组分测定、基因序列测定[2,3]，结果均为屎肠球菌(Enterococcus faecium)。

(2) 菌种毒性试验　将140623(来源中国食品药品检定研究院，供乳酶生生产用菌种)进行灌胃毒性试验[4]。第1～7日，小鼠健康存活、未见任何异常症状，每天体重都在增加。7日后的小鼠体重增重率＞50%，且增重率不小于稀释剂对照组，说明该菌株无毒性，未发现不安全因素。

【鉴别】(1)牛奶凝固力　用于考察样品中活菌产酸后使牛奶凝固的能力。研究发现，试验结果易受牛奶来源影响且差异显著[5]，经脱脂奶粉配制的牛奶培养基凝固效果不佳，且有产气消化现象，难以判断试验结果，容易造成误判；而脱脂鲜奶配制的牛奶培养基凝固力好，均匀致密，无产气消化现象，容易判断。不同品牌牛奶的生产工艺以及牛奶培养基的灭菌条件(温度和时间)会导致牛奶凝固力试验现象存在差异[5]，采用市售主流品牌液态纯牛奶新鲜制备的培养基可以达到实验要求。

(2)酸度　用于考察样品中活菌的产酸能力。乳酶生生产用菌株为乳酸菌，可以糖类或醇类物质作为碳源，在生长代谢过程中将其分解为甲酸、乙酸、丙酸、乳酸等有机酸，在含活菌的乳制品中酸度也是一项重要的评价指标。研究发现，在使用不同来源的牛奶培养基进行试验会导致酸度结果差异显著。主要因素是市场上不同批次、不同品牌的牛奶质量受奶源等因素影响，牛奶中各种成分、碳源物质的差异以及其他未知的添加物，都会使菌株代谢产生的有机酸含量不同，导致牛奶培养基测定的酸度值不稳定[6]。采用市售主流品牌液态纯牛奶新鲜制备的培养基可以达到实验要求。

(3)乳酸鉴别　用于检查样品中的活菌是否具有产乳酸的特征。乳酶生生产用菌株为乳酸菌，可发酵糖获得能量生成乳酸。其通过利用β-半乳糖苷酶将乳糖分解为葡萄糖和半乳糖，葡萄糖再经糖酵解(EMP)途径降解为丙酮酸，在NADH［烟酰胺腺嘌呤二核苷酸(还原性)］参与下由乳酸脱氢酶将丙酮酸还原为乳酸。不同品牌的牛奶(其中的糖类成分和含量的差异)及牛奶处理方法(高温高压)均对试验结果产生影响，并且存在显著差异[7]。采用市售主流品牌液态纯牛奶新鲜制备的培养基可以达到实验要求，也可采用脱脂奶粉制备培养基。

(4)生化反应　原乳酶生(片)质量标准未收载生化反应，鉴别项仅针对菌种的乳酸菌特性，不能将乳酶生菌种与其他部分革兰阳性乳酸球菌进行区分，鉴别专属性不佳。通过参考《伯杰氏系统细菌学手册》2009年第3卷(Bergey's manual of systematic bacteriology Vol 3)[8]中屎肠球菌的生化特性，研究并制定山梨醇、L-阿拉伯糖、甘露醇、D-棉子糖4个生化反应，提高鉴别项的专属性，可区分粪肠球菌、屎肠球菌和海氏肠球菌等相似菌株[1]。

【检查】杂菌　本品属微生态活菌制品，杂菌检查系检查制品受外源微生物污染的程度，检查项目包括控制菌检查，非致病性杂菌、真菌计数。检查方法和限度标准，均依据中国药典(2015)三部《微生态活菌制品杂菌检查法》要求进行。采用磷酸盐缓冲液营养琼脂培养基进行非致病性杂菌数测定，是为了增加培养基对pH值变化的缓冲能力，避免由于培养基pH值的变化，影响被污染的外源微生物的生长。方法适用性试验证明，所采用的杂菌检查方法，可降低产品的抑菌作用，无需进行特殊的供试品处理[8]。非致病性杂菌数测定中，平板上如有菌落生长，应参照中国药典(2015)二部乳酶生标准正文中**【鉴别】**项下的染色镜检和生化反应，分别进行革兰染色及生化试验，排除本品中的活菌，确保检测结果为污染的外源微生物。

【含量测定】在制备供试液时，将样品混匀后立即稀释并置于平皿中，避免吸附在颗粒上的活菌沉降后对计数结果产生误差。样品活菌在含量测定琼脂培养基中可发酵乳糖产酸，使溴甲酚紫变黄，在平板上菌落周围形成透明圈，即为乳酸菌。

【制剂】乳酶生片(Lactasin Tablets)，目前只收载于中国药典(2015)，其他各国药典均未收载。

生产工艺主要为辅料混合→制粒→干燥→整粒→总混→

压片→包装，整个过程严格按照GMP进行生产和质量管理。影响产品质量的主要因素有活菌数、压片（压力、温度）、储存条件（温、湿度）、密封情况等。

杂菌：杂菌的限度标准，依据中国药典（2015）三部《微生态活菌制品杂菌检查法》要求，其他同乳酶生。

【贮藏】本品包装材料主要分为药用复合膜、聚乙烯瓶及铝塑等3种。通过对乳酶生片的稳定性研究发现，本品质量对温度较敏感。高密度聚乙烯瓶比药用复合膜和铝塑密封性好，对本品质量控制上更为稳定；密封性较差的包装材料，其样品质量受温度影响较大，需注意储存温度。在时间上，阴凉处保存1年的样品的活乳酸菌数明显降低，其中密封性越好的样品降低程度越小。因此，为保证乳酶生片的质量，应选取密封性好的包装材料，于阴凉处或较低温度条件储存及运输。

参考文献

[1] 甘永琦，朱斌，刘涛，等．乳酶生菌种鉴定方法的研究[J]．华西药学杂志，2013，28(5)：529-532.

[2] 厉高憋，赵立，聂亮，等．采用16S rDNA全长序列分析和生化反应鉴定乳酶生菌株[J]．药物分析杂志，2014，34(5)：775-781.

[3] 田万红，喻钢，赵志晶，等．乳酶生生产菌株的鉴定及耐药谱的分析[J]．中国生物制品学杂志，2013，26(9)：1285-1289.

[4] 甘永琦，庞皓元，朱斌．乳酶生菌种的安全性研究[J]．中国现代应用药学，2015，32(8)：951-955.

[5] 甘永琦，朱斌．乳酸菌制剂牛奶凝固力实验的影响因素研究[J]．中国药品标准，2015，16(6)：454-457.

[6] 甘永琦，朱斌．乳酶生质量标准中酸度试验的影响因素探讨[J]．中国药师，2017，20(3)：559-561.

[7] 甘永琦，朱斌．乳酶生标准中乳酸鉴别试验的影响因素探讨[J]．中国药品标准，2017，18(1)：9-12.

[8] Paul DV，George MG，Dorothy J，et al. Bergey's manual of systematic bacteriology Vol 3 the firmicutes. New York：Springer，2009，3：594-607.

[9] 甘永琦，刘涛，黄橘，等．乳酶生片微生物限度检查方法研究及卫生状况评价[J]．中国医药工业杂志，2014，45(5)：481-484.

撰写　甘永琦　广西壮族自治区食品药品检验所

复核　朱　斌　广西壮族自治区食品药品检验所

法罗培南钠

Faropenem Sodium

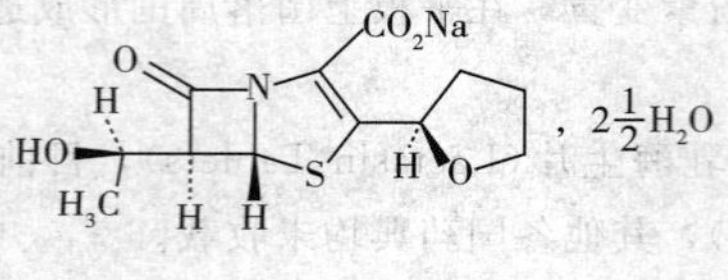

化学名：（5*R*，6*S*）-6-[（1*R*）-1-羟基乙基]-7-氧代-3-[（2*R*）-四氢呋喃-2-基]-4-硫杂-1-氮杂双环[3.2.0]庚-2-烯-2-羧酸钠盐二倍半水合物

(5*R*,6*S*)-6-[(1*R*)-1-Hydroxyethyl]-7-oxo-3-[(2*R*)-tetrahydrofuran-2-yl]-4-thia-1-azabicyclo[3.2.0]hept-2-ene-2-carboxylic acid monosodium salt hemipentahydrate

英文名：Faropenem Sodium

CAS号：[122547-49-3]（法罗培南钠无水物），[106560-14-9]（法罗培南）

本品为具青霉烯基本骨架的青霉烯类口服抗生素，通过与细菌的青霉素结合蛋白结合，抑制细菌细胞壁合成而发挥杀菌作用。体外试验表明本药对需氧性革兰阳性菌、需氧性革兰阴性菌及厌氧菌具广泛抗菌谱，对多种细菌产生的β-内酰胺酶稳定，对β-内酰胺酶产生菌具有较强抗菌活性。正常健康成人空腹时单次口服本药150mg、300mg或600mg，1～1.5小时后分别达到血药峰浓度2.4μg/ml、6.2μg/ml或7.4μg/ml。正常健康成人餐后单次口服本药300mg，达峰时间较空腹用药时延迟约1小时。本药以原形吸收，能进入咳痰、拔牙创伤浸出液、皮肤组织、扁桃体组织、上颌窦黏膜组织、女性生殖组织、眼睑皮下组织和前列腺组织等，亦可轻度分布进入母乳乳汁。本药主要经肾排泄，部分以原形自尿排泄，其余经肾中的脱氢肽酶-1(DHP-1)代谢后从尿消除。本品主要用于治疗由葡萄球菌、链球菌、肺炎球菌、肠球菌、卡他莫拉克氏菌、大肠埃希菌、柠檬酸杆菌、克雷白氏杆菌、肠杆菌、奇异变形杆菌、流感嗜血杆菌、消化链球菌、痤疮丙酸杆菌、拟杆菌等敏感菌所致的各种感染性疾病，如呼吸系统感染、泌尿系统感染、子宫附件炎、乳腺炎、皮肤软组织感染等，其主要不良反应为腹泻、稀便、腹痛、发疹等，可能存在的不良反应为休克、过敏性样症状、急性肾功能不全、伴有假性伪膜性肠炎等便血之严重结肠炎、皮肤黏膜眼综合征、中毒性表皮坏死征（Lyell综合征）、间质性肺炎、肝功能不全、黄疸、粒细胞缺乏症、横纹肌溶解症等。[1,2]

本品由日本Suntory公司研发，于1986年在日本获得专利。1990年和1992年日本山之内制药公司和美国Wyeth-Ayerst公司分别获得该品种的临床许可证共同进行临床研究，1997年首先获准在日本上市，其儿童用制剂在1999年上市。

除中国药典（2015）和JP（17）收载外，USP（40）、BP（2017）和Ph. Eur.（9.0）均未收载。

【制法概要】文献报道的法罗培南钠主要有两种合成路线，主要经过缩合、酰化、Wittig反应、脱保护、水解等反应制得。[3～5]

（1）以光学活性物质（3*R*，4*R*）-3-（*R*）-1-叔丁基二甲基硅氧乙基-4-乙酰氧基氮杂环丁-2-酮为原料，与四氧呋喃-2-硫代羧酸发生酰基取代反应生成硫酯，再经分子内Wittig环化反应得到青霉素烯，再脱去羟基保护基和羧基保护基得法罗培南钠。（图1）

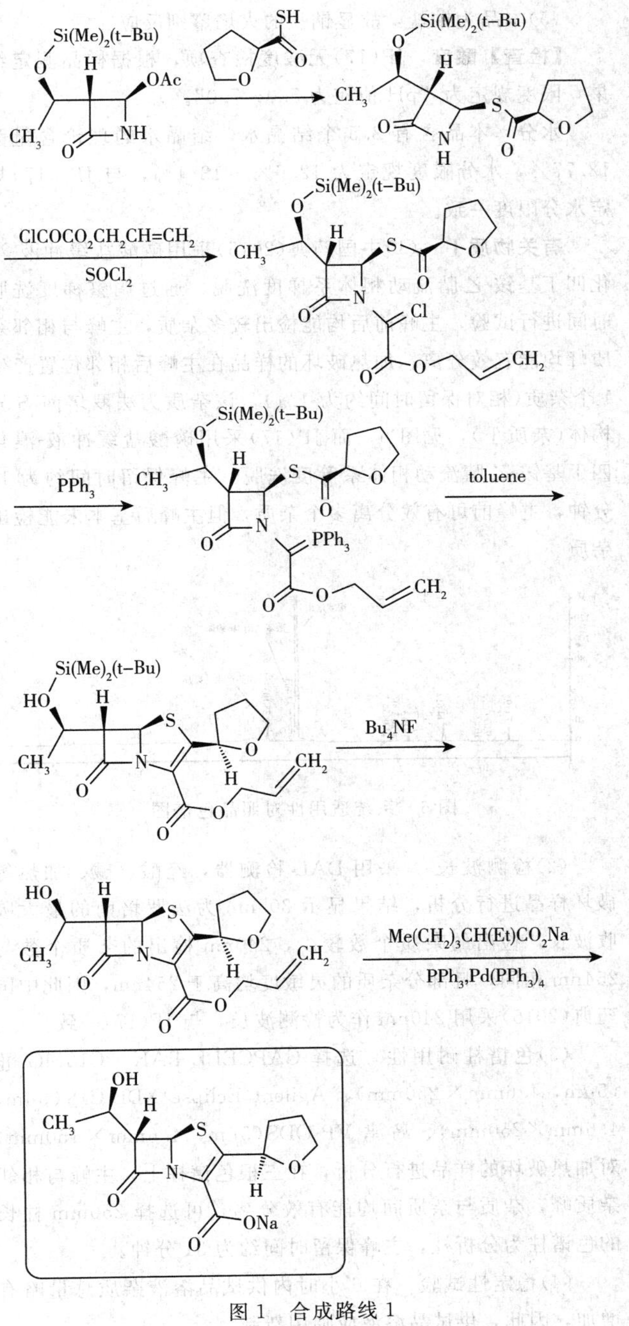

图 1　合成路线 1

（2）以光学活性物质（3*R*，4*R*）-3-（*R*）-1-叔丁基二甲基硅氧乙基-4-乙酰氧基氮杂环丁-2-酮（4AA）为原料，与三苯甲硫醇在碱性条件下进行酰基取代反应得到Ⅰ，Ⅰ与烯丙氧基草酰氯发生缩合反应得到Ⅱ，Ⅱ与硝酸银反应生成金属银硫化物，金属银硫化物不经纯化，直接与（*R*）四氢呋喃-2-甲酰氯发生置换反应得到Ⅲ，Ⅲ在三乙氧磷的存在下进行环化反应得到Ⅳ，Ⅳ在氟化四丁基铵的存在下脱去保护基硅烷醚得到Ⅴ，Ⅴ在四（三苯基磷）钯、三苯基磷和乙基己酸钠存在下脱去烯丙基得到法罗培南钠。（图 2）

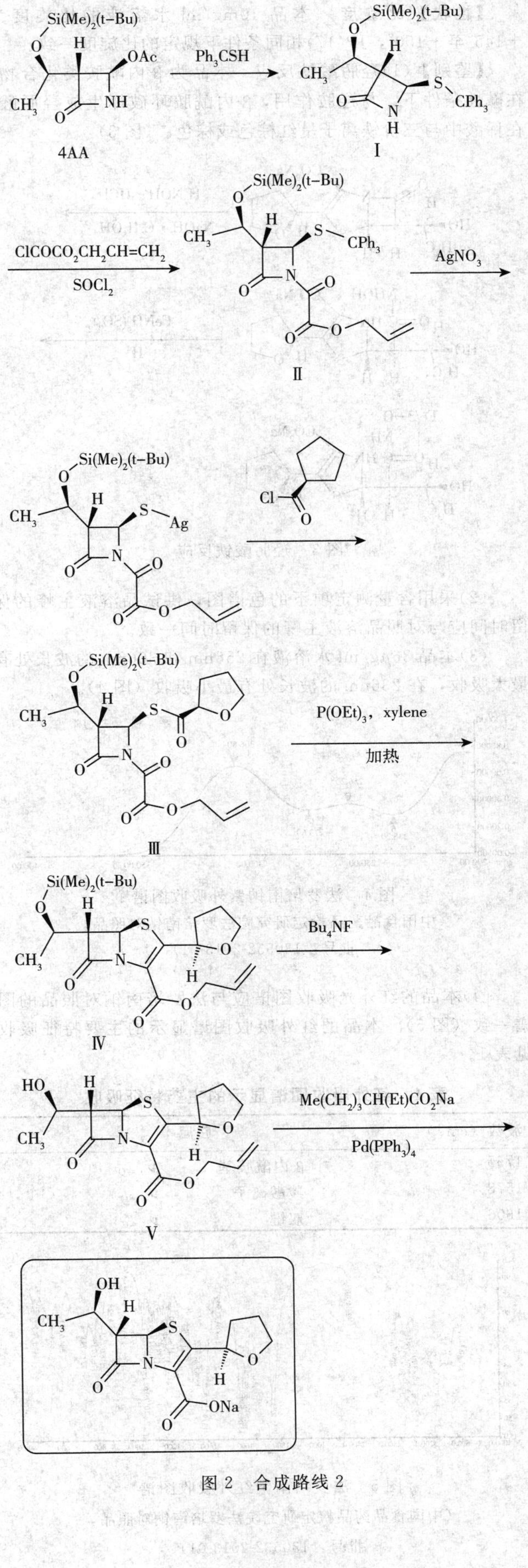

图 2　合成路线 2

【性状】比旋度　本品 10mg/ml 水溶液的比旋度为 +145°至+150°，JP(17)相同条件下规定的比旋度一致。

【鉴别】(1)羟肟酸铁反应　本品为β-内酰胺类化合物，在碱性条件下，与羟胺作用，β-内酰胺环破坏生成羟肟酸，在稀酸中与三价铁离子呈红棕色或棕色。(图 3)

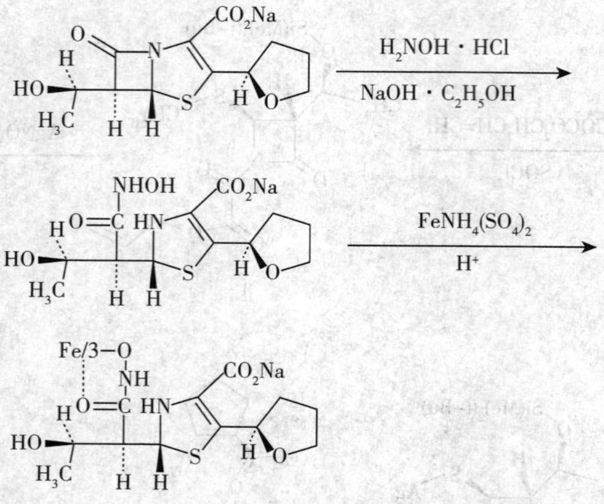

图 3　羟肟酸铁反应

(2)采用含量测定项下的色谱图，供试品溶液主峰的保留时间应与对照品溶液主峰的保留时间一致。

(3)本品 36μg/ml 水溶液在 256nm 和 306nm 的波长处有最大吸收，在 236nm 的波长处有最小吸收（图 4）。

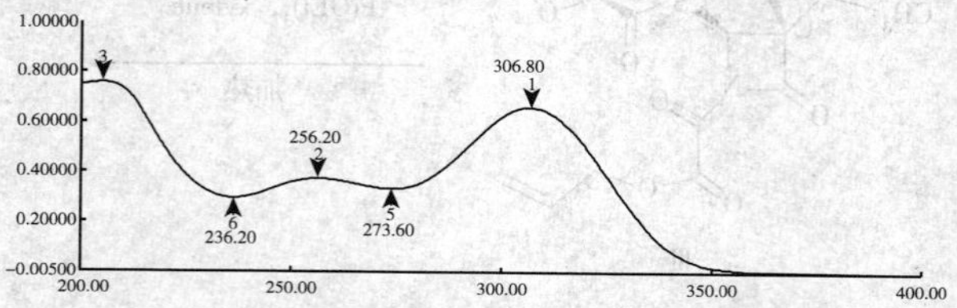

图 4　法罗培南钠紫外吸收图谱

（中国食品药品检定研究院法罗培南钠对照品，批号：130532-2013-01）

(4)本品的红外光吸收图谱应与法罗培南钠对照品的图谱一致（图 5）。本品的红外吸收图谱显示的主要特征吸收见表 1。

表 1　红外吸收图谱显示的主药特征吸收

波数（cm^{-1}）	归属	
1755	β-内酰胺基	$\nu_{C=O}$
1578	羧酸离子	$\nu_{C=O}$
1606	双键	$\nu_{C=C}$

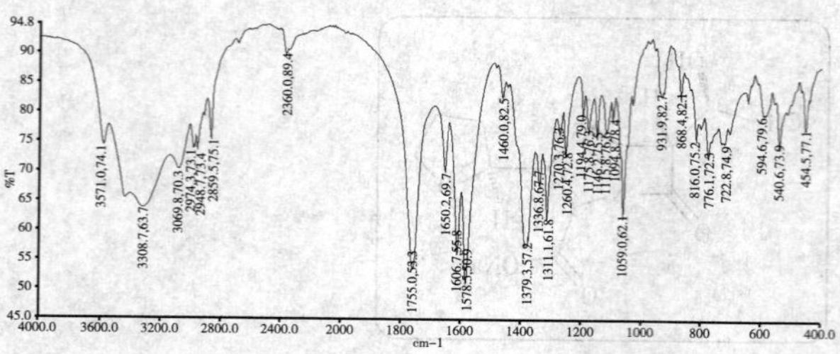

图 5　法罗培南钠红外吸收图谱

（中国食品药品检定研究院法罗培南钠对照品，批号：130532-2013-01）

(5)本品为钠盐，故显钠盐的火焰鉴别反应。

【检查】酸度　JP(17)无酸度检查项，根据样品测定结果，限度规定为“pH 值应为 5.0～7.0”。

水分　本品含有 2.5 个结晶水，结晶水的理论含量为 12.77%，水分限度规定为 12.6%～13.1%，与 JP（17）规定水分限度一致。

有关物质Ⅰ　(1)中国药典(2015)采用磷酸盐缓冲液-溴化四丁基铵-乙腈流动相体系梯度洗脱，通过调整梯度洗脱时间进行试验，主峰前后均能检出较多杂质，主峰与相邻杂质峰均能有效分离。加热破坏的样品在主峰后相邻位置产生 1 个杂质(相对保留时间约为 1.1)，该杂质为法罗培南 *S* 异构体(杂质Ⅰ)，见图 6。而 JP(17)采用磷酸盐缓冲液-溴化四丁基铵-乙腈流动相体系等度洗脱，主峰保留时间约为 18 分钟，主峰前可有效分离多个杂质，但主峰后基本未能检出杂质。

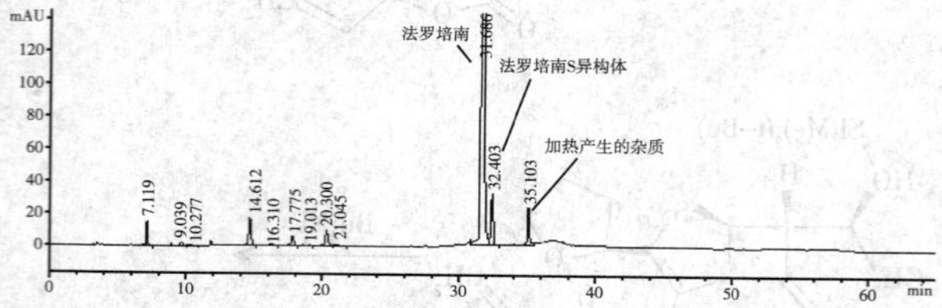

图 6　系统适用性对照品色谱图

(2)检测波长　采用 DAD 检测器，经酸、碱、加热等破坏样品进行分析，结果显示 305nm 为法罗培南的最大吸收波长，检出的杂质个数较少，240nm 检出的杂质个数与 254nm 相同，且部分杂质的灵敏度均高于 254nm，因此中国药典(2015)采用 240nm 作为检测波长，与 JP(17)一致。

(3)色谱柱耐用性　选择 CAPCELL PAK　C18MG Ⅱ(5μm，4.6mm×250mm)、Agilent Eclipse XDB-C18(5μm，4.6mm×250mm)、岛津 VP-ODS(5μm，4.6mm×150mm)对加热破坏的样品进行分析，在三根色谱柱上，主峰与相邻杂质峰，杂质与杂质间均能有效分离，可选择 250mm 柱长的色谱柱为分析柱，主峰保留时间约为 31 分钟。

(4)稳定性试验　在 6 小时内供试品溶液杂质总量略有增加，因此，供试品溶液应临用新制。

(5)检出限与灵敏度试验　本品检出限量为 3ng，相当于限度 0.015%；0.5μg/ml 法罗培南对照品溶液作为灵敏度试验溶液(0.05%)，主成分峰高的信噪比为 10。

(6)杂质限度　中国药典规定杂质Ⅰ不得过 0.3%，其他单个杂质不得过 0.15%，杂质总量不得过 0.5%”。JP(17)则规定杂质Ⅰ不得过 0.3%，杂质总量不得过 0.5%”。

杂质Ⅰ(法罗培南 *S* 异构体)

化学名：(5*R*，6*S*)-6-［(1*R*)-1-羟基乙基］-7-氧代-3-［(2S)-四氢呋喃-2-基］-4-硫杂-1-氮杂双环［3.2.0］庚-2-烯-2-羧酸钠盐。(图 7)

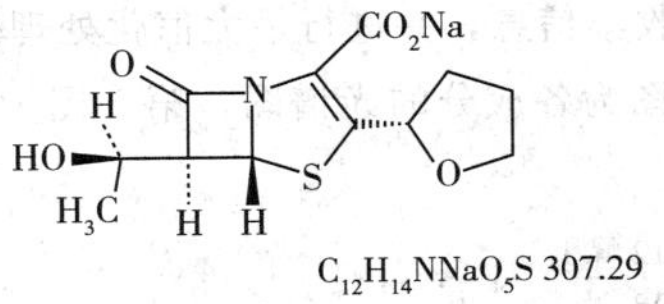

图 7　杂质Ⅰ(法罗培南 *S* 异构体)

有关物质Ⅱ　根据β-内酰胺抗生素一般质量控制要求，中国药典(2015)设置了有关物质Ⅱ检查项，用于法罗培南钠聚合物等杂质的检查，采用分子排阻色谱法测定。采用 TSK-GEL G2000SW (10μm，7.5mm×300mm)色谱柱，限度订为"按无水物计，不得过 1.0%"，并采用水浴加热破坏的供试液作为系统适用性试验溶液控制杂质分离，主峰前杂质的相对保留时间为 0.85，系统适用性试验典型图谱见图 8。法罗培南的最低检出量为 10ng。经稳定性试验考察，供试品溶液在 3 小时内主峰前杂质有所增加，供试品溶液需临用新配。

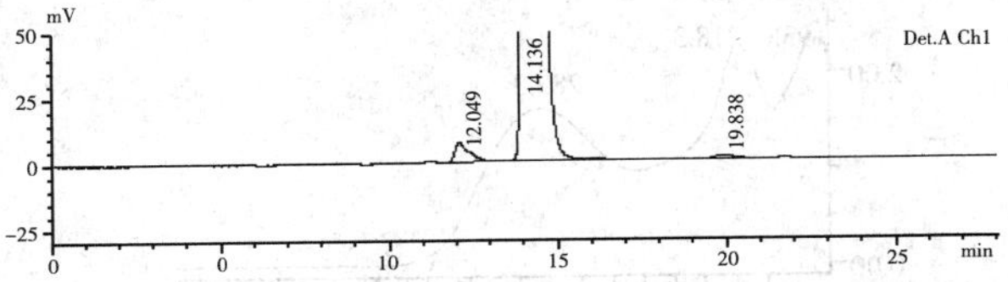

图 8　系统适用性试验色谱图

残留溶剂　根据国内生产企业提供的本品合成工艺中使用到的一类溶剂以及后三步使用的有机溶剂情况，中国药典(2015)订入了正己烷、丙酮、四氢呋喃、二氯甲烷、乙腈、甲苯、二甲苯为残留量检查。由于正己烷、二氯甲烷、甲苯、二甲苯等有机溶剂不溶于水，故选择二甲基亚砜为溶剂。典型系统适用性试验色谱图见图 9。

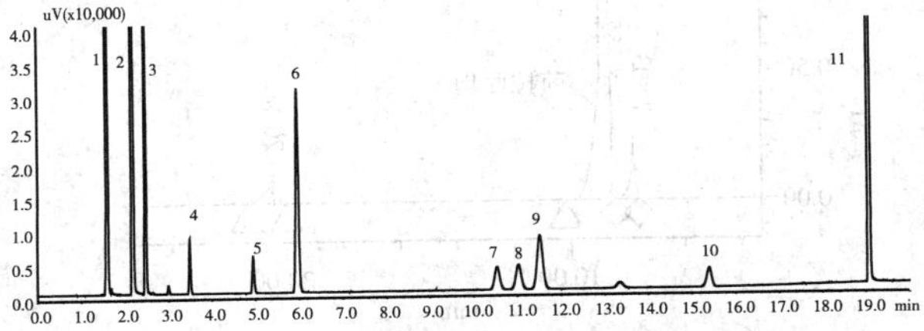

图 9　残留溶剂系统适用性试验分离色谱图

(Rtx-wax 毛细管色谱柱，30m×0.32mm×0.25μm)

1. 正己烷；2. 丙酮；3. 四氢呋喃；4. 二氯甲烷；5. 乙腈；6. 甲苯；7.8.9.10. 二甲苯；11. 二甲亚砜 (溶剂)

2-乙基己酸　2-乙基己酸钠常作为β-内酰胺抗生素成盐过程中的钠离子提供体而被广泛使用，反应生成的 2-乙基己酸是有害物质，对皮肤、黏膜有刺激作用。中国药典(2015)订入 2-乙基己酸残留量检查项，方法按照中国药典(2015)四部 2-乙基己酸(通则 0873)测定，限度值按中国药典中β-内酰胺抗生素品种确定为"按无水物计算，不得过 0.3%"。

含量测定　采用高效液相色谱法测定，色谱条件与 JP(17)一致。系统适用性试验溶液中法罗培南与法罗培南 *S* 异构体的分离见图 10。供试品进样量在 65～522μg/ml(进样量 20μl)范围内时，进样量与法罗培南峰面积呈良好的线性关系，r 为 1.0000(n=6)；法罗培南的定量限为 4.2ng(S/N=10)；供试品溶液在 8 小时内稳定(RSD%=0.16%)。色谱柱耐用性试验结果表明在 CAPCELL PAK　C18 MG Ⅱ(5μm，4.6mm×250mm)、依利特 Hypersil BDS C18(5μm，4.6mm×250mm)、岛津 VP-ODS(5μm，4.6mm×150mm)三种色谱柱上，法罗培南峰与杂质Ⅰ峰间的分离度均符合要求。

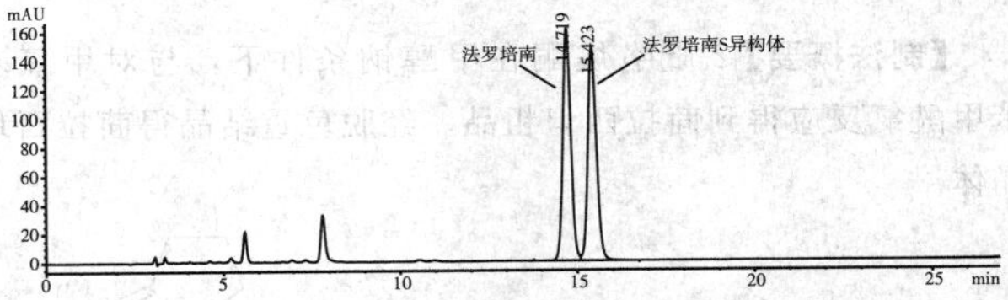

图 10　含量测定项下系统适用性试验色谱图

参考文献

[1] 李静．法罗培南临床研究与应用［J］．药学与临床研究，2011(5)：443-446.

[2] Harada Y，Matsumoto T，Tsuji Y，et al. Pharmacokinetic and clinical studies on SY5555 dry syrup in children［J］. Jpn J Antibiot，1995；48：261-270.

[3] Akira Yoshida，Yawara Tajima，Noriko Takeda，et al. An efficient carbapenemsynthesis vis anintramolecular Wittig reaction of new trialkoxyphosphorane-thiolesters［J］. Tetrahedron Letter，1984，25：2793-2796.

[4] Carlo Battistini，CosimoScarafile，Maurizio Foglio，et al. A new route to penems andcarbapenems［J］. Tetrahedron Letter，1984，25：2395-2398.

[5] 韩红娜，刘浚，胡来兴，等．法罗培南的合成［J］．中国医药工业杂志，2001，32(8) 339-341.

撰写　李　艳　傅小雅　海南省药品检验所

复核　蔡姗英　海南省药品检验所

茴拉西坦

Aniracetam

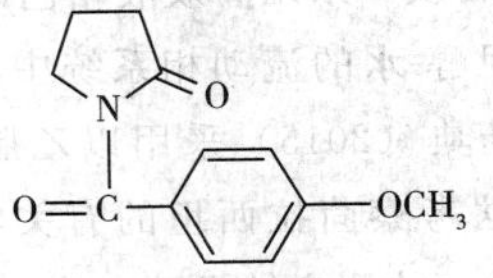

$C_{12}H_{13}NO_3$　219.24

化学名： 1-(4-甲氧基苯甲酰基)-2-吡咯烷酮 1-(4-methoxybenzoyl) 2-pyrrolidinone

英文名： Aniracetam

CAS 号： 72432-10-1

茴拉西坦为脑功能改善药，曾用名阿尼西坦，是γ-氨基丁酸（GABA）的环化衍生物。具有皮质抗缺氧能力，改善学习、记忆缺失，但其无镇静或兴奋作用，亦无扩血管作用。口服吸收快，达峰时间（T_{max}）为 20～40 分钟。吸收后迅速分布于肝、肾，可通过血脑屏障。主要经肝脏代谢，代谢产物 N-茴香酰-GA-BA 约占 70%，具有促智作用。服药 24 小时，77%～85%以代谢产物形式从尿中排出，4%从粪便排泄。

除中国药典（2015）收载外，国外药典均未收载此品种。

【制法概要】2-吡咯烷酮在甲醇钠条件下，与对甲氧基苯甲酰氯反应得到茴拉西坦粗品。经脱色重结晶得茴拉西坦晶体。

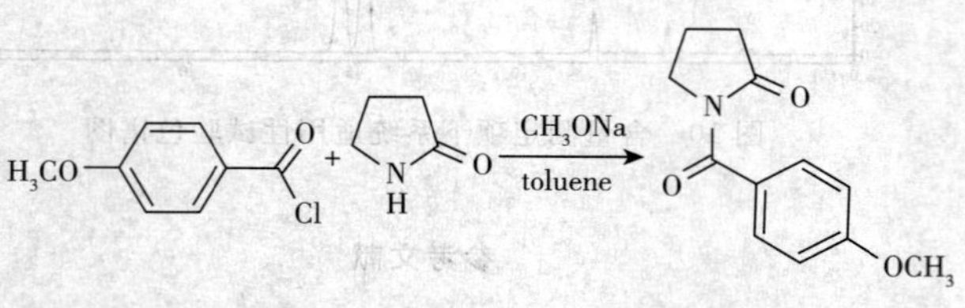

对甲氧基苯甲酰氯　2-吡咯烷酮　茴拉西坦

【鉴别】（1）茴拉西坦与亚硝酸钠在硫酸介质中发生了亚硝化反应产生了白色的亚硝基茴拉西坦沉淀。

$$NaNO_2 + H_2SO_4 \longrightarrow Na^+ + NO^+ + SO_4^{2-} + H_2O$$

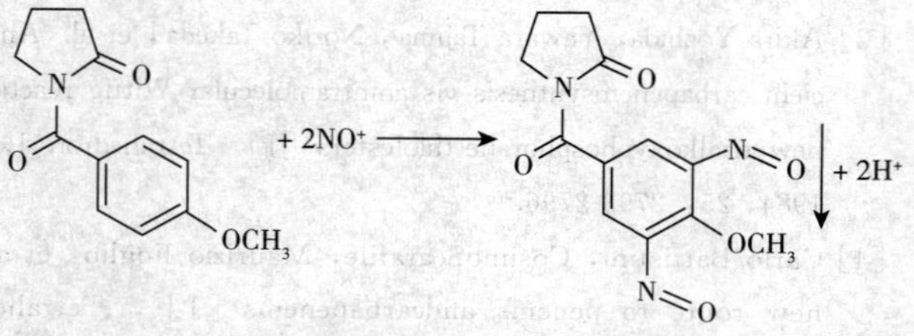

（2）本品的红外光吸收图谱应与对照的图谱（光谱集 769 图一致，即阿尼西坦），本品的红外光图谱显示的主要特征吸收如下。

波数，cm⁻¹	归属	
3083	苯环	ν_{C-H}
1728，1660	羰基	$\nu_{C=O}$
1604，1513	苯环	$\nu_{C=C}$
1249，1030		ν_{C-O-C}

【检查】有关物质　采用高效液相色谱法进行检查。

茴拉西坦在甲醇-水的流动相系统中稳定性差，影响检测准确性。中国药典（2015）采用以乙腈-水（35∶65）为流动相的 HPLC 法考察茴拉西坦的有关物质，大大提高了样品溶液的稳定性，使测定结果更准确、可靠。

为了保证尽量检测到杂质，取本品经强力试验破坏后的溶液在二极管阵列检测器上检测各色谱成分在 195～400nm 光谱区的所有色谱光谱信息，发现降解产物峰（2.4 分钟、7.7 分钟、20.3 分钟）均在 254nm 附近有最大吸收，且在 254nm 波长处检测到的杂质峰个数最多。

以 DAD 收集信息，并进行最大值化处理的色谱-光谱图见图 1（前 4 图为各成分的光谱图，第 5 图为各成分的最大值化色谱图）。

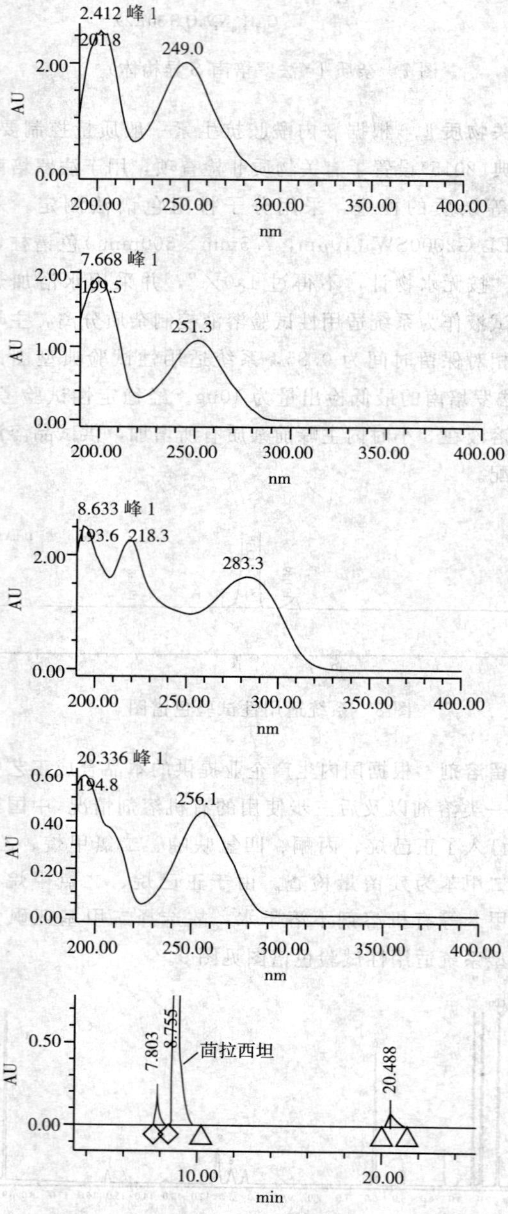

图 1　茴拉西坦光谱-色谱图（254nm）

本品及破坏实验溶液降解产物多数在 250nm 波长附近吸收值最大，故确定 254nm 作为检测波长。本品对酸、碱、光照不稳定（图 2）；对热相对较稳定（图 3）。典型色谱图如下。

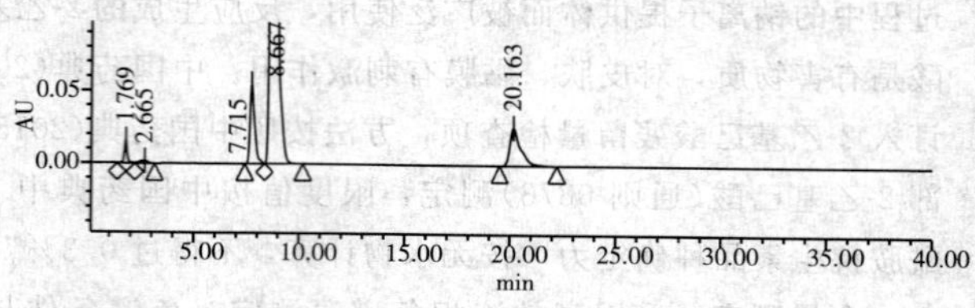

图 2　茴拉西坦光照破坏色谱图

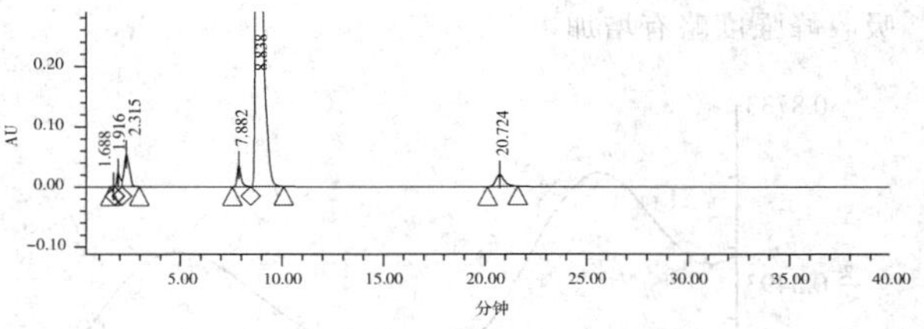

图 3　茴拉西坦热破坏色谱图

采用逐级稀释法测定，茴拉西坦最低检出限为 0.5ng。采用三种色谱柱：Agilent Eclipss×DB- C18 柱（250mm×4.6mm，5μm）；Altima C18 柱（250mm×4.6mm，5μm）；Agilent Extend- C18 柱（150mm×4.6mm，5μm）进行耐用性试验考察，杂质与主峰均能良好分离，且峰形对称。

残留溶剂　茴拉西坦生产中会使用到有机溶剂甲苯及甲醇，若工艺过程中未能完全除去且高于安全值时，会对人体或环境产生危害，因此对茴拉西坦原料药增订残留溶剂检查项。色谱柱选择 Agilent DB-624，30m×0.32mm×1.80μm（美国药典残留溶剂测定推荐使用柱，与 Agilent innowax 柱相比峰形、分离度都更好）。通过对色谱条件的优化，确定色谱条件为用6%氰丙基苯基-94%二甲基聚硅氧烷（或极性相近）为固定液的毛细管柱为色谱柱（如DB-624柱），起始温度为40℃，维持5分钟，以 20℃/min 升至 160℃，维持5分钟；氢火焰离子化检测器（FID），检测器温度为 250℃；进样口温度为 220℃；顶空瓶平衡温度为 100℃，平衡时间为 30 分钟，顶空进样。结果表明，该系统中各溶剂峰均能有效分离，峰形良好，基线稳定。混合对照品溶液典型色谱图见图 4。

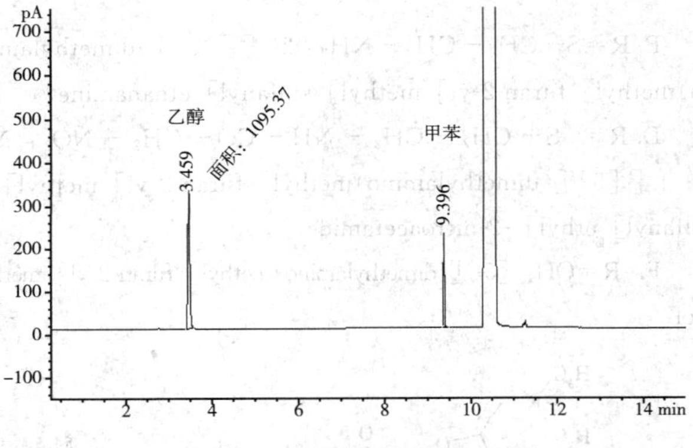

图 4　对照品混合溶液色谱图

采用逐级稀释法测定，乙醇和甲苯最低检出浓度分别为 0.9182μg/ml 及 0.0132μg/ml。乙醇线性范围为 24.773～743.190 ug/ml，甲苯线性范围为 4.398～131.940，相关系数均为 0.9999；乙醇平均回收率为 97.4%，RSD 为 1.3%（n=9），甲苯 平均回收率为 94.8%，RSD 为 1.6%（n=9）。

【含量测定】采用有关物质色谱条件，检测波长选择茴拉西坦最大吸收波长 283nm。

取茴拉西坦热破坏供试品溶液作为系统适用性溶液，要求主峰与相对保留时间约 0.88 的降解产物峰符合要求，见图 5。

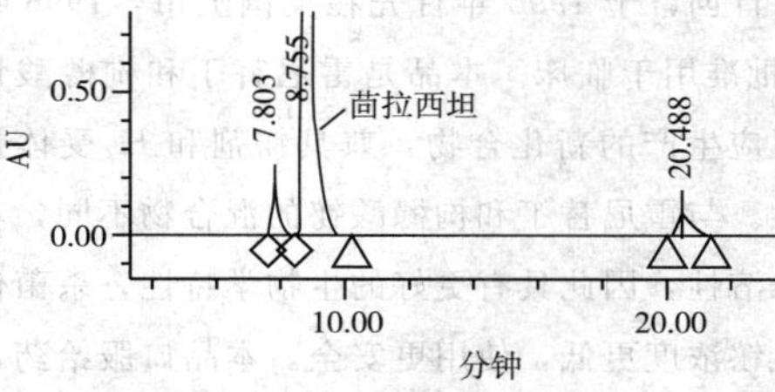

图 5　系统适用性图谱

【制剂】中国药典（2015 年版）收载了茴拉西坦胶囊，国外药典均未收载此品种。

茴拉西坦胶囊（Aniracetam Capsules）

本品内容物为白色或类白色粉末，规格为 0.1g、0.2g。

溶出度　因茴拉西坦在水中不溶，有必要进行溶出度检查。选择盐酸溶液（9→1000）900ml 为溶出介质，采用第一法，转速为每分钟 100 转，经 45 分钟取样，限度为 80%。

有关物质　方法同原料有关物质。

含量测定　方法同原料含量测定，回收率为 100.19%，RSD 为 1.62%（n=9）；重复性试验 RSD 为 0.7%（n=6）。

参考文献

[1] XU J X. Determination of related substances in an iracetam dispersible tablets by HPLC [J]. Journal of Guangdong Pharmaceutical College（广东药学院学报），2009，25（4）：373-375

[2] LI F L，CAO X Q，LI D J，et al. Determination of Aniracetam Granules and its Related Substances by HPLC [J]. Shangdong pharmaceutical industry，2002，21（5）：9

撰写　李　卓

复核　谢　华

枸橼酸铋雷尼替丁

Ranitidine Bismuth Citrate

本品为雷尼替丁与枸橼酸铋生成的组成不定的复合物。按干燥品计算，雷尼替丁与枸橼酸铋量为 1∶1 者，含雷尼替丁（$C_{13}H_{22}N_4O_3S$）应为 42.5%～45.5%；雷尼替丁与枸橼酸铋量为 1∶1.1 者，含雷尼替丁（$C_{13}H_{22}N_4O_3S$）应为 39.5%～42.5%；含枸橼酸铋以铋（Bi）计算，均应为 27.5%～30.5%。

本品为 H_2 受体拮抗药，其药理作用为降低胃蛋白酶活性，能与粘液蛋白质结合形成保护隔离层，抗幽门螺旋杆菌作用，以及阻断 H_2受体减少胃酸分泌，临床上用于治疗胃和十二指肠溃疡，疗效优于枸橼酸铋和盐酸雷尼替丁。系英国 Glaxo 公司首创，于 1995 年首先在英国上市，1996 年获美国 FDA 的批准用于临床。本品是雷尼替丁和枸橼酸铋在特定条件下反应生产的新化合物，兼具铋剂和 H_2受体拮抗剂的生物活性。与雷尼替丁和枸橼酸铋的混合物不同，本品具有高度的水溶性，因此具有更好的生物学特性，杀菌作用增强 1 倍，血铋浓度更低，使用更安全。本品口服给药，铋的吸收很少，多次用药后虽可出现铋蓄积现象，但由于血浆铋浓度较低，故认为本品在临床应用中是安全和较易耐受的。雷尼替丁与血浆蛋白结合力低，可透过胎盘，也可分泌到乳汁中。70%的雷尼替丁从肾脏廓清，$t_{1/2}$ 为 3 小时。本品口服后很少部分从胃肠道吸收的铋亦从肾脏廓清。枸橼酸铋对药物代谢酶无影响，当雷尼替丁和阿莫西林、克来霉素合用时，其药物动力学无明显改变，与抗酸剂合用时，雷尼替丁吸收减少 28%，铋吸收减少 30%～40%。本品的不良反应为乏力、便秘、恶心、呕吐等，其发生率约 1%左右[1~4]。

国内于 1999 年开始生产。除中国药典(2015)收载外，USP(40)、BP(2017)、Ph. Eur.(9.0)和 JP(17)均未收载。

【制法概要】

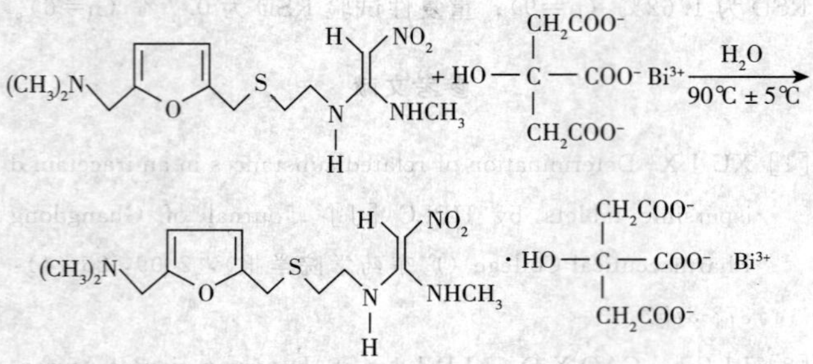

通常，纯净的有机化合物都有固定的组成，但枸橼酸铋雷尼替丁较特殊，随着制备方法(反应条件、精致方法)的不同，其组成会在一定范围内变化。

【性状】本品在水中极易溶解，在乙醇、乙醚、丙酮或三氯甲烷中几乎不溶。本品为类白色至淡黄棕色的粉末，或结晶性或颗粒性的粉末；味微苦带涩；潮解，吸潮后颜色变深。因此，需遮光，密封，在凉暗干燥处保存。

【鉴别】(1)雷尼替丁加热分解产生硫化氢气体，与醋酸铅反应，生成硫化铅沉淀。

(2)采用液相色谱法鉴别雷尼替丁。

(3)本品的水溶液(25μg/ml)，在 228nm 和 314nm 波长处有最大吸收（图 1)。雷尼替丁与酸性的枸橼酸铋反应生成枸橼酸铋雷尼替丁，在使二甲氨基质子化的同时，也可部分使二(氨基)乙烯基的碳原子质子化，使得枸橼酸铋雷尼替丁的紫外最大吸收波长与雷尼替丁相似，但在 314nm 的吸收峰强度有所减弱。将枸橼酸铋雷尼替丁水溶液的 pH 值由 5.1 降至 1.5，314nm 的吸收峰强度降低约 50%，228nm 的吸收峰强度略有增加。

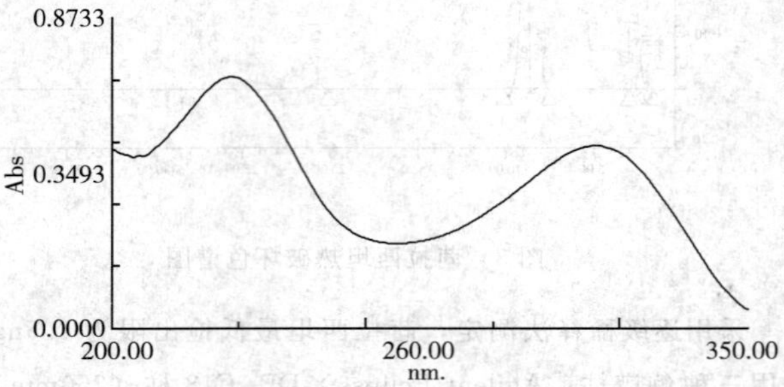

图 1　枸橼酸铋雷尼替丁水溶液的紫外吸收图谱

(4)本品的水溶液显铋盐(2)与枸橼酸盐的鉴别反应。

【检查】有关物质　采用 HPLC 自身对照法检查雷尼替丁降解产物，其控制的特定杂质 A、B、C、D、E、F、G、H、I、J 如下：

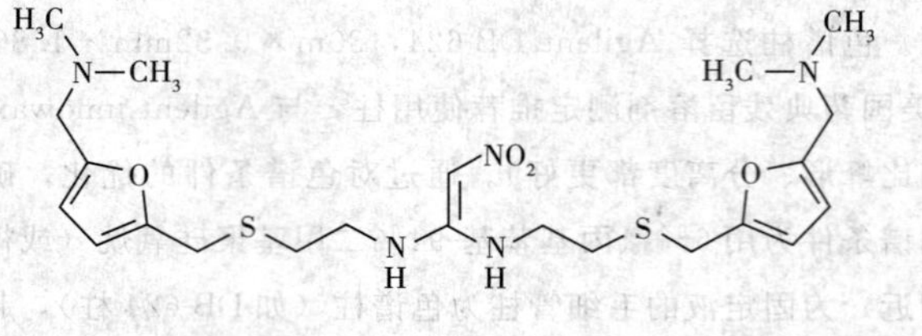

A. *N*，*N'*-bis［2-［［［5-［(dimethylamino)methyl］furan-2-yl］methyl］sulfanyl］ethyl］-2-nitroethene-1，1-diamine

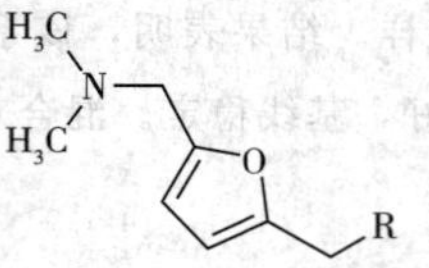

B. R＝S－CH_2－CH_2－NH_2：2-［［［5-［(dimethylamino)methyl］furan-2-yl］methyl］sulfanyl］ethanamine

D. R＝S－CH_2－CH_2－NH－CO－CH_2－NO_2：*N*-［2-［［［5-［(dimethylamino)methyl］furan-2-yl］methyl］-sulfanyl］ethyl］-2-nitroacetamide

F. R＝OH：［5-［(dimethylamino)methyl］furan-2-yl］methanol

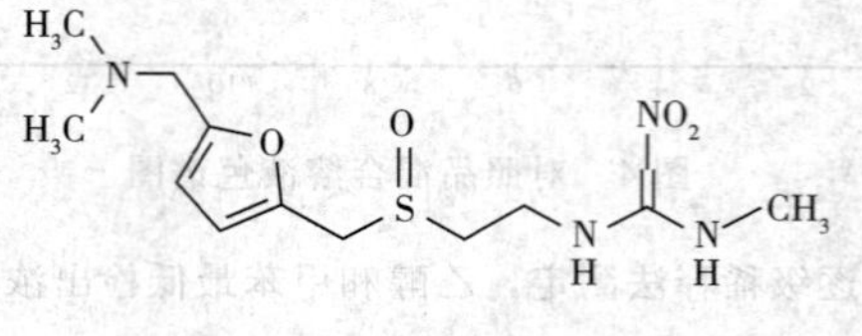

C. *N*-［2-［［［5-［(dimethylamino)methyl］furan-2-yl］methyl］sulfinyl］ethyl］-*N'*-methyl-2-nitroethene-1，1-diamine

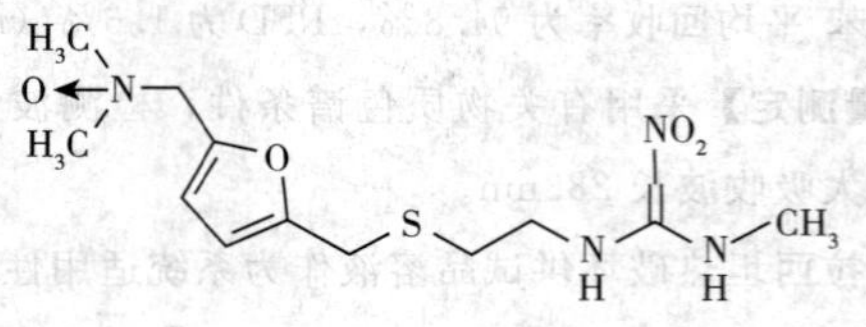

E. *N*-[2-[[[5-[(dimethyloxidoamino)methyl] furan-2-yl] methyl] sulfanyl] ethyl] -*N*′-methyl-2-nitroethene-1, 1-diamine

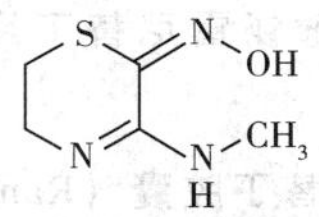

G. 3-(methylamino)-5, 6-dihydro-2*H*-1, 4-thiazin-2-one-oxime

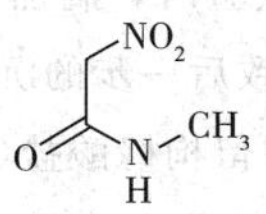

H. *N*-methyl-2-nitroacetamide

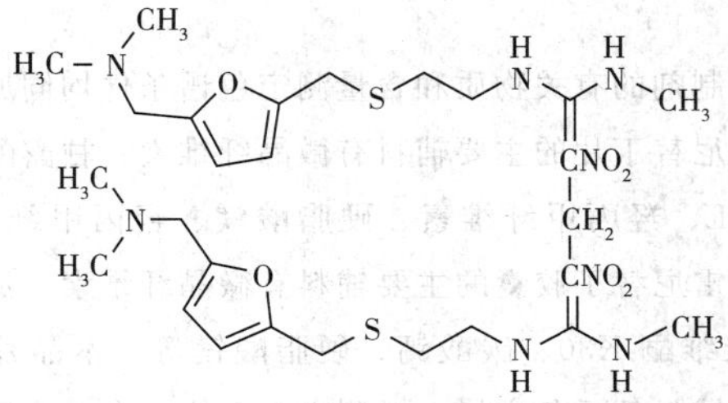

I. 2, 2′-methylenebis [*N*-[2-[[[5-[(dimethylamino) methyl] furan-2-yl] methyl] sulfanyl] ethyl] -*N*′-methyl-2-nitroethene-1, 1-diamine]

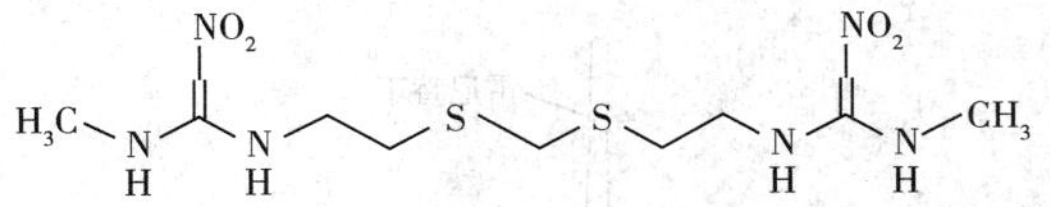

J. 1, 1′-*N*-[methylenebis (sulfanediylethylene)] bis (*N*′-methyl-2-nitroethene-1, 1-diamine)

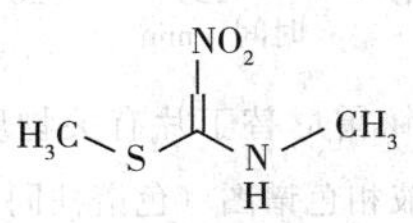

K. *N*-methyl-1-methylthio-2-nitroethenamine

流动相的组成同中国药典(2015)收载的盐酸雷尼替丁有关物质的标准，流动相 A 为磷酸盐缓冲液(取磷酸 6.8ml，置 1900ml 水中，加入 50% 氢氧化钠溶液 8.6ml，加水至 2000ml，用磷酸或 50% 氢氧化钠溶液调节 pH 值至 7.1±0.05) - 乙腈(98∶2)，流动相 B 为磷酸盐缓冲液 - 乙腈(78∶22)。USP(40)收载的盐酸雷尼替丁有关物质的色谱条件与系统适用性试验描述如下[5]：采用 USP L1 型 C18 色谱柱(100mm×4.6mm，3.5μm)；检测波长为 230nm；流速为每分钟 1.5 ml；柱温 35℃；进样量为 10μl；而国内商品化柱子大部分是 150mm 或 250mm，故用 150mm 的 C18 色谱柱以每分钟 1.0ml 的流速进行实验，梯度洗脱时间均相应乘以 1.5 倍，即与中国药典(2015)收载的盐酸雷尼替丁标准中的洗脱程序一致。USP(40)采用混合对照品进行分离度试验，通过用 DAD 光谱对 USP 分离度试验对照品溶液、供试品溶液的主峰和主要杂质进行分析，发现雷尼替丁在 230nm 与 316nm 处有最大吸收，而主要杂质几乎都在 230nm 附近有最大吸收，部分主要杂质则在 316nm 处吸收较弱。检测波长选择 230nm 比较合理。USP 分离度试验对照品溶液中雷尼替丁和盐酸雷尼替丁杂质Ⅰ(相对保留时间约 0.85，为上述杂质 D)的 DAD 光谱图见图 2。

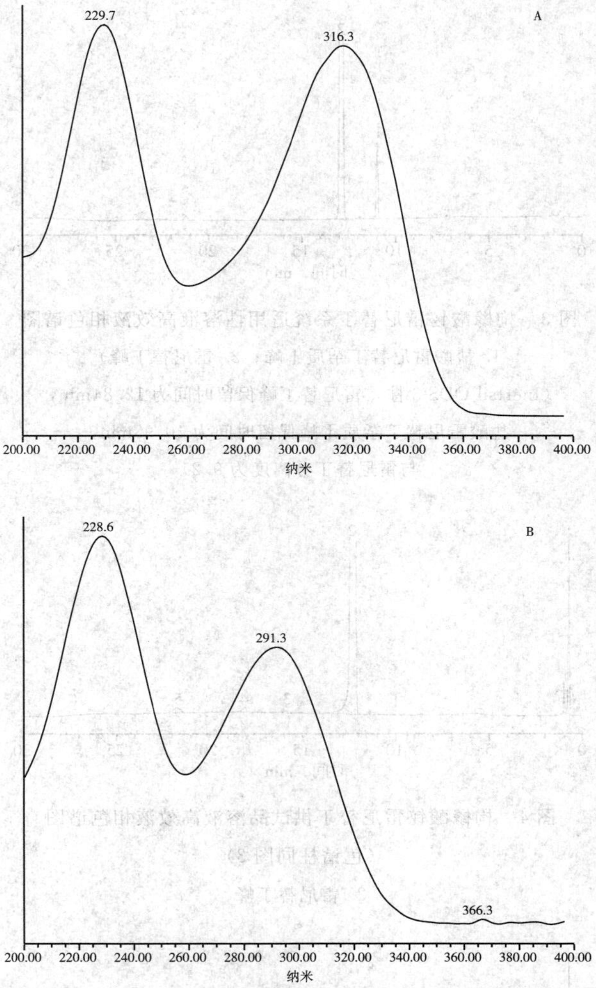

图 2　USP 分离度试验对照品溶液 DAD 光谱图

(A：雷尼替丁；B：盐酸雷尼替丁杂质Ⅰ)

在中国药典(2010)收载的盐酸雷尼替丁有关物质的系统适用性试验溶液为取盐酸雷尼替丁加水后经 100℃加热 5 小时以上制备而成，通过碱破坏同样可以得到加热破坏所产生的主要杂质峰(相对保留时间约为 0.85)，经 DAD 确认均为盐酸雷尼替丁杂质Ⅰ。取盐酸雷尼替丁经碱破坏 0.5 小时、1 小时和 1.5 小时制备系统适用性溶液进样分析，盐酸雷尼替丁杂质Ⅰ峰与雷尼替丁峰的面积比分别为 0.7%、3.0% 和 5.3%。与加热破坏相比，碱破坏条件相对温和，且时间较短，故对系统适用性试验溶液的配制过程进行了修改。同时，为了确保雷尼替丁峰与相邻杂质峰的分离度符合要求，规定盐酸雷尼替丁杂质Ⅰ峰与雷尼替丁峰的分离度应大于 4.0，见中国药典(2015)收载的标准正文，色谱图见图 3。

取枸橼酸铋钾配制溶液进样，在 1.5 分钟以内有色谱峰(图 5)，其保留时间及 DAD 图谱均与供试品溶液图谱(图 4)在 1.5 分钟以内的色谱峰一致，因此有关物质扣除相对雷尼替丁峰保留时间 0.15 以内的色谱峰。供试品溶液在 10 小时内，其雷尼替丁峰峰面积的 RSD 为 0.3%，雷尼替丁含量按归一化法计算 RSD 为 0.01%，表明在 10 小时内溶液稳定，杂质总量无明显变化。

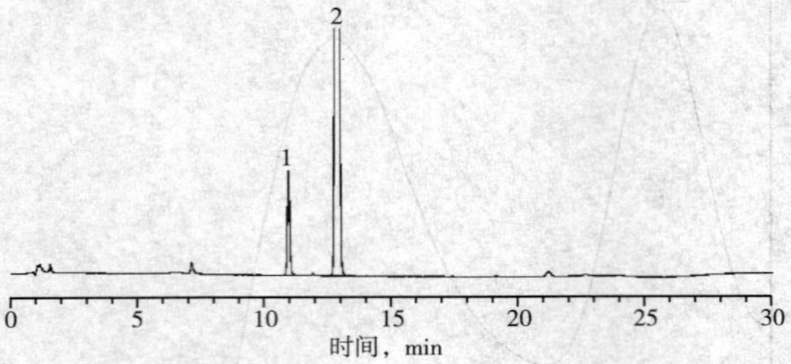

图 3　枸橼酸铋雷尼替丁系统适用性溶液高效液相色谱图

1. 盐酸雷尼替丁杂质Ⅰ峰；2. 雷尼替丁峰)

(Inertsil ODS-3 柱，雷尼替丁峰保留时间为 12.84min，

盐酸雷尼替丁杂质Ⅰ峰保留时间为 10.93min，

与雷尼替丁分离度为 9.2)

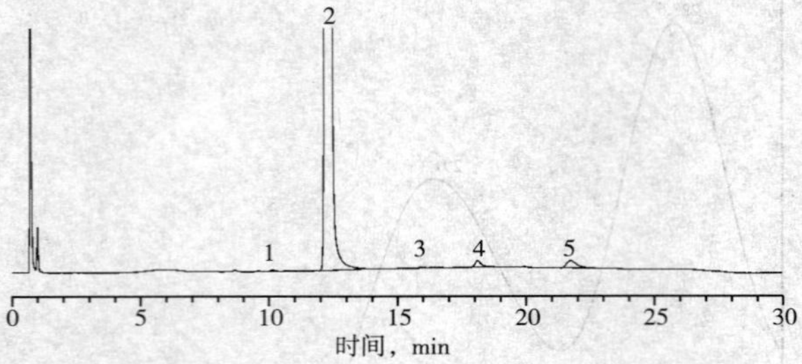

图 4　枸橼酸铋雷尼替丁供试品溶液高效液相色谱图

(色谱柱同图 3)

2. 雷尼替丁峰

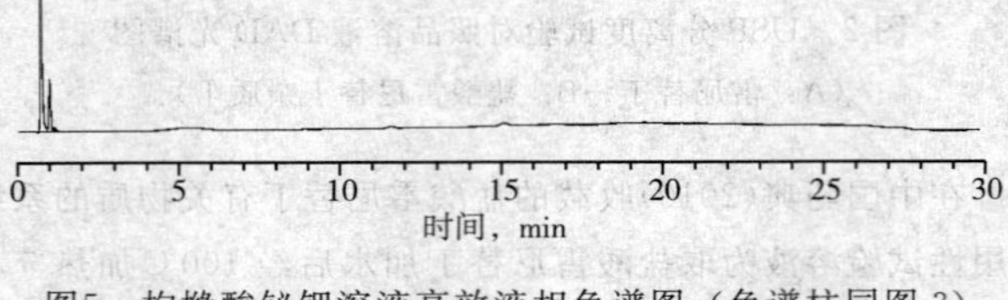

图5　枸橼酸铋钾溶液高效液相色谱图 (色谱柱同图 3)

【含量测定】铋　采用容量法，以乙二胺四醋酸二钠滴定液(0.05mol/L)滴定样品中的 Bi。枸橼酸铋雷尼替丁在 0.45～0.70g 时(即铋含量 0.13～0.20g)，本品铋的含量与消耗的乙二胺四醋酸二钠滴定液(0.05mol/L)体积具有良好的线性关系。取不同称样量的样品 6 份按标准进行测定，其消耗的滴定液体积 RSD 为 0.1%。

雷尼替丁　采用高效液相色谱法，色谱条件同有关物质。本品进样量浓度在 2.5～200.5 μg/ml(以雷尼替丁计)时，本品雷尼替丁含量与其相应的雷尼替丁峰面积的比值呈良好线性，r＝0.9998。测定的相对标准偏差为 0.4%(n＝6)，检测限和定量限浓度分别为 0.2 和 0.5μg/ml(以雷尼替丁计)。

【制剂】(1)枸橼酸铋雷尼替丁片 (Ranitidine Bismuth Citrate Tablets)

(2)枸橼酸铋雷尼替丁胶囊 (Ranitidine Bismuth Citrate Capsules)

本品的制剂鉴别相比原料均少了紫外光谱法鉴别。由于在进行枸橼酸盐(1)的试验时，滴加高锰酸钾试剂的量很难控制，加入量过多会导致后一步的沉淀反应无正反应，删去枸橼酸盐(1)的鉴别，保留枸橼酸盐(2)的鉴别。

本品的片剂采用紫外分光光度法测定雷尼替丁的溶出量，吸收系数($E_{1cm}^{1\%}$)按雷尼替丁碱基 $C_{13}H_{22}N_4O_3S$ 折算为 495。

本品制剂的有关物质和含量测定色谱条件均同原料。枸橼酸铋雷尼替丁片的主要辅料有微晶纤维素、甘露醇、交联聚维酮 XL、羟丙甲纤维素、硬脂酸镁、羟丙甲纤维素等，枸橼酸铋雷尼替丁胶囊的主要辅料有微晶纤维素、淀粉、吐温 80、聚维酮 K30、碳酸钙、硬脂酸镁等。本品片剂和胶囊的空白辅料都无色谱峰，对测定无干扰，有关物质供试品溶液典型图谱如图 6、图 7 所示。雷尼替丁含量测定，片剂的平均回收率为 101.6%，RSD＝0.3%(n＝9)；胶囊剂的平均回收率为 98.8%，RSD＝0.7%(n＝9)。

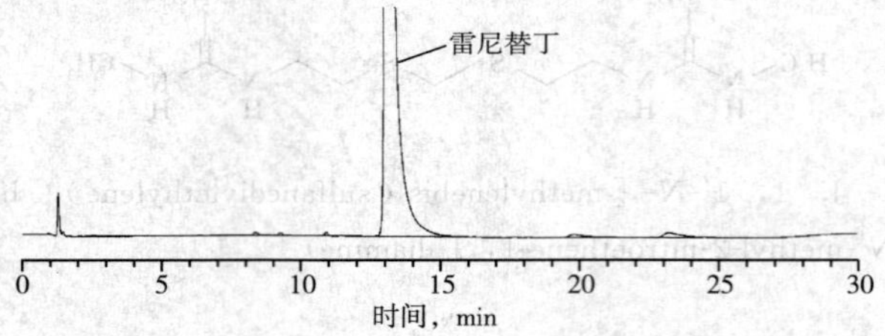

图 6　枸橼酸铋雷尼替丁片有关物质供试品溶液

高效液相色谱图 (色谱柱同图 3)

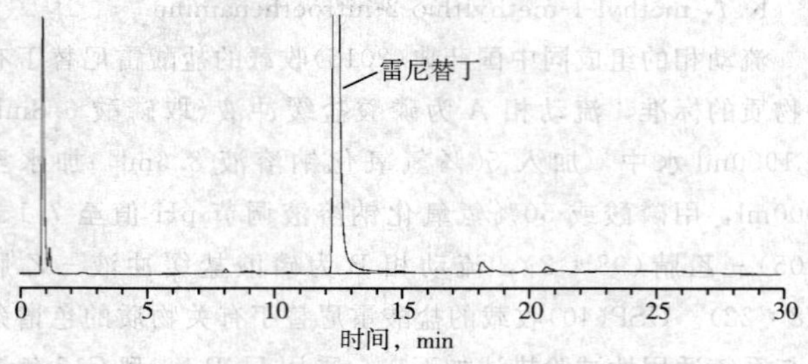

图 7　枸橼酸铋雷尼替丁胶囊有关物质供试品溶液

高效液相色谱图 (色谱柱同图 3)

参考文献

[1] 左秀丽，谢宜奎，陈士葆．抗溃疡病新药——枸橼酸铋雷

尼替丁［J］．中国新药与临床杂志，1999，18（3）：169.

［2］董欣红，胡伏莲．枸橼酸铋雷尼替丁的临床应用进展［J］．中国新药杂志，2002，11（6）：432.

［3］王燕斌，张磊，梁丕霞．枸橼酸铋雷尼替丁治疗反流性食管炎的疗效和安全性［J］．中国新药杂志，2006，15（1）：56.

［4］王浦海，徐军，张逸庆，等．雷尼替丁枸橼酸铋的合成及其表征［J］．中国药物化学杂志，2001，11（6）：356.

撰写　严全鸿　广东省药品检验所

复核　贝琦华　广东省药品检验所

枸橼酸舒芬太尼

Sufentanil Citrate

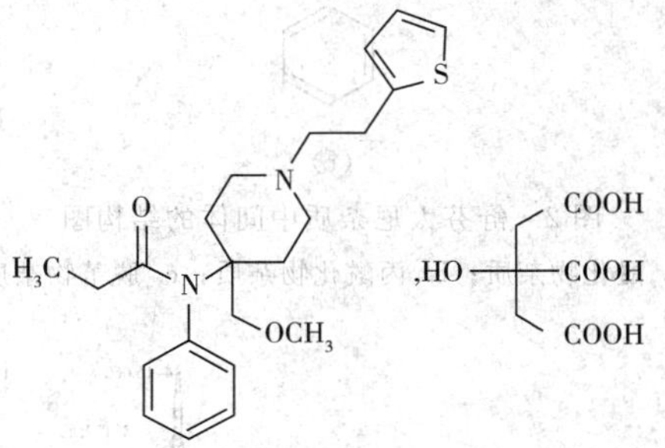

$C_{22}H_{30}N_2O_2S \cdot C_6H_8O_7$　578.69

化学名： *N*-［4-甲氧甲基-1-［2-（2-噻吩）乙基］-4 哌啶基］-*N*-苯基丙酰胺枸橼酸盐

N-［4-(Methoxymethyl)-1-［2-(2-thienyl)ethyl］-4-piperidyl］propionanilide citrate

英文名： Sufentanil(INN)Citrate

CAS 号：［60561-17-3］；舒芬太尼 CAS 号：［56030-54-7］

本品为芬太尼的类似物，主要用于 μ 受体，对 δ 和 μ_1 受体也有很弱的作用，临床用作麻醉辅助用药或全静脉麻醉主药，其心血管作用和芬太尼相似，在平衡麻醉中，本品可使循环保持稳定。等效镇痛作用剂量为吗啡的 1/5～1/10，起效较芬太尼快，当剂量达到 8μg/kg 时，可产生深度麻醉。肌注后 90％与血浆蛋白结合，分布 $t_{1/2}$ 为 1.4 分钟，再分布 $t_{1/2}$ 为 17.1 分钟，消除 $t_{1/2}$ 为 164 分钟。在肝脏代谢失活后经尿排出。本品为短效镇痛药，可与氧化亚氮和氧合用，作为辅助麻醉和诱导麻醉药，总量不超过每小时 1μg/kg，气管插管前给予总量的 75％，术间按需要追加 10～50μg/kg。手术时间 1～2 小时时，总量为 1～2μg/kg，手管前给予 0.75～1.5μg/kg[1,2]。

2015 年查询国内外相关标准显示：除中国药典（2015）收载外，BP(2015)、USP(40)、Ph. Eur.（9.0）均有收载；另外，BP(2015)与 Ph. Eur.（9.0）还收载了舒芬太尼的质量标准。

【制法概要】 查阅相关文献[1]，本品的合成采用 1-苄基-4-苯胺基-4-哌啶羧酸为原料，经氢化铝锂还原羰基成醇，与硫酸二甲酯甲醚化得到 4-甲氧甲基-N-苯基-1-苄基-4-哌啶胺，再经丙酰氯丙酰化，钯炭氢化脱去苄基，然后与 2-噻吩乙基溴缩合得舒芬太尼，最后与枸橼酸成盐得枸橼酸舒芬太尼，合成路线图见图 1。

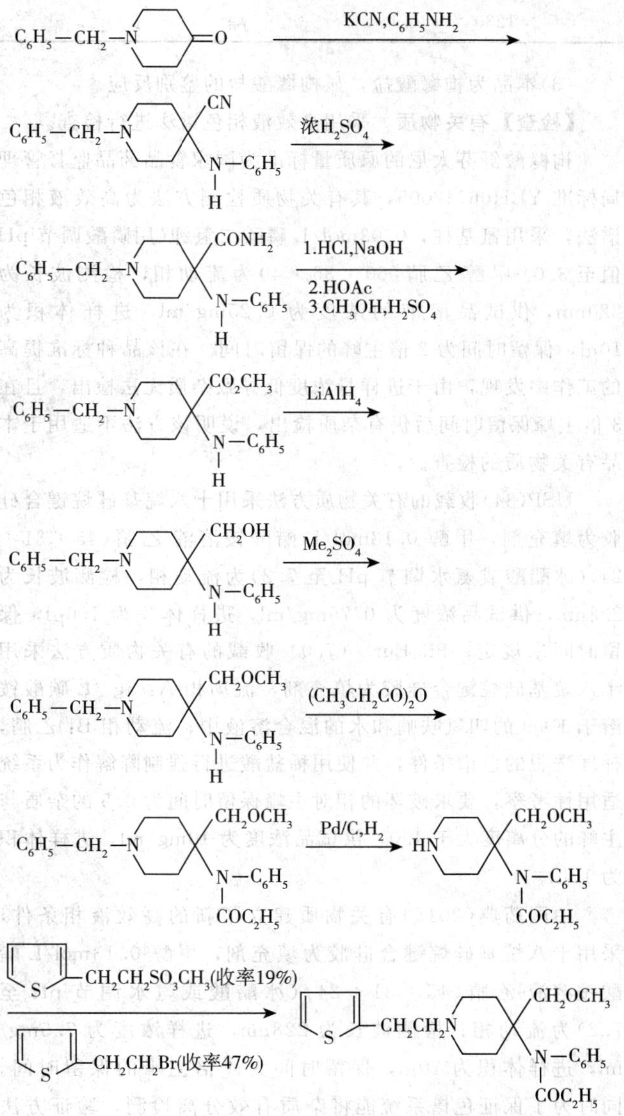

图 1　舒芬太尼合成路线

【性状】熔点　本品的熔点为 137～143℃，熔融同时分解。USP(34)未对熔点进行测定，BP(2015)标准规定熔点约为 140℃并分解。

本品为强麻醉药品，在原料药的试验过程中应避免吸入或沾到皮肤。

【鉴别】（1）本品结构为含 N 的生物碱类似物，与磷钨酸反应生成白色沉淀。

（2）本品的红外光吸收图谱应与对照的图谱（光谱集 1320 图）一致，本品的红外光吸收图谱显示的主要特征吸收如下。

波数（cm^{-1}）	归属	
700～620	叔酰胺	ν_{C-N}
1665，1105	酰胺	$\nu_{C=O}$
700～590	硫基	ν_{C-S}
3010～3080	苯环	ν_{C-H}
1650～1450	苯环	ν_{C-C}
1230	酯	ν_{C-O-C}

(3)本品为枸橼酸盐，显枸橼酸盐的鉴别反应。

【检查】有关物质　采用高效液相色谱法进行检查。

枸橼酸舒芬太尼的原质量标准为国家食品药品监督管理局标准YBH06742005，其有关物质检测方法为高效液相色谱法，采用氰基柱，0.03mol/L磷酸二氢钾(用磷酸调节pH值至3.0)-甲醇-乙腈(60∶36∶4)为流动相，检测波长为220nm，供试品溶液的浓度为0.25mg/ml，进样体积为10μl，保留时间为2倍主峰的保留时间。在该品种标准提高的工作中发现，由于进样量浓度低导致杂质无法检出，且在3倍主峰保留时间后仍有杂质检出，说明该方法不适用于本品有关物质的检查。

USP(34)收载的有关物质方法采用十八烷基硅烷键合硅胶为填充剂，甲醇-0.13mol/L醋酸铵溶液-乙腈(45∶31∶24)(冰醋酸或氨水调节pH至7.2)为流动相，检测波长为228nm，供试品浓度为0.75mg/ml，进样体积为100μl，保留时间未规定；Ph. Eur. (7.0)收载的有关物质方法采用十八烷基硅烷键合硅胶为填充剂，流动相A：5g /L碳酸铵溶于1∶9的四氢呋喃和水的混合溶液中；流动相B：乙腈，梯度洗脱的色谱条件，并使用稀盐酸进行强制降解作为系统适用性考察，要求破坏的相对主峰保留时间为0.5的杂质与主峰的分离度大于4.0，供试品浓度为10mg/ml，进样体积为10μl。

中国药典(2015)有关物质建立了新的高效液相条件，采用十八烷基硅烷键合硅胶为填充剂，甲醇-0.13mol/L醋酸铵溶液-乙腈(45∶31∶24)(冰醋酸或氨水调节pH至7.2)为流动相；检测波长为228nm，进样浓度为7.5mg/ml，进样体积为10μl，保留时间为4倍主峰的保留时间。同时为了保证色谱系统能将杂质有效分离检测，验证方法的可靠性，中国药典(2015)采用了与Ph. Eur. (7.0)相同的稀盐酸强制降解试验破坏的杂质与主峰的分离度作为系统适用性的考察。

采用上述色谱条件测定收集到的本品种三个中间体杂质(杂质结构见图2)的结果显示，丙酰化物与主成分为难分离物质对，如能采用丙酰化物杂质对照品，规定与主成分的分离度要求作为系统适用性试验则为最佳选择（图3）。但考虑到杂质对照品难以制备和获得，故仍采用强制降解法。如图4所示，杂质E即为强制降解试验破坏出的相对主峰保留时间为0.5的杂质，当杂质E与主峰的分离度为10.46时，丙酰化物与主峰的分离度大于1.5，分离良好。因此本试验的系统适用性试验规定杂质E与主峰的分离应大于10.0，从而保证主成分与难分离杂质丙酰化物能够达到分离要求。

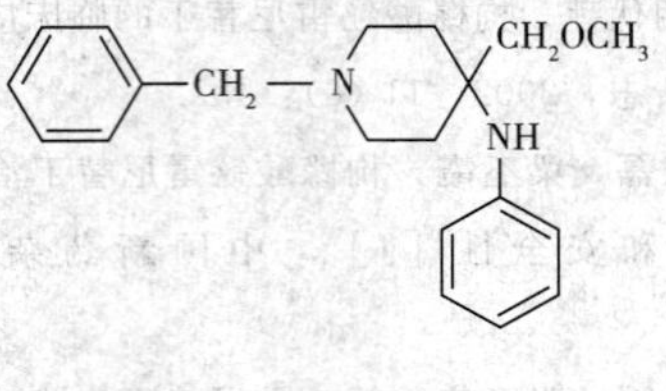

(a)

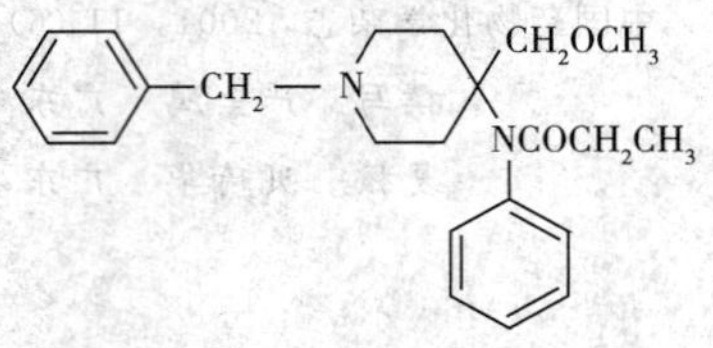

(b)

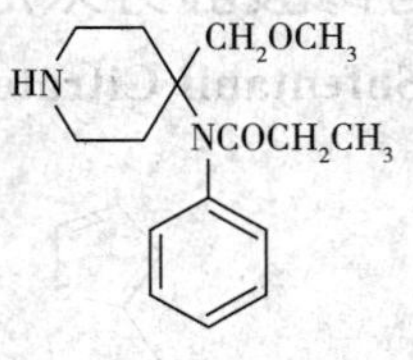

(c)

图2　舒芬太尼杂质中间体的结构图

(a. 醚化物杂质；b. 丙酰化物杂质；c. 脱苄物杂质)

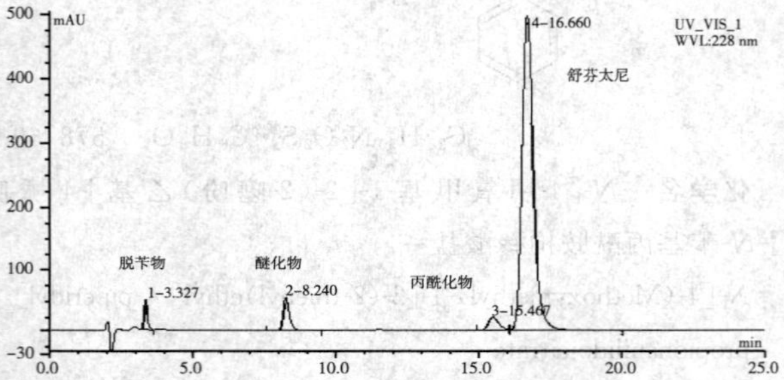

图3　已知中间体杂质与舒芬太尼的分离情况

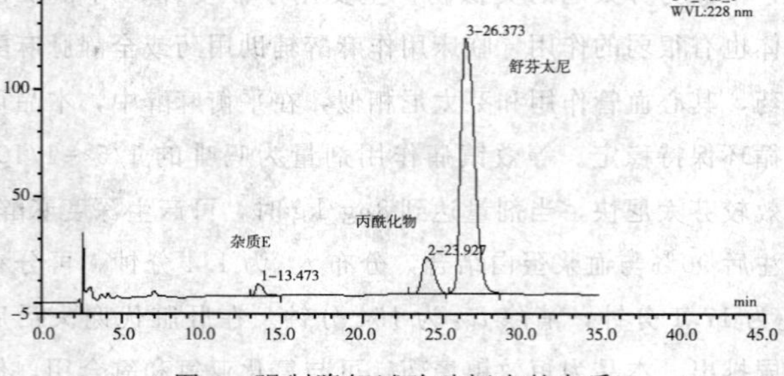

图4　强制降解试验破坏出的杂质

使用两种不同品牌的色谱柱：Techmate CAPCELL PAK C18(150mm×4.6mm，5μm)和Thermo ODS-2 HYPERSIL C18(250mm×4.6mm，5μm)对厂家提供的枸橼酸舒芬太尼的杂质测定分析，考察其方法耐用性，结果良好。方法的检出限为0.36ng。

USP (34)和Ph. Eur. (7.0)均规定最大单个杂质不得超过0.5%，总杂质的量不得超过1.0%，与中国药典

(2015)的规定相同。

四氯化碳 采用气相色谱法测定。

原枸橼酸舒芬太尼原料国标 YBH6742005 残留溶剂检查中，四氯化碳采用 FID 检测器，但四氯化碳在 FID 检测器中的响应值较低，中国药典（2010）附录中气相色谱法说明 ECD 检测器更适用于含卤素的化合物。故中国药典(2015)修改了检查四氯化碳的方法，采用 ECD 检测器检测。

由于本品原料中可能还残留有甲醇、乙酸乙酯、丙酮和异丙醇，应在该气相条件下不影响四氯化碳的测定。由图 5 显示，甲醇、乙酸乙酯、丙酮和异丙醇均对四氯化碳无干扰，且该四种化合物的色谱峰与相邻各峰的分离度均大于 1.5，符合分离要求。

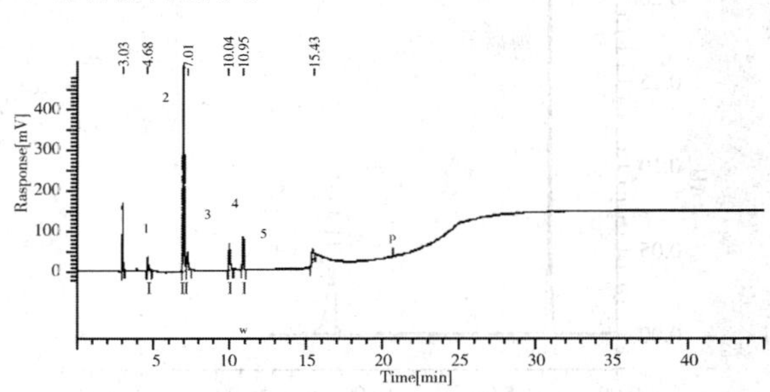

图 5　五种残留物质混合进样色谱图

1. 甲醇；2. 丙酮；3. 异丙醇；4. 乙酸乙酯；5. 四氯化碳

四氯化碳在 0.4～400ng/ml 浓度范围内浓度与峰面积呈线性关系，能满足含量测定的需要，线性回归方程为 A＝140.89C＋33201，r＝0.999。重复性试验 RSD 为 0.63%（n＝6）。

【含量测定】采用非水滴定法测定含量。

本品在冰醋酸溶液中用高氯酸滴定计算其含量，以 β-萘酚甲醇溶液作为指示剂，指示终点为黄绿色。

【制剂】中国药典(2015)收载了枸橼酸舒芬太尼注射液。USP(40)收载了枸橼酸舒芬太尼注射液，BP 未收载制剂品种。

枸橼酸舒芬太尼注射液(Sufentanil Citrate Injection)

本品为枸橼酸舒芬太尼的灭菌水溶液，为无色的澄明液体，规格有 1ml：50μg、2ml：100μg、5ml：250μg。

有关物质　采用高效液相色谱法测定。由于枸橼酸舒芬太尼注射液的浓度为 50μg/ml(以舒芬太尼计)，小于原料药的进样浓度，因此测定时应直接进样，进样体积为 100μl，其他与原料项下相同。

【含量测定】采用高效液相法测定。色谱条件与有关物质项下相同。

按外标法计算含量，枸橼酸舒芬太尼在 0.015～0.15mg/ml 浓度范围内与其峰面积呈线性关系，线性方程为 A＝1400.3C＋0.453，r^2＝1(n＝5)。精密度试验 RSD 为 0.08%(n＝6)。回收率在 98.69%～100.50%，RSD 为 0.66%(n＝9)。供试品溶液(浓度为 0.075mg/ml)在室温放置 8 小时基本稳定。

参考文献

[1] 杨志杰，张金保. 强效镇痛药舒芬太尼的合成［J］. 医药工业，1985，16(6)：241－242.

[2] John Lambropoulos，George A. Spanos，Nick V. Lazaridis. Development and validation of an HPLC assay for fentanyl，alfentanil，and sufentanil in swab samples［J］. Journal of Pharmaceutical and Biomedical Analysis. 23（2000）421－428.

[3] Annaliisa Jappinena，Miia Turpeinenb，Hannu Kokkic，et al. Stability of sufentanil and levobupivacaine solutions and a mixture in a 0.9% sodium chloride infusion stored in polypropylene syringes［J］. European Journal of Pharmaceutical Sciences. 19（2003）31－36.

撰写　鲍　实　湖北省药品监督检验研究院

哌库溴铵

Pipecuronium Bromide

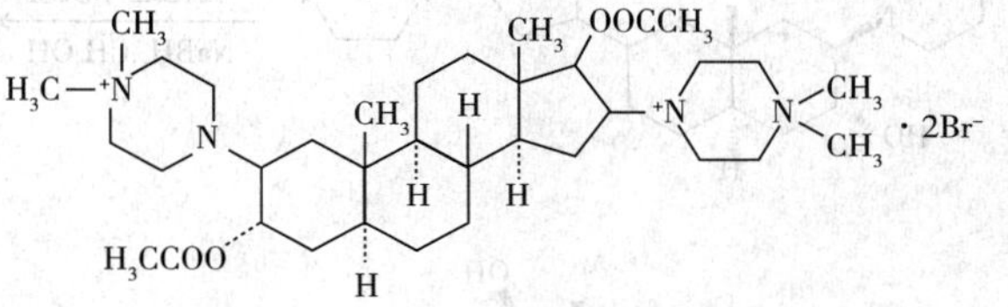

$C_{35}H_{62}Br_2N_4O_4$ 762.7

化学名：二溴化 4,4′-(3α,17β 二羟基-5α-雄甾-2β,16β-二基)双[1,1-二甲基哌啶鎓]3,17-二乙酸酯

Piperazinium，4,4′-(3,17-dihydroxyandrostan-2,16-diyl) bis(1,1-dimet hyl-，dibromide，diacetate

英文名：Pipecuronium Bromide(INN)

CAS 号：［52212-02-9］

本品为长效非去极化神经肌肉阻断剂，主要用于全身麻醉过程中的肌肉松弛，多用于时间较长的手术(20～30 分钟以上)的麻醉。通过与递质乙酰胆碱竞争性结合横纹肌运动终板区的烟碱样受体，阻断运动神经和横纹肌间的信号传递过程。

本品不会引起肌颤，无激素活性，对横纹肌具有高度选择性。本品既无神经节阻断作用，也无抗迷走神经作用和拟交感神经活性。

据文献报道[1]，本品在体内主要以哌库溴铵的原型通过肾脏排泄。维持剂量在 0.01～0.02 mg/kg，当按 25%的恢复控制肌颤程度重复给予维持剂量，其蓄积作用可以忽略不计或无蓄积作用。

注射用哌库溴铵不引起组胺释放反应，偶见过敏反应。使用氟烷、芬太尼作诱导麻醉的患者偶见心动过速、血压降低等反应。

本品由 Zoltan Tuba 等于 1972 年合成得到[1]。1990 年 6

月被美国 FDA 批准上市。国内 2009 年开始生产。除中国药典(2015)收载外，Ph. Eur. (9.0)、USP(40)、JP(17)均未收载。

【制法概要】

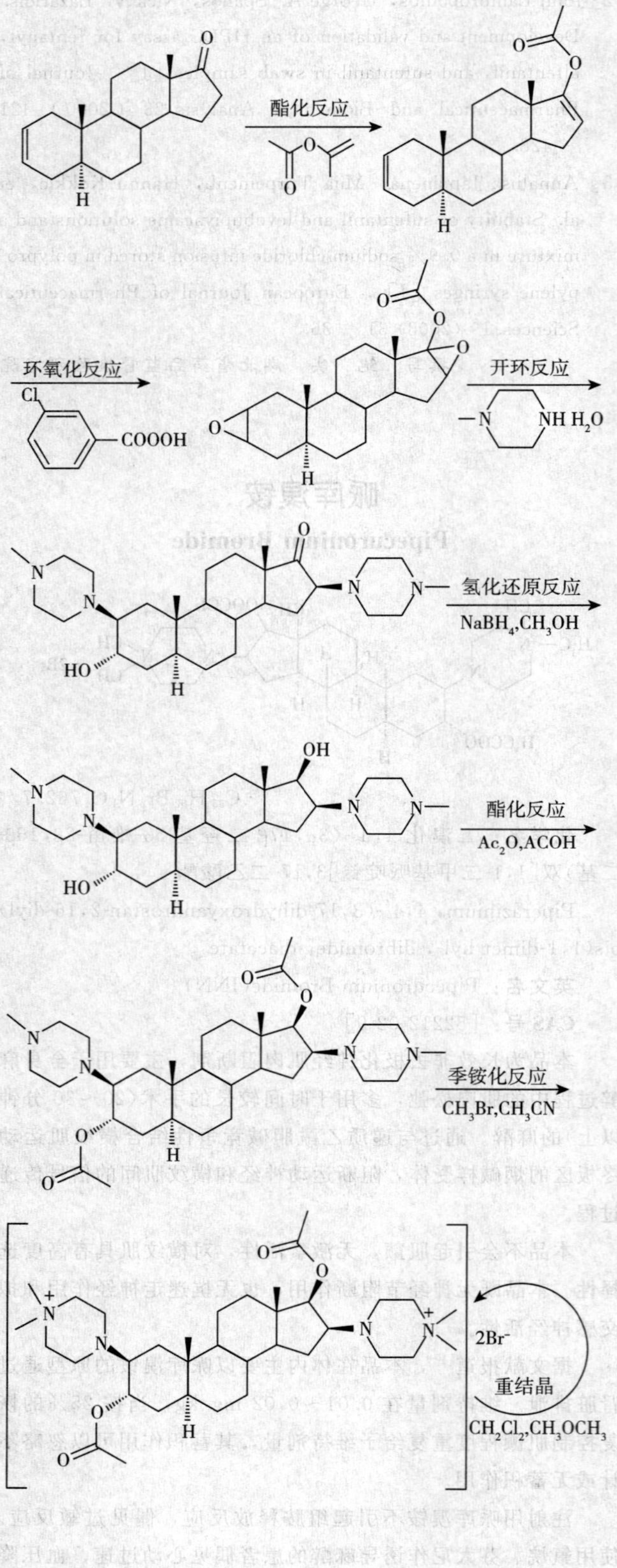

【性状】本品为白色或类白色粉末，无臭，在空气中易变质，有引湿性[按照中国药典(2015)四部通则 9103 试验，引湿增重百分率为 10%]。本品在水中溶解(1：10)，在乙醇中略溶(1：50)，在三氯甲烷中微溶(1：1000)，在乙醚或丙酮中不溶。

本品分子中有 10 个不对称碳原子，具有旋光性，水溶液(10mg/ml)的比旋度约为+10°。

【鉴别】(1)哌库溴铵分子中有溴离子，水溶液显溴化物的鉴别反应。

(2)在含量测定项下记录的色谱图中，供试品溶液主峰的保留时间与对照品溶液主峰的保留时间一致(图 1)。

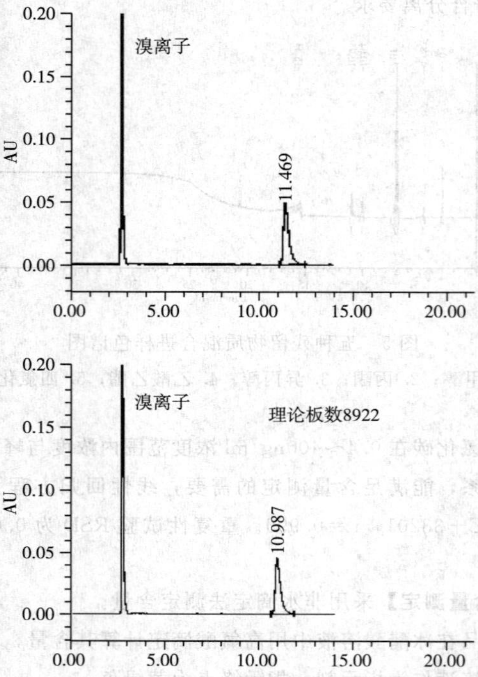

图 1　哌库溴铵含量测定 HPLC 色谱图

(Thermo Hypersil Gold，250mm×4.6mm，5μm)

A. 对照品溶液　B. 供试品溶液

(3)本品红外图谱显示的主要特征吸收如图 2 所示。

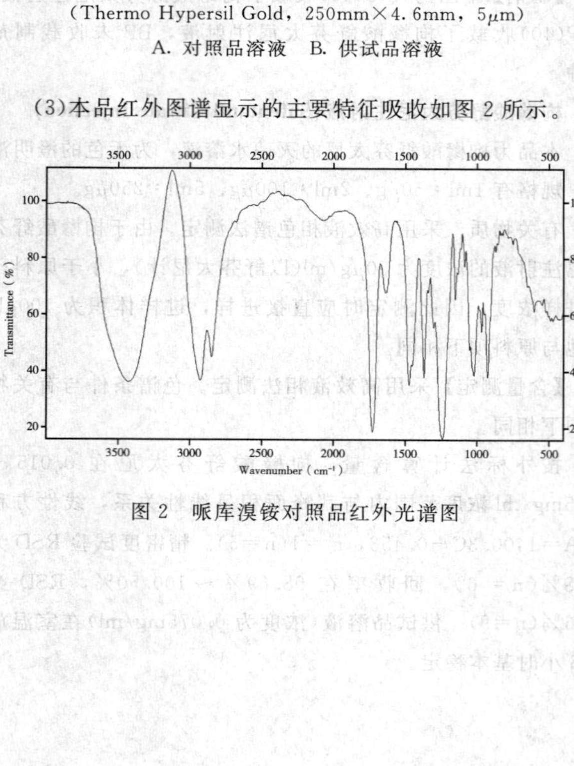

图 2　哌库溴铵对照品红外光谱图

波数，cm^{-1}	归属	
2930，2849	烷基	ν_{C-H_2}
1728	酯基	$\nu_{c=o}$
1242	酯基	ν_{C-O}

【检查】溶液的澄清度与颜色 本品制剂为注射剂，故需控制溶液的澄清度与颜色。本品水溶液（2mg/ml）应澄清无色或几乎无色。

有关物质 采用高效液相色谱法检查。由于本品合成路线较为繁琐，且在空气中受氧分子影响易降解，但尚未见已知杂质的报道，故质量标准中同时控制了单个杂质和总杂质的量。哌库溴铵主峰紫外光谱扫描显示其为末端吸收，检出的杂质均为末端吸收，考虑到流动相中有机相为甲醇，为提高检测灵敏度，选择 210nm 作为测定波长（图 3）。

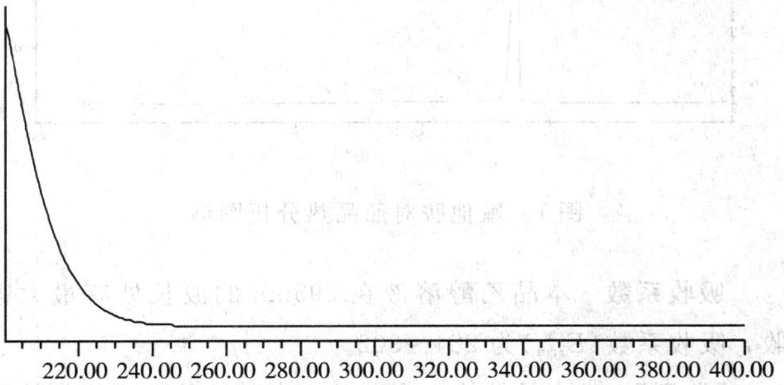

图 3 哌库溴铵紫外光谱扫描图

经方法学验证，定量限为 0.09μg，检测限为 0.04μg。根据方法学研究，设定灵敏度溶液（5μg/ml，相当于杂质量 0.05%）作为抛弃限。经酸、碱、氧化、光照和加热等破坏试验，发现哌库溴铵在氧化破坏条件下极不稳定，其他破坏条件下较稳定。供试品溶液和对照品溶液在室温条件下 24 小时内稳定。

考察比较不同品牌、规格的 C18 色谱柱（Thermo Hypersil GOLD（250mm × 4.6mm，5μm）、MERCK HibarR RP-18e（250mm×4.6mm，5μm）和 Welth XB-C18（150mm×4.6mm，3.5μm））对分离及测定的影响，结果显示 3 种 C18 色谱柱的柱效、分离度均符合要求，检测结果基本一致，故本方法对 C18 色谱柱无特定要求。

有关物质检查典型色谱图见图 4。

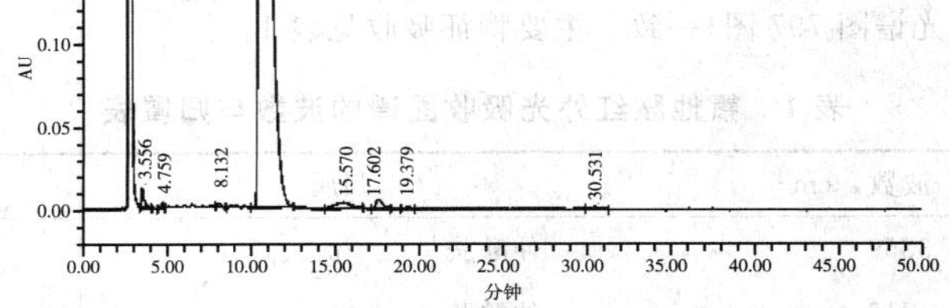

图 4 哌库溴铵有关物质 HPLC 色谱图

（Thermo Hypersil GOLD，250mm×4.6mm，5μm）

残留溶剂 结合生产合成工艺，为控制产品质量，对二类溶剂乙腈、四氢呋喃、甲醇和精制溶剂丙酮、二氯甲烷的残留量进行了限度控制。

水分 由于本品具有引湿性，检测结果易受环境湿度的影响，故操作宜迅速，并适当控制环境水分。

【含量测定】采用高效液相色谱法测定本品含量。经方法学验证，稀释溶剂（流动相）无干扰，专属性良好。哌库溴铵浓度在 0.1885～0.7542mg/ml 范围内与峰面积积分值呈良好线性关系（r＝0.9999）；精密度 RSD＝0.08%（n＝6），重复性（RSD＝0.30%，n＝6）；供试品溶液至少在 24 小时内稳定。含量测定 HPLC 典型图谱见图 1。

【贮藏】根据生产企业提供的 18 个月长期稳定性试验（25℃±2℃）数据，有关物质中最大杂质和杂质总量几乎无变化，水分由 3.7%增长为 4.2%，含量由 99.2%变为 98.8%，故将本品的贮藏条件为密封，在阴凉干燥处保存。

【制剂】注射用哌库溴铵（Pipecuronium Bromide for Injection）

本品为哌库溴铵加适量甘露醇制成的无菌冻干品，规格为 4mg。

细菌内毒素 每 1mg 哌库溴铵中含内毒素的量应小于 20EU。经方法学研究，鲎试剂灵敏度测得值在 0.5λ～2.0λ 范围内。当注射用哌库溴铵浓度为 0.5mg/ml 时，不干扰细菌内毒素检查。

含量测定 采用高效液相色谱法，注意事项同原料药。辅料无干扰，平均回收率为 100.2%，RSD＝0.20%（n＝9）。本品每瓶含主药量仅为 4mg，故进行了含量均匀度检查。

撰写 李 欣 杨 梅 成都市食品药品检验研究院
复核 陈 红 郑 萍 成都市食品药品检验研究院

氟他胺

Flutamide

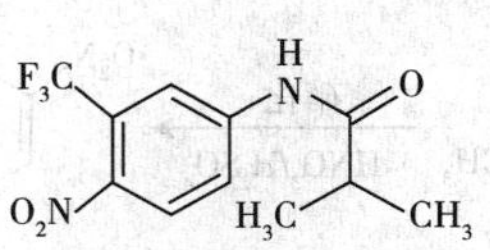

$C_{11}H_{11}F_3N_2O_3$ 276.21

化学名：N-［4-硝基-3-（三氟甲基）苯基］-2-甲基丙酰胺

英文名：N-［4-nitro-3-（trifluoromethyl）-phenyl］-2-methyl-propionamide

异名：氟硝丁酰胺、氟他米特

CAS 号：［13311-84-7］

本品为口服非甾体雄激素拮抗药，可用于晚期前列腺癌。可单独使用(睾丸切除或不切除)，或与 LHRH(促黄体生成激素释放激素)类似物(激动药)合用。也可作为前列腺癌根治手术前新辅助治疗或根治手术后辅助治疗。也可以和放射治疗联合应用。本品及其代谢产物 2-羟基氟他胺可与雄激素竞争雄激素受体。与雄激素受体结合成复合物，进入细胞核与核蛋白结合抑制雄激素依赖性前列腺癌细胞的生长[1]。本品由美国先灵葆雅(Schering-Plough)公司开发，1989 年作为治疗前列腺癌药物在美国首先上市。目前在欧美国家已逐步成为治疗前列腺癌与前列腺增生的常用药物，其不良反应发生率低，低剂量多次口服使病人能很好地耐受，故其得以广泛应用[2]。

本品口服吸收迅速而完全。大部分在体内进行生物转化，首次通过肝脏时转变为 O-羟基氟他胺。单次口服 250mg 后 1 小时，血浓度达峰值，约 10～20μg/L，服药后 2 小时，其主要活性代谢产物 2-羟基氟他胺的血浓度达峰值，约 1.3mg/L。组织分布中，原形药及 2-羟基氟他胺均以前列腺及肾上腺最高，其他组织含量较低。原药及 2-羟基氟他胺的血浆蛋白结合率均在 85%以上，后者的半衰期为 6 小时，老年患者半衰期可延长至 8 小时。本品及 2-羟基氟他胺在尿、粪、胆汁中的累积排泄百分率均甚少。本品不能被透析清除。

促性腺激素释放激素类似物如醋酸亮丙瑞林等可抑制睾丸酮分泌，与本品合用可增加疗效。

除中国药典(2015)收载外，USP(40)、BP(2017)、Ph. Eur.(9.0)及 JP(17)均有收载，可作参考。

【制法概要】国内多企业采用的合成路线主要为以间三氟甲基苯胺为起始原料，经酰胺化、硝化而得，反应如下：

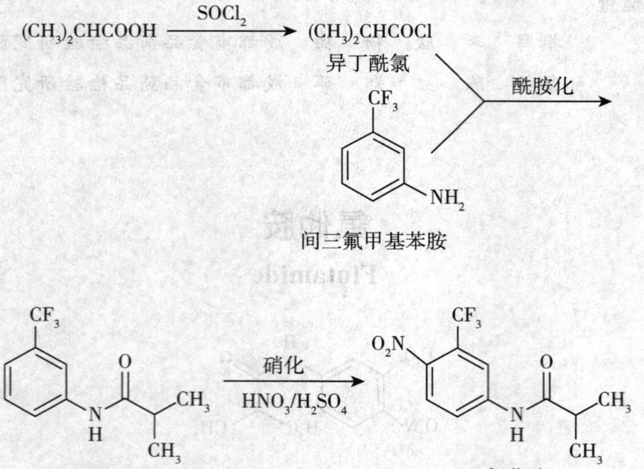

N-[3-(三氟甲基)苯基]-2-甲基丙酰胺　　氟化胺

合成反应过程中使用的有机溶剂有吡啶、甲苯、乙醇。

另有企业直接以 N-[3-(三氟甲基)苯基]-2-甲基丙酰胺为起始原料，经硝化一步反应而得，合成反应过程中使用过的有机溶剂仅有乙醇。

【性状】熔点　本品不含结晶水，熔点为 112.2℃，DSC 图谱见图 1。由 TG 和 DSC 曲线可以看出本品的分解失重温度大于 160℃，在约 180℃时开始熔融分解。中国药典(2015)规定熔点范围为 110～114℃，BP(2017)、Ph. Eur.(9.0)规定熔点均为约 112℃，JP(17)规定熔点范围为 109～113℃，基本一致。

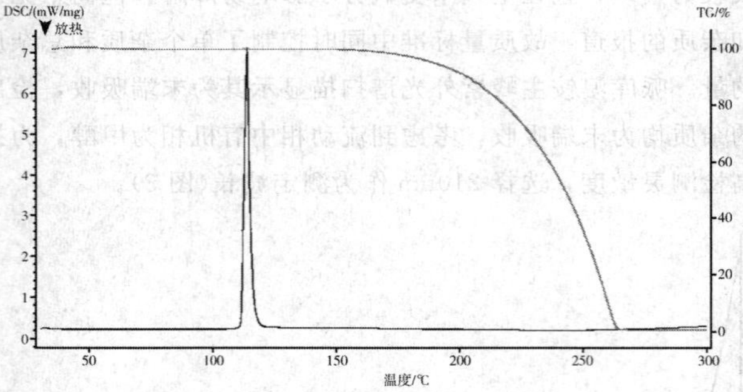

图 1　氟他胺对照品热分析图谱

吸收系数　本品乙醇溶液在 295nm 的波长处有最大吸收，吸收系数($E_{1cm}^{1\%}$)为 284～302。

【鉴别】(1)本品结构中有硝基，在碱性条件下能与硫酸亚铁铵中 Fe^{2+} 反应生成 $Fe(OH)_3$ (红棕色沉淀)。

(2)本品结构中的芳香族仲胺可采用亚硝酸试剂法鉴别，在酸性条件下与亚硝酸钠反应生成黄白色沉淀，在碱性 β-萘酚生成橙黄色沉淀[3]。

(3)紫外鉴别　本品乙醇溶液在 227nm 与 295nm 的波长处有最大吸收，在 252nm 的波长处有最小吸收，图谱见图 2。JP(17)收载的紫外鉴别规定供试品图谱与对照图谱或对照品图谱一致。

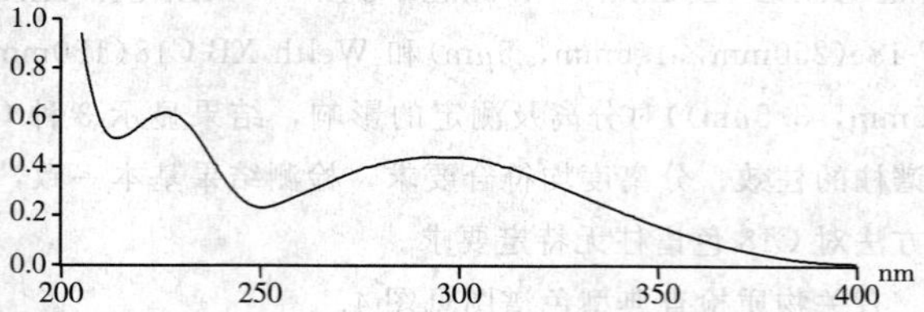

图 2　氟他胺对照品紫外吸收图谱

(4)红外鉴别　本品的红外光吸收图谱应与对照的图谱(光谱图 797 图)一致，主要特征吸收见表 1。

表 1　氟他胺红外光吸收图谱的波数与归属表

波数，cm^{-1}	归属	
3359	仲酰胺	ν_{-NH-}
1718	仲酰胺	$\nu_{C=O}$

续表

波数，cm⁻¹	归属	
1613，1599	苯环	$\nu_{C=C}$
1543	仲酰胺	δ_{-N-H}
1519，1345	硝基	$\nu_{Ar\text{-}NO_2}$、ν_{Ar-NO_2}
1317，1244，1137	三氟甲基	ν_{C-F}

【检查】氟　本品理论含氟量为 20.63%，限度为 18.6%～21.2%。

有关物质　采用 TLC 法检查，控制杂质 4-硝基-3-三氟甲基苯胺(同 BP 杂质 A)，限度不得过 1.0%，主斑点 R_f 值约为 0.76，杂质斑点 R_f 值约为 0.69。USP(40)、BP(2017)、Ph. Eur.(9.0)及 JP(17)均采用 HPLC 法对有关物质进行控制。USP(40)、BP(2017)、Ph. Eur.(9.0)中收录的氟他胺已知杂质的名称、限度与结构见表 2。

表 2　氟他胺与已知杂质名称及结构式

序号	BP 简称	BP、Ph. Eur. 限度	USP 限度	CP	杂质来源	结构式
1	杂质 A	0.2%	0.15%	杂质Ⅰ 1.0%	降解产物	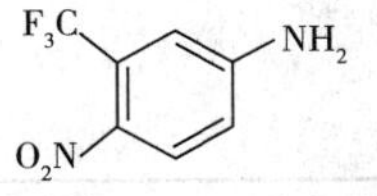
2	杂质 B	0.2%	0.2%	—	反应副产物	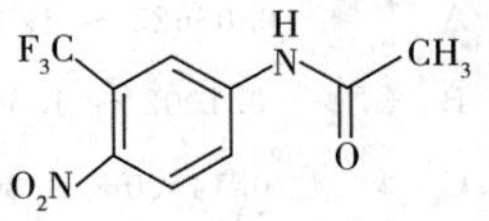
3	杂质 C	0.3%	0.3%	—	反应副产物	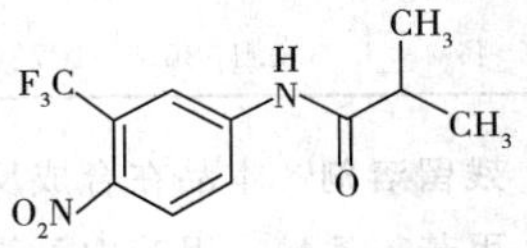
4	杂质 D	0.2%	0.2%	—	起始原料	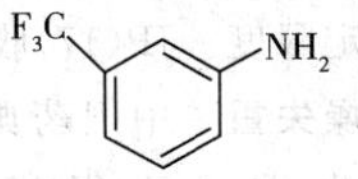
5	杂质 E	0.2%	0.2%	—	反应中间体	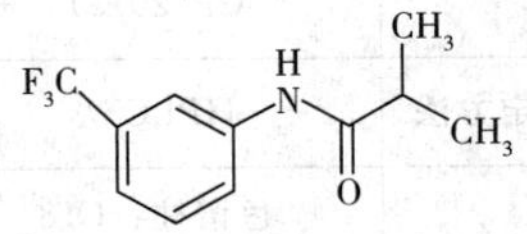
6	杂质 F	0.2%	0.2%	—	反应副产物	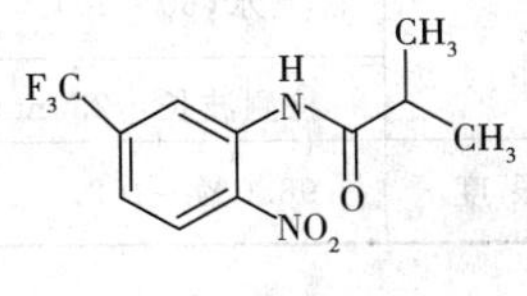

参照 USP(40)本品质量标准，对有关物质进行考察，混合对照品溶液、供试品溶液色谱图见图 3、图 4。

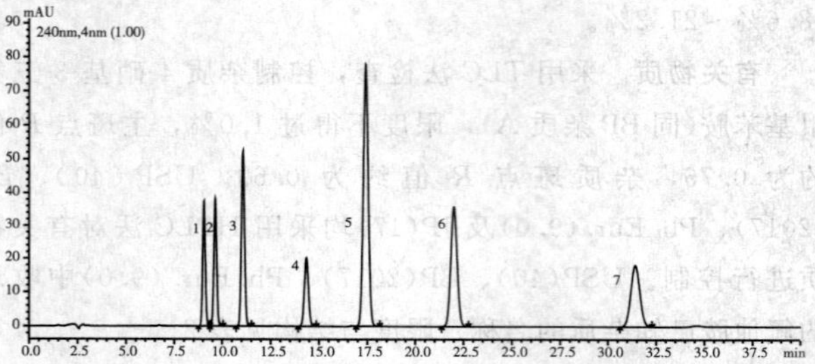

图 3　USP(40)有关物质色谱条件混合对照品溶液色谱图(色谱柱：Waters Symmetry C18)

1. 杂质 B（9.047）；2. 杂质 A（9.630）；3. 杂质 D（11.063）；4. 杂质 C（14.340）；5. 杂质 E（17.405）；6. 氟他胺（21.994）；7. 邻位氟他胺（31.410）

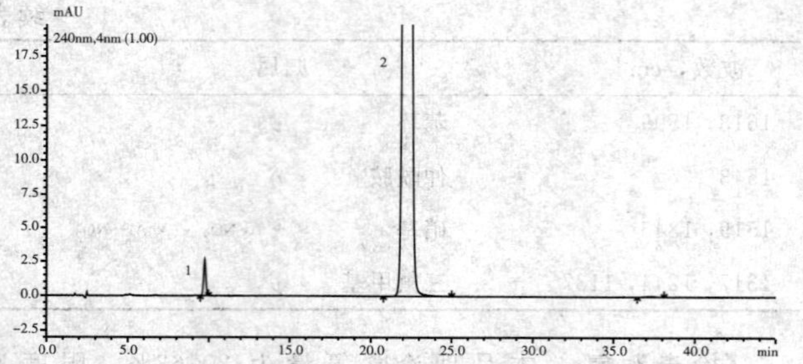

图 4　氟他胺有关物质供试品溶液色谱图

1. 杂质 A（9.722）；2. 氟他胺（22.211）

有关物质方法学试验结果见表 3：

表 3　氟他胺方法学试验结果

杂质编号	线性范围(μg/ml)	线性方程	r	相对相应因子	USP(40)相对相应因子	回收率 平均值±RSD(%) n=9	精密度 RSD(%)，n=6
A	0.08625 ～ 1.380	A=33563C + 0.1142	0.9999	1.10	1.10	99.68±0.39	0.24
B	0.1002 ～ 1.604	A=33563C + 0.1142	0.9999	1.05	1.06	100.07±0.66	0.17
C	0.14400～ 2.304	A=32090C + 0.1945	0.9999	1.00	1.02	100.06±0.52	0.19
D	0.1498 ～ 2.396	A=33643C + 0.2943	0.9999	1.10	1.10	99.68±0.41	0.10
E	0.1322 ～ 2.116	A=76664C + 0.199	0.9999	1.85	1.95	99.94±0.39	0.23
F	0.1085 ～ 1.736	A=59731C + 0.1701	0.9999	1.76	1.78	100.00±0.40	0.41

残留溶剂　本品在合成反应过程中使用的有机溶剂有吡啶、甲苯、乙醇，甲苯中可能含有苯。故中国药典(2015)中收载了苯、甲苯的残留溶剂检查，并根据 ICH Q3C、中国药典制定限度。JP(17)收载了此项检查。

干燥失重　中国药典(2015)规定在 60℃减压干燥 4 小时，减失重量不得过 0.5%。USP(40)、BP(2017)、Ph. Eur.(9.0)及 JP(17)均规定在 60℃减压干燥 3 小时，限度与中国药典(2015)一致。

【含量测定】 采用高效液相色谱法测定含量，USP(40)、Ph. Eur.(9.0)、JP(17)也采用该法测定，但色谱条件及限度不完全相同，BP(2017)采用紫外光谱法测定，详见表 4。

表 4　氟他胺各国药典含量测定方法之比较

	CP(2015)	USP(40)	BP(2017)	Ph. Eur.(9.0)	JP(17)
测定方法	HPLC 法	HPLC 法	UV 法	HPLC 法	HPLC 法
测定参数	色谱柱：C18	色谱柱：C18	测波长：295nm $E_{1cm}^{1\%}$：295	色谱柱：C18	色谱柱：C18
	流动相：甲醇-水(60∶40)	流动相：乙腈-水(45∶55)		流动相：乙腈-水(50∶50)	流动相：甲醇-0.05mol/L 磷酸二氢钾溶液(7∶4)
	检测波长：230nm	检测波长：240nm		检测波长：240nm	检测波长：254nm
限度	98.0%～102.0%	98.0%～101.0%	97.5%～102.0%	97.5%～102.0%	98.5%～101.5%

【制剂】氟他胺片(Flutamide Tablets)

本品为淡黄色片，规格为 0.25g。除中国药典(2015)外，USP(40)、BP(2017)、Ph. Eur.(9.0)及 JP(17)均未收载此品种。

溶出度　氟他胺在水中几乎不溶，且为非 pH 值依赖型，在 pH1～6.8 中达不到漏槽条件，因此需采用吐温 80 溶液作为溶出介质。氟他胺在各溶出介质中的溶解度(37℃)变化见表 5。

表 5　氟他胺在各溶出介质中的溶解度(37℃)

溶出介质	未加 1%吐温 80	加 1%吐温 80
pH1.2	0.06mg/ml	0.42mg/ml
pH4.0	0.07mg/ml	0.39mg/ml
pH 6.8	0.05mg/ml	0.47mg/ml
水	0.05mg/ml	0.46mg/ml

中国药典（2015）采用含1%吐温80的磷酸盐缓冲液(pH6.8)作为溶出介质，转速为每分钟75转，取样时间为45分钟，检测方法为UV法，检测波长为303nm，限度为标示量的75%。

参考文献

[1] 国家药典委员会．中华人民共和国药典临床用药须知·化学药和生物制品卷［M］．北京：中国医药科技出版社，2011，470-471，969.

[2] Stone N N, Lopor H, Crawford E D, et al. Dose rangings study of the antiandrogen flutamide in men with begin prostatic hyperplasia(BPH): Effect on prostate and serum prostate specific antigen(PSA) level [J]. J Urol, 1996, 155-157.

[3] 刘立群．有机理论与药物分析．北京：人民卫生出版社，1984，264.

撰写　郭　春　江苏省食品药品监督检验研究院

复核　曹　玲　江苏省食品药品监督检验研究院

氟氯西林钠

Flucloxacillin Sodium

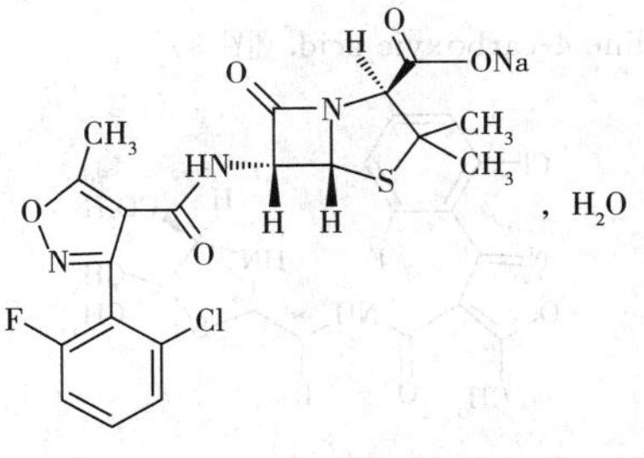

$C_{19}H_{16}ClFN_3NaO_5S \cdot H_2O$　493.9

化学名：(2*S*，5*R*，6*R*)-6-［［［3-(2-氯-6-氟苯基)-5-甲基异噁唑-4-基］羰基］氨基］-3，3-二甲基-7-氧代-4-硫杂-1-氮杂二环［3.2.0］庚烷-2-甲酸钠一水合物。

Sodium(2*S*，5*R*，6*R*)-6-［［［3-(2-chloro-6-fluorophenyl)-5-methyl-1，2-oxazol-4-yl］carbonyl］amino］-3，3-dimethyl-7-oxo-4-thia-1-azabicyclo［3.2.0］heptanes-2-carboxylate monohydrate.

英文名：Flucloxacillin(INN)Sodium

CAS号：［34214-51-2］；其无水物**CAS号**：［1847-24-1］

本品为第四代异噁唑类青霉素，其特点是耐青霉素酶，对产生青霉素酶的耐药金黄色葡萄球菌有杀菌作用，在化学结构上与目前临床所应用的其他三种异噁唑青霉素氯唑西林、双氯西林、苯唑西林相似[1]，主要通过抑制细菌细胞壁黏肽的生物合成而起到强大的杀菌作用[1]。氟氯西林能对抗青霉素耐药或敏感的金黄色葡萄球菌、表皮葡萄球菌、溶血性链球菌、化脓性链球菌、草绿色链球菌、芽孢杆菌、白喉棒状杆菌、淋球菌、脑膜炎球菌，具有良好的临床疗效和细菌学疗效[3]。本品可注射、可口服，胃肠道吸收良好。据文献报道[2,3]：静脉滴注氟氯西林钠注射液的半衰期约为1.5小时，按照临床用法用量，静脉滴注本品不会在体内产生蓄积性。静脉滴注1.0g的t_{max}和C_{max}分别为(0.75±0.11)小时和(138.4±17.8)mg/L，AUC_{0-10}为(260.0±48.7)(mg·h)/L，$AUC_{0-\infty}$为(271.6±49.6)(mg·h)/L，$t_{1/2\beta}$为(1.7±1.2)小时。单剂量口服500mg后t_{max}和C_{max}分别为(0.99±0.26)小时和(13.61±9.06)mg/L，AUC_{0-10}为(31.06±14.81)(mg·h)/L，$AUC_{0-\infty}$为(31.67±14.76)(mg·h)/L，$t_{1/2\beta}$为(1.79±0.50)小时。

除中国药典(2015)收载外，BP(2017)、Ph. Eur.(9.0)亦有收载。

【制法概要】本品由Hanson等于1965年合成，1971年用于治疗[4]。其合成工艺为以氯氟甲苯或2-氯-6-氟苯甲醛等为起始原料，经肟化、氯化、环合、酰氯化、缩合、成盐等一系列反应得到氟氯西林钠[1,5,6]。

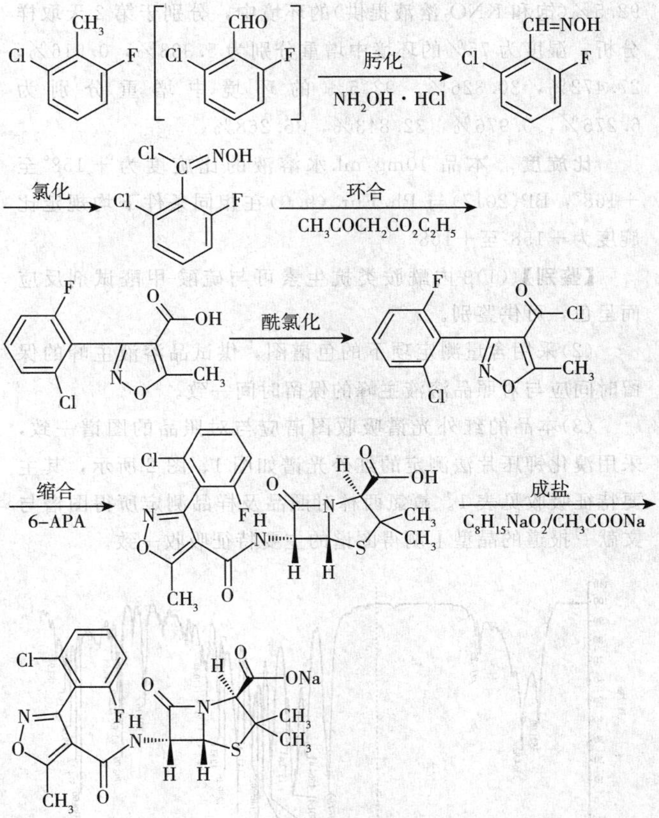

【性状】本品为白色或类白色结晶性粉末；有引湿性。

文献报道本品存在多晶现象[7]：氟氯西林钠多晶型研究表明至少存在四种晶型和一种无定形，各晶型均含有一分子的结合水，无定形不含结合水，但游离水(吸附水)含量较高。晶型Ⅰ、Ⅱ、Ⅲ和无定形均可通过重结晶进行相互转化，而晶型Ⅳ只能通过晶型Ⅱ或Ⅲ在高温条件下转变制得[7]。

晶型Ⅰ为扁平细长的针状，晶型Ⅱ为斜棱柱状，晶型Ⅲ为较宽的薄片，晶型Ⅳ为粒状。通过对氟氯西林钠各晶型进行高温、高湿、强光照射研究，判断氟氯西林钠各晶型的药物稳定性，实验表明各晶型在强光条件下的稳定性顺序为：

晶型Ⅳ＞Ⅰ＞Ⅲ＞Ⅱ＞无定形，在高湿条件下的稳定性顺序为：晶型Ⅳ＞Ⅱ＞Ⅰ＞Ⅲ＞无定形，在高温条件下的稳定性顺序为：晶型Ⅳ＞Ⅰ＞Ⅱ＞Ⅲ＞无定形。采用紫外分光光度法研究了氟氯西林钠各晶型的溶解度和体外溶出度，37℃时各晶型的溶解度顺序为：无定形＞Ⅲ型＞Ⅰ型＞Ⅱ型＞Ⅳ型，溶出度顺序为：无定形＞Ⅲ型＞Ⅰ型＞Ⅱ型＞Ⅳ型。通过综合分析，无定形和晶型Ⅲ具有较高的溶解度和溶出度，具有较高的药用价值，可用于制备速效药和固体粉剂，但其药物稳定性较差，在药物贮存过程中需要注意保存方法。晶型Ⅰ的溶解度和药物稳定性均较好，是制备常规药物的优势晶型，其药用价值也较高。晶型Ⅳ和Ⅱ虽然药用稳定性和溶解度都不是很高，但可以用于开发缓释药物或转化为其他晶型来提高其药用价值[7]。

有文献[8]报道：将Ⅰ、Ⅱ、Ⅲ和无定形不同晶型的氟氯西林钠 0.5g 置于湿度为 75%（饱和 NaCl 溶液提供）和 92.5%（饱和 KNO_3溶液提供）的环境中，分别于第 2 天取样分析，湿度为 75%的环境中增重分别为 5.333%，0.916%，27.472%，30.326%。92.5% 的环境中增重分别为 6.276%，0.976%，32.843%，36.268%。

比旋度 本品 10mg/ml 水溶液的比旋度为＋158°至＋168°，BP(2017)与 Ph. Eur. (9.0)在相同条件下均规定比旋度为＋158°至＋168°。

【鉴别】(1)β-内酰胺类抗生素可与硫酸-甲醛试剂反应而呈色，可供鉴别。

(2)采用含量测定项下的色谱图，供试品溶液主峰的保留时间应与对照品溶液主峰的保留时间一致。

(3)本品的红外光谱吸收图谱应与对照品的图谱一致，采用溴化钾压片法测定的红外光谱如图 1、图 2 所示，其主要特征吸收见表 1。氟氯西林对照品及样品测定所得图谱与文献[7]报道的晶型Ⅰ测得图谱的主要特征吸收一致。

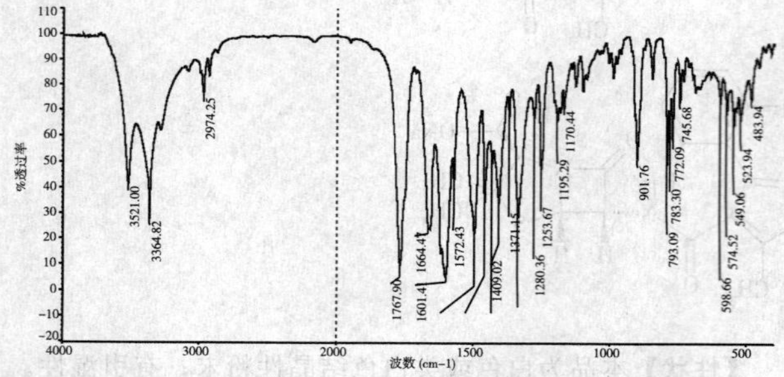

图 1 氟氯西林对照品的红外光吸收图谱

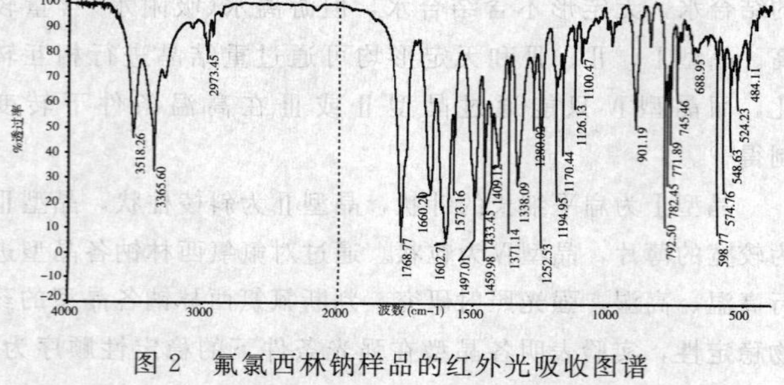

图 2 氟氯西林钠样品的红外光吸收图谱

表 1 氟氯西林钠红外光谱法鉴别所得红外吸收图谱显示的主要特征吸收

波数，cm⁻¹	归属
3520	羟基 ν_{O-H}
3370	酰胺 ν_{N-H}
2980	烷基 ν_{C-H}
1770，1660	羰基 $\nu_{C=O}$
1600，1497，1460	苯环、芳杂环骨架振动

(4)本品为氟氯西林的钠盐，应具备钠盐的鉴别反应。

【检查】有关物质 BP(2017)收载了 5 种已知杂质，分别为：杂质 A 为主成分 β-内酰胺环开环形成的产物，杂质 B 为杂质 A 脱羧形成的产物，杂质 C、D 为主成分的酰胺键断裂形成的两部分碎片，杂质 E 为主成分和杂质 C 缩合形成的产物[9]。已知的部分有关物质的分子结构见下列氟氯西林钠各有关物质分子结构图。

①杂质 A

化学名：(4*S*)-2-［羧基［［［3-(2-氯-6-氟苯基)-5-甲基异噁唑-4-基］羰基］氨基］甲基］-5，5-二甲基噻唑烷-4-羧酸；

(4*S*)-2-［carboxy［［［3-(2-chloro-6-fluorophenyl)-5-methylisoxazol-4-yl］carbonyl］amino］methyl］-5，5-dimethylthiazolidine-4-carboxyic acid.（图 3）

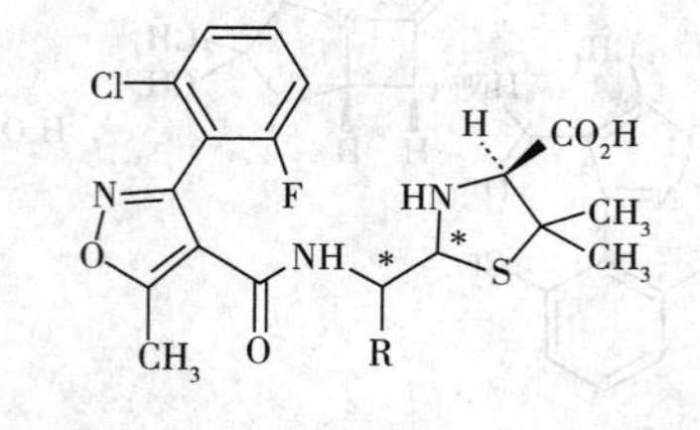

R＝CO_2H $C_{19}H_{17}ClFN_3O_6S$ 469.9

图 3 杂质 A 分子结构图

②杂质 B

化学名：(2*RS*，4*S*)-2-［［［［3-(2-氯-6-氟苯基)-5-甲基异噁唑-4-基］羰基］氨基］甲基］-5，5-二甲基噻唑烷-4-羧酸；

(2*RS*，4*S*)-2-［［［［3-(2-chloro-6-fluorophenyl)-5-methylisoxazol-4-yl］carbonyl］amino］methyl］-5,5-dimethylthiazolidine-4-carboxyic acid.（图 4）

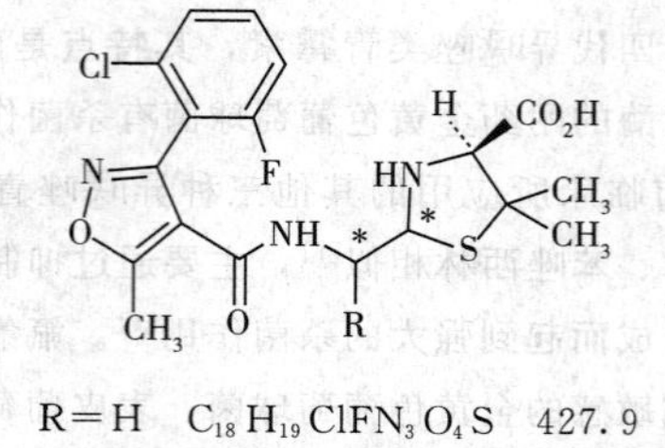

R＝H $C_{18}H_{19}ClFN_3O_4S$ 427.9

图 4 杂质 B 分子结构图

③杂质 C

化学名：(2*S*，5*R*，6*R*)-6-氨基-3，3-二甲基-7-氧-4-硫杂-1-双环［3.2.0］庚烷-2-羧酸；

(2*S*，5*R*，6*R*)-6-amino-3，3-dimethyl-7-oxo-4-thia-1-azabicyclo［3.2.0］heptanes-2-carboxylic acid.（图 5）

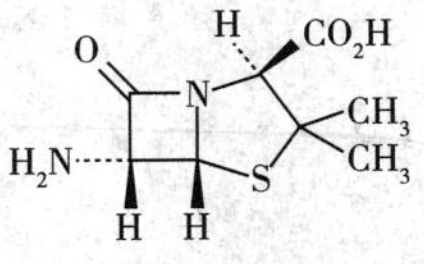

$C_8H_{12}N_2O_3S$　216.3

图 5　杂质 C 分子结构图

④杂质 D

化学名：3-(2-氯-6-氟苯基)-5-甲基异噁唑-4-羧酸；

3-(2-chloro-6-fluorophenyl)-5-methylisoxazole-4-carboxylic acid.（图 6）

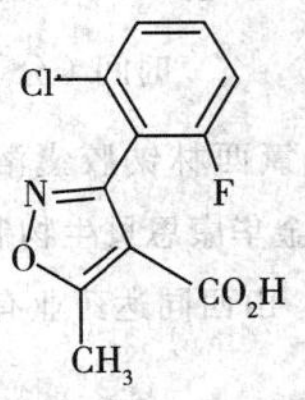

$C_{11}H_7ClFNO_3$ 255.6

图 6　杂质 D 分子结构图

⑤杂质 E

化学名：(2*S*，5*R*，6*R*)-6［［［(2*S*，5*R*，6*R*)-6［［［3-(2-氯-6-氟苯基)-5-甲基异噁唑-4-基］羰基］氨基］-3，3-二甲基-7-氧-4-硫杂-1-双环［3.2.0］庚烷-2-基］羰基］氨基］-3，3-二甲基-7-氧-4-硫杂-1-双环［3.2.0］庚烷-2-羧酸。

(2*S*，5*R*，6*R*)-6-［［［(2*S*，5*R*，6*R*)-6-［［［3-(2-chloro-6-fluorophenyl)-5-methylisoxazol-4-yl］carbonyl］amino］-3，3-dimethyl-7-oxo-4-thia-1-azabicyclo［3.2.0］hept-2-yl］carbonyl］amino］-3，3-dimethyl-7-oxo-4-thia-1-azabicyclo［3.2.0］heptanes-2-carboxylic acid.（图 7）

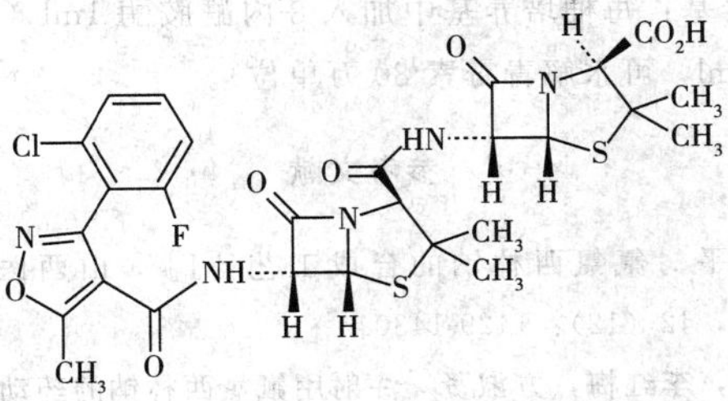

$C_{27}H_{27}ClFN_5O_7S_2$　652.2

图 7　杂质 E 分子结构图

BP(2017)采用高效液相色谱法，用十八烷基硅烷键合硅胶为填充剂；以乙腈-2.7g/L 磷酸二氢钾溶液(用氢氧化钠溶液调节 pH 5.0)(25∶75)为流动相，检测波长 225nm。以氟氯西林和氯唑西林的分离度应不小于 2.5 进行系统控制；中国药典(2015)采用的高效液相色谱法与 BP(2017)相同。氟氯西林钠有关物质系统适用性试验色谱图见图 8。氟氯西林钠有关物质典型色谱图见图 9。

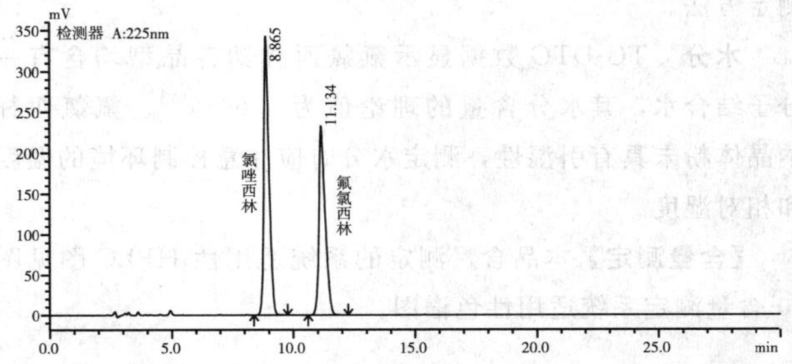

图 8　氟氯西林钠有关物质系统适用性试验色谱图

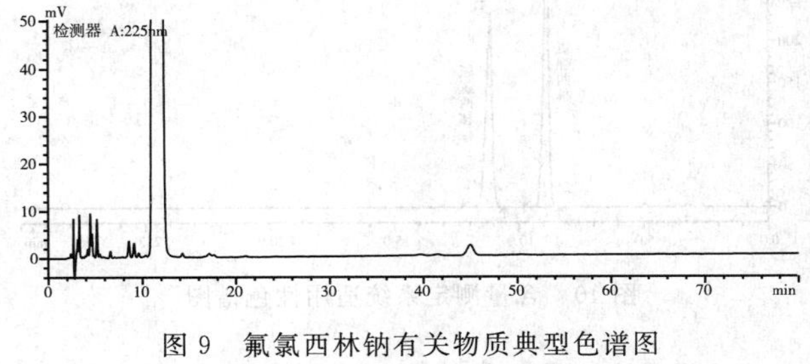

图 9　氟氯西林钠有关物质典型色谱图

本品有关物质检查法的最小检测限为 8.8ng($S/N\approx3$)。

被测溶液在 6 小时内基本稳定，第 6 小时被测溶液与第一次进样所得结果进行比对，测定结果无显著性差异。

使用两种品牌色谱柱：迪马 C18 柱(4.6mm×250mm，5μm)、phenomenex prodigy 5u ODS3 100A (4.6mm×250mm，5μm)，分别在岛津 LC-2010CHT 与安捷伦 1200 高效液相色谱仪上进行耐用性试验考察，结果良好。

目前氟氯西林钠杂质 A、B、C、D、E 国内均无对照品，以及由于不同色谱柱填料差异导致杂质峰相对保留时间的不确定性，因此不宜对已知杂质通过相对保留时间认定以及对校正因子加以规定，故采用自身对照法对氟氯西林钠中的杂质进行定量。灵敏度溶液浓度为供试品溶液浓度的 0.05%，其峰面积相对于对照溶液主峰面积的 0.05 倍。在标准中规定“供试品溶液色谱图中小于灵敏度溶液主峰面积的峰忽略不计”的描述，以增加实际工作的可操作性。

残留溶剂　国内各厂家具体生产工艺有所不同，所用有机溶剂不同，通过分析企业提供的生产工艺信息及对其样品进行实际考察，标准中对丙酮、乙酸乙酯、乙醇、甲醇进行控制。对于其后新申报的工艺中使用到的其他“应限制溶剂”应根据生产工艺的特点，制定相应的限度，使其符合产品规范、药品生产质量管理规范(GMP)或其他基本的质量要求[6,9]。

***N*，*N*-二甲基甲酰胺**　氟氯西林钠生产工艺酰氯化过程中，可能采用有机胺为催化剂，从而引入 *N*，*N*-二甲基甲酰胺或 *N*，*N*-二甲基乙酰胺。中国药典(2015)对 *N*，*N*-二甲基甲酰胺进行测定，而 BP(2017)对 *N*，*N*-二甲基苯胺进

行测定。

2-乙基己酸 2-乙基己酸为氟氯西林钠生产工艺中用到的溶剂之一。BP(2017)氟氯西林钠项下要求检测2-乙基己酸残留量，中国药典(2015)四部通则0873也有此项的具体测定方法。

水分 TG-DTG数据显示氟氯西林钠各晶型均含有一分子结合水，其水分含量的理论值为3.64%[7]。氟氯西林钠晶体粉末具有引湿性，测定水分时应注意控制环境的温度和相对湿度。

【含量测定】本品含量测定的系统适用性HPLC图见图10含量测定系统适用性色谱图。

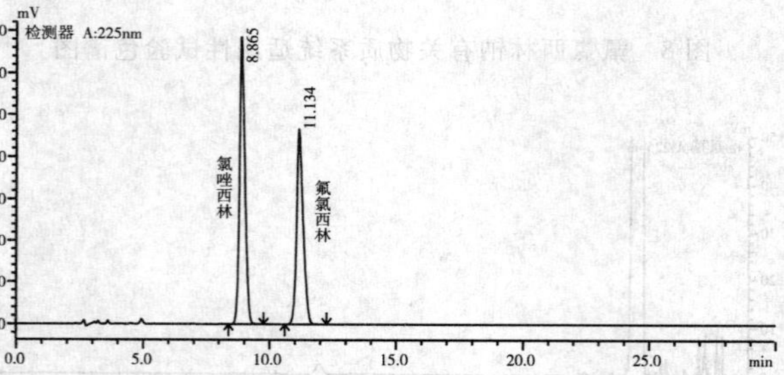

图10 含量测定系统适用性色谱图

本法定量线性范围为41.072～164.288μg/ml，相关系数r=1；定量限为26.3ng($S/N=10$)。重复性试验RSD为0.21%(n=6)。供试品溶液(浓度为0.1mg/ml)6小时内基本稳定。

【制剂】(1) 氟氯西林钠胶囊(Flucloxacillin Sodium Capsules)

氟氯西林钠胶囊收载于中国药典(2015)与BP(2017)。

有关物质与含量测定 均采用高效液相色谱法，色谱条件与原料药相同。有关物质检查与含量测定研究试验结果表明，虽然各生产企业处方中所用的辅料及用量各不相同(大致有硬脂酸镁、二氧化硅、羧甲淀粉钠等)，但其不会干扰测定，见图11辅料干扰试验图。

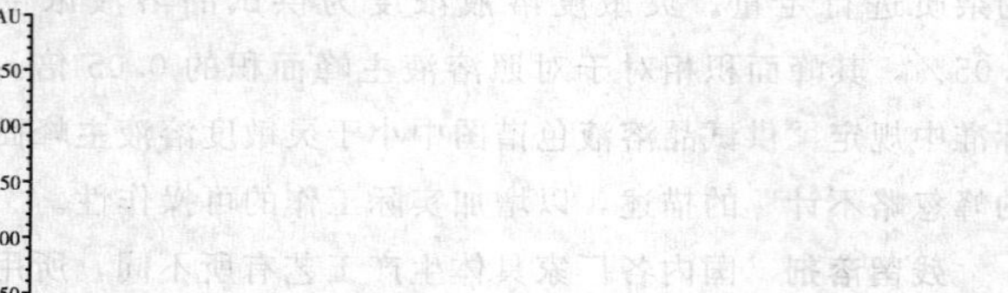

图11 辅料干扰试验图

溶出度 氟氯西林钠极易溶于水，参照美国FDA规定的四种溶出介质pH1.0、pH4.5、pH6.8和水进行考察。确定以水溶液900ml为溶出介质，采用第一法，转速为每分钟100转，限度为标示量的80%。两家不同企业产品的溶出曲线见图12氟氯西林钠胶囊溶出曲线图。

本品采用紫外-可见分光光度法测定溶出量，取氟氯西林对照品加水制成140μg/ml的溶液，在200～400nm的波长间扫描，结果在273nm波长处有最大吸收，选定波长为273nm，本法定量线性范围为59.99～179.98μg/ml，相关系数r=1，方法回收率为99.89%(n=9)，RSD为0.23%。辅料在该波长处无吸收，对溶出度测定无干扰。滤膜吸收试验结果表明滤膜对测定结果无影响。

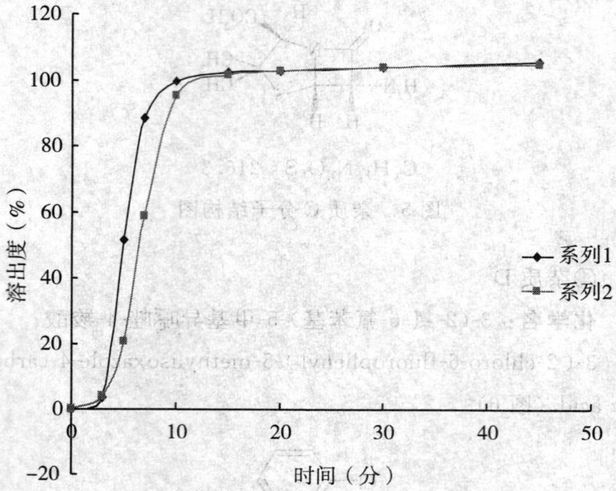

图12 氟氯西林钠胶囊溶出曲线图

系列1：浙江金华康恩贝生物制药有限公司；

系列2：山西同达药业有限公司

(2) 注射用氟氯西林钠(Flucloxacillin Sodium for Injection)

注射用氟氯西林钠收载于中国药典(2015)与BP(2017)。

本品成分为氟氯西林钠，无辅料，按$C_{19}H_{17}ClFN_3O_5S$计，有0.25g，0.5g，1.0g三种规格。有关物质、含量测定均与原料药一致。

无菌 本品的无菌检查方法应由方法使用者针对具体产品的特点，通过方法适用性试验来最终确定。以下方法，可供参考。

溶剂：0.9%无菌氯化钠溶液。

供试液浓度：30mg/ml。

每膜载药量：不大于5g。

冲洗液：pH 7.0无菌氯化钠-蛋白胨缓冲液。

冲洗次数及冲洗量：每膜每次100ml，冲洗5次。

阳性对照菌：金黄色葡萄球菌。

培养基：每桶培养基中加入β-内酰胺酶1ml（大于300万单位/ml，可水解青霉素80万单位）。

参考文献

[1] 周改平. 氟氯西林钠的合成工艺[J]. 山西医药杂志，2013，42(12)：1429-1430.

[2] 郑恒，李红梅，方淑贤. 注射用氟氯西林钠的药动学[J]. 中国医院药学杂志，2007，27(2)：208-211.

[3] 董卫华，董亚琳，郑鑫，等. 氟氯西林钠胶囊在健康人体的生物等效性[J]. 中国临床药理学杂志，23(1)：41-44.

[4] 国外异噁唑青霉素的发展概况及合成方法. DOI：10.13461/j.cnki.cja.000112.

[5] 湖南制药厂试验室新青霉素合成组. 半合成新青霉素——氟

氯青霉素钠的合成［J］．医药工业，1974，5.
[6] 陈志卫，闫伟华，苏为科．3-(2′-氯-6′-氟苯基)-5-甲基-4-异噁唑甲酰氯的合成［J］．中国现代应用药学杂志，25（4）：308-309.
[7] 周肖寅．氟氯西林钠多晶型研究［C］．桂林理工大学硕士学位论文，2011 年．
[8] 周肖寅，刘峥，王苗苗，等．氟氯西林钠多晶型药物稳定性考察［J］．中国医院药学杂志，2011，31（16）：1386-1388.
[9] 赵丽娜，钟文英，杨汉煜，等．LC-MS/MS 法检查注射用氟氯西林钠中的有关物质［J］．中国药房，2013，24（33）：3134-3137.
[10] 潘梅．气相色谱法测定氟氯西林钠中有机溶剂残留量［J］．生命科学仪器，2008，6（10）：36-37.

撰写　李一兰　山西省食品药品检验所
复核　周晓溪　山西省食品药品检验所

氢溴酸西酞普兰

Citalopram Hydrobromide

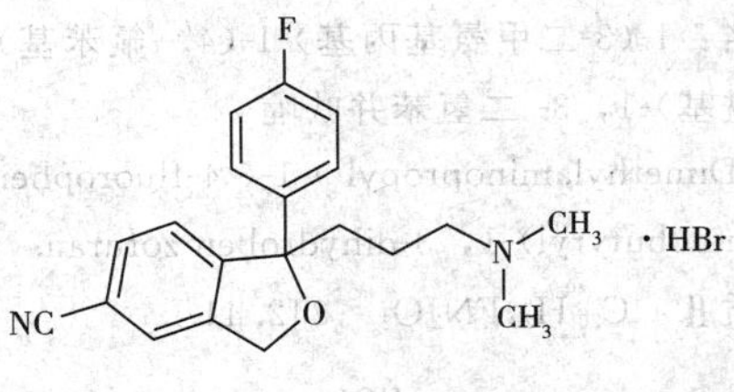

$C_{20}H_{21}FN_2O \cdot HBr$　405.30

化学名：（±）1-［3-(二甲氨基)-丙基］-1-(4-氟苯基)-1，3-二氢-5-异苯并呋喃甲腈氢溴酸盐

（±）1-［3-(dimethylamino)propyl］-1-(4-fluorophenyl)-1，3-dihydro-5-phthalancarbonitrile monohydrobromide.

英文名：Citalopram(INN) Hydrobromide

CAS 号：［59729-32-7］

本品为选择性 5-羟色胺(5-HT)再摄取抑制剂，通过选择性抑制 5-HT 的再摄取，增加突出间隙 5-HT 浓度，从而增加中枢 5-HT 能神经功能，发挥抗抑郁作用，是一种作用于中枢神经系统的抗抑郁药物[1]。据文献报道[2]，西酞普兰是亲脂性高的化合物，口服后肠道吸收迅速、完全，且不受食物影响。单次或多次给药后，约 2～4 小时达血浆峰浓度。在肝内进行氧化代谢，生成无活性的代谢产物。半衰期($t_{1/2}$)为 36 小时，通过尿液和粪便排出体外。常见不良反应：恶心、多汗、口干、头痛、失眠等。

西酞普兰于 1972 年由丹麦灵北制药公司科学家首次合成（http：//www. chm. bris. ac. uk/motm/citalopram/citalopramh. htm)，于 1989 年在丹麦首次批准上市，生产产商为丹麦灵北药厂（Lundbeck），商品名为喜谱妙（Cipramil），1998 年美国 FDA 批准西酞普兰(Celexa)在美国上市[3]，治疗重度抑郁症，我国于 1999 年上市[3]。在澳大利亚、英国、德国等国家也被用于治疗恐慌症，在西班牙和丹麦被用于治疗强迫症。

各企业的注册标准测定项目和方法存在差异，2011 年对该品种的质量标准进行统一，首次收载于中国药典（2010）第二增补本。现除中国药典（2015）收载外，BP（2017）、Ph. Eur.（9.0）、USP(40)亦有收载，BP(2017)还收载西酞普兰片(主成分氢溴酸西酞普兰)，USP(40)收载西酞普兰片和西酞普兰口服溶液(主成分氢溴酸西酞普兰)。

【制法概要】本品由 Lundbeck 公司首研成功，于 1998 年 12 月在美国上市，经过多次工艺调整，目前多采用格氏一加成→格氏二加成→水解→环合→成盐的工艺路线，国内各家的生产工艺基本一致。

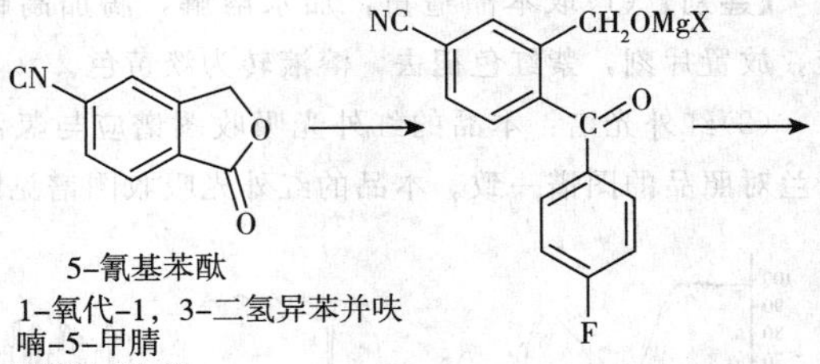

5-氰基苯酞
化学名：1-氧代-1，3-二氢异苯并呋喃-5-甲腈
CAS号：[82104-74-3]

格氏一产物

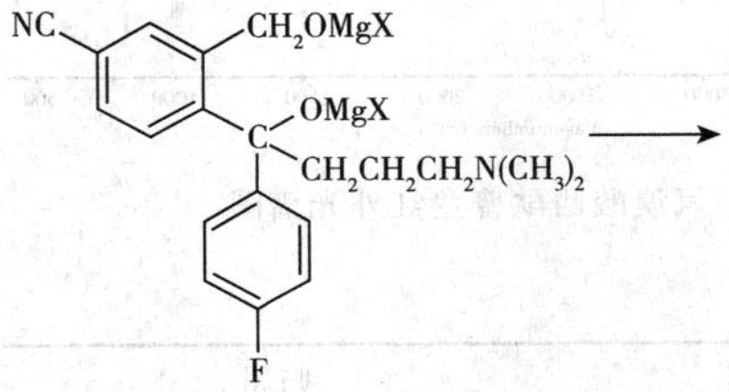

格氏二产物

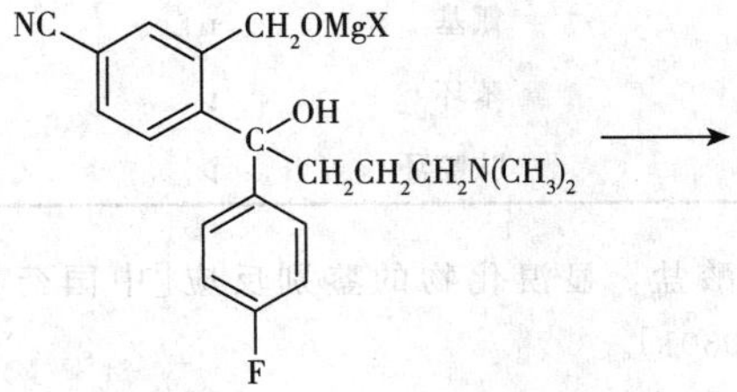

水解产物

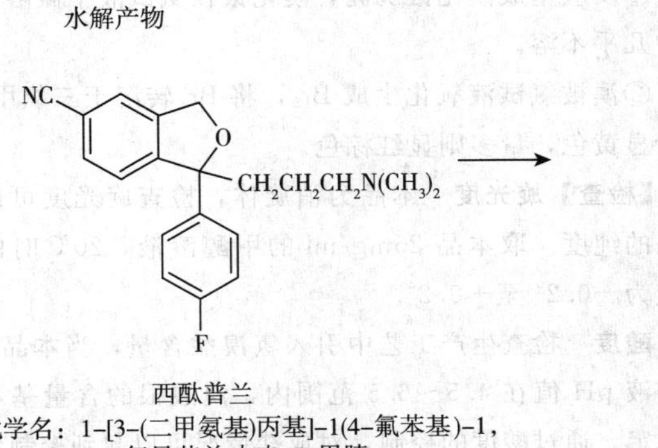

西酞普兰
化学名：1-[3-(二甲氨基)丙基]-1(4-氟苯基)-1，3-二氢异苯并呋喃-5-甲腈
CAS号：[59729-33-8]

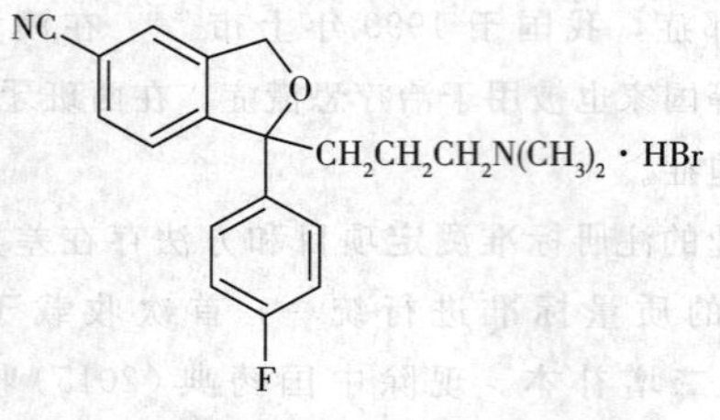

氢溴酸西酞普兰

化学名：1-[3-(二甲氨基)丙基]-1(4-氟苯基)-1，3-二氢异苯并呋喃-5-甲腈氢溴酸盐

CAS号：[59729-32-7]

【性状】熔点 中国药典(2015)根据实测结果以及参照原研企业(丹麦灵北药厂)的质量标准定为185～188℃；BP(2017)、Ph. Eur.(9.0)、USP(40)均未规定熔点。

【鉴别】(1)取本品适量，加水溶解，滴加高锰酸钾试液，放置片刻，紫红色褪去，溶液转为淡黄色。

(2)红外光谱：本品的红外光吸收图谱应与氢溴酸西酞普兰对照品的图谱一致。本品的红外光吸收图谱见图1。

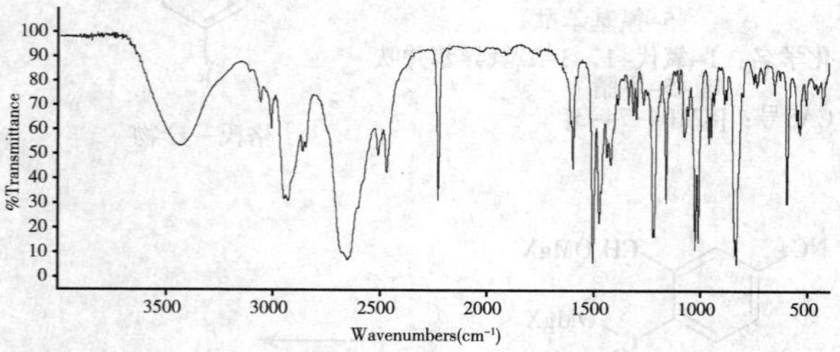

图1 氢溴酸西酞普兰红外光谱图

波数(cm^{-1})	归属	
3010	苯环	ν_{C-H}
2229	氰基	$\nu_{C\equiv N}$
1600，1507	苯环	$\nu_{C=C}$
1163	呋喃环	ν_{C-O}

(3)本品为溴酸盐，显溴化物的鉴别反应[中国药典(2015)四部通则0301]。

①反应生成溴化银沉淀，溴化银在氨试液中微溶，在硝酸中几乎不溶。

②溴被氯试液氧化生成Br_2，将Br_2转溶于三氯甲烷中，量少显黄色，量多则显红棕色。

【检查】旋光度 本品为消旋体，检查旋光度可以反映样品的纯度。取本品25mg/ml的甲醇溶液，20℃时的旋光度应为－0.2°至＋0.2°。

酸度 检查生产工艺中引入氢溴酸含量，当本品2%的水溶液pH值在4.5～6.5范围内，溴酸根的含量基本能符合规定，通过酸度的控制，对成盐情况可以起到控制作用。

氟 本品结构中含氟元素，通过有机破坏，检查氟的含量可以反映样品纯度。本品理论含氟量为4.69%，中国药典(2015)规定含氟量应为4.2%～5.2%。

有关物质 采用高效液相色谱法进行检查。

参阅USP(34)、BP(2011)及相关资料，根据各生产企业提供的合成路线，氢溴酸西酞普兰在生产和贮存过程中，可能存在或产生1-(3-二甲氨基丙基)-1-(4′-氟苯基)-5-(4-二甲基氨基丁酰基)-1，3-二氢苯并呋喃(杂质Ⅰ)、杂质A、4-[4-(二甲氨基)-1-(4′-氟苯基)-1-羟基-1-丁基]-3-羟甲基苯腈(杂质Ⅱ)、杂质B、杂质C、杂质D、杂质E、杂质F、杂质G和杂质H[见USP(34)，现行版为USP(40)无杂质E]。各企业合成过程中均不产生杂质G和杂质H，参照USP(34)，综合各生产企业样品的试验结果，规定供试品的分析时间和杂质限度，同时对方法进行了方法学验证。有关物质中杂质分子结构如下：

①杂质Ⅰ $C_{25}H_{33}FN_2O_2$ 412.54

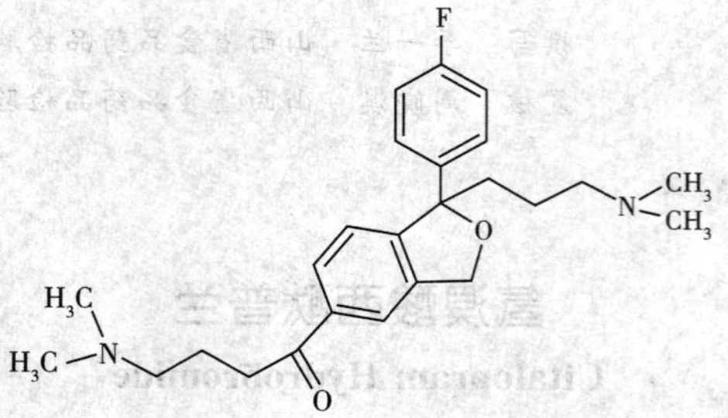

化学名：1-(3-二甲氨基丙基)-1-(4′-氟苯基)-5-(4-二甲基氨基丁酰基)-1，3-二氢苯并呋喃

1-(3-Dimethylaminopropyl)-1-(4-fluorophenyl)-5-(4-dimethylaminobutyryl)-1，3-dihydroben zofuran.

②杂质Ⅱ $C_{20}H_{23}FN_2O_2$ 342.41

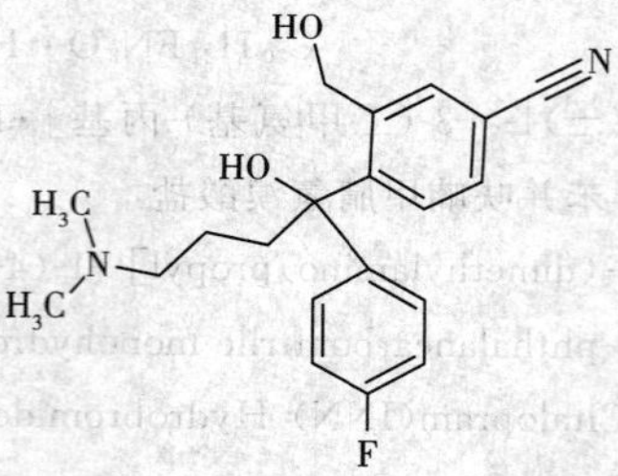

化学名：4-[4-(二甲氨基)-1-(4′-氟苯基)-1-羟基-1-丁基]-3-羟甲基苯腈

4-[4-Dimethylamino-1-(4-fluorophenyl)-1-hydroxy-1-butyl]-3-hydroxymethyl benzonitrile.

③杂质A $C_{20}H_{23}FN_2O_2$ 342.41

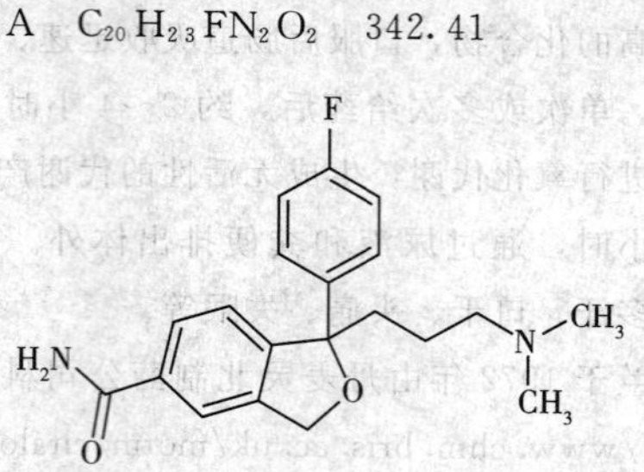

化学名：1-[3-(二甲氨基)-丙基]-1-(4′-氟苯基)-1，3-二氢异苯并呋喃-5-甲酰胺

1-(3-Dimethylaminopropyl)-1-(4'-fluorophenyl)-1，3-dihydroisobenzofuran-5-carboxamide.

④杂质 B　$C_{20}H_{21}FN_2O_2$　340.39

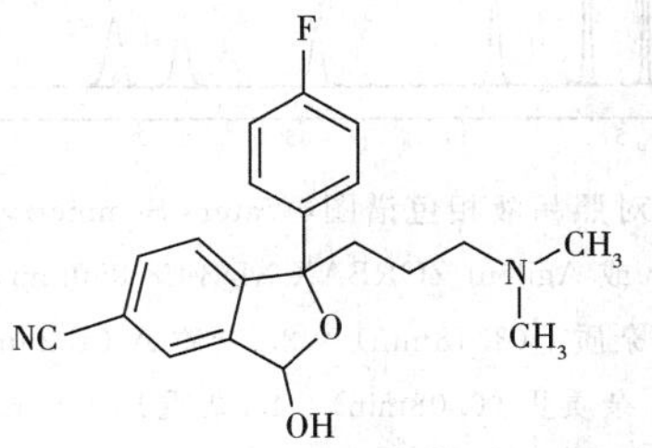

化学名：1-［3-(二甲氨基)-丙基］-1-(4′-氟苯基)-3 羟基-1，3-二氢异苯并呋喃-5 甲腈

1-(3-dimethylaminopropyl)-1-(4-fluorophenyl)-3-hydroxy-1，3-dihydroisobenzofuran-5-carbonitrile.

⑤杂质 C　$C_{20}H_{19}FN_2O_2$　338.38

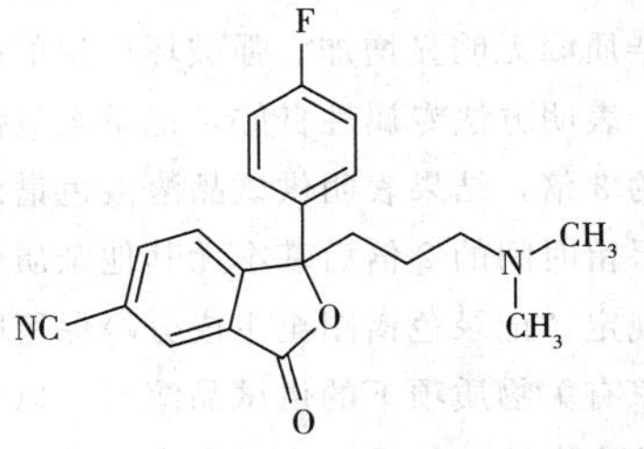

化学名：3-［3-(二甲氨基)-1-丙基］(4-氟苯基)-6-氰基-1(3H)-异苯并呋喃酮

3-［(3- dimethylamino)-1- propyl］(4-fluorophenyl)-6-cyano-1(3*H*)-isobenzofuranone.

⑥杂质 D　$C_{19}H_{19}FN_2O$　310.37

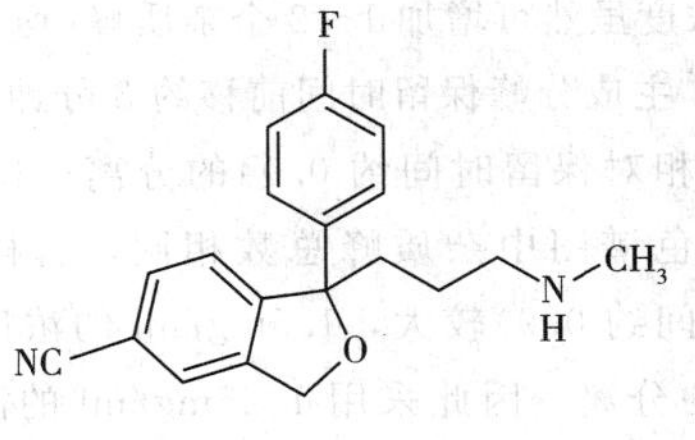

化学名：1-(4′-氟苯基)-1-［3-(二甲氨基)-丙基］-1，3-二氢异苯并呋喃-5-甲腈

1-(4′- fluorophenyl)-1-(3-(methylamino)-propyl)-1，3- dihydroisobenzofuran-5-carbonitrile.

⑦杂质 E　$C_{20}H_{21}FN_2O_2$　340.39

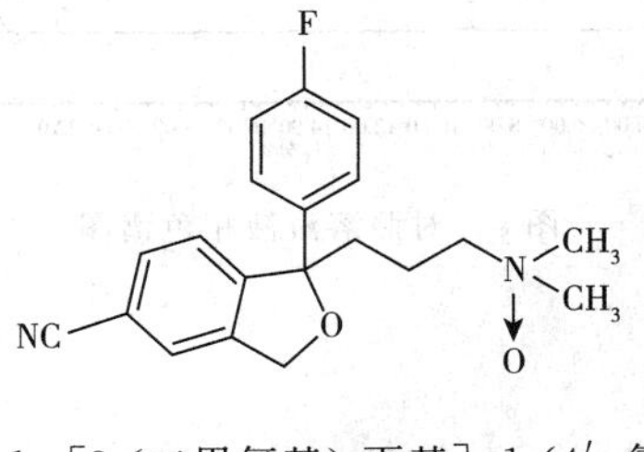

化学名：1-［3-(二甲氨基)-丙基］-1-(4′-氟苯基)-1，3-二氢异苯并呋喃-5 甲腈-*N*-氧

1-(3-dimethylaminopropyl)-1-(4-fluorophenyl)-1，3-dihydroisobenzofuran-5-carbonitrile-*N*-oxide

⑧杂质 F　$C_{18}H_{21}N$　251.37

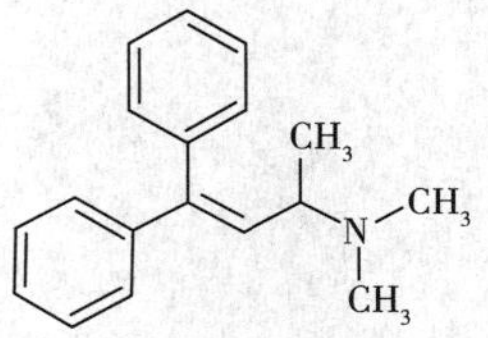

化学名：1，1-二苯基-3-二甲氨基-1-丁烯

dimethyl-(1-methyl-3，3-diphenyl-allyl)amine

⑨杂质 G　$C_{19}H_{21}ClFNO$　333.83

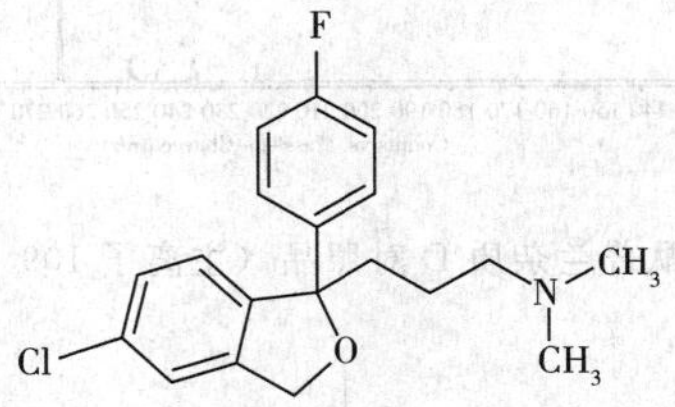

化学名：［1-(4′-氟苯基)-1-(3-二甲氨基)-丙基］-1，3-二氢异苯并呋喃-5-氯

1-(4-fluorophenyl)-1-(3-dimethylaminopropyl)-5-chlorophthalane

⑩杂质 H　$C_{19}H_{21}BrFNO$　378.28

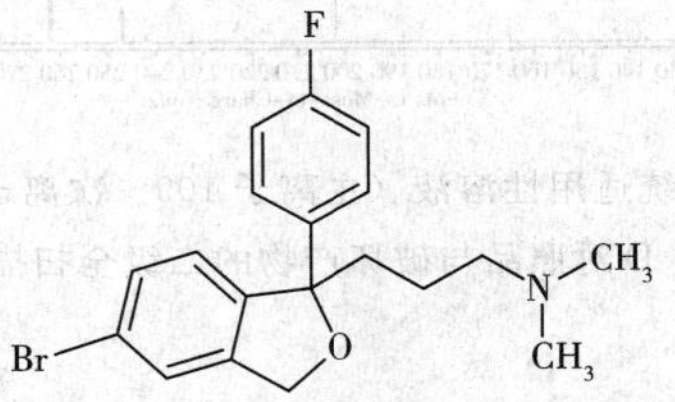

化学名：［1-(4′-氟苯基)-1-(3-二甲氨基)-丙基］-1，3-二氢异苯并呋喃-5 溴

1-(4′-fluorophenyl)-1-(3-dimethylaminopropyl)-5-bromophthalane

中国药典(2015)采用辛烷基硅烷键合硅胶为填充剂，以0.1%醋酸钠溶液(取醋酸钠 1g，加水 800ml，加三乙胺 6ml，用冰醋酸调节 pH 值至 4.6，加水至 1000ml)-乙腈(80∶20)为流动相；检测波长为 239nm，柱温为 45℃。以氢溴酸西酞普兰杂质 D 与氢溴酸西酞普兰峰的分离度作为系统适用性试验，由于国内氢溴酸西酞普兰杂质 D 对照品难以获得，购买 USP 的杂质对照品成本较高，采用破坏试验产生杂质 D(N-去甲基氢溴酸西酞普兰)考察系统适用性。高碘酸钾在酸性条件下与氢溴酸西酞普兰的反应可产生约 10%的杂质 D，经 LC-MS 分析，破坏产生的降解产物(与西酞普兰相对保留时间约为 0.9)与杂质 D(分子量=310.37)对照品的二级碎片离子质谱图一致，见图 2。方法为"取氢溴酸西酞普兰对照品约 5mg，加高碘酸钾 0.1g 与冰醋酸 2ml，置水浴中加热回流 30 分钟，取出，放冷，加水 5ml，加热煮沸使溶液颜色消退，放冷，加 20%氢氧化钾溶液 3ml，摇

匀，取上清液约5ml，加流动相稀释至25ml，摇匀，作为系统适用性溶液。取20μl注入液相色谱仪，记录色谱图，西酞普兰峰与降解产物峰(相对保留时间约为0.9)的分离度应大于1.8”，见图3。

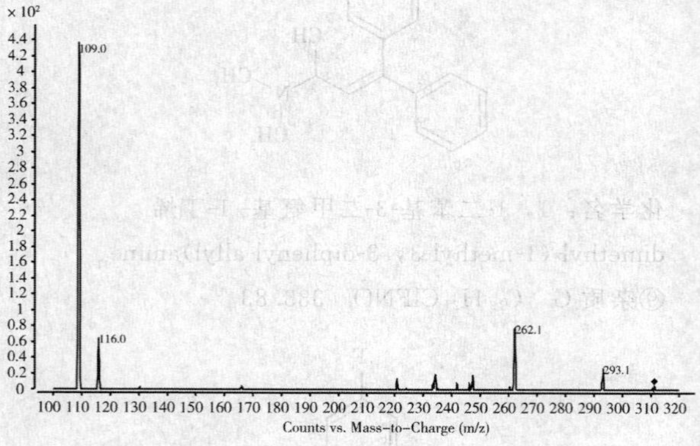

A. 氢溴酸西酞普兰杂质D对照品（主离子109　次离子262）

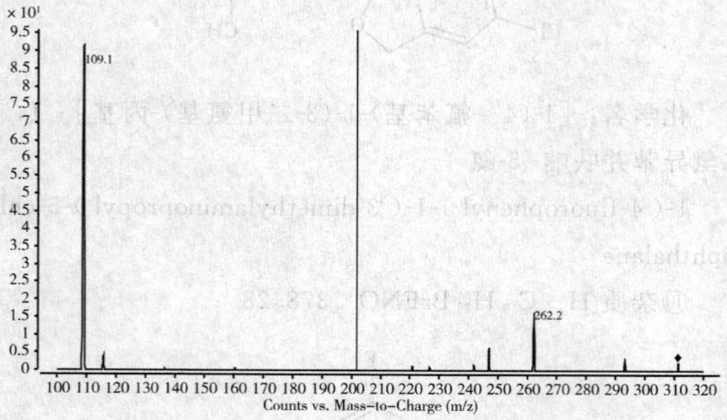

B. 系统适用性溶液（主离子109　次离子262）

图2　杂质D对照品与破坏产物的二级全扫描质谱图

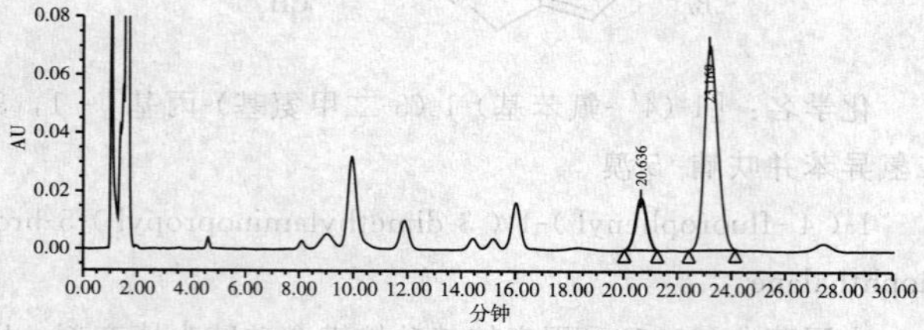

图3　系统适用性液相色谱图

使用不同品牌不同规格的色谱柱：Waters Symmetry C8 150mm×3.9mm，5μm、Agilent ZORBAX XDB-C8 250mm×4.6mm，5μm、Agilent ZORBAX XDB -C8 150mm×4.6mm，5μm，分别在Agilent1200、Agilent1100、Waters2695-2487液相色谱仪上进行耐用性试验，结果良好。混合对照品溶液液相色谱图见图4。

杂质限度计算，采用主成分自身对照，不加校正因子计算(也不用再乘0.8004换算成西酞普兰)，单个杂质不得过0.1%，杂质总量不得过0.5%。

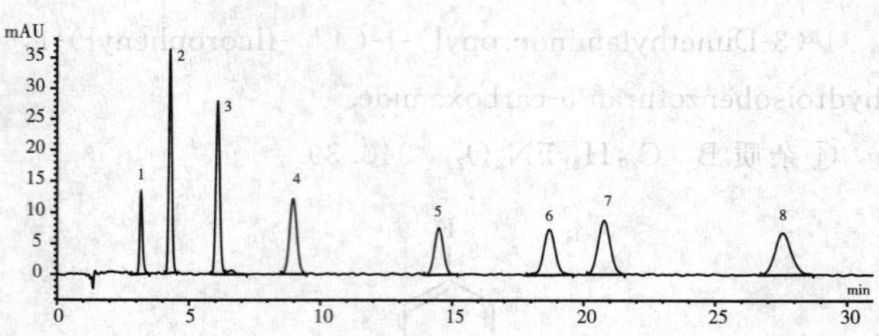

图4　混合对照品液相色谱图(Waters Symmetry　C8 150mm×3.9mm，5μm或Agilent ZORBAX XDB-C8 250mm×4.6mm，5μm)

1. 杂质Ⅰ(3.18min)　2. 杂质A(4.29min)
3. 杂质Ⅱ(6.08min)　4. 杂质B(8.96min)
5. 杂质C(14.48min)　6. 杂质D(18.69min)
7. 氢溴酸西酞普兰(20.77min)　8. 杂质E(27.55min)

采用上述方法测定原料经强光照射、高温、酸(碱)水解及氧化破坏的样品溶液，结果表明，样品经过氧化破坏后产生较多的降解产物，其中杂质A、杂质B、杂质C和杂质E均有明显增加；经酸、碱破坏后杂质A明显增加；光照和高温破坏后杂质峰无明显增加。强破坏产生的降解产物能与相邻峰分离，表明方法专属性良好，记录至氢溴酸西酞普兰峰保留时间的3倍，结果表明供试品溶液色谱图中在氢溴酸西酞普兰峰保留时间的2倍后基本无其他杂质峰检出，故在质量标准中规定“记录色谱图至主成分峰保留时间的2倍”。取各生产厂家有关物质项下的供试品溶液，以杂质含量的变化考察溶液的稳定性，结果8小时内供试品溶液中杂质无明显变化，溶液稳定。

供试品溶液的浓度选择，鉴于杂质限度(0.1%)较低，采用较高样品浓度(1～2mg/ml)测定，分别比较了0.75 mg/ml、1.0mg/ml、1.25 mg/ml、1.5mg/ml、2.0 mg/ml不同浓度的供试品的液相色谱图，部分企业生产的样品在2.0 mg/ml浓度虽然可增加1～2个杂质峰(均小于0.02%)，但浓度过大，主成分峰保留时间前移约3分钟，明显影响与相邻杂质峰(相对保留时间约0.9)的分离；1.25 mg/ml与1.5mg/ml的色谱图中杂质峰总数相同，若样品中杂质峰(相对保留时间约0.9)较大，1.5mg/ml的浓度下主成分峰也影响与之的分离，因此采用1.25mg/ml的浓度。典型的有关物质液相色谱图见图5、图6。氢溴酸西酞普兰的定量限为6.6ng。

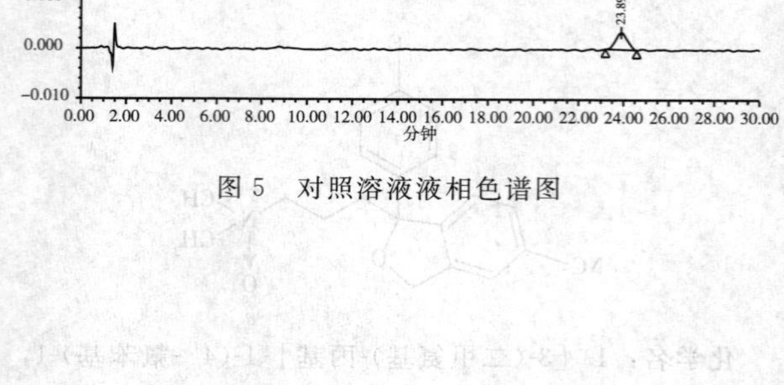

图5　对照溶液液相色谱图

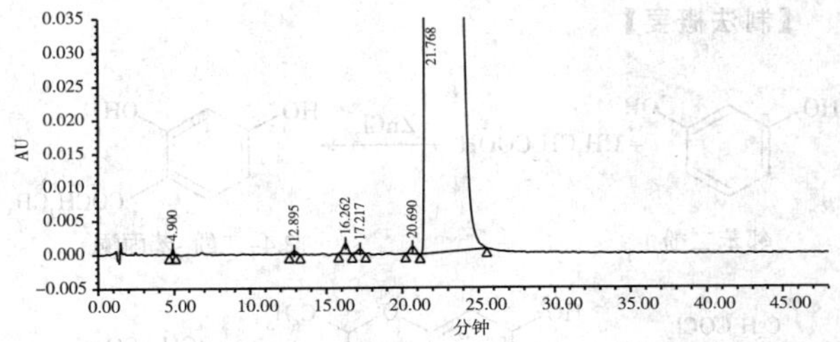

图 6　供试品溶液液相色谱图(1.25mg/ml)

残留溶剂　采用毛细管柱顶空气相色谱法。

综合各生产企业生产工艺最后三道工序使用的溶剂，采用毛细管柱顶空气相色谱法，同时测定一类溶剂苯(甲苯中的杂质)；二类溶剂二氯甲烷、正己烷、甲醇、四氢呋喃和甲苯；三类溶剂丙酮、乙醇、乙酸乙酯、异丙醇。

分别比较了极性色谱柱(AB-FFAP)与中等极性色谱柱(DB-624 和 DB-1301)，结果拟测定的残留溶剂在极性色谱柱中难以实现各组分的有效分离，而中等极性色谱柱(DB-624 和 DB-1301)中各组分可良好分离，故选择用 6%氰丙基苯基-94%二甲基聚硅氧烷(如 DB-624)为固定液的毛细管柱为色谱柱；进样口温度为 200℃；检测器为氢火焰离子化检测器(FID)，检测器温度为 250℃；起始温度为 45℃，维持 10 分钟，以每分钟 20℃的速率升温至 120℃，维持 3 分钟，再以每分钟 40℃的速率升温至 200℃，维持 5 分钟；顶空瓶平衡温度为 85℃，平衡时间为 25 分钟。混合对照品溶液气相色谱图见图 7。

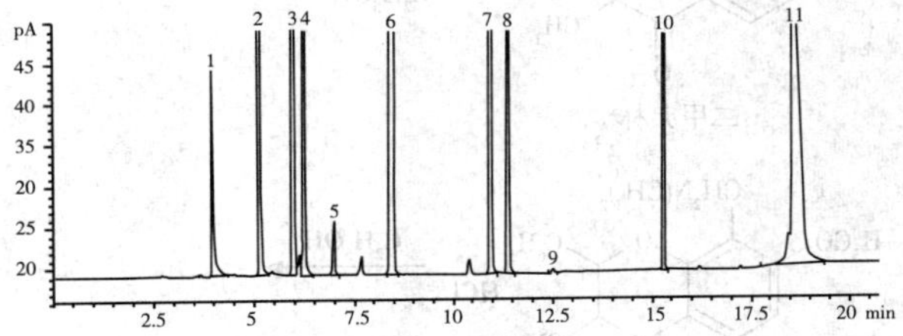

图 7　对照品气相色谱图

1. 甲醇(3.96min)；2. 乙醇(5.13min)；3. 丙酮(5.96min)
4. 异丙醇(6.22min)；5. 二氯甲烷(6.97min)；6. 正己烷(8.43min)
7. 乙酸乙酯(10.94min)；8. 四氢呋喃(11.38min)；9. 苯(12.51min)
10. 甲苯(15.29min)；11. 二甲基亚砜溶剂(18.91min)

干燥失重　综合各企业注册标准、USP(34)与 BP(2011)，取本品，在 105℃干燥至恒重，减失重量不得过 0.5%。

炽灼残渣　综合各企业注册标准、USP(34)与 BP(2011)，取本品 1.0g，置铂坩埚中，限度为遗留残渣不得过 0.1%。

重金属　综合各企业注册标准、USP(34)与 BP(2011)，按中国药典，分别取标准铅溶液(10μg/ml)0.5ml、1.0ml、1.5ml 和 2.0ml 配制对照管进行梯度试验，结果各生产厂家样品管的颜色均未深于 1.5ml 对照管的颜色。限度为“不得过百万分之二十”。

含量测定　各企业注册标准大多以高氯酸非水滴定法测定，指示剂法，均使用醋酸汞试液；BP(2011)以氢氧化钠电位滴定法测定含量，结果不理想；USP(34)以 HPLC 法测定。

容量分析法具有精密度好，操作简便、快速的优点，是化学原料药含量测定的首选方法。中国药典(2015)建立高氯酸非水滴定法，溶剂改用冰醋酸-醋酐以革除汞盐，采用电位法指示终点。将含量限度定为按干燥品计，含 $C_{20}H_{21}FN_2O \cdot HBr$ 不得少于 99.0%。醋酐可解离生成酸性较醋酸合质子强的醋酐合乙酰阳离子，从而增强待测物的碱性，使滴定终点突越敏锐。通过调整冰醋酸-醋酐的适当比例，冰醋酸-醋酐的比例为 1∶5 时测定结果与原方法结果、USP (34) 版方法均一致，平行性良好，滴定曲线突越明显。

【制剂】氢溴酸西酞普兰片(Citalopram Hydrobromide Tablets)

中国药典(2015)收载了氢溴酸西酞普兰片，此外，USP(40)和 BP(2017)有收载，Ph. Eur. (9.0)和 JP(2016)均未收载。

本品为白色片或薄膜衣片，规格为 20mg(按 $C_{20}H_{21}FN_2O$ 计)。各企业的处方中所用的辅料及用量各有不同，主要涉及的辅料有乳糖、微晶纤维素、淀粉、聚维酮 K30、羧甲淀粉钠、羟丙纤维素等几种。

溶出度　溶出度可模拟制剂在体内的溶解和释放，因此有必要对氢溴酸西酞普兰片进行溶出度检查。西酞普兰生物药剂学分类为 BCSⅠ，根据氢溴酸西酞普兰的溶解性和溶出度介质选择原则，首选水作为溶出介质。采用第二法(桨法)，转速为每分钟 50 转，时间为 30 分钟，限度为标示量的 80%。比较了紫外-可见分光光度法和高效液相色谱法测定法，部分企业的制剂紫外-可见分光光度法测定结果略高于 HPLC 测定法，故采用含量测定项下的高效液相色谱法进行分析。

含量测定与含量均匀度　均采用高效液相色谱法测定。用十八烷基硅烷键合硅胶为填充剂，以 0.1%醋酸钠溶液(取醋酸钠 1g，加水 800ml 使溶解，加三乙胺 6ml，摇匀，用冰醋酸调节 pH 值至 4.6，加水至 1000ml)-乙腈(72∶28)为流动相；检测波长为 239nm。采用有关物质项下的系统适用性溶液为系统适用性溶液。使用流动相为溶剂，可以消除某些企业制剂中个别辅料的干扰。以外标法定量，辅料对主成分含量测定无干扰，方法回收率为 99.0%(n=9)，RSD=0.3%；西酞普兰在 0.01607～0.8034mg/ml 范围内线性良好，r=0.99994 (n=5)。重复性试验 RSD 为 0.5(n=9)。供试品溶液在室温放置 24 小时基本稳定。典型色谱图见图 8。

采用三台液相色谱仪(Agilent 1200，Waters 2695，Shimadzu LC2010)，使用三种不同色谱柱(Waters Sunfire　C18　250mm×4.6mm，Agilent　TC　C18　250mm×4.6mm，Agilent Extend C18　250mm×4.6mm)，进行了耐用性试验考察，结果表明方法耐用性良好。

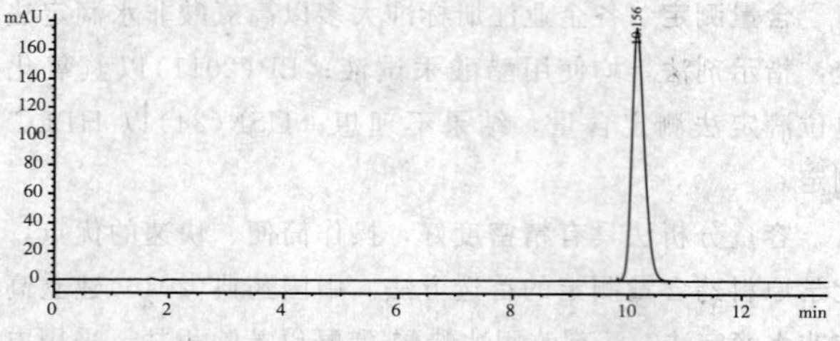

图 8　氢溴酸西酞普兰片供试品液相色谱图

参考文献

[1] 江一帆．世界最新药物手册［M］．北京：中国医药科技出版社，1994：330.

[2] 杜瑜，李焕德．抗抑郁新药西酞普兰的药代动力学［J］．中国临床药理学杂志，2005，21(4)：307-310.

[3] 王玮，季海杰，陶伟锋．氢溴酸西酞普兰的工艺改进［J］．医药化工，2016，47(6)：7-9.

撰写　董剑英　厦门市食品药品质量检验研究院
复核　胡猛慎　厦门市食品药品质量检验研究院

盐酸二甲弗林

Dimefline Hydrochloride

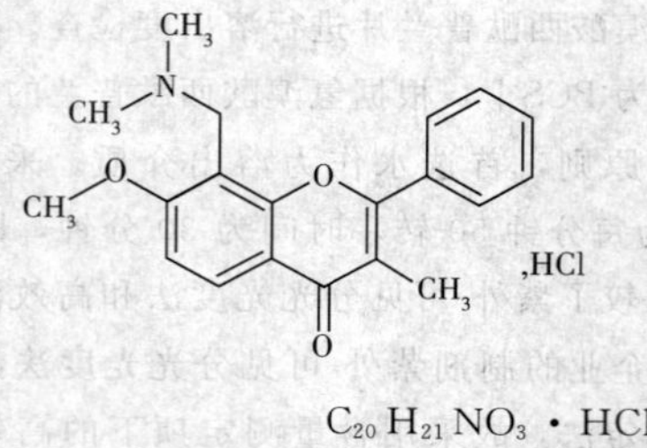

$C_{20}H_{21}NO_3 \cdot HCl$　359.85

化学名：3-甲基-7-甲氧基-2-苯基-8-[(二甲氨基)亚甲基]-4H-1-苯并吡喃-4-酮盐酸盐

3-methyl-7-methoxy-2-phenyl-8-[(dimethylamino) methylene]4H-1-benzopyran-4-one hydrochloride

8-[(dimethylamino) methyl]-7-methoxy-3-methylflavone hydrochloride

英文名：Dimefline Hydrochloride

CAS 号：[2740-04-7]；二甲氟林 [1165-48-6]

二甲弗林用于多种原因引起的中枢性呼吸衰竭，以及麻醉药、催眠药引起的呼吸抑制，或用于外伤、手术等引起虚脱和休克[1]。

1959 年，Setnikar 等人首先合成了呼吸复苏剂二甲弗林（回苏灵），并发现该药能引起广泛的中枢神经系统兴奋[2]。

仅中国药典(2015)收载，国外药典均未收载。中国药典(1995)曾收载盐酸二甲弗林、盐酸二甲弗林片与盐酸二甲弗林注射液，但之后中国药典(2000)至中国药典(2010)均未收载。

【制法概要】

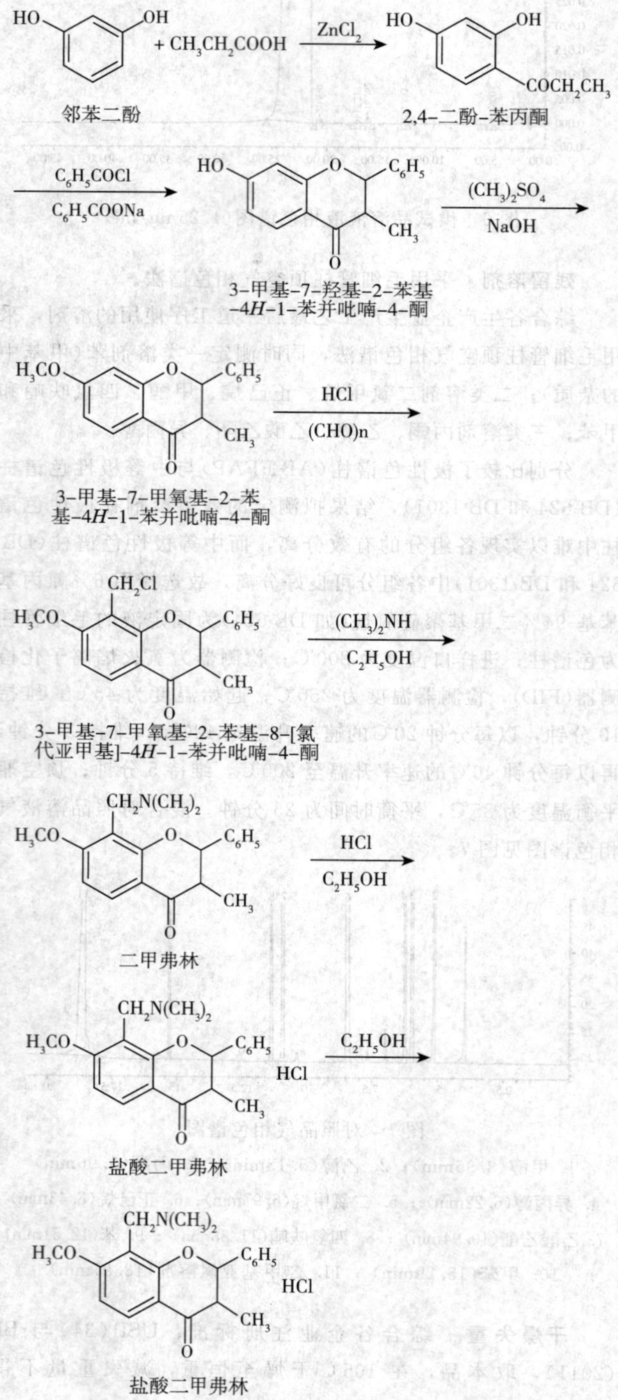

【鉴别】(1)为生物碱的鉴别反应。

(2)本品的水溶液（8μg/ml）在 309nm 波长处有最大吸收波长。

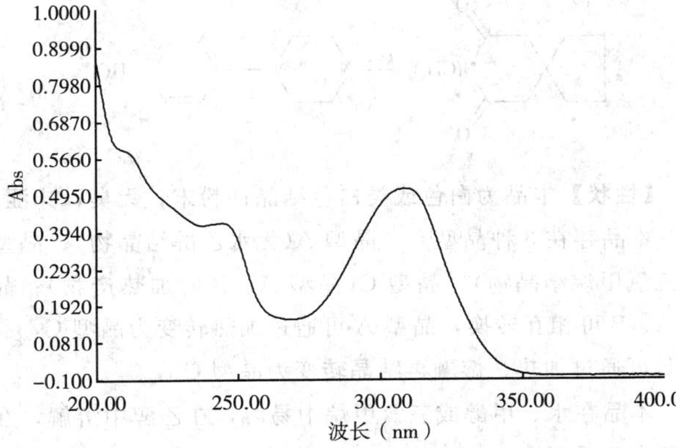

图1　盐酸二甲弗林紫外吸收图谱

（3）本品为盐酸盐，进行氯化物的鉴别反应。

【检查】有关物质　采用高效液相色谱法进行检查。C18色谱柱，以乙腈-水-乙二胺（50：25：0.2）为流动相，检测波长243nm。由于流动相的pH值约为11.5，碱性较强，对色谱柱的耐碱性要求较高。方法学研究采用Agilent Zorbax Extend-C18(250mm×4.6mm，5μm)色谱柱试验。强降解试验表明，本品极易氧化，氧化破坏试验溶液放置一段时间后，主成分盐酸二甲弗林即完全降解。二甲弗林峰的检测限为0.04ng。17.5小时内杂质量无明显变化，供试品溶液稳定，无需临用新制。杂质量计算采用主成分自身对照法，规定杂质总量不得过1.5%。供试品溶液图谱见图2。

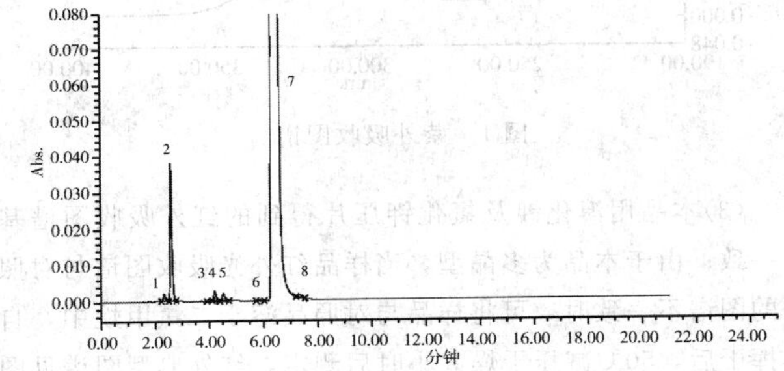

图2　盐酸二甲弗林有关物质供试品溶液色谱图

1-6，8为杂质　7为二甲弗林

（色谱柱：Agilent Zorbax Extend-C18，250mm×4.6mm，5μm）

残留溶剂　本品在合成过程中使用了乙醇。虽然乙醇具挥发性，但标准中干燥失重的限度为1.0%，不能有效控制乙醇的量，故中国药典(2015)制定了乙醇的残留量检查法，采用气相色谱法的程序升温顶空进样方式。色谱柱DB-WAX(30m×0.53mm，1.0μm，固定液为聚乙二醇)，乙醇的检测限为0.2μg/ml，加样回收率为95.8%。供试品溶液图谱见图3。

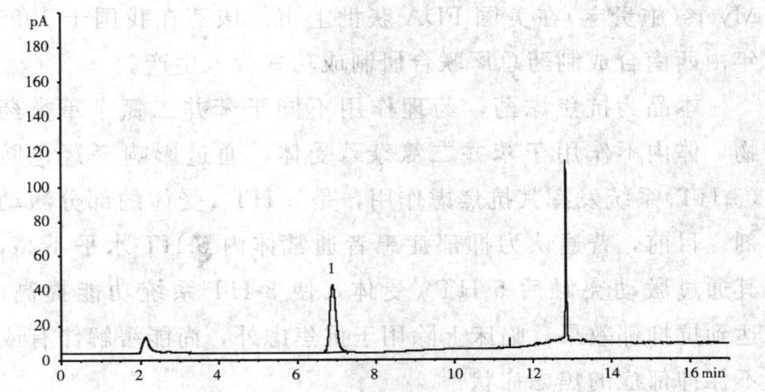

图3　供试品溶液色谱图

1乙醇

（色谱柱：DB-WAX，30m×0.53mm，1.0μm，固定液为聚乙二醇）

【含量测定】中国药典(1995)采用非水滴定法测含量，滴定时需加醋酸汞试液5ml。

为了革除醋酸汞，中国药典(2015)建立了液相色谱法测定含量，色谱条件同有关物质，以外标法定量，盐酸二甲弗林在3.279～32.79μg/ml的浓度范围内与其峰面积呈线性关系，线性方程为A＝83090C＋14201，r＝0.9996(n＝7)。取同批样品，进行重复性考察，结果表明方法重复性良好(6份含量结果为98.6%，RSD＝0.3%)。供试品溶液在17.5小时稳定。

参考文献

［1］卫生部合理用药专家委员会．中国医师药师临床用药指南．2版．重庆：重庆出版社，2014，1190。

［2］黄勤，林瑞锦．微电泳给予回苏灵对家兔小脑皮层单位放电的影响［J］．生理学报，1984，36(5)：418.

撰写　刘　茜　上海市食品药品检验所

复核　杨永健　上海市食品药品检验所

盐酸丁螺环酮

Buspirone Hydrochloride

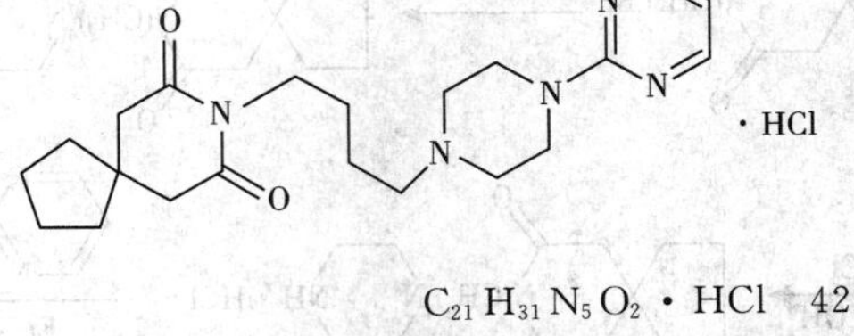

$C_{21}H_{31}N_5O_2 \cdot HCl$　421.96

化学名：8-［4(4-2-嘧啶基)-1-哌嗪基］丁基-8-氮杂螺［4，5］癸烷-7，9-二酮-盐酸盐

8-［4-［4-(2-pyrimidinyl)-1-piperazinyl］butyl］-8-Aza-spiro［4，5］decane-7，9dione hydrochloride.

英文名：Buspirone (INN) Hydrochloride

CAS号：［33386-08-2］

盐酸丁螺环酮属氮杂螺环癸烷二酮类化合物。1972年由Wu和Raybun首次合成了新型抗焦虑药丁螺环酮，1979年即开始有临床报道，1986年丁螺环酮由美国公司Bristol-

Myers(施贵宝)在美国 FDA 获批上市。该药在我国于 1995 年由西南合成制药总厂联合研制成功并投入生产。

本品为抗焦虑药，药理作用不同于苯并二氮杂䓬类药物，体内不作用于苯并二氮杂䓬受体。通过影响 5-羟色胺(5-HT)系统发挥其抗焦虑作用，是 5-HT_{1A} 受体的部分激动剂。目前，普遍认为抑郁症患者通常体内 5-HT 水平不高，其通过激动突触后 5-HT_{1A} 受体，使 5-HT 系统功能提高，达到抗抑郁效果。临床上除用于抗焦虑外，尚能缓解伴有或不伴抑郁症的焦虑症状[1]。

本品中国药典（2015）二部开始收载，目前除中国药典(2015)收载外，BP(2018)和 USP(40)均有收载。

【制法概要】常见合成途径：以环戊酮为原料，合成 β，β′-四亚甲基-α，α′-二氰基戊二酰亚胺，再经过水解生成 β，β′-四亚甲基戊二酸，环合生成 β，β′-四亚甲基戊二酰亚胺，然后和 1，4-二溴丁烷反应生成 8-(4-溴丁基)-8-氮杂螺［4，5］癸烷-7，9-二酮，最后引入哌嗪基，嘧啶基，最终合成盐酸丁螺环酮[2]。

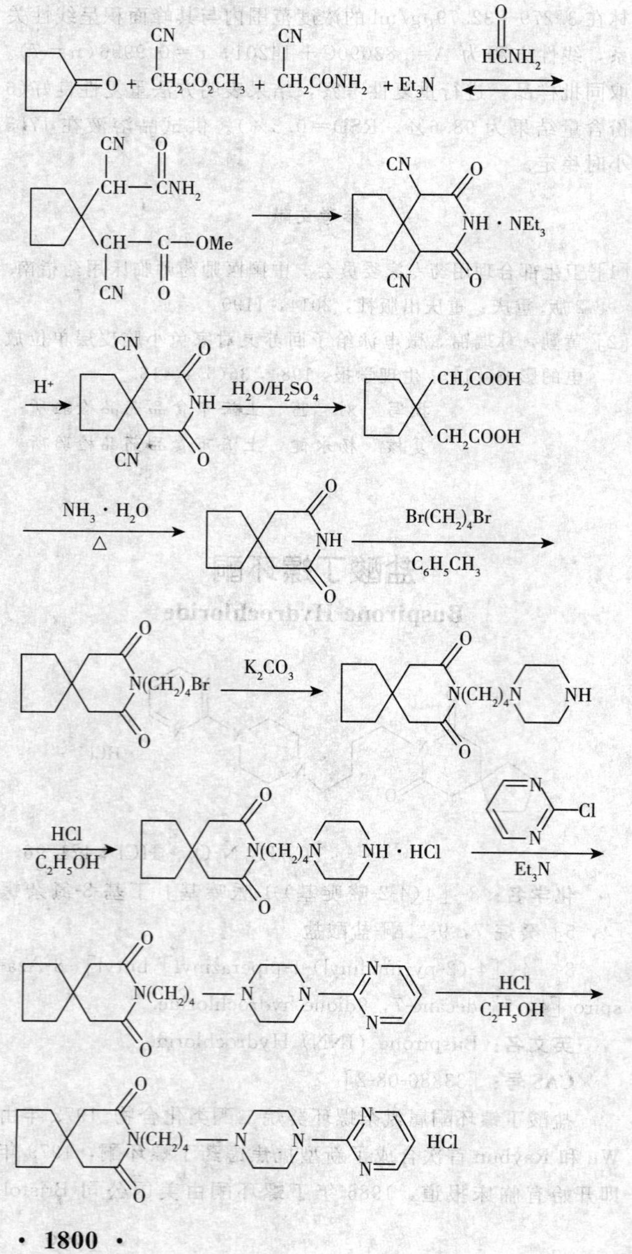

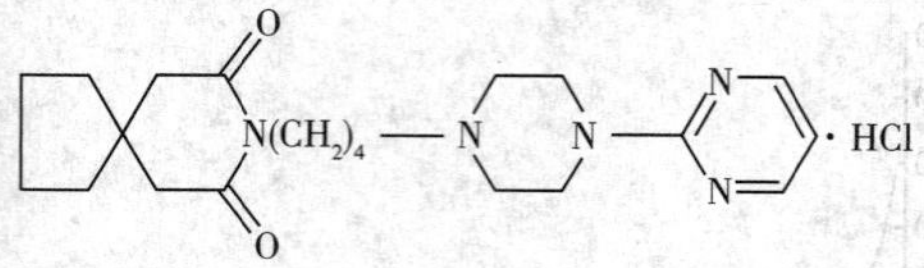

【性状】本品为白色或类白色结晶性粉末；无臭，味涩。

本品存在 3 种晶型[3]：晶型 A(无水乙醇结晶物)、晶型 B(三氯甲烷结晶物)、晶型 C(晶型 A、B 的加热产物)；晶型 A、B 可相互转换，晶型 A 可通过加热转变为晶型 C，晶型 B 可通过加热、熔融再结晶转变为晶型 C。

本品在水、甲醇或三氯甲烷中易溶，在乙醇中溶解，在乙醚中几乎不溶。

熔点　本品的熔点(通则 0612)为 202～206℃。

【鉴别】(1)本品溶水后显酸性，加钼酸铵试液生成 MoO_3(三氧化钼)即为白色沉淀，此沉淀在碱性条件下可溶解。本鉴别是利用本品的酸性，专属性不强。

(2)本品用 0.1mol/L 盐酸溶液制成每 1ml 中含 10μg 的溶液，在 214nm 与 233nm 的波长处有最大吸收。见图 1。

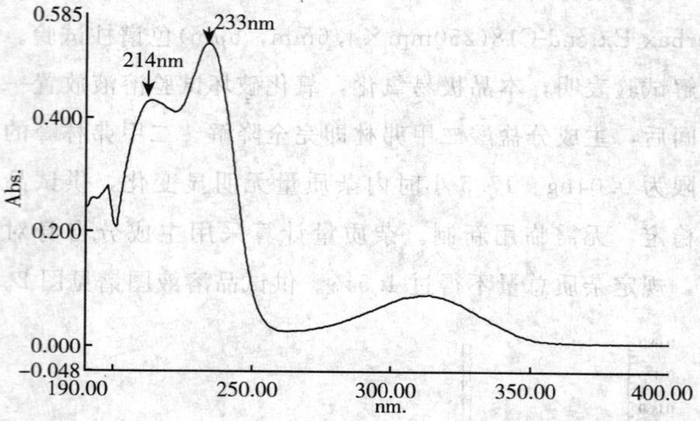

图 1　紫外吸收图谱

(3)本品用溴化钾及氯化钾压片得到的红外吸收图谱基本一致；由于本品为多晶型，当样品红外光吸收图谱与对照品的图谱不一致时，可将样品与对照品溶于二氯甲烷中，自然挥干后，50℃减压干燥 3 小时后测定，红外典型图谱见图 2。特征吸收归属见表 1。

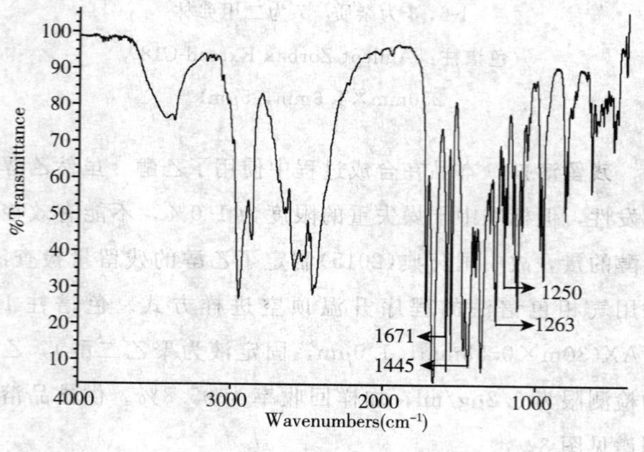

图 2　红外典型吸收图谱

表 1　特征吸收归属

波数，cm^{-1}	归属
1671	羰基　$\nu_{C=O}$
1263	氨基　ν_{C-N}

（4）本品为丁螺环酮的盐酸盐，应具备氯化物的鉴别反应（通则 0301）。

【检查】有关物质　中国药典（2015）有关物质的检测方法为高效液相色谱法，十八烷基硅烷键合硅胶色谱柱，以乙睛-磷酸盐缓冲液（取磷酸二氢钾 1.36g，加水溶解并稀释成 1000ml，用磷酸调 pH 值至 3.5）（30∶70）为流动相；检测波长为 238nm。

BP（2018）和 USP（40）色谱条件皆为：流动相 A 为磷酸盐缓冲液（6.8g/L 的磷酸二氢钾和 0.93g/l 的已烷磺酸钠，用磷酸调节 pH 值到 3.4）-乙腈（950∶50）；流动相 B 为磷酸盐缓冲液（3.4g/L 的磷酸二氢钾和 3.52g/L 的已烷磺酸钠，用磷酸调节 pH 到 2.2）-乙腈（250∶750），采用梯度洗脱；检测波长 210nm 和 240nm。

中国药典（2015）方法，238nm 检测，主峰与杂质峰分离度良好，210nm 检测与 238nm 波长处对比没有新增杂质峰；采用英、美、欧药典标准方法进行试验，240nm 检测，主峰与杂质峰分离度良好，210nm 检测，与 240nm 波长处对比没有新增杂质峰；经比较，英、美、欧药典标准检测出杂质峰个数少于中国药典（2015），且采用梯度洗脱，方法较复杂，消耗时间较长，故标准提高研究后选此方法。中国药典（2015）检测方法最小检出浓度为 0.002μg/ml，此方法下的破坏试验液相色谱图见图 3～图 6。

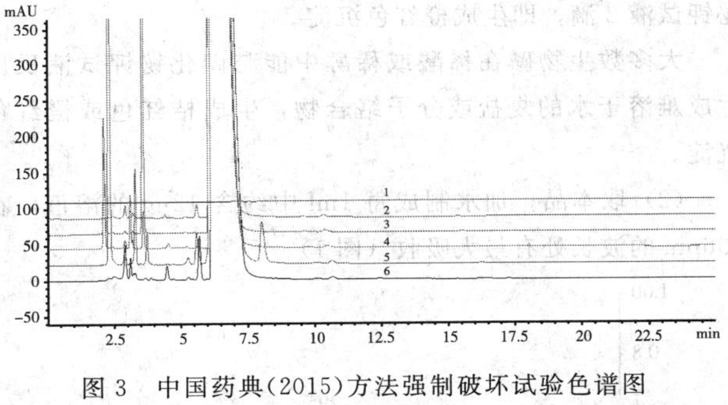

图 3　中国药典（2015）方法强制破坏试验色谱图

1. 空白；2. 高温破坏；3. 碱破坏；
4. 酸破坏；5. 氧化破坏；6. 光照破坏

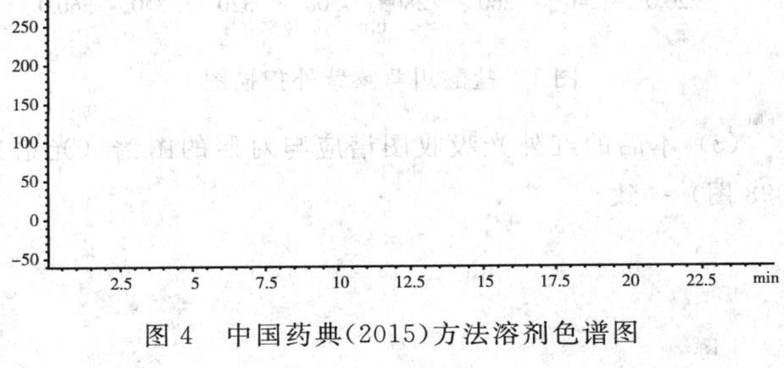

图 4　中国药典（2015）方法溶剂色谱图

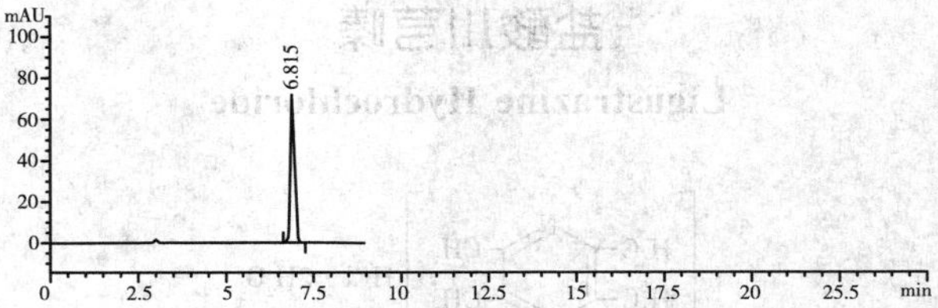

图 5　中国药典（2015）方法对照溶液色谱图

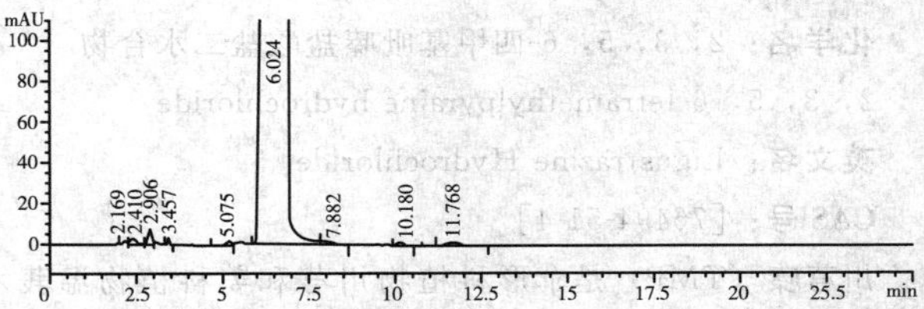

图 6　中国药典（2015）方法供试品溶液色谱图

含氯量　银量法测定。本品每分子丁螺环酮与 1 分子盐酸成盐，其含氯量的理论值为 8.41%，限度控制范围为 8.0%～8.8%。本项目是控制丁螺环酮成盐程度，BP（2018）和 USP（40）皆无此项。

干燥失重　105℃干燥至恒重，减失重量不得过 0.5%（通则 0831）。BP（2018）和 USP（40）相同。

炽灼残渣　取本品 1.0g，依法检查（通则 0841），遗留残渣不得过 0.1%。BP（2018）限度为 0.1%、USP（40）无此项。

重金属　取炽灼残渣项下遗留的残渣，依法检查（通则 0821 第二法），含重金属不得过百万分之十。BP（2018）和 USP（40）皆无此项。

【含量测定】采用非水滴定法测定含量，结晶紫指示液作为指示剂。

【贮藏】结合本品在有关物质项的破坏试验可发现，其在光照及氧化试验中可产生较多杂质，故本品需遮光，密闭保存。

【制剂】盐酸丁螺环酮片（Buspirone Hydrochloride Tablets）

本品为白色片，规格为 5mg。BCS 分类为Ⅰ类。

本品中国药典（2015）二部开始收载，目前除中国药典（2015）收载外，USP（40）有收载。

参考文献

[1] 张中敞，罗质璞．丁螺环酮：一种新型抗焦虑药［J］．中国药理学通报，1993，9（3）：174-178
[2] 翁庆华，时惠麟．盐酸丁螺环酮合成路线图解［J］．中国医药工业杂志，1993，24（2）：89-91.
[3] 杜青，平其能．盐酸丁螺环酮的多晶型研究［J］．中国药科大学学报，2000，31（2）：102-104.

撰写　耿　铮　中国人民解放军后勤部卫生部药品仪器检验所
复核　王文刚　中国人民解放军后勤部卫生部药品仪器检验所

盐酸川芎嗪

Ligustrazine Hydrochloride

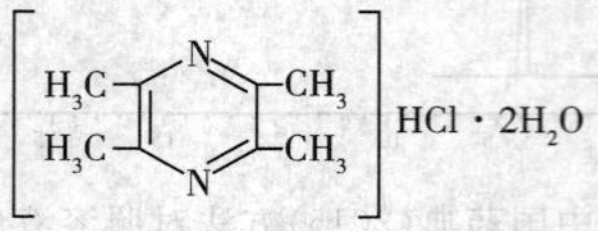

$C_8H_{12}N_2 \cdot HCl \cdot 2H_2O$　208.69

化学名：2，3，5，6-四甲基吡嗪盐酸盐二水合物

2，3，5，6-tetramethylpyraine hydrochloride

英文名：Ligustrazine Hydrochloride

CAS 号：［76494-51-4］

川芎嗪（TMP）是伞形科植物川芎和姜科植物温莪术根茎及大戟科植物通风麻风树茎中的主要有效化学成分之一，又名川芎1号碱、四甲基吡嗪，有盐酸川芎嗪和磷酸川芎嗪两种，现已可人工合成，我国在20世纪70年代首次从川芎中提取出川芎嗪，经北京制药工业研究所同期通过化学合成，鉴定川芎嗪即四甲基吡嗪[1]。

盐酸川芎嗪是一种用于闭塞性脑血管疾病，如脑供血不全、脑血栓形成、脑栓塞及其他缺血性血管疾病如冠心病、脉管炎等病症的药物，有抗血小板聚集、扩张小动脉、改善微循环和活血化瘀作用，并对已聚集的血小板有解聚作用；吸收及排泄迅速，可以通过血-脑脊液屏障；适用于缺血性脑血管疾病（如脑供血不足、脑血栓形成、脑栓塞）；能改善这些疾病引起的偏瘫、失语、吞咽困难、肢体麻木、无力、头痛、头晕、失眠、耳鸣、走路不稳、记忆力减退等。

川芎嗪静脉注射对小鼠的 LD_{50} 为239mg/kg，川芎嗪小鼠静脉注射的 LD_{50} 为239mg/kg，小鼠每日口服川芎嗪5mg/kg或10mg/kg，连续4周，动物体重、血常规及肝、肾功能和病理组织学检查均未见明显异常。

不良反应偶见胃部不适、口干、嗜睡等；药物过量可出现胃部不适、口干、垂涎等症状；脑出血或有出血倾向的患者禁用；脑水肿或少量出血者与缺血性脑血管病鉴别困难时应慎用；孕妇或哺乳期妇女慎用。本品酸性较强，不宜与碱性药物配伍；当患者处于病情急性期时，一般用静脉点滴；本品不适于肌内大量注射，静脉滴注速度不宜过快。

中国药典（2015）收载盐酸川芎嗪，USP（37）、BP（2013）、JP（16）与Ph. Eur.（7.0）均未收载。

【制法概要】中药提取法：从中药川芎中提取川芎嗪常采用醇提法，该法是将川芎药材粉碎后，用乙醇浸泡，多次回流提取，提取液经过滤浓缩后，经大孔吸附树脂过柱，收集洗脱液得到川芎总提取物[3,4]，虽然中药提取法工艺成熟无污染，但成本较高，溶剂消耗较大。

化学合成法：赵剑华以丁酮为原料，在锌粉催化下经过氯化、氨化、缩合形成川芎嗪，再在乙醇中盐酸反应形成盐酸川芎嗪。

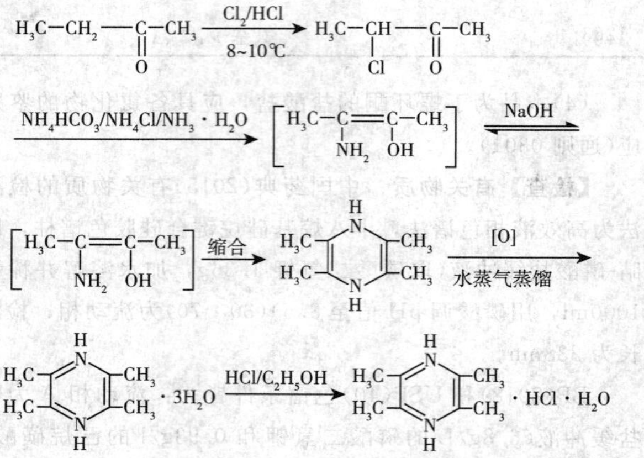

张锋等人[2]以3-羟基-2-丁酮和乙酸铵为原料，以二氧化锰为氧化剂反应合成川芎嗪，收率较高，反应较完全，排放残留少。

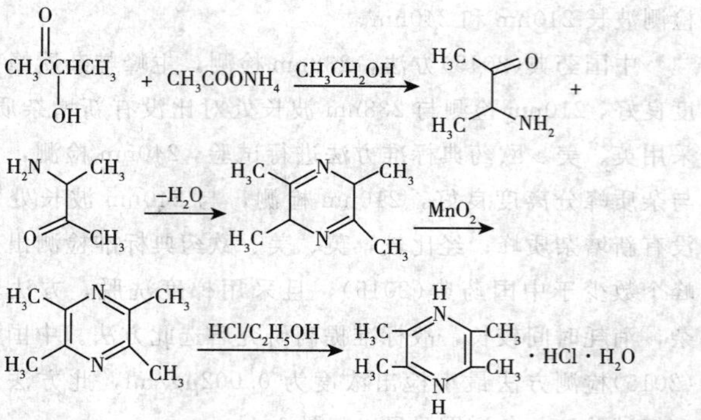

【鉴别】（1）取本品约10mg，加水5ml溶解后，加碘化铋钾试液2滴，即生成橙红色沉淀。

大多数生物碱在稀酸或稀醇中能与碘化铋钾试液反应生成难溶于水的复盐或分子络合物，生成桔红色或橙红色沉淀。

（2）取本品，加水制成每1ml中约含12μg的溶液，在296nm的波长处有最大吸收（图1）。

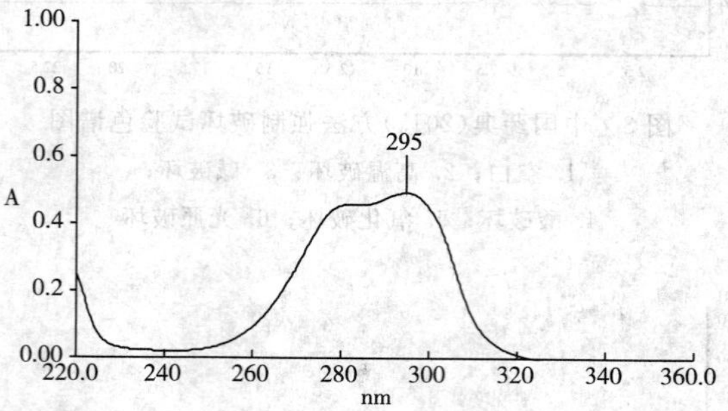

图1　盐酸川芎嗪紫外扫描图

（3）本品的红外光吸收图谱应与对照的图谱（光谱集1098图）一致。

波数，cm^{-1}	归属
2604.87	胺盐　ν_{N^+-H}
1658.17	芳杂环　$\nu_{C=C}$

有关物质　系统适用性试验，理论板数按盐酸川芎嗪峰计算不得低于2000，盐酸川芎嗪与邻苯二甲酸二甲酯峰分离度应大于4.0（图2～图4）。

破坏实验的色谱图中，通过3D图可以看到，296nm的检测波长能够满足破坏试验的供试液检出最多杂质峰的要求，检出限为0.125ng，耐用性试验证实10小时内供试品溶液稳定。

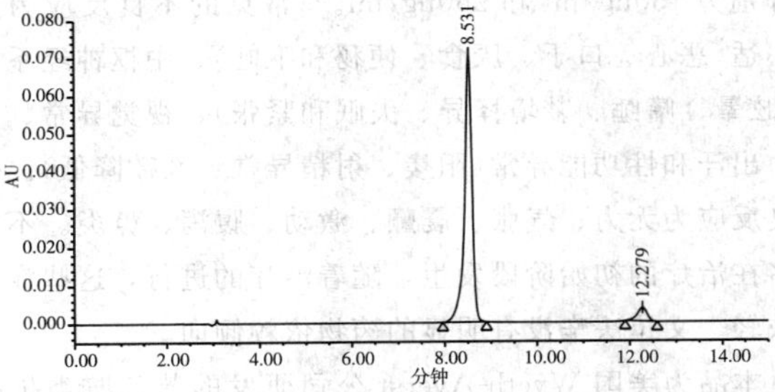

图2　盐酸川芎嗪有关物质系统适用性色谱图

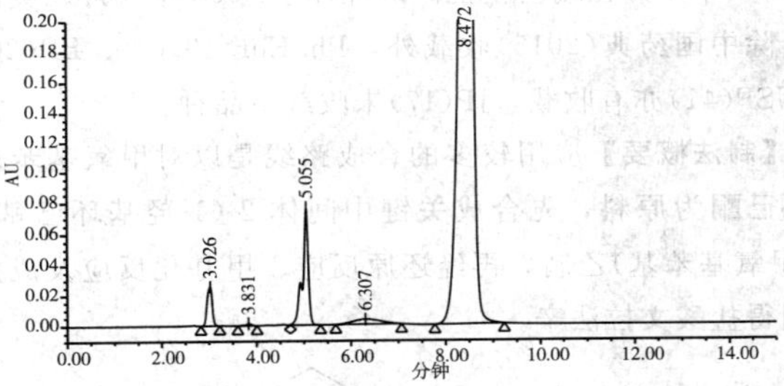

图3　盐酸川芎嗪有关物质碱破坏色谱图

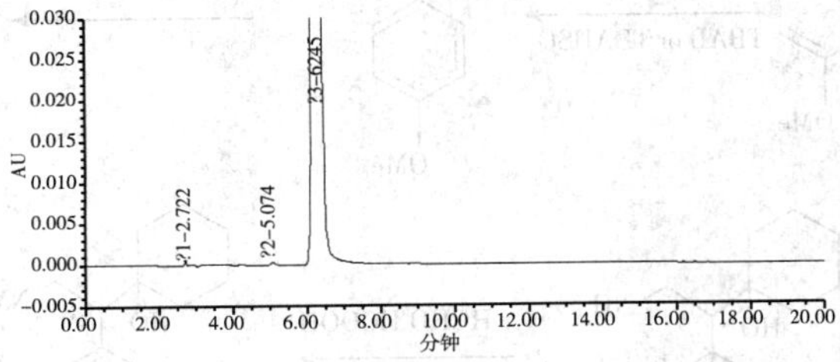

图4　盐酸川芎嗪有关物质供试品溶液色谱图

残留溶剂　系统适用性试验，理论板数按丙酮峰计算不低于1000。以聚乙二醇为固定液的毛细管柱（WAX柱，30m×0.32mm）为色谱柱，检出限为5ng/ml。（图5）

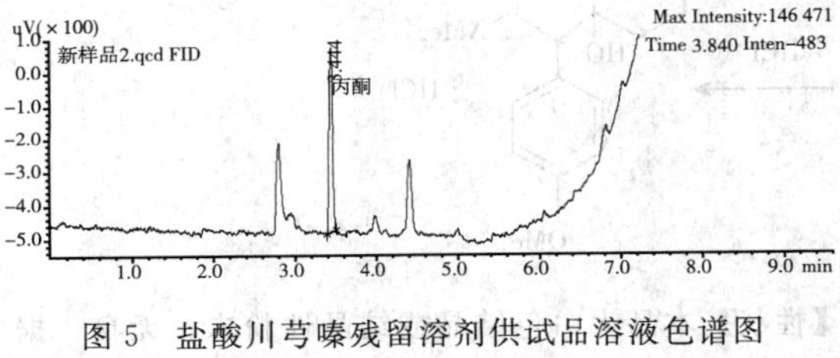

图5　盐酸川芎嗪残留溶剂供试品溶液色谱图

【含量测定】中国药典（2010）中磷酸川芎嗪的含量测定采用高氯酸的电位滴定法（以冰醋酸为溶剂），实验发现盐酸川芎嗪采用同样的方法无法得到终点。其原因是$HClO_4$在冰醋酸中是强酸，氢卤酸盐由于HX在冰醋酸中酸性比较强，反应不能进行完全，只有加入过量的醋酸汞试液，生成难于电离的HgX_2沉淀，滴定才能完成，反应式如下：

$$2BHX + Hg(Ac)_2 \rightarrow 2BHAc + HgX_2\downarrow$$

$$HClO_4 + HAc \rightarrow H_2Ac^+ + ClO_4^-$$

$$H_2Ac^+ + BHAc \rightarrow BH^+ + 2\ HAc$$

$$HClO_4 + BHAc \rightarrow BH^+ + ClO_4^- + HAc$$

由于原料的含量测定方法应以准确度为首选指标，同时应尽量避免汞盐等剧毒试剂，因此尝试加入醋酸酐提高溶剂的酸度，获得了理想的滴定结果。

在非水滴定中，有机弱碱在水溶液中的$K_b>10^{-10}$时，能在冰醋酸介质中用高氯酸滴定液进行定量测定。对$K_b<10^{-12}$的极弱碱，需使用冰醋酸-醋酐的混合溶液为介质，因为醋酐离解生成的醋酐合乙酰阳离子$(CH_3CO)_2^+$比冰醋酸中的醋酸合质子$CH_3COOH_2^+$的酸性更强，所以随着醋酐用量的增加，滴定突跃范围显著增大。盐酸川芎嗪在醋酐中显示弱碱性，选用40ml醋酐作为溶剂，采用电位滴定法指示终点。

滴定曲线见图6～图8。

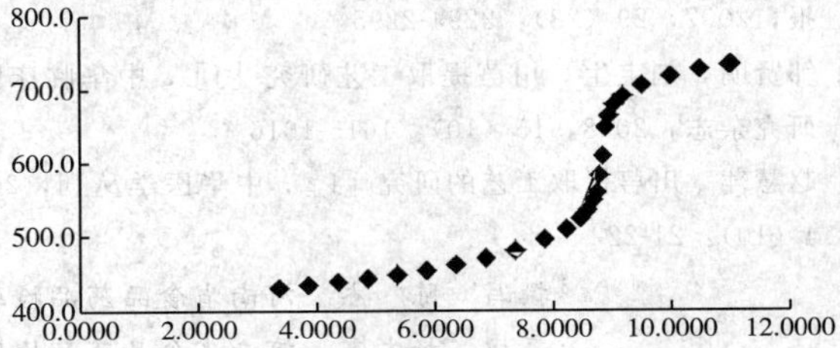

图6　E-V曲线图

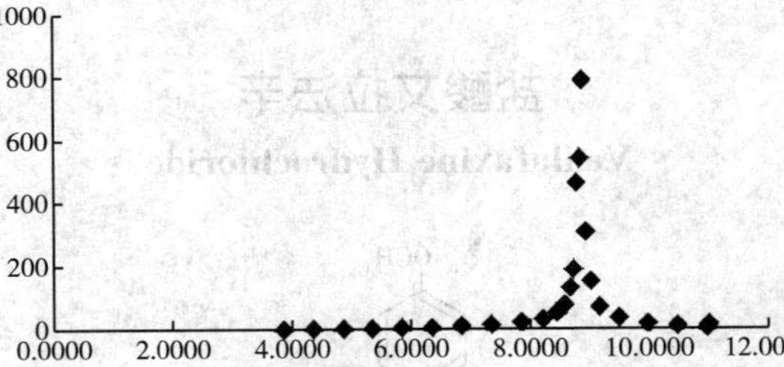

图7　$\frac{\Delta E}{\Delta V}-V$曲线图

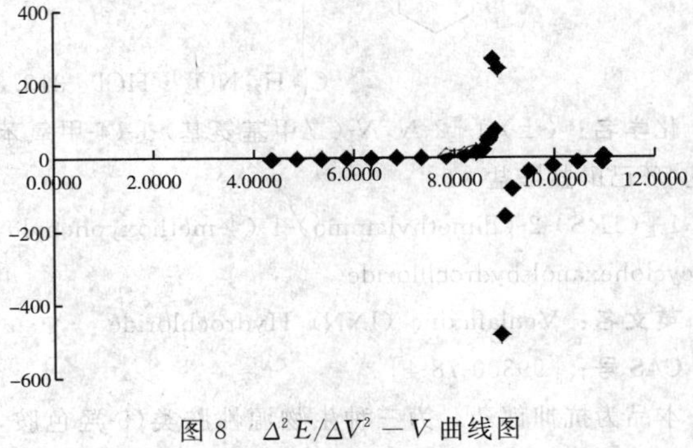

图8　$\Delta^2E/\Delta V^2-V$曲线图

方法学验证，滴定体积2.226～8.808ml，线性回归方程Y=46.198X−0.0023（r=0.9999）重复性RSD（n=6）

为 0.19%，相对准确度 ΔX小于±0.67。

【制剂】盐酸川芎嗪注射液（Ligustrazine Hydrochloride Injection）

中国药典（2015）收载盐酸川芎嗪注射液，USP（37）、BP（2013）、JP（16）与 Ph. Eur.（7.0）均未收载。

规格为 2ml∶40mg 和 10ml∶40mg。

无菌　经验证，可采用薄膜过滤法，先用 0.1%蛋白胨水溶液 50ml 过滤湿润滤膜，然后过滤样品，无需冲洗，试验结果显示对金黄色葡萄球菌、大肠埃希菌、生孢梭菌、白色念珠菌和黑曲霉菌均无抑菌作用。

细菌内毒素　本品临床使用剂量为：以本品注射液40～80mg（1～2 支），稀释于 5%葡萄糖注射液或氯化钠注射液 250～500ml 中静脉点滴，每日 1 次。采用凝胶限量法进行验证，结果显示用灵敏度为 0.25EU/ml 鲎试剂检查，样品的 150 倍稀释液及以下浓度无干扰。

参考文献

[1] 北京制药工业研究所．川芎 1 号结晶四甲基吡嗪的结构研究［J］．中草药通讯，1977，(3)：6

[2] 张锋，车玲．川芎嗪的新合成路线［J］．第三军医大学学报，2007，29 (23)：2294-2295

[3] 邹贤明，刘宝生．川芎提取工艺研究［J］．中华临床医学研究杂志，2008，15 (10)：1615-1616

[4] 赵慧萍．川芎提取工艺的研究［J］．中华医学丛刊，2004，4 (10)：21-22

撰写　陈　杰　河南省食品药品检验所
复核　杨本霞　河南省食品药品检验所

盐酸文拉法辛

Venlafaxine Hydrochloride

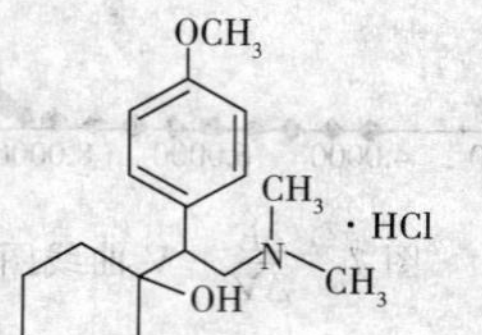

$C_{17}H_{27}NO_2 \cdot HCl$　313.87

化学名：(±)-1-[2-*N*,*N*-(二甲基氨基)-1-(4-甲氧苯基)乙基]环己醇盐酸盐

1-[(1*RS*)-2-(dimethylamino)-1-(4-methoxyphenyl) ethyl]-cyclohexanol hydrochloride

英文名：Venlafaxine (INN) Hydrochloride

CAS 号：[99300-78-4]

本品为抗抑郁药，为三种生物源性胺类(5-羟色胺，去甲肾上腺素和多巴胺)的再摄取抑制剂，其中对 5-羟色胺再摄取抑制作用最强，对去甲肾上腺素再摄取抑制作用也较强。文拉法辛对毒蕈碱、烟碱、组胺和肾上腺素受体无作用，对单胺氧化酶无抑制作用。常用于各种类型抑郁症，包括伴有焦虑的抑郁症及广泛性焦虑症的治疗。本品口服后易吸收，有首关代谢，达峰时间为 2 小时［活性代谢产物 O-去甲基文拉法辛(ODV)为 4 小时］，生物利用度为 45%。血浆蛋白结合率 27%(ODV 为 30%)。在肝内经 CYP2D6 和 CYP3A4 代谢，主要生成具有活性的 ODV。绝大部分以代谢产物经尿排出，2%经粪便排出。文拉法辛和 ODV 的半衰期分别为 5 小时和 11 小时。肝肾功能受损者，本品及其代谢产物的半衰期延长。服用缓释胶囊 150mg 后，文拉法辛和 ODV 的达峰时间分别为 5.5 小时和 9 小时，血药峰浓度分别为 150ng/ml 和 260ng/ml。[1] 常见的不良反应为胃肠道不适(恶心、口干、厌食、便秘和呕吐)、中枢神经系统异常(眩晕、嗜睡、梦境怪异、失眠和紧张)、视觉异常、打哈欠、出汗和性功能异常(阳痿、射精异常、性欲降低)。偶见不良反应为无力、气胀、震颤、激动、腹泻、鼻炎。不良反应多在治疗的初始阶段发生，随着治疗的进行，这些症状逐渐减轻。文拉法辛没有明显的药物依赖倾向。[2]

本品为美国 Wyeth-Ayerst 公司研发的苯乙胺类抗抑郁药，1993 年获 FDA 批准上市，商品名 Effexor[3]；缓释胶囊于 1997 年 6 月在瑞士获批。缓释片于 2008 年 5 月在美国获批；除中国药典(2015)收载外，Ph. Eur.(9.0)、BP(2018)和 USP(41)亦有收载，JP(17)未收载该品种。

【制法概要】应用较多的合成路线是以对甲氧基苯乙腈与环己酮为原料，先合成关键中间体 2-(1-羟基环己基)-2-(4-甲氧基苯基)乙腈，再经还原反应、甲基化反应及成盐反应制得盐酸文拉法辛。[4]

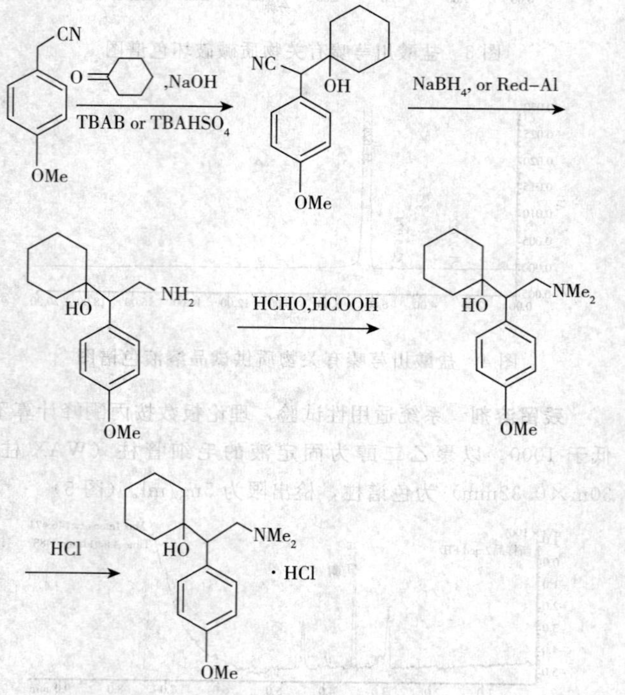

【性状】本品为白色结晶或结晶性粉末；无臭。据文献报道[5]，盐酸文拉法辛至少存在 6 种晶型，有意义的晶型是

晶型 1、2 和 6，外观分别呈棱柱状、针状和片状，见图 1。

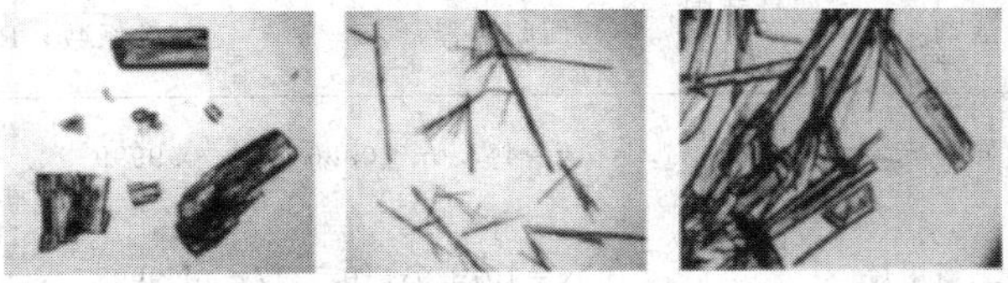

A. 晶体 1；B. 晶体 2；C. 晶体 6

图 1　盐酸文拉法辛原料光学显微镜照片

【鉴别】(1)本品结构中有叔胺结构，可发生叔胺特有的显色反应，加枸橼酸-醋酐试液，置沸水浴中加热数分钟，即显血红色。

(2)本品的水溶液在 225nm 的波长处有最大吸收，见图 2。

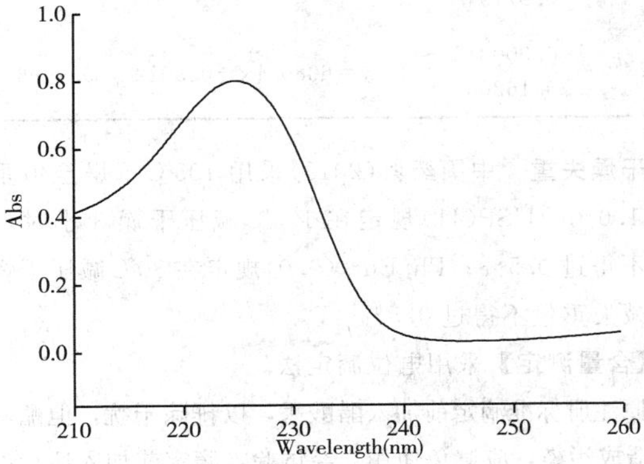

图 2　盐酸文拉法辛紫外光吸收图谱

(3)本品的红外光吸收图谱应与对照的图谱(光谱集 1265 图)一致，显示的主要特征吸收如下。

波数，cm^{-1}	归属	
3348	羟基	υ_{O-H}
3105	芳氢	υ_{C-H}
2935	烷基	υ_{C-H}
1613，1582，1514，1471	芳环骨架	$\upsilon_{C=C}$

【检查】酸度　本品为强酸(盐酸)弱碱(含叔胺结构)盐，水溶液显弱酸性，其 pH 值范围为 4.0～6.0。

有关物质　Ph. Eur. (9.0)采用高效液相色谱法，用辛烷基硅烷键合硅胶柱，以乙腈-磷酸盐(17g 磷酸二氢铵溶于 1490ml 水中，用磷酸调节 pH 值至 4.4)(510∶1490)为流动相，检测波长为 225nm。USP(41)采用高效液相色谱法，用辛烷基硅烷键合硅胶柱，以乙腈-磷酸盐(3.4g 磷酸二氢钾溶于 700ml 水中，用 10%磷酸水溶液调节 pH 值至 3.0)(30∶70)为流动相，检测波长为 225nm。

中国药典(2015)建立了新的 HPLC 系统用于有关物质检查。用辛烷基硅烷键合硅胶柱，以乙腈-0.1mol/L 磷酸二氢钾溶液(25∶75)为流动相，检测波长为 225nm。该系统中各已知杂质(Ph. Eur. 杂质 A、B、C、D、F、G)与主峰均能有效分离，各杂质峰及主峰峰形良好，保留时间适宜，基线稳定。有关物质典型色谱图见图 3。

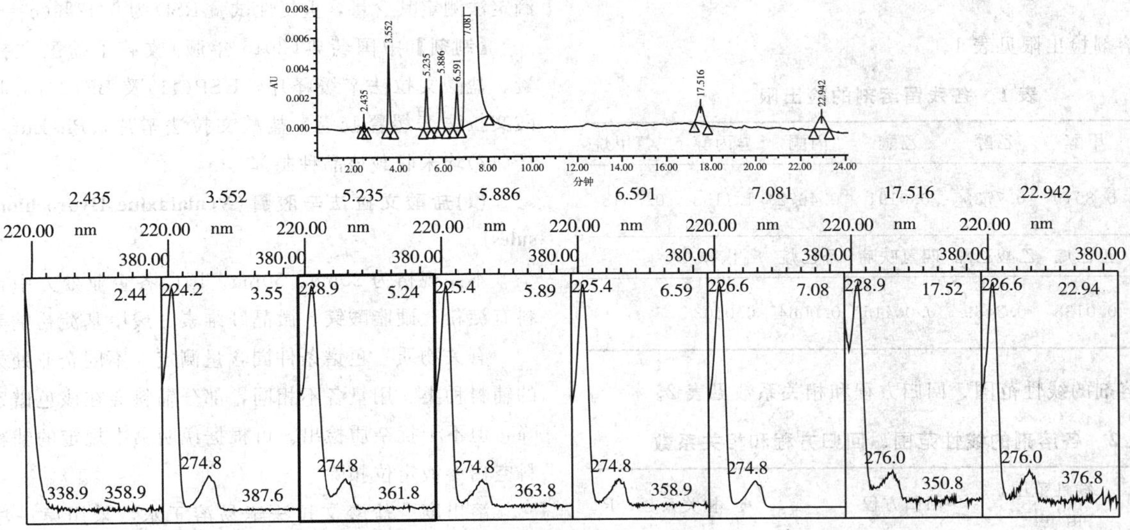

图 3　盐酸文拉法辛有关物质典型色谱图及各色谱峰对应的光谱图

(色谱柱：Waters Symmetry shield™ C8 柱，4.6mm×250mm，5μm)

由二极管阵列检测器采集各色谱峰在 195～400nm 光谱区的光谱信息，各杂质均在 225nm 波长附近有最大吸收，因此检测波长选择 225nm。

样品与强制破坏实验产生的降解产物最迟在约主峰保留时间的 3.3 倍出峰，参考 Ph. Eur. (9.0)中已知杂质的出峰情况，确定测定时间为主峰保留时间的 4 倍。

共采用两根色谱柱：Waters Symmetry shield™ C8 柱(4.6mm×250mm，5μm)，进行耐用性试验考察，结果主峰与相邻杂质峰均能达到有效分离，峰形和柱效均良好，测定结果无明显差异，耐用性良好。

因已知杂质均不易获得，中国药典(2015)控制单个杂质不得过0.1%，杂质总量不得过0.2%，与Ph. Eur. (9.0)中的杂质限度基本一致。

文拉法辛的最低检出限为0.6949ng，定量限为2.0847ng。

供试品溶液在12小时内基本稳定，杂质个数和杂质量均无明显增加。

残留溶剂 依据盐酸文拉法辛的合成工艺，可能的残留溶剂包括甲醇、乙醇、乙醚、丙酮、异丙醇、二氯甲烷、正己烷、乙酸乙酯、四氢呋喃、环己烷、甲苯，中国药典(2015)用6%氰丙基苯基-94%二甲基聚硅氧烷(或极性相近)为固定液的毛细管柱为色谱柱(如DB-624柱)，采用程序升温，氢火焰离子化检测器(FID)，顶空进样方式。结果表明，该系统中各溶剂峰均能有效分离，峰形良好，基线稳定。混合对照品溶液典型色谱图见图4。

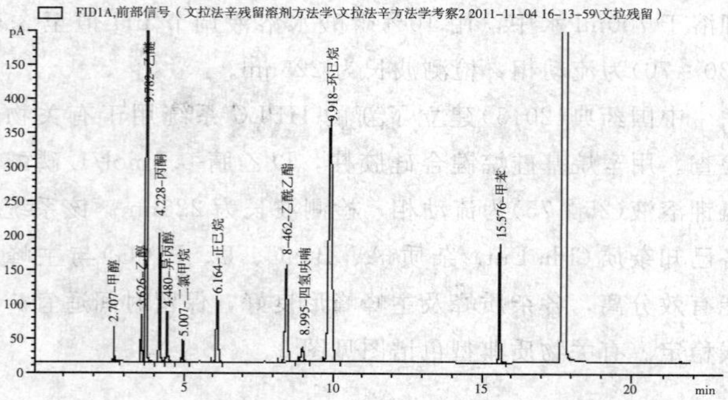

图4 残留溶剂混合对照品溶液典型色谱图

(色谱柱：Agilent DB-624柱，30m＊0.32mm＊1.80μm)

各溶剂检出限见表1。

表1 各残留溶剂的检出限

溶剂	甲醇	乙醇	乙醚	丙酮	异丙醇	二氯甲烷
检出限，μg/ml	0.8919	0.7735	0.0191	0.4672	1.1153	0.3348
溶剂	正己烷	乙酸乙酯	四氢呋喃	环已烷	甲苯	
检出限，μg/ml	0.0138	0.2489	0.00415	0.0064	0.0103	

各溶剂的线性范围、回归方程和相关系数见表2。

表2 各溶剂的线性范围、回归方程和相关系数

溶剂	线性范围，mg/ml	回归方程	相关系数，R^2
甲醇	0.004608～0.9216	y=184.28x－0.4425	0.9999
乙醇	0.005028～1.0056	y=315.32x－1.1941	0.9999
乙醚	0.00516～1.032	y=7002.3x+7.0829	0.9998
丙酮	0.005918～1.1836	y=849.99x+2.483	0.9998

续表

溶剂	线性范围，mg/ml	回归方程	相关系数，R^2
异丙醇	0.004833～0.9666	y=467.4x－0.8668	0.9999
二氯甲烷	0.0017858～0.17858	y=1073.9x－0.1317	0.9998
正己烷	0.0006084～0.06084	y=14373x+1.6464	0.9998
乙酸乙酯	0.011614～1.1614	y=1379.8x－4.1049	0.9995
四氢呋喃	0.0014706～0.14706	y=1667.2x－0.8237	0.9995
环己烷	0.0003597～0.07194	y=76257x+10.416	0.9998
甲苯	0.0008133～0.16266	y=6380.1x－0.3012	0.9996

干燥失重 中国药典(2015)采用105℃干燥至恒重，限度为1.0%；USP(41)规定在105℃减压干燥3小时，减失重量不得过0.5%；Ph. Eur. (9.0)规定在80℃减压干燥3小时，减失重量不得过0.5%。

【含量测定】采用电位滴定法。

原注册标准滴定前加入醋酸汞，以排除干扰，但醋酸汞对环境造成污染，应避免使用。经试验，滴定前加入适量的醋酸酐，可离解生成酸性较醋酸合质子强的醋酸酐合乙酰阳离子，以增加盐酸文拉法辛的碱性，使滴定终点突跃敏锐。采用电位滴定法测定其含量，重复性试验RSD为0.42%(n=6)。

【制剂】中国药典(2015年版)收载了盐酸文拉法辛胶囊、盐酸文拉法辛缓释片，USP(41)及BP(2018)收载了盐酸文拉法辛缓释胶囊、盐酸文拉法辛片，Ph. Eur. (9.0)和JP(17)均未收载该品种制剂。

(1)盐酸文拉法辛胶囊(Venlafaxine Hydrochloride Capsules)

本品规格为25mg、50mg。国内各企业处方中，主要辅料有淀粉、硬脂酸镁、微晶纤维素、羧甲基淀粉钠等。

有关物质 色谱条件同含量测定。不同企业处方中所用的辅料种类、用量各不相同，部分辅料会在该色谱条件中出峰，但不干扰杂质检出。可根据说明书中规定的辅料配制辅料空白溶液定位扣除。

溶出度 盐酸文拉法辛易溶于水，采用第一法，以水900ml做溶出介质。

含量测定 色谱条件与有关物质。盐酸文拉法辛线性范围0.1000～3.0012μg，相关系数1.0；重复性试验的RSD为0.60%(n=6)；回收率为100.66%，RSD为0.86%(n=9)。

(2)盐酸文拉法辛缓释片(Venlafaxine Hydrochloride Sustained-release Tablets)

盐酸文拉法辛缓释片有37.5mg、75mg、150mg及

225mg 四个规格，其中 150mg 规格在 FDA 橙皮书中被列为参比制剂。本品国内规格为 37.5mg、75mg。本品是利用渗透泵原理设计的缓释制剂，其辅料为聚维酮 K30、微晶纤维素、硬脂酸镁，包衣处方含醋酸纤维素、邻苯二甲酸二乙酯、聚乙二醇 1500 等。

有关物质　色谱条件同含量测定。辅料不干扰杂质检出。

溶出度　采用第二法，溶出介质 500ml 水，转速 50 转/分钟。释放度：2 小时（＜25%）、4 小时（25%～50%）、6 小时（40%～65%）、8 小时（55%～80%）和 12 小时（＞75%）。

含量测定　色谱条件同有关物质。回收率为 100.24%，RSD 为 1.20%（n=9）。本品衣层约占样品重量的 6%，测定时需除去包衣层。

参考文献

[1] 国家药典委员会．中华人民共和国药典临床用药须知·化学药和生物制品卷．2015 年版．北京：中国医药科技出版社，2015.

[2] 李光灿，肖召安．文拉法辛致不良反应文献分析 [J]．中国药业，2014，23(23)：97-99.

[3] 钱玉飞，俞慧萍．盐酸文拉法辛的合成 [J]．中国医药工业杂志，2006(06)：373-374.

[4] 古双喜，李婷婷，朱园园．盐酸文拉法辛合成路线图解 [J]．中国医药工业杂志，2014，45(02)：187-189+S10.

[5] 葛纪龙，董秀忠，孙柏旺，等．盐酸文拉法辛多晶型现象的研究 [J]．中国医药工业杂志，2009，40(05)：361-364,374.

撰写　朱恒怡　赵欣庆　四川省食品药品检验检测院

复核　谢　华　　　　　四川省食品药品检验检测院

盐酸艾司洛尔

Esmolol Hydrochloride

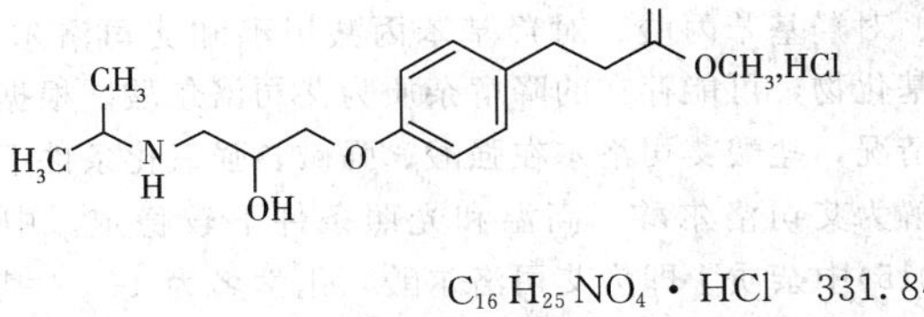

$C_{16}H_{25}NO_4 \cdot HCl$　331.84

化学名： 4-[2-羟基-3-(异丙氨基)丙氧基]苯基丙酸甲酯盐酸盐

methyl 4-[2-hydroxy-3-(isopropylamino) propoxy]phenylpropanoate hydrochloride

英文名： Esmolol (INN) Hydrochloride

CAS 号： [81161-17-3]

盐酸艾司洛尔为选择性的 β_1 受体拮抗药，无内源性拟交感作用和膜稳定性。适应症为：①室上性心律失常；②围手术期高血压和心动过速的控制。本品注射后很快被红细胞酯酶水解。以每分钟 50～300μg/kg 的剂量注射，30 分钟内达到稳态血药浓度。给予适当的负荷剂量后，稳态浓度可于 5 分钟达到。血药浓度以双向形式下降。注射后分布半衰期仅 2 分钟，消除半衰期约为 9 分钟，属超短效 β 受体拮抗药。55%与血浆蛋白结合。主要以去酯后的代谢产物从尿中排泄。临床不良反应主要为低血压、眩晕、嗜睡、惊厥、头痛、乏力、支气管痉挛、呼吸困难、恶心、呕吐等[1]。

盐酸艾司洛尔是由美国百特公司(BAXTER HEALTHCARE CORP)1986 年 12 月 31 日研发上市，商品名为 BREVIBLOC。于 1996 年在我国首次批准生产[2]。除中国药典(2015)收载外，USP(40)亦有收载。

盐酸艾司洛尔具有一个手性中心，有 *R* 和 *S* 两种构型，中国药典和 USP 中收载的均为消旋体，*S* 构型具有与消旋体相同的心率控制作用，但消旋体的降血压作用比 *S* 构型更强[3]。

【制法概要】 目前国内生产的盐酸艾司洛尔原料药合成路线包括以对羟基苯丙酸为起始原料，通过甲酯化、O-环氧丙基化、异丙胺基化及成盐等反应合成盐酸艾司洛尔以及直接通过艾司洛尔成盐来合成盐酸艾司洛尔。

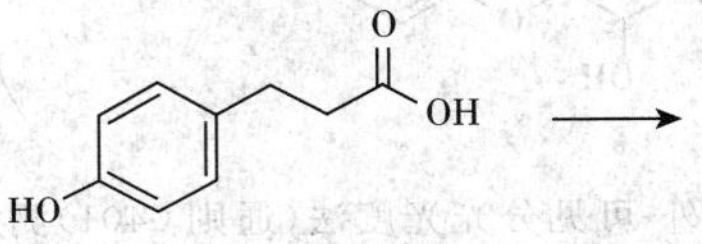

对羟基苯丙酸
化学名：3-(4-羟基苯基)丙酸
CAS号：[501-97-3]

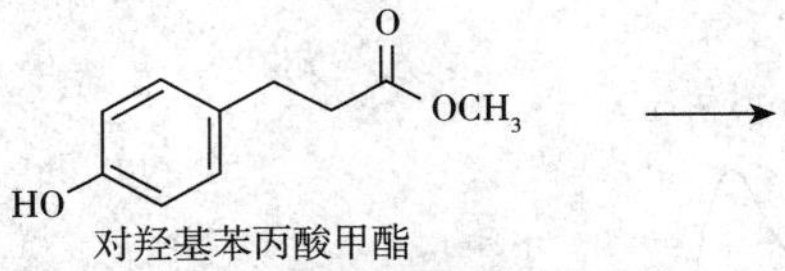

对羟基苯丙酸甲酯
化学名：3-(4-羟基苯基)丙酸甲酯
CAS号：[5597-50-2]

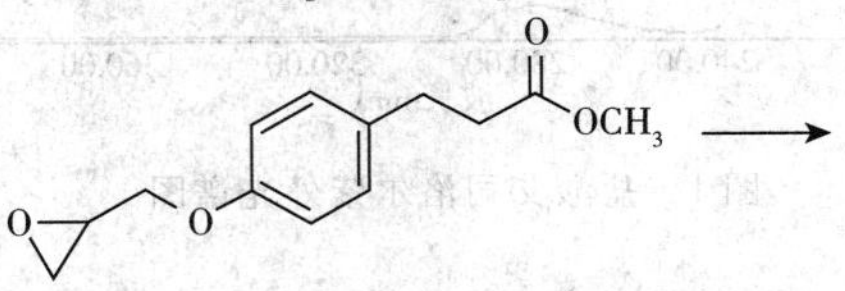

O-环氧丙基化物
化学名：3-[4-(2,3-环氧丙氧基)苯基]丙酸甲酯

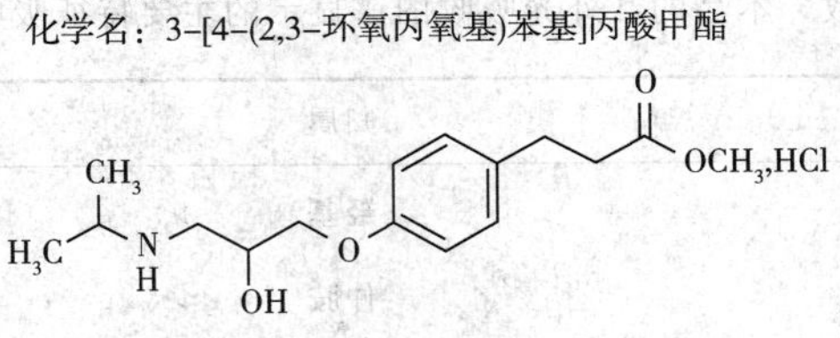

盐酸艾司洛尔
化学名：4-[2-羟基-3-(异丙氨基)丙氧基]苯基丙酸甲酯盐酸盐
CAS号：[81161-17-3]

【性状】熔点　中国药典(2015)规定熔点为 85～92℃，

USP（40）中未规定熔点。

盐酸艾司洛尔中的酯键遇水易发生水解成盐酸艾司洛尔酸。

【鉴别】（1）本品结构中含有酯键，能与盐酸羟胺反应生成异羟肟酸，再在酸性条件下与三价铁离子络合显紫红色。

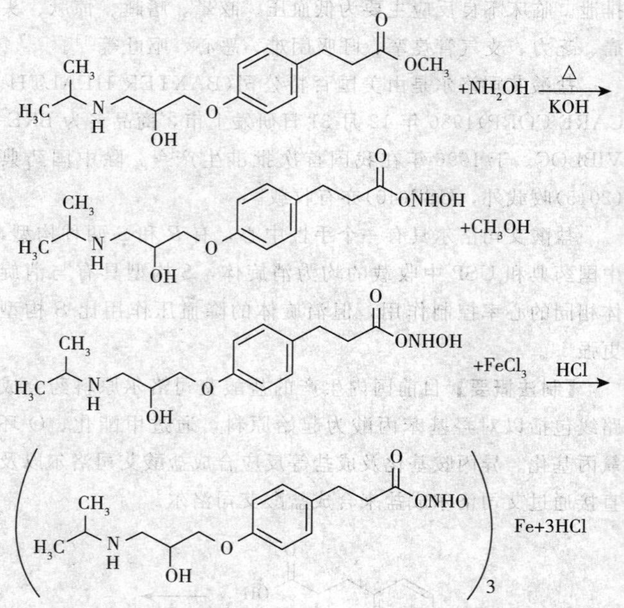

（2）照紫外-可见分光光度法（通则 0401）测定，在 222mn 与 274nm 的波长处有最大吸收，在 245nm 的波长处有最小吸收，典型紫外光谱图见图 1。

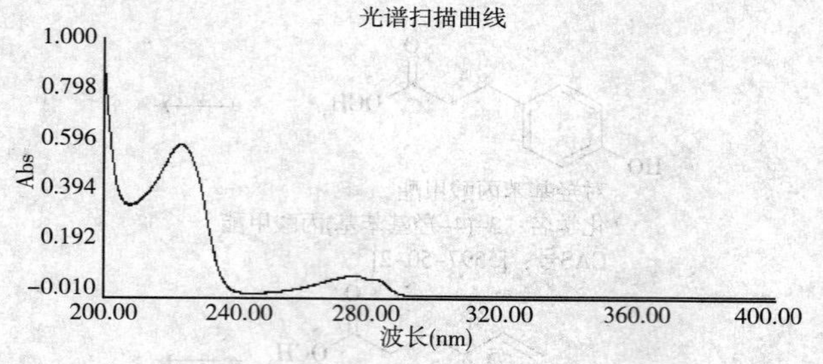

图 1　盐酸艾司洛尔紫外光谱图

（3）本品的红外光吸收图谱应与对照的图谱（光谱集 635 图）一致，本品的红外光吸收图谱显示的主要特征吸收如下：

波数，cm^{-1}	归属	
3205	羟基	ν_{O-H}
3153	仲胺	ν_{N-H}
3124	苯环	ν_{Ar-H}
1729	酯	$\nu_{C=O}$
1514	苯环	$\nu_{C=C}$
1236	苯氧基	ν_{C-O}
1172	酯	ν_{C-O}

（4）本品为盐酸盐，含氯离子，故显氯化物的鉴别反应。

【检查】溶液的澄清度与颜色　本品用法为静脉注射，需控制溶液的澄清度与颜色。中国药典（2015）规定 0.1g/ml 的水溶液需澄清无色；如显浑浊，与 2 号浊度标准液比较，不得更浓；如显色，与黄色或黄绿色 1 号标准比色液比较，不得更深。USP（40）中未设置该检查项。

硫酸盐　本品部分企业合成工艺中使用了硫酸，因此需检查硫酸盐。中国药典（2015）中硫酸盐限度为 0.03%，USP（40）中未设置该检查项。

有关物质　采用高效液相色谱法进行检查。

盐酸艾司洛尔 USP（37）中采用高效液相色谱法，用十八烷基硅烷键合硅胶柱，以甲醇为流动性 A，以乙腈-甲醇-缓冲液（3.0g 磷酸二氢钾溶解于 650ml 水）（15：20：65）为流动相 B，进行梯度洗脱，检测波长为 222nm。

参考 USP（37），中国药典（2015）建立了新的色谱条件，该方法检出的杂质多，分离效果好。系统适用性色谱图见图 2，有关物质典型色谱图见图 3。

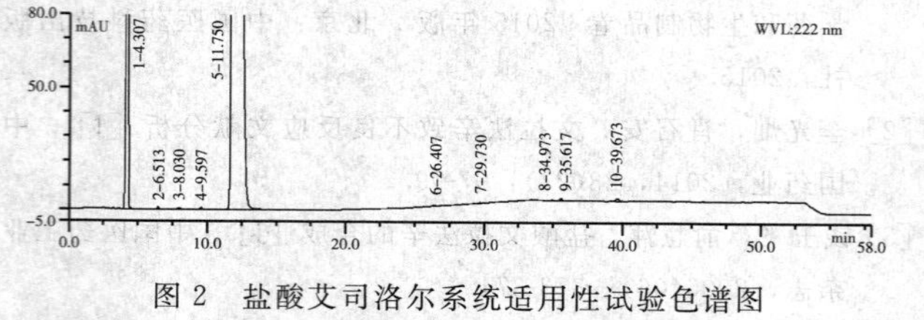

图 2　盐酸艾司洛尔系统适用性试验色谱图

1. 杂质Ⅰ；5. 艾司洛尔

（色谱柱：CAPCELL PAK C18 MG，4.6mm×250mm，5μm）

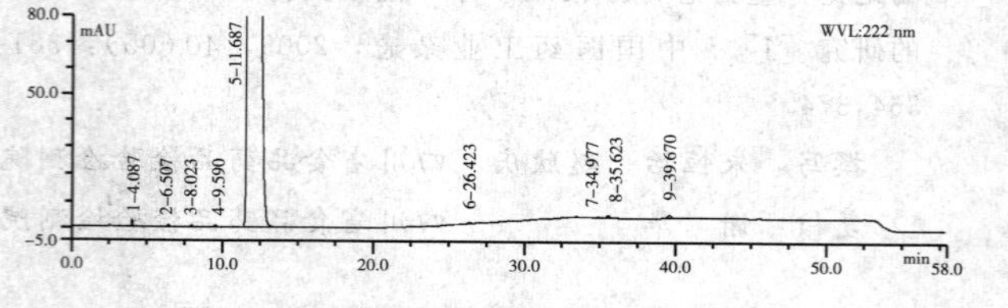

图 3　盐酸艾司洛尔有关物质典型色谱图

1. 杂质Ⅰ；5. 艾司洛尔

（色谱柱：CAPCELL PAK C18 MG Ⅲ，4.6mm×250mm，5μm）

根据合成工艺，盐酸艾司洛尔可能存在的工艺杂质包括艾司洛尔异丙胺类似物、N-乙基艾司洛尔、艾司洛尔二聚物、对羟基苯丙酸、对羟基苯丙酸甲酯和艾司洛尔 O-环氧丙基化物，可能存在的降解杂质为艾司洛尔酸。根据降解试验情况，盐酸艾司洛尔在强酸、强碱、强氧化条件下均主要降解为艾司洛尔酸，高温和光照条件下较稳定。中国药典（2015）中杂质Ⅰ即为艾司洛尔酸，化学名为 4-［2-基-3-（丙氨基）丙氧基］苯基丙酸。采用不加校正因子的主成分自身对照法计算，杂质Ⅰ 不得过 0.2%，其他单个杂质不得过 0.3%，各杂质总和不得过 1.0%。

使用两种品牌色谱柱：CAPCELL PAK C18 MG Ⅲ柱（4.6mm×250mm，5μm）、Thermo Syncronis C18 柱（4.6mm×250mm，5μm），进行耐用性试验考察，结果良好。

经采用逐步稀释法测定，盐酸艾司洛尔的最低检出量为 1.0ng，检测限为 0.01%（$S/N=3$）。当对照溶液浓度稀释至供试品溶液浓度的 0.02%时，色谱峰仍可清晰可见，其峰面积相当于对照溶液主峰面积的0.1倍，因此，在标准中规定“供试品溶液色谱图中小于对照溶液主峰面积0.1倍的色谱峰忽略不计(0.02%)”，以增加实际工作的可操作性。

经稳定性考察，供试品溶液在室温下放置12小时内杂质Ⅰ有逐渐增大的趋势，但杂质总量增加不明显，0、2、4、6、8、12小时时杂质Ⅰ峰面积RSD值为2.6%，杂质峰面积和RSD值为0.5%。由于降解不是特别迅速，标准未注明供试品溶液临用新制。

残留溶剂　采用气相色谱法进行检查。

盐酸艾司洛尔生产工艺中使用了甲醇、乙醚、乙酸乙酯、甲苯、异丙醇、丙酮、异丙醚和二氯甲烷。中国药典(2015)采用气相色谱法对残留溶剂甲醇、乙醚、乙酸乙酯和甲苯进行控制，对照品色谱图见图4。USP(37)中未收载残留溶剂检查项。

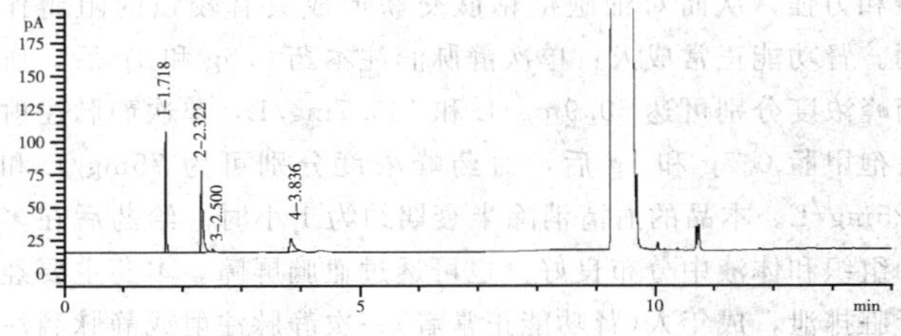

图4　盐酸艾司洛尔残留溶剂对照品色谱图

1. 乙醚；2. 乙酸乙酯；3. 甲醇；4. 甲苯

(色谱柱：DB-WAX，30m×0.32mm×0.25μm)

干燥失重　本品不含结晶水，由于熔点较低(为85～92℃)，中国药典(2015)采用60℃减压干燥法测定，减失重量不得过0.5%。USP(40)采用费休氏法进行水分测定，限度为1.0%。

【含量测定】盐酸艾司洛尔原质量标准为国家药品标准新药转正标准第41册(标准号为WS1-(X-232)-2003Z)和原国家食品药品监督管理局标准YBH00842008。标准中含量测定均采用高氯酸的非水滴定法(以冰醋酸为溶剂，加醋酸汞试液)。加醋酸汞的原因如下：$HClO_4$在冰醋酸中是很强的酸，氢卤酸盐由于HX在冰醋酸中酸性比较强，反应不能进行完全，需加入过量的醋酸汞试液，生成的HgX_2沉淀难于电离，其反应式可综合如下：

$$2BHX + Hg(Ac)_2 \rightarrow 2BHAc + HgX_2$$

$$HClO_4^+ + HAc \rightarrow H_2Ac^+ + ClO_4^-$$

$$H_2Ac^+ + BHAc \rightarrow BH^+ + 2HAc$$

$$HClO_4 + BHAc \rightarrow BH^+ + ClO_4^- + HAc$$

滴定生成的HAc比$HClO_4$的酸度要弱得多，故反应可进行完全。

USP(40)中采用高效液相色谱法进行测定，根据我国《化学药物质量标准建立的规范化过程》，原料药的纯度要求高，限度要求严格，如果杂质可严格控制，含量测定可注重方法的准确性，一般首选容量分析方法，但同时应尽量避免汞盐等剧毒试剂，因此中国药典(2015)修订为高氯酸电位滴定法，革除汞盐，同时加入醋酐提高溶剂的酸度，获得了较理想的滴定结果，滴定曲线见图5。

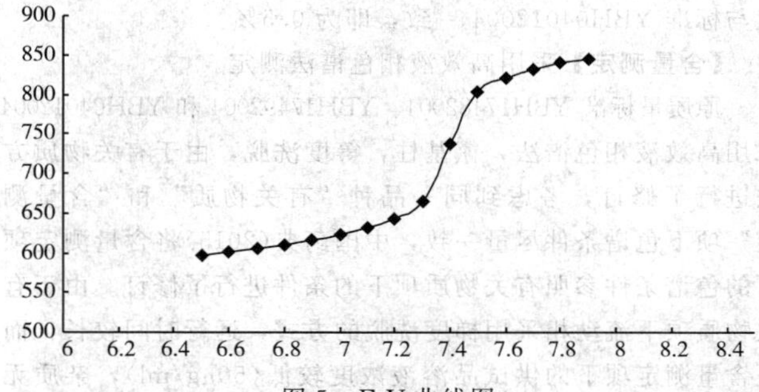

图5　E-V曲线图

方法学验证结果表明，该方法成比例的系统误差、额外的系统误差及精密度均符合要求。高氯酸电位滴定法测定结果与原标准中的高氯酸滴定法(加醋酸汞试液)测定结果一致。

【制剂】中国药典(2015)收载了注射用盐酸艾司洛尔，USP(40)中未收载制剂品种。

注射用盐酸艾司洛尔(Esmolol Hydrochloride for Injection)

本品为盐酸艾司洛尔与适量赋形剂制成的无菌冻干品，规格为0.1g。国内各企业的处方中，主要辅料有甘露醇、右旋糖酐40等。

酸度　考察艾司洛尔在pH5.5与6.0两种水溶液条件下的稳定性，发现艾司洛尔在pH6.0时稳定性比pH5.5时更好。因此中国药典(2015)标准限度为4.5～6.0。

有关物质　采用高效液相色谱法进行检查。

原质量标准YBH17482004、YBH17492004和YBH04012004采用高效液相色谱法，氰基柱，流动相为甲醇-冰醋酸-0.14%醋酸钠溶液体系，等度洗脱，检测波长为280nm。经实验考察，该方法的分离度不佳，检出杂质个数较少。盐酸艾司洛尔主要的降解产物为杂质Ⅰ，在中国药典(2015)盐酸艾司洛尔原料药标准中，有关物质色谱条件下杂质Ⅰ及其他工艺杂质均分离良好，检出杂质个数多，按该方法对粉针剂进行有关物质测定，辅料不干扰测定，杂质分离度良好，说明方法专属性好。因此将粉针剂的有关物质方法与原料药的有关物质方法进行统一，方法和限度均与原料药相同，供试品溶液典型色谱图见图6。

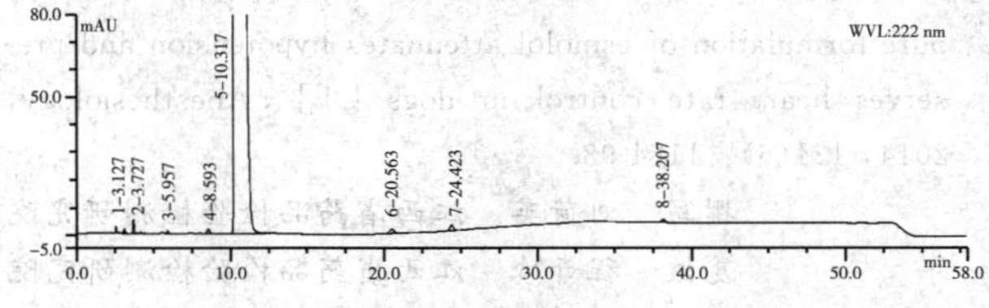

图6　注射用盐酸艾司洛尔有关物质典型色谱图

2. 杂质Ⅰ；5. 艾司洛尔

(色谱柱：CAPCELL PAK C18 MG Ⅲ，4.6mm×250mm，5μm)

干燥失重　原质量标准YBH17482004和YBH17492004为“水分”检查项，限度为4.0%，标准YBH04012004为“干燥失重”项，限度为0.5%，差异显著。对两家企业提供的4批样品进行水分和干燥失重测定，结果干燥失重结果均比卡式水分测定结果低，而盐酸艾司洛尔不含有结晶水，理论上卡式水分测定结果应小于干燥失重结果。根据卡式水分测定的原理，只有在无副反应无干扰的情况下，才能准确测定，因此推测辅料与费休氏液发生了反应，导致测定结果偏高。故中国药典(2015)将标准统一为“干燥失重”项，限度与标准 YBH04012004 一致，即为 0.5%。

【含量测定】采用高效液相色谱法测定。

原质量标准 YBH17482004、YBH17492004 和 YBH04012004 采用高效液相色谱法，氰基柱，等度洗脱，由于有关物质方法进行了修订，考虑到同一品种“有关物质”和“含量测定”项下色谱条件尽量一致，中国药典(2015)将含量测定项下的色谱条件参照有关物质项下的条件进行了修订。由于有关物质项下流动相采用梯度洗脱的方式，运行时间较长，而且含量测定项下的供试品溶液浓度较低(50μg/ml)，杂质无法检出，为了节约时间和成本，修订为有关物质项下的起始流动相比例进行等度洗脱，即流动相为乙腈-甲醇-磷酸盐缓冲液(磷酸二氢钾 3.0g 至 650ml 水)(15∶20∶65)，含量测定典型色谱图见图 7。

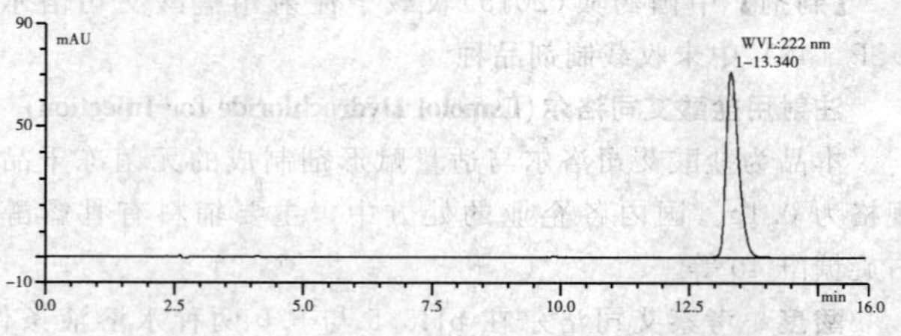

图 7　注射用盐酸艾司洛尔含量测定典型色谱图
（色谱柱：CAPCELL PAK C18 MG Ⅲ，4.6mm×250mm，5μm）

以外标法定量，盐酸艾司洛尔在 10.124～101.24μg/ml 的浓度范围内与峰面积呈良好的线性关系，线性方程为 A＝411.07C－48.66，r＝1.0000(n＝5)。重复性试验 RSD 为 0.5%(n＝6)。供试品溶液(浓度为 50μg/ml)在室温放置 12 小时基本稳定。

参考文献

[1] 国家药典委员会．中华人民共和国药典临床用药须知·化学药和生物制品卷［M］．2010 年版．北京：中国医药科技出版社，2011，257-258.

[2] 丁洁，王杰．高效液相色谱法测定盐酸艾司洛尔及注射液的含量［J］．药物分析杂志，1997，17(3)：191-192.

[3] McKee JS, RabinowBE, Daller JR, et al. An enantiomerically pure formulation of esmolol attenuates hypotension and preserves heart rate control in dogs［J］. Anesthesiology, 2014, 121(6): 1184-93.

撰写　刘荷英　江西省药品检验检测研究院
复核　程奇珍　江西省药品检验检测研究院

盐酸头孢甲肟

Cefmenoxime Hydrochloride

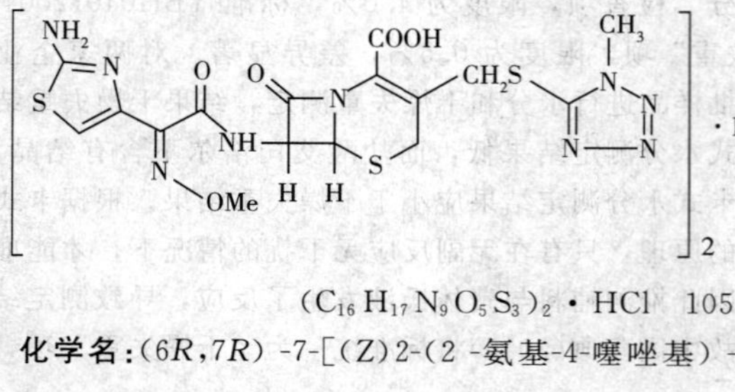

$(C_{16}H_{17}N_9O_5S_3)_2 \cdot HCl$　1059.58

化学名：(6*R*,7*R*)-7-[(*Z*)2-(2-氨基-4-噻唑基)-2-甲氧亚氨基乙酰氨基]-3-[[(1-甲基-1*H*-四氮唑-5-基)-硫基]甲基]-8-氧代-5-硫杂-1-氮杂双环[4.2.0]辛-2-烯-2-甲酸盐酸盐(2∶1)

(6*R*,7*R*)-7-[(*Z*)-2-(2-amino-4-thiazolyl)-2-methoxyimino acetyl amino]-3-[[(1-methyl-1*H*-tetrazol-5-yl)thio]methyl]-8-oxo-5-thia-1-azabicyclo[4.2.0]oct-2-ene-2-carboxylic acid

英文名：Cefmenoxime (INN) Hydrochloride

CAS 号：[75738-58-8]

本品为第二代半合成的头孢菌素类广谱抗生素，通过抑制细菌细胞壁的生物合成而达到杀菌作用[1]。体外试验表明，本品对革兰阳性菌和阴性菌均有作用。本品对革兰阴性菌具有强抗菌作用是由于其对细胞外膜的通透性良好和对β-内酰胺酶稳定，且对青霉素结合蛋白(PBPs)1A、1B 和 3 的亲和力强，从而对细胞壁粘肽交联形成具有较强的阻碍作用。肾功能正常成人：单次静脉滴注本药 0.5g 和 1g 后，血药峰浓度分别可达 50.9mg/L 和 135.7mg/L，单次静脉注射头孢甲肟 0.5g 和 1g 后，血药峰浓度分别可为 75mg/L 和 125mg/L。本品的血清消除半衰期约为 1 小时。给药后在多种组织和体液中分布良好。也可透过血脑屏障。本药主要经肾脏排泄，成年人(肾功能正常者)一次静脉注射或静脉滴注本药 0.5g、1g、2g 后，6 小时内尿中排泄率为 60%～82%。此外，静脉滴注 1g 后的尿药浓度为 0～2 小时约 4400μg/L，2～4 小时约 750μg/L，4～6 小时约 120μg/L。小儿(肾功能正常者)一次静脉注射或静脉滴注 10、20、40mg/kg 后，6 小时的尿排泄率与成年人相同。

本品由日本武田株式会社开发，1983 年首次在日本上市[2]，国内浙江尖峰药业有限公司于 2004 首家获得本品注册批件。除中国药典(2015)收载外，USP(37)、JP(16)亦有收载。

【制法概要】本品合成路线采用 7-ATCA 与 AE 活性酯缩合。加盐酸成盐得到盐酸头孢甲肟。

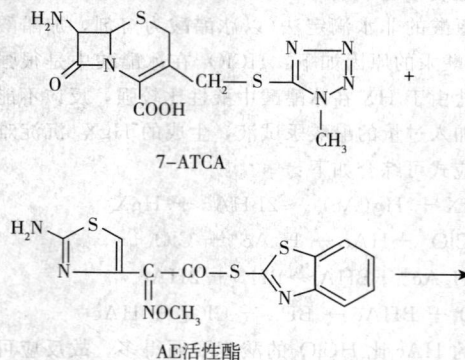

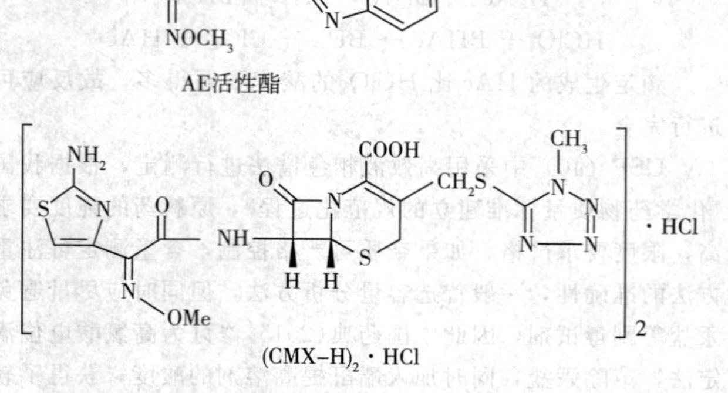

【性状】比旋度　中国药典(2015)采用 pH6.8 磷酸盐缓冲液为溶剂，限度为－27°至－35°，与 JP(16)限度相同。

吸收系数　中国药典(2015)限度为 335～360，与 JP

(16)限度(330～355)基本一致。

【鉴别】(1)采用液相色谱保留时间作鉴别，专属性较强。

(2)本品的红外光吸收图谱应与对照品的图谱一致。本品的红外光吸收图谱显示的主要特征吸收如下：

波数，cm^{-1}	归属	
3450	羧酸	ν_{OH}
3320	胺	ν_{N-H}
2970	甲基与亚甲基	ν_{C-H}
1780	内酰胺	$\nu_{C=O}$
1630	酰胺	$\nu_{C=O}$
1540	酰胺	δ_{N-H}

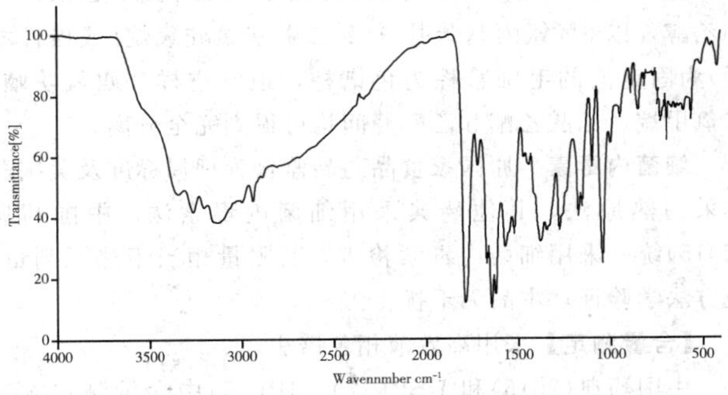

图1　盐酸头孢甲肟对照品红外光谱图

(3)本品是盐酸盐，显氯化物的鉴别反应。

【检查】有关物质　采用高效液相色谱法进行检查。

USP(37)未列有关物质检查，JP(16)和原国家食品药品监督管理局标准中有关物质检查均采用HPLC等度法检测，主峰后极性小的杂质不能检出。中国药典(2015)采用HPLC-UV梯度洗脱法对盐酸头孢甲肟有关物质进行检查，盐酸头孢甲肟与合成中间体、副产物完全分离，可有效地检出主峰后极性小的杂质以及强力破坏试验(碱破坏、酸破坏、高温破坏、强光照射破坏和氧化破坏)产生的降解杂质[3,4]。盐酸头孢甲肟、7-氨基头孢烷酸、7-氨基-3-［(1-甲基-1*H*-四唑-5-基)硫甲基］头孢烷酸、1-甲基-5-巯基-四氮唑和AE活性酯的检测限($S/N>3$)分别为0.04、0.02、0.02、0.01和0.1μg/ml，相当于可检出低于0.1%水平的杂质。与HPLC等度法比较，HPLC梯度洗脱法可检出更多主峰后的杂质。在Alltima C18柱(250mm×4.6mm，5μm)上的分离色谱图见图2～图8。

盐酸头孢甲肟、合成中间体、分解产物有相似的紫外吸收，盐酸头孢甲肟在流动相中在265nm波长处有最大吸收；合成的中间体7-氨基头孢烷酸(7-ACA)、7-氨基-3-［(1-甲基-1*H*-四唑-5-基)硫甲基］头孢烷酸(7-ATCA)、1-甲基-5-巯基-四氮唑(MMTZ)、AE活性酯分别在261nm、270nm、240nm、237nm波长处有最大吸收；经二极管阵列(DAD)检测，碱破坏产生的分解产物在256nm波长处有最大吸收，酸破坏产生的分解产物在256nm波长处有最大吸收，氧化破坏产生的分解产物在266nm波长处有最大吸收，光破坏产生的分解产物在232nm波长处有最大吸收。用240nm测定，梯度洗脱的基线漂移严重，无法进行有关物质测定；用254nm测定，基线较为平稳，灵敏度可满足有关物质检测的要求。考虑到AE活性酯、7-ATCA. HCl、7-ACA、MMTZ及其分解产物的检出，参照JP(16)有关物质及USP(37)含量测定的方法，选用254nm作检测波长。

盐酸头孢甲肟供试品溶液8小时溶液的稳定性考察结果，有关物质增加，溶液不稳定，需临用现配。使用3个品牌色谱柱：Alltima C18柱(250mm×4.6mm，5μm)、Boston Green C18柱(250mm×4.6mm，5μm)、Luna C18柱(150mm×4.6mm，5μm)，耐用性考察结果峰形和分离均较好。

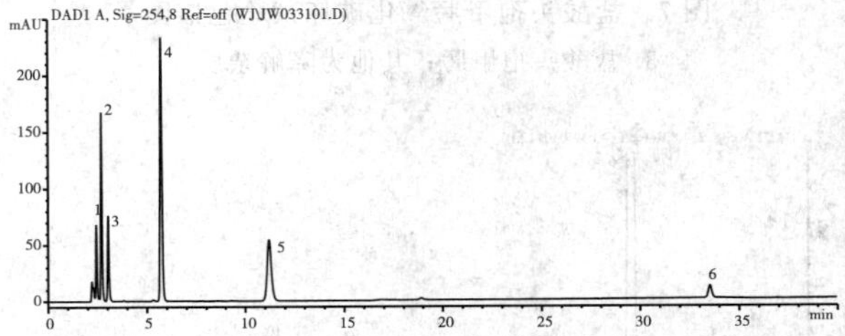

图2　盐酸头孢甲肟与合成中间体、副产物分离色谱图

6. AE活性酯；2. 7-ACA；3. 7-ATCA；4. MMTZ；5. 盐酸头孢甲肟

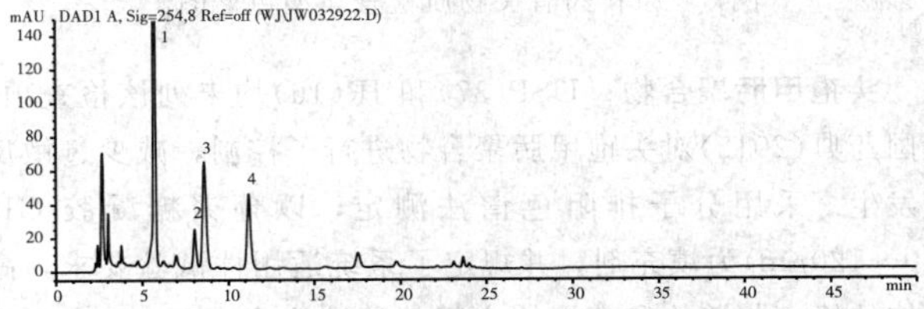

图3　盐酸头孢甲肟碱破坏试验色谱图(系统适应性试验)

4. 盐酸头孢甲肟；其他为降解杂质

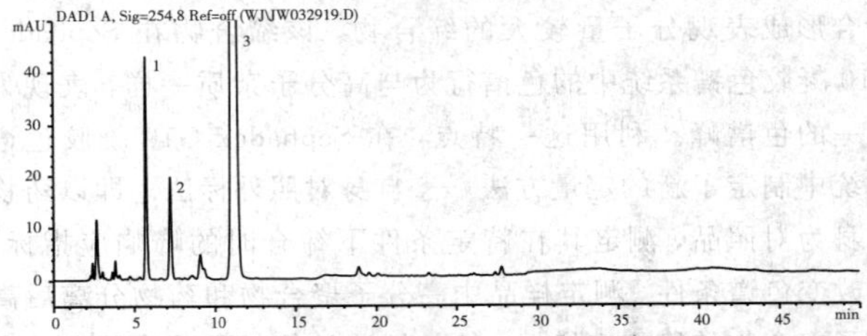

图4　盐酸头孢甲肟酸破坏试验色谱图

3. 盐酸头孢甲肟；其他为降解杂质

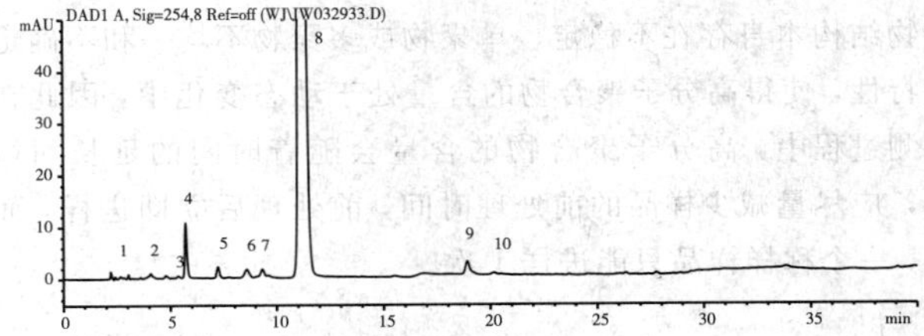

图5　盐酸头孢甲肟高温破坏试验色谱图

8. 盐酸头孢甲肟；其他为杂质

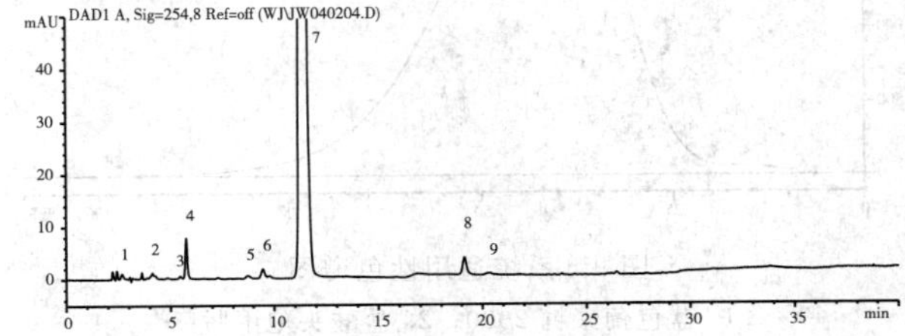

图6　盐酸头孢甲肟强光照射破坏试验色谱图

7. 盐酸头孢甲肟；其他为杂质

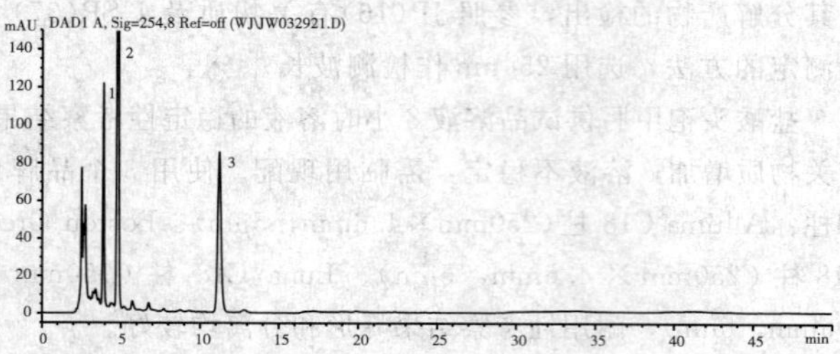

图 7　盐酸头孢甲肟氧化破坏试验色谱图

3. 盐酸头孢甲肟；其他为降解杂质

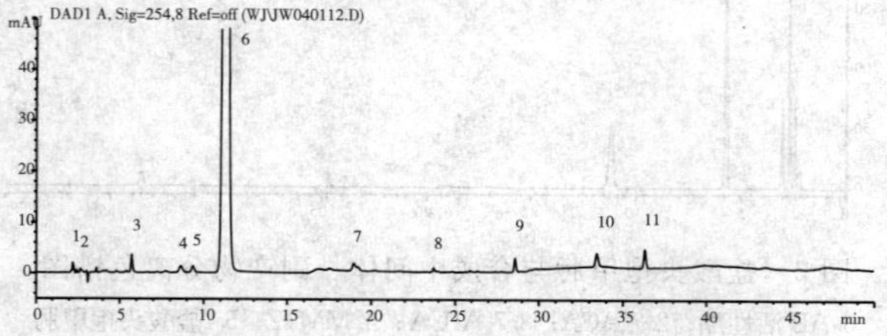

图 8　原料药有关物质检查典型色谱图

头孢甲肟聚合物　USP(37)和 JP(16)均未列该检查项，中国药典(2015)对头孢甲肟聚合物进行了控制，减少过敏反应发生。采用分子排阻色谱法测定，以葡聚糖凝胶 G10 (40～120μm)为填充剂，并规定了系统适用性试验要求，高聚体的峰高与单体和高聚体之间的谷高比应大于 1.5。色谱图见图 9、图 10。

实验证明，在以水作为流动相时，β-内酰胺类抗生素可缔合形成表观分子量较大的缔合物，该缔合物在 Sephadex G10 凝胶色谱系统中的色谱行为与高分子杂质一样，表现为单一的色谱峰。利用这一特点，在 Sephadex G10 凝胶色谱系统中制定了新的定量方法——自身对照外标法。即以药物自身为对照品，测定其在特定条件下缔合时的峰响应指标；再改变色谱条件，测定样品中高分子聚合物和药物分离后高分子聚合物的峰响应指标；按外标法计算，即得药品中的高分子聚合物相当于药品本身的相对含量。

高分子聚合物的测定结果是一个极微量的数值，同时聚合物结构本身存在不稳定、单聚物或多聚物不均一和不确定的特性，使得高分子聚合物的含量处于动态变化中，因此在检测过程中，高分子聚合物的含量会随着时间的延长而增加，应尽量减少样品的前处理时间，前处理后立即进样，而且，一个称样样品只能进样 1 次。

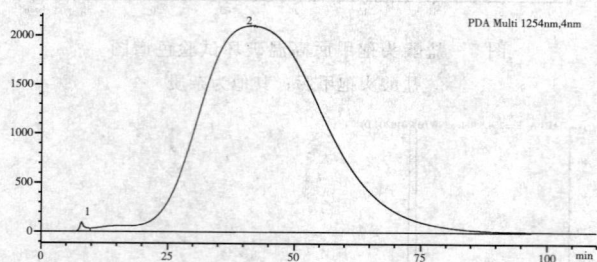

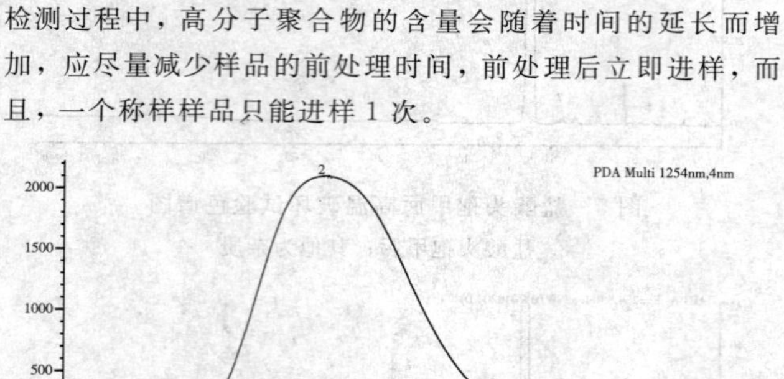

图 9　系统适用性色谱图

1. 蓝色葡聚糖 2000；2. 盐酸头孢甲肟

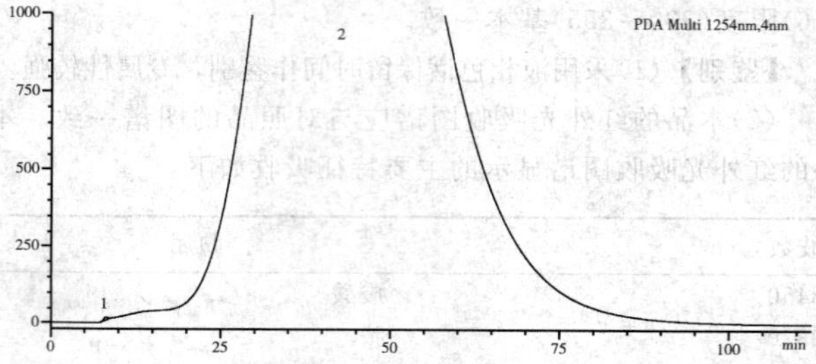

图 10　供试品聚合物检查典型色谱图

1. 聚合物杂质；2. 盐酸头孢甲肟

残留溶剂　采用气相色谱法进行检查。国内各厂家的生产工艺，用到的残留溶剂有四氢呋喃、二氯甲烷、乙酸乙酯和乙醇，以 6%氰丙基苯基-94%二甲基聚硅氧烷(或极性相近)为固定液的毛细管柱为色谱柱，顶空进样，四氢呋喃、二氯甲烷、乙酸乙酯和乙醇峰间均可得到完全分离。

细菌内毒素　原国家食品药品监督管理局标准及美国药典采用热原法，其他药典采用细菌内毒素法。中国药典(2015)统一采用细菌内毒素检查，其限量相当于热原剂量，经方法学验证，本品无干扰。

【含量测定】采用高效液相色谱法。

中国药典(2015)和 USP(37)、JP(16)中含量测定方法的色谱条件一致，为保证杂质和主峰的良好分离和验证方法的有效性，规定了系统适用性实验。经 3 个品牌色谱柱考察，相邻分解产物峰与盐酸头孢甲肟相对保留时间分别为 0.77、0.78、0.73，相邻分解产物峰与盐酸头孢甲肟峰的分离度分别 6.6、4.5、9.0。(图 11)

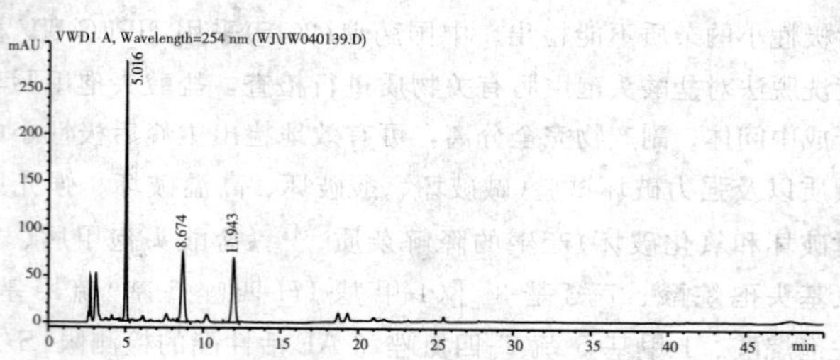

图 11　含量测定系统适用性试验色谱图

(Alltima C18　250mm×4.6mm，5μm)

【制剂】注射用盐酸头孢甲肟(Cefmenoxime Hydrochloride for Injection)

除中国药典(2015)收载外，USP(37)亦有收载。

有关物质和含量测定　同原料药，采用高效液相色谱法。在 Alltima C18 柱(250mm×4.6mm，5μm)上的分离色谱图见图 12、图 13。

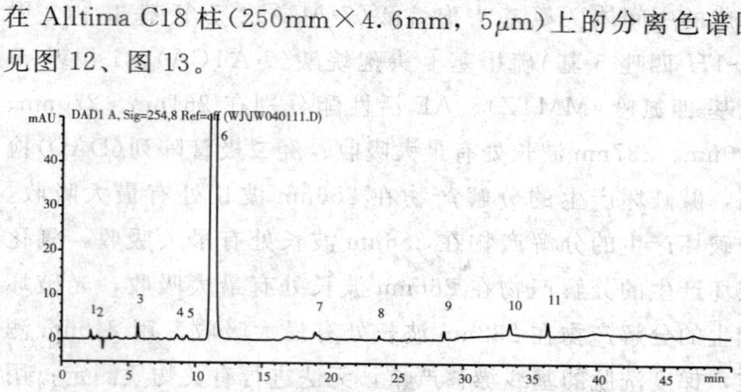

图 12　注射用盐酸头孢甲肟有关物质检查典型色谱图

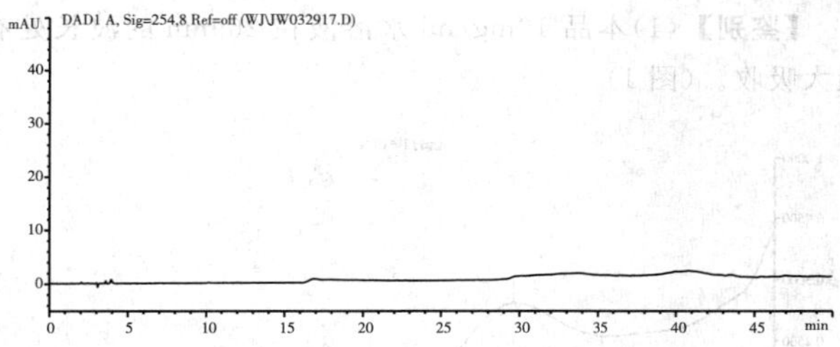

图 13　辅料（碳酸钠）有关物质检查典型色谱图

异常毒性　本品小鼠静脉注射 2000mg/kg 和 1000mg/kg 均未出现明显的毒性反应，48 小时后动物均存活。故暂将剂量订为 1000mg/kg，相当于临床人一次用剂量的 60 倍。鉴于本品有关物质予以间接控制，毒性物质不列入标准。

细菌内毒素　本品原各企业执行的注册标准不同，存在细菌内毒素检查和热原检查。细菌内毒素检查限量为 0.083EU/mg，热原检查剂量为 60mg/kg，折算成细菌内毒素检查限量 L＝K/M＝5EU/kg÷60mg/kg＝0.083EU/mg，细菌内毒素检查限量相当于热原剂量，因此将热原检查改为细菌内毒素检查。经方法学验证，本品无干扰。

降压物质　样品经 17mg/kg 和 8.5mg/kg 剂量预试，发现本品对血压有影响，表现为血压不稳定，波动变大。采用剂量 3.4mg/kg 进行试验，三批样品均符合规定。故按猫体重每 1kg 注射 3.4mg（相当于临床人用剂量的 1/5 倍）。

无菌　本品无菌检查可参考以下方法进行。

（1）溶剂：2%无菌碳酸钠溶液。

（2）供试液浓度：10mg/ml。

（3）每膜载药量：不大于 3g。

（4）冲洗液：pH 7.0 无菌氯化钠－蛋白胨缓冲液。

（5）冲洗次数及冲洗量：冲洗 8 次，每膜每次 100ml。

（6）阳性对照菌：大肠埃希菌。

参考文献

[1] 宋学勤，吴星华．头孢甲肟与第二代头孢菌素的对比及头孢甲肟的临床应用分析［J］．中国药物经济学，2013，1：308-309.

[2] 白国义，李新娟，彭洪伟，等．盐酸头孢甲肟的合成［J］．精细化工，2009，26(1)：51-53.

[3] 阮丹，王红波，王建．梯度洗脱 HPLC 法测定盐酸头孢甲肟原料药及注射粉末的有关物质［J］．中国抗生素杂志，2012，37(11)：843-846

[4] Separation and characterization of the impurities and isomers in Cefmenoxime Hydrochloride by HPLC-UV-MSn. Journal of Liquid Chromatography and Related Technologies，2013，36(15)：2125-2141

撰写　王　建　浙江省食品药品检验研究院
复核　洪利娅　王知坚　陈　悦
浙江省食品药品检验研究院

盐酸吉西他滨

Gemcitabine Hydrochloride

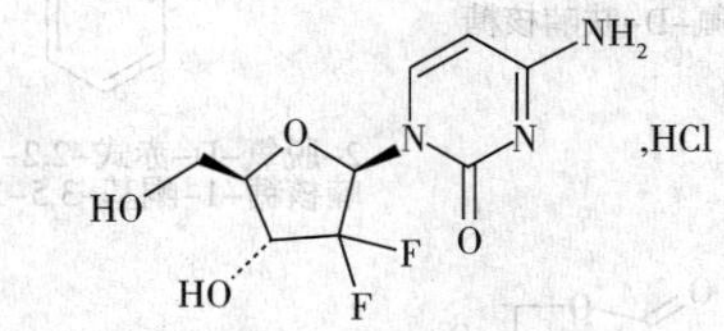

$C_9H_{11}F_2N_3O_4 \cdot HCl$　299.66

化学名： 2′-脱氧-2′，2′-二氟胞苷（β-异构体）盐酸盐

2′-deoxy-2′，2′-difluorocytidine monohydrochloride

4-amino-1-（2-deoxy-2，2-difluoro-β-D-erythro-pentofuranosyl）pyrimidin-2(1*H*)-one hydrochloride（Ph. Eur. 7.0）

英文名： Gemcitabine（INN）Hydrochloride

CAS 号： Gemcitabine［95058-81-4］；Gemcitabine Hydrochloride［122111-03-9］

吉西他滨主要用于非小细胞肺癌和胰腺癌，也用于膀胱癌、乳腺癌、卵巢癌、小细胞肺癌。本品在体内与血浆蛋白结合极少，半衰期 32～94 分钟，药物分布容积与性别有关。总清除率为 30～90L/(h·m^2)，受年龄和性别影响。药物在体内代谢为无活性的双氟脱氧尿苷，99%经尿排泄，原药的排泄不足 10%。不良反应主要有骨髓抑制、胃肠反应、肝功能损害、肾功能损害、皮肤毒性等[1]。

盐酸吉西他滨是 Eli Lilly 公司的产品，1995 年在澳大利亚、芬兰等国上市，商品名为 Gemzar，中文商品名为健择，是 FDA 首个批准的治疗晚期胰腺癌的抗癌新药[2~5]。

除中国药典（2015）收载外，USP(36) 和 Ph. Eur.（7.0）均有收载。

【制法概要】

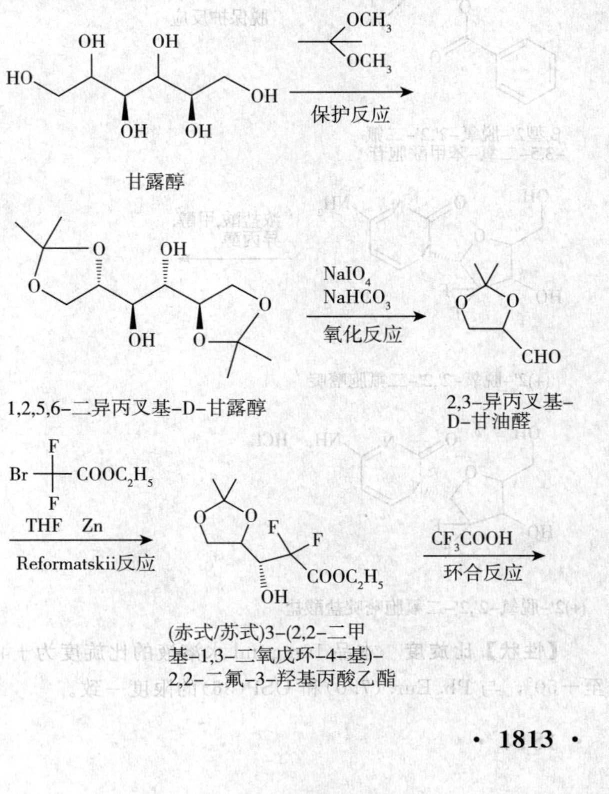

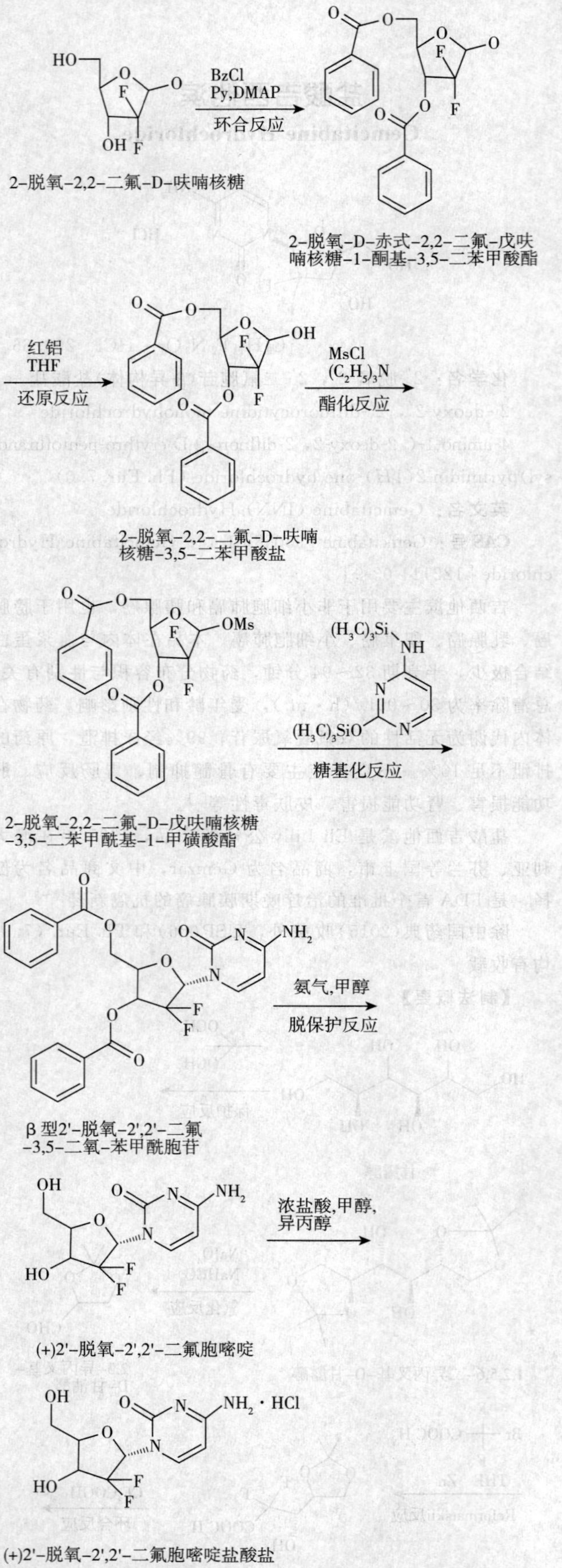

【性状】比旋度 本品10mg/ml水溶液的比旋度为＋43°至＋50°，与Ph. Eur.(7.0)和USP(36)的限度一致。

【鉴别】(1)本品10mg/ml水溶液在269nm的波长处有最大吸收。(图1)

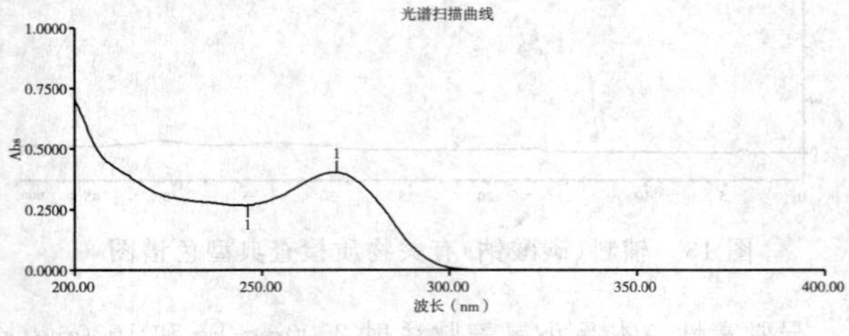

图1 盐酸吉西他滨紫外光谱鉴别图谱

(2)本品的红外光吸收图谱应与对照图谱(光谱集1014图)一致。分别以KCl和KBr为基质制备样品，所得的红外图谱一致，证明以KBr为基质压片不会发生离子交换。红外光谱图见图2。

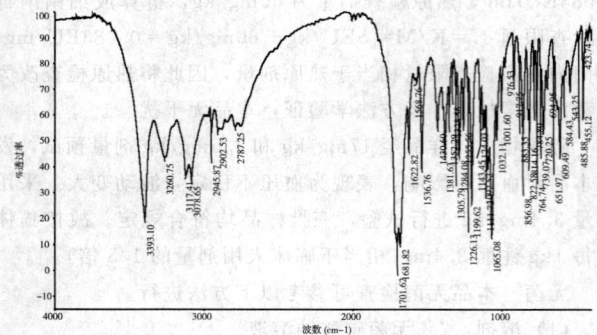

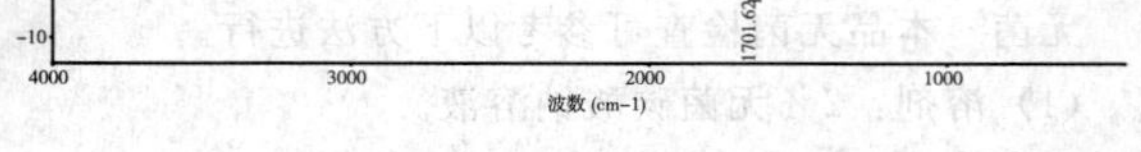

图2 盐酸吉西他滨红外光谱图

波数(cm^{-1})	归属	
3393	羟基	ν_{O-H}
3260	胺基	ν_{N-H}
3117，3078	芳杂环	ν_{C-H}
2945，2902	烷基	ν_{C-H}
1701	羰基	$\nu_{C=O}$
1681 1536	芳杂环骨架	

【检查】溶液澄清度与颜色 10mg/ml的溶液应澄清无色，如显浑浊，不得深于1号浊度标准液。Ph. Eur.(7.0)中规定同浓度供试品溶液应澄清，颜色不得深于BY_7号标准比色液。USP(36)未制定此项。

有关物质 采用高效液相色谱法进行检查。

中国药典(2015)的有关物质检查方法为以辛烷基硅烷键合硅胶为填充剂；0.14mol/L磷酸盐缓冲液(取磷酸二氢钠13.8g和磷酸2.5ml加水至1000ml，pH 2.5±0.1)-甲醇(97∶3)为流动相A，0.14mol/L磷酸盐缓冲液-甲醇(50∶50)为流动相B，进行梯度洗脱。

USP(36)与Ph. Eur.(7.0)和中国药典(2015)方法一致，只是流动相配置方法不同，但梯度混合后的流动相组成相同，USP(36)与Ph. Eur.(7.0)的流动相为纯水相和纯有机相，而中国药典(2015)的流动相为3%和50%的有机相溶液，更有利于高效液相仪器的使用和维护。

盐酸吉西他滨的杂质信息见下表。

序号	ChP(2015)名称	结构	名称	Ph. Eur.(7.0)	USP(36)
1	杂质Ⅰ（胞嘧啶）	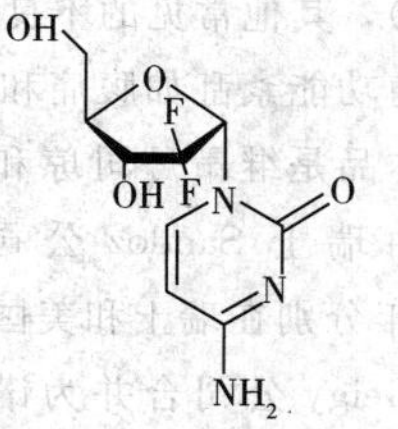	4-aminopyrimidin-2(1*H*)-one(cytosine)	杂质A	Cytosine
2	杂质Ⅱ（α-异构体）	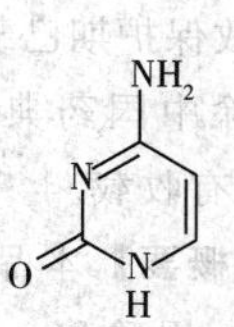	4-amino-1-(2-deoxy-2, 2-difluoro-α-D-erythro-pentofuranosyl) pyrimidin-2(1H)-one(gemcitabine α-anomer)	杂质B	α-异构体

系统适用性溶液的制备参照USP(36)方法，即取盐酸吉西他滨对照品采用化学破坏的方法。经考察，破坏样品中α-异构体的量随时间呈增长趋势，且其峰面积明显大于其他杂质峰，破坏得到的α-异构体的量约为0.02mg/ml。本系统适用性条件实现了在没有α-异构体对照品时通过其量的增长趋势及最终浓度达到定位α-异构体的目的，色谱图见图3。

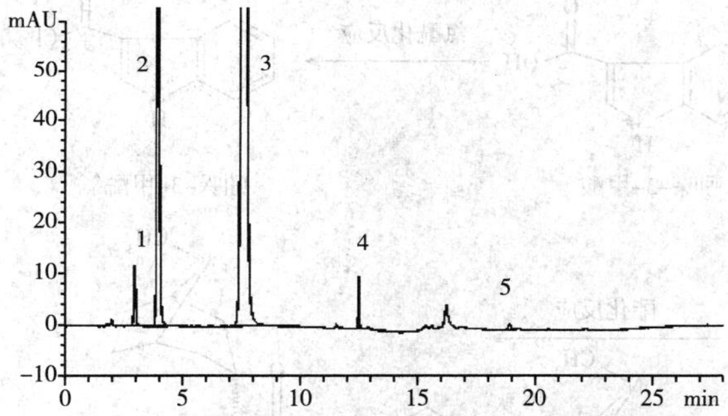

图3　有关物质项下系统适用性溶液典型色谱图

1. 胞嘧啶；2. α-异构体；3. 吉西他滨；4-5. 未知杂质

（色谱柱：Agilent Eclipse XDB-C8，250mm×4.6mm，5μm）

使用三种品牌的色谱柱分别进样试验系统适用性试验溶液，均符合系统适用性要求，方法耐用性良好，见表1。另强破坏条件下产生的降解产物在25cm的长柱上均能与吉西他滨峰达到良好分离，但在15cm短柱上氧化降解产物与主峰分离度仅为1.27，故建议采用25cm的色谱柱。

表1　系统适用性溶液在不同色谱柱上的测定结果

色谱柱	分离度	拖尾因子
1. Welch Materials XB-C8，25cm×0.46cm，5μm	12.47	1.0
2. Agilent Eclipse XDB-C8，15cm×0.46cm，5μm	8.07	1.3
3. Agilent Eclipse XDB-C8，25cm×0.46cm，5μm	14.2	1.1

胞嘧啶的检测限为0.1ng，吉西他滨的检测限为0.1ng；供试品溶液在30小时内杂质量无明显变化，较稳定，无需临用新制。

中国药典(2015)、USP(36)与Ph. Eur.(7.0)均采用外标法计算胞嘧啶的量，其他杂质均用盐酸吉西他滨对照品的校正因子计算。关于限度，中国药典(2015)与USP(36)规定胞嘧啶不得过0.1%，α-异构体不得过0.1%，单个未知杂质不得过0.1%，杂质总量不得过0.2%。Ph. Eur.(7.0)规定胞嘧啶不得过0.1%，单个未知杂质不得过0.10%，杂质总量不得过0.2%。

【含量测定】 采用高效液相色谱法。

流动相为有关物质检查项下的流动相A，其他色谱条件同有关物质，以外标法定量，吉非替尼在0.02055～0.2055mg/ml（相当于标示浓度的20%～200%）的浓度范围内与其峰面积呈线性关系，线性方程为A= 39501.30292C +19.96458，r=0.99996(n=5)。低中高三浓度水平的进样精密度RSD=0.6%(n=9)，方法精密度良好。供试品溶液在23小时内稳定。

【制剂】 中国药典(2015)收载了注射用盐酸吉西他滨，国外药典仅USP(36)中收录了该制剂。

(1)注射用盐酸吉西他滨(Gemcitabine Hydrochloride for Injection)

本品是盐酸吉西他滨的无菌冻干品，为白色疏松块状物或粉末，规格为0.2g和1.0g（以吉西他滨计）。国内各企业处方中主要辅料为甘露醇和醋酸钠。

酸度　在临床应用时使用0.9%氯化钠溶液作为本品的唯一溶剂，40mg/ml的浓度为本品溶解度的临界值，故参照USP(36)的方法，制定酸度检查法为：取本品，加0.9%氯化钠溶液制成每1ml中含吉西他滨40mg的溶液，pH值应为2.7～3.3。

溶液澄清度与颜色　根据临床上使用无抑菌剂的0.9%氯化钠溶液的情况，制定本法检查用稀释溶剂为0.9%氯化钠溶液，含吉西他滨20mg/ml的溶液应澄清无色。

有关物质　色谱条件与原料药有关物质项下相同。辅料不干扰检测，空白辅料经破坏后产生的降解产物与吉西他滨亦不存在干扰，供试品溶液在22.5小时内稳定，无需临用新制。杂质计算方法为，胞嘧啶按外标法以胞嘧啶对照品计算，其余杂质均按外标法以吉西他滨的峰面积计算，并将结果均乘以0.8783(吉西他滨与盐酸吉西他滨的分子量折算因子)，胞嘧啶不得过0.1%，α-异构体不得过0.1%，其他单个杂质不得过0.2%，杂质总量不得过0.3%，与USP(36)的方法和限度一致。

含量测定　色谱条件与原料药含量测定项下相同。辅料对测定无干扰，方法回收率为100.4%(n＝9)，RSD为0.7%。低中高三浓度水平的进样精密度RSD＝0.6%(n＝9)，方法精密度良好。供试品溶液在20.5小时稳定。含量限度为95.0%～105.0%。USP(36)的限度为95%～105%。

参考文献

[1] 国家药典委员会．中华人民共和国药典临床用药须知(2015年版)［M］．北京：中国医药科技出版社，2017：889。

[2] 菲琳．治疗胰腺癌新药Gemcitabine［J］．国外医学情报，1998，5：26.

[3] 相洪琴．治疗非小细胞肺癌新药［J］．国外医学情报，1997，16：4.

[4] 徐家廉，鲍云华．抗癌新药吉西他滨治疗晚期胰腺癌［J］．国外医学药学分册，2000，27(1)：50.

[5] 许关煜，李敏华．开发非专利药及其中间体［J］．精细与专用化学品，2003，9：16

撰写　刘　茜　上海市食品药品检验所

复核　杨永健　上海市食品药品检验所

盐酸托烷司琼

Tropisetron Hydrochloride

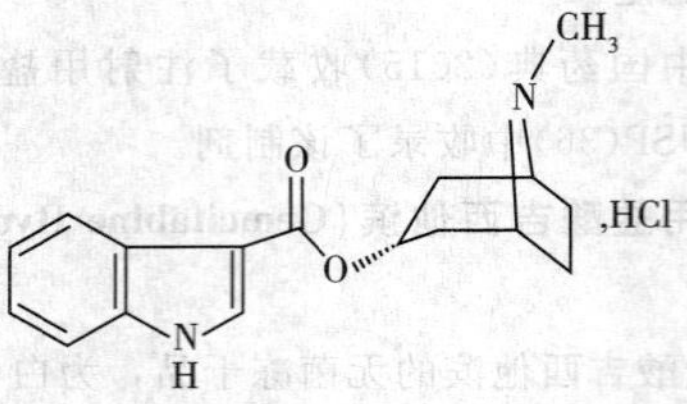

$C_{17}H_{20}N_2O_2 \cdot HCl$　320.81

化学名：吲哚-3-甲酸1αH，5αH-托品-3α-醇酯盐酸盐

indole-3-formic acid 1αH，5αH-topine-3α-yl ester hydrochloride.

英文名：Tropisetron Hydrochloride

CAS号：［105826-92-4］

本品为5-HT_3受体拮抗剂，主要用于预防和治疗癌症化疗引起的恶心和呕吐。托烷司琼的代谢主要是吲哚环上5、6和7位的羟化，再进一步形成葡萄糖醛酸和硫酸的结合产物，最后经尿或胆汁排出。代谢正常者给药后消除半衰期约为7～10小时。本品通常耐受性良好，推荐剂量下的不良反应为一过性。最常报道的不良反应为5mg应用引起的便秘(11%)，其他常见的不良反应有头痛、头昏、眩晕、疲劳和胃肠道功能紊乱如腹痛和腹泻等。

本品是继昂丹司琼和格拉司琼之后上市的第2代止吐药，由瑞士Sandoz公司Donatsh P等首创[1]，1983年、1988年分别在瑞士和美国申请专利。1996年Sandoz公司和Ciba-Geigy公司合并为诺华公司。1992年盐酸托烷司琼首次在荷兰上市，1993年其制剂获得我国的进口药品注册证[2]。行政保护期已于2001年9月到期。我国于2004年开始生产。除中国药典(2015)收载外，BP(2018)、Ph. Eur.(9.0)等亦有收载。

【制法概要】本品国内各厂家合成工艺分为3种情况：①以吲哚-3-甲酸和α-托品醇为起始原料；②以吲哚-3-甲醛和α-托品醇为起始原料；③以吲哚和α-托品醇为起始原料。具体如下：

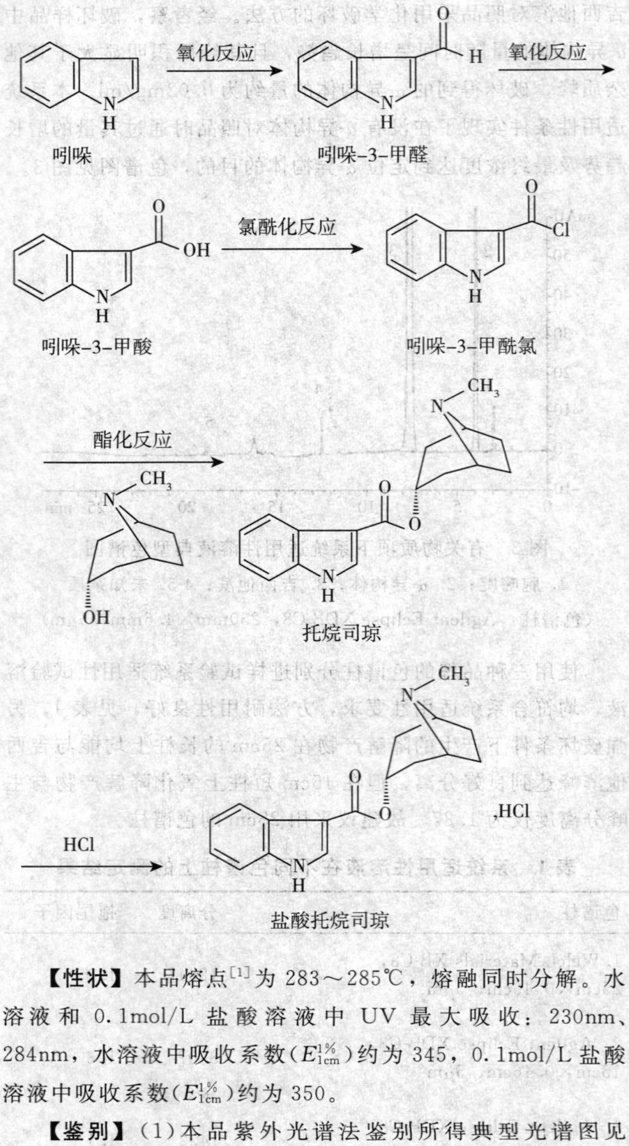

【性状】本品熔点[1]为283～285℃，熔融同时分解。水溶液和0.1mol/L盐酸溶液中UV最大吸收：230nm、284nm，水溶液中吸收系数($E_{1cm}^{1\%}$)约为345，0.1mol/L盐酸溶液中吸收系数($E_{1cm}^{1\%}$)约为350。

【鉴别】(1)本品紫外光谱法鉴别所得典型光谱图见图1。

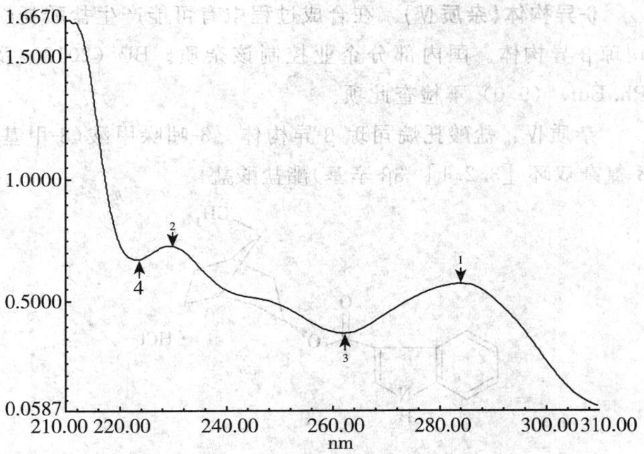

图 1　盐酸托烷司琼紫外吸收光谱图

(2)采用氯化钾压片法测定的典型红外光谱图如图 2 所示，本品的红外吸收图谱应与对照品的图谱一致(通则 0402)。

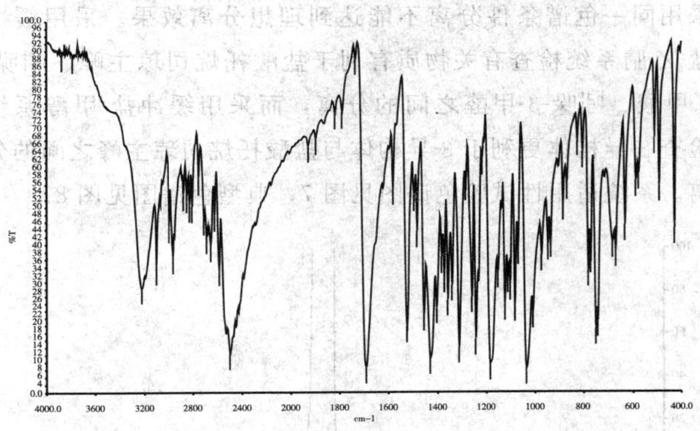

图 2　盐酸托烷司琼红外光谱图

峰归属如下：

波数(cm^{-1})	归属	
3224	仲胺	ν_{N-H}
3100～3000	芳环	$\nu_{=C-H}$
2497	铵盐	ν_{N^+-H}
1691	羰基	$\nu_{C=O}$
1522，1430	芳环	$\nu_{C=C}$
1185	酯	ν_{C-O-C}

【检查】酸度　BP (2018) 及 Ph. Eur. (9.0) 均未控制该项。本品为易溶于水的强酸(盐酸)弱碱(托烷司琼)盐，故水溶液应呈弱酸性，本品的 pH 值与盐酸含量有关，通过对酸度的控制，对成盐的情况可以起到控制作用。

溶液的澄清度与颜色　合成盐酸托烷司琼所使用的吲哚-3-甲酸为浅黄色结晶性粉末，难溶于沸水，吲哚为无色或浅黄色片状结晶，溶于热水，吲哚-3-甲醛为浅黄色结晶，不溶于水，α-托品醇为白色结晶，易溶或溶解于水。降解产物为吲哚-3-甲酸、吲哚-3-甲醛、α-托品醇等。通过此项检查可以控制本品的精制程度和降解变化的情况。

有关物质　盐酸托烷司琼杂质来源主要分为两个方面：①生产原料：本品大多为直接或间接以 α-托品醇、吲哚-3-甲酸或吲哚-3-甲醛为合成起始原料。②降解产物：托烷司琼类酯结构，存在水解产生 α-托品醇和吲哚-3-甲酸的可能，尤其在制剂中由于水及灭菌工艺的影响，或由于工艺条件和贮藏过程的影响会加剧这个反应发生。降解路线如下：

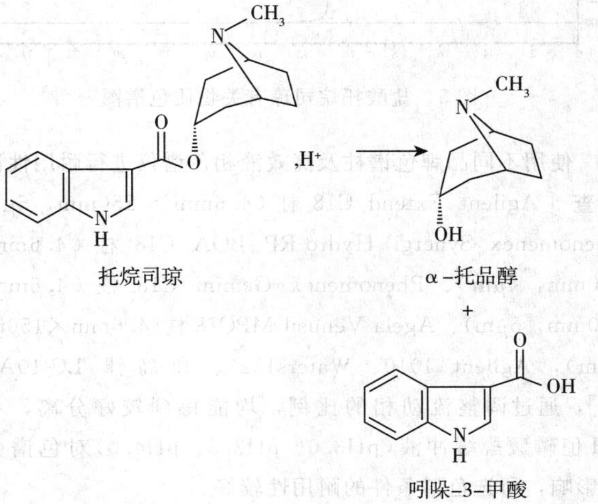

图 3　降解路线

国内外标准均采用 HPLC 法控制吲哚-3-甲酸(杂质Ⅰ，BP 杂质 B)。由于 α-托品醇无紫外吸收，国内外标准均采用 TLC 法控制 α-托品醇(杂质Ⅲ，BP 杂质 A)。本版药典采用 HPLC 法检测吲哚-3-甲酸(杂质Ⅰ，BP 杂质 B)、吲哚-3-甲醛(杂质Ⅱ)和其他未知杂质，α-托品醇(杂质Ⅲ，BP 杂质 A)采用 TLC 测定方法。

有关物质 BP (2018) 和 Ph. Eur. (9.0) 的方法为：用辛烷基硅烷键合硅胶柱(4.6mm×250mm，5μm)，流动相 A 为三乙胺-乙腈-水-甲醇(0.3∶35∶400∶45)，流动相 B 为三乙胺-乙腈-水-甲醇(0.3∶100∶100∶800)，采用梯度洗脱，流速为 2ml/min，检测波长为 280nm，进样量 20μl。采用 BP (2018) 和 Ph. Eur. (9.0) 方法测定，吲哚-3-甲酸与溶剂峰不能很好分离。对国内各标准色谱条件进行筛选优化之后(方法为：用十八烷基硅烷键合硅胶为填充剂；以磷酸盐缓冲液(取磷酸二氢钾 6.8g，加水 500ml 使溶解，加三乙胺 5ml，用水稀释至 1000ml，用磷酸调节 pH 值至 3.5)-乙腈(80∶20)为流动相，流速为 1ml/min，检测波长 284nm，进样量 20μl)，盐酸托烷司琼峰、吲哚-3-甲酸峰和吲哚-3-甲醛峰的分离度均能符合规定。系统适用性试验色谱图见图 4，有关物质典型色谱图见图 5。

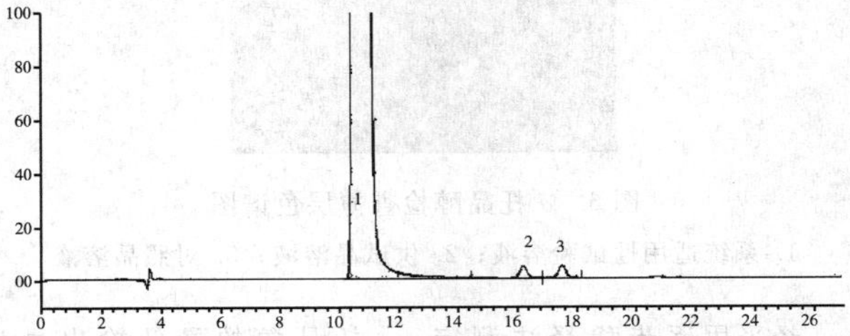

图 4　盐酸托烷司琼有关物质系统适用性试验色谱图

1. 托烷司琼；2. 吲哚-3-甲酸；3. 吲哚-3-甲醛

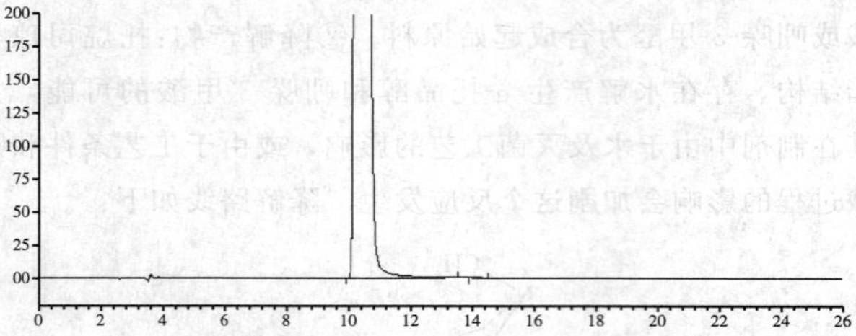

图5 盐酸托烷司琼有关物质色谱图

使用不同品牌色谱柱及高效液相色谱仪进行耐用性试验考查［Agilent Extend C18 柱（4.6mm×250mm，5μm）、Phenomenex Synergi Hydro-RP BOA C18 柱（4.6mm×250mm，4μm）、Phenomenex Gemini C18 柱（4.6mm×250mm，5μm）、Agela Venusil MPC18 柱(4.6mm×150mm，5μm)，Agilent 1010、Waters1525、和岛津 LC-10ATvp 等］，通过调整流动相的比例，均能得到较好分离，不同 pH 值磷酸盐缓冲液（pH3.0、pH3.5、pH4.0）对色谱分离无影响，所选色谱条件的耐用性较好。

盐酸托烷司琼的最低检出限为 2ng($S/N=3$)。供试品溶液在 8 小时内稳定。

α-托品醇(杂质Ⅲ) 采用薄层色谱法进行检查。

BP（2018）和 Ph. Eur.（9.0）均采用薄层色谱法，采用硅胶 GF_{254} 薄层板，点样量 10μl，展开剂为甲醇-二氯甲烷-浓氨溶液(40：60：5)，碘化铋钾试液显色。采用 BP（2018）和 Ph. Eur.（9.0）方法测定，系统适用性溶液中的盐酸托烷司琼和 α-托品醇浓度均为 0.18mg/ml 时，二者能够达到很好的分离，但当盐酸托烷司琼和 α-托品醇的浓度分别为 40mg/ml 和 0.2mg/ml 时，采用普通的薄层板不能使二者分离，结果造成供试品中的 α-托品醇不能被检出。故 BP（2018）和 Ph. Eur.（9.0）中系统适用性溶液配制方法不能作为考察本试验分离度的方法。采用手铺板能使载样量增加，当盐酸托烷司琼和 α-托品醇浓度分别为 40mg/ml 和 0.2mg/ml 时可以达到分离效果。薄层色谱图见图 6。

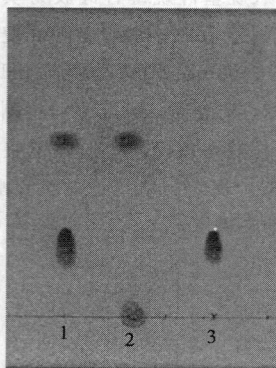

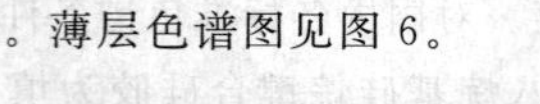

图6 α-托品醇检查薄层色谱图

1. 系统适用性试验溶液；2. 供试品溶液；3. 对照品溶液

经采用逐步稀释法测定，α-托品醇的最低检出量为 0.04mg/ml。

β-异构体(杂质Ⅳ) 在合成过程中有可能产生盐酸托烷司琼 β-异构体。国内部分企业控制该杂质。BP（2018）及 Ph. Eur.（9.0）不检查此项。

杂质Ⅳ：盐酸托烷司琼 β-异构体｛3-吲哚甲酸(8-甲基-8-氮杂双环［3.2.1］-3β-辛基)酯盐酸盐｝

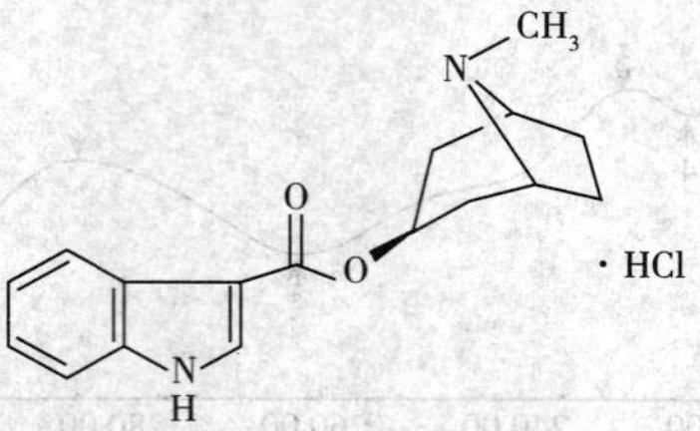

$C_{17}H_{20}N_2O_2 \cdot HCl$ 320.81

采用高效液相色谱法，分别以磷酸盐缓冲液（pH3.5)-甲醇和磷酸盐缓冲液（pH3.5)-乙腈系统进行实验，实验结果表明 β-异构体与盐酸托烷司琼主峰分离度与盐酸托烷司琼主峰、吲哚-3-甲酸、吲哚-3-甲醛之间的分离度均相互制约，采用同一色谱条件分离不能达到理想分离效果。采用缓冲盐-乙腈系统检查有关物质有利于盐酸托烷司琼主峰、吲哚-3-甲酸、吲哚-3-甲醛之间的分离，而采用缓冲盐-甲醇系统检查 β-异构体更利于 β-异构体与盐酸托烷司琼主峰之间的分离。系统适用性试验色谱图见图 7，典型色谱图见图 8。

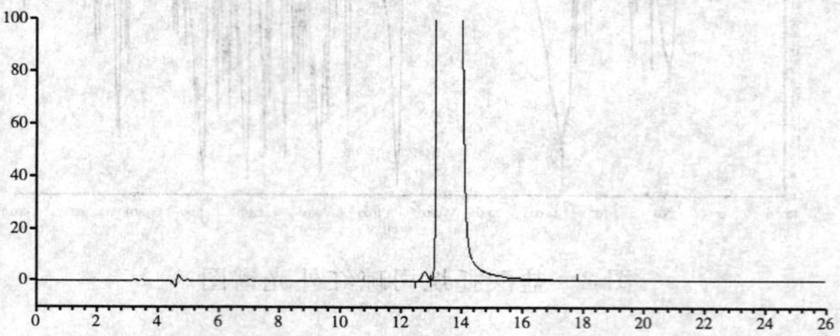

图7 盐酸托烷司琼 β-异构体系统适用性试验色谱图

1. β-异构体；2. 托烷司琼

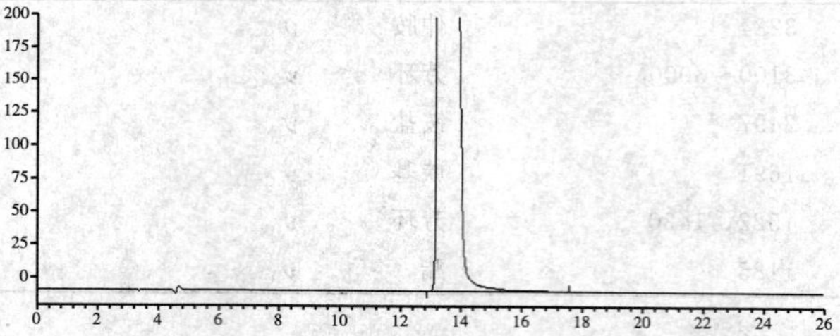

图8 β-异构体色谱图

残留溶剂 BP（2018）及 Ph. Eur.（9.0）不检查此项。

综合国内各厂家生产工艺，本品在生产过程中所使用的有机溶剂共计 9 种，其中无第一类溶剂；第二类溶剂有 7 种，分别为：甲醇、二氯甲烷、三氯甲烷、四氢呋喃、正己烷、甲苯、N，N-二甲基甲酰胺(DMF)；第三类溶剂有 1 种，为乙醇；其他溶剂 1 种，为氯化亚砜。采用气相色谱法检查各残留溶剂。

选择涂布液为 6%氰丙基苯基-94%二甲基聚硅氧烷的色谱柱(如 DB-624)测定时，三氯甲烷和四氢呋喃的保留时间几乎重叠。更换为弱极性色谱柱后，又有其他待测物质的分离度无法满足要求。选用涂布液为聚乙二醇(PEG20M)的极性色谱柱(因聚乙二醇易流失，建议使用较新的气相色谱柱)，虽然二氯甲烷和乙醇的分离度相对较低，但基本可以满足检验要求，所有待测物质在一个色谱系统下均可以完成检测。由于二氯甲烷和三氯甲烷的浓度很低，溶液直接进样法检测时达不到灵敏度要求，因此采用顶空进样。

对照品溶液色谱图见图 9。

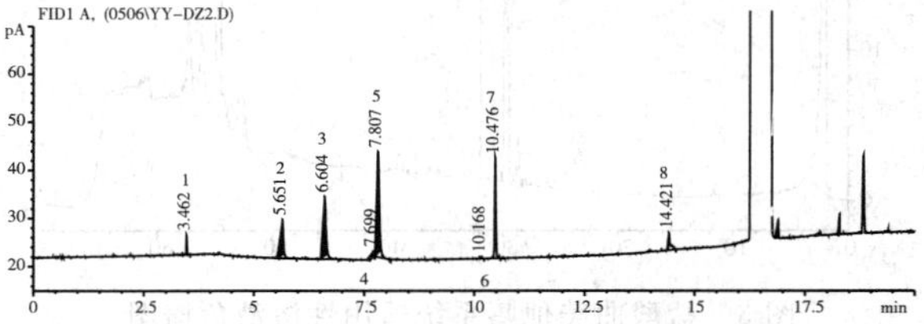

图 9　残留溶剂对照品溶液色谱图

1. 正己烷；2. 四氢呋喃；3. 甲醇；4. 二氯甲烷；5. 乙醇

6. 三氯甲烷；7. 甲苯；8. *N*，*N*-二甲基甲酰胺

【含量测定】BP（2018）及 Ph. Eur.（9.0）均采用电位滴定法，而国内则有非水滴定法、电位滴定法和 HPLC 法等三种方法，其中前两种方法均加入了醋酸汞试剂。本版药典在不加醋酸汞试液的情况下，采用电位滴定法确定滴定终点。

盐酸托烷司琼在从 0.125 至 0.409g 的范围内，线性关系良好，r=1.0000。

【制剂】中国药典(2015)收载了盐酸托烷司琼注射液与注射用盐酸托烷司琼，BP（2018）及 Ph. Eur.（9.0）中均未收载制剂品种。

(1)盐酸托烷司琼注射液(Tropisetron Hydrochloride Injection)

本品为无色的澄明液体，规格为按 $C_{17}H_{20}N_2O_2$ 计 (1)1ml：5mg；(2)2ml：2mg；(3)5ml：5mg。国内各企业的处方中主要辅料有氯化钠、醋酸钠、冰醋酸等。辅料不影响主药及杂质的测定。

含量测定　采用高效液相色谱法测定。国内部分企业原标准为紫外分光光度法。高效液相色谱法专属性更强，辅料对主成分含量测定无干扰。

(2)注射用盐酸托烷司琼(Tropisetron Hydrochloride for Injection)

本品为白色疏松块状物，规格为按 $C_{17}H_{20}N_2O_2$ 计 (1)2mg；(2)5mg。国内各企业的处方中主要辅料甘露醇等。辅料不影响主药及杂质的测定。

含量测定　采用高效液相色谱法测定。原标准为紫外分光光度法。高效液相色谱法专属性更强，辅料对主成分含量测定无干扰。

参考文献

[1] Donatsh P，Engel G，Higi B，et al. Heterocyclic carboxylic acid amides and esters［P］. US：4789673，1988

[2] 查仲玲．欧必亭．唯一与 5-羟色胺母核相同的新型止吐药［J］．中国药师，1998，1(3).

撰写　杨　杨　　　　黑龙江省食品药品检验检测所

复核　刘利群　寻延滨　黑龙江省食品药品检验检测所

盐酸曲美他嗪

Trimetazidine Hydrochloride

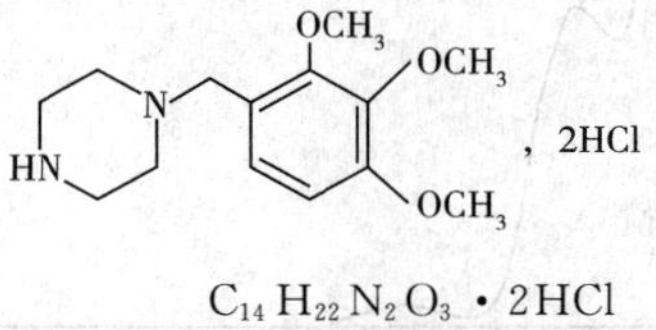

$C_{14}H_{22}N_2O_3 \cdot 2HCl$　　339.26

化学名：1-(2,3,4-三甲氧基苄基)哌嗪二盐酸盐

1-(2，3，4-trimethoxybenzyl) piperazine dihydrochloride (INN)

CAS 号：［13171-25-0］，［5011-34-7］(曲美他嗪)

本品为抗心绞痛药。可部分抑制脂肪酸氧化，使心肌代谢转向更有效的利用氧供，达到减轻心绞痛的目的。口服吸收迅速，2～3 小时内达血药浓度峰值，单次口服 20mg 后血药浓度峰值为 55ng/ml，重复给药后 36～48 小时达稳态血药浓度，半衰期为 6 小时，主要经尿液排出体外。适用于心绞痛发作的预防性治疗，眩晕和耳鸣的辅助性对症治疗。不良反应少见，头晕、食欲缺乏、恶心、呕吐、皮疹[1]。对本品过敏者禁用，妊娠期避免给药。盐酸曲美他嗪由法国施维雅公司研发，日本 Kyoto 制药公司开发并于 1978 年首先在日本上市[2]。

盐酸曲美他嗪为《中国药典》2015 年版新增品种。现除中国药典(2015)收载外，BP(2017)、Ph. Eur.(9.0)、JP(17)亦有收载，USP(40) 未收载。

【制法概要】目前盐酸曲美他嗪的生产工艺一般以 2，3，4-三甲氧基苯甲醛为原料，经氯甲基化、缩合、还原、成盐，制得 1-(2，3，4-三甲氧基苄基)哌嗪二盐酸盐。国内各家的生产工艺基本一致。

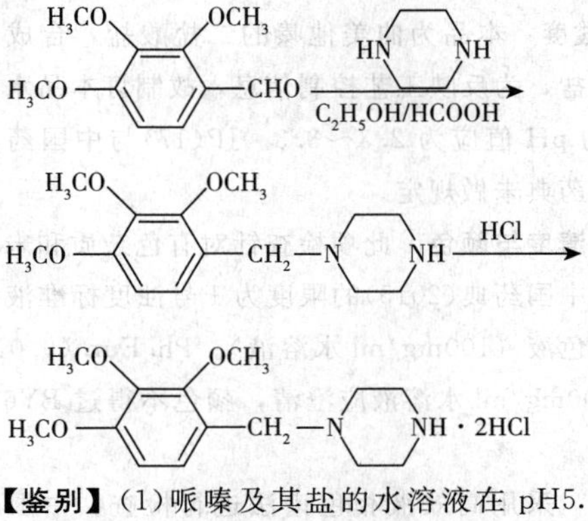

【鉴别】(1)哌嗪及其盐的水溶液在 pH5.4 时，与醇制的对苯醌反应产生红色络合物[3]。

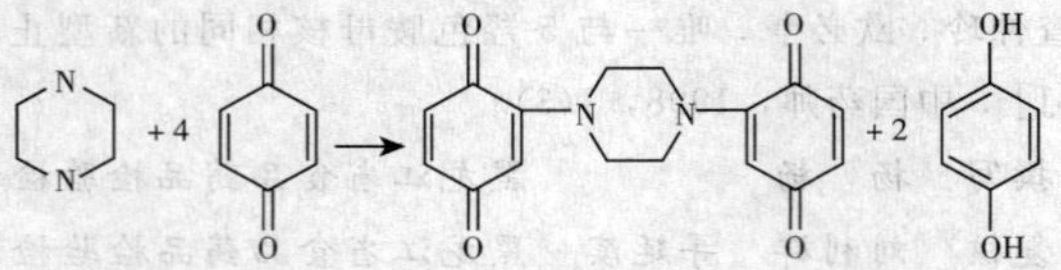

(2)本品的 0.1mol/L 盐酸溶液(20μg/ml)，在 231nm 波长处有紫外最大吸收，紫外光吸收图谱见图 1。

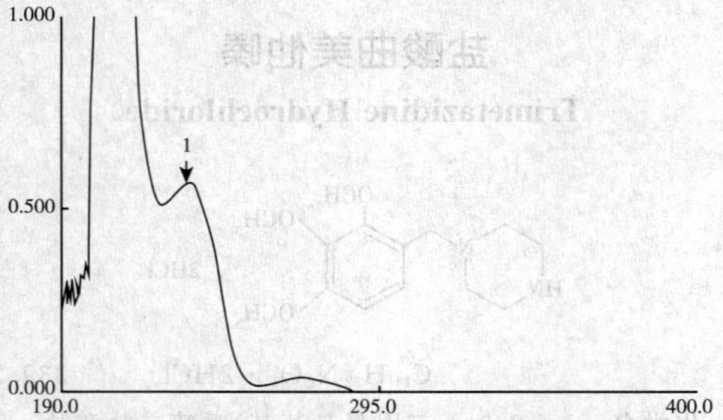

图 1　盐酸曲美他嗪紫外光吸收图谱

(3)本品的红外光吸收图谱应与盐酸曲美他嗪对照品的图谱一致，红外光吸收图谱(图 2)显示的主要特征吸收如下：

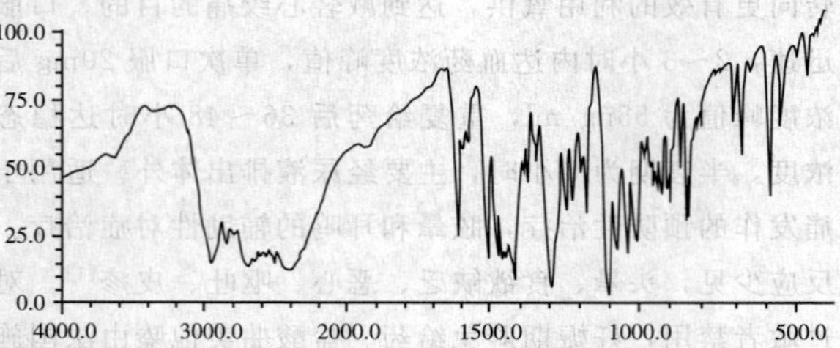

图 2　盐酸曲美他嗪红外光吸收图谱

波数，cm^{-1}	归属	
2937	烷基	ν_{C-H}
1602，1503	苯环	$\nu_{C=C}$
1289	胺基	ν_{C-N}
1031	甲氧基	ν_{C-O-C}

(4)本品为哌嗪的二盐酸盐，故显氯化物的鉴别反应。

【检查】酸度　本品为曲美他嗪的二盐酸盐，合成工艺最后用盐酸成盐，为反映工艺控制信息，故制订本品水溶液(50mg/ml) 的 pH 值应为 2.3～3.3。JP(17)与中国药典规定相同。欧洲药典未做规定。

溶液的澄清度与颜色　此项检查针对有色杂质和未成盐的曲美他嗪。中国药典(2015)的限度为 1 号浊度标准液和黄色 1 号标准比色液 (100mg/ml 水溶液)。Ph. Eur. (9.0)/BP (2017)规定 100mg/ml 水溶液应澄清，颜色不得过 BY6。日局方无此项目。

有关物质　采用高效液相色谱法进行检查。中国药典(2015)色谱条件与 Ph. Eur. (9.0)/BP(2017)基本一致，C18 色谱柱，梯度洗脱，流动相 A 为 0.287%无水庚烷磺酸钠溶液-甲醇(643∶357)，用 10%磷酸调节 pH 值至 3.0，流动相 B 为甲醇，检测波长 240nm。Ph. Eur. (9.0)/BP(2017)质量标准中有 9 个已知杂质，经对盐酸曲美他嗪加速破坏试验结果分析，发现氧化降解杂质为主要降解杂质，且与主峰最接近，如该杂质与主峰的分离度符合规定即可以保证其他杂质与主峰的有效分离，因此采用氧化破坏溶液作为系统适用性试验溶液，典型色谱图见图 3。

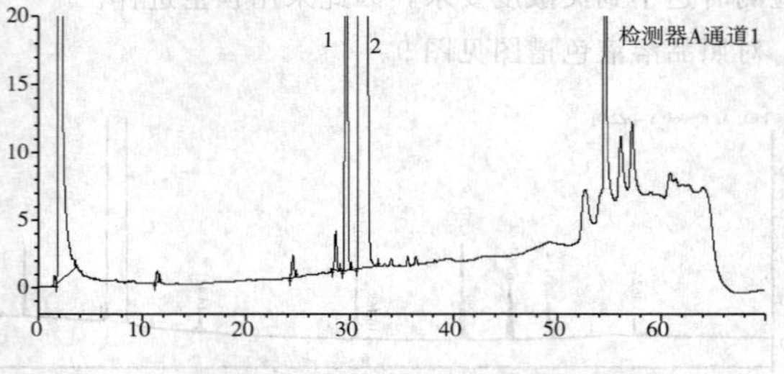

图 3　盐酸曲美他嗪系统适用性溶液色谱图

1. 氧化降解杂质；2. 盐酸曲美他嗪

(色谱柱：Thermo Hypersil Gold C18 150mm×4.6mm，5μm)

经采用逐步稀释法测定，当对照溶液浓度稀释至供试品溶液浓度的 0.02%，色谱峰仍可清晰分辨，以此作为灵敏度测试的溶液。(图 4～图 5)

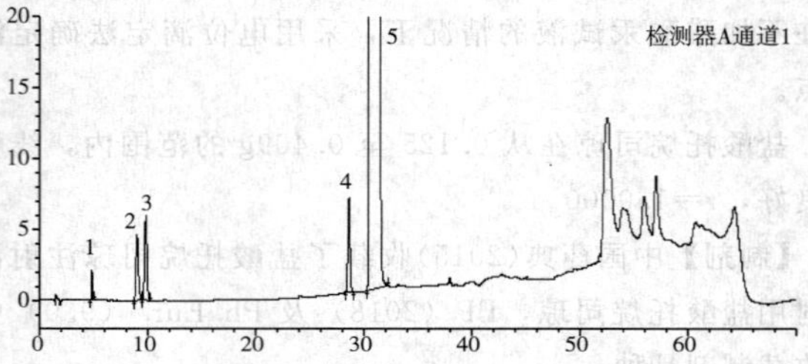

图 4　盐酸曲美他嗪及混合杂质溶液色谱图

1. 杂质 D；2. 杂质 C；3. 杂质 Y145；4. 杂质 E；

5. 盐酸曲美他嗪

(色谱柱：Thermo Hypersil Gold C18 150mm×4.6mm，5μm)

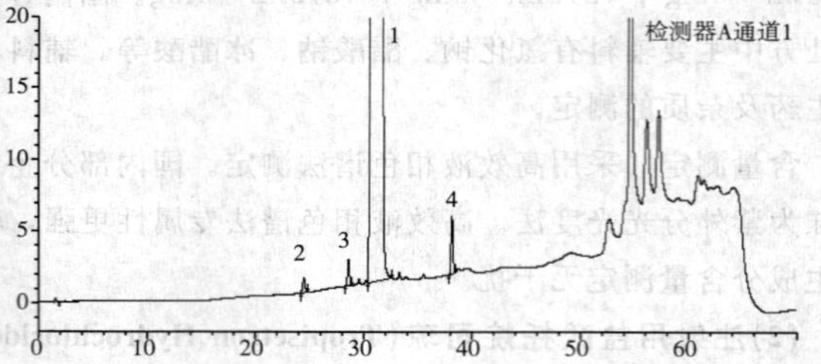

图 5　供试品溶液有关物质色谱图

1. 盐酸曲美他嗪；2、3、4. 杂质

(色谱柱：Thermo Hypersil Gold C18 150mm×4.6mm，5μm)

分别考察了 Thermo Hypersil Gold C18 (150mm × 4.6mm，5μm)、SHISEIDO TYPE MG Ⅱ C18 (150mm × 4.6mm，5μm)、phenomenex C18 (150mm × 4.6mm，5μm)、Diamonsil C18 (150mm× 4.6mm，5μm)四个不同品牌的色谱柱，该方法对不同品牌的色谱柱耐用性良好。

欧洲药典中盐酸曲美他嗪已知杂质的响应因子不同(杂质 B 为 0.55，杂质 C 为 0.37，杂质 F 为 0.71)，在计算杂质量时要对峰面积进行校正，特定杂质和未知杂质均不得过0.1%，杂质总量0.2%。鉴于目前国内混合杂质对照品的供应情况，中国药典(2015)杂质限度暂按主成分自身对照法计算，单个杂质不得过0.2%，杂质总量不得过0.5%。

哌嗪 该杂质无紫外吸收，目前国内外药典均采用薄层色谱法，硅胶G薄层板，以乙醇-浓氨溶液(80：20)为展开剂，以六水哌嗪为对照品，显色剂法，限度为0.1%。

残留溶剂 根据国内各生产企业的生产工艺流程，对后三步所用Ⅱ、Ⅲ类溶剂包括乙醇、二氯甲烷、三氯甲烷、甲苯进行残留量控制。采用DB-624毛细管柱(30m×0.32mm，1.8μm)色谱柱，柱温60℃，保持6分钟，以10℃/min速度升温至180℃，保持1分钟，顶空进样，顶空瓶平衡温度60℃，平衡时间45分钟。

干燥失重 Ph. Eur.(9.0)和BP(2017)性状项下描述本品略有引湿性，采用减压干燥法(105℃，P_2O_5)，减失重量不得过2.5%。中国药典(2015)采用烘箱法(105℃)，限度为1.5%，JP(17)采用卡氏水分法测定，限度与中国药典相同。

【含量测定】 Ph. Eur.(9.0)和BP(2017)采用电位滴定法(硝酸银滴定液)，原有国家标准均采用非水滴定法，需要加入醋酸汞试液，污染环境。中国药典(2015)为高效液相色谱法测定，考虑到实际操作的简便性，采用有关物质项下的流动相A、B，等度洗脱。以外标法定量，盐酸曲美他嗪在20.7～621μg/ml的浓度范围内与峰面积呈良好线性关系，其回归方程为$A=1.59\times10^4X+3.22\times10^4$，$r=0.9999(n=5)$。重复性试验RSD为0.37%(n=6)。供试品溶液在室温放置48小时基本稳定。

【制剂】 中国药典(2015)收载了盐酸曲美他嗪片及盐酸曲美他嗪胶囊，JP(17)收载了盐酸曲美他嗪片，BP(2017)、Ph. Eur.(9.0)、USP(40)均未收载制剂。

(1)盐酸曲美他嗪片(Trimetazidine Dihydrochloride Tablets)

本品为薄膜衣片，除去包衣后显白色或类白色，规格为20mg。国内各生产企业的处方中，主要辅料有乳糖、微晶纤维素、预胶化淀粉、羟丙纤维素、聚维酮K30、硬脂酸镁等。

溶出度 中国药典(2015)溶出度方法与原研企业本地化产品一致，以0.05mol/L盐酸溶液为溶出介质，桨法，转速为每分钟50转，30分钟取样，UV法234nm测定，限度为标示量的70%。

采用紫外-可见分光光度法测定，辅料对主成分溶出度测定无干扰。方法回收率为99.08%(n=9)，RSD为0.57%。滤膜吸附试验结果表明，在弃去初滤液5ml后，滤膜对主成分无吸附。

JP(17)采用桨法，900ml水为溶出介质，转速为50转/分钟，45分钟取样，HPLC法测定，限度为标示量的80%。经文献检索，按BDDCS分类，盐酸曲美他嗪为Ⅲ类(高溶解低代谢)[4]。

含量测定与含量均匀度 均采用高效液相色谱法测定，色谱条件与原料药相同。辅料对主成分含量测定无干扰，方法回收率为101.9%(n=9)，RSD为0.7%。

(2)盐酸曲美他嗪胶囊(Trimetazidine Dihydrochloride Capsules)

本品内容物为白色或类白色粉末或颗粒和粉末，规格为20mg。国内各生产企业的处方中，主要辅料有淀粉、羟丙纤维素、羧甲淀粉钠、胶态二氧化硅、硬脂酸镁等。

溶出度 以0.05mol/L盐酸溶液为溶出介质，转篮法，转速为每分钟50转，30分钟取样，HPLC法测定，限度为标示量的80%。

含量测定 同盐酸曲美他嗪原料项下含量测定方法。

参考文献

[1] 国家药典委员会．中华人民共和国药典临床用药须知·化学药和生物制品卷［M］．2010年版．北京：中国医药科技出版社，320.

[2] 郭江，刘涛．盐酸曲美他嗪的合成［J］．淮海工学院学报(自然科学版)，2012(3)：30-32.

[3] 倪慕慈．哌嗪的对苯醌比色测定法［J］．浙江药学，1986，3(6)：44

[4] Leslie Z. Benet，Fabio Broccatelli，and Tudor I. Oprea BDDCS Applied to Over 900 Drugs［J］．The AAPS Journal，2011，13(4)：519-547

撰写 华 莲 天津市药品检验研究院

复核 唐素芳 天津市药品检验研究院

盐酸伊托必利

Itopride Hydrochloride

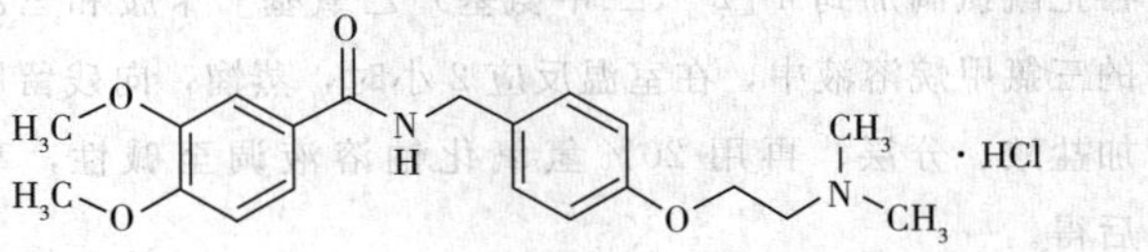

$C_{20}H_{26}N_2O_4 \cdot HCl$ 394.89

化学名： *N*-[4-[2-(二甲氨基)乙氧基]苄基]-3,4-二甲氧基苯甲酰胺盐酸盐

benzamide,N-[[4-[2-(dimethylamino)ethoxy]phenyl]methyl]-3,4-dimethoxy-,hydrochloride(1∶1)

英文名： Itopride (INN) Hydrochloride

CAS号： [122892-31-3]

本品为促胃肠动力药，具有多巴胺D_2受体拮抗药及乙酰胆碱酯酶抑制剂的双重作用。通过刺激内源性乙酰胆碱释放并抑制乙酰胆碱水解，可增强胃的内源性乙酰胆碱生成，增加胃和十二指肠蠕动，促进胃排空，并具有中等强度镇吐作用，而且对神经系统的通透性小，无锥体外系副作用。临床主要用于治疗非溃疡性消化不良和慢性胃肠炎引起的胃饱、恶心、呕吐、泛酸、上腹痛、畏食等症状，增加胃及小

肠的消化功能[1]。口服单剂量给药 50mg 血清中达到峰值时间约 0.5 小时，消除半衰期约为 6 小时；100mg 盐酸伊托必利一次给药血清蛋白结合率为 95.8%～96%，主要副作用为腹泻、头痛、腹痛等[2]。

本品由日本北陆制药有限公司研制成功，于 1989 年申请日本专利，并于 1996 年被批准在日本上市，在我国未申请专利，也未申请行政保护。2001 年 3 月作为二类新药进行研制。2003 年，国内首家仿制并获得批准文号。

除中国药典(2015)收载外，BP(2017)、Ph. Eur.(9.2)、USP(40)、JP(17)均未收载。

【制法概要】目前，我国盐酸伊托必利原料主要的 2 家生产厂家均采用以 4-［2-（二甲氨基）乙氧基］苄胺为原料与 3，4-二甲氧基苯甲酰氯反应，但反应所采取的条件不同。

(1) 为以甲苯为溶剂，室温搅拌 30 分钟，再加水及浓盐酸，分层，再用氢氧化钠调出结晶。

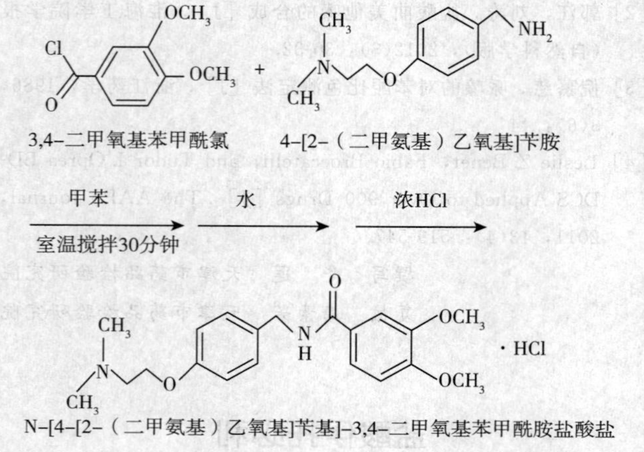

(2) 先用氯化亚砜把 3，4-二甲氧基苯甲酸氯化成酰氯，再把酰氯滴加到 4-［2-（二甲氨基）乙氧基］苄胺和三乙胺的三氯甲烷溶液中，在室温反应 2 小时，蒸馏，向残留层中加盐酸、分层、再用 20% 氢氧化钠溶液调至碱性，萃取后得。

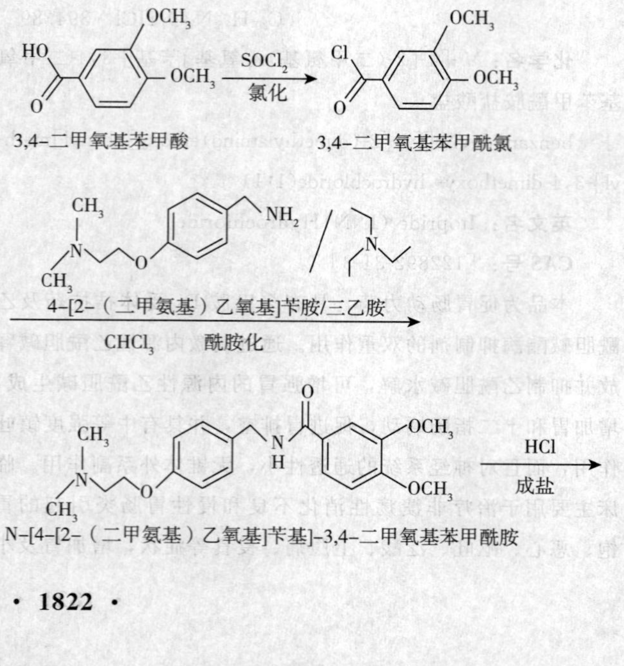

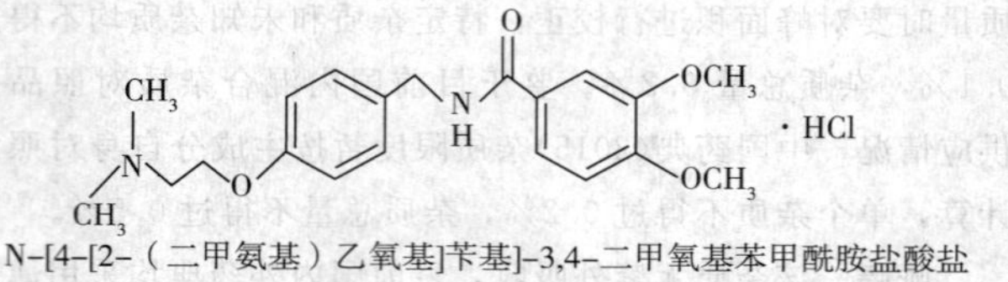

N–[4–[2–（二甲氨基）乙氧基]苄基]–3,4–二甲氧基苯甲酰胺盐酸盐

【性状】在各生产企业标准中，本品外观性状的表述均含有"本品为白色至微黄色结晶或结晶性粉末；无臭，味苦"，其中有 1 个标准提及"引湿性"，起草时按照《中国药典》2010 年版附录ⅪⅩ J"药物引湿性试验指导原则"，测定了两家企业各一批样品的增重百分率，结果均几乎无引湿性。综合考虑，对外观性状的表述统一为"本品为白色至微黄色结晶或结晶性粉末；无臭，苦味"。

本品为有机碱的盐酸盐，在水中极易溶解。伊托必利分子结构显示该化合物为极性化合物，根据"相似相溶"原理，推测其在极性大的溶剂中溶解性更好；伊托必利分子结构中的氮原子上具有未共用的电子对，对质子受体，推测其在更容易给出质子的溶剂中具有更好的溶解性；最终通过实验现象确定，本品在甲醇中易溶，在乙醇中略溶，在三氯甲烷中微溶，在乙醚中几乎不溶。

熔点　根据企业标准中的规定、企业提供的检验数据和起草时实际测定的结果，将熔点标准规定为"191～196℃"。

吸收系数　本品的水溶液在 258nm 波长处有最大吸收，故在测定吸收系数时采用 258nm 波长处测定的吸光度；根据"一般供试品溶液的吸光度读数，以在 0.3～0.7 之间为宜"，供试品溶液浓度为 15μg/ml 时。在 258nm 波长处的吸光度约为 0.5，故吸收系数测定的供试品溶液浓度规定为 15μg/ml。

【鉴别】(1)该显色反应为叔氨基的鉴别反应。盐酸伊托必利的结构中含有 *N*，*N*-二甲基氨基，故将其与丙二酸和醋酐共热后显红棕色。

(2)紫外光谱　本品 15μg/ml 的水溶液在 258nm 波长处有最大吸收，在 238nm 波长处有最小吸收。典型光谱图见图 1。

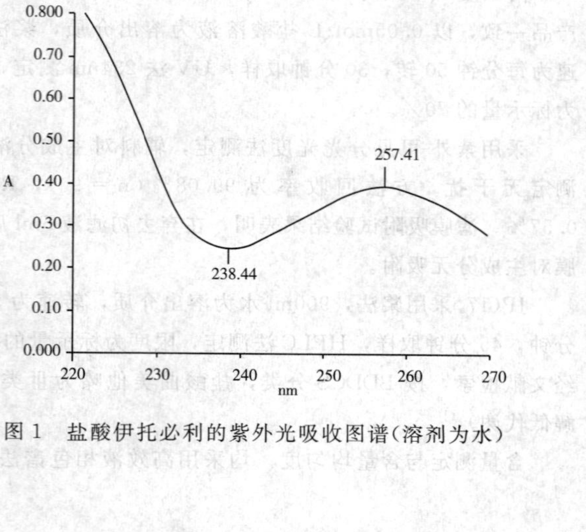

图 1　盐酸伊托必利的紫外光吸收图谱（溶剂为水）

(3)本品的红外光吸收图谱应与对照的图谱(光谱集1187图)一致，红外光吸收图谱显示的主要特征吸收如下：

波数 cm^{-1}	归属	
3280，3225	酰胺	ν_{N-H}
2622，2482	胺盐	ν_{N^+-H}
1651	酰胺	$\nu_{C=O}$
1631	酰胺	δ_{N-H}
1602，1581，1510	苯环	$\nu_{C=C}$
1403	胺	ν_{C-N^+}
1268	酰胺	$\nu_{=C-N}$
1223	醚	$\nu_{=C-O-C}$
1175，1129	胺	ν_{C-N}
1015	醚	$\nu_{=C-O-C}$

频率为2622、2482cm^{-1}的系列谱带，是NH^+类胺盐的红外特征吸收峰，由此可以确定伊托必利与HCl是以胺盐的形式结合，频率为1602、1581、1546、1510、869、831、769cm^{-1}等吸收峰的存在，说明盐酸伊托必利化学结构中存在着1，3，4-三取代苯和1，4-二取代苯结构[3]，且含有结构使苯环与之共轭，频率为1651、1631、1268cm^{-1}可以进一步确定盐酸伊托必利化学结构中含有酰胺基团且与苯环共轭，频率为1223、1015cm^{-1}可以说明盐酸伊托必利机构中含有芳醚结构。

(4) 本品为伊托必利的盐酸盐，应具备氯化物鉴别(1)的反应；溶液中的氯离子在稀硝酸酸化后滴加硝酸银试液产生白色凝乳状氯化银沉淀，生成的氯化银沉淀加氨试液会溶解，而伊托必利为有机碱，其盐酸盐在水中极易溶解，加氨试液使溶液呈碱性后，游离碱呈淀淀析出，为了防止游离碱析出的沉淀对实验现象产生干扰，故先用氨试液将有机碱除去。

① $Cl^- + Ag^+ = AgCl\downarrow$

② $AgCl + 2NH_3 \cdot H_2O = Ag(NH_3)_2Cl + H_2O$

③ $Ag(NH_3)_2Cl + 2HNO_3 = AgCl\downarrow + 2NH_4NO_3$

【检查】酸度 本品为盐酸盐，故水溶液应呈弱酸性。通过酸度的控制可对成盐情况进行控制。根据原企业标准的规定和不同溶液浓度实际检测结果落定的范围，确定酸度测定溶液的浓度和结果的限度。

溶液的澄清度与颜色 本品溶液的澄清度和颜色可以反应其精制程度和降解变化的情况。根据原企业标准的规定和不同溶液浓度实际检测结果，并结合酸度测定的溶液浓度，确定澄清度与颜色检测的溶液浓度和结果的限度。

有关物质 采用高效液相色谱法进行检查。

盐酸伊托必利目前仅收载于中国药典(2015)，用十八烷基硅烷键合硅胶为填充剂，以0.05mol/L磷酸二氢钾（调pH值至4.0）为流动相A，以乙腈为流动相B，按下表进行梯度洗脱，检测波长为258nm，取20μl注入液相色谱仪。

时间（分钟）	流动相A（%）	流动相B（%）
0	80	20
12	80	20
17	60	40
22	60	40
23	80	20
38	80	20

原企业注册标准采用HPLC等度洗脱法进行有关物质检查，该法会漏检保留时间较长的杂质峰，且伊托必利主峰与相邻杂质峰不能完全分离，检出的杂质数量少。经改进后，中国药典(2015)采用梯度洗脱进行有关物质检查，其结果显示，与企业注册标准相比，杂质检出量约增加22.6%，检出个数约增加28.7%，说明该方法更为真实地反映药品有关物质的实际情况，且具有分离度好、检测全面的优势，能更有效、准确地控制本品质量。典型色谱图见图2。

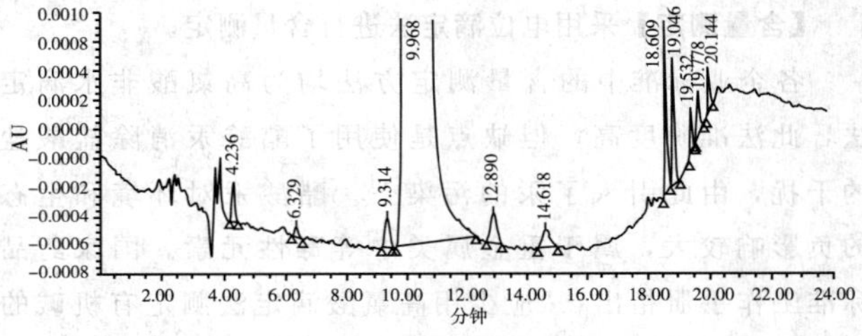

图2 盐酸伊托必利有关物质梯度洗脱典型色谱图

方法建立时，采用2个品牌的3根色谱柱Alltima C18柱（4.6mm×250mm，5μm）、ZORBAX SB-C18柱（5μm，250mm×4.6mm）、ZORBAX SB-C18柱（5μm，150mm×4.6mm)分别在沃特世Alliance 2695-996液相色谱仪、戴安Summit P680A液相色谱仪、安捷伦Agilent 1100液相色谱仪上进行耐用性试验，结果良好，国家评价性抽验的探索性研究中，该方法用于80批样品的检测，方法耐用性良好。

专属性的强破坏实验表明，各降解产物对有关物质的测定无影响，方法专属性良好。盐酸伊托必利对光和热稳定，对温和的酸、碱、氧化破坏较稳定，对强酸、强碱和氧化在剧烈条件下的破坏不稳定。

考察了盐酸伊托必利的浓度在0.01～1mg/ml范围内与峰面积线性关系良好。

以信噪比为3∶1，测得系统的最低检测浓度为0.0075mg/ml，即最低检测限为0.15mg。

供试品溶液在常温下放置16小时，杂质峰数目、单个最大杂质的量和杂质总量均无变化，说明溶液在16小时内稳定。

残留溶剂 采用气相色谱法进行检查。

根据本品的合成工艺，可能引入的残留溶剂有三氯甲烷和甲苯，这两种物质极性较弱，因此采用5%二苯基-95%二甲基聚硅氧烷（或极性相近）为固定液的毛细管柱为色谱柱，采用溶液直接进样法。

但生产企业的实际工艺中可能涉及的有机溶剂有三类溶剂乙醇和四类溶剂异丙醚，本检查项有待完善。

残留溶剂的典型色谱图见图3。

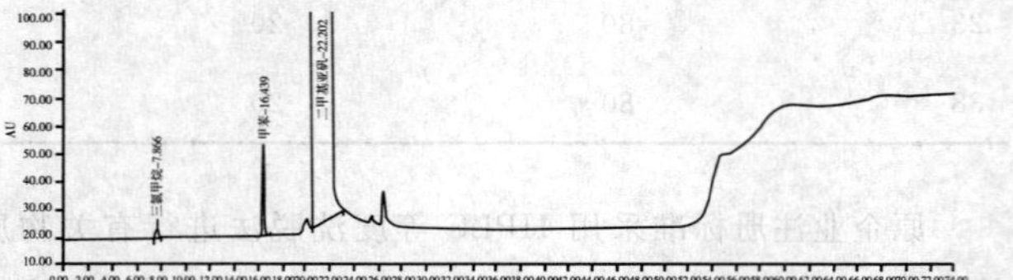

图3　残留溶剂对照品溶液色谱图

干燥失重　本品对热稳定，因此采用105℃干燥至恒重，限度为0.5%。

炽灼残渣　规定的限度与各生产企业采用的标准一致，即不得过0.1%。

重金属　控制合成工艺中可能引入的重金属元素，取炽灼残渣项下遗留的残渣进行检测，限度为百万分之十。

【含量测定】采用电位滴定法进行含量测定。

各企业标准中的含量测定方法均为高氯酸非水滴定法，此法准确度高，但缺点是使用了醋酸汞消除盐酸盐的干扰，由此引入了汞的污染[4]。醋酸汞对环境和生态的负影响较大，属于重金属类中等毒性元素。国家药品标准工作手册指出："应少用高氯酸滴定法测定有机碱的氢卤酸盐的含量，以避免汞的污染。"因此中国药典(2015)采用电位滴定，用适量醋酐取代醋酸汞，滴定突跃明显，有效革除了汞盐，且操作简单，可用于盐酸伊托必利的质量控制。

当冰醋酸-醋酐的比例在2∶1和1∶1时，突跃不明显；在冰醋酸-醋酐的比例大于1∶1时，滴定突跃明显，并随着醋酐量的增大，突跃增大(冰醋酸20ml)，当冰醋酸-醋酐的比例为1∶3(冰醋酸10ml)时，突跃减小。因此确定溶剂为冰醋酸-醋酐(1∶2.5)，此时的滴定突跃最大。比较冰醋酸的使用量，当冰醋酸-醋酐为10ml∶25ml时，滴定突跃明显小于冰醋酸-醋酐为20ml∶50ml，因此冰醋酸的量确定为20ml。

BP中部分品种会采用氢氧化钠电位滴定法取代加醋酸汞的非水滴定法，中国药典（2015）标准方法的起草过程中，也考察了氢氧化钠电位滴定法，但是试验结果比原有标准方法的结果偏高1%以上，差异显著，可能与企业的生产工艺或实验方法问题有关，需进一步探讨研究，因此并未采用氢氧化钠滴定法于本品的含量测定。

采用高氯酸滴定液(0.1mol/L)滴定，并将滴定的结果用空白试验校正，盐酸伊托必利在0.1～0.6g称样量范围内与其校正后的滴定体积线性关系良好，其线性回归方程为$Y=25.5641X-0.0022$，$r=1.0000$(n=6)

【制剂】中国药典(2015)收载了盐酸伊托必利片、盐酸伊托必利分散片和盐酸伊托必利胶囊。

(1)盐酸伊托必利片(Itopride Hydrochloride Tablets)

本品为白色片或薄膜衣片，薄膜衣片除去包衣后显白色或类白色，规格为50mg。国内各企业的处方中，主要辅料有淀粉、乳糖、微晶纤维素、羧甲淀粉钠、聚维酮K90、羟丙甲纤维素、糊精、二氧化硅、硬脂酸镁、乙醇、胃溶型包衣预混剂等。

有关物质　同原料项下，辅料对有关物质的测定无干扰，见图4。

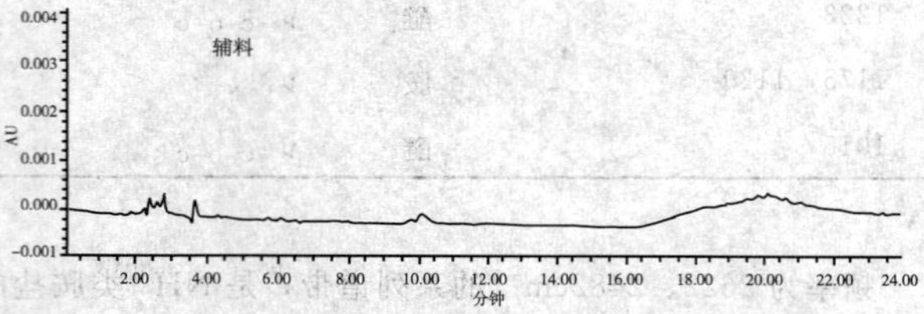

图4　盐酸伊托必利片辅料的色谱图

溶出度　盐酸伊托必利极易溶于水，中国药典(2015)以水900ml为溶出介质，采用篮法，转速为每分钟75转，30分钟的限度为标示量的80%，对辅料和供试品进行紫外光谱扫描，在258nm波长处，辅料对供试品无干扰(图5)。因此采用紫外-可见分光光度对照法，在258nm波长处检测。溶出度曲线的典型图谱见图6。

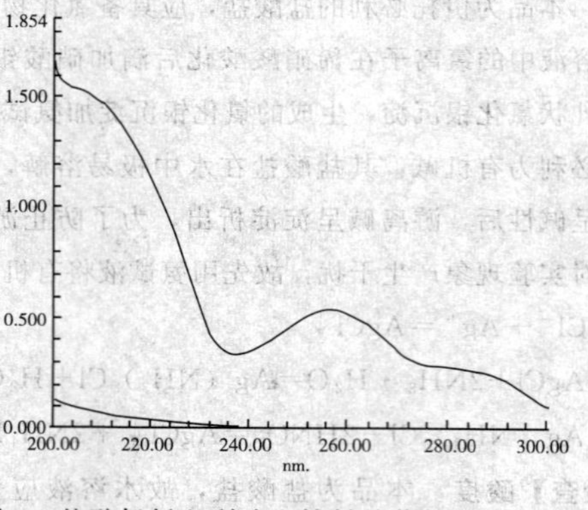

图5　盐酸伊托必利片和辅料的紫外光谱比较

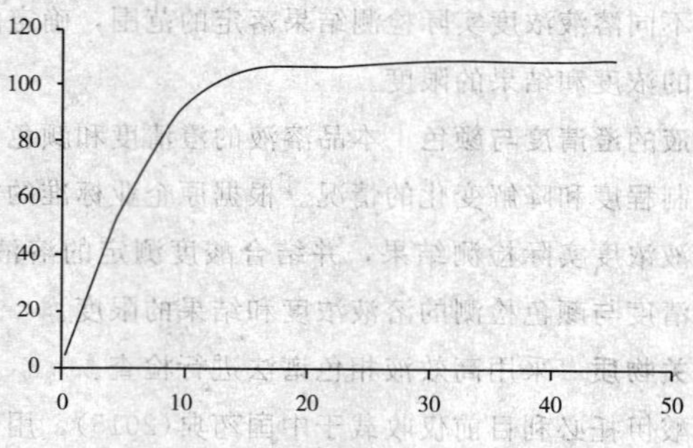

图6　盐酸伊托必利片典型溶出度曲线图

含量测定　采用高效液相色谱法。

采用与盐酸伊托必利原料有关物质项下相同的流动相系统及有关物质梯度洗脱零时的流动相比例作为含量测定的方法，其他均同有关物质项下。

方法回收率为101.1%(n=18)，RSD为0.78%。典型色谱图见图7。

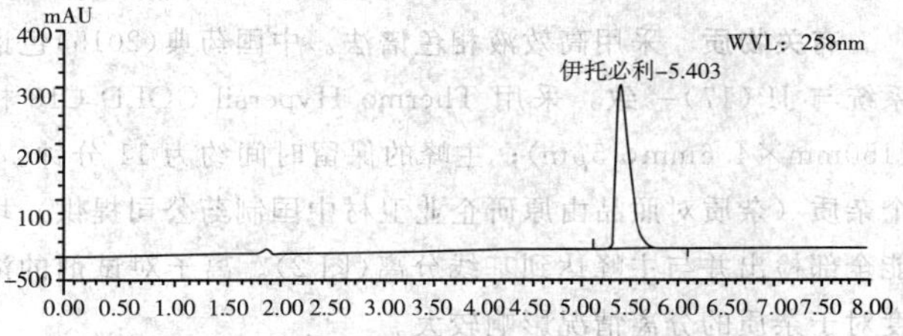

图7　盐酸伊托必利片含量测定典型色谱图

色谱柱(ZORBAX SB-C18，150mm×4.6mm，5μm)

在方法建立时，考察过HPLC法和UV法的比较，发现滤纸过滤与否对含量测定结果影响很大，HPLC法采用的检测浓度为0.1mg/ml，UV法采用的检测浓度为10μg/ml，因此直接用HPLC法的供试品溶液稀释10倍作为UV法的供试品溶液，以比较两法的结果。由于UV法的供试品溶液需经多步稀释，会涉及到用滤纸过滤。考察了HPLC法的供试品溶液用滤纸过滤和不用滤纸过滤后的结果，发现所有企业产品采用滤纸过滤之后的含量测定结果均低于不用滤纸过滤的含量测定结果，部分企业产品结果差值很大。因此本品的含量测定方法确定为HPLC法，供试品取相当于1片的量(相当于盐酸伊托必利50mg)，直接溶解稀释到500ml，避免了用滤纸过滤的步骤，使测定结果能反映产品的真实含量。

另外在实验过程中发现，盐酸伊托必利的对照品溶液和供试品溶液在移液管中容易挂壁，如果有稀释步骤，移液过程必须控制放液速度，否则挂壁影响实验精度。因此采用样品直接稀释到50ml，0.45μm滤膜滤过后直接进样，省去了稀释步骤，既提高工作效率又避免误差的产生。

(2)盐酸伊托必利分散片(Itopride Hydrochloride Dispersible Tablets)

本品为白色或类白色片，规格为50mg。国内企业的处方中，主要辅料有乳糖、微晶纤维素、交联聚维酮、甲基纤维素、二氧化硅、硬脂酸镁、十二烷基硫酸钠、阿司帕坦等，其中阿司帕坦为矫味剂。

有关物质　同盐酸伊托必利片。

溶出度　除溶出取样时间为5分钟外，其他同盐酸伊托必利片。

含量测定　同盐酸伊托必利片。

(3)盐酸伊托必利胶囊(Itopride Hydrochloride Capsules)

本品为白色或类白色粉末或颗粒，规格为50mg。国内各企业的处方中，主要辅料有淀粉、乳糖、微晶纤维素、羧甲淀粉钠、二氧化硅、硬脂酸镁等。

有关物质、溶出度与含量测定　同盐酸伊托必利片。

参考文献

[1] 刘思纯. 促胃肠动力药研究现状［J］. 新医学，2003，34(12)：759-760.

[2] 杜文双. 新型胃动力药－盐酸伊托必利［J］. 医药导报，2003，22(7)：490-491.

[3] 牛菲，莹红. 新型胃动力药盐酸伊托必利的结构分析［J］. 分析科学学报，2000，16(4)：291-296.

[4] 刘翔，程泽能. 非水滴定中汞污染问题及解决方法的研究进展［J］. 中南药学，2010，8(9)：695-697.

撰写　刘　敏　深圳市药品检验研究院
复核　李美芳　深圳市药品检验研究院

盐酸多奈哌齐

Donepezil Hydrochloride

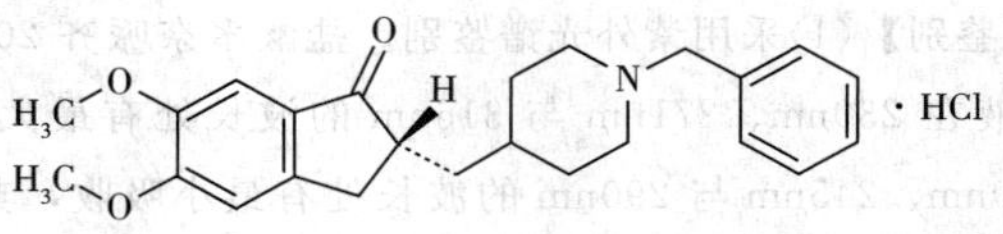

$C_{24}H_{29}NO_3 \cdot HCl$　415.95

化学名：(±)-2-［(1-苄基-4-哌啶基)甲基］-5，6-二甲氧基-1-茚酮盐酸盐

(±)-2-［(1-benzyl-4-piperidyl) methyl］-5，6-dimethoxy-1-indanone hydrochloride

英文名：Donepezil Hydrochloride(INN)

CAS号：［120011-70-3］

盐酸多奈哌齐是由日本卫材制药公司开发的第二代高选择性的乙酰胆碱酯酶抑制剂，1997年首次在美国FDA批准上市[1]，1999年在中国批准上市。国内企业于2001年获得原料药与片剂(5mg)批准文号，开始生产。

本品通过抑制胆碱酯酶活性，提高脑内乙酰胆碱的含量，改善阿尔茨海默病患者的记忆障碍和认知功能。适用于轻度或中度阿尔茨海默型痴呆症状的治疗。该药口服吸收良好，达峰时间(t_{max})为3～4小时，半衰期($t_{1/2}$)约70多小时。每日口服1～10mg，血浓度与剂量呈线性相关，多次服药3周后达稳态浓度(C_{ss})。主要不良反应有恶心、呕吐、食欲不振、胃部不适等，严重的不良反应会导致房室传导阻滞、心房颤动、心绞痛、充血性心力衰竭等[2]。

盐酸多奈哌齐为中国药典(2015)新增品种，USP(40)和JP(17)均有收载。

【制法概要】 据文献报道[3]，目前盐酸多奈哌齐的合成工艺有三条，代表性的工艺路线如下：

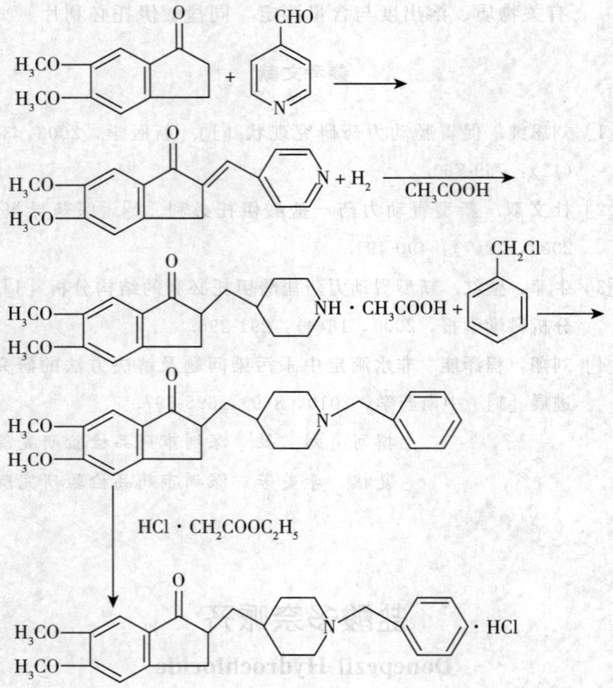

【鉴别】(1)采用紫外光谱鉴别，盐酸多奈哌齐 20μg/ml 水溶液在 230nm、271nm 与 316nm 的波长处有最大吸收，在 220nm、245nm 与 290nm 的波长处有最小吸收，典型图谱见图 1。

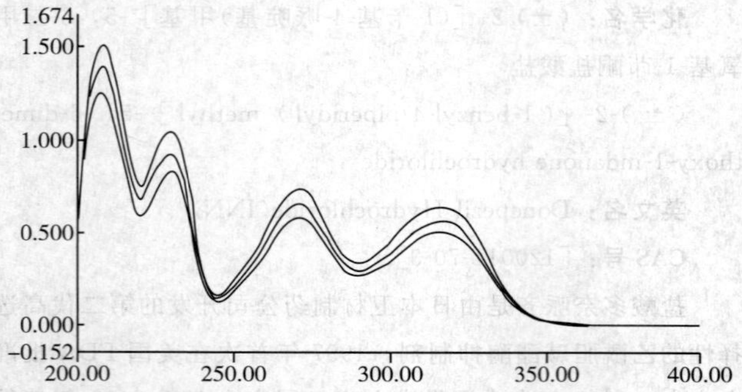

图 1　盐酸多奈哌齐紫外吸收图谱

(2)高效液相色谱鉴别，采用含量测定项下的色谱图，供试品溶液主峰的保留时间应与对照品溶液主峰的保留时间一致。

(3)红外光谱鉴别 本品的红外光吸收图谱应与对照的图谱(光谱集 1188 图)一致。本品的红外光吸收图谱显示的主要特征吸收如下：

波数，cm^{-1}	归属	
1697	羰基	$\nu_{C=O}$
1605，1590，1500	苯环	$\nu_{C=C}$
1454	胺	ν_{-C-N}
1314，1266	甲氧基	ν_{C-O}

(4)化学反应鉴别，本品为多奈哌齐的盐酸盐，应显氯化物鉴别的反应。

【检查】溴化物　国内多家企业的生产工艺中使用了含溴的化合物，故质量标准中有必要增加溴化物的检查。在微酸性介质中，氯胺 T 将溴化物氧化为游离溴，游离溴溶入三氯甲烷层，再根据三氯甲烷层的颜色判断溴化物的量。

有关物质　采用高效液相色谱法。中国药典(2015)色谱系统与 JP(17)一致，采用 Thermo Hypersil GOLD C18 柱(150mm×4.6mm，5μm)；主峰的保留时间约为 11 分钟。3 个杂质（杂质对照品由原研企业卫材中国制药公司提供）均能全部检出并与主峰达到基线分离(图 2)。离子对试剂的浓度对于杂质的分离情况影响较大。

Thermo Hypersil GOLD C18 柱(150mm × 4.6mm，5μm)、Aligent Zorbax SB C18 柱(150mm×4.6mm，5μm)、Phenomenex Gemini C18 柱(150mm×4.6mm，5μm)，均能满足系统适用性要求，盐酸多奈哌齐的检出限为 0.02%(0.08μg/ml)，定量限为 0.1%(0.4μg/ml)。供试品溶液及对照品溶液在室温下分别放置 12 小时内基本稳定。

有关物质限度为单个杂质不得过 0.1%，杂质总量不得过 0.5%。JP(16)仅规定单个杂质不得过 0.1%。美国药典则根据不同工艺设定了不同的检测方法。

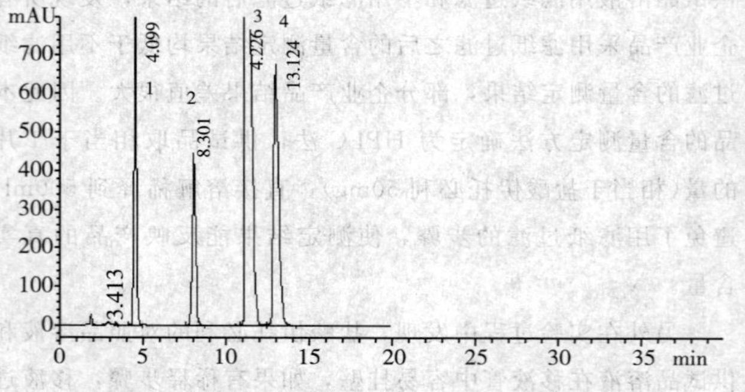

图 2　杂质定位溶液色谱图(Thermo Hypersil GOLD C18，150mm×4.6mm，5μm)

1. 杂质 ER-615；2. 杂质 ER-35493；
3. 盐酸多奈哌齐；4. 杂质 ER-35581

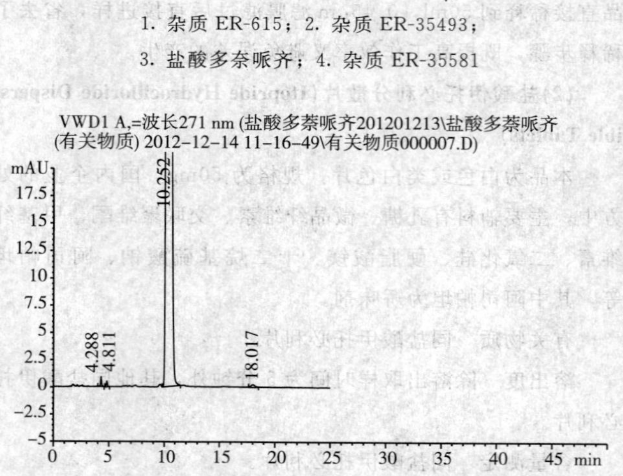

图 3　供试品溶液色谱图

(Thermo Hypersil GOLD C18，150mm×4.6mm，5μm)

【含量测定】色谱系统同有关物质项下。供试品溶液的浓度为 0.1mg/ml。经试验，盐酸多奈哌齐在 51.0～

153.0μg/ml 的浓度范围内与其峰面积呈良好线性关系，线性方程为 A＝33.527C ＋7.7995，相关系数 r＝0.9999(n＝5)(对应的限度范围为 50%～150%)。含量测定的限度为 98.0%～102.0%，与 JP(16)一致。

参考文献

[1] 单玲星，高加索，何宇轩，等．盐酸多奈哌齐的合成［J］．中国医药工业杂志，2013，44(11)：1084-1085.

[2] 国家药典委员会．中华人民共和国药典临床用药须知·化学药和生物制品卷［M］．北京：中国医药科技出版社：101-102.

[3] 王晓琴，何明华，赵金武．盐酸多奈哌齐的合成研究［J］．化学试剂，2011，33(2)：175-176.

撰写　赵　喆　天津市药品检验研究院

复核　唐素芳　天津市药品检验研究院

盐酸齐拉西酮

Ziprasidone Hydrochloride

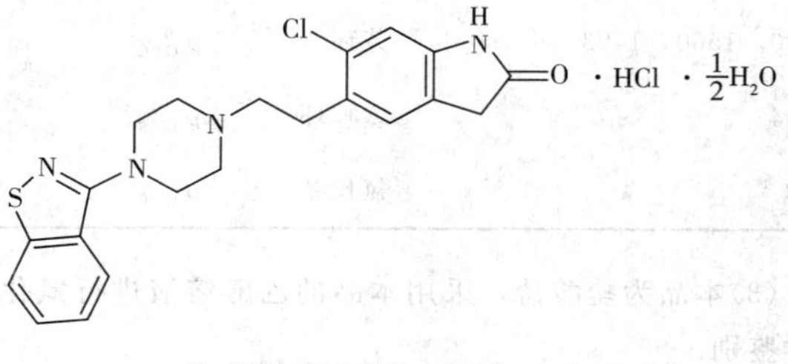

$C_{21}H_{21}ClN_4OS \cdot HCl \cdot 1/2H_2O$　458.41

化学名： 5-{2-[4-(1,2-苯并噻唑-3-基)-哌嗪]乙基}-6-氯-1,3-二氢-2*H*-吲哚-2-酮盐酸盐半水合物

5-[2-[4-(1,2-benzisaothiazol-3-yl) piperazin-1-yl] ethyl]-6-chloro-1,3-dihydro-2*H*—indol-2-one hydrochloride hydrate (2∶1)

英文名： Ziprasidone Hydrochloride(INN)

半水合物 CAS 号：无；一水合物 CAS 号：[138982-67-9]；无水物 CAS 号：[122883-93-6]

盐酸齐拉西酮是美国辉瑞公司(Pfizer)开发的非典型抗精神病药物，它是 5-羟色胺和多巴胺 D_2 两种受体的拮抗剂，是继氯氮平、利培酮、奥氮平和喹硫平之后，全球上市的第 5 个非典型抗精神病药物。也是目前唯一对 NE、5-HT 再摄取都有抑制作用的非典型抗精神病药[1]。盐酸齐拉西酮用于治疗精神分裂症。对急性或慢性、初发或复发精神分裂症均有很好疗效；对精神分裂症相关症状(包括视听幻觉、妄想、动机缺乏和逃避社会)有效。齐拉西酮的药理活性主要来自原形药物[2,3]。口服盐酸齐拉西酮后经胃肠道吸收良好，分布广泛，6～8 小时达血浆峰浓度，1～3 天达到稳态血浓度，血浆蛋白结合率大于 99%[4]，年龄、性别和种族对齐拉西酮药代动力学无影响。不需要调整剂量[5]。

中国药典(2015)收载了盐酸齐拉西酮半水合物，国外药典 USP(40)[6]收载为盐酸齐拉西酮无水物和一水合物，BP(2017)[7]收载为盐酸齐拉西酮一水合物。

【制法概要】 国内获得过盐酸齐拉西酮生产批准文号的厂家有江苏恩华药业有限公司、重庆圣华曦药业有限公司。

江苏恩华药业有限公司采用的本品合成路线为：以 2,5-二氯硝基苯为原料，先与丙二酸二甲酯缩合得到 α-甲氧羰基-(4-氯-2-硝基)-苯乙酸甲酯，再经甲氧羰基及环合得到 6-氯吲哚酮，然后进行傅克反应，经三乙基硅烷还原，最后缩合得到齐拉西酮。

合成过程中用到的有机溶剂有乙醇、正己烷、二甲基甲酰胺、二氯甲烷、甲苯。

重庆圣华曦药业有限公司是以 3-(1-哌嗪基)-1，2-苯并异噻唑为起始原料，经三乙基硅烷还原，最后缩合得到齐拉西酮。

重庆圣华曦药业有限公司提供的本品合成路线为：3-(1-哌嗪基)-1，2-苯并异噻唑为起始原料，经三乙基硅烷还原，最后缩合得到齐拉西酮。

合成过程中用到的有机溶剂有二氯甲烷、甲苯、四氢呋喃。此外，国内还有不少盐酸齐拉西酮的合成专利[8,10]。

国内各家的生产工艺基本一致。

【性状】 本品为白色至淡橙红色结晶性粉末；有引湿性，无臭。本品暴露于空气中易吸收水分，水分含量增至约 4% 左右后不再迅速增加，以一水合物的相对稳定状态存在。在本品的 X 射线粉末衍射图谱中，半水合物有一 2θ 角为 11.2±0.2 的特征峰，而一水合物和无水物中均无此衍射峰，见图 1～图 3。

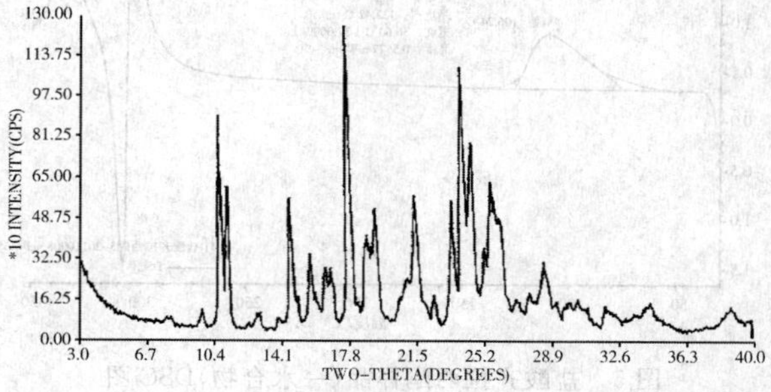

图 1　盐酸齐拉西酮半水合物 X-射线粉末衍射图谱

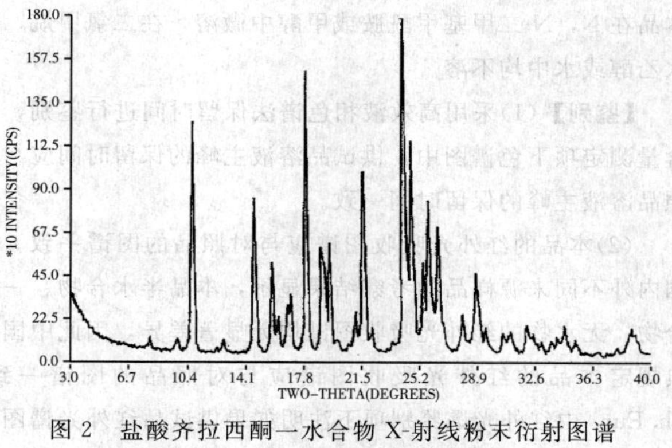

图 2　盐酸齐拉西酮一水合物 X-射线粉末衍射图谱

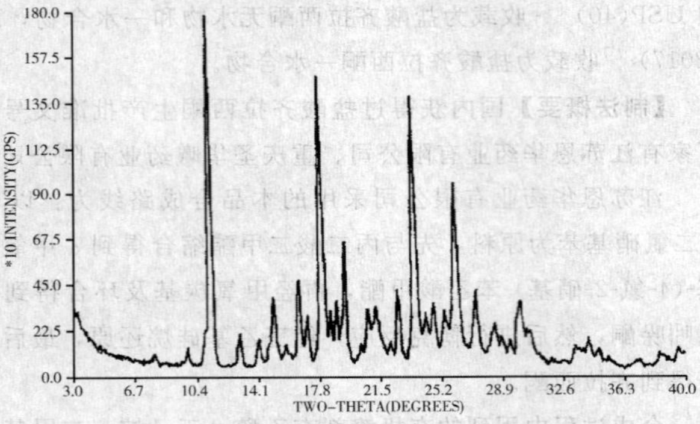

图 3　盐酸齐拉西酮无水合物 X-射线粉末衍射图谱

对盐酸齐拉西酮的半合水物、一水合物热分析考察结果显示其熔点不同。(图 4，图 5)

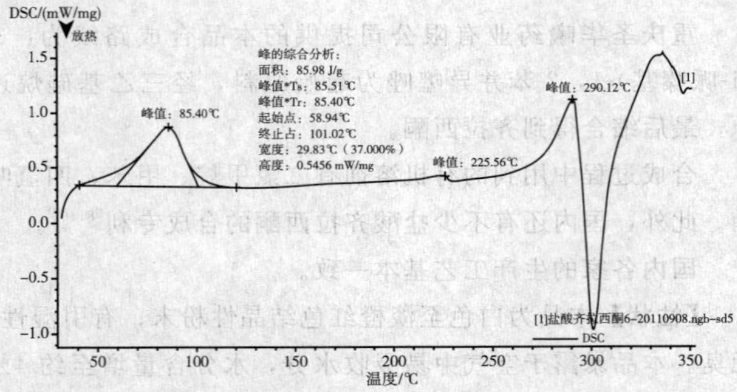

图 4　盐酸齐拉西酮样品(半水合物)DSC 图

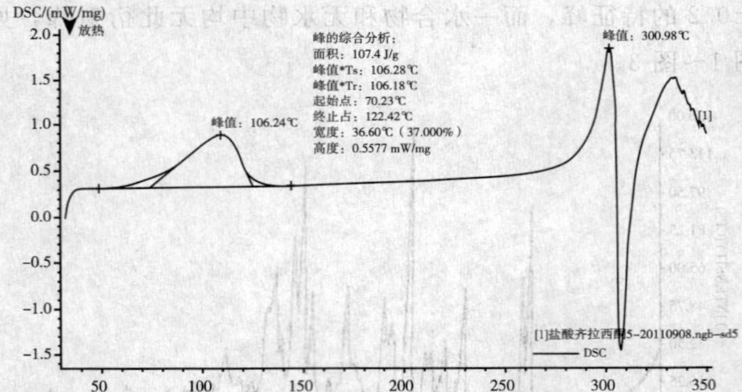

图 5　盐酸齐拉西酮样品(一水合物)DSC 图

溶解度　盐酸齐拉西酮是高亲脂性、难溶性的药物[10]，本品在 N，N-二甲基甲酰胺或甲醇中微溶，在二氯甲烷、无水乙醇或水中均不溶。

【鉴别】(1)采用高效液相色谱法保留时间进行鉴别，在含量测定项下色谱图中，供试品溶液主峰的保留时间应与对照品溶液主峰的保留时间一致。

(2)本品的红外光吸收图谱应与对照品的图谱一致。对国内外不同来源样品的考察结果显示，本品半水合物、一水合物、无水物的红外光吸收图谱均无显著差异，因此中国药典规定本品的红外光吸收图谱应与对照品的图谱一致。Ph. Eur. 中红外光谱鉴别项下注明如果供试品红外光谱图与对照品不一致，可以将供试品与对照品分别采用甲醇重结晶后再试验。本品典型红外光吸收图谱见图 6，红外吸收峰的位置与归属见表 1。

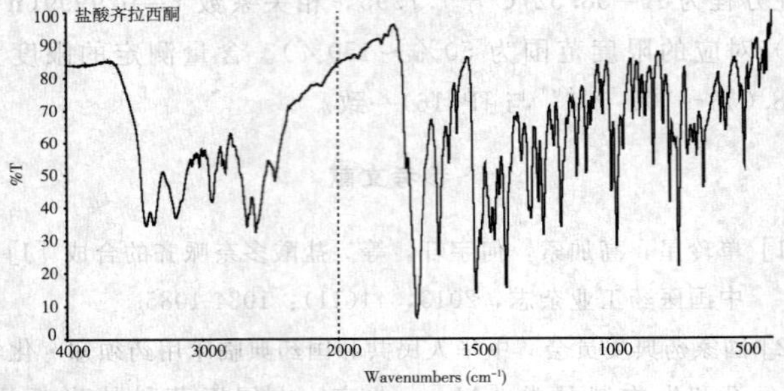

图 6　盐酸齐拉西酮红外光谱图

表 1　盐酸齐拉西酮红外吸收光谱主要吸收峰数据的归属

吸收峰(cm^{-1})	归属	
3200～3600	H_2O	ν_{O-H}
3356	胺基	ν_{NH}
3203	芳环	$\nu_{=C-H}$
1714	羰基	$\nu_{Ar-C=O}$
1631	噻唑环	$\nu_{C=N}$
1590，1560，1493	芳环	$\nu_{C=C}$
1244	噻唑环	ν_{C-S}
972	氯代苯	ν_{C-Cl}

(3)本品为盐酸盐，采用本品的乙醇溶液进行氯化物的化学鉴别。

【检查】有关物质　采用有关物质Ⅰ和有关物质Ⅱ两个色谱系统分别检查齐拉西酮主峰前杂质、主峰后杂质。USP(40) 中列出了盐酸齐拉西酮 4 个已知杂质的名称与分子式，BP (2017) 中列出了 5 个已知杂质(增加了杂质 E)的结构与名称。

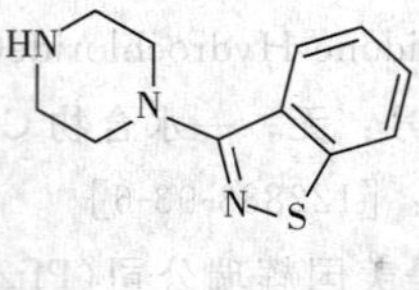

杂质 A：3-piperazin-1-yl-1，2-benzisothiazole

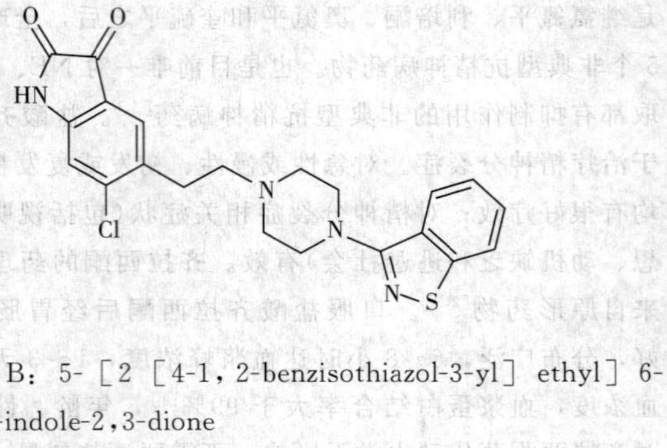

杂质 B：5-［2［4-1，2-benzisothiazol-3-yl］ethyl］6-chloro-1*H*-indole-2，3-dione

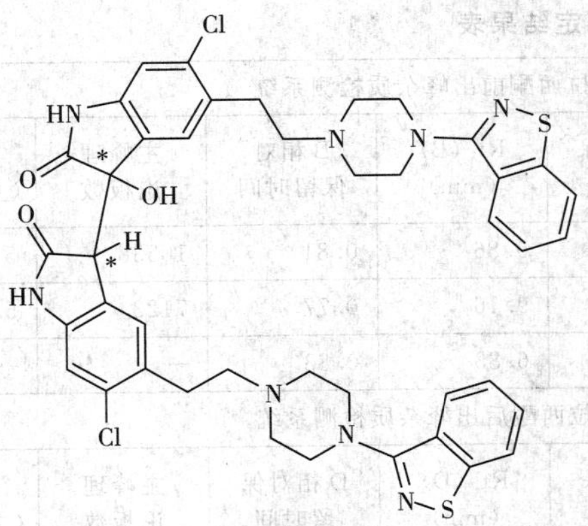

杂质 C：5，5′- Bis［2-［4-(1，2-benzisothiazol-3-yl)-piperazin-1-yl］ethyl］-6，6′-dichloro-3-hydroxy-1，1′，3，3′-tetrahydro-2*H*，2′*H*-3，3′-biindole-2，2′-dione

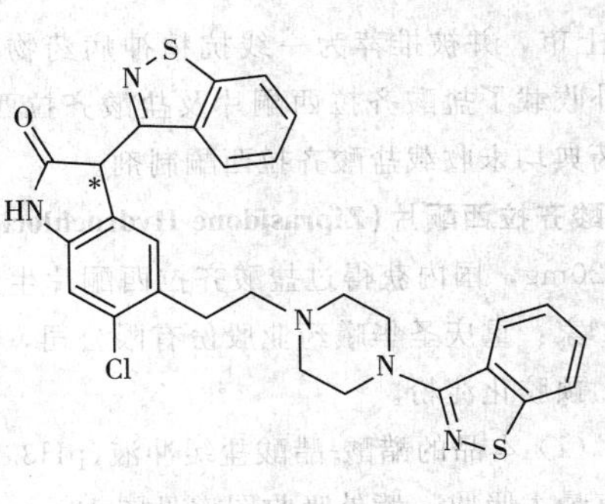

杂质 D：3-(1，2-benzisothiazol-3-yl)-5-［2-［4-(1，2-benzisothiazol-3-yl) piperazin-1-yl］ethyl］-6-chloro-1，3-2*H*-indihydr dol-2-one

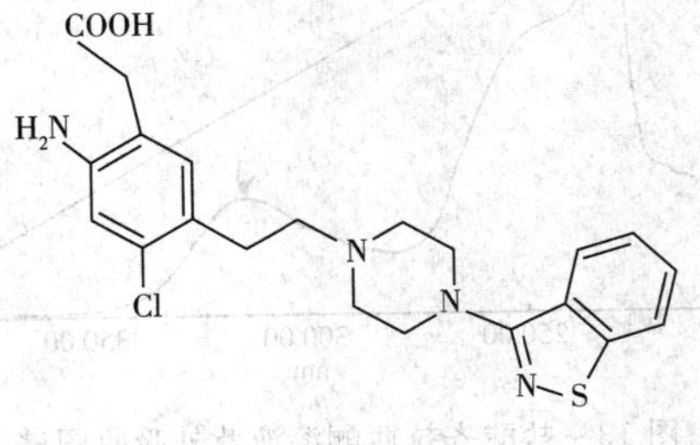

杂质 E：2-［2-amino-5-［2-［4-(1，2-benzisothiazol-3-yl) piperazin-1-yl］ethyl］-4-chlorophenyl］acetic acid

由于盐酸齐拉西酮杂质极性差异较大，难以采用同一系统较好分离所有杂质，故中国药典（2015）采用两个液相色谱系统分别控制单个杂质不得过 0.5%，定量限浓度均为 0.45μg/ml。盐酸齐拉西酮有关物质Ⅰ检查针对杂质 A、B 等极性强于齐拉西酮的杂质，盐酸齐拉西酮有关物质Ⅱ检查针对杂质 C、D 等极性弱于齐拉西酮的杂质，齐拉西酮与已知杂质的分离度试验典型色谱图见图 8、图 11。图 7、图 10 还列出了各色谱峰的相应光谱图，以供参考。

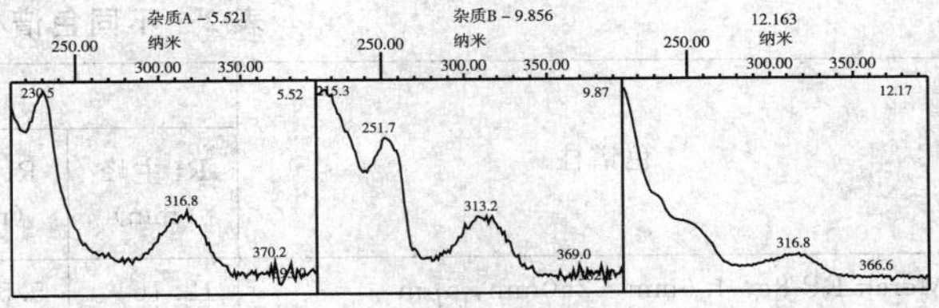

图 7　杂质 A、杂质 B 与盐酸齐拉西酮的光谱图

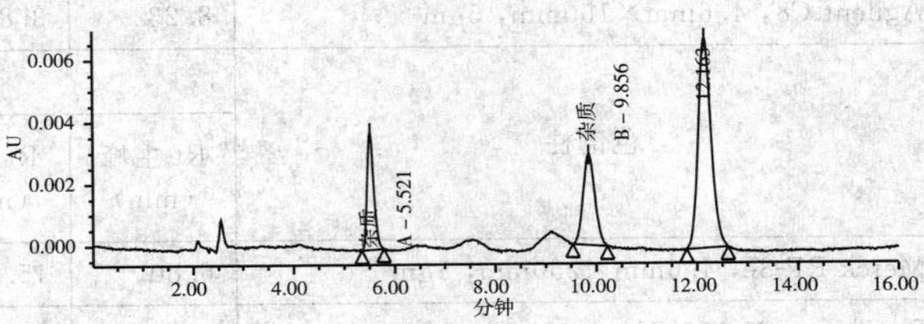

图 8　盐酸齐拉西酮与杂质 A、杂质 B 的分离度试验色谱图（有关物质Ⅰ的杂质检查系统）

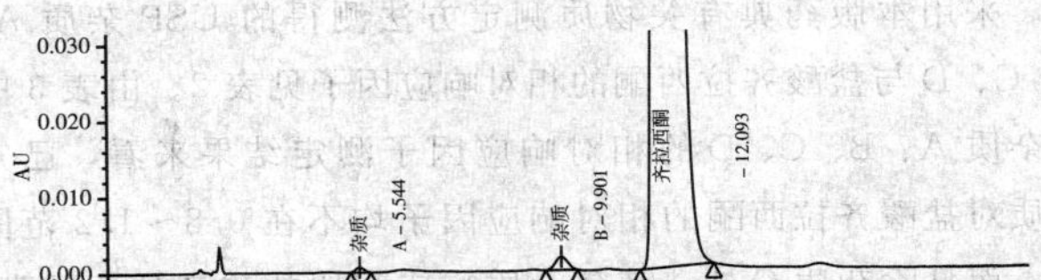

图 9　盐酸齐拉西酮样品有关物质检查色谱图

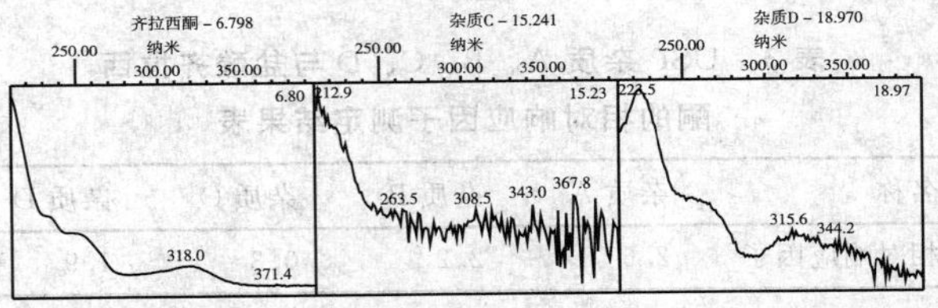

图 10　盐酸齐拉西酮、杂质 C 与杂质 D 的光谱图

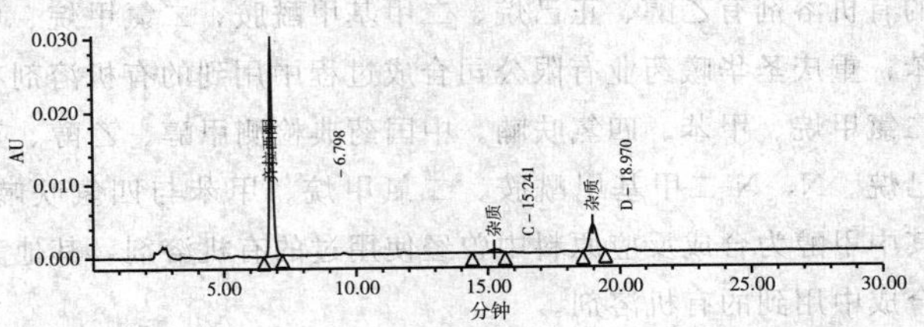

图 11　盐酸齐拉西酮与杂质 C、杂质 D 的分离度试验色谱图（有关物质Ⅱ的杂质检查系统）

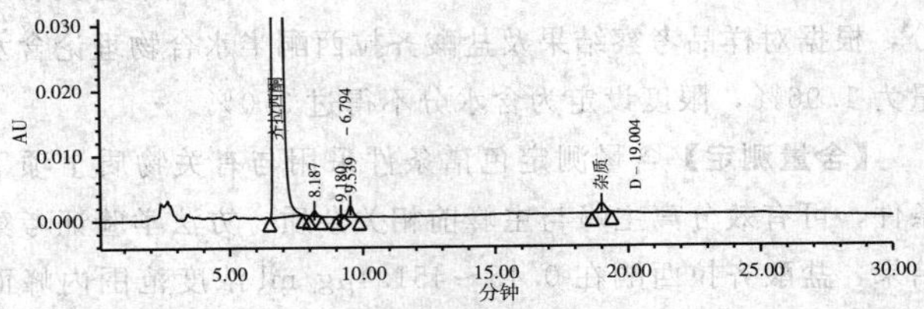

图 12　盐酸齐拉西酮样品有关物质检查色谱图

实验室分别采用 3 根不同品牌色谱柱对系统适用性进行了测定，结果见表 2。

表 2　不同色谱柱系统适用性测定结果表

色谱柱	齐拉西酮前出峰杂质检测系统						
	Rt 主峰（min）	Rt（A）（min）	A 相对保留时间	Rt（B）（min）	B 相对保留时间	主峰理论板数	分离度（主峰与 B）
Merck RP-8e，4.6mm×250mm，5μm	12.16	5.52	0.45	9.86	0.81	10538	5.1
Rexchrom S5-100-C8，4.6mm×250mm，5μm	11.93	5.58	0.47	9.16	0.77	7123	5.2
Agilent C8，4.6mm×150mm，5μm	8.23	3.88	0.47	6.83	0.83	—	—
色谱柱	齐拉西酮后出峰杂质检测系统						
	Rt 主峰（min）	Rt（C）（min）	C 相对保留时间	Rt（D）（min）	D 相对保留时间	主峰理论板数	分离度（主峰与 C）
Merck RP-8e，4.6mm×250mm，5μm	6.80	15.24	2.24	18.97	2.79	14726	18.0
Rexchrom S5-100-C8，4.6mm×250mm，5μm	6.52	10.69	1.64	12.20	1.87	9104	11.8
Agilent C8，4.6mm×150mm，5μm	5.50	—	—	—	—	—	—

采用本版药典有关物质测定方法测得的 USP 杂质 A、B、C、D 与盐酸齐拉西酮的相对响应因子见表 2。由表 3 中对杂质 A、B、C、D 的相对响应因子测定结果来看，已知杂质对盐酸齐拉西酮的相对响应因子均不在 0.8～1.2 范围内，而且除杂质 C 外，其余杂质响应都比盐酸齐拉西酮高，因此采用自身对照法计算的杂质含量比采用杂质对照品法计算结果高，鉴于目前尚无法提供已知杂质对照品，药典方法采用自身对照法判定杂质含量。

表 3　USP 杂质 A、B、C、D 与盐酸齐拉西酮的相对响应因子测定结果表

名称	杂质 A	杂质 B	杂质 C	杂质 D
相对响应因子	2.6	2.2	0.3	1.9

残留溶剂　江苏恩华药业股份有限公司合成过程中用到的有机溶剂有乙醇、正己烷、二甲基甲酰胺、二氯甲烷、甲苯；重庆圣华曦药业有限公司合成过程中用到的有机溶剂有二氯甲烷、甲苯、四氢呋喃。中国药典检测甲醇、乙醇、正己烷、N，N-二甲基甲酰胺、二氯甲烷、甲苯与四氢呋喃，其中甲醇为合成反应原料中曾经使用过的有机溶剂，其他为合成中用到的有机溶剂。

水分　根据热分析实验结果，105℃干燥不足以将有些样品中的水分完全去除，故采用水分测定法测定本品中所含水分。本品具有一定的引湿性，样品暴露于空气中会吸收水分，根据对样品考察结果及盐酸齐拉西酮半水合物理论含水量为 1.96%，限度设定为含水分不得过 3.0%。

【含量测定】含量测定色谱条件采用与有关物质Ⅰ项下条件，可有效分离主峰与主峰前相关杂质。方法学验证考察结果，盐酸齐拉西酮在 0.45～451.4μg/ml 浓度范围内峰面积与浓度呈良好线性关系，线性回归方程为 $Y=47413X+52286$，相关系数 $r=1.000$，定量限浓度为 0.4514μg/ml，检测限浓度为 0.2257μg/ml。

【制剂】盐酸齐拉西酮口服制剂和肌肉注射剂分别于 1998 年和 2000 年在欧洲上市，胶囊剂于 2002 年被美国 FDA 批准上市，并被推荐为一线抗精神病药物。除中国药典(2015)外收载了盐酸齐拉西酮片及盐酸齐拉西酮胶囊外，其他各国药典均未收载盐酸齐拉西酮制剂。

(1)盐酸齐拉西酮片(Ziprasidone Hydrochloride Tablets)

规格:20mg，国内获得过盐酸齐拉西酮片生产批准文号的厂家有 1 家：重庆圣华曦药业股份有限公司，其处方中含辅料乳糖、预胶化淀粉。

鉴别　(1) 本品的醋酸-醋酸盐缓冲液(pH3.6)在 316nm 的波长处有最大吸收，紫外吸收图谱见图 13。

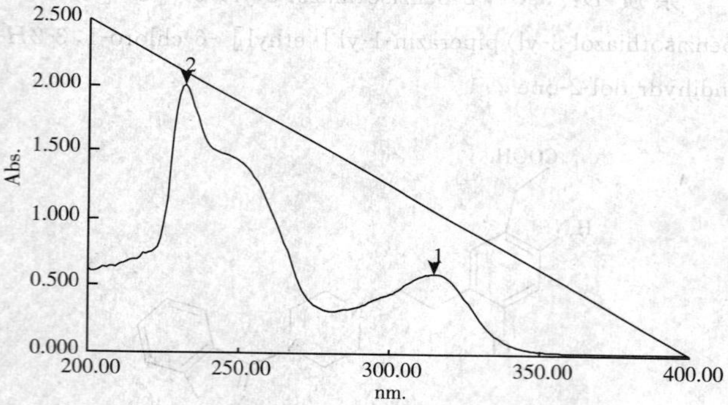

图 13　盐酸齐拉西酮溶液紫外吸收图谱

溶出度　盐酸齐拉西酮在水中不溶，以醋酸-醋酸盐缓冲液（pH3.6）为溶出介质，体积为 500ml，满足漏槽条件，采用第二法装置，考察了转速分别为 50 转/分钟、75 转/分钟和 100 转/分钟对样品溶出度的影响，结果转速对本品溶出速率影响不大。采用 50 转/分钟，所有样品在规定时间内溶出度均能达到 80%以上。

(2)盐酸齐拉西酮胶囊(Ziprasidone Hydrochloride Capsules)

规格：20mg，40mg，60mg，国内获得过盐酸齐拉西酮胶囊生产批准文号的厂家有 1 家：江苏恩华药业股份有限公司。其处方中含辅料为乳糖、预胶化淀粉、羧甲基淀粉钠、硬脂酸镁。

溶出度　盐酸齐拉西酮胶囊在醋酸-醋酸盐缓冲液(pH3.6)溶出介质中的溶出度远远低于在含有 2%十二烷基

硫酸钠的磷酸盐缓冲液中(pH7.5)的溶出度，故胶囊溶出介质与片剂不同。盐酸齐拉西酮原料含量测定方法色谱条件下十二烷基硫酸钠会影响色谱峰的保留时间与峰形，不仅出峰时间过长，而且峰的保留时间持续漂移，峰形严重不对称，故溶出度测定方法采用与含量测定不同的磷酸二氢钾溶液(pH6.5)-乙腈(55∶45)流动相系统。

参考文献

[1] Seeger TF, Seymour PA, Schmidt AW, et al. Ziprasidone (CP-88059): a new antipsychotic with combined dopamine and serotonin receptor antagonist activity [J]. Pharmacol Exp Ther, 1995, 275(1): 101-113.

[2] Jestedv, Estedv, Barak Y, et al. International mullisite double-blind tiral of atypical antipsychoitics risperidone and olanzapine in 175 elderly patients with chronic achizophrenia. [J]. Am J Geriatr Psychiatry, 2003, 11(6): 638-647.

[3] 郝世胜，郝世勇，李娟，等. 氟哌啶醇、利培酮及齐拉西酮对精神分裂症患者血清催乳素及认知功能影响的对照研究 [J]. 精神医学杂志，2014，27(5)：371-373.

[4] 国家药典委员会. 中华人民共和国药典临床用药须知(化学药与生物制品卷). 北京：中国医药科技出版社，2010：211.

[5] OSAMA Y, AL-DIRBASHI1, HASSAN Y, et al. Rapid liquid chromatography tandem mass spectrometry method for quantification of ziprasidone in human plasma [J]. Biomed Chromatogr, 2005, 20(4): 365-368.

[6] 王亚平，郑国君，唐方辉，等. 齐拉西酮的合成方法 中国，CN101450946 [P]. 2009-06-10.

[7] 隋强，王哲烽，王小妹，等. 盐酸齐拉西酮半水合物的制备方法中国，CN102234273A [P]. 2011-11-09.

[8] Greenberg W M, Citrme L. Ziperasidone for schizophrenia and bipolar disorder: a review of the clinical trials [J]. CNS drug reviews, 2007, 13(2): 137-177.

撰写　黄朝瑜　江苏省食品药品监督检验研究院

复核　陈民辉　江苏省食品药品监督检验研究院

盐酸米多君

Midodrine Hydrochloride

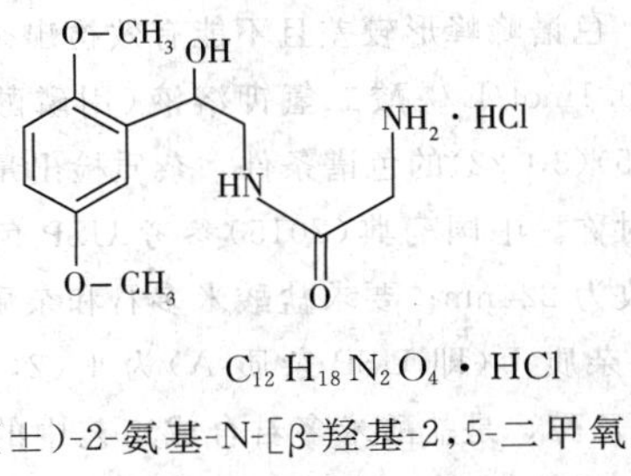

$C_{12}H_{18}N_2O_4 \cdot HCl$　　290.74

化学名：(±)-2-氨基-N-[β-羟基-2,5-二甲氧基苯乙基)乙酰胺盐酸盐

(±)-2- amino -N-(β- hydroxy-(2,5- dimethoxyphethyl)- acetamide hydrochloride

英文名：Midodrine Hydrochloride

CAS号：[3092-17-9]

盐酸米多君是一种前体药，经酶促水解，代谢为药理学上有活性的物质脱甘氨酸米多君。脱甘氨酸米多君选择性地刺激外周α-肾上腺素能受体。此药对心肌β-肾上腺素能受体无作用。临床用作升压药，用于治疗体位性低血压。不良反应为卧位高血压、感觉异常、皮肤瘙痒、竖毛和寒战等毛发运动反应。

盐酸米多君是奥地利 Chemid Linz 公司研发的α-肾上腺素能受体激动剂。除中国药典(2015)收载外，USP(40)亦有收载，BP(2017)、Ph. Eur.(8.0)和 JP(16)均未收载该品种。

【制法概要】以对苯二酚为起始原料，经醋酐酯化得 2；以无水三氯化铝进行重排反应得 3；用硫酸二甲酯经 Williamson 反应成醚 4；溴取代得 5；经 Delepine 反应得到季铵盐，在稀酸作用下水解为伯胺 6；参考 7 类似物的合成反应，用氢氧化钠作脱酸剂，于 pH 8 的条件下，使 6 酰胺化时释放的氯化氢与氢氧化钠反应，从而收率较高地得到 7；再与叠氮化钠反应得 8；最后用易得的硼氢化钾和 10% 钯炭还原即得盐酸米多君。合成途径见图 1。

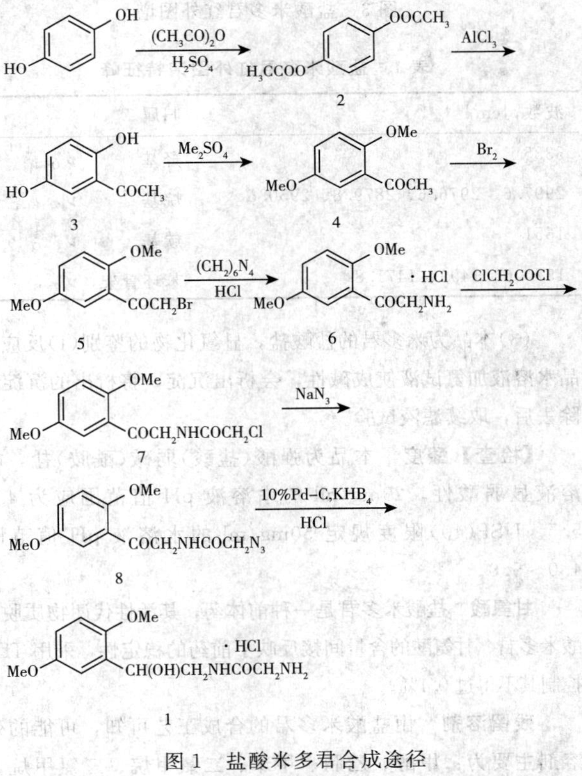

图1　盐酸米多君合成途径

【性状】吸收系数　吸收系数是和样品纯度相关的特征参数，且操作较为简便，30μg/ml 的水溶液，在 290nm 的波长处有最大吸收，吸收系数 $E_{1cm}^{1\%}$ 为 110～120。(图 2)

【鉴别】(1)采用有关物质色谱条件测定，供试品溶液主峰保留时间应与对照品溶液主峰保留时间一致。

(2)本品的红外光吸收图谱应与对照品的图谱一致，本品的红外光吸收图谱及显示的主要特征吸收见图 3、表 1。

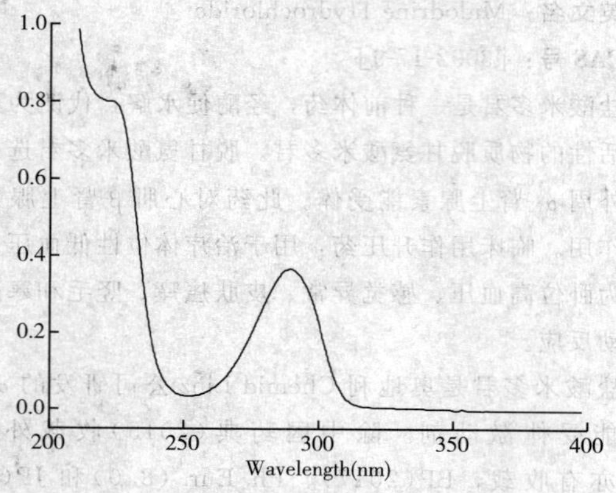

图 2　盐酸米多君紫外吸收图谱

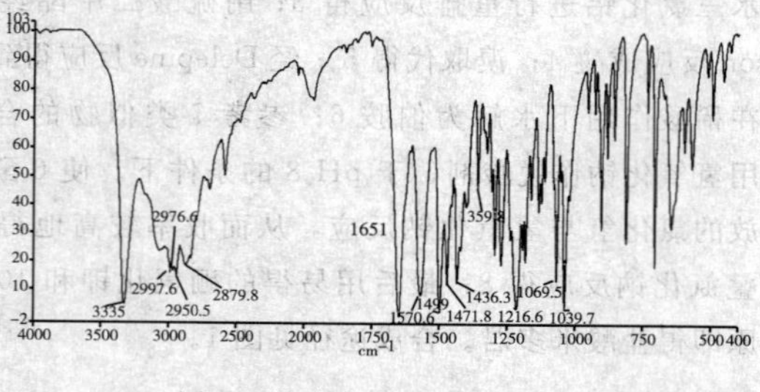

图 3　盐酸米多君红外图谱

表 1　盐酸米多君红外图谱特征峰

波数，cm^{-1}	归属	
3335	羟基	ν_{O-H}
2997.6、2976.6、2879.8、2950.5	烷基	ν_{C-H}
1651	羰基	$\nu_{C=O}$
1570.6、1499、1471.8	苯环骨架	$\nu_{C=C}$

(3)本品为米多君的盐酸盐，显氯化物的鉴别(1)反应。本品水溶液加氨试液使成碱性，会析出沉淀，将析出的沉淀滤过除去后，取续滤液试验。

【检查】酸度　本品为强酸(盐酸)弱碱(酰胺)盐，故水溶液显弱酸性，20mg/ml 的水溶液 pH 值范围应为 4.5～5.5。USP(40)限度规定 50mg/ml 的水溶液 pH 值范围为 4.0～5.0。

甘氨酸　盐酸米多君是一种前体药，其活性代谢物质脱甘氨酸米多君。甘氨酸的含量间接反映了前药的稳定性，采用 TLC 法控制其不得过 0.4%。

残留溶剂　由盐酸米多君的合成工艺可知，可能的残留溶剂主要为：甲醇、乙腈、甲苯、二氯甲烷、三氯甲烷，需要对上述溶剂进行检查。二氯甲烷、三氯甲烷在 FID 检测器上灵敏度不高，可能存在假阴性结果，故将上述溶剂分为 2 组进行测定，即组一：甲醇、乙腈、甲苯；组二：二氯甲烷、三氯甲烷。

通过对色谱条件的优化，确定组一采用氢火焰离子化检测器(FID)。结果表明，该系统中各溶剂峰均能有效分离，峰形良好，基线稳定。混合对照品溶液典型色谱图见图 4。确定组二采用电子捕获检测器（uECD），检测器温度为 300℃。结果表明，该系统中各溶剂峰均能有效分离，峰形良好，基线稳定。混合对照品溶液典型色谱图见图 5。

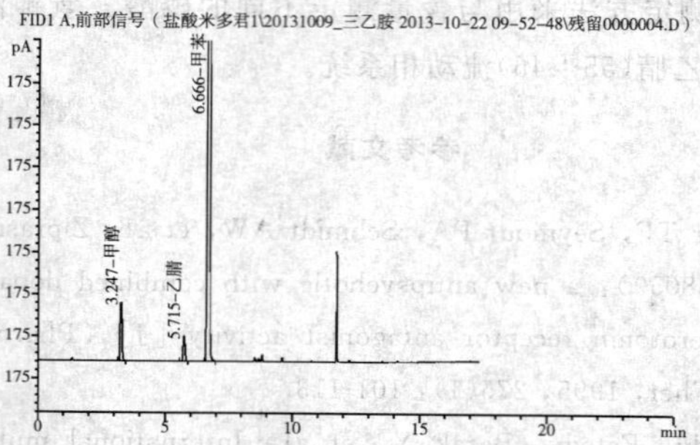

图 4　组一：甲醇、乙腈、甲苯
混合对照品溶液色谱图(FID)

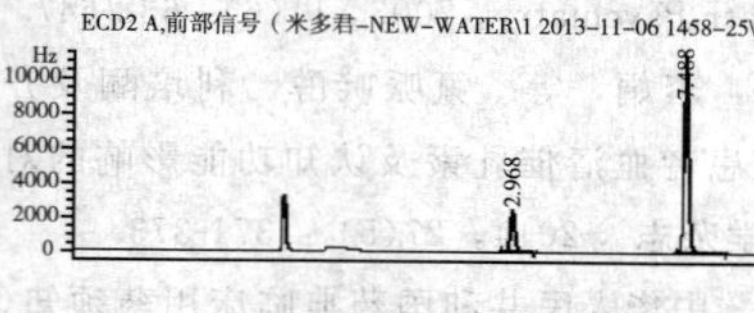

图 5　组二：二氯甲烷、三氯甲烷
混合对照品溶液色谱图(uECD)

采用逐级稀释法测定。各溶剂检出浓度(μg/ml)和线性范围分别见表 2，表 3。

表 2　检出浓度测定结果

溶剂	甲醇	乙腈	甲苯	二氯甲烷	三氯甲烷
检出限	0.913	0.322	0.061	0.00112	0.000142

表 3　各溶剂的线性范围、回归方程和相关系数

溶剂	线性范围	回归方程	相关系数（R^2）
甲醇	0.014874～0.29748mg/ml	y＝1126.608x＋1.421	1.00
乙腈	0.002082～0.04164mg/ml	y＝3497.608x＋1.352	1.00
甲苯	0.004476～0.08952mg/ml	y＝102182.233x＋8.309	0.998
二氯甲烷	0.1193～11.9280μg/ml	y＝1196.5x－188.93	0.998
三氯甲烷	0.0119～1.1888μg/ml	y＝60536x－1828.5	0.996

有关物质　原注册标准采用甲醇和磷酸盐缓冲系统测定有关物质，色谱峰峰形较差且不能有效检出杂质。USP(35)采用乙腈-0.1mol/L 磷酸二氢钾溶液(用磷酸调节 pH 值至 4.00±0.05)(3∶22)的色谱条件，杂质检出量明显增多且色谱峰峰形对称。中国药典(2015)参考 USP 色谱条件，仅将检测波长改为 224nm；要求盐酸米多君和杂质Ⅰ的分离度应大于 2.0。杂质Ⅰ(即 USP 杂质 A)为 1-(2，5-二甲氧基苯基)-2-氨基乙醇，是盐酸米多君合成工艺中的中间体，经过与氯乙酰氯缩合，叠氮化和还原就能得到盐酸米多君。同时，盐酸米多君的酰胺键水解断裂会生成杂质Ⅰ，杂质Ⅰ也

是降解杂质，故需要进行控制。

杂质Ⅰ　$C_{10}H_{15}NO_3$　197.23

化学名：1-(2，5-二甲氧基苯基)-2-氨基乙醇

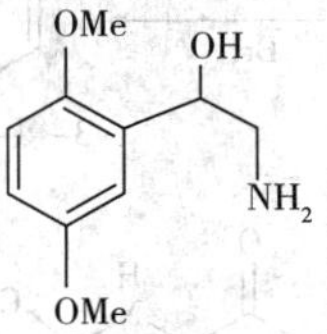

有关物质典型色谱图见图6、图7、图8。

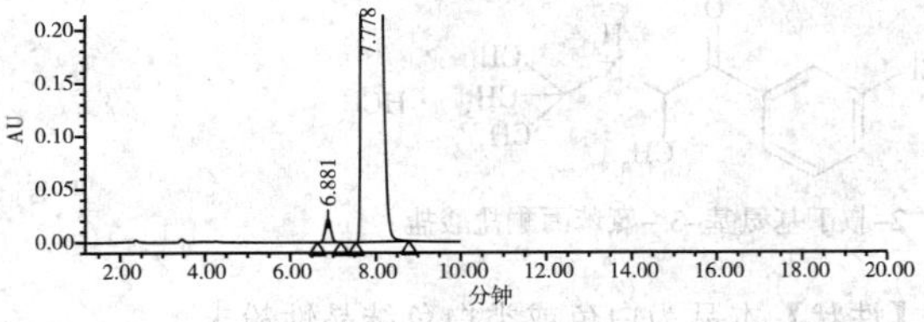

图6　系统适用性试验溶液色谱图

（色谱柱：Waters XBridge™　C18柱 4.6mm×250mm，5μm）

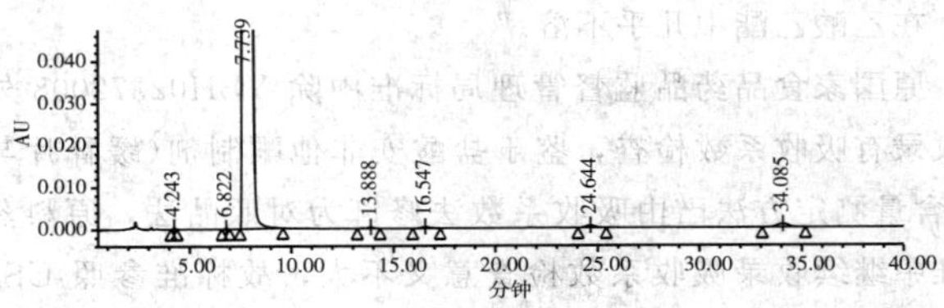

图7　典型样品色谱图

（色谱柱：Waters XBridge™　C18柱 4.6mm×250mm，5μm）

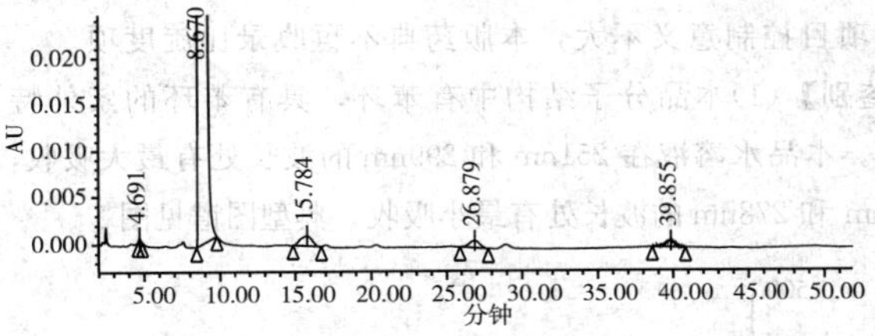

图8　样品光破坏色谱图

供试品对光敏感，光照下降解产物增加，主峰和大部分降解产物在224nm和290nm左右有最大吸收，224nm吸收明显强于290nm，更有利于杂质检查，故将检测波长定为224nm。

本试验共采用三根色谱柱：Waters XBridge™ C18柱(4.6mm×250mm，5μm)、Kromasil C18柱(4.6mm×250mm，5μm)、Agilent Eclipss×DB-C18柱(4.6mm×150mm，5μm)分别在Waters 2695、Agilent1200系列高效液相色谱仪上进行耐用性试验考察，试验结果表明：采用150mm的短柱，主峰保留时间较短，与其相邻杂质峰分离度不能达到药典要求；采用250mm的多种型号的C18柱，峰形和柱效均良好，测定结果几无相差。因此将柱长要求写入标准正文中。

杂质Ⅰ采用外标法计算，线性范围为0.5655～11.310μg/ml，线性回归方程为 $y=34394x-994.82$；$r=1.0$；平均回收率为102.3%，RSD为0.41%($n=9$)；重复性试验RSD为1.80%。

供试品溶液(浓度约为1mg/ml)在12小时内基本稳定，杂质个数和杂质量均无明显增加。

中国药典(2015)杂质限度同USP(35)，杂质Ⅰ不得过0.2%；其他单个杂质不得过0.2%，杂质总量不得过0.5%。USP(40)其他单个杂质限度收紧至0.1%。

干燥失重　本品无结晶水，标准定为105℃干燥至恒重，减失重量不得过0.5%。USP(40)采用水分测定法，限度为不得过0.5%。

炽灼残渣　因需将残渣留作重金属检查，炽灼温度必须控制在500～600°C，限度为0.1%。USP(40)限度为0.2%。

【含量测定】中国药典(2015)采用氢氧化钠滴定液；样品以0.1mol/L的盐酸溶液和乙醇使溶解。典型样品测定图谱见图9。

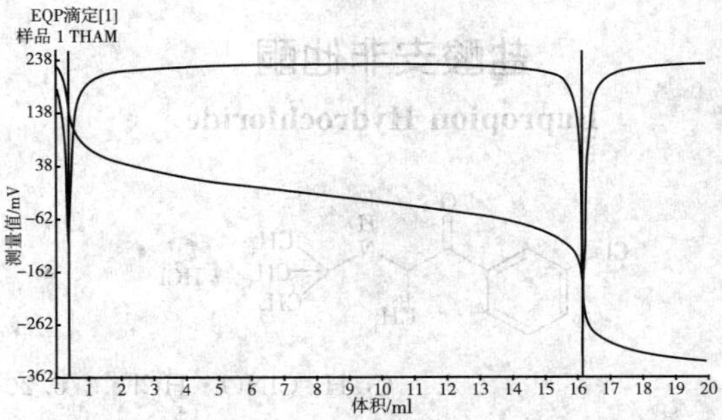

图9　样品测定滴定突跃图

图中第一个突跃点即为滴定游离盐酸所消耗氢氧化钠滴定液的体积 V_1，第二个突跃点即为消耗游离盐酸和酸根总共消耗的滴定液体积 V_2，V_2-V_1 即为滴定酸根所消耗的滴定液体积。本方法无空白无干扰，重复性良好，试验结果与原方法无差异。USP(35)与USP(40)均采用HPLC法。

【制剂】盐酸米多君片(Midodrine Hydrochloride Tablets)

中国药典(2015)和USP(40)收载盐酸米多君片。本品1996年获FDA批准上市，商品名PROAMATINE。FDA批准的规格有2.5mg、5mg、10mg。

本品为白色或类白色片，国内企业生产的规格仅有2.5mg。国内各企业处方中，主要辅料有淀粉、硬脂酸镁、微晶纤维素、羧甲基淀粉钠等。

【鉴别】中国药典（2015）收载紫外光谱鉴别、液相色谱鉴别和氯化物鉴别。液相色谱鉴别专属性较强，在含量测定时可以同时完成。紫外光谱鉴别为简单的常规鉴别方法，操作简便。

【检查】有关物质　色谱条件同原料。辅料不干扰测定。

溶出度　中国药典(2015)采用桨法，因样品浓度较低，采用高效液相色谱法测定。USP(40)也采用桨法。

含量均匀度　照含量测定项下方法测定。

【含量测定】色谱条件与有关物质一致，方法除检测波长为224nm外其余同USP(40)。线性范围为5.543～221.731μg/ml，相关系数1.0；回收率为99.4%，RSD为0.39%($n=9$)；重复性试验RSD为0.54%($n=6$)。

参考文献

[1] 国家药典委员会．中华人民共和国药典临床用药须知·化学药和生物制品卷（2015 年版）[M]．北京：中国医药科技出版社：2015.

[2] 张雁峰．盐酸米多君治疗女性压力性尿失禁的临床效果研究[J]．山西职工医学院学报，2017，27(06)：48-49.

[3] 孟庆玉，肖方青，刘旭桃，等．盐酸米多君的合成[J]．中国医药工业杂志，2002(05)：7-9.

[4] 刘小东．1-(2，5-二甲氧基苯基)-2-氨基乙醇的合成进展[J]．当代化工研究，2017(01)：82-83.

撰写　江　舸　四川省食品药品检验检测院

复核　谢　华　四川省食品药品检验检测院

盐酸安非他酮

Bupropion Hydrochloride

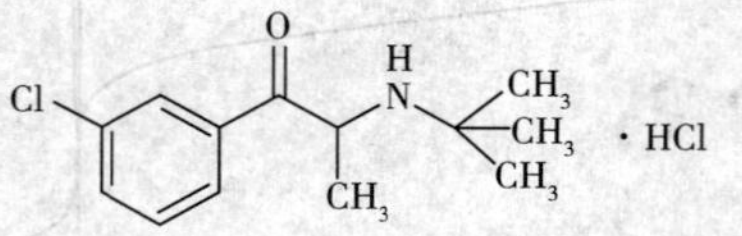

$C_{13}H_{18}ClNO \cdot HCl$　276.20

化学名：(±)-2-叔丁基氨基-3′-氯苯丙酮盐酸盐

(±)-2-(tert-butylamine)-1-(3-chlorophenyl) propan-1-tone hydrochloride

英文名：Bupropion Hydrochloride

CAS 号：[34911-55-2]

本品是由英国的葛兰素威康(Glaxo Wellcome)公司研制开发的第一个氨基酮类抗抑郁药。1989 年该药获美国食品药品管理局(FDA)批准用于治疗抑郁症。1997 年其缓释片再获美国 FDA 批准，成为美国市场上用于戒烟的第一种非尼古丁处方药。目前已在美国、加拿大和欧洲、亚洲许多国家或地区作为处方药上市。盐酸安非他酮是一种疗效好、副作用小、安全性高的抗抑郁剂。由于起作用的选择性，避免了三环类(TCA)抗抑郁剂等影响多种神经递质导致的不良反应。与 5-羟色胺再摄取抑制剂(SSRI，如氟西汀)相比，疗效与副作用相似，但在性功能影响方面优于后者[1]。盐酸安非他酮和尼古丁制剂合用能提高戒烟成功率[2]，具有戒除率高、保持戒断时间长、副作用小等特点。

在国外，本品已成为第一线抗抑郁药而广泛用于临床。国内使用国产制剂进行的一项随机、双盲、多中心、平行对照研究也表明，安非他酮具有确定的抗抑郁疗效，且与氟西汀相当，是一种安全、有效的抗抑郁药物[3]。大量有关效应关系的研究显示，本品血浆浓度在 20～75 ng/ml 时，抗抑郁作用最强。

本品除中国药典收载外，USP(40)亦有收载。

【制法概要】 国内企业采用的合成线路均为：3-氯苯丙酮为起始原料，经溴化、氨化、成盐后而得。国内各家生产企业工艺基本一致。反应方程式如下：

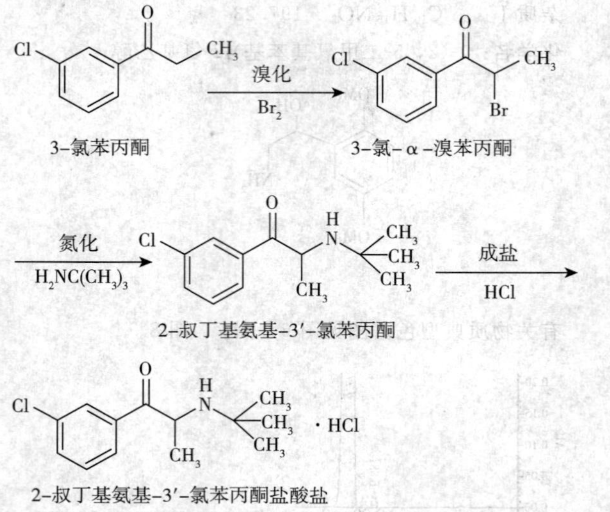

【性状】 本品为白色或类白色结晶性粉末。

根据收集到 4 家生产企业提供的 8 批样品在常用溶剂中的溶解情况，溶解性统一描述为“在水、甲醇或乙醇中易溶，在乙酸乙酯中几乎不溶。”

原国家食品药品监督管理局标准中除 YBH02372008 外均收录有吸收系数检查，鉴于盐酸安非他酮制剂(缓释片与片)含量测定方法已由吸收系数法修订为对照品法，原料药标准中继续收录吸收系数检查意义不大，故标准参照 USP(34)，本版药典不再收录吸收系数检查项。

目前盐酸安非他酮以消旋体供药用，标准 YBH06632008 收载比旋度项，目的为证明其为消旋体，考虑到此项目控制意义不大，本版药典不再收录比旋度项。

【鉴别】 (1)本品分子结构中有苯环，具有苯环的紫外特征吸收。本品水溶液在 251nm 和 299nm 的波长处有最大吸收，在 227nm 和 278nm 的波长处有最小吸收，典型图谱见图 1。

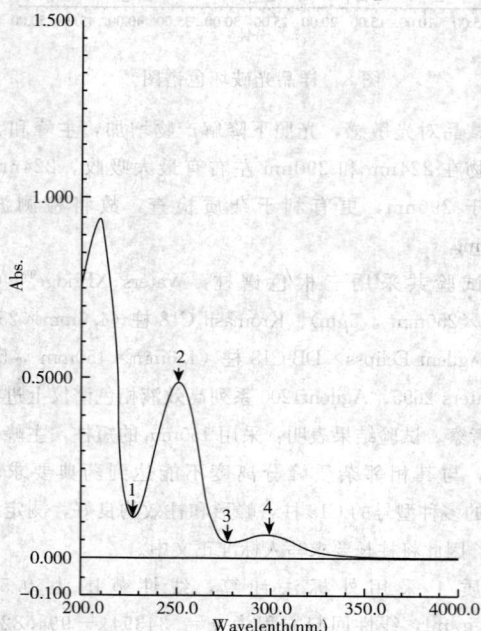

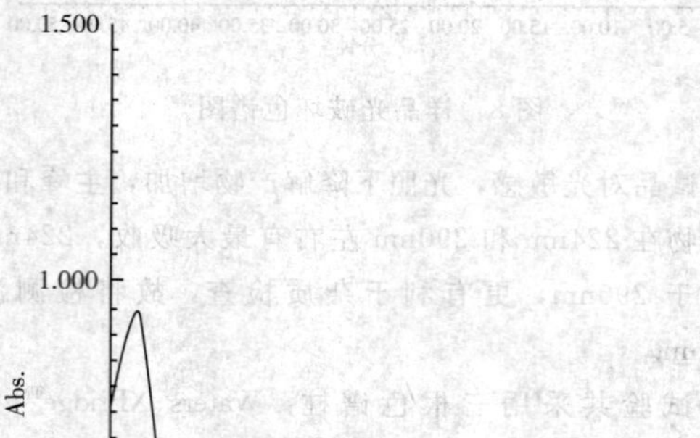

图 1　盐酸安非他酮紫外鉴别光谱图

(2)本品的红外光吸收图谱应与对照品的图谱一致。典型图谱见图 2，红外光吸收图谱显示的主要特征吸收的位置与归属见表 1。

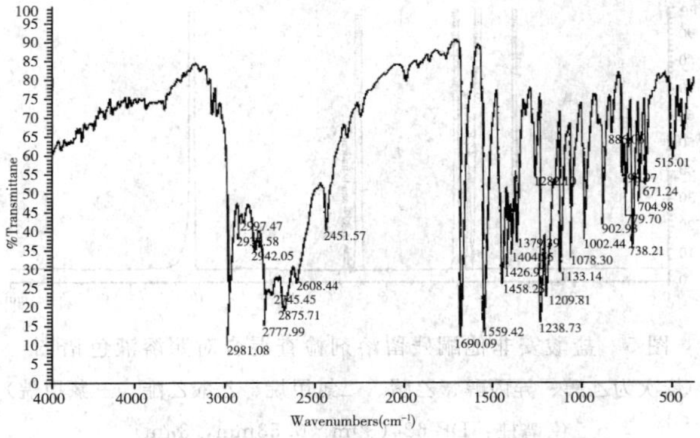

图 2　盐酸安非他酮红外鉴别光谱图

表 1　盐酸安非他酮红外吸收峰的位置与归属表

波数(cm^{-1})	归属
2981	甲基　ν_{C-H}
2800～2400	胺盐　ν_{N-H}
1690	羰基　$\nu_{C=O}$
1559，1458	苯环　$\nu_{C=C}$
1239，1210	羰基　$\delta_{C=O}$，胺基　ν_{C-N}
700	苯环　γ_{C-H}

(3)本品为盐酸盐，水溶液与硝酸银反应生产白色氯化银沉淀。

$C_{13}H_{18}ClNO \cdot HCl + AgNO_3 \longrightarrow AgCl\downarrow + C_{13}H_{18}ClNO + HNO_3$

【检查】有关物质　采用高效液相色谱法进行检查。

本版药典有关物质的检查方法为高效液相色谱法，用辛烷基硅烷键合硅胶为填充剂，以 0.025mol/L 磷酸二氢钾溶液(用 1mol/L 氢氧化钠溶液调节 pH 值至 7.0)-甲醇-四氢呋喃(51∶39∶11)为流动相，检测波长为 250nm，以 3-氯苯丙酮(杂质Ⅰ)与盐酸安非他酮峰的分离度进行系统适用性试验，分离度应大于 7。

USP(40)收录的有关物质检查分列为间氯苯甲酸(HPLC 梯度洗脱)和有关物质(HPLC 等度洗脱)两项。其中间氯苯甲酸在国内现有的合成工艺中不可能产生，对国内 4 家企业 8 批原料药进行了考察，结果均未检出间氯苯甲酸；且将原料药进行加速降解的实验结果显示，加速降解产物中不存在间氯苯甲酸，故标准中未单列间氯苯甲酸的检查。

USP(40)收录的有关物质项下主要检查 8 个已知杂质(不得过 0.1%～0.2%)，结构如下：

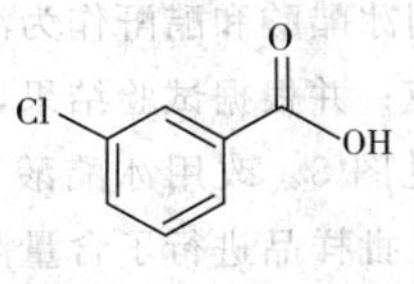

间氯苯甲酸 *m*-chlorobenzoic acid

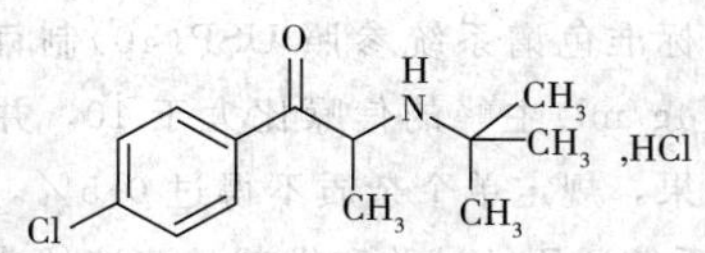

杂质 A：2-(tert-butylamino)-4′-chloropropiophenone hydrochloride

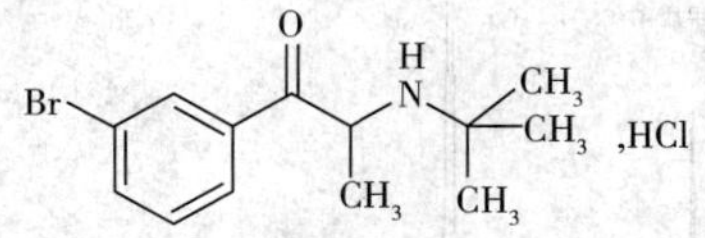

杂质 B：2-(tert-butylamino)-3′-bromopropiophenone hydrochloride

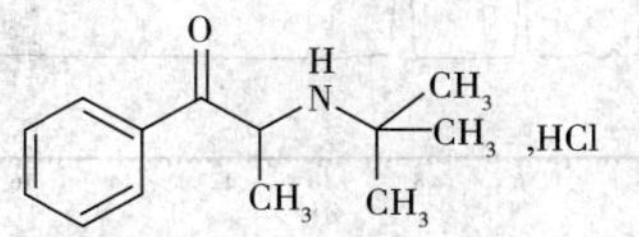

2-(tert-butylamino)propiophenone hydrochloride

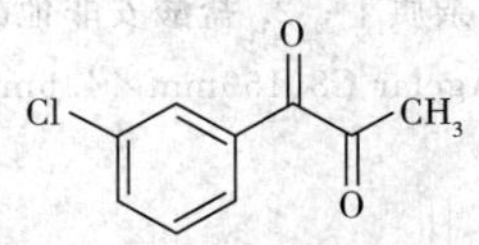

1-(3-chlorophenyl)-1,2-propanedione

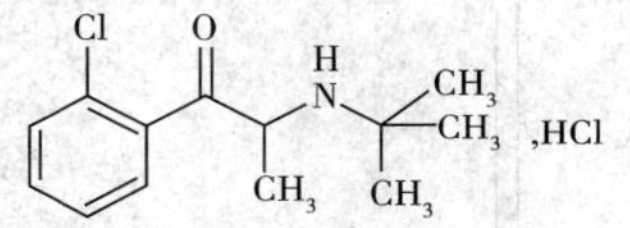

2-(tert-butylamino)-2′-chloropropiophenone hydrochloride

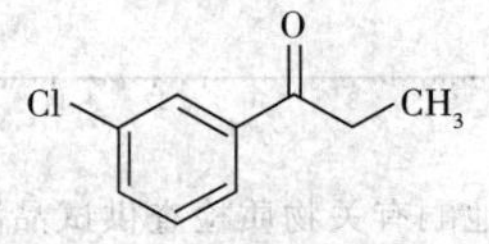

3′-chloropropiophenone

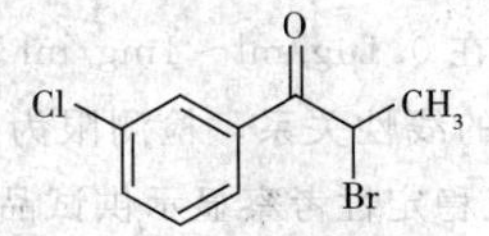

2-bromo-3′-chloropropiophenone

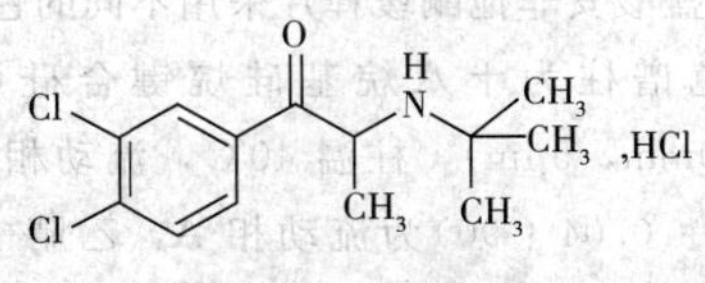

2-(tert-butylamino)-3′, 4′-chloropropiophenone hydrochloride

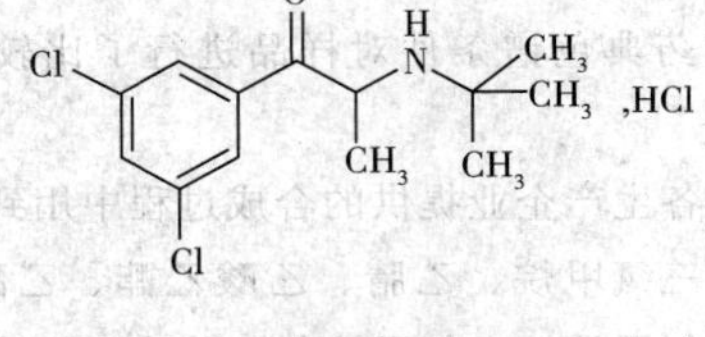

2-(tert-butylamino)-3′, 5′-chloropropiophenone hydrochloride

本版药典标准色谱系统参照USP(40)制订，规定了灵敏度溶液(0.5μg/ml)主峰的信噪比大于10，并根据样品有关物质考察结果，规定单个杂质不得过0.5%，杂质总量不得过1.0%。系统适用性试验和供试品溶液的典型色谱图见图3、图4。

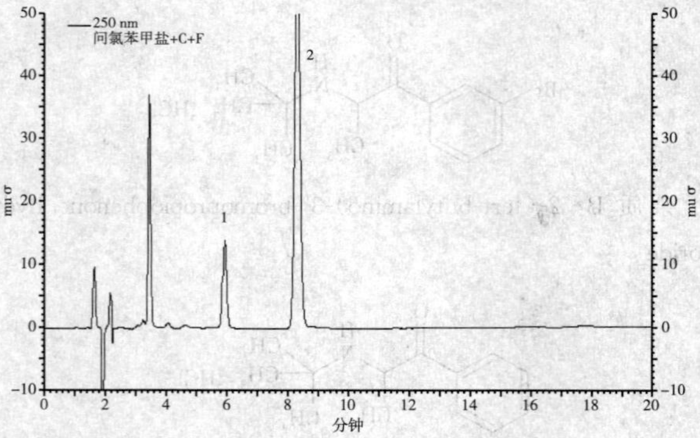

图3　盐酸安非他酮有关物质检查系统适用性试验色谱图

(1. 杂质Ⅰ；2. 盐酸安非他酮)

色谱柱：Agelar C8(150mm×4.6mm，5μm)

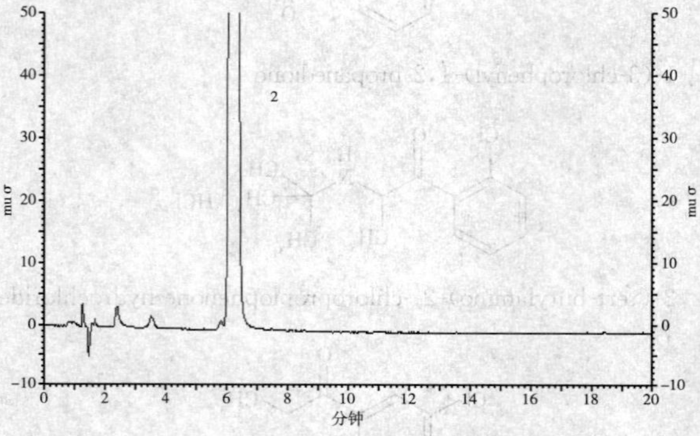

图4　盐酸安非他酮有关物质检查供试品溶液典型色谱图

色谱柱：Agelar C8(150mm×4.6mm，5μm)

经考察，本品在0.1μg/ml～1mg/ml范围内浓度(C)与峰面积(A)有良好的线性关系，检测限为0.03μg/ml，定量限为0.1μg/ml，且稳定性考察显示供试品溶液在24小时内稳定。

USP(40)盐酸安非他酮缓释片采用不同的色谱条件检查有关物质：色谱柱为十八烷基硅烷键合硅胶为填充剂(4.6mm×150mm，5μm)，柱温40℃，流动相：以乙腈-三氟乙酸-水(10∶0.04∶90)为流动相A，乙腈-三氟乙酸-水(95∶0.03∶5)为流动相B，进行梯度洗脱，流速为每分钟1.5ml，检测波长为226nm。

分别采用USP(40)盐酸安非他酮缓释片有关物质的色谱条件与本版药典色谱条件对样品进行了比较，结果基本一致。

残留溶剂　各生产企业提供的合成过程中用到的有机溶剂有二氯甲烷、三氯甲烷、乙腈、乙酸乙酯、乙醇、异丙醇、丙酮。其中二氯甲烷、三氯甲烷与乙腈为二类溶剂，其余溶剂均为三类溶剂，本版药典收录乙腈、二氯甲烷、三氯甲烷3种二类溶剂的检查，将乙酸乙酯、乙醇、异丙醇、丙酮等三类溶剂检查并入干燥失重检查项，不再单列。典型图谱见图5和图6。

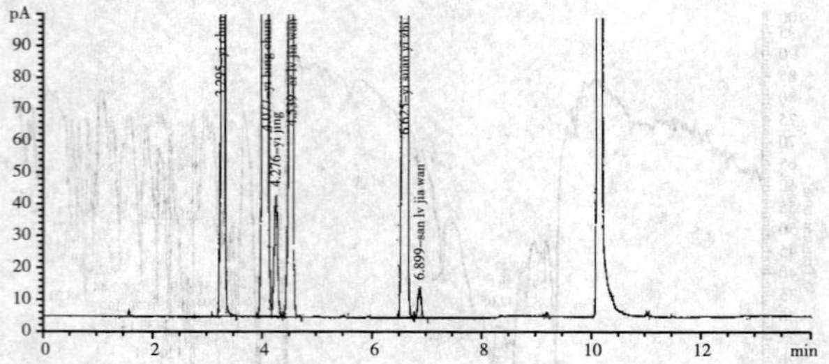

图5　盐酸安非他酮残留溶剂检查混合对照溶液色谱图

(依次为乙醇、异丙醇、乙腈、二氯甲烷、乙酸乙酯、三氯甲烷)

色谱柱：DB-624(30m×0.53mm，3μm)

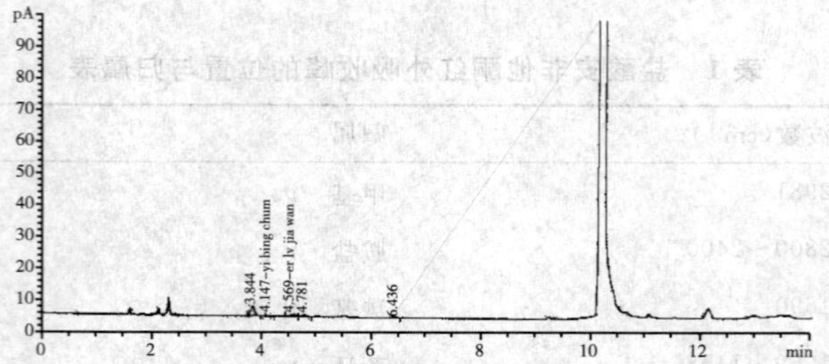

图6　盐酸安非他酮残留溶剂检查供试品溶液色谱图

色谱柱：DB-624(30m×0.53mm，3μm)

干燥失重　比较了干燥失重与水分测定两种测定方法，对4个企业提供的8批样品分别测定了干燥失重与水分，结果无明显差异。本品的热分析图谱(图7)显示盐酸安非他酮熔点在200℃以上，故本版药典标准仍采用干燥失重法。

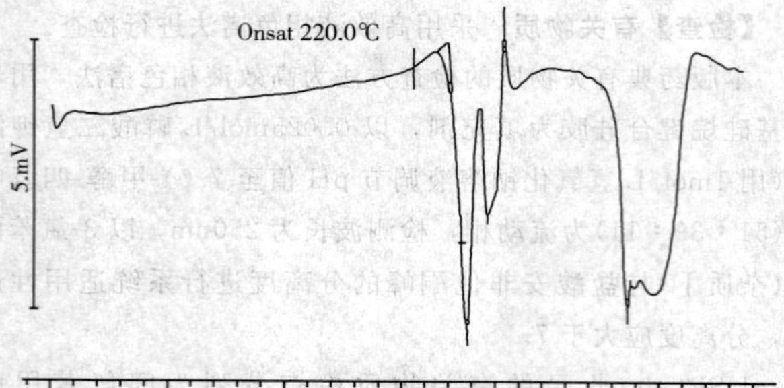

图7　盐酸安非他酮热分析图谱

含量测定　原国家食品药品监督管理局标准中有非水滴定法与HPLC法，本版药典标准采用了非水滴定法。

由于非水滴定法所用醋酸汞试液对环境的污染较大，BP自2011年版开始在氢卤酸盐原料药的非水滴定中对醋酸汞进行了替代，参考BP(2011)对醋酸汞的替代溶剂进行了选择试验，最终采用冰醋酸和醋酐作为溶剂，革除了原标准中使用的醋酸汞试液；并根据试验结果，采用电位法指示终点，样品滴定曲线见图8。改用冰醋酸和醋酐作为溶剂后，对4个企业提供的8批样品进行了含量测定，结果与采用冰醋酸和醋酐汞作为溶剂的无明显差异。

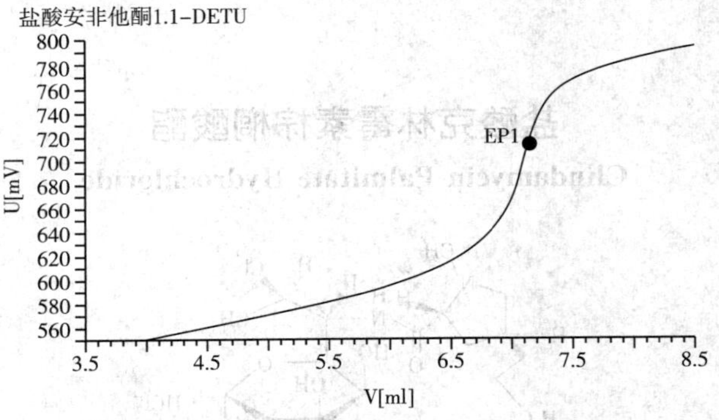

图 8　盐酸安非他酮样品含量测定电位滴定曲线

【制剂】中国药典(2015)和 USP(40)均收载了盐酸安非他酮片和盐酸安非他酮缓释片。

(1)盐酸安非他酮片(Bupropion Hydrochloride Tablets)

本品为薄膜衣片，除去包衣后显白色或类白色。规格为 75mg。

有关物质　本版药典标准色谱系统和系统适用性溶液均采用了原料有关物质检查的色谱系统，规定了灵敏度溶液(0.5μg/ml)，但是未对主峰的信噪比作出明确规定；与原料相比，增加了杂质Ⅱ的控制。本版药典标准中的杂质Ⅱ即 USP(40)标准中盐酸安非他酮缓释片的杂质 F。结构如下：

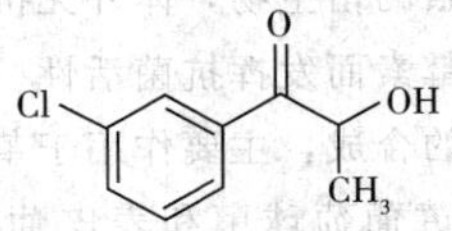

杂质Ⅱ　1-(3-chlorophenyl)-2-hydroxy-1-propanone

在相同的破坏条件下，盐酸安非他酮的溶液中不会产生杂质 F，仅制剂的溶液中会产生杂质 F，表明该杂质由制剂过程中产生。

USP(40)收载的盐酸安非他酮片无有关物质检查项。

溶出度　国内产品的处方中所含辅料为聚丙烯酸树脂、微晶纤维素、硬脂酸镁、欧巴代、乳糖、淀粉、微粉硅胶、聚维酮 K30。

本品易溶于水。以水 900ml 为溶出介质，采用桨法，转速为每分钟 50 转，紫外分光光度法，在 252nm 波长处测定吸光度，限度为标示量的 80%。在该条件下样品的溶出曲线见图 9。

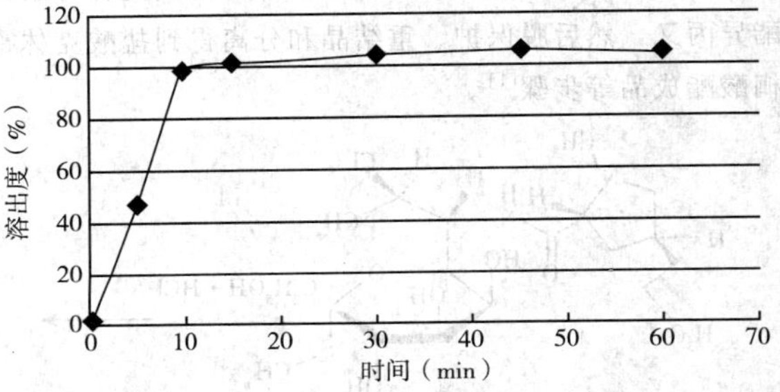

图 9　盐酸安非他酮片样品(75mg)溶出曲线图

含量测定　采用紫外-可见分光光度法测定。由于吸收系数法测定结果可能因仪器、环境等影响而产生较大误差，本版药典标准采用对照品法。USP(40)采用高效液相色谱法。

规格　原新药试行标准有 75mg 和 100mg 两种规格，标准转正过程中，仅征集到 75mg 的样品，本版药典标准仅纳入了 75mg 规格。

(2)盐酸安非他酮缓释片(Bupropion Hydrochloride Sustained-release Tablets)

本品为薄膜衣片，除去包衣后显白色或类白色。规格为 0.15g。

除中国药典外，USP(40)也收载了此品种。

有关物质与盐酸安非他酮片相同。

USP(40)在有关物质项下，主要检查 7 个已知杂质(不得过 0.3%～2.3%)，其中仅有 2 个杂质来源于原料，其余 5 个与制剂生产工艺相关，限度分别为 0.3%、1.5%、0.4%、2.3%、0.3%、0.3%、0.4%，单个未知杂质不得过 0.2%，杂质总量不得过 3.3%。USP(40)收录的 7 个已知杂质的结构如下：

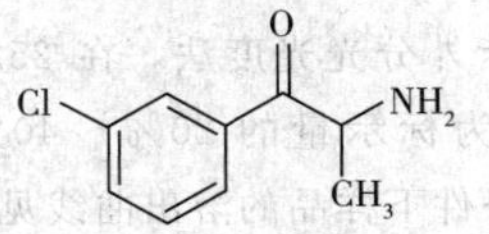

2-amino-1-(3-chlorophenyl)-1-propanone

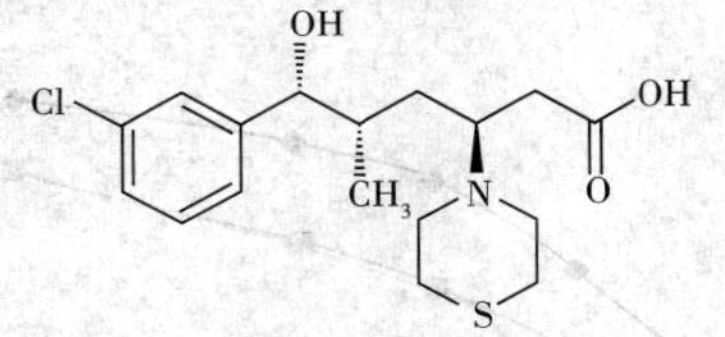

(3*S*，5*S*，6*S*)-6-(3-chlorophenyl)-6-hydroxy-5-methyl-3-thiomorpholine carboxylic acid

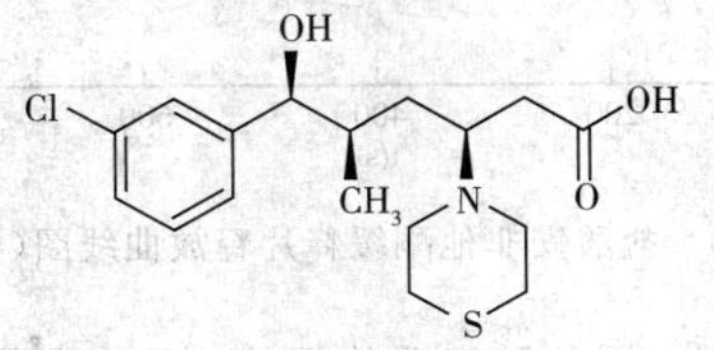

(3*S*，5*R*，6*R*)-6-(3-chlorophenyl)-6-hydroxy-5-methyl-3-thiomorpholine carboxylic acid

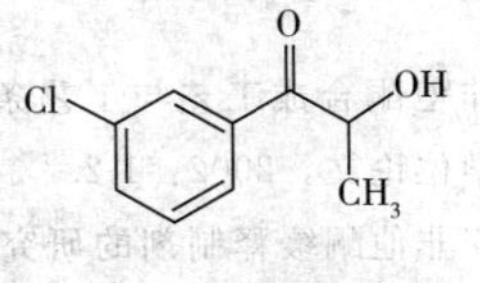

杂质 F　1-(3-chlorophenyl)-2-hydroxy-1-propanone

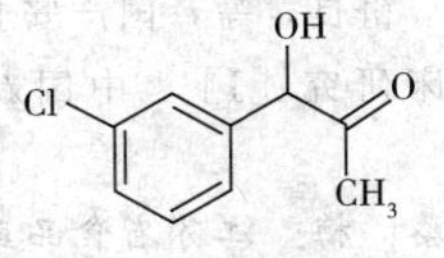

杂质 C　1-(3-chlorophenyl)-1-hydroxy-2-propanone

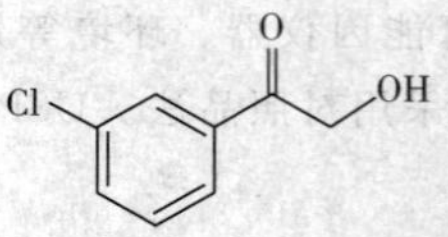

间氯苯甲酸 *m*-chlorobenzoic acid

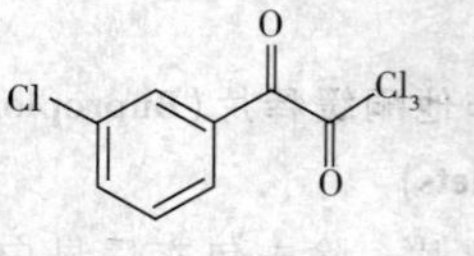

1-(3-chlorophenyl)-1，2-propanedione

USP(40)盐酸安非他酮原料和缓释片控制的杂质差异大，有关物质检查的色谱系统完全不同。今后可参考USP(40)盐酸安非他酮缓释片的高效液相色谱系统，加以改进完善。

溶出度　国内产品的处方中所含辅料为微晶纤维素、硬脂酸镁、羟丙甲纤维素、丙烯酸树脂、欧巴代、滑石粉、二氧化钛。

USP(40)收载了14种溶出度测定方法，溶出介质、转速、取样时间、限度均有差异。本版药典以水900ml为溶出介质，采用桨法，转速为每分钟50转，1小时、4小时和8小时分别取样，紫外分光光度法，在252nm波长处测定吸光度，限度分别为标示量的20%～40%、45%～70%和75%以上。在该条件下样品的溶出曲线见图10。

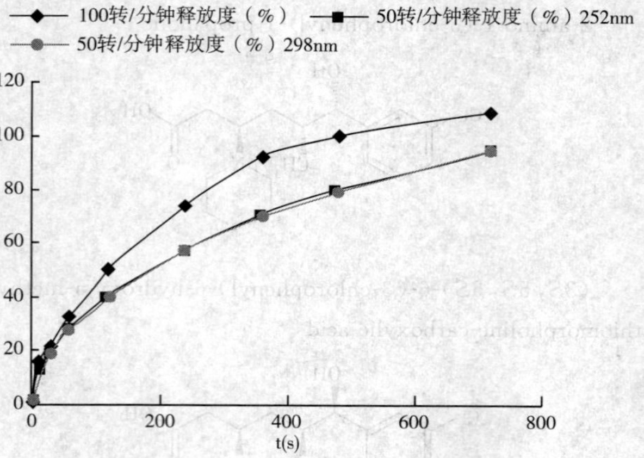

图10　盐酸安非他酮缓释片释放曲线图(桨法)

含量测定　同盐酸安非他酮片，且将含量限度统一为93.0%～107.0%。USP(40)采用高效液相色谱法。

参考文献

[1] 张竞．盐酸安非他酮合成工艺与工艺条件优化研究［D］．湖南大学硕士学位论文，2002：1-2.

[2] 王震红．盐酸安非他酮缓释制剂的研究［D］．沈阳药科大学硕士学位论文，2008：4-5.

[3] 姜荣环，张鸿燕，舒良，等．国产安非他酮缓释片治疗抑郁症的Ⅱ期临床研究［J］．中国新药杂志，2006，15(2)：128.

撰写　蔡　梅　江苏省食品药品监督检验研究院

审核　曹　玲　江苏省食品药品监督检验研究院

盐酸克林霉素棕榈酸酯

Clindamycin Palmitate Hydrochloride

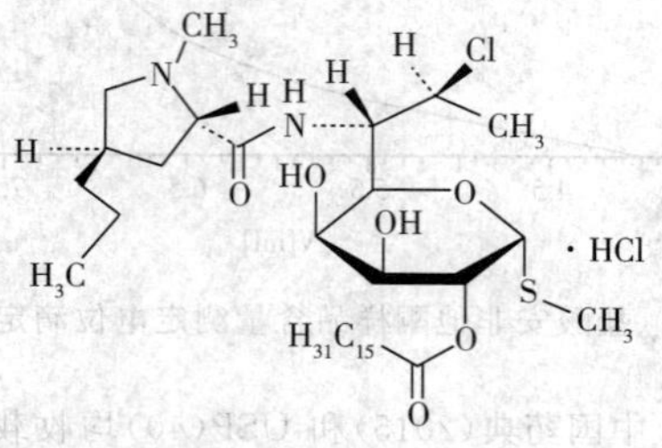

$C_{34}H_{63}ClN_2O_6S \cdot HCl$　699.85

化学名：7-氯-6，7，8-三脱氧-6-(1-甲基-反-4-丙基-L-2-吡咯烷甲酰氨基)-1-硫代-L-苏式-α-D-甘油型-吡喃半乳辛糖甲苷-2-棕榈酸酯盐酸盐

7-chloro-6，7，8-trideoxy-6-(1-methyl-trans-4-propyl-L-2-pyrrolidinecarboxamido)-1-thio-L-threo-alpha-D-galacto-octopyranoside 2-palmitate monohydrochloride，

英文名：Clindamycin Palmitate (INN) Hydrochloride

CAS号：［25507-04-4］

本品系克林霉素的衍生物，体外无抗菌活性，在体内经酯酶水解形成克林霉素而发挥抗菌活性。克林霉素作用机制为抑制细菌蛋白质的合成，主要作用于革兰阳性球菌和厌氧菌感染。本品对金黄葡萄球菌和表皮葡萄球菌、肺炎链球菌、化脓性链球菌等均有较好的抗菌作用，对流感嗜血杆菌及淋病奈瑟氏球菌中度敏感。部分耐红霉素的金黄葡萄球菌、表皮葡萄球菌对本品仍敏感。本品对革兰阴性和革兰阳性厌氧菌均有较好的抗菌作用，其中对脆弱拟杆菌的MIC_{50}和MIC_{90}分别为0.062mg/ml和0.5mg/ml，对消化链球菌MIC_{50}和MIC_{90}分别为0.125mg/ml和4mg/ml。其临床适应症主要是用于革兰阳性菌引起的各种感染性疾病和用于厌氧菌引起的各种感染性疾病。

本品的原研企业是辉瑞制药有限公司。除中国药典(2015)收载外，USP(37)也有收载。

【制法概要】本品由发酵制取的林可霉素经氯化生成的克林霉素醇化物为起始原料，经丙酮叉保护后得到丙叉克林霉素，再在缚酸剂存在下与棕榈酰氯反应得到克林霉素棕榈酸酯异丙叉，然后脱保护、重结晶和分离得到盐酸克林霉素棕榈酸酯成品等步骤[1]。

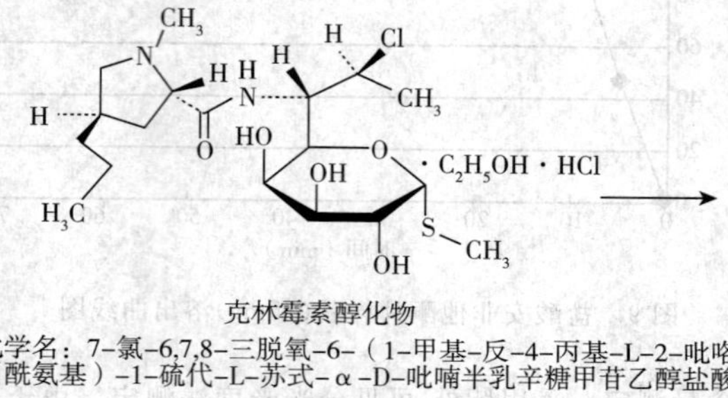

克林霉素醇化物

化学名：7-氯-6,7,8-三脱氧-6-（1-甲基-反-4-丙基-L-2-吡咯烷甲酰氨基）-1-硫代-L-苏式-α-D-吡喃半乳辛糖甲苷乙醇盐酸盐

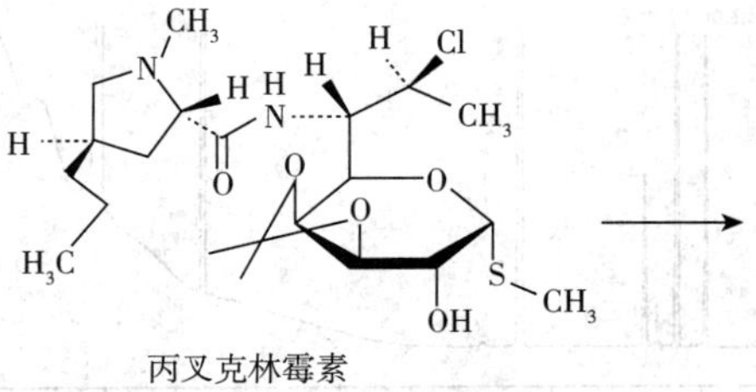

丙叉克林霉素

化学名：3,4-*O*-异亚丙基克林霉素

CAS号：[147650-54-2]

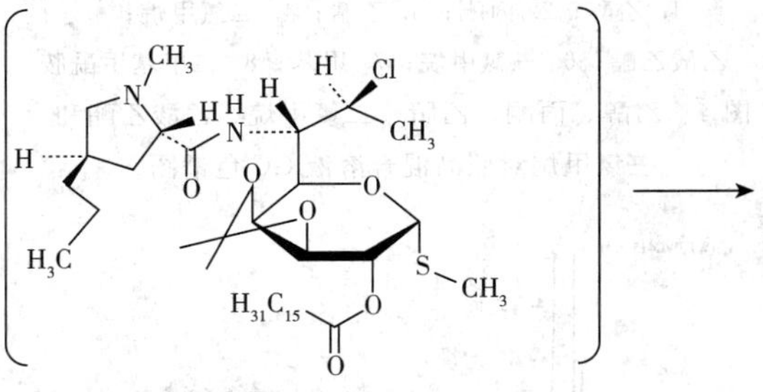

克林霉素棕榈酸酯异丙叉

化学名：3,4-*O*-异亚丙基克林霉素棕榈酸酯

CAS号：[906126-31-6]

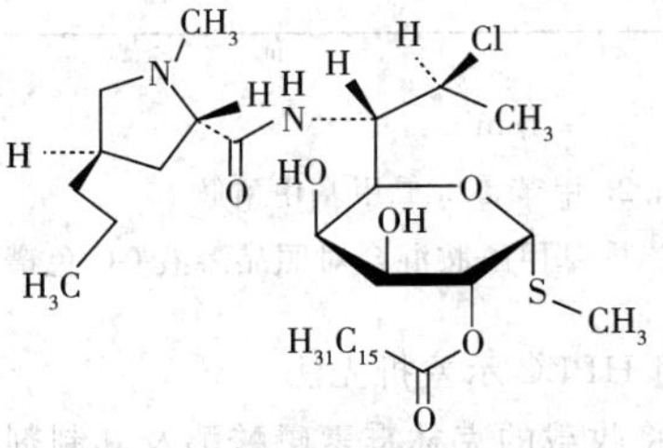

盐酸克林霉素棕榈酸酯

化学名：7-氯-6,7,8-三脱氧-6-（1-甲基-反-4-丙基-L-2-吡咯烷甲酰氨基）-1-硫代-L-苏式-α-D-甘油型-吡喃半乳辛糖甲苷-2-棕榈酸酯盐酸盐

CAS号：[25507-04-4]

【性状】 本品为白色或类白色粉末；有特殊异臭。

【鉴别】（1）采用液相色谱保留时间作鉴别，专属性较强。

（2）本品的红外光吸收图谱应与对照品的图谱一致，光谱图见图 1。本品的红外光吸收图谱显示的主要特征吸收如下。

波数，cm^{-1}	归属	
3480	羟基，酰胺	ν_{OH}，ν_{N-H}
2970	甲基与亚甲基	ν_{C-H}
1650	羰基	$\nu_{C=O}$

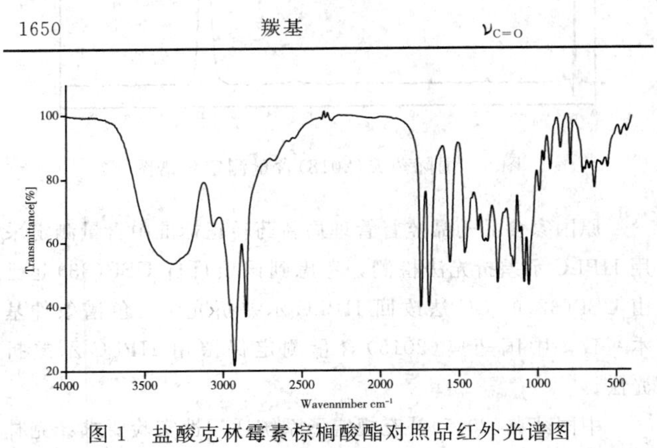

图 1　盐酸克林霉素棕榈酸酯对照品红外光谱图

（3）本品是盐酸盐，故水溶液显氯化物的鉴别反应。

【检查】有关物质　采用 HPLC-UV 梯度洗脱法进行检查。

原国家食品药品监督管理局新药转正标准第 44 册中有关物质检查和含量测定采用 HPLC 示差折光法检测；USP 未设置有关物质检查项，含量测定采用 HPLC 示差折光法；日抗基未设置有关物质检查项，含量测定采用抗生素微生物检定法。HPLC 示差折光法灵敏度较低，影响因素较多，只能用于等度洗脱。中国药典（2015）采用 HPLC-UV 梯度洗脱法对盐酸克林霉素棕榈酸酯中的有关物质进行检查，盐酸克林霉素棕榈酸酯与各合成中间体、副产物可完全分离，可有效地检出强力破坏试验（碱破坏、酸破坏、高温破坏、强光照射破坏和氧化破坏）产生的降解杂质[2,3]。与 HPLC 示差折光法比较，HPLC-UV 梯度洗脱法检出了更多主峰后的杂质。

盐酸克林霉素和长脂肪链的棕榈酸成酯后，化学性质发生了较大变化。盐酸克林霉素棕榈酸酯极性很小，在 C18 柱上用纯乙腈为流动相，保留时间都需要 21 分钟，峰形差，因此采用 C8 柱，缩短保留时间，在乙腈中加一定量的水改善了峰形，但盐酸克林霉素棕榈酸酯主峰与杂质分离不佳，在水中添加少量的磷酸氢二钾，盐酸克林霉素棕榈酸酯可与杂质分离，但磷酸氢二钾在高浓度的乙腈中会析出，柱压升高引起停机，因此改用醋酸铵，结果盐酸克林霉素棕榈酸酯可与杂质完全分离，仪器运行平稳。醋酸铵溶液的浓度变化对各成分的分离影响不大，但随着浓度的升高，梯度洗脱的基线漂移逐渐加大。

盐酸克林霉素棕榈酸酯、合成中间体、副产物均为紫外末端吸收的有机化合物，考察了用 210nm 和 230nm 进行测定，同一批样品有关物质测定结果基本一致，但用 210nm 测定，梯度洗脱的基线漂移严重，不适宜进行有关物质测定。用 230nm 测定，基线较为平稳，检测限为 10μg/ml，相当于可检出 0.1％水平的杂质，灵敏度满足有关物质检测的要求。

采用水-乙腈（1∶1）溶液、甲醇、水来溶解原料药和制剂，结果颗粒剂用水溶解，溶液非常黏稠；用水-乙腈（1∶1）溶液，制剂中的盐酸克林霉素棕榈酸酯溶解不完全；用甲醇，盐酸克林霉素棕榈酸酯溶解完全。

溶液的稳定性考察结果，盐酸克林霉素棕榈酸酯对照品溶液在 20 小时内溶液稳定。使用 3 个品牌色谱柱：Agilent Zorbax XDB- C8 柱（150mm×4.6mm，5μm）、Welch materials C8 柱（250mm×4.6mm，5μm）、Alltima C8 柱（250mm×4.6mm，5μm），进行耐用性考察，结果峰形和分离均较好并差别不大。在 Zorbax XDB- C8 柱（150mm × 4.6mm，5μm）上的分离色谱图见图 2 和图 3。

残留溶剂　采用气相色谱法进行检查。

国内主要制药公司合成过程中使用了乙醇、丙酮、乙腈、二氯甲烷、乙酸乙酯、三氯甲烷、甲苯、吡啶和二甲基甲酰胺，根据中国药典（2015）四部残留溶剂检查法的要求，

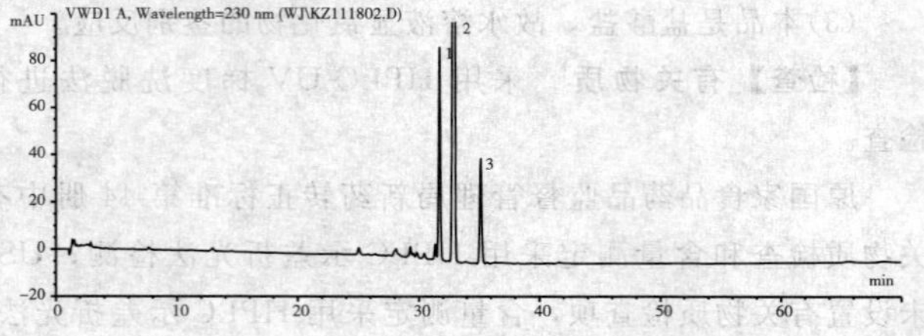

图 2　系统适应性试验色谱图

1. 克林霉素 B 棕榈酸酯；2. 盐酸克林霉素棕榈酸酯；

3. 克林霉素十八酸酯

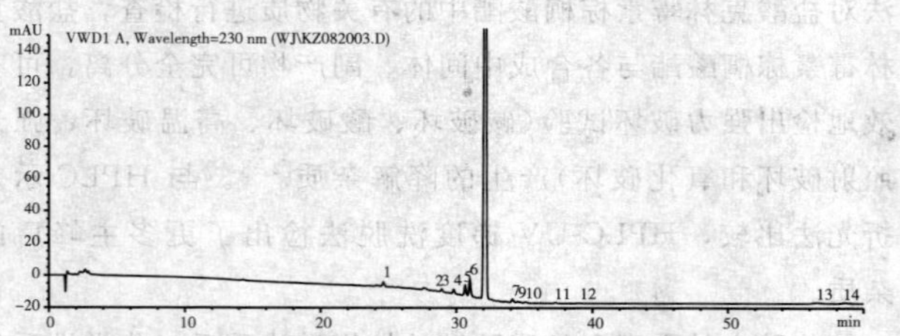

图 3　盐酸克林霉素棕榈酸酯有关物质典型色谱图

采用顶空进样法测定残留溶剂，对测定干扰小，对仪器污染少，低沸点易挥发的乙醇、丙酮、乙腈、二氯甲烷、乙酸乙酯和三氯甲烷测定首选顶空进样。二甲基甲酰胺的极性大沸点高，不宜采用顶空进样法测定；甲苯极性小，但以二甲基甲酰胺-水(1∶4)为溶剂顶空进样，重现性不好；吡啶采用顶空进样法测定，顶空进样器有残留，峰形不佳；因此甲苯、吡啶和二甲基甲酰胺均采用直接进样法进行测定[4]。

用 5%苯基-95%甲基聚硅氧烷(HP-5)柱，丙酮和乙腈峰分离不完全，且二甲基甲酰胺峰形不佳；用聚乙二醇-20M(HP-INNOWAX)柱，乙醇和二氯甲烷峰分离不完全；用 6%氰丙基苯基-94%二甲基聚硅氧烷固定液柱，各被测溶剂峰之间的分离度应符合要求，二甲基甲酰胺峰形佳。吡啶、甲苯和二甲基甲酰胺测定，柱温为 100℃时，甲苯和吡啶峰的分离度为 1.43，柱温为 90℃时，甲苯和吡啶峰的分离度为 1.77，改善了分离。

二氯甲烷和三氯甲烷水溶性差，不能直接用水作溶剂，且盐酸克林霉素棕榈酸酯用水溶解后，呈胶状溶液，因此采用二甲基甲酰胺溶解，并加入一定比例的水，以增加检测的灵敏度。经过试验，用二甲基甲酰胺-水(1∶4)为溶剂，可将盐酸克林霉素棕榈酸酯、二氯甲烷和三氯甲烷完全溶解，基质效应小，回收率好。直接进样法，则选择二氯甲烷为溶解介质。

在 6%氰丙基苯基-94%二甲基聚硅氧烷固定液(DB-624，30m×0.32mm×1.8μm)柱上，乙醇、丙酮、乙腈、二氯甲烷、乙酸乙酯和三氯甲烷各峰间的分离度分别为 9.26、6.08、3.59、26.45、5.77；吡啶、甲苯和二甲基甲酰胺各峰间的分离度分别为 1.77、24.13，色谱图见图 4、图 5。线性关系良好；平均回收率均在 80%～120%之内；乙醇、丙酮、乙腈、二氯甲烷、乙酸乙酯、三氯甲烷、吡啶、甲苯和二甲基甲酰胺的最低检测浓度分别为 11、1.1、0.9、1.5、1.1、1.2、1.2、1.3、和 5.2 μg/ml。

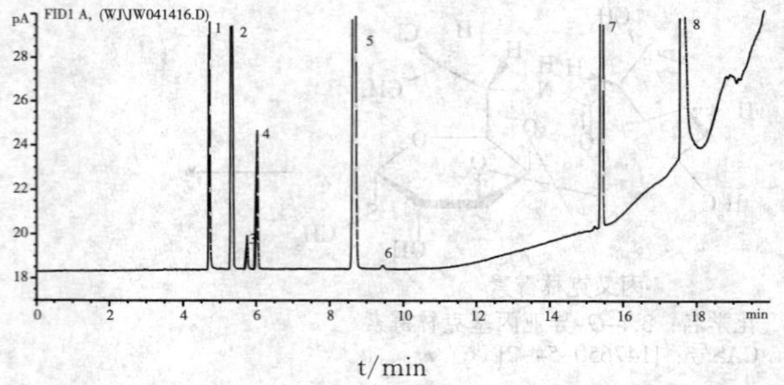

1. 乙醇；2. 丙酮；3. 乙腈；4. 二氯甲烷；

5. 乙酸乙酯；6. 三氯甲烷；7. 甲苯；8. 二甲基甲酰胺

图 4　乙醇、丙酮、乙腈、二氯甲烷、乙酸乙酯和三氯甲烷对照品混合溶液 GC 色谱图

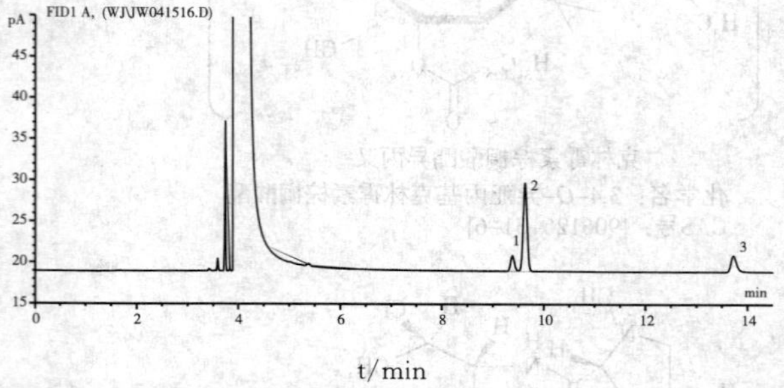

1. 吡啶；2. 甲苯；3. 二甲基甲酰胺

图 5　吡啶、甲苯和二甲基甲酰胺混合对照品溶液 GC 色谱图

【含量测定】采用 HPLC 示差折光法。

国际药典(2018)将收载的克林霉素磷酸酯及其制剂均采用 C8 柱 UV 检测，色谱柱与流动相组成同中国药典(2015)有关物质项，但采用等度法，供试品溶液浓度降低为 1mg/ml，流动相为 5mmol/L 醋酸铵溶液-乙腈(75∶25)，主峰约 22 分钟出峰，克林霉素棕榈酸酯峰与杂质峰得到良好的分离，色谱图见图 6。

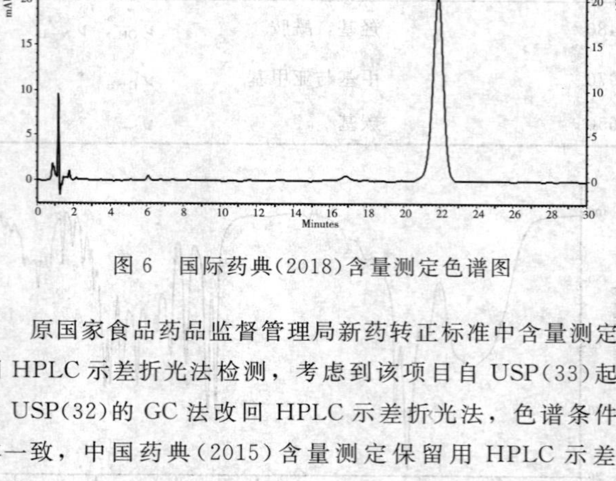

图 6　国际药典(2018)含量测定色谱图

原国家食品药品监督管理局新药转正标准中含量测定采用 HPLC 示差折光法检测，考虑到该项目自 USP(33)起已由 USP(32)的 GC 法改回 HPLC 示差折光法，色谱条件基本一致，中国药典(2015)含量测定保留用 HPLC 示差折光法。

中国药典(2015)补充规定了系统适用性实验要求：克林

霉素棕榈酸酯峰的保留时间约为 15 分钟，与克林霉素 B 棕榈酸酯峰(与克林霉素棕榈酸酯峰相对保留时间约为 0.90)的分离度为 2.3。在 Luna C18 柱(150mm×4.6mm，5μm)上的系统适应性试验色谱图，见图 7。

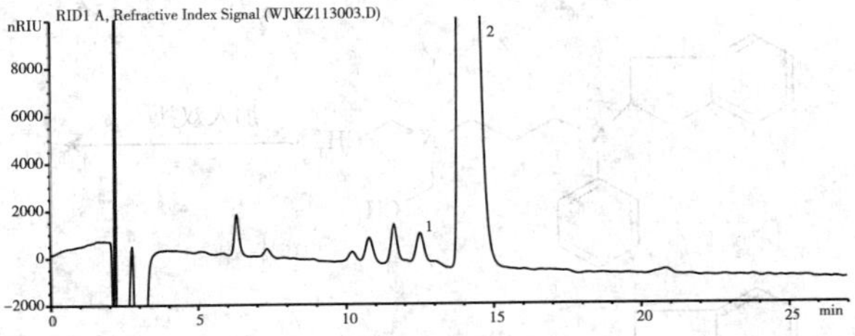

图 7　含量测定系统适应性试验色谱图

1. 克林霉素 B 棕榈酸酯；2. 盐酸克林霉素棕榈酸酯

【制剂】 盐酸克林霉素棕榈酸酯干混悬剂和颗粒收载于中国药典(2015)，本制剂国外药典则未收载。

(1)盐酸克林霉素棕榈酸酯干混悬剂(Clindamycin Palmitate Hydrochloride For Suspension)

有关物质　同原料药，采用 HPLC-UV 梯度洗脱法进行检查，在 Zorbax XDB- C8 柱(150mm×4.6mm，5μm)上的分离色谱图见图 8 和图 9。辅料峰在相对保留时间为 0.13 前出峰，因此在标准中规定除去溶剂峰和辅料峰(与盐酸克林霉素棕榈酸酯峰相对保留时间为 0.13 之前的峰)。

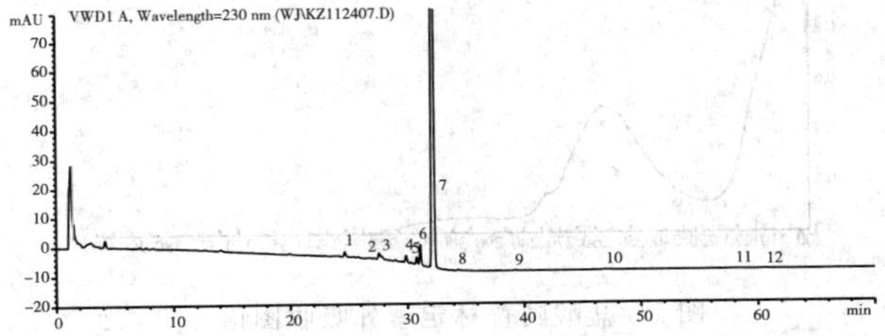

图 8　盐酸克林霉素棕榈酸酯干混悬剂有关物质典型色谱图

1. 克林霉素 B 棕榈酸酯；2. 盐酸克林霉素棕榈酸酯

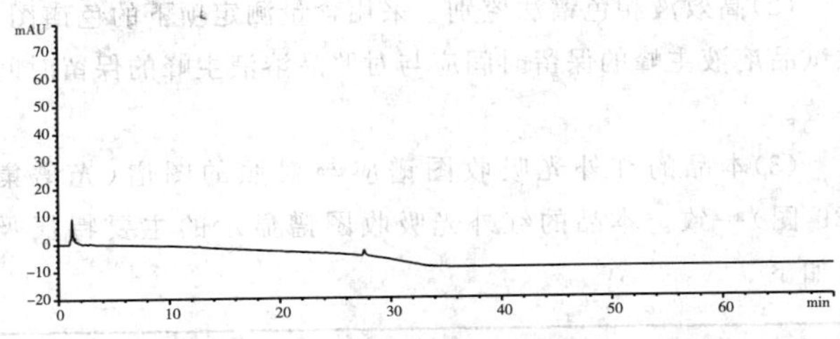

图 9　盐酸克林霉素棕榈酸酯干混悬剂空白辅料色谱图

溶出度　原国家食品药品监督管理局标准中没有溶出度检查项，根据中国药典对干混悬剂的要求，中国药典(2015)增订了溶出度检查方法。

盐酸克林霉素棕榈酸酯用水或 0.1 mol/L 盐酸溶液溶解后，呈胶状溶液，水和 0.1 mol/L 盐酸溶液不适合作为溶出介质。pH 值对溶出度的影响：随着 pH 值的增大，制剂容易崩解，但盐酸克林霉素棕榈酸酯的溶解度降低，当 pH 值为 2.0、3.0 时，制剂溶出度较大。十二烷基硫酸钠对溶出度的影响：当浓度为 0.1%时，盐酸克林霉素棕榈酸酯不能全溶；浓度为 0.5%时，容易产生气泡，堵塞取样管道；浓度为 0.4%时，制剂的溶出度最大。本品采用示差折光检测(同含量测定)，灵敏度较低，故进样体积用 50μl，溶出介质用 500ml[6]。

对照品溶液浓度在 15～115μg/ml 范围内，r= 0.9999，与峰面积有良好的线性关系；辅料对溶出度测定无干扰；平均回收率为 99.1%，RSD 为 0.9%(n=9)；供试品溶液在 14 小时内稳定。溶出曲线及色谱图见图 10 和图 11。

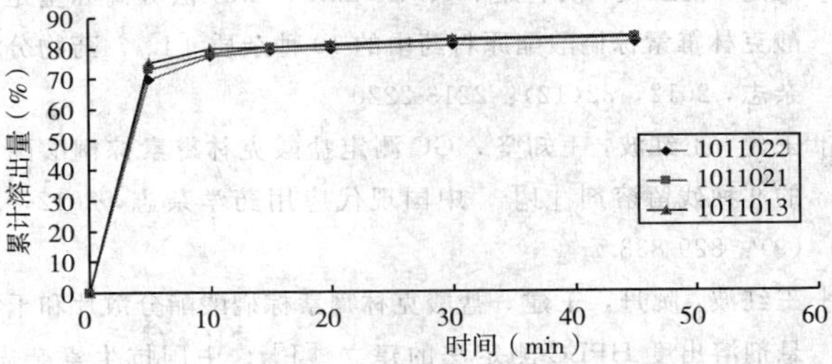

图 10　盐酸克林霉素棕榈酸酯干混悬剂溶出曲线

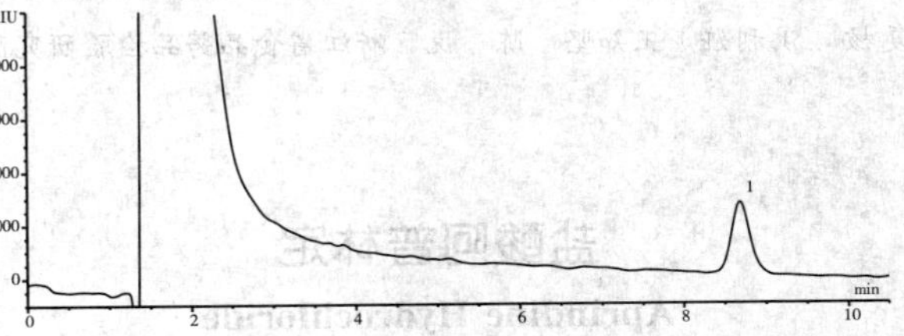

图 11　盐酸克林霉素棕榈酸酯干混悬剂溶出度检查色谱图

1. 盐酸克林霉素棕榈酸酯

(2)盐酸克林霉素棕榈酸酯颗粒(Clindamycin Palmitate Hydrochloride Granules)

有关物质　同原料药，采用 HPLC-UV 梯度洗脱法进行检查，在 Zorbax XDB- C8 柱(150mm×4.6mm，5μm)上的分离色谱图见图 12 和图 13。辅料峰在相对保留时间为 0.22 前出峰，因此在标准中规定除去溶剂峰和辅料峰(与盐酸克林霉素棕榈酸酯峰相对保留时间为 0.22 之前的峰)。

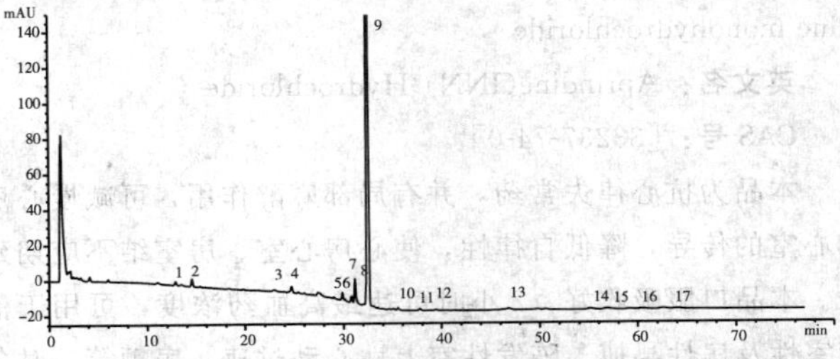

图 12　盐酸克林霉素棕榈酸酯颗粒有关物质典型色谱图

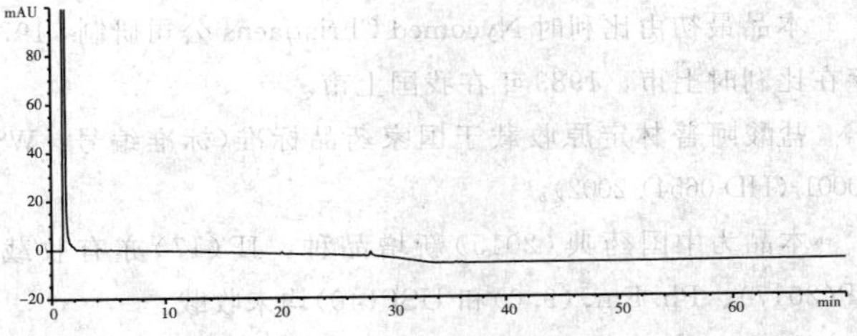

图 13　盐酸克林霉素棕榈酸酯颗粒空白辅料色谱图

参考文献

[1] 龙道兵. 一种工业化生产盐酸克林霉素棕榈酸酯的方法. 中华人民共和国国家知识产权局，申请号 CN200610058330.

[2] 王建，王洪波，孟磊，等. 梯度洗脱 HPLC 法测定盐酸克林霉素棕榈酸酯及制剂的有关物质 [J]. 药物分杂志，2012，32(2)：314-317.

[3] 王建，王红波，洪利娅. HPLC-ESI - MS^n 法分离和鉴定盐酸克林霉素棕榈酸酯原料药中的 10 种杂质 [J]. 药物分析杂志，2012，32(12)：2213-2220

[4] 王建，王红波，王知坚. GC 测定盐酸克林霉素棕榈酸酯中的 9 种残留溶剂 [J]. 中国现代应用药学杂志，2012，29(9)：829-833.

[5] 王红波，阮丹，王建. 盐酸克林霉素棕榈酸酯分散片和干混悬剂溶出度 HPLC 测定法的建立 [J]. 中国抗生素杂志，2012，37(9)：694-698.

撰写　王　建　　浙江省食品药品检验研究院

复核　洪利娅　王知坚　陈　悦　浙江省食品药品检验研究院

盐酸阿普林定

Aprindine Hydrochloride

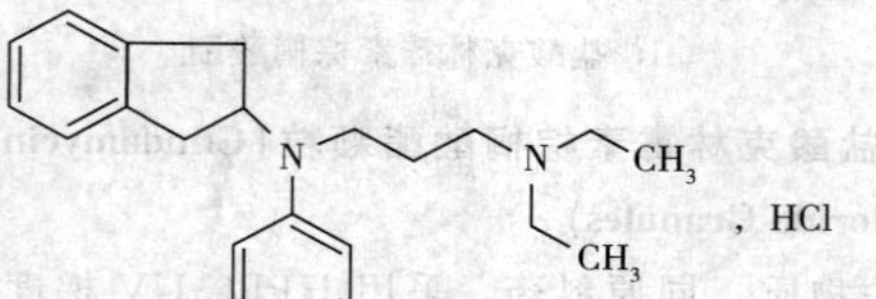

$C_{22}H_{30}N_2 \cdot HCl$　358.95

化学名：*N*,*N*-二乙基-*N*′-2-茚满基-*N*′-苯基-1,3-丙二胺盐酸盐

N, *N*-Diethyl-*N*′-2-indanyl-*N*′-phenyl-1, 3-propanediamine monohydrochloride

英文名：Aprindine(INN) Hydrochloride

CAS 号：[33237-74-0]

本品为抗心律失常药，并有局部麻醉作用，可减慢心房和心室的传导，降低自律性，使心房心室、房室结不应期延长。本品口服吸收好，2 小时可达最高血药浓度，可用于治疗室性及房性早搏、阵发性室上性心动过速、房颤等，对各种快速型心律失常有较好疗效[1]。

本品最初由比利时 Nycomed Christiaens 公司研制，1973 年在比利时上市，1983 年在我国上市。

盐酸阿普林定原收载于国家药品标准(标准编号：WS-10001-(HD-0654)-2002)。

本品为中国药典(2015)新增品种，JP(17)亦有收载，BP(2017)、Ph. Eur. (9.0)和 USP(40)均未收载。

【制法概要】 主要合成工艺路线见下：

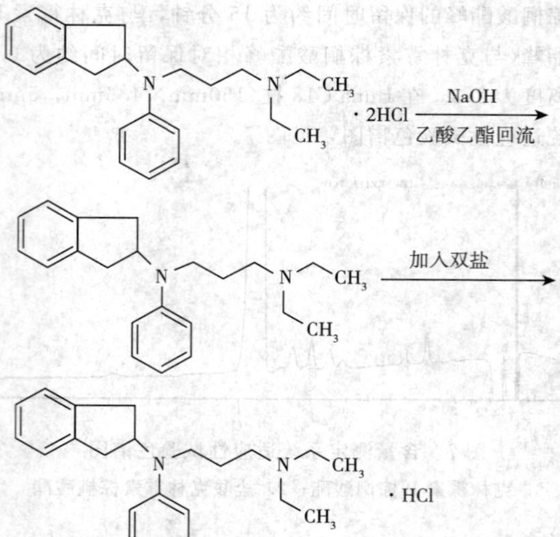

【性状】 白色或类白色粉末。

熔点　取"干燥失重"项下样品依法测定。原国家标准干燥失重的测定温度为 80℃，中国药典(2015)修订为 105℃，经测定，两种温度干燥后样品的熔点未见明显差异，中国药典(2015)仍采用原标准熔点限度。

吸收系数　本品的乙醇溶液在 258nm 的波长处有最大吸收，吸收系数($E_{1cm}^{1\%}$)为 334～369，紫外吸收图谱见图 1。

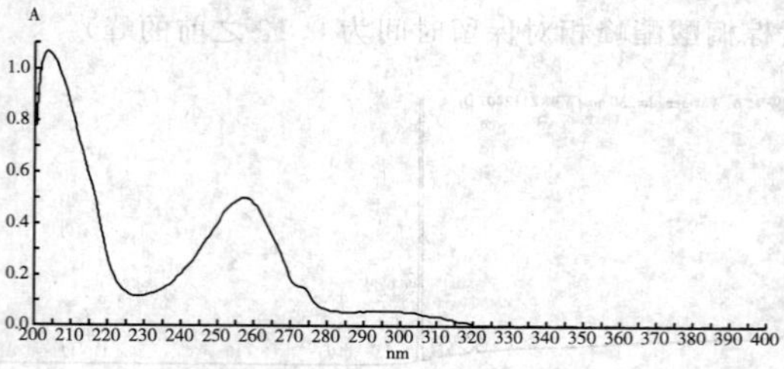

图 1　盐酸阿普林定紫外吸收图谱

【鉴别】 (1)本品结构中含有叔胺基，在 2%枸橼酸的醋酐溶液中加热，显樱红色的颜色反应。

(2)高效液相色谱法鉴别。采用含量测定项下的色谱图，供试品溶液主峰的保留时间应与对照品溶液主峰的保留时间一致。

(3)本品的红外光吸收图谱应与对照的图谱(光谱集 829 图)一致。本品的红外光吸收图谱显示的主要特征吸收如下。

波数，cm^{-1}	归属	
2969，2950	烷基	ν_{C-H}
1604，1506	苯环	$\nu_{C=C}$
1350，1250	胺	ν_{-C-N}

(4)本品为生物碱的盐酸盐，故显氯化物的鉴别反应。

【检查】有关物质　原国家标准有关物质的检测方法为薄层色谱法，采用碘蒸气显色法确定杂质量。JP(17)采用高效液相色谱法，用十八烷基硅烷键合硅胶柱，以磷酸盐缓冲液(取磷酸二氢钾 3.40g，加水 500ml 使溶解，用盐酸调节 pH 值至 3.0)-乙腈(50∶50)为流动相，检测波长为 254nm。

中国药典(2015)建立了高效液相色谱法用于有关物质检查。以甲醇-水-10%四丁基氢氧化铵溶液(40∶60∶2)用磷酸调节 pH 值至 3.0 为流动相，检测波长为 258nm。

研究发现，四丁基氢氧化胺的加入量及流动相的 pH 值均对主成分色谱峰的对称性有较大影响，流动相的 pH 值还对主成分色谱峰的保留时间有较大影响。以甲醇-水-10%四丁基氢氧化胺溶液(40∶60∶2.0)，用磷酸调节溶液 pH 值至 3.0 为流动相时，主成分色谱峰的对称性最好，且保留时间适宜。在该色谱条件下，主成分和主要杂质(未知杂质)的最大吸收波长相近(分别为 258nm 和 254nm)，确定以主成分的最大吸收波长 258nm 为测定波长。盐酸阿普林定在 1.02～30.6μg/ml 浓度范围内与其峰面积呈线性关系，线性方程为 A＝4.378C＋0.175，r＝0.9999(n＝6)(对应的杂质限度范围为 0.1%～3.0%)。供试品溶液(浓度为 1.0mg/ml)在室温放置 12 小时基本稳定。经采用逐步稀释法测定，当对照溶液浓度稀释至供试品溶液浓度的 0.1%时，色谱峰仍清晰可辨，其信噪比(S/N)为 10.2，以此作为灵敏度测试溶液。单个杂质采用不加校正因子的主成分自身对照法，限度为不得过 0.5%，杂质总量不得过 1.0%。

有关物质 HPLC 法检测限为 0.05% (0.5μg/ml)，定量限为 0.1% (1.02μg/ml)。有关物质典型色谱图见图 2。

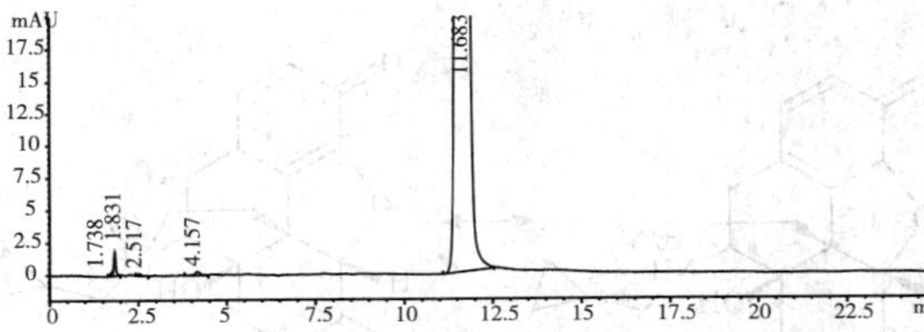

图 2　盐酸阿普林定有关物质典型色谱图

(色谱柱：Dikma Diamonsil C18，250mm×4.6mm，5μm)

使用了三种品牌色谱柱：Dikma Diamonsil C18 柱(4.6mm×250mm，5μm)、Agilent Extend C18 柱(4.6mm×250mm，5μm)和 Dikma kromasil C18 柱(4.6mm×250mm，5μm)，均能符合要求。

残留溶剂　根据本品的实际生产工艺，对乙酸乙酯残留量进行检查。采用毛细管柱顶空进样等温法测定，限度为不得过 0.5%。乙酸乙酯在 1.25～250μg/ml 的浓度范围内(对应的限度为 0.005%～1.0%)与其峰面积呈线性关系，线性方程为 A＝21.6C＋40.1，r＝0.9998(n＝7)。乙酸乙酯平均回收率为 100.8%(n＝9，RSD＝2.7%)。对照溶液及供试品溶液在室温放置 24 小时内稳定。

干燥失重　原国家标准采用 80℃干燥至恒重。经热重试验考察，在 105℃时未发生熔融分解现象，故中国药典(2015)修订为经 105℃干燥至恒重，限度不变(减失重量不得过 0.5%)。JP(17)为 60℃减压干燥 4 小时，减失重量不得过 0.5%。

【含量测定】原国家标准采用加醋酸汞试液的非水电位滴定法测定本品含量。JP(17)为非水电位滴定法测定本品含量，限度为“98.5%～101.0%”。中国药典(2015)修订为高效液相色谱法(色谱条件同有关物质项下)，以外标法定量，盐酸阿普林定在 25.55～204.4μg/ml 浓度范围内与其峰面积呈线性关系，线性方程为 A＝4.68C－11.84，r＝0.9994(n＝5)。重复性试验 RSD 为 0.3%(n＝6)。供试品溶液(浓度为 0.1mg/ml)在室温放置 12 小时基本稳定。根据仪器分析方法精密度，含量限度修订为“98.0%～102.0%”。

【制剂】中国药典(2015)收载了盐酸阿普林定片，JP(17)收载盐酸阿普林定胶囊。

盐酸阿普林定片(Aprindine Hydrochloride Tablets)

本品为糖衣片或薄膜衣片，除去包衣后显白色或类白色，规格为 25mg。国内各企业的处方中，片芯主要辅料有乳糖、微晶纤维素、9%淀粉浆、羧甲基淀粉钠、硬脂酸镁等；包衣主要辅料有羟丙甲纤维素、滑石粉、丙三醇、二氧化钛、硬脂酸镁、蓝色淀、乙醇等。

有关物质　中国药典(2015)参考原料有关物质项下的色谱条件增订了有关物质检查，辅料对测定无影响。杂质按主成分自身对照法计算，单个杂质不得过 1.0%，杂质总量不得过 2.0%。有关物质典型色谱图见图 3。

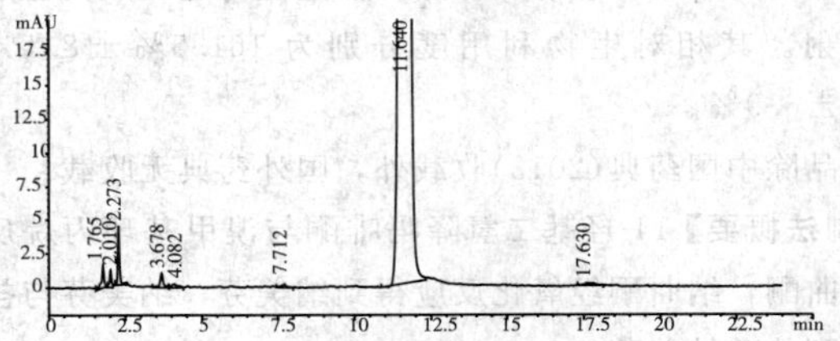

图 3　盐酸阿普林定片有关物质典型色谱图

(色谱柱：Dikma Diamonsil C18，250mm×4.6mm，5μm)

含量均匀度与含量测定　中国药典(2015)采用高效液相色谱法测定含量，色谱条件与原料药相同。供试品溶液(浓度为 0.1mg/ml)在室温放置 12 小时基本稳定。方法回收率为 100.1%(n＝9)，RSD 为 0.5%；重复性试验 RSD 为 0.3%(n＝6)。辅料对主成分测定无干扰。

参考文献

[1] 隋长百．盐酸阿普林定致神经系统症状误诊为 VBI 1 例报告[J]．实用神经疾病杂志，2004，7(5)：99.

撰写　王　昕　天津市药品检验研究院
复核　唐素芳　天津市药品检验研究院

盐酸纳美芬

Nalmefene Hydrochloride

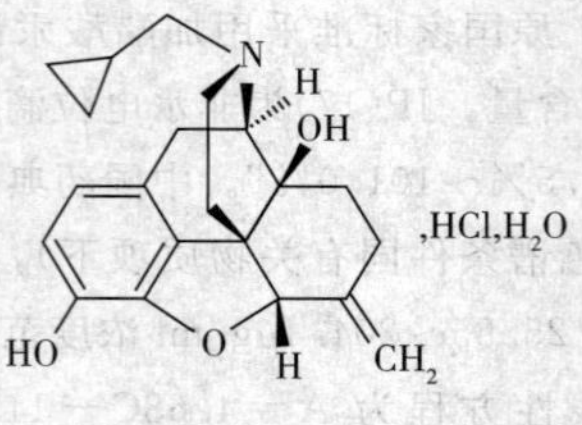

$C_{21}H_{25}NO_3 \cdot HCl \cdot H_2O$　393.92

化学名：17-(环丙基甲基)-4,5α-环氧-6-亚甲基吗啡喃-3,14-二醇盐酸盐一水合物

17-(cyclopropylmethyl)-4,5 α-epoxy-6-methylenemorphinan-3,14-diolhydrochloride,

英文名：Nalmefene (INN) Hydrochloride

CAS 号：58895-64-0(无水物)

纳美芬作为一种特异性吗啡受体阻断剂，结构为 6 位亚甲基的纳曲酮类似物，该药系 1975 年合成，并于 1995 年上市，现已渐成为纳洛酮的替代产品。其盐酸盐用于完全或部分逆转阿片类物质效应，包括由天然的或合成的阿片类物质引起的呼吸抑制。主要用于已知或疑似阿片类药物过量或中毒的急救促醒、急性颅脑与脊髓损伤、脑缺血、脑梗死等神经功能损坏性疾病。昏迷、休克及术后麻醉催醒、酒精中毒、戒毒后防复吸治疗等。纳美芬的肌肉或皮下注射与静脉注射是生物等效的，故静脉通路无法建立时也可肌内注射或皮下注射。其相对生物利用度分别为 101.5%±8.1% 和 99.7%±6.9%。

本品除中国药典(2015)收载外，国外药典无收载。

【制法概要】14-羟基二氢降吗啡酮与溴甲基环丙烷反应得到纳曲酮，纳曲酮经氧化反应得到纳美芬，纳美芬与盐酸成盐得到盐酸纳美芬。

【鉴别】(1)本品的红外光吸收图谱应与对照品的图谱一致。见下图。

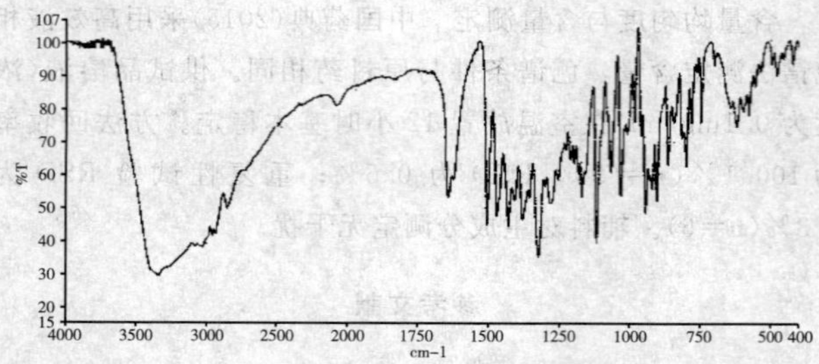

红外吸收图谱

本品红外光谱显示的主要特征吸收如下：

波数	归属	
3342	羟基	ν_{O-H}
3054	芳基	ν_{Ar-H}
2935，2854	烷基	ν_{C-H}
1643，1577，1506，1471	芳香环骨架	$\nu_{C=C}$

【检查】酸度　本品为强酸弱碱盐，显弱酸性，采用新沸冷水制成浓度为 10mg/ml 的溶液后，测定其 pH 值为 5.5 左右。

溶液的澄清度与颜色　本品的澄清度与颜色可一定程度上反应本品的精制程度和降解变化的情况。

有关物质　采用高效液相色谱法进行检查。

由制法概要可以看出，本品的过程产物纳曲酮为其主要杂质之一，在储存过程中盐酸纳美芬吸水或在水溶液中产生聚合物双纳美芬，具体生成机制为：盐酸纳美芬在水溶液中主要是以纳美芬阳离子的形式存在，在氧气、光照、高温或金属离子的催化下，较活泼的酚羟基均裂生成纳美芬自由基，自由基通过自身偶联，成生双纳美芬。具体的反应见下图：

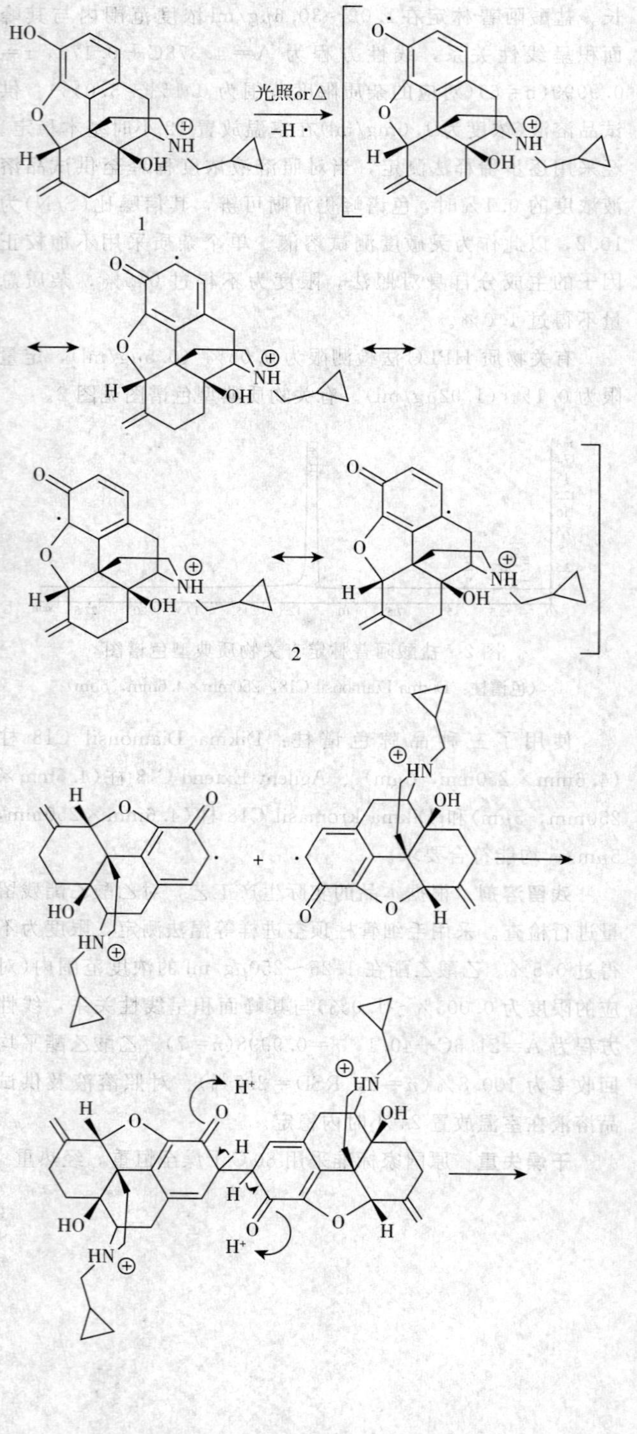

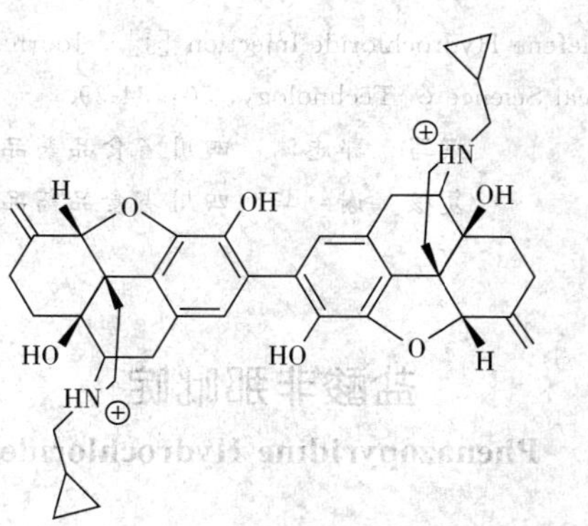

中国药典(2015)收载了2个已知杂质(杂质Ⅰ，杂质Ⅱ)。

杂质Ⅰ(盐酸纳曲酮) $C_{20}H_{24}ClNO_4$　377.86

化学名：17-(环丙基甲基)-4，5α-环氧-3，14-二羟基吗啡喃-6-酮-盐酸盐

结构式

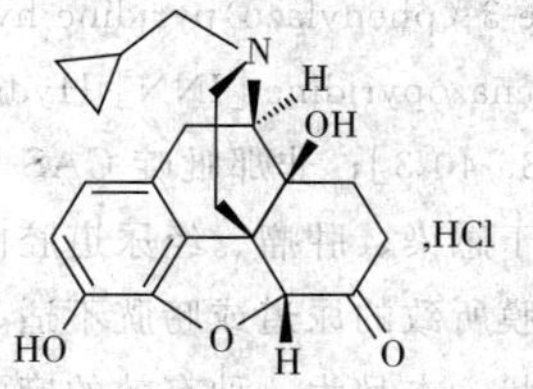

杂质Ⅱ(双纳美芬) $C_{42}H_{48}N_2O_6$　676.84

化学名：2，2′-双纳美芬

结构式

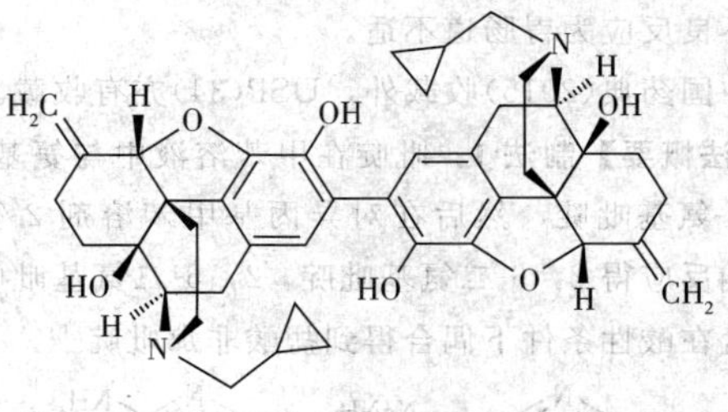

企业的注册标准采用下列两种系统：①0.02mol/L磷酸二氢钾溶液-甲醇(60∶40，含0.1%三乙胺，加磷酸调pH值至4.6)，②乙腈-磷酸盐缓冲液(取磷酸二氢钠7.8g，三乙胺2ml加水至1000ml，用85%的磷酸调pH值至4.2)(20∶80)为流动相，通过对比实验，样品在系统②中分离更好，所以选择系统②作为有关物质检测的色谱系统。

利用二极管阵列检测器采集各色谱成分在195～400nm光谱区的色谱光谱信息。

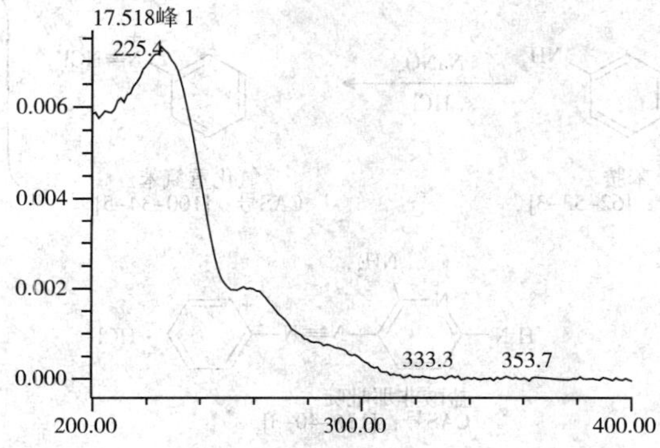

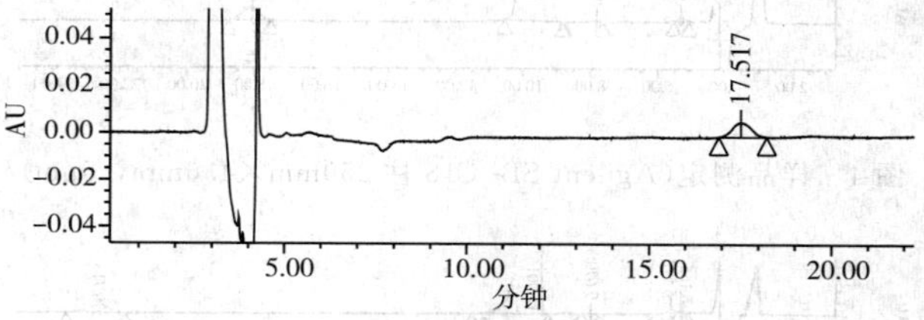

图1　杂质Ⅱ光谱-色谱图(210nm)

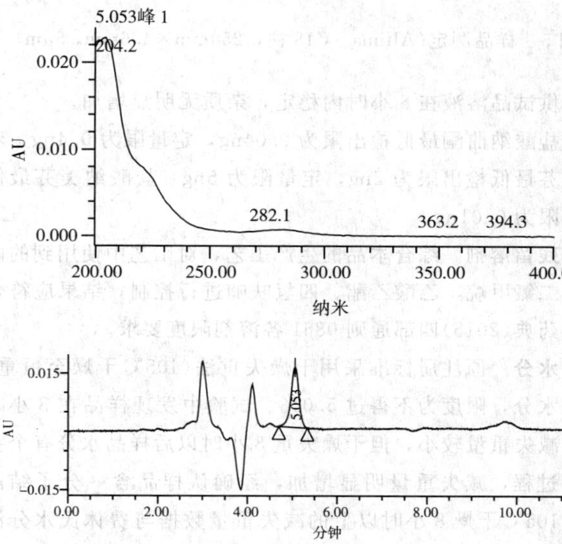

图2　杂质Ⅰ光谱-色谱图(210nm)

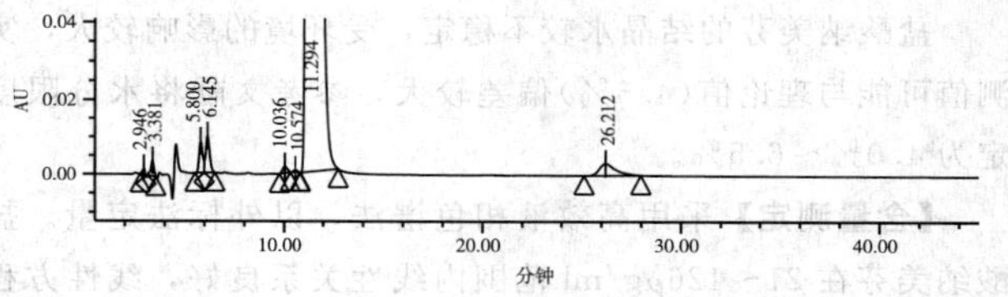

图3　样品热破坏色谱图

结果表明，两已知杂质在210nm的波长处吸收较大；且样品破坏产生的其他杂质均在210nm波长附近吸收值最大，故选择210nm波长处测定。(图1～图3)

由于杂质Ⅰ(盐酸纳曲酮)对照品较易获得且纯度较高，故采用外标法控制杂质，限度不得过0.2%；(杂质Ⅱ双纳美芬)不易获得且精制困难，故采用破坏试验得到的系统适用性溶液定位。经考察，双纳美芬相对盐酸纳美芬的校正因子为2，故采用加校正因子的自身对照法控制杂质Ⅱ，规定样品中杂质Ⅱ的峰面积乘以2后不得大于对照溶液主峰面积(0.1%)；其他杂质峰面积不得大于对照溶液主峰面积(0.1%)，其他杂质峰面积的和不得大于对照溶液主峰面积的5倍(0.5%)。

使用了两种色谱柱：Agilent SB-C18柱，250mm×4.6mm，5μm；Altima C18柱，250mm×4.6mm，5μm；对样品进行测定，杂质与主峰间均能良好分离，且峰形和柱效均良好。各样品测定结果基本一致，见图4、图5。

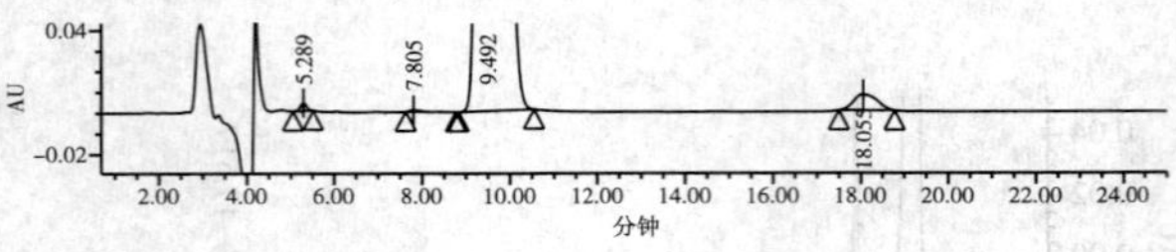

图 4　样品测定(Agilent SB- C18 柱 250mm×4.6mm，5μm)

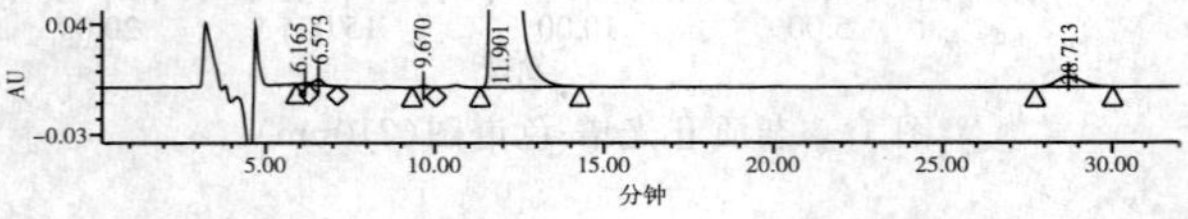

图 5　样品测定(Altima　C18 柱，250mm×4.6mm，5μm)

供试品溶液在 8 小时内稳定，杂质无明显增加。

盐酸纳曲酮最低检出限为 0.04ng，定量限为 0.4ng。双纳美芬最低检出限为 2ng，定量限为 5ng。盐酸纳美芬最低检出限为 0.01ng。

残留溶剂　综合本品的生产工艺，对工艺中使用到的丙酮、二氯甲烷、乙酸乙酯、四氢呋喃进行控制，结果应符合中国药典(2015)四部通则 0861 各溶剂限度要求。

水分　原注册标准采用干燥失重法(105℃干燥至恒重)控制水分，限度为不得过 5.0%。试验中发现样品在 8 小时以内减失重量较小，但干燥失重 8 小时以后样品水分有个突释的过程，减失重量明显增加，经确认样品含一分子结晶水。105℃干燥 8 小时以上的减失重量数据与费休氏水分测定方法得到的数据基本一致。考虑到方法的简便性与准确性选取水分测定法(第一法)控制水分。

盐酸纳美芬的结晶水较不稳定，受环境的影响较大，实测值可能与理论值(4.6%)偏差较大，参考文献将水分限度定为 4.0%～6.5%。

【含量测定】采用高效液相色谱法，以外标法定量。盐酸纳美芬在 21～126μg/ml 范围内线性关系良好，线性方程为 Y=－84.177X，r=1.0000(n=7)。重复性试验：RSD 为 0.17%(n=6)。供试品溶液在 6 天内稳定。

【制剂】中国药典(2015)收载的为盐酸纳美芬注射液，规格为 1ml：0.1mg(按 $C_{21}H_{25}NO_3$ 计)，国外药典均未收载。

【检查】有关物质　盐酸纳曲酮是合成盐酸纳美芬的主要中间体，在强制降解实验中盐酸纳曲酮无明显增加，本品原料已对此杂质进行控制，制剂未做控制。盐酸纳美芬在水溶液中易降解产生杂质Ⅱ(双纳美芬)，毒理学研究结果显示双纳美芬毒性小于盐酸纳美芬的毒性[4]，故控制双纳美芬不得过 1.0%。

无菌　经实验验证，本品无抑菌作用，采用薄膜过滤法，以金黄色葡萄球菌为阳性对照菌，依法检查，应符合规定。

【含量测定】采用原料含量测定项下的方法，辅料氯化钠和少量盐酸对主成分测定无影响。因对照品为盐酸纳美芬，含量是以纳美芬($C_{21}H_{25}NO_3$)计，计算时应乘以折算系数 339.37/375.90=0.9026。

参考文献

[1] Harry G. Brittain and Linda Lafferty. Stability of REVEX, Nalmefene Hydrochloride Injection [J]. Journal of Pharmaceutical Science & Technology，50：34-39.

撰写　郭志渊　四川省食品药品检验检测院
复核　谢　华　四川省食品药品检验检测院

盐酸非那吡啶

Phenazopyridine Hydrochloride

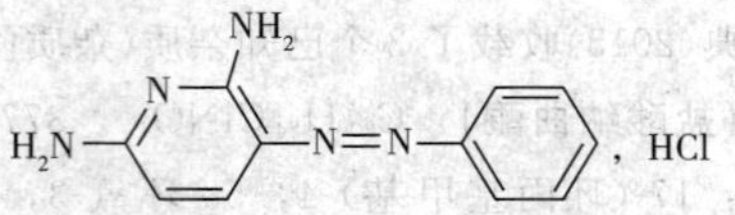

$C_{11}H_{11}N_5 \cdot HCl$　249.70

化学名：2，6-二氨基-3-(苯偶氮基)-吡啶盐酸盐
2，6-diamine-3-(phenylazo)pyridine hydrochloride

英文名：Phenazopyridine [INN] Hydrochloride

CAS 号：[136-40-3]；非那吡啶 CAS 号：[94-78-0]

本品临床用于感染、肿瘤、经尿道腔内手术及检查等刺激膀胱及尿道黏膜所致的尿道或膀胱不适、疼痛、灼热感及尿频、尿急等症状。本品为一种有效的麻醉药，能直接作用于尿道黏膜，无抗胆碱作用，可与抗生素合用，口服后自胃肠道吸收，可代谢为氮-乙酰-磷-氨基苯酚、磷-氨基苯酚和苯胺，约 65%经肾脏排泄，是否分泌入乳汁尚不清楚。本品主要不良反应为胃肠道不适。

除中国药典(2015)收载外，USP(34)亦有收载。

【制法概要】制法 1：吡啶在甲苯溶液中与氨基钠反应，蒸馏得 2-氨基吡啶，然后在对异丙基甲苯溶剂 2-氨基吡啶与氨基钠反应得 2，6-二氨基吡啶，2，6-二氨基吡啶再与氯化重氮盐在酸性条件下偶合得到盐酸非那吡啶[1]。

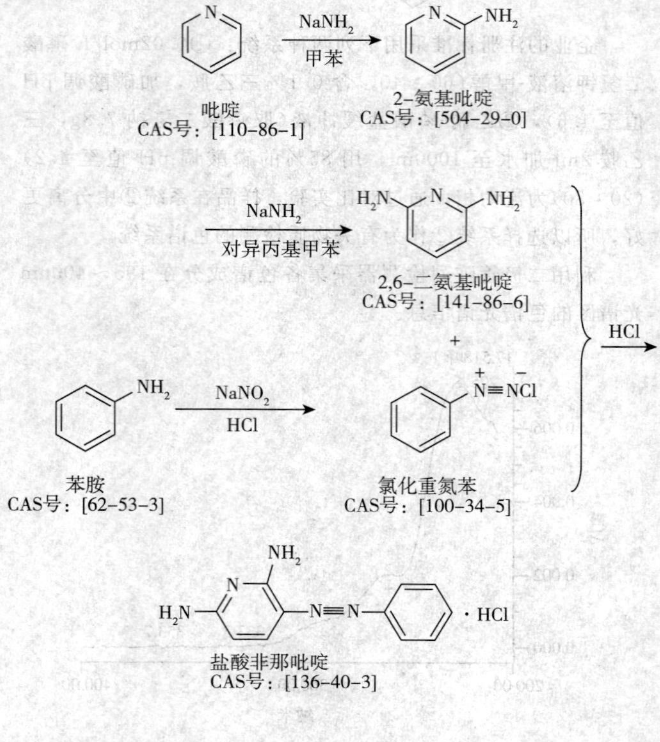

制法 2：吡啶与过量的氨基钠在 N，N-二甲基苯胺溶剂中反应得 2，6-二氨基吡啶，2，6-二氨基吡啶再与氯化重氮盐在酸性条件下偶合得到盐酸非那吡啶[2]。

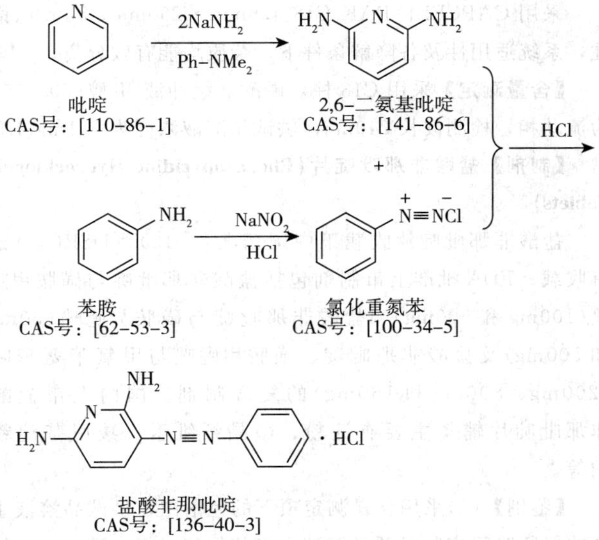

制法 3：以苯胺为原料，经重氮化，与 2，6-二氨基吡啶在酸性条件下偶合得非那吡啶二盐酸盐，二盐酸盐用水溶解后，用氨水调 pH 至 8，即析出游离碱非那吡啶，过滤，非那吡啶经水重结晶后在 95%乙醇中成盐即得盐酸非那吡啶[3]。

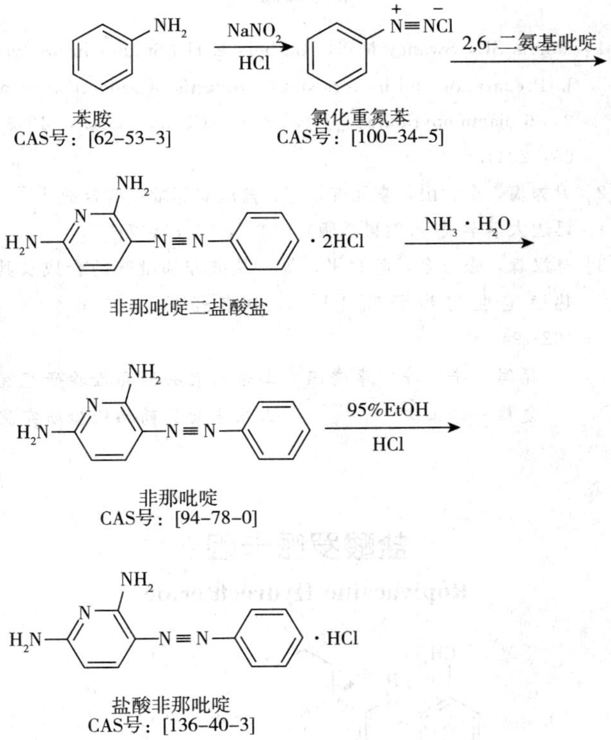

【性状】熔点 USP(34)约为 235℃，熔融时同时分解。由于熔点较高，传温液硅油在此温度下接近沸点，产生烟雾，不利于熔点观察，因此，中国药典(2015)未收载熔点。

【鉴别】(1)Marquis 反应：本品具有含有芳香环的生物碱结构，与 Marquis 试剂可发生显色反应，甲醛进攻取代的芳香环，形成带正电荷的碳正离子，进一步反应，形成具有一定颜色的二聚体。

(2)采用含量测定项下的色谱图，供试品溶液主峰的保留时间应与对照品溶液主峰的保留时间一致。

(3)本品的红外光吸收图谱应与对照品的图谱一致，对照品红外吸收图谱见图 1，主要特征吸收如下。

波数，cm^{-1}	归属	
3331，3280	胺	ν_{N-H}
3065	芳环	ν_{C-H}
1636，1601，1564，1449	$\nu_{C=C}$	$\nu_{C=H}$
1268	$\nu_{=C-N}$	

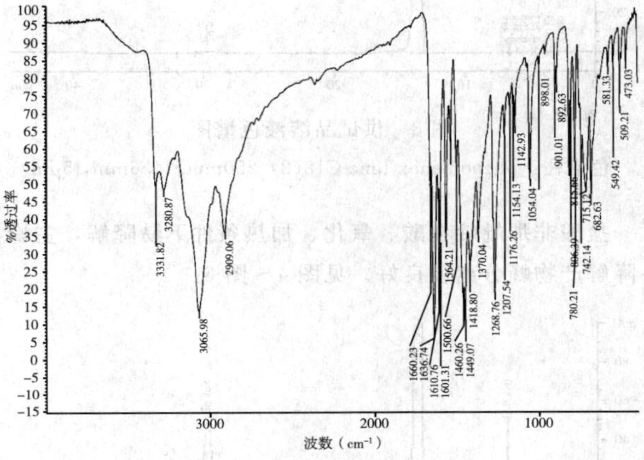

图 1　盐酸非那吡啶对照品红外吸收图

Thermo Nicolet 6700 FT-IR 红外光谱仪；温度：25℃；湿度：45%；KBr 压片。

(4)本品为非那吡啶盐酸盐，故显氯化物鉴别反应。

【检查】有关物质 采用高效液相色谱法进行检查。

根据盐酸非那吡啶合成工艺，本品经苯胺重氮化，再与 2，6-二氨基吡啶缩合而成，中国药典(2015)增加了 2，6-二氨基吡啶、苯胺已知杂质控制。

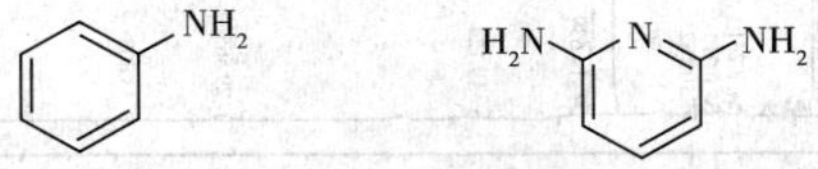

苯胺 C_6H_7N 93.13　　2,6-二氨基吡啶 $C_5H_7N_3$ 109.13
CAS号：[62-53-3]　　CAS号：[141-86-6]

USP(34)采用 TLC 法，展开剂为三氯甲烷-乙酸乙酯-甲醇(85∶10∶5)，5mol/L 盐酸溶液显色，控制总杂质不得过 2.0%。

中国药典(2015)参考 USP(34)盐酸非那吡啶片含量测定色谱条件，用十八烷基硅烷键合硅胶柱，pH 3.0 磷酸盐缓冲液-甲醇(50∶50)为流动相，检测波长为 240nm。系统适用性图谱见图 2，盐酸非那吡啶峰理论板数为 9191，2，6-二氨基吡啶峰与苯胺峰的分离度为 7.1，盐酸非那吡啶峰与苯胺峰的分离度为 26.7。典型供试品色谱图见图 3。

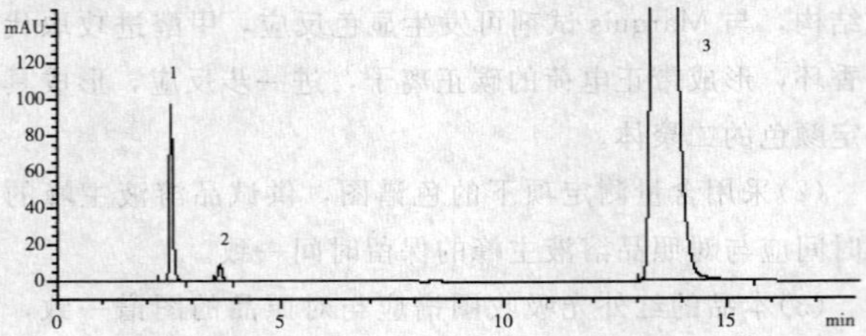

图 2　系统适用性试验溶液色谱图

1. 2，6-二氨基吡啶；2. 苯胺；3. 盐酸非那吡啶

色谱柱：phenomenex luna C18(2) 250mm×4.6mm，5μm

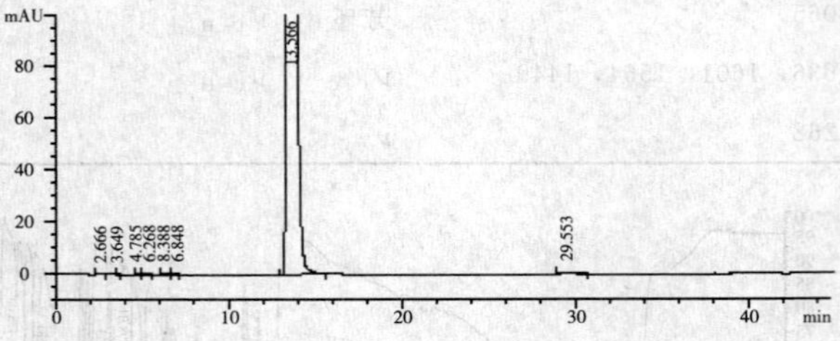

图 3　供试品溶液色谱图

色谱柱：phenomenex luna C18(2) 250mm×4.6mm，5μm

盐酸非那吡啶在酸、氧化、加热条件下易降解，主峰与各降解产物峰分离度良好。见图 4～图 6。

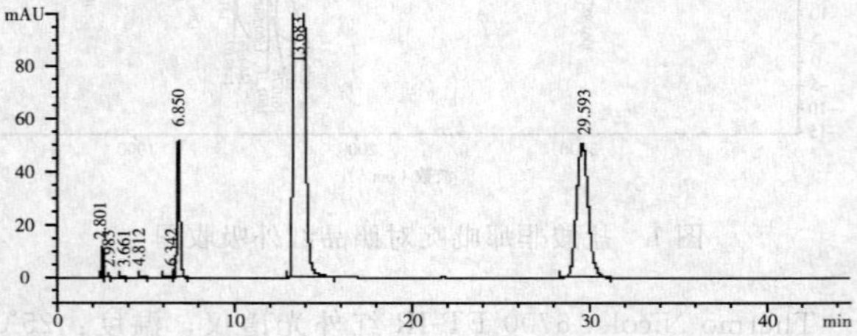

图 4　3 酸破坏溶液色谱图

色谱柱：phenomenex luna C18(2) 250mm×4.6mm，5μm

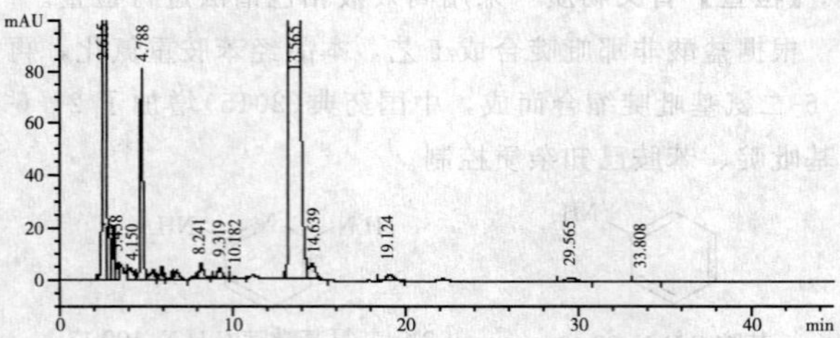

图 5　氧化破坏溶液色谱图

色谱柱：phenomenex luna C18(2) 250mm×4.6mm，5μm

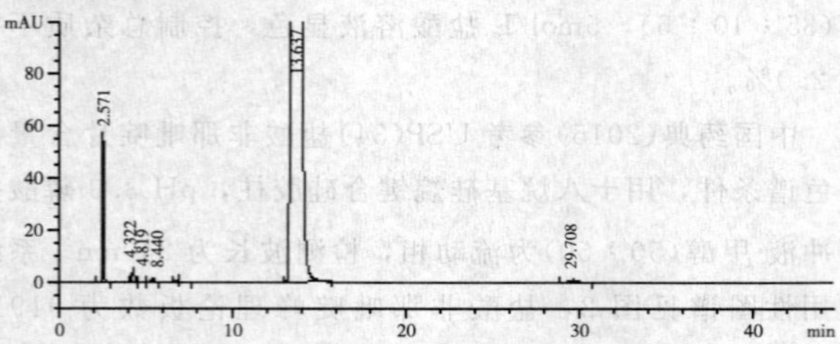

图 6　热破坏溶液色谱图

色谱柱：phenomenex luna C18(2) 250mm×4.6mm，5μm

按 S/N＝3 计算，苯胺检出限为 1.9ng，2，6-二氨基吡啶检出限 0.2ng，盐酸非那吡啶检出限为 1.0ng。

供试品溶液 8 小时内稳定。

采用 CAPCELL PAK C18 4.6mm×250mm，5μm 色谱柱，系统适用性及各降解条件下，杂质均能有效分离。

【含量测定】采用 C18 柱，磷酸盐缓冲液-甲醇(50：50)为流动相，检测波长 240nm，供试品溶液浓度为 0.1mg/L。

【制剂】盐酸非那吡啶片(Phenazopyridine Hydrochloride Tablets)

盐酸非那吡啶片收载于中国药典(2015)，USP(34)亦有收载。FDA 批准上市制剂包括盐酸非那吡啶与磺胺甲噁唑(100mg 和 500mg)、盐酸非那吡啶与磺胺异噁唑(50mg 和 500mg)及盐酸非那吡啶、磺胺甲噁唑与甲氧苄氨嘧啶(200mg、800mg 和 160mg)的复方制剂。国内上市盐酸非那吡啶片辅料主要有淀粉、微晶纤维素、羧甲基淀粉钠等。

【鉴别】(1)采用含量测定项下的色谱图，供试品溶液主峰的保留时间应与对照品溶液主峰的保留时间一致。

(2)以硫酸乙醇溶液(1→360)为溶剂，在 239 与 392nm 的波长处有最大吸收。

【检查】溶出度　参照 USP(34)“盐酸非那吡啶片”进行修订，每分钟 50 转(第二法)，422nm 波长处测定吸光度。

参考文献

[1] Norris SR，Swaney MW，Riechers E H. Studies in azodyes I. Preparation and bacteriostatic propertis of azoderivative of 2，6-diaminopyridine［J］. Am. Chem. Soc.，1943，65：2241.

[2] 尹秀梅，全哲山，李元春，等. 盐酸非那吡啶的合成［J］. 延边大学学报(自然科学版)，1998，24(3)：71-72.

[3] 林汉森，张万金，陈育平，等. 盐酸非那吡啶的合成及其热稳定性初步研究［J］. 中南药学，2006，4(3)：192-194.

撰写　牛　冲　李晓燕　山东省食品药品检验研究院
复核　徐玉文　　　　　山东省食品药品检验研究院

盐酸罗哌卡因

Ropivacaine Hydrochloride

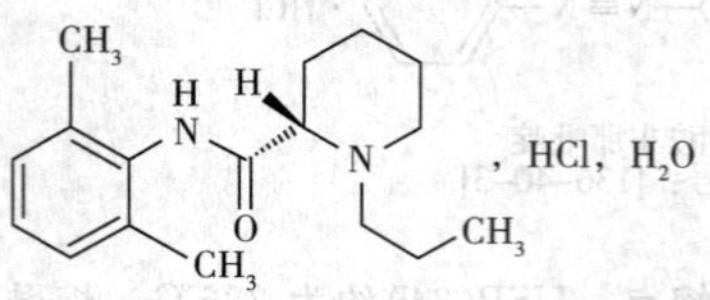

$C_{17}H_{26}N_2O \cdot HCl$　310.88

$C_{17}H_{26}N_2O \cdot HCl \cdot H_2O$　328.88

化学名：S-(－)-1-丙基-N-(2,6-二甲苯基)-2-哌啶甲酰胺盐酸盐无水物或一水合物

(－)-(2*S*)-*N*-(2,6-dimethylphenyl)-1-propylpiperidine-2-carboxamide hydrochloride anhydrous (monohydrate)

英文名：Ropivacaine(INN) Hydrochloride

CAS 号：［98717-15-8］；其一水合物 CAS 号［132112-35-7］

本品为新型长效酰胺类局麻药，心脏毒性较左旋布比卡因、布比卡因低，为单纯的左旋异构体，具有较右旋体或消旋体毒性低、作用时间长等特点，感觉阻滞与运动阻滞分离较明显，具有外周血管收缩作用，临床上主要用于麻醉或镇痛(如外科手术硬膜外麻醉，剖宫产术硬膜外麻醉，分娩硬膜外镇痛，术后硬膜外镇痛等)[1,2]。药品主要的不良反应有恶心、低血压、体温升高、僵直、心动过缓、头晕、呕吐、尿潴留等。

罗哌卡因 pK_a 为 8.1，符合线性药代动力学[3]，最大血浆浓度和剂量成正比。从硬膜外腔吸收是完全的，呈双相性，快相半衰期为 14 分钟，慢相终末半衰期约为 4 小时。因缓慢吸收是清除罗哌卡因的限速因子，所有硬膜外用药比静脉用药清除半衰期要长。血浆清除率为 440 ml/min，游离血浆清除率 8L/min。肾脏清除率 1ml/min，终末半衰期 1.8 小时。经肝脏中间代谢率为 0.4。罗哌卡因大部分与血浆蛋白结合(94％)，主要是 α_1-酸性糖蛋白，且结合呈浓度依赖性。静注后其分布容积范围 38～60L。易于透过胎盘，胎儿体内罗哌卡因与血浆蛋白结合程度低，使胎儿总血浆浓度低于母体[4]。罗哌卡因主要是通过芳香羟基化作用而充分代谢，静注后总剂量的 86％通过尿液排出体外，其中的 1％为未代谢的药物。

中国药典(2015)收载盐酸罗哌卡因无水物和一水合物，BP(2017)、Ph. Eur. (9.0)和 USP(40)均只收载其一水合物，JP(17)未收载。

【制法概要】本品由瑞典 Astra 制药公司研制开发，1996 年在荷兰首次上市，1996 年 9 月 24 日获美国 FDA 批准，我国于 1998 年批准进口罗哌卡因注射液，国内于 2005 年开始生产。盐酸罗呱卡因的合成方法报道较多[5,6]，主要为 2-哌啶甲酸为起始原料，经卤代制成酰氯后与 2，6-二甲基苯胺进行酰胺化反应，得到 *N*-(2，6-二甲基苯)-2-哌啶甲酰胺，经有机酸拆分后，再与溴代正丙烷偶联得到光学纯的罗哌卡因，最后与 HCl 成盐得到最终产品。

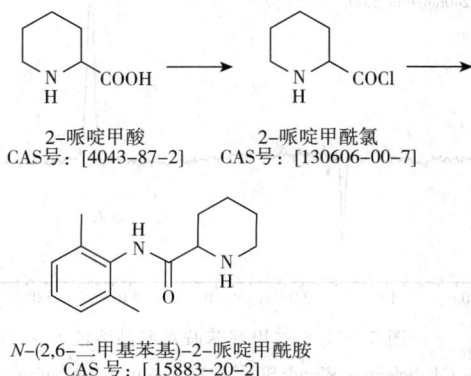

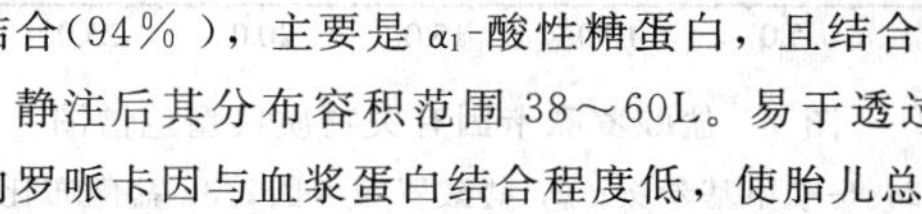

2-哌啶甲酸
CAS号：[4043-87-2]

2-哌啶甲酰氯
CAS号：[130606-00-7]

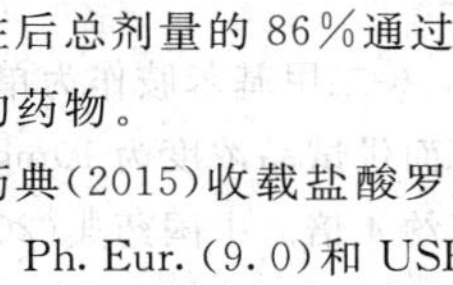

N-(2,6-二甲基苯基)-2-哌啶甲酰胺
CAS 号：[15883-20-2]

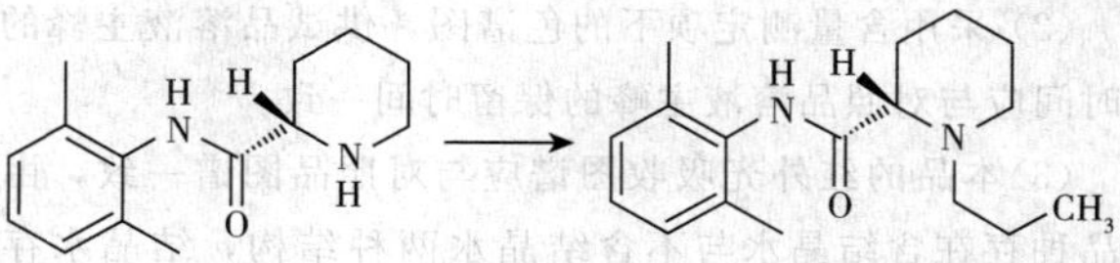

(*S*)-*N*-(2,6-二甲基苯基)-2-哌啶甲酰胺
CAS号：[27262-40-4]

(2*S*)-*N*-(2,6-二甲基苯基)-1-丙基-2-哌啶甲酰胺
CAS号：[84057-95-4]

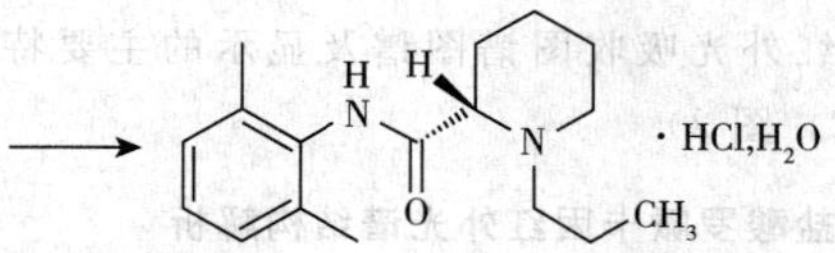

罗哌卡因
CAS号：[132112-35-7]（含一分子H_2O的盐酸盐）、[98717-15-8]（盐酸盐）

【性状】熔点　该检查项在国内外标准中均未有收载，文献报道在 267～269°C，该品种熔点温度较高，通过实验发现，其初熔点不易判断，因此，中国药典(2015)未收载熔点检查项。

比旋度　本品 20mg/ml(按无水物计)水溶液的比旋度为 －6.5° 至 －9.0°，BP (2017)、Ph. Eur. (9.0) 采用 5mol/L NaOH 溶液 2ml，加水 30ml，用乙醇稀至 100ml 为溶剂溶解制成 10mg/ml(按无水物计)的溶液，限度为 －64.0°～－74.0°，USP(32)曾收载，USP(40)未收载该检查项。在实际操作中发现如提高样品溶液的浓度，溶解时间相对较长，而采用 20mg/ml 则溶解较为便捷，旋光度约为－0.16°，样品浓度若降为 10mg/ml，则旋光度值较低，误差较大。

【鉴别】(1) 取本品用 0.01 mol/L 盐酸溶液分别制得 0.15mg/ml、0.3 mg/ml 和 0.6mg/ml 的供试液，在 200～400nm 波长范围扫描。(表 1)

表 1　不同浓度最大吸收比较

编号	浓度 (mg/ml)	最大波长 (nm)、吸收值	肩峰 (nm)、吸收值
1	0.15	262.2、0.2424	270.2、0.1922
2	0.3	262.4、0.4548	270.2、0.3621
3	0.6	262.4、0.8810	270.2、0.7005

结果显示不同浓度样品在 262nm 的波长处均有最大吸收，在 270nm 的波长处均有一肩峰，以 0.3mg/ml 的供试液浓度测定较为合适。(图 1)

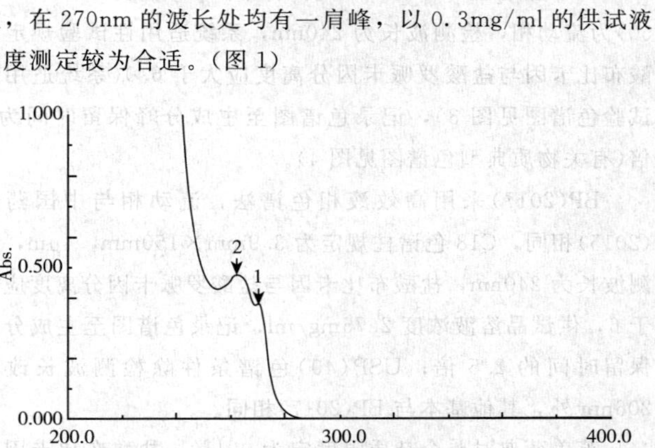

图 1　盐酸罗哌卡因紫外-可见光吸收光谱(0.3mg/ml)

(2) 采用含量测定项下的色谱图，供试品溶液主峰的保留时间应与对照品溶液主峰的保留时间一致。

(3)本品的红外光吸收图谱应与对照品图谱一致，由于该品种存在含结晶水与不含结晶水两种结构，结晶水存在与否会造成红外光谱图一定差异，操作时注意样品是否含结晶水，一般在 105℃干燥后操作，同时该品种为盐酸盐，为了避免压片时发生离子交换宜采用氯化钾压片法测定。本品的红外光吸收图谱图谱及显示的主要特征吸收如下。(表 2，图 2)

表 2　盐酸罗哌卡因红外光谱结构解析

波数(cm^{-1})	归属	波数(cm^{-1})	归属
3109	酰胺　ν_{N-H}	1537，1475	苯环骨架 $\nu_{C=C}$
1678	羰基　$\nu_{C=O}$	785，712	苯环　γ_{C-H}

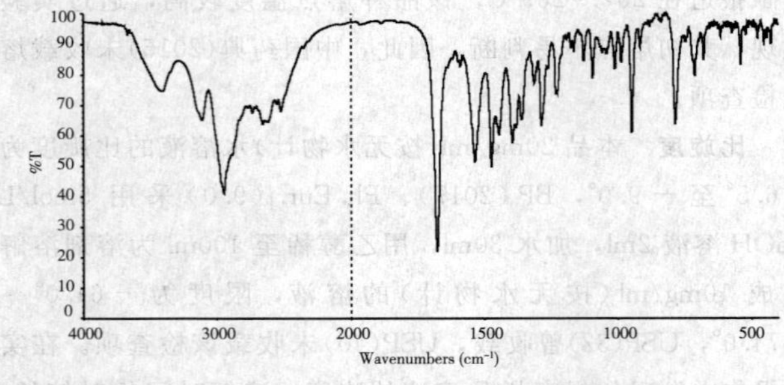

图 2　盐酸罗哌卡因红外光吸收光谱(对照品 105℃干燥 4 小时，KCl 压片)

(4) 本品为盐酸盐，故其水溶液显氯化物的鉴别反应。

【检查】酸度　检验中为了方便操作，取样时不考虑供试品是否含有结晶水，直接精密称取 0.5g，加水 50ml 溶解后测定，中国药典(2015)pH 值规定的下限略微放宽，限度范围为 4.0～6.0，BP(2017)及 USP(40)收载的均为含有 1 个结晶水的盐酸罗哌卡因，在相同条件下规定 pH 值为 4.5～6.0。

有关物质　采用高效液相色谱法进行检查。

中国药典(2015)有关物质的检测方法采用高效液相色谱法，用十八烷基硅烷键合硅胶为填充剂，以乙腈-磷酸盐缓冲液(取 1mol/L 磷酸二氢钠溶液 1.3ml，0.5mol/L 磷酸氢二钠溶液 32.5ml，加水至 1000ml，必要时调节 pH 值为 8.0)(50∶50)为流动相，检测波长为 240nm，系统适用性试验规定盐酸布比卡因与盐酸罗哌卡因分离度应大于 6.0(系统适用性试验色谱图见图 3)，记录色谱图至主成分峰保留时间为 3 倍(有关物质典型色谱图见图 4)。

BP(2017)采用高效液相色谱法，流动相与中国药典(2015)相同，C18 色谱柱规定为 3.9mm×150mm，4μm，检测波长为 240nm，盐酸布比卡因与盐酸罗哌卡因分离度应大于 6，供试品溶液浓度 2.75mg/ml，记录色谱图至主成分峰保留时间的 2.5 倍；USP(40)色谱条件除检测波长改为 206nm 外，其他基本与 BP(2017)相同。

英美药典对单个杂质限度定为 0.1%，盐酸布比卡因杂质为 0.2%，总杂质为 0.5%，2，6-二甲基苯胺限度为 10

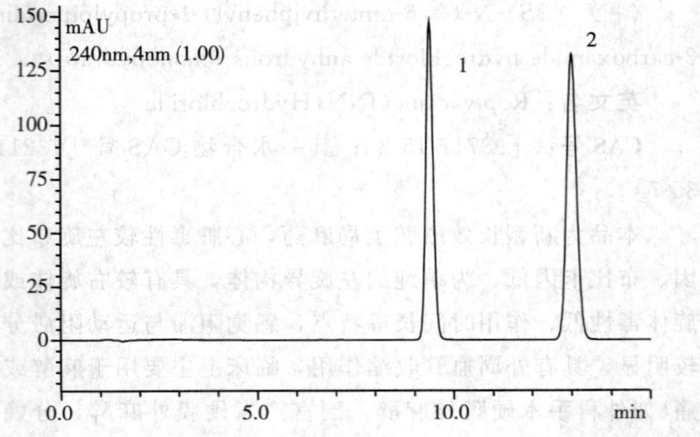

图 3　盐酸罗哌卡因系统适用性试验色谱图

1. 盐酸罗哌卡因；2. 盐酸布比卡因(均为 10μg/ml，R＝8.7)

(色谱柱：GL Sciences WondaSil™ C 18 (150mm×4.6mm，5μm)

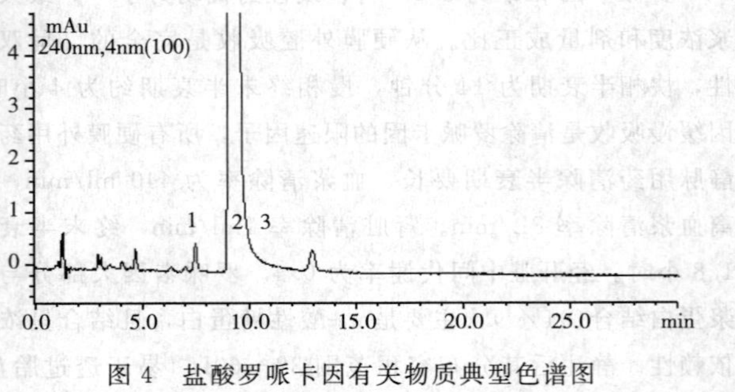

图 4　盐酸罗哌卡因有关物质典型色谱图

1. 2，6-二甲基苯胺；2. 盐酸罗哌卡因；3. 盐酸布比卡因

色谱柱：GL Sciences WondaSil™ C 18 (150mm×4.6mm，5μm)

百万分之十。国外标准对 2，6-二甲基苯胺作为单独检查项，色谱条件同有关物质测定，而供试品浓度为 10mg/ml，较有关物质项下供试品浓度提高约 4 倍。中国药典(2015)除单个杂质定为 0.15%外，其余参数均等同于国外标准，尤其是将 2，6-二甲基苯胺测定统一在有关物质项检查项下，方便操作。中国药典(2015)有关物质测定项下，供试品浓度为 2.5mg/ml，在 240nm 条件下测定 2，6-二甲基苯胺对照液浓度为 0.1μg/ml，峰面积约为 8000(2，6-二甲基苯胺对照液色谱图见图 5)，检测限为 0.10ng；盐酸布比卡因检测限为 6.9ng；盐酸罗哌卡因检测限为 2.7ng，有关物质测定方法满足同时检测 2，6-二甲基苯胺及其他杂质定量要求。

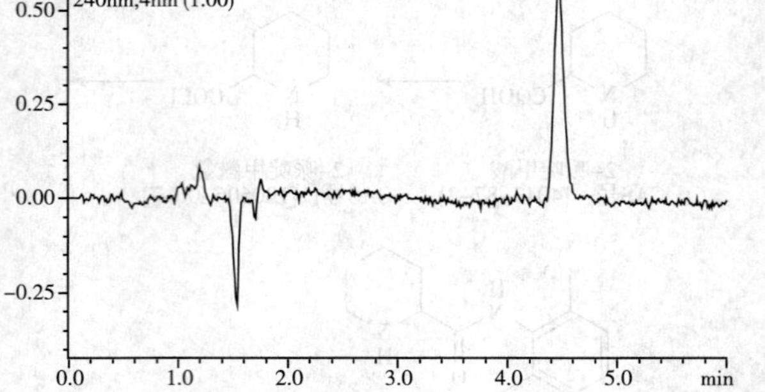

图 5　2，6-二甲基苯胺对照品溶液

色谱柱：GL Sciences WondaSil™ C 18 (150mm×4.6mm，5μm)

采用液相色谱对盐酸罗哌卡因及相应杂质峰进行色谱定位与紫外光谱的考察，盐酸罗哌卡因与盐酸布比卡因约在200nm有最大吸收，2，6-二甲基苯胺在202、233、282nm波长处均有最大吸收。国内原有标准采用的测定有关物质的检测波长分别有215与240nm两种，BP(2009)与USP(32)版均采用240nm，USP(40)采用206nm作为测定波长。由于200nm与215nm的处于紫外末端吸收位置，从色谱图比较，样品与空白溶剂在上述波长处基线噪音相对较高，溶剂存在较大吸收。采用上述两个波长对同一溶液的2，6-二甲基苯胺的检测限进行比较，由于在240nm处基线噪音较低，确保了240nm测得的S/N值优于215nm波长处测得值。另一方面，盐酸罗哌卡因(5mg/ml)在200nm与215nm处吸收值过大，导致其主峰与盐酸布比卡因峰无法完全分离影响积分的准确性。

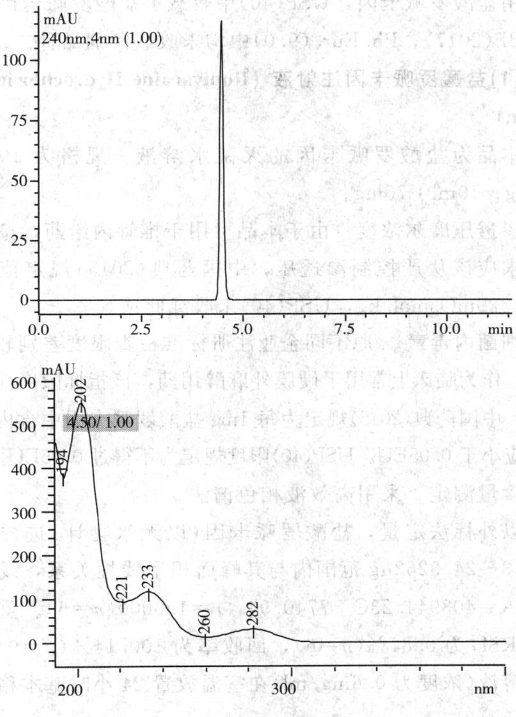

图6　2，6-二甲基苯胺色谱图与光谱图

色谱柱：GL Sciences WondaSil™ C_{18}(150mm×4.6mm，5μm)

右旋异构体　本品为S-(-)型盐酸罗哌卡因，检测其右旋体的含量以保证本品的纯度符合要求。国内原执行标准收载方法均采用手性色谱柱的HPLC法，但各个标准在流动相、检测波长以及限度规定存在一定差异，中国药典(2015)限度规定为0.5%，BP(2017)、USP(40)采用毛细管电泳法在206nm波长处测定，限度范围同中国药典。

通过研究显示盐酸罗哌卡因及其右旋体均在199nm波长处有最大吸收，盐酸罗哌卡因及其右旋体光谱图见图7，我国原注册标准大多选择214或215nm波长，考虑提高样品的响应值以及减少紫外末端吸收效应，选择210nm作为测定波长最佳。R-(+)盐酸罗哌卡因在0.4232～8.464μg/ml浓度范围内与其峰面积呈线性关系，线性方程为A = 3025449.0C − 1606.7，r= 1.000(n=6)，检测限为2.1ng。系统适用性试验色谱图见图8，平均回收率100.44%(n=9)。另先后考察采用面积归一化法及1%自身对照法计算盐酸罗哌卡因右旋体的含量，测定结果基本一致，说明样品在该色谱柱上未存在过载现象，但左旋体色谱峰浓度相对较高，峰形过宽。考虑不同品牌色谱柱载样量可能存在差异，因此中国药典(2015)采用1%自身对照法更为准确。

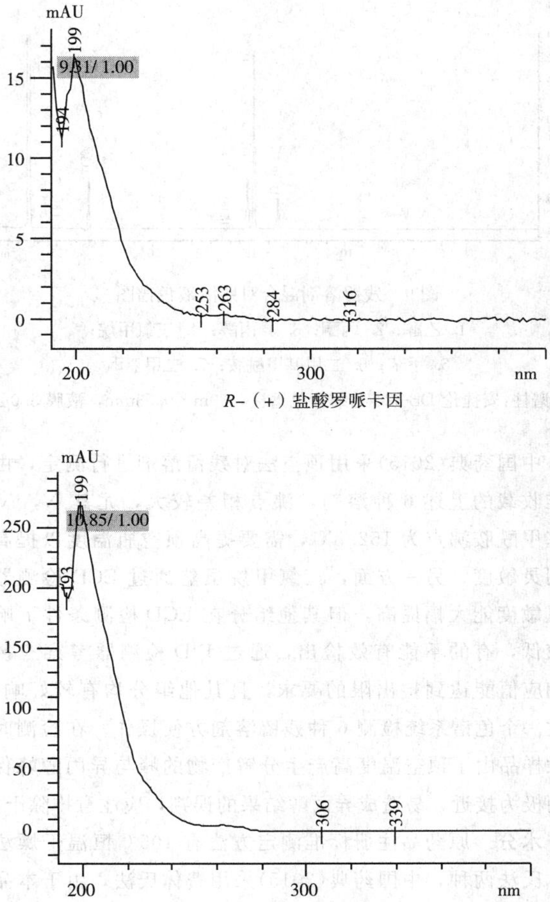

R-（+）盐酸罗哌卡因

S-（-）盐酸罗哌卡因

图7　盐酸罗哌卡因红外光吸收光谱

色谱柱：GL Sciences WondaSil™ C 18 (150mm×4.6mm，5μm)

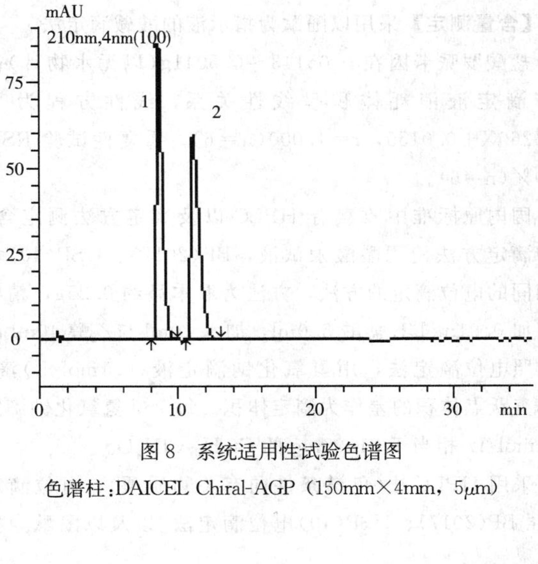

图8　系统适用性试验色谱图

色谱柱：DAICEL Chiral-AGP (150mm×4mm，5μm)

残留溶剂　目前，国内各家企业工艺涉及到的有机溶剂存在一定差异，分别涉及乙醇、丙酮、异丙醇、三氯甲烷、甲苯、二甲基甲酰胺，为了确保产品的安全性，中国药典(2015)采用气相色谱法对上述有机溶剂进行检测。混合对照品溶液典型色谱图见图9)

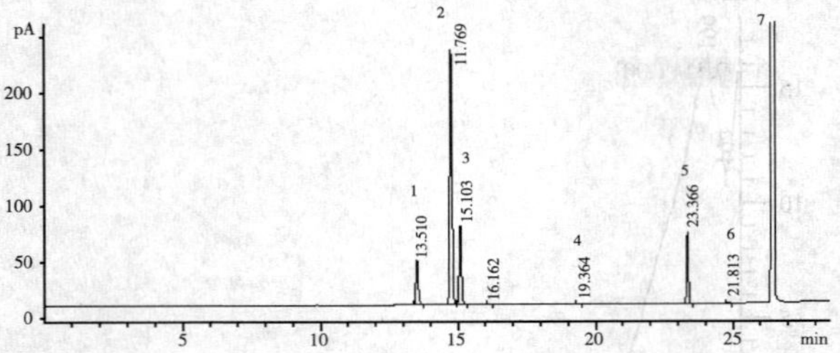

图9　残留溶剂混合对照溶液色谱图

1. 乙醇；2. 丙酮；3. 异丙醇；4. 三氯甲烷；

5. 甲苯；6. 二甲基甲酰胺；7. 二甲亚砜

色谱柱：安捷伦 DB-624 毛细管色谱柱，30m×0.53mm，液膜 3.0μm

中国药典(2015)采用顶空法对残留溶剂进行测定，由于标准收载的上述6种溶剂，沸点相差较大，尤其 *N*，*N*-二甲基甲酰胺沸点为152.8℃，需要提高顶空瓶温度以提高其检测灵敏度；另一方面，三氯甲烷虽然通过ECD检测器检测灵敏度能大幅提高，但其他组分在ECD检测条件下响应均较低，有的不能有效检出，通过FID检测器考察三氯甲烷响应值能达到检出限的要求，且其他组分均有较好响应，通过一个色谱系统检测6种残留溶剂方便操作。在检测时需注意样品由于顶空温度高产生分解产物的峰与异丙醇峰保留时间极为接近，易造成异丙醇结果的误判，应注意排除干扰。

水分　原药品注册标准测定方法有105℃恒温干燥法和费休氏法两种，中国药典(2015)采用费休氏法，由于本品国内有无水物和含一个结晶水两种产品，故限度规定分别为不得过2.0%或5.0%～6.0%，BP(2017)、USP(40)收载的均为含一个结晶水，测定方法和限度范围与中国药典含一个结晶水的规定相同。

【含量测定】采用以酚酞为指示液的酸碱滴定法。

盐酸罗哌卡因在0.05143～0.5041g(以无水物计)范围内与滴定液消耗体积呈线性关系，线性方程为 Y=30.5260X+0.0155，r=1.000(n=6)。重复性试验RSD为0.39%(n=6)。

国内原标准中收载有HPLC以及滴定方法测定含量，其中滴定方法使用醋酸汞试液，BP(2017)、USP(40)均采用相同的电位滴定的方法，方法为取本品约0.25g，精密称定，加0.01mol/L盐酸5.0ml，加水10ml与乙醇40ml溶解后，照电位滴定法，用氢氧化钠滴定液(0.1mol/L)滴定，两个突跃点体积的差作为滴定体积。每1ml氢氧化钠滴定液(0.1mol/L)相当于31.09mg的 $C_{17}H_{27}ClN_2O$。

采用HPLC法(色谱条件同有关物质项)、电位滴定法[参照BP(2017)、USP(40)电位滴定法]以及以酚酞为指示液的酸碱滴定法，考察不同方法含量测定结果的差异，测定结果基本一致(表3)。

表3　不同方法含量测定结果比较

编号	含量(%)		
	HPLC法	电位滴定法	酚酞指示剂法
1	100.0	100.6	100.0
2	99.6	100.1	100.1
3	100.2	100.6	99.8
4	99.7	100.5	100.3
5	100.3	100.8	100.2
6	99.2	100.7	100.3

【制剂】中国药典(2015)收载了盐酸罗哌卡因注射液和注射用盐酸罗哌卡因，USP(40)中收载了盐酸罗哌卡因注射液，BP(2017)、Ph. Eur.(9.0)中均未收载制剂品种。

(1)盐酸罗哌卡因注射液(Ropivacaine Hydrochloride Injection)

本品为盐酸罗哌卡因的灭菌水溶液。规格为10ml∶100mg；10ml∶75mg。

渗透压摩尔浓度　由于本品可用于椎管内给药，按等渗的要求应该从严控制渗透压，中国药典(2015)规定范围为260～320mOsmol/kg，USP(40)未收载此项。

细菌内毒素　原不同企业注册标准检查限度差别较大不统一，作为临床上常用于硬膜外麻醉用药，该指标限度应严格控制，中国药典(2015)规定为每1mg盐酸罗哌卡因中含内毒素的量应小于0.05EU。USP(40)限度规定为不得过0.06EU。

含量测定　采用高效液相色谱法。

以外标法定量，盐酸罗哌卡因(以无水物计)进样量在1.2163～24.3262μg范围内与其峰面积呈线性关系，线性方程为A=403944.23C－7740.94，r=1.0000(n=6)。重复性试验RSD为0.81%(n=6)，回收率为100.14%(n=9)。供试品溶液(浓度为0.6mg/ml)在室温放置24小时基本稳定。

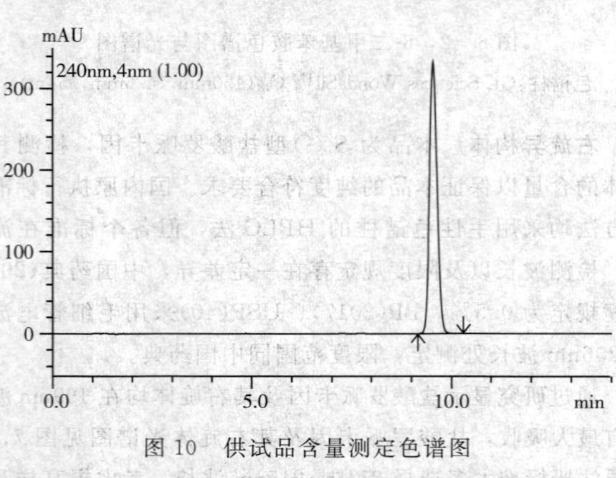

图10　供试品含量测定色谱图

色谱柱：GL Sciences WondaSil™ C18 (150mm×4.6mm，5μm)

(2)注射用盐酸罗哌卡因(Ropiracaine Hydrochloride for Injection)

本品为盐酸罗哌卡因的无菌冻干品，规格为75mg。

水分 原药品注册标准测定方法有105℃恒温干燥法和卡式滴定法两种，限度均为5.0%，采用上述两种方法对3批样品进行实验研究发现，在干燥失重测定时，样品存在吸潮现象，在转移过程中随着称量时间的延长会导致测定结果偏高，且平行性不好，不能真实反映样品的实际水分，因此标准采用费休氏法测水分更为合适。比较结果见表4。

表4 水分测定结果比较

编号	干燥失重(%)	水分(%)
1	2.2	0.57
2	2.0	0.62
3	1.5	0.61

参考文献

[1] Emanuelesson BM, Person J, Alm C, et al. Systemic absorption and block after epidural injection of ropivacaine in healthy volunteers [J]. Anesthesiology, 1997, 87: 1309-1317.

[2] 国家药典委员会. 中华人民共和国药典临床用药须知 [M]. 北京：中国医药科技出版社，2011.

[3] Lee A, Fagan D, Lamont M, et al. Disposition Kinetic of ropivacaine in humans [J]. Anesth Analg, 1989, 69: 736-738.

[4] 曹瑜，王祥瑞. 局麻药药代动力学研究进展 [J]. 国际病理科学与临床杂志，2006，26(1)：86-89.

[5] 彭坤，李玉双，李晗. 盐酸罗哌卡因的合成工艺研究 [J]. 中国医药科学杂志，2015，5(23)：79-81.

[6] 刘毅，李赛，缑灵山，等. 盐酸罗哌卡因的合成 [J]. 中国医药工业杂志，2012，43(11)：883-884.

撰写 谢子立 安徽省食品药品检验研究院

复核 周志凌 安徽省食品药品检验研究院

盐酸舍曲林

Sertraline Hydrochloride

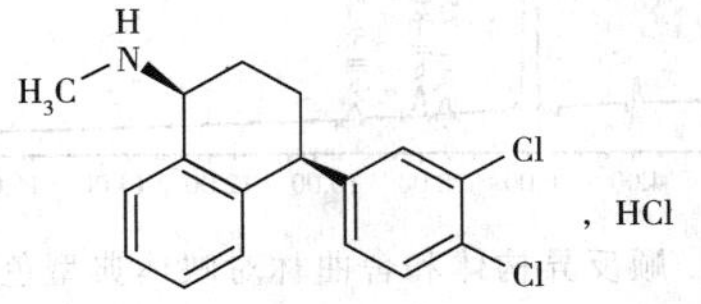

$C_{17}H_{17}Cl_2N \cdot HCl$ 342.70

化学名：(1*S*,4*S*)-4-(3,4-二氯苯基)-1,2,3,4-四氢-*N*-甲基-1-萘胺盐酸盐

(1*S*,4*S*)-4-(3,4-dichlorophenyl)-1,2,3,4-tetrahydro-*N*-methyl-1-naphthylamine hydrochloride

英文名：Sertraline (INN) Hydrochloride

CAS号：[79559-97-0]

盐酸舍曲林为选择性5-羟色胺再摄取抑制药。通过选择性抑制5-HT的再摄取，增加突触间隙5-HT浓度，从而增强中枢5-HT能神经功能，发挥抗抑郁作用。舍曲林还还抑制缝际区5-HT能神经放电，由此增强蓝斑区的活动，导致突触后膜β受体与突触前膜α_2受体的低敏感化。盐酸舍曲林适应症为抑郁症和强迫症，FDA批准的其他适应症有创伤后应激障碍(PTSD)，经前期紧张症(PMDD)和社会焦虑障碍。本品口服吸收缓慢，达峰时间为4.5～8.4小时，有首关代谢。蛋白结合率高达98%。体内分布广，可进入乳汁。在肝脏代谢，生成失活的*N*-去甲舍曲林，进一步与葡萄醛酸结合。代谢产物从尿和粪便等量排出。半衰期为22～36小时。每日服药1次，1周后达稳态浓度[1]。本品BCS分类为Ⅰ类。

本品是美国辉瑞公司在20世纪90年代初新开发上市的抗精神抑郁剂。于1990年12月首先在英国上市，目前为止已经在13个国家陆续上市。至今已报道很多条合成路线。其合成难点主要为二个手性碳的光学纯度，按手性中心构建方法不同，可以归纳分为：第一为不对称催化合成法，可直接得到顺式的(1*S*，4*S*)-舍曲林盐酸盐，无需经过各种化学拆分；第二常规的化学拆分法，先通过化学合成得到外消旋体舍曲林盐酸盐，再通过拆分方法得到理想的构型；第三为手性原料合成法，以廉价的手性原料合成舍曲林[2]。

舍曲林有两个手性中心共有两对对映体，存在顺式(*cis*)-(1*R*，4*R*)，(1*S*，4*S*)盐酸盐和反式(*trans*)-(1*S*，4*R*)，(1*R*，4*S*)盐酸盐。其中只有(*cis*)-(1*S*，4*S*)盐酸盐是有效成分。

除中国药典(2015)收载外，BP(2017)、Ph. Eur.(9.0)和USP(40)亦有收载。

【制法概要】目前研究比较多的一种方法是常规对称合成一分离法。它主要经由中间体4-(3，4-二氯苯基)-1-萘满酮通过进一步胺化和加氢还原来合成外消旋体盐酸舍曲林，然后进行异构体以及旋光性的拆分[2]。

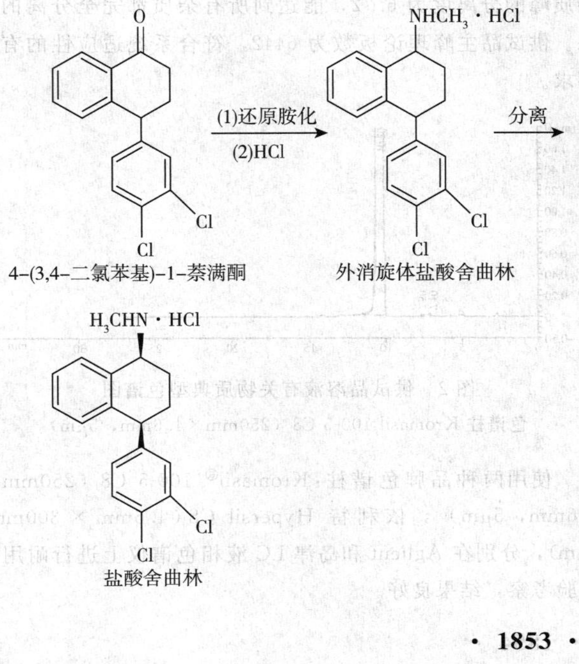

【鉴别】(1)本品的乙醇溶液在 266nm、274nm、282nm 波长处有最大吸收。(图 1)

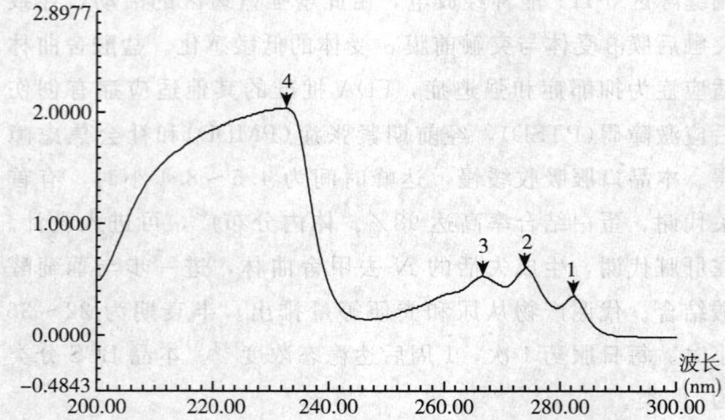

图 1　紫外吸收图谱

(2)本品的红外光吸收图谱显示的主要特征吸收如下：

波数，cm^{-1}	归属
2749，2697，2469	胺盐，ν_{N-H^+}
1583，1469	苯环 $\nu_{C=C}$

(3)本品为盐酸盐，乙醇溶液应显氯化物的鉴别(1)反应。

【检查】有关物质　采用高效液相色谱法进行检查。

USP(40)、BP(2017)、Ph. Eur. (9.0)均采用高效液相色谱法测定有关物质。

中国药典(2015)建立了高效液相色谱法用于有关物质的检查。用辛烷基硅烷键合硅胶柱，以磷酸二氢铵缓冲液(取磷酸二氢铵 5.75g，加三乙胺 5ml，加水溶解并稀释至 1000ml，用磷酸调节 pH 值至 5.0)-甲醇(35：65)流动相，检测波长为 220nm。舍曲林峰的保留时间约为 10 分钟，多数杂质均能出峰，并能与主成分峰较好地分离。有关物质典型色谱图见图 2。供试品主峰相对保留时间约为 0.5 前的色谱峰为溶剂峰，不干扰有关物质的测定，供试品主峰与相邻杂质峰的分离度为 6.72，能达到所有杂质都完全分离的效果。供试品主峰理论板数为 6442，符合系统适应性的有关要求。

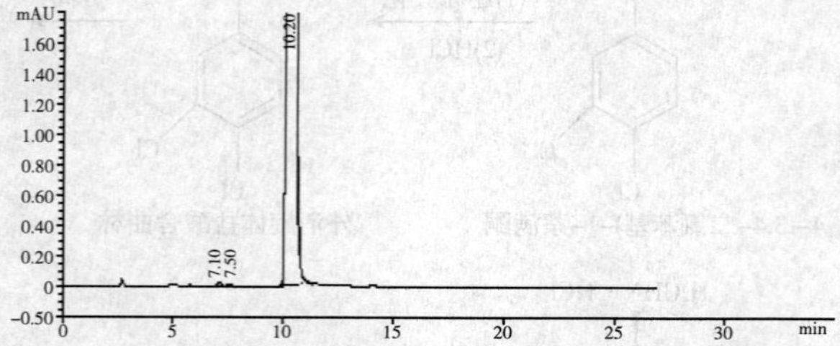

图 2　供试品溶液有关物质典型色谱图

色谱柱 Kromasil 100-5 C8 (250mm×4.6mm，5μm)

使用两种品牌色谱柱：Kromasil® 100-5 C8 (250mm×4.6mm，5μm)，依利特 Hypersil C8(4.6mm×300mm，5μm)，分别在 Aglient 和岛津 LC 液相色谱仪上进行耐用性试验考察，结果良好。

杂质限量计算时，采用不加校正因子的主成分自身对照法，各杂质峰面积的和不得大于对照溶液中舍曲林的峰面积(1.0%)。

经采用逐步稀释法测定，测得盐酸舍曲林的检测限为 75ng(信噪比 3)。经稳定性考察，供试品溶液(浓度为 0.5mg/ml)18 小时内均稳定。

光学异构体　USP(40)、BP(2017)、Ph. Eur. (9.0)均采用高效液相色谱法测定光学异构体。

盐酸舍曲林结构中含有 2 个手性中心，共有 4 个异构体(结构式见图 3)，分别为盐酸舍曲林、杂质Ⅰ[(1*R*，4*S*)盐酸舍曲林]、杂质Ⅱ[(1*R*，4*R*)盐酸舍曲林]、杂质Ⅲ[(1*S*，4*R*)盐酸舍曲林]，其中盐酸舍曲林临床用于抗抑郁症等，在合成过程中可能引入另外 3 个异构体，为确保疗效及用药安全，进行异构体拆分并确定其含量，对控制盐酸舍曲林的质量具有重要意义。

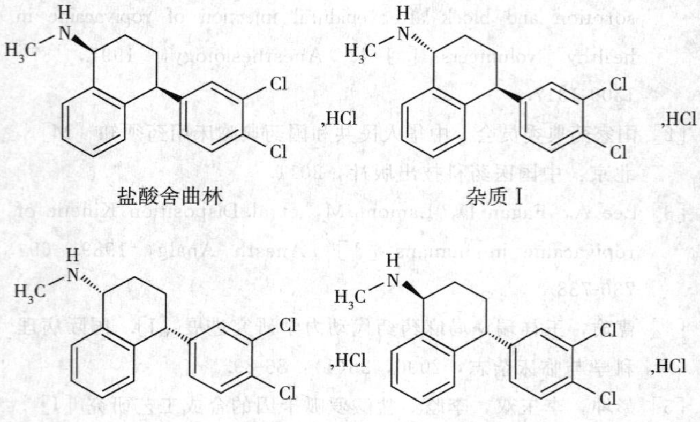

图 3　光学异构体结构式

中国药典(2015)参考国外药典，采用 Chiralpak AD-H 色谱柱，采用正己烷-乙醇-二乙胺(95：5：0.2)为流动相，流速为 0.8ml/min，柱温为 20℃，检测波长为 223nm。专属性图谱见图 4。

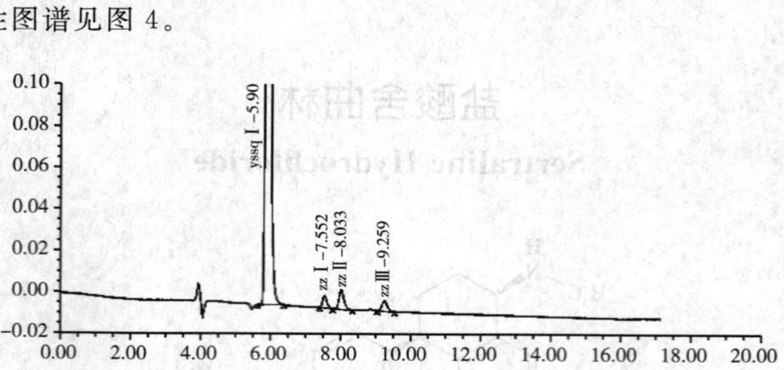

图 4　顺反异构体和舍曲林对映体典型色谱图

1. 舍曲林；2. 杂质Ⅰ；3. 杂质Ⅱ；4. 杂质Ⅲ

Chiralpak AD-H(250mm×4.6mm，5μm)

精密量取对照品储备液，加流动相逐级稀释，测得舍曲林、杂质Ⅰ、杂质Ⅱ和杂质Ⅲ检测限为 5ng(信噪比为 3)；测定相对响应因子均为 0.9，异构体相对响应因子基本一致；盐酸舍曲林、杂质Ⅰ、杂质Ⅱ和杂质Ⅲ相对保留时间分别为 1、1.28、1.36、1.57。

干燥失重 国外药典均控制水分为0.5%，中国药典(2015)用105℃干燥至恒重，限度为0.5%。

炽灼残渣 USP (40) 限度为0.3%，BP (2017)、Ph. Eur. (9.0) 限度为0.2%，中国药典(2015)规定遗留残渣不得过0.1%。由于残渣需进行重金属检查，温度不超过600℃。

重金属 USP (40) 限度为30ppm，中国药典(2015)用古蔡氏法测定重金属，不得过百万分之十。

【含量测定】采用非水滴定法。

本品为有机碱氢卤酸盐类药物，现行标准中的含量测定项既有使用HPLC法，也有使用非水滴定法，但化学原料药含量测定首选容量分析法；为消除氯化物对滴定结果的影响，有试行标准加入醋酸汞作为掩蔽剂，用结晶紫作指示剂。但由于醋酸汞毒性大，且对环境容易造成污染，中国药典(2015)避免使用醋酸汞，采用革除醋酸汞的非水滴定法测定含量，用电位法指示终点。

由于本品为舍曲林的盐酸盐，盐桥溶液中须避免卤素离子的影响，故选用饱和硝酸钾的无水乙醇溶液作为盐桥溶液，滴定过程中要注意保持体系处于无水状态。参照BP (2017) 及中国药典非水滴定的溶剂常规用量比例，选择冰醋酸-醋酐(1∶3)，样品溶解完全，突跃明显，可获得满意结果。本法滴定精密度良好(0.1%)，滴定曲线如图5所示。

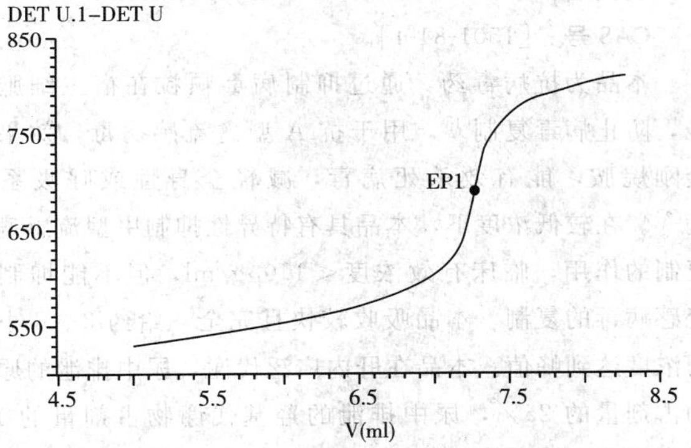

图5 盐酸舍曲林的滴定曲线

【制剂】中国药典(2015)收载了盐酸舍曲林片及盐酸舍曲林胶囊。USP (40) 收载了盐酸舍曲林片及口服溶液，BP (2017) 收载了盐酸舍曲林片。

(1)盐酸舍曲林片(Sertraline Hydrochloride Tablets)

本品为薄膜衣片，除去包衣后显白色，规格为50mg。主要辅料有硬脂酸镁、微晶纤维素、淀粉等。

有关物质 采用高效液相色谱法，色谱条件同原料药有关物质项下。空白辅料溶液图及供试品典型色谱图分别见图6、图7。杂质限量计算时，采用不加校正因子的主成分自身对照法，各杂质峰面积的和不得大于对照溶液中舍曲林的峰面积(1.0%)。

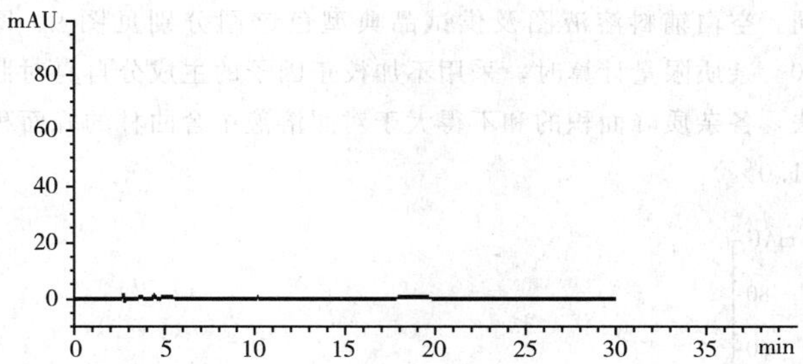

图6 空白辅料溶液典型色谱图

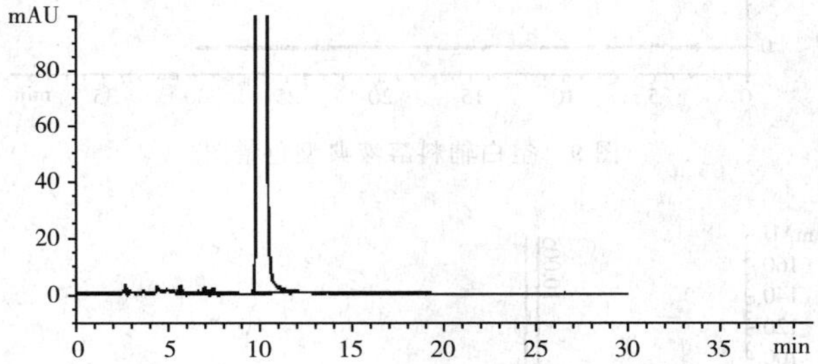

图7 供试品溶液典型色谱图

溶出度 盐酸舍曲林在水中几乎不溶，且本品为口服固体制剂，进行体外溶出度考察更有利于控制产品质量。以pH 4.5醋酸钠缓冲液(取醋酸钠3g，加冰醋酸1.6 ml，用水稀释至1000ml，必要时用冰醋酸调节pH值至4.5)900ml为溶出介质，采用第二法，转速为每分钟50转，经45分钟，限度为80%。七家不同企业产品的溶出曲线见图8。

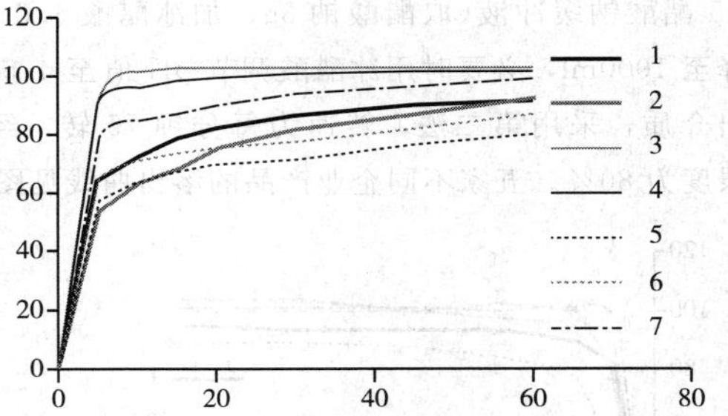

图8 盐酸舍曲林片溶出曲线图

本品采用高效液相色谱法测定溶出量，色谱条件同含量测定项下。辅料对主成份溶出度测定无干扰，在0.01～0.2mg/ml浓度范围内呈现良好线性关系，方法回收率为99.1%($n=9$)，RSD为0.3%。稳定性试验表明供试品溶液在15小时内稳定。

含量测定 采用高效液相色谱法测定含量，辅料对主成份含量测定无干扰，在10.58～211.5μg /ml浓度范围内呈现良好线性关系，方法回收率为100.8%($n=9$)，RSD为0.8%。稳定性试验表明供试品溶液在19小时内稳定。

(2)盐酸舍曲林胶囊(Sertraline Hydrochloride Capsules)

本品内容物为白色或类白色粉末或颗粒。规格为50mg。国内各企业的处方中，主要辅料有乳糖、微晶纤维素、硬脂酸镁、交联聚维酮等。

有关物质 采用高效液相色谱法，色谱条件与原料药相同。空白辅料溶液图及供试品典型色谱图分别见图 9、图 10。杂质限量计算时，采用不加校正因子的主成分自身对照法，各杂质峰面积的和不得大于对照溶液中舍曲林的峰面积（1.0%）。

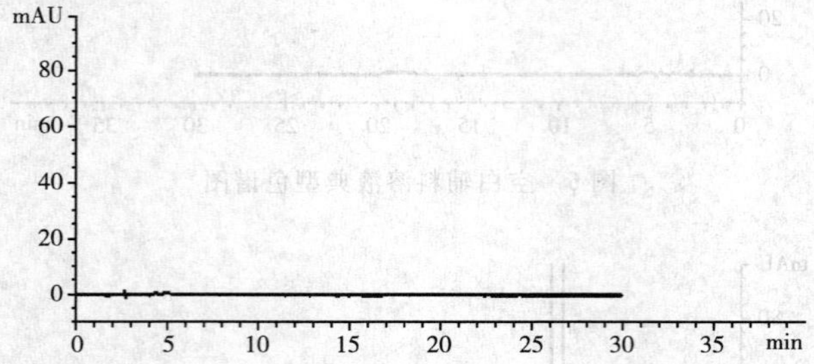

图 9　空白辅料溶液典型色谱图

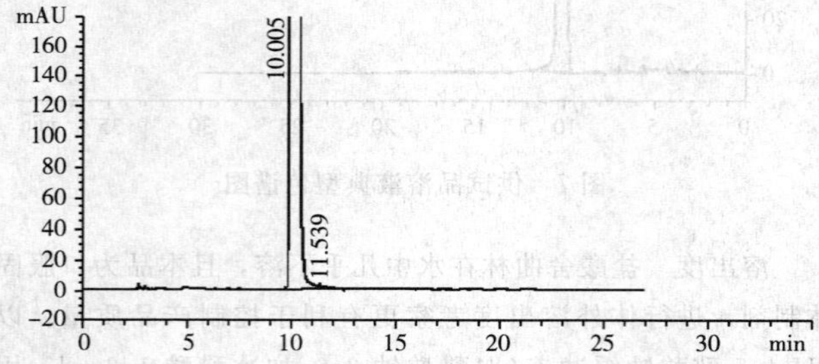

图 10　供试品溶液典型色谱图

溶出度　盐酸舍曲林在水中几乎不溶，且本品为口服固体制剂，进行体外溶出度考察更有利于控制产品质量。以 pH 4.5 醋酸钠缓冲液（取醋酸钠 3g，加冰醋酸 1.6 ml，用水稀释至 1000ml，必要时用冰醋酸调节 pH 值至 4.5）900ml 为溶出介质，采用第二法，转速为每分钟 75 转，经 30 分钟，限度为 80%。五家不同企业产品的溶出曲线见图 11。

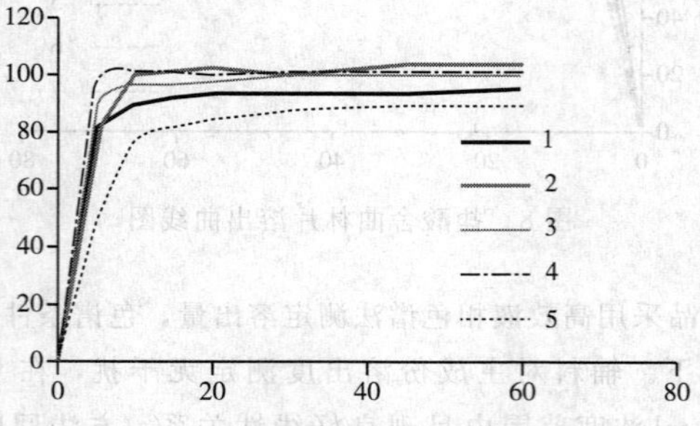

图 11　盐酸舍曲林胶囊溶出曲线图

本品采用高效液相色谱法测定溶出量，色谱条件同含量测定项下。辅料对主成份溶出度测定无干扰。在 0.01～0.2mg/ml 浓度范围内呈现良好线性关系，方法回收率为 99.4%（n=9），RSD 为 0.9%。稳定性试验表明供试品溶液在 21 小时内稳定。

含量测定　采用高效液相色谱法测定含量，色谱条件同有关物质项下。辅料对主成份含量测定无干扰，在 10.58～211.5μg /ml 浓度范围内呈现良好线性关系，方法回收率为 99.6%（n=9），RSD 为 0.5%。稳定性试验表明供试品溶液在 18 小时内稳定。

参考文献

[1] 国家药典委员会．中华人民共和国药典临床用药须知·化学药生物制品卷［M］．北京：中国医药科技出版社，2017.

[2] 何宝库，刘勇健．抗抑郁药物盐酸舍曲林的合成［J］．西北药学杂志，2010，25(04)：292-293.

撰写　邹　瑜　贝琦华　广东省药品检验所

复核　严全鸿　广东省药品检验所

盐酸金刚乙胺
Rimantadine Hydrochloride

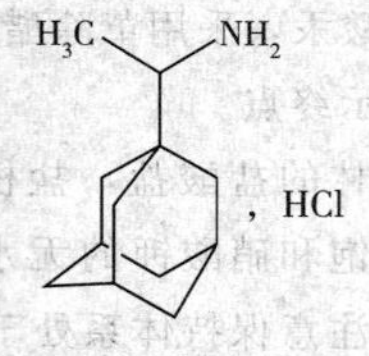

$C_{12}H_{21}N \cdot HCl$　215.77

化学名： α-甲基三环［3.3.1.$1^{3,7}$］癸烷-1-甲胺盐酸盐

α-methyl-tricyclo［3.3.1.$1^{3,7}$］decane-1-methanamine hydrochloride

英文名： Rimantadine（INN）Hydrochloride

CAS 号：［1501-84-4］

本品为抗病毒药，通过抑制病毒颗粒在宿主细胞内脱壳，防止病毒复制[1]，用于抗 A 型禽流感病毒，效果优于金刚烷胺，能有效杀死病毒，减轻全身性或呼吸系统疾病[2]。在较低浓度下，本品具有特异性抑制甲型流感病毒的复制的作用，临床有效浓度＜1.0μg/ml，但不能抑制乙型流感病毒的复制。本品吸收较快且完全，给药 3～8 小时血药浓度达到峰值。本品在肝内广泛代谢，尿中排泄的原形药物占剂量的 25%，尿中排泄的羟基代谢物占剂量的 18%，粪中排泄量小于剂量的 1%。本品平均半衰期约 25 小时，约 40%与血浆蛋白结合。不良反应与盐酸金刚烷胺相似，但在常规用量下，所引起的中枢神经系统反应（头疼、神经过敏和失眠等）比盐酸金刚烷胺轻。药时相关和引起可逆性的胃肠症状（恶心、呕吐等）与盐酸金刚烷胺相同[3][4]。

本品由瑞士 Roche 公司研发，于 1987 年上市，FDA 于 1994 年批准在美国上市。国外上市的剂型为片剂和糖浆剂。原国家医药管理局在 1995 年编撰的《九五医药科技发展规划基础资料汇编》中，被列为“九五”期间建议开发的抗病毒药物。我国于 2001 年开始生产。

除中国药典（2015）收载外，USP（41）亦有收载。

【制法概要】 以金刚烷为原料，经酸化反应制得金刚烷甲酸，再经氯化反应制得金刚烷甲酰氯。以镁、丙二酸二乙酯和乙醇为原料制得乙氧基镁丙二酸二乙酯，再与金刚烷甲酰氯脱羧制得金刚烷甲基酮，经肟化、氢化、成盐反应，制得盐酸金刚乙胺[5]。

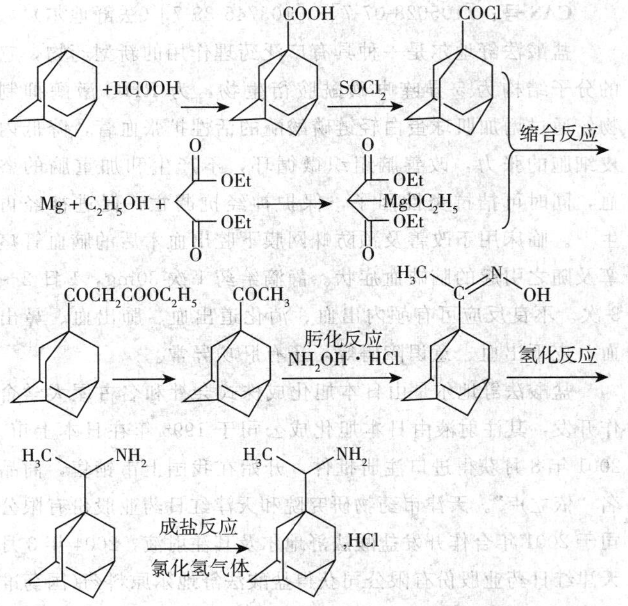

【鉴别】(1)本品加氢氧化钠碱化后，生成的游离金刚乙胺与2，4-二硝基氯苯反应生成黄色的2，4-二硝基苯胺复合物。

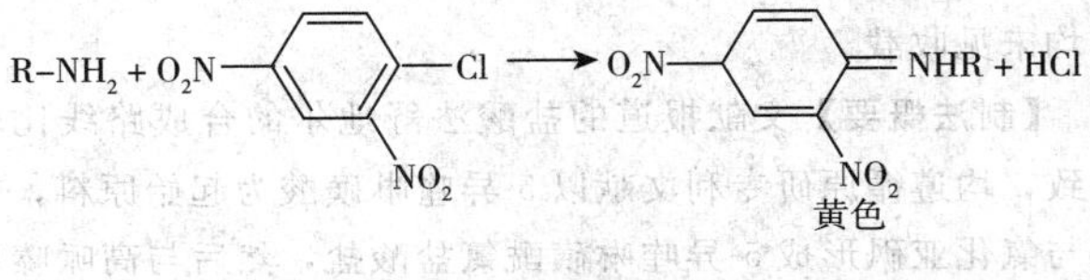

(2)本品的红外光吸收图谱显示的主要特征吸收如下：

波数，cm^{-1}	归属		波数，cm^{-1}	归属	
3200～2400	伯胺	$\nu_{NH}(NH_3^+)$	2890	六元环	ν_{CH}
1605	伯胺	$\delta_{as}(NH_3^+)$	1450	六元环	δ_{CH_2,CH_3}
1514	伯胺	$\delta_{s}(NH_3^+)$	1390	甲基	δ_{CH_3}
2902	六元环	ν_{CH_2}			

【检查】酸度　本品生产工艺中通入氯化氢气体成盐，应控制酸度。

溶液的澄清度与颜色　控制不溶于水的中间体金刚烷甲基酮、金刚烷甲酸、金刚烷甲基酮肟，分别为淡黄色至黄色物质。

铵盐　控制工艺中盐酸羟胺与金刚烷甲基酮肟化反应可能产生的铵盐。直接按通则0808操作时，样品结构中NH_2^-时有干扰。由于铵盐不溶于三氯甲烷，而胺盐能溶于三氯甲烷，故采用先加碱溶解，再用三氯甲烷提取的方法分离消除干扰，限度为0.08%。

有关物质　采用GC法，以5%苯基-95%甲基聚硅氧烷(或极性相似)为固定液的毛细管柱为色谱柱，溶液直接进样法测定。本品在酸、碱、热、及光照破坏条件下较稳定，在氧化破坏条件下较不稳定，氧化破坏检出的杂质除一般性杂质外，亦均产生金刚烷甲基酮、金刚烷甲酸和金刚烷甲基酮肟，三者既是盐酸金刚乙胺的合成中间体，又是降解产物[6]。综合实际测定结果，样品中均未检出上述三种杂质，且检出其他杂质均小于0.05%，故在标准中未对三种杂质进行限度规定。金刚乙胺的检出限(S/N≈3)为1.88ng，定量限(S/N≈10)为5.4ng。供试品溶液色谱图见图1，氧化破坏试验典型色谱图见图2。

USP(41)按其通则〈466〉ORDINARY IMPURITIES，采用薄层色谱法检查本品的一般杂质。

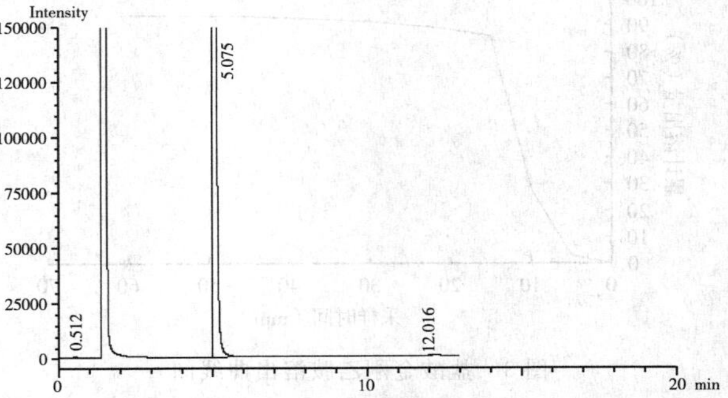

图1　盐酸金刚乙胺有关物质供试品溶液色谱图

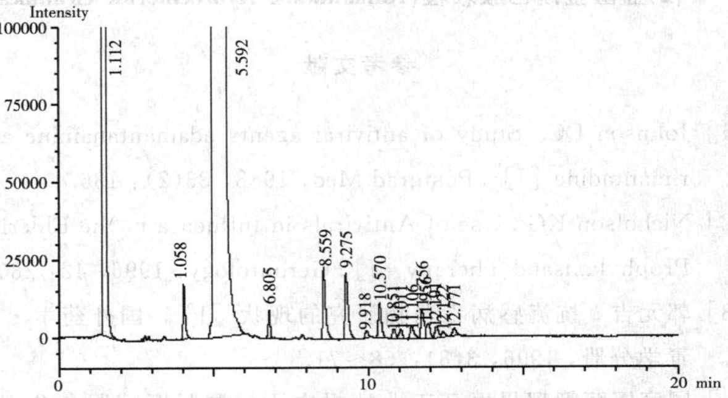

图2　盐酸金刚乙胺有关物质氧化破坏色谱图

残留溶剂　本品工艺中使用了乙醇和甲苯。采用GC法，以聚乙二醇(PEG-20M)(或极性相似)为固定液的毛细管柱为色谱柱，溶液直接进样法测定，甲苯限度为0.089%。本品USP(41)各论采用GC法测定甲苯，限度为0.1%。

USP(41)采用X射线衍射法比较盐酸金刚乙胺样品与对照品图谱的一致性，控制晶型。

【含量测定】本品为强酸弱碱胺类物质，采用非水滴定法，以冰醋酸作为溶剂，加入醋酸汞作为催化剂。重复性结果为99.45%±0.13%(n=6)。反应如下：

$$R-NH_2 + HClO_4 \rightarrow RNH_3^+ + ClO_4^-$$

由于$HClO_4$在冰醋酸中是很强的酸，氢卤酸盐在冰醋酸中酸性也较强，反应不能进行完全，所以不能直接滴定。加入过量的醋酸汞试液，使其生成HgX_2沉淀，该沉淀难于电离，使反应向正反应方向进行，其反应式可综合如下：

$$2BHX + Hg(Ac)_2 \rightarrow 2BHAc + HgX_2\downarrow$$

$$HClO_4 + HAc \rightarrow H_2Ac^+ + ClO_4^-$$

$$H_2Ac^+ + BHAc \rightarrow BH^+ + 2HAc$$

$$HClO_4 + BHAc \rightarrow BH^+ + ClO_4^- + HAc$$

滴定生成的HAc比$HClO_4$的酸度要弱得多，故反应可进行完全。

USP(41)采用碱化提取-气相色谱法(填充柱法)测定金刚乙胺含量，较费时繁琐。

【制剂】(1)盐酸金刚乙胺片(Rimantadine Hydrochloride Tables)

溶出度　以金刚烷为内标物质，测定方法同有关物质。供试品溶出曲线见图3。

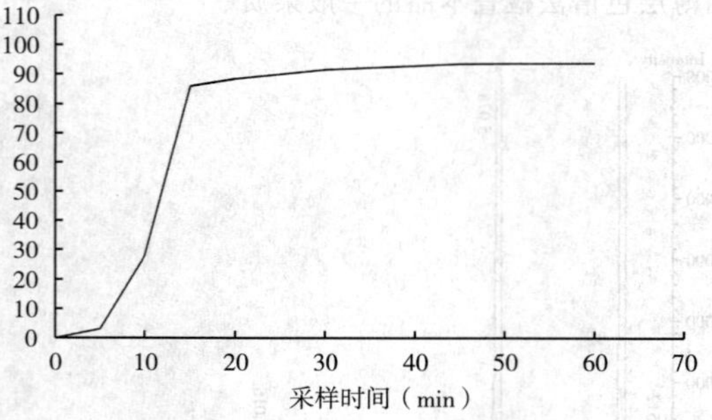

图3　盐酸金刚乙胺溶出曲线图

(2)盐酸金刚乙胺颗粒(Rimantadine Hydrochloride Granules)

参考文献

[1] Johnson DC. Study of antiviral agents adamantanamine and rimantadine [J]. Postgrad Med, 1988, 83(2): 136.

[2] Nicholson KG. Use of Antivirals in Influenza in the Elderly: Prophylaxisand Therapy [J]. Gerontology, 1996, 42: 280.

[3] 郭元吉. 抗流感病毒药物研究的现状 [J]. 国外药学·病毒学分册, 1996, 3(3): 68～71.

[4] 国家医药管理局医药工业情报中心站国际医药服务公司. 世界药物指南 [M]. 上海, 上海医科大学出版社, 1990: 209-210.

[5] 黄生建, 陈侠. 盐酸金刚乙胺的合成 [J]. 中国医药工业杂志, 2008, 39(10): 725.

[6] 张丽, 张迪. 气相色谱法测定盐酸金刚乙胺中3种有关物质 [J]. 中国药师, 2012, 10: 1450-1452.

撰写　高　睿　辽宁省药品检验检测院
复核　潘　阳　辽宁省药品检验检测院

盐酸法舒地尔

Fasudil Hydrochloride

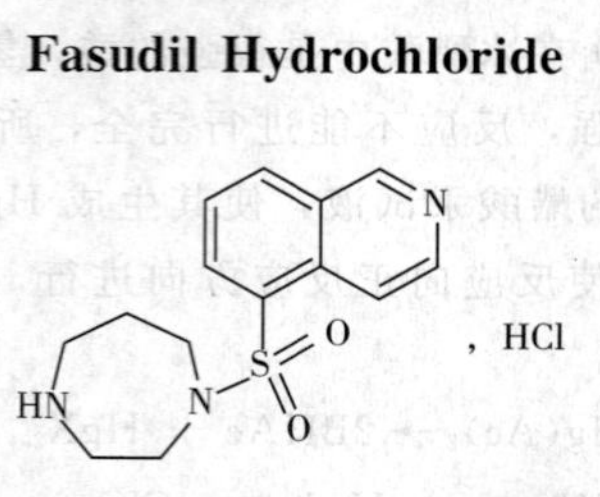

$C_{14}H_{17}N_3O_2S \cdot HCl$　327.83

化学名: 六氢-1-(5-异喹啉磺酰基)-1(*H*)-1,4-二氮杂草盐酸盐

hexahydro-1-(5-isoquinolinylsulfonyl)-1*H*-1,4-diazepine monohydrochloride

英文名: Fasudil Hydrochloride(INN)

CAS号: [105628-07-7]; [103745-39-7](法舒地尔)

盐酸法舒地尔是一种具有广泛药理作用的新型药物，它的分子结构为5-异喹啉磺酰胺衍生物，为RHO激酶抑制物，通过增加肌球蛋白轻链磷酸酶的活性扩张血管，降低内皮细胞的张力，改善脑组织微循环，不产生和加重脑的盗血，同时可拮抗炎性因子，保护神经抗凋亡，促进神经再生[1]。临床用于改善及预防蛛网膜下腔出血术后的脑血管痉挛及随之引起的脑缺血症状。静滴给药1次30mg，1日2～3次。不良反应可有颅内出血、消化道出血、肺出血、鼻出血、皮下出血、意识障碍等，还有肝功异常。

盐酸法舒地尔是由日本旭化成株式会社和名古屋大学合作开发，其注射液由日本旭化成公司于1995年在日本上市，2001年8月获得进口注册批件，开始在我国上市销售，商品名“依立卢”。天津市药物研究院和天津红日药业股份有限公司于2001年合作开发盐酸法舒地尔及其注射液，2004年3月天津红日药业股份有限公司获得盐酸法舒地尔原料药(国药准字H20040355)和盐酸法舒地尔注射液(国药准字H20040356, 2ml∶30mg)生产批件，商品名“川威”。目前盐酸法舒地尔主要剂型为注射剂，尚无其他给药途径的产品在国内上市。

盐酸法舒地尔为中国药典(2015)新增品种，其他国家药典均未见收载。

【制法概要】文献报道的盐酸法舒地尔的合成路线比较一致，均遵循原研专利文献以5-异喹啉磺酸为起始原料，首先与氯化亚砜形成5-异喹啉磺酰氯盐酸盐，然后与高哌嗪反应获得法舒地尔，再进一步成盐、精制，制得盐酸法舒地尔[2]。合成路线如图1所示。

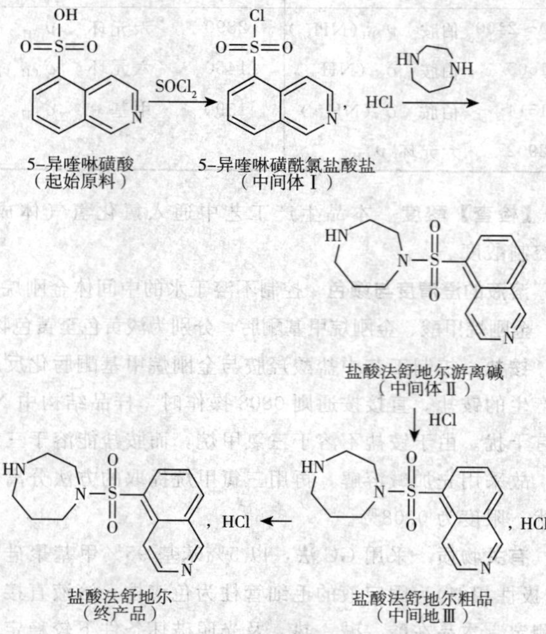

图1　盐酸法舒地尔合成路线

【性状】本品为白色或类白色结晶性粉末，无臭；有引湿性。

本品具引湿性，应密封，在干燥处保存。

【鉴别】(1)含硫化合物的鉴别反应，原理如下：盐酸法舒地尔加热产生的二氧化硫遇氢氧化镍反应生成黑色的 $NiO(OH)_2$。

(2)本品 30μg/ml 的水溶液，在 275nm、312nm 与 324nm 的波长处有最大吸收，在 250nm 与 297nm 的波长处有最小吸收。紫外光谱图见图 2。

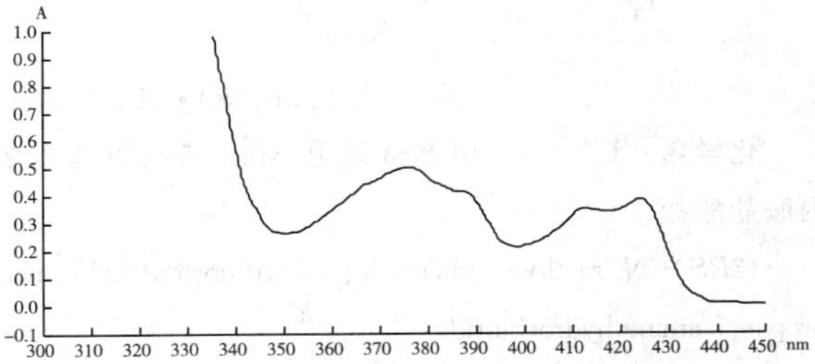

图 2　盐酸法舒地尔紫外光谱图

(紫外分光光度计：Thremo Evolution 300UV-VIS)

(3)红外鉴别 本品的红外光吸收图谱应与对照的图谱(光谱集 1195)一致。本品的红外光吸收图谱显示的主要特征吸收如下：

波数，cm^{-1}	归属	
2969	仲胺	ν_{-N-H}
1618，1588，1490	异喹啉骨架	$\nu_{C=C}$
1338	磺酸胺	ν_{SO_2}
1160	磺酸胺	$\nu_{-S=O}$

(4)本品结构中有盐酸，故显氯化物鉴别(1)反应。

【检查】溶液的澄清度与颜色 由于本品的光降解产物显黄色，故规定本品 15mg/ml 的水溶液应澄清无色，如显浑浊，在 1 小时内比较，不得浑于 1 号浊度标准液。

有关物质 盐酸法舒地尔原料在合成过程中，其起始原料为 5-异喹啉磺酸，该起始原料中可能含有磺化异喹啉杂质。在后续合成过程中，还会引入磺化异构体的衍生物，即法舒地尔的异构体杂质。相关文献资料显示盐酸法舒地尔的有关物质来源主要为工艺杂质、副产物和降解杂质。沈海梅等[3]在光照、高温和低温环境下，对盐酸法舒地尔注射液进行稳定性考察：于强光下照射 10 天后，溶液颜色加深，单个杂质增大，总杂质增加。表明本品遇光易降解，故宜避光保存。强制降解试验结果显示本品对高温、酸、碱均较稳定，仅对光或氧化敏感，主要降解途径为光照降解。湛常娟等[4]通过液相色谱-质谱联用法确证本品的光降解的主要杂质为异喹啉-5-磺酸(杂质 A)、次要杂质异喹啉(杂质 B)和氮氧化物(杂质 D)、副产物二聚体(杂质 C)。杂质 C 为法舒地尔的二聚体，有文献报道[5]采用 UPLC-MS 以标准曲线法测定。

杂质 A（异喹啉-5-磺酸）

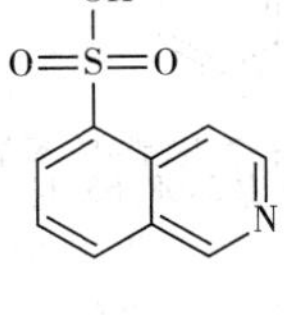

$C_9H_6NO_3S$　208.21

杂质 B（异喹啉）

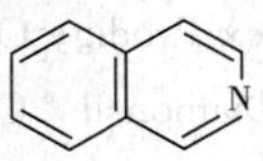

C_3H_7N　129.16

杂质 C（法舒地尔二聚体）

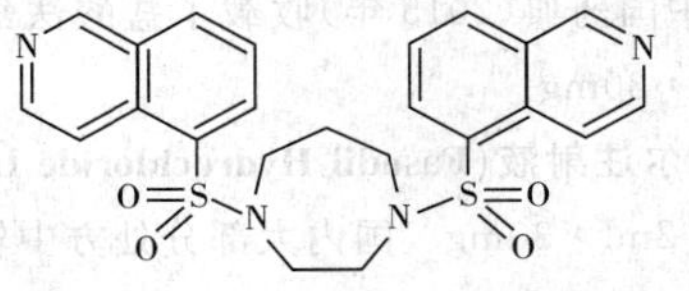

$C_{23}H_{23}N_4O_4S_2$　483.58

杂质 D（氮氧化物）

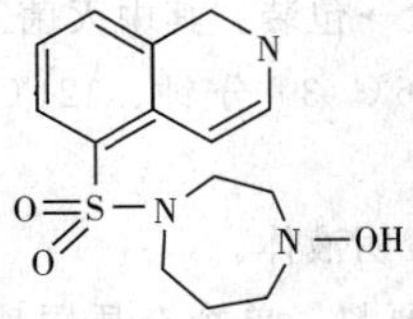

$C_{14}H_{17}N_3O_3S$　307.37

中国药典(2015)采用高效液相色谱法检测，各强制降解试验样品、盐酸法舒地尔粗品、盐酸法舒地尔中间体等各色谱峰均分离良好。在原料氧化破坏试验色谱图中，主成分色谱峰保留时间的 4 倍处有 1 杂质峰，因此记录色谱图至主成分色谱峰保留时间的 5 倍。典型色谱图见图 3。

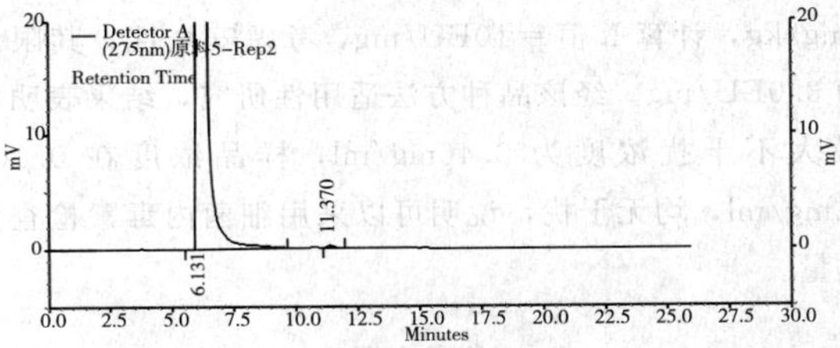

图 3　盐酸法舒地尔有关物质色谱图

色谱柱：Phenomenex Luna 5u C 18 (250mm×4.6mm，5μm)

使用三种品牌色谱柱 MERCK RP C 18 柱(250mm×4.6mm，5μm)，SHIMADZU CAPCELL PAK C18 柱(250mm×4.6mm，5μm)，Phenomenex Luna 5u C18 柱(250mm×4.6mm，5μm)。

供试品溶液在 19 小时内基本稳定。

残留溶剂 根据原料药生产工艺，对使用的有机溶剂甲醇、乙醚、二氯甲烷和 *N*，*N*-二甲基甲酰胺，采用两个检测系统进行残留量控制。

水分 本品具有引湿性，采用水分测定法测定，含水分不得过 2.5%。

【含量测定】原国家标准采用非水滴定法测定含量，需加入毒性较大的醋酸汞试剂。中国药典(2015)将含量测定方法修订为高效液相色谱法。

经试验，盐酸法舒地尔在 3～60μg/ml 的浓度范围内与其峰面积呈良好线性关系，线性方程为 $A=1.93\times10^4C-1.73\times10^3$，$r=0.9999(n=7)$。经试验，本方法平均回收率为 99.49%($n=9$)，RSD 为 0.82%，方法精密度 RSD 为 0.2%($n=6$)。供试品溶液与对照品溶液在室温放置 24 小时内基本稳定。

使用三种品牌色谱柱 Phenomenex Prodigy ODS C18(2) 100A 柱(150mm×4.6mm，5μm)，Diamonsil C18(2)100A 柱(150mm×4.6mm，5μm)，MERCK Purospher RP C18 柱(250mm×4.6mm，5μm)。

【制剂】 中国药典(2015年)收载了盐酸法舒地尔注射液，规格为2ml：30mg。

盐酸法舒地尔注射液(Fasudil Hydrochloride Injection)

本品规格为2ml：30mg。国内大部分处方中辅料仅为注射用水，少数辅料为注射用水、氯化钠及氢氧化钠。生产工艺流程为：配料→浓配→调pH值→吸附→过滤→稀配→精滤→检测→灌封→灭菌→灯检→包装。其中灭菌工艺包括过滤除菌、115℃ 30分钟、116℃ 30分钟、121℃ 20分钟、121℃ 30分钟等。

本品为无色至微黄色的澄明液体。

有关物质　色谱条件同原料，单个杂质限度为0.2%；杂质总量限度为1.0%。

细菌内毒素　本品给药途径为静脉滴注，故应进行细菌内毒素控制。其限值的确定：盐酸法舒地尔注射液临床用法用量为成人一日2～3次，每次30mg，以50～100ml的0.9%氯化钠注射液或葡萄糖注射液稀释后静脉点滴，每次静滴时间为30分钟。临床每小时最大用药剂量M为0.5mg/kg，计算L值=10EU/mg，考虑安全性，其限值确定为3.0EU/mg。经该品种方法适用性研究，结果表明本品的最大不干扰浓度为0.46mg/ml，样品浓度在0.167～0.01mg/ml，均无干扰，说明可以采用细菌内毒素检查法控制质量。

参考文献

[1] 罗洁，闵苏．新型脑、心血管活性药——法舒地尔[J]．中国新药与临床杂志，2006，25(12)：941-945.

[2] 孟祥军，齐杰，田莉．盐酸法舒地尔的合成、药理和临床研究进展[J]．沈阳医学院学报，2010，12(01)：45-50.

[3] 沈海梅．盐酸法舒地尔注射液稳定性研究试验[J]．黑龙江科技信息，2015，15：115.

[4] 湛常娟，冯汉林，严启新，等．盐酸法舒地尔注射液影响因素试验及其光降解产物的液相色谱-质谱分析[J]．安徽中医学院学报，2013，32(02)：83-85.

[5] 郝全文，孙国祥，殷瑞娟，等．盐酸法舒地尔中杂质和二聚体的HPLC法测定[J]．现代药物与临床，2013，28：4538-4541.

撰写　周建玉　天津市药品检验研究院

复核　唐素芳　天津市药品检验研究院

盐酸氟西汀

Fluoxetine Hydrochloride

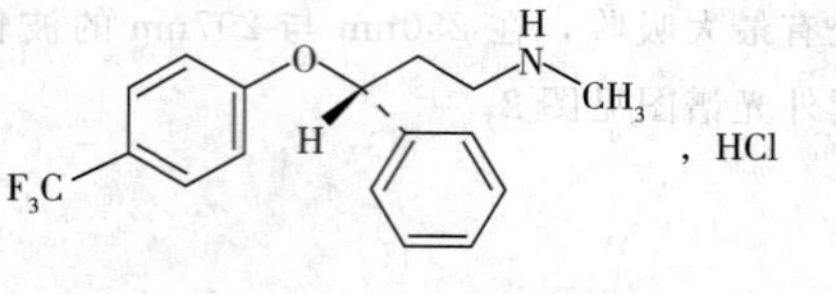

$C_{17}H_{18}F_3NO \cdot HCl$　345.79

化学名：(±)-*N*-甲基-3-苯基-3-(4-三氟甲基苯氧基)丙胺盐酸盐

(3*RS*)-*N*-methyl-3-phenyl-3-[4-(trifluoromethyl)phenoxy]propan-1-amine hydrochloride

英文名：Fluoxetine(INN) Hydrochloride

CAS号：[56296-78-7]

本品为抗抑郁药。是一种选择性5-羟色胺(5-HT)在摄取抑制药(SSRI)。通过选择性抑制5-HT的再摄取，增加突触间隙5-HT浓度，从而增强中枢5-HT能神经功能，发挥抗抑郁作用。

本品口服吸收良好，有首关代谢，食物不影响生物利用度，达峰时间为6～8小时。蛋白结合率可高达95%，体内分布广，可进入乳汁，在肝脏经CYP2D6代谢，主要生成具有活性的去甲氟西汀。半衰期为1～3日，长期给药后半衰期为4～6日；去甲氟西汀的半衰期为4～16日。药物主要从尿中排出，少量随粪便排出。

除中国药典(2015)收载外，BP(2011)、USP(34)亦有收载。

【制法概要】本品1988年由美国Lilly公司研发上市，1993年获得国内进口许可证。1995年常州第四制药厂获卫生部批准生产盐酸氟西汀原料及胶囊，1996年上海中西药业也拥有了本品的二类新药证书。

国内各厂家的生产工艺由于起始原料的不同，合成路线长短不同。一些企业以二甲胺为起始原料，经氧化→还原→缩合→成盐→精致而成；亦有企业以还原产物[(±)-3-(甲基胺基)-1-苯基-1-丙醇]为起始原料→缩合→成盐→精致成盐酸氟西汀。

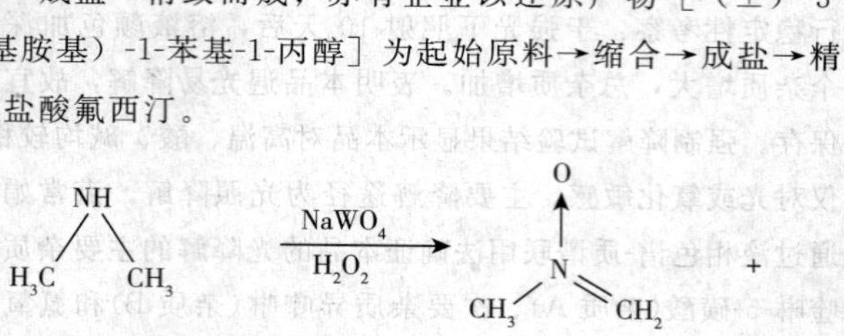

化学名：二甲胺
CAS号：[124-40-3]

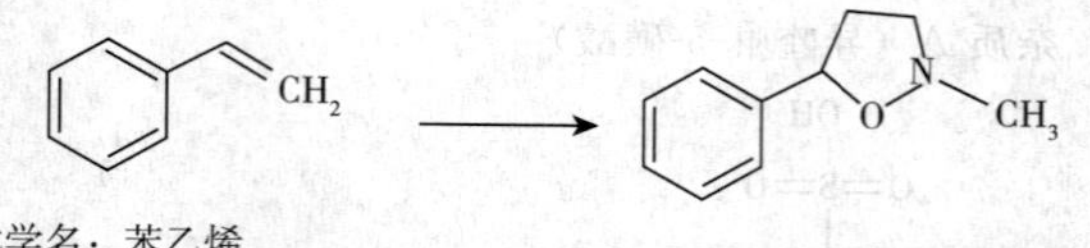

化学名：苯乙烯
CAS号：[100-42-5]

化学名：2-甲基-5-苯基异恶唑烷
CAS号：[68408-65-1]

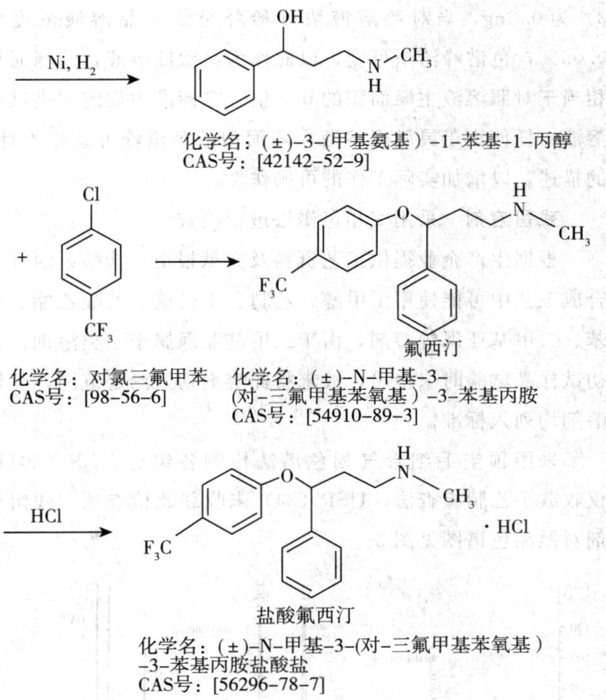

【性状】熔点 国家药品监督管理局标准（试行）WS-551-(X-434)-98 性状项下规格熔点为 156～160℃，各企业试行标准的范围各有差别，经检索 Merck lndex 13th.，本品熔点为 158.4～158.9℃。经试验，各企业提供样品熔点不尽相同，采用毛细管法与 DSC 法分别试验，熔程相差 2～4℃。因此，中国药典（2015）中未收载熔点项。BP（2011）和 USP（34）亦未收载此项。

【鉴别】（1）本品的红外光吸收图谱应与对照的图谱（光谱集 837 图）一致，本品的红外光吸收图谱显示的主要特征吸收如下：

波数，cm^{-1}	归属	
2960，2925，2792，2732	烷烃	ν_{C-H}
2453	胺	δ_{N-H}
1615，1580，1517，1450	芳环	$\nu_{C=C}$
1330	卤化物	ν_{C-F}
1242，1108	醚	ν_{C-O-C}
1170	胺基	ν_{C-N}
843	芳环	δ_{C-H}

（2）在含量测定项下的记录的色谱图中，供试品溶液主峰的保留时间应与对照品溶液主峰的保留时间一致。

（3）本品为盐酸盐，故水溶液显氯化物的鉴别（1）反应。

【检查】旋光度 本品存在光学异构体，具有旋光性。20mg/ml 水-甲醇（15∶85）溶液的旋光度为－0.05°至＋0.05°，与 BP（2011）在相同条件下的规定一致。

酸度 本品微溶于水。取本品 0.1g，加新沸过的冷水 10ml，超声约 30 分钟方能溶解并制成每 1ml 中含盐酸氟西汀 10mg 的溶液，放冷，依法测定，pH 值应为 4.5～6.5，供试品溶剂、浓度及限度与 BP（2011）一致。

溶液的澄清度与颜色 本品微溶于水，故控制溶液的澄清度；性状项下增订类白色描述，故控制溶液的颜色。澄清度的控制与 BP（2011）相同，较 BP（2011）增加了溶液的颜色控制。

有关物质 采用高效液相色谱法进行检查。

国家药品监督管理局标准（试行）WS-551-(X-434)-98 采用薄层色谱法测定本品有关物质，多个企业的试行标准采用高效液相色谱法，但色谱条件各不相同。

中国药典（2015）建立了新的 HPLC 系统用于有关物质检查，用辛烷基硅烷键合硅胶柱，以三乙胺缓冲溶剂（1000ml 水中加 10ml 三乙胺，用磷酸调节 pH 值至 6.0）-甲醇-四氢呋喃（62∶8∶30）为流动相，检测波长为 215nm。结果表明，与企业试行标准的色谱系统相比，该系统检出的杂质多，分离效果好，标准中增加了对已知杂质Ⅰ、Ⅱ、Ⅲ、Ⅳ的控制，对未知杂质和杂质总量的控制限度与原各企业标准相同。系统适用性试验色谱图见图 1，有关物质典型色谱图见图 2。

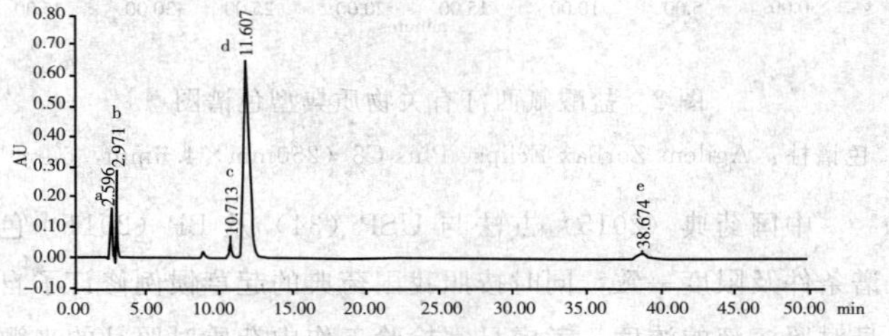

图 1 盐酸氟西汀系统适用性试验色谱图

a. 杂质Ⅰ；b. 杂质Ⅲ；c. 杂质Ⅳ；d. 氟西汀；e. 杂质Ⅱ

色谱柱：Agilent Zorbax Eclipse Plus C8（250mm×4.6mm，5μm）

已知杂质Ⅰ、Ⅱ、Ⅲ、Ⅳ的结构式、分子式、分子量、化学名等信息如下：

杂质Ⅰ （±）-3-(甲基氨基)-1-苯基-1-丙醇

结构式

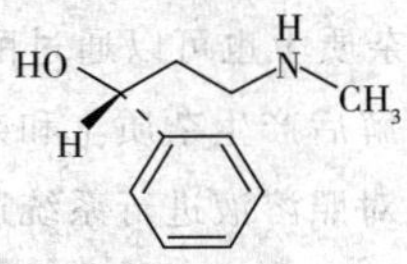

分子式 $C_{10}H_{15}NO$；分子量 165.23

杂质Ⅱ 4-三氟甲基苯酚

结构式

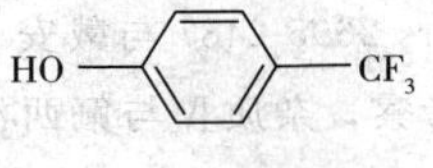

分子式 $C_7H_5F_3O$；分子量 162.11

杂质Ⅲ　(±)-N-甲基-3-苯基丙胺

结构式

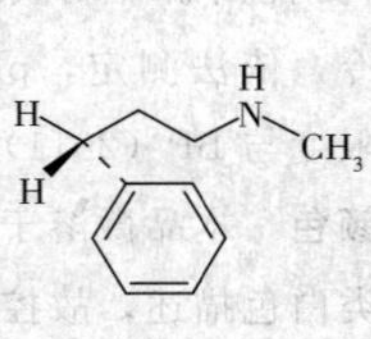

分子式　$C_{10}H_{15}N$；分子量　149.23

杂质Ⅳ　(±)-N-甲基-3-(间-三氟甲基苯氧基)-3-苯基丙胺

结构式

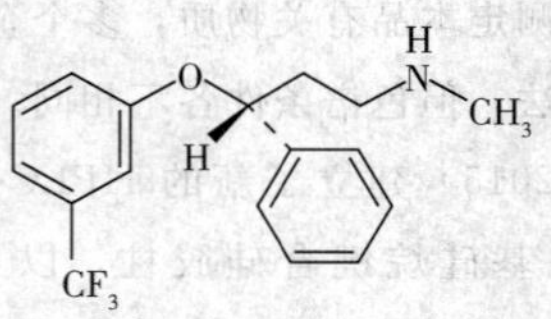

分子式　$C_{17}H_{18}F_3NO$；分子量　309.33

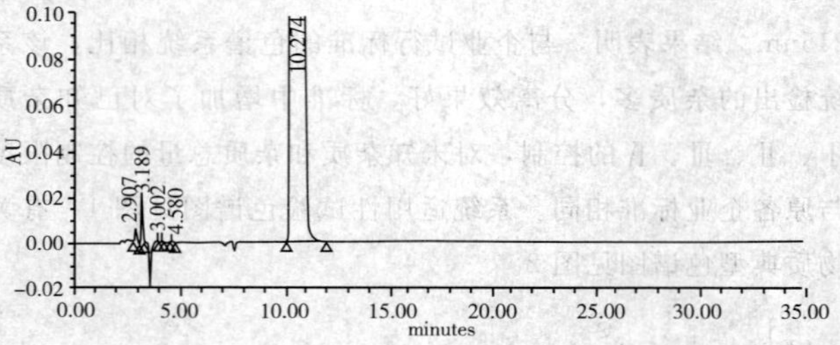

图2　盐酸氟西汀有关物质典型色谱图

色谱柱：Agilent Zorbax Eclipse Plus C8（250mm×4.6mm，5μm）

中国药典（2015）方法与USP（34）及BP（2011）色谱条件及限度一致，同时按照我国药典的起草惯例修订了自身对照溶液的浓度；考虑日常检验工作中杂质对照品的来源问题，标准中限定了氟西汀峰的保留时间，给出了已知四种杂质的出峰顺序及相对于氟西汀峰的相对保留时间。

国内企业的生产工艺表明，盐酸氟西汀的主要工艺杂质为杂质Ⅰ［3-(甲基氨基)-1-苯基-1-丙醇］、杂质Ⅲ（N-甲基-3-苯基丙胺）和杂质Ⅳ［N-甲基-3-(间-三氟甲基苯氧基)-3-苯基丙胺］。其中杂质Ⅰ为中间体，也是一部分企业的起始原料；杂质Ⅲ、杂质Ⅳ为副产物。主要降解产物为杂质Ⅱ（4-三氟甲基苯酚），杂质Ⅰ也可以通过酸破坏试验产生。故取盐酸氟西汀经酸水解后产生杂质Ⅰ和杂质Ⅱ，再加入杂质Ⅲ和杂质Ⅳ制成混合对照溶液进行系统适用性试验，出峰顺序依次为杂质Ⅰ、杂质Ⅲ、杂质Ⅳ、氟西汀和杂质Ⅱ。

使用三种品牌色谱柱：Agilent SB C8（250mm×4.6mm，5μm）、资生堂 Capcell Pak C8（250mm×4.6mm，5μm）、Agilent Zorbax Eclipse Plus C8（250mm×4.6mm，5μm），分别在Waters-2695-2487与戴安U3000液相色谱仪上进行耐用性试验考察，杂质Ⅳ与氟西汀的分离度为1.5，其他各杂质均可获得良好分离。

采用逐步稀释法测定盐酸氟西汀的最低检出量（S/N=3）为0.2ng，当对照溶液浓度稀释至供试品溶液浓度的0.05%，色谱峰清晰可变，以此作为灵敏度溶液，其峰面积相当于对照溶液主峰面积的0.5倍。在标准中规定“供试品溶液中任何小于灵敏度溶液主峰面积的色谱峰可忽略不计”的描述，以增加实际工作的可操作性。

残留溶剂　采用气相色谱法进行检查。

根据生产企业提供工艺资料及文献报道，盐酸氟西汀在合成工艺中可能使用了甲醇、乙腈、正己烷、乙酸乙酯、甲苯、二甲基亚砜等溶剂，由于二甲基亚砜属于三类溶剂，在初试样品试验时未检出，故未将此溶剂列入测定范围，其他溶剂均列入标准。

采用顶空毛细管气相色谱法检测各组分。BP（2011）仅收载了乙腈检查法，USP（34）未收载此检查项。残留溶剂对照品色谱图见图3。

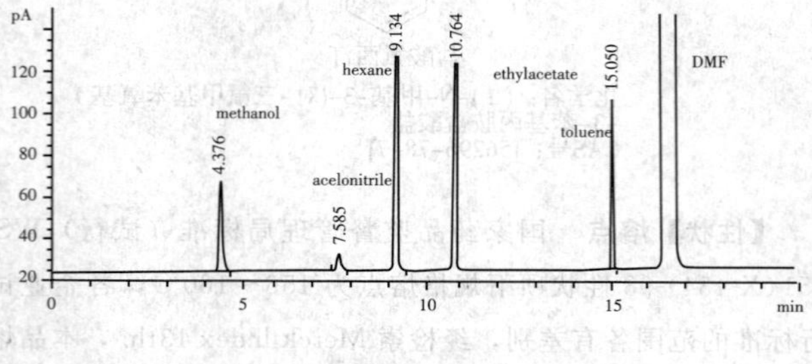

图3　残留溶剂对照品色谱图

色谱柱：6%氰丙基苯基-94%二甲基聚硅氧烷

（DB-624 30m×0.32mm×1.8μm）

以外标法定量，甲醇在91.56～213.64μg/ml浓度范围内与其峰面积呈线性关系，线性方程为：$A=1.742C+15.63$，$r=0.9970$（$n=5$），精密度试验RSD为2.3%（$n=6$）；乙腈在13.32～31.08μg/ml浓度范围内与其峰面积呈线性关系，线性方程为：$A=2.477C+3.569$，$r=0.9965$（$n=5$），精密度试验RSD为2.3%（$n=6$）；正己烷在9.48～22.12μg/ml浓度范围内与其峰面积呈线性关系，线性方程为：$A=63.07C-46.84$，$r=0.9990$（$n=5$），精密度试验RSD为0.6%（$n=6$）；乙酸乙酯在150.36～350.84μg/ml浓度范围内与其峰面积呈线性关系，线性方程为：$A=3.110C+49.95$，$r=0.9965$（$n=5$），精密度试验RSD为1.6%（$n=6$）；甲苯在25.5～59.5μg/ml浓度范围内与其峰面积呈线性关系，线性方程为：$A=4.356C+6.411$，$r=0.9950$（$n=5$），精密度试验RSD为2.3%（$n=6$）。

逐步稀释各对照品储备溶液至适宜的浓度，取2ml置盛有约0.1g样品的顶空瓶中，依法测得最低检测浓度：甲醇为2.4μg/g；乙腈为7.1μg/g；正己烷为0.13μg/g；乙酸乙酯为4.0μg/g；甲苯为4.1μg/g。

干燥失重　本品熔点大于150℃，故采用干燥失重法测定本品水分。在105℃干燥至恒重，限度为0.5%，与BP（2011）和USP（34）方法及限度一致。

炽灼残渣　本品含氟，需在铂坩埚中进行试验，限度为

0.1%。与 BP（2011）方法及限度一致。USP（34）未收载此项检查。

重金属 取炽灼残渣项下遗留的残渣进行试验，限度为百万分之二十。限度与 BP（2011）一致，较 USP（34）（限度为百万分之三十）严格。

【含量测定】 采用高效液相色谱法。

本品各企业原标准多采用高氯酸非水滴定法，但要使用到醋酸汞这一有毒试剂，故修订为 HPLC 法，与 BP（2011）和 USP（34）方法一致。

以外标法定量，盐酸氟西汀在 10.99～219.80μg/ml 浓度范围内与其峰面积呈线性关系，线性方程为：$A=0.3524C-0.4394$，$r=0.9999$（$n=5$），精密度试验 RSD 为 0.4%（$n=6$）。供试品溶液（浓度为 0.11mg/ml）在温室放置 12 小时稳定。

【制剂】 中国药典（2015）收载了盐酸氟西汀片、盐酸氟西汀胶囊，USP（34）中收载了盐酸氟西汀片，USP（34）和 BP（2011）均收载了盐酸氟西汀胶囊。

（1）盐酸氟西汀片（Fluoxetine Hydrochloride Tablets）

本品为白色片，规格为 10mg（按 $C_{17}H_{18}F_3NO$ 计）。目前国内仅有常州四药制药有限公司 1 个批准文号。主要辅料有淀粉、乳糖、羟丙基纤维素、硬脂酸镁等。

有关物质　中国药典（2015）增订了有关物质检查项。采用高效液相色谱法，照原料药有关物质项下的色谱条件进行测定，为了便于杂质的检出，选择 215nm 为检测波长。采用自身对照法控制单个杂质和杂质总和。与 USP（34）采用的色谱柱，检测波长及限度相同，差别在于流动相组成不同。盐酸氟西汀片有关物质液相色谱图见图 4。

辅料在实验条件下均出峰，虽然不干扰主成分测定，但直接影响有关物质试验结论。“扣除辅料峰”在实际工作中无法执行。经两台仪器同一根色谱柱试验，辅料峰的相对保留时间均为 0.31～0.35，扣掉此相对保留时间的色谱峰。有可能误扣了杂质Ⅰ、Ⅲ，杂质Ⅰ和杂质Ⅱ同时降解生产，通过控制杂质Ⅱ的量即可控制杂质Ⅰ；杂质Ⅲ从药物的结构上分析很难降解产生，可能来源于合成工艺，属于过程杂质，在原料中已控制，鉴于目前检测条件的局限，暂未对杂质Ⅲ进行控制，今后还需进一步改进完善。

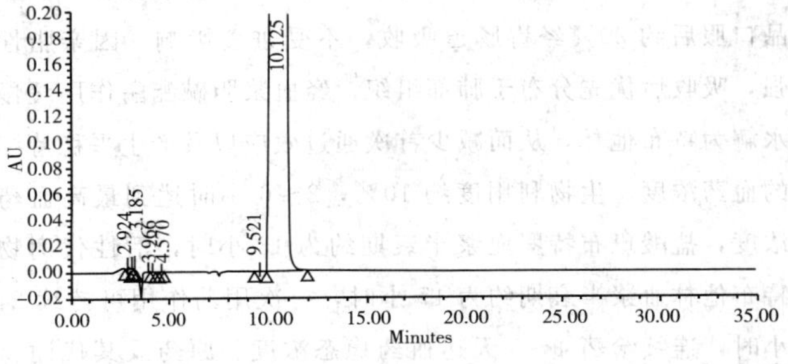

图 4　盐酸氟西汀片有关物质液相色谱图

色谱柱：Agilent Zorbax Eclipse Plus C8，250mm×4.6mm，5μm

含量测定与含量均匀度　本品为精神类药品，规格为 10mg，故进行含量均匀度检查，与含量测定均采用高效液相色谱法测定，色谱条件与原料药相同。辅料对主成分测定无干扰，方法回收率为 100.15%（$n=9$），RSD 为 0.40%。

溶出度　本品生物药剂学分类属于 1 类，属于高溶解性-高渗透性药物。因盐酸氟西汀微溶于水，有必要对其进行溶出度检查。以水 900ml 为溶出介质，采用第二法，转速为每分钟 50 转，限度为标示量的 80%，产品的溶出曲线见图 5。

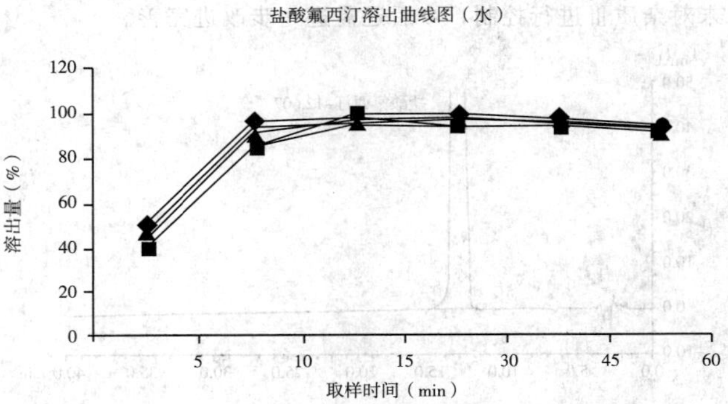

图 5　盐酸氟西汀片溶出曲线图（溶剂：水）

比较水和 0.1mol/L 盐酸溶液两种溶出介质中的溶出曲线，样品在 10 分钟均已经达到溶出量的 80%以上，溶出行为无差别。盐酸氟西汀片酸中溶出曲线见图 6。根据《化学药物质量标准建立的规范化过程技术指导原则》“溶出介质通常采用水、0.1mol/L 盐酸、缓冲液（pH 值 3～8 为主）”，故标准用水作为溶出介质。

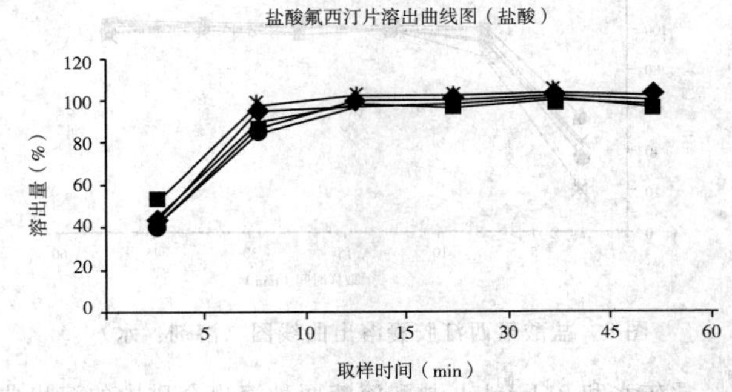

图 6　盐酸氟西汀片溶出曲线图（溶剂：0.1mol/L 盐酸溶液）

USP（34）采用的溶出介质为 0.1mol/L 盐酸溶液 1000ml，篮法，转速为每分钟 100 转。溶出时间和限度与中国药典（2015）相同。

采用高效液相色谱法测定溶出量，色谱条件与含量测定相同。辅料对主成分溶出度测定无干扰，方法回收率为 99.3%（$n=9$），RSD 为 1.48%。

（2）盐酸氟西汀胶囊（Fluoxetine Hydrochloride Capsules）

本品内容物为白色或类白色的颗粒或粉末，规格为 20mg（按 $C_{17}H_{18}F_3NO$ 计）。目前国内各处方中，主要辅料有预胶化淀粉、微粉硅胶、滑石粉、微晶纤维素、硬脂酸镁等。

有关物质　采用高效液相色谱法，照原料药有关物质项下的色谱条件进行测定，检测波长 215nm，采用自身对照法控制单个杂质与杂质总和，辅料对主成分测定无干扰。中国药典（2015）与 USP（34）检测波长及限度相同，差别在于色谱柱和流动相组分不同。BP（2011）和 USP（34）采用相同的色谱条件，BP（2011）限度窄于 USP（34）。盐酸氟西汀胶囊有关物质液相色谱图见图 7。

辅料在试验条件下均出峰，虽然不干扰主成分测定，但直接影响有关物质试验结论。鉴于目前检测条件的局限，暂未对杂质Ⅲ进行控制，今后还需进一步改进完善。

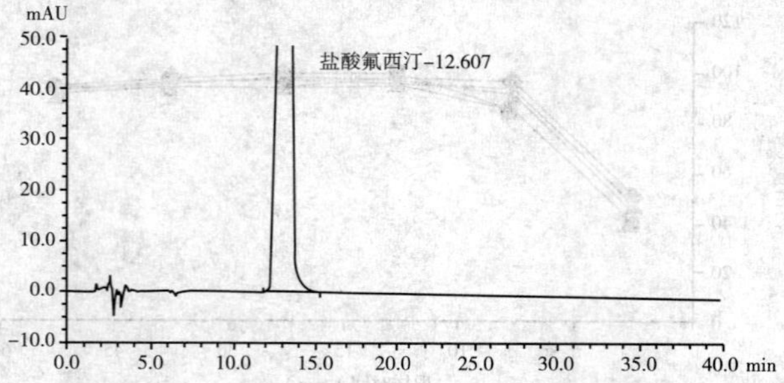

图 7　盐酸氟西汀胶囊有关物质液相色谱图

色谱柱：资生堂 Capcell Pak C8，250mm×4.6mm，5μm

溶出度　本品生物药剂学分类属于 1 类，属于高溶解性-高渗透性药物。因盐酸氟西汀微溶于水，有必要对其进行溶出度检查。以水 900ml 为溶出介质，采用第二法，转速为每分钟 50 转，限度为标示量的 80%，产品的溶出曲线见图 8。

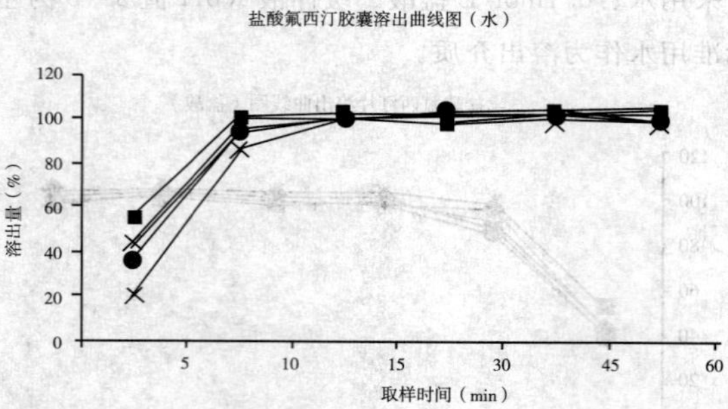

图 8　盐酸氟西汀胶囊溶出曲线图（溶剂：水）

比较水和 0.1mol/L 盐酸溶液两种溶出介质中的溶出曲线，样品在 10 分钟均已经达到溶出量的 80%以上，溶出行为无差别。根据《化学药物质量标准建立的规范化过程技术指导原则》"溶出介质通常采用水、0.1mol/L 盐酸、缓冲液（pH 值 3～8 为主）"，故采用水作为溶出介质。

中国药典（2015）与 USP（34）采用的溶出方法及限度一致，BP（2011）溶出介质为 0.1mol/L 盐酸溶液，溶出时间为 45 分钟，限度与中国药典（2015）相同。

采用高效液相色谱法测定溶出量，色谱条件与含量测定相同。辅料对主成分溶出度测定无干扰，溶出液的色谱图见图 9。方法回收率为 100.31%（$n=9$），RSD 为 1.31%。

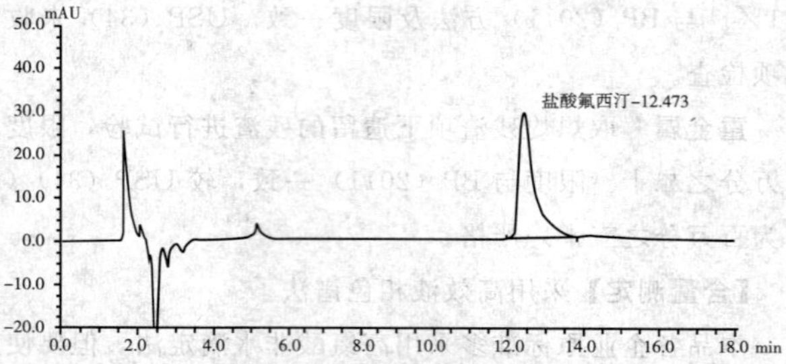

图 9　盐酸氟西汀胶囊溶出液相色谱图

色谱柱：资生堂 Capcell Pak C8（250mm×4.6mm，5μm）

含量测定与含量均匀度　本品为精神类药品，进行含量均匀度检查，与含量测定均采用高效液相色谱法测定，色谱条件与原料药相同。辅料对主成分测定无干扰，方法回收率为 100.05%（$n=9$），RSD 为 0.37%。

起草　李嵘立　刘建祯　山西省食品药品检验所

复核　李青翠　山西省食品药品检验所

盐酸班布特罗

Bambuterol Hydrochloride

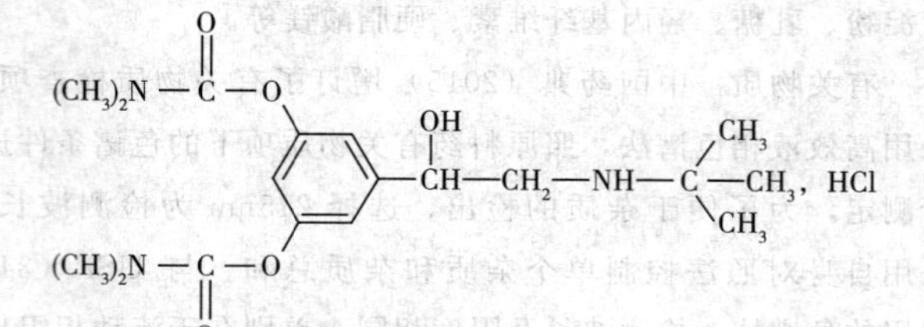

$C_{18}H_{29}N_3O_5 \cdot HCl$　403.91

化学名： 1-[双-(3′,5′-*N*,*N*-二甲氨甲酰氧基)苯基]-2-*N*-叔丁基氨基乙醇盐酸盐

5-[(1*RS*)-2-[(1,1-dimethylethyl)amino]-1-hydroxyethyl]-1,3-phenylene bis(dimethylcarbamate) hydrochloride

英文名： Bambuterol Hydrochloride (INN)

CAS 号： [81732-46-9]

本品为 β_2 受体激动剂，是支气管扩张剂特布他林（terbutaline）的双氨基甲酸酯前体药，抗哮喘作用可持续 24 小时，对慢性哮喘尤其是夜间哮喘及老年哮喘疗效甚佳[1]。本品口服后约 20%经胃肠道吸收，不受进食影响。因亲脂性强，吸收后优先分布于肺部组织，经血浆胆碱酯酶作用缓慢水解为特布他林，从而减少首次通过效应以及产生平稳持续的血药浓度。生物利用度约 10%，2～6 小时达到最高血药浓度，盐酸班布特罗血浆半衰期约为 13 小时，活性代谢物特布他林血浆半衰期约为 17 小时，一次用药作用可持续 24 小时，连续给药 4～5 天达血药稳态浓度。原药及其代谢物包括特布他林，主要经肾脏排出[2~4]。

本品由 Astra 子公司 Draco 于 1981 年首研，1990 年于

瑞典首上市。国内 2000 年首获批准生产。

除中国药典（2015）收载外，BP（2013）、Ph. Eur.（7.0）均有收载。

【制法概要】本品有四条合成路线，国内两家生产企业均采用第一条合成路线。

（1）

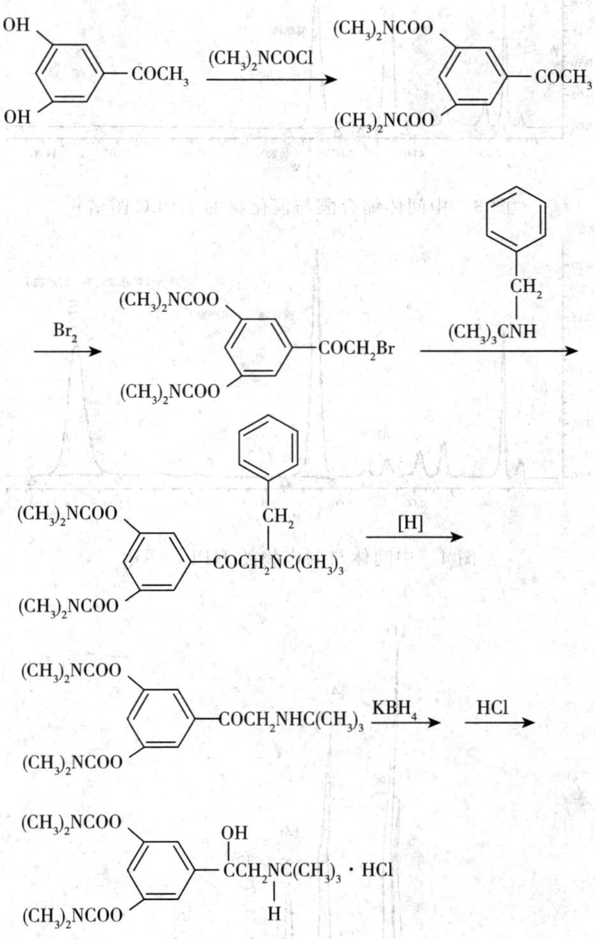

（2）

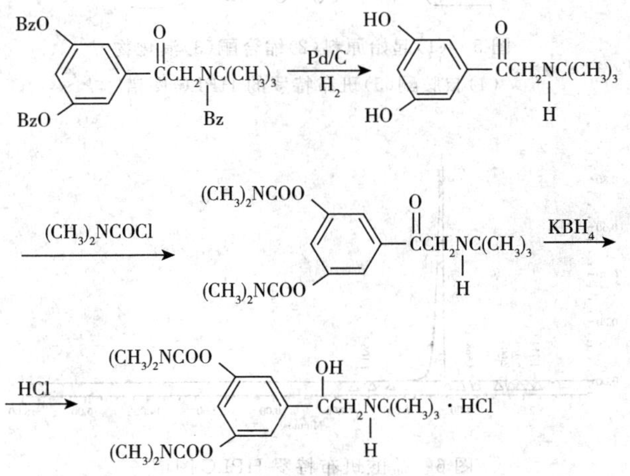

（3）

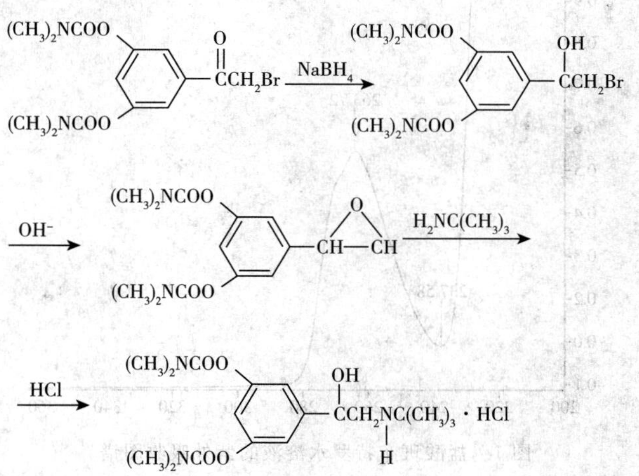

（4）

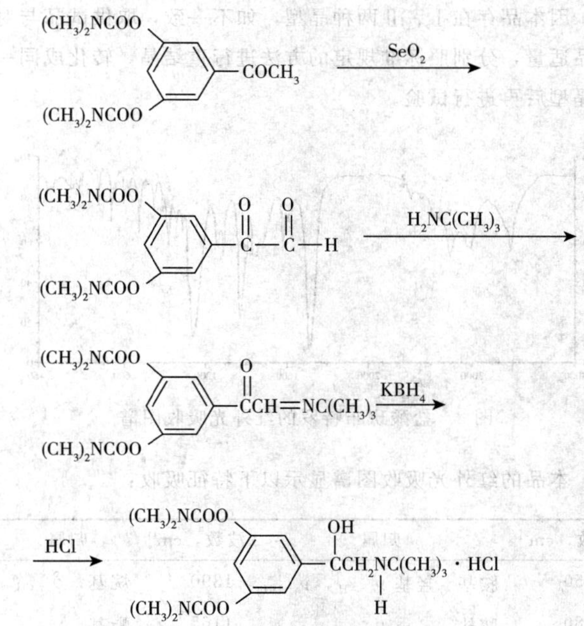

【性状】本品为白色或类白色结晶性粉末。据文献报道[5]本品具有Ⅰ、Ⅱ两种晶型，熔点分别为：227℃（Ⅰ型）与 200℃（Ⅱ型）。

有动物实验研究表明，R-(-)-班布特罗与班布特罗比较具有更强更持久的气道舒张作用，更显著地抗气道过敏性炎症的活性以及更低的不良反应[6]。中国药典（2015）、BP（2013）及 Ph. Eur.（7.0）收载的均为消旋体，BP（2013）及 Ph. Eur.（7.0）规定本品 2% 的水溶液旋光度在 $-0.10°$～$+0.10°$之间。

【鉴别】（1）本品的水溶液与硫氰酸铬铵试液反应，生成淡红色沉淀。为芳香胺类化合物的鉴别反应，反应灵敏，易观察。

（2）本品的水溶液在 263nm 的波长处有最大吸收，在 238nm 的波长处有最小吸收（图 1）。

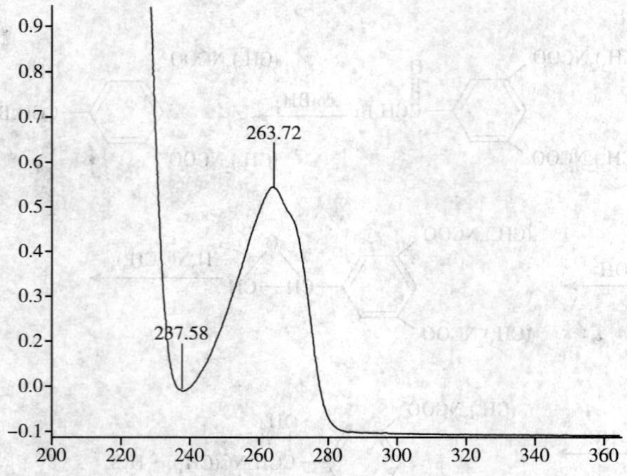

图 1　盐酸班布特罗水溶液的紫外吸收图谱

(3)本品的红外光吸收图谱应与对照品的图谱一致(图 2)。因本品存在Ⅰ、Ⅱ两种晶型，如不一致，取供试品与对照品适量，分别照标准规定的方法进行重结晶，转化成同一种晶型后再进行试验。

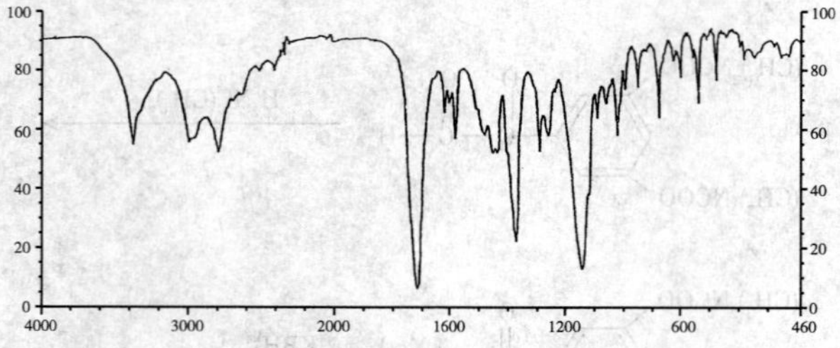

图 2　盐酸班布特罗的红外光吸收图谱

本品的红外光吸收图谱显示以下特征吸收：

波数，cm^{-1}	归属	波数，cm^{-1}	归属
3350	胺基　羟基 ν_{-NH}，ν_{-OH}	1390	烷基　δ_{-CH_3}
2780	胺盐　ν_{-NH^+}	1165	酯基　ν_{-C-O}
1715	羰基　$\nu_{-C=O}$	890　760	苯环　$\gamma_{=CH}$
1580	苯环　$\nu_{-C=C}$		

【检查】有关物质　盐酸班布特罗的有关物质主要来源于合成过程中的中间体、副产物及遇酸碱分解产生的降解物。

中国药典(2015)采用 HPLC 法测定有关物质。以十八烷基硅烷键合硅胶为填充剂，以［甲醇-乙腈-磷酸盐缓冲液(取磷酸二氢钾 6.8g，加水适量使溶解，用磷酸调节 pH 值至 3.0，用水稀释至 1000ml)(30∶18∶52)，每 1000ml 中含辛烷磺酸钠 1.5g］为流动相，检测波长为 214nm。样品溶液浓度为 1mg/ml，进样量 20μl，定量方法采用自身对照法(1.0%溶液)，限度为单个杂质不得大于 0.5%，杂质总量不得大于 1.0%。

中国药典(2015)的方法与 BP(2013)及 Ph. Eur. (7.0)的色谱条件基本一致，有研究资料表明，该色谱条件下，盐酸班布特罗及其有关物质之间能良好分离(图 3～图 8)，进样量在 0.15～0.75μg 之间时，峰面积与进样量呈良好线性关系，$r=0.9998$；重复性 RSD＝0.8%($n=6$)；盐酸班布特罗的最低检出量约为 3ng(0.015%)。

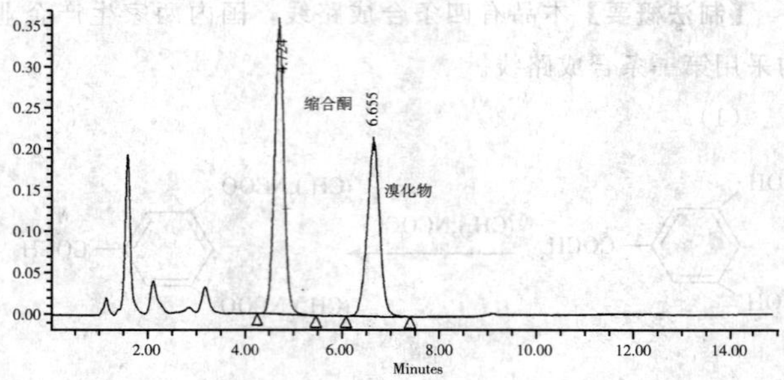

图 3　中间体缩合酮与溴化物的 HPLC 图谱

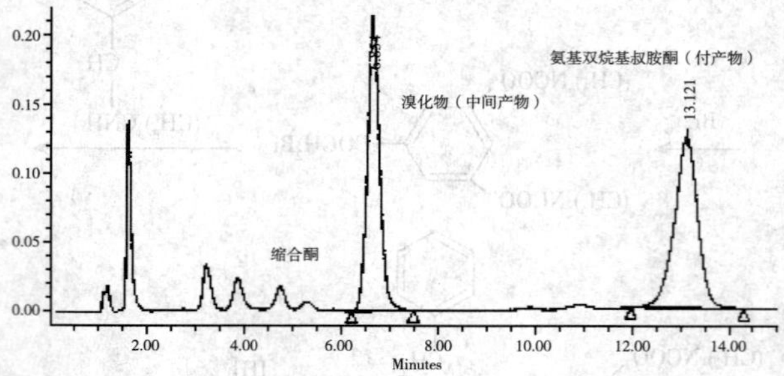

图 4　中间体与副产物的 HPLC 图谱

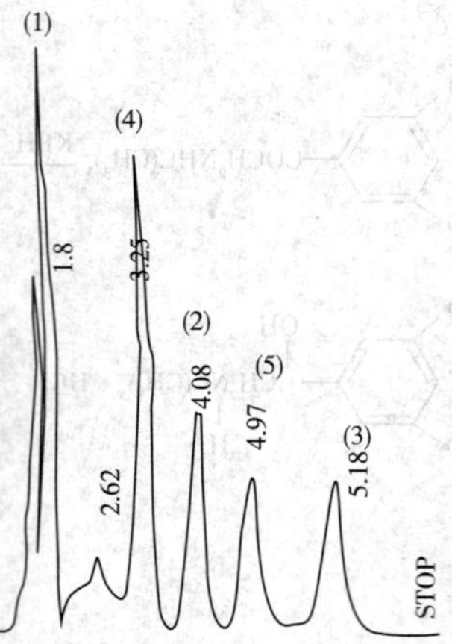

图 5　(1)起始原料(2)缩合酮(3)溴化物
(4)叔胺酮(5)班布特罗的 HPLC 图谱

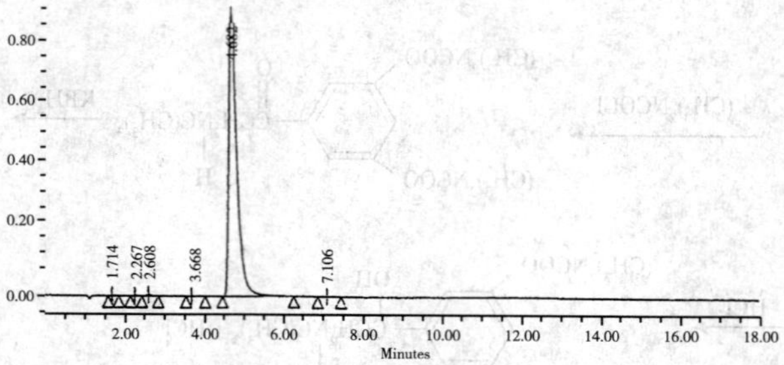

图 6　盐酸班布特罗 HPLC 图谱

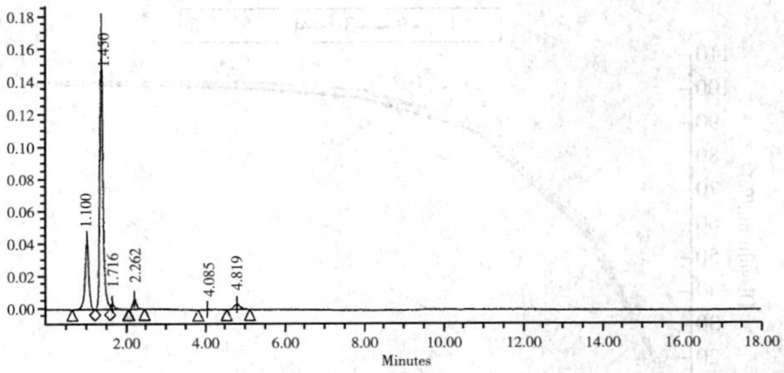

图 7　盐酸班布特罗碱破坏 HPLC 图谱

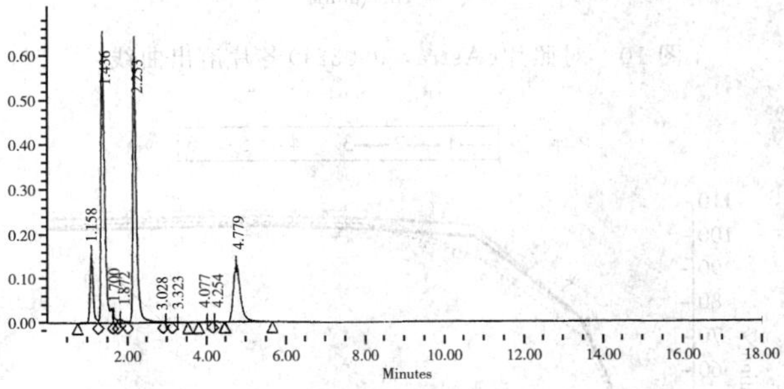

图 8　盐酸班布特罗酸破坏 HPLC 图谱

BP(2013)与 Ph. Eur.(7.0)收载的本品质量标准相同，色谱条件与中国药典(2015)基本一致，流动相的比例为(32∶11∶57)，每 1000ml 流动相中含辛烷磺酸钠 1.3g。用富马酸福莫特罗与盐酸班布特罗的混合液进行系统适用性试验，调整流动相的比例使二者的保留时间分别约为 7 分钟和 9 分钟，两峰之间的分离度不小于 5.0。确定能够检测出 A、B、C、D、E、F 等六种以上有关物质，自身对照法定量(0.2%溶液)，限度为单个杂质不得大于 0.2%，杂质总量不得大于 0.6%，小于 0.05%的峰不计。

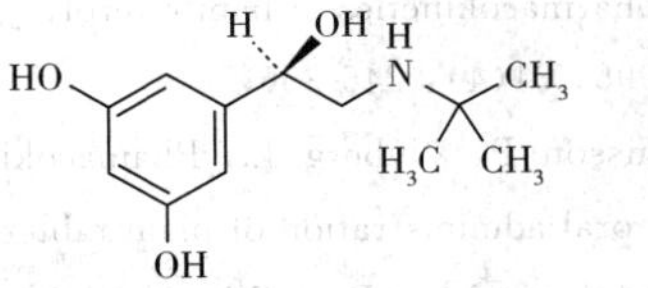

and enantiomer

A. (1*RS*)-1-(3,5-dihydroxyphenyl)-2- [(1,1-dimethylethyl) -amino] ethanlol(terbutaline)

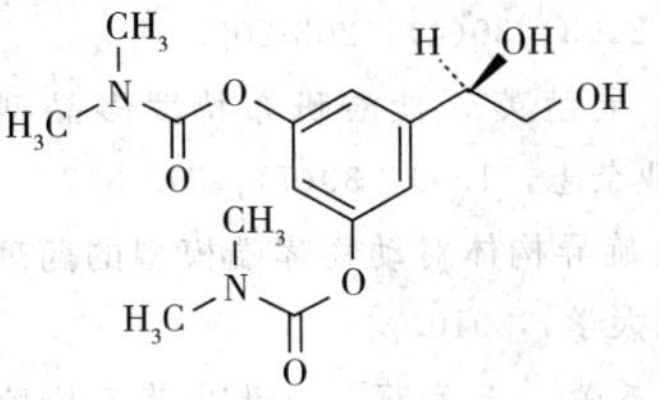

and enantiomer

B. 5- [(1*RS*) -1,2-dihydroxypheny] -1,3-phenylene bis (dimethylcarbamate)

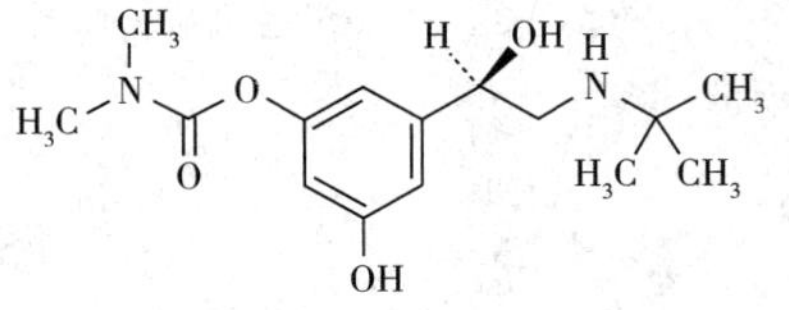

and enantiomer

C. 3- [(1*RS*) -2- [(1,1-dimethylethyl)amino]-1-hydroxyethyl] -5-hydroxyphenyl dimethylcarbamate

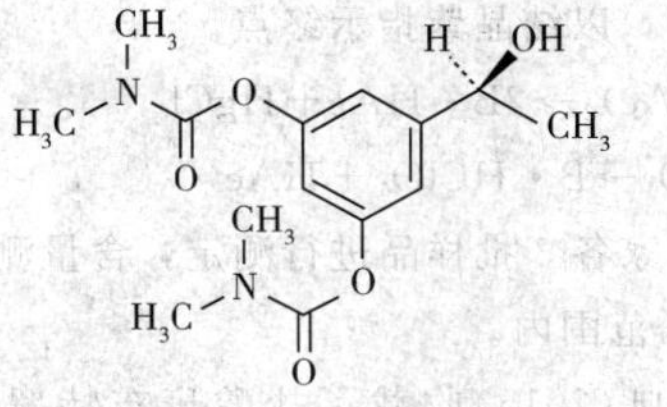

and enantiomer

D. 5- [(1*RS*)-1-hydroxyethyl] -1,3-phenylene bis(dimethyl-carbamate)

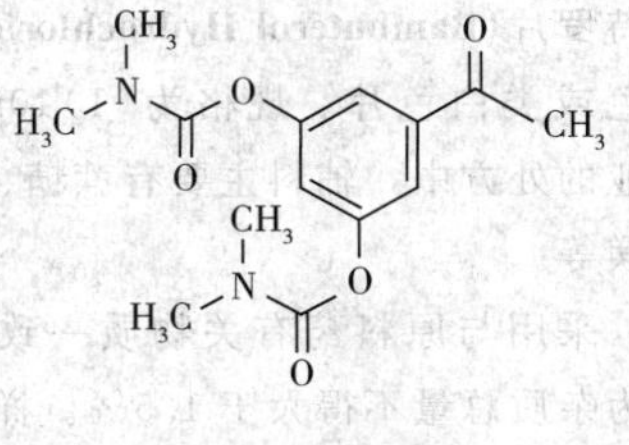

E. 5-acetyl-1,3-phenylene bis(dimethylcarbamate)

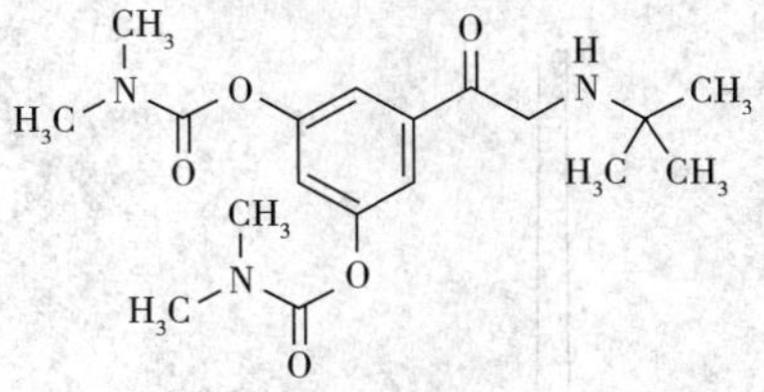

F. 5- [[(1,1-dimethylethyl) aminoacetyl] -1,3-phenylene bis (dimethylcarbamate)

【含量测定】本品为有机碱的盐酸盐，中国药典(2015)中采用非水滴定法测定其含量，以冰醋酸加醋酸汞试液为溶剂，结晶紫指示液指示终点。经采用电位法与指示剂法对照，电位指示的等当点相当于指示剂的颜色由紫色变为纯蓝色。BP(2013) 与 Ph. Eur. (7.0) 中以乙醇为溶剂，预加 0.01mol/L 盐酸溶液 5ml，用 0.1mol/L 的氢氧化钠滴定液滴定，电位法指示等当点，读取 2 个等当点之间消耗滴定液体积的差值并进行计算。

盐酸班布特罗(Bambuterol Hydroochloride)，其化学名为 1- [双-(3′, 5′-*N*, *N*-二甲氨甲酰氧基)苯基] -2-*N*-叔丁基氨基乙醇盐酸盐，为有机碱的氢卤酸盐。用非水滴定的碱量法进行测定：因有机弱碱在酸性溶剂中可显著地增强其相对碱度，最常用的酸性溶剂为冰醋酸，是滴定弱碱最常用的溶剂。以冰醋酸作溶剂，用高氯酸滴定液滴定碱时，最常用的指示剂为结晶紫，其酸式色为黄色，碱式色为紫色，由碱区到酸区的颜色变化有：紫、蓝、蓝绿、黄绿、黄。在滴定不同强度的碱时，终点颜色变化不同。滴定较强碱，应以蓝色或蓝绿色为终点；滴定较弱碱，应以蓝绿或绿色为终点。本品含量测定时，经采用电位法与指示剂法对照，电位指示的等当点相当于指示剂的颜色由紫色变为纯蓝色。

由于盐酸班布特罗中的氢卤酸 HCl 在冰醋酸中酸性较强，不能直接用高氯酸滴定，而必须消除 HCl 的干扰。通常多采用先加过量的醋酸汞冰醋酸溶液，使形成难电离的卤化汞，而盐酸班布特罗(B · HCl)则转变成可测定的醋酸盐，然后再用高氯酸滴定，以结晶紫指示终点。

$2B \cdot HCl + Hg(Ac)_2 \rightarrow 2B \cdot HAc + HgCl_2$

$B \cdot HAc + HClO_4 \rightarrow B \cdot HClO_4 + HAc$

经对三个生产厂家各 3 批样品进行测定，含量测定结果均在 98.8%～99.7%范围内。

【制剂】中国药典(2015)收载了盐酸班布特罗片。BP(2013)、Ph. Eur. (7.0)、USP(37)及 JP(16)均未收载本品的制剂。

盐酸班布特罗片(Bambuterol Hydrochloride Tablets)

本品为白色或类白色片。规格为(1)10mg，(2)20mg。国内各生产企业的处方中，辅料主要有蔗糖、淀粉、羧甲淀粉钠、硬脂酸镁等。

有关物质　采用与原料药有关物质一致的 HPLC 法进行测定，限度为杂质总量不得大于 1.5%。样品的 HPLC 图谱见图 9。

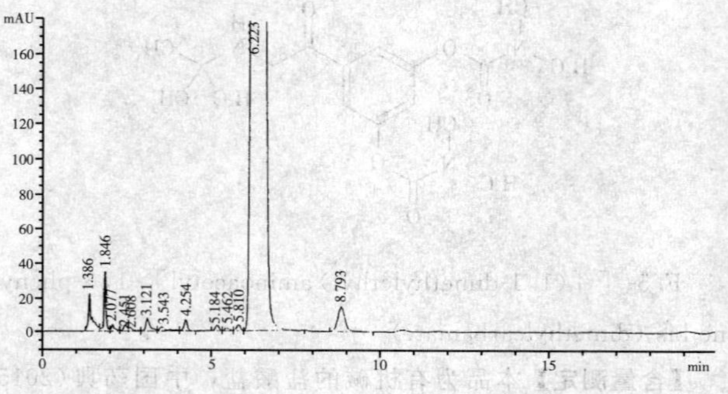

图 9　样品 HPLC 图谱

含量均匀度及含量测定　用水提取后，采用 HPLC 法测定，色谱条件与有关物质检查法相同，空白辅料无干扰。含量均匀度是以含量测定项下的 10 片测定结果进行计算。有研究资料显示，进样量在 0.15～0.75μg 之间，峰面积与进样量呈良好线性关系，$r=0.9998$；含量测定的平均回收率为 99.89%(RSD=0.4%，$n=15$)；最低检测浓度为 0.3μg/ml；对同一供试品溶液在 0、4、8、16 小时分别进行测定，结果为：97.53%、98.18%、97.58%、98.89%，RSD 为 0.7%，表明供试品溶液在 16 小时内稳定。

经过采用模拟处方试验，用水溶解样品时，振摇的力度和时间对回收率影响较大，而改用流动相溶解样品，主成分更易被提取，回收率也比较稳定。盐酸班布特罗虽然易溶于水，但有可能易与辅料吸附而降低其在水中的溶解性，提示测定时注意"充分"振摇。

溶出度　本品在水中易溶解，BCS 归为 1 类药物，因而以水为溶出介质，采用第二法，转速为每分钟 50 转，经 15 分钟时取样，照含量测定项下的方法进行测定，限度为标示量的 80%。

相关图谱见图 10～图 11。

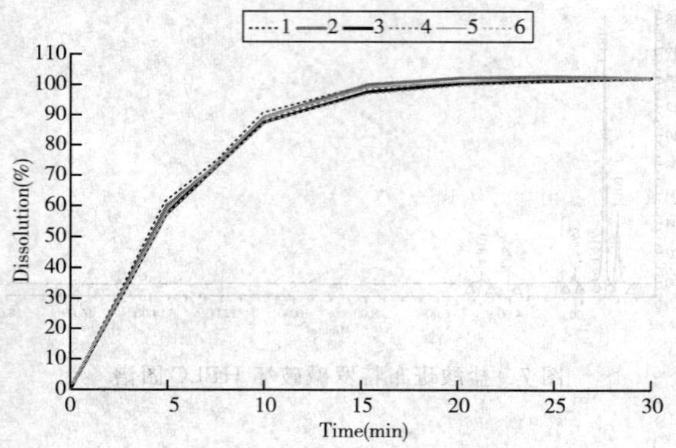

图 10　对照片(Astra，960321)各片溶出曲线

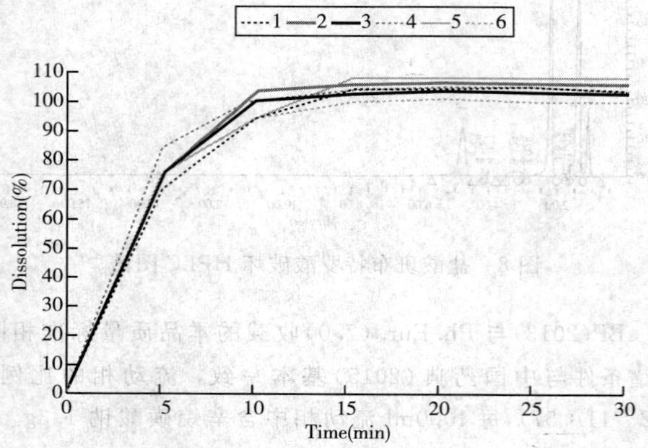

图 11　样品片各片溶出曲线

参考文献

[1] Svensson LA. Terbutaline prodrugs and oral β_2-agonist therapy [J]. Phrmacol toxicol, 1995, 77(S 3): 30-33.

[2] Sitar DS. Clinical pharmacokinetics of bambuterol, [J]. Clin Pharmacokinet, 1996, 31(4): 246-256.

[3] Rosenborg J, Lansson P, Nyberg L. Phamacokinetics of bambuterol during oral administration of plain tablets and solution to healthy adults, [J]. Br J Clin Pharmacol, 2000, 49(3): 199-206.

[4] 周成华．新药 β_2-受体激动剂班布特罗的研究进展［J］．国外医学药学分册，2003，30(4)：203-206.

[5] 华丹宇，杨良衔，周兰英．盐酸班布特罗多晶型的鉴别［J］．中国医药工业杂志，1999，30(7)：315-317.

[6] 刘慧．班布特罗左旋异构体对动物哮喘模型的药理学研究［D］．江苏：扬州大学，2010.

撰写　马玉荣　王茉莉　河北省药品检验研究院
复核　杜增辉　河北省药品检验研究院

盐酸特比萘芬

Terbinafine Hydrochloride

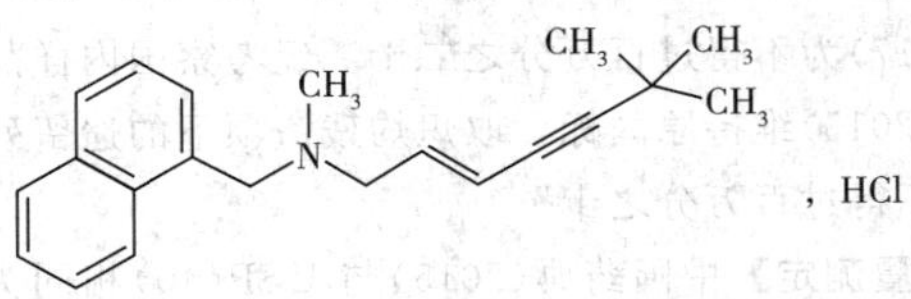

$C_{21}H_{25}N \cdot HCl$　327.89

化学名：(*E*)-*N*-(6,6-二甲基-2-庚烯-4 炔基)-*N*-甲基-1-萘甲胺盐酸盐

(*E*)-*N*-(6, 6-dimethyl-2-hepten-4-ynyl)-*N*-methyl-1-naphthalenemethylamine, hydrochloride

英文名：Terbinafine(INN) Hydrochloride

CAS 号：[78628-80-5]

本品为合成的丙烯胺类抗真菌药物，作用机制是抑制角鲨烯环氧酶活性，使真菌麦角固醇的合成受抑制。过多的角鲨烯聚集于真菌细胞内，杀灭真菌。同时，高浓度的角鲨烯也可干扰细胞膜的功能和细胞壁的合成。本品对皮肤癣菌有杀菌作用，对念珠菌酵母型不如菌丝型敏感，为抑制作用。对某些曲霉暗色真菌及双相真菌也有较强抑菌作用。口服后吸收良好(>70%)，t_{max}为 2 小时，单次口服 250mg 后 C_{max}0.8～1.5μg/ml，吸收 $t_{1/2}$为 0.8～1.2 小时。食物对生物利用度有中度影响，但不需要调整剂量。长期服用，一个月可达 C_{SS}。血浆蛋白结合率大于 99%。本品为高嗜脂性药物，吸收后广泛分布于皮肤及其他组织中，由真皮、表皮下层渗透至角层，并经由皮脂达毛囊、毛发。在角层中存在的 $t_{1/2}$为 3～5 天。也能经皮脂排泄，在毛囊、毛发和富含皮脂的皮肤达到高浓度。有证据表明本品在开始治疗后第一周内即可以分布到甲板。本品在肝内代谢，70%从尿中排出，其余从粪便排出。有肝肾疾病患者药物排出迟缓[1]。

Georgopoulos A 在 1981 年发现具有较高的广谱抗真菌活性的萘替芬，通过改造结构，发现了活性高、毒性低的衍生物特比萘芬[2,3]，本品于 1991 年在英国上市，原研厂诺华制药有限公司盐酸特比萘芬片于 1993 年获得进口中国，2000 年 3 月北京诺华获本地生产批件，齐鲁制药有限公司为国内首仿企业于 1997 获得批准文号并开始生产。

盐酸特比萘芬为中国药典(2015)新增品种，除中国药典(2015)收载外，BP(2017)、Ph. Eur. (9.0)、USP(40)、JP(17)亦有收载。

【制法概要】目前采用的合成工艺以 *N*-甲基-1-萘甲胺(CAS 号 [14489-75-9])为主要原料[4,5]，主要生产工艺路线图如下。

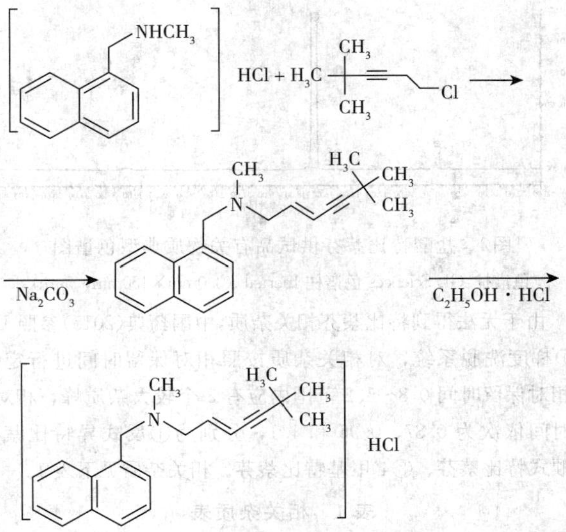

【性状】本品为白色或类白色结晶性粉末。微有特臭。

【鉴别】(1)采用含量测定项下的色谱图，供试品溶液主峰的保留时间应与对照品溶液主峰的保留时间一致。

(2)本品的红外光吸收图谱应与对照的图谱(光谱集 840 图)一致，红外光吸收图谱显示的主要特征吸收如下[6]：

波数，cm^{-1}	归属	
3040	烯烃基，芳环	$\nu_{=C-H}$
2447	炔基	$\nu_{-C\equiv C-}$
1630，1598	萘环	$\nu_{C=C-}$
1203	N—甲基	ν_{-C-N}
809，794，778	萘环	γ_{C-H}

(3)本品为盐酸盐，水溶液显氯化物鉴别(1)的反应。

【检查】盐酸盐　由于盐酸盐比例更能表现原料工艺等信息，故参照进口药品注册标准，对盐酸特比萘芬中盐酸盐的含量进行检查，方法为用硝酸银滴定液进行电位滴定。按分子量计算，含盐酸盐理论值为 11.12%，按限度为±2%计算，含盐酸应为 10.90%～11.35%。

供试品较难溶解，经试验，中国药典(2015)设定为“取本品……加甲醇 25ml 和硝酸 0.5ml 溶解后，再加水 25ml，照电位滴定法……”。

有关物质　采用高效液相色谱法进行检查。USP(40)、Ph. Eur. (9.0)、BP(2017)和 JP(17)标准中有关物质项下色谱系统基本相同，为三乙胺缓冲液系统，梯度洗脱。

系统适用性试验色谱图见图 1，有关物质典型色谱图见图 2。

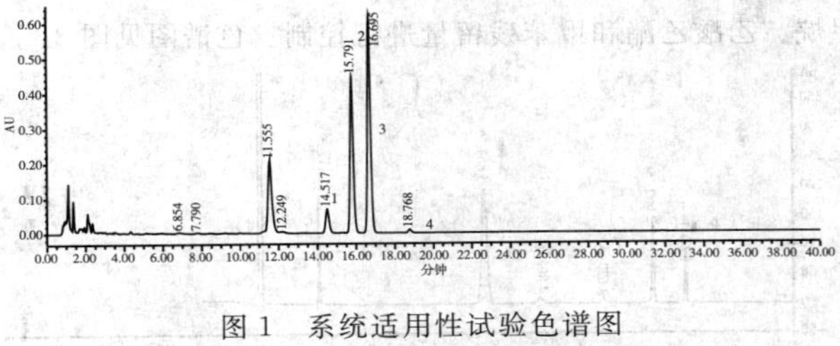

图 1　系统适用性试验色谱图

1. 反式异特比萘芬；2. 顺式特比萘芬；

3. 特比萘芬；4. 4-甲基特比萘芬

色谱柱：GL Sciences 色谱柱 Inertsil (3.0mm×150mm，5μm)

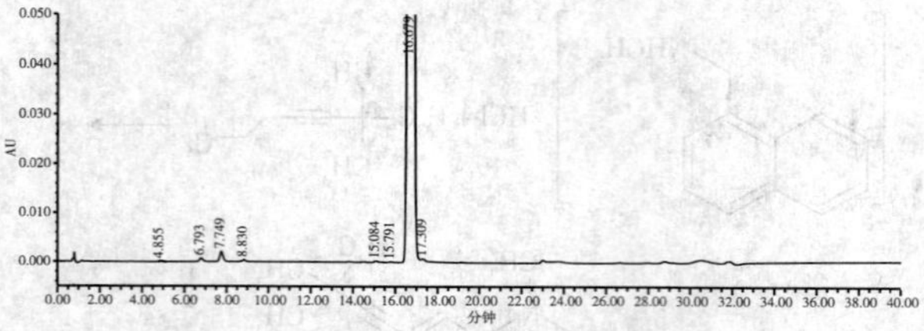

图2　盐酸特比萘芬供试品有关物质典型色谱图

色谱柱:GL Sciences 色谱柱 Inertsil（3.0mm×150mm，5μm）

由于无法得到特比萘芬相关杂质，中国药典(2015)参照 USP(40)梯度洗脱系统，对相关杂质按照相对保留时间进行定位，在相对保留时间 0.8～1.2 范围内应有 3 个较大杂质峰，相对保留时间依次为 0.87、0.95 和 1.1，分别为①反式异特比萘芬、②顺式特比萘芬、③4-甲基特比萘芬。相关杂质见下表 1。

表 1　相关杂质表

保留时间(min)	CP(2015)相对保留时间	USP(40)相对保留时间	杂质名称
14.517	0.87	0.92	反式异特比萘芬
15.791	0.95	0.94	顺式特比萘芬
16.695	1.0	1.0	特比萘芬
18.768	1.1	1.1	4-甲基特比萘芬

取盐酸特比萘芬对照品适量，采用逐步稀释法测定，最低检出限为 0.005%。

国外药典均要求色谱柱规格为 3.0mm×150mm，5μm 的色谱柱，实验选择内径 4.6mm 的色谱柱(Agilent XDB 4.6mm×150mm，5μm)进行试验比较。结果表明，在上述色谱条件下，特比萘芬峰的保留时间分别为 16 分钟和 22 分钟，内径 4.6mm 色谱柱的主峰保留时间较内径 3.0mm 的色谱柱要长，对于保留较长的杂质不易检出，为保证实验的准确性故中国药典(2015)标准中对色谱柱的内径描述为 3.0mm。

国外药典有关物质项杂质计算均采用校正因子方法，由于未能得到国外相关已知杂质，且国外各药典中规定的校正因子不一致，故无法计算已知杂质的校正因子。中国药典(2015)采用未加校正因子的自身对照法计算，限度参考国外标准及国内生产情况，规定为单个杂质不得大于 0.1%，总杂质不得大于 0.5%。

由于未获得各相关的已知杂质，中国药典(2015)只按照相对保留时间对其中三种主要杂质进行定位和检查，其他杂质均按照未知杂质限度进行检查。

残留溶剂　对国内现有工艺中用到的甲醇、乙醇、二氯甲烷、乙酸乙酯和甲苯残留量进行控制。色谱图见图 3。

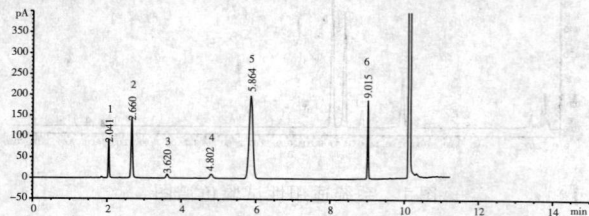

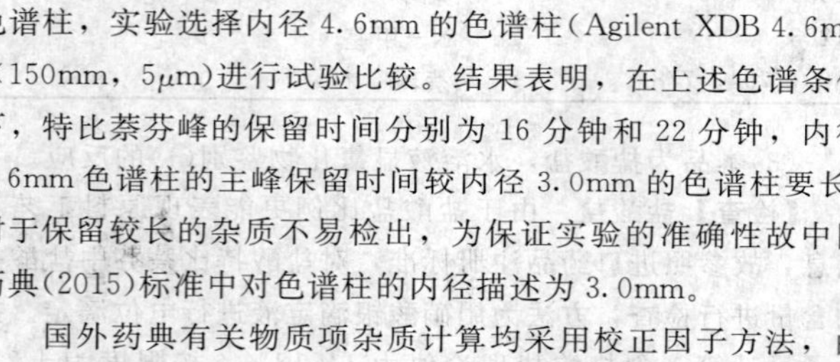

图 3　盐酸特比萘芬残留溶剂色谱图

1. 甲醇；2. 乙醇；3. 二氯甲烷；4. 正丙醇（内标）；5. 乙酸乙酯；6. 甲苯

干燥失重　本品为无水物，各国药典干燥失重标准基本相同，均为 105℃干燥，限度均为 0.5%，干燥时间略有不同。中国药典(2015)为“105℃干燥至恒重，减失重量不得过 0.5%”。

重金属　USP(40)、BP(2017)和 Ph. Eur. (9.0)均无此项，JP(17)为不得过百万分之二十。经考察国内样品后，中国药典(2015)维持原国标，取炽灼残渣项下的遗留残渣，限度为“不得过百万分之十”。

【含量测定】中国药典(2015)与 USP(40)相同为 HPLC 方法，BP(2017)和 Ph. Eur. (9.0)为氢氧化钠电位滴定，JP(17)为高氯酸电位滴定。

中国药典(2015)、USP(40) 均采用 HPLC 法测定含量，限度为“按干燥品计，含 $C_{21}H_{25}N \cdot HCl$ 应为 98.0%～102.0%”。BP(2017)、Ph. Eur. (9.0)和 JP(17)分别为氢氧化钠电位滴定和高氯酸电位滴定，限度为“以干燥品计算，含 $C_{21}H_{25}N \cdot HCl$ 应为 99.0%～101.0%”。

【制剂】中国药典(2015)收载了盐酸特比萘芬片和盐酸特比萘芬乳膏。USP(40)中收载了盐酸特比萘芬片，JP(17)中收载了盐酸特比萘芬乳膏。BP(2017)中未收载制剂品种。

(1)盐酸特比萘芬片(Terbinafine Hydrochloride Tablets)

本品为白色或类白色片，规格按特比萘芬计，为 0.125g 和 0.25g。国内各企业的处方中，主要辅料有淀粉、微晶纤维素、硬脂酸镁、羧甲基淀粉钠等。

有关物质　采用 HPLC 法，色谱条件与原料药有关物质检查法相同。USP(40)采用两个色谱系统分别检查 *N*-甲基-*C*-(萘亚甲基-1-基)甲胺等杂质和特比萘芬二聚体杂质。中国药典(2015)方法能够有效检出上述相关杂质。供试品溶液分别在 4℃和室温条件下放置，结果表明，溶液在 4℃下放置 15 小时内稳定，室温放置 8 小时内稳定。

溶出度　中国药典(2015)的溶出度测定法与 USP(40)相同，以 pH 3.0 枸橼酸盐溶液 500ml 为溶出介质，桨法，转速为 50 转/分钟，取样时间为 30 分钟，UV 法 283nm 测定，限度为 80%。

含量测定　采用高效液相色谱法测定，色谱条件与原料药相同。辅料对主成分含量测定无干扰，回收率为 100.3%，RSD 为 0.72%(n=9)。

USP(40)规定“含盐酸特比萘芬，按特比萘芬($C_{21}H_{25}N$)计算，应为标示量的 90.0%～110.0%”。根据原研企业提供的资料，盐酸特比萘芬片的临床和药理数据均是以“特比萘芬”计的基础上得到的，故中国药典(2015)参照 USP(40)及原研资料，限度定为“含盐酸特比萘芬($C_{21}H_{25}N \cdot HCl$)，按特比萘芬($C_{21}H_{25}N$)计算应为标示量的 90.0%～110.0%”。

(2)盐酸特比萘芬乳膏(Terbinafine Hydrochloride Cream)

本品为乳剂型基质的白色乳膏，规格为 1%。国内各企业的处方中，主要辅料有硬脂酸、白凡士林、液体石蜡、十六醇、十八醇、甘油等。

有关物质　采用 HPLC 法，色谱条件与原料药有关物质检查法相同。按处方配制混合辅料，同法制备空白辅料溶液，经测试，辅料峰都在2分钟以前洗脱，故中国药典(2015)规定“2分钟前的色谱峰”作为辅料峰，有关物质计算时予以扣除。

含量测定　采用高效液相色谱法，色谱条件与原料药含量测定项下相同。平均回收率为98.41%，RSD为0.64%（$n=9$）。

参考文献

[1] 国家药典委员会．中华人民共和国药典临床用药须知·化学药和生物制品卷［M］．北京：中国医药科技出版社，2017：1311.

[2] Georgopoulos A，Petranyi G，Mieth H，et al. In vitro activity of naf-tifine a new antifungalagent［J］. Antimicrob Agents Chernother，1981，19：386-389.

[3] Ganzinger U，Stephen A，Hitzenberger G，et al. SF86-327：evalution of toxicity in laboratory animals tolerance and Pharmacokinetics after oral application to man［J］. Acta Derm Venereol，1986，121(S)：155-160.

[4] 郭卫，任仲辉，葛存慧．特比萘芬的合成［J］．黑龙江医药，2008，4(21)：64-65.

[5] 陈卫平，刘丽琳，杨济秋．抗真菌药物特比萘芬的合成［J］．中国医药工业杂志，1989，20(2)：49-52.

[6] 韩莹，黄嘉梓，屠树滋．特比萘芬的合成［J］．中国药科大学学报，2001，32(1)：8-9.

撰写　杜　旭　天津市药品检验研究院
复核　唐素芳　天津市药品检验研究院

盐酸特拉唑嗪

Terazosin Hydrochloride

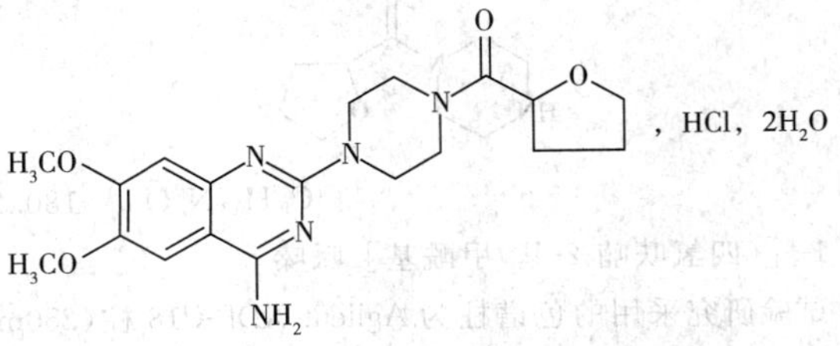

$C_{19}H_{25}N_5O_4 \cdot HCl \cdot 2H_2O$　459.93

化学名： 1-(4-氨基-6,7-二甲氧基-2-喹唑啉基)-4-(四氢-2-呋喃甲酰基)哌嗪盐酸盐二水合物

1-(4-amino-6, 7-dimethoxyquinazolin-2-yl)-4-[(tetrahydrofuran-2-yl)carbonyl]piperazine hydrochloride dihydrate

英文名： Terazosin Hydrochloride (INN)

CAS号：［70024-40-7］

盐酸特拉唑嗪(Terazosin Hydrochloride)为哌唑嗪同类物，为美国雅培公司开发，于1985年首先在原西德上市[1]，是一种高选择性的α_1受体拮抗剂。1987年美国FDA批准其用于治疗高血压，1992年美国泌尿学会推荐其为治疗良性前列腺肥大的首选药物。我国卫生部先后于1988年和1992年批准进口本品片剂。国内企业在二十世纪九十年代前后研发生产。

盐酸特拉唑嗪口服吸收完全，迅速，不受进食影响，达峰时间约为1小时，口服1mg时，峰浓度约为20ng/ml，血浆蛋白结合率为90%～94%；在肝脏代谢，4种代谢产物仅有一种具有生物活性，$t_{1/2}$约为12小时；药物排泄途径为三种：20%以原型从粪便排出，40%以代谢产物经胆汁排出，40%从尿中排泄[2]。

盐酸特拉唑嗪主要用于治疗轻中度高血压和良性前列腺增生。不良反应较常见有：头痛、头晕、乏力；较少见有：胸痛、心率加快或心律不齐；首次剂量后的直立性低血压，常在给药30分钟～2小时出现，失水、低钠及运动后易出现。对本品过敏者禁用。

盐酸特拉唑嗪为中国药典(2015)新增品种，USP (40)、Ph. Eur. (9.0) 和 BP (2017) 均有收载。

【制法概要】 国内各企业生产工艺基本一致，采用1-[(四氢呋喃基)碳酰基]哌嗪和2-氯-4-氨基-6,7-二甲氧基喹唑啉进行缩合，而后成盐酸盐，无水乙醇进行精制。

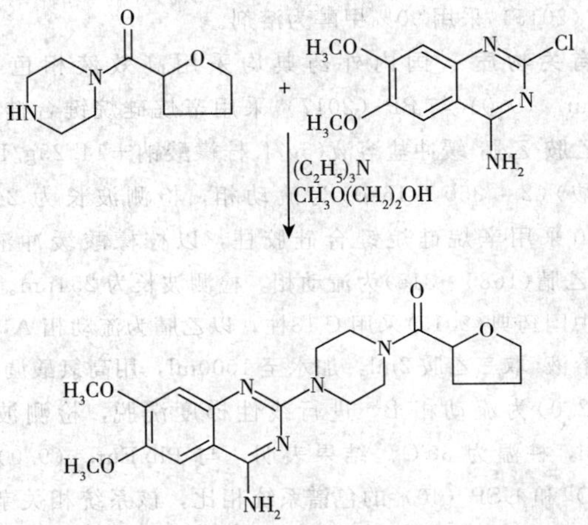

【性状】 本品描述为白色或类白色结晶性粉末。USP (40)、Ph. Eur. (9.0) 和 BP (2017) 将其描述为“白色或微黄色结晶性粉末”。

【鉴别】 (1)紫外光谱鉴别，采用甲醇-水-盐酸(300：700：0.9)为溶剂，制备浓度为5μg/ml的供试品溶液，进行紫外光谱扫描，应在211nm、246nm及331nm波长处有最大吸收，见图1。

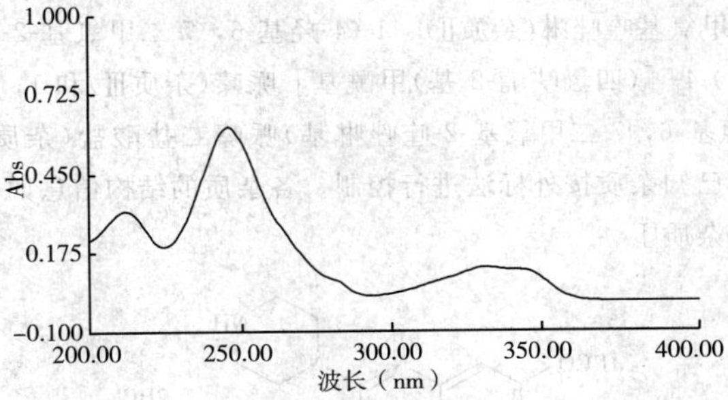

图1　盐酸特拉唑嗪紫外光谱图

(2)在含量测定项下的色谱图中，供试品溶液主峰的保留时间应与对照品一致。

(3)红外光谱：本品的红外光吸收图谱应与对照的图谱

（光谱集841图）一致。本品的红外光吸收图谱显示的主要特征吸收如下[3]：

波数，cm^{-1}	归属	
3500～3200	胺	ν_{N-H}
3100～3000	芳环	ν_{C-H}
3000～2800	烷基	ν_{C-H}
1640	酰胺	$\nu_{C=O}$
1600，1500	杂环	$\nu_{C=C}$，$\nu_{C=N}$
1269	醚	ν_{C-O-C}

（4）氯化物鉴别：本品为有机碱的盐酸盐，采用氯化物化学反应对盐基进行鉴别。

【检查】溶液的澄清度与颜色 此项检查针对有色杂质和未成盐的特拉唑嗪，USP（40）、Ph. Eur.（9.0）与BP（2017）均有收载。Ph. Eur.（9.0）、BP（2017）采用水作为溶剂，而USP（40）采用90%甲醇溶液作为溶剂。中国药典（2015）采用90%甲醇为溶剂。

有关物质 国内外药典均采用高效液相色谱法。Ph. Eur.（9.0）与BP（2017）采用辛烷硅烷键合硅胶柱，以三乙胺-乙腈-缓冲盐溶液（6g/L柠檬酸钠＋14.25g/L无水柠檬酸）（2∶350∶1650）为流动相，检测波长为245nm；USP40采用辛烷硅烷键合硅胶柱，以柠檬酸缓冲液（pH 3.2）-乙腈（1685∶315）为流动相，检测波长为254nm。

中国药典（2015）采用C 18柱，以乙腈为流动相A，以高氯酸溶液（取三乙胺2ml，加水至1000ml，用高氯酸调节pH值至2.0）为流动相B，进行线性梯度洗脱，检测波长为246nm，柱温为30℃。结果表明，与Ph. Eur.（9.0）、BP（2017）和USP（40）的色谱系统相比，该系统相关杂质分离效果更好，特拉唑嗪检出限为0.01μg/ml。对照品溶液色谱图见图2，有关物质典型色谱图见图3。

国内企业的生产工艺表明，合成工艺主要是由中间体1-［（四氢呋喃-2-基）甲酰基］哌嗪和2-氯-4-氨基-6，7-二甲氧基喹唑啉进行缩合而得，其中1-［（四氢呋喃-2-基）甲酰基］哌嗪（杂质Ⅴ）在现色谱条件下保留差并且吸收弱，另外建立方法进行控制。对特拉唑嗪主要水解杂质1-（4-氨基-6，7-二甲氧基-2-喹唑啉基）哌嗪二盐酸盐（杂质Ⅰ），以及2-氯-4-氨基-6，7-二甲氧基喹唑啉（杂质Ⅱ）、1-（4-羟基-6，7-二甲氧基-2-喹唑啉基）-4-［（四氢呋喃-2-基）甲酰基］哌嗪（杂质Ⅲ）和1，4-二（4-氨基-6，7-二甲氧基-2-喹唑啉基）哌嗪二盐酸盐（杂质Ⅳ）作为已知杂质按外标法进行控制。各杂质的结构信息如下：

杂质Ⅰ

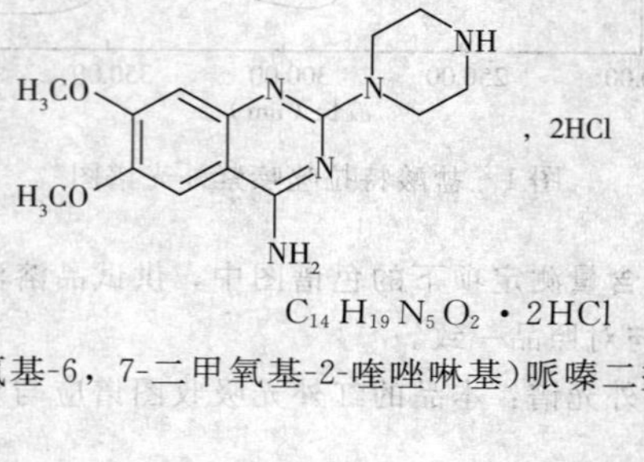

$C_{14}H_{19}N_5O_2 \cdot 2HCl$ 362.25

1-（4-氨基-6，7-二甲氧基-2-喹唑啉基）哌嗪二盐酸盐

杂质Ⅱ

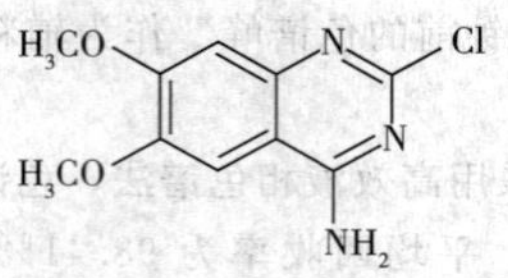

$C_{10}H_{10}ClN_3O_2$ 239.66

2-氯-4-氨基-6，7-二甲氧基喹唑啉

杂质Ⅲ

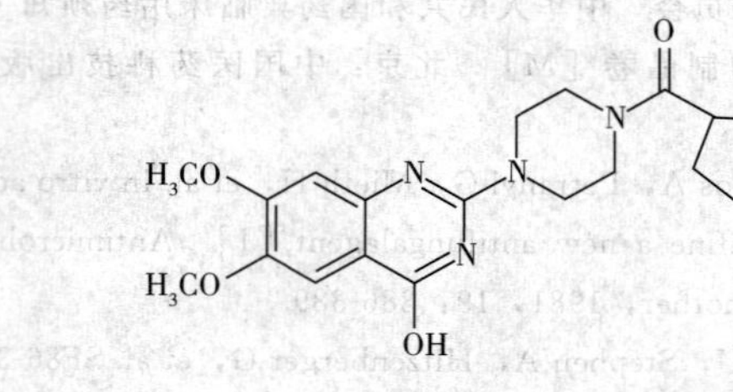

$C_{19}H_{24}N_4O_5$ 388.42

1-（4-羟基-6，7-二甲氧基-2-喹唑啉基）-4-［（四氢呋喃-2-基）甲酰基］哌嗪

杂质Ⅳ

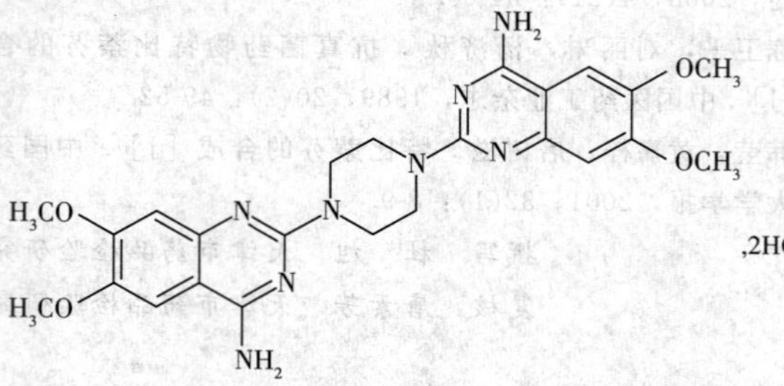

$C_{24}H_{28}N_8O_4 \cdot 2HCl$ 565.45

1,4-二（4-氨基-6，7-二甲氧基-2-喹唑啉基）哌嗪二盐酸盐

杂质Ⅴ

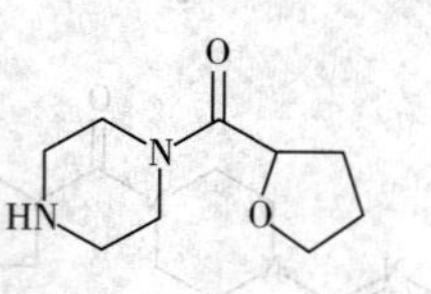

$C_9H_{12}N_2O_2$ 180.21

1-［（四氢呋喃-2-基）甲酰基］哌嗪

试验研究采用的色谱柱为Agilent XDB-C18柱（250mm×4.6mm，5μm）和Inertsil ODS-3V柱（250mm×4.6mm，5μm），均符合要求。

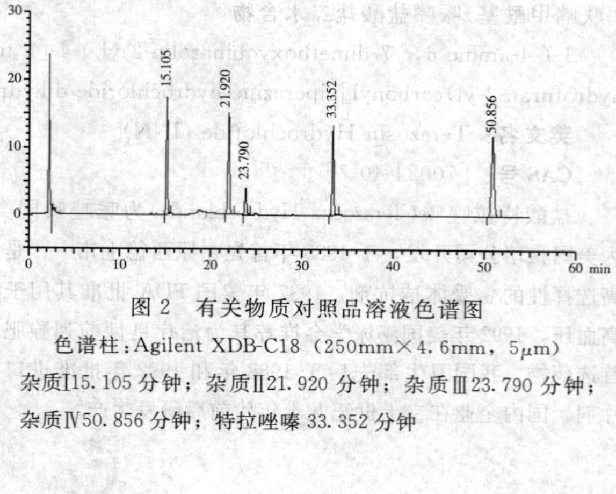

图2 有关物质对照品溶液色谱图

色谱柱：Agilent XDB-C18（250mm×4.6mm，5μm）

杂质Ⅰ15.105分钟；杂质Ⅱ21.920分钟；杂质Ⅲ23.790分钟；杂质Ⅳ50.856分钟；特拉唑嗪33.352分钟

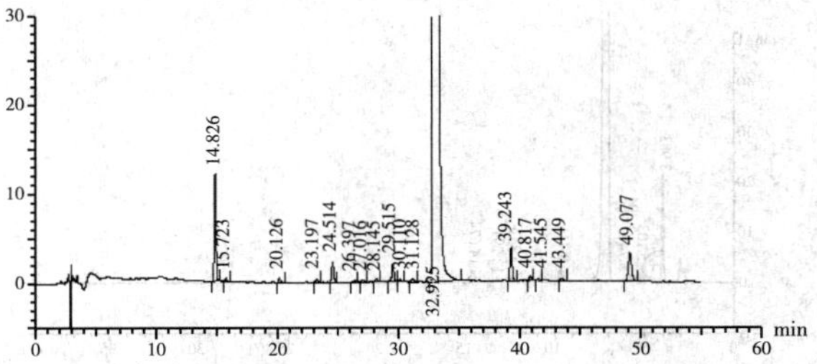

图3　有关物质供试品溶液色谱图

1-［(四氢呋喃-2-基)甲酰基］哌嗪　此杂质为合成工艺的中间体之一。Ph. Eur.（9.0）和 BP（2017）采用高效液相色谱法，C18 柱，以［2.80 g/L 十二烷基硫酸钠溶液＋11.0ml(202.4 g/L 三乙胺＋230.0 g/L 磷酸)，调 pH 值至 2.5］-乙腈(600∶400)为流动相，检测波长为 210nm，限度为 0.1%；USP（40）采用高效液相色谱法，C8 柱，采用 3，5-二硝基苯甲酰氯柱前衍生，以水为流动相 A，以乙腈为流动相 B，进行梯度洗脱，检测波长 254nm，限度 0.1%。

中国药典(2015)采用 C18 柱，以癸烷磺酸钠溶液(取癸烷磺酸钠 2.44g，加水 1000ml，加入三乙胺 2ml，用磷酸调 pH 值至 2.5)-乙腈(70∶30) 为流动相，流速为 1.0ml/min，检测波长为 210nm。试验结果表明，与 Ph. Eur.（9.0)、BP（2017）和 USP（40）的色谱系统相比，该系统相关杂质分离效果更好，1-［(四氢呋喃-2-基)甲酰基］哌嗪检出限为 0.04μg/ml。对照品溶液色谱图见图 4，样品典型色谱图见图 5。

试验研究采用的色谱柱为 Agilent XDB-C18 柱(250mm×4.6mm，5μm)和 INTERCHROM C18 柱(150mm×4.6mm，3μm)。

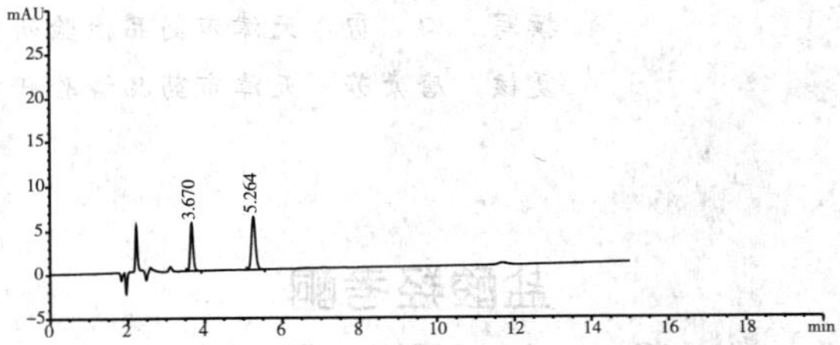

图 4　对照品溶液色谱图

色谱柱：Agilent XDB-C18（250mm×4.6mm，5μm）

(t_R＝3.670 分钟 1-［(四氢呋喃基)碳酰基］哌嗪峰；t_R＝5.264 分钟 1-(4-羟基-6，7-二甲氧基-2-喹唑啉基)-4-［(四氢呋喃-2-基)甲酰基］哌嗪峰)

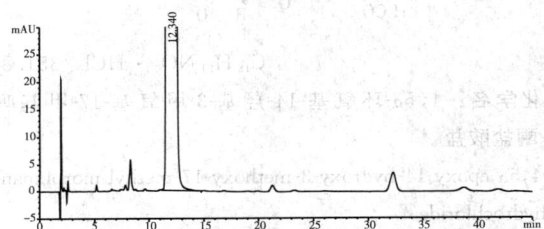

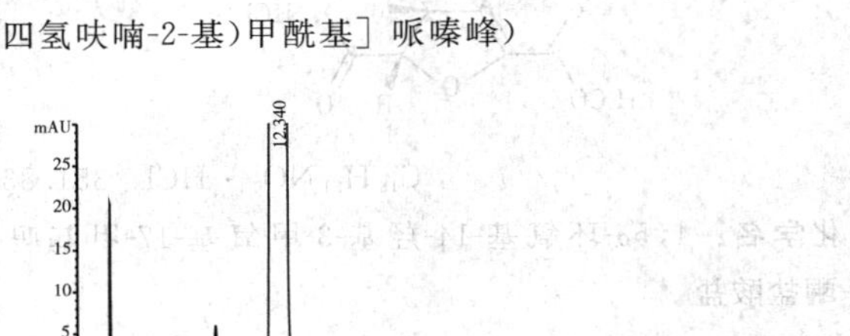

图 5　供试品溶液色谱图

干燥失重　120℃干燥至恒重，限度为 7.0%～9.0%。Ph. Eur.（9.0）与 BP（2017）采用水分测定法，限度为 7.0%～8.6%；USP（40）为 105℃干燥 3 小时，不得过 9.0%。

炽灼残渣　中国药典(2015)遗留残渣不得过 0.1%，Ph. Eur.（9.0）与 BP（2017）限度与中国药典相同，USP（40）限度为不得过 0.2%。

重金属　取炽灼残渣项下遗留的残渣测定。中国药典(2015)限度为百万分之十。USP（40）、Ph. Eur.（9.0）和 BP（2017）限度均为百万分之二十。

【含量测定】Ph. Eur.（9.0）与 BP（2017）采用 0.1mol/L 氢氧化钠滴定液双终点滴定法测定；USP（40）采用液相色谱法测定，以 C18 柱为分析柱，柱温为 30℃，流动相为 pH 3.2 的柠檬酸缓冲液-乙腈(1685∶315)，检测波长为 254nm。本品原国家标准使用了毒性较大的醋酸汞试剂，中国药典(2015)采用 HPLC 法测定含量。

采用 C18 柱，以乙腈-高氯酸溶液(取三乙胺 2ml，加水至 1000ml，用高氯酸调节 pH 值至 2.0)(20∶80)为流动相，流速为 1.0ml/min，柱温为 30℃，检测波长为 246nm。使用的色谱柱为资生堂 C18 柱(250mm×4.6mm，5μm)和 Unitary C18 柱(250mm×4.6mm，5μm)。

【制剂】中国药典(2015)收载了盐酸特拉唑嗪片及盐酸特拉唑嗪胶囊，片剂规格为 2mg(按 $C_{19}H_{25}N_5O_4$ 计)，胶囊剂规格为 1mg(按 $C_{19}H_{25}N_5O_4$ 计)和 2mg(按 $C_{19}H_{25}N_5O_4$ 计)。国外药典中仅 USP(40) 中收载了特拉唑嗪片和特拉唑嗪胶囊。

(1)盐酸特拉唑嗪片(Terazosin Hydrochloride Tablets)

本品为白色或类白色片。国内各企业的处方中主要辅料为乳糖、淀粉、糊精、微晶纤维素、聚维酮 K30、蔗糖、滑石粉及硬脂酸镁，采用一般的片剂工艺，主要包括原辅料的研磨混合、湿法制粒、干燥、压片等。原研雅培制药公司盐酸特拉唑嗪片(商品名：高特灵，规格按特拉唑嗪计 2mg)，执行进口注册标准 JX19990215，中国药典(2015)的规格描述与原研相同。

有关物质　USP(40) 采用高效液相色谱法，C18 柱，以磷酸盐缓冲液(取磷酸二氢钾 4.1g 和庚烷磺酸钠 1.1g，加水 950m 使溶解，并用磷酸调 pH 值至 3.0，加水至 1000ml)-乙腈(19∶6)为流动相，检测波长为 246nm。已知杂质均不得过 0.4%，未知单个杂质不得过 0.2%，杂质总量不得过 1.2%。

中国药典(2015)根据原料药与制剂杂质研究情况，设定有关物质限度为单个杂质不得过 0.5%，杂质总量不得过 1.0%。实验研究发现，相对于主成分峰 0.45 之前的色谱峰均为辅料峰或溶剂峰。供试品溶液稳定性考察发现随着放置时间的延长，杂质量会增加，故规定供试品溶液临用新制。

试验研究采用的色谱柱为 Thermo C18 柱(250mm×4.6mm，5μm)和资生堂 C18 柱(250mm×4.6mm，5μm)。有关物质检查典型色谱图见图 6～图 7。

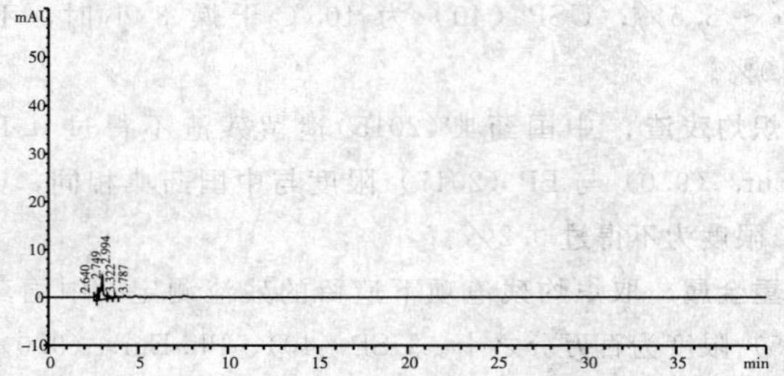

图 6 有关物质辅料色谱图

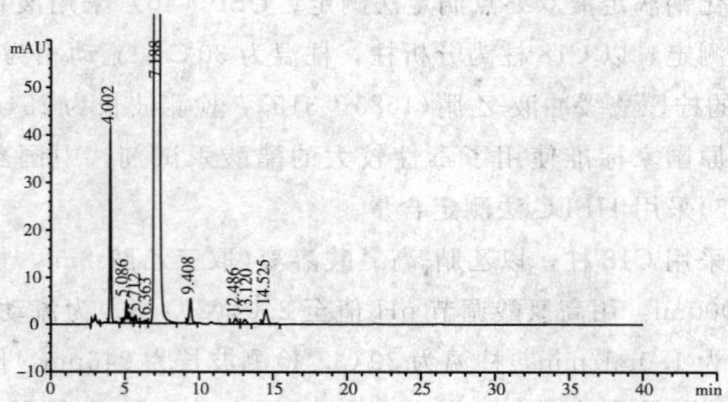

图 7 有关物质供试品溶液色谱图

溶出度 USP(40) 以水 900ml 为溶出介质，桨法，转速为每分钟 50 转，30 分钟取样后 UV 法(245nm)测定，限度 75%。中国药典 (2015) 确定采用 0.1mol/L 盐酸溶液 500ml 为溶出介质，桨法，转速为每分钟 75 转，30 分钟取样，UV 法(246nm)测定，限度为标示量的 85%。

(2)盐酸特拉唑嗪胶囊 (Terazosin Hydrochloride Capsules)

本品内容物为白色或类白色颗粒或粉末。国内各企业的处方中，主要辅料为乳糖、淀粉、硬脂酸镁、滑石粉、微晶硅胶、羧甲淀粉钠、糊精、十二烷基硫酸钠和乙醇。大部分企业采用一般的胶囊生产工艺，主要包括原辅料粉碎、过筛、混合、填充等，部分企业采用了原辅料乙醇湿法制粒后，干燥，填充等。USP(40) 亦收载本品。中国药典(2015)规格按原研片剂确定，以特拉唑嗪计，规格为 1mg 或 2mg。

有关物质 色谱条件与片剂相同。有关物质检查典型色谱图见图 8～图 9。

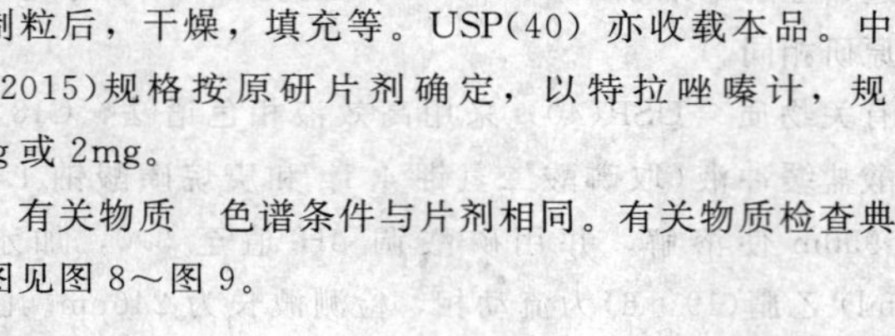

图 8 有关物质辅料色谱图

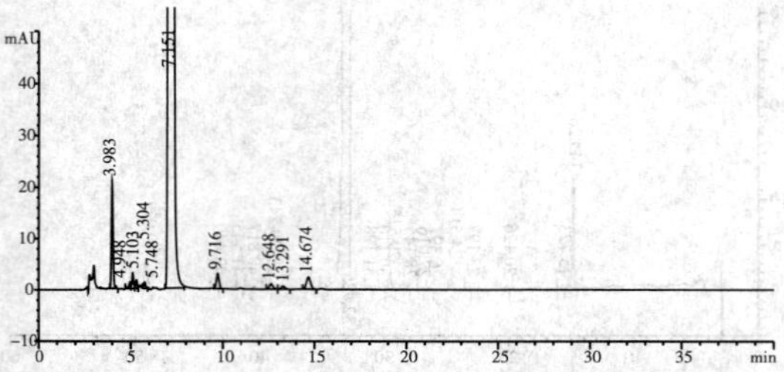

图 9 有关物质供试品液色谱图

溶出度 USP (40) 溶出度项下收载两种方法，方法一：以水 900ml 为溶出介质，用沉降篮投样，桨法，转速为每分钟 50 转，60 分钟取样后 UV 法(246nm)测定，限度为 80%；方法二：以水 900ml 为溶出介质，用金属螺旋沉降篮投样，桨法，转速为每分钟 50 转，30 分钟取样后 HPLC 法(246nm)测定，限度为 80%。中国药典(2015)确定采用 0.1mol/L 盐酸溶液 500ml 为溶出介质，转篮法，转速为每分钟 100 转，30 分钟取样，UV 法(246nm)测定，限度为标示量的 85%。

参考文献

[1] 王立甫，徐化平．盐酸特拉唑嗪的合成工艺改进 [J]．齐鲁药事，2007，26(3)：177-178.

[2] 国家药典委员会．中华人民共和国药典临床用药须知·化学药和生物制品卷 [M]．2010 年版．北京：中国医药科技出版社，2011：464-465.

[3] 马玉卓，刘鹰翔，张斯英．抗高血压和良性前列腺肥大药盐酸特拉唑嗪的合成 [J]．中国药物化学杂志，1998，8(4)：296-298.

撰写 田 勇 天津市药品检验研究院
复核 唐素芳 天津市药品检验研究院

盐酸羟考酮

Oxycodone Hydrochloride

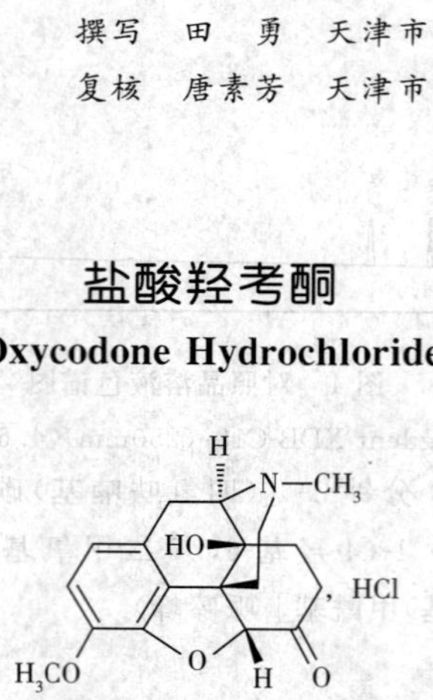

$C_{18}H_{21}NO_4 \cdot HCl$ 351.83

化学名： 4,5α-环氧基-14-羟基-3-甲氧基-17-甲基吗啡喃-6-酮盐酸盐

4,5α-epoxy-14-hydroxy-3-methoxy-17-methyl-morphinan-6-one,hydrochloride

英文名： Oxycodone(INN) Hydrochloride

CAS 号： [124-90-3]

羟考酮(Oxycodone)，又称 14 羟基二氢可待因酮、羟可酮、氧可酮。是从生物碱蒂巴因(Thebaine)提取合成的半合

成阿片类药。适用于缓解中至重度疼痛，如关节痛、背痛、癌性疼痛、牙痛、手术后疼痛等。

盐酸羟考酮自1917年首次应用于临床，至今已有百年历史。其药理作用与吗啡相似[1]，作用强度为吗啡的2～4倍，羟考酮生物利用度高达60%以上，有效时间长，给药途径广泛，多年来一直是欧美国家用于临床镇痛的主要药物之一。但临床发现高剂量连续使用羟考酮后，突然中断或减量，部分病人有戒断综合征的发生。这提示羟考酮同样具有其他阿片类药物常见的不良反应。美国食品与药品监督管理局(FDA)于1997年批准美国萌蒂集团研制的盐酸羟考酮控释片用于治疗需要服用数天阿片类镇痛药物的中、重度疼痛患者。

羟考酮是一种半合成的蒂巴因衍生物，是列入联合国《1961年麻醉品单一公约》管制的品种，中国已将其列入麻醉药品管制范围。

羟考酮已知的代谢途径主要是通过O位脱甲基形成氧吗啡酮(oxymorphone)和N位脱甲基形成去甲羟考酮(noroxycodone)，口服给药后去甲羟考酮在血浆和尿中的浓度比肌肉注射明显高出很多，表明羟考酮在首过效应中主要通过脱甲基代谢。盐酸羟考酮的清除半衰期较短，口服用药后清除半衰期约4.5小时。临床重复给药，在第8周、第40周和第48周测定血药浓度，未发现羟考酮或其代谢产物积蓄现象。代谢物主要经肾脏排泄。

除中国药典(2015)收载外，BP(2017)、Ph. Eur. (9.0)和USP(40)均有收载。JP(17)收载了盐酸羟考酮三水合物。

【制法概要】以硫酸、甲酸为溶剂，蒂巴因与过氧化氢进行氧化反应，得到中间体14-羟基可待因酮。该中间体经钯炭催化，氢化还原后得到14-羟基二氢可待因酮，然后经纯化后加盐酸成盐，得到终产品盐酸羟考酮。

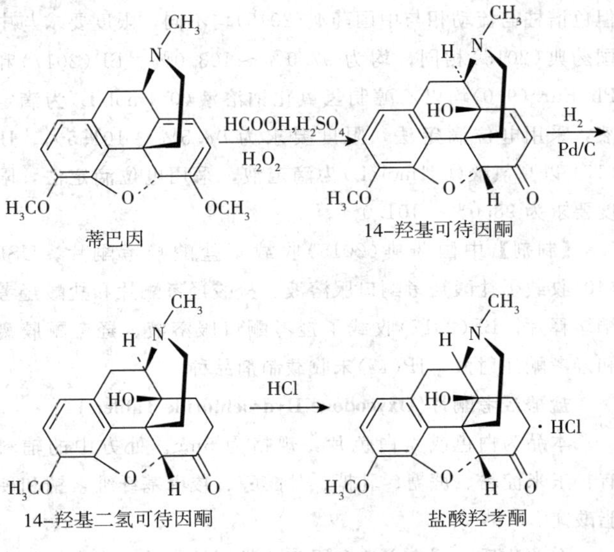

【性状】本品有引湿性。在水中易溶，在乙醇中微溶。

比旋度 本品25mg/ml水溶液的比旋度应为－137°至－149°，与USP(40)规定的方法和限度要求一致。BP(2017)和Ph. Eur. (9.0)规定：本品20mg/ml水溶液的比旋度应为－140°至－148°。JP(17)规定：本品20mg/ml水溶液的比旋度应为－140°至－149°。

【鉴别】(1)液相色谱鉴别 采用含量测定项下记录的色谱图，供试品溶液主峰的保留时间应与盐酸羟考酮对照品溶液主峰的保留时间一致。

(2)红外鉴别 本品为盐酸盐，加氢氧化铵溶液碱化生成游离碱，洗涤干燥后，依法测定，其红外光吸收图谱应与同法处理的盐酸羟考酮对照品的图谱一致（图1）。

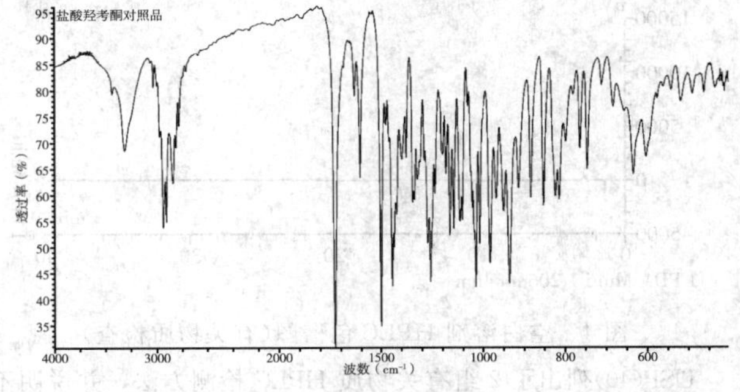

图1 羟考酮对照品红外光谱图

本品的红外光吸收图谱显示的主要特征吸收如下：

波数，cm^{-1}	归属
3310	羟基 ν_{-OH}
3033	苯环 $\nu_{=C-H}$
2840	烷基 ν_{C-H}
1727	羰基 $\nu_{C=O}$
1604，1500	苯环 $\nu_{C=C}$

【检查】含氯量 本品为盐酸盐，中国药典(2015)、USP(40)均以硝酸银滴定液(0.1mol/L)，采用电位滴定法测定氯含量。氯的理论含量为10.1%，限度规定为9.8%～10.4%。BP(2017)、Ph. Eur. (9.0)和JP(17)均无该检测项。

有关物质 系采用高效液相色谱法进行本品的有关物质检查。色谱条件同含量测定项下。供试品溶液以流动相为溶剂，浓度为1mg/ml；对照溶液的浓度为5μg/ml，约为定量限浓度的35倍。限度要求为单个杂质不得过0.5%，杂质总量不得过1.0%。见图2～图4。

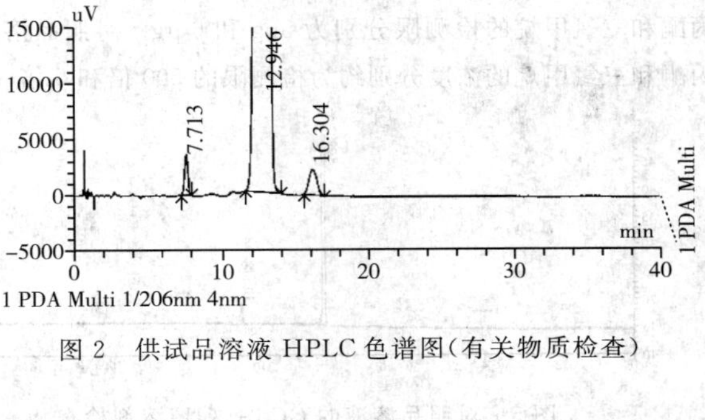

图2 供试品溶液HPLC色谱图(有关物质检查)

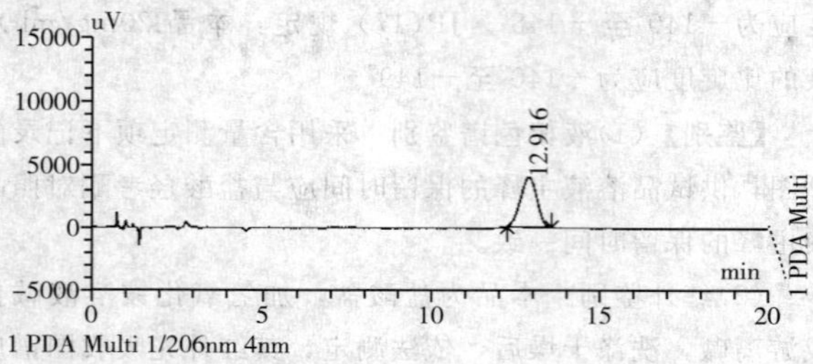

图 3　对照溶液(0.5%)HPLC 色谱图(有关物质检查)

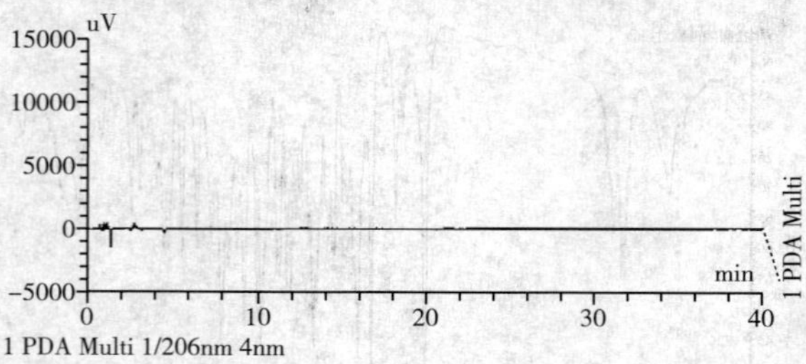

图 4　空白溶剂 HPLC 色谱图(有关物质检查)

USP(40)列出了 2 组有关物质 HPLC 检测方法，并说明不同合成路线，选择不同的检测方法，分别控制 6 种已知杂质，但两个方法控制的已知杂质不完全相同。限度要求分别为：(1) 6 个已知杂质最大不得过 0.25%；单个未知杂质不得过 0.10%，杂质总量不得过 2.0%；(2)6 个已知杂质最大不得过 0.50%；单个未知杂质不得过 0.10%；杂质总量不得过 1.5%。

BP(2017)和 Ph. Eur.(9.0)采用 HPLC 梯度洗脱的方法，检测 6 个已知杂质及未知杂质的量。限度要求为：杂质 A、B、C 和 F 均不得过 0.1%；杂质 D 和 E 总量不得过 1.0%；其他单个杂质不得过 0.1%，杂质总量不得过 1.5%。

USP(40)与 BP(2017)、Ph. Eur.(9.0)控制的 6 个已知杂质不完全相同。

JP(17)采用 HPLC 梯度洗脱的方法，限度要求为：单个杂质不得过 0.2 %，杂质总量不得过 0.6%。

残留溶剂　生产工艺中使用了丙酮和三氯甲烷，故采用 GC-顶空进样法进行残留溶剂的检测。按外标法以峰面积计算丙酮和三氯甲烷的量，均应符合规定。见图 5。

丙酮在 0.1%～0.8%浓度范围内的线性方程为：$Y=2105.8X+17.371$ ($r=0.9991$)；三氯甲烷在 0.001%～0.009%浓度范围内的线性方程为：$Y=2170.5X-1.4896$ ($r=0.9976$)。丙酮的平均回收率为 98.3%，RSD 为 8.9%($n=9$)；三氯甲烷的平均回收率为 98.0%，RSD 为 9.0%($n=9$)。丙酮和三氯甲烷的检测限分别为 5ng 和 6 μg。对照品溶液中丙酮和三氯甲烷的浓度分别约为检测限的 500 倍和 5 倍。

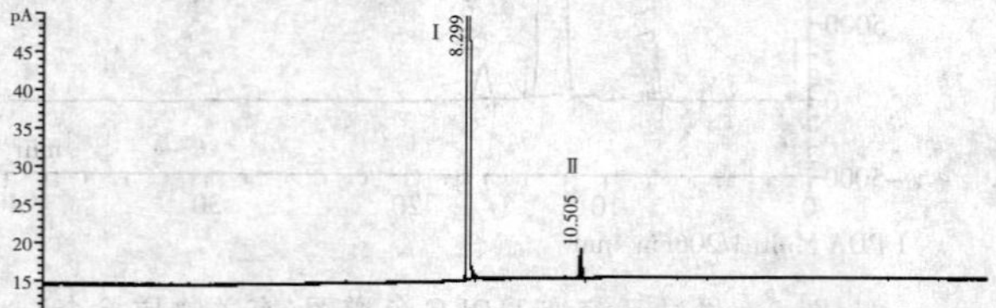

图 5　对照品溶液的 GC 图(残留溶剂检查)

Ⅰ. 丙酮；Ⅱ. 三氯甲烷

USP(40)、BP(2017)和 Ph. Eur.(9.0)均仅检测乙醇，限量为不得过 1.0%。JP(17)各论中无残留溶剂检测项。

水分　中国药典(2015)、USP(40)、BP(2017)和 Ph. Eur.(9.0)均采用水分测定法，限量要求均为不得过 7.0%。JP(17)限度要求为 12%～15%(盐酸羟考酮三水合物的理论含水量为 13.3%)。

炽灼残渣　中国药典(2015)和 USP(40)的限度要求为不得过 0.05%。BP(2017)和 Ph. Eur.(9.0)和 JP(17)的限度要求为不得过 0.1%。

重金属　中国药典(2015)限度要求为含重金属不得过百万分之十。USP(40)、BP(2017)、Ph. Eur.(9.0)和 JP(17)均无该检查项。

【含量测定】采用高效液相色谱法测定，以外标法定量。使用 C8 色谱柱；系统适用性试验要求羟考酮峰与可待因峰的分离度应大于 3.0。盐酸羟考酮在 23.57～94.28μg/ml(相当于供试品溶液规定浓度的 47%～188.6%)的浓度范围，线性方程为：$Y=53487.5X-1986.1$ ($r=0.99999$)。对照品溶液和供试品溶液在室温下至少可稳定 12 小时。见图 6。

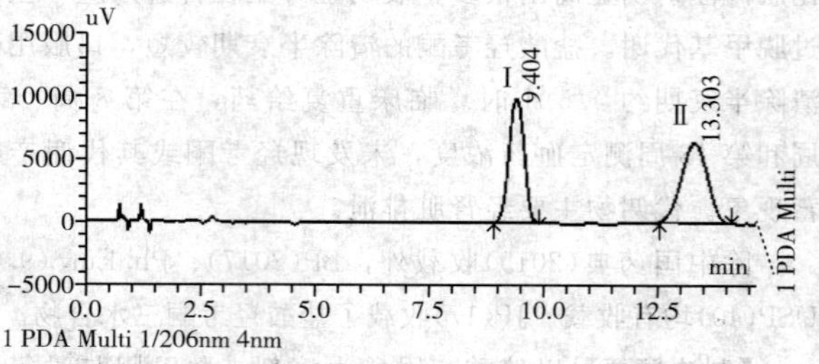

图 6　系统适用性试验溶液的 HPLC 色谱图（含量测定）

Ⅰ. 磷酸可待因；Ⅱ. 盐酸羟考酮

USP(40)亦采用高效液相色谱法测定，以外标法定量，但色谱柱与流动相与中国药典(2015)均不同，限度要求与中国药典(2015)相同，均为 97.0%～103.0%。BP(2017)和 Ph. Eur.(9.0)均以乙醇制氢氧化钠溶液(0.1mol/L)为滴定液，采用电位滴定法，限度要求为 98.5%～101.5%。JP(17)以高氯酸(0.1mol/L)为滴定液，采用电位滴定法，限度要求为 98.0%～101.0%。

【制剂】中国药典(2015)收载了盐酸羟考酮片。USP(40)收载了盐酸羟考酮口服溶液、盐酸羟考酮片和盐酸羟考酮缓释片。BP(2017)收载了羟考酮口服溶液、羟考酮胶囊和羟考酮注射液。JP(17)未收载制剂品种。

盐酸羟考酮片(Oxycodone Hydrochloride Tablets)

本品为白色或类白色片，规格为 5mg。处方中的辅料有：玉米淀粉、蔗糖、乳糖、甘露醇、羧甲基纤维素钠和硬脂酸镁。

有关物质　测定方法和限度要求同原料药。空白辅料在盐酸羟考酮主峰相对保留时间 0.05 和 0.06 处有两小色谱峰，均小于 0.05%。方法专属性验证中发现：本品在高温条件下降解。

USP(40)无有关物质检查项。

含量均匀度　以含量测定项下测得的每片含量计算，应符合规定。

溶出度　中国药典(2015)与USP(40)溶出方法相同。采用第二法(桨法)，以水为溶出介质；转速为每分钟50转；以紫外-对照品法测定溶出量。45分钟限度为标示量的70%。USP(40)规定45分钟不得低于70%(Q)。

【含量测定】采用高效液相色谱法测定，色谱条件及供试品溶液的浓度均与原料药相同。取本品10片，分别测定每片含量，求出平均含量，即得。辅料对主成分含量测定无干扰，平均回收率为99.7%，RSD为0.5%($n=9$)。供试品溶液和对照品溶液在室温下至少可稳定12小时。

USP(40)含量测定亦为高效液相色谱法，以外标法定量，使用C18色谱柱，色谱条件与中国药典(2015)不同，限度要求与中国药典(2015)相同，均为90.0%～110.0%。

参考文献

[1] 阴元魁，高永良，李明亚. 羟考酮的研究进展[J]. 中国医院药学杂志，2008，28 (1)：57-59.

撰写　郭小洁　胡　琴　北京市药品检验所
复核　戴　红　　　　　北京市药品检验所

盐酸替扎尼定
Tizanidine Hydrochloride

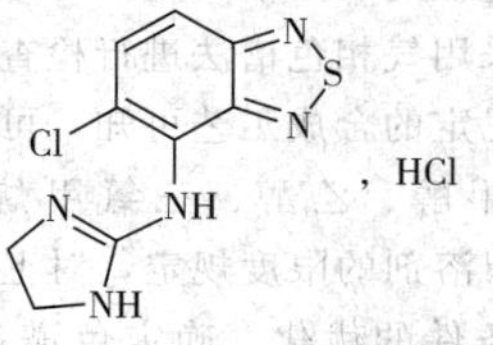

$C_9H_8ClN_5S \cdot HCl$　290.17

化学名： 5-氯-4-[(2-咪唑啉-2-基)氨基]-2,1,3-苯并噻二唑盐酸盐

5-chloro-4-(2-imidazolin-2-ylamino)-2，1，3-benzothiadiazole monohydrochloride

英文名： Tizanidine hydrochloride

CAS号： [64461-82-1]

盐酸替扎尼定是一种咪唑啉间二氮杂环戊烯衍生物的中枢性骨骼肌松弛药，临床上用于治疗中枢性损伤所致的骨骼肌张力增高、肌痉挛和肌强直等疾病。对紧张性头痛、三叉神经痛及肌筋膜疼痛综合征等具有良好效果，也可作为全麻或区域麻醉辅助药、术前和术后镇静药、术后镇痛药。本品在治疗剂量下不产生心理依赖性，缓解痉挛状态但不引起肌无力，是耐受性和疗效均较好的中枢性肌肉松弛药[1]。盐酸替扎尼定口服吸收良好，其绝对口服生物利用度约为40%(变异系数CV=24%)，口服后达峰浓度的时间为1.5小时(CV=40%)；食物可使口服该药后的血药浓度峰值(C_{max})增加近1/3，使达峰时间缩短近40分钟，但是并不影响胃肠道对该药的总吸收。盐酸替扎尼定在体内分布广泛，健康志愿者静脉给药达稳态时的V_d为2.4 L/kg($C_V=21\%$)。该药与血浆蛋白结合率约为30%，且在治疗剂量范围内无明显浓度依赖性。肝脏对该药的首过消除作用较大，给药后约95%的药物经肝脏代谢，代谢产物无明显活性。盐酸替扎尼定血浆消除半衰期($T_{1/2}$)约为2.5小时($C_V=33\%$)，其代谢产物的$T_{1/2}$为20～40小时。约20%的盐酸替扎尼定经肠道排出，60%以上的药物经肾脏排泄，其中原形排泄物仅为3%，肾功能不良明显影响该药排泄，当肌酐清除率<1.5 L/h时，肾脏对该药的排泄速度降低50%以上，使该药的血浆消除半衰期平均延长达13.6小时。

本品最早由瑞士Novartis公司开发，1988年1月以商品名Ternelin首次在丹麦和瑞士上市，随后陆续在欧洲、美国、日本等20多个国家获得销售许可。除中国药典(2015)收载外，BP(2017)、Ph. Eur. (8.0)、JP(16)和USP(40)均有收载。

【制法概要】在工业中应用较多的合成路线是以4-氯-2-硝基苯胺(1)为起始原料，经水合肼/铁粉-活性炭还原，与硫氰酸苯酯(3)缩合成环得5-氯-2，1，3-苯并噻二唑(4)，再经硝化、铁粉/乙酸还原制得5-氯-4-氨基-2，1，3-苯并噻二唑(6)，然后在三氯氧磷作用下与N-乙酰基-2-咪唑烷酮(7)缩合，在甲醇作用下醇解后，与盐酸成盐即得[2]。

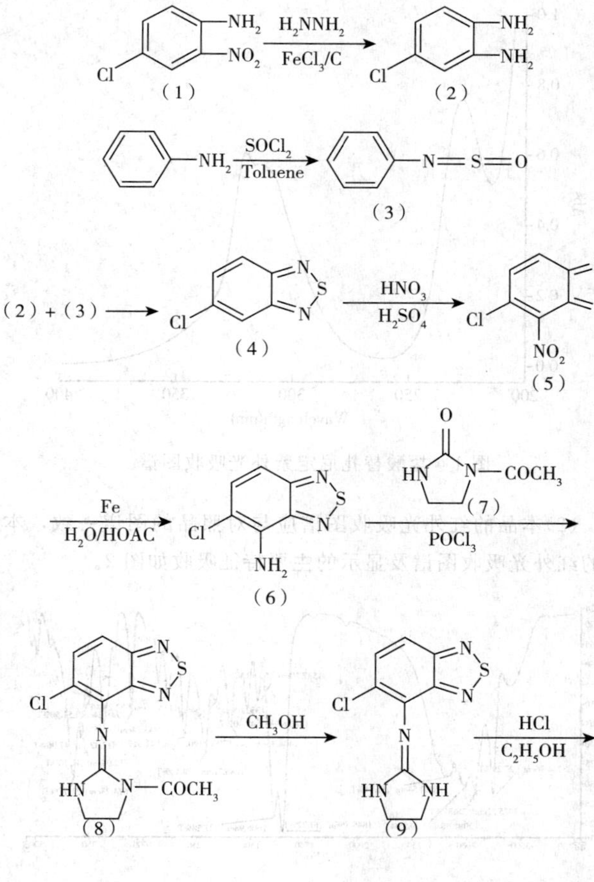

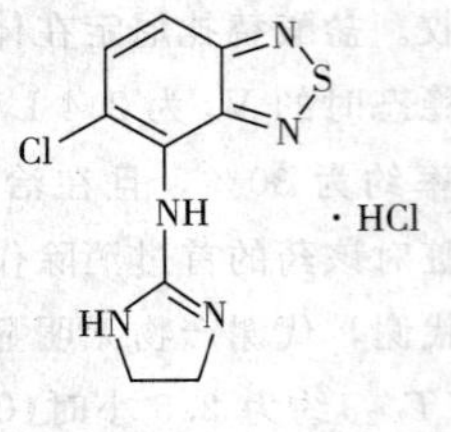

目前也有以 *N*-乙酰基缩合物为起始原料，在碱性条件下水解后，与盐酸成盐即得。

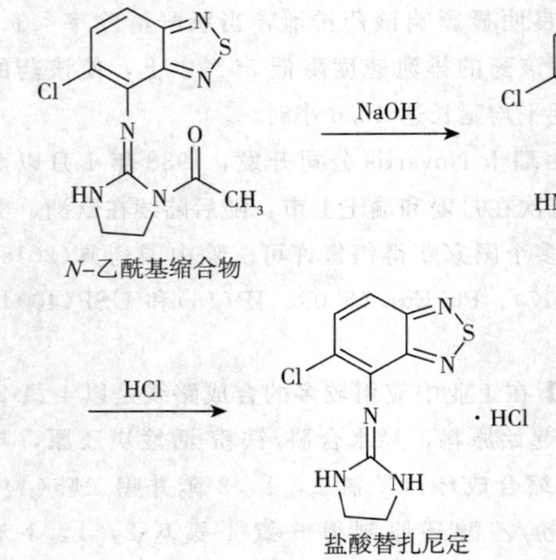

【鉴别】(1)本品的 0.1mol/L 盐酸溶液在 227nm 与 320nm 的波长处有最大吸收，见图 1。

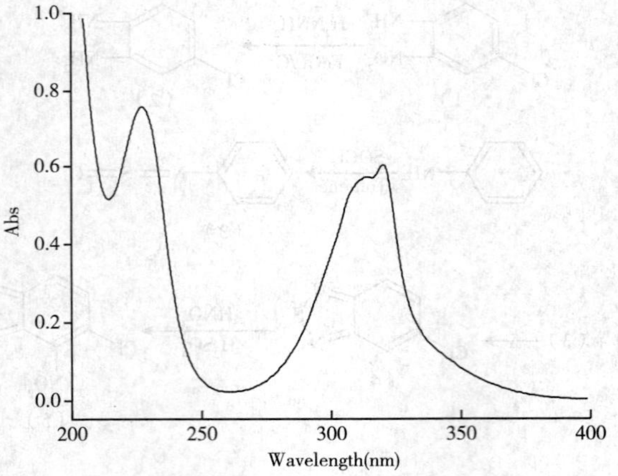

图 1　盐酸替扎尼定紫外光吸收图谱

(2)本品的红外光吸收图谱应与对照品的图谱一致，本品的红外光吸收图谱及显示的主要特征吸收如图 2。

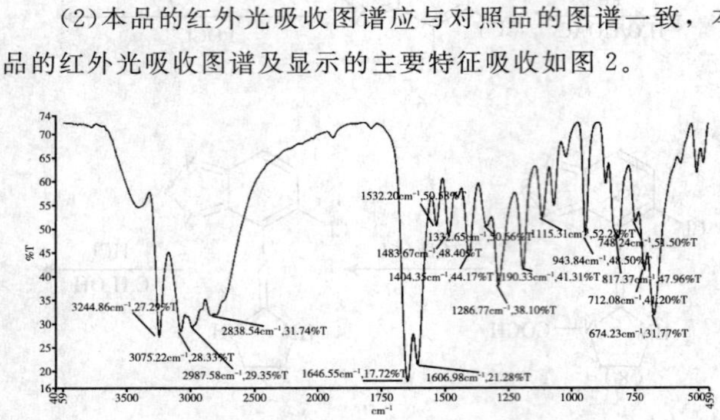

图 2　盐酸替扎尼定红外吸收图谱

波数，cm^{-1}	归属	
3244	胺基	ν_{N-H}
3075	苯环	$\nu_{=C-H}$
2987，2838	烷基	ν_{C-H}
1646，1606	芳环	$\nu_{C=C}$

(3)本品为替扎尼定的盐酸盐，显氯化物的鉴别反应。

【检查】有关物质　盐酸替扎尼定的结构为苯并噻二唑的芳香体系与胍基结构形成了大的共轭体系，这种结构在通常情况下是稳定的。USP(40)控制杂质 A、杂质 B、杂质 C。杂质 A(即 Ph. Eur. 杂质 E)是 4-氨基-5-氯-2，1，3-苯并噻二唑，为合成中间体；USP 杂质 B 是 5-氯-4-(*N*-乙酰基-2-咪唑啉-2-氨基)-2，1，3-苯并噻二唑(即 *N*-乙酰基缩合物)，为起始物料；USP 杂质 C 是 *N*-乙酰基-2-咪唑硫酮，为合成中间体。国内工艺路线可能存在杂质 A 和杂质 B。

中国药典(2015)色谱条件同 USP(40)。为了保证各杂质的有效检出，由二极管阵列检测器采集破坏试验溶液各色谱峰在 195～400nm 光谱区的光谱信息，各杂质均在 230nm 波长附近有最大吸收，因此选择 230nm 作为测定波长。本品及破坏试验样品存在的杂质相对保留时间约为主峰保留时间的 10 倍，故确定应记录色谱图至主峰保留时间的 11 倍。

USP(40)中明确杂质 A、杂质 B 相对主成分的校正因子均为 1.1，中国药典(2015)同 USP 测定条件相同，故采用不加校正因子的自身对照法控制单个杂质峰面积不得大于对照溶液主峰面积的 0.5 倍(0.1%)，各杂质峰面积的和不得大于对照溶液主峰面积的 1.5 倍(0.3%)，限度同 USP(40)。

残留溶剂　采用气相色谱法进行检查。

由盐酸替扎尼定的合成工艺可知，可能的残留溶剂主要为：四氢呋喃、甲醇、乙醇、三氯甲烷，参照中国药典(2015)四部对残留溶剂的限度规定，对上述溶剂进行检查。

通过对色谱条件的优化，确定色谱条件为用聚乙二醇(或极性相近)为固定液的毛细管柱为色谱柱(如 HP-Innowax 柱)，起始温度为 40℃，维持 8 分钟，以 20℃/min 升至 120℃，维持 3 分钟；氢火焰离子化检测器(FID)，检测器温度为 250℃；进样口温度为 220℃；顶空瓶平衡温度为 80℃，平衡时间为 30 分钟，顶空进样。结果表明，该系统中各溶剂峰均能有效分离，峰形良好，基线稳定。混合对照品溶液典型色谱图见图 3。

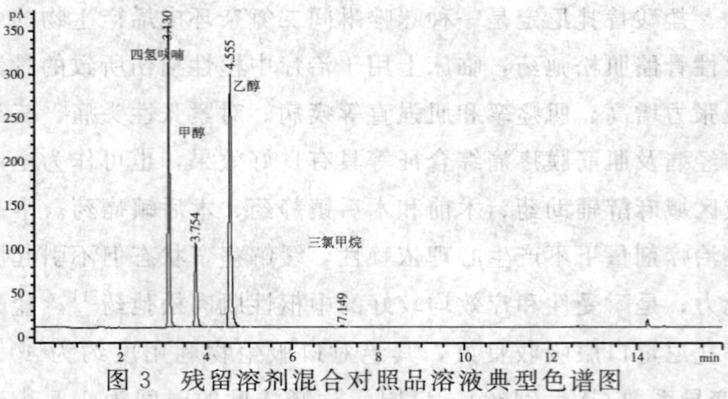

图 3　残留溶剂混合对照品溶液典型色谱图

色谱柱：HP-Innowax 柱，30m×0.32mm，0.5μm

经采用逐步稀释法测定，测得四氢呋喃、甲醇、乙醇、三氯甲烷最低检出浓度分别为 0.0258μg/ml、0.0383μg/ml、0.0325μg/ml、0.4511μg/ml。线性范围分别为 7.727～115.905μg/ml、29.480～442.200μg/ml、49.920～748.800μg/ml、0.812～12.180μg/ml，线性相关系数均大于 0.999。

炽灼残渣 因需将残渣留作重金属检查，炽灼温度必须控制在 500～600℃。中国药典(2015)规定遗留残渣不得过 0.1%，各国药典规定均一致。

重金属 取炽灼残渣项下遗留的残渣，依法检查(通则 0821 第二法)，规定的限度与 USP(40)标准一致，即含重金属不得过百万分之二十。

【含量测定】采用高效液相色谱法。

原国家注册标准中，采用高效液相色谱法，以乙腈-0.05mol/L 磷酸二氢钾溶液(15∶85)为流动相，检测波长为 320nm 对本品的含量进行测定。因对有关物质方法进行了修订，现将含量色谱条件与有关物质进行统一。

以外标法定量，盐酸替扎尼定在 0.1071～1.7136μg 范围内与其峰面积呈线性关系，线性方程为 $Y=3.7857E+6X-1.2616E+4$，$R=1.0000$。重复性试验 RSD 为 0.89%($n=5$)，供试品溶液(20μg/ml)在室温放置 8 小时基本稳定。

【制剂】中国药典(2015)收载了盐酸替扎尼定片，USP(40)收载了盐酸替扎尼定片，BP(2017)和 JP(16)均未收载该品种制剂。

盐酸替扎尼定片(Tizanidine Hydrochloride Tablets)

本品为白色至类白色片，规格为 1mg、2mg、4mg(均以 $C_9H_8ClN_5S$ 计)。

溶出度 本品为小规格制剂，水中溶解度高，因此为快速溶出品种。中国药典(2015)采用第二法，以盐酸溶液(9→1000)900ml 为溶出介质，转速为每分钟 50 转，经 15 分钟时取样用 HPLC 测定，限度为标示量的 80%。USP(40)采用第一法，以 0.1mol/L 盐酸溶液 500ml 为溶出介质，转速为每分钟 100 转，经 15 分钟时取样用 HPLC 测定，限度为标示量的 80%。

有关物质 方法同有关物质，控制单个杂质不得过 0.2%，杂质总量不得过 0.5%。USP(40)控制杂质 A 不得过 0.2%，其他单个杂质不得过 0.2%，杂质总量不得过 0.5%。

含量测定和含量均匀度 均采用高效液相色谱法，色谱条件与原料药相同，辅料对主成分的含量测定无干扰，方法回收率为 99.9%($n=9$)，RSD 为 0.57%。

参考文献

[1] 李以欣，郑绳一，蔡月刚，等．世界药物指南［M］．上海：上海医科大学出版社，1989：45-46.

[2] 吴贝，沈怡，周鸣强，等．盐酸替扎尼定的合成改进［J］．中国新药杂志，2006，15(8)：621-623.

撰写 陈 智 四川省食品药品检验检测院
复核 谢 华 四川省食品药品检验检测院

盐酸硫必利

Tiapride Hydrochloride

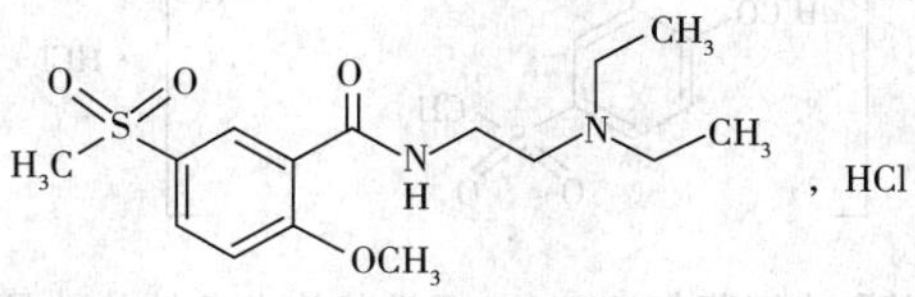

$C_{15}H_{24}N_2O_4S \cdot HCl$ 364.89

化学名：N-[2-(二乙氨基)乙基]-5-(甲磺酰基)-2-甲氧基苯甲酰胺盐酸盐。

N-[2-(diethylamino) ethyl]-2-methoxy-5-(methylsulfonyl)-benzamide hydrochloride

英文名：Tiapride(INN) Hydrochloride

CAS 号：[1177-87-3]

盐酸硫必利为神经系统用药，自 1974 年法国批准生产以来，由于用途广、疗效高、毒性低、起效快、耐受性好，老年、儿童和体弱者均可应用，在各国迅速推广[1]。注射剂在我国临床仅用于慢性酒精中毒所致的神经精神障碍。国内盐酸硫必利注射剂有 3 种上市剂型，包括小容量注射剂、冻干粉针剂及大输液，规格为 0.1g/2ml、0.1g、0.1g/100ml。硫必利对多巴胺受体，尤其是 D_2 受体具有选择性拮抗作用，其作用较氯丙嗪弱，对交感神经有轻度抑制作用，并有镇吐和镇痛作用[2]。本品吸收迅速，肌内注射 1 小时后血药浓度即达峰值。在体内分布迅速，每日 3 次给药后 24～48 小时血药浓度即达稳态，与血浆蛋白结合率低，平均清除半衰期为 3 小时，主要以原型随尿排出。

除中国药典(2015)收载外，BP(2018)、Ph. Eur.(9.0)和 JP(17)亦有收载。

【制法概要】盐酸硫必利的合成工艺采用 2-甲氧基-5-甲砜基苯甲酸甲酯为起始原料，通过缩合→盐酸硫必利碱→成盐→盐酸硫必利粗品的工艺路线。

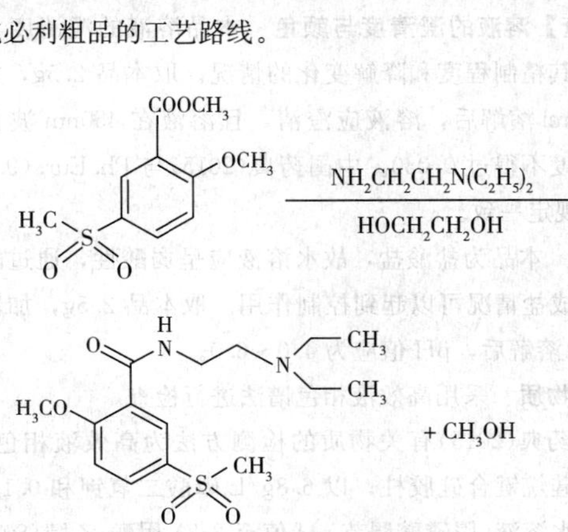

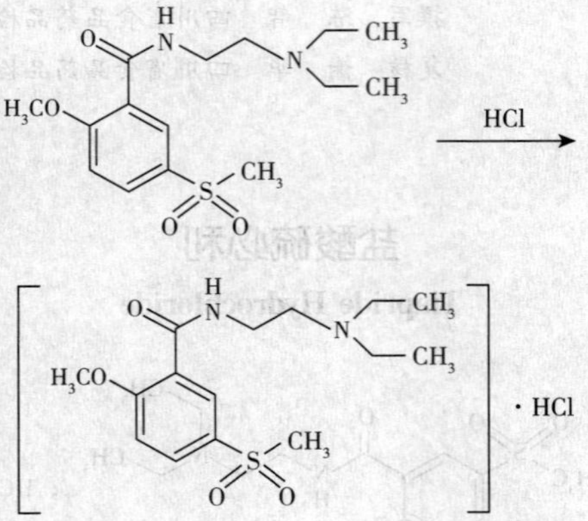

【性状】中国药典(2015)外观性状为白色针状结晶性粉末。Ph. Eur.(9.0)/BP(2018)描述为白色或类白色结晶性粉末；JP(17)描述为白色至微黄色结晶或结晶性粉末。

熔点 本品的熔点为198～202℃，熔融时同时分解。国外药典无规定。

【鉴别】(1)本品的红外光吸收图谱应与对照品的图谱一致，本品的红外光吸收图谱显示的主要特征吸收如下。(图1)

波数，cm^{-1}	归属
3300	胺 ν_{N-H}
2970，2900	烷基 ν_{C-H}
2600	叔铵盐
1640	羰基 $\nu_{C=O}$
1520，1480	苯环 $\nu_{C=C}$

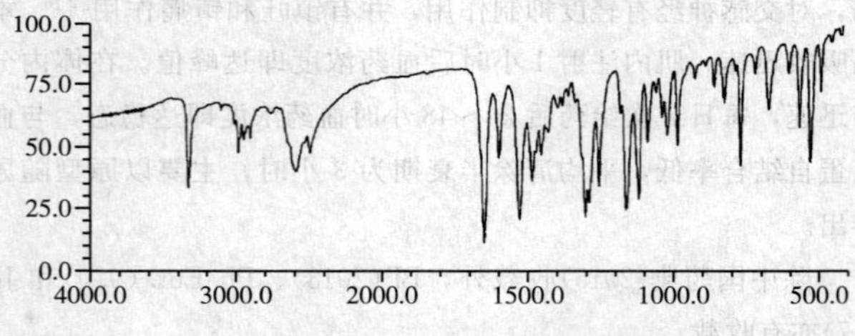

图1 盐酸硫必利红外光吸收图谱

(2)本品是硫必利的盐酸盐，故显氯化物的鉴别反应。

【检查】**溶液的澄清度与颜色** 本品溶液的澄清度与颜色可以反应其精制程度和降解变化的情况。取本品2.5g，加新沸的冷水50ml溶解后，溶液应澄清，且溶液在450nm波长处测定的吸光度不得过0.030。中国药典(2015)与Ph. Eur.(9.0)/BP(2018)的规定一致。

酸度 本品为盐酸盐，故水溶液应呈弱酸性，通过酸度的控制，对成盐情况可以起到控制作用。取本品2.5g，加新沸的冷水50ml溶解后，pH值应为4.0～6.0。

有关物质 采用高效液相色谱法进行检查。

中国药典(2015)有关物质的检测方法为高效液相色谱法，用辛烷基硅烷键合硅胶柱；以6.8g/L磷酸二氢钾和0.1g/L辛烷磺酸钠水溶液(用磷酸调节pH值至2.7)-甲醇-乙腈(80∶15∶5)为流动相；检测波长为240nm，流速为1.5ml/min；柱温为40℃。取盐酸硫必利溶液加适量过氧化氢试液，加热使降解，制备系统适用性溶液，该溶液中含有硫必利氮氧化物(杂质Ⅰ)，在系统适用性试验中，杂质Ⅰ(硫必利氮氧化物，相对保留时间约为1.3)与硫必利的分离度应大于4.0。系统适用性试验色谱图见图2，有关物质典型色谱图见图3。

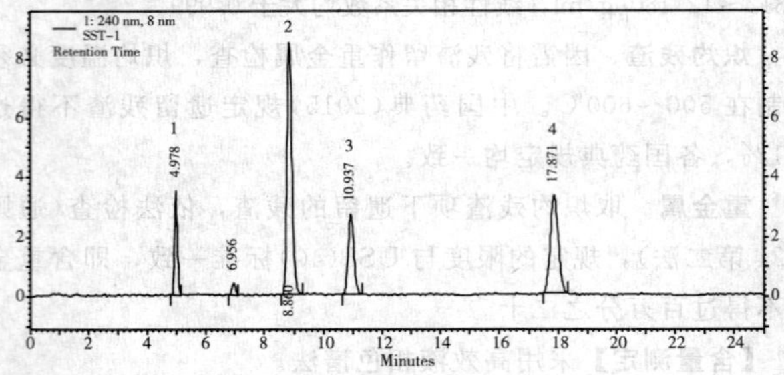

图2 盐酸硫必利系统适用性试验色谱图

1. 杂质A；2. 盐酸硫必利；3. 杂质Ⅰ；4. 杂质B

色谱柱：Phenomenex Luna C8(2)，250mm×4.6mm，5μm

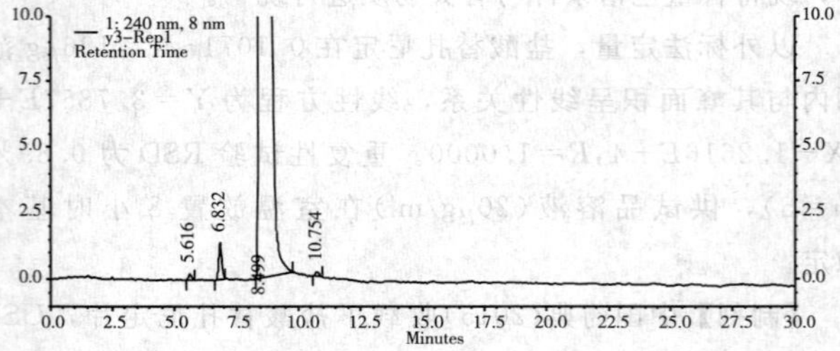

图3 盐酸硫必利有关物质典型色谱图

色谱柱：Phenomenex Luna C8(2)，250mm×4.6mm，5μm

Ph. Eur.(9.0)/BP(2018)中A、B、C、D各杂质的结构信息如下所示。

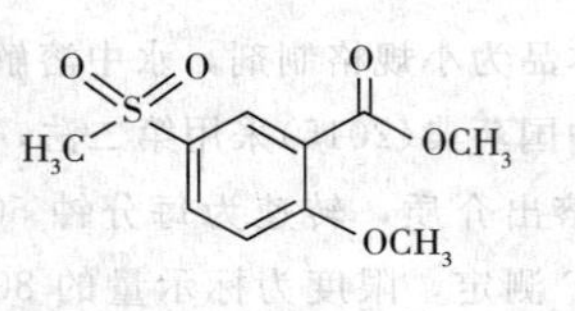

杂质A(2-甲氧基-5-甲磺酰基苯甲酸甲酯)

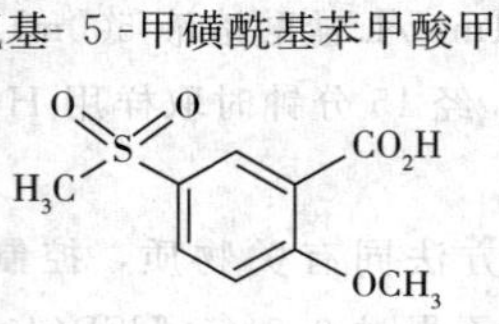

杂质B(2-甲氧基-5-甲磺酰基苯甲酸)

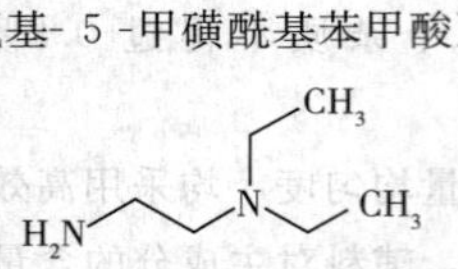

杂质C(*N*，*N*-二乙基乙二胺)

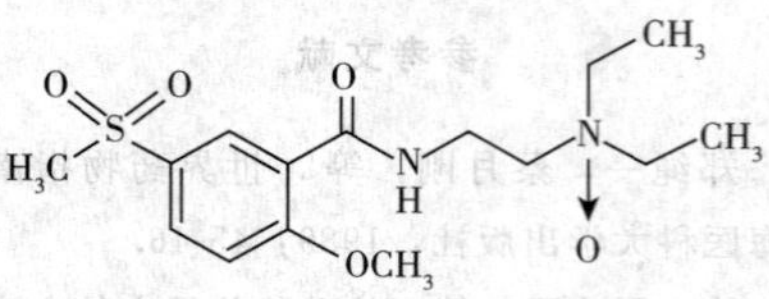

杂质D(硫必利氮氧化物，即杂质Ⅰ)

供试品溶液色谱图中如有杂质峰，单个杂质峰面积不得大于对照溶液主峰面积(0.1%)，各杂质峰面积的和不得大于对照溶液主峰面积的3倍(0.3%)，供试品溶液色谱图中任何小于对照溶液主峰面积0.5倍的色谱峰可忽略不计(0.05%)。

中国药典(2015)与Ph. Eur.(9.0)/BP(2018)的色谱条件一致，在限度上有差异，Ph. Eur.(9.0)/BP(2018)规定单个杂质不得过0.10%，杂质总量不得过0.2%。

JP(17)采用TLC法检查有关物质。

***N*，*N*-二乙基乙二胺**　*N*，*N*-二乙基乙二胺(即杂质C)为合成盐酸硫必利所用的侧链，也是其降解产物，因此有必要对该杂质进行限量控制，*N*，*N*-二乙基乙二胺的结构信息见图4。

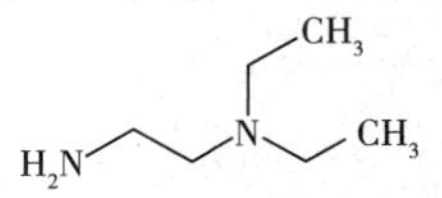

图4　*N*，*N*-二乙基乙二胺(杂质C)

中国药典(2015)*N*，*N*-二乙基乙二胺的检测方法为薄层色谱法，采用硅胶G薄层板，以浓氨水-二氧六环-甲醇-二氯甲烷(2∶10∶14∶90)为展开剂，展开12cm以上，晾干，喷以0.2%茚三酮丁醇溶液，100℃加热15分钟。供试品溶液如显*N*，*N*-二乙基乙二胺的斑点，其颜色与对照品溶液的主斑点比较，不得更深(0.1%)。

中国药典(2015)与Ph. Eur.(9.0)/BP(2018)的色谱条件及限度规定一致。

干燥失重　中国药典(2015)与BP(2018)、Ph. Eur.(9.0)和JP(17)规定一致，在105℃干燥至恒重，减失重量不得过0.5%。

炽灼残渣　遗留残渣不得过0.1%，规定的限度各国药典标准一致。

重金属　取炽灼残渣项下遗留的残渣，含重金属不得过百万分之二十，规定的限度各国药典标准一致。

【含量测定】采用电位滴定法测定其含量。以冰醋酸和醋酐溶解样品，用高氯酸滴定液(0.1mol/L)滴定，并将滴定的结果用空白试验校正，每1ml高氯酸滴定液(0.1mol/L)相当于36.49mg的$C_{15}H_{24}N_2O_4S \cdot HCl$。

本品为硫必利的氢卤酸盐，采用电位滴定法，无需加入醋酸汞，可避免汞盐的污染。各国药典标准一致。

【制剂】中国药典(2015)收载了盐酸硫必利注射液，JP(17)收载了盐酸硫必利片，BP(2018)和Ph. Eur.(9.0)未收载制剂品种。

盐酸硫必利注射液(Tiapride Hydrochloride Injection)

本品为盐酸硫必利的灭菌水溶液。规格为2ml∶100mg(以硫必利计)，为小容量注射剂。

有关物质　采用高效液相色谱法进行检查。

色谱条件及杂质限度规定同原料项下，注射液有关物质检查中需要关注的杂质如下。

杂质A为小容量注射液的特有杂质，硫必利中含有酰胺键，该化学键在溶液中于酸、碱、热条件下发生裂解产生杂质A，但该杂质在未破坏的样品中含量较小，远低于报告限度(0.05%)。

小容量注射剂的生产工艺为加热灭菌，并在配液中使用高浓度碱液(5mol/L氢氧化钠)调节酸度，此工艺过程易产生降解杂质(图5)，在对注射液的碱破坏中含量增幅较大。为了防止配液时局部碱液过浓，应调整pH值调节剂氢氧化钠的浓度，避免杂质含量增高。

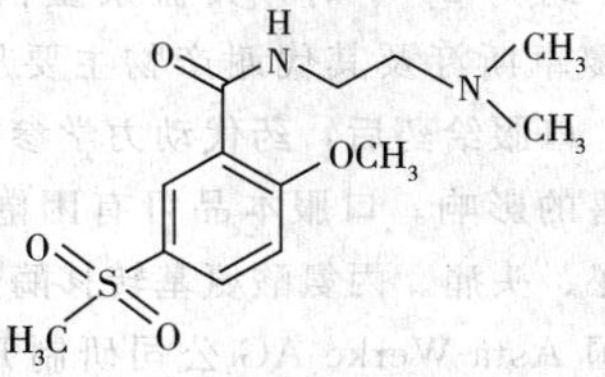

图5　碱降解杂质的结构信息图

含量测定　采用高效液相色谱法进行检查。

中国药典(2015)有关物质的检测方法为高效液相色谱法，用辛烷基键合硅胶柱；以6.8g/L磷酸二氢钾和0.1g/L辛烷磺酸钠水溶液(用磷酸调节pH值至2.7)-甲醇-乙腈(80∶15∶5)为流动相；检测波长为287nm，流速为1.5ml/min；柱温为40℃。按外标法以峰面积计算，并将结果乘以0.9，即为硫必利($C_{15}H_{24}N_2O_4S$)的含量。

参考文献

[1] 术德刚，吴凯云．泰必利合成工艺改进［J］．山东医药工业，2003，22(1)：6-7．

[2] 国家药典委员会．中华人民共和国药典临床用药须知·化学药和生物制品卷［M］．2010年版．北京：中国医药科技出版社，2011．

撰写　张　娜　中国食品药品检定研究院

复核　黄海伟　中国食品药品检定研究院

盐酸氮卓斯汀

Azelastine Hydrochloride

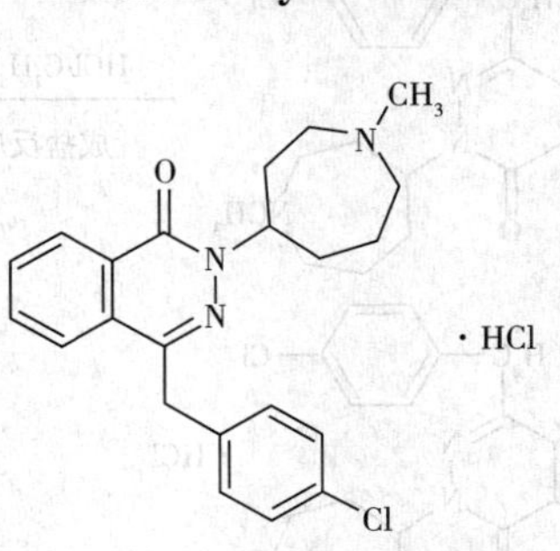

$C_{22}H_{24}ClN_3O \cdot HCl$　418.37

化学名：(±)4-(4-氯苄基)-2-(六氢-1-甲基-1*H*-氮杂卓-4-基)-1(2*H*)-2,3-二氮杂萘酮盐酸盐

(±)4-(4-chlorobenzyl)-2-(hexahydro-1-methyl-1*H*-azepin-4-yl)-1(2*H*)-2,3-phthalazinone monohydrochloride

英文名：Azelastine Hydrochloride

CAS号：［79307-93-0］

本品为 H_1 受体拮抗剂，并能稳定肥大细胞膜从而抑制炎性介质从肥大细胞释放，拮抗多种炎性介质如白三烯、血小板活化因子等，还可抑制嗜酸粒细胞的浸润，从多渠道发挥抗组胺作用。口服后，吸收迅速完全，4～5 小时达血药浓度峰值。经肝脏代谢，其主要代谢产物为去甲基氮卓斯汀，后者仍具抗组胺活性。氮卓斯汀及其代谢产物的血浆清除半衰期($t_{1/2\beta}$)约为 25 小时，其血浆蛋白结合率分别为 88%和 97%。氮卓斯汀及其代谢产物主要从粪便排出，在尿中亦有排泄。口服给药后，药代动力学参数不受年龄、性别或肝功能损害的影响。口服本品可有困倦、口干、鼻干、口苦，偶见便秘、头痛、丙氨酸氨基转移酶升高。[1]

本品由德国 Asta-Werke AG 公司研制开发，1986 年首次在日本上市[2]，我国从 2004 年开始，相继批准了盐酸氮卓斯汀原料及各种制剂的生产。国家药品监督管理局网站查阅显示，目前国内有 2 个企业生产原料。制剂主要有盐酸氮卓斯汀片、盐酸氮卓斯汀滴眼液和盐酸氮卓斯汀鼻喷雾剂 3 种剂型。除中国药典(2015)收载外，USP(40)、Ph. Eur.(9.0)、BP (2017)、JP(17)等均有收载。

【制法概要】由国内生产企业提供的盐酸氮卓斯汀的合成路线主要包含以下两步。

第一步：

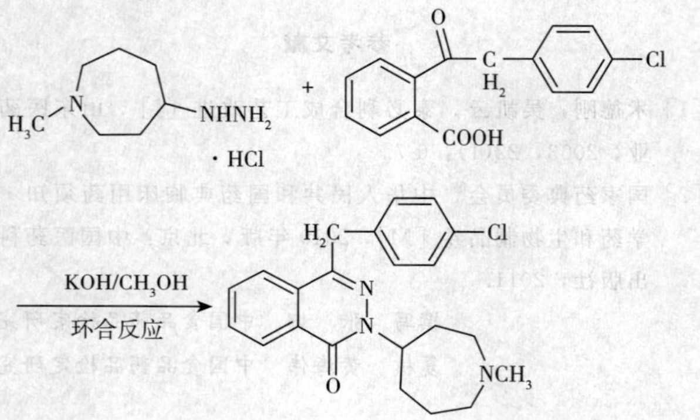

第二步：

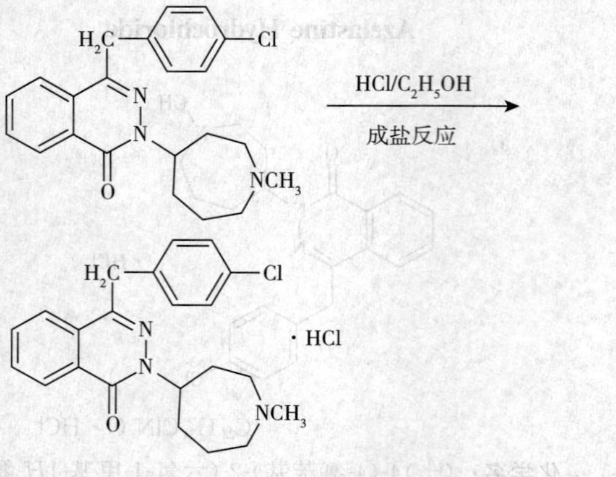

【性状】中国药典(2015)规定为白色或类白色粉末或结晶性粉末；BP(2017)、Ph. Eur.(9.0)、JP(17) 均规定为白色或类白色结晶性粉末。

溶解度 中国药典(2015)规定在甲醇中略溶，在水或乙醇中微溶，在冰醋酸中溶解；BP(2017) 规定在水中略溶，乙醇和二氯甲烷中溶解；JP(17) 规定在甲酸中易溶，在水和乙醇中微溶。

熔点 YBH 08682004 规定为 222～225℃，JP(17) 规定为 225℃，6 批样品熔点在 222～225℃ 范围内，由于熔点值高于 200℃，中国药典(2015)未收载。

【鉴别】(1)盐酸氮卓斯汀结构中具有芳香共轭体系，有紫外吸收特性，采用 3 台不同型号的紫外分光光度计(仪器 1：VARIAN Cary 50；仪器 2：Perkin Elmer Lambda 35；仪器 3：SHIMADZU UV-2550)进行试验考察，结果表明盐酸氮卓斯汀水溶液在 286nm 的波长处有最大吸收，在 264nm 的波长处有最小吸收，且溶液浓度为 30μg/ml 时，最大最小吸收值均在0.3～0.7之间，浓度较适宜。(图 1)

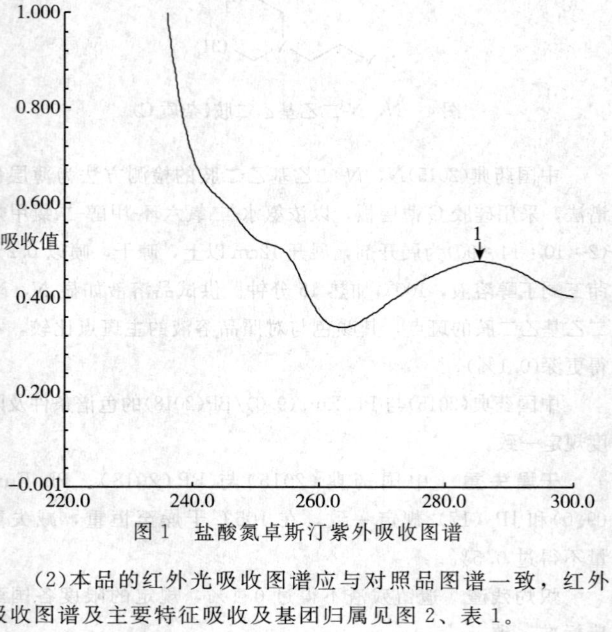

图 1 盐酸氮卓斯汀紫外吸收图谱

(2)本品的红外光吸收图谱应与对照品图谱一致，红外吸收图谱及主要特征吸收及基团归属见图 2、表 1。

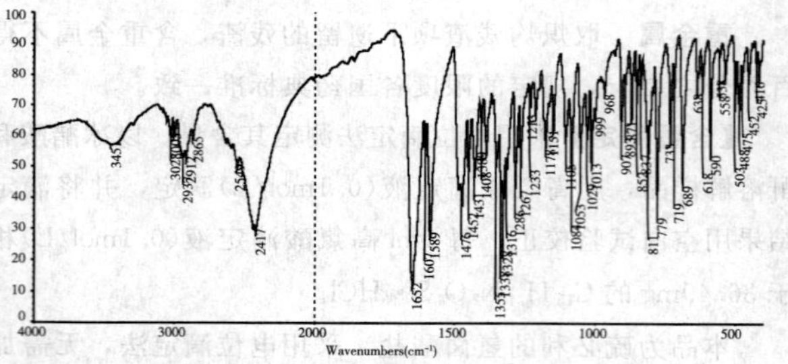

图 2 盐酸氮卓斯汀对照品红外光谱图

表 1 红外特征吸收及基团归属

波数(cm^{-1})	归属
3028，3003	苯环 ν_{C-H}
2417	胺盐 ν_{N-H^+}
1652	酰胺 $\nu_{C=O}$
1607，1589	苯环 $\nu_{C=C}$
1286，1267	酰胺 ν_{C-N}
1178，1151	苯环=C-H 面内弯曲振动
1013	氯代苯 ν_{C-Cl}
733，719	邻位、对位取代苯环 $\gamma_{=C-H}$
799	对位取代苯环 $\gamma_{=C-H}$
1105，1084	胺基 ν_{C-N}

(3)本品为生物碱的盐酸盐，具有生物碱的沉淀反应及氯化物的鉴别反应，氯化物的鉴别反应需要先加氨试液使成碱性，将析出的沉淀滤过除去，取滤液进行试验。

【检查】旋光度 本品为消旋体，氮杂卓基上 4 位碳为手性碳，旋光度为－0.01°至＋0.01°。

澄清度 BP(2017) 收载了澄清度检查，JP(17) 和中国药典(2015)未收载。

酸度 本品合成工艺最后一步成为盐酸盐，为检查其是否酸化完成以及游离的少量酸，做酸度检查，规定 pH 值为5.0～7.0。

有关物质 采用高效液相色谱法进行。

USP(40) 采用高效液相色谱法，用氰基柱，以乙腈-缓冲液(2.92g/L 辛烷磺酸钠和 0.92g/L 磷酸二氢钾水溶液，稀磷酸调 pH 值至 3.0～3.1)(260：740)为流动相，检测波长为 210nm，以杂质 B、D、E 和盐酸氮卓斯汀之间的分离度进行系统控制，以外标法结合已知杂质的响应因子校正法进行杂质控制，苯甲酰肼不得过 0.1%，杂质 B 不得过 0.1%，2-(2-(4-氯苯)乙酰基)苯甲酸不得过 0.1%，杂质 D 不得过 0.1%，杂质 E 不得过 0.1%，其他单个杂质不得过 0.1%，总杂质不得过 0.2%。BP(2017) 采用高效液相色谱法，用氰基柱，以乙腈-缓冲液(2.92g/L 辛烷磺酸钠和 0.92g/L 磷酸二氢钾水溶液，稀磷酸调 pH 值至 3.0～3.1)(260：740)为流动相，检测波长为 210nm，以杂质 C、D、E 和盐酸氮卓斯汀之间的分离度进行系统控制，以外标法结合已知杂质的响应因子校正法进行杂质控制，杂质 A、B、C、D、E 均不得过 0.15%，其他单个杂质不得过 0.1%，总杂质不得过 0.2%。JP(17) 采用高效液相色谱法，用十八烷基硅烷键合硅胶柱，以乙腈-水-高氯酸(660：340：1)为流动相，检测波长 240nm，以理论板数不低于 5000 和拖尾因子不大于 1.5 进行系统控制，单个杂质不得过 0.1%，总杂质不得过 0.5%。

国内注册标准均采用水-乙腈-三乙胺-磷酸系统，中国药典(2015)通过系统优化建立新的 HPLC 系统用于有关物质检测。用十八烷基硅烷键合硅胶柱，以 4%三乙胺溶液(用磷酸调节 pH 值至 6.0)-乙腈-甲醇(50：18：32)为流动相，检测波长 289nm。由于没有收集到已知杂质，因此对样品进行了强力破坏降解试验，结果表明，该方法专属性良好。(图 3～图 6)

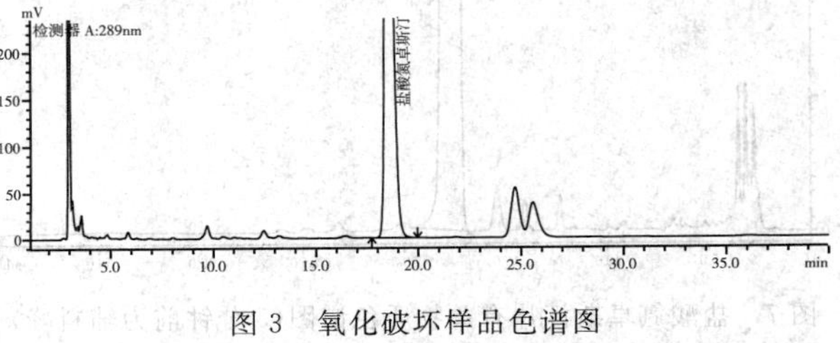

图 3　氧化破坏样品色谱图

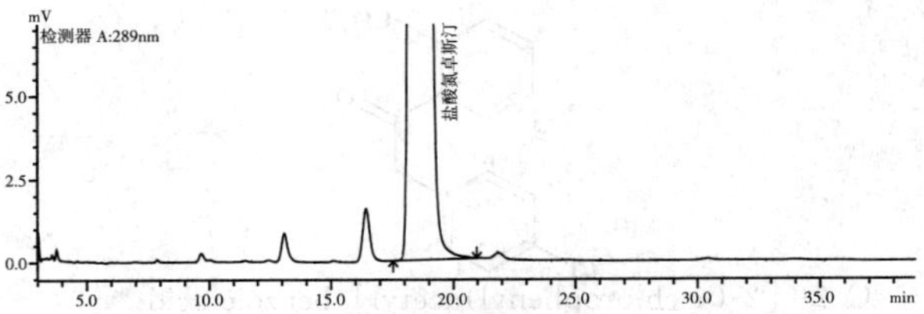

图 4　酸破坏样品色谱图

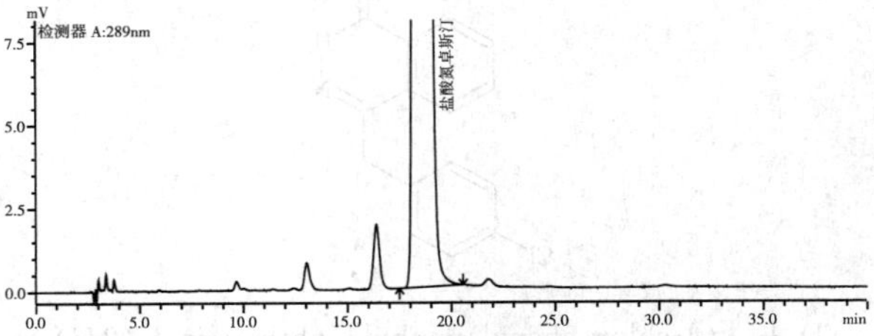

图 5　热破坏样品色谱图

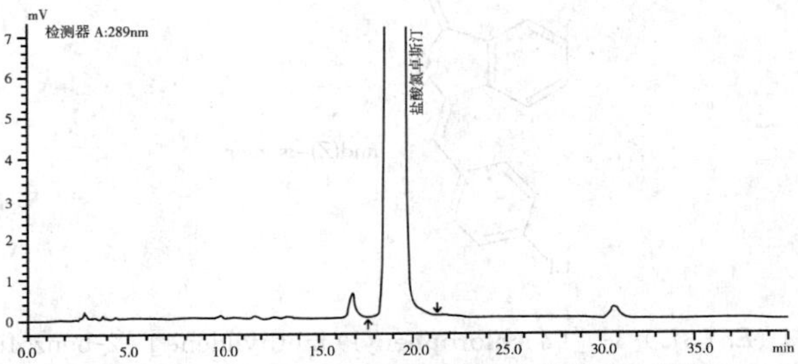

图 6　盐酸氮卓斯汀原料药有关物质典型色谱图

使用三种品牌色谱柱：TSKgel ODS-100V (250mm×4.6mm，5μm)、PLATISIL ODS (150mm×4.6mm，5μm)、Agilent TC-C18(2) (250mm×4.6mm，5μm)进行耐用性试验考察，结果良好。

经采用逐步稀释法测定，盐酸氮卓斯汀的定量限为 1ng，检出限为 0.66ng。

经稳定性考察，供试品溶液放置 24 小时后，最大单个杂质及总杂质量未见明显增加，说明供试品溶液室温放置 24 小时内稳定。

关于杂质限度的规定：由于国内无可靠来源的杂质 A、B、C、D、E 对照品，对特定杂质进行定量控制有一定的难度，本版标准只控制了单个最大杂质和总杂质的量，规定单个最大杂质不得过 0.2%，总杂质不得过 0.5%。

BP(2017) 列出了特定杂质 A、B、C、D、E 的结构，结构式如下。

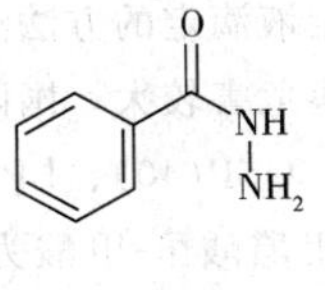

A. Benzohydrazide(benzoyldiazane)

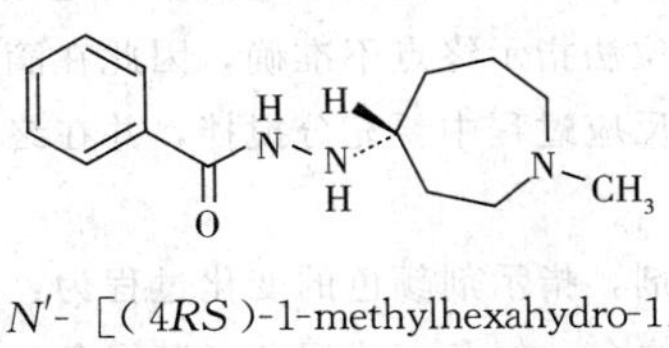

and enantiomer

B. *N'*-［(4*RS*)-1-methylhexahydro-1*H*-azepin-4-yl］-benzohydrazide

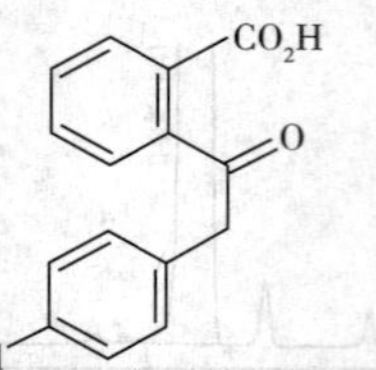

C. 2-［2-(4-chlorophenyl)acetyl］ benzoic acid

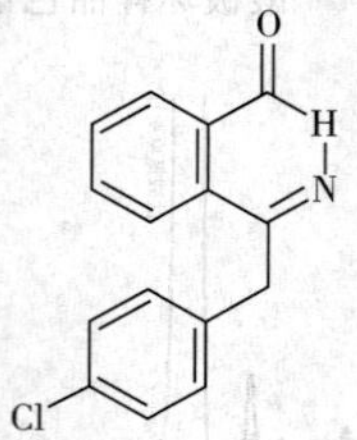

D. 4-［(4-chlorophenyl)methyl］ phthalazin-1-(2*H*)-one

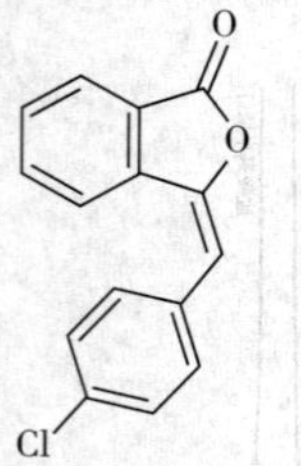

and(*Z*)-isomer

E. (3*E*)-3-［(4-chlorophenyl) methylidene］-2-benzofuran-1(3*H*)-one

残留溶剂　采用气相色谱法进行。

国内企业的生产工艺表明，本品合成中最后三步使用到甲醇、乙醇、丙酮、异丙醇、二氯甲烷，这5种有机溶剂如若残留，则最终产品里面会引入这几种杂质。因此增加对甲醇、乙醇、丙酮、异丙醇、二氯甲烷这5种残留溶剂的检查，参考《中国药典》2015年版四部通则0861“附表1　药品中常见的残留溶剂及限度”控制甲醇的限度为0.3%，乙醇的限度为0.5%，丙酮的限度为0.5%，异丙醇的限度为0.5%，二氯甲烷的限度为0.06%。

干燥失重　不得过1.0%。各国药典均采用105℃恒温干燥法，除BP(2017)的限度为0.5%以外，其余药典限度均为1.0%。本品在甲醇中略溶，企业可以考虑建立卡尔费休法，用于水分的快速测定。

含量测定　采用非水溶液滴定法。

国内注册标准均采用冰醋酸-醋酸汞为溶剂，结晶紫为指示剂，用高氯酸滴定液滴定的方法测定含量。但醋酸汞有毒，对环境和人体健康危害较大，国际上均未采用。

中国药典(2015)、USP(40)、BP(2017)、JP(17)均采用高氯酸滴定法，采用醋酸酐-甲酸为溶剂，增强待测物的表观碱性，从而增大滴定突跃，但滴定过程中滴定体系会产生大量的热，导致电位法指示终点不准确，因此在滴定过程中为了避免过热，在反应过程中要充分搅拌，并在终点到达时及时停止滴定。

用结晶紫为指示剂，指示剂颜色的变化过程为：蓝紫色→蓝色→蓝绿色→深绿色→绿色→浅绿色→黄绿色，经与电位法对照，滴定终点为绿色。

化学反应式：

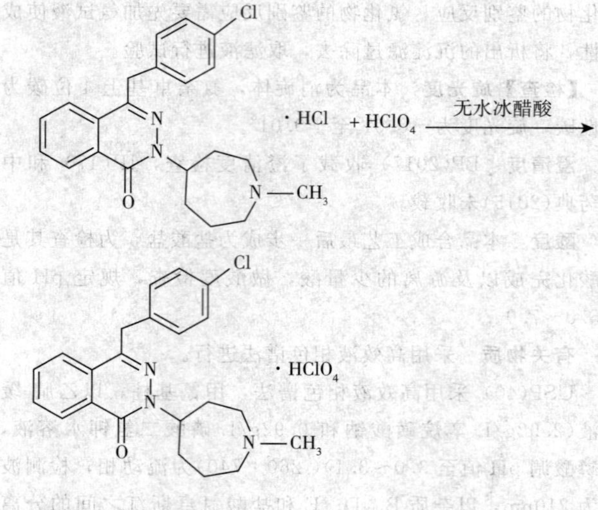

滴定曲线：

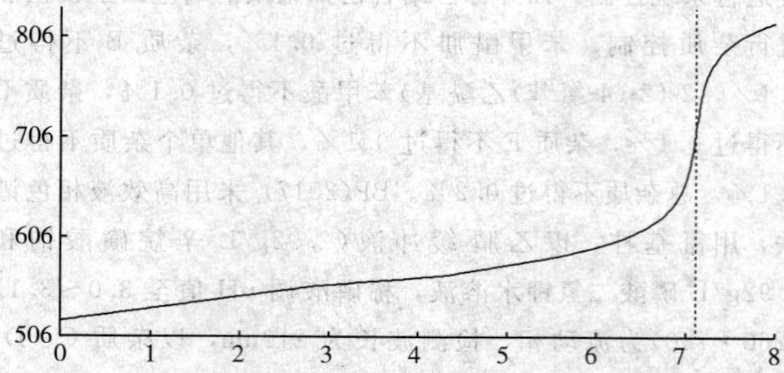

【制剂】 中国药典(2015)收载了盐酸氮卓斯汀片与盐酸氮卓斯汀鼻喷雾剂，JP(17)收载了盐酸氮卓斯汀颗粒剂，USP(40)、BP(2017)和Ph. Eur.(9.0)均未收载制剂品种。

(1)盐酸氮卓斯汀片(Azelastine Hydrochloride Tablets)

本品为白色或类白色片或薄膜衣片，规格为1mg和2mg。国内各企业的处方中，主要辅料有淀粉、蔗糖、羟丙甲纤维素、乳糖、甘露醇、硬脂酸镁等。

有关物质　考察了两个企业的辅料溶液及样品溶液在三根不同型号的C18色谱柱上的色谱行为，结果在不同品牌及长度的C18柱上，虽然主峰的保留时间变化较大，但两个企业的辅料的保留时间都在5分钟之前，由于辅料的响应较大，为扣除辅料对结果的影响，标准中规定相对保留时间0.25之前的色谱峰不计。图7为典型的有关物质色谱图，5分钟前的色谱峰为辅料峰(图8)。

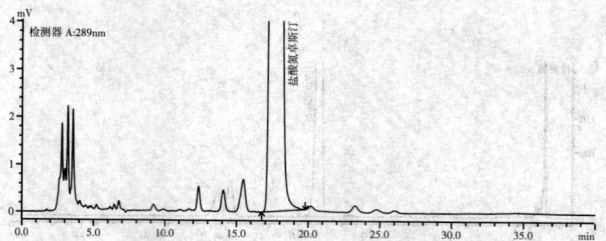

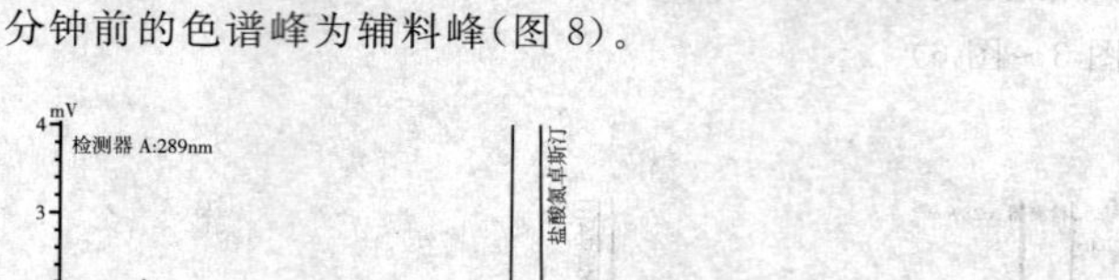

图7　盐酸氮卓斯汀片有关物质色谱图(5分钟前为辅料峰)

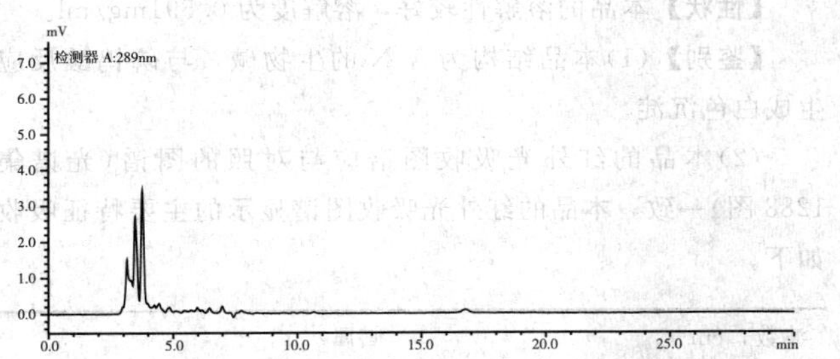

图 8　盐酸氮卓斯汀片空白辅料色谱图

溶出度　盐酸氮卓斯汀是 BCS 一类药物。

以盐酸溶液(2→1000)100ml 为溶出介质，采用第三法，转速为每分钟 50 转，限度为标示量的 80%。

由于本品规格小，供试品溶出度无法直接用紫外-可见分光光度法进行测定，故选择高效液相色谱法测定溶出量，色谱条件与含量测定相同，溶出液的色谱图见图 9，辅料对主成分溶出度测定无干扰。

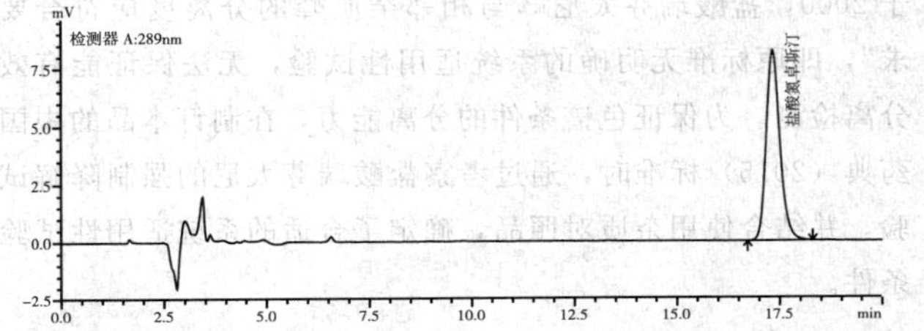

图 9　盐酸氮卓斯汀片溶出度色谱图

含量测定与含量均匀度　均采用高效液相色谱法测定，色谱条件与原料药有关物质项相同。辅料对主成分含量测定无干扰，方法回收率为 99.5%($n=9$)，RSD 为 0.49%。

方法学研究表明：盐酸氮卓斯汀在 5～200μg/ml 范围内线性关系良好，线性回归方程为：$Y=23592X-14165$，$r=0.9999$，$n=7$。

(2)盐酸氮卓斯汀鼻喷雾剂(Azelastine Hydrochloride Nasal Spray)

本品为多剂量、定量鼻用喷雾剂，规格为(1)10ml∶10mg，70 喷，每喷 0.14mg；(2)10ml∶10mg，140 喷，每喷 0.07mg。国内各企业的处方中，主要辅料有苯扎溴铵、羟甲基纤维素钠、氯化钠等。

鉴别　盐酸氮卓斯汀为生物碱，可与磷钨酸反应生成白色沉淀。

有关物质　经考察两个企业的辅料的保留时间都在 5 分钟之前，由于辅料的响应较大，为扣除辅料对结果的影响，标准中规定相对保留时间 0.25 之前的色谱峰不计。图 10 为典型的有关物质色谱图，5 分钟前的色谱峰为辅料峰(图 11)。

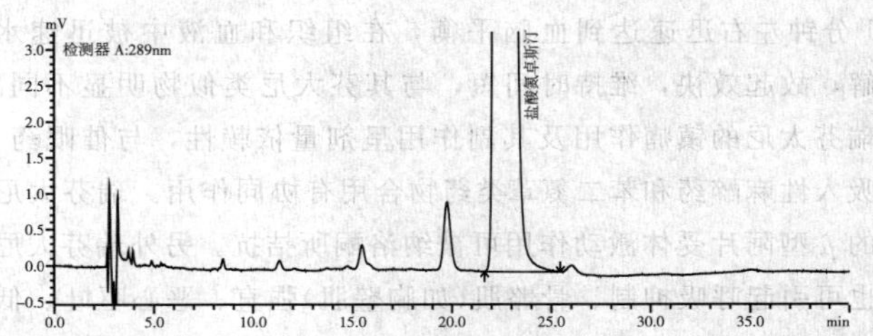

图 10　盐酸氮卓斯汀鼻喷雾剂有关物质色谱图
(5 分钟前为辅料峰)

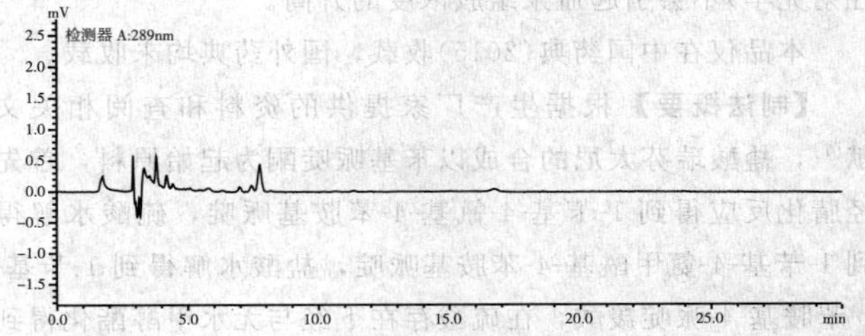

图 11　盐酸氮卓斯汀鼻喷雾剂空白辅料色谱图

含量测定　采用高效液相色谱法测定，色谱条件与原料药有关物质项相同。辅料对主成分含量测定无干扰，方法回收率为 99.8%($n=9$)，RSD 为 0.57%。

参考文献

[1] 国家药典委员会．中华人民共和国药典临床用药须知·化学药和生物制品卷［M］．2010 年版．北京：中国医药科技出版社，2011.

[2] 张晓红，吴晋湘，胡长平．国产盐酸氮卓斯汀抗组胺作用的实验评价［J］．中国临床药理学与治疗学，2004，9(6)：687-690.

撰写　周小华　江苏省食品药品监督检验研究院
复核　袁耀佐　张　玫　江苏省食品药品监督检验研究院

盐酸瑞芬太尼

Remifentanil Hydrochloride

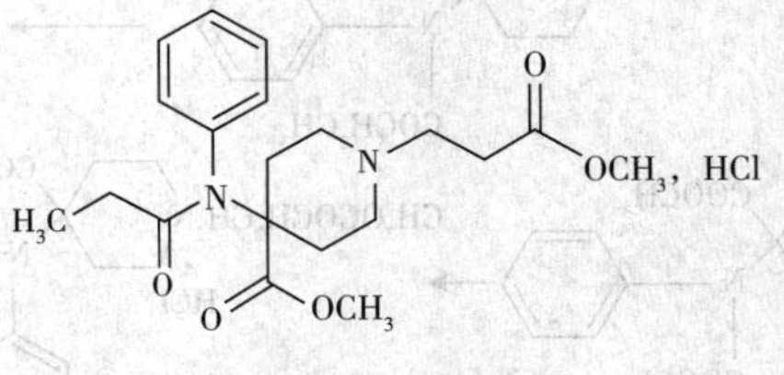

$C_{20}H_{28}N_2O_5 \cdot HCl$　412.91

化学名：4-(甲氧甲酰基)-4-(*N*-苯基-*N*-丙酰氨基)-1-哌啶丙酸甲酯盐酸盐

methyl 1-(3-methoxy-3-oxopropyl)-4-(*N*-propanoylanilino)piperidine-4-carboxylate hydrochloride

英文名：Remifentanil (INN) Hydrochloride

CAS 号：［132539-07-2］；［132875-61-7］(瑞芬太尼)

瑞芬太尼为芬太尼类 μ 型阿片受体激动剂，在人体内

1分钟左右迅速达到血脑平衡，在组织和血液中被迅速水解，故起效快，维持时间短，与其芬太尼类似物明显不同。瑞芬太尼的镇痛作用及其副作用呈剂量依赖性，与催眠药、吸入性麻醉药和苯二氮䓬类药物合用有协同作用。瑞芬太尼的μ型阿片受体激动作用可被纳洛酮所拮抗。另外瑞芬太尼也可引起呼吸抑制、骨骼肌(如胸壁肌)强直、恶心呕吐、低血压和心动过缓等，在一定剂量范围内，随剂量增加而作用加强。盐酸瑞芬太尼剂量高达30μg/kg静脉注射(1分钟内注射完毕)不会引起血浆组胺浓度的升高。

本品仅在中国药典(2015)收载，国外药典均未收载。

【制法概要】根据生产厂家提供的资料和查阅相关文献[1]，盐酸瑞芬太尼的合成以苄基哌啶酮为起始原料，首先经腈化反应得到1-苄基-4-氰基-4-苯胺基哌啶，硫酸水解得到1-苄基-4-氨甲酰基-4-苯胺基哌啶，盐酸水解得到1-苄基-4-苯胺基-4-哌啶羧酸，在硫酸存在下经与无水甲醇酯化得到1-苄基-4-甲氧羰基-4-苯胺基哌啶，再经丙酸酐丙酰化得到1-苄基-4-甲氧羰基-4-*N*-丙酰苯胺基哌啶，在冰醋酸中经10%钯炭催化氢化脱去苄基得4-甲氧羰基-4-*N*-丙酰苯胺基哌啶，然后在乙腈中与丙烯酸甲酯加成得瑞芬太尼，最后在甲醇中用氯化氢气体成盐酸盐得盐酸瑞芬太尼，合成线路图见图1。

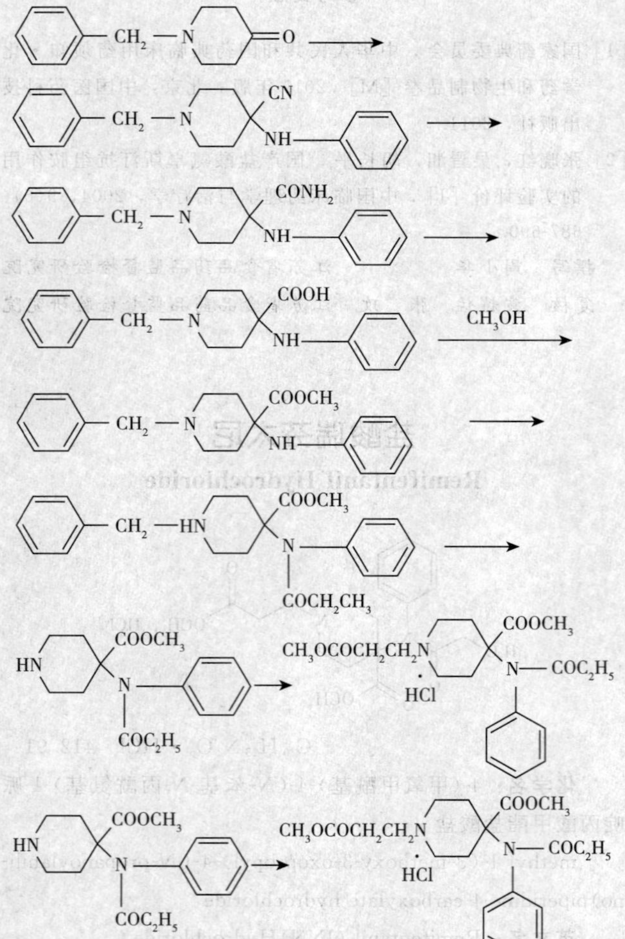

图1　盐酸瑞芬太尼合成线路图

【性状】本品的溶解性较好，溶解度为0.591mg/ml。

【鉴别】(1)本品结构为含N的生物碱，与磷钨酸反应生成白色沉淀。

(2)本品的红外光吸收图谱应与对照的图谱(光谱集1288图)一致，本品的红外光吸收图谱显示的主要特征吸收如下。

波数，cm^{-1}	归属
2390	酯　ν_{C-H}
1105	酰胺　$\nu_{C=O}$
1660，1740	酯　ν_{C-O}

(3)本品为盐酸盐，显氯化物的鉴别反应。

【检查】有关物质　采用高效液相色谱法进行检查。

USP、BP和JP均未收载盐酸瑞芬太尼原料及制剂标准。盐酸瑞芬太尼的原质量标准为国家食品药品监督管理局标准WS-1043(X-783)-2002，收载了有关物质检查项，其系统适用性试验规定“理论板数按盐酸瑞芬太尼峰计算应不低于2000，盐酸瑞芬太尼峰与相邻杂质峰的分离度应符合要求”，即原标准无明确的系统适用性试验，无法保证能有效分离检测。为保证色谱条件的分离能力，在制订本品的中国药典（2015）标准时，通过考察盐酸瑞芬太尼的强制降解试验，并结合使用杂质对照品，确定了合适的系统适用性试验条件。

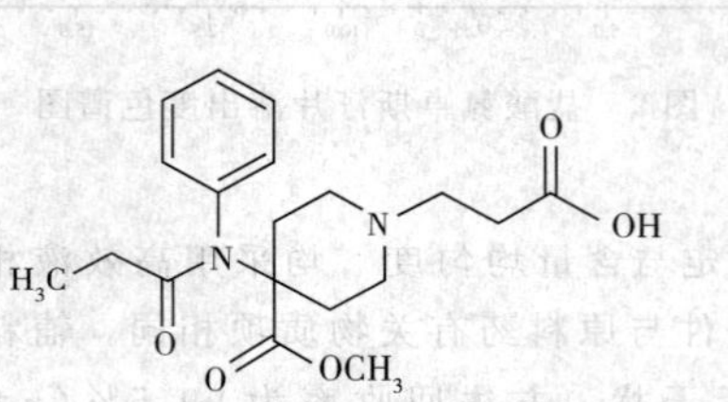

$C_{19}H_{26}N_2O_5$　362.2

(a)

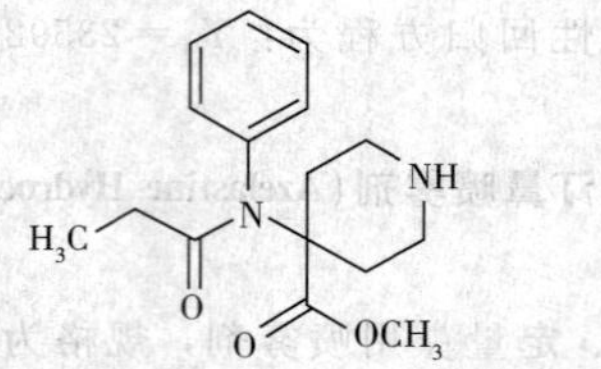

$C_{16}H_{22}N_2O_3$　290.1

(b)

图2　盐酸瑞芬太尼杂质结构

a. 杂质Ⅰ，即瑞芬太尼水解物杂质；

b. 杂质Ⅱ，即瑞芬太尼脱苄物杂质

盐酸瑞芬太尼在酸性条件不易降解，但在碱性溶液中容易降解。故采用0.1mol/L的氢氧化钠溶液作为稀释溶液，室温放置1小时、2小时、3小时、4小时、5小时后考察降解情况，水解物(即杂质Ⅰ)与瑞芬太尼峰面积的变化情况见图3，盐酸瑞芬太尼在碱性条件下极易降解，室温放置5

小时内瑞芬太尼迅速降解，5 小时以后几乎全部降解为水解物杂质Ⅰ。

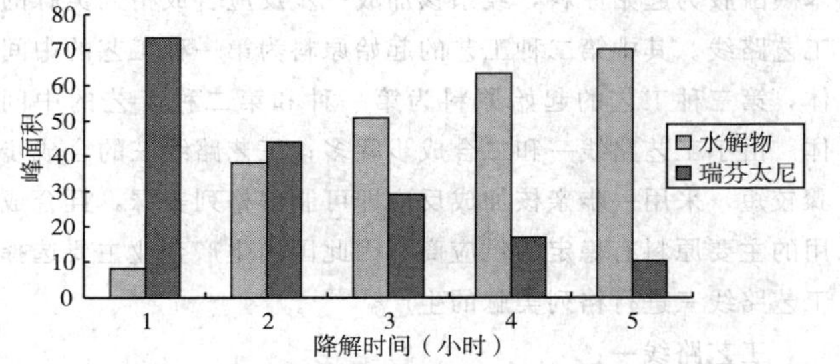

图 3　碱破坏条件下水解物（杂质Ⅰ）与瑞芬太尼峰面积的变化

由于盐酸瑞芬太尼在碱性条件的降解过快不宜控制，因此采用水作为稀释溶液在 60℃水浴加热 1 小时、2 小时、3 小时、4 小时后，注入液相色谱考察降解情况，水解物（杂质Ⅰ）与瑞芬太尼峰面积的变化情况见图 4，盐酸瑞芬太尼在水溶液中水浴 60℃加热可适当降解产生水解物。另外注射用盐酸瑞芬太尼中加入了甘氨酸为辅料，其水溶液呈酸性，不容易降解，故配制系统适用性试验时应采用盐酸瑞芬太尼原料或对照品。

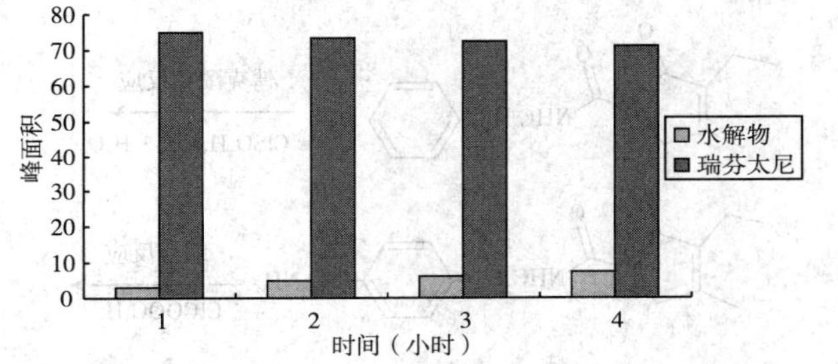

图 4　水溶液 60℃加热条件下水解物与瑞芬太尼峰面积的变化

另外，瑞芬太尼粗品的色谱图还有脱苄物杂质(杂质Ⅱ)存在，脱苄物杂质Ⅱ与水解物杂质Ⅰ、瑞芬太尼主峰也会出现难分离的情况。综合上述情况，如能采用脱苄物杂质Ⅱ对照品，规定与主成分的分离度作为系统适用性试验则为最佳选择。将脱苄物加入破坏性试验溶液中进行考察，如图 5 所示，脱苄物杂质Ⅱ与水解物杂质Ⅰ、主峰的分离度均能大于 1.5，分离良好。

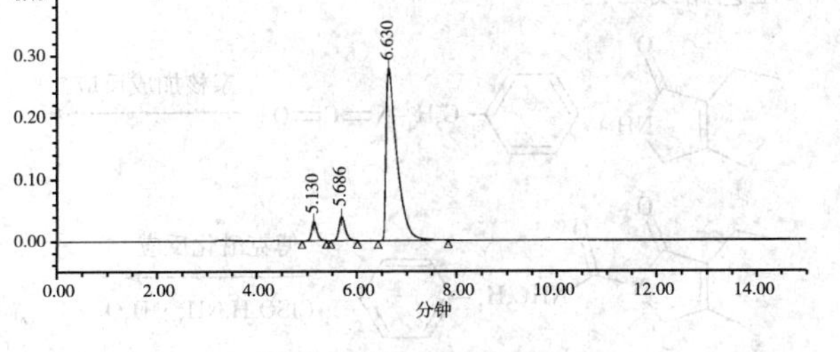

图 5　系统适用性试验

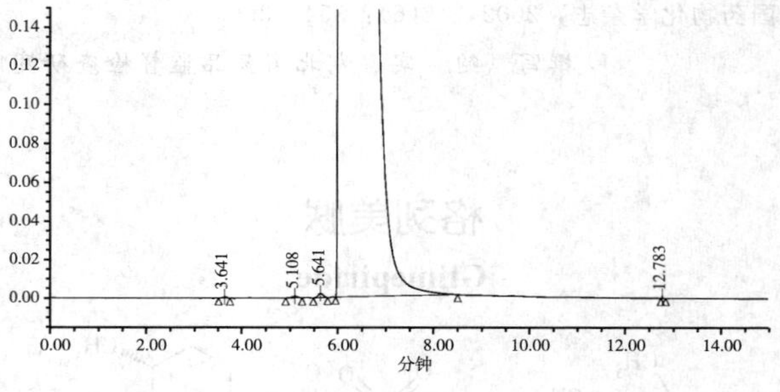

图 6　实际样品

根据上述试验考察，确定系统适用性溶液配制方法如下：取杂质Ⅱ对照品 5mg 至 10ml 量瓶中，加水溶解并稀释至刻度，作为杂质Ⅱ对照品储备液。取本品 12.5mg 置 25ml 量瓶中，加水 20ml 溶解，在 60℃水浴中加热 3 小时后，精密量取杂质Ⅱ对照品储备液 1ml 至上述溶液中，加水稀释至刻度作为系统适用性溶液。

本方法的检出限为 50ng/ml。

【含量测定】采用非水滴定法测定。

本品为有机碱的氢氯酸盐，在冰醋酸中氢氯酸显强酸性，使反应不能完全进行。故本品采用高氯酸滴定测定其含量时，方法中加入醋酸汞试液与氢卤酸根形成不解离的氯化氢，用于排除氢卤酸根的影响。其用量按醋酸汞与氯化氢的摩尔比(1∶2)计算，可稍过量，一般为 3～5ml。

【制剂】中国药典(2015)收载了注射用盐酸瑞芬太尼。国外药典均未收载制剂品种。

注射用盐酸瑞芬太尼(Remifentanil Hydrochloride for Injection)

本品为盐酸瑞芬太尼的无菌冻干品，为白色或类白色疏松块状物，规格为 1mg、2mg、5mg。本品的辅料为甘氨酸。

有关物质　采用高效液相色谱法进行检查。

系统适用性试验的制订同本品原料项下。由于本品的水溶液易降解，故应临用新制。

注射用盐酸瑞芬太尼的原质量标准为国家食品药品监督管理局标准 WS_1-(X-008)-2008Z，其中有关物质规定的限度为“单个杂质不得过 2.0%，总杂质不得过 5.0%”。中国药典（2015）结合样品出厂检验结果、稳定性考察结果、杂质药理活性、毒性，对注射用盐酸瑞芬太尼的有关物质限度进行了修订：鉴于水解物(杂质Ⅰ)在效期内含量增加较快，但由于其活性较弱、无毒性，限度可由 2.0%适当放宽至 3.0%；其他单个杂质则是主要由原料中引入，参照原料的限度严格规定为不得过 0.5%；原料总杂质限度为 1.0%，加上水解物(杂质Ⅰ)3.0%的限度，故规定制剂总杂质不得过 4.0%。

含量测定与含量均匀度　采用高效液相色谱法进行检查。

采用与有关物质相同的色谱条件进行测定。由于本品不同规格的装量均较低，故测定时分别测定 10 瓶的含量均值作为含量结果，含量均匀度的限度为±20%。

参考文献

[1] 毕小玲，尤启东，李玉艳，等．盐酸瑞芬太尼的合成 [J]．

中国药物化学杂志，2002，12(6)：354－356.

撰写　鲍　实　湖北省药品监督检查研究院

格列美脲

Glimepiride

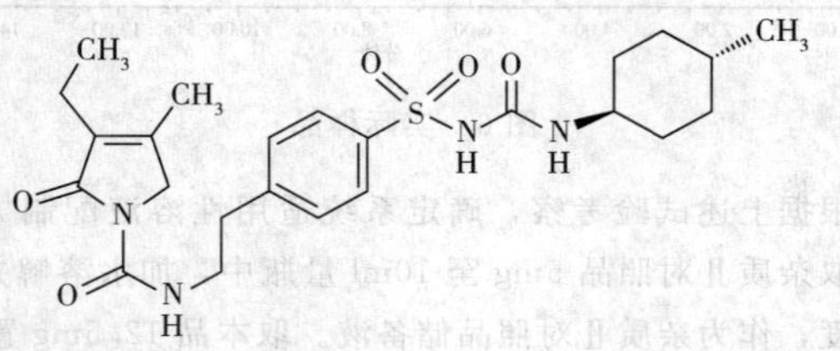

$C_{24}H_{34}N_4O_5S$　490.62

化学名： 1-[[4-[2-(3-乙基-4-甲基-2-氧代-3-吡咯啉-1-甲酰氨基)乙基]苯基]磺酰基-3-(反式-4-甲基环己基)脲

1-[4-[2-(3-ethyl-4-methyl-2-oxo-3-pyrroline-1-carboxamido)ethyl]phenylsulfonyl]-3-(4-methylcyclohexyl)urea

英文名： Glimepiride(INN)

CAS 号： [93479-97-1]

格列美脲属于磺酰脲类口服降血糖药，适用于经饮食控制及体育锻炼均不能满意控制血糖的轻至中度 2 型糖尿病。

格列美脲降血糖的主要作用是刺激胰岛 β 细胞分泌胰岛素，其作用机制是与 β 细胞膜上的磺酰脲受体特异性结合，从而使 ATP 依赖的 K^+ 通道关闭，引起膜电位去极化，使 Ca^{2+} 通道开启，胞液内 Ca^{2+} 浓度升高，促使胰岛素分泌，降低血糖。

格列美脲口服后较迅速而完全地被吸收，空腹或进食时服用对吸收无明显影响。服用 2～3 小时达血药峰值，口服 4mg 平均血药峰值约为 300ng/ml。$t_{1/2}$ 为 5～8 小时。格列美脲在肝脏内通过细胞色素 P450 氧化而全部代谢成环已羟甲基及羧基 2 类衍生物(分别为 M_1 及 M_2)，M_1 可进一步代谢为 M_2，两者皆无降血糖活性[1~8]。

格列美脲不良反应主要有低血糖反应；轻度恶心、呕吐、腹泻和腹痛等消化道反应；瘙痒、红斑和荨麻疹等皮肤过敏反应和血小板减少、白细胞减少和粒细胞缺乏等血液系统反应[9-10]。

格列美脲是第三代磺酰脲类降糖药，由德国 Hoechst Marion Roussel(HMR)公司开发，1995 年首次在瑞典以商品名 Amaryl 上市；1996 年经 FDA 批准进入美国市场，同年陆续在欧洲市场上市；2000 年，在日本上市，同年在中国获批，剂型主要有片剂、胶囊剂、滴丸，规格为 1mg 和 2mg，其片剂属国家基本药物。

除中国药典(2015)收载外，USP(36)、BP(2013)、Ph. Eur. (7.0)和 JP(16)均有收载。

【制法概要】 国内外主要有三种工艺合成格列美脲，第一种为采用乙酰乙酸乙酯为起始原料，经亲核取代、亲核加成、成环、酰胺水解、亲核加成、傅克酰化、缩合和酯胺解 8 步反应合成格列美脲的工艺路线；第二种为采用 3-乙基-4-甲基-3-吡咯啉-2-酮为起始原料，经亲核加成、傅克酰化和亲核加成 3 步反应合成格列美脲的工艺路线；第三种为采用 4-［2-(3-乙基-4-甲基-2-氧代-3-吡咯啉-1-甲酰氨基)乙基］苯磺酰胺为起始原料，经亲核加成一步反应合成格列美脲的工艺路线。其中第二种工艺的起始原料为第一种工艺的中间体，第三种工艺的起始原料为第一种和第二种工艺的中间体。由于工艺路线一和二合成步骤多；工艺路线三的合成步骤较短，采用一步亲核加成反应即可制得格列美脲，且合成用的主要原料有稳定的供应商，因此国内生产企业主要选择工艺路线三进行格列美脲的生产[11-15]。

工艺路线一：

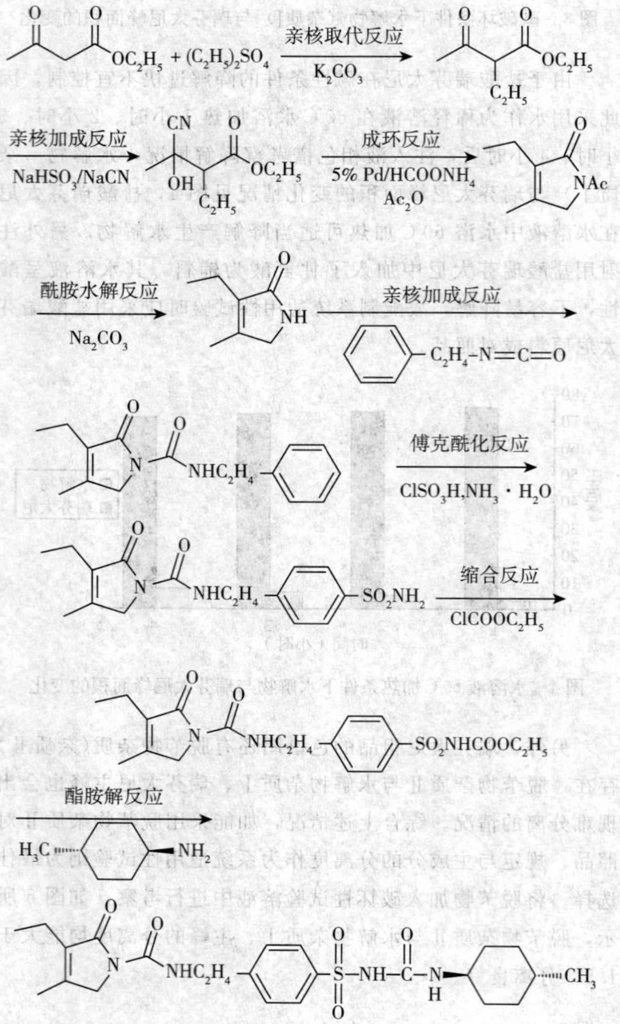

工艺路线二：

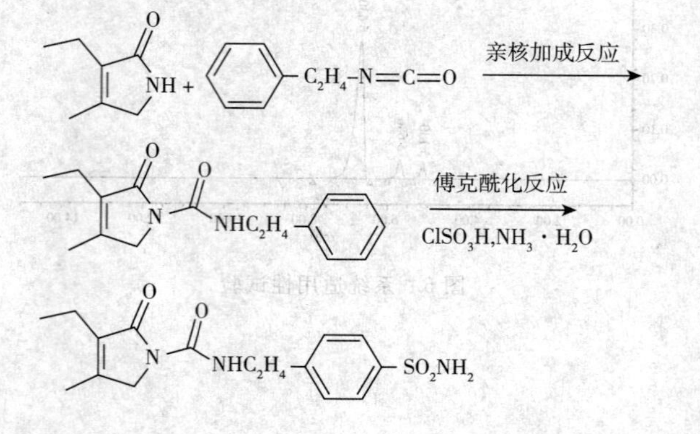

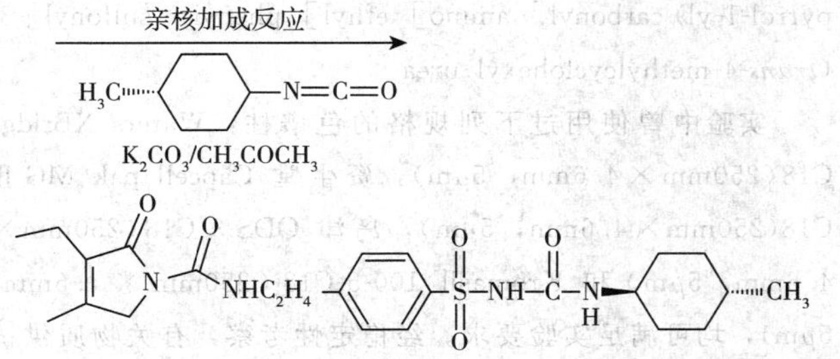

工艺路线三：

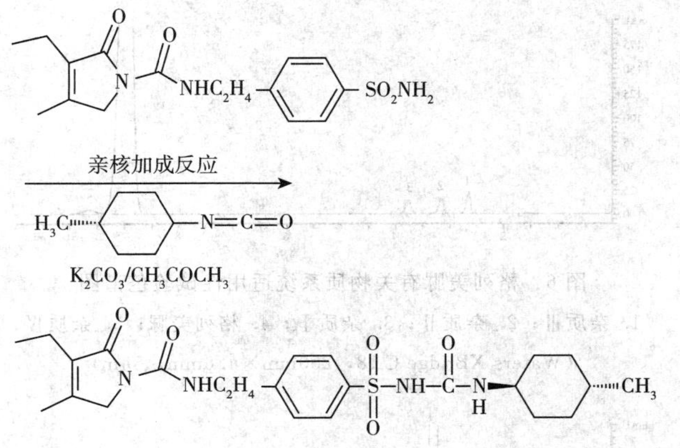

【性状】 根据生物药剂学分类，本品为低溶解度和高渗透性的BCSⅡ类药物。本品的解离常数(pK_a)为6.2，油水分配系数(lgP)为3.81。

熔点 在熔点测定的实验过程中发现，格列美脲熔点约为202℃，熔融时同时分解，不利于熔点观察，因此，中国药典(2015)中未收载熔点项。

【鉴别】 (1)本品的乙醇溶液(10μg/ml)在228nm的波长处有最大吸收，典型紫外吸收图谱见图1。

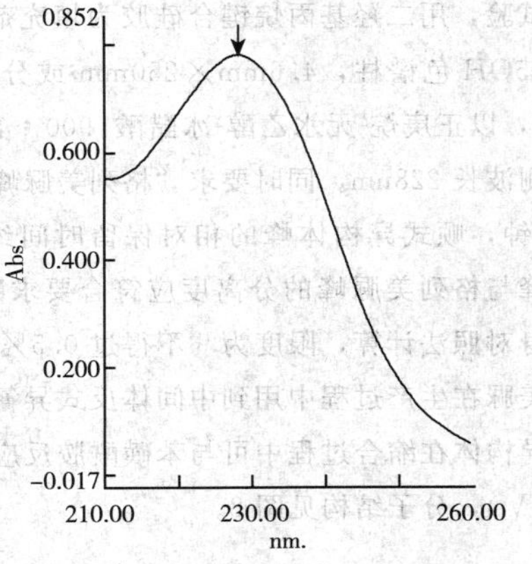

图1 格列美脲紫外吸收图谱

(2)本品的红外光吸收图谱应与对照的图谱(光谱集1085图)一致，本品的红外光吸收图谱显示的主要特征吸收如下。

波数，cm^{-1}	归属
3370，3290	酰胺及脲 ν_{N-H}
1710	羰基 $\nu_{C=O}$
1670，1540	酰胺及磺酰脲 $\nu_{C=O}$
1450	苯 $\nu_{C=C}$
1350，1150	磺酰脲 $\nu_{S=O}$

由于格列美脲存在Ⅰ晶型和Ⅱ晶型两种晶型，Ⅰ晶型中形成分子内和分子间氢键，而Ⅱ晶型只形成分子内氢键，导致Ⅰ晶型和Ⅱ晶型的红外图谱不同，因此BP（2013）规定，若固体状态下供试品的红外图谱与格列美脲对照品不一致时，可将供试品及对照品分别溶于二甲基甲酰胺中，挥干溶剂、干燥后，制成相同的晶型进行测定[16,17]，但考察国内企业样品，均未发现此问题，故中国药典(2015)仍采用溴化钾压片测定其红外光谱，并规定与对照图谱(光谱集1085图)一致。

格列美脲Ⅰ晶型比Ⅱ晶型更稳定；在140℃以上时，Ⅱ晶型可向Ⅰ晶型转化；Ⅱ晶型在水中的溶解度为Ⅰ晶型的3.5倍；Ⅱ晶型溶出速率较Ⅰ晶型快[16]。但查阅Pubmed、知网等国内外数据库，均未见不同晶型与药效关系的相关报道。

(3)本品结构中含有磺酰基，与硝酸钾混合，加热炭化灰化后，生成硫酸盐，故显硫酸盐的鉴别反应。

【检查】氯化物、硫酸盐、氰化物 根据生产工艺，格列美脲生产中含有氯磺化及氨化反应，可生成氯化物；使用试剂亚硫酸氢钠可引入硫酸盐；使用试剂氰化钠可引入氰化物，故对上述三种物质残留量进行检查，限度分别为不得过0.014%、0.040%及不得检出(检出量约为5μg)。

有关物质 采用高效液相色谱法进行检查，色谱条件同含量测定项下，与USP(36)、BP(2013)及Ph. Eur. (7.0)基本一致。为保证检测结果的准确性，除满足含量测定项下的系统适用性要求外，增加检测灵敏度试验，经采用逐步稀释法测定，当对照溶液浓度稀释至供试品溶液浓度的0.05%时，色谱峰仍清晰分辨，以此作为灵敏度测试溶液，基峰面积相当于对照溶液的0.05倍。在标准中增加“供试品溶液色谱图中小于灵敏度溶液色谱图中主成分峰面积的峰忽略不计(0.05%)”的描述，以增加实际工作中的可操作性。要求格列美脲峰信噪比应不小于10，即定量限，从而保证杂质峰能准确积分后进行定量。

杂质计算中，除杂质Ⅲ采用加校正因子(0.77)的主成分自身对照法外，其他已知、未知杂质及总杂质均采用主成分自身对照法计算。

本品的有关物质依据来源可分为两类：其一，是生产过程中的中间体或副产物；其二，是降解产物。其中杂质Ⅰ和Ⅱ为合成中的副产物；杂质Ⅲ为合成中的中间体，也是降解产物；杂质Ⅳ为苯磺酰胺中的间位异构体杂质与反式异氰酸酯反应的产物。各杂质分子结构如图 2～图 5 所示。

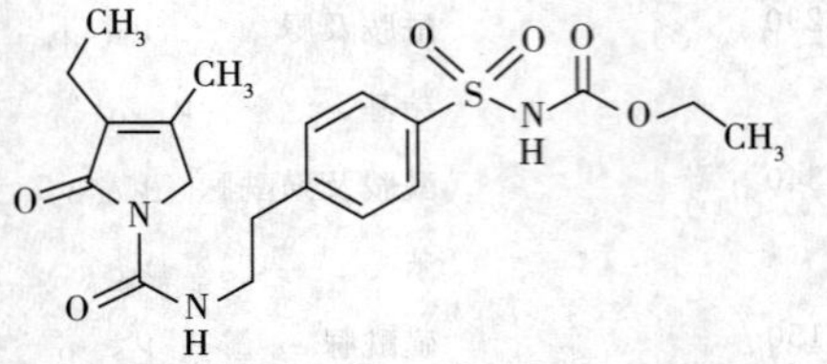

图 2　杂质Ⅰ(分子式：$C_{19}H_{25}N_3O_6S$，分子量：423.48)

化学名： *N*-[[4-[2-(3-乙基-4-甲基-2-氧代-3-吡咯啉-1-甲酰氨基)乙基]苯基]磺酰基]氨基甲酸乙酯

ethyl 4-(2-(3-ethyl-4-methyl-2-oxo-2, 5-dihydro-1*H*-pyrrole-1-carboxamido)ethyl)phenylsulfonylcarbamate

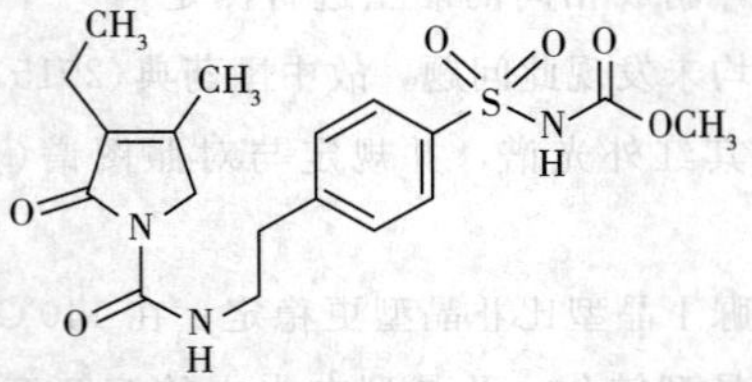

图 3　杂质Ⅱ(分子式：$C_{18}H_{23}N_3O_6S$，分子量：409.46)

化学名： 4-[[2-[3-乙基-4-甲基-2-氧代-3-吡咯啉-1-甲酰氨基]乙基]苯基]磺酰基]氨基甲酸甲酯

methyl 4-(2-(3-ethyl-4-methyl-2-oxo-2, 5-dihydro-1*H*-pyrrole-1-carboxamido)ethyl)phenylsulfonylcarbamate

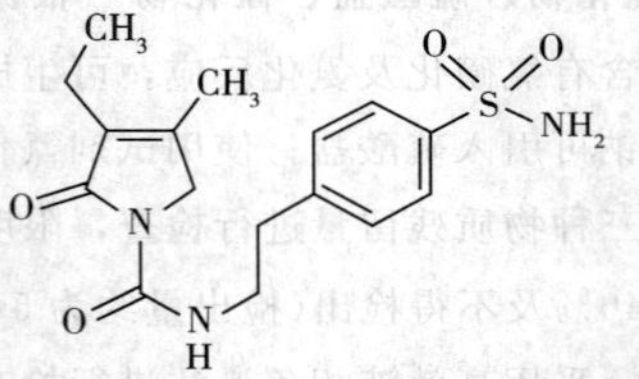

图 4　杂质Ⅲ(分子式：$C_{16}H_{21}N_3O_4S$，分子量：351.42)

化学名： 4-[2-(3-乙基-4-甲基-2-氧代-3-吡咯啉-1-甲酰氨基)乙基]苯磺酰胺

3-ethyl-4-methyl-2-oxo-*N*-[2-(3-sulfamoylphenyl)ethyl]-2, 3-dihydro-1*H*-pyrrole-1-carboxamide

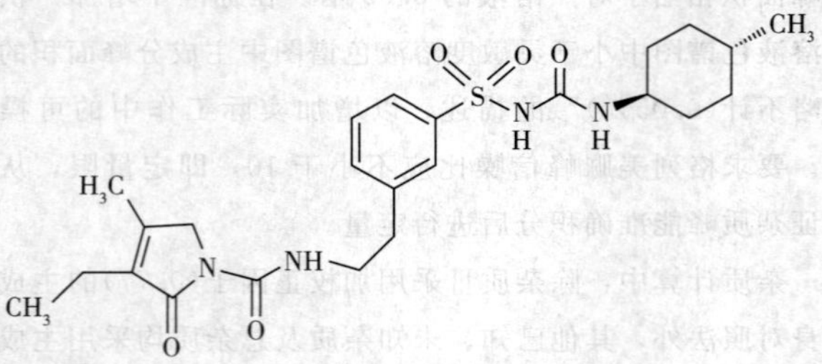

图 5　杂质Ⅳ(分子式：$C_{24}H_{34}N_4O_5S$，分子量：490.62)

化学名： 1-[[3-[2-(3-乙基-4-甲基-2-氧代-3-吡咯啉-1-甲酰氨基)乙基]苯基]磺酰基]-3-(反式-4-甲基环己基)脲

1-[[3-[2-[[(3-ethyl-4-methyl-2-oxo-2, 3-dihydro-1*H*-pyrrol-1-yl)carbonyl]amino]ethyl]phenyl]sulfonyl]-3-(*trans*-4-methylcyclohexyl)urea

实验中曾使用过下列规格的色谱柱：Waters XBridge C18(250mm×4.6mm，5μm)，资生堂 Capcell pak MG Ⅱ C18(250mm×4.6mm，5μm)，岛津 ODS-3 C18(250mm×4.6mm，5μm)和 Kromasil 100-5-C18(250mm×4.6mm，5μm)，均可满足实验要求。经稳定性考察，有关物质供试品溶液在室温下放置 24 小时基本稳定。

典型色谱图见图 6、图 7。

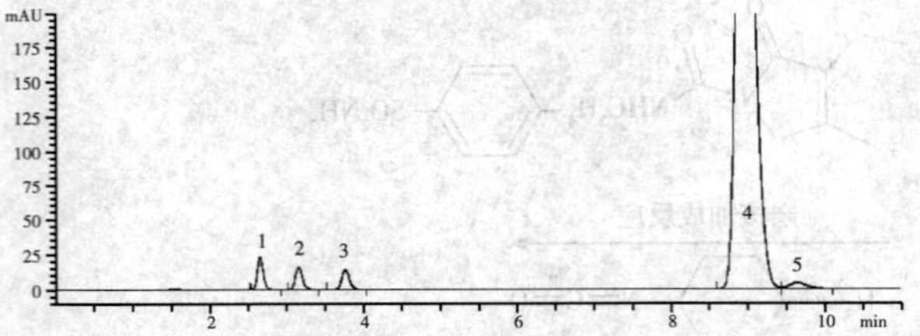

图 6　格列美脲有关物质系统适用性试验色谱图

1. 杂质Ⅲ；2. 杂质Ⅱ；3. 杂质Ⅰ；4. 格列美脲；5. 杂质Ⅳ

(Waters XBridge C 18，250mm×4.6mm，5μm)

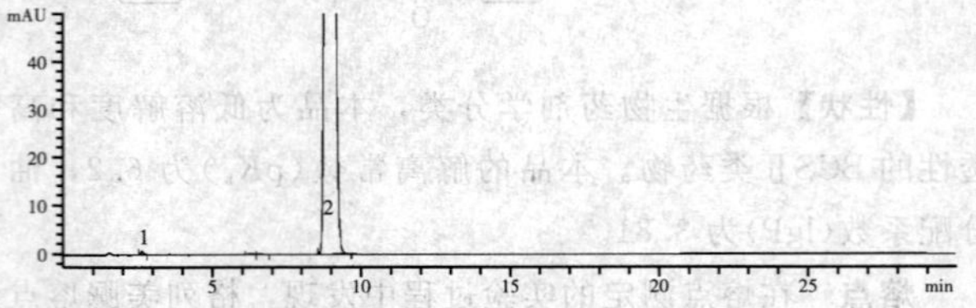

图 7　格列美脲有关物质典型色谱图

1. 杂质Ⅲ；2. 格列美脲

(Waters XBridge C 18，250mm×4.6mm，5μm)

顺式异构体(杂质Ⅴ)　采用高效液相色谱法检查，正相色谱系统试验，用二羟基丙烷键合硅胶为填充剂(Macherey-Nagel 100-5OH 色谱柱，4.6mm×250mm 或分离效能相当的色谱柱)，以正庚烷-无水乙醇-冰醋酸(900：100：1)为流动相，检测波长 228nm。同时要求"格列美脲峰的保留时间约为 21 分钟，顺式异构体峰的相对保留时间约为 0.9，顺式异构体峰与格列美脲峰的分离度应符合要求"。杂质采用主成分自身对照法计算，限度为"不得过 0.5%"。

格列美脲在生产过程中用到中间体反式异氰酸酯，其含有的顺式异构体在缩合过程中可与苯磺酰胺反应生成顺式异构体(杂质Ⅴ)，分子结构见图 8。

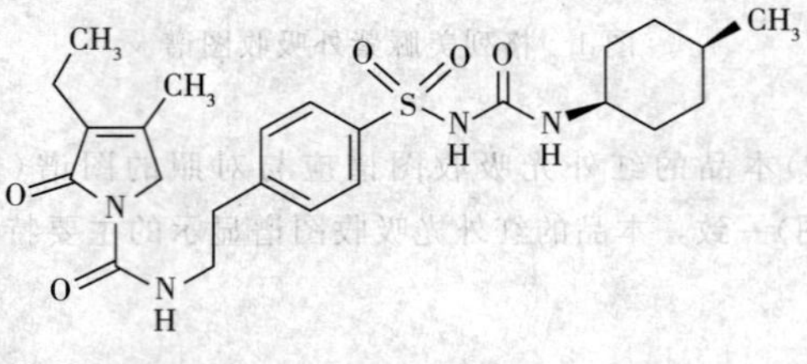

图 8　杂质Ⅴ(分子式：$C_{24}H_{34}N_4O_5S$，分子量：490.62)

化学名： 1-[[4-[2-(3-乙基-4-甲基-2-氧代-3-吡咯啉-1-甲酰氨基)乙基]苯基]磺酰基]-3-(顺式-4-甲基环己基)脲

1-(4-(2-(3-ethyl-4-methyl-2-oxo-2，5-dihydro-1*H*-pyrrole-1-carboxamido) ethyl) phenylsulfonyl)-3-((1*S*，4*S*)-4-methylcyclohexyl)urea

实验中曾使用过下列规格的色谱柱：Macherey-Nagel 100-5OH（250mm × 4.6mm，5μm）和岛津 Inertsil Diol（150mm×3.0mm，5μm），均可满足实验要求。经稳定性研究发现，供试品溶液和对照溶液在 8 小时内稳定。

典型色谱图见图 9、图 10。

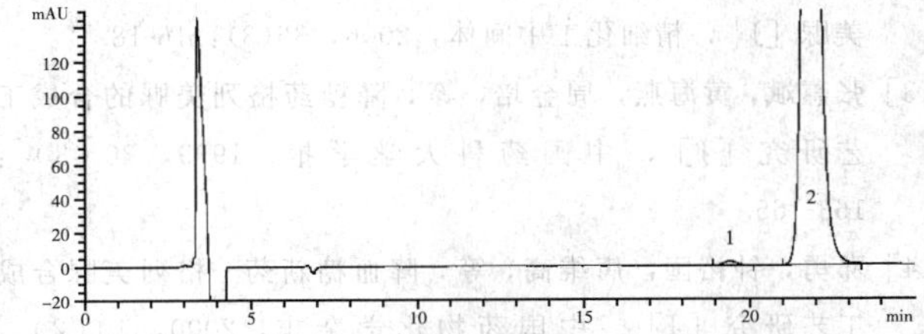

图 9　格列美脲顺式异构体(杂质Ⅴ)系统适用性色谱图

1. 顺式异构体；2. 格列美脲

（Macherey-Nagel 100-5OH，250mm×4.6mm，5μm）

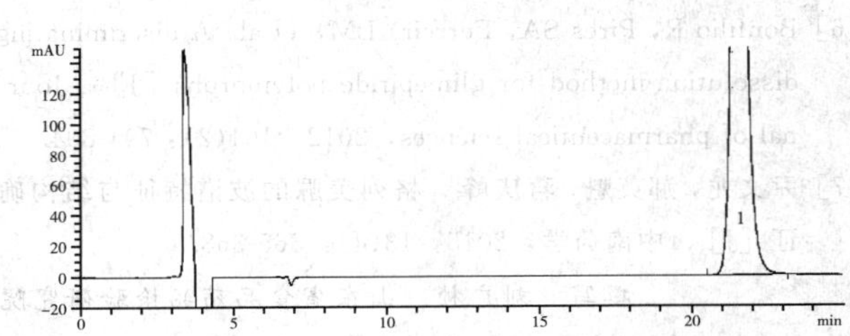

图 10　格列美脲顺式异构体(杂质Ⅴ)典型色谱图

1. 格列美脲

（Macherey-Nagel 100-5OH，250mm×4.6mm，5μm）

干燥失重　本品为无水物，中国药典(2015)采用 105℃干燥至恒重测定，USP(36)、BP(2013)、Ph. Eur.(7.0)及 JP(16)均采用水分测定，限度相同，均为"不得过 0.5%"。

炽灼残渣　本品在生产过程中可能引入无机杂质，故对其残留量进行检查。规定限度为 0.1%。

重金属　本品在生产过程中可能引入重金属离子，故对其残留量进行检查。规定限度为百万分之十。

【含量测定】采用高效液相色谱法进行测定，色谱条件为采用十八烷基硅烷键合硅胶为填充剂；以乙腈-0.1%磷酸二氢钠溶液（用磷酸调节 pH 值至 3.0±0.5）(50∶50)为流动相，检测波长 228nm。为保证检测结果的准确性，增加系统适用性试验，以杂质Ⅰ、杂质Ⅱ、杂质Ⅲ、杂质Ⅳ和格列美脲对照品制备系统适用性溶液，出峰顺序依次为杂质Ⅲ、杂质Ⅱ、杂质Ⅰ、格列美脲和杂质Ⅳ。理论板数按格列美脲峰计算不低于 2000，格列美脲峰及各杂质峰之间的分离度均应符合要求。

实验中曾使用过下列规格的色谱柱：Waters XBridge C18（250mm×4.6mm，5μm），资生堂 Capcell pak MG Ⅱ C18（250mm×4.6mm，5μm），岛津 ODS-3 C18（250mm×4.6mm，5μm）和 Kromasil 100-5-C18（250mm × 4.6mm，5μm），均可满足实验要求。

典型色谱图见图 11。

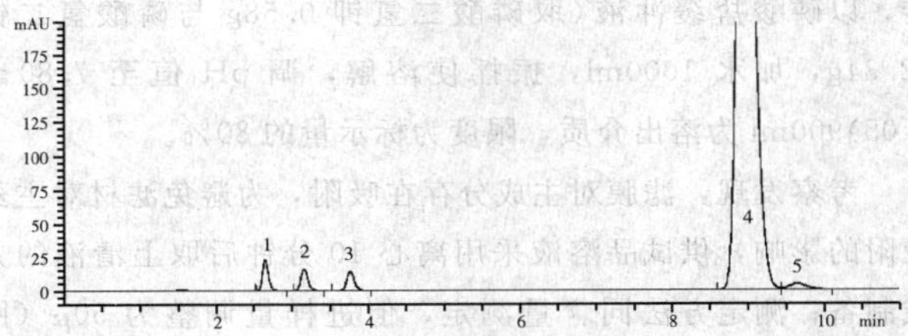

图 11　格列美脲含量测定系统适用性试验色谱图

1. 杂质Ⅲ；2. 杂质Ⅱ；3. 杂质Ⅰ；4. 格列美脲；5. 杂质Ⅳ

（Waters XBridge C18，250mm×4.6mm，5μm）

【制剂】中国药典(2015)二部收载了格列美脲片和格列美脲胶囊，USP(36)、BP(2013)和 JP(16)仅收载了格列美脲片。

(1)格列美脲片(Glimepiride Tablets)

本品为白色片或着色异形片，规格为 1mg 和 2mg。国内各企业的处方中，主要辅料有乳糖、微晶纤维素、羧甲淀粉钠、聚维酮 K25 和硬脂酸镁等。

鉴别　(1)利用高效液相色谱法鉴别的原理，即同一物质应具有相同的色谱保留行为；采用供试品与对照品的色谱保留时间比较进行鉴别。

(2)同格列美脲原料鉴别(1)。

有关物质　方法同格列美脲原料，经考察，辅料等不干扰测定（图 12、图 13）。

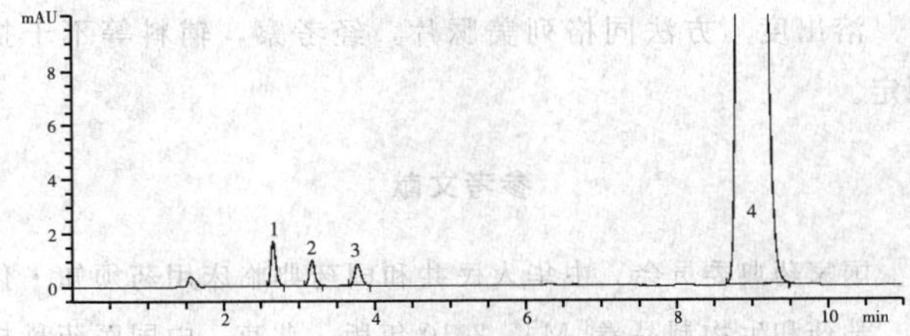

图 12　格列美脲片有关物质系统适用性色谱图

1. 杂质Ⅲ；2. 杂质Ⅱ；3. 杂质Ⅰ；4. 格列美脲

（Waters XBridge C18，250mm×4.6mm，5μm）

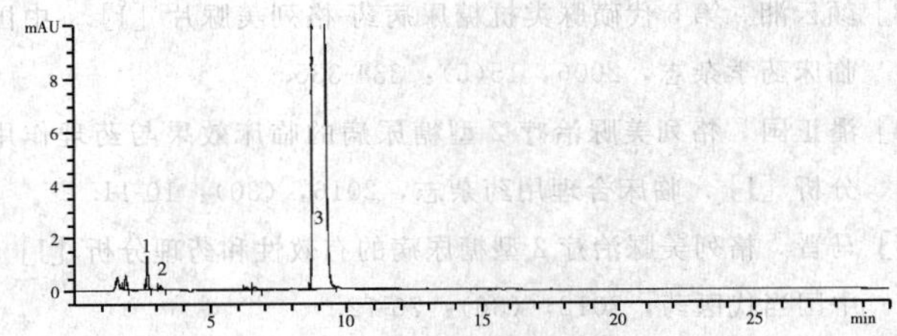

图 13　格列美脲片有关物质典型色谱图

1. 杂质Ⅲ；2. 杂质Ⅱ；3. 格列美脲

（Waters XBridge C18，250mm×4.6mm，5μm）

含量测定与含量均匀度　均采用高效液相色谱法测定，色谱条件与原料药相同。辅料对主成分含量测定无干扰，方法回收率为99.5%($n=12$)，RSD为0.25%。

溶出度　根据生物药剂学分类，本品为低溶解度和高渗透性的BCSⅡ类药物，溶出是吸收的限速步骤，通过体外溶出的测定控制产品的质量。采用第二法，转速为每分钟75转，以磷酸盐缓冲液（取磷酸二氢钾0.58g与磷酸氢二钠22.34g，加水1000ml，振摇使溶解，调pH值至7.80±0.05)900ml为溶出介质，限度为标示量的80%。

考察发现，滤膜对主成分存在吸附，为避免滤材对主药吸附的影响，供试品溶液采用离心10分钟后取上清液的方式制备；测定方法同含量测定，但进样量调整为50μ（图14）。

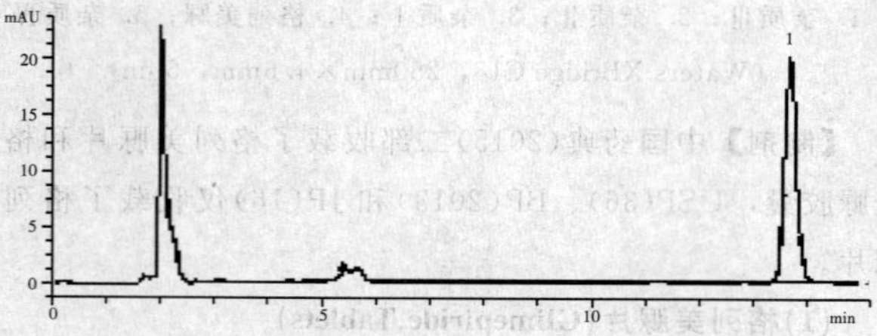

图14　格列美脲片溶出度色谱图

1. 格列美脲

（色谱柱：Agilent SB C18，250mm×4.6mm，5μm）

(2)　格列美脲胶囊(Glimepiride Capsules)

本品内容物为白色粉末，规格为2mg。

有关物质　方法同格列美脲原料及片剂，经考察，辅料等不干扰测定。

含量测定及含量均匀度　方法同格列美脲原料及片剂，经考察，辅料等不干扰测定。

溶出度　方法同格列美脲片，经考察，辅料等不干扰测定。

参考文献

[1] 国家药典委员会．中华人民共和国药典临床用药须知·化学药和生物制品卷[M]．2010年版．北京：中国医药科技出版社，2017.

[2] 汤向芬．格列美脲治疗2型糖尿病的疗效和药理分析[J]．实用糖尿病杂志，2017，(02)：30-31.

[3] 颜云湘．第3代磺脲类抗糖尿病药-格列美脲片[J]．中国临床药学杂志，2006，15(5)：334-335.

[4] 潘正国．格列美脲治疗2型糖尿病的临床效果与药理作用分析[J]．临床合理用药杂志，2016，(30)：10-11.

[5] 马晋．格列美脲治疗2型糖尿病的有效性和药理分析[J]．中国当代医药，2012，(36)：70-72.

[6] 张春霞，王加强，刘琇．格列美脲在Ⅱ型糖尿病治疗中的应用[J]．中国医药导报，2007，(08)：53-54.

[7] 胡雪丽．2型糖尿病采用格列美脲治疗的有效性和药理探析[J]．中国现代药物应用，2016，(03)：196-197.

[8] 谭盛桔．格列美脲治疗2型糖尿病的临床效果及药理作用分析[J]．糖尿病新世界，2015，(10)：33-35.

[9] 张兰予，滕洪松，李成建．格列美脲不良反应近况文献概述[J]．中国药物滥用防治杂志，2014，(05)：301-310.

[10] 高家荣，李颖，罗欢，等．基于个案报道的格列美脲不良反应/事件分析[J]．中国医院药学杂志，2015，(13)：1231-1233.

[11] 张磊，吴海虹．格列美脲合成路线图解[J]．中国医药工业杂志，1999，30(11)：524-525.

[12] 刘占科，杨新武，卢其慧，等．三光气法合成降糖药格列美脲[J]．精细化工中间体，2006，36(3)：16-18.

[13] 张惠斌，黄海燕，周金培，等．降糖药格列美脲的合成工艺研究[J]．中国药科大学学报，1999，30(3)：163-165.

[14] 邓勇，钟裕国，唐维高，等．降血糖新药—格列美脲合成工艺研究[J]．中国药物化学杂志，2000，10(2)：134-137.

[15] 刘胜高．格列美脲的制备工艺研究[J]．山东化工，2009，38(6)：14-15.

[16] Bonfilio R，Pires SA，Ferreira LM，et al. A discriminating dissolution method for glimepiride polymorphs [J]．Journal of pharmaceutical sciences，2012，101(2)：794-804.

[17] 尹文龙，郝英魁，蒋庆峰．格列美脲的波谱特征与结构确证[J]．中南药学，2015，13(4)：365-368.

撰写　刘广桢　山东省食品药品检验研究院

复核　凌　霄　山东省食品药品检验研究院

恩曲他滨

Emtricitabine

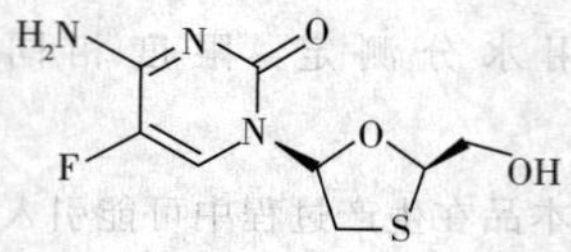

$C_8H_{10}FN_3O_3S$　247.24

化学名：[(2*R*,5*S*)-5-氟-1-[2-羟甲基-1,3-氧硫杂环戊烷-5-基]胞嘧啶

(2*R*-*cis*)-4-amino-5-fluoro-1-[2-(hydroxymethyl)-1,3-oxathiolan-5-yl]-2(1*H*)-pyrimidinone

英文名：Emtricitabine(INN)

CAS号：[143491-57-0]

本品为核苷类逆转录酶抑制剂，与拉米夫定(3TC)非常相似，临床用于治疗艾滋病及乙型肝炎[1,2]，是由Dr. Dennis c. Liotta，Raymond f. Schinazi博士和Emory大学的woo-baeg Choi博士发现的，并于1996年获得了艾莫利大学的三角制药许可。2003年吉利德科学公司收购三角制药

业，并由其完成了开发，商品名为 Emtriva，于 2003 年 7 月首次在美国获准并上市，是疗效较好的治疗艾滋病的药物，对 HIV-1、HIV-2、HBV 均有抗病毒活性，可以单独或与替诺福韦、依非韦仑、利匹韦林、埃替格韦等组成复方制剂使用。本品是世界卫生组织的基本药物清单，也是基本卫生系统中最重要的药物。

除中国药典（2015）与 IP（2010）收载外，BP（2017）、Ph. Eur.（8.0）和 USP(40)均未收载。

【制法概要】恩曲他滨最早公开于美国的《有机化学期刊》，由埃默里大学最先发表其结构及抗病毒活性[3]。随后埃默里大学分别于 1992 年和 1994 年对恩曲他滨化合物(FTC)（WO9214743A2）及其制备方法（WO9409793A1）提交了专利申请，最终由吉利德公司完成研发，在美国上市。

现在国内主要有三条工艺路线。①以 1，4-噻烷-二醇(A)为起始原料，先得到反式 B，随后连续酯化并拆分得到产物 D，最后糖基化并还原得到恩曲他滨；②以乙醛酸薄荷酯为起始原料，通过取代反应得到 HME；随后氯代与偶联反应得到 FCME，最后还原得到恩曲他滨；③HME 和胞嘧啶经过氯化反应、硅烷化反应和糖苷化反应，得到中间体 FCME；中间体 FCME 通过还原反应，生成最终产物恩曲他滨。三条合成路线如下：

（1）路线图 1

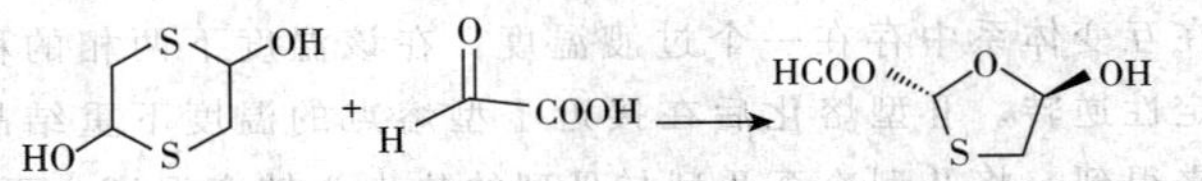

1,4-噻烷-二醇　　反式5-羟基-2-羧酸基-氧硫戊烷

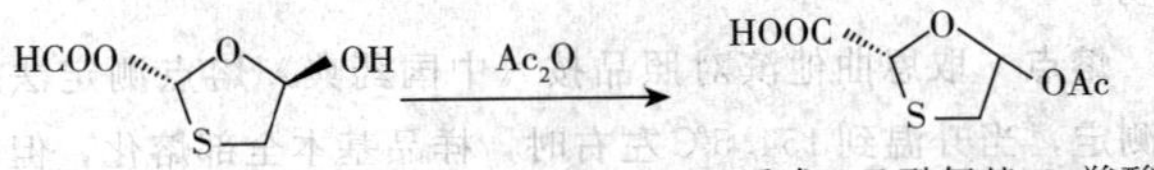

反式5-乙酰氧基-2-羧酸基-1,3-氧硫杂戊烷

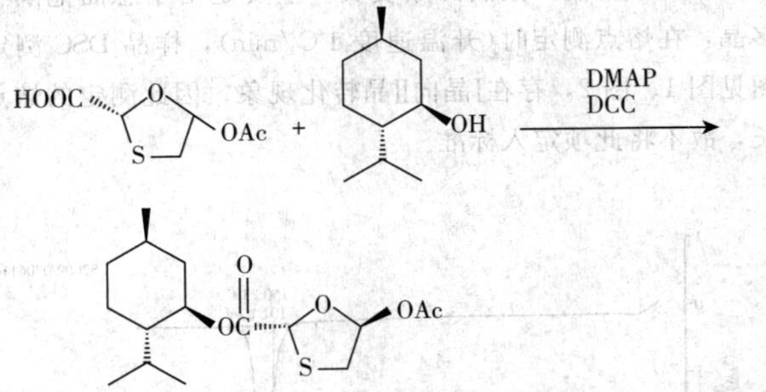

5（*R*）-乙酰氧基-1,3-氧硫杂戊烷-2（*R*）-羧酸（1′*R*,2′*S*,5′*R*)-薄荷酯

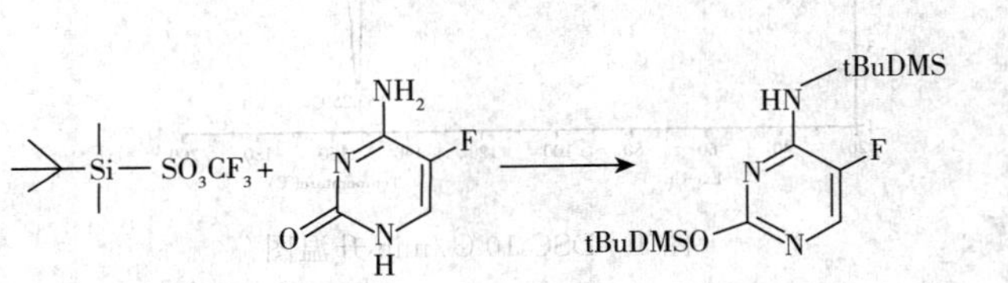

5-氟胞嘧啶

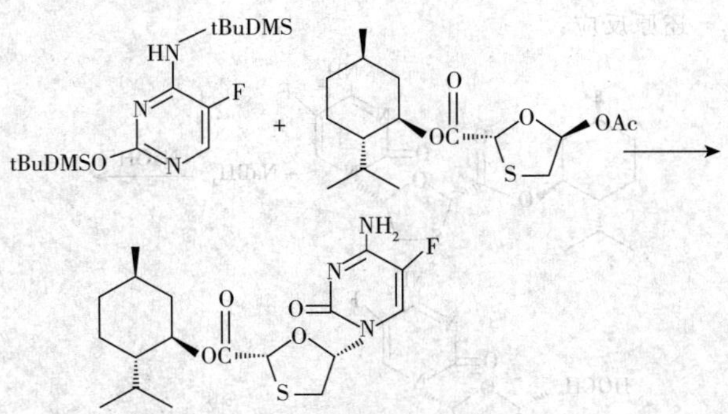

5（*S*）-(5-氟胞嘧啶-1-基)-1,3-氧硫杂戊烷-2（*R*）-羧酸(1′*R*,2′*S*,5′*R*)-薄荷酯

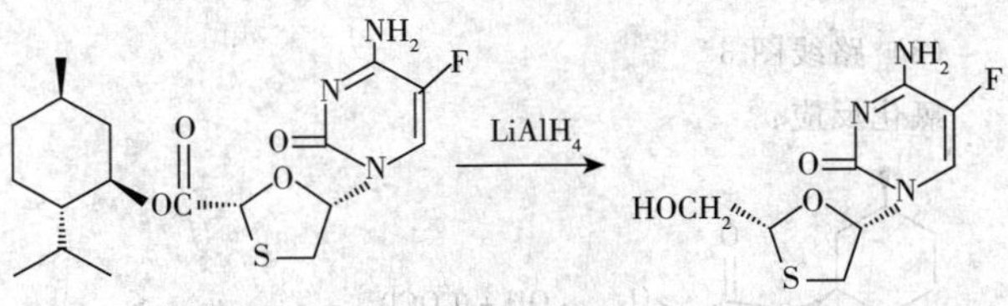

恩曲他滨

（2）路线图 2

取代反应：

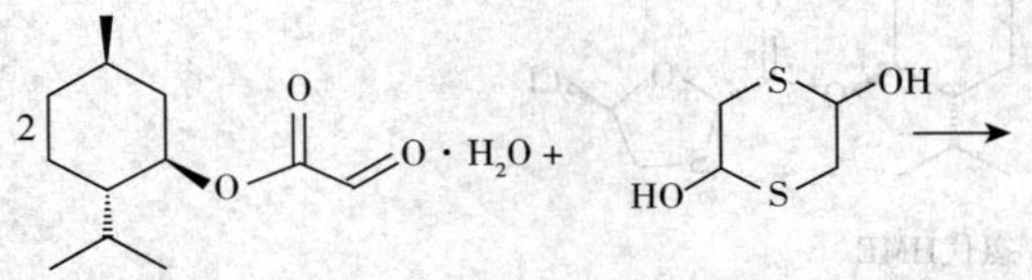

乙醛酸薄荷酯　　2,5-二羟基-1,4-二噻烷

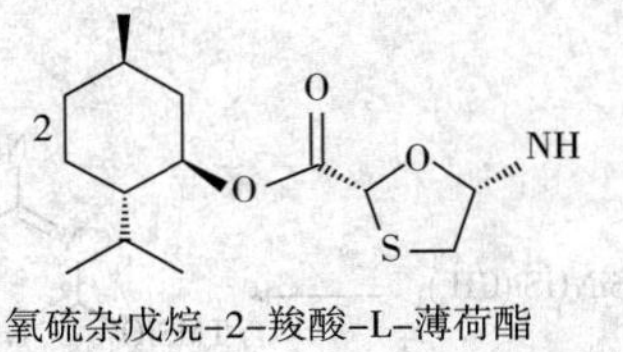

氧硫杂戊烷-2-羧酸-L-薄荷酯

偶联反应：

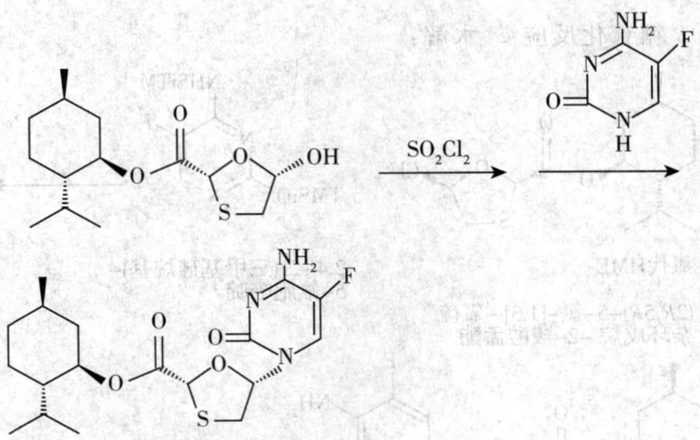

偶联产物

还原反应：

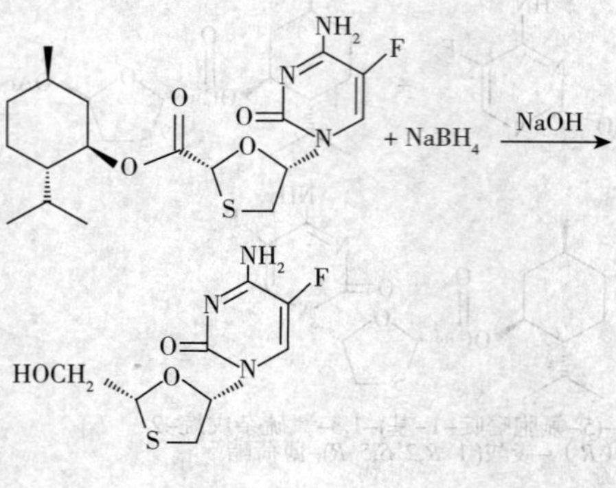

恩曲他滨

（3）路线图 3

氯化反应：

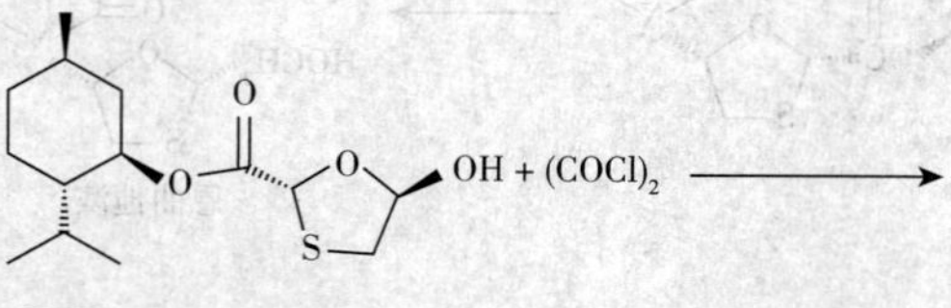

HME

化学名：(2*R*,5*R*)–5–羟基–[1,3] –氧硫杂环戊烷 –2–羧酸孟酯
CAS号：[147126–62–3]

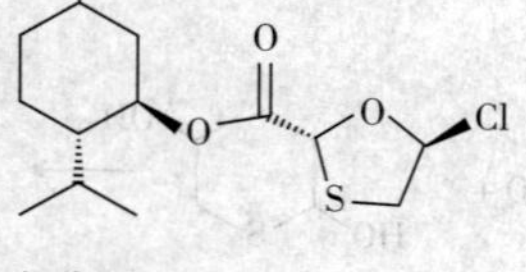

氯代HME

化学名：(2*R*,5*R*)–5–氯–[1,3] –氧硫杂环戊烷 –2–羧酸孟酯
CAS号：

硅烷化反应：

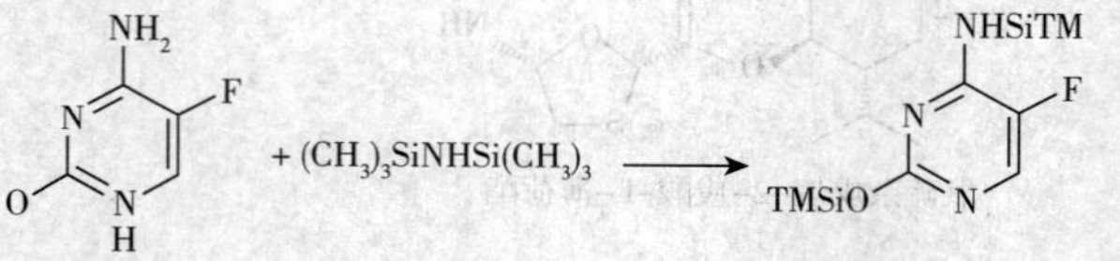

氟胞嘧啶 杂质Ⅰ
CAS号：[2022–85–7]

六甲基二硅氮烷
CAS号：[999–97–3]

化学名：2,4–二(三甲基硅烷基)–5–氟胞嘧啶

糖苷化反应 & 水解：

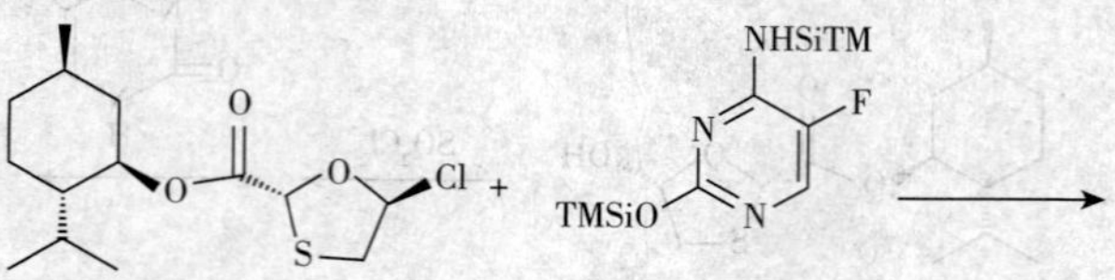

氯代HME

(2*R*,5*R*)–5–氯–[1,3] –氧硫杂环戊烷 –2–羧酸孟酯

2,4–二(三甲基硅烷基)–5–氟胞嘧啶

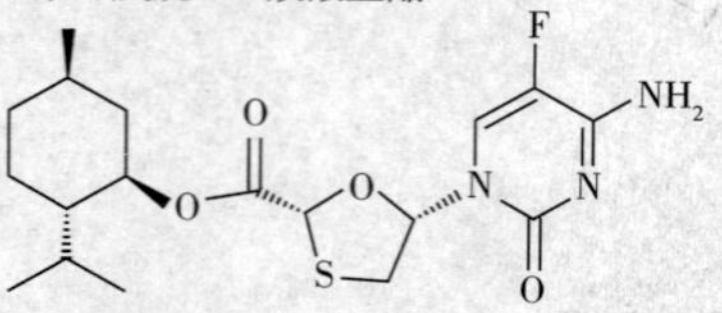

FCME 杂质Ⅴ
(2*R*,5*S*)–5–(4–氨基–5–氟–2–氧代–1(2*H*)–嘧啶基)–1,3–噻烷–2–羧酸(1*R*,2*S*,5*R*)–5–甲基–2–(1–甲基乙基)环己酯
CAS号：[764659–72–5]

还原反应：

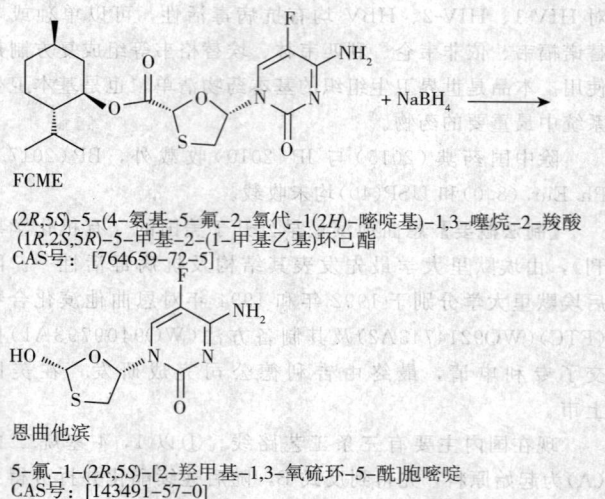

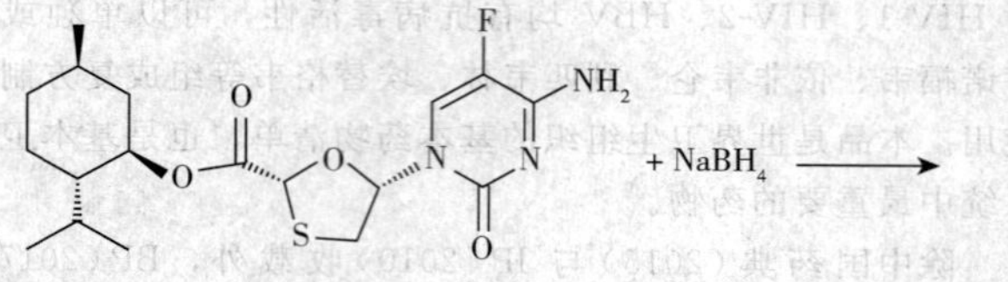

FCME

(2*R*,5*S*)–5–(4–氨基–5–氟–2–氧代–1(2*H*)–嘧啶基)–1,3–噻烷–2–羧酸(1*R*,2*S*,5*R*)–5–甲基–2–(1–甲基乙基)环己酯
CAS号：[764659–72–5]

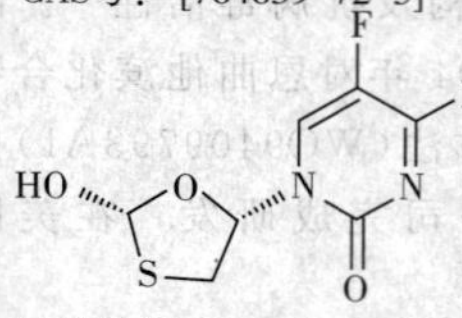

恩曲他滨

5–氟–1–(2*R*,5*S*)–[2–羟甲基–1,3–氧硫环–5–酰]胞嘧啶
CAS号：[143491–57–0]

【性状】本品为白色或类白色粉末或结晶性粉末，且有多晶型。本品主要有无定型、Ⅰ、Ⅱ及Ⅲ四种晶型等，多晶型物有相同的化学结构，但也显示出不同的物理性质，如熔点、形状、颜色、溶解性等。对于单向转变体系，两个固体相之间的相对稳定性不随温度而变。相反，在互变体系中存在一个过渡温度，在该温度下两相的稳定性逆转。Ⅱ型熔化后在接近Ⅰ型熔点的温度下重结晶来得到。将Ⅱ型冷至Ⅱ型与Ⅲ型的热力学转变温度之下，可以得到Ⅲ型。将液态的Ⅱ型快速冷却，可以得到无定型物。

熔点 取恩曲他滨对照品按《中国药典》熔点测定法进行测定，当升温到154.5℃左右时，样品基本全部熔化，但仍然有白色透明、气泡样固体未全部熔化，直到165℃左右，才能完全成液滴，液滴开始变黄。主要是由于恩曲他滨存在多晶，在熔点测定时(升温速度1℃/min)，样品DSC测定谱图见图1、图2，存在Ⅰ晶向Ⅱ晶转化现象，因此测定的熔点过长，故不将此项定入标准。

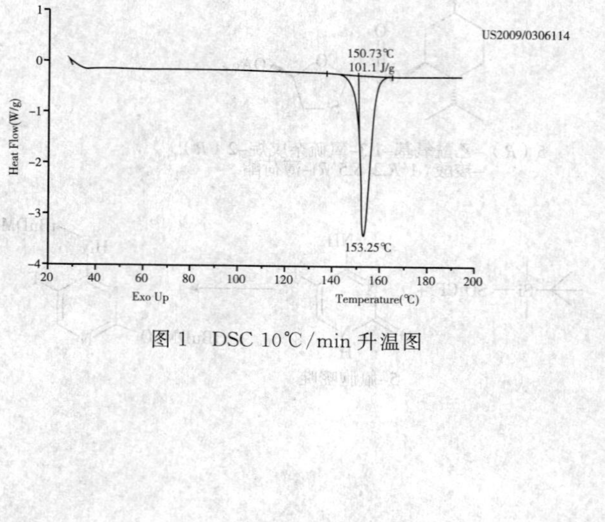

图1 DSC 10℃/min升温图

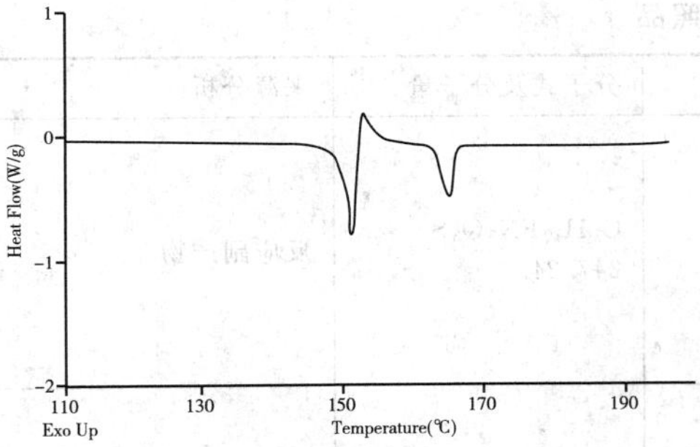

图 2　DSC 1℃/min 升温图

比旋度　IP(2010)收载了比旋度测定方法及限度，规定本品的 0.5%甲醇溶液的比旋度为－125.0°至－150.0°。考虑到水的毒性低、易操作，优选水做溶剂，中国药典(2015)规定本品 2.5mg/ml 水溶液的比旋度为－105°至－115°。

【鉴别】(1)本品 15μg/ml 水溶液的紫外吸收图，在 235nm 和 280nm 的波长处有最大吸收。见图 3。

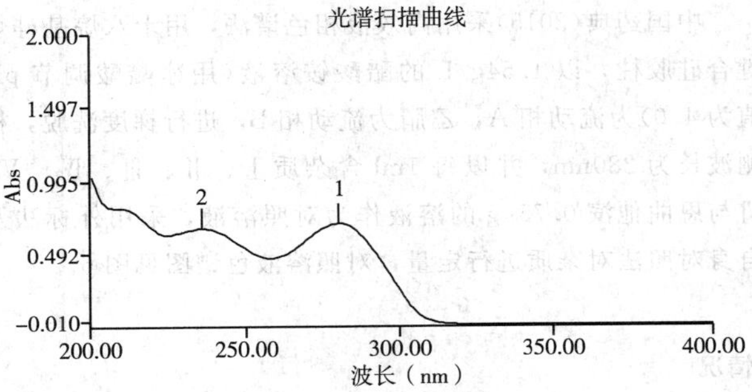

图 3　恩曲他滨 UV 图

(2)采用含量测定项下的色谱图中，供试品溶液主峰的保留时间应与对照品溶液主峰的保留时间一致。

(3)本品的红外光吸收图谱应与对照品的图谱一致，采用溴化钾压片，其红外吸收图谱(图 4)与显示的主要特征吸收如下[4]。

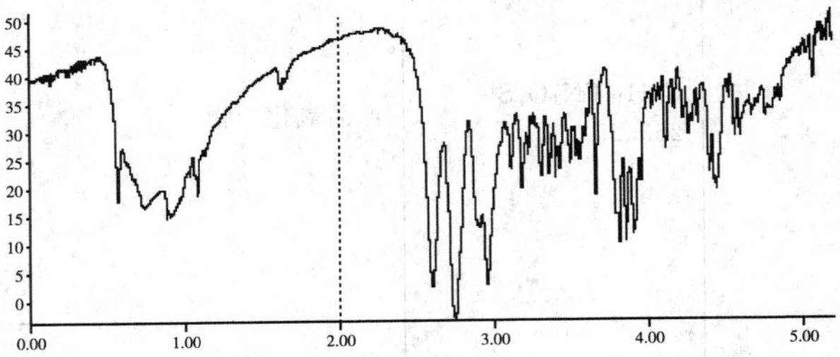

图 4　恩曲他滨红外图

波数，cm^{-1}	归属	
3434	羟基	ν_{-O-H}
3254	氨基	ν_{-N-H}
3094	胞嘧啶环	ν_{-CH}
1696	羰基	$\nu_{-C=O}$
1627	胞嘧啶伯氨基	δ_{N-H}
1541，1522	胞嘧啶环	$\nu_{-C=O}$，$\nu_{C=N}$
1299	羟基	δ_{O-H}
777	氟胞嘧啶	ν_{-C-F}

【检查】酸度　本品 15μg/ml 水溶液的 pH 值为 5.0～7.0。

氯化物　由于本品生产过程中用到了含氯的试剂，考察其在产品中的残留量，可反映产品纯度，故采用中国药典中的经典方法进行检测。结合原有药品标准，其限度定为 0.05%。

硫酸盐　由于本品生产过程中用到了含硫酸根的试剂，考察其在产品中的残留量，可反映产品纯度，故采用中国药典中的经典方法进行检测。结合原有药品标准，其限度定为 0.06%。

异构体　本实验建立了测定恩曲他滨的对映异构体及非对映异构体，参考 USP Pending 中恩曲他滨的检测方法，以正己烷-乙醇-甲醇-三氟醋酸-二乙胺（800∶150∶50∶1∶1）为流动相；检测波长为 280nm。取恩曲他滨异构体检查系统适用性混合对照品(内含恩曲他滨对映异构体、恩曲他滨及两个非对映异构体，具体信息见表 1)5mg，加甲醇 0.5ml 使溶解，再加流动相至 5ml，作为系统适用性溶液。通过系统适用性溶液色谱图与相对保留时间进行定性，并采用自身对照加响应因子的方法进行定量，系统适用性溶液色谱图见图 5。

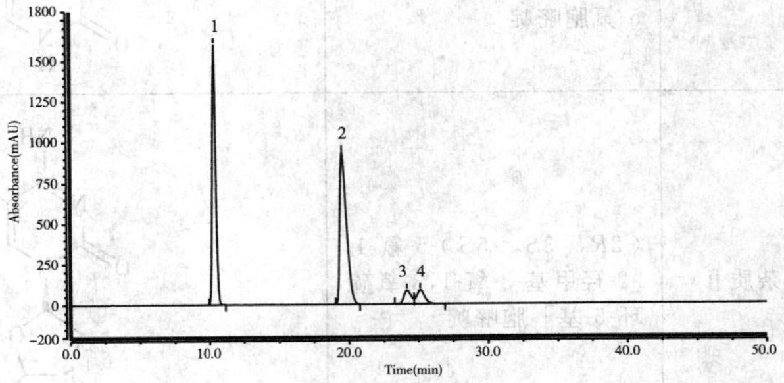

图 5　恩曲他滨异构体检查系统适用性图谱

1. 恩曲他滨对映异构体；2. 恩曲他滨；3，4. 恩曲他滨非对映异构体

（色谱柱 CHIRALPAK AD-H，4.6mm×250mm，5μm）

表 1　恩曲他滨混合对照品

编号	化学名	结构	分子式及分子量	来源分析
1	(2*S*，5*R*)-5-氟-1-[2-羟甲基-1，3-氧硫环-5-基]胞嘧啶	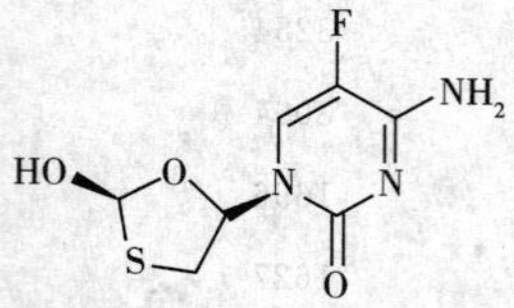	$C_8H_{10}FN_3O_3S$ 247.24	反应副产物
3 或 4	(2*R*，5*R*)-5-氟-1-[2-羟甲基-1，3-氧硫环-5-基]胞嘧啶	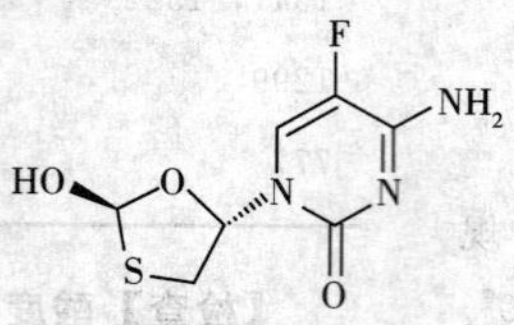	$C_8H_{10}FN_3O_3S$ 229.26	反应副产物
	(2*S*，5*S*)-5-氟-1-[2-羟甲基-1，3-氧硫环-5-基]胞嘧啶	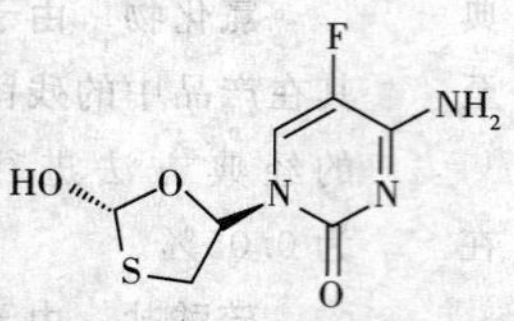	$C_8H_{10}FN_3O_3S$ 229.26	反应副产物

有关物质　本品有关物质来源于合成过程中的起始原料、中间体、副产物及降解物，见表 2。

IP(2010)采用高效液相色谱法，色谱柱为五氟苯基柱，以 0.025mol/L 醋酸铵溶液(用冰醋酸调 pH 值至 5.0)-甲醇(99∶1)为流动相，检测波长为 277nm，采用自身对照法对杂质量进行定量。

中国药典(2015)采用高效液相色谱法，用十八烷基硅烷键合硅胶柱，以 1.54g/L 的醋酸铵溶液(用冰醋酸调节 pH 值为 4.0)为流动相 A，乙腈为流动相 B，进行梯度洗脱，检测波长为 280nm，并以每 1ml 含杂质Ⅰ、Ⅱ、Ⅲ、Ⅳ、Ⅴ、Ⅵ与恩曲他滨 0.75μg 的溶液作为对照溶液，采用外标法及自身对照法对杂质进行定量，对照溶液色谱图见图 6。

表 2　杂质情况

编号	化学名	结构	分子式及分子量	来源分析
杂质Ⅰ	4-amino-5-fluoropyrimidin-2(1*H*)-one 5-氟胞嘧啶	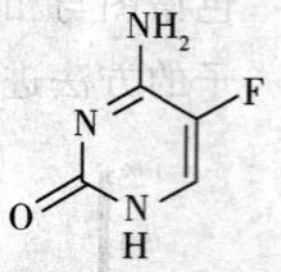	$C_4H_4FN_3O$ 129.09	生产起始原料残留
杂质Ⅱ	(2*R*，3*S*，5*S*)-5-氟-1-[2-羟甲基-3-氧-1,3-氧硫环-5-基]胞嘧啶	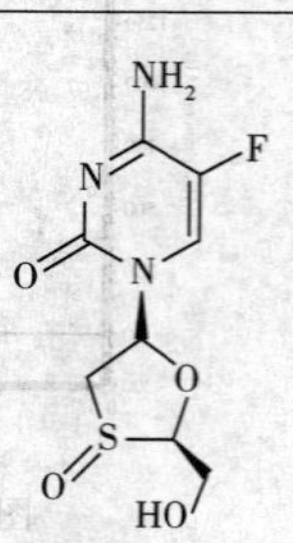	$C_8H_{10}FN_3O_4S$ 263.25	产品氧化产物
杂质Ⅲ	(−)-1-[(2*R*,5*S*)-2-(羟甲基)-1，3-氧硫杂环戊烷-5-基]胞嘧啶	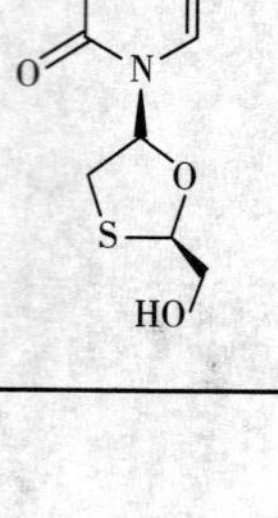	$C_8H_{11}FN_3O_3S$ 229.26	产品降解产物

续表

编号	化学名	结构	分子式及分子量	来源分析
Ⅳ	(2*R*，5*S*)-5-氟-1-［2-羟甲基-1，3-氧硫杂环戊烷-5-基］尿嘧啶	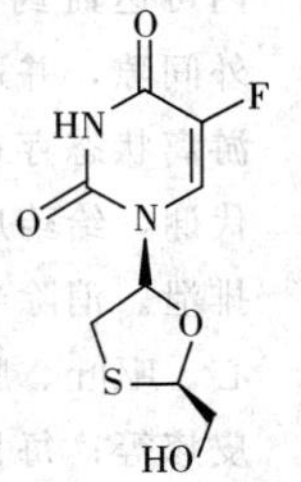	$C_8H_9FN_2O_4S$ 248.23	降解产物
Ⅴ	5-(2*R*，5*S*)-5-［5-氟-4-氨基-2-氧代嘧啶-1(2*H*)-基］-1，3-氧硫杂环戊烷-2-羧基薄荷醇酯	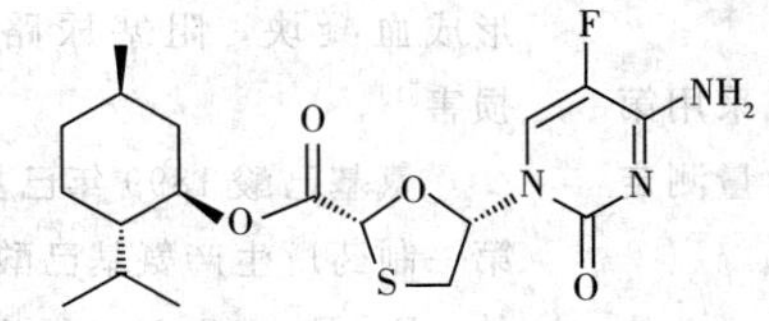	$C_{18}H_{26}FN_3O_4S$ 399.48	工艺中最后一步的中间体

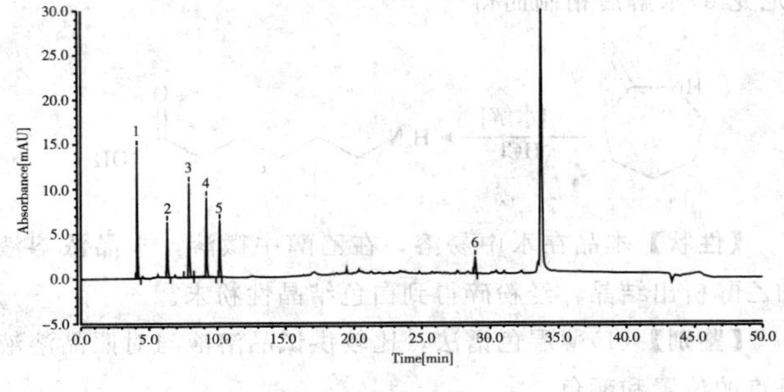

图6　恩曲他滨有关物质检查杂质对照品溶液色谱图

1. 杂质Ⅰ；2. 杂质Ⅱ；3. 杂质Ⅲ；

4. 恩曲他滨；5. 杂质Ⅳ；6. 杂质Ⅴ

（Agela MP C18 4.6mm×250mm，5μm）

残留溶剂　结合国内生产工艺，恩曲他滨在生产过程中，用到了甲醇、乙醇、四氢呋喃、苯及正己烷。根据溶剂的特性与限度，采用两个系统分别测定。甲醇、乙醇、四氢呋喃、苯以10%DMF为溶剂，顶空进样法进行测定；正己烷以甲醇为溶剂，直接进样法进行测定。

甲醇、乙醇、四氢呋喃与苯　对照品色谱图见图7。

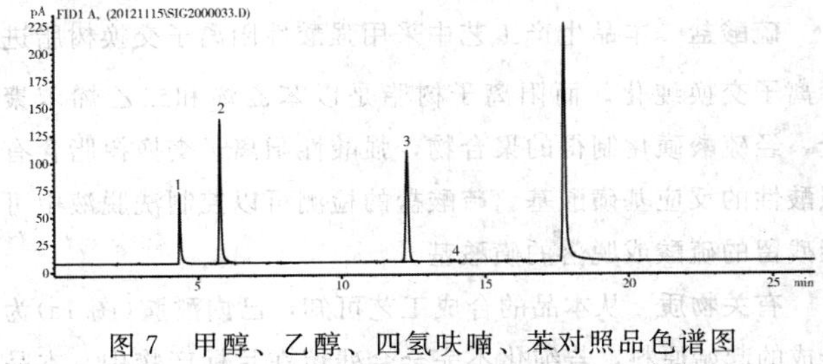

图7　甲醇、乙醇、四氢呋喃、苯对照品色谱图

1. 乙醇；2. 甲醇；3. 四氢呋喃；4. 苯

（色谱柱：DB-1毛细柱，50m×530μm×5μm）

正己烷　对照品色谱图见图8。**干燥失重**　本品为无水物，中国药典(2015)与IP(2010)规定在105℃干燥3小时，减失重量不得过0.5%。

炽灼残渣　中国药典(2015)与IP(2010)规定炽灼残渣不得过0.1%。

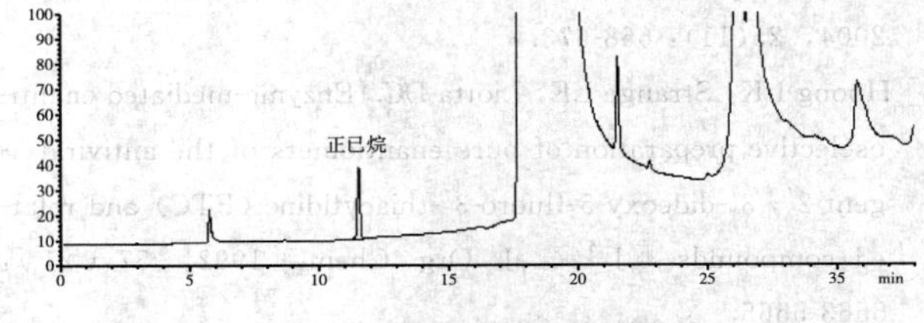

图8　正己烷对照品色谱图

（色谱柱：DB-1毛细柱，50m×530μm×5μm）

重金属　中国药典(2015)与IP(2010)规定重金属不得过百万分之二十。

【含量测定】采用高效液相色谱法进行测定。

以外标法定量，恩曲他滨在0.01007～0.2014mg/ml浓度范围内与其峰面积呈线性关系，线性方程为 $A = 3.4719C + 0.0503$，$r = 1(n=5)$。重复性试验RSD为0.05%($n=6$)。供试品溶液在10小时内稳定。典型色谱图见图9。

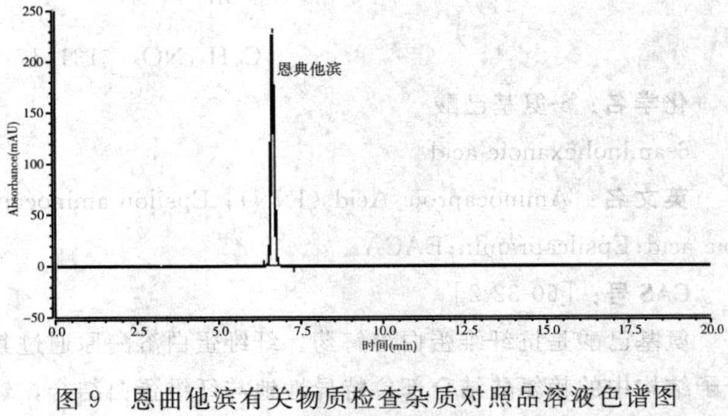

图9　恩曲他滨有关物质检查杂质对照品溶液色谱图

1. 杂质Ⅰ；2. 杂质Ⅱ；3. 杂质Ⅲ；

4. 恩曲他滨；5. 杂质Ⅳ；6. 杂质Ⅴ

（Agela MP C18 4.6mm×250mm，5μm）

【制剂】恩曲他滨胶囊(Emtricitabine Capsules)

中国药典(2015)与IP(2010)中收载了恩典他滨胶囊，BP(2017)、Ph. Eur.(8.0)和USP(40)均未收载相关制剂品种。

本品为胶囊剂，内容物为白色或类白色颗粒或粉末。规格为0.2g。国内各企业的处方中，主要辅料有淀粉、微晶纤维素、交联聚维酮、5%聚维酮、硬脂酸镁等。

有关物质　采用与原料药有关物质一致的HPLC法进行测定，实验发现，胶囊中杂质Ⅱ的含量有所增加，平均检出量为0.2%。杂质Ⅱ为恩曲他滨氧化产物，鉴于此，杂质Ⅱ限度由原料药的0.2%修改为0.5%。

溶出度　本品在水中易溶解，以水为溶出介质，采用第二法，转速为每分钟50转，经30分钟时取样，照含量测定项下的方法进行测定，限度为标示量的80%。

参考文献

[1] 须媚．抗HIV/AIDS药恩曲他滨(emtricitabine)[J]．世界临床药物，2004，25(11)：700.
[2] 潘钰卿．慢性乙型肝炎治疗进展[J]．世界临床药物，2004，25(11)：668-673.
[3] Hoong LK，Strange LE，Liotta DC. Enzyme-mediated enantioselective preparation of pure enantiomers of the antiviral agent 2′，3′-dideoxy-5-fluoro-3′-thiacytidine (FTC) and related compounds [J]. J Org Chem，1992，57(21)：5563-5565.
[4] 陆仕云．恩曲他滨的波谱学数据与结构确证[J]．世界临床药物，2013，30(3)：398-405.

撰写　闫　凯　河北省药品检验研究院
复核　杜增辉　河北省药品检验研究院

氨基己酸
Aminocaproic Acid

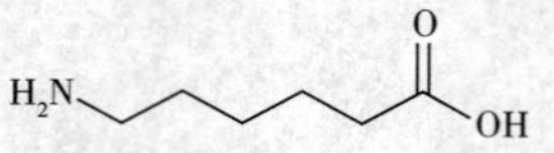

$C_6H_{13}NO_2$　131.17

化学名：6-氨基己酸

6-aminohexanoic acid

英文名：Aminocaproic Acid (INN)；Epsilon-aminocaproic acid；Epsilcapramin；EACA

CAS号：[60-32-2]

氨基己酸是抗纤维蛋白溶解药。纤维蛋白溶酶原通过其分子结构中的赖氨酸结合部位特异性地与纤维蛋白结合，然后在激活物作用下转变为纤溶酶，该酶能裂解纤维蛋白中精氨酸和赖氨酸肽链，形成纤维蛋白降解产物，使血凝块溶解。本品能阻止纤溶酶原与纤维蛋白结合，防止其被激活，从而抑制纤维蛋白溶解；高浓度(100mg/L)时则直接抑制纤溶酶活力，达到止血效果。临床上用于预防及治疗血纤维蛋白溶解亢进引起的出血。本品口服吸收迅速而完全，2小时内可达血药峰浓度，生物利用度为80%，分布于血管内、外间隙，并迅速进入细胞，可透过胎盘屏障。本品在血中以游离状态存在，不与血浆蛋白结合，在体内维持时间短，不代谢，给药后12小时有40%～60%以原型药物从尿中迅速排泄。消除半衰期($t_{1/2}$)为61～120分钟。不良反应常见恶心、呕吐、腹泻，其次为眩晕、瘙痒、头晕、耳鸣、鼻塞、皮疹等；每日剂量超过16g时尤易发生。可因血管扩张而发生体位性低血压、结膜和鼻黏膜充血；尿中药物浓度高，可形成血凝块，阻塞尿路；易发生血栓及心、肝、肾功能损害[1]。

氨基己酸1899年已见文献报道，国内1975年已有沈阳第一制药厂生产氨基己酸注射液[2]。除中国药典(2015)收载外，Ph. Eur.(7.0)、USP(36)亦有收载。

【制法概要】本品一般采用己内酰胺或己内酰胺聚合物(尼龙6)水解后精制而得[3]。

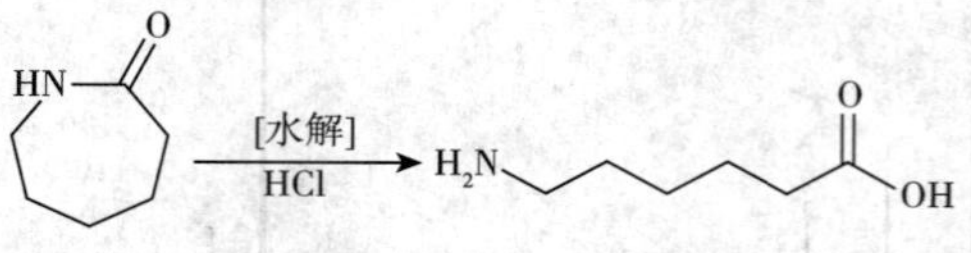

【性状】本品在水中易溶，在乙醇中微溶，本品浓溶液加乙醇析出结晶，经粉碎得到白色结晶性粉末。

【鉴别】(1)薄层色谱法，比较供试品溶液与对照品溶液斑点的位置和颜色。

(2)本品红外光吸收图谱显示的主要特征吸收如下(光谱集415)。

波数(cm^{-1})	归属	
3400～2500	羟基，氨基	ν_{O-H}，ν_{N-H}
2962，2931	烷基	ν_{C-H}

【检查】溶液颜色　中国药典采用标准比色法，Ph. Eur.(7.0)采用紫外-可见分光光度法，规定本品20%的溶液在287nm波长处吸光度不得过0.1，450nm波长处吸光度不得过0.03。

硫酸盐　本品生产工艺中采用强酸性阳离子交换树脂进行离子交换纯化。而阳离子树脂是以苯乙烯和二乙烯苯聚合，经硫酸磺化制得的聚合物，强酸性阳离子交换树脂含有强酸性的反应基磺酸基。硫酸盐的检测可以控制洗脱液中可能残留的硫酸或脱落的磺酸基。

有关物质　从本品的合成工艺可知，己内酰胺(图1a)为合成的起始原料，若纯化不完全会残留在目标产物中。本品生产过程中，蒸发与浓缩时要有一定的真空度，否则易缩合成低分子量缩聚产物如二聚体(图1b)[4,5]，经LC-MS检测，本品中的主要杂质为二聚体，未检出己内酰胺，即使将本品于105℃放置24小时后检测，也仅检测出极微量的己内酰胺(0.002%)，表明本品在现有的生产工艺和贮藏条件下不易产生己内酰胺。但由于氨基己酸经分子间脱水缩合成二聚体后，结构中含有酰胺键，紫外吸收有所增强，二聚体与氨基己酸的响应相差较大。目前还没有二聚体的对照品，若采用HPLC自身对照法，无法准确定量。而氨基己酸二聚体保留有氨基酸的特性，可与茚三酮反应，因此参照Ph. Eur.(7.0)收载的氨基己酸原料药中的茚三酮显色物质项，采用薄层色谱法检测氨基己酸二聚体及其他可与茚三酮反应的杂质。本方法的最低检测浓度为10μg/ml，相当于供试品溶液浓度的0.1%（图2）。

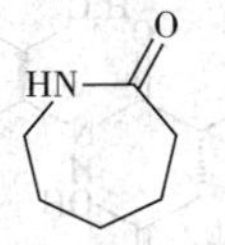

己内酰胺
$C_6H_{11}NO$　113.16

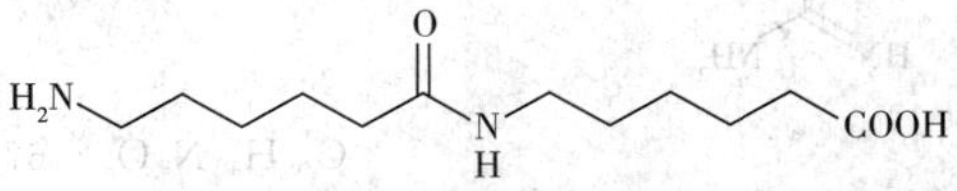

氨基己酸二聚体
$C_{12}H_{24}N_2O_3$　244.33

图1　氨基己酸杂质结构图

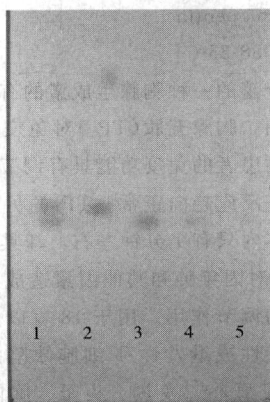

图2　有关物质-薄层展开图

1. 系统适用性溶液；2. 亮氨酸定位溶液；3. 氨基己酸定位溶液；4. 对照溶液；5. 检出限溶液

钙盐　本品生产工艺中采用的强酸性阳离子交换树脂含有反应基磺酸基，可以交换所有的阳离子，如水中的钙离子，起到纯化水的作用，但钙离子则富集在交换树脂上，当采用碱液淋洗时就会随着目标物一起被洗脱。钙盐的检测可以控制生产过程中钙离子等阳离子的引入。

炽灼残渣　不得过0.1%。

重金属　取炽灼残渣项下遗留的残渣进行检查，含重金属不得过百万分之十。

【含量测定】本品为兼性离子，因而不能直接用碱滴定氨基酸的羧基。可加入甲醛，甲醛可与氨基酸上的—NH_3^+结合，形成—NH—CH_2OH、—N(CH_2—OH)$_2$等羟甲基衍生物，使—NH_3^+的H^+游离出来，用氢氧化钠滴定液(0.1mol/L)滴定释放的H^+，测定氨基氮，从而计算本品的含量。

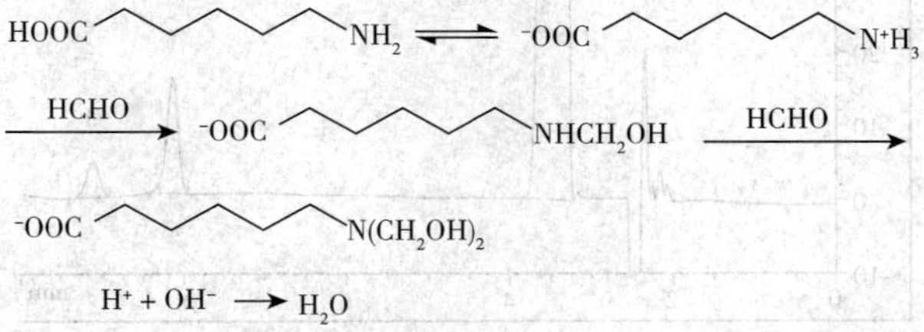

【制剂】中国药典(2015)收载了氨基己酸注射液，USP(36)收载了氨基己酸注射液、氨基己酸片和氨基己酸口服溶液，BP(2013)未收载制剂品种。

(1)氨基己酸注射液(Aminocaproic Acid Injection)

本品为氨基己酸的灭菌水溶液，加适量盐酸调节pH值。

pH值　20%的氨基己酸溶液pH值应在7.5～8.0，氨基己酸注射液在生产过程中可加适量盐酸调节pH值，pH值应为7.0～8.0。

有关物质　本品中的有关物质主要为己内酰胺和氨基己酸二聚体，而氨基己酸二聚体保留有氨基酸的特性，可与茚三酮反应，照氨基己酸有关物质检测方法，采用薄层色谱法检测氨基己酸二聚体及其他可与茚三酮反应的杂质。（图3）

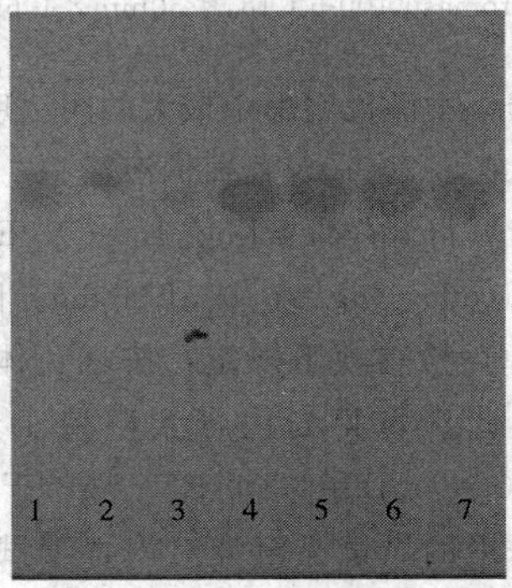

图3　有关物质-薄层展开图

1. 系统适用性溶液；2. 亮氨酸定位溶液；3. 对照溶液
4. 原料药供试品溶液；5～7. 注射液

己内酰胺　由于己内酰胺不与茚三酮反应，无法在有关物质薄层系统中控制。故采用HPLC法以外标法控制己内酰胺的含量。取本品适量，置105℃加热24小时，使破坏产生己内酰胺与二聚体，考察系统适用性。色谱柱采用Kromasil 100-5 C18(250mm×4.6mm，5μm)、Boston Green AQ C18(250mm×4.6mm，5μm)。出峰顺序依次为氨基己酸、己内酰胺、氨基己酸二聚体，己内酰胺与氨基己酸二聚体分离良好。己内酰胺的检测限为0.7ng。（图4、图5）

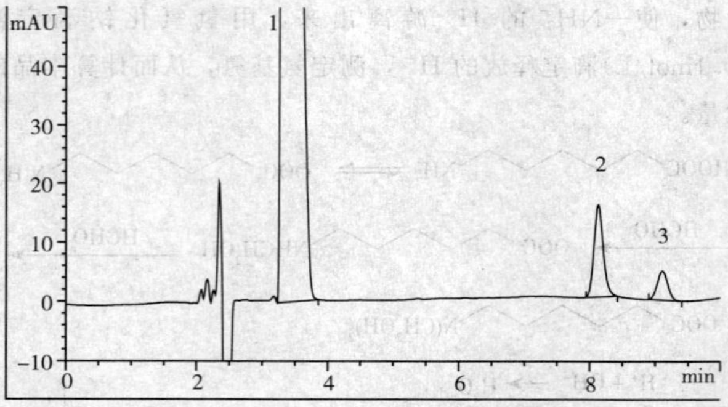

图4　系统适用性溶液色谱图

1. 氨基己酸；2. 己内酰胺；3. 氨基己酸二聚体

色谱柱：Kromasil 100-5 C18，250mm×4.6mm，5μm

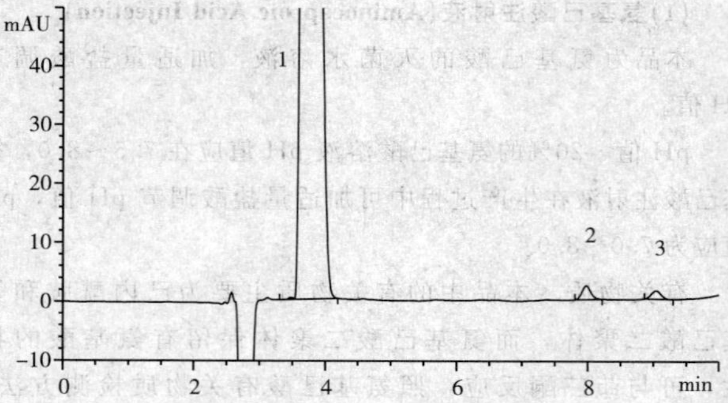

图5　供试品溶液色谱图

1. 氨基己酸；2. 己内酰胺；3. 氨基己酸二聚体

色谱柱：Kromasil 100-5 C18，250mm×4.6mm，5μm

细菌内毒素　本品说明书中最大的用法用量：取 6g 溶于 100ml 生理盐水或 5%～10% 葡萄糖溶液中，于 15～30 分钟内滴完。据此计算得到内毒素限值 L＝(5.0EU/kg×60kg－100ml×0.25EU/ml)÷6g＝0.045EU/mg。因标准 WS1-91(B)-89 中“热原”检查项下规定：按家兔体重每 1kg 缓慢注射 1.5ml。据此计算得到内毒素限值 L＝5.0EU/kg÷(1.5ml/kg×200mg/ml)＝0.016EU/mg。干扰试验结果表明，30mg/ml 浓度的供试品溶液对内毒素试验均无干扰作用。实际样品检测结果：每 1mg 中含内毒素的量均小于 0.016EU。故将内毒素限值定为 0.016EU/mg。

参考文献

[1] 国家药典委员会. 中华人民共和国药典临床用药须知·化学药和生物制品卷［M］. 2015 年版. 北京：中国医药科技出版社，2017：490.

[2] 胡国忠，沈育才. 氨基己酸注射液生产工艺的改进［J］. 中国药学杂志，1984，19(1)：10-11.

[3] 高旭，马兰. 6-氨基己酸的生产过程［J］. 适用技术市场，1994，(11)：20.

[4] 郑旭华. 6-氨基己酸的生产技术［J］. 华夏星火，1995，(02)：44.

[5] 江文明，宋冬梅，任美婷，等. 氨基己酸注射液中有关物质检查方法的研究［J］. 药物分析杂志，2016，36(7)：1258-1262.

撰写　江文明　上海市食品药品检验所

复核　杨永健　上海市食品药品检验所

胸腺五肽

Thymopentin

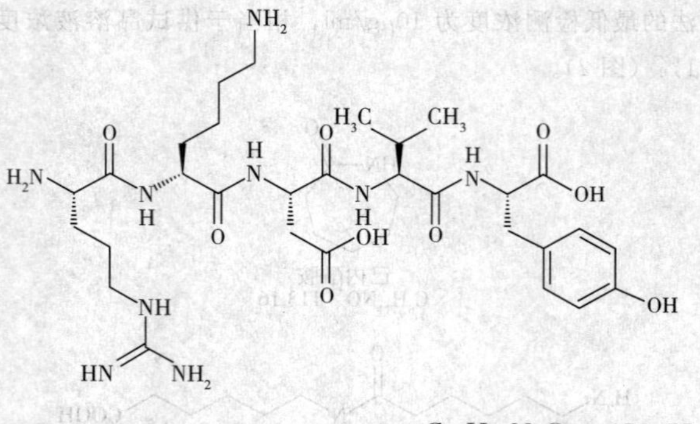

$C_{30}H_{49}N_9O_9$　679.77

化学名：N-［N-［N-［N^2-L-精氨酰-L-赖氨酰］-L-α-天门冬氨酰］-L-缬氨酰］-L-酪氨酸

L-tyrosine，N-(N-(N-α-L-arginyl-L-lysyl-α-aspartyl)-L-valyl)

英文名：Thymopentin

CAS 号：［69558-55-0］

本品是胸腺分泌的一种胸腺生成素的有效部分。动物实验和临床研究表明，胸腺五肽(TP_5)对免疫功能低下的动物和自身免疫性疾病患者的免疫功能具有调节作用，能使过度或受到抑制的免疫反应趋向正常。TP_5的另一个显著特点是其半衰期短，在体内只有 1 分钟左右，却具有较长时间的免疫调节效果。TP_5对因年龄和其他因素造成的胸腺萎缩及功能减退具有重要的调节作用。用于 18 岁以上的慢性乙型肝炎患者；各种原发性或继发性 T 细胞缺陷病；某些自身免疫性疾病等。可见恶心、发热、头晕、胸闷、无力等不良反应[1]。

中国药典(2015)收载，国外药典均未收载。

【制法概要】 TP5 的合成方法主要有液相合成法和固相合成法两种。

(1)固相合成法　在 TP_5的制备中，固相合成方法应用较多，主要以 Merrifield 法、Boc 法和 Fmoc 法为主。Merrifield 法采用氯甲基化的 200～400 目聚苯乙烯-二乙烯苯树脂作为 TP_5固相合成中的载体，这是固相合成最早、最常用的载体，产率可达 35%～50%，但保护基脱除比较困难，容易发生侧链副反应；Boc 法制备多肽时，通常采用羟甲基聚苯乙烯树脂，酪氨酸与固相载体之间的反应主要有 Marie-Line 法和铯盐法，耦合过程有对称酸酐法和活化酯法，主要缺点是不能随时监测合成过程，合成条件苛刻，不适宜自动、大规模的合成；Fmoc 法以 Wang 树脂使用最为广泛，酪氨酸与树脂的连接反应主要是 Voelter 法，耦合反应应用最广泛的是 HBTU 法、HOBt/DCC 法。Fmoc 法合成条件温和，反应效率较高，更适合自动合成[2]。

(2)液相合成法　液相合成，以氨基酸衍生物为原料，过程有二肽合成-三肽合成-四肽合成-五肽合成-粗品生成；各肽合成过程包括耦联-酸碱洗脱-除水干燥-脱保护基，最后以离子交换法进行产品纯化。本法工艺简单快速，成本低，纯度达95%以上，但需要多次将中间产物用乙腈分离纯化，还需经过多次循环纯化和重结晶过程及特殊装置脱保护基，不适合作为大规模生产工艺[2]。

【性状】比旋度　本品20mg/ml水溶液的比旋度为−14.0°至−22.0°(以无水、无溶剂与无醋酸物计算)，国外药典未收载。

【鉴别】(1)本品结构中含有与双缩脲结构相似的肽键(二肽以上)，能够发生双缩脲反应。双缩脲试液是碱性的含铜试液，呈蓝色，当底物中含有肽键时(多肽)，试液中的铜与多肽配位，配合物呈紫色，铜离子也容易被还原，有时出现红色沉淀，因此该鉴别反应会出现蓝紫色或紫红色沉淀。双缩脲试剂中真正起作用的是硫酸铜，而氢氧化钠仅仅是为了提供碱性环境，酒石酸钾钠的作用是保护反应生成的络离子不被析出变为沉淀，从而使试剂失效。双缩脲试剂可以长期保存(若贮存瓶中有黑色沉淀出现，则需要重新配制)。化学反应式如下。

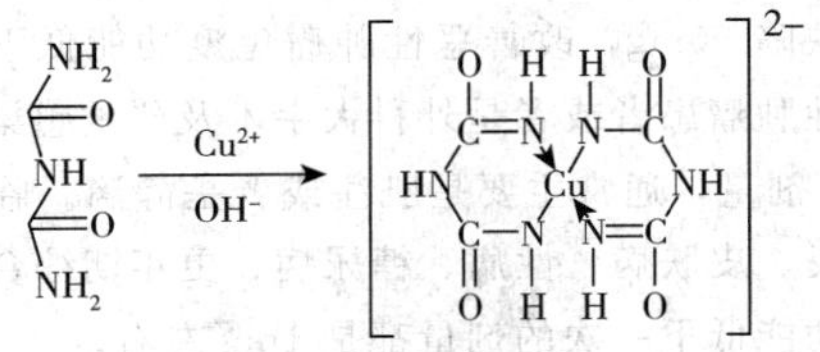

(2)本品对照品的红外光吸收图谱（图1）显示的主要特征吸收如表1[3]。

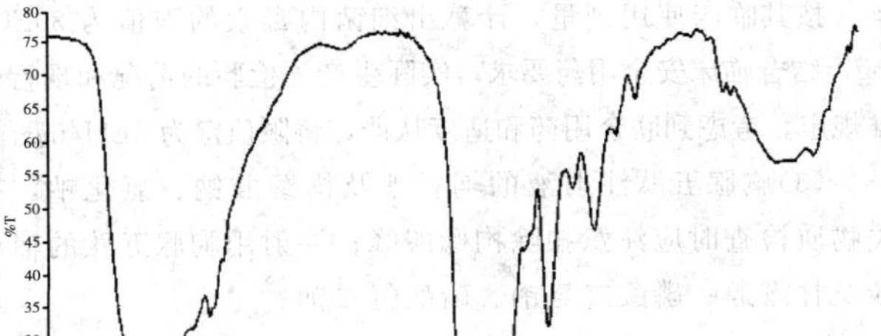

图1　胸腺五肽对照品红外光谱图

表1　胸腺五肽红外吸收归属表

波数，cm^{-1}	归属	
3400～3100	羟基，胺	ν_{O-H}，ν_{N-H}
3068	苯环	$\nu_{=C-H}$
2962，2935，2874	烷基	ν_{C-H}
1652，1557	羰基	$\nu_{C=O}$

【检查】氨基酸比值　胸腺五肽是由精氨酸、门冬氨酸、赖氨酸、酪氨酸、缬氨酸组成的合成多肽，通过测定氨基酸比值可控制原料质量。本品加盐酸溶液(1→2)，在110℃水解24小时，能裂解为单个氨基酸，通过氨基酸自动分析仪法或高效液相色谱法测定氨基酸含量。以五个氨基酸的摩尔数总和除以5作为1，计算氨基酸比值，理论上这个比值不会超过1，但考虑检测误差，一般规定比值应该在0.8～1.2之间。采用氨基酸自动分析仪测试比较便捷，如无该仪器，文献中有采用柱前衍生RP-HPLC法测定胸腺五肽氨基酸组成的报道[4]，可供参考。

溶液的澄清度与颜色　本品溶液的澄清度与颜色可以反应其纯化及降解变化程度。

醋酸　采用高效液相色谱法进行测定。

色谱条件照《中国药典》(2015)四部通则0872合成多肽中的醋酸测定法；供试液浓度为10mg/ml；对照品溶液浓度可随供试品中醋酸的含量作适当调整。

有关物质　采用高效液相色谱法进行检查。

采用含量测定项下的色谱条件，供试品溶液浓度5mg/ml；对照溶液浓度0.05mg/ml；记录色谱图至主峰保留时间的2.5倍。典型图谱如图2、图3所示。

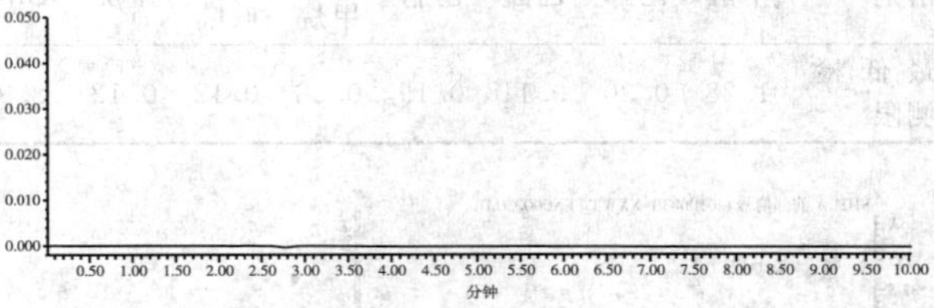

图2　有关物质空白溶剂色谱图

色谱柱：Dima C18，200mm×4.6mm，5μm

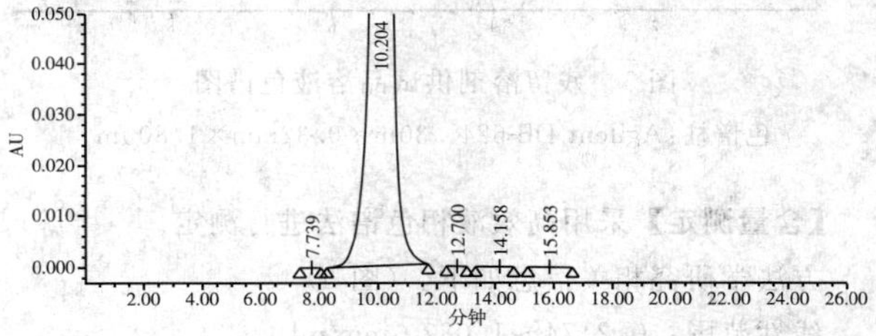

图3　有关物质供试品溶液色谱图

色谱柱：Dima C18，200mm×4.6mm，5μm

该色谱条件能够对胸腺五肽供试溶液中的杂质实现有效分离，满足有关物质测定的要求。因无法获取胸腺五肽已知杂质，目前仍采用自身对照法控制杂质限度，单一最大杂质限度为1.0%，杂质总和限度2.0%。

残留溶剂　采用气相色谱法测定。

胸腺五肽生产中会使用到有机溶剂，但工艺过程中未能完全除去，根据收集的标准及国内企业的生产工艺综合考虑，测定甲醇、乙醇、乙醚、乙腈、二氯甲烷、四氢呋喃、吡啶、*N*，*N*-二甲基甲酰胺共八种溶剂，因涉及的有机溶剂较多，极性差异较大，故采用毛细管柱顶空进样系统程序升温测定（表2、表3）。典型图谱见图4、图5。

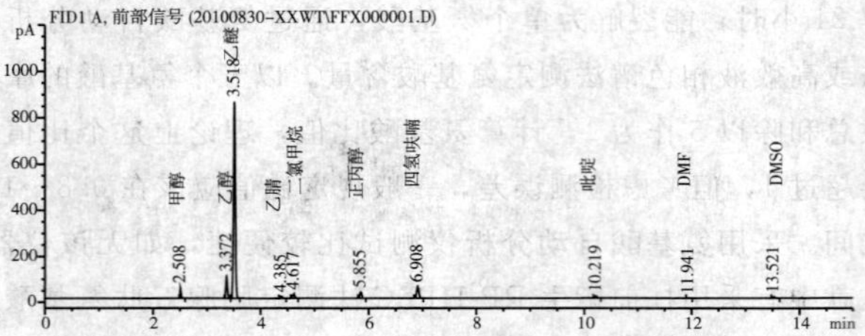

图 4　残留溶剂对照品混合溶液色谱图

色谱柱：Agilent DB-624　30m×0.32mm×1.80μm

表2　残留溶剂各组分保留时间、理论板数及分离度

溶剂	甲醇	乙醇	乙醚	乙腈	二氯甲烷	正丙醇	四氢呋喃	吡啶	DMF
t- min	2.508	3.372	3.518	4.385	4.617	5.855	6.908	10.219	11.941
板数	75258	57981	47233	75273	73797	106517	133846	379400	507746
分离度	-	18.65	2.40	13.46	3.51	17.69	14.28	46.59	25.79

表 3　残留溶剂各组分最低检测限(μg/ml)

溶剂	甲醇	乙醇	乙醚	乙腈	二氯甲烷	四氢呋喃	吡啶	DMF
最低检测限	1.28	0.30	0.11	0.19	0.68	0.12	0.12	8.99

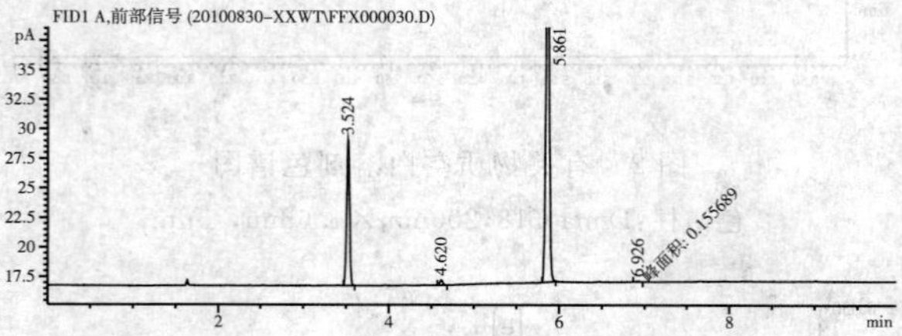

图 5　残留溶剂供试品溶液色谱图

色谱柱：Agilent DB-624　30m×0.32mm×1.80μm

【含量测定】采用高效液相色谱法进行测定。

方法学研究相关信息如下。(图 6)

线性范围：0.2174～1.0870 mg/ml

回归方程：$A=2148.2518C-7.8482$

相关系数：$R^2=1.0000$

定量限：0.414μg/ml、检出限：0.124μg/ml

适用色谱柱：① Phenomenex Luna C18 200mm×4.6mm，5μm；② Symmetry C18 250mm×4.6mm，5μm；③Dima C18，200mm×4.6mm，5μm

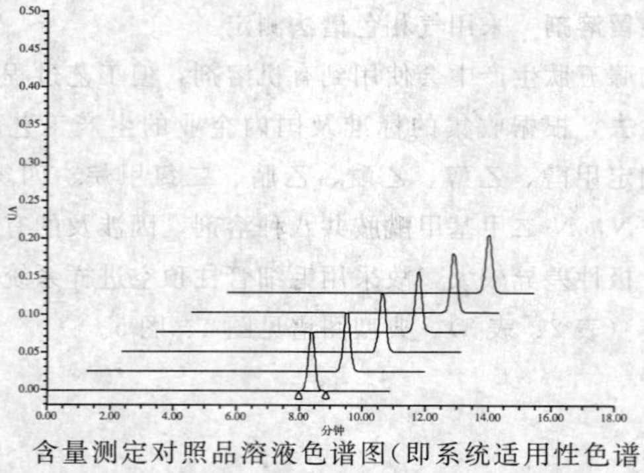

图 6　含量测定对照品溶液色谱图(即系统适用性色谱图)

(胸腺五肽峰理论板数为 7677)

本法色谱条件中流动相为：0.05mol/L 磷酸盐缓冲液(pH7.0)-甲醇(90∶10)，水相比例较高，长时间使用对 C18 色谱柱有较大损伤，会导致胸腺五肽主峰理论板数下降，峰形展宽。建议在使用中经常用甲醇或乙腈冲洗色谱柱，延长其寿命或使用耐水色谱柱。

【制剂】(1)胸腺五肽制剂均无抑菌性。其中，胸腺五肽注射液可经薄膜过滤法处理，无需冲洗，以金黄色葡萄球菌为阳性对照菌，按中国药典（2015）通则 1101 进行检查；注射用胸腺五肽可用 0.9%氯化钠溶液溶解并稀释制成每 1ml 含 1mg 的溶液后，再按前者方式进行检查。

(2)胸腺五肽制剂在中国药典（2015）二部中细菌内毒素项下规定为每 1mg 胸腺五肽中含内毒素的量应小于 5.0EU。根据前期方法学研究资料，该系列品种干扰试验结果表明，在 0.2mg/ml 及以下浓度时对细菌内毒素检查无干扰作用，即最大不干扰浓度为 0.2mg/ml(规格为 1ml∶1mg 或 1mg 的样品最低稀释倍数为 5 倍，规格为 1ml∶10mg 或 10mg 的样品最低稀释倍数为 50 倍)；胸腺五肽制剂的临床使用情况：胸腺五肽注射液、注射用胸腺五肽均有 1mg 与 10mg 两种规格，使用剂量的不同主要与其适应症有关。《临床药物信息参考》收载：原发性免疫缺陷 0.5～1mg/kg，继发性免疫缺陷 50mg，改善恶性肿瘤免疫功能低下 1mg。一般只有恶性肿瘤患者或者是外科大手术及严重感染才会一次使用 10mg 剂量，通常主要是肌注或者是静滴。临床像一些急慢性肝炎、皮肤病、性病、糖尿病、更年期综合征及老年体弱免疫功能低下一次的剂量都是 1mg 左右。

限值的确定：最大使用剂量按成人 10mg/次计算：

$$L=K/M=\frac{5.0EU/(kg\cdot h)}{10mg/60(kg\cdot h)}=30EU/mg$$

按其临床使用剂量，计算出细菌内毒素的限值为 30EU/mg，结合临床安全用药要求，实际生产、检验的情况和现行标准规定，考虑到联合用药和适度从严，将限值定为 5EU/mg。

(3)胸腺五肽注射液的辅料涉及枸橼酸钠、氯化钠，有关物质检查时应注意扣除枸橼酸峰；注射用胸腺五肽的辅料涉及甘露醇、磷酸二氢钠、磷酸氢二钠。

参考文献

[1] 国家药典委员会．中华人民共和国药典临床用药须知·化学药和生物制品卷［M］．2015 年版．北京：中国医药科技出版社，2017：1126-1127.

[2] 石玉华．胸腺五肽合成与纯化的生产工艺研究［D］．长春：吉林大学，2007：10-13.

[3] 梁涌涛，徐志炳，王明哲，等．胸腺五肽的波谱学解析与结构表征［J］．中国医药工业杂志，2008，(02)：120-122.

[4] 李松涛．柱前衍生 RP-HPLC 法测定胸腺五肽的氨基酸组成［J］．承德医学院学报，2015，32(04)：327-328.

撰写　张悦杨　四川省食品药品检验检测院

复核　谢　华　四川省食品药品检验检测院

酒石酸双氢可待因

Dihydrocodeine Bitartrate

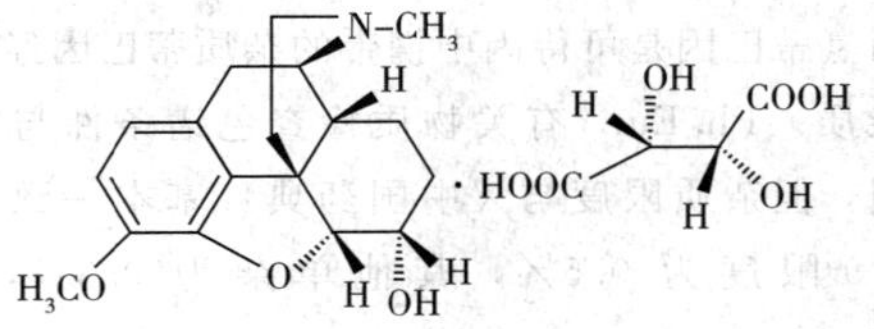

$C_{18}H_{23}NO_3 \cdot C_4H_6O_6$　451.47

化学名： 4，5α-环氧-3-甲氧基-17-甲基吗啡喃-6α-醇酒石酸盐

4，5α-epoxy-3-methoxy-17-methylmorphinan-6α-ol （+）-tartrate (salt)

英文名： Dihydrocodeine Bitartrate

CAS 号： [5965-13-9]

本品为中效阿片类麻醉性镇痛药，作用于中枢神经系统，产生镇痛作用，其镇痛强度介于吗啡和可待因之间，30mg 酒石酸双氢可待因与 10mg 硫酸吗啡相当。而副作用则低于吗啡，其持续时间可达 4～5 小时。本品在缓解各种中度疼痛方面，特别是在缓解手术后的颌痛方面的疗效已被世界公认。根据国内酒石酸双氢可待因说明书，健康成人口服酒石酸双氢可待因 30mg 后，T_{max} 为 1.6 小时，C_{max} 为 71.8ng/ml。迅速在体内代谢，血中酸性代谢产物比原型含量高得多。

本品在国内进行临床研究多次给药的 32 例患者中，主要不良反应为便秘、恶心、呕吐、胃部不适、皮肤瘙痒。据国外报道，使用双氢可待因可出现以下严重不良反应：①长期使用会产生药物依赖性；②呼吸抑制；③精神错乱；④无气肺、支气管痉挛、喉头水肿；⑤炎性肠道患者使用后，会出现麻痹性肠梗阻、中毒性巨结肠等。

国内企业于 1997 年研发酒石酸双氢可待因及片剂，本品质量标准首次收载于中国药典 2010 年版第二增补本，除中国药典(2015)外，Ph. Eur. (9.0)/BP(2017)、USP(40)均有收载。

【制法概要】 本品以可待因为原料，通过氢化再与酒石酸成盐、精制而成。化学反应过程如下。

$C_{18}H_{21}NO_3 + H_2 \longrightarrow C_{18}H_{23}NO_3$

$C_{18}H_{23}NO_3 + C_4H_6O_6 \longrightarrow C_{18}H_{23}NO_3 \cdot C_4H_6O_6$

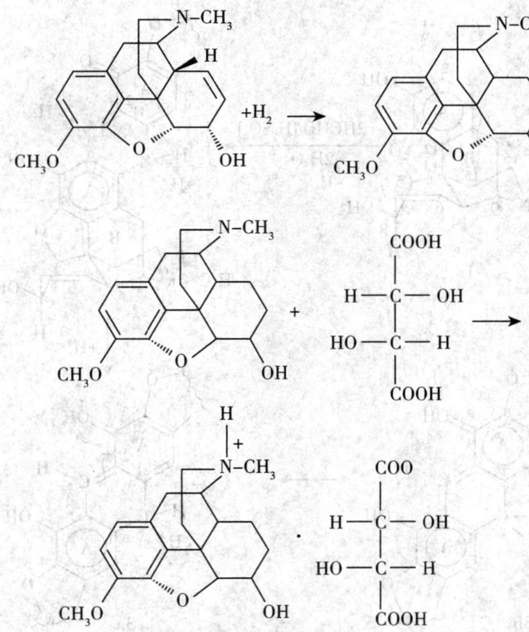

【性状】 本品为无色结晶或白色结晶性粉末；无臭或几乎无臭。本品在水中易溶(室温条件下，100ml 水中能溶解 22.2g)，在乙醇中略溶，在乙醚中几乎不溶。

比旋度　本品按干燥品计算 5%(*W*/*V*)时水溶液的比旋度为－71.5°至－73.5°，《欧洲药典》中规定比旋度为－70.5°至－73.5°。

【鉴别】 (1)本品的水溶液(200μg/ml)在 284nm 的波长处有最大吸收，其吸光度约为 0.72。紫外吸收图谱如图 1，此 284nm 波长下为苯环 B 带吸收。

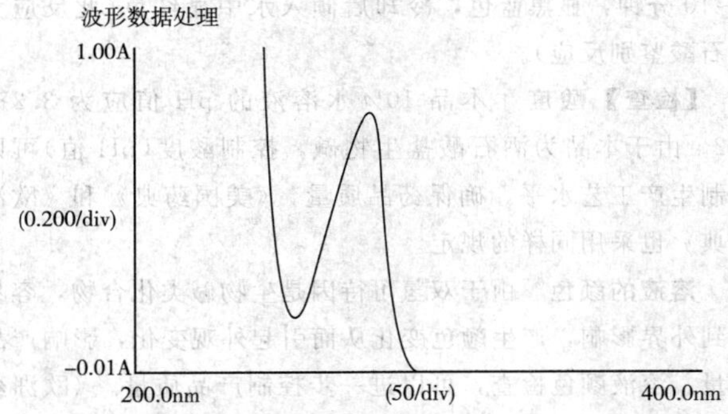

图 1　酒石酸双氢可待因紫外图谱

(2)取本品 10mg，加甲醛硫酸试液 1ml，即显紫色(与福可定区别)。吗啡、乙基吗啡、可待因为含酚羟基异喹啉生物碱，这类化合物遇甲醛-硫酸能形成具有醌式结构的有色化合物。此反应称为 Marquis 反应。

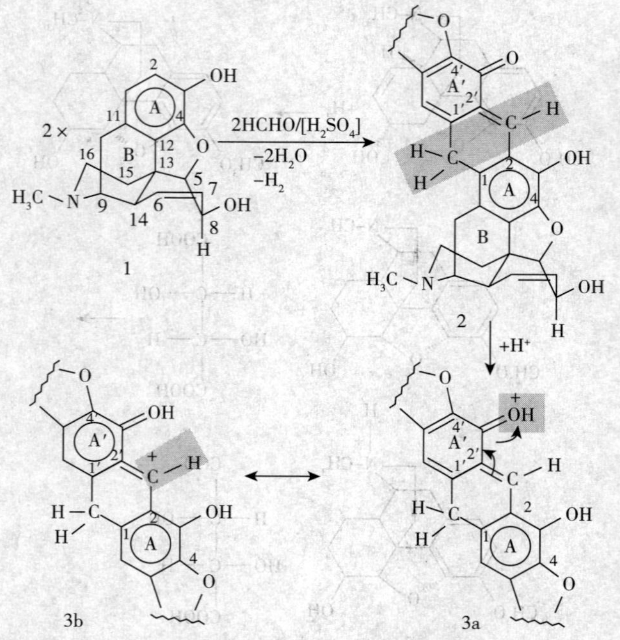

(3)取本品10mg，加硝酸0.05ml，显黄色(不显红色，与吗啡区别)。

(4)取本品，加水溶解并稀释制成每1ml中约含20mg的溶液，滴加5mol/L氨溶液使成碱性，不得生成沉淀。

(5)取本品0.1g，加硫酸1ml溶解后，加三氯化铁试液0.05ml，缓慢温热，显棕黄色；继续加入2mol/L硝酸0.05ml后不显红色(与可待因和吗啡的区别)。

(6)取本品5%的溶液0.1ml，依次加入10%溴化钾溶液0.1ml、2%间苯二酚溶液0.1ml与硫酸3ml，水浴加热5～10分钟，显黑蓝色，冷却后倾入水中显红色(此反应为酒石酸鉴别反应)。

【检查】酸度 本品10%水溶液的pH值应为3.2～4.2。由于本品为酒石酸盐生物碱，控制酸度(pH值)可以控制生产工艺水平，确保药品质量。《美国药典》和《欧洲药典》也采用同样的规定。

溶液的颜色 由于双氢可待因是生物碱类化合物，容易受到外界影响，产生颜色变化从而引起外观变化，影响产品质量。溶液颜色检查，可以进一步控制产品质量。《欧洲药典》采用棕黄色系BY5进行控制，《中国药典》采用类似的橙黄色2号进行控制。

有关物质 采用高效液相色谱法试验，用十八烷基硅烷键合硅胶为填充剂；以0.05mol/L的磷酸二氢钾溶液(用磷酸调节pH值至3.0±0.1)-乙腈(85∶15)为流动相；检测波长为280nm，双氢可待因峰与可待因峰的分离度应符合要求。可待因不得过0.5%，其他单个杂质不得过0.3%，杂质总量不得过1.0%。

经方法学研究，本方法回收率为100.2%，线性范围为0.01～1.0mg/ml，线性方程 $C(\mathrm{mg/ml})=1.5\times10^{-7}A-3.9\times10^{-4}$(其中 A 为峰面积)，相关系数 $r=0.9999$，最小检测量为2ng(S/N=3)。

《欧洲药典》列出了4个杂质，即杂质A(可待因)，杂质B(吗啡)，杂质C(氢可酮)和杂质D(四氢蒂巴因)。可待因是合成时起始物料；吗啡是可待因中的杂质；氢可酮是可待因氢化成双氢可待因时产生的副产物，即工艺过程产生的杂质；四氢蒂巴因是可待因中携带的杂质蒂巴因经过氢化后形成的杂质。Ph. Eur. 有关物质检查色谱条件与《中国药典》不同，但杂质限度与《中国药典》基本一致，杂质A(可待因)限度为0.5%，其他单杂为0.3%，总杂质为1.0%。

在中国药典(2015)的色谱条件下，各已知杂质与主成分的分离情况见色谱图2。

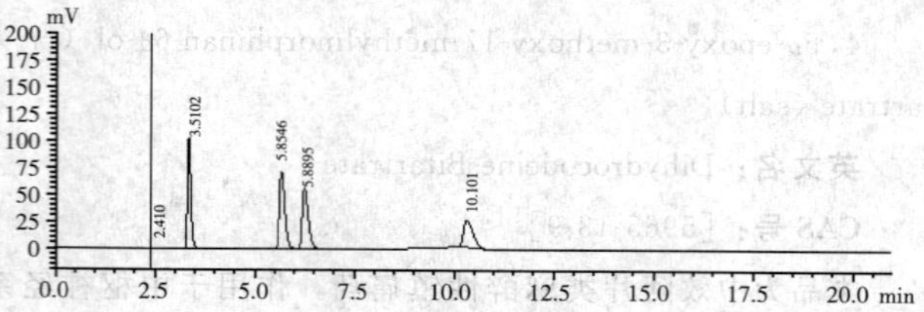

图2 酒石酸双氢可待因有关物质图谱

3.349min(吗啡)、5.677min(双氢可待因)、6.255min(可待因)、10.313min(氢可)，分离度分别为3.065、10.966、2.131、11.175。

干燥失重 《欧洲药典》规定水分为0.7%，《美国药典》105℃干燥4小时，不得过0.5%，《中国药典》采用105℃干燥至恒重，减失重量不得过0.5%，略严于其他标准。

【含量测定】采用非水滴定法，高氯酸与酒石酸双氢可待因反应，形成高氯酸盐，主要测定生物碱中叔氨的含量。酒石酸双氢可待因分子量为451.5，取0.5g样品(约1.1074mmol)，滴定时消耗高氯酸滴定液(0.1mol/L)约11ml左右，符合高氯酸非水滴定要求。《欧洲药典》采用高氯酸滴定，以电位来控制滴定终点。《美国药典》采用高效液相色谱法测定含量。

【制剂】中国药典(2015)收载了酒石酸双氢可待因片，规格为30mg。BP(2017)收载了酒石酸双氢可待因片，《美国药典》收载了本品复方制剂。

酒石酸双氢可待因片(Dihydrocodeine Bitartrate Tablets)

制法概要 酒石酸双氢可待因原料、辅料混合均匀，粉碎(80目)，加40%乙醇制成软材，过16目筛制粒，颗粒要求中等结实，60℃以下干燥，14目筛整粒，加入助流剂混合均匀，用φ6mm斜边冲压片。规格为30mg。

性状 本品为白色片。

鉴别 经提取后，取残渣进行试验，鉴别(1)与福可定区别；鉴别(2)与吗啡区别；鉴别(3)与可待因和吗啡的区别。

检查 有关物质 色谱条件与原料药相同，杂质限度有所不同，可待因不得过酒石酸双氢可待因标示量的0.5%，其他单个杂质不得过0.5%，杂质总量不得过1.0%。

溶出度 由于酒石酸双氢可待因在水中溶解度较好，同时保证溶出后的样品在紫外条件下的测定浓度，采用小杯法，以 250ml 水为溶剂，转速为 50 转/分钟，45 分钟取样测定(UV，284nm)，限度为标示量的 80%。

含量均匀度　为加强对麻醉药品质量的严格管理，增加了含量均匀度检查，照含量测定项下的紫外－可见分光光度法，在 284nm 处测定。

含量测定　《英国药典》酒石酸双氢可待因片采用提取后非水滴定法进行含量测定，操作过程需水溶、碱化后经三氯甲烷提取、水洗、蒸干后滴定，操作较繁琐，而且滴定时终点颜色变化不敏锐，不易分辨、控制。根据本品为单方制剂，且酒石酸双氢可待因在 284nm 处有最大吸收，经研究，采用紫外－可见分光光度法，在 284nm 波长处测定含量。按照处方比例取用相同量的辅料，用同法制备空白液，在 200～400nm 范围内扫描，结果显示空白辅料液在 284nm 处无紫外吸收，辅料对测定结果无影响。

方法学研究结果表明，采用紫外－可见分光光度法测定含量的方法回收率为 99.80%，线性范围为 0.015～0.30mg/ml，线性方程 $C_{(mg/ml)}=0.28A-0.0013$(其中 A 为吸收度值)，相关系数 $r=0.9999$。

撰写　张敏娟　青海省药品检验检测院

复核　郑永彪　青海省药品检验检测院

酒石酸布托啡诺

Butorphanol Tartrate

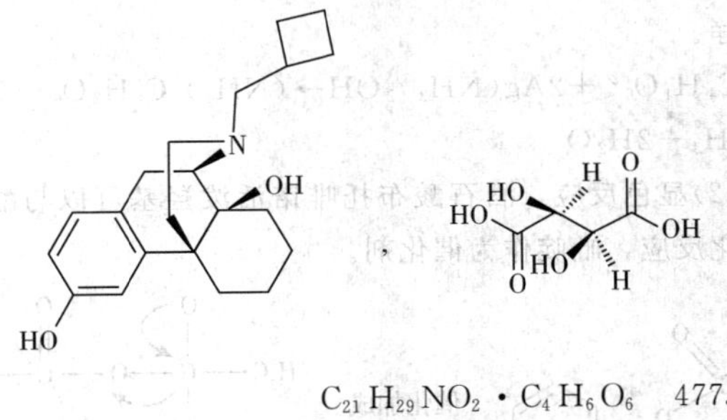

$C_{21}H_{29}NO_2 \cdot C_4H_6O_6$　477.56

化学名：(－)-17-环丁基甲基-3,14-二羟基吗啡喃 D-(－)-酒石酸盐

L-(－)-17- cyclobutyl methyl -3,14-dihydroxy morphine D-(－)- tartrate salt

CAS 号：[58786-99-5]

本品为化学合成的中枢性镇痛药，是混合型阿片受体激动-拮抗剂，其主要代谢产物能激动 k-阿片肽受体，对 μ-受体则具激动和拮抗双重作用。它主要作用机制即是通过代谢产物与中枢神经系统(CNS)中的混合型阿片受体相互作用间接发挥作用包括镇痛作用。除镇痛作用外，对 CNS 的影响包括减少呼吸系统自发性的呼吸、咳嗽、兴奋呕吐中枢、缩瞳、镇静等药理作用。本品镇痛作用一般静脉注射几分钟，肌内注射 10～15 分钟作用开始。静脉注射、肌内注射 30～60 分钟达高峰，维持时间为 3～4 小时[1]。

中国药典(2015)首次收载本品，USP (40) 也有收载，《欧洲药典》、《英国药典》和《日本药局方》均未收载该原料和制剂。

【制法概要】酒石酸布托非诺合成工艺如下。

(1) 酰胺的制备化学反应过程

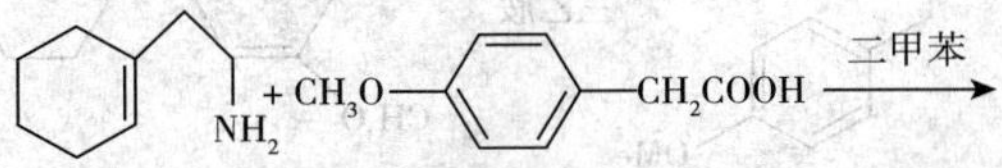

环已烯基乙胺（起始物料）对甲氧基苯乙酸（起始物料）

($C_8H_{15}N$,125.2)　($C_9H_{10}O_3$,166.2)

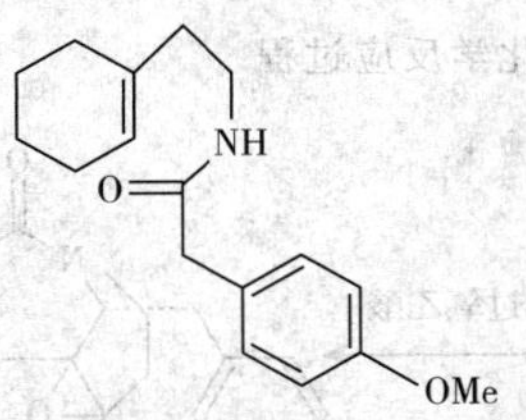

酰胺（中间体Ⅰ）　($C_{17}H_{23}NO_2$,273.4)

(2) 环合物的制备化学反应过程

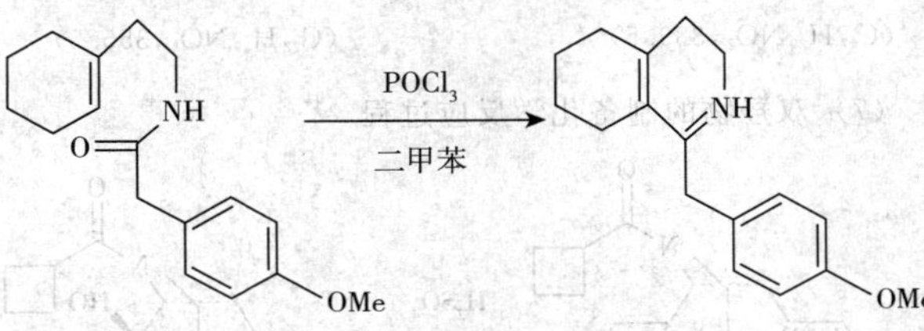

酰胺(中间体Ⅰ)　环合物（中间体Ⅱ）

($C_{17}H_{23}NO_2$,273.4)　($C_{17}H_{21}NO$,255.4)

(3) 还原物的制备化学反应过程

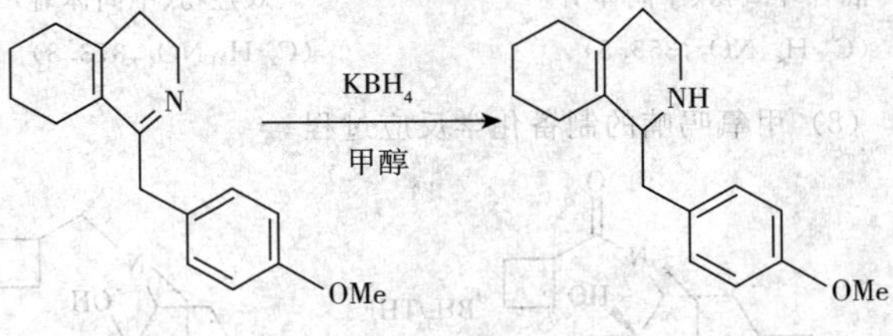

环合物（中间体Ⅱ）　还原物（中间体Ⅲ）

($C_{17}H_{21}NO$,255.4)　($C_{17}H_{23}NO$,257.4)

(4) 氢溴酸盐的制备化学反应过程

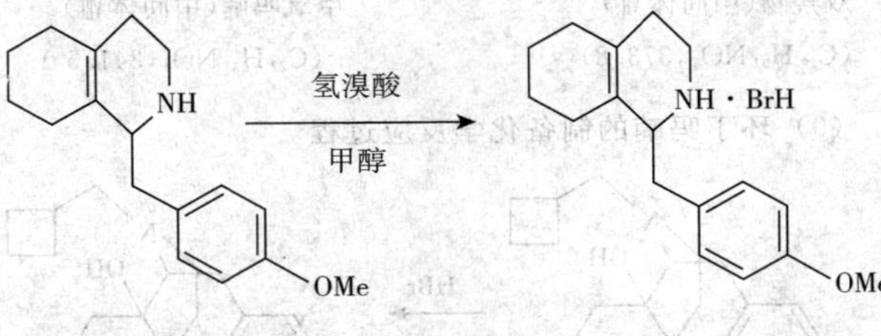

还原物（中间体Ⅲ）　氢溴酸盐（中间体Ⅳ）

($C_{17}H_{23}NO$,257.4)　($C_{17}H_{24}NBrO$,338.3)

（5）环丁甲酰物的制备化学反应过程

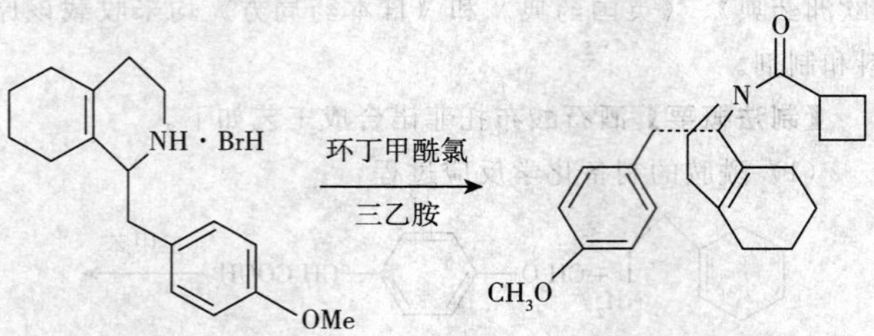

氢溴酸盐（中间体Ⅳ） 环丁甲酰物（中间体Ⅴ）

（$C_{17}H_{24}NBrO$，338.3） （$C_{17}H_{29}NO_2$，339.5）

（6）混合环氧物的制备化学反应过程

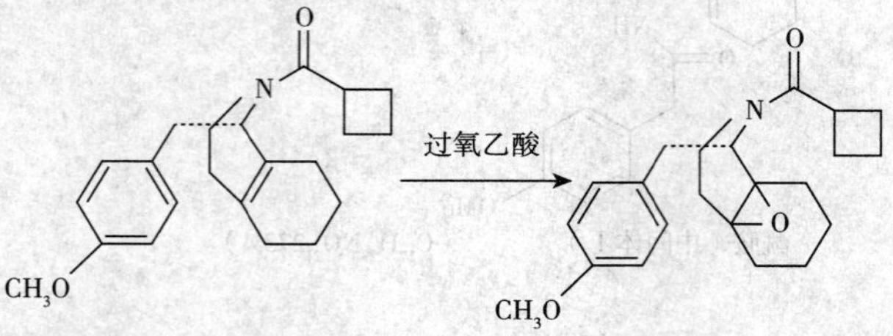

环丁甲酰物（中间体Ⅴ） 混合环氧物（中间体Ⅵ）

（$C_{17}H_{29}NO_2$，339.5） （$C_{22}H_{29}NO_3$，355.5）

（7）双羟物的制备化学反应过程

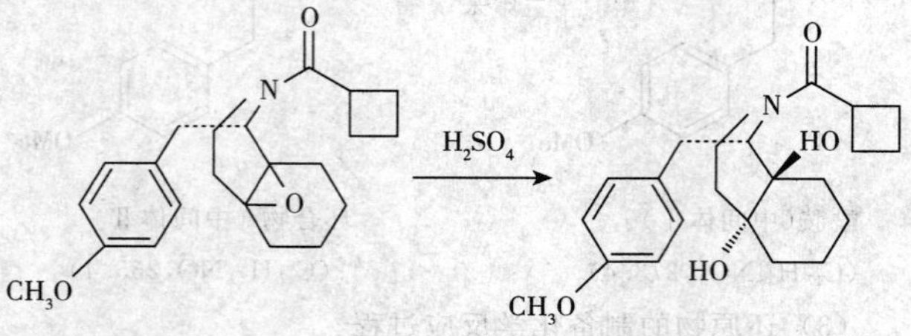

混合环氧物（中间体Ⅵ） 双羟物（中间体Ⅶ）

（$C_{22}H_{29}NO_3$，355.5） （$C_{22}H_{31}NO_4$，373.8）

（8）甲氧吗喃的制备化学反应过程

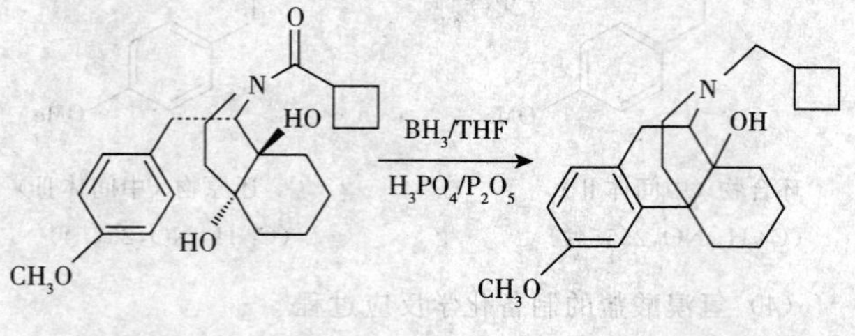

双羟物（中间体Ⅶ） 甲氧吗喃（中间体Ⅷ）

（$C_{22}H_{31}NO_4$，373.8） （$C_{22}H_{31}NO_4$，341.5）

（9）环丁吗喃的制备化学反应过程

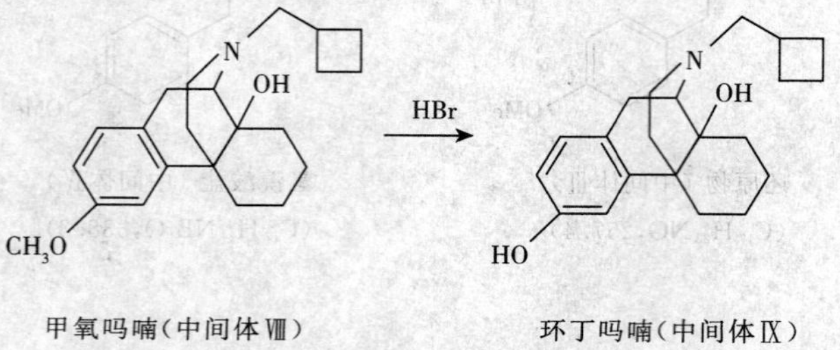

甲氧吗喃（中间体Ⅷ） 环丁吗喃（中间体Ⅸ）

（$C_{22}H_{31}NO_4$，341.5） （$C_{22}H_{31}NO_4$，327.5）

（10）酒石酸布托啡诺粗品的制备化学反应过程

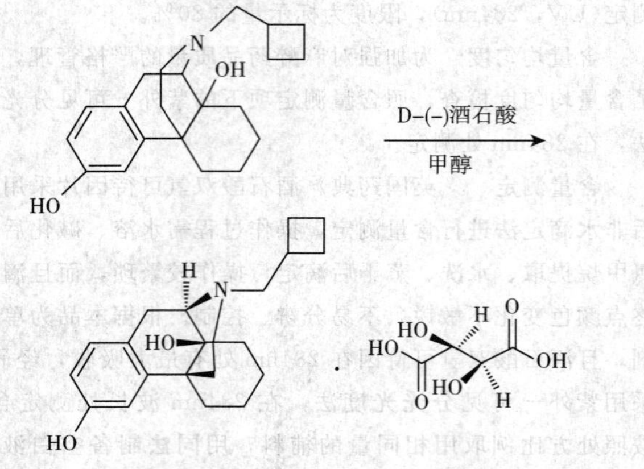

环丁吗喃（中间体Ⅸ） 酒石酸布托啡诺粗品

（$C_{22}H_{31}NO_4$，327.5） （$C_{21}H_{29}NO_2 \cdot C_4H_6O_6$，477.6）

【性状】 本品为白色或类白色结晶性粉末；无臭。

本品在甲醇中略溶，在水或乙醚中微溶，在三氯甲烷中不溶；在0.1mol/L盐酸溶液中溶解。

比旋度 取本品适量，精密称定，加甲醇溶解并制成每1ml中含4mg的溶液，依法测定（《中国药典》2015年版通则0621），比旋度为－60°至－66°。该方法与《美国药典》收载方法与限度一致。

【鉴别】（1）银镜反应 用于鉴别本品的酒石酸盐。利用其化学结构中含有酒石酸结构，将供试品溶于甲醇形成中性溶液，用银氨试液使沉淀溶解后，将试管置水浴中，银即游离，附在试管内形成银镜。在进行银镜反应时，所用试管必须洁净。

$C_4H_4O_6^{2-} + 2Ag(NH_3)_2OH \rightarrow (NH_4)_2C_4H_2O_6 + 2Ag\downarrow + 2NH_3 + 2H_2O$

（2）显色反应 酒石酸布托啡诺活泼羟基可以与酸酐发生酰化反应，吡啶作为催化剂。

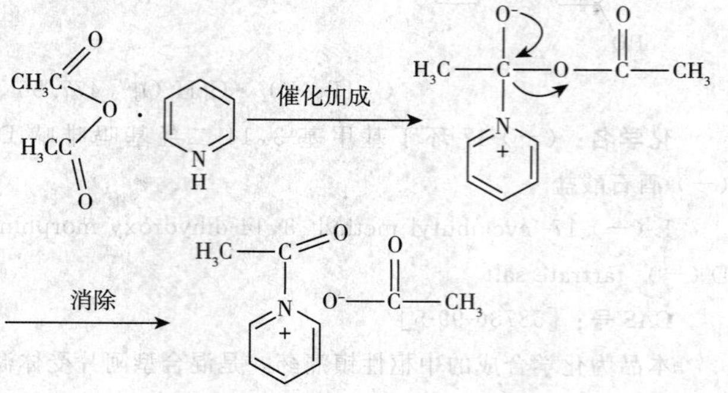

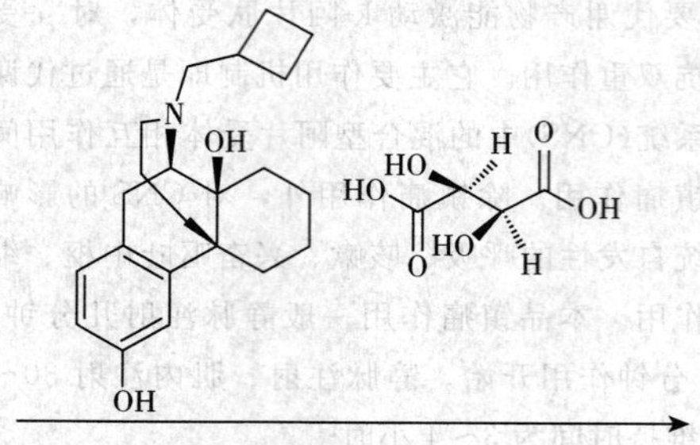

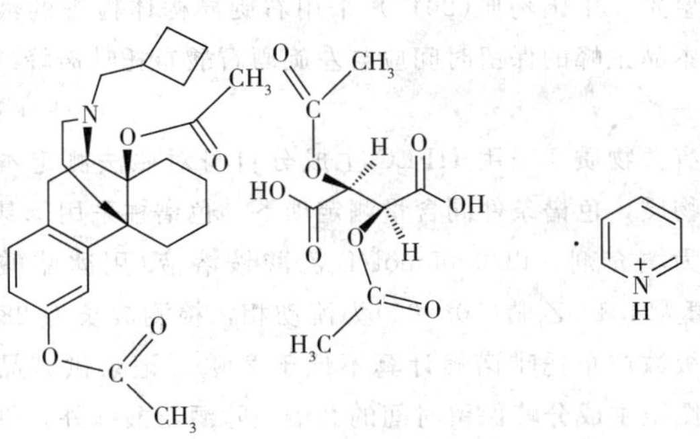

(3)红外光谱(IR)鉴别　本品的红外光吸收图谱应与对照品的图谱一致。对照品的红外光谱图见图1，主要特征吸收如下：

波数(cm^{-1})	归属	
3493	羟基	ν_{O-H}
3108	苯环	ν_{C-H}
1708	羰基	$\nu_{C=O}$
1611，1570，1455	苯环	$\nu_{C=C}$
1269，1232	胺基	ν_{C-N}

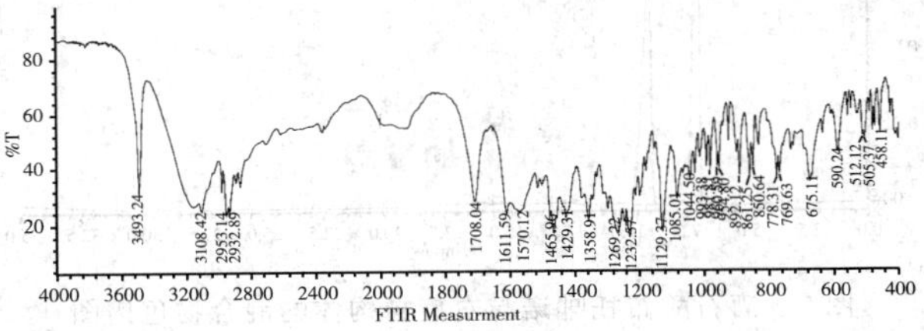

图1　对照品红外光谱图

【检查】溶液的澄清度与颜色　本品在水中微溶，检查本品的澄清度可反映本品的精制程度和降解变化的情况。取本品40mg，加水20ml溶解，溶液应澄清无色，如显浑浊，与2号浊度标准液(《中国药典》2015年版通则0902第一法)比较，不得更浓。

有关物质　采用HPLC主成分自身对照法测定本品的有关物质，限度为杂质不得过1.0%，《美国药典》采用TLC法和GC法测定色谱纯度，按照峰面积归一化法，所有杂质不得过2.0%。色谱柱采用苯基键合硅胶为填充剂，以0.05mol/L乙酸铵溶液(用冰醋酸调节pH值为4.1)-乙腈(70：30)为流动相，检测波长为280nm。理论板数按布托啡诺峰计算不低于2000。记录供试品溶液色谱图至主成分峰保留时间的2倍。除酒石酸峰外，供试品溶液的色谱图中如有杂质峰，各杂质峰面积不得大于对照溶液主峰面积(1.0%)。方法的最低检出限为0.01%。

右旋异构体　采用HPLC法测定右旋异构体，色谱柱为Astec Cyclobond Ⅱ环糊精手性色谱柱(250mm×4.6mm，5μm)。与原质量标准比较，中国药典(2015)中，增加了系统适用性实验，改变了流动相。原质量标准流动相为“0.2%三乙胺醋酸溶液(取三乙胺与冰醋酸各2ml，加水至1000ml，再用三乙胺或冰醋酸调节pH值为6.8)-甲醇(45：55)”，本版药典修订为“0.05mol/L乙酸铵溶液(用冰醋酸调节pH值为4.1)-乙腈(85：15)”，与有关物质检查流动相组成相同，实验发现，修订后的流动相采用较少比例的有机相可获得较好的峰形、满意的分离度、保留时间和柱效，同时，根据该检查所用Cyclobond Ⅱ色谱柱的特性，使用乙腈作为有机相有利于保护色谱柱，提高色谱柱使用寿命。本版药典流动相分析酒石酸布托啡诺和右旋异构体混合物溶液和供试品溶液的色谱图分别见图2、图3。新拟定方法的最低检出限为0.01%。

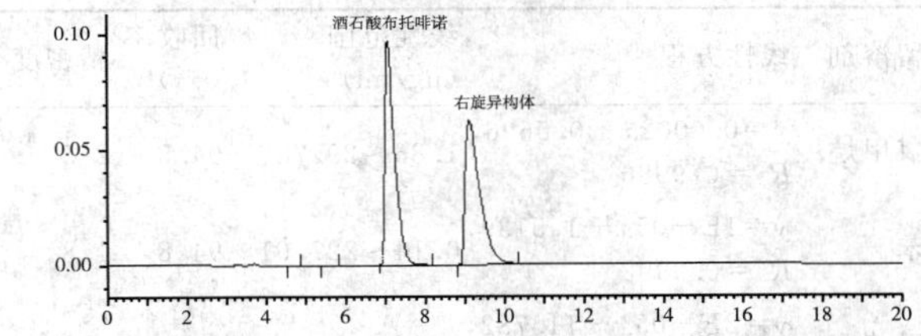

图2　酒石酸布托啡诺与右旋异构体混合物色谱图

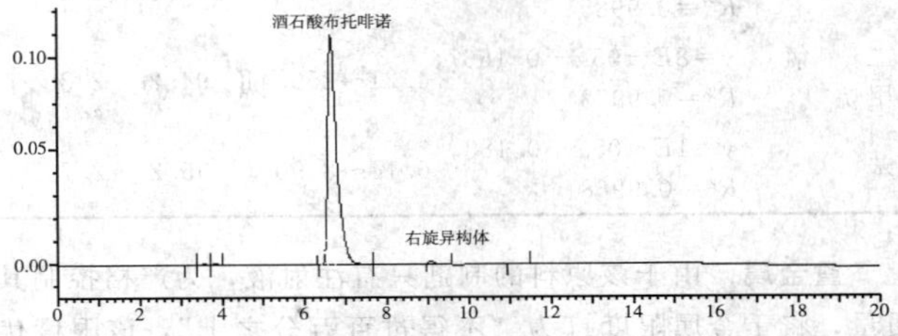

图3　酒石酸布托啡诺右旋异构体检查色谱图

残留溶剂　中国药典(2015)将残留溶剂检测方法由原质量标准的直接进样法修订为顶空进样法。实验发现，按原质量标准的方法分别测定六种待测溶剂的最低检出限，结果三氯甲烷和苯的最低检出限均大于《中国药典》附录规定的限度值，灵敏度无法达到检测要求；中国药典(2015)采用顶空进样法测定六种溶剂的最低检出限均低于药典的限度值，能够满足检测的要求；中国药典(2015)改进了供试品溶液的制备方法，采用一种溶剂溶解，一套系统即可检出所有六种待测溶剂；同时修订了对照品溶液的浓度，使对照品溶液的浓度与限度相符合。色谱柱为Supelco SPB-1石英毛细管柱(30m×0.25mm，0.25μm)，对照品溶液与供试品溶液色谱图见图4。各待测组分的线性回归方程、回收率、精密度均良好，结果见表1。

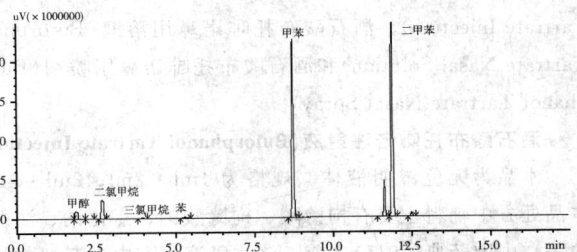

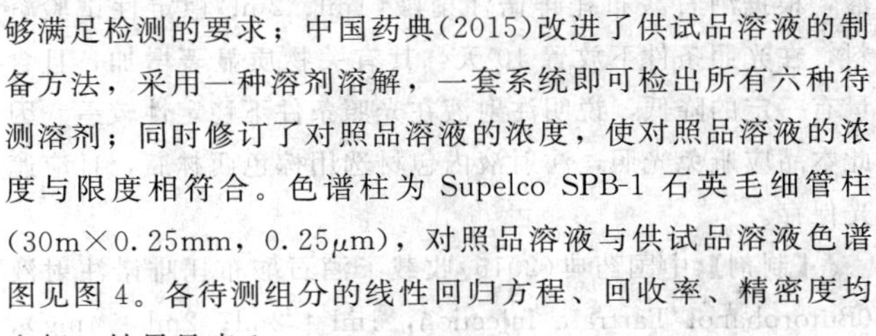

A

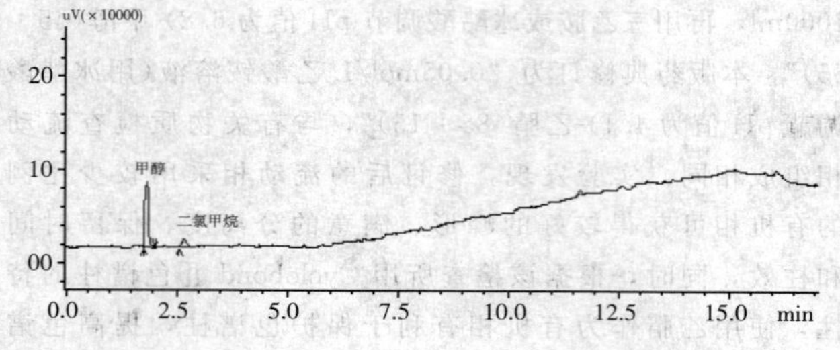

B

图 4　残留溶剂供试品溶液色谱图(A 对照品溶液；B 供试品溶液)

表 1　各残留溶剂线性回归方程、回收率、精密度及测定结果

残留溶剂	线性方程	线性范围(ug/ml)	回收率(%)	精密度
三氯甲烷	$y=0.0002x+0.5696$, $R^2=0.9986$	1.86～29.78	94.5	2.5
甲苯	$y=1E-05x-1.5139$, $R^2=0.9992$	0.14～227.61	94.8	1.8
二甲苯	$y=2E-05x-11.782$, $R^2=0.9974$	0.24～780.61	108.4	1.6
甲醇	$y=0.0011x+8.6028$, $R^2=0.9985$	6.11～610.91	109.5	2.2
二氯甲烷	$y=8E-05x-0.1667$, $R^2=0.9973$	4.21～250.41	94.2	2.3
苯	$y=1E-05x+0.183$, $R^2=0.9968$	0.14～8.90	95.2	2.7

重金属　由于该原料的制剂只有注射液，为严格控制其质量，将重金属限度订为"不得过百万分之十"，该限度优于 USP(40)的"不得过百万分之三十"。

【含量测定】采用高氯酸非水滴定法，与《美国药典》方法一致。以结晶紫为指示剂，终点易观察。

【贮藏】遮光，密封保存。根据酒石酸布托啡诺原料药稳定性试验资料，本品在光照条件下考察 10 天，外观、熔点、比旋度、有关物质和含量测定等考察指标符合规定，无数据表明该药物需要避光保存。由于该原料的制剂只有注射液，根据酒石酸布托啡诺注射液(1ml、2ml)稳定性试验资料，在光照条件下放置 10 天，其有关物质显著增加，且含量有一定的降低，说明注射液在光照条件下稳定性较差。因此本品应避免光照，注射液内包材选用棕色西林瓶，且应遮光保存。

【制剂】中国药典(2015)收载了酒石酸布托啡诺注射液(Butorphanol Tartrate Injection，1ml：2ml；2ml：4mg)，USP40-NF35 收载了酒石酸布托啡诺注射液(Butorphanol Tartrate Injection)、酒石酸布托啡诺鼻用溶液(Butorphanol Tartrate Nasal Solution)和酒石酸布托啡诺鼻用喷剂(Butorphanol Tartrate Nasal Spray)。

酒石酸布托啡诺注射液(Butorphanol Tartrate Injection)

本品为无色澄明液体。规格为 1ml：2ml；2ml：4mg。本品处方中辅料主要有枸橼酸、枸橼酸钠、氯化钠、注射用水等。中国药典(2015)之前，该注射液配方中尚有抑菌剂如苄索氯铵，随着中国药典(2015)实施，对抑菌剂的管理力度加强，企业改变处方工艺，不再使用抑菌剂。

鉴别　中国药典(2015)采用右旋异构体检查的液相系统，本品主峰的保留时间应与左旋酒石酸布托啡诺峰的保留时间一致。

有关物质　采用 HPLC 主成分自身对照法测定本品的有关物质，色谱条件同含量测定项下。色谱柱采用苯基键合硅胶为填充剂，以 0.05mol/L 乙酸铵溶液(用冰醋酸调节 pH 值为 4.1)-乙腈(70：30)为流动相，检测波长为 280nm。理论板数按布托啡诺峰计算不低于 2000。记录供试品溶液色谱图至主成分峰保留时间的 2 倍。除酒石酸峰外，供试品溶液的色谱图中如有杂质峰，各杂质峰面积的和不得大于对照溶液主峰面积(1.0%)。

右旋异构体　采用 HPLC 法测定右旋异构体，色谱柱为 Astec Cyclobond Ⅱ环糊精手性色谱柱(250mm×4.6mm，5μm)。与"酒石酸布托啡诺"原料药右旋异构体检查方法一致。酒石酸布托啡诺供试品溶液和酒石酸布托啡诺与右旋异构体的混合物的色谱图见图 5、图 6。最低检出限为 0.014%。

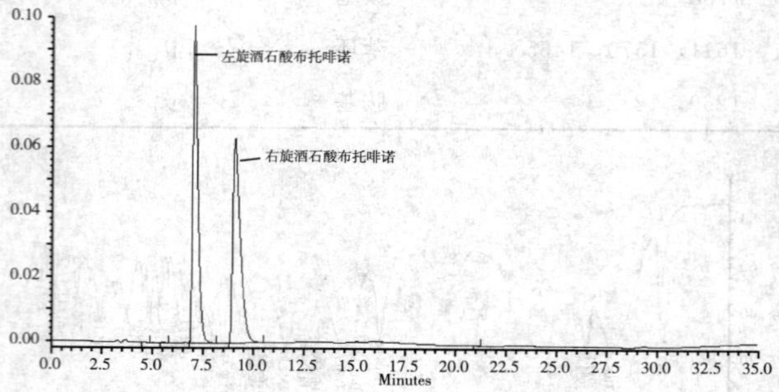

图 5　酒石酸布托啡诺与右旋异构体的混合物色谱图

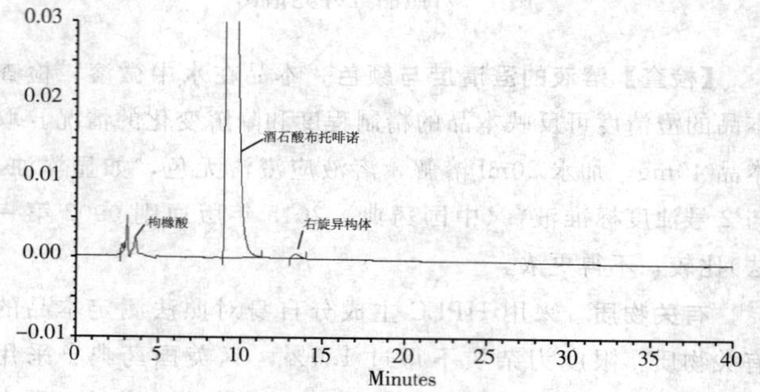

图 6　酒石酸布托啡诺注射液异构体检查图谱

细菌内毒素　USP (40) 规定"每 1mg 酒石酸布托啡诺中含内毒素的量应小于 88.0EU/mg"。中国药典(2015)根据本品使用说明书中的最大用量，将内毒素限值订为"每 1mg 酒石酸布托啡诺中含细菌内毒素的量应小于 50EU"，严于 USP。

经对酒石酸布托啡诺注射液进行细菌内毒素干扰实验，其最大无干扰浓度为 0.025 mg/ml，可进行细菌内毒素检查。

含量测定　采用 HPLC 外标法测定主成分含量，色谱柱为 GC Sciences Phenyl 苯基色谱柱(250mm×4.6mm，5μm)。根据方法学研究，酒石酸布托啡诺的线性、回收率、精密度均良好，结果见表 2。

表 2 酒石酸布托啡诺含量测定线性回归方程、回收率、精密度及测定结果

线性方程	线性范围(mg/ml)	回收率(%)	精密度(%)
$Y=2.07381\times10-7X-0.003315$	0.04～2.18 ($r=1.0000$)	99.83%	0.3

贮藏　遮光，密闭保存。根据酒石酸布托啡诺注射液(1ml、2ml)稳定性试验资料，在光照条件下放置 10 天，其有关物质显著增加，且含量有一定的降低，说明本品在光照条件下稳定性较差。因此本品应避免光照，内包材选用棕色西林瓶，且应遮光保存。

参考文献

[1] 王云珍，王保国. 酒石酸布托啡诺的研究进展 [J]. 麻醉与监护论坛，2006，1(4)：211-214.

撰写　裴　琳　青岛市食品药品检验研究院
复核　卢京光　青岛市食品药品检验研究院

酒石酸唑吡坦
Zolpidem Tartrate

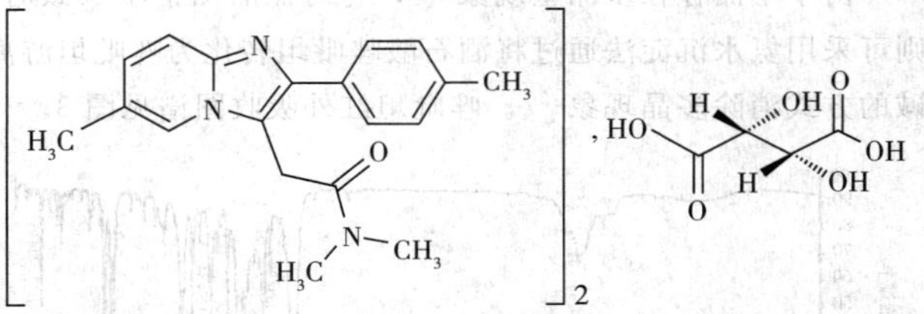

$(C_{19}H_{21}N_3O)_2 \cdot C_4H_6O_6$　764.88

化学名： *N*,*N*,6-三甲基-2-(4-甲基苯基)咪唑并[1,2-α]吡啶-3-乙酰胺-L(+)-酒石酸盐

bis[*N*,*N*-dimethyl-2-[6-methyl-2-(4-methylphenyl)imidazo[1,2-*a*]pyridin-3-yl]acetamide] (2*R*,3*R*)-2,3-dihydroxybutanedioate

英文名： Zolpidem Tartrate

CAS 号： [99294-93-6]

本品是强有力的 $GABA_A$ 受体氯离子复合体的 1(ω_1)亚型的激活药，选择性作用于 ω_1 $GABA_A$ 受体，仅有镇静、催眠作用，而无抗惊厥、肌松及抗焦虑作用。口服后迅速吸收，达峰时间 0.5～2 小时，口服生物利用度约 70%，食物可以延缓吸收。主要在肝脏代谢，生成三个主要的和七个次要的失活代谢产物，一次口服量的 48%～67% 由尿排出，29%～42% 由粪便排出，半衰期为 1.4～4.5 小时，平均 2.6 小时。常见不良反应包括共济失调或手足笨拙，精神紊乱，尤以老年人多见；精神抑郁[1]。

除中国药典(2015)收载外，BP(2017)、Ph. Eur. (9.0)、JP(17)、USP(40)亦有收载。

【**制法概要**】本品由法国圣德拉堡制药公司(现赛诺菲-安万特公司)于 1988 年研制成功后并上市；1998 年，SFDA 批准其在中国上市，商品名为思诺思；2000 年国产唑吡坦开发成功。目前国内生产企业采用两条工艺路线。路线一：在 6-甲基-2-苯基-咪唑并［1，2-α］吡啶的基础上，经曼尼希反应、甲基化反应、亲核取代反应、水解反应、胺解反应，最后与酒石酸成盐合成得到酒石酸唑吡坦；路线二：在 6-甲基-2-苯基-咪唑并［1，2-α］吡啶的基础上，经缩合反应、氯代反应、还原脱氯反应，最后与酒石酸成盐得到酒石酸唑吡坦。

(1) 工艺路线一

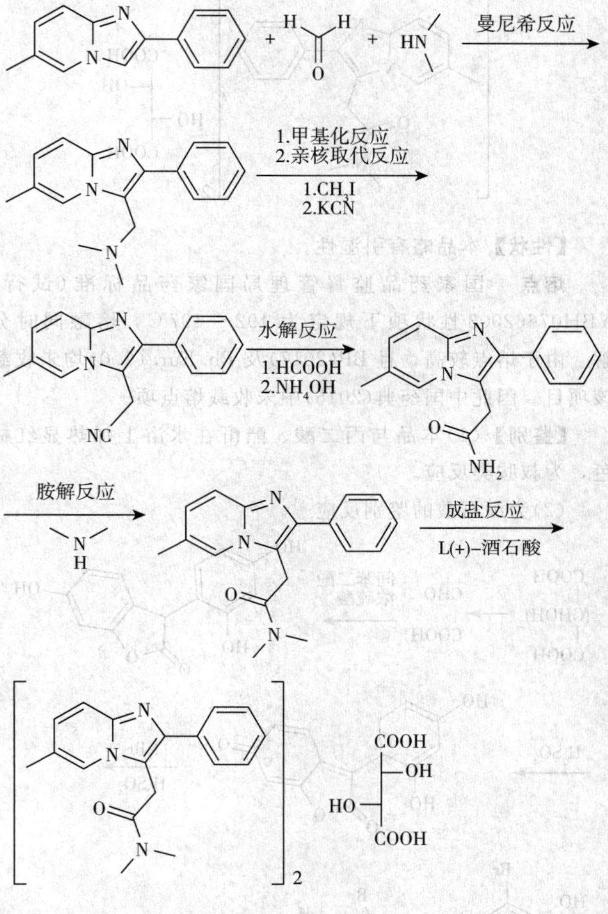

(2) 工艺路线二

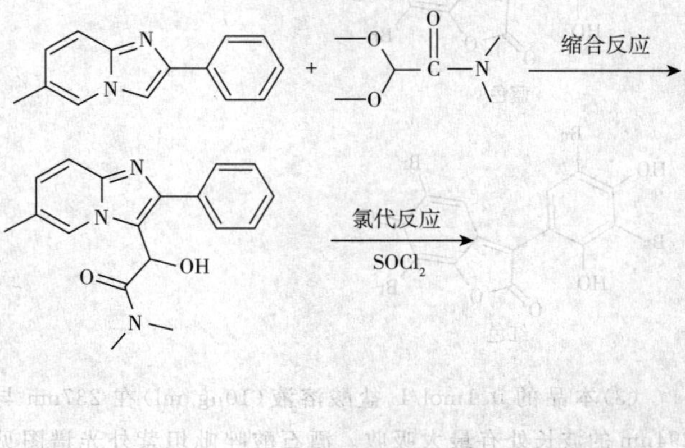

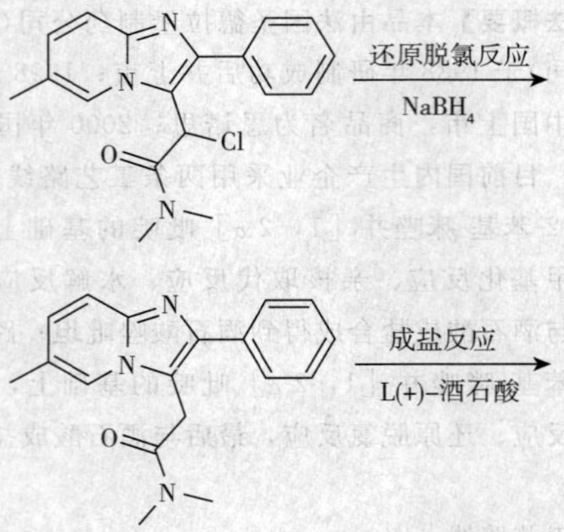

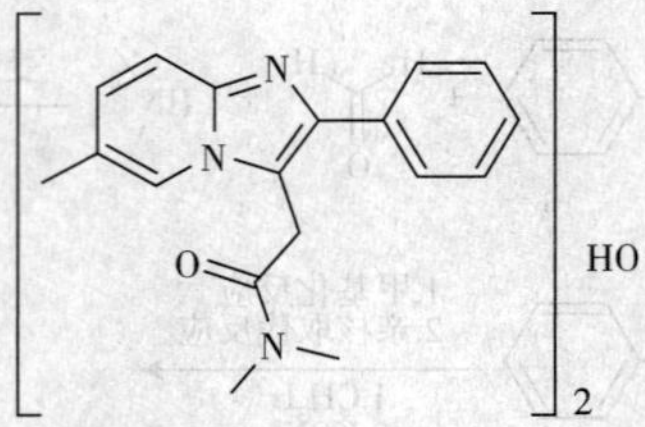

【性状】 本品略有引湿性。

熔点 国家药品监督管理局国家药品标准(试行)YBH07662003性状项下规定为192～197℃，熔融同时分解。由于熔点较高，且BP(2017)及Ph. Eur.(9.0)均未收载该项目。因此中国药典(2015)中未收载熔点项。

【鉴别】 (1)本品与丙二酸、醋酐在水浴上加热显红棕色，为叔胺类反应。

(2)为酒石酸的鉴别反应[1]。

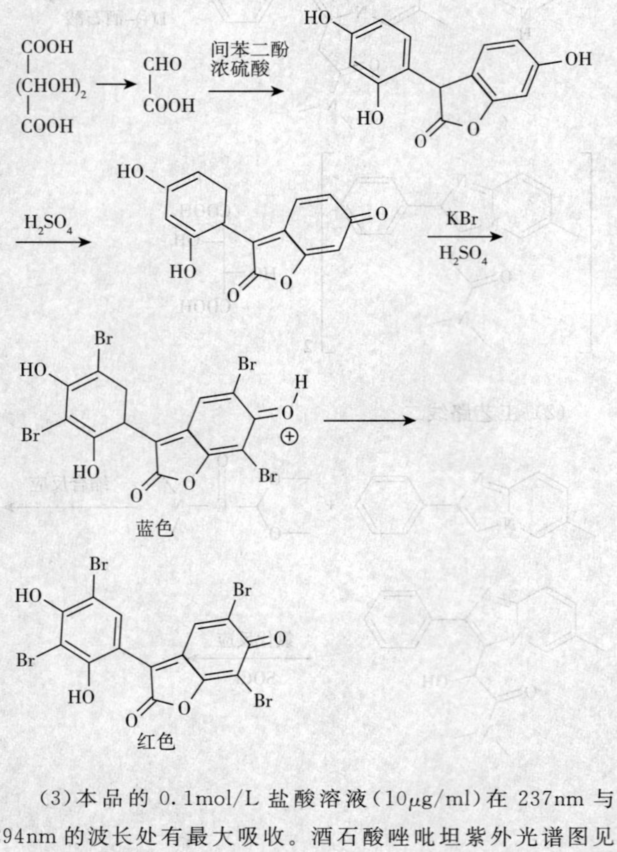

(3)本品的0.1mol/L盐酸溶液(10μg/ml)在237nm与294nm的波长处有最大吸收。酒石酸唑吡坦紫外光谱图见图1。

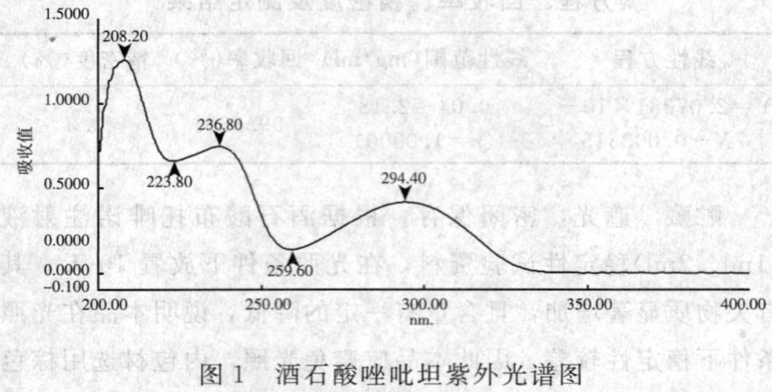

图1 酒石酸唑吡坦紫外光谱图

(4)本品的红外光吸收图谱应与对照品的图谱一致。酒石酸唑吡坦红外吸收图谱见图2。

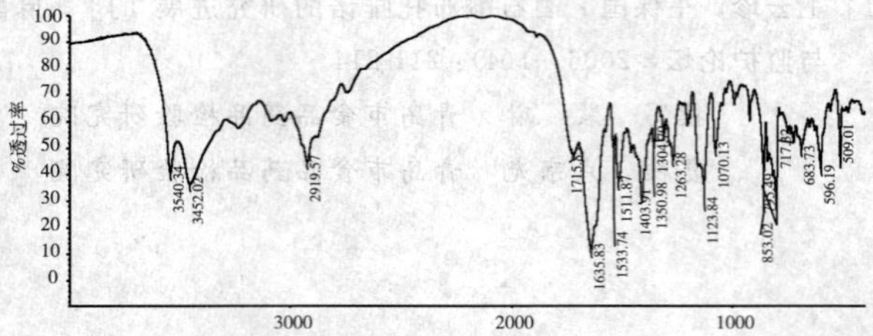

图2 酒石酸唑吡坦红外光吸收图谱

由于本品存在多晶型现象[2]，与对照品图谱不一致时，则可采用氨水沉淀法通过将酒石酸唑吡坦转化为唑吡坦游离碱的方式消除多晶现象[3]。唑吡坦红外吸收图谱见图3。

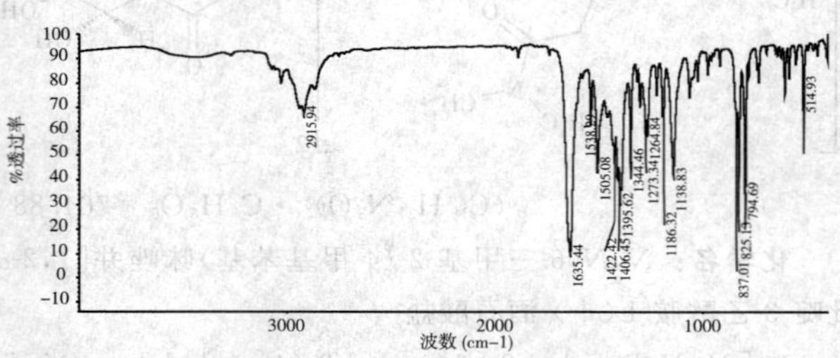

图3 唑吡坦红外光吸收光谱图谱

唑吡坦的红外光吸收图谱显示的主要特征吸收如下。

波数，cm^{-1}	归属
1635	酰胺 $\nu_{C=O}$
1505，1538	苯环 $\nu_{C=C}$
837，825	苯环 ν_{C-H}

(5)本品为酒石酸盐，酒石酸可与氨制硝酸银发生银镜反应。

$$2Ag(NH_3)_2OH + H_2C_4H_4O_6 \xrightarrow{\Delta} (NH_4)_2C_4H_4O_6 + 2Ag\downarrow + 2H_2O + 2NH_3$$

【检查】酸度 本品为酒石酸盐，水溶液应呈弱酸性，本品的pH值与酒石酸含量有关，随酒石酸含量的减少pH升高，但当本品水溶液的pH值在4.0～6.0范围内，酒石酸的含量基本能符合规定，故酸度检查可对成盐情况起到控制作用。

溶液的澄清度与颜色 本品溶液的澄清度和颜色在一定程度上可以反映药物纯度。

有关物质 各国药典均采用高效液相色谱法，色谱条件差异不大。

Ph. Eur.(9.0)与USP(40)检测方法基本一致，均采用C18柱，检测波长为254nm，以乙腈-甲醇-5.6g/L磷酸溶液(用三乙胺调节pH值至5.5)(18：23：59)为流动相。以杂质A(*N*，*N*-二甲基-2-[7-甲基-2-(4-甲基苯基)咪唑并[1，2-α]吡啶-3-基]乙酰胺)与唑吡坦的分离度不得低于2.0进行系统控制；限度为单个杂质不得过0.1%，总杂质不得过0.2%。JP(17)色谱系统略有不同，采用C18柱，检测波长为254nm，以乙腈-甲醇-4.9g/L磷酸溶液(用三乙胺调节pH值至5.5)(20：25：55)为流动相。以酒石酸唑吡坦与苯甲基对羟苯甲酸的分离度不得低于9进行系统控制；限度为单个杂质不得过0.1%。

中国药典(2015)的色谱条件与Ph. Eur.(9.0)、USP(40)基本相同，采用十八烷基硅烷键合硅胶柱，以乙腈-甲醇-0.05mol/L磷酸溶液(用三乙胺调节pH值至5.5)(18：23：59)为流动相，检测波长为254nm。结果表明，在该色谱条件下强力破坏试验所产生的降解产物能与主峰有效的分离，酒石酸唑吡坦有关物质供试品溶液典型色谱图见图4。

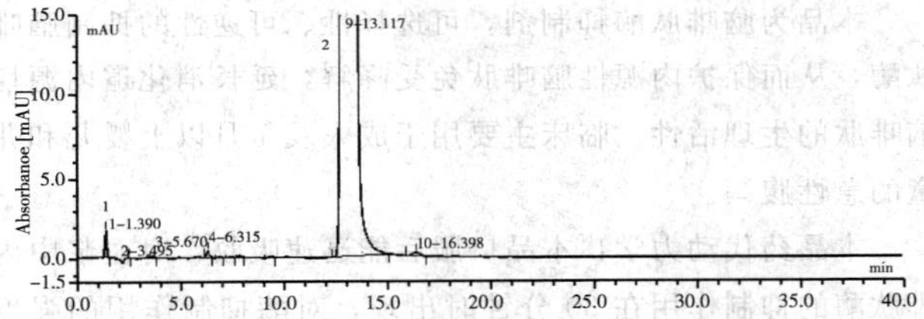

图4 酒石酸唑吡坦有关物质供试品溶液典型色谱图

1. 酒石酸；2. 唑吡坦

色谱柱：SPOLAR C18柱，4.6mm×150mm，5μm

使用三种品牌色谱柱：SPOLAR C18柱(4.6mm×150mm，5μm)、TechMate ST Ⅱ PAK C18柱(4.6mm×250mm，5μm)及Xtimate® C18柱(4.6mm×250mm，5μm)，分别在戴安Ultimate3000与Agilent 1200 HPLC仪上进行耐用性试验考察，结果良好。

杂质限量计算采用不加校正因子的主成分自身对照法，标准规定总杂质不得过0.2%，未对单个杂质的量进行控制。

经采用逐步稀释法测定，酒石酸唑吡坦的最低检出量为0.526ng，最低检出限为0.0263μg/ml(S/N≈3)，供试品溶液(0.5mg/ml)在室温放置24小时基本稳定。

残留溶剂 根据国内生产企业工艺路线不同，对在合成步骤后三步涉及的甲醇、乙醇、乙腈、二氯甲烷、正己烷、四氢呋喃、二氯乙烷、丙酮与异丙醇等9种有机溶剂进行了控制。照残留溶剂测定法第二法，用以6%氰丙基苯基-94%二甲基聚硅氧烷为固定液的毛细管柱，程序升温，起始温度为40℃，保持15分钟，每分钟30℃升温至200℃，保持5分钟；进样口温度为200℃，检测器温度250℃，氮气流速每分钟3ml；正丙醇为内标物。顶空瓶平衡温度为80℃，平衡时间20分钟。甲醇、乙醇、乙腈、二氯甲烷、正己烷、四氢呋喃、二氯乙烷、丙酮、异丙醇各峰与内标物峰的分离度均符合要求。酒石酸唑吡坦残留溶剂对照品溶液典型色谱图见图5。

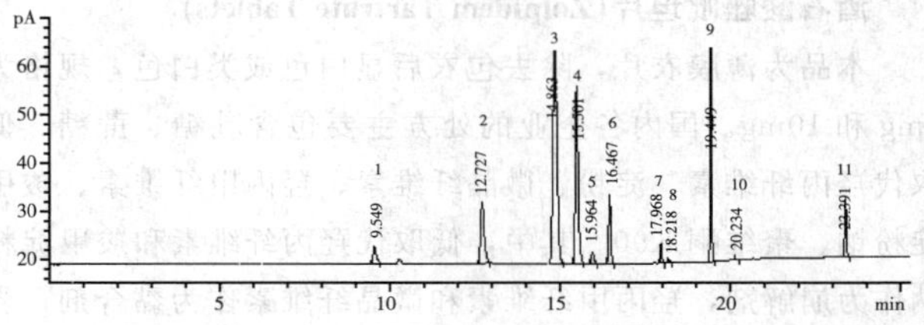

图5 酒石酸唑吡坦残留溶剂对照品溶液的典型色谱图

1. 甲醇；2. 乙醇；3. 丙酮；4. 异丙醇；5. 乙腈；6. 二氯甲烷；7. 正己烷；8. 正丙醇(内标)；9. 四氢呋喃；10. 二氯乙烷；11. *N*，*N*-二甲基甲酰胺(溶剂)

色谱柱：DB-624，30m×0.32mm×0.25μm

酒石酸唑吡坦残留溶剂检查方法学研究结果如下表。

	线性范围(μg/ml)	回归方程	加样回收率(%)	检测限(μg/ml)
甲醇	60.82～1520.60	$y=0.0757x-6.5749$	103.64	3.882
乙醇	107.51～2687.85	$y=0.1598x-23.275$	97.97	20.158
乙腈	8.08～202.00	$y=0.3032x-3.6441$	95.66	2.020
二氯甲烷	12.02～300.50	$y=0.9027x-19.63$	97.73	0.901
正己烷	6.60～165.00	$y=0.445x-3.3198$	95.45	0.900
四氢呋喃	15.11～377.90	$y=1.5288x-29.334$	104.31	0.226
二氯乙烷	0.2325～2.325	$y=1.4232x-0.2737$	92.92	0.225
丙酮	96.85～2421.40	$y=0.6713x-78.467$	103.24	2.136
异丙醇	102.65～2566.30	$y=0.3903x-56.219$	105.25	2.961

含氯化合物 本品除含无机氯离子以外，还有含氯中间体，系由于还原脱氯不完全而带入成品中，采用氧瓶燃烧法有机破坏后再按照氯化物检查法检查。

氰化物 合成工艺中使用到了剧毒试剂氰化钾的产品，需要控制氰化物。

干燥失重 本品略有引湿性，故规定105℃干燥至恒重，减失重量为不得过3.0%；BP(2017)、JP(17)、USP(40)均为水分测定，限度为不得过3.0%。

炽灼残渣 炽灼后残渣留作重金属检查，炽灼温度必须控制在500～600℃。规定的限度各国标准一致，即不得过0.1%。

重金属 本品含是有芳环和杂环，重金属可能会与芳环、杂环形成较牢固的价键，故先将供试品炽灼破坏，残渣再按第一法检查重金属。

含量测定 唑吡坦为有机弱碱，溶解于冰醋酸中碱性增强。各国药典均采用高氯酸非水溶液滴定法测定含量，但指示终点方法有所不同。中国药典(2015)用结晶紫指示液指定终点，USP(40)、JP(17)、Ph. Eur.(9.0)和BP(2017)则用电位滴定法指示终点。

【制剂】 中国药典(2015)收载了酒石酸唑吡坦片，USP(40)中收载了酒石酸唑吡坦片、酒石酸唑吡坦缓释片，JP(17)收载了酒石酸唑吡坦片，BP(2017)收载了唑吡坦片。

酒石酸唑吡坦片(Zolpidem Tartrate Tablets)

本品为薄膜衣片，除去包衣后显白色或类白色，规格为5mg和10mg。国内各企业的处方主要包含乳糖、蔗糖、低取代羟丙纤维素、淀粉、微晶纤维素、羟丙甲纤维素、羧甲淀粉钠、聚维酮K90。其中，低取代羟丙纤维素和羧甲淀粉钠作为崩解剂，羟丙甲纤维素和微晶纤维素作为黏合剂，乳糖和蔗糖等作为赋形剂。

含量均匀度 中国药典(2015)含量均匀度采用紫外-可见分光光度法测定，其余各国药典均采用HPLC法测定。

溶出度 酒石酸唑吡坦属于BCS Ⅰ类(高溶解性高渗透性)药物[4]，主要用于失眠的短期治疗，要求快速起效，溶出是该品种快速发挥药理作用的关键，根据“口服固体制剂溶出度试验技术指导原则”，在禁食状态下，胃内滞留(排空)T50%时间为15～20分钟。USP(40)规定溶出时间为15分钟时，溶出量不得少于80%；中国药典(2015)规定溶出时间为30分钟时，溶出量不得少于80%。

含量测定 采用高效液相色谱法，酒石酸唑吡坦有关物质检查项下的色谱条件能将主成分与其他杂质有效分离，且辅料无干扰，故采用此色谱条件测定本品的含量。酒石酸唑吡坦在1.022～40.900μg/ml浓度范围内与其峰面积呈线性关系，线性方程为$A=118.05C+14.237$，$r=0.9996$($n=7$)；平均回收率为100.01%($n=9$)，RSD为0.19%；重复性试验RSD为0.35%($n=6$)；经采用逐步稀释法测定，酒石酸唑吡坦的定量限为0.0876μg/ml(S/N≈10)；供试品溶液(10μg/ml)在室温放置24小时基本稳定。

JP(17)与中国药典(2015)色谱条件基本一致，只是JP(17)以对羟基苯甲酸苄酯为内标采用内标法定量；USP(40)亦采用外标法，色谱条件与中国药典(2015)基本一致，仅流动相[乙腈-甲醇-3.4g/L磷酸二氢钾溶液(用氨水调节pH值至5.5)(3∶2∶5)]与中国药典(2015)不同。

参考文献

[1] 国家药典委员会. 中华人民共和国药典临床用药须知·化学药和生物制品卷[M]. 2010年版. 北京：中国医药科技出版社，2011：19-20.
[2] 吴建敏，李慧义，岳志华，等. 酒石酸唑吡坦原料药的多晶型问题研究[J]. 中国药事，2007，21(11)：892-893.
[3] 郝爱鱼，刘英慧，赵丽元，等. 酒石酸唑吡坦红外光谱鉴别方法的探讨[J]. 中国药品标准，2011，12(4)：300-303.
[4] Leslie Z. Benet，Fabio Broccatelli，Tudor I. Oprea. BDDCS Applied to Over 900 Drugs[J]. The AAPS Journal，2011，13(4)：519-547.

撰写 兰 文 湖南省药品检验研究院
复核 李晓燕 湖南省药品检验研究院

消旋卡多曲

Racecadotril

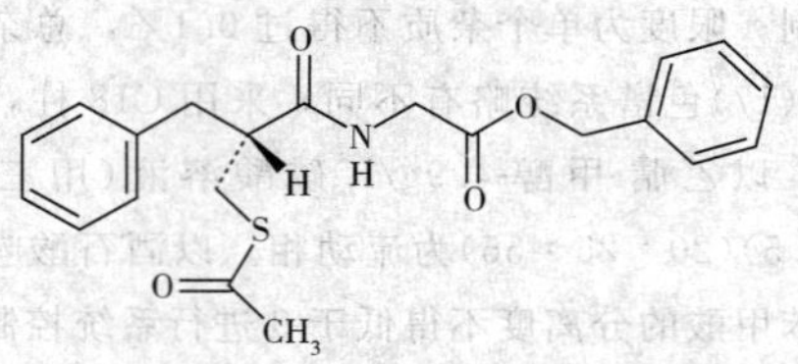

$C_{21}H_{23}NO_4S$ 385.48

化学名：(±)*N*-[α-(巯基甲基)苯丙酰基]甘氨酸苄酯乙酸酯

benzyl[[(2*RS*)-2-[(acetylsulfanyl)methyl)-3-phenylpropanoyl]amino]acetate

英文名：Racecadotril (INN)

CAS号：[81110-73-8]

本品为脑啡肽酶抑制剂，可选择性、可逆性的抑制脑啡肽酶，从而保护内源性脑啡肽免受降解，延长消化道内源性脑啡肽的生理活性。临床主要用于成人及1月以上婴儿和儿童的急性腹泻。

本品药代动力学：本品口服后能迅速吸收，对血浆中内啡肽酶的抑制作用在30分钟时出现，对酶抑制作用的强度与用药剂量相关。当用药剂量为1.5mg/kg时，2.5小时后对酶的抑制作用达到峰值(对酶的抑制作用达到90%)，对酶的抑制作用持续8小时左右，$t_{1/2}$约3小时。本品组织分布较少，仅有1%的药物分布到组织中。血浆蛋白结合率达90%(主要与白蛋白结合)。本品进入体内后，迅速转变为其活性代谢物Thiorphan，即(±)*N*-(1-氧代-2-巯甲基-3-苯丙基)甘氨酸，然后转变为无活性代谢物二硫化物和巯甲醚，最后经尿、粪便及肺排泄。本品在体内对细胞色素P450酶系无诱导作用。放射标记法研究发现，本品主要通过粪便和尿排泄。重复给药不会改变本品的药代动力学特性。饮食延长脑啡肽酶抑制作用的出现时间，但对峰高和药时曲线下面积(AUC)无影响。本品最早由法国Bioprojet公司于20世纪80年代研发成功，于1993年首先在法国以商品名Tiorfan上市，国内于2004年开始上市。

除中国药典(2015)收载外，BP(2018)、Ph. Eur.(9.0)亦收载。

【制法概要】 本品经过多次工艺调整[1,2]，目前多采用苄氯与丙二酸二乙酯在乙醇钠的作用下发生亲核取代反应生成苄基丙二酸二乙酯，苄基丙二酸二乙酯在NaOH的碱性条件下发生酯水解反应，再经 HCl 酸化得到苄基丙二酸，苄基丙二酸与多聚甲醛发生脱羧烯化反应生成苄基丙烯酸，苄基丙烯酸与硫代乙酸发生双键加成反应得到 3-乙酰巯基-2-苄基丙酸，3-乙酰巯基-2-苄基丙酸再与甘氨酸苄酯对甲苯磺酸盐发生缩合反应得到消旋卡多曲。其中部分直接外购中间体，以 2-苄基-3-硫代乙酰基丙酸和甘氨酸苄酯对甲苯磺酸盐为起始物料，经酰胺化反应生成消旋卡多曲粗品，再精制得消旋卡多曲成品。

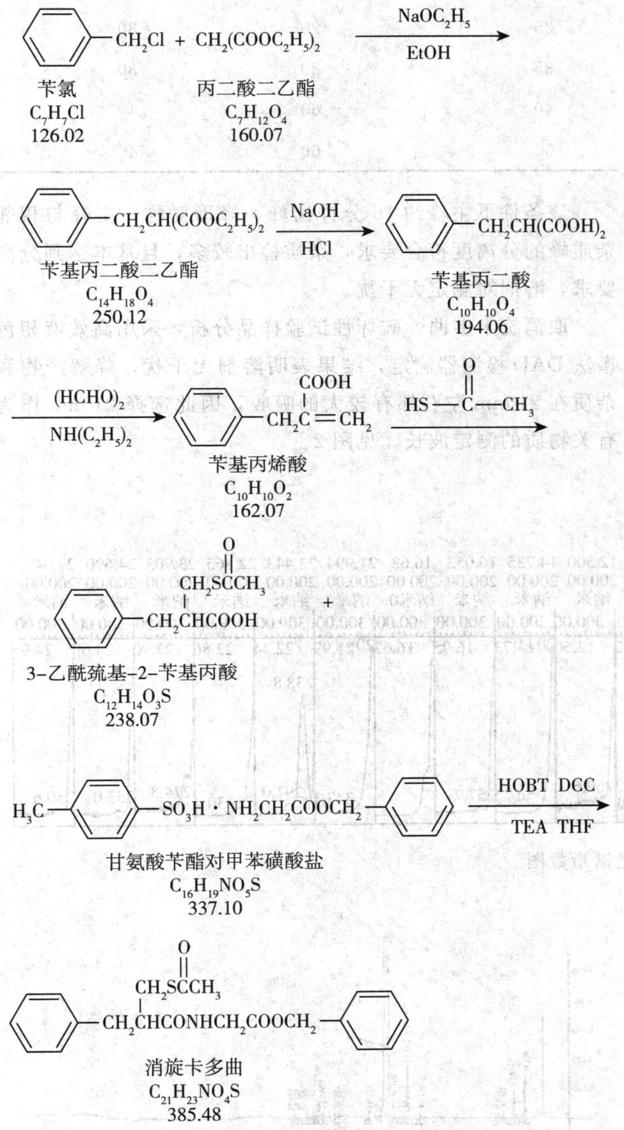

【性状】熔点 本品的熔点为 77～81℃，BP(2018)、Ph. Eur. (8.0)均未收载此项检查。

比旋度 本品为消旋体，原企业注册标准表述多为比旋度应为 0°，由于实验误差、仪器灵敏度、样品等原因，测得比旋度可能有一定数值，标准执行会有争议，因此中国药典(2015)中删除了比旋度项。

【鉴别】(1)为羧酸衍生物的特征反应，本品结构中的酯与盐酸羟胺反应生成异羟肟酸，然后再与三氯化铁作用生成紫红色异羟肟酸铁。

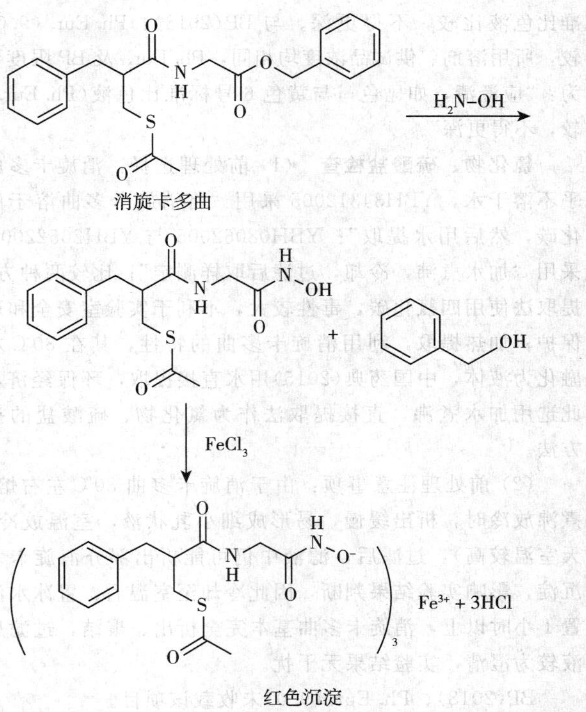

(2)采用含量测定项下记录的色谱图，供试品溶液主峰的保留时间应与对照品溶液主峰的保留时间一致。

(3)本品甲醇的溶液(50μg/ml)，在 231nm 波长处有最大吸收，见图 1。

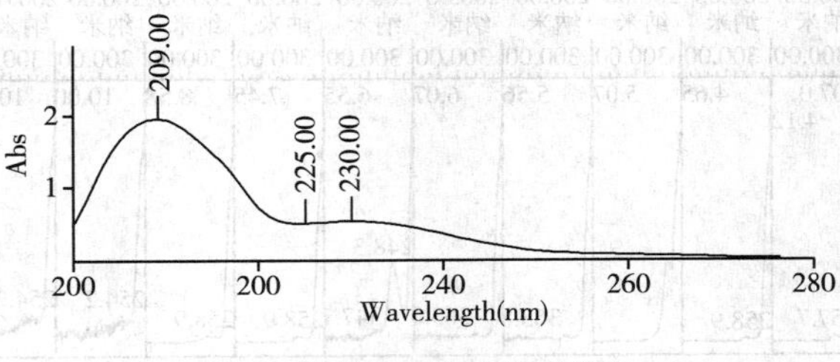

图 1　消旋卡多曲紫外光谱图

(4)本品的红外光吸收图谱应与对照品的图谱(光谱集 1005 图)一致，显示的主要特征吸收如下。

波数(cm^{-1})	归属	
3289	酰胺	ν_{N-H}
3085	苯环 Ar-H	ν_{C-H}
2933，2905	甲基，亚甲基	ν_{C-H}
1732，1688，1643	酰胺	$\nu_{C=O}$
1550	苯环	$\nu_{C=C}$
1293，1134	酯	ν_{C-O}
694	苯环	δ_{C-H}
625	硫代酯基	ν_{C-S}

【检查】溶液的澄清度与颜色 由于本品在三氯甲烷、甲醇、乙腈、丙酮、*N*，*N*-二甲基甲酰胺、二甲亚砜中易溶，在无水乙醇中溶解，在水中几乎不溶，因此选择毒性较小的丙酮作为溶剂，0.5g/ml 的丙酮溶液应澄清无色；如显浑浊，与 1 号浊度标准液比较，不得更浓；如显色，与黄色 2 号标

准比色液比较，不得更深。与 BP(2018)、Ph. Eur.(9.0)比较，所用溶剂、供试品浓度均相同，Ph. Eur. 及 BP 限度要求为：“应澄清，如显色，与黄色 6 号标准比色液(Ph. Eur.)比较，不得更深”。

氯化物、硫酸盐检查 (1)前处理选择：消旋卡多曲几乎不溶于水，YBH34312005 采用“将消旋卡多曲溶于四氯化碳，然后用水提取”；YBH08062005 与 YBH20522006 均采用“加水煮沸，冷却，过滤后取样测定”；比较两种方法，提取法使用四氯化碳，毒性较大，不利于实验室安全和环境保护；加热提取，利用消旋卡多曲的特性，其在 80℃左右融化为液体，中国药典(2015)用水直接提取，环保经济，因此选用加水煮沸，直接提取法作为氯化物、硫酸盐的提取方法。

(2)前处理注意事项：由于消旋卡多曲 80℃左右熔化，煮沸放冷时，析出缓慢，易形成细小乳状液，室温放冷(夏天室温较高)，过滤后，滤液中仍可能析出部分消旋卡多曲沉淀，影响实验结果判断，因此冷却至室温后，置冰水浴放置 1 小时以上，消旋卡多曲基本完全析出、聚结，过滤后溶液较为澄清，实验结果无干扰。

BP(2018)、Ph. Eur.(9.0)未收载该项目。

有关物质 采用高效液相色谱法进行检查。

原企业注册标准采用等度洗脱色谱条件测定有关物质，主峰出峰时间过快，约 6 分钟即出峰，基本无杂质检出。中国药典(2015)建立梯度洗脱色谱条件测定，色谱条件与 BP(2018)、Ph. Eur.(9.0)一致，以磷酸盐缓冲液(取磷酸二氢钾，加水 800ml 溶解，加磷酸调 pH 值至 2.5)为流动相 A，以乙腈为流动相 B，按下表进行梯度洗脱；流速 1.0ml/min；柱温 30℃，检测波长 210nm。

时间(min)	流动相 A(%)	流动相 B(%)
0	60	40
5	60	40
25	20	80
35	20	80
40	60	40
50	60	40

该条件下主峰约 16 分钟出峰，峰形对称，主峰与相邻杂质峰的分离度符合要求，杂质检出较多，且基本达到分离要求，溶剂对测定无干扰。

取消旋卡多曲、破坏性试验样品分析，采用高效液相色谱法 DAD 检测器测定，结果表明溶剂无干扰，降解产物和杂质在 210nm 左右都有较大的吸收，因此选择 210nm 作为有关物质的测定波长。见图 2。

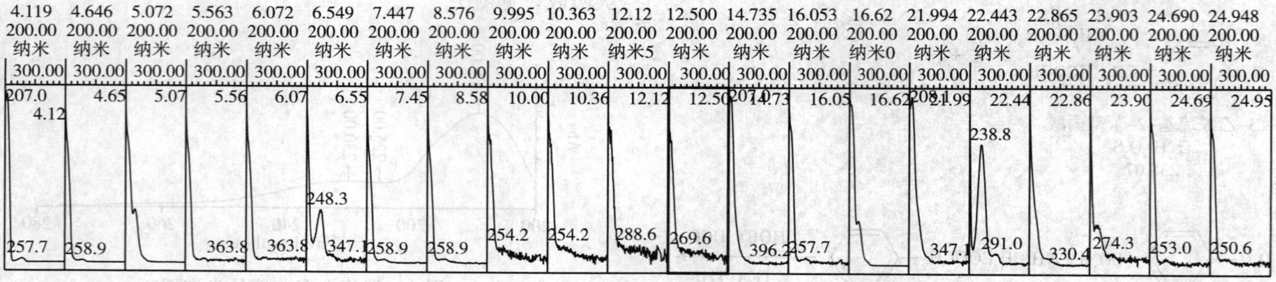

图 2 各杂质光谱指数图

通过破坏试验发现，本品在热、光(UV254nm)下相对较稳定，降解产物较少，在酸、碱、氧条件下，降解产物较多，其中碱破坏时，供试品溶液分层，进样分析后发现上层含消旋卡多曲量以及有机破坏产物较多，下层以水溶性破坏产物为主，消旋卡多曲量较少。见图 3～图 5。

本品经高温、强光、酸、碱、氧化条件破坏的样品，各杂质峰均能与主峰实现良好的分离，且各杂质峰均能在主峰保留时间的 3 倍以内出峰，样品主峰与各杂质峰能够得到很好的分离。

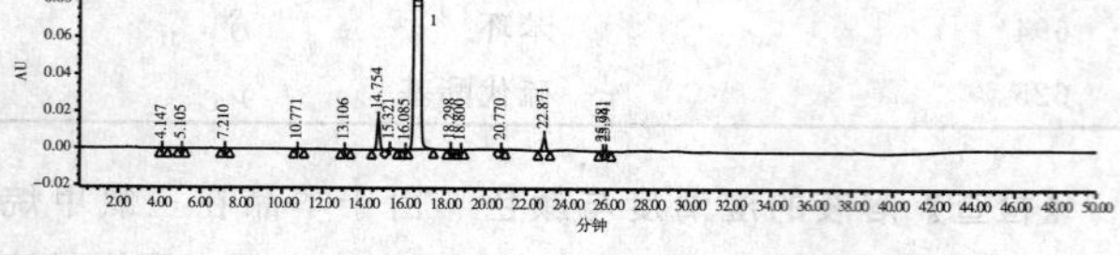

图 3 消旋卡多曲典型色谱图(未破坏)

1. 消旋卡多曲

色谱柱：Kromasil C18，250mm×4.6mm，5μm

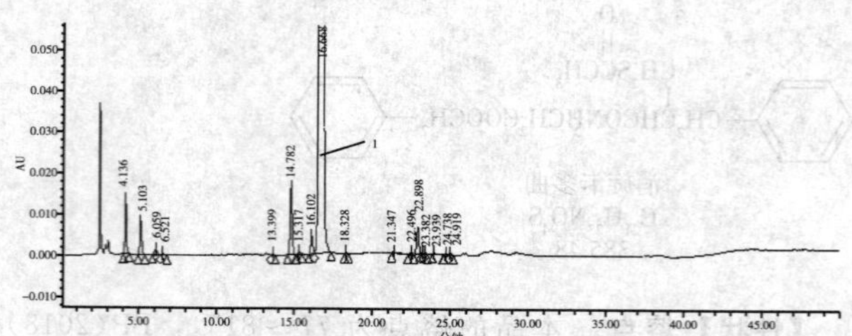

图 4 消旋卡多曲高温破坏典型色谱图

1. 消旋卡多曲

色谱柱：Kromasil C18，250mm×4.6mm，5μm

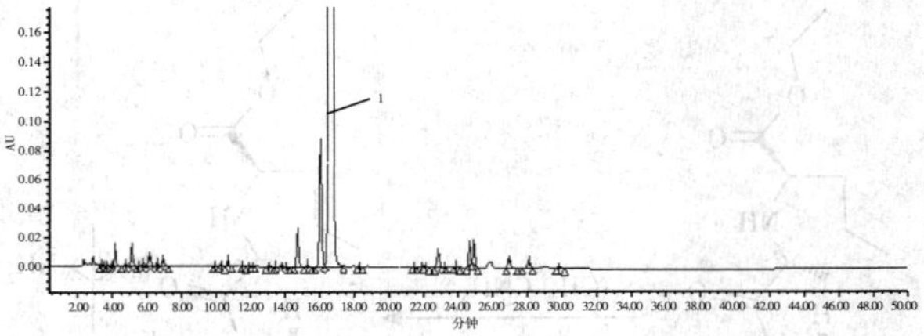

图5　消旋卡多曲强光破坏(UV254nm)典型色谱图

1. 消旋卡多曲

色谱柱：Kromasil C18，250mm×4.6mm，5μm

采用两种色谱柱：Kromasil C18 柱(250mm×4.6mm，5μm)，Waters Xterra MS C18 柱(250mm×4.6mm，5μm)，分别测定同一批样品，结果峰形和柱效均良好，测定结果几无相差。表明耐用性良好。供试品溶液放置12小时后进样，杂质无明显变化，方法稳定性良好。

限度设定：Ph. Eur.(9.0)、BP(2018)中对消旋卡多曲原料的限度的规定为：杂质C、E、F(相对校正因子分别为1.4，0.6，0.7)峰面积不得大于对照溶液主峰面积的2倍(0.2%)，杂质A不得过0.1%，其他单个杂质的峰面积不得过对照溶液主峰面积(0.1%)，各杂质峰面积之和不大于对照溶液主峰面积的5倍(0.5%)。

Ph. Eur.(9.0)、BP(2018)中特定杂质C、E、F标准中未单独控制，另外考虑到消旋卡多曲的安全性指标，中国药典(2015)采用自身对照法，设定限度为：单个杂质峰的面积不得大于对照溶液主峰面积的0.2倍(0.2%)，各杂质峰面积的和不得大于对照溶液主峰面积(0.5%)，其中杂质C、E、F(相对校正因子分别为1.4，0.6，0.7)实际控制限度为0.34%、0.12%、0.14%。

残留溶剂　采用气相色谱法测定。

根据企业提供的合成工艺，可能的残留溶剂包括：乙醇、乙醚、丙酮、异丙醇、二氯甲烷、正己烷、异丙醚、乙酸己酯、四氢呋喃、环己烷、甲苯、三氯化碳、*N*，*N*-二甲基甲酰胺等。经考察，样品仅在甲醇、乙腈、*N*，*N*-二甲基甲酰胺中完全溶解，甲醇干扰乙醇、乙醚测定，乙腈干扰异丙醚、乙酸乙酯、四氢呋喃等测定，仅*N*，*N*-二甲基甲酰胺可完全溶解本品，且不会干扰其他残留溶剂的测定；*N*，*N*-二甲基甲酰胺为残留溶剂待测物，用甲醇作为溶剂单独测定；三氯甲烷在此条件下，检测灵敏度较差，基本无法测定，选用ECD检测器测定。

干燥失重　由于本品熔点为77～81℃，因此采用低温减压干燥方式，以五氧化二磷为干燥剂。Ph. Eur.(9.0)、BP(2018)中未要求添加干燥剂，在60℃减压干燥4小时，减失重量不得过0.5%，限度要求与中国药典(2015)一致。

【含量测定】采用高效液相色谱法测定。

消旋卡多曲在0.01281～0.2562mg/ml浓度范围内与其峰面积线性关系良好，线性方程 $A=28296812.3040C+9269.2468$，$r=1.0000$ ($n=8$)，重复性实验RSD%为0.29%($n=6$)，供试品溶液(浓度0.1mg/ml)放置12小时基本稳定。

【制剂】中国药典(2015)收载了消旋卡多曲颗粒，Ph. Eur.(9.0)、BP(2018)、USP(41)中均未收载相关制剂。

消旋卡多曲颗粒(Racecadotril Granules)

本品为白色或淡黄色混悬颗粒，规格为(1)10mg、(2)30mg、(3)100mg。

溶出度　消旋卡多曲颗粒为混悬型颗粒，有必要对其进行溶出度检查。本品规格差异较大，应以最高规格设定漏槽条件，实验考察发现，规格10mg在0.3%SDS以及0.5%SDS中均满足漏槽条件，但规格30mg与100mg均在0.5%SDS中才能满足漏槽条件，因此统一以0.5%十二烷基硫酸钠溶液500ml(10mg、30mg规格)或1000ml(100mg规格)为溶出介质，转速为每分钟50转，经30分钟取样，限度为标示量的70%。选择液相色谱法进行测定，色谱条件同原料药含量测定，辅料对主成分溶出度测定无干扰，规格10mg方法回收率100.5%($n=9$)，RSD为0.57%，规格30mg方法回收率99.2%($n=9$)，RSD为0.37%。滤膜吸附实验结果表明，弃去初滤液5ml后，滤膜对主成分无吸附。

有关物质　采用高效液相色谱法测定。色谱条件与原料药相同。辅料对测定无干扰。

含量均匀度与含量测定　均采用高效液相色谱法测定。

色谱条件与原料药含量测定相同。辅料无干扰，规格为10mg和30mg样品需要控制含量均匀度。

参考文献

[1] 金庆平，赖月琴．神经内肽酶抑制剂消旋卡多曲(Racecadotril)的合成工艺研究[J]．中国现代应用药学，2003，20(7)：26-27.

[2] 袁哲东，王强，俞雄，等．消旋卡多曲的合成[J]．中国医药工业杂志，2006，37(5)：293-294.

撰写　刘　峰　四川省食品药品检验检测院

复核　谢　华　四川省食品药品检验检测院

培哚普利叔丁胺

Perindopril *tert*-Butylamine

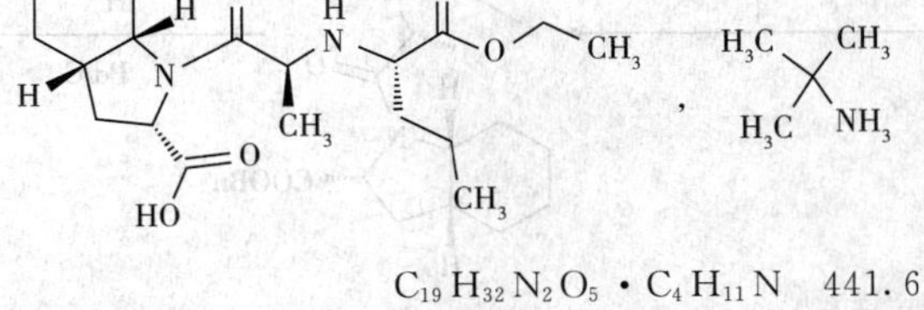

$C_{19}H_{32}N_2O_5 \cdot C_4H_{11}N$　441.61

化学名：(2*S*，3*aS*，7*aS*)-1-[[(S)-*N*-[(S)-1-乙氧羰酰基丁基]丙氨酰]八氢-2-吲哚甲酸叔丁铵盐

2-methylpropan-2-amine(2*S*，3*aS*，7*aS*)-1-[(S)-*N*-[(S)-1-(ethoxycarbonyl) butyl] alanyl] octahydro-1*H*-indole-2-carboxylate(salt)

英文名：Perindopril *tert*-Butylamine（INN）

CAS 号：[107133-36-8]

培哚普利叔丁胺系一个不含巯基的血管紧张素转换酶（Angiotension converting enzyme，ACE）抑制剂，由法国施维雅（Servier）公司于 20 世纪 80 年代研制开发，1988 年于法国首次上市，临床用于治疗高血压与充血性心力衰竭，可单独或与其他降压药如利尿药或强心药合用。本品在体内水解为培哚普利拉，成为一种竞争性的血管紧张素转换酶抑制药。口服后迅速吸收，1 小时起效，3～4 小时后血中浓度达高峰，作用维持约 24 小时。培哚普利拉的半衰期为 9 小时。口服剂量中的 75% 从尿中以原药与代谢产物排出，其余从粪便中排出[1]。

培哚普利叔丁胺为中国药典（2015）新增品种，USP（36）、Ph. Eur.（7.0）和 BP（2013）均有收载。

【制法概要】查阅国内外相关文献发现，培哚普利叔丁胺盐的合成方法较多[2,3]，由（2*S*，3*aS*，7*aS*）-八氢吲哚-2-羧酸和 *N*-[（*S*）-1-乙氧羰基丁基]-（*S*）-丙氨酸为原料合成培哚普利是目前用于生产的主要工艺路线。其方法主要包括活性酯法（图 1）、酰氯法、内酸酐法等多种途径合成。其中酰氯法收率低，成本高，不利于工业生产；内酸酐法所用试剂较复杂，并且采用剧毒的光气，会给操作人员和环境带来危害。采用活性酯法，以（2*S*，3*aS*，7*aS*）-八氢吲哚-2-羧酸苄酯对甲苯磺酸盐与 *N*-[（*S*）-1-乙氧羰基丁基]-（*S*）-丙氨酸为原料，经缩合、催化加氢、成盐三步反应，并对各步反应条件进行优化，制得产品培哚普利叔丁胺盐。该方法合成条件温和，操作简单，污染较小[4]。

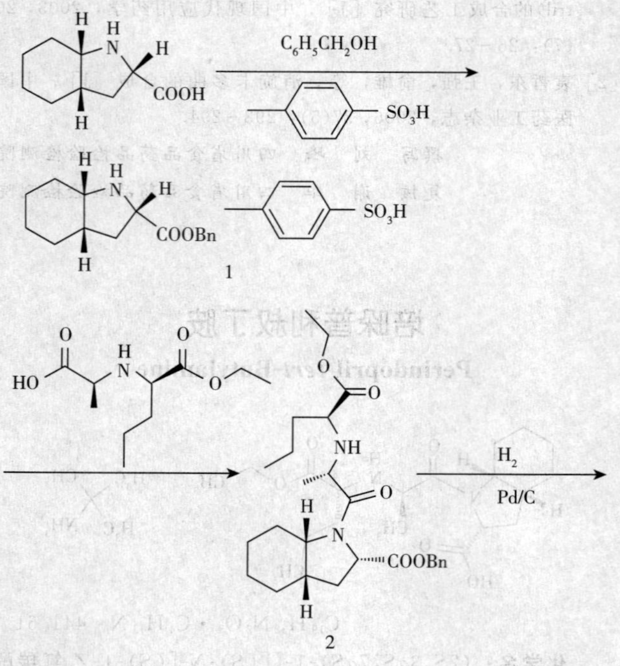

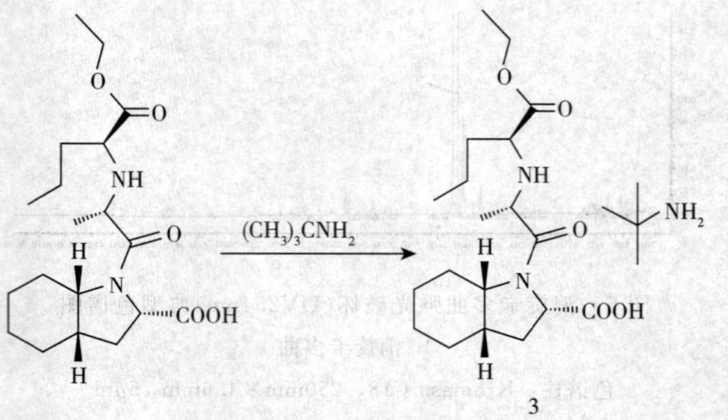

图 1　培哚普利叔丁胺的活性酯法合成工艺图

【性状】比旋度　本品为手性化合物，具有 5 个手性中心，5 个手性中心的碳原子均为 S 构型。本品的比旋度（10mg/ml，乙醇溶液），为 −66° 至 −69°。国内外药典均一致。

【鉴别】（1）薄层色谱鉴别　采用薄层色谱法鉴别培哚普利与叔丁胺。硅胶 G 薄层板，展开剂为甲醇-甲苯-冰醋酸（60∶40∶1），饱和碘蒸气显色。薄层色谱条件同 Ph. Eur.（9.0）/BP（2017），USP（40）无薄层鉴别。

（2）红外光谱鉴别　本品的红外光吸收图谱应与对照的图谱（光谱集 1204 图）一致。

本品的红外光吸收图谱显示的主要特征吸收如下[3]。

波数，cm^{-1}	归属	
3447	胺基	ν_{-N-H}
2970	羟基	ν_{-O-H}
1736	羰基	$\nu_{C=O}$
1638	苯环	$\nu_{C=C}$
1253	酰胺	ν_{-C-N-}

【检查】（2*S*，3*aS*，7*aS*）-八氢-1*H*-吲哚-2-羧酸（杂质Ⅰ）　薄层色谱法。硅胶 G 薄层板，展开剂：甲醇-甲苯-冰醋酸（60∶40∶1），饱和碘蒸气显色。系统适用性试验溶液显杂质Ⅰ与叔丁胺两个完全分离的清晰斑点。培哚普利 R_f 值约为 0.85，叔丁胺 R_f 值约为 0.77，杂质Ⅰ的 R_f 值约为 0.47。Ph. Eur.（7.0）和 BP（2013）均设定了杂质Ⅰ（杂质 A）检查项，方法与中国药典（2015）相同。

立体异构体　高效液相色谱法测定。色谱系统与 Ph. Eur.（7.0）/BP（2013）相同，杂质Ⅱ[（±）-1″-差向-培哚普利]峰的峰高与杂质Ⅱ和主成分峰之间的峰谷比大于 3（图 2）。使用 Phenomenex C18 柱（250mm×4.6mm，5μm）与 Intersil C18 柱（250mm×4.6mm，5μm），测定结果一致。

为保证柱温稳定，BP（2013）要求色谱柱前连接长度不少于 30cm 的不锈钢毛细管。经试验比较连接或不连接 30cm 的不锈钢毛细管，测定结果完全一致。为方便操作，中国药典对此未作要求。

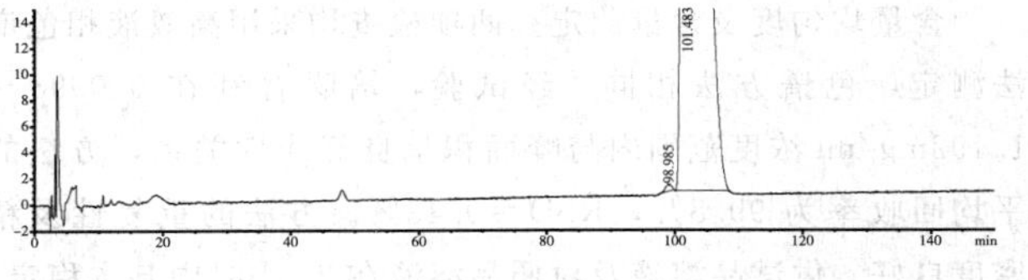

图 2　系统适用性溶液色谱图

杂质Ⅱ　$t=98.985$min；培哚普利 $t=101.483$min

有关物质　Ph. Eur.(7.0)和 BP(2013)采用梯度洗脱系统(C8 柱)，并控制杂质 B、K、E、F、H 等 5 种已知杂质的量。经试验，发现 BP(2013)的梯度色谱系统，流动相在培哚普利主成分峰附近会出现多个溶剂峰，严重干扰杂质的检测。中国药典(2015)在原国家标准 YBH02872007 有关物质等度色谱系统的基础上，以甲醇-磷酸盐缓冲溶液(磷酸二氢钾 2g，加水使溶解，再加磷酸 3ml、三乙胺 3ml，加水稀释至 1000ml)(48∶52)为流动相 A；甲醇-水(75∶25)为流动相 B，检测波长为 215nm，柱温 50℃。进行梯度洗脱，以使杂质 G、杂质 H 尽快洗脱。

中国药典(2015)杂质Ⅲ(BP 杂质 B)为已知杂质，杂质Ⅳ(BP 杂质 E)采用相对保留时间定位，其他已知杂质不易获得，为确保标准的可执行性，故采用自身对照法，并增订系统适用性试验，培哚普利峰与培哚普利拉峰的分离度应大于 6.0(图 3～图 6)。

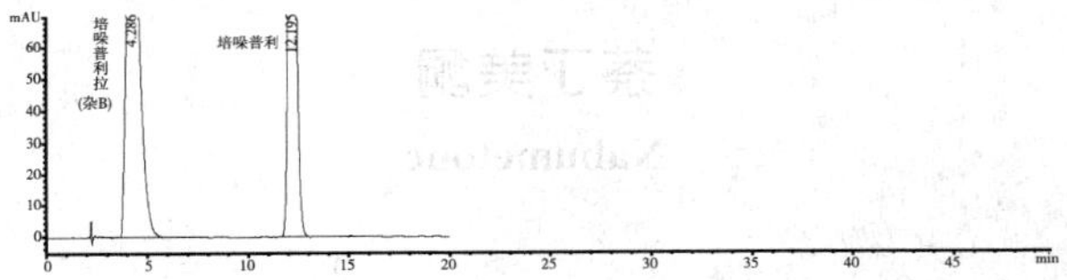

图 3　系统适用性溶液色谱图

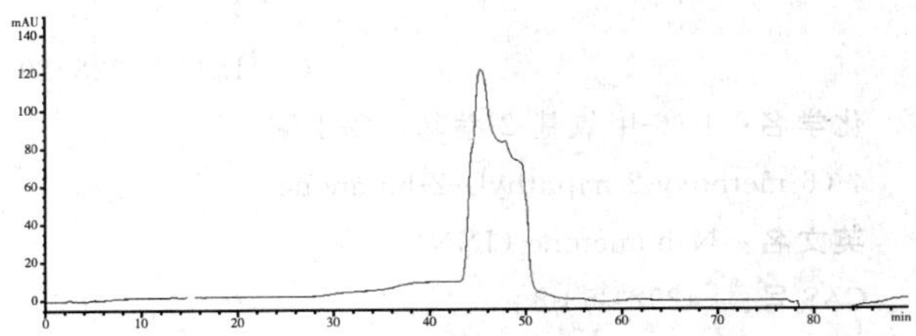

图 4　空白溶剂色谱图

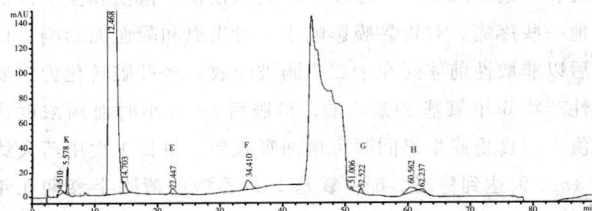

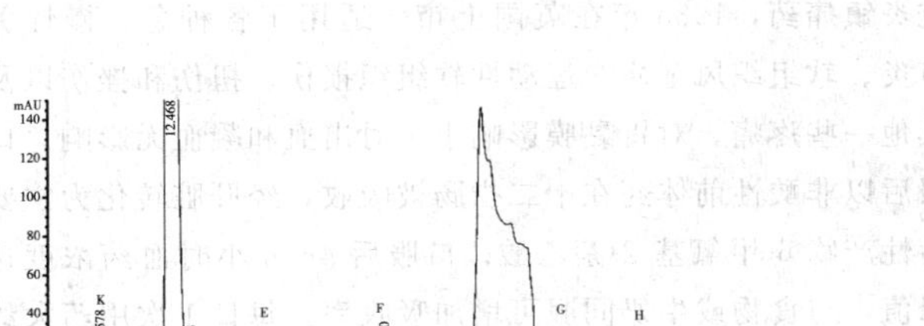

图 5　混合对照溶液(BP 中杂质 B、K、E、F、G、H)色谱图

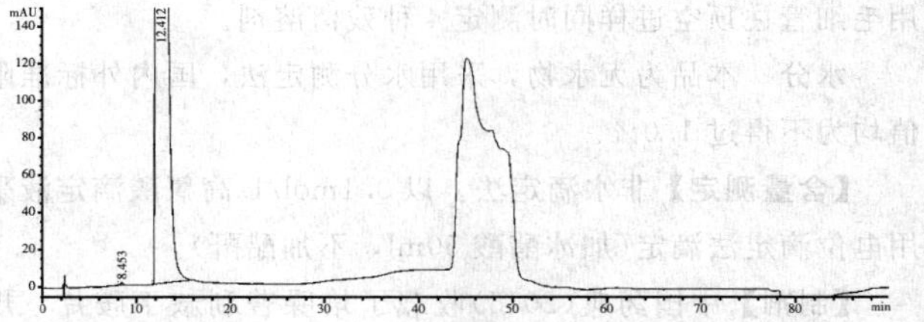

图 6　供试品溶液有关物质色谱图

经考察，供试品溶液经酸、碱、氧化、光照破坏试验后，降解产物均与培哚普利叔丁胺盐峰达到很好的分离。供试品溶液 20 小时内稳定。

采用 Agilent ZORBAX SB C18 柱(250mm×4.6mm，5μm)与 Sepax GP C18 (250mm×4.6mm，5μm)色谱柱进行粗放度试验，已知杂质、未知杂质及杂质总量测定结果基本一致。

中国药典(2015)年版已知杂质相关信息如下：

杂质Ⅰ

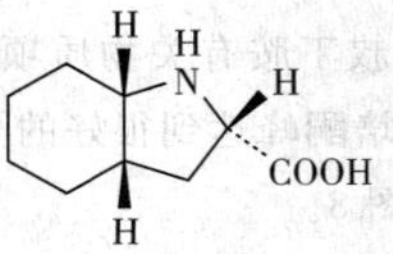

$C_9H_{15}NO_2$　169.22

(2*S*，3*aS*，7*aS*)八氢-1*H*-吲哚-2-羧酸

杂质Ⅱ［(±)-1″-差向培哚普利］

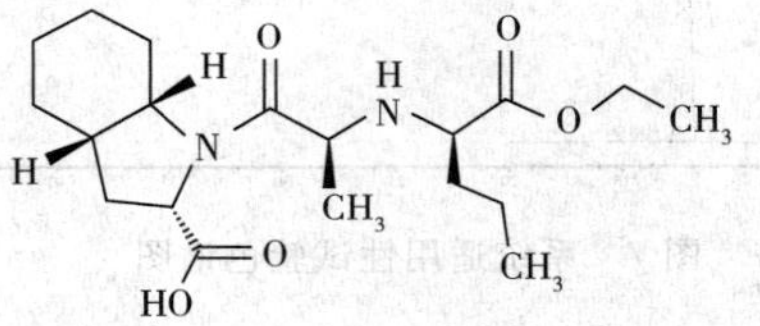

$C_{19}H_{32}N_2O_5$　368.42

杂质Ⅲ(培哚普利拉)

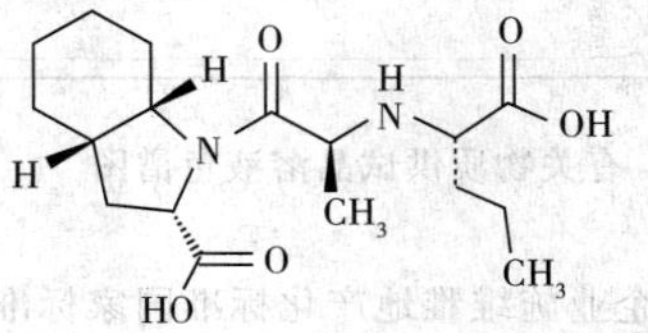

$C_{17}H_{28}N_2O_5$ 340.41

杂质Ⅳ

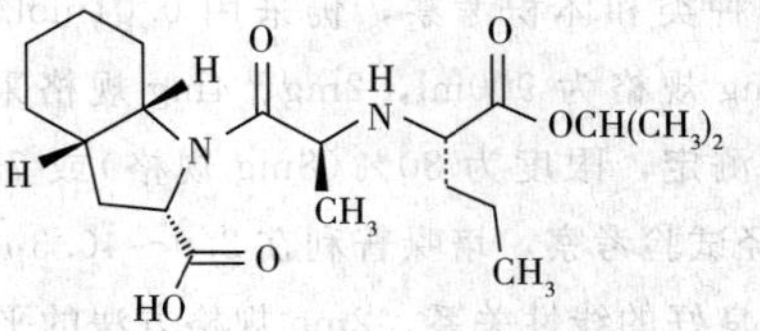

$C_{20}H_{34}N_2O_5$ 382.50

(2*S*，3*aS*，7*aS*)-1-［(*S*)-*N*-［(*S*)-1-甲基乙氧羰酰基丁基］丙氨酰］八氢-2-吲哚羧酸

残留溶剂　对国内企业生产工艺涉及的 4 种有机溶剂：丙酮、二氯甲烷、乙酸乙酯、四氢呋喃进行残留量检查，采

用毛细管柱顶空进样同时测定 4 种残留溶剂。

水分　本品为无水物，采用水分测定法，国内外标准限值均为不得过 1.0%。

【含量测定】非水滴定法。以 0.1mol/L 高氯酸滴定液采用电位滴定法滴定(加冰醋酸 50ml，不加醋酐)。

【制剂】中国药典(2015)收载了培哚普利叔丁胺片，规格为 2mg、4mg 和 8mg。USP(36)、BP(2013)均有收载制剂品种。

培哚普利叔丁胺片(Perindopril Tablets)

本品为白色片或类白色片或绿色片，规格为(1)2mg (2) 4mg (3)8mg。国内各企业的处方中，主要辅料有乳糖、微晶纤维素、微粉硅胶、硬脂酸镁以及色素等。

薄层色谱鉴别　BP(2013)与 USP(36)均无薄层色谱鉴别。中国药典(2015)采用薄层色谱法鉴别培哚普利与叔丁胺。硅胶 G 薄层板，展开剂为甲醇-甲苯-冰醋酸(70：30：1)，先喷以稀碘化铋钾试液，再喷以 5%亚硝酸钠稀乙醇溶液显色。

有关物质　照培哚普利叔丁胺有关物质项下色谱条件，辅料、降解产物峰均可与利培酮峰达到很好的分离。有关物质检查典型色谱图见图 7、图 8。

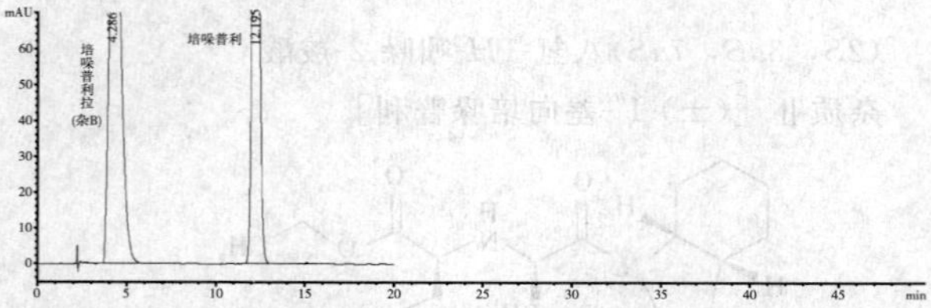

图 7　系统适用性试验色谱图

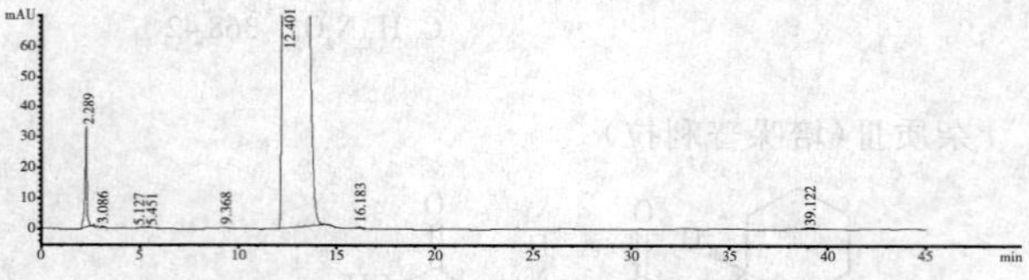

图 8　有关物质供试品溶液色谱图

溶出度　原研企业施维雅地产化标准国家标准 WS_1-(X-012)-2007Z 中以 0.01mol/L 盐酸溶液为溶出介质。BP(2013)与 USP(36)均以 0.1mol/L 盐酸溶液为溶出介质。经对溶出介质的种类和体积考察，仍采用 0.01mol/L 盐酸为溶出介质，8mg 规格为 900ml，2mg、4mg 规格采用 200ml (小杯法)进行测定，限度为 80%(8mg 规格)或 75%(2mg、4mg 规格)。经试验考察，培哚普利在 2.0～40.3μg/ml 范围内与峰面积呈良好的线性关系。2mg 规格方法的平均回收率为 99.4%，4mg 规格方法的平均回收率为 99.6%，8mg 规格方法的平均回收率 98.7%。滤膜对主成分无吸附。供试品溶液与对照品溶液 24 小时内稳定。

水分　本品处方中乳糖量为 68%左右，原研企业施维雅地产化标准国家标准 WS_1-(X-012)-2007Z 中采用水分测定法控制水分，含水分不得过 6.0%。

含量均匀度及含量测定　两项检查均采用高效液相色谱法测定，色谱方法相同。经试验，培哚普利在 0.0993～1.192mg/ml 浓度范围内与峰面积呈良好线性关系，方法的平均回收率为 99.8%，RSD＝0.43%。方法的重复性及精密度良好。供试品溶液及对照品溶液在 20 小时内基本稳定。

使用 2 种不同型号的液相色谱仪器与色谱柱[Agilent Extend C18 柱(250mm×4.6mm，5μm)；Agilent ZORBAX　C18 柱(250mm×4.6mm，5μm)]测定培哚普利片含量，结果基本一致。

参考文献

[1] 国家药典委员会．中华人民共和国药典临床用药须知·化学药和生物制品卷[M]. 2015 年版．北京：中国医药科技出版社，2017：214.

[2] 谌英武，陈静．培哚普利合成路线图解[J]. 中国医药工业杂志，1999，30(8)：382-384.

[3] 陆杨，王萍萍，李新阳．培哚普利合成方法的研究进展[J]. 中国药房，2013，24(33)：3158-3160.

[4] 高毅平，朱雍，唐伟方，等．培哚普利的合成工艺研究[J]. 海峡药学，2012，24(10)：255-257.

撰写　左志辉　天津市药品检验研究院
复核　唐素芳　天津市药品检验研究院

萘丁美酮

Nabumetone

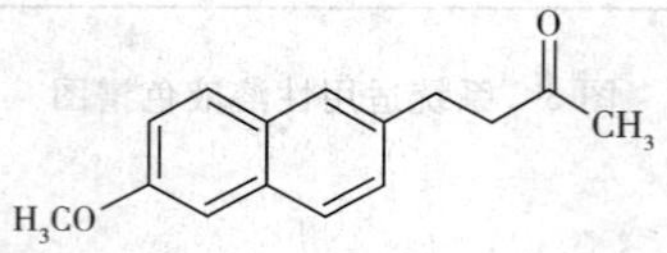

$C_{15}H_{16}O_2$　228.29

化学名：4-(6-甲氧基-2-萘基)-2-丁酮
4-(6-methoxy-2-naphthyl)-2-butanone

英文名：Nabumetone (INN)

CAS 号：[42924-53-8]

萘丁美酮是英国 Beecham 公司开发的一种长效非甾体抗炎镇痛药，1983 年在英国上市。适用于各种急、慢性关节炎、软组织风湿病、运动性软组织损伤、扭伤和挫伤以及其他一些疼痛。对胃黏膜影响小，对出血和凝血无影响。口服后以非酸性前体药在十二指肠被吸收，经肝脏转化为主要活性产物 6-甲氧基-2-萘乙酸。口服后 4～6 小时血药浓度达峰值，与食物或牛奶同服可增加吸收率。每日 1 次用药大约在 3～6 天达到稳态。6-甲氧基-2-萘乙酸的清除半衰期在年轻人为 23 小时，在老年人为 30 小时。6-甲氧基-2-萘乙酸经肝转化为非活性产物，80%从尿排泄，10%从粪便排出。不良反应主要为恶心、呕吐等胃肠道症状以及头痛、头晕等神经系统症状[1]。

萘丁美酮为中国药典(2015)新增品种，BP(2017)、Ph. Eur.(9.0)、USP(40)及JP(17)亦有收载。

【制法概要】文献对于萘丁美酮的合成方法报道较多[2~5]，其中利用格氏试剂在某些金属盐的催化下可与共轭烯酮进行1，4-加成的特点，采用2-溴-6-甲氧基萘制得的格氏试剂在氯化锌-胺络合物的存在下与甲基乙烯基酮进行共轭加成的方法，可一步制得萘丁美酮。合成路线短，反应条件温和，最终产品易于分离[2]。

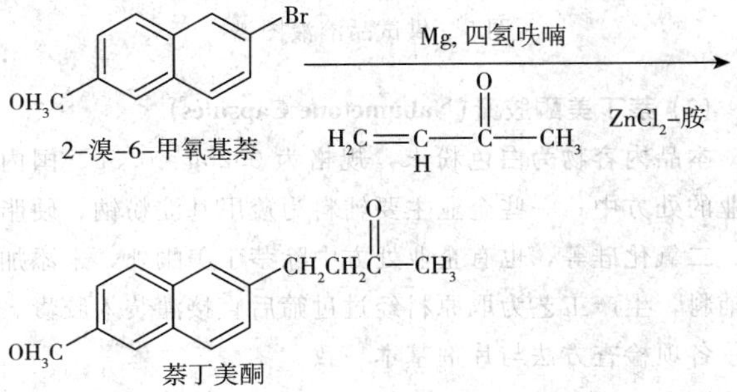

【鉴别】(1)化学反应　本品结构中羰基的C原子与二硝基苯肼末端N原子结合，形成碳氮双键，产生腙类化合物黄色沉淀，属于羰基特征鉴别反应。

(2)液相色谱　含量测定项下的色谱图中，供试品溶液主峰的保留时间应与对照品溶液主峰的保留时间一致。

(3)红外光谱　本品的红外光吸收图谱应与对照的图谱(光谱集661图)一致。本品的红外光吸收图谱显示的主要特征吸收如下[5]。

波数，cm^{-1}	归属	
3052	萘环	$\nu_{=C-H}$
1705	羰基	$\nu_{C=O}$
1605，1482，1450	萘环	$\nu_{C=C}$
1263，1225，1155	醚	ν_{-C-O-C}

【检查】有关物质　国内外药典均采用高效液相色谱法。BP(2017)、Ph. Eur.(9.0)的色谱条件为：C18色谱柱，以四氢呋喃-乙腈-0.1%冰醋酸(12∶28∶60)为流动相A，以四氢呋喃-乙腈-0.1%冰醋酸(24∶56∶20)为流动相B，梯度洗脱，萘丁美酮与已知杂质D峰的分离度应大于1.5；USP(40)色谱条件为：C18色谱柱，以水-冰醋酸(999∶1)为流动相A，以四氢呋喃-乙腈(300∶700)为流动相B，梯度洗脱，检测波长为254nm，萘丁美酮与已知杂质A峰的分离度应大于1.5。

中国药典(2015)的色谱条件为：C18色谱柱，以乙腈-四氢呋喃-0.1%冰醋酸(37∶8∶55)为流动相，等度洗脱，检测波长254nm。萘丁美酮理论板数不低于3000。在标准研究过程中，对等度系统与梯度系统进行了比较，结果同批样品检测出的杂质个数和含量均一致。考虑到色谱仪器对等度洗脱系统的适用性更强，操作也更为简便，因此中国药典(2015)采用了等度洗脱系统。

有关物质典型色谱图见图1。

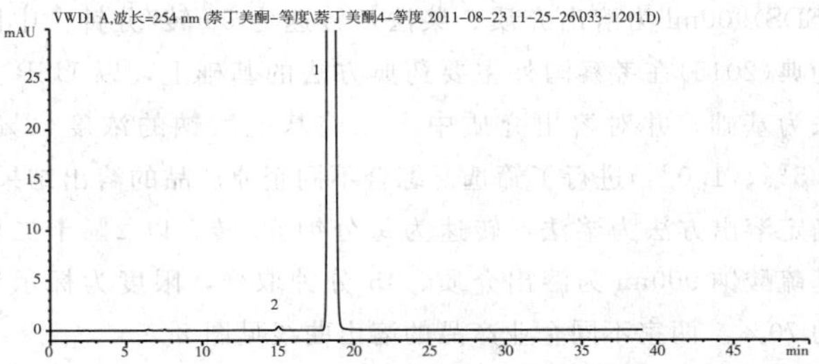

图1　萘丁美酮有关物质典型色谱图

1. 萘丁美酮；2. 杂质

色谱柱：SGE SSWAKOSIL C18，250mm×4.6mm，5μm

经采用逐步稀释法测定，萘丁美酮的最低检出量为2ng，最低检出限为0.025%(S/N=3)。

残留溶剂　国内萘丁美酮生产工艺后三步使用了的乙酸乙酯、乙醇两种溶剂，对这两种溶剂残留量进行控制。中国药典(2015)采用顶空气相色谱法，色谱柱为6%氰丙基苯基-94%二甲基聚硅氧烷为固定液的毛细管柱，氢火焰离子化检测器，载气为氮气。乙醇与乙酸乙酯的分离度应大于2.0。经采用逐步稀释法测定，乙醇、乙酸乙酯的的最低检出限分别为20μg/g、4μg/g。

按残留溶剂测定法(《中国药典》2015年版四部通则0861)中规定，乙醇和乙酸乙酯均属于3类溶剂，限度均为0.5%。由于标准研究时提供样品企业的内控标准中的限度分别为0.1%和0.02%，且企业要求从严控制，因此将乙醇和乙酸乙酯的限度分别设定为0.1%和0.02%。

水分　萘丁美酮熔点较低(80～83℃)。BP(90)、Ph. Eur.(9.0)、USP(40)及JP(17)均采用卡尔费休法进行测定。经采用干燥失重测定法(室温，P_2O_5，减压干燥至恒重)与卡尔费休法对收集到的样品进行试验对比，卡尔费休法的测定结果略高于干燥失重测定法。基于方法的适宜性，中国药典(2015)采用费休法。

【制剂】中国药典(2015)收载了萘丁美酮片与萘丁美酮胶囊，USP(40)中收载了萘丁美酮片，BP(2017)中收载了萘丁美酮口服混悬液与萘丁美酮片，JP(17)中收载了萘丁美酮片。

(1)萘丁美酮片(Nabumetone Tablets)

本品为白色片或薄膜衣片，规格为0.5g。国内各企业的处方中，主要辅料有羟乙基淀粉、微晶纤维素PH101、羟丙甲纤维素E3、十二烷基硫酸钠等。

溶出度　萘丁美酮在乙醇中略溶、在水中不溶。根据日本橙皮书，萘丁美酮在不同pH条件下(37℃)的溶解度约为20μg/ml，属较难溶解药物，有必要对其进行溶出度检查。

国内已有国家标准采用异丙醇-水(3∶7)1000ml或异丙醇-0.7%盐酸溶液(3∶7)1000ml为溶出介质，桨法，转速分别为120转/分钟和150转/分钟。该方法转速偏高且溶出介质中含有大量的有机溶剂，这不仅与人体体内环境相差甚远，而且还会影响试验人员的身体健康，方法设定不甚合理。USP(40)溶出度测定方法采用2%十二烷基硫酸钠

(SDS)900ml 为溶出介质、桨法，转速为 50 转/分钟。中国药典(2015)在考察国外主要药典方法的基础上，以 USP 方法为基础，并对溶出介质中十二烷基硫酸钠的浓度(2%、1.5%、1.0%)进行了筛选。综合不同企业产品的溶出结果，确定溶出方法为桨法，转速为每分钟 50 转，以 2%十二烷基硫酸钠 900ml 为溶出介质、45 分钟取样，限度为标示量的 70%。两家不同企业产品的溶出曲线见图 2。

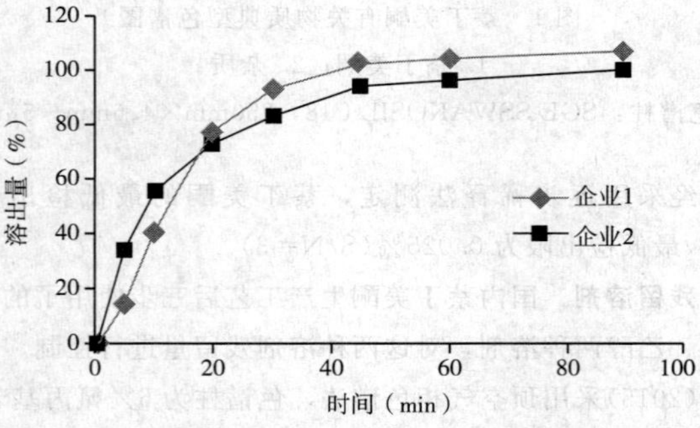

图 2　萘丁美酮片溶出曲线图

取萘丁美酮对照品溶液(22μg/ml)和供试品溶液分别在 200～400nm 波长区间扫描紫外图谱，均在 332nm、319nm、272nm 和 262nm 波长处有最大吸收，在 324nm、298nm、267nm 和 255nm 波长处有最小吸收。USP(40)采用双波长差值法($A_{270}-A_{296}$)计算溶出量，国内已有国家标准采用在最大吸收波长处(A_{261} 或 A_{262})测定。经比较，采用两种方法计算结果基本一致，故中国药典(2015)采用更为简便的单波长法计算，检测波长为 262nm。紫外吸收图谱见图 3～图 5。

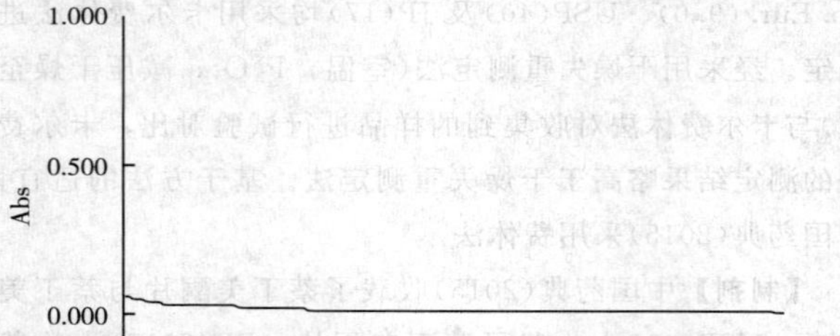

图 3　辅料溶液图谱

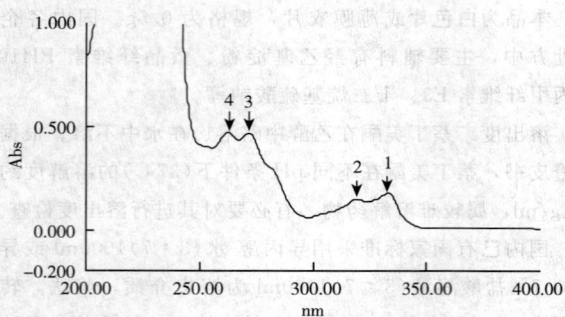

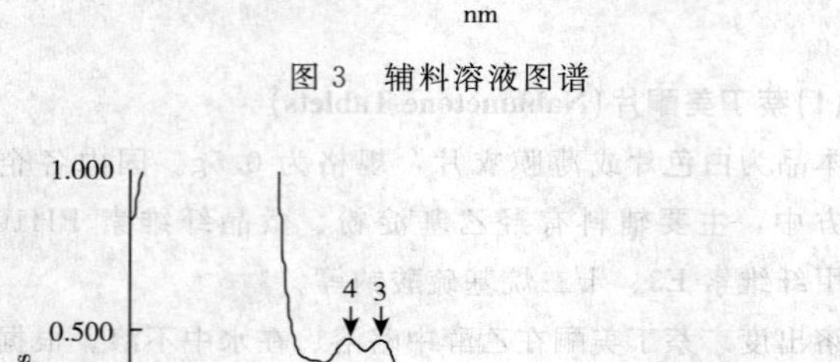

图 4　对照品溶液图谱

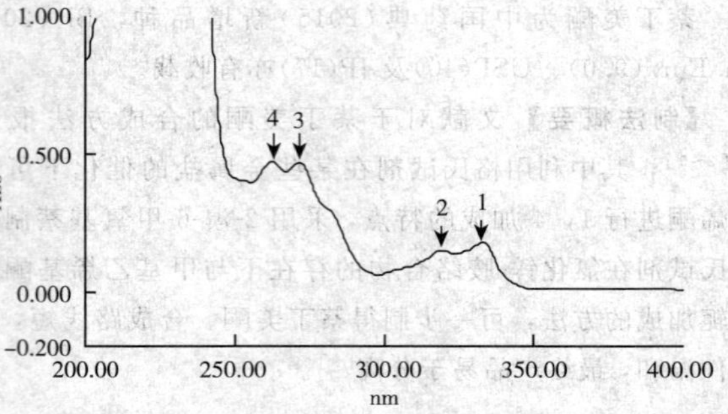

图 5　供试品溶液图谱

(2) 萘丁美酮胶囊(Nabumetone Capsules)

本品内容物为白色粉末，规格为 0.25g、0.5g。国内各企业的处方中，一些企业主要辅料为羧甲基淀粉钠、硬脂酸镁、二氧化硅等，也有企业处方中除萘丁美酮外，未添加任何辅料，生产工艺为取原料经过过筛后直接灌装入胶囊。

各项检查方法与片剂基本一致。

参考文献

[1] 国家药典委员会，中华人民共和国药典临床用药须知·化学药和生物制品卷［M］. 2015 年版. 北京：中国医药科技出版社，2017：985-986.

[2] 陈祖兴，王世敏. 萘丁美酮合成的新方法［J］. 中国医药工业杂志，1989，20 (4)：145-146.

[3] 方正，唐伟方，徐芳. 萘丁美酮的合成工艺改进［J］. 中国药科大学学报，2004，35(1)：90-91.

[4] 周石洋，杨善彬. 非甾体抗炎药物萘丁美酮的合成研究［J］. 中国抗生素杂志，2017，42(9)：780-783.

[5] 陈小全，左之利，仇玉芹，等. 萘丁美酮合成的改进［J］. 有机化学，2010，30(7)：1069-1071.

撰写　孙　悦　天津市药品检验研究院
复核　唐素芳　天津市药品检验研究院

萘哌地尔

Naftopidil

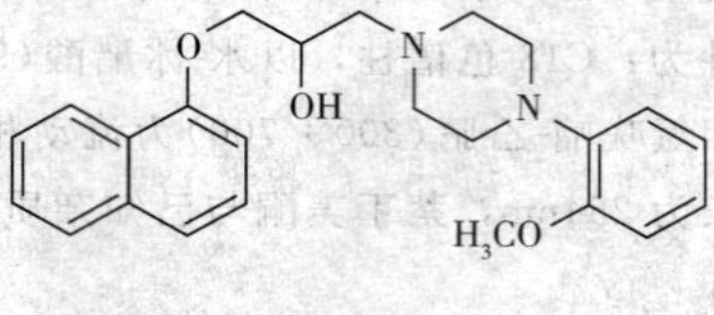

$C_{24}H_{28}N_2O_3$　392.49

化学名：(±)-1-[4-(2-甲氧基苯基)-1-哌嗪基]-3-(1-萘氧基)-2-丙醇

(2*RS*)-1-[4-(2-methoxyphenyl) piperazin-1-yl]-3-(naphthalen-1-yloxy)propan-2-ol

英文名：Naftopidil(INN)

CAS 号：[57149-07-2]

本品为一种新型的选择性突触后 α_1-肾上腺素能受体阻

滞剂，对突触前膜的 α_1-受体无影响。具有扩血管、降低动脉血压、减小外周阻力，但不降低心输出量，亦无负反馈机制促进 NA 释放而产生心动过速的危险。另外，本品还具有钙拮抗剂、5-HT_{1A}受体激动作用和抑制血小板聚集作用[1]；新的证据表明，萘哌地尔通过抑制前列腺癌细胞生长、诱导细胞凋亡等方面，具有多种抗肿瘤作用[2,3]。临床主要用于治疗高血压病和良性前列腺增生[1]。但长期应用萘哌地尔治疗良性前列腺增生治疗可能产生一定的耐受性[4]。

萘哌地尔单次口服后，80%～95%的药物在人体内迅速吸收，分布广泛；每日 2 次，每次 50mg 口服给药，第 4 次给药时血药浓度达稳态。空腹时 T_{max} 为服药后 30～60 分钟，进餐后服药则达峰时间延迟，但并不影响药物的吸收度。AUC 及 C_{max} 与服用药物的剂量呈比例。原型药在人体内亦存在明显的首过代谢。原型药及活性代谢物的血浆清除半衰期为 7～10 小时。萘哌地尔与人血浆蛋白的体外结合率高达 88%～99%，且为可逆性。口服萘哌地尔，每日 2 次，服药 2 周后，未发现药物在体内蓄积的现象。活性代谢物（去甲基、苯羟基及萘羟基萘哌地尔）与非活性代谢物的排泄途径不同，前者从粪便排出体外，而后者从尿液排出[1]。

不良反应偶见头晕 、起立性眩晕 、头重、头痛 、耳鸣、便秘、面红 、胃部不适 、寒颤、心悸、舌体肿大[5]、下肢浮肿、AST 升高和 ALT 升高等 ，一般程度较轻，持续时间短且发生率较低 。

萘哌地尔最先由 Roche 公司开发并进行了临床前研究工作，后将开发权转让给德国 Boehringer Mannheim 公司、日本钟纺制药公司和旭化成制药公司，1999 年 6 月首次获准在日本上市[6]。关于萘哌地尔化合物专利报道，最早见于 1976 年美国专利 US3997666。萘哌地尔片于 2001 年 3 月在我国获准上市。

本品含有 1 个手性碳原子，具有 1 对对映异构体，目前国内外均以外消旋体形式应用于临床。已有文献报道[7]合成（*R*)-和(*S*)-萘哌地尔。Passoni 等[8]研究表明右旋萘哌地尔对 BVC 基础值的改变大于左旋体。Huang Jun-Jun 等[9]体外研究表明（*R*)-和(*S*)-萘哌地尔亦能通过松弛前列腺肌肉和抑制前列腺生长缓解前列腺增生。

除中国药典(2015)收载外，国外药典仅 JP(16)有收载。

【制法概要】根据文献报道[10]及企业提供资料，以 1-萘酚为原料，与环氧氯丙烷通过缩合反应得到中间体Ⅰ，再与中间体Ⅱ通过加成反应得到萘哌地尔。其中，1-(2-甲氧基苯基)哌嗪盐酸盐为市售有机化学中间体，亦有生产企业自己合成。中间体Ⅰ可通过两条合成路线制备：合成路线①[6]先生成中间体 1-氯-3-(1-萘氧基) 丙醇-2，再在碱性条件下脱去 HCl 生成中间体Ⅰ；合成路线②[11]采用一锅煮的工艺操作，在相转移催化条件下一步反应而得。其中合成路线②由于采用相转移催化剂，可使反应温度降至室温进行，条件温和且环氧化合物收率较高。

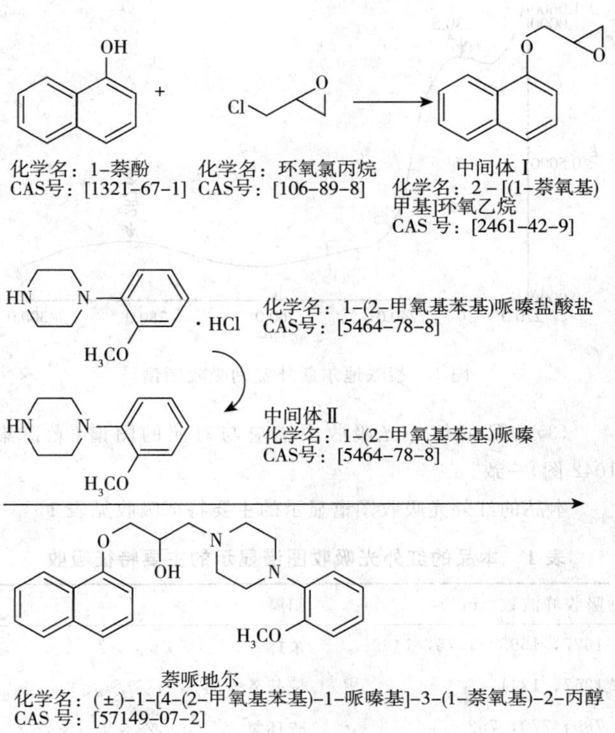

【性状】本品在醋酐中极易溶解，在冰醋酸或三氯甲烷中易溶；在甲醇、乙醇或乙醚中微溶；在水中不溶。JP(16)中收载了本品在 *N*，*N*-二甲基甲酰胺中易溶。

熔点 SciFinder 查询及美国专利文献报道本品熔点为 125～129℃，中国药典(2015)规定本品熔点为 125～129℃；JP(16) 规定本品熔点为 126～129℃ 。

吸收系数 本品甲醇溶液在 230nm 与 283nm 的波长处均有最大吸收，在 283nm 波长处的吸收系数（$E_{1cm}^{1\%}$）为 228。本品化学结构中，苯环被助色团—OR 取代，E_2 带长移，同时苯环与发色团— C═C 连接而且与苯环共轭，故 E_2 带和 K 带合并，同时呈现 B 带及 B 带长移。对本品的共轭体系引起的两个最大吸收进行归属，其中 230nm 处为强吸收，属于苯环的 E_2 和 K 吸收带；283nm 处为中吸收，属于苯环的 B 吸收带。萘哌地尔甲醇溶液紫外吸收图谱见图 1。

【鉴别】(1)本品结构中含有羟基，具有还原性，易被强氧化剂氧化。本品与重铬酸钾试液反应显污绿色沉淀，渐变为蓝紫色；反应明显，快速，易于观察。

(2)本品的甲醇或无水乙醇的溶液在 283nm 与 230nm 的波长处均有最大吸收，在 283nm 与 230nm 波长处的吸光度比值在 0.24～0.27 之间，为保证两个波长下吸光度在 1.0 以内，供试品溶液的浓度订为“10μg/ml”为宜。萘哌地尔紫外鉴别吸收图谱见图 1。

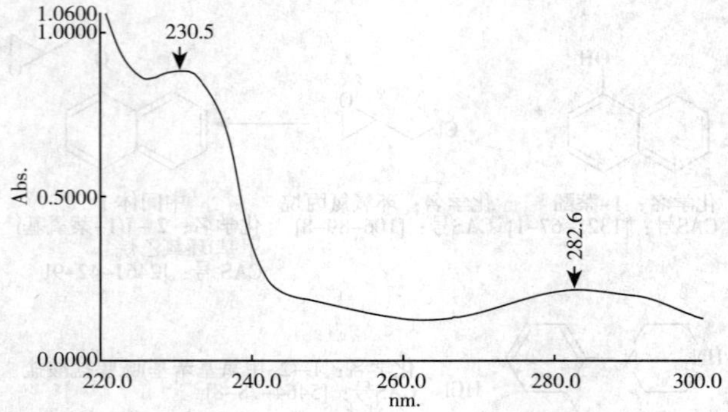

图1　萘哌地尔紫外鉴别吸收图谱

(3)本品的红外光吸收图谱应与对照的图谱(光谱集1042图)一致。

本品的红外光吸收图谱显示的主要特征吸收见表1。

表1　本品的红外光吸收图谱显示的主要特征吸收

吸收峰波数(cm^{-1})	归属	
1627，1593，1576，1499	苯环	$\nu_{C=C}$
1267，1241	烷基芳香醚	$\nu^{as}_{=C-O-C}$
789，770，752	芳环氢	$\gamma_{=C-H}$

【检查】旋光度　萘哌地尔临床应用为消旋体，无旋光性，限度定为$-0.1°\sim+0.1°$。由于文献报道[8,9]本品对映异构体与消旋体具有相同的作用，JP(16)未收载此检查项。

乙醇溶液的澄清度与颜色　本品采用乙醇重结晶进行精制，其在乙醇溶液中应澄清，且颜色较浅。

氯化物　本品原料涉及的1-(2-甲氧基苯基)哌嗪盐酸盐中含有氯离子，在产品合成过程中的反应不完全、脱盐酸不完全或净化不彻底，可能导致样品中有残留氯离子，有必要对氯化物的残留进行控制。

有关物质　采用高效液相色谱法进行检查。

从本品合成路线中可能引入的杂质有合成用原料及中间产物、副反应产物等，主要有α-萘酚、1-(2-甲氧基苯基)哌嗪盐酸盐和环氧氯丙烷，其他杂质包括所用原料含有的杂质和受光、热、湿度等的影响可能产生的降解产物。由于α-萘酚有一定的毒性，有必要对α-萘酚的量进行控制。

本品在流动相1[乙腈-甲醇-0.02mol/L乙酸钠缓冲液(35∶30∶35)]、流动相2[1%四甲基乙二胺缓冲液(用冰醋酸调pH值至6.5)-甲醇-乙腈(35∶35∶30)]、流动相3[0.02mol/L磷酸氢二铵缓冲液(用冰醋酸调pH值至6.0)-甲醇-乙腈(35∶40∶25)]主峰峰形都很好，柱效高。但在流动相1中α-萘酚与样品中的杂质峰分离度不好，流动相2中四甲基乙二胺毒性及刺激性较大。流动相3中磷酸氢二铵则无毒、价廉、易得。故选择流动相3作为有关物质流动相。

采用每1ml中含α-萘酚0.15μg及萘哌地尔0.5mg的混合溶液，考察35℃时不同色谱柱α-萘酚与萘哌地尔的分离度及不同温度α-萘酚与萘哌地尔的分离度(表2)。结果显示分离度均大于17，用于系统适用试验规定的意义不大，对主峰与相邻杂质峰的的分离度作规定有其合理性，因此标准中规定"萘哌地尔峰与相邻杂质峰之间的分离度应符合要求"。

表2　不同色谱柱及柱温时α-萘酚与萘哌地尔的分离度

色谱柱品牌	色谱柱规格	温度(℃)	α-萘酚与萘哌地尔的分离度
Phenomenex luna C18	4.6mm×250mm，5μm	35	39.2
Inertsil C18	4.6mm×250mm，5μm	35	17.6
Inertsil C18	4.6mm×150mm，5μm	35	23.8
Shimadzu C18	4.6mm×250mm，5μm	35	34.9
Agilent Eclipse plus C18	4.6mm×250mm，5μm	35	35.9
Agilent Eclipse plus C18	4.6mm×250mm，5μm	30	34.5
Agilent Eclipse plus C18	4.6mm×250mm，5μm	40	35.0

α-萘酚与萘哌地尔的分离色谱图见图2，有关物质供试品溶液典型色谱图见图3。

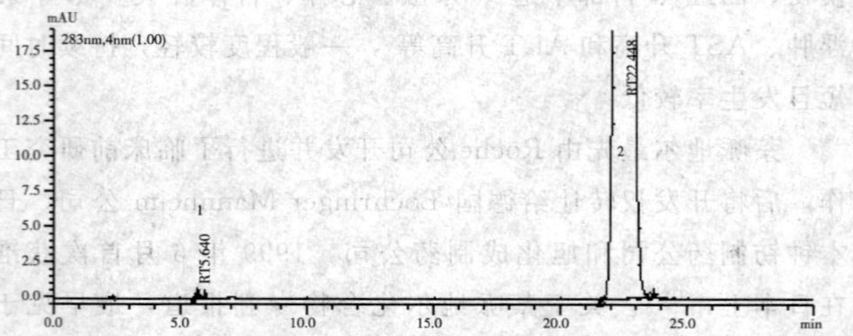

图2　有关物质α-萘酚与萘哌地尔的分离色谱图

1. α-萘酚；2. 萘哌地尔

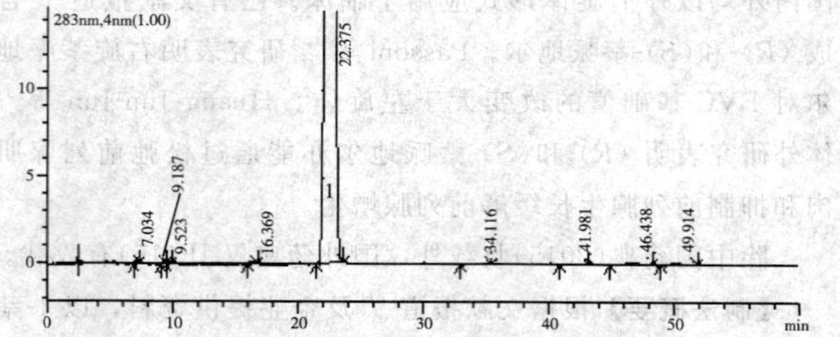

图3　有关物质供试品溶液典型色谱图

1. 萘哌地尔

由于本品为难溶性药物，在流动相中的溶解度稍差，配制供试品溶液时，需加入40ml流动相超声溶解。

采用不同色谱柱，如Phenomenex luna C18柱(4.6mm×250mm，5μm)、Inertsil C18柱(4.6mm×250mm，5μm)、Inertsil C18柱(4.6mm×150mm，5μm)及Shimadzu C18柱(4.6mm×250mm，5μm)，进行耐用性考察，均能获得良好的分离度及柱效，说明此色谱条件耐用性良好。

采用逐步稀释法测定，α-萘酚的检测限为0.3ng；萘哌地尔检测限为1.5ng。α-萘酚在0.09～0.3μg/ml的浓度范围内与其峰面积呈良好线性关系，其线性方程为$A=33376C+63.166$，相关系数$r=0.9999(n=5)$。

萘哌地尔供试品溶液经稳定性考察，在12小时内基本稳定。主峰面积RSD为0.1%，α-萘酚峰面积RSD为0.5%，其他杂质峰面积RSD为1.9%。

有关物质项目中未控制原料环氧氯丙烷的残留量。环氧氯丙烷是一种易挥发、不稳定的油状液体，有刺激气味，属中等中毒类物质，有强烈刺激作用，长期吸入会引起四肢酸痛，腿软乏力，运动不灵活和一般神经衰弱症状；个别严重者可引起周围神经炎[12]。欧盟67/548/EEC指令及国际癌症研究机构(International Agency for Reaearch on Cancer)等将其归类为可能对人致癌物的2A组[13]，故有必要单独建立气相色谱法对环氧氯丙烷的残留量加以控制。

残留溶剂 本品生产工艺中涉及了乙醇、丙酮、二氯甲烷、乙酸乙酯、正丁醇、甲苯及三氯甲烷，除三氯甲烷采用ECD检测器测定外，其他残留溶剂均采用FID检测器。

乙醇、丙酮、二氯甲烷、乙酸乙酯、正丁醇、甲苯 采用顶空进样法测定上述残留溶剂，外标法计算各溶剂残留量。

色谱条件：DB-624毛细管色谱柱；顶空瓶平衡温度为80℃，平衡时间为30钟，程序升温：色谱柱初始温度40℃保持10分钟，然后以每分钟20℃的速度升温至230℃，保持5分钟；1∶1分流进样1000μl；检测器为FID，检测器温度为260℃，进样口温度为220℃，载气为N_2，流速2.0ml/min。

各溶剂在浓度范围内呈现良好的线性关系(表3)。方法精密度、回收率及检测限见表4。

表3 线性与范围结果

品名	线性方程	r	线性范围(μg/ml)
乙醇	$Y=1.1359X+2.2778$	0.9994	108.972～1634.586
丙酮	$Y=3.8171X+3.5101$	0.9998	112.395～1685.928
二氯甲烷	$Y=0.8985X+0.263$	0.9999	14.030～210.443
乙酸乙酯	$Y=2.3295X+4.4516$	0.9998	109.808～1647.123
正丁醇	$Y=0.2265X-4.2495$	0.9996	106.903～1603.542
甲苯	$Y=2.4843X+0.5826$	0.9998	18.248～273.725

表4 方法精密度、回收率及检测限结果表

组分	精密度 RSD(%)	回收率 RSD(%)	检测限 (μg/ml)
乙醇	3.4	2.3	1
丙酮	1.2	0.7	0.2
二氯甲烷	1.4	0.9	0.8
乙酸乙酯	1.5	1.1	0.5
正丁醇	5.9	4.0	5
甲苯	2.3	1.9	0.2

混合对照品溶液色谱图见图4，供试品溶液典型图谱见图5。

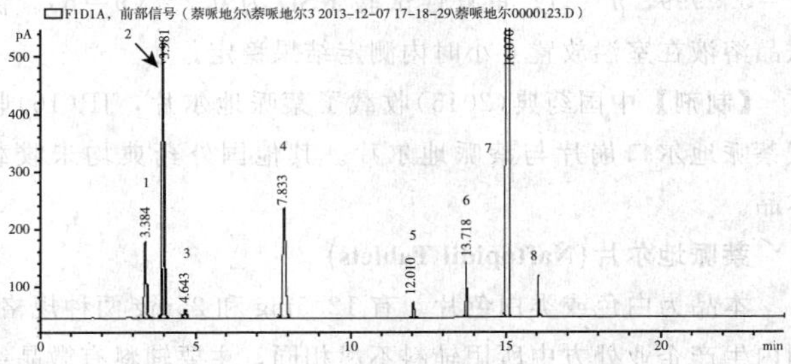

图4 残留溶剂—混合对照品溶液色谱图

1. 乙醇；2. 丙酮；3. 二氯甲烷；4. 乙酸乙酯；5. 正丁醇；6. 甲苯；7. N，N-二甲基甲酰胺(溶剂峰)

8. 溶剂中的杂质峰

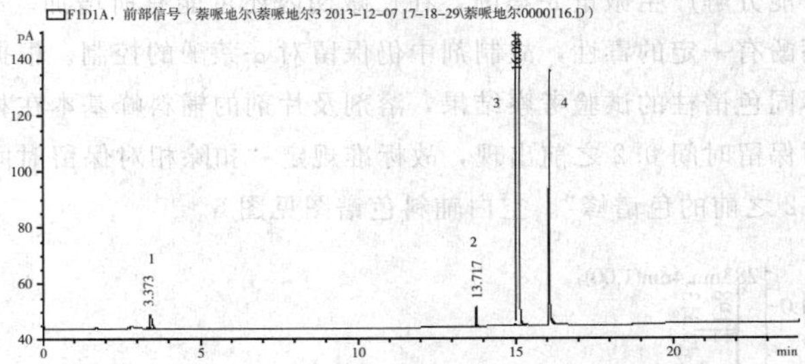

图5 残留溶剂—供试品溶液色谱图

1. 乙醇；2. 甲苯；3. N，N-二甲基甲酰胺(溶剂峰)；

4. 溶剂中的杂质峰

三氯甲烷 由于三氯甲烷在FID条件下响应较低，而通过ECD检测器检测灵敏度能大幅提高，比较合理。但本测定方法溶剂为甲苯，毒性较大。

干燥失重 由于本品在甲醇中微溶，样品在甲醇中的溶解度易达到饱和，采用水分测定法有一定的缺陷；105℃干燥后样品性状无软化、变色等现象，与未干燥样品的有关物质相比，其有关物质的杂质个数、单杂质含量及总杂质含量均未增加，且105℃干燥与水分测定法的测定结果较为接近，说明105℃干燥后并未破坏样品，并能准确测定样品所含的水分，操作相对简便，又节省溶剂，故标准采用此方法测定干燥失重。JP(16)此项目亦采用105℃干燥，限度同中国药典(2015)。

【含量测定】本品为有机含氮弱碱化合物。

采用高氯酸-冰醋酸非水溶液滴定法测定含量，指示终点方法有两种：① 电位滴定；② 结晶紫指示液。考察结果表明结晶紫指示液突变不明显，所以标准选用电位滴定指示终点。JP(16)含量测定项亦采用非水溶液电位滴定法测定，但所用溶剂与中国药典(2015)不同。

根据中国药典(2010)第二增补本及WS_1-(X-019)-2011Z该项规定，加冰醋酸20ml与醋酐5ml测定时，E-V曲线在近终点时有两个突跃点，终点不易判断；调整冰醋酸与醋酐的比例和体积进行考察，最终选择冰醋酸30ml与醋酐1ml为溶剂(只有1个突跃点，且突跃明显。)。

萘哌地尔在 0.1～0.2g 重量范围内与所消耗高氯酸滴定液的体积呈线性关系，线性方程：$Y=50.557X+0.0042$（$r=0.9999$，$n=5$）。重复性试验 RSD 为 0.2%（$n=6$）。供试品溶液在室温放置 6 小时内测定结果稳定。

【制剂】中国药典（2015）收载了萘哌地尔片，JP（16）收载萘哌地尔口崩片与萘哌地尔片。其他国外药典均未收载本品。

萘哌地尔片（Naftopidil Tablets）

本品为白色或类白色片。有 12.5mg 和 25mg 两种规格。国内生产企业处方中所用辅料不尽相同，主要辅料有微晶纤维素、淀粉、乳糖、羟丙纤维素、乙醇、聚山梨酯 80、聚维酮 K30、羧甲基淀粉钠、硬脂酸镁等。

有关物质　采用高效液相色谱法测定，色谱条件与原料收载的方法一致。制剂生产过程需要加水加热制粒，原料药可能分解产生微量 α-萘酚，在贮藏期内还可能有所增加。α-萘酚有一定的毒性，故制剂中仍保留对 α-萘酚的控制。根据不同色谱柱的试验考察结果，溶剂及片剂的辅料峰基本在相对保留时间 0.2 之前出现，故标准规定“扣除相对保留时间 0.2 之前的色谱峰”。空白辅料色谱图见图 6。

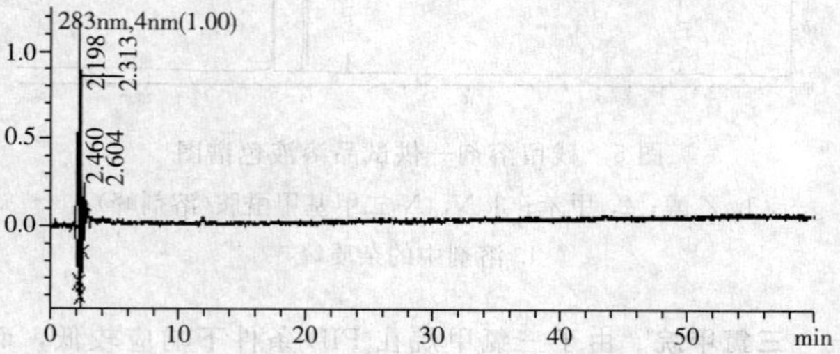

图 6　有关物质空白辅料色谱图

溶出度　采用紫外-可见分光光度法测定，外标法计算。

萘哌地尔不溶于水，分子中具有弱碱性结构，在盐酸溶液中微溶。日本橙皮书中收载了萘哌地尔片在四种溶出介质（pH1.2、pH4.0、pH6.8 及水）中的溶出曲线，溶出实验条件为桨法，50 转/分钟。本品（规格为 25mg）在 pH4.0 的溶出介质中溶出速率最快，10 分钟溶出量即达到 90% 以上，pH1.2 的溶出介质中溶出速率次之，约 60 分钟溶出量达到 90%，在 pH6.8 及水中的最终溶出量较低，均低于 10%。

经试验考察多批次样品在盐酸溶液（9→1000ml）中的溶出行为较为满意，故选择盐酸溶液（9→1000ml）作为溶出介质。桨法 50r/min 一般认为相当于人体正常胃肠道蠕动状态，经考察，采用较低转速 50r/min 样品溶出量即能达到 90% 以上，故将转速规定为 50r/min。

取 7 批次溶出液，分别在 200～400nm 的波长范围内扫描，7 批次样品均在 279nm 的波长处有最大吸收（图 7），经考察，在 279nm 波长下，辅料对测定无干扰；因此确定 279nm 为溶出度测定波长。

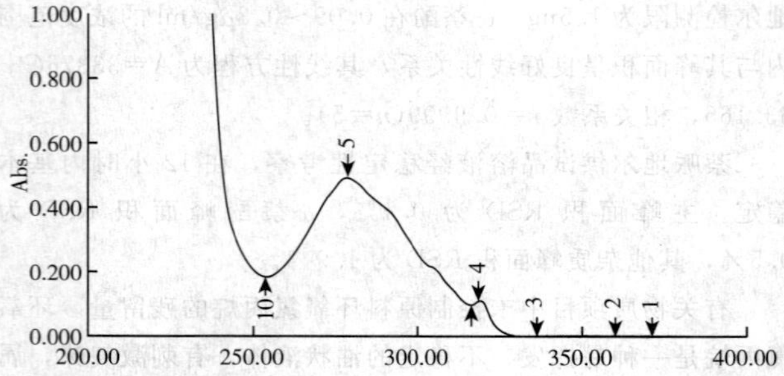

图 7　溶出度测定样品紫外光谱图

萘哌地尔对照品以 0.1mol/L 盐酸溶液作溶剂需较长时间超声才能使对照品溶解，先加入乙醇溶解后再用溶出介质稀释溶解较快，且吸光度值无差异，因此选用加乙醇 5ml 使溶解后，用溶出介质定量稀释。

滤膜吸附试验结果表明，滤膜吸附现象不明显，对主成分测定无干扰。萘哌地尔在 12.48～37.44μg/ml 的浓度范围内与其峰面积呈良好线性关系，其线性方程为 $A=0.0201C+0.0144$，相关系数 $r=0.9999$（$n=5$）。经稳定性考察，萘哌地尔在 24 小时内稳定。方法回收率为 100.3%，RSD 为 1.3%（$n=9$）。7 批样品的溶出曲线见图 8。

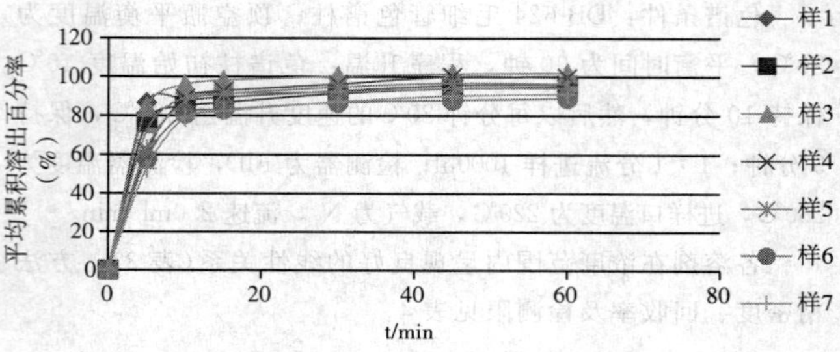

图 8　7 批样品平均累积溶出度曲线图

JP（16）此检查项亦采用紫外-可见分光光度法测定，外标法计算。转速及溶出度测定法同中国药典（2015），但溶出介质及测定波长不一致。其溶出介质为 0.05mol/L 醋酸钠缓冲液（pH4.0）。

含量均匀度与含量测定　均采用高效液相色谱法测定，色谱条件与原料有关物质项收载的方法一致。经方法学验证，本方法专属性良好，降解产物与辅料对测定均无干扰。

萘哌地尔在 10～250μg/ml 的浓度范围内与其峰面积呈良好线性关系，其线性方程为 $A=1303.6C+1064$，相关系数 $r=0.9999$（$n=5$）。萘哌地尔供试品溶液经稳定性考察，萘哌地尔主峰面积 RSD 为 0.3%，溶液稳定性良好。方法回收率为 100.2%，RSD 为 0.8%（$n=9$）。

含量测定典型色谱图见图 9。

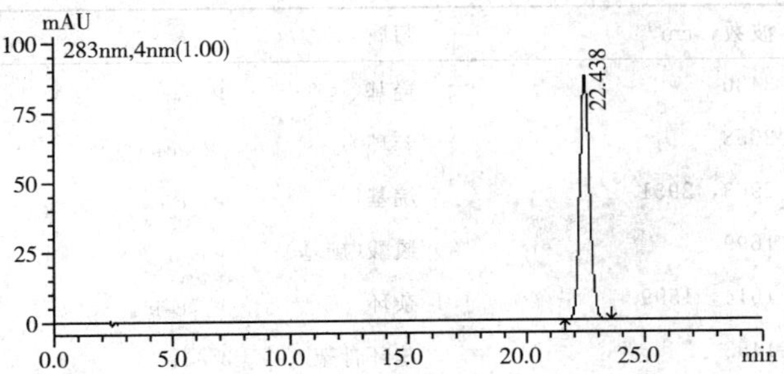

图 9　含量测定典型色谱图

JP(16)含量均匀度采用紫外-可见分光光度法测定，检测波长为 283nm，外标法计算。含量测定采用高效液相色谱法，色谱条件同萘哌地尔有关物质项，内标法计算，以对羟基苯甲酸丁酯为内标物，以萘哌地尔峰与对羟基苯甲酸丁酯峰的分离度大于 4 进行系统控制。

参考文献

[1] 戚玮琳，范维琥，戚文航．萘哌地尔的药理学研究和临床应用［J］．中国新药杂志，2001，10(8)：579-582.

[2] Nakagawa Yusuke U，Nagaya Hisao，Miyata Takeaki，et al. Piperazine-based Alpha-1 AR Blocker，Naftopidil，Selectively Suppresses Malignant Human Bladder Cells via Induction of Apoptosis［J］．Anticancer research，2016，36(4)：1563-1570.

[3] Iwamoto Yoichi，Ishii Kenichiro，Sasaki Takeshi，et al. Oral naftopidil suppresses human renal-cell carcinoma by inducing G(1) cell-cycle arrest in tumor and vascular endothelial cells［J］．Cancer prevention research（Philadelphia，Pa.），2013，6(9)：1000-1006.

[4] Yoshiyuki Kojima，Shoichi Sasaki，Hitomi Shinoura，et al. Change of expression levels of alpha1-adrenoceptor subtypes by administration of alpha1d-adrenoceptorsubtype-selective antagonist naftopidil in benign prostate hyperplasia patients［J］．The Prostate，2007，67(12)，1285-1292.

[5] 王强，邢育华，赵桂兰，等．萘哌地尔致舌体肿大 1 例［J］．中华老年口腔医学杂志，2006，4(1)：40.

[6] 王绍杰，孙殿春，王松青，等．萘哌地尔的合成［J］．沈阳药科大学学报，2001，18(1)：16-17.

[7] 肖溶，杜培刚．(R)-和(S)-萘哌地尔的合成［J］．中国医药工业杂志，2015，46(12)：1283-1287.

[8] Passoni A，Pescalli V，Ceserani R. Cystomanometric evaluations of naftopidil and its isomers［J］．Pharmacol Res，1992，26 (1)：272.

[9] Huang Jun-Jun，Yuan Mu，Cai Yi，et al．Pharmaceutical evaluation of naftopidil enantiomers：Rat functional assays in vitro and estrogen/androgen induced rat benign prostatic hyperplasia model in vivo［J］．European journal of pharmacology，2016：791473-791481.

[10] 江立新，韦亚锋．萘哌地尔合成工艺研究［J］．安徽医药，2014，18(6)：1028-1030.

[11] H. S. Bevinakatti，A. A. Baneriji. Practical Chemoenzymatic Synthesis of Both Enantiomers of Propranolol［J］．J. Org. Chem.，1991，56：5372-5375.

[12] 王敏荣，马永民．水中环氧氯丙烷的毛细管气相色谱测定法［J］．环境与健康杂志，2005，22(3)：211-212.

[13] MICHAEL B，WOLFGANG R，FRANK-MATHIAS G，et al. Quantification of N-(3-chloro-2-hydroxypropyl) valine in humanhaemoglobin as a biomarker of epichlorohydrin exposure by gas chromatogra-phy-tandem mass spectrometry with stable-isotope dilution［J］．J Chromatog B，Analytical Technologies in the Biomedical and Life Sciences，2009，877(13)：1402-1415.

撰写　李显庆　安徽省食品药品检验研究院

复核　周志凌　安徽省食品药品检验研究院

替米沙坦

Telmisartan

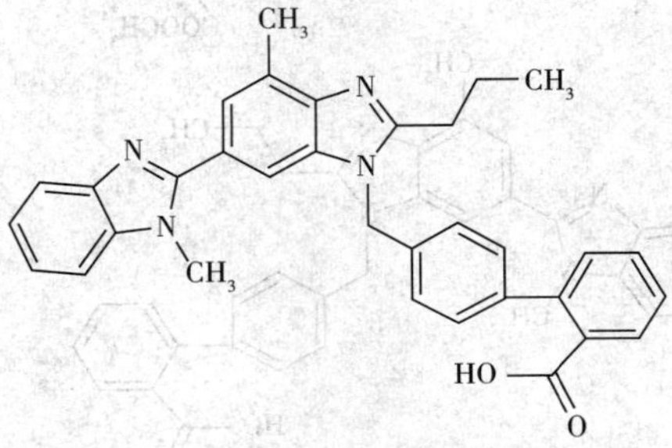

$C_{33}H_{30}N_4O_2$　514.63

化学名： 4′-[[4-甲基-6-(1-甲基-2-苯并咪唑基)-2-丙基-1-苯并咪唑基]甲基]-2-联苯甲酸

4′-[[4-methyl-6-(1-methyl-2-benzimidazolyl)-2-propyl-1-benzimidazolyl]methyl]-2-biphenylcarboxylic acid

英文名： Telmisartan(INN)

CAS 号：［144701-48-4］

本品为血管紧张素Ⅱ受体拮抗药，用于治疗高血压或高危心血管疾病。本品口服吸收迅速，生物利用度 42%，可随药量增加而增加，肝功能不全时，其生物利用度可达 100%。蛋白结合率大于 99.5%。通过母体化合物与葡萄糖苷酸结合代谢。几乎完全以原型经胆管随粪便排出(97%)，从尿液排出的不足 2%，清除半衰期大于 20 小时，临床未见有蓄积作用[1]。

本品最初由德国 Boehringer Ingelheim 公司研制，1999 年在美国首次上市，2001 年在我国上市。替米沙坦原收载于新药转正标准 WS_1-(X-018)-2011Z，为中国药典(2015)新增品种，BP(2013)、Ph. Eur.(7.0)、USP(36)和 JP(16)第二增补均有收载。

【制法概要】 国内关于替米沙坦和其中间体的合成工艺路线较多[2,3]，其中采用中间体双咪唑和 4′-溴甲基-联苯-2-甲酸甲酯经缩合再水解制得替米沙坦的合成方法较为简便且收率较高，是目前替米沙坦合成的主要路线。

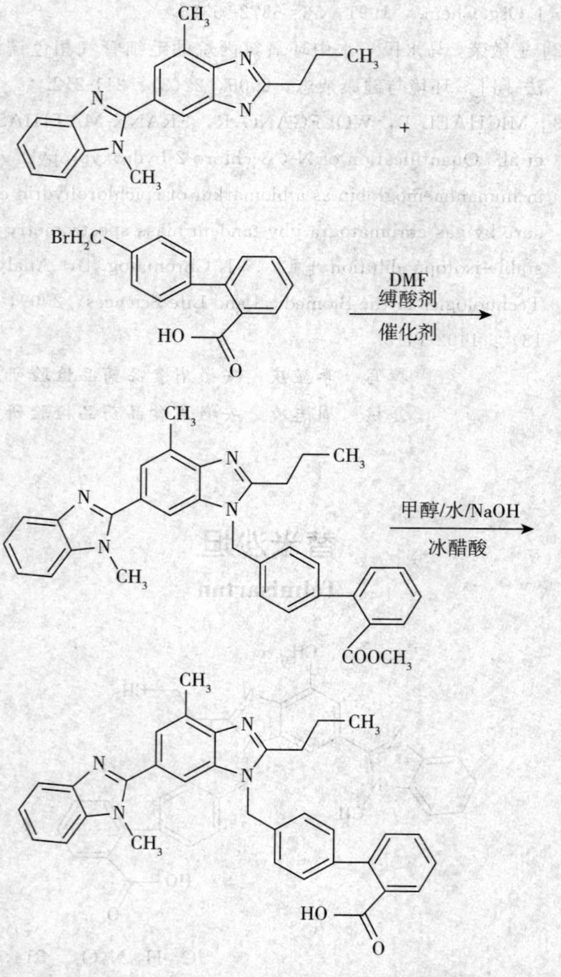

【鉴别】(1)本品含生物碱结构，在稀酸溶液中与碘化铋钾试液发生沉淀反应，生成棕黄色沉淀。

(2)本品的 0.1mol/L 盐酸溶液在 228nm 和 290nm 的波长处有最大吸收，在 268nm 的波长处有最小吸收，紫外吸收图谱见图 1。

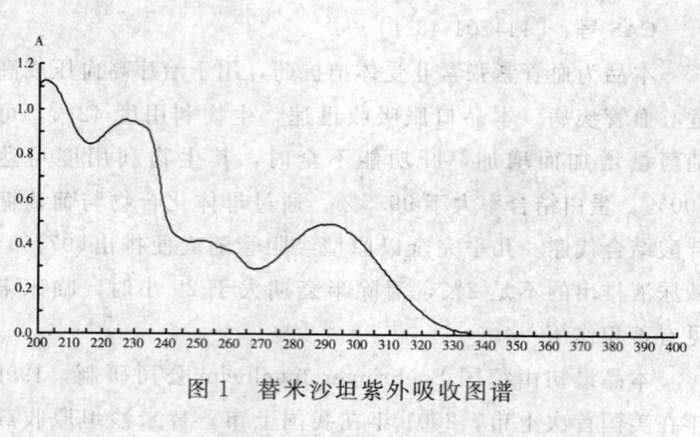

图 1　替米沙坦紫外吸收图谱

(3)本品的红外光吸收图谱应与对照的图谱(光谱集 1057 图)一致。本品的红外光吸收图谱显示的主要特征吸收如下[2]。

波数，cm^{-1}	归属	
3430	羟基	ν_{-OH}
3058	苯环	ν_{-CH}
2963，2931	烷基	ν_{-CH}
1699	羧酸(羰基)	$\nu_{C=O}$
1614，1599	杂环	$\nu_{-C=N}$
1458	苯环骨架	$\nu_{C=C}$
1268	芳香胺	ν_{-C-N}
758，746	苯环	γ_{-CH}

【检查】**氯化物和硫酸盐**　在本品的生产和贮存过程中，氯化物和硫酸盐容易被引入。微量的氯化物和硫酸盐杂质对人体虽然无害，但作为“指示性杂质”之一，可以反映本品的纯净程度，间接考核生产、贮存过程是否正常，故中国药典(2015)仍保留该两项检查。BP(2017)、Ph. Eur. (9.0)、USP(40)和 JP(17)均未收载。

有关物质　中国药典(2015)有关物质的检测方法为梯度洗脱的高效液相色谱法，用十八烷基硅烷键合硅胶柱；以甲醇为流动相 A，以 0.1%磷酸二氢钾溶液-甲醇(35∶65，含 0.2%三乙胺，用磷酸调节 pH 值至 5.0)为流动相 B；流速为每分钟 1.0ml；检测波长为 230nm。4′-溴甲基-联苯-2-甲酸甲酯(杂质Ⅰ)为替米沙坦合成的起始物料。在该色谱条件下，替米沙坦的最大吸收波长为 230nm 和 296nm，杂质Ⅰ的最大吸收波长为 230nm 和 260nm。系统适用性溶液和供试品溶液色谱图分别见图 2 和图 3，替米沙坦峰的保留时间约为 17 分钟，替米沙坦峰与杂质Ⅰ峰的分离度为 6.8。本方法最低检出限为 0.05% (0.25μg/ml)。

BP(2017)、Ph. Eur. (9.0)、USP(40)和 JP(17)有关物质的检测方法亦为梯度洗脱的高效液相色谱法，色谱条件基本一致，用十八烷基硅烷键合硅胶柱，以含磷酸二氢钾(0.2%)和戊烷磺酸钠(0.34%)的溶液(用稀磷酸调节 pH 值至 3.0)为流动相 A，以乙腈-甲醇(4∶1)为流动相 B；检测波长为 230nm。

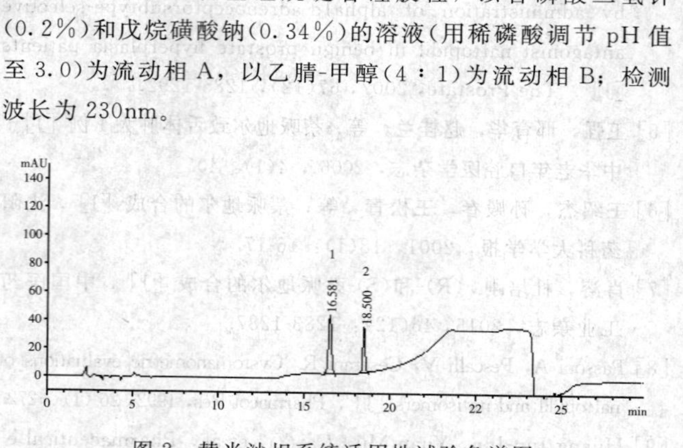

图 2　替米沙坦系统适用性试验色谱图

1. 替米沙坦；2. 4′-溴甲基-联苯-2-甲酸甲酯(杂质Ⅰ)

Agilent 1200 液相色谱仪，Dikma Diamonsil C18 柱，4.6mm×250mm，5μm

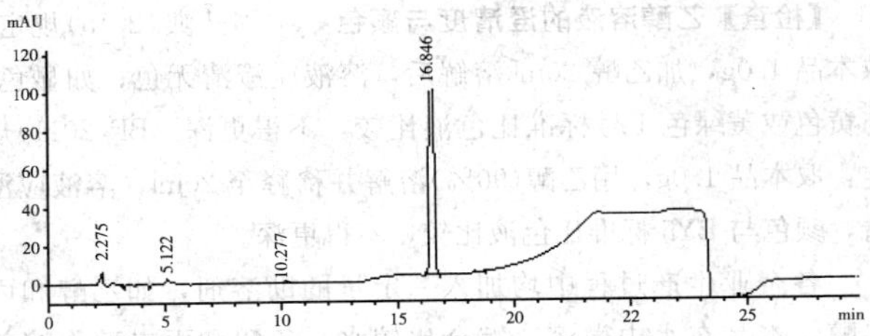

图 3　替米沙坦供试品溶液色谱图
（Agilent 1200 液相色谱仪，Dikma Diamonsil C18 柱，4.6mm×250mm，5μm）

Ph. Eur.(9.0)/ BP(2017)已知杂质(A，B，C)的结构信息如下：

杂质 A

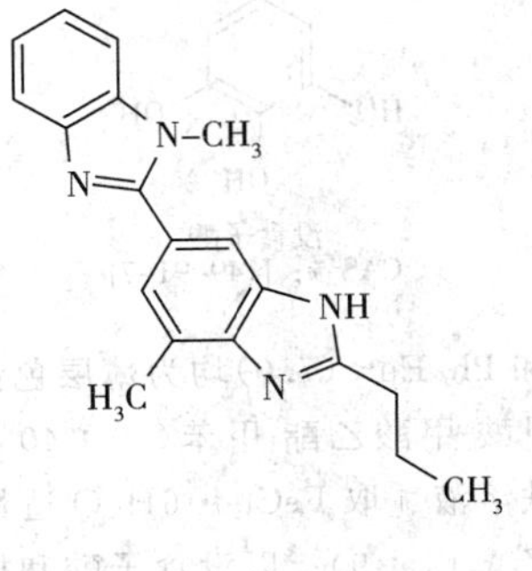

$C_{19}H_{20}N_4$　304.40

4-甲基-6-(1-甲基-1*H*-2-苯并咪唑基)-2-丙基-1*H*-苯并咪唑基

杂质 B

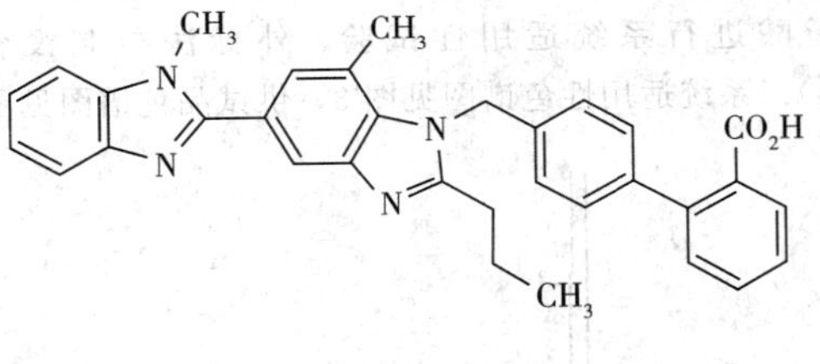

$C_{33}H_{30}N_4O_2$　514.63

4′-[[7-甲基-5-(1-甲基-1*H*-2-苯并咪唑基)-2-丙基-1*H*-苯并咪唑基] 甲基]-2-联苯甲酸

杂质 C

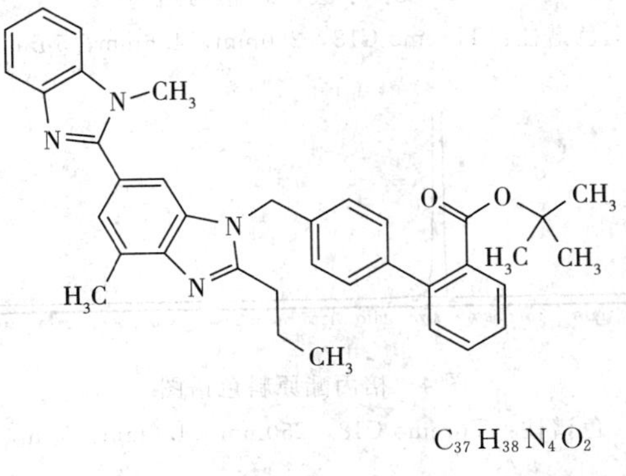

$C_{37}H_{38}N_4O_2$　570.73

1，1-二甲基乙基 4′-[[4-甲基-6-(1-甲基-1*H*-2-苯并咪唑基)-2-丙基-1*H*-苯并咪唑基]甲基]-2-联苯甲酸酯

残留溶剂　目前国内替米沙坦的合成路线众多，中国药典(2015)针对现有工艺用到的有机溶剂进行了残留量检查。根据各溶剂性质，共制定了 3 种方法，如三氯甲烷采用 ECD 检测器，各残留溶剂的限度均按四部通则 0861 对常见残留溶剂的限度要求。

干燥失重　本品为无水物，中国药典(2015)与 BP(2017)、Ph. Eur.(9.0)、USP(40)均为在 105℃ 干燥至恒重，JP(17)为在 105℃ 干燥 4 小时。中国药典(2015)与 BP(2017)、Ph. Eur.(9.0)、JP(17)限度一致，减失重量不得过 0.5%；USP(40)限度为减失重量不得过 1.5%。

【含量测定】采用非水溶液滴定法测定。本品化学结构中含有氮杂环及羧酸根离子，故可采用非水溶液滴定法测定含量。中国药典(2015)、BP(2017)、Ph. Eur.(9.0)、USP(40)和 JP(17)均采用在酸性溶剂中用高氯酸滴定液(0.1mol/L)滴定测定本品含量。中国药典(2015)以冰醋酸、醋酐为溶剂，以萘酚苯甲醇指示液指示终点；BP(2017)、Ph. Eur.(9.0)、USP(40)和 JP(17)均以无水甲酸、醋酐为溶剂，以电位滴定法指示终点。中国药典(2015)含量测定限度为 99.0%～101.0%，与 BP(2017)、Ph. Eur.(9.0)、JP(17)限度一致，USP(40)含量测定限度为 98.0%～101.0%。

参考文献

[1] 国家药典委员会. 中华人民共和国药典临床用药须知 · 化学药和生物制品卷［M］. 2015 年版. 北京：中国医药科技出版社，2017.

[2] 刘宇，柴雨柱，苏国强. 抗高血压替米沙坦的合成［J］. 中国新药杂志，2004，13(12)：1350-1352.

[3] 徐桂清，李伟，郝二军. 替米沙坦合成路线图解［J］. 中国医药工业杂志，2009，40(9)：714-715.

撰写　王　昕　天津市药品检验研究院
复核　唐素芳　天津市药品检验研究院

棓丙酯

Propyl Gallate

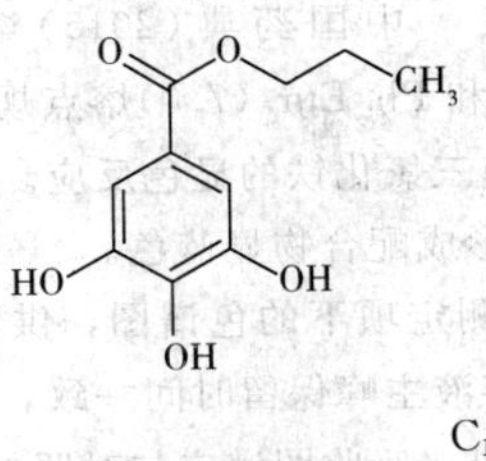

$C_{10}H_{12}O_5$　212.20

化学名：3,4,5-三羟基苯甲酸丙酯
propyl 3,4,5-trihydroxybenzoate

英文名：Propyl Gallate(INN)

CAS 号：［121-79-9］

本品为抗脑血栓药，对血小板凝集有明显的对抗作用。能增强纤维蛋白和血栓的溶解；具有扩张血管、增加冠脉血流的作用；具有抗氧化、消除自由基等作用。本品的脂溶性大，易通过血脑屏障，到达脑组织而产生抗血栓作用。临床

用于心脑血管疾病、冠心病心绞痛、血栓性深静脉炎等具有很好的疗效[1,2]。静脉注射后体内分布以肝、肺浓度最高，心、肾次之，可通过血脑屏障。主要从尿排泄，血消除半衰期($t_{1/2\beta}$)为100分钟。

除中国药典(2015)收载外，BP(2011)、Ph. Eur.(7.0)、USP(35)亦有收载。

【制法概要】本品是我国首创研发的新药，在二十世纪七八十年代我国科学工作者从活血化瘀中药赤芍中的主要有效成分没食子酸酯进行结构修饰而得到的化合物。目前合成方法大体分成三类。

第一类是以没食子酸和丙醇为原料使用不同的催化剂来合成[3]。合成路线见图1。

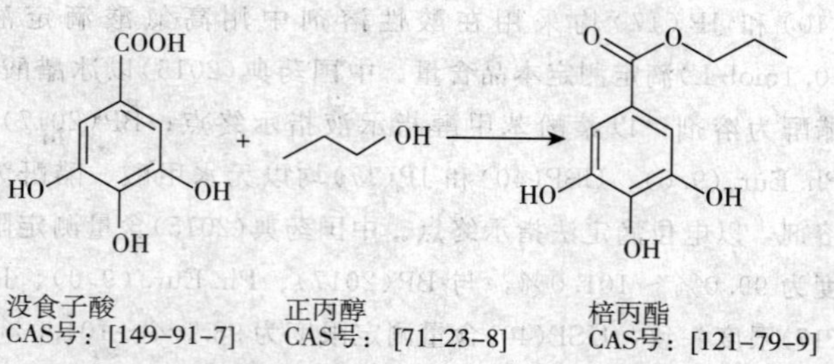

图1　棓丙酯合成路线1

第二类是以单宁和丙醇为原料，反应方程式同第一法，用浓硫酸脱水[4]。合成路线同第一类。

第三类是以没食子酸钠盐和1-溴丙烷为原料，用相转移催化反应制取。

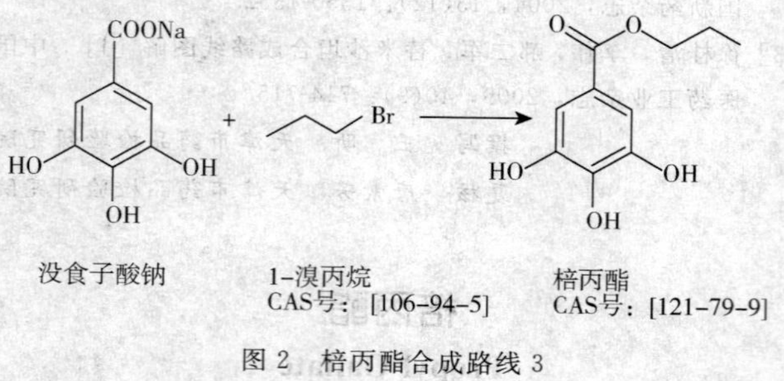

图2　棓丙酯合成路线3

【性状】熔点　中国药典(2015)熔点规定为148～150℃；BP(2011)和Ph. Eur.(7.0)熔点规定为148～151℃。

【鉴别】(1)与三氯化铁的显色反应。本品结构中含有的酚羟基可与Fe^{3+}形成配合物显蓝色。

(2)采用含量测定项下的色谱图，供试品溶液主峰保留时间应与对照品溶液主峰保留时间一致。

(3)本品的红外光吸收图谱应与对照的图谱(光谱集1038图)一致。本品的红外光吸收图谱显示的主要特征吸收如下。

波数，cm^{-1}	归属
3503，3466，3331	ν_{O-H}
2967	ν_{C-H}
1692	$\nu_{C=O}$
1615，1540，1468，1407	$\nu_{C=C}$

【检查】乙醇溶液的澄清度与颜色　中国药典(2015)规定：取本品1.0g，加乙醇20ml溶解后，溶液应澄清无色；如显色，与黄色或黄绿色1号标准比色液比较，不得更深。BP(2011)规定：取本品1.0g，用乙醇(96%)溶解并稀释至20ml，溶液应澄清，颜色与BY5标准比色液比较，不得更深。

各企业生产过程中均加入一定量的助溶剂，如乙醇和丙二醇，本品在水中微溶，综合比较水、乙醇和丙二醇作溶剂对检查结果的影响，最终选择乙醇为溶剂进行溶液的澄清度与颜色检查。

【检查】有关物质　采用高效液相色谱法进行检查。

本品的工艺主要采用没食子酸或没食子酸钠作为起始物料，没食子酸作为已知杂质进行控制。

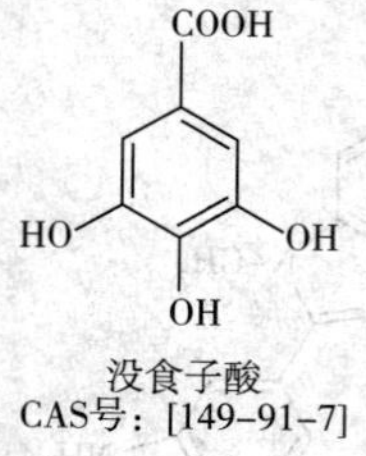

BP(2011)和Ph. Eur.(7.0)均为薄层色谱法，采用硅胶G板，以无水甲酸-甲酸乙酯-甲苯(10∶40∶50)为展开剂；显色液为氯化铁溶液［取$FeCl_3 \cdot 6H_2O$适量，制成10.5%(w/v)溶液］：乙醇(1∶9)；以没食子酸和棓丙酯的有效分离作为系统适用性试验。

中国药典(2015)建立了HPLC法用于有关物质检查，采用十八烷基硅烷键合硅胶柱，以甲醇-水(45∶55)(用磷酸调节pH值至3.0)为流动相，检测波长为272nm，以棓丙酯与没食子酸进行系统适用性试验。外标法控制没食子酸(0.1%)。系统适用性色谱图见图3，供试品色谱图见图4。

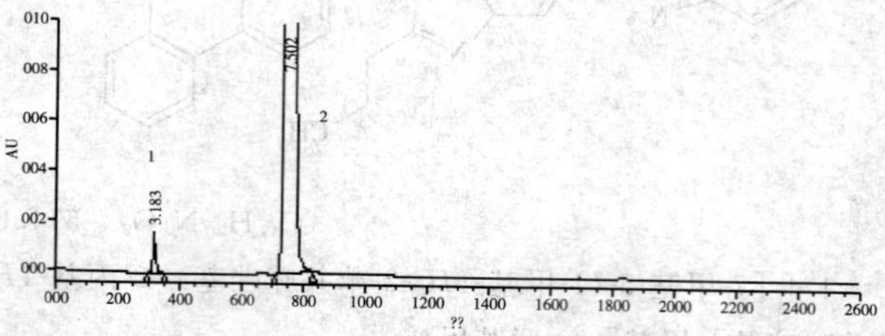

图3　系统适用性试验色谱图

1. 没食子酸；2. 棓丙酯

色谱柱：Thremo C18，250mm×4.6mm，5μm

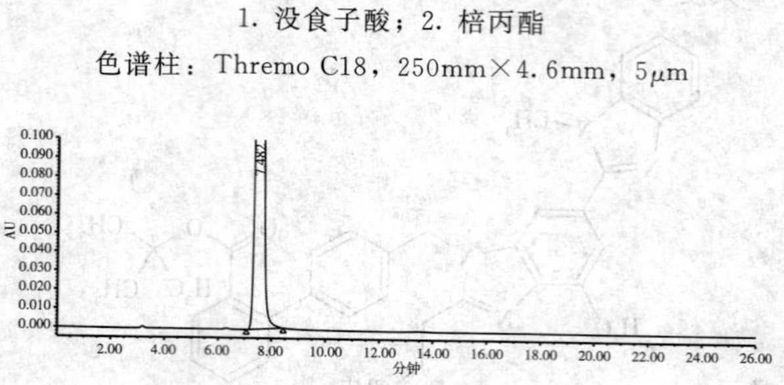

图4　棓丙酯原料色谱图

色谱柱：Thremo C18，250mm×4.6mm，5μm

棓丙酯在酸、碱、氧化条件下易降解，主峰与各降解产物峰分离度良好。各种破坏条件下降解色谱图见图5～图9。

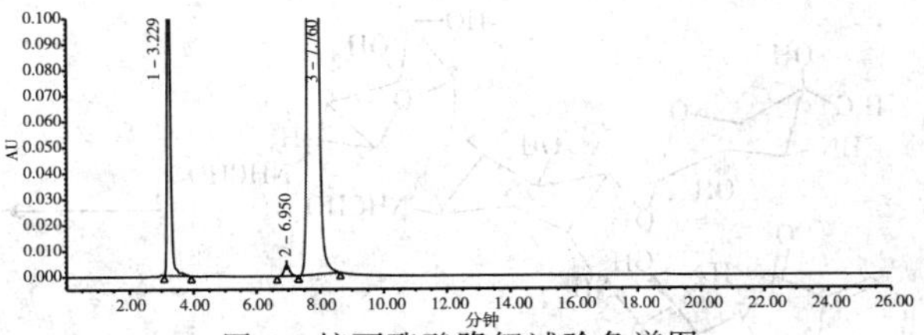

图 5 棓丙酯酸降解试验色谱图

色谱柱：Thremo C18，250mm×4.6mm，5μm

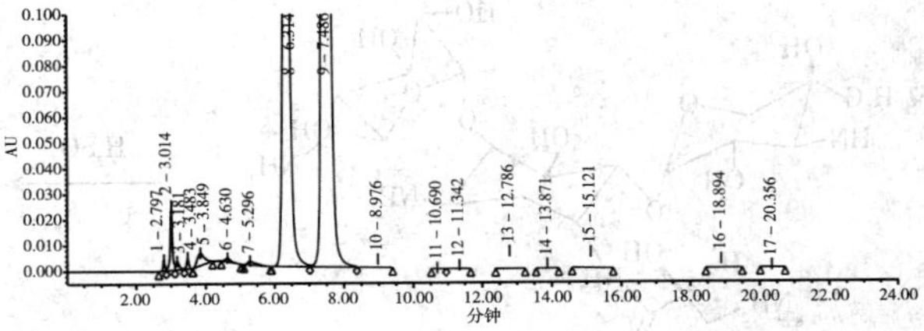

图 6 棓丙酯碱破坏色谱图

色谱柱：Thremo C18，250mm×4.6mm，5μm

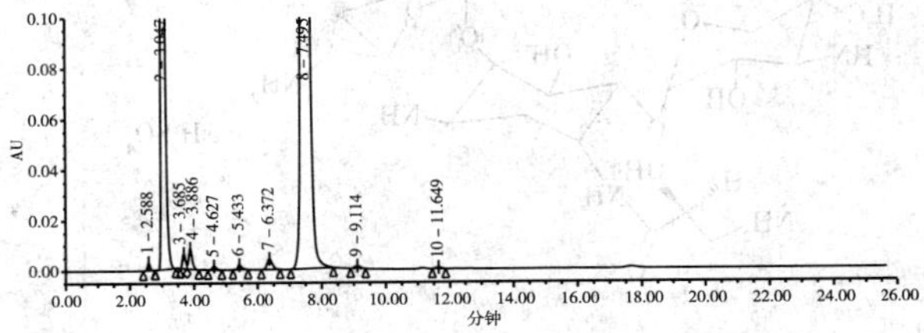

图 7 棓丙酯氧化破坏色谱图

色谱柱：Thremo C18，250mm×4.6mm，5μm

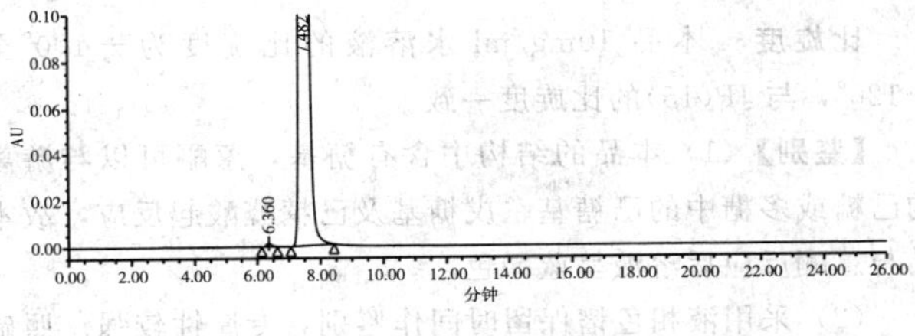

图 8 棓丙酯热破坏色谱图

色谱柱：Thremo C18，250mm×4.6mm，5μm

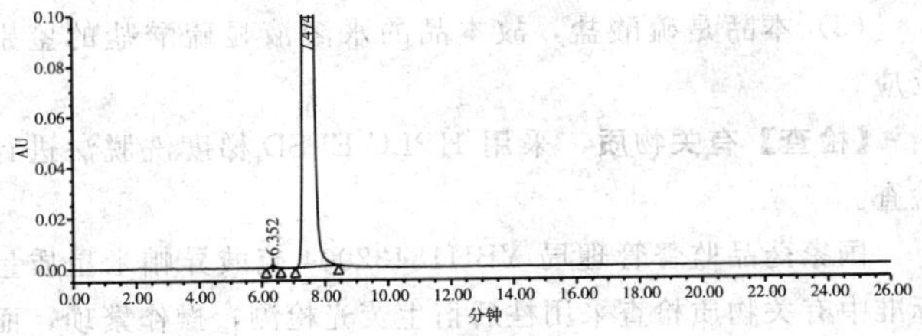

图 9 棓丙酯光破坏色谱图

色谱柱：Thremo C18，250mm×4.6mm，5μm

本品有关物质检查法的检测限为：当棓丙酯对照品溶液浓度为12.5ng/ml，取20μl注入液相色谱仪，记录色谱图，按 $S/N=3$ 计算，检出限为0.25 ng。

供试品溶液在8小时内稳定，棓丙酯峰面积的RSD为0.7%；没食子酸峰面积的RSD为0.5%。

经分别在不同流速（0.8ml/min、0.9ml/min、1.0ml/min）、柱温（25℃、30℃、35℃），流动相比例（35∶65、45∶55、55∶45）等色谱条件下进样，考察方法的耐用性，对所得结果进行比对，分离度均能满足要求。

【含量测定】 BP(2011)和Ph. Eur.(7.0)均采用紫外-可见分光光度法测定含量，中国药典(2015)采用高效液相色谱法，色谱条件与系统适用性同有关物质，与注射用棓丙酯的含量测定方法一致。

【制剂】 注射用棓丙酯(Propyl Gallate for Injection)

本品为棓丙酯的无菌冻干品。规格为60mg；120mg；180mg

鉴别 (1)棓丙酯与氢氧化钠试液反应，水解为没食子酸钠和丙醇，生成丙醇臭味。

(2)棓丙酯结构中含有的酚羟基可与 Fe^{3+} 形成配合物显蓝色。

(3)在272nm±2nm的波长处有最大吸收。

(4)采用含量测定项下的色谱图，供试品溶液主峰保留时间应与对照品溶液主峰保留时间一致。

检查 溶液的澄清度与颜色 棓丙酯原料在水中微溶，"注射用棓丙酯说明书" 均以氯化钠注射液作溶剂。

细菌内毒素 按临床用量计算限值为1.67EU/mg，中国药典(2015)将其限值定为1.0EU/mg。

溶血与凝聚 本品临床静脉滴注可能的最大浓度为0.72mg/ml，根据本品临床用法，选择1.0mg/ml作为检查用浓度。

参考文献

[1] 张琦．棓丙酯-临床研究综述［J］．中外健康文摘，2010，7(13)：100-101.

[2] 金成赞．棓丙酯注射液的安全性实验［D］．吉林：延边大学，2007.

[3] 熊国华，张强，郝红，等．没食子酸丙酯合成工艺研究［J］．西北大学学报，1994，24(4)：353-356.

[4] 王贵武，陈茜文，谷文众．单宁酸制备没食子酸丙酯的工艺研究［J］．中南林业科技大学学报，2010，30(7)：137-140.

撰写 聂延君 山东省食品药品检验研究院

复核 牛 冲 山东省食品药品检验研究院

硫酸异帕米星

Isepamicin Sulfate

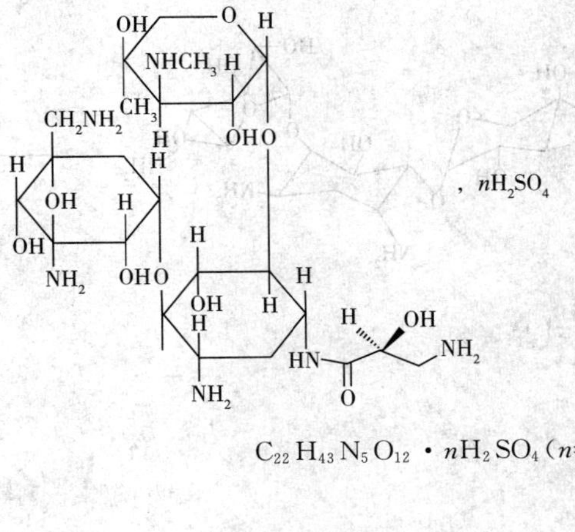

$C_{22}H_{43}N_5O_{12} \cdot nH_2SO_4(n \leqslant 2)$

化学名：（+）-*O*-6-脱氧-*α*-D-吡喃葡糖基-（1→4）-*O*-[3-去氧-4-*C*-甲基-3-（甲氨基）-*β*-L-吡喃阿糖基-（1→6）]-2-去氧-*N*′-[（*S*）-异丝氨酰]-D-链霉胺硫酸盐

D-streptamine，*O*-6-amino-6-deoxy-*α*-D-glucopyranosyl-(1→4)-*O*-[3-deoxy-4-*C*-methyl-3-(methylamino)-*β*-L-arabinopyranosyl-(1→6)]-*N*′-[(2*S*)-3-amino-2-hydroxy-1-oxopropyl]-2-deoxy-，sulfate

英文名：Isepamicin(INN) Sulfate

CAS号：[67814-76-0]

本品为氨基糖苷类抗生素，为庆大霉素B的半合成衍生物。适用于对庆大霉素和其他氨基糖苷类耐药的革兰阴性杆菌，包括大肠埃希菌、克雷伯菌属、肠杆菌属、柠檬酸菌属、变形杆菌属、沙雷菌属及铜绿假单胞菌等所致感染，如血流感染、尿路感染、下呼吸道感染、外伤及烧伤感染、腹膜炎等[1]。

本品肌内注射迅速吸收，t_{max}为1小时，成年人一次肌注100～300mg，C_{max}为7～16 mg/L，血浆蛋白结合率为3%～8%。本品主要经肾排出，给药后24小时内经肾原型排出约85%。成人一次静滴200mg（30分钟内），C_{max}为17.13mg/L，$t_{1/2}$约1.8小时，尿排出量与肌注者相同。多次给药后体内无明显蓄积。肾功能减退者$t_{1/2}$亦相应延长。

中国药典（2015）、国外药典JP（17）有收载，USP（40）、BP（2017）、Ph. Eur.（9.0）均未收载。

【制法概要】硫酸异帕米星（Isepamicin），最初由美国先灵葆雅公司于1984年试制成功，后转由日本东洋酿造公司和Essex公司共同开发，于1987年在日本上市，商品名为Essex。目前国内仅浙江海正药业股份有限公司批准了生产。

其以发酵产生的庆大霉素B为起始物料，经上保护、缩合-肼解、成盐得到。

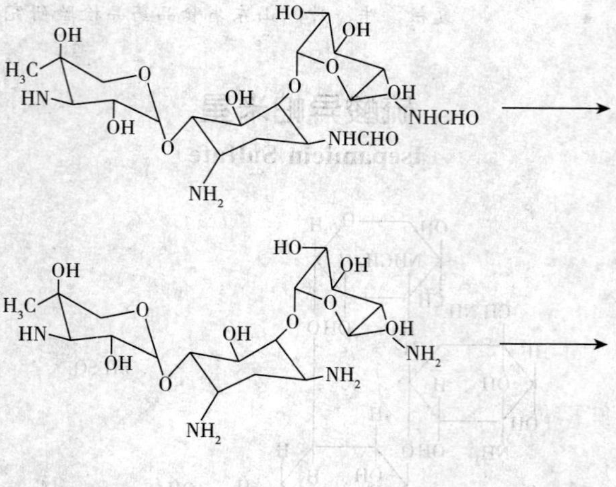

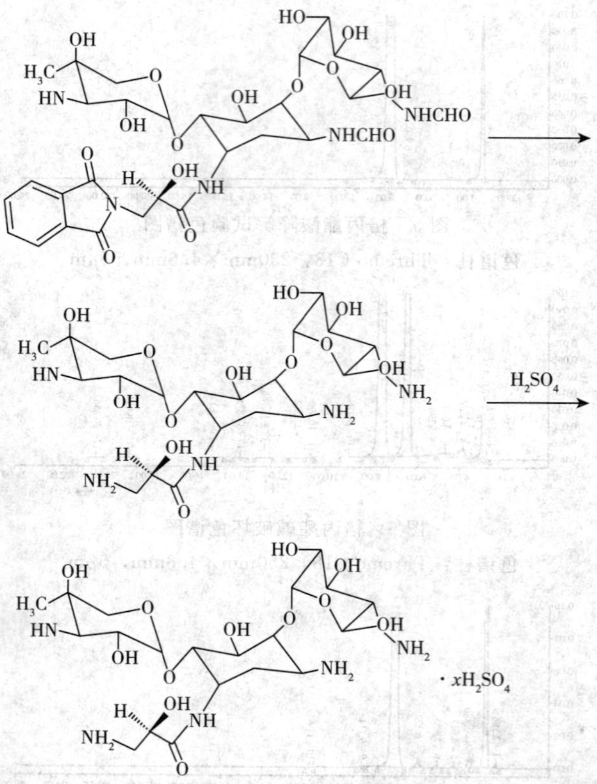

【性状】本品为白色或类白色的粉末；无臭；有引湿性。本品在水中易溶，在甲酰胺中溶解，在甲醇或乙醇中几乎不溶。

比旋度 本品10mg/ml水溶液的比旋度为+100°至+120°，与JP(15)的比旋度一致。

【鉴别】（1）本品的结构中含有糖基，蒽酮可以与游离的己糖或多糖中的己糖基、戊糖基及己糖醛酸起反应，故本品与蒽酮反应后溶液呈蓝绿色。

（2）采用液相色谱保留时间作鉴别，专属性较强。照硫酸异帕米星检查项下的色谱条件试验，供试品溶液主峰的保留时间应与标准品溶液主峰的保留时间一致。

（3）本品是硫酸盐，故本品的水溶液显硫酸盐的鉴别反应。

【检查】有关物质 采用HPLC-ELSD梯度洗脱法进行检查。

国家药品监督管理局YBH18432004硫酸异帕米星质量标准中有关物质检查采用柱后衍生荧光检测，操作繁琐，而且反应过程中可能会产生一些副产物，干扰有关物质测定。中国药典（2015）采用HPLC-ELSD梯度洗脱法对硫酸异帕米星有关物质进行检查，硫酸异帕米星与合成中间体、副产物可完全分离，可有效地检出强力破坏试验（碱破坏、酸破坏、高温破坏、强光照射破坏和氧化破坏）产生的分解产物[2]。

氨基糖苷类抗生素极性很大，在ODS柱上不保留，可通过与挥发性酸形成离子对，降低极性以增加在色谱柱上的保留。采用与挥发性酸形成离子对对异帕米星进行分析，0.2mol/L三氟醋酸溶液为流动相，结果异帕米星峰峰形好，异帕米星与3个中间体峰能完全分离，分离度达到1.5以上。试验了 0.2mol/L、0.1mol/L、0.05mol/L 三氟醋酸溶液，结果随着三氟醋酸溶液浓度的降低，峰形和分离变差，因此三氟醋酸溶液浓度选择 0.2mol/L。由于 0.2mol/L 三氟醋酸溶液的 pH 值小于 2，色谱柱采用 Agilent SB C18（4.6mm×250mm，5μ）酸性色谱柱。试验了 1.0ml/min、0.8ml/min、0.6ml/min，结果随着流速的降低，峰形变差，保留时间延长，异帕米星与 3*N*-异帕米星峰的分离度增加，但峰变宽，灵敏度降低，因此流速选择 0.8ml/min。

考察不同温度对检测的影响。设置的温度值为 45℃、50℃和 55℃。结果 45℃时的色谱峰响应最大，55℃时的色谱峰响应有所减小。因此选择漂移管温度为 50℃。（图 1、图 2）

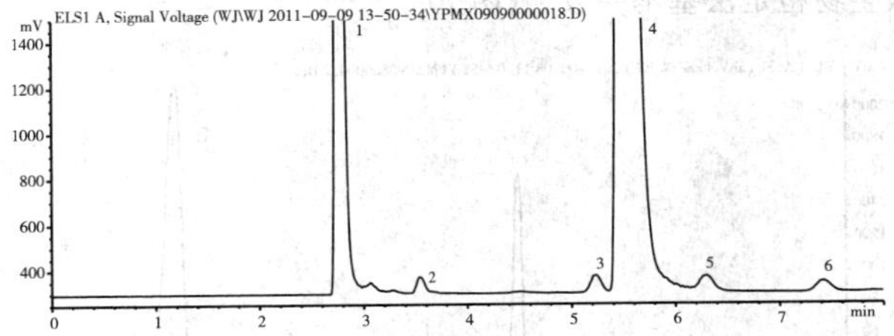

图 1　系统适用性试验色谱图

3. 前相邻杂质峰(与异帕米星峰相对保留时间约为 0.94 min)；4. 异帕米星

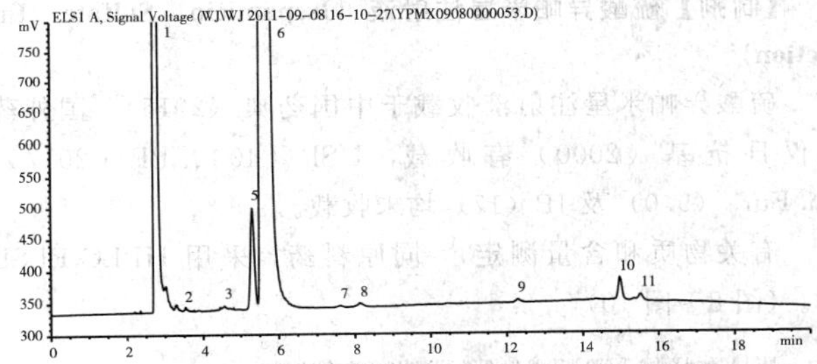

图 2　原料药有关物质典型色谱图

1. 硫酸根；2. 庆大 GE-B；6. 异帕米星；

7. 庆大霉素 B；其他．未知杂质

与 HPLC-ELSD 等度法比较，HPLC-ELSD 梯度洗脱法可检出更多主峰后的杂质；与柱后衍生荧光检测 HPLC 法比较，HPLC-ELSD 梯度洗脱法也检出更多的杂质。根据有关物质测定结果，同时参考硫酸异帕米星国内外标准的限度规定，确定庆大 GE-B（与主峰相对保留时间约为 0.63）不得过 2.0%，与主峰相对保留时间约为 0.94 的杂质不得过 5.0%，庆大霉素 B（与主峰相对保留时间约为 1.34）不得过 1.0%，杂质总量不得过 6.0%。

使用 2 个品牌色谱柱：Agilent SB- C8 柱（250mm×4.6mm，5μm）、Shim VP-ODS 柱（250mm × 4.6mm，5μm），在 Agilent 1100 液相色谱仪上进行耐用性考察，结果峰形和分离均较好，见图 3。

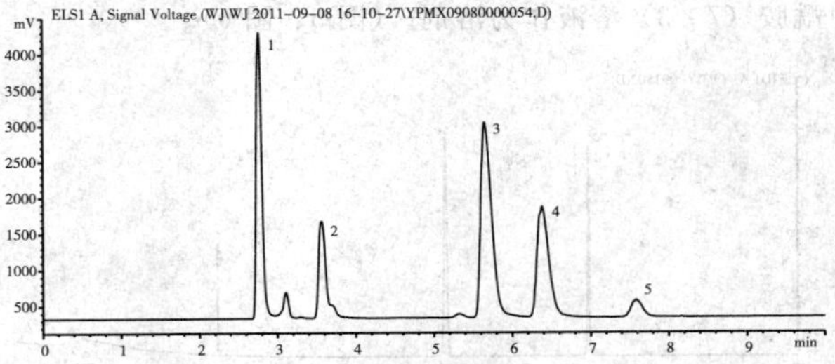

色谱柱：AgilentSB- C8 柱 250mm×4.6mm，5μm

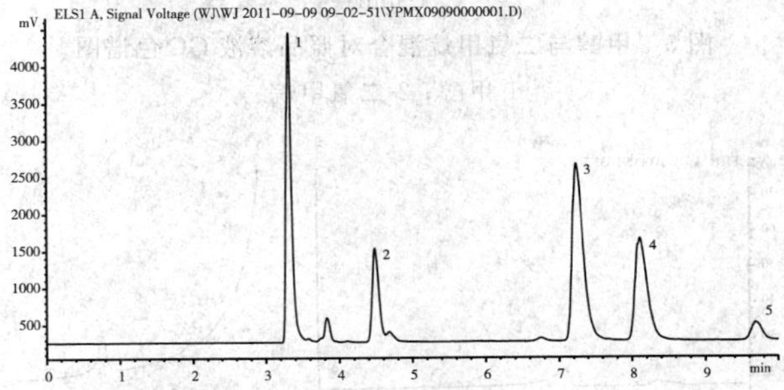

图 3　异帕米星与合成中间体、副产物分离色谱图

1. 硫酸根；2. 庆大 GE-B；3. 异帕米星；

4. 3*N*-异帕米星；5. 庆大霉素 B

色谱柱：ShimVP-ODS 柱 250×4.6mm，5μm

硫酸盐　采用 HPLC-ELSD 法。

国家药品监督管理局 YBH18432004 硫酸异帕米星质量标准中硫酸盐采用容量法测定，操作繁琐，滴定终点突跃不明显，终点较难判断。中国药典（2015）采用 HPLC-ELSD 法，测定本品的含量和硫酸盐。采用 HPLC-ELSD 法硫酸盐测定结果与容量法一致。（图 4）

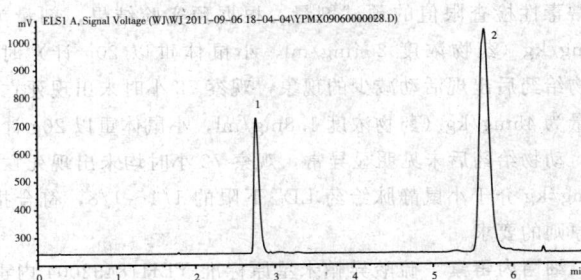

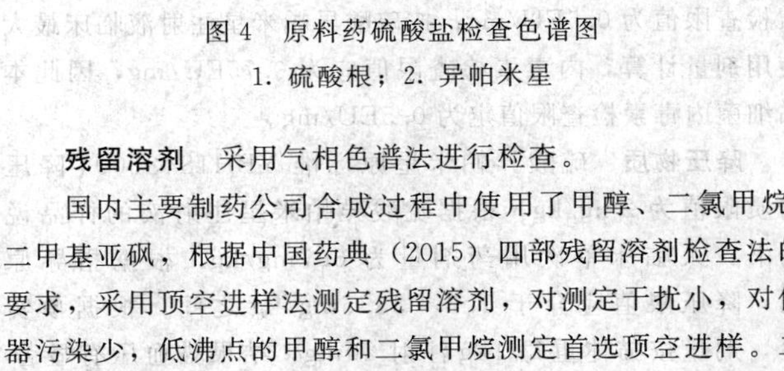

图 4　原料药硫酸盐检查色谱图

1. 硫酸根；2. 异帕米星

残留溶剂　采用气相色谱法进行检查。

国内主要制药公司合成过程中使用了甲醇、二氯甲烷、二甲基亚砜，根据中国药典（2015）四部残留溶剂检查法的要求，采用顶空进样法测定残留溶剂，对测定干扰小，对仪器污染少，低沸点的甲醇和二氯甲烷测定首选顶空进样。二甲基亚砜的沸点高，不宜采用顶空进样法测定，采用直接进样法进行测定。

硫酸异帕米星为水溶性的药物，但二氯甲烷为非水溶性，不能直接用水作为溶剂溶解。通过试验，用水-二甲基甲酰胺（7：3）溶液作为溶剂，可将硫酸异帕米星和二氯甲烷完全溶解，无基质效应，回收率好，因此选择水-二甲基

甲酰胺（7∶3）溶液作为溶剂。（图 5、图 6）

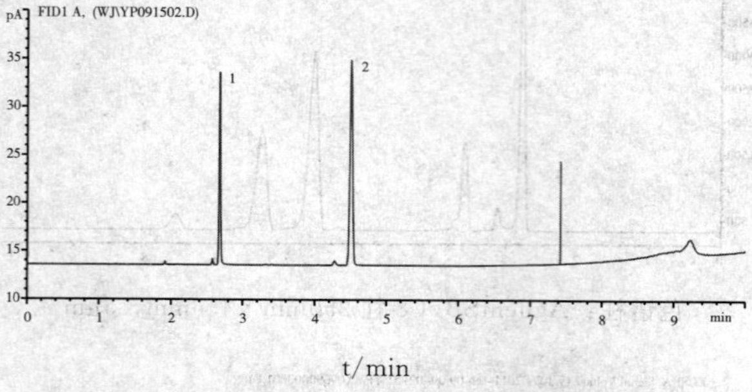

图 5　甲醇与二氯甲烷混合对照品溶液 GC 色谱图
1-甲醇；2-二氯甲烷

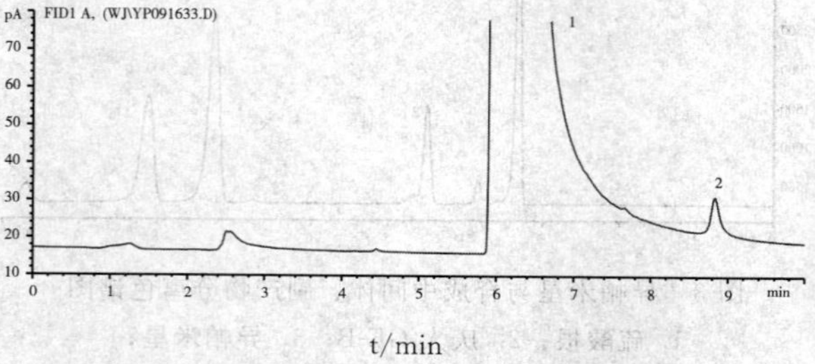

图 6　二甲基亚砜对照品溶液 GC 色谱图
1-二甲基甲酰胺；2-二甲基亚砜

异常毒性　原标准 YBH18432004 中有本项检查，剂量为 15mg/kg（600 单位/ml，0.5ml/只）。根据硫酸异帕米星注射液的样品说明书，小鼠静脉注射 LD_{50} 下限值为 310.85mg/kg，临床人日用最大剂量为 6.7mg/kg，其小鼠半数致死量与临床体重剂量之比为 46.4，大于 20，因此采用 LD_{50} 可信限下限的 1/4～1/8（77.7～38.9 mg/kg）作为异常毒性检查限值的预试剂量，根据预实验结果，剂量为 60mg/kg（药物浓度 2.4mg/ml，小鼠体重以 20g 计）时，动物给药后出现活动减少的现象，观察 72 小时未出现死亡；剂量为 45mg/kg（药物浓度 1.8mg/ml，小鼠体重以 20g 计）时，动物给药后未见明显异常，观察 72 小时均未出现死亡。45mg/kg 介于小鼠静脉给药 LD_{50} 下限的 1/4～1/8，符合指导原则的要求。

细菌内毒素　硫酸异帕米星原标准 YBH18432004 内毒素检查限值为 0.5EU/mg；按硫酸异帕米星注射液临床最大使用剂量计算，内毒素检查限值应为 0.75EU/mg，因此本品细菌内毒素检查限值定为 0.5EU/mg。

降压物质　硫酸异帕米星原标准 YBH18432004 降压物质限值为 2mg/kg，根据硫酸异帕米星注射液的样品说明书，人临床单次用药剂量为 6.7mg/kg，根据指导原则，降压限值应介于 1.3～33.5mg/kg 之间，根据预实验，剂量按猫体重每 1kg 注射 20mg，结果猫血压有显著下降，降压幅度超过标准品对照；剂量按猫体重每 1kg 注射 10mg，结果猫血压有显著下降，降压幅度超过标准品对照的 1/2，且与标准品对照的降压幅度相当；剂量按猫体重每 1kg 注射 4mg，结果猫血压有所下降，降压幅度略超标准品对照的 1/2；剂量按猫体重每 1kg 注射 2mg，结果猫血压略有下降，降压幅度均在标准品对照的 1/2 以内，符合规定。

【含量测定】采用 HPLC-ELSD 法。

国家药品监督管理局 YBH18432004 硫酸异帕米星质量标准中含量测定采用抗生素微生物检定法，操作繁琐，测定误差较大。中国药典（2015）采用 HPLC-ELSD 法，测定本品的含量和硫酸盐。HPLC-ELSD 法含量测定结果与抗生素微生物检定法基本一致。（图 7）

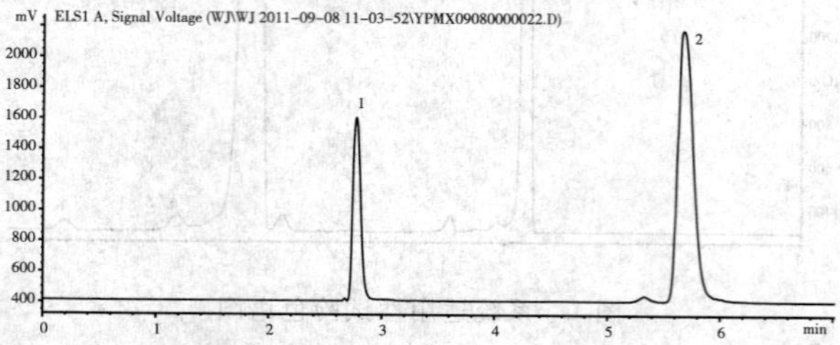

图 7　原料药含量测定色谱图
1. 硫酸根；2. 异帕米星

【制剂】硫酸异帕米星注射液（Isepamicin Sulfate Injection）

硫酸异帕米星注射液收载于中国药典（2015），国外药典仅日抗基（2000）有收载，USP（40）、BP（2017）、Ph. Eur.（9.0）及 JP（17）均未收载。

有关物质和含量测定　同原料药，采用 HPLC-ELSD 法。（图 8～图 10）

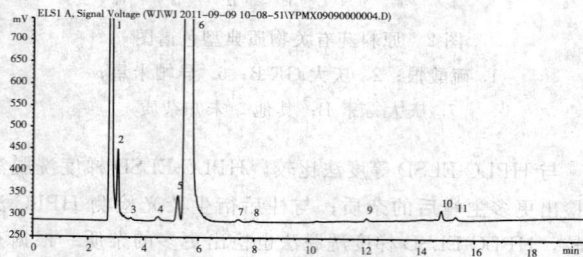

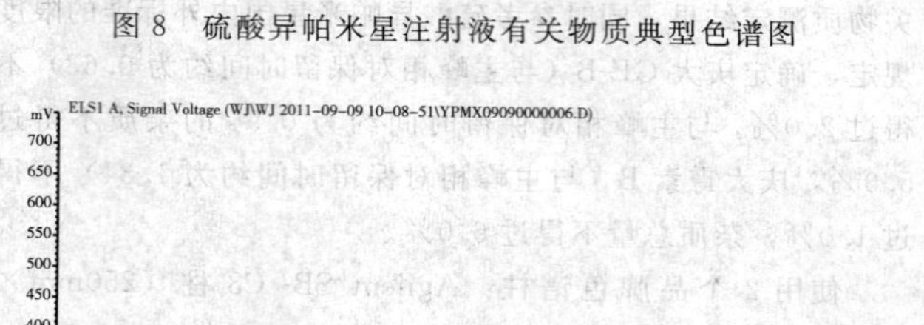

图 8　硫酸异帕米星注射液有关物质典型色谱图

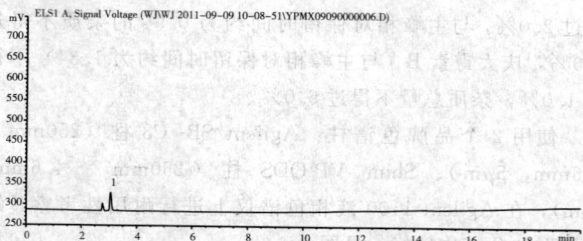

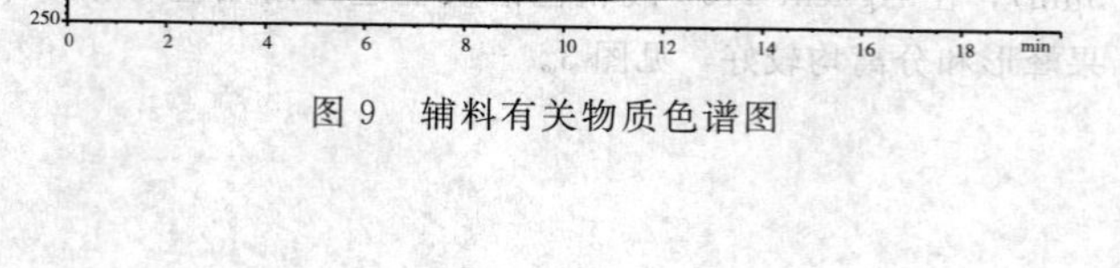

图 9　辅料有关物质色谱图

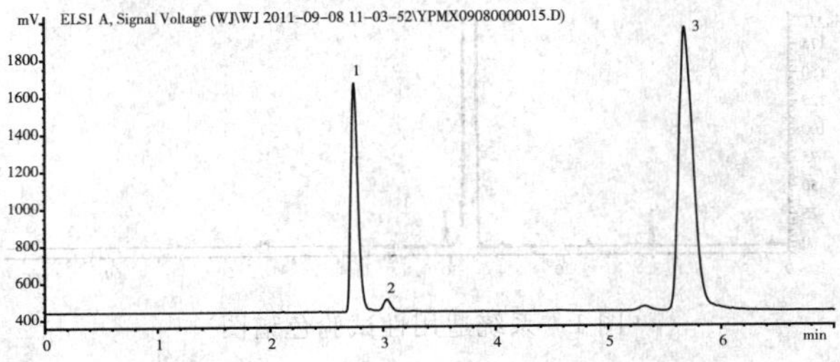

图 10　硫酸异帕米星注射液含量测定典型色谱图

无菌　本品无菌检查可参考以下方法进行。

稀释液：pH7.0 无菌氯化钠-蛋白胨缓冲液。

每膜载药量：不大于 1g。

冲洗液：pH7.0 无菌氯化钠-蛋白胨缓冲液。

冲洗次数及冲洗量：冲洗 4 次，每膜每次 100ml。

阳性对照菌：大肠埃希菌。

参考文献

[1] 王建，王巧群，孙进，等．硫酸异帕米星中有关物质的分离、鉴定和抗菌活性研究［J］．中国药学杂志，2007，42(2)：150-153.

[2] 王建，阮丹，王知坚．HPLC-ELSD 分析硫酸异帕米星及其注射液［J］．中国现代应用药学，2013，30(4)：411-415.

撰写　王　建　陈　悦　杨伟峰　浙江省食品药品检验研究院

复核　洪利娅　王知坚　浙江省食品药品检验研究院

硫酸氢氯吡格雷

Clopidogrel Bisulfate

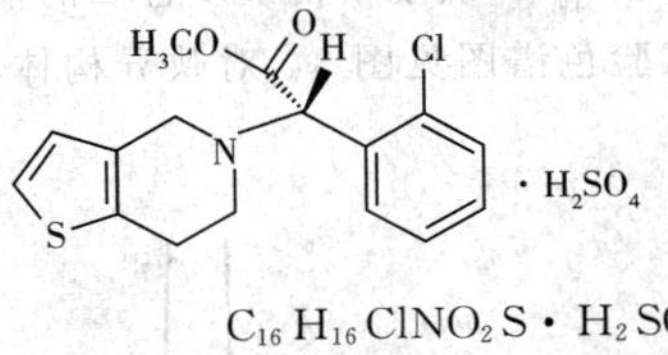

$C_{16}H_{16}ClNO_2S \cdot H_2SO_4$　419.90

化学名： *S*(＋)-2-(2-氯苯基)-2-(4,5,6,7-四氢噻吩并[3,2-*c*]吡啶-5-基)乙酸甲酯硫酸盐

methyl(*S*)-2-(2-chlorophenyl)-6,7-dihydrothieno[3,2-*c*]pyridine-5(4*H*)-acetate hydrogen sulfate

英文名： Clopidogrel Bisulfate

CAS 号： [120202-66-6]

本品为噻吩并吡啶类血小板聚集抑制药，抑制二磷酸腺苷(ADP)诱导的血小板聚集，通过直接抑制 ADP 与其受体结合并继之抑制 ADP 介导的血小板糖蛋白Ⅱ b/Ⅲa 受体的激活二期作用。本品还可通过阻断活化血小板释放的 ADP 引起的血小板激活而进一步抑制血小板聚集，但不抑制磷酸二酯酶活性。氯吡格雷不可逆地改变血小板在其寿命之内(平均 9～11 天)不再产生聚集反应。本品单剂口服 2 小时后可见到剂量依赖的血小板聚集受抑，重复一日口服 75mg，第 3～7 日对 ADP 诱导的血小板聚集受抑达到稳定状态。一日 75mg 口服达到稳态时血小板聚集平均抑制率为 40%～60%。停药 5 天后血小板聚集率和出血时间可逐步恢复正常[1]。

除中国药典(2015)收载外，USP(40)、Ph. Eur. (9.0)和 JP(17)均有收载。

【制法概要】 最早的合成工艺是由法国赛诺菲公司开发的。氯吡格雷是以单一的 *S* 构型作为药物而发挥疗效的，因此如何合成单一构型的(*S*)-氯吡格雷成了研究开发的重点，概括起来，主要有以下 4 种工艺路线：先合成再拆分、先缩合后环合法、先拆分后合成法、以手性源原料直接合成[2]。采用起始原料(＋)α-(2-噻吩乙胺)-(2-氯苯基)乙酸甲酯盐酸盐(EMYY)返碱—环合—成盐拆分得到中间体(LB-001)—返碱—成盐得到硫酸氢氯吡格雷。

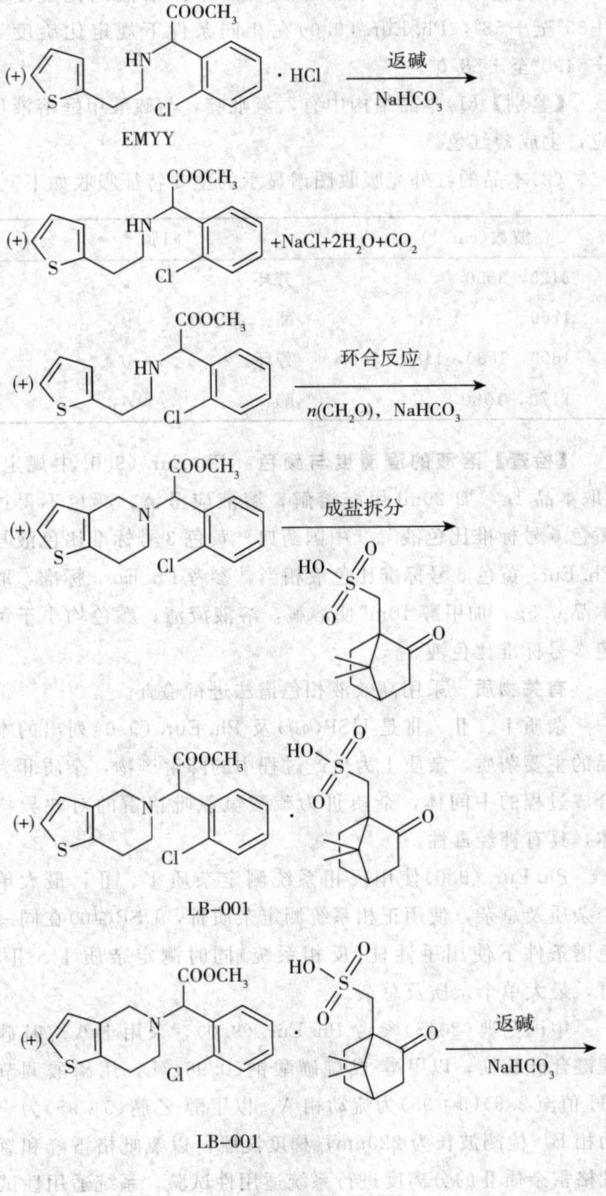

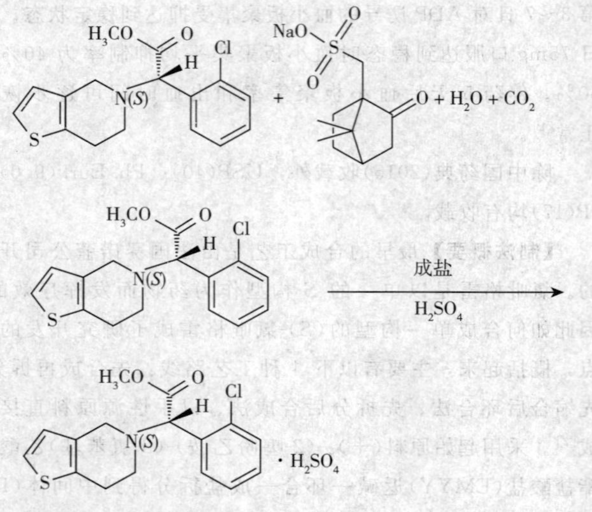

硫酸氢氯吡格雷API成品

【性状】比旋度　本品 10mg/ml 甲醇溶液的比旋度为 +55°至+58°，Ph. Eur. (9.0)在相同条件下规定比旋度为 +54.0°至+58.0°。

【鉴别】(1)本品结构中有六氢吡啶，与硫酸甲醛溶液反应，生成紫红色。

(2)本品的红外光吸收图谱显示的主要特征吸收如下。

波数(cm^{-1})	归属	
3125，3050	芳环	ν_{C-H}
1760	酯	$\upsilon_{C=O}$
1600，1580，1480，1460	芳环	$\nu_{C=C}$
1170，1080	酯	υ_{C-O}

【检查】溶液的澄清度与颜色　Ph. Eur. (9.0)中规定：“取本品 1g，加 20ml 甲醇溶解，溶液应澄清，颜色不得过黄色 6 号标准比色液”。《中国药典》黄色 3 号标准比色液与 Ph. Eur. 黄色 6 号标准比色液相当，参考 Ph. Eur. 标准，取本品 0.5g，加甲醇 10ml 使溶解，溶液澄清；颜色均小于黄色 3 号标准比色液。

有关物质　采用高效液相色谱法进行检查。

杂质Ⅰ、Ⅱ、Ⅲ是 USP(40)及 Ph. Eur. (9.0)列出的本品的主要杂质，杂质Ⅰ为生产过程中的降解产物，杂质Ⅱ为合成过程的中间体，杂质Ⅲ为硫酸氢氯吡格雷的对映异构体，具有神经毒性。

Ph. Eur. (9.0)使用反相系统测定杂质Ⅰ、Ⅱ，最大单个杂质及总杂，使用正相系统测定杂质Ⅲ，USP(40)在同一色谱条件下使用手性柱(反相系统)同时测定杂质Ⅰ、Ⅱ、Ⅲ，最大单个杂质及总杂。

中国药典(2015)参考 Ph. Eur. (9.0)，采用十八烷基硅烷键合硅胶柱，以甲醇-戊烷磺酸钠(0.96g/L，用磷酸调节 pH 值至 2.5)(5∶95)为流动相 A，以甲醇-乙腈(5∶95)为流动相 B，检测波长为 220nm，梯度洗脱。以氯吡格雷峰和氯吡格雷杂质Ⅱ的分离度进行系统适用性试验。系统适用性试验色谱图见图 1，有关物质典型色谱图见图 2。

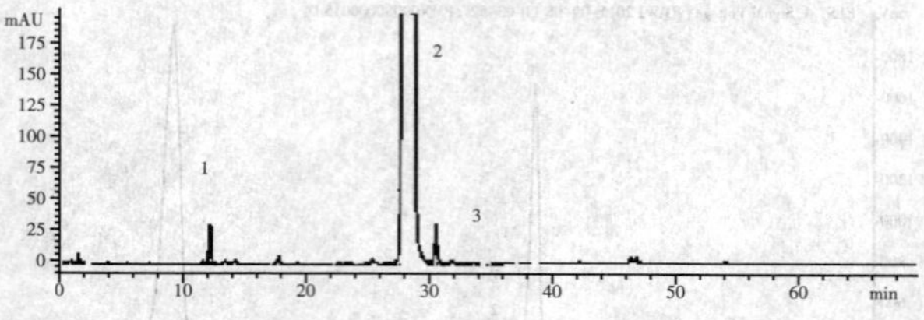

图 1　系统适用性试验色谱图

1. 杂质Ⅰ；2. 氯吡格雷；3. 杂质Ⅱ

色谱柱：Water symmetry C18，150mm×3.9mm，5μm

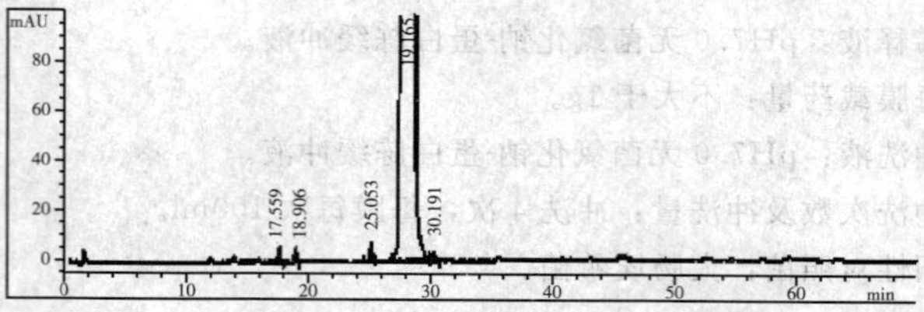

图 2　供试品溶液有关物质典型色谱图

(色谱柱：Water symmetry C18，150mm×3.9mm，5μm)

供试品溶液杂质限量计算时，采用不加校正因子的主成分自身对照法，杂质Ⅰ的最低检出限为 0.03μg/ml，杂质Ⅱ的最低检出限为 0.1μg/ml，硫酸氢氯吡格雷的最低检出限为 0.08μg/ml。经稳定性考察，供试品溶液(浓度为 6.5mg/ml) 10 小时内稳定。

对映异构体　采用高效液相色谱法进行检查。

杂质Ⅲ为硫酸氢氯吡格雷的对映异构体，具有神经毒性。中国药典(2015)参考 Ph. Eur. (9.0)，以纤维素-三［4-甲基苯甲酸酯］硅胶为填充剂的手性色谱柱，以无水乙醇-庚烷(15∶85)为流动相，检测波长为 220nm。系统适用性要求为氯吡格雷杂质Ⅱ的两个对映异构体与氯吡格雷杂质Ⅲ峰的分离度均大于 2.0，氯吡格雷杂质Ⅲ峰的信噪比大于 20。系统适用性试验色谱图见图 3，对映异构体典型色谱图见图 4。

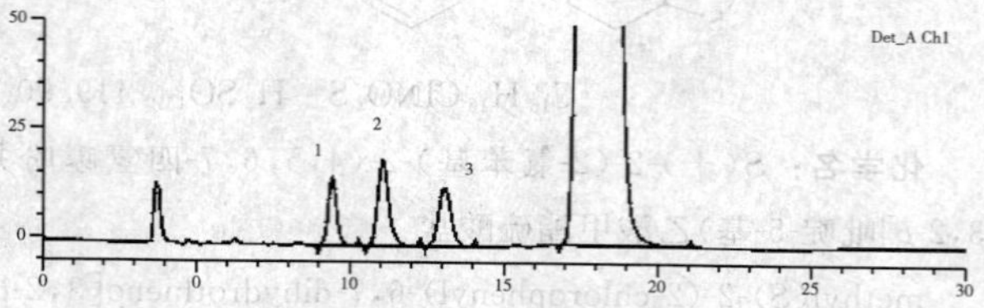

图 3　系统适用性试验色图谱

1. 氯吡格雷杂质Ⅱ(*R*)；2. 氯吡格雷杂质Ⅲ峰；3. 氯吡格雷杂质Ⅱ(*S*)

色谱柱：Daicel　Chiral OJ，250mm×4.6mm，10μm

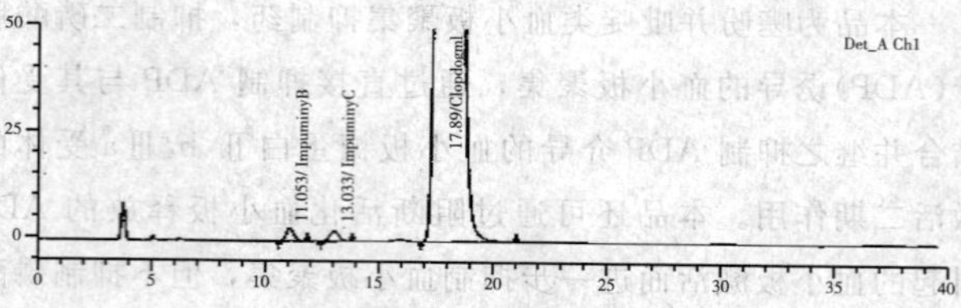

图 4　供试品溶液对映异构体典型图谱

色谱柱：Daicel　Chiral OJ，250mm×4.6mm，10μm

杂质限量计算时，采用不加校正因子的主成分自身对照法，氯吡格雷杂质Ⅲ的最低检出限为 0.05μg/ml，经稳定性考察，供试品溶液(浓度为 2mg/ml)12 小时内稳定。

残留溶剂 根据厂家提供的工艺，本品在后三步合成过程中使用的有机溶剂主要为乙醇、丙酮、二氯甲烷、乙酸乙酯、甲酸，中国药典(2015)采用 GC 法和 HPLC 法分别对其进行控制。

(1)GC 法(乙醇、丙酮、二氯甲烷、乙酸乙酯) 采用 DB-624 色谱柱，*N*，*N*-二甲基甲酰胺乙酰胺为溶剂，对照品典型性图谱见图 5。

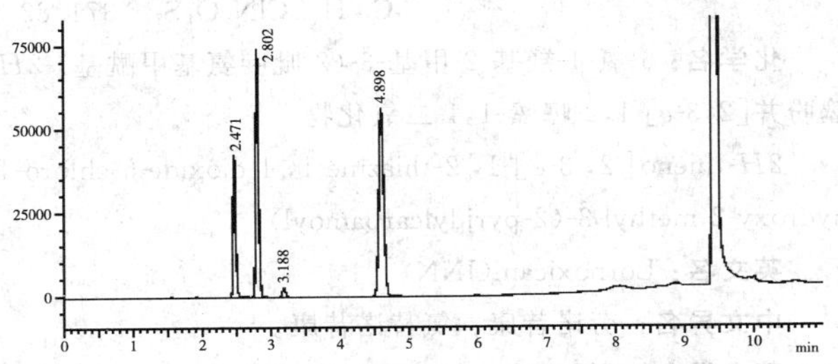

图 5 残留溶剂典型色谱图

(DB-624)

(2)HPLC 法(甲酸) 采用 GL Sciences Inertsil ODS-SP (4.5mm×250mm，5μm)色谱柱，对照品供试品典型性图谱见图 6、图 7。

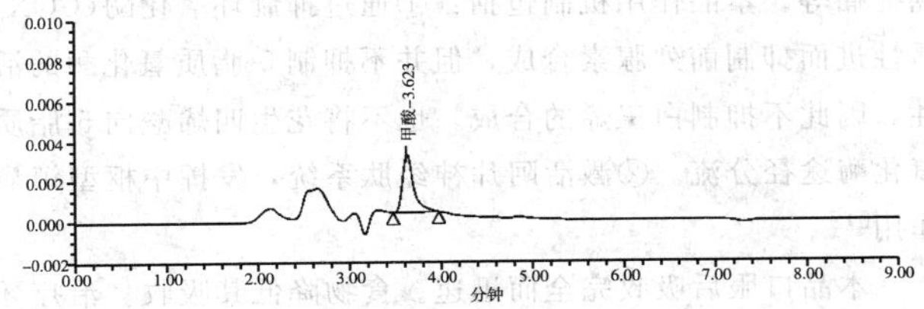

图 6 对照品溶液典型色谱图

色谱柱：GL Sciences Inertsil ODS-SP，4.5mm×250mm，5μm

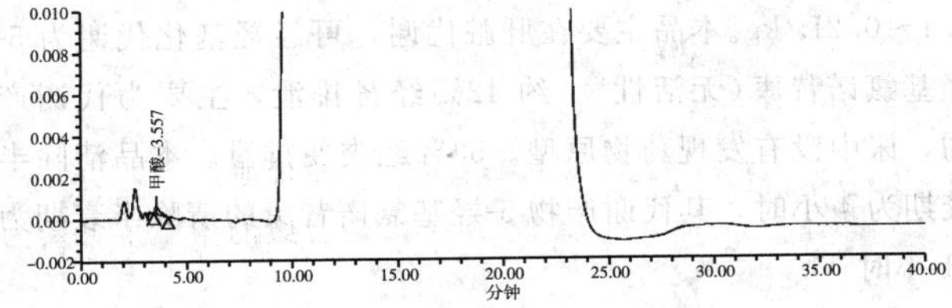

图 7 供试品溶液典型色谱图

色谱柱：GL Sciences Inertsil ODS-SP，4.5mm×250mm，5μm

干燥失重 中国药典(2015)规定在 105℃干燥至恒重，减失重量不得过 0.5%；USP(40)规定在 105℃干燥 2 小时，限度为 0.5%。

【含量测定】采用电位滴定法进行测定。

由于本品为原料，首选容量分析法，中国药典(2015)参考 Ph. Eur. (9.0)，使用 0.1mol/L 氢氧化钠滴定液，用电位法指示终点。该方法精密度良好，RSD 为 0.05%(n=6)。

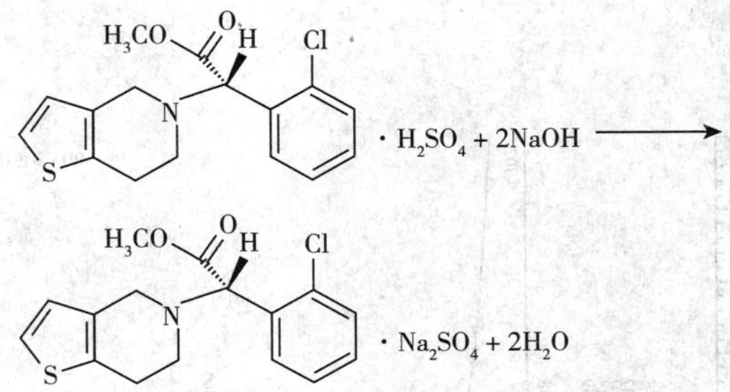

【制剂】中国药典(2015)收载了硫酸氢氯吡格雷片，USP(40)收载了片剂及口服混悬液，JP(17)收载了片剂。

硫酸氢氯吡格雷片(Clopidogrel Bisulfate Tablets)

本品为白色或类白色片或薄膜衣片，除去包衣后，显白色或类白色。规格为 25mg、75mg。国内企业的处方中，主要辅料有微晶纤维素、聚乙二醇、二氧化钛、硬脂酸镁等。

鉴别 本品的盐酸溶液(9→1000)在 270nm 与 277nm 波长处有最大吸收。(图 8)

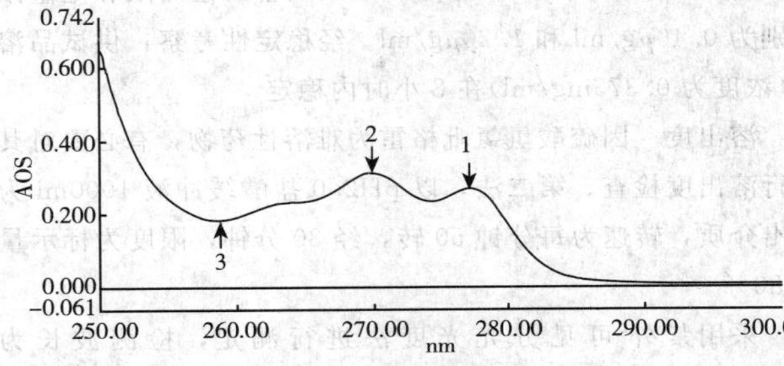

图 8 硫酸氢氯吡格雷片紫外吸收图谱

检查 **有关物质** 采用高效液相色谱法进行测定。

参考 USP(40)方法，色谱条件同含量测定项下。选择了 ULTRON ESOVM(r)色谱柱，乙腈-0.01mol/L 的磷酸二氢钾溶液(20∶80)为流动相；检测波长为 220nm。系统适用性试验色谱图、供试品溶液典型色谱图分别见图 9、图 10。空白辅料均不干扰有关物质的测定，氯吡格雷峰与杂质Ⅱ的第一个光学异构体峰(*R*)的分离度为 2.152，能达到完全分离的效果，符合系统适应性的有关要求。

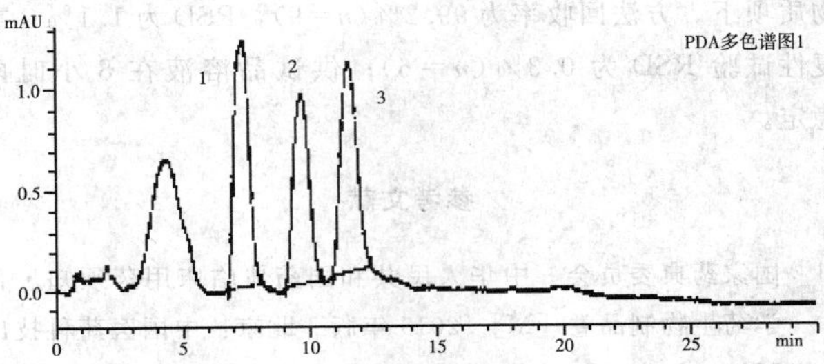

图 9 系统适用性试验色图谱

1. 氯吡格雷杂质Ⅱ的第一个光学异构体(*R*)；

2. 氯吡格雷；3. 氯吡格雷杂质Ⅱ的第二个光学异构体(S)

ULTRON ESOVM(r)

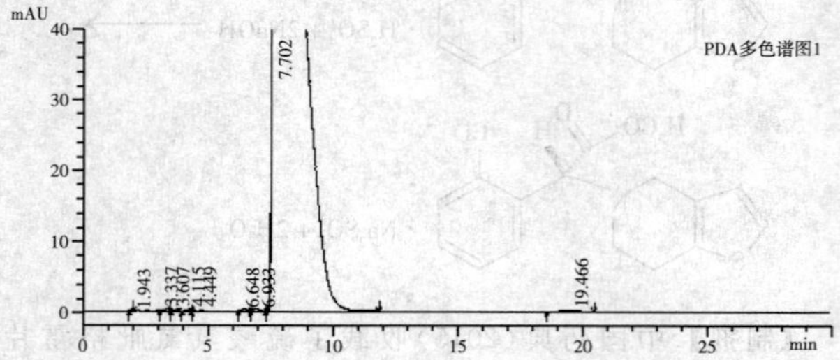

图 10　供试品溶液有关物质典型色谱图

ULTRON ESOVM(r)

通过改变流速、柱温、流动相比例等条件，考察该方法的耐用性，结果良好。

采用逐步稀释法测定，氢氯吡格雷的检测限和定量限分别为 0.10μg/ml 和 0.31μg/ml；杂质Ⅰ的检测限和定量限分别为 0.027μg/ml 和 0.081μg/ml；杂质Ⅲ的检测限和定量限分别为 0.40μg/ml 和 1.20μg/ml。经稳定性考察，供试品溶液(浓度为 0.375mg/ml)在 8 小时内稳定。

溶出度　因硫酸氢氯吡格雷为难溶性药物，有必要对其进行溶出度检查。第二法，以 pH2.0 盐酸缓冲液 1000ml 为溶出介质，转速为每分钟 50 转，经 30 分钟，限度为标示量的 80%。

采用紫外-可见分光光度法进行测定，检测波长为 240nm。溶液在 15.01～25.02μg/ml 浓度范围内呈现良好线性关系；方法回收率为 104.4%($n=9$)，RSD 为 1.6%；重复性试验 RSD 为 0.2%($n=6$)；供试品溶液在 6 小时内稳定。滤膜吸附试验结果表明，滤膜对测定结果基本无影响或影响可忽略不计。

含量均匀度　(25mg 规格)采用紫外-可见分光光度法进行测定。检测波长为 270nm。溶液在在 150.8～377μg/ml 的范围内线性良好。方法回收率为 104.2%($n=9$)，RSD 为 1.6%；供试品溶液在 8 小时内稳定。

含量测定　采用高效液相色谱法测定，色谱条件同有关物质项下。方法回收率为 99.2%($n=9$)，RSD 为 1.1%；重复性试验 RSD 为 0.3%($n=6$)；供试品溶液在 8 小时内稳定。

参考文献

[1] 国家药典委员会．中华人民共和国药典临床用药须知·化学药生物制品卷［M］．2015 年版．北京：中国医药科技出版社，2017.

[2] 魏会杰．硫酸氢氯吡格雷的合成工艺研究［D］．郑州：郑州大学，2014.

撰写　邹　瑜　贝琦华　广东省药品检验所

复核　严全鸿　　　　　广东省药品检验所

氯诺昔康

Lornoxicam

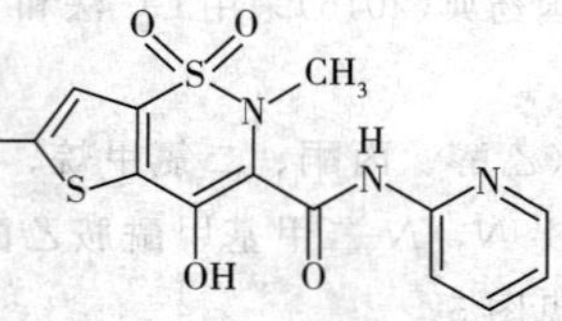

$C_{13}H_{10}ClN_3O_4S_2$　371.82

化学名：6-氯-4-羟基-2-甲基-3-(2-吡啶氨基甲酰基)-2*H*-噻吩并［2,3-*e*］-1,2-噻嗪-1,1-二氧化物

2*H*-thieno［2, 3-*e*］-1, 2-thiazine-1, 1-dioxide-6-chloro-4-hydroxy-2-methyl-3-(2-pyridylcarbamoyl)

英文名：Lornoxicam(INN)

中文异名：劳诺昔康、氯替诺昔康。

英文异名：Chlortenoxicam

CAS 号：［70374-39-9］

本品属昔康类非甾体类抗炎镇痛药，是噻嗪类的衍生物，具有较强的抗炎镇痛作用，主要用于治疗骨性关节炎、类风湿关节炎、强直性脊柱炎、痛风性关节炎、急性腰背痛及腱鞘炎，也可用于神经炎、神经痛、术后或外伤后疼痛、癌症痛等。本品作用机制包括：①通过抑制环氧化酶(COX)活性进而抑制前列腺素合成，但并不抑制 5-脂质氧化酶的活性，因此不抑制白三烯的合成，也不将花生四烯酸向 5-脂质氧化酶途径分流。②激活阿片神经肽系统，发挥中枢型镇痛作用[1]。

本品口服后吸收完全而迅速。食物降低其吸收。治疗牙痛时 2 小时即达最大效应，治疗骨关节炎、类风湿关节炎时 7～14 天达最大效应。肌内注射的生物利用度为 87%。总蛋白结合率为 99.7%。主要分布在滑膜液中，分布容积为 0.1～0.2L/kg。本品主要在肝脏代谢，可经羟基化代谢为 5-羟基氯诺昔康(无活性)。约 42%经肾排泄，主要为代谢产物，尿中没有发现药物原型。50%经粪便排泄。本品清除半衰期为 4 小时，其代谢产物 5-羟基氯诺昔康的清除半衰期为 11 小时[1]。

本品可引起胃痛、恶心、呕吐、眩晕、嗜睡、头痛、皮肤潮红或注射部位疼痛、发热、刺痛等，这些不良反应发生率为 1%～10%。尚可能出现胃肠胀气、消化不良、腹泻、味觉障碍、口干、躁动、血压增高、心悸、寒战、多汗、白细胞减少、血小板减少、排尿障碍等不良反应，但发生率低于 1%[1]。

氯诺昔康由挪威 Nycomed 公司开发的，于 1997 年 10 月首次在丹麦上市，其商品名为 Xefo。2002 年 9 月进口制剂在国内上市[2]。

除中国药典(2015)收载外，其他国外药典均未收载。

【制法概要】其合成路线以2，5-二氯噻吩为起始原料，经7步反应制得到氯诺昔康。

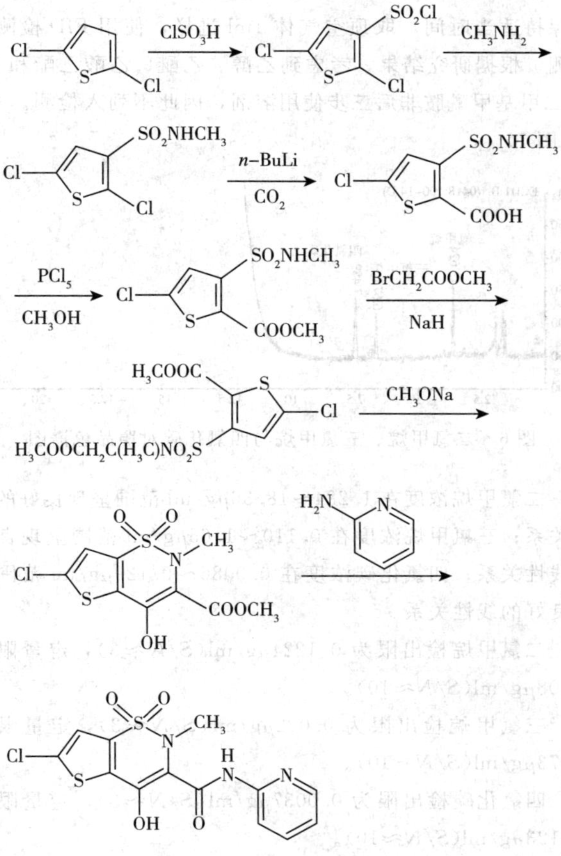

目前，国内生产企业已在此合成路线基础上，结合各企业具体情况，进行了相应的改进。

【鉴别】(1)本品结构中C_4位置上的羟基，与三氯化铁发生显色反应。

(2)本品的0.1mol/L氢氧化钠溶液，在258nm、289nm、376nm的波长处有最大吸收，如图1所示。

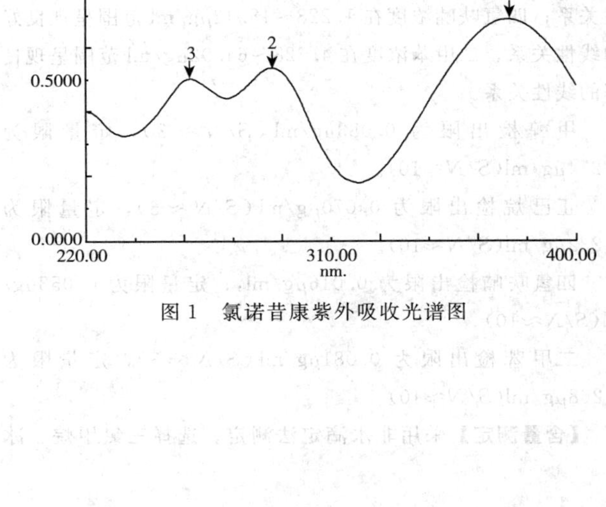

图1 氯诺昔康紫外吸收光谱图

(3)本品的红外光吸收图谱应与对照品的图谱一致。对照品图谱如图2所示。

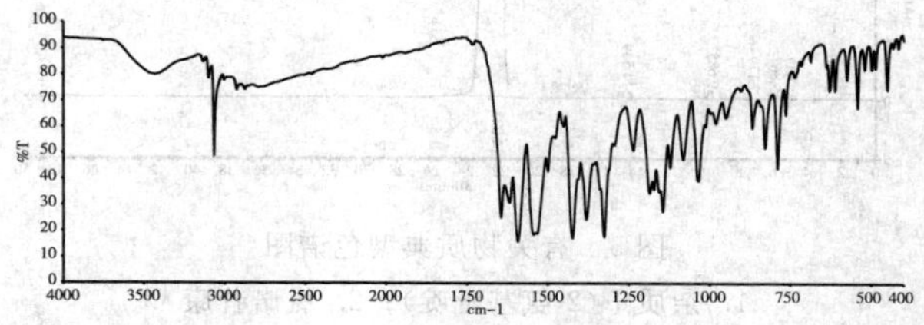

图2 氯诺昔康红外吸收光谱图

本品红外吸收图谱显示的主要特征吸收如下。

波数(cm^{-1})	归属
3000～3500	ν_{-OH}、ν_{-CH}、ν_{-NH}
1647，1595，1547，1535	$\nu_{-C=O}$、γ_{-NH}
1328，1147	$\nu_{-S=O}$
1425	ν_{-CH_3}
1084，1037	ν_{-C-Cl}

【检查】氯化物　合成工艺中使用到五氯化磷，需要控制氯化物。

有关物质　采用高效液相色谱法进行有关物质的测定。用十八烷基键合硅胶为填充剂，以0.025mol/L磷酸二氢铵溶液(三乙胺调pH值至7.3)-甲醇(58：42)为流动相，检测波长为290nm。

合成工艺中最后步骤使用的2-氨基吡啶为高毒性化合物，沸点204～210℃，本版药典中有关物质方法可同时检测已知杂质Ⅰ(2-氨基吡啶)及其他杂质。杂质Ⅰ结构见图3，系统适用性试验色谱图见图4，有关物质典型色谱图见图5。

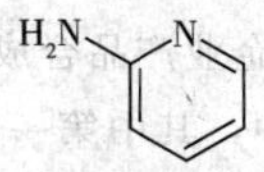

图3 杂质Ⅰ(2-氨基吡啶)结构图

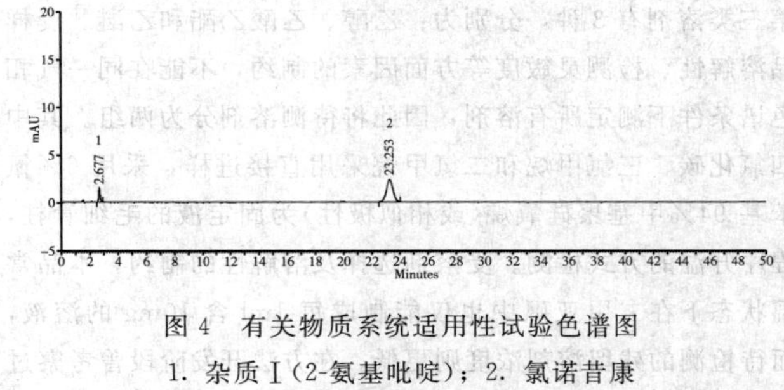

图4 有关物质系统适用性试验色谱图

1. 杂质Ⅰ(2-氨基吡啶)；2. 氯诺昔康

色谱柱：Diamonsil C18，150mm×4.6mm，5μm

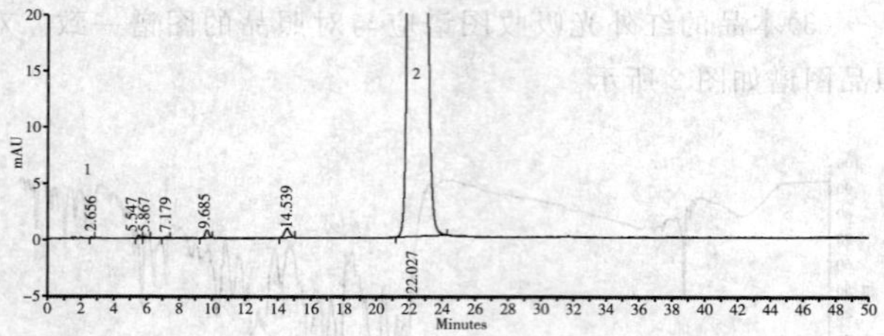

图 5　有关物质典型色谱图

1. 杂质Ⅰ(2-氨基吡啶)；2. 氯诺昔康

色谱柱：Diamonsil C18，150mm×4.6mm，5μm

经加速破坏试验，显示主成分峰与相邻杂质的分离度均能达到基线分离，结合 DAD 检测结果显示主峰纯度高，表明主峰位置无杂质干扰，同时空白辅料亦无干扰，检测方法的专属性良好。

使用三种品牌色谱柱：Diamonsil C18（4.6mm×150mm）、Waters XTerra(4.6mm×250mm)、Agilent Zorbax XDB-C18（4.6mm×150mm)，进行耐用性考察，结果良好。

杂质限量计算时，已知杂质 2-氨基吡啶的量采用外标法计算，规定不得过 0.1%；其他单一杂质的量及其他杂质总量均采用不加校正因子的主成分自身对照法，限度分别为 0.5%、1%。

经采用逐步稀释法测定，氯诺昔康的检测限为 2.0ng ($S/N\approx3$)，2-氨基吡啶的检测限为 0.5ng($S/N\approx3$)，定量限为 1.0ng($S/N\approx10$)。

2-氨基吡啶浓度在 0.1009～1.009μg/ml 范围内线性良好，$r=0.9997$。

2-氨基吡啶的测定方法平均回收率为 106.5%(RSD 为 3.2%)，由于其测定浓度低(0.2μg/ml)，故该方法适用于定量测定杂质 2-氨基吡啶。

经稳定性考察，供试品溶液(浓度为 0.2mg/ml)在 24 小时稳定。

残留溶剂　结合各企业产品合成工艺，生产的各过程中所使用的溶剂共计 11 种，其中第一类溶剂 1 种，为四氯化碳，第二类溶剂有 7 种，分别为：二甲苯、四氢呋喃、甲醇、N，N-二甲基甲酰胺、正己烷、二氯甲烷和三氯甲烷；第三类溶剂有 3 种，分别为：乙醇、乙酸乙酯和乙醚。受样品溶解性、检测灵敏度等方面因素的制约，不能在同一气相色谱条件下测定所有溶剂，因此将待测溶剂分为两组。其中四氯化碳、三氯甲烷和二氯甲烷采用直接进样，采用 6%氰苯基-94%甲基聚硅氧烷(或相似极性)为固定液的毛细管柱，程序升温的方式检测。受溶剂选择及溶解性的制约，本品常温状态下在二甲亚砜中也仅能制成每 1ml 含 10mg 的溶液，而待检测的残留溶剂浓度则更低。在方法开发阶段曾考察过顶空进样的方式，将待测物质富集后使用 FID 检测器进行检测，但灵敏度依然无法满足需求。鉴于待检测的残留溶剂均含电负性较强的卤族元素，所以采用 ECD 检测器，以保证检测灵敏度；其余几种残留溶剂(甲醇、正己烷、四氢呋喃、二氧六环、二甲基甲酰胺、二甲苯、乙醇、乙醚和乙酸乙酯)采用 6%氰苯基-94%甲基聚硅氧烷(或相似极性)为固定液的毛细管柱，程序升温、顶空进样的方式检测，以二甲亚砜为溶剂，制备成浓度为 0.1g/ml 的样品溶液，并在顶空瓶中加入适量氯化钠以提高检测灵敏度，在 85℃条件下平衡保持适当时间，取顶空气体 1ml 进样，使用 FID 检测器检测。根据研究结果，考虑到乙醇、乙醚、乙酸乙酯和 N，N-二甲基甲酰胺非后三步使用溶剂，因此不列入检测。(图 6、图 7)

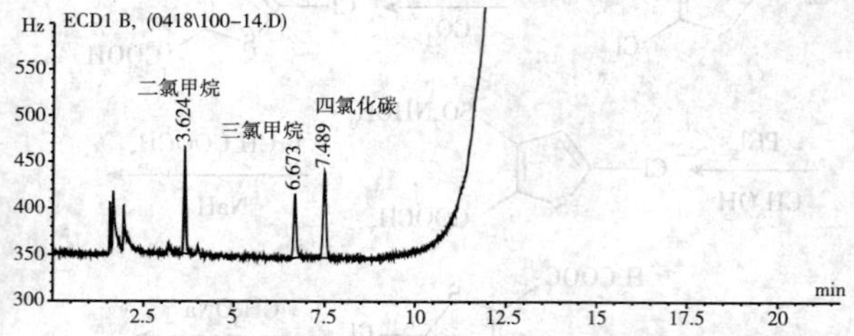

图 6　二氯甲烷、三氯甲烷与四氯化碳对照品色谱图

二氯甲烷浓度在 1.224～18.36μg/ml 范围呈现良好的线性关系；三氯甲烷浓度在 0.110～1.65μg/ml 范围呈现良好的线性关系；四氯化碳浓度在 0.0086～0.129μg/ml 范围呈现良好的线性关系。

二氯甲烷检出限为 0.1224μg/ml($S/N\approx3$)，定量限为 0.408μg/ml($S/N\approx10$)。

三氯甲烷检出限为 0.022μg/ml($S/N\approx3$)，定量限为 0.073μg/ml($S/N\approx10$)。

四氯化碳检出限为 0.0037μg/ml($S/N\approx3$)，定量限为 0.0123μg/ml($S/N\approx10$)。

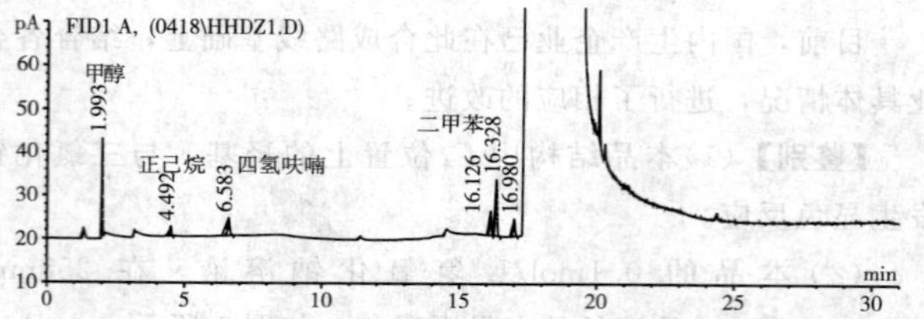

图 7　甲醇、正己烷、四氢呋喃、二甲苯对照品色谱图

甲醇浓度在 6.134～92.01μg/ml 范围呈现良好的线性关系；正己烷浓度在 0.5848～8.772μg/ml 范围呈现良好的线性关系；四氢呋喃浓度在 1.228～18.42μg/ml 范围呈现良好的线性关系；二甲苯浓度在 4.328～64.92μg/ml 范围呈现良好的线性关系。

甲醇检出限为 0.083μg/ml($S/N\approx3$)，定量限为 0.274μg/ml($S/N\approx10$)。

正己烷检出限为 0.070μg/ml($S/N\approx3$)，定量限为 0.232μg/ml($S/N\approx10$)。

四氢呋喃检出限为 0.016μg/ml,；定量限为 0.053μg/ml($S/N\approx10$)。

二甲苯检出限为 0.081μg/ml($S/N\approx3$)，定量限为 0.268μg/ml($S/N\approx10$)。

【含量测定】采用非水滴定法测定。选择三氯甲烷、冰醋酸、醋酐作为反应溶剂，采用高氯酸滴定液(0.1mol/L)，以结晶紫作为指示剂，因本品碱性很弱，故终点显黄色。本法终点明显易辨识，方法精密度、准确度、专属性等均符合要求。方法简便、快速、引入误差小。

【制剂】中国药典(2015)收载了氯诺昔康片、注射用氯诺昔康，国外药典均未收载。

(1)氯诺昔康片(Lornoxicam Tablets)

本品为薄膜衣片，除去包衣后显黄色。规格有 4mg 与 8mg。

溶出度　因氯诺昔康为难溶性药物，故进行溶出度检查。采用磷酸盐缓冲液(pH7.4)900ml(8mg 规格)或 500ml(4mg 规格)为溶出介质，采用第二法，转速为 50 转/分钟，限度为标示量的 80%。采用 UV 对照品法进行溶出度测定，检测波长为 376nm，辅料无干扰，方法准确，简便。两家不同企业产品的溶出曲线见图 8。

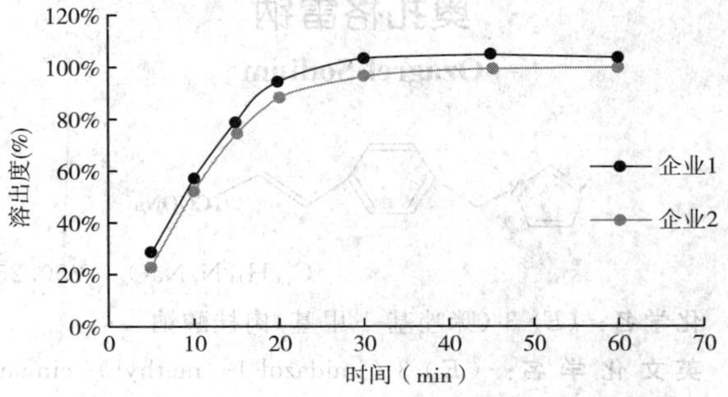

图 8　氯诺昔康片溶出曲线图

含量测定　采用 UV 对照品法进行测定，检测波长为 376nm，样品取样量为 10 片，分别测定，计算 10 片的平均含量。辅料无干扰，方法精密度、准确度、专属性等均符合要求。

(2)注射用氯诺昔康(Lornoxicam for Injection)

本品为黄色块状物。规格为 8mg。产品处方中，主要辅料为氨丁三醇、依地酸二钠、甘露醇。

溶解时间　本品为难溶性药物，处方中虽使用了助溶剂，但为了保证药物的疗效，设置溶解时间(复溶时间)的检查项目。取本品 1 瓶，注入注射用水 2ml，轻轻振摇，内容物应在 60 秒内溶解完全。

参考文献

[1] 四川美康医药软件研究开发有限公司．药物临床信息参考[M]．成都：四川科学技术出版社，2004：1014.

[2] 孟文学，龙道兵．氯诺昔康的合作工艺改进 [J]．精细化工中间体，2014，44(5)：38-44.

撰写　于新颖　　黑龙江省药品检验所

复核　刘利群　寻延滨　　黑龙江省药品检验所

奥扎格雷

Ozagrel

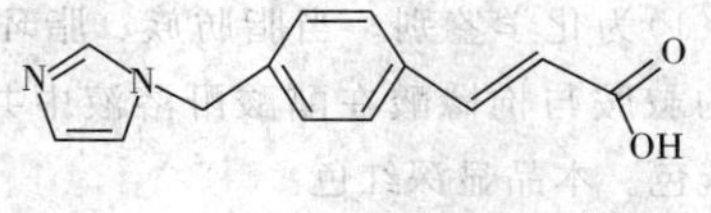

$C_{13}H_{12}N_2O_2$　228.25

化学名：(*E*)-3-(咪唑基-1-甲基)肉桂酸

(*E*)-3-(imidazol-1- methyl) cinnamic acid

英文名：Ozagrel (INN)

CAS 号：[82571-53-7]

本品为抗凝血药，是一种血栓素合成酶特异性抑制剂，可选择性抑制血栓素 A_2(TX_2)合成酶的活性，从而抑制 TX_2 的合成同时促进前列环素(PGI_2)的产生，具有抑制血小板聚集、扩张脑血管、增强脑血流量、改善脑组织微循环和能量代谢的功能，主要用于治疗缺血性脑血管病[1]。人单次静脉注射奥扎格雷时，在血中消失较快，连续静脉注谢奥扎格雷时，2 小时内达到血浓稳定状态。血中主要成分除该药的游离形式外，还有其 B-氧化体和还原体，而且大部分成分在 24 小时内排泄，代谢物几乎没有药理活性，动物试验也未发现有蓄积性和毒性。半衰期最长为 1.92 小时，停药 3 小时后血药仍可被检测到，停药 24 小时后，几乎全部药物经尿液排出体外。主要不良反应有消化系统反应、循环系统反应、肝肾反应和过敏反应[2]。

本品由日本 Ono 和 Kissei 药品工艺株式会社合作研究并于 1988 年首次上市，国内于 1997 年开始生产。

除中国药典(2015)收载外，国外药典均未收载。

【制法概要】国内工艺大致相同，多以甲基肉桂酸甲酯为起始原料，进行溴代反应制成溴甲基肉桂酸甲酯，再与咪唑缩合后，在碱性条件下水解生成奥扎格雷。本品也可由甲苯经取代、缩合、酯化反应后制成对甲基肉桂酸甲酯，再同法制备，工艺路线如下。

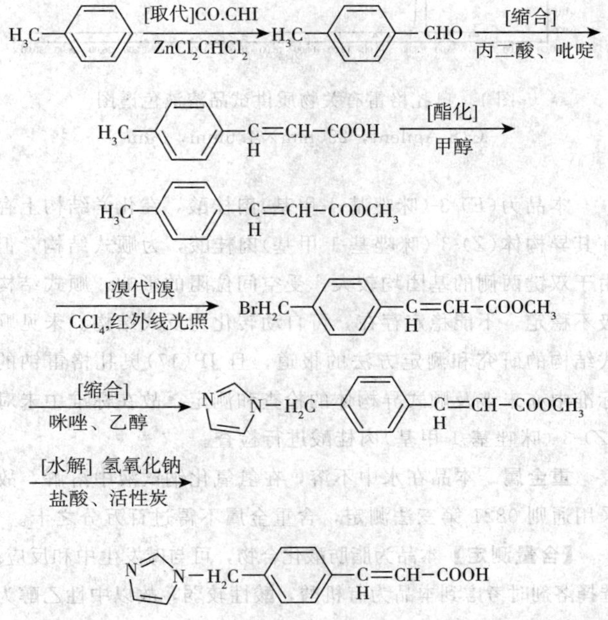

【性状】熔点　原标准规定熔点为 221～226℃，经试验，本品在 196℃开始熔融分解，不易观测熔点，因此中国药典(2015)删除了熔点。

【鉴别】(1)为化学鉴别。当脂肪族、脂环族、脂肪-芳香或芳香族的叔胺与枸橼酸在醋酸酐溶液中共热时，呈红色、紫色或蓝色。本品显深红色。

(2)本品的红外光吸收图谱应与对照的图谱(光谱集 674 图)一致，显示的主要特征吸收如下。

波数(cm^{-1})	归属	
2481	羟基	υ_{OH}
1507	苯环	$\upsilon_{C=C}$
1688	羧基	$\upsilon_{C=O}$
1632	咪唑环	$\upsilon_{C=N}$

【检查】酸度　本品为脂肪羧酸，其水溶液显酸性。同时检查制备过程中加入的氢氧化钠和盐酸。

溶液的澄清度与颜色　主要控制本品的中间体对溴甲基肉桂酸甲酯，为淡黄色黏稠物。该中间体经氢氧化钠水解后，再经活性炭脱色后，用盐酸调节 pH 至析出本品。奥扎格雷在水中不易溶解，将奥扎格雷加氢氧化钠试液溶解后，加水稀释进行检测。

有关物质　采用 HPLC 方法。本品在酸、碱、热及光照破坏条件下较稳定，在氧化破坏条件下不稳定，其主要降解产物均在 272nm 附近有较强吸收，且在 272nm 和 220nm 的吸收值均无明显差异，两个波长下检出的杂质个数基本一致，故检测波长为 272nm。检出的杂质均为一般性杂质，小于 0.1%[3]。奥扎格雷的检出限($S/N\approx3$)为 1.24ng，定量限($S/N\approx10$)为 6.2ng。供试品溶液色谱图见图 1。

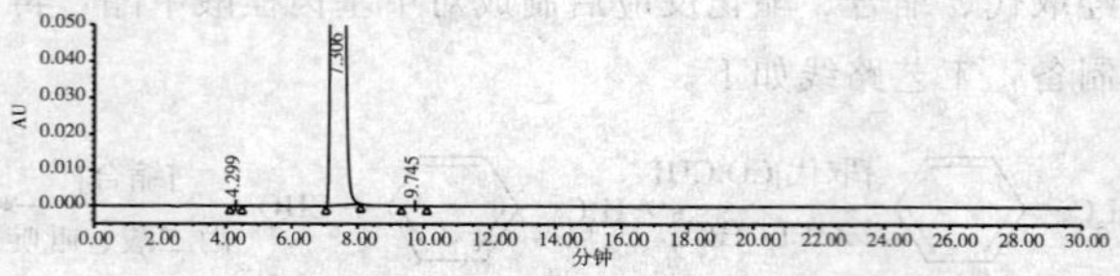

图 1　奥扎格雷有关物质供试品溶液色谱图

C18 Agilent，250mm×4.6mm，5μm

本品为(E)-3-(咪唑基-1-甲基)肉桂酸，在化学结构上存在其异构体(Z)-3-(咪唑基-1-甲基)肉桂酸，为顺式结构，但由于双键两侧的基团均较大，受空间位阻的影响，顺式结构极不稳定，不能稳定存在，可自动转化为反式结构。未见顺式结构的研究和测定方法的报道，且 JP(17)奥扎格雷钠的标准中亦未涉及顺式异构体的检查和测定，故在标准中未对(Z)-3-(咪唑基-1-甲基)肉桂酸进行检查。

重金属　本品在水中不溶，在氢氧化钠试液中溶解，故采用通则 0821 第三法测定，含重金属不得过百万分之十。

【含量测定】本品为脂肪酸化合物，可与碱发生中和反应。选择溶剂时考虑到本品为有机酸，酸性较弱，故以中性乙醇为溶剂，增加其酸性。以甲醇制氢氧化钾滴定液(0.1mol/L)为滴定液，增强滴定液的碱性，使滴定反应完全，酚酞为指示剂。重复性结果为 99.54%±0.13%(n=6)。

参考文献

[1] 张立娟，李超，杨姣，等．奥扎格雷的合成新工艺［J］．中国医药工业杂志，2015，46(7)：674-676.

[2] 王峰，李成建，单萍．奥扎格雷钠的不良反应［J］．中国误诊学杂志，2010，10(19)：4786.

[3] 于明，张迪，李沫，等．奥扎格雷钠氯化钠注射液中特定杂质的研究［J］．中国药师，2012，15(10)：1421-1423.

撰写　张　迪　辽宁省药品检验检测院

复核　潘　阳　辽宁省药品检验检测院

奥扎格雷钠

Ozagrel Sodium

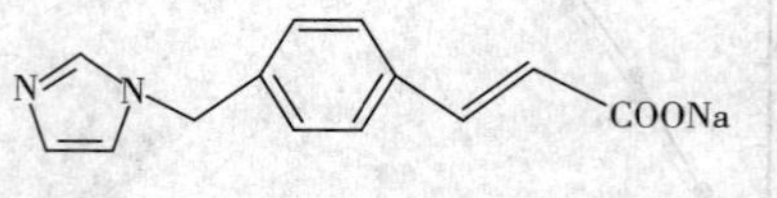

$C_{13}H_{11}N_2NaO_2$　250.25

化学名：(E)-3-(咪唑基-1-甲基)肉桂酸钠

英文化学名：(E)-3-(imidazol-1- methyl) cinnamic acid sodium

英文名：ozagrel (INN) Sodium

CAS 号：［189224-26-8］

本品为奥扎格雷的钠盐，其药理作用、临床适应证、体内吸收代谢和不良反应等内容见奥扎格雷。

奥扎格雷钠的粉针剂于 1988 年在日本首先上市[1]，1997 年在韩国上市。日本武田公司于 2004 年 12 月在日本最早开发上市了奥扎格雷钠氯化钠注射液，其适应症与粉针、小水针一致。我国该药的粉针剂由丹东制药厂研制，为奥扎格雷加氢氧化钠制成，于 1997 年上市。国内又有奥扎格雷钠葡萄糖注射液，奥扎格雷钠氯化钠注射液先后上市。

除中国药典(2015)收载外，JP(17)有收载。

【制法概要】

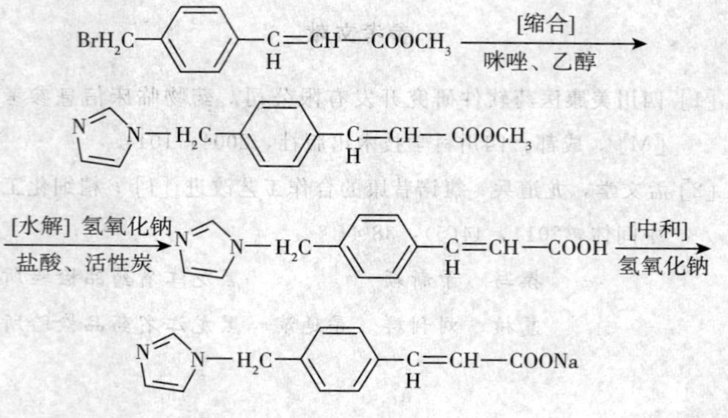

【鉴别】(1)为化学鉴别。当脂肪族、脂环族、脂肪-芳

香或芳香族的叔胺与枸橼酸在醋酸酐中的溶液中共热时，呈红色、紫色或蓝色。本品显深红色。

(2)本品的红外光吸收图谱应与对照的图谱(光谱集1048图)一致，显示的主要特征吸收如下：

波数(cm^{-1})	归属
1638	咪唑环、芳环 $\upsilon_{C=C}$、$\upsilon_{C=H}$
1565，1389	羧基 υ_{COO^-}

【检查】碱度 本品为有机碱，同时检查起始原料及制备过程中加入的盐酸和氢氧化钠。

溶液的澄清度与颜色 主要控制本品制备的起始原料为对溴甲基肉桂酸甲酯或奥扎格雷，具体影响因素见奥扎格雷项下。

有关物质 采用HPLC方法，用十八烷基硅烷键合硅胶(Agilent，250mm×4.6mm，5μm或效能相当的色谱柱)。本品在酸、碱、热、及光照破坏条件下较稳定，在氧化破坏条件下不稳定，其主要降解产物均在272nm附近有较强吸收，且在272nm和220nm的吸收值均无明显差异，两个波长下检出的杂质个数基本一致，故检测波长为272nm。检出的杂质均为一般性杂质，小于0.1%[2]。奥扎格雷钠钠的检出限(S/N≈3)为1.3ng，定量限(S/N≈10)为6.5ng。供试品溶液色谱图见图1。

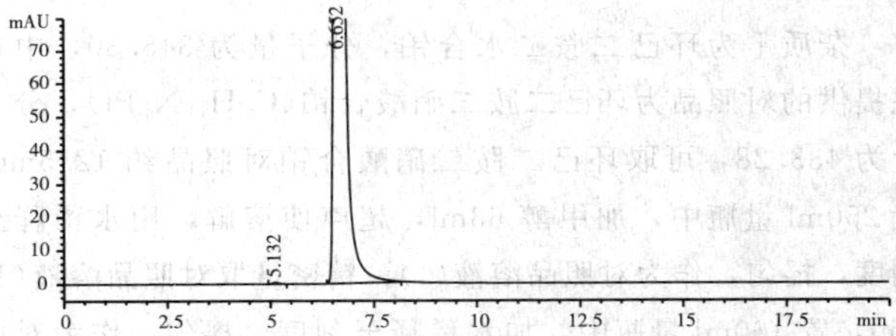

图1 奥扎格雷钠有关物质供试品溶液色谱图

(C18 Agilent，250mm×4.6mm，5μm)

本品为(*E*)-3-(咪唑基-1-甲基)肉桂酸钠，在化学结构上存在其异构体本品为(*Z*)-3-(咪唑基-1-甲基)肉桂酸钠，为顺式结构，但由于双键两侧的基团均较大，受空间位阻的影响，顺式结构极不稳定，不能稳定存在，可自动转化为反式结构。未见顺式结构的研究和测定方法的报道，且JP(17)奥扎格雷钠的标准中亦未涉及顺式异构体的检查和测定，故在标准中未对(*Z*)-3-(咪唑基-1-甲基)肉桂酸进行检查。

【含量测定】本品为钠盐化合物，显弱碱性。有机弱碱在酸性溶剂中可显著地增强其相对碱度，故选择冰醋酸为溶剂。结晶紫为指示剂。重复性结果为99.82%±0.26%(n=6)。

参考文献

[1] 郑信福．奥扎格雷钠的合成［J］．中国医药工业杂志，1995，26(5)：196-197.

[2] 于明，张迪，等．奥扎格雷钠氯化钠注射液中特定杂质的研究［J］．中国药师，2012，15(10)：1421-1423.

撰写 张迪 辽宁省药品检验检测院

复核 潘阳 辽宁省药品检验检测院

奥沙利铂

Oxaliplatin

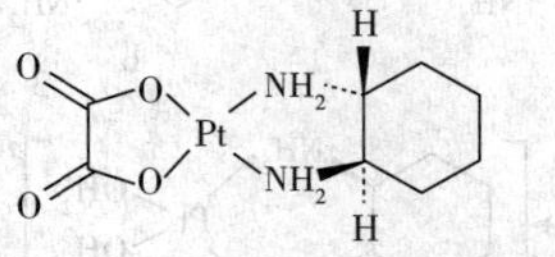

$C_8H_{14}N_2O_4Pt$ 397.29

化学名：(1*R*-反式)-(1,2-环己二胺-*N*,*N'*)［草酸(2-)-*O*,*O'*］合铂

cis-［(1*R*，2*R*)-1，2-cyclohexanediamine-*N*，*N'*］［oxalato(2-)-*O*,*O'*］Platinum

英文名：oxaliplatin

CAS号：［61825-94-3］

奥沙利铂为具有细胞毒作用的抗癌药物，属于第三代铂类抗癌药，主要用于大肠癌晚期一、二线治疗和早期患者术后的辅助治疗，对卵巢癌、乳腺癌、胃癌、胰腺癌、非小细胞肺癌、黑色素瘤、睾丸肿瘤和淋巴瘤等也均有效。本品铂原子可与DNA链形成链内和链间交联，阻断DNA的复制和转录。本品和DNA结合较快，对RNA亦有一定作用。临床以130mg/m²静脉连续滴注2小时，50%的铂与红细胞结合，而另50%存在于血浆中，其中25%呈游离状态，75%与蛋白结合。给药后5日蛋白结合稳定在95%水平。分布相迅速在15分钟内完成，排除却很慢，给药3小时后仍可测出残余铂。给药28小时，尿内排出率为40%～50%，粪排泄很少。在以后用药周期中，血浆铂水平并无升高，但红细胞结合铂有一定蓄积趋向。不良反应以胃肠道反应，神经系统毒性和骨髓抑制为主。对胃肠道、肝、肾和骨髓的毒性较顺铂、卡铂明显减轻，耐受性良好[1,2]。

奥沙利铂是继顺铂、卡铂之后上市的铂类抗癌药，最早是由Y Kidani于1978年在日本合成，并因为对顺铂耐药的肿瘤有活性而进一步开发，1996年首次在法国上市，目前已在包括美国在内的许多国家获准使用[1,2]。

除中国药典(2015)收载外，BP(2018)，USP(41)，Ph. Eur.(9.0)均有收载。

【制法概要】主要有以下合成路线：(1)氯铂酸钾和trans-*L*-1，2-环己二胺(a)反应得到cis-四氯(trans-*L*-1，2-环己二胺)铂(Ⅳ)，再与2当量草酸银反应得奥沙利铂，成本较高。合成路线图如下：

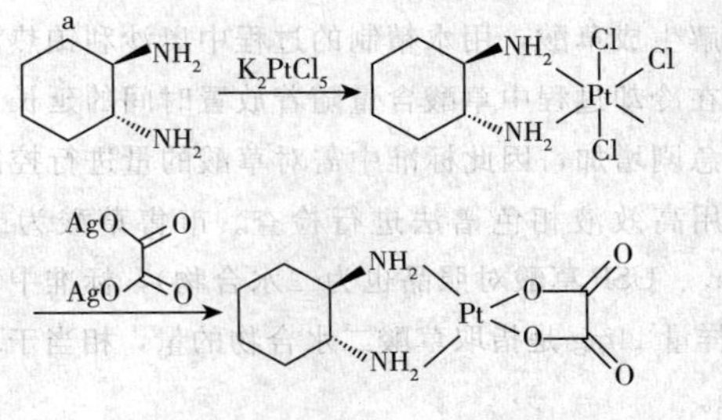

(2)氯亚铂酸钾和a反应得到cis-二氯(trans-*L*-1，2-环己二胺)铂(Ⅱ)(b)，b与硝酸银反应后与草酸钾作用得奥沙

利铂，合成路线图如下：

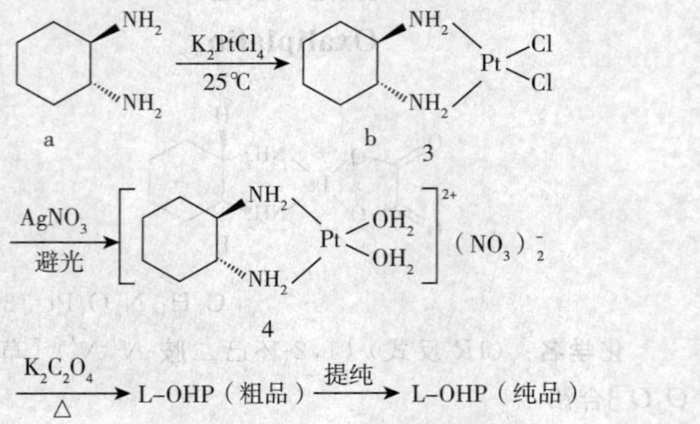

或以 b 与硝酸银反应后，在其滤液中溶解少量碘化钾，除去未反应完的 Ag^+，b 及其副产物，之后再与草酸缩合得奥沙利铂；也可以直接用 b 与草酸银反应得奥沙利铂[3]。

【性状】比旋度 本品 5mg/ml 的水溶液比旋度为 +74.5°至 +78.0°，USP，BP，Ph. Eur. 在相同条件下规定一致。

【鉴别】(1)本品 4mg/ml 的水溶液在加热条件下与硫脲反应显黄色，系硫脲中的硫原子与铂原子反应形成黄色络合物。

(2)采用含量测定项下的色谱图，供试品溶液主峰的保留时间应与对照品溶液主峰的保留时间一致。

(3)本品的红外光吸收图谱应与对照的图谱(光谱集 1209 图)一致，本品的红外光吸收图谱显示的主要特征吸收如下：

波数(cm^{-1})	归属	
3300～3000	胺	ν_{N-H}
2954，2861	烷基	ν_{C-H}
1699，1659	羰基	$\nu_{C=O}$

【检查】酸度 本品 2mg/ml 的水溶液，pH 值为 5.0～7.0，USP，BP 和 Ph. Eur. 均采用指示剂法。国家药品监督管理局标准 WS1-(X-104)-2003Z 酸度检查采用浓度为 5mg/ml 的样品测定酸度，由于样品溶解性较差，需超声 50～60 分钟后方可完全溶解；将溶液浓度调整为 2mg/ml 时超声 15 分钟样品即完全溶解。

溶液的澄清度与颜色 本品 2mg/ml 的水溶液应澄清无色，该项检查可以反映精制程度和降解变化的情况。

草酸 草酸为原料之一，且奥沙利铂在加热状态下也会部分降解生成草酸，用水精制的过程中奥沙利铂热溶解后的水溶液在冷却过程中草酸含量随着放置时间的延长，游离草酸量也急剧增加，因此标准中需对草酸的量进行控制[4]。

采用高效液相色谱法进行检查。市售草酸为二水合物(Ph. Eur.、USP 草酸对照品也为二水合物)，标准中草酸对照品的取样量 14mg 是指取草酸二水合物的量，相当于取无水草酸 10mg。

使用三种品牌色谱柱 Tigerkin C18 柱(200mm×4.6mm，5μm)、Agilent Eclipss×DB C18 柱(250mm×4.6mm，5μm)、Phenomenex C18 柱(250mm×4.6mm，5μm)测定，硝酸与草酸之间的分离度均大于 9，峰形和柱效良好，测定结果几无相差。

供试品溶液中草酸在 20 分钟后明显增加，说明溶液不稳定需临用新配并立即测定。本品在水中微溶且不稳定，尤其对热不稳定，考虑超声时间与超声仪的功率、超声水浴的温度有关，故按照欧洲药典规定为制备供试品溶液时“加水强烈振摇短时超声使溶解”。

中国药典(2015)草酸与 USP、Ph. Eur. 和 BP 中杂质 A 为同种物质，草酸以外标法计限度不得过 0.1%，与 USP(41)、BP(2005)和 Ph. Eur.(6.0)限度一致，BP(2018)和 Ph. Eur.(9.0)草酸限度为 0.15%。

环己二胺二水合铂(杂质Ⅰ)采用高效液相色谱法进行检查。采用碱降解的方法制备系统适用性溶液考察杂质Ⅰ与环己二胺二水合铂二聚体峰(杂质Ⅱ)的分离度。

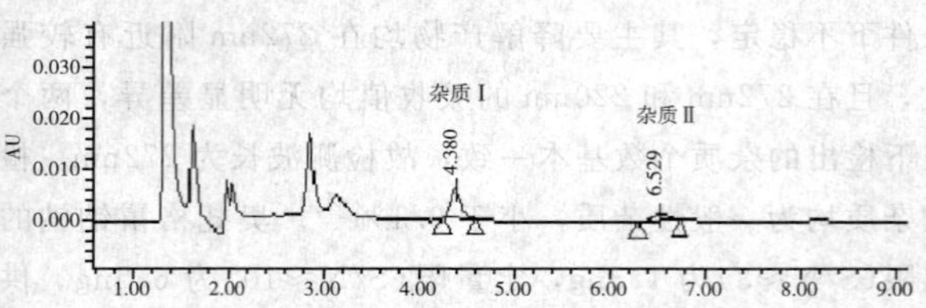

图 1 杂质Ⅰ检查系统适用性溶液色谱图

杂质Ⅰ为环己二胺二水合铂，分子量为 345.30，中检院提供的对照品为环己二胺二硝酸合铂($C_6H_{14}N_4Pt$)，分子量为 433.28，可取环己二胺二硝酸合铂对照品约 12.5mg，置 250ml 量瓶中，加甲醇 63ml，超声使溶解，用水稀释至刻度，摇匀，作为对照品溶液(1)；精密量取对照品溶液(1) 5ml，置 100ml 量瓶中，加水稀释至刻度，摇匀，作为对照品溶液(2)。精密量取对照品溶液(2) 3ml，置 10ml 量瓶中，加水稀释至刻度，摇匀，作为灵敏度试验溶液。以外标法以对照品溶液(2)进行计算时乘以换算系数 0.797。

供试品中杂质Ⅰ在 20 分钟后明显增加，说明溶液不稳定需临用新配并立即测定。

本试验共采用三种色谱柱：Agilent Eclipss×DB C18 柱(250mm×4.6mm，5μm)、迪马钻石 C18 柱(200mm×4.6mm，5μm)及 Phenomenex C18 柱(200mm×4.6mm，5μm)测定样品，结果峰形和柱效均良好，测定结果几无相差。

杂质Ⅰ定量限为 7.5ng；线性范围为 7.508～75.08ng，线性相关系数 $r=0.9999$；回收率为 99.6%，RSD 为 0.6%($n=9$)。

中国药典(2015)杂质Ⅰ与 USP、Ph. Eur. 和 BP 中杂质 B 为同种物质，即环己二胺二水合铂，以外标法计限度不得过 0.1%，与 USP(41)、BP(2005)和 Ph. Eur.(6.0)限度一致，BP(2018)和 Ph. Eur.(9.0)限度为 0.15%，BP 和 Ph. Eur. 采用与杂质对照品峰面积比较法。

双羟基奥沙利铂(杂质Ⅲ)及其他杂质 采用高效液相色谱法进行检查，色谱条件同含量测定。国外药典均在 210nm 波长检查杂质Ⅲ，原国家标准采用 250nm 检查奥沙利铂杂质。奥沙利铂在200～250nm波长处响应值较强，杂质Ⅲ和破坏杂质在200～220nm波长处响应值较强，故选择210nm作为检测波长。

样品对酸、碱、氧化不稳定；但对光相对较稳定。

因无法长期获得中间体环已二胺二氯化铂，通过控制奥沙利铂与杂质Ⅲ的分离度大于10，来控制分离条件以保证杂质的分离。当前试验结果表明修订后的色谱条件基本可以满足奥沙利铂有关物质检查的要求。杂质Ⅲ和奥沙利铂的分离度均大于10。

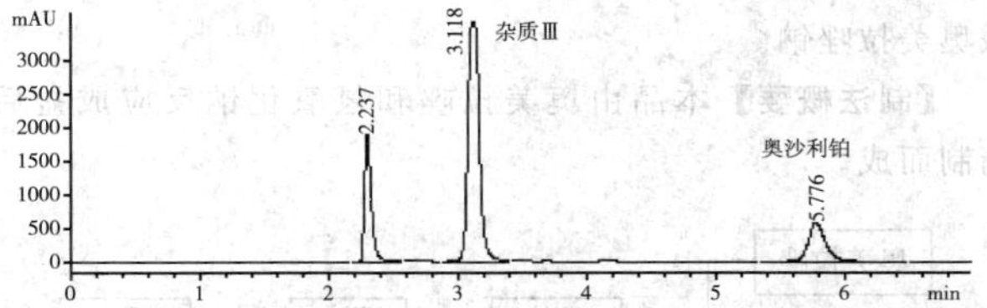

图2　杂质Ⅲ检查系统适用性溶液色谱图

供试品溶液22小时测定，主峰面积无明显变化，但杂质明显增加，建议溶液临用新配。

本试验共采用四种色谱柱：迪马钻石C18柱(4.6mm×200mm，5μm)、Tigerkin C18柱(200mm×4.6mm，5μm)、Agilent Eclipss×DB C18柱(250mm×4.6mm，5μm)、Phenomenex C18柱(250mm×4.6mm，5μm)测定样品，结果峰形和柱效均良好，测定结果几无相差。

经测定各生产厂家样品及经酸、碱、热、氧化及光照破坏后的样品，发现样品中实际存在的杂质与强制破坏的降解产物均在主峰保留时间的3倍内出峰，故确定测定时间为主峰保留时间的3倍。

目前杂质Ⅲ对照品难以保证长期稳定的供应，故通过氧化破坏试验的降解产物对杂质Ⅲ进行定位，通过试验明确了系统适用性试验溶液的配制及杂质Ⅲ的定位方法。因奥沙利铂氧化降解快，该溶液配制后应立即进样，且仅用于杂质Ⅲ的定位，过量的过氧化氢溶液不需处理。同时考察了杂质Ⅲ与奥沙利铂的相对响应因子，结果表明相对响应因子为4.6。

中国药典(2015)杂质Ⅲ与USP、Ph. Eur. 和BP中杂质C为同种物质，即双羟基奥沙利铂，采用加校正因子的自身对照法控制，限度为0.1%，与USP(41)、BP(2005)和Ph. Eur.(6.0)限度一致，BP(2018)和Ph. Eur.(9.0)限度为0.15%。

左旋异构体　奥沙利铂有三个光学异构体，它们对多种癌细胞株具有不同的药理活性，其中，奥沙利铂的活性最大，若合成奥沙利铂所用原料不纯或精制不好，则可能将杂质1S，2S-(－)-1，2-环已二胺带入，产品中就可能存在微量的奥沙利铂左旋异构体，从而影响药物疗效。

采用高效液相色谱法进行检查，用甲氨酸酯纤维素衍生化合物吸附硅胶为填充剂(CHIRALCELOC)(色谱柱规格：250mm×4.6mm，5μm)；以甲醇-乙醇(70∶30)为流动相；检测波长为254nm。采用自身对照法，限度不得过0.1%。

原国家标准采用奥沙利铂消旋体作为对照溶液，但奥沙利铂消旋体不易得到，故采用奥沙利铂左旋体对照品对异构体杂质定位，再用自身对照法控制限度。用奥沙利铂左旋体对照品溶液与供试品溶液混合作为系统适用性溶液考察系统。

奥沙利铂和奥沙利铂左旋异构体的光谱特性一致，在210nm处吸收值较大，但210nm处溶剂及奥沙利铂的其他杂质有较大吸收，故选用254nm作为检测波长，同Ph. Eur.、BP及USP测定波长一致。样品氧化、酸、碱破坏产生的杂质峰在254nm几乎无吸收，不干扰左旋异构体的检出。

奥沙利铂左旋异构体与奥沙利铂相对校正因子为1.02，可采用自身对照法定量。

供试品溶液24小时内稳定。

中国药典(2015)左旋异构体与USP、Ph. Eur. 和BP中杂质D为同种物质，采用自身对照法控制限度0.1%，与USP(41)、BP(2005)和Ph. Eur.(6.0)限度一致；BP(2018)和Ph. Eur.(9.0)限度为0.15%。

银　采用原子吸收石墨炉法测定样品中的银。参照欧洲药典奥沙利铂中银的测定方法，用标准加入法测定银时，发现由于原子吸收线性范围较窄，当样品中存在一定浓度的银时，标准加入法测定超线性范围。故采用外标法控制奥沙利铂中的银，更适用于样品中银含量高低不一的情况。中国药典(2015)控制银不得过0.0005%，与USP(41)、BP(2018)和Ph. Eur.(9.0)限度一致。

干燥失重　中国药典(2015)规定105℃干燥至恒重，减失重量不得过0.5%；BP(2018)和Ph. Eur.(9.0)规定105℃干燥2小时，USP(41)规定100～105℃干燥2小时，限度相同，均为减失重量不得过0.5%。

【含量测定】选择检测杂质Ⅲ的色谱条件作为含量测定色谱条件。按外标法以峰面积计算含量。奥沙利铂进样量在0.2668～13.3395μg范围内，进样量与峰面积呈良好的线性关系，线性方程为$A=744067C-33858$，$r=1$，重复性试验RSD为0.5%($n=6$)，供试品溶液在室温放置12小时稳定。含量限度同USP、Ph. Eur.、BP一致。

【制剂】中国药典(2015)收载了注射用奥沙利铂，USP(41)收载了奥沙利铂注射液和注射用奥沙利铂。

注射用奥沙利铂(Oxaliplatin for Injection)

本品为奥沙利铂的无菌冻干品，外观为白色或类白色的疏松块状物或粉末，规格为50mg和100mg。

酸度　本品2mg/ml的水溶液，pH值应为4.0～7.0。

溶液的澄清度与颜色　本品2mg/ml的水溶液应澄清无色，如显色，与黄色2号标准比色液比较，不得更深。

草酸，环已二胺二水合铂(杂质Ⅰ)，双羟基奥沙利铂(杂质Ⅲ)与其他杂质检查项方法均与原料药相同，只是草酸、杂质Ⅰ的限度为0.2%，杂质Ⅲ与其他杂质中杂质Ⅲ限度同原料，为0.1%，其他单个杂质和其他杂质总量分别为0.2%和0.5%。

水分　干燥失重所用样品量较多，故制剂采用水分测定法第一法测定水分。

细菌内毒素　原国家标准有的控制热原，有的控制细菌内毒素，为了提高标准的可控性，更好的控制注射用奥沙利铂中细菌内毒素的含量，中国药典(2015)根据注射用奥沙利铂在水中的溶解情况，选择适当的浓度，在选定浓度下进行干扰预实验，找到最大不干扰浓度，在最大不干扰浓度下进行最终确认实验，根据干扰实验结果，结合临床用法用量，对现行标准的限度进行验证，最后确定了细菌内毒素的检查方法。按其临床推荐剂量，计算出细菌内毒素的限值为2.7936EU/mg，考虑到临床剂量有一定调整，说明书中指出：剂量的调整应以安全性，尤其是神经学的安全性为依据。为确保临床用药安全，严格控制产品的细菌内毒素含量，同时参照欧洲药典和英国药典的标准，将本品的细菌内毒素限值制定为1.0EU/mg，即每1mg中含内毒素的量应小于1.0EU。

含量测定方法同原料药。

参考文献

[1] 宋春环，张彩凤．奥沙利铂的临床应用及护理［J］．中华现代中西医杂志，2005，3(9)：854-854.

[2] 张红梅，李晓霞，关玉梅，等．奥沙利铂联合亚叶酸钙和氟尿嘧啶治疗晚期大肠癌的临床观察［J］．临床肿瘤学杂志，2005，10(5)：494-496.

[3] 李荣东，谢安云，徐燕．奥沙利铂的合成［J］．中国医药工业杂志，2008，39(8)：571-572.

[4] 李美松．奥沙利铂的合成研究［J］．浙江化工，2011，42(4)：4.

撰写　王　璐　四川省食品药品检验检测院

复核　谢　华　四川省食品药品检验检测院

奥美拉唑钠

Aomeilazuona

Omeprazole Sodium

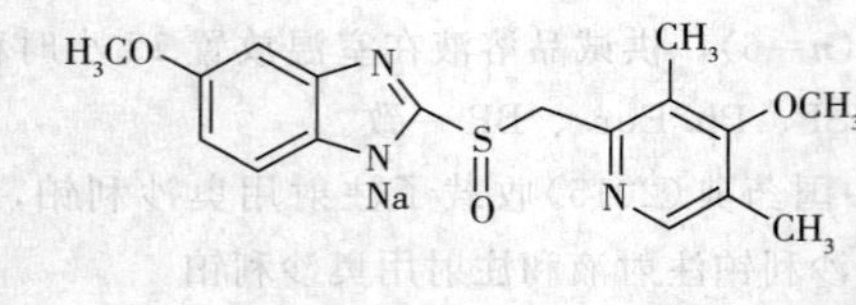

$C_{17}H_{18}N_3NaO_3S \cdot H_2O$　385.41

化学名：本品为5-甲氧基-2-[[(4-甲氧基-3,5-二甲基-2-吡啶基)甲基]亚硫酰基]-1*H*-苯并咪唑钠盐一水合物。

Sodium 5-methoxy-2-[(*RS*)-[(4- methoxy -3,5-dimethylpridin-2-yl) methyl] sulfinyl]- 1*H*-benzimidazole monohydrate.

英文名：omeprazole Sodium

CAS号：[95510-70-6]

本品是胃壁细胞 Na^+，K^+-ATP 酶质子泵抑制剂，临床上主要用于治疗十二指肠溃疡和卓-艾综合征[1]。口服奥美拉唑在1小时后起效，单次给药时生物利用度约35%，反复给药的生物利用度可达60%，口服后0.5～3.5小时血药浓度达到峰值，达峰浓度为0.22～1.16mg/L。本品在体内血浆消除半衰期为0.5～1小时，血药浓度在给药后4～6小时后基本消失，其中约80%左右的代谢物经肾脏排泄，另20%左右的代谢物由胆汁分泌，随粪便排出[2]。

阿斯利康制药有限公司(Astra Zeneca AB)率先研制开发了第一代质子泵抑制剂奥美拉唑，1989年通过美国食品药品监督管理局批准在美国上市，商品名“洛赛克”(LOSEC®)。2001年又申请了成盐化合物奥美拉唑钠的专利，延长了该药物的专利保护期限。目前临床使用的奥美拉唑钠主要是奥美拉唑钠一水合物。

中国药典(2015)首次收载奥美拉唑钠、奥美拉唑钠肠溶片和注射用奥美拉唑钠，BP(2017)和Ph. Eur. (9.0)均仅收载奥美拉唑钠。

【制法概要】本品由奥美拉唑和氢氧化钠反应成盐后，精制而成。

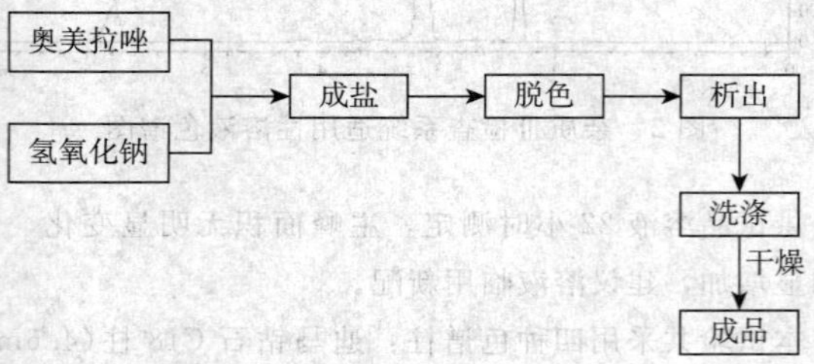

【性状】本品为白色或类白色结晶性粉末。在水中易溶，在甲醇或乙醇中略溶，在二氯甲烷中微溶。

【鉴别】(1)紫外光谱法(UV)：本品的0.1mol/L氢氧化钠溶液紫外光谱如图1所示，在276nm和305nm波长处有最大吸收。

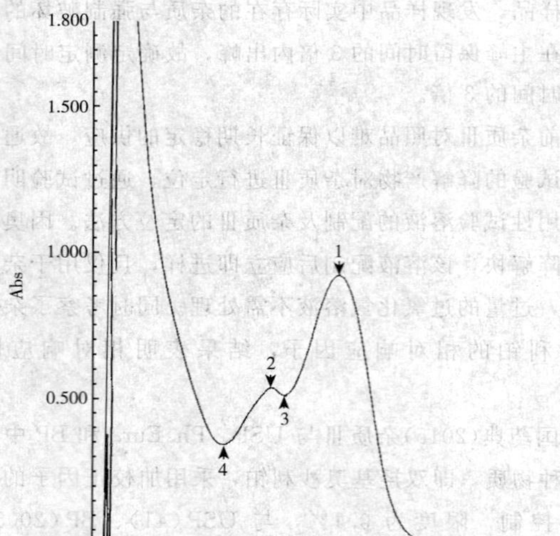

图1　奥美拉唑钠紫外吸收图谱

(2)红外光谱法(IR)：采用溴化钾压片法测定的红外光谱如图2所示，红外光吸收图谱显示的主要特征如下：

波数(cm^{-1})	归属	
1620，1580，1490	芳环	$\nu_{C=C}$
1150	亚硫酰基	$\nu_{S=O}$

本品的红外光吸收图谱应与对照的图谱(光谱集1051图)一致。《红外光谱图集》中图1051，为供试品用少量无水乙醇溶

解，置水浴蒸干，真空干燥后测定。如果红外光谱法鉴别所得图谱与图 1051 相比存在明显差异，则可将对照品和样品均用上述方法处理后，两者图谱中的主要特征吸收应一致。

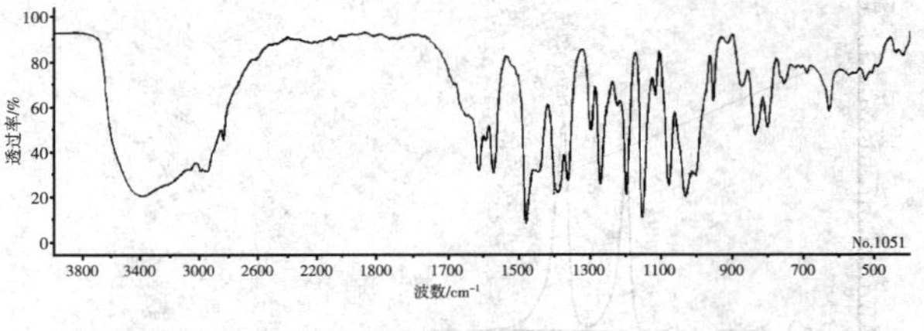

图 2　奥美拉唑钠红外光吸收图谱

(3)化学鉴别法：本品结构中含钠，水溶液显钠盐的鉴别反应。

【检查】碱度　本品生产中奥美拉唑与氢氧化钠反应成盐，残留的氢氧化钠对产品质量有较大的影响，故需严格加以控制。此限度与 Ph. Eur. (9.0)/BP(2017)的限度一致。

溶液的澄清度与颜色　本品溶液的澄清度与颜色可以反映其精制程度和降解变化的情况。

有关物质　采用高效液相色谱法进行检查。测定方法同中国药典(2015)二部"奥美拉唑"有关物质测定方法。中国药典(2015)与 Ph. Eur. (9.0)/BP(2017)的流动相组成一致，即：缓冲盐(0.01mol/L 磷酸氢二钠溶液(用磷酸调节 pH 值至 7.6))-乙腈，但是比例有所不同。中国药典比例为缓冲盐-乙腈(75∶25)，Ph. Eur. 与 BP 标准流动相比例为缓冲盐-乙腈(73∶27)。因此，最终确定的中国药典(2015)有关物质的检测方法：以辛烷基硅烷键合硅胶为填充剂，0.01mol/L 磷酸氢二钠溶液(用磷酸调节 pH 值至 7.6)-乙腈(75∶25)为流动相，检测波长为 280nm；并以奥美拉唑与奥美拉唑磺酰化物(杂质Ⅰ)的分离度进行系统适用性试验(图 3)。奥美拉唑峰与奥美拉唑磺酰化物峰的分离度应大于 2.0 (Ph. Eur. (9.0)/BP(2017)药典标准系统适用性试验要求奥美拉唑峰与奥美拉唑磺酰化物峰的分离度应大于 3.0)。

Ph. Eur. (9.0)/BP(2017)版标准中杂质 D 和杂质 E 限度均为不得过 0.15%，其余单个杂质不得过 0.10%。由于无法得到 Ph. Eur. (9.0)中所列除奥美拉唑磺酰化物(Ph. Eur. (9.0)杂质 D)外全部杂质对照品，故中国药典(2015)标准中的单个杂质限度统一为不得过 0.1%。为更好控制产品质量，中国药典(2015)将杂质总量订为不得过 0.5%，与 Ph. Eur. (9.0)/BP(2017)一致。杂质结构与比对见表 1。

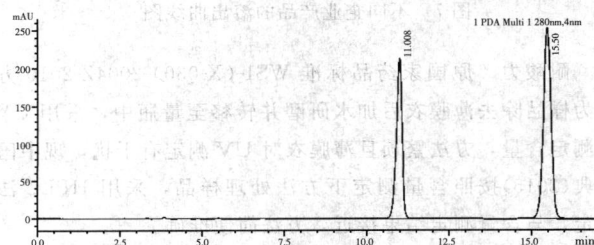

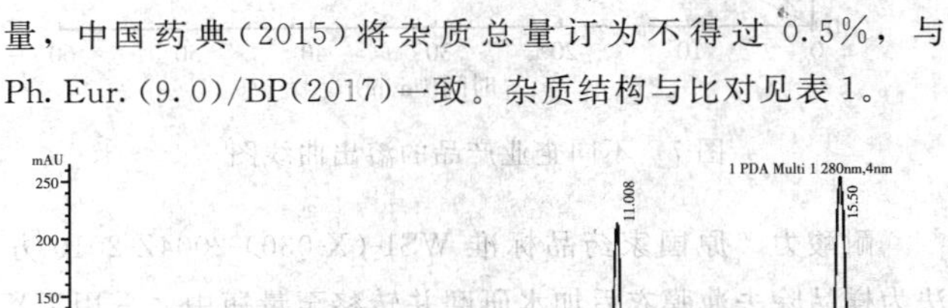

图 3　奥美拉唑钠系统适用性溶液 HPLC 图
(从左至右：杂质Ⅰ、奥美拉唑)
(Hypersil GOLD C8，4.6mm×250mm，5μm)

表 1　各国药典杂质结构与比对

ChP 杂质Ⅰ Ph. Eur. 杂质 D 奥美拉唑磺酰化物	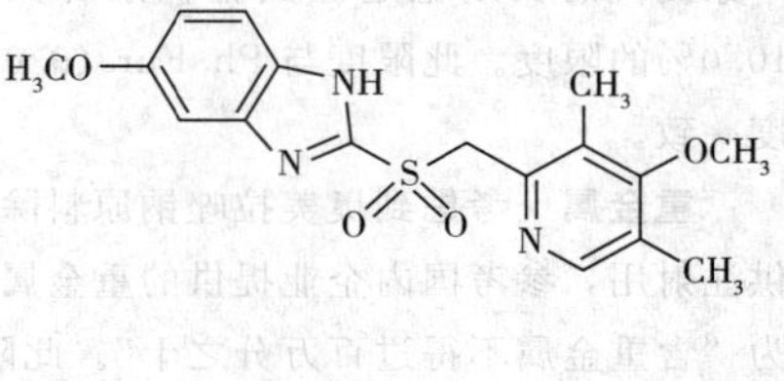
Ph. Eur. 杂质 A	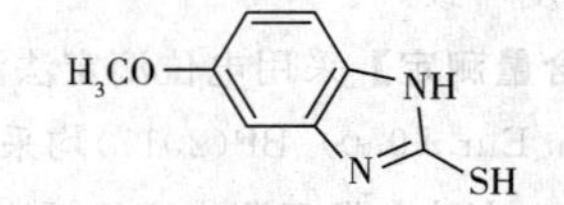
Ph. Eur. 杂质 B	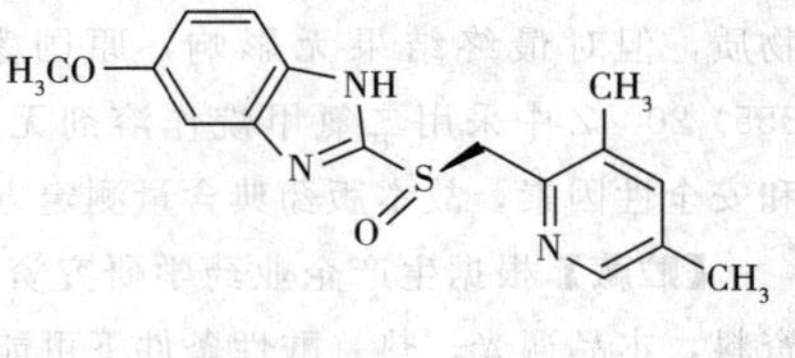
Ph. Eur. 杂质 C	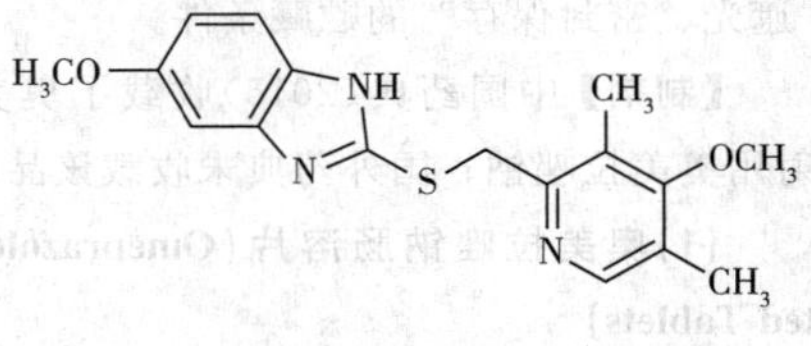
Ph. Eur. 杂质 E	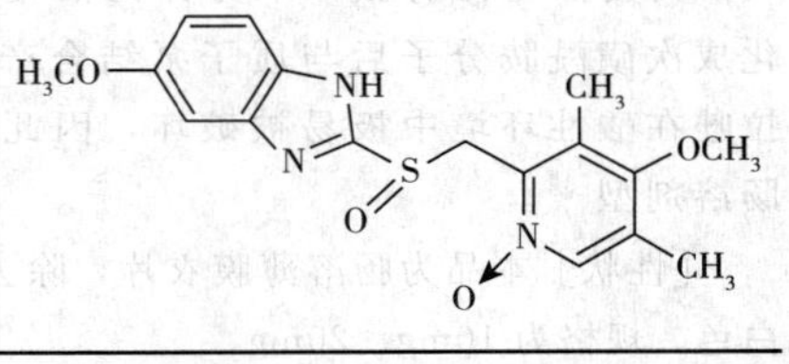

残留溶剂　Ph. Eur. (9.0)和 BP(2017)均未对残留溶剂进行控制，本品国内厂家生产工艺涉及甲醇、乙醇、丙酮、二氯甲烷和乙酸乙酯等。因此中国药典(2015)对上述残留溶剂进行了控制(图 4)。本品易溶于水和 *N*，*N*-二甲基甲酰胺，但因乙酸乙酯、二氯甲烷微溶于水，易溶于 *N*，*N*-二甲基甲酰胺，故采用 *N*，*N*-二甲基甲酰胺作为溶剂。对国内多批次产品进行了测定，并进行回收率等方法学考察，限度均与 ICH 指导原则相一致。

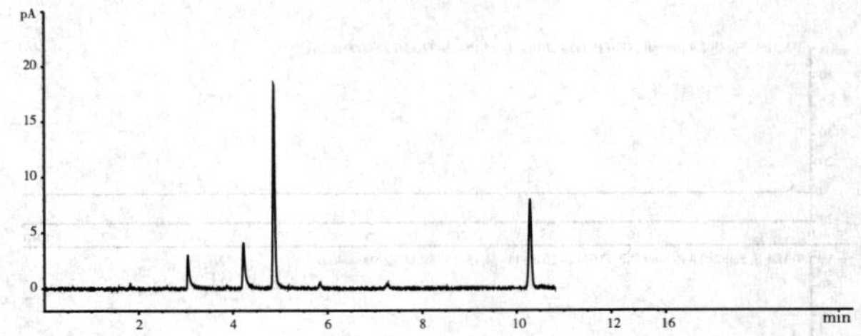

图 4　残留溶剂对照品 GC 图
(从左至右：甲醇、乙醇、丙酮、二氯甲烷、乙酸乙酯)
(Agilent J&W GC Columns DB-624，30m×0.32mm，0.25μm)

水分　为专属测定药品中所含水分而非其他有机挥发性物质，故选择"水分测定法"而非"干燥失重检查法"。根据本品的物理性质和国内主要厂家产品的实测数据，并结合厂家提供的长期稳定性试验积累的数据，制订了4.5%～10.0%的限度。此限度与Ph. Eur. (9.0)/BP(2017)的水分限度一致。

重金属 考虑到奥美拉唑钠原料除供应口服制剂外亦可供注射用，参考国内企业提供的重金属检测数据，将限度订为“含重金属不得过百万分之十”。此限度与BP(2017)的重金属限度一致。

【含量测定】采用电位滴定法测定。

Ph. Eur. (9.0)/BP(2017)均采用水作溶剂对样品进行含量测定，实验中发现测定完毕后电极和搅拌桨上易附着黏性物质，但对最终结果无影响，原国家药品标准WS1-(X-355)-2004Z中采用二氯甲烷作溶剂无此现象。考虑到环保和安全性因素，故本版药典含量测定方法采用水作溶剂。

【贮藏】根据生产企业药学研究资料和稳定性试验研究资料，本品遇光、热、酸性条件下可能发生降解，故应选择“遮光、密封保存”的贮藏条件。

【制剂】中国药典(2015)收载了奥美拉唑钠肠溶片、注射用奥美拉唑钠；国外药典未收载该品种制剂。

(1)奥美拉唑钠肠溶片(Omeprazole Sodium Enteric-coated Tablets)

奥美拉唑为弱碱，本身并无活性，在酸性环境下转化成次磺酰胺分子后与质子泵结合产生抑制作用。奥美拉唑在酸性环境中极易被破坏，因此口服时要用抗酸的肠溶剂型[3]。

［性状］本品为肠溶薄膜衣片，除去包衣后显白色或类白色。规格为10mg、20mg。

［鉴别］因辅料干扰，不宜采用红外光谱法和紫外光谱法进行鉴别，故采用与原料药鉴别项(3)相同的方法进行鉴别，即钠盐化学反应鉴别法，同时增加HPLC保留时间鉴别法。

［检查］有关物质 测定方法同奥美拉唑钠原料药，但测定波长由280nm变为302nm。中国药典(2015)标准中奥美拉唑肠溶片有关物质测定的检测波长为302nm，经比较，辅料在280nm吸收较大(图5)，各降解杂质在302nm与280nm处均能检出，故中国药典(2015)中奥美拉唑钠肠溶片有关物质选择302nm作为检测波长。

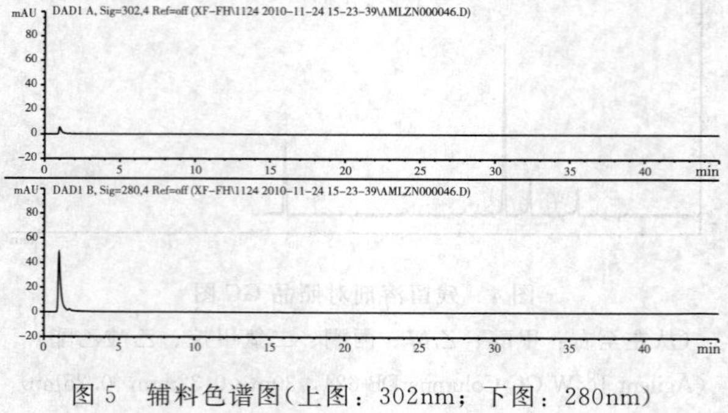

图5 辅料色谱图(上图：302nm；下图：280nm)

分别采用不同品牌的色谱柱迪马C8(250mm×4.6mm，5μm)、Agilent ZorbaxC8(150mm×4.6mm，5μm)、Agilent XDB C8(150mm×4.6mm，5μm)、AlltimaC8(150mm×4.6mm，5μm)，考察了方法的耐用性，结果良好。(图6)

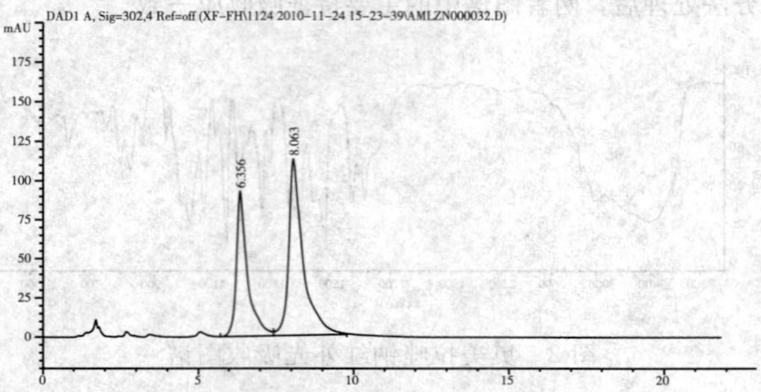

图6 系统适用性试验色谱图(从左至右：杂质I、奥美拉唑)

Agilent ZorbaxC8(150mm×4.6mm，5μm)

本品国家标准WS1-(X-030)-2004Z-2010标准限度为总杂质不得过1.0%。在检验中发现部分企业辅料峰与降解物杂质峰部分重叠，无法完全消除，将其归入杂质峰，使得单一杂质峰含量和总杂质峰含量偏高，故参考中国药典(2015)中奥美拉唑肠溶片标准，将有关物质限度暂定为单个杂质不得过1.0%，总杂质不得过2.0%。

溶出度 照溶出度与释放度测定法(通则0931第一法方法2)测定，以0.1mol/L盐酸溶液900ml为溶出介质，转速为每分钟100转，依法操作，经120分钟时，立即将转篮升出液面，随即将转篮放入磷酸盐缓冲液(pH6.8)900ml的溶剂中，转速不变，继续依法操作，分别在15、20、25、30、45、60分钟时，取溶液10ml滤过，并即时补充37℃溶剂10ml，精密量取续滤液20μl，照含量测定下色谱条件试验，计算出每片在各时间点的累计释放量，并绘制成溶出曲线图(图7)。结果供试品在25分钟时溶出含量最高，但30分钟后累积溶出量却逐渐下降，故取样时间订为30分钟。

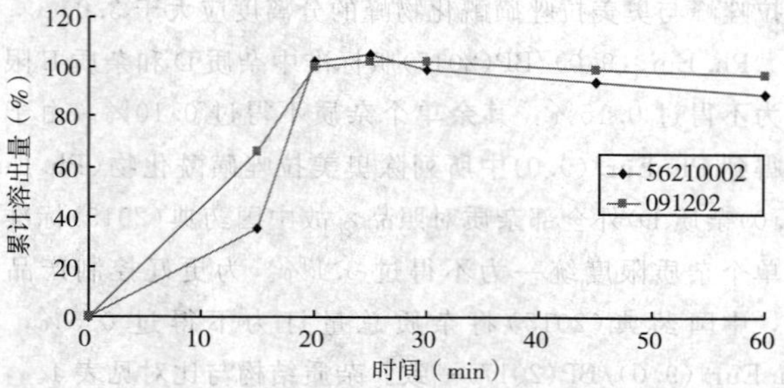

图7 不同企业产品的溶出曲线图

耐酸力 原国家药品标准WS1-(X-030)-2004Z-2010方法为样品除去薄膜衣后加水研磨并转移至量瓶中，采用UV法测定含量，方法繁琐且薄膜衣对UV测定有干扰，现中国药典(2015)按照含量测定下方法处理样品，采用HPLC法测定，与含量测定结果接近，方法简便准确。

［含量测定］因本品薄膜包衣不易研磨均匀，容易造成取样误差，致使含量测定两份平行性偏差较大，故采用含量均匀度项下供试品溶液进样，取10片平均值计算含量。方

法学研究如下：

奥美拉唑钠在 0.95～38.05μg/ml 浓度范围内线性关系良好，回归方程为：$y=26.824x+7.7921$；$r=0.9996$。

回收率试验结果表明，含量回收率良好，辅料无干扰。平均回收率 100.6%（RSD%＝1.2，$n=9$）。

重复性试验结果表明，重复性良好（RSD%＝1.3，$n=6$）。

稳定性试验结果表明，供试品溶液在 10 小时后含量逐渐下降。

取浓度为 20μg/ml 的对照品溶液稀释至适当浓度进样，以 S/N 为 10 计算奥美拉唑钠的定量限为 19.0ng/ml。

(2)注射用奥美拉唑钠(Omeprazole Sodium for Injection)

本品为白色或类白色疏松块状物或粉末。规格为 20mg、40mg 和 60mg。

含量测定和有关物质均采用高效液相色谱法，但流动相组成与比例与原料药有不同，今后可参考原料药项下的高效液相色谱系统。

无菌　参照中国药典(2015)通则(1101)无菌检查法的规定，进行产品无菌检查时，应进行方法适用性试验，以确认所采用的的方法适合于该产品的检验。

细菌内毒素　本品制剂注射用奥美拉唑钠临床用法用量为每日 1 次静脉滴注 40mg，根据临床使用剂量制订的限度应为 7.5EU/mg。中国药典(2015)为每 1mg 奥美拉唑中含内毒素的量应小于 2.0EU，限值制定合理。

参考文献

[1] L. Olbe, E. Carlsson, P. Lindberg. A proton-pump inhibitor expedition: the case histories of omeprazole and esomeprazole [J]. Nature reviews drug discovery, 2003, 2(2): 132-139.

[2] 国家药典委员会．中华人民共和国药典临床用药须知·化学药和生物制品卷［M］．2010 年版．北京：中国医药科技出版社，366-368.

[3] 王景田，高晨．注射用奥美拉唑钠稳定性及有关物质比较［J］．中国药学杂志，2003，38(12)：965-966.

撰写　邵　鹏　陈　悦　浙江省食品药品检验研究院

复核　王　建　　　　　浙江省食品药品检验研究院

奥硝唑

Ornidazole

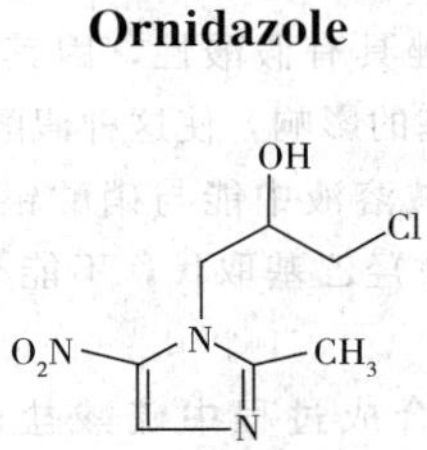

$C_7H_{10}ClN_3O_3$　219.63

化学名： 1-(-3-氯-2-羟丙基)-2-甲基-5-硝基咪唑

1-(3-chloro-2-hydroxypropyl)-2-methyl-5-nitroimidazole

英文名： ornidazole(INN)

CAS 号：［16773-42-5］

奥硝唑是抗厌氧菌、阿米巴虫、滴虫、贾第虫感染药，为第三代硝基咪唑类衍生物。阴道栓用于细菌性阴道病、滴虫性阴道炎。局部使用 500mg 阴道栓剂后 12 小时，最大血浆浓度为 5μg/ml。不良反应为阴道给药偶见外阴灼痛、肿胀、瘙痒、丘疹、发红、白带增多等[1]。奥硝唑最早由美国的 Hoffer. M 等研制成功，于 1969 年 5 月 25 日获美国专利，转让给 Hoffmann-La Roche and Co(瑞士)公司，1977 年由瑞士罗氏公司首次在德国上市。我国从 2002 年开始，相继批准了奥硝唑原料及各种制剂的生产。主要剂型有奥硝唑片、奥硝唑胶囊、奥硝唑分散片、奥硝唑氯化钠注射液、奥硝唑葡萄糖注射液、注射用奥硝唑、奥硝唑注射液、奥硝唑阴道栓、奥硝唑阴道泡腾片等。中国药典(2010)第二增补本首次收载奥硝唑及其制剂的质量标准，其他国家药典仅印度 IP(2010)收载奥硝唑和奥硝唑片。

奥硝唑是消旋体。奥硝唑的右旋体(右奥硝唑)有神经毒性，而左旋体(左奥硝唑)在抗厌氧菌感染的临床疗效与奥硝唑相当的基础上，临床总不良反应发生率显著降低，仅为奥硝唑的 1/15，临床应用更安全。为此，南京圣和药业股份有限公司于 2009 年开发了左奥硝唑，是具有国家自主产权的国家一类新药。

【制法概要】 目前国内生产奥硝唑的主要合成路线为：以 2-甲基-5-硝基咪唑为起始原料，与环氧氯丙烷和少量浓硫酸在甲酸中于 0～5℃反应 10h。浓硫酸为催化剂，若没有浓硫酸，反应时间较长，且甲酸用量大[2]。见图 1。

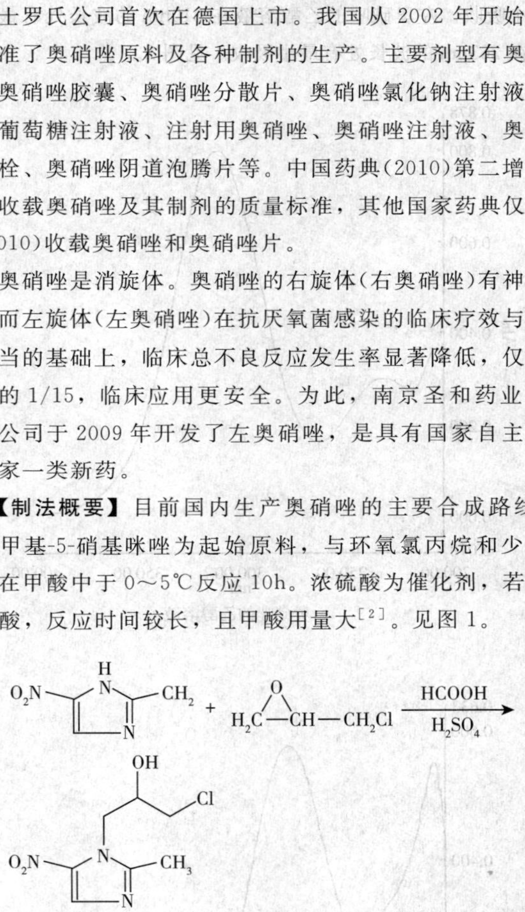

图 1　奥硝唑原料的合成工艺

另外，文献报道[2]的合成工艺还有两种：1)2-甲基-5-硝基咪唑和二(3-氯-2-羟丙基)硫酸酯反应，在浓盐酸作用下开环，氨水中和，硫酸铵饱和，放置后析出油状结晶，重结晶后得到奥硝唑。该反应比较复杂，油状结晶纯度差，主要杂质为 4-硝基产物，较难除去。2)用 2-甲基-5-硝基咪唑和环氧氯丙烷在 $AlCl_3$ 作用下经缩合、水解、酸化、中和等反应得到奥硝唑，反应需严格无水。

【性状】 中国药典(2015)规定奥硝唑为白色至微黄色结晶性粉末；无臭；遇光色渐变黄。左奥硝唑为白色或类白色结晶性粉末；无臭。奥硝唑遇到光不稳定，易产生杂质。

熔点　奥硝唑熔点为 86～90℃，左奥硝唑熔点为

92～97℃。

溶解度 奥硝唑在乙醇中易溶，在水中略溶。左奥硝唑在乙醇或三氯甲烷中易溶，在水中微溶。

【鉴别】(1) 化学显色反应 本品因系含氮杂环化合物，加硫酸溶解后，可与三硝基苯酚试液产生黄色沉淀。

(2) 化学显色反应 本品在加热条件下与氢氧化钠反应，生成氯化钠，显氯化物的鉴别反应。

(3) 紫外光谱特征 奥硝唑在不同的溶剂中显示不同的紫外光谱特征，奥硝唑的乙醇溶液在 230nm 与 312nm 的波长处有最大吸收，在 262nm 的波长处有最小吸收；奥硝唑在 0.1mol/L 盐酸溶液中在 277nm 的波长处有最大吸收，在 242nm 的波长处有最小吸收。左奥硝唑的乙醇溶液在 310nm 的波长处有最大吸收，在 263nm 的波长处有最小吸收。见图 2。

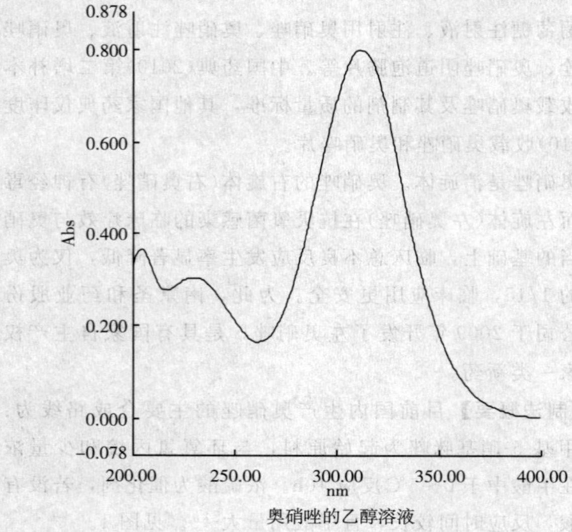

奥硝唑的乙醇溶液

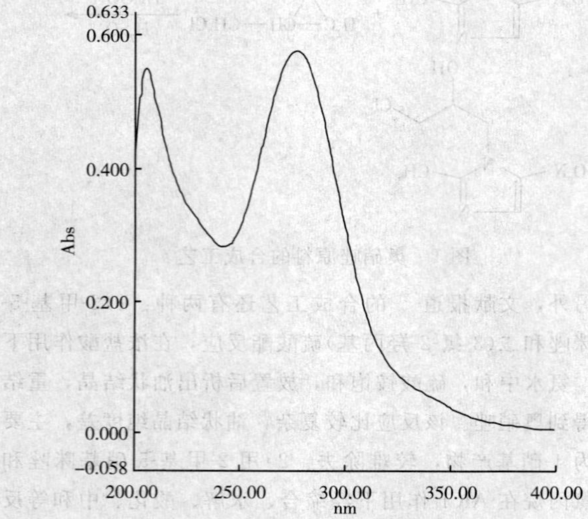

奥硝唑的0.1mol/L盐酸溶液

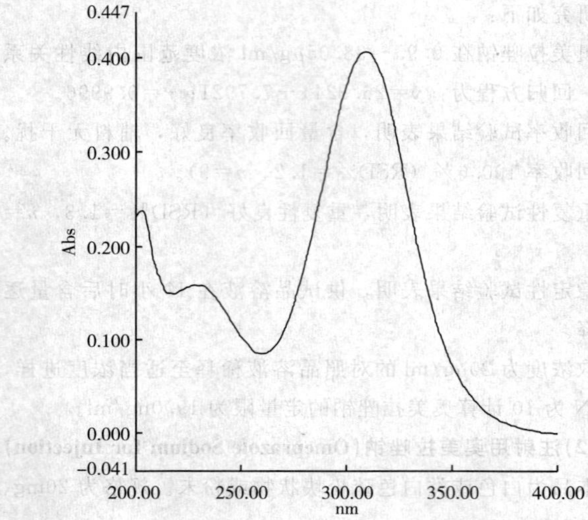

左奥硝唑的乙醇溶液

图 2 奥硝唑和左奥硝唑原料药紫外光谱图

(4)红外光谱特征 奥硝唑的红外光吸收图谱应与其对照品的图谱一致，红外光吸收图谱及主要特征吸收及基团归属见图 3、表 1：

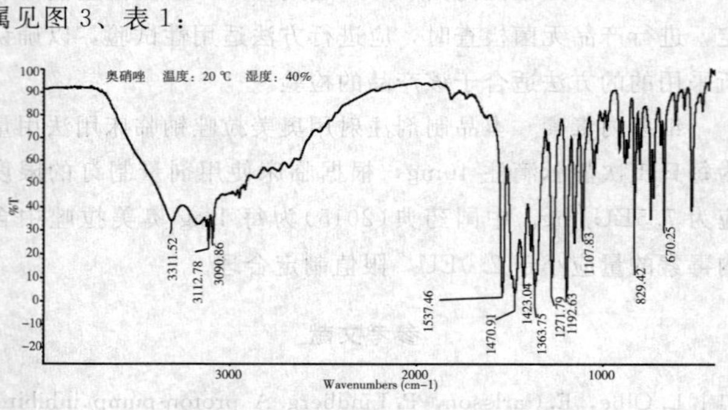

图 3 奥硝唑原料药红外光谱图

表 1 红外特征吸收及基团归属

波数(cm^{-1})	归属	波数(cm^{-1})	归属
3310	羟基 ν_{-O-H}	1270	咪唑 ν_{C-N}
3112	咪唑环侧链 ν_{C-H}	1192，1106	羟基 ν_{C-O}
3090	咪唑 ν_{C-H}		
1537，1364	硝基 ν_{-NO_2}		
1470，1424	咪唑 $\nu_{C=C}$，$\nu_{C=N}$		

【检查】乙醇溶液的澄清度与颜色 光照下本品会产生有色杂质，导致变黄。同时精制过程中加入活性炭以吸附杂质和有色物质，因此，本品乙醇溶液的澄清度与颜色可以反映其精制程度和降解变化的情况。

氯化物 1)检查合成过程氯化物的残留程度；2)起始物料 2-甲基-5-硝基咪唑具有假酸性，因其 1 位氮上与未被取代的氢及邻位上硝基的影响，使这种假酸性增强，因此 2-甲基-5-硝基咪唑在氨碱溶液中能与硝酸银产生银盐沉淀。而奥硝唑氮上的氢已被羟乙基取代，不能与硝酸银产生沉淀；3)限度为 0.02%。

硫酸盐 检查合成过程中硫酸盐的残留程度，限度为 0.02%。

铵盐 检查合成过程中铵盐的残留程度，限度为 0.002%。

有关物质　采用高效液相色谱法进行检查。

印度 IP（2010）以十八烷基硅烷键合硅胶色谱柱，0.01M 磷酸二氢钾溶液-甲醇（70：30）为流动相，检测波长为 318nm，以 2-甲基-5-硝基咪唑和奥硝唑的分离度大于等于 1.5 进行系统适用性试验。2-甲基-5-硝基咪唑采用杂质对照品外标法测定，不得过 0.2%。其他杂质采用奥硝唑对照品对照法测定，其他杂质总和不得过 1.0%。

中国药典（2015）以十八烷基硅烷键合硅胶色谱柱，甲醇-水（20：80）为流动相，检测波长为 318nm，并以 2-甲基-5-硝基咪唑和热降解物 1、热降解物 2 和奥硝唑的分离度进行系统适用性试验。热降解物 1、热降解物 2 通过供试品溶液加热回流 1 小时获得。以奥硝唑相对保留时间为 1，热降解物 1 的相对保留时间为 0.28、热降解物 2 的相对保留时间为 0.56，色谱柱采用 Luna C18（4.6mm×250 mm，5 μm）或 Aglient ZORBAX SB-C18（4.6mm×250 mm，5 μm）满足系统适用性要求。2-甲基-5-硝基咪唑采用杂质对照品外标法测定，不得过 0.2%。其他杂质采用自身对照法测定，其他杂质总和不得过 0.5%。

中国药典（2015）的方法与印度 IP（2010）相比，专属性更好，杂质限度也更严格。奥硝唑杂质典型色谱图（系统适用性试验色谱图）见图 4。

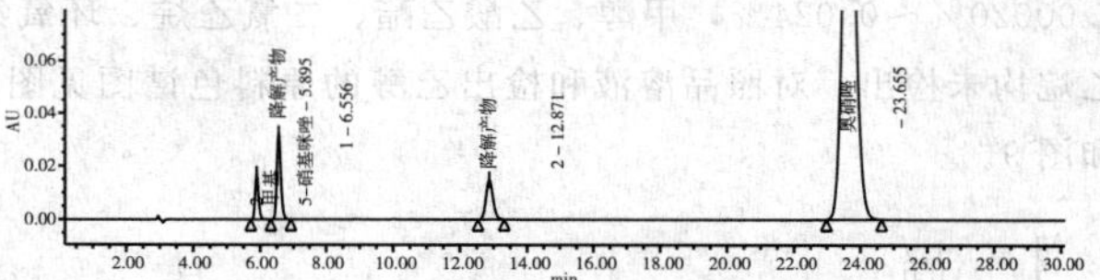

图 4　奥硝唑杂质典型色谱图
（按出峰顺序依次为 2-甲基-5-硝基咪唑峰、热降解物 1 峰、热降解物 2 峰、奥硝唑峰）

2-甲基-5-硝基咪唑为合成奥硝唑的起始原料或中间体，在贮藏与制剂过程中没有明显增加。奥硝唑的降解产物主要为降解产物 1 和降解产物 2，这两种杂质通过热破坏和强光照射即可以产生，酸性或碱性和强氧化环境会加剧其降解，其中碱性条件下可快速降解成为降解产物 2。奥硝唑及其有关物质的紫外光谱见图 5。

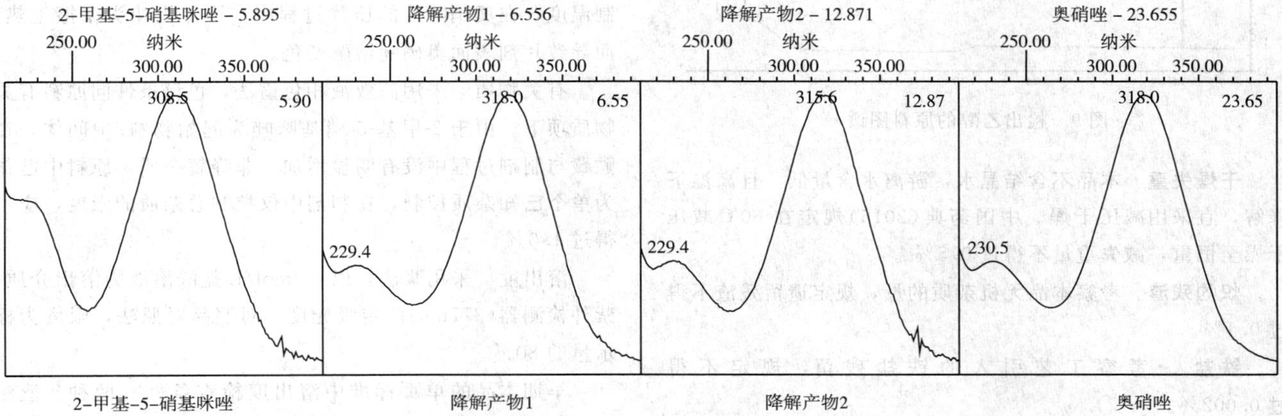

图 5　奥硝唑及奥硝唑有关物质紫外光谱图

采用液质联用[3]。色谱条件为 Luna C18 柱（4.6mm×250 mm，5 μm）；以 pH3.5 甲酸水溶液-乙腈（80：20）为流动相；质谱离子源为 ESI。质谱数据见表 2，杂质推测结构见图 6、图 7。

表 2　各物质的质谱数据

名称	MS	MS/MS	备注
2-甲基-5-硝基咪唑	128.2	-*	起始物料/中间体
降解产物 1	202.3	128.3，82.7	失去 H_2O
降解产物 2	184.3	128.3，58.0，138.6	失去 HCl
奥硝唑	220.3	128.3，82.6，149.1	/

*二级质谱无信号

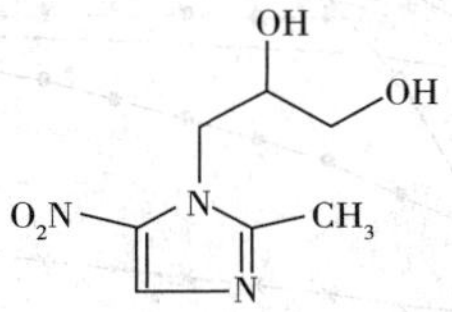

图 6　降解产物 1 的推测结构

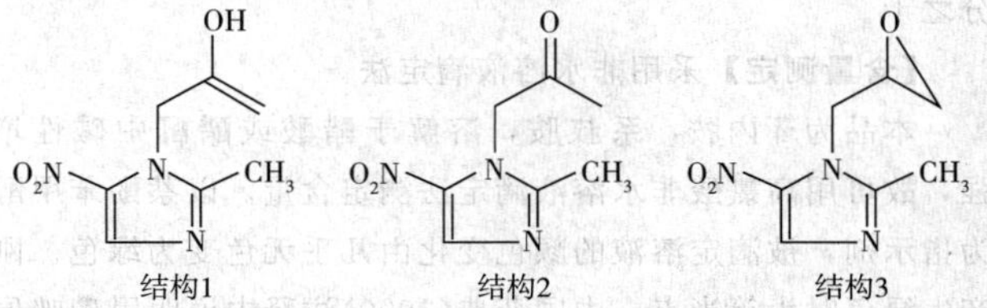

图 7　降解产物 2 的推测结构

奥硝唑各种制剂中相关的辅料的干扰试验显示除氯化钠辅料有出峰，其他辅料对测定没有干扰。2-甲基-5-硝基咪唑的相对响应因子考察结果约为奥硝唑的 1.3。2-甲基-5-硝基咪唑检测限为 0.05μg/ml，定量限为 0.2μg/ml。

残留溶剂　目前中国药典（2015）中未控制奥硝唑的残留溶剂。

有研究采用 Agilent 6890N 气相色谱系统，FID 检测器，色谱柱为 DB-624（30m×0.32 mm×0.18μm），进样口温度 150℃，检测器温度 250℃，流速 3.0ml/min，柱温 45℃，保持 15 分钟，然后以 40℃/min 的速率升至 220℃。顶空温

度：85℃；顶空平衡时间：30 分钟。对可能存在的五种残留溶剂甲醇、乙醇、乙酸乙酯、二氯乙烷、环氧氯丙烷进行探索。结果显示 21 批原料中有 10 批检出了乙醇，含量约为 0.00020%～0.024%，甲醇、乙酸乙酯、二氯乙烷、环氧氯乙烷均未检出。对照品溶液和检出乙醇的原料色谱图见图 8 和图 9。

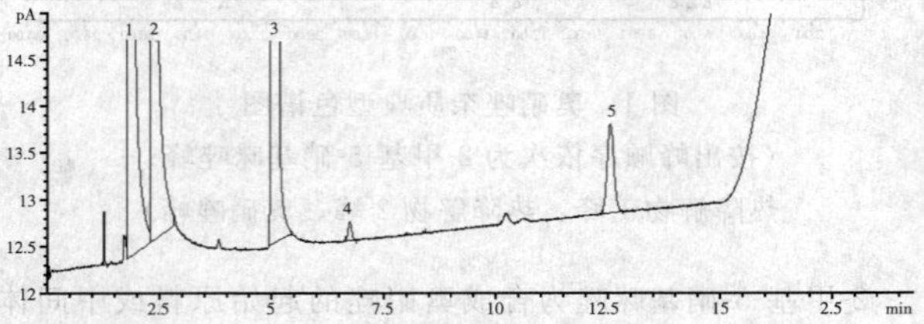

图 8　对照品图谱

1. 甲醇；2. 乙醇；3. 乙酸乙酯；4. 二氯乙烷；5. 环氧氯丙烷

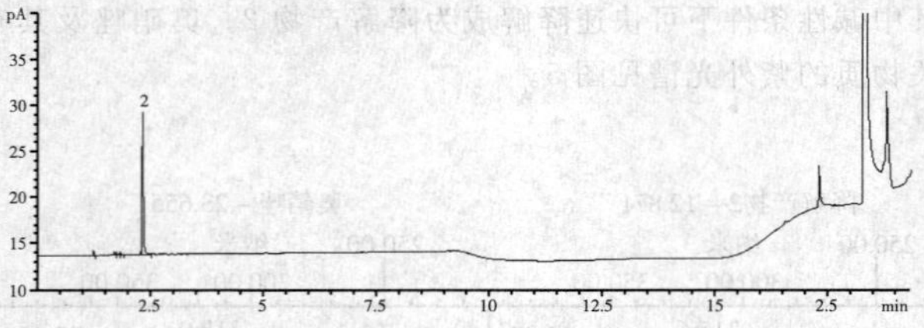

图 9　检出乙醇的原料图谱

干燥失重　本品不含结晶水，游离水含量低，且高温下降解，宜采用减压干燥。中国药典(2015)规定在 60℃减压干燥至恒重，减失重量不得过 0.5% 。

炽灼残渣　考察本品无机杂质的量，规定遗留残渣不得过 0.1%。

铁盐　考察工艺引入的铁盐残留，规定不得过 0.002%。

重金属　考察工艺引入的重金属残留，规定不得过百万分之十。

【含量测定】 采用非水溶液滴定法。

本品为环内胺，系叔胺，溶解于醋酸或醋酐中碱性增强，故可用高氯酸非水溶液滴定法测定含量。以萘酚苯甲醇为指示剂，被滴定溶液的颜色变化由几乎无色变为绿色。刚产生绿色时为等当点。中国药典(1990)注释中说明甲硝唑原料采用高氯酸非水溶液滴定法时，以结晶紫为指示剂，被滴定溶液颜色的变化由蓝→蓝紫→蓝绿→绿→黄绿→黄色，滴定过程中有一段较长的蓝紫色，终点容易混淆；以醋酐为溶剂，孔雀绿为指示剂，被滴定的溶液颜色由蓝→蓝褐→黄绿→黄色，黄绿色为等当点；以萘酚苯甲醇为指示剂，终点明确，颜色易于判断。

【贮藏】 遮光，密封保存。

影响因素试验结果：本品在强光条件下放置，外观变黄，有关物质略有增加，含量均未见明显变化；在 40℃、60℃的高温条件下，有关物质略有增大，但均未超过 0.5%，其他考察指标亦未见明显改变；在 25℃，RH＝75%和 RH＝92.5%放置后，有关物质略有增大，其他各项指标无明显变化。

加速和长期试验结果：本品在 40℃±2℃，RH＝75%±5%条件下放置 6 个月稳定，有关物质略有增加，其他各项考察指标无明显变化；25℃±2℃，RH＝60%±5%条件下放置各项考察指标无明显变化。

综上，本品在光照条件下外观变黄，故应选择遮光，密封保存。

【制剂】 中国药典(2015)收载了奥硝唑片、奥硝唑阴道泡腾片、奥硝唑阴道栓、奥硝唑注射液、奥硝唑胶囊 5 种剂型，印度药典 IP(2010)中收载了奥硝唑片，其余各国药典均未收载奥硝唑及其制剂。

(1)奥硝唑片(Ornidazole Tablets)

本品为白色或类白色片或薄膜衣片，除去包衣后显白色或类白色。规格有 0.1g、0.25g、0.5g。国内各企业的工艺采用湿法制粒压片，处方中主要辅料有淀粉、微晶纤维素、羧甲淀粉钠、硬脂酸镁、二氧化硅、羟丙纤维素、羟丙甲纤维素、聚维酮 K30、乙醇、倍他环糊精、聚山梨酯 80。奥硝唑熔点为 86～90℃，各企业在湿法制粒后干燥步骤需控制温度，在奥硝唑片的压片过程中，压片机冲头摩擦生热，而导致片剂表面奥硝唑熔融变色。

有关物质　采用高效液相色谱法，色谱条件同原料有关物质项下。由于 2-甲基-5 硝基咪唑为起始物料/中间体，在贮藏与制剂过程中没有明显增加，非降解杂质，原料中已作为单个已知杂质控制，在制剂中仅控制总杂质的限度，应不得过 1.0%。

溶出度　采用桨法，以 0.1mol/L 盐酸溶液为溶出介质，紫外检测器(277nm)测定吸光度，对照品对照法，限度为标示量的 80%。

早期本品的单页标准中溶出度检查条件有两种：篮法 50r/min 和桨法 100r/min，而通常设定条件篮法为 100r/min 和桨法为 50r/min，所以上述两种条件相差甚远，不尽合理。中国药典(2015)采用桨法转速 50r/min，经考察不同厂家 13 批样品在 4 种溶出介质(水、0.1mol/L 盐酸溶液、pH4.0 缓冲溶液和 pH6.8 缓冲溶液)中的溶出曲线。结果显示：奥硝唑片在 0.1mol/L 盐酸溶液中的溶出速率较快，15 分钟达到 85%以上，水中次之。部分样品在 0.1mol/L 盐酸溶液和 pH4.0 缓冲溶液中均具有较好的溶出度，而在 pH6.8 缓冲溶液和水中溶出速率均较慢，可见溶出介质的 pH 对此类制剂的溶出度影响较大。见图 10。

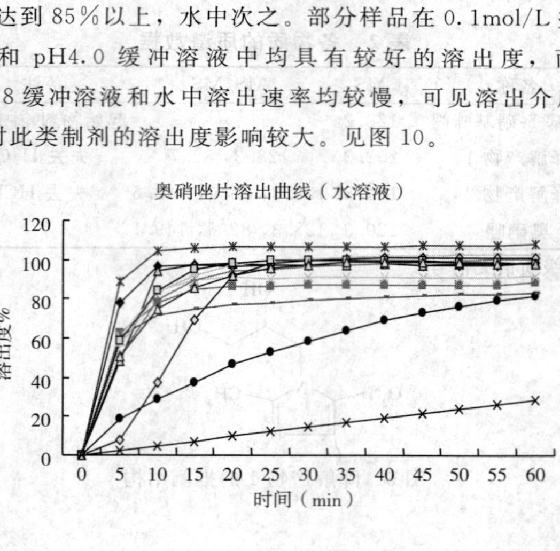

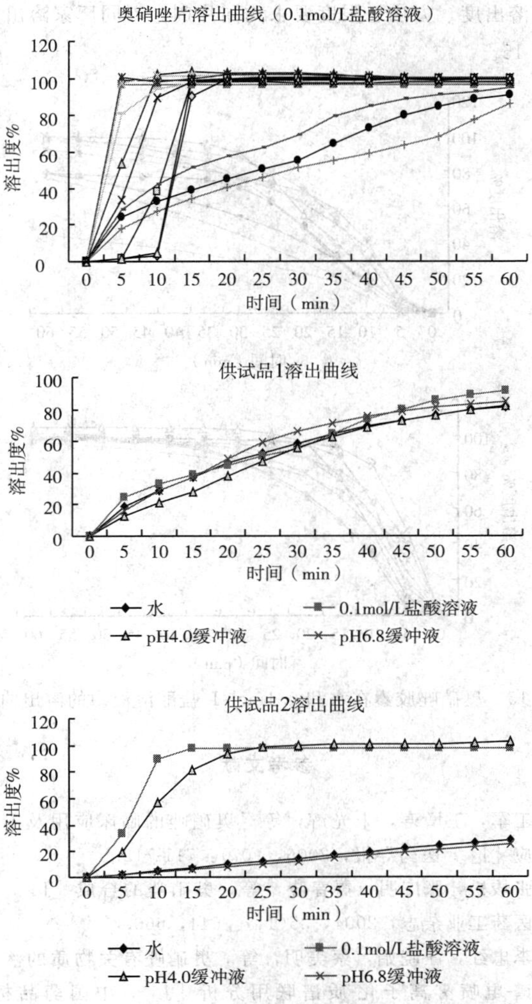

图 10　奥硝唑片的溶出曲线

含量测定　采用高效液相色谱法，色谱条件与原料有关物质项下相同。辅料对主成分含量测定无干扰，包衣对含量测定结果没有干扰，供试液的制备方法中不需除去包衣。未进行标准统一前，各单页标准中含量限度有两种，分别为95.0%～105.0%和90.0%～110.0%，统一标准时根据样品的考察结果综合考虑含量限度范围定为93.0%～107.0%。

(2)奥硝唑阴道泡腾片(Ornidazole Vaginal Effervescent Tablets)

本品为白色或类白色片，表面有轻微的隐斑。规格有0.5g。

奥硝唑阴道泡腾片处方中主要辅料有碳酸氢钠、羟丙基纤维素、十二烷基硫酸钠、微晶纤维素、酒石酸、聚乙二醇、乙醇等。

酸度　pH值应为4.0～5.5。本品含酒石酸、碳酸氢钠遇水可产生气体呈泡腾状，控制酸度保证临床用药的疗效。

发泡量　本品具有阴道片和泡腾片二者的性能，在生产过程中，由于片剂中含酸碱系统的组成比例及工艺设备包装等原因，可引起片剂发泡量的差异，本项目检查的目的在于控制各片产生发泡量体积的最低限度，保证临床用药的疗效。

有关物质　采用高效液相色谱法，色谱条件同原料有关物质项下。限度要求同片剂。

(3)奥硝唑阴道栓(Ornidazole Vaginal Suppositories)

本品为类白色至淡黄色的栓剂。规格为0.5g。

国产奥硝唑阴道栓基质包括水溶性和脂溶性两种，应注意融变时限项按中国药典(2015)版四部检查时限有不同的要求。

目前不控制本品的有关物质。

(4)奥硝唑注射液(Ornidazole Injection)

本品为微黄绿色至淡黄绿色的澄明液体。规格有：5ml：0.25g;5ml：0.5g；10ml：0.5g。

pH值 中国药典(2015)规定应为2.5～4.0。

降解动力学试验结果表明，奥硝唑的降解动力学符合一级动力学特征，在所考察的pH值范围内，其最稳pH值为3.2，此后随着溶液酸性和碱性增加，奥硝唑降解速度加快；奥硝唑降解速率与温度呈正相关，在80～110℃条件下酸性溶液中活化能为94.66kJ/mol，在20～80℃条件下碱性溶液中活化能为97.32kJ/mol。化学反应速率与其活化能的大小密切相关，活化能越低，则在指定温度下活化分子数越多，反应速率越快，降低活化能会有效地促进反应的进行。见图11～图14。

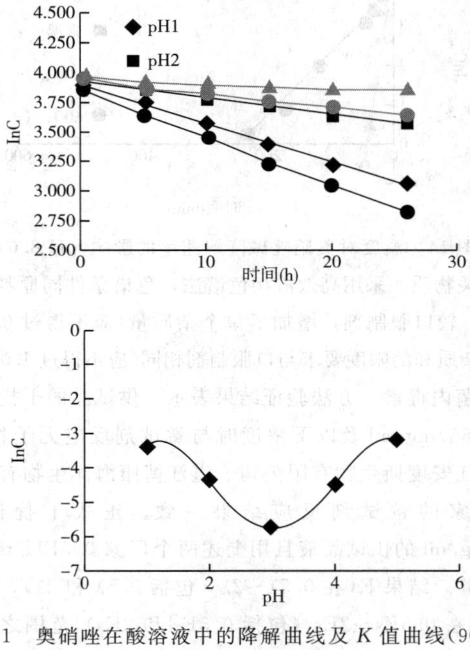

图 11　奥硝唑在酸溶液中的降解曲线及 K 值曲线(90℃)

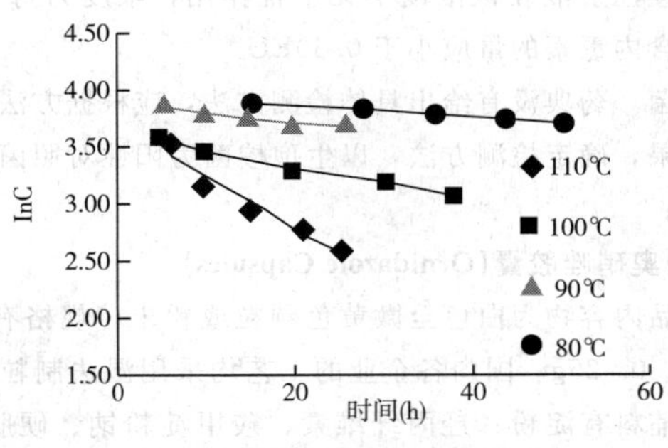

图 12　温度对奥硝唑酸降解速率的影响(pH 4.0)

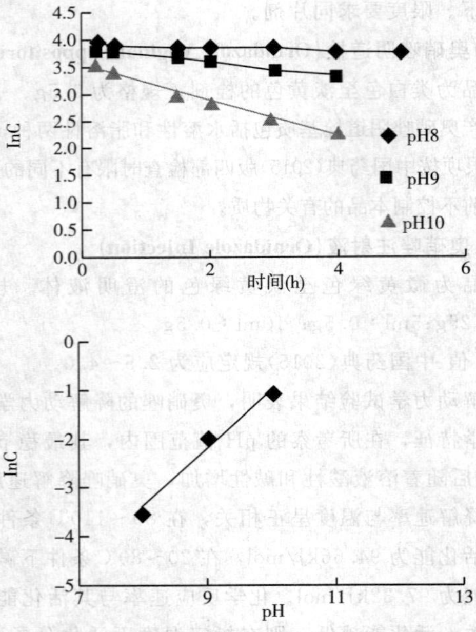

图 13　奥硝唑在碱溶液中的降解曲线及 K 值曲线（40℃）

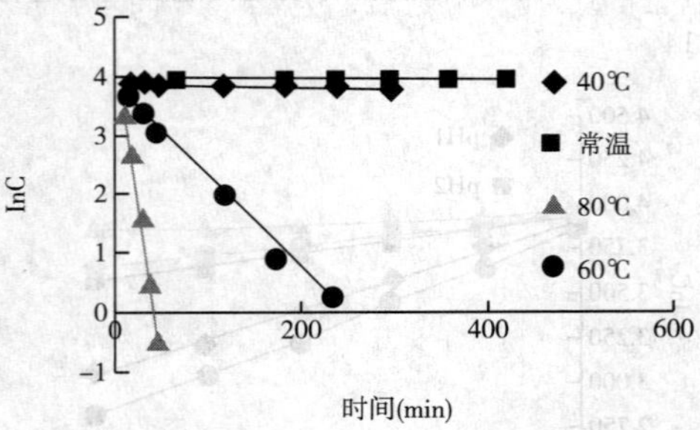

图 14　温度对奥硝唑碱降解速率的影响（pH 8.0）

有关物质　采用高效液相色谱法，色谱条件同原料有关物质项下。较口服制剂，增加了单个杂质量（应不得过 0.5%）的要求，杂质和的限度要求与口服制剂相同（应不得过 1.0%）。

细菌内毒素　方法验证结果表示：供试品的干扰预试验均在 1.667mg/ml 及以下浓度时与鲎试剂反应无干扰作用，且对湛江安度斯生物有限公司、湛江博康海洋生物有限公司两个厂家的鲎试剂反应结果一致。正式干扰试验用 1.667mg/ml 的供试品液且用上述两个厂家 0.5EU/mL 的鲎试剂试验，结果 Es 在 0.5λ～2λ（包括 0.5λ 和 2λ），供试品的 Et 均在 0.5Es～2Es（包括 0.5Es 和 2Es）范围之间，确认奥硝唑注射液在该浓度下无干扰作用，限度为每 1mg 奥硝唑中含内毒素的量应小于 0.30EU。

无菌　药典没有给出具体检测方法，应根据方法适用性试验结果，确定检测方法，以生孢梭菌为阳性对照菌，应符合规定。

(5)奥硝唑胶囊(Ornidazole Capsules)

本品内容物为白色至微黄色颗粒或粉末。规格有 0.1g、0.125g、0.25g。国内各企业的工艺均采用湿法制粒。处方中主要辅料有淀粉、羟丙纤维素、羧甲淀粉钠、硬脂酸镁。湿法制粒后干燥步骤需控制温度。

有关物质　采用高效液相色谱法，色谱条件同原料有关物质项下。限度要求同片剂。

溶出度　方法、限度要求均同片剂。不同厂家溶出曲线见图 15。

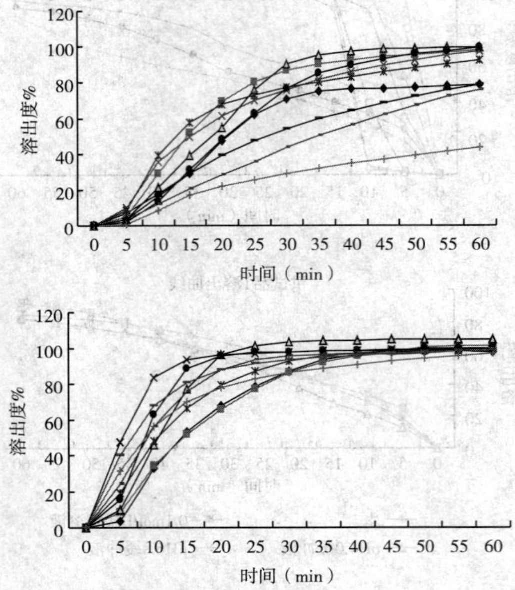

图 15　奥硝唑胶囊在水和 0.1mol/L 盐酸溶液中的溶出曲线

参考文献

[1] 王军，王增寿，朱光辉，等．奥硝唑的临床应用及不良反应［J］．医药导报，2006，(07)：711-712.

[2] 张峻松，张广明，贾春晓，等．奥硝唑的合成［J］．中国医药工业杂志，2004，35(11)：644，660.

[3] 李忠红，汪晓娟，蔡美明，等．奥硝唑有关物质的液相色谱-电喷雾离子化-质谱联用分析［J］．中国药品标准，2008，9(4)：277.

撰写　侯玉荣　　江苏省食品药品监督检验研究院
复核　袁耀佐　张　玫　江苏省食品药品监督检验研究院

奥氮平

Olanzapine

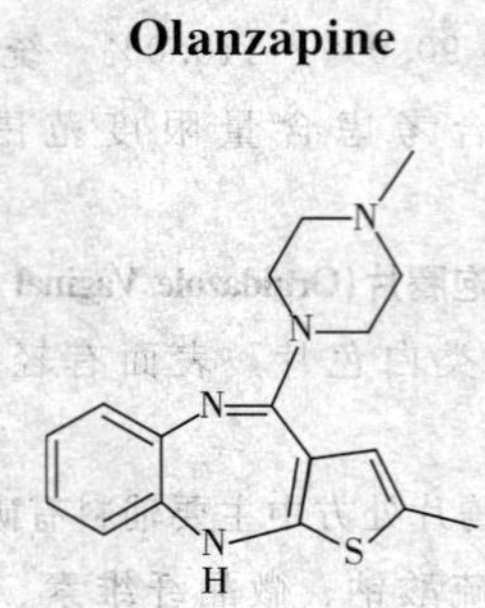

$C_{17}H_{20}N_4S$　312.43

化学名： 2-甲基-4-(4-甲基-1-哌嗪基)-10*H*-噻吩并[2,3-b][1,5]苯二氮杂䓬

英文名： 2-methyl-4-(4-methyl-1-piperazinyl)-10*H*-thieno[2,3-b][1,5]benzodiazepine

CAS 号： 132539-06-1

本品为非典型抗精神分裂症药物，口服吸收良好，5～8 小时达到血浆峰值浓度，奥氮平的血浆蛋白结合为 93%，奥氮平

通过结合和氧化反应在肝脏代谢，半衰期平均 33 小时。

本品由 Chakrabarti JK 等于 1991 年合成，原研公司是美国礼来公司(Eli Lilly Company)，最初于 1996 年获得美国 FDA 批准上市。国内最初由江苏豪森药业集团有限公司于 2001 年获得 CFDA 批准上市。

除中国药典(2015)版收载外，USP(40) Ph. Eur. (8.0)亦有收载。

【制法概要】工艺路线描述为[1]：

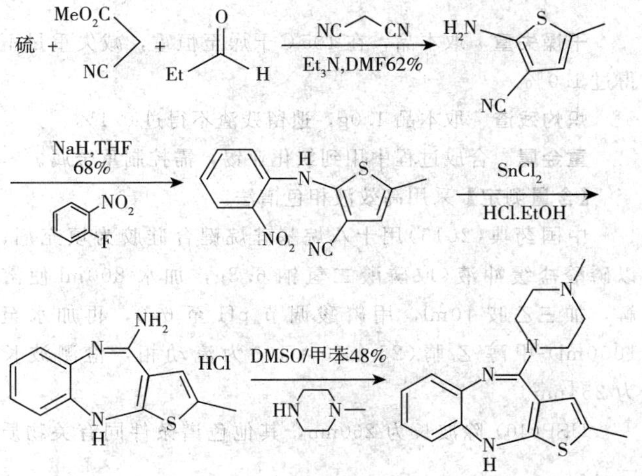

以硫、丙醛、丙二腈为起始原料，在三乙胺存在下环化反应制得 2-氨基-5-甲基-3-噻吩甲腈，继而与 2-氟硝基苯缩合反应制得中间体 2-(2-硝基苯氨基)-5-甲基-3-噻吩甲腈，再用氯化亚锡还原环化反应制得 2-甲基-4-氨基-10*H*-噻吩并[2，3-b]［1，5］苯二氮杂草，最后与 *N*-甲基哌嗪取代反应制得奥氮平粗品，精制后得到奥氮平成品。

经过工艺调整，有企业采用奥氮平起始原料 A(2-甲基-4-氨基-10*H*-噻吩并［2，3-b］［1，5］苯二氮杂草盐酸盐)与 *N*-甲基哌嗪取代反应制得奥氮平粗品，精制后得到奥氮平成品的工艺路线。

以上工艺中的中间体 2-(2-硝基苯氨基)-5-甲基-3-噻吩甲腈，即为 USP(40)有关物质项下杂质 A，中国药典(2015)暂未订入，当做未知杂质。

【性状】本品为黄色结晶性粉末，脂溶性强，丙酮或三氯甲烷中略溶，在甲醇中微溶，在水中几乎不溶。

熔点 191～196℃。

吸收系数 本品的 0.1mol/L 盐酸溶液吸收系数 723～767。(图 1)

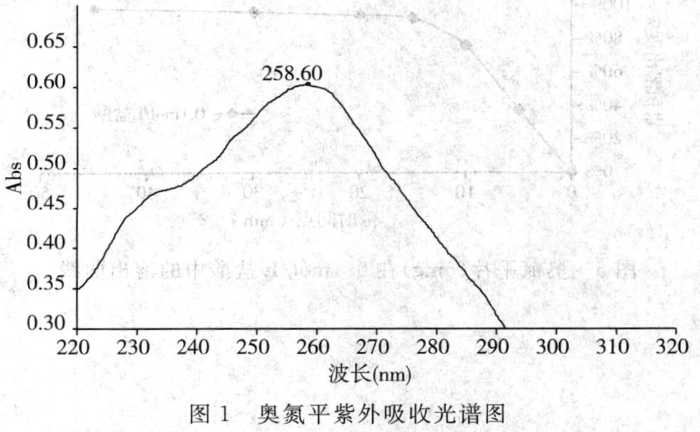

图 1 奥氮平紫外吸收光谱图

【鉴别】(1)本品加热会产生硫化氢气体，能使醋酸铅试纸变黑。

(2)在含量测定项下记录的色谱图中，供试品溶液主峰的保留时间应与对照品溶液主峰的保留时间一致。

(3)本品的红外吸收图谱应与对照品的图谱一致，本品的红外吸收图谱，如图 2。

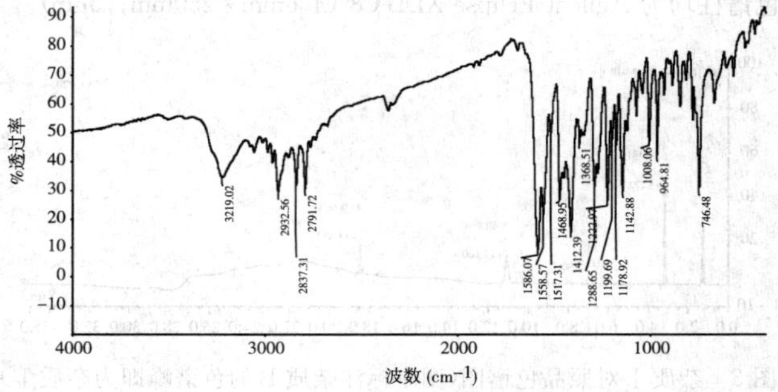

图 2 奥氮平红外光谱图

本品红外光吸收图谱显示的主要特征吸收如下：

波数，cm^{-1}	归属	
3221	仲胺	ν_{N-H}
3059	芳环	ν_{C-H}
1585，1518，1471	芳环、杂环	$\nu_{C=C}\nu_{C=H}$
1558	仲胺	δ_{N-H}
746	芳环	γ_{C-N}

【检查】有关物质 采用高效液相色谱法进行检查。

中国药典(2015)有关物质检测法为高效液相色谱法，用辛烷基硅烷键合硅胶柱，以乙腈-十二烷基硫酸钠缓冲液(45：55)为流动相 A；乙腈-十二烷基硫酸钠缓冲液(70：30)为流动相 B，梯度洗脱，检测波长为 220nm。

Ph. Eur. (8.0)和 USP(40)亦为高效液相色谱法方法，色谱条件与本方法基本一致。各国药典收载已知杂质情况见表 1。

表 1 各国药典收载已知杂质情况(打√即为被收载)

	中国药典(2015)	USP(40)	Ph. Eur.(8.0)	归属
USP，Ph. Eur. 杂质 A		√	√	工艺杂质
USP，Ph. Eur. 杂质 B，CHP 杂质Ⅰ	√	√	√	降解杂质
USP 杂质 C＊，Ph. Eur. 杂质 D		√	√	降解杂质
USP 氯甲基奥氮平氯化物，Ph. Eur. 杂质 C		√	√	工艺杂质
USP 杂质奥氮平内酰胺＊		√		潜在降解杂质
USP 杂质奥氮平硫代内酰胺＊		√		潜在降解杂质

标＊为 USP(40)仅收载在片剂中的杂质。

杂质 A 为合成中间体，工艺概述中有提及；杂质 B 即为中国药典(2015)的杂质Ⅰ，为奥氮平碱性条件下的降解产物；杂质C即奥氮平氮氧化物（Ph. Eur. 8.0为杂质D），由于奥氮平哌嗪结构中的氮原子在放置过程中被氧化进而生成氮氧化物；氯甲基奥氮平氯化物为反应副产物，可能原因为哌嗪结构中的氮原子与重结晶溶剂二氯甲烷发生烃化反应[2]。内酰胺及硫代内酰胺均为潜在的奥氮平开环杂质。

杂质Ⅰ对照品色谱图见图3，有关物质典型色谱图见图4，色谱柱均为Agilent Eclipse XDB-C8（4.6mm＊250mm；5μm）。

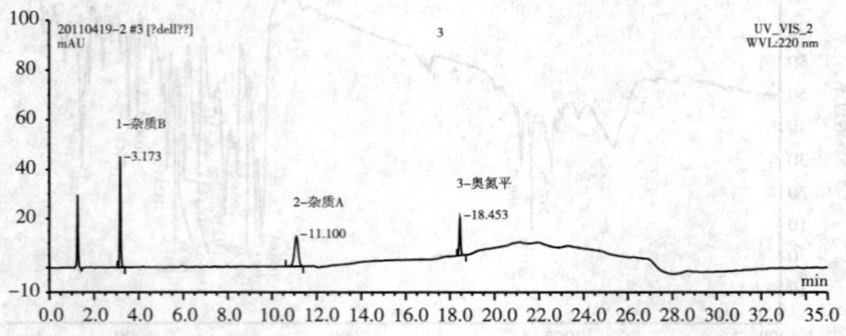

图3　杂质Ⅰ对照品色谱图（图中标注杂质B的色谱峰即为杂质Ⅰ）

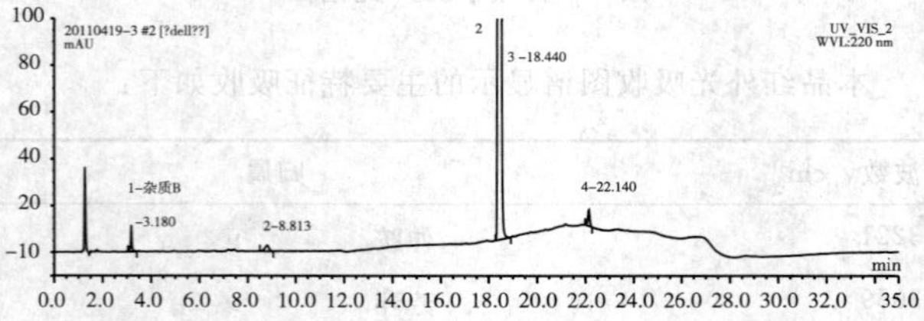

图4　奥氮平有关物质色谱图（图中标注杂质B的色谱峰即为杂质Ⅰ）

杂质Ⅰ为奥氮平降解产物，供试品溶液在常温条件下不稳定，而在低温条件下比较稳定。常温下供试品溶液随放置时间增加，杂质Ⅰ峰面积逐渐增大。

使用Agilent Eclipse XDB-C8（4.6mm×250mm；5μm）、phenomenex Luna C8（4.6mm×250mm；5μm）、月旭Ultimate XD C8（4.6mm×250mm；5μm）分别在热电戴安U3000和安捷伦1100液相色谱仪上进行耐用性实验，结果良好。

杂质限量计算时，杂质Ⅰ的量采用外标法，不得过0.15%（此色谱条检下，该杂质检出浓度约为0.04μg/ml）；其他单一杂质的量采用主成份自身对照法，限度为0.15%；杂质总量计算时，其他各杂质峰面积之和与杂质Ⅰ峰面积乘以校正因子0.44的和计算，不得大于对照溶液中奥氮平的峰面积的0.8倍。

主成分自身对照溶液稀释10倍（为供试品溶液浓度的0.05%），为灵敏度溶液，实际操作时，供试品溶液色谱图中小于此灵敏度溶液主峰面积的杂峰可忽略不计）。

残留溶剂　采用气相色谱法顶空进样。

由于资料不够完全，根据部份国内生产企业提供资料，合成中都使用到乙醇、丙酮、二氯甲烷、甲苯四种有机溶剂，但不只限于这四种，还有*N*，*N*-二甲基甲酰胺和二甲亚砜等，目前暂订对上述四种溶剂的控制。

以外标法定量，实验时使用气相色谱柱为AgilentDB-624色谱柱（30m×0.32mm；1.8μm）。方法验证数据见表2。

表2　四种残留溶剂方法验证数据

	线性浓度范围（μg/ml）	进样精密度RSD（%）*n*＝6	回收率（%）*n*＝9
乙醇	102.2～1022	3.6	105.6
丙酮	101.2～1012	2.1	100.2
二氯甲烷	12.96～129.6	2.4	100.2
甲苯	17.7～177	3.1	96.8

干燥失重　取本品，在105℃干燥至恒重，减失重量不得过1.0%。

炽灼残渣　取本品1.0g，遗留残渣不得过0.1%。

重金属　合成过程中用到氯化亚锡，需控制重金属。

【含量测定】采用高效液相色谱法。

中国药典（2015）用十八烷基硅烷键合硅胶为填充剂；以磷酸盐缓冲液（取磷酸二氢钠6.8g，加水800ml使溶解，加三乙胺10ml，用磷酸调节pH至6.0，再加水至1000ml）-甲醇-乙腈（25∶10∶10）为流动相，检测波长为254nm。

USP（40）除波长为260nm，其他色谱条件同有关物质一致。

以外标法定量，奥氮平在5.1～51μg/ml浓度范围内与其峰面积呈线性关系，线性方程为A＝2085956C＋5334，r＝1.000（n＝5）。重复性试验RSD为0.31%（n＝6），供试品溶液（20μg/ml）8小时内基本稳定。

【制剂】中国药典（2015）收载了奥氮平片。

奥氮平片（Olanzapine Tablets）

性状　本品为薄膜衣片，除去包衣后显淡黄色至黄色，规格为5mg和10mg。

鉴别　（1）（2）参考奥氮平项下。

USP（40）有红外鉴别，实际操作时发现，样品经提取蒸干后，辅料不能完全除去，会干扰测定。因此中国药典（2015）暂未订入。

检查　**溶出度**　奥氮平片为难溶性药物，因此进行溶出度检查。以0.1 mol/L盐酸溶液1000ml为溶出介质，采用第二法，转速为每分钟50转，限度为标示量的80%。参考溶出曲线见图5～图6。

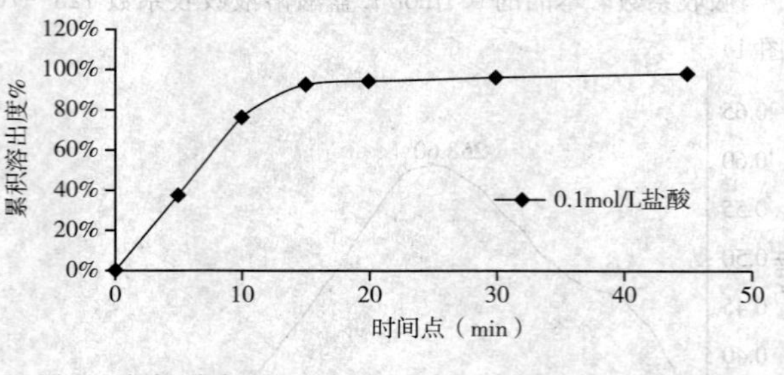

图5　奥氮平片（5mg）在0.1mol/L盐酸中的溶出曲线

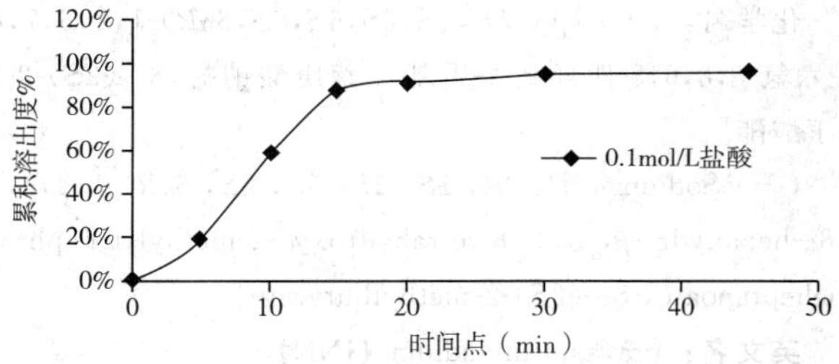

图 6　奥氮平片(10mg)在 0.1mol/L 盐酸中的溶出曲线

中国药典(2015)采用紫外分光光度法测定，辅料对主成份测定无干扰。方法回收率为 99.5%($n=9$)，RSD 为 0.5%，水系 0.45μm 滤膜(聚醚砜)实验表明，弃去 3ml 初滤液后，达到滤膜吸附饱和，即对主成分无吸附。

USP(40)采用高效液相色谱法。

中国药典(2015)和 USP(40)奥氮平片溶出度方法比较见表 3。

表 3　中国药典(2015)年版标准与 USP(40)标准中溶出方法对比

标准	检测方法	溶出方法	溶出介质	转速	溶出时间
《中国药典》2015 年版	UV	桨法	0.1mol/L 盐酸(1000ml)	50rpm	30min
USP(40)	HPLC	桨法	0.1mol/L 盐酸(900ml)	50min	30min

含量均匀度　方法同含量测定。

有关物质　方法同奥氮平，除样品前处理及杂质限度外，其他均同奥氮平。该色谱条件下，参照奥氮平的耐用性所选色谱柱及液相色谱仪，辅料峰都在绝对保留时间 2.5 分钟前出。

中国药典(2015)中已知杂质为杂质Ⅰ，USP(40)四个已知杂质即奥氮平杂质 B，C 和奥氮平内酰胺及硫内酰胺，杂质归属见奥氮平有关物质。

奥氮平片有关物质参考色谱图见图 7～图 8。

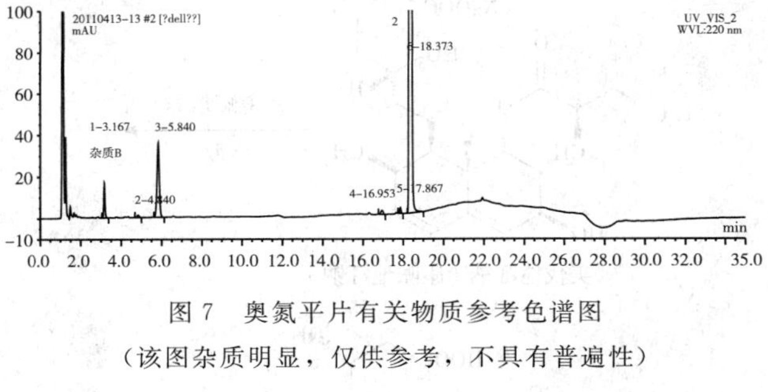

图 7　奥氮平片有关物质参考色谱图

(该图杂质明显，仅供参考，不具有普遍性)

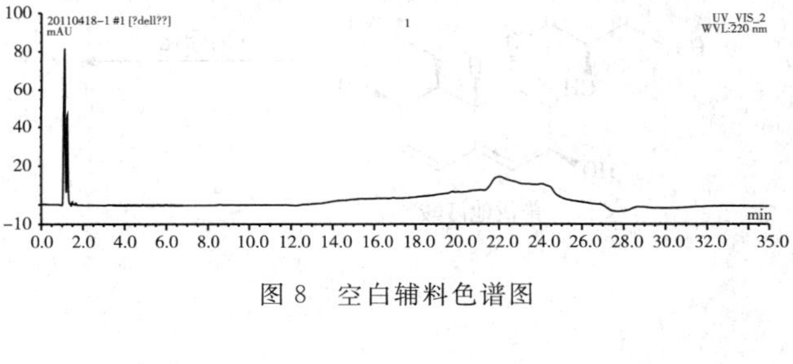

图 8　空白辅料色谱图

【含量测定】采用高效液相色谱法。

中国药典(2015)含量测定为高效液相色谱法，用十八烷基硅烷键合硅胶为填充剂，以磷酸盐缓冲液(取磷酸二氢钠 6.8g，加水 800ml 使溶解，加三乙胺 10ml，用磷酸调节 pH 至 6.0，再加水至 1000ml)-甲醇-乙腈(25：10：10)为流动相，检测波长为 254nm。

USP(40)含量测定亦为高效液相色谱法，但色谱条件不同，其色谱条件同有关物质，仅波长改为 260nm。

以外标法定量，奥氮平在 4.28～64.3μg/ml 范围内与峰面积呈线性关系回归方程为：$A=65641C-32577$，$r=1.000$($n=5$)。重复性 RSD 为 0.4%($n=6$)。

回收率为 100.4%($n=9$)，RSD 为 0.47%。

参考文献

[1] 孟歌，李震宇，郑美林．奥氮平合成路线图解［J］．中国医药工业杂志，2008，39(5)：387-389.

[2] 李玲，赵世明，张丹，罗振福．奥氮平原料中相关杂质的合成及结构鉴定［J］．中国药物化学杂志，2013，23(3)：194-196.

附注：本文提及杂质

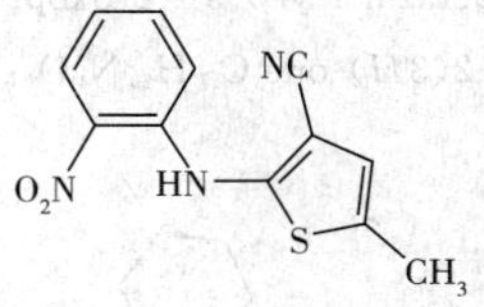

USP，Ph. Eur. 杂质 A

5-methyl-2-((2-nitrophenyl)amino)-3-thiophenecarbonitrile

$C_{12}H_9N_3O_2S$　259.3

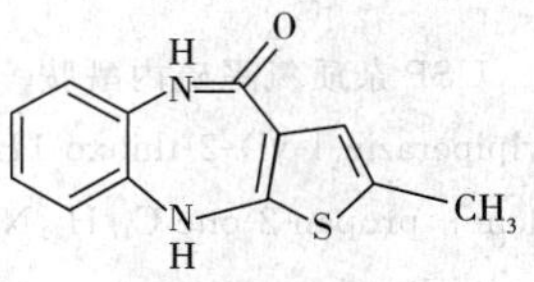

USP，Ph. Eur. 杂质 B，中国药典杂质Ⅰ

2-methyl-10*H*-thieno-［2，3-b］［1，5］benzodiazepin-4［5*H*］-one

$C_{12}H_{10}N_2OS$　230.3

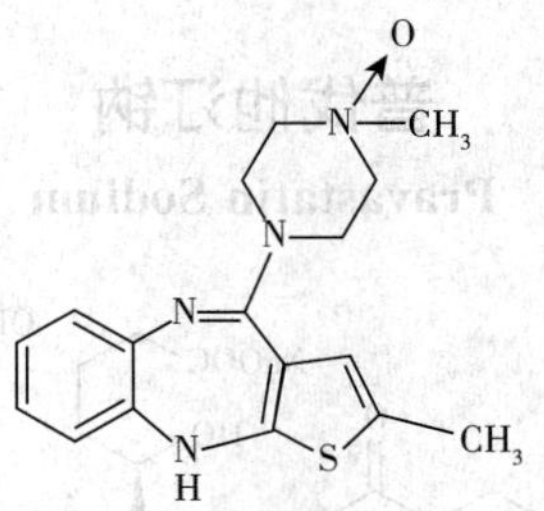

USP 杂质 C，Ph. Eur. 杂质 D

2-methyl-4-(4-methylpiperazin-1-yl)-10*H*-benzo［b］thieno［2，3-e］［1，4］diazepine 4′-*N*-oxide　$C_{17}H_{20}N_4OS$　328.4

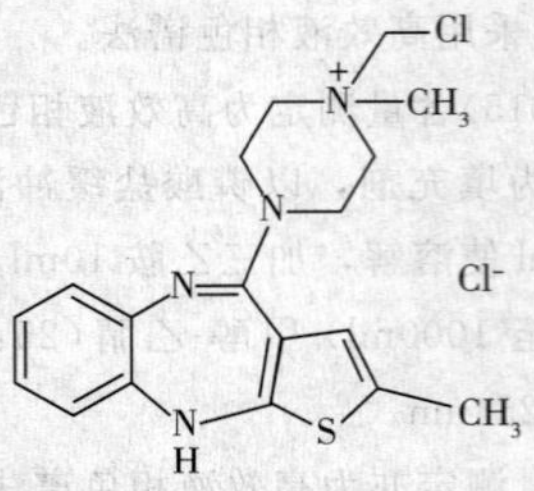

USP 杂质：氯甲基奥氮平氯化物，Ph. Eur. 杂质 C

1-chloromethyl-1-methyl-4-(2-methyl-10*H*-benzo [b] thieno [2, 3-e] [1, 4] diazepin-4-yl)piperazin-1-ium chloride $C_{18}H_{22}C_{12}N_4S$ 397.4

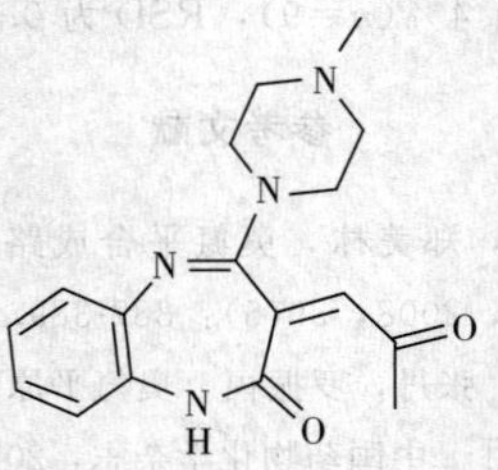

USP 杂质氮平内酰胺

(*Z*)-4-(4-methylpiperazin-1-yl)-3-(2-oxopropylidene)-1*H*-benzo [b] [1, 4] diazepin-2(3*H*)-one $C_{17}H_{20}N_4O_2$ 312.4

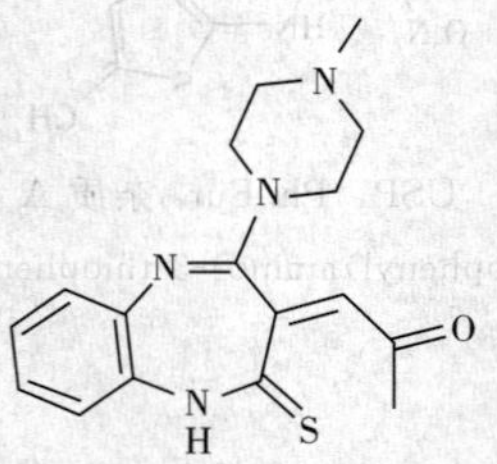

USP 杂质氮平硫内酰胺

(*Z*)-1- {4-(4-methylpiperazin-1-yl)-2-thioxo-1*H*-benzo [b] [1, 4] diazepin-3(2*H*)-ylidene} propan-2-one $C_{17}H_{20}N_4OS$ 328.4

撰写　楼永明　福建省食品药品质量检验研究院
复核　修　虹　福建省食品药品质量检验研究院

普伐他汀钠

Pravastatin Sodium

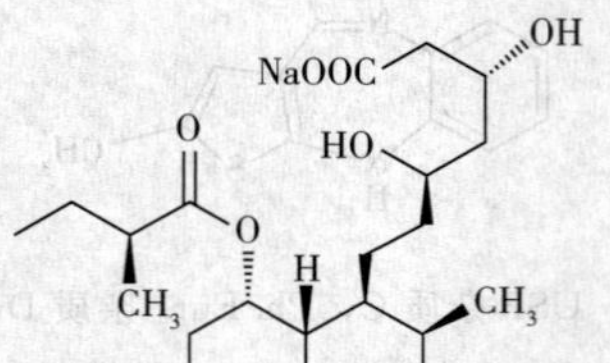

$C_{23}H_{35}NaO_7$ 446.51

化学名：(+)-(β*R*,δ*R*,1*S*,2*S*,6*S*,8*S*,8α*R*)-1,2,6,7,8,8α-六氢-β,δ,6,8-四羟基-2-甲基-1-萘庚酸钠盐,8-[(2*S*)-2-甲基丁酸酯]

(+)-Sodium (β*R*, δ*R*, 1*S*, 2*S*, 6*S*, 8*S*, 8α*R*)-1,2,6,7,8,8α-hexahydro-β, δ, 6, 8-tetrahydroxy -2-methyl-1-naphthaleneheptanoate, 8-[(2*S*)-2-methylbutyrate]

英文名：pravastatin sodium (INN)

CAS 号：[81131-70-6]

普伐他汀钠（Pravastatine Sodium）1979 年由日本科学家发现研究，于 1989 年由日本三共公司研制成功并获首次在日本上市，后由百时美施贵宝公司取得普伐他汀钠在日本外的销售权，并于 1991 年在美国申请，由 FDA 批准上市。中美上海施贵宝制药有限公司于 2003 年在我国被批准生产普伐他汀钠片，是本品种的首仿企业。普伐他汀钠为 3-羟基 3-甲基戊二酰辅酶 A 还原酶（HMG-CoA 还原酶）的竞争性抑制剂，HMG-CoA 还原酶是胆固醇生物合成初期阶段的限速酶，本品可逆性地抑制 HMG-CoA 还原酶，从而抑制胆固醇的生物合成。适用于饮食限制仍不能控制的原发性高胆固醇血症或合并有高甘油三酯(三酰甘油)血症患者（Ⅱa 和Ⅱb 型）。不良反应有皮疹，肝脏功能异常，肌肉 CPK 上升，血尿酸值上升等。

USP (40)、BP (2017)、Ph. Eur. (9.0) 及 JP(17) 均已收载。

【制法概要】企业的普伐他汀钠合成路线基本一致，均以美伐他汀钠（康哌他汀钠）为原料进行合成，合成路线见图 1。即将美伐他汀钠溶液置大罐发酵培养，生成普伐他汀钠酸，经内酯化后生成普伐他汀内酯化物，后经氢氧化钠碱化生成普伐他汀钠。各企业生产过程中采用了不同的转化菌，工艺参数也各不相同，尤其后期的纯化工艺差异较大，因此各企业生产的原料质量差异较大，具有不同的杂质和晶型。

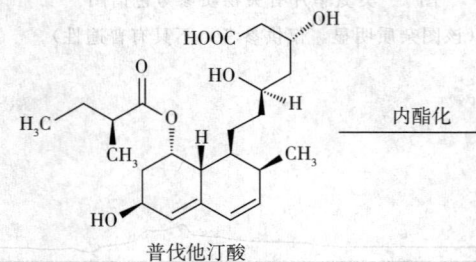

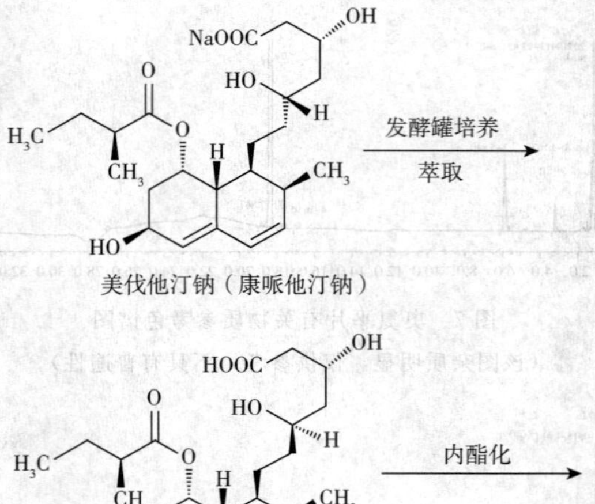

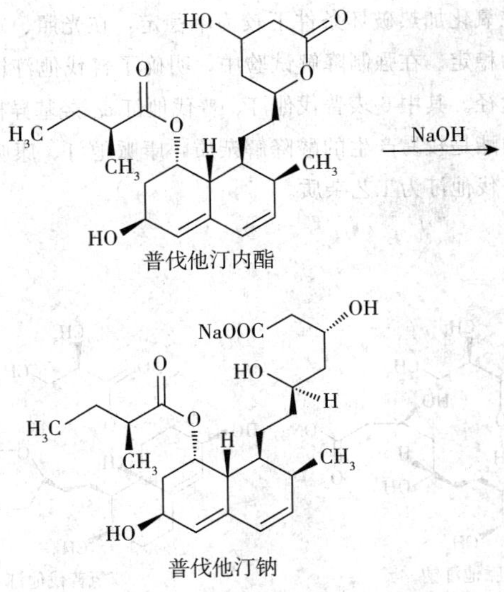

图 1　普伐他汀钠的合成路线图

【性状】本品的性状描述经色、臭和显微镜检视确定。本品经高湿度（25℃，RH75%）试验，结果本品具有引湿性，高湿条件下样品放置后与起始样品比较颜色加深，有明显差异。

溶解度　由于国内各企业合成普伐他汀钠的反应条件或步骤略有不同，结果不同工艺合成的产品即使在同一种溶剂中溶解度也存在一定的差别，故标准中显示为在水和甲醇中易溶，在乙醇中溶解，在三氯甲烷中几乎不溶。

关于普伐他汀钠多晶型的报道以国外专利和文献为主。普伐他汀钠的市售晶型为晶 A 型和晶 D 型，尤以晶 A 型为主。已报道的晶形有 A，B，C，D，E，F，G，H，H1，I，J，K，L，M，U，T 等 16 种晶型，其中晶 U 型、晶 B，D 型国内专利有报道。有关普伐他汀钠不同晶型与其生物利用度、药物代谢动力学方面的研究，鲜有公开报道。有报道认为由于该药物良好的溶解性，不同晶型对其稳定性及药物代谢动力学影响有限。采用多种晶型技术测定市场上可征集到的普伐他汀钠原料晶型，可获取 A、F 两种晶型。采用粉末 X 射线衍射对这两种晶型物质进行了表征，见图 2 和图 3。目前国内外标准均未对原料晶型提出质量要求和进行控制。

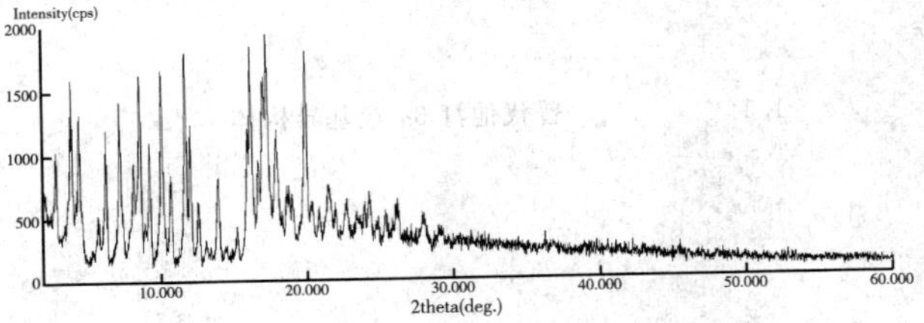

图 2　晶 A 型 X-射线衍射图

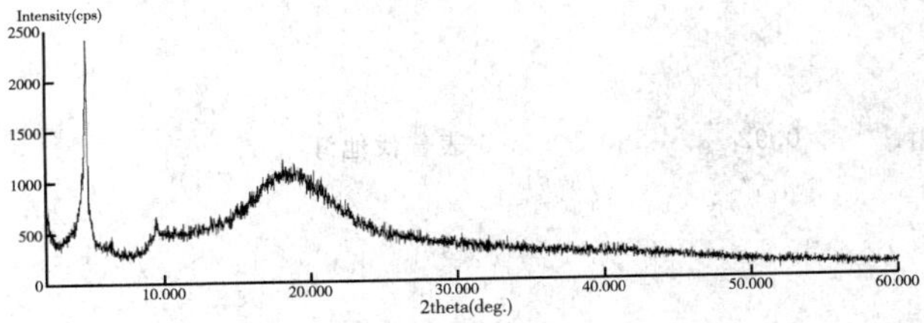

图 3　晶 F 型 X-射线衍射图

比旋度　曾有的国内注册标准中，比旋度范围低限为 148°～150°，高限为 160°；各国药典比旋度范围低限为 150°～153°，高限为 159°～160°。

【鉴别】（1）采用含量测定项下的色谱图，供试品溶液主峰的保留时间应与对照品溶液主峰的保留时间一致。

（2）本品 10μg/ml 的水溶液紫外光吸收图谱在 238nm 的波长处有最大吸收。

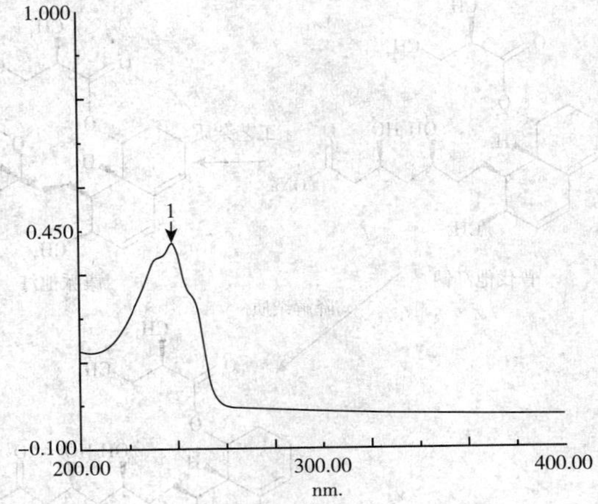

图 4　普伐他汀钠紫外光吸收图谱

（3）本品的红外光吸收图谱见图 5，特征吸收峰的位置与归属见表 1。

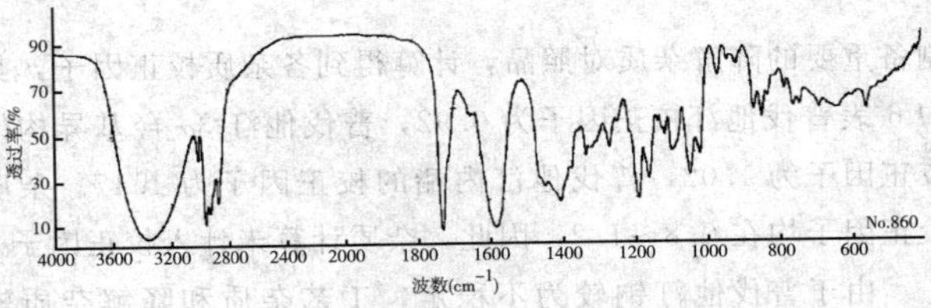

图 5　普伐他汀钠红外对照图谱

表 1　普伐他汀钠红外特征吸收峰的位置与归属表

波数，cm^{-1}	归属	
3500～3200	羟基	ν_{OH}
2954，2873	烷基	ν_{C-H}
1728	羰基	$\nu_{C=O}$
1565	烯基	$\nu_{C=C}$

（4）本品为普伐他汀的单钠盐，水溶液具有钠盐鉴别反应。

【检查】酸碱度　普伐他汀钠生产工艺中，最后的结晶步骤为：普伐他汀酸溶于有机溶剂中，加入氢氧化钠进行中和，使普伐他汀酸转化为普伐他汀钠，从有机溶剂中析出，从而得到普伐他汀钠结晶。由于工艺中可能残留的普伐他汀酸和氢氧化钠都对产品质量产生较大影响，故标准中设定酸碱度检查。

有关物质　采用高效液相色谱法对本品有关物质进行控制，色谱柱采用了 C18 柱，流动相采用等度洗脱，检测波长均为 238nm。但上述色谱系统均无法洗脱工艺杂质康哌他汀和康哌他汀钠。

采用了梯度洗脱方法，可有效检出工艺杂质。试验中色谱柱主要采用了 Zorbax SB-C18（75mm×4.6mm，3.5μm），为考察色谱耐用性，另使用了色谱柱 ODS HYPERSIL C18（100mm×4.6mm，3μm），各杂质色谱峰分离结果基本一致。

各强制降解试验结果表明普伐他汀钠在酸破坏条件下极不稳定，在氧化加热破坏条件下较为不稳定，在光照、碱破坏条件下较为稳定。在强制降解试验中，明确了普伐他汀钠各杂质的降解途径。其中 6-表普伐他汀、普伐他汀 3α-羟基异构体和普伐他汀内酯是较易产生的酸降解杂质，康哌他汀、康哌他汀钠和双氢普伐他汀为工艺杂质。

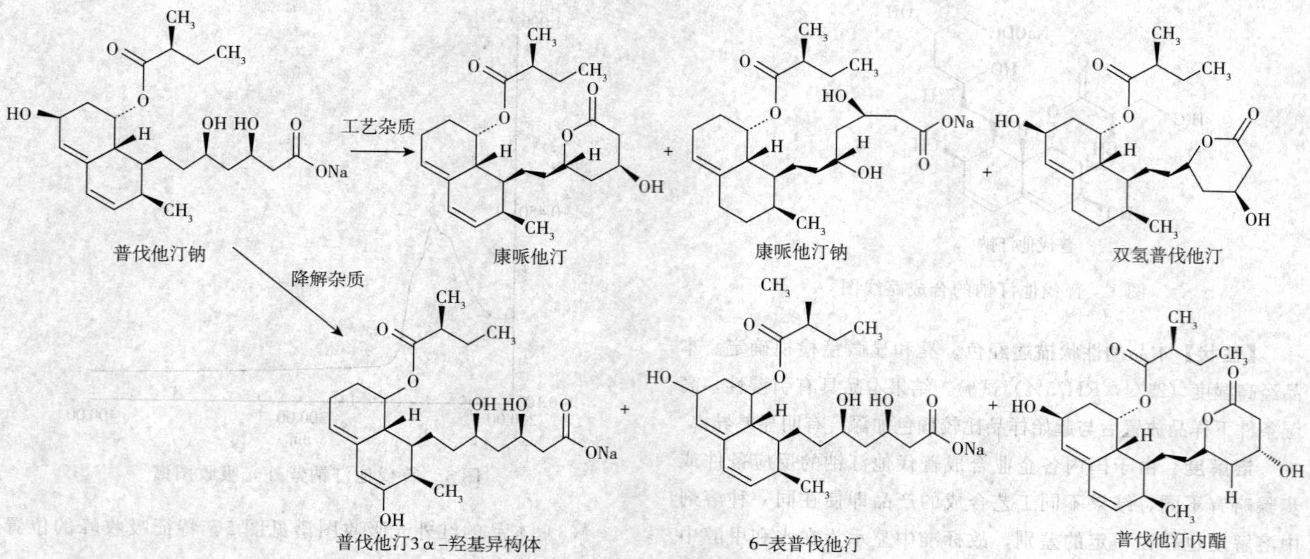

图 6　普伐他汀钠杂质降解途径

制备重要的降解杂质对照品，计算得到各杂质校正因子，其中 6-表普伐他汀校正因子为 0.92，普伐他汀 3α-羟基异构体校正因子为 1.02，普伐他汀内酯的校正因子为 1.17。杂质校正因子均在 0.8～1.2，因此，杂质计算未计入校正因子。

由于普伐他汀钠较为不稳定，工艺杂质和降解杂质较多，为了保证系统适用性，拟定标准中增加了主成分普伐他汀色谱峰与相邻杂质峰 6-表普伐他汀和普伐他汀 3α-羟基异构体之间的分离度要求。

各杂质的结构信息和来源等见表 2。

表 2　普伐他汀钠有关物质的结构信息和来源

普伐他汀钠杂质	分子式及分子量	相对保留时间	说明
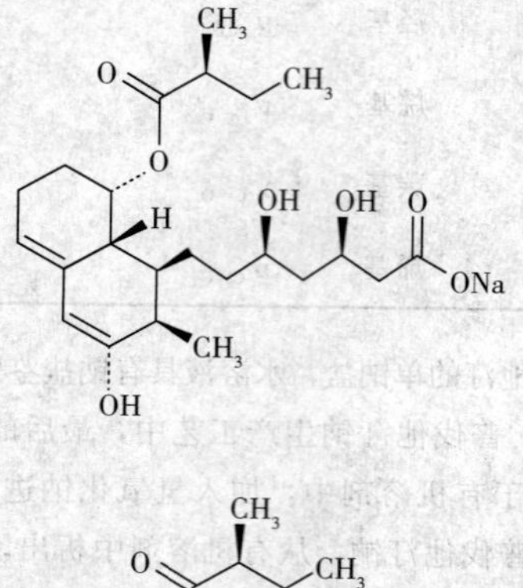	$C_{23}H_{35}NaO_7$ 446.51	1.1	普伐他汀 3α-羟基异构体
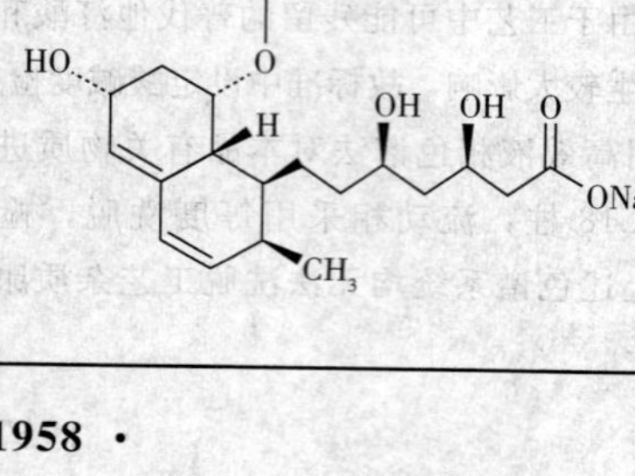	$C_{23}H_{35}NaO_7$ 446.51	0.92	6-表普伐他汀

续表

普伐他汀钠杂质	分子式及分子量	相对保留时间	说明
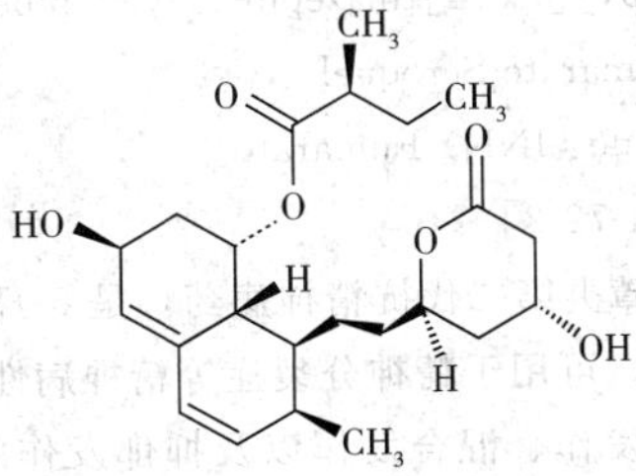	$C_{23}H_{34}O_6$ 405.51	1.8	普伐他汀内酯
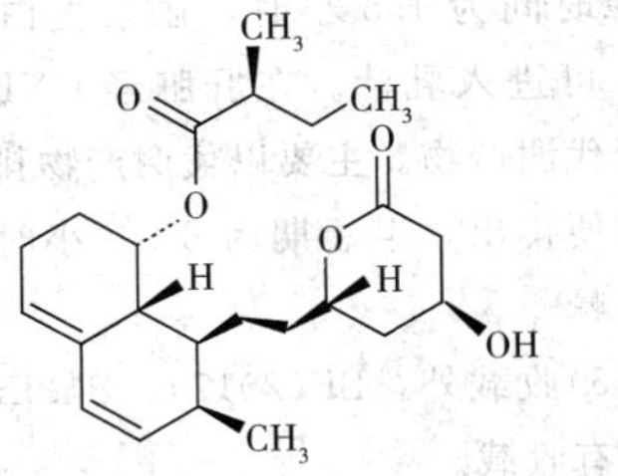	$C_{23}H_{34}O_5$ 390.24	3.1	康派他汀
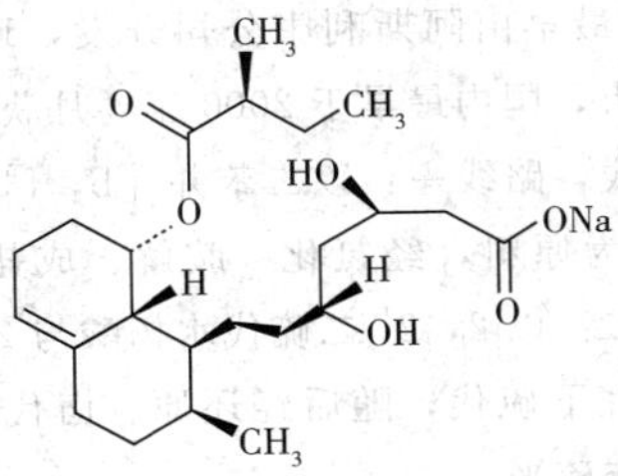	$C_{23}H_{35}NaO_6$ 430.23	2.0	康派他汀钠
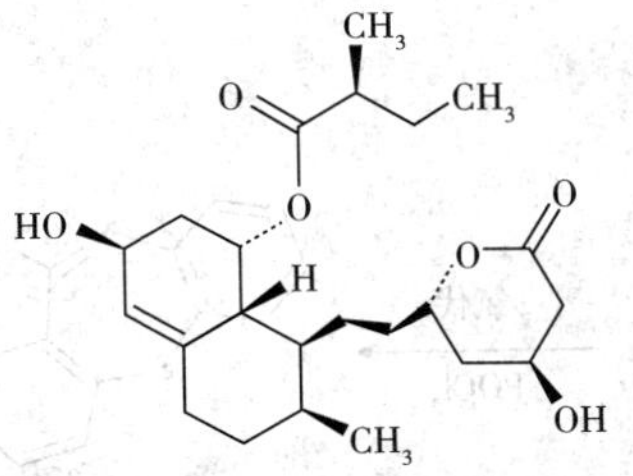	$C_{23}H_{36}O_6$ 408.25	1.2	双氢普伐他汀

残留溶剂 根据《化学药物有机溶剂残留量研究技术指导原则》的要求，对合成过程中所使用的全部第一、二类溶剂及用于终产品精制的第三类溶剂均应进行有机溶剂残留量的研究，对第四类溶剂根据生产工艺和溶剂特点，必要时也应进行研究。建立了毛细管气相色谱的方法，采用程序升温，顶空进样的方式，可对6种有机溶剂的残留量同时进行测定。其中如普伐他汀钠原料晶型为晶型A，乙醇可与晶型A产生共晶现象，有利于药物原料的稳定性，因次乙醇的残留限度为3.0%。

水分 由于本品具有引湿性，为考察原料在生产和储存过程中可能产生的吸潮现象，故采用通则0832第一法1测定水分，含水量不得过4.0%。

【含量测定】采用高效液相色谱法对本品进行含量测定，色谱柱采用了C18柱，流动相采用了等度洗脱，检测波长均为238nm。采用等度HPLC方法分析时间较短，但为保证主成分与杂质之间可有效分离，在标准中增订普伐他汀峰与相邻杂质峰的分离度应符合要求。

由于普伐他汀钠有引湿性，普伐他汀钠对照品的使用对于温湿度及贮存条件要求较高，易引入较大误差，而普伐他汀四甲基丁胺无引湿性，稳定性良好，故在拟定标准中采用普伐他汀四甲基丁胺作为对照品使用。

【制剂】中国药典(2015)收载了普伐他汀钠片和普伐他汀钠胶囊，USP(40)、BP(2017)及JP(17)均收载普伐他汀钠片。

普伐他汀钠片（Pravastatin Sodium Tablets）

本品为白色或类白色片或着色片，规格为10mg、20mg和40mg。片剂处方中多含有微晶纤维素、羧甲基纤维素钠、乳糖、硬脂酸镁、聚乙烯吡咯烷酮等辅料。

有关物质 色谱条件同原料项下。普伐他汀钠片在酸破坏条件下不稳定，在碱破坏、氧化破坏、热破坏、光照破坏条件下较为稳定。在制剂工艺条件下，易降解产生普伐他汀内酯化物，空白溶剂对有关物质测定均无干扰，在各种破坏条件下普伐他汀色谱峰与各已知杂质峰均可有效分离。

溶出度 普伐他汀钠为高溶低渗化合物，在BCS分类中属于Ⅲ类。考察溶解度试验，本品在水、pH1.2的溶出介质、pH4.5的溶出介质和pH6.8的溶出介质中均易溶，满足溶出度漏槽条件。普伐他汀钠片的溶出曲线在日本橙皮书中已收载，国内生产样品的溶出曲线与橙皮书略有差异。溶出度结果表明，普伐他汀钠片的 4 条溶出曲线（水、pH1.2、4.5、6.8），均能在 15 分钟内溶出度达到 85%以上。

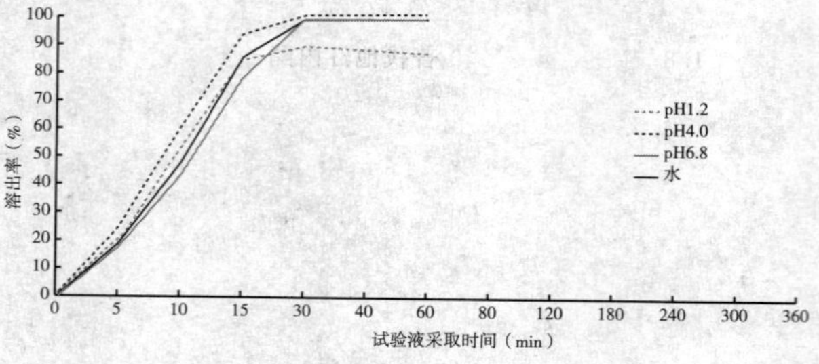

图 7　日本橙皮书收载的普伐他汀钠片溶出曲线

水分　由于普伐他汀钠具有引湿性，本品在生产和储存过程中可能产生吸潮现象，故采用通则 0832 第一法 1 测定水分，含水量不得过 6.0%。

含量测定　采用高效液相色谱法进行测定。

测定方法同原料药。

普伐他汀钠胶囊（Pravastatin Sodium Capsules）

本品内容物为白色或类白色粉末或颗粒，规格为 5mg 和 10mg。

有关物质　色谱条件同原料项下。普伐他汀钠片在酸破坏条件下不稳定，在碱破坏、氧化破坏、热破坏、光照破坏条件下较为稳定。在制剂工艺条件下，易降解产生普伐他汀内酯化物，空白溶剂对有关物质测定均无干扰，在各种破坏条件下普伐他汀色谱峰与各已知杂质峰均可有效分离。

溶出度　普伐他汀钠为高溶低渗化合物，在 BCS 分类中属于Ⅲ类。考察溶解度试验，本品在水、pH1.2 的溶出介质、pH4.5 的溶出介质和 pH6.8 的溶出介质中均易溶，满足溶出度漏槽条件。溶出度结果表明，普伐他汀钠胶囊的 4 条溶出曲线（水、pH1.2、4.5、6.8），均能在 15 分钟内溶出度达到 85%以上。

含量测定　采用高效液相色谱法进行测定。

测定方法同原料药。

撰写　魏宁漪　中国食品药品检定研究院

复核　何　兰　中国食品药品检定研究院

富马酸喹硫平

Quetiapine Fumarate

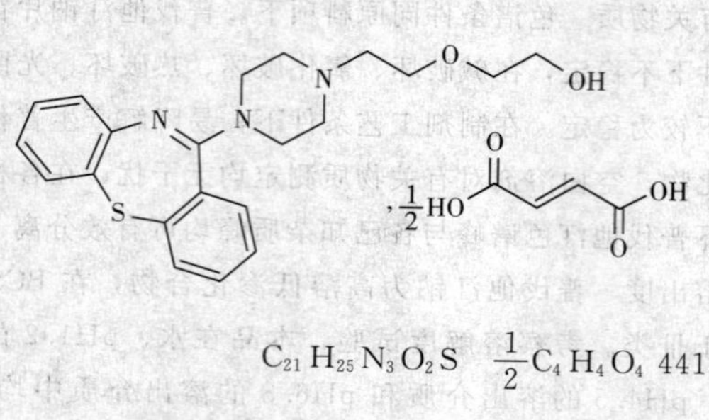

$C_{21}H_{25}N_3O_2S\ \ \frac{1}{2}C_4H_4O_4$　441.54

化学名：11-[4-[2-(2-羟基乙氧基)乙基]-1-哌嗪基]二苯并[*b*,*f*][1,4]硫氮杂草半富马酸盐

2-[2-(4-dibenzo[*b*,*f*][1,4]thiazepin-11-yl-1-piperazinyl)ethoxy]ethanolhemifumarate Seroquel

英文名：quetiapine (INN) Fumarate

CAS 号：[111974-72-2]

本品为二苯硫氮䓬类第二代抗精神病药，是 5-羟色胺和多巴胺的受体拮抗剂，可用于精神分裂症等精神病性障碍及双向情感障碍的躁狂发作、混合发作以及抑郁发作的治疗。口服吸收良好，达峰时间为 1.5 小时，血浆蛋白结合率为 83%，体内分布广，可进入乳汁。在肝脏经 CYP3A4 进行氧化代谢，生成失活代谢产物。主要以代谢产物排泄，73%随尿排出；20%随粪便排出，半衰期为 6～7 小时。常见的不良反应为嗜睡和头晕[1]。

除中国药典(2015)收载外，BP(2017)、Ph. Eur.(9.0)、JP(17)、USP(40)亦有收载。

【制法概要】本品最早由阿斯利康公司开发，1997 年 9 月在英国首次获批上市，国内最早于 2000 年 8 月获批上市。目前采用两种工艺路线，路线一：以二苯并［b，f］［1，4］硫氮杂䓬-11(10*H*)酮为原料，经氯化、胺解、成盐后得到富马酸喹硫平；路线二：以 2，2′-二硫代水杨酸与 2-氯硝基苯为原料，在碱性条件下硫代，随后经还原、卤代、环合、取代、成盐得富马酸喹硫平。

工艺路线一：

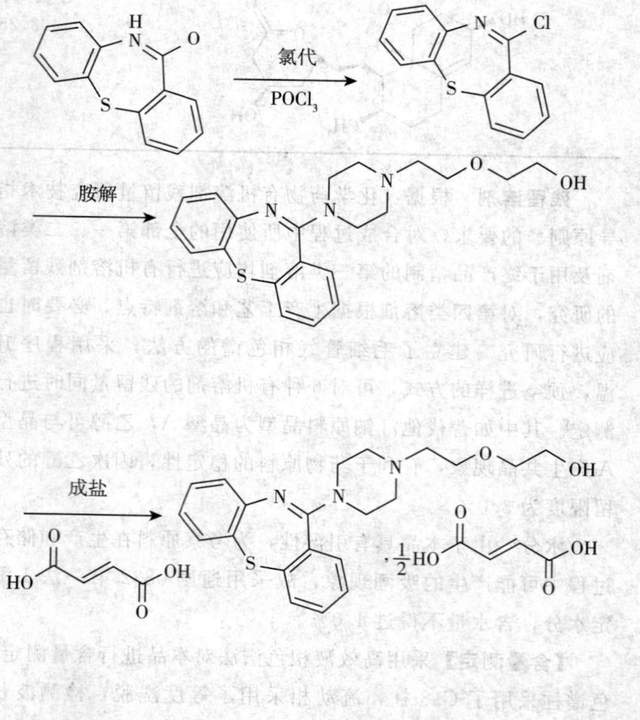

工艺路线二：

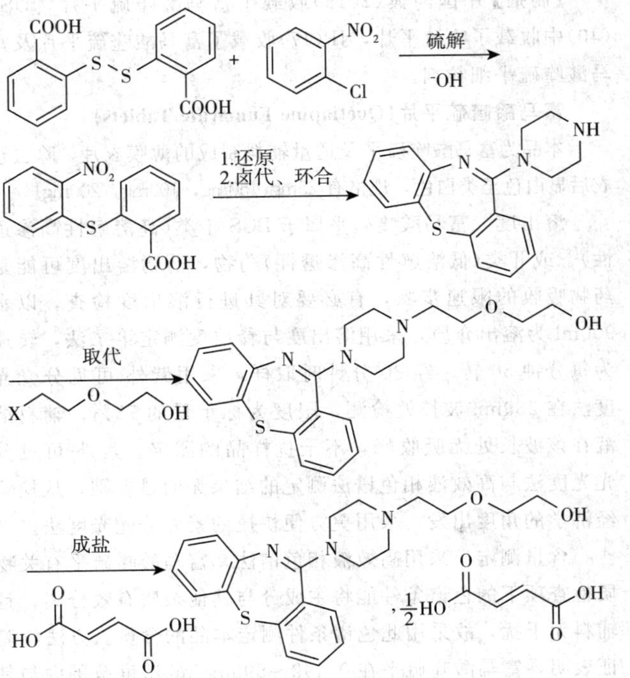

【鉴别】(1)本品中的富马酸含还原性的不饱和双键，可使高锰酸钾试液褪色。

(2)本品水溶液（30μg/ml）在 289nm 的波长处有最大吸收。富马酸喹硫平紫外光谱图见图 1。

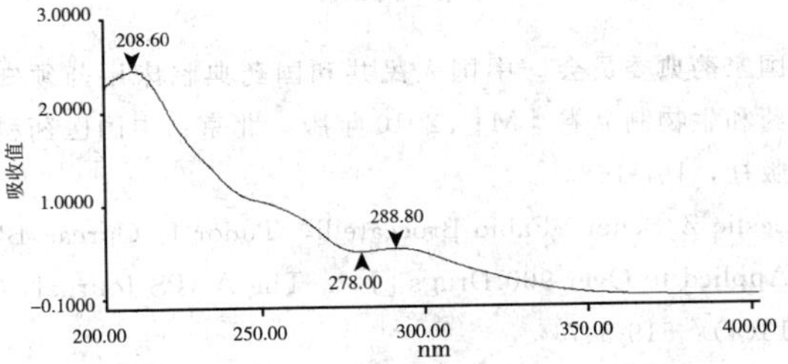

图 1　富马酸喹硫平水溶液紫外光谱图

(3)本品的红外光吸收图谱应与对照的图谱(光谱集 1273 图)，本品的红外光吸收图谱显示的主要特征吸收如下：

波数，cm^{-1}	归属	
3300	羟基	ν_{O-H}
3030	苯环	ν_{C-H}
1600	羧基	$\nu_{C=O}$
1580，1461	苯环	$\nu_{C=C}$
1090，1072	醚	ν_{C-O-C}

【检查】酸度　本品为富马酸盐，水溶液应呈弱酸性，本品的 pH 值与富马酸含量有关，随富马酸含量的减少 pH 升高，但当本品水溶液的 pH 值在 5.0～6.0 范围内，富马酸的含量基本能符合规定，故酸度的控制对成盐情况可以起到控制作用。

有关物质　各国药典均采用高效液相色谱法，色谱条件均差异较大。

Ph. Eur.(9.0)采用封尾苯基硅胶柱，检测波长为 240nm，柱温为 50℃，以甲醇-3.85g/L 醋酸铵溶液(10：90)(用氨水调节 pH 至 9.0)为流动相 A，乙腈为流动相 B，采用梯度洗脱方式。以杂质 N 的峰高(H_P，从基线至杂质 N 峰的最高点)与杂质 N 和喹硫平两峰之间的峰谷(Hv，从基线至两峰之间的最低点)之比(Hp/Hv)不得低于 5.0 进行系统控制；限度为杂质 G(二苯并［b，f］［1，4］硫氮杂䓬-11(10*H*)酮，为工艺路线一的起始原料)及杂质 N(2-［2-4-［2-［2-［4-(二苯并［b，f］［1，4］硫氮杂䓬-11-基)哌嗪-1-基］乙氧基］哌嗪-1-基］乙氧基］乙醇，为工艺副产物)不得过 0.15%，未知单个杂质不得过 0.1%，总杂质不得过 0.5%。

USP(40)采用 C8 柱，检测波长为 250nm，柱温为 45℃，以乙腈-醋酸铵缓冲液(取 3.1g 醋酸铵，加水适量使溶解，加 25%的氢氧化铵溶液 2ml，加水至 1000ml，调节 pH 至 9.2)(25：75)为流动相 A，乙腈为流动相 B，采用梯度洗脱方式。以去乙氧基喹硫平与喹硫平的分离度不得低于 4.0，喹硫平杂质 B 与杂质 G 的分离度不得低于 3.0 进行系统控制；限度为喹硫平季铵盐(4-(二苯并［b，f］［1，4］硫氮杂䓬-11-基)-1，1-双［2-(2-羟基乙氧基)乙基］哌嗪-1-鎓)、杂质 G、杂质 B、去乙氧基喹硫平(2-［4-(二苯并［b，f］［1，4］硫氮杂䓬-11-基)哌嗪-1-基］乙醇)及 *N*-乙基喹硫平(11-(4-乙基哌嗪-1-基)二苯并［b，f］［1，4］硫氮杂䓬)均不得过 0.15%，喹硫平四乙二醇类似物(2-［2-(2-｛2-［4-(二苯并［b，f］［1，4］硫氮杂䓬-11-基)哌嗪-1-基)］乙氧基-｝乙氧基)乙氧基］乙醇)及双(二苯并硫氮杂䓬)哌嗪(1，4-双(二苯并［b，f］［1，4］硫氮杂䓬-11-基)哌嗪)均不得过 0.10%，其他未知杂质不得过 0.10%，总杂质不得过 0.50%。

JP(17)采用两个不同的液相色谱系统检测有关物质。系统(i)采用 C8 柱，检测波长为 230nm，柱温为 25℃，以 2.6g/L 磷酸氢二铵溶液(用磷酸调节 pH 至 6.5)-甲醇-乙腈(39：54：7)为流动相；系统(ii)采用 C8 柱，检测波长为 250nm，柱温为 25℃，以甲醇-磷酸氢二铵溶液(33→12500)-乙腈(70：21：9)为流动相。限度为单个杂质不得过 0.10%，两个系统总杂质不得过 0.5%。

中国药典(2015)采用十八烷基硅烷键合硅胶柱，检测波长为 289nm，柱温为 40℃，以甲醇-水-三乙胺(670：330：4)(用磷酸调节 pH 至 6.8)为流动相，流动相中三乙胺的加入可改善喹硫平峰的拖尾现象。结果表明，在该色谱条件下强力破坏试验所产生的降解产物能与主峰有效的分离，本品有关物质供试品溶液典型色谱图见图 2。

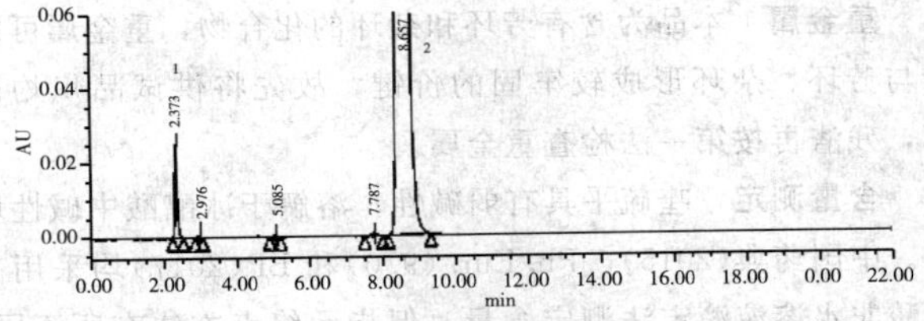

图 2　富马酸喹硫平有关物质供试品溶液典型色谱图

1. 富马酸；2. 喹硫平

(色谱柱：XBridge™，4.6mm×250mm，5μm)

使用三种品牌色谱柱：XBridge™ C18 柱（4.6mm×250mm，5μm）、Agilent™ HC C18 柱（4.6mm×150mm，5μm）及 Phenomenex C18 柱（4.6mm×250mm，5μm），分别在岛津 LC2010 与 Waters Alliance HPLC 仪上进行耐用性试验考察，结果良好。

杂质限量计算时，各杂质均采用不加校正因子的自身对照法，规定单个杂质不得过 0.1%，总杂质不得过 0.2%。

经采用逐步稀释法测定，富马酸喹硫平的最低检出量为 5ng，最低检出限为 0.25μg/ml（$S/N\approx3$），供试品溶液（0.5mg/ml）在室温放置 12 小时基本稳定。

该方法与国外标准方法比较，中国药典（2015）总杂质的限度（0.2%）严于国外药典（0.5%），但未对已知的工艺杂质进行研究与控制，今后可参考比较国外药典该品种项下的色谱条件，对已知杂质进行研究，完善改进色谱系统。

残留溶剂　根据国内生产企业工艺路线，对合成工艺中主要涉及到的第二类溶剂甲苯进行了控制。照残留溶剂测定法第三法，用 5%二苯基-95%二甲基硅氧烷共聚物为固定相的毛细管柱，进样口温度 100℃；程序升温，初始温度 50℃，保持 5 分钟，以每分钟 8℃的速率升至 130℃；检测器温度 260℃。含甲苯不得过 0.089%。甲苯与二甲亚砜的分离度应符合要求。富马酸喹硫平残留溶剂对照品溶液的典型色谱图见图 3。

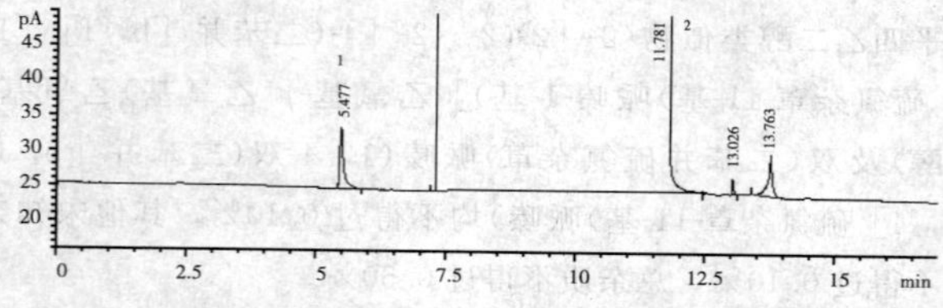

图 3　富马酸喹硫平残留溶剂对照品溶液的典型色谱图

1. 甲苯　2. 二甲亚砜（溶剂）

（色谱柱：DB-5，30m×0.25mm×0.25μm）

甲苯在 3.702～370.2μg/ml 浓度范围内与其峰面积呈线性关系，线性方程为 $A=1.1407C+1.9872$，$r=0.9998$（$n=5$）；加样回收率为 98.63%（$n=6$），RSD 为 0.51%；重复性试验 RSD 为 1.23%（$n=6$）；经采用逐步稀释法测定，甲苯的检测限为 1.11μg/ml（$S/N\approx3$）。

干燥失重　规定的限度各国标准一致，即在 105℃干燥至恒重，减失重量不得过 0.5%。

炽灼残渣　炽灼后残渣留作重金属检查，炽灼温度必须控制在 500～600°C。规定的限度各国标准一致，即不得过 0.1%。

重金属　本品为含有芳环和杂环的化合物，重金属可能会与芳环、杂环形成较牢固的价键，故先将供试品炽灼破坏，残渣再按第一法检查重金属。

含量测定　喹硫平具有弱碱性，溶解于冰醋酸中碱性增强。中国药典（2015）、Ph. Eur.（9.0）和 BP（2017）均采用高氯酸非水溶液滴定法测定含量，但指示终点方法有所不同。中国药典（2015）用结晶紫指示液指示终点，Ph. Eur.（9.0）和 BP（2017）则用电位滴定法指示终点。USP（40）和 JP（17）采用高效液相色谱法。

【制剂】中国药典（2015）收载了富马酸喹硫平片，USP（40）中收载了喹硫平片，JP（17）收载了富马酸喹硫平片及富马酸喹硫平细粒剂。

富马酸喹硫平片（Quetiapine Fumarate Tablets）

本品为富马酸喹硫平及适量辅料制成的薄膜衣片，除去包衣后显白色至类白色，规格有 25mg，50mg，100mg，200mg。

溶出度　富马酸喹硫平属于 BCS Ⅰ类（高溶解性高渗透性）[2]或Ⅱ类（低溶解性高渗透性）药物，药物溶出度可能是药物吸收的限速步骤，有必要对其进行溶出度检查。以水 900ml 为溶出介质，采用溶出度与释放度测定第二法，转速为每分钟 50 转，经 30 分钟时取样，采用紫外-可见分光光度法在 289nm 波长处检测，限度为标示量的 75%。辅料溶液在该波长处无吸收峰，不干扰样品的测定。紫外-可见分光光度法与高效液相色谱法测定的结果无明显差别，从检验经济学的角度出发，采用更方便快捷的紫外分光光度法。

含量测定　采用高效液相色谱法，富马酸喹硫平有关物质检查项下的色谱条件能将主成分与其他杂质有效分离，且辅料无干扰，故采用此色谱条件测定本品的含量。方法学验证表明，富马酸喹硫平在 0.492～593μg/ml 浓度范围内与其峰面积呈线性关系，线性方程为 $A=19327.9C+6951.8$，$r=0.99996$（$n=7$）；平均回收率为 100.67%（$n=9$），RSD 为 0.29%；重复性试验 RSD 为 0.73%（$n=6$）；供试品溶液（25μg/ml）在室温放置 24 小时基本稳定。

参考文献

[1] 国家药典委员会．中国人民共和国药典临床用药须知化学药和生物制品卷［M］．2010 年版．北京：中国医药科技出版社，167-168.

[2] Leslie Z. Benet，Fabio Broccatelli，Tudor I. Oprea. BDDCS Applied to Over 900 Drugs［J］. The AAPS Journal，2011，13(4)：519-547.

撰写　兰　文　湖南省药品检验研究所
复核　李昌亮　湖南省药品检验研究所

富马酸福莫特罗

Formoterol Fumarate

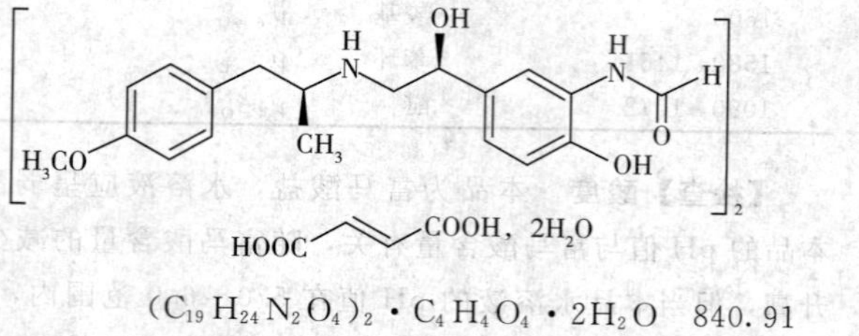

$(C_{19}H_{24}N_2O_4)_2 \cdot C_4H_4O_4 \cdot 2H_2O$　840.91

化学名：（±）-*N*-［2-羟基-5-［（1*RS*）-1-羟基-2-［［（1*RS*）-2-（4－甲氧苯基）-1-甲基乙基］氨基］乙基］苯基］甲酰胺富马酸盐二水合物。

N-［2-Hydroxy-5-［（1*RS*）-1-hydroxy-2-［［1*RS*）-2-（4-methoxypheny)-1-methylethy1]mino]ethy1]pheny1]formamide (E)-butenedioate dihyderate

英文名:formoterol Fumarate(INN)

CAS 号:[183814-30-4]

富马酸福莫特罗是一种长效选择性 β_2 肾上腺素受体激动药[1]，为日本山之内制药株式会社研发，作为平喘药物于1986 年在日本首次上市（商品名为安通克 Atock)[2]。其与 β_2 受体有很强的亲和力，具有支气管扩张作用，且呈剂量依赖关系。由于本品侧链结构较长亲脂性强，故与受体结合牢固，增加药物作用时间。另外其能抑制肥大细胞释放组氨和白三烯，具有抗炎作用。吸入福莫特罗后，2～5 分钟起效，达峰时约为 2 小时，维持 12 小时。口服本品比吸入起效慢，但作用时间长，疗效可维持 20 小时。口服 40μg 或吸入 24μg，24 小时分别在尿中排出 9.6%和 24%。

富马酸福莫特罗主要用于治疗支气管哮喘及慢性阻塞性肺疾病伴支气管痉挛。不良反应较常见有：肌肉震颤、心痛、心动过速和面部潮红；较少见有：皮肤过敏、恶心和低钾血症。甲状腺功能亢进、糖尿病、心脏病患者及孕妇慎用，避免与肾上腺素或异丙肾上腺素合用。对本品过敏者慎用。

富马酸福莫特罗为中国药典(2015)新增品种，USP(37)版、Ph. Eur. (7.0)/BP(2013)版及 JP(16)版均有收载。

【制法概要】富马酸福莫特罗的合成，文献方法较多，其中以 4-苄氧基-3-硝基-α-溴代苯乙酮为起始原料的合成路线如下[3]：

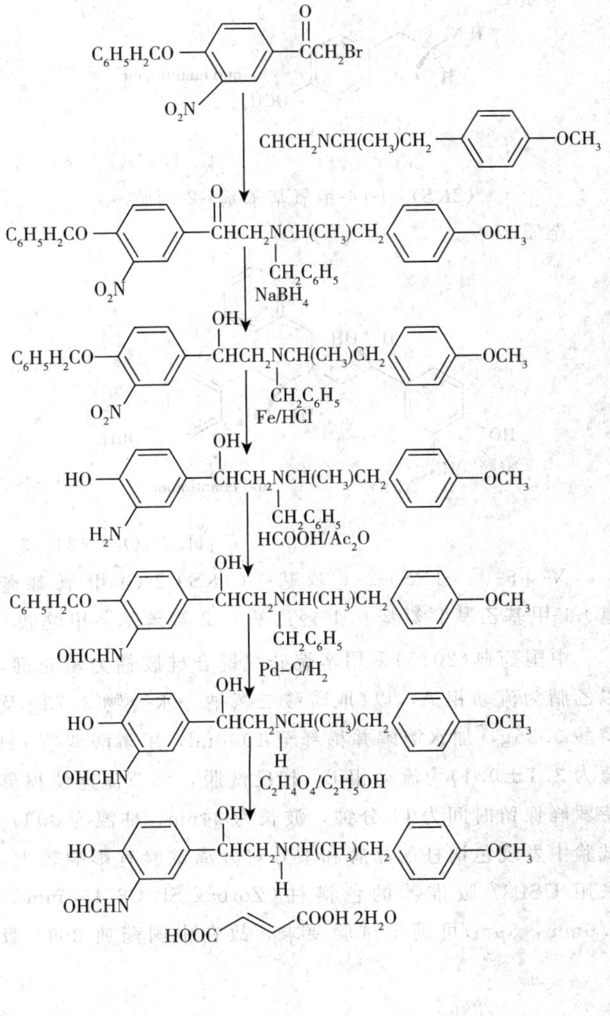

【性状】外观 描述为“白色或类白色结晶性粉末”。USP(37)版和 BP(2013)版项下描述为“白色或类白色或微黄色结晶性粉末”，JP(16)版描述为“白色至黄白色结晶性粉末”。

熔点 本品含有 2 个结晶水，不经干燥，直接测定熔点，应为 137～142℃，熔融时同时分解。JP(16)为 138℃，熔融同时分解，其他国外药典无此项目。

【鉴别】采用紫外光谱和红外光谱法进行鉴别。此外 JP(16)版采用衍生物熔点法、UV 法及 IR 法；USP(37)版采用 HPLC 法和 IR 法；Ph. Eur. (7.0)BP(2013)版采用 IR 法。

(1) 紫外光谱法 制备含富马酸福莫特罗 0.025mg/ml 的甲醇溶液，进行紫外光谱扫描，应在 285nm 波长处有最大吸收，在 246nm 的波长处有一肩峰，见图 1。

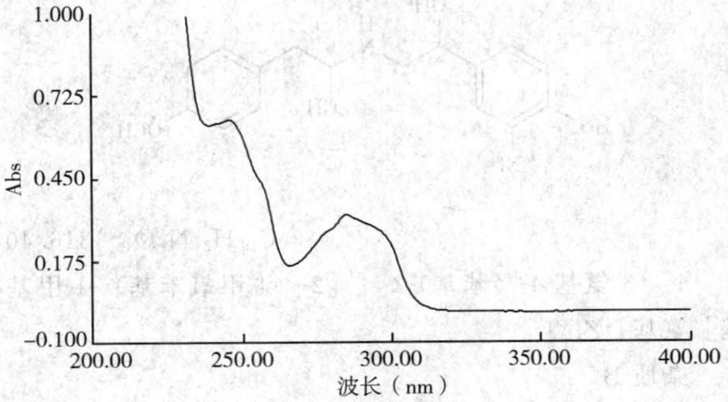

图 1 富马酸福莫特罗紫外光谱图

(2) 本品的红外光吸收图谱应与对照品的图谱一致，本品的红外光吸收图谱显示的主要特征吸收如下[3]

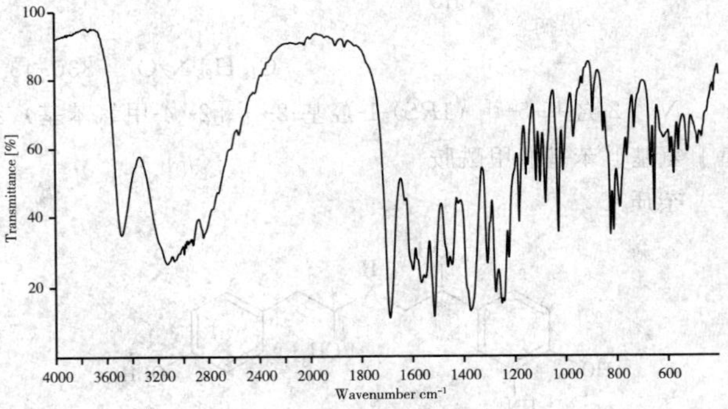

图 2 富马酸福莫特罗红外光谱图

波数(cm^{-1})	归属	
3500～3240	羟基	ν_{N-H}
1680	羰基	$\nu_{C=O}$
1650，1430，1250	苯环	$\nu_{C=C}$ ν_{-CH}
1241	醚	ν_{-C-O-C}

【检查】旋光度 本品结构中含两个手性中心，活性组分为一对互为镜像的对映体，表现为外消旋。用甲醇配制 10mg/ml 的溶液测定旋光度，应为－0.100°至＋0.100°。该检查法与 Ph. Eur. (7.0)/BP(2013)相同。

酸度 本品为富马酸盐，酸度值可以反映产品的纯度。

USP(37)及BP(2013)均有收载。本品常温下在水中几乎不溶，需要在沸水浴中溶解后测定。该检查法与Ph. Eur.(7.0)/BP(2013)相同。

有关物质 USP(37)和Ph. Eur.(7.0)/BP(2013)均采用高效液相色谱法，用辛烷硅烷键合硅胶柱为填充剂，以流动相A［取3.73g一水磷酸二氢钠和0.35g磷酸，用水溶解至1000ml（调pH3.1）］，流动相B（乙腈），梯度洗脱，检测波长为214nm。Ph. Eur.(7.0)/BP(2013)和USP(37)采用含有已知杂质A、B、C、D、E、F和G混合对照品进行系统适用性试验。JP16版为薄层色谱法。国外药典中的已知杂质信息如下：

杂质A

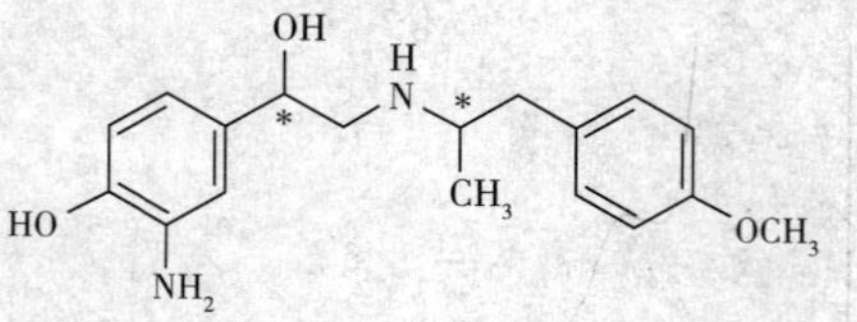

$C_{18}H_{24}N_2O_3$ 316.40

1-(3-氨基-4-羟苯基)-2-［［2-(4-甲氧苯基)-1-甲基乙基］氨基］乙醇

杂质B

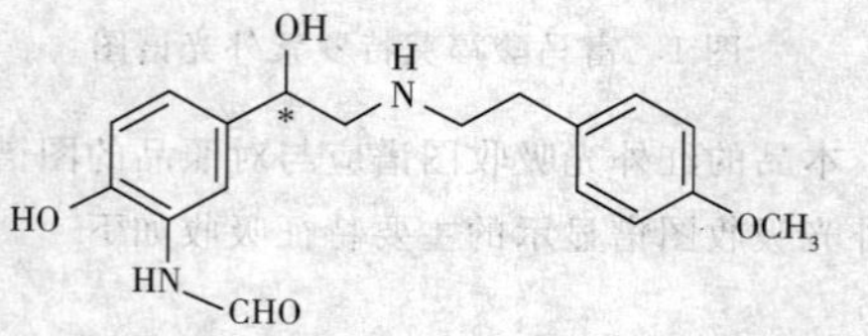

$C_{18}H_{28}N_2O_4$ 336.43

N-［2-羟基-5-［(1*RS*)-1-羟基-2-［［2-(4-甲氧苯基)乙基］氨基］苯基］甲酰胺

杂质C

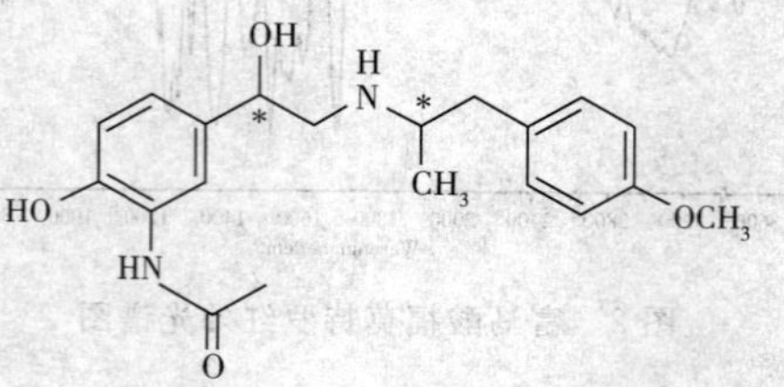

$C_{20}H_{26}N_2O_4$ 358.44

N-［2-羟基-5-［1-羟基-2-［［2-(4-甲氧基苯基)-1-甲基乙基］氨基］乙基］苯基］乙酰胺

杂质D

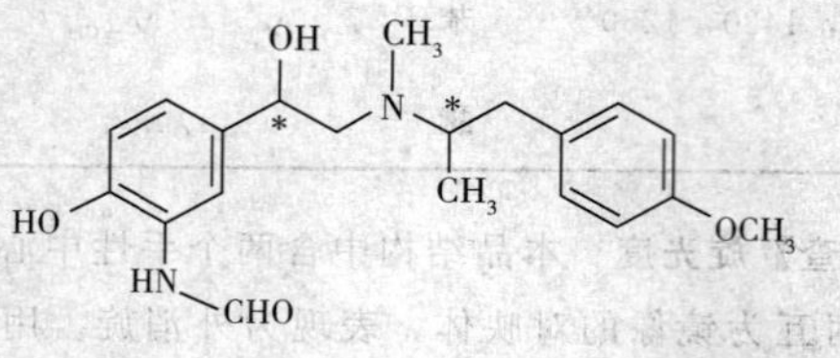

$C_{20}H_{26}N_2O_4$ 358.44

N-［2-羟基-5-［1-羟基-2-［甲基［2-(4-甲氧基苯基)-1-甲基乙基］氨基］乙基］苯基］甲酰胺

杂质E

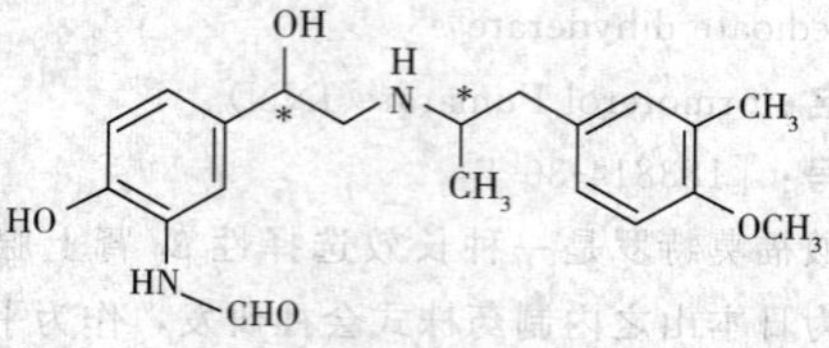

$C_{20}H_{26}N_2O_4$ 358.44

N-［2-羟基-5-［1-羟基-2-［［2-(4-甲氧基-3-甲基苯基)-1-甲基乙基］氨基］乙基］苯基］甲酰胺

杂质F

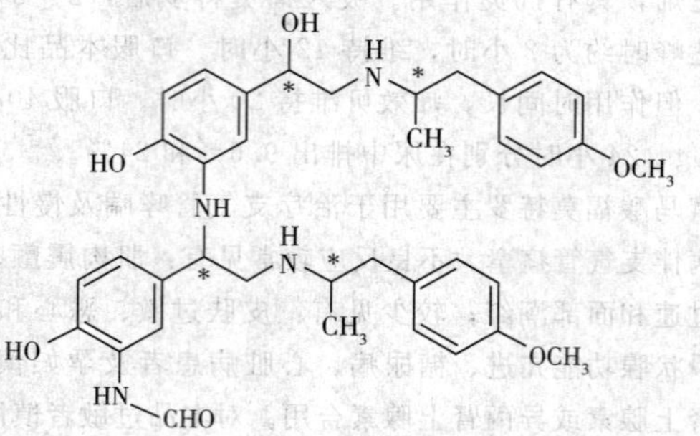

$C_{37}H_{46}N_4O_6$ 642.80

N-［2-羟基-5-［1-［［2-羟基-5-［1-羟基-2-［［2-(4-甲氧基苯基)-1-甲基乙基］氨基］乙基］苯基］氨基-2-［［2-(4-甲氧苯基)-1-甲基乙基］氨基］乙基］苯基］甲酰胺

杂质G

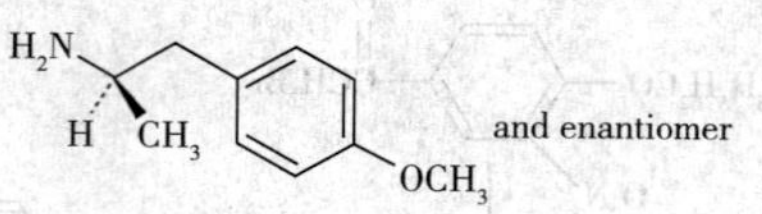

$C_{10}H_{15}NO$ 165.23

(2*RS*)-1-(4-甲氧基苯基)-2-丙胺

杂质H

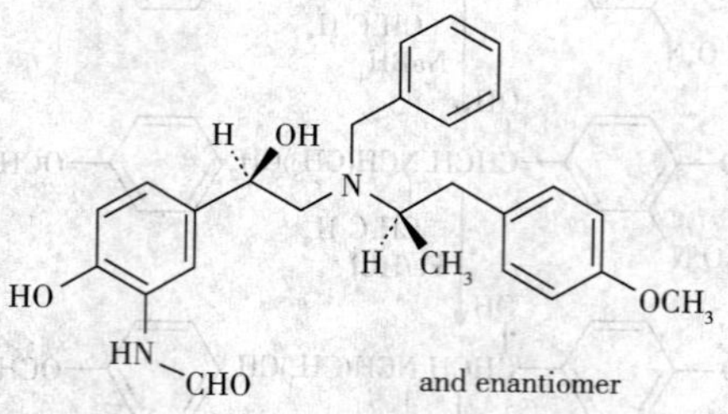

$C_{26}H_{30}N_2O_4$ 434.53

N-［5-［(1*RS*)-2-［苯基［(1*RS*)-2-(4-甲氧基苯基)-1-甲基乙基］氨基］-1-羟乙基］-2-羟苯基］甲酰胺

中国药典(2015)采用辛烷硅烷键合硅胶柱为填充剂，以乙腈为流动相A，以(取磷酸二氢钠一水合物3.73g及磷酸0.35g，加水溶解并稀释至1000ml，用磷酸调节pH值为3.1±0.1)为流动相B，梯度洗脱，调节流速使福莫特罗峰保留时间为11分钟，波长为24nm，柱温为30℃。试验中发现色谱柱的品牌和型号对分离试验有影响较大，采用USP37版推荐的色谱柱（Zorbax SB C8 150mm×4.6mm，5μm）可满足试验要求，故在中国药典2015版中增加了对色谱柱品牌和型号等的描述。经试验确定，柱温升高，部分杂质峰的分离度会降低，柱温为25～30℃可以满足试验需要。

在质量研究中采用国外药典的混合杂质对照品溶液进行了分离度测定，对有关杂质峰进行了定位。福莫特罗最低检出限位0.1μg/ml。混合杂质对照品溶液、对照溶液及供试品溶液的典型色谱图见图3～图5。

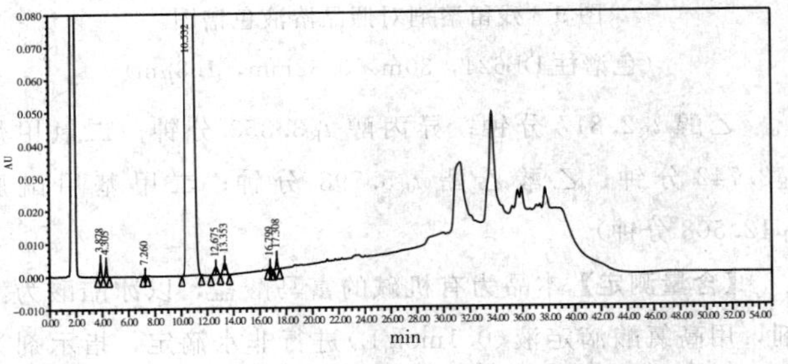

图3 混合杂质对照品溶液分离度色谱图

（色谱柱：Zorbax SB C8 150mm×4.6mm，5μm）（富马酸 t_R：1.701分钟；杂质G t_R：3.878分钟；杂质A t_R：4.305分钟；杂质B t_R：7.260分钟；福莫特罗风 t_R：10.532分钟；杂质C t_R：12.675分钟；杂质D t_R：13.353分钟；杂质E t_R：16.799分钟；杂质F t_R：17.308分钟）

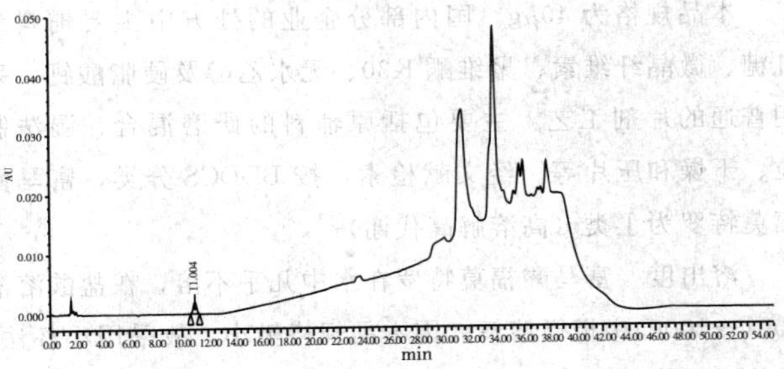

图4 有关物质对照溶液色谱图

（色谱柱：Zorbax SB C8 150mm×4.6mm，5μm）

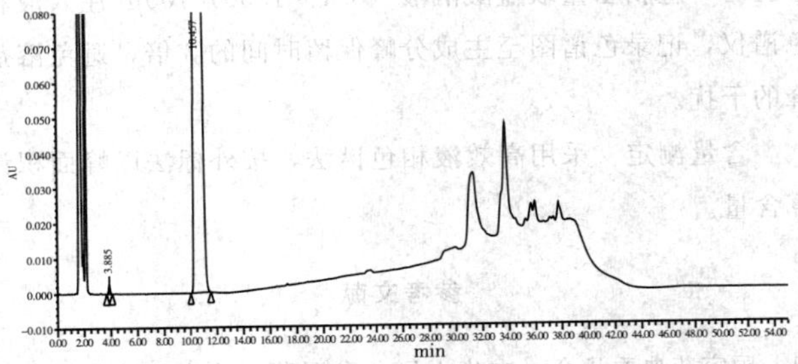

图5 有关物质供试品溶液色谱图

（色谱柱：Zorbax SB C8 150mm×4.6mm，5μm）

经调研，目前国内有关生产厂家均无法提供已知杂质A、B、C、D等以上杂质对照品，标准暂未收载测定系统适用性的混合杂志对照品溶液。试验研究分别进行了强酸、强碱等破坏性试验，结果表明：富马酸福莫特罗在上述条件下的主要降解杂质为杂质A，并且产生各杂质峰均与主峰达到基线分离。经线性试验，富马酸福莫特罗在0.1026～1.6416μg/ml浓度范围内，以浓度为横坐标（C），峰面积为纵坐标（A），线性方程为 $A=87763C-615.4$（$r=0.9999$，$n=5$），线性关系良好。稳定性试验表明，在室温下对照溶液及供试品溶液在15h内基本稳定。采用逐步稀释法，富马酸福莫特罗的最低检出限为0.09μg/ml。对研究时收集的一批样品采用不同的品牌仪器进行试验6次，结果一致。此批样品仅检出杂质A（相对保留时间约为0.4）根据Ph. Eur.(7.0)/BP(2012)及USP(36)该杂质的校正因子为1.75。

在杂质量限度方面，USP(37)采用加校正因子归一化法计算，杂质A不得过0.3%、B不得过0.2%、C不得过0.2%、D不得过0.2%、E不得过0.1%、F不得过0.2%、G不得过0.1%、H不得过0.1%，其他单个杂质不得过0.1%、总未知杂质不得过0.2%，总杂质不得过0.5%。Ph. Eur.(7.0)/BP(2013)采用加校正因子自身对照法计算，杂质A不得过0.3%、B不得过0.2%、C不得过0.2%、D不得过0.2%、E不得过0.1%、F不得过0.2%、其他单个杂质不得过0.10%，总杂质不得过0.5%。

中国药典（2015）对于相对保留时间为0.4的杂质（国外药典杂质A）采用校正因子自身对照法，该杂质限度与国外药典相同（不得过0.3%），其他杂质采用自身对照法，不得过0.2%，杂质总量不得过0.5%。

非对映异构体 JP(17)版未收载此项检查，Ph. Eur.(7.0)/BP(2013)和USP(37)均采用高效液相色谱法，用十八烷基键合聚乙二醇柱为分析柱，以乙腈-磷酸盐缓冲液（磷酸钾三水合物5.3g，加水1000ml使溶解，用7mol/L氢氧化钾溶液或磷酸调pH为12.0）(12∶88)为流动相，检测波长为225nm，限度为0.3%。杂质结构信息如下：

非对映异构体（国外药典：杂质Ⅰ）

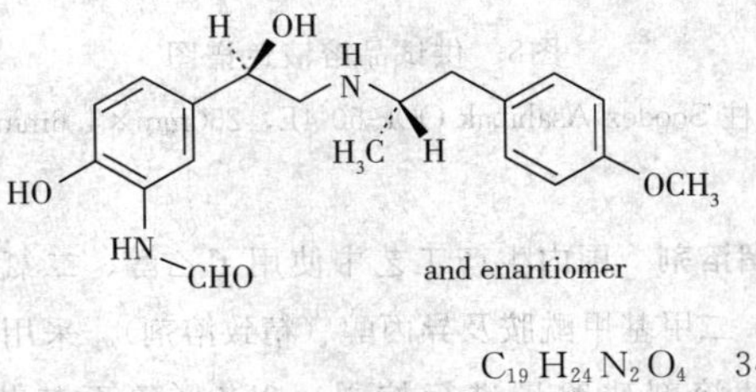

$C_{19}H_{24}N_2O_4$ 344.40

N-[2-羟基-5-[(1*RS*)-1-羟基-2[[(1*RS*)-2-(4-甲氧基苯基)-1-甲基乙基]氨基]乙基]苯基]甲酰胺

中国药典(2015)参考欧美药典标准，经研究确立了该杂质的检查法。采用十八烷基键合聚乙二醇柱[Shodex Asahipak ODP-50 4E色谱柱(250mm×4.6mm，5μm)]为分析柱，流动相、检测波长及限度与国外药典一致。研究时采用欧洲药典系统适用性混合对照品（包括主成分和非对映异构体），系统适用性溶液色谱图见图6，对照溶液及供试品溶液典型色谱图见图7～图8。福莫特罗检出限为0.02μm/ml。

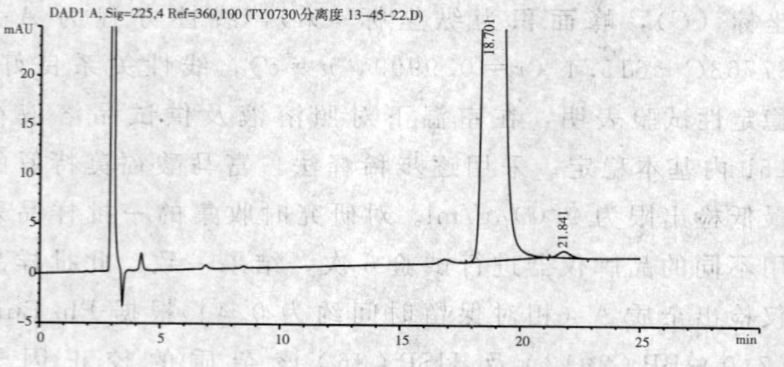

图 6　非对映体杂质系统适用性试验色谱图

（色谱柱 Shodex Asahipak ODP-50 4E，250mm×4.6mm，5μm）

（主峰 t_R：18.701 分钟；非对映异构体峰 t_R：21.841 分钟）

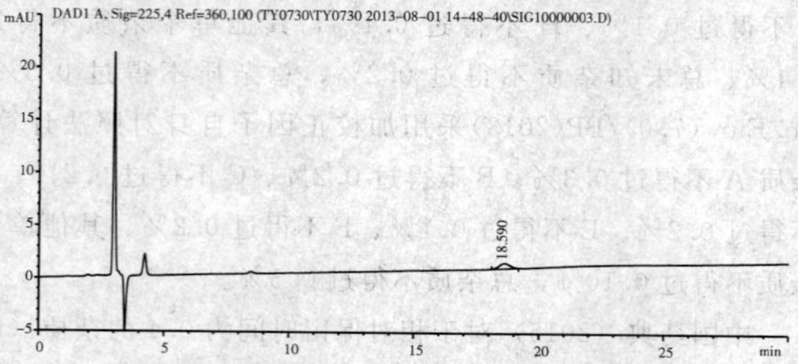

图 7　对照溶液色谱图

（色谱柱 Shodex Asahipak ODP-50 4E，

250mm×4.6mm，5μm）

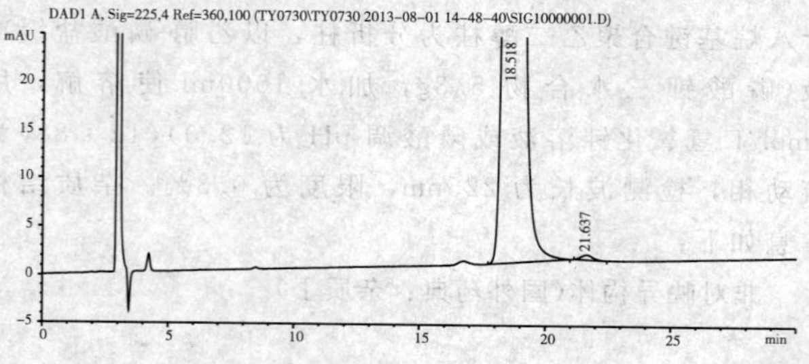

图8　供试品溶液色谱图

（色谱柱 Shodex Asahipak ODP-50 4E，250mm×4.6mm，5μm）

残留溶剂　国内生产工艺中使用了乙醇、二氯甲烷、乙酸乙酯、二甲基甲酰胺及异丙醇（精致溶剂）。采用气相色谱法对上述溶剂残留量进行控制。以 6%氰丙基苯基-94%二甲基聚硅氧烷毛细管柱（DB624 30m×0.32mm×1.8μm）为色谱柱，载气为氮气，流速为 2ml/min，柱温 50℃，保持 6 分钟，以 10℃/min 速率升温至 200℃，保持 5 分钟，进样口温度 200℃，检测器温度 250℃，分流比 10∶1，进样量 1μl。乙醇、异丙醇、二氯甲烷、乙酸乙酯及二甲基甲酰胺的检出限分别为 5μg/ml、5μg/ml、3μg/ml、5μg/ml 及 1.8μg/ml。对照品溶液色谱图见图 9。

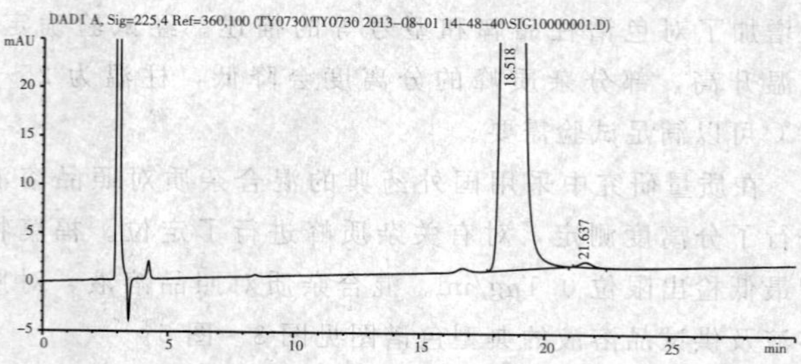

图 9　残留溶剂对照品溶液色谱图

（色谱柱 DB624，30m×0.32mm，1.8μm）

乙醇 t_R2.817 分钟；异丙醇 t_R3.353 分钟；二氯甲烷 t_R3.742 分钟；乙酸乙酯 t_R5.798 分钟；二甲基甲酰胺 t_R12.508 分钟）

【含量测定】本品为有机碱的富马酸盐，以冰醋酸为溶剂，用高氯酸滴定液（0.1mol/L）进行非水滴定，指示剂为结晶紫，经电位滴定确认，滴定终点为亮蓝色。USP(37)版、Ph. Eur. (7.0)/BP(2013)和 JP(16)均采用此方法。

【制剂】中国药典（2015）收载了富马酸福莫特罗片，规格为 40μg。USP(37)、BP(2013)和 JP(16)均未收载制剂品种。

富马酸福莫特罗片（Formoterol Fumarate Tablets）

本品规格为 40μg。国内部分企业的处方中主要辅料为乳糖、微晶纤维素、聚维酮 K30、无水乙醇及硬脂酸钙，采用普通的片剂工艺，主要包括原辅料的研磨混合、湿法制粒、干燥和压片等。经文献检索，按 BDDCS 分类，富马酸福莫特罗为Ⅰ类（高溶解高代谢）[5]。

溶出度　富马酸福莫特罗在水中几乎不溶，在盐酸溶液（0.1→1000）中极微溶解。因本品规格极小，故采用小杯法，以盐酸溶液（0.1→1000）100μl 为溶出介质，转速为每分钟 60 转，45 分钟取样，HPLC 法测定，限度为 80%。做本项检验时，应精密量取盐酸溶液（0.1→1000）100μl 注入液相色谱仪，记录色谱图至主成分峰保留时间的 3 倍，避免溶剂峰的干扰。

含量测定　采用高效液相色谱法，按外标法以峰面积计算含量。

参考文献

[1] 国家药典委员会．中华人民共和国药典临床用药须知·化学药和生物制品卷［M］．2010 年版．中国医药科技出版社，334-335.

[2] 金勇，张少辉，许铁男．富马酸福莫特罗［J］．药学进展，1998，22(3)：187-189.

[3] 赵冬梅，郭秋明，张雅芳，等．富马酸福莫特罗的合成路线图解［J］．中国医药工业杂志，2001，32(7)：335-336.

[4] 赵丽琴，赵冬梅，张雅芳，等．β_2-肾上腺素能受体激动剂福莫特罗的合成工艺研究［J］．中国药物化学杂志，2000，10(4)：285-287.

[5] Leslie Z. Benet, Fabio Broccatelli, Tudor I. Oprea BDDCS Applied to Over 900 Drugs [J]. The AAPS Journal, 2011, 13(4): 519-547.

撰写　田　勇　天津市药品检验研究院
复核　唐素芳　天津市药品检验研究院

蒙脱石

Montmorillonite

英文名： Montmortllonite

CAS 号：［1318-93-0］

蒙脱石系取天然的膨润土经水洗加工制成，其结构如图 1 所示，是由硅氧四面体和铝氧八面体组成的双八面体层状硅酸盐粘土矿，结构通式为 $R^{+}_{0.33}(Al, Mg)_2Si_4O_{10}(OH)_2 \cdot nH_2O$，其中 R^+ 为层间可交换阳离子，包括 Na^+，K^+，Mg^{2+} 和 Ca^{2+} 等阳离子(图 1)。

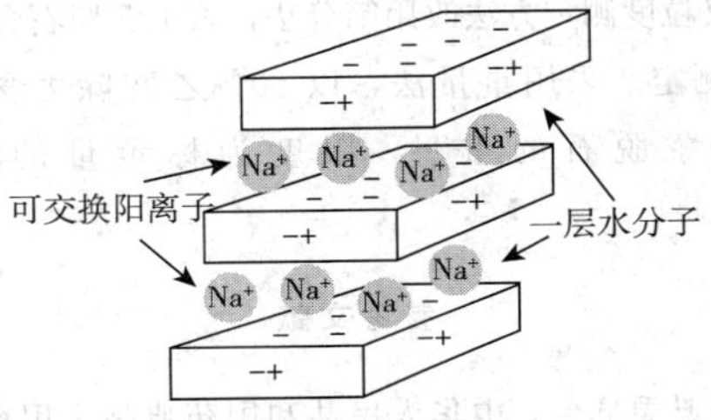

图 1　蒙脱石"三明治"结构

蒙脱石系临床用于成人及儿童急、慢性腹泻；肠易激综合征；食管炎及与胃、十二指肠、结肠疾病有关的疼痛的对症治疗；肠道菌群失调等[1]。该物质具有极高的定位能力。口服剂量为 3g，服用后不被胃肠道吸收入血，2 小时后可均匀地覆盖在整个胃肠道表面，并维持 6 小时之久，6 小时后连同所吸附的致病性带电病原体随消化道蠕动排出体外。

药用蒙脱石主要为钙基蒙脱石，即层间可交换阳离子主要为 Ca^{2+}。蒙脱石因结构中的 Al 和 Mg 对 Si 和 Al 的随机取代造成电荷的不平衡，使其具有带电性和离子交换的特性，对消化道内的病毒、细菌及其产生的毒素、气体等有极强的固定、吸附作用，使其失去致病作用；又因鳞片状结构而获得巨大的比表面积，对消化道黏膜具有很强的覆盖保护能力，并通过与黏液糖蛋白的相互结合，修复、提高黏膜屏障对攻击因子的防御功能，具有平衡正常菌群和局部止痛作用[2~4]。

蒙脱石为中国药典(2015)新增品种，除中国药典(2015)收载外，USP(40)做为辅料收载了蒙脱石原矿膨润土(斑脱岩、bentonite)、纯化膨润土及膨润土浆质量标准，Ph. Eur. (9.0)/BP(2017)收载了膨润土(斑脱岩、bentonite)质量标准，可药用或作为辅料。

【制法概要】 蒙脱石因 1847 年研究法国蒙脱里隆(Montmorillon)附近的黏土而得名，最早由法国博福-益普生公司开发为蒙脱石散，国内于 1998 年获得首个批准文号。蒙脱石原料系经膨润土矿水洗提纯而得，为非化学合成原料药。主要步骤包括：原矿粉碎→分散→制浆→提纯→脱水干燥→粉碎→过筛→包装。

【性状】 由于本品结构中携带的阳离子不同，肉眼观察可为类白色或灰白色或微黄色或微红色细粉。

【鉴别】 (1)本品为硅酸盐矿物，氟化钙与硫酸发生反应可生成氢氟酸，氢氟酸再与结构中的二氧化硅反应生成四氟化硅，四氟化硅遇水水解为硅酸，硅酸在水中呈白色胶体状。

$$CaF_2 + H_2SO_4 \rightarrow CaSO_4 + HF$$

$$SiO_2 + HF \rightarrow SiF_4 + H_2O$$

$$SiF_4 + H_2O \rightarrow H_4SiO_4\downarrow(白) + HF$$

(2)蒙脱石为晶体矿物，可利用 X 射线粉末衍射法进行鉴别，药用蒙脱石通常为钙基蒙脱石，图谱中主要衍射峰(三强峰)如下[5]：

2θ	面间距，$\times 10^{-1}$nm	结构归属(晶格)
5.8°	15.2	(001)
19.8°	4.5	(110)
61.9°	1.5	(060)

由于蒙脱石具有吸附能力，含水量不同会影响衍射峰的峰位，因此在试验前需干燥后于 75%相对湿度条件下放置约 12 小时，再进行测定。

(3)本品结构中含有 Al^{3+}，故经煅烧使 Al^{3+} 游离溶解后可进行铝盐鉴别。

【检查】粒度　本品为蒙脱石细粉，为保证药品能够覆盖整个胃肠道通过吸附作用而发挥药效，其粒度应控制在 45μm 以下，故需进行粒度控制。采用激光粒度仪，湿法测定，取本品约 0.12g，使仪器遮光率在 8%～20%范围内，以水 800ml 为分散介质，搅拌 15 分钟或在 3000r/min 的转速下超声 2～3 分钟使充分分散后进行测定。规定限度为 d(0.5)6～23μm，d(0.9)16～50μm，体积平均粒径 D［4，3］8～27μm。

膨胀度　蒙脱石具有吸水膨胀的特性，吸水后体积可增大 10～30 倍，通过测定膨胀度可间接反映本品的纯度，其膨胀度应为 2.0～5.0。

吸附力　蒙脱石做为止泻药的主要作用机理是其双八面体分子层间所携带的非均匀电荷，可发生离子交换作用，对消化道内的病毒、细菌及其产生的毒素等具有极强的吸附、抑制作用，使病毒、细菌等失去致病作用。吸附力检查可以反映蒙脱石吸附力能力的强弱。

蒙脱石吸附力无法直接测定，但可通过其选择性吸附、交换某些阳离子而间接测定。中国药典(2015)以硫酸士的宁作为标志物测定吸附力，其原理为硫酸士的宁分子具有紫外吸收，将蒙脱石与过量的硫酸士的宁进行充分吸附，然后测定剩余硫酸士的宁吸光度(代表未被吸附的量)，进而推算出蒙脱石的吸附力。试验以磷酸盐缓冲液(pH6.8)为溶剂，在该溶剂中蒙脱石的吸附性能最强；试验温度模拟正常人体体温37℃条件下进行。蒙脱石的吸附力大小与其阳离子交换容量相关，交换容量因不同产地蒙脱石携带的阳离子存在差异而不同，通常每1g蒙脱石吸附硫酸士的宁应为0.35～0.55g。

因硫酸士的宁为A类有机毒物，检测过程中会对环境和试验人员造成污染，而且购买困难，影响企业及检验机构检验工作效率。目前拟修订的吸附力测定方法已经通过药典会网站公示，采用新的标志物三氯六氨合钴(Ⅲ)替代硫酸士的宁。

酸碱度 蒙脱石经水洗提纯后应为近中性，pH值应为5.0～9.0。

氯化物 蒙脱石生产工艺中需用酸水洗提纯，故需对其残留量进行检查，限度为不得过0.025%。

碳酸盐 蒙脱石来源于矿物，难免含有难溶性的矿物成分，如碳酸钙或碳酸镁等。为保证产品的纯度，需检查其中的碳酸盐。

水中溶解物 用于考察蒙脱石中残留的水溶性矿物成分。

方英石及其他杂质 蒙脱石提取自膨润土矿，主要杂质矿有方英石、石英和长石等，因此在现行质量标准中采用X射线衍射法控制方英石及其他杂质矿物的相对峰高比。蒙脱石主要杂质矿物的特征峰通常出现在衍射角(2θ)15°～35°范围内，因此在这一范围内进行检查。质量标准中对方英石的单独控制是基于方英石为致癌物质且分离较为困难，限度定为峰高比不得过50%，其他杂质矿物不得过70%。X射线粉末衍射法以峰高比表征杂质矿物的含量实际为相对含量，而非杂质矿物的真实含量，对杂质矿物更为准确的定量尚需进一步研究。

干燥失重 本品吸附水分的能力极强，如水分过高会影响产品的流动性同时增加微生物限度超标的风险，因此控制干燥失重不得过10.0%。

重金属、砷盐 本品来源于矿物，需控制重金属及砷盐，限度分别为不得过10ppm和2ppm。

【含量测定】蒙脱石属硅酸盐矿物，为两层硅氧四面体片晶层中间夹一层铝(镁)氧八面体片层的层状结构，俗称“汉堡包”结构，经酸化、高温煅烧后使结构中的铝和硅分别转化为三氧化二铝和二氧化硅，再分别用滴定法和重量法进行测定。蒙脱石因产地不同，中间片层结构中铝、镁比例存在差异，因此三氧化二铝的含量限度范围较大通常为12.0%～25.0%；而结构中硅的含量相对稳定，通常为55.0%～60.0%。

【制剂】中国药典(2015)收载了蒙脱石分散片和蒙脱石散，其他药典均未收载制剂品种。

(1)蒙脱石分散片(Montmorillonite Dispersible Tablets)

本品为灰白色或类白色片，规格为1.0g。国内企业处方中，主要辅料有崩解剂、矫味剂和润滑剂等。

粒度 蒙脱石原料的质量标准中已收载了粒度检查，采用激光粒度法测定，在制剂质量标准中粒度采用筛分法测定，规定残留物(45μm以上粒子)不得过1%。由于筛分法中水流速度、冲洗时间等人为影响因素均存在争议，同时随着激光粒度仪的普及，蒙脱石制剂的粒度测定方法有待采用准确度较高，重现性好的测定法进行。

含量测定 在蒙脱石原料基础上增加蒙脱石含量测定，采用重量法，高温炽灼除去可能含有的辅料成分，剩余物即为蒙脱石的量。

(2)蒙脱石散(Montmorillonite Powder)

本品为类白色或灰白色或微黄色或微红色细粉，规格为3g/袋。国内各企业主要辅料为矫味剂。本品为在蒙脱石原料基础上与矫味剂混合制得，生产工艺简单，保留了原料中多数检验项目，仅粒度测定方法改用筛分法，增加蒙脱石含量测定。

含量测定 采用重量法，以50%乙醇除去含有的矫味剂后测定蒙脱石的重量，限度为标示量的95.0%～105.0%。

参考文献

[1] 国家药典委员会．中华人民共和国药典临床用药须知·化学药和生物制品卷［M］．2015年版．中国医药科技出版社，219-220.

[2] 季桂娟，张培萍．膨润土加工与应用(第二版)［M］．北京：化学工业出版社，2013.

[3] 胡秀荣，吕光烈．天然蒙脱石的结构与带电性［J］．物理化学学报，2003，19(12)：1171-1175.

[4] 胡秀荣，吕光烈．天然蒙脱石与细菌相互作用机理的研究［J］．药学学报，2002，37(9)：718-720.

[5] 于吉顺，雷新荣．矿物X射线粉晶鉴定手册(图谱)［M］．武汉：华中科技大学出版社，2011.

撰写 安 彦 天津市药品检验研究院

复核 唐素芳 天津市药品检验研究院

赖氨匹林

Lysine Acetylsalicylate

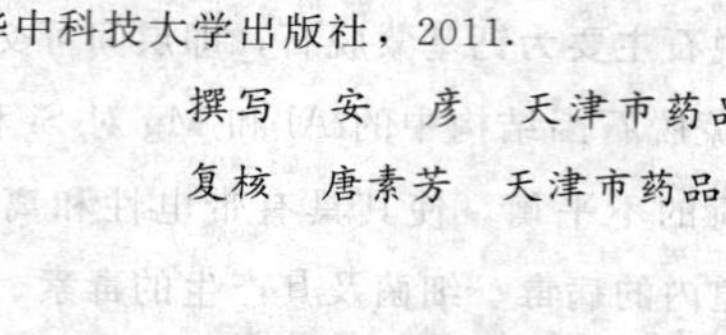

$C_{15}H_{22}N_2O_6$ 326.36

化学名：DL-赖氨酸［2-(乙酰氧基)苯甲酸］盐

DL-Lysine [2-(acetyloxy) benzoate]

英文名： lysine acetylsalicylate

CAS 号： [62952-06-1]

异名： 赖氨酸乙酰水杨酸；阿司匹林赖氨酸；赖氨酸阿司匹林

本品为赖氨酸($C_6H_{14}N_2O_2$)与阿司匹林($C_9H_8O_4$)1∶1形成的复盐，属于解热镇痛、非甾体抗炎药，在水中有很好的溶解度，主要用于肌内注射或静脉注射。在体内可解离为赖氨酸和阿司匹林，其药理作用与阿司匹林相同，通过抑制前列腺素合成酶(环氧酶)，使前列腺素(PG)合成减少，具有解热镇痛、抗炎的作用。PG 是一种强烈的致痛物质，又能提高末梢感受器对致痛物质刺激的敏感性。赖氨匹林通过抑制 PG 的合成与释放，也可消除其对痛觉的增敏作用，而达到镇痛效果[1]。一般认为其镇痛作用为外周性，即在外周阻断致痛物质(PG 等)对痛觉感受器的刺激，从而起镇痛效果[2]。此外，赖氨匹林还含有赖氨酸，具有改善脑部血液循环、保护神经元等作用[3]。临床主要用于发热及轻、中度的疼痛。静脉注射赖氨匹林后，起效快，血药浓度高，约为口服的 1.8 倍，镇痛消炎作用是口服的 3.6 倍；肌内注射本品后，有效血药浓度可维持 36～120 分钟，但其生物利用度略低于静脉注射，肌注 35 分钟后约有 50% 被吸收，其吸收速度较静脉注射慢[4]。由于采用注射给药，因此对胃肠道刺激较口服给药的阿司匹林小。不良反应较多，主要表现为：对胃肠道、血液系统、肝肾功能有一定的副作用，此外还会引起水杨酸反应、过敏反应以及“瑞夷综合征”等不良反应。

1970 年，法国 Egic 制药公司首先成功研制出赖氨匹林，随后在日本、德国、西班牙、意大利等国相继上市。1979 年中南制药厂对赖氨匹林进行了小试研制，其后，又完成了中试放大以及三废处理等实验工作。1982 年中南制药厂与衡阳制药厂共同完成临床试验，随后国内陆续开始赖氨匹林的生产[5]。

中国药典(2015)收载赖氨匹林原料和制剂，BP(2017)、Ph. Eur. (9.0)、USP(40)、JP(17)等国外药典均未收载。

【制法概要】 据文献报道[6]，赖氨匹林的合成途径有三种方法，方法一可由水杨酸与醋酐在浓硫酸作催化剂，在 80～85℃下反应得到阿司匹林，再与 *DL*-赖氨酸直接缩合成赖氨匹林；方法二由 *L*-赖氨酸经消旋，经阳离子交换树脂得到 *DL*-赖氨酸，再与阿司匹林直接缩合成赖氨匹林；方法三由阿司匹林和 *DL*-赖氨酸为原料在乙醇溶液中直接缩合成盐得到赖氨匹林。经调研，目前国内大部分企业采用方法二，具体反应如下：

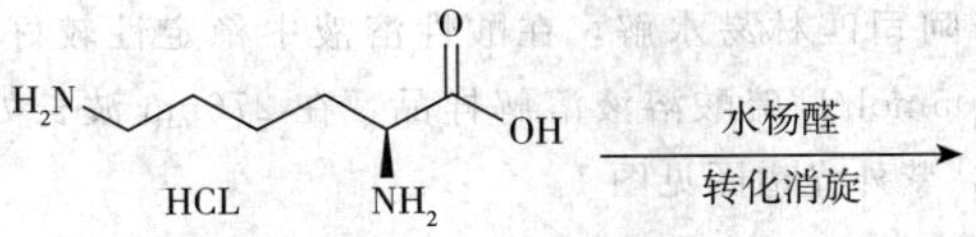

化学名：*L*-赖氨酸盐酸盐
CAS号：[10098-89-2]

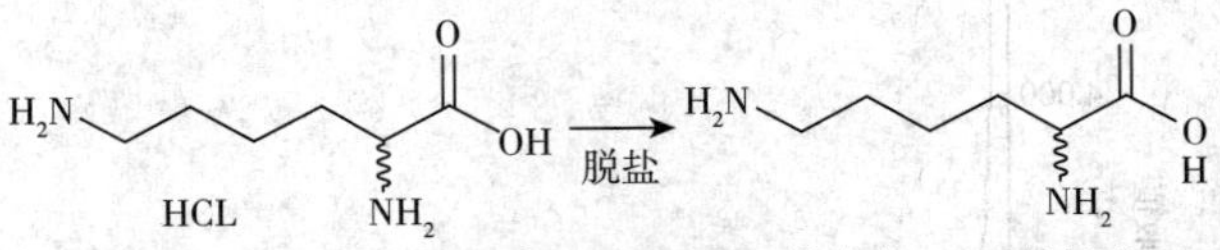

化学名：*DL*-赖氨酸盐酸盐
CAS号：[22834-80-6]

化学名：*DL*-赖氨酸
CAS号：[70-54-2]

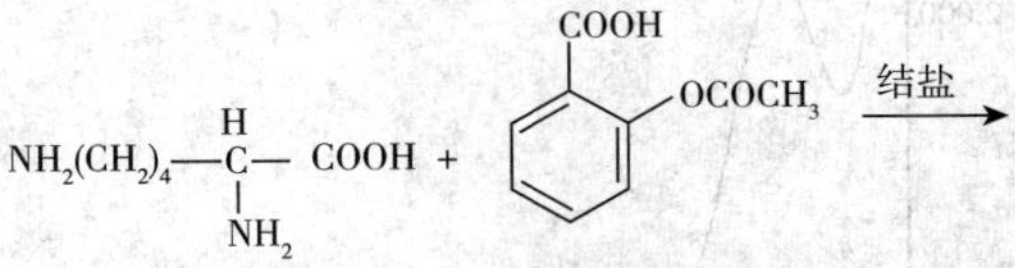

化学名：*DL*-赖氨酸
CAS号：[70-54-2]

化学名：乙酰水杨酸
CAS号：[50-78-2]

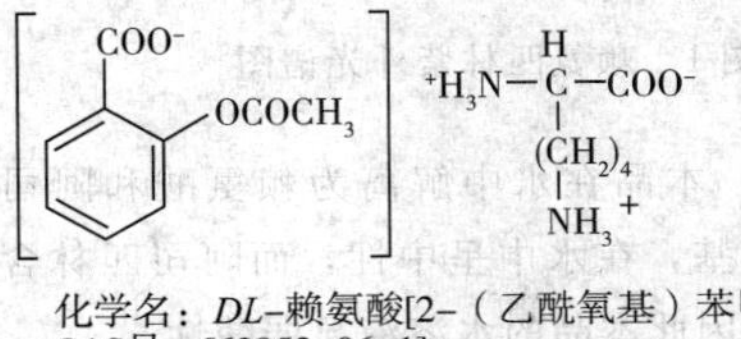

化学名：*DL*-赖氨酸[2-（乙酰氧基）苯甲酸]盐
CAS号：[62952-06-1]

【性状】 本品遇湿解离为赖氨酸和阿司匹林，由于阿司匹林易水解，不稳定，因此赖氨匹林遇湿也不稳定；另据文献报道[7,8]，温度对赖氨匹林的稳定性有较大影响，遇热易分解，需在阴凉干燥处保存。

【鉴别】 (1)α-氨基酸与茚三酮水合物在弱酸条件下共加热时，氨基酸被氧化脱氨、脱羧，而茚三酮水合物被还原，其还原物可与氨基酸加热分解产生的氨结合，再与另一分子茚三酮缩合成为蓝紫色化合物，其反应方程式如下：

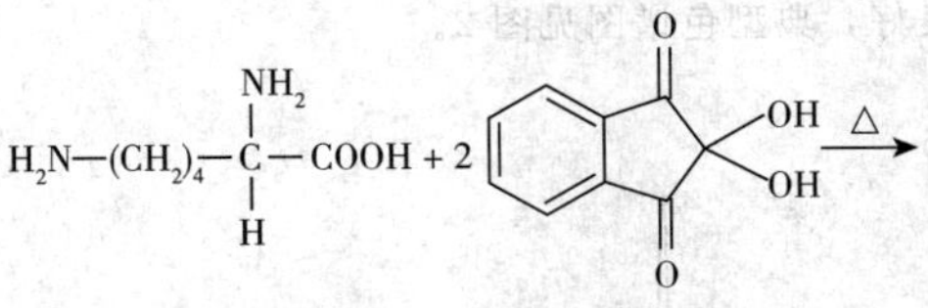

赖氨酸　　　水合茚三酮

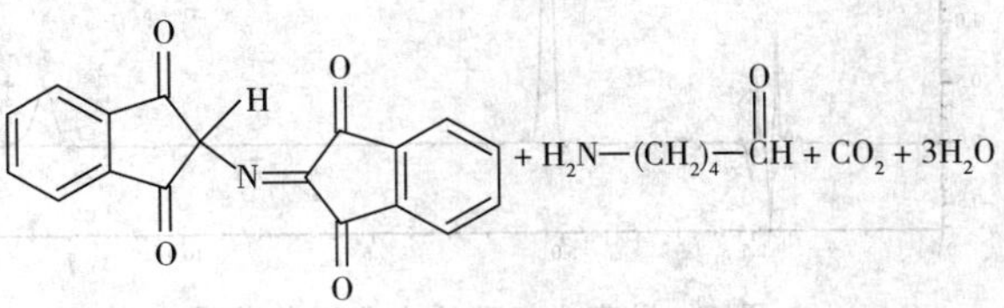

(2)采用阿司匹林含量测定项下记录的色谱图，由于赖氨酸无紫外吸收，色谱图中只有阿司匹林峰，供试品溶液主峰的保留时间应与阿司匹林对照品溶液主峰的保留时间一致。

(3)由于阿司匹林易水解，在酸性溶液中稳定性较好，因此采用0.05mol/L硫酸溶液溶解样品，在276nm波长处有最大吸收，紫外光谱图见图1。

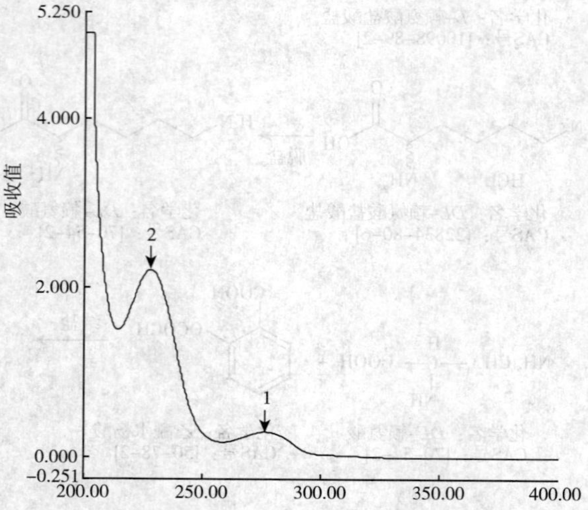

图1 赖氨匹林紫外光谱图

【检查】酸度 本品在水中解离为赖氨酸和阿司匹林，赖氨酸含氨基和羧基，在水中呈中性，而阿司匹林含羧基，在水中显弱酸性，因此本品的水溶液显弱酸性。

溶液的澄清度与颜色 本品溶液的澄清度与颜色可以反应其精制程度和降解变化的情况。

氯化物 本品合成工艺起始物料为盐酸赖氨酸，有必要对氯化物的残留进行控制。

游离水杨酸 采用高效液相色谱法进行检查。

由于阿司匹林易水解产生水杨酸，而水杨酸会导致头痛、耳鸣、恶心、呕吐等不良反应，因此有必要对游离水杨酸进行控制。采用如下色谱条件：用十八烷基硅烷键合硅胶为填充剂；以甲醇-水-冰醋酸(40∶60∶1)为流动相，检测波长为300nm。结果表明，该色谱条件下水杨酸峰与阿司匹林峰分离度良好，典型色谱图见图2。

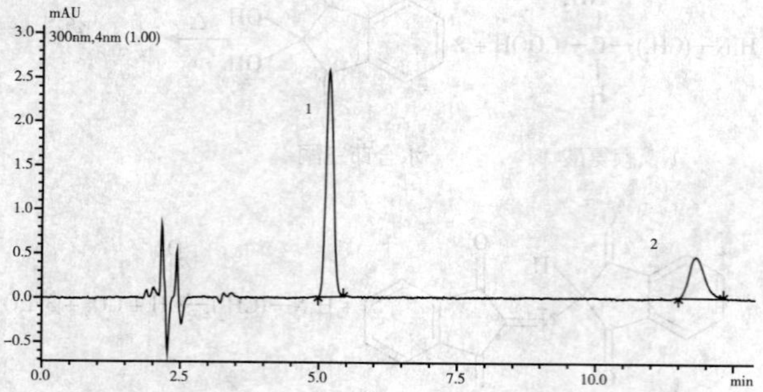

图2 游离水杨酸检查典型色谱图

1. 阿司匹林；2. 水杨酸

尝试采用不同溶剂配制供试品溶液，发现使用8%冰醋酸乙腈溶液，供试品溶液稳定性稍好，放置8小时，游离水杨酸增加0.11%，为保证测定结果的准确性，供试品溶液应临用新制。

取水杨酸对照品溶液，用流动相稀释制成不同浓度的溶液，在上述色谱条件下测定，以信噪比S/N=10计算定量限，定量限为0.9ng。

干燥失重 由于本品热稳定性较差，因此采用减压干燥法。

细菌内毒素 由于本品属解热镇痛药，采用兔法检测热原就可能存在干扰，导致假阴性结果。通过干扰试验表明，赖氨匹林的确对热原检查存在干扰。因此采用细菌内毒素检查法。

参考注射用赖氨匹林的说明书，注射用赖氨匹林临床使用剂量为成人肌内注射或静脉注射一次不超过1.8g，即M为1800mg/60(kg·h)，内毒素限值(L)按公式L=K/M计算：L=［5EU/(kg·h)×60kg×1h−50EU］/1800mg=0.14EU/mg。因此注射用赖氨匹林的细菌内毒素限度可定为每1mg赖氨匹林中含细菌内毒素的量应小于0.14EU，而作为供注射用的原料(直接无菌分装)，限度与注射剂一致。

【含量测定】阿司匹林 采用高效液相色谱法进行测定。

赖氨匹林在溶液中解离为赖氨酸和阿司匹林，需分别测定赖氨酸与阿司匹林的含量。如采用经典的酸碱滴定法测定阿司匹林含量，赖氨酸的羧基亦会参与反应，干扰测定结果，因此采用专属性强的HPLC法，赖氨酸无紫外吸收，无法与阿司匹林同时测定，经过前期条件摸索，采用如下色谱条件：用十八烷基硅烷键合硅胶为填充剂；以甲醇-水-冰醋酸(40∶60∶1)为流动相，检测波长为276nm。结果表明，该色谱条件下水杨酸峰与阿司匹林峰分离度良好，典型色谱图见图3。

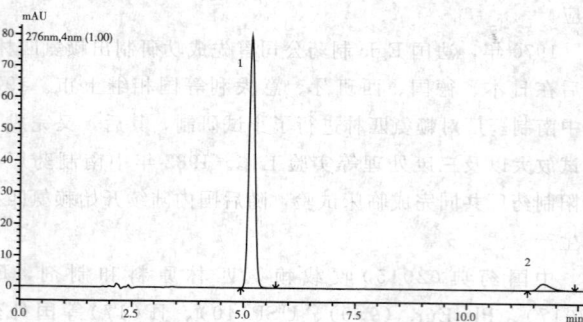

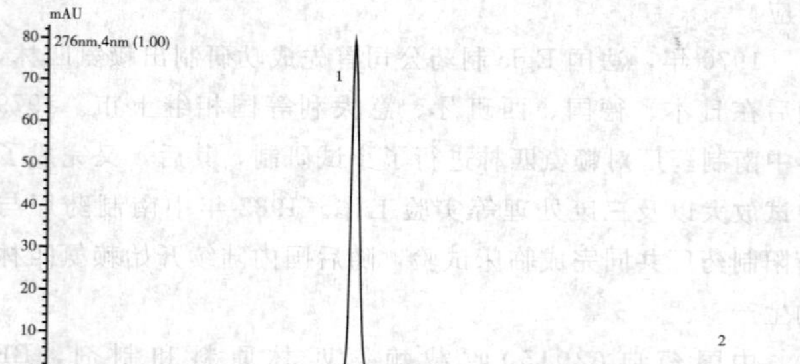

图3 阿司匹林含量测定典型色谱图

1. 阿司匹林；2. 水杨酸

按外标法定量，阿司匹林在0.044～2.2mg/ml浓度范围内与其峰面积呈线性关系，线性方程为$A=3514352.02C-131321.50$，$r=1(n=5)$。重复性试验的RSD为0.6%$(n=6)$。

赖氨匹林($C_{15}H_{22}N_2O_6$)为赖氨酸($C_6H_{14}N_2O_2$)与阿司匹林($C_9H_8O_4$)1∶1形成的复盐，而赖氨酸分子量为146.20，阿司匹林分子量为180.16，赖氨匹林分子量为326.36，理论上阿司匹林应占赖氨匹林的55.2%，按98.0%～102.0%折算，含阿司匹林应为54.1%～56.3%。

赖氨酸 采用容量分析法进行测定。

赖氨酸有氨基和羧基，在水中呈中性，在冰醋酸中显碱性，因此可以用强酸高氯酸进行酸碱滴定，2分子高氯酸与

1分子赖氨酸反应，而阿司匹林在冰醋酸中不显碱性，不干扰测定结果。

理论上赖氨酸应占赖氨匹林的 44.8%，按 98.0%～102.0%折算，含赖氨酸应为43.9%～45.7%。

【制剂】中国药典(2015)收载了注射用赖氨匹林，BP(2017)、Ph. Eur. (9.0)、USP(40)、JP(17)均未收载制剂品种。

注射用赖氨匹林(Lysine Acetylsalicylate for Injection)

本品为注射用无菌粉末，共有四个规格，分别为：0.25g、0.5g、0.9g和1.8g。目前国内大部分企业均采用原料直接无菌分装，个别企业处方中添加了甘氨酸作为辅料，用量约为10%左右。

【含量测定】阿司匹林　采用高效液相色谱法进行测定。方法与原料收载的方法一致，本方法专属性良好，降解产物与辅料对测定均无干扰，含量测定回收率为 100.29%(n=9)，RSD为0.7%。

阿司匹林的理论含量应为赖氨匹林的55.2%，按90.0%～110.0%折算，含阿司匹林应为标示量的49.7%～60.7%。

赖氨酸　采用氨基酸分析仪进行测定(也可采用液相色谱衍生化法进行测定)

分别精密称取本品与赖氨酸对照品适量，用0.02mol/L盐酸溶液溶解并定量稀释成10μg/ml的溶液，采用氨基酸分析仪进行测定，典型色谱图见图4。

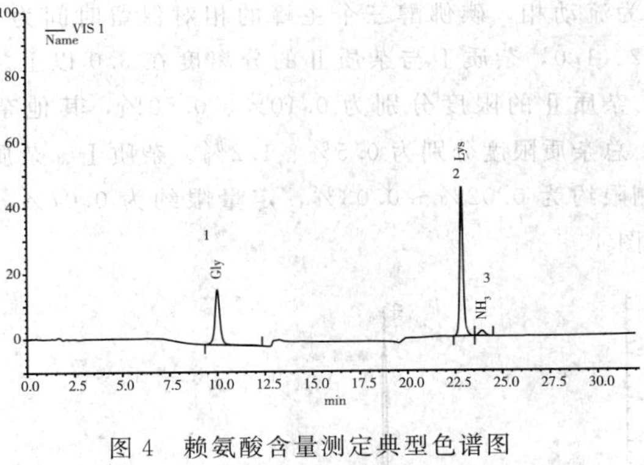

图4　赖氨酸含量测定典型色谱图

1. 甘氨酸；2. 赖氨酸；3. 氨

经方法学验证，本法专属性良好，降解产物与辅料对测定均无干扰，按外标法定量，赖氨酸在1.0～48.3μg/ml浓度范围内与其峰面积呈线性关系，线性方程为 $A=259655C+75126$，$r=0.9999$(n=5)。重复性试验 RSD为1.1%(n=6)。回收率为99.78%(n=9)，RSD为0.5%。

赖氨酸的理论含量应为赖氨匹林的44.8%，按90.0%～110.0%折算，含赖氨酸应为标示量的40.3%～49.3%。

参考文献

[1] 刘延青，王平，康妹娟，等．来比林镇痛复合液用于神经阻滞的临床研究［J］．中国疼痛学杂志，2001，7(4)：214-215.

[2] 田倩媛．解热消炎镇痛药物临床应用的体会［J］．锦州医学院学报，1999，20(3)：44-46.

[3] 孙翔云．盐酸赖氨酸氯化钠注射液的药理作用及临床应用［J］．黑龙江医药，2013，26(5)：861-862.

[4] 赖氨匹林(赖氨酸阿司匹林)［J］．药学通报，1984，19(2)：23-24.

[5] 沈蓓苓，金家珍．解热镇痛新药-赖氨匹林［M］．国家科技成果，2006.

[6] 王宇斌，羊健传．实现赖氨匹林工业化生产的工艺研究［J］．广州化工，2014，42(24)：88-93.

[7] 韩锦文，林芳，沈文照．赖氨酸阿司匹林的稳定性试验［J］．医药工业，1987，18(7)：323-324.

[8] 刘放，陈丽，吴小平，等．注射用赖氨匹林的稳定性预测［J］．中国新药杂志，2009，18(10)：323-324.

撰写　堵伟锋　安徽省食品药品检验研究院

复核　周志凌　安徽省食品药品检验研究院

碘佛醇

Ioversol

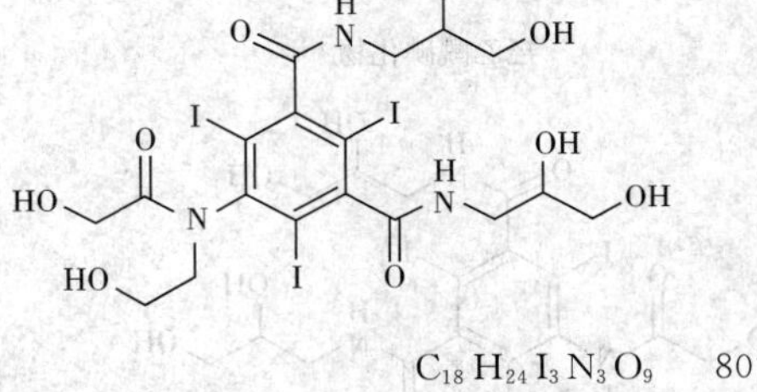

$C_{18}H_{24}I_3N_3O_9$　807.11

化学名： N,N'-双(2,3-二羟基丙基)-5-[N-(2-羟乙基)羟乙酰氨基]-2,4,6-三碘-1,3-苯二甲酰胺

N,N'-Bis(2,3-dihydroxypropyl)-5-N-(2-hydroxyethyl) glycolamido]-2,4,6-Triiodoiso-phthalamide

英文名： ioversol (INN)

CAS号： [87771-40-2]

碘佛醇为含三碘低渗非离子型单体对比剂，可经动脉或经静脉用于全身各类血管造影、体腔造影、尿路造影、CT增强检查等[1]。碘佛醇常规以34%～74%的碘佛醇溶液应用(相当于160～350mg/ml碘)，使用剂量和浓度依检查项目和途径的不同而异。经血管给药后，碘佛醇迅速以原形从尿液排出，通过粪便排出量极少，半衰期约为1.5小时，24小时内清除剂量的95%以上。与血浆蛋白或血清蛋白结合率较低，不发生代谢[2]。常见不良反应为轻度的感觉异常[1,3]，如热感或暂时性的金属味觉。胃肠道、过敏反应均少见。注射后立即出现或在几天后出现轻度的呼吸道和皮肤反应。严重反应如喉头水肿、支气管痉挛或肺水肿非常少见，也有出现过敏性休克的报道[4]。鞘内注射后的不良反应可能在检查后几小时甚至几天后延迟出现。对碘过敏者禁用。

本品于1989年由美国 Mallinckrodt 开发上市，1995年进入国内市场。国家食品药品监督管理总局显示，目前国内有一个企业生产原料(国药准字 H20041796)。中国药典

(2015)收载，USP(36)有收载，Ph. Eur.(7.0)、BP(2013)、JP(16)均未收载。

【制法概要】以5-氨基-N，N'-双(2，3-二羟基丙基)-2，4，6-三碘-1，3-苯二甲酰胺为起始原料，经酰化反应、水解反应得到羟乙酰碘化物，羟乙酰碘化物与2-氯乙醇经过氮烷基化反应得到碘佛醇粗品溶液，经碱液调节pH值，微滤除去无机盐、小分子杂质及2-氯乙醇，再经过离子交换树脂柱纯化，喷雾干燥得到碘佛醇成品。文献报道[5,6,7]所采用的起始物料有所差异，各反应步骤的原理基本一致。

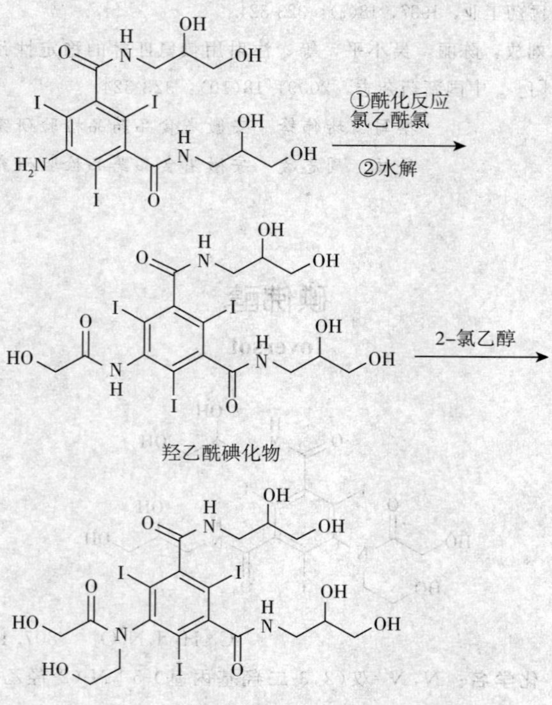

羟乙酰碘化物

碘佛醇粗品

【鉴别】(1)本品含有机碘，经加热可分解为碘，挥发成紫色的碘蒸气。

(2)本品的水溶液在245nm的波长处有最大吸收。(图1)

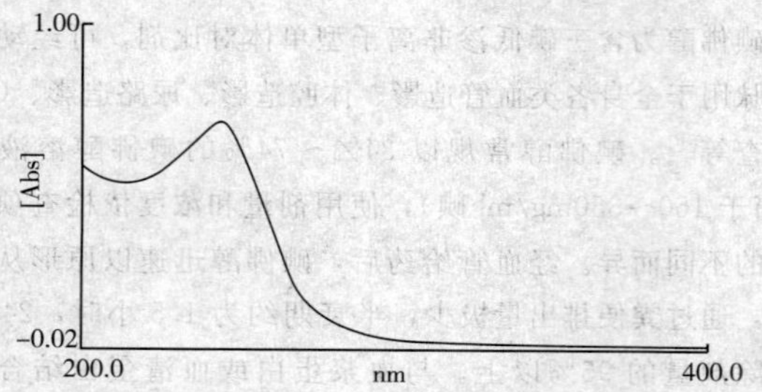

图1　碘佛醇紫外吸收图谱

(3)红外光谱鉴别，对照图谱收载于《红外光谱图集》882图，溴化钾压片。

碘佛醇的红外吸收光谱的主要特征吸收如下：

吸收峰波数(cm^{-1})	基团及振动类型	
3600～2500		
3238	羟基、胺基	ν_{O-H}，ν_{N-H}
2926，2877		ν_{C-H}
1643	羰基	$\nu_{C=O}$
1551	芳环、酰胺	$\nu_{C=C}$，δ_{N-H}
1270	酰胺	δ_{C-N}
1108，1038	羟基	δ_{C-O}

【检查】酸度　本品在最后一步合成及精制过程使用了酸、碱调节pH值，控制酸度防止过多的游离酸、碱存在。

游离碘与碘化物　本品在酸性条件下，用甲苯提取游离碘，不得检出；再加入2%亚硝酸钠溶液将无机碘化物氧化为碘，经甲苯提取，甲苯层的颜色与依法制得的对照液比较不得更深(0.02%)。

有关物质　采用高效液相色谱法进行检查。

中国药典(2015)采用液相色谱法检测成品中的杂质Ⅰ(起始物料)、杂质Ⅱ(中间体，羟乙酰碘化物)及其他未知杂质。用辛烷基硅烷键合硅胶为填充剂，以乙腈-水(4∶96)为流动相，碘佛醇三个主峰的相对保留时间为0.87、0.92、1.0，杂质Ⅰ与杂质Ⅱ的分离度在3.0以上。杂质Ⅰ、杂质Ⅱ的限度分别为0.10%、0.50%，其他杂质之和、总杂质限度分别为0.5%、1.2%。杂质Ⅰ、杂质Ⅱ的检测限约为0.02%～0.03%，定量限约为0.07%。见图2～图4。

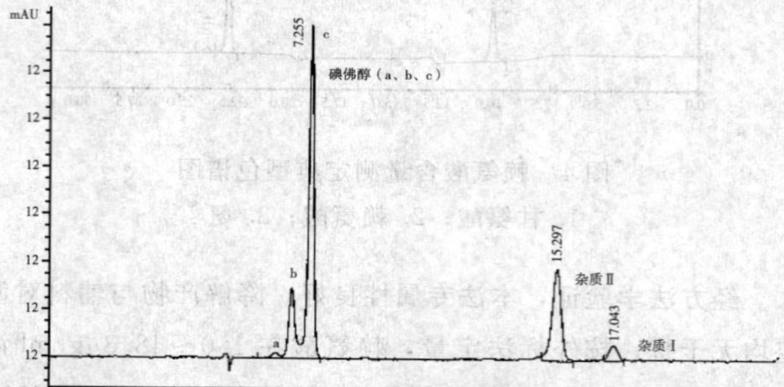

图2　有关物质系统适用性试验色谱图

(Agilent ZORBAX Eclipse XDB-C8，4.6mm×150mm，5μm)

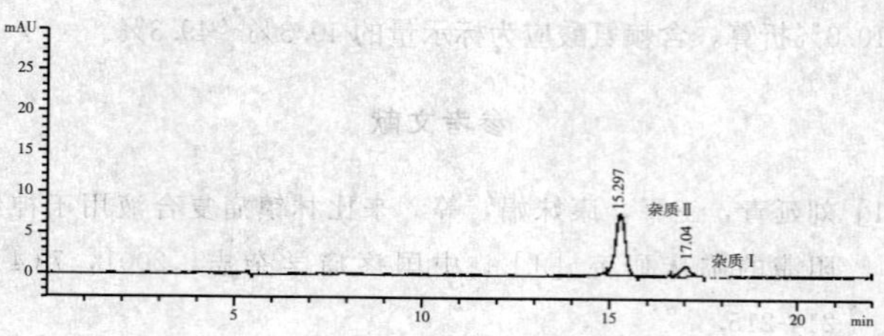

图3　杂质对照品溶液色谱图

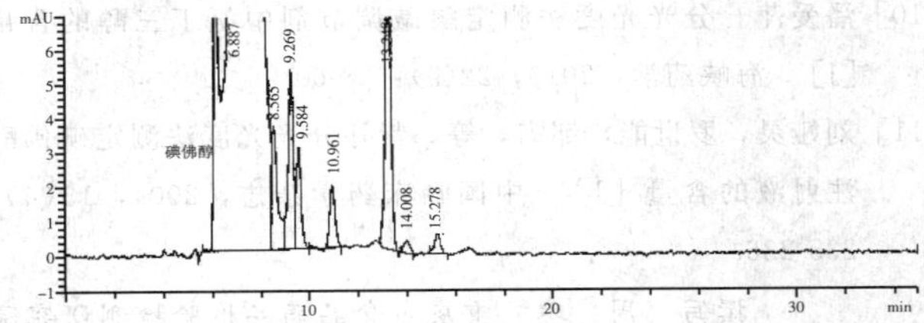

图 4　有关物质典型色谱图

USP(36)也采用液相色谱法，流动相为乙腈-水(0.5∶99.5)，杂质Ⅰ与杂质Ⅱ峰的分离度要求应大于2.0。杂质Ⅰ、杂质Ⅱ的限度与中国药典一致，未控制其他杂质。

氯乙醇　本品合成时在氮烷基化反应中使用了氯乙醇作为原料，所得碘佛醇粗品经微滤工艺去除氯乙醇、无机盐等小分子杂质。参照明胶空心胶囊项下氯乙醇的方法考察了本品的残留情况，结果均未检出氯乙醇，检出限为2.4ppm。USP(36)也未控制氯乙醇。

残留溶剂　本品合成的过程中使用了甲醇、正丁醇。采用顶空气相法测定，以正丙醇为内标。甲醇、正丁醇的检测限分别为0.66μg/ml、0.039μg/ml，定量限分别为2.2μg/ml、0.13μg/ml，限度均为0.3%。见图5。USP(36)无残留溶剂检查。

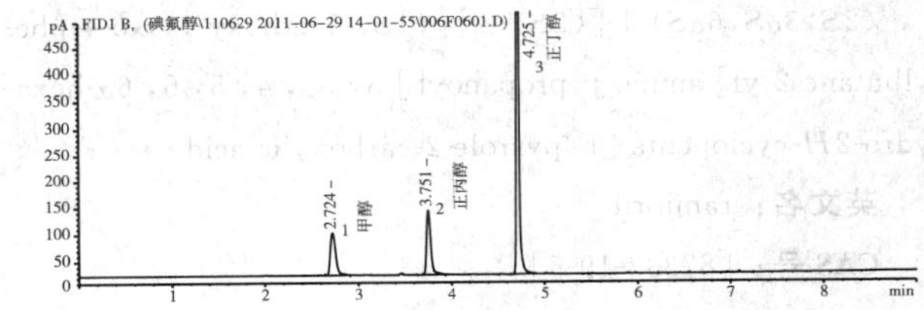

图 5　残留溶剂对照品溶液色图谱

(1. 甲醇；2. 正丙醇；3. 正丁醇)

水分　本品精制后干燥工艺采用喷雾干燥，受工艺影响，残留有一定的水分。本品在长时间受热状态下会发生分解，中国药典(2015)及USP(36)均采用水分测定法(容量滴定法)，限度均为5.0%。

【含量测定】采用银量法。本品在碱性还原剂(氢氧化钠试液与锌粉)加热回流作用下，可以使C－I键发生断裂，碘还原为无机碘离子，在酸性条件下用硝酸银液滴定，电位指示终点突跃明显。与USP(36)方法相同。

文献中还报道了用液相色谱法测定含量的方法[8,9]，由于碘佛醇存在有异构体，在所建立的方法上未完全分离，对定量的准确性有影响。

【制剂】中国药典(2015)、USP(36)均收载了碘佛醇注射液。

碘佛醇注射液(Ioversol Injection)

本品为无色至微黄色的澄明液体，药典收载的规格为20ml∶13.56g、50ml∶33.9g(每1ml含碘320mg)；其他规格100 ml∶67.8g(每1ml含碘320mg)，100 ml∶74.1g(每1ml含碘350mg)规格执行标准分别为国家食品药品监督管理总局标准YBH04242011、YBH00252014，与药典有所差异。

薄层鉴别　本品薄层色谱图在紫外灯(254nm)下检视，碘佛醇主斑点的清晰，R_f值约为0.43。不同点样量的斑点均明显，见图6。

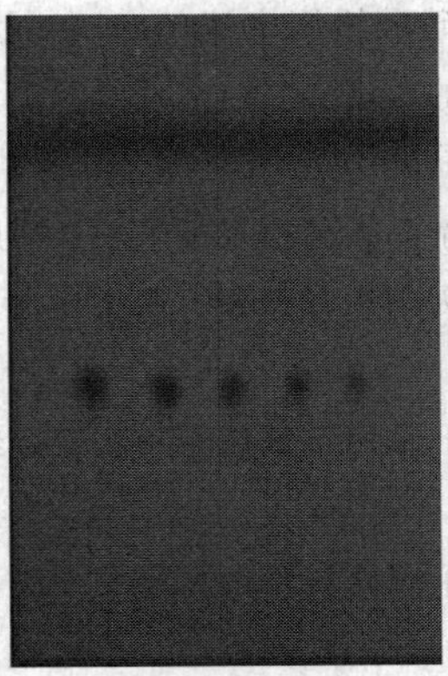

1　2　3　4　1

1、2、4、5对照品，点样量分别为20、10、5、2μl，3为供试品

图 6　薄层鉴别色谱图

颜色　本品溶液的颜色可以反映降解变化的情况。

有关物质　方法同原料项下，已知杂质Ⅰ、杂质Ⅱ的限度与USP(36)一致，同时控制了其他未知单一杂质和总杂质。

氨丁三醇　本品以氨丁三醇[2]作为缓冲剂，采用液相色谱法测定含量。以磺酸基阳离子交换树脂为填充剂，流动相为0.05mol/L磷酸二氢铵溶液，示差折光检测器。

氨丁三醇在0.1816～5.4478mg/ml的浓度范围内线性关系良好，平均加样回收率为99.97%(n=9)，定量限、检测限分别为0.059mg/ml、0.018mg/ml。见图7～图9。

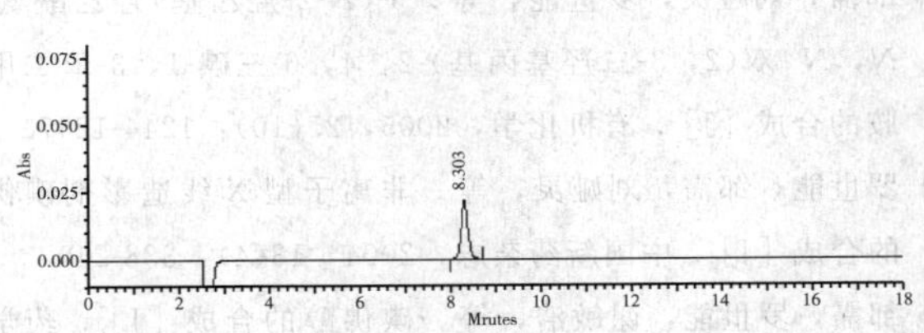

图 7　氨丁三醇对照品溶液色谱图

(Phenomenex Luna SCX 100A，4.6mm×250mm，5μm)

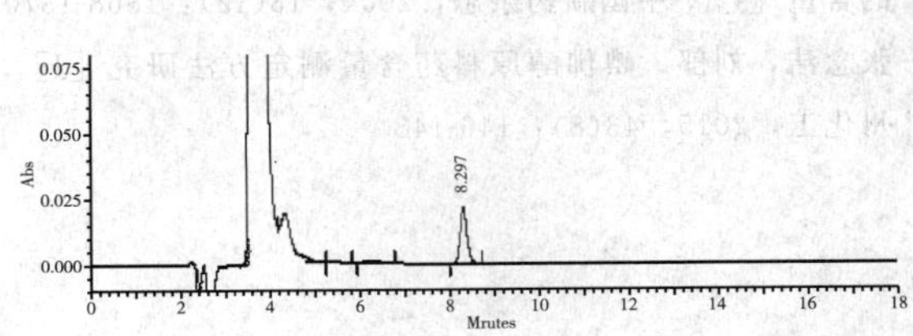

图 8　供试品溶液色谱图

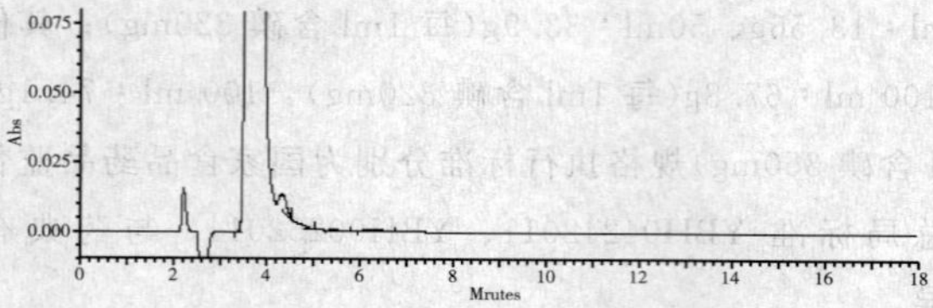

图 9　空白溶液色谱图

乙二胺四醋酸二钠钙　本品将乙二胺四醋酸二钠钙[1]作为稳定剂。紫外分光光度法测定含量灵敏度较低[10]；采用络合滴定法，以硝酸铅滴定液(0.001mol/L)滴定本品中乙二胺四醋酸钙钠的含量。空白溶液对测定无干扰，平均加样回收率为99.35%(n=9)。

无菌检查　本品无菌检查可采用经薄膜过滤处理后，以金黄色葡萄球菌为阳性对照菌，照无菌检查法(附录Ⅺ H)，应符合规定。

细菌内毒素　采用鲎试剂凝胶法检查细菌内毒素，限度与USP(36)一致。

含量测定　采用原料含量测定的方法，辅料无干扰。另有文献报道用紫外分光光度法[11]。

参考文献

[1] 国家药典委员会．中华人民共和国药典临床用药须知·化学药和生物制品卷［M］．2010年版．中国医药科技出版社．

[2] 李大魁，金有豫，汤光，等．马丁代尔药物大典［M］．第37版．化学工业出版社．

[3] 罗丰．碘佛醇应用于CT增强扫描中不良反应及对策分析［J］．中国医药指南，2011，9(27)：90-91.

[4] 何天伟，曹建勋，王彩琴，等．我院2014年非离子型碘造影剂急性过敏样反应的报告分析［J］．卫生职业教育，2015，34，(22)：131-133.

[5] 邹霈，刘娅灵，罗世能，等．5-(*N*-2-羟乙基)羟乙酰氨基-*N*，*N*′-双(2，3-二羟基丙基)-2，4，6-三碘-1，3-苯二甲酰胺的合成［J］．有机化学，2005，25(10)：1244-1247.

[6] 罗世能，邹霈，刘娅灵，等．非离子型X线造影剂碘佛醇的合成［J］．中国新药杂志，2004，13(4)：338-240.

[7] 邹霈，罗世能，谢敏浩，等．碘佛醇的合成［J］．药学与临床研究，2009，17(1)：27-30.

[8] 邹霈，罗世能，刘娅灵，等．高效液相色谱法测定碘佛醇的含量［J］．中国新药杂志，2004，13(12)：1368-1370.

[9] 张念洁，刘郁．碘佛醇原料药含量测定方法研究［J］．广州化工，2015，43(8)：146-148.

[10] 潘爱萍．分光光度法测定酸碱调节剂中氨丁三醇的含量［J］．海峡药学，2010，22(9)：58-60.

[11] 刘娅灵，罗世能，邹霈，等．紫外分光光度法测定碘佛醇注射液的含量［J］．中国临床药学杂志，2004，13(4)：235-236.

撰写　周　琳　重庆市食品药品检验检测研究院
复核　马　玲　宁夏回族自治区药品检验所

雷米普利

Ramipril

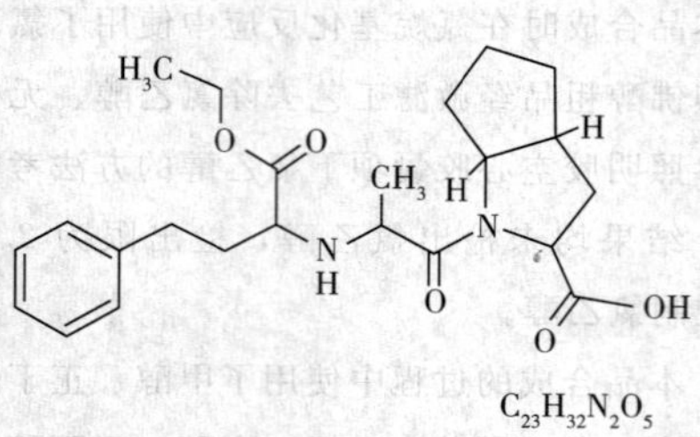

$C_{23}H_{32}N_2O_5$　416.52

化学名：(2*S*,3α*S*,6α*S*)-1-[(2*S*)-2-[[(2*S*)-1-乙氧基-1-氧代-4-苯基丁烷-2-基]氨基]丙酰基]-3,3α,4,5,6,6α-六氢-2H-环戊烷并[b]吡咯-2-甲酸

(2*S*,3α*S*,6α*S*)-1-[(2*S*)-2-[[(1*S*)-1-ethoxy-1-oxo-4-phenylbutane-2-yl] amino] propanoyl]-3, 3α, 4, 5, 6, 6α-hexahydro-2*H*-cyclopenta [b]pyrrole-2-carboxylic acid

英文名：ramipril

CAS号：[87333-19-5]

本品收载于中国药典(2015)，BP(2017)、Ph. Eur.(9.0)、USP(40)亦有收载。

本品为新型的非巯基血管紧张素转换酶(ACE)抑制剂的前体药物，人体吸收后水解成雷米普利拉(ramiprilat)而起作用，能抑制ACE和持续减少血管紧张素Ⅱ直接或间接地扩张外周血管作用，降低血管的阻力。

【制法概要】

雷米普利由德国Hoechst公司开发，1989年在法国首次上市。其合成方法国外报道较多，归纳起来，主要是制备中间体(*S*，*S*，*S*)-2-氮杂双环［3.3.0］辛烷-3-羧酸苄酯盐酸盐和*N*-［1(*S*)］-乙氧羰基-3-苯丙基-*L*-丙氨酸，然后缩合，即得到雷米普利[1]。见图1。

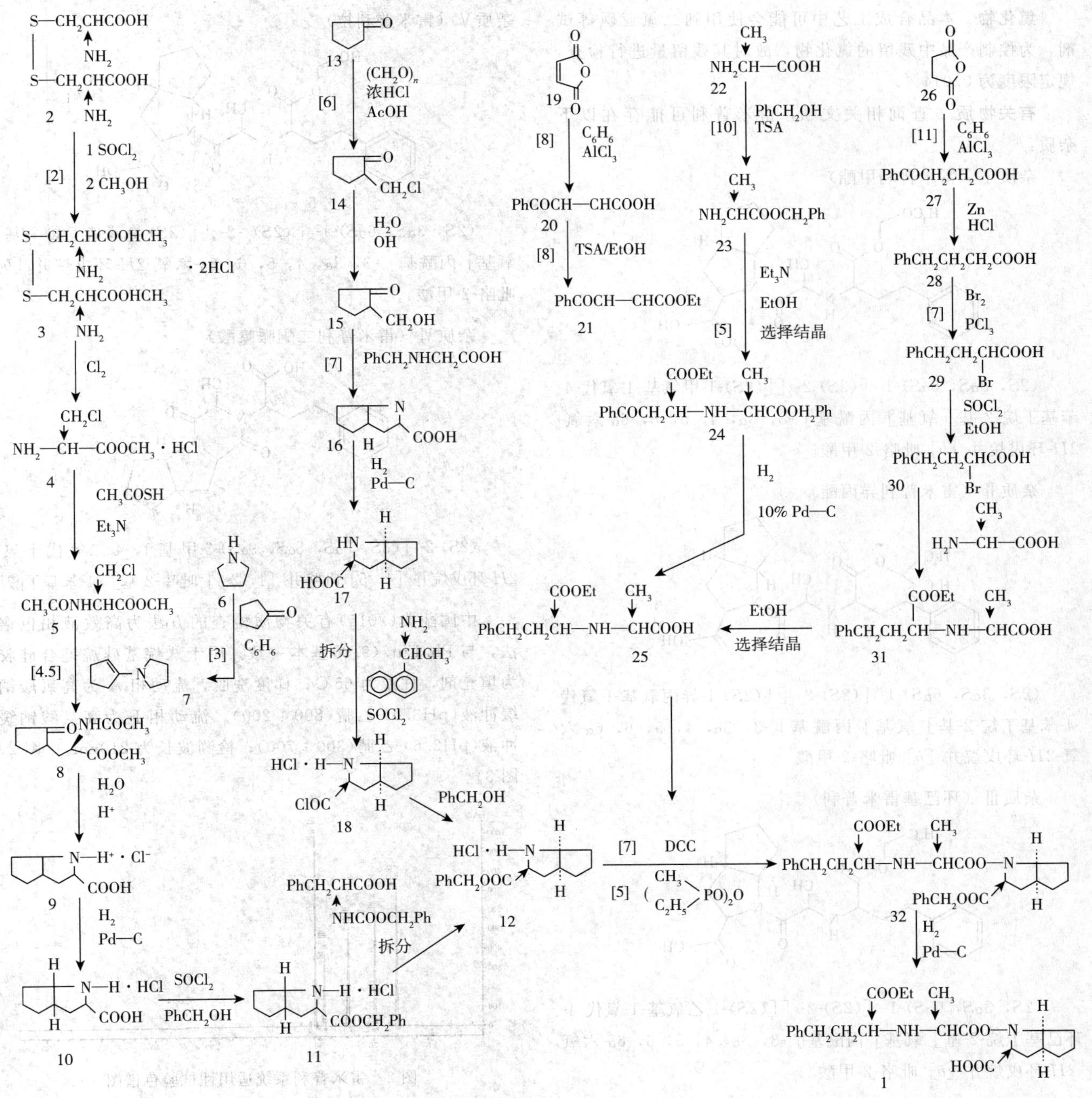

图 1　雷米普利合成路线

【性状】熔点　中国药典(2015)性状项下规定熔点为105～109℃。

比旋度　中国药典(2015)规定本品 10mg/ml 的盐酸-甲醇溶液(14：86)比旋度为＋32.0°至＋38.0°；USP(37)规定本品稀释溶剂为 0.1mol/L 盐酸甲醇溶液，其他测定条件及限度相同。

【鉴别】(1)采用有关物质项下色谱条件，供试品溶液浓度为 0.1mg/ml，供试品溶液主峰的保留时间应与对照品溶液主峰的保留时间一致。

(2)红外光谱法(IR)：采用溴化钾压片法测定，供试品的红外光吸收图谱与光谱集 1074 图应一致。本品的红外光吸收图谱显示的主要特征吸收如下：

波数，cm^{-1}	归属	
3280	亚氨基	ν_{-N-H}
3100～3000	苯环	ν_{C-H}
2960～2866	甲基，亚甲基	ν_{-C-H}
1744	酯基	$\nu_{-C=O}$
1653	酰胺	$\nu_{-C=O}$
1188	酯基	ν_{-C-O-C}

【检查】溶液的澄清度与颜色　中国药典(2015)规定本品 10mg/ml 的甲醇溶液应澄清无色。

氯化物 本品合成工艺中可能会使用到二氯亚砜等试剂，为控制产品中残留的氯化物，故对其残留量进行检查，规定限度为0.014%。

有关物质 查询相关文献，雷米普利可能存在以下杂质：

杂质Ⅰ（雷米普利甲酯）

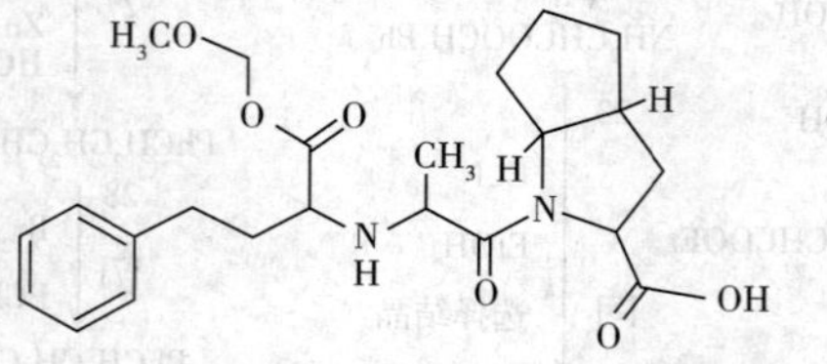

(2*S*，3α*S*，6α*S*)-1-［(2*S*)-2-［［(2*S*)-1-甲氧基-1-氧代-4-苯基丁烷-2-基］氨基］丙酰基］-3，3α，4，5，6，6α-六氢-2*H*-环戊烷并［*b*］吡咯-2-甲酸

杂质Ⅱ（雷米普利异丙酯）

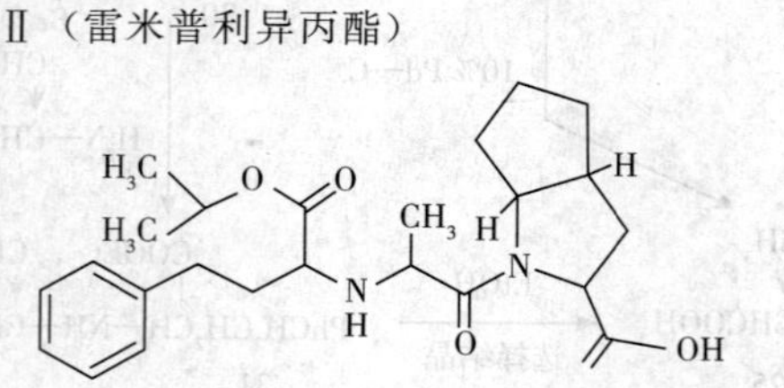

(2*S*，3α*S*，6α*S*)-1-［(2*S*)-2-［［(2*S*)-1-异丙氧基-1-氧代-4-苯基丁烷-2-基］氨基］丙酰基］-3，3α，4，5，6，6α-六氢-2*H*-环戊烷并［*b*］吡咯-2-甲酸

杂质Ⅲ（环己基雷米普利）

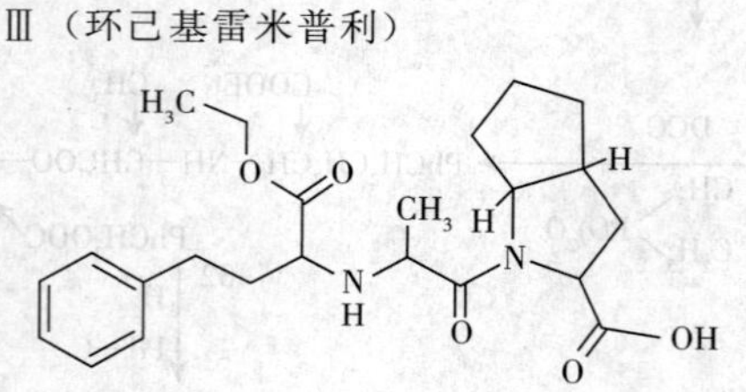

(2*S*，3α*S*，6α*S*)-1-［(2*S*)-2-［［(2*S*)-1-乙氧基-1-氧代-4-环己基丁烷-2-基］氨基］丙酰基］-3，3α，4，5，6，6α-六氢-2*H*-环戊烷并［*b*］吡咯-2-甲酸

杂质Ⅳ（雷米普利二酮哌嗪）

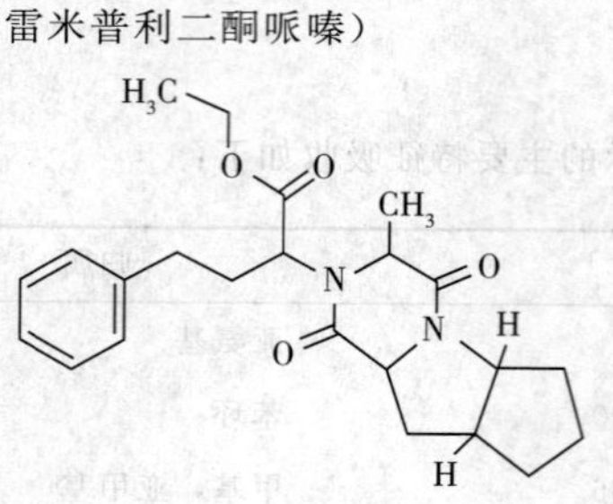

(2*S*)-2-［(3*S*，5α*S*，8α*S*，9α*S*)-3-甲基-1，4-二氧代十氢-2*H*-环戊烷并［4，5］吡咯并［1，2-α］吡嗪-2-基］-4-苯基丁酸乙酯

杂质Ⅴ（雷米普利拉）

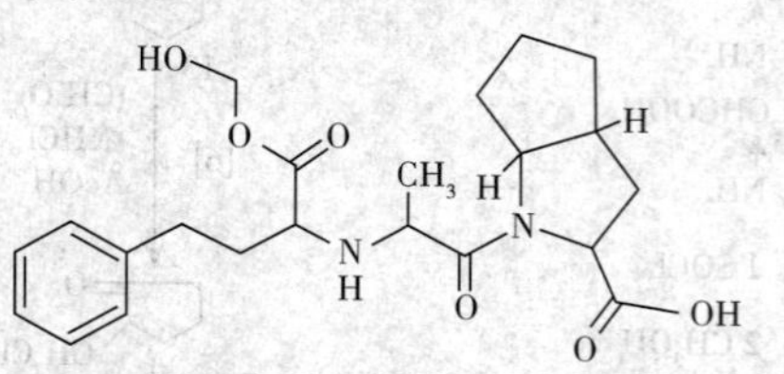

(2*S*，3α*S*，6α*S*)-1-［(2*S*)-2-［［(2*S*)-4-苯基丁酸-2-基］氨基］丙酰基］-3，3α，4，5，6，6α-六氢-2*H*-环戊烷并［*b*］吡咯-2-甲酸

杂质Ⅵ（雷米普利二酮哌嗪酸）

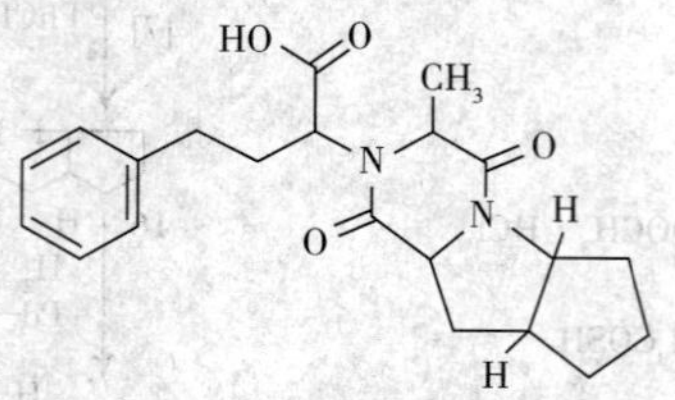

(2*S*)-2-［(3*S*，5α*S*，8α*S*，9α*S*)-3-甲基-1，4-二氧代十氢-2*H*-环戊烷并［4，5］吡咯并［1，2-α］吡嗪-2-基］-4-苯基丁酸

中国药典(2015)有关物质检查的方法为高效液相色谱法，与Ph. Eur.(9.0)基本一致。用十八烷基硅烷键合硅胶为填充剂，柱温为65℃；梯度洗脱，流动相A为高氯酸钠缓冲液(pH3.6)-乙腈(800：200)。流动相B为高氯酸钠缓冲液(pH2.6)-乙腈(300：700)；检测波长为210nm。(图2、图3)

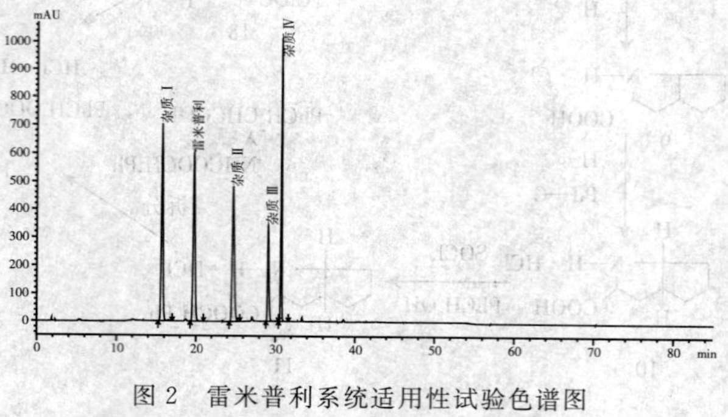

图2　雷米普利系统适用性试验色谱图

(出峰顺序为：杂质Ⅰ、雷米普利、杂质Ⅱ、杂质Ⅲ、杂质Ⅳ)

(色谱柱：Nucleosil C18，250mm×4.0mm×3μm)

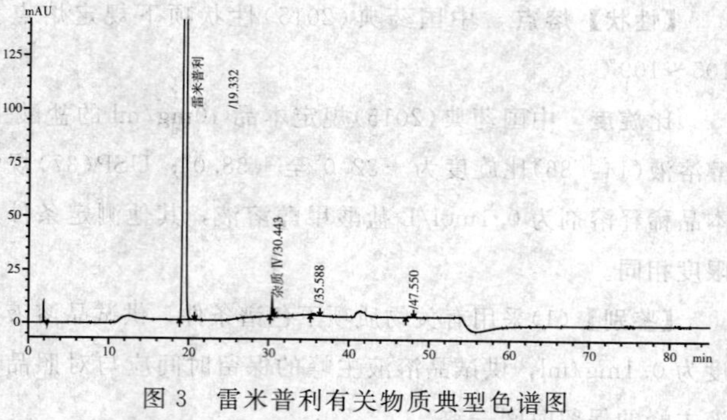

图3　雷米普利有关物质典型色谱图

(出峰顺序为：雷米普利、杂质Ⅳ、未知杂质)

(色谱柱：Nucleosil C18，250mm×4.0mm×3μm)

试验中发现，部分企业样品直接采用流动相 A 较难溶解，浓度降低至 0.5mg/ml 情况仍然未得到明显改善，考虑到流动相 A 中含 20%的乙腈，而雷米普利在乙腈中较好溶解(试验表明 10mg 样品加入 1ml 乙腈即能溶解)，故药典中规定样品先用适量乙腈溶解后再加流动相 A 稀释后作为供试品溶液。

Ph. Eur.(9.0)采用雷米普利、杂质Ⅰ、杂质Ⅱ、杂质Ⅲ、杂质Ⅳ混合溶液作为系统适用性溶液，以雷米普利和杂质Ⅰ之间的分离度来控制液相系统。考虑到杂质Ⅰ、杂质Ⅱ、杂质Ⅲ较难获得(工艺副产物)，样品中主要杂质为杂质Ⅳ，故将雷米普利和杂质Ⅳ的混合溶液作为系统适用性溶液，用雷米普利的保留时间及杂质Ⅳ的相对保留时间验证液相系统。

中国药典(2015)规定采用 Nucleosil C18 柱(250mm×4.0mm，3μm)色谱柱进行测定，色谱柱规格较为特殊，粒径为 3μm。

杂质限量计算时，均采用主成分自身对照法(杂质Ⅲ校正因子为 2.4)，杂质Ⅰ、杂质Ⅱ、杂质Ⅲ、杂质Ⅳ限度均为 0.5%，其他单个杂质限度为 0.1%，总杂质限度为 1.0%。

经采用逐步稀释法测定，0.25μg/ml 雷米普利溶液(相当于供试品溶液浓度的 0.05%)信噪比(S/N)为 26，各已知杂质检测限均不高于 0.01%，在标准中规定“供试品溶液中小于灵敏度溶液主峰面积的色谱峰可忽略不计”的描述，以增加实际工作的可操作性。

炽灼残渣 为控制雷米普利合成过程中引入的各种无机杂质，制定炽灼残渣项。中国药典(2015)规定本品限度为不得过 0.1%，与 USP(37)及 Ph. Eur.(7.0)一致。

钯 雷米普利在合成过程中会使用到钯碳作为催化剂，反应后的钯不易除净，会影响产品质量，故对其进行控制，限度为 20ppm。USP(40)及 Ph. Eur.(9.0)限度相同。

重金属 控制本品在反应过程中残留的重金属杂质，限度为 10ppm。

【含量测定】采用容量法测定。

以 50%甲醇为溶剂，采用 0.1mol/L 氢氧化钠滴定液滴定，用酚酞指示液指示终点，限度为不得少于 98.5%。试验中发现，部分企业样品直接用 50%甲醇溶解比较困难，而先用甲醇溶解，再加等体积水能得到较好的结果。雷米普利在 0.1208～0.8867g 范围内与其滴定体积线性关系良好，线性方程为 $y = 24.25x - 0.0072$，$r = 1.0000$($n = 5$)

【制剂】中国药典(2015)收载了雷米普利片，USP(40)收载了雷米普利胶囊，BP(2017)收载了雷米普利片和雷米普利胶囊。

雷米普利片为白色或类白色或粉色片，规格为 1.25mg、2.5mg 或 5mg。

有关物质 采用高效液相色谱法，色谱条件同原料。

溶出度 本品为难溶性药物，有必要对其进行溶出度检查。中国药典(2015)以 0.1mol/L 盐酸 500ml 为溶出介质，采用第二法，转速为每分钟 50 转，限度为标示量的 80%。两家不同企业产品的溶出曲线见图 4。

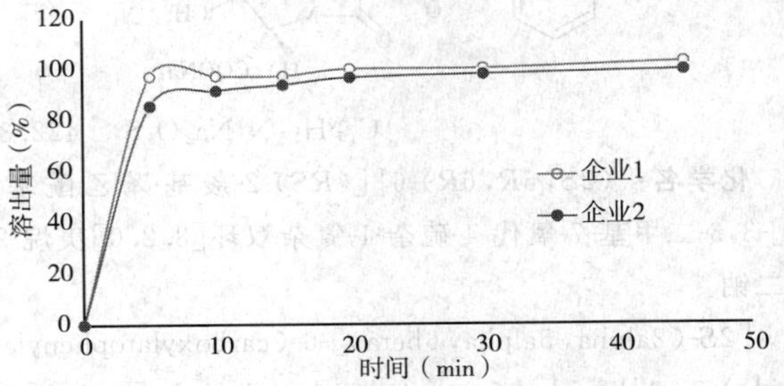

图 4 雷米普利片溶出曲线

本品规格较小，采用高效液相色谱法测定溶出量，色谱条件同含量测定相同。辅料对主成分溶出度测定无干扰，方法回收率为 98.4%($n=9$)，RSD 为 0.78%，雷米普利在 1.07～12.89μg/ml 浓度范围内与峰面积线性关系良好，线性方程为 $Y = 27389X - 88.388$，$r = 1.0000$。

含量测定与含量均匀度 均采用高效液相色谱法。辅料对主成分含量测定无干扰，方法回收率为 101.8%($n=9$)，RSD 为 0.34%，雷米普利在 21.48～161.07μg/ml 浓度范围内与峰面积线性关系良好，线性方程为 $Y = 26290X + 23406$，$r = 1.0000$。(图 5)

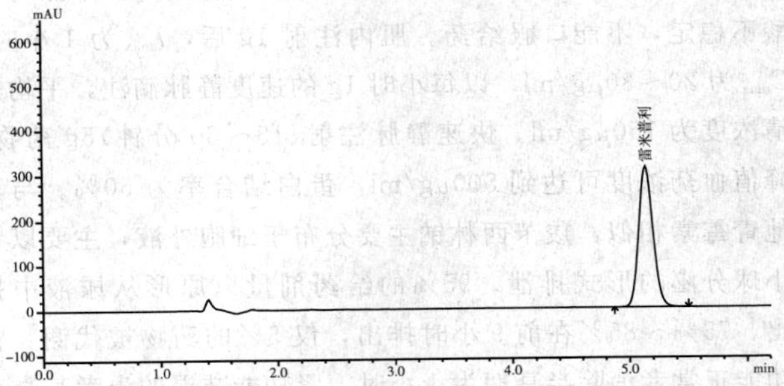

图 5 雷米普利片含量测定典型液相色谱图

[色谱柱：Agilent SB-C18(250mm×4.0mm×5μm)]

参考文献

[1] 谌英武，陈静．雷米普利合成路线图解［J］．中国医药杂志，1999，30(7)：326-327.

撰写 石云峰 陈 悦 浙江省食品药品检验研究院
复核 王 建 浙江省食品药品检验研究院

羧苄西林钠
Carbenicillin Sodium

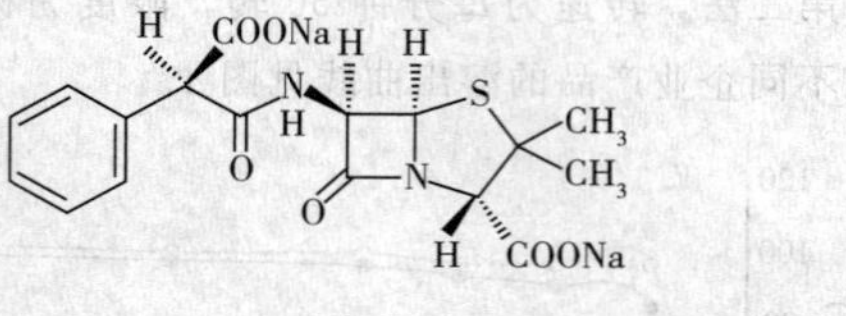

$C_{17}H_{16}N_2Na_2O_6S$　422.36

化学名：(2*S*，5*R*，6*R*)-6[[(*RS*)-2-羧基-苯乙酰基]氨基]-3，3-二甲基-7-氧代-4-硫杂-1-氮杂双环[3.2.0]庚烷-2-甲酸二钠。

[2*S*-(2alpha，5alpha，6beta)]-6-(carboxylatophenylacetamido)-3，3-dimethyl-7-oxo-4-thia-1-azabicyclo[3.2.0]heptane-2-carboxylate

英文名：carbenicillin (INN)

异名：羧比西林；卡比西林；羧苄青霉素；羧苄青霉素双钠

CAS 号：[4800-94-6]

本品为抗生素类药，是一种广谱半合成抗假单胞菌青霉素，其抗菌谱基本上与氨苄青霉素相似，特点是对铜绿假单胞菌和吲哚阳性的变形杆菌作用强，对其他革兰阳性及阴性菌的作用与氨苄青霉素相似或较弱。本品不耐青霉素酶，对耐药金色葡萄球菌无效。作用机制为通过干扰黏肽交叉联结而影响细菌细胞壁的合成，导致细胞壁的缺陷或薄弱，细菌呈现畸形，继以迅速溶解死亡，而起抗菌作用[1]。本品对胃酸不稳定，不能口服给药。肌内注射 1g 后，t_{max} 为 1 小时，C_{max} 为 20～30μg/ml。以每小时 1g 的速度静脉滴注，平均血清浓度为 150μg/ml。快速静脉注射(15～30 分钟)5g 药物，峰值血药浓度可达到 500μg/ml，蛋白结合率为 50%。与其他青霉素相似，羧苄西林钠主要分布于细胞外液，主要以肾小球分泌的形式排泄。95%的给药剂量以原形从尿液中排出，75%～85%在前 9 小时排出，仅 5%的药物被代谢。肾功能正常者消除半衰期为 1 小时，肾功能减退的患者其半衰期延长(无尿患者为 13～16 小时)[2]。本品毒性极低，其常见的不良反应是药物过敏，包括荨麻疹等各类皮疹，肌内注射时疼痛明显，故宜静脉注射。大剂量静脉注射本品时可出现抽搐等神经系统反应、高钠和低钾血症；偶有出现恶心、呕吐、肝肿大和压痛等轻型无黄疸型肝炎症状。

本品国外于 1967 年发现，同年应用于临床，国内 1969 年试制成功，1970 年通过技术鉴定。除中国药典(2015)外，BP(2003)、USP(40)等均有收载。

【制法概要】本品由 6-APA 和苯丙二酸复合物缩合而生成。

(1)缩合

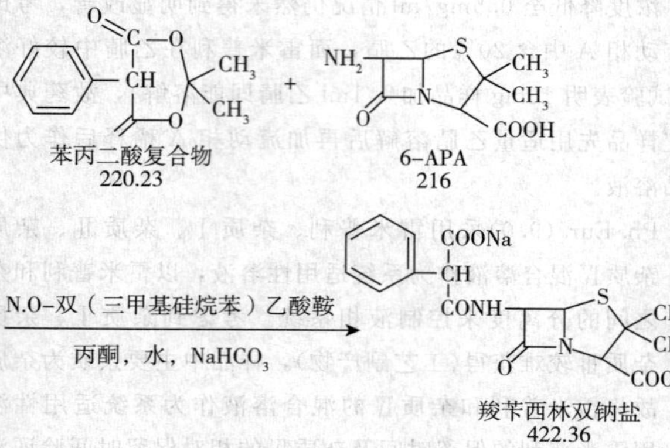

(2)酸化

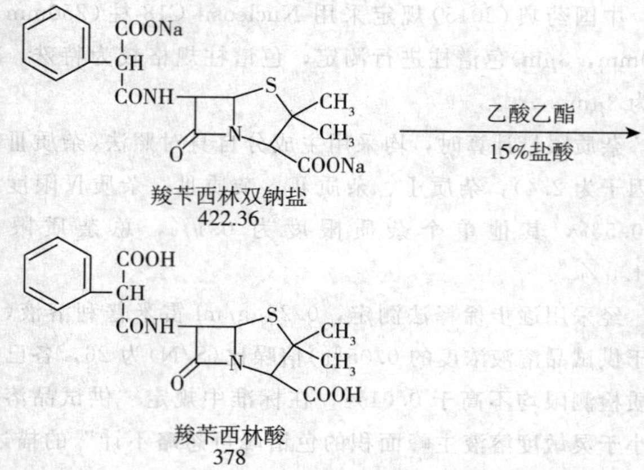

(3)单钠盐

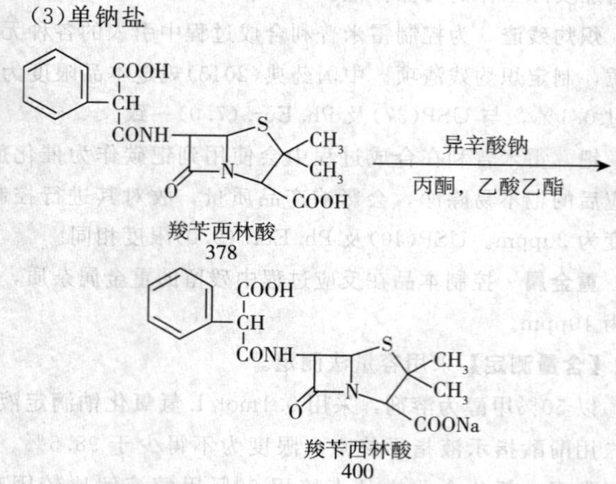

【性状】本品为白色或类白色粉末。

经实验考察，本品对热不稳定，吸湿性强，因此羧苄西林钠无菌原料的制备方法采用冷冻干燥工艺。羧苄西林钠在水中易溶(50mg/ml)，在甲醇、冰醋酸中溶解，在三氯甲烷或乙醚中不溶，考虑到三氯甲烷毒性，标准中不予收载。贮存条件为严封，遮光，冷处(2～10℃)保存。

比旋度　经过多批样品的比旋度测定考察，本品 10mg/ml 溶液的比旋度均在－184°至－186°之间，规定比旋度为＋182°至＋196°，BP(2003)相同条件下规定比旋度为＋182°至＋196°。

【鉴别】(1) 本品分子中具有类似肽键结构—CO—NH—基，可产生双缩脲反应，双缩脲在浓碱溶液中与硫酸铜化合产生红紫色或蓝紫色反应，生成物为：双缩脲钾氢氧化铜。

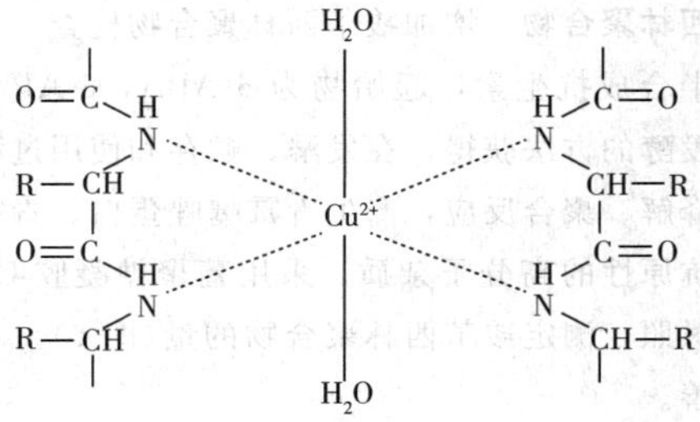

（2）本品红外光谱法鉴别所得红外吸收图谱显示的主要特征吸收如下：见《红外光谱图集》529图。

波数(cm^{-1})	归属	
1780	β-内酰胺	$\nu_{C=O}$
1625	羧酸盐	ν_{COO^-}
1520	酰胺	$\nu_{C=O}$

（3）本品分子中含有钠，呈钠盐的火焰反应。

【检查】酸碱度　本品20mg/ml，pH值范围为6.0～7.5；BP(2003)规定供试品浓度为50mg/ml，pH值范围为5.5～7.5；USP(40)规定供试品浓度为10mg/ml，pH值范围为6.5～8.0。

溶液的澄清度与颜色　原卫生部标准规定供试品浓度为20mg/ml，溶液应澄清无色；BP(2003)规定供试品浓度为50mg/ml，溶液应澄清，如显色浅于黄色5号标准比色液。考察20mg/ml、50mg/ml和100mg/ml三个浓度，放置不同时间对样品的澄清度与颜色影响，结果溶液颜色均浅于黄色4号标准比色液。

有关物质　增加有关物质检查。根据现有生产工艺，在成品的羧苄西林原料中，可能含有加入的前体苯乙酸、苯丙二酸和6-氨基青霉烷酸(6-APA)。β-内酰胺环是结构最不稳定的部分，易发生水解和分子重排，主要杂质有羧苄西林噻唑酸、青霉素及青霉素二酸等。已知杂质的结构式如下：

①6-氨基青霉烷酸(BP杂质A)(6-APA) $C_8H_{12}N_2O_3S$　216

化学名：6-氨基-3，3-二甲基-7氧代-4-硫杂-1-氮杂二环［3.2.0］庚烷-羧酸

英文化学名：(2*S*，5*R*，6*R*)-6-amino-3，3-dimethyl-7-oxo-4-thia-1-azabicyclo［3.2.0］heptane-a-carboxylic acid(6-aminopenicillanic acid).

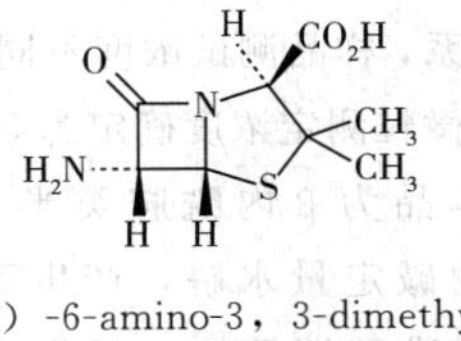

A. (2*S*，5*R*，6*R*)-6-amino-3，3-dimethyl-7-oxo-4-thia-1-azabicyclo［3.2.0］heptane-2-carboxylic acid（6-aminopenicillanicacid）.

图1　6-氨基青霉烷酸(6-APA)分子结构图

②苯乙酸和苯丙二酸(BP杂质B、C)

化学名：苯乙酸　$C_8H_8O_2$　136

苯丙二酸　$C_9H_8O_4$　180

英文化学名：phenylpropanoic acid.

2-phenylpropanoic acid.

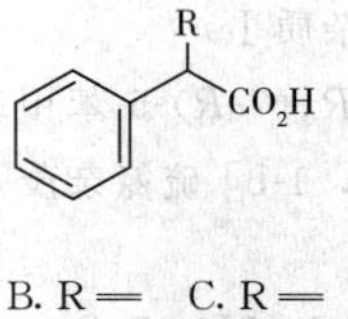

B. R＝　C. R＝

图2　苯乙酸(R＝H)和苯丙二酸(R＝CO_2H)分子结构图

③羧苄西林噻唑酸和青霉素(BP杂质D、E、G、H、F)

化学名：(4*S*)-2-［羧基［(2-羧基-2-苯乙酰基)氨基］甲基］-5，5-二甲基四氢噻唑-4-甲酸 $C_{17}H_{20}N_2O_7S$　396

(4*S*)-2-［［(2-羧基-2-苯乙酰基)氨基］甲基］-5，5-二甲基四氢噻唑-4-甲酸　$C_{16}H_{20}N_2O_5S$　352

(4*S*)-2-［羧基［(苯乙酰基)氨基］甲基］-5，5-二甲基四氢噻唑-4-甲酸　$C_{16}H_{20}N_2O_5S$　352

(2*RS*，4*S*)-2-［［(苯乙酰基)氨基］甲基］-5，5-二甲基四氢噻唑-4-甲酸　$C_{15}H_{20}N_2O_3S$　308

青霉素　$C_{16}H_{18}N_2O_4S$　334

英文化学名：(4*S*)-2-［carboxy［(2-carboxy-2-phenylacetyl)amino］methyl］-5，5-dimethylthiazolidine-4-carboxylic acid (penicilloic acids of carbenicillin)

(4*S*)-2-［［(2-carboxy-2-phenylacetyl)amino］methyl］-5，5-dimethylthiazolidine-4-carboxylic acid（penicilloic acids of carbenicillin）

(4*S*)-2-［carboxy［(phenylacetyl)amino］methyl］-5，5-dimethylthiazolidine-4-carboxylic acid（penicilloic acids of carbenicillin）

(2*RS*，4*S*)-2-［［(phenylacetyl)amino］methyl］-5，5-dimethylthiazolidine-4-carboxylic acid（penilloic acids of carbenicillin）

benzylpenicillin

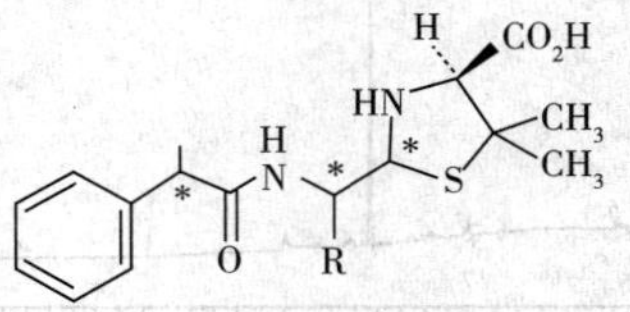

D. R＝R′＝CO_2H：(4*S*)-2-［carboxy［(2-carboxy-2-phenylacetyl) amino］methyl］-5，5-dimethylthiazolidine-4-carboxylic acid (penicilloic acids of carbenicillin)，

E. R＝H，R′＝CO_2H：(4*S*)-2-［［2-carboxy-2-phenylacetyl) amino］methyl］-5，5-dimethylthiazolidine-4-carboxylic acid (penicilloic acids of carbenicillin)，

G. R＝CO_2H，R′＝H (4*S*)-2-［carboxy［phenylacetyl) amino］methyl］-5，5-dimethylthiazolidine-4-carboxylic acid（penicilloic acids of benzylpenicillin)，

H. R＝R′＝H：(2*RS*，4*S*)-2-［［phenylacetyl) amino］methyl］-5，5-dimethylthiazolidine-4-carboxylic acid（penicilloic acids of benzylpenicillin)，

F. benzylpenicillin

图3　羧苄西林噻唑酸分子结构图

④青霉二酸(BP 杂质Ⅰ)

化学名：(3*S*，7*R*，7α*R*)-5-苯甲基-2，2 二甲基-2，3，7，7α-四氢化咪唑［5，1-b］硫氮杂茂-3，7-二甲酸

$C_{16}H_{18}N_2O_4S$　334

英文化学名：(3*S*，7*R*，7α*R*)-5-benzyl-2，2-dimethyl-2，3，7，7α-tetrahydroimidazo［5，1-b］thiazole-3，7-dicarboxylic acid (penillic acid of benzylpenicillin)

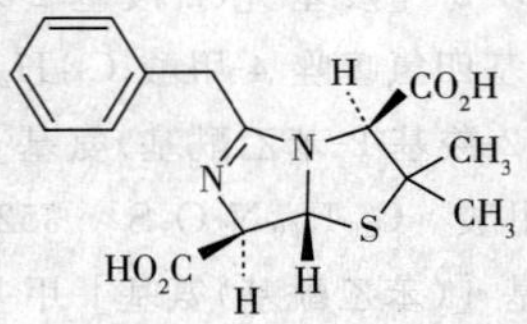

I. (3*S*，7*R*，7α*R*)-5-benzyl-2，2-dimethyl-2，3，7，7α-tetrahydroimidazo［5，1-b］thiazole-3，7-dicarboxylic acid (penillic acid of benzylpenicillin)

图 4　青霉二酸

对国内生产企业产品质量考察结合液相色谱-质谱法测定结果进行的初步分析的结果表明，国产羧苄西林钠原料和注射剂中，含有杂质 D、杂质 F、杂质 G，其中杂质 D 为 3 个峰，杂质 F(青霉素)为最大杂质。强制破坏试验研究表明，在加酸、加碱或加热破坏时，能产生较多降解物；氧化亦能导致较大程度破坏。同时证明供试品溶液在配制 1 小时变化量为 0.96%，因此有关物质测定，供试品应临用新制。流动相 pH 值变化±0.5 时溶液出现裂峰现象，pH 值最大变化为±0.2。流速变化 20%，各杂质峰能有效分离。本品有关物质检查的典型色谱图见图 5。

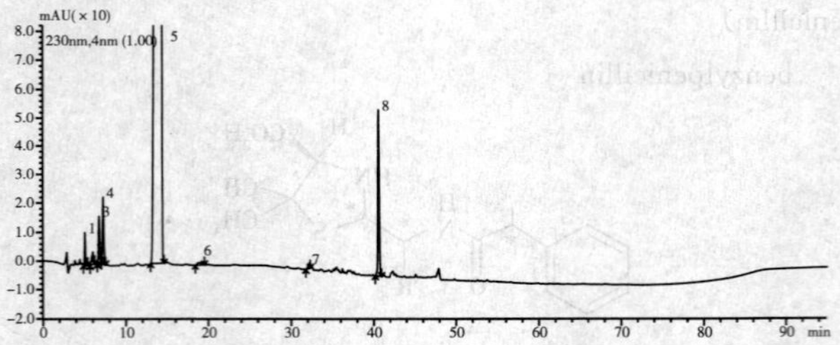

图 5　有关物质检查的典型色谱图

保留时间为 14.111 的为羧苄西林峰，保留时间为 40.557 的为青霉素峰杂质 D：峰 2、3、4 保留时间为 6.01～7.25；杂质 G：峰 7 保留时间为 32.12；杂质 F：峰 8 保留时间为 40.56

本品有关物质检查法的检测限为：当供试品溶液浓度为 0.15μg/ml 时，取 20μl 注入色谱仪，记录色谱图，计算信噪比 $S/N \approx 3$，最低检出限为 3ng。

经分别采用 Diamonsil™(柱规格 C18，5μm，200mm×4.6mm)和 SUOELCO(柱规格 C18，5μm，250mm×4.6mm)色谱柱进行分析，杂质均能有效分离。对所得结果进行比对，两者无显著性差异。

羧苄西林聚合物　增加羧苄西林聚合物检查。本品为 β-内酰胺类半合成抗生素，起始物为 6-APA，6-APA 主要是通过生物发酵的方法获得，在发酵、贮存和使用过程中均有可能发生降解、聚合反应，产生青霉噻唑蛋白、青霉素聚合物等具有抗原性的高分子杂质。采用葡聚糖凝胶 G-10 色谱柱，自身对照，测定羧苄西林聚合物的量(图 6)。本法有待进一步完善。

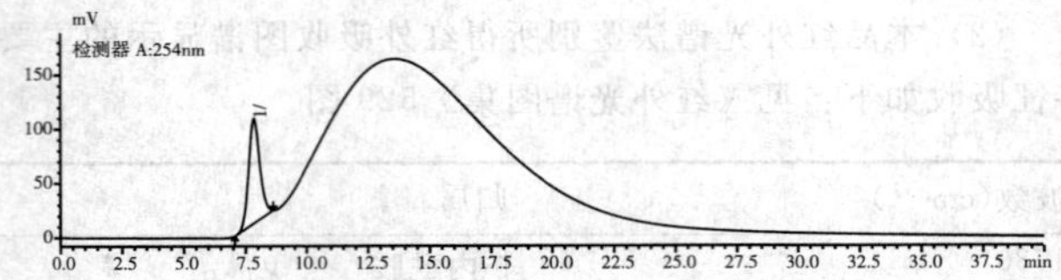

(a) 系统适用性色谱图

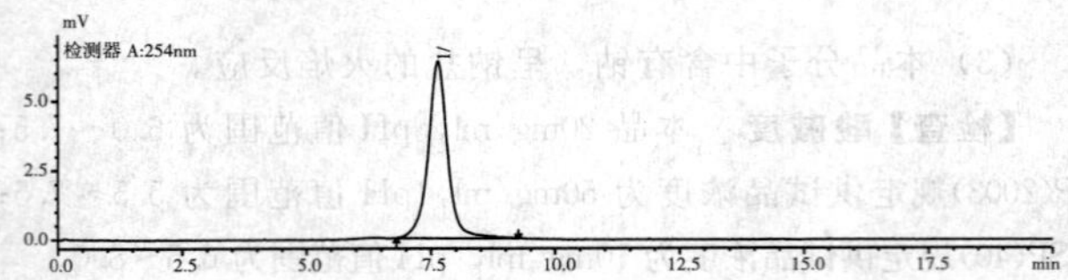

(b) 对照色谱图

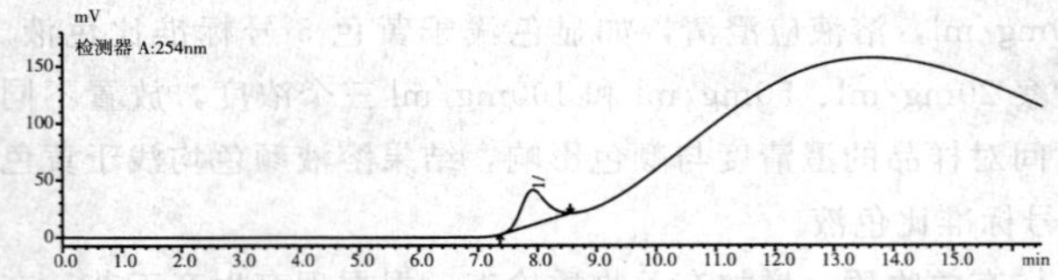

(c) 供试品色谱图

图 6　羧苄西林钠聚合物测定色谱图

残留溶剂　增加残留溶剂检查。羧苄西林钠成品甩滤过程中使用乙酸乙酯及丙酮进行漂洗，采用气相色谱法，直接进样，测定样品中丙酮和乙酸乙酯含量，应符合规定。

水分　规定原料水分不得过 5.0%，制剂水分不得过 6.0%；BP(2003)规定原料水分不得过 5.5%；USP(40)原料及制剂的限度均为 6.0%。

不溶性微粒　由于不溶性微粒光阻法测定结果与样品溶液浓度不成正比关系，样品测试浓度不同，会造成结果计算差别，本品不溶性微粒测定浓度确定为 50mg/ml。

【含量测定】本品为 β-内酰胺类半合成抗生素，β-内酰胺环可被过量的碱定量水解，产生青霉素噻唑酸衍生物，剩余的碱用标准酸液滴定，根据消耗的碱量来计算含量。(图 7)

原理　青霉素在水溶液中经水解后，产生青霉噻唑酸，可用中和法滴定。滴定方法可用直接滴定法，即用碱滴定液直接滴定产生的青霉噻唑酸；或用逆滴定法，即先加一定过量的碱滴定液，再用酸滴定液滴定。最后，均以碱滴定液的消耗量求得青霉素的含量[3]。

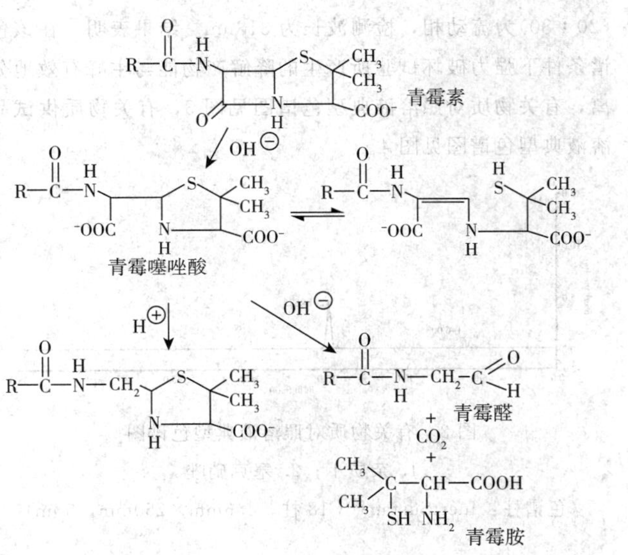

图 7　青霉素的碱性水解

【制剂】注射用羧苄西林钠(Carbenicillin Sodium for Injection) 为羧苄西林钠无菌原料直接分装，规格有 0.5g、1.0g、2.0g。除中国药典(2015)外，USP(40)亦有收载。

参考文献

[1] Andra Bryskier, M. D.. Antimicrobial Agents [M]. Washington: ASM Press, 2005, 113-162.

[2] Sarro AD, Ammendola D, Zappala M, et al. Relationship between structure and convulsant properties of some β-lactam antibiotics following intraceretricular microinjection in rat [J]. Antimicro agent chem., 1995, 1: 232-237.

[3] Kenneth A. Connors. Chemical Stability of Pharmaceuticals [M]. 1979: 191.

撰写　张　菁　河北省药品检验研究院

复核　常俊山　河北省药品检验研究院

塞克硝唑

Secnidazole

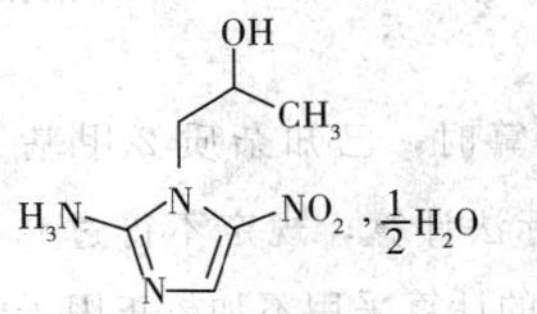

$C_7H_{11}N_3O_3 \cdot \frac{1}{2}H_2O$　194.19

化学名： 1-(2-羟基丙基)-2-甲基-5-硝基咪唑半水合物

(RS)-1-(2-Metyl-5-nitro-1-imidazolyl)-2-propanol Hemihydrate

英文名： secnidazole (INN)

CAS 号： [3366-95-8]

本品是 5-硝基咪唑类抗原虫及抗菌药物，其进入细菌体内，硝基被细菌酶还原为自由基，干扰细菌 DNA 合成，破坏螺旋状的结构和损害模板功能，从而导致原虫和厌氧菌死亡。临床上用于治疗阿米巴病、贾第虫病和滴虫病等感染，疗效显著。本品口服后迅速且完全吸收，1.5～3 小时血药浓度达峰值，但在体内分布范围不广泛，稳态分布体积很小(49.2L)，仅约血浆药物总量的 15% 与血浆蛋白或球蛋白结合。塞克硝唑主要经肝脏代谢，半衰期为 17～29 小时，排泄以原药随尿液排出为主，但速度缓慢。常见不良反应有恶心、呕吐、舌炎、厌食、腹泻、腹痛、上腹部疼痛和金属异味等胃肠道反应和外阴道瘙痒等[1,2]。

本品最早由法国 Rhone-Poulenc 公司开发，由 Charles C 等人于 1965 年制得，最早于 1980 年在欧洲上市。塞克硝唑于 1965 年在法国申请了专利，由于专利较早，在我国不受专利保护，也不具备行政保护条件。2017 年 9 月 15 日经 FDA 批准在美国上市，商品名为 Solosec。

除中国药典(2015)收载外，BP、Ph. Eur.、JP、USP 均未收载。

【制法概要】 本品的生产工艺均以 2-甲基咪唑为起始原料，其中路线一：经硝化反应、烷基化反应得到塞克硝唑；路线二：先烷基化，然后经乙酰化、硝化、水解得到塞克硝唑。

工艺路线一：

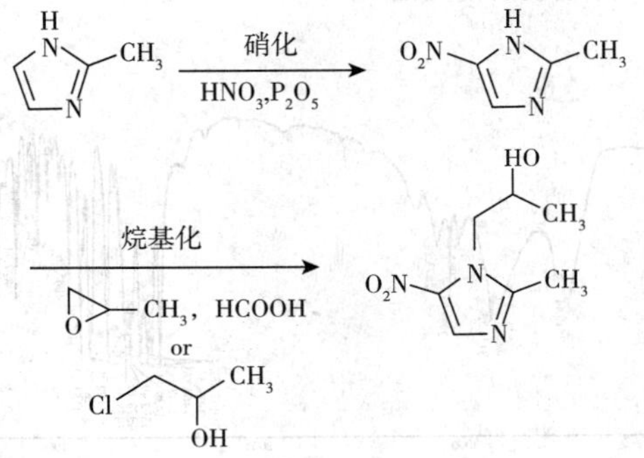

工艺路线二：

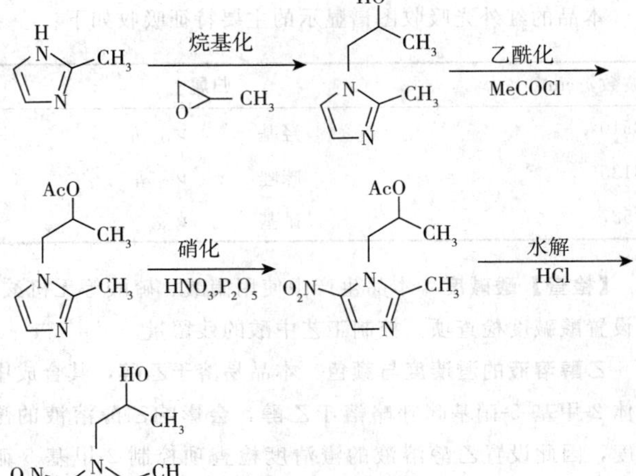

【性状】熔点　为 73～78℃。采用水为传温介质，升温速度为 1.0℃/min，检测多批样品熔距基本在 2℃内。

【鉴别】 (1)硝基化合物显酸性，是羧酸的电子等排体，加碱与否决定不同的存在状态，并具有不同的共轭结构，显示不同颜色，该反应为芳香性硝基化合物的一般反应。

(2)本品结构中的咪唑环显碱性，在酸性条件下可与三硝基苯酚试液生成黄色沉淀。

(3)本品结构中的咪唑环为共轭体系，在一定的紫外区具有特征吸收，可供鉴别。其盐酸溶液(0.1mol/L)在277nm的波长处有最大吸收，在241nm的波长处有最小吸收。塞克硝唑紫外吸收图谱见图1。

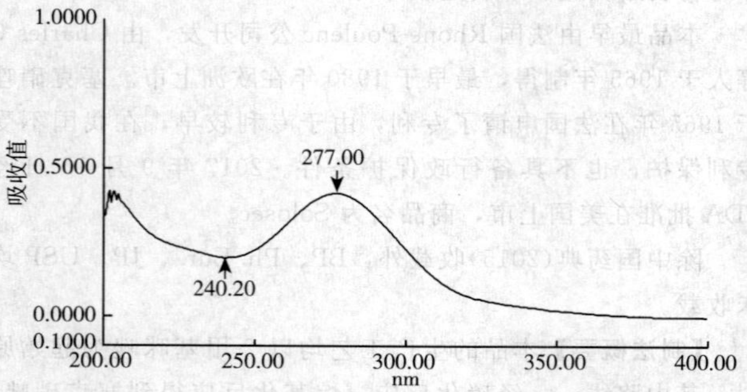

图1　塞克硝唑盐酸溶液(0.1mol/L)紫外吸收图谱

(4)本品的红外光吸收图谱应与对照品的图谱一致。塞克硝唑红外吸收图谱见图2。

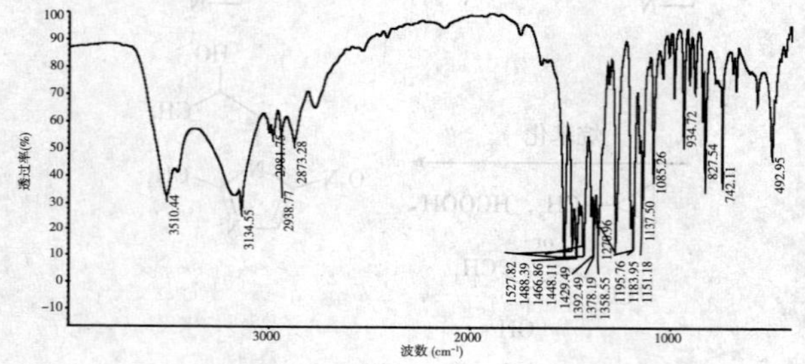

图2　塞克硝唑红外光吸收图谱

本品的红外光吸收图谱显示的主要特征吸收如下：

波数，cm^{-1}	归属	
3510	羟基	ν_{O-H}
3135	咪唑	ν_{C-H}
1527	硝基	ν_{NO_2}

【检查】酸碱度　本品生产中使用硝酸、硫酸等无机酸，故设置酸碱度检查项。控制工艺中酸的残留量。

乙醇溶液的澄清度与颜色　本品易溶于乙醇，其合成中间体2-甲基-5-硝基咪唑略溶于乙醇，会影响乙醇溶液的澄清度，因此设置乙醇溶液的澄清度检查项控制2-甲基-5-硝基咪唑的残留量。

硫酸盐　在合成工艺中，硝化步骤使用硫酸，故成品需检查硫酸盐，限度为0.05%。

有关物质　中国药典(2015)有关物质的检查方法为高效液相色谱法，采用十八烷基硅烷键合硅胶柱，以甲醇-水(20∶80)为流动相，检测波长为318nm。结果表明，在该色谱条件下强力破坏试验所产生的降解产物能与主峰有效地分离，有关物质对照溶液典型色谱图见图3，有关物质供试品溶液典型色谱图见图4。

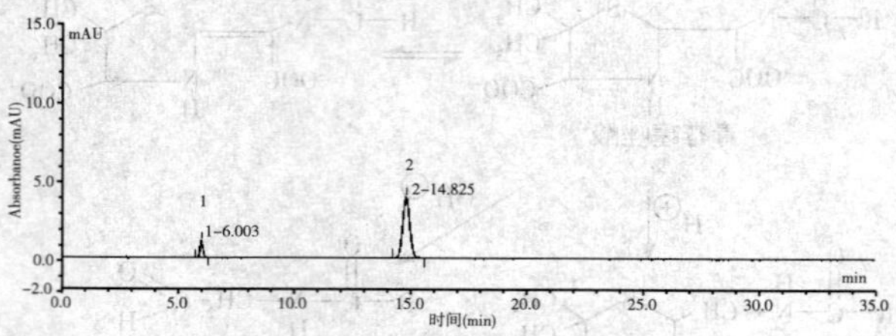

图3　有关物质对照溶液典型色谱图

1. 杂质Ⅰ；2. 塞克硝唑

(色谱柱：InertSustain® C18柱，4.6mm×250mm，5μm)

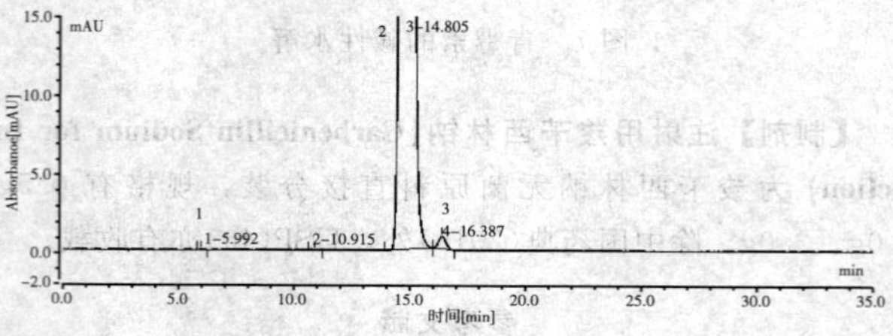

图4　塞克硝唑有关物质供试品溶液典型色谱图

1. 杂质Ⅰ；2. 塞克硝唑；3. 未知杂质

(色谱柱：InertSustain® C18柱，4.6mm×250mm，5μm)

国内企业的生产工艺表明，2-甲基-5-硝基咪唑是其主要的工艺杂质，且较易获得，故选择2-甲基-5-硝基咪唑(杂质Ⅰ)作为已知杂质控制。结合供试品检验结果及强力破坏试验情况，塞克硝唑峰后有一未知杂质峰，多批样品杂质量在0.04%～0.34%，在氧化、热破坏条件下，该杂质略有增加；今后可结合生产工艺及降解情况，对该未知杂质进行研究。

使用三种品牌色谱柱：InertSustain® C18柱(4.6mm×250mm，5μm)、Ecosil C18柱(4.6mm×250mm，5μm)及Phenomenex C18柱(4.6mm×250mm，5μm)，分别在戴安Ultimate3000与Agilent 1100 HPLC仪上进行耐用性试验考察，结果良好。

杂质限量计算时，已知杂质2-甲基-5-硝基咪唑(杂质Ⅰ)的量采用外标法计算，规定不得过0.1%；其他单个杂质的量和总杂质的计算采用不加校正因子的主成分自身对照法，限度为其他单个杂质不得过0.3%，其他杂质总量不得过0.5%。

经采用逐步稀释法测定，塞克硝唑的最低检出量为0.305ng，最低检出限为15.25ng/ml($S/N\approx3$)；杂质1(2-甲基-5-硝基咪唑)的最低检出量为0.503ng，最低检出限为25.15ng/ml($S/N\approx3$)。经稳定性考察，供试品溶液在室温放置12小时基本稳定。

残留溶剂　企业生产工艺中使用了乙酸乙酯和(或)二

氯甲烷，另国家食品药品监督管理局标准(YBH)中收载甲苯的检查项，因此，中国药典(2015)对乙酸乙酯、二氯甲烷和甲苯等3种残留溶剂进行控制。照残留溶剂测定法第三法，以6%氰丙基苯基-94%二甲基聚硅氧烷固定液作为固定相；起始柱温90℃，维持5分钟，以每分钟20℃/min的速率升温至170℃，维持5分钟；检测器温度为200℃；进样口温度220℃。甲苯、乙酸乙酯、二氯甲烷与二甲亚砜的分离度均应符合要求。对照品溶液典型色谱图见图5。

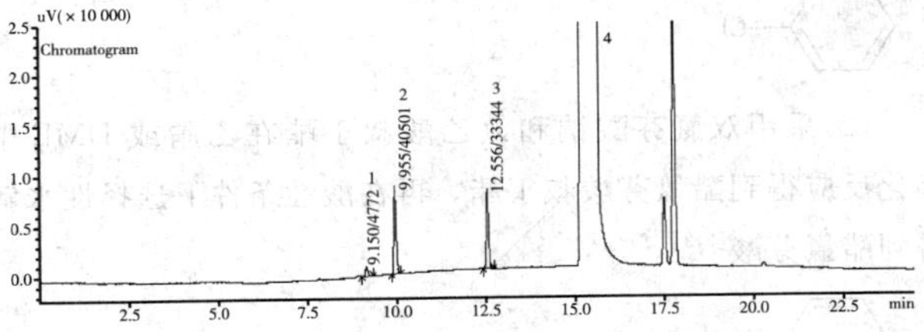

图5 对照品溶液典型色谱图

1. 二氯甲烷；2. 乙酸乙酯；3. 甲苯；4. 二甲亚砜(溶剂)

(色谱柱：DB-624，30m×0.32mm×1.80μm)

塞克硝唑残留溶剂检查方法学研究结果如下表：

	线性范围(μg/ml)	回归方程	加样回收率(%)	检测限(μg/ml)
二氯甲烷	6.185～61.850	$y=384.27x+90.945$	95.34	5.274
乙酸乙酯	51.870～518.70	$y=398.72x+54.609$	98.93	3.564
甲苯	9.215～92.150	$y=1846.9x-960.44$	97.22	4.800

干燥失重 塞克硝唑为半水合物，熔点为73～78℃，且该结晶水在60℃条件下即可失去[3]；同时，实验表明，费休水分测定法与60℃减压干燥法，两种方法的结果无显著性差异，故采用操作更简单快捷的60℃减压干燥法。本项目是检查附着水及结晶水，结晶水含量为4.6%。

炽灼残渣 炽灼后残渣留作重金属检查，炽灼温度必须控制在500～600°C。

重金属 本品含有杂环，重金属可能会与芳环、杂环形成较牢固的价键，故先将供试品炽灼破坏，残渣再按第一法检查重金属。

含量测定 本品为环内胺，系叔胺，溶解于冰醋酸中碱性增强，可采用高氯酸非水溶液滴定法测定含量。实验表明，以结晶紫作指示剂，当电位滴定出现突跃时，指示剂变为亮绿色；当采用萘酚苯甲醇作指示剂，电位滴定出现突跃时，指示剂变为亮绿色，两者结果无显著性差异。考虑检验的经济性，选择结晶紫作为指示剂。

【制剂】中国药典(2015)收载了塞克硝唑片及塞克硝唑胶囊。

(1) 塞克硝唑片(Secnidazole Tablets)

白色至淡黄色片或薄膜衣片，规格有0.25g和0.5g(按$C_7H_{11}N_3O_3$计)。国内各企业的处方主要包含淀粉、乳糖、磷酸氢钙、微晶纤维素、羟丙甲纤维素、羟甲基淀粉钠、羧丙甲纤维素、羧甲基淀粉钠、欧巴代、聚维酮K30、微粉硅胶、二氧化硅、硬脂酸镁等。

溶出度 塞克硝唑在水中微溶，在0.1mol/L盐酸溶液中溶解。文献显示，塞克硝唑单剂量口服0.5～2g后，平均绝对生物利用度为100%(±26%)，药物的溶出可能是药物吸收的限速步骤，有必要对其进行溶出度检查。以0.1mol/L盐酸溶液900ml为溶出介质，采用溶出度与释放度测定第二法，转速为每分钟50转，经30分钟时取样，采用紫外-可见分光光度法在277nm波长处检测，限度为标示量的80%。辅料溶液在该波长处无吸收峰，不干扰样品的测定。

含量测定 采用高效液相色谱法，塞克硝唑有关物质检查项下的色谱条件能将主成分与其他杂质有效分离，且辅料无干扰，故采用此色谱条件测定本品的含量。塞克硝唑在10.392～51.960μg/ml浓度范围内与峰面积呈线性关系，线性方程为$A=54.133C-3.4095$，$r=0.9999(n=5)$；回收率为99.79%($n=9$)，RSD为0.66%；重复性试验RSD为0.96%($n=6$)；供试品溶液(30μg/ml)在室温放置24小时基本稳定。

(2) 塞克硝唑胶囊(Secnidazole Capsules)

规格为0.25g(按$C_7H_{11}N_3O_3$计)。国内各企业的处方主要包含淀粉、乳糖、羟丙甲纤维素、羧丙甲纤维素、羟甲淀粉钠、羧甲基淀粉钠、泊洛沙姆、交联聚乙烯吡咯烷酮、二氧化硅、微粉硅胶、硬脂酸镁等。

溶出度 采用溶出度与释放度测定第一法，其他实验条件与片剂一致。

含量测定 采用高效液相色谱法，色谱条件与片剂一致。

参考文献

[1] Gillis J C, Wiseman L R. Secnidazole. A review of its antimicrobial activity, pharmacokinetic properties and therapeutic use in the management of protozoal infections and bacterial vaginosis [J]. Drugs, 1996, 51(4): 621-638.

[2] 刘昌孝. 2017年美国FDA批准上市的抗感染新药介绍与述评 [J]. 中国抗生素杂志, 2018, 43(4): 363-372.

[3] 向红琳，胡高云，徐康平，等. 塞克硝唑1/2水合物的研究 [J]. 中南药学, 2004, 2(2): 85-86.

撰写 兰 文 湖南省药品检验研究院
复核 李晓燕 湖南省药品检验研究院

醋氯芬酸

Aceclofenac

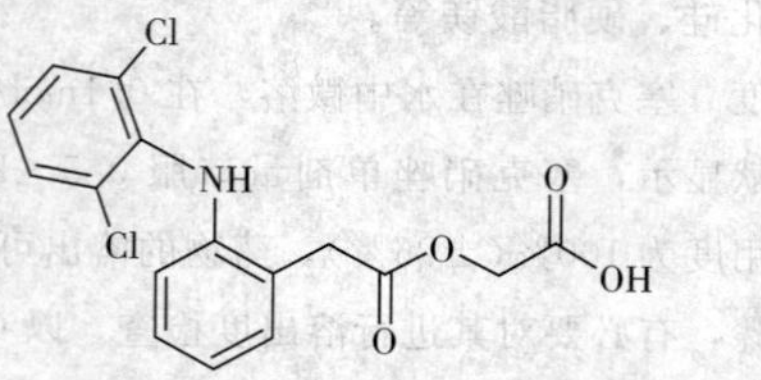

$C_{16}H_{13}Cl_2NO_4$　354.19

化学名：2-[2-[2-(2，6-二氯苯氨基)苯基]乙酰氧基]乙酸

[[[2-[(2，6-dichlorophenyl)amino]phenyl]acetyl]oxy]acetic acid

英文名：aceclofenac

异名：乙酰氯芬酸

CAS 号：[89796-99-6]

本品由西班牙 Prodesfarana 公司首先研发，于 1992 年投入市场，目前已在英、德、法等二十多个国家上市。2002 年西安海欣制药有限公司作为国内首研企业，开始生产。

醋氯芬酸是一种新型的苯乙酸类非甾体抗炎药，临床上适用于治疗风湿性关节炎、类风湿关节炎、骨关节炎、脊椎炎等，也适用于各种疾病引起的疼痛和发热。在临床实践中，本品的药理作用与其他非甾体类药物(NSAIDs)相比，在急、慢性炎症实验模型中以具有明显广泛的抗炎作用、强力的镇痛和解热以及胃毒性作用为特征。本品的效能类似于双氯芬酸或吲哚美辛，而强于萘普生和保泰松。

除中国药典(2015)收载外，BP(2017)和 Ph. Eur. (9.0)亦有收载，内容一致。美国药典、日本药局方未收载。

【制法概要】 经过多次工艺调整，目前主要采用以下 3 种工艺路线：

(1)以溴乙酸为起始原料，与苯甲醇进行酯化反应，制备溴代乙酸苄基酯，然后和双氯芬酸钠进行缩合反应制得 2-[(2，6-二氯苯基)氨基]苯乙酸(羟苯甲酯基)甲酯，再经氢解反应制得[1]。

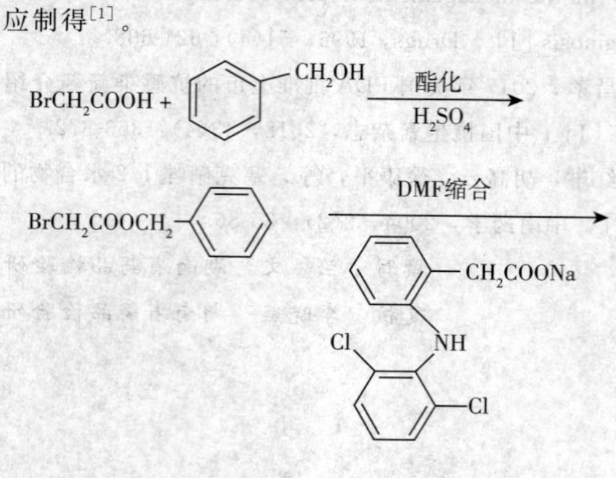

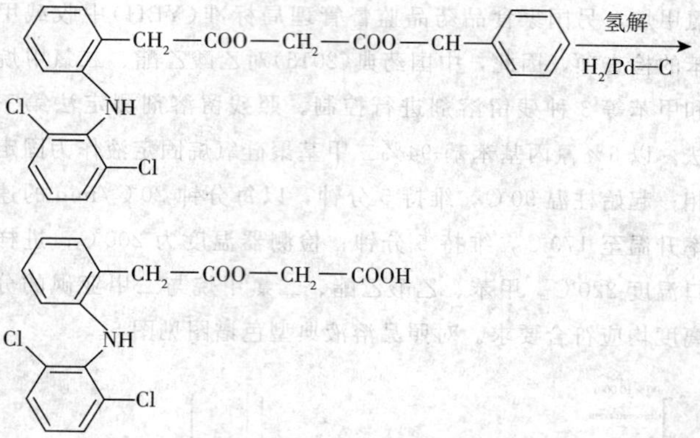

(2)采用双氯芬酸钠和氯乙酸叔丁酯在乙腈或 DMF 中酯化反应得到醋氯芬酸叔丁酯，再在酸性条件下选择性水解得到醋氯芬酸[2,3]。

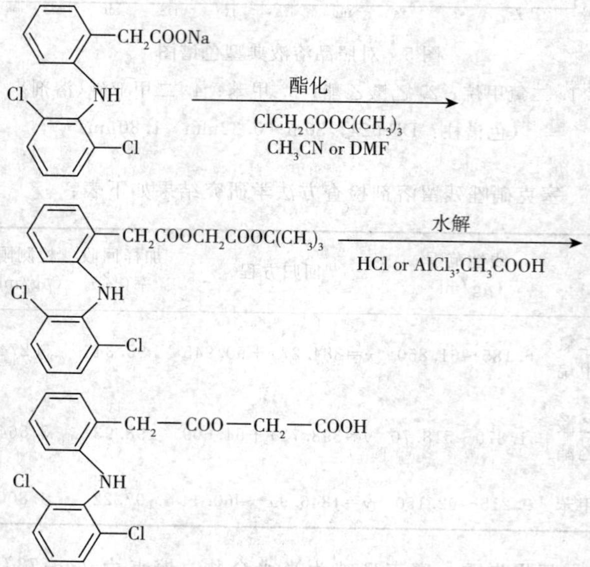

(3)双氯芬酸与三乙胺成盐后，与溴乙酸叔丁酯酯化生成醋氯芬酸叔丁酯，再经甲酸酸解后得到醋氯芬酸。

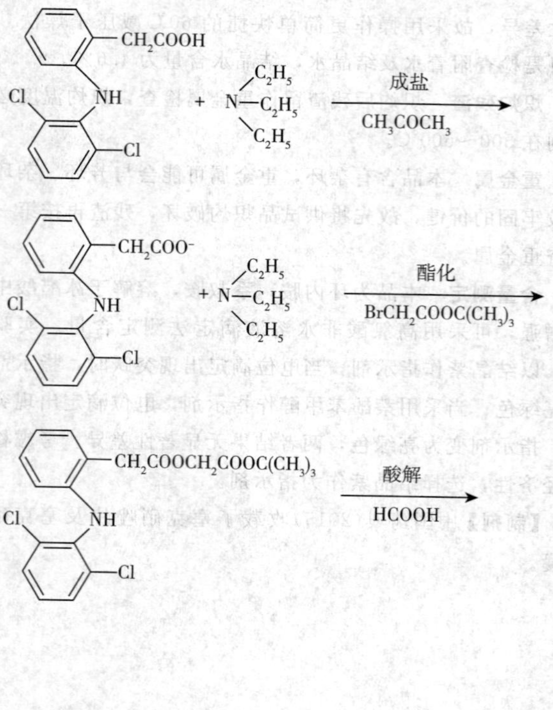

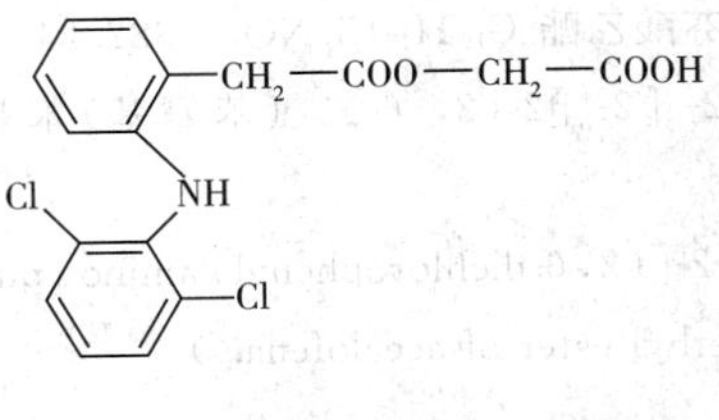

【鉴别】(1)本品与铁氰化钾-三氯化铁溶液(Schmorl 试剂)反应，铁氰化钾被还原为亚铁氰化钾，后者与铁离子生成可溶性普鲁士兰 K $[Fe^{3+}Fe^{2+}(CN)_6]$，铁离子过量时有不溶性普鲁士兰沉淀 $Fe^{3+}[Fe^{3+}Fe^{2+}(CN)_6]_3$ 生成。

(2)本品的乙醇溶液在 277nm 的波长处有最大吸收，在 249nm 的波长处有最小吸收。见图 1。

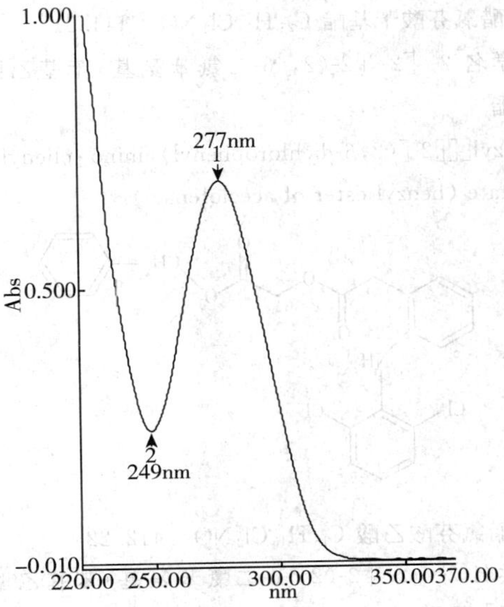

图 1　醋氯芬酸紫外吸收图谱

(3)本品的红外光吸收图谱应与对照的图谱(光谱集 889 图)一致，显示的主要特征吸收如下：

波数（cm^{-1}）	归属	
3500～2600	氨基，羟基	ν_{N-H}，ν_{O-H}
1771	羰基	$\nu_{C=O}$
1716	羰基	$\nu_{C=O}$
1590，1578，1508	苯环	$\nu_{C=C}$
1266，1149	羧基，酯基	ν_{C-O}
750	苯环	γ_{C-H}

【检查】乙醇溶液的澄清度与颜色　控制样品生产工艺中引入的有色杂质，同时考察产品的质量和生产工艺水平。

有关物质　采用高效液相色谱法进行检查。

中国药典(2015)有关物质检查方法参考 BP(2013)建立。用十八烷基硅烷键合硅胶为填充剂；以 0.112%(W/V)磷酸溶液(用氢氧化钠试液调节 pH 值至 7.0)为流动相 A，乙腈-水(90∶10)为流动相 B，进行梯度洗脱。检测波长为 275nm。

结果表明，与原国家食药监局试行标准的色谱系统相比，该系统检出的杂质多，分离效果好。系统适用性试验色谱图见图 2。

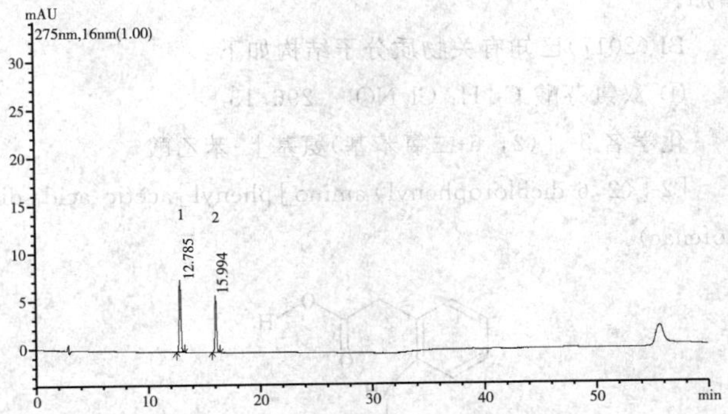

图 2　醋氯芬酸系统适用性试验色谱图

1. 双氯芬酸；2. 醋氯芬酸

(色谱柱 Waters X-bridge C18，4.6mm×250mm，5μm)

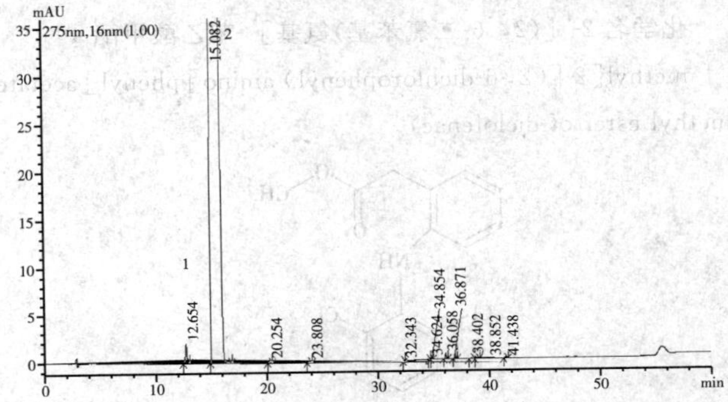

图 3　醋氯芬酸有关物质典型色谱图

1. 双氯芬酸；2. 醋氯芬酸

(色谱柱 Waters X-bridge C18，4.6mm×250mm，5μm)

国内生产企业的生产工艺表明，醋氯芬酸的主要工艺杂质为双氯芬酸和双氯芬酸叔丁酯。因双氯芬酸较易获得，故选择以双氯芬酸钠与本品制成混合对照品溶液进行系统适用性试验，出峰顺序依次为双氯芬酸、醋氯芬酸。结合供试品溶液测定结果及降解试验情况，当醋氯芬酸峰与双氯芬酸峰的分离度大于 5.0 时，所有杂质均获得良好分离。(图 3)

采用了 3 种品牌的色谱柱：Agela C18 柱(4.6mm×250mm，5 μm)、Waters X-bridge C18 柱(4.6mm×250mm，5 μm)、Agilent C18 柱(4.6mm×250mm，5 μm)分别在 Agilent1260 与岛津 LC-20AD 液相色谱仪上进行了耐用性试验考察，结果良好。

杂质限量计算时，已知杂质双氯芬酸的量采用外标法计算，规定不得过 0.2%；其他单个杂质的量采用不加校正因子的自身对照法，限度为 0.2%；其他各杂质峰面积加和计算，不得大于对照溶液中醋氯芬酸面积的 2.5 倍(0.5%)。

采用逐级稀释法测定，双氯芬酸及醋氯芬酸的最低检出浓度均为 0.02μg/ml，最低检出限为 0.001%($S/N=3$)。当对照溶液浓度稀释至供试品溶液浓度的 0.001%，色谱峰即可检出。

经稳定性考察，供试品溶液(浓度为 2mg/ml)放置 12 小时后基本稳定，双氯芬酸峰和其他单个杂质峰面积略有增加。

BP(2017)已知有关物质分子结构如下：

① 双氯芬酸 $C_{14}H_{11}Cl_2NO_2$ 296.13

化学名 2-［(2，6-二氯苯基)氨基］-苯乙酸

[2-[(2,6-dichlorophenyl) amino] phenyl] acetic acid (diclofenac)

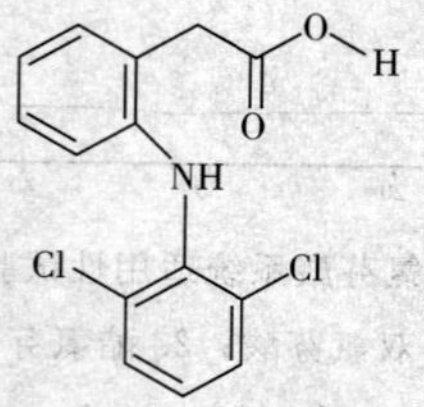

② 双氯芬酸甲酯 $C_{15}H_{13}Cl_2NO_2$ 310.17

化学名 2-［(2，6-二氯苯基)氨基］-苯乙酸甲酯

methyl[2-[(2,6-dichlorophenyl) amino] phenyl] acetate (methyl ester of diclofenac)

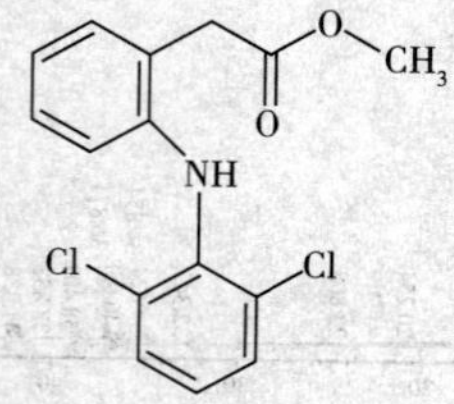

③ 双氯芬酸乙酯 $C_{16}H_{15}Cl_2NO_2$ 324.20

化学名 2-［(2，6-二氯苯基)氨基］-苯乙酸乙酯

ethyl[2-[(2,6-dichlorophenyl) amino] phenyl] acetate (ethyl ester of diclofenac)

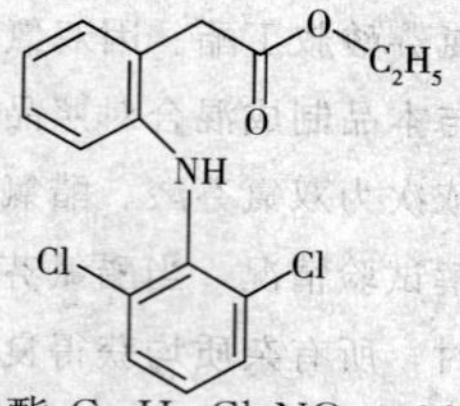

④ 醋氯芬酸甲酯 $C_{17}H_{15}Cl_2NO_4$ 368.21

化学名 2-［2-［2-(2，6-二氯苯氨基)苯基］乙酰氧基］乙酸甲酯

methyl[[[2-[(2,6-dichlorophenyl)amino]phenyl]acetyl] oxy]acetate (methyl ester of aceclofenac)

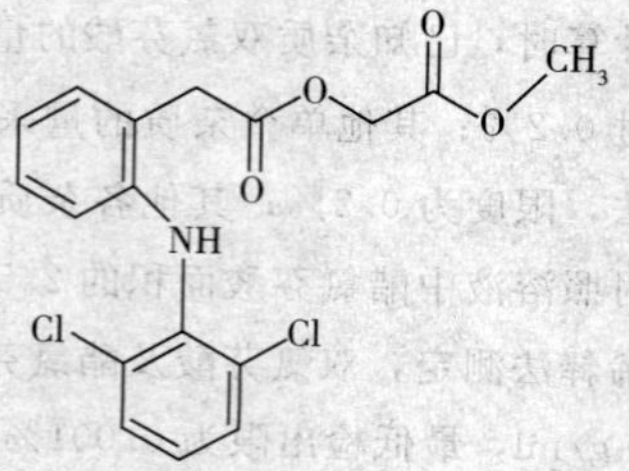

⑤ 醋氯芬酸乙酯 $C_{18}H_{17}Cl_2NO_4$ 382.24

化学名 2-［2-［2-(2，6-二氯苯氨基)苯基乙酰氧基］乙酸乙酯

ethyl[[[2-[(2,6-dichlorophenyl) amino] phenyl] acetyl] oxy]acetate(ethyl ester of aceclofenac)

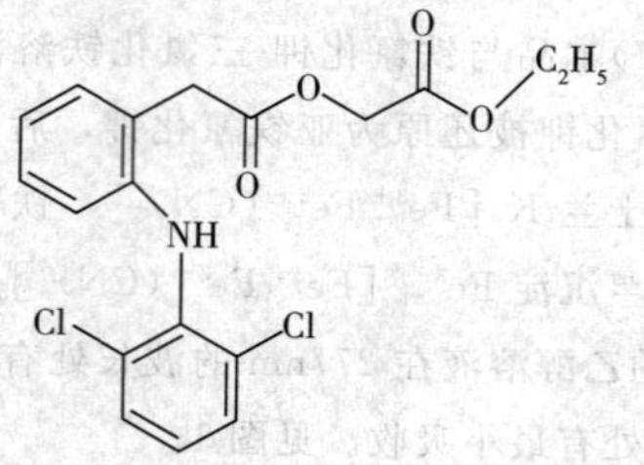

⑥ 醋氯芬酸苄基酯 $C_{23}H_{19}Cl_2NO_4$ 444.31

化学名 2-［2-［2-(2，6-二氯苯氨基)苯基乙酰氧基］乙酸苄酯

benzyl[[[2-[(2,6-dichlorophenyl) amino] phenyl] acetyl] oxy]acetate (benzyl ester of aceclofenac)

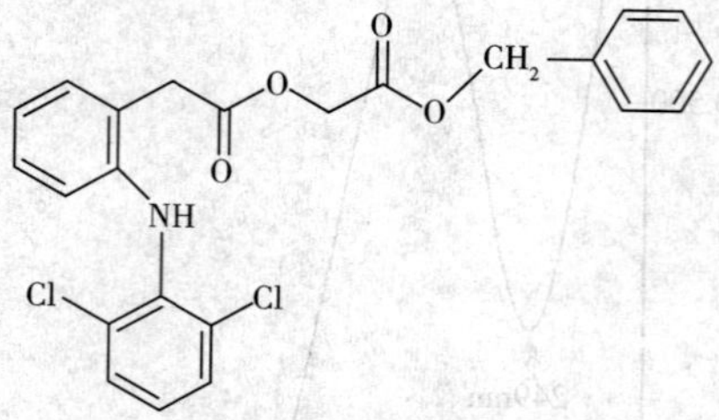

⑦ 醋氯芬酸乙酸 $C_{18}H_{15}Cl_2NO_6$ 412.22

化学名 2-［2-［2-(2，6-二氯苯氨基)苯基乙酰氧基］乙酰氧基］乙酸

[[[[[2-[(2,6-dichlorophenyl)amino]phenyl]acetyl]oxy] acetyl]oxy]acetate acid (acetic aceclofenac)

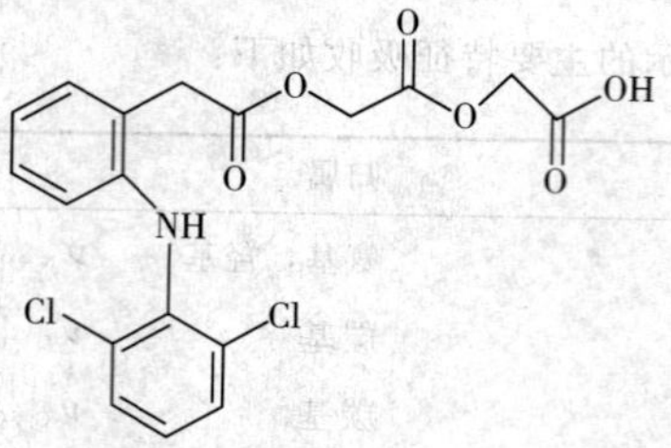

⑧ 二醋氯芬酸 $C_{20}H_{17}Cl_2NO_8$ 470.26

化学名 ［2-［2-［2-(2，6-二氯苯氨基)苯基乙酰氧基］乙酰氧基］乙酰氧基］乙酸

[[[[[[[2-[(2,6-dichlorophenyl) amino] phenyl] acetyl] oxy]acetyl]oxy]acety]oxy]acetate acid (diacetic aceclofenac)

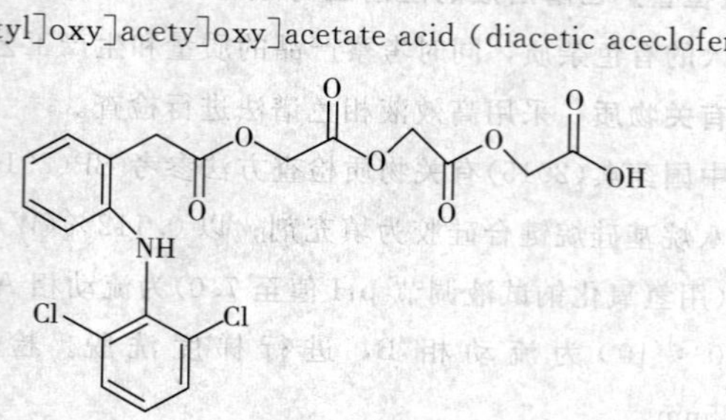

⑨ 1-(2，6-二氯苯基)-1，3-二氢-2*H*-吲哚-2-酮

$C_{14}H_9Cl_2NO$ 278.13

化学名 1-(2，6-二氯苯基)-1，3-二氢-2*H*-吲哚-2-酮

1-(2,6- dichlorophenyl)-1,3-dihydro-2*H*-indol-2-one

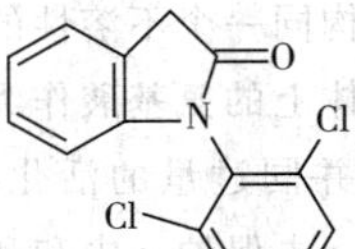

残留溶剂 各厂家的生产工艺中使用有机溶剂不完全一致，分别为苯、甲苯、*N*，*N*-二甲基甲酰胺、甲醇、乙酸乙酯、环己烷、二氯乙烷、正己烷、丙酮、乙醇、甲酸；试验中分别使用极性和非极性色谱柱，用顶空进样气相色谱法，测定供试品中挥发性成分的保留时间，根据两个色谱柱系统下得到的 RT 与对照溶液的 RT 值进行比对，确定样品中需要控制的残留溶剂为正己烷、环已烷、丙酮、乙酸乙酯、甲醇、苯、二氯乙烷、甲苯和 *N*，*N*-二甲基甲酰胺。如工艺中使用其他有机溶剂，亦应符合规定。

【含量测定】采用酸碱电位滴定法进行测定 以甲醇为溶剂，电位法指示终点。该法供试品溶解迅速，终点突跃明显，便于结果判断。

【制剂】中国药典(2015)收载了醋氯芬酸片、醋氯芬酸胶囊，国外药典均未收载该制剂品种。

(1)醋氯芬酸片(Aceclofenac Tablets)

本品为薄膜衣片，规格为 50mg 和 100mg。国内各企业的处方中主要辅料有淀粉、乳糖、羧甲淀粉钠、硬脂酸镁、羟丙甲纤维素、胃溶型薄膜包衣预混剂等。

溶出度 因醋氯芬酸为难溶性药物，有必要对其进行溶出度检查。醋氯芬酸几乎不溶于水，以磷酸盐缓冲液(pH6.8)900ml 为溶出介质，pH 6.8 磷酸盐缓冲液配制方法在各论项下单列，采用第一法，转速为每分钟 100 转，取样时间 45 分钟，限度为标示量的 80%。企业产品的溶出曲线见图 4。

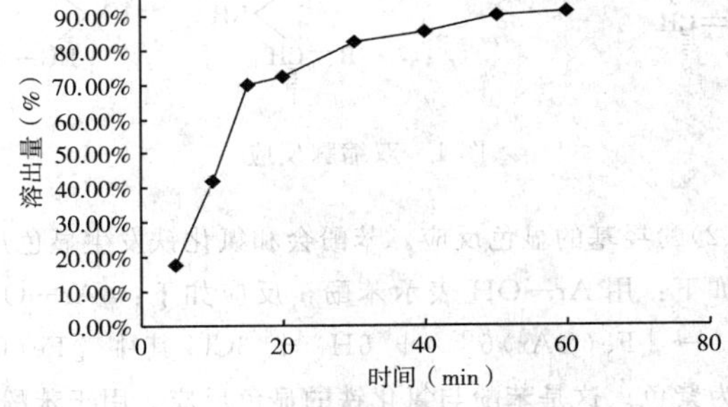

图 4 醋氯芬酸片溶出曲线图

选择高效液相色谱法测定溶出量，色谱条件与含量测定相同，溶出液的色谱图见图 5。

辅料对主成分溶出度的测定无干扰，方法回收率为 99.3%(n=9)，RSD 为 0.4%。滤膜吸附试验结果表明，在弃去初滤液 5ml 后，滤膜对主成分无吸附。

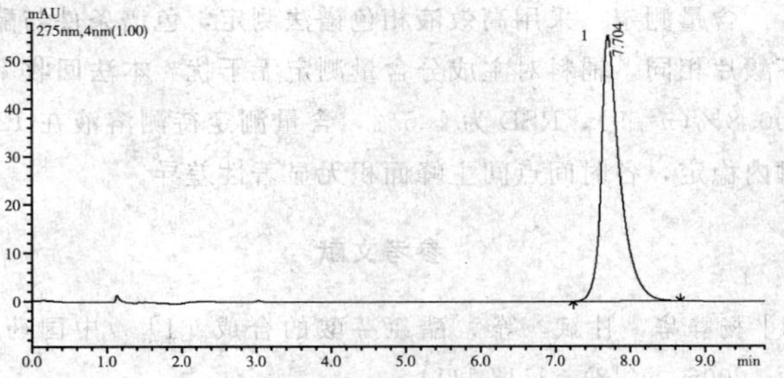

图 5 醋氯芬酸片溶出度色谱图

1 醋氯芬酸

(色谱柱：Waters X-bridge C18，4.6mm×250mm，5μm)

含量测定 采用高效液相色谱法测定，色谱条件除流动相采用等度条件外其余与原料药有关物质项相同。辅料对主成分含量测定无干扰，本法定量的线性范围为 20～500 μg/ml，相关系数 r=1.0000，回收率为 102.4%(n=9)，RSD 为 0.5%，含量测定待测溶液在 12 小时内稳定，各时间点间主峰面积无显著性差异。

(2)醋氯芬酸胶囊(Aceclofenac Capsules)

本品为胶囊剂，内容物为白色或类白色颗粒或粉末，规格为 100mg。国内各企业的处方中主要辅料有微晶纤维素、预胶化淀粉、肠溶空心胶囊等。

溶出度 除介质体积改为 1000ml，转速为每分钟 50 转，取样时间 30min 外，其余均与醋氯芬酸片相同。企业产品的溶出曲线见图 6。

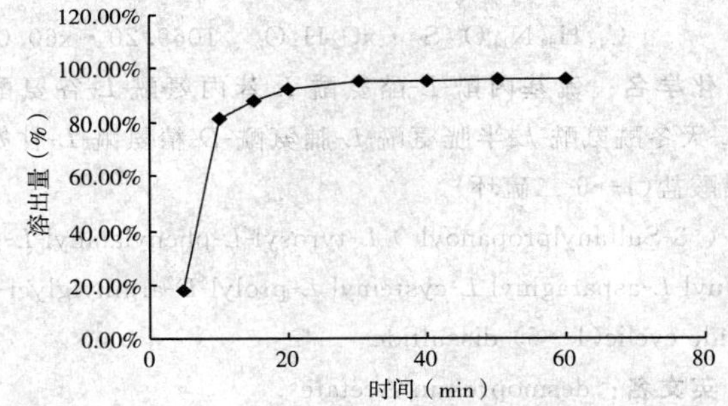

图 6 醋氯芬酸胶囊溶出曲线图

选择高效液相色谱法测定溶出量，色谱条件与含量测定相同，溶出液的色谱图见图 7。

辅料对主成分溶出度的测定无干扰，方法回收率为 99.2%(n=9)，RSD 为 0.5%。滤膜吸附试验结果表明，在弃去初滤液 5ml 后，滤膜对主成分无吸附。

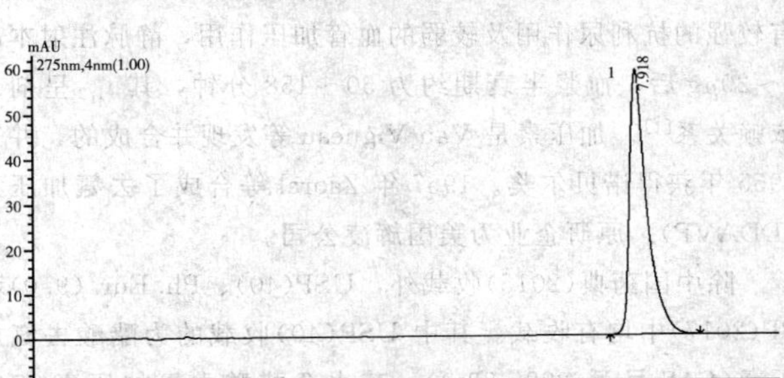

图 7 醋氯芬酸胶囊溶出度色谱图

1 醋氯芬酸

(色谱柱：Waters X-bridge C18，4.6mm×250mm，5μm)

含量测定　采用高效液相色谱法测定，色谱条件与醋氯芬酸片相同。辅料对主成分含量测定无干扰，本法回收率为100.8%($n=9$)，RSD为1.5%，含量测定待测溶液在12小时内稳定，各时间点间主峰面积无显著性差异。

参考文献

[1] 杨静华，甘斌，等．醋氯芬酸的合成［J］．中国药师，2006，9(12)：1113-1114.

[2] 姜妮丽，范朋高，程国侯．醋氯芬酸的合成［J］．中国医药工业杂志，2005，36 (7)：393-394.

[3] 秦丙昌，陈静，张有娟．醋氯芬酸的合成［J］．中国医药工业杂志，2008，39 (6)：408-409.

[4] 施存元，黄金龙．HPLC 测定醋氯芬酸缓释片有关物质［J］．中国药学杂志，2009，44(16)：1276-1277.

撰写　张云楚　江苏省食品药品监督检验研究院

复核　曹　玲　江苏省食品药品监督检验研究院

醋酸去氨加压素

Desmopressin Acetate

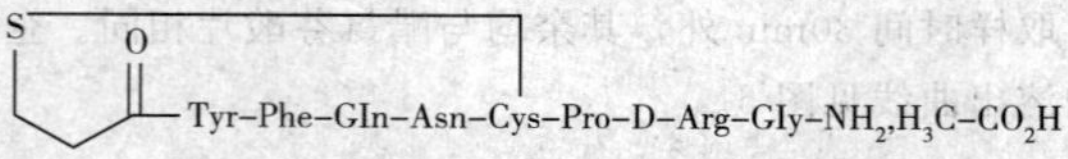

$C_{46}H_{64}N_{14}O_{12}S_2 \cdot xC_2H_4O_2$　1069.20・x60.05

化学名： 巯基丙酰-*L*-酪氨酰-*L*-苯丙氨酰-*L*-谷氨酰氨酰-*L*-天冬酰氨酰-*L*-半胱氨酰-*L*-脯氨酰-*D*-精氨酰-*L*-甘氨酰胺醋酸盐(1→6-二硫环)

(3-Sulfanylpropanoyl)-*L*-tyrosyl-*L*-phenylalanyl-*L*-glutaminyl-*L*-asparaginyl-*L*-cysteinyl-*L*-prolyl-*D*-arginylglycinamide cyclic(1→6)-dissulfide

英文名： desmopressin Acetate

CAS 号：［62288-83-9］

醋酸去氨加压素系化学合成的环状九肽，为天然精氨酸加压素的结构类似物，系对天然激素的化学结构进行两处改动而得，即1-半胱氨酸脱去氨基和8-*D*-精氨酸取代8-*L*-精氨酸。临床上用于在介入性治疗或诊断手术前，使延长的出血时间缩短或恢复正常；中枢性尿崩症及血友病等。本品具有较强的抗利尿作用及较弱的血管加压作用，静脉注射本品2～20μg后，血浆半衰期约为50～158分钟，其$t_{1/2}$呈剂量依赖关系[1]。加压素是Vau Vigneau等发现并合成的，并于1955年获得诺贝尔奖。1967年Zaoral等合成了去氨加压素(DDAVP)。原研企业为美国辉凌公司。

除中国药典(2015)收载外，USP(40)、Ph. Eur. (9.0)和BP(2017)中均有收载。其中USP(40)收载的为醋酸去氨加压素(**CAS 号**：62288-83-9)，三水合醋酸去氨加压素(**CAS 号**：62357-86-2)，Ph. Eur. (7.0)和BP(2013)中收载的为去氨加压素(**CAS 号**：16679-58-6)。

【制法概要】多肽化学合成是一个重复添加氨基酸的过程，合成一般从C末端向N末端。多肽化学合成主要有固相合成和液相合成，早年的多肽化学合成采用液相合成方法。1963年美国科学家Merrifield发明了多肽固相合成法[2]。其基本原理是：先将所要合成肽链的C末端氨基酸的羧基以共价键的结构同一个不溶性的高分子树脂相连，然后以此结合在固相载体上的氨基酸作为氨基组份，经过洗涤脱去氨基保护基后，并同过量的活化羧基组分反应接长肽链。重复缩合→洗涤→去保护→中和和洗涤→下一轮缩合操作，在此树脂上依次缩合Fmoc(9-芴甲氧羰基)保护氨基酸达到所要合成的肽链长度，最后将肽链从树脂上裂解下来，经过纯化等处理，即得所要的多肽。醋酸去氨加压素也采用固相合成法，工艺流程如下(企业提供的目前国内采用的工艺)：

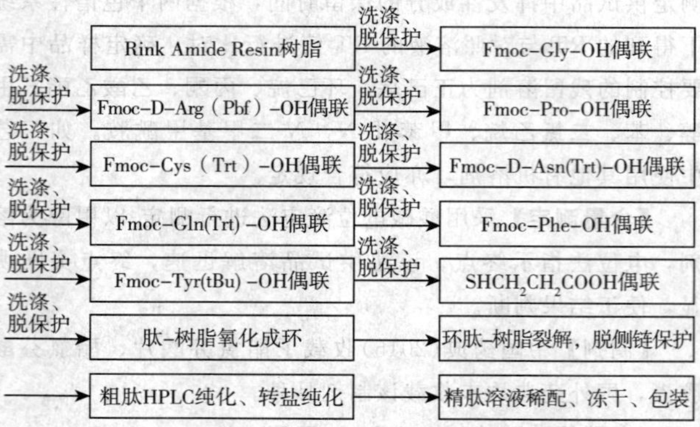

【性状】本品为白色或类白色疏松粉末。

比旋度　本品2mg/ml冰醋酸溶液(1→100)在20℃的比旋度为－72.0°至－82.0°。与国外药典一致。

【鉴别】(1)双缩脲反应，多肽中的肽键(—CO—NH—)在碱性条件下，能与Cu^{2+}形成紫色的络合物。(图1)

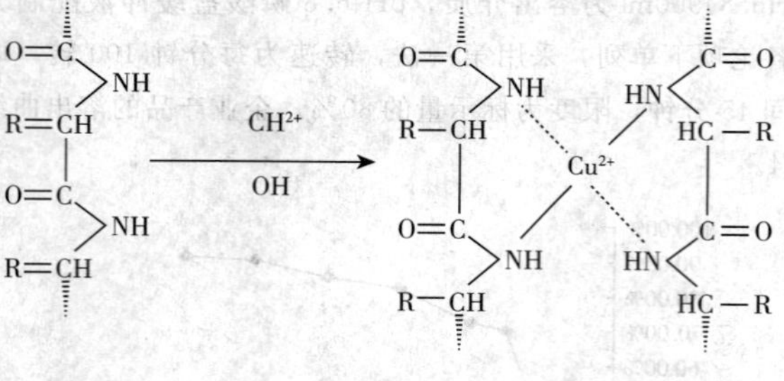

图1　双缩脲反应

(2)酚羟基的显色反应。苯酚会和氯化铁发生显色反应，原理如下：用Ar—OH表示苯酚，反应如下：6Ar—OH ＋ $FeCl^{3+}$→［Fe(OAr)6］$^{3-}$ ＋ 6H^+ ＋ 3Cl^- 其中［Fe(OAr)6］$^{3-}$为紫色。这是苯酚与氯化铁的显色反应。用于苯酚的定性鉴定。去氨加压素中存在酪氨酸（含有酚羟基），但并非游离的苯酚形式，因此与三氯化铁反应显深红色。

(3)采用含量测定项下记录的色谱图，供试品溶液主峰的保留时间应与对照品溶液主峰的保留时间一致。

(4)采用溴化钾压片法得到的红外光谱图如图2所示，解析出峰归属如表1。

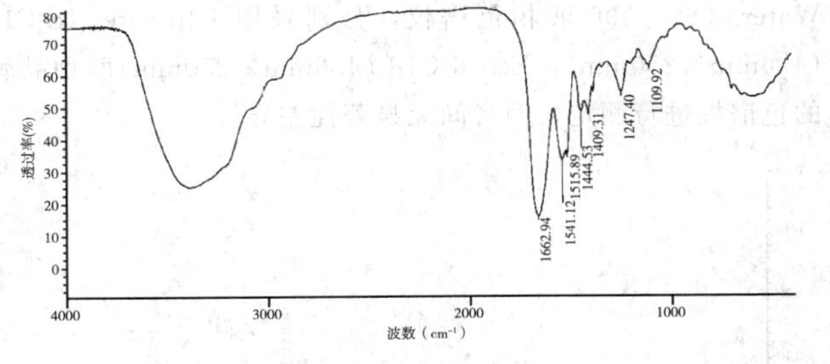

图 2　对照品红外图谱

表 1　出峰归属表

波数（cm^{-1}）	归属
3420	羟基　ν_{O-H}　　胺基　ν_{N-H}
1670	羰基　$\nu_{C=O}$
1530	芳环　$\nu_{C=C}$
1400	烷基　δ_{C-H}
1250	酰胺　ν_{C-N}

【检查】氨基酸比值　本品为环状九肽，各氨基酸比例确定，利用蛋白质和多肽在强酸环境下加热可水解为游离氨基酸的原理，样品于 6mol/L 盐酸溶液充氮后封口于 110℃ 下反应 24 小时，使去氨加压素完全水解为游离氨基酸，采用 Waters AccqTag 氨基酸分析方法测定，6-氨基喹啉-*N*-(羟基琥珀酰亚胺基)氨基甲酸酯(AQC)溶液衍生，按内标或外标法以峰面积计算氨基酸含量。采用 Accq-Tag 柱前衍生法，仪器为 Waters 515/2487，色谱柱为 Kromasil 100-5 C18(5μm，250mm×4.6mm)，典型氨基酸图谱见图 3。

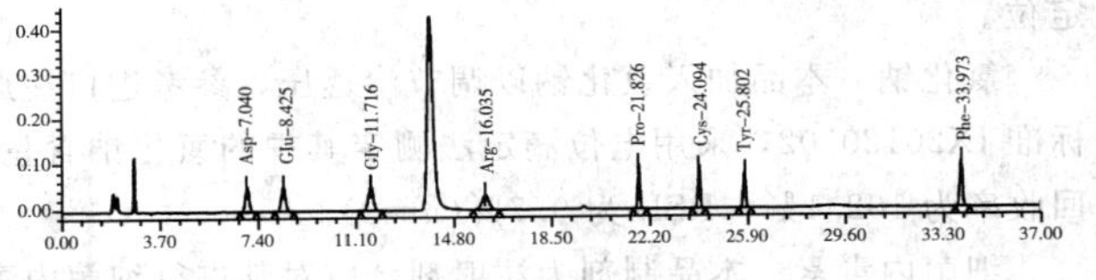

图 3　氨基酸组成液相色谱图

酸度　本品含有一定量的醋酸，样品呈弱酸性。国外药典均未规定酸度，起草过程中增订该项检查，限度为 5.0～7.0。

醋酸　本品含有一定量的醋酸，醋酸比例不定。由于冰醋酸具有挥发性和腐蚀性，实验环境和操作要求较高，因此对照品采用醋酸钠。起草过程中采用 Waters 2690/996 高效液相色谱仪，Ecosil C18（4.6mm×250mm）色谱柱。方法学可行，在醋酸浓度相当于 0.02073～0.2592mg/ml 时，醋酸含量与峰面积呈线性关系，线性方程为 $Y = 24202X + 1179.2$，$R = 0.9999$，精密度试验 RSD 为 1.0%($n=6$)，回收率为 101.2%，RSD% 为 1.3%($n=9$)。(图 4)

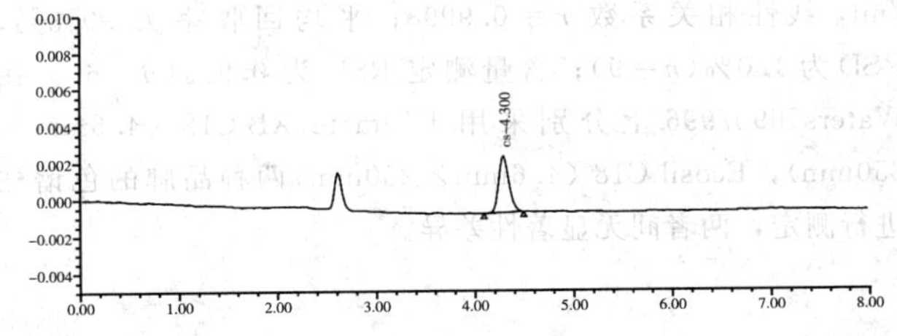

图 4　醋酸钠对照品色谱图

有关物质　液相色谱法，采用系统适用性溶液定位。方法学研究采用 Ecosil C18（4.6mm×250mm）色谱柱进行试验。醋酸去氨加压素定量限为 1.6096ng($S/N=10$)，检测限为 0.8048ng($S/N=3$)。(图 5)

Ph. Eur.(9.0)及 BP(20173)中系统适用性溶液为缩宫素与醋酸去氨加压素混合溶液，有关物质项下列出可能的已知杂质 A～G 并未分别控制，仅以其他单杂的限度统一要求。现标准中，采用杂质Ⅰ、缩宫素和醋酸去氨加压素混合溶液作为系统适用性溶液。杂质Ⅰ同 Ph. Eur.(9.0)及 BP(2017)中杂质项下杂质 B。杂质Ⅰ为生产工艺过程中发现将醋酸去氨加压素注射液浓缩后，在主峰相对保留时间 0.93 处产生的杂质峰。即去氨加压素中的第四位的谷氨酰氨酰由谷氨酰代替，该杂质为降解杂质，在酸性或碱性条件相对容易产生，原料药及制剂中均有。采用自身对照法，梯度洗脱条件，参照 Ph. Eur.(9.0)中规定的限度，单个杂质不得过 0.5%，故将杂质Ⅰ的限度定为 0.5%。醋酸去氨加压素原料对酸、碱、热、氧化均不稳定。(图 6～图 9)

杂质Ⅰ

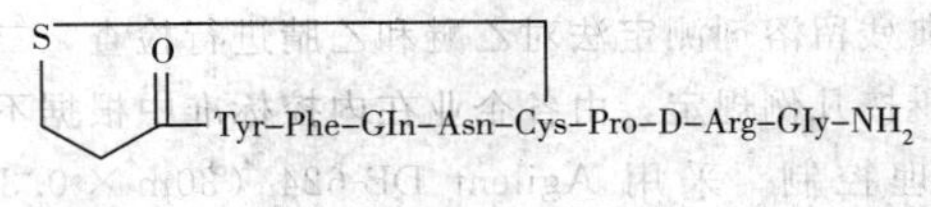

$C_{46}H_{63}N_{13}O_{13}S_2 \cdot xC_2H_4O_2$　　1070·x60.05

化学名：巯基丙酰-*L*-酪氨酰-*L*-苯丙氨酰-*L*-谷氨酰-*L*-天冬酰氨酰-*L*-半胱氨酰-*L*-脯氨酰-*D*-精氨酰-*L*-甘氨酰胺醋酸盐(1→6-二硫环)

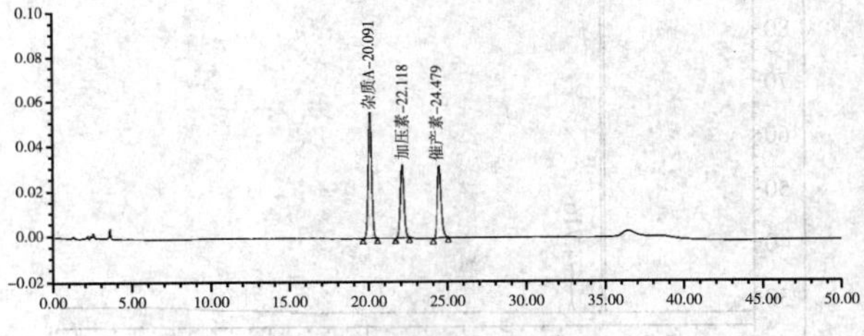

图 5　有关物质系统适用性试验色谱图
（色谱柱 Ecosil C18 4.6mm×250mm）

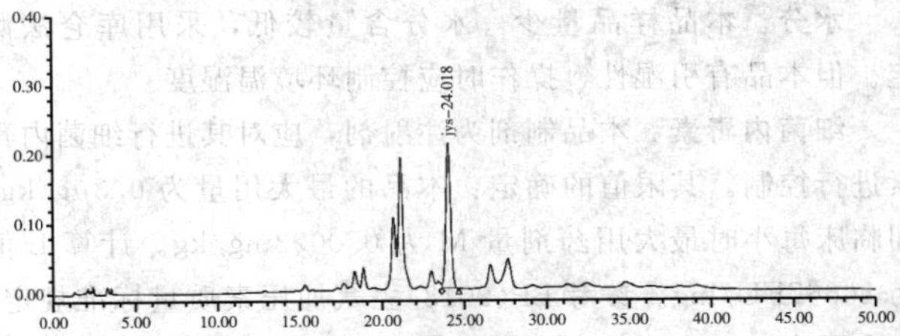

图 6　碱破坏试验图谱

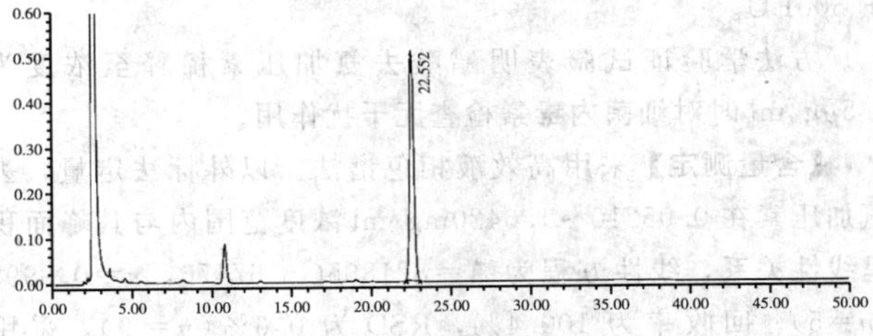

图 7　氧化破坏试验图谱

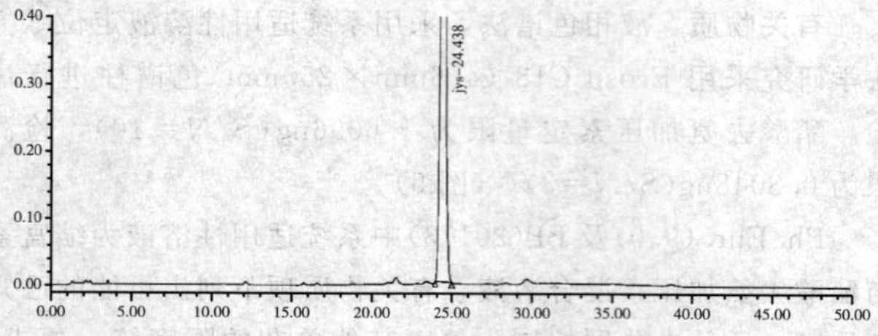

图 8　热破坏试验图谱

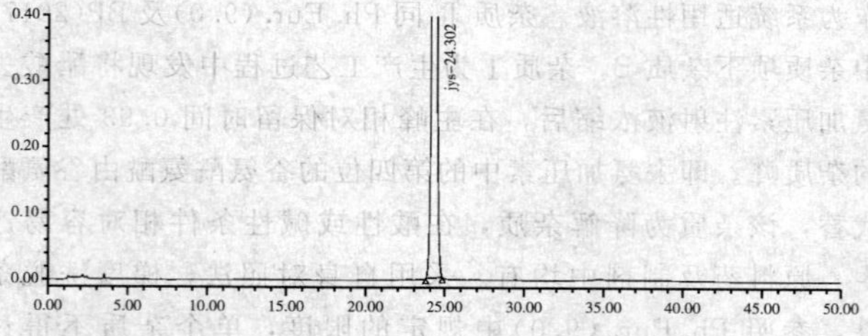

图 9　光照破坏试验图谱

残留溶剂　乙醚和乙腈　醋酸去氨加压素生产的后 3 步中使用了乙醚、二甲硫醚、乙腈、苯甲醚等有机溶剂，按照中国药典残留溶剂测定法对乙醚和乙腈进行检查，二甲硫醚和苯甲醚按凡例规定，由各企业在内控标准中根据不同工艺进行合理控制。采用 Agilent DB-624（30m×0.32mm×1.8μm）毛细管柱进行试验，顶空进样，由于乙腈的沸点约 80℃，平衡温度设为 85℃。(图 10)

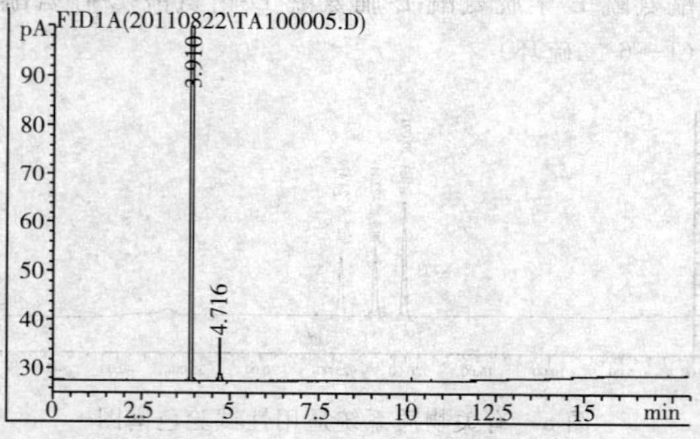

图 10　残留溶剂对照品色谱图

水分　本品样品量少，水分含量较低，采用库仑法测定。但本品有引湿性，操作时应控制环境温湿度。

细菌内毒素　本品制剂为注射剂，应对其进行细菌内毒素进行控制。其限值的确定：本品的最大用量为 0.3μg/kg，即临床每小时最大用药剂量 M 为 0.0003mg/kg。计算 L 值为 16667EU/mg。参考 BP(2013)去氨加压素质量标准规定，结合国内工艺水平及产品质量水平，拟定本品的细菌内毒素限值为每 1mg 醋酸去氨加压素中含细菌内毒素的量应小于 500EU。

方法学验证试验表明醋酸去氨加压素稀释至浓度为 0.5μg/ml 时对细菌内毒素检查无干扰作用。

【含量测定】采用高效液相色谱法。以外标法定量，去氨加压素在 0.05210～1.0420mg/ml 浓度范围内与其峰面积呈线性关系，线性方程为 $A=821805C+67476$，$r=0.9999$ ($n=5$)。回收率为 100.4%，RSD 为 0.6%($n=9$)。采用 Waters 2690/996 液相色谱仪，分别采用 Ultimate XB-C18 (4.6mm×250mm)，Ecosil C18 (4.6mm×250mm)两种品牌的色谱柱进行测定，两者间无显著性差异。

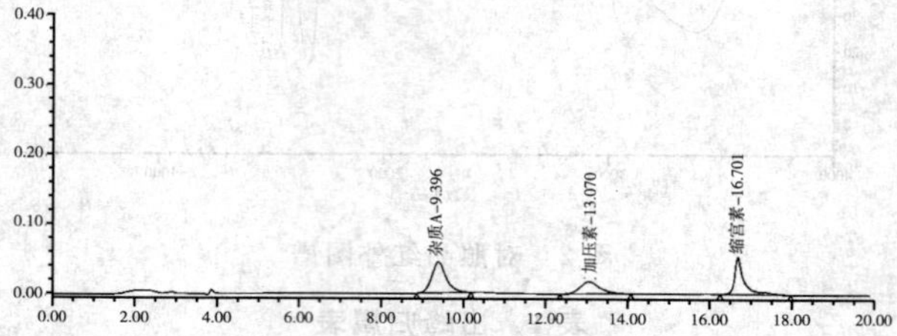

图 11　含量测定系统适用性试验色谱图
[色谱柱 Ecosil C18 (4.6mm×250mm)]

【制剂】由辉凌公司生产的醋酸去氨加压素注射液于 1984 年在美国首次上市，醋酸去氨加压素注射液原研药弥柠(Minirin)1ml : 4μg，持证商为 Ferring AG，产地为瑞典，于 2001 年在中国首次上市。2006 年深圳翰宇药业、海南中和药业生产的仿制产品获批上市，深圳翰宇药业为国内首仿。中国药典(2015)，USP(40)及 BP(2017)收载了醋酸去氨加压素注射液。

醋酸去氨加压素注射液(Desmopressin Acetate Injection)

本品为醋酸去氨加压素与氯化钠制成的无菌水溶液，规格为 1ml : 4μg(按去氨加压素计为 3.56μg)和 1ml : 15μg (按去氨加压素计为 13.35μg)。主要辅料为氯化钠调节渗透压，及少量盐酸调节 pH。

有关物质　色谱条件同原料，制剂由于主药含量小，采用面积归一化法测定，系统适用性试验采用对照品定位。

氯化钠　本品加入氯化钠以调节渗透压，参考进口注册标准 JX20120002，采用电位滴定法测定其中的氯化钠含量。回收率为 102.1%，RSD 为 0.7%($n=9$)。

细菌内毒素　本品制剂为注射剂，应对其进行细菌内毒素进行控制。其限值的确定：本品的最大用量为 0.3μg/kg，即临床每小时最大用药剂量 M 为 0.0003mg/kg。计算 L 值为 16667EU/mg。根据本品的临床用量，结合产品质量水平，拟确定本品的细菌内毒素限值为 1μg 醋酸去氨加压素中含细菌内毒素的量应小于 0.50EU。

方法学验证试验表明醋酸去氨加压素注射液稀释至浓度为 0.5μg /ml 时对细菌内毒素检查无干扰作用。

无菌　本品无菌检查可参考以下方法进行：(1)稀释液：0.1%无菌蛋白胨水溶液 100ml。(2)冲洗液：0.1%无菌蛋白胨水溶液。(3)冲洗次数及冲洗量：冲洗 1 次，每膜 100ml。(4)阳性对照菌：金黄色葡萄球菌。

[含量测定]含量测定线性范围为 0.3725～46.5696μg /ml，线性相关系数 $r=0.9998$；平均回收率为 99.3%，RSD 为 1.0%($n=9$)；含量测定 RSD 为 0.9%($n=6$)。在 Waters2690/996 上分别采用 Ultimate XB-C18 (4.6mm×250mm)，Ecosil C18 (4.6mm×250mm)两种品牌的色谱柱进行测定，两者间无显著性差异。

参考文献

[1] 国家药典委员会．中华人民共和国药典临床用药须知·化学药和生物制品卷［M］．2015年版．北京：中国医药科技出版社，2017：545.

[2] Merrifield RB. Solid phase peptide synthesis［J］. J. Am. Chem. Soc.，1963，85：2149-54.

撰写　薛巧如　广东省药品检验所

复核　梁蔚阳　广东省药品检验所

醋酸曲普瑞林

Triptorelin Acetate

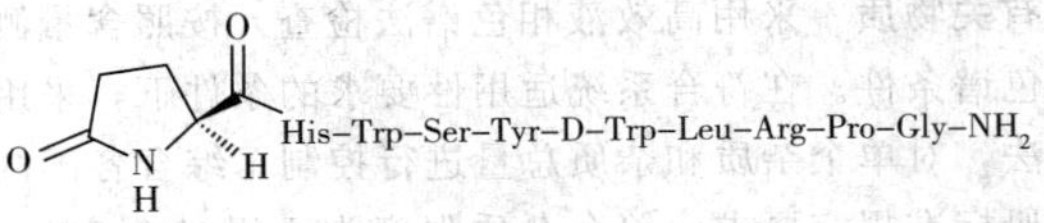

$C_{64}H_{82}N_{18}O_{13} \cdot xC_2H_4O_2$（$x$＝1.5～2.5）　1311.46 · x60.02

化学名：5-氧代脯氨酰-*L*-组氨酰-*L*-色氨酰-*L*-丝氨酰-*L*-酪氨酰-*D*-色氨酰-*L*-亮氨酰-*L*-精氨酰-*L*-脯氨酰-*L*-甘氨酰胺醋酸盐

5-Oxo-*L*-prolyl-*L*-histidyl-*L*-tryptophyl-*L*-seryl-*L*-tyrosyl-*D*-tryptophyl-*L*- leucyl-*L*- arginyl-*L*-prolylglycinamide

英文名：Triptorelin Acetate

CAS号：［57773-63-4］；醋酸盐 CAS 号［140194-24-7］

本品是由10个氨基酸组成的合成肽，由Coy等于1976年首先合成[1]，为促性腺素释放素（GnRH）类药，又称黄体生成素释放素（LHRH），在体内由下丘脑分泌，能刺激垂体前叶分泌促性腺激素，即促卵泡激素（FSH）和促黄体生成素（LH）。其制剂在临床上主要用于治疗特发性性早熟、不孕症、子宫内膜异位症、子宫肌瘤、乳腺癌、子宫内膜癌和前列腺癌等[2]。皮下注射后迅速吸收，t_{max}为40分钟，生物利用度几乎达到100%，曲线下面积为36.6（μg·h）/ml。其控释注射液单次注射后疗效可维持约30天。平均静脉快速滴注0.5mg，健康青年男性的肾脏清除率为83.5ml/min[3]。原研药生产企业为法国IPSEN PHARMA BIOTECH，制剂为注射用醋酸曲普瑞林，商品名Diphereline（达菲林）。

除中国药典（2015）收载外，BP（2013）、Ph. Eur.（7.0）、USP（36）、JP（16）均无收载。

【制法概要】多肽的化学合成主要有液相合成和固相合成法。自1963年Merrifield成功开发了固相多肽合成方法[4]以来，经过不断的改进和完善，目前多肽合成多采用固相合成法，其基本原理是：先将所要合成肽链的羟末端氨基酸的羟基以共价键的结构同一个不溶性的高分子树脂相连，然后以此结合在固相载体上的氨基酸作为氨基组份经过脱去氨基保护基并和过量的活化羧基组分偶联缩合反应，接长肽链。重复（偶联缩合→洗涤→脱保护→中和/洗涤→下一轮偶联缩合）操作，达到所要合成的肽链长度，最后将肽链从树脂上裂解下来，经过纯化等处理，即为所要的合成多肽。以下为国内生产企业提供的一般合成多肽制法工艺流程。

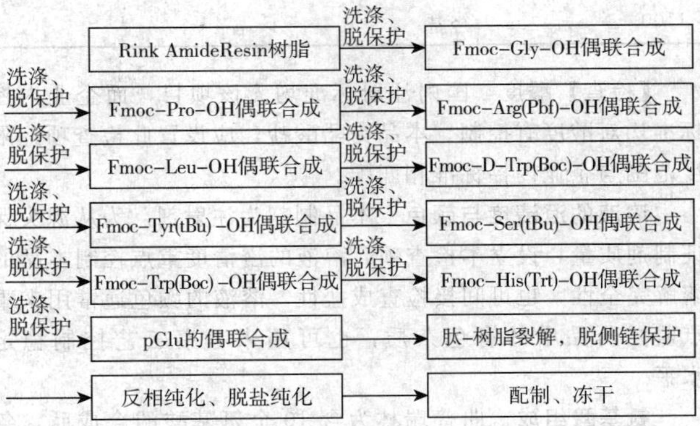

【性状】本品为冻干品，可为白色粉末或疏松块状物。具有引湿性。

【鉴别】（1）采用化学显色鉴别，利用本品肽键结构与缩脲结构相似，在碱性条件下可与 Cu^{2+} 反应生成蓝紫色或红紫色络合物进行鉴别。（图1）

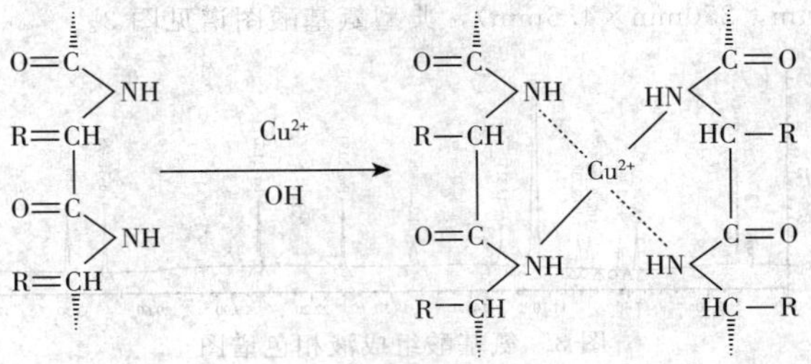

图1　双缩脲反应

（2）采用HPLC法。利用同质化合物在同一色谱条件下具有相同保留时间的原理，采用与含量测定项下相同的色谱系统，通过比较记录的供试品溶液与对照品溶液的色谱图，要求二者的主峰保留时间一致。

（3）采用红外光吸收法。溴化钾压片，要求本品的图谱与对照品的图谱一致。典型红外光谱如图2所示。

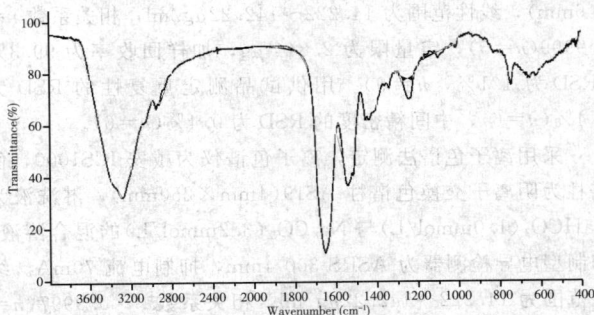

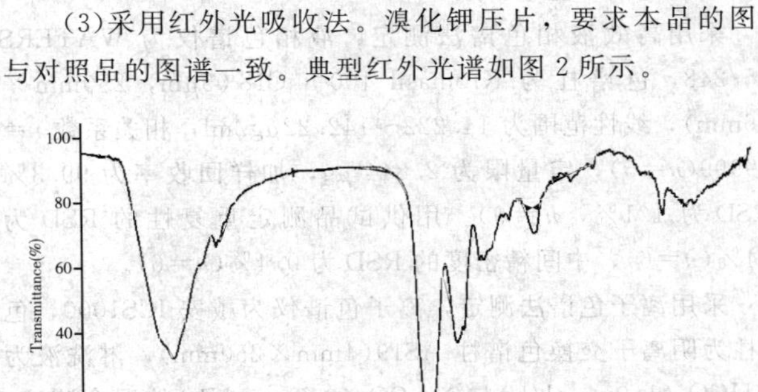

图2　醋酸曲普瑞林典型红外光谱图

本品的红外光吸收图谱中主要特征吸收与归属如下：

波数（cm^{-1}）	归属	
3291	酰胺及羟基	ν_{-NH}，ν_{-OH}
1657	酰氨基	ν_{-CO}，γ_{-NH}
1540	氨基	ν_{-NH_2}
1438	甲基	γ_{-CH_2}，δ_{-CH_3}
1237	酯	ν_{-CO}
1100	羟基	ν_{-CO}

【检查】酸度 国内注册标准均无该项目，而企业内控标准均对酸度有控制。本品为醋酸盐，应设置此检查项，限度范围与企业内控标准相匹配。

溶液的澄清度与颜色 本品制剂为注射剂。为从源头保证制剂质量，设立本检查项。溶液的澄清度重点控制本品的溶解完全性，也可间接检查成盐性。溶液的颜色通常用来重点监控药品中的有色杂质，也可用来考察工艺控制稳定水平。

氨基酸组成 曲普瑞林为含 10 个氨基酸的合成肽，各氨基酸比例确定，利用蛋白质和多肽在强酸环境下加热可水解为游离氨基酸的原理，采用 6mol/L 盐酸溶液充氮后密封于 110℃下反应 24 小时，使曲普瑞林完全水解为游离氨基酸，用适宜的氨基酸分析方法测定各氨基酸的摩尔含量，计算各氨基酸的相对含量比值。采用 Accq-Tag 柱前衍生法，仪器为 Waters 515/2487，色谱柱为 Kromasil 100-5 C18（5μm，250mm×4.6mm），典型氨基酸图谱见图 3。

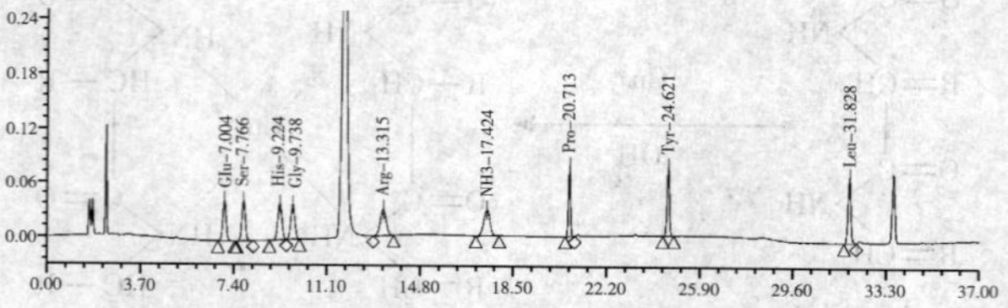

图 3 氨基酸组成液相色谱图

醋酸 本品含醋酸根离子，为乙酰氧基，含共轭键，在 210nm 有吸收；此外，醋酸根离子具有一定的电导率，可通过离子色谱法分离后用电导检测器进行检测。由于冰醋酸具有挥发性和腐蚀性，实验环境和操作要求较高，因此对照品采用醋酸钠。方法验证结果表明，使用醋酸或者醋酸钠作为对照品测定结果基本一致。

采用高效液相色谱法测定，液相色谱仪为 WATERS 515/248，色谱柱为 Kromasil 100-5 C18（5μm，250mm×4.6mm），线性范围为 14.222～142.22μg/ml，相关系数 r=0.9999（n=5），定量限为 2.844 μg，加样回收率为 99.3%（RSD 为 1.1%，n=9）。用供试品测定重复性的 RSD 为 1.4%（n=6），中间精密度的 RSD 为 0.4%（n=6）。

采用离子色谱法测定，离子色谱仪为戴安 ICS1000，色谱柱为阴离子交换色谱柱 AS19（4mm×250mm），淋洗液为 $NaHCO_3$（1.0mmol/L）与 Na_2CO_3（3.2mmol/L）的混合溶液，抑制型电导检测器为 ASRS 300 4mm，抑制电流 70mA。线性范围为 14.222～142.22μg/ml，相关系数 r=0.9997（n=5），定量限为 1.422μg，加样回收率为 99.2%（RSD 为 1.0%，n=9）。用供试品重复测定的 RSD 为 0.9%（n=6），中间精密度的 RSD 为 0.2%（n=6）。

相较而言，离子色谱法高效液相色谱法灵敏度和精密度更高，且操作更加简便。鉴于高效液相色谱法普适性较强，最终选择药典通则方法作为本品醋酸测定方法。（图 4）

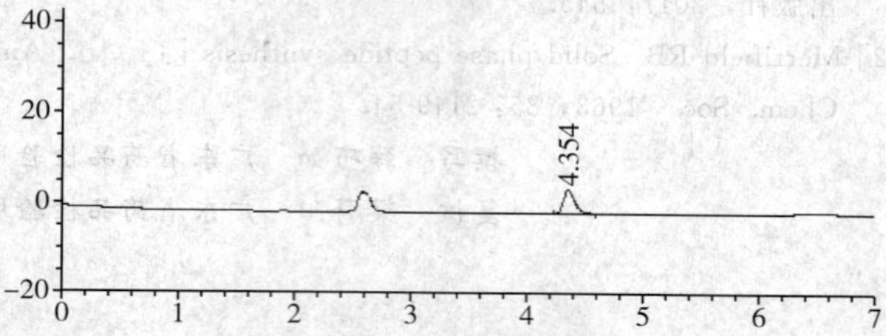

图 4 醋酸液相色谱图

本品溶液室温放置可在 48 小时内稳定。

残留溶剂 乙腈 目前国内合成生产工艺使用乙腈作为纯化用溶剂。

有关物质 采用高效液相色谱法检查，按照含量测定项下的色谱条件。在符合系统适用性要求的条件下，采用自身对照法，对单个杂质和杂质总量进行控制。综合各国内及进口注册标准规定要求，单个杂质限度为不得过 0.5%，杂质总量限度为不得过 2.0%。

供试品溶液稀释 100 倍（醋酸曲普瑞林浓度为 1μg/ml）液相色谱图见图 5，检出限浓度为 0.2μg/ml。

本法经破坏试验考察（仪器为 Waters 515/2487，色谱柱为 Kromasil 100-5 C18（5μm，250mm×4.6mm），最终浓度均为 1μg/ml）分离效果见图 6～图 11。

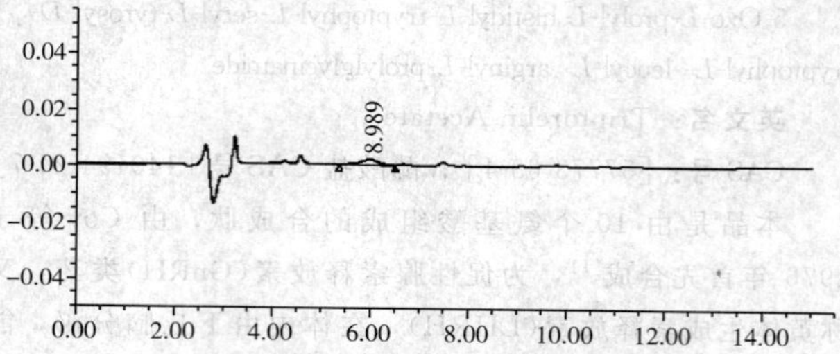

图 5 对照溶液液相色谱图

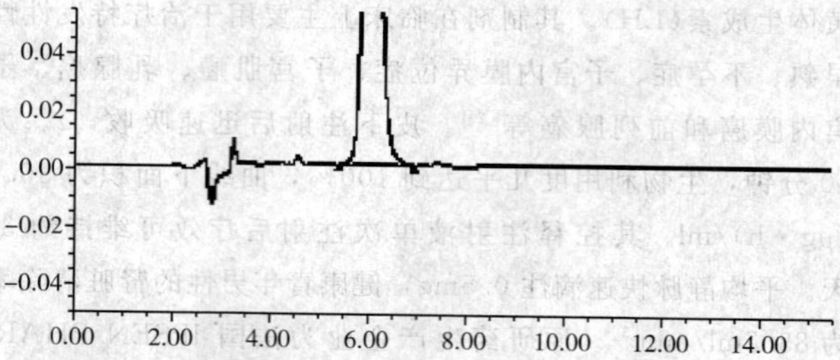

图 6 供试品溶液液相色谱图

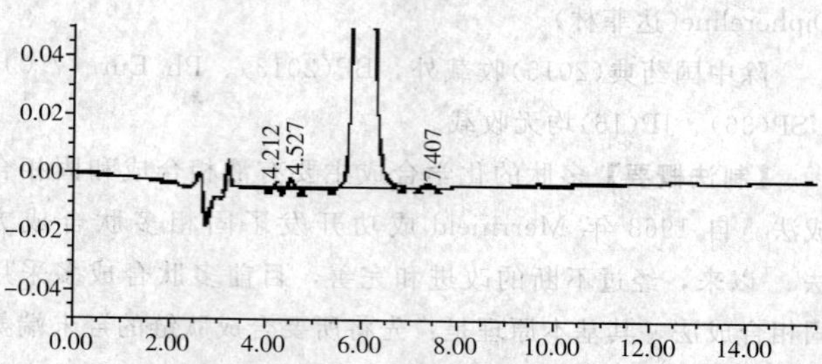

图 7 高温破坏液相色谱图（60℃放置 24 小时）

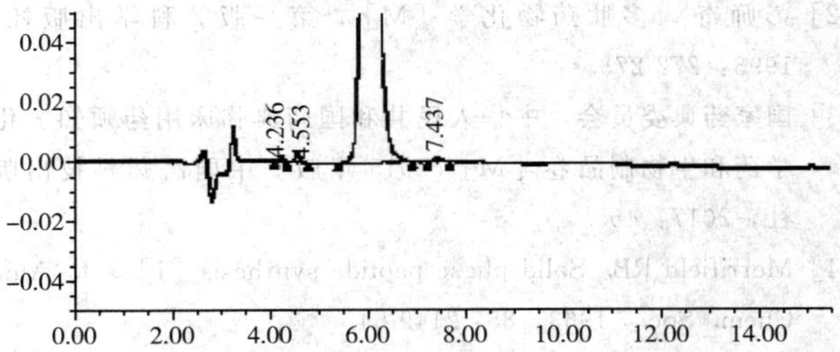

图 8　光照破坏液相色谱图(254nm 紫外灯下照射 24 小时)

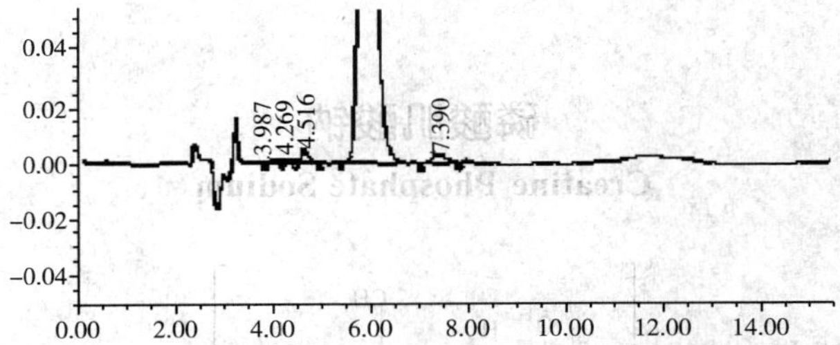

图 9　酸破坏液相色谱图(0.5mol/L 盐酸溶液，放置 1 小时)

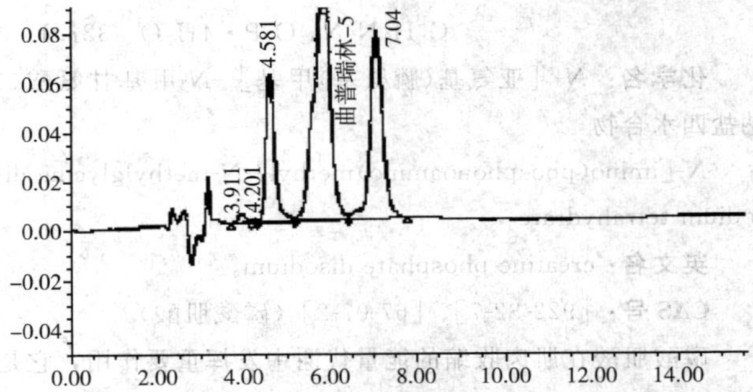

图 10　碱破坏液相色谱图(0.5mol/L 氢氧化钠溶液，放置 1 小时)

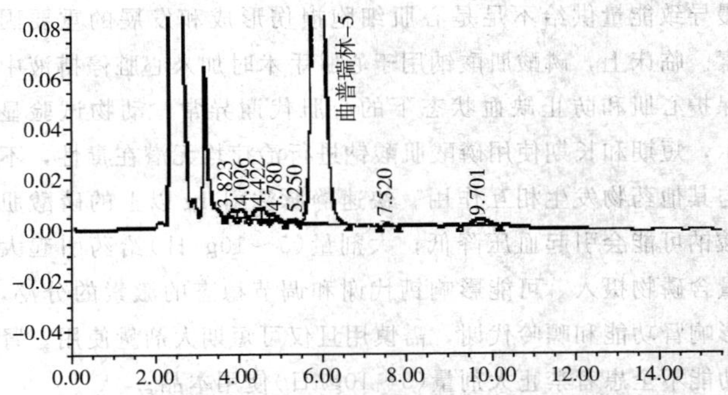

图 11　氧化破坏液相色谱图(17.5% H_2O_2 水溶液，放置 1 小时)

水分　本品质轻取样量少，故采用灵敏度较高的库仑法进行测定。

【含量测定】采用高效液相色谱法进行测定。由于醋酸曲普瑞林易溶于水，因此以水作为供试品溶液制备用溶剂。

杂质Ⅰ的英文名称为(D-TRP6)-LHRH (Free Acid)，中文名为曲普瑞林游离酸，分子量 1312.5，CAS 号 129418-54-8。是生产过程的副产物，区别在于曲普瑞林游离酸甘氨酸末端连接羟基，而醋酸曲普瑞林甘氨酸末端连接氨基。由于两者结构相近，色谱分析图中两峰保留时间接近，因此以曲普瑞林游离酸与醋酸曲普瑞林作为系统适用性分离度的考察物质。

参考不同企业的注册质量标准，含量测定流动相主要有以下 2 种：

流动相 1：0.05mol/L 磷酸(用三乙胺调 pH 至 3.0)-乙腈(73∶27)

流动相 2：三乙胺磷酸缓冲液(pH2.0)-乙腈(73∶27)

分别采用流动相 1 和流动相 2 进样，仪器为 Waters 515/2487，色谱柱为 Kromasil 100-5 C18 (5μm，250mm×4.6mm)，结果两峰分离度流动相 1 为 2.5(图 12)，流动相 2 为 1.6(图 13)，流动相 1 分离效果优于流动相 2，且 pH 值相对较高，对色谱柱破坏较小，因此采用流动相 1。

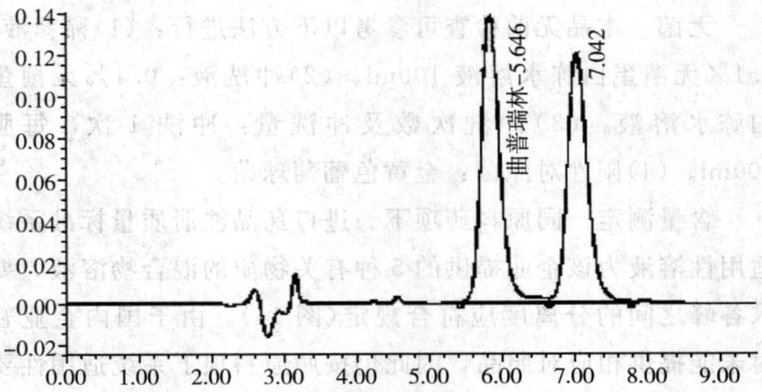

图 12　流动相 1 系统适用性液相色谱图

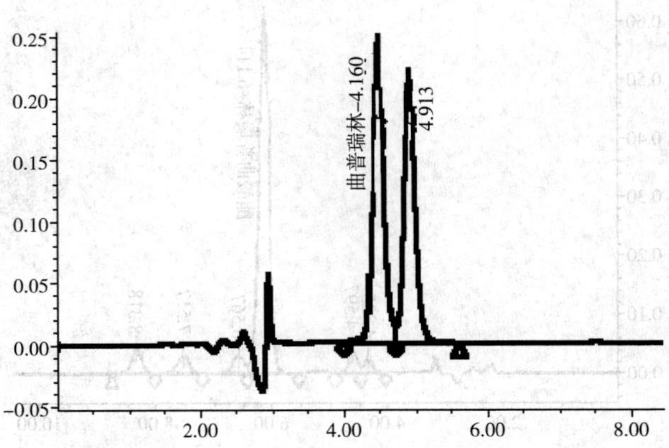

图 13　流动相 2 系统适用性液相色谱图

以外标法计算，醋酸曲普瑞林在 0.001～0.2mg/ml 浓度范围内与其峰面积呈线性关系，相关系数 $R=0.9999$ ($n=6$)；方法平均回收率为 99.3%，RSD 为 1.7% ($n=9$)。

【贮藏】本品为合成多肽，实验表明，高温及光照均会导致其降解，使杂质增加，因此贮藏条件设置为避光，2～8℃保存。

【制剂】醋酸曲普瑞林注射液(Triptorelin Acetate Injection)：规格为 1ml∶0.1mg(按 $C_{64}H_{82}N_{18}O_{13}$ 计 0.0956mg)。以醋酸曲普瑞林为原料，加入适量注射用水和氯化钠，用醋酸调节 pH 值，加活性炭吸附去除热原，除菌过滤后分装即得。

pH 值　注射液生产工艺添加醋酸调节 pH 值，国内注册质量标准限度分别为 4.0～6.0 和 4.0～5.0，进口药品注册标准限度为 4.0～5.0，中国药典(2015)限度为 4.0～5.0。

渗透压摩尔浓度　本品添加氯化钠调节等渗，限度为 260～320mOsmol/kg。

细菌内毒素　本品制剂为注射剂，应对其细菌内毒素进行控制。其限值的确定：注射用醋酸曲普瑞林临床最大用量为每天一次皮下注射 0.5mg，按人均体重按 60kg 计算，临床每小时最大用药剂量 M 为 0.008mg/(kg.h)，计算 L 值＝600EU/mg。结合进口药品质量标准要求以及工艺控制和产品质量水平，拟确定本品的细菌内毒素限值为每 1mg 中含细菌内毒素的量应小于 40EU。

经该品种方法适用性研究，样品浓度稀释至 0.004mg/ml 时对细菌内毒素检查无干扰作用，说明可以采用细菌内毒素检查法控制其质量水平。

无菌　本品无菌检查可参考以下方法进行：(1)稀释液：0.1%无菌蛋白胨水溶液 100ml。(2)冲洗液：0.1%无菌蛋白胨水溶液。(3)冲洗次数及冲洗量：冲洗 1 次，每膜 100ml。(4)阳性对照菌：金黄色葡萄球菌。

含量测定　同原料药项下。进口药品注册质量标准系统适用性溶液为该企业提供的 5 种有关物质的混合物溶液，要求各峰之间的分离度应符合规定(图 14)。由于国内企业暂时未能提供相应对照品，因此仍按照原料项下系统适用性要求进行。

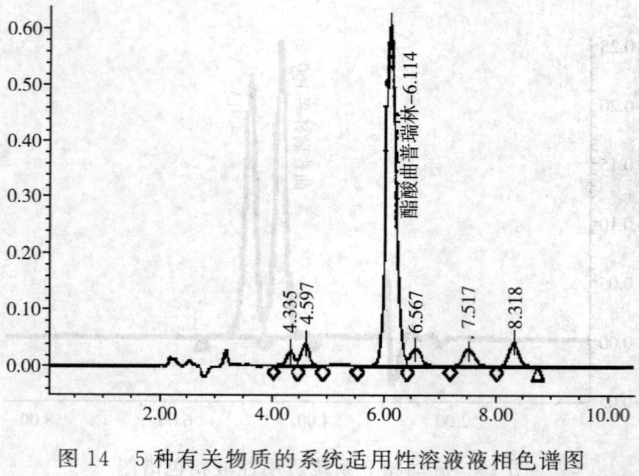

图 14　5 种有关物质的系统适用性溶液液相色谱图
(仪器为 Waters 515/2487，色谱柱为 Kromasil 100-5 C18，5μm，250mm×4.6mm)

规格　企业注册质量标准规格分别为 1ml∶0.1mg(按曲普瑞林计，为 0.095mg)和 1ml∶0.1mg(以 $C_{64}H_{82}N_{18}O_{13}$ 计)，进口药品注册标准规格为 1ml∶0.1mg(按曲普瑞林计，为 95.6μg)。中国药典(2010 第二增补本)规格为 1ml∶0.1mg(按 $C_{64}H_{82}N_{18}O_{13}$ 计)，中国药典(2015)修改为：1ml∶0.1mg(按 $C_{64}H_{82}N_{18}O_{13}$ 计 0.0956mg)。

参考文献

[1] D. H. Coy, et al. analogs of luteinizing hormone-releasing hormone with increased biological activity produced by D-amino acid substitutions in position 6［J］. J. Med. Chem., 1976, 19(3): 423-425.

[2] 彭师奇．多肽药物化学［M］．第一版．科学出版社，1993：272-273.

[3] 国家药典委员会，中华人民共和国药典临床用药须知·化学药和生物制品卷［M］．2015 年版．中国医药科技出版社，2017：455.

[4] Merrifield RB. Solid phase peptide synthesis［J］. J. Am. Chem. Soc., 1963, 85: 2149-54.

撰写　邓　锋　广东省药品检验所
复核　梁蔚阳　广东省药品检验所

磷酸肌酸钠

Creatine Phosphate Sodium

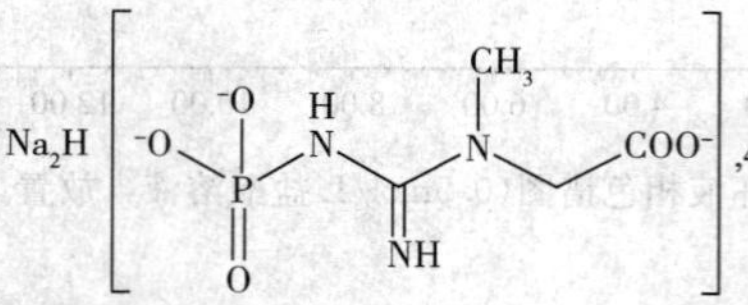

$C_4H_8N_3Na_2O_5P \cdot 4H_2O$　327.15

化学名：*N*-［亚氨基(膦氨基)甲基］-*N*-甲基甘氨酸二钠盐四水合物

N-[imino(phosphonoamino)methyl]-*N*-methylglycine disodium tetrahydrate

英文名：creatine phosphate disodium

CAS 号：［922-32-7］、［67-07-2］(磷酸肌酸)

磷酸肌酸在肌肉收缩的能量代谢中发挥重要作用，它是心肌和骨骼肌的化学能量储备，并用于 ATP 的再合成，ATP 的水解为肌动球蛋白收缩过程提供能量。氧化代谢减慢导致能量供给不足是心肌细胞损伤形成和发展的重要因素。临床上，磷酸肌酸钠用于心脏手术时加入心脏停搏液中保护心肌和防止缺血状态下的心肌代谢异常。动物试验显示，短期和长期使用磷酸肌酸钠进行治疗均无潜在毒性，不与其他药物发生相互作用。快速静脉注射 1g 以上的磷酸肌酸钠可能会引起血压降低；大剂量(5～10g/日)给药引起大量含磷物摄入，可能影响钙代谢和调节稳态的激素的分泌，影响肾功能和嘌呤代谢，需慎用且仅可短期大剂量使用。肾功能不全患者禁止大剂量(5～10g/日)使用本品。

2000 年我国批准进口由意大利阿尔法韦士曼制药公司(Alfa Wassermann S. P. A.)生产的注射用磷酸肌酸钠（规格 1.0g)，吉林英联生物制药股份有限公司于 2004 年首次在国内获得注射用磷酸肌酸钠的批准文号。

中国药典（2015）收载，BP（2017)、Ph. Eur.（9.0)、USP（40)、JP（17）均未收载。

【制法概要】目前本品主要有酶促工艺生产的非无菌原料和合成工艺生产的无菌原料产品，具体生产工艺如下：

(1) 酶催化法中以三磷酸腺苷和肌酸为原料，加入肌酸激酶，经酶促反应生产磷酸肌酸，再进一步经层析、沉淀、再层析等步骤精制而成。

（2）合成法中，主要有2种合成方式：①以肌酸和三氯氧磷为原料，在低温碱溶液中反应，然后用 $CaCl_2$ 或钡盐与磷酸肌酸反应生成磷酸肌酸钙或磷酸肌酸钡沉淀，与氯化钠分离，再经离子交换或硫酸钠转化成磷酸肌酸钠，再经乙醇-水体系重结晶而得[1]。②以肌酐和三氯氧磷制得 *N*-(4，5-二氢-1-甲基-4-氧代-1*H*-咪唑-2-基)-氨基磷酰二氯，再经水解得磷酸肌酸钠，再经乙醇-水体系重结晶而得[2]。合成法的主要合成线路如下：

合成线路①

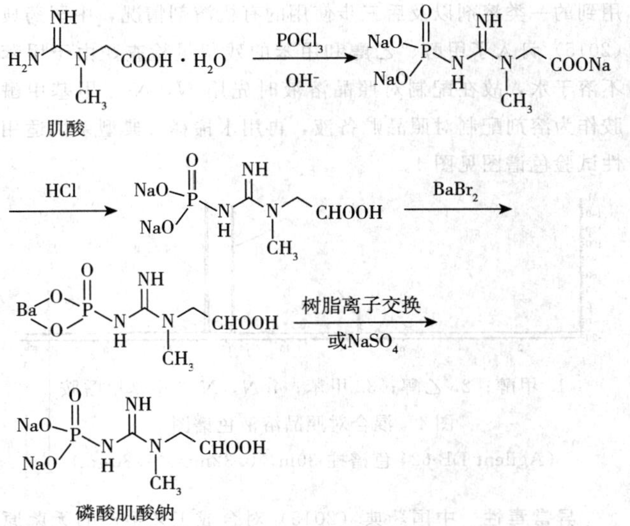

合成线路②

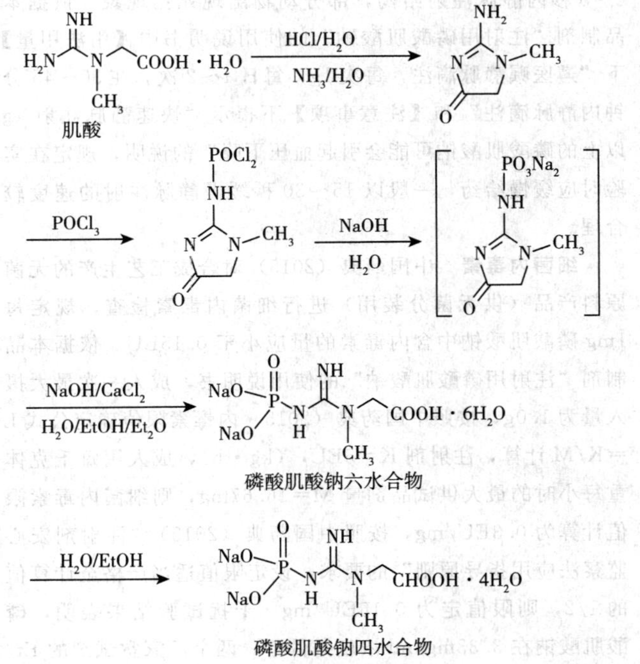

磷酸肌酸钠四水化合物为稳定晶型，但遇热不稳定，磷酸肌酸钠六水合物在常温下为不稳定晶型，在原料合成的析晶过程中温度过低会生成六水化合物，温度控制为工艺关键点。

【鉴别】（1）本品结构中含有膦氨基团，在酸性条件下水解成磷酸根，磷酸根与钼酸铵反应生成黄色的磷钼酸铵沉淀，磷钼酸铵沉淀能溶于氨水。

$$PO_4^{3-} + 12MoO_4^{2-} + 3NH_4^+ + 24H^+ =$$
$$(NH_4)_3[P(Mo_{12}O_{40})] \cdot 6H_2O\downarrow + 6H_2O$$

（2）本品的红外光吸收图谱应与对照品的图谱一致。本品的红外吸收图谱显示的主要特征吸收如图1、图2。

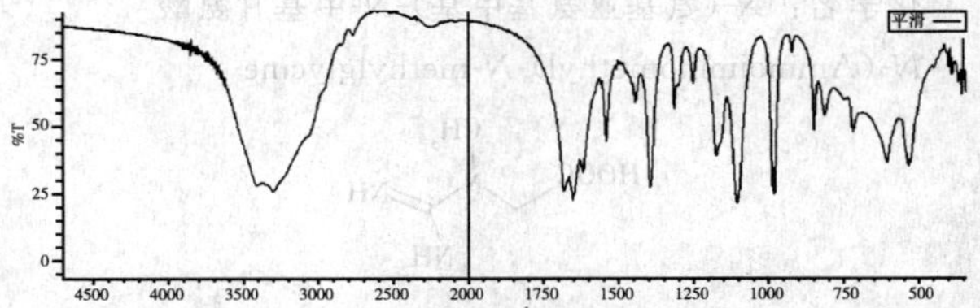

图1　对照品红外吸收图谱

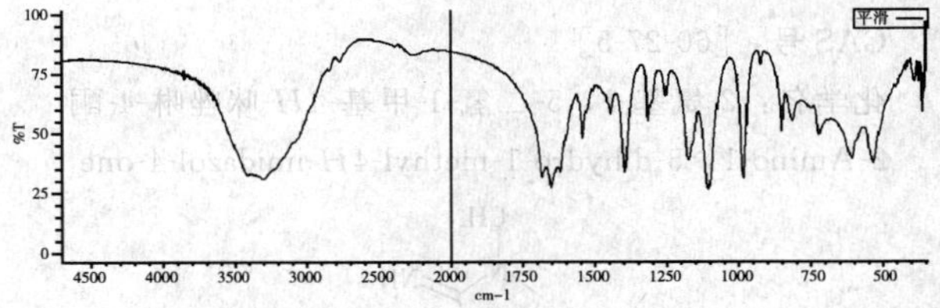

图2　供试品红外吸收图谱

波数(cm^{-1})	归属
3412	ν_{OH}
3301	ν_{NH}
1685	$\nu_{C=O}$
1657、1543	δ_{NH}
1619	$\nu_{C=N}$
1397	ν_{C-N}
1175	$\nu_{P=O}^{as}$
1105	$\nu_{P-O_3=}^{as}$
986	$\nu_{sP-O_3=}$

（3）采用含量测定项下的色谱图，供试品溶液的主峰的保留时间应与对照品溶液主峰的保留时间一致。

（4）本品为钠盐，故显钠盐的火焰反应。

【检查】三磷酸腺苷二钠和二磷酸腺苷二钠　酶促生产工艺以三磷酸腺苷二钠（ATP）为起始原料，经酶促反应合成过程中可产生二磷酸腺苷二钠（ADP），故中国药典（2015）采用反相高效液相色谱法对酶促工艺生产的产品进行三磷酸腺苷二钠和二磷酸腺苷二钠检查。

经采用逐步稀释法测定，ATP和ADP的最低检出量均为0.6ng，相当于可检出0.001%的ATP或ADP，灵敏度试验中ATP和ADP峰的信噪比分别为105和94。限量计算时，按外标法以峰面积计算，三磷酸腺苷二钠和二磷酸腺苷二钠均不得过0.01%。

有关物质　肌酸、肌酐主要为本品合成时的起始原料和降解产物，故中国药典（2015）采用反相高效液相色谱法对肌酸和肌酐已知杂质进行检查，按外标法以峰面积计算，肌酸、肌酐均不得过0.75%，其他未知杂质采用主成分自身对照法进行计算，规定“其他单个杂质不得过0.5%，总杂质不得过2.0%”。已知杂质的分子结构如下：

①肌酸（creatine）$C_4H_9N_3O_2$　131.13

CAS号：[57-00-1]

化学名：*N*-(氨基亚氨基甲基)-*N*-甲基甘氨酸

N-(Aminoiminomethyl)-*N*-methylglycine

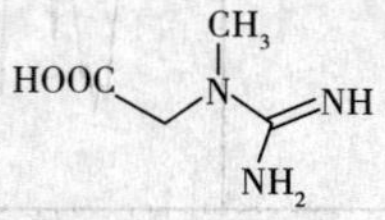

肌酸分子结构图

② 肌酐（creatinine）　$C_4H_7N_3O$　113.12

CAS号：[60-27-5]

化学名：2-氨基-1，5-二氢-1-甲基-4*H*-咪唑啉-4-酮

2-Amino-1，5-dihydro-1-methyl-4*H*-imidazol-4-one

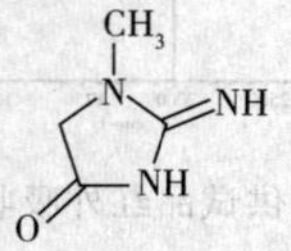

肌酐分子结构图

经试验，使用 Grace Apollo C18（5μm，250mm×4.6 mm）、Hanbon Sci. & Tech. Lichrospher C18（5μm，250mm×4.6mm）、Thermo Hypersil GOLD（5μm，250mm×4.6mm）和依利特 Hypersil BDS C18（5μm，250mm×4.6mm）四种不同品牌的C18色谱柱进行试验，结果表明：采用Thermo Hypersil GOLD色谱柱，磷酸肌酸峰保留时间约为18分钟，肌酸和肌酐的色谱峰峰形对称，肌酸峰与肌酐峰之间的分离度可达到3.0以上。该色谱柱对纯水相的流动相体系有良好的耐用性，典型色谱图见图3。

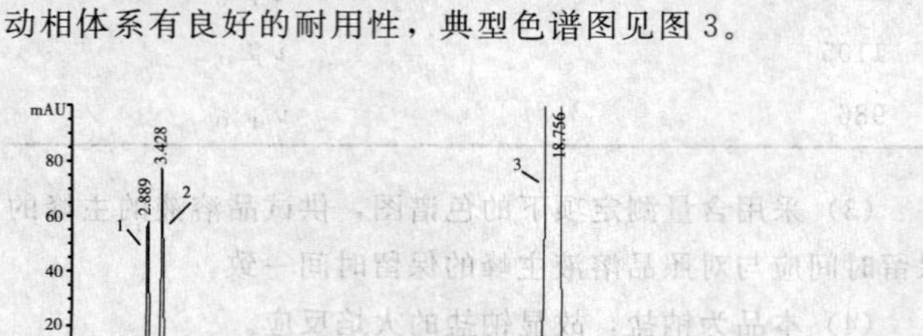

1. 肌酸；2. 肌酐；3. 磷酸肌酸

图3　典型色谱图

(Thermo Hypersil GOLD，5μm，250mm×4.6mm)

经采用逐步稀释法测定，肌酸最低检出量为0.12ng，相当于主成分0.0006%；肌酐最低检出量为0.01ng，相当于主成分0.00005%；磷酸肌酸的最低检出量为0.06ng。供试品溶液在室温条件下放置，2小时内肌酸含量随着放置时间的延长而增加，故供试品溶液应临用新制。

氯化物、铁盐、砷盐、钡盐　本品的合成工艺中使用了氯化物和钡盐，并且可能会引入铁盐、砷盐，故中国药典（2015）采用比浊法或比色法对氯化物、铁盐、砷盐、钡盐等进行检查控制。

蛋白质　酶促生产工艺中可能会引入蛋白质，故中国药典（2015）对酶促工艺生产的产品进行蛋白质检查，检查方法利用蛋白质的氨基阳离子与磺基水杨酸的磺基阴离子发生凝聚沉淀原理对蛋白质检查控制。

水分　本品含有4个结晶水，理论含水量为22.0%，故规定水分的限度为20.0%～25.0%。

残留溶剂　根据国内生产企业提供的本品合成工艺中使用到的一类溶剂以及后三步使用的有机溶剂情况，中国药典（2015）订入了甲醇、乙醇和甲苯的残留量检查。由于甲苯不溶于水，故在配制对照品溶液时先用*N*，*N*-二甲基甲酰胺作为溶剂配制对照品贮备液，再用水稀释。典型系统适用性试验色谱图见图4。

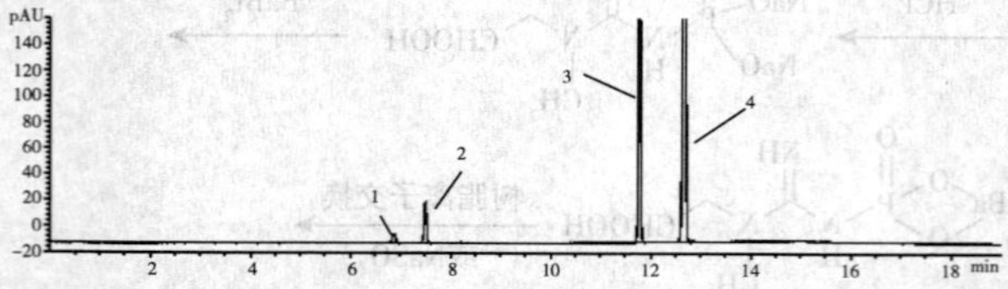

1. 甲醇；2. 乙醇；3. 甲苯；4. *N*，*N*-二甲基甲酰胺

图4　混合对照品溶液色谱图

(Agilent DB-624 色谱柱 30m×0.32mm×1.80μm)

异常毒性　中国药典（2015）对合成工艺生产的无菌原料产品(供无菌分装用）进行异常毒性检查。经试验发现在4～5秒内静脉注射给药，部分动物出现死亡现象。依据本品制剂“注射用磷酸肌酸钠”的使用说明书中【用法用量】下“遵医嘱静脉滴注，每次1g，每日1～2次，在30～45分钟内静脉滴注”和【注意事项】下提示“快速静脉注射1g以上的磷酸肌酸钠可能会引起血压下降”的说明，规定在实验时应缓慢给药，一般以15～30秒缓慢静脉注射的速度较合理。

细菌内毒素　中国药典（2015）对合成工艺生产的无菌原料产品（供无菌分装用）进行细菌内毒素检查，规定每1mg磷酸肌酸钠中含内毒素的量应小于0.15EU。依据本品制剂“注射用磷酸肌酸钠”的使用说明书，成人一次最大摄入量为1.0g，按照中国药典（2015）内毒素限值确定公式L＝K/M计算，注射剂K＝5EU/（kg·h），成人用每千克体重每小时的最大供试品剂量M＝16.67mg，则细菌内毒素限值计算为0.3EU/mg，按照中国药典（2015）“注射剂安全监察法应用指导原则”的要求，设定限值适当严格至计算值的1/2，则限值定为0.15EU/mg。干扰试验结果表明，磷酸肌酸钠在3.33mg/ml浓度条件下，两个厂家鲎试剂的Et/Es比值均在0.5～2范围之内，均无干扰，适用于细菌内毒素检查法。

无菌　本品无菌检查可参考以下方法进行：（1）溶剂：0.1%无菌蛋白胨水溶液400ml。（2）冲洗液：0.1%无菌蛋白胨水溶液。（3）冲洗次数及冲洗量：冲洗3次，每膜每次

100ml。(4) 阳性对照菌：金黄色葡萄球菌。

【含量测定】采用高效液相色谱法测定，色谱条件同有关物质项下，定量线性范围为 1.0～3.0μg (r=0.99999，n=5)，重复性试验 RSD 为 0.6% (n=9)；在室温下放置，磷酸肌酸钠供试品溶液在 80 分钟内下降约 1%，供试品溶液应临用新制。

参考文献

[1] 赵春山．磷酸肌酸钠的合成研究 [J]．哈尔滨理工大学学报，2004，9：124-126.

[2] 练美华．磷酸肌酸钠的合成 [J]．中国医药工业杂志，2013，44(7)：655-657.

撰写　徐创莉　林秋婕　湖南省药品检验所

复核　蔡姗英　陈　露　海南省药品检验所

磷酸奥司他韦

Oseltamivir Phosphate

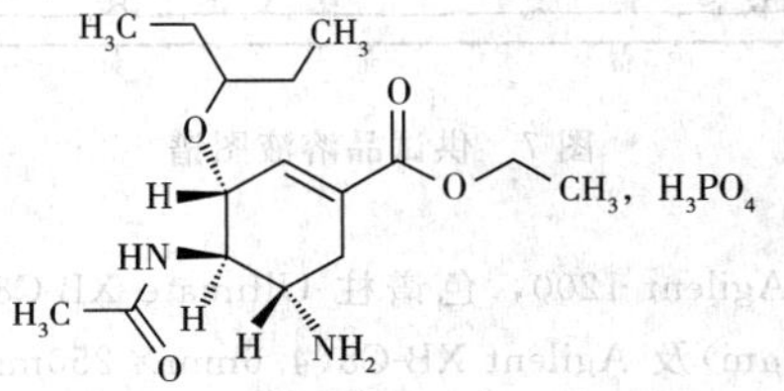

$C_{16}H_{28}N_2O_4 \cdot H_3PO_4$　410.40

化学名：(3*R*，4*R*，5*S*)-4-乙酰胺基-5-氨基-3-(1-乙基丙氧基)-1-环己烯-1-羧酸乙酯磷酸盐。

Eghyl (3*R*，4*R*，5*S*)-4-acetamido-5-amino-3-(1-ethylpropox)cyclohex-1-ene-1-carboxylate phosphate

英文名：oseltamivir phosphate

CAS 号：[204255-11-8]

磷酸奥司他韦是一种神经氨酸酶(涎酶)抑制药的乙酯前体药，口服后在体内经酯酶的作用转变成活性型的羧基奥司他韦，后者与流感病毒表面的神经氨酸酶结合，抑制该酶切断受感染细胞表面唾液酸的作用，因而阻止了新生的流感病毒颗粒从受感染细胞释出[1]。本品在体外对甲型和乙型流感病毒的各种亚型均有强大抑制作用，在实验动物感染中亦有效，临床上广泛应用于抗甲型 H_1N_1 流感、抗禽流感，并且可以大大减少流感所引起的如气管炎、支气管炎、肺炎、咽炎等并发症，也可减少激素等的使用。此外，该药也用于辅助治疗小儿手足口病，且不良反应少[2]。本品由罗氏制药研发，1999 年经美国 FDA 批准上市，2001 年在中国上市。

除中国药典(2015)收载外，BP(2013)、Ph. Eur.(7.0)、USP(36)均有收载。

【制法概要】国内企业提供的工艺，是采用莽草酸为起始物料，与乙醇发生酯化反应，再与 3-戊酮形成缩酮中间体，该缩酮中间体进行 Ms 保护后，再开环生成 Ms 中间体，然后关环生成环氧中间体。环氧中间体经过叔丁胺开环后，再关环生成环氮中间体，环氮中间体用二烯丙基胺开环、乙酰化、成盐纯化，脱去叔丁基和二烯丙基得到奥司他韦游离碱，最后与磷酸成盐得到磷酸奥司他韦（图 1）。

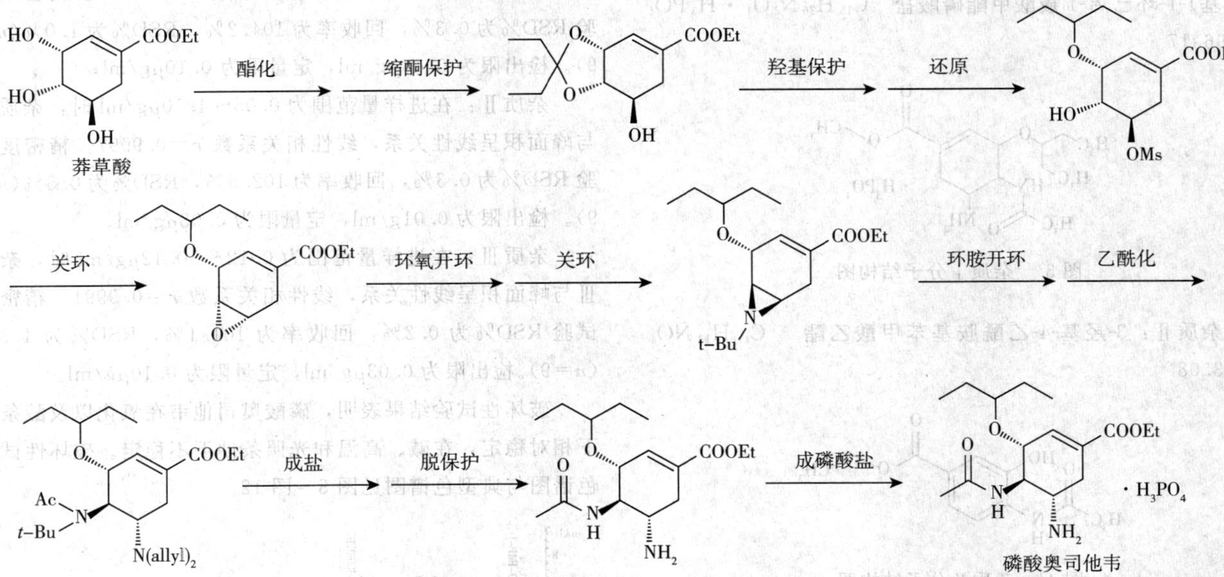

图 1　磷酸奥司他韦工艺流程图

【性状】比旋度　国内注册标准为－30.0°～－34.0°，而 BP(2013)、Ph. Eur.(7.0)、USP(36) 均为－30.7°～－32.6°。中国药典(2015)限度与国外药典保持一致。

【鉴别】(1)采用溴化钾压片法测定的红外光谱如图 2 所示。

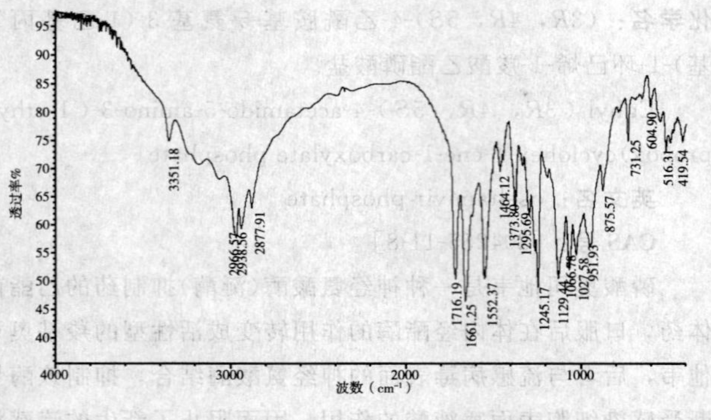

图 2　磷酸奥司他韦红外光谱图

本品的红外光吸收图谱显示的主要特征吸收如下：

表 1　出峰归属表

波数，cm^{-1}	归属	
2966、2878	甲基	ν_{C-H}
1718	酯类	$\nu_{C=O}$
1661	酰胺	$\nu_{C=O}$
1552	氨基	δ_{N-H}
1374	甲基	δ_{C-H}
1245、1130	脂类、醚类	ν_{C-O-C}
1067	脂肪伯胺	ν_{C-N}

【检查】有关物质　BP(2013)、Ph. Eur. (7.0)、USP(36)均采用杂质对照品法，总杂限度均为 0.7%。和原研产品采用叠氮合成途径不同，国内磷酸奥司他韦采用非叠氮合成路线，无氢化还原反应，3 种主要杂质如下。(图 3～图 7)

杂质Ⅰ：(3*R*，4*R*，5*S*)-4-乙酰氨基-5-氨基-3-(1-乙基丙氧基)-1-环己烯-1 羧酸甲酯磷酸盐　$C_{15}H_{26}N_2O_4 \cdot H_3PO_4$　396.17

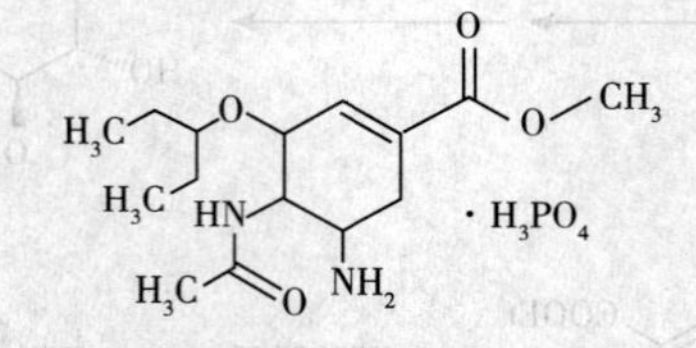

图 3　杂质Ⅰ分子结构图

杂质Ⅱ：3-羟基-4-乙酰胺基苯甲酸乙酯　$C_{11}H_{13}NO_4$　223.08

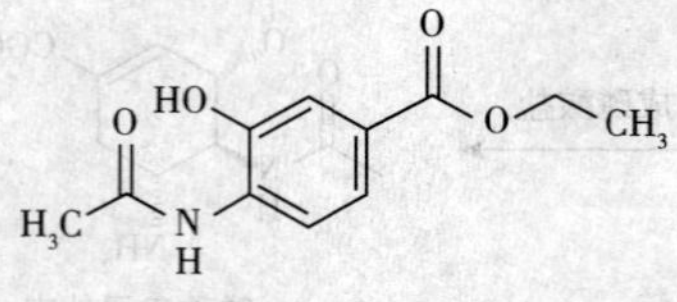

图 4　杂质Ⅱ分子结构图

杂质Ⅲ：(3*R*，4*R*，5*S*)-4-乙酰胺基-5-氨基-3-(1-乙基丙氧基)-环己烯酸（1：0.5）-*D*-酒石酸 1.5 水合物　$C_{14}H_{24}N_2O_4 \cdot 0.5C_4H_6O_6 \cdot 1.5H_2O$　386

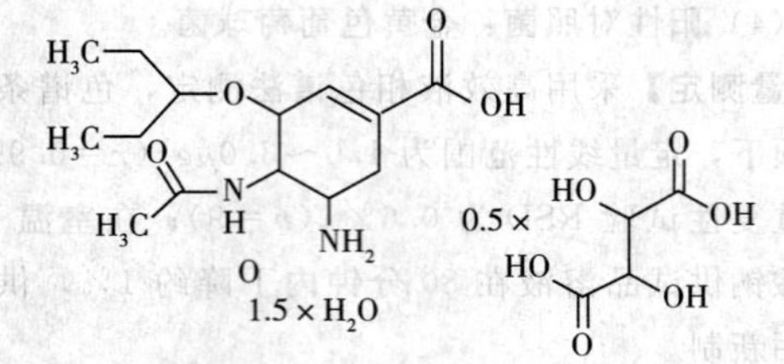

图 5　杂质Ⅲ分子结构图

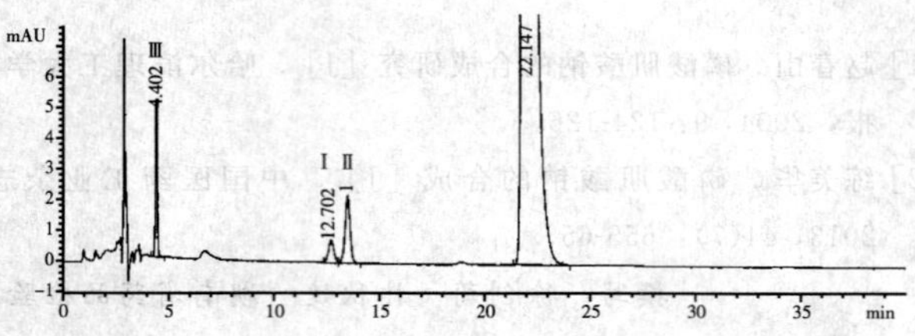

图 6　有关物质系统适用性图谱

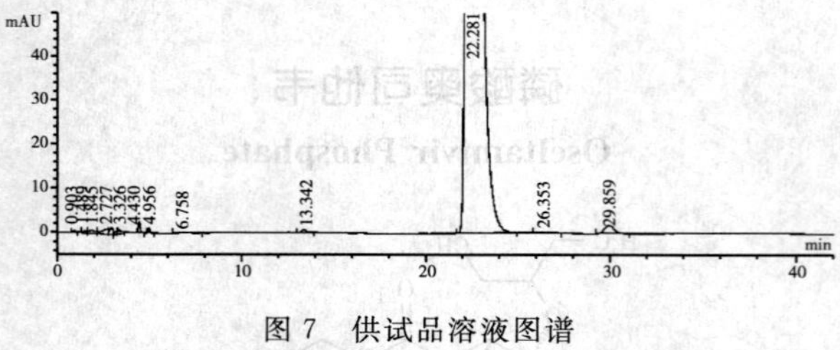

图 7　供试品溶液图谱

采用 Agilent 1200，色谱柱 Ultimate XB-C8（4.6mm×250mm，5μm）及 Agilent XB-C8（4.6mm×250mm，5μm）进行方法学考察。

杂质Ⅰ：在进样量范围为 0.12～4.00μg/ml 时，杂质Ⅰ与峰面积呈线性关系，线性相关系数 $r=0.9996$。精密度试验 RSD%为 0.3%，回收率为 104.2%，RSD%为 1.0%（$n=9$）。检出限为 0.03μg/ml，定量限为 0.10μg/ml。

杂质Ⅱ：在进样量范围为 0.05～4.10μg/ml 时，杂质Ⅱ与峰面积呈线性关系，线性相关系数 $r=0.9997$。精密度试验 RSD%为 0.3%，回收率为 102.6%，RSD%为 0.5%（$n=9$）。检出限为 0.01g/ml，定量限为 0.03μg/ml。

杂质Ⅲ：在进样量范围为 0.12～10.12μg/ml 时，杂质Ⅲ与峰面积呈线性关系，线性相关系数 $r=0.9991$。精密度试验 RSD%为 0.2%，回收率为 101.1%，RSD%为 1.3%（$n=9$）。检出限为 0.03μg/ml，定量限为 0.10μg/ml。

破坏性试验结果表明，磷酸奥司他韦在氧化以及酸条件下相对稳定，在碱、高温和光照条件下不稳定。破坏性试验色谱图与典型色谱图见图 8～图 12。

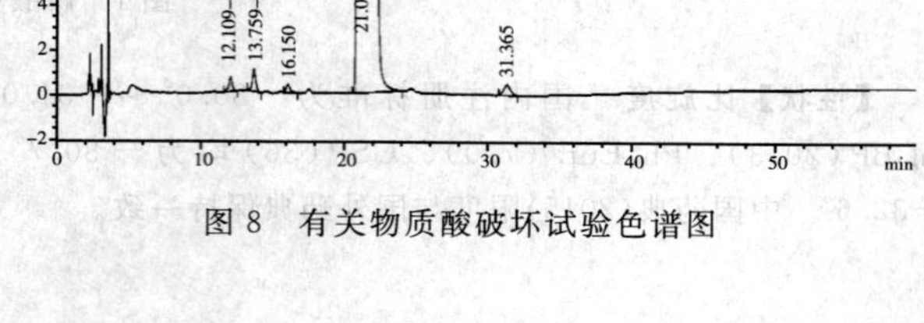

图 8　有关物质酸破坏试验色谱图

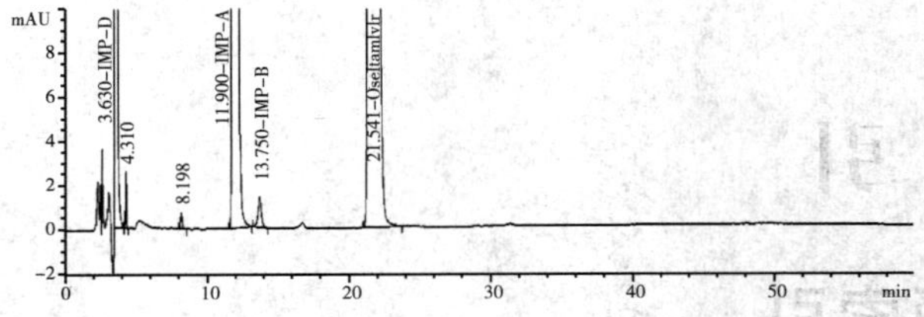

图 9　有关物质碱破坏试验色谱图

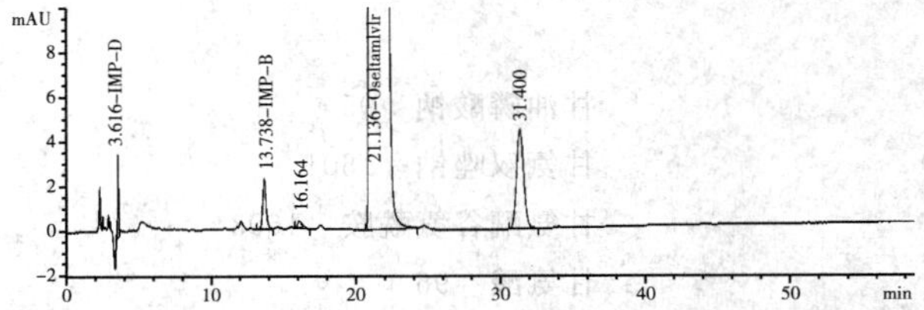

图 10　有关物质高温破坏试验色谱图

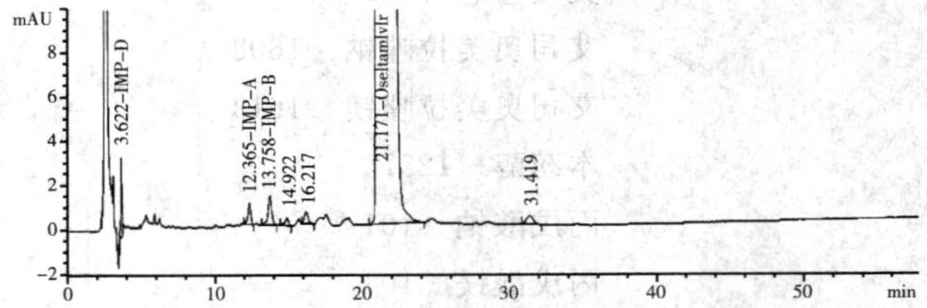

图 11　有关物质氧化破坏试验色谱图

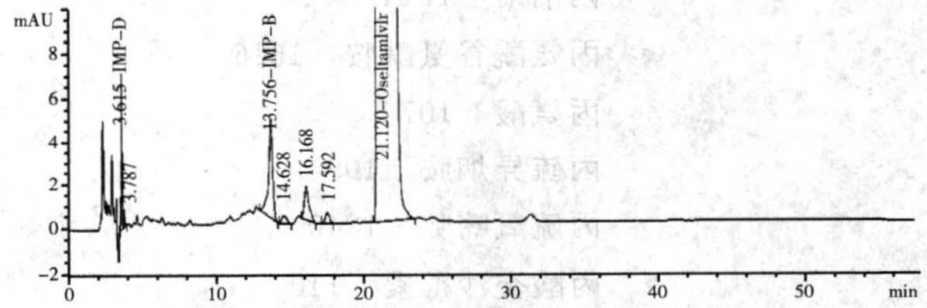

图 12　有关物质光照破坏试验色谱图

供试品溶液放置 24 小时内稳定。

水分　国内注册标准为干燥失重检查项，BP(2013)、Ph. Eur. (7.0)、USP(36)均为水分测定，限度为 0.5%，中国药典(2015)限度与国外药典保持一致。

残留溶剂　根据厂家提供的工艺，本品生产过程中使用的溶剂共有以下 8 种：二氯甲烷、环己烷、正己烷、3-戊酮、正庚烷、甲苯、丙酮、甲醇。原料生产在后三步合成过程中使用的有机溶剂主要为乙醇、丙酮、正庚烷、甲苯，因此对乙醇、丙酮、正庚烷、甲苯进行残留溶剂考察。采用 GC 外标法检查，系统适用性图谱如图 13 所示。

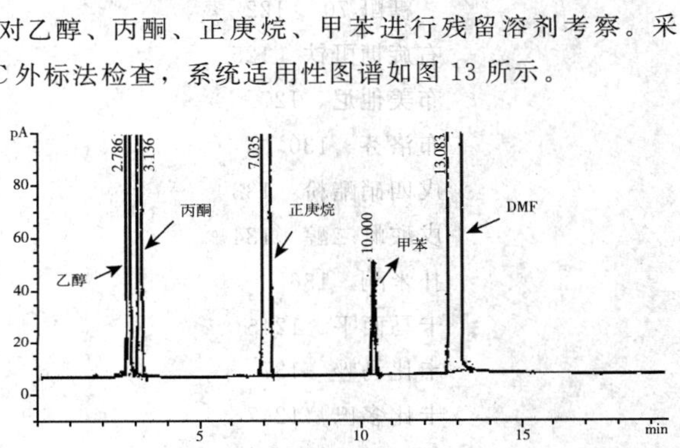

图 13　残留溶剂系统适用性图谱

【含量测定】除国内企业执行标准中含量测定采用高氯酸滴定法，BP(2013)、Ph. Eur. (7.0)、USP(36)都采用高效液相色谱法测定奥司他韦含量。参照国外药典，采用液相色谱法测定，以外标法定量，线性范围为 0.1～1.5mg/ml，线性方程为 $Y=10000000X-105625$，$r=0.99998(n=6)$，重复性实验 RSD 为 0.8%($n=6$)平均回收率为 100.4%，RSD 为 1.2%($n=9$)。分别采用 THERMO C8(250mm×4.6mm，5μm)，Ultimate XB- C8(250mm×4.6mm，5μm)两种品牌的色谱柱进行测定，两者间无显著性差异。

【贮藏】实验表明，本品光照下不稳定，有关杂质增加，贮藏条件设置为遮光，密封保存。

【制剂】中国药典(2015)和 USP(36)收载了磷酸奥司他韦胶囊，规格为 75 mg(以 $C_{16}H_{28}N_2O_4$ 计)。

磷酸奥司他韦胶囊（Oseltamivir Phosphate Capsules）

本品以适量磷酸奥司他韦为原料，加适量预胶化淀粉、低取代羟丙纤维素、滑石粉、硬脂酸镁、聚维酮 K30，药用乙醇等辅料制得。

溶出度　经查 BDDCS 数据库，本品为 BCS 分类Ⅰ级，高溶解性高渗透性药物。对该溶出度方法进行验证，线性范围为 0.05～0.13 mg/ml，相关系数 $r=0.99998$，加样回收率为 100.5%(RSD 为 1.2%，$n=9$)。本品溶液放置 16 小时后测定色谱峰无明显变化，过滤或离心对测定结果基本无影响或影响可忽略不计。

含量测定　同原料项下。辅料对主成分含量测定无干扰，含量测定线性范围为 0.1003～1.5051mg/ml，线性方程为 $Y=10000000X-105625$，线性相关系数 $r=0.99998(n=6)$；平均回收率为 100.2%($n=9$)，RSD 为 1.5%。分别采用 THERMO C8(250mm×4.6mm，5μm)，Ultimate XB- C8(250mm×4.6mm，5μm)两种品牌的色谱柱进行测定，两者间无显著性差异。

参考文献

[1] 国家药典委员会．中华人民共和国药典临床用药须知·化学药和生物制品卷［M］．2015 年版．中国医药科技出版社，2017：815.

[2] 王新敏，薛继军，陈富新．中国处方药［J］．2014，12(3)：125-126.

撰写　杨承勇　广东省药品检验所
复核　梁蔚阳　广东省药品检验所

索　引

中文笔画索引

一画

二画

三画

四画

五画

六画

七画

八画

九画

十画

十一画

十二画

十三画

十四画

中文汉语拼音索引

K

L

Z

英文索引

A

B

英文索引

A

B

C

D

G

H

I

J

K

L

T